HANDLEXIKON
DER
MEDIZIN
L–Z

HANDLEXIKON DER MEDIZIN

Herausgegeben von
Dr. Günter Thiele
unter Mitarbeit von Dr. Dagobert Tutsch,
Dr. Heinz Walter und der Lexikonredaktion
des Verlages Urban & Schwarzenberg

Mit rund 1200 Abbildungen

L–Z

Urban & Schwarzenberg · München–Wien–Baltimore

Anschrift der Redaktion: Dr. *Günter Thiele*, c/o Lexikon-Redaktion des Verlages Urban & Schwarzenberg, Postfach 202440, 8000 München 2

Gebrauchsnamen, Handelsnamen, Warenbezeichnungen und dergleichen, die in diesem Buch ohne besondere Kennzeichnung aufgeführt sind, berechtigen nicht zu der Annahme, daß solche Namen ohne weiteres von jedem benützt werden dürfen. Vielmehr kann es sich auch dann um gesetzlich geschützte Warenzeichen handeln.

Der Quellennachweis der Abbildungen befindet sich am Ende des 2. Bandes.

CIP-Kurztitelaufnahme der Deutschen Bibliothek

> **Handlexikon der Medizin**/hrsg. von Günter Thiele.
> Unter Mitarb. von Dagobert Tutsch... – München,
> Wien, Baltimore: Urban und Schwarzenberg.
>   ISBN 3-541-09101-0 Lw.;
>   ISBN 3-541-09501-6 Hldr.
> NE: Thiele, Günter (Hrsg.); Tutsch, Dagobert
> (Mitverf.)
> L – Z. – 1980.
>   ISBN 3-541-09121-5 Lw.
>   ISBN 3-541-09521-0 Hldr.

Alle Rechte, auch die des Nachdrucks, der Wiedergabe in jeder Form und der Übersetzung behalten sich Urheber und Verleger vor. Es ist ohne schriftliche Genehmigung des Verlages nicht erlaubt, das Buch oder Teile daraus auf photomechanischem Weg (Photokopie, Mikrokopie) zu vervielfältigen oder unter Verwendung elektronischer bzw. mechanischer Systeme zu speichern, systematisch auszuwerten oder zu verbreiten.
Satz: Satz-Rechen-Zentrum Hartmann + Heenemann, Berlin; Druck: Kösel, Kempten
© Urban & Schwarzenberg 1980

ISBN 3-541-09121-5 Lw.   ISBN 3-541-09521-0 Hldr.

Hinweise für den Benutzer

Die **Alphabetisierung** der Stichwörter (Fettdruck) wertet Umlaute als 2 Einzelvokale (z.B. ä = ae); unberücksichtigt bleiben vorgeschaltete Symbole in Form von Ziffern, griech. Buchstaben etc. (z.B. 4-Nitrodiphenyl, β-Phenylserin), soweit sie nicht ausgeschrieben oder/und wesentlicher Bestandteil der Terminus sind (z.B. Alpha-, A-Zelle), sowie Adelsprädikate u.ä., sofern nicht festverbundener Bestandteil des Namens (z.B. DaCosta, LeFort, VanAllen). Beim mehrteiligen Stichwort bestimmt allein das erste Wort die Einordnung, und zwar als Adjektiv ungeachtet der Genus-abhängigen Endung (z.B. rotes Fieber, roter Fingerhut, rote Hirnerweichung); dagegen gelten durch Bindestrich gekoppelte Stichwörter im vollen Umfang. Häufig sind aus praktischen Gründen lateinische u. deutsche Version sowie Ein- u. Mehrzahl in gemeinsamer alphabetischer Folge aufgeführt. Adjektivisch ergänzte Stichwörter wurden in der Regel beim Substantiv eingeordnet (z.B. Abszeß, steriler), z.T. aber beim „überwertigen" Adjektiv (z.B. brauner Tumor).

Der **Stichwörterblock** ist im allgemeinen alphabetisch geordnet, nur gelegentlich zweckmäßigerweise auch nach sachlichen Zusammenhängen; er umfaßt entweder Termini mit gemeinsamem Führungswort oder -wortteil (wobei der diesen begrenzende Senkrechtstrich in der Regel auch eine Silbenfuge anzeigt!) oder aber solche weitgehender alphabetischer, meist auch etymologischer Übereinstimmung. Auch Eponyme sind als Block unter dem Namen des gemeinsamen Autors zusammengefaßt, unterliegen also bei gleichlautenden Personennamen nicht der streng alphabetischen Ordnung.

Personennamen erscheinen in Großbuchstaben (Kapitälchen), als Stichwortbestandteil (Fettdruck) in gemischter Schrift mit nachgesetztem Index-Stern (z.B. Monod*, Jaques*), der bei Eponymen gleichzeitig die Autorenschaft anzeigt und die adjektivische Endung bzw. den Bindestrich ersetzt (z.B. Wolff* Gang); ein in solchem Falle dennoch vorhandener Bindestrich besagt, daß keine echte Autorenschaft vorliegt, sondern eine sekundäre Namensverbindung (z.B. Douglas*-Metastase). Bei Mehrfach-Eponymen trägt jeder der Autorennamen den Index-Stern (z.B. Allen*-Doisy*Test), während Doppelnamen durch zweifachen Bindestrich verbunden und mit nur einem Stern versehen sind (z.B. Louis=Bar* Syndrom).

Wichtige **Synonyme** sind jeweils beim textführenden Stichwort versammelt und diesem bzw. — bei mehrteiligem Text — der Numerierungsziffer unmittelbar nachgesetzt, z.T. auch, durch Anführungszeichen markiert, in die anschließende Definition eingebaut.

Die **Nomenklatur**-Zugehörigkeit eines Terminus ist aus dem nachgesetzten Kursivkürzel (z.B. *PNA, WHO*) ersichtlich, die Herkunft seiner Definition (z.B. DIN, IUPAC) zu Beginn der Ausführungen in Klammern angegeben (ebenso wie Erstbeschreiber, Namensgeber, Inaugurationsjahr etc.); ähnlich, aber ohne Klammern, wird die Fachrichtung (z.B. *anat, botan*) von Stichwort bzw. Definition deklariert.

Eine **Verweisung** auf das textführende Stichwort erfolgt bei (Teil-)Synonymität durch Schrägpfeil ↗ (der im laufenden Text auch als allgem. Hinweissymbol fungiert), bei Nicht-Synonymität durch „s.u." („siehe unter", womit beim mehrteiligen Stichwort evtl. auch nur die andere alphabetische Einordnung aufgezeigt wird); weitere Hinweise auf einschlägige Begriffe durch „s.a." („siehe auch"), auf gegensätzliche durch „vgl." („vergleiche").

Angaben zur **Etymologie** finden sich beim Stichwort selbst nur ausnahmsweise. Für die wichtigsten aus dem Griechischen und Lateinischen abgeleiteten Wortstämme ist die sprachliche Herkunft am Ende des 2. Bandes nachgewiesen.

Von **Abkürzungen**, Kurzzeichen u. Symbolen wurde zwecks Platzersparnis reichlich Gebrauch gemacht; soweit nicht geläufig, ist ihre Bedeutung dem nachstehenden Verzeichnis oder dem lexikalischen Teil zu entnehmen. Darüber hinaus kann jedes Stichwort oder sein durch Senkrechtstrich begrenzter Führungsteil im anschließenden Text bzw. im zugehörigen Wörterblock durch das Initial ersetzt sein (z.B. Herz, H., H.figur). Für mehrteilige Stichwörter stehen die Initialen jedes Einzelwortes; um Verwechslungen zu vermeiden, ist die Abkürzung evtl. auf 2 oder mehr Anfangsbuchstaben „erweitert". Das Initial ersetzt das betreffende Stichwort in allen Beugeformen. Gelegentlich wird auch die durch Strich abgeteilte 2. Stichworthälfte nur als Initial wiederholt (z.B. Verdin|ikterus, V.ikterus: I., der...). Abgekürzt sind ferner die adjektivischen Endungen -ig, -lich, -aris, -alis, -eus, -icus etc. (samt Beugeformen), die Pluralendungen -eiten u. -ungen (z.B. Einhtn., Verbindgn.), evtl. auch andere im Kontext unverwechselbare Wortteile.

Als **Maßeinheiten** (und damit Meßwerte) wurden in den Texten zum großen Teil die bislang gewohnten beibehalten; z.B. sind alle Temperaturangaben in °Celsius zu verstehen. Das Umrechnen in die vom Gesetzgeber geforderten SI-Einheiten (und umgekehrt) soll eine Zusammenstellung der Umrechnungsfaktoren für die wichtigsten medizinrelevanten Parameter erleichtern (Seite XII). Tabellen mit den einschlägigen physikal. und chem. Bezugsgrößen findet man bei den Stichwörtern „Einheit" u. „SI-Einheiten".

Abkürzungen, Kurzzeichen

(Soweit hier und im Rechtschreibung-Duden nicht aufgeführt, dem lexikalischen Teil zu entnehmen)

a	— Jahr („annus")	BGB	— Bürgerliches Gesetzbuch	DNS	— Desoxyribonukleinsäure
A., Aa.	— Arteria, Arteriae	*biochem*	— Biochemie	dors.	— dorsal(is)
abdom.	— abdominalis	*biol*	— Biologie	dptr	— Dioptrie
Abk.	— Abkürzung	biol.	— biologisch	Drag.	— Dragee(s)
Abltg.	— Ableitung	BK	— Berufskrankheit	DRF	— Deutsche Rezeptformel
adj.	— adjektivisch	BKS	— Blutkörperchensenkung	E.C.	— Enzyme-Commission-System der IUB
Ätiol.	— Ätiologie				
Ät.path.	— Ätiopathogenese	*botan*	— Botanik		
AG	— Antigen	BRD	— Bundesrepublik Deutschland	EEG	— Elektroenzephalogramm, -graphie
AK	— Antikörper				
allerg	— Allergologie	BSG	— Blutsenkungsgeschwindigkeit		
allg.	— allgemein			Einh.	— Einheit
Amp.	— Ampulle	BTM	— Betäubungsmittel	EKG	— Elektrokardiogramm
anästh	— Anästhesiologie				
anamn.	— anamnestisch	BW	— Brustwirbel	einschl.	— einschließlich
anat	— Anatomie	BWK	— Brustwirbelkörper	Einw.	— Einwohner
anat.	— anatomisch			*el.mikrosk*	— Elektronemikroskopie
androl	— Andrologie	BWS	— Brustwirbelsäule		
angeb.	— angeboren	bzgl.	— bezüglich		
angew.	— angewendet			*embryol*	— Embryologie
ant.	— anterior	C	— Zervikalsegment	embryol.	— embryologisch
anthrop	— Athropologie	Ca.	— Karzinom	*endokrin*	— Endokrinologie
Anw.	— Anwendung	Ci	— Curie	endokrinol.	— endokrinologisch
a.p.	— anterior-posterior	*chem*	— Chemie		
Aq.	— Aqua	*chir*	— Chirurgie	*entom*	— Entomologie
arb.med	— Arbeitsmedizin	Cort.	— Cortex	entspr.	— entsprechend
art.	— arteriell			*enzym*	— Enzymologie
asc.	— ascendens	d	— Tag („dies")	*epidem*	— Epidemiologie
a.-v.	— arteriovenös	D	— Dorsal (= Thorakal)-segment	EPS	— extrapyramidales System
av., Av-	— atrioventrikulär				
AZ	— Allgemeinzustand	D.	— Dichte	Erkr.	— Erkrankung
		DAB	— Deutsches Arzneibuch	Ery	— Erythrozyt(en)
Bac.	— Bacillus			*ethn*	— Ethnologie
Bact.	— Bacterium	Darstg.	— Darstellung	*etym*	— Etymologie
bakt	— Bakteriologie	db	— Dezibel	exper.	— experimentell
bakt.	— bakteriell	DD	— Differentialdiagnose	ext.	— externus
bakteriol.	— bakteriologisch			EZ	— Ernährungszustand
Baktn.	— Bakterien	def.	— deformans		
baln	— Balneologie	degen.	— degenerativ		
Baz.	— Bazillus	*dent*	— Zahnmedizin	F.	— Fließ- oder Schmelzpunkt
BdE	— Bundesernährungsministerium	dep.	— depuratus		
		derm	— Dermatologie	Fam.	— Familie
		dermatol.	— dermatologisch	FK	— Fremdkörper
BdI	— Bundesinnenministerium	desc.	— descendens	Flor.	— Flores
		Di	— Diphtherie	FMB	— Formulae magistrales Berolinenses
bds.	— beiderseits, -seitig	*diät*	— Diätetik		
		diff.-diagn.	— differentialdiagnostisch	Fol.	— Folia
Begr.	— Begriff			For.	— Foramen
bes.	— besonders, besondere(r)	Dil., dil.	— Dilution, dilutus	*forens*	— Gerichtsmedizin
		dir.	— direkt	frakt.	— fraktioniert
best.	— bestimmt	dist.	— distal(is)	front.	— frontal(is)
Bez.	— Bezeichnung	DL	— Dosis letalis	funkt.	— funktionell

Abkürzungen, Kurzzeichen

gastr	— Gastrologie	IUB, IUPAC	— International Union of Biochemestry bzw. of Pure and Applied Chemestry	maj.	— major
gastrol.	— gastrologisch			MAK	— maximale Arbeitsplatzkonzentration
gbh, geburtsh	— geburtshilflich				
gebr.	— gebräuchlich				
genet	— Genetik			max.	— maximal, maximus
ges.	— gesamt				
gesätt.	— gesättigt	i.v.	— intravenös	Mb.	— Morbus
Ggl.	— Ganglion	i.w.S.	— im weiteren Sinn	MED	— mittlere Einzeldosis
Ggs.	— Gegensatz				
Gl(l).	— Glandula(e)	Jh.	— Jahrhundert	med.	— medial(is)
griech., *gr*	— griechisch	Jz.	— Jahrzehnt	*med.-techn*	— Medizintechnik
gtt.	— guttae (= Tropfen)			*mediz*	— Medizin
		kard	— Kardiologie	MG	— Molekulargewicht
gyn	— Gynäkologie	kardiol.	— kardiologisch		
gynäkol.	— gynäkologisch	KBR	— Komplementbindungsreaktion	mhd	— mittelhochdeutsch
		Kl.	— Klasse	*mikrob*	— Mikrobiologie
h	— Stunde („hora")	*klin*	— Klinik, klinisch	mikrobiol.	— mikrobiologisch
hämat	— Hämatologie	KM	— Kontrastmittel	Min., min	— Minute
hämatol.	— hämatologisch		— Knochenmark	min.	— minimal, minor
Herstg.	— Herstellung	koll.	— kolloidal	MM	— Muttermund
HHL	— Hypophysenhinterlappen	kombin.	— kombiniert	Mm.	— Musculi, Muskeln
		Kombin.	— Kombination		
histol	— Histologie	kons(erv.)	— konservativ	modif.	— modifiziert
histol.	— histologisch	Konz.	— Konzentration	Modifik.	— Modifikation
histor	— Medizingeschichte	konz.	— konzentriert	mol.	— molar
		Kp.	— Siedepunkt	Mol.	— Molekül
histotechn	— Histotechnik	krist.	— kristallin	Mol.gew.	— Molekulargewicht
HNO	— Hals-Nasen-Ohrenheilkunde	Krkht.	— Krankheit		
		Kw.stoff	— Kohlenwasserstoff	Mon.	— Monat
hom	— Homöopathie			MTD	— mittl. Tagesdosis
HVL	— Hypophysenvorderlappen	*kybern*	— Kybernetik	*mykol*	— Mykologie
		K.Z.	— Kräftezustand	Mz.	— Mehrzahl
HW	— Halswirbel				
HWK	— Halswirbelkörper	L	— Lumbalsegment	n	— normal (bei chem. ...)
		LA	— Lebensalter		
HWS	— Halswirbelsäule	*labor*	— Labormedizin	N.	— Nervus
hyg	— Hygiene	*laryng*	— Laryngologie	Nc.	— Nucleus
		lat.	— lateinisch	ND	— Normdosis
			— lateral(is)	neg.	— negativ
i.a.	— intraarteriell	Leuko(s)	— Leukozyt(en)	*neur*	— Neurologie
i.c.	— intrakutan	Lgl(l).	— Lymphoglandula(e)	neurol.	— neurologisch
ICR	— Interkostalraum			*neurophys*	— Neurophysiologie
IE, iE	— Internat. Einheit	Lhj.	— Lebenshalbjahr		
i.e.S.	— im eigentl. Sinn, im engeren Sinn	li.	— links	Nn.	— Nervi
		Lig(g).	— Ligamentum, -ta	NN	— Nebenniere
Ig	— Immunglobulin	Liq.	— Liquor	NNM	— Nebennierenmark
i.m.	— intramuskulär	Lj.	— Lebensjahr		
immun	— Immunologie	Ljz.	— Lebensjahrzehnt	NNR	— Nebennierenrinde
immunol.	— immunologisch	LK	— Lymphknoten		
Ind.	— Indikation	Lmon.	— Lebensmonat	NS	— Nervensystem
indir.	— indirekt	LP	— Lumbalpunktion	*nukl(earmed)*	— Nuklearmedizin
inf.	— inferior	Lsg.	— Lösung		
infekt.	— infektiös	LW	— Lendenwirbel	o.ä.	— oder ähnliche(s)
Inj.	— Injektion	LWK	— Lendenwirbelkörper	o.a.	— oder andere(s)
inn.med	— Innere Medizin			O'arm	— Oberarm
int.	— internus	Lwo.	— Lebenswoche	o.B.	— ohne Befund
I.P.	— isoelektrischer Punkt	LWS	— Lendenwirbelsäule	obsol.	— obsolet
				ÖAB	— Österreichisches Arzneibuch
i.p.	— intraperitoneal				
i.u.	— intrauterin	M.	— Musculus	Ol.	— Oleum

Abkürzungen, Kurzzeichen

OP	— Operationssaal	*radiol*	— Radiologie	Tr.	— Tractus
Op.	— Operation(s...)	re.	— rechts		— Truncus
op.	— operativ	rel.	— relativ	Trit.	— Trituratio
ophth	— Ophthalmologie	RES	— retikuloendothe-	*trop*	— Tropenmedizin
ophthalmol.	— ophthalmolo-		liales System		
	gisch	*rhin*	— Rhinologie		
opt	— Optik	Rhiz.	— Rhizoma	u. a.	— unter anderem
Ordn.	— Ordnung	RHS	— retikulohistiozy-		— und andere(s)
orthodont	— Orthodontie		täres System	u. a. m.	— und andere(s)
orthop	— Orthopädie	RKM	— Röntgenkontrast-		mehr
O'schenkel	— Oberschenkel		mittel	U'arm	— Unterarm
otol	— Otologie	Rö., Rö-	— Röntgen-	ü. d. M.	— über dem Meeres-
		röntg	— Röntgenologie		spiegel
		röntgenol.	— röntgenologisch	u. M.	— und Mitarbeiter
p.a.	— posterior-ante-	RR	— Blutdruck (nach	U/min	— Umdrehung pro
	rior		RIVA-ROCCI)		Minute
päd	— Pädiatrie	Rr.	— Rami	unbest.	— unbestimmt
parasit	— Parasitologie			Ungt.	— Unguentum
parasitol.	— parasitologisch	s	— Sekunde	*urol*	— Urologie
Pat.	— Patient	s.	— sive, seu	urol.	— urologisch
path	— Pathologie	S	— Sakralsegment	urspr.	— ursprünglich
path(ol).	— pathologisch	s.c.	— subkutan	U'schenkel	— Unterschenkel
path.anat.	— pathol.-anato-	sec, Sek.	— Sekunde	u. U.	— unter Umstän-
	misch	sek.	— sekundär		den
pharm(ak)	— Pharmakologie	*serol*	— Serologie		
pharm(az)	— Pharmazie	serol.	— serologisch		
Ph.Helv.	— Pharmacopoea	sin.	— sinister	V.	— Vena
	Helvetica	*soz*	— Soziologie	var.	— Varietas
Ph.Int.	— Pharmacopoea	spez.	— speziell	ven.	— venös
	Internationalis	spezif.	— spezifisch	*vener*	— Venerologie
physik	— Physik	Spir.	— Spiritus	ventr.	— ventral(is)
physiol	— Physiologie	STADA	— Standesvereini-	Verbdg(n).	— Verbindung(en)
physiol.	— physiologisch		gung deutscher	versch.	— verschieden(er)
physiotherap	— Physiotherapie		Apotheker	Verw.	— Verwendung
PK	— Primärkomplex	*statist*	— Statistik	*vet*	— Veterinärmedi-
Pl.	— Plexus	Std.	— Stunde		zin
pl.	— Plural	stdl.	— stündlich	*virol*	— Virologie
Plv.	— Pulvis, Pulver	StGB	— Strafgesetzbuch	virol.	— virologisch
pos.	— positiv	subsp.	— Subspecies	Vit.	— Vitamin
post.	— posterior	sup.	— superior	VK	— Vitalkapazität
ppm	— parts per million	SW	— Sakralwirbel	VO	— Verordnung
Präp.	— Präparat	Sy(ndr).	— Syndrom	Vork.	— Vorkommen
prim.	— primär	Sympt(e).	— Symptom(e)	vork.	— vorkommend
Proc.	— Processus	Syn., syn.	— Synonym, syn-	vorw.	— vorwiegend
protozool	— Protozoologie		onym	Vv.	— Venae, Venen
prox.	— proximal(is)				
psych	— Psychologie	T.	— Teil(e)		
psych(iatr)	— Psychiatrie	tbc.	— tuberculosus	wahrsch.	— wahrscheinlich
pulmon	— Pulmonologie	Tbk	— Tuberkulose	WK	— Wirbelkörper
pur.	— purus	tbk.	— tuberkulös	Wkg.	— Wirkung
purif.	— purificatus	Tbl.	— Tablette	WS	— Wirbelsäule
		Tct.	— Tinctura		
		techn	— Technik		
qual.	— qualitativ	Temp.	— Temperatur	zeitgen.	— zeitgenössisch
quant.	— quantitativ	tert.	— tertiär	ZNS	— Zentralnervensy-
quart.	— quartär	Tg.	— Tag(e)		stem
q.s.	— quantum satis	Th	— Thorakalseg-	*zool*	— Zoologie
			ment	Zus.	— Zusammenset-
		Ther., *therap*	— Therapie		zung
R	— Röntgen (Einh.)	*toxik*	— Toxikologie	*zytol*	— Zytologie
R.	— Ramus	Tr.	— Tropfen	zytol.	— zytologisch
Rad.	— Radix				

Präfixe für Maßeinheiten

Kurz-zeichen	Vor-silbe	Bedeutung		
E	Exa-	10^{18}	=	1 000 000 000 000 000 000
P	Peta-	10^{15}	=	1 000 000 000 000 000
T	Tera-	10^{12}	=	1 000 000 000 000
G	Giga-	10^{9}	=	1 000 000 000
M	Mega-	10^{6}	=	1 000 000
k	Kilo-	10^{3}	=	1 000
h	Hekto-	10^{2}	=	100
da	Deka-	10^{1}	=	10
d	Dezi-	10^{-1}	=	0,1
c	Zenti-	10^{-2}	=	0,01
m	Milli-	10^{-3}	=	0,001
µ	Mikro-	10^{-6}	=	0,000 001
n	Nano-	10^{-9}	=	0,000 000 001
p	Piko-	10^{-12}	=	0,000 000 000 001
f	Femto-	10^{-15}	=	0,000 000 000 000 001
a	Atto-	10^{-18}	=	0,000 000 000 000 000 001

Siehe auch Tabellen »Maßangaben in γ u. µ« und »Umrechnung Kubikmeter/Liter«

Umrechnung von Kubikmeter- in Liter-Werte

1 m³	=	10^{0} m³	=	10^{3} l	=	(1 kl)
1 dm³	=	10^{-3} m³	=	10^{0} l	=	1 l
1 cm³	=	10^{-6} m³	=	10^{-3} l	=	1 ml
1 mm³	=	10^{-9} m³	=	10^{-6} l	=	1 µl
1 µm³	=	10^{-18} m³	=	10^{-15} l	=	1 fl
1 nm³	=	10^{-27} m³	=	10^{-24} l	=	–
1 pm³		10^{-36} m³	=	10^{-33} l	=	–

Römische Ziffern

I = 1		L = 50	
V = 5		C = 100	
X = 10		D = 500	
	M = 1000		

Zeichen, Symbole

↑ siehe!	° Grad
Ø Durchmesser; negativ	' Minute
% Prozent	" Sekunde
%ig prozentig	+ plus, und; positiv
‰ Promille	± Schwankungsbereich
∞ unendlich	– minus, weniger; negativ
~ ungefähr, etwa	= gleich, synonym mit…
≅ etwa gleich	↔ reversible Reaktion
< kleiner als…	≙ entspricht
> größer als…	♂ männlich(es Individuum)
≦ gleich bis kleiner als…	♀ weiblich(es Individuum)
≧ gleich bis größer als…	⚥ zwittrig, Hermaphrodit
· : × mal, multipliziert mit	∢ Winkel
: , / geteilt durch, pro	

Griechisches Alphabet

kl.	gr.	Name	Lautwert
α	A	Alpha	a
β	B	Beta	b
γ	Γ	Gamma	g
δ	Δ	Delta	d
ε	E	Epsilon	e (kurz)
ζ	Z	Zeta	z
η	H	Eta	e (lang)
ϑ	Θ	Theta	th
ι	I	Jota	i
κ	K	Kappa	k
λ	Λ	Lambda	l
µ	M	My	m
ν	N	Ny	n
ξ	Ξ	Ksi	x
ο	O	Omikron	o (kurz)
π	Π	Pi	p
ρ	P	Rho	r
σ	Σ	Sigma	s
ς		Schlußsigma	s
τ	T	Tau	t
υ	Y	Ypsilon	y
φ	Φ	Phi	ph (f)
χ	X	Chi	ch
ψ	Ψ	Psi	ps
ω	Ω	Omega	o (lang)

Maßangaben mit Gamma (γ) und My (µ)

	Amtliche Bezeichnungen	Synonyme mit Gamma (γ)	Synonyme mit My (µ)
LÄNGE (Meter = m)	10^{-6} m = Mikrometer = µm	–	µ Mikron, My
	10^{-9} m = Nanometer = nm	–	mµ Millimikron, Millimy
	10^{-12} m = Picometer = pm	–	µµ Mikromikron, Mymy
GEWICHT (Gramm = g)	10^{-6} g = Mikrogramm = µg (im Ausland mcg)	γ Gamma	µg Mikrogramm, Mygramm
	10^{-9} g = Nanogramm = ng	mγ Milligamma	mµg Millimikrogramm, Millimygramm µmg Mikromilligramm, Mymilligramm
	10^{-12} g = Picogramm = pg	µγ Mikrogamma, Mygamma γγ Gammagamma	µγ Mikrogamma, Mygamma µµg Mikromikrogramm, Mymygramm

Umrechnungsfaktoren für SI-Einheiten

(F I für alte in → neue Einheit, F II (= Ziffernfolge der rel. Atom- bzw. Molekülmasse) für neue in ← alte Einheit; dabei ist die Umrechnung mg ↔ µmol identisch mit g ↔ mmol, µg ↔ nmol, ng ↔ pmol)

		F I	F II				
ACTH	(mg ↔ µmol)	0,2202	4,5413	Asparagin-säure	(mg ↔ µmol)	7,513	0,1331
Adenin	(mg ↔ µmol)	7,4	0,1351				
Adenosindi-phosphat (ADP)	(mg ↔ µmol)	2,341	0,4272	Azetaldehyd	(mg ↔ µmol)	22,7	0,0441
				Azetessig-säure	(mg ↔ µmol)	9,795	0,1021
Adenosinmo-nophosphat (AMP)	(mg ↔ µmol)	2,88	0,3472	Azetoin	(mg ↔ µmol)	11,35	0,0881
				Azeton	(mg ↔ µmol)	17,22	0,0581
				Azetonitril	(mg ↔ µmol)	24,36	0,0411
Adenosintri-phosphat (ATP)	(mg ↔ µmol)	1,972	0,5071	Azetylcholin	(mg ↔ µmol)	6,127	0,1632
				Azetylhexos-amine	(mg ↔ µmol)	4,521	0,2212
Adipinsäure	(mg ↔ µmol)	6,843	0,1461	Azetylhist-amin	(mg ↔ µmol)	6,528	0,1532
Adrenalin	(µg ↔ nmol)!	5,458	0,1832				
Äpfelsäure	(mg ↔ µmol)	7,458	0,1341	Azetylneur-aminsäure	(mg ↔ µmol)	3,233	0,3093
Äthanolamin	(mg ↔ µmol)	16,37	0,0611				
Äthylalkohol	(mg ↔ µmol)	21,71	0,0461				
Ätiocholano-lon	(mg ↔ µmol)	3,443	0,2904	Barbital	(mg ↔ µmol)	5,429	0,1842
Alanin	(mg ↔ µmol)	11,22	0,0891	Bernstein-säure	(mg ↔ µmol)	8,468	0,1181
Albumine	(g% ↔ µmol/l)!	144,9	0,0069				
Aldosteron	(µg ↔ nmol)!	2,774	0,3605	Bikarbonat	(Vol.-% ↔ mmol/l)!	0,4492	2,226
Allantoin	(mg ↔ µmol)	6,324	0,1581				
Allobarbital	(mg ↔ µmol)	4,803	0,2082	Bilirubin	(mg ↔ µmol)	1,710	0,5847
Allotetrahy-drokorti-son	(mg ↔ µmol)	2,744	0,3644	Biotin	(mg ↔ µmol)	4,093	0,2443
				Blei,	(mg ↔ µmol)	4,826	0,2072
				Blutdruck	(mm Hg ↔ kPa)!	0,1333	7,501
Aluminium	(mg ↔ µmol)	37,06	0,0269	Bor	(mg ↔ µmol)	92,51	0,0108
Aminoben-zoesäure	(mg ↔ µmol)	7,292	0,1371	Brenztrauben-säure (Pyruvat)	(mg ↔ µmol)	11,36	0,0880
Amino(iso)-buttersäure	(mg ↔ µmol)	9,697	0,1031	Brom	(mg ↔ µmol)	12,52	0,0799
				Bromsul-fonphthalein	(mg ↔ µmol)	1,193	0,8382
5-Aminolävu-linsäure	(mg ↔ µmol)	7,626	0,1311	Bufotenin	(mg ↔ µmol)	4,896	0,2042
Ammoniak	(mg ↔ µmol)	58,72	0,0170	Butalbital	(mg ↔ µmol)	4,459	0,2243
Amobarbital	(mg ↔ µmol)	4,419	0,2263	Butylenglykol	(mg ↔ µmol)	11,1	0,0901
Androsten-dion	(mg ↔ µmol)	3,491	0,2865				
Androsteron	(mg ↔ µmol)	3,443	0,2904	Caeruloplas-min	(mg ↔ mmol)!	6,25	0,16
Anserin	(mg ↔ µmol)	4,162	0,2403				
Aprobarbital	(mg ↔ µmol)	4,757	0,2102	Chenodesoxy-cholsäure	(mg ↔ µmol)	2,547	0,3926
Arabinose	(mg ↔ µmol)	6,661	0,1501				
Arachidon-säure	(mg ↔ µmol)	3,284	0,3045	Chlorid	(mg ↔ µmol)	28,21	0,0354
				Cholesterin	(mg ↔ µmol)	2,586	0,3867
Arbeit, Ener-gie	(kpm ↔ J)!	9,807	0,102	Cholin	(mg ↔ µmol)	8,252	0,1212
				Cholsäure	(mg ↔ µmol)	2,448	0,4085
Arginin	(mg ↔ µmol)	5,741	0,1742	Clearance	(ml/min ↔ ml/s)!	0,0167	60
Arsen	(mg ↔ µmol)	13,35	0,0749				
Asparagin	(mg ↔ µmol)	7,569	0,1321	Curie	(µCi ↔ kBq)!	37	0,0270

Umrechnungsfaktoren für SI-Einheiten

Deoxykortikosteron	(mg ↔ μmol)	3,026	0,3305	Histamin	(mg ↔ μmol)	8,997	0,1111	
				Histidin	(mg ↔ μmol)	6,445	0,1552	
Diäthylbarbitursäure	(mg ↔ μmol)	5,429	0,1842	Homogentisinsäure	(mg ↔ μmol)	5,947	0,1682	
Digoxin	(ng/ml ↔ nmol/l)!	1,28	0,781	Homovanillinsäure	(mg ↔ μmol)	5,489	0,1822	
Dihydroxyazeton	(mg ↔ μmol)	11,1	0,0901	β-Hydroxybuttersäure	(mg ↔ μmol)	9,606	0,1041	
Dihydroxyphenylessigsäure	(mg ↔ μmol)	5,947	0,1682	5-Hydroxyindolessigsäure	(mg ↔ μmol)	5,230	0,1912	
Dimethylamin	(mg ↔ μmol)	22,18	0,0451	17-Hydroxykortikosteroide	(mg ↔ μmol)	2,759	0,3625	
Dimethyltryptamin	(mg ↔ μmol)	5,313	0,1882	Hydroxyprogesteron	(mg ↔ μmol)	3,026	0,3305	
Dopa	(mg ↔ μmol)	5,071	0,1972	Hydroxyprolin	(mg ↔ μmol)	7,626	0,1311	
Dopamin	(mg ↔ μmol)	6,528	0,1532	Hypoxanthin	(mg ↔ μmol)	7,347	0,1361	
Eisen	(mg ↔ μmol)	17,91	0,0558	Imidazolmilchsäure	(mg ↔ μmol)	6,404	0,1562	
Enzyme	(U ↔ nkat)!	16,67	0,06					
Epitestosteron	(mg ↔ μmol)	3,467	0,2884	Indikan	(mg ↔ μmol)	3,979	0,2513	
Ergothionein	(mg ↔ μmol)	4,361	0,2293	Indolylessigsäure	(mg ↔ μmol)	5,708	0,1752	
Fettsäuren	(mg ↔ μmol)	3,54	0,2825	Inosin	(mg ↔ μmol)	3,728	0,2682	
Fibrinogen	(mg ↔ mmol)!	2,941	0,34	Inosintriphosphat	(mg ↔ μmol)	1,968	0,5081	
Fluor	(mg ↔ μmol)	52,63	0,0190					
Folsäure	(mg ↔ μmol)	2,265	0,4414	Inosit	(mg ↔ μmol)	5,551	0,1801	
Frequenz	(1/min ↔ Hz)!	0,0167	60	Insulin (Mensch)	(mg ↔ μmol)	0,172	5,8139	
Fruktose	(mg ↔ μmol)	5,551	0,1802					
Fukose	(mg ↔ μmol)	6,092	0,1641	Isoleuzin	(mg ↔ μmol)	7,624	0,1312	
Furandikarboxylsäure	(mg ↔ μmol)	6,406	0,1561	Jod	(mg ↔ μmol)	7,88	0,1269	
Galaktose	(mg ↔ μmol)	5,551	0,1802	Kalium	(mg ↔ μmol)	25,57	0,0391	
Gallensäure	(mg ↔ μmol)	2,547	0,3926	Kalorie	(kcal ↔ kJ)!	4,1868	0,2388	
Glukose	(mg ↔ μmol)	5,551	0,1802	Kalzium	(mg ↔ μmol)	24,95	0,0401	
Glukuronsäure	(mg ↔ μmol)	5,151	0,1941	Karnitin	(mg ↔ μmol)	6,203	0,1612	
				Karnosin	(mg ↔ μmol)	4,42	0,2262	
Glutamin	(mg ↔ μmol)	6,842	0,1462	Karotine	(mg ↔ μmol)	1,863	0,5369	
Glutaminsäure	(mg ↔ μmol)	6,797	0,1471	Ketoglutarsäure	(mg ↔ μmol)	6,845	0,1461	
Glutarsäure	(mg ↔ μmol)	7,568	0,1321	Ketoisovaleriansäure	(mg ↔ μmol)	8,611	0,1161	
Glutathion	(mg ↔ μmol)	3,254	0,3073					
Glyoxylsäure	(mg ↔ μmol)	13,51	0,0740	Ketonkörper	(mg ↔ μmol)	17,22	0,0581	
Glyzerin	(mg ↔ μmol)	10,86	0,0921	17-Ketosteroide	(mg ↔ μmol)	3,467	0,2884	
Glyzin	(mg ↔ μmol)	13,32	0,0751					
Grundumsatz	(kcal/m²h ↔ J/m²s)!	1,163	0,8598	Kieselsäure	(mg ↔ μmol)	16,64	0,0601	
				Kobalt	(mg ↔ μmol)	16,97	0,0589	
Guanidin	(mg ↔ μmol)	16,93	0,0591	Kohlendioxid	(mg ↔ μmol)	22,72	0,0440	
Guanidinoessigsäure	(mg ↔ μmol)	8,539	0,1171	Kohlenmonoxid	(mg ↔ μmol)	35,7	0,0280	
Guanosintriphosphat	(mg ↔ μmol)	1,911	0,5233	Koproporphyrine	(mg ↔ μmol)	1,527	0,6547	
Hämiglobin, Hämoglobin	(g% ↔ mmol/l)!	0,6206	1,611	Kortikosteron	(mg ↔ μmol)	2,886	0,3465	
				Kortisol	(mg ↔ μmol)	2,759	0,3625	
Haptoglobin	(mg ↔ μmol)	0,0117	85,470	Kortison	(mg ↔ μmol)	2,774	0,3605	
Harnsäure	(mg ↔ μmol)	5,948	0,168	Kreatin	(mg ↔ μmol)	7,626	0,1311	
Harnstoff	(mg ↔ μmol)	16,65	0,0601	Kreatinin	(mg ↔ μmol)	8,840	0,1131	
Hexosamine	(mg ↔ μmol)	5,581	0,1792	Kresol	(mg ↔ μmol)	9,247	0,1081	
Hippursäure	(mg ↔ μmol)	5,581	0,1792	Kupfer	(mg ↔ μmol)	15,74	0,0635	

Umrechnungsfaktoren für SI-Einheiten

Kynurenin	(mg ↔ μmol)	4,803	0,2082
Kynurensäure	(mg ↔ μmol)	5,286	0,1892
Laktose	(mg ↔ μmol)	2,921	0,3423
Leistung	(PS ↔ kW)!	0,735	1,36
Leuzin	(mg ↔ μmol)	7,624	0,1312
Lezithin	(mg ↔ μmol)	1,475	0,6780
Linolensäure	(mg ↔ μmol)	3,591	0,2785
Linolsäure	(mg ↔ μmol)	3,566	0,2804
Liponsäure	(mg ↔ μmol)	4,847	0,2063
Lithium	(mg ↔ μmol)	144,1	0,0069
Lithocholsäure	(mg ↔ μmol)	2,655	0,3766
Lysin	(mg ↔ μmol)	6,84	0,1462
Magnesium	(mg ↔ μmol)	41,14	0,0243
Mandelsäure	(mg ↔ μmol)	6,572	0,1522
Mangan	(mg ↔ μmol)	18,2	0,0549
Mesoinosit	(mg ↔ μmol)	5,551	0,1801
Metadrenalin, Metanephrin	(mg ↔ μmol)	5,07	0,1972
Methionin	(mg ↔ μmol)	6,702	0,1492
Methoxytryptamin	(mg ↔ μmol)	5,149	0,1942
Methylamin	(mg ↔ μmol)	32,2	0,0311
Methylhistidin	(mg ↔ μmol)	5,911	0,1692
Methylhypoxanthin	(mg ↔ μmol)	6,66	0,1502
Methylmalonsäure	(mg ↔ μmol)	8,468	0,1181
Methylnicotinamid	(mg ↔ μmol)	7,291	0,1372
Milchsäure (Laktat)	(mg ↔ μmol)	11,1	0,0901
Molybdän	(mg ↔ μmol)	10,42	0,0960
Myoglobin	(mg ↔ μmol)	0,0585	17,0999
Natrium	(mg ↔ μmol)	43,5	0,0229
Nickel	(mg ↔ μmol)	17,03	0,0587
Nikotinamid-adenindinukleotid (NAD)	(mg ↔ μmol)	1,507	0,6636
Nikotinamid-adenindinukleotid-phosphat (NADP)	(mg ↔ μmol)	1,345	0,7435
Nikotinsäure	(mg ↔ μmol)	8,122	0,1231
Nitrat	(mg ↔ μmol)	16,13	0,0620
Nitrit	(mg ↔ μmol)	21,73	0,0460
Noradrenalin	(mg ↔ μmol)	5,911	0,1692
Normetadrenalin	(mg ↔ μmol)	5,458	0,1832
Östradiol	(μg ↔ nmol)!	3,671	0,2724
Östriol	(mg ↔ μmol)	3,468	0,2884
Östron	(mg ↔ μmol)	3,699	0,2704
Ornithin	(mg ↔ μmol)	7,567	0,1322
Orotsäure	(mg ↔ μmol)	6,406	0,1561
Oxalessigsäure	(mg ↔ μmol)	7,572	0,1321
Oxalsäure	(mg ↔ μmol)	11,11	0,09
Pantothensäure	(mg ↔ μmol)	4,561	0,2193
Paraaminohippursäure	(mg/min ↔ μmol/s)!	0,0858	11,65
Paraminobenzoesäure	(mg ↔ μmol)	7,292	0,1371
pCO_2, pO_2	(mm Hg ↔ kPa)!	0,1333	7,501
Pentobarbital	(mg ↔ μmol)	4,419	0,2263
Phenazetin	(mg ↔ μmol)	5,58	0,1792
Phenobarbital	(mg ↔ μmol)	4,306	0,2322
Phenol	(mg ↔ μmol)	10,63	0,0941
Phenolsulfonphthalein	(mg ↔ μmol)	2,822	0,3544
Phenylalanin	(mg ↔ μmol)	6,054	0,1652
Phenylbrenztraubensäure	(mg ↔ μmol)	6,091	0,1642
Phosphatide (Phospholipide)	(mg ↔ μmol)	1,292	0,774
Phosphor, Phosphate	(g ↔ mmol)!	32,29	0,0310
Piperidin	(mg ↔ μmol)	11,74	0,0852
Porphobilinogen	(mg ↔ μmol)	4,42	0,2262
Prednisolon	(mg ↔ μmol)	2,774	0,3605
Prednison	(mg ↔ μmol)	2,79	0,3584
Pregnandiol	(mg ↔ μmol)	3,12	0,3205
Pregnanolon	(mg ↔ μmol)	3,14	0,3185
Pregnantriol	(mg ↔ μmol)	2,972	0,3365
Progesteron	(mg ↔ μmol)	3,18	0,3145
Prolin	(mg ↔ μmol)	8,686	0,1151
Prostagl. E_1	(mg ↔ μmol)	2,821	0,3545
Prostagl. E_2	(mg ↔ μmol)	2,873	0,3481
Prostagl. E_3	(mg ↔ μmol)	2,853	0,3505
Prostagl. $F_1\alpha$	(mg ↔ μmol)	2,813	0,3555
Prostagl. $F_2\alpha$	(mg ↔ μmol)	2,829	0,3535
Prostagl. $F_3\alpha$	(mg ↔ μmol)	2,845	0,3515
Protoporphyrin	(mg ↔ μmol)	1,778	0,5624
Pyridoxalphosphat	(mg ↔ μmol)	4,046	0,2472
Pyridoxsäure	(mg ↔ μmol)	5,459	0,1832
Pyrokatechol	(mg ↔ μmol)	9,082	0,1101
Pyrophosphat	(mg ↔ μmol)	5,749	0,1739
Quecksilber	(mg ↔ μmol)	4,985	0,2006
Rad (Energiedosis)	(rd ↔ Gy)!	0,01	100
Rem (Äquivalentdosis)	(rem ↔ J/kg)!	0,01	100
Rhodanid	(mg ↔ μmol)	17,22	0,0581
Ribose	(mg ↔ μmol)	6,661	0,1501
Ribosylurazil (Uridin)	(mg ↔ μmol)	4,095	0,2442
Ribulose	(mg ↔ μmol)	6,661	0,1501
Röntgen	(R ↔ mC/kg)!	0,258	3,876
Rubidium	(mg ↔ μmol)	11,7	0,0855
Saccharose	(mg ↔ μmol)	2,921	0,3423

Umrechnungsfaktoren für SI-Einheiten

Substanz	Einheit	Faktor	Faktor
Deoxykortikosteron	(mg ↔ µmol)	3,026	0,3305
Diäthylbarbitursäure	(mg ↔ µmol)	5,429	0,1842
Digoxin	(ng/ml ↔ nmol/l)!	1,28	0,781
Dihydroxyazeton	(mg ↔ µmol)	11,1	0,0901
Dihydroxyphenylessigsäure	(mg ↔ µmol)	5,947	0,1682
Dimethylamin	(mg ↔ µmol)	22,18	0,0451
Dimethyltryptamin	(mg ↔ µmol)	5,313	0,1882
Dopa	(mg ↔ µmol)	5,071	0,1972
Dopamin	(mg ↔ µmol)	6,528	0,1532
Eisen	(mg ↔ µmol)	17,91	0,0558
Enzyme	(U ↔ nkat)!	16,67	0,06
Epitestosteron	(mg ↔ µmol)	3,467	0,2884
Ergothionein	(mg ↔ µmol)	4,361	0,2293
Fettsäuren	(mg ↔ µmol)	3,54	0,2825
Fibrinogen	(mg ↔ mmol)!	2,941	0,34
Fluor	(mg ↔ µmol)	52,63	0,0190
Folsäure	(mg ↔ µmol)	2,265	0,4414
Frequenz	(1/min ↔ Hz)!	0,0167	60
Fruktose	(mg ↔ µmol)	5,551	0,1802
Fukose	(mg ↔ µmol)	6,092	0,1641
Furandikarboxylsäure	(mg ↔ µmol)	6,406	0,1561
Galaktose	(mg ↔ µmol)	5,551	0,1802
Gallensäure	(mg ↔ µmol)	2,547	0,3926
Glukose	(mg ↔ µmol)	5,551	0,1802
Glukuronsäure	(mg ↔ µmol)	5,151	0,1941
Glutamin	(mg ↔ µmol)	6,842	0,1462
Glutaminsäure	(mg ↔ µmol)	6,797	0,1471
Glutarsäure	(mg ↔ µmol)	7,568	0,1321
Glutathion	(mg ↔ µmol)	3,254	0,3073
Glyoxylsäure	(mg ↔ µmol)	13,51	0,0740
Glyzerin	(mg ↔ µmol)	10,86	0,0921
Glyzin	(mg ↔ µmol)	13,32	0,0751
Grundumsatz	(kcal/m²h ↔ J/m²s)!	1,163	0,8598
Guanidin	(mg ↔ µmol)	16,93	0,0591
Guanidinoessigsäure	(mg ↔ µmol)	8,539	0,1171
Guanosintriphosphat	(mg ↔ µmol)	1,911	0,5233
Hämiglobin, Hämoglobin	(g% ↔ mmol/l)!	0,6206	1,611
Haptoglobin	(mg ↔ µmol)	0,0117	85,470
Harnsäure	(mg ↔ µmol)	5,948	0,168
Harnstoff	(mg ↔ µmol)	16,65	0,0601
Hexosamine	(mg ↔ µmol)	5,581	0,1792
Hippursäure	(mg ↔ µmol)	5,581	0,1792
Histamin	(mg ↔ µmol)	8,997	0,1111
Histidin	(mg ↔ µmol)	6,445	0,1552
Homogentisinsäure	(mg ↔ µmol)	5,947	0,1682
Homovanillinsäure	(mg ↔ µmol)	5,489	0,1822
β-Hydroxybuttersäure	(mg ↔ µmol)	9,606	0,1041
5-Hydroxyindolessigsäure	(mg ↔ µmol)	5,230	0,1912
17-Hydroxykortikosteroide	(mg ↔ µmol)	2,759	0,3625
Hydroxyprogesteron	(mg ↔ µmol)	3,026	0,3305
Hydroxyprolin	(mg ↔ µmol)	7,626	0,1311
Hypoxanthin	(mg ↔ µmol)	7,347	0,1361
Imidazolmilchsäure	(mg ↔ µmol)	6,404	0,1562
Indikan	(mg ↔ µmol)	3,979	0,2513
Indolylessigsäure	(mg ↔ µmol)	5,708	0,1752
Inosin	(mg ↔ µmol)	3,728	0,2682
Inosintriphosphat	(mg ↔ µmol)	1,968	0,5081
Inosit	(mg ↔ µmol)	5,551	0,1801
Insulin (Mensch)	(mg ↔ µmol)	0,172	5,8139
Isoleuzin	(mg ↔ µmol)	7,624	0,1312
Jod	(mg ↔ µmol)	7,88	0,1269
Kalium	(mg ↔ µmol)	25,57	0,0391
Kalorie	(kcal ↔ kJ)!	4,1868	0,2388
Kalzium	(mg ↔ µmol)	24,95	0,0401
Karnitin	(mg ↔ µmol)	6,203	0,1612
Karnosin	(mg ↔ µmol)	4,42	0,2262
Karotine	(mg ↔ µmol)	1,863	0,5369
Ketoglutarsäure	(mg ↔ µmol)	6,845	0,1461
Ketoisovaleriansäure	(mg ↔ µmol)	8,611	0,1161
Ketonkörper	(mg ↔ µmol)	17,22	0,0581
17-Ketosteroide	(mg ↔ µmol)	3,467	0,2884
Kieselsäure	(mg ↔ µmol)	16,64	0,0601
Kobalt	(mg ↔ µmol)	16,97	0,0589
Kohlendioxid	(mg ↔ µmol)	22,72	0,0440
Kohlenmonoxid	(mg ↔ µmol)	35,7	0,0280
Koproporphyrine	(mg ↔ µmol)	1,527	0,6547
Kortikosteron	(mg ↔ µmol)	2,886	0,3465
Kortisol	(mg ↔ µmol)	2,759	0,3625
Kortison	(mg ↔ µmol)	2,774	0,3605
Kreatin	(mg ↔ µmol)	7,626	0,1311
Kreatinin	(mg ↔ µmol)	8,840	0,1131
Kresol	(mg ↔ µmol)	9,247	0,1081
Kupfer	(mg ↔ µmol)	15,74	0,0635

Umrechnungsfaktoren für SI-Einheiten

Kynurenin	(mg ↔ μmol)	4,803	0,2082
Kynurensäure	(mg ↔ μmol)	5,286	0,1892
Laktose	(mg ↔ μmol)	2,921	0,3423
Leistung	(PS ↔ kW)!	0,735	1,36
Leuzin	(mg ↔ μmol)	7,624	0,1312
Lezithin	(mg ↔ μmol)	1,475	0,6780
Linolensäure	(mg ↔ μmol)	3,591	0,2785
Linolsäure	(mg ↔ μmol)	3,566	0,2804
Liponsäure	(mg ↔ μmol)	4,847	0,2063
Lithium	(mg ↔ μmol)	144,1	0,0069
Lithocholsäure	(mg ↔ μmol)	2,655	0,3766
Lysin	(mg ↔ μmol)	6,84	0,1462
Magnesium	(mg ↔ μmol)	41,14	0,0243
Mandelsäure	(mg ↔ μmol)	6,572	0,1522
Mangan	(mg ↔ μmol)	18,2	0,0549
Mesoinosit	(mg ↔ μmol)	5,551	0,1801
Metadrenalin, Metanephrin	(mg ↔ μmol)	5,07	0,1972
Methionin	(mg ↔ μmol)	6,702	0,1492
Methoxytryptamin	(mg ↔ μmol)	5,149	0,1942
Methylamin	(mg ↔ μmol)	32,2	0,0311
Methylhistidin	(mg ↔ μmol)	5,911	0,1692
Methylhypoxanthin	(mg ↔ μmol)	6,66	0,1502
Methylmalonsäure	(mg ↔ μmol)	8,468	0,1181
Methylnicotinamid	(mg ↔ μmol)	7,291	0,1372
Milchsäure (Laktat)	(mg ↔ μmol)	11,1	0,0901
Molybdän	(mg ↔ μmol)	10,42	0,0960
Myoglobin	(mg ↔ μmol)	0,0585	17,0999
Natrium	(mg ↔ μmol)	43,5	0,0229
Nickel	(mg ↔ μmol)	17,03	0,0587
Nikotinamidadenindinukleotid (NAD)	(mg ↔ μmol)	1,507	0,6636
Nikotinamidadenindinukleotidphosphat (NADP)	(mg ↔ μmol)	1,345	0,7435
Nikotinsäure	(mg ↔ μmol)	8,122	0,1231
Nitrat	(mg ↔ μmol)	16,13	0,0620
Nitrit	(mg ↔ μmol)	21,73	0,0460
Noradrenalin	(mg ↔ μmol)	5,911	0,1692
Normetadrenalin	(mg ↔ μmol)	5,458	0,1832
Östradiol	(μg ↔ nmol)!	3,671	0,2724
Östriol	(mg ↔ μmol)	3,468	0,2884
Östron	(mg ↔ μmol)	3,699	0,2704
Ornithin	(mg ↔ μmol)	7,567	0,1322
Orotsäure	(mg ↔ μmol)	6,406	0,1561
Oxalessigsäure	(mg ↔ μmol)	7,572	0,1321
Oxalsäure	(mg ↔ μmol)	11,11	0,09
Pantothensäure	(mg ↔ μmol)	4,561	0,2193
Paraaminohippursäure	(mg/min ↔ μmol/s)!	0,0858	11,65
Paraminobenzoesäure	(mg ↔ μmol)	7,292	0,1371
pCO_2, pO_2	(mm Hg ↔ kPa)!	0,1333	7,501
Pentobarbital	(mg ↔ μmol)	4,419	0,2263
Phenazetin	(mg ↔ μmol)	5,58	0,1792
Phenobarbital	(mg ↔ μmol)	4,306	0,2322
Phenol	(mg ↔ μmol)	10,63	0,0941
Phenolsulfonphthalein	(mg ↔ μmol)	2,822	0,3544
Phenylalanin	(mg ↔ μmol)	6,054	0,1652
Phenylbrenztraubensäure	(mg ↔ μmol)	6,091	0,1642
Phosphatide (Phospholipide)	(mg ↔ μmol)	1,292	0,774
Phosphor, Phosphate	(g ↔ mmol)!	32,29	0,0310
Piperidin	(mg ↔ μmol)	11,74	0,0852
Porphobilinogen	(mg ↔ μmol)	4,42	0,2262
Prednisolon	(mg ↔ μmol)	2,774	0,3605
Prednison	(mg ↔ μmol)	2,79	0,3584
Pregnandiol	(mg ↔ μmol)	3,12	0,3205
Pregnanolon	(mg ↔ μmol)	3,14	0,3185
Pregnantriol	(mg ↔ μmol)	2,972	0,3365
Progesteron	(mg ↔ μmol)	3,18	0,3145
Prolin	(mg ↔ μmol)	8,686	0,1151
Prostagl. E_1	(mg ↔ μmol)	2,821	0,3545
Prostagl. E_2	(mg ↔ μmol)	2,873	0,3481
Prostagl. E_3	(mg ↔ μmol)	2,853	0,3505
Prostagl. $F_1\alpha$	(mg ↔ μmol)	2,813	0,3555
Prostagl. $F_2\alpha$	(mg ↔ μmol)	2,829	0,3535
Prostagl. $F_3\alpha$	(mg ↔ μmol)	2,845	0,3515
Protoporphyrin	(mg ↔ μmol)	1,778	0,5624
Pyridoxalphosphat	(mg ↔ μmol)	4,046	0,2472
Pyridoxsäure	(mg ↔ μmol)	5,459	0,1832
Pyrokatechol	(mg ↔ μmol)	9,082	0,1101
Pyrophosphat	(mg ↔ μmol)	5,749	0,1739
Quecksilber	(mg ↔ μmol)	4,985	0,2006
Rad (Energiedosis)	(rd ↔ Gy)!	0,01	100
Rem (Äquivalentdosis)	(rem ↔ J/kg)!	0,01	100
Rhodanid	(mg ↔ μmol)	17,22	0,0581
Ribose	(mg ↔ μmol)	6,661	0,1501
Ribosylurazil (Uridin)	(mg ↔ μmol)	4,095	0,2442
Ribulose	(mg ↔ μmol)	6,661	0,1501
Röntgen	(R ↔ mC/kg)!	0,258	3,876
Rubidium	(mg ↔ μmol)	11,7	0,0855
Saccharose	(mg ↔ μmol)	2,921	0,3423

Umrechnungsfaktoren für SI-Einheiten

Substanz	Einheit	Faktor 1	Faktor 2
Salizylsäure	(mg ↔ µmol)	7,24	0,1381
Schwefel	(mg ↔ µmol)	31,19	0,3206
Secobarbital	(mg ↔ µmol)	4,197	0,2383
Sedoheptulose	(mg ↔ µmol)	4,758	0,2102
Selen	(mg ↔ µmol)	12,66	0,0790
Serin	(mg ↔ µmol)	9,516	0,1051
Serotonin	(mg ↔ µmol)	0,5675	1,7621
Sorbit	(mg ↔ µmol)	5,489	0,1822
Spermidin	(mg ↔ µmol)	6,885	0,1452
Spermin	(mg ↔ µmol)	4,942	0,2023
Sterkobilinogen	(mg ↔ µmol)	1,676	0,5967
Stickstoff	(mg ↔ µmol)	71,39	0,0140
Sulfamethoxazol	(mg ↔ µmol)	3,948	0,2533
Sulfat	(mg ↔ µmol)	10,41	0,0961
Taurin	(mg ↔ µmol)	7,99	0,1252
Testosteron	(µg ↔ nmol)!	3,467	0,2884
Tetrahydrokortisol	(mg ↔ µmol)	2,729	0,3664
Tetrahydrokortison	(mg ↔ µmol)	2,744	0,3644
Threonin	(mg ↔ µmol)	8,395	0,1191
Thyroxin	(mg ↔ µmol)	1,287	0,7769
Triglyzeride (Neutralfett)	(mg ↔ µmol)	1,129	0,8854
Trijodthyronin	(mg ↔ µmol)	1,536	0,6510
Tryptamin	(mg ↔ µmol)	6,241	0,1602
Tryptophan	(mg ↔ µmol)	4,896	0,2042
Tyrosin	(mg ↔ µmol)	5,519	0,1812
Uridin	(mg ↔ µmol)	4,095	0,2442
Uridinomonophosphat	(mg ↔ µmol)	3,085	0,3241
Urobilinogen	(mg ↔ µmol)	1,687	0,5927
Urokaninsäure	(mg ↔ µmol)	7,24	0,1381
Uroporphyrine	(µg ↔ nmol)!	1,204	0,8308
Valin	(mg ↔ µmol)	8,536	0,1172
Vanillinmandelsäure	(mg ↔ µmol)	5,046	0,1982
Vanillinsäure	(mg ↔ µmol)	5,947	0,1682
Vanillylamin	(mg ↔ µmol)	6,529	0,1532
Vitamin A	(mg ↔ µmol)	3,491	0,2865
Vit. B_1 (Thiamin, Aneurin)	(mg ↔ µmol)	2,965	0,3373
Vit. B_2 (Ribo-, Lactoflavin)	(mg ↔ µmol)	2,657	0,3764
Vit. B_6 (Pyridoxin, Adermin)	(mg ↔ µmol)	5,911	0,1692
Vit. B_{12}	(mg ↔ µmol)	0,7378	1,355
Vit. C	(mg ↔ µmol)	5,678	0,176
Vit. D_2 (Ergokalziferol)	(mg ↔ µmol)	2,521	0,3967
Vit. D_3 (Cholekalziferol)	(mg ↔ µmol)	2,6	0,3846
Vit. E (α-Tokopherol)	(mg ↔ µmol)	2,322	0,4307
Vit. E (β-, γ-Tokopherol)	(mg ↔ µmol)	2,4	0,4167
Xanthin	(mg ↔ µmol)	6,574	0,1521
Xanthurensäure	(mg ↔ µmol)	4,874	0,2052
Xylose	(g ↔ mmol)!	6,661	0,1501
Xylulose	(mg ↔ µmol)	6,661	0,1501
Zinn	(mg ↔ µmol)	8,425	0,1187
Zink	(mg ↔ µmol)	15,3	0,0654
Zitronensäure	(mg ↔ µmol)	5,205	0,1921
Zitrullin	(mg ↔ µmol)	5,708	0,1752
Zyanid	(mg ↔ µmol)	38,43	0,0260
Zystamin	(mg ↔ µmol)	6,566	0,1523
Zystathionin	(mg ↔ µmol)	4,499	0,2223
Zystin	(mg ↔ µmol)	4,161	0,2403

L

L: Kurzzeichen für *anat* Ligament, Lumbalwirbel bzw. -segment; *bakt* Limes; *chem* L-*Konfiguration; dent, ophth* links; *klin* Lues (↑ Syphilis); *serol* Antigen L (= Le^a, Lu^a; s. a. Lewis- u. Lutheran-System). – Röm. Zahlzeichen 50. – **l**: *physik* Liter, linksdrehend [–].

Λ, λ: griech. Buchstabe Lambda; *physik* λ Kurzzeichen für Wellenlänge.

L$_0$: *bakt* ↑ Limes Null. – **L$_{1-5}$**: die 5 Lumbalsegmente des RM, i. w. S. auch die entsprech. Lendenwirbel. – **LI-LIV**: die 4 Stadien der Syphilis (Lues). – Auch – weniger korrekt – mit gleicher Bedeutung wie ↑ L$_1$, L$_2$ etc.

l.a.: **lege artis**. – **LA**: 1) Lebensalter. – 2) Lokalanästhesie. – 3) Latexagglutination.

Lab: aus frischen Labmägen der Kälber hergestellte Zubereitung, die ↑ Labferment enthält.

Labadie* Test: Bestg. des Atemvolumens durch schnelle u. tiefe Inspiration (nach vorher. max. Exspiration). Werte <70% der VK sprechen für inspirator. Behinderung.

Labbé* Dreieck (ERNST MARCEL L., 1870–1939, Internist, Paris): das durch li. Rippenbogen u. Leberrand begrenzte »Magenfeld« (Magen liegt der Bauchwand direkt an). – **L.* Vene**: variable Anastomose zwischen Sinus sagittalis sup. u. S. transversus.

Labetalol WHO: Methylphenyl-propyl-aminoäthylsalizylamid-Derivat; Antihypertonikum.

Labferment, Chymase, Chymosin, Rennin: eiweißspaltendes, die Milch koagulierendes (Kaseinfällung) Enzym im Labmagen (4. Magenteil: »Abomasus«) der Wiederkäuer (u. im Säuglingsmagen). Wirkungsoptimum: pH 5-6.

Labhardt* (ALFRED L., 1874–1949, Gynäkologe, Basel) **Operation**: subtotale Kolpo(perineo)kleisis bei Scheiden-Uterusdeszensus alter Frauen; hohe hint. Dammplastik (mit bleistiftstarkem Vaginalkanal). – **L.* Zeichen**: Lividität der Scheide (v. a. zwischen Klitoris u. Harnröhre u. am Harnröhrenwulst) als frühes Schwangerschaftszeichen (aber auch prämenstruell u. bei Entzündung).

Labhart*-Prader* Syndrom: *päd* s. u. PRADER*.

Labia: s. u. Labium. – **labial**: *dent* lippenseitig.

Labial...: Wortteil »Lippe(n)«; z. B. **L.bogen** (*dent* kieferorthopäd. »Außenbogen«, d. h. auf der Lippenseite der Zahnreihe), **L.hernie** (↑ Hernia labialis).

labial(is): eine Lippe (Labium) betreffend, *dent* der Mundlippe zugewandt, lippenseitig.

Labialismus: Sprachstörung mit bevorzugter Bildung von ↑ Lippenlauten (**Labiallauten**).

labil: nicht stabil, leicht veränderlich, unbeständig; s. a. Labilität. – **labiler Faktor**: (QUICK) *serol* der – bei 4° gegen Alterung bes. empfindl. – ↑ Faktor V (i. w. S. auch VI) der Blutgerinnung.

Labilität: Instabilität, leichte Wandelbarkeit, Hinfälligkeit; z. B. **psychomotor. L.** (Unfähigkeit zum Sich-Konzentrieren, zum Durchführen best. Tätigkeiten, zu konstantem Reagieren, zweckmäß. Haltung; evtl. mit Zeichen der vegetat. L.), **symptomat. L.** (KLEIST 1920; individuelle Bereitschaft, auf Körperkrankh. mit akuten exogenen Reaktionstypen zu antworten), **vegetative L.** (durch nicht faßbare Einflüsse bedingte Neigung des Vegetativums zu qual. u./oder quantitativ abart. Reaktionen wie Kopfschmerz, Herzklopfen, Schwindel, Schlafstörungen, Kältegefühl, Schweißausbrüche, Kreislauflabilität; im EEG evtl. Frequenzlabilität; z. T. nur als Normvariante ohne Krankheitswert angesehen (im Ggs. zur neurovegetat. Dystonie). – *neurophysiol* (WEDENSKI) Schnelligkeit des Ablaufes eines elementaren Erregungsprozesses; abhängig z. B. von Refraktärphase, Synapsenzustand; ausgedrückt durch die elektr. Reizfrequenz, die eben noch ein Aktionspotential hervorruft.

Labilitäts|eklampsie: *gyn* leichte Form der E. (nur 1–2 kurzdauernde Bewußtseinstrübungen), meist unmittelbar post partum; keine Gestosezeichen. – **L.reaktion**: ↑ Serumlabilitätsprobe.

Labilomycin: Antibiotikum aus Streptomyces albosporeus var. labilomyceticus; wirksam gegen grampos. Baktn., Mykobaktn., tier. Tumorzellen.

Labium: Lippe, Wulst; i. e. S. die Ober- u. Unterlippe des Mundes (= L. sup. u. inf. oris; ↑ Labia oris). – **L. anterius** (portionis vaginalis uteri) *PNA*, die vord. Muttermundslippe. – **L. articulare**: ↑ Labrum. – **L. duplex**: *path* ↑ Doppellippe. – **L. externum** (ossis ilii) *PNA*: die äuß. Knochenlippe des Darmbeinkammes; Ansatz des M. obliquus ext. abdominis. – **L. fissum**: *path* ↑ Lippenspalte. – **L. internum** (ossis ilii) *PNA*: die inn. Knochenleiste des Darmbeinkammes; Urspr. des M. transversus abdominis. – **L. laterale** (lineae asperae femoris) *PNA*: die fibulare Seiten-

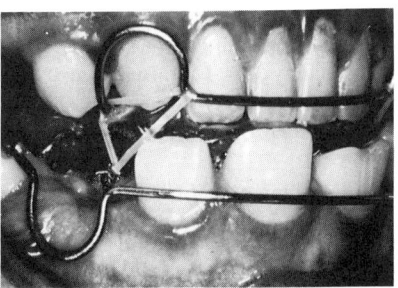

Labialbogen am Aktivator als Gummizug-Widerlager.

Labium leporinum

kante der Leiste; Urspr. der Mm. vastus lat. u. biceps femoris (Caput breve). – **L. leporinum**: *path* »Hasenlippe« (↑ Lippenspalte). – **L. limbi tympanicum** *PNA*: die vom Limbus laminae spiralis osseae des CORTI* Organs in die Lamina basil. übergehende lockerbindegeweb. unt. Lippe (mit Foramina nervosa); als **L. limbi vestibulare** die vom Limbus laminae spiralis osseae ausgehende, frei im Ductus cochlearis endende derbbindegeweb. Lippe. – **L. majus pudendi** *PNA*: die paar. »große Schamlippe« als Teil der Vulva, deren Spalt umschließend; fettreiche, außen behaarte Hautfalte mit Talg- u. Schweißdrüsen; mehrschicht., schwach verhorntes Plattenepithel. – **L. mediale** (lineae asperae femoris) *PNA*: die tib. Kante der Leiste; Ansatz der Adduktoren, Urspr. des M. vastus med. – **L. minus pudendi** *PNA*: die paar. »kleine Schamlippe« als seitl. Scheidenvorhofbegrenzung; Hautfalte aus Bindegewebe u. mehrschicht., an der Außenseite schwach verhorntem Plattenepithel, mit Talgdrüsen. – **Labia oris** *PNA*: die die Rima u. das Vestibulum oris begrenzende Ober- u. Unterlippe des Mundes (= L. sup. s. maxill. bzw. L. inf. s. mandib.), seitlich verbunden durch die Commissura labiorum (Mundwinkel). Äußere Haut mit Haaren, Talg- u. Schweißdrüsen sowie Lippenrot; inn. Schleimhaut mit mehrschicht., unverhorntem Plattenepithel, Glandulae labiales, M. orbicularis, median ↑ Frenulum. – **L. posterius** (portionis vaginalis uteri) *PNA*: die dors. Muttermundlippe. – **L. superius** (valvulae coli) *BNA*: obere Lippe der Ileozäkalklappe. – **L. vocale**: ↑ Plica vocalis.

Lab|magen: s. u. Lab. – **L.milch**: *bakt* s. u. DUNGERN*.

Labor(atoriums)|assistent(in): medizin.-techn. Assistent(in) mit vorwieg. Laborkenntnissen. – **L.infektion**: Ansteckung bei – oft sorglosem – Umgang mit infektiösem Untersuchungsmaterial (v. a. von Bruzellosen, Tularämie, Q-Fieber, Ornithosen, Mykosen); meist durch Versprühen bei der Aufbereitung oder »unmittelbar« bei Verletzung.

Laborde* Dilatator: scherenförm. Trachealdilatator aus 3 kniegebogenen Spreizblättern (mittleres mit Gleitschloß an Scherenachse u. mit 2 Scharniergelenken an Griffschenkeln fixiert).

Labores (parturientium): ↑ Wehen.

Laborie* Operation (JEAN EDOUARD L., 1813–1868, Arzt, Paris): Vorfußexartikulation im Kuneonavikular- u. Kalkaneokuboidgelenk.

Laborit*-Benitte* Einteilung (HENRI MARIE L., geb. 1914, Chirurg, Paris): Unterscheidung des Schockgeschehens als hämorrhag. (bei äuß. u./oder inn. Blutung), traumat. (Plasma- u. Blutverlust in geschädigtes Gewebe), Protein- (anaphylakt. Schock) u. endokrin-vegetat. Entgleisung (z. B. bei NN-Insuffizienz, Hypoglykämie). – Als **L.*-Huguenard* Methode** die künstl. ↑ Hibernation.

Labrogranula: basophile Granula der Mastzelle (»**Labrozyt**«).

Labrum: (lat.) Lippe; *zool* Oberlippe der Insekten. – *anat* Lippe einer Gelenkpfanne; z. B. (*PNA*) **L. acetabulare** (Limbus acetabuli, die faserknorpel. Gelenkklippe auf dem Rand der Hüftgelenkspfanne, den Femurkopf ventilartig umschließend), **L. glenoidale** (die mit den Sehnen des langen Bizeps- u. des Trizepskopfes verwachsene Gelenkklippe auf dem Rand der Schultergelenkspfanne).

Laburnum anagyroides s. vulgare: *botan* »Goldregen« [Leguminosae], dessen Blüten u. Samen (Semen Cytisi laburnum; früher als Drastikum, Emetikum u. Diuretikum) das gift. Alkaloid Zytisin enthalten.

Labyrinth: *anat* ↑ Labyrinthus, Labyrinthanlage.

labyrinthär: das Ohrlabyrinth betreffend; z. B. **l. Syndrom** (Kombin. von Innenohrschwerhörigkeit, Ohrensausen u. Drehschwindel; Prototyp: MENIÈRE* Syndrom).

Labyrinth|anlage: *embryol* zunächst plattenförm. Ektodermverdickung (»**L.plakode**«) bds. der noch offenen Neuralleiste, die sich später zur Grube u. zum Bläschen umbildet (= Vesicula otica; frei im Mesenchym zwischen Rautenhirn u. Ektoderm; mit Endolymphe gefüllt). Dann Ausbildung des Ductus endolymphaticus u. der Partes utriculovestibularis u. sacculocochlearis (durch Ductus utriculosaccularis miteinander verbunden); im 3. Fetalmonat Differenzierung des Duct. cochlearis zum Spiralschlauch u. CORTI* Organ, später des Vestibularapparates durch Einwachsen von Statoakustikusfasern in das Labyrinthepithel. Die umgebende hyalinknorpel., später knöcherne **L.kapsel** mit perilymphat. Gewebe bildet die Pars petrosa des Schläfenbeins.

Labyrinth|druckversuch: s. u. EWALD*. – **L.ektomie**: op. Ausschaltung (kryochirurgisch, thermisch, Ultraschall, Alkohol) bzw. Exstirpation des Innenohrlabyrinths, z. B. bei eitr. Labyrinthitis (Meningitis-Prophylaxe), therapieresistentem MENIÈRE* Syndrom. – **L.eröffnung, traumatische**: irreversible Zerstörung des Innenohrlabyrinths bei Schädelbasis-, v. a. Pyramidenquerfraktur; klin.: Taubheit u. Vestibularis-Sympte. (Übelkeit, Erbrechen, Spontannystagmus zur Gegenseite; nach Wo. durch zentralen Ausgleich nachlassend). – Bei traumat. Erschütterung Innenohrschwerhörigkeit (evtl. irreversibel) u. Schwindel.

Labyrinth|fistel: ↑ Bogengangsfistel. – **L.flüssigkeit**: ↑ Endolymphe. – **L.hydrops**: ↑ Hydrolabyrinth.

Labyrinthitis: zirkumskripte (bei Bogengangsfistel) oder diffuse »Innenohrentzündung«, serös (Toxindurchwanderung bei intakten Fenstern, v. a. bei Otitis media, Meningitis, Scharlach-Di.-Otitis, Cholesteatom), eitrig (Otitis media mit Knocheneinschmelzung, Fensterdefekt) oder hämorrhagisch (Trauma mit dir. massivem Keimeinfall; schwere Allg.erkr.). Klin.: stärkste Vestibularisreiz-Sympte. (Schwindel, Erbrechen, Ertaubung, Reiznystagmus zur kranken, später Ausfallnystagmus zur gesunden Seite); bei eitr. L. evtl. totaler Ausfall, bei seröser L. Heilung mögl.; Gefahr meningealer u. zerebraler Komplikationen.

Labyrinthnystagmus: vestibulärer ↑ Nystagmus.

Labyrinthose: chron. Labyrinthschädigung mit vestibulären Reizerscheinungen.

Labyrinthotomie: op. Eröffnung des Innenohrlabyrinths (horizont. Bogengang oder For. ovale = Sakkulotomie) bei MENIÈRE* Syndrom.

Labyrinth|prüfung: die klin. Funktionsprüfungen des Gehörs (↑ Audiometrie) u. des Gleichgewichtssinnes (↑ Vestibularisprüfung). – **L.reflexe, tonische**: von den Otolithen des Labyrinths ausgehende Tonusreflexe der Augen-, Hals- u. Skelettmuskulatur i. S. der stat. Koordination; ausgelöst durch Bewegungs- u.

Richtungsänderung des Körpers (s. a. BÁRÁNY* Drehstuhlversuch) u. Lage- u. Haltungsänderung des Kopfes im Raum (= Labyrinthstellreflex; als »L. auf den Kopf« physiol. das Zurückbringen des Kopfes in Normalstellung bei ausgeschalteter opt. u. somatosensibler Bodenberührung), ferner durch Labyrinthitis ↑ kalor. oder galvan. ↑ Reizung. Bewirken bei unphysiol. Reizung ↑ Nystagmus, typ. Körperhaltung (z. B. Diskuswerferstellung), subj. Mißempfindungen (Schwindel, Gleichgew.störung, ↑ BÁRÁNY* Fallversuch), Vorbeizeigen beim BÁRÁNY* Zeigeversuch, pos. ROMBERG* etc.

Labyrinth|schwerhörigkeit, -taubheit: s. u. Innenohr... – **L.schwindel**: s. u. Schwindel. – **L.stellreflexe**: s. u. Labyrinthreflexe. – **L.test**: 1) (PORTENS 1924) *psych* visuelle oder taktile Suche des einz. »gangbaren« Weges aus einem Wegelabyrinth als Entwicklungs- u. Intelligenztest. – 2) *otol* ↑ Vestibularisprüfung. – **L.tonus**: Ruhefrequenz der Aktionspotentiale in der Pars vestibul. n. octavi; verstärkt durch ampullopetale, abgeschwächt durch ampullofugale Endolymphströmungen im lat. Bogengang.

Labyrinthus: (lat.) *anat* Irrgang-ähnl. Gebilde; z. B. **L. caroticus** (↑ Glomus caroticum), **L. ethmoidalis** *PNA* (die Gesamtheit der Siebbeinzellen). I. e. S. das Innenohrlabyrinth (↑ Auris int.), unterteilt in **L. osseus** (*PNA* »knöchernes Labyrinth« des Felsenbeins, bestehend aus Vestibulum [mit Recessus ellipticus u. sphericus], Cochlea u. Canales semicirculares) u. **L. membranaceus** (*PNA*; das im L. osseus gelegene, mit Endolymphe gefüllte »häut. L.« aus Sacculus, Utriculus u. Ductus semicirculares [zus. = L. statokineticus], ferner D. cochlearis, endolymphaticus, utriculosaccularis u. reuniens).

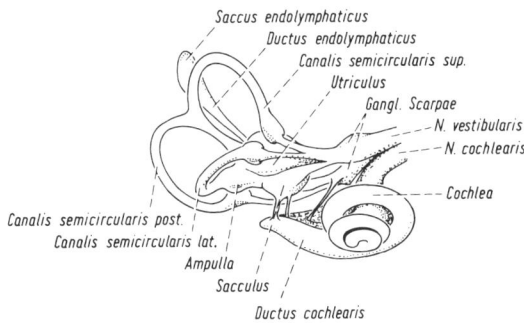

Schema des **Innenohrlabyrinths**.

Lac: (lat.) Milch; z. B. **L. albuminatum** (↑ Eiweißmilch), **L. femininum s. mulierum** (↑ Frauenmilch), **L. neonatorum** (↑ Hexenmilch), **L. Papaveris** (↑ Opium), **L. sulfuris** (↑ Sulfur praecipitatum).

Laccase: p-Diphenol-oxidase.

lacer: (lat.) zerfetzt, zerrissen; z. B. For. lacerum.

Laceratio: (lat.) Riß, Einriß, Lazeration; z. B. **L. cervicis** (↑ Zervixriß), **L. perinei** (↑ Dammriß).

Lacertus: (lat.) Muskel, sehn. Muskelursprung. – **L. fibrosus**: ↑ Aponeurosis m. bicipitis brachii. – **Lacerti cordis**: ↑ Musculi pectinati.

Lachanfall: 1) »hyster. Lachkrampf« psychogen oder psychopathol. (z. B. Zwangslachen, Gelasma); kann willkürlich nicht beendet werden; führt evtl. zu Atemnot u. Erschöpfung. – 2) **epilept. L.**, Lachschlag-Epilepsie, Gelolepsie: als partieller epilept. Anfall (meist temp. Urspr.) affektive, durch plötzl., unmotiviertes Lachen eingeleitete Krise, begleitet von kurzer Bewußtseinstrübung, evtl. auch weiteren Anfallszeichen; vgl. Lachschlag.

Lachapele* Syndrom: isolierte Knochenkernverdichtung in den Fersenbeinapophysen bds.

Lachen: angeb. Instinktverhalten des Menschen in lusterregenden Situationen (u. als Kitzeleffekt), manifestiert durch krampfart. Zuckungen des Stimmapparates u. der Gesichts- u. Atemmuskulatur (mit forcierter Ausatmung) mit kurzen Erschlaffungsphasen. Als »**queres**« u. »**schiefes**« L. bei doppel- bzw. einseit. Fazialislähmung; als path. motor. Phänomen z. B. bei Schizophrenie (im Kontrast zum erlebten Affekt u. Anlaß), in man. Phase (übertrieben; oft aggressiv), bei Mittel-Zwischenhirn-Erkr., Pseudobulbärparalyse, Polysklerose (explosiv-krampfhaft, als zentral gesteigerte Mimik), ferner als Lachschlag, -anfall, Risus sardonicus (»grünes« oder »sardon. L.«).

Lachgas: ↑ Distickstoffoxid. – Anw. für Inhalationsnarkose (DAVY 1799, WELLS 1844) in geschlossenem, halbgeschlossenem oder halboffenem System oder durch Insufflation, außer bei ersten Atemzügen mit O_2-Beimischung von mind. 20%. Analgesie bereits nach 1 Min. (N_2O-Konz. 40–50%), im allg. nur als Kurz- oder als Basisnarkose (auch zur Narkoseeinleitung), zu ergänzen durch kleine Barbiturat-, Relaxans-, Opiat-Mengen u./oder 2. Inhalationsnarkotikum (Äther, Halothan). Rascher Wirkungseintritt, schnelle Bewußtseinswiederkehr (1–2 Min.), keine postnarkot. Nebenerscheinungen, kein Schleimhaut- u. Brechreiz, keine Organtoxizität.

Lach|krampf, hysterischer: ↑ Lachanfall (1). – **L.krankheit**: ↑ Kuru-Kuru. – **L.muskel**: ↑ Musculus risorius. – **L.schlag**, Geloplegie: (H. OPPENHEIM 1902) obsol. Begr. für affektiven Tonusverlust bei heiterer Gemütserregung; in Verbindung mit imperativem Schlafdrang z. B. als Sympt. der Narkolepsie; vgl. Lachanfall (2).

Laciniae tubae: *gyn* »Tubenzipfel« (s. u. Fimbriae).

lacinatus: (lat.) gezipfelt, gefranst.

lackfarben: *hämat* infolge Hämolyse »durchsichtig« rötlich.

Lack|dermatitis, -krätze: Kontaktekzem durch Umgang mit japan. oder chines. Lacken (auf Schachteln, Klötzchen, z. B. beim Mah-Jongg-Spiel) bzw. mit dem Glykosid Urushiol in deren Ausgangsmaterial (Milchsäfte von Rhus vernicifera u. succedanea, Melanorrhoea laccifera, Rungus). – **L.hand**: *derm* bei Friseuren durch Umgang mit Kaltwell-Präpn. toxisch geschädigte Haut (dünn, glasig durchscheinend, feucht) v. a. in der Hohlhand. – **L.lippen**: (KALK) leuchtend rote, glänzende Lippen (u. rote atroph. Zunge) als Zeichen drohender Leberinsuffizienz; reversibel.

Lackmoid: Resorzinblau (als Indikator mit Farbumschlag ähnl. dem von Lackmus: pH 4,4–6,4 rot/blau).

Lackmus, Lacca musci, Litmus: blauer Farbstoff aus versch. Flechten, der durch Säuren rot (Umschlag pH 5–7), durch Basen blau wird; Anw. als Indikator in Form von **L.papier** (getränkt mit neutraler L.-Tct.; auch rote Säure- u. blaue Basenform) u. in bakt. Nährböden (zuckerhalt. Indikatornährboden zum

Lackrachen

Nachweis mikrobieller u. enzymat. Säurebildung, flüssig als L.milch, -bouillon, L.-Glukose- oder -Laktosebrühe, fest als L.agar, z. B. DRIGALSKI*-CONRADI* Nährboden).

Lackrachen: (1861) s. u. KUSSMAUL*.

Laconicum, Sudatorium: der 2. Raum des klass. Heißluftbades der Römer; mit Lufttemp. von ca. 55°; zum Schwitzen (15 Min.) u. für anschl. Massage.

LaCour* Färbung: (1941) *histol* Fixationsfärbung mit Orcein-Essigsäure zur Darstg. von Chromosomen (dunkelviolett) in zerzupften Gewebestückchen nach sofort. Deckglas-Einschluß.

Lacrimae: (lat.) Tränen. – **L. cruentae:** ⫽ Dakryohämorrhö.

lacrimalis: (lat.) zum Tränenapparat gehörend. – **Lacrimale:** ⫽ Os lacrimale.

LaCrosse-Virus: ARBO-Virus der California-Enzephalitis-Gruppe (in Wisconsin u. Kanada); Vektor: Moskitos (Aedes).

Lact...: Wortteil »Milch«; s. a. Lakt..., Galakt....

Lactagogum: *pharm* ⫽ Galaktagogum.

lactans: (lat.) Milch absondernd, stillend.

Lactarius-Syndrom: Vergiftung durch den »Giftreizker« L. forminosus; nach 4–5 Std. plötzl. Übelkeit, heft. Erbrechen, profuse, wäßr. Diarrhöen mit Koliken (etwa für 24 Std.), evtl. Wadenkrämpfe (Hypochlorämie), Kreislaufkollaps, Erregungszustände, selten Leberschaden.

Lactatio: (lat.) ⫽ Laktation.

lacticus: *chem* milchsauer (= ...laktat).

lactifer(us): (lat.) milchführend.

Lactis-Gruppe: die Streptokokken der serol. Gruppe N (früher: L) mit Str. lactis u. cremoris, die spontane Milchsäuerung bewirken (»Säurelocker« in Molkerei); apathogen.

Lacto|bacilleae: »Milchsäure-Baktn.« als Stamm der **L.bacillaceae** (neben Streptococceae), mit der Gattg. ⫽ L.bacillus; u. a. apathogene Schleimhautbewohner (z. B. Vagina, Mund) mit physiol. Funktion (Säurebildung zur Erhaltung des pH); Testkeime für Vitamin- u. Aminosäuren-Bestg.

Lactobacillus: Gattung »Milchsäurestäbchen« der Lactobacilleae, mit zahlreichen (z. T. wahrsch. ident.) Arten; meist lange, dünne (z. T. Fäden bildende), sporenlose, unbewegl., grampos., vorw. apathogene Stäbchen, mit anaerobem bzw. mikroaerophilem Wachstum auf sauren Nährböden (Optimum 37–60°). Die meisten (»homofermentativen«) Arten bilden aus KH u. hochwert. Alkoholen Milchsäure, einige (»heterofermentative«, z. B. L. bifidus) auch Essig-, Propion-, Butter- u. Kohlensäure. – **L. acidophilus:** reihen- oder kettenförmig gelagert, mikroaerophil auf saurem Nährboden (optimal 37°, Max. 48°); Milchsäurebildner auf Schleimhäuten von Mundhöhle (als »L. odontolyticus« mit Zahnkaries in Verbdg. gebracht) u. Vagina (»DÖDERLEIN* Scheidenbaz.«); bei Säuremangel u. Malignom auch im Magen (»BOAS* Stäbchen«, ferner im Neugeborenenstuhl. – **L. bifidus:** ⫽ Bacillus bif. – **Lactobacillus buchneri:** einzeln oder in Ketten gelagert (oft Fäden bis > 25 μm); vergärt Hexosen zu Essigsäure, CO_2 u. Äthylalkohol, Pentosen zu DL-Milch- u. Essig-

säure; u. a. physiol. Mundhöhlenbewohner. – **L.-bulgaricus-Faktor:** ⫽ Pantethein. – **L.-casei-Faktor:** ⫽ Folsäure. – **L. fermenti:** schlank, mikroaerophil; vergärt Hexosen zu DL-Milchsäure unter Gasbildung; physiol. Mundhöhlenbewohner. – **L. lactis:** lang, oft stark gewunden, einzeln oder paarweise; vergärt alle Zucker zu D(−)-Milchsäure, keine Gasbildung; in allen Milchprodukten.

Lactochrom, Lactoflavin(um): ⫽ Vitamin B_2.

Lactognost-Test: 1) Nachweis von Frauenmilchverfälschung mit präzipitierendem Kuhmilch-Antiserum. – 2) Nachweis von Rohmilch in pasteurisierter Milch durch Bestg. der akt. Phosphatase.

Lactucismus: Vergiftung mit den sedativ wirksamen Bitterstoffen im »Giftlattich« Lactuca virosa.

Lactulosum *WHO:* 4-(β-D-Galaktopyranosyl)-D-fruktose; Laxans.

Lactulum unguis: *anat* Nagelbett, s. u. Nagel.

Lactylphenetidinum: Milchsäure-p-phenetidid; analget. u. antipyret. Wirkstoff.

Lacuna: (lat.) Grube, Lücke, Loch (s. a. Sinus, Recessus, Fossa, Fossula, Foramen); z. B. **L. auditiva** (Hörlücke, s. u. Hörverlust), **L. axillaris** (Achsellücke bzw. -höhle, ⫽ Fossa axillaris), **Lacunae hepatis** (labyrinthart. Raumsystem im Zentralvenenläppchen, begrenzt von Leberzellplatten [mit Gitterfaserhäutchen], ausgefüllt durch Lebersinusoide u. DISSE* Raum), **Lacunae lat. sinuum** (*PNA*, Sinus parasinoidales; kleine seitl. Ausbuchtungen der Hirnsinus, insbes. des Sinus sagitt. sup., die die PACCHIONI* Granulationen enthalten), **L. lymphatica s. herniosa** (Faserlücke der L. vasorum medial der Schenkelgefäße zwischen V. femoralis u. Lig. lacunare; enthält fettreiches, lockeres Bindegewebe, Lymphgefäße u. die tiefen Inguinal-LK; typ. Bruchpforte für Femoralhernie), **L. musculorum** (*PNA*; die lateral der L. vasorum gelegene, von Arcus iliopectineus, Darmbein u. Leistenband begrenzte Durchtrittslücke vom Becken zum Oberschenkel für M. iliopsoas u. N. femoralis), **Lacunae urethrales** (*PNA*, die MORGAGNI* Lakunen in der Schleimhaut der Pars spongiosa der ♂ Harnröhre, in denen Gll. urethrales münden. – Weniger korrekt auch die entspr. L. der ♀ Urethra), **L. vasorum** (*PNA*; die medial der L. musculorum gelegene, von Arcus iliopectineus, Schambein u. Lig. lacunare begrenzte Durchtrittslücke vom Becken zum Oberschenkel für die A. u. V. femoralis u. Lymphgefäße).

lacunaris: ⫽ lakunär.

Lacus: (lat.) See, Grube; z. B. (*PNA*) **L. lacrimalis** (der vom inn. Augenwinkel eingefaßte dreikant.-vertiefte Teil der Lidspalte als »Tränensee«).

Ladd* (WILLIAM EDWARDS L., geb. 1880, Chirurg, Boston) **Anastomose:** einschicht. End-zu-End-Schräganastomosierung zweier Dünndarmstümpfe unterschiedl. Weite nach flötenschnabelart. Anschnitt des engeren (aboralen) auf der amesenterialen Seite. – **L.*-Band:** vom Retroperitoneum (re. Oberbauch) über die Pars descendens duodeni zum unmittelbar re. paravertebral gelegenen Zäkum verlaufendes gefäßloses Band bei Malrotation I u. II; bewirkt Zäkumhochstand (bei II erst sek.) u. – meist schon beim Neugeb. – Duodenalkompression (chron.-rezidivierender oder akuter hoher Ileus; u. U. Volvulus des ges. Dünndarms). – **L.* Operation**: Durchtrennung mesenterialer Serosastränge u. des L.* Bandes zur Dekompression des Duodenum; Zäkum-Aszendens verbleibt in situ oder wird nach li. verlagert. – **L.* Syndrom**: 1) Malrotation mit ausgeblieb. Fixation des Mesenterium an der hint. Bauchwand u. unvollständig rotiertem Zäkum. Bewirkt beim Neugeb. Kompression des Duodenums u. Dünndarmvolvulus. – 2) L.*-GROSS* Sy.: ↑ Syndrom der eingedickten Galle. – s. a. GROSS*-L.* Klassifikation (der Analverengungen).

Ladendorff* Reaktion: *forens* Blutnachweis in Flüssigkeiten mit Guajakharz-Tct. u. Eukalyptusöl (Violettfärbung einer oberen u. Blaufärbung einer unt. Schicht).

Ladin(ski)* Schwangerschaftszeichen (LOUIS JULIUS L., 1862–1951, litauischer Gynäkologe, New York): weicher, fluktuierender Bezirk median-vorn im Isthmusbereich (mit zunehmender Schwangerschaft größer) als klass., bimanueller Tastbefund der Frühschwangerschaft (ab 5. Wo.). – vgl. HEGAR* Zeichen.

LAD-Methode: (**l**euco-**a**gglutinins using **d**efibrinated blood) ↑ DAUSSET* Methode.

Ladungszahl: *physik* ↑ Ordnungszahl.

Lähmung, Paralyse: durch tox., entzündl.-infekt. oder mech.-traumat. Läsion oder Erkr. des Nervensystems oder der Muskeln (= neurogene oder -path. L. bzw. myogene oder -path. L.) bedingter (evtl. auch psychogener = »hyster.«) totaler Ausfall der motor. Funktion eines oder mehrerer Nerven bzw. des Erfolgsorgans; i. w. S. auch der Teilausfall mit lähmungsart. Schwäche (»Parese«); s. a. Di-, Hemi-, Para-, Tetraplegie. Als **zentrale L.** die **kortikale** (Gyrus praecentr. oder Pyramide, z. B. faziolinguale Monoparese, Hemi-, Paraparese), die **supranukleäre** (oberhalb des 2. mot. Neurons, v. a. eines Hirnnervs, z. B. als Fazialis-L., Pseudobulbärparalyse; s. a. Kern-L.) u. die **spinale L.** (bei RM-Läsion; als Querschnitts-, BROWN=SÉQUARD*, Vorderhorn-, Hinter-, Seitenstrang-Syndrom), alle mit Verlust der Feinmotorik u. mit Reflexen der sog. BABINSKI* Gruppe, infolge EPS-Beteiligung oft mit Spastik; als **periphere L.** die im peripheren motor. Neuron, evtl. bereits an der motor. Spinalwurzel (= **radikuläre L.**). Unterschieden als **schlaffe L.** mit Muskeltonusverlust, herabgesetzten oder erloschenen Muskeleigenreflexen (aber ohne path. Reflexe) u. nach 2–3 Wo. einsetzender Muskelatrophie u. Entartungsreaktion (bei peripherer L., umschrieb. Hirnrindenläsion, spinalem Schock, akuter ausgedehnter Zerstörung der Rindenzentren u. Leitungsbahnen des Großhirns); u. als **spast. L.** mit Tonuserhöhung, Steigerung der Eigen- u. Abschwächung der Fremdreflexe, ↑ Pyramidenzeichen, ohne Muskelatrophie u. Entartungsreaktion, bei Pyramidenbahnläsion mit Beteiligung extrapyramidaler Bahnen. – Ferner: **akute aufsteigende L.** (↑ LANDRY* Paralyse), **angeb. zerebel. L.** (↑ FOERSTER* Syndrom), **paroxysmale** oder **period. L.** (↑ WESTPHAL*, LAVERIÉ* Syndrom, Kaliummangel-L., period. ↑ Adynamie), **bläul. L.** (↑ Dermatitis lividinosa), **ischäm. L.** (↑ VOLKMANN* Kontraktur), **hyperkaliäm. L.** (↑ Adynamia episodica hereditaria), **hypokaliäm. L.** (↑ Kaliummangel-L., WESTPHAL*, CONN* Syndrom, period. ↑ Adynamie), **postepilept., -konvulsive, -paroxysmale L.** (↑ TODD* Paralyse, HHE-Syndrom), **pseudohypertroph. L.** (↑ Dystrophia musculorum progressiva pseudohypertrophica), **kapsuläre L.** (↑ WERNICKE* Prädilektionsparese); s. a. unter den betr. Nerven u. Muskeln.

Lähmungs|becken: plattes Becken als Folge einer vor Abschluß des Knochenwachstums aufgetret. Lähmung, die zu ständ. Liegen zwingt (»Liegebecken«). – **L.bruch, -hernie**: flache, umschrieb. Vorwölbung aller Schichten im Bereich eines gelähmten Bauchwandabschnitts (keine echte Hernie); verstärkt im Stehen u. bei Anspannung der intakten Muskeln; z. B. nach Poliomyelitis oder Läsion der Interkostalnerven.

Lähmungs|hackenfuß: Hacken(hohl)fuß infolge kompletter (v. a. poliomyelit.) Lähmung des Triceps surae: Steilstellung des Kalkaneus, Abknickung des Vorfußes gegen den Rückfuß. – **L.hinken**: Hinken mit Nachschleifen u. Vorschleudern der spastisch oder schlaff gelähmten Extremität bei LITTLE* Krankh., Hemi-, Diplegie, MS bzw. bei Poliomyelitis (z. B. TRENDELENBURG* Hinken), Querschnitts- oder Peroneuslähmung. Häufig kombin. mit Verkürzungshinken. – **L.hohlfuß**: Hohlfuß infolge – meist – isolierter Lähmung des M. tib. ant.; Pronation des Vorfußes durch Überwiegen des M. fibul. longus.

Lähmungs|irresein: die ↑ Dementia paralytica. – **L.klumpfuß**: fixierter u. schlaffer Kl. v. a. infolge Paralyse der Mm. fibulares (evtl. auch Mm. extensores digitorum brevis u. longus), z. B. bei Verletzung, Spina bifida, Tabes dors., Poliomyelitis; evtl. durch Zug der intakten Zehenbeuger verstärkt, meist mit Sekundärluxation des Talus; oft kombin. mit Spitzfuß (Pes equinovarus paralyticus), evtl. Schlotterfuß. – **L.luxation**: (Sub-)Luxation als Sekundärschaden bei Lähmung (Erschlaffung von Gelenkbändern u. Muskelmantel = Schlottergelenk) oder Kontraktur. Häufig bei paralyt. Spritz-, Hohl-, Platt-, Hacken- oder Klumpfuß.

Lähmungs|plattfuß: Pes planus durch (meist) isolierte schlaffe Lähmung der Mm. gastrocnemius, tib. ant. u. post.; im Ggs. zum statisch bedingten mit vermehrter Vorfußabduktion, Navikulare-Tiefstand, geringerer Talusdeformierung u. muskelatroph. Profilsänderung; bei Belastung deutl. Subluxation im CHOPART* Gelenk. – Extremformen aber auch bei Spastik. – **L.reaktion**: *bakt* streng spezif. Immobilisierung beweglicher Baktn. (z. B. Salmonella-Gruppe) als Wirkungsfolge des H-spezif. Agglutinins (vor der Agglutination; s. a. Schwärmplatte); Prinzip des NELSON* Tests.

Lähmungs|schielen: bei Augenmuskellähmung durch die Antagonisten bewirkter »Strabismus paralyticus«, mit Doppeltsehen u. Scheinbewegungen der Außendinge. – **L.skoliose**: meist großbog. WS-Skoliose infolge asymmetr. – meist schlaffer – Lähmung der Rücken-Bauchdeckenmuskulatur; bei Ausfall der langen Rückenstrecker Konvexität auf der gelähmten, bei Ausfall der transversospinalen Muskeln auf der gesunden Seite (mit Torsion); evtl. verstärkt durch kontra- oder kollat. Parese der Hüftmuskeln. Therapieresistenz, v. a. im Pubertätsalter. – **L.spitzfuß**: meist poliomyelit. Spitzfuß infolge Lähmung der Extensoren; meist mit Varus- oder Valguskomponente (= Spitzklump- bzw. -plattfuß). – Bds. spast. L.sp. Kardinalsympt. der LITTLE* Erkr.; auch bei Kompressionsmyelitis.

Lähmungswut: tollwutähnl. Erkr. durch ein neurotropes Virus; von Fledermäusen (»Vampir-Tollwut«) auf

laemo...

Rinder übertragen, selten auf den Menschen; klin.: LANDRY* Paralyse.

laemo...: Wortteil »Schlund«, »Speiseröhre«, »Kehle«.

Längen|alter: *päd* das der Körperlänge entsprech. Durchschnittsalter; vgl. Gewichtsalter. – **L.-Breiten-Produkt**: *kard* Produkt aus Körperlänge u. front. Innendurchmesser des Thorax als Korrelationsmaß für die Herzgröße. – **L.konstante**: *neurophys* an erregbaren Strukturen meßbare Größe, die angibt, in welcher Entfernung vom Ursprungsort eines Strompulses das resultierende elektroton. Potential auf 1/e seines Ausgangswertes abgefallen ist. Abhängig von den Widerständen in Membran (r_m), Außenlösung (r_a) u. Zellinnerem (r_i):

$$\lambda = \sqrt{\frac{r_m}{r_a + r_i}}.$$

Längen|sollgewicht: das einer best. Körpergröße entsprech. Idealgewicht; s. a. Tab. »Körpergewicht«. – **L.-Spannungs-Diagramm**: *physiol* graph. Darstg. der Beziehungen zwischen Länge u. Spannung (Kraftentwicklung) eines quergestreiften Muskels (↑ Abb.).

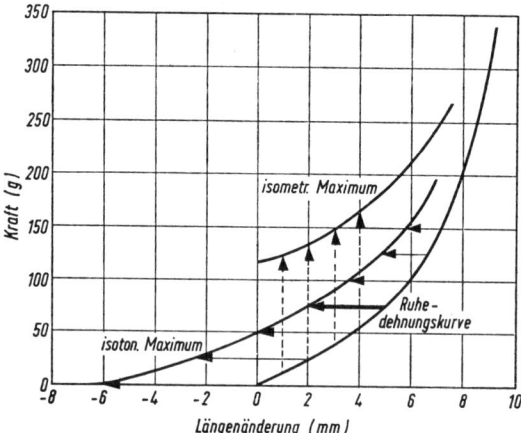

Maximalwerte der isotonen bzw. isometr. Kontraktion werden jeweils vom zugehör. Punkt der Ruhedehnungskurve aus gemessen. – **L.wachstum**: die – zus. mit der Skelettreifung – für das jeweil. Entwicklungsalter typ. Zunahme der Körperlänge, mit größter Geschwindigkeit in Säuglingsalter u. Pubertät (aber deutl. Abweichung von Wachstum der einzelnen Körperorgane, ↑ Abb.). Wie die Allg.entwicklung weitgehend abhängig von der Erbmasse (Gen-Wirkung direkt oder über das Endokrinium, v. a. HVL, Schilddrüse, NNR, Gonaden). – Das L.w. der Röhrenknochen erfolgt im wesentl. an der hyalinknorpel. »Epiphysenscheibe« (sogen. Knochenwachstumszone, s. a. Ossifikation) u. endet mit deren Verknöcherung.

Längsarteriotomie: schlitzförm.-longitudin. Eröffnung (nach manueller Kompression, Zügel- oder Klemmenverschluß) einer großen Arterie (Aorta, herznahe Stammgefäße); Verschluß durch evertierende Matratzen- oder U-Naht; als Erweiterungsplastik mit Querverschluß.

Längs|band: ↑ Lig. longitudinale (der WS). – **L.bett**: Bett, in dem der Pat. in Längsrichtung liegt (im Ggs. zum »Querbett«). – **L.blutleiter**: ↑ Sinus sagittalis (sup. u. inf.). – **L.bündel**: ↑ Fasciculus longitudinalis.

Längs|dissoziation: *kard* s. u. Erregungsrückkehr. – **L.durchmesser (des Beckens)**: ↑ Diameter sagittalis; s. a. Conjugata. – **L.fraktur**: meist komplette, lineare Fraktur in der Längsachse des Knochens infolge Längsstauchung; v. a. an kurzen Röhrenknochen von Hand u. Fuß (Bruchspalt oft ins Gelenk reichend, evtl. »klappende« Krepitation). – **L.horopter**: *ophth* ↑ Vertikalhoropter.

Längs|lage: *geburtsh* häufigste Fruchtlage (90%) mit paralleler Einstellung der kindl. L.achse zu der des Fruchthalters, als Schädel- oder als Beckenlage. Voraussetzung einer natürl. Entbindung. – vgl. Querlage. – **L.schnitt**: *chir* Inzision parallel zur Körper- bzw. Gliedmaßenachse; z. B. transrektaler (= vertikaler) L. für obere oder unt. Laparotomie (mit – meist stumpfer, nerven- u. gefäßschonender – L.spaltung des M. rectus in seiner Mitte u. Durchtrennung des Peritoneums in derselben Schnittebene).

Laënnec* (RENÉ THÉOPHILE HYACINTHE L., 1781–1826, Arzt, Paris) **Abszeß**: verkäster tbk. Abszeß. – **L.*** **Granulationen**: miliare ↑ Tuberkel. – **L.*** **Infarkt**: hämorrhag. ↑ Lungeninfarkt. – **L.*** **Katarrh**: ↑ Bronchitis sicca (mit sagokornart. Partikeln [= **L.*** **Perlen**] im Auswurf = **L.*** **Zeichen**). – **L.*** **Krankheit**: 1) ↑ Aneurysma dissecans. – 2) **L.*** **Zirrhose**: atroph., insbes. kleinknot. Endstadium einer – meist portalen – (Alkohol-)Leberzirrhose. – **L.*** **Symptom**: ↑ HAMMAN* Zeichen. – **L.*** **Thrombus**: ↑ Kugelthrombus.

Läppchen: *anat* ↑ Lobulus. – **L.atrophie**: 1) ↑ Kleinhirnatrophie mit Schrumpfung der oberflächl. oder tiefen Kleinhirnläppchen (= periphere bzw. zentrale L.) durch gliös-faser. Narbenbildung (mit Rarefizie-

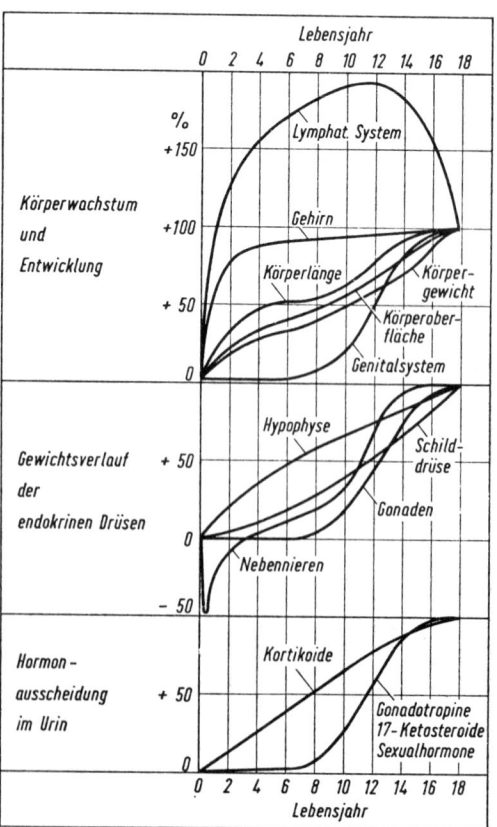

rung der PURKINJE* u. Körnerzellen) als Folge pränataler oder frühkindl. Schädigung. – **2)** Schrumpfung nekrotischer Leberläppchen mit Fibrose; zentral bei chron. Leberstauung (Rechtsherzinsuffizienz) u. Hypoxie, peripherer bei chron. (v. a. progressiver) Hepatitis, bei Cholangitis.

Läppchenprobe: *derm* ↑ BLOCH* Ekzemprobe. – Als »belichtete« L. der ↑ Photopatch-Test.

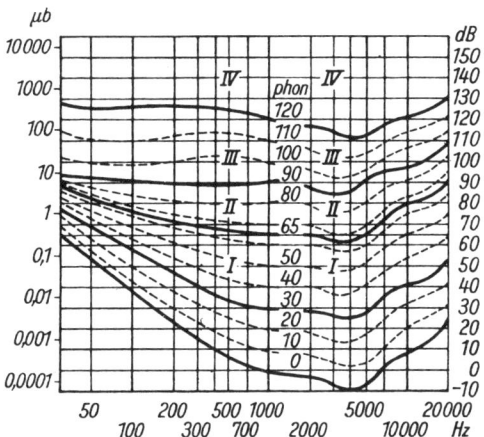

Lärmbereiche I – VI nach LEHMANN (1957)

Lärm: Schall, der den Menschen stört oder belästigt oder gefährdet (↑ L.schädigung), u. zwar als Dauer- oder als Impulslärm. – Obj. Maßeinheit für Schalldruck dyn/cm^2 (= Mikrobar, µbar), für dessen Pegel Dezibel (dB); subjektive für Lautstärkepegel Phon bzw. DIN-Phon bzw. der sog. A-Schallpegel (L_A) in Dezibel A (dB [A]); für Lärmstärke dB (PN = Perceived Noise), auch umgerechnet in »Lärmigkeit« (»noy«); für Lautheit sone (= 40 »echte physiol.« Phon n. BARKHAUSEN). Grenzwerte für Arbeits- oder Wohnlärm nach VDI 2058 bei überwiegend geist. Beanspruchung 50, bei einfachen Büroarbeiten 70 dB (A); bei konst. oder jahrelangem Schallpegel von 90 dB (A) Gefahr der L.schwerhörigkeit. – **L.apparat:** *otol* ↑ BÁRÁNY* Lärmtrommel. – **L.gehör:** Hörrest des Taubstummen (Sprachwahrnehmung nur als Geräusch bzw. Lärm). – **L.schädigung:** durch akute Schalleinwirkung das ↑ Knall- u. ↑ Explosionstrauma (Druckspitze > 2 m/sec), bei > 120 Phon akute ↑ Lärmschwerhörigkeit (evtl. sog. »akust. Unfall« mit akutem Hörsturz; selten, umstritten; durch chron. (jahrelange) L.einwirkung ab ca. 75 dB (A) extraaurales **L.-Syndrom** (vegetativ-neurozirkulator. u. psych. Veränderungen infolge zunehmender Sympathikotonie; neurot. Sympte. wahrsch. nur bei entspr. Disposition), ab ca. 90 dB (A) aurales L.-Syndrom, d. h. **L.schwerhörigkeit:** Innenohrschwerhörigkeit (evtl. Taubheit) mit Absinken der Gehörschärfe proportional zur Lärmarbeitsdauer, nur selten noch Progredienz nach Ende der Exposition; im Audiogramm v. a. isolierte Schädigung bei 4000–6000 Hz, später ↑ c_5-Senke mit Max. bei 4000 Hz; entschädigungspflichtig. BK. – **L.stufen** nach G. Lehmann: I (35–65 Phon) mit psych. Störungen; II (65–90) mit psych. Störungen u. Lärmsyndrom; III (90–120) mit zusätzl. L.schwerhörigkeit; IV (> 120) evtl. mit dir. (transkutaner) Nervenzellenschädigung.

Läsio(n): *path* umschrieb. Störung einer Funktion (s. a. Functio laesa) oder des Gewebegefüges im lebenden Organismus.

Läuse (echte): die Ordnung Anoplura; s. a. Pediculus, Phthirus. – **L.(biß)fieber:** durch Biß von (Kleider-) Läusen übertragene Krkhtn., meist Rickettsiosen u. Spirochätosen (z. B. Fleck- bzw. Rückfallfieber). – **L.ekzem:** ↑ Ekzema pediculosum. – **L.impfstoff:** aus den Därmen experimentell mit Rickettsia prowazeki infizierter Läuse hergestellter Impfstoff gegen Fleckfieber. – **L.krankheit:!** ↑ Pediculosis; vgl. Harpyrhynchiasis (»L.sucht«). – **L.melanodermie:** schmutzigbraune Hautverfärbung mit Exkoriationen bei chron. Pedikulose (u. Kachexie). – **L.mittel,** Antipedikulosa: *pharm* Externa zur Bekämpfung u. Vernichtung von Läusen; v. a. pflanzl. Alkaloide (z. B. Acetum Sabadillae) u. anorgan.-organ. Wirkstoffgemische. – **L.test:** Xenodiagnose der Rickettsiosen durch orale (»L.fütterungsversuch«) oder rektale Infektion rickettsienfreier Läuse mit dem Probandenblut; nach ca. 5 Tg. Rickettsien im Läusemagen nachweisbar. – **L.typhus:** klass. ↑ Fleckfieber. – **L.ulkus:** ↑ Ekthyma simplex (Streptokokken-Infektion) bei Pedikulose.

lävo...: Wortteil »links«, »nach li.« (s. a. levo-, sinistro...), *physik* »li.drehend« (= lävogyr).

Lävoatriokardinalvene: bei Mitralatresie mit verschlossenem Vorhofseptum u. regelrechter Lungenvenenmündung vork. anomale Vene zwischen li. Vorhof u. li. V. brachiocephalica oder jugularis.

Lävo|duktion: *ophth* Wendung des Augapfels nach links. – **L.gramm:** *kard* ↑ Lävokardiogramm. – **L.graphie:** Schreiben mit der li. Hand.

lävogyr: *physik* linksdrehend; Symbol (–)-, früher 1-.

Laevoinfra|duktion: *ophth* Senkung u. Li.wendung des Augapfels. – **L.version:** *ophth* Blickwendung nach unten li.

Lävokardie: die normale Linkslage des Herzens. – **primitive L.:** ↑ Laevoversio.

Lävo(kardio)|gramm: *röntg* kardiograph. Darstg. des li. Herzens oder des li. Ventrikels einschl. Aorta ascendens nach KM-Inj. ins re. Herz oder A. pulmon. über i.v. Herzkatheter (= indir. L.graphie) oder aber in die li. Kammer oder den li. Vorhof über einen von der Femoralis oder Brachialis durch die Aortenklappe vorgeschobenen Katheter (= perkutane retrograde L.g.; evtl. mit transseptaler Punktion des Vorhofs) oder nach transthorakaler Punktion des li. Ventrikels (= perkutane dir. L.g.).

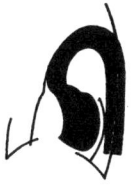 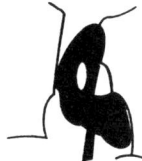 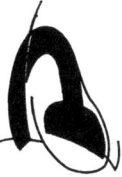

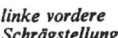

linke vordere Schrägstellung   *Ventralbild*   *rechte vordere Schrägstellung*

Lävo|klination: *ophth* ↑ Lävozykloversion. – **L.phorie:** *ophth* unwillkürl. Abweichung der Blicklinie nach links; vgl. Laevoversion.

Laevopositio: Linksverlagerung eines Organs durch Zug oder Verdrängung; z. B. als **L. cordis** die des

Laevopositio uteri

ganzen Herzens in die li. Brusthöhle, als **L. uteri** die der Gebärmutter einschl. Portio (meist ohne Krankheitswert).

Lävo|rotation, Sinistro-R.: Drehung nach li. (d. h. entgegen dem Uhrzeigersinn). – **L.supraduktion**: *ophth* Wendung der Blicklinie nach li. oben. – **L.torsion**, Sinistro-T.: Torsion nach li. (d h. entgegen dem Uhrzeigersinn). – Weniger korrekt auch i. S. von L.rotation, -version, -klination.

Lävoversion, Sinistro-V.: *ophth* konjugierte Blickbewegung nach links. – *kard* **Laevoversio cordis**: Positionsanomalie des Herzens infolge Arretierung der embryonalen Kammerschleifendrehung bei regelrechten Vorhofverhältnissen (sogen. primitive Lävokardie); fast stets kombin. mit korrigierter / Transposition der großen Gefäße.

Lävozykloversion: *ophth* Rollung beider Augen (um die Sagittalachse) nach li. als assoziierte unwillkürl. Augenabweichung.

Lävulin: ein Fruktosepolysaccharid; pflanzl. Reservestoff. – **Lävulose**: / Fruktose. – **Lävurid**: *derm* Moniliid, / Candida-Mykid.

laevus: (lat.) linker; s. a. laevo...

Läwen* (ARTHUR L., 1876–1958, Chirurg, Königsberg, Marburg) **Krankheit**: / Chondromalacia patellae. – **L.* Operation**: 1) Ableitung eines nicht-kommunizierenden Hydrocephalus int. in den Subduralraum durch »offene Balkenfensterung«. – 2) Muskeltamponade einer Stich- oder Schußverletzung der Leber (Nahtfixierung an Kapsel). – 3) bei Chondropathia patellae radikale Abtragung des geschädigten Knorpels u. angrenzender Knochenteile. – 4) inn. Kniegelenkdränage (bei chron.-rezidivierendem sterilem Erguß) in die supraartikulären Weichteile (parapatellare Arthrotomie, Spaltung des oberen Rezessus). – **L.* Sakralanästhesie**: / Kaudalanästhesie.

Lafarelle*(-Dubourg*) Methode: (1900) Gastrojejunostomia retrocolica ant. laterolat. als modifiz. BILLROTH*-II-Magenresektion.

Lafora* Syndrom (RODRIGUEZ L., geb. 1886, Pathologe, Madrid): (1911) autosomal rezessiv-erbl. myoklon. Epilepsie mit zunehmender Demenz u. zu Erblindung führenden Retinaveränderungen; Sonderform des UNVERRICHT*-LUNDBERG* Syndroms (mit Typ I = UNVERRICHT, Typ II = Lu.). Im ZNS, weniger in Herz, Leber u. quergestreifter Muskulatur intraneuronale, runde Glykoprotein-Mukopolysaccharid-Einschlüsse (»**L.* Körperchen**«).

Lage: *anat* / Situs; *geburtsh* / Fruchtlage.

Lageanomalien: *geburtsh* alle Fruchtlagen außer der Kopf-Längslage; z. B. / Beckenend-, Schräg-, Querlage.

Lagebeharrungsversuch: *neurol* Prüfen der »Beharrungstendenz« durch pass. Heben oder Senken eines der gleich hoch vorgestreckten Arme (bei geschlossenen Augen) u. 30 Sek. später akt. Zurückbringenlassen in die Ausgangslage (die normalerweise fast, bei Kleinhirnprozeß weniger erreicht wird).

Lageempfindung, -gefühl: die bewußte Empfindung (ohne opt. Kontrolle) der Lage von Extremitäten u. Rumpf im Raum u. zueinander (einschl. Gelenkstellungen); Teil der Tiefensensibilität (s. a. Lagesinn).

Lage|nystagmus: von der Körperlage abhäng., unerschöpfl. / Nystagmus; entweder richtungsbestimmt (meist gelockerter / Spontannystagmus mit gleicher Schlagrichtung in allen Lagen) oder regelmäßig (Richtung von Körperlage abhängig, bei Seitenlage di- oder konvergierend; Folge hemmender oder enthemmender Einflüsse von Alkohol, Barbituraten etc. auf das vestibuläre System) oder regellos richtungswechselnd (ohne Symmetrie der Schlagrichtung, bei Rückenlage nach re., li. oder wechselnd; Folge zentraler Störung). – **L.prüfung**: *otol* / Vestibularisprüfung.

Lager|amblyopie: (OBAL 1941) in Gefangenenlagern etc. infolge Mangelernährung auftret., meist irreversibler zentraler Gesichtsfeldausfall mit Optikusatrophie, oft Blepharitis, chron. Konjunktivitis, Keratitis punctata superf. (u. weitere Dystrophie-Sympte.). Ät.-Path.: Eiweiß- u. Vitaminmangel; pellagroide Photosensibilisierung der Makula? – **L.amenorrhö**: in Internierungslagern, Gefängnissen etc. auftret. »Notstandsamenorrhö« infolge psychotraumat. Störung der Wechselbeziehung zwischen Vegetativum, Großhirnrinde u. Gonaden.

Lagereflex: motor. Reflex im Dienste der Erhaltung des Körpergleichgew. in einer best. Ruhelage. – **tonischer L.**: / LANDAU* Reflex.

Lager|fieber: klass. / Fleckfieber. – **L.koller**: vorübergeh. Erregungszustand bei zwangsweisem L.leben. – **L.psychose**: psych. Veränderungen (etwa i. S. der Entwurzelungsneurose) bei zwangsweisem Lagerleben.

Lagerlöf* Sonde: doppelläuf. Magen-Darmsonde für die Pankreasfunktionsdiagnostik (getrenntes Absaugen von Magensekret u. Duodenalinhalt).

Lagerungs|dränage: *chir* Gravitationsdränage zur Ableitung von Eiter, Wundsekret etc. über ein natürl. Hohlraumsystem (z. B. Atemwege) oder einen Röhrendrän durch entsprech. Lagerung des Pat. (z. B. Beckenhoch-, Seiten-, Bauchlage); insbes. zur präop. Bronchienentleerung (evtl. in spez. Dränagebett). – **L.probe**: *angiol* s. u. RATSCHOW*. – **L.regel**: *geburtsh* Bei mangelnder Rotation des kindl. Kopfes ist die Gebärende auf der Seite zu lagern, an der sich der Rücken des Kindes bzw. der Führungspunkt befindet (Kopf wird gelockert). – **L.schiene**: Metall- oder Gipsschiene zur Ruhigstellung einer Extremität; ggf. kombin. mit Drahtextension; z. B. nach VOLKMANN (T-Schiene), KRAPP (für Hüft- u. Kniegelenk, verstellbar). – **L.schwindel**: s. u. Lageschwindel.

Lageschwindel: durch best. Kopf- bzw. Körperstellung (z. B. Rechtsseitenlage) ausgelöster, von Nystagmus begleiteter labyrinthärer Schwindel bei Störung der Otolithenfunktion oder zentraler vestibulärer Bahnen; kochleare Funktion meist ungestört. – Als transitor. L. der Lagerungsschwindel wenige Min. nach Wechsel der Körperlage (insbes. Hinlegen), meist Drehschwindel, evtl. mit Angstgefühl u. Schweißausbruch; v. a. bei hirntraumat. Labyrinthstörung, zerebraler Durchblutungsstörung, aber auch spontan.

Lagesinn: Qualität der Tiefensensibilität für die / Lageempfindung. Leitung über sensible RM-Bahnen oder die Pars vestibul. n. octavi bzw. das Ggl. vestibul. zum Kleinhirn u. Thalamus; eng gekoppelt an den Bewegungssinn.

Lage|tisch: *otol* in allen Richtungen kipp- u. drehbarer Tisch zur Prüfung des Gleichgewichtssinnes. –

L.typ: *kard* ↑ Positionstyp. – **L.verharren**: *psych* ↑ Katalepsie. – **L.wechsel**: *geburtsh* spontane Änderung der Fruchtlage (im Ggs. zur ↑ Wendung).

Lag-Faktor: *bakt* s. u. Lag-Phase.

Lagging: (engl. = verzögernd) *zytol* Zurückbleiben von Chromosomen bei der prometaphas. oder ana-telophas. Bewegung in Mitose oder Meiose (chem., therm., aktinisch bedingt; selten spontan). Führt häufig zur Aneuploidie der Tochterkerne.

L-Agglutination: 1) Agglutination von Koli-Bazillen (mit L-Antigen an der Oberfläche) durch spezif. Faktorenserum. – 2) living agglutination: s. u. Streptokokken-Agglutination (1).

Lagnea, Lagnesis, Lagnosis: *psych* ↑ Erotomanie. – Lagnea auch (inkorrekt) für Priapismus, Koitus, Sperma.

Lago* Test: (1954) ↑ Hydergin®-Test.

Lagoch(e)ilie, Lagostoma: ↑ Lippenspalte.

Lagophthalmus: erweiterte Lidspalte mit unmögl. Lidschluß (»Hasenauge«); Gefahr der Bulbusxerose u. Keratitis ohne oder mit Ulzeration (»Ulcus corneae e lagophthalmo«). Als **paralyt. L.** bei Fazialisparese; als **mechan. L.** bei extremem Exophthalmus, Ektropium, seniler Lidhauterschlaffung.

Lagosin: Polyen-Antibiotikum aus Streptomyces roseoluteus; wirksam gegen Hefen u. Pilze.

Lag-Phase: (engl. lag = verzögern) *bakt* Phase des ↑ Bakterienwachstums (nach Überimpfen einer bis zur Sättigung ausgewachsenen Kultur), in der zunächst keine Vermehrung stattfindet (Enzym-, Metaboliten-Mangel; Bildung des teilungshemmenden Lag-Faktors?); nach Latenz dann langsames Einsetzen der Zellteilung (= progressive oder Beschleunigungsphase).

Lagrange* Operation: (PIERRE FELIX L., 1857–1928, französ. Ophthalmologe): bei Glaukom Bildung einer subkonjunktivalen Sickerfistel durch partielle Sklera-resektion u. totale oder seitl. Iridektomie.

Laguesse* Methode: *histol* Darstg. kollagener Bindegewebsfasern durch Imprägnieren mit ammoniakal. AgNO$_3$-Lsg. u. Tonieren in Goldchlorid.

LAH: *kard* links-anteriorer ↑ Hemiblock.

Lahey* (FRANK HOWARD L., 1880–1953, Chirurg, Boston) **Methode**: Palpation eines Schilddrüsenlappens durch Abdrängen von Kehlkopf u. Trachea zur Gegenseite u. – bei leichter Kinnsenkung – Tasten mit der anderen Hand (Finger hinter den M. sternocleidomastoideus, Daumen auf der Vorderfläche). – **L.*-Pyrtek* Dränage**: transpapilläre – äuß. oder inn. – Choledochusdränage durch T-Rohr mit leberwärts gegabeltem Schenkel (für bd. Lebergänge); zur temporären Gallenableitung (Naht-, Anastomosensicherung, Schienung, Defektüberbrückung, Strikturprophylaxe), auch als intraop. Orientierungshilfe. – **L.*-Ruzika* Herzmassage**: (1950) transperitoneale H. nach Laparotomie, entweder einhändig-transdiaphragmal (Zwerchfellschlitzung am Schwertfortsatz für Daumendurchtritt) oder beidhänd. subdiaphragmal. – **L.* Operation**: 1) geteilte Ileostomie (re. paramedian transrektal; nach Zäkumdurchtrennung), mit Herausleiten des oralen Schenkels oberhalb der Leistenbeuge (Zusatzschnitt) u. Einnähen des aboralen in den oberen Laparotomiewinkel. – 2) Ersatz-magen (nach Gastrektomie mit Blindverschluß des Duodenums) durch Anastomosierung der obersten Jejunumschlinge mit dem Ösophagusstumpf u. Fußpunktanastomose. – 3) Freipräparieren u. Hochnähen eines ZENKER* Divertikels an die Halsmuskulatur, nach ca. 8 Tg. Exzision der Divertikelschleimhaut; Spontanobliteration. – 4) **L.*-Marshall* Op.** (1943) bei Fistula gastrojejunocolica nach BILLROTH*-II-Magenresektion Ileosigmoideostomie, re.seit. Hemikolektomie, Enbloc-Resektion des fisteltragenden Magen-Darmkonglomerats, terminoterm. Reanastomosierung der Dünndarmstümpfe; später erneute Gastrojejunostomie.

Lahey*-Bray* Syndrom: (1960) fam. (?) neuromuskuläre Erkr. mit Hyperphosphatasämie, Phosphoäthanolamin- u. Hyperaminoazidurie; geist. Retardierung, Krampfanfälle, Muskelatrophie, Reflexausfälle, partielle Blindheit, gelatinöse Haut- u. Subkutisveränderung, Hepatomegalie. Störung des Fettmetabolismus?

Lahmann* Diät (JOHANN HEINRICH L., 1860–1909, Arzt, Dresden): als Entlastungsdiät 250 g frisch gekochte Pellkartoffeln mit Petersilie zu jeder Mahlzeit u. tägl. Flüssigkeitszufuhr < 1 l.

Lahor(e)-Beule: ↑ Hautleishmaniase in Pakistan.

Laidlaw* (-Blackberg*) Dopa-Reaktion (GEORGE FREDERICK L., 1871–1937, Pathologe, New York): (1932) *histol* Modifik. der BLOCH* Reaktion am Gefrier- oder formolfixierten (Frisch-)Präp.; Inkubation (Schnitte 3–4, Stücke 12–15 Std.) in Gemisch aus 3,4 Dioxyphenylalanin u. 2 Phosphat-Puffer-Lsgn., dann Paraffineinbettung. Orte der Enzymaktivität braunschwarz-grau.

Laignel=Layastine* Syndrom (MAXIME L.=L., 1875–1953, französ. Internist): durch polyglanduläre Störung hervorgerufene arterielle Hypotonie.

Laigret*-Durand* Vakzine: aus Gehirn intrazerebral infizierter Mäuse hergest. Fleckfieber-Lebendimpfstoff (Trockenform; ursprüngl. in öl. Suspension, später in Aq. dest. aufgelöst); enthält außer murinen Rickettsien (neurotroper Stamm Tunis-Marché) Eigelb u. Dinatriumphosphat. Im Kühlschrank mehrere Mon. haltbar.

Laimer* Divertikel: (1883) ↑ Pulsionsdivertikel am Unterrand der Pars cricopharyngea des M. constrictor pharyngis inf. (»unt. Schwachstelle des Ösophagusmundes«); dorsal austretend, bis mannsfaustgroß; vgl. KILLIAN* Divertikel. – **L.* Membran**: (1883) ↑ BERTELLI* Membran. – **L.*(-Höckermann*) Dreieck**: (1883) dreiseit. Lücke in der Pars cricopharyngea des M. constrictor pharyngis inf.; häufig Austrittsstelle des ↑ ZENKER* Divertikels.

Lakenbad: indifferentes Vollbad (33–37°) auf in der Wanne ausgespanntem Laken; Dauerbad bei Dekubitus, früher auch bei Erregungszustand.

Laki*-Lorand* Faktor: (1948) *serol* ↑ Faktor XIII der Blutgerinnung.

Lakrimale: *anat* ↑ Os lacrimale. – **Lakrimation**: Tränensekretion. – **lakrimogen**: 1) durch die Tränenflüssigkeit hervorgerufen. – 2) Tränensekretion bewirkend. – **Lakrimotomie**: Schlitzung des unt. Tränenröhrchens; i. w. S. auch die ↑ Dakryotomie.

Lakritzensaft: ↑ Succus Liquiritiae. – **L.-Syndrom**: ↑ Pseudo-CONN*-Syndrom.

lakt...: Wortteil »Milch«; s. a. lact..., galact..., galakt....

Lakt|agogum: *pharm* ↗ Galaktagogum. — **L.albumin**: biologisch hochwert. Kuhmilchprotein (etwa 10% vom Gesamteiweiß) mit rel. hohem Tryptophan-Gehalt (7%; in Frauenmilch nur 2,5%).

Laktam: beim Erhitzen von γ-, δ-, ε-Aminosäuren (mit -NH-CO-Gruppe; Enolform -N=COH- im Laktim) u. γ-Hydroxysäuren unter H_2O-Austritt entstehendes inn. (»zykl.«) Anhydrid. — **Laktamase**: z. B. ↗ Penizillinase. — **Laktaminsäure**: N-Azetylneuraminsäure; Baustein von Gangliosiden, Glykolipiden, -proteinen, Mukopoly- u. Liposacchariden; u. a. in Membranrezeptoren der Ery enthalten u. durch Neuraminidasen-Sialidasen (»receptor destroying system«) abspaltbar.

Laktarium: Frauenmilchsammelstelle.

Laktase: ↗ β-Galaktosidase. – **L.mangel**, Alaktasie: heredit. Enzymopathie mit Fehlen oder mangelnder Aktivität der Dünndarmwand-Laktase (Milchzuckerspaltung unmöglich: Disaccharid-Intoleranz); klin.: frühperinatale Gärungsdurchfälle, Gedeihstörung; bei Zugabe eines 2. KH meist Besserung (notfalls milchfreie Kost). Diagnose durch Laktosebelastung; s. a. Laktosurie. — Ein »**rel. L.m.**« der Früh- u. Neugeborenen ist durch Substratangebot (Laktose) zu überwinden; ein **erworb. L.m.** kommt beim Erwachsenen unter milcharmer Nahrung vor (DD: Kuhmilchallergie).

Laktat: Salz der Milchsäure. – **L.azidose**: mit schwerer metabol. Azidose einhergehende, im allg. irreversible Hyperlaktazidämie (> 4 mmol/l, pH $< 7{,}25$); Typ A infolge allg. oder regionaler Minderperfusion (Hypoxie) des Gewebes, Typ B mit anderer Urs. (↗ Tab.).

Laktatazidose

Typ A:
Minderung der Gewebsperfusion, Hypoxie

Typ B:
1. im Zusammenhang mit:
   Diabetes mellitus, Niereninsuffizienz, Lebererkrn., Infektionskrankhn., hämatol. Systemerkrn. u. Tumoren, Anämie, Pankreatitis
2. durch Medikamente oder tox. Substanzen:
   Phenformin, Buformin, Metformin, Adrenalin, Aspirin®, Diazoxid, Furosemid, Epinephrin, Salizylate (?), Sorbit, Streptozotocin, Xylit, Äthanol, Äther, Methanol
3. erbl. Formen:
   Alaninurie, Glykogenspeicherkrankheit (Typ I, III, IV), Fruktose-1,6-diphosphatase-Mangel, Methylmalonazidurie
4. bei neurol. Erkrankungen:
   zyst. zerebrale Degeneration, Enzephalomyelopathie, Myopathie, Poliomyelitis
5. bei Muskelarbeit

Laktat-dehydrogenase: 1) L(+)-L.d., $DPNH_2$-pyruvat-, Milchsäure-d., LDH: zytoplasmat. Enzym, das die Reaktion L-Laktat + NAD = Pyruvat + red. NAD u. die Oxidation anderer L-2-Hydroxymonokarbonsäuren katalysiert. Normalwert im Serum 90–250 mE/ml; erhöht bei perniziöser u. hämolyt. Anämie, infekt. Mononukleose, myeloischer Leukämie, nach Herzinfarkt (nach 3–5 Tg. bis max. 800 mE/ml; Quotient HBDH/LDH $> 0{,}9$), bei akuter Hepatitis (bis 500 mE/ml) u. tox. Leberschäden (Quotient HBDH/LDH $< 0{,}6$), Malignommetastasierung. Ferner 5 Isoenzyme (mit best. Organmuster u. DD-Aussage). Bestg. im WARBURG* Test, durch dir. oder indir. NADH-Erfassung, automat. Titration (Cu[II]-Neocuprein), Fluorimetrie, histochem. durch Formazan-Bildung. Aktivitätsangabe in mE, E oder E pro Vol. bzw. mg Enzymprotein; 1 mE/ml entspricht 2,07 WROBLEWSKI* bzw. 0,055 BÜCHER* Einheiten. – **2)** D-LDH (in Baktn.), eine Oxidoreduktase für D-Laktat. – **3)** ein mit Zytochrom b_2 ident. Flavoprotein in Hefe u. Baktn.

Laktation: Milchproduktion u. -ausschüttung durch die ♀ Brustdrüse, normalerweise im Anschluß an eine Gravidität (d. h. in der – möglichst mind. 3monat. – **Laktations|periode**). Bei ausreichender Mammogenese u. intakter Hypophysenfunktion Auslösung der Produktion (Laktogenese) durch Prolaktin (nach Abfall des hohen, Prolaktin-hemmenden Follikel- u. Gelbkörperhormonspiegels im mütterl. Blut 3–4 Tg. nach Plazentaausstoßung) u. durch **L.vitamine** (s. u. Vitamin L), Aufrechterhaltung (= Galaktopoese) v. a. durch Saugreflex (reflektor. Prolaktinausschüttung; s. a. galaktopoetisches ↗ Hormon), auch psychisch beeinflußt; Entleerung (= Galaktokinese) außer durch Absaugen u. Druck der sich ansammelnden Milch auch durch Kontraktion glatter Muskulatur (Milchgänge, Brustwarze) u. myoepithelialer Korbzellen (Drüsenalveolenwand), gesteuert vom Saugreiz (über Oxytozin-Ausschüttung). – Besonderheiten der L.periode: **L.amenorrhö** (s. u. L.sterilität), **L.hypoglykämie** (infolge HVL-Insuffizienz u. Insulinempfindlichkeit), **L.involution** (die physiol. Uterusrückbildung, begünstigt durch L.wehen, als Zeichen einer Funktionsruhe; eine evtl. Hyperinvolution [auf Daumengröße] ist nach Abstillen – u. nötigenfalls Follikelhormongaben – reversibel), **L.neuritis** (Retrobulbärneuritis; Beziehungen zur Encephalitis disseminata, Beteiligung nutritiver u. hormonaler Faktoren?), **L.psychose** (unabhängig vom Stillen, meist bis Ende des 4. Mon.; mit sehr verschied. Symptn., meist ähnl. der Wochenbettpsychose), **L.sterilität** (physiol. Sterilität mit Amenorrhö durch Ovulationshemmung, wahrsch. infolge FSH- u. LH-Produktionshemmung durch hohen Prolaktinspiegel; Blutungen während L.periode u. bald nach Abstillen sind meist anovulator. Follikelabbruchblutungen), **L.tetanie** (infolge Hypokalziämie; meist nur latent) u. **L.wehen** (»Stillwehen«, ab 2.–3. Tag p. p. nach Sistieren der Nachwehen, jeweils durch den Saugreiz an der Brustwarze u. konsekut. Oxytozin-Ausschüttung); s. a.

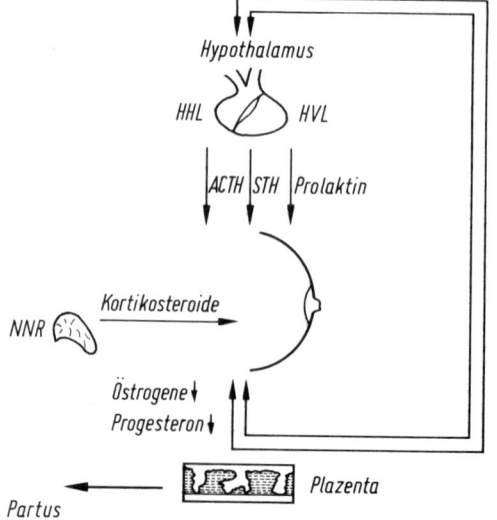

Faktoren der **Laktogenese** (nach KELLER).

Milchfieber (1). – **inappropriate L.**: ↗ CHIARI*-FROMMEL* (»**L.atrophie des Genitale**«), ARGONZ*-DEL CASTILLO* Syndrom.

Laktat|-Pyruvat-Quotient: Maß für den zytoplasmat. Redoxzustand. Erhöht bei Zunahme der anaeroben Glykolyse (Muskelarbeit, Hypoxie). – **L.razemase**: Enzym, das L- in D-Laktat umwandelt.

Lakt|azidämie: ↗ Hyperlaktazidämie; s. a. Laktatazidose. – **L.azidogen**: (EMBDEN) Glukose-6-phosphorsäure. – **L.azidose**: ↗ Laktatazidose. – **L.azidurie**: renale Ausscheidung von Milchsäure, normal 100–600 mg/24 Std.

Laktifugum: *pharm* Mittel zur Verminderung der Laktation oder zum Abstillen; v. a. Östro-, Androgene, MgSO₄, entwässernde u. abführende Mittel.

Laktim: Enolform des ↗ Laktam.

Lakto|bakterium, -bazillus: ↗ Lactobacillus. **L.-biose**: ↗ Laktose.

Lakto(densi)meter: »Milchspindel«, spez. Aräometer zur Ermittlung des spez. Gew. von Milch u. damit ihres Fettgehalts (u. evtl. Verwässerung: »Hydrolaktometer«).

Laktoferrin, -transferrin: Protein in menschl. Milch; mit unbekannter Funktion.

Laktoflavin: ↗ Vitamin B₂. – **L.mangel**: ↗ Ariboflavinose. – **L.phosphat, -phosphorsäure**: ↗ Flavinmono-nukleotid.

laktogen: der Milchbildung dienend; z. B. **l. Hormon** (↗ luteotropes Hormon, Human placentar lactogen).

Lakto|genese: s. u. Laktation. – **L.globulin**: β₁- u. β₂-Globulin in Kuhmilch.

Lakton: inn. Ester von Hydroxykarbonsäuren. Gekennzeichnet durch Endung »-olid« am Kw.stoff-Namen.

Lakto|phenolblau: Lsg. aus L.phenol (Acid. carbolicum liquefact.), Milchsäure, Glyzerin u. Wasser u. Methylenblau; zur Nativfärbung von Pilzen (↗ SWAARTS* Färbung). – **L.priv®**: milchfreie Säuglingsnahrung in Pulverform (Reis-, Sojamehl, Olivenöl, Ca-Phosphat, NaCl) bei exsudat. Diathese. – **L.protein**: das gesamte Milcheiweiß (v. a. Kasein, Laktalbumin, Laktoglobulin).

Laktose: Milchzucker, Disaccharid aus D-Glukose u. D-Galaktose (4β-Galaktosido-glukose; Biosynthese aus Uridin-diphosphat-galaktose u. Glukose-1-phosphat zu Laktose-1-phosphat, das durch Phosphatase in L. u. Phosphatrest gespalten wird), s. a. Schema ↗ UDPG-Metabolismus; optisch aktiv (Mutarotation; ↗ Formel); durch Säuren u. Enzyme in Monosaccharide spaltbar, durch Baktn. zu Milchsäure vergärbar. In Säugermilch im allg. in α-Form: Mensch 45–95, Rind 45–50 g/l. Anw. u. a. als Säuglingsnährmittel

(bei ↗ Laktasemangel), Laxans, galen. Grundstoff, Nährbodenzusatz. Nachweis mit übl. Glukose-Reaktionen, ferner durch WÖHLK* u. RUBNER* Probe, enzymat. mit β-Galaktosidase.

Laktose|-Agar, -Bouillon: Differenzierungsnährböden mit Laktose (dosierbare L.-Tabletten; evtl. weitere Indikatoren) zur Diagnostik der Enterobacteriaceae; z. B. ENDO*, DRIGALSKI*-CONRADI*, GASSNER*, KLIGLER* Agar. – **L.-Diazingrün-Bouillon**: (DIEKHUS) dextrosefreie Nährbouillon (v. a. für Blutkultur), mit Natriumzitrat, Laktose, Gelatine, Diazingrün- u. Wasserblau; bei Typhus-Paratyphus-Salmonellen Umschlag in Rot, bei E. coli in Dunkelblau. – **L.-Intoleranz, -Malabsorption**: ↗ Laktasemangel.

Lakto|serum: 1) ↗ Molke. – 2) Antimilch-Serum (z. B. für ↗ KOSCHURASCHOFF* Probe). – **L.siderophilin**: ↗ Laktoferrin. – **L.skop**: Apparat zur approxim. Bestg. des Fettgehaltes der Milch anhand ihrer Transparenz.

Laktosurie: renale Ausscheidung von Laktose (0–90 mg/l); Nachweis mit ↗ RUBNER* Probe. Physiol. bei Schwangeren u. Wöchnerinnen u. als **gutart. L. des Neugeborenen** (Enzymunreife); pathol. als **bösart. idiopath. L.** (DURAND; Enzymopathie ungeklärter Ätiol.) u. als Forme majeure des ↗ Laktasemangels.

Lakto|test: ↗ KOSCHURASCHOFF* Probe. – **L.transferrin**: ↗ Laktoferrin.

lakto|trop: auf die Milchproduktion (Laktation) gerichtet; z. B. l. (= galaktopoet.) ↗ Hormon. – **l.vegetabile Kost**: Milchkost aus pflanzl. Nahrung, Milch u. Milchprodukten.

Laktoyl-glutathion-lyase, Glyoxalase I: C-S-Bindungen lösendes Enzym mit der Reaktion: S-Laktoylglutathion = Glutathion + Methylglyoxal.

Laktulose: β-Galaktosidofruktose; vitaminart. Substanz in der Frauenmilch (↗ Bifidus-Faktor).

lakunär, lucunaris: mit ↗ Lakunen versehen; z. B. **l. Schädel** (↗ Lückenschädel), **l. Syndrom**: »Status desintegrationis« bei arteriosklerosebedingter multipler, enzephalomalaz. Degeneration (v. a. Stammganglien, Pons, Hemisphärenmark); mit flücht. Mono- u. Hemiparesen (↗ Hemiplegia lacunaris), Brachybasie, Dysarthrie, Schlafstörung, Zwangslachen, -weinen, Merkschwäche (s. a. Dementia lacunaris).

Lakune: Vertiefung, Grube, Lücke (↗ Lacuna); z. B. ↗ HOWSHIP* L., **intranoduläre L.** (*röntg* im Lymphogramm Füllungsdefekt durch fett. Degenerationsherd im LK).

Lallatio, Lallen: spieler.-rhythm. Wiederholen sinnloser Silben- u. Lautreihen im Frühstadium der Sprachentwicklung (»Lallperiode« ab 2. Mon.; lustbetont, unter Beteiligung sensor. Eindrücke, bei Blind- u. Taubheit verzögert; s. a. CARPENTER* Effekt); später als dementielles oder psychot. Regressionsphänomen.

Lallemand*-Trousseau* Körper (CLAUDE FRANÇOIS L., 1790–1853; 1) ↗ BENCE=JONES* Eiweißkörper. – 2) zylindr. Eiweißkörper im koagulierten Samenblasensekret.

Lalo|pathie: artikulator. Sprachstörung, s. u. Dysarthrie, Stottern (= »**L.neurose**«). – **L.phobie, -pudie**:

Lalo|plegie

↑ Logophobie. – **L.plegie**: »Sprachlähmung« infolge Ausfalls oder Störung des Artikulationsorgans.

Lalouette* Pyramide (PIERRE L., 1711–1742, Anatom, Paris): ↑ Lobus pyramidalis (der Schilddrüse).

Lam*-Aram* Operation: (1951) Radikal-Op. des Aortenaneurysmas; nach Querresektion Manschetten- bzw. Rohrbildung aus Aortentransplantat (über Luzit-Tubus als temporären zentralen Shunt).

Lamarck* Theorie, Lamarckismus (JEAN BAPTISTE DE MONET, CHEVALIER DE L., 1744–1829, französ. Naturforscher): *biol* Evolutionslehre, daß phylogenet. Veränderungen nicht autonom oder zufällig erfolgen, sondern stets als Folge von Umweltveränderungen, die zunächst nur den Phänotyp in Richtung Anpassung, bei Fortdauer über Generationen dann auch den Genotyp ändern (»Vererbung erworbener Eigenschaften«).

Lamas*-Mondino* Operation: bei pulmon. Hydatidenzyste chem. Induktion pleuraler Adhäsionen, später Entleerung u. Ausräumung.

Lambda|-Anastomose: (W. HART 1961) λ-förm. Anastomosierung von Speiseröhrenstumpf u. Dünndarm nach Gastrektomie (Duodenum-Blindverschluß), mit Ileuminterponat als Ersatzmagen (↑ Abb. »Alpha-Anastomose«). – **L.naht**: *anat* ↑ Sutura lambdoidea.

Lambda-Wellen, λ-W.: im EEG kleine, steile, pos. Wellen über der Okzipitalregion, meist in unregelmäß. Serien; Vork. in Zusammenhang mit ruckhaften Blickbewegungen bei visueller Aufmerksamkeit, in leichten Schlafstadien. – vgl. funktionelle okzipitale ↑ Spitzen, **Lambdoidwellen** (↑ Rho-Wellen).

Lambdazismus: Artikulationsfehler für den Laut »l«.

lambdoide(u)s: 1) in λ-Form. – 2) die Lambdanaht betreffend.

Lambert: nach JOH. HEINR. L. benannte Einh. der Leuchtdichte; 1 La = 0,353 Stilb (cd/cm^2).

Lambert* Gesetz (JOHANN HEINR. L., 1728–1777, Physiker, Basel, Chur, Berlin): *opt* Die Absorption monochromat. Lichts durch ein homogenes absorbierendes Medium verläuft exponentiell: $I = I_0 \cdot e^{-\alpha d}$ (α = Absorptionskoeffizient). – Es besagt als **L.*-Beer* Gesetz** (unter Berücksichtigung der Proportionalität von Extinktionskoeffizient u. Konz. einer Lsg.), daß bei Lösung eines absorbierenden Stoffes in einem nichtabsorbierenden Mittel das Verhältnis I/I_0 gleich bleibt, wenn die vom Licht durchlaufene Schichtdicke d sich umgekehrt verhält wie die Konz. der Lsg. (Absorption dann von der Zahl der gelösten Moleküle abhängig).

Lambert* Operation: Gastropexie des ptot. Magens mit gestieltem Rektusaponeurosestreifen (an große Kurvatur).

Lambert*-Eaton*(-Rooke*) Syndrom: (1956) »pseudomyasthen., paraneoplast. Syndrom« bei Bronchial-Ca. mit abnormer Empfindlichkeit gegen Kurare, fehlendem Ansprechen auf Cholinesterasehemmer, Abschwächung der Muskeleigenreflexe; Beginn an Becken- u. prox. Oberschenkelmuskulatur; im EMG bei repetitiver Reizung niedr., bei zunehmender Reizfrequenz höhere Aktionspotentiale.

Lambitus: *sexol* ↑ Cunnilingus.

Lambl* Exkreszenzen (WILHELM DUSAN L., 1824–1895, Pathologe, Charkow): solitäre u. aggregierte feinfäd.-zott., z. T. pilzförm. Gebilde (kollagene u. elast., oft fibrinoid verquollene Elemente; Endothelüberzug) an der Kammerseite der Aortenklappe, v. a. bei alten Menschen.

Lamblia: (1859) Protozoen-Gattung [Mastigophora, Protomonadina]; bilat.-symmetr. Darmflagellaten mit Saugnapf, 2 Kernen u. 4 Geißelpaaren; Übertragung durch mit Faeces ausgeschiedene 2- bis 4kern. Zysten. – **L. intestinalis** (Giardia enterica; ubiquitär, birnenförmig, 10–20 μm), ist beim Menschen – u. verschied. Affen – fakultativer Erreger der ↑ Lambliase; Nachweis der stark bewegl. veget. Formen im Nativpräp. (bei Diarrhö, Duodenalsondierung) oder nach Hämatoxylin-Färbung; ovale Zysten (bis 14 μm, sehr kräft. Membran) auch im normalen Stuhl.

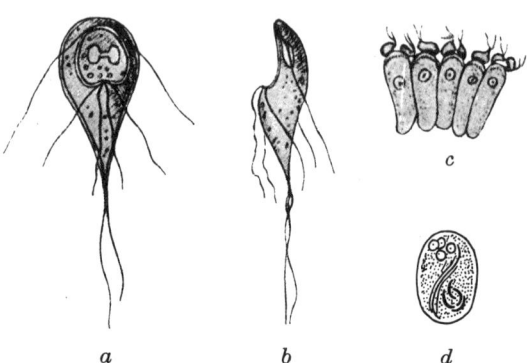

Lamblia intestinalis; a) u. b) vegetative Form in Aufsicht u. Seitenansicht, c) an Epithelzellen haftend; d) Zyste (im Stuhl).

Lambliase, Lambliasis: Dünndarminfektion (Duodenum, oberes Jejunum) mit Lamblia intestin. (mit Saugnapf an Kryptenepithel angeheftet), meist bei Kindern. Asymptomatisch oder aber Diarrhöen (im Wechsel mit Obstipation; evtl. auch Steatorrhö) infolge Resorptionsstörung durch dichten Lamblienrasen. – Für die sogen. **Lamblien|cholangitis** u. **L.kachexie** ist trotz Ausscheidung von Lamblien deren prim.-ätiol. Rolle nicht erwiesen; auch eine **L.ruhr** in warmen Ländern ist umstritten.

Lambling* Methode: (1953) fraktionierte azidimetr. Magensekretionsanalyse mit Bestg. (pH u. H$^+$-Konz.) der Nüchtern- u. Basalsekretion u. der nach submax. u. max. Stimulierung mit Histamin oder Pentagastrin über 2 Std. (15-Min.-Portionen). Normalwerte: < 5 mval HCl/Std. bei Basal-, < 30 mval/Std. bei stimulierter Sekretion (< 10 mval/Std. = Hypochlorhydrie). – **L.* Syndrom**: (1949) nach Teilresektion des Magens Gewichtsabnahme, allg. Schwäche, Diarrhö (Fettstühle), Anämie, Hypoproteinämie, Aszites, Leberschwellung.

Lambotte* Hebel (ALBIN L., 1856–1912, Chirurg, Antwerpen): langgestielter Knochen- u. Frakturhebel mit hakenförm., stumpfem Schnabel. – Ferner zahlreiche Osteosynthese-Instrumente: Knochenplatte u. -schrauben (mit Flach- u. Rundkopf, Lanzen- u. Bolzenform), selbsthaltende Knochenhaltezange, Stahlbandspanner mit Führungsöse (Drahtumführungsnadel) u. a. m.

Lambrinudi* Operation (CONSTANTINE L., 1890 bis 1943, Chirurg, London): **1)** (1927) »Triple-Arthrodese« des Talokalkaneal-, Talonavikular- u. Kalkaneokuboidgelenks bei Lähmungsspitzfuß; nach Entknorpelung Einpassen eines am Taluskopf gebildeten Sporns in eine entsprech. Nut an Navikulare u. Kuboid. – 2) Korrektur des juvenilen (nicht-arthrot.) Hallux rigidus bei gleichzeitig. Metatarsus primus elevatus (»**L.* Krkht.**«) durch basale Querosteotomie des Metatarsale I.

Lamella, Lamelle: *anat* Plättchen, dünne Schicht; z. B. **L. concentrica s. ossea** (↑ HAVERS* Lamelle; s. a. Lamellenknochen), **L. medullaris** (↑ Neuralplatte), **L. intermedia** (↑ Generallamelle); s. a. Lamina, Stratum, Tela.

Lamellen|knochen: der beim Menschen ab dem 2. Lj. den Geflechtknochen ersetzende – stabilere – Knochen mit lamellärer Schichtung der Interzellularsubstanz; in der Kortikalis der Diaphysen mit, in Epiphysen u. Spongiosa ohne ↑ HAVERS* Lamellensysteme; gegen Periost u. Markhöhle durch äuß. bzw. inn. Generallamelle abgegrenzt. – **L.körperchen:** ↑ Corpuscula lamellosa.

Lamellen|nagel: *chir* Knochennagel mit seitlich herausragenden Lamellen; meist Dreilamellennagel (mit zentraler oder exzentr. Bohrung für Führungsdraht) zur Schenkelhalsnagelung oder – als Laschennagel – Osteosynthese hüftnaher Femurfraktur. – **L.star:** *ophth* ↑ Cataracta zonularis.

Lamellosis sicca: der ↑ Dyshidrosis lamellosa sicca analoge, jahreszeitlich rezidivierende schmerzlose Ablösung der verhornten Epidermis in trockenen Lamellen ohne Blasenbildung (Autointoxikation? latente Infektion?).

lamellosus, -latus, -lär: in Lamellen angeordnet.

Lamina: *anat* Platte, plattenförm. Gewebsschicht (vgl. Membrana, Tunica). – **L. affixa** *PNA:* Epithelplatte des Plexus choroideus zentral im Boden des Seitenventrikels zwischen Stria terminalis u. Taenia choroidea, mit dem Thalamus verhaftet. – **Laminae albae** *PNA:* im Kleinhirn vom Marklager in die Windungen einstrahlende weiße Markplatten. – **L. ant. vaginae m. recti abdominis** *PNA:* das von der Aponeurose des M. obliquus ext., dem vord. Blatt der Obliquusint.- u. infraumbilikal von der Transversus-Aponeurose gebildete vord. Blatt der Rektusscheide. – **L. arcus vertebrae** *PNA:* der dors., abgeplattete Teil des Wirbelbogens. – **L. bas(i)alis:** ↑ Basalmembran. – **L. basalis choroideae** *PNA:* bis zu 2 μm dicke Basalmembran (Mukopolysaccharide) zwischen Retina-Pigmentepithel u. der L. choroidocapillaris; das Pigmentepithel tragender Teil der ↑ BRUCH* Membran; setzt sich fort als L. b. corporis ciliaris (kollagene Bindegewebsplatte zwischen Musc. u. Proc. ciliaris). – **L. basilaris (cochleae)** *PNA:* die zwischen Labium limbi tympanicum u. Lig. spirale ausgespannte bindegeweb. Basalmembran, die – in spiral. Verlauf – Ductus cochlearis u. Scala tympani voneinander trennt u. das CORTI* Organ trägt (u. deren schneckenspitzenwärts längere Fasern nach der HELMHOLTZ* Theorie als Resonatoren fungieren). – **L. cartilaginis cricoideae** *PNA:* hintere, hohe Platte des Ringknorpels, die die Stellknorpel trägt. – **L. choroidocapillaris** *PNA:* im Auge die der L. basalis der Aderhaut anliegende schmale, kapillarreiche Gefäß-Bindegewebsschicht, die die gefäßlosen Netzhautteile »ernährt«. – **L. cribrosa (ossis ethmoidalis)** *PNA:* die »Siebplatte« bds. der Crista galli (↑ Abb. »Schädelbasis«), mit Löchern für die Nn. olfactorii. – **L. cr. sclerae** *BNA:* dorsal der Papilla der Durchtrittsort der Sehnervfasern u. Augengefäße; Prädilektionsstelle für glaukomatöse Exkavation. – **L. densa:** ↑ Basalmembran. – **L. dysfibrosa:** nervenfaserarme Schicht 2 des Neokortex im Markfaserbild (↑ Tab. »Kortex«). – **L. elastica chor(i)oideae:** der mesodermale Teil der ↑ BRUCH* Membran zwischen Pigmentepithel u. L. choroidocapillaris. – **L. embryonalis:** ↑ Keimblatt. – **L. episcleralis** *PNA:* feinbindegeweb. Verschiebeschicht zwischen Sklera u. TENON* Kapsel. – **L. epithelialis:** 1) die ependymal-epitheliale Auskleidung des Neuralrohres bzw. des ZNS-Hohlraumsystems; bildet in den Ventrikeln mit der Tela choroidea die Plexus choroidei; 2) Schicht des ↑ Epikards. – **L. externa (ossium cranii)** *PNA:* das äußere, mit der Diploë zusammenhängende kompakte Blatt der Schädeldecke. – **L. fibrosa:** s. u. Epikard. – **L. fusca sclerae** *PNA:* die an die Choroidea angrenzende, an pigmentierten Bindegewebszellen reiche, gelbbraune, lockere Bindegewebsschicht. – **L. gigantocellularis:** ↑ Area gigantopyramidalis. – **L. granularis int. u. ext.:** Riesenpyramidenzellen- bzw. ganglienzellreiche Schicht des Kortex (↑ dort. Tab.). – **L. hepatis:** »Leberzellplatte«, Bauelement des Leberläppchens aus 1 oder 2 Leberepithelzellschichten; gefensterte »Mauer«, die das Lakunenlabyrinth begrenzt u. das Netz der Gallenkapillaren enthält. – **L. horizontalis (ossis palatini)** *PNA:* paar. Platte, hint. Teil des harten Gaumens. – **L. infima, L. infrastriata:** ↑ die Tab. »Kortex«. – **L. intermedia:** der ↑ GENNARI* Streifen. – **L. interna (ossium cranii)** *PNA:* das inn., mit der Diploë zusammenhängende kompakte Blatt der Schädeldecke. – **L. limitans:** 1) ↑ Tab. »Kortex«. – 2) L. l. ant. *PNA* s. ext. *JNA:* die »BOWMAN* Membran« als zellfreie, feinfaser., vord. Grenzplatte des Auges zwischen Epithel u. Substantia propria der Kornea. – 3) L. l. post. *PNA* s. int. *JNA:* die »DESCEMET* oder DEMOURS* Membran« als stark lichtbrechende hint. Grenzplatte (ca. 7 μm) zwischen Endothel u. Substantia propria der Kornea. – **L. medullaris:** 1) *embryol* ↑ Neuralplatte. – 2) ↑ Lamina alba cerebelli. – 3) **Laminae m. (med. et lat.) nuclei lentiformis** *PNA:* Markplatte im Innern des Globus pallidus bzw. zwischen diesem u. dem Putamen. – 4) **Laminae m. thalami** *PNA:* Markplatten zwischen Thalamus (außen) u. Großhirnrinde bzw. zwischen med. u. lat. Thalamuskern (Y-förm.). – **Ll. membranaceae (tubae auditivae)** *PNA:* die Knorpelrinne abschließende Bindegewebsplatte. – **L. modioli** *PNA:* »Spindelplatte« (halbtrichterförm.), das aufgerichtete Ende der Schneckenspindel als Trennwand zwischen 2. u. halber 3. Schneckenwindung. – **L. molecularis, L. multiformis:** ↑ Tab. »Kortex«. – **L. muscularis mucosae** *PNA:* dünne Schicht glatter Muskelzellen zwischen Lamina propria u. Tela submucosa der Schleimhaut von Speiseröhre, Magen, Dünn-, Dick- u. Mastdarm. – **L. orbitalis** *PNA* s. **papyracea:** papierdünne Knochenplatte in der med. Orbitawand; seitl. Abdeckung des Siebbeinlabyrinths. – **L. parietalis (tunicae vaginalis testis)** *PNA,* **Periorchium** *JNA:* das äuß., die Skrotalhöhle auskleidende Blatt der serösen Hodenhülle. – **L. perpendicularis** *PNA:* der vom Sieb- bzw. Gaumenbein gebildete obere bzw. hint. Teil der knöchernen Nasenscheidewand. – **L. posterior (vaginae m. recti abdominis)** *PNA:* von den Obliquusint.- u. Transversus-Sehnenplatten gebildetes »tiefes Blatt« der Rektusscheide (nur bis zur Linea arcuata). – **L. praetrachealis (fasciae cervicalis)** *PNA*: die »mittl. Halsfaszie« zwischen den Mm. omohyoidei; am Zungenbein, kaudal an Manubrium sterni u. Klavikula befestigt; umhüllt die Mm. infrahyoidei. – **L. praevertebralis (fasciae cervicalis)** *PNA*: die »tiefe Halsfaszie« von der Schädelbasis bis zum Mediastinum; bedeckt die Mm. longus colli u. scaleni, den Halssympathikus u. den N. phrenicus. – **L. propria (mucosae)** *PNA*: das subepitheliale Bindegewebe einer Tunica mucosa; mit Gefäßen u. Nerven. – **L. pyramidalis ext. u. int.**: ↑ Tab. »Kortex«. – **L. quadrigemina**: ↑ Lamina tecti. – **L. rostralis corporis callosi** *BNA*: dünne Markplatte vom Balkenrostrum in die Substantia perforata ant. u. den Gyrus paraterminalis. – **L. spiralis ossea** *PNA*: vom Vorhof des knöchernen Labyrinths ausgehende, 2½ mal gegen den Uhrzeigersinn um die Schneckenspindel gewundene zweiblättr. Knochenplatte mit Spaltraum für die Dendriten des Ggl. spirale. Parallel zu ihr an der Außenwand des Schneckenkanals (1. Hälfte der basalen Windung) die L. sp. secundaria (Ansatz des Lig. spirale cochleae). – **L. substriata**: ↑ Tab. »Kortex«. – **L. superficialis (fasciae cervicalis)** *PNA*: die »oberflächl. Halsfaszie« (unter dem Platysma bzw. Subkutis); umscheidet den Hals u. seine oberflächl. Muskeln (Mm. sternocleidomastoidei u. trapezius). – **L. suprachoroidea** *PNA*: gefäßarme, kollagen-elast. Verschiebeschicht mit pigmentierten Bindegewebszellen unmittelbar unter der Sklera. – **L. suprastriata**: ↑ Tab. »Kortex«. – **L. tecti** *PNA*, L. quadrigemina: die »Vierhügelplatte« als Dach des Mittelhirns. – **L. terminalis (cerebri)** *PNA*, L. t. cinerea *JNA*: die dünne, graue Hirnplatte zwischen Commissura ant. u Chiasma opticum; vord. Begrenzung des III. Ventrikels (einschl. Recessus opticus). – **L. vasculosa** *PNA*: die bindegeweb. Gefäßplatte der Aderhaut des Auges, in der sich die Aa. ciliares post. breves ausbreiten u. die Vv. vorticosae vereinigen. – **L. vastoadductoria** *JNA*: derbsehn. Platte zwischen den Mm. adductor magnus u. vastus med.; lat. u. med. Wand des Adduktorenkanals. – **L. visceralis**: s. u. Perikard. – Als **L. v. tunicae vaginalis testis** *PNA* (= Epiorchium *JNA*) das Hoden u. Nebenhoden teilweise überziehende inn. Blatt der serösen Hodenhülle. – **L. vitrea**: »Glashaut«; 1) ↑ Basalmembran; 2) ↑ L. int. ossium cranii.– **L. zonalis**: ↑ Tab. »Kortex«.

Laminar(-air)-flow-System: techn. Einrichtung zur Luftsterilisation durch mechan. Vorfiltern; für sterile Pflegeeinheiten (v. a. bei Agranulozytose, zytostat. Ther. akuter Leukosen, massiver Immunsuppression), Op.räume, Intensivstationen, sterile bakt. u. virol. Arbeitsplätze (z. B. in Kastenform = **L.-flow-box**). Senkung der Keimzahl auf ca. 50% der Norm.

Laminaria-Stift: *gyn* aus den quellfäh. Stielen von L.-Arten (Meerestang) hergestellte Quellbougies (3- bis 5faches Vol.) zur langsamen (18–24 Std.) Erweiterung des Zervikalkanals; obsolet.

Laminar|strömung: Strömung mit glatt nebeneinander herlaufenden Stromlinien bzw. -flächen, ohne merkl. Mischbewegungen. – Gegensatz: turbulente Strömung. – **L.venen**: ↑ Kammerwasservenen.

Laminektomie: (MACEWEN 1886, KOCHER) Resektion eines oder mehrerer Wirbelbögen (einschl. Dornfortsätzen) zur Freilegung bzw. Entlastung des RM (z. B. bei Bandscheibenprolaps; an der LWS nach Lumbovertebrotomie. Ausgeführt mit spez. Knochenschere (= z. B. Laminektom; mit in Schiene verschiebl. schneidenden Schnabel), -stanze (z. B. nach COCLOUGH, RICHTER, HAJEK-KOFLER) oder -zange (z. B. nach OLDBERG, GRÜNWALD, SPURLING). – s. a. ELSBERG* Methode.

Laminographie: *röntg* ↑ Tomo-, i. e. S. Planigraphie.

Lampro|phonie: helle, schrille Stimme. – **L.zyt**: (SEROPIL 1943) hellere Milchgangzelle.

Lamy*-Maroteaux* Syndrom (MAURICE L., PIERRE M., französ. Pädiater): 1) diastroph. Zwergwuchs: (1960) autosomal-rezessiv erbl. chondrodystroph. Zwergwuchs mit Dysproportion (abnorme Kürze der prox. Extremitätenabschnitte u. des Rumpfes), Klumpfuß, Verbreiterung der Zwischenzehenlücke I/II (»Sandalenlücke«), Isodaktylie, Dreizackhand, thorakaler Skoliose, Ohrmuscheldysplasie u. -hämangiomen, Gaumenspalte. – 2) ↑ Dysplasia spondyloepiphysaria tarda. – 3) ↑ Pyknodysostose. – 4) Typ VI u. VII der Mukopolysaccharidose (↑ Tab. »Dysostosen«). – 5) dominante Form der ↑ Akroosteolyse.

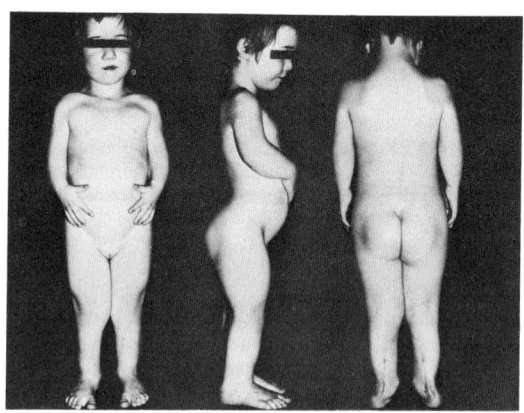

Diastrophischer Zwergwuchs (5jährige) beim **Lamy*-Maroteaux*-Syndrom** (1).

Lanadigin: Digilanid-Gemisch (A, B, C) aus Digitalis lanata. Enzymatisch spaltbar zu Lanadigigenin.

Lanata-Glykoside, Lanatoside: die herzwirksamen Glykoside (A–E) von Digitalis lanata (↑ »Digitalisglykoside«); Lanatosid C *WHO* = Digoxigenin-3-monoazetyl-tridigitoxo-glukosid.

Lancaster* (WALTER BRACKETT L., geb. 1863, amerikan. Ophthalmologe) **Operation**: muskelverkürzende Schielop.; ferner Technik der Starextraktion. – **L.* Tafel**: 1) Sehprobe mit SNELLEN* Zeichen, in jeder Reihe um 25% größer als in der darunterliegenden. – 2) Tafel zur subj. Best. der Achse u. Höhe eines Astigmatismus. – **L.*-Hess* Verfahren** (CARL V. H.): Prüfung der Funktion der äuß. Augenmuskeln mit Hilfe einer Rot-Grün-Brille u. entsprech. farb. Lichtstreifen (Prinzip der Dissoziation).

Lance* Operation: 1) bei angeb. Hüftluxation plast. Korrektur der Gelenkpfanne durch Herunterklappen des Daches u. Ausfüllen der entstand. Lücke mit Knochenspänen (Darmbeinkamm); Ruhigstellung auf verstellbarer **L.* Hüftschiene**. – 2) bei veralteter hochstehender Hüftluxation modifiz. BAYER*-LORENZ* Bifurkationsosteotomie durch Verlagerung des Trochanter major nach distal. – 3) L.*-BAZY* Op.: bei

Spondylolisthesis WS-Arthrodese mit Beckenkammspan.

Lancefield* Einteilung (REBECCA CRAIGHILL L., geb. 1895, amerikan. Mikrobiologin): (1933/1941) serol. Einteilung der hämolyt. Streptokokken in sogen. **L.* Gruppen** nach ihren spezif. C-Substanzen (säurehydrolytisch darstellbare Polysaccharide, die mit stammspezif. Seren präzipitieren; ↑ Tab.).

Gruppe	Art	Pathogenität
A	Str. pyogenes	+ Mensch
B	Str. agalactiae	+ Tier, selten Mensch
C	Str. equi, zooepidemicus, equisimilis, galactiae, pyogenes haemolyticus animalis	+ Tier
D	Str. faecalis, durans, liquefaciens, bovis	− oder (+) Mensch
E	Str. uberis, infrequens	−
F	Str. minutus	(+) Mensch
G	Str. anginosus	+ Mensch
H	Str. sanguis, dysgalactiae	− Mensch
K–M	nicht näher bezeichnet	− Mensch (K) bzw. Tier (L, M)
N	Str. lactis, cremoris	(+) Mensch
O–S	nicht näher bezeichnet	− Mensch

lanceolatus: (lat.) lanzenförmig.

Lancereaux* (ETIENNE L., 1829–1910, Internist, Paris) **Einteilung**: (1888) beim Diabetes mellitus eine akute (»diabète maigre« oder »pancréatique«) u. eine mehr chron. Form der Fettleibigen (»diabète gras«). − **L.* Gesetz**: die marant. Thrombose bildet sich immer am Ort der max. Tendenz zur Stase (d. h. mit geringster Saugwirkung des Thorax bzw. Druckwirkung des Herzens). − **L.* Nephritis**: interstitielle ↑ Nephritis. − **L.*-Mathieu* Krankh.**: ↑ Leptospirosis icterohaemorrhagica.

Lancisi* Zeichen (GIOVANNI MARIA L., 1654–1720, ital. Arzt): Tremolo-art. Herzspitzenstoß bei schwerer Myokardiopathie.

Landarbeiterasthma, -lunge: ↑ Farmerlunge.

Landau* Enteroptose (LEOPOLD L., 1848–1920, dt. Chirug): rel. harmlose Form der Enteroptose bei asthen. Habitus (evtl. nach Abmagerung) mit Bauchwand- u./oder Beckenbodenschwäche. − **L.* Operation**: subtotale vaginale Hysterektomie mit Interposition des Collum uteri zw. Harnblase u. Scheide.

Landau* Reflex: (ARNOLD L., 1923) physiol., vom Labyrinth-Stellreflex abhäng., polysynapt. Reflex beim Säugling (5. Mo. − 3. Lj.): in horizontaler Bauch-Schwebelage extreme Streckstellung von Rumpf u. Beinen u. Anheben (bis Retroflexion) des Kopfes. (»L. I«). Bei pass. Beugung des Kopfes generelle Beugereaktion (»L. II«; ↑ Abb.).

Landau* Test (WILHELM L. 1913) serol. Syphilistest mit einem Gemisch aus Jodparaffinöl u. Probandenserum, dem nach 2–4 Std. einige Tr. Stärke-Lsg. zugesetzt werden: pos. bei unverändert hellgelber Farbe, neg. bei tiefschwarzer Verfärbung.

Landerer*(-Gaenslen*) Operation (ALBERT SIGMUND L., 1854–1904, Chirurg, Berlin; FREDERICK JULIUS G.): (1896) bei chron. Osteomyelitis Fersenbeinspaltung (»split heel incision«) nach Längsinzision über Achillessehne u. Auftrittsfläche.

Landesärztekammer: in der BRD auf Grund von Ländergesetzen (»Kammergesetze«; etwa übereinstimmend bezügl. Aufgaben, landesunterschiedlich bezügl. Organisation u. Berufsverfahren) eingesetzte Standesvertretung der Ärzte mit Zwangsmitgliedschaft. Aufgaben u. a.: Wahrung der berufl. Belange, Überwachung der Erfüllung der Berufspflichten, Förderung der Weiterbildung, Schaffung von Fürsorgeeinrichtungen für die Mitglieder u. Familienangehörige.

Landing* Syndrom: (CAFFEY 1951, L. 1964) Typ I der GM_1-↑ Gangliosidose.

Landis* Methode: (1933) Kapillarpermeabilitätstest durch Bestg. von Hämatokrit u. Eiweißfraktionen im Blut der zuvor venös gestauten Extremität u. Vergleich mit den Werten der nichtgestauten.

Landkarten|schädel: röntg multiple, meist unregelmäß., scharf begrenzte osteolyt. Defekte der Schädelkalotte bei eosinophilem Granulom, HAND*-SCHÜLLER*-CHRISTIAN* Krkht.; erworb. Form des ↑ Lückenschädels. − **L.zunge**: ↑ Exfoliatio areata linguae.

Landmannshaut: die bei der ländl. Bevölkerung rel. häuf. ↑ Dermatitis actinica chronica.

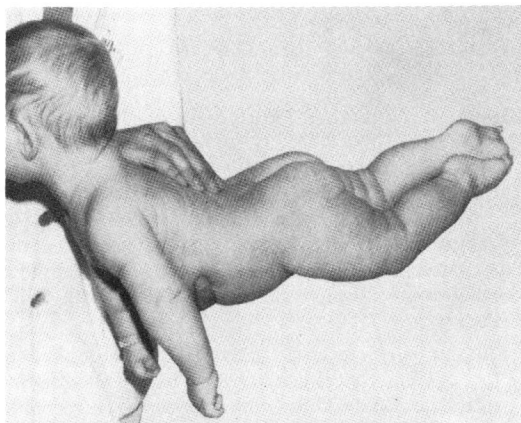
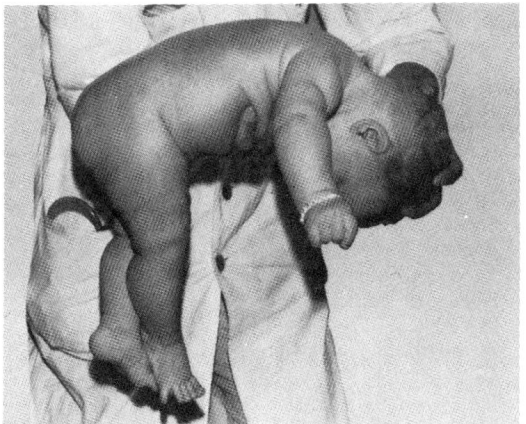

LANDAU* Reflex I und II

Landolfi* Zeichen (NICOLA L., 19. Jh., Militärchirurg, Neapel): pulssynchrone Pupillenkontraktion bei Aorteninsuffizienz.

Landolt* (EDMUND L., 1846–1926, schweizer. Ophthalmologe, Paris) **Apparat**: 1) »Projektionometer« (Tangentenskala mit Fixationslinie u. -punkt) zur Messung der falschen monokulären Projektion bei Strabismus. – 2) Kastenstereoskop, vor dessen Beobachtungsöffnungen Probiergläser u. Prismen eingesetzt werden können. – **L.* Körperchen**: längl. Gebilde zwischen den Stäbchen u. Zapfen der äuß. Körnerschicht. – **L.* Ring**: Sehprobe in Form eines C mit quadrat. Lücke u. Bogenstärke von 1 u. Außen-Ø von 5 Bogenminuten; versehen mit einer Zahl, die die Entfernung angibt, aus welcher die Type die richt. Winkelgröße hat (d. h. die Sehschärfe 1 ausdrückt). Bei konst. Prüfungsentfernung (meist 5 m) Sehschärfenangabe als Quotient tatsächl./Soll-Entfernung (z. B. $^5/_{20}$); Kinder u. Analphabeten geben die Seite der Lücke an; s. a. Abb. »Sehzeichen«.

Landouzy* (LOUIS THÉOPHILE JOSEPH L., 1845–1917, Arzt, Paris) **Ischias**: Ischialgie mit (Teil-)Atrophie der Beinmuskulatur. – **L.* Krankheit**: / Leptospirosis icterohaemorrhagica. – **L.* Purpura**: flächenhafte Hautblutungen (ähnl. wie bei Panmyelopathie) mit schweren Allg.erscheinungen. – **L.* Syndrom**: / Dystrophia musculorum progressiva. Als **L.*(-Déjerine*) Atrophie** deren fazioskapulohumerale Form. – **L.*-Grasset* Gesetz**: Die assoziierte Augenabweichung bei Großhirnhemisphärenherd ist bei Spasmus zur Gegenseite, bei Lähmung zur Herdseite gerichtet.

Landré=Beauvais* Krankheit (AUGUSTIN-J. L.=B., 1772–1840, Arzt, Paris): / Gelenkrheumatismus.

Landry* Lähmung, Paralyse, Typ (JEAN BAPTISTE OCTAVE L., 1826–1865, Neurologe, Paris), **L.*-KUSSMAUL* Syndrom, Polyneuritis oder Paralysis acuta ascendens**: (1859) akute, oft tödl. Verlaufsform des / GUILLAIN*-BARRÉ* Syndroms, mit raschem bis foudroyantem Übergreifen der Lähmungen von den unt. Extremitäten u. Rumpf auf die Atem- u. Schlundmuskulatur (unt. Hirnnervenkerne); z. B. bei (Polio-)Myelitis.

Landsteiner* (KARL L., 1868–1943, Pathologe, Serologe; Wien, New York; 1930 Nobelpreis f. Medizin »für die Entdeckung der Blutgruppen des Menschen«) **Gruppen**: die Blutgruppen des / AB0-Systems. – **L.* Regel**: immunol. Grundregel, daß normalerweise nur diejen. Blutgruppen-Isoagglutinine (Bildung im 1. u. 2. Lj.) im Organismus vorkommen, die sich nicht gegen die agglutinable Substanz der eigenen Ery richten. – Durchbruch dieses »Horror autotoxicus« bei Bildung von sog. Autoagglutininen. – **L.*-Draize* Test**: (1935, 1944) Allergen-Nachweis anhand der Reaktion des mit der fragl. Substanz i.c. sensibilisierten Meerschweinchens nach erneuter Inj. 14 Tg. später. – 1969 von MAGNUSON u. KLIGMAN verbessert. – **L.*-Fanconi*-Andersen* Syndrom**: / Mukoviszidose.

Landström* Muskel (JOHN L., 1869–1910, schwed. Chirurg): »M. capsulopalpebralis«, vom Septum orbit. in die äuß. Augenmuskeln einstrahlende glatte Muskelfasern, die bei Sympathikuserregung geringes Bulbusvortreten bewirken.

Landzert* Kanal (THEODOR L., geb. 1889, Anatom, Petersburg): / Canalis craniopharyngeus. – **L.* Winkel**: / Sphenoidal-Klivus-Winkel.

Lane* (SIR WILLIAM ARBUTHNOT L., 1856–1943, Chirurg, Physiologe, London) **Band**: abnorme Bauchfellfalte zwischen Mesenterium des unt. Ileum u. re. Fossa iliaca bis in Nähe des inn. Leistenrings. Kann Knickbildung (»**L.* Knick**«) u. chron. Behinderung der Ileumpassage (»**L.* Krankh.**«) bewirken. – **L.* Instrumente**: 1) mehrfach modifizierte (SHERMAN, MURPHY) Knochenplatten zur äuß. Fragmentschienung; gerade u. Y-förm., leichte u. starke Modelle; dazu entsprech. Senkkopfschrauben, Knochenhalte-, Befestigungs- u. Biegeinstrumente. – 2) sperrbare weiche Magenklemme, gerade oder leicht aufgebogen, längsgerieft; Anw. paarweise. – **L.* Methode**: transdiaphragmale / Herzmassage (nach Laparotomie). – **L.* Operation**: 1) bei Palatoschisis Restlückendeckung durch Interposition eines breit gestielten Schleimhaut-Periostlappens zwischen die angefrischten Gaumenschichten der Gegenseite. – 2) **L.*-BAZY* Op.**: bei Hallux valgus Osteotomie des Metatarsale I. – 3) Kolonausschaltung durch Anastomosierung von Zäkum u. Rektum (nach Blindverschluß des Aszendens).

Lane* Krankheit: 1) (J. E. L. 1929) / Erythema palmare et plantare symmetricum hereditarum. – 2) s. u. LANE* Band. – 3) **L.*-Pedroso* Mykose**: (C. G. L., Boston 1915; A. P., Sao Paulo 1922): / Chromomykose.

Lan-Faktor: / Antigen Lan.

Langanalyse: *psych* langzeit. (meist Jahre, 300–500 u. mehr Std.) psychoanalyt. Behandlung; v. a. bei schwerer neurot. Störung, Charakterneurose sowie Psychose.

Langat-Virus: (SMITH 1956) ARBO-Virus B, auf der Malakka-Halbinsel Erreger einer akuten biphas. Enzephalitis; Überträger: Ixodes granulatus (?).

Langauge: Augapfel mit vergrößerter Längsachse (z. B. bei Achsenmyopie); evtl. stärker hervortretend (»myop. Exophthalmus«).

(Langdon) Down* Syndrom: s. u. DOWN*.

Lange* Operation, Methode: A) (FRITZ L., 1864 bis 1952, Orthopäde, München) 1) zentrale u. bilat.-randständ. Raffung zur Sehnenverkürzung. – 2) / Seidenfädenplastik als Sehnendefekt- u. Fernleitplastik (z. B. bei Hacken- oder Plattfuß), als Knie- u. Seitenbandersatz. Fäden in Sublimat ausgekocht, nach Trocknen in Paraffin eingelegt u. verdrillt; Verankerung in Bohrkanal oder subperiostal. – 3) bilat.-paraspinöse, subperiostale WS-Schienung durch autoplast. Tibiaspäne (transspinale Drahtnähte). – 4) Osteotomie bei Kontraktur: am Kniegelenk suprakondylär mit giebelförm. Negativbildung im prox. u. vord. Stufenbildung im dist. Fragment; am Humerus (bei geburtstraumat. Innenrotation) als / Drehosteotomie. – 5) bei muskulärem Schiefhals mastoidnahe Tenotomie des Sternokleidomastoideus. – 6) bei Coxa vara Distalverlagerung des Trochanter major (mit Glutealmuskelansätzen) u. Aufrichtung durch subtrochantäre V-Osteotomie. – 7) Quadrizepsplastik durch Verpflanzung des M. biceps femoris auf die Patella. – 8) bei kongenit. Hüftluxation Gipsverband in **L.* Stellung** (Innenrotation u. Abduktion des im Hüftgelenk gestreckten Beins) nach **L.* Reposition**

(Zug am gestreckten Bein bis Hüftkopf in Pfannendachhöhe, dann Innenrotation u. Abduktion). – **B)** (MAX L., 1899–1975, Orthopäde, München) **1)** paraspinale, subperiostale WS-Schienung: einseit. Aufklappen der Dornfortsätze u. Einlegen eines mit Knochenbrei unterpolsterten Knochenspans, verstärkt durch hoch- bzw. heruntergeklappte Wirbelbogenspäne. – **2)** subtalare Anfrischungsarthrodese (Entknorpelung) des Kalkaneokuboidgelenks, Sustentakulumabtragung u. lat. (Klumpfuß) bzw. med. (Plattfuß) Keilexzision. – **3)** Modifik. der EDEN*-HYBINETTE* Op. bei habitueller Schulterluxation, mit extraartikulärer Pfannenranderhöhung (vorn) durch parallelen Knochenspan. – **4)** intraartikuläre Spanverriegelung des Sakroiliakalgelenks. – **5)** intertrochantäre Rotations-Varisierungsosteotomie mit Fixierung durch Cialit®-Knochenspäne. – **6)** ↑ »Griffelschachtelplastik« bei Achillessehnendefekt. – **7)** subtrochantäre Osteotomie bei Coxa vara: Resektion eines trapezförm. Knochenstücks aus dem dist. u. Nutbildung im prox. Fragment, in die das dist. unter Schenkelhalsaufrichtung eingestaucht wird. – **8)** mit Fibulaosteotomie kombin. pendel- oder stufenförm. infrakondyläre Osteotomie am Tibiakopf bei Genu varum bzw. valgum u. recurvatum. – **9)** bei Kniebeugekontraktur suprakondyläre Femurosteotomie mit V-förm. Resektion am prox. u. passender Stufe am dist. Fragment. – Ferner Seidenfadenplastik-Modifikationen mit natürl. Sehnenmaterial, Muskelersatzplastiken, Korrekturen bei Fußdeformitäten.

Lange* (MAX L.) **Radialisschiene:** (1943) schalenförm. volare U'armschiene zur pass. Dorsalflexion der Hand bei Radialislähmung. – **L.*-Rettig* Prothese:** (H. R.): Hüftkopf-Endoprothese aus Plexiglas, mit Stiel für intramedulläre Verankerung (Löcher zur Befestigung am Trochantermassiv). s. a. LANGE* Op.

Lange* (FRITZ L.) **Tisch:** gepolsterter Holzrahmen mit Gurten u. verstellbaren gepolsterten Pflöcken (ursprüngl. für redressierende Skoliosether.). – **L.* Zeichen:** röntg gleicher Abstand bd. großer Rollhügel von der Geraden über den Darmbeinkämmen als Kriterium für die horizontale Beckenlage.

Lange* Reaktion (CARL FRIEDR. AUGUST L., geb. 1883, dtsch.-amer. Arzt): **1)** ↑ Goldsolreaktion (mit kolloidaler Au-Lsg. = **L.* Lösung**). – **2)** Ringprobe: Azeton-Nachweis (violetter Ring) im Harn durch Versetzen mit Eisessig, einigen Tr. Nitroprussidnatrium u. Ammoniak.

Lange* Sklerallampe (OTTO L., 1852–1913, Ophthalmologe, Petersburg): Lampe mit kon. Ansatz für die Diaphanoskopie des Auges.

(Cornelia de) Lange* Syndrom (CORNELIA DE L., 1871–1950, niederländ. Kinderärztin): **1)** L.* Sy. I, BRACHMANN*-DE L.* Sy., Amsterdamer Degenerationstyp: (1933) Kombin. multipler embryonaler Entwicklungsstörungen (Chromosomenaberration?), v. a. Unterentwicklung der Hirnwindungen, Brachykephalie, Hypertelorismus, tiefer Nasensattel, UK-Hypoplasie (Clownphysiognomie), Polyphalangie, Flexionskontraktur des Unterarmes, WS-Deformität mit Spina bifida, psychomotor. Entwicklungsrückstand, Oligophrenie. – **2)** L.* Sy. II, BRUCK*-DE L.* Krkht.: (1934; BRUCK 1889) angeb. Hirnschaden mit Atrophie u. mesenzephaler Störung, Debilität, großem, dysplast. Kopf, vergrößerter Zunge u. Ohrmuschel, paroxysmaler Hyperthermie, (pseudoathlet.) Muskelhypertrophie, extrapyramidalmotor. Störung; meist weitere Mißbildungen. – **3)** ↑ CURSCHMANN*-BATTEN*-STEINERT* Syndrom.

Langenbeck* (BERNH. RUDOLPH KONRAD V. L., 1810–1887, Chirurg, Berlin) **Instrumente:** **1)** Stichsäge mit vollem Metallheft als Amputationssäge (»Phalangensäge«). – **2)** Elevatorium mit lanzenförm., aufgebogenem Blatt mit abgerundeter Spitze. – **3)** Hämorrhoidalzange mit Schraubenschluß, Sperre u. krebsscherenförm. Backen (zu flachem Löffel zu schließen). – **4)** Amputationsmesser mit massivem Metallheft; Klinge einschneidig, spitz u. geballt (auch als Periostmesser) oder geradeschneidig. – **5)** nicht sperrbarer Nadelhalter mit kurzen, spitzen, fein geriefen Backen; Schrauben- oder Steckschluß. – **6)** Wundhaken mit rechtwinklig zum Stiel abgebogenem schmalem (langem oder kurzem), subterminal aufgebogenem Blatt. – **7)** scharfer Einzinker-Knochenhaken. – **L.* Operation, Methode:** **1)** Hüftgelenk-Darstg. durch vord. Längsschnitt oder (bei Beugung von 135°) lineare Inzision von der Incisura ischiadica major zum Trochantermassiv. – **2)** Kniegelenk-Darstg. durch vord. medianen Längsschnitt; modifiz. von PAYR. – **3)** Hämorrhoidektomie (nach Sphinkterdehnung) durch basale Quetschung des vorgezogenen Knotens u. Abtragung (Thermokauter). – **4)** Verschluß kleiner Gaumenspalten (s. u. AXHAUSEN* Op.). – **5)** klass. Op. der Lippenspalte mit geradlin. Schnittführung. – **6)** Deckung eines Unterlippendefektes mit Kinnhautlappen. – **7)** Ausräumung von Pyramidenspitzenherden durch Vorgehen zwischen Schneckenkapsel u. Karotiskanal (nach Ausräumung des Can. musculotub.). – **8)** modifiz. »Ind. Methode« der Rhinoplastik unter Mitnahme von Periost mit dem Stirnlappen. – Ferner typ. Schulter-, Ellenbogen- u. Handgelenkresektion, zweizeit. Zungengrundresektion unter temporärer Wangen-UK-Spaltung (L.-V. BERGMANN), subhyoidale Pharyngotomie (mit Larynxexstirpation), zahlreiche Schwenklappenplastiken. – **L.* Versuch:** Nachweis einer simulierten einseit. Schwerhörigkeit durch Bestg. der Luftleitung des gesunden, dann des angeblich tauben Ohres; bei echter Taubheit werden mind. die Überhörwerte angegeben.

Langendorff* Apparat (OSKAR L., 1853–1908, Physiologe, Rostock): Apparatur für die tierexperim. Koronarperfusion am isolierten Warmblüterherzen (»L.* Herz«; nur begrenzt brauchbar, da leer schlagend).

Langer* (KARL L., RITTER VON EDENBURG, 1819–1887, Anatom, Wien) **Achselbogen, Muskel:** Fibrae falciformes axillares. – **L.* Linien:** ↑ Hautspaltlinien. – **L.* Meditullium:** ↑ Centrum semiovale.

Langer* Syndrom: (1967) autosomal-rezess. oder homozygot-dominant erbl. Zwergwuchs vom mesomelen Typ; mit Verkürzung u. Hypoplasie von Ulna u. Fibula (Fehlen der dist. Ulnaepiphyse u. des Fibulaköpfchens) bei kräft. Entwicklung, aber Verkrümmung von Radius u. Tibia.

Langer*-Giedion* Syndrom: der Typ II des ↑ tricho-rhino-phalangealen Syndroms, mit proportioniertem Minderwuchs, Mikrozephalie, kleinem UK, Muskelhypotonie u. psychomotor. Retardierung.

Langer*-Krüger* Färbung: (1916) Differenzierung der Corynebaktn. durch GRAM* Färbung u. Alkohol-

Langerhans* Inseln

Nachbehandlung; Di.-Baz. werden entfärbt, Pseudo-Di.-Baz. bleiben violett.

Langerhans* (PAUL L., 1847–1888, Pathologe, Berlin) **Inseln**: (1869) endokrine – Glukagon u. Insulin produzierende – Zellgruppen im exkretor. Pankreasgewebe; epitheliale Stränge (beim Menschen ca. 20% Asowie B- u. D-Zellen) mit spärl. Bindegewebe u. zahlreichen Blutkapillaren, die insges. das »Inselorgan« bilden. Größe (normal $\varnothing$ 100–200 μm) u. Zahl (↗ Polynesie) bei funktioneller Mehrbelastung zunehmend. – **L.* Tumor**: 1) L.* Adenom: metastasierendes Adenom der Schilddrüse. – 2) ↗ Inselzelladenom bzw. -karzinom. – **L.* Zelle**: 1) »Epidermissternzelle«, suprabasale, mit Goldchlorid darstellbare, pigmentfreie, DOPA-neg., ATPase-reiche, dendrit. Epidermiszelle (eingekerbter Kern, klares Zytoplasma; reichlich endoplasmat. Retikulum, Lysosomen, tennisschlägerförm. Melaningranula). – 2) irreguläre Wanderzelle in Interzellularspalten der Kornea.

Langhaar: *derm* s. u. Haar.

Langhans* (THEODOR L., 1859–1915, Pathologe, Bern) **Färbung**: (1890) *histol* Glykogen-Darstg. im Schnittpräp. mit LUGOL* Lsg. (Jodreaktion). – **L.* Streifen**: Fibrinoidstreifen (Stützelemente) im subchorialen Bereich der menschl. Plazenta. – **L.* (»wuchernde«) Struma**: adenomart. Geschwulst (»organoides Ca.«) der – nicht vergrößerten – Schilddrüse in Form solitärer oder multipler rundl., weicher Knoten (mangelhaft ausgereiftes Parenchym mit soliden Epithelsträngen u. Follikeln ohne wesentl. Kolloidbildung; keine sicheren histol. Malignitätszeichen, jedoch hämatogene u. lymphogene Metastasierung in Lunge bzw. zervikale u. mediastinale LK). – **L.* Zelle**: 1) aus dem RES hervorgegangene oder von der Epitheloidzelle abgeleitete **L.* Riesenzelle** ($\varnothing$ bis 300 μm) im Granulationsgewebe, v. a. bei Tbk, Syphilis u. Lepra, mit zahlreichen randständ. Kernen, evtl. auch SCHAUMANN* Körpern oder asteroiden Einschlüssen. – 2) *embryol* polygonale Epithelzelle des ↗ Zytotrophoblasten (»**L.* Zellschicht**«).

Langköpfigkeit: ↗ Dolichozephalie.

Langley* (JOHN NEWPORT L., 1852–1925, Physiologe, Cambridge) **Ganglion** 1) Ganglienzellanhäufung am Hilus der Sublingualdrüse. – 2) ein prävertebrales sympath. Ganglion. – **L.* Granula**: Körnelung sezernierender seröser Drüsen. – **L.* Nervensystem**: das autonome NS.

Lang|narkose: ↗ Langzeitnarkose. – **L.niere**: Doppelniere mit Vergrößerung vorw. in der Längsachse des Organs.

langsam: tardus. – **langsam reagierende Substanz**: ↗ Slow-reacting-substance (SRS). – **langsame Tätigkeit**: *neurophys* im EEG Folge von Wellen mit Frequenz 8/Sek.; im »**Langsame-Wellen-Komplex**« auch mit steilen Wellen u. mit annähernd konst. Form, von der Hintergrundtätigkeit deutlich abgehoben u. mit best. zeitl. Wiederholungsrate u. örtl. Verteilung; oft Zusammenhang mit entzündl. Gehirnerkrn. – **langsame Viren**: s. u. Virus.

Lang|schädeligkeit: ↗ Dolichokranie. – **L.stäbchen**: *bakt* Stäbchenbaktn. mit Länge 5 bis 10 μm, z. B. Bac. anthracis. – **L.strahler**: *histol* ↗ Astrozyt mit langen, strahlenförm. Zytoplasmafortsätzen; v. a. in der Substantia alba.

Languitudo, Languor: (lat.) Mattigkeit; z. B. **L. vitae** (= melancholisch gefärbte Lebensunlust).

Langwellen: ↗ Tab. »elektromagnet. Spektrum«. – **L.diathermie**: Hochfrequenzther. mit Frequenzen von 30 bis 300 kHZ (= λ 1–20 km) als klass. Form der ↗ Diathermie.

Langzeit|bestrahlung: *radiol* ↗ protrahierte Bestrahlung. – **L.dialyse**: intermittierende (2- bis 3mal/Wo.) Hämodialyse bei chron. Niereninsuffizienz; Anschluß des Dialysators über SCRIBNER* oder CIMINO* Shunt. Guter Effekt auch bei Fehlen jegl. Restfunktion (u. U. volle Rehabilitation). – **L.dosis**, Lebenszeitdosis: *radiol* 5 rem in 30 J. als international empfohlener Grenzwert für die individuelle Strahlenbelastung aus künstl. Strahlenquellen.

Langzeit|gedächtnis: das sogen. »Altgedächtnis« mit der – individuell verschied. – Fähigkeit zur langzeit. Speicherung u. Reproduzierbarkeit von Sinneswahrnehmungen oder psych. Vorgängen. – **L.narkose**: langdauernde (im allg. mehrstünd.) Narkose; i. w. S. auch die evtl. über Wo. durchgeführte Reflexdämpfung u. Bewußtseinsausschaltung, z. B. bei Tetanus. – **L.pharmakon**: Arzneimittel 1) mit langer Wirkungsdauer (↗ Depotpräparat); 2) mit Eignung für ↗ L.therapie.

Langzeit|therapie: monate- bis jahrelange Ther. einer Erkr., z. B. als Substitutionsther. (v. a. Hormone), zur Ausheilung oder Exazerbationsprophylaxe einer chron. Entzündung (mit unterschwell. Antibiotika-, Sulfonamid-, Antiphlogistika-Dosen), zur Anfallsprophylaxe bei Epilepsie (mit Antikonvulsiva), bei Psychosen (als Langzeitneuroleptika – ohne wesentl. hypnot. Wirkung – z. B. Flu- u. Perphenazin). – **L.urographie**: protrahierte ↗ Infusionsurographie zur isolierten Darstg. von Nierenbecken u. Uretern (selektive Diagnostik von Harnbildung u. -ableitung).

Lannelongue* (ODILON MARC L., 1840–1911, Chirurg, Paris) **Bett**: Spezialbett für Kleinkinder mit Hüftgelenkerkr.; zur Ruhigstellung in Extension (verhindert Außenrotation des Beines durch Fußfixation in DUPLAY* Schachtel). – **L.* Krankheit**: ↗ OSGOOD*-SCHLATTER* Syndrom. – **L.* Tibia**: Tibiaverkrümmung (»Türkensäbelbein«) bei Lues congenita tarda. – **L.*-Achard* Krankheit**: 1) kongenit. partieller Riesenwuchs bei s.c. zyst. Lymphangiomatose. – 2) Schädelmißbildung mit medianen Nasenzysten u. -fisteln.

Lanolin(um): Adeps Lanae hydricus; wasserhalt. Wollfett, hergestellt aus Adeps Lanae, Wasser u. Paraff. liquid. (13 + 4 + 3); Salbengrundlage. – Im Engl. Bez. für Adeps Lanae anhydricus!

Lansing-Stamm: von ARMSTRONG 1938 in Lansing (Michigan) isolierter Prototypstamm des serol. Typs II des Poliomyelitisvirus; übertragbar auf Mäuse, Hamster, Ratten. Unterstämme: Yale, Phlipps, MEF$_1$. – vgl. Brunhilde-, Leon-Stamm.

Lantermann* Segmente: s u. SCHMIDT*-L.*

Lanthan, La: Seltenerdmetall mit Atomgew. 138,91, OZ 57; 3wertig; 2 natürl. (La-138, -139) u. 13 künstl. Isotope (La-131 bis 145).

Lanthionin: S-halt. Aminosäure in zystinhalt. Proteinen (Haare) u. Antibiotika.

L-Antigen: thermolabiles Hüllen-AG von E. coli (↗ KAUFFMANN* Tabelle) u. Brucella abortus; Antigenität u. AK-Bindungskapazität bei 100° nach 60 Min. zerstört.

Lanugo: Sammelbegr. für das Primär- oder Flaumhaar (fein, pigmentarm; ab 4. Fetalmonat bis 6. Lebensmon. körperbedeckend) u. das dieses ersetzende Sekundär-, Woll- oder Vellushaar (etwas gröber, ebenfalls wenig gefärbt, etwa ab 6. Lebensmon.; wird während der Pubertät durch das Terminalhaar ersetzt, bleibt bei ♀ evtl. regional lebenslang). – **L.hypertrichose:** / HERZBERG*-POTJAN*-GEBAUER* Syndrom.

Lanz* (OTTO L., 1865–1935, schweiz. Chirurg, Amsterdam) **Operation:** bei Elephantiasis Ableitung der gestauten Lymphe mit implantierten Fascia-lata-Streifen von der Subkutis in Bohrkanäle des Extremitätenknochens. – **L.* Punkt:** (1908) der re. Drittelpunkt der / LENZMANN* Linie als Projektionspunkt der Appendix auf die Bauchdecken; druckschmerzhaft bei Appendizitis (»**L.*** Zeichen«; als solches wird auch die Abschwächung oder Aufhebung des re.-seit. Kremasterreflexes bei Appendizitis bezeichnet).

Lanzara* Syndrom: / Pseudookklusionssyndrom.

Lanze(nmesser): *ophth* / Skalpell mit dreieck.-zweischneid. Klinge (gerade oder abgewinkelt); für Katarakt-Op. (»Lanzenextraktion«). Modelle z. B. nach GRÄFE, LANDOLT. – Als **Lanzette** bes. klein dimensioniert u. sehr spitz (z. B. Impflanzette).

Lanzett|egel: / Dicrocoelium dendriticum. – **L.fisch:** / Branchiostoma lanceolatum. – **L.kokken:** / Diplococcus pneumoniae. – **L.schnitt:** *chir* in einem Zuge ausgeführter Raketschnitt (mit abgerundeten Ecken) quer oder schräg zur Extremitätenachse; s. a. Abb. »Amputationsschnitte«.

Lanzillo* Operation: Revaskularisation des Herzmuskels durch Implantation der li. 6. Interkostalarterie.

lanzinierend: lanzenstich-, blitzartig; z. B. **la. Schmerzen** bei Tabes dors.

LAP: Leuzinaminopeptidase.

Lapara..., Laparo...: Wortteil »Bauch(decke, -höhle)«, »auf abdomin. Wege«.

Laparektomie: Bauchwandexision, insbes. die bei Bauchdeckenplastik (z. B. wegen Hepatoptose als Exzision aller Schichten einschl. Peritoneum, kombin. mit Kürzung u. Verankerung des Lig. teres hepatis in der Bauchdecke n. DEPAGE).

Laparoclysis, -klyse: Spülung der Bauchhöhle, i. w. S. auch die / Peritonealdialyse.

Laparoentero|stomie: Anlegen eines Anus praeter in der Bauchdecke. – **L.tomie:** Laparotomie mit Eröffnung des Darms.

Laparo|hysterektomie: abdomin. / Hysterektomie. – **L.hysterotomie:** abdomin. Schnitteröffnung des Uterus, z. B. beim klass. Kaiserschnitt.

Laparo|skop: Endoskop für die / L.skopie; Trokar mit Hülse (mit automat. schließendem Ventil u. Stutzen für Schlauchanschluß), in die nach Punktion des Lichtträger (Kaltlicht) mit Optik eingeführt wird. – Als spez. Modell das Operations-L.s (mit gesondertem Kanal zur Instrumenteneinführung) u. das Photo- oder Film-L.s (mit bes. leistungsfäh. Optik u. »Blitzlicht«-Vorrichtung). Zubehör: Sonden, Biopsienadeln, Exzisions- u. Fremdkörperfaßzangen, Koagulationselektroden, Leber-, Gallengangs- u. Milzpunktions-Kanülen. – **L.skopie:** Endoskopie (/ L.skop) des Bauchraumes u. seiner Organe nach Anlegen eines Pneumoperitoneums u. Stichinzision (Lokalanästhesie) meist knapp li.-oberhalb des Nabels unter asept. Kautelen. Zur Klärung von Lage, Größe, Farbe u. Beschaffenheit v. a. von Leber, Gallenblase, Milz, Magen, großem Netz, Beckenorganen (letztere evtl. als transumbilikale L.s. = / Pelviskopie); evtl. ergänzt durch Biopsie. – Als transvaginale gynäkol. L.s. die / Kuldoskopie.

Laparostat: *chir* selbsthaltender Bauchdeckenhaken, z. B. Laparotomierahmen n. FRANZ oder WINDLER (Metallrahmen mit verstellbaren Bauchhaken).

Laparothorako|skopie: transdiaphragmale Thorakoskopie nach Laparotomie. – **L.tomie:** Laparotomie mit zusätzl. Eröffnung des Brustraumes (sogen. Zweihöhleneingriff).

Laparotomie: op. Eröffnung der Bauchhöhle; meist von vorn durch typ. vertikalen (Median-, Paramedian-, Trans- oder Pararektalschnitt), queren geraden oder kaudal- bzw. kranial-konvexen (Transversal-, Quer-, Bogenschnitt) oder aber durch »klass.« schrägen / Bauchdeckenschnitt (einschl. Kombinations-, Flanken-, Rippenbogenrandschnitt etc.); seltener transpleural (SAUERBRUCH), transdiaphragmal, thorakoabdominal (z. B. KIRSCHNER) oder vaginal; s. a. Herniolaparotomie. – Bez. dieser Eingriffe als »abdominal«, »transperitoneal«, »per laparotomiam«, »Laparo...«.

Laparo|tomophilie: / Münchhausen-Syndrom mit Drängen auf die op. Behandlung von Bauchbeschwerden. – **L.trachelotomie:** Sectio caesarea im Kollumbereich, auf das unt. Korpusdrittel übergreifend. – **L.zele:** / Bauchwandbruch (Hernia ventralis). – **L.zystotomie:** transperitoneale (suprapub.) Eröffnung der Harnblase nach L.tomie, z. B. bei Verletzung, Divertikel, Fistel, zur Totalexstirpation (bei auf die Blase übergreifendem Ca.).

(de) La Peyronie* Krankheit (FRANÇOIS DE LA P., 1678–1747, Chirurg, Paris): / Induratio penis plastica.

Lapicque* Gesetz (LOUIS L., 1866–1952, Physiologe, Paris): *neurophysiol* 1) (1926) Die Chronaxie ist gleich der Nutzzeit eines Reizstroms mit doppelter Rheobasenspannung. – 2) In einer Nervenfaser ist die Chronaxie umgekehrt proportional dem Durchmesser.

Lapidus* Operation: bei postpoliomyelit. Hallux equinus Anfrischungsarthrodese (Keilresektionen) zwischen Navikulare, Kuneiforme I u. Metatarsale I sowie Verpflanzung der Sehne des Tibialis ant. plantar auf das Kahnbein u. der des Flexor hallucis longus dorsal auf die Grundgliedbasis.

Lapina: Vakzinevirus-Stämme, gezüchtet (u. adaptiert: »lapinisiert«) in Hoden u. Gehirn von Kaninchen (französ.: lapin).

Lapinski* Färbung: (1932) *histol* Hb-Darstg. durch Umwandlung in MetHb (mit Formol-Wasser-Ferrizyankali-Lsg.) u. Schnittfärbung mit Benzidin oder Kernechtrot (Ery u. freies MetHb blau, später braun).

Lapis: (lat.) Stein; *pharm* erstarrte Schmelze in Stiftform, z. B. **L. causticus** (Ätzstift aus K-Hydroxid), **L. divinus** (Cuprum aluminatum, »Kupferalaunstift« als ophthalm. Ätzmittel: »L. ophthalmicus«), **L. infernalis** (»Höllensteinstift« aus / Argentum nitricum).

Laplace* Zeichen

Laplace* Zeichen: bei Herzinfarkt schnell eintret. Schmerzen in der li. Hand u. am Styloid bei Unterbrechung der arteriellen Blutzufuhr (Unterarmkompression).

Lappen: 1) *anat* durch Furchen, Spalten oder bindegeweb. Septen abgeteilter Organabschnitt (/ Lobus). – 2) *chir* v. a. für op. Plastik (als Dermatom-, Schwenk-, Rotations-, Verschiebe-, Fahnen-, Arterien-, Flügel-, Brücken-, Rundstiel-, THIERSCH*, WOLFE*-KRAUSE*, REVERDIN* Lappen u. a. m.) oder für »lebende Tamponade« gebildeter Transplantationslappen, entweder Haut- oder Haut-Weichteil (Fett, Faszien, Muskel) oder Haut-Weichteil-Periost-Knochenlappen (= osteoplast. Lappen). – Als **gedoppelter L.** ein durch Umklappen eines streifenförm. L. oder durch Aufeinandernähen zweier L. oder aber durch Übertragung von THIERSCH* L. oder Schleimhaut auf die Unterfläche gebildeter u. so bds. epithelisierter Haut-L. (der zunächst über einen die Trophik sichernden Stiel mit dem Entnahmebett verbunden bleibt: »**gestielter**« oder »**Stiel-L.**«, z. B. Flügel-, Brücken-, Visier-, Rundstiel-L.); als **armierter L.** ein durch Knochen, Knorpel oder alloplast. Material stabilisierter Haut-L. (»Vorpflanzung« meist in 1. Sitzung); als **vorgeschnittener L.** ein in vorgesehener Form zugeschnittener, jedoch zunächst für einige Zeit in sein Entnahmebett replantierter Haut-L.

Lappen|atelektasen: / Atelektase eines Lungenlappens; s. a. Lappen-Syndrom. – **L.elephantiasis**: umschrieb., »wammenart.« Hauthyperplasie; z. B. bei Chalodermie. – **L.extraktion**: *ophth* Star-Op. mit Bulbuseröffnung durch Lappenschnitt, Abziehen des Hornhautlappens u. Linsenextraktion nach oben (möglichst mit Kapsel: »intrakapsuläre L.«; bei Zurückbleiben von Kapselresten Gefahr des Nachstars). – **L.messer**: kräft., einschneid. Messer (nach Art des Jagdmessers) zur Anfertigung von Weichteillappen.

Lappen|plastik: plast. Op. unter Verw. eines / Lappens; bei Nahplastik eines Schwenk-, Rotations- oder Stiellappens aus der Nachbarschaft, bei / Fernplastik meist eines Roll- oder Rundstiellappens. – **ureterovesikale L.p.**: / BOARI* Op. – **L.resektion**: / Lobektomie.

Lappenschnitt: klass. Amputations- u. Exartikulationsschnitt mit Bildung eines unterschiedlich großen vord. u. hint. Haut-Weichteillappens (im Ggs. zum Zirkelschnitt). – **osteoplast. L.**: v. a. in der Thorax- u. Schädelchirurgie (Trepanation) übl. hufeisenförm. Haut-Weichteilumschneidung mit zirkulärer Auslösung des darunter gelegenen Knochens.

Lappen|-Syndrom: *pulm* / L.atelektase mit Hypoventilation, Vol.verkleinerung, Schrumpfung, Zirkulationsstörung u. sek. intrabronchialer u. -pulmonaler Entzündung; v. a. als Mittellappen- u. Lingula-Syndrom. – **L.zunge**: / Lingua lobata.

Lapsus: (lat.) Fall, Irrtum; z. B. **L. calami** (Sichverschreiben), **L. linguae** (Sichversprechen), **L. memoriae** (Fehlleistung des Gedächtnisses), **L. palpebrae** (= Lidptosis).

Laquear: (lat.) Decke; z. B. **L. vaginae** (= Fornix).

Laqueur* Therapie (LUDWIG L., 1839–1909, Ophthalmologe, Straßburg): Physostigmin-Instillation in den Konjunktivalsack bei Glaukom.

Laqueus: (lat.) Schleife, Schlinge, *anat* / Lemniscus.

Larcher* Zeichen (JOSEPH-FRANÇOIS L., 1802–1884, Anatom, Paris): grau-trübe, dann schwärzl. Bindehautverfärbung als Todeszeichen.

Lardenois* (HENRI L., 1872–1940, französ. Chirurg) **Knopf**: modifiz. / MURPHY* Knopf für das Rektum. – **L.*-Okinezyc* Operation**: 1) Beseitigung eines inguin. Gleitbruchs (mit Zäkum oder Sigmoid als Bruchinhalt) durch Herniolaparotomie. – 2) Punktion u. Dränage des DOUGLAS* Raumes bei eitr. Beckenprozeß.

Large*-Sachs* Serum: diagnost. Antiserum für die Typen 3–10 der Shigella dysenteriae (»**L.*-S.* Gruppe**« = Gruppe A).

large bodies: (engl.) *bakt* durch Einwirkung von Kälte, Antiserum, Bakteriophagen oder Penizillin entstandene Bakterienformen von ungewöhnl. Größe u. Pleomorphie; nach längerer Exposition als »L-Formen« stabilisiert.

larmoiement tabétique: (französ.) übermäß. Tränenfluß bei Tabes dors.

Laron* Syndrom: (1966) autosomal-rezess. erbl. Biotyp des hypophysären Zwergwuchses, im Kleinkindalter manifest werdend, proportioniert. Ät.Path.: bei normaler oder erhöhter STH-Produktion Mangel an Somatomedin (oder aber immunreakt. STH-Block?).

Laroyenne* Operation (LUCIEN PIERRE L., 1831–1902, Gynäkologe, Lyon): 1) / LARDENNOIS* Op. (2). – 2) Ersatz bd. Seitenbänder des Kniegelenks durch Fascia-lata-Streifen (als Rahmen: »plastic en cadre«).

Larrey* (DOMINIQUE-JEAN BARON L., 1766–1842, Leibchirurg Napoleons) **Hernie**: postembryonal durch das li. Trigonum sternocostale (= **L.* Spalte**) austretende parasternale »echte« Zwerchfellhernie; meist klein (oft nur Rö.-Zufallsbefund), evtl. mit (Sub-)Ileus, Lungenkompression (Dyspnoe, Zyanose). – **L.* Operation**: 1) Oberschenkelamputation i. S. des späteren Amputations-Exstirpationsverfahrens. – 2) **L.*(-REHN*)** Perikardio(s)tomie: (1798) epigastr., extraperitoneale Darstg. des Herzbeutels: nach Schwertfortsatzresektion u. Durchtrennung der 7. Rippe; Herzbeuteleröffnung am tiefsten Punkt, Dränage. – Von SAUERBRUCH i. S. der Pericardiotomia transversa erweitert. – **L.* Polygonalschnitt**: 2züg. PETIT* Zirkelschnitt als typ. Amputationsschnitt. – **L.* Punkt**: im Winkel zwischen Schwertfortsatz u. li. 7. Rippenknorpel; Prädilektionsstelle für **L.*-Rehn* Herzbeutelpunktion** (in örtl. Betäubung am halbsitzenden Pat.; Kanülenrichtung: sagittal u. kranialwärts). – **L.* Tetanus**: die »dysphag. Variante« des Tetanus (mit Vorherrschen von Schlundkrampf u. Dyspnoe). – **L.*-Weil* Krankheit**: / Leptospirosis icterohaemorrhagica.

Larsen* Syndrom: (1950) heterogen (?) erbl., angeb. multiple, asymmetr.-bilat. Gelenkluxationen u. -dysplasien (v. a. Ellenbogen-, Knie-, Hüftgelenke) in Kombin. mit langen, zylinderförm. Fingern (Daumen aber breit, spatelförmig), Gesichtsdysmorphie (abgeplattet, rechteckig, mit vorspringender Stirn), evtl. Fußmißbildungen u. HWS- u. BWS-Segmentierung.

Larsen*-Johansson* Syndrom (CHRISTIAN M. F. SINDING L., 1866–1930, Arzt, Oslo; SVEN J., geb. 1880), Osteopathia patellae juvenilis: (1921/22) asept. Epiphyseonekrose der Kniescheibe im Apexbereich durch Überbeanspruchung des Lig. patellae, v. a. bei

Jugendl.; Sympte.: örtl. Schwellung, Druck- u. Spontanschmerz (letzterer ebenso wie Gelenkerguß oft rezidivierend); im Rö.bild Kortikalisusurierung, evtl. Fragmentierung, Strukturauflösung, sek. periostale Knochenapposition.

Larsson* Behandlung (SVEN L., geb. 1893, Ophthalmologe, Stockholm): (1930) Diathermie-Anw. (»Elektroendothermie«) bei Netzhautablösung.

Larsson*-Sjögren* Syndrom: (1957) autosomal-rezessiv erbl. kongenit. Ichthyosis, zerebrale Diplegie u. Oligophrenie.

Larva migrans: 1) Hautmaulwurf: im Korium umherwandernde Larven bestimmter Würmer u. Fliegen, auch i. S. der ↑ Creeping eruption u. myiasis. – 2) L. m. visceralis: ↑ Toxokariasis.

Larve: *zool* die aus dem Ei schlüpfende Jugendform von Arthropoden u. Helminthen, mit bes., beim adulten Tier nicht mehr vorhandenen Organen (z. B. Schwanz, Kiemenfäden); als **euzephale** L. frei im Wasser oder Erdreich lebend, als **azephale** L. obligate Endoparasiten; evtl. Erreger von Granulomen, Konjunktivitis, Hautaffektionen. – **prozerkoide** L.: ↑ Prozerkoid.

Larvenparasitismus: period. Parasitismus, bei dem nur die Larve den Wirt befällt.

larviert, larvatus: versteckt, ↑ maskiert, in den Hintergrund gedrängt.

Larvizid: auf Larven wirkendes ↑ Insektizid; vgl. Imagizid.

laryng(o)...: Wortteil ↑ »Kehlkopf...«; s. a. Larynx..., Laryngo....

laryngeal(is): den Kehlkopf (Larynx) betreffend. – **Laryngealatmen, -fremitus**: Atemgeräusch bzw. Schwirren (beim Sprechen) über dem Kehlkopf.

Laryngektomie: Totalexstirpation des Kehlkopfes (z. B. ↑ GLUCK*-SOERENSEN* Op. 2), mit resultierendem Tracheostoma u. Stimmverlust; v. a. bei Malignom. – Ferner die partielle (vertikale oder horizontale) L. – als erweiterte Thyrektomie – mit Erhaltung von Atemfunktion u. Stimmbildung, z. B. supraglott. ALONSO* Horizontalresektion, HAUTANT* (-AUBRY*) Hemilaryngektomie, frontale L. nach LEROUX-ROBERT.

laryngeus, laryngicus: zum Kehlkopf gehörig. – **Laryngeus**: Kurzform für N. laryngeus.

Laryngismus (stridulus): Glottiskrampf als Teilsympt. der Spasmophilie (im 1.–2. Lj.); meist bei Rachitis); mit bedrohl. klin. Bild: Stridor, Atemstillstand, Bewußtseinsschwund, Zyanose, evtl. Tod durch Herzstillstand. Pathogenese weitgehend ungeklärt. – vgl. Pseudokrupp.

Laryngitis: Entzündung von Kehlkopf-Schleimhaut u./oder -Skelett einschl. der Stimmbänder (↑ Chorditis). – **L. acuta** meist katarrhalisch, z. B. nach starker stimml. Belastung, v. a. bei Infekt der Nasen-, Rachen- oder Bronchialschleimhaut; meist Virusinfekt mit sek. Pneumo-, Strepto- u. Staphylokokken-Ansiedlung; evtl. als **L. fibrinosa** (mit fibrinösen Belägen, oft nur der Stimmbänder = fibrinöse Chorditis), v. a. bei Grippeepidemien (dann oft hämorrhag. u. mit Erosionen); selten als ↑ Kehlkopfphlegmone oder als **supraglott. L.** (↑ Epiglottitis). – **L. chronica** (v. a. als Chorditis) entweder ungenügend behandelte akute L. oder infolge ständ. Einwirkung chem. Dämpfe, Gase, staub. oder überhitzter Luft, bei chron. Nikotinabusus, ständ. Mundatmung, falscher Stimmtechnik etc.; als bes. Sympte. evtl. Stimmbandpolypen, diffuse oder umschrieb. Bindegewebszunahme in der Submukosa (= **L. hyperplastica**; z. B. Chorditis proliferativa bzw. tuberosa), Schleimhautatrophie mit Schleimdrüsen- u. Lymphfollikelverlust (= **L. sicca s. atrophicans**; z. B. bei eitr. Rhinitis, atroph. Rhinopharyngitis einschl Ozäna; evtl. Expektoration krustöser Sekretborken, Hämorrhagien, Kloßgefühl, Pachydermie, Stimmbandknötchen; Ther.: Vermeidung der Noxen, Inhalationen, evtl. Polypabtragung, Dekortikation). – Ferner **L. diphtherica**, **L. tuberculosa** (↑ Kehlkopfdiphtherie, -Tbk), **L. typhosa** (↑ Laryngotyphus), **L. spasmodica** (↑ Laryngospasmus).

Laryngofissur: mediane Schildknorpelspaltung in der vord. Kommissur (= Thyreotomie), ohne oder mit Durchtrennung des Lig. cricothyroideum bzw. des Ringknorpels (= Krikotomie); meist als Vorop. für die Stimmbandexstirpation.

Laryngo|graphie: *röntg* entweder Nativdarstg. von Kehlkopfskelett u. -höhle (neg. Kontrastbild vorteilhaft als Tomographie); oder »Schleimhautbild« nach Einbringen eines pos. KM (mittels Pulverbläsers). – **L.logie**: Lehre von Anatomie, Physiologie u. Pathologie des Kehlkopfes; Teilgebiet der HNO-Heilkunde. – **L.malazie**: »Erweichung« des Kehlkopfskeletts bei Perichondritis, Neoplasma etc. – **L. paralyse, -parese**: ↑ Kehlkopflähmung.

Laryngo|pathie: Sammelbegr. für krankhafte Kehlkopfprozesse, insbes. für unklare Stimmlippenschwellungen u. -rötungen, funktionelle, tox. allerg., hyperplast., hormonelle oder sekretor. Schleimhautveränderungen; z. B. die **L.pathia gravidarum** als sogen. »Schwangerschaftsmutation« mit Stimmveränderung u. Heiserkeit (durch ödematöse, trockene oder ozänaart. Stimmlippenveränderungen, evtl. auch rein nervös).

Laryngo|pharyngektomie: totale ↑ Laryngektomie mit Exstirpation des angrenzenden Hypopharynx (u. Anlegen eines Tracheo- u. eines Pharyngostomas). – **l.pharyngicus**: (lat.) Kehlkopf u. Rachen oder aber den Kehlkopfrachen (»L.pharynx« = ↑ Pars laryngea pharyngis) betreffend. – **L.pharyngitis**: Entzündung von Kehlkopf u. Hypopharynx im Rahmen eines as- oder deszendierenden Bronchial- bzw. Nasenkatarrhs.

Laryngo|phonie: die über dem Kehlkopf auskultierbare Stimme. – **L.plegie**: 1) Kehlkopflähmung. – 2) ↑ Hustensynkope. – **L.ptosis**: altersbedingtes Absinken des Kehlkopfes mit vermindertem Heben beim Schluckakt. – **L.punktur (Rossbach*)**: Kehlkopfinzision über eingeführtem Laryngoskop; zur Tumorbiopsie.

Laryngorrhö: reichl. Schleimabsonderung im Kehlkopfbereich ohne path.-anat. Substrat.

Laryngo|skop: 1) ↑ Kehlkopfspiegel. – 2) Endoskop mit Spatelrohr (Broncho-, Ösophagoskop-Rohr) oder halbrinnenförm. Kehlkopfspatel (mit termin. Beleuchtung; Stromzuleitung über Handgriff, evtl. »Batteriehandgriff«) zur dir. ↑ Laryngoskopie bzw. zur Einstellung des Kehlkopfeingangs (bei Intubation etc.); z. B. nach HASLINGER, BRÜNINGS (↑ Autoskop)

Laryngo|skopie

bzw. nach MacIntosh, Jackson. – **L.skopie**: Untersuchung des Kehlkopfes mit Kehlkopfspiegel (= **indirekte**) oder mit Laryngo-, Broncho- oder Ösophagoskop (= **direkte L.sk.** = ↑ Autoskopie). Häufige Befunde ↑ Abb.

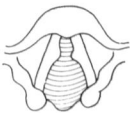
Sängerknötchen

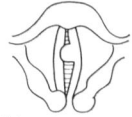
Stimmbandpolyp

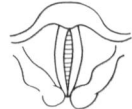
Internusparese: Phonation

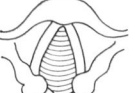
schlaffe Lähmung links, li. Stimmband in Intermediärstellung: Inspiration

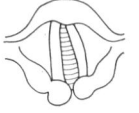
beidseitige Postikuslähmung: Phonation

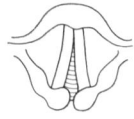
beidseitige Postikuslähmung: Inspiration

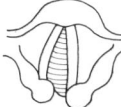
straffe Rekurrenslähmung links: Inspiration

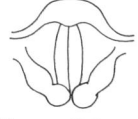
Phonation

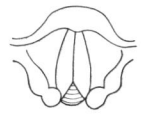
Transversusparese: Phonation

Laryngo|spasmus: krampfart. Verengung der Glottis mit Stridor, Atemnot, Angst, Zyanose; v. a. bei Tetanie, Spasmophilie, Eklampsie, Lyssa, als Laryngismus stridulus, als Komplikation bei Elektroschockbehandlung oder Inhalationsnarkose. – DD: rein funktioneller (psychogener?), nur inspirator. Stimmritzenkrampf.

Laryngo|stat: *radiol* Applikations- u. Distanzierungsinstrument für die intralaryngeale Radium-Ther. – **L.stomie**: op. Anlegen einer breiten Öffnung vom Kehlkopflumen nach außen (»Laryngostoma«). – **L.stroboskopie**: funktionsdiagnost. Untersuchung der Stimmlippenschwingungen (Seitengleichheit, Regelmäßigkeit, Amplitude, Bewegungsablauf), z. B. zur Früherkennung eines Neoplasmas.

Laryngotomie: op. Eröffnung des Kehlkopfes, s. u. Laryngofissur, -stomie, Thyreo-, Kriko-, Koniotomie.

Laryngotracheitis: Entzündung von Kehlkopf u. Luftröhre; z. B. als **katarrhal. L.** (nach – virusbedingter – initialer Rhinitis; mit trockenem, vorw. nächtl. Reizhusten, subfebrilen Temp., Heiserkeit; als Komplikationen Bronchitis, Bronchopneumonie), als **pseudomembranöse L.** (mit membranart., fibrinösen Auflagerungen; Gefahr des Luftwegsverschlusses bei Hustenstoß), als **stenosierende L.** (= sub- oder hypoglott. spast. Laryngitis = Pseudo- oder Grippekrupp; allmähl. oder plötzl. ödembedingte Atemwegsstenose mit Krupp-Symptn., beim Kleinkind oft Komplikation eines banalen Luftwegsinfekts). – Evtl. mit Beteiligung der Bronchien: **Laryngotracheobronchitis**; oft mit bakterieller Sekundärinfektion (Bronchiolitis, Bronchopneumonie); beim Kleinkind evtl. als **L. fibrinosa maligna s. infectiosa peracuta maligna** (bes. im Winter u. Übergangsjahreszeiten) durch Parainfluenzavirus Typ 2 (i. w. S. auch Influenza- u. Adenoviren), zunächst als unauffäll. akute Tracheobronchitis, dann perakut mit Larynxbeteiligung, in- u. (infolge Bronchialödems) exspirator. Dyspnoe, hohem Fieber, zunehmender Zyanose, Sensoriumbeeinträchtigung (Ther.: Kortikosteroide, Breitbandantibiotika, Kaltdampfvernebelung, Aerosol mit Mukolytika, evtl. Intubation, Tracheotomie).

Laryngotracheo|bronchoskopie: ↑ Bronchoscopia superior. – **L.tomie**: op. Eröffnung von Kehlkopf u. Luftröhre (v. a. bei Neoplasma, Stenose); das Laryngostoma reicht bis in die Luftröhre (»**Laryngotracheostoma**«).

Laryngo|typhus: Laryngitis beim klassisch verlaufenden Typhus abdomin.; entweder nur Katarrh u. Ödem; oder Geschwüre an laryngealer Epiglottisfläche, Taschenbändern, Kehlkopfhinterwand; bei schwerer Verlaufsform in der 3. Wo. Perichondritis mit Knorpelabstoßung, pseudomembranösen Läsionen, Stenose. – **L.zele**: (Virchow 1863) angeb. oder erworb. Aussackung des Sacculus laryngis ins Taschenband oder – seltener – durch die Membrana thyrohyoidea (mit Vorwölbung am Hals); außer dieser **inn.** bzw. **äuß. L.z.** auch kombin. u. pseudokombin. Formen. Klin.: (bedrohl.) Atemnot, Dysphagie; Gefahr der Infektion. Ther.: Op.

Larynx *PNA*: der in der mittl. Halsregion gelegene ↑ Kehlkopf; bestehend aus gelenkig-verbundenen Knorpeln (↑ Abb.), ausgestattet mit Muskeln (Musculi laryngis), ausgekleidet mit Schleimhaut. Teil der Atemwege, der der Stimmbildung dient (s. a. Glot-

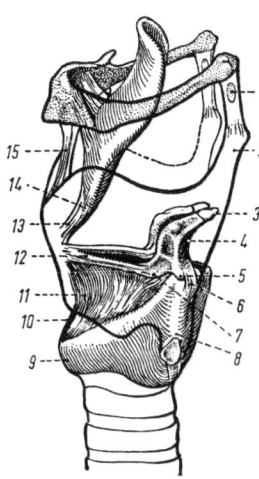

1 Cartilago triticea im Lig. thyrohyoideum laterale; 2 Cornu superius; 3 Cartilago corniculata; 4 Cartilago arytenoidea; 5 Proc. muscularis; 6 Lig. cricoarytenoideum posterius; 7 Proc. vocalis; 8 Cornu inferius; 9 Cartilago cricoidea; 10 Lig. cricothyroideum; 11 Conus elasticus; 12 Lig. vocale; 13 Lig. thyroepiglotticum; 14 Petiolus epiglottidis; 15 Lig. thyrohyoideum medianum.

tis). – **L.epilepsie, -schwindel**: ↑ Epilepsia laryngealis, Hustensynkope. – **L.katheterismus**: ↑ Intubation des subglott. Raumes zur Absaugung oder zur Medikamentenapplikation. – **L.mikroskopie**: Betrachtung der Kehlkopfschleimhaut mit spez. Auflichtmikroskop, z. B. bei endolaryngealem Eingriff. – **L.stridor**: inspirat. Stridor bei Verengung der Glottis oder des subglott. Raumes. – **L.tetanie**: s. u. Laryngospasmus.

LAS, lung alveolar surfactant: wahrsch. in den Nischenzellen synthetisierte oberflächenakt. Substanz (»OAS«; mit den Phospholipiden Lezithin u. Phosphatidyläthanolamin als Hauptfaktoren), die als dünner Film die inn. Oberfläche der Lungenalveolen auskleidet u. deren Kollabieren verhindert (»Antiatelektasefaktor«; Aktivität nimmt bei prolongierter reiner O₂-Beatmung ab). Wicht. pathogenet. Faktor des »Respiratory-distress-« u. des »Hyaline-Membran-Syndroms« der Neugeb. (u. von Lungenemphysem u. pulmonaler alveolärer Proteinose?).

Lasala* Bougie: halbstarre Metallbougie (mit aufschraubbarer Olive) zur Sphincter-Oddi-Dehnung.

Laschen|nagel, -schraube: für »Osteosynthese« pertrochantärer Frakturen Kombination aus Schenkelhalsnagel oder entsprech. Knochenschraube (vom Trochanter ins prox. Fragment einzutreiben bzw. einzuschrauben) u. Knochenplatte (durch Schrauben am dist. Fragment zu fixieren); z. B. nach POHL, MCLAUGHLIN, JEWETT, SMITH=PETERSEN (zweiteilig; optimale individuelle Anpaßbarkeit), ferner Kompressionsschenkelhalsschraube n. WINTER, Hüftschraube n. LORENZO u. a. m. - **L.verschraubung:** stabile Retention von Knochenfragmenten bei Queroder kurzer Schrägfraktur durch paarweise u. parallel zur Längsachse des betr. Knochens angeschraubte Knochenplatten; u. a. bei der Osteosynthese nach AOS-Prinzip. - **L.zug:** *chir* unblut. Extension mit Zugübertragung über eine gepolsterte, meist durch Schnürung fixierte bandagenart. Lasche.

Lasègue* (ERNEST CHARLES L., 1816-1883, Internist, Paris) **Delirium, Krankheit:** ∕ Verfolgungswahn. - **L.* Gangrän:** begrenzte (u. heilbare) Lungengangrän (fötide Bronchitis) als Komplikation der Bronchiektasie. - **L.* Syndrom:** psychogen-hyster. Lähmung mit Unfähigkeit, die anästhet. Gliedmaße ohne Sichtkontrolle zu bewegen. - **L.* Zeichen, Phänomen:** durch Ischiadikus-Dehnung (in Rückenlage pass. Beugung des gestreckten Beins im Hüftgelenk oder Streckung im Knie bei Hüftbeugestellung) ausgelöster heft. Gesäß-Oberschenkelschmerz (u. reflektor. Bewegungswiderstand), intensivierbar durch gleichzeit. Innenrotation des Beins: »**verstärktes L.* Z.**«); Vork. bei radikulärer (hier auch als »**gekreuztes L.* Z.**«, d. h. bei Prüfung am kontralat. Bein) u. peripherer Alteration des Nervs (z. B. Bandscheibenprolaps, »Neuritis«), aber auch bei Hirndruck (Meningitis). - Als »**verfeinertes L.* Z.**« das ∕ GOWERS* oder BRAGARD* Zeichen (1); als »**umgekehrtes L.* Z.**« die schmerzfreie Beugung des gestreckten Beins im Hüftgelenk bei Koxarthrose. - **L.*-Kemp* Symptom:** Ischialgie nach ruckart., pass. Seitwärtsneigen der WS.

Laser: (1960) Anordnung zur kohärenten Verstärkung elektromagnet. Schwingungen (UR-, sichtbares Licht, UV) durch induzierte Emission (engl.: **L**ight **A**mplification by **S**timulated **E**mission of **R**adiation), z. B. als Festkörper-, Rubin-, Argon-, Xenon-, CO₂-, Neodym-Laser. Die durch Monochromasie, hohe Intensität (infolge geringer Divergenz, hohe zeitl. u. räuml. Kohärenz) u. gute opt. Fokussierbarkeit gekennzeichneten **L.strahlen** werden in der Chirurgie (Ophthalmologie) als »Strahlenmesser« genutzt (mit Impulsdauer von 1-0,1 μsec), wobei sowohl der - gut begrenzbare - nekrotisierende u. adhäsionsbildende Effekt als auch die gleichzeitig. Gefäßverödung von Vorteil sind (z. B. endoskop. Blutstillung bei Magen-Duodenalulkus); neuerdings auch L.-Akupunktur u. -Reizther. (Eindringtiefe 3-10 mm, schmerzlos).

Lash*-Palmer*(McDonald*) Operation: *gyn* Isthmorrhaphie durch wetzsteinförm. Exzision.

Laspartomycin: Antibiotikum (Peptidstruktur) aus Streptomyces viridochromogenes; wirksam gegen grampos. Baktn. u. Pilze.

Lassa-Fieber: im trop. Westafrika (erstmals 1969 in Nord-Nigeria) durch das gleichnam. Arena-Virus (antigenverwandt mit Tacaribe-Gruppe) hervorgerufene Zooanthroponose (Inkubationszeit 3-17 Tage) mit hohem Fieber (ab 3.-6. Tag für 1-3 Wo.) u. Gelenkschmerzen, später Mund- u. Gaumengeschwüren, Hautblutungen, Pneumonie u. starker Exsikkose; hohe Letalität (4.-10. Tag). Vektor unbekannt (Nager als Reservoir? Erregerinhalation mit Läusekot-halt. Staub?); bisher keine Schutzimpfung; strenge Isolierung, als Ther. u. a. Immunserum.

Lassar* Paste (OSKAR L., 1849-1907, Dermatologe, Berlin): Zinkpaste (auf Talkum-Vaseline-Basis) mit Salizylsäure; mit β-Naphthol-Zusatz (u. Sulf. praecip. u. Sapo kalin.) als Schälpaste. - Von L. ferner angegeben ein Teer-Liniment, Frostschutzsalbe (Karbolsäure-Salbe), rote Zinnobersalbe (antiparasitär, desinfizierend).

Lassitudo: (lat.) Erschöpfung, Ermüdung.

Lassus vitae: Lebensüberdruß (mit Suizid-Gefahr).

Lasus* Reaktion: (1955) Mischen von 2%ig. Zinksulfat-Lsg. u. enteiweißtem, angesäuertem Harn ää; bei Pankreas- u. a. Baucherkrn. schwärzl. Niederschlag (darin nach 24 Std. harnsäureähnl. Kristalle).

lasziv: zügellos, unzüchtig, geil.

lat.: *anat* lateral(is). - **lat:** *physik* Literatmosphäre.

Lata, Lat(t)ah: (javan.) akute (psychogene?), kulturell geprägte Verhaltensstörung mit Echopraxie (Befehlsautomatie), Kopro- u. Echolalie.

Latarget* Nerv (ANDRÉ L., 1877-1947, Anatom, Lyon): ∕ Plexus hypogastricus.

latens, latent: verborgen, inapparent, unsichtbar; z. B. **latentes Schielen** (∕ Heterophorie), **l. Leben** (max. Vorg., aber noch reversible Reduzierung der Lebensvorgänge ohne erkennbare Lebensäußerungen, z. B. als Scheintod).

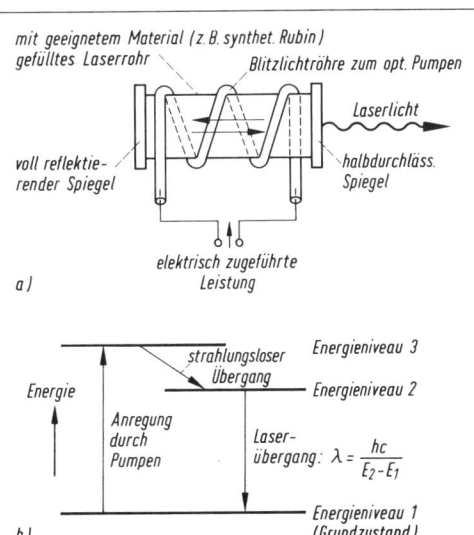

Funktionsweise (a) u. Energieverhalten (b) im **Laser**.

Latentation: (HARPER) Phänomen der pharmakol. Biotransformation, indem chemisch abgewandelte Arzneistoffe erst in vivo (nach enzymat. Wirkstoffreisetzung) wirksam werden, z. T. mit Verzögerungseffekt.

Latenz: »Verborgensein«, Symptomlosigkeit. – **L.kette der Wahrnehmung**: die die Gesamtlatenz eines Sinnesorgans ergebende Aufeinanderfolge der – von mehreren physiol. Parametern (z. B. Geschwindigkeit der zentripetalen Nervenleitung, Qualität des Reizes, Ort der Reizeinwirkung) abhäng.– Latenzen der einzelnen Systemabschnitte. – **L.periode, -phase**: 1) ↑ Inkubationszeit. – 2) Zeitraum zwischen Infektion u. Lysis einer Bakterienzelle durch Phagen. – **L.phase**: 1) *bakt* ↑ Lag-Phase. – 2) s. u. Wundheilung. – **L.stadium**: *bakt* Anfangsphase der Entwicklung u. Vermehrung der auf den (neuen) Nährboden überimpften Baktn., abhängig von Anpassung ans Nährmedium u. Menge der eingebrachten Erreger. – Anschließend ↑ Log-Phase mit Übergang in Ruhe- u. Absterbephase. – **L.zeit**: *neurophys* Zeit zwischen Reizeintritt u. Reizantwort bzw. Empfindung; begründet in der spezif. Struktur der nervösen Erregungsorgane.

lateral(is), lat.: seitlich, von der Mitte(llinie) abgewandt; s. a. Lateralis..., Latero..., Seit(en)....

Lateral|biß: *dent* Verschiebung der Kiefermitten gegeneinander infolge seitl. UK-Verlagerung (meist mit Kreuzbiß auf Seite der Verlagerung). – **L.fixation**: *chir* ↑ Lateralisieren eines Organs mit Fixation; i. e. S. (*laryng*) die op. Stimmritzenerweiterung bei ein- oder beidseit. Postikusparese, z. B. nach DE GRAAF-WOODMAN durch Stimmlippenfixation an der lat. Larynxwand, nach KING als Aryknorpel-Außenrotation durch Umschlingungsnaht (= äuß. L.). – **L.infarkt**: *kard* ↑ Seiteninfarkt.

Lateralisation, Lateralisieren: 1) *chir* Verlagerung zur Seite hin. – 2) *otol* Lokalisieren des Prüftons auf die Seite der Mittelohrschwerhörigkeit beim WEBER* Versuch. – **Lateralisationssyndrom des Neugeb.**: (PRECHTL 1960) komplexes Symptomatik nach prä-, para- oder postnataler hypoxäm. oder traumat. Hirnläsion, mit Hemiparese (zumindest seitendifferenter Muskeltonus), Asymmetrie der reflektor. Reaktionen (z. B. MORO*, GALANT* Reflex), Übererregbarkeit, Hyperkinesen u. generalisierten Krampfanfällen; später sehr häufig psychomotor. Anomalien, epileptiforme Sympte., Verhaltensstörungen.

Laterislähmung, -parese: 1) *laryng* unvollständ. Lähmung des M. cricoarytaenoideus lat., mit weitem Klaffen der Stimmritze; z. B. bei Rekurrensläsion. – 2) *ophth* Lähmung des M. rectus lat. (s. u. Abduzenslähmung); als »supranukleäre« L. mit Dyskoordination der Seitwärtswender (Divergenz) bzw. ↑ Déviation conjuguée.

Lateralsitz, tiefer, der Plazenta: leichteste Form der ↑ Placenta praevia (die ans unt. Uterinsegment heranreicht).

Lateralsklerose, myatrophe oder **amyotroph(isch)e**: Systemerkr. des RM mit Sympt. der Myatrophie u. der Pyramidenbahnläsion infolge Degeneration des 1. u. 2. motor. Neurons (meist symmetr. Ganglienzellschwund an Vorderhörnern u. motor. Hirnnervenkernen). Beginn im 4. bis 6. Ljz. mit schlaffen Paresen, Muskelatrophien u. faszikulären Zuckungen an Armen u. Beinen (= initialatroph. Form; als brachial- bzw. lumbosakral-myatroph. Typ) oder mit spast. Parese der Beine u. positiven Pyramidenzeichen (= initial-spast. Form = spast. Typ, ↑ ERB* Sklerose) oder aber – bes. bei ♀ – mit Bulbärparalyse (= bulbärer Typ). Keine Sensibilitäts- oder Koordinationsstörungen; Liquor meist o.B.; im EMG frühzeitig path. Spontanaktivitäten. Verlauf chron.-progred. mit Tod nach 2–7 J. durch (Pseudo-) Bulbärparalyse.

Lateralsystem, gemischtes: Begr. für die Nn. glossopharyngeus, vagus u. accessorius, die Pharynx u. Larynx motorisch, sensibel u. vegetativ versorgen.

Lateriomycin: Antibiotika-Komplex (A, B) aus Streptomyces griseoruber; wirksam u. a. gegen grampos. Erreger, YOSHIDA-Sarkom, Sarkom 180.

Lateriti(i)n: Antibiotikakomplex (I, II) aus Fusarium-Arten; wirksam gegen grampos. Baktn. u. Mykobaktn.

lateritius: (lat.) ziegelrot.

latero...: Wortteil »Seite«; s. a. Lateral..., Seit(en)....

Latero|flexio(n): Beugung zur Seite. – *gyn* **L.f. uteri**: Neigung der Korpusachse des Uterus (gegenüber der Zervixachse) zur Seite. – **L.kolpos**: atret. »Nebenscheide« (seitlich der normalen Vagina) in Fortsetzung einer Höhle des Uterus duplex; evtl. kombin. mit polyzyst. Degeneration der Ovarien.

latero-lateral: *chir* ↑ Seit-zu-Seit.

Latero|positio(n): Seitwärts(ver)lagerung. – *gyn* **L.p. uteri**: seitl. Verlagerung des Uterus (einschl. Zervix) im Beckenraum (als Dextro- oder Sinistropositio). – **L.pulsion, L.traktion**: *neurol* 1) unwillkürl. Seitwärtsbewegung, i. e. S. das trippelnde Seitwärtstaumeln nach plötzl. Anhalten des Seitwärtsgehens (aber auch nach seitl. Druck gegen den Thorax) zur Bewahrung des Gleichgew. beim PARKINSON* Syndrom. – 2) ↑ Schwankschwindel.

latero-terminal: *chir* ↑ Seit-zu-End.

Latero|torsion: seitl. Verdrehen, i. e. S. (*ophth*) das des Augapfels mit Meridianneigung zur Seite (als Extorsion bzw. Dextro- oder Laevoversion). – **L.traktion**: *neurol* ↑ L.pulsion. – **L.versio(n)**: Wendung bzw. Neigung zur Seite. – **L.zele**: seitl. ↑ Bauchwandhernie.

Latex: wäßr. Dispersion natürlicher (gewonnen als Milchsaft verschiedener Kautschuk-Pflanzen) oder synthet. Polymeren. – **L.teilchen**: Polystyrolteilchen etwa einheitl. Größe; dienen als Trägerpartikeln für niedermolekulare AG oder best. AK, die so – teilchenvergrößert (»sensibilisiert«) – mit dem homologen Reaktionspartner eine Agglutination geben; z. B. als **L.-Agglutinationshemmtest**: Schwangerschaftsreaktion im Harn (Objektträgertest) mit Anti-HCG-Serum u. HCG-beladenen Latexpartikeln, die bei pos. Test (Anti-HCG durch HCG des Harns gebunden) nicht mehr mit dem Antiserum reagieren können, so daß die Latex-Lsg. milchig-trüb bleibt (bei neg. Test sichtbare Körnelung); als **L.-ASL-Test**: Objektträgerschnelltest (auf Antistreptolysin O) mit handelsübl. wäßr. Suspension Streptolysin-O-beladener Latex-Partikeln (deutl. Agglutination = pos. Reaktion; ASL-Gehalt > 200 IE/ml spricht für Bestehen bzw. Bestandenhaben einer Streptokokkeninfektion);

ferner als **L.-DNS-Fixationstest** (Lupus-erythematodes-Diagnostik mit DNS-beladenen Latexteilchen), **L.-γ-Globulin-Fixationstest** (SINGER u. PLOTZ 1956); für Rheumafaktor-Nachweis im Serum anhand der Agglutination an L.partikeln gebundenen normalen γ-Globulins; als Schnelltest mit handelsübl. Reagens: »L.-Tropfentest« = LTT). – Ferner zum CRP-Nachweis u. a. m.; s. a. Hyland-Schnelltests.

Latham* Kreis (PETER MERE L., 1789–1875, Arzt, London): die etwa kreisförm. (⌀ ca. 5 cm) absol. Herzdämpfung (in der Mitte zwischen Xiphoid u. li. Mamille).

Lathyrismus(-Syndrom): »Kichererbsen-Vergiftung« bei überwieg. Ernährung mit Erbsen u. Lathyrus-Arten [Leguminosae]; v. a. als **Neuro-L.** (durch insbes. die motor. Fasern schädigende neurotox. Propionitril-Derivate) mit Parästhesien, Gliederzucken u. -krämpfen, evtl. akuten Magen-Darm-Sympt.; später Paraspastik i. S. der »exogenen spast. Spinalparalyse«, evtl. Amblyopie (infolge retrobulbärer Neuritis); im Tierversuch auch »**Osteo-L.**« (Skelettmißbildungen, Brüchigkeit des Bindegewebes, Schädigung der Knorpelgrundsubstanz).

latissimus: (lat.) breitester, sehr breiter. – **Latissimus**: Kurzform für M. latissimus dorsi; z. B. **L.-Fremdreflex** (DUENSING; durch rasches Bestreichen der gleichseit. Thoraxhaut ausgelöstes Zucken des Muskels; path. Fremdreflex bei Erkrn. des EPS).

Latitudo: (lat.) Breite, Größe, Länge, Umfang.

latm: Literatmosphäre.

Latrodektismus: Vergiftung durch Biß (neurotox. Gift) der ♀♀ von **Latrodectus**-Arten (»Witwenspinnen«; z. B. in Amerika L. curacaviensis u. mactans = »schwarze Witwe«, in der UdSSR u. mediterran L. tredecimguttatus = »Karakurte« bzw. »Malmignatte«): örtl. Erythem, Hypästhesie, schmerzhafte Parästhesien, »Frühschmerz« in regionalen LK; Adaptationssyndrom mit Hidrosis, Hypo- oder Hypersalivation, Facies latrodectismica (Rhinitis, Konjunktivitis, Lidödem, Massetertrismus), Muskelrigidität, Olig- bis Anurie, Tachy- oder Bradykardie, WENCKEBACH* Perioden, Bronchospasmen, evtl. Atemlähmung.

LATS: ↑ Long-acting thyroid stimulator.

Latus: (lat.) Seite, Fläche. – **latus**: breit, weit, groß.

Latwerge: *pharm* ↑ Electuarium.

Latzko* Operation (WILHELM L., geb. 1863, Gynäkologe, Wien): 1) (1909) abdomin., extraperitoneale Schnittentbindung (nach Abschieben der Blase); Zervixschnitt vom li. Parametrium aus nach PFANNENSTIEL* Schnitt. – 2) hohe Kolpokleisis zum Verschluß einer Blasenfistel im vord. Scheidengewölbe. – 3) erweiterte abdomin. Radikal-Op. bei Kollum-Ca.

Laubry*-Routier*-van Bogaert* Zeichen (CHARLES L., 1872–1941, französ. Arzt): präsystol. Galopprhythmus bei Vorhoftachykardie. – **L.*-Soulle* Syndrom**: ↑ ROEMHELD* Syndrom.

Laudanidin: ein Opiumalkaloid. – **Laudanosin**: N-Methyltetrahydropapaverin; ein Opiumnebenalkaloid.

Laudanum: ↑ Opium. – **L. liquidum**: Tinct. Opii.

Laudexii methylsulfas *WHO*: synthet. Kurare-Präp. (Benzylisochinolinium-Derivat); Muskelrelaxans mit längerer Wirkung als Tubocurarin.

Laue* Syphilis-Tropfentest: (1948) Mikroreaktion (Hohlschliffobjektträger) mit verdünntem MKR-II-Antigen (Modifikation n. FORD-ROBERTSON-COLQUHOUN); nach kurzzeit. Inkubation rotierendes Schütteln.

Lauenstein* (CARL L., 1850–1915, Chirurg, Hamburg) **Aufnahme**: *röntg* (1901) a.-p. Aufnahme des Hüftgelenks mit parallel zur Filmebene liegendem Schenkelhals, d. h. bei seitensymmetr. Rückenlage u. max. Außenrotation des in Hüft- u. Kniegelenk gebeugten Beins (Fuß am oder unterm anderen Bein, Knie auf Tischplatte). – **L.* Operation**: 1) Drehosteotomie (basisnahe an Metakarpale V) zur Verbesserung der Greiffähigkeit des allein erhaltenen Kleinfingers. – 2) intrapelvine, extraperitoneale Resektion der Nn. obturatorii; modifiziert von SELIG.

laufende Desinfektion: die lt. Bundesseuchengesetz bei infektiös Erkrankten fortlaufend vorzunehmende Desinfektion von Stuhl, Sputum, Urin, benutzten Gegenständen, Krankenbett (einschl. Wäsche) u. -zimmer (Raum-, Luft-, Scheuer-, Wäschedesinfektion) einschl. Selbstdesinfektion (Pflegepersonal) u. Insektenbekämpfung.

Lauf|epilepsie: generalisierte (Absencen) oder partielle Anfälle (meist Temporallappen-Typ), gekennzeichnet durch kurze Verwirrtheitszustände mit ambulator. Automatismen (Vorwärts-Gehen oder -Laufen ohne Rücksicht auf Hindernisse). Prokursive Form der Epilepsia cursiva. – **L.rad**: *orthop* ↑ SCHEDE* Rad.

Lauge=Hansen* Klassifikation: (1942) »pathogenet. Kl.« der ↑ Knöchelfrakturen (s. a. Supinationsfraktur). – **L.=H.* Methode**: konservat. Ther. der Knöchelfraktur; Fragmentlockerung durch ein den Entstehungsmechanismus übertreibendes Manöver, Reposition unter Berücksichtigung der erhaltenen Bänder u. des Bruchflächenverlaufs.

Laugen: 1) alkal. reagierende wäßr. Lsgn., ↑ Basen, Alkali. Bewirken Verätzung mit typ. Kolliquationsnekrose, glasig-gallert. Ätzschorf, umgebender Hyperämie u. Ödematose, bräunl. Verfärbung (Hämatin); später Infiltrate, Narben mit ausgeprägter Schrumpfungstendenz; v. a. an Ösophagus-Magen (Suizidversuch) u. Auge (Gefahr der Horn- u. Bindehauteinschmelzung). Sofortmaßnahme: langdauernde Spülung mit lauwarmem Wasser oder 1%iger Essigsäure-Lsg.; evtl. Frühtransplantation. – 2) mit gelösten Stoffen angereicherte Flüssigkeiten, z. B. Mutterlauge. – **L.bad**: 1) ↑ Alkalibad. – 2) medizin. Vollbad mit Zusatz sogenannter Mutterlauge (Nebenprodukt der Salzgewinnung durch Sieden, das Chloride von K, Ca, Mg, Li u. Sr sowie Jodide u. Bromide enthält); bei gynäk. u. Erkrn. des Bewegungsapparats.

Laughlen* Syphilistest (GEORGE FRANKLIN L., geb. 1888, Pathologe, Toronto): (1935) Objektträger-Schnelltest (Serum, Plasma, Vollblut, Liquor) mit Mischung aus KAHN* Extrakt, Cholesterin, Scharlachrot (oder Sudan III) u. Benzoetinktur als AG; schnelle Flocken- u. Klumpenbildung (mit bloßem Auge erkennbar).

Laugier* (STANISLAS L., 1799–1872, Chirurg, Paris) **Hernie**: ↑ GIMBERNAT* Hernie. – **L.* Zeichen**: Distalverschiebung des rad. Styloids auf Höhe des ulnaren bei Radiusfraktur.

Launois*-Bensaude* Syndrom: (1898) ↑ MADELUNG* Fetthals. – **L.*-Cleret* Syndrom**: ↑ Dystrophia adiposogenitalis.

Laura* Kern (GIOVANNI BATTISTA L., geb. 1882, Anatom, Turin): DEITERS* Kern, ↑ Nucleus vestibularis lat.

Laurat: Salz der Laurinsäure.

Laurell* Technik: serol ↑ Elektroimmunodiffusion, zweidimensionale ↑ Immunoelektrophorese.

Laurell*-Eriksson* Syndrom: (1963) gynäkotrope, fam., autosomal-rezess. erbl. (?) Enzymopathie mit Mangel an α_1-Antitrypsin u. α_1-Globulin im Serum u. frühkindl. Lungenemphysem (progred. Zyanose, zunächst ohne Bronchitis) u. im Spätstadium Leberzirrhose, evtl. Glaskörpertrübung.

(Laurence) Jones* Operation: s. u. JONES*.

Laurence* (John Zachariah L., 1830–1874, Ophthalmologe, London) **Strabismometer**: dem Auge anzulegender Winkelmesser zur Bestg. des Schielwinkels. – **L.*-Moon*-Biedl*-Bardet* Syndrom** (ROBERT C. M., 1844–1914, brit. Ophthalmologe; ARTHUR BI., 1869–1933, Pathologe, Prag; Georges BA., geb. 1885, französ. Arzt): rezessiv-erbl. adiposo-hypogenitales Syndrom mit kongenit. Mißbildungen i. S. einer »dienzephaloretinalen Degeneration«, symmetr. Adipositas, Debilität, Hemeralopie, Retinopathie, Dysgenitalismus, Poly- u. Syndaktylie, Innenohrschwerhörigkeit.

Laurens* Operation: (1907) gleichzeit. vord. Eröffnung beider Stirnhöhlen (2 Trepanationen) mit Resektion der Lamina perpendicularis u. Zwischenwand. – Ferner von L. angegeben: Dränage der erkrankten Stirnhöhle durch die gesunde (»Kontralateraldränage«) sowie Methode zum Verschluß einer Mastoidfistel nach Radikal-Op. des Ohres.

Laurentiusfeuer: ↑ Ergotismus gangraenosus.

Laurinsäure, Acidum lauri(ni)cum: n-Dodekansäure, gesätt. C_{12}-Fettsäure in pflanzl. Glyzeriden (Lorbeer, Kokos-, Palmkernfett), Fischölen, Milchfett.

Laurus nobilis: Lorbeerbaum [Lauraceae]; Anw. des fetten Öls (»Lorbeerbutter«) für Einreibungen.

Laus: s. u. Läuse. – **Lausfliegen**: Fam. Hippoboscidae (einige Arten flügellos); Blutsauger bei Vögeln u. Säugern, evtl. Lästlinge des Menschen (v. a. Pferde-, Schaf-, Hunde-L.).

Laute: die durch koordinierte Funktion des Atmungs-, Stimm- u. Lautbildungsapparats gebildeten »Sprachlaute« (Vokale u. Konsonanten), unterschieden als Lippen-, Zahn-, Zungen-, Gaumen-, Nasen-, Kehlkopf-, (dorsofaukale) Reibelaute etc. – **Laut|bildungsstörung**: ↑ Dyslalie, Lautstammeln. – **L.einschiebung**: ↑ Anaptyxis.

Lautenschläger* Operation: 1) Medialverlagerung der Nasenseitenwände bei Ozäna. – 2) Verschluß (Nahlappenplastik) einer Kieferhöhlen-Vestibulumfistel durch gestielten Schleimhaut-Periost-Knochenlappen (nach SEIFFERT unter Verzicht auf die Alveolarfortsatz-Knochenspange).

Lauth* (ERNEST ALEXANDRE L.; 1803–1837, Physiologe, Straßburg) **Kanal, Sinus**: (1829) ↑ Sinus venosus sclerae. – **L.* Ligament**: 1) ↑ Lig. scaphocuneiforme. – 2) queres Band aus Fasern der Ligg. alaria oberhalb des Lig. transversum atlantis.

Lautheit: die Lautstärkeempfindung; Einheit: »Sone« (= 40 Phon; Berechnung nach einfachen Additionsgesetzen). Abhängig von Schalldruckpegel, Frequenzen u. Bandbreite, Intensitätsverhältnis der Frequenzanteile, Zeitdauer der Schallimpulse. – **Lautheitsausgleich**: ↑ FOWLER* Test, Recruitment.

Lautier* Probe: Tbk-Läppchenprobe (Unterarm-Beugeseite) mit Alttuberkulin-Lsg.; sichtbare Infiltration, Rötung u. Bläschenbildung nach 48 Std.

Lautstärke(-pegel), Tonstärke: die Stärke der Hörempfindung (Symbol: Λ); abhängig von Tonhöhe u. Schallstärke I (Λ = const · lg I). Als Normal-L. (I_o) gilt die eines Tons von 1000 Hz mit Schalldruck 0,0002 µb (= 0,00002 N/m^2; der Hörschwelle entsprechend); rel. Einheit: Phon. – Ermittlung n. ZWICKER (Terzpegeldiagramme, daraus ins Subjektive transponierte Phon-Werte) oder n. STEVENS (Oktavpegelwerte, daraus Lautheitswerte in »Sone«). Als Schädigungsgrenze (gem. ISO) gilt die 85-db-Linie (↑ Tab.). – **L.ausgleich**: otol ↑ Recruitment.

	Abstand (ca.)	dB(A)
Ticken einer Uhr	1 m	20
normales Sprechen	1 m	50– 60
Personenauto	7 m	80– 85
Preßlufthammer	7 m	90–100
Düsenflugzeug	20 m	120–130

Laut|stammeln: Stammeln mit Auslassen, falschem Aussprechen oder Verwechseln (= Paralalie) von Lauten. – **L.stummheit**: Unfähigkeit zur Lautbildung auf Grund mangelnder Unterscheidung ähnlich klingender Laute (d. h. partielle akust. Agnosie).

Lavage, Lavement: (Aus-)Waschen, Spülung. – **intestinale L.**: s. u. Dialyse, Reinigungseinlauf.

Lavendulin: Antibiotikum aus Streptomyces lavandulae; wirksam gegen grampos. u. -neg. Baktn., Schimmelpilze, Trichophyten.

Laveran* (CHARLES LOUIS ALPHONSE L., 1885–1922, Hygieniker, Paris; 1907 Nobelpreis für Medizin) **Körperchen**: (1880) parasit ↑ Halbmond (1). – Nach ihm benannt der Gattungsname **Laverania** für die Malaria-Plasmodien.

Laverié* Syndrom: (1853) seltene, nur in Japan häufigere »fam. paroxysmale Myoplegie«, v. a. bei ♂ Pubanden: nach initialem Schweißausbruch u. Durst schlaffe Extremitätenlähmung (Stdn. bis Tage; Reflex- u. elektr. Erregbarkeit herabgesetzt), evtl. Parästhesien u. vegetat. Sympte.; weitgehend ident. mit ↑ WESTPHAL* Syndrom.

Lavipedium: (lat.) Fußbad.

Lavoisier* Kalorimeter (ANTOINE LAURENT L., 1743–1794, französ. Physiker): adiabat. Behälter aus 2 doppelwand. Kugelschalen (für äuß. u. inn. Eismantel) für ein Meerschweinchen, dessen Wärmebildung aus der abfließenden Schmelzwassermenge u. der Schmelzwärme errechnet wird.

Lavolley* Methode: Prüfung der Kapillarresistenz anhand von Größe, Zahl u. Konfluenz mit Saugglocke erzeugter Petechien.

Lavy*-Palmer*-Merritt* Syndrom: (1966) ↑ Polydysspondylie.

Lawford* Syndrom: oligosymptomat. ↑ STURGE*-WEBER* Sy. mit Gesichtsnävus u. Spätglaukom.

Lawrence* Syndrom (ROBERT DANIEL L., 1895–1968, Diabetologe, London): (1946) »lipoatropher Diabetes«, d. h. Schwund des s.c. Fettgewebes (bereits im Kindesalter) mit Insulin-refraktärem Diabetes mellitus (zunächst ohne Ketoseneigung), Hepatomegalie (mit sek. Zirrhose), Muskeldystrophie, Wachstumsbeschleunigung, Hyperlipämie, (Cholesterinwerte normal), Hypertrichose.

Lawrentjew* Neuronenlehre (B. J. L., 1892–1944, russ. Neurohistologe): Jede Nervenzelle bzw. jedes Neuron stellt eine anatom., genet., funktionelle u. troph. Einheit dar.

Lawson* Kinemometer: (1958) Gerät zur zeitl. Messung (elektromagnet. Induktion) des ASR.

Laxans, Laxativum: *pharm* ↑ Abführmittel. – **Laxation, Laxieren:** Abführen. – **Laxantien|enteropathie, L.darm:** chron. Diarrhö (mit sek. Hypokaliämie) durch Abführmittelabusus (v. a. Drastika); s. a. Abführmittelkolon.

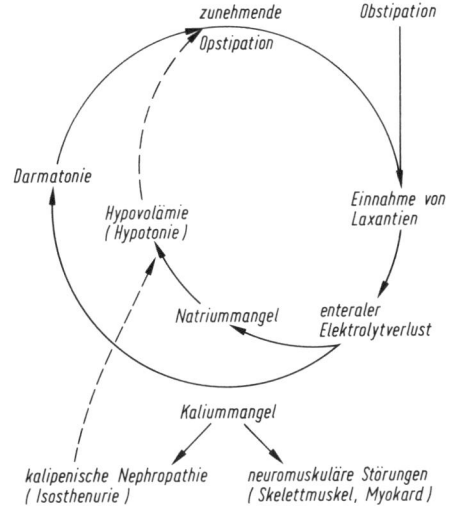

Circulus vitiosus bei **Laxantienmißbrauch**.

Laxitas: (lat.) Weite, Schlaffheit; z. B. **L. alvi** s. **intestinorum** (↑ Diarrhö), **L. ventriculi** (↑ Magenatonie).

laxus: (lat.) locker, schlaff, erschlafft.

Lazarett|brand: *path* ↑ Hospitalbrand. – **L.typhus:** klass. ↑ Fleckfieber.

Lazeration, Laceratio: Zerreißung, Einriß, z. B. von Beckengelenkbändern (mit funktionsbeeinträchtigender Heilung: »**Lazerations|becken**«), des äuß. Muttermundes sub partu (mit sek. Eversion der Zervixschleimhaut: »**L.ektropium**«).

Lazy-leucocyte-syndrome: (engl. = träge; MILLER u. M. 1968) Immundefekt mit verlangsamter Leukozytenmotilität (nachgewiesen im Mikrohämatokritröhrchen) u. peripherer Neutropenie (aber normaler myeloischer Granulopoese); rekurrierend schwere Infektionen.

L-Bakterien: s. u. L-Form.

LC: *pharm* »letale Konzentration« (etwa = Dosis letalis).

LCAT: ↑ Lezithin-Cholesterin-Azylt-transferase; sie überträgt C-2-Fettsäuren des Lezithins auf die C-3-Hydroxylgruppe des freien Cholesterins (u. kontrolliert dessen Austausch zwischen Gewebe u. Organen).

LCL-Körperchen: *virol* ↑ LEVINTHAL*-LILLY*-COLES* Körperchen.

LCM: lymphozytäre ↑ Choriomeningitis.

LCT: ↑ Lungenkapillarzeit.

LD: Letaldosis (↑ Dosis letalis). – s. a. Ld-Faktor.

LD-Antigene: die durch gemischte Lymphozytenkultur definierbaren Histokompatibilitäts-AG; vgl. SD-Antigene.

LDF: Lymphocyte depressive factor (s. u. Tumorimmunologie).

Ld(-Faktor): *serol* erbl. Serum-β-Lipoprotein (»Ld-Protein«), das mit der OUCHTERLONY* Agargel-Doppeldiffusionstechnik innerhalb von 1–2 Tg. durch spezif. AK polytransfundierter Menschen präzipitiert wird. – Europäer zu ca. 43% Ld(a+) u. 57% Ld(a-).

LDH: Laktat-dehydrogenase.

LDL: Low density lipoproteins.

L-Dopa: L-Form des Dopa.

L₀-Dosis: ↑ Limes Null. – **L†-Dosis:** ↑ Limes Tod. – **Lf-Dosis:** (L$_f$ = Limes Flockung) Diphtherie- bzw. Tetanustoxin-Menge, die mit einer I.E. spezif. Antiserum unter optimalen Bedingungen in kürzester Zeit grobflock. Präzipitation ergibt. Parameter für AG-Gehalt von Toxoidimpfstoffen (aber kein Maß für antigene Wirksamkeit); vgl. Limesflockungswert.

LE: ↑ Lupus erythematodes. – **Le:** die Antigene (Le^a, Le^b, Le^c) des ↑ Lewis-Systems.

Leadbetter* Methode: (GUY WHITMAN L., 1893 bis 1945, Chirurg, Washington): End-zu-Seit-Anastomose zwischen Ureter u. Dickdarm (bzw. Dickdarmblase); Kombination der submukösen Schrägkanalbildung n. COFFEY u. der Mukosa-Mukosa-Naht n. NESBIT-CARBONNIER als Antirefluxplastik nach Blasenexstirpation.

Leak: (engl. = Leck) durch Schlußunfähigkeit bedingter Kapazitätsverlust (»Run-off«).

Leans: (engl.) bei Beschleunigungseinwirkung ohne Sichtkontrolle Fehlempfindung seitl. Kippens u. ausgleichendes »Lehnen« nach der Gegenseite.

Learmonth*(-Braasch*) Operation: (1930) Resektion des N. praesacralis bei neurogener Harnverhaltung.

Lebek* Agar-hohe Schicht-Kultur (GERHARD L., zeitgen. Bakteriologe, München, Bern): Kultur auf SAUTON* Agar (Asparagin, KH$_2$PO$_4$, MgSO$_4$, Ferriammoniumzitrat, Na-zitrat, Aq. bidest.) zur Züchtung u. Differenzierung von Tbk-Baktn. (»Humanus«-Typ mit höherem O$_2$-Verbrauch).

Leben: an ein System funktionsfähiger spezif.-organ. Strukturen u. an best. äuß. »Lebensbedingungen« gebundenes Phänomen, das sich v. a. in Stoff- u. Energiewechsel, charakterist. Formwechsel, Reproduktionsvorgängen, Reizbarkeit, bei höheren Tieren auch in psych. Leistungen äußert. Manifestationsintensität verschieden, im Extremfall u. U. kaum mehr feststellbar (= »**latentes L.**«; intensivierbar, solange Strukturen nicht irreversibel verändert; s. a. Lebenszeichen); beim Menschen nach Aufhören (bzw. bei Nichtnachweisbarkeit) höherer Nerventätigkeit evtl.

Leben, vegetatives

nur noch vegetat. Funktionen (Atmung, Kreislauf, Stoffwechsel etc.) im Dienste der Homöostase erhalten (»**vegetat.**« oder »**extrazerebrales L.**«) bis zum Eintritt des / Hirntodes. Form- u. funktionsbestimmende Strukturelemente sind Proteine u. Nukleinsäuren; Funktionsfähigkeit des Systems gebunden an genetisch programmierte spezif. Ordnung der Strukturen u. Vorgänge (mit Rückkoppelungskontrollen). Beginn auf der Ebene der Zelle (als kleinstes integriertes System) nicht bestimmbar, wohl aber das irreversible Ende (das im mehrzell. Organismus evtl. infolge struktureller u. funktioneller Desintegration stufenweise eintritt); der »Beginn« (nach »Zeugung«) ist nur die Auslösung von Vorgängen im vorgegebenen funktionsfäh. System (Eizelle).

lebende Naht: chir. Naht mit vitalen Körpergeweben (Faszie).

Lebend|geburt: G., bei der das Kind nach Verlassen des Mutterleibes Lebenszeichen (Herzschlag, Atmung, Nabelschnurpulsationen, Bewegungen willkürl. Muskeln) erkennen läßt. – I. w. S. das »**L.geborene**« (für das die Bestimmungen des Personenstandsgesetzes gelten).

Lebendimpfstoff, -vakzine: *immun* I. aus virulenz- u. pathogenitätsabgeschwächten, jedoch vermehrungsfäh. Keimen, die eine echte Infektion hervorrufen u. dadurch aktiv immunisieren; z. B. Masern-L. (Edmonston-Stamm), Poliomyelitis-L. »SABIN« (SABIN-Stämme Typ I, II, III), BCG-Impfstoff.

Lebensalterdosis, höchstzugelassene: *radiol* (1959) nicht zu überschreitende Ganzkörperdosis (Äquivalentdosis in rem) bei beruflich Strahlenexponierten nach dem 18. Lj. bis zum jeweil. Alter N; berechnet als $(Dq)L = (N - 18) \cdot 5$ rem.

Lebens|baum: *anat* / Arbor vitae. – **L.b.blase**: *röntg* KM-Bild der neuromuskulär hyper- oder hypotonen Harnblase, mit unregelmäß. Konturierung u. lebensbaum- oder birnenähnl. Form. – **L.bilderschau**: Hypermnesie im Augenblick aktueller Lebensgefahr; mit schnellstem Ablauf einer langen, auch später erinnerl. Serie von Erinnerungen vor dem »inneren Auge«.

Lebens|erwartung (mittlere): *anthrop* die für jede Altersklasse statistisch ermittelte Durchschnittszahl der zu erwartenden L.jahre (errechnet als Quotient aus dem Gesamt noch zu durchlebender Jahre u. der Zahl der Überlebenden). – **L.fähigkeit**: morphol. u. funktionelle Voraussetzung zum Leben; beim Neugeb. u. a. abhängig von Reifegrad u. Geburtsgew. (im allg. ab 600 g).

Lebensmittel: alle Stoffe, die bestimmt sind, unverändert, zubereitet oder verarbeitet vom Menschen gegessen, gekaut oder getrunken zu werden (soweit nicht Arzneimittel); gesetzlich gleichgestellt auch tabakhalt. u. -ähnl. Erzeugnisse zum Rauchen, Kauen oder Schnupfen. Aufwertung durch Zusatz von Vitaminen, Spurenelementen u. Mineralstoffen gestattet, Färben nur mit erlaubten L.farbstoffen (der pos. Listen der Farbstoff-VO); s. a. Konservierungsstoff-VO. Weitere gesetzl. Regelungen durch Milch-, Wein-, Fleischbeschau-, Brot-, Nitrit-Gesetz. Kontrolle erfolgt durch chem. u. Veterinäruntersuchungsanstalten, Gesundheitsämter, L.polizei. – **L.vergiftung** durch Verzehr verunreinigter (z. B. Spuren von Pb, Zn), zersetzter (Stoffwechselgifte aus Fischen, Muscheln, Pilzen) oder bakteriell infizierter Nahrung, wobei als »L.vergifter« v. a. Salmonellen gelten (Endotoxinbildner, z. B. Sa. typhi murium, enteritidis, cholerae suis; s. a. Gastroenteritis paratyphosa, ferner Shigellen, Strepto- u. Staphylokokken, Bac. cereus, Clostridium-Spezies (/ Botulismus). Klin.: akuter Brechdurchfall (bei Clostridium perfringens u. Bac. cereus evtl. Koliken, hämorrhag. nekrotisierende Enteritis), typhusähnl. Verlauf, Elektrolytstörungen etc.; s. a. Fleischvergiftung, Reisediarrhö, Nahrungsmittelallergen.

Lebens|probe: *päd* / Lungenschwimm-, Nabelgefäßprobe; s. a. L.zeichen. – **L.retter**: *chir* gebogene Metallkanüle mit zahlreichen seitl. Öffnungen zur (oro)trachealen Intubation. – **L.rhythmik**: die endogene / Rhythmik.

Lebens|schwäche (des Neugeborenen): mangelhafte oder fehlende postnatale Adaptation (v. a. unzureichende Regelung von Atmung, Temp. u. Verdauung) als Todesurs. bei unreifen Frühgeb. (ohne path.-anatom. Substrat). – **L.trieb**: in der dualist. Triebtheorie von S. FREUD (1920) die dem Todestrieb entgegengesetzten (auf Entfaltung u. Erhaltung des Lebens in allen Aspekten gerichteten) Strebungen (einschl. der sexuellen: »Eros«). – **L.unlust**: mangelhafte L.bejahung einschl. resultierender Selbsttötungsgefahr.

Lebenszeichen: die eine Vita minima beweisenden bzw. den scheinbar eingetretenen Tod widerlegenden Sympte., z. B. vorhandene Atmung (Beschlagen des vor Mund u. Nase gebrachten Spiegels, Seifenschaumbewegung), Abwehrbewegungen, Rötung u. Blasenbildung der Haut bei starker Reizung (z. B. mit heißem Siegellack), Aufleuchten der Konjunktiven u. Schleimhäute unter Quarzlicht bis 30 Min. nach i.v. Inj. einer Fluoreszin-Lsg., pos. EKG (u. EEG), Blutung aus eröffneten venösen Stauungsgefäßen oder abgeschnürtem Finger, Nichtausgleich der Körpertemp. mit der der Umgebung, Sichtbarbleiben der Netzhautarterien, pos. Pupillen- u. Kornealreflex, elektr. Erregbarkeit der Muskulatur (unsicher, kann noch 48 Std. p. m. bestehen, / supravitale Reaktionen). – vgl. Todeszeichen.

Lebens|zeitdosis: *radiol* / Langzeitdosis; vgl. L.alterdosis.

Leber* (THEODOR L., 1840–1917, Ophthalmologe, Berlin, Göttingen, Heidelberg) **Körperchen**: / HASSALL* Körperchen. – **L.* Miliaraneurysmen**: multiple Anschwellungen oder Ausbuchtungen der Netzhautarterien, seltener auch -venen als mögl. Urs. der hämorrhag. **L.* Retinitis** (z. B. bei – diabet. – Vasopathie). – **L.* Phänomen**: (1877) / digitookuläres Phänomen. – **L.* Syndrom**: fam., rezessiv-geschlechtsgebunden erbl. (androtrope), progred. Optikusatrophie (mit weitgehendem Schwund des Nervs); meist ab 2.–3. Ljz. ein- oder beidseit. Ausfall des zentralen Sehvermögens. – **L.* Theorie**: Die sympath. Ophthalmie entsteht durch Wanderung des pathogenen Agens in den Lymphbahnen entlang der Optikusscheiden vom kranken zum gesunden Auge.

Leber: / Hepar; s. a. Hepat(o).... – **bunte L.**: (KALK) Narbenleber infolge chron. Hepatitis; evtl als »große b. L.« mit flächenhaften oder strangförm. Kapselverdickungen (an abgeklungenen Herden) u. frischroten Proliferationen (floride Entzündung); im akuten Stadium als »große rote L.«. – **gelappte L.**: / Hepar lobatum. – **polyzystische L.**: angeb. / Zystenleber.

Leberabszeß: intrahepat. Abszeß bei Amöbenruhr oder rezidivierender intestinaler Amöbiasis (»trop. L.«; s. a. Amöbenabszeß), aszendierendem Gallenwegsinfekt (= cholangit. oder biliärer ⌇ Abszeß, Pylephlebitis) oder Sepsis (= **pyäm. L.**). Klin.: sept. Temp., druckschmerzhafte Leberschwellung, geringgrad. Ikterus, geringe Transaminasen-Aktivität. Diagnose: Leberszintigramm, US-Schnittbild, Computer-Tomogramm (⌇ dort. Abb.).

Leberadenom: Sammelbegr. für ⌇ Cholangiom u. Leberzelladenom (benigne hamartöse Neoplasie aus reifen Epithelzellen ohne Zentralvene u. Periportalfeld; als azinöses oder vesikuläres L. mit zahlreichen tubulären oder alveolären Hohlräumen, die amorphes Eiweiß u. gall. Substanz enthalten) sowie für kombin. Formen (»gemischtzelliges Leber-Gallengangsadenom«).

Leber|aggressionssyndrom: Oberbegr. für L.funktionsstörungen u. -zellschäden als Folge von Schock, Intoxikation, Koma etc. – **L.amyloidose**: Amyloidablagerung in den DISSE* Räumen; prim. bei Plasmozytom (azidophile Homogenisierung der Arterienwände), sek. bei chron. Eiterungen, Tbk, PCP, LE, Malignom. Leber groß, hart (»Holzleber«). – **L.angiographie**, Hepatographie: röntg Kontrastdarstg. der intrahepat. Blutgefäße bei Portohepatographie (s. a. Splenoportographie), Hepatiko-Arteriographie (über Aortenkatheter) oder als retrograde Füllung der V. hepatica (über Herzkatheter). – **L.angiom**: ⌇ Leberhämangiom.

Leber|anschoppung: Leberstauung bei Rechtsherzinsuffizienz, mit Erweiterung u. Prallfüllung der Zentral- u. Sublobularvenen u. Sinusoide. – **L.antikörper**: organspezif. oder -unspez., nicht spiesspezif. AK u. Auto-AK gegen zellgebundene (Leber-, Gallengangsepithel), subzelluläre (Organellen) oder lösl. AG (Extrakte) der Leber; bei Hepatitis u. Zirrhose durch KBR, Antiglobulin-Konsumptionstest, Immunofluoreszenz etc. nachweisbar. – **L.arterienverschluß, akuter**: plötzl. Verlegung (Thrombose, Embolie, Trauma) des Lumens der A. hepatica oder ihrer Äste mit konsekut. anäm. Infarzierung (sektorenförmig).

Leberassistenz (extrakorporale): bei hepat. Koma temporärer ⌇ Leberersatz durch Anschluß u. Perfusion einer Tierleber (meist Schwein).

Leberatrophie: Parenchymschwund der Leber mit Organverkleinerung; als **braune L.** mit Lipofuszineinlagerung (im Alter, bei Hunger, Kachexie); als **rote L.** mit Ery-Extravasaten um gereinigte Herde bei Rückbildung einer akuten Virushepatitis; als **zyanot. L.** bei chron. ⌇ Stauungsleber; ferner die **akute gelbe L.** (⌇ Leberdystrophie), die **chron. L.** (⌇ BERGSTRAND* Zirrhose), die **partielle L.** (Schrumpfung u. Farbveränderung nur des li. Lappens ohne Zirrhose bei in den ersten bd. Lebensmon. verstorb. Säuglingen; physiol. Phänomen?).

Leber|ausfallkoma: progred. hepat. Koma infolge spontanen oder op. portokavalen Shunts (verringerte NH_3-Entgiftung durch ischäm. Parenchymausfall); ausgelöst z. B. durch Op., Ösophagusvarizenblutung; s. a. Tab. »L.koma«. – **L.azinus**: das morphol. Substrat des sogen. »funktionellen ⌇ Leberläppchens«.

Leber|bilharziose: Schistosomiasis hepatica. – **L.biopsie**: mikroskop. Untersuchung von Lebergewebe, gewonnen als Punktat (MENGHINI*, VIM*-SILVERMAN* Nadel) unter laparoskop. Sicht (»gezielte L.«) oder durch die Haut (= abdomin. oder transthorakale Blindpunktion) oder aber als Exzisat. Kontraindikation: hämorrhag. Diathese, Leberkavernom, -abszeß, Peritonitis, Zwerchfellhernie, schwere Herz-Kreislaufstörung.

Leber|blutung: durch hämorrhag. Diathese (selten) oder ⌇ L.ruptur bedingte bzw. nach Punktion auftret. Kapsel- u. Parenchymblutung in den Bauchraum oder in das Organ (evtl. mit Hämobilie). – **L.bouillon**: (TAROZZI) bakt Nährbouillon mit Zusatz von Kaninchen- oder Meerschweinchenleber (als reduzierende Substanz); für Anaerobierkultur. – **L.bruch**: ⌇ Hepatozele.

Leber|dämpfung: (LANDES) Perkussionsschalldämpfung über den nicht von der Lunge bedeckten Leberteil; kann bei Pneumoperitoneum verschwinden. – **L.diabetes (Naunyn*)**: pathogenetisch unklare Kombin. von Leberzirrhose u. Diabetes mellitus. – **L.distomatose**: ⌇ Fasciolopsiasis. – **L.durchblutung**: ⌇ Leberkreislauf. – Bestg. nach dem FICK* Prinzip (unter Bromsulfalein-Infusion) oder anhand des ⌇ L.minutenvolumens.

Leberdystrophie, akute gelbe: Massenuntergang von L.zellen (mit L.zerfallskoma u. schwerem Ikterus) bei fulminanter Hepatitis oder Vergiftungen (z. B. Pilze, Chloroform). Fast immer tödlich; bei Ausheilung Narbenleber (»Kartoffelleber«).

Leberechinokokkus: Befall der Leber durch die Finnen von Echinococcus granulosus oder multilocularis; entweder alveoläre (mit tumorart. Durchwachsen der Leber) oder zyst. Form (uni- oder multilokuläre Zysten; bei Punktion Gefahr allerg. Schocks!). Im Rö.bild evtl. Wandverkalkungen, Zwerchfellbuckel, Spiegelbildung; im Splenoportogramm Gefäßverdrängung.

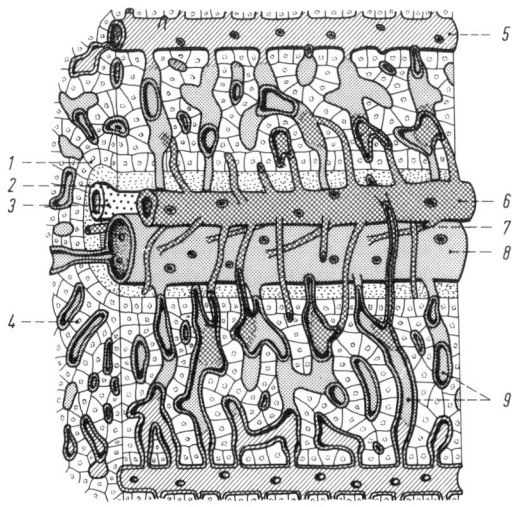

Gefäßanordnung im **Leberläppchen**: 1, 4 = Leberzelle, 2 = Capsula fibrosa perivascularis, 3 = Ductulus interlobularis (Gallengang), 5 = V. centralis, 6 = A. interlobularis (aus der A. hepatica), 7 = a.-v. Anastomose, 8 = V. interlobularis (aus der V. portae), 9 = Sinusoide.

▨ Zentralvenenblut ▩ Leberarterienblut
☐ Pfortaderblut ⸭ Galle

Leberegel

Leberegel: in den Gallengängen parasitierende Trematoden; beim Menschen Opisthorchis felineus (»Sibir. L.«), O. sinensis (»Chines. L.«), O. viverrini (»Hinterind. L.«), O. sive Amphimerus noverca (»Vorderind. L.«), Dicrocoelium dendriticum (»kleiner L.«), Metorchis conjunctus, Pseudamphistomum truncatum u. (i. e. S.) Fasciola hepatica (»großer L.«).

Leber|entzündung: ↑ Hepatitis. – **L.enzymmuster**: die sich qualitativ u. in quant. Relation in Serum wiederspiegelnde organspezif. Enzymausstattung, nutzbar zur DD von L.erkrn. (bes. aussagekräftig GOT, GPT, GHD, LDH (u. Isoenzyme), alkal. Phosphatase, LAP, GGTP, Cholinesterase; s. a. Abb.

Leberepithel|verfettung: fett. Degeneration der Leberzelle infolge Hemmung der Fettverwertung (Oxidationsstörung), Steigerung der Fettsynthese, Herabsetzung des Fettabtransports; histol.: azinozentrale (hypoxisch) oder -periphere (toxisch), fein-, mitteloder grobtropf. Verfettung; makroskop.: Fettleber. Vork. bei Anämie, Einwirkg. von Lebergiften, Alkoholvergiftung, Stoffwechselkrkhtn., Fehlernährung (Hungerfettleber). Bei Entzug der Noxe (u. nur geringer Mesenchymreaktion) reversibel. – **L.zelle**: die entodermale Zelle des ↑ Leberparenchyms; polygonal, mit 1–2 Kernen oder polyploidem Riesenkern, großem Zelleib, der außer sämtl. Zellorganellen verschied. paraplasmat. Stoffe enthält (Glykogen, Eiweiß, Lipide, Vitamine, Eisen, Pigment). Baustein der Leberzellplatte (↑ Lamina hepatis) bzw. des ↑ Leberläppchens; begrenzt die Gallenkanälchen.

Die enzymatische Ausrüstung der Leberzelle

Struktur (Organellen)	enzymatische Ausrüstung
Gallenkapillaren	alk. Phosphatase Leuzin-Aminopeptidase 5-Nukleotidase
Lysosomen („suicidbags")	hydrolyt. Enzyme (pH 3-5)
endoplasmat. Retikulum a) glattes	Enzyme treten normalerweise nicht ins Plasma über
b) granuläres (Ribosomen)	Albumin, Cholinesterase Coeruloplasmin Gerinnungsfaktoren (II, V, VII, VIII, X)
Mitochondrien	GLDH (100%) GOT (70%) MDH (40%)
Zytoplasmaraum	Indikatorenzyme (intrazelluläre Funktion): SGOT, SGPT, LDH, ALD, SDH

(Endothelzelle, KUPFFER-Zelle, Kern, GOLGI-App., Sinus, freie Ribosomen, DISSÉ-Raum)

Leberersatz: *klin* Maßnahmen zur Überbrückung einer Leberinsuffizienz bzw. eines Zustandes nach Hepatektomie, temporär durch ↑ Leberassistenz, parabiot. Kreuzzirkulation (Mensch-Affe), Blutaustausch, definitiv durch ↑ Lebertransplantation.

Leberfibrose: erhöhter (regenerativer) Bindegewebsgehalt der Leber bei erhaltener Läppchenstruktur; unterschieden als **portale** (Verbreiterung der GLISSON* Felder), **intralobuläre** (Ersatz von Parenchym), **perisinusoidale** (im DISSE* Raum), **biliäre** (nach Cholestase) u. **kardiale L.** (Stauungsfibrose bei chron. Rechtsinsuffizienz). – Ferner die **hereditäre kongenit. L.** mit Hyperplasie (Zysten, Verzweigungen) der kleinen intrahepat. Gallengänge in verbreiterten Periportalfeldern (»periduktuläre L.«) u. Verödung der Pfortadervenulen (u. konsekut. juvenilen Pfortaderhochdruck).

Leber|fleck: ↑ Naevus spilus (v. a. im Gesicht als vermeintl. Hinweis auf Leberkrkht.), ↑ Lentigo. – **L.funktionsdiagnostik**: Prüfung der Stoffwechselleistungen des Organs, für KH-Stoffwechsel z. B. Glukosebelastung, für Fettstoffwechsel Bestg. des Cholesterin-Quotienten, für Eiweißstoffwechsel ↑ Serumlabilitätsproben, Gerinnungsstatus etc., für Exkretion Bromsulphaleinprobe etc.; s. a. L.enzymmuster. – **L.furchen**: ↑ LIEBERMEISTER*, ZAHN* Furchen.

Leber|galle: s. u. Galle, A-Galle. – **L.gang**: ↑ Ductus hepaticus. – **L.gifte**: für die Leberepithelzelle tox. Stoffe (die im Extremfall zu Zellnekrosen u. akuter ↑ Leberdystrophie führen); v. a. Phosphor, Tetrachlorkohlenstoff, Chloroform, Arsen, bei ausreichender Dauer u. Konz. auch Alkohol sowie best. Zytostatika, Phenothiazine, Ovulationshemmer. – **L.glykogenose**: die hepatorenale (↑ v. GIERKE*) u. die hepat. Glykogenose (↑ HERS*).

Leber|hämangiom: gutart. Neoplasien aus dünnwandigen, meist endothelausgekleideten kapillären Gefäßen (evtl. kompakte Stränge, aber auch kavernöse Formen, v. a. subserös); z. T. als angeb. Mißbildung. – I. w. S. auch das Hämangio(endothel)sarkom, mit kavernösen Sinus, ausgekleidet von anaplast. Endothel; z. B. als Thorotrast- u. PVC-Effekt. – **L.hämolyse**: ↑ Blutmauserung in der Leber. – **L.-Hautzeichen**: ↑ Lebersternchen.

Leber|hilus: ↑ Porta hepatis. – **L.histoplasmose**: Granulombildung (Epitheloid-, Riesenzellen) bei Befall mit Histoplasma capsulatum. – **L.-Hoden-Syndrom**: Hodenatrophie u. Rückbildung der sek. Geschlechtsmerkmale als Folge eines alkoholtox. Leberschadens.

Leber|infarkt: anäm. oder hämorrhag. Leberparenchym-Infarkt bei Verschluß eines Hepatika- bzw. Pfortaderastes (↑ ZAHN* Infarkt). – Ferner als »Fettinfarkt« die umschrieb. fett. Degeneration in der Agonie. – **L.insuffizienz**: Versagen der vitalen Funktionen der Leber; akut nach massivem Parenchymzerfall (Hepatitis, Intoxikation); klin.: ↑ Leberkoma, chronisch z. B. bei Leberzirrhose (schleichender Beginn, allmähl. Dekompensation). – **L.inkorporationstest**, LIT: (GLASS) ↑ Leberszintigraphie (bei Perniziosa) nach Gabe von radioaktiv markiertem Vit. B_{12}.

Leber|kapsel: ↑ Capsula fibrosa perivascularis. – **L.karzinom**: primär das maligne ↑ Cholangiom oder (häufiger) das ↑ L.zellkarzinom, i. w. S. auch das ↑ Hepatoblastom des Kleinkindes (maligner Mischtumor in zirrhosefreier Leber); sekundär Metastasen v. a. aus Pfortadergebiet, Lunge u. Mamma, ferner direkt übergreifendes Gallenblasen-Ca. – **L.kavernom**: kavernöses ↑ Leberhämangiom.

Leber|kolik: Kolik durch plötzl. Druckanstieg im Gallenwegssystem (↑ Gallenkolik). – **L.koma**: Koma als Folge endo- (»Zerfallskoma«, nach ausgedehnten Parenchymnekrosen) oder exogener (»Ausfallkoma«; z. B. bei kompensierter Zirrhose durch Überangebot abbaupflicht. N-Substanzen, nach Shunt-Op. bei Pfortaderhypertonie) akuter Leberinsuffizienz mit Zusammenbruch der Entgiftungsfunktion; ferner – als **falsches L.koma** – das Elektrolytkoma (bei Elektrolytverschiebungen im Plasma; z. B. als hypokaliäm. Koma nach forcierter Diurese durch Hg-Diuretika); sowie ein – noch diskutiertes – »Fermentblock-Koma« (WILDHIRT) bei normalem Leber-

Formen des **Leberkomas** (nach BRÜHL).

	Häufigkeit	Histologie	Leberdurchblutung	Auslösende Faktoren	Pathogenet. Hauptprinzip	Ikterus	Fötor	Ekg	SGPT SGOT	Serum Elektrolyte	Bilirubin im Serum	Therapie	Therapeutisches Wirkungsprinzip	Prognose quoad vitam	quoad sanationem
I Leberzerfallskoma (=„endogenes", „echtes" Koma)	+	Infiltrate u. Epithelzellzerstörungen, ausgedehnte Parenchymnekrosen u. entzündl. Infiltrate	ungestört	Op., Narkose; akute Verschlechterung bei Hepatitis (nekrot. Form), Pilzvergiftung	Zusammenbruch der hepatischen Entgiftung	+++	+++	⌐⌐⌐	↑	≡≡≡	+++	a) KALK* Tropfinfusion kombin. mit Arginin-Apfelsäure-Präp. b) Duodenalsondierung c) Diät ohne Eiweiß	a) Unterstützung der Harnstoffbildung aus NH_3 durch Einschleusung von Aspartat u. Bereitstellung von Arginin	ernst	nach Überstehen nicht ungünstig
II Leberausfallskoma (= periodischer, episodischer, portokavaler Stupor)	++	Destruktion des Läppchens: bindegeweb. Septen, Fibrose, Pseudoläppchen, Nekroseherde	behindert	Blutung, Funktionsüberlastung, akuter nekrot. Schub	verringerte NH_3-Entgiftung bei Shunt (spontan oder operativ)	+(+)	+	⌐⌐⌐	normales Ekg	↑ ↓ ≡≡≡	(+) bis +	a) wie bei Ia, nur verstärkt Apfelsäure b) Antibiotika c) bei Ösophagusblutungen SENGSTAKEN-Sonde	b) Ableitung tox. Darmprodukte, Unterbrechung des enterohepat. Kreislaufs c) Dämpf. d. Ammoniakbildenden Darmflora	mäßig bis ernst	schlecht
III a) falsches Koma -reine Form- (= Elektrolyt-, „exogenes Koma") b) als Folge von II (mit entsprech. Grundmerkmalen)	+	normales Bild	ungestört	Aszitespunktion, forcierte Diurese	Kaliumverarbeitung	⊖	⊖	⌐⌐⌐ Ekg-Veränderungen bei K⁺ <2,5 mval/l, HEGGLIN* Syndrom(2), vorzeitiger 2. Herzton	Normalbereich	≡≡≡ ↓	normal	K-Zufuhr i.v., dann per os K-reiche Diät (Aprikosen, Pfirsiche, Pflaumen, Rosinen, Reis)	Regulierung des Ionengleichgew. durch K-Substitution	mäßig	je nach Grundstörung

Möglicherweise weitere Sonderformen infolge Fermentblockade (WILDHIRT), mit normalen Gewebs- und Serumbefunden

befund. – Klin. (s. a. Tab.): Dämmerzustand bis völl. Bewußtlosigkeit, Foetor hepaticus (durch Metylmerkaptan; süßlich, an rohe Leber erinnernd), Hypermotorik, Flattertremor. Ther. führt bestenfalls zur Wiederherstellg. des labilen Stoffwechselgleichgewichts.

Leberkreislauf: als **funktioneller** L. der ↗ Pfortaderkreislauf; als **nutritiver** L. der über die A. hepatica propria u. ihre die Pfortaderäste begleitenden Verzweigungen (Kapillaren ans Interstitium, nach Verbindung mit den venösen Sinusoiden, d. h. nach Vernetzung bd. Kreisläufe, das Leberepithel versorgend). Abfluß bd. Systeme über Zentral-, Schalt- u. Sammelvenen in die Vv. hepaticae zur unt. Hohlvene; s. a. Abb. »Leber«, »Sphinkter«.

Leberläppchen: 1) funktionelles L.: funktionelle Lebereinh., gebildet von Leberarterien-, Pfortader- u. Gallengangsast (samt deren Sinusoiden bzw. Gallenkapillaren) u. der zugehör. Leberzellplatten mit dem GLISSON* Dreieck als räuml. Mittelpunkt; s. a. Hepaton. – **2) morphol.** oder anatom. L., Zentralvenenläppchen: aus Leberzellplatten (mit Gallenkapillaren, Sinusoiden, DISSE* Raum; s. a. L.azinus) u. der V. centr. als räuml. Mittelpunkt bestehende Struktureinheit (alle an ein GLISSON* Dreieck angrenzenden Segmente bilden das funktionelle L.); s. a. Abb. S. 1429.

Leber|lappen: ↗ Lobus hepatis. – **L.lobektomie (Pack*):** rechtsseit. ↗ Hepatektomie mit Teilresektion des Lobus caudatus.

Leberminutenvolumen: das pro Min. die Leber passierende Blutvol. (in ml); bestimmbar anhand der Farbstoffexkretion (Bromsulphalein, Bengalrosa), als Clearance (z. B. ^{198}Au, ^{131}J-Albumin, Bromsulphalein), durch Wärmetransportmessung. Normalwerte (methodenabhäng.) 1460–1530 ml /Min.

Leber|naht: *chir* Parenchymnaht mit drehrunder Nadel u. Knotung über Fibrinschwämmchen oder Weichteilgewebe; als Catgut-Steppnaht (am Leberrand) oder als Massenligatur (nach Ligatur größerer Einzelgefäße) mit Catgut-Doppelfäden (Knoten abwechselnd an Ober- u. Unterfläche). – **L.nekrose:** Einzelzell-, herdförm. (entweder zentrale Läppchen- oder Gruppennekrose) oder Massennekrose von Leberepithelzellen als Folge von Intoxikation, Infarkt oder Infektion. – **L.-Nieren-Syndrom:** ↗ hepatorenales Syndrom.

Leberparenchym: das aus Leberzellplatten, Gallenkapillaren u. Lebersinusoiden (Endothel, KUPFFER* Sternzellen) zusammengesetzte spezif. Lebergewebe. – **L.schaden:** ↗ Hepatose.

Leber|perfusion: 1) die künstl. pulsatile Durchströmung (kalte, hyperoxygenisierte Nährlsg.) einer exstirpierten Leber zu deren Konservierung zwecks Transplantation. – **2)** die extrakorporale ↗ L.assistenz. – **L.präparat:** L.extrakt oder L.hydrolysat für die ↗ L.therapie. – **L.puls(ation):** systol. Pulsation der L.venen bei Rechtsherzinsuffizienz (als »Leberwippen« des vergrößerten Organs tastbar). – **L.punktion:** s. u. L.biopsie.

Leberresektion

Leber|resektion: op. Entfernung von Leberteilchen, **atypisch** (ohne Berücksichtigung segmentaler Gliederung) z. B. bei Probeexzision, randständ. oder oberflächennaher Exstirpation randständiger path. Gebilde, **typisch** (anatomiegerecht) als ↑ Hemihepatektomie, evtl. Dreiviertelresektion; s. a. Hepatektomie. – **L.ruptur:** L.zerreißung durch stumpfes, penetrierendes oder perforierendes Trauma, bes. oft bei Polytraumatisierten; oberflächl. (evtl. nur Kapsel), subkapsulär oder zentral (Berstungstrauma); evtl. als Lappenabriß, auch völl. Zerstückelung; oft zweizeitig mit oligo- oder asymptomat. Intervall. Sympte.: Hämorrhag. Schock, schnell zunehmende Leukozytose, örtl., später diffuse Abwehrspannung (evtl. auch in re. Schulter ausstrahlender Schmerz), Temp.anstieg, Schmerz u. Vorwölbung des DOUGLAS* Raums, Hämobilie; als Komplikationen Gewebsembolie, Nekrosen (evtl. mit Sequestration), Abszedierung, Gallenfistel mit Cholaskos.

Lebersarkom: primär als Rhabdomyo-, Alveolar-, Spindel- oder Rundzell-, Riesenzell-, Angiosarkom sowie synzytiales oder peritheliales anaplast. Sarkom (insges. selten; v. a. bei Kindern); ferner Metastasen.

Leber|schaden: Hepatose; s. a. L.gifte. – **L.schall:** dumpfer Perkussionsschall (wie über der Leber); s. a. L.dämpfung. – **L.schatten (Pichler*):** das an der Bauchdecke erkennbare respirator. Auf- u. Absteigen des L.randes am Liegenden. – **L.schutzstoffe:** hepatotrope Stoffe als – umstrittene u. größtenteils obsolete – Prophylaktika bzw. Therapeutika für Leberaffektionen; z. B. essentielle Phospholipide, Orot-, Thioctsäure, Metaboliten des Harnstoff- u. Zitronensäurezyklus, Vit. B_{12}, Folsäure, Fruktose etc.; meist in Kombin. mit **L.schonkost,** d. h. leichter, vitaminreicher u. kalorisch ausreichender Normalkost (früher KH- u. eiweißreich, aber fettarm).

Leber|segment: der je einem Gallengangs-, Pfortader- u. Leberarterienast zugehör. L.abschnitt (beim Menschen 6–10). – **L.sinus(oide):** die weiten, venös-arterielles Mischblut (↑ Leberkreislauf) führenden Blutkapillaren (Wand nur aus Endothel, ↑ KUPFFER* Zellen) in den L.lakunen, vom DISSE* Raum umgeben, radiär im L.läppchen von der Peripherie zur V. centralis verlaufend.

Leber|stärke: ↑ Glykogen. – **L.stauung:** s. u. Stauungsleber. – **L.stein:** intrahepat. Gallenkonkrement (meist Cholesterin). – **L.sternchen:** multipler Naevus araneus als typ. Hauterscheinung am Oberkörper bei chron. (akt.!) Hepatitis oder L.zirrhose (aber auch bei lebergesunden Jugendl. u. – reversibel – in der Gravidität); oft kombin. mit ↑ Palmarerythem u. Dollarhaut. Pathogenese ungeklärt (bei Untergang von Leberparenchym freiwerdende gefäßakt. Stoffe?).

Leber|stoff: ↑ Antiperniziosa-Prinzip. – **L.strich:** (DICKE) physiother Längsdurchstreichungen der »L.zonen« als Bindegewebsmassage. – **L.syphilis:** sogen. Feuersteinleber (interzelluläre Fibrose mit Riesenzellen) u. monozelluläre Zirrhose bei Lues connata, Icterus syphiliticus praecox in Stadium I u. II (z. T. tox. Salvarsan-Ikterus bzw. HERXHEIMER* Reaktion); spezif. Zirrhose oder Gummen mit narb. Abheilung (↑ Hepar lobatum) in Spätstadien. – **L.szintigraphie:** szintigraph. Darstg. (kolloidales ^{198}Au, ^{131}J-Albumin) des funktionstücht. L.gewebes (»Hepatogramm«) zur Abgrenzung umschrieb. nicht-speichernder Prozesse (Zyste, Abszeß etc.).

Lebert* Anämie: perniziöse ↑ Anämie.

Leber|teratom: 1) konnatale benigne Mischgeschwulst mit ausdifferenzierten Zellen verschiedener Keimblätter; evtl. maligne entartend. – 2) **malignes L.t.** mit lockerem, myxoidem Stroma (ähnl. embryonalem Lebergewebe), als epitheliale oder gemischtzell. (= epithelial-mesenchymale) Form. – **L.therapie:** (MINOT u. MURPHY 1926) bei perniziöser Anämie orale Gaben großer Mengen roher Leber u. parenteral von L.extrakten; obsolet. – **L.tran:** ↑ Oleum Jecoris Aselli. – **L.transplantation:** definitiver ↑ L.ersatz durch – orthotope – Verpflanzung eines lebensfrisch entnommenen, kalt u. blutfrei (hyperoxygenisierte Nährlsg.) perfundierten (bis 7 Std.) allogenen (oder xenogenen) Organs, mit Herstg. der natürl. Gefäßverhältnisse u. Galleableitung (z. B. Cholezystoduodenostomie). Postop. stets passagere (ca. 14 Tg.) Blutgerinnungsstörung. Ind.: progred., nicht-infektiöse Lebernekrosen mit Koma, intra- u. extrahepat. biliäre Atresie, auf Leber beschränkter Primärtumor. – **L.typ:** onkol ↑ Pfortadertyp.

Leberumgehung: Umgehungskreislauf bei extra- (präoder post-) oder intrahepat. Block (mit portaler Hypertension); spontan (als Kollateralkreislauf, ↑ Ösophagusvarizen, Caput Medusae) oder operativ (z. B. portokavaler oder splenorenaler Shunt).

Lebervenen: ↑ Venae hepaticae. – **L.katheterismus:** Kathetereinführung (über Kubitalvene, re. Vorhof, unt. Hohlvene) in einen Lebervenenast zur Bestg. des (post)sinusoidalen Druckes u. zur Lokalisation eines hepat. Blocks. Normaler Druckwert (als geblockter Lebervenendruck) 11,5 mm Hg; erhöht bei postsinusoidalem Hindernis (z. B. Leberzirrhose). – **L.puls:** ↑ Leberpuls. – **L.verschlußkrankheit:** 1) ↑ BUDD*-CHIARI* Syndrom (»prim. L.stenose oder -thrombose«). – 2) ↑ STUART*-BRAS* Syndrom als »Ägypt. L.v.« (v. a. bei unterernährten Kindern).

Leber|verfettung: ↑ L.epithelverfettung, Fettleber. – **L.vergrößerung:** ↑ Hepatomegalie. – **L.-Wasserversuch:** ↑ WOLLHEIM* Wasserversuch, zum Nachweis gestörter Wasserausscheidung bei Hepatopathie (vermind. Abbau der antidiuret. Hormone). Ausscheidung < 900 ml/6 Std. pathologisch. – **L.wippen:** s. u. L.pulsation.

Leberzelle: ↑ Leberepithelzelle. – **dunkle L.:** Kollapszelle (s. u. Kollapsfeld).

Leberzell|adenom: s. u. Leberadenom. – **L.karzinom,** Carcinoma hepatocellulare: prim., von Leberepithelzellen ausgehendes Ca. (stromaarm, solid); meist uni- oder multizentrisch bei Zirrhose (fließende Übergänge vom Regeneratknoten über Adenom zum Ca.). Knoten (z. T. nekrotisch oder blutig) mit typ. Einbruch in Pfortader oder V. hepatica. Meist uncharakterist. Sympte. (wie bei Zirrhose), evtl. therapieresistenter Aszites (durch Pfortaderthrombose); Metastasierung lympho- oder hämatogen v. a. in die Lungen.

Leber|zentralvenen: ↑ Venae centrales hepatis. – **L.zerfallskoma:** s. u. L.dystrophie.

Leberzirrhose, Cirrhosis hepatis: Sammelbegr. für Leberkrankhn., die mit Veränderung der Läppchenstruktur (irreversible »Pseudoläppchen«), Leberfibrose (vom GLISSON* Dreieck zum Läppchenzentrum) u. Bildung kleiner bis großer postdegenerat. Parenchym-Regeneratknoten einhergehen u. zu Gefäßobliterationen führen (hepat. ↑ Block, mit Pfortader-

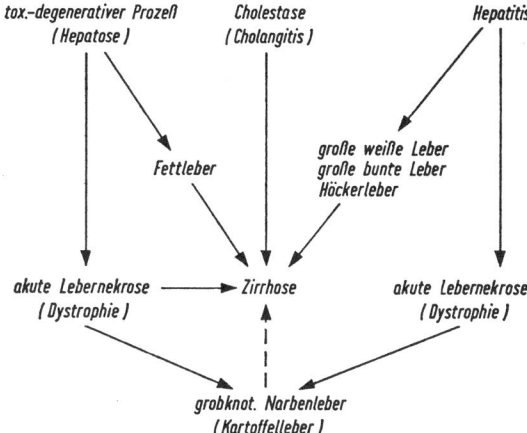

Pathogenese der **Leberzirrhose**

hypertonie, Aszites). Häufigste Urs. (s. a. Abb.): Hepatitis, Hepatose (z. B. bei chron. Alkohol-, Medikamentenabusus, Diabetes mellitus, Galaktosämie, Siderophilie), Cholestase (prim. oder sek. nach tox. oder entzündl. Cholang[iol]itis); s. a. Zirrhose..., Fett-, Stauungs-, Speicher-, BANTI* Zirrhose. – Im latenten Stadium kl. kleine Zeichen der ↑ Leberinsuffizienz (allg. Leistungsminderung, Schlafstörungen, psych. Labilität; Druck-, Völlegefühl, Inappetenz, evtl. Stuhlaufhellung, Hämatomneigung, »burning feet«, »restless legs«, Juckreiz, Menstruationsstörungen, Hodenatrophie, Gynäkomastie, Haarverlust); im kompensierten manifesten Stadium Lebersternchen, Uhrglasnägel, Trommelschlegelfinger; schließlich dystroph. Veränderungen wie Glossitis, Cheilosis, Ikterus, Zeichen der Leberinsuffizienz. – Bes. Formen: **angeb.** oder **monozelluläre L.** ist kongenit. Syphilis (im Kleinkindalter, mit intralobulärer Fibrose); **atroph.** oder **aszit. L.** (↑ LAËNNEC* Zirrhose). – **biliäre L.**: meist cholestatisch (s. a. HANOT* Zirrhose), vom portalen Typ; als prim. b. L. eine nicht-eitr., destruierende, intrahepat. Pericholangitis, mit Fibrose um zerstörte Gallengänge, Anstieg der Enzymaktivität, Pruritus; selten als reine prim. Form (THANNHAUSER u. MAGENDANTZ 1938; Störung des Immunochemismus?), meist sekundär mit Dilatation intrahepat. Gallengänge, bei portaler Infiltration mit progressiver Fibrose u. Knotenbildungen, v. a. bei postop. Gallengangsstenose oder angeb. Atresie, intra- oder extrahepat. Cholangitis (↑ HANOT*-KIENER*, H.*-RÖSSLE* Syndrom), Cholelithiasis; als **bi.xanthomatöse L.** (HANOT-MACMAHON-THANNHAUSER) mit Xanthomen infolge erhebl. Cholesterinämie. – **cholangiodysplast.-cholangit. L.**: Pseudozirrhose. – **cholangiolit. L.** nach bis zu den Präkapillaren aszendierender Cholangitis; **cholangiotox. L.** infolge primär sklerosierender Ausscheidungscholangitis; **cholangit. L.** als Endstadium chron.-destruktiver, nicht-eitr. Cholangitis). – **enterogene L.** als Stauungszirrhose (Cirrhosis cardiaca) bei chron. BUDD*-CHIARI* Syndrom. – **hämosiderot. L.** als Pigmentzirrhose durch sek. Hämochromatose (↑ Bronzediabetes). – **hypertroph. L.** diffus z. B. bei chron.-aggressiver Hepatitis, knotig mit Hepatomegalie (i. e. S. die HANOT* Zirrhose). – **idiopath. L.** klimakterischer Frauen: s. u. lupoide ↑ Hepatitis). – **infantile** oder **juvenile L.** z. B. bei Gallengangsatresie, als »Speicherzirrhose« bei Glykogenose u. GAU-

CHER* Syndrom, bei Galaktosämie, WILSON* Syndrom, Mukoviszidose, auch angeb. Formen; s. a. Indische Leberzirrhose. – **kardiale L.**: ↑ Cirrhose cardiaque; **kardiotuberkulöse L.**: ↑ HUTINEL* Zirrhose. – **pericholangit. L.** als Form der biliären. – **portale L.** mit Ausgang der Fibrose von den Portalfeldern in Richtung Läppchenzentrum; Leber gelblich, selten grün, zunächst vergrößert, induriert, im Endstadium atroph., an der Oberfläche meist kleinknot. (= **interseptale L.**), höckrig (»Schuhzweckenleber«), Kapsel verdickt; rundzell. Infiltration der verbreiterten Portalfelder, mit Bindegewebsstraßen innerhalb der Läppchen (nach Gruppennekrosen der Zellen) u. umfangreichen Regeneraten; nach Einbeziehung von Zentralvenen in die Portalfelder Pfortaderhypertonie. – **postnekrot. L.** (= makronoduläre = multilobuläre = postdystroph. L.) nach nekrotisierender Hepatitis; grobknot. Metaplasie (»Kartoffelleber«) der – meist verkleinerten – Leber, Knoten durch breite Bindegewebsfelder getrennt; als Sonderform eine MARCHAND*-MALLORY* Zirrhose. – **septale L.**: ↑ LAËNNEC* Zirrhose. – **splenomegale L.** mit Milzvergrößerung infolge Pfortaderstauung (s. a. HANOT*-RÖSSLE* Zirrhose). – **syphilit. L.** bei Lues connata oder als Hepar lobatum (nach Gummen des Tertiärstadiums, nach diffuser Hepatitis bei Feuersteinleber).

Leberzonen: *physiother* s. u. L.strich. – **L.zyste**: intrahepat. Z., parasitär (meist Echinokokkus; solitär oder multipel) oder nicht-parasitär (meist hereditär, ein- oder mehrkammerig, bei intrahepat. Gallengangsobstruktion oder als Variante der konnat. ↑ Zystenleber; ganz selten degenerativ bei Zirrhose).

Lebrun* Operation: suprapub. Prostatektomie nach dem Prinzip der FREYER* Op.

Lebsche* Operation (MAX L., 1886–1957, Chirurg, München): Versorgung der ↑ Gitterlunge durch Umschneidung u. Entfernung des Narbengewebes (samt Fisteln) u. schrittweisen Nahtverschluß der Thorakotomiewunde.

LEC: Lupus erythematodes chronicus.

Lecat* Bucht (CLAUDE NICOLAS L., 1700–1768, französ. Chirurg): die erweiterte »Pars bulbosa urethrae« (in Höhe des Bulbus penis) mit den Mündungen der Gll. bulbourethrales.

Lechini* Test: (1887) Blutnachweis (Rotfärbung) im Urin durch Ansäuern (Essigsäure) u. Schütteln mit Chloroform.

Lecithin(um), Lezithin: (Glyzero-)Phosphatide (Phospholipide), esterartig aufgebaut aus je 1 Mol Glyzerin, Phosphorsäure, Cholin u. 2 Molekülen Fettsäure (meist je 1 gesättigte u. ungesättigte; im allgemeinen Öl-, Palmitin-, Stearin- u. Linol-, daneben Arachidonsäure; ↑ Formel). Vork. meist als α-Form, beim Menschen v. a. in Blutplasma, Ery, Galle, grauer u. weißer Hirnsubstanz (mit hohem Anteil an ungesättigten Säuren). Gelbl.-bräunl., kolloidal in Wasser quellend, emulgierbar, löslich in Alkohol, Äther, Chloroform, Glyzerin u. fetten Ölen. Biosynthese aus Glyzerophosphat, Cholin u. Fettsäuren (mit ATP, Koenzym A u. Zytidintriphosphat als Kofaktoren); wird bei partieller Fettsäure-Abspaltung zu Lysolezithin-Bildung (z. B. durch Phospholipase A.). – Therap. Anw. als **L. ex ovo** (»Eilezithin«, aus frischem Eidotter; Roborans), **L. vegetabile** (v. a. aus Sojabohnen), L. aus Rinderherz (gereinigt als Antigen-Referenzpräparat). – s. a. Kephalin.

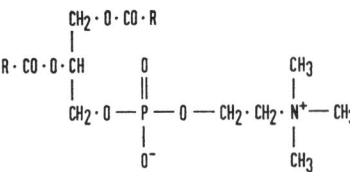

α-Phosphatidylcholin (= α-Lezithin)

Lecithoma: *embryol* / Dottersack. – **Lecithus**: (lat.) Dotter.

»Leck«-Kopfschmerz: Kopfschmerz bei Liquorverlust via Stichkanal nach Lumbalpunktion.

Leck|saft: *pharm* / Linctus. – **L.sucht**: *päd* Lehmessen, Abschlecken von Mauerabfällen u. Kleiderfetzen etc. als Form der Pica (Lustneurose) beim Kinde (evtl. aber Mangelsympt.!).

Lecour* Operation: Verkürzungsosteotomie des Unterschenkels durch Schrägresektion eines Tibiasegments (kranial im mittl. Drittel; Fragmentfixierung mit Schrauben) u. Fibularesektion in gleicher Höhe.

Lectin: ein / Phytagglutinin.

Lectulus, Lectulum: (lat.) Lager, Bett; z. B. **L. stramineus** (Notverband aus Stroh zur Frakturschienung), **L. unguis** (Nagelbett).

LED: Lupus erythematodes disseminatus.

Ledderhose* Syndrom (GEORG L., 1855–1925, Chirurg, München): 1) **L.* Kontraktur**, Aponeurositis fibrosa plantaris: mikrotraumat. (?) Sklerose (derb-fibrinöse Knoten) der Plantaraponeurose mit fortschreit., v. a. fibularseit. Zehenbeugekontraktur (evtl. gemeinsam mit DUPUYTREN* Kontraktur). – 2) spindelförm. Geschwulst am basalen Metatarsale I mit Fußsohlenschmerz u. Gehbehinderung als Folge traumat. Zerreißung der Plantarfaszie bei Unterschenkel- oder Fußfraktur.

Lederberg*, Joshua: geb. 1925, Genetiker, Madison/Wis.; 1958 Nobelpreis für Medizin für Entdeckungen über Organisation genet. Materials bei Baktn.

Lederer*-Brill* Anämie (MAX L., 1885–1952, amerik. Pathologe; NATHAN EDWIN B.): (1925) erworb., durch inkomplette Auto-AK hervorgerufene, akute, serogene, hämolyt. Anämie mit Fieber u. pos. dir. COOMBS* Test), bevorzugt im 2.–4. Ljz.; Ther.: Transfusion gewaschener Ery, Kortikosteroide, Immunsuppressiva, evtl. Milzexstirpation.

Leder|haut: *anat* 1) / Corium. – 2) / Sclera. – **L.hülse**: *orthop* schnür- oder schnallbare, evtl. mit Stahlbändern verstärkte Walklederhülse als Teil stützender oder schützender orthopäd. Apparate u. Prothesen. – **L.knarren**: *kard* / BRIGHT* Knarren.

(de) Lee* (JOSEPH BOLIVAR DE L., 1869–1942, Gynäkologe, Chicago) **Episiotomie**: mediolat. Ep. (median von der hint. Kommissur zum Tuber ossis ischii). – **L.* Handgriff**: *geburtsh* 1) äuß. Handgriff (Mittel- u. Zeigefingerdruck seitl. der großen Schamlippe am Innenrand des absteigenden Schambeinastes in die Tiefe) zur Feststellung des Höhenstandes des kindl. Kopfes (bei Erreichen des Beckenbodens deutlich tastbar, aber in der Vulva noch nicht sichtbar). – 2) »Spiegelhandgriff«: bei Entwicklung des Kopfes bei Beckenendlage Nach-unten-Drücken der hint. Geburtskanalwand mit einem breiten Spekulum (durch eine Hilfsperson), um Nase u. Mund des Kindes freizuhalten. 3) Flexion des kindl. Kopfes durch äuß. u. inn. Handgriffe zur Umwandlung einer Gesichts- oder Stirn- in eine Scheitellage. – 4) manuelle Aortenkompression durch die Bauchdecke bei aton. Blutung. – **L.* Zange**: *geburtsh* 1) verlängerte / SIMPSON* Zange. – 2) prophylakt. Beckenausgangszange (in Leitungsanästhesie) bei längerem Verweilen des kindl. Kopfes am Beckenboden.

Lee* Operation: 1) (H. G. L. 1937) Seidenfadenfixierung des abgerissenen vord. Kreuzbandes am Tibiakopf (Bohrkanal zwischen Area intercondyl. ant. u. Tuberositas). – 2) Gastrektomie mit Herstg. der Ingestpassage durch (End-zu-End-)Interposition einer isolierten Jejunumschlinge zwischen Ösophagus u. Duodenum; bei Refluxösophagitis auch Resektion des unt. Ösophagus u. Zwischenschaltung des Aszendens (BAUHIN* Klappe als Kardia).

Lee* Phänomen, Effekt: (B. S. L. 1950) gestörter Sprachfluß (Stottern, Poltern) als Reaktion auf die mit Verzögerung u. verstärkt über Kopfhörer zu Gehör gebrachte eigene Lesesprache. – Genutzt zur Erkennung simulierter Taubheit (L.* Test) u. zur Dauerbehandlg. des Stotterns.

Lee*-White* Probe, Test (ROGER IRVING L., geb. 1881, Internist, Boston; P. D. WHITE): (1913) Bestg. der Globalzeit des Blutgerinnung in Nativ-Venenblut (oder nicht gewebssafthalt). Kapillarblut), das mit Glasspritze ohne Luftaspiration abgenommen u. in WIDAL* Teströhrchen (Ø 8 mm) gegeben wird.

Leede*(-Rumpel*) Phänomen: *angiol* s. u. RUMPEL*.

Leeds* Syndrom: (1960) bilat.-symmetr. Störung der Epiphysenossifikation (unregelmäß. Konturierung, Hypoplasie) der Karpalia u. Tarsalia u. Verdickung u. Verkürzung der Zehen- u. Fingerphalangen; evtl. auch WS-Ossifikationsstörung, Genu valgum u. varum.

Leeds*-Gray*-Cook* Methode: Blutumleitung aus der kanülierten Hohlvene in die A. pulmonalis bei Op. am offenen Herzen.

Leer|aufnahme: *röntg* Aufnahme ohne oder vor Applikation eines Kontrastmittels. – **L.darm**: *anat* / Jejunum.

leerer Rahmen: *röntg* das Fehlen von Gasschatten im »Kolonrahmen« als Sympt. des Dünndarmileus. – **l. Schall**: (SKODA) schnell abklingender Perkussionsschall über luftleerem Gewebe; s. a. Schenkelschall.

Leerlaufhandlung: (K. LORENZ) *psych* Trieb- oder Instinkthandlung ohne Objekt oder an einem Ersatzobjekt.

Leer|präparat, -tablette: *pharm* / Placebo. – **L.raum**: *pulmon* der nach Pneum- oder Lobektomie verbleibende Thoraxraum mit »neg.« Druck. Spontanausgleich durch Restlappenentfaltung, Exsudation, Zwerchfellhochstand, Mediastinalverschiebung (falls zu schnell, evtl. Lungenödem, Kollaps, Herzrhythmusstörung); therap. Ausgleich durch Luftfüllung, Saugdränage, akt. Atemgymnastik, Thorakoplastik. – **L.sekret (des Magens)**: / Nüchternsekret.

Leer|test: bei Allergentestung die mit physiol. NaCl-Lsg. oder »Kontrollflüssigkeit« gleichzeitig mit dem Spezifitätstest durchgeführte Kontrolle; ermöglicht bzw. erhärtet Beurteilung des spezif. Ergebnisses. – Analog bei diagnost. oder pharmakol. Untersuchgn. der **L.versuch** ohne die spezif. Reaktionskomponente, z. B. mit **L.serum, L.tuberkulin** (unbeimpftes Nährbodenkonzentrat), Placebo. Ergebnis: »**L.wert**«.

Le-Faktor: *serol* ↑ Antigen Le^a, Le^b, Le^c, Lewis-System. – **LE-Faktor**: ↑ Lupus-erythematodes-Faktor.

Le Fèvre* Operation: 1) Gastrektomie mit »Sandwichanastomose«, d. h. Hochziehen einer Jejunumschlinge, Querdurchtrennung im Scheitelpunkt, Verschluß beider Stomata u. End-zu-Seit-Anastomosierung des Ösophagus mit dem abführenden Schenkel; abschließend BRAUN* Anastomose. – 2) Perikardiotomie nach li.-seit. Rippenrandschnitt (Kostoxiphoidalwinkel) u. Lösen kostaler Zwerchfellansätze von der LARREY* Spalte aus.

Lefèvre* Syndrom: s. u. PAPILLON*-L.*.

LeFort* (LÉON CLÉMENT LEF., 1829–1893, Chirurg, Paris) **Katheter**: *urol* Metallkatheter mit Gewinde am gebogenen Spitzenteil zum Anschrauben einer filiformen **L.* Sonde** (als Leitsonde für gebogene Bougies; ohne Gewinde auch zur »gebündelten« Aufdehnung). – **L.* Operation**: 1) Arthrodese der Iliosakralgelenke durch Knochenspan zwischen bd. Spinae iliacae sup. post. – 2) bei Harnblasenekstrophie Bildung der vord. Blasenwand aus Bauchhautlappen. – 3) bei inkompletter Harninkontinenz der Frau Blasensphinkterplastik aus abgespaltenem Bauchrektus-Muskellappen. – 4) ↑ Abb. »PIROGOFF* Amputation«. – 5) L.*-NEUGEBAUER* Op.: partielle Kolpokleisis mit Schleimhautstreifen aus der vord. u. hint. Vaginalwand, unter Belassen eines bleistiftdicken Kanals bds.; evtl. kombin. mit kleiner Kolporrhaphie. – Ferner lumboiliakale, die Interkostalnerven schonende Inzision für die (extraperitoneale) Sympathektomie.

LeFort* Fraktur (RENÉ LEF., 1869–1951, Chirurg, Lille): Transversalbrüche des OK (außerhalb der Zahnreihe) mit charakterist. Frakturlinien (↑ Abb.); s. a. Mittelgesichtsfraktur.

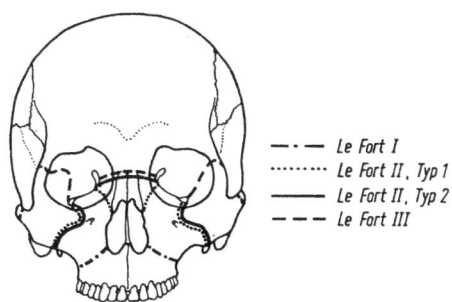

— · — Le Fort I
········· Le Fort II, Typ 1
——— Le Fort II, Typ 2
— — — Le Fort III

Leftwich* Probe: (1944) Nachweis einer Arzneimittelallergie durch s.c. Inj. verdünnten Serums einer gesunden Person, entnommen 2 Std. nach Applikation des zu testenden Medikaments.

Lefze: *chir* wundrandbildendes Haut- oder Weichtteil.

Legal* (EMMO L., 1859–1922, Arzt, Breslau) **Krankheit**: (Kopf-)Schmerzanfälle im Versorgungsbereich des N. auriculotempor., kombin. mit katarrhal. Laryngitis u. Otitis media. – **L.* Probe**: Nachweis von Azeton u. Azetessigsäure im Urin durch Zusatz frisch zubereiteter Natriumnitroprussid-Lsg. (einige Tr.), NaOH (Rotfärbung durch Kreatinin) u. konz. Essigsäure (Farbvertiefung zu Purpurrot). – Als Modifikationen die **L.* Ringprobe** (mit Trockenpulver aus Natriumnitroprussid + Ammoniumsulfat, Überschichten mit 10%ig. Ammoniak-Lsg.; violetter Ring an Berührungsfläche), die **L.*-Weyl* Reaktion** (Indolnachweis in Baktn.-Kultur).

Legasthenie: mangelndes Sinnverständnis für Gelesenes; meist als Schwäche im Erlernen des Lesens (bei hinreichender Intelligenz u. normal-neurol. Befund), d. h. Unfähigkeit, Buchstaben oder Silben zu Silben bzw. Wörtern zusammenzufügen; dadurch meist auch Rechtschreibschwierigkeiten mit Reihenfolgenumstellung u. gestaltl. Buchstabenverwechslung (»Inversion« bzw. »Reversion«) = Lese-Rechtschreibschwäche. Oft mit Gestalterfassungs- u. Wortgestaltungsstörungen.

lege artis: (lat.) nach den Regeln der Kunst.

Léger* Operation: 1) bei inkompletter Harninkontinenz der Frau Blasenhalsfixierung (Zervikozystopexie) mit Faszienzügel. – 2) transpapilläre Dränage (Plastikkatheter) des Pankreasgangs ohne Sphinkterotomie. – 3) antrumerhaltende Magenresektion mit Entfernung des Fundus u. der li. Magenhälfte.

Legeröhrentest: *gyn* ↑ Bitterlingtest.

Legg* (THORNTON ARTHUR L., 1874–1939, Chirurg, Boston) **Plastik**: (1934) Ersatz der gelähmten Mm. glutei medius u. min. durch den mit einer dünnen Knochenscheibe am Urspr. abgelösten u. dorsal verlagerten Tensor fasciae latae. – **L.*-Calvé*-Perthes* Krankheit**: s. u. PERTHES*.

Legierung: durch Zusammenschmelzen von 2 (»binär«), 3 (»ternär«) oder mehr Metallen oder von Metallen u. Nichtmetallen entstandene Mischung mit homogener oder inhomogener Verteilung der Komponenten. Eigenschaften gegenüber denen der Grundmetalle oft wesentlich geändert (Festigkeit u. Härte meist höher, Schmelzpunkt, elektr. u. Wärmeleitfähigkeit niedriger).

Zahnmedizinische **Legierungen**

Bezeichnung	Zusammensetzung
Platinfolie	Pt
Platin-Legierungen	Pt Ir
Feingold	Au
karatgebundene Golde	Au Cu Ag Zn
Platin-Gold-Legierungen	Au Ag Pt Pd Cu Zn
Aufbrenn-Golde	Au Pt Pd In Sn Fe
weiße Edelmetall-Legierung	Ag Pd (Au) Cu Zn
Dental-Silber-Legierungen	Ag Sn Cd Cu Zn
Silber-Zinn-Guß-Legierungen	Ag Sn
Silber-Amalgam	Ag Sn (Cu Zn) + Hg
Kupfer-Amalgam	Cu Hg
nichtrostender Stahl	Fe Cr Ni C
Chrom-Kobalt-Legierungen	Co Cr Mo
Nickel-Aufbrenn-Legierungen	Ni Cr Mn Si

Legio: (HOLMES 1944) Virus-Gattung der Fam. Erronaceae; z. B. L. debilitans, L. erebae (= Poliomyelitis- bzw. LCM-Virus).

Legionärskrankheit

Legionärskrankheit: im Sommer 1976 bei amerikan. Kriegsveteranen nach einem Treffen in Philadelphia als Epidemie aufgetret. atyp. Pneumonie mit rel. hoher Letaliät; Erreger (nicht-säurefester, gram-neg. Baz.[?]: »**Legionella pneumophila**«) u. Infektionsmodus (über Klimaanlagen?) noch unbekannt; signifikante AK-Titer. – Kleinere Epidemien auch in Europa (Spanien 1973, Niederlande 1973 u. 77, England 1976).

Legroux* Zeichen: kleine, druckempfindl. LK am Hinterrand des Sternokleidomastoideus u. axillär bei gutart. Lungenspitzen-Tbk (nicht pathognomon.).

Legueu* Zeichen (FÉLIX L., 1863–1939, Chirurg, Paris): einseitig rel. stärkere Muskel- u. schmerzhaftere Nierenkapselspannung bei bds. Stauung in den oberen Harnwegen als Hinweis auf das geringere Alter des Prozesses auf dieser Seite.

Legumin: Protein aus Hülsenfrüchten (Leguminosen).

Lehmann* Katheter: (J. S. L. 1963) dünnwand. rö.-dichter Herzkatheter (Dacron, Teflon) mit 4–6 sich paarweise gegenüberliegenden Öffnungen kurz hinter dem rel. dünnen Spitzenteil oder mit endständ. Öffnung.

Lehmann* Klassifikation (EDWIN PARTRIDGE L., geb. 1888, Chirurg, Charlottesville/USA): (1942) Gruppeneinteilung der Verbrennungen (in Anlehnung an DUPUYTREN) nach ihrer Tiefenausdehnung als Richtschnur für die Ther. (insbes. die verzögerte Transplantation); 1: bereits bei Erstinspektion erkennbare Verbrennung I. oder II. Grades; 2. u. 3.: erst nach Ablösung der Haut erkennbare Schädigung in ganzer Dicke bzw. einschl. tieferer Strukturen.

Lehm|bad: mit Lehm (als Lockersediment-Peloid) zubereitetes Breibad; nach »Lehmpastor« FELKE kurmäßig im Freien (= FELKE* Kur; Pat. 20–30 Min. in lauwarm-lehmgefüllter Erdvertiefung sitzend); bei Neurasthenie, Erkrn. des Bewegungsapparats u. der Haut. – **L.essen**: Verzehr lehmhaltiger Erde (Geophagie) als Lustneurose-Sympt. (⌐ Pikazismus.).

Lehndorff* (HEINRICH L., geb. 1877, Pädiater, Wien) **Infantilismus**: hämat. ⌐ Infantilismus. – **L.* Zeichen**: bei MÖLLER*-BARLOW* Krkht. im Rö-Bild langer Röhrenknochen ein heller juxtaepiphysärer Streifen (= L.* oder PELKAN* Zone, »Gerüstmarkzone«; durch Rarefizierung) diaphysenseitig von der Trümmerfeldzone. – **L.*-Leiner* Erythem**: ⌐ Erythema anulare rheumaticum.

Lehner*-Rajka* Versuch: (1927) modifiz. PRAUSNITZ*-KÜSTNER* Test auf Allergie; Inj. AK-halt. Allergikerserums ins Kaninchenohr, dann Inj. des AG; pos. Test (örtl. Spätreaktion) nicht sicher spezifisch.

Lehrer|krankheit: hypo- oder hyperkinet. Dysphonie, z. T. mit Noduli vocales (»**L.knötchen**«), als Zeichen funktioneller Laryngopathie (auch bei Schauspielern, Verkäuferinnen etc.).

Lehrlingskyphose, -rücken: ⌐ SCHEUERMANN* Krkht.

Lehrschock: hypoglykäm. Schock im Rahmen eines ⌐ Insulin-Nüchternversuches.

Leib: der – materielle – Körper (Soma) eines Lebewesens als Gegenstück bzw. Partner des Geistig-Seel. (Psyche). – Volkstümlich für Bauch (Abdomen), Unterleib. – **L.bandage**: aus elast. Gewebe nach Maß gefertigtes Mieder, mit Gurten oder Stäben verstärkt, aber ohne Rückenstütze (wie beim echten Mieder). – **L.bewußtsein**: *psych* das Bewußtsein der Identität des eigenen Leibes mit dem Ich. Störung v. a. als Dysoder Asomatognosie. – **L.gefühl, vitale L.empfindung**, Vitalgefühl, Zönästhesie: nicht lokalisierbare, allg. körperl. Selbstempfindung, z. B. als Behagen, Unbehagen, Unruhe, Spannung, Hunger, Ekel, Schlafbedürfnis, Wollust; als **abnorme L.gefühle** solche der Wärme, Fremdheit, des Elektrisiertwerdens etc., v. a. bei zönästhet. Schizophrenie, aber im Ggs. zu **L.gefühl-Halluzinationen** (= bar-, zönästhet., entero-, propriozeptive Hall.) ohne die unkorrigierbare Überzeugung ihrer Verursachung von außen her.

Leibesfrucht: ⌐ Frucht (1). – Medizin.-jurist. Begr. für das – strafrechtlich durch § 218 StGB (modifiziert) geschützte – ungeborene Schwangerschaftsprodukt bis zum Zeitpunkt der 1. Wehe (danach als »geboren« u. »Mensch« geltend).

Leibes|höhle: 1) *embryol* ⌐ Zölom; s. a. Archenteron (= prim. L.h.). – 2) *anat* Körperhöhle (z. B. Brust-, Bauchhöhle). – **L.höhlenepithel**: ⌐ Mesothel.

Leiboff* Syphilistest: (1939) Objektträger-Flokkungstest mit AG (verdünnt) aus alkohol. Rinderherzextrakt, Cholesterin, Dimethylamidoazobenzol u. Sudanrot; nach 3 Min. Rotation Ablesen mit bloßem Auge.

Leibschmerzen: viszerale ⌐ Schmerzen. – **L. sine materia**: (KLEINSCHMIDT) ⌐ Nabelkolik.

Leibwickel, -umschlag: vom unt. Brustkorbrand bis Oberschenkelmitte reichender ⌐ Wickel, warm oder heiß bei Störungen im Bauchraum, kalt bei Schlaflosigkeit, vegetat. Dystonie.

Leichdorn: *derm* ⌐ Clavus.

Leiche, Leichnam: tier. (»Kadaver«) oder menschl. Körper nach Eintritt des Todes. Zivilrechtlich herrenloser Gegenstand, nicht vererbbar, bes. Bestimmungen unterliegend.

Leichenbeschau: ⌐ Leichenschau.

Leichenblut: das meist dunkle (hellrot nur bei CO- u. Zyan-Vergiftung, in der Kälte), im allg. geronnene Blut in den Gefäßen eines Toten, nach längerer Agonie mit reichl. Fibrin- u. Speckhautgerinnsel; evtl. wiederverflüssigt, z. B. durch postmortale u. agonale Fibrinolyse, nach agonaler Defibrinierung, CO_2-Stau, gesteigerter Adrenalinausscheidung etc.; normalerweise länger ungeronnen bleibend als vom Lebenden entnommenes Blut (dadurch bis 6 Std. für Herstg. von **L.konserven** n. SAKAPIN-BOGOMOLETZ verwendbar).

Leichen|eröffnung: ⌐ Obduktion. – **L.erscheinungen**: als frühe L. insbes. ⌐ Totenstarre u. -flecke, als spätere (s. a. CASPER* Regel) Autolyse, **L.fäulnis** (Wochen p. m.; durch Baktn., Schimmelpilze, Algen; ⌐ Tab. »Todeszeitbestimmung«) u. Verwesung; ferner als außergewöhnl. L.veränderungen: Mumifikation u. L.wachs (⌐ Adipocire).

Leichen|fauna: Fliegenlarven, Ameisen, im Wasser Köcherfliegen etc., die eine Leiche besiedeln u. zerfressen (»**L.fraß**«, auch durch Raubvögel u. -tiere, u. a. Tiere). – **L.finger**: ⌐ Digitus mortuus. – **L.flekke**: ⌐ Totenflecke. – Als »**intravitale L.f.**« ähnl. Verfärbungen der Haut über den abhäng. Körperpartien beim ⌐ WATERHOUSE*-FRIDERICHSEN* Syndrom, auch

Haut-Schleimhautblutungen beim SANARELLI*-SHWARTZMAN* Phänomen.

Leichen|geburt: ↑ Sarggeburt. – **L.gerinnsel:** postmortales intravasales Blutgerinnsel, oberflächenglatt, der Gefäßwand nicht anhaftend; als rotes Cruor- (Gesamtblut) oder weißes Speckhautgerinnsel (nach Ery-Sedimentierung). – **L.gifte:** ↑ Ptomaine; s. a. biogene ↑ Amine.

Leichenkonservierung: Maßnahmen zur Erhaltung des leblosen Körpers, meist Inj. einer fäulniswidr. Flüssigkeit (v. a. Formalin) in die großen Blutgefäße. – Natürl. oder zufäll. L. bei Lagerung in Teergrube, Moor, alkal. Abwässern, Eis.

Leichen|öffnung: ↑ Obduktion. – **L.organ:** *chir* s. u. Kadavertransplantat. – **L.paß:** amtsärztl. Unbedenklichkeitsbescheinigung für die Beförderung einer Leiche von Ort zu Ort.

Leichenschau, -beschau: Besichtigung (= äuß. L.) der unbekleideten menschl. Leiche (einschließl. schriftl. Bescheinigung = **L.schein** als Todesfallurkunde) durch einen Arzt (z. B. in Bayern als bes. beauftragter »**Leichenschauer**«) zur Feststellung des Todes, der Todesart u. möglichst der Todesursache. – Bei ungeklärtem oder gewaltsamem Tod »richterl. L.« oder aber ↑ Obduktion (= inn. L.).

Leichen|starre: ↑ Totenstarre. – **L.tuberkel:** ↑ Tuberculosis cutis verrucosa. – **L.veränderungen:** *forens* L.erscheinungen. – **L.vergiftung:** Infektion des Obduzenten (meist über Schnittverletzung) mit Erregern aus der Leiche; auch Intoxikation durch Leichengifte (↑ Ptomaine). – **L.wachs:** ↑ Adipocire.

Leicher* Technik: »radiochir.« Ther. des Kehlkopf-Ca.; nach Exzision eines Schildknorpelstreifens. Nah- (Körperhöhlenrohr) oder Kontaktbestrahlung (Isotopen) des Tumors.

Leichtenstern* (OTTO MICHAEL L., 1845–1900, Internist, Köln) **Enzephalitis:** ↑ Encephalitis acuta haemorrhagica STRÜMPELL-LEICHTENSTERN. – **L.* Phänomen:** bei Meningitis heft. Zusammenzucken (oft mit Aufschrei) bei Beklopfen von Extremitätenknochen.

Leichtketten: *biochem* Light chains, ↑ Tab. »Immunglobuline«, ↑ L-Ketten-Krankheit.

Leidenfrost* Phänomen: Ausbildung einer isolierenden Dampfschicht zwischen benetzender Flüssigkeit u. einer heißen Metallplatte. – Erklärt u. a. das schadlose Vertragen von Spritzern flüssigen Eisens auf der Haut.

Leifson* (EINAR L., skandinav. Bakteriologe, Chikago) **Agar:** Anreicherungs- u. Elektivnährboden für TPE-Diagnostik; Na- u. Fe-zitrat, Na-thiosulfat u. -desoxycholat in Nähragar, mit Laktose u. Neutralrot-Lsg.; bewirkt Eliminierung unverdächt. Keime, Wachstumshemmung für E. coli (zartrosa Kolonien, milch. Hof), Anreicherung für Salmonellen u. Shigellen (farblose Kolonien, bei ersteren mit schwarzem Zentrum); ferner Nachweis von H_2S u. Laktosespaltung. – **L.* Lösung:** $CuSO_4$-Lsg. (z. B. für WERNIG* Reaktion). – **L.*(Selenit-F-)Brühe:** (1936) flüss. Nährboden (Bacto-Lepton, Na-selenit, Laktose, sek. u. prim. Na-phosphat, Aq. dest.) zur selekt. Salmonellen-, Shigellen- u. Pasteurellen-Anreicherung.

Leigh* Enzephalomyelopathie: (1951) seltene, ätiol. unklare, z. T. fam. Erkr. im frühen Säuglingsalter, mit uncharakterist. ZNS-Symptn., Bewußtseinsverlust (mit CHEYNE*-STOKES* Atmung) u. bald. Tod; histol.: rarefizierte (meist symmetr.) Hirnstamm-, Kleinhirn- u. RM-Herde mit Strukturverlust, glio-mesenchymaler Reaktion, Spongiose.

Leih|immunität: die pass. Immunität des Feten u. Neugeb. durch diaplazentar übertragene mütterl. AK (»**L.antikörper**«).

Leim, Colla: durch Kochen oder Hydrolyse (Ammoniak-Abspaltung) aus tier. Bindegwebe, Knochen etc. gewonnenes, in Wasser kolloidal lösl. – u. dann klebendes – Produkt (Elastine, Kollagen); als gereinigter L. die ↑ Gelatine. – **L.dermatitis:** Kontaktdermatitis (Berufsdermatose) durch organ. oder synthet. (Zellulose-, Aminoplast-, Melaminharz-)Leim u. dessen desodorierende, antimikrobielle u. konservierende Zusätze (z. B. Essigsäure, Thymol, Äther, Öle). – **L.rausch:** s. u. Schnüffler.

Leinenzwirn: *chir* unresorbierbares, zugfestes, reaktionslos einheilendes Nahtmaterial aus Leinfasern (↑ Tab. »Zwirn«); v. a. für Unterbindung, Umstechung (evtl. atraumat. Naht), Bronchus- u. Bruchpfortenverschluß, Faszien-, Serosanaht (v. a. Magen-Darmtrakt).

Leiner* (CARL L., 1871–1930, Pädiater, Wien) **Erythem:** 1) ↑ Erythema anulare rheumaticum. – 2) Erythema toxicum neonatorum s. allergicum: perinatales, ohne Organkomplikationen in wen. Tgn. spontan heilendes oder in Schüben bis ca. zur 6. Woche bestehendes, unregelmäßig verteiltes, fleckig-konfluierendes, urtikarielles, morbilloides oder lichenoides (evtl. später pustulöses) Exanthem mit Leukopenie, Blut- u. Gewebs-Eosinophilie. – **L.* (-Moussous*) Krankheit** (ANDRÉ M., französ. Pädiater, 1857–1926): ↑ Erythrodermia desquamativa neonatorum.

Leinsamen: Semen Lini; der getrocknete, reife Samen von ↑ Linum usitatissimum. Diätet. Anw. (»Leinsaat«) roh u. frisch geschrotet oder als Müsli zur Peristaltikanregung u. als Darmgleitmittel; **L.schleim** (aus gekochtem oder gequollenem L.) als Arzneivehikel (im Klysma) u. Laxans; **L.umschlag** (Kataplasma mit L.mehl) v. a. bei chron. Entzündung.

Leioderma, -dermie: ↑ Glanzhaut; z. B. symptomat. bei nervalen Störungen (»**L. neuriticum**«), als **L. essentiale cum melanosi** (NEISSER; ↑ Xeroderma pigmentosum).

Leiodystonie Wulfften*-Palthe*: vegetativ bedingte Dystonie der glatten Muskulatur.

Leiomyom(a), -myoblastom(a): knot. oder knoll., oft deutlich abgekapseltes, gutart. Neoplasma aus glatter Muskulatur; bei ungenügender Gefäßversorgung zentral hyalinisiert, erweicht oder verkalkt. Als **L. cavernosum s. teleangiectaticum** von venösen Bluträumen durchsetzt; als **L. cutis** durchscheinende Knoten an den Streckseiten der Extremitäten; als **L. durum s. fibrosum** bindegewebsreiche ältere Stadien, evtl. regressiv, mit Kalksalzen inkrustiert (= **L. ossificans s. petrificum**); als **L. malignum** mit gewisser Zell(kern)variabilität, in Lymphgefäße u. Venen einwachsend, sich intravaskulär ausbreitend, mit Destruktion u. Metastasierung (Ausbildung der Muskelelemente aber weiter u. gleichmäßiger als beim angioblast. Sarkom); als **L. molle** bindegewebsarm, evtl. regressiv verändert (ödematöse bzw. schleim. Entartung); als **L. sarcomatodes** das **Leiomyosar-**

leip...

kom, ein sehr polymorphzell. Malignom vom Typ der glatten Muskulatur (v. a. im Uterus), i.w.S. auch das / L. malignum.

leip...: s. a. lipo....

Leipziger Methode: *gyn* (SCHRÖDER u. KIRCHHOFF 1947, MOBIUS 1954) Strahlenther. des fortgeschritt. Kollum-Ca. allein durch Rö-Bestrahlung (Kreuzfeuer) von 6 Bauch-Rücken-Seitenfeldern u. 1 Dammfeld aus (ca. 7000 R/Herd, 4000 R/seitl. Beckenwand).

Leishman* (SIR WILLIAM BOOG L., 1865–1926, brit. Tropenarzt) **Anämie**: / Kala-Azar. – **L.* Färbung**: modifiz. MAY*-GRÜNWALD* bzw. GIEMSA* Färbung (gesätt. Lsg. eosinsauren Methylenblaus in Methylalkohol) zur polychromen Anfärbung von Blut- u. KM-Ausstrichen. – **L.* Knötchen**: Hautknötchen bei nicht-ulzerierender, keloidartiger Hautleishmaniase (Leishmaniasis tegumentaria diffusa). – **L.* Körperchen**: intrazellulär nachweisbare Leishmanien, z. B. DONOVAN* Körperchen (Leishmania donovani). – **L.* Zellen**: basophil gekörnte Leuko bei Schwarzwasserfieber.

Leishman* Klassifikation: (R. L. 1957) 7 Gruppen der Augenhintergrundsveränderungen bei arterieller Hypertonie (Hyp.): 1) Involutionssklerose (I.), 2) I. mit Hyp., 3) fortgeschritt. I. mit Hyp., 4) normaler Fundus bei normalem Druck, 5) frühe Hyp. bei jugendl. Gefäßen, 6) fulminante Hyp., 7) schwere Hyp. mit reakt. Sklerose.

Leishmania: Protozoen-Gattung der Kl. Mastigophora [Trypanosomatidae, Protomonadina]); Parasiten mit Wirtswechsel zwischen Wirbeltier (Mensch; v. a. im RES, amastigot = geißellos, rund-oval) u. Phlebotomus-Mücken (als Überträger; im Darm in »Leptomonas-Form«); Vermehrung in bd. Wirten durch Zweiteilung; s. a. Leishmanienzüchtung. – **L. brasiliensis** (VIANNA 1911) Erreger der Südamerik. / Haut-Schleimhautleishmaniase; Reservoir v. a. Nager; mit nach Krankheitsverlauf, Läsionenart u. -lokalisation etc. unterschiedenen Stämmen L. b. brasiliensis (Erreger der / Espundia), L. b. guyanensis (»Boshyawa«), L. b. mexicana (»Ulcera de los chicleros«), L. b. peruviana (»Uta«), L. b. pifanoi s. L. leproidea (Leishmaniasis tegumentaria diffusa). Nachweis mikroskopisch (aus Läsionen) oder durch Kultur. – **L. donovani s. chagasi** (LAVERAN u. MESNIL 1903) Erreger der Kala-Azar; Reservoir v. a. Hunde; Nachweis mikroskopisch (Leber, Milz, Sternal-, Tibiapunktat) oder durch Kultur. Eine »Varietas infantum« früher als selbständ. Erreger mediterraner Kala-Azar vermutet (»L. mediterranea«). – **L. tropica** (WRIGHT 1905) Erreger der Hautleishmaniase (mit lokal begrenzten Läsionen); Reservoir Nagetiere u. Hunde. Nachweis mikroskopisch (Geschwürsrand) u. durch Kultur. Varietas minor u. major unterscheiden sich auch durch geograph. Verbreitung u. Krankheitsbild; Var. americana = L. brasiliensis.

Leishmania-Form: intrazelluläres Entwicklungsstadium von / Trypanosoma cruzi im Wirbeltierwirt (Mensch), weitgehend den Leishmanien gleichend: geißellos (amastigot), rund-oval, mit Kern u. Kinetoplast. Sitz in Zellen des RHS, Fibrillen von Skelett- u. Herzmuskulatur (hier Vermehrung durch Zweiteilung).

Leishmaniase, -niose: trop., subtrop. u. mediterrane Krankhtn. durch Leishmania-Arten (/ Abb.); als **Leishmaniasis visceralis** s. furunculosa s. interna s. mediterranea s. tropica die / Kala-Azar, als **L. cutanea** s. cutis ulcerosa die / Haut-L. (s. a. L. tegumentaria diffusa), als **L. mucocutanea** s. americana s. nasooralis s. -pharyngealis die / Haut-Schleimhaut-L. u. das Hautleishmanoid. – Bes. Formen: **L. mexicana** (»Ulcera de los chicleros«), Haut-L. der Gummibaumzapfer durch Leishmania mexicana, mit Geschwüren an unbedeckten Körperstellen. – **Mittelasiat. L.**: als ländl., feuchte Form (»Pendhe-Beule«) durch Phlebotomus papatasii auf den Menschen übertragene Nager-Zoonose, mit kurzer Inkubation u. rasch heilenden furunkelähnl. Knoten; als städt. Form von Mensch zu Mensch (?) übertragen, mit langer Inkubation, großen, sich langsam entwickelnden

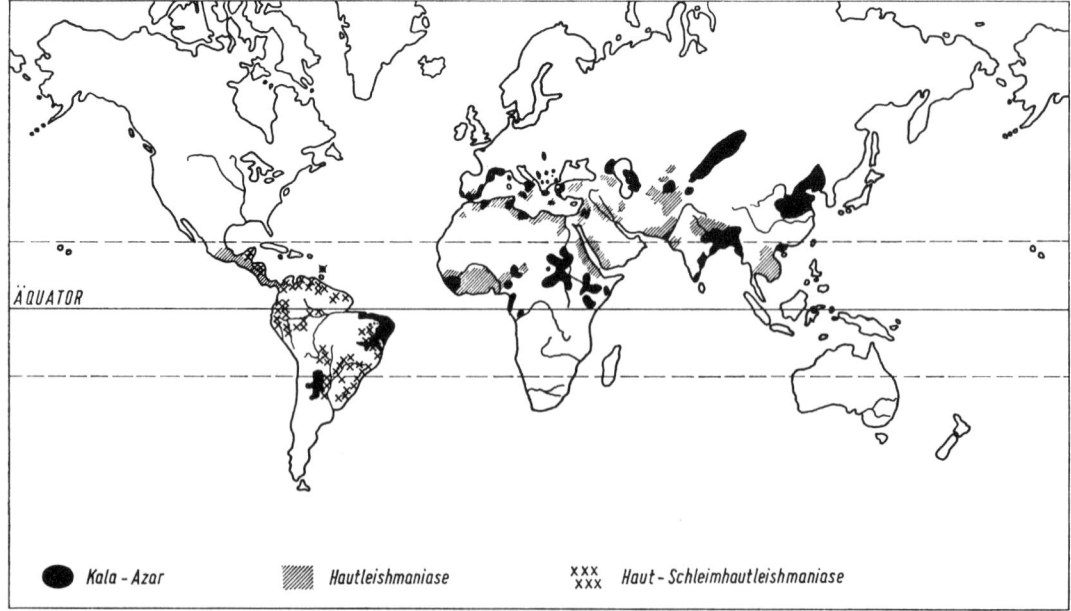

Leishmaniasen (geograph. Verbreitung)

● Kala-Azar ▨ Hautleishmaniase ××× Haut-Schleimhautleishmaniase

Geschwüren, beträchtl. Narben (Schutzimpfung mögl.). – **L. recidivans** (dem Lupus vulg. ähnl. Haut-L.). – **L. tegumentaria diffusa**: »leproide« Haut-L. in Venezuela u. Texas durch Leishmania brasiliensis pifanoi, mit diffusem Exanthem oder Lepra-art. Veränderungen; MONTENEGRO* Reaktion (Leishmanin-Test) negativ.

Leishmanid: ↑ Hautleishmanoid.

Leishmanienzüchtung: für Nachweis u. Stammhaltung von Leishmania-Arten; fast durchwegs in NNN-Medium (n. NOVY, McNEAL, NICOLLE); bei Kala-Azar mit Punktionsmaterial aus Leber oder KM, bei Haut-Schleimhautleishmaniase mit Material aus Läsionsrand. Die aus Gewebe gewonnene promastigote, lebhaft bewegl. ↑ Leptomonas-Form ist beliebig lange in Subkulturen züchtbar. – Ferner Züchtung in proteinfreiem Medium (NAKAMURA), v. a. zur AG-Gewinnung.

Leishmaniose, -iosis: ↑ Leishmaniase.

Leishmanizide: Leishmanien-tötende Chemotherapeutika, insbes. Diamidine (Pent-, Prop- u. Stilbamidin), Antimon-Präp. (Neo-, Solustibosan), Amphotericin B, lokal Antibiotika u. Rivanol.

Leiste: *anat* 1) ↑ Crista. – 2) Leistengegend (↑ Regio inguinalis) u. -beuge (Übergang Bauch/Oberschenkel), mit ↑ Anulus inguin. superf. (bedingt durch Hautfixierung am Leistenband). – **weiche L.**: *chir* angeb. (Internushochstnad) oder erworb. Schwäche der inguin. Bauchwand, die sich bei intraabdomin. Drucksteigerung (Husten, Pressen) oberhalb des Leistenbandes deutlich vorwölbt; oft Initialstadium der dir. Leistenhernie.

Leisten|band: ↑ Ligamentum inguinale. – **L.bruch**: ↑ Leistenhernie. – **L.drüsen**: ↑ Nodi lymphatici inguinales. – **L.grube**: ↑ Fossa subinguinalis.

Leistenhaut: die durch parallele Furchen unterteilte Epidermis an Hohlhand u. Fußsohle.

Leistenhernie: oberhalb des Leistenbandes aus der Bauchwand austretender (echter) Baucheingeweidebruch; nach Beziehung zum Anulus inguin. unterschieden als direkte u. indir. ↑ L., bei atyp. Bruchsackentwicklung als paringuinale, supravesikale, transrektale, interstitielle u. interparietale ↑ Hernia inguin. (ferner als H. incipiens, incompleta, permagna). Sympte.: sicht- u. tastbare, beim Husten, Pressen etc. sich vergrößernde, glattwand., außer bei Inkarzeration ganz oder teilweise reponible Bruchgeschwulst (s. aber Hernia irreponibilis). Ther.: konservat. (Bruchband, Spezialslip, Bruchpforten-verkleinernde Injektionen etc.) oder Op. (↑ Herniotomie, -plastik), im allg. als Radikal-Op. mit Resektion des durch Reposition entleerten Bruchsacks u. – plast. Verschluß der Bruchpforte, evtl. unter Samenstrangverlagerung. – Die **direkte L.** (= inn. = gerade L.) medial des Leistenkanals u. der epigastr. Gefäße die Bauchdecken von der Fovea inguin. med. her durchdringend, durch den Anulus inguin. superfic. unter die Haut, breitgestielt (oft als Gleitbruch), stets erworben (Bauchdeckenschlaffheit), oft bilateral. – Die **indir. L.** (= äuß. = seitl. = schräge L.) lateral der epigastr. Gefäße u. ebenfalls vom inn. Leistengrübchen her schräg durch den Anulus inguin. prof. in den Leistenkanal (darin neben dem Samenstrang bzw. Lig. teres uteri) u. aus dem Anulus inguin. superf. unter die Haut, evtl. in Skrotum oder Labien (= H. i. scrotalis bzw. labialis); angeb. (↑ H. inguin. congenita) oder erworben (durch Tunica vagin. testis propria vom Hoden getrennt, anfangs nur im Leistenkanal tastbar, später evtl. als H. permagna).

Leistenhoden, Inguinalhoden: über das 5. Lj. hinaus bestehende ein- oder beidseit. inguinale ↑ Hodenretention (infolge Störung des Deszensus); Hoden vor dem äuß. Leistenring, meist hypoplast., evtl. bewegl. (s. a. Pendelhoden); oft kombin. mit kongenit. Leistenhernie. Ther.: konservat. (Hormone) oder Op. (vor Pubertät; Orchido-Funikulolyse, evtl. Orchidopexie).

Leisten|kanal: ↑ Canalis inguinalis. – **L.reflex**: ↑ GEIGEL* Reflex. – **L.ring**: ↑ Anulus inguinalis. – **L.schädel**: 1) ↑ Lückenschädel. – 2) ↑ Skaphokephalie. – **L.zerrung**: Überbeanspruchungs-Tendopathie der Oberschenkeladduktoren.

Leistung: *physik* der Quotient aus aufgewendeter bzw. gelieferter Energie u. Zeit: $L = E/t$ (bei Inkonstanz $L = dE/dt$) als **mechan. L.** die in der Zeiteinh. geleistete Arbeit: $L = dA/dt$; als **elektr. L.** die in den Leitungsdraht übertragene Stromarbeit: $L = U/I$ (bei Wechselstrom als »Nutz-L.« $L_\approx = \frac{1}{2} U_0 \cdot I_0 \cdot \cos \psi$); Einheit: Watt. *biol* die vom lebenden Organismus erbrachte L., abhängig von phys. u. psych. Kondition, von Bewegungsökonomie, Klimafaktoren, Tages- u. Jahreszeit etc.

Leistungs|alter: der Lebensabschnitt des Menschen zwischen ca. 18.–40. Lj. – **L.charakteristik**: *röntg* Diagramm (der für best. Brennfleckgröße max. Röhrenstrom als Funktion der Einschaltdauer bei verschied. Röhrenspannungen), aus dem die Belastbarkeit einer Rö.röhre zu entnehmen ist.

Leistungs-Ermüdungs-Erholungsrhythmus: biol. Rhythmus mit Dominanz des Sympathikotonus am Tag u. während der Arbeit (= Tages-, Leistungsphase) u. des Vagotonus in der Nacht u. während der Erholung (= Nacht-, Erholungsphase); Ermüdung als Bremsfaktor zwischengeschaltet.

Leistungsgrenze, kardiopulmonale: der (spiroergometrisch u. spirograph.-oxymetr. komplex erfaßbare) Leistungsbereich von Kreislauf u. Atmung als Maßstab für zumutbare körperl. Belastung. Vereinfachte Bestg. als »physiol. Leistungsgrenze« (REIN u. M.) ohne max. körperl. Beanspruchung durch spirograph. Ermittlung des O_2-Defizits.

Leistungspulsindex, LPI: rechnerisch ermittelter Index für die körperl. Leistungsfähigkeit am Fahrradergometer; nach E. A. MÜLLER als Summe der Produkte aus den korrespondierenden Pulswertdifferenzen der 3. bis 7. bzw. 12. bis 8. Min. u. den zugehör. Minutendifferenzen (12 minus 3, 11 – 4, 10 – 5 etc.), dividiert durch 165; Normalwert: 3,0 bzw. (♀) 5,2.

Leistungs|reserve: *kard* ↑ Reservekraft. – **L.test**: *psych* Prüfung des Leistungsniveaus im intellektuellen, konzentrativen oder manuellen Verhaltensfeld (im Ggs. zum Charakter- oder Persönlichkeitstest). – **L.zahl**: *nephrol* Index für die Auswertung des ↑ VOLHARD* Konz.versuchs; Division der ausgeschied. »Erste-4-Stdn.-Menge« (in ml) durch 100 u. Addition der gleichzeit. max. Konzentrationsdifferenz. Normalwert 25–30 (< 20 = L.minderung). – vgl. BECHER* Zahl. – **L.zuwachs**: *physiol* der beim Menschen durch geringfüg. – selbst beim Bettlägerigen nicht auszuschaltende – Muskelbewegungen u. durch Nahrungsaufnahme bedingte Zuwachs an

Leitbänder

Energiebedarf; im allg. mit 20% des Grundumsatzes veranschlagt.

Leitbänder: *histol* ⁄ BÜNGNER* Bänder.

Leiter* Spirale: mit Kühlflüssigkeit zu durchströmender (Metall-)Schlauch für die örtl. Kältether.

Leitfähigkeit: die – unterschiedl. – Eignung eines Stoffes für einen Energietransport. Stoffe danach unterschieden als Leiter, Halbleiter, Nichtleiter. – Als **elektr.** oder **spezif. L.** der Reziprokwert des spezif. elektr. Widerstand ρ eines Stoffes:

$$\sigma = \frac{1}{\rho} = \frac{l}{q \cdot R}$$

(l = Länge, q = Querschnitt, R = OHM-Widerstand); Einheit: Siemens/m. – Als **elektrolyt. L.** der elektr. Leitungsmechanismus, bei dem als charakterist. Merkmal stoffl. Umsetzungen auftreten (da Ladungsträger Ionen, mit Massetransport verbunden). – **nervöse L.**: *physiol* s. u. Erregungsleitung.

Leitner* Syndrom: (1940) atyp., zu Verkäsung neigende Verlaufsform einer generalisierten Tbk des lymphat. u. hämatopoet. Systems mit ausgeprägter Hypergie gegen Tuberkulotoxine; klin.: Fieber, multiple (fluktuierende) LK-Schwellungen, Hepato-Splenomegalie, evtl. offene Lungen-Tbk.

Leit|sonde: **1)** *urol* filiforme Bougie zur allmähl. Stenose-Aufdehnung für nachfolgende stärker kalibrierte Bougies, Katheter; z. B. LEFORT* Sonde. – **2)** *chir* Dura-schonende Stahlbandschiene für die GIGLI* Säge. – **L.staubprophylaxe**: Inhalationen von Aluminium-, Kalk- u. a. »Schutzstäuben« als Silikoseprophylaxe (u. -ther.) mit dem Ziel, die Quarzstaubaktivität in der Lunge zu hemmen (bisher wenig erfolgreich). – **L.stelle**: *geburtsh* der während der Geburt in der Beckenführungslinie am tiefsten stehende (»führende«) Teil des vorangeh. Kindsteils.

Leitsymptom: **1)** das bes. charakterist. oder hervorstechende Sympt. eines Krkhts.bildes, das für die Diagnosestellung bestimmend (pathognomonisch) ist. – **2)** das in der Homöopathie für die Wahl des Mittels als wichtigstes angesehene Sympt.

Leitung: *physiol* ⁄ Erregungsleitung; *otol* ⁄ Knochenleitung (= **osteotympanale** = **kraniotympanale L.**), ⁄ Luftleitung. – *kard* ⁄ Reizleitung; als unvollständ. oder **versteckte L.** das Erlöschen einer zunächst ortho- oder retrograden Erregung beim Einfallen in die rel. Refraktärzeit, die aber wiederum eine Refraktärperiode hinterläßt (im EKG nur aus der verlängerten Av-Überleitungszeit der folgenden Erregung zu schließen).

Leitungsallorrhythmie: *kard* ⁄ Allorrhythmie infolge Überleitungsstörung, meist bei Av-Block 2. Grades.

Leitungsanästhesie: (HALSTED 1885, OBERST 1888) örtl. Schmerzausschaltung durch Leitungsunterbrechung (⁄ Block, Blockade), d. h. durch endo- oder perineurale Inj. eines Lokalanästhetikums an periphere (z. B. Interkostalblock, Paravertebral-, Parasakralanästhesie) bzw. Hirnnerven (= basale L.), an Nervenplexus (z. B. Armplexusanästhesie), sympath. Nerven oder Ganglien (z. B. Splanchnikusanästhesie, Stellatumblockade) oder aber durch peridurale (Sakral-, Peridural-, Epiduralanästhesie) oder intrathekale Inj. (sog. intradurale L., ⁄ Spinal-, Lumbalanästhesie). – *dent* i. e. S. die L. des N. alveol. inf. am For. mandibulae; ferner für Zungen-, Mund- u. Kieferbereich die extra- bzw. intraorale Mandibular- u. Tuber-Anästhesie. – s. a. Schema »Anästhesie«.

Leitungsaphasie, Insel-, zentrale Aphasie (GOLDSTEIN): (WERNICKE) ⁄ Aphasie infolge Unterbrechung der Verbindungen zwischen sensor. u. motor. Sprachzentrum; mit Paraphasie u. -graphie u. Störung des Nachsprechens.

Leitungsbahn: aus Nervenfasern gleicher oder ähnl. Funktion bestehendes Leitungssystem des ZNS; als **motor. L.** in Groß- oder Kleinhirnrinde beginnend, zu motor. Vordersäulenzellen absteigend oder an Hirnnervenkernen endend (z. B. Tract. corticospin., -bulbaris, cerebellovestibulo-, -rubro-, -reticulo-, -olivospinalis); als **sensible L.** aufsteigend, für Oberflächensensibilität von der Haut zur Großhirnrinde (Körperfühlsphäre; z. B. Tractus spinothalamicus, -bulbaris), für Tiefensensibilität von Muskeln u. Gelenken zur Rinde des Kleinhirnwurms (z. B. Tractus bulbo-, spinocerebell. ant. u. post.). – Leitungsgeschwindigkeit abhängig von Art der Fasergruppen (⁄ dort. Tab.); negativ beeinflußbar z. B. durch Kälte, Pharmaka (z. B. Lokalanästhetika, Synapsengifte) u. path. Prozeß (Neuropathie; s. a. Erregungsleitungsstörung, Herzinfarkt).

Leitungsbogen: *neurophys* nervöse Leitungsbahn aus mind. 2 Neuronen als afferentem (= sensiblem) u. efferentem (= motor.) Schenkel, mit Scheitelpunkt im RM (»kurze Bahn«; bei dir. oder indir. Reflex) oder Gehirn (»lange« oder »Fernbahn«).

Leitwerklehre: (W. SCHEIDT) Lehre von der funktionellen Ganzheit des NS als eines in sich geschlossenen Gefüges bioelekt. Leitungsvorgänge, deren Spannungsgeschehen sich jederzeit ändern kann.

Leitwert: *physik* der Reziprokwert des elektr. Widerstandes R:

$$\rho = \frac{1}{R}.$$

Einheit: Siemens (= 1 Ω⁻¹).

Leiurus quinquestriatus: nahöstl. Skorpion, dessen rel. große Giftdosen bei Kindern oft tödlich wirken.

Lejar* Zipfelnaht: die Subkutis kleiner Hautzipfel fassende, linear adaptierende U-Naht.

Lejeune* Syndrom: ⁄ Katzenschreisyndrom.

Leksell* Aquäduktplastik: nach Sondierung des stenot. oder atret. Aquaeductus cerebri Einlegen einer in den 3. u. 4. Hirnventrikel ragenden Tantaldrahtspirale zur Prophylaxe eines Verschlußrezidivs. – **L.* Zielgerät**: mit Ultraschall u. Protonen arbeitendes stereotakt. Zielgerät.

Lektine: ⁄ Phytagglutinine.

Lelièvre* Operation (JEAN L., 1916–1969, Chirurg, Orthopäde, Paris): **1)** Rekonstruktion der rupturierten Achillessehne durch gestielten Lappen aus dem prox. Fragment. – **2)** bei Unguis incarnatus longitud. s.c. Exzision des betroff. Nageldrittels einschl. Matrix. – **3)** Hallux-flexus-Korrektur durch Keilresektion im prox. Metatarsale-Drittel, Resektion des basalen Grundgliedes u. Fixierung der Sehne des langen Beugers an die Strecksehne (beim Jugendl. Rückverlagerung auf das 1. Mittelfußköpfchen). – **4)** Hohlfußkorrektur durch dors. Keilosteotomie u. Arthrodese im LISFRANC* Gelenk.

Leloir* Ester (LUIS L., geb. 1906, französ. Physiologe, Buenos Aires; 1970 Nobelpreis für Chemie): ↑ Glukose-1,6-diphosphat.

Lemaitre* Methode: (1926) Punktion eines otogenen Hirnabszesses mit anschließ. Gummirohr-Dränage (Einführung über Kanüle).

Lembert* Naht (ANTOINE L., 1802–1851, Chirurg, Paris): (1826) Standardtyp der seroserösen Darmnaht; nach Einstich etwa 5–8 mm vom Wundrand Fadenführung durch Serosa u. Muskularis bis Wundrandnähe; dort unter erneuter Serosa-Perforation Ausleitung; Wiederholung des Stiches in umgekehrter Reihenfolge auf der Gegenseite. – Von CZERNY durch 2. gleichart. Nahtreihe modifiziert.

LeMésurier* Operation (ARTHUR BAKER LEM., geb. 1889, Chirurg, Toronto): Lippenspalten-Korrektur unter Anfrischung der Lippenrotgrenze lateral nur bis zum Bereich der stärksten Lippendicke u. medial nicht ganz an die Mittellinie (mit termin. Schräginzision in die Filtrumhaut). *

lemm(o)...: ↑ lemn(o)....

Lemmon* Anästhesie (WILLIAM THOMAS L., geb. 1896, Arzt, Philadelphia): kontinuierl. ↑ Spinalanästhesie.

Lemniscus: (lat.) Band, Schleife, Schlinge. – **L. lateralis** *PNA* **s. acusticus**, Laqueus lateralis: Faserschleife der ↑ Hörbahn im Boden des IV. Ventrikels; zur Gegenseite der Medulla kreuzende Fasern zwischen Nucl. cochlearis dors. (z. T. auch ventr.) u. den unt. Vierhügeln u. med. Kniehöcker. – **L. medialis** *PNA* **s. sensitivus**, Fibrae arcuatae int. *PNA*, Laqueus med.: Faserschleife des Tr. bulbothalamicus im Boden des IV. Ventrikels; zur Gegenseite der Medulla kreuzende, sich dem Tr. spinothalamicus anschließende Fasern zwischen Hinterstrangkernen (Nuclei gracilis u. cuneatus) u. Thalamus: 2. Neuron des Tr. spinobulbothalamocorticalis. – **L. spinalis** *PNA*: das Mittelhirn durchziehender Abschnitt des Tr. spinothalamicus. – **L. temporalis et occipitalis**: das die Rinde des Schläfen- u. Hinterhauptlappens verbindende HOEVE* Bündel. – **L. trigemini** *PNA*: von den sensiblen Trigeminuskernen zum Thalamus aufsteigender Faserzug.

lemniskales System: das somatosensible, im Dienste der epikrit. ↑ Sensibilität stehende Leitungssystem, im Lemniscus med., das rel. schnell leitet u. bzgl. Reizmodalitäten u. -qualitäten, Somatotopik u. zeitl. Differenzierung höchst spezifisch funktioniert; vgl. extralemniskales System.

Lemnoblast: embryonale Vorstufe der ↑ SCHWANN* Zelle (»Lemnozyt«). – **Lemnoblastom(a)**: ↑ Spongioblastom.

Lemnom, Lemmom: ↑ Neurinom.

Lempert* Operation (JULIUS L., geb. 1890, Otologe, New York): **1)** ausgedehnte intrapyramidale Radikal-Op. des Ohres (Prinzip der RAMADIER* Op.) mit Abtragung der Pyramidenspitze, evtl. auch Eröffnung der pontinen Zisterne. – **2)** klass. Fensterung des horizontalen Bogengangs bei Otosklerose; Abdecken der Fenestra novovalis mit Vollhautlappen.

Lenard* (PHILIPP EDUARD ANTON V. L., 1862–1947, Physiker, Kiel, Heidelberg; 1905 Nobelpreis für Physik) **Effekt**: Erzeugung von Ionenpaaren durch UV-Licht in Luft u. a. Gasen (wobei neg. Ionen sehr viel beweglicher). – **L.* Fenster**: mit dünner Folie (Al, Glimmer, Cellophan) bedecktes Austrittsfenster für die freien Elektronen (= L.* oder Kathodenstrahlen) an **L.* Röhren** (Gasentladungs-, später Hochvakuumröhre mit Glühkathode) u. Beschleunigern.

Lende: Lumbus; Regio lumbalis, lumbal..., lumbo....

Lendenbruch, -hernie: ↑ Hernia lumbalis.

Lendendreieck: Trigonum lumbale; **oberes L.**: ↑ GRYNFELT* Dreieck; **unt. L.**: ↑ PETIT* Dreieck.

Lenden|kyphose: Umkehr der physiol. Lendenlordose; großbogig nach Rachitis (»Sitzbuckel«), SCHEUERMANN* Erkr. oder Ischialgie (reflektor. Schonhaltung); kurzbogig (als ↑ »Gibbus«) nach WK-Fraktur, tbk. Spondylitis; ferner als Teilkrümmung bei BECHTEREW* Krkht. – **L.-Kreuzbeinwinkel**: ↑ Lumbosakralwinkel.

Lendenlordose: die physiol. ventral-konvexe Krümmung der lumbalen WS. – **entzündl.** oder **fixierte L.**: s. u. Hüft-Lendenstreckfteife.

Lenden|rippe: uni- oder bilat. rudimentäre Rippe an einem (meist 1.) LW als häufigste Formvariante des thorakolumbalen Übergangs (oft bei Übergröße der 12. Rippe); als thorakaler Typ der Brustrippe ähnl., als lumbaler klein, bei großem Querfortsatz. – **L.schnitt**: chir ↑ Flankenschnitt.

Lendenwirbelsäule: der von den – normalerweise 5 – Vertebrae lumbales gebildete, mäßig bewegl. WS-Abschnitt (zwischen BWS u. Kreuzbein) mit physiol. Lordose. – Als **LWS-Syndrom** (H. GROH 1961) gelten die vertebra-, neuro- u. myogenen radikulären Krankheitsbilder dieses Bereichs (einschl. lumbosakralem Übergang): Bandscheiben-Syndrom, Lumbago, Ischialgie, vertebragener Kreuzschmerz; klin.: Hüft-Lendensteife, Skoliose, örtl. Druckschmerz, Spinalwurzel-Sympte. (ins Bein ausstrahlende, bei Druckanstieg im Spinalkanal zunehmende Schmerzen, Hypästhesie, evtl. motor. u. Reflexausfälle; alle als Zeichen des L_4-, L_5- u. S_1-Syndroms).

Lenden|wulst: bei WS-Skoliose mit lumb. Scheitelpunkt (mit WK-Torsion u. Dorsalverlagerung der Querfortsätze) konvexseitig auftret. Wulst der lumb. Rückenstrecker (mit kontralat. paravertebr. »L.tal«).

Lenègre* Krankheit: idiopath. Fibrose des Erregungsleitungssystems des Herzens; oft mit faszikulären oder Schenkelblockbildern.

Lengemann* Methode: eine atraumat. Sehnen-Drahtnaht mit endfixierendem Widerhaken (»Gabel«; ↑ Abb.). Entfernung des Drahtes nach 3 Wo. durch Zug am prox. (gabeltragenden) Ende.

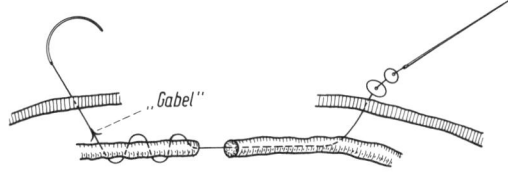

Lenggenhager* (KARL L., zeitgen. Chirurg, Bern) **Nephropexie**: Anregung von Adhäsionen zwischen fibröser Nierenkapsel u. Lendenmuskulatur durch Jodtinktur-Pinselung u. Einstreuen von Talkum. – **L.* Test**: Erfassung des Abbaus der Thrombin-Aktivität (u. anderer aktivierter Gerinnungsfaktoren) im

Lengthening reaction

Serum durch Bestg. der Gerinnung rekalzifizierten Zitratplasmas unter Zugabe des Nativvenenblutserums desselben Pat. in genormten Zeitabständen bei 20°. Gemessene Sekundenzeiten abhängig u. a. von der im Nativblut entwickelten Thrombin- u. der im Serum enthaltenen Antithrombin-Aktivität.

Lengthening reaction: (engl.) / Erschlaffungsreaktion.

Lenhartz* Kost (HERMANN ALBERT DIETR. L., 1854–1910, Internist, Leipzig, Hamburg): sehr eiweißreiche, d. h. säurebindende Diät (Milch u. Eier als Grundlage) zur Ther. des floriden pept. Ulkus.

Lenhossék* Bündel (MIHÁLY L., 1863–1937, Anatom, Budapest): die aufsteigende Wurzel des Vagus u. Glossopharyngeus.

Leniens: *pharm* linderndes, mild wirkendes Externum. – **Lenitivum**: *pharm* mildes Abführmittel.

Lenk* Trias (ROBERT L., geb. 1885, Internist, Wien): bei perirenalem Hämatom einseit., zur Blase ausstrahlender Flankenschmerz, Ileus u. Sympte. der inn. Blutung (ohne Hämaturie).

Lennander* (KARL GUSTAV L., 1857–1908, Chirurg, Uppsala) **Drüsenausräumung**: Simultanausräumung inguinaler u. iliakaler LK unter temporärer Abtrennung des Leistenbandes vom Beckenkamm. – **L.* Kulissenschnitt**: schräger Unterbauchschnitt (v. a. für Appendektomie) mit Durchtrennung der Haut parallel zum Rektusaußenrand durch die Halbierungspunkte Nabel/Spina iliaca sup. u. Linea alba/Leistenband, dann der vord. Rektusscheide paramarginal-lat., schließlich – nach Medialverziehen des Muskels – der hint. Scheide u. des Peritoneums. Bds. Verlängerung möglich.

Lennhoff* (RUDOLF L., 1866–1933, Arzt, Berlin) **Index**: Konstitutions-Index n. der Formel:

$$\frac{\text{Länge der vord. Brustwand}}{\text{größter Bauchumfang}} \cdot 100;$$

Normalwert: 75. – **L.* Zeichen**: in tiefer Inspiration tastbare Leberfurche bei Hydatidenzyste.

Lennox* (WILLIAM GORDON L., 1884–1960, Neurologe, Boston/Mass.) **Dämmerzustand**: / Petit-mal-Status. – **L.* Syndrom**: bei infantiler epilept. Enzephalopathie Anfälle mit langsamen, diffusen S/W-Komplexen.

Lenoir* Facette (CAMILLE ALEXANDRE HENRI L., geb. 1867, französ. Chirurg): die med. Facette der Patella-Gelenkfläche. – **L.* Fraktur**: / Boxerfraktur (2).

Lenormant* Operation (CHARLES L., 1875–1948, Chirurg, Paris): 1) bei Fersenbein-Stauchungsfraktur offene Reposition u. Unterfütterung der Fragmente mit Periost-Knochenspänen. – 2) Splenektomie nach li.-horizontalem Oberbauchschnitt (durch den M. rectus in ganzer Breite).

Lens (crystallina) *PNA*: / Augenlinse.

Lenta-Sepsis: / Endocarditis lenta.

lental: die Augenlinse betreffend, z. B. le. Myopie (als Form der / Brechungsmyopie).

Lente* Lumbalschnitt: »horizont.« Flankenschnitt vom Kostovertebralwinkel zum Darmbeinkamm zur retroperitonealen Nierenfreilegung (evtl. mit kurzzeit. Bauchhöhleneröffnung zur Beurteilung der Operabilität).

lenteszierend: verzögernd bzw. verzögert. – **Lente-Insulin**: Insulin-Präp. mit Depotwirkung.

Lenticula: *derm* »kleine Linse« (als Effloreszenz). – **lenti|cularis, -culatus, -formis**: linsenförmig.

Lentigines, Naevi lenticulares: runde, bis linsengroße, scharf begrenzte, im Niveau der Haut gelegene dunkelbraune Hautflecke, einzeln oder in dichter Aussaat (= profuse L. = generalisierte / Lentiginosis); entweder Naevi spili (= L. i. e. S.) oder pigmentierte junktionale / Nävuszellnävi; s. a. Lentigo, Café-au-lait-Fleck, kardiokutanes Syndrom. Entfernung aus kosmet. Gründen durch Fräsen u. mit konz. (Trichlor-) Essigsäure (bei Übergangsformen gefährlich!).

lentiginös: nach Art einer Lentigo, als Lentiginose.

Lentiginosis, -nose: Vorhandensein zahlreicher Lentigines (Naevi spili); z. B. als **L. centrofacialis (neurodysrhaphica) Touraine*** (dominant-erbl., kongenit. Neuroektodermose des Gesichts mit symmetr. Lentigoflecken [Mundhöhle frei], Synophris, Status dysrhaphicus, neuropsych. Symptn. wie Oligophrenie, Epilepsie), als **generalisierte L.** (ZEISLER*-BEKKER*), als **L. profusa** (in Kindheit oder Pubertät am ganzen Körper, selten auf Hals u. Gesicht beschränkt = L. cervicofacialis), als **L. periorificialis cum polyposi viscerali** (TOURAINE-COUDER; / Lentigopolyposis), als **Lentiginose profuse kératosique** (/ Melanoakanthom), als **LEOPARD-Syndrom** (/ kardiokutanes Syndrom).

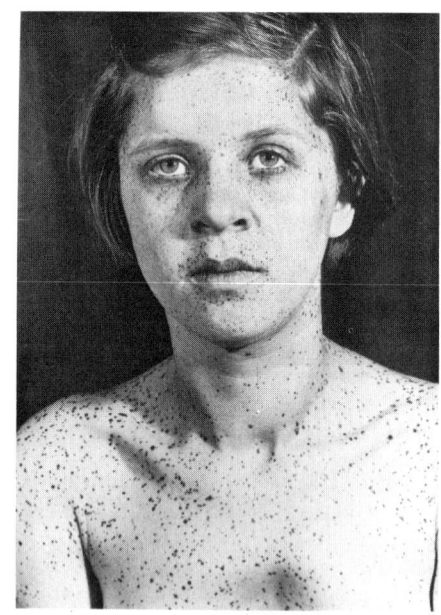

Lentiginosis beim LEOPARD-Syndrom

Lentiglobus: *ophth* / Sphärophakie.

Lentigo: linsenförm. Pigmentfleck (/ Lentigines); als **L. aestiva** die / Ephelide, als **(prä)maligne L.** die bei / DUBREUILH*-HUTCHINSON* Krkht., als **L. senilis** der / Altersfleck; i. e. S. die »nävoide« **L. simplex** s. **juvenilis**, der »Linsen-« oder »Leberfleck«, rundl.-oval bis unregelmäßig, scharf begrenzt, tiefbraun, im Niveau der Haut, unabhängig von Licht u. Haarfarbe v. a. im mittl. LA auftretend (histol.: Hyperpigmentierung der Basalzellschicht, leichte Akanthose, evtl. geringes Kutisinfiltrat). – **L. polyposis (Peutz*-Jeg-**

hers*-Klostermann*), Lentiginosis periorificialis (cum polyposi viscerali): einfach-dominant-erbl. Krkht. mit unregelmäßig geformten, progred. Pigmentflecken in Gesichtsmitte (um Öffnungen, in Lippenrot, Wangenschleimhaut) u. verstreut an Fingern, Zehen, Nägeln u. Gelenken sowie mit neuromuskulären Darmpolypen (evtl. Blutung, Ileus, Pankreatitis, karzinomatöse Entartung).

Lentikonus: *ophth* seltene, kongenit. Formanomalie der Augenlinse mit axialer – kon. oder sphär. – Ausbuchtung ihrer vord. (= L. ant.) oder hint. Oberfläche (= L. post.; oft mit umschrieb. hint. Polstar).

Lentikularglas: *opt* Tragrandglas mit dünngeschliffenen Randpartien (Gewichtsverminderung), so daß nur der linsenförm. zentrale Teil optisch wirksam ist (d. h. stark eingeschränktes Blickfeld, v. a. bei Sammellinsen).

Lentitis: *ophth* Linsenaffektion bei ↑ Uveitis.

lento...: Wortteil »Augenlinse«.

Lentochol-Reaktion (Sachs*-Georgi*): Syphilis-Flockungstest mit cholesterinisiertem alkohol. Herzextrakt (Rind oder Mensch) als AG (ebenso wie Pat.-serum 1:5 verdünnt). Ablesen nach 18- bis 24stünd. Inkubation mittels Lupe (nur homogene Opaleszenz = neg.).

Lentoid: Retinagebilde aus linsenähnl. Gewebe.

lentus: (lat.) zäh, langsam.

Lentz* Doppelfärbung (Otto L., 1873–1952, Bakteriologe, Berlin, Saarbrücken): (1907) Schnittpräp.- u. Ausstrich-Färbung (alkohol. Eosinblau-Lsg., Löffler* Methylenblau, alkal. u. saurer Alkohol) zur Darstg. der Negri* Körperchen: karmesinrot mit blauen bzw. (bei Färbung B, d. h. zusätzl. mit Lugol* Lsg.) dunkelblauen bis schwarzen Innenkörpern; Gliasubstanz zartrosa bis farblos, Ganglienzellen blaßblau (Kerne dunkler blau).

Lentz* Linien: dunkle Querbänder (Kompressionslinien) in der epi-metaphysären (Säulen-)Knorpelzone bei Möller*-Barlow* Krkht. u. Syphilis.

Lenz* Sydrom (Widukind L., Humangenetiker, Münster): (1955) rezessiv-geschlechtsgebunden erbl. hochgrad., uni- oder bilat. Mikrophthalmie (evtl. Anophthalmie) in Kombin. mit multiplen Finger- u. Zehendysplasien (Klino-, Kampto-, Poly-, Syndaktylie etc.) sowie Minderwuchs, Kyphoskoliose, Mikrogenie (mit Zahnanomalien), Darm-, Nieren- u. Genitalfehlbildungen (evtl. Kryptorchismus, Hypospadie), Herzmißbildungen. Die phänotypisch unauffäll. ♀ ♀ Fam.mitglieder sind z. T. Überträger.

Lenzmann* Punkt (Richard L., 1856–1927, Arzt, Duisburg): Appendizitis-Druckpunkt im re. Unterbauch ca. 5 cm medial der Spina iliaca sup. (auf der Verbindungslinie zur kontralat. Spina: **L.* Linie**).

Leonardi* Syndrom: ↑ Magrassi*-L.* Krankheit.

Leonidas* Schnitt (griech. Arzt um 90 n. Chr. in Alexandria): der sogen. ↑ »Lappenschnitt«.

Leon-Stamm, -Typ: nach dem Schimpansen »Leon« geprägte Bez. für das Poliomyelitisvirus Serotyp 3.

Leontiasis: 1) ↑ Facies leontina. – 2) L. ossea s. cranii (Virchow) ↑ Kraniosklerose. – 3) L. ossium framboesica: ↑ Gundu.

Leoparden|frosch-Karzinom: (1934) spontaner (virogener?) Nierentumor (Adeno-Ca.) bei Rana pipiens; in Leber, Pankreas u. Ovarien metastasierend. – **L.haut**: *derm* bräunl. Hautbezirke (bes. am Rumpf) bei Parapsoriasis en plaques, Urticaria pigmentosa, hämorrhag. Diathese, thrombozytopen. Purpura.

Leopard(en)|mensch: Neger mit Hautdepigmentierungen (Vitiligo, Pinta etc.).

LEOPARD-Syndrom: ↑ kardiokutanes Syndrom; s. a. Abb. »Lentiginosis«.

Leopold* Handgriffe (Christian Gerh. L., 1846–1911, Gynäkologe, Dresden): *geburtsh* Handgriffe (↑ Abb.) zur Bestg. von Fundusstand (= 1. Handgriff), Lage u. Stellung des kindl. Rückens (= 2. H.) bzw. des vorangehenden, noch über dem BE stehenden Kindsteils (= 3. H.) sowie näherer Einzelheiten am – ins Becken eingetretenen – vorangehenden Teil (= 4. H.; Palpieren mit »Einfühlen« u. »Einrucken« sowie – wie auch beim 3. – Ballottement-Prüfung). – 5. L.* H.: ↑ Zangemeister* Handgriff.

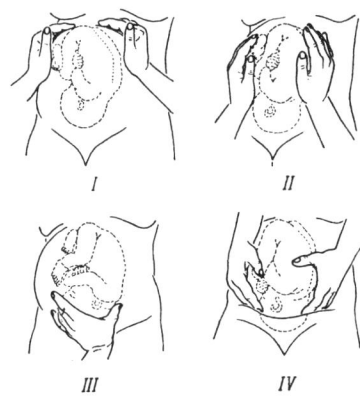

Leotta* Zeichen: durch tiefen Fingerdruck im re. Oberbauch ausgelöste Schmerzen als Hinweis auf Adhäsionsbildung zwischen Kolon u. Gallenblase bzw. Leber (z. B. als Folge einer Appendizitis = **L.* Syndrom**).

LEP: *virol* Low Egg Passage, s. u. ↑ HEP.

Lepehne* Reaktion (Georg L., geb. 1887, Internist, Königsberg): zytochem. Peroxidase-Reaktion zum Nachweis eisenhalt. Chromoproteide (insbes. Hb); formolfixiertes Präp. in Benzidin-H_2O_2-Lsg.; anschließend in 50%ig. Alkohol, dann in Leitungswasser; Nachfärben in Hämalaun. Ery u. freies Hb dunkelbraun. – 1952 modifiziert durch Undritz.

LE-Phänomen: ↑ Lupus-erythematodes-Phänomen.

Lepidom(a): in der Adami* Klassifikation (1909) ein Neoplasma epithelialer Herkunft (im Ggs. zum Hyloma).

Lepidophyton: *mykol* ↑ Trichophyton concentricum.

Lepidoptera: *entom* Insekten-Ordng. »Schmetterlinge« (> 10^5 Arten); z. T. mit Gifthaaren, -dornen, -raupen (↑ Raupendermatitis, -konjunktivitis).

Lepido|sis: *derm* Schuppenbildung. – **L.somen**: (Baker 1953) *zytol* flache, oft geschichtete oder gebogene Teile des ↑ Golgi* Apparates.

Lépine* Färbung (Pierre R. L., geb. 1901, frz. Virologe): Schnittfärbung (alkohol. Fuchsin-, wäßr. Safranin-Lsg.) zur Darstg. von Negri* Körperchen u. a. virogenen Plasma- u. Kerneinschlüssen. Stroma blaß,

Lepore-Hämoglobin

Achsenzylinder rosa, Neuroglia u. Leuko violett, Nukleon hellrot, Chromatin dunkelpurpur, NEGRI* Körperchen malvenfarben mit lila Innenstruktur, Kerneinschlüsse u. oxyphile Substanz leuchtend rosa.

Lepore-Hämoglobin: anomales ↑ Hb bei Thalassämie; mit normalen α- u. mit Fusionsketten, die N-terminal der δ-, C-terminal der β-Kette entsprechen.

Leporidae: die Säuger-Fam. »Hasen«. Vektoren für Pasteurella tularensis u. Leptospiren.

Lepothrix: (PAXTON*) mykol ↑ Trichomycosis palmellina.

Lepra, Aussatz, Mieselsucht, HANSEN* Krankheit: chron. (s. aber L.reaktion), nach langer Inkubation schleichend beginnende, trop. u. subtrop. Infektionskrkht. durch Mycobact. leprae; Manifestation v. a. an Haut u. Nerven (periphere sensible u. sympath. Fasern), ferner an Schleimhäuten (Mund, Larynx, Pharynx), RES, Augen, Baucheingeweiden, Knochen, Hoden. Beginn im allg. mit uncharakterist. Schmerzen u. Parästhesien u. – fast immer kutanem – PA (↑ Lepraschanker); gefolgt von Haut-, Schleimhaut-, Nervenläsionen, anhand derer die 2 polaren Haupttypen L. lepromatosa u. L. tuberculoides sowie die L. dimorpha (»Borderline-L.«) u. L. indeterminata unterschieden werden (Madrid 1953; ↑ Schema). – Besond. Formen: **L. lepromatosa s. tuberosa s. elephantiastica:** der bes. beständ. (daher »Reservoir«) Haupttyp mit chron. progred. Bildung makulär-diffus infiltrierender oder knot. ↑ Leprome v. a. in Haut u. Schleimhäuten, neg. Lepromin-Reaktion u. pos. Baktn.-Befund; als **L. l. diffusa** in 3 Formen auftretend: **1) L. maculosa confluens** generalisiert, mit allmählich konfluierenden Flecken, bei nur geringer Allg.beeinträchtigung, mit ausgedehnter Hypopigmentierung; Diagnose meist erst nach Ausbildung von Lepromen u. Verdickungen peripherer Nerven; neg. MITSUDA* Reaktion. – **2) L. diffusa i. e. S.,** mit diffuser Hautinfiltration durch Histiozyten u. große schaum. Makrophagen, im allg. ohne Anästhesien; neg. Lepromin-Reaktion. – **3) Lepra Lucio*-Latapi*** (Erythema lepromatosum necroticans) in Mittelamerika, mit flächenhaften, nekrotisierenden Erythemen, atrophisierend, evtl. Analgesien, Alopezie, destruktive Rhinitis (infolge Vaskulitis), Perivaskulitis. – **L. tuberculoides:** der gutart. Typ mit Lepriden u. Nervensymptn. (↑ L. nervosa), pos. Lepromin-Reaktion, neg. Baktn.-Befund. Als Varietas nodularis (»Knötchenform«) im frühen Kleinkindalter mit einzelnen Knötchen oder isolierter Plaque, mit Spontanheilungstendenz. – Die **L. dimorpha s. interpolaris** (»Borderline-L.«, auch – weniger korrekt – L. infiltrativa acuta, L. intermediaria, L. bipolaris) als Kombin. von Nerven-Haut-L. oder als reine Nerven-L. mit Symptn. beider polarer Haupttypen; i. e. S. Übergänge vom tuberkuloiden zum lepromatösen Typ; histol. schwierig zu unterscheiden; pos. Baktn.-Befund, neg. Lepromin-Reaktion. – **L. indeterminata:** die präleprämatösen u. prätuberkuloiden Stadien, mit Lepriden vom unbest. Typ (so daß histol. Klassifizierung i. S. der polaren Typen unmögl.); Lepromin-Reaktion neg. oder schwach pos., Baktn.-Befund neg. oder schwach. – Weitere Formen: **L. alba s. achromatica** (initiale Depigmentierungen bei L. nervosa u. maculoanaesthetica), **L. anaesthetica** (obsolet für L.formen mit Sensibilitätsausfällen, ↑ L. nervosa. Als makuloanästhet. L. die tuberkulaide, z. T. die intermediäre Form), **L. infiltrativa** (kutane Alterationen über Hautniveau bei beiden polaren Haupttypen; L. i. acuta = L. dimorpha), **L. leontina** (mit Gesichts-Leontiasis durch Leprome), **L. murina** (Ratten-L. durch Mycobact. leprae murium; auch als Modellinfektion), **L. mutilans** (fortgeschrittene L. mit Verstümmelungen, am Gesicht bes. bei lepromatöser L., an Extremitäten als Lähmungs- u. Anästhesiefolge bei der sogen. **L. nervosa s. neuritica,** d. h. v. a. bei tuberkuloider u. dimorpher L., mit neg. Lepromin-Reaktion auch bei fortgeschrittener lepromatöser L.; klin.: Polyneuritis mit tastbaren, evtl. knot. Nervensträngen, Hyperästhesie, später motor. Lähmungen mit Hyp- u. Anästhesie, mutilierende troph. Störungen, evtl. fleckförm. Hyperpigmentierung der Haut = **L. maculoanaesthetica,** Hypohidrose, pemphigoide Blasen = Pemphigus leprosus). – Ferner als histor. Bez. **L. asturica s. lombardica** (↑ Pellagra), **L. Graecorum s. alphoides** (↑ Psoriasis vulg. anularis), **L. Graecorum elephantiastica** (↑ Ichthyosis congenita), **L. Willani** (↑ Psoriasis orbicularis). – Ther.: Sulfone, Thiosemikarbazone, INH, Rehabilitations-, evtl. chir.-plast. Maßnahmen.

Klassifizierungsschema der Lepra

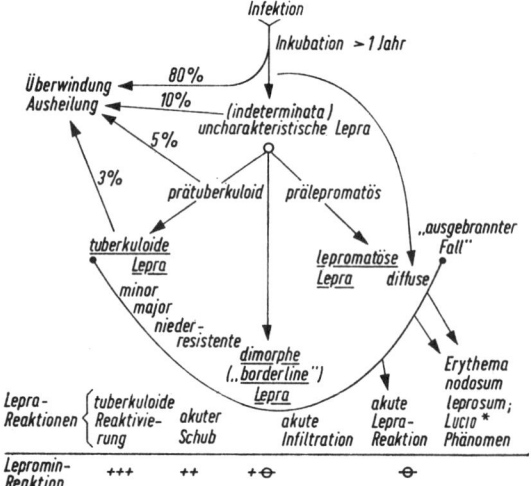

Lepra|globi: s. u. Leprazellen. – **L.reaktion: 1)** *path* (sub)akute Manifestationsformen der sonst chron. Lepra; lokal (am typischsten bei L. lepromatosa) als Erythema nodosum u. E. multiforme lepromatosum, E. necroticans (LUCIO* Phänomen) sowie die Exazerbation u. das Neuauftreten von Hauterscheinungen bei tuberkuloider u. interpolarer Lepra; ferner Allg.-erscheinungen wie hekt. Fieber, Abgeschlagenheit, Polyneuritis, -adenitis, -arthritis, Orchitis, Periostitis, Iridozyklitis, spontan oder reaktiv (auf Leprostatika-Medikation). – **2)** *diagnost* ↑ Leprolin-, Lepromin-Reaktion, RUBINO* Sedimentationsreaktion.

L.schanker: kutaner PA der Lepra; erythematöser, pigmentierter, später depigmentierter (»Lepra alba«) rundl. Fleck mit herabgesetzter Schmerzempfindlichkeit (»Macula anaesthetica«). – **L.zelle (Virchow*):** bei Lepra in Granulationsgeschwülsten vork. große, mehrkern. Zelle mit Vakuolen schaum. Struktur; enthält **L.globi** (Kugeln aus Baktn.massen in einer lipoidart. Substanz).

Leprechaunismus(-Syndrom): (1948) gynäkotrope Abartungskombination (benannt nach der literar.

Faunsgestalt »Leprechaun«) mit Faunsgesicht (bzw. – ♀ – Elfengesicht), Minderwuchs, Oligophrenie, Lipatrophie, Klitorishypertrophie, Hepato-Splenomegalie. Folge endokriner Dysfunktion u. Stoffwechselstörung? Konnat. generalisierte Lipoatrophie?

Leprid: »Id-Reaktion« bei Lepra tuberculoides u. indeterminata. Bei ersterer entweder im Aufbau einem Tuberkel entsprechende anästhet. u. anhidrot. Macula oder Plaque (auf heller Haut erythematös, auf dunkler hypopigmentiert) oder aber »infiltrierte« kupfer- oder purpurfarbene Papel oder Knötchen (mit schilfr., erhabenem Rand, zentral narbenfrei abheilend u. repigmentierend; je nach Infiltration u. Verfärbung als »Minor«- u. »Major«-Typ); stets in kleiner Zahl u. asymmetr. verteilt; Lepromin-Reaktion pos., Baktn.-Nachweis im Abstrich neg., im Schnittpräp. vereinzelt neg. – Bei Lepra indeterminata hypopigmentierte Macula, mit meist unscharfem Rand u. erhaltener Sensibilität; histol.: unspezif. Entzündung; Abstrich neg.; Übergang in tuberkuloides L. oder Leprom möglich.

leprös: die Lepra betreffend, an Lepra erkrankt.

Leproid: der Lepra ähnl. umschrieb., schuppende Hautveränderungen (ohne Nervenstörung): Ichthyosis, Pachydermie, »Aussatzgeschwüre« (Leprelcosis) bei Lues III, Elephantiasis etc.

Leprolin: aus Mycobact. leprae extrahiertes bakterienfreies AG (Hapten) für die **L.reaktion** (i.c. Test wie mit Lepromin; ggf. Reaktion vom Tuberkulintyp).

Leprom, Lepraknoten: die für Lepra lepromatosa charakterist. knot. Granulationsgeschwulst; kugelig, breit aufsitzend, durchscheinend gelblich oder bräunl., meist hart, blutarm; histol.: perivaskuläre Zellinfiltrate mit Vorherrschen von / Leprazellen, Anhäufung von Leprabaktn. in Lymphgefäßen. Chron. Verlauf mit Ulzeration oder depigmentierter Narbe. – Als **histoides L.** (Rezidiv-Manifestation bei behandelter L. lepromatosa u. dimorpha; v. a. am Rumpf) rötlich glänzend, rund oder oval, aus spindelförm. Histiozyten bestehend (darin linear angeordnet Lepra-Baktn.); daneben auch flache, »weiche« Knoten.

Lepromin|-Reaktion: (MITSUDA* 1919) i.c. Inj. von Lepromin (Suspension homogenisierten Lepromgewebes vom Menschen; als bazilläres L. weitgehend gewebefrei) zur Differenzierung der Lepratypen (pos. bei tuberkuloider u. evtl. bei indeterminierter Lepra sowie bei Tuberkulin-pos. Personen) u. zur Bestg. der Reaktivität gegen Lepra-Baktn.: bei guter Abwehrlage pos. Frühreaktion n. FERNÁNDEZ (Erythem- u. Infiltratbildung nach 48 Std.) oder Spätreaktion n. MITSUDA (Knötchenbildung, evtl. Ulzeration n. 2–5 Wo.).

Leprosis: / Lepra. – **Leprosorium**: mit spez. therap. Einrichtungen ausgestattete Siedlung (Dorf, Kolonie), in der Leprakranke isoliert von der Außenwelt leben; auch Krankenhaus zur Pflege Leprakranker.

leprosus: (lat.) leprös.

lept(o)...: Wortteil »dünn«, »schmächtig« (s. a. steno...); z. B. **leptochrom**: von geringer Färbbarkeit.

Leptocimex boueti: langbein. westafrik. Fledermauswanze; sticht auch Menschen.

Leptodaktylie: Schmalfingrigkeit.

Leptodera intestinalis: *helminth* / Strongyloides stercoralis. – **L. pellio**: / Rhabditis pellio.

Lepto|derma, -chroa: übermäßig dünne, zarte Haut (»schlaffe Atrophie«). – **L.kephalus**: »Schmalschädel« mit sehr geringer Breite bei mittl. Länge; Form der Dolichozephalie (wahrsch. infolge prämaturer Synostose der Stirn- u. Sphenoidalnaht). – **L.kurare**: (BOVET) die Muskelrelaxantien 2. Ordnung (/ Azetylcholinomimetika).

Lepto|meningiom(a): / Meningiom der weichen Hirnhäute; meist sek. durch Übergreifen oder Metastasierung. – **L.meningitis**: spezif. oder unspezif. / Meningitis der weichen Hirnhäute, mit Exsudatbildung ins Cavum leptomeningicum; v. a. durch Meningo-, Pneumo-, seltener Staphylokokken, an der Hirnbasis meist als Tbk. – **L.meninx** *JNA*: »weiche Hirnhäute« als Sammelbez. für / Arachnoidea u. / Pia mater.

Leptomonas: Flagellaten-Gattung [Trypanosomatidae]; Darmbewohner von Insekten u. Reptilien. Übertragen als geißellose Leishmania-Form (»Zyste«). – **L.-Form**, promastigote F.: das einfach begeißelte Entwicklungsstadium der Leishmania-Arten (in Überträger u. Kultur) mit Kinetoplasten im Vorderende der Zelle (dadurch den Flagellaten der Gattg. Leptomonas gleichend); s. a. Abb. »Trypanosomatidae«.

Leptonem: *zytol* s. u. Leptotän.

leptosom, leptomorph, leptoid: schmalwüchsig, / asthenisch. – Der **l. Konstitutionstyp** (KRETSCHMER) mit durchschnittl. Körperlänge, aber schmalwüchsig, langgliedr., zartknoch., scharf profiliert, mit hochovalem Gesicht u. Affinität zu Schizothymie. Bei starker Ausprägung: »asthen. Typ«.

Leptosphaeria: *mykol* Gattung der Pleosporaceae; Myzetom-Erreger beim Menschen (z. B. **L. senegalensis** in Tropen; Kultur graubraun, Askosporen, in Herden schwarze Körnchen).

Leptospira: *bakt* Gattg. der Spirochaetales mit der einz. Spezies **L. interrogans** (mit Serogruppen u. -typen, / Tab. S. 1446); fein, spiralig um zentralen Achsenfaden gewundene Baktn. (6–20 µm). Neben saprophytären (in stehenden Gewässern, feuchtem Milieu; bei Trockenheit absterbend) auch parasitäre Stämme (bei höheren Tieren); Infektion des Menschen (/ Leptospirosis) selten direkt (v. a. berufsbedingt), meist indirekt (in Urin-infizierten Gewässern, v. a. durch die verletzte Haut). Darstg. im Dunkelfeld oder durch Silberimprägnierung; s. a. Abb. »Schraubenbakterien«.

Leptospiren: / Leptospira. – **L.-Antikörper**: agglutinierende, lysierende u. komplementbindende AK im Serum immunisierter u. infizierter Tiere u. Menschen (bei 10% nicht nachweisbar). – **L.fieber, kurzfristiges**: meist anikter. u. kurz verlaufende, durchweg gutart. Leptospirosen, v. a. Europäisches / Feldfieber, Reisfeldfieber, Leptospirosis pomona, japanisches Siebentagefieber; i. e. S. das L.f. durch Leptospira pyrogenes. – **L.gelbsucht**: / Leptospirosis icterohaemorrhagica; i. w. S. auch die WEIL-ähnl. Erkrn. u. der schnell (max. 4 Wo.) u. folgenlos abklingende Ikterus bei Leptospirosen. – **L.hepatitis**: Leberaffektion bei Leptospirose, i. e. S. bei der WEIL* Krkht. (Leberzelldegeneration, Nekrosen, intrahepat. Cholestase, Ikterus, häufig hämorrhag. Diathese). – **L.meningitis**: Meningitis serosa bei Leptospirose, in der Regel einsetzend mit der – dem fieberfreien Intervall folgenden – 2. Phase, aber auch isoliert. – **L.-Schwarzwas-**

Leptospira interrogans

Serogruppen und wichtigste Serotypen von Leptospira interrogans

Serogruppe/Serotyp	Krankheit	Vorkommen	Hauptträger
Icterohaemorrhagiae			
icterohaemorrhagiae* (L. icterohaemorrhagiae A*)	Weil* Krankheit	ubiquitär	Ratte, Hund, Fuchs, Pferd, Fledermaus
mankarso* (L. marikini)	ikter. Leptospirose	Indonesien	
naam*	Weil-ähnl. Erkrankung	Indonesien, USA	
sarmin*	Weil-ähnl. Erkrankung	Indonesien	
Javanica			
javanica*	gutart. Leptospirose	Indonesien	Ratte, Hund, Katze
poi*	Reisfelder-Leptospirose	Oberitalien	Muriden, Schwein
coxi*		Malaya	
Celledoni: celledoni, whitcombi			
Canicola			
canicola*	Canicola-Fieber (Mensch), Stuttgarter Hundeseuche	ubiquitär	Hund
sumneri*		Malaya	
schueffneri* (L. cynopteri A)	Weil-ähnl. Erkrankung	Java, Andamanen	Fledermaus
benjamin*	milder fieberhafter Infekt	Indonesien, Zentralafrika	
malaya*		Malaya	
Ballum			
castellonis* (L. ballum AB)	anikter. Leptospirose	Dänemark, Niederlande	Maus, Ratte, Opossum
Pyrogenes			
pyrogenes* (L. salinem)	Cane fever (kurzdauernd) Eastern Weil* Disease	Indonesien, Malaya	Muriden
zanoni* (L. australis B)	Cane fever	Australien	Ratte
Cynopteri			
cynopteri*	menschl. Infekt unbek.	Indonesien	Fledermaus
butembo*	Weil-ähnl. Erkrankung	Kongo	Hund
Autumnalis			
autumnalis* (L. akiyami A) (L. autumnalis AB)	Akiyami, Hasamiyami, Japanisches Herbstfieber	Japan, Indochina, Amerika	Muriden, Hund
rachmati* (L. autumnalis A)	fieberh. Leptospirose	Indonesien	Muriden, Hund
erinacei-auriti*		UdSSR	
Australis			
australis* (L. ballico) (L. australis A)	Cane fever	Australien, Malaya, Amerika	Ratte, Hund, Pferd
muenchen*	anikter. Leptospirose	Deutschland	
bratislava*	anikter. Leptospirose	CSSR, UdSSR, Polen, Australien	u.a. Igel
fugis*		Malaya	
Pomona			
pomona* (L. suis) pomona* (L. australis C)	Schweinehüterkrankheit	Australien, Indonesien, Argentinien, Europa	Schwein, Rind, Pferd
Grippotyphosa			
grippotyphosa*	Feld-(Ernte-, Sumpf-)-Fieber A, Erbsenpflückerkrankheit	Europa, Afrika, Asien, Amerika	Muriden
Hebdomadis			
hebdomadis* (L. akiyami B)	Siebentagefieber, Akiyami, Gikiyami, Nanukayami, Sakushu-Fieber	Japan, Indonesien, Bulgarien, UdSSR, Deutschland	Muriden, Hund
kremastos*		Australien	
worsfoldi*		Malaya	
jules*		Kongo	
mini* (L. mini AB)		Italien	
georgia*		USA	
hardjo*		Indonesien	
medanensis*	fieberh. Leptospirose	Indonesien, Australien	Hund
wolffi*		Indonesien	
sejroe*	Feldfieber, Sejrö-Fieber	Dänemark, Mitteleuropa	Muriden
saxkoebing*	Feldfieber, Reisfeld-Leptospirose	Dänemark, Deutschland, Italien	Ratte, Hund, Pferd
Bataviae			
bataviae* (L. mitis Mino) bataviae* (L. oryzeti)	Batavia-, Reisfeld-Fieber, Indones. Weil*-Krankheit.	Indonesien, Zentralafrika, Oberitalien, Schlesien	Muriden, Hund, Katze, Schwein
paidjan*		Indonesien	
Tarassovi			
tarassovi* (L. hyos. L. mitis Johnson)	Schweinehüterkrankheit, Queensland-Siebentagefieber	Australien, Asien, Europa, Argentinien	Schwein, Pferd, Rind
atlantae*		USA	
Panama: panama, cristobali			
Shermani: shermani			
Semaranga			
semaranga*	ikter. Leptospirose	Indonesien, Indien	Ratte
Andamana			
andamana* (L. andaman A)	Andamanenfieber	Andamanen-Inseln	Muriden

*International Reference Reagents of Anti-Leptospira Sera verfügbar

serfieber: dem Schw. ähnl. Krankheitsbild durch Leptospira icterohaemoglobinurica; v. a. im Kongogebiet, Sumatra. – **L.serum**: Antiserum gegen Leptospiren; zur Serotypen-Differenzierung, in der Tiermedizin zur Notfallprophylaxe u. Ther. bei Hunden u. Füchsen (Serother. beim Menschen obsolet).

Leptospirogene: runde, argyrophile Körperchen (Ruheform?) mit peitschenart. Fortsätzen in älteren Leptospiren-Kulturen, auch nach Kälte u. Wärme-Einwkg., in hypertoner Lsg.

Leptospirose, -spirosis: durch Leptospiren hervorgerufene Infektionskrkht.; mit 1-2-4 Fieberperioden (1. akut mit Schüttelfrost) u. fieberfreien Intervallen, initialen Gastroduodenalsympt., Muskel- u. Gliederschmerzen (Wadenschmerz!), meningealen Erscheinungen, Konjunktivitis, Atemwegsreizung, Leber- u. Nierenaffektion sowie flücht. masern- oder scharlachart. Erythem (3. Tg.). – **L. bataviae**: ↗ Batavia-Fieber. – **L. canicola**, Stuttgarter Hundeseuche: *vet* Erkr. bei Hunden (u. Füchsen) durch Leptospira canicola; mit ulzeröser Stomatitis, hämorrhag. Gastroenteritis u. Nierenaffektion als Leitsympt.; Verlauf akut-ikter. oder -uräm. oder aber chron.-latent (mit ↗ Leptospirurie). Übertragung auf Menschen mögl.: akutes Fieber, seröse Meningitis, selten Ikterus, flücht. Exanthem, Nierenbeteiligung, später evtl. Haarausfall, Anämie, Iridozyklitis. – **L. grippotyphosa**: ↗ Feldfieber. – **L. icterohaemorrhagica**, Icterus infectiosus, biliöses Typhoid: die – evtl. epidemieart. – »WEIL* Krankh.« durch Leptospira icterohaemorrhagiae (aus verseuchtem Wasser durch Haut u. Schleimhäute; als »Sielkrankh.« berufsbedingt). Nach 7täg. Inkubation Schüttelfrost, hohes Fieber, Muskel- u. Gliederschmerzen, nach 3-6 Tg. Leberschwellung u. Ikterus (²/₃ aller Fälle), später hämorrhag. Glomerulonephritis; gegen Ende der einwöch. Fieberperiode scharlach- oder masernförm. Exanthem (Gesicht frei; Neigung zu Hämorrhagie), seröse Meningitis; nach fieberfreiem Intervall 2 (bis 4) Fieberperioden (»Relaps«), lange Rekonvaleszenz; Letalität bis 25%. Diagnose: Leptospirennachweis (Blut, Liquor), Agglutinationstest, KBR. Ther.: Antibiotika. – **L. pomona** (Gsell*): »Schweinehüterkrankh.« v. a. durch Leptospira pomona (im Urin infizierter Schweine); mit Meningitis serosa, evtl. Iridozyklitis; auch endemisch (v. a. Spätsommer, Herbst). – **L. sejroe**: 1938 in Dänemark, später auch in anderen europ. Ländern nachgewiesene L. durch Leptospira sejroe; dem Feldfieber ähnl., mit häuf. Beteiligung des (auch peripheren) NS. – s. a. Abb. »Fieberkurve«.

Leptospirurie: renale Leptospiren-Ausscheidung; i. e. S. die chron. Leptospirosis canicola mit chron. Nephritis u. renaler L. als einz. Sympt. (u. Urämie u. letalem Ausgang).

Leptostaphyl(in)ie: »Schmalgaumigkeit«.

Leptotän: *zytol* frühestes Prophase-Stadium der Meiose; Chromosomen noch ungepaart als feine Fäden (»**Leptonem**«).

Leptothrix: *bakt* inkorrekt für ↗ Leptotrichia.

Leptotrichia: fadenförm. Baktn. in der Mundhöhle des Menschen (mit nicht erwiesener Bedeutung für Karies u. Angina leptothricia); Einordnung unklar (Identität mit saccharolyt. Fusobaktn.? den Lactobazillen zuzuordnen?). Gramneg., unbewegl. Stäbchen mit vakuolisiertem Plasma, Anschwellungen, metachromat. Einschlüssen. – Von PRÉVOT mikroaerophile bis anaerobe Spezies angegeben, z. B. **L. haemolytica** (bei eitr. Peritonitis), **L. innominata** (apathogen in Mundhöhle). **L. tenuis** (apathogen im Mund des Säuglings), **L. vaginalis** (apathogen im weibl. Genitale).

Leptotrichosis: Infektion durch ↗ Leptotrichia; z. B. **L. conjunctivalis** (↗ PARINAUD* Syndrom).

Leptotrombidium akamushi: *entom* s. u. Trombicula.

Leptozephalie: ↗ Leptokephalus.

Leptozyt, Platyzyt: abnorm dünner Ery (mittl. Dicke 2,0 μm), v. a. bei Farbstoff- bzw. Eisenmangelanämie (meist kombin. mit Hypochromasie); s. a. Anulozyt, Targetzelle. – Bei Überwiegen dieser Ery-Form in der Peripherie: »**Leptozytose**« (hereditär bei Thalassämie).

Lepturis: *helminth* ↗ Oxyuris.

Leptus autumnalis: *entom* s. u. Trombicula.

LEP-Virus: Low-egg-passage-Virus; ein adaptiertes Lyssa-Virus (für Impfstoff-Herstg.; s. u. HEP).

Lereboullet* Syndrom: 1) ↗ BRISSAUD*-L.* Syndrom. – 2) ↗ GILBERT*-L.* Syndrom.

Leredde* (EMILE L., 1866–1926, französ. Dermatologe) **Zeichen**: Inseln gesunder Haut inmitten krankhafter Veränderungen (bei Mycosis fungoides, Psoriasis vulg.). – **L.*-Hallopeau* Syndrom**: ↗ Akrodermatitis suppurativa continua.

Léri* (ANDRÉ L., 1875–1930, Neurologe, Paris) **Krankheit, Syndrom**: 1) L.*-JOANNY* Sy.: ↗ Melorrheostose. – 2) ↗ Pleonostose. – 3) L.*-LAYANI*-WEILL* Sy.: (1931) dominant-erbl., frühkindl. Osteodystrophie (enchondrale Dysostose) mit disproportioniertem Minderwuchs, symmetr. Mikromelie (Diaphysenverkürzung), Keilwirbelbildung (HWS), evtl. auch (lordot.) Rumpfdeformierung. – 4) MARIE-L.* Sy.: ↗ Arthritis mutilans. – **L.* Zeichen**: bei max. pass. Beugung von Fingern u. Hand die physiol. Mitbeugung im Ellenbogengelenk (deren Fehlen als Pyramidenzeichen gelten kann).

Leriche* (RENÉ L., 1879–1955, Chirurg, Lyon, Paris, Straßburg) **Operation**: 1) beim Bifurkationssyndrom Resektion der Aortengabel, kombin. mit lumb. Sympathektomie. – 2) Resektion oder Ausschaltung (Alkohol-Inj.) des – li. Ggl. stellatum (meist nach probator. Novocain-Blockade) bei Angina pectoris, RAYNAUD* Krkht., Periarthritis humeroscapularis. Modifiz. von RENÉ FONTAINE (Durchtrennung der Stellatum-Äste). – 3) bei arterieller Hypertonie subdiaphragmale, extraperitoneale Exstirpation der bd. untersten thorakalen u. obersten lumb. Grenzstrang-Ggln., in 2. Sitzung der kontralat. NN u. der oberen lumb. Ggln., jeweils mit Splanchnikektomie. – 4) JABOULAY*-L.* (-BRÜNING*) Op.: (1899, 1936) periarterielle Sympathektomie (Adventitiaresektion) bei peripherer Durchblutungsstörung. – 5) (1922) Segmentresektion einer Arterie bei spast. Durchblutungsstörung, evtl. kombin. mit Grenzstrangblockade. – 6) anterolat., retroperitoneale, lumb. Sympathektomie bei Durchblutungsstörung der Beine. – 7) transrektale, die Linea alba schonende Versorgung der epigastr. Hernie. – **L.* Syndrom**: 1) ↗ Aortenbifurkationssyndrom. – 2) ↗ NAFFZIGER* Syndrom. – 3) ↗ SUDECK* Syndrom. – 4) L.*-COURTY* Sy., Eburneatio algica diaphysaria posttraumatica: diaphysäre Kortikalisverdickung u. Markraumdurchsetzung mit derben Spongiosalamellen als Folge von Mikrotraumatisierung. – s. a. Pseudoembolie-Syndrom (2).

Lerman*-Miller*-Lund* Methode: (1930) Embolus- oder Thrombusausspülung durch Druckinjektion von physiol. NaCl-Lsg. (mit Antikoagulans) via Arteriotomie distal der Stenose retrograd auf eine prox. Arteriotomie zu.

Lermoyez* (MARCEL L., 1858–1929, Otologe, Paris) **Anfall**: (1928) atyp., symptomat. MENIÈRE* Syndrom, zunächst mit Schwerhörigkeit u. Ohrensausen, nach deren Besserung mit Schwindelanfällen; bei HWS-Veränderungen (evtl. Teilerscheinung des zervikalen Sympathikussyndroms). – **L.*-Hautant* Versuch**, »falscher RINNE* Versuch«: Entlarvung einer simulierten Taubheit anhand der Behauptung, beim RINNE* Versuch die hinterm »tauben« Ohr aufgesetzte Stimmgabel überhaupt nicht zu hören (d. h. auch nicht über das gesunde Ohr).

Lernen: Aufnahme von Informationen zum Zwecke der Reproduzierbarkeit, Stiften bedingter Reflexe mit dem Ziel einer besseren Einpassung in die materielle u. soziale Welt. Unterschieden als L. von Signalen, L. an Erfolg u. Mißerfolg, L. durch Nachahmung, L. auf Anweisung, L. durch Einsicht. – **Lernstörungen** können auf Konzentrations-, Gedächtnis- oder Antriebsschwäche beruhen.

Lerner* Syndrom (AARON B. L., amerikan. Dermatologe): (1961) Kombin. von generalisierter Alopecia areata, Nageldystrophie u. Hellerwerden des Integuments (ohne vitiliginöses Vorstadium).

Leroux=Robert* Operation: (1950) »partielle front. Laryngektomie«; trianguläre Exzision (Basis unten) aus den Schildknorpelplatten u. Exhairese des tumorbefallenen Stimmbandes einschl. vord. Kommissur. – **Leroux*-Maspétiol* Operation**: Modifik. der partiellen horizontalen supraglott. Laryngektomie n. ALONSO bei Tumor des Epiglottisfußes: bds. trianguläre Exzision (Spitze unten) aus den Schildknorpelplatten, auf der stärker betroffenen Seite einschl. des oberen Horns.

Leroy* (-DeMars*) Syndrom: (1967) autosomal-rezessiv erbl. Mukolipidose (Typ II) mit v. a. im Bindegewebe (z. B. Fibroblastenkultur) in Form zytoplasmat. Einschlüsse (Inklusionen, daher: »I-Zell-Erkr.«) erfolgender Speicherung saurer PAS- u. Sudan-pos. Mukopolysaccharide u. Glykolipide; Minderwuchs, angeb. bzw. in ersten Lmon. eintretender Gargoylismus, multiple schwere Dysostosen mit Gelenkbeteiligung (Streckhemmungen), straffe u. glatte Haut sowie Heiserkeit, evtl. Herzmißbildungen; vakuolisierte Lymphozyten (erhöhte Infektneigung); Aktivitätsminderung lysosomaler Enzyme (v. a. β-Galaktosidase) bei Aktivitätsanstieg saurer Phosphatase.

Lesbarkeit, minimale: *ophth* das Ergebnis der Sehschärfeprüfung für Nahesehen.

lesbisch: (nach der griech. Insel Lesbos, der Heimat der Dichterin Sappho) die homosexuelle Verhaltensbereitschaft der Frau (»**Lesbierin**«) bzw. sexuelle Beziehungen zwischen ♀ ♀ Individuen (»**l. Liebe**«) betreffend.

Lesch*-Nyhan* Syndrom: (1964) rezessiv-erbl. (X-Chromosom) Störung des Purinstoffwechsels (vollständ. Mangel an Hypoxanthin-Guanin-phosphoribosyltransferase), mit Uratsteinbildung, Hämaturie, Choreoathetose, Intelligenzdefekt, Selbstverstümmelungstendenz.

Leschke* Syndrom (ERICH FRIEDR. WILH. L., 1887–1933, Internist, Berlin): (1922) Café-au-lait-Flecken der Haut ohne oder mit vegetat., endokrinen oder Stoffwechselstörungen (Hyperglykämie, Adipositas), somat. u. psych. Infantilismus, Dystrophie. Rundimentär- oder Minimalvariante der ↑ Neurofibromatose (v. RECKLINGHAUSEN) bzw. des neurokutanen Syndroms.

Leseepilepsie: photogene Epilepsie mit beim Lesen auftretenden Anfällen. Anfallsauslösung affektiv-emotionell (Texterfassung) oder nur visuell (kontrastreiches Lesemuster; d. h. Reflexepilepsie).

Lesen: s. u. Lesezentrum.

Leseprobe(ntafel): ↑ Sehprobe mit Buchstaben oder Zahlen, z. B. nach BIRKHÄUSER, NIEDEN, HESS.

Lese-Rechtschreibschwäche: ↑ Legasthenie.

Leser*-Trélat* Zeichen (EDMUND L., 1853–1916, Chirurg, Frankfurt/M.; ULYSSE TR., 1828–1890): eruptive senile Angiome, pigmentierte seborrhoische Warzen u. Altersflecken als paraneoplast. Syndrom bei intestinalem Tumor.

Lese|schwäche, -unfähigkeit: ↑ Legasthenie, Alexie. – **L.zentrum**: die für das Lesen u. das Verstehen des Gelesenen benötigten Großhirnrindegebiete (Umgebung des Gyrus angularis); wahrsch. Ort der Integration von Erregungen aus der Sehrinde sowie aus Zonen der Wortfindung u. des Sprachverständnisses. Bei Schädigung Alexie (häufig als Teilsympt. einer sensor. Aphasie).

Lesieur* Zeichen (CHARLES L., 1876–1919, Arzt, Lyon): **1)** passagere rel. Schallabschwächung über der re. Lungenbasis bei Typhus abdomin. – **2)** L.*-PRIVEY* Zeichen: Vork. von Eiweiß im Sputum bei Pneumonie u. Lungen-Tbk.

Lespinasse* Methode (VICTOR DARWIN L., geb. 1878, Urologe, Chicago): Vaso-epididymostomie bei Sterilität.

Lesser* Dreieck (WLADISLAUS LEON V. L., 1846–1925, poln. Chirurg, Leipzig): im Trigonum caroticum, begrenzt vom Hypoglossus u. der Zwischensehne des M. digastricus.

Lesshaft* Rhombus (PJOTR FRANZOWITSCH L., 1836–1909, Anatom, Kasan): (1870) muskelfreie Raute, begrenzt von den Mm. obliquus abdom. ext., latissimus dorsi, serratus post. inf. u. obliquus abdom., int.; vgl. GRYNFELT*-L.*-LUSCHKA* Dreieck.

Lessing* Plastik: (1955) op. Verkleinerung der hypertroph. Hängebrust durch med. u. lat. Keilexzision des Drüsenkörpers u. kran. Verlagerung der umschnitt. Brustwarze (einschl. Areola).

Lester* Iriszeichen: (M. LESTER 1936) breite, dunkler pigmentierte Pupillarzone (gegen die Ziliarzone durch gezackte, lakunendurchsetzte Iriskrause abgegrenzt) bei Hypoplasie des vord. – mesodermalen – Irisblattes; Normvariante u. beim TURNER*-KIESER* Syndrom.

Lester* Operation: »einfache Sternumplastik« bei Trichterbrust; subperichondrale Resektion der Rippenknorpel 6 u. 7, Exstirpation des Xiphoids (Ablösung der kost. u. stern. Zwerchfellansätze).

Lestradet* Methode: rechner. Ermittlung der Alkalireserve im Serum (Plasma) durch Austreiben der äquivalenten CO_2-Menge mit bekanntem Überschußvolumen n/20 Salpetersäure u. Rücktitrieren der unverbrauchten Säure mit n/50 NaOH (Differenz der Säurewerte = ungebundene CO_2-Menge).

Le-Substanz: *serol* die Blutgruppen-Substanz des ↑ Lewis-Systems (Le^a, Le^b, Le^e).

Letac*-Barroux* Operation (ROGER L., geb. 1904, französ. Chirurg): *chir* Urethraersatz durch eine mit der (Ileum-)Blase anastomosierte isolierte Ileumschlinge; bei Vesikovaginalfistel mit Verlust von Urethra u. Blasendreieck, bei Blasen- u. Scheidenatresie.

Letal|dosis, LD: ↑ Dosis letalis. – **L.faktor**: *genet* mutierte Gene, Chromosomenaberrationen oder extrachromosomale Erbfaktoren, die den Tod ihres Trägers vor Erreichen der Fortpflanzungsfähigkeit verursachen. Unterschieden nach Lokalisation (autosomal, gonosomal, extranukleär), Zellstadium (haplo-, diplophasisch), Manifestation in Heterozygoten (einfach dominant, mendelnd mit dominantem oder rezessivem Letaleffekt, rezessiv, d. h. nur homozygot letal), Entwicklungsphase (embryonal, neonatal, postnatal, juvenil, auch pluriphasisch), Penetranz (i. e. S. mit 100%, Semi-L. mit > 50%, Subvital-Faktoren mit < 50%), äuß. Manifestationsbedingungen (unbedingt, von Umweltfaktoren oder Rest-Genotyp abhängig).

letal(is): tödlich (↑ Letalität, Letal...).

Letalität(szahl): Zahl der Todesfälle im Verhältnis zur Zahl einschläg. Erkrankungsfälle; angegeben meist in % oder ‰. – **Letal(itäts)krise**: krankheitsspezif. Zeitpunkt (intrauterin, infantil, juvenil etc.) des Todeseintritts bei best. gono- u. autosomal bedingten Leiden.

Letal|mutation: Mutation, die zur Entstehung eines Letalfaktors führt. – **L.temperatur**: s. u. Wärmetod.

Let-down: die Freigabe des Milchflusses bei der Laktation durch psych. oder taktilen Reiz (Saugreiz) über einen neurogenen Reflex (Zwischenhirn-HHL).

Letenneur* Fraktur: handgelenknahe Radiusfraktur mit volarer Achsknickung (= umgekehrte BARTON* Fraktur).

Lethargie: 1) Neigung zu unaufhörl. Schlaf, stark herabgesetzte seel. Reaktionsfähigkeit, Nichtreagieren der Weckfunktion auf normale Reize; bei Hirnbasistumor, Encephalitis lethargica. – 2) tiefer hypnot. Schlaf. – **Lethargia africana**: Schlafkrankheit (↑ Trypanosomiasis).

Letheomanie: Narkotika-, Barbituratsucht.

Letterer* Krankheit (ERICH L., geb. 1895, Pathologe, Tübingen): 1) L.*-CHRISTIAN* Krankh.: ↑ Histiozytose X. – 2) L.*-SIWE* Krankh.: s. u. ABT*-L.*-SIWE*.

letzte Wiesen: (M. SCHNEIDER) die hämodynamisch schwachen, daher am meisten u. ehesten ischämieanfäll. Grenzzonen arterieller Versorgung im Gehirn: frontopräzentraler, frontobasaler, temporaler u. parietookzipitaler Kortex (↑ Abb., mit Verschiebungsrichtung bei Minderdurchblutung).

Leu: Leuzin.

Leube* (WILLIAM O. L., 1842–1922, Internist, Jena, Erlangen, Würzburg) **Kur**: Magen-Duodenalulkusdiät mit allmählich steigender Belastung u. Übergang zu Normalkost. – **L.*-Ziemssen* Diät**: Ulkusdiät aus Milch, Ei, Brei u. püriertem Fleisch.

Leuc...: s. a. Leuco..., Leuk(o)....

Leucht|bildmikroskopie: (E. HOFFMANN 1921) Vorschalten einer Mattscheibe vor die Mikroskopierleuchte bei Dunkelfeldmikroskopie gefärbter Präparate (Vermeidung eines Überstrahlungseffektes). – **L.brille**: s. u. FRENZEL*.

Leuchtdichte: *opt* der durch ein Querschnitts- in ein Raumwinkelelement gehende, auf deren Einheiten bezogene Lichtstrom; oder: die je Flächeneinheit senkrecht abgestrahlte Lichtstärke. SI-Einheit ist die $\frac{cd}{m^2}$ (»Nit«); ferner Stilb $\left(= 1 \frac{cd}{cm^2}\right)$, Apostilb $\left(= \frac{10^{-4}}{\pi} sb\right)$, Lambert $\left(= \frac{1}{\pi} sb\right)$. – **L.-Normal** ist ein schwarzer Körper der Temp. erstarrenden Platins (definitionsgemäß 60 cd pro cm^2).

Leuchtfeld|blende: am Mikroskop die durch den ↑ Kondensor (»L.linse«) in die Präparatebene abgebildete Bl., die so als Gesichtsfeldblende wirkt.

Leuchtgas, Stadtgas: durch trockene Destillation aus Steinkohle gewonnenes Gasgemisch (v. a. H_2, Methan u. CO, in geringen Mengen CO_2, höhere C-Verbindgn., Ammoniak, SO_2, H_2S). – **L.vergiftung**: s. a. Kohlenmonoxid.

Leucht|schirm: *röntg* dünne, feinkristalline Schicht anorgan. Leuchtstoffs (»Lumineszenzschicht«, die auf ionisierende Strahlung mit Gelb-Grün-Lumineszenz reagiert) auf strahlendurchläss. Kunststoff oder Karton (sogen. Träger), auf der röhrenfernen Seite mit Bleiglasscheibe abgedeckt (Strahlenschutz). – **L.spatel**: Spatel mit Lichtträger; an Laryngoskop u. als Endoskopie- oder thoraxchirurg. Instrument.

Leuchtstärke, spezifische: die spez. Lichtausstrahlung einer leuchtenden Fläche (Quotient aus ausgestrahltem Lichtstrom u. Größe der Fläche); Einh.: Phot (ph) = lm/cm^2.

Leuchtstoff: fester Stoff mit der Eigenschaft der Lumineszenz (Fluoreszenz, Phosphoreszenz), z. B. Kalziumwolframat, Zinksilikat (mit definierten Verunreinigungen). – **L.dosimeter**: *radiol* Dosisleistungsmesser mit Szintillationszähler als strahlenempfindl. Organ.

Leucin: ↑ Leuzin.

Leucinocainum *WHO*: p-Aminobenzoesäure-N,N-diäthyl-leuzinol-ester; Lokalanästhetikum (wirkt rascher, intensiver u. anhaltender als Prokain).

Leuckart* Kanal (KARL GEORG FRIEDR. RUDOLF L., 1823–1898, Zoologe, Leipzig): *embryol* der unpaare

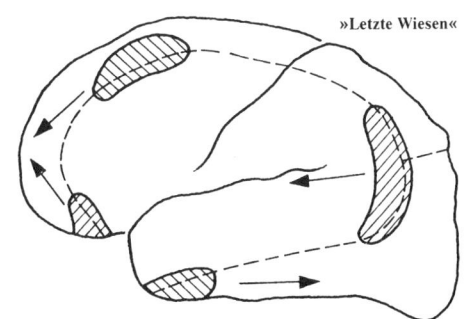

»Letzte Wiesen«

Leuco...

Uterovaginalkanal (aus Fusion der MÜLLER* Gänge); Vorstufe von Gebärmutter u. oberer Scheide.

Leuco...: Wortteil »weiß«, »hell«, *hämat* »Leukozyten«; s. a. Leuko....

Leucocyte-Adherence-Inhibition: (engl.) *onkol* Hemmung der bei Anwesenheit des entsprech. Tumor-AG auftretenden Adhäsion der Leukozyten eines Tumorkranken an die Reagenzglaswand durch Zusatz von Serum eines am gleichen Neoplasma Erkrankten; diagnost. Nutzung (Bestg. des Hemmeffektes durch definiertes Antiserum) z. B. zur DD des prim. hepatozellulären Ca. von sek. Lebermalignomen u. benignen Lebererkrn.

Leucocytosis Inducing (oder Promoting) Factor: (*engl.*) ↑ LIF bzw. LP-Faktor.

Leucoencephalopathia, -pathie: Erkr. der weißen Hirnsubstanz. – **L. diffusa** (AUSTROGESILO) s. **myeloclastica primitiva** (PATRASSI): diffuse ↑ Hirnsklerose. – **L. multifocalis progressiva**: (ASTRÖM, MANCALL u. RICHARDSON 1958) seltene, meist tödl. L. bd. Hirnhälften (Autoaggressionskrankh.?) mit subkortikalen Demyelinisierungsherden (Axone normal) u. gut- oder bösart. Tumoren des Retikuloendothels; klin.: Verwirrtheitszustände, progred. Hemiplegie, Sehstörungen, Intelligenzdefekte, epileptiforme Anfälle; histol.: perivaskuläre Infiltrate, diffuse Mikroglia-Proliferation, Hypertrophie der Endothelien mit Kerneinschlüssen.

Leuco|encephalo|sclerosis centrolobaris (Gareiso*), **L.encephalosis progressiva** (JAKOB u. GONZALES): diffuse ↑ Hirnsklerose.

Leuconostoc: Gattung der Lactobacillaceae; KH-säuernde Streptokokken; Vork. in Milch, Mundhöhle. – **L.-citrovorum-Faktor, Leucovorimum** WHO: ↑ N^5-Formyltetrahydrofolsäure.

Leucophlegmasia: ↑ Phlegmasia alba dolens; z. B. auch bei Wöchnerinnen infolge Thrombophlebitis der Vv. hypogastrica, iliaca ext. u. femoralis.

Leudet* Geräusch (THÉODORE EMILE L., 1825–1887, Arzt, Rouen): Knistergeräusch bei katarrhal. Mittelohrentzündung.

Leukämid: unspezif. oder (i. e. S.) spezif. Hautinfiltrat (Knoten, Plaque: oft leicht blutend) bei Leukämie; s. a. Leukohämoblastosen der Haut.

Leukämie: Sammelbegr. für Krankhtn. unbekannter Ätiol. mit neoplast. Proliferation des hämatopoet. Gewebes (weiße Blutzellsysteme) u. charakterist. quant. u. qual. Veränderungen der Leuko u. ihrer Vorstufen in Blut, KM u. blutbildenden parenchymatösen Organen. Nach zytomorpholog., zytochem. u. klin. Gesichtspunkten unterschieden als **1) chron. lymphat. L.** (chron. Lymphadenose), generalisiert, bösartig, v. a. bei älteren Personen; mit abnormer Vermehrung – immunologisch defekter – lymphat. Zellen in sämtl. lymphatischen Organen u. in den meisten anderen Geweben; periphere Lymphozytose (absolut, stets mit Leukozytose), generalisierte LK-Schwellungen, Hepatosplenomegalie, Hypogammaglobulinämie; evtl. Fieberschübe u. Organerkrn. (Infektanfälligkeit wegen AK-Mangels); oft jahrelang benigne. Ther. (meist kombin.): Kortikosteroide, Strahlenther. (LK, Milz, Blut [extrakorporal]), Zytostatika, evtl. Bluttransfusionen, Antibiotika, Fungostatika, Gammaglobulin. – Neuerdings als lymphozyt. Lymphom den ↑ Non-HODGKIN-Lymphomen (Tab.) zugerechnet; v. a. B-Zell-Typ, mit hohem Gehalt an lysosomaler β-Glukuronidase u. saurer Phosphatase; seltenerer T-Zell-Typ mit geringeren Zellzahlen im peripheren Blut u. ausgeprägter Splenomegalie u. Hautlymphomen; s. a. aleukäm. ↑ Lymphadenose. – **2) chron. myeloische L.** (chron. granulozytäre oder reifzell. L., chron. Myelose) als bösart. = letale Erkr. des granulozytären Systems, mit hochgrad. Vermehrung der Vorstufen in KM, extramedullären Blutbildungsherden u. Blut; klin.: Hepato-Splenomegalie, Infiltrate (Haut, parenchymatöse Organe; evtl. Milzinfarkte, Priapismus), tumoröse Knochendestruktion (später Myelofibrose), Anämie, Thrombozytopenie, Leukozytose mit Li.verschiebung (bis zu Myeloblasten), meist vermind. bis fehlende alkal. Leukozytenphosphatase; Philadelphia-Chromosom (außer bei jugendl. Form); im KM hyperplast. Granulo- bei reduzierter Erythropoese, Eosino- u. Basophilie; final schwer beeinflußbare Myeloblastenkrise. Ther.: Zytostatika, Milzbestrahlung. – s. a. polynukleäre ↑ L. – **3) akute** oder **unreifzell. L.** (akute Leukose oder Myelose) als irreversible, sehr bösart., rasch tödl. Erkr. mit Proliferation u. Ausschwemmung unreifer Zellen der Leukopoese (Leuko-, Lympho-, Monozyten u. Vorstufen: Myelo- bzw. Lympho-, Paralympho- bzw. Paraleuko-, Mikromyeloblasten, Stammzellen), progred. Anämie u. Thrombozytopenie, Fieber, hämorrhag. Diathese, Hepatosplenomegalie (inkonst.), LK-Schwellungen, Knochenschmerzen, neurol. Sympte.; als Komplikation Infektionen, Blutungen. Evtl. als ↑ Erythro-L. oder als **aleukäm.** = **aplast. L.** mit Gesamt-Leuko < 5000 (meist Granulozytopenie u. rel. Lymphozytose) oder normal, ohne path. Zellen im peripheren Blut, final meist mit leukäm. Stadium (s. a. aleukäm. ↑ Lymphadenose). Ther.: Bluttransfusionen, Thrombo-Konzentrate, Antifibrinolytika, Antibiotika bzw. Fungostatika, Kortikosteroide u. Zytostatika (remissionsauslösend), evtl. kombin. (z. B. VAMP-, BIKE-, POMP-Schema) oder »rotierend« (z. B. MEPO-Schema). Nach betroff. Zellart (↑ Tab.) unterschieden als **akute lymphat.** oder Lymphoblasten-L. (v. a. bei Kindern u. Jungendl.; Leuko selten erhöht, meist vermind.; im Mark monotone Blastenpopulation; Kortikosteroide u. Zytostatika gut wirksam), **akute myeloische** oder granulozytäre oder Myeloblasten-L. (v. a. bei Erwachs.; auf Kortikosteroide u. Zytostatika meist weniger gut ansprechend), **akute myelomonozytäre** oder Monozyten-L. (mit teils myelo-, teils monozytärer Differenzierungstendenz; charakterist. oropharyngeale Infiltrate), ferner (selten) als **akute megakaryozytäre** u. **promyelozytäre** L. (↑ Promyelozyten-L.). – Bes. Formen: **basophile** oder **Mastzellen-L.** (seltene, als eigenes Krankheitsbild umstrittene Form der chron. myeloischen L.; im Blut u. a- bis hyperplast. Mark basophile Granulozyten bzw. 30–40% Vorstufen). **chron. myelomonozytäre L.** (MATHÉ 1962; gesteigerte Proliferation von Monozyten u. myeloischen Zellen, vorw. Granulozyten, durch extramedulläre Blutbildung in der Milz; Hepatosplenomegalie, evtl. LK-Schwellung, Hautinfiltrationen; Vork. in jedem LA), **eosinophile L.** (seltene Form der myeloischen L.; von reaktiver Eosinophilie mit unreifen Zellformen im Blut abzugrenzen durch Progredienz, schwere Anämie u. Thrombozytopenie, ubiquitäre eosinophile Infiltrate in parenchymatösen Organen, finalen Myeloblastenschub, nachweisbares Philadel-

Leukämie-art	Gingi-vitis	Milz	Lymph-knoten	Zellform	Plasma	Leukämiezellen Kern	AUER* Stäbchen	Per-oxydase	PAS	Esterase (Stärke-grade 3+)
Lympho-blasten-L.	0	+	(+)−++	klein, mittelgroß, rund	schmal, dunkelblau, multiple Vakuolen	rund	0	0	+++ grobkörnig, nie diffus	0
Myelo-blasten-L.	(+)	(+)	0−+	mittel-groß, rund	schmal, dunkelblau, vereinzelt zarte Granula	rund, KK+	0−+	0−++ <65%	(+) schwach diffus, selten zarte Granula	+ <25%
Promyelo-zyten-L.	++	+− +++	0	groß, poly-morph	breit, blau, grobe Granula	groß, oval, poly-morph, KK++	+−++	+++ >65%	+ diffus, selten zarte Granula	+ <25%
Mono-zyten-L.	++	+	(+)	groß, poly-morph	breit, unregel-mäßig, graublau, feine rötl. Granula	groß, poly-morph	0	+ <25%	+ in 50% schwach diffus, selten granulär	+++ >50%
Erythro-L.	+	++	0	mittel-groß, sehr poly-morph	breit, graublau, ungranuliert oder feine Granula	poly-morph	0−+	+ ca. 50%	+ diffus, selten feinkörnig	++ 25−50%

phia-Chromosom; vereinzelt primär-akuter Verlauf), **kongenit. L.** (selten, meist akute L., u. zwar 5mal häufiger als myeloblast. Form; klin.: Hepatosplenomegalie u. Anämie), **meningeale L.** (VIRCHOW 1850; ↑ Meningoencephalomyelopathia leucaemica), **osteosklerot. L.** (↑ Osteomyelofibrose), **plasmozytäre L.** (↑ Plasmazellen-L. als leukäm. Form des Plasmozytoms), **polynukleäre L.** (EMILE WEIL; chron. myeloische L. [Sonderform? Osteomyelosklerose mit starker Leukozytose?] mit Prädominanz segmentkern. u. polynukleärer Granulozyten), **retikuläre L.** (leukäm. ↑ Retikulose), **undifferenzierte L.** (akute myeloische oder unreifzellige L., bei der die Differenzierung in granulozytäre, lymphozytäre u. monozytäre Formen fehlt).

Leukämie|-Stammzelle: maligne entartete, sich reduplizierende Zelle als Urspr. eines leukäm. Prozesses; hypothetisch. − **L.-Virus:** ↑ Leukovirus.

leukämisch: eine Leukämie betreffend, durch L. bedingt; z. B. **l. Reaktion:** (↑ Leukämoid).

Leukämogen: chem. u. physik. Agens, das eine Leukämie auslösen kann, z. B. Benzol (einziges verifiziertes chem. L.; verdächtig: Sulfonamide, Arsen, Phenylbutazon, Insektizide, ionisierende Strahlen).

Leukämoid: 1) leukäm. oder leukämoide Reaktion: Hyperleukozytose mit starker Linksverschiebung (oft bis zu Myeloblasten) als Reaktion auf schweren Infekt, Tumorerkr.; − analog als **eosinophiles L.** (mit Vorherrschen reifer u. unreifer eosinophiler Granulozyten im peripheren Blut) bei Infektionskrkhtn. u. Parasitosen. − 2) (E. B. KRUMBHAAR 1936) ↑ Erythroleukoblastose.

Leukäthiopsie: Albinismus bei dunkelhäut. Rassen.

Leuk|anämie: (LEUBE) ↑ Erythroleukämie. − **L.apherese:** Leukozytenentzug (s. u. Leukozytenkonserve, Leukopherese).

Leuk|enzephalitis, -lose: ↑ Leukoenzephalitis, -lose. − **L.ergie** (Fleck*): Tendenz der Granulozyten (im Zitratblut) zur Agglomeration, z. B. bei Schock; meist kombin. mit gesteigerter Granulozytopoese.

Leukin: thermostabile bakterizide Substanzen aus Suspensionen polymorphkern. Leukozyten.

Leukismus: derm ↑ Leukoderma.

leuko...: Wortteil »weiß«, »hell«, hämat »Leukozyt« (u. Vorstufen). − **Leuko(s):** Kurzbez. für Leukozyt bzw. Leukozyten.

Leukobasen: ↑ Leukoverbindungen.

Leuko|blast: ↑ Myeloblast. − **L.blastenleukämie, L.blastomatose:** Form der akuten (myeloischen) ↑ Leukämie. − **L.blastose:** 1) Auftreten von L.blasten in Blut oder Gewebe. − 2) akute myeloblast. ↑ Leukämie.

Leukochria: (gr. leukochrios = weißlich) ↑ Leukonychie.

Leukoderm(a), -dermia, Leukismus: ererbter oder erworb., allg. oder umschrieb. Pigmentverlust der Haut; vgl. Dyschromie; z. B. das **L. acquisitum (centrifugum) Sutton*** (= progress. L.: pigmentierter Nävuszellnävus, seltener Angiom, mit rundem oder ovalem depigmentiertem Hof: »Halo-Nävus«, »perinävische Vitiligo«), **L. parapsoriaticum** (heller Hof um einen Psoriasisherd; vorübergeh. entzündl. Pigmentbildungshemmung), **L. psoriaticum** (helle Hautflecken am Ort abgeheilter Psoriasis vulg.; passagere Pigmentbildungshemmung), **L. syphiliticum s. specificum** (»Rete pigmentosum«; isolierte, »verwaschene« rundl. Aufhellungen, meist an Hals [»Halsband der Venus«] u. vord. Achselfalten, als Syphilid-Residuen frühestens 4−6 Wo. nach Sekundärperiode).

Leukodiapedese, -emigration: akt. Wanderung der Leukozyten durch die Kapillarwand ins Gewebe.

Leukodystrophia, -dystrophie: Sammelbez. für diffuse Hirnsklerosen u. Leuk(o)enzephalitiden; z. B. **Typ van Bogaert** (= subakute sklerosierende ↑ Leukoenzephalitis), **Typ Canavan** (= zerebrale

Leukodystrophie

↑ Ödemkrankheit), **Typ Krabbe** (= **akute [progress.] heredit. infantile L.**: *↑* KRABBE* Syndrom), **Typ Scholz** (= **L. cerebri progress. hereditaria = metachromat. L.** [SCHOLZ-HENNEBERG-BIELSCHOWSKY: *↑* SCHOLZ* Syndrom), **Typ Pelizaeus-Merzbacher** (= **sudanophile L.**; *↑* PELIZAEUS*-MERZBACHER* Krankh.) u. die **spätinfantile metachromat. L.** (*↑* GREENFIELD* Syndrom). – Ferner die **fam. progress. L.** (LHERMITTE): rezessiv-erbl., der Dyslipoidose nahestehende Demyelinisations-Krkht. der weißen Groß- u. Kleinhirnsubstanz (wahrsch. fam. Form der diffusen zerebralen Sklerose SCHILDER-FOIX), mit extrapyramidalen Bewegungsstörungen, Muskelhypertonie (wie bei Dezerebrationsstarre), Pyramidenzeichen, progred. psych. Zerfall; oft epilept. Krisen, Taubheit, Blindheit.

Leukoenzephalitis: Sammelbez. für akute u. chron. Entmarkungsenzephalomyelitiden (Encephalomyelitis disseminata, Neuromyelitis optica, multiple diffuse [= subchron.] u. konzentr. Hirnsklerose); z. B. die **akute hämorrhag. L.** (HURST; perivaskuläre Infiltrate u. massenhaft petechiale Blutungen in die weiße Substanz; Fieber, Erbrechen, Krämpfe, Enthirnungsstarre, foudroyant tödl. Verlauf), **alkohol. L.** (*↑* Pseudoencephalitis haemorrhagica sup.), **Bogaert* L.** (maligne subakute *↑* Enzephalitis), **metachromat. L.** (*↑* GREENFIELD* Syndrom), **L. periaxialis concentrica** (*↑* BALÓ* Krankh.), **L. perivenosa** (bei Virusinfekten in Südamerika; Krämpfe choreatiforme Bewegungen, Paresen, bulbäre Zeichen, Koma), **sklerosierende L.** (= maligne subakute *↑* Enzephalitis).

Leukoenzephalo|pathie, L.sklerose: s. u. Leuco . . .

Leuk(o)enzephalose: degenerat. diffuse *↑* Hirnsklerose des Hemisphärenmarks; familiär (»einfache diffuse H.«) u. als PELIZAEUS*-MERZBACHER* Krkht.

Leukoerythroblastose: *↑* Erythroleukoblastose.

Leukogramm: *hämat* *↑* Differentialblutbild.

Leukohämoblastosen der Haut (Gottron*): spezif. Hautveränderungen bei akuter u. chron. (myeloischer u. lymphat.) *↑* Leukämie u. bei allen Retikulosen.

Leukokeratosis: *↑* Leukoplakie. – **L. nicotinica (palati) s. punctata**: in der Mundhöhle (v. a. harter Gaumen) als Teerprodukte-Reizeffekt bei starken Rauchern; weißl. derbe Knötchen mit rötl., zentraler Eindellung (Ausführungsgänge der Schleimdrüsen); rückbildungsfähig. – **L. oris**, Pachydermia oralis: (LUDY u. SHIRAZY 1941) weiche Leukoplakie der Zungen- u. Mundschleimhaut (u. a. bei SCHÄFER* Syndrom); spongiös aufgelockertes Epithel, an Oberfläche parakeratotisch (intaktes Stratum basale; geringe subepitheliale Infiltration). – **L. simplex Darier***: derbe, nicht verschiebl. u. nicht dehnbare, perlmutterart. oder schneeweiße, scharfrand., ebene oder höckr. Hyperkeratose; Maximalform der einfachen Leukoplakie.

Leukoklasie: physiol. u. path. Leukozytenzerfall (im Mikrobid, bei Arteriolitis, Purpura rheumatica etc.).

Leukolyse, -lysin: s. u. Leukozyto . . . .

Leukom(a): 1) *ophth* Leukoma(tosis) corneae, Albugo, Paralympsis: dichte, weißl. Hornhautnarbe nach Trauma oder Entzündung, mit erhebl. Beeinträchtigung des Sehvermögens, Blendungsüberempfindlichkeit, Tränenfluß (s. a. Abb. »Hornhautreflex«); als adhärierendes L. partiell mit der Iris verwachsen (postperforativ, postgonorrhoisch); als totales L. bds. völl. Korneavernarbung. – vgl. Macula corneae, Nubekula. – 2) *derm* *↑* Leukoplakie, Leukonychie (= **L. unguium**). – 3) *path* Ovarialhypernephrom.

Leukomaine: tox. N-halt. Amine (als körpereigene Eiweißzerfallsprodukte).

Leuko|melalgie: Angiopathie i. S. der Erythromelalgie mit überwieg. Gefäßspastik. – **L.melanodermie**: fleckförm. Hyper- u. Depigmentation der Haut, z. B. bei chron. Arsen-Intoxikation, tox. Erythrodermie durch Schwermetalle, Sklerodermie als syphilit. L. (FOURNIER; nach Tertiär-Effloreszenzen). – **L.metastase**: *derm* M. eines »amelanot.« malignen Melanoms. – **L.methylenblau**: durch Na-formaldehydsulfoxylat oder Thiosulfat reduziertes M.; Redox-Indikator, z. B. zum Nachweis O_2-verbrauchender Zellen, zur Differentialfärbung von Krebszellen (bei Fehlen von Oxyreduktasen keine Bläuung).

Leukomyelitis: Entzündung der weißen RM-Substanz; z. B. als **zentrale L.** eine Entmarkungsenzephalomyelitis mit Herden in allen RM-Abschnitten (Sympt.: dissoziierte Sensibilitätsstörungen, leichte spast. Lähmungen, Blasen- u. Mastdarmstörungen).

Leukon: granulopoet. Zellinsel im Knochenmark.

Leukonychia, -nychie, Canities unguium: part. oder totale Weißfärbung des Nagels infolge Lufteinlagerung; angeboren (evtl. ererbt) oder erworben, u. zwar traumatisch, tox., troph. (psych. Insult, Eiweißmangel, Leberschaden, Herzfehler), mykot. (z. B. bei Trichophytie; meist aber nur subunguale Pilzwucherung ohne Nagelplattenbefall u. ohne Matrixentzündung). – Bes. Formen: **L. punctata** (bis stecknadelkopfgroße Flecken), **L. semilunaris** (distalkonvexe Querstreifen), **L. striata** (wechselnd breite Querstreifen u. -bänder, von der Lunula ausgehend u. mit dem Nagel nach vorne wachsend; nach Intoxikation, Trauma, neurovegetativ, idiopath.).

Leukoonycholysis paradentotica: *↑* SCHUPPLI* Syndrom.

Leukopathie, -pathia: 1) *hämat* pathol. Veränderung der Leukozyten. – 2) *derm* *↑* Leukoderma. – **L. acquisita**: *↑* Vitiligo. – **L. congenita s. universalis**: *↑* Albinismus. – **L. punctata et reticulata symmetrica progressiva (Matsumoto*)**: prim., persistierende, symmetr., sich peripher ausbreitende, fleck. oder streif. Achromie v. a. an den Streckseiten der Unterarme u. -schenkel, evtl. am Bauch u. interskapulär. – 3) **L. unguium**: *↑* Leukonychie.

Leuko|pedese, -penetration: *↑* L.diapedese. – **L.penie**: *↑* L.zytopenie; s. a. leukopen. *↑* Index. – **L.penin**: *↑* MENKIN* Substanz (aus alkal. Exsudaten), die L.zytopenie hervorruft. – **L.pherese, -phorese**: (CRADDOCK 1955) apparative selektive Entfernung von L.zyten aus dem strömenden Blut; z. B. durch reversible Adhäsion an Nylonfasern (»Filtrationsleukapherese«).

Leukoplakia, -plakie: (SCHWIMMER) Verhornungsstörung (»Epidermisierung«) der Mund- u. Übergangsschleimhäute, mit Bildung weißl. Herde in Form schleierart. Trübungen bzw. Verdickungen (= **L. plana s. simplex**) bis zu kompakten, pflasterart., rissigen oder gefurchten Hornauflagerungen (= hyperkerat. Form = **L. verrucosa**, im Ggs. zu sek.-symptomat. Formen oder denen bei allg. Keratose stets als Präkanzerose geltend!). – **L. oris s. oralis,** fleck- bis plattenförmig in der Mundschleimhaut als **L. lingualis** (»Tylosis l.«; i. e. S. die ↑ Glossitis interstitialis) oder **L. buccalis** (v. a. in Mundwinkelnähe u. kontramolar; Präkanzerose! Evtl. nur **galvan. L.** durch Metall-Zahnfüllung) sowie palatinal (meist ↑ Leukokeratosis nicotinica); Form der chron. Entzündung, ferner bei Erythematodes, Lichen ruber planus, früher oft syphilitisch (interstitiell gummös an der Zunge). – **L. penis** v. a. an Glans, Corona glandis u. Präputium (Präkanzerose!). – **L. portionis** als »weißer Fleck« (Hyperkeratose) auf nicht verändertem Epithel, oder aber bei Dysplasie oder präinvasivem Ca. (nach Abstoßung bleibt als »**L. grund**« dünne Epithelschicht mit gefäßreichen Bindegewebspapillen u. sichtbar »getüpfeltem« Oberflächenrelief). – **L. urethrae** insbes. beim ♂, mit landkartenförm. Epithelabschilferung; meist entzündl.-irritativ bei chron. Zystitis, Lithiasis, Bilharziose. – **L. vesicae,** die sogen. Harnblasenxerose, »rudimentär« im Trigonumbereich, oder »echt« (= L. diffusa) mit »Schneetreiben« (Epithelabschilferung) als zystoskop. Befund, evtl. Pyurie, Bakteriurie, Cholesteatombildung; Ät.-path. wie an Urethra, bevorzugt bei ♂; Therapieresistenz (Präkanzerose?). – **L. vulvae,** hyperkeratot. Verhornungsanomalie im Rahmen von Kraurosis, Lichen sclerosus oder ruber, BOWEN* Krkht.; evtl. Präkanzerose.

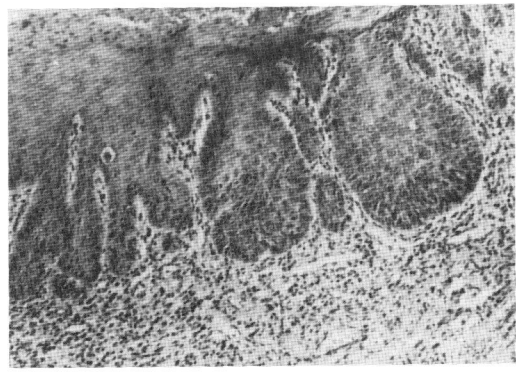

Dysplastische Leukoplakie: Epithelatypien mit irregulär angeordneten polymorphen Kernen, suprabasale Mitosen, subepitheliales Lymphozytenfiltrat.

Leuko|poese: ↑ L.zytopoese. – **L.poetin, -poietin:** Sammelbez. für humorale, die Granulozytopoese steuernde Faktoren wie Leucocytosis Promoting Factor (MENKIN 1946), Plasmafaktor STEINBERG u. MARTIN, Leucocytosis Inducing Factor (GORDON 1960, DORNFEST 1964), Leukopoetin G (BIERMAN 1964), Faktor VON GIDALI u. FEHÈR (1964), Neutropoetin. – **L.porphyrie:** aktue P. mit Ausscheidung von L.uroporphyrin, v. a. bei Leberschäden (z. B. Bleivergiftung). Harn oft unauffällig; keine Photosensibilisierung. – **L.proteasen:** Enzyme in L.zyten, die phagozytiertes Material abbauen.

Leuk|opsin: in den Stäbchen anfallendes »Sehweiß«, ein Komplex aus trans-Vit. A_1 u. Protein.

Leukopterin: 2-Amino-4,6,7-trihydroxy-pteridin, ein Folsäure-Derivat.

Leukorrhagie: 1) Leukorrhö: übermäß. ↑ Fluor albus. – 2) ↑ Lymphorrhagie.

Leuko|sarkom: 1) leukämisches L.s.: lymphoblast. Lympho-Sa. mit leukäm. Verlaufsform (= L.sarkomatose STERNBERG): LK-Tumoren mit geschwulstart. Infiltration der Umgebung, Oxydase-neg. mononukleärer Zellvermehrung im Blut, hämorrhag. Diathese, Knötchen- u. Knotenmetastasen in der Haut. – 2) knot. Metastase bei ↑ Leukämie. – 3) weißes, nicht pigmentiertes Sarkom. – 4) L.s. der Choroidea: malignes (metastasierendes), meist pupillennahes Aderhaut-Neoplasma; bewirkt oft Netzhautablösung.

Leukose: akute ↑ Leukämie. – *vet* Ferner die durch das **aviäre L.-Virus** (AVL-Stamm I, ein ↑ Leukovirus) hervorgerufene Hühnerleukämie mit aleukäm. (= Lymphomatose), anäm. (= Erythroblastose) oder leukäm. Verlauf (= Myelose).

Leukosin: albuminart. pflanzl. Eiweiße, v. a. in Getreide.

Leukoskop: *ophth* Farbsinn-Prüfgerät unter Verw. spektraler Farbenmischungen mit steigender Weißbeimengung.

Leuko|taxin, -takin: v. a. im Entzündungsbereich vork., nicht näher definierte Substanzen (z. B. Bakt.-toxine), die L.zyten (v. a. Granulozyten) chemotaktisch anlocken; s. a. L.taxis, MENKIN* Stoffe. – **L.taxis:** durch chem. (↑ L.taxin) oder physikal. Reiz (Chemo-, Galvano-, Thigmotaxis etc.) ausgelöste »pos.« oder »neg.« amöboide Bewegung von Granulozyten (19–37 μm/Min.). Ausgeprägte Chemotaxis z. B. durch Chemotaxine des Komplement-Systems.

Leuko|tom: graduiertes zweischneid. Skalpell oder Stilett (FREEMAN) für die L.tomie.

Leukotomie: (EGAS MONIZ 1935) op. Durchtrennung der Bahnen zwischen Thalamus u. Stirnhirn auf transfrontalem oder -orbitalem Wege als palliat. psychochir. Eingriff bei medikamentös nich beherrschbaren agitierten Psychosen, best. Zwangsneurosen u. unstillbaren Schmerzzuständen. Als Modifikationen die transversale, bis dicht präfrontale Stirnhirnmark-Resektion (FREEMAN-WATTS), die Topektomie in Form isolierter subpialer Rinden-Markläsionen in den BRODMANN* Feldern 11, 13, 14, 24, 32 u. 47 (POOL, LE-BEAU), die selektive subkortikale orbitofrontale Unterschneidung der Areale 9 u. 10 u. am Gyrus cinguli (SCOVILLE). Neuerdings statt dessen stereotakt. Ausschaltung von Thalamuskernen. – **L.syndrom:** Wesensänderung nach L.: Persönlichkeitsentdifferenzierung, pathol. Gleichgültigkeit, Enthemmung.

Leuko|toxin: aus zerfallenden L.zyten freigesetztes tox. Peptid (14 Aminosäuren), das die Kapillarpermeabilität steigert.

Leukotrichia, -trichosis: »Weißhaarigkeit« bei Albinismus, Vitiligo, regenerierender Alopecia areata, als »weiße Haarlocke«. – **L. anularis:** ↑ Pili anulati.

Leukouroporphyrin: s. u. Leukoporphyrie.

Leuko|verbindungen, Leukobasen: durch Reduktion in eine farblose Form übergeführte, im allg. leicht zurückoxidierbare (dann wieder farb.) Farbstoffe; Indikatoren für oxidierende Stoffe. – **L.viren:** pleomorphe RNS-Viren; Erreger von Leukosen sowie von soliden Tumoren bei Tieren, z. B. ROUS*-Sarkom-, ROUS*-assoziiertes, aviäres Leukose-, Erythroblastose-, Retikulose-, BITTNER*-Mamma-Ca.-Virus, Mäuseleukämieviren (z. B. nach ↑ GRAFFI, RAUSCHER). – **L.vorin:** ↑ N^5-Formyltetrahydrofolsäure.

Leukozidin: Antibiotikum aus Streptomyces hygrostaticus; wirksam gegen grampos. Baktn. u. Mykobakterien.

Leukozyt: (W. Hewson 1770) »weißes Blutkörperchen«, unterschieden als polymorphkern. (= neutro-, eosino- u. basophile) ∤ Granulozyt u. mononukleäre Blutzelle (= ∤ Lympho- u. ∤ Monozyt). Normalwerte ∤ Tab. »Differentialblutbild«, s. a. Abbauformen. – **stabkern. L.**: Granulozyt mit unsegmentiertem längl. Kern (schmalste Stelle ⅓ der breitesten); ca. 2–5% der Gesamt-Leuko-Zahl (im Kapillarblut), vermehrt (»Linksverschiebung«) v. a. bei Infekt.

leukozytär: ∤ Leukozyten betreffend.

Leukozyten|agglutinationstest: ∤ Dausset* Methode. – **L.agglutinin**: Leukozyten agglutinierender AK; entweder nicht gruppenspezif. u. nicht Komplement-abhäng., kompletter Auto-AK (in vitro meist nur nach Inaktivierung eines thermolabilen Serum-Hemmfaktors wirksam), z. B. bei chron., nicht arzneimittelbedingter Leukozytopenie; oder individual- bzw. gruppenspezifisch reagierender Immun-AK (mit steigender Immunisierung, evtl. Panagglutinin), v. a. nach Bluttransfusion (sowie bei Kaninchen induziert zur Differenzierung immunol. Leuko-Gruppen).

Leukozytenanomalie: angeb. dominant- oder rezessiv erbl. Anomalie der Kerne (∤ Kernanomalie) oder des Plasmas der Leuko, z. B. Alder*-Reilly*, Chediak*-Higashi*, May*-Hegglin* (s. u. »Hegglin*), Jordans*, v. Bagh*-Hortling*, Alius*-Grignaschi* Anomalie.

Leukozyten|antigene: mit spezif. Antiseren nachweisbare ∤ Histokompatibilitätsantigene auf Leukos. – **L.antikörper**: gegen Leuko (Neutrophile, Lymphozyten, Kernsubstanz) gerichtete AK; als natürl. Iso-AK oder als Immun-AK (autoimmun oder allergisch bedingt). Wirkung lysierend, opsonierend, agglutinierend oder präzipitierend. – Gegen Zytoplasma-AG der Leukos gerichtete Auto-L.-AK (IgA) sind u. a. Urs. von Immunoleukopenie u. Agranulozytose; nach Bluttransfusion auftretende Iso-L.-AK gegen zellspezif. Iso-AG verursachen u. U. Transfusionskomplikation. Nachweis mit KBR, Agglutinations- u. Antiglobulin-Konsumptionsprobe. – s. a. Lupus-erythematodes-Faktor.

Leukozyten|-Degranulationstest: *immun* Nachweis von Reaginen anhand des Verschwindens der – u. a. Histamine enthaltenden – Granula in basophilen Leukos u. Gewebsmastzellen nach Kontakt mit den homozytotropen AK. – **L.enzyme**: in Leukos enthaltene Enzyme, z. B. Peroxidasen u. Phosphatasen (bd. in Tests zur DD von Leukämien diagnostisch genutzt), Amylasen, Katalasen, Peptidasen, Dehydrogenasen, Phosphorylasen, Nukleotidasen, Plasmin etc. – **L.formel**: ∤ Differentialblutbild, s. a. Krebs* L.index.

Leukozyten|granula: s. u. Granulozyt. – Riesenformen bei Chediak*-Steinbrinck*-Higashi* Anomalie; s. a. Doehle* Körperchen. – **L.gruppe**: *serol* das Histokompatibilitätsantigen-Muster einer Leuko-Population. – **L.index**: s. u. Krebs*. – **L.isoagglutinin**: L.agglutinin gegen die Iso-AG der Blutgruppensysteme AB0 u. MN.

Leukozyten|kernanhänge: dem Kern des Granulozyten aufsitzende oder mit ihm verbundene Anhängsel, i. e. S. die ∤ Drumsticks, ferner Sessile u. Double Nodules, Small Clubs, Small u. Pedunculated Lobes, Pseudo-Drumsticks, Tennis Rackets etc. – **L.konserve**: Granulozyten-Konzentrat als spez. Blutkonserve; z. B. ∤ Buffy-coat-Konserve (aus der ∤ L.manschette); ferner **L.konzentrat** als Produkt der ∤ Plasmapherese sowie der kontinuierl. extrakorporalen Durchflußzentrifugation in spez. Blutzellseparator (= Leukapherese; Ery u. thrombozytenreiches Plasma fließen – nach Rekombination – in den Spenderkreislauf zurück). – **L.kreuzung**: Überkreuzen der Granulo- u. der Lymphozytenkurve (∤ **biol. L.kurve**) in der Rekonvaleszenz. – **L.krise**: bei perniziöser bzw. schwerer symptomat. megaloblast. Anämie unter der Vit.-B$_{12}$-Ther. auftret. krisenhafter Granulozytenanstieg im peripheren Blut infolge Beseitigung der Reifungshemmung.

Leukozyten|manschette, Buffy coat: Auflagerung der spezifisch leichteren Leukos auf der Ery-Säule nach Zentrifugieren von Blut oder Sedimentieren ungerinnbar gemachten Blutes; bes. ausgeprägt bei Leukozytose, chron. Myelose; s. a. Buffy-coat-Konserve. – **L.migrationshemmung**: Inhibition der Beweglichkeit vorsensibilisierter Leukos bei Anwesenheit des spezif. AG (mit Freisetzung des Migrationsinhibitionsfaktors); Grundlage des Migrationshemmtestes (1- oder 2-Phasentest zum Nachweis zellulärer Immunreaktionen).

Leukozytenphosphatase: Phosphomonoesterase der Leukos. Als **alkal. L.** vorwiegend in Neutrophilen, selten in Metamyelozyten, nicht in den übr. hämatopoet. Zellen zytochemisch nachweisbar; in Granulozyten erniedrigt bei chron. Myelose, paroxysmaler nächtl. Hämoglobinurie, erhöht bei Osteomyelosklerose, Polycythaemia vera, essentielle Thrombozythämie, reakt. Granulozytose. Als **saure L.** in Granulozyten u. deren Vorstufen sowie fast allen Zellen des hämatopoetischen Systems (einschließl. Retikulum-, Plasma- u. Epitheloidzellen u. Teil der Lymphos); hohe Aktivität v. a. in Osteoklasten, Monozyten u. Eosinophilen u. Makrophagen (bei Phagozytose); Leitenzym für die Lysosomen.

Leukozyten|regulation: die humorale (s. a. LIF) u. reflektor. Regulation der Leuko-Zahl im peripheren Blut. Zentren dienzephal (s. u. Leukozytose); efferente Bahn in spinalen veget. Fasersystemen (mit Abzweigungen zu den Nn. splanchnici); s. a. Leukozytosefaktor. – **L.speicher**: der »Speicher-Pool« reifer Granulozyten im KM (ca. das 10fache wie im peripheren Blut). – **L.sturz**: plötzl. Absinken der Leuko-Zahl, z. B. bei allerg. Schock, unter Zytostatika, Strahlenther.

Leukozyten|typisierung: Bestg. der L.antigene auf ihre Zugehörigkeit zum ∤ HLA-System. – **L.zählung**: Bestg. der Leuko-Gesamtzahl pro µl Blut; nach Aufziehen frischen Blutes (bis Marke 1,0) u. von Türk* Lsg. (bis Marke 11) in spez. Leuko-Pipette (u. Durchschütteln) Einbringen des Inhalts in Zählkammer, Auszählen 4 großer Quadrate (je 1 mm Seitenlänge) u. Umrechnung. – Neuerdings auch elektron. Zählverfahren. – **L.zylinder**: hyaliner oder granulierter ∤ Harnzylinder mit Ein- u. Auflagerung von Leuko; vereinzelt bei Gesunden, sonst v. a. bei Erkrn. mit entzündl. Beteiligung des Nierenparenchyms. Gut erkennbar nach Kaye* Peroxidasefärbung.

Leukozyto|klasie, -lyse: Auflösung der Leukozyten an ihren Bildungsstätten u. im Blut; pathol. vermehrt unter dem Einfluß von **L.lysinen** (Enzyme oder Auto-AK), Toxinen (z. B. Schlangengift) oder oberflächlich angelagerten Immunkomplexen (Leuko-Agglutination mit nachfolg. Abbau in Milz u. Leber); ferner durch chem. Mittel in vitro. – **L.lyse-Reaktion (Stickl*)**: Nachweis der (nach mehrfachem Antigen-Kontakt) veränderten Reaktionsbereitschaft lymphatischer Zellen anhand mikroskop. Veränderungen (u. a. Auflösung) nach Zusatz einer Vakzine-Virus-Suspension zu einem Plasma-Leukozytengemisch u. durch Nachweis dabei freiwerdender intrazellulärer Spaltprodukte mit 2,3,5-Triphenyltetrazoliumchlorid (bei Erwärmen Reduktion zu rotem Formazan).

Leukozytom: 1) tumorart. Ansammlung von Leukozyten. – 2) Lymphom.

Leuko(zyto)penie: Verminderung der Leuko-Zahl im peripheren Blut auf Werte < 4000 Zellen/μl (s. a. Granulozytopenie). Vork. auch idiopath. (= autoallerg.) u. experimentell (durch Antileukozyten-Serum). – Zum **L.fieber** kommt es u. a. bei Agranulozytose, aleukäm. Leukose, Virusinfekt, Typhus abdom.

Leukozytopo(i)ese: die Bildung der weißen Blutkörperchen, d. s. ↑ Granulo- (i. e. S.), Lympho-, Monozytopoese; s. a. Stammzellenspeicher.

Leukozytose: Vermehrung der Leuko-Zahl im peripheren Blut auf Werte > 9000/μl; bei ↑ Leukämien u. a. hämatol. Systemerkrn., reaktiv (< 30 000, selten bis 100 000 = leukämoide Reaktion) bei bakteriellem Infekt u. fast allen Infektionskrkhtn. sowie unter ACTH- u. Kortikosteroid-Ther.; ferner zentral ausgelöste L. bei Zwischenhirnaffektionen (z. B. Ventrikelblutung); sowie die physiol. L. während der Schwangerschaft, nach schwerer körperlicher Arbeit (= myogene L., ↑ Bewegungs-L.), postprandial, beim Säugling u. Kleinkind. – **L.faktor**: humorale Faktoren, die – ebenso wie pyrogene Substanzen (Bakterientoxine, Gewebsextrakte) – eine L. auslösen.

leukozytotoxisch: auf Leukozyten toxisch wirkend.

Leukozyturie: Auftreten von Leukozyten im Urin; als geringgrad. L. physiol.; in stärkerer Form als ↑ Pyurie (mit »falscher Albuminurie«, nie > 1‰), bes. ausgeprägt bei Uro-Tbk, sonst. Harnwegsinfekten u. -tumoren; s. a. Leukurie. – **L.-Test (Schreiter*)**: (1970) orientierender Schnelltest auf L. beim Neugeb. u. jungen Säugling nach dem Prinzip der Peroxidase-Reaktion; Versetzen der frischen Harnprobe (oder Aufbringen auf eingenäßte Windel) mit 2–3 Tr. einer Lsg. von Diaminofluoren u. Phloxin B in warmem 95%ig. Äthanol (mit in Essigsäure u. H_2O_2 gelöstem Natriumazetat); bei Leuko-Gehalt > 20/μl Farbumschlag nach Blau.

Leukurie: geringgrad. (»mikroskop.«) ↑ Leukozyturie.

Leulier*-Velluz*-Goiffon* Methode: quant. Mikromethode zur Kaliumbestimmung (Fällung als $K_2Na[Co(NO_2)_6]$, Titration der Nitritgruppen).

Leupold* Behandlung (ERNST L., 1884–1961, Pathologe, Greifswald, Köln): (1954) diätet., auf Umkehrung des Blutchemismus gerichtete Krebsther., kombin. mit Cholesterin-Lezithin-Medikation.

Leuzin, Leu: (PROUST 1818) α-Aminoisokapronsäure; ketoplast., für höhere Lebewesen essentielle Aminosäure; Vork. in Plasma (13,2 mg/l; bei Leuzinose neben Isoleuzin u. Valin vermehrt: »**L.ämie**«; ebenso in Liquor u. Harn), Erythro-, Leuko-, Thrombozyten,

Harn (♂ 11, ♀ 9 mg/24 Std.), Schweiß, Milch, Speichel, Liquor u. Serumprotein (v. a. Albumine u. α-Globuline); ferner in Getreide, Nüssen, Gemüse (Bohnen), Fleisch, Eiern. Intermediärer Auf- u. Abbau ↑ Schema (s. a. Fettsäureabbau); bei Gärung Übergang in prim. Isoamylalkohol (im Tierversuch teratogen). – Bestg. chemisch u. mikrobiol. (Lactobac. arabinosus u. helveticus, Leuconostoc). – s. a. Isoleuzin.

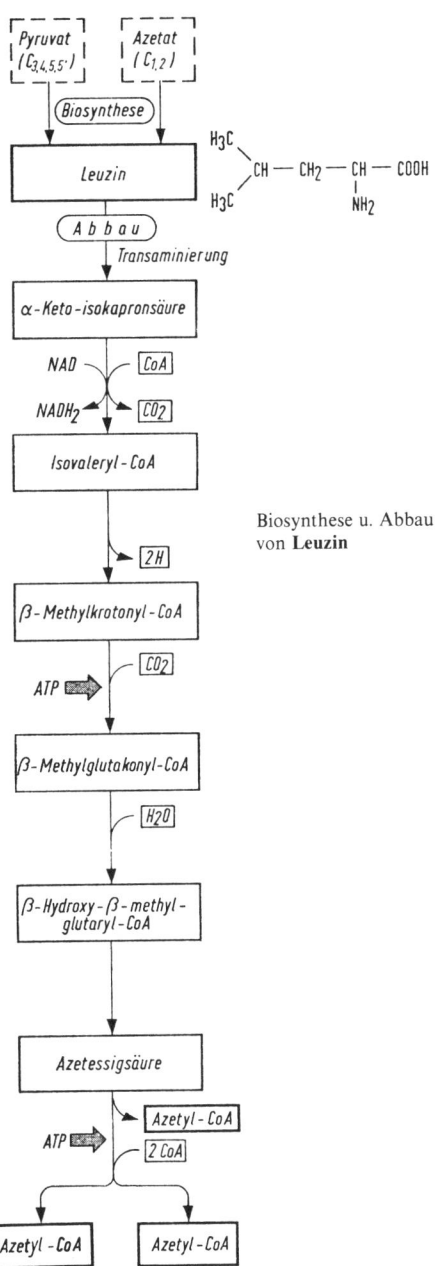

Biosynthese u. Abbau von **Leuzin**

Leuzin|aminopeptidase, LAP, Kathepsin III: Enzym des Eiweißstoffwechsels, das L-Peptide u. Aminosäureamide u. -arylamide (»**L.arylamidase**«) N-terminal hydrolysiert; mit Mg^{2+} u. Mn^{2+} aktivierbar; durch Zitrat, EDTA, Pyrophosphat hemmbar. Beim Menschen v. a. in Darm, Niere, Galle, Magensaft, Speichel, Plasma (normal 8–28 E/l; vermehrt bei Chole-

Leuzin|aminotransferase

stase, Leberzirrhose; vermindert bei Hypovolämie), Harn (normal 1–5 E/l; s. a. Leuzinurie). – Bestg. z. B. anhand der Spaltung von Leuzinamid, -glyzin etc. – **L.aminotransferase**: Enzym mit der Reaktion: L-Leuzin + 2-Ketoglutarat = 2-Ketoisokaproat + L-Glutamat. – **L.-sRNS-synthetase**: Enzym (in Baktn., Leber) mit der Reaktion: ATP + L-Leuzin + sRNS = AMP + Pyrophosphat + L-Leuzyl-sRNS.

Leuzin|-Hypoglykämie, L.-sensible H.: ↑ COCHRANE* Syndrom.

Leuzinose: krankhafter Zustand mit ↑ Leuzinurie; i. e. S. die ↑ Ahornsirup-Krankheit.

Leuzin|-test: Belastung durch orale Zufuhr von 0,5 g L-Leuzin/kg Körpergew. zum Nachweis des ↑ COCHRANE* Syndroms (innerhalb 30–45 Min. Hypoglykämie, nach 60–90 Min. spontan verschwindend). – **L.urie**: renale Ausscheidung von Leuzin u. Tyrosin (bei Anstieg der L.-Werte im Serum) als Sympt. eines schweren Leberparenchymschadens (z. B. bei Phosphorvergiftung); unabhängig vom Urin-pH Bildung von L.-Harnkristallen. – I. e. S. die ↑ Ahornsirupkrankh.

Leuzismus: ↑ Leukoderma.

LEV: ↑ Lupus erythematodes visceralis.

Lev* Krankheit: idiopath. Sklerosierung des Herzskeletts; oft mit faszikulären Blockbildern.

Levade: *orthop* pass. Anheben beider Beine in Bauchlage; bei LWS-Affektionen schmerzhaft.

Levaditi*(-Manouéllen*) Färbung (CONSTANTIN L., 1874–1928, rumän. Arzt, Paris): (1906) Blockimprägnation mit wäßr. AgNO₃-Lsg. (Zusatz von Pyridin puriss.) u. Reduktion in Pyrogallol-Lsg. (mit Azeton u. Pyridin); zur Darstg. von Spirochäten u. Listerien (schwarz) im Gewebe (gelb). Zahlreiche Modifiktn.

Levallorphanum *WHO*: N-Allyl-3-hydroxymorphinan; Morphin-Antagonist (v. a. bei Atemdepression).

Levarterenolum *WHO*: ↑ Noradrenalin.

Levasseur* Todeszeichen: (1866) Unmöglichkeit, durch Skarifikation u. mit Saugglocke Blut zu gewinnen.

Levator: Kurzform für ↑ Musc. levator. – **L.-ani-Syndrom**: anorektale Schmerzphänomene im Steißbereich (↑ Proktodynie) mit Symptn. der ↑ Kokzygodynie. – **L.plastik**: Vernähung bd. vord. Ränder (Pars puborect.) des L. ani bei Op. eines größeren Prolapses (Stützung des rekonstruierten Dammes) u. bei Harninkontinenz. – **L.platte**: der L. ani als kaudal beckenabschließende Muskelplatte. – **L.riß**: geburtstraumat. Einriß der Pars puborect. des L. ani beim Durchtreten des zu rasch passierenden oder zu großen Kopfes bei Schädellage. – **L.schenkel**: die med. Anteile des L. ani als Begrenzung des Hiatus genit. (»L.spalt« u. »L.tor«) im Diaphragma urogenitale. – **L.schlinge**: 1) von bd. Mm. levatores veli palatini gebildete kranialkonkave Muskelschlinge (für Heben u. Zurückziehen des weichen Gaumens). – 2) (i. w. S.) die von den ans Rektum ziehenden Teilen der Pars pubica des L. ani gebildete Muskelschlinge (preßt unter Bildung eines Querspaltes die Rektumhinter- gegen die -vorderwand). – **L.schnitt**: *geburtsh* (SCHUCHARDT) ausgedehnter seitl. Scheiden-Dammschnitt durch die tiefe Beckenbodenmuskulatur zur Entlastung der Levatorschenkel (Prolapsprophylaxe) u. zur Herabsetzung des Weichteildruckes auf den kindl. Schädel; schichtweiser Nahtverschluß! – **L.trichter**: *geburtsh* von den bd. Levatores ani gebildeter »Trichter«, der die Drehung des kindl. Kopfes initiiert. – **L.wulst**: ↑ Torus levatorius.

Levay-Faktor: ↑ Antigen Levay.

Leventhal* Syndrom: s. u. STEIN*-L.*

Lever* Pemphigoid: bullöses ↑ Pemphigoid.

Leveuf* Operation, CECIL* Op.: zweizeit. Hypospadie-Korrektur mit Urethralbildung aus seitl. Hautlappen des Penisschaftes (temporäre Einbeziehung in das Skrotum) u. plast. Deckung der Hautdefekte durch Skrotalhaut.

Levi* Gesetz: zwischen der Größe der Nervenzelle u. der Länge u. Dicke des Neuriten bzw. der Größe des Versorgungsbereiches besteht ein dir. Proportionalitätsverhältnis.

Levi* Syndrom (LEOPOLD L., 1868–1933, Endokrinologe, Paris): ↑ LORAIN* Syndrom.

Levin* Rohr, Tubus: (1921) Plastik- oder Weichgummisonde für Magen u. Duodenum; am oralen Ende mit »Trichter«, am aboralen mit mehreren seitl. u. 1 zentralen Öffnung.

Levin* Syndrom: s. u. KLEINE*-L.*

Levine* Theorie (PHILIP L., geb. 1900, russ. Serologe, seit 1908 in USA): (zus. mit STETSON 1937/39, d. h. vor Kenntnis des Rh-Faktors): Eine Isoimmunisierung der Mutter durch fetales Blut auf diaplazentarem Weg ist Urs. der hämolyt. Reaktion einer Schwangeren bereits bei der ersten Übertragung gruppengleichen Blutes (1940 von L.* mit Klärung der Pathogenese des Morbus haemolyticus neonatorum bestätigt).

Levinson* Test: Präzipitationsreaktion auf tbk. Meningitis; nach Zusatz von Sublimat- bzw. Sulfosalizylsäure-Lsg. zu Liquor im Sedimentationsröhrchen (∅ 8 oder 5 mm; Zimmertemp.) nach 24 oder 48 Std. mind. doppelte Sedimenthöhe im Sublimat.

Levinthal* (WALTER L., geb. 1886, Bakteriologe, Berlin) **Agar**: ↑ Kochblutagar für die Meningokokken- u. Hämophilus-influenzae-Diagnostik. – **L.*-Lillie*-Coles* Körperchen** (RALPH DOUGLAS LI., geb. 1896, amerik. Virologe; ALFRED C., zeitgen. Arzt, London): das ↑ Psittakose-Virus (Miyagawanella psittaci) als Einschlußkörperchen.

Levisoprenalinum *WHO*: L-Form des ↑ Isoprenalin.

Levitation: *psych* das in Hypnose, beim autogenen Training u. im Traum auftr. angenehme Gefühl des Schwebens.

Levo|dopa *WHO*: L-Form des Dopa. – **L.mepromazinum** *WHO*: ein Phenothiazin-Derivat; stark dämpfendes Neuroleptikum. – **L.methadon**: L-Form des ↑ Methadonum (z. B. L-Polamidon®). – **L.norgestrol** *WHO*: Äthyl-hydroxy-dinorpregnenynon; Kontrazeptivum.

Levorphanolum *WHO*, **Levorphanum**: (−)N-Methyl-morphinan-3-ol; starkes Analgetikum (Morphinomimetikum).

Levothyroxin-Natrium *WHO*: L-Thyroxin; Schilddrüsenhormon.

Levrat*-Desgouttes* Operation: basale Osteotomie des aufsteigenden UK-Astes bei mandibulotemp. Ankylose.

Levret* (ANDRÉ L., 1703–1780, französ. Geburtshelfer) **Ebenen**: s. u. Beckenebenen. – **L.* Gesetz**: Bei Placenta praevia inseriert die Nabelschnur marginal. – **L.* Zange**: gerade, kurze Geburtszange mit französ. Schloß. – **L.*-Mauriceau* Handgriff**: ↑ VEIT*-SMELLIE* Handgriff.

Levurid: ↑ Candida-Mykid. – **Levurose**: Erkr. durch hefeart. Pilze (französ. levure = Hefe), z. B. Candidosis.

Levy* Körperchen: argentaffine, kugel. Gebilde in Gliazellen bei idiopath. Parkinsonismus.

Levy* Syndrom: (1926) heredit. areflektor. Dysstasie.

Levy*-Polonovsky* Methode: Kombin. von Immunoelektrophorese u. radialer Doppeldiffusion (gegen bekanntes AG) zur Identifizierung multipler präzipitierender Systeme.

Levy=Dorn* (4-Marken-)Methode (MAX L.=D., 1863–1929, Röntgenologe, Berlin): *röntg* Lagebestg. von Fremdkörpern mit Hilfe auf die Körperoberfläche aufgeklebter Metallmarken, deren je 2 korrespondierende bei rotierender Durchleuchtung mit dem FK zur Deckung gebracht werden.

Lewandowsky* (FELIX L., 1879–1921, Dermatologe, Basel) **Gesetz**: ↑ JADASSOHN*-L.* Regel. – **L.* Krankheit**: 1) Rosacea-ähnl. oder -art. Tuberkulid (Aknitis). – 2) **L.*-Lutz* Krankh.**: ↑ Epidermodysplasia verruciformis. – 3) **L.*-Jadassohn* Anomalie**: ↑ Pachyonychia congenita.

Lewin* Keratosis: ↑ Lichen ruber acuminatus.

Lewin* Schiene (DEAN DE WITT L., 1874–1941, Chirurg, Baltimore): verbiegbarer Metallspatel mit Ring als Finger(streck)schiene.

Lewin*-MacLeod* Syndrom: ↑ LÉRI* Syndrom (1).

Lewis-Antikörper: Anti-Le^a (s. u. Lewis-System).

Lewis* (SIR THOMAS L., 1871–1945, engl. Kardiologe) **Bett**: Modell eines dreiteil. Herzbettes. – **L.* Graduierung**: 6grad., intensitätsbezogene Herzgeräusche-Einteilung; I, II = Wahrnehmung nur bei konzentrierter Auskultation bzw. sofort; III = Zwischenstufe zu IV = laut, mit palpablem Schwirren; V = sehr laut, mit Schwirren, auch bei teilw. abgehobenem Stethoskop; VI = »Distanzgeräusch«. – **L.* Index** zur Erfassung einer Kammerhypertrophie anhand der QRS-Amplituden (in mV) der Extremitäten-Ableitgn.: N = $(R_I + S_{III}) - (S_I + R_{III})$. Werte > 3 bei li.-, < 1,5 bei re.-ventrikulärer Hypertrophie. – Modifikation nach WHITE u. BOCK mit Größen O u. U (statt R bzw. S), d. h. dem größten pos. bzw. neg. Ausschlag; gleiche Grenzwerte. – **L.* Trias**: characterist., örtl., dreiphas. Hautreaktion nach i.c. Histamin-Inj.: scharf begrenzte Rötung mit hellem Randstreifen, dann erythematöse Umgebungsreaktion (»axon flore«, mehrere cm ⌀) u. Quaddelbildung.

Lewis* Operation: 1) Fazialis-Ersatz durch bilat. freien Faszien-Doppelzügel von Nasenflügel, Ober- u. Unterlippe u. Mundwinkel an den M. temp.; meist kombin. mit »Face lifting«. – 2) (I. L. 1946) zweizeit. posterolat., transpleural-transthorakale Ösophagusresektion (lat. unt. Drittel einschl. Kardia); mit Laparotomie in 1. Sitzung. – Ferner (obsolet) Ther. der Hydrocele testis durch Exsudatabsaugung u. lokale Karbolsäure-Inj.

Lewis* Punkt: Umgebungs-Temp. von 31°–36° als auslösende Temp. bei Erythromelalgie.

Lewis* Reaktion: 1) Syphilis-Reaktion (Objektträger) mit verd. alkohol. Rinderherzextrakt (KAHN* Extrakt mit Toluolbalsam, Cholesterin u. Benzoe-Tct.) u. inaktiviertem Serum. – 2) ↑ PICKERING* Kreislauftest.

Lewis* Sarkom: bei Tieren durch 20-Methylcholanthren bzw. 1,2,5,6-Dibenz-anthrazen induzierter, s.c. transplantabler Tumor.

Lewis-System: (MOURANT 1946 Nachweis des Anti-Le^a bei einer Frau L.) Antigen-System mit dem rezessiv-erbl. Faktor Le (a+) (= **Lewis-Faktor**) u. dem dominanten allelomorphen Le (b+) (ANDREESEN 1947), manifestiert in den Genotypen Le^a Le^a, Le^a Le^b u. Le^b Le^b u. den entsprech. Phänotypen Le(a+b–), Le(a–b+) u. Le(a–b–). Wasserlösl. Mukoide in Serum (Ery nur passiv aufgeladen) u. Speichel; primär unabhäng. vom AB0-System u. den Merkmalen MN, Rh, P u. Lutheran.

Lewis*-Clouston* Stewart* Typ: Typ der ↑ Hyperostosis front. int.

Lewisit: nach W.-L. LEWIS (amerik. Chemiker, 1879–1943) benannter chem. Kampfstoff (»Gelbkreuz«).

Lewisohn* Transfusion (RICHARD L., 1875–1961, Chirurg, New York): indir. Transfusion von Zitratblut.

Lexer* (ERICH L., 1867–1938, Chirurg, Jena, Freiburg, München) **Lappen**: 1) ↑ Kriechlappen. – 2) Pistolengriff-förm., gestielter, fronto-temp. bzw. präaurikulärer Arterienlappen (»Temporalislappen«; analog auch submental-kollar) als Schwenklappen für Wangen- u. Kinnplastik (für erstere zweizeitig, mit »Vorschneiden« u. Epidermisabdeckung an der Unterseite). Auch bds., temporal gestielter Visierlappen für Kinn- oder Oberlippenplastik. – **L.* Naht**: 1) ein- oder ausstülpende 4-Stich- oder ↑ U-Naht. – 2) ↑ Schlupfnaht zur Versenkung des Appendixstumpfes (fortlaufend, am dist. Mesenteriolumstumpfende beginnend); 1. Reihe mit Abschluß durch 3-Stich-Naht (2 Tänien u. Zäkumwand), darüber – ebenfalls einstülpend – 2. Reihe zurück zum Ausgangspunkt. – **L.* Operation**: 1) Mammaplastik bei hypertroph. Hängebrust; Inzision in der inframammären Falte (bds. bis an Warzenhof) mit aufgesetzter torbogenförm. supraareolärer Hautexzision (zur Kranialverlagerung von Hof u. Mamille samt Gefäßen) nach Fett-, evtl. auch partieller Drüsenkörper-Resektion in der ev. Hälfte. – 2) bei Nabelhernie nach median-paraumbilikalem Schnitt Bruchpfortenverschluß mit durchgreifender Tabaksbeutelnaht u. queren Raffnähten der vord. Rektusscheide. – 3) antekol.-antethorakale (ursprüngl. retrokol.) Jejuno-dermato-ösophagoplastik (s. u. ROUX*-WULLSTEIN*-L.*). – 4) Gesichtsstraffung durch bds. temp. u. retro-periaurikuläre Hautexzision. – 5) mehrzeit. Nasenersatzplastik i. S. der Indischen (über Glabella gestielte, durch Umschlagen gedoppelte Tabula ext.) oder Italien. Methode (Oberarmhautlappen, mit Tibiaspan armiert). – 6) extraartikuläre Arthrodese des Schultergelenks mit zum Tuberculum majus umgeklapptem Span aus der Schultergräte. – 7) mobilisierende Gelenkplastik mit Arthrolyse, Modellierung u. umkleidender Fettlappeninterposition, z. B. am Ellbogen- (post., interkondylärer Bogenschnitt), Hüft- (nach Arthrotomie durch

U-förm. Schnitt von Spina iliaca ventr. um Trochanter major; modifiz. von MURPHY* durch aufgesetzten Längsschnitt über den Trochanter zum Oberschenkel, Modellierung mit spez. Fräsen), Knie- (Femureinhüllung nach ant., bogenförm. Arthrotomie mit Tuberositas-Abmeißelung), Fußgelenk (Talusumkleidung u. Muldenbildung in der Tibia; Bogenschnitt zwischen bd. Malleolen bis zum LISFRANC* Gelenk), Großzehengrundgelenk bei Hallux-valgus (Umkleidung des teilresezierten dist. Endes des Metatarsale I, ferner Exostosenabtragung, Faszienfesselung der bd. ersten Metatarsalia, Sehnentransposition des Extensor longus auf die tib. Gelenkseite). – 8) Ersatz der kleinen Gluteen durch den Gluteus max. – 9) Patellafesselung durch die Sehne des M. grac. oder semitendinosus. – 10) Ersatz des hint. Kreuzbandes durch freies Faszientransplantat (quer durch Tibiakopf). – 11) Tibiakopf-Aufrichtung bei Genu recurvatum durch Knochenkeil in Tuberositas tibiae u. subkapituläre Fibulaosteotomie. – 12) Hebung des inn. Tibiakondylus durch temporäre intraartikuläre Abtragung u. Einschieben von Knochenspänen. – 13) bei Klumpfuß Keilosteotomie aus Talushals, supramalleoläre Fibularesektion, Abmeißelung des inn. Knöchels, Keilosteotomie aus Kuboid, Verlängerung der Fib.-post.-, evtl. auch Achillessehne. – 14) bei DUPUYTREN* Kontraktur Exzision des erkrankten Hautweichteilbezirks (bei ges. Palmaraponeurose; Defektdeckung mit WOLFE*-KRAUSE* Lappen. – 15) ossäre lat. Orbitotomie unter temporärer Resektion des Jochbeins (erweiterte KOCHER* Methode). – 16) bei Krallenhand Verbindung der Streckaponeurose mit den Sehnen des Flexor digit. superfic. durch Faszienstreifen bds. der Gelenke. – 17) L.*-GREGOIRE* Op.: Resektion eines ZENKER* Divertikels von kollarem Schnitt aus. – 18) L.*-ROSENTHAL* Plastik: als Fazialisplastik bds. Neurotisation des Orbicularis oculi u. oris durch neurovaskuläre Muskellappen aus dem Mm. temporalis u. masseter. – **Lexer* Span:** kräft. (»Lexerprügel«), lebenswarmer, periostgedeckter autoplast. Knochenspan zur »tischlermäß.« Spanvereinigung zweier Knochenenden; Fixierung durch Drahtumschlingung. – **L.*-Winkelmann* Schnitt:** modifiz. LENNANDER* Kulissenschnitt; Schrägschnitt lat. der Rektusscheide, die bei nachfolg. faserkonformer Durchtrennung der Mm. obliquus int. u. transversus inzidiert wird; Querinzision des Peritoneums.

Leyden* (ERNST VIKTOR V. L., 1832–1910, Internist, Königsberg, Straßburg, Berlin) **Gang:** / WOLFF* Gang. – **L.* Krankh., Syndrom:** 1) WESTPHAL*-L.* Sy.: akute / Ataxie. – 2) (i. e. S.) Hemiplegia alternans oculomotorica (/ WEBER* Syndrom). – 3) / DUCHENNE*-L.* Sy. – 4) **L.*-Moebius* Dystrophie:** / Dystrophia musculorum progressiva Typ LEYDEN-MOEBIUS. – Ferner der / »Multiplex-Typ« des polyneurit. Syndroms u. eine Form des period. Erbrechens. – **L.* Kristalle:** s. u. CHARCOT*-L.*. – **L.* Zeichen:** lungenbasale Dämpfung u. fehlendes Atemgeräusch bei subphren. Abszeß.

Leydenfrost* Phänomen: Bildung einer den schnellen Temp.-Ausgleich behindernden Gasschicht an der Berührungsfläche zweier temp.differenter Stoffe (z. B. Gefriertrocknung).

Leydhecker* Tonographie: (1958) elektrotonometr. Bestg. von intraokulärem Druck, Abflußwiderstand u. Minutenvol. des Kammerwassers; Modifik. der GRANT* Methode.

Leydig* (FRANZ V. L., 1821–1908, Anatom u. Physiologe, Würzburg, Tübingen, Bonn) **Gang:** / WOLFF* Gang. – **L.-Hypogonadismus:** sek. (postpuberaler) H. des jungen ♂ infolge nahezu vollständ. Fehlens der L.* Zwischenzellen (bei äußerlich unauffäll. Testes); spärl. Ausbildung der sek. Geschlechtsmerkmale, feminine Behaarung, evtl. Gynäkomastie (sogen. fertiler Eunuch); normale renale Gonadotropin-, aber vermind. 17-Ketosteroid-Ausscheidung; Glukosetoleranz erhöht, Insulinempfindlichkeit gesteigert. – **L.* (Zwischen-)Zellen:** / Hodenzwischenzellen. Beginn u. Ende ihrer endokrinen Aktivität als »L.arche« bzw. »L.pause« bezeichnet. – **L.*-Zell(en)-Insuffizienz:** / PASQUALINI* Syndrom; vgl. L.*-Hypogonadismus. – **L.*-Zell(en)-Tumor:** 1) seltene, meist gutart., endokrin akt. (/ Pubertas praecox oder – beim Erwachsenen – / Gynäkomastie auslösende) Hodengeschwulst aus L.* Zwischenzellen (Hyperplasie, Adenom, sehr selten Ca. [metastasierend]). – 2) seltener (ab 4. Ljz.) »Hiluszelltumor« des Ovars mit typ. eosinophilen Zytoplasmaeinschlüssen (REINKE* Kristalle), maskulinisierend, nicht maligne entartend.

Leyton*-Tornbull*-Bratton* Syndrom: (1935) auf prim. Thymustumor basierende Makrogenitosomie (ähnl. der bei CUSHING* Syndrom) u. Muskelhypertrophie (»Herkuleskind«).

LE-Zelle: / Lupus-erythematodes-Zelle.

Lezithin: Lecithinum. – **L.ämie:** L.-Gehalt des Blutes (Mittelwert im Plasma 68,2, in Ery 32,7 mg/l); i. e. S. die Hyperlezithinämie. – **L.-Cholesterin-Azyltransferase-Mangel:** extrem seltene heredit.-fam. Krkht. mit reduzierter Aktivität des zirkulierenden LCAT; klin.: Kornea-Infiltrate, Anämie, Proteinurie, Niereninsuffizienz.

Lezithinase: Enzym, das Lezithin (insbes. Lezithovitelline) in Phosphocholine u. Diglyzeride spaltet; z. B. in Clostridium-Arten (mit hämolysierendem u. nekrotisierendem Effekt). – vgl. Phospholipasen.

Lezius* Operation (ALBERT L., 1903–1953, Chirurg, Hamburg): 1) zweizeit. Längenausgleich der Oberschenkel bei Defektpseudarthrose; Verkürzungsosteotomie der gesunden Seite (ca. ½ Defektlänge, Stabilisierung durch gebogenen Marknagel = **L.* Nagel**); nach knöcherner Heilung Verlängerung des anderen Femur (nach Resektion der Pseudarthrose) durch Einpflanzen des zwischenzeitlich unter die Bauchhaut implantierten Knochenstücks (Marknagelung). – 2) Kardiopneumopexie zur Verbesserung der Myokarddurchblutung: Fixierung des li. Lungenunterlappens in einem Perikardfenster an der re. u. li. Ventrikel. – 3) (1947) bei großem Bauchnarbenbruch Umschnürung der Mm. recti mit Kutisstreifen, die vor der äuß. Rektusscheide vernäht werden.

Lf, LF: immun, pharm / L_f-Dosis.

L-Faktor: die Antigene (insbes. Le^a) des / Lewis-Systems.

L-Form, L-Phase, L-Organismen: (KLIENEBERGER u. NOBEL 1935 im Lister-Institut in England) pleomorphe, membranlose Bakterien-Wuchsform (entweder »large bodies« oder filtrierbare Granula) nach Einwirkung von Noxen in geeigneter Dosis; beobachtet bei Streptobac. moniliformis, später auch bei Proteus vulg., E. coli, Haemophilus- u. Salmonellen. Mögl. Rückumwandlung umstritten.

LGH: laktogenes Hormon (↑ Tab. »Gonadotropine«).

L-Gipsverband: Unterschenkelgips-Longuette (von Kniekehle über Ferse u. über Zehen hinaus), modellierend verstärkt durch zirkuläre Bindentouren; auch als Gehgips.

Lgl.: anat Lymphoglandula.

LGL-Syndrom: ↑ LOWN*-GANNONG*-LEWINE* Sy.

LH: Luteinisierungshormon (↑ Interstitialzellen-stimulierendes Hormon; s. a. Tab. »Gonadotropine«). – **LH-RF, LH-RH**: Luteinizing Hormone Releasing Factor bzw. Hormone (s. u. Releasing-Faktor).

LHAD: kard Left Heart Assist Device, eine »Linksventrikelpumpe«, die eine vorübergehende Ruhigstellung des li. Herzens zuläßt. – Ähnlich das LVAD = Left Ventricular Assist Device.

Lhermitte* (JACQUES J. L., 1877–1959, Neuropathologe, Paris) **Augenmuskellähmung**: ↑ Ophthalmoplegia internuclearis ant. – **Lh.* Zeichen**: Dysästhesien (wie »elektr. Entladungen«) entlang des WS bei Reizzustand der Hinterstrangareale. – **Lh.*-McAlpine* Syndrom**: (1926) arteriosklerotisch bedingter Parkinsonismus (pyramidale u. extrapyramidale Degenerationen), mit schleichend-progred. Pseudobulbärparalyse, allg., proximal stärkerer Muskelhypertonie u. Rigidität (Arme: Paralysis agitans; Beine: Abduktorenspasmus; Kopf-Hals: athetoid-choreatiforme Hyperkinesen), Hyperreflexie. – **Lh.*-Duclos* Tumor**: ↑ Ganglioneurom des Kleinhirns.

LHT-System: virol s. u. Virusklassifikation.

Li: chem ↑ Lithium.

Liagt* Zeichen: Hyperästhesie im zugehör. Dermatom bei Baucherkrankungen.

Lian* (CAMILLE L., 1882–1969, Arzt, Paris) **Punkt**: lat. Drittelpunkt der Verbindungslinie Nabel-Spina iliaca sup. als Appendektomie-Orientierungspunkt. – **L.* Zeichen**: Verdoppelung des Aortenknopfes als Rö-Zeichen der Isthmusstenose (bei stärkerer poststenot. Dilatation).

Lian*-Golblin* Ableitung: kard ↑ Vorhofableitung.

Lian*-Siguier*-Welti* Syndrom: (1953) hypochrome Anämie, rezidivierende Thrombosen (v. a. an Beinen, seltener an Armen; evtl. Fieberschübe) u. Zwerchfellhernie (Eventratio) als – wahrsch. – Variante des SANKEY* Syndroms; Thrombozyten evtl. vermehrt, Serum-Fe erheblich vermindert, evtl. okkultes Blut im Stuhl.

Libbrecht* Azetonprobe: ↑ Dinitrophenylhydrazin-Probe.

liber: (lat.) frei, nicht angeheftet.

Liberationsphänomen: neurol ↑ Enthemmung.

...liberin: endokrin Suffix für die ↑ Releasing-Faktoren des Hypothalamus; z. B. Kortiko-, Gonado-, Melanoliberin.

Libich* Methode: (1959) quant. Immunoelektrophorese mit 2 aufeinanderfolgenden Elektrosynhäresen.

Libido: (lat.) 1) »Wollust« (mit dem Unterton sinnl. Ausschweifung). – 2) nach S. FREUD die mit dem Sexualtrieb verbundenen psych. Erscheinungen bzw. – in späterer Konzeption – die jeden Trieb begleitende psych. Energie; ein Kernbegr. der ↑ Psychoanalyse; als **L. sexualis** »etwas dem Hunger, dem Machtwillen u. dgl. bei den Ich-Trieben Analoges«; in der späteren Triebtheorie der dem Todestrieb entgegengesetzte Lebenstrieb (bei C. G. JUNG die allg. psych. Energie = Lebensenergie). – **L.besetzung**: (FREUD) die sich ganz oder teilweise einem Objekt zuwendende u. dieses »besetzende« psych. Energie, u. zwar als »Ich-« (= »narzißt.«) oder als »Objektlibido«. – Nach dem **L.quantums-Theorem** (wichtigstes Grundgesetz der Psychoanalyse) bleibt die L.menge trotz Verlagerung auf weitere erogene Zonen u. Besetzung neuer Objekte konstant (u. wird z. B. bei gänzl. Zuwendung zur eigenen Person, z. B. in der Psychose, gleichzeitig von der Objektwelt zurückgezogen). – **L.stauung**: mangelnde Abfuhr der mit dem Sexualtrieb verbundenen L., dadurch (i. S. der FREUD* Theorie) zwangsweise Ansammlung innerhalb des psych. Apparates, wo sie sublimiert oder in eine Abfuhr-gestattende Aktivität umgewandelt wird oder aber krankmachend wirkt (Angst- oder Aktualneurosen, Psychosen).

Libman* (EMANUEL L., 1872–1946, Internist, New York) **Zeichen**: erhöhte Druckempfindlichkeit an der Rückseite des Mastoids als Hinweis auf Herzinfarktgefährdung. – **L.*-Sacks* Syndrom**: ↑ Endokarditis LIBMAN-SACKS (s. a. Lupus erythematodes visceralis).

Lichen: 1) botan Flechte (↑ Lichenes). – 2) derm Sammelbegr. für akute oder chron. Hautkrkhtn. mit Bildung kleiner, flacher oder zugespitzter, einzeln oder gruppiert stehender, evtl. leicht schuppender Knötchen (»Knötchenflechte«). – **L. agrius**: ↑ Prurigo nodul. – L. a. WILLAN: ↑ L. scrophulosorum. – **L. amyloidosus**: 1) gruppierte Knötchen, wachsfarben bis bräunl., glatt oder warzig, juckend, v. a. an Unterschenkelstreckseite; lokalisierte perikollagene Amyloid-Ablagerung bei chronischen Hautkrkht. – 2) L. a. atrophicans: isolierte Hautamyloidose mit perikollagener Ablagerung im ganzen Korium; Knötchen einzeln oder multipel, evtl. konfluierend, bräunl.-rot, mit Atrophie in Zentrum oder Umgebung; vereinzelt Punktblutungen, Blasenbildung, Poikilodermie-art. Bilder. – 3) L. a. Freudenthal*: (1932) Amyloid-halt. Knötchen als Grundeffloreszenz der Hautamyloidose. – **L. atrophicans s. atrophicus**: 1) L. a. HALLOPEAU: ↑ L. ruber atrophicans. – 2) L. a. sclerosus: ↑ L. sclerosus et atrophicus HALLOPEAU-DARIER. – **L. aureus**: gruppierte, rostigbraune, symptomlose, persistierende Papeln mit goldfarbenem Schimmer; histol.: abgesetztes Band aus Lymphozyten u. Hämosiderin-halt. Histiozyten ohne sonst. entzündl. Reaktion. – **L. axillaris**: ↑ FOX*-FORDYCE* Krankheit. – **L. chronicus**: 1) ↑ L. ruber planus pemphigoides; – 2) L. ch. VIDAL, ↑ L. simplex chronicus. – **L. circinatus**: ↑ L. ruber planus mit kreisförmig angeordneten Papeln. – **L. circonscrit Willan*-Bateman***: 1) ↑ L. scrophulosorum; – 2) figuriertes folliculäres Seborrhoid. – **L. corneus**: 1) L. c. disseminatus BROCQ: ↑ Prurigo nodularis HYDE. – 2) L. c. hypertrophicus: verrukös-hyperkeratot. Variante des L. ruber planus, streckseitig an U'schenkeln. – 3) L. c. obtusus BROCQ*: ↑ L. obtusus corneus. – **L. factitius**: durch isomorphen Reiz provozierter L. ruber planus; s. a. KÖBNER* Phänomen. – **L. follicularis**: s. u. Keratosis. – **L. gravis** NEISSER: ↑ L. ruber acuminatus. – **L. linearis**: 1) streifenförm. L.-ruber, z. B. als L. factitius. – 2) streifenförm. systematisierter L. simplex (obtusus) an der Überschneidung zweier Neuralfelder. – **L. lividus**: folliculäre

Lichen microsporicus

Blutungen mit u. ohne Hyperkeratosen, z. B. bei Skorbut. – **L. microsporicus**: lichenoides / Mikrosporid. – **L. myxoedematosus** MONTGOMERY-UNDERWOOD: eruptiv auftret., weiche bis prallelast., gruppierte oder aggregierte, evtl. konfluierende Knötchen durch Schleimeinlagerungen (Mukopolysaccharide) im Bindegewebe; evtl. mit Paraglobulinämie (»Myelom-Typ«) u. Vermehrung proteingebundener Polysaccharide im Serum, Plasmazellinfiltration des KM. – **L. nitidus** PINKUS* nicht juckende Knötchen, flach, polygonal, glatt u. spiegelnd, unter Glasspateldruck grau, in toto herauskratzbar; an Penisschaft, Hals u. Unterarmbeugen. – **L. obtusus**: reiskorn- bis bohnengroße Knötchen (evtl. rötl.), kegelförm. mit abgestumpfter Oberfläche, evtl. mit festhaftender Schuppe; nicht lichenifizierend, ohne Residuen abheilend; als L. o. corneus stark hyperkeratotisch, als L. o. vulg. (DARIER) die großknot., stark jukkende Prurigo simplex chron. mit abnormer Lichenifikation. – **L. pilaris**: follikuläre oder lichenoide Keratose. – **L. planus**: (WILSON 1869) / L. ruber planus; als **L. p. albus** der / L. sclerosus et atrophicus; als **L. p. erythematosus** ein burgunder- bis blaurotes Knötchennetzwerk an U'armen u. -schenkeln u. Stamm; mit rehbraunen Infiltraten u. Pseudoatrophie; als **L. p. follicularis** follikulär betont, mit akuminierten bis dornenartig zugespitzten filiformen Papeln, z. B. bei GRAHAM LITTLE* Syndrom, bei L. spinulosus der Kinder u. Jugendl.; als **L. p. sclerosus et atrophicus** = L. porcelaneus GOUGEROT der / L. sclerosus et atrophicus. – **L. progenitalis**: / L. ruber planus der Glans penis. – **L. pyaemicus**: knötchenförm. »Id«-Reaktion auf banale Eitererreger.

Lichen ruber: 1) **L. r. acuminatus** KAPOSI* s. **verrucosus et reticularis**, L. gravis NEISSER: akute disseminierte Form der Pityriasis rubra pilaris, mit netzartig angeordneten warzig-hyperkeratot. Papeln. – 2) **L. r. anularis s. serpiginosus**: zentral abheilender, peripher fortschreit. u. Ringfiguren bildender L. r. planus; evtl. kombin. mit Atrophie u. Pigmentierung. – 3) **L. r. atrophicans** HALLOPEAU*: ein ausnahmsweise atrophisch abheilender L. r. planus, mit scharf begrenzten, evtl. konfluierten, weißl., eingesenkten Hautverdünnungen. – 4) **L. r. erythematosus s. papulosus** (CROCKER*): lichenoide, rote, weiche, auf Spateldruck verschwindende Papeln als selbständ. Krkht. mit Beziehungen zu L. r. planus u. Lupus erythematodes. – 5) **L. r. follicularis atrophicans**: / LITTLE*-LASSUEUR*-PICCARDI* Syndrom. – 6) **L. r. follicul. decalvans** (SPIER*): streng follikulär gebundene L.-r.-Knötchen, im Kopfbereich in Atrophie u. Alopezie übergehend. – 7) **L. r. Hebra***: / Pityriasis rubra pilaris. – **L. r. obtusus**: ungewöhnlich großknot. L. r.; ferner als L. r. o. corneus die großknot. Prurigo nodularis HYDE. – 8) **L. r. planus** KAPOSI*, **L. lividus** BATEMAN*: chron.-entzündl., jukkende Erkr. der Haut u. Halbschleimhäute mit stecknadelkopfgroßen, scharf begrenzten, polygonalen, abgeplatteten, matt glänzenden, dunkel- bis violettroten, allmähl. konfluierenden Papeln (Hyperkeratose, Akanthose) mit kleiner zentraler Delle bzw. mit grauen Netzen (»WICKHAM* Streifen«; evtl. mit Rückbildung unter bräunl. Pigmentierung). – 9) **L. r. planus pemphigoides s. bullosus**: L. r. planus mit teilw. oder vollständ. Umwandlung der Papeln in Blasen; v. a. an der Mundschleimhaut (z. B. nach Wärme- oder Rö-Strahlen-Einwkg.). – 10) **L. r. verrucosus s. monileformis**: L. r. mit starker warzenart. Hyperkeratose, v. a. an Unterschenkeln. Ferner die / Prurigo nodularis HYDE.

Lichen sclerosus: straff-atroph. Hautbilder, teils dem L. ruber atrophicans, teils der Sclerodermia circumscripta zuzurechnen, ferner als **L. scl. et atrophicus** HALLOPEAU*-DARIER* (L. scl. primitivus s. L. morphoeicus) – bis erbsgroße, rundl., scharf begrenzte, (bläul.-)weiße, etwas eingesunkene, z. T. herdförmig konfluierende, nichtjuckende straff-atroph. Herdchen mit zentraler komedoart., follikulärer Hyperkeratose; an seitl. Halspartien, Nacken, Schultern, Brust u. Genitale (als Kraurosis penis bzw. vulvae = Typ MONTGOMERY-HILL). – **L. scorbuticus** JESSNER*: reibeisen- oder gänsehautart. follikuläre (suprapapilläre) Keratose bei C-Avitaminose; oft schachbrettart. Punktblutungen (Folliculitis scorbutica haemorrhagica). – **L. scrofulosorum, L. circonscrit** WILLAN-BATEMAN, lichenoides Tuberkulid: (HEBRA 1860) gruppierte, hirsekorngroße, hautfarbene bis rötlichbraune Papeln mit harten Hornkegelchen in symmetr., bis handtellergroßen Herden (meist Rumpf) bei Kindern mit tbk. PK oder Frühgeneralisation. – **L. simplex**: 1) **L. si. acutus** VIDAL*: / Strophulus infantum. – 2) **L. si. chronicus** (**circumscriptus**): an Nacken, Unterarmstreck-, Oberschenkelinnenseiten, Kreuzgegend, Skrotum bzw. Labien (selten generalisiert) einzelne oder multiple, stark juckende, rechteckig-streif. (= L. s. striatus) oder ovale Herde mit peripherem Pigmentsaum, einer Zone gruppierter (evtl. graurötl., bis hanfkorngroßer) Papeln u. zentraler Lichenifikation; histol.: Hyper-, Parakeratose, Akanthose, Papillomatose mit perivaskulärem lymphozytären Kutisinfiltrat; evtl. verrukös oder knotig (= L. s. verrucosus bzw. obtusus). – **L. spinulosus**, **Hyperkeratosis follicularis spinulosa** UNNA: follikuläre Knötchen, einzeln oder gruppiert, mit aus den Follikeln hervorragenden feinen Hornstacheln; u. a. als Intoxikationsfolge, »Id«-Reaktion (z. B. L. sporotrichoticus, L. trichophyticus). – **L. striatus**: »lineare Neurodermitis« als streif. Form des L. ruber oder als selbständ. lichenoide, nichtjukkende, entzündl. Krankh. bei Kindern u. Frauen (Akanthose mit Hyper-, evtl. Dyskeratose, Spongiose, Kutisödem, histiozytären Infiltraten). – **L. strophulus**: 1) / Strophulus; 2) Urticaria papulosa chro. – **L. syphiliticus**: kleinpapulöse, follikuläre, gruppierte, braunrote Syphilide (Papeln), evtl. mit zentralem kegelförm. Schüppchen; Rezidivexanthem im Stadium II. – **L. tropicalis s. tropicus**: 1) juckende, pustulöse u. erythematöse, zu Atrophie, Anhidrosis, Alopezie führende Hautveränderungen mit schweren Allg.-Symptn. (Erbrechen, Alkalose, Herz-Kreislauf-Störungen) als tox. Atebrin-Dermatitis auf dem Boden eines L. ruber. – 2) / Miliaria rubra. – **L. urticarius**: 1) follikuläre Urtikaria; z. B. nach Insektenstich. – 2) L. urt. BATEMAN oder BAZIN: / Strophulus infantum. – 3) / Lichen VIDAL urticatus. – **L. variegatus** CROCKER*): / Parakeratosis variegata. – **L. verrucosus**: 1) / L. corneus hypertrophicus. – 2) / L. ruber verrucosus. – **Lichen Vidal***: / L. simplex chronicus circumscriptus; als **L. V.* urticatus** mit licht gestreuten Knötchen, ohne Konfluenz u. Lichenifikation, in teilweise urtikarieller Untermischung.

Lichenes: *botan* als »Flechten« in Symbiose miteinander lebende Pilze u. Algen; z. B. Lichen irlandicus (»Carragheen«), L. islandicus (= Cetraria islandica).

Lichenifikation, -sation: Chagrinleder-art. Hautveränderung durch Verdickung u. Vergröberung der Hautfelderung; primär durch Zusammentreten von Lichenknötchen; sek.-reaktiv nach chron. mechan., chem. oder entzündl. Hautirritation (z. B. bei chron. Ekzem).

licheniform: Lichen(-ruber)-ähnlich. – s.a . Lichenoid.

Lichenoid: Hautkrkht. mit Lichen-ähnl. Effloreszenzen; z. B. lichenoides Tuberkulid, li. Skleroderm.

Licht: der sichtbare Bereich des ↑ elektromagnet. Spektrums; i. w. S. auch UR-, UV- u. Rö-Licht (also alle elektromagnet. Wellen bzw. Quanten infolge Zustandsänderungen der Elektronenhüllen). Gerichtet oder ungerichtet (diffus), polarisiert oder nichtpolarisiert (d. h. Feldvektoren nur in einer bzw. in allen senkrecht zur Fortpflanzungsachse stehenden Ebenen schwingend), homogen (= monochromat.) oder inhomogen (= polychromat.); s. a. Tab. »opt. ↑ Einheiten«. – Ruft als aktin. L. je nach spektraler Zusammensetzung u. Intensität biol. Veränderungen hervor »L.reaktion«), z. B. ↑ Erythem, Pigmentierung, **L. akanthose** (als Vorstadium der ↑ L.schwiele), ↑ **L.ausschlag, L.dermatitis, L.allergie** (↑ Photoallergie), **L.krebs, L.konjunktivitis** (↑ Conjunctivitis actinica), **L.pocken** (↑ Hidroa vacciniformis, aestivalis), **L.schrumpfhaut** (↑ Xeroderma pigmentosum), ↑ **L.urtikaria.** – Wird von Körpern (Geweben) absorbiert unter Umwandlung der Energie in Wärme oder in – emittiertes – Licht anderer Wellenlänge; Eindringtiefe in menschl. Haut abhängig von Wellenlänge (↑ Abb.); als natürl. Lichtfilter bzw. -schutz wirken Stratum corneum (für Epidermis), Pigment (für Kutis) u. Behaarung.

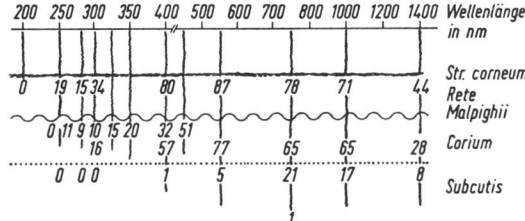

Lichtabsorption der Haut

(Zahlen = nicht -absorbierter %-Anteil der Oberflächen-Lichtmenge)

lichtausnutzendes Enzym: DNS-gebundenes Enzym bei UV-induzierten Mutationsvorgängen, das unter dem Einfluß sichtbaren Lichts UV-bedingte Schäden z. T. rückgängig macht; vgl. KORNBERG* Enzym.

Lichtausschlag: *derm* durch Licht als einz. oder wesentl. (auslösenden, verschlimmernden oder unspezif. -kombinant wirksamen) Faktor hervorgerufene path. Hautreaktion; z. B. Herpes simplex solaris, seborrhoisches Ekzem, Erythematodes (↑ Abb. »Lichtreaktion«). – Als **chronisch polymorpher L.** (HAXTHAUSEN) eine photoanaphylakt., stark juckende, polymorphe (papulös, vesikulös, ekzematös, lupusähnlich, lichenoid) ↑ Lichtdermatose an den exponierten Körperpartien; evtl. mit scheck. Atrophie heilend; s. a. Akne-Prurigo, Ekzema solare.

Lichtbad: 1) Luft- u. Sonnenbad. – **2)** elektr. L.: Wärmether. durch Bestrahlung mit Kohlenfadenglühlampen (95% UR), reihenweise angebracht in einem tunnelart. »Lichtkasten« oder »-bügel« (für einzelne Körperteile) oder einer Kabine mit Halsöffnung (für Ganzkörper); bei akuter u. chron. Entzündung.

Lichtbogen: selbständ. elektr. Entladung (aus Glimmentladung durch Vergrößerung der Stromstärke oder gezündet durch Abreißen der Elektroden voneinander). Intensivste aller Lichtquellen (bis 200 000 sb bis 10 000 °K). Prakt. Nutzung zur Gewebsdurchtrennung (z. B. nach CZERNY; ungedämpfte Hochfrequenzströme eines POULSEN* L.: »Forestisation«). – s. a. Hochspannungsunfall.

licht|brechende Medien des Auges: dioptr. ↑ Apparat. – **L.brechung:** *opt* ↑ Brechung.

Licht|dermatitis: Erythem, Ödem u. evtl. Bläschenbildung infolge Einwkg. von – pigmentierendem – UV A (λ 400–315 nm) u. – erythemerzeugendem – UV B (λ 315–280 nm); ↑ Dermatitis solaris (»Sonnenbrand«), Photoallergie. – **L.dermatose,** Photodermatose: im wesentl. durch Einwkg. von Sonnen-, UV- (v. a. UV B-), UR-Licht oder durch ionisierende Strahlen beeinflußte, d. h. von einer lichtchem. Hautreaktion abhäng. Hauterkr. (↑ Abb. »Lichtreaktion«). Pathomechanismen: a) zu intensive Bestrahlung (↑ Dermatitis solaris, Cheilitis actinica); b) Überempfindlichkeit der Haut, d. h. gesenkte Reizschwelle: entweder idiopathisch infolge ↑ Photoallergie (z. B. Akne-Prurigo, Ekzema solare, Frühlingsdermatitis, Hidroa aestivalis, chron. polymorpher Lichtausschlag) oder phototoxisch nach photochem. Sensibilisierung durch Teer, Mineral- oder Bergamotteöl, Furanokumarin, Porphyrine etc. (z. B. Teer-Sonnendermatitis, Schwerölmelanose, Berloque-Dermatitis, Bade-, Wiesendermatitis, protoporphyrinäm. Lichturtikaria, Bullosis actinica); c) lang andauernde Lichteinwirkung mit vorzeit. Hautalterung (= L.elastose; z. B. Dermatitis actinica chronica), evtl. in Lichtkrebs übergehend. – I. w. S. auch jede durch Lichteinfluß ausgelöste oder verschlimmerte Hauterkr. (z. B. Erythematodes, Pellagra).

Lichteinheit: ↑ Tab. »Einheiten«.

Licht|elastose: chron. ↑ L.dermatose in Form vorzeit. Hautalterung; kolloide Degeneration des kutanen Bindegewebes, Bildung Elastika-ähnl. Elemente; Vorstadium der Dermatitis actinica chronica.

lichtelektrischer Effekt, photoelektr. oder Photoeffekt: (LENARD, HALLWACHS, HERTZ) Ablösung von Elektronen aus einem Atomverband durch Lichteinwirkung. Beim »äuß. l. E.« ist die Anregungsenergie so groß, daß die ausgelösten Elektronen auch von der Oberfläche des Stoffes abgetrennt werden; Prinzip der **l. Zelle** (↑ Photozelle). Beim »inn. l. E.« reicht sie nur für deren Auslösung (so daß Leitfähigkeit bzw. Widerstandsänderung entsteht); Anw. u. a. bei Halbleiterphotoelementen.

Lichtempfindung: ↑ Gesichtssinn.

Lichtenberg* (ALEXANDER V. L., 1880–1949, Chirurg, Berlin) **Plastik:** lat. Nierenbeckenplastik (totale Nierenbecken-Ureteranastomose) bei Striktur des obersten Harnleiterabschnitts mit hohem Harnleiterabgang; ergänzend Nephrostomie u. -pexie. – **L.*** **Test:** *röntg* Bewertung der Kontrastdichte des Ausscheidungsurogramms als Nierenfunktionsprobe. – Ferner Nadelhalter (spitz, kreuzgerieft, federnd, mit Außensperre) u. Nierensteinlöffel (klein, rund) angegeben.

Lichtenstein* Syndrom: s. u. JAFFÉ*-L.*.

Lichtenstern* Syndrom (OTTO L., 1845–1900, dtsch. Arzt): progred. perniziosaähnl. Anämie bei Tabes dorsalis.

Licht|erythem: ↑ Erythema actinicum. – **L.exanthem, ekzematisiertes**: chron. polymorpher ↑ L.-ausschlag.

Lichtheim* (LUDWIG L., 1845–1928, Internist, Königsberg, Bern) **Aphasie**: transkortikale ↑ Aphasie. – **L.* Syndrom: 1)** funikuläre ↑ Spinalerkrankung (mit Degenerationsbezirken der weißen Hirnsubstanz = L.* Flecken). – **2)** transkortikale ↑ Aphasie (s. a. DÉJERINE*-L.* Phänomen = L.* Zeichen). – **L.*-Wernicke* Schema** (1885) des normalen u. path. Sprachablaufs nach Art eines Reflexbogens:

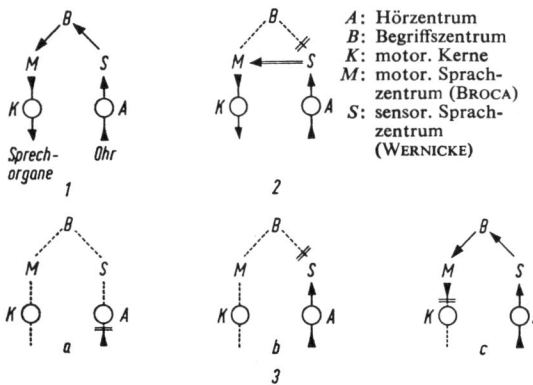

1) normaler Sprachablauf; 2) Sprachablauf bei Echolalie u. im Säuglingsalter unter Umgehung des Begriffszentrums; 3a) Sprachunterbrechung bei Taubheit (sog. Taubstummheit), 3b) bei Seelentaubheit (akust. Agnosie), 3c) bei motor. Aphasie.

Licht|intensität: *physik* ↑ L.stärke. – **L.kasten**: s. u. L.bad. – **L.klammer**: *gyn* s. u. MENKEN*.

Lichtkoagulation: *ophth* gezielte Koagulation am Augenhintergrund mit Hilfe eines konz. Lichtbündels wie Hochintensitätsbogen (BECK), Xenon-Hochdrucklampe (»Lichtkoagulator« MEYER=SCHICKERATH), neuerdings mit Laserstrahl; bei Netzhautablösung, zur Netzhautgefäßverödung bei rezidivierender Blutung, Periphlebitis, Neoplasma-Koagulation (Netz- u. Aderhaut).

Licht|krankheit: ↑ L.dermatose, s. a. Licht; vgl. L.mangelschaden. – **L.krebs**: nach wiederholter, lang andauernder UV-Bestrahlung (Sonnen-, Schweiß-, Quarzlampen-, Kohlenbogenlicht) v. a. an Gesicht, Händen, Unterarmen u. Nacken auftret. Haut-Ca. (meist Basaliom oder Plattenepithel-Ca.; Latenzzeit ca. 40 J.), begünstigt durch chron. Dermatitis actinica; ggf. als entschädigungspflicht. BK.

Lichtman* Test: ↑ Atophan-Test.

Lichtlinienschreiber: s. u. Lichtpunktschreibung.

Licht|mangelschaden: Schwachsichtigkeit mit Nystagmus als Folge langdauernder, stark herabgesetzter Umweltleuchtdichte; bei Bergleuten als Berufskrkht. (↑ Augenzittern); s. a. Dunkelnystagmus. – Allg. Schädigung des Organismus durch Lichtmangel nicht sicher bewiesen. – **L.marke**: *radiol* s. u. L.visier. – **L.mikroskop**: mit sichtbarem Licht (parallelstrahlig) zur Objektabbildung arbeitendes M.; das Licht wird durch einen Spiegel auf ein Linsensystem (»Kondensor«; höhenverstellbar, mit variabler Aperturblende) geworfen u. dort auf das Objekt konzentriert; über dem Objekt Tubus mit Objektiv u. Okular.

Licht|plethysmographie: (K. MATTHES 1951) P. anhand der Absorption von UR mit λ 805–830 nm (Extinktionswerte proportional zur Blutfüllung des Meßbezirks); z. B. zur Prüfung der akralen Durchblutung. – **L.pocken**: *derm* s. u. Licht. – **L.punktschreibung**: Meßgrößen-Registrierung durch Abbildung eines entsprechend wandernden L.punktes (»L.linienschreibung«) auf fortlaufend bewegtem photosensiblen Material; evtl. kombin. mit Halbtonschreibung.

Lichtquant: den korpuskulären Charakter des Lichtes hervorhebende Bez. für ein mit Ruhemasse Null behaftetes »Lichtteilchen«; s. a. Quantenenergie.

Lichtreaktion: 1) *ophth* ↑ Lichtreflex. – **2)** *derm* ↑ Schema S. 1463; s. a. Licht.

Lichtreflex: 1) *ophth* Pupillenreflex: reflektor. Verengung der Pupille auf Lichteinfall (Anlaufzeit ca. 0,2 Sek.); am belichteten (= dir. L.) u. am unbelichteten Auge (= konsensueller L.); quant. abhängig von der Leuchtdichte v. a. im Makulabereich. Afferenz über Sehnervenfasern (teilw. Kreuzung im Chiasma) bis kurz vor das Corpus geniculatum lat., zu den vord. Vierhügeln u. – durch Schaltneurone – zu den kleinzell. Okulomotoriuskernen; Efferenz im Nervus III über Ggl. ciliare u. Nn. ciliares breves zum M. sphincter pupillae; s. a. Pupillenreaktion, Augenzeichen. – **2)** *otol* bei der Ohrspiegelung sichtbarer dreieck. Reflex im unt.-vord. Trommelfellquadranten (Spitze zum Umbo, Basis zum Rand). Kriterium für Lage, Form u. Funktion des Trommelfells.

Licht|scheu: übermäß. Blendungsempfindlichkeit. – **L.schnittmikroskop**: opt. Anordnung zur Prüfung der Rauhigkeit von Oberflächen (u. a. zur kosmet. Beurteilung der Haut, z. B. bei Akanthose-Test.).

Lichtschutz: *derm* Schutz der Haut vor zu starker Lichtabsorption; erfolgt als **biol. L.** durch Veränderung der Hautbeschaffenheit (Heraufsetzung der Lichtreizschwelle), als ↑ Lichtschwiele, dir. u. indir. Pigmentierung; als **künstl. L.** durch Abdecken (Kleidung, Sonnenbrille) u. durch Auftragen von **L.mitteln** mit UV-filterndem Effekt, u. zwar rein physikalisch (Paste mit anorgan. Puder) oder chemisch (Sulfonamide, Farbstoffe, Ester aromat. Säuren. Chinin, Tannine, Äskulin; meist als Salbe, wäßr. oder öl. Lösg., Emulsion).

Licht|schwelle: die – photometrisch bestimmbare – max. L.empfindlichkeit des menschl. Auges für den jeweil. Adaptationszustand. Als Schwellenwert gilt der kleinste L.intensitätsunterschied zweier beleuchteter Flächen, den ein dunkeladaptiertes Auge (simultan oder sukzessiv) noch zu erkennen vermag. – **L.schwiele**: (MIESCHER) reakt. Proliferation der Epidermiszellen mit Hyperkeratose im Bereich eines L.erythems als biol. L.schutz (histol. Substrat der L.gewöhnung). Läuft der L.pigmentierung nicht parallel. – vgl. L.akanthose (s. u. Licht).

Lichtsensibilisierung: ↑ Photosensibilisierung; s. a. Dermatitis photoallergica.

Lichtsinneszelle: zur Lichtempfindung (↑ Gesichtssinn) befähigte Zelle; im Mammalierauge die ↑ Stäbchen u. Zapfen.

Lichtskalpell: ↑ Laser-Strahlen als chir. »Schneidinstrument«.

Akute **Lichtreaktion** der Haut

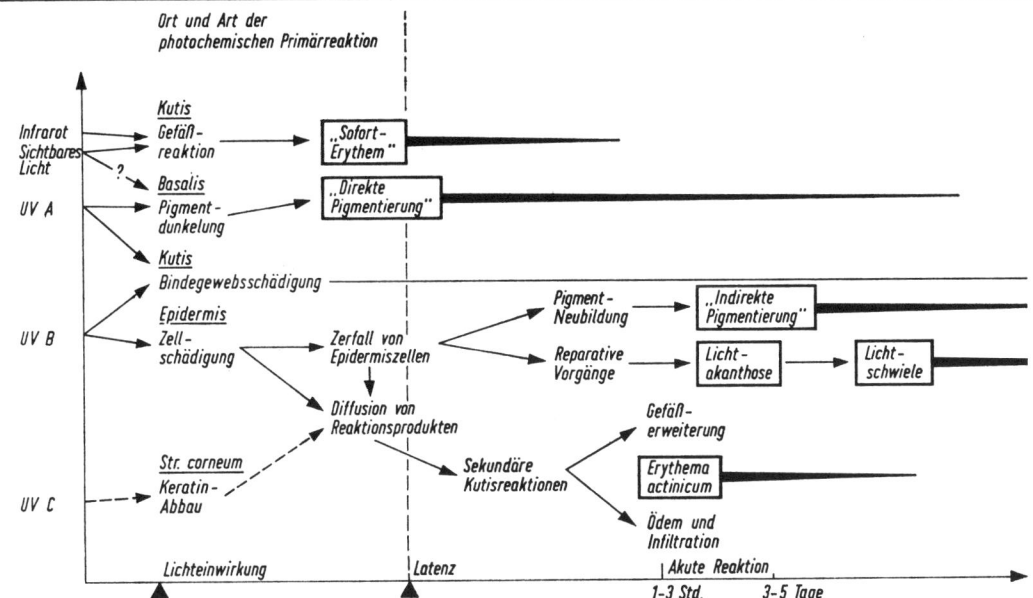

Lichtspurverfahren: (GILBRETH) Bewegungsstudie durch photograph. Festhalten der Bewegungen an Körper u. Extremitäten befestigter Lämpchen.

Licht|stärke: *physik* der von einem leuchtenden Flächenelement in einem sehr kleinen Raumwinkel ausgestrahlte, auf diesen bezogene L.strom; SI-Einh.: Candela (cd). – **L.starre**: *ophth* ↑ Pupillenstarre. – **L.stimulation, intermittierende**: Flimmerlichtaktivation. – **L.streuung**: *opt* Oberbegr. für ↑ Reflexion, Brechung, Dispersion, Beugung; i. e. S. die Lichtablenkung (Zerstreuung) durch das Zusammenwirken sehr vieler, in eine durchsicht. Substanz eingelagerter Teilchen. – **L.strom**, Φ: die photometrisch bewertete Strahlungsleistung; SI-Einh.: Lumen (lm).

Lichttherapie: systemat. therap. Anw. von natürl. (s. a. Heliotherapie) oder künstl. L.quellen (z. B. Finsen-, Rot-, Blaulicht, Quarzlampe). – **L.treppe (Wucherpfennig*)**: abgestufte UV-Bestrahlung der Haut zur Ermittlung der Erythemschwelle.

Lichturtikaria: 10–15 Min. nach Lichtexposition (3700 Å bis zu diffusem Tageslicht) der nicht-adaptierten Haut follikulär beginnende Quaddeln (evtl. mit pos. PRAUSNITZ*-KÜSTNER* Versuch u. Allg.-Symptn.). – **protoporphyrinäm. L.**, Lichtdermatose KOSENOW-GREIBS: autosomal-dominant erbl. Störung der Porphyrin-Biosynthese (Protoporphyrin – III-Anhäufung in Serum u. Ery; Proto- u. Koproporphyrin im Stuhl), mit urtikariellen, evtl. bullösen u. hämorrhag. hidroiformen Eruptionen an lichtexponierter Haut, temporaler u. zygomat. Hypertrichose u. Hyalinosis cutis.

Lichtvisier: *röntg opt.* Anordnung vor dem Strahlenaustrittsfenster der Röhre zum Sichtbarmachen (Lichtbündel, -punkt) des jeweils eingeblendeten Strahlenkegels bzw. des Zentralstrahls auf der Objektoberfläche.

Lichtwitz* Instrumente (LEOPOLD L., 1858–1911, Rhinolaryngologe, Graz): Mandrin-bewehrte gerade Kanüle u. gebogener Trokar zur Kieferhöhlenpunktion.

Lid, Palpebra *PNA*: Ober- u. Unterlid (= P. sup. bzw. inf.) als 10 bzw. 5 mm hohe, den Aditus orbitae vorn begrenzende Hautduplikaturen zum Schutz des Augapfels, in den Lidwinkeln durch die Commissura palpebrarum med. bzw. lat. verbunden, am freien **L.-rand** (↑ Limbus palpebrae sup. u. inf.; Mündungsort der Drüsen, Grenzen der **L.spalte**) mit Augenwimpern (Cilia) besetzt; schalenförm. Aufbau: die Kommissuren nicht erreichende Platte derben Bindegewebes (Tarsus palpebrae sup. bzw. inf.), allseitig übergehend in das dünnere Septum orbitale, am Orbitalrand fixiert durch die Ligg. palpebralia med. u. lat.; bulbusseitig überzogen von der Tunica conjunctiva palpebrarum, vorn bedeckt von der Pars palpebr. des M. orbicul. oculi u. der dünnen, durchsicht. **L.haut** mit lockerem, fettfreiem s.c. Bindegewebe; im Tarsus die MEIBOM* Drüsen (↑ Gll. tarsales); in den Lidrändern die ZEIS* (↑ Gll. sebaceae) u. MOLL* Drüsen (↑ Gll. ciliares); sensible Innervation: Nn. infratrochlearis u. -orbitalis. – s. a. Augenlid..., Blephar...

Lidabszeß: akute eitr. (Staphylokokken-)Infektion der Lidhaut oder Drüsen (↑ Chalazion, Hordeolum) mit starker Ödembildung u. präaurikulärer LK-Schwellung. – **Lidankylose**: ↑ Ankyloblepharon. – **Lidbruch**: ↑ Ektropium.

Liddell*-Sherrington* Reflex (EDWARD GEORGE TANDY L., geb. 1895; SIR CHARLES SCOTT SH.): ↑ Streckreflex.

Liddle* Syndrom, Pseudohyperaldosteronismus: (1964) sehr seltene fam. Nephropathie mit – nicht durch Mineralokortikoide bedingter – Tendenz zu Natriumretention u. Kaliumverlust(-Syndrom) sowie sek. Hypertonie.

Liddrüsen: s. u. Lid, Blepharadenitis. – **Lidekzem**: Ekzem der Lidhaut (evtl. auch Gesicht, behaarte Kopfhaut); endogen oder bei tbk-allerg. Überempfindlichkeit (↑ Skrofulose), Verdauungs-, endokriner Störung. – **Lidemphysem**: s.c. Luftansammlung in den Lidern (mit Krepitieren) nach Schneuzen bei Fraktur der Lamina papyracea. – **Lidentzündung**:

Lideversion

↑ Blepharitis. – **Lideversion**: ↑ Ektropionieren. – **Lidflattern**: sichtbare fibrilläre Zuckungen oder klon. Kontraktionen der Lidmuskulatur (im Unterschied zum nur subj. bemerkbaren Lidflimmern); z. B. bei Nervosität, Übermüdung. – **Lidfurche**: Hautfurche am orbitalen Ende von Ober- bzw. Unterlid; Lidbeweglichkeitsgrenze. – **Lidhämatom**: traumat., selten spontanes H. unter die Lidhaut; meist pralle Schwellung, mit Verfärbung (»blaues Auge«). Evtl. als typ. Monokel- oder ↑ Brillenhämatom. – **Lidhalter**, Blepharostat: langgestieltes, löffelförm. Instrument zum Anheben u. Zurückhalten der (Ober-) Lider bei Augen-Op. (s. a. L.klemme). – **Lidhauterschlaffung**: ↑ Blepharochalasis. – **Lidheberprüfung**: Heben u. Sinkenlassen der Oberlider beim Bewußtlosen zur (Seiten-)Diagnostik einer Ophthalmoplegie (Okulomotoriuslähmung; langsameres u. unvollständ. Herabsinken). – **Lidhypertrophie, -elephantiasis**: starke Lidhaut- oder Subkutisverdickung bei Neurofibromatose, Angiom, Pachydermie etc.

Lid-Kieferphänomen: ↑ GUNN* Phänomen. – **Lidklemme**, Blepharospath: spez. Klemmpinzette (mit 1 platten- u. 1 bügelförm. Branche) für Lid- u. Augen-Op. – **Lidkolobom**: Substanzdefekt im Augenlid; angeb. (dreieck., meist seitensymmetr. im mittl. Oberlid-Drittel, Basis gegen Lidrand, mit Mikroblepharie kombin.) oder traumatisch. – **Lidkrampf**: ↑ Blepharospasmus; s. a. Blepharotonus, -klonus. – **Lidlähmung**: Blepharoplegie; s. a. Lidheberprüfung. – **Lidmuskelzeichen**: *anästh* s. u. Augenzeichen. – **Lidmuskeln**: ↑ Mm. orbicularis oculi (Pars palpebralis), levator palpebrae sup., tarsalis inf. u. sup. (MÜLLER).

Lidocainum *WHO*: Diäthylaminoazetyl-2,6-xylidin; Lokalanästhetikum (etwa 2fach stärker als Prokain u. rascher u. länger).

Lidödem, Hydroblepharon: Lidschwellung infolge Flüssigkeitsansammlung im lockeren Unterhautzellgewebe; entzündlich (z. B. bei Hordeolum, Blepharitis), angioneurotisch (Allergie) oder stoffwechselbedingt (Herz-, Niereninsuffizienz).

Lidoflazinum *WHO*: 2-[4-(4,4-Bis-{p-fluorphenyl}-butyl)-piperazin-1-yl]-2',6'-azetoxylidid; Herz-Kreislaufmittel (bei Angina pectoris).

Lidptose: Herabhängen des Oberlides; angeb. (erbl., fast immer bds.) oder erworben (meist einseit.); v. a. infolge Okulomotorius- oder Sympathikuslähmung (Ausfall des M. levator palpebrae bzw. M. tarsalis sup.), weniger durch Muskelschwäche (z. B. Myasthenia gravis paralytica; s. a. HORNER* Komplex. – **Lid-Pupillen-Reflex**: ↑ Orbikularisphänomen. – **Lidrandentzündung**: ↑ Blepharitis, Blepharadenitis. – **Lidreflex**: ↑ Blinzelreflex. – **L.zeichen**: *anästh* s. u. Augenzeichen.

Lidsäcke: umschrieb. ↑ Blepharochalasis als einfache Altersatrophie, beim ASCHER* Syndrom. – **Lidschlag**: unwillkürl., rhythm. Lidschluß als physiol. Schutzreflex des Auges u. zur physiol. Hornhautbefeuchtung (ca. 5–10/pro Min.); erhöht (bis ständ. Blinzeln) bei Entzündung, Fremdkörperreiz, Nervosität, erniedrigt bei BASEDOW* Krkht. (↑ STELLWAG), Parkinsonismus.

Lidschluß: unwillkürl. (reflektor.-rhythmisch; ↑ Blinzelreflex, Lidschlag) oder willkürl. Lidspaltenschluß durch Erschlaffen des M. levator palpebrae u. Kontraktion peritarsaler Fasern des M. orbicul. oculi; beginnt am lat. Lidwinkel (Abdrängen der Tränenflüssigkeit nach medial unter Korneabefeuchtung). Abgeschwächt bis fehlend bei Fazialislähmung oder Narbe (mit Herabsinken u. Eversion des Unterlids, Überlaufen der Tränen). Gefahr der Keratitis (»e lagophthalmo«). – **L.effekt**: *neurol physiol*. Reaktivierung der α-Wellen im EEG, die beim Öffnen der Lider kleiner oder blockiert wurden. – **L.reaktion, L.reflex**: ↑ Blinzelreflex, Orbikularisphänomen.

Lidspalte, Rima palpebrarum: der horizontale, bei Geradeausblick leicht kaudal konvexe Zwischenraum zwischen Ober- u. Unterlid (ca. 10 bzw. 30 mm); bei Europiden ebenso wie die Lidachse fast waagerecht, bei Mongoloiden (sowie beim DOWN*, GODFRIED*-PRICK*, MENDE*, PANSE* Syndrom) temporal ansteigend; bei Negroiden (sowie bei DE LANGE*, NAGER*-DE REYNIER* Syndrom) temporal abfallend (= **antimongoloide L.**; s. a. Abb. »FRANCESCHETTI* Syndrom«); erweitert (»Blepharodiastase«) bei erhöhtem (Schreck, Angst), verengt bei erniedrigtem Sympathikotonus (Ermüdung, Blepharoplegie; verkürzt bei ↑ Blepharophimose u. Ankyloblepharon). – **Lidspaltenfleck**: ↑ Pinguecula.

Lidsperrer, -spreizer: die Lidspalte offenhaltendes bzw. erweiterndes Spreizinstrument. – **Lidspreiztic, -sperrtic**: anfallsweises oder dauerndes spast. Offenhalten (»Aufsperren«) der Augenlider; s. a. Lidtic. – **Lidtic**: psychogener oder EPS-bedingter Blinzel-, Lidsperr-, oder -zukneiftic. – **Lidtumor**: Neoplasma von Lidhaut oder -rand: Papillom (Cornu cutaneum), Warze (Verruca senilis), Hidradenom (Syringom), Xanthelasma, Fibrom oder Lipom; bösartig als Basaliom, Pflasterzell-Ca., Sarkom, Melanom. – **Lidverwachsung**: ↑ Ankylo-, Symblepharon. – **Lidwinkel**: ↑ Angulus oculi (lat. u. med.).

Lieb* Linse: künstl. Augenlinse, in die vord. Augenkammer einzusetzen u. durch 2 Plastikschlingen in situ gehalten.

Lieben* Probe (ADOLF L., Chemiker, 1836–1914, Prag, Wien): (1870) qual. Nachweis (auch jodometr. quant.) von Äthanol, Azeton u. a. Verbindungen mit $H_3C-C(=O)$- oder $H_3C-CH(OH)$-Gruppe anhand der Jodoform-Bildung bei Zusatz von Jodjodkali-Lsg. in alkal. Milieu.

Lieberkühn* Drüsen, Krypten (JOHANN NATHANAEL L., 1711–1756, Anatom, Berlin): ↑ Glandulae intestinales; s. a. Abb. »Darmwand«.

Liebermann* Reaktion (LEO V. SZENTOLOERINCZ-L., 1852–1926, Biochemiker, Budapest): **1)** Protein-Nachweis durch Zusatz rauchender HCl zu eiweißhalt. Probe (aufkochen) oder zu koaguliertem, feuchtem Filterniederschlag: violett-blaue Färbung (u. a. durch Tryptophan). – **2)** L.*-Burchard* Reaktion: (1899) Nachweis von verschied. Sterinen u. Cholesterin (in chloroformgelöster Probe) durch Zusatz von Essigsäureanhydrid u. Überschichten mit konz. H_2SO_4; Rosa-, Violett-, dann Grünfärbung. Östron u. Östril: Gelbrotfärbung mit grüner Fluoreszenz.

Liebermann*-Cole* Syndrom: (1935, 1941) angeb. (streng gynäkotrope) zirkumskripte Hautatrophie u. -aplasie mit Syndaktylie, Mikro- u. Amelie, Zahnmißbildungen, pigmentierten Teleangiektasien, warzenart. Wucherungen an Mund u. Anus, Augenstörungen, geist. Retardierung. Mit GORLIN*-GOLTZ* Syndrom identisch?

Liebermeister* (KARL V. L., 1833–1901, Internist, Göttingen, Tübingen) **Agar**: spez. Agar zur Typenbest. von Di.-Baz. – **L.* Furche**: 1) rippenkonforme Impressionen der Leberoberfläche als Druckeffekt, u. a. als Folge einer Korsettage u. bei erschwerter Exspiration (mit Zwerchfellfaltung). – 2) tiefe transversale Furche, die den elongierten re. Leberlappen halbiert (in schweren Fällen nur noch bindegeweb. Brücke). – **L.* Regel**: Der Körpertemp.-Steigerung um 1° entspricht eine Pulsfrequenz-Zunahme um 8/Min.

Liebeswahn, Erotomanie: wahnhafte Überzeugung, von einer – meist prominenten – Person geliebt zu werden; als psychogene Wahnentwicklung oder Teilerscheinung einer psych. Krkht. (z. B. Schizophrenie).

Liebig* (JUSTUS V. L., 1803–1873, Chemiker, Gießen, München) **(Fleisch-)Extrakt**: (1874) aus magerem Rindfleisch bei max. 90° mit Wasser gewonnener leicht lösl. Extrakt für diätet. Zwecke. – **L.* Suppe**: leicht abführende Säuglingszusatzkost aus Weizen- u. Malzmehl (Dextrin, Maltose), mit einigen Tr. Kaliumkarbonat-Lsg., aufgekocht in Milch u. filtriert.

Liebreich* (RICHARD L., 1830–1917, Ophthalmologe, Königsberg) **Augenspiegel**: (1860) Konkavspiegel für die Ophthalmoskopie, mit Halterung für Korrektionsgläser an der Rückseite. – **L.* Symptom**: bei Rot-Grün-Blindheit die Empfindung heller (farbloser) Areale als rot u. dunkler als grün.

Liechtensteiner Hand: *orthop* Vaduzer Prothese (s. u. Elektroprothese).

Liege|becken: *orthop* gleich- oder ungleichmäßig verengtes Becken infolge jahrelanger Bettlägerigkeit während des Wachstums. – **L.kur**: s. u. Freiluftbehandlung. – **L.schale**: *orthop* aus festem Material nach Abguß hergestelltes schalenförm. Negativ eines Gliedmaßen- oder Rumpfabschnitts für dessen Lagerung in best. Stellung.

Lien *PNA*: (lat.) die unpaare, bohnenförm. ↑ »Milz« (mit scharfem, gezähnelten Margo sup. u. stumpfen M. inf.; mit fibröser Kapsel = Tunica fibrosa u. Peritonealüberzug) tief im li. Hypochondrium hinter dem Rippenbogen (Längsachse parallel zur 10. Rippe), befestigt durch die Ligg. gastro- u. phrenicolienale u. phrenicocolicum; lymphoretikuläres, als Blutspeicher u. Lymphozyten- u. AK-Bildungsstätte in den Kreislauf eingeschaltetes Organ, aufgebaut aus Milztrabekeln u. roter u. weißer Pulpa (Feinaufbau u. Funktion ↑ Milz), s. a. Splen... – **L. accessorius s. succenturiatus**: »Nebenmilz«; gestieltes Milzanhängsel (= L. caudatus) oder abgesprengte Organanlage (zusätzl. Milz, z. B. im Lig. gastrolienale, evtl. multipel). – **L. bipartitus s. duplex**: »Doppelmilz« (oft durch tiefe Einschnürung); evtl. kombin. mit weiteren abdomin. Fehlentwicklungen (z. B. Nierenlappung u. trichterförm. Wurmfortsatz als »progon. Trias«). – **L. lobatus**: Lappung der Milz durch flache (= **L. sulcatus**) oder tiefe Randeinkerbungen. – **L. migrans s. mobilis**: »Wandermilz« (meist tiefertretend), z. B. bei Splenomegalie, Aszites, Enteroptose; Gefahr der Stieldrehung.

lienal(is): (lat.) die Milz betreffend, von der Milz ausgehend.

Lienalis: Kurzform für ↑ Arteria bzw. Vena lienalis. – **L.-Arteriogramm**: *röntg* Füllungsbild der A. lienalis bei selektiver Zöliakographie; zur Abklärung von Milztumoren, Traumafolgen, Organform u. -größe (Parenchymphase).

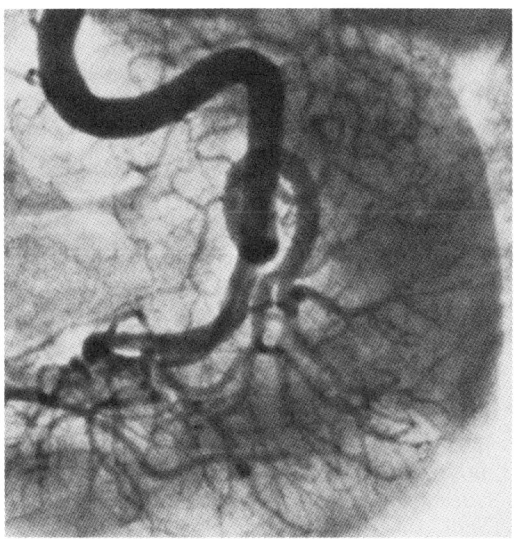

Lienculus: ↑ Lien accessorius.

Lienitis: ↑ Splenitis.

Lieno|graphie: *röntg* ↑ Lienalisarteriogramm, Splenoportographie. – **l.myelopoetische Periode**: die 3. Periode der embryonalen Blutbildung mit vorw. Beteiligung von Milz (5.–8. Mon.) u. KM (ab 6. Mon.).

Lienterie: Durchfälle mit unverdauten Nahrungsbestandteilen im Stuhl; z. B. bei gastrokol. Fistel.

Liéou*-Barré* Syndrom: s. u. BARRÉ*.

Liepmann* (HUGO CARL L., 1863–1925, Psychiater, Berlin) **Apraxie**: Unfähigkeit zur Koordination der Bewegungen der 4 Extremitäten (ohne Vorliegen einer Lähmung). – **L.* Versuch**: (1895) Provokation opt. Halluzinationen durch Druck auf die geschlossenen Augen; pos. bei Delirium tremens (»Druckvisionen«).

Liepmann* (WILHELM GUSTAV L., geb. 1878, Gynäkologe, Berlin, Konstantinopel) **Handgriff**: *geburtsh* ↑ Kegelkugelhandgriff. – **L.* Pulverbläser**: Glasbehälter mit Gummiballon u. Zerstäuberansatz zum Einbringen pulverisierter Medikamente in die weibl. Scheide.

Liesegang* Eisennachweis (RAPHAEL EDUARD L., 1869–1947, Chemiker, Frankfurt/M.): (1923) *histol* modifiz. TURNBULL*-Blau-Methode (TIRMAN-SCHMELZER) mit Einwirkenlassen von HCl-Dämpfen.

Ließ* Syndrom (GÜNTER L., geb. 1922, Röntgenologe, Berlin): autosomal-dominant erbl. subchondrale Dysostose der Adoleszenz (Beziehungen zu RIBBING* u. THIEMANN* Syndrom?), mit Schwellung der Fingergelenke, Fingerdeviationen, Schlottergelenkbildung; Ossifikationsstörungen an Händen, Füßen, Patella (Partition), WS (ähnl. der SCHEUERMANN* Krkht.) u. Ellbogengelenken (ähnlich der Osteochondrosis dissecans).

Lieutaud* (JOSEPH L., 1703–1780, Anatom u. Chirurg, Montpellier) **Dreieck**: ↑ Trigonum vesicae. – **L.***

Septum: die Cuspis med. der Trikuspidalklappe. – **L.* Zäpfchen**: ⫽ Uvula vesicae.

Lièvre* Syndrom: 1) ⫽ Lowe* Syndrom. – 2) **L.*-Bloch=Michel* Sy.**: renaler Glukophosphat-Diabetes, mit Phosphat- u. Glukosurie infolge prox. Tubulopathie (Rückresorptionsstörung); Teilerscheinung des ⫽ Debré*-de Toni*-Fanconi* Syndroms.

LIF: **L**eucocytosis **i**nducing **f**actor, ein sogen. Leukopoetin, das – zur Aufrechterhaltung der Homöostase – die Ausschwemmung von Granulozyten aus den Bildungsstätten in Blut u. Gewebe mobilisiert; bei Entzündung, Infektion, nach Leukopherese im Serum vermehrt.

Life island: (engl.) Bez. für ein keimfreies Milieu, z. B. die von der Außenwelt abschirmende sterile Pflegeeinheit für infektgefährdete Kranke (nach einer weitgehender »Entkeimung« durch Darmsterilisation, Hautdesinfektion); mit mehrkammerig. Schleusensystem als Zutritt, Verabfolgung autoklavierter Speisen etc.; v. a. bei massiver zytostat. Ther. (Leukosen, Agranulozytose) oder starker Immunsuppression.

Life-Support-System: für die Raumfahrt entwickeltes System zur Erhaltung des menschl. Lebens in lebensfeindl. Umgebung durch automat. Regelung von Atemgasen (O_2 u. CO_2), Außentemp. u. -druck, Luftfeuchtigkeit usw.

Lift|empfindung, -schwindel: bei Erkr. des Otolithenapparats durch rasches Sicherheben aus liegender Stellung ausgelöstes Gefühl des In-den-Boden-Versinkens bzw. des Hochgehobenwerdens. – **L.reaktion, -reflex**: bei geradlin. vertikaler Progressivbewegung vom Ohrlabyrinth ausgehende – statokinet. – Reaktion mit Änderung des Muskeltonus: Zunahme des Strecktonus bei Abwärtsbewegung u. des Beugetonus bei Beendigung der Beschleunigung (u. umgekehrt bei Aufwärtsbeschleunigung).

Lig., Ligg.: Ligament(um), Ligamenta (s. u. Ligamentum).

Ligamentfraktur: 1) mit Bänderriß kombin. Fraktur. – 2) Ruptur eines Band(apparat)es.

Ligamentopexie, Ligamentsuspension: *gyn* Antefixation des Uterus durch Befestigung der verkürzten Ligg. rotunda an der vord. Bauchwand, z. B. die Op. nach Alexander-Adams, Doléris, Baldy-Webster, Wertheim.

ligamentosus: mit Band bzw. Bändern versehen.

Ligamentum, Lig.: (lat.) *anat* Band (auch i. S. von ⫽ Membrana, Fascia, Chorda, Plica, Tractus, Retinaculum, Fasciculus); z. B. (*PNA*) **Lig. acromioclaviculare** (Verstärkung der oberen Gelenkkapsel), **Ligamenta alaria** (paarig, Dens axis mit Condyli occipit. verbindend, d. h. WS am Schädel verankernd; hemmt Drehung des Kopfes), **Lig. anococcygeum** (s.c. zwischen After u. Steißbeinspitze), **Lig. anulare** (»Ringband«; Lig. a. stapedis für die bewegl. Einfügung der Steigbügelplatte in die Fenestra vestibuli; Lig. a. radii am prox. Radioulnargelenk, an der Vorder- u. Hinterkante der Incisura rad. ulnae befestigt, die Circumferentia articul. radii umschlingend u. Elle u. Speiche verbindend; Ligg. anularia trachealia zwischen den Knorpelspangen der Trachea; ältere Bez. für die ⫽ Retinacula musculorum extensorium inf. [am Tarsus] u. musculorum flexorum [am Innenknöchel], die Ligg. pubicum sup. u. arcuatum pubis, die Zona orbicul. am Hüftgelenk), **Lig. apicis dentis** (von der Spitze des Dens axis zum Vorderrand des For. occipit. magnum), **Lig. arcuatum** (L. a. carpi dors. vom Skapnoid über Capitatum u. Hamatum zum Triquetrum; L. a. lat. u. mediale = ⫽ Arcus lumbocost. lat. bzw. med.; L. a. medianum, die von den sich überkreuzenden Sehnen der Lendenschenkel des Zwerchfells über dem Hiatus aorticus gebildete ⫽ »Aortenarkade«; L. a. pubis, die unt. Schambeinäste verbindend, mit der Symphyse verwachsen; ferner die elast. Faserzüge zwischen Stimm- u. Taschenband), **Lig. arteriosum** (Bindegewebsstrang zwischen der Teilungsstelle des Truncus pulmon. u. Arcus aortae; Rest des Ductus arteriosus: »**Lig. Botalli**«), **Ligg. auricularia** (ausgehend vom Jochfortsatz bzw. Warzenfortsatz des Schläfenbeins bzw. von der Schläfenfaszie zur Befestigung der Ohrmuschel vorn, hinten u. oben am Kopfskelett), **Lig. bifurcatum** (starkes, gegabeltes Fußrückenband für die Articulatio tarsi transversa), **Lig. calcaneocuboideum** (lat. Teil des ⫽ Lig. bifurcatum; ferner das Lig. c. plantare als tiefer med. Teil), **Lig. calcaneofibulare** (von der Außenknöchelspitze schräg nach hinten zum Fersenbein, über dem Lig. talocalcaneum lat.), **Lig. calcaneonaviculare** (med. Teil des ⫽ Lig. bifurcatum; ferner das L. c. plantare, als überknorpeltes »Pfannenband« = Plattfußband die Articulatio talonavicul. ergänzend), **Lig. calcaneotibiale** (s. u. Lig. deltoideum), **Lig. capitis** (Lig. c. costae intraarticulare zwischen Crista capitis costae u. Discus intervertebralis, das Rippengelenk in 2 Kammern teilend; Lig. c. costae radiatum radiär vom Rippenköpfchen zu bd. WK u. Bandscheibe; Lig. c. femoris intraartikulär zwischen Incisura u. Lig. transversum acetabuli einerseits u. Fovea capitis femoris andererseits; Lig. c. fibulae ant. u. post. vom Wadenbeinkopf horizontal zum Schienbein, vorn horizontal, hinten senkrecht). – **Lig. cardinale Mackenrodt*** (zervikales Aufhängeband des Uterus; Beckenbindegewebszug mit glatten Muskelfaserzügen in der Basis des Lig. latum uteri transversal zur seitl. Beckenwand), **Ligg. carpometacarpea** (dors. u. volare kurze, feste Verstärkungsbänder der Gelenke), **Lig. ceratocricoideum** (vord., lat. u. hint. Band zwischen Ringknorpel u. Schildknorpelhörnern), **Ligg. collateralia** (Seitenbänder der Scharniergelenke), **Lig. conoideum** (kegelförm. med. Teil des Lig. coracoclaviculare), **Lig. coracoacromiale** (breite, platte Schultergelenküberdachung), **Lig. coracoclaviculare** (zweiteilig als ⫽ Lig. conoideum u. L. trapezoideum), **Lig. coracohumerale** (kapselverstärkend zwischen Korakoidbasis u. Tubercula majus u. minus), **Lig. corniculopharyngicum** (paarig, an den Spitzen der Cartilagines corniculatae beginnend, als Lig. jugale in der Pharynxschleimhaut endend), **Lig. coronarium hepatis** (kranzförm. Umschlagstelle des Peritoneum pariet. des Zwerchfells in das Peritoneum viscerale der Leber entlang der Pars affixa), **Lig. costoclaviculare** (am Sternoklavikulargelenk zwischen Schlüsselbein u. 1. Rippe), **Lig. costopericardiacum** (⫽ Bérard* Ligament), **Lig. costotransversarium** (»Bichat* Band« vom Rippenhals zum nächsthöheren Wirbelquerfortsatz; ferner Lig. c. lat. u. sup. hintenaußen bzw. kranial zur Wurzel des nächsthöheren Quer- u. Gelenkfortsatzes), **Ligg. costoxiphoidea** (zwischen 6. u. 7. Rippe u. Schwertfortsatz), **Lig. cricoaryt(a)enoideum post.** (elastisch, zwischen Ringknorpelplatte u. Stellknorpel), **Lig. cricopharyngeum (»SANTORINI* Band«, Fortsetzung des Lig. jugale von der Ringknorpelplatte zur Pharynxschleimhaut), **Lig. cricothyroideum** (Teil des Conus elasticus median zwischen Ringknorpelbogen u. unt. Schildknorpelrand), **Lig. cricotracheale** (membranös elastisch zwischen Ring- u. 1. Trachealknorpel), **Lig. cruciatum** (»Kreuzband«; i. e. S. das vord. u. hint. Kreuzband des Kniegelenks zwischen Innenfläche des lat. Femurkondylus u. Area intercondylaris ant. der Tibia bzw. zwischen Vorderfläche des med. Femurkondylus u. Area intercondylaris post. der Tibia; auch ältere Bez. für Retinaculum musculorum extensorum inf. u. Pars cruciformis vaginae fibrosae), **Lig. cruciforme atlantis** (das vom Lig. transversum atlantis u. Fasciculi longitudin. gebildete »Kreuzband« zwischen Membrana tectoria u. Dens axis, das letzteren an den vord. Atlasbogen fixiert), **Lig. cuboideonaviculare dors** u. **plant.** (an Fußrücken- bzw. Fußsohlenseite), **Lig. cuneocuboideum** (dorsal, interossär u. plantar), **Ligg. cuneometatarsea interossea** (die LISFRANC* Bänder vom med. u. mittl. Keilbein zu den Metatarsalia I u. II), **Ligg. cuneonavicularia** (dorsal u. plantar), **Lig. deltoideum s. mediale** (das vierteil. med. Knöchelband mit Pars tibionavicul., -calcanearis, -talaris ant. u. post.), **Lig. denticulatum** (frontale, in Spinalwurzelhöhe jeweils ausgesparte Bindegewebsplatte zwischen Dura u. Pia als Haltevorrichtung für das RM), **Lig. diaphragmaticum** (*embryol* »Zwerchfellband«, s. u. Keimdrüsenligament), **Lig. duodenojejunale** (↑ Plica duodenojejun. sup.), **Lig. epididymidis** (je 1 kaudal bzw. kranial den Sinus epididymidis begrenzende Bauchfellfalte zwischen Hoden u. Nebenhoden), **Lig. falciforme hepatis** (Mesohepaticum ventr. *JNA*. Peritonealfalte an der vord. Leberfläche zwischen Pars affixa u. Lig. teres; Rudiment des Mesenterium ventr.; Aufhängeband der Leber), **Lig. flavum** (»gelbes Band« aus elast. Bindegewebe zwischen 2 Wirbelbögen), **Lig. fundiforme penis** (ventral der Linea alba aus der oberflächl. Bauchfaszie, mit 2 elast. Schenkeln den Penis umschlingend), **Lig. gastrocolicum** (Bauchfellplatte zwischen Querdarm u. großer Magenkurvatur, Verklebung des Omentum majus mit dem Mesocolon transversum), **Lig. gastrolienale** (Rest des embryon. Mesenteriums als Verbindung zwischen großer Magenkurvatur u. Milzhilus), **Lig. gastrophrenicum omenti majoris** (Fortsetzung der Ligg. phrenico- u. gastrolienale zwischen Zwerchfell u. Magenfundus), **Lig. genitoinguinale** (*embryol* ↑ Keimdrüsenligament), **Ligg. glenohumeralia** (schwache Bindegewebszüge der vord. Schultergelenkkapsel zwischen Labrum glenoidale u. Collum anatomicum u. bd. Tubercula), **Lig. hepatocolicum** (inkonst. Fortsetzung des Lig. hepatoduodenale nach re. zum Transversum bzw. zur re. Flexur), **Lig. hepatoduodenale** (das »HARRIS* Band«, der Omentum-minus-Teil zwischen Leberpforte u. oberem Duodenum; enthält extrahepat. Gallengänge, A. hepatica, V. portae, Nerven u. Lymphgefäße), **Lig. hepatogastricum** (die Pars flaccida des Omentum minus zwischen Leberpforte u. kleiner Magenkurvatur), **Lig. hepatorenale** (über die re. Niere ziehender Teil des Lig. coronarium hepatis), **Lig. hyoepiglotticum** (sagittal zwischen Zungenbein u. Kehldeckel), **Lig. iliofemorale** (das BERTIN*, BIGELOW*, BELLINI* oder GUNN* Band als vord., Y-förm. Kapselband des Hüftgelenks zwischen Spina iliaca ant. inf. u. Crista femoris; stärkstes Körperband; hemmt Streckung des Beins u. dors. Kippbewegung des Beckens), **Lig. iliolumbale** (zwischen Querfortsätzen L 4/5 u. Darmbeinkamm), **Lig. incudis** (je 1 post. u. sup. = hint. bzw. vord. »Steigbügelband« zwischen Fossa u. Crus breve incudis bzw. zwischen Amboßkörper u. Paukenhöhlendach = ARNOLD* Band), **Lig. inguinale** (das »POUPART* oder Leistenband« als verdickter unt. Streifen der Aponeurose des Obliquus abd. ext. zwischen Spina iliaca ant. sup. u. Tuberculum pub.; s. a. Lig. lacunare), **Ligg. intercarpea** (an Handrücken u. Hohlhandseite zwischen prox. u. dist. Handwurzelknochen, ferner straffe, kurze Bänder quer interossär), **Lig. interclaviculare** (zwischen bd. Schlüsselbeinen in der Incisura jugularis sterni), **Ligg. interclinoidea** (paar. paraselläre Duraduplikatur zwischen Proc. clinoidei post. u. medius, sogen. »Sellageländer«, verknöchert als »Sellabrücke«), **Ligg. intercuneiformia** (dorsal, interossär u. plantar zwischen den Keilbeinen), **Lig. interfoveolare** (das Lig. inguinale int., »BLUMBERG*«, »HEYMANN*« oder »HESSELBACH* Band«, ein vom Leistenband zwischen med. u. lat. Leistengrube zur Linea semicircularis aufsteigender Faserzug der Fascia transversalis), **Lig. interspinale** (breit, platt zwischen 2 Dornfortsätzen; lumbal sehr stark), **Lig. intertransversarium** (nur an der LWS, zwischen 2 Querfortsätzen, schwach), **Lig. interureterium** (*urol* ↑ MERCIER* Barriere), **Lig. ischiofemorale** (Hüftgelenkband vom hint. Azetabularrand dorsal um den Schenkelhals zu Trochanter major u. Linea intertroch.; hemmt Streckung u. Innendrehung des Oberschenkels), **Lig. jugale** (s. u. Lig. corniculopharyngicum u. Transversum 3), **Lig. lacunare** (»GIMBERNAT* Band«; am Pecten ossis pubis befestigter, den Anulus femor. medial begrenzender Teil des Leistenbandes; s. a. GIMBERNAT* Hernie), **Lig. laterale articulationis temporomandibularis** (seitl. Kapselband des Kiefergelenks), **Lig. latum** (= Plica lata uteri, die Bauchfellduplikatur vom Uterus zur seitl. Wand des kleinen Beckens, die Eileiter, Eierstock, Eierstockband u. rundes Mutterband einschließt. – Auch ältere Bez. für L. pulmonale u. Membrana tectoria), **Lig. longitudinale ant.** u. **post.** (das vord., fest mit den WK verbundene, bzw. hint., fest mit den Zwischenwirbelscheiben verbundene Längsband der WS, letzteres in der Vorderwand des Wirbelkanals), **Lig. lumbocostale** (Verstärkung der Aponeurosis lumbalis zwischen Querfortsatz L_1 u. 12. Rippe), **Lig. mallei ant., lat.** u. **sup.** (in der Paukenhöhle zwischen Spina ossis sphenoidalis u. vord. Hammerfortsatz bzw. zwischen Incisura u. Spina tympanica major u. minor u. Hammerhals bzw. zwischen Paukenhöhlendach u. Hammerkopf), **Lig. meniscofemorale ant.** u. **post.** (im Kniegelenk Faserzüge vom vord. Kreuzband nach dorsal zum lat. Meniskus bzw. hinter dem hint. Kreuzband vom lat. Meniskus zum med. Femurkondylus), **Lig. mesenterico-mesocolicum** (»GRUBER* Bauchfellfalte« am unt. Sigmoid zwischen Mesokolon u. Mesenterialwurzel), **Ligg. metacarpea, Ligg. metatarsea** (dorsal, interossär u. palmar bzw. plantar [als L. metatars. transv. prof. u. superfic. quer zwischen den Köpfchen die Spreizung hemmend, bzw. über den Köpfchen die oberflächl. Hand- bzw. Fußsohlenfaszie verstärkend]), **Lig. nuchae** (das dünne, kollagen-elast., dreieck. »Nackenband« als Verbreiterung des Lig. supraspinale zwischen HW-Dornfortsätzen, Crista u. Protuberantia occipitalis ext. u. Nackenfaszie), **Lig. obliquum** (unpräzis für ↑ Lig.

Ligamentum oesophago...

cruciatum genus, Chorda obliqua), **Lig. oesophagopharyngicum** (↑ GILLETTE* Ligament), **Lig. oesophagophrenicum** (↑ BERTELLI* Membran), **Ligg. ossiculorum auditus** (↑ Lig. mallei, Ligg. incudis, Membrana u. Lig. anulare stapedis), **Lig. ovarii proprium** (Chorda uteroovarica; festes, rundes Band zwischen Tubenwinkel u. Eierstock), **Ligg. palmaria** (Kapselverstärkgn. der Fingergrundgelenke), **Lig. palpebrale** (je 1 lat. = temporales u. med. = nasales »Lidband« in Kommissurhöhe zwischen Tarsus u. lat. bzw. med. Orbitawand, d. h. Jochbein bzw. Stirnfortsatz des OK), **Lig. patellae** (der die Kniegelenkkapsel verstärkende Teil der Quadrizepssehne zwischen unt. Patellarand u. Tuberositas tibiae), **Lig. pectinatum anguli iridocornealis** (das »HUECK* oder STENON* Band« als starres, von Spatien durchsetztes, Endothel-bekleidetes, bindegeweb. Bälkchennetz zwischen Sinus venosus sclerae u. vord. Augenkammer), **Lig. pectineale** (Fortsetzung des Lig. lacunare auf das Pecten ossis pubis), **Lig. phrenicocolicum** (Bauchfellfalte li. zwischen Rippenteil des Zwerchfells u. Kolonflexur), **Lig. phrenicolienale s. lienorenale** (li.seit. Bauchfellfalte zwischen Zwerchfell, Milzhilus u. Niere), **Lig. pisohamatum, Lig. pisometacarpeum** (die med. bzw. lat. Fortsetzung der Sehne des uln. Handflexors zwischen Erbsenbein u. Hakenbein-Hamulus bzw. Mittelhandbasen IV u. V), **Lig. plantare** (L. p. longum stark, das Fußgewölbe längsverspannend, zwischen Fersenbein, Mittelfußbasen u. Tuberositas ossis cuboidei; ferner die queren fußsohlenseit. Verstärkungsbänder der Zehengrundgelenke, gleichzeitig Lager der Beugesehnen), **Lig. popliteum** (bogenförmig über der Sehne des M. popliteus zwischen Wadenbeinkopf u. hint. Kniegelenkkapsel; ferner das Lig. p. obliquum = WINSLOW* Band als Sehnenteil des Semimembranosus vom Schienbeinkopf schräg nach oben-lat.), **Lig. pterygospinale** (das dünne »CIVININI* Band« zwischen Lamina lat. des Flügelfortsatzes u. Spina des Keilbeins), **Lig. pubicum superius** (zwischen li. u. re. Pecten ossis pubis, die Symphyse überbrückend; s. a. Lig. arcuatum pubis), **Lig. pubofemorale** (zwischen oberem Schambeinast u. Zona orbicularis bzw. Trochanter minor; hemmt die Oberschenkel-Abduktion), **Lig. puboprostaticum, Lig. pubovesicale** (2 seitl. u. 1 mittl. Partie, mit glatter Muskulatur, vom unt. Symphysenrand zur Prostata, bei ♀ zum Harnblasenhals), **Lig. pulmonale** (paar., front. Pleura-Umschlagfalte von der Lungenwurzel bis zur -basis, die Lunge u. Mediastinum trennt), **Lig. quadratum articulationis cubiti** (das »DENUCÉ* Band« zwischen dist. Rand der Incisura rad. ulnae u. Collum radii), **Lig. radiocarpeum dors. u. palmare** (2 Bänder zw. Radius u. Hand, handrückenseitig an das Triquetrum, hohlhandseit. an Lunatum, Triquetrum, Kapitatum u. Hamatum), **Lig. reflexum** (Fascia triangularis, das »COLLES* Band«, vom Leistenband bzw. Tuberculum pubicum zur vord. Blatt der Rektusscheide, dorsalkonvex hinter dem Samenstrang; begrenzt den äuß. Leistenring dorsal), **Lig. rotundum** (↑ Lig. teres uteri), **Lig. sacrococcygeum** (vierteilig, vertikal zwischen Kreuz- u. Steißbein; dorsal oberflächlich u. tief; lat. zwischen Querfortsätzen des letzten Kreuz- u. des 1. Steißbeinwirbels; ventral), **Ligg. sacroiliaca** (3 Bänder der Iliosakralgelenke; dorsale lang u. kurz, quer u. schräg, oberflächl.; interossäre rückenseitig zwischen den Tuberositates, sehr stark; ventrale breit, dünn, zwischen LW I/II u. Darmbein), **Lig. sacrospinale** (zwischen Spina ischiadica u. den Seitenrändern von Kreuz- u. Steißbein; trennt For. ischiadicum majus u. minus), **Lig. sacrotuberale** (zwischen Tuber ischiadicum u. den Seitenrändern von Kreuz- u. Steißbein; stark), **Lig. scaphocuneiforme** (das »LAUTH* Band«, eines der Ligg. cuneonavicularia dors.), **Lig. sphenomandibulare** (zur Verstärkung des Kiefergelenks zwischen Spina ossis sphenoidalis u. Lingula mandibulae), **Lig. sphenopetrosum** (das »GRUBER* Band«, die Dura zwischen Proc. clinoideus post. u. Felsenbeinspitze über dem N. abducens: »Abduzensbrücke«), **Lig. spinodurale** (lumbosakrale Bindegewebsstränge ab L_3 dorsal u. lat. zwischen Dura u. Wirbelkanalwand; beteiligt am Pathomechanismus der Diskushernie), **Lig. spirale cochleae** (im Querschnitt etwa dreieck. Ausstrahlung der Lamina basil. in das Periost des Ductus cochlearis), **Lig. sternoclaviculare ant. u. post.** (vord. bzw. hint. Verstärkungsband des Gelenks), **Lig. sternocostale intraarticulare** (inkonst. faserknorpel. Binnenband des Gelenks), **Ligg. sternocostalia radiata** (radiär zwischen sternalem Rippenende u. ventr. Brustbeinfläche), **Ligg. sternopericardiaca** (das »LUSCHKA* Band« zwischen Herzbeutel u. Brustbein), **Lig. stylohyoideum, Lig. stylomandibulare** (vom Griffelfortsatz des Schläfenbeins zum kleinen Zungenbeinhorn bzw. zum UK-Winkel), **Lig. supraspinale** (»Lig. apicum«, ab C_7 bis Sakrum die Dornfortsatzspitzen verbindend; hemmt die Beugung nach vorn), **Lig. suspensorium** (»Aufhängeband«; z. B. der Klitoris [an Schambeinfuge fixierend], der Tränendrüse [»SOEMMERING* Band«; an Orbitadach fixierend], der Schilddrüse [»BERRY* Bänder«; Fasern der Fascia cervic. als seitl. Aufhängung], der Linse [↑ Zonula ciliaris], der Mamma [»COOPER* Band«; Fasern der Fascia pector. superf. zur Haut], des Augapfels [↑ LOCKWOOD* Band], des Ovars [»CLADO* Band«; Bauchfellfalte mit Ovarialgefäßen von der Extremitas tubaria zum Beckeneingang; Rest des Zwerchfellbandes der Keimdrüse], des Penis [von der Fascia penis prof. an die Schambeinfuge]), **Ligg. talocalcanea** (der Articulatio subtalaris, medial, lat. u. interossär), **Lig. talofibulare** (der Articulatio talocruralis; Lig. ant. vom Außenknöchel zum Talushals, post. vom Proc. post. tali zur Fossa malleoli lat.), **Lig. talonaviculare** (»Gubernaculum tali«; hinten vom Taluskopf zum Kahnbein), **Ligg. tarsi** (»Fußwurzelbänder«; dorsal die ↑ Ligg. bifurcatum, talonaviculare, cuboideonavicul., cuneocuboideum, -navicularia, intercuneiformia dors., interossär die ↑ Ligg. cuneocuboideum, talocalcaneum, intercuneiformia, plantar – als Längsverspannung des Fußgelenks – die ↑ Ligg. calcaneocuboideum, -naviculare, cuboideonaviculare, cuneocuboideum, -navicularia u. intercuneiformia. – Auch alte Bez. für die Teile des Septum orbitale, die die Lidknorpel mit dem Orbitarand verbinden), **Ligg. tarsometatarsea** (dorsal, interossär u. plantar), **1) Lig. teres** (»rundes Band«, s. a. Lig. rotundum) **1)** Lig. t. femoris *PNA*: ↑ Lig. capitis femoris. – **2)** Lig. t. hepatis, die Chorda venae umbilic. als unt. Randverstärkung des Lig. falciforme zwischen Nabelring u. Leberpforte. – **3)** Lig. t. uteri, das »HUNTER* Lig.« = »runde Mutterband« zwischen Tubenwinkel u. großen Schamlippen im Lig. latum u. durch den Leistenkanal; Rest des ↑ Keimdrüsenligaments), **Lig. terminale** (*path* ↑ Abb. »Ductus omphaloentericus«), **Lig. thyroepiglotticum** (elastisch vom Kehldeckelstiel zum Schildknorpelwinkel), **Lig. thyrohyoideum** (die Membrana thyrohyoidea verstärkend; Lig. lat. vom oberen Schildknorpel- zum großen Zungenbeinhorn, Lig. medianum von der Incisura thyroidea sup. zum Zungenbeinkörper), **Lig. tibiofibulare** (»Gabelband«, hinten u. vorn die Syndesmosis tibiofibul. verstärkend), **Lig. transversum** (»Querband«; **1)** Lig. tr. acetabuli: die Incisura acetabuli der Hüftgelenkpfanne überbrückender Teil des Labrums. – **2)** Lig. tr. atlantis: dorsalkonvex zwischen den Massae lat., ventral mit Gelenkknorpel für das hint. Zahngelenk. – **3)** Lig. tr. genu: »Lig. jugale« zwischen bd. Kniegelenk-Menisci; variabel. – **4)** Lig. tr. perinei: »präurethrales«, »CARCASSONNE*« oder »WALDEYER* Band«; quere Faszienverdickung unterhalb des Lig. arcuatum pubis. – **5)** Lig. tr. scapulae inf. u. sup.: das Collum scapulae überspannend. – **6)** ↑ BRODIE* Band (am Femur), **Lig. trapezoideum** (lat., viereck. Teil des Lig. coracoclaviculare), **Lig. triangulare 1)** L. tr. Collesi: ↑ Fascia diaphragmatis urogenitalis sup. – **2)** Lig. tr. hepatis dextrum u. sin., Mesohepaticum lat. *JNA:* Bauchfellfalte vom re. bzw. li. Leberlappen zum Zwerchfell am Ende des Lig. coronarium hepatis. – **3)** Lig. tr. urethrae HYRTL*: ↑ Diaphragma urogenitale), **Lig. ulnocarpeum palmare** (vom Proc. styloideus ulnae u. Discus articul. zum Triquetrum u. Lunatum), **Lig. umbilicale** (der »Nabel-Harnblasenstrang«; als Lig. lat. die paar. Chorda arteriae umbilic. in der Plica umbilic. med., als Lig. medianum die Chorda urachi = Lig. suspensorium vesicae, unpaar zwischen Harnblasenscheitel u. Nabel in der Plica umbilic. mediana), **Lig. vaginale** (bindegewebig verstärkter Teil einer Sehnenscheide), **Lig. venae cavae sinistrae** (s. u. Plica), **Lig. venosum** (der bindegewebig verödete ↑ Ductus venosus Arantii), **Lig. vesicouterinum** (der ↑ Blasenpfeiler des Beckenbindegewebes), **Lig. vestibulare s. ventriculare** (das »Taschen- oder falsche Stimmband«, als Bindegewebszug in der Plica ventricul. zwischen Schild- u. Stellknorpel, den Unterrand der Membrana quadrangularis verstärkend), **Lig. vocale** (das – elast. – »wahre Stimmband« in der Plica vocalis zwischen Schildknorpel u. Proc. vocalis des Stellknorpels).

Ligandin: lösl. bas. Protein mit enzymat. Aktivität einer Glutathion-peroxidase (setzt Peroxide, aber nicht H_2O_2 als Substrate um); in Leberzelle, proxim. Nierentubulus, Dickdarmmukosa u. Plexus-choroideus-Zelle; erfüllt Transportfunktion in der Leber, z. B. zelluläre Aufnahme von Bilirubin(diglukuronid), Arznei- u. Farbstoffen.

Ligase: Enzym, das eine C-C-, C-N-, C-O- oder C-S-Bindung bewirkt.

Ligator: *chir* mit Einzelfäden beschicktes Instrument zur automat. ↑ Ligatur von Gefäßen.

Ligatur(a): 1) *chir* Unterbindung eines Blut- oder Lymphgefäßes oder eines anderen Hohlorgans, evtl. als ↑ Um- oder ↑ Durchstechungs-L.; s. a. Gefäßligatur. Ferner als **L. candens** der op. Verschluß kleiner Blutgefäße durch Thermokoagulation; als **elast. L.** die Umschnürung einer Gliedmaße mit Gummischlauch oder -binde zur vorübergehenden Blutleere oder indir. Blutstillung. – **2)** *orthodont* Verbindung zwischen Außenbogen u. Attachment des Zahnes durch weichen Stahldraht; als fortlaufende oder Achter-L. die Verblockung von Zähnen, z. B. zum Schluß eines Diastema, mit Lock-pins oder Gummiringen (= **elast. L.**) z. B. zum Drehen von Zähnen.

Ligatur(en)-führer: Sonde mit Führungsrinne für Nadel u. Faden bei Gefäßunterbindung (z. B. nach MILLIN); s. a. Fadenführer. – **L.nadel:** rundhakenförm. Ahle mit spitzennahem Öhr zur Unterfahrung des zu ligierenden Gefäßes. – **L.granulom:** Fremdkörpergranulom im Bereich eines Ligaturfadens. – **L.thrombus:** roter Thrombus im unterbundenen Gefäß; reicht bis zum nächsten durchgäng. Seitenast. – **L.zange:** Instrument zum Spannen der Drahtnaht bei Cerclage etc.

Light chains: (engl.) *biochem* »Leichtketten«, spezif. Polypeptidketten in Immunglobulinen (↑ dort. Tab.).

Lightwood*(-Butler*)-Albright* Syndrom (REGINALD L., Pädiater, London; FULLER A.): (1935) idiopath. renale (tubuläre) Azidose mit Nephrokalzinose (v. a. Papillenverkalkung) u. -lithiasis, Zwergwuchs, hochgrad. hypophosphatäm. Spätrachitis (Knochenverbiegungen, Spontanfrakturen), Muskeladynamie, paroxysmalen Lähmungen; Hypernatri-, -kali- u. -kalziurie, vermind. Alkalireserve, Hypokaliämie, Chlorazidose des Plasmas. Meist bedingt durch – erbl. – Tubulopathie mit Bikarbonatrückresorptionsstörung, aber auch Folge chron. Pyelonephritis, Sulfonamid-Ther. etc.

Lignac* Syndrom (GEORGE OTTO EMILE L., 1891–1954, Pathologe, Leiden): infantile (schwere) Form der Zystinose, ↑ ABDERHALDEN*-FANCONI* Syndrom.

Lignin: »Holzstoff«, die Stützsubstanz (aromat. Struktur) in höheren Pflanzen. – **Lignozerinsäure:** gesätt. C_{24}-Fettsäure in pflanzl. Fetten u. Hirnlipiden; vermehrt beim GAUCHER* Syndrom im Zerebrosid Kerasin.

Lignum: (lat.) Holz, *pharm* Holzdroge; z. B. **L. campechianum s. caeruleum** (»Blau-«, »Blut-«,

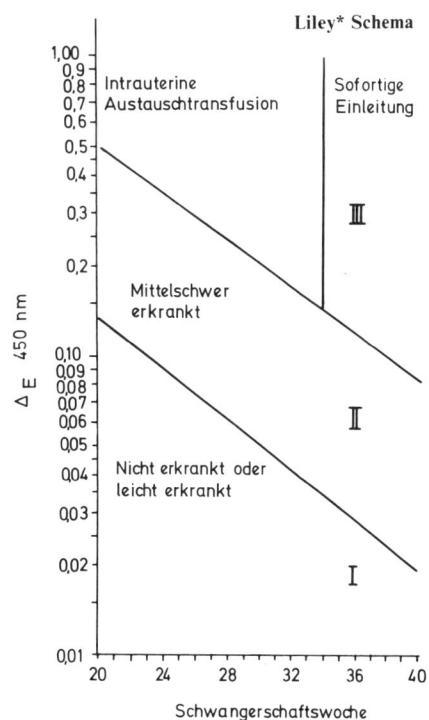

Lignum dulce

»schwarzes Brasilholz«; von Haematoxylon campechianum), **L. dulce** (»Süßholz«, Wurzel von Glycyrrhiza glabra).

Ligroin|-Methode: Anreicherung von Mycobact. tuberculosis durch Schütteln des mit Antiformin homogenisierten Sputums nach Zusatz von L. (eine Benzinfraktion) u. Erwärmen auf 60°; Baktn. in der überstehenden L.schicht.

Ligula: 1) *helminth* Bandwurm-Gattung [Diphyllobothriidae]; z. B. **L. intestin. s. abdomin. s. piscium** (Darmparasit fischfressender Vögel, gelegentl. auch des Menschen; Entwicklung der Prozerkoide in Cyclops-Arten, der geschlechtsreifen Plerozerkoide in Fischen); s. a. Diphyllobothrium. – 2) *anat* ∤ Lingula.

Lilac ring: (engl.) *derm* schmaler, hellbräunl. bis mattvioletter, nicht-indurierter Saum bei zirkumskripter Sklerodermie.

Lilakrankheit, weißfleckige: Poikilodermatomyositis; auch fleck., porzellanfarbene, etwas eingesunkene Atrophie auf Hand- u. Fingerrücken bei Dermatomyositis (sogen. HEUCK*-GOTTRON* Zeichen).

Liley* Schema zur Beurteilung der Situation der Leibesfrucht bei Morbus haemolyticus; basiert (zus. mit AK-Nachweis) auf Korrelation von Schwangerschaftsdauer u. Bilirubinoidgehalt des Fruchtwassers (als sogen. Delta-E 450-Wert); 3 Zonen: I keine, II mittlere, III akute Gefährdung (∤ Abb. S. 1469).

Lilienthal* (HOWARD L., 1861–1946, Chirurg, New York) **Operation**: Dermato-ösophagoplastik mit gestieltem Hautlappen aus der hint. Thoraxwand; Zugang extrapleural von hint. Mediastinotomie (nach Resektion der 9.–12. Rippe). – **L.* Schnitt**: S-förm. vom Proc. zygomaticus vor dem Ohr um den Kieferwinkel; zur Parotisfreilegung.

Lilienthal*-Riley* Methode: (1946) *pulmon* sehr komplexe Modifik. der BOHR* Integrationsmethode (wobei außerdem Konstanz von mittl. alveolokapillärem O_2-Gradienten u. venösem Zufluß vorausgesetzt wird).

Liliput: ∤ Zwerg. – **L.-Halluzination**: opt. H. von abnormer Kleinheit.

Liljestrand* (GÖRAN L., 1886–1968, Pharmakologe, Physiologe, Stockholm) **Reflex**: s. u. EULER*-L.*. – **L.* Syndrom**: s. u. OLHAGEN*-L.*. – **L.*-Zander* Methode** (EMIL Z.): Groborientierung über die Anpassungsfähigkeit der Herzleistung bei körperl. Arbeit anhand des Produktes aus Pulsfrequenz u. reduziertem Blutdruck (das sich etwa parallel zum HMV verändert); bei path. Kreislaufverhältnissen mit großer Fehlerbreite.

Lillehei* (RICHARD C. L., zeitgen. amerik. Thoraxchirurg, Minneapolis/Minn.) **gekreuzte Zirkulation**: (1954) histor. Form des extrakorporalen Kreislaufs bei offener Herz-Op.; Überleitung von arteriellem Blut des Spenders in das art. System des Operierten u. Abpumpen des venösen Blutes in das venöse System des Spenders (dessen Lungen als Oxygenator wirken). – **L.* Operation**: Korrektur des Ventrikelseptumdefekts (nach re.ventrikulärer Kardiomyotomie) durch dir. Nahtverschluß der gegenüberliegenden Defektränder (Nähte über Ivalon-Schwamm) unter Anschluß an Herz-Lungenmaschine. – **L.*(-de Wall*) Oxygenator**: Bläschenoxygenator als Prototyp für Herz-Lungenmaschinen nach dem Low-Flow-Prinzip; Plastik-Oxygenator zum Einmalgebrauch.

Lillie* Körperchen (RALPH DOUGLAS L., geb. 1896, amerikan. Virologe): s. u. LEVINTHAL*-COLE*-L.*.

Lillie* Methode: *histol* Melanin-Nachweis; 1) anhand von Melanin-Fe^{2+}-Komplex-Bildung durch Eisensulfat, sichtbar gemacht mit Kaliumferrizyanid; 2) mit Nilblau A u. H_2SO_4. – **L.*(-Mayer*) saures Hämalaun**: *histol* mit Essigsäure angesäuertes Aluminiumalaun-Hämatoxylin für Kernfärbung. – **L.*-Armstrong* Syndrom**: s. u. prächiasmal.

(de) Lima* Operation: 1) transmaxilläre Spülung bei chron. Pansinusitis. – 2) transantrale (= permaxilläre) Ethmoidektomie.

Limanschlamm: schwarzer Schlick aus ertrunkenen Flußmündungen (türk. = Liman) in Bulgarien u. Rumänien; meist unter Salzlauge gelagert (Sommertemp. bis 30°), mit reichl. Gehalt an bakteriell gebildeten schwefelsauren Alkalien. Heilsediment für Bäder oder Packungen.

Limax-Amöben: in Gewässern u. feuchter Erde freilebende Amöben mit kompaktem Kern (»Limax-Typ«); darunter fakultativ menschenpathogene Arten der Gattg. Hartmanella u. Naegleria (in Gehirn u. Liquor).

limbal: einen Limbus bzw. (*dent*) den Arcus alveol. betreffend.

Limberg* Operation: Beseitigung einer Spalte des harten Gaumens durch rückverschobenen Schleimhaut-Periost-Lappen.

limbicus, limbisch: (lat.) einen ∤ Limbus bzw. das ∤ limb. System betreffend; s. a. limbal. – **limbische Epilepsie**: partielle »psychomotor. E.« mit Anfällen infolge abnormer Erregung des limb. Systems (z. B. »Hippokampusanfälle«); evtl. auf benachbarte Systeme übergreifend (rhinenzephale oder temporale Unzinatus-, Schläfenlappen-Anfälle); klin.: Dämmerattacken mit psychomotor. (z. B. Wutanfälle) u./oder -sensor. Symptn., Sprachstörung, Angst. – **l. Erregungsschleife**: (PAPEZ 1937) extramurale limb. Fasern (Fornix, Corpus mamillare, Fasciculus mamillothalamicus etc.) als hypothet. morphol. Substrat von Stimmungen u. Emotionen. – **l. Fasern**: als intramurale F. die innerhalb des Systems verlaufenden, einzelne Teile des ∤ limb. Kortex verbindenden: Cingulum, Striae longitudinales (des Indusium griseum), Gyrus paraterminalis etc.; als extramurale F. die Verbindung zu Kernen in Zwischen- u. Mittelhirn:

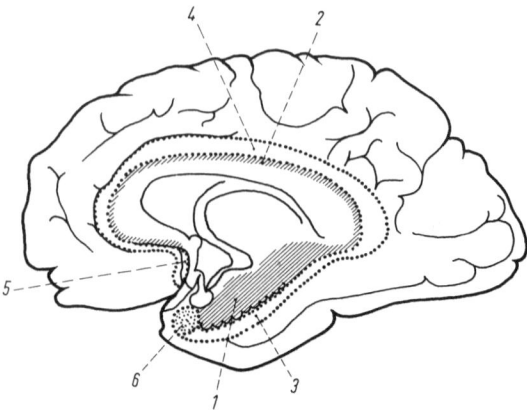

Limbisches System. 1 = Hippokampus, 2 = Indusium griseum, 3 = Area entorhinalis, 4 = Area angularis des Gyrus cinguli, 5 = Area septalis, 6 = Corpus amygdaloideum

zum Hypothalamus Fornix, Stria termin., ventr. Mandelkernstrahlung etc. (Beeinflussung von vegetat. Zentren u. Neuroendokrinium), die ⌐ limb. Erregungsschleife, die NAUTA* Schleife (zur limb. Mittelhirnarea) sowie af- u. efferente Verbindungen – z. B. im med. Vorderhirnbündel – zur Formatio reticularis (als einz. afferente Erregungsquelle des Systems). – **l. System**: phylogenetisch altes, dem Archipallium zugehör. funktionelles System zwischen Hirnstamm u. Neokortex, d. s. **l. Kortex** (graue Rindensubstanz mit wenig ausgeprägter Schichtung: Hippokampus, Indusium griseum, Gyri parahippocampalis u. cinguli, ferner subkortikal Nucl. amygdalae u. Area piriformis u. septalis; ⌐ Abb.) u. **l. Mittelhirn** (mediane Zellguppen, z. B. Nucleus prof. et dors. tegmenti, die über das Corpus mamillare funktionell mit dem System verknüpft sind, sowie extra- u. intramurale ⌐ limb. Fasern); regelt das Affekt- u. Triebverhalten u. dessen Verknüpfung mit vegetat. Organfunktionen; wahrsch. auch für das Gedächtnis von Bedeutung.

Limbus: (lat.) Saum, Rand, Kante; z. B. (*PNA*) **L. corneae** (»Perikornealring«, der in die Sklera eingefalzte, von transparenter Bindehaut überzogene, 1–3 mm breite Rand der Hornhaut), **L. fossae ovalis** (von Muskelfasern aufgeworfener Endokardsaum der Fossa im Vorhofseptum), **L. laminae spiralis osseae** (epithelbedeckte Endost-Verdickung des oberen Blattes am freien Ende), **Limbi palpebrales** (die Lidränder, vorn Zilien tragend, hinten der Schleimhaut angrenzend). – **L.-Kleinmarken** (Holth*): *ophth, röntg* am höchsten bzw. tiefsten Punkt des Limbus corneae aufzunähende Bleimarken; zur Bestg. der Augapfellage, zur Lokalisierung intraokularer u. -orbitaler Fremdkörper.

Limen: (lat.) Schwelle, Eingang, Grenze; z. B. (*PNA*) **L. insulae** (von der Stria olfactoria lat. gebildete »Inselschwelle« zwischen Insel u. Substantia perforata ant., über der A. cerebri media), **L. nasi** (bogenförm. Epithelleiste der seitl. Nasenwand am Übergang Vestibulum/Cavum).

Limer* Krankheit: B-Avitaminose des Säuglings (s. u. Vit. B_6).

Limes: (lat.) Grenze, Schwelle; *toxik* **L. Null**, L_0: (P. EHRLICH) größte Toxinmenge, die nach Bindung mit 1 I. E. des spezif. Antitoxins beim Versuchstier definierten Gewichts in definierter Zeit noch keine typ. Intoxikationssympte. auslöst. – Analog der **L. Tod** (L. letalis, L_t) als geringste Toxinmenge, die das Versuchstier tötet. – **L.flockungswert**, L_f-Wert: bei Bestg. des indir. Giftwertes diejen. Toxinmenge, die unter optimalen Bedingungen mit einer best. Antitoxinmenge ausflockt. – s. a. L_f-Dosis.

Liminometer: Gerät zur Bestg. der Empfindungsschwelle; z. B. ⌐ Ästhesiometer, **Liminoskop** (zur Bestg. der absol. Schwellen für das Sehen monochromat. Lichts).

limi|tans: (lat.) begrenzend. – **l.troph**: mit beschränkter Trophik.

Limnatis: Blutegel-Gattung [Hirudinidae]; therap. Verw. zum Blutschröpfen; Erreger interner Hirudiniasis (oberer Verdauungs-, Respirationstrakt; mit Epistaxis, Hämoptyse, Hämatemesis).

limo…: Wortteil »Hunger«; z. B. **L.phoitas** (⌐ Hungerpsychose), **L.phthisis** (= Hungerkachexie), **L.therapie** (⌐ Heilfasten).

Lin.: *pharm* ⌐ Linimentum.

Linamarin, Phaseolunatin: pflanzl. Azetonzyanhydrin (in Linum usitatissimum, Maniokwurzeln etc.), das beim Verzehr HCN abspaltet u. Neuropathien auslöst (erhöhter Thiozyanat-Spiegel in Serum u. Speichel).

Linamentum: *pharm* Verbandmull.

Lincomycinum *WHO*: Antibiotikum aus Streptomyces lincolnensis (⌐ Formel); wirksam gegen grampos. u. Mykobaktn. (resistent: E. coli, Klebsiellen, Proteus, Salmonellen, Shigellen, Pilze u. Viren).

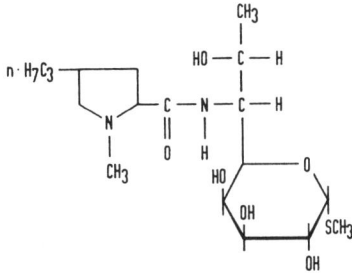

Linctus: *pharm* »Lecksaft«, sirupös-dickflüss. Zubereitung (Sedativa, Expektorantien etc.).

Lindau* Tumor (ARVID VILHELM L., 1892–1958, Pathologe, Lund): Angioblastom des Kleinhirns mit ausgedehnter Zystenbildung als Teilerscheinung des ⌐ v. HIPPEL*-L.* Syndroms.

Lindemann* (FREDERIC ALEXANDER L., LORD CHERWELL, brit. Arzt) **Fenster**: für sehr weiche Rö-Strahlung (bis 15 Å) weitgehend durchläss. Strahlenaustrittsfenster aus Lithium-Beryllium-Borat (= **L.* Glas**; heute nur Be).

Lindemann* (KURT L., 1901–1966, Orthopäde, Heidelberg) **Kegelepiphyse**: (1936) ⌐ Zapfenepiphyse. – **L.* Krankheit**: (1951, CATEL 1957) auf die WS beschränkte »Pubertätsosteoporose« (mit Fischwirbelbildung), wahrsch. infolge pubertärer Verschiebung des Hormongleichgew.; unter einschläg. Ther. weitgehende Restitution. – **L.* Mieder**: halbelast. Drellmieder (Trochanterhöhe bis Schulterblattspitzen) mit 3 Duraluminium-Schienen über u. neben den Dornfortsätzen u. je 1 Gummiwickel in der Leistenbeuge; zur Stützung u. Bewegungsbegrenzung der LWS. – **L.* Operation, Plastik**: plast. Ersatz eines Kniegelenkkreuzbandes durch die Grazilissehne. – **L.* Schema** zur objektiven Bewertung des Behandlungserfolges bei angeb. Hüftluxation (⌐ Tab. S.1472).

Lindemann* Methode (EDWARD E. L., 1883–1919, Chirurg, New York): dir. Bluttransfusion mit Zweiwegespritze.

Lindemann* Nährboden: Plazenta-Brühe mit kleinen Würfeln der abgekochten Plazenta (zur Herabsetzung des Redoxpotentials); für Anaerobierzüchtung.

Lindemann* Plastik: 1) (KURT L.) ⌐ L.* Op. – 2) (AUG. L., 1880–1970, Kieferchirurg, Düsseldorf): Korrektur der Progenie.

Lindemann* Probe (LUDWIG L., 1868–1917, Internist, München): Azetessigsäure- u. Azeton-Nachweis im Urin mit LUGOL* Lsg., 30%ig. Essigsäure u. Chloroform; bei neg. Befund Rotfärbung.

Lindemann*-Lindau* Operation: Exstirpation einer Echinokokkuszyste der Lunge oder Leber mit anschließ. äuß. Dränage.

Lindenblüten(tee): ⌐ Flores Tiliae.

Lindemann* Schema	Lagebeziehung zwischen Kopf u. Pfanne	Aufbau des koxalen Femurendes	Aufbau der Pfanne	Röntgenbild	funktionelles Ergebnis
Gruppe I *vollkommenes Heilungsergebnis*	normal: Pfanne umfaßt Schenkelkopf zu wenigstens ²/₃	regelrechter Aufbau innerhalb normaler Grenzen u. ohne Formabweichungen	Pfannendach mit ausgeprägter, dem Schenkelkopf entsprechender Rundung	normaler Befund	gut
Gruppe II *befriedigendes Heilungsergebnis*	normal: Pfanne umfaßt Schenkelkopf zu wenigstens ²/₃	leichte Hypoplasie des Schenkelkopfes, geringe Abweichung des Schenkelhalsneigungswinkels, geringfügige Antetorsion	leichte Hypoplasie der Pfanne bei ausgebildetem Pfannendach	unwesentl. Abweichungen vom normalen Befund	gut
Gruppe III *Subluxation, Deformität des Schenkelkopfes u. -halses*	Pfanne umfaßt Schenkelkopf nur zur Hälfte oder weniger	Deformitäten: Coxa vara, Coxa valga, Verformung des Schenkelkopfes	Abflachung der Pfanne, mangelhaft ausgebildetes Pfannendach	Subluxationsstellung des Schenkelkopfes	auf die Dauer unbefriedigend, ungeheilt
Gruppe IV *Reluxation*	Primärpfanne leer			Reluxation des Schenkelkopfes	ungeheilt

Linder* Zeichen: *neurol* ↑ KERNIG* Zeichen.

Lindner* (KARL DAVID L., 1883-1961, Ophthalmologe, Wien) **Initialkörper:** bei Trachom u. Paratrachom im Hornhautepithel-Abstrich mit GIEMSA* Färbung nachweisbare Reaktionsprodukte des Zellplasmas auf das eingedrungene Virus. – vgl. HALBERSTÄDTER*-PROWAZEK* Körperchen. – **L.* Theorie:** Die Myopie entsteht durch chron. seröse Choroiditis mit Transsudation u. konsekut. Schwächung u. Dehnung der hint. Bulbuskapsel, wobei hereditäre Faktoren u. intensive Naharbeit eine Rolle spielen.

Lindner* Kulturen: *bakt* Reinkulturen im Mikroverfahren, v. a. Tröpfchen-, Federstrich-, Vaselineeinschluß-, Adhäsionskultur.

Line-Test: (engl. = Linie) s. u. Vitamin D.

Linea: (lat.) Linie, (Knochen-)Leiste. – **L. alba** *PNA*, HUNTER* Linie: derber weißer Sehnenstreifen (durch Aponeurosenverflechtung der seitl. Bauchmuskeln) in der vord. Medianlinie zwischen bd. Mm. recti vom Schwertfortsatz bis zur Schamfuge. – Ferner als **L. a. cervicalis** die muskelfreie Partie in der vord. Medianlinie des Halses (Verschmelzung der Faszienscheiden beider Mm. sternocleidomastoidei u. sternothyroidei) bzw. das ↑ Lig. nuchae. – **Lineae angulares:** *ophth* fädchenförm., teils netzart. Linien im Bereich der Iriskrause; Reste der fetalen Pupillarmembran. – **L. arcuata** *PNA*: 1) L. semicircul. Douglasi, der kaud. Teil des hint. Rektusscheidenblattes. – 2) die gebogene Knochenleiste zwischen Ala u. Corpus des Darmbeins; Teil der L. termin. pelvis. – **L. aspera femoris** *PNA*: doppellin. (Labium lat. u. med.), rauhe Knochenleiste auf der Rückseite; Ansatz- bzw. Ursprungsort der Mm. adductores, biceps femoris (Caput breve) u. vasti. – **L. axillaris** *PNA*: die Vertikale vom höchsten Punkt der Achselhöhle aus in der Mitte zwischen bd. Achselfalten als »Achsel-« oder »Medioaxillarlinie«. – Ferner als vord. u. hint. Achsellinie die Vertikale vom Beginn der vord. bzw. hint. Achselfalte). – **L. basalis:** *anthrop* ringförm. »Null-Linie« um den Schädel durch die tiefsten Punkte der Orbitae, den Meatus acusticus ext. u. die Protuberantia occipit. ext. – **L. biauricularis, L. bimastoidea:** Biaurikular- bzw. ↑ Bimastoidlinie. – **L. corneae senilis:** *ophth* STÄHLI* Linie. – **L. cruciata:** am Hinterhauptbein die in der Eminentia cruciformis zusammenstoßenden Knochenleisten (Crista occ. int., Sulcus sinus sagittalis sup. u. transv.). – **L. dentata:** ↑ HILTON* Linie. – **L. diaphragmatica:** ↑ HARRISON* Furche. – **L. digastrica:** ↑ Biventerlinie. – **L. epiphysialis** *PNA*: ↑ Epiphysenlinie. – **L. fusca:** 1) dunkelbraune Bauchhautpigmentierung im Bereich der L. alba (v. a. in der Gravidität). – 2) ca. 1 cm breiter Pigmentstreifen am Haaransatz von Schläfe zu Schläfe; evtl. Sympt. einer entzündl. oder Tumorerkr. des Gehirns. – **L. glut(a)ea** *PNA*: 3 Knochenleisten(-gruppen) an der Außenfläche der Darmbeinschaufel; bogig die vord. u. untere zwischen den Ursprüngen der Mm. glutei min. u. medius bzw. gluteus min. u. rectus femoris; gerade aufsteigend die hintere zwischen den Ursprüngen der Mm. glutei max. u. medius. – **L. innominata:** ↑ L. terminalis pelvis. – **L. intercondylaris (femoris)** *PNA*: dorsal zwischen den Kondylen; trennt die Facies poplitea von der Fossa intercondylaris. – **L. intermedia (cristae iliacae)** *PNA*: die »Beckenkammlinie«; Ansatz des M. obliquus int. abdominis. – **L. intertrochanterica** *PNA*: die den Schenkelhals vom Schaft abgrenzende Knochenleiste (Rauhigkeit) an der Vorderseite. – **L. labialis:** *päd* s. u. JADELOT* Linien. – **L. mamillaris s. medioclavicularis** *PNA*: die Vertikale von Schlüsselbeinmitte zur Brustwarze. – **L. mediana** *PNA*: die »Mediosternallinie« an der Ventralseite bzw. die »Dornfortsatzlinie« an der Dorsalseite des Rumpfes. – **L. migrans** (RILLE): *derm* ↑ Larva migrans. – **L. musculi solei** *PNA*: Knochenleiste hinten oben an Schienbein; Urspr. des M. soleus. – **L. mylohyoidea** *PNA*: Knochenleiste an der Innenfläche des Corpus mandibulae, vom letzten Molar zur Fossa digastrica; Urspr. des M. mylohyoideus. – **L. nasalis:** *päd* s. u. JADELOT* Linien. – **L. nigra:** *gyn* bes. stark pigmentierte ↑ L. fusca (1). – **L. nuchae** *PNA*: 3 Knochenleisten der Außenseite der ↑ Squama occipit.; die L. n. inf. s. plani nuchalis s. arcuata ext. inf. s. semicircularis inf. quer von der Crista occipit. ext., die L. n. sup. s. nuchalis termin. s. arcuata ext. sup. quer-bogenförm. von der Protuberantia ext. (Ansatz des M. semispinalis capitis), die L. n. suprema s. nuchalis supratermin. quer-bogenförm. vom oberen Rand der Protuberantia ext. (Ansatz des M. trapezius). – **L. obliqua** *PNA*: schräge Linie; 1) von oben-hinten nach unten-vorn auf der Außenfläche des Schildknorpels (Ansatz der Mm. sternothyroideus, thyrohyoideus u. constrictor pharyngis); 2) von der Außenfläche des Corpus mandibulae zum Proc. coronoideus. – **L. ocularis**: *päd* s. u. JADELOT* Linien. – **L. parasternalis**: Vertikale in der Mitte zwischen Sternal- u. Mamillarlinie. – **L. paravertebralis**: Vertikale am lat. Rand des M. erector spinae, über den Querfortsätzen. – **L. pectinata**: ↑ HILTON* Linie. – **L. pectinea**: 1) *PNA* Knochenleiste vom Trochanter minor zum Labium med. der L. aspera; Ansatz des M. pectineus. – 2) **L. sinuosa**: s. u. Zona haemorrhoidalis. – **L. prominens**: ↑ KILIAN* Linie. – **L. scapularis** *PNA*: Vertikale durch den Angulus inf. scapulae. – **L. semicircularis**: ↑ L. arcuata; s. a. L. nuchae, L. temporalis. – **L. semilunaris (Spigeli)** *PNA*: der konvexe lat. Rand des M. rectus abdom.; Beginn der Transversus-Aponeurose. – **L. spino-umbilicalis s. omphalospinosa**: ↑ MONRO*-RICHTER* Linie. – **L. splendens**: ↑ HALLER* Linie. – **L. sternalis**: Vertikale am Brustbeinrand. – **L. Sylvii obliqua**: ↑ Abb. »KRÖNLEIN* Schema«. – **L. temporalis** *PNA*: die untere bzw. obere bd. parallelen bog. Knochenleisten an der Scheitelbein-Außenseite; Urspr. des Musc. bzw. Ansatz der Fascia temporalis. Die untere bogig fortgesetzt am Stirnbein bis zum Proc. zygomaticus. – **L. terminalis (pelvis)** *PNA*: die »L. innominata« als Grenze zwischen großem u. kleinem Becken, gebildet von der KILIAN* L., der L. arcuata u. dem Oberrand des horizontalen Schambeinastes. – **LI. transversae (ossis sacri)** *PNA*: normalerweise 4 quere Verschmelzungslinien der Kreuzbeinwirbelkörper auf der pelvinen Fläche. – **L. trapezoidea** *PNA*: rauhe Knochenleiste am akromialen Klavikelende; Ansatz des Lig. trapezoideum. – **L. visus**: *ophth* ↑ Gesichtslinie. – **L. vitalis**: »Lebenslinie« der Hohlhand (neben dem Daumenballen).

Linealprobe: *chir* ↑ HAMILTON* Zeichen.

linear(is): (lat.) geradlinig; z. B. li. Dermatose (↑ Lichen striatus), **li. Doppeldiffusion** (mit AG- u. AK-Wanderung von geraden, parallel oder im Winkel von <180° zueinanderstehenden Grenzflächen aus). – s. a. Linear....

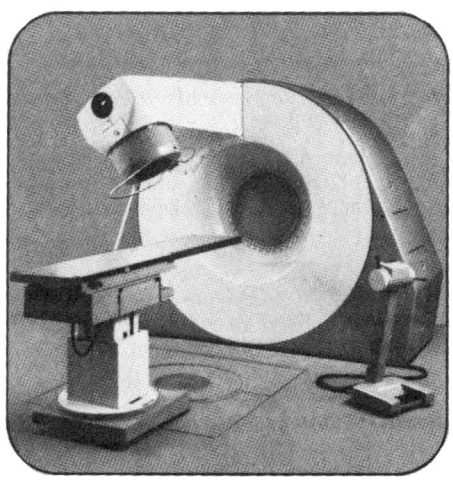

Linearbeschleuniger für Hochvolttherapie der Fa. Philips-C.H.F. Müller.

Linear|beschleuniger: *physik* Teilchenbeschleuniger, in dem die Teilchen geradlinig Hochfrequenz-gesteuerte energiezuführende elektr. Felder durchlaufen. Spez. Konstruktionen für die Strahlenther. mit ca. 3–10 MeV liefern Elektronenstrahlen u. ultraharte Rö-Strahlen. – **L.extraktion**: *ophth* ↑ Linsenextraktion mit geradem Hornhautschnitt (mit **L.messer** n. GRAEFE); v. a. bei quellender Linse u. Wundstar; vgl. Lappenextraktion. – **L.proteine** (s. u. Eiweiße). – **L.verstärker**: elektron. Einheit (hinter Szintillationszähler etc.), die die Impulse linear verstärkt, so daß das Impulsspektrum am Ausgang dem am Eingang proportional bleibt.

Linenzephalie: ↑ Lissenzephalie.

Lineom, Genophor: (KÜHN 1961) dem Chromosom bzw. Chromonema höherer Organismen entsprech. Gen-tragende Struktur der Viren u. Baktn.

Ling* Gymnastik (PETER HENDRICK L., 1776–1839, schwed. Sportlehrer): Krankengymnastik mit u. ohne Gerät (Stäbe, Sprossen, Leitern etc.) u. Partnerhilfe; v. a. bei Folgezuständen nach Poliomyelitis u. bei WS-Leiden.

Ling*-Gerard* Elektrode: Elektrolyt-gefüllte Glas-Mikroelektrode für Nervenzellen-Untersuchung.

v. Lingelsheim* Agar: Dextrose-, Maltose- oder Lävulose-Aszites-Agar mit KUBEL*-TIEMANN* Lackmus-Lsg. als Indikator zur Fermentationsprüfung (u. Differenzierung) gramneg. Diplokokken (Indikatorumschlag nach Rot). – Auch als **L.* Plattensatz** (Kombin. der 3 Zucker) angewendet:

	Maltose	Dextrose	Lävulose
Meningokokken	+	+	–
Gonokokken	–	+	–
Neisseria catarrhalis	–	–	–
Neisseria sicca	+	+	+

Lingua: die Zunge; mit UK (Frenulum linguae), Zungenbein u. Schädelbasis verbundener, schleimhautbedeckter (mit Papillae linguales), sehr bewegl., in Okklusion fast völlig die Mundhöhle ausfüllender Muskelkörper (Mm. genio-, hypo-, chondro-, styloglossus, longitudinalis inf. u. sup., transversus, verticalis), unterteilt in Radix, Corpus u. Apex; im Bereich der Wurzel lymphat. Folliculi, am Übergang zum Rücken Sulcus termin. u. For. caecum. Innervation: Nn. lingualis, glossopharyngeus u. vagus. Wichtiges Saug- (Zurückziehen bei geschlossenem Mund), Kau- (sorgt für Speiseneinspeichelung u. Heranführen an die Zähne; Kneten durch Anpressen zerkleinerter Speisen an den Gaumen; schiebt Bissen zum Schlund), Empfindungs-, Sprach-, v. a. aber Geschmacksorgan (↑ dort. Abb.). – Path. Formen: **L. atrophica** (uni- oder bilat. Atrophie der Zungenmuskeln, angeb. als Hypoglossusparese z. B. bei infant. Kernschwund, erworben z. B. bei Bulbärparalyse, Syringobulbie; mit Täfelung der Schleimhaut u. Ausfall von Geschmacksempfindungen, meist auch fibrillären Zuckungen), **L. bifida** (median gespalten infolge Fusionsdefektes der seitl. Zungenwülste; evtl. mit mittl. Wulst: »L. trifida«), **L. cerebriformis** (L. plicata mit hirnwindungsähnl. Furchung, z. B. bei Akromegalie; s. a. Hyperplasia superf. cerebriformis linguae), **L. geographica** (↑ Exfoliatio areata linguae), **L. glabra s. pellata** (glatt infolge Papillenatrophie; v. a. bei perniziöser Anämie, Eisenmangel; s. a. MOELLER*-HUNTER* Glossitis), **L. hypertrophica** (↑ Makroglossie), **L. lobata s. secata** (»Lappenzunge«; mit netzförm. Vernarbung; meist Endzustand

Lingua papillocystica

einer syphilit. Glossitis gummosa oder interstitialis), **L. papillocystica** (bedeckt mit sagoart., evtl. hyperkeratot., zystoiden, vereinzelt hämorrhag. Gebilden; bei Lymphangioma circumscriptum cystoides?), **L. plicata s. dissecata s. scrotalis** (»Faltenzunge; mit seitensymmetr., evtl. baumartig-verzweigter Furchung; angeb. u. bei MELKERSSON*-ROSENTHAL* Syndrom; als Typ BIANCHINI die ⟋ Hyperplasia superf. cerebriformis), **L. typhosa** (trocken, braun, borkig, pelzartig belegt bei schwerem Typhus abdomin.), **L. villosa s. pilosa nigra** (»schwarze Haarzunge«; mit zottenförm., grauschwarzen [auch bläul., grünl., gelbl., rötl.] Hyperkeratosen der filiformen Papillen; idiopath., infektiös, nach Einwkg. von chem. Reizstoffen oder Medikamenten, v. a. Antibiotika; begünstigt durch Stoffwechsel- oder konsumierende Krkhtn., Vitaminmangel; ohne Verfärbung auch nach kleinen Rö-Dosen).

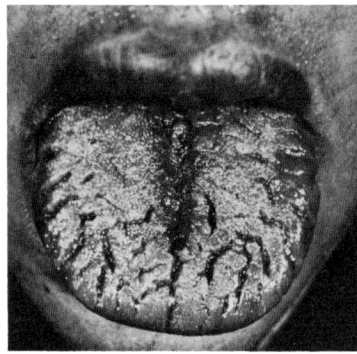

Lingua scrotalis beim MELKERSSON*-ROSENTHAL* Syndrom.

lingual(is): die Zunge betreffend, zungenförmig, *dent* zungenseitig (im UK).

Linguatula: Gattung der Zungenwürmer (Linguatulida; Stamm wurmförm. Articulata; weitere Gattungen: Porocephalus, Armillifer, Rheighardia; Atemwegsparasiten karnivorer Landwirbeltiere, selten des Menschen). – Wichtigste Spezies: **L. serrata s. rhinaria**, der Nasenwurm, ein kosmopolit. Nasen(nebenhöhlen)parasit von Kaniden, als Adultwurm selten auch des Menschen (»**Linguatuliasis**«, »-lose«; evtl. Atmungsbehinderung durch Schleimhautschwellung, aber meist ohne Krankheitswert, da nur abgekapselte, häufig abgestorbene u. verkalkte Jugendformen).

Linguette: *pharm* unter die Zunge zu applizierende Arzneimittelform für perlinguale Resorption.

lingui...: ⟋ linguo....

Lingula: (lat.) Zünglein; *anat* z. B. (*PNA*) **L. cerebelli** (das dünne, quergefurchte Plättchen des Kleinhirnwurms auf dem Velum medull. ant.), **L. mandibulae** (Knochenplättchen vorn über dem For. mandibulae), **L. pulmonis sinistri** (Lobus lingualis, »Lingula«; durch die Impressio cardiaca bedingter zungenförm. Abschnitt des li. Lungen-Oberlappens vorn-unten; s. a. L.syndrom), **L. sphenoidalis** (Knochenvorsprung des Keilbeinkörpers seitlich vom Sulcus caroticus). – **L.syndrom**: *pulmon* dem ⟋ Mittellappensyndrom entsprech. Atelektase des 4./5. Segments des li. Lungenoberlappens infolge Bronchusstenose oder -verschluß (Tumor, Lymphom etc.); mit Hypoventilation, Schrumpfung, sek. Entzündung; im Rö.bild dichte, bürzel- oder dreiecksförm., dem li. Herzrand aufsitzende Verschattung.

Lingulektomie: Segmentresektion der Lingula pulmonis.

linguo...: Wortteil »Zunge«; z. B. **L.motilität** (Beweglichkeit der Zunge), **L.papillitis** (entzündl. Verändergn. der Zungenpapillen).

Linie: 1) *anat* ⟋ Linea. – 2) *genet* die Ahnen (= aufsteigende L.) bzw. Nachkommen (= absteigende L.). – **blaue L.**: *toxik* ⟋ Bleisaum. – **dento-okzipitale L.**: *röntg* ⟋ DECKER* Linie.

Linien|horopter: *ophth* eindimensionaler »partieller ⟋ Horopter«, d. h. Horizontal- u. ⟋ Vertikal-H. (bei denen eine Quer- bzw. Längsdisparation zulässig ist). – **L.test**: *neurol* Dysmetrie-Prüfung durch Ziehenlassen einer Waagerechten zwischen 2 Senkrechten; bei Hypermetrie »Hinausschießen« über die 2. Senkrechte, bei Hypometrie Nichterreichen.

Liniment(um), Lin.: *pharm* flüss. bis halbfestes Externum, meist Emulsion (Seife, Fette, Wirkstoff, Wasser).

Linin: (SCHWARZ 1887) *zytol* Achromatin.

Liniom: ⟋ Lineom.

Liniscus: *helminth* ⟋ Capillaria.

Linitis plastica, KONJETZNY* Syndrom, Magenszirrhus: diffus-infiltrativ wachsendes kleinzell. Magen-Ca. mit sek. Schrumpfung, schwiel. Verdickung u. Starre der Magenwand (Hyperplasie u. Eindringen des Bindegewebes in submuköse, intramuskuläre u. subseröse Gewebsspalten); evtl. auf Ösophagus, Dünn- u. Dickdarm übergreifend. – Früher auch Bez. (= Cirrhosis gastrica = Fibromatosis ventriculi = BRINTON* Krkht.) für partielle, meist antrale u. pylor. Schrumpfungsprozesse infolge chron. Gastritis, fibröser Hyperplasie bei tert. Syphilis oder chron. venösen Stauungsödems.

Links* Test: (RUDOLF L., 1934) biochem. Frühdiagnostik von Malignomen anhand des Quotienten aus Serumwerten von K u. Mg in 3 verschied. Phasen der Blutgerinnung u. der Ery-Zahl; Index beim Tumorkranken erhöht.

Links...: s. a. Laevo..., Sinistro..., *chem* ⟋ Drehwert, Konfiguration, Konformation.

Links|äugigkeit: die – unbewußte – Bevorzugung des li. Auges (bei L.händern). – **L.appendizitis**: 1) li-seit. A. bei Situs inversus. – 2) s. u. KÖRTE*....

Links|beinigkeit: 1) größere Länge des li. Beins als Wachstumsreaktion auf die größere stat. Belastung (Standbein). – 2) Bevorzugung des li. Beines. – **L.bypass**: *kard* extrakorporaler B. (über Herz-Lungen-Maschine) vom li. Herzvorhof zur li. A. iliaca comm. zwecks Blutversorgung der unt. Körperhälfte bei Eingriffen v. a. an der Brustaorta; evtl. mit angeschlossenem Blutreservoir (für raschen Blutersatz).

linksdrehend, laevogyr: Eigenschaft optisch aktiver Stoffe, die Ebene linear polarisierten Lichtes entgegen dem Uhrzeigersinn zu drehen; Symbol: (–), früher auch L-, l-.

Linkshändigkeit, Mancinismus: angeb. oder erworb. Bevorzugung der li. Hand (Arm) bei tägl. Verrichtungen, Kraft- u. Geschicklichkeitserfordernissen (⟋ Händigkeit); versicherungsmedizinisch relevant.

Linksherz|belastung: *kard* vermehrte Belastung des li. Ventrikels als Widerstands- (bei Aortenstenose, Arteriosklerose) oder Volumenbelastung (durch Pendel-, Shunt-, Restblut); führt zu Li.hypertrophie, später zu myogener Li.dilatation (im EKG-Jargon mit bd. synonym). – **L.dekompensation**: Versagen (Erliegen) der autonomen kompensator. Mechanismen des li. Ventrikels (s. u. Herzinsuffizienz); Sympte. wie bei L.insuffizienz. – **L.dilatation**: adaptive, später myogene ↑ Dilatation des li. Ventrikels infolge chron. L.belastung oder Myokardschädigung (Myokarditis, Ischämie, Stoffwechselstörung) als Ausdruck der Insuffizienz; Sympte.: verbreiterter, hebender, nach außen-unten verlagerter Spitzenstoß, Li.-Vergrößerung von Ventrikel u. Vorhof, EKG wie bei L.hypertrophie, häufiger jedoch QRS-Verbreiterung. – **L.hypertrophie**: Arbeitshypertrophie des li.ventrikulären Myokards (s. a. Herzhypertrophie) infolge chron. Mehrbelastung bei arterieller Hypertonie, veränderter Aortenwandelastizität (Arteriosklerose, Windkesselhypertonie), Durchflußsteigerung (körperl. Training, hyperkinet. Syndrom, Hyperthyreose) etc.; evtl. mit Übergang in ↑ L.dilatation. Sympt.: verbreiterter, hebender Spitzenstoß, evtl. 3. u. 4. HT; geringe Verbreiterung (u. vermehrte Rundung) der li. Herzkontur, evtl. Vergrößerung des li. Vorhofs; im EKG (überdrehter) Linkstyp, überhöhtes R in I, aVL oder aVF, V_{5-6}, tiefes S in (II-) III, aVR, V_{1-3}, flaches biphas. oder neg. T in I, aVL oder aVF, V_{5-6}, ST-Senkung in I, aVL oder aVF, V_{5-6}, ST-Hebung in V_{2-3}, leicht verbreitertes QRS, SOKOLOW* Index $>3,5$ mV. – **L.insuffizienz**: Unfähigkeit des li. Ventrikels, eine den Erfordernissen des Organismus entsprech. Blutmenge auszuwerfen (s. a. Herzinsuffizienz) bzw. den venösen Rückfluß aus der Lunge aufzunehmen; bei degenerativer oder entzündl. Myo- u. Endokard-Erkr., angeb. Herzfehler, Koronarinsuffizienz etc.; Sympte.: Lungenstauung (mit Asthma cardiale, Bronchitis, Dyspnoe, Pleuratranssudat, Lungenödem; evtl. pulmonale Hypertonie mit Re.hypertrophie u. -insuffizienz, Li.dilatation), vermind. HMV, eingeschränkte Leistungsfähigkeit, periphere Zyanose. – **L.vitium**: Oberbegr. für Mitral- u. Aortenklappenfehler.

Linkshypoplasie-Syndrom: *kard* seltene angeb. Herzanomalie mit Atresie der Mitral- u. Aortenklappe u. Hypoplasie des li. Ventrikels (meist einschl. prox. Aorta, mit Isthmusstenose). Lebensfähigkeit nur bei ausreich. Umgehungskreislauf, Prognose bes. ungünstig.

Linksinsuffizienz: ↑ Linksherzinsuffizienz.

Links|kultur: *orthop* Trainingsausbildung der Geschicklichkeit der li. Hand nach Ausfall oder Verlust des re. Armes. – **L.kurve**: *neurol* s. u. Kolloidkurve.

Links|lagetyp, -positionstyp: *kard* ↑ Linkstyp. – **L.obstipation**: »Deszendens-Typ« der O. mit Kontraktion u. Prallfüllung der li. Kolonhälfte (evtl. als druckschmerzhafter Strang tastbar).

Links-Rechts-Shunt: path. Blutübertritt aus der li. in die re. Herzhälfte oder von einem arteriellen in ein venöses Gefäß, z. B. bei Septumdefekt, offenem Ductus Botalli, a.-v. Fistel. – **L.rotation**: ↑ Lävorotation; i. e. S. die des Herzens bei ↑ Rechtsherzhypertrophie, vgl. Drehung.

Links|schenkelblock: *kard* vollständ. Blockade im Verlauf des li. TAWARA* Schenkels oder seiner Hauptäste, mit verspäteter, vom – rechtzeitig depolarisierten – re. Ventrikel her erfolgender Erregung des li. Ventrikels über intakte Leitungssysteme oder auf myokardialem Wege (s. a. Schenkelblock); im EKG QRS stark li.typisch u. verbreitert ($>0,12$ Sek.), R plump, oft gesplittert, ST-T gegensinnig zu R, S tief, R parasternal häufig fehlend, in V_{5-6} verspätete Ankunft des neg. Potentials. – vgl. L.verspätung. – **L.schmerz**: 1) (KATSCH; 1923/25) für Pankreasaffektion charakterist. Spontan- u./oder Druckschmerz im Epigastrium mit deutl. Ausstrahlung nach li. (Milz- u. Nierengegend, evtl. Schulter; evtl. fächerförmig in Bauchdecke, selten zum Ischiadikus); meist gleichzeit. »hyperästhet. Halbgürtel« der HEAD* Zone D_8. – 2) *kard* der typ. Schmerz bei ↑ Angina pectoris.

Links|typ, L.positions-, Horizontaltyp: *kard* im EKG der für den gesunden Erwachsenen (>40 J.), den Adipösen mit Zwerchfellhochstand u. die li. ventrikuläre Hypertrophie charakterist. Positionstyp (↑ dort. Abb.): QRS in I u. aVL hoch-pos., in II pos., in III u. aVF biphasisch oder überwiegend neg.; ferner »**überdrehter L.t.**« (v. a. bei L.hypertrophie) mit hochpos. QRS in I u. aVL u. (tief-)neg. in II, III u. aVF.

linksventrikulär: s. u. Linksherz....

Linksverlagerung: *path* ↑ Laevopositio.

Linksverschiebung: 1) vermehrtes Auftreten jugendl. Formen der neutrophilen Granulozyten im peripheren Blut (u. damit Verschiebung der Verteilungskurve im ARNETH* Schema nach li.); als **reakt.** L. (Stabkernige u. Metamyelozyten) bei akutem Infekt, Tumoreinschmelzung, Azidose, Koma, nach schwerer körperl. Arbeit; als **pathol.** L. (Promyelozyten, Myeloblasten) bei Erkr. des blutbildenden Systems (chron. myeloische Leukämie, Osteomyelosklerose, chron. erythroleukäm. Myelose, akute Leukose). – 2) initiale Erythropoese-Steigerung mit Zunahme der Ery-Vorstufen im KM bei Infektanämie (später von Ery-Hypoplasie gefolgt). – 3) *androl* $>2\%$ unreife Formen im Spermiogramm.

Links|versorgungstyp: *kard* s. u. Koronararterien. – **L.verspätung, -verzögerung**: partieller Li.schenkelblock, Block 1. Grades: (WEBER) die verzögerte, aber nicht blockierte Erregungsleitung im li. TAWARA* Schenkel oder Kammermyokard, z. B. infolge Dilatation, Hypertrophie, Koronarinsuffizienz; im EKG fließende Übergänge zum ↑ Li.schenkelblock, jedoch geringere QRS-Verbreiterung ($<0,12$ Sek.) u. Fehlen der R-Splitterung.

Linner* Manometer: *ophth* Meßinstrument für intraokularen Druck u. Druck in den Laminarvenen.

Linolensäure: $C_{17}H_{29}COOH$; 3fach ungesättigte, essentielle Fettsäure; v. a. im Leinöl.

Linse: 1) *opt* von 2 brechenden Rotationsflächen begrenzter durchsicht. Körper, als ↑ Konkav-, Konvex- oder Zylinderlinse (= tor. Linse). Charakterist. Größe: Brennweite. – s. a. Elektronenlinse. – Als **afokale** L. eine von derart. Dicke, daß der hint. Brennpunkt der 1. Fläche mit dem vorderen der 2. Fläche zusammenfällt; vergrößert unabhängig von der Entfernung des Gegenstandes. – 2) *anat* ↑ Augenlinse; s. a. Linsenanlage, -epithel. – 3) *klin* Jargonbez. für linsengroße eitr. Sputumteilchen (mit Baktn. u. elast. Fasern) aus tbk. Kavernen.

Linsen|ablassung: *ophth* Op. bei juvenilem Star; Diszision der vord. Linsenkapsel zur Komplettierung der Trübung durch eindringendes Kammerwasser (beim Kleinkind evtl. von Spontanresorption gefolgt); in 2. Sitzung extrakapsuläre Extraktion. – **L.achse**: 1) *opt* Verbindungslinie der Krümmungsmittelpunkte der Rotationsflächen einer Linse; die »opt. Achse«. – 2) *anat* ↑ Axis lentis. – **L.anlage**: *embryol* plattenförm., durch das Augenbläschen induzierte Verdickung (= Linsenplatte) des der Augenblase anliegenden Ektoderms, aus der – über Grübchen- u. Bläschenbildung – die Augenlinse hervorgeht (unter Verlust der Ektoderm-Verbindung Ende Mens I). Das kub. bis zylindr. Epithel des Bläschens (»L.epithel«) bleibt am vord. Bläschenpol bis hin zum Äquator niedrig, streckt sich dagegen retroäquatorial unter Bildung der L.fasern (↑ Fibrae lentis), die linsenzentral kernlos werden u. den von der **L.rinde** (↑ Cortex lentis) umgebenen L.kern (Nucleus lentis) bilden. Die Basalmembran des Epithels wird zur **L.kapsel** (↑ Capsula lentis).

Linsen|argyrose: *ophth* grau-blaue Linsenverfärbung durch Ag-Ablagerung in oberflächl. Schichten bei protrahierter örtl. Anw. von Ag-Verbindg. (z. B. AgNO$_3$-Augentropfen). – **L.arterie**: die aus der A. hyaloidea an die Linsenhinterfläche herantretende A. lentis; verbindet sich mit dem ↑ Circulus arteriosus iridis (major) an der Linsenvorderfläche; ab 8. Fetalmonat Zurückbildung. – **L.astigmatismus**: *ophth* A. infolge asphär. Krümmung der Linse. – **L.bilder**: *ophth* ↑ PURKINJE* Bilder. – **L.chagrin**: *ophth* sehr feine, unregelmäß.-rundl. Felderung der Linsenoberfläche; verstärkt bei Linsenquellung (vermehrte Kapselspannung).

Linsen|epithel: das einschicht., kub. bis zylindr. Epithel vorn unter der L.kapsel; Zellen eng aneinanderliegend, durch Protoplasmabrücken mit Tonofibrillen zusammengehalten, polnahe rel. dünn, flach u. ohne Fähigkeit der Faserbildung; wahrsch. v. a. der Linsentrophik dienend; aus retroäquatorialen Zellen lebenslang Bildung von L.fasern. – **L.erweichung**: *ophth* Hydratation u. Verflüssigung von Linsenfasern bei Cataracta senilis hypermatura.

Linsenextraktion, -entbindung: (J. J. DAVIEL 1752) *ophth* op. Entfernung der getrübten Augenlinse (s. a. Staroperation); als **extrakapsuläre L.** aus der eröffneten Kapsel unter deren Zurücklassung; bei Jugendl. meist als ↑ Linearextraktion nach vorher. ↑ Linsenablassung, bei Älteren als Läppchenextraktion (halbkreisförm., limbusnaher Hornhautschnitt mit Bildung eines Bindehautlappens für Wundverschluß; A. v. GRAEFE 1865); als **intrakapsuläre L.** (ELSCHNIG) unter Entfernung der unversehrten Linse samt Kapsel nach Linearschnitt.

Linsen|fasern: s. u. L.anlage. – **L.fleck, -mal**: *derm* ↑ Lentigo; i. w. S. auch alle angeb. Pigmentflecken (z. B. bei der Neurofibromatosis).

Linsenkern: 1) ↑ Nucleus lentis (des Auges). – 2) ↑ Nucleus lentiformis; s. a. WILSON* Syndrom. – **L.schlinge**: ↑ Ansa lenticularis.

Linsen|kolobom: *ophth* umschrieb. Randeinkerbung der Augenlinse, meist bei fehlenden oder zerrissenen Zonulafasern. – **L.losigkeit**: *ophth* ↑ Aphakie. – **L.luxation**: *ophth* erworb. Totalverlagerung der Augenlinse (evtl. auch nur als Subluxation) in Vorderkammer oder Glaskörper oder zur Seite (unter die Konjunktiva, bei deren Perforation als völl. Verlust). Gefahr der Drucksteigerung, daher op. Entfernung indiziert. Urs.: stumpfes Bulbustrauma, degenerat. Zonulaveränderung. – s. a. Ektopia lentis (congenita).

Linsen|myopie: *ophth* ↑ Brechungsmyopie durch erhöhten Brechungskoeffizienten oder verstärkte Krümmung der Augenlinse (= Sphärophakie = Lentiglobus); v. a. bei beginnender Katarakt, transitorisch bei Diabetes mellitus u. nach Sulfonamid-Medikation (allerg. Reaktion mit Zunahme der Brechkraft). – **L.nahtsystem**: *ophth* dreistrahl. (Y-förm.) Sternfigur an Vorder- u. Hinterfläche der Augenlinse des Neugeb. durch Zusammentreffen von Linsenfaserenden; vord. Stern (ein Strahl vertikal nach unten) gegen hinteren um 60° gedreht. Mit zunehmendem Alter unregelmäß.-dichotome Strahlenverzweigung (nur in der Tiefe Fortbestehen der Sternform); s. a. Cataracta suturalis.

Linsen|plastik: *ophth* op. Ersatz der Augenlinse (z. B. nach Star-Op.) durch in die Vorderkammer eingepflanzte Kunststofflinse (z. B. ↑ LIEB* Linse). – **L.proteine**: die ↑ Glykoproteide der Augenlinse (>1/3 der Linsenmasse), v. a. wasserunlösl. Albuminoid (z. B. der Fasern), wasserlösl. Albumin, sowie α- u. β-Kristallin. Im Alter insges. zunehmend.

Linsen|reflex, seniler: *ophth* ↑ Altersreflex. – **L.regenerat**: *ophth* vom Oberrand der Iris ausgehende linsenähnl. Neubildung (»regenerat. Nachstar«) nach L.extraktion. – **L.reklination**: histor. »Starstich« mit Rückverlagerung der Linse in den Glaskörper; vgl. Depressio cataractae. – **L.reiter**: *ophth* strahlenförm. äquatoriale Trübungen außerhalb der eigentl. Starzone beim Schichtstar.

Linsen|schlottern: *ophth* durch plötzl. Augenbewegungen bewirktes Herabsinken u. Zittern der Augenlinse (u. Iris); *physiol.* bei max. Akkommodation, *pathol.* bei erbl. oder degenerat. Minderwertigkeit der Zonula Zinnii (z. B. Hydrophthalmus, Cataracta hypermatura), Ziliarmuskelkrampf. – **L.sklerose**: *ophth* Umwandlung des Nucl. lentis zum »Alterskern« (Schrumpfung durch H$_2$O-Verlust); zentrale Fasern platten sich ab u. werden spröde; dadurch Zunahme der opt. Dichte, vermehrte Lichtreflexion. – Im Alter physiol. Vorstufe des grauen Stars. – **L.star**: *ophth* Katarakt im Stroma der Augenlinse (im Ggs. zum Kapselstar). – **L.stern**: *ophth* s. u. L.nahtsystem.

Linsen|trübung: *ophth* ↑ Cataracta. – **L.tumor**: ↑ Phakoma; s. a. Kristallwulst. – **L.vorfall**: *ophth* Hernia lentis.

Linser* Injektion (PAUL L., 1871–1963, Dermatologe, Tübingen): Varizenverödung durch perkutane i.v. Inj. einer endothelschädigenden Lsg. (ursprüngl. Sublimat).

Linstowiidae: Bandwurm-Fam. der Cyclophyllidea; humanpathogen z. B. Inermicapsifer cubensis.

Lint(eum): *pharm* ↑ Charpie.

Linthicum* Syndrom: Mukozele der Keilbeinhöhle, mit Kopfschmerzen, einseit. Sehstörung, Anosmie etc.

Linton* (ROBERT RITCHIE L., geb. 1900, Chirurg, Brookline/Mass.) **Operation**: 1) (1948) splenorenale Anastomose (modif. BLAKEMORE* Op.) zwischen den Vv. lienalis (n. Splenektomie) u. renalis sin. bei portaler Hypertension. – 2) mesenterikokavale Anastomose zwischen den Vv. mesenterica sup. (unter Ligatur des dist. Stumpfes = L.* Venenligatur) u. cava inf. bei portaler Hypertension. – 3) (1958) offene (nach longitud. Ösophagotomie) Umstechung von Ösophagusvarizen bis in die Magenschleimhaut (Mitfassen evtl. Fundusvarizen); zweischicht. quere Ösophagusnaht. – 4) subfasziale Umstechungsligatur der Vv. perforantes bei chron. Ulcus cruris. – **L.* Sonde**: Ballonsonde (endständ. Gummiballon) zur Kompression von Ösophagusvarizen. – **L.* Test**: Prüfung der Durchgängigkeit der tiefen Beinvenen bei Varikose: Anlegen eines Oberschenkelstaues am Stehenden, dann Rückenlage u. Anheben des Beins (20–30°); bei ausreichendem venösem Rückfluß Entleerung der oberflächl. Venen.

Linum usitatissimum: Flachs, Lein; in den Samen (Semen Lini) fettes Öl (Oleum Lini; bis 40%, davon ca. 50% Linol- u. 20% Linolensäure), Proteine, Schleimstoffe, Linamarin (Blausäureglykosid), Antipyridoxin-Faktor 1-Amino-D-prolin (als Peptid Linatin tox.). Therap. Anw. der Samen als Kataplasma, Laxans, Antidiarrhoikum, des Öls in Brandlinimenten u. Salben, des ausgepreßten Samenmehls (Placenta Seminis Lini) für Umschläge. – s. a. Leinsamen.

Linzenmeier* Methode (GEORG L., geb. 1882, Gynäkologe, Karlsruhe): eine BSR; Bestg. der Zeit bis zur Sedimentation einer 18 mm hohen Blutsäule in definiertem Rohr.

Lioderm(i)a: *derm* ↑ Glanzhaut. – **L. essentialis congenita**: ↑ Xeroderma pigmentosum.

Liothyroninum *WHO*: das natürlich vork. ↑ Trijodthyronin.

Liouville* Ikterus (HENRI L., 1837–1887, Hygieniker, Paris): ↑ Icterus neonatorum gravis.

lip...: Wortteil »Fett«; s. a. lipo....

Lipämie: milch. Serumtrübung durch Neutralfette, ↑ Hyperlipämie. – **Lipaemia retinalis**: gelb-rote Färbung der Netzhautgefäße bei (v. a. diabet.) Hyperlipämie.

Lipalgie: ↑ Adipositas dolorosa DERCUM.

Lipamid: ↑ Lipoamid.

Liparitose: ↑ Bimssteinlunge.

Lip(ar)ozele: 1) zyst. Pseudotumor der Tunica vagin. des Hodens nach Blutung. – 2) ↑ Adipozele. – 3) ↑ Galaktozele.

Liparthritis, -arthrosis: ↑ Arthropathia ovaripriva mit örtl. Lipomatose.

Lipase, Steapsin: Sammelbez. für fettspaltende (↑ Fettabbau) pflanzl. u. tier. Enzyme (Esterhydrolasen). Beim Menschen vork. in Blut (ca. 80 E/l; erhöht bei akuter Pankreatitis, entzündl. Lebererkrn., evtl. erst nach Provokation), Galle (ca. 10fach höher als Blutwert), Liquor, Magen-, Darm- u. Pankreassaft, Milch, Fettgewebe. Bestg. anhand der Spaltung von Olivenöl, Äthylbutyrat etc., ferner azidi- u. photometrisch.

Lipatrophie: Fettgewebsschwund, s. a. Lipodystrophie; i. e. S. die **Lipatrophia circumscripta** des s.c. Fettgewebes (flache Dellen) als Druckatrophie (Gesäß, Ellenbogen etc.) sowie am Ort wiederholter Insulin-Inj. (= Dystrophia lipoidica diabeticorum) oder Steroidkristall-Infiltration. – **lipatrophischer Diabetes**: ↑ LAWRENCE* Syndrom.

Lipazidämie: ↑ Hyperlipazidämie. – **Lip(az)idurie**: vermehrtes Auftreten freier Fettsäuren im Harn infolge Hyperlipazidämie.

Lipid(e): Sammelbez. für die – im allg. azetonlösl. – Fette u. fettähnl. Stoffe (= Lipoide); s. a. Fettbiosynthese, -stoffwechsel, Lipoid.... – Bestg. (s. u. Fett) in den Fäzes gravi- u. azidimetrisch, (gas)chromatographisch; Normalgehalt ca. 5–7 g pro Tag. (40% freie Fettsäuren, 30% Sterine, 16% Triglyzeride u. je 7% Sterinester u. Phospholipide); s. a. Lipitesmo®.

Lipid|faktor: (BORDET-HOWELL) Gemisch von Phosphatidylserin u. Phosphatidyläthanolamin als gerinnungsakt. Lipidanteil der Gewebsthrombokinasen bzw. des Plättchenfaktors 3. – **L.granulom(atose)**: ↑ CHESTER* Syndrom, HAND*-SCHÜLLER*-CHRISTIAN* Krankheit. – **L.infusion**: i.v. Applikation eines Fettemulsions-Präp. i. S. der kalorisch ausreichenden parenteralen Fettzufuhr. – **L.inhibitor**: (HECHT 1966) koagulationshemmendes Sphingosin (in gerinnendem Hühnerplasma, bei Thrombinbildung aus SEEGERS* Prothrombin etc.).

Lipidose(-Syndrom): Oberbegr. für die mit Vermehrung der Lipide in Blut (Hyperlip[-azid]-, -lipid-, -cholesterin-, -lipoproteinämie) u./oder Organen ein-

---

Xanthomatose-Syndrome

Hypercholesterinämische Formen
   Essentielle fam. Hypercholesterinämie (HARBITZ-MÜLLER)
   BROOKE* Syndrom
   Sek. Hypercholesterinämie u. Hyperlipidämie (bei Lebererkr., Pankreatitis, Nephrose, Myxödem, Hämochromatose [TROISIER-HANOT-CHAUFFARD], Psoriasis, nach schwerer Op. etc.)
   BÜRGER*-GRÜTZ* Syndrom
   HANOT*-MACMAHON*-THANNHAUSER* Syndrom

Normocholesterinämische Formen
   HAND*-SCHÜLLER*-CHRISTIAN* Syndrom
   ABT*-LETTERER*-SIWE* Syndrom
   VAN BOGAERT*-SCHERER*-EPSTEIN* Syndrom
   WHIPPLE* Syndrom
   Osteokutaneohypophysäres Syndrom
   Eosinophiles Granulom
   Sek. Xanthomatose in entzündl. Gewebe oder Tumor
   Juveniles Xanthogranulom
   TEUTSCHLÄNDER* Syndrom (auch hypercholesterinäm. Formen)
   FRANÇOIS* Syndrom (I)
   URBACH*-WIETHE* Syndrom
   Idiopath. Fettleber
   Idiopath. familiäre Hyperlipämie
   LAWRENCE* Syndrom

Phosphatid-Lipidose-Syndrome

NIEMANN*-PICK* Syndrom

Amaurot. Idiotie
   NORMAN*-WOOD* Syndrom
   TAY*-SACHS* Syndrom
   DOLLINGER*-BIELSCHOWSKY* Syndrom
   STOCK*-SPIELMEYER*-VOGT* Syndrom
   KUFS* Syndrom

v. PFAUNDLER*-HURLER* Syndrom
FABRY* Syndrom
FARBER* Syndrom

Zerebrosid-Lipidose-Syndrome

GAUCHER* Syndrom
SCHOLZ* Syndrom

Ungeklärte Lipidose-Syndrome

SEITELBERGER* Syndrom
PELIZAEUS*-MERZBACHER* Syndrom
GREENFIELD* Syndrom

Lipiodol

hergeh. Fettstoffwechselstörungen einschl. der Lipoidosen bzw. Lipoidspeicherkrkhtn. u. der symptomat. Formen (bei Diabetes mellitus, Hypothyreose etc.).

Lipiodol®: öliges Rö.-Kontrastmittel (Jod in Mohnöl). – Nach Myelographie evtl. Arachnitis, nach Lymphographie sogen. L.-Granulom der regionalen LK. – **L.test**: (SILVERMANN u. SHIRKEY 1955) Nachweis einer Fettresorptionsstörung anhand des J-Gehalts im Urin nach Einnahme von L.® (im Darm Aufspaltung in Glyzerin u. jodhalt. Fettsäuren, aus letzteren intermediäre J-Abspaltung).

Lipitesmo®: wasserabweisendes Testpapier (Diaminofuchsonium-Derivat; hellblau, Farbumschlag nach Violett) für Schnellnachweis von Neutralfetten u. a. lipophilen Stoffen im Stuhl.

Lipliawski* Probe (SEMJOU L., geb. 1873, Arzt, Berlin): s. u. ARNOLD*-L.*.

Lipmann* Einheit (FRITZ ALBERT L., geb. 1899, Biochemiker, Cambridge/Mass.; 1953 Nobelpreis für Medizin): s. u. Koenzym A.

lipo...: Wortteil »Fett«; s. a. lip....

Lip(o)amid-dehydrogenase, Diaphorase I: die Umsetzung Liponsäureamid/Dihydroliponsäureamid katalysierendes Enzym; wirksam bes. im Rahmen der 2stuf. oxidat. Pyruvat-Dekarboxylierung durch das Multienzymsystem Pyruvat-dehydrogenase unter Teilnahme von Liponsäure via Azetyl-CoA. – **erythrozytärer L.defekt**: enzymopath. ↑ Methämoglobinämie.

Lipoat-azetyltransferase: an der Pyruvat-Oxidation beteiligtes azetylierendes Enzym.

Lipo|blast, -plast: junge Fettzelle; i. e. S. freie, abgerundete fetteinlagernde Zelle des braunen Fettgewebes. – **L.blastom**: ↑ Hibernom. – **multizentr. system. L.blastose**: (TEDESCHI) kutane u. viszerale generalisierte ↑ Lipomatose.

Lipocain, Lipocaic(-Faktor): (DRAGSTEDT u. M. 1938) aus Pankreas isolierter lipotroper Faktor (Polypeptidhormon) mit aktivierender Wirkung auf – mit der Nahrung zugeführte – lipotrope Faktoren u. auf die hepat. Fettverwertung (bei **L.mangel** Leberverfettung, erniedrigte Serumlipidwerte).

Lipo|calcinosis, L.chaliko... : s. u. L.granulom.

Lipo|chagom: kleines, entzündl., lipophages s.c. Granulom (multipel) bei CHAGAS* Krkht.; v. a. im Säuglingsalter oft einz. Symptom. – **L.chondrien**: zytol annähernd sphär., von einfacher Elementarmembran umhüllte, osmiophile, zytoplasmat. Organellen (Granula) mit hohem Lipoidgehalt; oft in Nähe des GOLGI* Apparates. – **L.chondrodystrophie**: ↑ v. PFAUNDLER*-HURLER* Syndrom.

Lipochrom, Lipoidpigment: Gruppenbez. für pflanzl. u. tier. fettlösl. Farbstoffe (Lipoide); u. a. ↑ Karotinoide. – **L.ämie**: ↑ Hyperlipochromämie. – **Lipochromie**: ↑ Xanthochromie.

Lipodermoid: ophth angeb., rötl.-gelbe Bindehautgeschwulst, meist am Limbus corneae; geringe Wachstumstendenz.

Lipodystrophie: Schwund des s.c. Fettgewebes (Wucheratrophie mit mäß. Infiltration); umschrieben z. B. als **Lipodystrophia intestinalis** (↑ WHIPPLE* Syndrom), **L. neonatorum** (↑ Adiponecrosis subcutanea), **L. paradoxa s. progressiva** (↑ SIMONS* Syndrom), als Dystrophia lipoidica diabeticorum, PFEIFER*-WEBER*-CHRISTIAN* Syndrom; generalisiert bei komplexer Stoffwechselstörung, z. B. als LAWRENCE* Syndrom.

Lipödem: Verdickung oder ödematöse Schwellung des s.c. Fettgewebes. Als **schmerzhaftes L.** (ALLEN u. HINES 1940) die meist bereits im Kindesalter einsetzende symmetr. Zunahme des Unterhautfettgewebes der Unterschenkel mit Spontan- u. Druckschmerzhaftigkeit u. derb-plast. Schwellung (»schmerzhaftes Fettbein«), die u. a. bei orthostat. Belastung zunimmt. Wahrsch. erbl. Metabolismusstörung, da Serumlipide allg. vermehrt u. Triglyzeride des »flüss.« Fetts höhere Anteile an ungesätt. Fettsäuren enthalten.

Lipofuszin: Protein- u. Cholesterin-halt. bräunl. Gemisch lipo- u. argentophiler Pigmente, das sich – alters- u. stoffwechselabhängig – in Epithelzellen u. Zellen mesenchymaler Herkunft anreichert (»Abbau-«, »Alters-«, »Abnützungspigment«; jedoch auch bereits bei Jugendl. u. bei kachektisierenden Krkhtn.). Entstehung u. Funktion unbekannt (bedeutsam für Zellstoffwechsel?).

Lipogenese: ↑ Fettbiosynthese.

Lipogranulom: lipophages Granulom im s.c. Fettgewebe (blau-rote, indolente, teig. bis derbe Knoten, evtl. dünnflüss. Fett = »Pingranliquose« oder Kalk enthaltend = sklerosierendes L.) als Reaktion auf entzündlich (z. B. Pankreatitis), mechan. (Prothesen-, Bruchbanddruck), therm., tox. (z. B. Fleckfieber) oder allerg. bedingte Fettgewebsnekrose; ferner als Fremdkörpergranulom (z. B. »Paraffinom« etc.). Solitär oder multipel (»**Lipogranulomatose**«), z. B. als Adipositas dolorosa, Pannikulitis, Lipogranulomatosis intramuscularis progressiva (= Lipocalcinosis progrediens oder Lipochalikogranulomatose: ↑ TEUTSCHLÄNDER* Syndrom), spontane L. (↑ ROTHMANN*-MAKAI* Syndrom), s.c. hyperton. L. (GOTTRON; ↑ Necrobiosis lipoidica), disseminierte L. (↑ FARBER, PFEIFER*-WEBER*-CHRISTIAN*, CHESTER* Sy.); i. w. S. die ↑ Lipoidosen u. Xanthomatosen (↑ Tab. »Lipidose-Syndrome«).

Lipoide: den ↑ Lipiden zugehör. fettähnl. Stoffklassen wie Phosphatide, Ganglioside, Zerebroside, Wachse, Sterine u. fettlösl. Naturstoffe (z. B. Karotinoide); s. a. Lipo.... – **Lipoid A**: der pyrogene Lipidanteil des somat. O-Antigens gramneg. Bakt.

Lipoid|ämie: ↑ Hyperlipoidämie. – **L.antigene**: 1) alkohol. Extrakt von Lipoidsubstanzen syphilit. (z. B. Leber) oder gesunder Organe (Rinder-, Meerschweinchenherz) als AG für die ↑ WaR. – 2) immunakt. Lipoide (v. a. Phosphatide, Zerebroside) mit spezif. antigenen Determinanten u. Haptenfunktionen. – **L.antikörper**: AK gegen Lip(o)ide; von Bedeutung v. a. bei der ↑ WaR (mit Cardiolipin als AG; vgl. L.antigene).

Lipoid|bindungsreaktion: Fällungsreaktion mit Lipoiden als ↑ Serumlabilitätsprobe (z. B. HANGER* Flockungstest) oder als un- bzw. teilspezif. Flockungsreaktion (z. B. bei Syphilis). – **L.bogen**: ophth ↑ Arcus senilis corneae. – **L.dermatoarthritis**: multizentr. ↑ Retikulohistiozytose. – **L.gicht**: (BÜRGER) Xanthombildung an Sehnenscheiden u. Gelenkkapseln (»L.tophi«), mit Beschwerden ähnl. denen bei Harnsäuregicht. – **L.granulom**: ↑ Paraffinom.

Lipoid|-Kalkinfarkt: Ablagerung von Ca-salzen u. Lipoiden in den Nierenpapillen (tubuläre Basalmembran u. umgebendes – hyalinisiertes – Bindegewebe); v. a. im Alter (ohne klin. Bedeutung). – **L.lunge**: pulmonale Lipoidose-Manifestation (miliar-fibrös, seltener zystisch). – I. w. S. auch die inhalativ geschädigte Lunge mit Entzündungsneigung (↑ Fettpneumonie). – **L.mantel**: Fettmantel der Haut (↑ Hautfett). – **L.membran**: *zytol* bimolekulare L.schicht (v. a. Cholesterin u. Phosphate) als eigentl. Isolationsschicht der Plasmamembran; vgl. Elementarmembran.

Lipoid|nekrobiose (Urbach*): ↑ Necrobiosis lipoidica diabeticorum. – **L.nephrose**: ↑ nephrot. Syndrom mit stark ausgeprägter sek. vakuolär-tropf. Beladung der prox. Tubuluszellen mit Lipoiden. Heute als akute membranöse (»MPI«)-Glomerulonephritis angesehen, deren idiopath. Form (»minimale Glomerulusläsion mit nephrot. Syndrom«) v. a. im 1.–5. Lj. vorkommt (Spontanheilung, Rezidivneigung). – **L.proteinose (Urbach*-Wiethe*)**: ↑ Hyalinosis cutis et mucosae.

Lipoidose(-Syndrom): Oberbegr. für die – bei normalen Serumlipidwerten – mit Lipoidspeicherung im RES einhergeh. Speicherkrkhtn.: Cholesterin-L. (↑ HAND*-SCHÜLLER*-CHRISTIAN* Syndrom), Zerebrosid-L. (↑ GAUCHER* Sy.), Phosphatid-L. (↑ NIEMANN*-PICK* Sy.), Gangliosid-L. (amaurot. ↑ Idiotie, v. PFAUNDLER*-HURLER* Sy.). I. w.S. auch Krkhtn. mit Hyperlipoidämie (z. B. idiopath. hepatosplenomegale L. = BÜRGER*-GRÜTZ* Sy.) u. Hyperlipoproteinämie sowie ↑ Xanthomatose (↑ Tab. »Lipidose-Syndrom«). – **Lipoidosis dermochondrocornealis**: ↑ FRANÇOIS* Syndrom I.

Lipoid|phanerose: *histochem* das Sichtbarwerden (Gelbfärbung) von – tropfig konfluierenden – Lipoiden nach Zustandsänderung des Trägerproteins (z. B. hyaline Eiweißfällung bei Arteriosklerose); vgl. Lipo-, Fettphanerose. – **L.proteinose**: ↑ Hyalinosis cutis et mucosae; i. w. S. auch die Lip(o)idosen proteingebundener Lip(o)ide. – **L.speicherkrankheit, -thesaurismose**: ↑ Lipoidose.

Lipoid|theorie: (OVERTON u. MEYER 1895) Narkosetheorie, derzufolge Substanzen nur dann die ↑ L.-membran durch- u. in ZNS-Zellen eindringen können, wenn sie lipoidlöslich sind, u. ihr narkot. Effekt um so größer ist, je mehr die Löslichkeit zugunsten der Lipoidphase verschoben ist. – **L.urie**: vermehrtes Auftreten von Lipoiden im Urin unabhängig von der Nahrungsaufnahme, z. B. bei sog. Lipoidnephrose. Im polarisierten Licht doppelbrechende Kristalle.

Lipoitrin: (RAAB) ↑ Fettstoffwechselhormon.

Lipolyse: Mobilisierung körpereigener Fettbestände; ↑ Fettstoffwechsel, -umsatz. – **lipolyt. Quotient**: ↑ Cholesterin-Phosphatid-Quotient.

Lipom(a): »Fett(gewebs)geschwulst«, gutart., langsam wachsendes, meist kugel., evtl. gestieltes (= L. pendulum) oder gar zott. (= L. arborescens, z. B. der Gelenkzotten) mesenchymales Neoplasma aus – vergrößerten – Fettgewebszellen, bevorzugt im Unterhautzellgewebe; angeb. (= fetales bzw. fetal-zellulares L., ↑ Hibernom) oder erworben, solitär oder multipel bis systematisiert (↑ Lipomatose); evtl. zentral verknöchernd (= L. ossificans), verschleimend (= L. myxomatodes) oder verkalkend (= L. petrificans); auch mit vermehrter Bindegewebs- u. Kapselbildung (= L. fibrosum), Blutgefäßneubildung (= L. teleangiectodes); selten maligne entartend (= L. sarcomatodes, ↑ Liposarkom). – Als **präperitoneales L.** häufig durch Linea-alba-Lücken vordrängend.

Lipomasie: Anfüllung von – erweiterten – Knochenmarkräumen mit fettreichem Mark.

Lipomatose: Auftreten multipler ↑ Lipome; i. w. S. auch die (mastbedingte) zonale ↑ Adipositas u. regionale Wucherungen des s.c. Fettgewebes; z. B. **Lipomatosis cutis superf.** (↑ Naevus lipomatodes cutaneus superf.), **L. (diffusa symmetrica) colli s. cervicalis** (↑ MADELUNG* Fetthals), **L. dolorosa s. nodularis circumscripta** (↑ Adipositas dolorosa DERCUM), **L. luxurians muscul. progressiva** (= Gnomenwaden bei ↑ Dystrophia musculorum progressiva), **L. gigantea** (↑ Adiposogigantismus), **L. abdominalis** (»Speckbauch«), **rhizomel. L.** (der prox. Extremitätenabschnitte), **L. visceralis** (↑ COUTO* Krankheit), **L. cordis** (= ↑ Adipositas cordis), **L. renis** (= Nephritis lipomatosa).

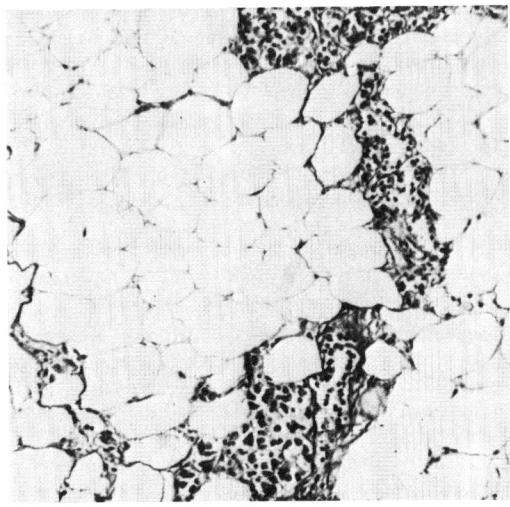

Lipomatose des Pankreas: weitgehender Ersatz des Parenchyms durch Fettgewebe ohne Bindegewebsvermehrung.

Lipomikronen: ↑ Chylomikronen.

Lip|omphalus: Adipozele im Nabelring.

Lipo|mukopolysaccharidose: Typ I der Mukolipidose. – **L.myxom**: gutart. Neoplasma aus Fett- u. Schleimgewebe; vgl. Lipoma myxomatodes. – **L.neogenese**: ↑ Fettbiosynthese.

Liponsäure: 1) α-L.: zykl. Disulfid der Oktan-6,8-dithiolsäure (↑ Formel). Vork. in Mikroben (Wachstumsfaktor, z. B. für Str. faecalis), Pflanzen, Tieren.

$$H_2C_8\overset{H_2}{\underset{|}{\overset{|}{C}}}\overset{7}{\underset{|}{CH}}-\overset{5}{CH_2}-\overset{4}{CH_2}-\overset{3}{CH_2}-\overset{2}{CH_2}-\overset{1}{COOH} \qquad I$$
$$\underset{S-S}{}$$

$$\underset{\underset{O}{\overset{\|}{S}}-S}{|\quad|} \quad \underset{\underset{O}{\overset{\|}{S}}-\overset{\|}{\underset{O}{S}}}{|\quad|} \quad \underset{S\diagdown\diagup S}{|\quad|}\underset{O}{} \qquad II$$

I = (+)-α-Liponsäure
II = β-Liponsäure (3 mögl. S–S–O-Bindungen)

Liponsäure

Beim Menschen (essentiell?) ca. 16 µg/l Serum (s. a. Lipoamiddehydrogenase); Reaktionspartner des Trikarbonsäurezyklus (α-Ketoglutarsäure → Sukzinyl-CoA) u. der Pyruvat-Oxidation. Salze: Lipoate. – **2)** β-L., Protogen B: Sulfoxid der α-L. – **3)** γ-L.: Dihydroliponsäure. – **L.-transazetylase**: / Lipoat-azetyltransferase.

Lipopexie: Stabilisierung u. Ablagerung von Fetten im Gewebe.

lipophag(isch): Fett phagozytierend; **Lipophagen** sind z. B. die histozytären Makrophagen. – **l. Intestinalgranulomatose**: / WHIPPLE* Krankheit.

Lipophanerose: *derm, histol* das Sichtbarwerden (Schwarzfärbung durch Sudan-B) intrazellulärer Epidermis-Lipide infolge fett. Degeneration (Störung der Nukleinsäure-Protein-Phosphatidbindungen), z. B. bei Seborrhö, Parakeratose, Psoriasis; s. a. Fett-, Lipoidphanerose.

lipophil: in Fett löslich, Fette lösend, mit Affinität zu Fett; mit Neigung zu Fettleibigkeit (z. B. **li. Dystrophie** = alimentäres / Dystrophie-Syndrom).

Lipo|pigment: gelbl. bis gelbbraunes, fluoreszierendes Zellpigment (in Mes- u. Parenchym) aus Protein-Lipoid-Komplexen; z. B. Ceroid, Lipofuszin. – **L.plast**: / Lipoblast.

Lipopolysaccharid|-Antigen: somat. O-Antigen (Endotoxin) der meisten gramneg. Baktn., bestehend aus Lipoid A u. phosphoryliertem Polysaccharidkomplex; darstellbar durch Phenol-Wasserextraktion trockener Keime als – tox. (Leukopenie, später Leukozytose) – Spaltprodukt des L.-Protein-Lipoid-Komplexes der Zellmembran. Therap. Anw. als Pyretikum.

Lipoproteid: / Lipoprotein. – **L.lipase**, Klärfaktor: lipolyt. Enzymsystem im menschl. Serum; spaltet spezif. Triglyzeride von Lipoproteinen auf (Entfernung von Chylomikronen u. Prä-β-Lipoproteinen aus dem Plasma, / Fettklärungsreaktion); ist durch Heparin aktivierbar (Post-Heparin-lipolyt. Aktivität = PHLA als Maß für durch Heparin freigesetzte L.). – **L.membran**: *zytol* / Elementarmembran.

Lipoproteine, -proteide: Gruppe makromolekularer, wasserlösl. Lipid-Protein-Gemische (s. a. Apolipoproteine) im menschl. Serum (>10% der Plasmaproteine) mit Transport- u. Schutzfunktion (s. a. Hyperlipoproteinämie, GOFMAN* Riesenmoleküle, Tangier-Krkht., Abetalipoproteinämie). Physikal.-analyt. Verhalten wie Proteine (/ Abb. »Immunelektrophorese«, Tab. »Blut«, COHN* Fraktionierung); nach der Dichte (Ultrazentrifugierung) unterschieden als VLDL, LDL, HDL u. VHDL (= **v**ery **l**ow, **l**ow-, **h**igh- bzw. **v**ery **h**igh **d**ensity **l**ipoproteins) u. als / Chylomikronen, nach dem Elektrophoreseverhalten als α₁- (in HDL u. VHDL), α₂- (in LDL₁), β₁- (in HDL₁), β₂- (in LDL₁ u. ₂) u. Prä-β-L. (in VLDL). Ausgeprägter Polymorphismus v. a. der β-L. geringer Dichte.

Lipoprotein|-Antiserum: immunodiagnost. Serum mit AK gegen menschl. Serum-Lipoproteine (Anti-α₁- u. Anti-β-Lipoproteinserum). – **L.-granula**: / Lipochondrien.

Lipo|proteinose: / Hyalinosis cutis et mucosae. – **L.retikulose**: die / HAND*-SCHÜLLER*-CHRISTIAN* Krkht. – **L.sarkom**: meist prim. Malignom des Fettgewebes als eines der häufigsten Weichteilsarkome; meist hohe Gewebsreife, aber auch verwilderte polymorphzell. u. Mischformen (L.myo-, -myxosarkom); v. a. in tieferen Gewebsschichten der unt. Extremitäten u. im Retroperitoneum; Metastasen vorw. in Lunge u. Leber.

Lipositol: (FOLCH 1949) in Hirnsubstanz, Lebermikrosomen u. Sojabohnen nachgewiesenes Phospholipoid.

Liposklerose: Sklerosierung von Fettgewebe; i. e. S. die **massive viszerale L. (Blanc*)** bei ausgedehnter fibrosierender Pannikulitis der Haut (Sonderform des PFEIFER*-WEBER*-CHRISTIAN* Syndroms?).

Lipo|som: feinstes, emulgiertes Fett- oder Lipoidtröpfchen in der Zelle. – **L.steatose**: / Lipidose-Syndrom.

Lipo|tamponade: *chir* / Oleothorax. – **L.thiamidpyrophosphat**, LPP: Verbindung aus Kodekarboxylase u. Liponsäure; intermediär wirksames Koenzym des Brenztraubensäure-Abbaus (Bildung von Azetyl-LPP u. CO_2, dann – bei CoA-Präsenz – von Azetyl-CoA).

lipotrop: mit bes. Affinität zu Fett(en). – **l. Hormon**, LPH, Lipotropin: (1964) in den Fett-Stoffwechsel eingreifende Substanz. – **l. Faktoren**: im Tierversuch einer Leberverfettung entgegenwirkende Stoffe, z. B. Cholin, Betain, Methionin; i. e. S. das den Fettstoffwechsel beeinflussende Glykokollbetain u. weitere N- sowie S-methylierte Stoffe.

Lipo|trophie: Hypertrophie des Fettgewebes. – **L.tropie**: **1)** s. u. lipotrop. – **2)** (i. w. S.) Eigenschaft von Körpergeweben (v. a. Leberparenchym), Lipide an sich zu ziehen u. nach Bedarf umzusetzen. – **L.tropin**: / lipotropes Hormon.

Lipo|vakzine: Vakzine mit in Öl suspendierten Erregern. – **L.virus**: beim Menschen im Blut vork. DNS-Virus (ca. 100 nm) mit lipidreicher Hülle, durch Äther u. Chloroform vollständig, durch Na-Desoxicholat teilweise inaktivierbar; AG-verwandt mit Hepatitis-Virus A. Pathol. Bedeutung unbekannt.

Lipovnik-Virus: ARBO-Virus der / Kemerovo-Gruppe in der CSSR.

Lipoxidase,-oxygenase: Enzym (z. B. in Sojabohnen), das ungesättigte Fettsäuren in peroxidierte Formen umsetzt.

Lipoproteingruppen (Normalblut)

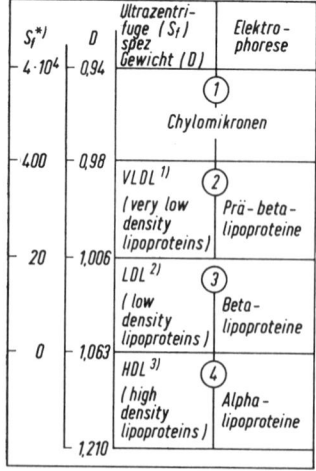

*) SVEDBERG-Einheit (Flotationseinheit), [1] Lipoproteine sehr niedriger Dichte, [2] niedriger Dichte, [3] hoher Dichte

Lipo|zele: ↗ Liparozele. – **L.zyt**: univakuoläre ↗ Fettzelle als Baustein des weißen Fettgewebes.

Lippe: ↗ Labium; i. e. S. die Ober- u. Unterlippe (↗ Labia oris), s. a. Cheil(o)..., Chil....

Lippen|(ab)lesen: visuelle Einzellaut- oder Sprachganzaufnahme als Kommunikationsmöglichkeit Tauber bzw. Ertaubter. – **L.bändchen**: ↗ Frenulum labii. – **L.beißen**: gewohnheitsmäß. ständ. Beißen auf die (Unter-)Lippe; bewirkt evtl. Zahnstellungsanomalien (Protrusion der oberen, Retrusion der unt. Schneidezähne). – **L.chorea**: Hyperkinese der Lippen (mit Schmatz-, Schnalzlauten) bei Chorea major u. minor.

Lippenfistel: 1) unregelmäßig-dominant erbl. Hemmungsmißbildung des Unterlippensaumes: paramedian-symmetr. oder anguläre, quergestellte, seichte Einsenkung als Mündung eines blind endenden Fistelganges (Inhalt: klares, fadenziehendes Sekret). – Seltener an der Oberlippe als »forme fruste« einer Cheiloschisis. – 2) *gyn* Schamlippenfistel. – 3) *chir* op. äuß. (Darm-)Fistel mit evertierter Schleimhaut. – **L.furunkel**: follikuläre Eiterung, meist der Oberlippe (Gefahr der Sinus-cavernosus-Thrombose über V. angularis).

Lippen|grind: ↗ Ekthyma contagiosum. – **L.herpes**: ↗ Herpes simplex labialis. – **L.karzinom**: papillomatöses, exophyt. oder ulzeröses, meist verhornendes – Stachelzell-Ca. der Unter-, seltener der Oberlippe; fast stets auf aktinisch-degenerativer oder chronisch gereizter Schleimhaut, Narbe etc.; s. a. Spinnerlippe.

Lippen-Kieferspalte: angeb. ein- oder beidseit. Hemmungsmißbildung mit Spalt in Oberlippe (↗ Lippenspalte) u. OK (unvollständ. Vereinigung des seitl. Nasenfortsatzes mit dem OK-Fortsatz u. Offenbleiben der seitl. Nasenfurche u. der Ober-Zwischenkiefer-Naht). Evtl. als »Wolfsrachen«, d. h. kombin. mit Gaumenspalte (s. a. dort. Tab.) Ther.: Op. Verschluß (z. B. im 3. Mon. Lippenplastik, mit 2 J. Gaumenspaltenverschluß, mit 4–5 J. Verschluß von hartem Gaumen u. Kiefer). Op.termin stets so rechtzeitig, daß normale Sprache erlernt wird, aber so spät, daß keine Wachstumshemmung mehr auftritt (hoher enger Gaumen, Pseudoprogenie, Zahnfehlstellungen im Seitenzahnbereich).

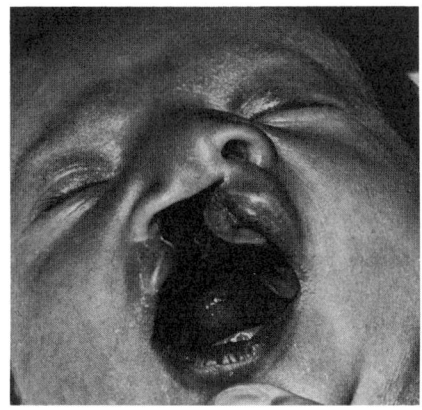

Rechtsseitige **Lippen-Kiefer-Gaumenspalte**

Lippen|laut: unter Beteiligung der Lippen artikulierter Konsonant, stimmhaft v. a. B, W, Br, M, stimmlos P, F; s. a. Labialismus. – **L.plastik**: funktions- u. formgerechte op. Korrektur eines angeb. oder erworb., totalen oder partiellen Lippendefekts durch Hauttransplantation (Brücken-, Stiellappen) v. a. aus der Nachbarschaft (bukkale, juxtamentale, temporoparietale, brachiale Methode; z. B. nach BRUNS, ESTLANDER, ABBE, DIEFFENBACH). Bei ↗ L.spalte (meist nach 3 Mon.) unter funktioneller Herstg. des Nasenbodens u. Einordnung des Nasenflügels an seine natürl. Stelle (z. B. nach AXHAUSEN, BLAIR, LE MÉSURIER, LANGENBECK).

Lippen|rinne: ↗ Philtrum. – **L.rot**: haar- u. drüsenfreie Übergangszone zwischen Gesichtshaut u. Mundschleimhaut; Rotfärbung beruht auf starker Vaskularisierung subepithelialer Papillen u. Transparenz des nichtverhornten Epithels. – **L.saum**: dicht mit Epithelzotten besetzte, die Saughaftung fördernde Hautzone (embryonale Lippenverwachsungszone) am Übergang zur Lippenschleimhaut; vgl. LUSCHKA*-V. PFAUNDLER* **L.polster**.

Lippenspalte: *path* angeb., ein- oder beidseit. Spaltbildung (Hemmungsmißbildung) der Oberlippe; isoliert (»Hasenscharte«) oder bei ↗ Lippen-Kiefer-Gaumenspalte; als **vollkommene L.** durch den Nasenboden bis in die Kieferspalte reichend. Nasenflügel der Spaltseite breit ausgezogen. Ther.: ↗ Lippenplastik.

Lippen|zeichen: rüsselart. Lippenvorstrecken bei Beklopfen der Mundmuskeln als Teil des CHVOSTEK* Zeichens (bei Tetanie); vgl. THEIMICH* Zeichen. – **L.zyste**: perlmutterfarben bis bläulich durchschimmerndes Schleim-Speichelgranulom.

Lippes* Schleife: schlaufenförm. Intrauterinpessar (↗ dort. Abb.) aus Nylon; 2 Fäden am dist. Ende ragen nach Einlegen wenige cm in die Scheide.

Lippitudo: *ophth* Blepharitis marginalis mit »triefenden Lidern« (Hypersekretion der MEIBOM* Drüsen).

Lipschütz* (BENJAMIN L., 1878–1931, Dermatologe, Wien) **Erythem**: 1) ↗ Erythema chronicum migrans. –2) ↗ Pseudosyphilis papulosa. – **L.* Körperchen**: intranukleare eosinophile Einschlußkörperchen (Elementarkörperchen-Kolonie?), v. a. in vielkern. Ballonzellen, bei Varizellen, Zoster u. Herpes. – **L.* Nährboden**: flüss. (»L.* Bouillon«), nach Zusatz von Agar fester Eier-Nährboden aus wäßr. Eiweiß-Lsg. mit n/10 Lauge-Zusatz als Spezialnährboden für Gonokokken. – **L.* Krankheit, Ulkus**: ↗ Ulcus vulvae acutum. – **L.* Zellen**: ballonierte Basalzellen oder Histiozyten mit zentralen Einzel- oder Doppelgranula (Hämatoxilin-färbbar) bei Lichen ruber planus.

Lipurie: ↗ Lipoidurie.

Liq., liq.: *pharm* ↗ Liquor bzw. liquidus (= flüssig), liquefactus (= in flüss. Zustand übergeführt).

Liquefaktionsnekrose: ↗ Kolliquationsnekrose.

Liquidae: *laryng* ↗ Halbvokale.

Liquiritia: *pharm* s. u. Glycyrrhiza glabra.

Liquoid-Venüle: mit 1 ml 1%ig. Liquoid®-Lsg. (Na-Salz der antikomplementären u. bakteriziden Polyanetholsulfonsäure) gefüllte Spezialvenüle für Blutentnahme (8 ml) u. -kultur (Anzüchtung von Keimen aus dem strömenden Venenblut, die sich nach bald. 3-Schichtung des Blutes in der mittl. »Leuko-« Zone ansammeln).

Liquor

Liquor cerebrospinalis des Menschen (normale Durchschnittswerte in mg%)

Menge	120 –200 ml
spezif. Gewicht	1,006–1,008
Reaktion	pH ca. 7,5
Gefrierpunktserniedrigung	0,55° (0,52°–0,58°)
Druck (lumbal am Liegenden)	70 –220 mm H_2O
Eiweiß	15 – 25
Glukose	40 – 60 (bis 80)
Phosphatide	ca. 1,0
Cholesterin	0,3– 0,6
Chloride	730 –740
Phosphate	3 – 5

Liquor: (lat.) Flüssigkeit. – 1) *anat* Körperflüssigkeit, z. B. der L. amnii (↑ Amnionflüssigkeit), **L. folliculi** (vom Epithel der sek. u. tert. Eifollikel in interzellulare Spalträume, später in die Follikelhöhle sezerniert, mit reichl. Gehalt an Follikelhormon), **L. peritonei** (das in die Bauchhöhle abgesonderte seröse Gleitmittel); i. e. S. der **L. cerebrospinalis**, die Gehirn-RM-Flüssigkeit, von den Plexus choroidei gebildet, in den Liquorräumen zirkulierend u. vorw. in PACCHIONI* Granulationen resorbiert; klar, farblos, eiweißarm, fast zellfrei (s. a. Tab., Liquor...). Dient dem Schutz des ZNS vor mechan. Verformung u. schnellem Druckausgleich im Liquorsystem. Gewinnung für ↑ L.-Diagnostik durch Lumbal-, Subokzipital- oder Ventrikelpunktion. – 2) *pharm* arzneilich verw. Flüssigkeit; z. B. **L. Aluminii acetico-tartarici** (↑ Aluminium acetico-tartaricum) u. **(sub)acetici** (↑ Aluminium aceticum solutum), **L. Ammonii anisatus** (mit NH_4OH bereitete Anisöl-Lsg. Expektorans), **L. Ammonii caustici** (»Salmiakgeist«; wäßr., stark bas., NH_3-Gas abgebende Lsg. von Ammoniak), **L. Cresoli saponatus** (»Kresolseifen-Lsg.«; klar, rotbraun, ölig, wasserlösl.; in 0,5–5%ig Lsg. als Desinfektionsmittel; *toxik* s. u. Kresol), **L. Ferri sesquichlorati** (mit ca. 29% $FeCl_3$; äußerl. Hämostyptikum), **L. Kalii arsenicosi** (»FOWLER* Lsg.«; wäßr. Lsg. von Kalium metarsenit mit ca. 1% As_2O_3; Tonikum, ED 0,5 g; giftig), **L. Kalii caustici** (Ätz-Kalilauge; stark bas., wäßr. Lsg. mit ca. 15% KOH), **L. Kalii acetici** (essigsaure Kali-Lsg. mit ca. 33% Kaliumazetat; Diuretikum), **L. Kalii hypochlorosi** (»Eau de Javelle«; wäßr. Lsg. von Kaliumchlorat in HCl; Bleich-, Desinfektionsmittel), **L. Natrii caustici** (»Ätznatron«; mit ca. 15% NaOH), **L. Natrii hypochlorosi** (»Eau de Labarraque«; NaOCl-Lsg. mit mind. 0,5% wirksamem Cl; Wund-, Spül-, Desinfektionsmittel), **L. Plumbi subacetici** (»GOULARD* Extrakt«; adstringierend wirksame Lsg. von Bleiazetaten).

Liquorblock(ade), -sperre, -stop: Behinderung der physiol. Liquorzirkulation, z. B. durch Blutung, Entzündung (mit Ependymitis granularis, Hirnhautadhäsionen), Tumor, bei ARNOLD*-CHIARI* Syndrom, okzipitozervikaler Mißbildung, Arachnitis spinalis, Bandscheibenprolaps. Bei L. im Ventrikelbereich Hirndruckzeichen (insbes. Hydrocephalus int. occlusus), im Spinalraum ↑ Querschnittsyndrom, Sperrliquor u. path. Werte des QUECKENSTEDT* Versuchs; s. a. Liquorüberdrucksyndrom; vgl. Liquorphänomen.

Liquor|diagnostik: Untersuchung des Liquor cerebrospin. (zur Diagnostik u. DD von ZNS-Erkrn.) auf Erreger, Blut, Liquordruck, qual. u. quant. Abweichungen der zellulären u. humoralen Zusammensetzung (↑ L.sediment, -dissoziation, -zucker) einschl. der serol. (WaR u. a.) u. kolloidchem. Tests (↑ Mastix-, Goldsol-, Salzsäure-Kollargol-Reaktion). Veränderungen z. T. pathognomonisch (↑ Tab. »L.syndrome«). – **L.diapedese**: (RICKER) Extravasation von Blutwasser u. niedermolekularen Proteinen ins Gewebe bei Permeabilitätsstörung in der Prästase. – **L.dissoziation**: *neurol* s. u. Dissoziation (albuminokolloidale. -zytol., zytoglobulin.).

Liquor|dränage: Dauerdränage des Ventrikelsystems oder äußerer Liquorräume bei Hydrozephalus, z. B. nach ↑ TORKILDSEN (v. a. bei entzündl. Hydrocephalus occlusus), CONE (peritoneomeningeal), KAUSCH (s.c. paravertebral von Seitenventrikel in Peritonealraum), ADSON (Röhrendrän vom Lumbalsack in Bauchhöhle), bei hypersekretor. Hydrozephalus die ZIEMNOWICZ* Schraubendränage, ferner ventrikulo- (MATSON) u. rhachi-ureterale (HEILE), ventrikulojugulare (PAYR), -atriale (PUDENZ, SPITZ-HOLTER), u. -meningeale Verfahren (SCARFF; s. a. Schema »Hydrozephalus«). – **L.druck**: hydrostat. Druck des Liquor cerebrospin. in Hirnventrikeln u. Subarachnoidalraum, im allg. bestimmt nach Steigrohr-Prinzip (Röhrchenanschluß an eingeführte Punktionskanüle). Abhängig von Lage, Puls u. Atmung (rhythm. Schwankungen bis 20 mm H_2O); Normalwerte in Höhe L 3/4 am Liegenden 70–220, am Sitzenden 150–250 mm H_2O; bei Hypo- oder Aliquorrhö < 50, bei raumforderndem intrakraniellem Prozeß oder Meningitis > 220 mm H_2O; subokzipital im Liegen geringer Über-, im Sitzen Unterdruck.

Liquoreiweiß: Gesamteiweißgehalt des Liquor cerebrospin.; normal 15–25 mg% ($^1/_{300}$ bis $^1/_{400}$ des Bluteiweißes) oder 0,7–,08 bzw. 1,1 bzw. 1,3 KAFKA* Einh. (in Ventrikel-, Zisternen-, Lumballiquor; 1 KE = 1 Teilstrich im KAFKA* Röhrchen, etwa 24 mg% entsprechend). Bestg. quant. n. KAFKA-SAMSON (ungenau), qualitativ n. PANDY, NONNE-APELT, mit ↑ Kolloidreaktion, Liquorelektrophorese (bei blut. Liquor nicht verwertbar); erhöhte Werte v. a. bei NONNE*-FROIN* Syndrom, entzündl. Erkrn. von ZNS u. Meningen (s. a. Tab. »Liquorsyndrome«). – **L.-Index** (Verhältnis Globulin/Albumin) normal ca. 1,0 (alte Werte: 0,2–0,5); s. a. Liquordissoziation.

Liquorelektrophorese: Differenzierung der Liquoreiweiß-Fraktionen analog der Serumelektrophorese. Beurteilung nur in Kenntnis der Serumwerte (gröbere Verschiebungen im Serum liquorwirksam). Besonderheiten (s. a. Tab.): schneller als Albumin wandernde Vorfraktion (»Präalbumine«), rel. hoher β- u. niedrig. γ-Globulin-Gehalt, im Serum nicht vorhandene τ-Fraktion.

	Prä-albu-mine	Albu-mine	Globuline				
			$α_1$	$α_2$	β	τ	γ
Liquor	4,6	51,6	5,1	8,2	16,5	6,4	7,6
Serum	–	62,6	3,9	7,3	10,7	–	16,5

%-Mittelwerte (Papierelektrophorese) im lumbalen Liquor u. im Serum.

Liquorfistel: äuß. Fistel der Subarachnoidalräume, v. a. traumatisch (Meningeneinriß bei Schädelbasisfraktur; oft an Lamina perpendicul.), aber auch als Op.folge; klin.: dauernde oder rezidivierende Liquorrhö, Gefahr der Meningitis. – I. w. S. auch die inn. Fistel, z. B. die operative bei ZIEMNOWICZ* / Liquordränage.

Liquor|-Hirn-Schranke: Widerstand von Ependym u. Piamembran gegen den Stoffaustausch zwischen Liquor u. extrazellularer Hirnflüssigkeit. Durchlässiger als Blut-Liquor- u. Blut-Hirn-Schranke; ermöglicht Entfernung von Metaboliten aus dem Gehirn. – **L.hypertonie, -hypotonie:** / L.überdrucksyndrom bzw. Aliquorrhö.

Liquor|paralyse, Präparalyse: für die progress. Paralyse typ. L.befund ohne klin. Manifestation. – **L.phänomen:** das plötzl. u. rasche Absinken des L.drucks mit Sistieren der L.passage bei Verlegung der L.räume; s. a. L.block. – **L.pleozytose:** erhöhter Zellgehalt ($>12/3$ pro mm^3, evtl. mit Auftreten von »path.« Formen) des Liquor cerebrospin. bei entzündl. ZNS-Erkr.; Vermehrung der polymorphkern. Leuko v. a. bei akuter bakterieller Entzündung, der Lympho bei chron.-entzündl. (insbes. tbk.) Prozeß, Virus- u. Pilzinfektion, der Eos bei parasitären Erkrn.; ferner Auftreten von Gitterzellen (Makrophagen; bei Blutung), Tumorzellen (Pinealom, Melanom), Echinokokkus- u. Zystizerkushäkchen, Kokzidien, Toxoplasmen, Hefepilzen, Bakt. – **L.pumpe:** 1) *physiol* die akt. Transportprozesse im Plexus choroideus als wesentl. Faktor für die Zus. des Liquor. – 2) (SPERANSKI) *klin* Lumbalpunktion mit mehrfach wiederholter Aspiration u. Reinjektion von Liquor (10 ml) bei rheumat. Erkrn.; obsolet. – **L.punktion:** s. u. Lumbal-, Subokzipital-, Ventrikelpunktion.

Liquorräume: das Liquor-führende Hohlraumsystem von Gehirn u. RM, d. s. Ventrikel (u. deren intrazerebrale Kommunikationen For. intraventric. u. Aquaeductus cerebri) u. Zentralkanal (= **inn. L.**) u. das – über Apertura lat. u. med. ventriculi quarti mit ihnen verbundene – Cavum subarachnoidale (= **äuß. L.**; Vol.-Verhältnis ca. 1 : 4).

Liquor|resistenz: *neurol* bei Neurosyphilis das Andauern der path. L.veränderungen trotz intensiver Ther. – **L.rhö:** 1) Abfließen von Liquor via / L.fistel (als traumat. Rhino- oder Otorrhö, u. U. auch nur bei länger bestehendem Hirndruck). – 2) übermäß. Produktion normalen Liquors ohne örtl. Entzündungsreiz (= Meningitis serosa QUINCKE), z. B. bei NNH-Fokus, Lungenaffektion.

Liquorsediment: korpuskulärer Anteil des Liquor cerebrospin. nach dessen Zentrifugieren, Filtrieren u. Sedimentieren (Sedimentierkammer n. SAYK-ENESTRÖM, Zellenfangverfahren n. SIMON). Differenzierung immunhistol. u. mikroskopisch (einschl. Phasenkontrast- u. Elektronenmikroskopie); im gefärbten Ausstrich n. SAYK 4 Zellgruppen: 1. hämatogene neutrophile u. eosinophile Leuko; 2. leptomeningeale Histiozyten (Lympho-, Plasmo-, Mono-, Fibrozyten u. Makrophagen = »Gitterzellen«); 3. Ependym- u. Plexuszellen; 4. entartete Zellformen (Tumorzellen). Normal 70–100% Lympho (klein) u. 10–20% Mono (Proliferationsformen des primitiven pia-arachnoidalen Gefäßmesenchyms?), je 0–2% Ependym- u. Plexuszellen. Zählung in FUCHS*-ROSENTHAL* Kammer, Angabe in »Drittelzellen« (pro mm^3); normal im Ventrikel 1–2/3, Zisterne 0–4/3, lumbal 3–8/3 (Max. n. SAMSON 12/3); s. a. Liquorpleozytose, -syndrom (Tab.).

Liquor|syndrom: die für einen best. Krankheitsprozeß typ. L.befunde (/ Tab. S. 1484); s. a. L.überdruck-, NONNE*-FROIN* Syndrom. – **L.syphilis:** latente Syphilis mit pos. Liquorbefund.

Liquor|-Trias: / Hydrozephalus, Stauungspapille u. Liquorbefund als diagnost. Trias intrakranieller raumfordernder Prozesse. – **L.tympanon:** Liquor-cerebrospin.-Ansammlung in der Paukenhöhle (meist bei Pyramidenquerfraktur).

Liquor|überdruck-Syndrom: Symptomatik bei / Hirndruck: Schwindel, Kopfschmerz, Nüchternbrechen, Benommenheit, Stauungspapille, Abduzenslähmung, Reflexsteigerung, zerebellare Ataxie, Nystagmus, epileptiforme Anfälle, evtl. Zunahme des Schädelumfangs mit Sprengung der Schädelnähte u. perkussor. »Scheppern«. – **L.unterdruck-Syndrom:** / Aliquorrhö.

Liquorxanthochromie: Gelbfärbung des Liquor cerebrospin. bei Subarachnoidalblutung (nach 6 Std.), exzessiver Eiweißvermehrung (Serumprotein-Beimischung), schwerem Ikterus.

Liquor|zellen: s. u. L.sediment. – **L.zucker:** der – vom Blutzucker rel. unabhängig. – Glukosegehalt des Liquor cerebrospin. (normal ca. 60 mg%). Bestg. beim Nüchternen im enteiweißten Liquor, quant. z. B. nach HAGEDORN-JENSEN, qualitativ nach HAINES. Werte in Ventrikelliquor u. Lumballiquor ca. 50%; path. Abweichungen / Tab. »L.syndrome«. – **L.zyste:** mit Liquor cerebrospin. gefüllter path. Hohlraum; geschlossene »Zyste« oder aber mit – inn. oder äuß. – L.räumen kommunizierend; z. B. posttraumat. oder postop. Meningozele, extradurale L.z. bei Spina bifida occulta, Arachnoidal-, Ependym-, Septum-pellucidum-Zyste.

Lisfranc* (JACQUES L., 1790–1847, Chirurg, Paris) **Band:** Ligamenta cuneometatarsea interossea. – **L.* Operation:** 1) Fußexartikulation in den Articulationes tarsometatarseae (»**L.* Gelenk**«). – 2) / DUPUYTREN* Op. (2). – 3) sakrale Rektumamputation mit Anus praeter perinealis. – **L.* Tuberkulum:** / Tuberculum musculi scaleni anterioris.

Lison* (LUCIEN L., geb. 1907, Histochemiker) **Methode:** 1) (1936) histochem. Fe-Nachweis mit der Berlinerblau-Methode (nach Fixierung in BOUIN* Flüssigkeit). – 2) (1936) histol. Hb-Nachweis durch modifiz. Peroxidase-Reaktion mit Zink-Patentblau-Leuko-Lsg. – **L.* Fettfärbung** (1934) mit 0,1%ig. Sudanschwarz in 70%ig. Alkohol. – **L.* (-Dagnelle*) Markscheidenfärbung** (1935) in formalinfixierten Gefrierschnitt mit gesätt. Lsg. von Sudanschwarz B in 70%ig. Alkohol bzw. – für degenerierte Markscheiden (»Scharlachstadium«) – mit gesätt. Lsg. von Bleu-BZL in 40%ig. Alkohol. – **L.* (-Vokaer*) Fixierung** (1949, 1953) frisch entnommener Gewebsstücke in tiefgekühlter GENDRÉ* Flüssigkeit (zur Erhaltung des feinkörn. u. diffus verteilten Glykogens in der Zelle).

Lispeln: / Sigmatismus.

Lissauer* (HEINRICH L., 1861–1891, Neurologe, Breslau) **Paralyse, Syndrom, Typus:** (STORCH 1901) als atyp. Bild der progress. / Paralyse Herdsympte. (Aphasie, Lähmungen, Seelenblindheit), aber gut erhaltene intellektuelle Funktionen; bei umschrieb. Atrophie im hint. Schläfenlappen u. motor. Scheitellappen, seltener bei Okzipitallappen- oder Thalamusopticus-Herden. – **L.*(Rand-)Bündel,** Tractus:

Liquorsyndrome (nach KLOOS u. RIECHERT)

Krankheit	Druck (Normal: 70–160 mm H₂O)	Aussehen (klar, farblos)	Zellzahl (max. 12/3)	Gesamteiweiß (0,2–0,3‰)	Eiweißquotient (0,25)	PANDY* Reaktion (∅)	Mastix-Reaktion	WASSERMANN* Reaktion	Zucker (45–75 mg %)	Chlorid (720–750 mg %)
Progressive Paralyse	normal bis leicht erhöht	klar	Lymphozytose (10–200/3)	vermehrt (2- bis 3fach)	hoch (>1,0)	+		+++ (bei 0,2)	normal	normal
Tabes dorsalis	normal	klar	Lymphozytose (15–50–100/3)	vermehrt	hoch (0,5–1,0)	opal.		meist + (bei 0,6–1,0)	normal	normal
Lues cerebrospinalis a) meningit. Form	erhöht	klar, oft trüb oder gelblich	Lymphozytose (100/3 bis mehrere 1000/3)	vermehrt	hoch	+ bis ++		+++ (bei 0,2)	normal oder vermindert	normal oder vermindert
b) endarteriit. Form	normal bis leicht erhöht	meist klar	Lymphozytose (15/3 bis mehrere 100/3)	vermehrt	hoch	oft +		+, oft ∅	normal	normal
c) gummöse Form	normal bis leicht erhöht	klar	Lymphozytose oder normal	vermehrt	hoch	(+)		+, oft ∅	normal	normal
Meningitis epidem.	stark erhöht	trüb, oft gelblich	Leukozytose (mehrere 1000/3)	stark vermehrt	niedrig	+		∅	vermindert	vermindert
Meningitis tbc.	erhöht	klar, Spinnwebgerinnsel	vorwiegend Lymphozytose (50–500/3)	vermehrt	niedrig	+		∅	stark vermindert	stark vermindert
Poliomyelitis	normal bis leicht erhöht	klar	Lymphozytose	vermehrt	uncharakterist.	+		∅	vermehrt	normal
(Encephalo-)Myelitis disseminata	normal	klar	Lymphozytose (bis mehrere 100/3)	vermehrt	uncharakterist.	oft +		∅	vermehrt	vermehrt
Encephalitis epidem.	oft erhöht	klar	Lymphozytose (20–60/3)	normal bis leicht vermehrt	uncharakterist.	∅ bis +		∅	vermehrt	vermehrt
Guillain*-Barré* Syndrom	normal	klar	Lymphozytose (20–100/3)	stark vermehrt		+++		∅	normal (?)	normal (?)
Multiple Sklerose	normal	klar	oft Lymphozytose	vermehrt	meist hoch	∅		∅	normal	normal
Hirntumor	meist erhöht	klar, evtl. gelblich	oft Leuko- u. Lymphozytose (10–30/3)	vermehrt	niedrig	(+) bis +		∅	meist normal (evtl. vermehrt)	meist normal (evtl. vermindert)
Nonne*-Froin* Syndrom (Befunde oberhalb der Sperre normal)	erhöht	klar, oft gelblich	normal oder leicht erhöht	stark vermehrt, oft Spontangerinnung	niedrig	∅ bis +		∅	?	?
Traumat. Hirnschädigung	oft erhöht	klar; bei Blutungen rot oder gelblich	nach Blutung Leukozytose	vermehrt	uncharakterist.	∅ bis +	wechselnd	∅	normal	normal

↑ Fasciculus dorsolateralis. – **L.* Zone**: ↑ Zona terminalis des RM.

Lissenzephalie: 1) das mit Ausnahme der Primärfurchen (Fissura rhinalis, hippocampi u. splenialis) ungefurchte Gehirn der Lissencephala (z. B. Kloaken-, Beuteltiere). – 2) inkorrekt für ↑ Agyrie. – 3) **L.-Syndrom**: seltene (autosomal-rezessiv erbl.?) Kombin. von Agyrie mit multiplen Fehlbildungen (Mikrozephalie, Anomalien von Gesichtsschädel, Gastrointestinal- u. Urogenitalsystem, Polydaktylie, Hornhauttrübung, offener Ductus Botalli, Vorhofseptumdefekt, Trikuspidalstenose, Pulmonalatresie).

Lisso|sphinkter: glattmuskulärer (unwillkürlicher) Schließmuskel. – **L.trichie**: Gerad-, Glatthaarigkeit.

Listenkrankheit: in der Liste der BKVO als melde- u. entschädigungspflichtig angeführte Berufskrankh.

Lister* Karbolspray (SIR JOSEPH L., 1827–1912, engl. Chirurg): (1867) histor. antisept. Wundbehandlung durch Besprühen mit Karbol. – Analog der **L.* Okklusivverband** mit Karbolsäure-, Harz- u. Paraffingetränkter Gaze; s. a. Antiseptik.

Lister* Lampe (SIR WILLIAM L., 1868–1944, Ophthalmologe, London): *ophth* außen geschwärzte, innen verspiegelte elektr. Lampe mit kleiner Lichtaustrittsöffnung für Augenhintergrunduntersuchung u. großer für die dir. Beobachtung des vord. Auges. – **L.* Perimeter** mit dir. Aufzeichnung des Gesichtsfeldes.

Listerella: *bakt* ↑ Listeria. – **Listerellose**: ↑ Listeriose.

Listeria: nach SIR JOSEPH LISTER benannte Gattg. aerober oder fakultativ anaerober, gram- u. Katalase--pos., kurzer, peritrich begeißelter, bewegl., nichtsporentragender, für Warmblüter pathogener Stäbchen [Corynebacteriaceae]; auf Nährböden mit Blut oder Aszites züchtbar, spalten Glukose. Typspezies: **L. monocytogenes**, Listerella hepatolytica (mit 4 Geißeln, einzeln oder Ketten bildend, intraoder extrazellulär; Erreger der ↑ Listeriose; Nachweis im Organismus u. in Ausscheidungen von Erkrankten u. Ausscheidern). – **L.-Agglutination**: Serum-Agglutinationsreaktion (für H- u. O-Agglutinine getrennt) zum Listeriose-Nachweis (Titer <1:320 nicht signifikant; Titeranstieg im Krankheitsverlauf spricht dafür). Wegen partieller AG-Gemeinschaft mit Staphylokokken, Strept. faecalis, Corynebact. pyogenes u. E. coli durch KBR zu sichern.

Listeriom: kleine Hautpapel bei – v. a. konnataler – ↑ Listeriose.

Listeriose: durch Listeria monocytogenes hervorgerufene meldepflicht. En- u. Epizootie (Rind, Ziege, Schwein, Geflügel, Nagetiere) u. sporad. Infektionskrkht. des Menschen (Sommer-Herbstgipfel; wahrsch. durch verseuchte Milch, rohes Fleisch; auch Kontaktinfektion). Beim Tier Sepsis u. Enzephalitis mit typ. monozytärer Reaktion; beim Menschen oft uncharakteristisch, jedoch stets mit ausgeprägter Monozytose, akut-sept. Form v. a. bei Schwangeren (evtl. Früh-, Fehlgeburt) u. als ↑ Neugeborenenlisteriose; zentralnervös (Meningitis, Enzephalitis) v. a. im Säuglings- u. Greisenalter (hohe Letalität oder Dauerschäden; Erregernachweis im Liquor); ferner glanduläre (Sympte. der Monozytenangina, Lymphadenitis), kutane (mit ↑ Listeriomen oder pustulösen Effloreszenzen; v. a. Kontaktinfektion, auch bei Neugeb.),

chron.-sept. Form (mit isoliertem Organbefall: Endokarditis, Hirn-, Weichteilabszeß).

Listing* (JOHANNES BENEDIKT L., 1808–1882, Physiologe, Göttingen) **Auge**: schemat. Auge für opt. Versuche. – **L.* Ebene**: bei Geradeausblick die Fläche senkrecht zur Blicklinie im Drehpunkt der Augäpfel; wichtig für die Analyse der Fixationsbewegungen. – **L.* Gesetz**: (1853) Nach Überführen der Blicklinie aus der Ausgangsstellung in eine andere steht der Augapfel so, als wäre er um eine Achse senkrecht zur 1. u. 2. Richtung gedreht worden.

Liston* Instrumente (ROBERT L., 1794–1847, Chirurg, London): 1) feststehendes Amputationsmesser mit gerader Klinge. – 2) scharfe Knochen(splitter)-zange, gerade oder gebogen, ohne Übersetzung (n. STILLE mit Übersetzung auch als Rippenschere).

Liter, l, ltr: Einheit des Volumens; $= 1/1000$ m^3 $= 1$ dm^3. – **L.äquivalent des O$_2$**: ↑ Sauerstoffwärmewert. – **L.atmosphäre**: als Energie-Einh. die Arbeit, die aufgewendet werden muß, um das Vol. eines Gases beim Druck von 1 atm um 1 l zu verändern; 1 l atm $= 101{,}3278$ J.

literal: Buchstaben(gruppen) betreffend, z. B. **l. Ataxie** (↑ Silbenstolpern).

lith...: Wortteil »Stein«, »Konkrement«, »Tophus«.

Lithämie, kindliche: s. u. Arthritismus.

Lithagoga, Lithica: *pharm* Harnstein-treibende Mittel.

Lithiasis, Calculosis: Bildung bzw. Vorhandensein von Konkrementen in einem (Hohl-)Organ oder Gewebe; i. w. S. das dadurch verurs. »Steinleiden«, ↑ Chole-, Dakryo-, Entero-, Nephro-, Sialolithiasis. Seltene Formen z. B. **L. appendicularis** (Kotstein im Wurmfortsatz), **L. conjunctivae** (↑ Conjunctivitis petrificans).

Lithium, Li: Alkalimetall mit Atomgew. 6,393, OZ 3; einwertig; natürl. Isotope ^{6}Li, ^{7}Li, radioakt. ^{8}Li; sehr reagibel (H$_2$O, O$_2$, Halogene). Nachweis durch Flammenphotometrie (karmesinrot), Phosphatfällung. Vork. u. a. als biol. Spurenelement (Serumwerte 3–11 µg/l). Beeinflußt Katecholamin- u./oder (?) Serotonin-Stoffwechsel, fördert Harnstoff- u. Harnsäureexkretion (nicht steinlösend!); prophylakt. u. therap. Anw. (J. F. CADE 1949 bzw. M. SCHOU 1960) von Li-salzen (Chlorid, Karbonat) bei Psychosen, v. a. als Dauermedikation bei Zyklothymie (bessert die man., mildert die depress. Phase; psych. Funktionen bleiben intakt; geringe Beeinflussung der Phasenfrequenz u. -dauer); Gefahr der L.vergiftung (infolge ungenügender renaler Clearance [<10 ml/Min.] u. Akkumulation), manifestiert als arterielle Hypertension u. Nierenschädigung: bei Serumwerten >2–2,5 mval/l Durst u. Hyposthenurie, bei 3–4 mval/l Müdigkeit, Übelkeit, Erbrechen, Bauch- u. Muskelschmerzen, QUINCKE* Ödem, fein-, später grobschläg. Tremor, verwaschene Sprache, Muskelzuckungen, Durchfall; bei >4–6 mval/l Muskelhypertonie, Bewußtseinsstörung, evtl. epilept. Krampfanfälle, zentrale Ausfallserscheinungen (wie bei Hirnblutung), Exitus, Ther.: bei akuter oraler L. Induzieren von Erbrechen, Laugen- u. Kochsalzgaben; ferner Elektrolyt-Substitution, Diurese-Forcierung, krampflösende Mittel; evtl. Hämodialyse. – **L.hydrid**: LiH; mit Wasser unter H$_2$-Entwicklung heftig reagierendes Pulver; stark schleimhautreizend (MAK 0,025 mg/m^3). – **L.kar-**

Lithocholsäure

min: (ORTH 1883) *histol* Lsg. von Karmin in kalkgesätt. wäßr. L.karbonat-Lsg. für Baktn.färbung im Schnitt (KÜHNEL, WEIGERT) sowie für Kern- u. Vitalfärbung (RIBBERT).

Lithocholsäure: 3-Monohydroxycholansäure; eine natürl. Gallensäure.

lithogen: 1) konkrementbildend; – 2) durch Konkremente ausgelöst.

Litho|kelyphos, Steinmole: *gyn* versteinerte Eimole (Kalkinkrustation von Plazenta u. Eihäuten einer lange retinierten Leibesfrucht); s. a. Lithopädion. – **L.klasie**: / Lithotripsie.

Litho|lab: Faßzange für Steinfragmente bei L.tripsie. – **L.lapaxie**: Absaugen der Fragmente nach Lithotripsie, i. w. S. auch die Konkrementenfernung als solche. Methoden n. BIGELOW, THOMPSON. – **L.lyse**: therap. (intrakorporale) Konkrementauflösung: v. a. als / Chemolitholyse erfolgreich.

Litho|nephritis: chron. interstitielle Nephritis mit konsekut. Lithiasis; selten. – **L.nephrose**: 1) / Nephrolithiasis. – 2) seltene Kombin. von Nephrolithiasis u. nephrot. Syndrom (mit hoher Eiweißausscheidung). Lithotomie wegen Gefahr des Nierenversagens nur bei zwingender Indikation u. unter Hämodialyse.

Litho|pädion, Steinkind: über längere Zeit verhaltene tote, massiv kalkinkrustierte Leibesfrucht; als L.kelyphospädion auch mit Verkalkung von Eihäuten u. Plazenta. – **L.pyonephrose**: / Steinpyonephrose.

Lithosis: Pneumokoniose durch Steinstaub (/ Silikose); i. e. S. die / Steinhauerlunge.

Litho|skop: Steinsonde mit akust. Verstärker. – **L.spermsäure**: pflanzl. Säure (z. B. im – diuretisch wirksamen – Samen von Lithospermum officin.); wirkt bei enzymat. Abwandlung gonado- u. thyreodepressiv u. blutzuckersenkend.

Litho|therapie: *histor* prophylakt.-therap. Anw. von Edelsteinen (oral in Pulverform oder als Amulett). – **L.thrypsie**: / Lithotripsie. – **L.tom**: »Steinmesser« zur Zerkleinerung u. Entfernung von Harnblasenkonkrementen. – **L.tomie**: »Steinschnitt« zur unmittelbaren op. Entfernung von Harnkonkrementen; i. e. S. der klass. Blasensteinschnitt (CELSUS) nach rektalem Andrücken des Steines gegen den Damm, ferner / Sectio Mariana (1522), S. alta (1561), S. lat. s. urethroprostatica. – I. w. S. jede op. Steinentfernung.

Litho|tripsie, -tresis, -klasie: Steinzertrümmerung, i. e. S. die transurethrale (blinde oder endoskop.) von Blasensteinen mittels dem **L.triptor** (auch: **L.konion**, **L.klast**, **L.fraktor**; erstmals beschrieben von ABULKASIM im 11. Jh.), einer schnabelförm. Sonde mit 2 verschiebl. Branchen u. Fragmentaspirator (z. B. nach RYALL, YOUNG, RELIQUET); als **L.triptoskop** mit Optik u. Wechselspülung. – **L.zystotomie**: »Blasensteinschnitt« (/ Lithotomie).

Lithurie: Harnsteinabgang im Urin.

Litten* (MORITZ L., 1845–1907, Internist, Berlin) **Geräusch**: passageres Systolikum über der A. pulmon. bei Lungenembolie. – **L.* Phänomen, Zeichen**: bei tiefer In- u. Exspiration mit der Zwerchfellexkursion auf- u. abwärtsgleitende zirkuläre Einziehung der Brustwand (bzw. ein entsprech. zirkulärer Schatten), am deutlichsten zwischen vord. Axillar- u. Parasternallinie. Fehlt bei Pleuraerguß, -schwarte, Lungenemphysem, Relaxatio diaphragmatica. – **L.* Theorie**: Die paradoxe Embolie u. Metastasierung beruht auf dem Übertritt des embol. Materials durch ein offenes For. ovale vom re. in das li. Herz u. umgekehrt.

Little* Area (JAMES LAWRENCE L., 1836–1885, amerik. Arzt, Vermont): / Locus Kiesselbachi.

Little* Mammakarzinom (CLARENCE COOK L., geb. 1888, Onkologe, Michigan): (1939) mesenchymales Mamma-Ca. bei Mäusen; Modell für die genet. Beeinflußbarkeit der Karzinogenese.

Little* Syndrom, Krankheit: 1) (WILLIAM JOHN L., 1810–1894, Chirurg, London): spast. Lähmung (Paraplegie) infolge frühkindl. Hirnschädigung, z. B. durch Früh-, Schwergeburt oder Asphyxie (»anamnest. **L.* Trias**«), bei genet. Besonderheiten (Phenylketonurie, Kernikterus etc.), pränataler Entwicklungsstörung (Hydrozephalus, Gehirnmißbildung etc.); s. a. zerebrale / Kinderlähmung. Klin.: spast. Diplegie beider – stark hypertoner, gestreckter, durch Adduktorenspasmus gekreuzter – Beine, Klumpfußstellung, athetot. oder choreatiforme Bewegungs-, Sprachstörungen; in schweren Fällen evtl. Beteiligung der Arme; prim. Intelligenzdefekt nicht obligat; Prognose dubiös. Ther.: Heilgymnastik (/ BOBATH*, VOJTA* Methode). – 2) **L.*-LASSUEUR*-PICCARDI*** Sy. (ERNEST GORDON GRAHAM LI., 1867–1950, brit. Dermatologe): seltene follikuläre Form des Lichen ruber planus mit atrophisierenden Kopf-, seltener Körperherden (ident. mit Keratosis follicularis atrophicans LANG?). – 3) (ERNEST GORDON GRAHAM L.): (1901) / WATERHOUSE*-FRIDERICHSEN* Sy..

Littler* Spreizvorrichtung: Daumenabspreizschiene (mit 2 Lederschlaufen) zur Kontraktur-Prophylaxe.

Littmann* Agar: Selektivnährboden (mit Rindergalle, Kristallviolett, Pepton, Dextrose, Streptomyzin) zur Erstanzüchtung von Pilzen (Anregung der Pseudomyzelbildung).

Littré* (ALEXIS L., 1658–1726, Anatom u. Chirurg, Paris) **Drüsen**: / Glandulae urethrales urethrae masculinae. – Deren eitr. (meist gonorrhoische) Entzündung wird als L.*-Abszeß oder **Littr(e)itis** bezeichnet. – **L.* Hernie**: ursprüngl. eine Leisten- oder Schenkelhernie mit im Bruchsack befindl. / MECKEL* Divertikel; i. e. S. jede Hernie mit divertikelart. Herniation eines Darmwandabschnitts. – **L.* Kolotomie**: zur Fremdkörperbeseitigung oder Exzision eines gutart. Tumors. – **L.* Sinus**: rostr. Teil des / Plexus basilaris.

Litzmann* (CONRAD CARL THEODOR L., 1815–1890, Arzt, Kiel) **Einteilung**: *geburtsh* normierende E. der Beckenverengungen nach Form, Art u. Grad:

A:	ohne Formabweichung (= allg.-verengtes Becken)
B:	mit Formabweichung
I:	gerad-verengtes Becken (einfach-plattes, rachitisch-plattes, allg.-verengtes plattes bzw. spondylolisthet. B.)
II:	quer-verengtes Becken (ankylotisch bzw. kyphotisch qu.-v. B., Trichter-B.)
III:	schräg-verengtes Becken
IV:	unregelmäßig-verengtes B. (bei Osteomalazie, Knochentumoren etc.)

– **L.* Obliquität**: / Asynklitismus (2).

Lium* Tubus (ROLF L., geb. 1907, Chirurg, Boston, Portsmouth/N.H.): (1937) Saugrohr für die Ileostomie.

Livedo: fleck-, streifen- oder netzförm., bis bleifarb.-graue Zyanose der Haut bei funktionell oder organisch bedingter venöser Stauung; z. B. **L. anularis** (↑ Cutis marmorata vascul.; ferner als **L. a. nodularis lenticularis** die meist streckseit., hämatogen-infektiösen oder vaskulit. bzw. phlebit. Reaktionen, z. B. Erythema induratum, BOECK* Krkht.), **L. calorica** (↑ Cutis reticularis e calore), **L. racemosa** (EHRMANN 1907; großnetzig, baum- oder rankenförm., durch granulomatöse Wandveränderungen kleiner u. tiefer s.c. Venen u. Arterien bei Vaskulitis, Periarteriitis nodosa, Arteriosklerose, Hypertonie, Syphilis, Dermatomyositis, Gelenkrheumatismus, Erythema induratum etc., auch idiopath.), **L. reticularis** (↑ Cutis marmorata, C. reticularis; ferner als **L.vaskulitis** (BARD-WINKELMANN) = **L. reticul. mit Sommerulzera** (FELDAKER-HINES-KIERLAND) eine chron.-rezidiv. Frühjahrs-Sommer-Vaskulitis junger Frauen an Knöcheln u. Fußrücken mit kleinen hämorrhag. Geschwüren.

Liverpool-Methode: *geburtsh* ↑ BURNS*-MARSHALL* Methode.

livid: bläulich verfärbt, fahl.

Lividität, Lividities: bläul. (Haut-)Verfärbung; z. B. die **L. plantaris symmetrica Pernet***, schmerzhafte, bläul.-rote Zehenballen- u. Fersenflecken (nach Erfrierung II. Grades?). – vgl. Livor.

Livierato* Reflex, Zeichen (PANAGRINO L., 1860–1936, Pathologe, Athen, Genua): 1) abdominokardialer R.: bei herabgesetztem Myokardtonus durch mechan. Reizung des abdomin. Aortenplexus auslösbare Rechtsverbreiterung des Herzens. – 2) orthokard. R.: Spontanvergrößerung des re. Herzens beim Wechsel von liegender in aufrechte Stellung. – 3) Vasokonstriktion bei Reizung des abdomin. Sympathikus durch Schlag auf die Bauchdecke oberhalb des Nabels.

Livingstone* Dreieck (EDWARD MEAKIN L., geb. 1895, Chirurg, New York): (1926) hyperästhet. Zone im re. Unterbauch bei Appendizitis (86%); Grenzen: Nabel-Horizontale, Verbindungslinie Nabel/Leistenmitte u. die – leicht lateralkonvexe – Verbindung der Endpunkte beider.

L-I-Virus: Louping-Ill-Virus.

Livor (cutis): ↑ Livedo; i. w. S. eine fleckförm., bleifarbene Hautzyanose. – **L. mortis**: ↑ Totenfleck.

Lizars* (JOHN L., 1794–1860, Chirurg, Edinburgh) **Linie**: 1) zwischen Spina iliaca post. sup. u. Mitte der Verbindung Tuber ossis ischii/Trochanter major; obere Drittelgrenze Austrittsstelle der A. glutea sup. – 2) zwischen Spina iliaca post. sup. u. Tuber ossis ischii; unt. Drittelgrenze Austrittsstelle der Aa. glutea inf. u. pudenda. – **L.* Operation**: OK-Resektion von einem Bogenschnitt zwischen Lippenwinkel u. Jochbeinapophyse.

Ljubinsky* Färbung: Di.-Bazillen-Färbung (Polkörperchen blau) mit Lsg. aus Pyoktanin u. 5%ig. Essigsäure, Nachfärben mit Bismarckbraun.

LK: ↑ Lymphknoten.

L-Ketten: Leichtketten (↑ Tab. »Immunglobuline«). – **L-K.-Krankheit, -Myelom**, Mikroparaproteinose: maligne Gammopathie mit Zellklon-Entartung i. S. der Beschränkung der Klone auf Bildung von L-Ketten des κ- oder λ-Typs (ohne Ausprägung des M-Gradienten); BSG-Erhöhung bei normalem Serum-Gesamteiweiß, Proteinurie (BENCE=JONES* Eiweißkörper), evtl. Niereninsuffizienz.

LL-Faktor: LAKI*-LORAND* Faktor (= Faktor XIII der Blutgerinnung).

LLD-Faktor: Lactobacillus-lactis-DORNER*-Faktor.

Llobet*-Versi* Operation: Ausleitung der Resthöhle einer Echinokokkuszyste zur Haut.

Lloyd* Belastungstest: (1969) Bestg. der 17-Ketosteroide im Harn n. Gaben von ACTH, Dexamethason u. Choriongonadotropin als NNR-Funktionsprobe.

Lloyd* Zeichen (EUSEBIUS L., 1824–1862, engl. Chirurg): durch kräft. manuelle Erschütterung der Nierenloge ausgelöster Schmerz in der Leistengegend als Hinweis auf Nephrolithiasis.

Lloyd*-Hunt* Einteilung: *neurophys* s. u. Tab. Fasergruppe.

Lloyd=Thomas*-Evans* Syndrom: s. u. EVANS*.

lm: *opt* Kurzzeichen für Einheit »Lumen«.

LMA: (MEYER ZUM BÜSCHENFELDE) spez. Leberzellmembran-AK bei der autoimmunen chron.-aggressiven Hepatitis. – **LMM**: *derm* Lentigo-maligna-Melanom.

LM-Potenz: *hom* die 1/50 000-Potenz.

LMTH: luteomammotropes Hormon (↑ Tab. »Gonadotropine«).

LMW: low molecular weight; z. B. **LM(W)D** = Dextran 40.

L-Niere: asymmetr. Fusionsniere mit horizontaler polarer (kaud. oder kran.) Anlagerung der 2. Niere (dadurch L- bzw. T-Form) u. gekreuzter Dystopie der Harnleiter.

LN-Typ: Mischform der Lepra mit L.-lepromatosa- u. L.-nervosa-Symptn.

Loa loa, Dracunculus s. Filaria oculi, Taglarvenfilarie, Westafrikan. Augenwurm: (GUYOT 1778) in West- u. Zentralafrika (trop. Regenwald) weitverbreit. Wanderfilarie [Nematoda]; Erreger der **L.-l.-Filariose**, indem Larven (↑ Microfilaria diurna), von stechenden Mangrovenfliegen (Chrysops) übertragen, sich im Bindegewebe innerer Organe zu 3 bzw. (♀) 5–7 cm langen adulten Würmern entwickeln (3 Mon. bis 1 J. u. länger), die durch Wanderung Hautprickeln (v. a. an Armen, Beinen, Brust, Penis), evtl. sogen. Calabar-Beulen (Id-Reaktion auf Filarientoxine) hervorrufen, bei Invasion unter die Augenbindehäute (= L.-l.-Ophthalmie) konjunktivale Injektion, Schmerzen, evtl. Schwellung; im Blut ausgeprägte Eosinophilie. Diagnose: Nachweis von Mikrofilarien im peripheren Blut, Intradermaltest, KBR. – **Loa extraarticularis**: ↑ Dirofilaria repens bzw. conjunctivae.

Loa(ia)sis: ↑ Loa-Loa-Filariose.

lobär, lobaris: einen Organlappen (↑ Lobus) betreffend.

Lobärsklerose: ausgedehnte, nur einen Großhirnlappen betreff. Hirnsklerose (Residuum eines frühkindl. destrukt. Hirnprozesses) als Urs. einer Ulegyrie (z. B. mit dem klin. Bild der infantilen Zerebralparese).

Lobarsäure: pflanzl. Depsidon, v. a. in Flechten; antibiotisch.

lobatus

lobatus: (lat.) in Lappen gegliedert, gelappt.

Lobektomie: anatomiegerechte Organlappen-Exstirpation; z. B. eines Großhirn- (als front., okzipit., temporale L., evtl. Hemisphärektomie), Leber- (meist Hemihepatektomie mit Entfernung von L. caudatus u./oder quadratus), Lungen- (evtl. kombin. mit Segmentresektion oder als Bilobektomie), Schilddrüsen-, Prostatalappens.

Lobelanin: Alkaloid aus Lobelia inflata.

Lobelia inflata: »Indian. Tabak« [Campanulaceae]; Kraut alkaloidhaltig (Lobelanin, Lobelin); Anw. u. a. als Brechmittel.

Lobeli|(num *WHO*): Hauptalkaloid in Lobelia inflata, ein Piperidin-Derivat; Stimulans des Atemzentrums (Analeptikum); s. a. Lobelismus. − **L.-Nikotin-Syndrom**: (JOST, JOCHUM) während einer Nikotinentwöhnungskur mit L. durch Tabakrauchen ausgelöster Kopfschmerz, Schwindel, Brechreiz, Schweißausbruch u. synkopale Sensationen infolge zusätzl. − Nikotin-bedingter − Serotonin-Freisetzung. − **L.probe**: Bestg. der Kreislaufzeit (venöser Rückfluß) durch i.v. Inj. von L.; normal nach 5-8 Sek. Hustenreiz, bei kardialer Insuffizienz später.

Lobelismus: Intoxikation durch Genuß von Lobelia-Kraut oder durch Lobelin-Überdosierung (> 10 mg i.m. bzw. 5 mg i.v.): Erbrechen, Durchfall, Blutdrucksenkung, evtl. − letale − Atemlähmung. Ther. wie bei Nikotinvergiftung.

Lobengulismus: (HUTCHINSON 1895) erstmals in Lobengula (Südafrika) beobachtetes, ätiol. unklares Syndrom mit s.c. Lipomatose, Genitalatrophie, Mammahypertrophie.

Lobi: »Lappen«, s. u. Lobus.

Lôbo* Krankheit, Mykose (JORGE L., geb. 1899, brasilian. Dermatologe): (1930) ⁄ Blastomycosis queloidana.

Loboa loboi, Glenosporella l.: (J. LÔBO 1933) südamerikan. (Recife, Rio de Janeiro), dem Blastomyces brasiliensis ähnl. Hautpilz der Gattg. Glenosporella; Erreger der LÔBO* Krkht.

Lobo|stomie: op. Verbindung eines Organlappens mit der Körperoberfläche; i. e. S. die Röhrendränage einer Lungenkaverne oder Leberabszeßhöhle (auch zur Spülung); s. a. MONALDI* Saugdränage, Kavernostomie; i. w. S. auch mit einem inn. Organ, z. B. Hepatogastrostomie. − **L.tomie**: *neurochir* 1) ⁄ Leukotomie. − 2) frontopolare oder präfront. L.: op. Durchtrennung vorw. kortikothalamischer Stirnhirnfasern (Zugang temporal, supraorbital oder vom Schädeldach) zur Aufhebung der affektiven Komponente ther.resistenter Schmerzzustände, bei Schizophrenie (Agitieren nach erfolgloser Schock-Ther.), Zwangsneurose (umstritten).

Lobozyt: gelapptkern. Zelle; i. e. S. der segmentkern. Granulozyt.

Lobstein* (JOHANN GEORG FRIEDRICH L., 1777−1835, Chirurg, Straßburg) **Ganglion**: ⁄ Ganglion splanchnicum. − **L.*Kirrhonose**: weitgehend auf die Schleimhäute beschränkter Neugeborenenikterus. − **L.* Plazenta**: Pl. mit Insertio velamentosa. − **L.* Syndrom**: 1) ⁄ Osteogenesis imperfecta tarda Typ LOBSTEIN. − 2) **L.*-Cornazon* Sy.**: ⁄ VAN DER HOEVE* Syndrom.

lobulär, lobularis: einen ⁄ Lobulus betreffend, läppchenförmig; z. B. l. Pneumonie (⁄ Bronchopneumonie).

Lobulitis: (Lungen-)Läppchenentzündung.

Lobulus: *anat* Läppchen, Teil eines Organlappens; z. B. (*PNA*) **L. auriculae** (⁄ Ohrläppchen), **L. biventer** (zweibäuchig auf der Unterfläche der Kleinhirnhemisphäre zwischen L. semilun. inf. u. Tonsilla), **L. centralis** (des Kleinhirnwurms, dorsal des Velum medull. ant. über der Lingula; bds. in die Ala lobuli centr. übergehend), **Lobuli corticales** (Markstrahlen der Nierenrinde mit zugehör. Aa. interlobul. u. Nephronen), **Ll. epididymidis** (die 6−12 von den gewundenen Ductuli efferentes des Hodens gebildete »Coni« des Nebenhodenkopfes), **Ll. glandulae mammariae** (bindegewebig abgegrenzt, mit Endverzweigung der Ausführungsgänge), **Ll. glandulae thyroideae** (bindegewebig nur unvollständig abgegrenzt, bestehend aus Follikeln u. interstitiellem Bindegewebe), **Ll. hepatis** (⁄ Leberläppchen), **L. paracentralis** (hufeisenförm. »Gyrus« an der med. Stirnhirnfläche zwischen G. prae- u. postcentr.; Area 4 n. BRODMANN, mit motor. Zentren der Skelettmuskulatur), **L. parietalis** (im Scheitellappen der L. p. inf. an der lat. Fläche oberhalb des R. post. des Sulcus lat. zwischen Sulci postcentr. u. intrapariet., der L. p. sup. oberhalb des Sulcus intrapariet., hinter dem Gyrus postcentr.), **L. pulmonis** (*BNA, JNA*; »Lungenläppchen«, nur unvollständig bindegewebig begrenzt, mit sehr kleinem Bronchus nebst Begleitgefäßen, makroskopisch eben erkennbar, etwa den ⁄ Segmenta bronchopulmonalia entsprechend), **L. quadrangularis** (viereckig, seitl. des Declive; Teil des Paläozerebellum), **L. semilunaris** (im Kleinhirn der L. s. inf. an der Unterfläche zwischen L. biventer u. L. semilun. sup., der L. s. sup. an der Oberfläche zwischen L. simplex u. L. semilun. inf.), **L. simplex** (an der Oberfläche der Kleinhirnhemisphäre zwischen L. quadrangul. u. L. semilun. sup.), **Ll. testis** (die 200−300 durch Septula abgegrenzten Hodenläppchen, bestehend aus Samenkanälchen u. interstitiellem Bindegewebe einschl. LEYDIG* Zellen), **L. thymi** (bindegewebig abgegrenzt, in Mark u. Rinde unterteilt, bestehend aus entodermalen Retikulumzellen, HASSALL* Körperchen u. Lymphozyten).

Lobulus-Alveolar-Wachstumsfaktor: mammogenes Hormon; 1 ME löst − bei gleichzeit. Östron-Inj. (75 I. E.) − nach 10 Tg. bei der kastrierten virginellen Maus deutl. Wachstum der Brustdrüsenläppchen u. -alveolen aus.

Lobus: *anat* Lappen, lappenförm. Organteil; z. B. (*PNA*) **L. anterior hypophysis** (⁄ Hypophysenvorderlappen), **L. cardiacus s. accessorius inf.** (das ventral im Herz-Leberwinkel gelegene 7. Segment der re., selten auch der li. Lunge; ⁄ Abb. »Segmenta bronchopulmonalia«), **L. caudatus** (der kleine »SPIEGHEL* Leberlappen« an der viszeralen Fläche, begrenzt von Sulcus venae cavae, Fissura lig. venosi u. Porta hepatis, mit Proc. papillaris u. caudatus), **L. centralis** (des Kleinhirns; gült. Namen für ⁄ Lobulus centr.), **Lobi cerebri** (die von Sulci lat., centr., occipit. transversus u. parietooccipit. abgegrenzten 4 Großhirnlappen: L. front., pariet., temp. u. occipital, ⁄ Abb.), **L. dexter et sinister** (re. u. li. Lappen **a)** der Prostata, durch den Isthmus verbunden, an der Vorderseite durch seichte Furche getrennt; **b)** des Thymus, vorn sich median berührend; c) der Schilddrüse, durch den ↑ Isthmus verbunden), **L. frontalis** (der paar. »Stirn-« oder »Frontallappen« zwischen Fissura longitudin. u. Sulci lat. u. centr. als vorderster Großhirnlappen, mit Zentren für willkürl. Muskelbewegung [Gyrus praecentr.] sowie Kontrolle u. Koordination vegetativer, affektiver u. geist. Funktionen), **Ll. glandulae mammariae** (die 15–20 radiär zur Brustwarze angeordneten, kegelförm., tubuloalveolären Drüsenlappen der Mamma), **L. hepatis** (der L. dexter größer, mit einem vord. u. hint. Segment, gegen den li. viszeralseitig durch die Linie V. cava inf./Gallenblasenfundus, zwerchfellseitig durch die Insertion des Lig. falciforme abgegrenzt; L. im. kleiner, mit lat. u. med. Segment u. Pars quadrata; s. a. Lobus caudatus, L. quadratus), **L. inf. pulmonis** (der dorsokaudal der Fissura obliqua gelegene Lungenunterlappen, mit apikalem [6] sowie medio- [7], antero- [8], latero- [9, li. meist fehlend] u. posterobasalem Segment [10]; ↑ Abb. »Bronchus«, »Segmenta bronchopulmonalia«), **L. medius** (»Mittellappen«, **a)** der Prostata = Isthmus prostatae, zwischen bd. Ductus ejaculatorii u. Urethra, dem Trigonum vesicae unmittelbar anliegend u. die Blasenschleimhaut als Uvula vorwölbend; häufiger Sitz eines Adenoms, mit Miktionsschwierigkeiten; s. a. MERCIER* Barriere, HOME* Lappen; **b)** der re. Lunge, medial-kaudal zwischen Fissura obliqua u. horizontalis, klein, keilförm., mit lat. [4] u. med. [5] Segment; ↑ Abb. »Bronchus«, »Segmenta bronchopulmonalia«), **L. occipit.** (der durch Sulcus parietooccipit. u. Incisura praeoccipit. vom Scheitel- u. Schläfenlappen getrennte »Hinterhaupt-« oder »Okzipitallappen«; kleinster Großhirnlappen [↑ Abb.] mit Sehzentrum u. Zentren für das Festhalten von Erinnerungsbildern), **L. olfactorius** (der beim Menschen rudimentäre, aus Bulbus u. Tractus olfactorius u. Trigonum olfactorium besteh. »Riechlappen« an der Stirnhirnunterfläche; Teil des Paläopallium, bei Makroosmatikern größer = L. piriformis), **L. paraolfactorius** (↑ Tuberculum olfactorium), **L. parietalis** (der durch Sulcus centr. u. parietooccipit. von Stirn- u. Hinterhauptlappen getrennte »Scheitel-« oder »Parietallappen« des Großhirns [↑ Abb.]; mit Körperfühlsphäre u. opt. Sprachzentrum), **L. posterior hypophysis** (↑ Hypophysenhinterlappen), **L. pyramidalis** (die – inkonst. – strangförm. »LALOUETTE* Pyramide« der Schilddrüse, kranial des Isthmus, median vor dem Kehlkopf; kaud. Rest des Ductus thyroglossus), **L. quadratus** (der von Gallenblase, Lig. teres, Leberpforte u. Margo inf. begrenzte kleine, viereck. Leberlappen), **Ll. renales** (die nur beim Neugeb. u. Jugendl. vor-

Lobi cerebri

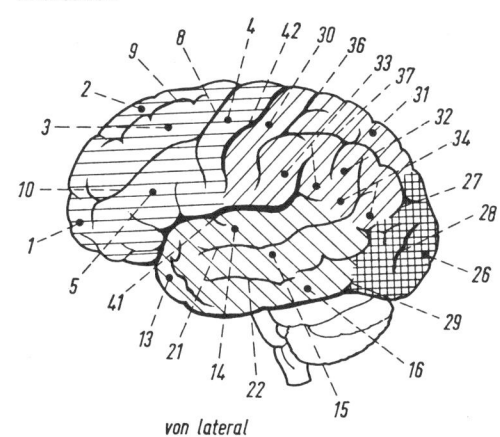

von lateral

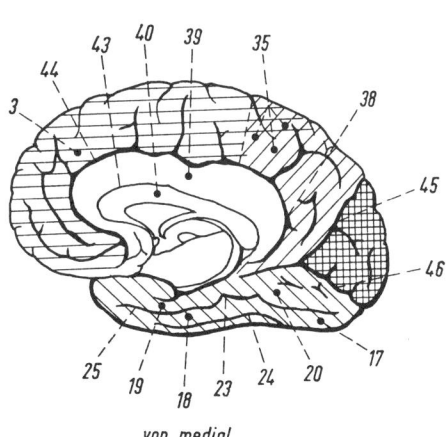

von medial

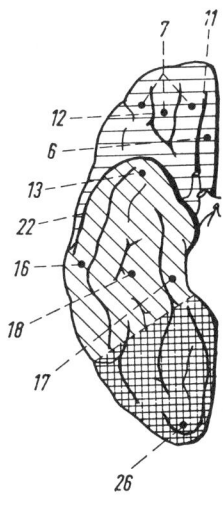

Hirnbasis

▤ *Lobus frontalis:* 1) Polus frontalis; 2) Gyrus frontalis sup.; 3) Gyrus frontalis medius; 4) Gyrus praecentralis; 5) Gyrus frontalis inf.; 6) Gyrus rectus; 7) Gyri orbitales; 8) Sulcus praecentralis; 9) Sulcus frontalis sup.; 10) Sulcus frontalis inf.; 11) Sulcus olfactorius; 12) Sulci orbitales.

▧ *Lobus temporalis:* 13) Polus temporalis; 14) Gyrus temporalis sup.; 15) Gyrus temporalis medius; 16) Gyrus temporalis inf.; 17) Gyrus occipitotemporalis med.; 18) Gyrus occipitotemporalis lat.; 19) Gyrus parahippocampalis; 20) Gyrus lingualis; 21) Sulcus temporalis sup.; 22) Sulcus temporalis inf.; 23) Sulcus collateralis; 24) Sulcus occipitotemporalis; 25) Sulcus rhinalis.

▦ *Lobus occipitalis:* 26) Polus occipitalis; 27) Sulcus occipitalis tranversus; 28) Sulcus lunatus; 29) Incisura praeoccipitalis.

▨ *Lobus parietalis:* 30) Gyrus postcentralis; 31) Lobulus parietalis sup.; 32) Lobulus parietalis inf.; 33) Gyrus supramarginalis; 34) Gyrus angularis; 35) Lobulus paracentralis; 36) Sulcus postcentralis; 37) Sulcus intraparietalis; 38) Sulcus subparietalis.

☐ 39) Gyrus cinguli; 40) Corpus callosum; 41) Sulcus lateralis; 42) Sulcus centralis; 43) Sulcus corporis callosi; 44) Sulcus cinguli; 45) Sulcus parietooccipitalis; 46) Sulcus calcarinus.

hand. »Renculi« der Niere als oberflächl. Felderung, bestehend aus 1 Markpyramide mit zugeordnetem Rindenabschnitt), **L. sinister** (↑ L. hepatis sin., L. dexter et sinister), **L. superior** (der »Lungenoberlappen« anterokranial der Fissura obliqua, in der re. Lunge kaudal durch den Horizontalspalt begrenzt; mit apikalem [1], post. [2], ant. [3], li. ferner mit superior- [4] u. inferior-lingularem Segment [5]; ↑ Abb. »Bronchus«, »Segmenta bronchopulmonalia«), **L. temporalis** (der unten freie, oben an den Sulcus lat. grenzende »Schläfen-« oder »Temporallappen« des Großhirns an der lat. Hemisphärenoberfläche [↑ Abb.], mit Hör- u. akust. Sprachzentrum), **L. venae azygos** (akzessor. kleiner Lungenlappen hinten-mediastinal im re. Oberlappen infolge atyp. Verlaufs der V. azygos über die Lungenspitze mit tiefer Pleurablättereinfaltung; im Rö.bild feine, leicht lat.konvexe Linie mit – venenbedingter – hilusseit. Auftreibung), **L. venae cavae caud.** (das seltene mediobasale Segment der re. Lunge).

Localizer-Verfahren: *orthop* s. u. RISSER*.

Loch|brille: stenopäische Brille mit zentraler kleiner, runder Blicköffnung (Ø 1,3 mm) u. Seitenschutz. – **L.fraktur:** lochförm. Schädelfraktur durch scharf umschrieb. Gewalteinwirkung (z. B. Schußverletzung); Fragmente vom Bruchbezirk verdrängt, evtl. ohne Zusammenhang mit Kalotte u. Periost; s. a. Impressionsfraktur. – **L.geschwür:** 1) ↑ Malum perforans pedis. – 2) ↑ Ekthyma. – **L.gips(verband):** *orthop* Unterschenkel-Fußgips mit – bis auf erhaltene Vorderfußbrücke – ausgeschnittener Sohle; v. a. bei Pes equinus (Körpergew.) drückt beim Gehen u. Stehen die Ferse herab). – vgl. Fensterung (2).

Lochien, Wochenfluß: nach der Entbindung physiologisch für ca. 6 Wo. auftret. vaginaler Fluor aus Wundsekret (Uterushöhle, Einrisse oder Verletzung von Zervix u. Scheide) u. normalem Scheiden- u. Zervixsekret. Änderung des Aussehens entsprechend dem Verlauf der – per secundam – Heilung (↑ Tab.).

Zeit	*Farbe (Konsistenz)*	*Bezeichnung*	*Gebärmutterwunde*
1.–3.–6. Tg.	rein blutig	Lochia rubra s. cruenta	Blutstillung noch unvollkommen
7.–14. Tg.	braunrot, bräunlich (dünnflüssig)	L. fusca s. serosa s. sanguinolenta	zunehmende Drosselung u. Thrombosierung der uteroplazentaren Gefäße; Lochienmenge geringer, Zumischung von Serum, Lymphe u. Leuko
15.–21. Tg.	schmutziggelb(rahmig), eiterähnlich	L. flava s. purulenta	Abstoßung von nekrot., meist verflüssigtem Zellmaterial aller Art
22.–28. (–35.) Tg.	grauweiß (wäßrigserös)	L. alba	zunehmende Wundepithelisierung, Lochienmenge wesentlich geringer
ab 29. Tg.		Versiegen der Lochien	Wundheilung abgeschlossen

Uterine L. steril, zervikale u. vaginale hochinfektiös; bei Puerperalinfektion übelriechend (»**Lochia foetida**«). – Zur **L.stauung** (**Loch[i]ostasis**), d. h. zu uteriner Retention kommt es bei Verlegung des Zervikalkanals (Blutkoagula, Eihautreste, Retro- oder Hyperanteflexio uteri) oder bei Überfüllung von Blase oder Rektum; klin.: verringerter Lochialfluß, ↑ Lochiometra, Resorptionsfieber, oft Stirnkopfschmerz; Gefahr der Keimaszension (Endometritis).

Lochinzision: Inzision mit Schaffung eines kreisförm. oder polygonalen Gewebsdefektes, z. B. bei Arthrostomie zur Dränage(sicherung). – vgl. Stichinzision.

Loch(i)o...: Wortteil »Lochien«; z. B. **L.kolpos** (vaginale Lochienstauung infolge ungünst. Lagerung, entzündl. perinealer Schwellung etc.), **L.metra** (Uterusvergrößerung durch gestaute Lochien), **L.metritis** (↑ Endometritis puerperalis; evtl. kompliziert als **L.metrophlebitis, L.peritonitis**), **L.pyra** (↑ Puerperalfieber bei gestörtem Lochialfluß), **L.(r)rhagie, -(r)rhö** (vermehrter u./oder verlängerter Lochialfluß), **L.stasis** (s. u. Lochien), **L.zyt** (Deziduazelle im Lochialfluß).

Loch|kaverne: dünnwand. tbk. Lungenkaverne ohne wesentl. Randinfiltration oder -atelektase; meist nach rascher Nekrose eines Frühinfiltrats bei Hyperergie oder durch totale Einschmelzung eines Tuberkuloms. – **L.prothese:** *ophth* provisor. Kunstauge mit zentraler Öffnung zur Verhütung einer Sekretstauung. – **L.rippe:** Rippe mit fensterförm. Defekt; angeb. als inkomplette Synostose oder unvollständ. Längsspaltung, erworb. durch Trauma oder iatrogen.

Loch|schwäre: ↑ Ekthyma. – **L.stabextension:** *chir* Extensionsbehandlung unter Verw. einer am Bett befestigten Lochstab-Konstruktion (Bügel- oder Galgenform, z. B. nach H. BRAUN) zur Befestigung der Zugvorrichtung. – **L.sternum:** s. u. Sternoschisis.

Lochtest: 1) *bakt* ↑ Hemmhoftest mit Einbringen des Antibiotikums bzw. Chemotherapeutikums in ausgestanzte Löcher des beimpften Nährbodens. – 2) *ophth* stenopäischer L.: grobe Prüfung des zentralen Sehens u. DD zwischen Refraktionsanomalie u. organ. Augenerkr. unter Verw. einer Lochbrille.

Loci: *genet* s. u. Genlocus.

Locke*(-Ringer*) Lösung (FRANK SPILLER L., 1871–1949, Physiologe, London): modifiz. R.* Lsg. mit NaCl, CaCl$_2$, KCl, NaHCO$_3$, Glukose (9 + 0,24 + 0,3 + 0,2 + 1) u. Aq. dest. (ad 1000); als Nährflüssigkeit für experiment. Untersuchung des Warmblüterherzens, zur parenteralen Flüssigkeitssubstitution; mit 2,5% Dextrose als Grundsubstrat für Kultivierung von Darmprotozoen. – **L.*-Lewis* Lsg.** mit Zusatz von Hühnerbouillon, Agar u. Glukose. – »**zitrierte**« **L.* Lsg.** mit Na-Zitrat.

Lockemann* Substrat (GEORG L., 1871–1959, Bakteriologe, Berlin): synthet. Nährboden zur Kultur von Tbk-Baktn. (mehrf. modifiziert; ↑ Tab. S. 1491); Anw. mit oder ohne Zusatz von Aszites, Serum oder Agar, evtl. auch Malachitgrün (Verunreinigungsprophylaxe); als »Eier-L.*-Substrat« (mit Vollei oder Eigelb, gekochten, passierten Kartoffeln u. Bromkresolpurpur-Lsg.) auch zur DD von Typus humanus u. bovinus.

Lockersedimente: als aquat. L. die durch Unterwasserablagerung entstandenen Peloide Torf, bituminöser (Sapropel, Gyttja), Ton- (Schweb, Schluff), Kalk- (Seekreide, Alm) u. Kieselschlamm (z. B. Diatomeen), Schlick u. Sonderschlamme (z. B. Schwefelschlamm);

als terrestr. L. die durch Verwitterung an der Erdoberfläche entstandenen sogen. Heilerden (z. B. Ton, Lehm).

Lockhart(=Mummery)* Operation (JOHN PERCY L.=M., 1875–1957, Chirurg, London): (1923) 1) Beseitigung innerer Hämorrhoiden durch Längsexzision u. fortlaufende Catgutnaht. – 2) bei Rektumprolaps dors. u. lat. Ablösung vom Kreuzbein (Querschnitt zwischen Anus u. Steißbein) u. Gazetamponade zur Auslösung von Granulationen mit schrumpfender Narbe. – 3) bei dist. Kolon-Ca. abdomin. Resektion u. kolorektale Kontinuitätsanastomose (Invagination ins Rektum). – 4) zweizeit. perineale Rektumamputation nach Bildung eines li.-seit. definitiven Anus praeter iliacus.

Lock: (engl.) Schloß, Sperrvorrichtung. – **L.-up request**: psych. Störung bei Gefangenen, manifestiert in der Bitte um Einschließung (zur Wiedererlangung des seel. Gleichgew.).

Lockwood* (CHARLES BARRETT L., 1858–1914, Chirurg, London) **Band, Ligament**: hängemattenart. Suspensionsband unter dem Augapfel aus den Scheiden der Mm. recti inf., med. u. lat. – **L.* Zeichen**: durch Palpation des MCBURNEY* Punktes zwischen 3 Fingern wiederholt (mit ca. 1minüt. Abstand) auslösbare Bewegung örtlicher Darmgase bei chron. Appendizitis.

Locus: (lat.) Ort, Stelle; *genet* / Genlocus. – **L. coeruleus** *PNA* s. **cinereus**: bläul. Fleck seitl. im Boden des IV. Ventrikels durch grau pigmentierte Zellgruppe. – **L. Kiesselbachi(i)**: an subpapillären venösen Plexus reiche Stelle des Nasenseptums (Übergang der äuß. Haut in das Flimmerepithel der Schleimhaut); oft mit Epithelmetaplasie, Venektasien, Exkoriationen; häufiger Ort des Nasenblutens. – **L. majoris irritationis** s. **reactionis** s. **sensibilitatis**: das bei einem Krankheitsprozeß am ehesten bzw. stärksten betroffene Körperorgan. – **L. minoris resistentiae**: das einem Krankheitsprozeß rel. geringen Widerstand entgegensetzende bzw. für ihn bes. anfällige Körperorgan.

Loeb* Quotient: *physiol* s. u. RONA*-TAKAHASHI* Formel.

Loeb* Spritze (HEINR. L., geb. 1911, Mannheim): Rekordspritze mit exzentr. Konus; erleichtert Punktion parallel zur Hautoberfläche, vermeidet Luftinj.

	LOCKEMANN		HOHN		JENSEN
	(1919)	(1938)	(1933)	(1939)	(1949)
	Substrat I	Substrat II	Amino-Nährboden	Substrat IV	Grundsubstrat
Asparagin	5,0	5,0	6,0	3,0	2,0
Alanin	–	–	4,0	2,0	0,15
NaH_2PO_4	3,0	3,0	–	1,5	–
Na_2HPO_4	–	2,5	3,0	–	1,25
Na-zitrat	–	2,5	–	1,25	1,5
KH_2PO_4	4,0	4,0	4,0	2,0	1,5
$MgSO_4$	0,6	2,5	0,6	1,25	0,5
Mg-zitrat	2,5	–	2,5	–	–
Ferriammonsulfat	–	0,01	–	5,0	–
Ferriammonzitrat	–	–	–	–	0,05
Aqua dest.	1000	1000	1000	1000	1000
Glyzerin. bidest.	20,0	25,0	120,0	–	25,0

Löcherkrankheit: *derm* / Ekthyma.

Löderich* Syndrom: s. u. MAMOU*.

Löffel: *chir* löffelart. Instrument (oval oder rund) mit scharfem oder stumpfem Rand zur Exkochleation. – *röntg* / HOLZKNECHT* Löffel. – *pharmak* ungenaues Dosierungsmaß von Arzneien. Nach DAB 6 1 Tee- oder Kaffeelöffel = 5 ml, 1 Kinder- oder Dessertlöffel = 10 ml, 1 Eßlöffel = (15 –) 35 ml, als Pulvermaß 1 »gestrichener« Eßlöffel = 3,0–5,0 g.

Löffel|fuß: / Flossenfuß. – **L.hand**: flossenförm. Fehlbildung der Hand mit / Syndaktylie (evtl. außer Daumen) etwa i. S. der primitiven Handplatte; sporadisch (meist einseit.), selten fam. (Beziehungen zur Akrozephalosyndaktylie?). – **L.korsett**: Reklinationskorsett mit löffelförm., über dem Scheitelpunkt der BWS-Konvexität angreifender Pelotte zur pass. Kyphose-Ther. – **L.nagel**: *derm* / Koilonychie. – **L.zange**: *chir* Faß- oder Schneidezange mit Maulteilen nach Art des stumpfen oder scharfen Löffels; z. B. Konchotom, Plazentar-, Abortuszange (WINTER, HEYWOOD-SMITH).

Loeffler* (FRIEDRICH AUGUST JOHANN L., 1852–1915, Bakteriologe, Greifswald, Berlin) **Bazillus**: / Corynebacterium diphtheriae. – Ferner als **L.* Pseudodiphtherie-Baz.** das / Corynebact. pseudodiphthericum. – **L.* Beize**, »Fuchsintinte«: *bakt* wäßr. Lsg. aus Tannin, Ferrosulfat u. alkohol. Fuchsin-Lsg. zum Fixieren u. Beizen von Baktn.; v. a. vor der **L.* Geißelfärbung** mit alkohol., mit Kalilauge versetzter Methylenblau-Lsg. (auch zur orientierenden Übersichtsfärbung von Ausstrichen geeignet = **L.* Methylenblaufärbung**). – **L.* Serum(nährboden)**: steriles Hammel- oder Rinderserum u. Rinderbouillon (3 + 1) mit Pepton-, Glukose- u. NaCl-Zusatz zum Nachweis von Corynebact. diphtheriae (kleine, weiße, knopfart. Kolonien); Anw. als **L.* Platte** oder Schrägröhrchen.

Loeffler* (FRIEDR. L., 1885–1967, Orthopäde, Berlin) **Operation**: 1) oberfläch., extraartikuläre Faszienfesselung des habituell luxierenden Humeruskopfes an Akromion u. Tuberculum majus (Bohrlöcher). – 2) bei Beinlähmung mit störender Rotation beim Vorwärtspendeln op. Einheftung des Trochanter major in den – zuvor längsgespaltenen – Tractus iliotib. u. Einsenkung eines Fascia-lata-Streifens in eine Trochanter-major-Rinne (sog. Trochanter-Knopfloch-Op.). – 3) bei schmerzhafter Gonarthrose Resektion der schmerzauslösenden med. Kapselteile einschl. Fettpolster u. degeneriertem med. Meniskus u. Exostosenabtragung am med. Tibia- u. Femurkondylus. – 4) **L.*-ZAHRADNIČEK* Op.**: subtrochantäre Verkürzung des Femur zur offenen Reposition der sog. angeb. Hüftluxation beim älteren Kind.

Löffler* Syndrom (KARL WILHELM L., 1887–1972, Internist, Basel): I) **L.* Eosinophilie**: eosinophiles / Lungeninfiltrat. – II) **L.* Endo(myo)karditis**: / Endocarditis parietalis fibroplastica.

Löffler*-Priesel* Tumor: Sonderform des Thekazelltumors.

Loefflerella mallei: / Actinobacillus ma. – **L. pseudomallei** s. **whitmori**: / Pseudomonas pseudomall.

Löfgren* Ebene: (F. L. 1949) die gefäßschonende Nephrotomie-Schnittebene in Längsrichtung 0,5–0,75 cm dorsal parallel zum Sulcus longitudin.

Löfgren* Syndrom: (SVEN HALVAR L. 1946) massive, gutart., häufig spontan heilende bds. Hilus-LK-Schwellung bei neg. bis schwach pos. Tuberkulin-Reaktion (atyp. Tbk? Sonderform der BOECK* Sarkoidose?). Beginn oft akut: Fieber, Erythema nodosum, flücht. Arthralgien, Husten (gering), selten Polyneuritis; Eosinophilie u. Monozytose; stark erhöhte BKS; Rheumafaktor u. Antistreptolysin-Titer neg.

Löfstedt* Aufnahme: *röntg* bei Karotis-Angiographie Spezialaufnahme zur Darstg. der Karotisgabel.

Löhde* Formel: zur orientierenden Grundumsatz-Bestg.: GU (in %) = 2/3 (Pulszahl + Blutdruckamplitude) minus 72; ungenau.

Löhlein* Pessar (HERMANN L., 1847–1901, Gynäkologe, Berlin, Gießen): Schalenpessar (Hartgummi) mit rundem Bügel an der Unterseite (hemmt Kippen oder Herausgleiten aus dem Levatorspalt) zur Ther. des Uterus- u. Vaginalprolapses.

Löhlein* Herdnephritis (MAX L., 1877–1921, Pathologe, Marburg): bei länger dauernder bakterieller Endokarditis thrombokapilläre Glomerulonephritis nur eines Teils der – segmental befallenen – Glomeruli, gekennzeichnet durch subkapsuläre fleckförm. Blutungen (»Flohstichniere«), hyaline Thromben, Schlingennekrosen, sek. z. T. Endothel-, Mesangiumzellen- u. Kapselepithelienproliferation. Klin.: geringe Proteinurie, ausgeprägte Erythrozyt- bzw. Hämaturie, im allg. keine Hypertonie; Prognose gut.

Löhlein* Probe (WALTHER L., 1882–1954, Ophthalmologe, Greifswald, Berlin): (1912) nach Koffein-(trunk)-Belastung 4mal. Tonometrie (alle 15 Min.) zur Diagnose des einseit. Glaukoms (stärkerer Druckanstieg auf kranker Seite).

Löhr*-(Léon-) Kindberg* Syndrom (HANS L., 1891–1941, Internist, Paris): (1940) hochakute Verlaufsform des eosinophilen / Lungeninfiltrats, mit sept. Temp. u. Schüttelfrösten (oft über Wo.), hoher Sputum- u. Bluteosinophilie, Pleuraergüssen. Allerg. Reaktion auf verschied. AG?

Lönne* (FRIEDR. L., zeitgen. Gynäkologe, Düsseldorf) **Ballnetzhängelage**: freies Hängen der weibl. Mamma (bei vorgeneigtem Oberkörper) als günst. Palpationslage. – **L.* (Katheter-)Zeichen**: frühzeit. Anstoßen des eingeführten Katheters an die – durch den Uterus vorgewölbte – Harnblasenhinterwand als wahrsch. Schwangerschaftszeichen (Mens II/III).

Loennecken* Katheter: ein / Endotrachealkatheter (Kunststoff; 10–18 Charr, distal-präterminal verdickt) für die orale Intubation von Säuglingen.

Löns* Test (MAX L., Serologe, Dortmund): (1950) zum Vaterschaftsnachweis Versetzen eines polyvalenten, alle mögl. AK (100) gegen Ery-Merkmale enthaltenden Serums (immunisierter Ziegen) mit Ery der Mutter u. des vermeintl. Vaters; bindet das so abgesättigte Serum Ery des Kindes, dann enthalten diese Merkmale, die im »elterl.« Blut nicht vorhanden sind (d. h. Ausschluß eines Elternteils). Nicht allg. akzeptiert.

Loeper* (MAURICE L., 1875–1961, Internist, Paris) **Ödem**: (1942) neuroendokrin-vaskuläres Ödem als Folgezustand eines akuten Hungerödems oder einer chron. Unterernährung mäß. Grades; mit diffuser vasoneurot. Symptomatik; s. a. RATSCHOW* Spätödem. – **L.* Syndrom**: ätiol. unklare Kombin. intestinaler Sympte. (v. a. chron. Dyspepsie mit Pankreasinsuffizienz, Hepatomegalie) u. Nieren-Harnwegsinfektionen (v. a. Nephrolithiasis mit Hyperoxalurie u. -ämie).

Loeschcke* Theorie (HERMANN L., 1882–1958, Pathologe, Heidelberg, Greifswald): Das idiopath. Lungenemphysem ist Folge einer WS-bedingten Thoraxdeformierung.

Loeschiasis: Amöbiasis durch Entamoeba (sive Loeschia) histolytica.

Loeschke* Syndrom: (1934) angeb. Minderwuchs u. Anomalien des uropoet. Systems ohne Niereninsuffizienz.

Löschreizmethode: *physiol* Anw. von Reizkombinationen (mit geeigneten Intervallen) zur Löschung eines bedingten Reflexes.

Löslichkeitskoeffizient: der zahlenmäß. Zusammenhang zwischen dem Druck eines Gases in einem Gasgemisch u. seiner von einer Lsg. aufgenommenen (darin gelösten) Menge; s. a. BUNSEN* Absorptionskoeffizient.

Lösung: 1) *chem* homogene Mischung (»Mischphase«) verschiedener, molekular dispers verteilter Stoffe in unterschiedl. Mengenverhältnissen; s. a. disperses System, Solutio. – Je nach osmot. Druck im Vergleich zu dem des Blutplasmas bezeichnet als hyper-, hypo- oder isotonisch (z. B. 1/6 molare = 0,9%ige NaCl-Lsg.); s. a. molar, molal. – 2) *geburtsh* / Arm-, Plazentalösung.

Lösungs|mittel: anorgan. (bes. Wasser) u. organ. Flüssigkeit, die ohne chem. Umsetzung Gase, Flüssigkeiten u. Feststoffe unter Lösung aufnimmt. Dabei Auftreten von konzentrationsabhäng. **L.wärme** (z. B. integrale L.w. bei Auflösung von 1 mol, totale L.w. bei Herstg. einer gesättigten Lsg.). Gesundheitsschädl. organ. L.mittel sind gemäß VO v. 26.2.1954 zu kennzeichnen! – s. a. Schnüffler. – **L.vermittler**: organ. Verbindgn. (z. B. aromat. Alkohole), die wasserlösl. organ. Flüssigkeiten bedingt wasserlöslich machen.

Lösungszeichen: *geburtsh* klin. Zeichen für erfolgte / Plazentalösung; unterschieden als Uterus(/ SCHRÖDER*), Nabelschnur- (/ AHLFELD*, / KÜSTNER*) u. Plazentazeichen (/ Afterbürde).

Lötsteife: (PAYR) / Ankylose infolge fibröser (»Weichlot«) oder ossärer (»Hartlot«) Verschmelzung bzw. Überbrückung des Gelenkspalts.

Loetta* Syndrom: »linksseit. gastrales Bauchsyndrom«.

Lövset* Handgriff (JÖRGEN L., Gynäkologe, Bergen): *geburtsh* s. u. Armlösung, s. a. Abb. S. 1493.

Löw* Papainlösung: (1955) durch Zystein-Lsg. aktivierte 2%ige Papain-Lsg. in 1/15 mol Phosphatpuffer (pH 5,4) zum Nachweis inkompletter Rh- u. Kell-AK im Agglutinationstest.

Loewenberg* (BENJAMIN BENNO L., 1836–1905, Otologe, Paris) **Kanal**: der Teil des Ductus cochlearis oberhalb der Lamina basilaris. – **L.*-Abel* Bazillus**: / Klebsiella ozaenae.

Löwen|gesicht: / Facies leontina. – **L.mensch**: *derm* / Haarmensch.

Löwenstein* (Eier-)Nährboden (ERNST L., geb. 1878, Bakteriologe, Wien): festes Nährsubstrat zur

Züchtung von Mycobact. tuberculosis; mit Kartoffelmehl, Eiern, Glyzerin (0,8% bzw. in – bovinen Typ hemmender – Stamm-Lsg. II 5%), Malachitgrün (Verunreinigungsschutz), in zahlreichen Varianten ferner Asparagin, Mg-sulfat u. -zitrat, K-phosphat etc.; als **L.*-Jensen* N.** mit Tuberkulostatika-Zusatz (zur Resistenzbestg.).

Loewenstein* Pupillenreaktion: path. P. bei verschied. neurol. Erkrn.; »aufsteigende Pupille« mit unergieb. Lichtreaktion u. überschieß. Dilatation nach Ende des Lichtreizes, bei wiederholter Belichtung zunehmend weit; »absteigende« mit geringer Dilatation nach Ende der Belichtung, bei wiederholtem Lichtreiz immer enger werdend.

Löwenthal* (Grenz-)Bündel: (WILHELM L., 1850–1894, Arzt) ↑ Tractus tectospinalis.

Löwenthal* Purpura: ↑ Angiodermatitis pruriginosa disseminata.

Loewi* Phänomen (OTTO L., 1873–1961, Pharmakologe, Graz, New York; 1936 Nobelpreis für Medizin): Pupillenerweiterung nach konjunktivaler Applikation sonst unwirksamer Adrenalin-Mengen als Zeichen für Sympathikus-Übererregbarkeit (z. B. bei BASEDOW* Krkht.).

Löwit* Lymphozyt, Zelle (MORITZ L., 1851–1918, Pathologe, Innsbruck): ↑ Lymphoblast.

log(o)...: Wortteil »Wort«, »Sprache«, »Lehre«.

Logadoblennorrhö: ↑ Einschlußkörperchenjunktivitis.

Log|agnosie: Unfähigkeit des Sinnverständnisses von Wörtern (bei intaktem Gehör). – **L.agraphie**: kombin. Lese-Schreibschwäche (↑ Legasthenie). – **L.amnesie**: Gedächtnisschwäche für Worte u. Sprachqualität. – **L.aphasie**: Unfähigkeit der sprachl. Wortbildung. – **L.asthenie**: das Vergessen, Verdrehen oder Verlieren von Wörtern (»Wort-«, »Sprachschwäche«) bei Aphasie, nervöser Erregung etc.

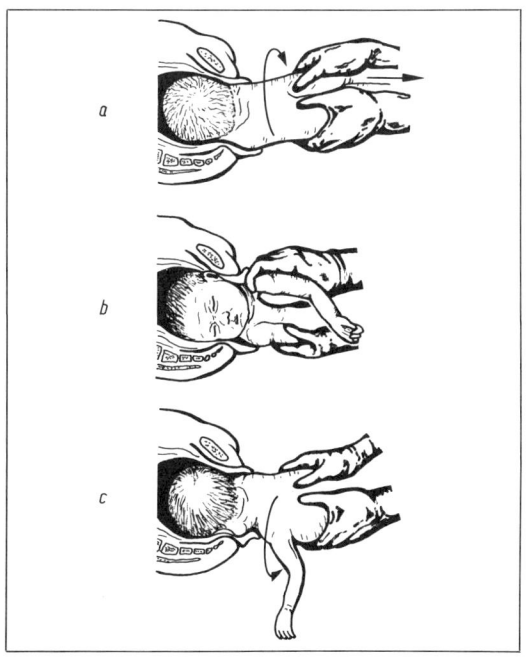

Armlösung nach LÖVSET: a) Drehung im 180°, b) Herausstreifen des vord. Armes, c) Zurückdrehen um 180°.

Loge: *anat* präformierter, von Bändern, Faszien, Kapsel, Knochen begrenzter Spaltraum; z. B. Prostata-, Muskelloge (Adduktoren-, Psoas-L.), Sehnenfach. Insbes. die Logen des Gesichtsschädels kommunizieren weitgehend miteinander (↑ Abb.), so daß darin auf- oder eintretende Eiterungen (»**Logenabszeß**«) voraussehbare Wege nehmen.

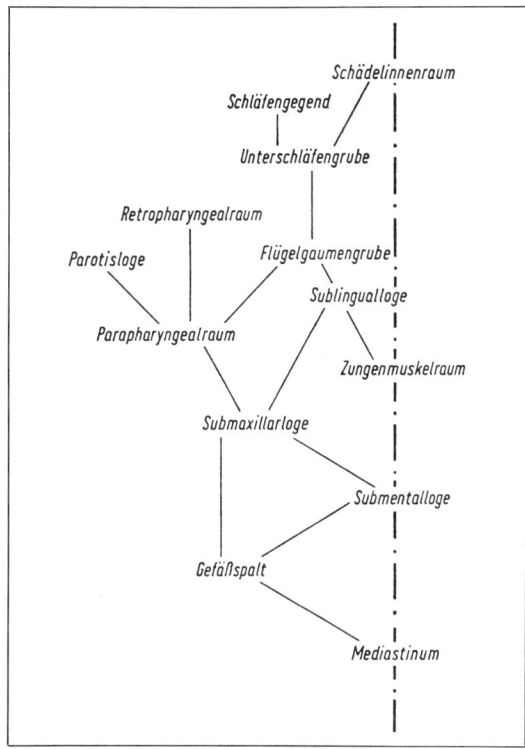

Logennaht: *urol* Naht der Ränder der Prostataloge nach HARRIS*-HRYNTSCHAK* Prostatektomie.

Logetron(ic-Gerät): (aus: log e + electronic) elektron. Gerät zur Reproduktion von Rö-Aufnahmen (»**Logetronie**«), mit modulierbarer »Lichtquelle« (BRAUN* Röhre), deren Intensität über Photomultiplier gesteuert wird. Bei Bedarf beliebige Veränderung von Bilddichte u. Detailkontrast (aber unveränderter Kontrastumfang, d. h. nur Verlagerung vom flachen in den steilen Teil der Schwärzungskurve).

Logo|klonie: rhythm. Wiederholen kurzer Wörter oder der letzten Wortsilbe; v. a. bei postenzephalit. Parkinsonismus, progress. Paralyse, ALZHEIMER* Krankh. – **L.(mono)manie (Guislain*)**: ungehemmter Rededrang als Sympt. einer psych. Erkr. (z. B. Manie). – **L.neurose**: neurotisch bedingte Logopathie.

Logo|päde: »Stimm- u. Sprachtherapeut«, in **L.pädie** (Sprachheilkunde) ausgebildete u. examinierte ärztl. Hilfskraft. Behandelt Stimm- u. Sprachstörungen mit Anleitung zu Übungen u. physikomechan. Maßnahmen. – **L.pathie**: »Sprachstörung«; s. a. Lalopathie. – **L.phobie, -pudie**: Sprechangst, -scheu des Sprachgestörten (z. B. Stotterers). – **l.phonische Amnesie**: amnest. ↑ Aphasie. – **L.plegie**: 1) allg.-verlangsamte Sprache. – 2) Unfähigkeit, artikuliert zu sprechen; s. a. Laloplegie.

Logo|(r)rhö, Zungendelirium: ungehemmter Redefluß (oft bis zur Heiserkeit, Aphonie) infolge verlorener

Logo|spasmus

Selbstkontrolle des Gesprochenen; meist mit ungeordnetem Gedankengang u. ständig wechselndem oder vielfach wiederholtem Thema; v. a. bei Manie, ängstl.-erregten Psychosen, Altersdemenz, paranoider u. schizophrener Erkr., aber auch als normale Verhaltensvariante. – Häufig kombin. mit Graphorrhö. – **L.spasmus**: ⸗ Skandieren.

Logothetopulos* Tamponade (CONSTANTIN L., geb. 1878, Gynäkologe, Athen): vaginale Bauteltamponade des kleinen Beckens bei intrapelviner Blutung (postop., postpartal, bei Uterusruptur etc.).

log-Phase: *bakt* die der lag- u. der stationären Phase folgende »exponentielle Phase« des Bakterienwachstums mit **log**arithm. Vermehrung.

Lohe: gemahlene, gerbstoffhalt. Fichten- oder Eichenrinde (Gerberlohe); u. a. als Zusatz zum hydroelektr. Vollbad (STANGER* Bad).

Lohmann* Enzym (KARL L., geb. 1898, Biochemiker, Berlin): ⸗ Kreatinkinase.

(van) Lohuizen* Syndrom: ⸗ Cutis marmorata teleangiectatica congenita.

Loiasis: ⸗ Loa-loa-Filariose.

Loimologie: (*griech* loimos = Pest, Seuche) ⸗ Epidemiologie.

Loim|ophthalmie: Schmierinfektion der Augen.

Loiseleur* Antikörper: beim Kaninchen nach schnell aufeinanderfolgender Inj. einer niedermolekularen, nicht-eiweißgebundenen organ. Substanz (z. B. Pyramidon, Morphin) auftret. streng spezif. AK.

lokale Antwort, Erregung, Antwortpotential: *physiol* die auch »Präpotential« genannte 1. Phase bei der Ausbildung eines Aktionspotentials, d. h. unterschwell. Änderung des Membranpotentials in Form einer graduierten u. elektrotonisch fortgeleiteten Erregung.

Lokaladaptation: *ophth* Änderung der Lichtempfindlichkeit (u. damit der Sehschärfe u. des Farbensehens) umschriebener Netzhautareale als physiol. Anpassungseffekt bei best. Leuchtdichteverteilung im Gesichtsfeld; bewirkt Dämpfung der Wahrnehmung in benachbarten Arealen; manifestiert sich in zunehmendem subj. Kontrastverlust (Nichtmehrsehen kleinerer Objekte): ist zentral schwächer ausgeprägt als peripher.

Lokal|anästhesie: »örtl. Betäubung«, d. h. Herbeiführen einer örtl. bis regionalen reversiblen Empfindungs- u. Schmerzlosigkeit durch Ausschaltung der Rezeptoren (= terminale = periphere Anästhesie, als Infiltrations- oder Oberflächen-A.) oder der sensiblen Nerven (= Leitungs-A.) durch Lokalanästhetika bzw. durch Kälteeinwirkung (auch durch mechan. Druck, Elektrizität): i. w. S. auch die passagere oder Dauerausschaltung der vegetat. Strukturen einer Region. Anw. v. a. für kleinere Eingriffe (insbes. ambulant) u. bei Kontraindikation einer Allg.narkose. Kontraindiziert (v. a. als Infiltrations-A.) bei Hypoprothrombinämie, lokaler Infektion, einschläg. Allergie: zurückhaltende Dosierung bei schwerem Schock (Gefahr der plötzl. system. Überflutung mit dem beigefügten Adrenalin; letzteres absolut kontraindiziert bei Thyreotoxikose, erhebl. Hypertension, Phäochromozytom, schwerer Gefäßkrkht., bei L. an Fingern, Zehen, Penis). – **L.anästhetikum, -analgetikum**: für ⸗ L.-anästhesie geeignetes, d. h. an sensiblen Endorganen u. Nerven angreifendes, das ZNS wenig beeinflussendes Mittel, wirksam durch Erschwerung des Na-Einstroms u. konsekut. Reduzierung bis Aufhebung der Erregbarkeit u. Leitungsfähigkeit dieser (z. T. auch motor.) Nerven; außer dem »klass.« Procain (kaum noch verwendet) z. B. Mepicain (Scandicain, Carbocain), Lignocain (Xylocain) u. Marcain. Meist mit Zusatz gefäßverengender Mittel (Adrenalin, Noradrenalin) zur Verlängerung der Wirkungsdauer u. Reduzierung der Toxizität u. Herz-Kreislaufwirkung.

Lokalinfektion: infolge örtl. Resistenz auf die Erregereintrittspforte begrenzte Infektion (evtl. mit sek. Ausbreitung per continuitatem oder hämato-, lymphogen). Bewirkt keine vor Zweitinfektion schützende Immunität (bei Exotoxin-bildenden Erregern nur eine antitoxische).

Lokalisation: Ortsbestimmung, örtl. Lage; i. e. S. (*klin*) die Untersuchungsmaßnahmen zur genauen Lagebestg. eines Krkhts.prozesses. – *physiol* Lokal-, Ortszeichen.

Lokalisationslehre: *physiol* Auffassung, die best. abgegrenzten Gebieten des Gehirns (v. a. Rinde) spezif. Funktionen zuordnet. Im strengen Sinne nicht haltbar, da höhere Leistungen an die Zusammenarbeit verschiedener Assoziationsfelder gebunden sind.

Lokalisator: Gerät für die Lokalisation metall. Fremdkörper, spez. in Auge u. Orbita (z. B. BERMAN* L.), anhand der Änderung eines sich nähernden magnet. Feldes (Anzeige oszillograph. oder akustisch).

Lokalizer-Gips: *orthop* Umkrümmungsgips beim ⸗ RISSER* L.-Verfahren.

Lokalrezidiv: Rezidiv am selben Ort.

Lokalzeichen: *physiol* ⸗ Ortszeichen. – **L.theorie der Netzhaut**: (LOTZE) Jede Netzhautstelle besitzt eine funktionelle Ordnungsqualität, die – entsprechend der geometr. Lage der Sinneseindrücke – die Lokalisation des gesehenen Objekts ermöglicht (die ⸗ Ortszeichen besitzen im Einzelauge Breiten- u. Höhen-, bei beidäug. Sehen auch Tiefenwerte).

Lokoismus: *vet* akut-tödl. oder chron. Selen-Vergiftung von Nutztieren nach Aufnahme Se-halt. Pflanzen (z. B. Hierbas locas: »Loko-Kraut«).

Lokomotion: Fortbewegung eines Organismus im Raum; i. w. S. auch die hierfür nöt. »**Lokomotionsbewegung**« (Gehen, Laufen etc.).

Lokomotivgeräusch: *kard* ohrnahes, rauh-reibendes, mehrzeit. Geräusch bei Pericarditis u. Pleuritis sicca.

lokomotorisch: die ⸗ Lokomotion betreffend.

Lokulationssyndrom: (lat. loculus = kleines Behältnis) ⸗ NONNE*-FROIN* Syndrom.

Lolismus, Temulismus: »Loliumvergiftung« nach Genuß von Samen (z. B. als Brotbestandteil; auch allergen wirksam) des »Rauschgrases« Lolium temulentum (mit Alkaloid Temulin); Sympt.: Erbrechen, Schwindel, Krämpfe, Tobsuchtsanfälle, Atemlähmung; Ther. wie bei Atropinvergiftung.

Lollipop-Phänomen: (engl. = Lutscher) *embryol* die massive Glykogenspeicherung im Synzytiotrophoblasten bei der Implantation des Eies.

Lombard* Leseversuch (ETIENNE L., 1869–1920, Otologe, Paris): urspr. Form der BÁRÁNY* Simulationsprüfung, basierend auf dem **L.* Reflex** (unwillkürl. Anhebung der Sprechlautstärke nach Ausfall der akust. Sprachkontrolle).

Lombard* Zeichen (HENRI CLERMOND L., 1803–1895, Kliniker, Genf): Venenerweiterungen am Hals u. oberen Thorax als Aktivitäts- u. Lokalisationssympte. bei Lungen-Tbk; obsolet.

D-Lombricin-Phosphorsäure: ein tier. Phosphagen.

Lomholt* Lampe (SVEN L., 1888–1949, Dermatologe, Kopenhagen): Bogenlampe mit Quarzlinsen-System (UV-Strahlung) für Lichttherapie.

Lomtadse* Symptom: durch Bestreichen des Unterschenkels (von Tuberositas zur Schienbeinmitte) ausgelöste Volarflexion der Großzehe bei einer kortikalen oder kapsulären Pyramidenbahnläsion. Nach BING Hinweis auf gleichzeit. pyramidale u. extrapyramid. Störung.

Lomuto* Mikroflockungstest: *serol* (1954) Röhrchen-Schnelltest auf Syphilis mit inaktiviertem Serum u. verdünntem Cardiolipin-Flockungs-AG; nach 4minüt. Schütteln Lupenablesung.

Loncope* Krankheit: ⌐ Mononucleosis infectiosa.

Long* Nährboden: dem SAUTON* N. ähnl. Kutlurmedium für Tbk-Baktn. (zur Tuberkulin-, BCG-Impfstoff-Gewinnung).

Long-acting thyroid stimulator, LATS: (MCKENZIE u. GORDON 1965) Serum-γ-Globulin (Typ IgG; aus Lymphozyten isoliert), das als Hormon den Jod-Stoffwechsel protrahiert anregt; erhöhter Spiegel bei Hyperthyreose (schlechte Inaktivierung durch die Drüse). Nachweis anhand ^{131}J-Speicherung in der Schilddrüse der Maus, durch Bestg. der Plasmaaktivität bei infantilen Mäusen.

Longhi*-Avellis* Syndrom: s. u. AVELLIS*.

Longisporin: (1956) Antibiotikum aus Actinomyces longisporus; wirksam gegen Mykobaktn.; toxisch u. hämolysierend.

longissimus: (lat.) der längste. – Kurzform für ⌐ Musculus longissimus.

longitudinal(is): länglich, längs verlaufend. – **L.schichtung**: *röntg* Tomographie mit Schichtebenen parallel zur Körperlängsachse (im Ggs. zur Transversalschichtung).

Longmire* Operation (WILLIAM P. L., geb. 1913, Chirurg, Los Angeles): 1) L.*-SANDFORD* Op.: s. u. Hepatocholangiojejunostomie. – 2) L.*-BEAL*, L.*-DAHL* Op.: (1952) Gastrektomie mit Ersatzmagenbildung durch isoperistalt. Jejunuminterposition (einläuf. Segment, um 180° gedreht) mit End-zu-End-Anastomosierung. – 3) (1947) Ösophagusersatz (bei erhaltener Kardia) durch freies Dünndarmtransplantat unter Anastomosierung der A. jejun. mit der A. thoracica int. oder subclavia.

Longuet* Operation: bei Variko- oder Hydrozele Verlagerung des Hodens aus den bedeckenden serösen Häuten.

Longuette: ⌐ Gipslonguette.

longus: (lat.) lang.

Lonsdale* Seitlagerung: *orthop* zur pass. Überkorrektur einer WS-Skoliose »Seitenlagerung in der Schwebe« (in einem Gurt auf der konvexen Seite).

Loomis* Einheit: (1947) Plasmin-Aktivität, die 1 ml eines 0,3%ig. frischen Fibringerinnsels in 120 Sek. bei pH 7,2 u. 45° in isoton. Imidazolpuffer auflöst; 1 L.*E. = 5 GUEST* Einh.

Loop: (englisch) Schlinge (z. B. Darmschlinge); *orthodont* Schlaufe am Labialbogen (⌐ Abb. »Multiband«). – **Looping-ill**: *vet* s. u. Louping-.

Loos* Ligaturenverband (OTTO L., 1871–1936): Drahtschiene zur Fixierung gelockerter Zähne bei Parodontopathie u. für provisor. Kieferbruchschienung (von HAUPTMEYER zur »Schuhknöpferschiene« modifiziert).

loose bodies: (engl. = freie Körper) alterierte u. teilw. phagozytierte Leukozytenkernreste in LE-Zellen. Ihre Zahl ist im L.-b.-Test (Nachweis antinuklearer Faktoren unter Verw. nackter Leukokerne) Maß für die Stärke der pos. Reaktion; s. a. Lupus-erythematodes-Zellphänomen.

Looser* (EMIL L., 1877–1936, Chirurg, Zürich) **Umbauzone**: (1920) *röntg* quere Aufhellungslinie (L.*-MILKMAN* Linie) im Röhrenknochen mit Entmineralisierung u. Ersatz durch Osteoidgewebe im Bereich einer »schleichenden« Fraktur; an den Frakturrändern verstärkter An- u. Umbau von kalklosem Kallus. – **L.* Syndrom**: 1) ⌐ MILKMAN* Syndrom. – 2) ⌐ Osteogenesis imperfecta congenita Typ VROLIK. (L. beschrieb auch die Osteog. imperf. tarda = LOBSTEIN* Syndrom).

Loossia: *helminth* ⌐ Metagonismus.

Loperamid *WHO*: Chlorphenyl-hydroxy-piperidino-dimethyl-diphenyl-butyramid; Antidiarrhoikum.

Lopho|kephalus, -zephalie: ⌐ Skaphozephalie. – **L.phorin**: Alkaloid aus Anhalonium lewinii. – **L.tricha**: Baktn. u. Protozoen mit Geißelbüscheln an einem Pol (»l.triche Begeißelung«).

Loquacitas, Loquazität: Geschwätzigkeit, munteres Daherreden ohne Bezugnahme auf den Gesprächspartner u. ohne echte Mitteilungsabsicht; normale Alterserscheinung (= L. senilis), verstärkt v. a. bei seniler Demenz.

Lorain* Infantilismus, Syndrom (PAUL JOSEPH L. 1827–1875, Internist, Paris): tumorbedingter (v. a. Kraniopharyngiom) hypophysärer Infantilismus mit zeitlich verschied. Eintritt der Wachstumshemmung; daneben v. a. Tumorsymptomatik (Hirndruck, intraoder suprasselläre Verkalkungen, bitemp. Hemianopsie, Abmagerung).

Lorazepam *WHO*: Benzodiazepin-Derivat; Antidepressivum.

Lorbeerfieber: anaphylakt. Krankheitsbild durch Fructus lauri; Symptome des Frühjahrsödems der Lunge.

Lorchelvergiftung: 8–24 Std. nach Genuß roher oder ungenügend abgekochter Lorcheln (Gyromitra esculenta; bei ausreichender Kochzeit u. Verwerfen des Kochwassers stets genießbar) unstillbares Erbrechen, evtl. blut. Durchfälle, Hepatomegalie, Ikterus, Benommenheit; in schweren Fällen akute gelbe Leberdystrophie, hepat. Koma (evtl. letal).

Lordose, Lordosis: *anat* ventralkonvexe Krümmung der WS in der Sagittalebene; an HWS u. LWS physiol.; evtl. vermindert oder aufgehoben (»Steilstellung« bis Kyphosierung) oder aber verstärkt (⌐ Hyperlordose). – **Lordosierung**: unphysiol. Lordosebildung, d. h. ventralkonvexe Verbiegung der ges. WS (bei evtl. nur verminderter Kyphose der

Lordoskoliose

BWS); pathol. z. B. bei Lordoskoliose. Ther. durch Reklinationsbehandlung. – Auch Bez. für Hyperlordosierung (z. B. bei Schwangerer).

Lordoskoliose: Kombin. von Skoliose u. Lordose; häufiger als die / Kyphoskoliose. – **lordotisch**: i. S. der Lordose verkrümmt, durch L. bedingt.

Lorentz*-Lorenz* Refraktionsformel (HENDRIK ANTOON L., Physiker, Leiden; 1902 Nobelpreis): Formel über die Beziehungen von Dichte D u. Brechungsindex n eines Mediums:

$$\left(\frac{n^2-1}{n^2+2}\right) \cdot \frac{1}{D} = \text{konst.}$$

Lorenz* (ADOLF L., 1854–1946, Orthopäde, Wien) **Gips**: von Brustwarzenhöhe bis zu den Knöcheln reichender Becken-Bein-Gips in / L.* Stellung als Abduktionsverband bei angeb. / Hüftluxation. – **L.* Operation**: 1) / PACI*-L.* Op. – 2) / HOFFA*-L.* Op. – 3) / v. BAEYER*-L.* Bifurkationsop. – 4) Hallux-valgus-Op. sehr ähnl. der HUETER* Op. (1). – 5) L.*-PUTTI* Op. (VITTORIO P., 1880–1940, Chirurg, Bologna): subtrochantäre Querosteotomie des Femur mit Medialisierung des Schaftes zur Abstützung einer Schenkelhalspseudarthrose. – **L.* Reklinationsbett**: Gipsbett zur therap. Lordosierung u. Ruhigstellung der WS (Verhinderung von Kompression u. Gibbusbildung, v. a bei tbk. Spondylitis. Bei Prozeß der oberen BWS mit Kopf-, der LWS mit Beinteil. – **L.* Stellung**: »Froschstellung« als Retentionsstellung nach Reposition der angeb. Hüftluxation, ferner bei Spreizschienenbehandlung einer Hüftdysplasie, Prä- oder Subluxation: Stellung I (Extremstellung) mit bds. Hüftbeugung (u. Abspreizung) u. Kniebeugung von je 90°(Gefahr von Hüftkopfnekrose u. -deformierung); II (gemäßigt) mit nur 60°-Beugung; Schenkelhalsachse etwa senkrecht zur Pfanneneingangsebene, Femurkopf durch Muskel-Kapselzug in die Pfanne gepreßt u. retiniert (Reiz zur Vertiefung u. Ausreifung der Gelenkpfanne). – vgl. LANGE* Stellung. – **L.*-Stille* Osteoklast**: *orthop* Brett mit 2 Backen (zur Gliedmaßenfixierung) u. seitlich verstellbarem Laschenzug für die geschlossene therap. Osteoklasie.

Lorenz* Technik: *röntg* Bestg. der Orthotopie der Zirbeldrüse mit Hilfe a) (Sagittalbild) des Mittellotes auf der Bimastoidlinie (bei Normallage Drüse im Lot liegend) bzw. b) (Frontalbild) anhand des Winkels zwischen der Verbindungslinie Vorderende der vord. Schädelgrube/Oberrand des Felsenbeinschattens u. der Geraden zur – verkalkten – Drüse (bei Winkel > oder < 15 ± ° Verlagerung aufzunehmen).

Lorenzo* Hüftschraube: Laschenschraube mit zentraler Bohrung (für Führungsspieß) zur op. Ther. der Schenkelhalsfraktur.

Loreta* Operation (PIETRO L., 1831–1889, Chirurg, Bologna): 1) manuelle oder instrumentelle Dilatation des stenosierten Pylorus (oder der Kardia) am eröffneten Magen; auch die Pyloro- bzw. Kardiomyotomie nach Gastrotomie. – 2) Elektrokoagulation eines Gefäßaneurysmas mit transmural eingeführter Drahtelektrode (/ Wiring).

L-Organismen (Klieneberger*): *bakt* / L-Form.

Lorgnette|finger, -hand, -fuß: s. u. Fernrohrfinger. – **L.nase**: Nasendeformität (v. a. bei angeb. Syphilis) durch Schrumpfung am Rande der Apertura piriformis (Weichteile ins Kavum hineingezogen, Nasenlöcher nach vorn).

Loriga* Syndrom: Preßluftschaden (Zysten, Nekrosen) der Karpalknochen (evtl. auch an Ellenbogen u. Schulter) mit neurotroph. Störung an Hand u. Fingern.

Loring* Ophthalmoskop: Augenspiegel mit drehbarem Linsensatz (REKOSS* Scheibe) für Untersuchung im aufrechten Bild.

Lorisch* Färbung: (1912) Prüfung der Fäzes bei Steatorrhö auf Neutralfette (rot) u. freie Fettsäuren (blau) mit konz. wäßr. Nilblausulfat-Lsg. – Ähnl. von LORRAIN=SMITH (1862–1931, Pathologe, Edinburgh) für Gefrierschnitte angegeben.

Lortat=Jacob* Operation: 1) Gastrektomie mit Milz-, Omentum-majus u. Pankreasschwanzresektion u. Kontinuitätswiederherstellung durch isolierte Jejunumschlinge (terminoterm. Anastomosen). – 2) RUTKOWSKI*-L.=J.* Op.: Ersatz des thorakalen Ösophagus durch isoperistalt. Schlauch aus der großen Kurvatur des Magens (A. gastroepiploica dextra als ernährendes Gefäß); auch als palliative Umgehungs-Op. bei inoperablem Kardia- oder Ösophagus-Ca.; Zugang via Doppel-Thorakophrenotomie (S-förm. Inzision im Bett der 4. u. 8. Rippe). – 3) Fixation des Magenfundus (nach Kardiomyotomie) an der li. Seite des Ösophagus zur Wiederherstg. des HIS* Winkels (Refluxprophylaxe). – 4) nach Kardiaresektion kontinente (»valvuläre«) Ösophagogastro-Anastomose mit portionart. Einstülpung des Ösophagusstumpfes in den Magenfundus (Refluxprophylaxe). – 5) L.=J.*-ROBERT* Op.: / Hemihepatektomie. – **L.=J.-Civatte* Balanitis**: (1961) »idiopath.« pseudopapillomatöse, von der Corona auf Glans penis u. Präputium übergreif. Atrophie u. Sklerose (silbrigweiß) der Schleimhaut mit glimmerart. Krusten u. warz. Auflagerungen (histol.: Hyperkeratose, Akanthose, pseudoepitheliomatöse Hyperplasie der Retezapfen). – **L.=J.* Syndrom**: s. u. CARVALHO*-L.=J.*.

Lorthioir* Operation (JULES L., 1864–1931, Orthopäde, Gent): »unvollständ. OMBREDANNE* Triple-Arthrodese« des oberen u. unt. Sprunggelenks bei paralyt. Schlotterfuß oder angeb. Klumpfuß des Erwachsenen; Exstirpation u. Entknorpelung des Talus, der dann als autoplast. Span in die Knöchelgabel eingesetzt wird.

Loschmidt* Zahl: die Zahl der in 1 Mol eines idealen Gases enthaltenen Moleküle: L = 6,02252 · 10^{23}. – vgl. / AVOGADRO* Zahl.

lose Schultern: *orthop* Abstehen u. Tiefstand der Schulterblätter infolge Hypotonie, Atrophie oder Lähmung der Schultermuskulatur; z. B. bei Haltungsschaden, progress. Muskeldystrophie (ERB), Chorea minor.

Loslaßschmerz: *chir* / BLUMBERG* Zeichen.

Lossen*(-Braun*) Neurektomie (HERMANN L., 1842–1910, Chirurg, Heidelberg): bei Trigeminusneuralgie pterygopalatine Resektion des 2. Astes.

Lost: Dichlordiäthylsulfid (von LOMMEL u. STEINKOPF als Kampfstoff empfohlen).

Lot: zum Löten verwend. Legierung; nach Schmelzbereich unterschieden als Hart- (>450°, z. B. Silber-, Gold-, Messinglot) u. Weichlot (<450°, z. B. Blei-Zinn-, Zink-, Kadmium-, Zinnlot).

Lotheissen* Methode (GEORG L., 1868–1941, Chirurg, Wien): inguin. Schenkelbruchpforten-Verschluß durch Fixation der Mm. obl. int. u. transversus an Lig. pubicum u. Schambeinperiost.

Lothrop* Operation (HOWARD AUGUSTUS L., 1864–1928, amerik. Chirurg): 1) blut. Reposition der isolierten Jochbeinfraktur über die von labial breit eröffnete Kieferhöhle. – 2) L.*-Sébileau* Op.: einseit. Eröffnung der Stirnhöhle u. Zugang zur Gegenseite durch Entfernen der Trennwand u. der Lamina perpendicul.

Lotio: *pharm* »Schüttelmixtur«, wäßr. Suspension von Externa, evtl. mit Zusatz von Stabilisatoren; z. B. L. Zinci s. alba (mit Zinc. oxyd., Talcum, Glyzerin, Aq. oder Spir. āā).

Lotsch*-Gohrbandt* Mammaplastik (FRITZ L., geb. 1879, Chirurg, Berlin; Erwin G.): Reduktionsplastik der hypertroph. Hängebrust; querovaläre Exzision aus der oberen (evt. auch unteren) Hälfte des Brustkörpers nach Umschneidung des Warzenhofes u. unt. Längsinzision (leicht schräg-lat.) bis zur submammären Falte; Kranialverlagerung der Areola, »Anmodellieren« des Hautmantels.

Lottig* Zahlentest: (1936) *psych* Prüfung der Konzentrationsfähigkeit (»Großhirnfunktionsprüfung«, v. a. bei O_2-Mangel) anhand der Fehler u. des Schriftzugverfalls beim Schreiben der Zahlen von 1000 abwärts (je 6 in einer Reihe).

Lotversuch: *neurol* / BARRÉ* Lot.

Lotze* Theorie (RUDOLF HERMANN L., 1817–1881, Physiologe, Göttingen, Berlin): / Lokalzeichentheorie.

Loughlin*-Stoll* Methode: modifiz. TELEMAN* Stuhluntersuchung auf Wurmeier unter Verw. von Benzidin oder Äther-Xylol-Gemisch.

Louis* Winkel (PIERRE CHARLES ALEXANDRE L., 1787–1872, Arzt, Paris): / Angulus sterni.

Louis=Bar* Syndrom (DENISE L.=B., geb. 1914, französ. Ärztin): (1941) autosomal-rezessiv erbl. / Phakomatose des Kindesalters; chron.-progred. zerebellare Ataxie (bei Kleinhirnatrophie), Teleangiektasien in Konjunktiven u. Gesichtshaut, Kleinwuchs, Hypersalivation, AK-Mangel (Ig G u. Ig A) mit Infektanfälligkeit; Prognose schlecht.

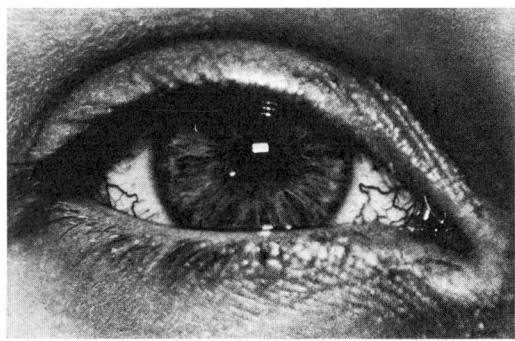

Charakteristische konjunktivale Teleangiektasien beim **Louis = Bar* Syndrom**.

Louisiana-Pneumonie: sept., fast stets letale atyp. Pneumonie durch Erreger der PLT-Gruppe v. a. in den südwestl. Mittelstaaten der USA.

Louping-ill: die sogen. Spring- oder Drehkrkht. der Schafe (v. a. in Schottland, Nordengland, Irland) durch ein ARBO-Virus B (Erro scoticus), übertragen von Zecken; akute Enzephalomyelitis, beim Menschen (z. B. Laborinfektion) mit 2-gipfl. Fieber, Kopfu. Rückenschmerzen, Ataxie, Nystagmus, Liquorpleozytose. Kreuzweise Immunisierung mit dem Virus der Russ. Frühjahr-Sommerenzephalitis. – Impfstoff aus Formalin-inaktivierten Viren.

Loutit* Anämie, Syndrom (F. J. L., amerik. Arzt): (1946 zus. mit P. L. MOLLISON) idiopath., medikamentös induzierte oder auf dem Boden einer Grundkrankht. (z. B. Erythematodes disseminatus, maligne Lymphome) auftret. »serogene«, COOMBS-pos. hämolyt. Anämie durch inkomplette Wärme-Auto-AK; akut oder chron., mit Fieber, Ikterus, Hämoglobinurie (u. Nieren-Symptn.), Hepato-Splenomegalie, Leukozytose, oft Thrombozytopenie. Ther.: Kortikosteroide, evtl. Immunsuppressiva, Splenektomie.

Loveless* Test (Mary H. L., Ärztin, New York): (1949) Nachweis hautsensibilisierender thermostabiler AK (Asthma-Heufieber-Typ) mit Neutralisations- u. Verdünnungstechnik.

Lovén* Reflex (OTTO CHRISTIAN L., 1835–1904, Physiologe, Stockholm): Gefäßerweiterung in einem Organ bei Reizung seiner Afferenzen.

Lovric* Test (A. A. L., zeitgen. brit. Immunologe): *serol* Objektträgertest auf infektiöse Mononukleose; Versetzen von 2 Ery-Aufschwemmungen (mit je 1 Tr. Papain- bzw. physiol. NaCl-Lsg.) nach 3minüt. Inkubation mit je 1 Tr. Probandenserum (aktiv oder inaktiviert); pos. bei Agglutination der Ery im Papain mind. 15 Sek. später als in NaCl.

Low density lipoproteins: Lipoproteine niedriger Dichte, v. a. Betalipoproteine. – **Low egg passage:** *virol* s. u. HEP.

Lowe*-Bickel* (-Terrey*-Mac Lachlan*) Syndrom (CHARLES UPTON L., Pädiater, Boston): (1952) X-chromosomal-rezessiv erbl. »okulo-zerebro-renales Sy.« mit generalisierter / Hyperaminoazidurie (infolge Tubulusinsuffizienz), körperl. u. geist. Retardierung, Katarakt u. Glaukom, renaler Rachitis. Angeb. Störung im Zitronensäurezyklus mit sek. Tubulopathie(?).

Lowenberg* Probe: Manschetten-Kompression der unt. Extremität (meist Oberschenkel) zum Nachweis einer Becken- oder Beinvenenthrombose (Stauungsschmerz bereits bei Druck weit unter 180 mm Hg).

Lower* Ringe (RICHARD L., 1631–1691, Anatom, London): / Anuli fibrosi cordis.

Lower nephron nephrosis: (LUCKÉ 1946) / Tubulusnephrose; i. e. S. die / Chromoproteinniere.

Low flow: (engl. = niedr. Strömung) 1) *anästh* Technik der Gaszuleitung im geschlossenen / Kreissystem, indem der von CO_2 befreiten Exspirationsluft zur Einsparung von Narkosemittel im Inspirationsschenkel Frischgas zugeleitet wird. Da kompliziert u. fehleranfällig, zugunsten »halboffener Systeme« mit Gaszufluß mind. in Größe des AMV verlassen. – 2) **L.-f.-Prinzip** (ANDREASON u. WATSON; LILLEHEI) ursprüngl. Standard-Perfusionstechnik bei extrakorporalem Kreislauf, mit Pumpenleistung der Herz-Lungen-Maschine weit unter dem normalen HMV. Zugunsten eines normalen oder leicht übernormalen

Low-flow-Syndrom

Perfusionszeitvol. (»high flow principle«) verlassen. – **L.-f.-Syndrom**: die – häufig irreversible – Phase des Schocks mit starker Beeinträchtigung der Mikrozirkulation durch Strömungsverlangsamung (Prästase bis Stase) u. Ery-Aggregation, evtl. mit intravasaler Gerinnung.

Lown*-Gannong*-Lewine* Syndrom: s. u. WPW-Syndrom.

Low-output failure: Herzinsuffizienz mit verkleinertem HMV.

Low-pressure chamber: ⌀ Unterdruckkammer. – **L.-p.-Technik**: kontrollierte ⌀ Hypotension.

Low-reserve kidney: Niereninsuffizienz mit »kompensierter Retention« (<30% Restfiltrat).

Low-salt syndrome: ⌀ Salzmangelsyndrom.

Lowsley* Operation (OSWALD SWINNEY L., 1884–1955, Urologe, New York): **1)** bei Erektionsschwäche Raffung der Mm. ischiocavernosi u. bulbocavernosus zur Hemmung des venösen Rückflusses aus den Schwellkörpern. – **2)** Nephropexie mit Chrom-Catgut. – **3)** L.*-JOHNSON* Op.: plast. Ersatz der Harnblase (bei Ca., Ekstrophie, Schrumpfblase) durch Ableiten des Harns ins abgeschaltete Rektum.

Loxia: (*gr* loxos = schief) ⌀ Schiefhals. – **Loxophthalmus**: ⌀ Strabismus.

Loxo|scelismus: durch Biß südamerik. Speispinnen (u. a. Loxosceles laeta) örtl. Gewebsnekrose, Fieber, Hämaturie. – **L.tomie**: Schrägosteotomie. – **L.trem(un)a**: *helminth* ⌀ Metagonimus.

LP: ⌀ Lumbalpunktion. – **Lp**: *serol* s. u. Lp-System.

LP-Faktor: »leucocytosis promoting factor«, eine MENKIN* Substanz etwa i. S. des ⌀ LIF.

LPH: **1)** ⌀ lipotropes Hormon (Lipotropin). – **2)** *kard* links-posteriorer ⌀ Hemiblock.

L-Phase: *bakt* ⌀ L-Form.

LPI: ⌀ Leistungspulsindex. – **LPP**: **1)** Leberphosphorylasephosphatase. – **2)** ⌀ Lipothiamidpyrophosphat.

Lp-System: (K. BERG 1963) erbl. Polymorphismus der Serum-β-Lipoproteine niedriger Dichte (1,012–1,063) mit den Faktoren L (a) u. – gekoppelt – L(x); autosomal-dominant vererbt, rel. labil, beim Neugeb. oft fehlend, Dialyse-resistent, thermostabil (56°), mit Esterase-Aktivität; darstellbar in OUCHTERLONY* Doppeldiffusion. Phänotypen (Europa): Lp(a+, x-) ca. 15%, Lp(a+, x+) ca. 20%, Lp(a-, x-) ca. 65%. – vgl. X-Protein (1).

LP-X-Test: s. u. X-Protein (4).

L-Ruhr: Bakterienruhr durch nicht-gasbildende, mit dem Newcastle-Stamm aber agglutinatorisch völlig übereinstimm. Erreger (Artvarianten?).

LS: aus Ovarien isolierte Gelbkörpersteroide; z. B. »LS$_2$« = Allopregnan-3,6-dion-20ß-ol (ein initiale Endometriumischämie bewirkendes Menstruationshormon).

LS-Antigen: für Variola-Vakzine-Viren spezif., nichtinfektiöser, lösl. AG-Komplex (Glykoproteid) mit thermolabiler (»L«-) u. -stabiler (»S«-)Komponente. Verw. bei KBR; Immunseren gegen L- u. gegen S-AG).

LSB: *kard* ⌀ Linksschenkelblock.

LSD-Psychose, -Rausch: nach oraler (Kapseln, Tabl., Lsg.) oder – selten – i.v. Zufuhr von D-Lysergsäurediäthylamid (⌀ Lysergidum) mit Latenz von 30–120 Min. auftretende, 5–24 Std. anhaltende psychot. Erscheinungen, begleitet von Hyperthermie, Hyper-, später Hypotonie, Tachykardie, Mydriasis, Gefäßkrämpfen (evtl. gefolgt von Atemlähmung): initial Verzerrung der Sinneswahrnehmungen, dann Gefühl der Geist-Körper-Trennung, Verlust des Raum-Zeitgefühls, Halluzinationen, Affektaktivierung, evtl. Auslösung einer latenten Angstreaktion (»Horror trip«), Suizidalität oder Schizophrenie. – Genutzt als Modell zum Studium der Schizophrenie, ferner in der Neurosether. (⌀ Psycholyse).

LSH: das Lymphozyten-stimulierende Hormon des ⌀ Thymus; verändert Relation von Lymphozyten zu Polymorphkernigen (»L/S-Ratio«).

LSP: *serol* ein von WILLIAMS angegebenes leberspezif. Membran-Lipoprotein bei der autoimmunen chron.-aggressiven Hepatitis.

LST: Lymphozytenstimulierungstest (s. u. Lymphozytentransformation).

L-Stämme: *mikrobiol* s. u. T-Stämme. – **L-Streptokokken**: Lactis-Streptokokken der Serogruppe N.

L$_3$-, L$_4$-, L$_5$-Syndrom: LWS-Syndrom durch Irritation der 3. (= Femoralissyndrom) oder 4. bzw. 5. lumbalen Wurzel (⌀ Tab. »Ischiassyndrom«).

l-TGA: *kard* die Linksform (= korrigierte Form) der ⌀ Transposition der großen Arterien.

LTH: **1)** ⌀ lipotropes Hormon. – **2)** ⌀ luteotropes Hormon (⌀ Tab. »Gonadotropine«).

ltr.: Liter; gült. Kurzzeichen: l.

LTT: **1)** ⌀ Latex-Tropfentest. – **2)** ⌀ Lymphozytentransformationstest.

Lu: *chem* Lutetium (seltenes Erdmetall). – **Lu^a, Lu^b**: Antigen Lu^a, Lu^b (s. u. Lutheran-Blutgruppe).

Lubarsch* (OTTO L., 1860–1933, Pathologe, Berlin, Kiel) **Einschwemmungstheorie**: Die posttraumat. Fettembolie erfolgt durch eingeschwemmte Fetttröpfchen aus traumatisiertem Gewebe. – **L.* Kristalle**: Spermakristallen ähnl. kleine Kristalle in den Spermatogonien. – **L.*-Pick* Syndrom** (LUDWIG P.): (1929) systematisierte Haut-Muskelamyloidose (GOTTRON) mit Makroglossie; oft Sekundärerkr. bei Plasmozytom.

Lubenau* Nährboden: mit lackmusneutraler Glyzerinbouillon versetzter fester Eigelb-Nährboden zur Kultivierung von Tbk-Baktn.

Lubricantia: *pharm* Gleitmittel.

Lubrifikation, vaginale: *gyn* die der intravaginalen Gleitfähigkeit dienende Transsudation aus dem ausgedehnten Kapillarnetz der Scheidenmukosa.

Luc* (HENRI L., 1855–1925, Otolaryngologe, Paris) **Katarrh**: nicht-eitr. NNH-Entzündung. – **L.*-Caldwell* Operation**: s. u. CALDWELL*.

Luca* Vitamin-D: 25-Hydroxycholecalciferol (»25-HCC«); Vit.-D-Derivat mit 40fach stärkerer Aktivität.

Lucae* (AUGUST JOHANN CONSTANTIN L., 1835–1911, Otolaryngologe, Berlin) **Trias**: Hypakusis dolorosa, Schwindel u. Ohrensausen (durch äußeren Lärm verstärkt) bei Pauken- u. Labyrinthsklerose. – **L.*-Dennert* Versuch**: zur Feststellung (un)genügender

Vertäubung Verschluß zunächst nur des gesunden, dann bd. Ohren; bleibt Hörweite unvermindert, besteht sog. Überhören.

Lucanthonum WHO: Thioxanthon-Derivat, wirksam gegen Schistosoma haematobium (u. mansonii).

Lucas=Championnière* (JUST MARIE MARCELLIN L.=CH., 1843–1913, Chirurg, Paris) **Krankheit**: chron. / Bronchitis plastica. – **L.=Ch.* Methode**: 1) (1881) Radikal-Op. der Nabelhernie mit Bruchpfortenverschluß durch longitudin. Doppelung der vord. Rektusscheide. – 2) (1893) funktionelle Ther. der Oberarmkopffraktur: Verzicht auf längere Ruhigstellung u. frühzeit. Massage u. Bewegungsübungen. Prinzip weiterentwickelt von CALDWELL (1933, »hanging cast«) u. POELCHEN (1940, sogen. Selbstinnervationsbehdlg.).

Lucas* Zeichen (RICHARD CL. L., 1846–1915, Chirurg, London): / »Froschbauch« des rachit. Säuglings.

Lucatello* Zeichen (LUIGI L., 1863–1926, Pathologe, Padua); die um 0,2–0,3° über der oralen liegende axillare Körpertemp. bei Hyperthyreose.

Lucensomycin, Lucimycinum WHO: (Polyen-)Antibiotikum aus Streptomyces lucensis; wirksam gegen Hefen, Pilze, Amöben.

Lucey*-Driscoll* Syndrom: (1960) Neugeborenenikterus (erste 48 Std.) infolge Hemmung der Bilirubinkonjugation durch bisher unbekannten – im Übermaß vorhandenen(?) – Serumfaktor der Mutter.

Lucherini* Syndrom (TOMMASO L., gest. 1967, Rheumatologe, Rom): rheumat.-dystroph. Osteoarthropathie mit Iridozyklitis (evtl. Amaurose).

Luciani* Syndrom (LUIGI L., 1842–1919, Arzt, Rom): Kleinhirnsyndrom mit den Kardinalsympt. Astasie, muskuläre Atonie u. Asthenie (= **L.* Trias**). – **L.*-Wenckebach* Perioden**: kard s. u. WENCKEBACH*.

lucidus: (lat.) hell, leuchtend, / luzid.

Lucilia: entom Gattung blau-grün glänzender, nichtstechender Fliegen [Calliphoridae]. Larven v. a. von L. caesar (»Goldfliege«, Europa), L. cuprina s. argyrocephalia (Australien, Südamerika) u. L. sericata (England, Südafrika, Neuseeland) rufen Wundmyiasis hervor; L. macellaria u. L. hominivorax (/ Callitroga) Amerikas wichtigste Myiasis-Fliegen.

Lucimycinum WHO: / Lucensomycin.

Lucio*-Latapi* Typ (RAFAELE L., mexikan. Arzt): / Lepra LUCIO-LATAPI.

Lucit: ein Methyl-Methakrylat. In Form von Kugeln z. B. zur »Plombierung« von Pneumolysehöhlen (da leichter als Paraffin, geringere Perforationsgefahr).

Luck*-Merle d'Aubigné* Methode: bei Schenkelhalspseudarthrose Bruchspaltanfrischung mit Bildung schräger Ebenen u. Schraubenosteosynthese.

Lucké* Tumorvirus: ein unklassifiziertes Herpes-Virus; Erreger des Nierenkarzinoms beim Leopardenfrosch (Rana pipiens).

Luckiesh*-Moss* Illuminator: Vorrichtung zur gleichmäß. Beleuchtung von Sehprobentafeln. – **L.*-M.* Sensitometer**: Gerät für die Refraktionsbestg. anhand der Helligkeitskontrastschwelle (statt Sehschärfe).

Luder*-Sheldon* Syndrom: / DEBRÉ*-DE TONI*-FANCONI* Syndrom.

Ludin* Spritze: (1961) automat. Druckinjektionsapparat für die Angio(kardio)graphie.

Ludington* Zeichen (NELSON AMOS L., geb. 1879, Chirurg, New Haven/Conn.): bei Ruptur der Caputlongum-Sehne des Bizeps die bei isometr. Beugung bd. Arme nur auf der gesunden Seite zu tastende Anspannung des langen Bizepskopfes.

Ludloff* (KARL L., 1864–1954, Chirurg, Breslau) **Beckenverletzung**: ein- oder beidseit. Vertikalfraktur des Kreuzbeinflügels bei Beckenkompression. – **L.* Fleck**: röntg kreissektorförm. Aufhellungszone im Seitenbild der dist. Femurepiphyse (v. a. beim Jugendl.); ventral u. distal durch die Kortikalis der Fossa intercondylica, kranial durch die Epiphysenlinie, dorsal nur unscharf begrenzt; Spongiosaauflokkerung ohne path. Bedeutung. – **L.* Krankheit**: / Chondromalacia patellae. – **L.* Operation: 1)** bei Hallux valgus Schrägosteotomie des Metatarsale I. – **2)** Modif. der PERTHES* Op. 5. – **L.* Zeichen**: s. u. Querfortsatzfraktur.

Ludwig* Angina, Phlegmone (WILHELM FRIEDRICH v. L., 1790–1865, Chirurg, Stuttgart), Angina Ludovici: / Mundbodenphlegmone.

Ludwig* (CARL L., 1816–1895, Physiologe, Marburg, Wien, Leipzig) **Äste**: die Glomerula umgehenden Kurzschlußkapillaren glomerulafreier Arteriolen der Nierenrinde (sog. Vasa privata). – **L.* Kymograion**: (1846) erstes Gerät zur graph. Registrierung veränderlicher Meßwerte: uhrwerkgetriebene, mit Schreibpapier bespannte Trommel mit variierbarer Umdrehungsgeschwindigkeit. – **L.* Stromuhr**: ins Arterienlumen einzubringendes System aus 2 hintereinandergeschalteten, kalibrierten Glashohlkugeln, die stromaufwärts gelegene mit Testflüssigkeit (z. B. Öl) gefüllt ist, die durch den Blutstrom in die periphere Kugel verdrängt wird (nach völl. Verdrängung Systemdrehung um 180°). Produkt aus Zahl der Wechsel pro Zeit u. Kugel-Vol. ergibt mittl. arterielle Stromstärke. – Grundmodell zahlreicher Strömungsmesser. – **L.* Theorie**: (1844) Die Harnbereitung erfolgt durch Bildung des / Primärharns in den Nierenglomeruli (Filtration) u. nachfolgende Wasserrückresorption während der Tubuluspassage. – Prinzipiell noch gült. Teilaspekt der Nierenfunktion (der zusätzl. Sekretionsprozesse verneint; jedoch H_2O-Resorption sek. nach akt. NaCl-Resorption).

Ludwig*-Klinger* Lösung: zytol gesätt. alkohol. Thionin-Lsg. zur Geschlechtschromatin-Färbung.

Lübecker Darmbrand: in Norddeutschland in der wärmeren Jahreszeit auftretende Enteritis (gravis) necroticans.

Lücke* Reaktion (GEORG ALBERT L., 1829–1894, dtsch. Chirurg): (1860) Hippursäure-Nachweis anhand des Bittermandelgeruchs nach Erhitzen des trockenen Rückstandes der mit kochender HNO_3 behandelten Probe.

Lücken|feld: histol (MAYER) ein durch Nervenfaserschwund weitmaschig aufgelockerter RM-Abschnitt bei Myelitis (ähnl. auch durch Markmantelschwund bei funikulärer Myelose, nach Trauma).– **L.gebiß: 1)** natürl. Gebiß mit fehlenden Zähnen. – **2)** lückenhafte Anordnung bleibender Zähne (übergroße Interdentalräume infolge Kleinheit der Zähne bei rel. großem Al-

Lückenschädel

veolarbogen), z. B. bei dentofazialem Syndrom. – **L.schädel**, Leisten-, Wabenschädel: »lakunärer« Hirnschädel mit angeb., bindegewebig-membranös ausgefüllten, meist multiplen Knochendefekten; selten einseitig, fast stets kombin. mit Fehlbildungen des Neuralrohres (Myelomeningozele, Spina bifida, Hydrocephalus int. etc.). Anlagemäß. Ossifikationsstörung, evtl. mit Beziehungen zur Kraniostenose. Sympte. u. Verlauf abhäng. von Grundkrkht.; meist offene Schädelnähte, große Fontanellen, Wabenbzw. Leistenmuster der Kalotte, Spangenbildung der Scheitelbeinhöcker, evtl. Ping-Pong-Ball-Phänomen; ab 2. Lj. Spontanheilung möglich. – Auch Bez. für / Wolkenschädel.

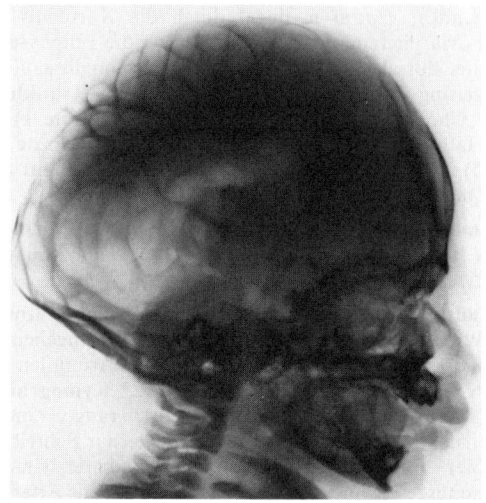

Lückenschädel beim DURAND*-ZUNIN* Syndrom.

Lüdin* Methode (HEINRICH L., Internist, Basel): (1952) kombin. Blutausstrich-Färbung mit GRÜNBERG* Reagens (1% Kaliumferrozyanid in 1%ig. HCl), anschließend mit Kernechtrot; zur Zellidentifizierung, zum intrazellulären Fe-Nachweis (Siderosomen blau, Plasma gelb bis braun, Kernsubstanz leuchtend rot). – s. a. FEISSLY*-LÜDIN.

Lügensucht: / Mythomanie.

Luer* (WÜLFING L., dtsch. Instrumentenmacher; gest. 1883 in Paris) **Knochen-, Knabber-, Hohlmeißelzange**: gerade, übersetzungsfreie Zange mit Maulteilen in Hohlmeißelform; zur Entfernung von Knochenkanten u. Knorpel; als **L.*-Friedmann* Zange** mit öffnender Feder. – **L.* Kanüle**: Doppel-Trachealkanüle mit bilateral gefensterter Fixierungsplatte; Innenkanüle starr oder als Hummerschwanzkanüle; auch als Sprechkanüle mit Schieber- oder Kastenventil. – **L.* Spritze**: graduierte Glasspritze mit eingeschliffenem Glaskolben zur Inj. von Lsgn., die sich bei Metallkontakt verändern würden; mit **L.*-Lock-Ansatz** (mit Bajonettverschluß) für Inj. mit hohem Druck.

Lues: Seuche, Siechtum, Krankheit (z. B. L. divina = Epilepsie); i. e. S. die / Syphilis (= **L. venerea**) mit ihren 4 Stadien. – **L. cerebri**: »Hirnsyphilis«, Sonderform der / Neurosyphilis (= **L. cerebrospin.**) mit nur zerebralen Symptn.: Kopfschmerzen, Hirnnervenausfälle, zentrale motor. Paresen, fokale u. generalisierte Krampfanfälle, Werkzeugstörungen, psych.

Veränderungen; unterschieden als meningit., vaskuläre u. gummöse Form. – **L.-Frischbluttest »BRAM«®**: (R. HOSCHEK 1950) Schnellmethode zum Nachweis agglutinierender Syphilis-AK; Rotierenlassen von mit NaCl-Lsg. u. AG (Citochol-Extrakt + Sudanschwarz/LFT) versetztem Frischblut im Uhrglas u. Ablesen bei schwacher Vergrößerung.

Lüscher* Test: 1) *psych* (MAX L., Psychologe, Basel): (1949) projektives Testverfahren mit Farbtafeln (Auswahl sympathischer u. unsympathischer Anmutungsqualitäten) zur Beurteilung von Affektivität u. Stimmungslage. – 2) *otol* (ERHARD L., zeitgen. Otologe, Basel): Audiometrie zum Nachweis des Recruitment-Phänomens; Bestg. der Intensitätsunterschiedsschwelle für periodisch amplitudenmodulierte Töne mit überschwell. Intensität (im allg. 40 dB über der individuellen Hörschwelle); bei pos. R. gegenüber der Norm von ca. 1–1,5 dB verringert ($<0,8$).

Luetin-Reaktion: (H. NOGUCHI 1911) Kutantest auf – v. a. konnat. tert. u. spätlatente – Syphilis durch i.c. Inj. von Luetin (Extrakt aus abgetöteten Treponema-pallidum-Kulturen; auch aus infizierten Kaninchenhoden); 1942 von A. ROTTMANN modifiziert.

luetisch, lueticus: / syphiliticus.

Lu-Faktor: Antigen Lu^a, Lu^b (s. u. Lutheran-Blutgruppe).

Luff*-Schoorl* Methode: quant. KH-Bestg. mit L.* Lsg. (als Analogon der FEHLING* Lsg.), hergestellt aus wäßr. Lsgn. von Ac. citric., Natr. carbon., Cupr. sulfuricum.

Luffaschwamm, Luffa aegyptica: das ausgewaschene Fasergerüst der Früchte von Luffa cylindrica [Cucurbitaceae]; u. a. als Kompressorium in der Rö-Diagnostik.

Luft*-Olivecrona* Operation: (1953) stumpfe In-toto-Enukleation der Hypophyse nach frontolat. Trepanation, Arachnoidea-Abtragung (zwischen den Sehnerven), Infundibulum-Durchtrennung u. ringförm. Diaphragma-Inzision.

Luft (atmosphärische): die die Erdatmosphäre bildende, an Dichte höhenwärts stetig abnehmende Gashülle; bestehend (erdnahe, in Vol.-%) aus N_2 (78,084), O_2 (20,946), CO_2 (0,033) sowie aus kleinen Mengen der Edelgase (in der Reihenfolge der Konz.größen: Ar, Ne, He, Kr, Xe), CH_4, N_2O sowie O_3, NO_2, SO_2, Wasserdampf (bis über 2%); ferner aus Staub, Schwebstoffen, Abgasen, pflanzl. u. tier. Mikroorganismen; s. a. Pneum(o)..., Aër(o)... – Als **flüss. L.** (n. LINDE oder CLAUDE; Abkühlung unter krit. Temp. = $-140,7°$ bei gleichzeit. Kompression auf krit. Druck von 38,4 at) die fast farblose, bei Lagerung bläulich werdende (O_2-Anreicherung infolge Vergasens von N_2) Flüssigkeitsfraktion mit Dichte 0,9 u. Kp. $-194,5°$.

Luft|allergen: Sensibilisierung bzw. Allergie auslösender Bestandteil des Aeroplanktons; s. a. Inhalationsallergen. – **L.anhalteversuch**: als kardiorespirat. Funktionsprüfung Bestg. (Stoppuhr, Spirograph) der max. Atemanhaltezeit; Normwerte nach Inspiration 40–50, nach Exspiration ca. 15 Sek. (wenig aussagekräftig, da u. a. durch körperl. Training u. bewußte Übung beeinflußbar). – **L.arthrographie**: *röntg* / Arthro(pneumo)graphie.

Luft|bad: (RIKLI 1865) zeitlich dosiertes (5 Min. bis 6 Std. tgl.) Einwirkenlassen der Außenluft (möglichst

<25°) auf den teil- oder unbekleideten Körper ohne dir. Sonnenbestrahlung; evtl. kombin. mit Atem- u. Bewegungsübungen, Bürstenmassage etc.; zur allg. Roborierung, bei vegetat. Störungen, chron. Erkrn. der Haut u. Atmungsorgane, in der Rekonvaleszenz. – **L.bett**: Krankenbett mit Luftzellen enthaltender Matratze; automat.-alternierende Zellenfüllung zeitigt »Schaukeleffekt« zur Dekubitusprophylaxe.

Luftdesinfektion, -entkeimung: kontinuierl. Reduktion oder Abtötung in der Luft schwebender Keime im geschlossenen Raum (Raumdesinfektion) durch Filtration (/ Luftfilter), UV-Bestrahlung, Versprühen oder Verdampfen nicht reizender Desinfektionsmittel (z. B. Triäthylenglykol, Phenole, Metrazene; s. a. Aerosol-Raumluft-Desinfektion).

Luftdruck: das Gew. der atmosphär. Luftsäule über dem Beobachtungsort; techn. Einh.: kp/cm², Newton (N)/m²; meteorol. Einh.: mm Hg, mbar (= 10³ dyn/cm²). Normalwert in Meereshöhe ca. 1012 mb (im Wetterablauf 880–1080); mit zunehmender Höhe abnehmend (je 5 km ca. 50%). Kurzfrist. oszillator. L.schwankungen als Urs. biotroper Wetterwirkung diskutiert. – **L.krankheit**: / Barotrauma, Druckfall-, Druckluft-, Höhenkrankheit, Hypobarismus.

Luftdusche: klin / POLITZER* Luftdusche; s. a. Pertubation, VALSALVA* Versuch (1).

Luftembolie: Embolie im Kapillarbereich durch kleinste, mit dem Blutstrom verschleppte Gasbläschen. Im Lungenkreislauf (= **venöse L.**) v. a. bei Eröffnung größerer herznaher Venen (Aspiration durch neg. endothorakalen Druck, Saugwirkung des Herzens), aber auch aus Femoral- oder intra partum eröffneten Uterusvenen, Hirnsinus, nach Luftinsufflation (Pneumothorax, Pertubation); bewirkt Blokkade u. spast. Kontraktion der Lungenarterien, Leerlaufen des li. Herzens, rückläuf. Koronarvenenstau. Im Körperkreislauf (= **arterielle L.**) nach Eindringen von Luft in Pulmonalvene (Thoraxverletzung, Pneumo- oder Kardiotomie etc.) oder – direkt – über offenes For. ovale; bewirkt tödl. Koronar- oder Hirnarterienverschluß. Auch als paradoxe u. retrograde / Embolie, z. B. bei Verbluten.

Luftenzephalographie: s. u. Pneumoenzephalo-.

Luftfeuchtigkeit: der Wasserdampfgehalt der atmosphär. / Luft (abhängig v. a. von Temp., Verdunstung, Luftbewegung u. -druck); als **absol. L.** (= g/m³ Luft), **spezif. L.** (= g/kg feuchte Luft) oder **rel. L.** (= Verhältnis der absol. L. zur bei gleicher Temp. max. Wasserdampfsättigung; in Mitteleuropa Tageswerte um 75%, nachts häufig 100%; »trockene Luft« bei 30%).

Luft|filter: Filter zur Abscheidung schädl. oder gift. Stäube (Abgase, Dämpfe, Schweb-, Geruchsstoffe etc.) aus der Luft sowie zur / L.desinfektion; z. B. Elektrofilter, naßmechan. Abscheider (öl- oder wasserbenetzt), trockene Absetzkammer (Kasten-, Schlauchfilter aus Kunststoff-, Glas-, Papierfasern). – **L.füllung**: 1) röntg Einbringen von Luft (Gas) als neg. KM in Körperhohlraum oder Gewebe; s. a. Gas..., Pneum(o).... – 2) histol Darstg. von Gewebsspalten, Hohlräumen, Lymph- u. Gefäßbahnen durch Luft-, O₂- oder Gasgemischfüllung.

Luftgeschwulst: exo- oder endogene Gase enthaltender »Tumor«, z. B. subdurale Pneumatozele nach Schädelfraktur, Hautemphysem, Pneumatosis cystoides intestini, Gasödem; i. e. S. die Luftzyste oder / Aerozele.

Luft|harnen: / Pneumaturie. – **L.hunger**: Dyspnoe geringen bis mäß. Grades. – **L.hyphen**: mykol aus dem Substrat herauswachsende, das – »schimmelige« – L.myzel (als Reproduktions- oder Fruktifikationsmyzel) bildende / Hyphen.

Luft|-Knochen-Lücke: otol / Air bone gap. – **L.krankheit**: durch angulare, lineare u. zentrifugale Beschleunigungen (häufig CORIOLIS* Effekt) beim Fliegen bewirkte / Kinetose; v. a. während Steigflug u. Landung, bei Vertikalböen (mit kurzzeit. Gravitation in Richtung Fuß-Kopf u. gegensinnig); evtl. durch Vibrationen gefördert, durch Diskrepanz zwischen opt. Bewegungs- u. Gleichgewichtsempfindungen verstärkt. – **L.kurort**: offizielle, vom Landesfachausschuß verliehene Bez. für Ort(steil)e mit wissenschaftlich anerkanntem u. bewährtem »therapeutisch anwendbarem Klima«, entspr. Kureinrichtungen u. Kurortcharakter.

Luftleitung: otol die physiol. Schalleitung zu den Sinnesendstellen des CORTI* Organs durch – zuletzt in Flüssigkeitsschwingungen umgeformte – Luftschwingungen (davon 99,9% reflektiert) über den sogen. Schalleitungsapparat (Ohrmuschel, äuß. Gehörgang, Trommelfell, Gehörknöchelchen, ovales Fenster, Perilymphe); optimal bei normaler Trommelfellvibration u. Aktion der Binnenohrmuskeln, ausreichender Paukenhöhlenventilation u. Elastizität der Fenstermembran. Vergleich mit Knochenleitung durch RINNE*, WEBER*, SCHWABACH* Versuch; audiograph. Darstg. als »**Luft-(leitungsschwellen)kurve**«.

Luft|myelographie: / Pneumomyelographie. – **L.-myzel**: mykol s. u. L.hyphen. – **L.plankton**, Aeroplankton: die zur / L.verunreinigung führenden Partikeln wie Staub, Schwebstoffe, Mikroorganismen, kleine Insekten.

Luft- u. Raumfahrtmedizin, Flugmedizin: interdisziplinäres Spezialgebiet der Humanmedizin, befaßt mit phys. u. psych. Problemen (z. B. Leistungsfähigkeitsgrenzen) bei Vordringen in höhere Schichten der Atmosphäre u. in den Weltraum, insbes. mit Reaktionen des Organismus (insbes. der Sinnesorgane) bei Bewegungen im Raum, Einwirkung von Beschleunigungen bis zur Schwerelosigkeit, Strahlenbelastung, O₂-Mangel etc. sowie mit der Entwicklung einschlägiger Überlebenssysteme.

Luftröhre: / Trachea; s. a. Tracheal..., Tracheo....

Luftröhrendilatation: 1) path erworb. Ektasie der Trachea, v. a. im Senium (Dehnung des Paries membranaceus nach Reduktion elast. u. muskulärer Elemente) oder als / Tracheozele, Trachealdivertikel, / Tracheomalazie. – 2) laryng endotracheale (Dauer-)Bougierung der stenosierten Trachea mit Dilatator (z. B. n. SEIFFERT, BRÜNINGS), halbstarrem Gummi- oder Plastikrohr, BRÜGGEMANN* / Bolzenkanüle (durch Tracheostoma).

Luftröhren|fraktur: meist geschlossene u. dir. Frakturierung von – v. a. bereits verknöcherten (>5. Ljz.) – Knorpelspangen der oberen Trachea (stumpfer Schlag, Aufprall bei rekliniertem Kopf etc.); bei kompletter Fraktur mit Retraktion der Stümpfe. Sympte.: Dys- oder Apnoe, Hustenreiz, Schmerzen beim Sprechen, Husten u. Schlucken; evtl. Blutauswurf, Hautemphysem, schlürfendes Inspirationsge-

Luftröhren|katarrh

räusch. Komplikationen: Aspirationspneumonie, Luftfistel, Mediastinalemphysem, Mediastinitis. – **L.katarrh:** ↑ Tracheitis. – **L.schnitt:** ↑ Tracheotomie.

Luft|schlingen, -schlucken: ↑ Aerophagie. – **L.sichel:** *röntg* bei Untersuchung am Stehenden sichtbarer sichelförm. L.schatten unter der Zwerchfellkuppel als Rö-Zeichen für spontanes (Perforation), posttraumat., postop. (Laparotomie) oder künstl. Pneumo(retro)peritoneum. – **L.sprudelbad, -perlbad:** lauwarmes oder kühles Ganz- oder Teilbad mit taktilem Reiz durch aufsteigende L.blasen (aus L.perlrost auf Wannenboden; 1–2 atü, evtl. O_2-Anreicherung). Ind.: vegetat. Störungen.

Luftstoßtrauma: Verletzung durch kurzdauernde dir. Einwirkung einer Druckwelle, v. a. bei Nahexplosion, meist in Kombin. mit Schleudertrauma. Sympte.: Trommelfellriß oder -hämatom, Lungenparenchym-, Bronchialbaum-, Pleura-Rupturen (mit Blutungen); u. U. arterielle Luftembolie, Baucheingeweideperforation. Unkompliziert selten letal.

Luftüberführung: *röntg* gezielte Verteilung einer zur Kontrastdarstg. applizierten Gasmenge, z. B. bei Pneumenzephalographie durch entspr. Umlagerung des Pat. (z. B. Drehung im Saltostuhl n. TAVERAS, rhönradähnl. Kreisbewegung n. GARCIA-OLLER).

Luftverunreinigung: emissionsbedingte Verschmutzung der Atemluft, v. a. durch molekulardisperse Gase, kolloiddisperse Aerosole u. grobdisperse Stäube. Gesundheitsgefährdung v. a. durch CO, SO_2 u. a. Verbrennungsabgase, Industriestaub (max. bis 0,3–1 mg/m^3), Kanzerogene; s. a. MAK. Rapides Ansteigen z. B. durch sommerl. Inversion der Lufttemp., photochem. Erzeugung von Reizstoffen (v. a. Ozon u. Ozon-induzierte Substanzen), s. a. Smog.

Luftzyste: ↑ Aerozele.

Luger* Symptom (ALFRED L., geb. 1886, Internist, Wien): tastbare Konsistenzvermehrung (evtl. mit Höckerbildung) der Leber in Umgebung des Gallenblasenbettes bei infiltrativ wachsendem Gallenblasen-Ca.

Lugol* (JEAN GEORGE ANTOINE L., 1786–1851, Arzt, Paris) **Eiweißreagens: a)** Mischung von Eisessig u. Wasser; **b)** essigsaure Jodjodkali-Lsg.; bei pos. Reaktion Trübung. – **L.* Lösung:** ↑ Jodjodkali-Lsg.; s. a. GRAM* Färbung, MALLÉN*, SCHILLER* Probe.

luicus, luisch: (lat.) ↑ syphiliticus. – **Luid:** ↑ Syphilid.

Luikart* Zange: *geburtsh* Zange mit Gleitschloß u. ungefensterten, einseitig ovalär gekehlten Blättern als Modifik. der KIELLAND* (glatter Griff, Stiele in Kontakt), MCLEAN* (gehornter Standardgriff, quere Rillen für Führungshand, Stiele in Kontakt) oder SIMPSON* Zange (Stiele in ca. 5 cm Paralleldistanz). – **L.*-Bill* Zughebel:** U-förm. Greifklaue mit gelenk. Schaft u. T-förm. Handgriff als Achsenzugvorrichtung für Geburtszangen mit gehorntem Standardgriff.

Luiphobie: ↑ Syphilophobie.

Luithlen* Therapie (FRIEDR. L., 1869–1927, Dermatologe, Wien): (1913) unspezif. Ther. reaktiver Hautkrankhtn. mit i.m. Eigenserum-Inj.

Luke-Merkmal: erbl. Blutkörperchenmerkmal mit Beziehung zum AB0- u. Assoziation zum P-System.

Luliberin: LH-Releasing-Faktor.

Lulsdorf* Syndrom: asept. Epiphyseonekrose des Tibiakopfes (= BLOUNT*-BARBER* Syndrom?).

lumbär: ↑ lumbal.

Lumbago: spondylogene, durch sensible Eigeninnervation der LWS ausgelöster, meist akut einsetzender, (»Hexenschuß«), zunächst segmentaler, meist stechender Kreuzschmerz ohne Irritation der Ischiaswurzeln; oft mit Lähmungsgefühl, Zwangshaltung (↑ GÜNTZ* Zeichen), Bewegungssperre, Hartspann, Dornfortsatzdruckschmerz etc.; nach schmerzarmem bis -freiem Intervall evtl. Übergang in chron. Form. Pathogenese: Reflexkontraktur auf Irritation des R. meningeus bei Dehnung des hint. Längsbandes durch intradiskale Massenverschiebung oder des R. post. eines Spinalnervs in der Wirbelgelenkkapsel (sog. Instabilitas intervertebr., »Blockierung« kleiner Wirbelgelenke), auf Gleitvorgänge der WK, Insuffizienz der Rückenstrecker, entzündl. oder destruierende WS-Prozeß. – s. a. Lendenwirbelsäulensyndrom. – **L.-Ischiassyndrom:** ↑ Ischiassyndrom.

lumbal(is): die Lende(ngegend) bzw. LWS betreffend; z. B. **l. Vertebral-** (= Lumbago), **l. Wirbelkompressions-Syndrom** (= LWS-Syndrom); s. a. Lumbar..., Lumbo....

Lumbalanästhesie: (A. BIER 1899) tiefe ↑ Spinalanästhesie durch langsame Inj. eines Lokalanästhetikums in den Lumbalsack; bewirkt segmentäre Leitungsanästhesie (evtl. der ganzen unt. Körperhälfte) u. Blockade der Cauda equina. Räuml. Verteilung des Anästhetikums (u. Höhe der Betäubung) steuerbar durch Injektionsort u. -dosis, durch Pat.lagerung, Verw. von iso-, hypo- oder hyperbarer Lsg., Applikation einer viskösen Spinokain-Plombe (PITKIN), gleichzeit. Luftinsufflation (KIRSCHNER) oder Liquor-Teilentfernung (PHILIPPIDES). Anw. v. a. bei Op. im Beckenbereich, an Rektum, Perineum, äuß. Genitale, unt. Extremität; als therap. Daueranästhesie (über flexible Verweilkanüle) bei Eklampsie, akuter Nephritis, Lungenödem. – **begrenzte L.:** ↑ SCHMIDT* Lumbalanästhesie. – s. a. Schema »Anästhesie«.

Lumbalgie: »Kreuzschmerzen«, i. e. S. die ↑ Lumbago (s. a. Lendenwirbelsäulensyndrom).

Lumbalisation: Kaudalvariante der WS in Form der kompletten (»symmetr.«) oder inkompletten (= asymmetr.) Trennung des 1. – wie ein LW geformten – Kreuzbeinwirbels vom Os sacrum (d. h. Ausbildung eines 6. LW: »unt. Übergangs- oder Assimilationswirbel«); evtl. kombin. mit Sakralisation u. Hyperplasie der Kostalfortsätze.

Lumbalpunktion, LP: (QUINCKE 1891) diagnost. (Myelographie, Liquorgewinnung, -druckmessung), therap. (Dekompression, intrathekale Medikation), oder anästhesiol. Punktion (↑ Lumbalanästhesie) des lumbalen Durasacks, mit Spezialkanüle, am Seitliegenden oder Sitzenden bei max. LWS-Kyphosierung; meist in der Medianlinie zwischen 2. u. 3. oder 3. u. 4. Dornfortsatz, bei verkalktem Lig. interspinale ca. 1 cm paramedian (vor Erreichen des Liquorraumes spürbarer Widerstand des Lig. flavum u. der Dura). Komplikationen: Kopfschmerz durch Liquorverlust (Nachsickern), Wurzelläsion, Arachnoiditis. – Kanüle (Ø ca. 0,5–1,5 mm; Länge 6–12 cm) schräg angeschliffen, mit Rekordinnenkonus u. gegen Verdrehung gesichertem Mandrin; bes. dünne Modelle auch mit kurzer äuß. Führungskanüle (bei flexiblen Modellen für Daueranästhesie evtl. rinnenförmig, z. B. n. MOORE).

Lumbal|sack: der lumb. Abschnitt des Subarachnoidalraumes; zunächst rel. weit, ab L_2 spaltförmig (= Cisterna lumbaris, die Cauda equina einschl. Filum termin. umschließend). – **L.schnitt**: ∫ Flankenschnitt; z. B. nach ∫ LURZ*. – **L.syndrom**: ∫ Lumbago, LWS-, Ischiassyndrom.

lumbar(is): ∫ lumbal.

Lumbard* Tubus: in ein gummibelegtes Beißteil mit labialer Halteplatte einzusetzender, leicht gebogener Oropharyngealtubus aus parallel angeordneten Metallstäben.

Lumbarkolo|stomie: retro- oder paraperitoneale ∫ Kolostomie (Kotfistel, Anus praeter) in der Lendengegend. – **L.tomie**: retroperitoneale ∫ Kolotomie in der Lendengegend, z. B. bei Harnleiter-Darmanastomosierung.

Lumbarthrose: Sammelbegr. für Osteochondrose u. Spondyl(arthr)osis def. der LWS (∫ Lumbosakralarthrose).

Lumbodynie: LWS-Schmerz, ∫ Lumbago.

Lumboperitoneostomie: (FERGUSON 1898) ∫ Liquordränage (Röhrendrän) aus dem Lumbalsack in die Peritonealhöhle (re. Subphrenium) bei kommunizierendem Hydrocephalus int. (∫ dort. Abb.).

lumbosakral: LWS u. Kreuzbein (insbes. deren angrenzende Abschnitte) betreffend.

Lumbosakral|arthrose: Spondylarthrosis def. der unt. LWS mit Beteiligung der **L.gelenke** (zwischen 5. LW u. 1. SW); statisch bedingt (z. B. infolge chron. Überbeanspruchung) oder als »schmerzhafte« ∫ Sakralisation oder ∫ Lumbalisation. – **L.syndrom**: *gyn* Kreuz-, Lenden- u. Rückenschmerzen der Frau bei Affektionen des Genitalapparats, entweder durch Druck u. Zug auf die Kreuzbeinhöhlung oder als nervöse Ausstrahlung viszeraler Schmerzen; auch bei Arthritis, Osteoarthrosis u. funktioneller Labilität der Ileosakralgelenke.

Lumbosakral|winkel: *orthop* der von den Längsachsen des 5. LW u. 1. SW eingeschlossene, dorsal offene Winkel (ca. 135°), dessen Winkelhalbierende normalerweise der Sagittalachse der präsakralen Bandscheibe entspricht. Verkleinert bei Hohlkreuz, Sacrum acutum u. arcuatum, vergrößert bei übermäß. Beckenaufrichtung; vgl. BARNESS* Krümmung, s. a. Abb. »Promontoriumswinkel«. – **L.wirbel, lumbosakraler Übergangswirbel**: Assimilationsform des letzten LW oder 1. SW; s. u. Lumbalisation, Sakralisation.

Lumbo|ureterostomie: ∫ HEILE*-MATSON* Operation. – **L.(ventrikulo)salpingostomie**: (HARSH 1954) ∫ Liquordränage bei int. Hydrozephalus (s. a. dort. Abb.): s.c. Röhrendrän zwischen Lumbalsack oder (bei Aquäduktverlegung) Seitenventrikel (retroaurikulär) u. dist. Stumpf eines Eileiters.

lumbricalis: (lat.) regenwurmähnlich.

Lumbricoides vulgaris: *helminth* ∫ Ascaris lumbricoides.

Lumbricus gulonis-sibirici s. sanguineus: *helminth* ∫ Dioctophyma renale. – **L. terrestris**: der gemeine Regenwurm; Testobjekt für Oberflächenanästhetika; dient zur Gewinnung von Antigen P_1 u. P_1-art. Substanzen.

Lumbus *PNA*: die Lende, der unt. Teil des Rückens zwischen Rippenbogen u. Darmbeinkamm.

Lumen: 1) *biol* lichte Weite eines Hohlorgans. – 2) *opt* SI-Einheit (Kurzzeichen: lm) des ∫ Lichtstroms.

Lumichrom, Lumiflavin: s. u. Flavine.

Luminal®: ∫ Acidum phenylaethylbarbituricum; als **Luminalum solubile** das lösl. Natriumsalz.

Lumineszenz: *physik* kaltes Selbstleuchten von Stoffen, d. h. Wiederausstrahlung der von einem »**Luminophor**« absorbierten Strahlungsenergie ohne Umweg über Wärmeschwingungen der Atome; vgl. Phosphoreszenz, Fluoreszenz. Anw. u. a. beim Leuchtschirm (Oszillograph, Elektronenmikroskop, Rö-Gerät), Kaltlichtendoskop (zur Stoffanalyse durch möglichst monochromat. UV-Licht induzierte Lumineszenz.).

Lumirhodopsin: Zwischenstufe des Rhodopsin, Vorstufe des Metarhodopsin (das wiederum in all-trans-Retinin u. das spezif. Protein Skotopsin bzw. Opsin zerfällt).

Lumisterin: Zwischenprodukt (Sterin) bei UV-Bestrahlung von Ergosterin.

Lumpensammlerkrankheit: ∫ Hadernkrankheit.

Lumsden* Zentren (THOMAS WILLIAM L., 1874–1953, Pathologe, London): (1923) Strukturen im rostr. bzw. kaud. Pons; wahrsch. für Erregungszustand der Atemzentren mitverantwortlich. Unterdrücken bzw. unterstützen nach Vagotomie eine Apneusis (»pneumotakt.« bzw. »apneust. Zentrum«).

lunar(is): mondförmig; den Mond betreffend.

Lunar|monat: der »synod.« oder »Mondmonat« mit 28 Tg.; z. B. als übl. geburtshilfl. Zeitmaß (normale Schwangerschaft = 280 Tg. = 10 L.e = Mens I – X). Grundmaß auch weiterer biol. **L.rhythmen**, z. B. des Menstruationszyklus.

Lunatismus: »Mondsüchtigkeit«; Somnambulismus zur Vollmondzeit.

Lunatum: *anat* Kurzform für ∫ Os lunatum. – **L.exstirpation**: Totalexstirpation des Mondbeins, v. a. bei alter Luxation, Frakturdeformierung mit Medianusparästhesien, Malazie. Evtl. Ersatz durch Kunststoffimplantat. – **L.fraktur**: dir. oder indirekte (v.a. bei Handgelenkdistorsion), durchgehende Korpus-

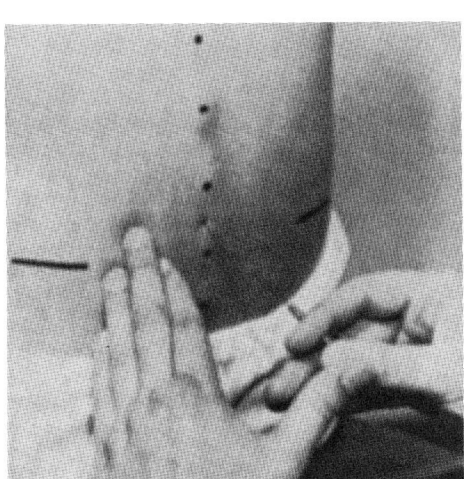

Lumbalpunktion

Lunatum|luxation

fraktur oder Abriß des Vorder- oder Hinterhorns. – **L.luxation**: isolierte volare Luxation (unter Flexorensehnen u. Lig. carpi volare) nach Ruptur der dors. Bänder u. Längsachsendrehung um ca. 180°, meist durch Sturz auf die dorsalflektierte Hand. Raumausfüllung durch das Kapitatum (das sich an den Radius legt); evtl. kombin. mit Abriß des Proc. styloideus radii u./oder ulnae. – Auch inkorrekt für die perilunäre / Luxation. – **L.malazie**: (KIENBÖCK, PREISER 1910) intra- oder postpuberale asept. Osteochondronekrose des Kahnbeins, mit Funktionsstörungen (Beugungsbehinderung) u. sek. Arthrosis def.; als Folge von Durchblutungsstörung (neurovegetativ? Kapillarembolie?), funktioneller Überlastung (begünstigt durch / HULTEN* Minusvariante, / Dauertrauma (Preßluftschaden). Sympte.: Spontan-, Druck-, Stauchungsschmerz, dors. Handgelenksschwellung; im Rö.bild diffus-zyst. Aufhellung oder Sklerosierung der dist. Gelenkfläche (Frühzeichen), später Deformierung (evtl. völl. Zusammensintern).

lunatus: (lat.) mond(sichel)förmig.

Lund* Probe (ALF L., Pharmakologe, Kopenhagen): (1951) Katecholamin-Nachweis im Harn anhand der gelbgrünl. Fluoreszenz nach Oxidation (Mangandioxid) in alkal. Lsg.

Lundbaek* Syndrom: (KNUT L., 1957) Parästhesien, Bewegungsschmerz, intermitt. Muskelversagen, Muskelsteife u. Druckschmerzhaftigkeit im Hand-Unterarmbereich bei länger bestehendem Diabetes mellitus (mit Gefäßsklerose, Schwund elast. Fasern, evtl. Muskelatrophie).

Lundborg* Krankheit (HERM. BERNH. L., 1868–1943, Psychiater, Uppsala): / UNVERRICHT* Syndrom, myoklon. / Epilepsie.

Lundvall* Blutkrisis: bei Dementia praecox Wechsel von Leukopenie zu -zytose u. umgekehrt (als Besserungs- bzw. Progredienzsympt.).

Lung alveolar surfactant: biochem / LAS.

Lunge* Indikator (GEORG L., 1839–1923, Chemiker, Breslau, Zürich): (1894) essigsaure α-Naphthylamin-Lsg. zur kolorimetr. Nitrit-Bestg. (Rötung).

Lunge: das mit 2 kegelförm., durch die Hauptbronchien mit der Trachea verbundenen »Lungenflügeln« (Pulmo dexter u. sin.) bds. den seitl. Thorax ausfüllende Atmungsorgan, überzogen von der Pleura viscer. (»Lungenfell«), eingeschlossen im pariet. Pleurasack, an der konkaven Facies med. mit Hilus u. Gefäßstiel; re. durch Fissura obliqua u. horizontalis in 3 Lappen (Lobus sup., med. u. inf.) unterteilt, li. durch Fissura obl. in 2 (Lobus sup. u. inf.; / Abb. »Segmenta bronchopulmonalia); s. a. Lungenazinus, Blutversorgung durch Aa. bronchiales u. zugehör. Venen (»Privatkreislauf«) sowie – als Vasa publica – Aa. u. Vv. pulmon.; Innervation über den autonomen Plexus pulmonis. Dient (mit ca. 30 Mio Alveolen) dem Gasaustausch (/ Atmung); ist durch Exkretion saurer Valenzen am Säure- Basen- u. durch Perspiratio sensibilis am Wasserhaushalt beteiligt. – Pränatal atelektatisch; Spontanentfaltung postnatal (komplett nach ca. 2 Tg.) unter Schnapp-, dann rhythm. Atmung (verzögert u. a. nach intrapartaler Analgetika-, Anästhetika-Anw.) durch Streckung der – dann stärker durchbluteten – perialveolären Kapillaren. – s. a. Lungenanlage. – **akzessor. L.**: / Nebenlunge. – **feuchte oder nasse L.**: 1) subakutes Lungenödem durch schnelle / Hyperhydration (z. B. nach Infusion, bei akuter Niereninsuffizienz, Schocklunge); im Rö.bild zentrale, symmetr.-schmetterlingsförm. Verschattungen. – 2) vermehrte Flüssigkeitsansammlung bzw. -mobilisation (Schleim, Eiter, Blut) in den Atemwegen bei Bronchiektasie, Lungenabszeß, Tbk, stenosierendem Bronchial-Ca. etc.; erfordert präop. Lagerungsdränage, Klopf- u. Vibrationsmassage, intraop. Reflexausschaltung, Bronchusblockade, Dauerabsaugung; s. a. Drowned lung (»**überschwemmte L.**«). – **helle L.**: röntg vermehrte Transparenz der Lungenfelder; bds. physiol. bei tiefer Inspiration, pathol. bei Lungenemphysem, Pulmonalstenose; einseitig (»Janus-Syndrom«) bei / SWYER*-JAMES* Syndrom. – **polyzyst. L.** mit multiplen (uni- oder multilokulär), auf Fehlbildung oder Destruktion beruhenden Zysten des Bronchialbaums (/ Zystenlunge, zyst. Bronchiektasie, Tbk, Asthma, bullöses Emphysem etc.) oder des respirator. Parenchyms (/ Wabenlunge, zyst. Alveolardysplasie, Myomatosis diffusa pulmonum). – **urämische L.**: fibrinreiches Lungenödem (meist subakut) infolge allg. tox. Kapillarläsion v. a. bei Glomerulonephritis; rel. häufig kompliziert durch uräm. Pneumonie. – Ferner als **künstl. L.** der / Oxygenator der Herz-Lungenmaschine; s. a. Eiserne Lunge.

Lungen|abriß: Abriß eines oder bd. L.flügel als Extremvariante der L.ruptur bei Absturz aus großer Höhe, Schleudertrauma etc. – **L.abszeß**: solitäre oder multiple (häufig konfluierend), meist subpleurale Lungenparenchymabszedierung (v. a. durch Aerobier) nach Pneumonie, Fremdkörperaspiration, offenem Thorax-L.trauma, bei Bronchiektasie, zerfallendem L.tumor oder -infarkt. Abszeßeiter meist gelbgrün, geruchlos, zus. mit nekrot. Lungengewebe die Abszeßhöhle prall oder – bei Teilentleerung über Dränagebronchus – teilweise ausfüllend; bei Chronizität von karnifizierter Kapsel umgeben. Sympte.: intermitt. Fieber, Schüttelfrost, hochgrad. Leukozytose, schmerzhafte Dyspnoe, plötzl., oft sanguinolente »maulvolle« Expektorationen (evtl. Dreischichtung); Dämpfung, Tympanie oder amphor. Atmen (je nach Abszeßfüllung); im Rö.bild dichte, oft unscharf begrenzte Verschattung, evtl. mit Spiegelbildung; Komplikationen: Blutung, Gitterlunge, Lungengangrän, Pleura-, Mediastinalempyem, Pyopneumothorax, Bronchialfistel.

Lungen|adenom(atose): / Alveolarzellenkarzinom. – **fetales L.adenom**: tumorart. Proliferation von Bronchial- u. L.gewebe (Hamartom unterschiedl. Reife u. Differenzierung).

Lungen|agenesie, -aplasie: Nichtanlage bzw. -entwicklung einer Lunge (meist bei kompensator. Hypertrophie der anderen); oft mit weiteren Mißbildungen (v. a. des Herzens); auch heredit. Vork. (rezessiver Erbgang). – **L.akariasis**: allerg. Asthma mit Sputum-Eosinophilie (evtl. auch atyp. Bronchopneumonie u. LÖFFLER* Syndrom) durch – im Auswurf nachweisbare – Milben (Acarina). – **L.aktinomykose**: Pneumomykose (bevorzugt Unterlappen) durch Actinomyces israeli oder bovis (/ Aktinomykose); entweder prim.-aerogen oder sek. bronchogen bzw. prävertebral deszendierend (vom Mundboden) oder aszendierend (Oberbauch). Progred. L.abszedierung mit Narbenschrumpfung u. Übergreifen auf Nachbargewebe; bei hämatogener Aussaat miliare Pneumonie (stets tödlich).

Lungen|alveolen: ↗ Alveoli pulmonis. — **L.amöbiasis**: sek. Pneumozoonose durch Entamoeba histolytica, entweder hämato- oder lymphogen bei – evtl. klinisch ausgeheilter – Amöbenruhr (mit multiplen Herden in allen L.abschnitten; klin.: Bronchitis) oder nach Durchbruch eines Leberabszesses (basale »Amöbenpneumonie«, mit Abszedierung, evtl. hepatobronchialer oder bronchobiliärer Fistel). Sputum hämorrhag. eitrig, mit reichlich Amöben (Magnaform). — **L.amyloidose**: prim. oder sek. Amyloideinlagerung in L.strukturen. Als isolierte **prim. L.** (Knotenform, Rundherd) mit subklin. Verlauf u. guter Prognose.

Lungen|angiomatose: kongenit. multiple Teleangiektasien kleiner Pulmonalisäste (Glomangiose, angiomatöse Hamartome); häufig a.-v. Aneurysmen mit Kommunikation zu Bronchial- u. Interkostalarterien; klin.: pulmonale Hypertension. — **L.anlage**: *embryol* das halbkugelförm. kaud. Ende der – aus dem L.feld (medianes Ventralfeld des Vorderdarms) hervorgehenden – Laryngotrachealrinne, aus dem nach Abschnürung vom Vorderdarm die L.wülste u. 2 – zunächst symmetr. – prim. L.säckchen hervorgehen, die re 3, li 2 Knospen bilden als Vorläufer der sek. Lungensäckchen (Vorstufen der Lobi).

Lungen|arterie: ↗ Truncus u. Arteria pulmonalis. — **L.aspergillose**: Pneumomykose durch Aspergillus niger oder (häufiger) A. fumigatus; meist sek.-marantisch in präformierten Hohlräumen; seltener primär (bei Land-, Pelz-, Schwammarbeitern, Tierpflegern etc.) als chron.-rezidivierende Bronchitis (»Pseudotuberculosis aspergillina«), akute Bronchooder Lappenpneumonie, granulomatöser Tumor (Aspergillom; mit blutig-eitr. Sputum, Dyspnoe).

Lungen|atelektase: ↗ Atelektase. — **L.atrophie, idiopathische**: ↗ Lungendystrophie. — **L.azinus**: funktioneller Endabschnitt der Lunge, bestehend aus Bronchiolus respiratorius II. Ordnung, zugehör. Bronchioli III. Ordnung, Ductus (2–10) u. Sacculi alveol. sowie gefäßführenden »interazinösen« Bindegewebssepten.

Lungenbiopsie: Saug- oder Exzisions-Biopsie von Lungenparenchym (v. a. peripher), Pleura, Bronchus u./oder Hilus-LK, gewonnen transthorakal (Lungenpunktion; als »offene L.« nach Minimalthorakotomie) oder über Broncho-, Thorako-, Ösophago- oder Mediastinoskop; evtl. ergänzt durch ↗ DANIELS* Biopsie.

Lungen|blähung: ↗ Lungenemphysem. — **L.bläschen**: ↗ Alveoli pulmonis. — **L.blastomykose**: Pneumomykose, meist als Teilbefund einer generalisierten ↗ Blastomykose; bei Nordamerik. Bl. nach hämatogener Streuung (Miliar-Tbk-Sympte., meist innerhalb 2 J. letal; seltener akut-pneumonisch), bei Südamerik. Bl. erst im Terminalstadium (rel. wenig u. kleine Herde); s. a. Lungentorulose.

Lungenblutung: ↗ Hämoptoe. — **zentrogene oder neurot. L.**: meist subpleural, kleinfleckig, mit Neigung zu Konfluenz, Infarzierung u. Lungenödem; Vork. nach Läsion oder Reizung von Hirnstamm, Medulla, Vagus oder Halssympathikus; auch einschläg. vikariierende Menses- u. sog. Erstickungsblutungen wahrsch. zentrogen. — Ferner »Lungenpurpura« als ↗ GOODPASTURE* Syndrom.

Lungen|-Boeck*: ↗ L.sarkoidose. — **L.brand**: ↗ L.gangrän. — **L.chondrom**: den Hamartomen nahestehendes intra- oder parapulmonales Ch.; erbs- bis walnußgroß, glatt oder höckerig, häufig verkalkend; solitär (bronchusnah oder subpleural) oder gestielt (an L.oberfläche); selten polypös (im Bronchiallumen).

Lungen|dehnungsrezeptoren: Mechanorezeptoren intrapulmonaler Bronchien, die bei Inspiration bzw. Lungenblähung (transpulmonaler Druck) entladen werden; beeinflussen reflektorisch die Atemzentren (z. B. ↗ HERING*-BREUER* Reflex). — **L.dekortikation**: (DELORME, FOWLER) *chir* »Entrindung« der schwartig kollabierten (»gefesselten«) Lunge durch – meist stumpfe, intrapleurale – Abtragung der Pleuraauflagerungen (v. a. bei chron. Hämatothorax, unspezif. Empyem; bei tbk. Empyemresthöhle möglichst mit zusätzl. Ektomie der parietalen Schwarte (»Aushülsung«).

Lungendiffusion: Durchgang von Gasen durch die Alveolar-Kapillarmembran der Lunge. Bei bekannter O_2-Diffusionsmenge/Zeiteinh. u. wirksamer O_2-Druckdifferenz Diffusionsfläche (Q) u. -weg (δ) u. -koeffizient der Membranen (d) berechenbar:

$$\frac{\Delta O_2}{\Delta t \cdot \Delta P} = \frac{dQ}{\delta} = D F_{O_2} \text{ (oder } D_{O_2} = \text{Diffusionskapazität)}.$$

Lungen|diphtherie: Sonderform oder Komplikation der prim. tox. Di; mit Bronchusstenose durch hämorrhag.-nekrot. Bronchialwanddestruktion oder solide Fibrinausgüsse. — **L.distomatose**: ↗ Paragonimiasis.

Lungen|dysplasie, familiäre fibrozyst.: ↗ HAMMAN*-RICH* Syndrom. — **L.dystrophie-Syndrom, progressives**, Vanishing lung: emphysemart., später mit großlum. Hohlraumbildung einhergeh. ein- oder beidseit. (asymmetr.) L.parenchymschwund (einzelne Lappen, Segmente) einschl. prox. Bronchus- u. Gefäßabschnitte; klin.: rezidivierende Atemwegsinfekte, pulmon. Hypertension, progred. kardiopulmon. Insuffizienz. Genese unklar.

Lungen|echinokokkose: Pneumozoonose durch Finnen von Taenia echinococcus (meist E. cysticus), aerogen, transdiaphragmal (Perforation hepatischer Hauptherde) oder – meist – hämatogen (Pfortader); mit solitären oder multiplen Hydatiden. Sympte.: Husten, chron. Bronchitis, Hämoptoe, Fieberschübe (pneumon. Infiltration), Dyspnoe, Retrosternalschmerz; evtl. Einflußstauung (re. Obergeschoß), Abhusten von Zysten. Diagnose: Eosinophilie, Skolizes oder Skolexhäkchen im Sputum, Intrakutantest (CASONI-BOTTERI), KBR (GHEDINI-WEINBERG); im Rö.bild scharfrand. Rundschatten, evtl. mit Luftsichel u. ESCUDERO*-NEMENOFF* Zeichen. Komplikationen: Blutsturz, Bronchialfistel, Lungenabszeß, allerg. Schock (u. U. tödl.), Spannungspneu. — **L.egel**: lungenparasitäre Trematoden, i. e. S. ↗ Paragonimus westermani u. africanus.

Lungen|elastizität: ↗ Elastance. — Als **L.elastizitätsprüfung** die Bestg. der ↗ Compliance. $\Delta V/\Delta P$ durch synchrone Registrierung von Atemvol. u. Ösophagusdruck (etwa = intrapleuraler Druck), für »dynam.« Compliance bei Spontanatmung, für »stat.« bei extrem langsamer Einatmung (nach max. Ausatmung).

Lungenembolie: Verstopfung einer Lungenarterie durch Zellverband, Geschwulstfragment, Luft (↗ Luftembolie), Fetttröpfchen (Resorption in 2–3

Lungenemphysem

Wo.) oder Fremdkörper, i. e. S. als Thrombembolie aus Schenkel- u. Beckenvenen, V. cava u. re. Herzen; u. zwar meist re. u. peripher, aber auch im Truncus oder einem Hauptast (dann foudroyant u. letal: »Lungenschlag«, mit Rechtsherzversagen durch mechan.-spast. Kreislaufunterbrechung, koronarer Mangeldurchblutung, peripherem Kreislaufkollaps). Warnsympte.: Pulsanstieg, Unruhe, prämonitor. Infarkt. Ther.: Antikoagulantien, gefäßerweiternde Mittel, Opiate, O_2-Insufflation, Stellatumblockade, Novocain intrapleural, Natriumphosphat (2,5%ig, evtl. mit Coramin® u. Adrenalin) intrakardial (über Katheter), Embolektomie (↑ TRENDELENBURG* Op.).

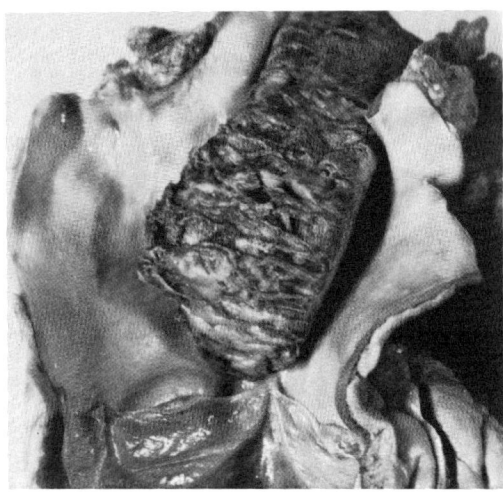

Lungenembolie: großer thrombotischer Embolus im Stamm der A. pulmonalis.

Lungenemphysem: abnorme Vermehrung des Luftgehaltes der Lunge ohne (z. B. das **physiol. L.** = ↑ Volumen pulmonum auctum) oder mit Parenchymdestruktion (d. h. irreversibel); primär (»idiopath.«) oder sek. bei chron. Lungen-, Bronchial-, Thoraxwandprozeß (z. B. obstruktives, Narben-, Überlastungsemphysem), als **substantielles L.** mit Gewebsschwund (s. u.) u. Achsenskelettanomalie (v. a. bei Kyphoskoliose), als **vesikuläres L.** durch Aufblähung der Lufträume distal der termin. Bronchien; als **interstitielles L.** durch Luftaustritt in Interlobulärsepten, peribronchiales u. subpleurales Bindegewebe u. Lymphspalten (evtl. mit sek. Haut- u. Mediastinalemphysem; z. B. akut bei Pertussis, Thoraxkontusion oder -kompression, als Nahexplosionsschaden, bei Überdruckbeatmung). Bei diffusen Spätformen kardiorespirator. Funktionsstörung: Dyspnoe, reduzierte Alveolarventilation, Hypoxämie, pulmon. Hypertension, Cor pulmonale; Verschiebung der Atemmittellage in Richtung Inspirationsstellung, Lungenvergrößerung mit Vorwölbung in die obere Thoraxapertur, Verbreiterung der Interkostalräume, Faßthorax mit Zwerchfelltiefstand, leises Atemgeräusch, vertiefter hypersonorer Klopfschall (»Schachtelton«). Ätiol. u. Verlaufsformen: **akutes L.** partiell-kompensatorisch oder generalisiert, im allg. reversibel, alveolär (»vesikulär«) oder interstitiell (s. o.), meist als Folge mechan. - ventilart. - Bronchusverlegung durch Schleim, Sekret, Spasmus oder Aspirat; Alveolen dilatatiert, Alveolarsepten abgeflacht, ohne Strukturveränderung; **bronchostenot. L.** (GIESE) meist zentrolobulär, obstruktiv oder obturativ infolge Bronchiolen- oder Bronchienstenose (↑ Obstruktionsemphysem), bei definitiver Blockade (z. B. Tumor, tbk. Narbe) meist in Atelektase übergehend; **bullöses L.** (umschrieben oder ubiquitär) mit großlum.-konfluierenden Emphysemblasen infolge Rarefizierung u. Ruptur der zunächst nur siebartig durchbrochenen Septen; meist peripher, v. a. subpleural (evtl. mit Spannungspneumothorax durch Spontanruptur; s. a. pink puffer); Extremvariante des **chron. substantiellen L.** (LAËNNEC 1819) mit progred. Zerfall der Alveolarstruktur u. Schwund azinärer Scheidewände u. intraseptaler Blut- u. Lymphgefäße infolge chron. Überdehnung (z. B. bei Bronchialasthma, als Altersemphysem); partiell oder panazinär, vesikulär bis bullös, stets irreversibel; Lunge atrophisch, Bronchiolen hilipetal trompetenförm. erweitert; **familiäres L.** (LAURELL u. ERIKSSON 1963) wahrsch. autosomal-rezessiv erbl. (Gynäkotropie), bei α_1-Antitrypsin-Mangel; meist bereits im Kindesalter manifest, obstruktiv lobulär, progressiv; später evtl. Leberzirrhose, Glaskörpertrübung; **genuines oder prim. L.** stets chron. u. diffus, durch altersmäß. (↑ Altersemphysem) oder konstitutionellen Elastizitätsverlust (angeb. Bindegewebsschwäche; meist vor 3. Ljz. manifest; v. a. an Lungenrändern); ferner das angeb. **lobäre L.** infolge Knorpelhypoplasie im zuführenden Bronchus, mit nur geringen obj. Sympt., rezidiv. Pneumonien; **intraazinöses oder alveoläres L.** kleinblasig, mit makroskopisch kaum erkennbarer Überdehnung der Azini u. muldenförmig abgeflachten, kaum noch spetierten Alveolen; **kompensator., kollaterales oder vikariierendes L.** stets nur partiell u. vesikulär, durch verstärkten Inspirationszug u. Umbau benachbarten Parenchyms; meist als funktionsreduzierter Raumausgleich bei Atelektase, karnifizierender Pneumonie, nach Resektion; evtl. als **perinodöses, perinoduläres oder perifokales L.** um kleine, narbig-indurierende Prozesse (z. B. silikot. oder tbk. Knötchen; nach Miliartbk. stets diffusblasig; bei Pleuraverschwartung evtl. mit subpleuralem Mantelemphysem); **zentrilobuläres L.** herdförmig zentral im Lungensegment, meist broncho- oder bronchiolostenot. Obstruktionsemphysem mit zahlreichen glattwand. Blasen; einseit. **zystisches L.** beim ↑ SWYER*-JAMES* Syndrom.

Lungen|entlastungsreflex (Schwiegk*): reflektor. Bradykardie u. Blutdruckabfall bei Druckerhöhung in der L.strombahn. Fehlt bei Vagusunterbrechung. – **L.entzündung**: ↑ Pneumonie, Bronchopneumonie. – **L.erfrierung**: Kälteschädigung der Lunge (wahrsch. thermoreflektor. Vasokonstriktion mit Kapillarstase u. L.ödem neben allg. Unterkühlung) bei extremer Kaltluftexposition u. gleichzeit. körperl. Arbeit; oft mit sek. Pneumonie u. Herzversagen.

Lungenfaßzange: meist atraumat. Zange zum intraop. Fixieren u. Vorziehen von Lungenparenchym; Branchenenden ovalär, quergerieft (SAUERBRUCH), dreieck., gefenstert (DUVAL, LOVELACE, BABCOCK) oder hakenarmiert (ALLIS-HARRINGTON-ROCHESTER).

Lungen|feld: 1) *embryol* s. u. L.anlage. – 2) *röntg* Areal des Lungenbildes anhand der Projektion auf den knöchernen Thorax (ohne Berücksichtigung der Lappengrenzen): Spitzenfeld bis Klavikula, Ober- oder Infraklavikularfeld bis vord. 2. Rippe (Hilusoberrand), Mittelfeld bis 4. Rippe (Hilusunterrand), Unterfeld bis Zwerchfell. – **L.fell**: ↑ Pleura pulmonalis.

Lungenfibrose: herdförm. oder diffuse, derbe, zur Restriktion führende Fibrose des Lungengerüsts (alveolär, interstitiell, peribronchial oder -vaskulär, intra- oder interlobulär) durch Bindegewebsproliferation u. hyaline Ablagerung; v. a. als Reaktion auf entzündl., allerg. etc. Exsudation u. Infiltration im Bereich der Alveolarwand (Alveolitis), d. h. als – fakultativer – Endzustand chron.-entzündl. oder destruktiver Lungenprozesse oder physikal. Schädigungen (Strahlenfibrose); ferner »idiopath.« bei Wabenlunge, GOODPASTURE*, HAMMAN*-RICH* Syndrom (= **fam. fibrozyst. L.**), BOECK* Sarkoid, Sklerodermie, Hämosiderose; als **akute, diffuse L.** (v. a. bei Jugendl.; progred. u. letal) wohl eine Extremvariante des HAMMAN*-RICH* Syndroms oder Folge einer längeren Ganglioplegika-Medikation (Fibrinolysehemmung). – Diffuse Form mit Hyperventilation, Reduktion von Compliance, Total- u. Vitalkapazität, Lungenstarre (Elastance erhöht), alveolokapillärer Belastungsdyspnoe u. -zyanose, Tachypnoe, Reizhusten, Trommelschlegelfingern, Door-stop-Phänomen, pulmonaler Hypertension, Cor pulmonale; meist ausgesprochene Diskrepanz zwischen Insuffizienzgrad u. Rö-Befund (mikronodulär-retikuläre, evtl. symmetr. Strukturvermehrung, v. a. in Mittel- u. Unterfeld). – **interstitielle (monozytäre) L. der Frühgeborenen:** »pulmonale Dysmaturität« (/ WILSON-MIKITY* Syndrom).

Lungen|-Finger-Zeit: die / Kreislaufzeit zwischen Lungen- u. Fingerkapillaren; photometr. Bestg. anhand des O_2-Sättigungsabfalls nach Einatmen eines O_2-Mangelgemisches. – **L.fistel:** 1) / Bronchusfistel. – 2) / arteriovenöse L.fistel.

Lungenfunktionsprüfung: zahlreiche Verfahren (z. B. nach HUTCHINSON, BARCROFT, BRAUER, KNIPPING) zur Prüfung der Leistungsfähigkeit der Lunge (einschl. Leistungsreserven, v. a. in Hinblick auf chir. Eingriff) bezügl. Aufnahme von O_2 u. Abgabe v. a. von CO_2 (oder eines beigegebenen Fremdgases, meist He oder N); ferner Bestg. von VK, Atemgrenzwert u. -widerstand (TIFFENEAU* Atemstoß, Streichholztest, Pneumotachographie), Apnoezeit; Spirometrie, (Ergo-, Bronchospirometer), Atem- u. Blutgasanalyse (evtl. über Herzkatheter), Adrenalintest u. a. m.

Lungen|gangrän: herdförm. oder progred.-diffuse feuchte Gangrän eines – häufig vorgeschädigten – L.abschnitts durch – meist sek. – Befall mit Anaerobiern. Klin.: aashaft fötider, blutig tingierter Auswurf mit Parenchymfetzen, elast. Fasern, DITTRICH* Pfröpfen, Fettsäurenadeln, Schleim, Leuzin- u. Tyrosinkristallen; evtl. hohes Fieber, Schüttelfrost, Dyspnoe, Lippen- u. Akrozyanose, Schocksyndrom; u. U. rascher Verfall mit – termin. – Ikterus. – **L.geschoß:** *röntg* / Lungenfeld.

Lungen|glomangiose: kongenit. generalisierte Glomangiose der L.arteriolen (epitheloidart.). Proliferation der Gefäßmuskulatur u. -intima); klin.: pulmon. Hypertension, Re.herzdilatation. – **L.grenzen:** die – z. T. atemvariable – Ausdehnung der Lungen als Perkussions- bzw. Rö-Befund: obere Grenze ventral 3–4 cm oberhalb der Klavikel, dorsal in Höhe Dornfortsatz C 7; untere auf der 6. Rippe parasternal, am Unterrand der 6. Rippe medioklavikular, am Unterrand der 7. Rippe in der vord. Axillar-, am Oberrand der 9. Rippe in der Skapularlinie, paravertebral in Höhe Dornfortsatz D 11 (li. ca. 1–2 cm tiefer).

Lungenhämosiderose: 1) Ablagerung freier, eiweißgebundener Hämosiderin-Körnchen oder -Tropfen im Zytoplasma von Alveolarepithelien (/ Herzfehlerzellen) u. Interstitiumzellen (nach Resorption evtl. auch in bronchopulmon. LK); morphol. Charakteristikum (neben Induration u. Pulmonalsklerose) der chron. Stauungslunge. – 2) idiopath. L.: / CEELEN*-GELLERSTEDT* Syndrom.

Lungen|hernie: Herniation von L.teilen bis unter die Thoraxhaut (meist Interkostalhernie), mit Pleura pariet. als Bruchsack; spontan (bei Rippenaplasie, Sternumspalte, Interkostalmuskeldysplasie, chron. intrathorakaler Druckerhöhung), häufiger traumat. (Rippenfraktur, Thoraxquetschung, -stich). Klin.: unter Knistergeräusch reponierbares s.c. »Luftkissen« mit tympanit. Klopfschall u. Bläschenatmen, bei Husten u. Pressen größer, bei Inspiration kleiner werdend; s. a. Mediastinalhernie (2); vgl. L.prolaps. – **L.hilus:** / Hilus pulmonis.

Lungen|hyperämie: arterielle (= akt.) oder venöse (= pass.) H. der Lungen als Prodromal-, Begleit- oder Folgeerscheinung einer pulmon. Erkr. (evtl. mit konsekut. pulmon. Hypertonie) oder als Folge einer Thoraxdeformität; die venöse ferner bei dekompensiertem Mitralvitium u. muskulärer Insuffizienz (evtl. mit Stauungsbronchitis, L.stauung, -induration, -ödem); flücht. H. beim / HINAULT* Syndrom. – s. a. L.hypostase. – **L.hypertrophie:** hyperplast. Neubildung von L.parenchym (L.bläschensprossung aus dem Interstitium) als Folge langdauernder ergotroper Hyperventilation während der Wachstumsperiode (Arbeitshypertrophie); kompensatorisch bei partieller L.agenesie oder -aplasie; ferner (extrem selten) bds. kongenital.

Lungen|hypoplasie: 1) zu kleine, aber regelrecht entwickelte u. funktionstücht. Lunge. – 2) Unterentwicklung eines L.flügels oder -lappens als Sonderform der diffusen kongenit. Alveolardysplasie. – **L.hypostase:** pass. L.hyperämie mit alveolärer Exsudation, Blutstromverlangsamung bis Stase, Erythrodiapedese, Hypoventilation u. Atelektase v. a. dorsobasaler L.abschnitte bei erlahmender Herzkraft (s. a. hypostat. / Pneumonie); i. w. S. die postmortale Blutverschiebung in abhäng. L.gebiete vor Eintritt der Gerinnung.

Lungen|induration: Konsistenzzunahme des L.parenchyms infolge Trans- u. Exsudation in die Alveolarräume u. reakt. Bindegewebshyperplasie des Interstitiums; meist mit konsekut. Schrumpfung. Ätiol. (z. B. Stauungs-, Kollapsinduration, Gerüstsklerose bei interstitieller Pneumonie, Atelektase) u. morpholog. Varianten wie bei / L.fibrose; s. a. schiefr. / Induration, L.hämosiderose, CEELEN*-GELLERSTEDT* Syndrom.

Lungeninfarkt: solitäre oder multiple Infarzierung v. a. peripherer Lungenabschnitte infolge Verlegung mittelgroßer oder kleinerer Pulmonalarterienäste (Embolie, Thrombose, Zirrhose, Gefäßligatur etc.); bei Fortbestand mit Nekrosen im nachgeschalteten Versorgungsgebiet. – Als **anäm. L.** keilförmig, aputrid, fast nur im Karnifikationsstadium der Lobärpneumonie (durch Embolie oder bis in Arteriolen u. Kapillaren reichende Thrombose). Als **hämorrhag. L.** meist multipel subpleural, thrombembolisch (evtl. rezidivierend; bevorzugt im re. Mittel- u. Unterlappen), bis kinderfaustgroß u. pyramidenförm. (Spitze

Lungeninfiltrat

hiluswärts), dunkelrot bis blauschwarz (Diapedeseblutung in Alveolen u. kleine Bronchien); konsekutiv Infarktpleuritis; Voraussetzung: Blutzustrom aus Bronchialarterien, Lungenstauung mit Kapillarerweiterung, respirator. Lungenbewegung. Sympte.: Unruhe, Tachypnoe u. -kardie, Zyanose, Dyspnoe, Lokalu. Retrosternalschmerz, Schock, Bronchialatmen, später Fieber u. Hämoptoe, evtl. Infarktpneumonie, -abszeß, -kaverne. Bes. Formen: **prämonitor. L.** als Vorbote massiver Thrombembolie oder eines großen Reinfarktes (oft mit diskreteren Symptn.); **sept. L.** (meist multipel, oft miliar, disseminiert) durch bakteriell infizierte Emboli aus Venen des großen Kreislaufs oder der re. Herzklappen, stets hämorrhagisch, mit Nekrose des Infarktkerns (Infarktkaverne) u. fibrinöseitr. Pleuritis.

Lungeninfiltrat: umschrieb. »Verdichtung« eines Lungenabschnitts durch Exsudation (in Alveolarräume, -wände, Interstitium, peribronchiale-perivaskuläre Gewebsspalten) u. Ansammlung regulärer oder path. Zellen (z. B. eitr., hämorrhag., eosinophiles, leukäm., lymphozytäres L.) als Lokalreaktion bei akutem (Anschoppung, Infarkt), subakutem (Frühinfiltrat), chron. (Tbk., Silikose, Lymphogranulomatose) oder allerg. Prozeß (Pneumozoonose). – Als **eosinophiles L.** (= LÖFFLER* Syndrom I) eine rel. symptomarme, meist flücht., herdförm. Pneumonie (v. a. spaltnah in Ober-, Mittellappen) mit fibrinreichem, fast nur von Eos durchsetztem alveol. Exsudat mit reichlich Alveolardeckzellen, CHARCOT*-LEYDEN* Kristallen u. Riesenzellen; Eosinophilie auch in Pleuraexsudat, Sputum u. Blut; evtl. ähnl. Infiltrate in Leber u. KM, Gelenkschwellungen; hochakut (= LÖHR*-KINDBERG* Syndrom) oder chron. (= KARTAGENER*-WEINGARTEN* Sy.), u. U. rezidivierend (»Sukzedan-«, »Sukzessivinfiltrat«); Genese entzündl.-allerg. (Askariden, ölhalt. Medikamente, Rö-KM, Pollen, Baktn.antigene). – **Wassermann* positives L.**: pseudosyphilit. ↑ Bronchopneumonie.

Lungeninsuffizienz: ↑ respiratorische Insuffizienz.

Lungenkapazität: ↑ Residual-, Vitalkapazität. – Als **nutzbare L.** die »Sekundenkapazität« (↑ Atemstoßtest).

Lungenkapillaren: das engmasch., von Gitterfasern umsponnene, (zweiseitig) von der Atemluft umspülte, rel. weitlum. Kapillarnetz (lückenlose Endothel, Basalmembran ohne Perizyten) auf der Außenseite der Alveolarwände; dem Gasaustausch dienende Gesamtoberfläche ca. 90 m^2 (geschätzt).

Lungenkapillar|druck, PVC (= **p**ulmonary **v**enous **c**apillary pressure): der in den Lungenkapillaren herrschende, über Herzkatheter direkt meßbare intravasale Druck (gleich dem in den Lungenvenulen u. annähernd gleich dem im li. Vorhof); Mittelwert ca. 9 mm Hg (systolisch 12, diastolisch 7); erhöht z. B. bei Mitralstenose, pulmon. Hypertension. – **L.zeit**: die für die Passage des Lungenkreislaufs (re. Ventrikel/li. Vorhof) benötigte Umlaufzeit. Bestimmung als ↑ Ätherzeit (s. a. Kreislaufzeit); mit i.c. Inj. u. Herzkatheterismus geeignet zur DD der FALLOT* Tri- u. Tetralogie.

Lungen|karzinom: ↑ Bronchialkarzinom, Alveolarzellenkarzinom: s. a. PANCOAST* Tumor, Kavernenkarzinom, L.karzinose. – Als **anaplast. L.k.** ein kleinzell., undifferenziertes (mitosereiches), schnell wachsendes Bronchial-Ca. mit lymphozytenähnl. Zellen. – Bei prim. oder sek. **L.karzinose** meist vollständ. Befall einer Lunge mit krebs. Pneumonie u. progred. Schrumpfung.

Lungenkaverne: höhlenförm. Lungengewebsdefekt nach Sequestrierung, Einschmelzung, Zerfall u./oder Verflüssigung einer sept. oder asept. Parenchymnekrose mit Spontanausstoßung; z. B. nach Infarkt, bei Neoplasma, Gangrän; i. e. S. die bei Tbk., als akute Kaverne meist multipel, evtl. kaum demarkiert, als chron. mit dreischicht. Wand, von »Kavernenbalken« durchzogen, häufig progredient, dauernd oder temporär durch Ableitungsbronchus oder Fistelgang nach außen dräniert (= offene Tbk.); unterschieden je nach RANKE* Stadium als Primär-, Sekundär- u. Tertiär-, ferner als Solitär-, Mikro-, Riesen-, Rund-, Spalt-, Bläh-, Früh-, Spät-, Restkaverne.

Lungenkern: die hilusnahen Lungenabschnitte (auch »Lappen-« bzw. »Segmentkern«).

Lungenkollaps: akutes oder allmähl., reversibles oder irreversibles, pass. (z. B. zirrhot.) oder akt. (z. B. bei ↑ Kollapsther., posttraumat.) Zusammensinken eines Lungensegments (»Selektivkollaps«), -lappens oder -flügels in Richtung Hilus; evtl. initialer Teilaspekt einer Atelektase. Bei vollständ. L. sind elast. Lungendruck, alveol. Luftströmung u. stat. Pleuradruck = Null. – **akuter massiver L.**: ↑ Kontraktionsatelektase. – **schichtweiser L.**: ↑ Plattenatelektase. – s. a. Kollapsvolumen.

Lungen|krampf: ↑ Asthma bronchiale. – **L.kreislauf**: der zum Körperkreislauf in Serie geschaltete, dem Niederdrucksystem zuzurechnende, segmental gegliederte »kleine Kreislauf« zwischen re. Herzkammer u. li. Vorhof über Truncus u. A. pulmon., Lungenkapillaren u. Vv. pulmonales; beim Menschen postpartal v. a. dem Gasaustausch dienend (= Vasa publica), aber auch mit Filter- u. Speicherfunktion (Blutdepot für li. Ventrikel). Druck im »arteriellen« Teil ca. 1/5 des Aortendrucks, Minutenvol. 5–6 l; s. a. Schema »Blutkreislauf«. – I. w. S. auch der »Ernährungskreislauf« (Vasa priverta) der Lunge, d. s. die Aa. (= Rami) u. Vv. bronch. u. als Verbindungen zwischen bd. Kreisläufen bronchopulmonale Anastomosen sowie kleinere, die alveolären Kapillaren umgehende, über die Pleura zu den Vv. pulmon. abfließenden Äste des Truncus pulmon.

Lungenlappen: ↑ Lobus sup., med., inf. pulmonis.

Lungenlymphoblastom: von intrapulmonalen lymphoiden Bildungsstätten oder Hilus-LK ausgehende rundl., rel. weiche Knoten aus reifem lymphat. Gewebe, ohne destruierende Wachstumstendenz, evtl. bei generalisierter Lymphadenopathie (↑ BRILL*-SYMMERS* Syndrom).

Lungenlymphogranulomatose: pulmon. Manifestation des Morbus HODGKIN, ausgehend von intrapulmonalen oder mediastinalen LK (= prim. bzw. sek. L.); rel. oft kombin. mit Tbk. Bei prim. Form Auflösung von Lungenstrukturen oder multiple interstitielle Infiltration (miliar bis faustgroß, zu Einschmelzung neigend) u. Pleurabeteiligung; bei sek. Form entweder Infiltration von Hilus u. angrenzendem Parenchym (Konglomerattumor, meist bilat.) oder peri- u. intrabronchiale Ausbreitung (mit Bronchialwandsequestration), selten verdrängendes Wachstum.

Lungen|mantel: die hilusfernen, sub- oder parapleuralen L.abschnitte. – **L.metastase**: pulmon. Fernmetastase eines Neoplasmas oder Infektionsherdes; broncho-, lympho- oder hämatogen (Lunge prim. Blutfilter beider Hohlvenen; häufigste Primärtumoren mit Kava-Metastasierung: Knochensarkom, Struma maligna, Mamma- oder Prostata-Ca., Hoden-, Nieren-, Nebennieren-, Uterus-, Ovarial- u. Nasen-Rachentumoren).

Lungen|milzbrand: durch – meist prim., aerogene – Infektion mit Bac. anthracis bedingte hämorrhag. Herdpneumonie (unregelmäß., konfluierende, fibrinu. leukozytenreiche Infiltrate, schweres Lungenödem); interstitielle Ausbreitung bis in Pleura u. Mediastinum; Beteiligung der regionären LK. – **L.mittellappen-Syndrom**: ↑ Mittellappensyndrom. – **L.myomatose**: multiple, evtl. zyst., prim. Leiomyome der Lunge; rel. häufig bei sklerot. Lungen-Tbk oder in Kombin. mit Nieren-, Milztumoren etc.; s. a. Myomatosis diffusa (ROSENDAHL).

Lungennokardiose: prim. Pneumomykose durch Nocardia asteroides (seltener N. brasiliensis, keratolytica, transversalis): meist bronchogen-einseitig, mit granulomatös-bronchopneumon., zentral nekrotisierenden Infiltraten; im Ggs. zur Aktinomykose aber auch hämatogen-generalisierend, mit Hirnbefall, evtl. miliarer Abszeßbildung, Perikarditis, eitr. Pleuritis, akut-letalem Verlauf.

Lungenödem: akute (evtl. mit Asthma cardiale als Prodrom) oder chron. Durchtränkung der Lunge mit einem luftbläschendurchsetzten, zunächst zellfreien, wäßr., später Leuko, Ery u. Alveolardeckzellen enthaltenden gallert. Transsudat in Alveolarräumen, kleinen Bronchien u. Interstitium (= **interstitielles L.**; rasch progred. bei akutem Nierenversagen, sog. Wasserlunge), wobei – für die pass. oder mechan. Form – v. a. Erhöhung von Lungenkapillardruck u. -permeabilität, Lymphabflußstörung u. Verminderung des Intraalveolardrucks eine pathogenet. Rolle spielen. Ätiol.: kardial (Linksventrikelversagen mit Stauungslunge), vaskulär (allerg., entzündl., zentral dysregulativ), allg. Hydrämie (Hirndruck), tox. Hyperhydration (nach Phosgen-, Chlor-, Brominhalation), Histaminschock, Fehlen des Antiatelektasefaktors; sowie das diffuse L. der Agonie. Ferner eine entzündl. (»akt.«) Form durch Exsudation u. eine »kollaterale« bei Atelektase, Hypostase. Sympte.: Unruhe, Angstgefühl, hochgrad. Dyspnoe, Zyanose, feuchte RG mit Trachealrasseln (»Kochen auf der Brust«), dünnflüss., blutig-schaum. Auswurf, fadenförm. Puls. Ther.: Morphin i.v., Oberkörperhochlagerung, Kardiaka (nicht bei tox. oder allerg. L., bei Kalzium, Kortikoide), Diuretika, O₂-Zufuhr, unblut. (abwechselnde Extremitätenabbindung) oder blut. Aderlaß.

Lungen-Ohr-Zeit: ↑ Kreislaufzeit zwischen Lungenu. Ohrläppchenkapillaren; Bestg. oxymetrisch nach Apnoe von der 1. Inspiration bis zum Wiederanstieg der Oxymeterkurve: normal ca. 4,5 Sek., verlängert im Alter, bei Mitralinsuffizienz.

Lungen|pest: prim. (aerogene) oder sek. (metastatisch von Bubonen, zerfallenden Nasopharynx-, Mundhöhlenherden), foudroyante, hämorrhag., evtl. lobäre Pneumonie durch Pasteurella pestis; graue, wechselnd große, oft konfluierende Herde mit Nekroseneigung (Aushusten blutig-schwarzer Parenchymfetzen; »schwarzer Tod«). – **L.phthise**: organbeschränkte, progress., destruierende, exsudativ-kavernöse, fast stets offene Lungen-Tbk der Reinfektionsperiode, mit ausgeprägter Kachexie.

Lungen|plombe: ↑ Oleothorax, Kavernenplombierung. – **L.prolaps**: traumat., offener oder gedeckter Vorfall von L.teilen bei rupturierter Pleura parietalis in oder durch die Brustwand (v. a. interkostal); evtl. mit rasch progred. ↑ Spannungspneu. – **L.punktion**: therapeut. (z. B. Kavernendränage) oder diagnost. (↑ L.biopsie) transthorakale Punktion v. a. peripherer L.abschnitte unter Rö-Kontrolle. – **L.purpura mit Nephritis**: ↑ GOODPASTURE* Syndrom.

Lungen|resektion: die meist einzeit. Resektion einer Lunge (↑ Pneumonektomie) oder ihrer anatom. Teile (↑ L.segmentresektion, Lobektomie); ferner atypisch als »Ausschälung« bzw. Keilexision kleiner peripherer Herde oder Läsionen. Heilung im allg. komplikationslos; bei exaktem Bronchusstumpfverschluß rasche Wiederentfaltung der Restlunge (Dauersaugdränage, Atemgymnastik); evtl. zusätzl. Thorakoplastik. – **L.retikulose (des Säuglings)**: (JULIEN) ↑ MARIE* Syndrom.

Lungenruptur: peripherer oder hilusnaher, spontaner (Emphysemblase) oder traumat. Lungenparenchymeinriß (bis ↑ Lungenabriß) im geschlossenen Thorax; v. a. bei schwerer Brustkorbkontusion (Sprengwirkung der bei reflektor. Glottisschluß in Inspiration angehaltenen Atmung); scheiben- oder streifenförmig bei Absturz aus großer Höhe; evtl. kombin. mit Bronchusläsion, strahlenförm. Pleuraeinrissen, flächenhaften subpleuralen Blutungen. Klin.: Dyspnoe, Tachykardie, Hämoptoe, Schock, Mediastinal-Hautemphysem, Hämatopneumothorax, Mediastinalverdrängung.

Lungensäckchen: *embryol* s. u. Lungenanlage.

Lungen|sarkoidose: pulmon. Manifestation der ↑ BESNIER*-BOECK*-SCHAUMANN* Krkht.; Stadium I mit v. a. bilat.-symmetr., evtl. reversibler Hilus-LK-Schwellung (»Hilustyp« DRESSLER, ↑ LÖFGREN* Syndrom), II mit lymphogener (hilifugaler, streifenförm.), seltener hämatogen-miliarer diffuser Ausbreitung (»Lungen«- bzw. »miliarer Typ«), später kombiniert; III mit Fibrose u. Pleuraverschwartung oder tumorart., meist hilusnaher Parenchymverdichtung. Komplikationen: Lungenzirrhose, bronchostenot. Lungenemphysem, Kavernisierung, Cor pulmonale. – **L.sarkom**: von peribronchialem oder interalveolärem Bindegewebe ausgehendes prim. Spindelzell-, seltener Rundzell-, Fibro- oder polymorphzell. Sa. oder aber von Hilus-LK ausgeh. Retothelsarkom. Zunächst rundherdig, dann einen oder mehrere Lungenlappen durchsetzend (Ausbreitung diffus im Parenchym oder intrabronchial-polypös.). Sympte. wie bei ↑ Lungen-Ca.

Lungen|schall: auf den Eigenschwingungen des Brustwand-Lungen-Systems (bis ca. 5 cm Tiefe) beruhendes perkutor. Schallphänomen; normalerweise laut (»hell«), tief, langschallend (»voll«) u. nicht tympanitisch. – **L.schistosomiasis**: sek. Pneumozoonose durch Schistosoma haematobium, mansoni oder japonicum infolge hämatogener Verschleppung von Eiern oder – selten – adulten Würmern aus Leber, Harnblase, Darm etc.; tuberkelart., eosinophile Fremdkörpergranulome, angiomart. Wucherungen, oft auch allerg. Endarteriitis der Lungengefäße mit Cor pulmonale. – **L.schlag**: s. u. L.embolie. – **L.schrumpfung**: ↑ L.zirrhose.

Lungenschwimmprobe

Lungen|(schwimm)probe: (J. S. Schreyer 1682) *forens* Lebensprobe anhand der Schwimmfähigkeit (durch Minimalluft) kleiner L.stücke des verstorbenen Neonaten (nichtbeatmete Lunge versinkt); unsicher, da neg. auch bei postnataler Atemwegsverlegung (Sekundäratelektase) u. pos. nach Reanimation. – **L.schwindsucht**: ↑ L.phthise.

Lungensegment: s. u. Segmenta bronchopulmonalia (Abb.), s. a. Abb. »Bronchus«. – **L.resektion**: anatomiegerechte Exstirpation (stumpfe Ausschälung) eines oder mehrerer Segmente (bei begrenztem Prozeß) unter Schonung der Intersegmentvenen (als Leitgebilde), mit abschließ. Stumpfversorgung (Segmentbronchus, Zentralarterie u. -vene am »tert.« Hilus); Pleuradränage.

Lungen|septen: Bindegewebsschichten als mantelförm. Grenzgebilde der L.segmente; führen L.venen, enthalten z. T. auch Parenchym. – **L.sequester**: nekrot. Parenchym im Zentrum einer demarkierten Zerfallshöhle; z. B. nach Lungeninfarkt, -abszeß, -gangrän. Häufig Spontanentleerung durch Aushusten (nach Durchbruch in Bronchialbaum). – **L.sequestration**: (Pryce 1958) kongenit., intralobäre »Separation« eines durch Pleuraüberzug isolierten atelektat., meist polyzyst. Lungenbezirks (v. a. Unterlappen); Form der Nebenlunge infolge Traktion akzessorischer Aortenäste; meist ohne Verbindung zu Lungenkreislauf u. Bronchialbaum.

Lungen|siderose: ↑ Eisenstaublunge; vgl. L.hämosiderose.

Lungenspitze: ↑ Apex pulmonis. – **L.spitzen|katarrh**: katarrhal.-entzündl. apikaler Lungenprozeß (z. B. Bronchitis, Infiltrat mit kollateralem Ödem etc.); galt vor der Rö-Ära als typ. Initialsympt. der Lungen-Tbk. – **L.-syndrom**: ↑ Pancoast* Syndrom.

Lungen|starre: ↑ L.fibrose, -induration, -zirrhose. – **L.stauung**: ↑ Stauungslunge. – **L.stein**: Konkrementbildung im Bronchialsystem (↑ Bronchialstein) oder L.parenchym (z. B. intraalveoläre Corpora amylacea. Kavernenstein, verkalktes Tuberkulom, Mikrolithen bei chron. Stauungslunge). – **L.stich**: ↑ Bornholmer Krankheit.

Lungen|syndrom, postsinusitisches: s. u. ↑ sinopulmonal. – **L.syphilis**: granulomatöse Organveränderung bei konnat. oder erworb. Syphilis (meist III); entweder spezif. diffus-interstitielle Pneumonie; oder gummös mit multiplen, häufig subpleuralen u. zentral verkäsenden Syphilomen (oft schalenart. Schwielen; evtl. kavernös).

Lungenszintigraphie: 1) »Inhalations-L.« mit radioaktivmarkierten (v. a. ^{133}Xenon) Gasgemischen; zeigt die alveoläre Verteilung der Atemluft; mit Auswaschkurve als Lungenfunktionsprobe. – 2) Perfusions-L. nach i.v. Inj. radiomarkierter Partikeln (z. B. ^{99m}Tc-Makroaggregate, -Mikrosphären); zeigt Blutverteilung im kleinen Kreislauf (topographisch u. semiquantitativ).

Lungentorulose: endo- oder exogene Pneumomykose (v. a. basal) durch Torulopsis neoformans; Infektionsmodus ungeklärt. Glattwand. Tumoren (Hefezellen u. Schleim) mit oft nur geringer perifokaler Reaktion oder unscharf konfluierende Granulome (bei Generalisation miliar), oft zentral einschmelzend; nicht selten Kombin. mit Tbk. u. Lymphogranulomatose.

Klin.: chron. Bronchopneumonie. Ther.: Chemotherapeutika, Lungenresektion.

Lungentuberkulose: akute oder – meist – chron., u. U. zyklisch bis ins Senium verlauf., exsudative u. produktive Lungenentzündung infolge Tröpfchen- oder sek. nach Fütterungsinfektion mit humanem bzw. (10%) bovinem Typ des Mycobact. tuberculosis; häufig mit klin. Primärmanifestation als – prämonitor. – Pleuritis. Folgenschwerste Lokalisation der Tbk (z. B. Blutsturz, Phthise, Amyloidose, sek. Urogenital-, Knochen-, Gelenk-, Meningeal-Tbk, Umgebungsgefährdung). Verlauf v. a. durch Infektionsdosis u. Erregervirulenz, Reaktionsfähigkeit (Allergie, LA) u. anatom. Besonderheiten bestimmt. Spezif. Reizantwort in der exsudativen Phase ist die käs. Pneumonie (oft mit akuter oder chron. Kaverne oder Verkalkung), in der produktiven das epitheloidzell. Granulationsgewebe (mit Hyalinose- u. Schrumpfungstendenz in Form solitärer oder konfluierender ↑ Tuberkel); sowohl nach Erstinfektion (↑ Primärkomplex, mit meist subpleuralem Lungenherd) als auch nach Sekundär-, Super- u. Reinfektion des bereits umgestimmten Organismus (= postprim. L.; v. a. apikal) kann lympho-, hämato- oder bronchogene Frühoder Spätgeneralisation (Miliar-Tbk) erfolgen, u. U. als Sepsis tuberculosa gravissima (Landouzy); Extremvariante: »galoppierende Schwindsucht« mit rasch progred., multikavernöser, meist apikobasaler Einschmelzung, häufig von Simon* Herden ausgehend, mit obligater Pleurabeteiligung (Kappenschwiele, hämorrhag. Exsudat etc.). als klass. Einteilung die ↑ Ranke* Stadien; s. a. Miliartuberkulose. Klin. Unterscheidung in »offene« (d. h. infektiöse, mit Baktn.-nachweis in Sputum oder Magensaft) u. »geschlossene« L., ferner in akt., progred., stationäre, regrediente u. inakt. Form (über längere Zeit fieberfrei, BSG niedrig oder normal, neg. Sputumbefund, guter Rö-Status etc.). Sympte.: Mattigkeit, Blässe, subfebrile Temp., Nachtschweiß, erhöhte BSG, Gewichtsabnahme (Auszehrung, Kachexie), Husten, Auswurf, Hämoptoe. Diagnose: Rö-Befund, Bazillennachweis (Sputum, Magensaft, Punktat). Ther.: Bettruhe, Freiluftliegekur, Tuberkulostatika; evtl. Kollapsther., Monaldi* Saugdränage, Speleostomie, Kavernenexstirpation, Lungenresektion.

Lungen|tumoren: von Parenchym, Interstitium oder Bronchialwand ausgeh. benigne u. maligne Neoplasmen, z. B. Hamartom (Hamartochondrom), Myxom, Lipom, Fibrom, Hämangion, ↑ L.glomangiom, ↑ L.-myom, ↑ Bronchialadenom, bronchiales ↑ Karzinoid, ↑ L.karzinom, -sarkom, -lymphoblastom; ferner die ↑ L.metastasen. – **L.typ**: 1) s. u. L.sarkoidose. – 2) (Walther) bevorzugt ↑ L.metastasen bildendes Neoplasma; s. a. Kava-Typ.

Lungenvenen: ↑ Venae pulmonales. – **L.thrombose**: mechan. (z. B. Tumor) oder entzündl. (z. B. Intimatuberkel) Thrombosierung größerer Äste; klin.: Stauungslunge mit Dyspnoe, Zyanose, Hämoptyse, Hydrothorax. – **L.transposition, -anomalie**: Fehleinmündung aller Lungenvenen in den re. Vorhof (= komplette L.; nur bei offenem Ductus Botalli oder Septumdefekt mit dem Leben vereinbar; Blutgaswerte re.kardial u. peripher-arteriell annähernd gleich; s. a. Taussig*-Snellen*-Albers* Syndrom) oder aber nur einzelner in re. Vorhof, obere oder unt. Hohlvene, Vv. brachiocephalicae, Sinus coronarius (= partielle L.). Ther.: Atrioseptopexie (z. B. nach Neptune, Bailey,

GOLDBERG), bei partieller L. Anastomosierung mit li. Herzohr oder normotoper Pulmonalvene.

Lungenvolumina: ↗ Schema (s. a. angeführte Einzelbegriffe u. Abb. »Spirogramm«).

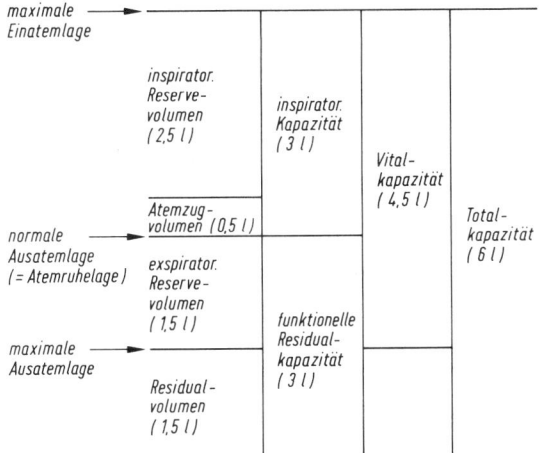

Atem- u. Lungenvolumina (mit Durchschnittswerten für Erwachsene).

Lungen|widerstand: ↗ Atemwiderstand. – **L.würmer**: lungenparasitäre Nematoden der Säuger, v. a. aus Gttgn. Metastrongylus, Dictyocaulus, Protostrongylus, Muellerius; beim Menschen bisher nur nachgewiesen Metastrongylus apri u. Paragonimus-Arten (↗ Paragonimiasis). – **L.wurzel**: ↗ Radix pulmonis.

Lungen|zeichnung: röntg Strukturbild der Lunge durch ihre Blutgefäße (Pulmonalisäste), gering auch Bronchien. Verstärkt – u. verändert – bei Hyperämie, Gefäßsklerose, L.fibrose, -zirrhose, Pleurasträngen, Interlobärschwielen etc.; »leere Lunge« z. B. bei Pulmonalstenose. – **L.zirrhose**: ↗ Lungenfibrose mit narb. Schrumpfung u. Volumenreduktion; als »**elast. L.**« (mit Vermehrung v. a. elastischer Fasern) u. a. bei langdauernder Atelektase, als »**elastikodiäret. L.**« beim HAMMAN*-Rich* Syndrom.

Lungen|zyste: ↗ Bronchialzyste, Zysten-, Wabenlunge. – **L.zystizerkose**: Pneumozoonose durch Finnen von Taenia solium (Cysticercus cellulosae); multiple ovaläre Blasen, die sich nach Absterben der Finnen abkapseln (riesenzellhalt. Epitheloidzellschicht u. Bindegewebe), oft auch verkalken. Meist symptomenarm.

Lunula: (lat. = kleiner Mond) 1) *anat* halbmond-, sichelförm. Gebilde; z. B. die **L. valvularum semilunarium** *PNA* als dünner halbmondförm. Streifen am Rand der Aorten- u. Pulmonalklappen bds. der Noduli; i. e. S. die **L. unguis** *PNA*, die hautfreie, weißlich durchscheinende Basis des Nagelbettes (bei WILSON* Krkht. an allen Fingern bläulich = **Lunulae azurae**). – 2) *ophth* eitr. Exsudatsichel in der Augenvorderkammer nach Perforation eines Ulcus corneae.

Luophobie: ↗ Syphilophobie. – **Luotest**: ↗ Luetin-Reaktion.

Lupapi-Vergiftung: Intoxikation durch Saponin- u. Methylsalizylat-halt. Wurzeln des trop. Lupapistrauches (Securidaca longepedunculata).

Lupe: starke Sammellinse (bzw. achromat., aplanat. oder anastigmat. Linsensystem), die von einem zwischen Linse u. vord. Brennpunkt gelegenen Objekt ein vergrößertes u. aufrechtes visuelles Bild entwirft (»Vergrößerungsglas«); z. B. Mikroskopokular, Lupenbrille.

Lupinin, Lupinotoxin: Glykosid der gelben Lupine (Lupinus luteus); wirkt sparteinähnlich, macht ZNS-Intoxikation ähnl. der Muskarinvergiftung (»**Lupinose**«, »Lupinenkrankheit«).

lupös: nach Art des ↗ Lupus (vulg.), Lupus betreffend.

lupoid: lupusähnlich; z. B. **l. Syndrom** (s. u. Lupus-erythematodes-visceralis-artig). – **Lupoid**: ↗ Sarkoid.

Lupom: 1) ↗ Lupusknötchen. – 2) knot. Form des Lupus vulg. hypertrophicus.

Lupozyt: ↗ Lupus-erythematodes-Zelle.

Lupulinum: *hom* Tct. aus den Drüsenschuppen von Humulus lupulus (Hopfen).

Lupulon, ß-Hopfenbittersäure: Bitterstoff aus Humulus lupulus; antibiot. wirksam gegen grampos. Baktn., Mykobaktn., Hefen, Pilze.

Lupus: »fressende Flechte«; ursprüngl. Bez. für jeden mutilierenden Prozeß des mittl. Gesichts, heute nur noch bei Haut-Tbk (= L. vulg.), BOECK* Krkht. (↗ L. pernio) u. Erythematodes. – **Lupus acneiformis acutus**: papulöses ↗ Tuberkulid. – **L. angiomatosus Besnier***: ↗ Angiolupoid. – **L. disseminatus**: 1) ↗ L. erythematodes visceralis. – 2) postexanthemat. ↗ Lupus. – 3) miliarer L. vulg. – **L. elephantiasticus**: verruköse ↗ Pachydermie mit elephantiast. Stauung; v. a. bei verrukösem L. vulg. mit LK-Beteiligung. – **L. endemicus**: ↗ Hautleishmaniase.

Lupus erythematodes s. erythematosus: (CAZENAVE) »Schmetterlingsflechte«; am Gefäßbindegewebe ansetzende aggressive Autoimmunopathie (»Kollagenose«) mit – genetisch bedingter(?) – Neigung zur Bildung abnormer antinukleärer Auto-AK (↗ L.-e.-Zell-Faktor) sowie antierythro- u. -thrombozytärer AK, WASSERMANN*-[oder Cardiolipin-]AK u. des Rheumafaktors (als Epiphänomen); ausgelöst z. B. durch Medikamente u. Infekte. Als chron. Erkr. hautbeschränkt (= **L. e. integumentalis**; i. e. S. der L. e. chron. discoides), als akute bzw. akut exazerbierende (schubweise) schwere Allg.-krkht. mit Beteiligung der Eingeweide (= **L. e. visceralis**). – **L. e. chronicus**: die integumentale Form: 1) **L. e. chr. discoides Cazenave***: meist seroneg., mit scheibenförm.-elevierten, scharf begrenzten, infiltrierten (Rundzellinfiltrate), hyperästhet., gesättigt-blauroten, konfluierenden Erythemen an unbedeckten Körperpartien (an Nase u. Wangen mit typ. »Schmetterlingsform«, ↗ Abb.), bedeckt von festhaftenden follikul. Schuppen; nach Jahr(zehnt)en sich vom Zentrum aus rückbildend zu straffer Atrophie; histol.: follikuläre Hyperkeratose, kolliquative Basalzellschichtdegeneration, Kutisödem mit fibrinoider Kollagenquellung, umschrieb. perivaskuläre u. -follikuläre Rundzellinfiltrate. – 2) **L. e. (ch.) hypertrophicus Behçet***: selten, mit tumorförm., großpor. Herden mit massiver lymphozytärer Infiltration. – 3) **L. e. (ch.) profundus Kaposi*-Irgang***: diskoide schmerzhafte, tiefkutan-subkutane Knoten mit entzündl. Oberfläche (oberflächl. Knotenform aber auch bei diskoidem chron. L. e. = L. e. tumidus!). – 4) **L. e. chr. superf. disseminatus**: mit flachen, meist bilat., linsen- bis münzgroßen, rundl. Herden mit kleieförm. Schup-

Lupus erythematodes

pung (ohne Tapeziernagel-Phänomen), übergreifend auf Rumpf, Arme u. Kopf (Alopezie), auch als akute Form (stets ohne Viszeralbeteiligung! Aber disseminierter Haut-L.-e. auch bei viszeralem Erythematodes). – Alle integumentalen Formen evtl. dem L. vulg. ähnl. (»**L. e. lupoides**«) u. nur histol. differenzierbar; bei Gesichtslokalisation auch mit akrozyanot., frostbeulenart., von tuberkuloiden Knötchen durchsetzten Herden an Händen u. Füßen, Gesicht (»**L. e. pernio** HUTCHINSON«; vgl. Chilblain-Lupus); als **L. e. solaris** nach Sonneneinwirkung subakut an unbedeckten Hautpartien (zunächst nur als diffuses, oft pellagroides Erythem). – **L. e. visceralis**, L. e. disseminatus (LED), systemic lupus erythematodes (SLE), (KAPOSI*-)LIBMAN*-SACKS* Syndrom, Zehrrose: (sub)akute Form als Allg.erkr. (v. a. Mädchen, junge Frauen) mit Beteiligung innerer Organe, ohne oder mit typ. Hautsymptn. des chron. L. e.; oft zunächst oligosymptomatisch (z. B. Nephritis, Thrombo- u. Leukopenie, hämolyt. Anämie) u. schubweise, mit Exazerbation nach Jahren zum Vollbild (↗ Lupuslunge, -niere, -myopathie, Endokarditis LIBMAN-SACKS); ferner Arthralgien, Polyserositis, generalisierte Lymphadenitis sowie Hepatosplenomegalie; Hypergammaglobulinämie, stark beschleunigte BSR, erniedrigte Serumkomplementwerte, evtl. Gerinnungshemmung; histol.: mit Fibrinoidablagerung einhergehende, evtl. nekrotisierende u. thrombosierende (Peri-)Vaskulitis kleiner Arterien u. Arteriolen (v. a. in Milz als »Zwiebelschalenläsion«) mit Beteiligung seröser Häute. Remissionen möglich; Prognose infaust. – Ähnl. Haut- u. Gefäßreaktionen mit pos. ↗ LE-Zellphänomen auch als Drogenallergie (Hydralazin, Hydantoin, Oxazolidin, Procainamid, best. Sulfonamide), nach Absetzen aber spontan verschwindend (»**L.-e.-v.-ähnl. Syndrom**«). – Ferner (MAAS u. M. 1975) ein »Pseudo-LE-Syndrom« mit ähnl. Symptn. (ohne Nieren- u. ZNS-Beteiligung), bei dem keine Antikernfaktoren, evtl. aber antimitochondriale Serum-AK (IgG) nachzuweisen sind (ferner: erhöhte BSG, α_1- u. α_2-Globulinämie, Leukozytose, C-reakt. Protein). – Als alte Bez. **L. e. follicularis** für Seborrhoea congestiva HEBRA, **L. e. pemphigoides** für ↗ Pemphigus seborrhoicus. – **LE-Zelle**, Lupozyt: (M. M. HARGRAVES u. M. 1948) spezif. Zelle (im strömenden Blut u. KM, evtl. in Ergüssen) beim akuten L. e.; reifer, polymorphkern. neutrophiler Granulozyt mit randständ. Kern u. großer phagozytierender Vakuole (mit Feulgen-pos. DNS in Rosettenform; »LE«- oder »loose bodies«). – **LE-Faktor**: (HASERICK) thermolabiler, antinuklearer Auto-AK (7S-γ-Globulin); intravital beteiligt an der Bildung von LE-Zellen (»LE.-Phänomen«). Nachweis durch KBR, Latex-Objektträgertest (evtl. übergreifende pos. Reaktion bei anderen Kollagenosen!), – LE-Zelltest. – **LE(-Zell)-Phänomen**: bei akutem L. e. auf Reaktion des LE-Faktors mit Leuko-Nukleoprotein beruhende intravitale (in heparinisiertem KM oder Blut, in Exsudat, Liquor oder Urin nachweisbare) Umbildung von Leuko-Kernen in eine homogen-verquollene Masse u. deren anschließ. Phagozytose – als »loose bodies« – durch gesunde Granulozyten (Bildung von LE-Zellen). – **LE-Zelltest**: Nachweis antinuklearer AK anhand des LE-Zellphänomens; als «mechan.-kryolyt.« Methode mit Einfrieren von Leuko aus heparinisiertem Blut, nach Auftauen Brutschrankinkubation, Ausstrich u. Färbung n. PAPPENHEIM; als »traumat.« mit getrocknetem Leukofilm (aus zerriebenem Blutkuchen) u. Färbg. mit WRIGHT* Lösung.

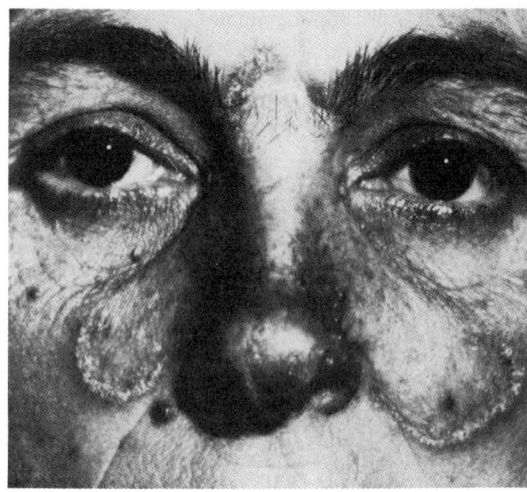

Lupus erythematodes chronicus discoides mit typ. »Schmetterlingsform«.

Lupus erythematoides: oberflächl. »kongestiver« ↗ L. vulg.; kleine, subepidermale, tuberkuloide Epitheloidknötchen mit festhaftender Schuppung; evtl. Schmetterlingsform im Gesicht; ausgeprägte Neigung zu Spontanheilung (»L. resolutivus«). – **L. miliaris faciei**: 1) Form des ↗ L. vulgaris. – 2) **L. m. f. disseminatus** (TILBURY, FOX), L. m. Kaposi: seltene, isolierte, Tuberkulin-neg. Haut-Tbk. (Gesicht, Stamm) infolge schubweiser Spätgeneralisation (3. Ljz.); Knötchen symmetr., stets einzeln stehend, bis hanfkorngroß, bläul.-rot mit zartem Schüppchen; stippchenart. Narben. – **L. pernio**: tiefblaues bis schiefergraues, frostbeulenähnl., evtl. ulzerierendes großknot. Sarkoid (Gesicht oder Akren) als Hautmanifestation der BOECK* Krankheit. – **L. postexanthematicus**: disseminierte, eruptive, einzeln stehende L.-vulg.-Knötchen am Rumpf im Anschluß an Masern. – **L. resolutivus**: s. u. L. erythematoides. – **L. tumidus**: 1) ↗ L. vulg. hypertrophicus. – 2) L. erythematodes tumidus.

Lupus vulgaris, fressende Flechte: von einem ↗ Lupusfleck ausgehende, sich disseminiert oder flächenhaft ausbreitende, mutilierende bzw. narbig abheilende u. im Herd rezidivierende chron. Tbk der – frei getragenen – Haut durch exogene, seltener hämatogene Superinfektion. Formen: **L. (v.) exedens** s. **phagedaenicus** s. **vorax** s. **mutilans** stark ulzerierend, in die Tiefe fortschreitend u. Organe freilegend bzw. zerstörend, **L. (v.) exfoliativus** s. **psoriasiformis** oberflächl., mit Epidermisverdünnung, großlamellärer Schuppung, atroph., oft pigmentierten Närbchen; **L. (v.) exulcerans** meist in Hautniveau, mit granulierter höckr. Oberfläche, Schuppenkruste, rundlich oder unregelmäß. einschmelzend; **L. (v.) hypertrophicus** s. **framboesiformis** s. **tumidus** geschwulstartig über Hautniveau wuchernd, mit glatter oder vegetierender Oberfläche; **L. (v.) korymbiformis** mit randständ., isolierten Einzelknötchen oder Knötchengruppen; **L. (v.) maculosus et planus** kleinbogig begrenzt, flächenhaft im Hautniveau; **L. (v.) myxoedematosus** mit knot., fleisch.-weichen, braunroten Tumoren, z. B. am Ohr; **L. (v.) papillo-**

matosus verrucosus mit Wucherung der papillären Zone u. stärkerer Verhornung u. nur vereinzelten, randständ. Knötchen, v. a. an den dist. Extremitäten, an Händen u. Armen als **L. (v.) marginatus** mit wallart. Rand (»HILLIARD-L.«); **L. pityriasiformis** oberflächl., mit miliaren Knötchen u. kleieförm. Schuppung; **L. (v.) rupioides** mit austernschalenart. Krusten, nicht-ulzerierend, evtl. serpiginös; **L. (v.) sclerosus (et papillomatosus) Leloir*-Vidal*** mit stärkerer Bindegewebswucherung; **L. (v.) serpigino-exulcerans s. serpiginosus** als Form des L. exulcerans mit zentraler narb. Heilung u. kreissegmentart. peripherem Fortschreiten; **L. (v.) tuberosus s. papulosus s. prominens s. nodularis** mit knötchen- u. knotenförm. weichen Vorwölbungen auf glatt gespannter, glänzender Haut.

Lupus|akne: (HUTCHINSON 1888) histor. Sammelbez. für L. miliaris disseminatus faciei, Rosazea-ähnl. Tuberkulid u. follikulären, disseminierten L. vulg. – **L. endokarditis:** die / Endokarditis LIBMAN-SACKS. – **L.fleck:** als Grundeffloreszenz des Lupus vulg. scharf begrenzter, rötl. hämangiomart. Fleck aus dicht aggregierten / L.knötchen; bricht auf Sondendruck ein (»Sonden-,« Mandrinphänomen«).

Lupus|knötchen: als Primäreffloreszenz des Lupus vulg. (s. a. L.fleck) rundl., bis erbsgroßes, erhabenes oder in Hautniveau liegendes, rötl.-gelbes bis bräunl., weiches Knötchen mit glatter oder schuppender bzw. erosiver bis ulzerokrustöser Oberfläche; histol.: Epitheloidzellgranulom mit LANGHANS* Riesenzellen u. Lymphozytenwall. – **L.krebs:** mit 10jähr. u. längerer Latenz auf rö.bestrahltem Lupus vulg. auftret. Spinaliom, seltener Basaliom, Melanom oder Sarkom.

Lupus|lunge: flücht. Infiltrationen (miliar bis retikulär), Plattenatelektasen u. atyp. interstitielle Pneumonien als mögl. Lungenaffektion beim viszeralen LE; später Lungenfibrose mit restriktiver Ventilationsstörung. – **L.myopathie:** Myasthenie u. Myalgien infolge (Poly-)Myositis beim subakuten - viszeralen LE. – **L.nephropathie, -nephritis:** Nierenmanifestation des viszeralen LE; Immunkomplex-Vaskulitis als Glomerulitis oder Glomerulonephritis, mit Serumeiweißinsudation in die Glomerulusgefäße (»Drahtschlingenkapillaren«, »wire loop«), hyalinen Thromben.

Luridin: Virus-wirksames Antibiotikum aus Streptomyces luridus.

Lurz* Lumbalschnitt (LEONHARD L., geb. 1895, Urologe, Heidelberg, Mannheim): »muskelschonender« schräg-dorsaler Flankenschnitt (Kostovertebralwinkel [12. Rippe] bis vord. Beckenkammdrittel) zur Freilegung der Niere.

Luschka* (HUBERT V. L., 1820–1875, Anatom, Tübingen) **Drüse:** / Glomus coccygeum. – **L.* Falte:** 1) / BETZ* Ligament. – 2) Plica praepylorica. – **L.* Foramen:** / Apertura lateralis ventriculi quarti. – **L.* Gänge:** Schleimhauteinstülpungen (?) der Gallenblasenwand. – **L.* Tonsille:** / Tonsilla pharyngea. – **L.*-v. Pfaundler* Lippenpolster:** beim jungen Säugling dem Abschluß beim Saugen dienender, deutlich vom Lippenrot abgesetzter Querwulst der Lippen, durch radiäre Furchen in flache Polster unterteilt; vgl. Lippensaum. – **L.*-Simmonds* Syndrom** (MORIS S.): (1856/1918) / Pneumopathia osteoplastica.

Lusk* Ring (WILLIAM THOMPSON L., 1838–1897, Arzt, New York): *geburtsh* / BANDL* Kontraktionsring.

lusorius: (lat.) scherzhaft. – **Lusoria:** / Arteria lusoria.

Lussi* Linie: *ophthalm* bei Spaltlampenbeleuchtung sichtbare zarte Querlinie an der Hornhauthinterfläche, gebildet von – in der Vorderkammer normalerweise vorhandenen – Leukozyten; Gelegenheitsbefund am normalen Auge des Kindes.

Lust* Phänomen (FRANZ L., geb. 1880, Pädiater, Heidelberg, Karlsruhe): / Fibularisphänomen.

Lustericin: Antibiotikum (zykl. Polylakton) aus einer Streptomyces-Art; wirksam gegen grampos. Baktn., Mykobaktn., Pilze.

Lustgewohnheiten: (GLANZMANN) *päd* Daumenlutschen, Jaktation u. Masturbation im Säuglings- u. Kleinkindalter.

Lustig* Serum (ALESSANDRO L., 1857–1938, Pathologe, Florenz): nach Behandlung mit L.*-GALEOTTI* Pestvakzine gewonnenes Immunserum vom Pferd.

Lustseuche: / Syphilis.

Lutealphase: die vom Progesteron beherrschte 2. Phase (= Sekretions-, Transformationsphase) des Menstruationszyklus nach der Ovulation (ab LH-Peak), die – außer bei Konzeption – ziemlich konstant nach 14 (± 2) Tg. mit der nächsten Zyklusblutung endet (< 10 Tg.: »L.defekt«).

Lutein: / Xanthophyll.

Luteinisation, Luteinisierung: Umwandlung der Granulosa- u. Thekazellen des GRAAF* Follikels nach der Ovulation zu sogen. **Luteinzellen**, die, rel. groß u. lipoidreich (Lutein), den Gelbkörper (Corpus luteum) aufbauen u. das Progesteron bilden. – **luteinisierendes Hormon**, LH, Lutropin: / Interstitialzellen-stimulierendes Hormon; vgl. luteotropes Hormon (Abb.!).

Luteinom(a): Luteom. – **Luteinphase:** / Lutealphase.

Luteinzyste: von Luteinzellen ausgekleidete Ovarialzyste; spontan (meist bds.) als Folge einer Flüssigkeitsansammlung in nicht gesprungenen Follikeln mit luteinisierten Theka- oder Granulosazellen oder aber nach zentraler Verflüssigung eines normalen Gelbkörpers; häufig u. extrem groß bei Blasenmole, Chorionepitheliom, nach hoher u. zu langer Gonadotropin-Medikation. Klin.: Amenorrhö (oft langdauernd: »Pseudogravidität«).

Lutembacher* Syndrom, Komplex (RENÉ L., 1884–1968, Kardiologe, Paris): (1916) Vorhofseptumdefekt (Sekundum-Typ) u. Mitralstenose als angeb. Kardiopathie. Op. Korrektur möglich. – s. a. COSSIO*(-L.*) Syndrom.

Luteohormon: / Progesteron; i. w. S. auch die übr. / Gestagene.

Luteoid: dem Progesteron wirkungsähnl. Gestagen.

Luteom(a): 1) tierexperim. Ovarialtumor (Hyperplasie oder gutart. Neoplasma) aus Luteinzellen. – 2) Ovarialmalignom i. S. des sog. Hypernephroms (/ Nebennierenresttumor bzw. Mesonephroma ovarii) oder eines luteinisierten Granulosa-Theka-Zelltumors.

luteomammotropes Hormon, LMTH: / luteotropes Hormon.

Luteomycin

Luteomycin: (HATA 1952) Antibiotikum aus Streptomyces tanashiensis u. flaveolus; wirksam gegen grampos. Baktn. u. Mykobaktn., Pilze, Tumorzellen; Indikator (orange in Säure, purpurn in Alkali).

Luteose: Polysaccharid aus dem Nährsubstrat von Penicillium luteum.

Luteoskyrin: tox. Pigment (Mykotoxin) von Penicillium islandicum; tierexperim. Kanzerogen.

luteotropes Hormon, LTH, Luteo(mammo)tropin, LMTH, Prolactin: von der Adenohypophyse (A-Zellen, vielleicht aber [auch] E- u. Schwangerschaftszellen) unter Kontrolle der Releasing- bzw. Inhibiting-Faktoren PRH u. PIH gebildetes ∤ Gonadotropin (Polypeptid), das im Synergismus mit anderen Hormonen für Einsetzen u. Erhaltung der Laktation verantwortlich ist (u. im Tierversuch mütterl. Verhalten fördert); ferner mit wachstumshormonähnl. Stoffwechselwirkung, bei Ratten mit spezif. Effekt auf die Progesteronabgabe aus Gelbkörpern (deren Funktion erhaltend; auch beim Menschen während Schwangerschaft u. Laktation erhöhte Werte im Plasma u. Harn, wahrsch. auch LTH-Produktion in Plazenta). Nachweis mit Taubenkropftest, RIH. – s. a. Prolaktinhemmer.

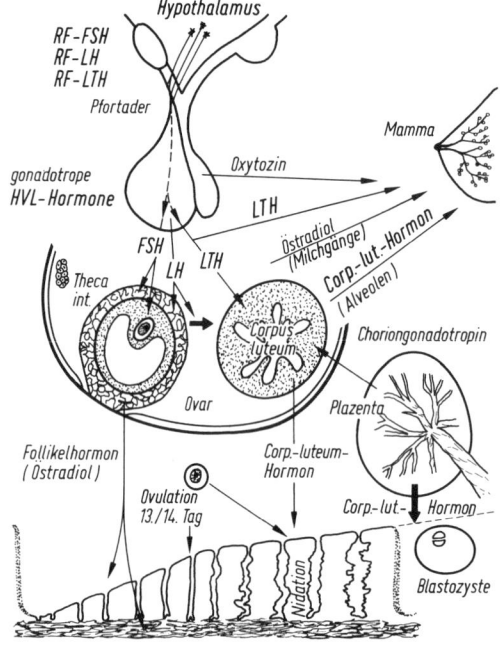

LTH im Geschlechtszyklus der Frau.

luteus: (lat.) **1)** (gold-)gelb. – **2)** lehmig, kotig.

Lutheran-Blutgruppe: (S. T. CALLENDER u. R. R. RACE 1946) bereits fetal entwickelte, vom AB0-, MN-, Rh-, P- u. Kell-System unabhäng. Blutkörpercheneigenschaft, definiert durch natürl. oder Immun-AK Lu^a, Lu^b, selten Lu^{ab}. Vork. bei Kaukasiern u. Negern. Phänotyp Lu (a-b-) rezessiv u. dominant vererblich (= DARNBOROUGH- bzw. CRAWFORD-Typ); Lu^a mit Au^a eng gekoppelt; zwischen Lu- u. Sekretorsystem autosomale Kopplung.

Lutropin: luteinisierendes Hormon (∤ Interstitialzellen- stimulierendes H.); vgl. Luteotropin.

Lutsch|deformierung: *dent* Verformung von Zahnbogen u./oder Alveolarfortsatz durch Lutschen (Daumen, Schnuller, Bettzipfel etc.) über das 3. Lj. hinaus. Führt zu lutschoffenem Biß (Frontzähne erreichen in vertikaler Richtung nicht die Kauebene; bei rechtzeit. Abgewöhnung selbstheilend) oder gar zur Lutschprotrusion (Zähne weichen labialwärts aus). – **L.reflex:** ∤ Saugreflex.

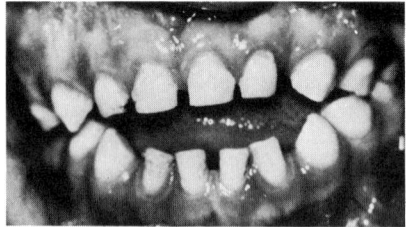

Lutschoffener Biß im Milchgebiß.

Lutz* Kompressorium: *röntg* pneumat. K. (Gurt mit aufblasbarer Gummiblase) v. a. für Urographie.

Lutz*(-Almeida*-Splendore*) Krankheit (ADOLPHO L., 1855–1940, Bakteriologe, São Paulo): ∤ Parakokzidioidomykose. – **L.*-Jeanselme* Syndrom** (ANTOINE EDOUARD J., 1858–1935, Dermatologe, Paris): juxtaartikuläre ∤ Knoten.

Lutz*-Lewandowsky* Syndrom (WILH. L., 1888–1958, Dermatologe, Basel; FELIX L.): ∤ Epidermodysplasia verruciformis.

Lutzner* Zelle: ∤ SÉZARY* Zelle.

Lux, lx: *opt* SI-Einh. der Beleuchtungsstärke (B.); 1 lx ist die B. einer Fläche von 1 m^2, auf die senkrecht u. gleichmäßig der Lichtstrom 1 lm fällt; 10^4 lx = 1 Phot. – **L.äquivalent:** ∤ Apostilb.

luxans: (lat.) zur ∤ Luxation führend, luxierend.

Luxatio(n): »Verrenkung« der artikulierenden Knochenenden aus ihrer funktionsgerechten Stellung i. w. S. auch die gegenseit. Verlagerung benachbarter Organe in eine funktionseinschränkende Lage; z. B. **L. lentis** (∤ Linsenluxation), **L. bulbi** (traumat. L. des Augapfels, meist bei Orbitafraktur), **L. penis** (s.c. Verlagerung nach Abreißen von der Vorhaut; mit Gefahr der Urinphlegmone), **L. renis** (op. »Herausheben« der Niere zwecks Nephrektomie etc.), **L. testis** (∤ Hodenluxation). – Entweder als **unvollkommene L.** (∤ Subluxation; Gelenkflächen stehen sich noch teilweise gegenüber; Kapselüberdehnung, Bandzerrung) oder als **vollkommene L.**, mit Kapsel-, Bänder-, seltener auch Muskel- u. Gefäß(ein)riß, schmerzhafter Gelenksperre, teilweise oder völlig aufgehobener Beweglichkeit, federnd-fixierter abnormer Stellung, evtl. ∤ Luxationslähmung; grundsätzlich unterschieden als **konnatale L.** (i. e. S. die angeb. ∤ Hüftluxation), **habituelle L.** (Bereitschaft zur L. bereits bei geringster physiol. Inanspruchnahme, v. a. bei vorbestehender entzündl.-ergußbedingter oder traumat. Kapselausweitung bzw. -läsion), **komplizierte** oder **offene L.** (mit Kommunikation zur Körperoberfläche), **inveterierte L.** (übersehene oder zu spät behandelte L., mit sek. Arthrose; meist nur blutig reponierbar), **irreguläre L.** (infolge Kapselzerreißung ohne federnde Fixation), **aktive u. pass. L.** (beide als **indir. L.** durch eine nicht am Gelenk angreifende Kraft, d. h. durch eine übermäß. Muskelaktion bzw. abnorme Hebelwirkung), **paralyt. L.** (infolge Lähmung der zugehör. Muskeln; bei partieller Lähmung als Antagonisteneffekt, bei totaler infolge Kapseldilatation u. »Gliedschwere«), **pathol. L.** (bei vorbestehender Kapselüberdehnung durch Erguß etc. = Distensions-L.; bei Alteration von Gelenkstrukturen = Destruktions-L.), **teratolog. L.** (infolge angeb. Gelenkdysplasie), **traumat. L.** (durch dir. oder indir. Gewalteinwirkung). Benennung stets nach dem dist. Knochen bzw. nach dem Gelenk (z. B. Ellbogen-, Fuß-, Handgelenk-, Handwurzel-, Hüft-, Klavikula-, Kreuzbein-, Lunatum-, Skapoid-, Steißbein-L.) oder aber nach Urs., Mechanismus etc.; z. B. **L. acromioclavicul.** (/ L. supra-, infraacromialis, supraspinata, subcoracoidea), **L. antebrachii** (bd. Unterarmknochen im Ellbogengelenk; bei L. a. post. Proc. coronoideus in der Fossa olecrani; bei L. a. ant. Olekranonspitze über Trochlea in die Fossa coronoidea, evtl. mit Olekranonfraktur; ferner nach innen-, seltener nach außen-hinten; bei vollständ. L. mit Verdrehung um 90–180°: »Umdreh-L.«; oft kombin. mit Fraktur von kontralat. Epikondylus, Radiusköpfchen, Trochlea; selten L. des Radius nach vorn, der Ulna nach hinten oder des Radius nach außen, der Ulna nach hinten oder innen: L. a. divergens; meist mit Zerreißung der Ligg. interosseum u. anulare), **L. atlanto-axialis** (ohne Fraktur des Dens axis; infolge traumat. Hyperextension oder -flexion, z. B. als Peitschenschlagtrauma; mit Zerreißung des Lig. transversum; Gefahr der RM-Quetschung; s. a. GRISEL*, HADLEY* Dislokation), **L. atlantooccipitalis** (traumatisch, nach ventral oder dorsal), **L. axillaris** (durch Hyperabduktion; prä-, meist infraglenoidal), **L. centralis** (traumat. oder path. L. mit Eindringen des einen Gelenkendes in das andere, z. B. des Femurkopfes durch den Pfannenboden bzw. die Knorpelfugen ins Beckeninnere [zentrale / Hüftluxation] oder des Kieferköpfchens in die mittl. Schädelgrube), **L. coracoidea s. subcoracoidea** (häufigste L. praeglenoid.; Humeruskopf in Fossa subscapularis unter dem Proc. coracoideus; Schulterhöhe »Epaulette«-artig vorspringend), **L. coxae** (/ Hüftluxation; typ. Zwangshaltungen / Abb.; **L. c. anterior s. antica s. praecotyloidea** nach vorn, u. zwar als / L. suprapubica, L. pubica, L. subspinosa, L. obturatoria u. L. perinealis; **L. c. post. s. postica s. retrocotyloidea** nach hinten, u. zwar als L. iliaca u. ischiadica; Reposition am Liegenden n. KOCHER durch Zug am rechtwinklig gebeugten Bein aufwärts nach Flexion, Ad-

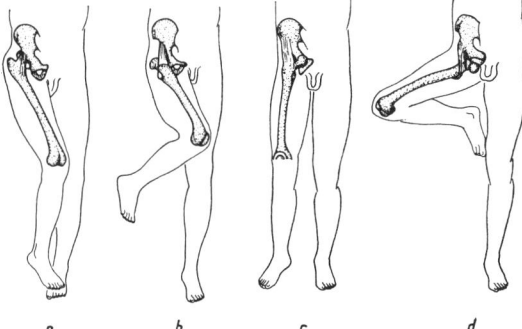

Luxatio coxae: a) Luxatio iliaca; b) L. ischiadica; c) L. suprapubica; d) L. obturatoria.

duktion u. Innenrotation; oder als MIDDELDORPF* Hebelmethode), **L. cubiti** (/ Ellenbogenluxation; s. a. L. antebrachii, L. radii, MONTEGGIA* Fraktur), **L. erecta** (/ L. praeglenoidalis), **L. femoris** (/ L. coxae), **L. genus** (/ Kniegelenkluxation), **L. horizontalis** (/ L. praeglenoidalis), **L. humeri** (/ Schulterluxation; s. a. L. praeglenoidalis, retroglenoidalis, supraspinata; oft mit Abriß des Tuberculum majus, reversibler Axillarislähmung; Reposition n. / HIPPOKRATES, COOPER[-WHITE], KOCHER, MOTHE), **L. ileopectinea** (s. u. Luxatio pubica), **L. ili(a)ca** (häufigste L. coxae post.; Femurkopf über den ob.-hint. Azetabulumrand auf das Darmbein verlagert; Bein scheinbar verkürzt, einwärtsgedreht, gering gebeugt, adduziert), **L. iliospinalis** (/ L. supracotyloidea), **L. infraacromialis** (1) L. acromioclavicul. mit Verlagerung des Klavikulaendes nach unten; Extremfall: L. subcoracoidea. – 2) L. i. humeri: / L. subacromialis), **L. infracotyloidea** (seltene L. coxae mit Femurkopfverlagerung unter das Tuber ossis ischii; Bein gebeugt, leicht abduziert, außenrotiert), **L. infraglenoidalis** (L. axill. mit Humeruskopfverlagerung unterhalb der Pfanne), **L. infrapubica** (L. coxae ant. mit Femurkopfverlagerung unter den Schambeinast; s. a. L. obturatoria, L. perinealis; Bein außenrotiert, abduziert, flektiert; Reposition: Flexion bis zum re. Winkel, Auswärtsrotation u. Abduktion, dann Adduktion, Innenrotation); **L. infraspinata** (L. retroglenoidalis mit Humeruskopfverlagerung in die Fossa infraspinata; meist durch Fall auf vorgestreckten Ellenbogen), **L. intercarpea** (seltene L. manus mit Verschiebung bd. Handwurzelreihen gegeneinander), **L. interna** (/ L. verticalis), **L. intrapelvica** (/ L. centralis des Femurkopfes), **L. inversa** (Form der / L. patellae), **L. ischiadica** (seltene L. coxae post., mit Femurkopfverlagerung auf das obere Sitzbein, unter die Obturatoriusint.-Sehne an die Außenseite des Tuber ossis ischii; Bein scheinbar verkürzt, einwärtsrotiert, flektiert, adduziert; Komplikationen: Harnverhaltung, Ischiadikusschmerz, -lähmung), **L. manus** (Handgelenk-, -wurzel-L.; / L. radiocarpea, Lunatum-, Navikulare-L., Klumphand [= L. m. congenita]), **L. obturatoria** (/ L. coxae ant. mit Femurkopfverlagerung auf die Membrana obturatoria unter die Mm. pectineus, obturatorius ext. u. Adduktoren; Kopf rektal tastbar, Bein außenrotiert, abduziert, gestreckt), **L. patellae** (**a**) über den äuß. Kondylus, v. a. bei relativer Patella, abgeflachtem Kondylus, X-Bein, Gelenkerguß, Kapselschlaffheit; durch Trauma, aber auch konstitutionell [evtl. fam.] u. doppelseitig; Gelenkrinne leer, Kniescheibe außen vorspringend, Knie leicht gebeugt in X-Beinstellung, Unterschenkel außenrotiert, meist Gelenkerguß; **b**) nach innen [selten]; **c**) mit Patelladrehung um die Längsachse bis zu 180° u. Einkeilung zwischen Femur- u. Tibiagelenkfläche, s. a. L. verticalis; Reposition durch bimanuellen seitl. Druck, Hüftbeugung u. Kniestreckung; bei habitueller L. evtl. Kapselplastik, z. B. nach KROGIUS), **L. peranularis** (s. u. CHASSAIGNAC* Lähmung), **perilunäre L.** (Dorsalluxation der Hand, bei der das Mondbein an typ. Stelle in fester Verbindung mit Elle u. Speiche bleibt; sicht- u. fühlbarer Vorsprung volar, Zurücktreten des 3. Metakarpaleköpfchens, Hand in halber Dorsal-, Finger in halber Volarflexion; evtl. Medianus-, seltener Ulnarislähmung; auch als peritriquetro- oder perinavikulolunäre L., evtl. mit Kahnbeinfraktur = transnavikulolunäre Luxationsfraktur), **L. perinealis** (L. coxae ant. mit Femurkopfverlagerung an den aufsteigenden Sitzbeinast, evtl. hinter den Hodensack = L. scrotalis; Bein abduziert, ge-

Luxatio pollicis

beugt; evtl. Harnverhaltung), **L. pollicis** (im Grundgelenk nach dorsal, seltener nach volar oder seitlich; bajonettförmig vorspringende Grundphalanx, Sesambeine dorsal auf Metakarpale I, bei inkompletter Form an dessen Rand; Reposition durch Vorschieben der Grundphalanx bei gleichzeit. langsamer Beugung des zuvor hyperextendierten Daumens, bei komplexer L. [mit Bajonettstellung u. intraartikulärer Interposition der Sesambeine] nach / FARABEUF), **L. praeglenoidalis** (Schulterverrenkung mit Humeruskopfverlagerung nach vorn; als / L. coracoidea subclavicularis, axillaris; mit hoch erhobenem oder horizontal fixiertem Arm = L. erecta bzw. horizontalis), **L. praesternalis** (sternoklavikulare L. mit Verlagerung des Schlüsselbeinendes einschl. Sternokleidomastoideus-Ansatz nach vorn; Schulterbreite verkürzt), **L. pubica** (L. coxae ant. mit Femurkopfverlagerung vor das Schambein durch traumat. Extension, Auswärtsrotation u. Abduktion des gebeugten Beines; meist als **L. ileopectinea** mit Kopf zwischen Darm- u. Schambein auf dem Tuberculum ileopectineum; Reposition durch Hyperextension, Flexion, Adduktion u. Innenrotation), **L. radii** (/ Ellbogen-L. mit Verlagerung nur des Radiusköpfchens nach oder außen-vorn vor bzw. neben Humerusköpfchen oder nach hinten neben das Olekranon, meist bei Fraktur von Proc. coronoideus oder Humeruskondylen; v. a. bei Kindern nach ruckart. Zug am gestreckten Arm, evtl. nur als CHASSAIGNAC* L.; oft bei MONTEGGIA* Fraktur), **L. radiocarpea** (dors. oder volare / Handwurzel-L. in der prox. Gelenklinie; erhebl. Schwellung, steil-stufenförm. Deformierung, Verkürzung der Distanz Mittelfingerspitze/Olekranon), **L. radioulnaris** (s. u. Handgelenkluxation), **L. retroglenoidalis** (seltene Schulterluxation mit Humeruskopfverlagerung nach subakromial, supraspinös oder infraspinös hinter die Gelenkpfanne; direkt-traumatisch oder spastisch bei Tetanus, Starkstromtrauma, Krampfther.), **L. retrosternalis** (seltene sternoklavikulare L. mit Schlüsselbeinverlagerung hinter das Brustbein; evtl. Kompressionssympte. seitens der Halsschlagader [Ohrensausen u. Ohnmacht], A. subclavia [Pulslosigkeit im Arm], Vv. jugulares, brachiocephalica u. subclavia [Rückstauung], Nn. vagus u. recurrens [Singultus, Stimmstörung, Speise- u. Luftröhre [Schluckstörung, Dyspnoe, Zyanose]), **L. scrotalis** (s. u. L. perinealis), **L. sternoclavicularis** (/ L. prae-, supra-, retrosternalis), **L. subacromialis** (seltenere retroglenoidale L. mit Humeruskopfverlagerung unter das Akromion), **L. subclavicularis** (präglenoidale L. mit Humeruskopfverlagerung – nach Kapselzerreißung – unter das akromiale Klavikulaende), **L. subcoracoidea** (/ L. coracoidea humeri; auch akromioklavikulare L. mit Verlagerung des Klavikulaendes unter das Korakoid), **L. subspinosa** (L. coxae ant. mit Femurkopfverlagerung nach vorn-außen unter die Spina iliaca inf.), **L. supraacromialis** (akromioklavikulare L. mit Verlagerung des Schlüsselbeinendes gegen das – verdrängte – Akromion; evtl. als komplette »Schultereckiprengung« mit Zerreißung der Ligg. acromio- u. coracoclaviculare), **L. supracoracoidea** (seltene Schulterverrenkung mit Humeruskopfverlagerung nach oben durch das gesprengte Schulterdach; evtl. mit Fraktur des Rabenschnabelfortsatzes; Oberarm erscheint verkürzt), **L. supracotyloidea** (L. coxae mit Femurkopfverlagerung an die Spina iliaca inf.; Bein gestreckt, adduziert, außenrotiert, verkürzt), **L. suprapubica** (L. coxae mit Femurkopfverlagerung nach vorn-oben über das Schambein; Bein außenrotiert, abduziert, gestreckt; Reposition in Rückenlage durch Hyperextension u. nachfolg. Flexion, Adduktion u. Innenrotation), **L. supraspinata** (1) max. retroglenoidale Humeruskopfverlagerung nach hinten in die Fossa supraspinata. – 2) akromioklavikulare L. mit Verlagerung des Klavikulaendes nach hinten), **L. suprasternalis** (seltene sternoklavikulare L. mit Schlüsselbeinverlagerung nach oben in die Drosselgrube; evtl. Drucksymptome seitens Kehlkopf, Luftröhre und N. vagus [Atemnot, Stimmstörung]), **L. tali** (die »eigentl. Verrenkung des Fußes« im Talokruralgelenk = **L. pedis**; erfolgt – bei unveränderter Stellung der übr. Tarsalverbindungen – nach vorn [Fuß scheinbar verlängert, Knöchel dem Fußboden genähert, Talus vor Unterschenkelknochen, Rolle auf Fußrücken vorspringend, Fersenvorsprung fehlt], nach hinten [Fuß scheinbar verkürzt, Talus hinter Unterschenkelknochen, Ferse stärker nach hinten vorspringend], außen [als Abduktions-, Pronations-L.], nach innen [als Adduktions-, Supinations-L.] oder oben [Sprengung der Malleolengabel]. Ferner als »isolierte L. t.« die komplette oder Doppelverrenkung des Talus gegen Unterschenkel u. übr. Tarsus; sowie die nur im Talonavikular- oder im CHOPART* Gelenk), **L. talotarsalis s. pedis sub talo** (im unt. Sprunggelenk bei normaler Talusstellung gegenüber dem Unterschenkel, mit Fußverlagerung nach innen, außen, hinten oder vorn; Reposition bei Hüft- u. Kniebeugung durch Druck auf Talus u. Fuß, Zug u. Verkehren in entgegengesetzte Stellung), **L. tibiae** (s. u. Kniegelenkluxation), **L. verticalis** (/ L. patellae mit Kniescheibendrehung um 90° in der Längsachse, mit seitl. Kante zwischen Femurkondylen, Gelenkfläche nach innen oder außen = L. int. bzw. ext.).

Luxations|bandage: / Hüftbandage. – **L. becken**: durch angeb. oder traumat. Hüftluxation (oder Symphysenruptur oder Iliosakral-Luxation) deformiertes knöchernes Becken; z. B. schräg-verengtes B. bei einseit. Lux. coxae congenita.

Luxationsfraktur: Knochenfraktur mit gleichzeit. Verrenkung des Fragments oder eines benachbarten – nicht frakturierten – Knochens; z. B. am Ellbogengelenk als / MONTEGGIA* Fraktur, am Fuß als transnavikulolunäre oder interkarpale L. (QUERVAIN; s. u. perilunäre / Luxation).

Luxations|hinken: H. bei ein- oder beidseit. Hüftluxation infolge Beinverkürzung, Insuffizienz der Glutealmuskulatur (/ TRENDELENBURG* Zeichen), Bewegungseinschränkung u./oder Schmerzen. – **L. hüfte**: angeb. / Hüftluxation. – **L. lähmung**: v. a. bei Luxatio axillaris, atlanto-axialis, ischiadica, perilunaris u. retrosternalis vork. Parese durch Nervenkompression. – **L. perthes**: / Frühperthes.

luxieren: 1) verrenken (/ Luxation). – 2) chir auslösen oder »heraushebeln« eines bewegl. Organs aus seiner ursprüngl. Lage (z. B. / Luxatio renis).

Luxsekunde, lx.s: Produkt aus Beleuchtungsstärke u. Zeit als Einh. der Belichtung.

luxurians, luxurierend: sich übermäßig entwickelnd, wuchernd.

Luxuskonsumption: über das physiologisch Notwendige hinausgehende (»überkalorische«) Nahrungsaufnahme.

Luys* Körper (JULES-BERNARD L., 1828–1898, Neurologe, Paris): ↑ Nucleus subthalamicus.

Luzet* Anämie: ↑ JAKSCH*-HAYEM* Anämie.

luzid, lucidus: hell, leuchtend. – **Luzidifikation**: *histol* Durchsichtigmachen von – entwässerten – Gewebeblöcken, z. B. mit Xylol, Benzol. – **Luzidität**: 1) Bewußtseinshelligkeit, Grad des skalaren Bewußtseins (normale L. = Fehlen jeglicher Bewußtseinstrübung. – 2) Hellsehen.

Luziferin: Sammelbez. für – chem. uneinheitl. – biol. Stoffe, die bei Oxidation (katalysiert durch **Luziferase**) lumineszieren.

LVA: Landesversicherungsanstalt. – **LVAD**: *kard* s. u. LHAD.

L-Variante: *bakt* ↑ L-Form.

LVH: linksventrikuläre Hypertrophie (↑ Linksherzhypertrophie).

LVP-Test: ↑ Lysin-Vasopressin-Test.

LW: Lendenwirbel. – **LW-Antikörper**: gegen ↑ LW-Substanz gerichteter AK; beim Menschen selten.

LWK: Lendenwirbelkörper.

Lwoff* Effekt (ANDRÉ L., geb. 1902, Serologe, Paris; 1965 Nobelpreis für Medizin »für die Entdeckung eines die anderen Gene steuernden Gens«): UV-Aktivierung vorhandener Prophagen u. damit Zerstörung u. Auflösung der lysogenen Bakterienzelle.

LWS: Lendenwirbelsäule.

LW-Substanz, D-like substance: die – nach LANDSTEINER u. WIENER benannte – gemeinsame Substanz Rh-positiver u. Rh-neg. Ery des Menschen (u. Rhesusaffen).

lx: ↑ Lux. – **lx.s**: ↑ Luxsekunde.

Ly: 1) ↑ Lymphozyt. – 2) ↑ Lysin.

Lyase: Oberbegr. für alle die Spaltung von Molekülen katalysierenden Enzyme: Katalasen, (De-)Karboxylasen, Flavoproteine etc.

Lyc...: ↑ Lyk....

Lycopin: s. u. Lykopinämie.

Lycopodium: »Hexenmehl«, die trockenen, reifen Sporen von L. clavatum («Bärlapp«; Kraut Alkaloid-haltig); Verw. als Streupulver für Pillen u. in Pudern; s. a. Lykopodiumgranulom.

Lycosa: *zool* Gattg. »Wolfsspinnen« [Webspinnen, Aranea]. Einige Arten setzen beim Menschen gift. Bißverletzungen (nicht jedoch die »Tarantel« L. tarantula; nur unerhebl. Reizwirkung).

Lycoxanthin: pflanzl. Karotinoid (z. B. in Tomaten).

Lyell* Syndrom (ALAN L., Dermatologe, Aberdeen): 1) (1956) ↑ Epidermolysis acuta toxica KORTING (»Syndrom der verbrühten Haut«). – 2) L.*-LANG*-WALKER* Syndrom: ↑ Nirvanol-Krankheit.

Lyko...: Wortteil »Wolf«, z. B. **L.rexie** (↑ Bulimie), **L.stoma** (»Wolfsrachen«, ↑ Lippen-Kiefer-Gaumenspalte), **L.manie** (Überzeugung Geisteskranker, in einen Werwolf oder ein anderes wildes Tier verwandelt zu sein).

Lykopinämie-Syndrom: (P. REICH u. M. 1960) nach übermäß. Aufnahme von Lycopin (roter Farbstoff, Karotin-Isomeres, v. a. in Tomaten) auftret. chron. Gelbsucht (orangefarben) mit speicherungsbedingter Lebervergrößerung, aber normalen Gallenfarbstoffwerten u. Funktionsproben (nur Bromthalein-Retention vermehrt).

Lykopodiumgranulom: riesenzellhalt. Fremdkörpergranulom durch Lycopodium-Pulver (z. B. von Op.-Handschuhen).

Lyle* (DONALD J. L., Ophthalmologe, Cincinnati) **Syndrom**: (1947) Variante des Aquäduktsyndroms (bei Läsion im Okulomotorius-Kernbereich); mit doppelseit. Okulomotoriuslähmung, paralyt. Mydriasis, evtl. Miosis u. Konvergenzspasmus. – **L.*-Jackson* Methode** (EDWARD J.): Normalisierung der Netzhautkorrespondenz des Schielauges mit Hilfe des Haploskops (Fixieren von Testbildern re. u. li. in rascher Folge).

Lyle*-Curtmann* Blutnachweis (WILLIAM GORDON L., geb. 1892, Arzt, New York; L. H. CURTMANN): Nachweis okkulten Blutes in Fäzes durch Kochen mit Essigsäure, anschl. Ätherextraktion u. Zusatz alkohol. Guajakolsäure (grün- bis bläulich oder purpurrot).

Lympha *PNA*: ↑ Lymphe.

lymphaceus *JNA*: lymphaticus *PNA*.

Lymph|adenektomie: Exstirpation von Lymphknoten. – **L.adenia**: histor. Begr. für Pseudoleukämie, Lymphogranulomatose, Plasmozytom (»Lymphadenia ossea«).

Lymphadenitis: entzündl. LK-Schwellung (evtl. mit Periadenitis); meist reaktiv (u. mit ↑ Lymphangitis) bei spezif. oder unspezif. Prozeß im zugehör. Abflußgebiet (»regionale L.«; s. a. Primärkomplex); akut (serös bis eitr.; klin.: Rötung, Schwellung, Druckschmerz, evtl. Fluktuation, Gefahr von Periadenitis, Phlegmone) oder chron. (mit Hyperplasie, fibröser Induration). Bes. Formen: **abakterielle regionale L.** (Kratzlymphadenitis durch Viren), **L. colli tuberculosa s. specifica** (↑ Halslymphknoten-Tbk), **derm(at)opathische L.** (lipomelanot. ↑ Retikulose PAUTRIER-WORINGER), **L. granulomatosa venerea Hval*** (↑ Lymphopathia venerea), **L. gummosa** (bei tert. Syphilis; LK hart, höckr., später ulzerierend; evtl. Ruptur anliegender Blutgefäße), **L. inguinalis subacuta** (↑ Lymphogranuloma inguinale), **L. mesaraica** (tbk. Lymphome im Bauchraum), **L. mesenterialis acuta s. pseudotuberculosa** (die »MASSHOFF* L.« durch Pasteurella pseudotuberculosis; nur mesenterial, v. a. ileozäkal, evtl. mit Darmbeteiligung; retikulär, abszedierend; nur bei Kindern, Jugendl. u. jungen Erwachsenen; Sympte. der ↑ Appendizitis; vgl. BRENNEMAN* Syndrom), **L. mesenterica Wilensky*** (akut oder chron., ileozäkal v. a. im 2. Stadium der Ileitis termin., mesenterial v. a. bei prim. Darm-Tbk; Appendizitis-Sympte.), **L. nuchalis unilateralis** (einseit., nicht abszedierende L. an Nacken-LK ohne erkennbaren regionalen Prozeß; mit Kopfschmerzen, mäß. Störung des Allg.befindens; spontan abheilend; wahrsch. Virusinfektion). **L. toxoplasmotica** (bei erworb. Toxoplasmose; v. a. subakut nuchal u. zervikal; im Punktat evtl. Parasiten; Ausheilung in 6 Mon.), **L. tuberculosa** (↑ Lymphknoten-Tbk., Hals-, Bronchial-LK-Tbk), **zervikonuchale L.** (↑ PIRINGER=KUCHINKA* Syndrom); s. a. Lymphknotensyndrom.

Lymphadenitis-Virus: Virus der ↑ Katzenkratzkrankheit.

Lymph|adenogramm: *röntg* Bild der regionalen LK bei **L.adenographie** (= Spätphase der ↑ Lymphographie); als Füllungs- (einschl. zuführender Lymphgefäße = **L.angioadenogramm**) u. als Speicherbild (Max. nach ca. 24 Std.); bes. Kontrastdichte in Rand- u. Intermediärsinus (u. a. mit sogen. intranodulären Lakunen).

lymphadenoid: von lymphknotenähnl. Gewebszusammensetzung (z. B. Milz, Tonsillen, KM); s. a. adenoid. – **l. Kropf**: ↑ HASHIMOTO* Thyreoiditis.

Lymphadenom(a): tumorförm. Hyperplasie lymphat. Gewebes; s. a. Adenolymphom, Lymphom.

Lymphadenopathie: Erkr. der Lymphknoten (↑ Lymphadenose, -adenitis); z. B. **dermatopath. L.** (durch chron. Hauterkr., z. B. Bubonen bei Prurigo), **großfollikuläre L.** (↑ Lymphoblastom).

Lymphadenose, -is: 1) (chron.) LK-Schwellung, ↑ Lymphom; z. B. die **L. cutis benigna** (↑ BÄFVERSTEDT* Syndrom). – 2) lymphat. Leukämie. Als **aleukämische L.** deren organbeschränkte (LK, Milz, Leber, KM) chron. Form mit normaler oder reduzierter Leuko-Zahl im peripheren Blut, ohne oder mit geringer Lymphozytose; meist Übergangsstadium zur Leukäm. Form. – Als **chronische L.** ferner eine selbständ., nicht reakt. Lympho-Wucherung in den Bildungsstätten, evtl. mit generalisierter system. Ausbreitung; klin.: chron. lymphat. Leukämie, ausgedehnte, abgegrenzte Lymphome mit Lymphfollikelschwund u. Durchsetzung mit Lympho u. Vorstufen; sowie die **L. cutis circumscripta** mit heterotopen, hautfarbenen bis braunroten, bis apfelgroßen, nicht zerfallenden lupoiden Gebilden symmetr. im Gesicht (»Facies leontina«) u. am Stamm (bei Destruktion präexistenter Gewebe).

Lymphagoga: die Lymphbildung steigernde Stoffe, z. B. Pepton, Nuklein, Galle, Tuberkulin.

Lymphaneurysma: ↑ Lymphozele, umschrieb. ↑ Lymphangiektasie.

Lymphangiektasie: sack-, spindel- oder schlauchförm. Lymphgefäßausweitung; angeboren z. B. beim ↑ NONNE*-MILROY*-MEIGE* Syndr., als **zyst.-lymphangiomart. L.** der Lungenspitzen (oft kombin. mit Alveolardysplasie); erworben (stauungsbedingt) z. B. bei obstruktiven LK-Metastasen. Weitere Formen: **peripelvine L.** der Niere mit solitärer bis multipler Hiluszystenbildung (evtl. tumorartig), bei Infektion Gefahr der peripelvinen Phlegmone; **skrotale L.** mit hydrozelenart. Hodensack, ohne Diaphanoskopieeffekt; **mesenteriale L.** als diffuses Lymphangiom, in die Darmwand eindringend (↑ Chylangiom), mit Ruptur- u. Ileusgefahr, schwierig zu exstirpieren, mit hoher Rezidivrate; **intestinale L.** (zu Proteinverlusten führend) angeb. oder erworben bei Karzinose, Rechtsherzinsuffizienz. – **Colcott*-Fox* L.**: ↑ Angiokeratoma Mibelli.*

Lymph|angiektomie: Resektion bzw. Exstirpation von Lymphgefäßen; z. B. als totale, superfizielle (bei Elephantiasis) durch Entfernen der Unterhautgewebe. – **L.angiitis**: ↑ Lymphangitis.

Lymphangio|adenogramm: s. u. Lymphadenogramm. – **L.(blasto)ma hypertrophicum**: Lymphangioma simplex mit obstruktiver Endothelwucherung; evtl. in malignes Lymphangioendotheliom übergehend.

Lymph(angi)oendotheliom(a): (Lymphgefäß-)Endothelium mit Lymphangiom-Komponente; s. a. Syringoma eruptivum disseminatum.

Lymphangiographie: *röntg* Kontrastdarstg. von Lymphgefäßen (↑ Lymphographie).

Lymphangiom(a): Lymphgefäßgeschwulst (meist keine echte Neoplasie sondern umschrieb. Erweiterungen); als **L. capillare** Form des L. simplex mit netzartig verbundenen Lymphkapillaren; als **L. cavernosum s. tuberosum** mit weitgestellten, z. T. wandhypertrophen Lymphgefäßen mit endothelausgekleideten, gekammerten Hohlräumen mit zellarmer Lymphe, in den Septen evtl. mit glatter Muskulatur u. lymphat. Gewebe; v. a. an Hals, Lippe u. Zunge (= Makrocheilie bzw. -glossie), Extremitäten (= Elephantiasis), im Mesenterium (= Chylangiom), im Bereich fetaler Spalten (»L. fissurale«, evtl. nur als L. simplex); als **L. cysticum** ein- oder mehrkammerig, mit klarserösem oder milch., Cholesterin- u. Detritushalt. Inhalt; kongenital an Rumpf u. Hals (= ↑ Hygroma cysticum colli congenitum), im Mesenterium (= Chylangiom), Skrotum (= zystoide Lymphangiektasia scroti); als **L. simplex s. teleangiectodes** aus kapillären u. größeren Lymphangien, v. a. in Haut u. Unterhaut, mit netzart. Struktur v. a. an Gesicht u. Hals, fissural oft mit Lymphorrhö oder als – hypertroph. – Lymphangioblastom.

Lymphangiomyom(atosis-Syndrom): meist unilat. Hamartoblastomatose mit multiplen, systematisierten myomatösen Proliferationen der – v. a. intrathorakalen – Lymphgefäße u. -knoten. Sympte.: Dyspnoe, Thoraxschmerz, Chylo- u. Pneumothorax, atyp. lipöse Pneumonie, Lymphödem der Extremität.

Lymphangiopathia, -pathie: Erkr. der Lymphgefäße, angeb. (als Aplasie, Atresie, Ektasie, Hypo-, Hyperplasie) oder erwoben (↑ Lymphangitis, ↑ Lymphangiosis carcinomatosa), z. B. als **posttraumat. L.** (nach flächenhafter Verbrennung u. Infektion, mit Spasmen u. sek. passageren Lymphödem). – **L. obliterans**: ätiol. unklare Obliteration präfaszialer Lymphgefäße v. a. bei jungen ♀♀, mit proximal fortschreitender, zunächst reversibler, später permanenter Hautverdickung (»Apfelsinenhaut«) eines, evtl. auch des anderen Beines.

Lymphangio|perizytom: ↑ Lymphangiomyom. – **L.plastik**: op. Dränage gestauter Lymphgefäße (v. a. bei Elephantiasis), z. B. ↑ Fadendränage n. HADLEY, DRAUDT, LANZ (zusätzl. Knochendränage). – **L.sarkom**: seltenes, aus dem Lymphgefäßendothel hervorgehendes Sa., z. B. an Zunge u. Mundboden; mit soliden, Ca.-ähnl., anaplast. Spindelzellen u. lymphbahnähnl. Formationen.

Lymphangiosis carcinomatosa: Malignom-Ausbreitung in den Lymphwegen mit Bildung eines krebs. Maschenwerks.

Lymphangiotomie: op. Eröffnung eines größeren Lymphgefäßes, z. B. bei Lymphographie zur Kathetereinführung u. KM-Inj.; i. w. S. die anatom. Lymphgefäß-Darstg.

Lymphangitis: Lymphgefäßentzündung nach Eindringen von Erregern in die Lymphkapillaren; bei oberflächl. L. mit sichtbarer Schwellung u. streifenförm. Rötung. Als **akute L.** kapillär bis trunkulär, mit Wandinfiltration, Endothelesquamation, Ödem u. Adventitia-Entzündung (= L. simplex), evtl. eitrig, mit Lymphthromben u. Wandabszessen (= L. purulenta); als chron. L. mit Überwiegen von Endothelwucherung (= Endolymphangitis chron. proliferans s. productiva), Wandverdickung (= **L. fibrosa obliterans**; s. a. ORMOND* Syndrom = **periureterale L.**) u. Verbreiterung u. Hyalinisierung der Stützgewebe. Bes. Formen: **L. carcinomatosa** (s. u. Lymphangiosis), **L. dors. penis** (bei koronalem syphilit. PA), **endem. L.** (/ Filarienlymphangitis), **L. epizootica** (*vet* chron. Eiterung der s.c. Lymphgefäße u. regionären LK durch Cryptococcus farciminosus bei Einhufern), **L. reticularis** (diffuse interstitielle / Lungenfibrose; ferner als netzförm. Rötung in nächster Umgebung infizierter Wunden).

Lymphaskos, -aszites: intraperitoneale Lymphansammlung nach Ruptur eines gestauten Astes des Ductus thoracicus bzw. durch Diapedese (d. h. Aszites bei Pfortaderstauung).

Lymphasma: zusammengesinterter Plättchenthrombus als wesentl. Phase der Blutgerinnung.

Lymphathidrose: Lymphaustritt aus Hautporen.

Lymphatikostomie: op. Eröffnung des Ductus thoracicus zur Lymphableitung (/ Lymphdialyse, -dränage).

lymphatisch, lymphaticus: die / Lymphe bzw. ein lymphat. Organ (v. a. die lymphozytenbildenden Organe wie LK, Milz, Tonsillen) betreffend; z. B. **l. Apparat** (/ Systema lymphaticum), **l. Ödem** Virchow* (/ NONNE*-MILROY*-MEIGE* Syndrom), **l. Rachenring** Waldeyer* (der vom lymphoepithelialen Gewebe der Tonsillae palatinae, pharyngea, lingualis gebildete Gewebsring an der Schlundenge), **l. Reaktion** (W. TÜRK; Auftreten einer Lymphozytose im Blut, v. a. bei Infektionskrkhtn. des Kindes, statt der häufigeren myeloischen Reaktion; i. w. S. die verstärkte Teilnahme des ges. lymphat. Systems).

Lymphatismus: lymphatische / Diathese.

Lymph|bahnen: Oberbegr. für die – die Lymphe ableitenden – Gewebsspalten, L.kapillaren, -gefäße, -knoten u. -stämme; s. a. L.dränage, Abb. »Lymphogramme«. – **L.blockade:** örtl. Störung der zentripetalen L.zirkulation durch Obliteration oder Kompression.

Lymph|dialyse: zur Elimination harnpflicht. Substanzen bei Niereninsuffizienz Lymphatikostomie, Dialyse der Lymphe (wie bei Hämodialyse), i.v. Reinfusion; obsolet. – **L.dränage:** 1) Ableitung von Lymphe (u. Lymphozyten) durch äuß. Dränage des Ductus thoracicus; v. a. zur Immunsuppression, früher auch zur / L.dialyse. – 2) jede den L.abfluß aus dem Gewebe begünstigende Therapiemaßnahme, i. e. S. (E. VODDER 1932) die zentripetale **L.bahnenstreichung** (mit den Fingerkuppen) zur Entstauung. – **L.drüse:** / Nodus lymphaticus; s. a. Lymphknoten....

Lymphe: 1) Lympha *PNA*: die aus Blutkapillaren, Lebersinusoiden u. Venolen durch Filtration u. andere, z. T. aktive Transportmechanismen ins Interstitium gelangte u. nicht rückresorbierte Flüssigkeit: wasserklar, nur viszeral durch Chylomikronen milchig getrübt, alkal., eiweißreich (etwa verdünntem Plasma entsprechend), an Lympho- u. Granulozyten arm. Dient der Zell- u. Gewebsernährung, wird über die / Lymphbahnen abgeleitet. – 2) **animale, genuine oder originäre L.**: Kuh- oder Kälberlymphe als Pokenimpfstoff, gewonnen in staatl. Impfanstalt (»**Lymphgewinnungsanstalt**«). – Sog. »humanisierte«, d. h. durch Weiterimpfung des Vakzinevirus gewonnene L. ist obsolet.

Lymph|erguß: / Chyloperitoneum, -thorax. – **L.fistel:** lymphabsondernde Fistel (/ Chylorrhö) als Folge traumat. (auch op.) Läsion größerer Lymphgefäße (einschl. Ductus thoracicus); als **inn. L.** mit Chyloperitoneum, -thorax. Folgen: Exsikkose, Hypoproteinämie, Immunschwäche, Stoffwechselstörung. – **L.follikel:** / Folliculi lymphatici.

Lymphgefäße: / Vas lymphaticum, Lymphkapillaren, Lymphbahn, Lymphangi(o).... – Als Bildungsanomalien **L.aplasie oder -agenesie** (auf eine oder mehrere Extremitäten beschränktes angeb. Fehlen v. a. größerer Sammelrohre mit sek. Lymphstauung in Haut u. Subkutis: diffuses Lymphödem, sackförm. Zysten), **L.hyperplasie** (Ektasie u. Varikose), **L.hypoplasie** (numer. Verringerung, mit prim. Lymphödem; nachweisbar nur durch Lymphographie u. Biopsie, u. a. anhand des Fehlens der Klappen; z. T. wahrsch. eine Lymphangiopathia obliterans).

Lymphirradiatio pelvis: *radiol* (REIFENSTUHL 1955) Strahlenther. der Beckenorgane (v. a. zusätzlich bei Kollum-Ca.) durch Inj. eines flüss. Strahlers (^{198}Au, ^{32}P) direkt in Inguinal-LK; s. a. heiße / Lymphographie.

Lymph|kapillaren: im Interstitium beginnende kleinste L.gefäße (lichte Weite > als bei Blutkapillaren), mit Wand aus Endothel, dünner, lückenhafter (oft auch fehlender) Basalmembran u. lockerer Gitterfaserhülle. – **L.knötchen:** / Folliculi lymphatici.

Lymphknoten, LK: / Nodus lymphaticus. – Als »regionale« oder »regionäre« L. die für die Aufnahme u. Filterung der Lymphe einer best. Körperregion zuständ. (z. B. Inguinal-LK für vord. Bauchwand, Bein, äuß. Genitale).

Lymphknoten|abszeß: LK-Einschmelzung bei Lymphadenitis purulenta. – **L.einschlüsse, drüsige:** (E. RIES 1897) endometriose-ähnl. tubuläre Gewebsbildung (evtl. mit zyst. Ausweitungen) in Becken-LK der ♀ bei Uterus-Ca. – **L.hyperplasie (hyalinisierende, plasmazelluläre):** ätiol. unklare, meist im mittl. LA auftret. gutart. Hyperplasie der LK mit Hypervaskularisierung, Hyalinose, Kapillarendotheliose in Keimzentren, Plasmazellvermehrung; klin. (je nach Lokalisation): Husten, Dyspnoe, Koliken etc.

Lymphknoten|kaverne: / Hiluskaverne. – **L.metastase:** Malignommetastase in LK, meist regionallymphogen, seltener im Abflußgebiet einer hämatogenen Metastase (= tert. Metastase). Klin. Nachweis (Biopsie, Lymphangiographie) evtl. von diagnost. u. prognost. Bedeutung. – **L.punktion:** meist perkutane Punktion eines – regionalen – LK zur Gewebsentnahme (durch Aspiration, mit MENGHINI* Nadel) im Rahmen der Biopsie; s. a. CARLENS*, DANIELS* Biopsie.

Lymphknoten|schwellung: s. u. Lymphom, Lymphadenitis, Bubo, L.metastase. – **L.syndrom, mukokutanes:** hochfieberhafte Erkr. mit Konjunktivenkongestion, Stomatitis (auffallende Mund- u. Lippenrötung, Himbeerzunge) u. Lymphadenitis colli, erythematös-papulösem konfluierenden Exanthem u. Erythem mit nachfolg. Schuppung; evtl. (regional) indurativ es Ödem u. Epidermolyse. Ätiol. unklar. –

Lymphknoten|szintigraphie

L.szintigraphie: Szintigraphie regionaler LK (v. a. in Becken, Abdomen) nach s.c. Inj. von kolloidalem Gold-198.

Lymphknotentuberkulose: tbk. Lymphadenitis; obligat im Rahmen des Primärkomplexes (lymphogen in regionalen Knoten; meist unter Verkalkung ausheilend; bei kompletter Einschmelzung / Hiluskaverne u. Perforation); als **postprim. L.** im allg. hämatogen, aber auch lymphogen (Sympte. je nach Lokalisation; s. a. Bronchial-, Mesenteriallymphknoten-Tbk). – **atyp. L.**: / LEITNER* Syndrom.

Lymphkrebs: malignes / Lymphom; vgl. Lymphangitis carcinomatosa.

lympho...: Wortteil »Lymphe«, »lymphat. Gewebe«, »Lymphsystem«, »Lymphozyt«, »lymphozytäre Reihe«.

Lymphoblast: großer, meist durch AG-Kontakt transformierter Lymphozyt: $\varnothing$ 15–20 µm, Kern grobretikulär ($\varnothing$ 11–16 µm, heller, mittelgroßer Nukleolus), Zytoplasma rel. schmal, hellbasophil; mit erhöhter Nukleinsäuresynthese- u. Mitose-Rate. Vork. in LK u. Milz, vereinzelt auch im KM.

Lymphoblasten|-leukämie: die akute lymphoblast. / Leukämie (s. a. Prolymphozytenleukämie). – **L.-sarkom**: großzell. / Lymphosarkom.

Lymphoblastom(a): 1) unreifzell. Form der Lymphadenose. – 2) / BÄFVERSTEDT* Syndrom. – 3) **L. gigantofolliculare**: / BRILL*-SYMMERS* Syndrom.

Lymphoblastose: anomale Vermehrung der Lymphoblasten im Blut; vgl. akute lymphoblast. / Leukämie. – **benigne akute L.**: die / Mononucleosis infectiosa.

Lymphodermia, -ie: / Erythrodermie im Zusammenhang mit Leukämie u. a. Erkrn. des lymphat. Systems; i. e. S. die **L. perniciosa** Kaposi*, eine diffuse, schuppende, nässend-krustöse, ödematöse E. mit geschwürig zerfallenden Knoten, LK-Schwellung u. terminaler Leukämie.

Lymphoedema, -ödem: eiweißreiches, teig. Stauungsödem infolge angeb. (evtl. erbl.) oder erworb. (= sek. L.), evtl. nur sporad., funktioneller Störung von Lymphresorption bzw. -transport; z. B. inaktivitätsbedingt (»Fernseh-«, »Gasbein«), als »Armstau« nach radikaler Mamma-Op., Strahlenther. (STEINTHAL III), entzündlich (Elephantiasis inflammatoria, z. B. bei Erysipel, Lupus vulg., Lymphogranuloma inguin.; s. a. Elephantiasis nostras), idiopathisch (z. B. NONNE*-MILROY*-MEIGE* Syndrom = **fam. kongenit. L.** = **L. praecox**; als **L. tardum** erst nach dem 35. Lj. auftretend).

lympho|epitheliale Organe: die aus l.retikulärem Gewebe in enger Verbindung mit Epithel bestehenden Tonsillen (»lymphoepithelialer Schlundring«, »lymphat. Rachenring« WALDEYER«) u. der Thymus. – **L.epitheliom**: (SCHMINCKE, REGAUD) Neoplasma beider Gewebskomponenten eines / l.epithelialen Organs; mit sehr raschem Wachstum, frühzeitig Metastasierung, großer Strahlenempfindlichkeit.

lymphogen: 1) mit lymphat. Ursprung. – 2) auf dem Lymphwege entstanden.

Lympho|glandula *BNA*: / Nodus lymphaticus; z. B. **L.glandulae auriculares** (3–4 vor dem Ohr), **Lgll. faciales prof.** (/ Nodi lymphatici buccales).

Lymphogonium: (BENDA) / Lymphoblast.

Lymphogramm: 1) *röntg* das Kontrastbild der / Lymphographie (s. a. Lymphadenogramm). – 2) **schemat. L.**: (B. LEIBER 1961) *zytol* graph. Schema zur Auswertung von LK-Punktaten, -ausstrichen etc.; basierend auf der Annahme von 3 zellulären Funktionskreisen im LK.

Lymphogranulom(a): granulomatöser Prozeß lymphat. Gewebes; i. e. S. – als **L. malignum** – die lokalisierte Form der / Lymphogranulomatose. – **L. benignum**: das / BESNIER*-BOECK*-SCHAUMANN* Syndrom. – **L. inguinale s. venereum**: / Lymphopathia venerea. – **L.-i.-Virus**: / Miyagawanella lymphogranulomatosis. – **L. Löblich*-Wagner***: melanodermat. / Kachexie mit Lymphknotenschwellung. – **L.-Psittakose-Trachoma-Gruppe**: / PLT-Gruppe.

Stadieneinteilung der **Lymphogranulomatose**

Stadium	Ann-Arbor-Klassifizierung 1971
I	Befall einer anatom. LK-Region (»I«) oder lokalisierter extralymphatischer Herd (»IE«)
II	Zwei oder mehr anatom. Regionen gleichseitig vom Zwerchfell (»II«) oder solitärer extralymphatischer Herd u./oder ein oder mehr LK-Regionen gleichseitig vom Zwerchfell (»IIE«). Milz kann bei Befall unterhalb des Zwerchfells mitbeteiligt sein
III	Befall anatomischer Regionen beidseitig vom Zwerchfell (»III«); Milz (»IIIS«) oder lokalisierte extralymphat. Herde (»IIIE«) oder beide (»IIISE«) können mitbefallen sein
IV	Diffuser oder disseminierter Befall von ein oder mehreren extralymphat. Organen oder Geweben mit oder ohne gleichzeit. Lymphknotenbefall

Lymphogranulomatose, -osis: 1) **L. benigna**: / BESNIER*-BOECK*-SCHAUMANN* Krankh. – 2) **L. inguinalis s. venerea**: / Lymphopathia venerea. – 3) **L. maligna**, (REED*-)HODGKIN*, BONFILS*, PALTAUF*-STERNBERG* Krkht.: bösartig verlaufende, ätiol. noch ungeklärte Krkht. der lymphat. Gewebe, mit system., tumorart. RES-Wucherung unter Bildung von prim. u. sek. Granulomen aus Lympho- u. eosinophilen Granulozyten, atyp. Retikulumzellen (Histiozyten; einkernig = HODGKIN* Zelle; mehrkern. Riesenzelle = STERNBERG* Zelle; vgl. KLIMA* Zelle), begleitet von Bindegewebswucherung. Nach JACKSON u. PARKER unterteilt in HODGKIN* Paragranulom, H.* Granulom u. H.* Sarkom; später nach LUKES et al. 6 histol. Formen, von der Rye-Konferenz 1965 neu klassifiziert: 1) lymphohistiozytäre Form (diffus oder knotig, mit wenig path. Retikulumzellen), 2) noduläre Sklerose, 3) Mischzelltyp (bindegewebig abgegrenzte klass. Knoten; nur geringe Faserentwicklung) u. 4) lymphozytenarme Form (mit reichlich atyp. Retikulumzellen; als retikuläre Form das frühere »HODGKIN* Sarkom«, mit schlechter Prognose). – Sympte. sehr variabel: LK-Schwellungen, Splenomegalie, Fieber, Pruritus, Haut-, Serosa- u. Eingeweidealterationen, Kachexie, Anämie. Ther.: Strahlenther., Zytostatika, evtl. Exzision. – Stadieneinteilung / Tab.; bes. Verlaufsformen z. B. mit hämatogener miliarer Aussaat in die Lungen (= miliare L.), mit mediastinopulmonaler Lokalisation unter Beteiligung zervikaler LK (= thorakale L.), evtl. abdominalwärts fortschreitend mit nur episod. (»transitor.«) mediastinopulmon. Geschehen. – vgl. Non-HODGKIN-Lymphome.

Lymphomonozytose

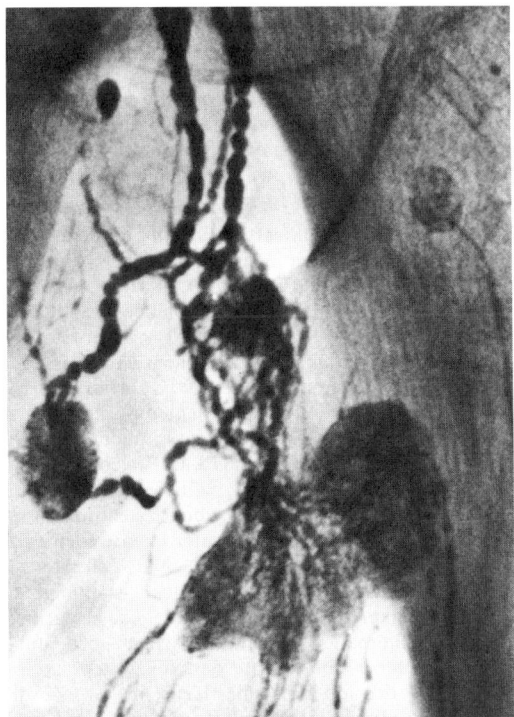

Lymphogramm (Füllungsphase) kruraler Lymphbahnen.

Lymphographie: *röntg* (J. B. KINMONTH 1952) Darstg. best. Abschnitte des Lymphsystems nach apparativer Inj. eines pos. (öl.) KM in ein zugehör. peripheres (durch s.c. Farbstoffapplikation zuvor sichtbar gemachtes) Lymphgefäß; evtl. mit Durchleuchtungskontrolle des KM-Abflusses (»Lymphoskopie«); s. a. Lymphadenogramm. Ind.: Diagnostik von Hämoblastosen u. Lymphopathien, für Ca.-Chirurgie. – Als »**heiße**« L. (»Isotopen-L.«) die mit Zusatz eines Radionuklids (meist ^{32}P, 10–20 mCi), v. a. als prophylakt.-therap. Maßnahme bei Extremitätenmelanom (s. a. Lymphirradiatio).

lymphoid: lymphartig, lymphatisch, lymphozytenähnlich; z. B. **l. Monozyt** (= Drüsenfieberzelle; vgl. Lymphoidzelle). – **Lymphoidozytose:** Vermehrung von ⌐ Lymphoidzellen.

Lymphoidzelle, Lymphoidozyt: (MCKINLEY) Sammelbegr. für morphologisch von Lymphozyten nicht sicher abzugrenzende, bei best. lymphoretikulären Systemerkrn. (z. B. bei atyp. Lymphadenose, kleinzell. Retikulose, infektiöser Mononukleose, Listeriose, Zytomegalie, Virosen) vermehrt vork. Zellformen (>4–7% der mononukleären Zellen), bezeichnet als atyp. Lymphozyt, Drüsenfieberzelle, TÜRK* Reizform, Virozyt, lymphozytoide Zelle etc.

Lympho|kine: lösl., nicht zu den Ig gehörende ⌐ Mediatoren (Proteine mit MG 20 000–100 000), die während der Interaktion sensibilisierter T-Lymphozyten mit ihrem AG sezerniert werden u. die zellvermittelten Immunreaktionen wesentlich beeinflussen, v. a. durch Aktivierung unspezif. Zellen (Mono-, Granulo-, nichtsensibilisierte Lymphozyten, Eos). – s. a. Tab. »Lymphozyten«. – **L.kinese: 1)** reakt. Endolymphströmung bei Drehung (bzw. plötzl. Abstoppen der Drehung) oder auf kalor. Reiz. – **2)** der Transport der Lymphe im Lymphgefäßsystem.

Lympho|leukosarkomatose: ⌐ Leukosarkom mit leukäm. Blutbild, sogen. »tumorbildende Leukämie«. – **L.lyse:** Zerstörung des L.zyten bei Interaktion mit seinem nichtzellulären AG.

Lymphom(a): allg. Bez. für entzündl. oder neoplast. LK-Schwellung (z. B. ⌐ Bubo, ⌐ Hals-, Hilus-, Mesenterial-LK-Tbk), darüberhinaus auch für die prim. malignen u. benignen – mit LK-Vergrößerung einhergehenden – Neoplasmen des lymphat., retikulohistiozytären u. hämopoet. Systems. Als **malignes L.** die ⌐ Lymphogranulomatose u. die ⌐ Non-HODGKIN-Lymphome (s. a. Tab. »Lymphozyten«), als benigne das ⌐ BÄFVERSTEDT* Syndrom. – Ferner einschläg. transplantable Tumoren. – **L. gigantofolliculare:** ⌐ BRILL*SYMMERS* Syndrom (»**zentroblastisch-zentrozyt. L.**«).

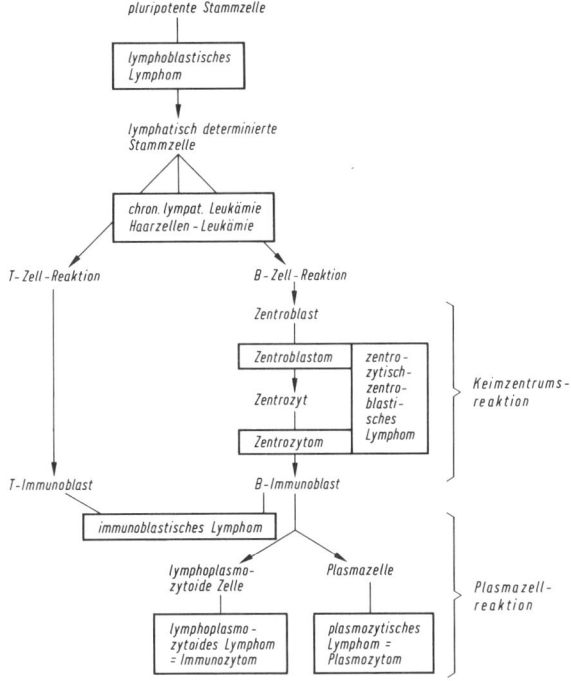

Reifungs- u. Reaktionsformen des lymphat. Zellsystems und Zuordnung der **malignen Lymphome**.

lymphomatös: 1) mit Lymphombildung. – **2)** lymphatisch (z. B. **l. Struma** = die ⌐ HASHIMOTO* Thyreoiditis).

Lymphomatose, -is: 1) Auftreten multipler Lymphome in verschied. Körperregionen; z. B. als **L. granulomatosa** die ⌐ Lymphogranulomatose, als **L. inguin. suppurativa** die ⌐ Lymphopathia venerea, als **Türk* L.** die ⌐ Mononucleosis infectiosa. – **L.-Virus:** RNS-halt., filtrierbares ⌐ Tumorvirus, Erreger der Hühnerleukose (»Avian Leukosis Virus«, ALV); ein ⌐ »ROUS-assoziiertes Virus«.

lymphomonozytäre Reaktion: Vermehrung von Lympho- u. Monozyten im peripheren Blut in der Überwindungs- bzw. Heilphase (s. u. biol. Leukozytenkurve). – **infektiöse Lymphomonozytose:** ⌐ Mononucleosis infectiosa; vgl. Lymphoidozytose.

Lymphoncus: durch Lymphstauung bedingte Anschwellung (z. B. **L. iridis** = Iridauxesis) bzw. LK-Schwellung.

Lympho|nodulus *JNA*: ↑ Folliculus lymphaticus. – **L. noduli aggregati intestini coli** (Lymphfollikelanhäufung in der Dickdarmmukosa), **L. bronchales** (kleine LK im interlobulären Bindegewebe der Lunge an kleinen Bronchen), **L. tubales** (inkonst. kleine LK der Schleimhaut der Tuba auditiva). – **L.nodulitis**: ↑ Lymphadenitis.

Lympho|nodus: *JNA, PNA*: ↑ Nodus lymphaticus; z. B. **L.nodi mesocolici** *JNA* (↑ Nodi lymphatici colici), **Lnn. mesosteniales** *JNA* (↑ N. l. mesenterici), **Lnn. praelaryngici** *JNA* (zwischen Ring- u. Schildknorpel).

Lympho|pathie: Erkr. des lymphat. Systems. – **L.pathia venerea**, L.granuloma inguinale s. venereum: meist durch Geschlechtsverkehr übertragene Infektionskrkht. (v. a. in den Tropen) durch Miyagawanella lymphogranulomatosis. Nach Inkubationszeit von 10 (5–21) Tg. flücht., uncharakterist. PA in Form einer genitalen, seltener extragenitalen, in 5–15 Tg. heilenden kleinen Erosion, mit entzündl. Schwellung der inguinalen, evtl. auch iliakalen LK zu derben Konglomeraten (Haut blaurot), die eitrig einschmelzen u. perforieren (Fistel mit geringer Selbstheilungstendenz); später genitales Lymphödem (= Elephantiasis genitoanorectalis = Esthiomène). Diagnose: FREI* Reaktion, KBR (mit inaktivierten Viren; Titer ≥ 1 : 32 »pos.«; deutl. Anstieg in 14 Tg. beweisend für Aktualität). Ther.: Sulfonamide, Tetrazykline. – vgl. Donovanosis (»Granuloma inguinale«).

Lymphopenie: ↑ Lymphozytopenie.

Lymphoplasma: in Körpergewebe übergetretenes Blutplasma (Lymphe).

Lymphopoietin: hypothet. humoraler Wirkstoff als Stimulator der ↑ Lymphozytopoese.

lympho|retikuläres Gewebe: das aus retikulärem Bindegewebe u. Lymphozyten (aller Reifungsstufen) zusammengesetzte Gewebe der lymphoretikulären Organe (Milz u. LK); vgl. lymphoepitheliale Organe. – **L.retikulosarkom**: Retikulolymphosarkom (ein ↑ Non-HODGKIN-Lymphom). – **L.retikulose, benigne (infektiöse)**: ↑ Katzenkratzkrankheit.

Lymphorrhagie, -rhö: profuser traumat. Lymphausfluß aus größeren Lymphgefäßen.

Lymph(o)sarkom: Malignom des lymphat. Systems; ein ↑ Non-HODGKIN-Lymphom, unterschieden als undifferenziertes = lymphoblast. (evtl. leukämisches) u. als differenziertes = lymphozytäres L. – **endemisches L.**: ↑ BURKITT* Lymphom.

Lymphosarkomatose (Kundrat*): nicht-generalisiertes malignes Lymphozytom (in LK, KM), mit raschem Wachstum u. starker Metastasierungstendenz.

Lympho|skopie: *röntg* s. u. L.graphie. – **L.stase**: Lymphstauung, Stillstand der Lymphströmung mit nachfolgendem Lymphödem.

Lympho|taxis: Fähigkeit, L.zyten anzuziehen oder abzustoßen. – **L.toxine**: zytotox. ↑ Lymphokine (s. a. Tab. »Lymphozyten«); zerstören antigenisch alterierte oder infizierte Zellen.

lympho|trop: mit Affinität zu Lymphe bzw. lymphat. Gewebe. – **L.trophie**: Versorgung blutgefäßloser Gewebe mit lebenswicht. Stoffen durch die Lymphe.

lymphovenöser Shunt: Nebenschluß zwischen Lymphgefäßen u. venösem Schenkel des Blutkreislaufs; v. a. peripher; meist pathol.

Lymphozele: Lymphansammlung in ektat. Lymphgefäßen bzw. in Gewebshohlräumen; z. B. als retroperitoneale Lymphzyste nach Nierentransplantation (durch Lymphorrhö aus eröffneten parailiakalen Lymphbahnen).

Lymphozyt: mononukleäre Zelle mit rundem, chromatinreichem Kern u. schmalem, stark basophilem Zytoplasmasaum (bei PAPPENHEIM* Färbung hell- oder dunkelblau, in 10–20% mit rotvioletter Granulation) im peripheren Blut (»Blut-L.«, ca. 1%, beim Erwachs. 1000 bis 3600/µl) u. in den lymphat. Geweben; morphol. unterschieden als kleiner (< 10 µm) u. großer L. (> 10–15 µm), anhand von Nukleolen-Spezialfärbung (STOCKINGER-KELLNER) als mikro- u. mononukleolärer (= Follikel-)L., ferner als kurz- (wenige Tg.) u. langleb. L. (mehrere 100 Tg.; zahlreicher). Besitzt Fähigkeit zu Phagozytose u. ↑ Lymphozytentransformation u. tritt als immunkompetenter L. entweder als B- oder ↑ T-Lymphozyt auf (s. a. Null-Zellen). – **1) B-Lymphozyten**, bursaabhäng. oder -stämmige L., B-Zellen: ursprüngl. im KM gebildete u. in darmnahen Lymphorganen (beim Menschen noch unbekanntes »Bursa-Äquivalent« der Vögel) geprägte periphere L., die auf ihrer Oberfläche (im Ggs. zu den T-Lympho) Immunglobuline tragen (auf einer Zelle immer Ig gleicher Klasse, Leichtkette u. AG-Spezifität), die als AG-Rezeptoren bei Reaktion mit dem spezif. AG zur L.transformation (zu Lymphoblasten) u. zur Ausdifferenzierung zu AK-sezernierenden Plasmazellen führen (sind für die humorale Abwehr verantwortl.; weitere Eigenschaften ↑ Tab.); kommen in den peripheren Lymphorganen (»B-Areale«) u. im Blut u. nur in geringem %-Satz in der Lymphe vor, u. zwar als Gedächtniszellen (kleine langleb. Ruheform mit spezif. AG-Information) u. – nach deren Aktivierung – als AK-produzierende Zellen. – Neuerdings Abtrennung der **K.-Lympho** (»Killerzellen«), die – mit Hilfe ihrer Rezeptoren für die Fc-Anteile der IgG-Moleküle – AK binden (nach deren Reaktion mit einem Zell-AG u. so Komplement-unabhängig zytotoxisch wirken; nach ihrem rasterelektronenmikroskop. Bild auch als **zottige L.** bezeichnet (im Ggs. zu den glatten T-Zellen). – **2) T-Lymphozyten**, thy-

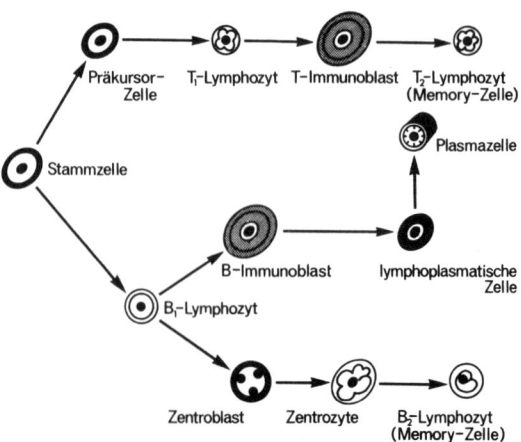

Entwicklung der **T- u. B-Lymphozyten** aus einer gemeinsamen Stammzelle (nach LENNERT)

Lymphozyten

	T-Lymphozyten	B-Lymphozyten		T-Lymphozyten	B-Lymphozyten
Bildungsort	Thymus (aus eingewanderten Stammzellen)	Knochenmark	Transformations-(Blastogenese-Mitose)-Auslöser	Transplantationsantigene Antilymphozytenserum (ALS), Pokeweed-Mitogen, Phytohämagglutinin (PHA), Staphylokokken-Filtrat, Streptolysin-S	spezif.-Antigene, Anti-Immunglobulin, Pokeweed-Mitogen, LPS
Regulationsorgan	Thymus	darmnahe Lymphorgane, PEYER* Plaques(?); bei Vögeln: Bursa fabricii			
Reaktionsorgan	thymusabhängig. (»T«) Areale in peripheren Lymphorganen	bursaabhängig. (»B-«)-Areale in peripheren Lymphorganen	lösl. Produkte aktivierter Lymphozyten	Lymphokine: Transfer-Faktor, Migrationinhibitions-Faktor (MIF), spezif. Makrophagenausrüstungs-Faktor (SMAF), Proliferationinhibitionsfaktor (PIF), Permeabilitätsfaktor für Hautgefäße, zytotox. Faktor (Lymphotoxin), chemotakt. Faktoren für Makrophagen, Neutro-, Eosinophile, Interferon	Antikörper (blockierende, präzipitierende, lysierende, agglutinierende)
Ruheform aktivierte Form	kleiner T-Lymphozyt großer T-Lymphoblast	kleiner B-Lymphozyt großer B-Lymphoblast, Plasmazelle			
Zellfunktionsformen	T-Gedächtnis-, Killer-, Helfer-, Suppressorzellen	B-Gedächtnis-, AK-produzierende Zellen			
Zellkinetik	größerenteils zirkulierend, Kapillarendothel permeirende (durch Neuraminidase hemmbar)	größerenteils sessil im Lymphgewebe			
Oberflächeneigenschaften der Zellmembran	geringes Glas-Haftvermögen, stark elektroneg.: keine PO_4- u. SH-Gruppen, kein Ig (oder nur in geringster Konz.). Alloantigene (Maus): Theta (= Thy-1), Ly^a, Ly^b, H-2	groß. Glas-Haftvermögen, schwach elektroneg.: PO_4- u. SH-Gruppen. IgM bzw. IgG (als Rezeptor für AG. Alloantigene (Maus): H-2, PC-1, Ia (= Immunresponseassociated)-AG; Xenoantigen (Maus): MBLA (= mouse-specific B lymphocyte antigen).	klin. Phänomene	zelluläre Immunität, Hypersensibilität vom Spättyp, Transplantationsreaktion	humorale Immunität, Hypersensibilität vom Soforttyp, aggressive oder protektive Reaktionen
			Immunzell-Defekte (s.a. Tab. „Immundefekt-Syndrome")	kongenit. Thymusaplasie (DiGEORGE). NEZELOF* ALLIBONE* Syndrom. Schweizerische Agammaglobulinämie, LOUIS = BAR* Syndrom. WISKOTT*-ALDRICH*-Syndrom, Thymus-Alymphoplasie (GITLIN)	kongenit. Agammaglobulinämie (BRUTON)
	Rezeptor für Schaf-Ery (= SRBC [= sheep red blood cell]-Rezeptor; Nachweis durch Rosettentest)	Rezeptor für Komplementfaktor C'3	maligne Immunzell-Proliferation	T-Lymphom: wahrsch. Lymphogranulomatose, experim. DAUDI-Tumor, vorw. akute lymphat. Leukämie der Kinder; Mycosis fungoides	B-Lymphom: wahrsch. Plasmozytom, Makroglobulinämie WALDENSTRÖM, vorw. chron. lymphat. Leukämie der Erwachsenen

musabhäng. oder -stämm. L., T-Zellen: vom Thymus abstammende (»Thymozyten«) u. dort geprägte periphere Lympho mit bes. funktionellen u. Oberflächen-Eigenschaften (↑ Tab.); Träger der zellulären Immunität. Vork. in den peripheren Lymphorganen (↑ thymusabhängige Areale) u. im Blut, v. a. aber – infolge hoher Rezirkulationsrate – in der Lymphe des Ductus thoracicus (↑ Lymphdränage; dient auch zur Sensibilisierung von Pferden zwecks ALS-Gewinnung). Funktionell unterteilt in: Memory- (Ruheformen mit spezif. AG-Information), Killer- (aktiviert, Lymphokine produzierend, zytotox. für Transplantate, Tumoren, Erreger etc., wahrsch. über den membrangebundenen Komplementfaktor C'8), Helfer- oder Kooperator- (mit B-Lympho bei deren AG-bedingter Prägung interagierend) u. Suppressorzellen (hemmen Immunantwort in best. AG-Dosisbereichen). – s. a. Schema.

lymphozytär: ↑ Lymphozyten betreffend, z. B. l. **Heilphase** (Ansteigen der Lympho-Zahl nach Überwindung eines Infekts; s. a. biol. Leukozytenkurve), l. **System** (morphol. u. funktionelle Einh. aus Lympho in Blut u. RM u. den lymphat. Organen).

Lymphozyten|angina: ↑ Mononucleosis infectiosa. – **L.anomalie (v. Bagh*-Hortling*)**: ausgeprägte – monophyle – Vakuolisierung der Lymphos bei amaurot. Idiotie. – **L.faktoren**: ↑ Lymphokine.

Lymphozytenkultur, gemischte, MLC: zur Messung der immunol. Reaktivität Inkubation von Spender- u. Empfänger-Lympho (aus peripherem Blut); bei Vorliegen genet. Unterschiede (↑ Transplantationsantigene) erfolgt – gegenseitig stimulierte – Transformation der sich replizierenden Lympho, d. h. Umwandlung kleiner Lympho in Lymphoblasten (deren rel. Zahl als Transformationsindex gilt). Bessere quant. Aussage durch Verw. von Test-Lympho (»Responder«) u. Mitomycin-C-inaktivierten Stimulator-Lympho (mit gehemmter DNS-Synthese) sowie von ^3H- oder ^{14}C-Thymidin als DNS-Baustoff.

Lymphozyten|schatten: ↑ GUMPRECHT* Kernschatten. – **L.stimulierung**: ↑ L.transformation. – **L.-sturz**: bes. rascher Abfall der L.zahl im peripheren Blut; prognostisch ungünst. Zeichen bei schwerer Infektionskrkht.

Lymphozyten|toxizitätstest: ↑ Zytotoxizitäts-, TERASAKI* Test. – **L.transfer**: ↑ L.übertragung. – **L.transformation**: die Umwandlung kleiner, ruhender Lymphos zu großen, aktivierten Lymphoblasten (mit vermehrter Nukleinsäure-Synthese u. Mitosefähigkeit) durch – für B- u. T-Lymphos verschiedene –

Lymphozyten|übertragungstest

Transformationsauslöser (/ Tab. »Lymphozyten«). – Als in-vitro-Test (**L.transformations-** oder **L.stimulierungstest, LTT, LST**; COWLING u. M. 1963; Zellkultur mit modifiz. Technik n. MONSHEAD) zum Nachweis sensibilisierter Lymphos, z. B. bei Arzneimittelallergie (v. a. Penizillin), pcP.

Lymphozytenübertragungstest: Nachweis der Überempfindlichkeit von Spättyp durch Übertragung von Probanden-Lymphos auf einen nicht-überempfindl. Empfänger, bei dem dann die lokale Spätreaktion durch spätere AG-Gabe provoziert wird. – s. a. Transferfaktor (2).

Lymphozythämie: / Lymphozytose.

Lymphozytoblast: / Lymphoblast.

lymphozytoid: lymphozytenähnlich, / Lymphoidzelle.

Lymphozytom: 1) (BIBERSTEIN) / BÄFVERSTEDT* Syndrom (als »**zirkumskriptes L.**« dessen umschrieben-knot., reakt. Form). – 2) / Lymphosarkomatose (KUNDRAT).

Lympho(zyto)penie: Verminderung der Lympho-Zahl im Differentialblutbild unter 20–25%; als **rel. L.** bei allg. Leukozytose (z. B. Granulozytose), als **absol. L.** (<1000, beim Kind $<1500–2000/\mu l$) in der akuten Infektphase, im Streß, bei Hyperkortizismus, nach Zytostatika-Medikation (ferner DD-Kriterium bei Miliar-Tbk, ausgedehnter Lymphknoten-Tbk, malignen Lymphomen). – Als **fam. L. mit Agammaglobulinämie** (H. COTTIER 1957) die sog. / Schweizerische Agammaglobulinämie (= **essentielle Lymphozytophthise** = / GLANZMANN*-RINIKER* Syndrom).

Lymphozytopoese: die Bildung der / Lymphozyten in lymphat. Geweben.

Lymphozytose, Lymphozythämie: erhöhte Lympho-Zahl im Differentialblutbild; als **rel. L.** bei Granulozytopenie, als **absol. L.** ($>3600/\mu l$) v. a. reaktiv bei Infektionskrkhtn. (= symptomat. L.), insbes. Keuchhusten, Röteln, Mumps, Hepatitis, Viruspneumonie, Pocken, Windpocken, Malaria, Tbk, Syphilis, charakteristisch bei BANG* Bruzellose, hochgradig bei infektiöser Mononukleose u. bei **akuter infektiöser L.** (SMITH* Syndrom I; 1941): gutart., fieberh. Krkht. durch lymphotropes Virus (?), v. a. im Kleinkindalter, z. T. epidemisch; mit Verdauungsbeschwerden, Bauchschmerzen, morbilli- oder skarlatiniformem Exanthem, Meningitis; keine LK-Schwellungen, keine Splenomegalie; Lympho $>100\,000/mm^3$. Verlauf stets gutartig. – Ferner oft bei Thyreotoxikose sowie als maligne Form bei der chron. lymphat. Leukämie.

lymphozytosestimulierender Faktor: hypothet. humoraler Faktor, der eine Steigerung der Lymphozytopoese bzw. eine Lymphozytose bewirkt.

Lymph|peritonitis: P. im Zusammenhang mit akutem L.aszites. – **L.raum, -spalte**: mit Lymphe gefüllter Spaltraum (z. B. Spatium perilymphaticum); s. a. Lymphozele, L.sinus (1).

Lymph|serum: defibriniertes Lymphoplasma. – **L.sinus**: 1) Anfangsstrecke eines L.gefäßes. – 2) Sinus des / L.knotens. – **L.skrotum**: L.ödem (bis Elephantiasis) des Hodensacks bei Filariasis. – **L.stauung**: / Lymphostase. – **L.strang**: 1) *anat* / Truncus lymphaticus. – 2) *path* entzündlich verdicktes L.gefäß bei Lymphangitis. – **L.system**: / Systema lymphaticum.

Lymph|thrombus: intravasales Gerinnsel in einem L.gefäß. – **L.urie**: Ausscheidung von Lymphe (im Unterschied zur Chylurie fettfrei) mit dem Harn bei path. Lymph-Harnwegsanastomose. – **L.varize**: variköse / L.angiektasie. – **L.zelle**: / Lymphozyt. – **L.zyste**: / Lymphozele.

Lynch*-Wiersema* Syndrom (HENRY L., zeitgen. Internist, Evantville/Indiana; M. V. W., zeitgen. niederländ. Arzt): erbl., X-chromosomal gebundene Störung i. S. der Komb. von kongen. Ichthyose u. sek. Hypogonadismus beim männl. Individuum; dabei Skelettveränderungen wie Sandalenlücke, Kyphoskoliose der BWS, Diastema (diese evtl. bei Forme fruste als allein. Sympt.).

Lynen*, Feodor: 1911–79, Biochemiker, München; 1964 Nobelpreis für Medizin (zus. mit K. Bloch) für »Entdeckungen über Mechanismen u. Regulation bei den Umsätzen von Cholesterin u. Fettsäuren«.

Lynestrenolum *WHO*: 17α-Äthinyl-Δ^4-östren-17β-ol; synthet. Gelbkörperhormon; Kontrazeptivum.

Lyochrome: / Flavine. – **Lyoenzyme**: Gruppe locker gebundener, deshalb leicht ablösbarer zellulärer Enzyme; vgl. Desmoenzyme. – **Lyogel**: s. u. Gel.

Lyon* Hypothese (MARY F. L., zeitgen. brit. Humangenetikerin): (1961/62) aus Phänomenen der geschlechtsgekoppelten Vererbung abgeleitete Hypothese, derzufolge – auch beim Menschen – pro Zelle nur 1 X-Chromosom genetisch aktiv ist, während alle anderen (z. B. das 2. beim normalen ♀-Genotyp ab der frühen Embryogenese durch pos. Heteropyknose epigenetisch inaktiviert werden (sog. **Lyonisierung**).

Lyon* Test (BETHUEL BOYD VINCENT L., 1880–1953, Arzt, Philadelphia): (1919) Sondenapplikation von 25- bis 33%ig. $MgSO_4$-Lsg. als Kontraktionsreiz für die Gallenblase.

Lyon*-Horgan* Operation: bds. Ligatur der oberen u. unteren A. thyroidea bei Angina pectoris.

Lyophilie: Kolloid-Eigenschaft i. S. einer starken Löse- bzw. Dispersionsmittelbindung (bei Wasser: / »Hydrophilie«); vgl. Lyophobie.

Lyophilisation, -sierung, Lyophiltrocknung: / Gefriertrocknung (so getrocknetes Material: »**Lyophilisat**«).

Lyophobie: Kolloid-Eigenschaft i. S. eines fehlenden Bindungsvermögens an das Lösemittel (bei Wasser: / »Hydrophobie«); vgl. Lyophilie.

lyotrope Reihe: / HOFMEISTER* Reihe.

Lyperosia: eine Hornfliegen-Gattung; z. B. als Lästling Haematobia s. L. exigua (hautreizende Stiche), Haematobia s. L. irritans (kosmopolit. Blutsauger an Vieh u. Menschen, Überträger des Virus der infektiösen Anämie der Pferde?).

Lypethymie, Lypothymie: 1) depressiver Zustand. – 2) Neigung zu Anfällen.

Lypressinum *WHO*: / 8-Lysin-vasopressin.

Lyraschiene: *chir* in Lyraform gebogene CRAMER* Schiene für Schultergelenk- bzw. Oberarm-Ruhigstellung.

Lys: Lysin.

Lysat: 1) Lyseprodukt von Zellen oder Mikroorganismen, z. B. **L.vakzine** (aus autolysierten abgetöteten

Bktn.) 2) *pharmak* Zubereitung aus künstl. Verdauung ausgesetzten tier. Organen.

Lyse, Lysis: 1) Auflösung von Zellen (Bakterien, Blutkörperchen [s. Hämolyse]) nach Zerstörung der Zellmembran durch Lysine; s. a. Lysis... – **2)** allmähl. Fieberabfall (als übl. Spontanvorgang bei best. Krkhtn. oder unter Einwkg. »lyt.« Mittel). – **3)** allmähl. Abklingen eines Krankheitsgeschehens (lyt. Phase; z. B. bei Pertussis). – Vielfach auch Kurzform für Fibrinolyse.

Lysergidum *WHO*, **Lysergamid**, D-Lysergsäurediäthylamid, LSD (25): chemisch den Secalealkaloiden verwandtes synthet. ⚕ Halluzinogen (wie Mescalin, aber ca. 10^4 fach stärker), ⚕ Formel; Serotonin-Antagonist (Blockade postsynapt. Serotonin-Rezeptoren); in Form von Tabl., Kapseln oder Lsg. (als Tartrat) verbreitetes »Psychosomimetikum« mit hoher Suchtquote (⚕ LSD-Psychose); BTM.

Lysergsäure: Grundbaustein der Secalealkaloide u. des ⚕ Lysergidum. – **L.butanolamid:** ⚕ Methylergometrinum.

Lysholm* Blende: *röntg* feststehende Feinrasterblende (Aluminiumlamellen). – **L.* Tisch:** (L.-SCHÖNANDER) spez. Rö-Untersuchungsgerät für Schädel u. Gehirn; erlaubt versch. Aufnahmepositionen ohne Lageänderung des Patienten.

lysierend: lösend, auflösend.

Lysin: 1) *chem* L-Lysin, Lys: α, ε-Diamino-n-kapronsäure (Säurerest = Lysyl), $CH_2(NH_2) \cdot CH_2 \cdot CH_2 \cdot 2CH \cdot CH(NH_2) \cdot COOH$; $C_6H_{14}N_2O_2$; wasser- u. alkohollösl., in Getreideproteinen vork., für den Menschen essentielle ⚕ Aminosäure; Bedarf beim Erw. 0,8 g/Tag (rel. hoher Bedarf v. a. beim Wachstum); Plasmaspiegel ca. 29,3 (Säugling) bis 25,4 mg/l (vgl. ⚕ Hyperlysinämie); Abbau physiol. über α-Keto-ε-aminokapron- u. 3,4,5,6-Tetrahydropyridin-2-karbonsäure zu Dehydropipekolinsäure u. Ketoglutarsäure, pathol. (bei Fäulnis; durch L.dekarboxylase) zu Kadaverin; s. a. Lysintest. – **2)** *serol, bakt* **a)** zytotox. ⚕ Antikörper (auch syn. mit Amboseptor). – **b)** System der unspezif. Infektabwehr, z. B. als **β-Lysin** mehrere rel. thermostabile, Komplement-unabhäng. Serumkomponenten, wirksam gegen Koagulase-neg. Staphylokokken (möglicherweise freigesetzt beim Verklumpen der Thrombozyten im Rahmen der Blutgerinnung), ferner ein Staphylolysin, das Hammel-, aber nicht Kaninchen-Ery auflöst (s. a. Betahämolyse), sowie das ⚕ Lysozym. – **c)** mikrobielles Toxin bzw. Enzym mit der Fähigkeit zu teilweiser oder vollständ. Lyse zellulärer Elemente; i. e. S. das Bakteriolysin (Staphylolysin, Pyolysin, Hämolysin oder -toxin), befähigt zur – graduell unterschiedl. – Lyse von Ery der versch. Tierarten sowie zur Hämoglobinpepsie (»Vergrünung«; Abbau von Oxy-Hb bei erhaltenem Stroma) u. -lyse (⚕ Alpha-, Beta-, Gammahämolyse).

Lysin|intoleranz: angeb. Störung des Lysin-Katabolismus (KREBS*-HENSELEIT* Zyklus) mit den Symptn. der ⚕ Hyperlysinämie. – vgl. L.urie. – **L.test:** *bakt* Nachweis (qual. u. quant.) von L-Lysin unter Verw. eines vollsynthet. L.-freien Mediums; nach Zusatz der zu prüfenden Substanz ggf. Wachstum der Testkeime (z. B. Leuconostoc mesenteroides P-60; Str. faecalis), wobei die turbidimetrisch bestimmte Keimzahl der L.-Konz. in gewissen Grenzen proportional ist. – In Abwandlung auch zum Nachweis anderer Aminosäuren u. Vitamine geeignet. – **L.urie:** vermehrte Ausscheidung von L-Lysin im Harn, z. B. als renale Arginin-Zystin-L.-Ornithinurie; s. a. Hyperlysinämie, Zystinurie.

Lysinogen: die Lysinproduktion stimulierendes AG.

8-Lysin-vasopressin, Lypressinum *WHO*: (ACHER u. M.; DU VIGNEAUD 1953/54) im HHL gespeichertes hypothalam. Hormon (Nonapeptid mit Disulfidring: Phenylalanin^3-lysin^8-oxytozin); vasopressor. Prinzip beim Schwein (im Ggs. zum Arginin-vasopressin bei allen anderen bisher untersuchten Säugern); s. a. Vasopressine.

Lysin-vasopressin-Test, LVP-Test: Funktionsprüfung der Hypophysen-NN-Achse anhand der auf LVP-Zufuhr bei intakter Hypophyse erfolgenden NNR-Stimulierung (Anstieg der Kortikosteroidwerte im Plasma).

Lysis: ⚕ Lyse. – **L.hof:** trübungsfreie Zone in einem Erythrozyten, Baktn. o. a. korpuskuläre Elemente (z. B. Fibrin, präzipitiertes Kasein) enthaltenden Agar durch lyt. Exoenzyme, Bakteriophagen, komplementbedingte Lyse (sensibilisierter Zellen) etc. – **L.test:** serol. Test mit Lyse korpuskulärer Elemente als Indikator für das Stattfinden oder Ausbleiben einer AG-AK-Reaktion; z. B. Agglutinations-Lysis- (für Leptospiren), Hämolyse-, Bakteriolyse-Test.

lyso...: Wortteil »auflösen«.

lysogen: mit erworbener oder ererbter (u. weiter vererbbarer) Fähigkeit zur Freisetzung von Bakteriophagen; s. a. Lysogenese. – **l. Konversion:** *bakt* Erwerb neuer Eigenschaften durch vorübergehende Anlagerung genetischen Materials von Phagen an das Bakterienchromosom; nach Verlust des Phagen reversibel.

Lyso|genese, -genie: genetisch kontrollierte Disposition »lysogener« ⚕ Baktn.(stämme), spontan oder nach Induktion (durch Rö-, UV-Strahlen, Chemikalien) Bakteriophagen zu produzieren u. freizusetzen. – **L.genisation:** die Erzeugung von ⚕ L.genie bei nichtlysogenen Bakt. in Abhängigkeit von deren physiol. Zustand durch Infektion mit einem »temperenten« Phagen u. Einbau des Phagengenoms an best. Stellen des Genoms der Wirtszelle.

Lyso|graphie: Best. der Fibrinolyse-Aktivität anhand des photometr. bestimmbaren Rückgangs der Fibrin-bedingten Trübung. – **L.kephalin:** durch Schlangengiftenzyme partiell abgebautes Kephalin. – **L.lezithin:** durch Schlangengiftenzym partiell abgebautes Lezithin. – **L.plasie (Fiessinger*):** die die Zelldegeneration begleitende Zellneubildung.

Lysosom: *zytol* von einfacher Elementarmembran (Lipoproteine) umgebene, in der GOLGI* Zone (als **primäres L.**) gebildete polymorphe, licht- u. elektronenoptisch homogene Zellorganelle eukaryotischer Zellen; enthält reichlich ⚕ Hydrolasen (wirksam bei sau-

Lysotoxin

rem pH); speichert Lipofuszin. Ort der intrazellulären Verdauung von Kernsäuren, Glykogen, Proteinen, Mukopolysacchariden, Lipiden; bei Freisetzung der Enzyme (z. B. Zelltod, durch Pharmaka) Autolyse der Zelle. Verschmilzt mit phagozytierenden u. pinozytierenden Vakuolen (= **sek. L.**; unterschieden als Phago-L. u. als – Alterspigment enthaltender – Restkörper).

Lyso|toxin: Antibiotikum aus Streptomyces lysotoxis; wirksam gegen grampos. u. -neg. Baktn. – **L.typie**: (CRAIGIE u. YEN 1928) Typendifferenzierung (»L.typ«) von Baktn. auf der Basis der spezif. – u. konst. – Beziehungen zu ihren Bakteriophagen, d. h. anhand einer Lysis bei Besitz des entspr. Rezeptors; z. B. bei Salmonellen, Staphylokokken, Kolibakterien, Shigellen etc. (u. a. zur Aufklärung von Infektketten). – **L.zithin**: die Phosphatide ↑ L.lezithin u. L.kephalin.

Lysozym, Muramidase: (A. FLEMING 1922) ↑ Hydrolase in Geweben, Körperflüssigkeiten (Normalwert im Vollblut 1,54–9,74 µg/ml), Hühnereiweiß; thermostabil bis 70°, Mol.gew. rd. 15 000; spaltet Mukopolysaccharide u. Mukopeptide (u. a. in Bakterienzellwänden) spezif. auf u. wirkt damit bakterizid (Testkeim: Micrococcus lysodeikticus); an der unspezif. Immunisierung des Säuglings beteiligt (↑ Bakterienktanine); ther. Anw. bei Entzündungen des Mund-Rachenraumes.

Lyssa, Rabies, Tollwut: kosmopolit., durch infizierten Speichel (Bißwunde, aber auch Lecken, Berührung) auf Mensch u. Warmblüter übertragbare epidem. oder sporad. Zoonose mit vorwiegender Beteiligung des Nervensystems; Erreger: Lyssa- = Rabiesvirus (ein ↑ Rhabdovirus; Wirt: Karnivoren, Fledermaus; als natürl. Virus [»Straßenvirus«] von der Wunde entlang peripherer Nerven in das ZNS vordringend u. dort Bildung von NEGRI* Körperchen auslösend; als Virus fixe [Modif. nach mehrfacher Kaninchenpassage] mit stärkerer Vermehrungsfähigkeit, kürzerer Latenz u. Verlust der NEGRI*-Körper-Bildung). Vork. v. a. bei Karnivoren (Wolf, Fuchs, Hund), u. zwar – neben atyp. Formen – als stille u. als rasende Wut (Inkubation: ca. 3–6 Wo., im Initialstadium [1–3 Tg.; Infektiosität bereits 3–6 Tg. zuvor] mit Charakterveränderungen, Freßunlust; im charakterist. 2. Stadium paroxysmale Muskel-, insbes. Schlingkrämpfe, rapide Abmagerung, Neigung zum Zubeißen u. Herumstreichen; dann paralyt. Stadium: Lähmungen, unterbrochen durch Krampfparoxysmen, am 4.–6. Tg. meist Tod). Beim Menschen v. a. konvulsive Form: nach Inkubation (20–60 Tg. [12 Tg.–2 J.]) u. uncharakterist. Prodromi (u. a. Schmerzen in Bißnarbe, Unruhe, Kopfschmerzen, Fieber) Stadium excitationis mit Krämpfen der Schlund-, Extremitäten-, Rumpf- u. Atemmuskulatur, Delirien, Speichelfluß, Wutanfällen (mit Schlagen, Kratzen, Beißen etc.), Hydrophobie mit Schlingkrämpfen (schon durch Anblick von Wasser ausgelöst); dann Lähmungsstadium mit Sistieren der Paroxysmen, rascher Verfall u. Tod am 3.–5. Tg.; seltener als stille (frühzeitig paralyt.) u. abortive Form. Histol.: Alteration der Vorderhornzellen mit Neuronophagie, Achsenzylinderdegeneration, NEGRI* Körpern (v. a. in Ammonshorn, Optikuskernen, PURKINJE* Zellen des Kleinhirns) u. BABES* Knötchen. Diagnose: Erregernachweis, Tierversuch, KBR, NEGRI* Körper beim verdächt. Tier. – Als Prophylaxe (alsbald nach verdächt. Biß oder Kontakt) **L.-Schutzimpfung** (↑ Tollwut-Vakzine), bei schwerer Bißverletzung auch simultane Impfung (Vakzine + Immunglobulin).

Lysso|dexis: Biß durch tollwüt. Tier. – **L.phobie**: zwanghafte Angst vor Tollwut, evtl. mit psychogenen Lyssa-ähnl. Erscheinungen. I. w. S. auch die Angst, geisteskrank zu werden.

Lysyl-sRNS-synthetase: ein Lysin mit sRNS verknüpfende ↑ Ligase; wichtig für die Translationsstufe der Proteinbiosynthese.

lytisch: eine ↑ Lyse betreffend oder bewirkend (z. B. l. ↑ Bakteriophagen, l. ↑ Viren, l. ↑ Cocktail), in Form einer Lyse (z. B. **l. Deferveszenz** = Lyse [2]).

Lytta: 1) Lyssa. – 2) Käfergatt. der Fam. Meloidae; z. B. **L. vesicatoria** = Spanische Fliege (s. u. Cantharides).

Lyxulose: ↑ Xylulose.

L-Zellen: (E. SOLCIA) fein u. dicht granulierte Zellen in der Magen- u. Dünndarmschleimhaut; n. FORSSMANN zur Gruppe der D-Zellen des Pankreas gehör.

L-Zyklus (Klieneberger*): *bakt* s. u. L-Form.

M

M: Kurzzeichen für *chem* Massenzahl; *physik* MACHE*
Zahl, Maxwell, Mega...; *genet* Minutes, ↑ Metaphase
der 1. oder 2. meiot. Teilung (= M I bzw. M II); *anat*
Musculus; *klin* Morbus, Myopie; *pharmak* Misce
(»mische!«); *serol* Antigen M (vgl. M-Antigen,
M-Antikörper). – Ferner röm. Zahlzeichen 1000. – **m**:
biol männlich; *chem* Metastellung (m-), molar; *physik*
Meter, Milli...; *anat* musculus. – **m**: *physik* Masse;
chem Molalität.

M, μ: griech. Buchstabe »My«; μ Kurzzeichen für
Mikro..., Mikron.

Maasfieber: ↑ Wollhynisches Fieber.

Maatz* Osteosynthese (RICHARD M., geb. 1905,
Chirurg, Berlin): (1951) Druckosteosynthese bei gelenknaher Fraktur u. Pseudarthrose unter Verw. von
zylindr. Schrauben- u. Spiralfedern (↑ Markraumfeder), die beim Eindrehen in Spongiosa oder Markraum durch elast. Verformung zu interfragmentärer
Kompression führen. – Von M.* ferner Doppelnagel
mit schiefer Ebene angegeben.

MAC: **M**aximum **a**llowable **c**oncentration (s. u. Arbeitsplatzkonzentration).

Macaca mulatta s. rhesus: ↑ Rhesusaffe.

Macalister* (ALEXANDER M., 1844–1919, Anatom,
Cambridge) **Faszie**: ↑ Fascia diaphragmatis pelvis
inf. – **M.* Sinus**: der erweiterte Anfangsteil der aufsteig. Aorta. – **M.* Tubulus**: ↑ Ductus thyroglossus.

Macallum* Nachweis: histochem. Nachweis von 1)
okkultem Fe mit TURNBULL-Blau nach Ionisierung
mit saurem Ammoniumsulfid; 2) Kalium (gelber
Niederschlag) mit Kobalt- u. Natriumnitrit u. verd.
Essigsäure; 3) Kalk mit Schwefelsäure u. Bleiazetat.

MacArdle*(-Schmid*-Pearson*) Syndrom: (1951)
autosomal-rezessiv erbl. ↑ Glykogenose (Fehlen der
α-Glukanphosphorylase, Glykogenanreicherung im
Skelettmuskel, Unvermögen der Milchsäurebildung);
klin.: Schwäche, Steifheit, Krämpfe u. Schmerzen der
Muskulatur (v. a. nach Belastung), transitor. Myoglobinurie.

McBride* Syndrom (PETER M., geb. 1854, Otolaryngologe): (1897) ↑ WEGENER* Granulomatose.

McBurney* (CHARLES M., 1845–1914, Chirurg, New
York) **Operation**: bei Inguinalhernie Unterbindung
u. Abtragung des Bruchsacks am inn. Leistenring, Fixation der eingeschlagenen Haut auf dem darunterliegenden Sehnen- u. Fasziengewebe. – s. a. Wechselschnitt. – **M.* Punkt**: lat. Drittelpunkt der MONRO*
Linie (Projektion des Appendixansatzes) als Druckschmerzpunkt bei Appendizitis (↑ Abb. »Appendizitisschmerzpunkt«).

McCallig*(-Heyerdale*) Test (JOHN JAMES M., geb.
1911, Chirurg, Rochester/Minn.) zur Beurteilung der
venösen Zirkulation im Bein: bei Insuffizienz 1) des
oberfläch. Saphena-Systems am Stehenden Fortleitung des Perkussionsschalls von einem unterhalb gelegenen Venensegment zum in derFossa ovalis komprimierenden Finger; 2) der Vv. communic. Füllung der
oberfläch. Venen bis 30 Sek. nach Aufstehen mit
zuvor in der Leistenbeuge (bei blutleerem Bein) angelegtem Tourniquet; 3) der tiefen Venen Zunahme der
Beschwerden beim Laufen mit angelegtem elast. Verband.

MacCallun* Fleck (WILLIAM GEORGE M., 1874–
1944, Pathologe, New York): umschrieb. rheumat.
Endokarditis an der Rückwand des li. Vorhofs, ausgehend vom hint. Mitralsegel.

McCance* Syndrom: (1960) »zerebrookulorenale
Dystrophie« (autosomal-rezessiv erbl.?) mit angeb.
tubulärer Insuffizienz (Nephrokalzinose, metabol.
Alkalose, zunehmend erhöhter Rest-N), bds. Hornhauttrübung (Lichtscheu) u. körperl. u. geist. Retardierung (Hirnatrophie); evtl. Kryptorchismus, Muskelhypotonie, epileptiforme Anfälle etc.; Prognose
schlecht (Tod durch Urämie).

McCarthy* Reflex: (DANIEL JOHN M., 1874–1958,
Neurologe, Philadelphia): (1901) ↑ Orbicularis-
-oculi-Reflex. – Gesteigerter Reflex: »McC.* Zeichen.« – Modifiziert als ↑ Nasopalpebralreflex.

MacCarty*(-Anderson*) Test: empfindl. Nachweis
des C-reaktiven Proteins (bis <0,1 mg/100 ml); nach
Brutschrank- (2 Std.) u. Kühlschrankinkubation (12–
22 Std.) von Probandenserum u. Antiserum (1 : 1 in
Röhrchen) Ablesen des Präzipitats mit bloßem Auge.

Macchiavello* Färbung (A. M., chilen. Arzt): (1937)
Darstg. von Rickettsien u. größeren Viren (rot, Zellen
blau) im unfixierten Abstrich mit bas. Fuchsin
(0,35%ig), Waschen mit Zitronensäure (0,5%ig),
Nachfärben mit Methylenblau (1,0%ig).

MacClinton* Zeichen (ALFRED HENRY M., 1822–
1881, Geburtshelfer, Dublin): *geburtsh* Pulsfrequenz
>100 während 1 Std. nach Entbindung als Hinweis
auf Blutung (»Blutungspuls«).

McClung* Medium: (1940) Nährboden mit 0,1%
Natriumthioglykolat für Anaerobierzüchtung.

MacConkey* (ALFRED THEODORE M., 1861–1931,
Bakteriologe, London) **Agar**: Selektivnährboden aus
Galle-Bouillon oder -Agar mit Laktose bzw. Dextrose
(2%) u. 10%ig. Lackmus (als Indikator) für E. coli. –
Die **M.* Trinkwasserprüfung** auf fäkale Kontamination (E. coli) erfolgt in Gärungsröhrchen mit laktosehalt. Nährlsg. (Gasbildung), die Differenzierung
von koliformen Keimen u. Salmonellen auf Laktose-
Neutralrot-Agar (rote bzw. helle Kolonien).

MacCormac* Reflex (SIR WILLIAM M., 1836–1901,
Chirurg, London) ↑ MARIE* Adduktorenreflex.

MacCoy* Nährboden: 1) M.*-CHAPIN* N.: bei 75° erstarrter Schrägagar aus frischem Eidotter u. physiol. NaCl-Lsg. (60 + 40) zur Züchtung von Pasteurella tularensis. – 2) M.*-CLUNG* N.: (1934) Aufschwemmung von Lebersubstrat (1–2%) u. Maismehl (5%) in Wasser für Anaerobierzüchtung.

McCulloch* Regel: Der totale Astigmatismus des Auges entspricht etwa dem um $1/8$ vermehrten Ophthalmometerwert, kombiniert mit –0,75 zyl. 90°.

McDermott* Operation: portokavale Anastomose durch Einpflanzen der Pfortaderstümpfe in die Vorderwand der V. cava inf. (Druckminderung in Pfortadereinzugsgebiet u. Leber).

MacDonald* Cerclage (ELLICE M., 1876–1955, Gynäkologe, Philadelphia): *geburtsh* Einengung der insuffizienten Zervix durch Tabaksbeutelnaht mit Kunststofffaden (der in der 38./39. Schwangerschaftswoche entfernt wird). – vgl. SHIRODKAR* Op.

McDougall* Theorie (WILLIAM M., 1871–1938, Psychologe, Oxford): Farbentheorie, die 4 Rezeptorensysteme (Rot, Grün, Blau, Weiß) voraussetzt, von denen jedes mit einem bilat. kortikalen Zentrum verbunden ist; ein induktiv integrierender Mechanismus bewirkt die endgült. Farbenempfindung.

McDowell* Reflex: beim erheblich – aber nicht letal – ausgebluteten Tier starker Blutdruckabfall nach Durchtrennung des N. vagus (Ausfall der Pressoren).

Maceratio, Mazeration: 1) *pharmaz* das die Extraktion von Drogen einleitende Durchfeuchten (Tränken) mit der Extraktionsflüssigkeit; i. w. S. der Auszug selbst (»Kaltauszug«). – 2) *path, histol*: ↑ Mazeration.

MacEwen* (SIR WILLIAM M., 1848–1924, Chirurg, Glasgow) **Dreieck**: oben durch die Spina supra meatum, unten durch den hint.-oberen Quadranten des äuß. Gehörgangs u. hinten durch die Tangente am Gehörgang begrenztes (»suprameatales«) Dreieck als Orientierungshilfe bei der Antrotomie (Projektion des Antrumeingangs). – **M.* Linie**: geradlin. Verbindung der Incisura parietalis des Schläfenbeins mit der Spitze des Mastoids. – **M.* Zeichen, Phänomen**: tympanit. Klang (»Geräusch des gesprungenen Topfes«) bei Schädelperkussion (z. B. frontoparietal) als Hinweis auf Persistieren – oder Wiedereröffnung – von Schädelnähten bei Hirndruck (Hydrozephalus, Hirnabszeß usw.).

McFarland* Trübungsröhrchen (JOSEPH M., 1868–1945, Bakteriologe, Philadelphia): Serie zugeschmolzener Glasröhrchen (150 × 19 mm) mit 10 ml $BaSO_4$-Suspension in ansteigender Konz. als Trübungsstandard für die Dichte einer Keim-Suspension (z. B. bei WIDAL* Reaktion).

MacGannon*-Williams*-Friesen* Plastik, Op.: (1956) Kardiaersatz durch anisoperistalt. Interposition eines an seinen Gefäßen gestielten Antrum-Pylorussegments; Wiederherstg. der Kontinuität durch Gastroduodeno- oder -jejunostomie.

McGinn*-White* Syndrom: (1935) flücht. (oft nur wenige Std.) EKG-Veränderungen bei Lungenembolie bzw. Cor pulmonale acutum: P pulmonale, tiefes S_I, ausgeprägtes Q_{III}, ST-Senkung u. entgegengesetzt--spitzes T in I u. II (ST-T in V_1 u. V_2 evtl. monophasisch deformiert).

McGinty* Test: (1939) Bestg. gestagener Aktivität (>0,5 µg Progesteron) durch Inj. der Probe in den Uterus Östrogen-vorbehandelter immaturer ♀ Ratten; mikroskop. Beurteilung nach MCPHAIL* Skala.

MacGowan* Syndrom: Dystonie des Sphincter Oddi mit Duodenaldyskinesie u. Periduodenitis.

McGregor* Linie, Tangente (WILLIAM WILBUR M., geb. 1886, Chirurg, Birmingham/Mich.): *röntg* im Schädelseitenbild die geradlin. Verbindung zwischen hint. Rand des harten Gaumens u. tiefstem Punkt des Os occipit. als Bezugslinie für die basiläre Impression (normal vom Dens axis überragt); s. a. Abb. »CHAMBERLAIN* Linie«.

McGuire* Operation: 1) (I. H. M. 1954) Exstirpation eines angiomatösen oder stark erweiterten Plexus choroideus bei Hydrocephalus hypersecretorius oder Ventrikelblutung. – 2) (ROY DONALD M. 1909) modifiz. PAYR* Hydrozephalus-Op. mit Ableitung des Liquors in eine Halsvene.

Mach* (ERNST M., 1838–1916, Physiker, Graz, Prag, Wien) **Effekt, Phänomen, Täuschung**: *opt subj.* Empfindung einer Kontrastverstärkung (Ring bzw. Streifen) als sogen. Nachbareffekt an Hell-Dunkel-Übergängen (z. B. im Rö-Bild zwischen Feldern verschiedener Schwärzung). – **M.* Gesetz**: Statokinet. Reflexe werden nicht durch gleichförm. Bewegungen, sondern nur durch Beschleunigungs- oder Verzögerungskräfte hervorgerufen. – **M.*-Breuer* Theorie**: (1874) Die Bogengänge des Labyrinths sind rezeptives Organ für Beschleunigungsempfindungen bei Drehbewegungen, der Makulaapparat für Empfindung der Lage des Kopfes im Raum u. von Progressivbeschleunigungen.

Mach* Syndrom (RENÉ M., geb. 1904, Internist, Genf): bei übergewicht., herz-, leber- u. nierengesunden Frauen durch Zufuhr von 4 g NaCl auslösbares »idiopath. Ödem« mit Hyperaldosteronurie (ohne Hypokaliämie), die durch NaCl-Belastung nicht beeinflußt wird. Pathogenese ungeklärt (psych. Einflüsse? Beziehungen zu zykl. Ödem u. Salz-Wasser-fettsucht?).

Machado*-Guerreiro* Reaktion: (1913) KBR mit Aufschwemmung von Trypanosoma cruzi (oder infizierten tier. Organen) zur Diagnostik der subakuten u. chron. CHAGAS* Krankh.; nicht streng spezifisch.

Machandel, Machangel: ↑ Juniperus communis.

Mache* Einheit (HEINRICH M., 1876–1954, Physiker, Wien), M.-E.: in der Balneologie übl. Einh. der radioakt. Konz. in Quellwässern u. -gasen, Atmosphäre etc.; entspricht der Menge Rn/l, die allein (ohne Zerfallsprodukte) bei vollständiger Ausnutzung ihrer α-Strahlung durch Ionisation einen Sättigungsstrom von 10^{-3} elektrostat. Ladungseinheiten unterhält; 1 M.-E. = $3,64 \cdot 10^{-10}$ Ci/l.

Machonnement: (französ.) zwangshafte Kaubewegungen, z. B. bei Enzephalitis.

Machupo-Virus: ARBO-Virus der Tacaribe-Gruppe; Erreger eines hämorrhag. Fiebers (»Maisschnitterfieber«; mit schweren Myalgien u. Konjunktivitis, am 8. Tag hypotone Krise) in Bolivien. Reservoir wahrsch. die Feldmaus Callomys callosuris, Überträger wahrsch. Milben.

McIndoe* Operation (SIR ARCHIBALD HECTOR M., 1900–1960, Chirurg, London): 1) Korrektur der DU-

PUYTREN* Kontraktur durch Z-Plastik, evtl. mit Verpflanzung von Spaltlappen. – **2)** (1949/50) Scheidenplastik (bei Aplasie) durch Einnähen einer mit dünnem Epidermislappen bedeckten phallusförm. Prothese in das Wundbett, die nach 4–6 Mon. wieder entfernt wird.

MacIntosh* Spatel: (1941) gebogener Kehlkopfspatel (Laryngoskop) mit Z-förm. Querschnitt, so daß ein Berühren der – vom N. vagus innervierten – Unterfläche der Epiglottis vermieden wird (geringere Reflexgefahr).

Mack* Methode: *gyn* (1942) Glykogen-Darstg. (mahagonibraun) im – getrockneten – Vaginalabstrich durch 5minüt. Auflegen auf einen Becher mit LUGOL* Lsg. (Joddämpfe); zur Funktionsdiagnostik des Endometriums.

MacKee* Linie: den Verlauf der A. iliaca ext. projizierende Linie von der Spitze des 11. Rippenknorpels zur Innenseite der Spina iliaca ant. sup. u. bogenförmig zum äuß. Leistenring.

McKee* Test (CLARA M. M., Naturwissenschaftlerin, New Jersey): (1940) KBR auf Lymphogranuloma inguinale unter Verw. von FREI* Antigen (Lygranum).

Mackenrodt* (ALWIN KARL M., 1859–1925, Gynäkologe, Berlin) **Inzision:** querer, halbmondförm. Bauchschnitt mit tiefstem Punkt ca. 2 cm oberhalb der Pubes. – **M.* Ligamente:** von der Faszie des Obturatorius int. in das Lig. latum radiär einstrahlende Züge glatten Muskelgewebes; Haltebänder des Uterus. – **M.*-Latzko*-Meigs* Op.:** / Evisceratio pelvis.

Mackenzie* Punkt: Druckschmerzpunkt (mit Abwehrspannung) im oberen Drittel des M. rectus abdominis bei Gallenblasenaffektion.

Mackenzie* Syndrom, Lähmung (SIR STEPHEN M., 1844–1909, Chirurg, Edinburgh): gleichzeit. einseit. Lähmung von Zunge, weichem Gaumen u. Stimmbändern bei Vagus- u. Hypoglossusausfall.

MacKenzie* Zonen: (J. M. 1893) analog den HEAD* Zonen postulierte somat. Zonen in der Skelettmuskulatur (u. Haut), in die sich bei Eingeweideprozessen Schmerzen projizieren, indem die viszeralen Impulse in den zugehör. Spinalsegmenten einen Erregungsfokus bilden, durch den periphere Afferenzen zu Schmerzen verstärkt werden.

McKesson* Gerät (ELMAR ISAAC M., 1881–1935, Anästhesist, Toledo/Ohio): Narkoseapparat mit »intermittierendem Flow« für regulierbares Lachgas-O_2-Gemisch. – Von M.* ferner der Nargraph®-Apparat mit dosierbarer Rückatmung, automat. Atmungs- u. halbautomat. Blutdruckregistrierung angegeben.

McKinley* Zellen: *hämat* / DOWNEY* Zellen.

McKinnon* Test (NEIL E. M., geb. 1894, Arzt, Toronto/Ontario): DD zwischen Pocken u. Varizellen durch i.c. Überimpfung von Pustelinhalt auf Kaninchen (bei Varizellen keine Hautreaktion).

McKittrick*-Wheelock* Syndrom (LELAND STERLING M., geb. 1892, New York): (1954) ätiol. ungeklärtes »Syndrom der villösen Adenome mit Elektrolytstörungen« (Hyponatri-, -chlor-, -kaliämie); Beginn meist in höherem LA, mit profuser, schleim. Diarrhö, Tenesmen, Kollapsneigung (in Streßsituation akut verstärkt); bei frühzeit. Tumorentfernung (Sigma-Rektum) Prognose gut.

McKusick* Syndrom (VICTOR A. M., Humangenetiker, Baltimore): **1)** M.* Dysplasie: / HOLT*-ORAM* Syndrom. – **2)** (1964) autosomal-rezessiv erbl. »Knorpel-Haarhypoplasie« mit Zwergwuchs (kurze Extremitäten, Verkalkungszonen verbreitert u. wollig-dicht, Metaphysenabschlüsse wellig; Glockenthorax, Schädel normal), spärl.-brüch. Behaarung, oft auch intestinalen Abweichungen (Malabsorption, Megakolon etc.). – **3)** / CROSS*-McK.*-BREEN* Sy. – **4)** / ELDRIDGE*-BERLIN*-MONEY*-McK.* Syndrom – **5)** MENGEL*-KONIGSMARK*-BERLIN*-McK.* Sy.: / Taubheits-Ohrmuscheldysplasie-Sy.

MacLagan* Reaktion: (1944) / Thymoltrübungstest.

McLaughlin* Operation: 1) bei Fazialislähmung um die gelähmte Mundseite Fasziendoppelschlinge in Achterform, die dann durch weitere Schlinge mit dem abgetrennten Proc. coronoideus u. so mit dem M. temp. verbunden wird. – **2)** bei Lagophthalmus lat. Tarsorrhaphie durch dreieckförm. Exzision an Unter- (äuß. Kante) u. Oberlid (inn. Blatt) u. Wundvereinigung.

MacLean*-Slevin* Test: bei Varikose Anlegen je einer Staubinde (bei liegendem Pat.) am oberen, mittl. u. unt. Drittel des Oberschenkels sowie unterhalb des Knies u. (nach Aufstehen) Entfernen der Binden von unten nach oben: bei Insuffizienz der Vv. communicantes Füllung eines varikösen Segments, während oberhalb noch gestaut ist.

MacLean*-DeWesselow* Test (HUGH M., 1879 bis 1957, Pathologe, London): Bestg. der Harnstoffkonz. im Urin in den ersten 3 Std. nach Gabe von 15 g Harnstoff in 1000 ml Wasser als Nierenfunktionsprobe; Höchstwerte unter 2 g/100 ml sprechen für Insuffizienz.

MacLeod*, John James Richard: 1876–1935, Physiologe, Cleveland/Ohio, Toronto; 1923 Nobelpreis für Medizin (zus. mit F. G. BANTING) »für die Entdeckung des Insulins«.

McLeod* Syndrom (W. M. M., Pulmologe, London): (1954) einseit. Lungendystrophie mit allmähl.-progred. Dyspnoe u. intermittierender Bronchitis, schleimig-eitr. Sputum; im Rö.bild einseitig helle Lunge, im Bronchogramm fehlende Kontrastfüllung der kleinen Bronchien u. Bronchiolen. Ätiol. unbekannt (Bronchiolitis oblit. vor dem 8. Lj.?).

McMaster* Krankheit: (1945) Apophyseonekrose der Sitzbeinhöcker.

MacMunn* Probe (CHARLES ALEXANDER M., 1852–1911, Pathologe, Wolverhampton): Indikan-Nachweis (Bläuung) im Harn durch āā-Mischen mit HCl u. Zutropfen von HNO_3.

McMurray* Operation (THOMAS PORTER M., geb. 1887, Chirurg, Liverpool): bei Koxarthrose intertrochantäre Keilosteotomie mit Valgisierung (Verbesserung von Gelenkkongruenz u. Biomechanik, Minderung der Schmerzen, evtl. Wiederaufbau des Gelenks), meist auch Medial-kranial-Verschiebung des Femurschaftes zwecks Abstützung am Lig. transversum acetabuli (Entlastung von Adduktoren u. Iliopsoas, Verminderung des schmerzhaften muskulären Dauerdrucks). – **M.* Zeichen:** bei Hinterhornverletzung des äuß. bzw. inn. Kniegelenkmeniskus durch Innen- oder Außenrotation des gebeugten Unterschenkels auslösbare örtl. Schmerzen sowie (bei Einklemmung) hör- u. fühlbares Schnappen.

McNeal* Agar: / N-N-N-Medium.

McPhail* Test: (1934) Bestg. gestagener Aktivität durch i. m. Inj. (5 Tg.) der Probe bei Östrogen-vorbehandelten immaturen ♀ Kaninchen u. mikroskop. Kontrollen der Uterusumwandlung anhand einer von 0–4 reichenden Skala (2 = 0,75 mg Progesteron-Äquivalenz). – vgl. CLAUBERG*, MCGINTY* Test.

McPheeters* (HERMAN OSCAR M., geb. 1891, Chirurg, Minneapolis) **Behandlung**: Gummischwamm-Kompressionsverband u. akt. Bewegungen bei Ulcus varicosum zur Verbesserung der örtl. Blutzirkulation (»rubber-sponge heart«). – **M.* Zeichen**, HESSE*, SCHWARZ* Zeichen: Fortleitung eines Perkussionsstoßes in der V. saphena magna vom prox. zum dist. Oberschenkeldrittel bei Venenklappeninsuffizienz.

McQuarrie* Syndrom: (1949/54) infantile idiopathische / Hypoglykämie.

Macracanthorhynchus hirudinaceus, Echinorhynchus gigas Riesenkratzer: *helminth* ubiquitärer, 5–10 bzw. (♀) 20–65 cm langer Dünndarmparasit des Schweines, selten des Menschen. Larvenentwicklung in Käfern (Scarabaeidae); orale Infektion des Endwirtes.

McRae* Linie: *röntg* im Schädelseitenbild geradlin. Verbindung des vord. u. hint. Randes des For. magnum als – normalerweise vom Dens axis nicht überragte – Bezugslinie für okzipitozervikale Entwicklungsstörungen (v. a. basiläre Impression).

macro...: Wortteil »groß«, »lang«; s. a. makr(o)..., megal(o)....

Macrocin: (HAMILL u. STARK 1964) Antibiotikum (Makrolid) aus Streptomyces fradiae; wirksam gegen grampos. Baktn. u. Mykobaktn..

Macrogenitosomia praecox: die echte / Pubertas praecox (zentrale Form, Vierhügel-Syndrom). – Weniger korrekt auch Bez. für die Pseudopubertas praecox beim adrenogenitalen Syndrom; s. a. Makrogenitosomie, FRANKL=HOCHWART*-PELLIZZI*-MARBURG* Syndrom.

Macrosomia: / Großwuchs; s. a. Hoch-, Riesenwuchs. – **M. adiposogenitalis**, CHRISTIANSEN* Krkht.: seltene Entwicklungsstörung mit Adipositas u. Lang- bzw. Großwuchs, evtl. verzögerter Pubertät. Wahrsch. passagere hypothalam. Funktionsstörung psychischer Genese mit sek. Beteiligung von NNR, Thymus u. Schilddrüse.

Macrosporium magalhaesii: / Allescheria boydii.

Macruz* Index: (1958) aus EKG-Werten (P-Dauer, P-R-Intervall u. -Segment) errechneter Index für die (Differential-)Diagnostik der Vorhofvergrößerung.

Macula: (lat.) Fleck; 1) *derm* umschrieb. Veränderung der Hautfarbe (ohne Änderung von Oberflächenstruktur, Niveau oder Konsistenz) durch Alteration von Pigmentgehalt oder Durchblutung oder durch Blutaustritt; eine der prim. / Effloreszenzen; z. B. **Maculae caeruleae** (= Taches bleues, / Melanoderma pediculosum), **M. hepatica** (»Leberfleck«). – 2) *anat* fleckförm. Gebilde bzw. Gewebs- oder Zellstruktur; i. e. S. (*PNA*) die Maculae der häut. Vorhofbläschen (als Rezeptoren des Gleichgewichtssinnes): **M. sacculi** (mit Sinnes- u. Stützzellen, Gallertschicht u. eingelagerten Statolithen) senkrecht in der med. Wand des Säckchens; **M. utriculi** (mit Sinnesepithel, ebenfalls oval, 2,4 mm breit) am Boden des Bläschens; sowie ferner die **M. cribrosa inf., media** u. **sup.** als durchlöcherte Knochenfelder (für Durchtritt von Nervenfasern) im Vorhof des Innenohrs. – Ferner: **M. adhaerens** (/ Desmosom, Zonula adhaerens), **M. corneae** (*ophth* / Leukom), **M. densa**: *histol* in der Niere der dem juxtaglomerulären Apparat des Vas afferens anliegende Wandabschnitt der dicken HENLE* Schleife, mit schmaleren Epithelzellen u. dichter beisammenliegenden Zellkernen. – **M. germinativa**, Keimfleck, -punkt: *embryol* der Nucleolus im Kern der Eizelle. – **M. gonorrhoica**, SÄNGER* Fleck: flohstichart. Rötung der Mündung der BARTHOLIN* Drüse bei Go. – **M. lactea s. tendinea**: weißl., sehnenart. Fibrose des Perikards als Druckschwiele oder Entzündungsfolge. – **M. lutea**: der querovale (⌀ 2,5 mm) »gelbe Fleck« (bes. deutlich bei rotfreiem Licht) am hint. Augenpol (temporal des Discus n. optici), mit der Fovea centr. als Stelle schärfsten Sehens. – **M. occludens**: *histol* fleckförm. (evtl. gürtelförm.: / Zonula o.) Verschmelzung des 3schicht. Plasmalemms zu einer einheitl. Membran als Begrenzung des Interzellularraums.

maculatus, maculosus, makulös: (lat.) fleckig, gefleckt, fleckförmig (= macularis).

McVay* Schnitt: Hockeyschlägerschnitt für Lappenbildung aus der vord. Rektusscheide zum Verschluß der inn. Leistenbruchpforte.

Madagaskar|-Beule: / Hautleishmaniase in Ostafrika. – Ferner das fast nur auf der Insel vork., nicht übertragbare **M.-Noma** (»Homamiadana«; gangräneszierende Osteogingivitis) bei gesunden Kindern (♂ : ♀ etwa 1 : 3) vor oder während der 2. Dentition, wahrsch. durch Fusibact. PLAUT-VINCENT in Symbiose mit Strepto- u. Staphylokokken, Sarzinen, Corynebaktn., Escherichia coli etc.

Madarosis (ciliaris), Madaroma: Verlust der Wimpern (u. Augenbrauen) bei chron. Blepharitis ulcerosa, Skrophulosis, Myxödem u. als Frühsympt. der Lepra lepromatosa; Haarbälge zerstört, verbliebene Wimpern meist kurz, gedreht.

Maddox* (ERNEST EDMUND M., 1860–1932, Ophthalmologe, Bournemouth) **Kreuz, Tangentenskala**: kreuzförm. Skala mit zentralem Fixationspunkt (leuchtend) zur Prüfung des Augenmuskelgleichgewichts u. des Schielwinkels. – **M.* Prisma**: Doppelprisma mit Scheitelwinkel von ca. 170° zur Erzeugung einäugiger Doppelbilder bei der Heterophorie-Bestg. – **M.* Stäbchen, Zylinder**: roter Glaszylinder, der von einem weißen Lichtpunkt (z. B. des M.* Kreuzes) das Bild einer roten Linie entwirft (u. so die Fusionstendenz aufhebt); für die Heterophorieprüfung (»M.* Stäbchentest«).

Madelung* (OTTO WILHELM M., 1846–1926, Chirurg, Rostock, Göttingen) **Deformität**, Manus valga: Stellungsanomalie des Handgelenks (oft bds.) mit bajonettförm. Subluxation nach volar (Elle dorsal vorspringend). Anlage angeboren (dominant-erbl.?), Manifestation meist in Frühpubertät (4 : 1 – Gynäkotropie); wahrsch. metaepiphysäre Dysostose des – oft lateralkonvex gekrümmten – Radius. Klin.: Radialabduktion eingeschränkt, evtl. Bewegungsschmerz. – Als Abortivform die / HULTEN* Variante; ferner der – seltene – Typus inversus mit Dorsalflexionsstellung der Hand. – **M.* Fetthals, Syndrom**: (1888) androtrope (26.–40. Lj.), häufig schmerzhafte, diffuse Lipomatose des Halses (evtl. auch des oberen Rückens), meist vom Mastoid bis an die tiefen Halsorgane vordringend. Nicht erblich (inkretor. Störung?). – **M.* Operation**: lumbale Kolotomie, bei der das dist. Darmende durch Invagination u. zweireih. Naht verschlossen wird. – **M.* Zeichen**: Differenz zwischen Rektal- u. Axillartemp. um > 0,5° als Hinweis auf intraabdominale Entzündung (insbes. Peritonitis).

Maden|fraß, -krankheit: / Myiasis. – **M.würmer**: die Nematoden-Fam. Oxyuridae; i. e. S. der Enterobius vermicularis (/ Oxyuriasis).

madescens, madidans: (lat.) nässend.

Madesis: *derm* / Madarosis.

Madlener* Operation (MAX M., 1868–1951, Chirurg, Kempten): 1) antrale Pylorektomie als Palliativ-Op. bei pylorusfernem Magenulkus. – 2) (1919) Sterilisation der Frau durch – meist vaginale – instrumentelle Quetschung, Umstellung u. Unterbindung der Tuben (d. h. ohne Resektion).

Madonnen|finger: auffallend, schmale, lange Finger bei Arachnodaktylie oder – leicht gebeugt – bei Sklerodermie. – Ähnl. die **M.hand** (REVILLOD) bei hochwüchs., hyperthyreoten Jugendlichen.

Madrid-Virus: ARBO-Virus C, das in Panama fieberhafte Kopfschmerzen hervorruft.

Maduramykose, -myzetom: (E. KÄMPFER 1712, GILL 1842) / Myzetom.

Madurella: (BRUMPT 1905) Pilzgattg. mit / Myzetome hervorrufenden Arten, z. B. **M. grisea** (in Südamerika; schwärzl. Pigment), **M. mycetomi** (s. americana s. tozeuri; in Texas; bräunl. Pigment).

Mädchenfänger: *chir* / Extensionshülse.

MÄIDA: 2-**M**erkapto**ä**thyl**i**mino**d**i**a**zetat; Chelatbildner (dekorporiert Blei).

Männerkindbett: *anthrop* / Couvade.

Maercker* Lösung: ammoniakal. Zitronensäure-Lsg. für Phosphatbestimmung.

Mäuschen, Mäuslein: *anat* Laienbez. für den Ellbogen im Bereich des Epicondylus med., wo der N. uln. unmittelbar unter der Haut dem Knochen aufliegt, so daß Stoß oder Druck einen blitzart. Schmerz im Vorderarm (»Musikantenknochen«) bzw. Parästhesien im kleinen Finger bewirkt.

Mäuse|bandwurm: / Hymenolepis diminuta. – **M.einheit**, ME: im Tierversuch an der Maus gewonnene biol. Einh. eines Hormons, Immunkörpers etc. – **M.favus**: / Favus murium. – **M.fütterungsversuch**: Verfüttern der fragl. Bakt.-Abschwemmung (vom Schrägagar auf Brot) zur DD von Infektionen mit Salmonella paratyphi A u. B von solchen mit C, enteritidis u. typhimurium (die in wenigen Tg. tödlich sind). – **M.geruch**: der muffige Geruch des Schweißes bei FEER* Syndrom oder Phenylketonurie. – **M.leukämieviren**: / Leukoviren.

Mäuse|milchfaktor: / BITTNER* Virus. – **M.pocken**: s. u. Ektromelie. – **M.schutzversuch**: Bestg. des Immunkörper-Titers im Serum bei Virusinfektion (z. B. Gelb-, Rifttalfieber) durch sog. Virus-Serum-Neutralisation, d. h. durch intrazerebrale Inj. einer Mischung gleichbleibender Virus- u. fallender Serummengen bei Gruppen von je 6 Mäusen (geringste Serumdosis, die die größte Zahl von Tieren einer Gruppe schützt, gibt Titer an).

Mäuse|typhus: 1) akute Erkr. (Durchfall, Konjunktivitis) der Laboratoriumsmaus durch Salmonella typhimurium (»M.baz.«) oder enteritidis; Übertragung auf Menschen möglich. – 2) das murine Fleckfieber, bei dem Mäuse als Erregerreservoir dienen können. – **M.uterus-Test**: Bestg. der gonadotropen Aktivität durch 3täg. s. c. Inj. des Materials bei unreifen ♀♀ Mäusen u. Bestg. des Uterusgewichts am 4. Tage.

Mäuslein: *anat* / Mäuschen.

Mafenid WHO: p-Aminomethylbenzolsulfonamid-(azetat); Dermatikum.

Mafucci*(-Kast*) Syndrom (ANGELO M., 1845–1903, Pathologe, Neapel, Pisa), dyschondroplast.-dyschrom. kutanes Syndrom: (1881) komplexe Entwicklungsstörung der mesodermalen Gewebe mit asymmetr. Chondromatose (v. a. Extremitäten) u. multiplen Angiomen (Haut u. inn. Organe), oft auch Vitiligo u. multiplen Pigmentnävi.

Magath* Syndrom: (1932) / Arteriitis temporalis.

Magen, Ventriculus PNA, Gaster: der weiteste u. sehr muskulöse Abschnitt des Tractus alimentarius zwischen Ösophagus u. Duodenum, mit Eingang (Cardia) in Höhe des 11. BWK am li. Sternalrand u. Ausgang (Pylorus) re. des 12. BWK; Wand 4schichtig: Tunica serosa u. muscularis, Tela submucosa, Tunica mucosa. Form (/ Abb.) u. Größe passen sich weitgehend dem Bedarf an; eingespeicherte Nahrung verweilt ca. 6–8 Std. (/ Magenverdauung, -peristaltik). Regelung von Tonus, Peristaltik, Sekretion u. Entleerung durch autonomen intragastralen Nervenapparat (Plexus myentericus AUERBACH, Pl. submucosus MEISSNER), in dem sich Vagusäste u. sympath. Fasern der Nn. splanchnici verflechten (Vagusreiz erhöht Tonus u. Sekretion).

Magen-Nomenklaturen

Nomina anatomica *(PNA)*: I Fundus ventriculi; II Corpus ventriculi, a) Canalis ventriculi; III Pars pylorica, b) Antrum pyloricum, c) Canalis pyloricus; 1 Ostium cardiacum; 2 Incisura angularis; 3 Pylorus; 4 Curvatura ventriculi minor; 5 Curvatura ventriculi major.

Nach FORSSELL (1913):
I Fornix ventriculi;
III b) Sinus ventriculi;
I + II + III b) Saccus digestorius; III c) Canalis egestorius.

Nach HOLZKNECHT (1906):
6 Oberer Magenpol;
7 Unterer Magenpol.

Nach PERNKOPF (1954):
I + II (ohne a)
Kardialer Blindsack.

Weitere Bezeichnungen: III Antrum;
1 Kardia; 2 Angulus.

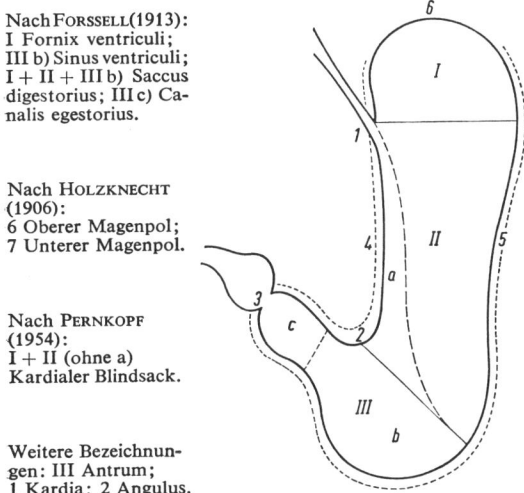

Magen|achylie: / Achylia gastrica. – **M.adenomatose**: multiple Schleimhautpolypen, z. T. mit Entar-

Magenatonie

tungstendenz; u. a. bei PEUTZ*-JEGHERS*, GARDNER*, CRONKHITE*-CANADA* Syndrom.

Magenatonie: als **akuter** Tonusverlust i. S. der schlaffen Lähmung (= Gastroparese, -paralyse) v. a. postop. infolge Vagusdurchtrennung oder -irritation (bei Laparotomie; auch als tox. Schädigung, z. B. Narkosevergiftung, bei diabet. Koma, Peritonitis); oft kombin. mit Ileus; klin.: vermehrte Sekretion, Überlauferbrechen (braunschwärzlich, faulig riechend), Elektrolytmangel, Oberbauchschmerzen, Schocksympte.; Letalität 50–75%. – **Chron. M.** (meist nur Hypotonie) als Erschöpfungszeichen bei Passagebehinderung, bei schwerer Allg.-erkr., allg. Hypotonie; klin.: Brechreiz, Völlegefühl, Anorexie, Gastrektasie.

Magenaushebung: Entleerung des Mageninhalts durch oral oder nasal eingeführten starren oder flexiblen Schlauch; z. B. bei akuter Vergiftung (meist mit anschließ. Spülung) oder zur Gewinnung von Magensaft (meist als **fraktionierte M.** nach Stimulation, zur Sekretionsanalyse; s. a. Azidität, Histamin-, Pentagastrin-, KAY*, LAMBLING*, HOLLANDER* Test).

Magen|biopsie: Probeentnahme von M.schleimhaut zur mikroskopischen Untersuchung, u. zwar blind oder unter gastroskop. Sicht (als ↑ Saugbiopsie, mit HENNING* Bürste) oder aber während einer M.operation. – **M.blase**: die beim Stehenden den M.fornix ausfüllende Luft. Auffallend groß bei RÖMHELD* Syndrom u. Aerophagie, klein bei Hiatushernie u. Kardia-Ca. – **M.blutung**: arterielle oder venöse Hämorrhagie in den Magen, umschrieben (Gefäßarrosion) bei Neoplasma, DIEULAFOY*, MALLORY*-WEISS* Syndrom, Fundusvarizen, Erosionen etc., diffus (Diapedese) bei korrosiver oder hämorrhag. Gastritis. Klin.: Hämatemesis, Schocksympte., Blutstuhl, bei chron. Blutung Anämie. – **M.brennen**: ↑ Sodbrennen. – **M.bürste**: klin s. u. HENNING*.

Magenchromoskopie: »GLAESSNER*-WITTGENSTEIN* Prüfung« der M.schleimhautfunktion durch i.v. Inj. einer 1%ig. Neutralrot-Lsg. (4 ml) bei liegender M.sonde u. zeitl. Bestg. der Farbstoffexkretion (normal nach 4 Min., bei Schleimhautatrophie verzögert bis fehlend).

Magen-Darm|kanal, -trakt: ↑ Canalis alimentarius. – **M.katarrh**: ↑ Gastroenteritis. – **M.passage**, MDP: röntg Untersuchung des Verdauungstrakts nach oraler KM-Gabe (meist Bariumsulfat-Suspension, bei Stenoseverdacht auch jodhalt. Mittel). Am stehenden Pat. nach Durchleuchtung von Thorax u. Abdomen (Luft- u. Flüssigkeitsgehalt, path. Verschattungen) Beobachtung (u. gezielte Aufnahmen) von Schluckakt u. Schleimhautrelief in Ösophagus u. – bei Schräglagerung – Magen, nach Vollfüllung auch der Magenform (einschl. Füllungsdefekten), -peristaltik u. -entleerung; anschließ. Beurteilung von Duodenum u. oberem Jejunum, nach 2–4 u. 8–24 Std. von unt. Dünndarm bzw. Dickdarm. – **M.schwimmprobe**: Nachweis des Gelebthabens eines Neugeborenen anhand der Schwimmfähigkeit des – abgebundenen u. vom Gekröse abpräparierten – Magen-Darms: Dünndarm 6–12, Dickdarm 12–24 Std. post partum lufthaltig (DD Fäulnisgase!). – vgl. Lungenschwimmprobe.

Magendie* (FRANÇOIS M., 1783–1855, Physiologe, Paris) **Foramen**: ↑ Apertura mediana ventriculi quarti. – **M.* Zeichen**: neurol s. u. HERTWIG*-M.* – **M.* Spalten**: Lymphspalten zwischen Pia mater u. Arachnoidea encephali. – **M.*-Bell* Regel**: s. u. BELL*-M.*

Magen|dilatation: ↑ Gastrektasie. – **M.divertikel**: angeb. oder erworb. (Zug von Adhäsionen oder Tumoren), falsches oder echtes Divertikel der M.wand, meist in Kardianähe (»M.spitzendivertikel«); klinisch oft stumm. – **M.drehung**: embryol die Drehung des anfangs in der Medianebene liegenden Magens um die Längs- (re. Seite nach hinten, li. nach vorn) u. um die Sagittalachse (kleine Kurvatur nach oben, große nach unten). Störung führt zu Kaskadenmagen u. Volvulus. – vgl. M.torsion. – **M.drüsen**: ↑ Glandulae gastricae propriae; s. a. Abb. »M.schleimhaut«.

Magen|ersatz: chir ↑ Ersatzmagen. – **M.erweiterung**: ↑ Gastrektasie. – **M.exstirpation** ↑ Gastrektomie.

Magen|faktor: ↑ Intrinsic factor. – **M.feld**: anat ↑ LABBÉ* Dreieck. – **M.fieber**: ↑ Febris gastrica. – **M.fistel**: ↑ Fistula biliogastrica, cholecystogastrica, gastrointestinalis, -(jejuno)colica, Gastrostomie, Ernährungsfistel. – **M.fundus**: ↑ Fundus ventriculi (s. a. Abb. »Magen«). – **M.funktionsproben**: zur Beurteilung der Schleimhautfunktion Untersuchung von Menge u. Zus. des M.saftes, insbes. der HCl-Produktion (nach – meist parenteraler – Stimulation; s. a. Aziditätskurve, M.ausheberung, -chromoskopie, Desmoidprobe, Endoradiosonde), u. der proteolyt. Enzymwirkung (quant. u. qual. Nachweis der Eiweißspaltung, Ringprobe, Eintrocknungsbild, Elektrophorese des M.saftes) sowie Nachweis von path. Bestandteilen (Milchsäure, Milchsäurestäbchen, Leukozyten, Blut). Beurteilung der Motilität anhand von Breipassage, Mechanogastrogramm etc.

Magen|geschwür: ↑ Ulcus ventriculi. – **M.grube**: ↑ Fossa epigastrica. – **M.invagination**: Teilinvagination der M.wand in Magen oder Dünndarm, meist bei gestielten Antrumpolypen durch den Pylorus oder nach GE durch die Anastomose.

Magen|kamera: ↑ Gastrokamera. – **M.karzinom**, Carcinoma ventriculi: Adenokarzinom verschiedener Differenzierungsgrade (seltener Gallert-Ca., auch Szirrhus = Linitis plastica); meist im 6. Ljz. im An-

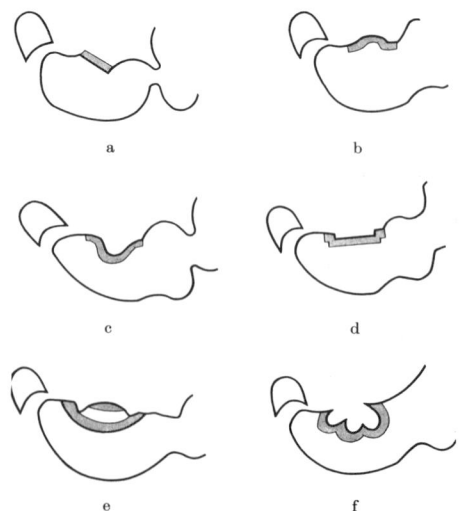

Röntgenologische Formen des **Magenkarzinoms**: a) Wandstarre, b) Profilnische, c) Füllungsdefekt, d) »versenktes Bild« (aspect encastré), e) Ringwall, f) polyzyklischer Füllungsdefekt.

trum oder an der Kleinkurvenseiten; als Frühkarzinom (»early cancer«) auf Mukosa u. Submukosa beschränkt. Sonderformen: / Ulkus- u. Magenstumpf-Ca. (Primärtumor oder Rezidiv bis zu 15 J. nach Resektion, meist im Anastomosenbereich). Metastasierung lympho- u. hämatogen. Klin.: Inappetenz, Völlegefühl, Gewichtsverlust, Sickerblutungen; Diagnose: Rö-Untersuchung, Biopsie; Ther.: Op. (5-J.-Heilung 10–20%, Frühformen >90%). – s. a. Abb. »Frühkarzinom«.

Magen|katarrh: / Gastritis. – **M.kolik, -krampf**: / Gastrospasmus. – **M.krebs**: / M.karzinom. – **M.lähmung**: M.atonie. – **M.-Lungen-Syndrom**: Begr. für die gegenseit. Beeinflussung von Krankheitsvorgängen in Bauch- (v. a. Magen) u. Brustraum (v. a. Lunge), wobei die gestörte Beweglichkeit von Zwerchfell u. Bauchmuskeln offenbar wesentlich ist; z. B. gehäuftes Auftreten von M.geschwüren bei Lungenemphysem.

Magen|maden: s. u. Gastromyiasis. – **M.mittel**: *pharm* / Stomachika; s. a. Amara, Antazida. – **M.motilität**: s. u. M.peristaltik. – **M.neurose**: psychogene M.beschwerden (v. a. Appetenzstörung, Reizmagen, Aerophagie, Regurgitieren, Schmerzen, Dyspepsieerscheinungen, Erbrechen) als sogen. Organneurose.

Magenperforation: Durchbruch der Magenwand; als **freie M.** mit Entleerung von Mageninhalt in die Bauchhöhle (/ Perforationsperitonitis); als **gedeckte M.** evtl. mit Einbruch in Dick- oder Dünndarm, Gallenblase etc. – Meist Komplikation bei Magengeschwür oder -Ca., seltener iatrogen (Magenspülung, Sondierung, Gastroskopie). Klin. (bei freier M.): Vernichtungsschmerz im Oberbauch, Schock, Erbrechen (evtl. Kot), brettharte Bauchdecken, subphren. Luftsichel.

Magen|peristaltik: autonome (durch Wanddehnung ausgelöst, von Parasymphatikus gesteigert, von Symphatikus gehemmt), etwa alle 20–26 Sek. an der großen Kurvatur beginnende, konzentrisch durchschnürende wellenförm. Peristaltik, die den M.inhalt mit M.saft durchmischt u. pyloruswärts schiebt; je nach Nahrung verschieden, z. B. bei Fett, Eiweiß, hypertoner Lsg. etc. herabgesetzt. Zur Entleerung bes. kräft. Wellen bei gleichzeit. Tonuserhöhung u. Pylorusöffnung, gesteuert durch nervale u. humorale Mechanismen (z. B. Enterogastron); normal Entleerung von ca. 3% des Anfangsvolumens pro Min., mit Abschluß nach ca. 6–8 Std. (flüss. Speisen rascher als feste, außerdem tonusabhängig); bei leerem Magen sogen. Hungerkontraktionen (Abstände 30–90 Min.).

Magen|pförtner: / Pylorus. – **M.phlegmone**: / Gastritis phlegmonosa. – **M.plikatur**, Plikatur(magen): Kaskadenmagen des Säuglings mit auffallend tiefer u. scharfer Eindellung der großen Kurvatur (durch Dickdarmmeteorismus) u. Verlagerung des präpylor. Abschnitts kranialwärts auf Fornixhöhe (»Faltung« in Magenmitte). Kausalzusammenhang mit Säuglingserbrechen nicht gesichert. – vgl. aber Gastroplicatio. – **M.polyp**: s. u. M.adenomatose.

Magen|resektion: Quer-, Schlauch-, Manschetten- oder Keilresektion bei Ulkus, Neoplasma, Polyposis, Stenose etc.; Vereinigung des Restmagens mit Duodenum oder Dünndarm (End-zu-End, Seit-zu-Seit oder End-zu-Seit) oder der freien Magenabschnitte untereinander (End-zu-End). Typisch nach / BILLROTH I u. II (u. deren Modifikationen). – **M.ruptur**: Zerreißung der M.wand durch extreme Gasfüllung (z. B. Fehlintubation), stumpfes Bauchtrauma oder zu starke Bauchpresse bei vollem Magen; vgl. M.perforation.

Magensäure: s. u. Azidität, Magensaft.

Magensaft: klares, farbloses, saures (pH 1,0–1,5), mit dem Blutplasma isoosmot. Sekret der Magenschleimhaut (normal 1,5–2,5 l pro Tg.); enthält Enzyme (v. a. / Pepsin [aus Pepsinogen bei pH <6 aktiviert], ferner / Kathepsin, / Gastricsin, Amylasen, Nukleasen, Lipasen u. Ureasen sowie / Gastrin), Schleim (von Oberflächenepithelien abgesonderte Mukoproteide; alkal., fördern Gleitfähigkeit des Mageninhalts), Salzsäure (aus Belegzellen v. a. im Korpus u. Fundus, ca. 1–1,5 l pro Tg., Konz. je nach Sekretionsrate [max. 150 mäq/Std.], durch O_2-Mangel u. Stoffwechselhemmer eingeschränkt) sowie HCO_3^-, K^+, Na^+, Ca^{2+}, Mg^{2+} etc.; s. a. Intrinsic factor. Absonderung erfolgt – außer als Basal- oder Nüchternsekretion – in 4 Phasen: **1)** durch Geruch, Anblick oder Vorstellung von Speisen (»Appetitsaft«), v. a. aber durch deren orale Aufnahme die »kephale oder vagale Phase« (Reflex von Mundschleimhaut über Trigeminus, Glossopharyngeus u. Vagus zu vegetat. Vaguskernen); HCl- u. Pepsin-reich; nach Vagusdurchtrennung fehlend, durch Parasymphathikomimetika oder Sympatholytika verstärkt; **2)** mit Übertritt in den Magen »antrale oder Gastrin-Phase« (humorale Stimulierung der Belegzellen durch Gastrin); säurereich, vom Vagus unbeeinflußt; **3)** mit Übertritt des Chymus ins Duodenum »intestinale Phase« (wahrsch. hämatogene Stimulierung der Belegzellen durch Extraktivstoffe aus dem Chymus); HCl-reich; **4)** »kephalohumorale Phase« mit vermehrter Sekretion (streßbedingte ACTH- u. Kortisonfreisetzung). – Analyse z. B. nach KAY, LAMBLING; s. a. MAO, PAO. – **M.fluß, paroxysmaler**: / REICHMANN* Syndrom. – **M.mangel**: / Achylia gastrica.

Magen|sarkom: meist Leio-, seltener Rhabdo- u. Fibromyosarkom, Lipo-, Angio-, neurogenes Sa. oder Melanom; insgesamt etwa 2% der M.malignome. Klin.-röntg. wie Ca., knollig, mit fischfleischähnl. Aufbau oder diffus infiltrierend, selten exulzerierend; häufig lymphogen metastasierend. Ther.: Op. u./oder Bestrahlg. (Prognose besser als bei Ca.). – **M.schlauch**: (KUSSMAUL 1869) steifer, mind. 75 cm langer Gummischlauch (äuß. Ø 12–14 mm) mit massiver, abgerundeter Spitze u. seitl. Öffnung für die Magenaushebung. – Als Verweilsonde (auch für fraktion. Aushebung) weicher 5-mm-Schlauch mit Längenmarkierung.

Magenschleimhaut: / Tunica mucosa ventriculi. – **M.atrophie**: Reduktion des spezif. Drüsenkörpers bei chron.-atroph. Korpusgastritis, mit Verminderung (Fehlen) der Säure-, bei Antrumbeteiligung wahrsch. auch der Gastrinproduktion. I. e. S. die völl. Atrophie

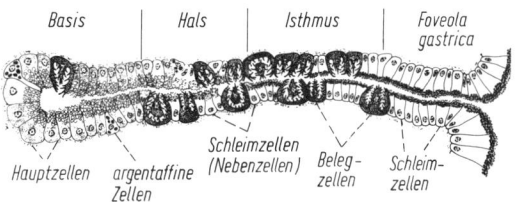

Drüsenschlauch der **Magenmukosa** (Corpus).

Magenschleimhaut

bei perniziöser Anämie. – **M.entzündung**: ∕ Gastritis. – **M.hyperplasie**: ∕ MÉNÉTRIER* Syndrom.

Magen|schwindel, Vertigo gastrica s. stomachalis, Gyrosa: bei chron. Magenerkr. vork. Anfälle momentaner körperl. Schwäche mit Übelkeit, Ohnmacht, Gleichgewichtsstörungen (ein asystemat. Schwindel). – **M.senkung**: ∕ Gastroptose. – **M.spülung**: sogen. »Gastrolavage« nach oraler Aufnahme von Giftstoffen (aber auch bei Gastritis), indem nach Aushebung der Magen alternierend gefüllt (lauwarmes Wasser, evtl. Medikamentenzusatz; M.schlauch mit Trichter) u. entleert wird (bis zum Klarwerden der Spülflüssigkeit). – Ferner **diagnost. M.sp.** zur Gewinnung zytologischen Materials.

Magen|steifung: durch Tonus- u. Peristaltikvermehrung (bei Pylorusstenose, Pylorospasmus) spastisch-steifer Magen, der sich durch die Bauchdecken abzeichnet oder aber tasten läßt. – **M.stein**: ∕ Gastrolith. – **M.straße**: (WALDEYER, ASCHOFF 1918) der Korpusabschnitt entlang der kleinen Kurvatur mit vorw. längsverlaufenden Schleimhautfalten, über den flüss. Nahrung den Magen ohne wesentl. Aufenthalt passiert.

Magen|syphilis: spezif. Gastritis im Stadium II, seltener III, in letzterem evtl. auch tuberöse oder ulzerierende Syphilome. – **M.szintigraphie**: szintigraph. Darstg. nach Inj. von z. B. ^{99m}Tc-Pertechnetat in die M.wand (oder i.v. oder p.o.).: Aussparung bei Tumor, aber auch bei umschrieb. gutart. Prozeß. – **M.szirrhus**: ∕ Linitis plastica.

Magenta-Zunge: glänzend-tiefdunkelrote (magentafarbene) Zunge, z. B. bei Vit.-B_2-Mangel (dann rauh, papillenfrei, schmerzhaft).

Magen|tetanie: chloroprive ∕ Tetanie. – **M.tod**: s. u. Badetod. – **M.torsion**: Drehung um die mesenteriale Achse mit Hochtreten der großen Kurvatur u. Kaskadenbildung, evtl. Durchtritt durch Hiatus oder Zwerchfelldefekt in den Thoraxraum; entweder akut mit Schocksymptn., BORCHERT* Trias, akutem Abdomen; oder chron.-intermittierend mit Passagebehinderung u. unklaren Oberbauchbeschwerden. Ät.Path.: gestörte organo- u. mesenterioaxiale Drehung, entzündl. oder postop. Adhäsionen; s. a. Upside-down stomach. – I. w. S. auch der Volvulus des – stark ptot. oder sanduhrförm. – Magens.

Magen|tuberkulose: sehr seltene, meist sek. (bei Lungen- oder Darmtbk. kanalikulär) Schleimhaut-Tbk. v. a. des Pylorusgebietes, mit multiplen kleinen Geschwüren (riss., unterminierter Rand, käs. Grund), oft als Pseudotumor. – **M.tumoren**: als bösartige v. a. ∕ M.karzinom u. -sarkom, ferner maligne Lymphome (Lymphogranulomatose, Retikulo-, Lymphosarkom, großfolliküläres Lymphoblastom). – Gutart. Neoplasmen wesentlich seltener, v. a. Polypen (∕ M.adenomatose) u. Papillome (breitbas. Formen u. diffuse Polyposis gelten als Präkanzerose), Lipom, Leiomyom (v. a. im Korpus, meist lumenwärts; auch multipel), Fibrome sowie Neurinome, Neurofibrome u. Ganglienzell-halt. Tumoren. – **M.tupfsonde**: ∕ HENNING* Tupfsonde.

Magen|ulkus: ∕ Ulcus ventriculi. – **M.unterkühlung, -vereisung**: *therap* ∕ Gastric cooling, Gastric freezing.

Magen|verdauung: chem.-enzymat. Einwirkung des ∕ M.saftes i. S. einer Vorverdauung (unterstützt von der ∕ M.peristaltik), bei der Eiweiß nach Denaturierung durch die M.säure vom – durch HCl aktivierten – Pepsin u. Kathepsin zu ca. 75% zu Peptosen abgebaut wird (Zerstörung der kollagenen Bindegewebsfasern u. pflanzl. Strukturen, Homogenisierung zum Chymus): Pepsin, Kathepsin (beim Säugling nur letzteres) u. Gastricsin wirken mit Lab-Effekt (Ausflokkung feinen Kaseins); HCl wesentlich für hydrolyt. Spaltung der glykosid. Bindungen höherer KH; von geringerer Bedeutung Amylasen, Nukleasen, Lipasen u. Ureasen, indirekt auch Intrinsic-Faktor u. Gastrin. Resorbiert werden nur Wasser, Alkohol, CO_2 u. fettlösl., nicht-ionisierte Medikamente u. Gifte (z. B. Salizylate, Barbiturate, schwache organ. Säuren). Verweildauer nach Art der Speisen, Tonus, ∕ M.peristaltik, Pylorusfunktion abhängig (auch psych. Einflüsse!). – **M.volvulus**: ∕ M.torsion.

Magersucht, Alipomatosis: extreme Abmagerung infolge Unter- oder Fehlernährung oder aber durch konsumierende Krkht.; i. e. S. die **psychogene M.** (Anorexia nervosa) u. die **endokrin bedingte** bei NN-Insuffizienz (ADDISON* Syndrom, Diabetes mellitus, BASEDOW* Krkht., Myxödem, SIMMONDS* u. SHEEHAN* Syndrom).

Magill* (IVAN WHITESID M., zeitgen. amerikan. Anästhesist) **Blocker**: dünner, doppelläuf. Gummikatheter mit endständ., aufblasbarer Manschette als Bronchusblocker. – **M.* Stellung**: ∕ Schnüffelstellung. – **M.* Zange**: im Griffteil abgebogene Faßzange für die nasotracheale Intubation, ferner zum Einführen eines Magenschlauchs unter Sicht. – **M.*-Ayre* Gerät**: ventil- u. absorberloses Spülsystem als Narkosezusatzgerät in der Neugeborenenanästhesie; modifiziert von KUHN. – **M.*-Rowbothan* Tubus**: gekrümmter Endotrachealkatheter (Gummi) zur blinden nasalen Einführung.

Magistralformeln: nicht-offizinelle Sammlung erprobter Rezepturen, z. B. Deutsche Rezeptformeln, Formulae Magistrales Berolinenses.

Magma: (griech.) knetbare Masse, Teig; z. B. *embryol* **M. cellulare** (das extraembryonale Dottersack-, Amnion- u. Chorionmesoderm), **M. reticulare** (die schleimig-gallert. Interzellularsubstanz in der Blastozyste).

Magnaform, Gewebsform: die rel. »große« Erscheinungsform (20–30 μm) von Entamoeba histolytica nach Eindringen ins Gewebe (Darm). – vgl. Minutaform.

Magnan* Zeichen (VALENTIN JACQUES JOSEPH M., 1835–1916, Psychiater, Paris): **1)** ruckweises Herausstrecken der Zunge bei Dementia paralytica. – **2)** Empfindung feinkörniger, ständig den Ort wechselnder Fremdkörper (Würmer, Milben) unter der Haut bei Kokainismus.

Magnesia (alba): ∕ Magnesium carbonicum. – **M. calcinata, M. usta**: ∕ Magnesium oxydatum.

Magnesium Mg: (DAVY 1808) Element der Erdalkali-Gruppe, brennbares Leichtmetall (Fp 650°) mit Atomgew. 24,306, OZ 12; 2wertig. Vork. in Mineralen, Meer- u. Quellwasser, Pflanzen (Chlorophyll); wesentl. Bioelement für Tier u. Mensch (Tagesbedarf bis 400 mg); Serumwerte 1,6–2,2 mval/l (s. a. Hyper- u. Hypomagnesiämie, Magnesiummangelsyndrom); essentiell für zahlreiche Enzymreaktionen (aktiviert P-Stoffwechsel). Therap. Anw. bei Tetanie, Gefäßspasmen (gefäßerweiternd wie Ca), Arteriosklerose, zur Thromboseprophylaxe, als Antazidum; s. a. Magnesiumnarkose, -vergiftung. – Salze: **M. ascorbinicum** (in Lsg. i.v. bei Spasmen, Durchblutungsstörungen, Eklampsie, Tetanus), **M. carbonicum** (bas. Mg-Karbonat, »Magnesia«; als Antazidum u. mildes Laxans), **M. citricum** (mildes Laxans; ferner i.m. oder i.v. zur Thromboseprophylaxe u. -therapie), **M. glutamicum** (Roborans; Hydrobromid in der Pädiatrie als Psychosedativum u. Hypnotikum), **M. glycerinophosphoricum** (Roborans), **M. hydroxydatum** (Mg-hydrat; Antazidum, Laxans [2–4 g], in Zahnkrems), **M. laevulinicum** (peroral, i.m. oder i.v. bei Angina pectoris, Durchblutungsstörungen, Eklampsie etc.), **M. mandelicum** (als Harnantisepticum), **M. nicotinicum** (als durchblutungsförderndes Mittel), **M. oroticum** (bei Arteriosklerose, degenerat. Herzerkrn.), **M. oxydatum** (MgO, »gebrannte Magnesia«; als Antazidum, Laxans, Arsen-Antidot., in Zahn- u. Streupulvern), **M. peroxydatum** (Mg-superoxid, Mischung von MgO u. MgO$_2$; Anw. als Antazidum, Magen- u. Darmantisepticum), **M. phosporicum** (sek. Mg-phosphat; als mildes Laxans u. Roborans), **M. sulfuricum** (MgSO$_4$ + 7H$_2$O, »Bittersalz«; Laxans, Cholagogum, Spasmolytikum u. Muskelrelaxans; s. a. M.narkose), **M. thiosulfuricum** (MgS$_2$O$_3$ + 6H$_2$O; bei vegetat. Dystonie, Eklampsie, Spasmen, Tetanie, M.narkose etc.). Ferner **Mg-Ammonium-Phosphat** (NH$_4$MgPO$_4$ + 6H$_2$O), als »Tripelphosphat« in Form wasserheller, stark lichtbrechender Kristalle (meist Sargdeckel- oder Schlitten-, auch Farnwedel- oder Federform) im Sediment des ammoniakal. Harns.; rel. selten als Konkrement (meist mit Apatit u. Kalziumoxalat), weiß-graubräunl.-kreid., weich, schichtenbildend, stets subrenal, oft als Ausgußstein (Rö-Dichte zwischen Kalziumoxalat u. Zystin).

Magnesium|chlorid-Probe: (R. BAUER 1934) Serumlabilitätsprobe als Verdünnungsreihe mit 15,68%iger MgCl$_2$-Lsg. – **M.dusche**: *hepat* ∕ LYON* Test.

Magnesium|mangelsyndrom: Elektrolytmangelsyndrom infolge ungenügender Mg-Zufuhr (z. B. bei Infusionsther.) oder -Resorption (z. B. chron. Durchfälle) oder aber renaler Mg-Verluste (mit ∕ Hypomagnesiämie): grobschläg. Tremor, Spastik (evtl. als M.tetanie), athetoide u. choreiforme Bewegungen, epileptiforme Anfälle, Verwirrtheit, Tachy- u. Stenokardie, Myokardfibrose, Nephrose, Magen-Darmulzera, Kardiospasmus etc.

Magnesium|narkose: Allg.narkose durch i.v. oder i.m. Gabe von Mg-Verbindungen (z. B. 10%ige Mg-Askorbinat- oder -Thiosulfat-Lsg.); auch als kombin. **M.-Äthernarkose** (wobei Reflexausschaltung durch Mg Narkotikum einspart). Beendigung durch Ca-Inj.; kontraindiziert bei Nierenschaden, verlängerter Überleitungszeit (Digitalismedikation). – Früher auch MgSO$_4$-Narkose (s.c. oder rektal; zu geringe Narkosebreite).

Magnesiumsulfat: ∕ Magnesium sulfuricum. – **M.wässer**: »echte Bitterwässer«, deren Mg- u. Sulfat-Ionen mit mind. je 20 mval% an der Gesamtkonz. beteiligt sind.

Magnesiumvergiftung: bei Überdosierung löslicher Mg-Salze (enteral u. parenteral) Sympte. i. S. der Mg-Narkose (v. a. periphere u. zentrale Lähmungen; gestörte Azetylcholin-Freisetzung!). Gegenmittel: Ca-Chlorid oder -glukonat i.v., NaCl-Lsg. s.c. oder i.v., evtl. Prostigmin, Hämodialyse.

Magnet|bandspeicherung: s. u. Röntgenbildspeicher. – **M.extraktion**: Entfernung eines ferromagnet. FK aus dem Augeninnern mit Hilfe eines starken (Elektro-)Magneten.

Magnetismus, animaler oder **tierischer**: auf andere Individuen übertragbare »Nervenkraft« gewisser Menschen (»Magnitiseur«, »Magnetopath«), die zur Heilung von Krkhtn. u. zur Hypnose (»magnet. Schlaf«) befähigen soll; wahrsch. reiner Suggestionseffekt.

Magneto|elektrophorese: Auftrennung frisch entnommenen Blutes in korpuskuläre Elemente u. Plasma, indem es einem elektr. Strom (0,25 Amp/cm^2) u. einem starken magnet. Feld (22 kGs) ausgesetzt wird. – **M.therapie**: ∕ Magnetismus, Mesmerismus.

Magnetreaktion: *neurol* 1) bei Stirnhirnprozeß u. Bewußtseinstrübung automat. »Nachgreifen« der Hand nach einem herangeführten u. wieder zurückgezogenen Gegenstand (als taktilen oder opt. Reiz). – 2) beim Neugeborenen in Rückenlage durch sanften Druck auf die Fußsohlen auslösbare symmetr. Streckreaktion, wobei der Fuß dem sich entfernenden Finger folgt; fehlt bei Spinalschock (erste Lebenstage!), Querschnitts- u. Mittelhirnsyndrom (Streckspastik), ist halbseitig gestört bei nervalen Ausfällen u. Gelenkveränderungen.

Magno-Verfahren: kombin. Filterung, Entsäuerung u. Enteisenung von Wasser mit »Magnesiumfilter« (teilw. gebrannter Dolomit in gekörntem Zustand).

Magnus* (GEORG M., 1883–1942, Chirurg, Bochum, München) **Knochennaht**: (1926) Drahtcerclage einer blutig reponierten Röhrenknochenfraktur unter Ausleiten der – angespannten, aber nicht verschlungenen – Drahtenden durch ein Stahlrohr, an dessen Ende sie durch Umbiegen fixiert werden (Entfernung des Drahts ohne erneuten Eingriff). – **M.* Therapie**: »funktionelle« Ther. des unkomplizierten Wirbelbruchs (ohne RM-Beteiligung u. Gibbus) durch Flachlagerung (ab 3. Wo. Seiten-, später auch Bauchlage erlaubt), akt. Bewegung der Arme u. Beine, Massage der Rückenmuskeln, ab 6. Wo. Rumpfübungen, ab 8. Wo. allmähl. Belastung.

Magnus* (RUDOLF M., 1873–1927, Physiologe, Utrecht) **Reaktion**: 1) ∕ Magnetreaktion (2). – 2) ∕ Stützreaktion. – **M.* Stellreflexe**: (1924) die der normalen Einstellung des Körpers aus verschied. Lagen dienenden Reflexe: Halsstellreflex auf den Körper, Körper- u. Labyrinthstellreflex auf den Kopf, davon abhäng. Kettenreflexe wie symmetr. K. in Bauchlage, asymmetr. K. in schwebender schräger Seitenlage (Kopf oben), symmetr. K. in schwebender schräger Rückenlage (Kopf oben), ton. WS-Reflex auf die Beine, ferner Schlafhaltung u. opt. Stellreaktionen. Reihenfolge des Auftretens u. Verschwindens konstant, beim zerebral geschädigten Kind verändert. – vgl. Haltungsreflexe.

Magnus* Zeichen: Ausbleiben jeglicher örtl. Reaktion (insbes. Änderung der Hautfarbe) bei basaler Umschnürung eines Fingers als – unsicheres – Todeszeichen.

magnus: (lat.) groß.

Magoun* Zentrum (HORACE WINCHELL M., geb. 1907, amerikan. Neurophysiologe): das »retikuläre

Magovern* Prothese

Hemmungszentrum« in der ventromedial-kaud. Medulla oblongata, dessen Reizung retikulospinale Bahnen aktiviert u. so Reflexmuster des RM hemmt.

Magovern* Prothese: alloplast. Kugelventil für die Aortenklappe, mit basalem kranzförm. Klammersatz im Klappenring zu verankern.

Magrassi* Phänomen (1935) Nichterkrankung eines Kaninchens nach intrazerebralem Einbringen sonst letal wirkender enzephalitogener Herpesviren, wenn das Tier wenige Tage zuvor mit einem nicht-enzephalitogenen Stamm intrakorneal infiziert wurde (immunisator. Synergie). — **M.*-Leonardi* Krankheit**, monozytäre Pneumonie: gutart. allerg. Erkr. mit Fieber, multiplen Bronchopneumonien, Monozytose u. Eosinophilie. Beziehungen zum LÖFFLER* Syndrom (Virusinfekt).

Mahaim* Fasern: (1931) »paraspezif. Fasern« des Reizleitungssystems als »hohe« Verbindung vom HIS* Bündel u. TAWARA* Schenkel zur Septummuskulatur. Von Bedeutung z. B. beim »vereitelten doppelseit. Schenkelblock«; s. a. Abb. »Präexzitation«.

Maher* Krankheit (JAMES J. B. M., 1857–1931, Arzt, New York): / Parakolpitis.

Mahler* Zeichen (RICHARD M., Arzt, Budapest): **1)** (1895) Kletterpuls bei gleichbleibender Körpertemp. als Hinweis auf Thrombose (insbes. postpartal) oder Embolie. — **2)** Fußsohlendruckschmerz als Initialsympt. der Vena-saphena-Thrombose.

Mahlo* Sonde (ARTHUR M., geb. 1889, Internist, Hamburg): Spezialsonde für rö.gezielte Magensaugbiopsie.

Mahlzähne: / Dentes molares (»Molaren«).

Mahnbandage: orthop Bandage, die bei Haltungsfehler durch Auslösung von Mißempfindungen zu akt. Haltungskorrektur zwingt bzw. bei habitueller Luxation unerwünschte Bewegungen einschränkt; s. a. Abb. »Milwaukee-Korsett«.

Mahoney-Stamm: nahezu erbfeste Variante des Lansing-Typs des Poliomyelitis-Virus, die weder für Affen noch für Mäuse pathogen ist.

Mahorner*-Ochsner* Test (HOWARD RAYMOND M., zeitgen. amerik. Chirurg): modif. PERTHES* Test zur Ermittlung insuffizienter Oberschenkel-Perforansvenen anhand der Varizenentleerung beim Umhergehen mit angelegtem Stauschlauch jeweils am oberen, mittl. u. unt. Oberschenkeldrittel. — vgl. MACLEAN*-SLEVIN* Test u. MAJO* Probe.

Mahu* Zeichen: vermindertes Fassungsvermögen der Kieferhöhle bei Probespülung als Hinweis auf Sinusitis.

Maidismus: (»Maisvergiftung«) / Pellagra.

Maier* (RUDOLF ROBERT M., 1824–1888, Pathologe, Freiburg/Br.) **Sinus**: kleine Ausbuchtung der lat. Wand des Tränensackes, in die bd. Canaliculi lacrimales münden. — **M.*-Kussmaul* Krankheit**: / Periarteriitis nodosa.

Maillard* Reaktion: diät Polykondensationsreaktion zwischen reduzierenden Zuckern u. Eiweiß in ungünstig gelagerten oder erhitzten Lebensmitteln, mit Bildung unansehnlich brauner u. schwer verdaubarer »Melanoidine«.

Main: (französ.) Hand; z. B. **M. en griffe** (/ »Klauenhand«), **M. en lorgnette** (s. u. Fernrohrfinger), **M. en trident** (/ »Dreizackhand«), **M. succulente** (trophisch gestörte Hand bei Syringomyelie).

Mais: die Getreidepflanze Zea mays. Das daraus gewonnene Mehl ist gliadinfrei (Handelspräpe.: Maizena, Mondamin, Gustin u. a.); Anw. u. a. als Pilznährbodenzusatz, z. B. zur Beurteilung der Chlamydosporenbildung bei Candida albicans u. stellatoidea, zur Beurteilung der Farbstoffbildung bei Trichophyton rubrum; s. a. Maisquellwasser. — Das Öl der Keimlinge (34–42% Linolsäureglyzeride) dient als Speiseöl zur Margarineherstellung. — **M.jucken**: jukkende Hautaffektionen bei mit Mais Beschäftigten, hervorgerufen durch Milben (Acarus tritici, Pediculoides ventricosus, Sphaerogyna ventriculosa).

Maisonneuve* (JACQUES GILLES THOMAS FRANCOIS M., 1809–1897, französ. Chirurg) **Fraktur**: med. Knöchelfraktur mit Sprengung der Syndesmose, lat. Dislokation des Fußes u. subkapitulärer Fibulafraktur. — **M.* Operation**: **1)** Urethrotomia int. (bei Klappenstriktur) mit spez. Urethrotom (leicht gekrümmter Katheter mit filiformer Leitbougie u. einzuführendem Stilett mit abgestumpfter Spitze). — **2)** Seit-zu-Seit-Enteroanastomose ohne vorangehende Resektion.

Maisquellwasser: Wasser, in dem Maiskörner zum Aufquellen gebracht wurden (»Cornsteep water«) als mikrobiol. Nährsubstrat, z. B. für Antibiotika- u. Phytingewinnung.

Maissiat* Band (JACQUES HENRI M., 1805–1878, Anatom, Paris): / Tractus iliotibialis.

Maisvergiftung: / Pellagra.

Maitland* Kultur (HUGH BETHUM M., geb. 1895, Bakteriologe, Manchester): (1928) erste Züchtung größerer Virusmengen in flüss. Zellkultur (30%ig. Pferdeserum-Salz-Lsg. oder Rinderamnionflüssigkeit mit zerkleinertem u. in TYRODE* Lsg. suspendiertem Gewebe).

Maixner* Zirrhose (EMMERICH M., 1847–1920, Internist, Prag): Leberzirrhose mit frühzeit. gastroenteralen Blutungen, anhaltenden Diarrhöen, Splenomegalie, Aszites; obsolet.

Maja: (russ.) Fermentgemisch (Laktobazillen) zur Joghurtbereitung.

Majewski* Syndrom: (1971) autosomal-rezessiv (?) erbl. Biotyp der Osteochondrodysplasie mit angeb. mikromelem Minder- bis Zwergwuchs bei überlangem, sich kranialwärts stark verengendem Thorax (Rippen verkürzt, horizontal gestellt) sowie Mißbildungen der Finger u. inn. Organe (v. a. Herz, Urogenitalsystem). Die rel. Unbeweglichkeit des Thorax (fast nur Bauchatmung) führt früh-postpartal zu Asphyxie u. — letaler — kardiorespirator. Insuffizienz.

Majo* Probe: modif. MAHORNER*-OCHSNER* Test zur Ermittlung des Verschlusses tiefer Beinvenen anhand der bei Umhergehen mit festem Fuß-Unterschenkel-Kompressionsverband auftretenden Schmerzen.

Majocchi* (DOMENICO M., 1849–1929, Dermatologe, Bologna) **Granulom**: / Tinea granulomatosa nodularis. — **M.*-Syndrom**: (1896) oft im Zusammenhang mit Hypertension u. Arteriosklerose auftret. kapillarektat. Purpura mit punktförm. oder anulären, rosafarbenen Teleangiektasien (meist symmetrisch an den Unterschenkeln), Hämosiderinablagerungen (bräunl.--rot) u. zentraler Hautatrophie.

major: (lat.) größer, größerer. – **m. tranquilizer**: ↗ Neuroleptikum.

Major|-Manifestation: beim akuten rheumat. Fieber des Kindesalters die sogen. Hauptsympte.: Karditis, Polyarthritis, Chorea, Noduli rheumatici, Erythema anulare. – **M.-Probe, -Test**: *serol* s. u. Kreuzprobe. – **M.-Typ**: (KATZ, SEGERS) *kard* Schenkelblock mit ausgeprägter Leitungsstörung.

Majzlin* Feder: ein Intrauterinpessar (↗ dort. Abb.).

MAK: max. ↗ Arbeitsplatzkonzentration.

Makabe* Test: *ophth* durch Applikation eins Mydriatikums erweiterte ↗ Dunkelprobe.

Makakusohr: Ohrmuschel mit ausgeprägtem Apex auriculae (DARWIN* Höcker).

Makar* Operation: bei Varikozele »Suspension« des Hodens an umgeschlagener Hodenhülle am äuß. Leistenring.

Makari*(-Huck*) Test (JACK G. M., amerikan. Serologe): (1955) immunol. Krebstest durch Nachweis spezif. AG im SCHULTZ*-DALE* Versuch.

Maki* Methode: (1967) pyloruserhaltende Magenresektion als Modifik. der BILLROTH-I-Op. (s. a. Abb. »Antirefluxplastik«); führt bei erhaltener antraler Mukosa-Manschette auch zur Reduktion der max. Säurewerte.

Makins* Geräusch (SIR GEORGE HENRY M., 1853–1933, Chirurg, London): von einer verletzten Arterie fortgeleitetes Systolikum über dem Herzen.

Makkaroni-Arterien: die typisch veränderten Nierengefäße an der Rinden-Mark-Grenze bei Panarteriitis nodosa.

Makkas* Linie (MATHEUS M., 1879–1965, Chirurg, Rom, Athen): *röntg* ↗ MÉNARD*-SHENTON* Linie.

Maklakoff* Tonometer: *ophth* Modell eines ↗ Aplanationstonometers.

Makrele: Seefisch Scomber scombrus. – Nach Genuß (ähnl. auch von Thunfisch) evtl. allergiforme Reaktion (Erythem, Riesenurtikaria, Hinterkopfschmerz, Konjunktivitis, Lidödem, Fieber, Durchfall, evtl. Exitus let.), bedingt durch überreichl. Gehalt an Histamin, das unter best. Bedingungen von Proteus morgagni durch Histidindekarboxylierung gebildet wird.

Makrenzephalie: ↗ Megalenzephalie.

makr(o)...: Wortteil »groß«, »lang« (i. e. S.: mit größerem Mittelwert als bei 97,5% der vergleichbaren Population), »mit bloßem Auge erkennbar«; s. a. macr(o)..., mega(l)....

Makroästhesie: Empfindungsstörung, die alle betasteten Dinge übermäßig groß erscheinen läßt.

Makroangiopathie: Erkr. der mittelgroßen u. großen Arterien (im Gegensatz zur »Mikroangiopathie« der Kapillaren); insbes. die **diabet. M.** in Form von Atheromatose u. Arteriosklerose (s. a. Angiopathia diabetica).

Makro|biose: Langlebigkeit. – Als **M.biotik** (CH. W. HUFELAND 1842) die »Kunst des Lebens«: gesunde Konstitution, fröhl. Gleichmut, regelmäß. körperl. Betätigung, Mäßigkeit im Essen. – **M.blast**: kernhalt. Zelle der Erythropoese im KM, entstanden durch mitot. Teilung aus dem Proerythroblasten; ∅ 10–14 μm, mit dichtem, grobstrukturiertem Kern u. blauem Zytoplasma. Bildet durch Zellreifung (beginnende Hb-Synthese) u. -teilung die poly- u. orthrochromat. Normoblasten.

Makro|ch(e)ilie: übermäßig große, dicke u. unproportionierte »Rüssellippen«, z. B. bei Häm- oder Lymphangion, Myxödem, QUINCKE* Ödem, URBACH*-WIETHE* Syndrom, spezif. (z. B. tert. Syphilis) oder chron.-rezidivierender unspezif. Cheilitis etc. – **M.ch(e)irie**: übermäß. Größe der Hände; s. a. Chiromegalie, Makrodaktylie.

Makro|daktylie: übermäßige Größe der Finger u. Zehen bei Elephantiasis oder als Gen-bedingte trophoneurot. Störung i. S. des partiellen Riesenwuchses, am Fuß evtl. mit Hypertrophie der Mittelfußknochen u. bedeckenden Weichteile, als **M.dactylia simplex congenita** (FERIZ 1926) mit Hyperplasie der ganzen – sonst wohlgeformten – Hand; evtl. als Megalosyndaktylie.

Ma|krodontie, Makro|dentie, Megalodontie: übermäßige Zahngröße.

Makr(o)enzephalie: ↗ Megalenzephalie.

Makrofilarien: *helminth* die geschlechtsreifen (adulten) Würmer der Fam. Filariidae; Parasiten in Gewebe, Blut- u. Lymphgefäßen.

Makro|gamet: *protozool* der rel. große, meist ungeißelte ♀ Gamet, v. a. der Sporozoen. Entsteht bei Malaria-Parasiten im Mückenmagen aus dem nach Platzen der Ery frei werdenden **M.gametozyten** (»Halbmond«-Form, wicht. Diagnostikum für Plasmodium falciforme). Nach Befruchtung durch ↗ Mikrogameten Bildung einer Zygote u. Umwandlung zum Ookinet (↗ Abb. »Malariazyklus«), bei Isospora belli u. hominis zur Oozyste.

Makrogenitalismus, -genitosomie: abnorme Größe der äuß. u./oder inn. Genitalien; beim adrenogenitalen Syndrom (♂) infolge vermehrter Androgenproduktion, bei Akromegalie (♂ u. ♀) als Teilerscheinung einer Splanchnomegalie infolge vermehrter STH-Prolaktin-Produktion, ferner bei hormonakt. Ovarial- u. NNR-Tumor; s. a. Macrogenitosomia praecox, FRANKL=HOCHWART*-PELLIZZI*-MARBURG* Syndrom.

Makro|gingiva: ↗ Makrulie. – **M.glia**: ↗ Astroglia.

Makroglobulin: hochmolekulares Serumeiweiß der Globulin- bzw. Euglobulinfraktion (↗ Tab. »Plasmaproteine«). – **1)** das γ-M. oder ↗ Immunglobulin M mit Sedimentationskonstante 19 S (17% Polymere mit 29 S, 5% mit 38 S, Spuren bis 150 S); Peptidanteil 85,98%, KH 11,8%; s. a. Makroglobulinämie. – **2)** das $α_2$-M. ($α_2$-Glykoprotein, S$α_2$-Globulin, SCHULTZE* Seromukoid) mit MG 820 000 u. $S_{20} = 19.6$; Peptidanteil 84,4, KH 8,4%; Funktion: Plasmin- u. Trypsinhemmung, Bindung von Hormonen (Insulin) etc.; Normalwerte 240 (150–350) bzw. (♀) 290 (175–420) mg%; bei Leberleiden, Nephorse, Diabetes mellitus vermehrt. – **M.ämie**: Vermehrung von Makroglobulinen im Serum, z. B. bei Leberzirrhose, Nephrose, Lymphadenose, Erythematodes disseminatus. I. e. S. die **M.ämie Waldenström*** (Sonderform der Retikulose) als Paraproteinämie mit Globulinen mit MG > 1 Mill. (monotyp. IgM) bei lymphozytoider Proliferation im KM (Hämatopoese zurückgedrängt), meist auch Vermehrung der Gewebsmastzellen; oft mäß. LK-Schwellungen, Hepato-Splenomegalie, hämorrhag. Diathese, extrem beschleunigte BKS, pos. SIA* Probe; häufig kombin. mit SJÖGREN* Syndrom u.

Makroglossie

Akrozyanose; Verlauf schleichend, oft kompliziert durch hämolyt. Schübe u. Infektneigung (AK-Mangelsyndrom). Heute zum lymphoplasmozytoiden Lymphom (Immunozytom) gerechnet, aber auch bei anderen / Non-Hodgkin-Typen als klin. Symptom beobachtet.

Makroglossie: angeborene (Subletalfaktoren, Wiedemann* Syndrom, Lymph-Hämangiom) oder erworb. Vergrößerung der Zunge, evtl. nur einer Zungenhälfte (»Hemi-M.«, z. B. bei Neurofibromatosis v. Recklinghausen); u. a. muskulär-bindegeweb. bei Myxödem, Mongolismus, Akromegalie, ferner bei Amyloidose, Hämophilie (wiederholte Blutung), als Quincke* Ödem, Glossitis granulomatosa, Macroglossia glycogenica.

Makro|gnathie: / Hypergnathie; vgl. Prognathie. – **M.graphie**: übermäßig große Handschrift bei Hirnprozeß im Gyrus angularis oder Zerebellum. – **M.gyrie**: abnorme Vergrößerung der Hirngyri, z. B. bei Megalenzephalie; mit Dickenzunahme aller oder nur einzelner Rindenschichten u. vielgestalt. histol. Bild.

Makrohämaturie: mit bloßem Auge an der Urinfarbe erkennbare (»makroskop.«) / Hämaturie nach stärkerer Blutung in die Harnwege (v. a. Tumor, Lithiasis, Verletzung). Lokalisierung durch Blasenspülung: bei Blutung in Harnröhre Spülflüssigkeit klar, in Niere u. Harnleiter schnell wieder klar, in Blase lange blutig.

Makro|karyose: abnorme Größe des Zellkerns, z. B. in der / Tumorzelle. – **M.konidie**: *mykol* rel. große u. septierte ungeschlechtl. Fruchtform zahlreicher Pilze am Luftmyzel.

Makrolid: *chem* Lakton aus 12- bis 18gliedr. Ring mit glykosidisch gebundenem Zucker. – **M.-Antibiotika** / Tab. Antibiotika.

Makrolith: *urol* das in der letzten Phase der Harnsteingenese im Nierenkelchsystem aus dem Mikrolithen entstehende eigentl. Konkrement.

Makromastie: / Hypermastie (2), Gigantomastie.

Makromelie: abnorme Größe einer oder mehrerer Extremitäten. – **Scheinbare M.** z. B. beim Bartenwerfer* Syndrom (mit kurzer hyperlordot. WS).

Makromoleküle, Hochpolymere: Moleküle aus 10^3 u. mehr Atomen (z. B. zahlreiche Naturstoffe) mit homöopolarer Bindung. Größe (im Kolloidbereich) u. Form (linear, verzweigt, vernetzt) bestimmen Löslichkeit u. Viskosität.

Makro|nesie: das Vork. übergroßer Langerhans* Inseln im Pankreas als Substrat eines Hyperinsulinismus; vgl. Polynesie. – **M.nukleus**: *protozool* der nierenförm., polyploide »Großkern« der Ziliaten (z. B. Balantidium coli).

Makro|parasiten: an Mensch u. Tier parasitierende Lebewesen, soweit sie nicht Mikroorganismen sind. – **M.peptid**: / Eiweiß.

Makrophagen: (Metschnikoff) die mobilen Zellen des monozytären Systems (/ Tab. »retikulohistiozytäres System«) mit der Fähigkeit der Phagozytose. »Gewebs-M.« auch inkorrekte Bez. für Histiozyten. – Ein »spezif. M.ausrüstungsfaktor« (SMAF) ist lösl. Produkt des aktivierten T-Lymphozyten, ebenso der / Migrationsinhibitionsfaktor (MIF). – s. a. MEM-Test.

Makro|planozyt: Erythrozyt mit ⌀ >8 µm u. Dicke < 2 µm. – **M.podie**: übermäß. Größe eines oder beider Füße, z. B. bei Akromegalie. – **M.potential**: *kard* bes. hohes »Summationspotential« im EEG.

Makropsie: 1) *ophth* Dysopsie, bei der die Gegenstände größer als tatsächlich gesehen werden, z. B. infolge Störung des Akkommodationsapparates, Insuffizienz der äuß. Augenmuskeln, bei Chorioretinitis, Neurasthenie, Erschöpfung, Fieber, Hysterie. – 2) (inkorrekt) / Gulliver-Halluzination.

makro|skel: langbeinig. – **m.skopisch**: mit unbewaffnetem Auge sichtbar (s. a. Makrohämaturie).

Makrosmat: Lebewesen mit stark ausgebildetem Riechvermögen (u. entsprechend großem Riechhirn u. -epithel), z. B. Hund, manche Insekten.

Makro|somie: / Großwuchs; s. a. Macrosomia, Hoch-, Riesenwuchs. – **M.stomie**: übermäß. Breite der Mundspalte; meist angeb. (evtl. nur einseit.) als Folge gestörter Verschmelzung der Weichteile des OK- u. UK-Fortsatzes, bei Fanconi*-Albertini*-Zellweger*, Franceschetti* (I), Goldenhar*, Russel* Syndrom (1). – s. a. Gesichtsspalte (horizontale).

Makrothrombozyt: »Riesenthrombozyt« (4–6 µm) bei best. Thrombozytopathien u. beim myeloproliferativen u. Bernard*-Soulier* Syndrom.

Makrotie: Übergröße der normal konfigurierten Ohrmuschel, evtl. als »Eselsohr«.

Makrozephalie: allseitig – gleichmäß. Übergröße des (Hirn-)Schädels, meist Folge einer Megalenzephalie; als **rel. M.** (im Vergleich zu Schulterumfang etc.) beim Neugeb. physiol. (s. a. Frühgeborenen-M.).

Makrozirkulation: der Blutkreislauf in den größeren Gefäßen (im Unterschied zur / Mikrozirkulation in der terminalen Strombahn).

Makro|zyt: 1) Erythrozyt mit ⌀ 8 µm, bei normaler Dicke. **M.zytose** (d. h. Rechtsverschiebung der Price*-Jones* Kurve) v. a. bei Lebererkrn. u. »m.zytärer« hämolyt. Anämie. – 2) Sammelbegr. für Histio-, Monozyt, Makrophage.

Makrulie: chron. Verdickung (Hypertrophie) der Gingiva (»Gingivitis hyperplastica«), oft mit Auflockerung (bis Zerfall) u. Zyanose; Vork. bei Idiotie, Miescher*, Melkersson*-Rosenthal* Syndrom, Infektions-, Blut- u. Stoffwechselkrankhtn., Gingivitis gravidarum, Hydantoingingivitis; vgl. Gingivafibromatose.

Makula: kleiner Fleck; *derm* / Macula (s. a. Abb. »Effloreszenzen«); *ophth* Kurzform für / Macula lutea. – **M.bündel**: papillomakuläres / Bündel.

Makuladegeneration: *ophth* degenerative Veränderungen der – infolge Massierung der Sinneszellen für tox. Einflüsse u. troph. Störungen bes. anfäll. – zentralen Netzhaut; z. B. als **fam. juvenile M.** (/ Stargardt* Syndrom), als **senile M.** (»atroph. Makularetinitis« infolge Sklerose der Lamina choroidocapill.) mit bevorzugter Entartung der Zapfen u. Schädigung auch des örtl. Pigmentepithels, kleinen Sanguinationen, Pigmentverschiebung (Aufhellungsherde u. größere Flecken), zentralem Gesichtsfeldausfall u. Metamorphopsie, als **senile scheibenförmige M.** (= Kuhnt*-Junius* Syndrom) mit Exsudation u. Proliferation, evtl. zentraler Netzhautablösung, Blutungen, Pigmentepithelwucherung (Peripherie frei!).

Makula|kolobom: *ophth* zentraler, meist einseit. Choroideadefekt; angeb. (hereditär) oder nach zentraler Choroiditis; s. a. Abb. »Aderhautkolobom«. – **M.ödem**: umschrieb., grauweiße Schwellung der Netzhautmitte bei KITAHARA* Syndr., nach Contusio bulbi (»BERLIN* Trübung«), bei beginnender scheibenförm. M.degeneration.

Makula|reflex: beim Augenspiegeln sichtbarer sichelförm. »Zentralreflex« in der Mitte der Macula lutea (bzw. Fovea centralis, die – v. a. bei Jugendl. – nach außen durch weiteren Randreflex begrenzt wird). – **M.zyste**: hereditäre »Eidotterzyste« (mit dottergelbem Inhalt) in der Macula lutea, die erst im 3.–4. Lj. platzt u. einen rundl. atroph. Bezirk hinterläßt (Visusminderung).

makulös, maculosus: mit Bildung von Flecken (Maculae), fleckig, fleckförmig.

makulozerebrale Degeneration: gleichzeit. degenerat. Prozesse in Netzhautmitte (Macula lutea) u. Gehirn, z. B. beim DOWN*, BEHR*, STARGARDT*, STOCK*-SPIELMEYER*-VOGT* Syndrom.

Mal: 1) Muttermal (/ Nävus). – 2) (französ., span., portugies.) Übel, Krankheit; z. B. **M. des ardents** (= Ergotismus), **M. des confiseurs** (chron. Paronychie bei Konditoren, Zuckerbäckern, Marmeladearbeitern etc.), **M. de Corse** (= Pappatacifieber), **M. de engasco** (Dysphagia spasmodica bei chron. CHAGAS* Krankh.), **M. de morado** (deutlich eiförm., dunkelrötl.-braune, ödematöse Hautplaques im frühen Stadium der Onchozerkose, in Mittelamerika v. a. an Gesicht u. Hals, in Afrika an Gürtellinie u. oberen Oberschenkeln), **M. perforant** (/ Malum perforans) **M. del pinto** (/ Pinta), **M. rouge** (= Disulfiram-Alkohol-Reaktion bzw. Kalkstickstoffkrankh.).

Mala *PNA*: (lat.) Wange (/ Bucca).

Malabsorption: ungenügende Aufnahme von Nahrungsbestandteilen durch den Dünndarm infolge Störung der Verdauung (/ Maldigestion) oder der Resorption (verkleinerte Absorptionsfläche, inn. Fisteln, Störung der Membrantransportvorgänge bei Wanderkr., biochem. Anomalien, Lymphabflußstörung); s. a. Malassimilation. Die dadurch entstehenden – oft komplexen – Mangelzustände (/ Schema S. 1540) manifestieren sich als mehr oder weniger typ. Syndrome; häufigste Urs. sind: angeb. Defekte (Glukose-, Aminosäure-[HARTNUP-Syndr., Zystinurie], B_{12}-Transportstörung, Disaccharid-Maldigestion, Synthesestörung der Chylomikronen), Zottenschädigung (Zöliakie, idiopath. Steatorrhö, trop. Sprue, Enteritis [regionalis], WHIPPLE* Krankh., Amyloidose, Leukämie, Lymphosarkom, Lymphogranulomatose, Sklerodermie, Dysbakterie (Blindsack, Striktur, Fistel, Divertikulose), vaskuläre Schädigung (Verschluß der A. mesenterica sup., Enteropathia lymphangiectatica), endokrine Störung (ADDISON* Krkht., Hyperparathyreoidismus, Diabetes, ZOLLINGER*-ELLISON* Syndrom), Parasiten (Lamblien, Strongyloides, Hakenwürmer, Dibothriocephalus latus), therap. Maßnahmen (Medikamenten-, Strahlenschaden, Dünndarmresektion); ferner M. bei Hypogammaglobulin-, Abetalipoproteinämie (Störung der Chylomikronenbildung), perniziöser Anämie sowie das »**universelle Malabsorptionssyndrom**« nach Magenresektion.

Malacarne* (MICHELE VINCENZO GIACINTHO M., 1744–1816, ital. Chirurg u. Anatom) **Pyramide**: / Pyramis vermis. – **M.* Raum**: / Fossa interpeduncularis.

Malachitgrün, Anilin-, Brillant-, China-, Diamant-, Echt-, Viktoriagrün: ein Fuchsonimonium-Farbstoff; in 1–2%ig. Lsg. als Antiseptikum, ferner als histol. Farbstoff (Kern-Vitalfärbung), Nährbodenzusatz (z. B. **M.-Agar** n. LENTZ u. TIETZE zur Anreicherung von Typhus- u. Paratyphuserregern bei gleichzeit. Hemmung von E. coli im Rahmen der TPE-Diagnostik; M.-Lsg. für die Kultur von Tbk-Baktn., z. B. in HOHN* Eiernährboden, HERRMANN* Nährlösung). – s. a. Äthylgrün, Brillantgrün-Agar.

Malacia: 1) abnormer Appetit auf scharf gewürzte Gerichte. – 2) / Malazie.

Maladie: (französ.) Krankheit; z. B. **M. bleue** (= FALLOT* Syndrom), **M. du greffe** (*ophth* Eintrübung des Transplantats bei Keratoplastik), **M. sans pouls** (= Aortenbogensyndrom), **M. des tics convulsifs** (= TOURETTE* Syndrom).

Malaiische Filarie: / Brugia malayi.

Malako|pathie: 1) *derm* / Epidermolysis bullosa. – 2) (WAGNER) *orthop* juvenile / Osteochondrose. – **M.plakie**: chron. Harnwegsentzündung mit weißl.-gelbl.-grauen, plaqueart. Auflagerungen; meist – v. a. bei Frauen – in der Blase (»Cystitis chronica en plaques«), mit weichen flach-pilzförm., zentral eingedellten Herden u. hämorrhag. Hof (»Klingelknopfform«, z. T. konfluierend; DD: Papillomatose, Tbk); histol.: große blas. Zellen mit konzentrisch geschichteten Einschlüssen.

malar: die Wange (Mala) betreffend.

Malaria, Sumpf-, Marsch-, Wechselfieber, Febris intermittens: vorzugsweise in wärmeren Ländern (Südeuropa, Naher Osten, südl. Asien u. Insulinde, Süd- u. Mittelamerika, weite Gebiete Afrikas) vork., von Anopheles-Arten übertragene Infektionskrkht. durch Plasmodien (/ Abb. »M.zyklus«), charakterisiert durch Fieberanfälle (Schüttelfrost, Schweiß), Spleno-Hepatomegalie (»M.milz«), zunehmende Anämie, im Endemiegebiet (mit ständ. Reinfektion) auch Ödeme, Aszites, evtl. komatöse Zustände oder Delir (bd. nur bei M. tropica), Kreislaufkollapse, Milzruptur (»akuter M.tod«). Path.-anat.: v. a. in Leber, KM u. Milz intrakapillär Parasiten, flohstichart. Blutungen, perivaskulär DUERCK* Granulome; Milz dunkelrot bis schokoladenfarben, weich; Leber hyperämisch, graubraun, evtl. Fibrose; Herz mit interstitiellem Ödem, Myokarditis. Diagnose: Erregernachweis in Ausstrich u. dickem Tropfen, Immunfluoreszenztest, KBR, indir. Hämagglutination, Doppel-Agargeldiffusion (OUCHTERLONY), CHORINE* Test, Ferroflockulation. Ther.: / Malariamittel. – Nach Überstehen Immunität nur gegen homologen Stamm. – Beim Menschen 3 Formen: **M. quartana** (»Malariae-M.«, »Febris quartana«) durch / Plasmodium malariae, im allg. mit Fieberanfall an jedem 4. Tg.; daneben Fälle mit 2tgl. oder tgl. Fieber (= Quartana duplicata bzw. triplicata; entweder bei mehrfacher Infektion oder aber infolge zeitl. Verkürzung der Parasitenentwicklung); hartnäckigste, aber seltenste Form, meist herdförm. in Tropen (Westafrika, Ceylon, Brasilien), aber auch Italien, Balkan; gelegentl. mit Glomerulonephritis (nephrot. Syndrom, AG-AK-Komplexe in Glomeruli). **M. tertiana** (»Vivax-M.«, »3-Tg.-Fieber«) durch / Plasmodium

Malaria tropica

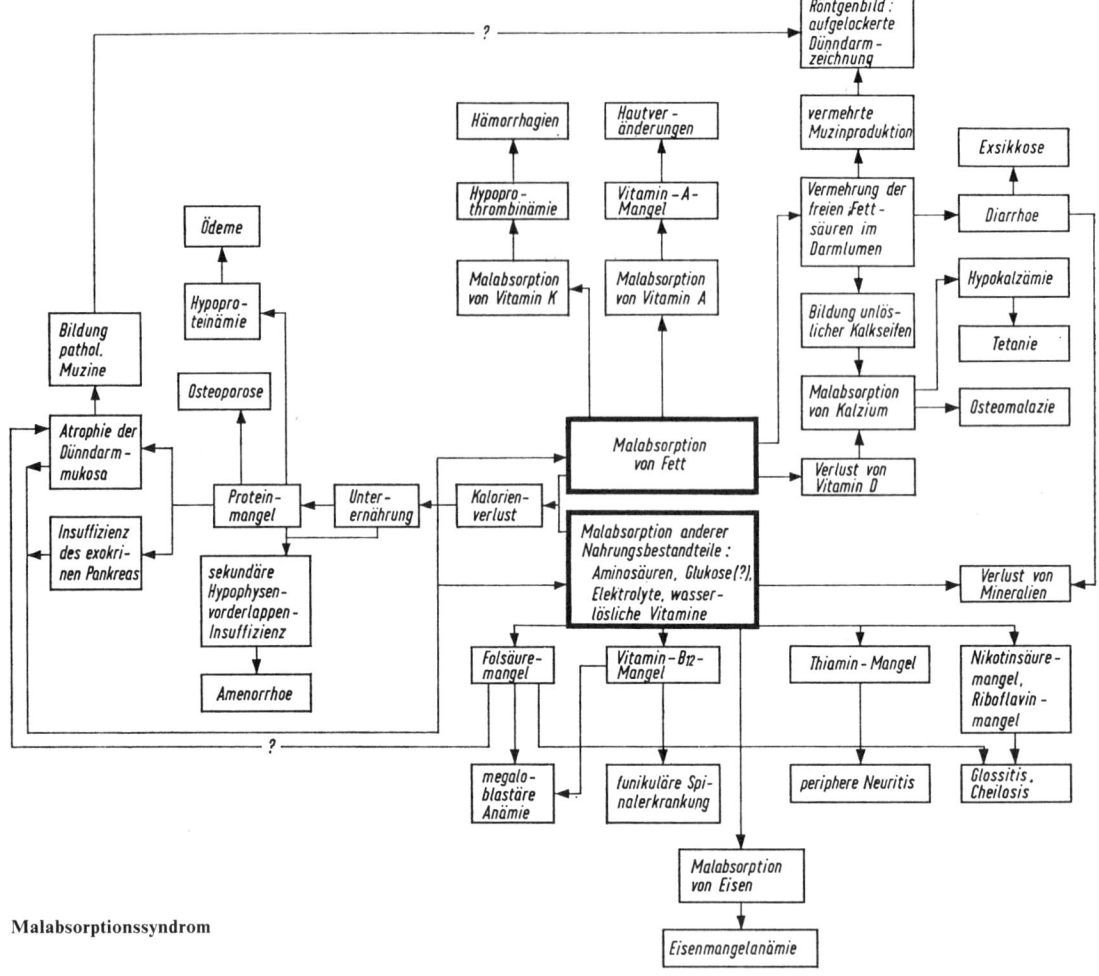

Malabsorptionssyndrom

vivax, in Tropen u. auch gemäßigten Zonen; Inkubation ca. 2 Wo. (v. a. in Nordeuropa bis zu 6 Mon.); Fieberanfall an jedem 3. Tg.; daneben Formen mit tägl. Fieber (»doppelte Tertiana«; entweder bei doppelter Infektion oder – meist – infolge zeitl. Verkürzung der Parasitenentwicklung); rel. gutartig, unter günst. Umständen evtl. von selbst erlöschend, aber Rezidivneigung; vgl. Ovale-Malaria. – **M. tropica** (»Falciparum-M.«, »Febris [aestivo] autumnalis s. biliosa«, »Tropenfieber«) durch ↑ Plasmod. falciparum; Inkubation ca. 8–12 Tg.; Fieber unregelmäßig, evtl. als Kontinua (Entwicklung einer Parasitengeneration wie bei Tertiana in 48 Std., jedoch weniger gleichförmig, daher ständig erhöhte Temp., insbes. bei 2 Populationen); schwerste Form der M., evtl. nach wenigen Anfällen tödlich; anfangs nur Ring-, erst später Geschlechtsformen (»Halbmonde«) nachweisbar, Teilungsformen im peripheren Blut nur bei bes. schweren Fällen; bei einschläg. Ther. rasche Heilung, geringste Rezidivquote; Vork. in feucht-warmen Tropenzonen, aber auch Italien u. Balkan; in Endemiegebieten infolge Superinfektion mit schwerem chron. Verlauf, auch als **M. cerebralis** (Hirnödem, Schwellung von Meningen u. Hirngefäßen, perivaskuläre Hämorrhagien; Kopfschmerzen, akute neurol. u. Bewußtseinsstörungen, rascher Exitus let.); s. a. Schwarzwasserfieber (»**M. haemolytica**«). – Eine **angeb. M.** durch diaplazentare oder perinatale In-

fektion ist sehr selten. – Epidemiol. Begriffe: **auto-** u. **allochthone M.** (am Ort ihrer Manifestation erworben bzw. »eingeschleppt«), **holo-, hyper-, hypo-** u. **mesoendem. M.** (je nach Milzindex bei Kindern u. Erwachsenen), **M. larvata** (Restsymptomatik wie Neurasthenie, Neuralgien, Kopf- u. Magenschmerzen, die auf Chinin anspricht; umstritt. Begr.), **perniziöse M.** (meist Tertiana, evtl. mit Schwarzwasserfieber), **stabile M.** (ständig auftretend, ohne große Schwankungen von einer Periode zur anderen; Epidemien unwahrsch., befallene Bevölkerung mit hoher Immunität; meist bei Vorhandensein bes. anthropophiler u. langleb. Überträger), **unstabile M.** (sehr variables Auftreten, Epidemien oft durch kleine Ursachen; Bevölkerung mit nur geringer Immunität; im allg. bei Vorhandensein wenig anthropophiler oder wenig langleb. Überträger).

Malaria|anämie: 1) schubweise hämolyt. Anämie (durch Parasitenbefall der Ery) bei allen Malariaformen. – **2)** schwere akute hämolyt. Anämie mit Hämoglobinurie im Verlauf einer mit Chinin behandelten Tropika (Autoimmunprozeß?); s. a. Schwarzwasserfieber. – **3)** chron. Anämie mit Splenomegalie, wahrsch. z. T. infolge Ernährungsstörungen. – **M.dysenterie:** v. a. bei M. tropica vork. gastrointestinale Erscheinungen ähnl. denen bei Bakterienruhr oder Cholera: dünnflüss. bis wäßr. Stühle (evtl. mit

Schleim u. – evtl. parasitenhalt. – Blut), Erbrechen, Exsikkation, Krämpfe.

Malariae-Malaria: ↑ Malaria quartana.

Malaria|index: Index zur Beschreibung der Malariasituation in einem best. Gebiet, z. B. MACDONALD*, Oozysten-, Parasiten-, Parasitendichte-, ↑ Milz-, Sporozoitenindex., – **M.kur:** neurol ↑ Impfmalaria.

Malaria|meningitis: fast nur bei M. tropica (nie bei Quartana) vork. Meningoenzephalitis mit Unruhe u. Erregung, später mit Exzitationszuständen u. epileptiformen Krämpfen, bei verzögerter Ther. evtl. letal; anat.: petechiale Blutungen, schiefergraue Hirnrinde (M.pigment), Gefäßwände infiltriert, intravasal reichlich Parasiten, Ganglienzellnekrosen; im Liquor nur leichte Lympho- u. Monozytose, mäß. Eiweißvermehrung u. Druckerhöhung. – **M.mittel:** Chemotherapeutika, die – soweit gut wirksam – nur schizontozid (Chinin, Atebrin, Chloroquin [Resochin], Proguanil [Paludrin]) oder nur gametozid wirken (Pamaquin [Plasmochin], Primaquin, Pyrimethamin [Daraprim]). Optimale Ther. mit Kombinationen, im akuten Anfall z. B. Resochin/Primaquin oder /Daraprim (bei Chloroquin-resistenten Stämmen Chinin); nach »Suppressivbehandlung« (auch als Prophylaxe) spätere Radikalkur (gegen Blut- u. Gewebsschizonten u. Gameten) notwendig. – **M.mücke** ↑ Anopheles.

Malaria|phagozyt: ↑ Pigmentophage. – **M.pigment, M.melanin:** im Zytoplasma der Blutformen der M.plasmodien durch Hb-Zersetzung entstehende Hämatin-Eiweiß-Verbindungen, die nach Zerstörung der Parasiten in Organen u. Geweben (aber auch in Ookineten u. -zysten) als »Pigment« nachweisbar sind. – **M.plasmodien:** ↑ Plasmodium falciparum, vivax, malariae u. ovale; s. a. Malaria, Abb. »M.zyklus«.

Malaria|typhoid 1) typhusähnl. Bild der Malaria (meist tropica) mit Durchfällen, Kontinua, Benommenheit. – **2)** seltene Komplikation einer Malaria durch Typhus abdom., wobei sie evtl. zunächst zurückgedrängt wird u. erst nach 1–4 Wo. als Rezidiv auftritt. – **M.zyklus:** ↑ Abb.

malaris: (lat.) Kinnlade oder Wange (Mala) betreffend.

Malassez* (LOUIS CHARLES M., 1842–1909, Arzt, Paris) **Epithelreste:** (1884) dent Restzellen der Epithelscheide der Wurzelhaut; s. a. radikuläre ↑ Zyste. – **M.* Färbung:** Darstg. der Neuroglia mit ammoniakal. Pikrokarmin-Lsg. – **M.* Krankheit:** ↑ Hodenzyste. – **M.*-Vignal* Bazillus:** ↑ Yersinia pseudotuberculosis.

Malassezia: (BAILLON 1889) Pilz-Formgattg. (ohne sichere Unterscheidung von Arten), charakterisiert durch Bildung rundlicher u. fadenförm. Elemente in den verhornten Schichten der Epidermis; z. B. **M. mansoni** (VERDUN 1912, = Cladosporium mansoni, Erreger der Tinea nigra), **M. ovalis** (BIZZOZERO, ACTON u. PANJY 1927, = Pityrosporum ovale), sowie **M. furfur** (BAILLON 1889), der – noch nicht endgültig benannte (mit Pityrosporum orbicul. u. ovale ident.?) – Erreger der Pityriasis versicolor (»**Malasseziasis**«; ↑ Tab. »Mykosen«), im Nativpräp. der Hautschuppen erkennbar an kurzen, etwas gebogenen Pilzfäden u. Sporenhaufen.

Malassimilation: Teilpathomechanismus der ↑ Malabsorption bei Zöliakie, WHIPPLE* Syndrom, Sklerodermie etc. – Bei andern Autoren Oberbegr. für Maldigestion u. Malabsorption.

Malat: Salz der Äpfelsäure (engl.: malic acid).

Malatesta* Syndrom: ↑ Orbitaspitze-Syndrom.

malayisch: s. u. malaiisch.

Malazie: path. Erweichung eines (»**malazischen**«) Gewebes oder Organs, z. B. ↑ Osteo- (s. a. Knochenatrophie), Chondro-, Gastromalazie.

Malbin* Zelle: s. u. STERNHEIMER*-M.*.

Maldescensus testits: gestörter Deszensus des Hodens als Oberbegr. für ↑ Hodenretention u. ↑ Hodenektopie. – **Maldigestion** ungenügende Verdauung des Darminhalts; nach Magenresektion (↑ agastr. Syndrom), bei Pankreasinsuffizienz, Hepatopathie, Gallemangel; Teilpathomechanismus mancher ↑ Malabsorptions-Syndrome.

Malécot* Katheter: urol selbsthaltender Blasen(verweil)katheter nach Art des CASPAR* Katheters (jedoch mit nur 2 seitl. Flügeln); Anw. auch als Nephrostomiekatheter.

Malariazyklus (Plasmodium vivax)

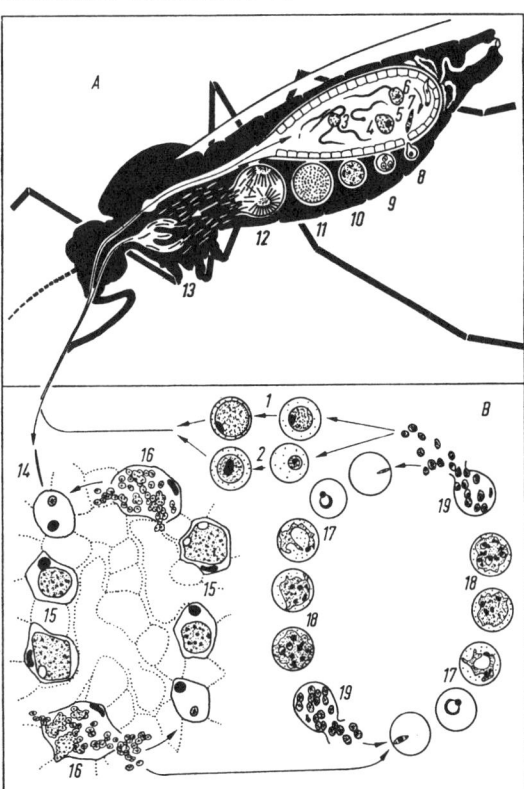

A Geschlechtl. Entwicklung in der weibl. Mücke (Befruchtung u. Sporogonie). *B* Ungeschlechtl. Entwicklung im Menschen (Schizogonie u. Gametozytenbildung). – *1* Entwicklung der Makrogametozyten; *2* Entwicklung der Mikrogametozyten; *3* Exflagellation der Mikrogameten; *4* freier Mikrogamet; *5* Makrogamet mit Empfängnishügel; *6* Befruchtung des Makrodurch den Mikrogameten; *7* Ookineten zwischen Darmzelleneindringend; *8–11* Entwicklung der Sporozoiten in den Oozysten; *12* platzende Oozyste; *13* Eindringen der freigewordenen Sporozoiten in die Speicheldrüse; *14* Einbringen der Sporozoiten mit Speichel in die Stichwunde; *15* unreife Schizonten in Leberparenchymzellen; *16* zerfallende reife Schizonten, Freigabe der Merozoiten; *17* einkern. Trophozoiten (Ring- u. amöboide Form); *18* unreife Schizonten; *19* zerfallender reifer Schizont, Freiwerden der Merozoiten.

Maleinsäure

Maleinsäure, Acidum maleinicum: HOOC-CH=CH-COOH; die mit Fumarsäure (= trans-Form) isomere, einfachste ungesätt. Dikarbonsäure (cis-Form); reagible Chemikalie, die Haut u. Augenschleimhäute reizt. – Säurerest: **Maleoyl-**; Salze: **Male(in)ate**.

Malerba* Azetonnachweis (PASQUALE M., 1849–1917, Arzt, Neapel): Rötung der Probe bei Zusatz von Dimethyl-p-phenylen-diaminhydrochlorid (2–5%ig. wäßr. Lsg.). – Mit gleichem Reagens Blau-Violettfärbung des mit HNO_3 eingedampften Rückstandes einer Harnsäure-halt. Probe.

Malfatti* Probe (HANS M., dtsch. Biochemiker): (1908) quant. Ammoniak-Bestg. (einschl. Aminosäuren-N) im Harn zur Früherfassung einer Azidose: nach Titrieren der mit Phenolphthalein versetzten Probe mit 0,1 n NaOH bis zur Rotfärbung (= Harnazidität) Zusatz neutralisierten Formalins bis zum Verschwinden, weiteres Titrieren bis zum Wiedereintritt des Farbtons; rechner. Ermittlung des NH_3- bzw. NH_4-Gehalts.

Malgaigne* (JOSEPH FRANÇOIS M., 1806–1865, Chirurg, Paris) **Fraktur**: (1855) vord. u. hint. Beckenringbruch, d. h. Fraktur des oberen Scham- u. unt. Sitzbeinastes u. des Darmbeins, ein- oder beidseit. (↑ Abb. »DUVERNEY* Fraktur«). – **M.* Grube**: ↑ Trigonum caroticum. – **M.* Handgriff**: Palpation der Hüftkopf-Pfannenbeziehung unter pass. Drehbewegungen des Oberschenkels am auf der gesunden Seite Liegenden. – **M.* Hernie**: kongenit. Leistenbruch mit persistierendem Proc. vaginalis peritonei als Bruchsack. – **M.* Operation**: Absetzen des Fußes zwischen Sprung- u. Fersenbein (= Exarticulatio sub talo).

Malherbe* Epitheliom (ALBERT M., 1845–1915, Arzt, Nantes): ↑ Epithelioma calcificans.

Maliasmus: *vet* Rotz (↑ Malleus 2).

maligne, malignus: bösartig (↑ Malignität); z. B. **m. Diphtherie** (↑ Diphtheria toxica), **m. Ödem** (↑ Gasödem), **m. Tumor** (s. u. Neoplasma), **m. Wachstum** (s. u. Malignität).

Malignität: Bösartigkeit, *path* die Neigung eines Krankheitsprozesses fortzuschreiten, zerstörend zu wirken u. zum Tode zu führen. Als histol.-zytol. Charakteristika der M. von Neoplasmen gelten: schnelles, infiltratives u. destruktives Wachstum, Rezidive u. Fernmetastasen, vermehrte u. pathol. Mitosen, Zellu. Kernpolymorphie, Kernhyperchromasie, Verlust der normalen Kern-Zytoplasmarelation (s. a. Tumorzelle). Einschläg. **Malignitätsindex** z. B. nach H. E. WALTHER errechnet aus kontinuierl. Ausbreitung (c) sowie lympho- (l) u. hämatogener (h) Metastasierung:

$$M = \frac{1c + 21 + 10h}{100};$$

s. a. BRODERS* Klassifikation.

Malignolipin: (KOSAKI) gelbl. Phospholipid (Absorptionsbande bei 358 nm) im Serum Geschwulstkranker, das nach Entfernen des Primärtumors nur bei Nichtvorliegen von Metastasen verschwindet.

Malignom: malignes ↑ Neoplasma (s. a. Malignität).

Malioidosis: *vet* ↑ Melioidose.

Mall* (FRANKLIN PAINE M., 1862–1917, Anatom, Baltimore) **Crista pulmonalis**: *embryol* Mesenchymstreifen im Septum transversum. – **M.* Formel**:

$$\sqrt[2]{\text{Länge (Steiß/Scheitel, in mm)}} \cdot 100 = \text{Alter des Embryo (in Tg.)}.$$

mallear(is): den Hammer (Malleus) betreffend.

Mallein: Extrakt aus Actinobac. mallei als spezif. Rotz-Diagnostikum; beim Menschen für Intrakutanprobe (0,1 ml 1 : 1000-Verdünnung; örtl. Rötung u. Schwellung), beim Tier für Subkutan- (örtl. Schwellung u. Temp.erhöhung um mind. 2° nach ca. 2 Std.) oder Konjunktivalprobe (eitr. Konjunktivitis).

Mallén* Probe: (1950) Serumlabilitätsprobe mit verstärkter LUGOL* Lsg. (20 g J + 40 g KJ in 300 ml Aq. dest.) als rel. grobe Leberfunktionsprobe (braune Flocken nach Versetzen von 1 Tr. Serum mit 1 Tr. Lösung).

Malleoidosis: ↑ Melioidose (»Pseudorotz«).

malleolar(is), malleolär: die Fußknöchel (»**Malleolen**«) betreffend; z. B. **M.fraktur** (↑ Knöchelfraktur), **M.punkt** (↑ VALLEIX* Druckpunkt hinter dem äuß. Fußknöchel.

Malleolengabel, Knöchelgabel: die vom Malleolus med. u. lat. u. der dist. Tibia gebildete Gelenkgabel für das obere Sprunggelenk. – **M.fraktur**: bimalleolare Fraktur (mit Gabelsprengung; s. u. Knöchelfraktur).

Malleolus: (lat.) hammerförm. Knochenvorsprung; i. e. S. die Hand- (↑ Proc. styloideus radii u. ulnae) u. Fußknöchel (M. medialis der Tibia, M. lat. der Fibula; s. a. Knöchel...).

Malleomyces mallei: ↑ Actinobacillus mallei. – **M. pseudomallei**: ↑ Pseudomonas pseudomallei.

Malleotomie: *otol* Durchtrennung, i. w. S. auch Teilresektion des Hammers (Malleus) im Rahmen der Tympanoplastik.

Mallet=Guy* Operation (PIERRE ALBERT M.=G., geb. 1897, Chirurg, Lyon): li.seit. Splanchnikusresektion bei chron. Pankreatitis. – Von M.=G.* ferner Op.technik für ausgedehnte Resektion des Pankreasschwanzes, Gerät für intraop. Cholangiomanometrie, Kanüle für Choledochussondierung (vom Zystikus aus) angegeben.

Malleus: 1) *PNA* das mit dem Trommelfell fest, mit dem Amboß gelenkig verbundene Gehörknöchelchen »Hammer« (mit Caput, Collum, Manubrium u. Proc.). – 2) *vet* Rotz: chron., auf Menschen (anzeigepflicht.!) u. Karnivoren übertragbare Zoonose der Einhufer (Pferd, Esel, Maultier) durch Actinobac. mallei, mit knötchenförm. u. geschwür. Veränderungen an Haut u. Schleimhäuten (Nasenrotz, M. humidus) u. inn. Organen (z. B. Lungenrotz). Der »Hautrotz« (**M. farciminosus**) beginnt mit einer linsengroßen, graugelbl. »Primärpustel« (ulzerierendes Knötchen) am Infektionsort, wenige Tg. später lymphogene Generalisation: makulöses Exanthem mit Eiterpusteln, die zu geschwür. Defekten führen; gleichzeitig Abszeßbildung in Muskeln u. inn. Organen. Diagnose: Mallein-Augenprobe, KBR (pos. ab Ende 2. Wo.), Agglutinationstest (↑ Rotz-Antigen).

Mallory* (FRANK BURR M., 1862–1941, Pathologe, Boston) **Färbung**: *histol* Darstg. von kollagenen u. retikulären Bindegewebsfasern im Paraffinschnitt mit Säurefuchsin u. Anilinblau-Orange G. – Weitere Färbemethoden für Neuroglia (z. B. mit Phosphormolybdän-Hämatoxylin, auch als ALZHEIMER*-M.* Färbung); s. a. Phosphorwolframsäure-Hämatoxylin. – **M.* Körper(chen)**: scholl., dunkel-eosinophiles, hyalines Gebilde im Zytoplasma hydropisch geschwollener Leberzellen (meist Kernnähe) bei floridem Schub eines alkohol. Leberschadens (»alkohol. Hyalin«, ↑ Abb.; Vork. auch bei WILSON* Krankh. u.

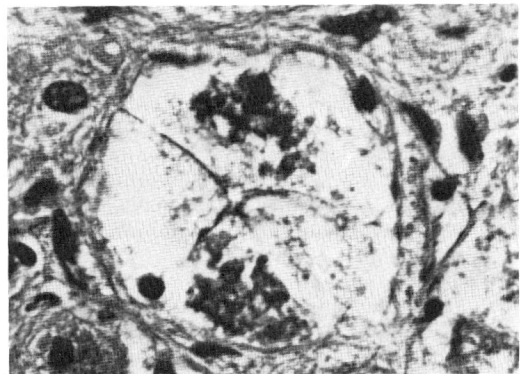

Mallory* Körper

prim. biliärer Zirrhose). – Ähnl. K., z. T. in rosettenförm. Anordnung, im Epidermisepithel bei Scharlach (= Cyclaster scarlatinalis). – **M.* Leukämie**: Myelozyten-L. durch Teer(produkte); obsolet.

Mallory*-Weiss* Syndrom: (G. K. M. u. S. W. 1929) longitudin. Schleimhauteinrisse am gastroösophagealen Übergang, evtl. mit massiver Blutung, v. a. nach plötzl. Druckerhöhung im Magen (Erbrechen, Pressen, Husten etc.); bei Alkoholikern gehäuft (s. a. BOERHAAVE* Syndrom).

Malmejde* Reaktion: die mind. 3 Mon. (sonst nur max. 10 Tg.) fortbestehende saure Reaktion des Urins (steriles Gefäß, freier Luftzutritt, aber Staubfreiheit) beim Tbk-Kranken.

Malmö-Technik: röntg ↑ WELIN* Technik.

Malnutrition: Fehl- bzw. ↑ Mangelernährung (insbes. mit Eiweiß- u. Vitamindefizit).

Malonat: Salz der ↑ Malonsäure.

Maloney* Reaktion: Intrakutanprobe mit verdünntem Diphtherietoxoid als Kontrolle beim SCHICK* Test.

Malonsäure, Acidum malonicum: gesätt. Dikarbonsäure, HOOC-CH$_2$-COOH; Hemmstoff für Sukzino-dehydrogenase (blockiert Zellatmung); Malonyl-CoA Zwischenprodukt der Fettsäure-Biosynthese; Ausgangsstoff für Barbitursäure-Synthese. – **Malon(säure)ureid**: ↑ Barbitursäure.

Malonyl-: der Malonsäure-Rest -OCCH$_2$CO. – **M.harnstoff, M.urea**: ↑ Barbitursäure.

Malpighi* (MARCELLO M., 1628–1694, ital. Anatom u. Naturforscher) **Bläschen, Zellen**: Alveoli pulmonis (↑ Alveolen [2]). – **M.* Knäuel**: ↑ Glomerulus renis. – **M.* Körper(chen)**: 1) ↑ Folliculi lymphatici lienales. – 2) ↑ Corpuscula renis. – **M.* Pyramiden**: ↑ Pyramides renales. – **M.* Schicht**: ↑ Stratum basale der Epidermis. – **M.* Wundernetz*** ↑ Rete mirabile.

Malpositio(n): falsche Stellung, Fehlstellung, z. B. des Feten in utero (d. h. alle Nicht-Schädellagen), eines Knochenfragments nach Reposition, der Kardia (hohe, stumpf-winkl. Einmündung des Ösophagus u. Refluxösophagitis), des Hodens (↑ Hodenektopie).

Malrotation: Lageanomalie des Darmtrakts infolge Störung (Grad u. Richtung) der fetalen ↑ Darmdrehung, oft kombin. mit gestörter Rotation der Gastroduodenalschleife u. sek. Verlagerung der mobilen Schenkel i. S. eines Volvulus (↑ Abb.). 2 Hauptformen: **M. I** mit Sistieren der Drehung nach 180°, dadurch Duodenum hinter, Zäkum u. Aszendens vor der Mesenterialwurzel, evtl. Caecum altum; **M. II** mit inverser (im Uhrzeigersinn) 2., evtl. auch 3. Drehung, dadurch prävaskuläre Lage des kaud. Duodenum u. retrovaskuläre (evtl. komplett re.seit.) des prox. Kolon (Varietäten: Kolon sek. gehoben u. vor Duodenum oder gar auf die re. Bauchseite tretend, bei Mitnahme seines Mesokolon unter Bildung einer Hernia mesocolica). Sympte.: von unklaren, chron.-rezidivierenden Beschwerden bis zu angeb. Duodenalstenose, arteriomesenterialem Darmverschluß, Volvulus mit Mesenterialtorsion etc. – s. a. Abb. »Darmdrehung«.

Lageanomalien des Darmes infolge **Malrotation**.

Maltafieber: ↑ Mittelmeerfieber (1).

Maltase: ↑ α-Glukosidase. – **M.mangel**: ↑ Disaccharid-Intoleranz.

Maltodextrin: Gemisch enzymatisch gebildeter Stärkeabbauprodukte mit Maltose; s. a. Dextrin.

Maltose, Malzzucker: aus D-Glukose aufgebautes Disaccharid; optisch aktiv: $[\alpha]_D + 111{,}7°$ bis $130{,}4°$. Entsteht beim enzymat. (↑ Amylasen) oder säurehydrolyt. Abbau (im Magen-Darm) von Stärke; durch Hefe vergärbar; pos. Reduktionsproben. Anw. in der Pädiatrie gegen Darmstörungen; Nährbodensubstrat (z. B. in Pepton-Agar für Dermatophyten).

Malum: (lat.) Krankheit, Leiden, Gebrechen (s. a. Mal); z. B. **M. caducum** (= Epilepsie), **M. Cotunnii** (= Ischiassyndrom), **M. coxae juvenilis** (= PERTHES* Krkht.), **M. coxae senile** (= Koxarthrose), M.

Malum suboccipitale

Potti (= POTT* Buckel), **M. suboccipit.** (= RUST* Krankh.), **M. terebrans** (= Ekthyma gangraenosum), **M. venereum** (= Syphylis). Ferner das **M. perforans pedis** als troph. Ulzeration v. a. über dem Köpfchen des 1. u. 5. Metatarsale, entstanden aus schmerzhafter Hautschwiele, mit allmähl. Unterminierung, evtl. Penetration bis auf den Knochen, Sekundärinfektion u. Sequesterbildung; wahrsch. neurovaskuläres Geschehen bei Dysrhaphie, lumb. Syringomyelie, Tabes dors., progress. Osteolyse etc.

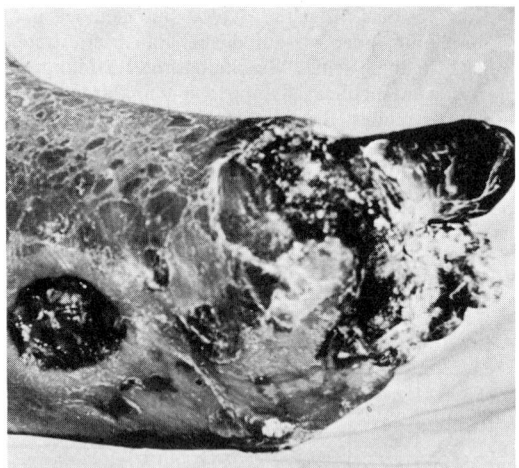

Malum perforans der Fußsohle (u. Zehennekrose) bei diabetischer Angiopathie.

Maly* Reaktion (RICHARD LEO M., 1839–1894, österr. Chemiker): Bestg. der freien HCl **a)** im Magensaft durch Zusetzen von Methylenblau (Farbumschlag Violett/Grünl.-Blau), **b)** im Mageninhalt durch Abfiltrieren, Blaufärben mit Ultramarin u. Auflegen von Bleipapier (nach Erwärmen Farbumschlag ins Bräunliche u. Nachdunkeln des Bleipapiers).

Malz, Maltum: i. e. S. das Gerstenmalz, d. h. künstlich gekeimte Gerste, deren Stärke enzymatisch zu Maltose abgebaut ist. – **M.fieber**: bei Mälzern auftretendes allerg. Bild mit Konjunktivitis, Rhinitis, Asthma, Dermatosen. – **M.suppe**: *päd* s. u. KELLER.* – **M.zucker**: ↑ Maltose.

mamelonné: (französ.) warzen-, zitzenförmig.

Mamilla, Mamille: (lat. = kleine Brust) die Brustwarze (↑ Papilla mammae; s. a. Mamillar...). – **M. accessoria**: s. u. Hyperthelie. – **M. circumvallata obtecta**: ↑ Hohlwarze. – **M. fissa**: gespaltene Brustwarze. – **M. plana**: ↑ Flachwarze. – Ferner »**blutende M.**« bei Mastopathia cystica, Fibrozystadenom oder Malignom, aber auch beim Stillakt durch zu kräft. Saugen.

Mamillar|körper: ↑ Corpus mamillare. – **M.linie**: ↑ Linea mamillaris. – **M.reflex**: reaktive Erektion der Brustwarze bei mechan. Reizung des Warzenvorhofs.

Mamille: Brustwarze (↑ Papilla mammae).

Mamillen|ekzem: bakterielles Ekzem der Brustwarzen Stillender, ausgehend von Mazerationen, Rhagaden, Candidiasis, Kontaktdermatitis etc. – **M.plastik**: plast.-chir. Korrektur der weibl. Brustwarze (einschl. Areola), z. B. Verlagerung im Rahmen der Mammaplastik (n. LEXER, THOREK u. a.), Neubildung bei Athelie (aus der Haut der Brusthöhe, z. B. n. BERSON, BIRKENFELD), bei Hohlwarze (z. B. Eversion nach zrikulärer oder bds.-sichelförm. Umschneidung n. SELLHEIM bzw. SCHEPELMANN).

Mamillitis: v. a. durch den Saugakt hervorgerufene Entzündung der Brustwarze, meist mit Rhagadenbildung.

Mamma *PNA*: die aus Drüsenkörper (↑ Glandula mammaria, zu den Hautdrüsen zählend), Fettgewebe, Bindegewebssepten u. Brustwarze (»Mamille«, ↑ Papilla mammae) einschl. Areola bestehende »Brust« der Frau als sek. Geschlechtsmerkmal. – I. w. S. auch die – rudimentäre — M. masculina. – **blutende M.**: s. u. Mamilla. – **M. lactans**: s. u. Laktation, vgl. Milchfluß. – **M. pendens s. pendulans**: »Hängebrust« (↑ Mastoptose). – **Mammae accessoriae** *PNA*: im Bereich der embryonalen Milchleiste (von Achselhöhle bis Leistengegend) vork. kleine, zusätzl. Brustdrüsen (»**M. aberrantes s. erraticae**«) als harmlose Variante (bei Einschießen der Milch evtl. Beschwerden).

Mammaabszeß: meist bei Mastitis puerperalis durch kanalikuläre Keimaszension (Galaktophoritis, v. a. nach Verletzung der Brustwarze beim Saugakt) oder auf dem Blutweg hervorgerufene eitr. Entzündung der Brustdrüse mit Einschmelzung. Ther.: Antibiotika, op. Eröffnung.

Mammaamputation, Ablatio mammae: Absetzen der weibl. Brust, palliativ als Ablatio simplex (↑ Mammektomie), optimal (bei noch operablem Ca.) als **radikale M.**: En-bloc-Entfernung des ganzen Drüsenkörpers einschl. Haut, Fettgewebe u. Sternalportion der Mm. pectorales (samt Faszie) sowie des ges. Fettgewebes von Achselhöhle u. Infraklavikulargrube; als »**erweiterte r. M.**« mit Exstirpation des Mammaria-Lymphstranges u. der supraklavikulären LK; Defektdeckung durch Verschiebeplastik. – Ferner – bei hypertroph. Hängebrust – die »**plast. M.**« (THOREK) als Reduktionsplastik durch Amputation des unt. Mammaabschnitts u. Verpflanzen der Brustwarze (einschl. Areola) als freien Vollhautlappen in ein entsprech. Hautfenster.

Mamma|aplasie: ↑ Amastie. – **M.ekzem**: ↑ Mamillenekzem. – **M.fibro(adeno)m**: s. u. Fibroadenom, -adenomatose, Fibrom (adenozyst.). – **M.hypertrophie, -plasie**: abnorme Größe der weibl. Brust, meist infolge zu reichlicher Fettentwicklung; s. a. Hypermastie (2), Gigantomastie.

Mammakarzinom: meist vom oberen-äuß. Quadranten ausgehendes epitheliales Malignom der weibl. Brust, v. a. im 5. u. 6. Ljz., meist als Ca. solidum simplex oder medullare, seltener als – langsam wachsendes – Ca. scirrhosum, Gallert-Ca., Komedo-Ca., als Karzinosarkom sowie – von der Brustwarze ausgehend – als intraepidermales Ca. (↑ PAGET* Krebs); s. a. Milchgangskarzinom. Klin.: path. Sekretion, Schwellung (evtl. nur lokales Ödem), Erythem, Ekzem u. Verziehung der Mamille, evtl. diffuse Mastitis oder Abszeß, Exulzeration, Apfelsinenschalenhaut, Metastasierung in regionale LK (Axilla, Pektoralisrand, Supraklavikulargrube) u. örtl. kutane Lymphgefäße (evtl. »Cancer en cuirasse«), nur selten schmerzhaft (v. a. spätere Stadien). Diagnose: Biopsie, Mammo-, Galakto-, Thermographie. Stadieneinteilung s. u. STEINTHAL*, Columbia-, Manchester-

Schema; evtl. »okkulte« Form mit Metastasen, aber klinisch nicht faßbarem Primärtumor; auch das sogen. »Mini-Ca.« (Carcinoma lobulare in situ) gilt als Hochrisikobefund (wobei die Biopsie-Entnahme u. U. ausreichende Ther. sein kann). Ther.: Op., evtl. Vor- u. Nachbestrahlung; gegengeschlechtl. Hormone, ggf. Einleitung der Menopause oder Interruptio. – Ferner das seltene **M. des Mannes** (ca. 1%), bevorzugt im 7. Ljz., stets submamillär, mit rascher Ausbreitung u. frühzeit. Metastasierung; ausnahmsweise auch als PAGET* Krebs).

Mamma|plastik: die plast.-chir. Eingriffe an der weibl. Brust bei kongenit. oder traumat. Amastie (»M. neoplastik«), Hypoplasie (»M.augmentation«), atroph. u. hypertroph. Hängebrust (»**M.reduktionsplastik**«, z. B. nach LEXER, PASSOT, BIESENBERGER, LOTSCH, GOHRBANDT, BÜRCKLE DE LA CAMP; s. a. plast. ↑ M.amputation) u. Brustwarzenanomalien (↑ Mamillenplastik).

Mammari(k)a|geräusch: *geburtsh* gelegentlich in der A. thoracica int. (s. mammarica) oder ihren Ästen im 3. Trimenon oder – meist – erst post partum auftretendes kontinuierl., überwiegend systol. »Herzgeräusch« mit p. m. (meist sichtbare Pulsation) im 2. oder 3. ICR li. (seltener re. oder bds.), das gegen Ende der 10. Wo. wieder verschwindet. Im Unterschied zum typ. Geräusch bei offenem Ductus Botalli im Sitzen u. Stehen leiser werdend. – **M.implantation**: ↑ VINEBERG* Operation. – **M.ligatur**: (D. FIESCHI 1939) bds. Unterbindung der A. thoracica int. im 2. ICR als chir. Ther. der Koronarinsuffizienz (vermehrte Blutzufuhr über obere Seitenäste zum Perikard). – Mit gleichem Effekt der **mammari(k)okoronare Shunt** u. die ↑ VINEBERG* Op. (s. a. Koronarchirurgie).

Mamma|tuberkulose: ↑ Mastitis tuberculosa. – **M.tumoren**: als prim. Neoplasmen der weibl. Brust ↑ Fibroadenoma peri- u. intracanaliculare u. phyllodes (s. gigantosum), Adenoma tubulare (u. mamillae), Papilloma intraductale sowie – maligne – Carcinoma lobulare, cribriforme, intraductale, adenoides cysticum, medullare u. intradermale (= PAGET* Ca.), Karzinosarkom u. Cystosarcoma phyllodes.

Mammektomie: i. e. S. die op. Entfernung nur des Brustdrüsenkörpers, i. w. S. die ↑ Mastektomie.

mammogene Hormone: die das Wachstum der Brustdrüsen stimulierenden Hormone: Östrogen für Drüsengänge, Gestagene für Alveolensprossung. – Da diese beim hypophysektomierten Tier diesbezüglich unwirksam, von TURNER (1947) einschläg. Proteohormon der Hypophyse postuliert.

Mammo|graphie: *röntg* Darstg. der weibl. Brust (in 2 Ebenen); i. e. S. als Nativbild unter bes. Weichteilbedingungen (↑ Isodens-Technik, Xeroradiographie) zur Tumorfrüherkennung. – Als ergänzende Untersuchung evtl. Dukto- oder ↑ Galaktographie, **M.vaskulographie** (mit ^{131}J-Serumalbumin), Ultraschall-Echographie (noch ohne prakt. Bedeutung).

Mammomonogamus laryngeus: Fadenwurm [Syngamidae], Parasit im Wiederkäuerlarynx; in trop. Ländern (Brasilien, Westindien, Philippinen) auch beim Menschen nachgewiesen (örtl. Reizung, Hämoptyse).

mammo|trop: auf die Milchdrüse wirkend; z. B. m.tropes (= m.genes) Hormon. – **M.tropin**: ↑ luteotropes Hormon.

Mamou* Syndrom (H. M., französ. Arzt): **1)** (1955) ↑ SIEGAL*-CATTAN*-M.* Syndrom. – **2)** ↑ STEIN*-LEVENTHAL* Syndrom. – **3)** LÖDERICH*-M.* Syndrom, mit den Leitsymptn.: ödematöse Sklerodermie, Asthenie, Hypotension, Leberzirrhose; ferner NN-Adenome, Schilddrüsenhyperplasie, Mamma- u. Ovarialatrophie. – **4)** M.*-CARTEAUD*-LUMBROSO* Syndrom, mit Diabetes insipidus, Xanthomatose u. – inkompletter – Symptomatik des HAND*-SCHÜLLER*-CHRISTIAN* Syndroms.

Managerkrankheit: umstrittener Begr. für die bei Menschen in gehobener Position, die durch Serien komplizierter u. verantwortungsvoller organisator. u. ähnl. Probleme zu einer gehetzten Lebensweise (mit Nikotin-, Kaffee-, Alkoholabusus, übermäß. Essen, Mangel an körperl. Bewegung) gezwungen sind, im mittl. LA rel. häufig vork. vegetat. Regulations- u. koronaren Durchblutungsstörungen. Zusammenhänge nicht ausreichend fundiert, oft als »Krankheit der Erfolglosen« gedeutet.

Manchester|-Klassifizierung: 4-Stadieneinteilung des Mamma-Ca.: 1: Tumorwachstum auf Mamma beschränkt; 2: axilläre Metastasen, LK verschieblich; 3: Grenzen des Drüsenkörpers überschritten; 4: Grenzen der Mamma überschritten. – **M.-Operation**: (FOTHERGILL) bei Descensus vaginae et uteri Amputation der Zervix mit vord. u. hint. Kolpoplastik u. Vernähung der seitl. Parametrien vor dem Halsteil.

Mancini* Methode: quant. Bestg. eines AG anhand der Größe des Immunpräzipitats bei radialer Immunodiffusion mit AK im Überschuß.

Mancke*-Sommer* Reaktion (RUDOLF M., geb. 1900, Internist, Leipzig, Rendsburg; J. SOMMER): abgestufte TAKATA*-ARA* Reaktion mit quant. Auswer-

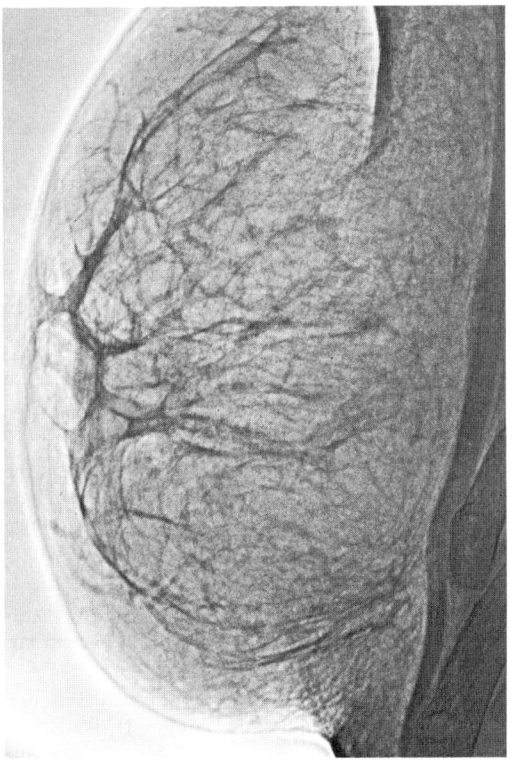

Mammogramm (Xeroradiogramm) einer sogen. Rückbildungsmamma.

Mandarin G

tung (insbes. als Gruppenreaktion für DD der Leberschäden); Grenzkonz. (noch erkennbare eindeut. Flockung) normal bei 120–100 mg% Sublimat.

Mandarin G extra, Orange II, Orange P: Na-Salz der β-Naphthol-azobenzol-sulfonsäure; Anw. *histol* als Farbstoff für Kerne u. Kollagenfasern, *chem* als Indikator (gelbbraun bis orange).

Mandel* Reaktion (JOHN ALFRED M., 1865–1929, physiol. Chemiker, New York): Eiweißnachweis (Präzipitat) mit 5%ig. Chromsäure.

Mandel: 1) *botan* ↑ Amygdala (1). – 2) *anat* ↑ Tonsilla. – **M.bucht:** ↑ Fossa tonsillaris (vgl. Fossulae tonsill.). – **M.entzündung:** ↑ Tonsillitis, Angina tonsillaris. – s. a. Tonsillen..., Tonsillar....

Mandelat: Salz der ↑ Mandelsäure.

Mandelbaum* Reaktion: ↑ v. PFAUNDLER* Reaktion.

Mandel|kern: *anat* ↑ Corpus amygdaloideum. – **M.säure:** Acidum amygdalicum s. mandelicum; α-Hydroxyphenylessigsäure; in saurer Lsg. bakterizid (Anw. als Harnantiseptikum, meist in Salzform); Ester wirken spasmolytisch.

Mandibel: 1) der paar. Oberkiefer bei Insekten. – 2) der Unterkiefer (↑ Mandibula).

Mandibula *PNA*: der »Unterkiefer« als größter u. bewegl. Gesichtsschädelknochen; seine bds. des Corpus (mit Pars alveol. für 16 Zähne) aufsteigenden (»Kieferwinkel«) Rami laufen je in einen Proc. condylaris aus, mit Caput (»Kieferköpfchen«) für das Kiefergelenk (↑ Articulatio temporomandibularis) u. Proc. coronoideus für den Ansatz des M. temporalis; s. a. Kiefer..., Unterkiefer....

Mandibular|bogen: ↑ Arcus mandibularis. – **M.kanal:** ↑ Canalis mandibulae.

Mandibulare, MECKEL* Knorpel: *embryol* bei Säugetier u. Mensch der unt. Teil des 1. Kiemenbogens als erste, bald zugrunde gehende Anlage des UK; vgl. Dentale.

mandibular(is): den Unterkiefer (Mandibula) betreffend. – Kurzform für N. mandib. (= N. alveol. inf.).

mandibulofaziale Dysmorphie: ↑ FRANÇOIS* Syndrom II.

Mandl* Therapie (F. M., österr. Chirurg): Ausschaltung des Halssympathikus durch Alkoholinj. bei Angina pectoris.

Mandragora officinarum: Alkaloidpflanze [Solanaceae], deren Kraut als homöopath. Gichtmittel u deren Wurzel (Atropin etc.) als Hypnotikum, Anästhetikum u. Aphrodisiakum angew. werden.

Mandrin: (französ.) »Fülldraht«, der als Schutz gegen Verschmutzung u. Verstopfung in eine Kanüle eingeführt wird. – Ferner entsprech. Drähte als Führungsstab u. Spanninstrument für weiche Sonden u. Katheter. – **M.phänomen:** *derm* ↑ Sondenphänomen.

Mandschurisches Fieber: 1) örtl. murines ↑ Fleckfieber. – 2) »Songo-Fieber«, ein örtl. hämorrhag. ↑ Fieber (Tab.).

Mandula* Mikroreaktion: (1951) Objektträger-Flockungsreaktion auf Syphilis mit je 1 Tr. akt. Serum u. AG-Verdünnung (GOTWARSKA* Salzlsg., Saccharose als Aktivator); nach 10 Min. Schütteln Ablesen mit Lupe.

Manegebewegungen: unwillkürl. Laufen im Kreise als Zwangsbewegung bei Schädigung bestimmter Hirnregionen (z. B. Thalamus).

Mangan, Mn: Schwermetallelement mit Atomgew. 54,983, OZ 25; meist 2-, 4- u. 7-, ferner 1-, 3-, 5- u. 6wertig; Fp. um 1244°. Essentielles Spurenelement (Tagesbedarf ca. 2–3 mg, durch Nahrung gedeckt, bes. aus Früchten, Spinat, Erd- u. Haselnüssen, Reiskleie); Normwerte: Blut 0,015 (v. a. Ery-gebunden, im Serum nur 0,004 mg/100 ml), Skelett 0,2–0,3, Leber 0,2, Niere 0,06, Muskel 0,01 mg/100 g. Bei Mn-Mangel (Zivilisationskost, Hydralazin-Syndrom etc.) Absinken der Mn-Werte in den Körperflüssigkeiten, evtl. Auftreten von LE-Zellen (bei Wiederkäuern auch Wachstumsstillstand, Osteoporose, Genitalfunktionsstörungen etc.). Erhöhte Mn-Aufnahme mit der Atemluft bedenklich (MAK 6 mg/m^3; s. a. M.vergiftung); Mn^{2+} für viele Enzyme (u. Mikroben) obligat. – 3 radioakt. Isotope (γ-Strahler), von denen ^{52}Mn (HWZ 5,76 d) u. ^{54}Mn (HWZ 297 d) nuklearmed. Anw. finden (LK, RES, Mineralstoffwechsel). Anw. der Salze als techn. u. Laborchemikalien (z. B. Manganum dioxidatum = Mn[IV]-oxid = Braunstein) u. als Therapeutika: Mn(II)-chlorid u. -laktat als Antianämikum, Manganum citricum, glycerinophosphoricum u. hypophosphorosum als Roborans.

Mangani-, **Mangano-:** Kennsilbe für Mn(III)- bzw. Mn(II)-Verbindungen.

Manganismus: (E. W. BAADER) chron. ↑ Mn-Vergiftung. – **Manganometrie:** Maßanalyse oxidabler Substanzen anhand des Oxidationsvermögens von $KMnO_4$ (Endpunkt der Titration = Entfärbung der violetten Maßlsg.).

Manganpneumonie: kruppöse Pneumonie bei Mn-Arbeitern als akute Mn-Vergiftung durch mechan.-chem. Wirkung des Mn-Staubes. Verlauf wie bei Thomasschlackenpneumonie (Folge des 8%ig. MnO_2-Gehalts?), mit hoher Mortalität. Entschädigungspflicht. Berufskrankheit.

Manganquelle: meist eisenhalt. Mineralquelle mit Mn-Gehalt (2-, bei längerer Lufteinwirkung höherwertig) von > 0,5 mg/kg.

Mangan|vergiftung: neben der akuten (↑ M.pneumonie) v. a. die chron. Intoxikation (= Manganismus; Latenzzeit oft mehrere J., auch nach Wegfall der Exposition durch Mobilisierung der Mn-Depots), z. B. bei Elektroschweißern (Mn-ummantelte Elektroden), in Braunsteingewinnung u. -verarbeitung (Einatmen von Staub oder Rauch). Einwirkung v. a. auf ZNS (Ganglienzelldegeneration in Putamen, Nucleus caudatus, Globus pallidus, Thalamus); Sympte. wie bei Parkinsonismus (Schlafsucht, Maskengesicht, Speichelfluß, Intelligenz- u. Gedächtnisstörungen) oder MS (Zwangslachen u. -weinen, Stottern, Parästhesien, Gehstörungen, Erregungszustände); Mn in Blut, Haaren, Gehirn etc. vermehrt, Ausscheidung v. a. im Stuhl. Ther. nur in Anfangsstadien erfolgreich; Prophylaxe durch rechtzeit. Arbeitsplatzwechsel. Entschädigungspflicht. BK.

Mangel|anämie: A. (bis zur Panmyelophthise) infolge M.ernährung oder gestörter Resorption eines für die Erythropoese u. Hb-Synthese notwend. Faktors, wie v. a. Eisen, Vit. B_{12}, Folsäure, Vit. B_4, Eiweiß. – **M.durchblutung:** funktionell oder organisch bedingte Minderdurchblutung eines Organs oder Gewebes (↑ Durchblutungsstörung, Ischämie).

Mangel|ernährung, Malnutrition: Ernährung mit neg. Energiebilanz infolge Exo- (z. B. Hunger, Unterernährung), Entero- (z. B. bei Gastroenteritis, Colitis gravis, Sprue, Steatorrhö) oder Endokarenz (bei Hyperthyreose, Diabetes mellitus); i. e. S. die kalorisch ausreichende, jedoch einseit. Ernährung mit unzureichendem Gehalt an Eiweiß, Vitaminen u. Mineralien (v. a. Spurenelemente), die zur / M.krankheit führt; vgl. Unterernährung. – **M.geburt**: (V. PFAUNDLER) Frühgeburt mit Untergewicht, Unreife u. Lebensschwäche.

Mangel|krankheit: infolge qualitativ oder quant. unzureichender Ernährung (/ Mangel-, Unterernährung) auftret. Krkht., z. B. Avitaminose (/ Vitaminmangelkrankhtn.), M.anämie, Hungerdystrophie, Kwashiorkor, Kupfer-Eisen-, Manganmangelkrkht., Hypokalzi-, -kali-, -natriämie-Syndrom, **M.mastitis** (Zystenbildung mit Vermehrung der interstitiellen Gewebe u. leukozytären Infiltraten). – **M.mutante**: »auxotrophe« Mutante, die wegen Ausfalls eines genspezif. Enzyms ein best. Substrat nicht verarbeiten oder ein best. Stoffwechselprodukt nicht herstellen kann; Urs. von Enzymopathien.

Mangel|nährboden: nährstoff-, v. a. N-armes Substrat als selektiver Anzüchtungsnährboden für Mikroorganismen; z. B. der Ammon-Nährboden. – **M.serum**: S. mit – teilweisem – Fehlen eines oder mehrerer Blutgerinnungsfaktoren, z. B. bei Afibrinogen-, Hypoprokonvertinämie, Hämophilie, PTA-Mangel, HAGEMAN-Syndrom.

Mango|beule: tropischer / Furunkel. – **M.fliege**: / Chrysops silacea, Chr. dimidiata.

Mangold*-Roth* Krankheit: / Aortenbogensyndrom.

Mangy: in Madagaskar beobachtete bds. Vergrößerung der Parotis (Kwashiorkor?).

maniacus: (lat.) manisch, Maniker.

Manie, Mania: histor. bzw. allg. Bez. für Sucht, Besessenheit, »Wahnsinn«; i. e. S. die endogene, Tage bis Jahre dauernde heitere Verstimmung als Teilerscheinung der / manisch-depressiven Erkr.: heitere Grundstimmung, unbegründeter, strahlender Optimismus, Gehobensein aller Lebensgefühle, Antriebsüberschuß, Enthemmung, erhöhte Triebhaftigkeit, Ideenflucht, Selbstüberschätzung, gesteigertes körperl. Wohlbefinden. Nach W. ZEH unterschieden: heitere, gereizte (»zornige«), erregte, ideenflücht., verworrene u. expansive M.; ferner / Hypomanie, exaltative Reaktion (»reakt. M.«). Als **akute M.** oft mit tödl. Ausgang (durch Erschöpfung); s. a. BELL* Delirium, GANSER* Syndrom. **Chron. M.** entweder (SCHOTT 1904) im fortgeschrittenen Alter nach zahlreichen man. Phasen, mit nur mäßig ausgeprägten Sympt. u. gleichmäß. Verlauf; oder (SPECHT) abnorme Persönlichkeit mit bleibender hypoman. Stimmungslage u. Antriebssteigerung. – Als man.-depressive Mischzustände (E. KRAEPELIN) die **depressive** oder **ängstl. M.** (traurig-ängstl. Verstimmung neben Ideenflucht, Erregung u. a. Sympt. der heiteren M.), **gedankenarme** oder **unproduktive M.** (ohne Ideenflucht, mit langsamem, einfallslosem Denken, Wiederholung scherzhafter oder kräft. Wendungen, heiterer Stimmung, motor. Erregung), **gehemmte M.** (Ideenflucht u. heitere Stimmung bei psychomotor. Hemmung; evtl. plötzl. Gewalttätigkeiten). –

Weitere Formen: **intermittierende M.** (FALRET, BAILLARGER; man.-depressive Erkr. mit period. Wechsel normalen u. man. Verhaltens), **period.** oder **remittierende M.** (aufeinanderfolgende man. Phasen ohne gesunde Intervalle), **konstitutionelle M.** (lebenslanger Stimmungsüberschwang mit leichtsinn. Lebensweise, übereilten Handlungen, mangelhafter Disziplin, Protzertum, Rücksichtslosigkeit), **Mania phantastica infantilis** (RÜMKE 1928; man. Erregung mit Größenideen, Konfabulationen, Abwendung von der Wirklichkeit in eine Märchenwelt), **puerperale M.** (/ Wochenbettpsychose), **senile M.** (erstmals im Alter auftretend, meist mit bes. langer Phasendauer u. Chronifizierung), **symptomat. M.** (z. B. bei hohem Fieber, als / BELL* Delirium; i. w. S. jede körperlich begründete Psychose). Ferner die »verschämte« M. (E. STRANSKY) als leichteste Form, bei der sich der Kranke in Gegenwart des Arztes ruhig, geordnet, evtl. sogar gehemmt zeigt, in der Familie aber unermüdl. u. übermütig ist.

Manierieren, Manieriertheit: unnatürl., unechtes, geziert-verschrobenes Ausdrucksgehabe in Sprache, Mimik u. Gestik. Vork. bei Psychopathie, Hysterie, Puerilismus, als Salonblödsinn, aber auch bei Schizophrenie (»manierierte / Katatonie«) u. Schwachsinn.

Manifestation: *path* Offenbar-, Erkennbarwerden (im Gegensatz zur Latenz) einer Krankheit. – *genet* Ausbildung best. Erbeigenschaften als phänotyp. Auswirkung der Aktivität von Genen (»Gen-M.«); s. a. Expressivität, Penetranz.

maniformes Syndrom: 1) durch stärkere Erregung u. Rededrang gekennzeichnetes, jedoch nicht eindeutig als Manie erkennbares psych. Krankheitsbild. – 2) / expansives Syndrom.

Maniker: 1) der an Manie Leidende. – 2) leicht erregbarer, überaktiver Mensch (= Hypomaniker).

Manipulation: *therap* Begr. der / Chiropraktik (»**Manipulationstherapie**«) für best. Handgriffe, durch die mit Zug u. Druck z. B. »Wirbelblockierungen« reponiert werden; weiterentwickelt zur »**manipulativen Ther.**« (J. B. MENNELL, J. C. TERRIER u. a.) mit rascher Grifftechnik bis zur Grenze des Bewegungsausschlags (»Gelenkklaffen«, »-knacken«), evtl. als kombin. **Manipulationsmassage**.

manisch: erregt i. S. der / Manie.

manisch-depressive Erkrankung, Psychose, Thymopathie, Zyklothymie, affektive oder zirkuläre Psychose: (E. KRAEPELIN 1896) endogene Psychose, bei der depressive u. man. Phasen aufeinanderfolgen (/ Depression, Manie). Auch genetisch unterscheidbare Formen »bipolar«, im allg. bereits im 15–20. Lj. beginnend, meist mit Häufung der Phasen, Primärpersönlichkeit mit Zügen der Zyklothymie; »monopolare Depressionen«, kaum vor dem 20. Lj., länger dauernde freie Intervalle, Primärpersönlichkeit mit Inkludenz; »monopolare Manie«, selten, nach vielen Erkrankungsphasen häufiger zu chron. Manie führend. – Die **m.-d. Mischzustände** (KRAEPELIN, »mischbildhafte Psychose BÜRGER=PRINZ; s. u. Manie) werden von K. SCHNEIDER u. a. als nicht existent abgelehnt.

Mankowski* Reaktion (ABRAHAM M., russ. Bakteriologe, Kiew): DD von Typhus- u. Koli-Baz. durch Vermischen der abgeschwemmten Kultur (Glukosenährboden) mit Säurefuchsin-gesättigter Kalilauge + gesättigter wäßr. Indigokarmin-Lsg.; bei Salmonella karmesinrote Verfärbung der dunkelblauen Lsg., bei Escherichia Entfärbung (nicht unbedingt zuverlässig).

Mann* Färbung (GUSTAV M., 1864–1921, Physiologe, New Orleans): (1894) *histol* Darstg. von Chromatin, Nukleolus, Granula, Einschlußkörperchen etc. durch 24stünd. Färbung in 1%ig. wäßr. Methylblau- u. 1%ig. Eosin-Lsg. – Modif. von DOBELL zur Amöbendarstellung.

Mann* Syndrom (LUDWIG M., 1866–1936, Neuropathologe, Breslau): 1) / postkommotionelles Syndrom mit einseit. horizontaler Blickparese, zerebellarer Rumpf- u. Extremitätenataxie, homolat. Innenohrschwerhörigkeit oder -taubheit, Hirndruck- u. vasomotor. Störungen. – 2) / Hemiplegie Typ WERNICKE-MANN.

Mann* Zeichen (JOHN DIXON M., 1840–1912, Arzt, Manchester): 1) scheinbare Höhenabweichung eines Auges bei thyreogenem Exophthalmus. – 2) verminderter elektr. Hautwiderstand (v. a. am Kopf) bei traumat. Neurose.

Mann*-Magath* Operation (FRANK CHARLES M., 1887–1962, Chirurg, Rochester): 3zeitige Leberausschaltung beim Versuchshund: umgekehrte ECK* Fistel, nach 6 Wo. Unterbindung der Pfortader, dann Exstirpation der Leber. – Weitere tierexperiment. Eingriffe: **M.*-Bollman* Fistel** (nicht-tropfende äuß. Darmfistel), **M.*-Williamson* Ulkus** (Ulcus pepticum durch Magenresektion u. GE).

Manna: 1) der luftgetrocknete Zellsaft von Fraxinus ornus (»Manna-Esche«); stark zuckerhaltig. – 2) **M.brot**: die zuckerhalt. Früchte von Cassia fistula.

Mannaberg* Zeichen (JULIUS M., geb. 1860, Internist, Wien): akzentuierter 2. Herzton bei Appendizitis (u. anderen Baucherkrn.).

Mannich* Methode (CARL U. F. M., 1877–1947, Chemiker, Berlin): quant. Morphin-Bestg. mit 1-Chlor-2,4-dinitrobenzol.

Mannit(um), Mannitol: $C_6H_{14}O_6$; natürl., süß schmeckender Hexitzucker (/ Formel, s. a. Tab. »Kohlenhydrate«); Anw. als Diabetikerzucker, Laxativum, Cholekinetikum, ferner als techn. Chemikalie (Kunststoff-, Arzneimittelsynthese, Weichmacher) u. bakt. Nährbodenzusatz.

D(−)-Mannit   D(+)-Mannose   D(+)-Mannose, β-Form

Mannit-Clearance: renale (glomeruläre) Clearance-Bestg. nach gleichmäß. i.v. Infusion von 25%ig. Mannit-Lsg.; Werte ca. 10% niedriger als bei Inulin. – **M.-Diurese**: durch Infusion von 10–20%ig. Mannit-Lsg. erzwungene osmot. Diurese als Prophylaxe des akuten Nierenversagens (bei schwerer Op., Schock, Verbrennung, Fehltransfusion etc.). – Besteht bereits Olig-Anurie, zunächst **M.-Test** mit 75 ml 20%ig. Lsg. i.v.; steigt Diurese auf > 40 ml/Std., liegt noch funktionelles Stadium der Insuffizienz vor (prophylakt. Dosen zulässig).

Mannit(ol)hexanitrat *WHO*, Nitromannit: Vasodilatans (bes. für Koronargefäße) aus der Gruppe der Salpetersäureester; orale ED 10–30 mg.

Mannkopf*-Rumpf* Zeichen (EMIL WILHELM M., 1833–1918, HEINRICH THEODOR R., 1853–1934, Internisten, Marburg): reflektor. Pulsbeschleunigung bei Kompression einer schmerzempfindl. Zone als Hinweis auf organ. Genese des Schmerzes.

Mannose: $C_6H_{12}O_6$; natürl. Aldohexose (/ Formel »Mannit«), durch Hefe vergärbar; bakt. Nährbodenzusatz. – Eine **Mannosurie** findet sich gelegentl. bei Fruktose-Intoleranz. – **Mannosid**: / Glykosid mit Mannose als Zuckerrest.

Mannosidasemangel-Syndrom, Mannosidosis: (ÖCKERMAN 1967) autosomal-rezessiv erbl. Störung des Glykoprotein-Abbaus infolge Minderaktivität der α- u./oder β-Mannosidase (Nachweis in Leukozyten). Phasisch verlaufende, wenig progred. Erkr. mit Wasserspeiergesicht, Kraniohyperostose, multiplen Dysostosen langer Röhrenknochen u. Rippen (Verkrümmung, Verplumpung), WK-Mißbildung (sek. Skoliose, Gibbus), Oligophrenie, rezidiv. Atemwegsinfekten, Mannosidausscheidung im Harn (»**Mannosidurie**«).

D-**Mannuronsäure**: ein polysaccharid. Mannose-Derivat; Baustein der Alginsäure in Braunalgen.

Mannweib: / Virago.

Manoilow* Test: 1) Schwangerschaftsnachweis anhand der Entfärbung eines Gemisches von 3%ig. wäßr. Diuretin- u. 2%ig. alkohol. Nilblau-Lsg. (je 1 ml) durch 5 Tr. Probandinnenserum. – 2) Vaterschaftsnachweis durch Vergleich der Blutgruppen von Eltern u. Kind.

Manometer: Instrument zur Druckmessung in Gasen oder Flüssigkeiten (»**Manometrie**«); entweder als Flüssigkeits-M. (mit Hg, H_2O oder Alkohol gefülltes U- oder Schrägohr), als Feder- bzw. Membran-M. (druckabhäng. Formänderungen mechanisch auf Zeiger übertragen) oder als Elektro-M. (Formänderungen auf Galvanometer oder Drehspulinstrument übertragen). Auch spez. Registrier-M. (mit sehr kleinem Totraum) für laufende Druckmessung, Hysterosalpingographie, Hydrotubation etc.

Manschette: 1) *kard* s. u. Blutdruckmessung. – 2) *neurol* manschettenförm. Sensibilitätsausfall an einer Extremität; spricht für Hysterie oder Simulation. – 3) *chir* durch mehrfachen Zirkelschnitt gebildeter, wie einen Kragen umzuschlagender Weichteillappen zur Stumpfabdeckung bei Amputation; s. a. Fundoplicatio (»**Manschettierung**«).

Manschettentest: 1) *kard* (ROBERTSON, KATZ) Ischämisierung des li. Armes mit Manschettendruck von 100 mm Hg über dem systol. Druck; dadurch ausgelöste pektanginöse Schmerzen sprechen für organ. Genese der Stenokardie. – 2) *angiol* / LOWENBERG* Probe.

Mansfeld*-Herxheimer* Effekt (GÉZA M., geb. 1882, Pathologe, Budapest, Preßburg; KARL H.): Hypertrophie des Inselapparates nach Verschluß des

Pankreasausführungsganges (u. Atrophie des exkretor. Parenchyms).

Manson* (SIR PATRICK M., 1844–1922, Bakteriologe, Hongkong, London) **Antigen**: gereinigtes AG von Schistosoma mansoni für die KBR. – **M.* Hämoptyse**: Lungenblutung bei Befall mit Paragonimus westermani. – **M.* Pyosis**: »Impetigo bullosa tropicalis«, eine hochakute Staphylodermia superfic. – **M.* Sparganose**: v. a. in Ostasien extraintestin. Form der ↑ Sparganose (durch das Plerozerkoid von Diphyllobothrium mansoni) mit Befall nur des Orbitalgewebes: Lidödem, konjunktivale Inj., Tränenfluß, evtl. Zystenbildung. – **M.*(-Schwarz*) Färbung**: ↑ Borax-Borsäure-Methylenblaufärbung.

Mansonelliasis: in Süd- u. Mittelamerika von Mükken (Culicoides, Similium) übertrag. Filariose durch **Mansonella ozzardi** (MANSON 1897); adulte Würmer im viszeralen Fett, Mikrofilarien im peripheren Blut; nur gelegentl. Fieber, LK-Schwellungen, Exanthem.

Mansonia: *entom* Stechmücken-Gattung [Culicidae]; Arten der Untergattg. **Mansonioides** (z. B. M. annulata, annulifera, indiana, longipalpis, uniformis) wicht. Überträger der Filarie Brugia malayi in Ost- u. Südostasien.

Mantel|atelektase: auf kortikale Lungenabschnitte beschränkte A., meist bei Pneumothorax infolge rel. stärkerer Kontraktilität des Lungenmantels. – **M.hirn**: ↑ Pallium.

Mantel|kallus: bei Schaftbrüchen des jugendl. Knochens vom Periost gebildeter Kallusmantel. – **M.kante**: *anat* die stumpfe Kante am Übergang der konvexen in die mediale, plane Fläche der Großhirnhemisphäre. Bei Läsion (Gyrus praecentr., Lobus paracentr.) spast. Parese u. Sensibilitätsstörung im kontralat. Bein, Ischuria paradoxa u. Stuhlinkontinenz. – **M.krone**: *dent* ↑ Jacketkrone.

Mantel|pneumothorax: Pn., der die Lunge nur als flacher Luftmantel umgibt (u. dadurch perkutorisch u. auskultatorisch oft stumm ist). – **M.spalte**: *anat* ↑ Fissura longitud. cerebri.

Mantel|zellen, Satellitenzellen: einschichtig-flache Gliazellen, die die Ganglienzellen in sensiblen (sensor.) Zerebrospinal- u. in autonomen Ganglien umhüllen. – **M.zone**, Zona nuclearis: *embryol* im Neuralrohr vielschicht. Lage kernreicher Zellen, entstanden durch rasche Teilung der in Nähe des Zentralkanals liegenden Zellen; nach außen übergehend in die Zona marginalis mit zahlreichen tangential verlaufenden Neuriten (»Randschleier«).

M-Antigen: **1)** *bakt* »Mukosus-AG« schleimbildender Baktn. (↑ M-Form), das sich an spezif. AK (Agglutinine) unter Bildung fetziger Agglutinate bindet. – **2)** *virol* »Membranprotein« der Viren. – **3)** *serol* ↑ Antigen M. – **M-Antikörper**: *immun* bei 50–80% der Mononukleose-Kranken im Serum nachweisbarer heterophiler AK, der durch Meerschweinchen-Nierenzellen bzw. Pferdeeiweiß nicht gebunden wird (im Unterschied zum S- u. FORSSMAN* AK; DD durch DAVIDSON* Test). – vgl. aber Anti-M (s. u. Antigen M).

Mantoux* Probe: s. u. MENDEL*-MANTOUX*.

Manual|hilfe: *geburtsh* zur Leitung der Spontangeburt bei Beckenendlage Umfassen der Fruchtwalze ohne tieferes Eingehen in die Scheide; z. B. nach ↑ BRACHT, MÜLLER, VEIT-SMELLIE. – **M.therapie**: von Ärzten u. Nichtärzten betriebene »manuelle Ther.« (s. a. Manipulation) bei Erkrn. des Bewegungsapparates (↑ Chiropraktik), aber auch innerer Organe (wobei spez. Grifftechniken kutiviszerale oder propriozeptive Reaktionen auslösen sollen).

Manubrium: (lat.) Handhabe; *anat* (*PNA*) **M. mallei**, der in das Trommelfell eingefügte, leicht gebogene »Griff« des Hammers; **M. sterni**, der kraniale »Schwertgriff« des Brustbeins oberhalb der Synchondrosis manubriosternalis.

manuell: mit einer oder bd. Händen (= bimanuell) ausgeführt; z. B. *geburtsh* m. ↑ **Extraktion**, *physiother* m. Therapie (s. u. Chiropraktik; s. a. Abb. »Griff«).

Manus *PNA*: die Hand, mit Handteller (Vola) u. -rükken (Dorsum), unterteilt in Handwurzel (Carpus), Mittelhand (Metacarpus) u. Finger (Digiti). Tast- u. Greifwerkzeug der Primaten (mit Opponensfunktion des Daumens). – **M. valga**: ↑ MADELUNG* Deformität. – **M. vara**: **1)** Radialdeviation der Hand, z. B. bei typ. Radiusfraktur. – **2)** ↑ Klumphand.

Manustupration: (lat. stuprum = Schändung) ↑ Masturbation.

Manz* (WILHELM M., 1833–1911, Ophthalmologe, Freiburg i. Br.) **Drüsen, Krypten**: feine, subepitheliale Ausbuchtungen in der Konjunktiva des Lidrandes mancher Haustiere; wahrsch. Rudimente akzessorischer Tränendrüsen. – **M.*Krankheit**: ↑ Retinitis proliferans. – **M.*-Schmidt* Theorie**: Das Ödem der Optikuspapille ist Folge einer intrakraniellen Drucksteigerung.

Manzanilla|vergiftung: allerg. Ekzem durch Kontakt mit dem Saft des trop. »M.baumes« Hippomane mancinella. – Ferner Erbrechen, Durchfall u. Dysurie nach Genuß der Früchte. – **M.virus**: in Südamerika u. Trinidad von Moskitos übertragenes ARBO-Virus (Simbu-Gruppe), das eine fieberhafte Erkr. hervorrufen kann (Kopf- u. Muskelschmerzen, evtl. Schwindel, Übelkeit).

Manzo* Syndrom: (1961) »Syndrom der überbewegl. Zunge« (Anomalie von Zungenbändchen u. -muskeln), evtl. mit Glossoptose, jedoch ohne Kieferanomalien; klin.: Trinkschwierigkeiten, Asphyxiegefahr.

Mapping

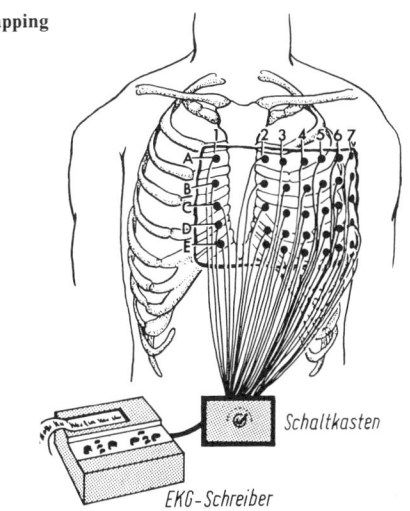

Schaltkasten

EKG-Schreiber

Manzullo* Methode: 1) Anreicherung von Corynebact. diphtheriae durch Abschwemmen des Abstriches auf Kaliumtellurit-halt. Nährboden u. Bebrüten (Di-Kulturen schwarz). – 2) Betupfen der Pseudomembranen bei Di-Verdacht mit 2%ig. Kaliumtellurit-Lsg. (Schwärzung nach 5–10 Min.).

MAO: 1) maximal acid output) die max. Säuresekretion des Magens nach Stimulation, berechnet als Summe der HCl-Werte (mval/l/h) in den ersten 4 15-Min.-Portionen der fraktionierten Aushebung; vgl. PAO. – 2) ↑ Monoaminooxidase.

MAOS: mikrosomales Alkohol-oxidierendes System (↑ MEOS).

MAP: Muskeladenosinphosphorsäure.

Mapping: (engl. = Kartographie) *kard* landkartenart. Registrierung der an zahlreichen Punkten der Thoraxoberfläche abgeleiteten Herzaktionsströme (z. B. nach Maroko u. M. 1972, ↑ Abb. S. 1549), v. a. um anhand der betroffenen Abltgn. das Ausmaß eines Myokardinfarkts zu bestimmen.

Maprotilin WHO: N-Methyl-[3-(9,10-äthano-anthrazen-9(10H)-yl)-propyl]-amin; Psychosedativum.

Maragliano* Degeneration (Eduardo M., 1849 bis 1940, Arzt, Genua): Vakuolenbildung im luftgeschädigten Erythrozyten.

Marañon* (Gregorio M., 1887–1960, Pathologe, Madrid) **Syndrom**: 1) »ambihypergenitales Syndrom« des Mannes mit Gynäkomastie, Hypervirilismus, Hypergenitalismus, Hodenhypertrophie. – 2) ovarielle Insuffizienz mit Entwicklungsstörung, WS-Skoliose u. Senk-Plattfuß. – 3) Adiposalgia arthriticohypertonica (↑ Gram* Syndrom). – **M.* Zeichen**: (1919) Erythem nach mechan. Hautreizung im Schilddrüsenbereich bei Hyperthyreose (»taches rouges thyroïdiennes«).

marantisch: zu Kräfteverfall führend, mit ↑ Marasmus einhergehend bzw. durch ihn bedingt (z. B. **m. Thrombose**, u. a. infolge ungenügender Blutzirkulation).

Marasminsäure: Antibiotikum aus dem Pilz Marasmius conigenus; wirksam gegen grampos. u. -neg. Baktn., Mykobaktn. u. Pilze.

Marasmus: über Monate oder Jahre ablaufender Entkräftungsprozeß (vgl. Kachexie); z. B. **M. infantilis** (schwere Form der Gedeihstörung beim Säugling), **M. senilis** (körperl. u. geist. Abbau im hohen Alter).

Marbet*-Winterstein* Test: 1) (1953) ↑ Prothrombinkonsumptionstest mit 2-Phasen-Bestimmung. – 2) (1954) 1phas. Bestg. des Faktors V unter Verw. einer sehr schwachen Plasmaverdünnung (1 + 3).

Marburg* (Otto M., 1874–1948, Neurologe, Wien, New York) **Syndrom**: »Apinealismus«, (angeb.) Fehlen der Zirbeldrüse (Corpus pineale), mit Symptn. des ↑ Hypopinealismus u. ↑ Frankl=Hochwart*-Pellizzi* Syndroms. – **M.* Trias**: Pyramidenbahnzeichen, aufgehobene Bauchhautreflexe u. temporale Abblassung der Sehnervenpapille als charakterist. Sympte. der MS. – **M.* Zeichen**: livide Fleckung der blassen Fußsohlen bei Aortenbifurkationssyndrom.

Marburg-Virus-Krankheit, Frankfurt-Marburg-Syndrom: erstmals 1967 in Marburg/Lahn bei Tierpflegern u. Laborpersonal durch Berührung mit Geweben grüner Meerkatzen (Cercopithecus aethiops), später auch durch Übertragung von Mensch zu Mensch (Hautläsionen, Konjunktiven, Atemwege, Magen-Darmtrakt) erfolgte Infektion mit **Marburg-Virus** (Rhabdovirus simiae, 666 × 100 nm, hufeisen- oder 6förm.). Nach Inkubation von 5–7 Tg. hohes – nach 9 Tg. abfallendes – Fieber, Erbrechen, Durchfall, Konjunktivitis, livides, makulopapulöses Ex- u. Enanthem, Leuko- u. Thrombopenie, Hämorrhagien, Myalgien; Transaminasen vermehrt; evtl. Pneumonie, Kreislaufversagen, Magen-Darmblutungen, Enzephalitis; Letalität ca. 20 %. Erregernachweis in Blut, Harn, Sperma, Rachenspülflüssigkeit.

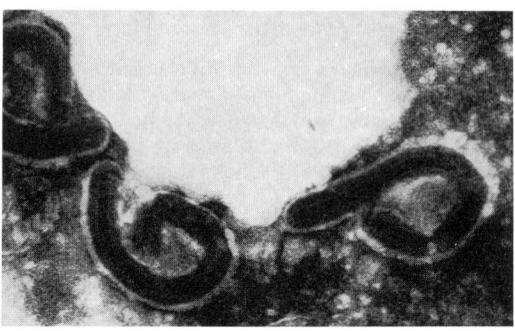

Marburg-Viren im Meerschweinchenblut (19.400fach).

Marc Iselin*: s. u. Iselin*.

Marcacci* Muskel (Arturo M., 1854–1915, ital. Physiologe): glatte Muskelfasern zwischen Brustwarze u. Warzenhof.

Marcandier*-Bideau* Methode: photometr. Bestg. der Ery-Zahl anhand der Extinktion einer 1:800-Blutverdünnung (Eichkurven-Vergleich).

Marcano* Lösung: Verdünnungslsg. (Natriumsulfat u. 40%ig. Formol 99 + 1) für die mikroskop. Untersuchung der geformten Blutelemente.

Marchand* (Felix Jacob M., 1846–1928, Pathologe, Gießen, Marburg, Leipzig) **Nebenniere**: akzessor. NN im Lig. latum. – **M.*Zelle**: ↑ Adventitiazelle. – **M.*-Mallory* Zirrhose**: Sonderform der postnekrot. ↑ Leberzirrhose.

Marchant* Zone (Gérard M., 1850–1903, Chirurg, Paris) der bevorzugte Bereich epiduraler Blutungen an der Schädelbasis vom kleinen Keilbeinflügel bis 2–3 cm oberhalb der Protuberantia ossis occipit.

Marchesani*(-Weil*) Erbsyndrom (Oswald M., 1900–1952, Ophthalmologe, Hamburg): (1939) rezessiv-erbl., mesodermale Dystrophie mit Minderwuchs (kurze Extremitäten, brachymorpher Thorax), Brachyzephalie, übermäß. Muskel- u. Fettpolster, eingeschränkter Gelenkbeweglichkeit, Mikro- u. Sphärophakie; später Linsenektopie u. sek. Glaukom. Beziehungen zur Arachnodaktylie? – **M.*-Wirz* Syndrom.**: ↑ Grönblad*-Strandberg* Syndrom.

Marchi* (Vittorio M., 1851–1908, Arzt, Florenz, Modena) **Bündel**: ↑ Tractus tectospinalis. – **M.* Färbung**: histol. Nachweis degenerierender markhalt. Nervenfasern (tiefschwarz) durch Imprägnieren mit Alohieri*-M.* Flüssigkeit (Müller* Flüssigkeit + 1%ige Osmiumsäure). – **M.* Stadium**: *histol* s. u. Markballen.

Marchiafava* Syndrom (Ettore M., 1847–1935, Pathologe u. Internist, Rom): **1) M.*-Bignami* Sy.**:

(AMICO B.; 1903) Corpus-callosum-Degeneration u. laminäre kortikale Sklerose bei chron. Alkoholismus (v. a. ♂ ♂ in der 2. Lebenshälfte). Schubartige Verschlechterungen; zunächst pseudoparalyt. Bild (Dysarthrie, Verlangsamung u. Unsicherheit der Bewegungen, Reflexanomalien, generalisierte Anfälle, passagere Hemiparesen, Aphasie, Tremor), 3–6 J. ante finem Depravation u. Demenz, final rapider Verfall mit psychot. Zustand, Koma. – **2) M.*-Micheli*(-Strübing*) Anämie**: (1911) chron. hämolyt. Anämie mit nächtl. Hämoglobinurie. Beginn (2.–3. Ljz.) meist schleichend, Verlauf über Jahrzehnte, oft in Schüben; rezidivierender Ikterus, mäß. Splenomegalie; Retikulo- u. Makrozytose, Polychromasie, oft Leukopenie mit rel. Lympmhozytose u. Thrombopenie; im Harn Hb u. Hämosiderin; HAM* Test u. Rohrzucker-Hämolyse pos., alkal. Leukozytenphosphatase meist erniedrigt; Komplikationen: Thrombosen, aplast. Anämie, final akute Leukose. Ther.: Transfusion gewaschener Ery, Antikoagulantien.

Marchionini*-John* Probe (ALFRED M., 1899–1965, Dermatologe, München): intrafokale Inj. 1%iger Kongorot-Lsg., die in kutaner Amyloidablagerung ggf. wochenlang gebunden bleibt (u. die Haut verfärbt).

Marchoux* Färbung (EMILE GABRIEL M., 1862–1943, Arzt, Paris): Färbung von Malariaplasmodien mit Karbolthionin (NICOLLE* Lsg.).

Marcille* Dreieck (MAURICE M., 1871–1941, franz. Arzt): das von Kreuzbeinflügeln, med. Psoasrand u. 5. LWK gebildete »lumbosakrale« Dreieck.

Marcy* Naht (HENRY ORLANDO M., 1837–1924, Chirurg, Boston): chir. Naht mit 2 von den entgegengesetzten Enden der Wunde zueinander geführten Nadeln.

Marcy* Virus: nicht klassifizierter Erreger der epidem. Gastroenteritis (↑ Virusenteritis).

Mardersteig* Phänomen: röntg↑ Vakuumphänomen.

Maréchal* Probe (LOUIS EUGÈNE M., zeitgen. französ. Arzt): Bilirubin-Nachweis im Urin (smaragdgrün, später rosenrot u. gelb) mit 1–3 Tr. Jodtinktur.

Marek* Virus: »Virus polyneuritidis gallinarum«, ein onkogenes DNS-Virus der Herpes-Gruppe.

Marey* (ETIENNE JULES M., Physiologe, Paris) **Kapsel, Trommel, Tambour**: Metallkapsel mit Gummimembran (u. Druckstutzen), deren druckbedingte Ausbuchtungen auf Schreibhebel oder Spiegel übertragen werden (d. h. Druckregistrierung mit Lufttransmission). – **M.*Pulsdifferenz**: ↑ Pulsus differens.

Marfan* (BERNARD JEAN ANTONIN M., 1858–1941, Internist, Paris) **Syndrom**: 1) ACHARD*-M.* Sy., Arachnodaktylie-Sy.: (1896) unregelmäßig-dominant oder rezessiv erbl. (mit Gynäkomastie), seltener embryopath. mesoektodermale Dysplasie mit dem Leitsymptom »Spinnengliedrigkeit« (evtl. oligosymptomat.): verfrühte Skelettreifung, grazile, überlange (nicht brüch.) Röhrenknochen, Hochwuchs, Vogelgesicht, Zahnstellungsanomalien, Überstreckbarkeit der Gelenke, Hypoplasie von Unterhaut u. Muskulatur, Herz- u. Gefäßanomalien, blaue Skleren, Irishypoplasie, Linsenschlottern, Reflexabweichungen, Debilität, endokrine Störungen; α_1- u. α_2-Globuline vermehrt, Mukoproteine vermindert, evtl. vermehrte Ausscheidung von Keratoschwefelsäure u. Hydroxyprolin. – Sehr selten mit MADELUNG* Deformität kombiniert. – 2) (1909) bei konnat. Lues spast. Paraplegie ohne troph. u. Sensibilitätsstörungen, kombin. mit Pupillenanomalien, interstitieller Keratitis, Oligophrenie. – 3) **M.*-Hallez* Krankheit**: beim Neugeborenen bläulichrote Verhärtungen (Zytosteatonekrose mit granulomatöser Reaktion) als Folge des Geburtstraumas u./oder forcierter Belebungsversuche. Verschwinden spontan nach 2–4 Mon. – **M.* Zeichen**: 1) Epiphysenauftreibung am med. Fußknöckel (»Doppelknöckel«), meist kombiniert mit Kraniotabes u. »Rosenkranz«, bei schwerer Rachitis. – 2) belegte Zunge mit geröteter Spitze bei Typhus abdominalis (nicht spezif.!).

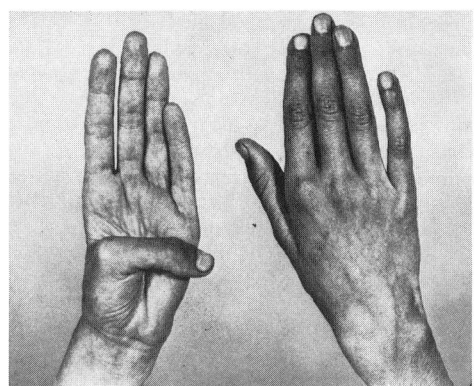

Marfan* Syndrom I: Arachnodaktylie, pos. STERNBERG* Daumenzeichen.

Margarine|krankheit: ↑ Bläschenkrankheit. – **M.-kristalle, -nadeln**: *path* postmortal sich in Fettzellen bildende büschel- oder drusenförm., feinnadlige Kristalle (Gemisch von Palmitin- u. Stearinsäure?).

Margaritom, Margeritom, Margaroid: (*gr* margaritēs = Perle) ↑ Cholesteatom.

Margeritenform: 1) *urol* das typ. pyelograph. Bild der Nierenkelchgruppen (blütenförmig um den stenosierten Kelchhals angeordnete Kavernen u. Pseudokavernen) bei fortgeschrittener Nieren-Tbk. – 2) *protozool* ↑ Gänseblümchenform. – vgl. Rosetten.

Marghescu*-Braun=Falco*-Rodermund* Syndrom: (1965 bzw. 1976) kongenit. oder frühmanifeste progred. Poikilodermie (im Anschluß an subepitheliale Blasenbildung u. fleck.-retikuläre Erytheme) mit netzförm. Teleangiektasien, Hyper- u. Depigmentation der atroph. Haut v. a. im Gesicht u. an Streckseiten der Extremitäten; evtl. Zahndysplasien, Nageldystrophie, spärl. Behaarung, Pemphigus conjunctivae (mit konsekut. narb. Schrumpfung, evtl. Erblindung), keine Katarakt.

marginal(is): randbildend, randständig. – **M.plasma**: ↑ Ektoplasma (1). – **M.sinus**: ↑ Randsinus. – **M.zellen**: 1) ↑ EBNER* Halbmonde. – 2) die großen Strangzellen am Rand der RM-Hintersäule (in der ↑ Zona spongiosa).

marginatus: (lat.) umrandet, umwallt. – **Margines**: s. u. Margo.

Margni* Mikrotest: (1950) Hohlschliffobjektträger-Test (Flockungsreaktion) auf Syphilis mit je 0,03 ml Serum u. alkoholisch cholesterinisiertem Rinderherzextrakt (verdünnt) als AG; nach Schütteln (2 mal 5 Min.) Ablesen bei 120facher Vergrößerung. – Auch als Trockenblutreaktion.

Margo: (lat.) Rand, Kante; z. B. (*PNA*) **M. anterior fibulae** (zwischen Facies lat. u. med.), **M. ant. pancreatis** (zwischen Facies post. u. inf.; Ansatz des Mesocolon transversum), **M. ant. pulmonis** (zwischen Facies costalis u. mediastin.), **M. ant. radii** (zwischen Facies ant. u. lat.), **M. ant. testis** (freier Rand zwischen Facies lat. u. med.), **M. ant. tibiae** (zwischen Facies lat. u. med.), **M. ant. ulnae** (zwischen Facies ant. u. post.), **M. ciliaris iridis** (die mit dem Corpus ciliare verbundene »Iriswurzel«), **M. dexter cordis** (scharfer Rand der re. Kammer zwischen Facies sternocostalis u. diaphragmatica), **M. falciformis fasciae latae** (sichelförmig den Hiatus saphenus lateral begrenzend), **M. front. alae majoris** (zackig, mit der Pars orbit. des Stirnbeins verwachsen), **M. front. ossis parietalis** (gezahnt, mit dem Stirnbein in der Sutura coronalis verbunden), **M. incisalis** (»Schneidekante« der Schneide- u. Eckzähne), **M. inferior (s. inferolat.) cerebri** (seitl.-untere Kante der Hemisphäre zwischen Facies superolat. u. inf.), **M. inf. hepatis** (der untere, scharfe Leberrand zwischen Facies diaphragmatica u. visceral.), **M. inf. lienis** (der untere, stumpfe Milzrand zwischen Facies diaphragmatica u. renal.), **M. inf. pancreatis** (zwischen Facies inf. u. post.), **M. inf. pulmonis** (scharf, zwischen Facies cost. u. diaphragmatica), **M. infraorbit.** (der vom OK gebildete unt. Knochenrand der Augenhöhle), **M. interosseus fibulae** (diagonal durch die Facies med.; Ansatz der Membrana interossea cruris), **M. i. radii** (med. zwischen Facies ant. u. post.; Ansatz der Membrana interossea antebrachii), **M. i. tibiae** (lat. zwischen Facies lat. u. post.; Ansatz der Membrana interossea cruris), **M. i. ulnae** (lat. zwischen Facies ant. u. post.; Ansatz der Membrana interossea antebrachii), **M. lacrimalis maxillae** (hint. Rand des Proc. front., mit dem Tränenbein verbunden), **M. lambdoideus ossis occipitalis** (vord. Rand der Squama, mit den Scheitelbeinen in der Lambdanaht tief verzahnt), **M. lateralis antebrachii** (daumenseit. Fläche des Unterarms), **M. lat. humeri** (distal am Schaft, in den lat. Epikondylus auslaufend), **M. lat. pedis** (der äuß. Fußrand), **M. lat. renis** (konvex, zwischen Facies ant. u. post.), **M. lat. scapulae** (achselwärts gerichtet), **M. lat. unguis** (bds. unter dem Nagelwall), **M. liber ovarii** (der freie, konvexe Rand zwischen Facies mex. u. lat.), **M. l. unguis** (der die Finger- bzw. Zehenkuppe überragende Nagelrand), **M. linguae** (der seitl. Rand der Zunge), **M. mastoideus ossis occipitalis** (unt. Rand der Squama, an die Pars mastoidea des Schläfenbeins anschließend), **M. medialis antebrachii** (die kleinfingerseit. Fläche), **M. med. cerebri** (unt.-med. Kante der Hemisphäre zwischen Facies med. u. inf.), **M. med. glandulae suprarenalis** (zugeschärft, zwischen Facies ant. u. post.), **M. med. humeri** (dist. am Schaft, in den med. Epikondylus auslaufend), **M. med. (s. tib.) pedis** (der inn. Fußrand), **M. med. renis** (am Nierenhilus, tief eingekerbt), **M.med. scapulae** (WS-seitig), **M. m. tibiae** (zwischen Facies lat. u. post.), **M. mesovaricus ovarii** (Ansatz des Mesovariums), **M. nasalis ossis front.** (halbmondförmig--gezackt, an Nasenbein u. Stirnfortsatz des OK anschließend), **M. occipitalis ossis pariet.** (konvex, mit dem Hinterhauptbein die Lambdanaht bildend), **M. occip. ossis temporalis** (mit dem Hinterhauptbein die Sutura occipitomastoidea bildend), **M. occultus unguis** (die »Nagelwurzel«), **M. parietalis alae majoris** (mit dem Scheitelbein verbunden), **M. par. ossis front.** (mit dem Scheitelbein die Sutura coronalis bildend), **M. par. ossis temp.** (mit dem Scheitelbein die Sutura squamosa bildend), **M. posterior fibulae** (hinten-seitl. zwischen Facies lat. u. post.), **M. post. partis petrosae** (die mit dem Hinterhauptbein verbundene hint. Schläfenbeinkante), **M. post. radii** (abgerundet), **M. post. testis** (breit, Ansatz für Mesorchium u. Nebenhoden), **M. post. ulnae** (zwischen Facies post. u. med.), **M. pupillaris iridis** (die freie »Circumferentia minor« um die Pupille), **M. sagittalis ossis pariet.** (gegen die Pfeilnaht), **M. sphenoidalis ossis temp.** (an der Schädelbasis gegen den großen Keilbeinflügel, = Sutura sphenosquamosa), **M. squamosus alae majoris** (an der Schädelbasis gegen die Schläfenbeinschuppe, = Sutura sphenosquamosa), **M. squ. ossis parietalis** (unten, gegen die Schläfenbeinschuppe, = Sutura squamosa), **M. superior cerebri** (zwischen Facies convexa u. med. der Hemisphäre), **M. sup. glandulae suprarenalis** (zwischen Facies ant. u. post.), **M. sup. lienis** (scharf, häufig gekerbt, zwischen Facies diaphragmatica u. gastrica), **M. sup. pancreatis** (zwischen Facies ant. u. post.), **M. sup. partis petrosae** (die »Pyramidenkante«, an der der Sinus petrosus sup. verläuft), **M. sup. scapulae** (kurz, bis zur Incisura scapulae), **M. supraorbitalis** (des Stirnbeins als oberer Rand der Augenhöhle), **M. uteri dexter et sinister** (breit, abgerundet, Basis des Lig. latum), **M. zygomaticus alae majoris** (die »Crista jugalis« vorn gegen das Jochbein).

Margulies* Spirale (LAZAR M., Gynäkologe, New York): Intrauterinpessar (↑ dort. Abb.) aus Polyäthylen (rö.-pos.).

Marie* (PIERRE M., 1853–1940, Neurologe, Paris) **Reflex**, gekreuzter Adduktoren-, MACCORMAC* Reflex: durch Schlag auf Patellarsehne oder med. Femurkondylus ausgelöste Kontraktion der kontralat. Adduktoren. Physiol. (Eigenreflex?); bes. stark oder seitendifferent bei Pyramidenbahnläsion, selten als Teil eines gekreuzten Streckreflexes bei spinalem Automatismus. – s. a. M.*-FOIX* Handgriff. – **M.* Syndrom**: I) ↑ Akromegalie. – II) NONNE*-M.* Syndrom: (1890 bzw. 1893) »heredozerebellare Ataxie« (infolge vorzeit. Alterung kongenital minderwertiger Gewebe) mit Untergang der PURKINJE* Zellen, begünstigt durch chron. Alkoholismus, schwere Infektions- u. chron. Krankhn.; klin. (5. Ljz.): Kleinhirnzeichen, Augenmuskelstörungen, Nystagmus, Optikusatrophie, evtl. choreat. Sympte. u. Rigor (PARKINSON* Syndrom). – 3) **M.*-Bamberger* Syndrom**, Akropachie, hyperplast. Ostitis: (B.* 1889, M.* 1890) Bild der »Haut-Knochenhautverriesung« (KEHRER), ausgelöst durch chron. Lungenerkr. (u. Stoffwechselstörung) bei erbl. (?) Disposition zu hyperdermato-periostaler Reaktion, evtl. auch toxigen bei chron. Entzündung oder Leberstauung. Übermäß. periostale Ossifikation v. a. im Diaphysenbereich (»Säulen-«, »Spindelbein«) mit Osteoporose, Uhrglasnägel, Trommelschlegelfinger, Weichteilschwellungen an den dist. Extremitäten (»Polsterhand«, evtl. Gelenkbeteiligung), neurovegetat. Störungen, Dysproteinämie. – 4) **M.*-LÉRI* Krankheit**: ↑ Arthritis mutilans. – 5) **M.*-SCHEUTHAUER*-SAINTON* Syndrom**: ↑ Dysostosis cleidocranialis. – 6) **M.*-STRÜMPELL* Krankheit**: ↑ v. BECHTEREW* Krankh. – **M.*-Foix* Handgriff**: 1) (1910) langsame pass. Beugung von Zehen u. Fuß; löst bei Pyramidenbahnläsion Massenbeugereflex (»**M.*-F.* Reflex**«) aus. – 2) Kompression beider Nn. faciales gegen die Kieferköpfchen, um beim Bewußtlosen am halbseit. Ausbleiben der Gesichtsmuskelkontraktur die Seite der Fazialislähmung u. damit einer Hemiplegie zu bestimmen.

Marie* Syndrom: 1) (JULIEN M., Pädiater, Paris): (1941) sehr seltene, im Säuglings- oder Kleinkindalter beginnende maligne, dermatopulmonale Retikuloendotheliose mit Zellwucherung in Haut (Papillarkörper), LK u. Lungen; klin.: papulokrustöses Exanthem, progred. Dyspnoe mit Hustenparoxysmen, oft Mediastinal- u. Hautemphysem, Spontanpneumothorax; Prognose schlecht. – 2) **M.*-Sée* Sy.**: (1951) akuter hypersekretor. Hydrozephalus des Säuglings bei A-Hypervitaminose, schubweise (evtl. nur Stdn.), mit Fontanellenhernien; klin.: Nahrungsverweigerung, Erbrechen, Prostration. – s. a. bei PIERRE ↑ MARIE.

Marihuana: ↑ Haschisch.

Marimó* Knochen: ↑ Os interparietale.

Marin=Amat* Syndrom: (1918) inverses GUNN* Phänomen mit Zunahme der einseit. Ptosis bei Mundöffnen u. Seitwärtsbewegen des UK (supranuklearer Synergismus der Nn. VII u. V$_1$? Rest einer Fazialislähmung?).

Marina* Phänomen (ALLESSANDRO M., Neurologe, Rom): (1904) angedeutete Pupillenverengerung bei Seitwärtsblick.

Marinescu* (GEORGES M., Arzt, Bukarest) **Zeichen:** kalte, leichenfarbene, ödematöse Schwellung der Hand bei Syringomyelie. – **M.*-Goldscheider* Gesetz:** Je kleiner die Zahl der Verbindungen eines Neurons, desto kleiner die Zahl empfangener Reize u. desto geringer die Neigung zur Degeneration. – **M.*-Sjögren* Syndrom:** (1931) autosomal-rezessiv erbl. Enzymopathie (Verminderung von Serin, Phenylalanin, Glutamin) mit Oligophrenie, spinozerebellaren Symptn. (Ataxie, Dysarthrie, Dysmetrie), bds. Schichtstar, Minderwuchs.

Marion* (HENRI M., zeitgen. französ. Arzt) **Operation:** *urol* 1) zweitzeit. Versorgung großer Harnröhrendefekte oder -fisteln durch breite Eröffnung, suprapubische Katheterfistel, nach Sekundärheilung Verschluß des epithelisierten Defektabschnitts (ohne Schleimhautlappen). – 2) bei Harnleiterabgangsstenose Längsspaltung (ohne Naht), Resektion der überschüss. Nierenbeckenwand, Einlegen eines Kunststoff-Schienungsrohres (zus. mit Nephrostomie-Drän transrenal nach außen geleitet). – 3) Sectio alta mit Keilexzision oder zirkulärer Ausschälung des Blasenhalses. – 4) **M.*-PERARD* Op.:** Harnröhrenplastik wegen Striktur oder Fistel (Hypospadie): suprapub. Fistel, Ausschneiden der Narben, Herausleiten der Harnröhrenstümpfe, nach Wo. deren plast. Wiedervereinigung; bei Lokalisation am Penisschaft: Zystostomie, Umschneiden der Fistel, Harnröhrenbildung n. DENIS BROWNE. – 5) Katheter-Gastrostomie an vorgelagertem Magenzipfel. – **M.* Syndrom:** (1937) kongenit. Blasenhalsstenose (Sphinktermißbildung, -sklerose, nervöse Störung), meist bei Knaben; rezidivierende Harnwegsinfektionen, Poly- u. Pollakisurie, Überlauf-, später Balkenblase, Hydroureter, zystoureteropelviner Reflux, Pelviektasie, schließlich (tubuläre) Niereninsuffizienz. – **M.* Zeichen:** gleichzeit. Erscheinen der Ureterostien u. des – vorgewölbten – Blasenhalses im zystoskop. Gesichtsfeld als Frühsympt. der Prostatahypertrophie.

Marionetten-Syndrom: ↑ ANGELMAN* Syndrom.

Mariotte* (EDMONDE M., 1620–1684, französ. Physiker) **Fleck, Skotom:** ↑ blinder Fleck. – **M.* Versuch:** Nachweis des blinden Flecks durch monokulares Fixierenlassen einer Testfigur u. Änderung des Beobachtungsabstands, bis ein temporal gelegener Testpunkt nicht mehr gesehen wird. – **M.*-Boyle* Gesetz:** s. u. BOYLE*.

Marisque, Mariske: (französ.) Feigwarze (↑ Condyloma acuminatum), i. w. S. (»M. sentinelle«) auch die sogen. Vorpostenfalte bei Analfissur oder ein ähnl. Restzustand nach äuß. Hämorrhoidalthrombose.

Marituba-Virus: ARBO-Virus C, das in Äquatorialamerika beim Menschen Fieber u. Kopfschmerzen hervorruft.

Maritus: (lat.) Gatte, Sexualpartner.

Marjolin* Ulkus (JEAN NICHOLAS M., 1780–1850, Chirurg, Paris): (1828) ↑ Narbenkarzinom.

Mark, Medulla *PNA*: das zentrale, meist weichere Gewebe eines Organs, von der umgebenden Rinde hinsichtlich Struktur u. Funktion unterschieden; z. B. Nieren-, Nebennieren-, Knochen-, Rückenmark (↑ Medulla renis, glandulae suprarenalis, ossium, spinalis). – **verlängertes M.:** ↑ Medulla oblongata.

Mark|ausstrich: ↑ Hämatomyelogramm. – **M.ballen:** Strukturform der zerfallenden ↑ M.scheide (z. B. der peripheren Nervenfaser nach Abtrennung von der Ganglienzelle; Fragmentierung des Achsenzylinders stets sek.), mit Erweiterung der Schnürringe (Retraktion der SCHWANN-Zellen) u. Destruktion der Scheide zu Ketten kugeliger Myelinballen, max. ca. 2 Wo. nach Läsion (= MARCHI* Stadium). – **M.basophilie:** 1) Vermehrung der basophilen Granulozyten nebst Vorstufen im KM, z. B. bei Polycythaemia vera u. chron. Vermehrung der Serumlipide (Myxödem, Nephrose etc.). – 2) Überwiegen der basophilen Zellelemente im – hyper- oder dysplast. – KM bei Leukose u. perniziöser Anämie (Megaloblastenmark, »moelle bleue«). – **M.bolzung:** *chir* Osteosynthese mit intramedullär in bd. Fragmentstümpfe eingetriebenem (möglichst) autoplast. Knochenbolzen. – Gleiche Technik bei Arthrodese oder -rise.

Markdrahtung: (LAMBOTTE, DANIS, BÖHLER, BSTEH) stabile Osteosynthese (offen oder geschlossen) mit intramedullär eingebrachtem Flach-, Vierkant- oder Runddraht; bei schwer retinierbarer Quer- oder Schrägfraktur (v. a. Tibia) auch ↑ Bündelnagelung nach Knochenfensterung.

Marker: 1) *genet* ↑ Markierungsgen. – 2) »M.substanz« (z. B. Hormon, Enzym), deren – vermehrtes – Vork. im Blut oder Gewebe einen path. Zustand (z. B. Malignom) anzeigt.

Mark|fibrom: derbes, bis erbsgroßes, grauweißes Knötchen aus kernarmen, von rudimentären Sammelröhren durchzogenen Bindegewebs- u. (spärl.) Muskelfasern in der Außenzone des Nierenmarks (meist kran. Pol) als kongenit. Dysplasie (evtl. bds.-symmetr.). – **M.fibrose:** 1) ↑ Osteomyelofibrose. – 2) diffuse Bindegewebsvermehrung im Nierenmark.

markhaltig: mit ↑ Markscheide ausgestattet (s. a. Nervenfaser).

Mark|hemmung: *hämat* / Knochenmarkhemmung. – **M.höhle:** / Cavum medullare. – Die bei Beginn der Ossifikation von Röhrenknochen durch einsprossende Blutgefäße u. undifferenzierte Bindegewebs- u. Riesenzellen entstehende **prim. M.höhle** enthält das prim. KM (Blutzellen, Chondro- u. Osteoblasten, Mesenchymzellen, zerfallender Knorpel).

Mark|hügel: *anat* / Corpus mamillare. – **M.hyperplasie:** Vermehrung des Zellanteils gegenüber dem (schwindenden) Fettanteil im – dadurch kräftig roten – KM, z. B. bei starker Erythropoese (v. a. perniziöse Anämie), Polyzythämie, hämolytischem Ikterus. – **M.hypoplasie:** Verminderung des Zellanteils gegenüber dem Fettanteil im – dadurch weißl.-gelben – KM, z. B. im Senium, bei Panmyelopathie, nach Strahlenther.

Markierung: s. u. Indikatormethode, Tracer.

Markierungsgene, Markers: Gene (beim Menschen z. B. für Blutantigene), an deren sicher erkennbarer, meist dominanter Wirkung (»Marker-Eigenschaft«) das Vorhandensein anderer, mit ihnen gekoppelter – meist rezessiver – Gene oder eines best. Chromosoms festgestellt werden kann; s. a. Virusmarker.

Markkegel: *anat* / Conus medullaris. – **M.fibrom:** / Markfibrom.

Mark|lager: / Corpus medullare cerebelli. – **M.nagel:** Kompressions-, Spreiz- oder Drehlamellennagel, Gewindestift, Rush* Pin oder (i. e. S.) / Küntscher* Nagel für die bewegungs- u. belastungsstabile intramedulläre / Osteosynthese (»inn. Schienung«); s. a. Knochennagel.

Marko* Zeichen (D. M., zeitgenöss. ungar. Arzt): *röntg* medialkonvexe Randlinie eines atelekt. Lungenabschnitts als Hinweis auf das Fehlen örtlicher Pleuraadhäsionen.

Markow* Reflex: / Fußrückenreflex (2).

Markphlegmone: phlegmonöse Einschmelzung von Markgewebe, z. B. der weißen Hirnsubstanz bei Enzephalomyelitis oder sept. Infarkt; i. e. S. die diffuse, zu Abszedierung u. Bildung von Granulationsgewebe neigende M. langer Röhrenknochen bei – akuter – Osteomyelitis.

Markraum: / Cavum medullare, prim. / Markhöhle. – **M.endoprothese:** mit Stahlstift oder -keil intramedullär verankerte (Hüft-)Gelenkprothese. – **M.feder:** (Maatz) intramedullär einzuführende Spiralschraubenfeder für die Arthrodese von Fuß- u. Schultergelenk, zur Druckosteosynthese schwer retinierbarer Humerus- u. Ulnafragmente.

Markreifung: *neurol* / Myelogenese.

Mark|scheide: der von den Schwann* Zellen um die Axone peripherer Nervenfasern gelegte Plasmalemmwickel aus Protein- u. Lipidschichten (/ Myelogenese), deren Anzahl die Dicke dieser »Myelinscheide« ausmacht (»m.reich« bzw. »m.arm«); wird im ZNS durch Gliazellen diskontinuierlich gebildet (Abgrenzung der »Scheidensegmente« durch Ranvier* Schnürringe). – Färbung v. a. nach / Weigert (modif. n. Berkley, Benda, Erhart, Kultschitzky, Pal u. a.) sowie nach Jabonero (formolfixierter Gefrierschnitt) mit 0,2%ig. Goldchlorid-Lsg. unter Zusatz von Glukose (rot bis blauschwarz). – *path* (»**M.scheidenzerfall**«) / Abb., s. a. M.ballen, Segmentdegeneration.

Markschwamm: / Carcinoma medullare. – **M.niere:** kongenit., evtl. heredit. Nephrodysplasie (2 : 1-Androtropie, in ca. 75% bds.) mit multiplen, kleinsten Markzysten (Flüssigkeit, Zelldetritus, evtl. Kalkkonkremente), die mit den Sammelrohren der Pyramiden in Verbindung stehen. Sympte. unspezifisch (meist 4. Ljz.): kolikart. Schmerzen, Hämaturie, Pyurie, nicht selten sek. Pyelonephritis; häufig aber asymptomatisch. Prognose im allg. gut.

Mark|segel: / Velum medullare. – **M.sinus:** die lymphozytenarmen »Straßen« im retikulären Bindegewebe des LK-Marks, in denen die Lymphe zum Vas efferens strömt. – **M.strahlung:** *anat* / Pars radiata renis; s. a. Radiatio. – **M.substanz:** / Mark, Medulla.

Mark|zelle: / Hämozytoblast. – **M.zyste:** *nephrol* s. u. M.schwammniere.

Marlin* Syndrom: die (»phagozytären«) Anämien mit ausgeprägter Erythrophagozytose, z. B. bei Morbus haemolyticus neonatorum, Kälteagglutinationskrankh. u. a.

Marlow* Probe: *ophth* »prolongierte Okklusion« eines Auges (Ausschaltung des Fusionszwanges), um ggf. eine latente Heterophorie aufzudecken.

Marmarikabeule: / Hautleishmaniase in Nordafrika.

Marmo* Methode: Neugeborenen-Reanimation durch alternierendes Emporheben (Achselhöhlengriff), Fallenlassen (ca. ½ m, Anregung der Inspiration) u. Wiederauffangen (bimanuelle Brustwandkompression).

Marmorierung: *derm* / Cutis marmorata.

Marmor|knochenkrankheit, Osteopetrose, Albers= Schönberg* Krkht.: (1904) fam., meist prä- bis parapuberale, seitensymmetr. Osteosklerose (mit Kortikalisauftreibung, Vermauerung der Markhöhlen); Gehalt an Mineralsubstanzen regelrecht, jedoch erhöhte Sprödigkeit u. Neigung zu – rel. rasch heilenden – Frakturen. Lange Röhrenknochen meist verkürzt, Epiphysen aufgetrieben; evtl. Druckatrophie von Hirnnerven (v. a. N. opticus), Kiefernekrose (durch retinierte Zähne). Blutbild u. -chemismus infolge extramedullärer Hämatopoese (großer Milztumor) evtl. normal; bei Progredienz – prognostisch infauste —

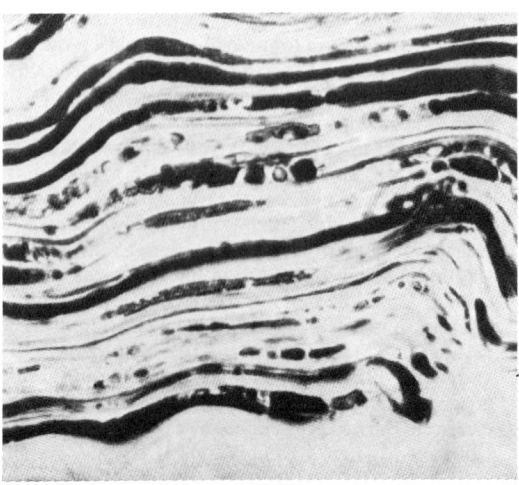

Kontinuierlicher, scholliger Zerfall der **Markscheiden** bei Polyneuritis diphtherica.

Panmyelopathie. – **M.wirbel**: ∕ Elfenbeinwirbel. – s. a. Abb. »Osteogenesis imperfecta«.

Marochetti* Bläschen: sublinguale Bläschen bei Lyssa.

Marokkanisches Sommerfieber: örtl. ∕ Boutonneuse-Fieber. – vgl. Nordafrikan. ∕ Rückfallfieber.

Maroteaux*(-Lamy*) Syndrom: 1) ∕ Dysplasia spondyloepiphysaria tarda. – 2) ∕ Pyknodysostose. – 3) ∕ LAMY*-M.* Syndrom (1). – 4) Typ VI u. VII der ∕ Mukopolysaccharidose (s. a. Tab. »Dysostosen«). – **M.*-Malamut* Syndrom**: (1968) ∕ PNM-Syndrom.

Marriott* Milch (WILLIAM MACKIM M., 1885–1936, Pädiater, St. Louis): unter tropfenweisem Zufügen von Milchsäure aufgekochte u. mit Dextrin-Maltose-Präp. angereicherte »Milchsäurevollmilch« als Säuglingsdauernahrung.

Marriott*-Kekwick* (HUGH LESLIE M., ALAN R. K., zeitgen. Ärzte, London) **Apparat**: Transfusionsgerät, in dem das Blut mit O_2 angereichert wird. – **M.*-K.* Faustregel**: Je 500 ml Blutverlust bewirken Blutdruckabfall um 10–20 mm Hg.

Marris* Zeichen: bei Typhus abdom. u. Paratyphus fehlende Pulsfrequenzsteigerung nach Atropin-Inj.

Marschalbuminurie: regulator. Albuminurie nach körperl. Anstrengung; s. a. Marschhämoglobinurie.

Marschenfieber: endem. Malaria im norddeutschen Küstengebiete.

Marsch|fraktur: nicht oder nur geringfügig dislozierte Dauerfraktur des 2., seltener auch 3. u. 4. Metatarsale (meist dist. Drittel); als Fissur oder – kaum dislozierter – Bruch, mit LOOSER* Umbauzone u. periostaler Reaktion, evtl. heft. Schmerzen u. lokaler »M.geschwulst«. Typ. Überlastungsschaden, begünstigt durch ungeeignetes Schuhwerk u. schwere Traglasten; vgl. Marschperiostitis, DEUTSCHLÄNDER* Fraktur. – **M.gangrän**: ∕ Tibialis-ant.-Syndrom.

Marschhämoglobinurie: (R. FLEISCHER 1881) Ausscheidung eines Hämo- u./oder Myoglobin-halt. Urins wenige Std. nach übermäß. körperl. Belastung, meist bei ♂ ♂ im 2.–3. Ljz.; evtl. gleichzeit. Albuminurie. Benzidinprobe pos., keine Hämaturie; u. U. flücht. Leber- u. Milzschwellung, Muskelverhärtungen; Tendenz zur Spontanremission. Intravasale Hämolyse, wahrsch. infolge vermind. mechan. Resistenz der mikrotraumatisierten Ery; vgl. Myoglobinurie, Bewegungshämaturie, Marschalbuminurie.

Marsch|periostitis: meist epiphysennahe Periostauftreibung mit Weichteilödem u. Druck- u. Bewegungsschmerz an Mittelfuß (∕ M.fraktur), prox. Tibia u./oder Schenkelhals als typ. Überlastungsschaden (Marschieren, Schwerarbeit, Sport, Gymnastik etc.; auch indir. Biegungstrauma); Vorstadium oder Begleitsympt. einer Dauerfraktur (meist bereits LOOSER* Umbauzone). – **M.probe**: (BIRCHER-BÖTTNER) Anstieg der Rektaltemp. bei gleichbleibender Axillartemp. nach ca. 1½ stünd. Gehbelastung als Hinweis auf akt. entzündl. Prozeß.

Marseiller Fleckfieber: örtl. ∕ Boutonneuse-Fieber.

Marsh* Probe (JAMES M., 1790–1846, Chemiker, Woolwich): s. u. Arsennachweis.

Marshall* (JOHN M., 1818–1891, Anatom, London) **Falte**: ∕ Plica venae cavae sinistrae. – **M.*Vene**: ∕ Vena obliqua atrii sin.

Marshall* Methode: (ELI KENNERLY M., geb. 1899, Pharmakologe, Baltimore): Harnstoff-Bestg. im Urin durch enzymat. Zersetzung u. Säuretitration des gebildeten NH_3.

Marshall* Operation: 1) (C. LEE M. 1951) Magenersatz durch isoperistalt. Interposition des ausgeschalteten Ileozäkums (Refluxprophylaxe durch BAUHIN* Klappe); nach Ileokolostomie terminoterm. Duodeno-Kolosegmento- u. Ösophago-Ileosegmentostomie; Fixierung im Hiatus. – 2) M.*MARCHETTI*-KRAUTZ* Op. (VICTOR FRAY M. 1949) abdomin. Korrektur (meist PFANNENSTIEL* Schnitt) der ♀ Harninkontinenz durch Suspension von Urethra u. Blasenhals am Schambeinperiost u. Fixation der Blasenvorderwand am M. rectus abdominis.

Marshall* Probe: urol Hustenlassen nach Katheterauffüllung der Blase zur Diagnose einer Harninkontinenz.

(Marshall) Hall* Syndrom: »Pseudohydrozephalie« z. B. des Neugeb., dystroph. Säuglings.

Marsupia patellaria: ∕ Plicae alares genus.

Marsupialisation: chir Heraussnähen der Ränder einer ungenügend exstirpierbaren zyst. Geschwulst an die Körperoberfläche, so daß nach Eröffnung eine Tasche entsteht; anschließend Dränage, Tamponade, Koagulation u./oder Exkochleation der Höhle (z. B. bei Ovarial-, BARTHOLIN-, Pankreas-, Echinokokkus-, Sakraldermoidzyste, Fruchtsack bei Abdominalgravidität). Allmähl. Spontanobliteration.

Martel* (THIERRY DE M., 1876–1940, Chirurg, Paris) **Methode**: (1934) osteoplast. Freilegung des Kleinhirns durch Herabklappen der Hinterhauptsschuppe (hufeisenförm., breit in Nackenhöhe gestielter Hautschnitt, analoges Aussägen des Schädelknochens); auch nur halbseitig. – **M.*-Wolfson* Klemme**: 3teil. Klemmensatz für Darmresektion u. -anastomosierung.

Martensella microspora: ∕ Microsporon audouinii.

Martin* Bouillon (LOUIS M., 1864–1946, Bakteriologe, Paris): Pepton-halt. Nährmedium (»Verdaubrühe« aus zerhacktem Schweinemagen, konz. HCl u. Wasser) zur Züchtung von Corynebact. diphtheriae (mit optimaler Toxinproduktion).

Martin* (August M., 1847–1933, Gynäkologe, Berlin, Greifswald) **Operation**: (1891) Salpingostomie (Längs- oder Kreuzschnitt) u. Heraussnähen der Wundränder nach Bougierung des Tubenlumens bei Sterilität. – Ferner 1920 von M.* vaginale Uterusexstirpation mit Vernähen der Ligamentstümpfe u. Beckenbodenplastik bei Descensus uteri et vaginae angegeben. – **M.* Tropfkugel**: in das Schlauchsystem eines Tropfinfusionsgerätes eingeschaltete Glaskugel zur Sichtkontrolle der – durch Schraubenklemme regulierbaren – Fließgeschwindigkeit. – **M.* Handgriff**: ∕ s. u. WIGAND*-M.*-WINCKEL*.

Martin*-Albright* Syndrom (ERIC M., zeitgen. Internist, Genf; FULLER A.): (1940) parathormonrefraktärer fam. Pseudohypoparathyreoidismus mit latenter oder manifester hypokalzäm. Tetanie; ferner Kleinwuchs, kurze Gliedmaßen (Zeigefinger längster Finger), Osteoporose, Adipositas, Pachydermie, Hypoplasie des Zahnschmelzes (zeit. Zahnverfall), Oligophrenie, Hyperphosphatämie.

Martin*-Aubert* Syndrom: Zervikalsyndrom (C$_2$) mit Okzipitalneuralgien, Schwindelanfällen, Seh- u. Hörstörungen.

Martin*-Pierce* Kammer: (1950) aus Objektträger, U-förm., paraffiniertem Filterpapier u. Deckglas gebildete Kammer, in der sich Blut durch Zentrifugieren in Plasma, Ery- u. Leukozyten trennen läßt, um dann die Leuko-Wanderung im Plasma mikroskopisch zu beobachten (Bestg. der Phagozytose etc.).

Martinet* Index: Quotient aus max. arteriellem Druck u. Viskosität des Blutes; normal 4.

Martinotti* (GIOVANNI M., 1857–1928, Pathologe, Bologna) **Färbung**: Färbung formalinfixierter Gefrierschnitte der Haut mit Hämalaun, Differenzierung in Kalialaun, Gegenfärbung mit Azofuchsin (Kerne blau, Eleidin rot). – **M.* Zellen**: spindelförm. Nervenzellen mit aufsteigenden Axonen in der polymorphen Schicht der Großhirnrinde.

Martius* Operation (HEINRICH M., 1885–1965, Gynäkologe, Göttingen): (1928) ↑ Bulbokavernosusplastik.

Martiusgelb: Na- oder NH$_4$-Salz des Dinitronaphthols.

Martorell* Syndrom (FERNANDO M., Angiologe, Barcelona): **1)** M.*-FABRÉ* Syndrom: (1944) ↑ Aortenbogensyndrom. – **2)** (1945) ↑ Ulcus hypertonicum. – **3)** plötzl. Beinschmerz (»Peitschenschlag«, spontan oder nach Belastung) durch intramuskuläre Venenblutung (unbekannter Genese), etwas später Unterschenkelekchymosen, Sympte. i. S. von Thrombose (u. a. HOMANS* Zeichen) u. Arteriospasmus, zunehmende Beschwerden (die sich nach Sympathikusblockade bessern).

Marwedel* (GEORG M., geb. 1868, Chirurg, Aachen) **Schnitt**: (1903) einem li.-paramedianen Oberbauchschnitt aufgesetzter li.-transversaler Rippenbogenrandschnitt mit Durchtrennung aller Bauchdeckenschichten (M. rectus quer, M. obl. in Faserrichtung) u. der 7.–9. Rippe (Knorpel-Knochengrenze) zur Freilegung oraler Magenabschnitte. – Von M.* auch **Katheter-Gastrostomie** (Schrägkanal) angegeben.

Marx*-Ressel* Methode (RUDOLF M., geb. 1912, Hämatologe, München): **1)** subaquale Bestg. der Blutungszeit am Ohrläppchen, das nach Einstich in ein mit zimmerwarmem destilliertem Wasser gefülltes Becherglas hängt; Normalwerte bis 6,25 Min. – **2)** ↑ Thrombozytenausbreitungstest.

mAs: ↑ Milliamperesekundenprodukt.

Mas|chal...: Wortteil »Achselhöhle«.

Maschinengeräusch: kard ↑ GIBSON* Geräusch.

masculinus: (latein.) männlich.

Maser: physik ↑ Molekularverstärker.

Masern, Morbilli: exanthemat. Infektionskrankht. durch das ↑ M.virus, mit hoher Kontagiosität (Gipfel im 5.–7. Lj., junge Säuglinge durch mütterl. Leihimmunität geschützt), in dichtbesiedelten Gebieten endemisch mit 3–5 jährl. Epidemiegipfeln; lebenslange stabile Immunität. Übertragung v. a. durch Tröpfchen u. »fliegende« Infektion, meist im Prodromalstadium; Eintrittspforte (ausschließl.?) Konjunktiven u. Respirationstrakt. Inkubation 9–11-Tg. (bei pass. AK länger), mit 1. Virämie (diskrete Sympte.) bis zum 3. Tag, 2. Virämie vom 5.–7. Tag bis zum Exanthem; nach 2–4täg. Prodromalstadium mit Fieber, Atemwegskatarrh, Konjunktivitis, Kopfschmerzen, psych. Veränderungen, KOPLICK* Flecken, beginnendem Enanthem (s. a. M.rash) kurze Entfieberung, dann 4–5 täg. Exanthemstadium (↑ M.exanthem) mit erneutem Fieber, typ. »M.gesicht«, Reizhusten, generalisierter LK- u. Milzschwellung, evtl. Durchfällen, lyt. Entfieberung (7.–8. Tg); Leukopenie mit Neutrophilie u. Li.verschiebung, später Neutro- u. Eosinopenie; oft febrile Albuminurie, pos. Diazoreaktion. Diagnose: Hämagglutinations-Hemmtest, Neutralisationstest, KBR, zytol. (↑ M.riesenzellen). Prognose gut; Komplikationen (auch bakteriell u. allergisch): Bronchiolitis, Krupp, Pneumonie (meist bakterielle Superinfektion), Appendizitis, Enzephalitis, Otitis (Mittelohreiterung 2. Wo.), Polyradikulitis, Pemphigoid (auch unabhäng. vom Exanthem; akute Virulenz des Virus?); bes. Disposition für Di (prognostisch ungünstig, ebenso die Kombin. mit Pertussis) u. Tbk-Aktivierung (Tuberkulin-Anergie). Prophylaxe: Impfung mit Lebendvakzine ab 2. Lj. v. a. der Gefährdeten (kann bis 4. Tg. nach Infektion auch Erkr. verhüten), mit inaktivierter Vakzine nur bei Säuglingen sinnvoll; pass. Immunisierung mit γ-Globulin (0,2 bis 0,4 ml/kg) bis 5. Tg. in 80% sicher krankheitsverhütend, bis 10. Tg. höchstens symptomenabschwächend. Bes. Verlaufsformen: **hämorrhag.** oder »**schwarze**« M. (klinisch bedeutungslose Variante mit Diapedeseblutung in die Effloreszenzen; verzögerte Exanthemrückbildung), **mitigierte** oder **abortive M.**, (»Morbilloid«; verlängerte Inkubation, niedr. Temp., diskretes oder fehlendes Exanthem bei teilgeschützten Personen, z. B. Säugling mit abnehmender Leihimmunität, Kind mit unvollständ. pass. Immunisierung; Ansteckungsfähigkeit u. Komplikationen wie bei Vollbild), **tox.** oder **maligne M.** (bereits initial schwere Allg.erscheinungen mit Somnolenz, Hyperpyrexie, Krämpfe, Vasomotorenkollaps etc., rascher Exitus; v. a. bei vorgeschädigten, auch kortisonbehandelten Kindern; anat.: Enzephalopathie). – s. a. Abb. »Fieberkurve«.

Masern|enzephalitis: meist am 3.–10. Tg. nach Exanthemausbruch, selten früher (»Inkubationsenzephalitis«) oder später auftretende Enzephalitis (mit oder ohne meningeale Beteiligung); Letalität 10–40%, bei 20–40% Defektheilung (veget. Spätfolgen, psych. Störungen bis zur Demenz). – Ferner die **postinfektiöse M.e.** (neuroallerg. Reaktion) u. die subakute sklerosierende Leukoenzephalitis VAN BOGAERT. – **M.exanthem**: das charakterist. makulopapulöse, bräunl.-rote E., initial oft follikulär, evtl. hämorrhag. u. konfluenz neigend. Ausbreitung mit Beginn des 2. Fieberschubs (4. Tg.) in ca. 2–4 Tagen vom Kopf über den Stamm auf die Extremitäten (Max. 6. Tag); Rückbildung in gleicher Folge unter Hinterlassung von Pigmentflecken (m.spezifisch?) u. kleieförm. Schuppung.

Masernimpfstoff: **1)** Adsorbat-Impfstoff, Suspension nicht vermehrungsfähiger Spaltprodukte des Stammes 1677 (G. ENDERS); ab 3. Lm. für Grundimmunisierung mit 3 Inj. (Abstand 4–6 Wo.). – **2)** Lebendvakzine (MARIS u. M. 1943) aus akt., attenuiertem Virus des Stammes Edmonston (bzw. der durch Eipassagen gewonnenen attenuierten Stämme Edmonston B, Schwarz, Beckenham, Philips etc.; in Osteuropa meist Leningrad-4-Stamm). Konversionsrate nach einmal. Impfung ca. 95%; lebenslange Immunität wenig wahrsch., Nebenreaktionen. – **3)** inaktivierte Vakzine (v. a. für Kombinationsimpfung), entweder Edmonston- oder Leningrad-Stamm mit Formaldehydinaktivierung oder Marburg-1677 mit Tween®-Äther-Spaltung (wegen Entfernung des Lipoids bes. gut verträglich). Nach 3 mal. Inj. praktisch 100%ig. Impfschutz für 12–18 Mon.; Auffrischimpfung zweckmäßig mit Lebendvakzine.

Masern|rash: seltenes skarlatini- oder morbilliformes Vorexanthem im Prodromalstadium, das vor Auftreten des Exanthems wieder verschwindet. – **M.riesenzellen:** bei Masern in Nasen-Rachensekret, Schleimhautepithelien u. lymphoiden Organen nachweisbare multinukleare synzytiale R. mit eosinophilen Einschlüssen in Kern u. Plasma.

Masernvirus: (ANDERSON, GOLDBERGER 1911) großes Paramyxovirus (100–150 nm) mit lipidhalt. Hülle; Erreger der Morbilli. In Affennieren-, Hühnerembryo- u. menschl. Amnionzellen züchtbar; bewirkt Riesenzellbildung u. Hämagglutination.

Masini* Zeichen: übermäß. Dorsalflexion der Finger u. Zehen beim seelisch u. geistig unausgeglichenen Kind.

Maske: ↑ Gesichts-, Narkosemaske; s. a. Masque, Krankheitsmaske, Maskierung.

Masken|gesicht: mim. Starre (A- oder Hypomimie) bei Parkinsonismus, Fazialislähmung, Grippeenzephalitis, Psychose, auch als ↑ Facies myopathica. – **M.verfahren:** *röntg* nachträgl. Kontrastausgleich bei Rö-Aufnahmen, indem eine unscharfe oder unterschiedlich geschwärzte Kopie (»Maske«) mit dem Original in Deckung gebracht wird, so daß das Summationsbild eine verbesserte Detailerkennbarkeit aufweist. – vgl. Subtraktionsmethode.

Maskierung: 1) *klin* Überlagerung – u. dadurch evtl. Verborgenbleiben – eines Sympt. oder einer Krankh. (»maskiert«, »larviert«); s. a. Krankheitsmaske. – **2)** *anat* die M. der kollagenen Fibrillen des hyalinen Knorpels, die infolge Quellung (Absorption von Chondroitinschwefelsäure) dieselbe Lichtbrechung wie die Kittsubstanz haben. – **3)** *neurol* im EEG die M. eines Wellenrhythmus durch einen anderen, so daß ersterer erst durch die Frequenzanalyse aufgedeckt wird. – **4)** *otol akust.* **M.:** ↑ Vertäubung. – **5)** *chem* s. u. Chelatbildner.

maskulin: männlich, viril.

Maskulin|(is)ierung, -ismus: ↑ Virilisierung, Virilismus. – **M.ovoblastom:** der – eine Maskulinisierung bewirkende – ↑ Nebennierenresttumor (des Ovars).

Masochismus, Passivismus: (V. KRAFFT=EBING) nach dem Schriftsteller V. SACHER=MASOCH (1835–1895) benannte Perversion, durch Erduldung körperlicher Mißhandlung, Erniedrigung etc. (meist durch das andere Geschlecht) in sexuelle Erregung zu geraten (Gegensatz: ↑ Sadismus); s. a. Algolagnie.

Mason*-Allen* Naht: (1941) versenkte Sehnennaht (v. a. Hand u. Finger): quere Durchstechung der Stümpfe mit 4 tangential fixierten, seitlich miteinander verbundenen Drahtnähten. – **M.*-A.*Schiene:** plane, biegsame Metallschiene mit keulenförmig verdicktem Ende zur Ruhigstellung von Unterarm u. Hand.

Masque biliaire: (französ.) ↑ Chloasma perioculare.

Massa: (lat.) Masse; *pharmaz* Füllstoff oder Träger (z. B. M. pilularum); *anat* Abschnitt, Portion, z. B. **M. innominata** (↑ Paradidymis), **M. intermedia** (↑ Adhaesio interthalamica), **M. lat. atlantis** *PNA* (der verstärkte Seitenteil des 1. HW zwischen vord. u. hint. Wirbelbogen; Basis des Proc. transversus, oben u. unten mit Gelenkgrube bzw. -körper für Atlanto-okzipital- bzw. -axialgelenk), **M. lat. ossis sacri** (↑ Pars lat.).

Massachusetts-Virus: ECHO-Virus Typ 16; verursacht Meningitis mit makulopapulösem ↑ »Boston-Exanthem«.

Massage: (P. H. LING) physiotherapeut. Anw. bestimmter Handgriffe (Streichung, Knetung, Reibung, Walkung, Klopfung, Vibration, Klatschung, Schüttelung), u. zwar als Teil- oder als Ganz-M., evtl. nach Auftragen flüssiger oder salbenförm. **M.mittel** (Vaseline, Paraffinöl etc.); zur mechan. Beeinflussung von Haut u. hautnahen Weichteilen (v. a. Muskulatur, Bindegewebe, Periost); daneben auch humorale (Freisetzung histamin- u. azetylcholinartiger Stoffe) u. neuroreflektor. Fernwirkung auf Gefäßsystem, inn. Organe, Stoffwechsel etc.; Sonderformen: ↑ Reflexzonen- (s. a. Bindegewebs-), Saug-Druck-, Unterwasser-M., ferner als **elektr. M.** z. B. die ↑ Reizstromtherapie. – s. a. synkardiale Massage.

Maß|analyse, Titri-, Volumetrie: quant.-chem. Analyse, indem der zu bestimmende gelöste Stoff mit bekannter Reagens-Lsg. (meist Normallsg.) in Gegenwart eines Indikators bis zum Endpunkt (Farbwechsel etc.) titriert wird; je nach Reaktion unterschieden als Azidi-, Alkali-, Jodo-, Oxidi-, Chelatometrie u. Fällungsanalyse. – **M.einheit:** ↑ Einheit, SI-Einheit (jeweils mit Tab.!).

Masse, *m*: *physik* Grundeigenschaft jeder Materie, Urs. der bd. Eigenschaften Trägheit u. Gewicht (die gem. allg. Relativitätstheorie gleich sind: »Äquivalenzprinzip«). – SI-Einh. ist das ↑ Kilogramm; davon abgeleitet die **Massenkonzentration** ρ mit der Einh. kg/l. – Für atomare Massen gilt als ME $1/16$ des Isotops ^{16}O; Einh. der chem. Atomgewichtsskala ist das »Dalton«, seit 1960 die »unified mass« (12. Teil der Masse von ^{12}C = 1,6604 · 10^{-24} g).

Massenbach* Operation (WICHARD V. M., geb. 1909, Gynäkologe, Göttingen); (1952) zweizeit. Korrektur der radiogenen Blasen-Mastdarm-Scheidenfistel durch erweiterte Kolpokleisis; Anus praeter sigmoideus, Interposition eines gestielten Bulbocavernosuslappens, Umwandlung des Blasenrests u. des proximal verschlossenen Rektums in ein kommunizierendes, durch den Sphincter ani kontinentes Harnreservoir.

Massen|bewegung: 1) *embryol* die Bewegungen von Zellmassen (»Kollektivbewegungen«) bei Gastrulation, Mesoderm- u. Organbildung. – **2)** *neurol* Kontraktion größerer Muskelgruppen als primitiver Reflex beim Neugeb. u. Hirngeschädigten, als nozizeptiver Beugereflex beim Spastiker. – **M.blutung:** umschrieb., massive Gefäßblutung (im Ggs. zur Flächen- oder Sickerblutung), i. e. S. als Form des apoplekt. Insults (↑ Tab. »Apoplexie«).

Massen|hysterie: s. u. M.psychose, psychische ↑ Epidemie. – **M.ligatur:** *chir* In-toto-Ligierung oder schrittweise ↑ Umstechungsnähte eines flächenhaft blutenden Gewebsbezirks bei unmögl. Einzelversor-

Massenpsychose

gung der Gefäße; v. a. zur Blutstillung parenchymatöser Organe.

Massen|psychose: Auflösungserscheinungen des vernunft- u. willensmäßig gesteuerten Verhaltens größerer Menschengruppen bei Notlagen u. unter erhöhtem seel. Druck; begünstigt durch Instinktnähe, Ich-Schwäche u. erhöhte Beeindruckbarkeit der Kollektivstruktur. – Auch die auf psychogener **M.induktion** beruhende **M.hysterie** (Erregung, Schreien etc.). – Ähnl. die **M.neurose**, charakterisiert durch ein überindividuelles, gruppeneigenes Muster von Verdrängungen u. Symbolisierungen.

Massen|reflex: reflektor. Erregung umfangreicher Populationen von Nervenzellen, z. B. von spinalen Motoneuronen bei elektr. Hinterwurzelreizung; s. a. M.bewegung (2). – **M.reposition, M.reduktion**: Scheinreposition einer inkarzerierten Hernie, indem außer Darmschlingen u. Bruchsack auch der einschnürende Bruchring unter Fortbestand der Einklemmung neben der Bruchpforte unter die Bauchdecken zurückgedrängt wird.

Massen|spülung: *otol* kalor. Labyrinthprüfung mit größeren Mengen kalten Leitungswassers; entspricht etwa dem Reiz einer Eiswasserspülung. – **M.transfusion**: Bluttransfusion, bei der die übertragene Menge (meist Konserve) $\frac{1}{3}$ bis $\frac{1}{2}$ des Empfängerblutvol. entspricht. Gefahr eines ↗ Transfusionszwischenfalls (v. a. Gerinnungsstörungen) bes. groß.

Massen|wirkungsgesetz: Ist bei einer chem. Reaktion n_i bzw. m_i die Anzahl der Mole der reagierenden Stoffe A_i bzw. B_i, so lautet die Reaktionsgleichung: $n_1A_1 + n_2A_2 + \ldots = m_1B_1 + m_2B_2 + \ldots$; ist C_i bzw. k_i die im Gleichgew. herrschende Konz., so gilt für das Gleichgew.:

$$\frac{C_1^{n_1} \cdot C_2^{n_2} \cdot C_3^{n_3} \ldots}{k_1^{m_1} \cdot k_2^{m_2} \cdot k_3^{m_3} \ldots} = K \; (↗ \text{Gleichgewichtskonstante}).$$

M.zahl, M: Gesamtzahl der Nukleonen im Atomkern (bei Sauerstoff z. B. 16: »^{16}O«).

Masseter: ↗ Musculus masseter; als »M.gruppe« einschl. des M. pterygoideus medialis – **M.klonus, -reflex**: ↗ Unterkieferklonus, -reflex.

Maßhoff* Lymphadenitis (WILLY M., 1908–1975, Pathologe, Tübingen, Berlin): (1953) ↗ Lymphadenitis mesenterialis.

Massini* Nadel (RUDOLF M., 1880–1954, Internist, Basel): halbkreisförmige Kanüle mit zungenförm. Griffplatte; v. a. für Venenpunktion.

Masson* (C. L. PIERRE M., 1880–1959, Pathologe, Montreal) **Färbung**: *histol* 1) »Trichromfärbung« (Eisenhämatoxylin, Säurefuchsin, Methylenblau) v. a. des Bindegewebes (Kerne, Sekretgranula, Zentrosom schwarz; Zytoplasma, Gliafasern rot; kollagenes Gewebe intensiv blau; Muzin blau); s. a. GOLDNER* Färbung. – 2) mit Hämalaun-Erythrosin-Safranin Darstg. von Zellkernen, Nerven- u. elast. Fasern, kollagenem Bindegewebe, Knorpel u. Knochen. – 3) Färbung schleimbildender Zellen mit verd. Muzikarmin nach Anfärben der Zellkerne mit Hämalaun u. des übr. Gewebes mit Metanilgelb. – **M.* Körperchen**: ↗ Rheumaknoten im Lungengewebe. – **M.* Organ**: ↗ Glomusorgan.

Masson* Nävus: blauer ↗ Neuronävus.

Masson* Scheibe (ANTOINE PHILIBERT M., 1806–1860, Physiker, Paris): *opt* weiße Scheibe mit gleichmäßig unterbrochener schwarzer Radiallinie zur Prüfung der Helligkeitsschwellenempfindlichkeit anhand der Zahl der bei rascher Drehung wahrgenommenen dunklen, zur Peripherie hin heller werdenden Kreise.

Mastalgie: ↗ Mastodynie.

Mastdarm: ↗ Rectum; s. a. Rekt(um)..., Prokt....

Mastdarm|abszeß: submuköse, von infizierter Krypte oder Proktodealdrüse ausgehende Eiterung oberhalb des Levatorbogens; s. a. Proktitis, Periproktitis (Abb.). – **M.blase**: *chir* ↗ Rektum-, Dickdarmblase. – **M.-Blasenfistel**: ↗ Fistula rectovesicalis, Blasen-Darmfistel. – **M.bruch**, Hernia rectalis s. in recto: von Peritoneum u. Rektumschleimhaut überzogene, sich transmural ins Mastdarmlumen vorwölbende Hernia perinealis; s. a. Rektozele, Rektumprolaps.

Mastdarm|entzündung: ↗ Proktitis. – **M.fistel**: vom Rektum (häufig Pars analis) ausgehende komplette oder inkomplette, inn. oder äuß. Röhrenfistel; s. a. Fistula recto..., F. anorectalis. – **M.griff**: *geburtsh* ↗ FEHLING* Handgriff. – **M.krebs**: ↗ Rektumkarzinom. – **M.krisen**: ↗ tab. Krisen im Enddarmbereich.

Mastdarm|scheide: (G. SCHUBERT 1936) perineal-sakrale Vaginalplastik unter Verw. des dist., bds. ausgeschalteten Rektumsegments (ca. 10–12 cm). Nach Bildung eines Scheidentunnels zwischen den Levatorschenkeln aus der Analzirkumferenz Aushülsung u. Transplantation des Rektums in die Vulva u. Anastomosierung mit der Pars analis. Läßt u. U. normale Geburt zu. – s. a. Dickdarm-, vgl. Dünndarmscheide. – **M.-Scheidenfistel**: ↗ Fistula rectovaginalis. **M.schrunde**: ↗ Analfissur. – **M.spekulum**: starres 1- (CZERNY) oder spreizbares 2- bis 3blättr., meist arretierbares Spekulum mit rinnen- (z. B. MATHIEU, SIMS, PRATT, RICORD) oder balkenförm. Auslegern (COOK); i. w. S. auch die röhrenförm. Modelle (↗ Ano-, Rektosigmoidoskop).

Mastdarm|tripper: gonorrhoische ↗ Proktitis. – **M.verschluß**: ↗ Atresia ani, A. recti. – **M.vorfall**: ↗ Rektumprolaps.

Mastektomie: die einfache (»konservative«) ↗ Mammaamputation (evtl. nur Tumorknoten oder nur Drüsenkörper oder nur »Quadrantenektomie«) ohne Entfernung von Brustmuskeln u. Achselhöhlengeweben. – Weniger korrekt auch Bez. für die radikale Amputation.

Master* Test (ARTHUR MORRIS M., 1895–1973, Kardiologe, New York), Zweistufentest: (1935) Kreislaufbelastungsprobe, indem 3 u. 10 Min. nach 1,5minüt. Besteigen einer 2stuf. Treppe (Gesamthöhe ca. 46 cm, im Metronomtakt) Puls, Blutdruck u. EKG kontrolliert werden. Bei Herzgesunden außer Tachykardie keine wesentl. Änderung.

Master*-Allen* Syndrom (WILLIAM HOWELL M., WILLIAM M. A., amerikan. Gynäkologen): (1955) meist nach geburtstraumat. Ruptur des hint. Lig. latum uteri orthostat. Schmerz in Hypogastrium u. Becken (oft schon im Wochenbett), Dysmenorrhö, Dyspareunie, Pollakisurie, Rektumtenesmen, Allg.-schwäche, leichte Ermüdbarkeit; meist Retroversio u. abnorme, schmerzhafte Beweglichkeit des Uterus.

Master-Strang: *virol* bei DNS-Viren der als Synthesevorlage für die m-RNS dienende Plus- oder Minusstrang.

Mastfettsucht: exogene Fettsucht infolge gewohnheitsbedingter übermäß. Zufuhr v. a. KH- u. fettreicher Kost bei zu geringer körperl. Betätigung; s. a. Hyperalimentationssyndrom.

masticatorius, mastikatorisch: (lat.) die Kaufunktion betreffend; z. B. m. ↑ Epilepsie, m. ↑ Gesichtskrampf.

Mastigophora, Flagellata, Geißelinfusorien, -tierchen: (DIESING 1865) Klasse der Protozoen mit einer oder mehreren Fortbewegungsgeißeln, mit den Unterklassen Phyto- u. Zoomastigia (mit bzw. ohne Chloroplasten, d. h. auto- bzw. heterotroph); darunter parasit. Formen v. a. der Ordnungen Protomonadina u. Polymastigina (mit humanpathogenen ↑ Trypanosomen, Leishmanien, Trichomonaden etc.).

Mastikation: Kauen, Kauakt.

Mastin* Zeichen: Schmerzen in der Schlüsselbeingegend bei akuter Appendizitis.

Mastitis, Mastadenitis: eitr. oder nicht-eitr. Entzündung der ♀ Brustdrüse; als einfache Stauungs- oder als Schwangerschafts-M., meist aber als (sub)akute M. der stillenden Wöchnerin, v. a. bei Erstgebärenden (= **M. puerperalis** s. **lactantium**; in ca. 20% bds.; s. a. M.prophylaxe, M.bestrahlung). Infektion entweder intrakanalikulär aszendierend (häufig von Brustwarzenrhagaden ausgehend) oder aber lympho- oder hämatogen, evtl. auch metastatisch (z. B. bei Puperalsepsis, Grippe, Angina); Erreger zu 98 % Staphylococcus aureus. Sympte.: Schüttelfrost, Fieber, Druck- u. Spontanschmerz, Lymphangitis, regionale Lymphadenitis. **Eitrige M.** oft mit prä-, intra- oder retromammärer (= epifaszialer) – häufig kommunizierender – Abszeßbildung, evtl. auch Milchfistel oder -zyste (Ther.: Bakteriostatika, radiäre Inzision, Dränage, evtl. Mammaaufklappung). – **Primärchron. M.** (wahrsch. Infektion durch wenig virulente Erreger) meist 10–15 J. vor der Menopause, mit schwiel. interstitieller Bindegewebswucherung u. kleinzell., evtl. von eingedickten Eiterherden durchsetzten Infiltraten (derbe, bohnen- bis taubeneigroße, meist verschiebl. Knoten), meist ohne Lymphadenitis. – Ganz selten die **tuberkulöse M.**, v. a. im 3.–5. Ljz., hämato- oder lymphogen, meist einseitig u. als wenig schmerzhafter, mit der Haut verlöteter Knoten, später evtl. fistelnd. – Als Sonderformen (bei bd. Geschlechtern) die **M. neonatorum** (meist am 4.–6. Tg. im Anschluß an die physiol. ↑ Brustdrüsenschwellung, evtl. abszedierend, häufig begünstigt durch »Abdrücken« der Hexenmilch), **M. adolescentium** (prä- oder parapubertär, im allg. [mikro]traumatisch bedingt, meist nach Monaten spontan abklingend).

Mastitis|bestrahlung: *radiol* v. a. bei Mastitis puerperalis Entzündungsbestrahlung der Mamma, möglichst in den ersten 48 Std.; schmerzstillend, meist Abszedierung verhindernd, nur kurze Stillpause. – **M.prophylaxe:** bei der stillenden Mutter Reinigen, Einfetten u. Alkoholwaschung von Brustwarze u. Warzenhof sowie örtl. Chemother. zur Vermeidung von Rhagaden, Schrunden u. Fissuren; ggf. Verhinderung einer Milchstauung durch laktagoge Hormone (z. B. Syntocinon®) u. Abpumpen.

Mastix: harzart. Masse aus der Rinde des M.baumes (Pistacia lentiscus). Anw. (in Chloroform, Benzol etc. gelöst) als Klebemittel für Pflaster u. Verbände (v. a. als Wundkompresse an Mamma, Kopfschwarte, Stirn, Skrotum, als Trikotschlauchverband für Extension). – **M.reaktion:** (EMANUEL-CUTTING 1915) Kolloidreaktion (für Liquordiagnostik) unter Verw. von ca. 0,2%ig. kolloidaler M.-Lsg. (geometr. Verdünnungsreihe bis 1 + 1000). Ergebnisse im Koordinatensystem (Abszisse = Verdünnungsstufe, Ordinate = Stärke der Flockung) als ↑ Kolloidkurve. – s. a. JACOBSTHAL*-KAFKA* Reaktion.

Mastocytosis cutis: s. u. Mastozytosesyndrom.

Masto|dynie, Mastalgie: Schwellung u. Schmerzhaftigkeit der – geschwollenen – ♀ Brust ohne organ. Veränderungen; z. B. zyklisch beim ↑ prämenstruellen Syndrom (meist 5–10 Tg.), bei spontaner oder Hormontherapie-bedingter Gynäkomastie. – **M.graphie:** *röntg* ↑ Mammographie.

Mastoid: ↑ Processus mastoideus. – **M.ektomie:** (SCHWARTZE 1875) bei Mastoiditis meist retroaurikuläre (in Narkose oder Lokalanästhesie bogenförm. Weichteilschnitt, Abmeißeln der Kortikalis) Ausräumung des Zellsystems des Warzenfortsatzes (v. a. unt.-vord. u. hint.-obere Zellstraßen) mit breiter Eröffnung u. Kürettage des Antrums. – Inkorrekt auch »Antrotomie« genannt.

mastoide(u)s: (lat.) warzenförmig, den Warzenfortsatz (Proc. mastoideus) betreffend.

Mastoidismus: in den ersten Tg. einer akuten Otitis media die entzündl. Mitbeteiligung der Schleimhaut der Warzenfortsatzzellen ohne Knocheneinschmelzung (vgl. Mastoiditis); klin.: örtl. Druckschmerz.

Mastoiditis, Ostitis mastoidea: seröse bis eitr. Entzündung der Mukosa der pneumat. Zellen des Warzenfortsatzes, meist umschrieb. Ostitis u. Periostitis, meist bei (sub)akuter Otitis media oder als Exazerbation einer chron. Mittelohreiterung; häufig gefolgt von eitr.-osteoklast. Einschmelzung der Zellwände u. der Kortikalis (↑ Empyema mastoideum). Klin.: Fieber, örtl. Schwellung u. Druckempfindlichkeit, pulssynchron klopfender Ohrschmerz, Senkung der hint. Gehörgangswand, Schalleitungsschwerhörigkeit; Komplikationen: Subperiostalabszeß, Sinusthrombose, Labyrinthitis, Meningitis, ↑ BEZOLD* M., Hirnabszeß, Fazialisparese. – Als Sonderform die **okkulte M.** (FINKELSTEIN 1928) der – v. a. ♂ – Säuglinge, meist im 3. Lmon. bei akuter oder chron. Dyspepsie, schleichend, bds. ohne oder mit nur geringem Lokalbefund (Rötung oder Vorwölbung des Trommelfells, Tragusschmerz); häufig nach katarrhal. Infekt des Nasen-Rachenraums (fokaltoxisch oder neuralpathogen?); initial blutreiche sulz. Granulationen; bei purulenter Form meist Staph. aureus haemolyticus in Reinkultur.

Mastoidzellen: ↑ Cellulae mastoideae.

Mastomenie: »blutende Mamille« (s. u. Mamilla).

Masto|pathie: jede – insbes. nichtentzündl. – Erkr. der Brustdrüse. – I. e. S. die **M.pathia chronica cystica** (»Zystenmamma« u. ca. 50 weitere Synonyme; KÖNIG 1875, RECLUS 1883) als Involutionserscheinung (beginnend meist bereits im 3. Ljz.): v. a. prämenstruell schmerzhafte, gutart. Metaplasie (hormonabhäng. Dysplasie, ein- oder beidseit., herdförm. oder diffus) mit Bindegewebswucherung (evtl. rein fibröse

Mastopexie

Form), Epithelproliferation des Drüsengewebes u. multiplen klein- bis großknot. Retentionszysten, die eine dunkelbraun-grünl., bei intraluminären Papillomen blut., fadenziehende Flüssigkeit enthalten (»Schrotkugelbrust«, bei scheibenförm. Verhärtung: »Kuchenbrust«); oft blutende Mamille, spontane oder druckinduzierte Sekretion. Maligne Entartung möglich; v. a. bei frühem Auftreten als Präkanzerose verdächtig.

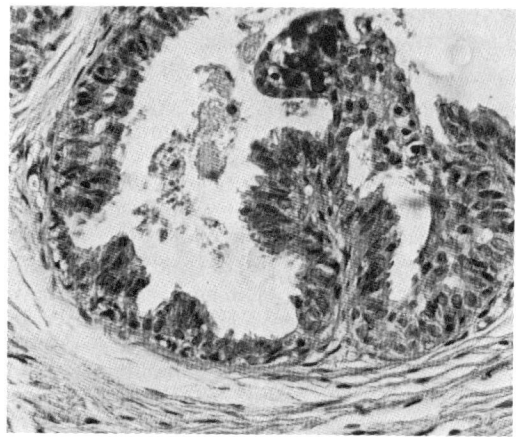

Papillomatöse Wucherung bei **Mastopathia cystica**.

Masto|pexie: Nahtfixation der weibl. Brustdrüse an die Pektoralfaszie im Rahmen einer Mammaplastik (z. B. n. LEXER) oder bei Korrektur einer M.ptose. – **M.plastik**. ↑ Mammaplastik.

Mastoptose: »Hängebrust«, meist bds. Herabhängen der weibl. Brust (»Mamma pendulans«) infolge übermäß. Entwicklung (= **hypertroph. M.**), Lockerung von der Pektoralisfaszie (nach Gravidität, bei Abmagerung, im Senium = **atroph. M.**) oder bei Adipositas (»Fetthängebrust«); auch konstitutionell bedingte »schlaffe Mammae« bei allg. Bindegewebsschwäche. – s. a. Hängebrust-Op., Mammaplastik.

Masto|rrhagie: blutende ↑ Mamille. – **M.tomie**: 1) Inzision der Brustdrüse. – 2) *otol* (inkorrekt) ↑ Mastoido-, Antrotomie.

Masto|zyt: ↑ Mastzelle. – **M.zytom**: tumorförm. Proliferation atypischer Gewebsmastzellen (v. a. in der Haut). – **M.zytose(syndrom)**: übermäß., mehr oder minder generalisierte Vermehrung der Gewebsmastzellen, v. a. in Haut, Skelett, KM, Leber, Milz, Lunge, Magen-Darm, entweder als gutart. ↑ Mastozytom (auch solitär, auch dann evtl. bösartig) oder als Urticaria pigmentosa (= NETTLESHIP* Syndrom) oder aber – i. e. S. – als maligne **m.zytäre Retikulose** (HISSARD-MONCOURIER-JACQUES; s. a. basophile ↑ Leukämie); klin.: paroxysmaler Flush (bes. im Gesicht) u. Tachykardie, quälender Pruritus, Kopfschmerz, Erbrechen, Malabsorption, Ulcus pepticum, Spleno-Hepatomegalie, LK-Schwellungen, Histaminurie (Abbausperre für Histamin?).

Mast-Syndrom: (H. E. CROSS u. V. A. MCKUSICK 1967) in der nordamerik. Fam. M. näher untersuchte, einfach-rezessiv(?) erbl. Demenz ab Mitte des 2. Ljz. (Verlust von Spontaneität u. Initiative, Gangstörungen), mit langsamer Progredienz im 3. u. 4. Ljz. (Psycholabilität, Affektinkontinenz); spast. Hypertonie, Hyperreflexie, Pyramidenzeichen, Bradykinesie, Dysarthrie, Dyspraxie, Echolalie etc.; Prognose schlecht.

Masturbation: Selbstbefriedigung (↑ Onanie), i. e. S. die durch manuelle Reizung. – Das **Masturbat** ist für androl. Untersuchung am besten 30–60 Min. nach Ejakulation geeignet.

Mastzelle, Gewebsmastzelle: große, ovoide oder runde Zelle mit groben metachromat. Granula (s. a. Degranulation), die Lipide, Proteine u. Heparin enthalten (»Heparinozyt«); Vork. im lockeren kollagenen Bindegewebe, bes. zahlreich im Interstitium von Leber u. Schilddrüse sowie in Darm-, Gallenblasenu. Gefäßwand. – Als **Blut-M.** ferner der – nicht nur im färber. Verhalten sehr ähnl. – basophile ↑ Granulozyt. Beide enthalten auch reichlich Histamin u. a. Mediatoren (↑ H-Substanzen), die bei der ↑ Immunreaktion Typ I freigesetzt werden u. zur klin. Symptomatik führen (↑ Schema, s. a. Abb. »Allergie«, »Atopie«).

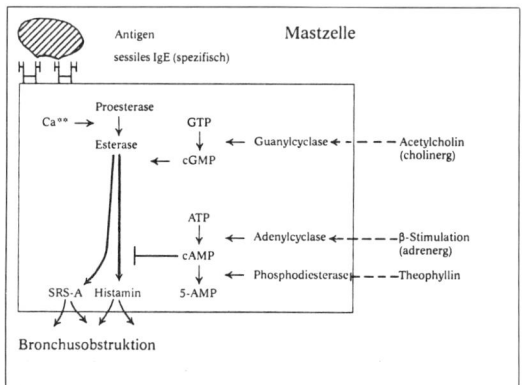

Pathomechanismus der Freisetzung von Mediatorsubstanzen aus der **Mastzelle** (nach V. D. HARDT).

Mastzellen|leukämie: die basophile ↑ Leukämie. – **M.retikulose**: systemische M.proliferation (↑ Mastozytose), i. e. S. die maligne mastozytäre Retikulose.

Masugi* Nephritis, Niere: (1933/34) experimentell bei Kaninchen durch Inj. eines nephrotox. Antiserums (von Enten nach Immunisierung durch wiederholte Inj. von Kaninchen-Nierenhomogenat) erzeugte, immunbedingte Glomerulonephritis (»nephrotox. Serumnephritis«), deren pathomorphol. (u. klin.) Bild dem der abakteriellen Glomerulonephritis des Menschen weitgehend ähnelt: an der Glomerulumbasalmembran ablaufende AG-AK-Reaktion komplementabhängig, Krankheitsverlauf je nach Höhe der Serumgabe (ab Schwellendosis) akut bis subakut.

MATA: *immun* s. u. Tumorantigene.

Matamycin: (MARGALITH 1959) Antibiotikum aus Streptomyces matensis u. Str. bellus; wirksam gegen grampos. u. -neg. Bakterien.

Matas* (Rudolf M., 1860–1956, Chirurg, New Orleans) **Operation**: 1) rekonstruktive ↑ Endoaneurysmorrhaphie. – 2) M.*-BICKHAM* Op.: (1904) bei a.-v. Aneurysma Nahtverschluß der Arterie u. Vene vom eröffneten Aneurysmasack aus, der dann durch Einstülpungsnähte zur Obliteration gebracht wird. – **M.*-Braun* Methode** (HEINRICH BR.): extraorale Ausschaltung des N. maxill. (Leitungsanästhesie) durch Inj. des Anästhetikums in die Flügelgaumengrube (Einstich am unt. Winkel des Jochbeins in Richtung Maxilla). – **M.*-Moskowicz* Test**: (1914) präop. Prüfung des Kollateralkreislaufs bei Extremitätenaneurysma durch Abdrücken des zuführenden Gefäßes u. Lockern eines zuvor angelegten Kompressionsverbands; schneller Übergang der Ischämie in Hyperämie bzw. venöse Stauung spricht für ausreichende Kollateralen.

Matching: (engl.) Anpassen, *serol* Herstellen einer günst. Spender-Empfänger-Kombin. bei Bluttransfusion (↑ Kreuzprobe) oder Organtransplantation (s. u. Histokompatibilität, Transplantationsantigene).

Material|konstante: Größe zur Kennz. der physikal. Eigenschaften eines Stoffes, z. B. Dichte, elast. Konstante, spezif. Wärme, elektr. Leitfähigkeit, magnet. Permeabilität, opt. Brechungsindex. – **M.unschärfe**: *röntg* s. u. Gesamtunschärfe. – **M.verschiebung**: *embryol* ↑ Massenbewegungen.

Maternität: Mutterschaft.

Maternitäts|fettsucht: während (bes. Mens IV–VI) oder nach einer Schwangerschaft vorübergehende oder dauernde Adipositas unklarer Genese; evtl. mit Gestose u. hohem Geburtsgew. des Kindes kombiniert. – **M.tetanie**: Zustände neuromuskulärer Übererregbarkeit bei Hypokalziämie während der Schwangerschaft, unter der Geburt u. im Wochenbett.

matern(us), maternal: (lat.) die Mutter betreffend, mütterlich; z. B. **m. deprivation** (engl.; ↑ Affektentzugssyndrom), **maternofetale Inkompatibilität** (als Urs. des Morbus haemolyticus neonatorum).

Mathieu* Instrumente (RAOUL M., gest. 1901, Instrumentenmacher, Paris): **1)** gerade, sperrbare Zungenzange mit je einer kreisscheiben- u. ringförm. Backe u. auswechselbaren gezähnten Gummipuffern. – **2)** zweiblättr. Scheidenspekulum mit schmalen kon. Blättern (für Untersuchung von Virgines). – **3)** dreiblättr. Mastdarmspekulum mit rechtwinkl. Handgriff u. variabler Weite. – **4)** Nadelhalter, sperrbar (z. T. mittels »Innensperre« zwischen den Griffen), mit spitzoval auslaufenden Maulteilen (gerieft, evtl. mit Rinne).

Mathieu* Operation (PAUL M.): **1)** Hüftgelenkfreilegung mit großem, nach vorn ausladendem Bogenschnitt (von Spina ant. sup. bis handbreit unterhalb Trochantermassiv). – **2)** knöcherne Fixation des Schulterblatts bei Serratus- u. Trapeziuslähmung durch die vertebralen Enden der durchtrennten 3. u. 5. Rippe. – **3)** Verriegelungsarthrodese des Iliosakralgelenks mit um 180° gedrehtem Keil aus der WS-nahen Darmbeinschaufel. – **4)** **M.*-DEMIRLEAU* Op.**: seitl. Versteifung des lumbosakralen Übergangs bei Spondylolithesis durch – evtl. bds. – Knochenbolzen (Tibiaspan) zwischen Querfortsatz L V u. Beckenkamm. – **5)** **M.*-WILLMOTH* Op.**: extraartikuläre Hüftgelenkarthrodese mit breitem Periostknochenspan aus dem vord. Darmbein, der in einer Kerbe des Trochanter major festgekeilt wird.

Mathieu* (ALBERT M., 1855–1917, Internist, Paris) **Zeichen**: Plätschern in der Nabelgegend bei schneller Perkussion als Zeichen für Darmverschluß. – **M.* Krankheit**: ↑ Leptospirosis icterohaemorrhagica.

Mathisen* Methode: *urol* Harnleiter-Darmanastomosierung mit Einschlagen des Ureterendes in papillenförm. Darmwandläppchen, die dann in das Darmlumen versenkt werden (Refluxprophylaxe).

Mating: (engl.) Paarung (u. Fortpflanzung).

Matlakowski*-Oderfeld* Operation: Resektion des invaginierten Darms mit querer Durchtrennung proximal der Invagination u. distal von Invaginat (das bei Klemmöffnung in das dist. Darmlumen schlupft u. per anum abgeht) u. Invaginans; anschließend zirkuläre Anastomose.

Matratzen|naht: *chir* Nahttechnik (ähnl. der des Polsterers) zur breiten Adaptation von Wundrändern: als Einzel-U-Naht, bei der der Faden bds. quer oder parallel zum Wundspalt durch 4 Stichkanäle verläuft (»Vierstich-« oder »Zipfelnaht«) oder als entsprechende fortlaufende Naht, in der Magen-Darmchir. als alle Wandschichten durchgreifende U-Naht (EMMERT 1862); ferner als ausstülpende Gefäßnaht. – **M.phänomen**: netzförm. Einziehung der Hautoberfläche (evtl. erst bei seitl. Zusammenschieben) als unspezif. Zeichen für Fettgewebsödem, (fibrot.) Verdichtung der Fettgewebssepten, zelluläre Infiltration (z. B. bei Adipositas, Pannikulitis, Zellulitis, Myxoedema circumscriptum, retikulärem oder retikulogranulomatösem Prozeß, infiltrierender Mammakarzinose).

Matricaria chamomilla s. officinalis: die »echte«, »deutsche« oder »gemeine Kamille« [Compositae]. Blütenkörbchen (»Flores chamomillae«) enthalten antiphlogistisch wirksames äther. Öl (↑ Azulene, Chamazulen, Bisabolol), angewendet als Tee, Badezusatz, Haut- u. Wundmittel, Inhalationsmedium.

matrimoniell: die Ehe (lat.: matrimonium) bzw. den Ehepartner betreffend.

Matrix: (lat.) Mutter(gewebe); **1)** *anat, histol* **a)** amorphe Grundsubstanz, in die eine Struktur eingelagert ist (z. B. Knochen-M.). – **b)** ↑ Stroma. – **c)** »Keimschicht«; insbes. (*PNA*) **M. unguis**, die Epidermis der Nageltasche (bis in die Lunula), die die Nagelplatte bildet; ferner **M. pili** als inn. Schicht der Haarzwiebel (↑ Haar). – **2)** *embryol* der ventrikelnahe Abschnitt des Palliums, aus dem die Zellen in den verschied. »M.phasen« zur Oberfläche (Marginalzone) hin ausschwärmen. – **3)** *gyn* (HINSELMANN) in der Kolposkopie die sich atypisch darstellenden Epithelformen (als Mutterboden eines Ca.). – **4)** *labor* die sogen. »feste Phase« z. B. eines ↑ Immunadsorbens.

Matrize: *genet* DNS-Strang, dessen Nukleotidsequenz bei der Reduplikation über H-Brücken die Sequenz eines komplementären DNS-Strangs oder bei der Transkription die Sequenz der m-RNS bestimmt. – s. a. Patrize.

Matrizentheorie: **1)** *immun* (PAULING, BREINL, HAUROWITZ u. a.) Bei der AK-Bildung wird die Instruktion für die komplementäre AK-Struktur durch eine Art Prägung (AG-Struktur als Matrize) in die Oberfläche des Globulinmoleküls übertragen. – s. a. BURNET*-FENNER* Theorie (»indir. M.«). – **2)** *genet* ↑ WATSON*-CRICK* Modell.

Matroklinie: *genet* (KERNER 1891) Ähnlichkeit reziproker Bastarde mit dem mütterl. Elter; vgl. Patroklinie.

Matson* Operation: **1)** Teilresektion des Durasakkes. – **2)** verschied. Dränagen bei Hydrocephalus, z. B. Ventrikuloarachnoideostomie, -subdurostomie, -ureterostomie u. Lumboureterostomie (↑ Abb. »Hydrozephalus-Operationen«).

Mattei* Probe: (1922) Urobilinnachweis im Urin (grünl. Fluoreszenz) durch Ansäuern mit Essigsäure u. Versetzen mit 5%ig. Bleiessig (10 ml) u. flüss. Ammoniak (10 Tr.).

Matthieu*: s. a. MATHIEU*. – **M.*-Plessy* Reagens**: Schmelze aus Ammonium- u. Bleinitrat u. Bleihydrat zum qual. Zuckernachweis: Glukose kirschrot, Rohrzucker graubraun.

Matti* (HERMANN M., 1879–1941, Chirurg, Bern) **Methode**: Plombierung von Knochenhöhlen u. Pseudoarthrosespalten mit frei transplantierter Spongiosa. – **M.* System**: Projektion der Hirnwindungen auf die Schädeloberfläche (↑ Abb.); vgl. KRÖNLEIN* Schema.

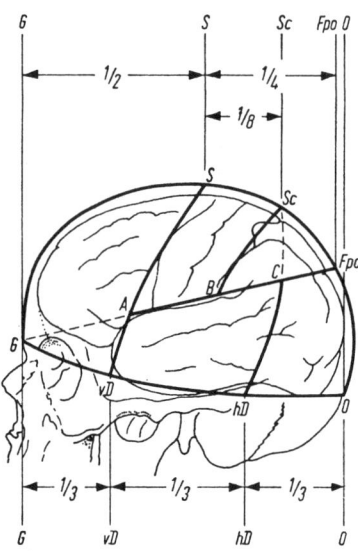

G = Glabella, O = Tuber occipitale ext., S = Scheitelpunkt, vD = vorderer, hD = hinterer Drittelpunkt, G-O-G = Horizontaläquator (Grenze zwischen Groß- u. Kleinhirn), G-S-O = Sagittalmeridian, S-vD = Sulcus praecentralis, Fpo = obere Mündg. der Fissura parietooccipitalis, A-Fpo = Linea Sylvii, Sc-B = Grenze zwischen Zentralwindung u. Parietallappen, C-hD = Grenze zwischen Temporal- u. Okzipitallappen, S-A-B-Sc = Gebiet der Zentralwindungen, G-S-A-vD = Frontal-, A-C-hD-vD = Temporal-, Sc-B-Fpo = Parietal-, C-Fpo-O-hD = Okzipitallappen

Maturatio(n): Reifung; *path* Eiterbildung; *virol* der Zusammenbau des Virion (in der Wirtszelle als eine Art Kristallisationsprozeß). – **Maturationsarrest**: ↑ Knochenmarkhemmung.

Maturitas: (lat.) Reife, auch Geschlechtsreife (z. B. M. praecox); *anthrop* reifes Alter (etwa 6. Ljz.). – *ophth* die »Reife« des Altersstars (vollständ. Linsentrübung). – **maturus**: (lat.) reif.

Maturity-Onset-Diabetes: (engl.) der erst in höherem LA (gem. *WHO* nach dem 65. Lj.) auftretende Diabetes mellitus (↑ Altersdiabetes).

matutinus: (lat.) am Morgen auftretend.

Matzenauer*-Polland* Syndrom (RUDOLF M., 1869–1932, RUDOLF P., Dermatologen, Graz): (1912) ↑ Dermatitis dysmenorrhoica symmetrica.

Matzker* Test (JOSEPH FRANZ HUBERTUS M., geb. 1923, Otologe): (1957) binauraler Summationstest zur Prüfung der Hörsynthese im Hirnstamm, indem 2 monaural unverständl. Sprachanteile (500–800 bzw. 1800–2500 Hz) synchron je einem Ohr zugeführt werden.

Mau* (KARL M., 1890–1958, Orthopäde, Kiel) **Operation**: 1) Deltoideusplastik durch kombin. Verpflanzung von Pectoralis minor u. Trapezius. – 2) Schrägosteotomie (nach hinten-unten, also umgekehrt wie LUDLOFF* Op.) des Metatarsale I bei Hallux valgus. – 3) ↑ IMHÄUSER*-M.* Operation. – **M.*-Osteochondrose**: ↑ LARSEN*-JOHANNSSON* Syndrom.

Mauclaire* Operation: (1935) bei Hallux valgus Abtragen von Exostose u. Grundphalanxbasis, Verlängerung der Sehne des Extensor longus, Fixierung der Sehnen von Adductor u. Extensor brevis am Köpfchen des – evtl. keilresezierten – Metatarsale I, Interposition eines Fett-Bindegewebslappens.

Maulbeer|form: *protozool* ↑ Gänseblümchenform (der Plasmodien). – **M.keim, -stadium**: *embryol* ↑ Morula. – **M.stein**: *urol* ↑ Kalziumoxalatstein. – **M.zelle**: *hämat* ↑ MOTT* Zelle.

Maul- u. Klauenseuche, MKS, Febris aphthosa: epi- u. panzoot., akute Infektionskrkht. der Klauentiere (selten auch des Menschen) durch das MKS-Virus (Picorna-Virus, mit 7 Serotypen; 20–25 nm, sehr widerstandsfäh.); Kontaktinfektion durch verseuchtes Futter u. Milch, wahrsch. auch Mensch als Virusträger. Nach Inkubation von 2–18 Tg. aphthöse Exantheme an Maulschleimhaut, Zwischenklauen- u. Euterhaut (beim Menschen Fingerspitzen u. Interdigitalräume), Fieber, Myokarditis. – Diagnose: Neutralisationstest, KBR. – Anzeigepflichtig.

maulvolle Expektoration: (WINTRICH) Entleerung großer Mengen von – meist schleimig-eitr. – Auswurf nach Hustenstoß oder Lagewechsel; periodisch wiederkehrend v. a. bei Bronchiektasie, Lungenabszeß, putrider Bronchitis, Interlobärempyem, kavernöser Tbk.

Maulwurfstatzen: die verdickten Hände u. Füße bei Myxödem.

Maurer* Flecken, Körnelung, Tüpfelung (GEORG M., Tropenarzt, Medan/Sumatra), CHRISTOPHERS*, STEPHENS* Flecken: (1902) grobe, unregelmäß., rote Tüpfelung der von Plasmodium falciparum befallenen Ery nach Färbung mit stark alkal. Farblsg. (z. B. GIEMSA* Lsg.). – vgl. SCHÜFFNER* Tüpfelung.

Maurer* Kavernendränage (GUSTAV M., 1895–1956, Chirurg, Davos): ↑ Kavernostomie.

Maurer* Methode: (1952) Magensäure-Bestg. durch Messen der Radioaktivität im Serum oder Harn nach Trinken einer Aufschwemmung (300 ml) von $^{45}CaCO_3$, das durch die Magensäure in resorbierbares $^{45}CaCl_2$ umgewandelt wird (bei Anazidität negativ).

Maurerekzem: ↑ Zementekzem.

Mauriac* Syndrom (PIERRE M., französ. Internist), sek. diabet. Glykogenose: (1930) schwer einstellbarer kindl. oder juveniler Diabetes mellitus mit Hepatomegalie (Glykogeneinlagerung), abdomin. Koliken (dicker Bauch mit Venektasien), Wachstumsminderung, verspäteter Geschlechtsreife, Stammfettsucht, Vollmondgesicht, Osteoporose; chron. Azetonurie, Hypercholesterin-, Hyperlipämie; frühzeit. diabet. Spätsyndrom.

Mauriceau* Handgriff (FRANÇOIS M., 1637–1709, Geburtshelfer, Paris): (1668) ↑ VEIT*-SMELLIE* Handgriff.

Maus: *orthop* freier ⌐ Gelenkkörper. – **M.bett:** der Defekt in der Gelenkfläche, den bei Osteochondrosis dissecans die sich ablösende »Gelenkmaus« hinterläßt (u. in den sie sich u. U. wieder legt).

Mauthner* (LUDWIG M., 1840–1894, Ophthalmologe, Innsbruck, Wien) **Membran:** dünne Protoplasmamembran, die unter der SCHWANN* Scheide das Myelin umhüllt; umstritten (Fixationsartefakt?). – **M.* Zone:** dem Septum pellucidum nahe Region des Mittel-Zwischenhirns, deren Läsion Schlafsucht bzw. ein KORSAKOW* Syndrom auslöst.

Maxcy* Krankheit (KENNETH FULLER M., 1889–1966, Epidemiologe, Baltimore): (1926) im Süden der USA endem. BRILL* Krankh.

Maxilla: 1) (*PNA*) der »Oberkiefer« als paar. Knochen des Gesichtsschädels, der – eine annähernd 3seit. Pyramide – den Boden der Orbita, Boden u. Seitenwand der Nasenhöhle u. das Dach der Mundhöhle (mit)bildet; unterteilt in Corpus u. die Procc. front., zygomaticus (obere bzw. seitl. Verbindung zum Stirn- bzw. Jochbein) u. alveol. (für die Zähne der oberen Reihe); s. a. Oberkiefer.... – Beim Menschen schon frühembryonal (25–30 mm-Stadium) aus Maxillare (Deckknochen im Mesenchym der Nasenkapsel) u. Os incisivum zusammengewachsen (Naht = Sutura incisiva oft bis ins 4. Lj. erkennbar; bei Persistenz: ⌐ Kieferspalte). – 2) *entom* das 2. u. 3. (»Labium«) Paar der Mundwerkzeuge bei Insekten.

Maxillare, Os maxillare: s. u. ⌐ Maxilla (1).

maxillaris, maxillär: (lat.) zum OK (Maxilla) gehörend, den OK betreffend.

maxillo|faziales Syndrom: (PETERS u. HÖVELS 1960) kombin. Gesichtsmißbildung (Dysostose) infolge rezessiv-erbl. Fehlbildung des 1. Viszeralbogens: schmales Untergesicht, antimongoloide Lidachse, schmale Nase, Jochbein- u. Oberkieferhypoplasie, rel. Zungenhyperplasie, Dyslalie, offener Biß, Progenie, verkürzte Schädelbasis. – **m.nasales Syndrom:** (BINDER 1960/61) kombin. Entwicklungshemmung (Dysostose) mit »Facies arhinencephaloides«, d. h. Zwischenkieferhypoplasie, Abflachung der OK-Basis, Pseudoprogenie, Nasendysplasie, Hypo- oder Aplasie von Spina nasalis ant. u. Stirnhöhlen, Nasenschleimhautatrophie (aber normalem Geruchssinn).

Maxilloturbinale: *embryol* noch vor den prim. Choanen entstehende Nasenmuschel, aus der sich die Concha inf. entwickelt.

Maximal|dosis, Dosis maxima: *pharm* die »Höchstdosis« eines Arzneimittels, deren Überschreitung bei Rezeptur mit »!« kennzeichnungspflichtig ist (für BTM s. u. Höchstmenge). – *radiol* höchstzugelassene Dosis (⌐ Tab. »Personendosis«); vgl. Maximumdosis. – **M.sekretion:** *gastr* ⌐ PAO.

Maximow* (ALEXANDER ALEXANDROWITSCH M., 1874–1928, Anatom, Leningrad, Chicago) **Doppelglasmethode:** bei der Deckglaskultur das Auflegen des Kulturdeckglases auf ein 2., größeres Trägerdeckglas, so daß die Übertragung in ein neues Medium erleichtert wird. – **M.*(-Nocht*)Färbung:** Blutausstrichfärbung mit Azur-Eosin. – **M.* Gemisch:** Fixierungsflüssigkeit (für hämatol. Präpe.) aus Formol, Aq. dest., Kaliumdichromat, Natriumsulfat, Sublimat, evtl. Osmiumsäure. – **M.* Lehre:** *hämat* Alle Blutzellen stammen von einer pluripotenten mesenchymalen Stammzelle (»Hämozytoblast«).

Maximum|dosis: *radiol* das Maximum der Dosisverteilung bei der Einzelbestrahlung. – **M.thermometer:** Th., das die innerhalb eines best. Zeitraums erreichte höchste Temp. anzeigt (z. B. Fieberthermometer).

maximus: (latein.) größter, höchster.

Maxwell, M., Mx: nach dem engl. Physiker JAMES CLERK M. (1831–1879) benannte Einheit für den magnet. Fluß, definiert als 1 Gauß · 1 cm^2 = 10^{-8} Volt · sec =

$$10^{-8} \cdot \frac{m^2 \cdot kg}{sec^2 \cdot Amp}.$$

Maxwell* Fleck (PATRICK WILLIAM M., 1856–1917, ir. Ophthalmologe): nach Fixation eines blau(rot)en Feldes auftretender dunkler Fleck (entsprechend der Fovea) oder Ring als entopt. Phänomen; Kriterium für die normale Funktion der Netzhautmitte.

Maxwell*-Goldberg* Syndrom (ALICE F. M., geb. 1890, Gynäkologin, San Francisco; MINNI B. G.): testikuläre ⌐ Feminisierung.

May* Bougie (FERDINAND M., geb. 1898, Urologe, München): über einen Ureterkatheter einzuführende Metallhohlsonde zur Aufdehnung von Harnröhrenstrikturen.

May* Reaktion, Zeichen (CHARLES H. M., 1861–1943, Ophthalmologe, New York): prompte Pupillenerweiterung nach konjunktivaler Adrenalin-Instillation beim glaukomdisponierten Auge.

May*-Grünwald* (RICHARD M., 1863–1937, Internist; LUDWIG G., geb. 1863, Otologe; bd. München) **Färbung:** (1902) Blutkörperchenfärbung mit eosinsaurem Methylenblau (gesättigte methanol. Lsg. des getrockneten Niederschlags von Eosin u. Methylenblau in Aq. dest.); Auftropfen von 0,5 ml unverdünnter Farblsg. auf den luftgetrockneten Ausstrich, nach 5 Min. der gleichen Menge Aq. dest., nach 10 Min. Abgießen u. Trocknen: Ery hellrot, Kerne blau, eosinophile Granula ziegelrot, basophile tiefblau, neutrophile hell- bis purpurrot, Thrombozyten blaßblau. Modifiziert von ASSMANN, WRIGHT u. a.; von PAPPENHEIM mit GIEMSA* Färbung kombiniert. – **M.*-Hegglin* Syndrom:** (1908) ⌐ HEGGLIN* Syndrom I.

Mayaro-Virus: auf Trinidad (1954) u. in Brasilien u. Kolumbien von Mücken übertragenes ARBO-Virus A; Erreger eines Fiebers (2–5 Tg.) mit Stirnkopf-, Oberbauch-, Rückenschmerzen (Inkubationszeit 4–14 Tg.; neutralisierende u. komplementbildende AK).

Maydl* (KAREL M., 1853–1903, Chirurg, Wien, Prag) **Hernie:** retrograde ⌐ Hernie. – **M.* Krankheit:** ⌐ PERTHES*-CALVÉ*-LEGG* Krkht. – **M.* Operation:** 1) (1892) bei Blasenekstrophie retrograde Ableitung des Urins in Rektum oder Sigmoid durch transperitoneales Einpflanzen des Blasentrigonums (samt Harnleitermündungen). – 2) Jejunostomie (einseitig ausgeschaltete aborale Jejunumschlinge, Lippenfistel) als Ernährungsfistel. – **M.* Tubus:** Orotrachealtubus (mit Ballon) für die Intubationsnarkose.

Mayer* Aufnahme (ERNST GEORG M., geb. 1893, Röntgenologe, Wien): (1930) *röntg* schräg-axiale Aufnahme des Kopfes (Kassette 45° zur Medianebene, Zentralstrahl in Längsrichtung der Pyramide), insbes. zur Darstg. von äuß. Gehörgang, Antrum, Paukenhöhle, Karotiskanal u. Felsenbein; ⌐ Abb. S. 1564.

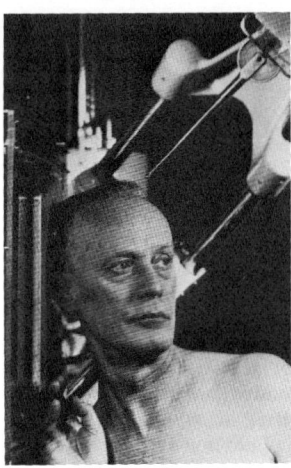

Mayer* Aufnahme des Schläfenbeins; Zentralstrahl 45° kraniokaudal, Kopfdrehung ca. 45°.

Mayer* Band: / Ligamentum carpi radiatum.

Mayer* (PAUL M., 1848–1923, Histologe, Neapel, Jena) **Färbung**: Darstg. der Tigroidsubstanz in Ganglienzellen durch Schwimmenlassen (24 Std.) nicht entparaffinierter Schnitte auf einer Lsg. von Thionin u. Weinsäure in Aq. dest. – **M.* Parakarmin**: (1892) Lsg. aus Karminsäure, Aluminium- u. Kalziumchlorid u. 70%ig. Alkohol zur Kernfärbung (etwas heller als bei Karminalaun). – **M.* saures Karmin**: 1–2%ig. ammoniakal. Karmin-Lsg. mit Zusatz von verdünnter Essigsäure oder Salzsäure zur Kernfärbung. – **M.*-Stiasny* Färbung**: Färbung von Hoden-Präpn. mit M.* Hämalaun (Hämatein) u. 1%ig. alkohol. Eosin-Lsg. zur Differenzierung von Spermatozyten u. Zellen der Spermiogenese.

Mayer* Nährboden (JOHANN BAPTIST M., geb. 1907, Pädiater, Homburg/Saar): (1948) ein Pepton(oder Milch)-Pepsin-Hefewasser zur Kultur von Lactobac. bifidus; auch mit Zusatz von Leber u. Laktose.

Mayer* Operation (LEO M., geb. 1884, Chirurg, Orthopäde, New York): 1) Deltoideus-Ersatz durch den von der Spina scapulae abgelösten Trapezius, der mit schlauchförmig vernähtem Faszienstreifen mit dem Deltoideusansatz verbunden wird. – 2) Arthrorise des Kniegelenks durch intraartikulären Tibiaspan im Tibiakopf (Anschlagsperre). – 3) / BIESALSKI*-M.* Op.

Mayer* Reflex (CARL M., 1862–1932, Neurologe, Innsbruck), Daumenmitbewegungsphänomen: (1916) Opposition, Adduktion u. Streckung des Daumens bei max. pass. Beugung des 2.–4. Fingers im Grundgelenk. Fehlen oder Abschwächung (v. a. einseitig) spricht für Pyramidenbahnläsion, Steigerung für Erkr. der frontomotor. Hirnregion.

Mayer* (KARL WILHELM M., 1795–1868, Gynäkologe, Berlin) **Ring**: Ringpessar (Hartgummi) zur Rezidivprophylaxe bei Uterusprolaps. – **M.* Spekulum**: röhrenförm. Scheidenspekulum aus Milchglas.

Mayer* Test (MANFRED MARTIN M., geb. 1916, amerik. Serologe): serol / NELSON* Test.

Mayer* Wellen (SIEGMUND M., 1842–1910, Physiologe, Prag): period. Blutdruckschwankungen (alle 15–30 Sek.) infolge Änderung des peripheren Strömungswiderstandes durch die medullären Vasomotorenzentren; vgl. HERING*-TRAUBE* Wellen.

Mayer*(-Pifano*) Reaktion: (1914) spezif. Kutanreaktion mit »Cruzin« zum Nachweis der CHAGAS* Krkht.; pos. Befund als Quaddel nach wenigen Min. (Frühreaktion) oder als 2–4 cm große Papel nach 24 Std.

Mayer*-Rokitansky*-Küster* Syndrom (AUGUST FRANZ JOSEPH KARL M., 1787–1865, Anatom, Bonn; CARL FREIHERR V. R.; HERMANN K.), M.R.K.-Syndrom: (M. 1829, K. 1910) Hemmungsmißbildung (4.–12. Embryonalwoche), indem die ausgebildeten MÜLLER* Gänge sich nicht weiter entwickeln u. nicht verschmelzen: solider Uterus bicornis, Scheidenaplasie, voll entwickelte u. funktionstücht. Ovarien (d. h. regelrechter Zyklus, aber keine Menses); meist mit Nierenaplasie oder -dystopie, Leistenbruch etc. kombiniert.

Mayerhofer* Erythem (ERNEST M., geb. 1877, Pädiater, Zagreb): / Erythema toxicum neonatorum.

Mayo*-Diät: in der Mayo-Klinik (CHARLES M.) modifiz. Hollywoodkur als mittelstarke Reduktionsdiät. Anw. maximal 14 Tg., evtl. mit Wiederholung nach 14täg. Pause, höchstens 4 mal im Jahr.

Mayo*-Klinik: 1889 von WILLIAM WORRAL M. (1819–1911) u. seinen Söhnen WILLIAM JAMES (1861–1939) u. CHARLES HORACE (1865–1939) gegründete chir. Klinik in Rochester/Minn., die später zu einem umfassenden u. vorbildl. diagnost. Zentrum (mit Teamwork zahlreicher Spezialisten) ausgebaut wurde; seit 1915 gemeinnütz. Stiftung.

Mayo* Ligament: Bandverbindung zwischen Mesocolon transv. u. Mesosigma, die eine Duodenal- oder Jejunalkompression bewirken kann. – **M.* Linie**: transversale Schnittführung von der Kardia zur großen Kurvatur bei ¾-Resektion des Magens. – **M.* Operation** (WILLIAM JAMES u. CHARLES HORACE M.): 1) / BILLROTH* Magenresektion I. – 2) Modif. der BILLROTH* Op. II als Gastroenterostomia antecolica oralis part. isoperistaltica. – 3) schrittweise »Schlauchresektion« der kleinen Kurvatur nach kaudal u. anschließ. Resektion des Magens n. BILLROTH I oder II bei hochsitzendem Ulkus. – 4) abdomin. u. perineale Mastdarmamputation durch 2 gleichzeitig tätige Op.-Teams. – 5) plast. Verschluß eines großen Nabelbruches durch transversale Doppelung der vord. Rektusscheide. – 6) (1906) extraluminäre dist. Venenexhärese mit Ringstripper (nach Ligierung der Saphena-magna-Äste). – **M.* Stripper**: s. u. M.* Operation (6); auch für intramurale Arterienausschälung u. Thrombenentfernung geeignet. – **M.* Tubus** (CHARLES HORACE M.): Oropharyngealtubus aus in Röhrenform angeordneten Drahtstäben, mit Gummi-Zahnschutz. – **M.* Vene** (WILLIAM JAMES M.): / Vena gastrica dextra. – **M.* Zeichen**: 1) Erschlaffung der UK-Muskulatur bei tiefer Narkose. – 2) Phrenikussymptom (s. u. Phrenikusdruckpunkt).

Mayo=Robson* (SIR ARTHUR WILLIAM M.=R., 1853–1933, Chirurg, Leeds) **Lagerung**: Rückenlage mit WS-Überstreckung (Sandsack am lumbosakralen Übergang) für Gallenblasen-Op. – **M.=R.* Punkt**: Schmerzpunkt am Übergang mittl./unt. Drittel der Verbindungslinie zwischen re. Brustwarze u. Nabel bei Cholezystitis. – **M.=R.* Schnitt**: / Hockeyschlägerschnitt. – **M.=R.* Zeichen**: Druckschmerz am li. Kostovertebralwinkel bei akuter Pankreatitis.

Mayr* Kur (FRANZ XAVER M., gest. 1965, Badearzt, Karlsbad): mit Milch-Semmel-Diät kombin. Bitterwasser-Trinkkur zur Entschlackung (»Regenerationsbehandlung«). – Von M.* ferner eine »manuelle Abdominaltherapie« angegeben.

Mayr* Zeichen (FRANZ M., 1814–1863, Pädiater, Wien): **1)** Schwellung der Semilunarfalte des Gaumens als Frühsympt. der Masern. – **2)** Parästhesien an Händen u. Füßen im Exanthemstadium des Scharlachs.

Mazdaznan-Methode: ↑ Coitus reservatus.

Mazer*-Hoffmann*(-Goldstein*) Reaktion: *gyn* Schwangerschaftsnachweis anhand des 4 Tg. nach s.c. Inj. von 15 ml Probandinnenharn nachweisbaren Schollenstadiums in der Scheidenschleimhaut kastrierter Mäuse.

Mazeration: Aufquellung bzw. Erweichung pflanzlicher oder tier. Gewebe durch längeren Kontakt mit Flüssigkeiten, z. B. des abgestorbenen Feten durch das Fruchtwasser (↑ Mazerationszeichen), der Haut bei starker Schweißbildung, artifiziell des Knochens zur Darstg. des Kalkgerüsts (sogen. **Mazerationspräp.**), von Arzneipflanzen (↑ Maceratio).

Mazerationszeichen: *geburtsh* an der in utero abgestorbenen Frucht durch abakteriell-fermentative Autolyse auftretende Veränderungen, mit 3 Graden: I) nach 1–3 Tg. blas. Abhebungen der Haut, evtl. aufbrechend (tiefrotes Korium); II) nach 2–4 Wo. großfläch. Ablösung u. schmutzig-braune Verfärbung der Haut, übermäß. Beweglichkeit der Gelenke, Zusammensinken des Hirnschädels; III) ab 6. Wo. Weichteilzerfall bis zur Skelettierung.

Mazindol WHO: 5-(p-Chlorphenyl)-2,5-dihydro-3H-imidazo[2,1-a]isoindol-5-ol; Appetitzügler.

Mazotti* Test: Onchozerkose-Nachweis anhand allerg. Erscheinungen (Fieber, Gelenkschmerzen, Hautschwellungen) nach mikrofilarizider Chemother. (z. B. Carbamazine).

Mazoplasia: (INGLEY, CHEATLE) ↑ Mastopathia chronica cystica.

Mazza*-Benitez* Zeichen: Tränendrüsenentzündung bei CHAGAS* Krankheit.

Mazzini* Test (LUIS YOLANDO M., geb. 1894, Biochemiker, Indianapolis): (1915) Syphilis-Flockungsreaktion mit Cardiolipin-AG u. in 3,5%ig. NaCl-Lsg. lysiertem Blut ääā.

Mazzoni* Körperchen: s. u. GOLGI*-MAZZONI*.

MB: Medicinae Baccalaureus. – **Mb**: **1)** Methylenblau. – **2)** Myoglobin. – **mb, mbar**: Millibar.

M-Band, Mesophragma: in der ↑ Myofibrille der den HENSEN* Streifen halbierende hellere »Mittelstreifen«.

MBR: MÜLLER* ↑ Ballungsreaktion.

Mc...*: einschläg. schott. Personennamen s. u. Mac...*. – **M^c**: ↑ Antigen M^c.

MCADA: 2-Merkapto-zyklohexylamindiazetat; Blei--dekorporierender Chelatbildner.

MCD: **1)** minimale kurative ↑ Dosis. – **2) MCid**: ↑ Millicurie détruit.

MCGN: mesangiokapilläre ↑ Glomerulonephritis.

MCH: *hämat* mean corpuscular haemoglobin (= Hb$_E$, ↑ Färbekoeffizient). – **MCHC**: *hämat* mean corpuscular haemoglobin concentration (↑ Sättigungsindex).

MC-Insuline: ↑ Monokomponent-Insuline.

MCL: ↑ Linea medioclavicularis. – **MCLS**: mukokutanes Lymphknotensyndrom (↑ KAWASAKI* Fieber).

MCMP: Methyl-zytidin-monophosphat.

MCP(-Test): (mucin-clot prevention) ↑ Antihyaluronidase-Reaktion.

MCT: »medium-chain triglycerides«, die – genießbaren – Triglyzeride von Fettsäuren (mit 8 u. 10 C), die ungespalten durch die Darmwand resorbiert werden. Können bei Malabsorption bis zu 2/3 des Fettbedarfs eingesetzt werden.

MCTD: »mixed connective tissue diseases«, Bindegewebserkrn. unbekannter Ätiol., die die Aspekte der rheumatoiden Arthritis u. des disseminierten LE vereinen u. als Autoimmunreaktion sowohl T-lymphozytäre Infiltrate als auch Immunkomplexe (mit best. AK) aufweisen.

MCV: *hämat* mean corpuscular volume (↑ Erythrozytenvolumen [2]).

Md: *chem* Mendelevium.

MDA.: **1)** *geburtsh* mento-dorso-anterior (Gesichtslage mit Rücken vorne). – **2)** *pharm* 3,4-Methylendioxyamphetamin.

MdE: Minderung der Erwerbsfähigkeit.

M-Deformität: *rheumat* ↑ Schwanenhalsdeformität.

MDH: **1)** Malat-dehydrogenase; – **2)** Milchsäuredehydrogenase.

MDM-Test: Allergie-Nachweis mit einer »minor determinant mixture«.

MDP: **1)** *röntg* Magen-Darmpassage. – **2)** *geburtsh* mento-dorso-posterior (Gesichtslage mit Rücken hinten).

M.D.S.: *pharm* latein. Rezepturanweisung »misce, da, signa!« (»Mische, gib ab u. kennzeichne!«). – **M.D.T.**: *geburtsh* mento-dorso-transvers (Gesichtslage mit Rücken seitlich).

ME, M.E.: **1)** *pharmak* Mäuseeinheit. – **2)** *physik* MACHE* Einheit; Masseeinheit. – **3)** *genet* MORGAN* Einheit. – **Me**: *chem* Metall(-Ion). – **M^e**: ↑ Antigen M^e.

MEA: multiple endokrine ↑ Adenomatose; als Typ I (i. e. S.) das ↑ WERMER* Syndrom, als Typ II die ohne Inselzelltumor (z. B. SIPPLE* Sy.).

Meadows* Syndrom: (1957) ↑ Schwangerschaftsmyokardiopathie (2).

Meaker* Färbung: Spermienfärbung mit Karbolfuchsin u. blauem Eosin in Alkohol (nach Hitzefixierung des Ausstrichs), Nachfärben mit Methylenblau.

Mean corpuscular h(a)emoglobin: ↑ MCH.

Meatantrotomie: *otol* op. Ausräumung des Warzenfortsatzes mit Belassen der Brücke u. lat. Attikwand u. mit Dauereröffnung der Mastoidhöhle zum Gehörgang bei chron.-rezidivierender Otitis.

Meatom(ie): *urol* ↑ Meatotom(ie).

Meato|meter: *urol* kon. Bougie (mit Graduierung) zur Bestg. der Weite der äuß. Harnröhrenöffnung. – **M.(r)rhaphie**: op. Verkleinerung des zu weiten Meatus (= Ostium) urethrae ext. – **M.skop**: *urol* ↑ Urethroskop. – **M.tom**: *urol* geknöpftes Skalpell

Meatotomie

mit kurzer Klinge u. abgesicherter Schneidfläche für die M.tomie (1). – **Meatotomie: 1)** *urol* op. Erweiterung des verengten ♂ äuß. Harnröhrenmündung, evtl. als Dreiecksinzision (dreieck. Lappen an der Unterseite, der in die Harnröhre eingeschlagen wird) mit zusätzl. Inzision zum Dorsum penis hin. – **2)** *otol* ↑ Meatantrotomie.

Meatus: (lat.) Gang; *anat* (*PNA*) – **1) M. acusticus**, als »äuß. Gehörgang« (**M. a. ext.**) vom Cavum conchae bis zum Trommelfell, im äuß. Drittel knorpel., im mittl. u. inn. knöchern, ca. 2,5 cm lang, 6 mm weit, S-förm., ausgekleidet von Perichondrium bzw. Periost u. äuß. Haut; als – etwa 1 cm langer – »inn. Gehörgang« (**M. a. int.**) im Felsenbein (vom Porus acusticus int. bis zum Fundus meatus), ca. 1 cm lang, in dem N.facialis, N.vestibulocochlearis u. Vasa labyrinthi verlaufen. – **2) M. nasi** (»Nasengang«), u. zwar als **M. n. inf.** zwischen unt. Nasenmuschel u. Nasenboden (in den der Ductus nasolacrimalis einmündet), **M. n. medius** zwischen mittl. u. unt. Nasenmuschel (in den vord. Siebbeinzellen, Kiefer- u. Stirnhöhle einmünden), **M. n. sup.** zwischen oberer u. mittl. Nasenmuschel (in den mittl. u. hint. Siebbeinzellen einmünden). – **3) M. nasopharyngeus** von den hint. Enden der Nasenmuscheln bis zu den Choanen.

Meatusstenose: *urol* angeb. (oft kombin. mit Klappe in der hint. Harnröhre u. Hypospadie) oder erworb. (traumatisch, entzündl. bei Phimose, Diabetes etc.) Enge der äuß. Harnröhrenöffnung; klin.: gedrehter oder gespaltener Harnstrahl, Nachträufeln; evtl. sek. Hydroureter u. -nephrose. Ther.: Meatotomie.

Mebendazol *WHO*: Methyl-(5-benzoyl-benzimidazol-2-karbamat); Anthelminthikum.

Mebeverinum *WHO*: Dimethoxybenzoesäureester eines α-Methylphenäthylamin-Derivats; muskulotropes Spasmolytikum.

Mebhydrolinum *WHO*: Methyl-benzyl-tetrahydrocarbolin; Antihistaminikum (als Naphthalindisulfonat).

Mechano|diagnostik: Oberbegr. für Palpation, Perkussion, Ultraschall, Bindegewebsmassage etc. – **M.kardiographie**, MKG: kurvenmäß. Registrierung von Karotis-, Femoralis- u. Jugularispuls sowie herzsynchroner Thoraxbewegungen (Ventrikelsphygmogramm, Apexkardiogramm), möglichst kombin. mit EKG u. PKG; zur Beurteilung der Hämodynamik des Herzens. – **M.rezeptoren:** sensible Endorgane, die durch mechan. Verformung adäquat erregt werden (u. als ton. oder als phas. Rezeptor reagieren), z. B. Muskel- u. Pressorezeptoren, Rezeptoren in Ohrlabyrinth, Berührungsrezeptor der Haut. – **M.therapie:** gezielte therap. Anw. mechanischer Einwirkungen, z. B. Bewegungs-, Ultraschallther., Krankengymnastik, Massage.

Mecholyl®-Test: 1) bei Verdacht auf Phäochromozytom Provokation durch i. m. Inj. von 25 mg Metacholiniumchlorid (»pos.«, wenn paroxysmaler Blutdruckanstieg nach wenigen Min.). – **2)** zur DD von Achalasie u. organ. Stenose des Ösophagus s.c. Inj. von 5–10 mg M. (bei Achalasie tetan. Kontraktionen mit starken retrosternalen Schmerzen).

Meckel* (JOHANN FRIEDRICH M. sen., 1724–1774, Anatom, Berlin) **Band:** ↑ Lig. mallei anterius. – **M.* Ganglion: 1)** großes M.* G.: ↑ Ggl. pterygopalatinum. – **2)** kleines M.* G.: ↑ Ggl. submandibulare. – **M.* Grube, Höhle:** ↑ Cavum Meckeli.

Meckel (Johann Friedr. M. jun., 1781–1833, Anatom, Chirurg, Halle) **Divertikel:** bei 2–3% persistierender Rest des ↑ Ductus omphaloentericus als blindsackförm. Ausstülpung (ca. 30–100 cm) des Ileum oral der BAUHIN* Klappe, selten mit Verbindung zum Nabel, häufig ektop. Magen- u. Pankreasgewebe enthaltend (bei Divertikulitis evtl. pept. Ulkus). – **M.* Ebene:** kraniometr. Ebene durch Prosthion u. bd. Aurikularia. – **M.* Knorpel:** *embryol* ↑ Mandibulare. – **M.* Syndrom:** ↑ Dysencephalia splanchnocystica. – **M.* Vene** zwischen Plazentarrand u. Chorion laeve.

Meckelotomie: op. Entfernung des Ganglion pterygopalatinum (»großes MECKEL* Ggl.«).

Meckerstimme: *pulmon* ↑ Ägophonie.

Meclofenoxatum *WHO*: Chlorphenoxyessigsäure-dimethyl-aminoäthylester; Neuroanabolikum.

Meclozinum *WHO*: Chlorbenzhydryl-methylbenzylpiperazin; antiemet.-sedativ wirksames Antihistaminikum.

Meconium: 1) ↑ Opium, Morphium. – **2)** *embryol* ↑ Mekonium (2).

med.: *anat* ↑ medialis, (inkorrekt) medianus.

MED: 1) minimale Erythemdosis, d. h. geringste UV-Dosis, die nach ca. 8 Std. ein Hauterythem bewirkt. – **2)** minimale effektive Dosis.

Medawar* Effekt (SIR PETER B. M., geb. 1915, Zoologe, Birmingham, London; 1960 Nobelpreis für Medizin): (1953) »erworb. Immuntoleranz« als Effekt einer fetal (d. h. vor Realisierung der Immunkompetenz) durchgeführten Inokulation von Zellen des zukünft. Spenders, so daß später auf ein homologes Transplantat nicht oder nur schwach reagiert wird.

Medazepanum *WHO*: antikonvulsiv, anxiolytisch u. schwach sedierend wirksames Benzodiazepin-Derivat.

Medcol: (engl.) **Med**ical **Co**mputer **L**anguage; für die EDV entwickelte Symbolsprache, deren – von geläuf. medizin. Termini abgeleitete – Schlüsselwörter in best. Differenzierung gegliedert u. netzartig verknüpft sind.

Medea-Komplex: (nach der griech.-mythol. Gattin des Jason) *psych* Todeswünsche einer Mutter für ihre Kinder, meist aus – uneingestandener – Haßempfindung gegenüber dem Vater. Mögl. Folgen: sexuelle Störungen, Wunsch nach Schwangerschaftsunterbrechung etc.

Media: *anat* Kurzform für ↑ Tunica media (der Gefäße), A. cerebri media, A. meningea media. – **M.anfall:** zerebrale, ischäm. Krise bei flücht. Durchblutungsstörung im A.-cerebri-media-Gebiet.

medial: 1) medialis, med.: *anat* näher zur Medianlinie bzw. -ebene hin gelegen, innere(r). – **2)** *psych* ein Medium betreffend.

Medialisparese: *ophth* Funktionsstörung des Musc. rectus int. (s. med.) oculi i. S. der ↑ Konvergenzlähmung; einseitig meist Sympt. der inkompletten Okulomotoriusparese. Ferner die **supranukleare M.** durch Läsion im hint. Längsbündel, mit Ausfall der assoziierten Doppelfunktion des Muskels (aufgehobene Seitwärtswendung des Auges bei erhaltener Konvergenz).

median: *anat* in der Mittellinie (↑ Linea mediana) bzw. ↑ M.ebene gelegen. – **M.(sagittal)ebene:** die den Körper in etwa gleiche Hälften teilende Sagittalebene in der Körperlängsachse; am Kopf bestimmt durch Nasion, Inion u. Basion.

Medianekrose: reaktionsloser Schwund von elast. Lamellen u. Muskulatur (evtl. mukoidzyst. Entartung) in der Tunica media großer Arterien, v. a. der thorakalen Aorta u. des Aortenbogens (↑ GSELL*-ERDHEIM* Syndrom).

Medianspalte: *path* seltene Hemmungsmißbildung der Ober- (meist nur Lippenrot) u. Unterlippe (variierend bis zur Kiefer-, Zungen- u. Zungenbeinspalte).

Mediansyndrom: nach Aufprall von Stirn u./oder Hinterhaupt (z. B. als Windschutzscheiben-, Peitschenhiebtrauma) infolge Läsionen an Hirnstamm u. sensiblen Wurzeln des oberen Halsmarks sowie Stauchung u. Quetschung des 2. Spinalganglions – (evtl. erst bei Abklingen einer Commotio auftretende – hartnäck., neuralgiforme Hinterkopfschmerzen, An- (Bulbus-olfactorius-Läsion) oder Hyperosmie (ebenso wie Hyperakusis u. Photophobie durch Thalamusläsion), Sexual- u. Schlafstörungen, Gewichtsverlust (Hypothalamus), evtl. Abduzenslähmung; oft Übergang in psych. Zwischenhirnsyndrom.

medianus: (lat.) mittlerer, ↑ median. – Auch Kurzform für Nervus medianus.

Medianus|blockade: (MOBERG) Leitungsanästhesie des N. medianus durch Inj. eines Lokalanästhetikums (2 ml) bds. neben der Sehne des M. palmaris longus; z. B. bei Kausalgie. – **M.gabel, M.schlinge:** der von je einer Abzweigung der Fasciculus lat. u. med. des Plexus brach. gebildete Urspr. des N.medianus (dessen »Zinken« die A.axillaris umfassen). **M.lähmung:** durch äuß. Druck (z. B. Blutleere), Fraktur, Schnittverletzung, Kompression im Karpaltunnel, chron. Mikrotraumatisierung bei Melkern, Friseuren, Zahnärzten etc. verurs. Lähmung des N.medianus: sensible Ausfälle an Streckseite des 2.–4. (Mittel- u. Endglied), Beugeseite des 1.–3. u. rad. Hälfte des 4. Fingers u. an rad. Hohlhand u. Handgelenk, ferner troph. Störungen (Haut u. Nägel); Ausfall der Daumenabduktion u. -opposition bei Karpaltunnel-Affektion, der einschläg. kleinen Handmuskeln nebst Abduktion (↑ Flaschenzeichen) u. Opposition des Daumens (↑ Affenhand mit Thenaratrophie) bei Läsion am dist. Unterarm (= **mittl. M.l.**), zusätzlich der langen Hand- (bis auf M.flexor carpi uln.) u. der Fingerbeuger I–III (↑ Schwurhand) nebst Pronationsschwäche des Unterarms bei Läsion in u. oberhalb der Ellenbeuge (= **obere** oder **komplette M.l.**). –**M.phänomen:** Krampf im Innervationsbereich des N. medianus bei Druck auf den Nerv im Sulcus bicipitalis med. als Tetanie-Zeichen.

Mediasklerose: Sklerosierung der Tunica media im Rahmen der Arteriosklerose; s. a. MÖNCKEBERG* Sklerose. – **kongenit. M.:** ↑ Arteriopathia calcificans infantum.

mediastinal: das ↑ Mediastinum betreffend.

Mediastinal|abszeß: s. u. Mediastinitis. – **M.biopsie:** s. u. Mediastinoskopie, Lungenbiopsie. – **M.emphysem:** Luftansammlung im Mediastinalraum, meist nach Alveolarruptur durch Husten (aber auch spontan = HAMMAN* Syndrom; evtl. mit Pneumothorax), ferner nach traumat. Parenchymeinriß (einschl. Op., Endoskopie), Explosionstrauma, Pneumoperitoneum, Tonsillektomie (sowie als künstl. ↑ Pneumomediastinum für die Mediastinographie). Klin.: retrosternale oder präkordiale Schmerzen, Schluck- u. Sprachstörung, Dyspnoe, Hautemphysem am Hals (evtl. auch Kopf u. Extremitäten; sogen. »Froschgesicht«), obere Einflußstauung (extraperikardiale Herztamponade), Zyanose, Tachykardie, HAMMAN* Zeichen; in Rö.bild Verbreiterung u. wabig-streif. Aufhellung des Mittelschattens. Ther.: Op., evtl. Dränage (Punktion, Mediastinotomie), O_2-, Chemotherapie.

Mediastinal|flattern: (GARRÉ) *röntg* s. u. M.pendeln. – **M.hernie:** 1) umschrieb. Mittelfellausbuchtung, meist infolge intrathorakaler Druckdifferenz (bei Pneumothorax, Spannungszyste, Atelektase, nach Pneumektomie etc.). – 2) Hernia (pulmonalis) mediastinea: Eindringen von Lungenteilen in das Mittelfell nach traumat. Läsion der mediastin. Pleura, meist oben-vorn (sogen. Thymusnische) oder unten--hinten.

mediastinalis: (lat.) zum Mediastinum gehörend.

Mediastinal|pendeln, M.wandern HOLZKNECHT*-JACOBSON* Phänomen: durch atmungsabhäng. Druckdifferenz der Thoraxhälften bedingte seitl. Verschiebung des Mittelfells, inspiratorisch stets zur Seite des geringeren Drucks (bzw. eines Narbenzuges); v. a. bei Bronchusstenose, Pneumothorax, Pleuraerguß, Zystenlunge (ein geringes inspirator. Pendeln des oberen Mediastinums nach re. ist physiol.). Nachweisbar oft erst im Schnupf- u. Hustenversuch (dann »M.schnellen« oder »M.flattern«) genannt. – **M.phlegmone:** s. u. Mediastinitis. – **M.raum:** ↑ Cavum mediastinale. – **M.schatten:** ↑ Mittelschatten.

Mediastinal|schnellen: *röntg* s. u. M.pendeln. – **M.syndrom:** Symptomatik einer – entzündl. oder neoplast. – M.affektion: Dyspnoe, obere Einflußstauung, Dysphagie, evtl. HORNER* Syndrom. – **M.tumor:** tumorförm. Vergrößerung des Mediastinums, z. B. durch tbk. Lymphome, mediastinale Struma, Echinokokkuszyste, Sarkoidose, Lymphogranulomatose. Ferner die echten Neoplasmen, meist mit charakterist. Lokalisation: vorn oben thymo- u. thyreogene u. Bindegewebstumoren u. Teratome, in der Mitte teratoide Zysten, Bindegewebstumoren u. maligne Ektoblastome, unten Zysten; hinten oben v. a. neuro- u. tracheogene Tumoren, in der Mitte (u. im mittl. Mediastinum) bronchogene Zysten, unten sonstige Vorderdarmzysten. – **M.wandern:** *röntg* ↑ M.pendeln.

Mediastinitis: Entzündung des lockeren Bindegewebes im Mediastinum (auch eitrig als Mediastinalphlegmone oder -abszeß); fortgeleitet bei Prozeß in Pleuraraum, Leber, Magen, von Senkungsabszeß (Rachen, HWS), nach Alteration eines Mediastinalorgans (z. B. Ösophagusperforation), selten lympho- oder hämatogen. Ther.: Antibiotika, evtl. Eröffnung, Dränage.

Mediastinographie: *röntg* s. u. Pneumomediastinum.

Mediastino|perikarditis: Pericarditis ext. mit Beteiligung des angrenzenden Mediastinums (s. a. Accretio cordis; aber auch vom Mediastinum ausgehende Entzündung, Neoplasma etc.); z. B. die **M.pericarditis callosa** (GRIESINGER-KUSSMAUL) als Sonderform der adhäsiven Perikarditis mit ausgedehnten Verwachsungen benachbarter Mediastinalstrukturen.

Mediastinoskopie

Mediastino|skopie: (E. CARLENS 1959) in Intubationsnarkose mit einem **M.skop** (kurzes oder langes Modell, dist. Lichtquelle) ausgeführte Endoskopie (einschl. Biopsie) des Paratracheal- u. prox. Peribronchialbereichs zur Klärung zentralthorakaler Prozesse (Tumor, Sarkoidose, Lymphogranulomatose, Lymphknoten-Tbk., Silikose), ferner für Schrittmacherimplantation. Zugang retroklavikulär oder parasternal oder aber – urspr. Methode – kollar, d. h. durch eine präparierte prätracheale (oder retroaortale) Tasche nach Spaltung der Fascia colli prof. in Jugulumhöhe (von SPECHT 1966 für unt. Mediastinum erweitert).

Mediastinotomie: *chir* Eröffnung des Mediastinalraums: **1) kollare M.** mit Querschnitt im Jugulum u. Durchtrennung der vord. u. mittl. Halsfaszie, v. a. zur Druckentlastung bei Mediastinalemphysem; **2) transpleurale M.** (von seitl. Thorakotomie aus) mit Spaltung der Pleura mediastin., v. a. zur Darstg. von Ösophagus, Thymus, LK, Zysten, Tumor; **3) extrapleurale M.** entweder parasternal mit Eröffnung des vord. Mediastinums (v. a. bei umschrieb. Eiterung) oder paravertebral für die extrapleurale Dränage des hint. Mediastinums (bei Abszeß nach Ösophagusverletzung, spondylit. Herd etc.).

Mediastinum *PNA*: **1)** das (para)median im Thoraxraum zwischen BWS u. Brustbein (von der oberen Thoraxapertur bis zum Zwerchfell) von Brusteingeweiden errichtete, seitlich von der Pleura mediastin. bedeckte »Mittelfell«; i. w. S. auch der Mediastinalraum (/ Cavum mediastinale). – **2) M. testis** (Corpus Highmori *BNA*), der am hint. Rand von der Tunica albuginea aus in das Hodeninnere vorspringende Bindegewebswulst, von dem die Septula ausgehen u. in dem sich die Hodenkanälchen zum Rete testis vereinigen.

Mediator(substanz): chemischer »Vermittler-« oder »Überträgerstoff«, wie er bei der nervalen Funktion eine Rolle spielt (/ Transmitter), aber auch als Folge einer AAR die entsprech. Gewebsantwort auslöst (z. B. / H-Substanzen).

Mediaverkalkung: Einlagerung von Kalksalzen in die Tunica media, insbes. von Arterien des mittl. Typs (z. B. A. femoralis) im Rahmen der / Atherosklerose.

Médicament sous cachet: (französ.) Bez. für Arzneimittel ohne Handelsmarke, bei denen nur chem. Zus. u. Hersteller deklariert werden.

Medicus: (lat.) Arzt.

Medigoxinum *WHO*: β-Methyldigoxin; ein Herzglykosid.

Medikament: / Arzneimittel.

Medikation: Arzneiverordnung bzw. -anwendung.

mediko|mechanischer Apparat: ursprünglich v. a. für die Widerstandsgymnastik konstruiertes physiotherap. Gerät (z. B. n. G. ZANDER, H. KRÜKENBERG); heute nur noch zur Wiedererstarkung bes. kräftiger Muskelgruppen. – **M.(pneumo)thorax**: *therap* künstlicher / Pneumothorax.

Medin* Krankheit (KARL OSKAR M., 1847–1927, Pädiater, Stockholm): / Poliomyelitis anterior acuta.

Medina* Reaktion: (1844) bei Lepra lepromatosa diffusa (u. a. Lepraformen) 4–6 Std. nach i.c. Inj. von 0,1 ml Lepromin örtl. Hautreaktion i. S. der Primärphase des LUCIO* Phänomens.

Medinawurm: / Dracunculus medinensis.

medio...: Wortteil »Mitte«, »mittlerer«; s. a. meso.... – **M.axillarlinie**: / Linea axillaris. – **M.klavikularlinie**: / Linea mamillaris. – **M.necrosis**: / Medianekrose. – **m.pubaler Reflex**: / Genitoabdominalreflex. – **M.rotationsfraktur**: / Inversionsfraktur.

Medipest-Viren: Sammelbegr. für die antigenverwandten Paramyxoviren der Masern (**me**asles), Hundestaupe (**di**stemper) u. Rinder**pest**.

Mediterran...: / Mittelmeer....

Medium: (lat.) Mittel, Mitte; *mikrob* Nährboden, -lösung; *anat* mittl. Bereich eines Gebildes, z. B. M. (= Truncus) corporis callosi; *physik* Träger oder Überträger physikalischer Zustände u. Wirkungen, z. B. Luft, Vakuum; *opt* lichtdurchläss. Mittel, dessen charakterist. Lichtbrechung durch opt. Dichte u. Brechungsindex bestimmt wird; *chem* Lösungsmittel, ferner das pH, in dem eine Reaktion abläuft; *psych* Mensch, der als »Mittler« transpersonale u. metapsych. Wirklichkeitsbezüge zur Erscheinung zu bringen vermag.

Medium tranquilizer: (engl.) zwischen Neuroleptika u. Tranquilizer eingeordnete Gruppe von Psychopharmaka wie Diazepam, Mesoridazin, Dixyrazin.

medius: (lat.) mittlerer; vgl. medianus.

Medizin: **1)** Heilkunde: die Wissenschaft vom gesunden u. kranken Menschen (einschl. der »Heilkunst« als prakt. Ausübung), mit Schwerpunkt auf Ursachen u. Auswirkungen von Gesundheitsstörungen sowie deren Vorbeugung (/ Prophylaxe, Präventivmedizin), frühestmögl. Erkennung u. Behandlung (einschl. / Rehabilitation). – **2)** *pharm* / Arzneimittel (insbes. als flüss. Zubereitung).

Medizinal|statistik: der für Entscheidungsvorgänge der Staatsgewalten (Regierung, Verwaltung, Gesetzgebung, Rechtsprechung) relevante Teil der medizin. Statistik, z. B. Geburten-, Krankheits-, Mortalitätsstatistik. – **M.untersuchungsamt**: staatl. medizin.-wissenschaftl. Anstalt (Rechtsgrundlage: Bundesseuchengesetz), die – in enger Zusammenarbeit mit den Gesundheitsbehörden – v. a. im Rahmen der Seuchenbekämpfung serol. u. bakt. Untersuchungen an infektionsverdächt. Material, Wasser- u. Abwasserproben, Lebensmitteln, Bedarfsgegenständen etc. vornimmt.

Medizinsoziologie: Lehre von den Einflüssen gesellschaftlicher Faktoren auf Gesundheit u. Krankh.; vgl. Sozialmedizin.

MEDLARS: (engl.) **Med**ical **L**iterature **A**nalysis and **R**etrieval **S**ystem; vom US-Department of Health finanziertes Dokumentationssystem für die biol.-medizin. Weltliteratur. Zusammenstellung der veröffentl. Titel u. Autoren monatlich im »Index medicus«; Literaturauskünfte auf Suchfragen durch das Biomedical Documentation Center, Stockholm.

Medrogestonum *WHO*: 6,17-Dimethyl-4,6-pregnadien-3,20-dion; ein Gestagen.

Medroxyprogesteron *WHO*: 17-Hydroxy-6α-methylprogesteron; oral wirksames Progestativum (auch in Ovulationshemmern).

Medrylaminum *WHO*: ein Benzhydryläther-Derivat; Antihistaminikum (lokale Anw.).

Medrysonum *WHO*: ein Pregnendion-Derivat; ophthalmol. Antiphlogistikum.

Medulla: (lat.) *anat* Mark; inn. Anteil eines parenchymatösen Organs, z. B. (*PNA*) **M. glandulae suprarenalis** (das NNM, mit den Adrenalin- u. – weniger zahlreich – Noradrenalin-bildenden Markzellen, Bindegewebe, Blutgefäßen, großen sympath. Ganglienzellen u. Nervenfasern), **M. nodi lymphatici** (der follikelfreie Anteil des LK aus retikulärem Bindegewebe, lymphat. Zellsträngen u. / Marksinus), **M. renis** (aufgebaut aus Pyramides u. Columnae renis). – **M. spinalis**, das »Rückenmark« als im Wirbelkanal (oberen Atlasrand bis zum 2. LW) gelegener Abschnitt des ZNS (mit Substantia grisea u. alba), unterteilt in Hals-, Brust- u. Lendenmark (letzteres mit sakral-autonomem System, / Sakralmark), kranial sich fortsetzend in die **M. oblongata**, das »verlängerte Mark«, als Teil des Rautenhirns (vom 1. Halsnervenpaar bis zum unt. Rand der Brücke), mit Hirnnervenkernen, Formatio reticul., auf- u. absteigenden Projektionssystemen der Groß- u. Kleinhirnrinde, Hirnnerven. – **M. ossium**, das »Knochenmark« in der Spongiosa von Röhrenknochen, Rippen, Brustbein, Schulterblättern, Schädeldach, Wirbeln, Hand- u. Fußwurzelknochen, bestehend aus retikulärem Bindegewebe, Retikulumzellen, Stammzellen u. unreifen u. reifen Formen der Erythro-, Granulo- u. Thrombozytopoese u. Monozyten; unterschieden als gelbes Mark (= **M. o. flava**) / Fett-, Gallertmark) u. als – blutbildendes – rotes Mark (= **M. o. rubra**); s. a. Knochenmark..., Mark....

medullar|(is), medullär: markig (z. B. / Carcinoma medullare), eine / Medulla betreffend; z. B. **m. Segment** (*histol* am peripheren Nerv die Markscheide zwischen 2 SCHMIDT*-LANTERMANN* Einkerbungen), **M.anästhesie, -analgesie** (Schmerzausschaltung durch Applikation eines Lokalanästhetikums an die entsprech. Leitungselemente des RM), **M.epithel, -platte, -rinne** (*embryol* s. u. Neural...).

Medullin: depressorisch wirksame Substanz im Nierenmark als Faktor renaler Blutdruckregelung; ident. mit Prostaglandin A$_2$ (?).

Medullisation: *path* Ersatz von Knochengewebe durch Knochenmark, z. B. bei rarefizierender Ostitis.

Medullitis: 1) / Myelitis. – 2) / Osteomyelitis.

medullo...: Wortteil »Mark« (Medulla), i. e. S. »Knochen-« u. »Rückenmark«.

Medullo|blast: / Neuroblast. – **M.blastom**: v. a. im Kindes- u. Jugendalter rasch wachsendes neuroepitheliales Malignom des Kleinhirns (meist in der Mittellinie, insbes. Wurm); rötlich, körnig, mit isomorphen, längl. Zellen (mit rundem oder ovalem Kern, auch Rüben- oder Karottenform) u. wenig regressiven Veränderungen; oft frühzeit. Übergreifen auf Brücke u. Medulla oblongata u. Einwachsen in 4. Ventrikel. – Vork. ferner als Retino-, Pineo- u. Sympathoblastom (Nebenniere). – **M.graphie**, Osteomedullo-, -myelographie: *röntg* Darstg. des venösen Systems im Markraum langer Röhrenknochen nach intraossärer Inj. eines wasserlösl. KM; zum Nachweis entzündlicher, degenerativer, dystroph. u. tumoröser Veränderungen, v. a. auch bei Störungen der Hämatopoese.

Medullose: degenerat. Erkr. des RM, z. B. **funikuläre M.** (SCHILLING; = funikuläre / Spinalerkrankung).

Medullotherapie: Tollwut-Impfung mit Vakzine aus infiziertem RM u. Gehirn (z. B. von Kaninchen).

Medusenhaupt: *path* / Caput Medusae.

Meeh* Formel (K. M., Physiologe, Tübingen): (1879) Formel zur Berechnung der Körperoberfläche (für Grundumsatzbestg.):

$$O = k \cdot \sqrt[3]{(Gewicht)^2}$$

Meekren* Syndrom (JOB JANSZOON VAN M. [auch: MEEKEREN, MEEKRIN], 1611–1666, Chirurg, Amsterdam): / EHLERS*-DANLOS* Syndrom.

Meerkatze: / Cercopithecus aethiops.

Meerschweinchen|-Einheit, MSE: biol. Standardisierungseinh. für Herzglykoside (Herzstillstand bei i.v. Infusion des Pflanzenauszugs), thyreotropes Hormon (JUNKMANN-SCHOELLER), Thyroxin (Gewichtsveränderung) u. Relaxin (Symphysenerweiterung). – **M.komplement**: von gesunden, nicht vorbehandelten Meerschweinchen gewonnenes komplementhalt. Serum mit starker hämolyt. Aktivität; für die KBR.

Meerwassertrinkkur: Trinkkur mit keimfreiem Meerwasser (gewonnen auf hoher See oder aus der Tiefe des Strandes); angezeigt bei Stoffwechsel-, Harnwegserkrn. Obstipation.

Meerzwiebel: Urginea maritima (s. u. Scilla).

Mees* Streifen, Nagelband (R. A. MEES, geb. 1873, niederländ. Neurologe): / Leukonychia striata.

Meesmann* (-Pameijer*-Wilke*) Syndrom (Alais M., 1888–1969, Ophthalmologe, Berlin, Kiel): (1939) fam., dominant erbl., im Ggs. zum FUCHS* Syndrom bereits in der ersten Ljn. beginnende, progrediente bds. Dystrophie des Hornhautepithels (Einlagerung von Polysacchariden, später Kernauflösung, Epitheldefekte); Herabsetzung der Sehkraft u. Hornhautsensibilität.

Mefenam(in)säure *WHO*: N-Xylyl-anthranilsäure; Antiphlogistikum, Analgetikum.

Mefenorexum *WHO*: appetithemmendes Phenyläthylamin-Derivat.

Mefrusidum *WHO*: 4-Chlor-N^1-methyl-N^1-(2-methyltetrahydrofurfuryl)-1,3-benzoldisulfonamid; Saluretikum.

mega...: Wortteil »(übermäßig) groß«, »lang«, »weit«; s. a. megal..., makro.... – **Mega...**, M: Präfix bei Maßeinheiten mit der Bedeutung des 10^{6}fachen.

Mega|bulbus: aton. Erweiterung (Länge > 5 cm, Weite > 3 cm) des Bulbus duodeni (am Stehenden oft mit »Kuppelblase«) bei Gallenwegs- u. Pankreaserkr., ferner bei Magenatonie u. als Teilerscheinung des / M.duodenum. – **M.choledochus**: / Choledochuszyste. – **M.colon**: / M.kolon. – **M.dolichokolon** zu weites u. zu langes Kolon als angeb. Fehlbildung. – **M.duodenum**: angeb. (evtl. erst später manifeste) oder erworb. Passagestörung im Duodenum mit prim. oder sek. Dilatation. Urs.: Fehlen intramuraler Ganglienzellen des AUERBACH* Plexus, Degeneration von Vagusfasern, Duodenalatresie oder -stenose, Malrotation, LADD* Band u. a.; s. a. M.bulbus.

Megakaryo|zyt: größte Zelle des KM (⌀ 35–160 μm), durch mehrfache Kernteilung (ohne Plasmateilung) u.

Megakaryo|blast

Plasmareifung aus dem **M.blasten** (einkernig, Plasma dunkel, ungranuliert) hervorgehend; bildet durch »Plasmaabschnürungen« die Thrombozyten. – Das beim »myeloproliferativen Syndrom« gelegentlich vork. Auftreten von M.zyten u. deren Kernen im peripheren Blut (neben erhebl. **M.zytose** im Mark u. erhebl. Thrombozytose) kann – auch in Verlauf u. klin. Bild – an eine akute Leukämie erinnern (eine Wucherung atypischer M.zyten als eigenständ. Leukämieform ist äußerst selten). – **M.zytopenie**: Verminderung der Megakaryozyten im KM; z. B. als **angeb. M.** beim / Thrombozytopenie-Syndrom (1).

Mega|kauda: angeb. (Status dysrhaphicus?) zyst. Auftreibung der Durahülle der Cauda equina, mit Ausweitung der sakralen Wurzelscheiden, Erweiterung von Wirbelkanal u. Intervertebrallöchern. Klin.: oft hartnäck. Lumbago-Ischiasschmerzen, evtl. / Kaudasyndrom (dann Op.).

Megakolon, M.colon: abnorme Weitstellung des Dickdarms (meist unt. Hälfte); u. zwar **sekundär** oberhalb einer Stenose oder bei Wandschädigung; oder **symptomatisch**, z. B. als **fulminant-tox. M.** bei Colitis ulcerosa, mit hohem Fieber, Kreislaufschwäche, Druckschmerz, Gefahr von Perforation u. Durchwanderungsperitonitis); oder aber als **kongenitales, aganglionäres M.** (»HIRSCHSPRUNG* Krkht.«, 1888) mit sek., ausgedehnter Erweiterung auf der Basis eines / aganglionären Segments im Sigma-Rektum (das dadurch keine Peristaltik besitzt u. zur Weiterbeförderung von Stuhl unfähig ist, so daß vorgeschaltete Kolonabschnitte hypertrophieren); 9:1-Androtropie; in 90% bereits beim Neugeb. bestehend: Mekoniumverhalten bis -ileus, gall. Erbrechen; später hartnäck. Obstipation, Bauchauftreibung mit sichtbarer Peristaltik, knetbaren Kotmassen, Fäulnisdyspepsie, Dystrophie; Enddarm frei von Stuhl, evtl. enges Segment palpabel; Indikanurie. Diagnose: Rö.bild (v. a. seitlich), Biopsie. Ther.: Resektion des engen Segments. – Daneben eine prim. Form ohne ringförm. Stenose infolge Aplasie des ges. Plexus myentericus im Kolon (u. Ileum); sowie als bes. schwere Sonderform das / JIRÁSEK*-ZUELZER*-WILSON* Syndrom. – Beide zu unterscheiden vom **idiopath. M. (aton., psychogenes oder funktionelles M.**, »Pseudo-HIRSCHSPRUNG*«) als erst beim Kleinkind – oder später – auftretende Stuhlverhaltung mit Auftreibung des Enddarms bis kurz oberhalb des Afters (rektal: eingedickte Kotmassen in weiter Ampulle), evtl. bei diffuser Aganglionose; klin.: Überlaufinkontinenz, paradoxe Durchfälle, schmerzhafte Defäkation, keine Dystrophie. Meist psychogen, ferner bei Debilität, Kretinismus, Myxödem, neurol. Ausfällen (u. bei CHAGAS* Krkht. durch Zugrundegehen von Ganglienzellen; i. w. S. auch sek. Formen bei Analstenose, operierter Striktur, Rhagaden etc.).

Megakornea: *ophth* / Megalokornea.

Megal|enzephalie, Kephalonie: übermäß. Größe des Gehirns (evtl. nur Kleinhirn); **harmon.** Form (selten) v. a. durch Rindenverbreiterung, **disharmon.** Form mit Gliahyperplasie, Mißverhältnis zwischen grauer u. weißer Substanz, Furchungsanomalien (u. Übergang zu echter Neoplasie). – **M.erythema (epidemicum)**: / Erythema infectiosum acutum.

Megalo|blast: abnorme (bes. groß, aufgelockertes Chromatin), kernhalt. rote Vorstufe; oft polyploid, häufig mit Kernabsprengung im Normoblastenstadium. Pathognomon. für Vit.-B_{12}- u. Folsäuremangel, charakterist. für alle **m.blast.** / **Anämien** (s. a. GERBASI* Anämie, IMERSLUND*-GRÄSBECK* Syndrom). – **M.blastose: 1)** Überwiegen von M.blasten im KM. – **2)** Auftreten von M.blasten im peripheren Blut.

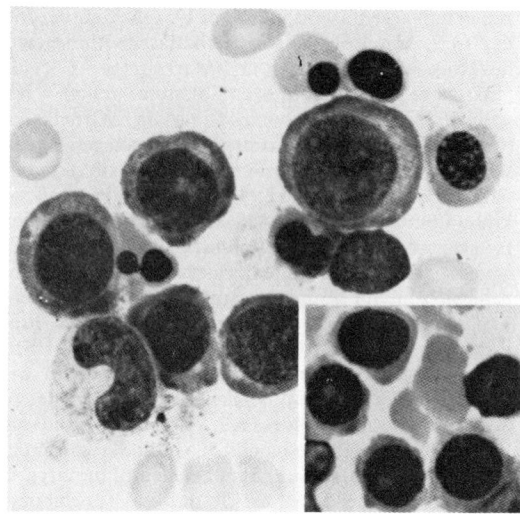

Megaloblasten verschiedener Reife im Knochenmarkausstrich. Links-oben Normoblasten zum Vergleich.

Megalo|dolichobasilaris: abnorm kaliberstarke u. elongierte A. basilaris als seltene Mißbildung, mit »intermittierender vertebrobasilärer Insuffizienz« (chron. Hydrozephalus, präsenile Demenz, Gangstörungen), evtl. Kleinhirn-Brückenwinkel-Symptomatik. – **M.graphie**: bes. gegen das Zeilenende hin größer werdende Handschrift, z. B. bei Kleinhirnerkr. – **M.kornea**: *ophth* Fehlbildung der Hornhaut mit Zunahme des ⌀ in allen Meridianen auf ≥ 13 mm, so daß ein Keratoglobus resultiert; meist mit ausgeprägter Kurzsichtigkeit. Vork. bei angeb. intraokulärer Drucksteigerung, seltener als partieller Riesenwuchs. – **M.manie**: / Größenwahn.

Megal|onychose: chron. Nagelverdickung, z. B. bei Onychomykose. – **M.ophthalmus, -mie**: Riesenwuchs des Auges (unter Beteiligung aller Strukturen); i. w. S. auch der / Hydrophthalmus. – **M.opsie**: / Makropsie.

Megalo|skopie: Endoskopie (i. e. S. Ophthalmoskopie) mit vergrößerndem opt. System. – **M.spermie**: erhöhter Anteil an übergroßen Samenfäden im Ejakulat. Soweit diese – meist aplast. – Spermien einen etwa doppeltgroßen Kopf haben, gelten sie als Degenerationsform (u. werden von manchen Autoren von Gigantospermien mit noch größerem Kopf unterschieden). – **M.splenie**: / Splenomegalie.

Megalo|zephalie: / Makrozephalie; s. a. Frühgeborenenmegalozephalus. – **M.zyt**: fast nur bei megaloblast. Anämie im peripheren Blut auftret. bes. großer Ery (⌀ > 8 µm; PRICE*-JONES*-Kurve nach re. verschoben); s. a. Abb. »Erythrozyten«.

Mega|ösophagus: hochgrad. Erweiterung der Speiseröhre, entweder sek. oberhalb einer Stenose oder aber als Achalasie (/ Aperistalsis oesophagi; auch bei CHAGAS* Krkht. infolge Zerstörung intramuraler Ganglien), neurogen-reflektor. oder toxisch (z. B. im

Coma diabeticum, bei Urämie, Morphinabusus). – **M.pyelon**: angeb. Erweiterung des Nierenbeckens (extra- u. intrarenal) bis zur parenchymlosen »Papierhydronephrose«, evtl. als M.ureter-Hydronephrose. Urs.: neuromuskuläre Dysplasie, Hypo- bis Atonie der Nierenbeckenmuskulatur (dynam. Entleerungsstörung), Fehlbildungen.

Mega|sigma: abnorm erweitertes, sek. wandhypertrophiertes Colon sigmoideum; meist Teilsympt. des angeb. ∫ M.kolon. – **M.stoma entericum**: ∫ Lamblia intestinalis. – **M.trigonum** *urol* verbreitertes Trigonum vesicae mit nichtschrägem Verlauf des Ureters in der Blasenwand; klin.: Reflux, sek. Nierenschädigung.

Megaureter, Hydroureter: angeb., erhebl. Erweiterung u. Schlängelung eines oder bd. Harnleiter infolge neuromuskulärer Dyskinesie oder Fehlbildung (Ektopie, tiefsitzende Stenose, Klappenbildung, Doppelniere), als partieller M. auch oberhalb eines Divertikels. – Evtl. als **M.-Megazystis-Syndrom** mit gleicher Ätiogenese oder aber infolge Abflußbehinderung an Blasenausgang u. hint. Harnröhre (Stenose, Klappe, Diaphragma, Prostatahypertrophie, Sphinktersklerose): Harnblase groß, aton., nur ungenügend entleerbar (Ischiuria paradoxa), Harnleiter exzessiv erweitert, verlängert u. geschlängelt, starre Ostien u. vesikoureteraler Reflux, sek. (?) Hydronephrose, später rezidivierende Pyelonephritis, Urämie.

Megavolt-Therapie: *radiol* Strahlenther. im MeV-Energiebereich (sehr harte u. ultraharte Photonen-, Elektronenstrahlung).

Megaw* Typhus: (1917) erstmals in Indien beobachtetes, durch Zecken (Haemaphysalis leachi, Ixodes ricinus) übertragenes, rel. seltenes (v. a. in Regen- u. milder Winterzeit) Fleckfieber, dessen Erreger der Rickettsia conorii nahesteht. Klin.: Kontinua, diffuses rötl. Exanthem (einschl. Handtellern u. Fußsohlen), das sich bräunl. verfärbt (mit Petechien) u. nach 12 Tg. abblaßt (gleichzeitig Fieberabfall). Serol. Abgrenzung (Agglutination mit Proteus OX 19, OX 2) gegen Läuse- u. Zeckenfleckfieber nicht möglich.

Megazystis: angeb., hochgrad. Erweiterung der hypotonen Harnblase; wahrsch. Folge eines Anlagedefekts im Bereich des pelvinen Parasympathikus; Sympte.: spärl. Miktion, großer Restharn. – s. a. Megaureter.

Megestrolum *WHO*: synthet. Progesteron-Derivat; orales Progestativum (auch in Ovulationshemmern).

Meglin* Punkt (J. A. M., 1756–1824, Arzt, Kolmar): Austrittspunkt des N. palatinus major aus dem gleichnam. Knochenkanal.

MEHA-Snydrom: **m**ultiple **e**ndokrine **h**ereditäre **A**denomatose (∫ WERMER* Syndrom).

Mehl|abkochung: *päd* 5%ige Abkochung von Stärkeoder Vollkornmehl (in kaltem Wasser angerührt, in kochendes eingebracht u. bis zur Verkleisterung gekocht) als Zusatz zur Milch bei künstl. Säuglingsernährung. – **M.asthma**, Bäcker-, Müllerasthma: bei mehrjähr. Umgang mit Getreidemehl (und Kleie) als Allergose (mit »M.schnupfen« als Vorstufe) oder auf dem Boden einer chron.-irritativen Schädigung entstandenes Bronchialasthma (oder asthmaähnl. Bild). Mögl. AG: Mehlproteine, parasitäre Verunreinigungen (Getreidekäfer, Mehlwürmer, Milben), chem. Beimengungen (Ammoniumpersulfat). Als Berufsasthma entschädigungspflichtig, wenn Aufgabe der Beschäftigung oder jeder Erwerbsarbeit resultiert. – **M.-Früchtekur**: *diabet* s. u. FALTA*.

Mehlgrind: *derm* ∫ Alphus confertus (»**gedrängter M.**«) u. sparsus (»**verzettelter M.**«).

Mehl|käfer: ∫ Molitor (1). – **M.mund**: Jargonbez. für den rasenförm. Soor der Mundhöhle. – **M.nährschaden**: (CZERNY) *päd* Eiweißmangeldystrophie des Säuglings bei KH-Überernährung u. quantitativ u. qual. ungenügender Eiweißzufuhr (Eiweiß/KH-Verhältnis normal 1:4). Sympte.: pastöser Habitus (Plusdystrophie), Ödemneigung, Mehldyspepsie, Hypoproteinämie, Rachitis, Wachstumsverlangsamung etc.; s. a. Kwashiorkor, Milchnährschaden. – **M.regel**: *päd* Als Säuglingsnahrung darf Mehl erst nach dem 2. Lmon. gegeben werden, wobei die Tagesmenge 5 g × Zahl der Lmonate nicht überschreiten soll.

Mehl|schnupfen: s. u. M.asthma. – **M.staubkatarakt**: ∫ Cataracta centralis pulverulenta. – **M.staublunge**: chron. Bronchitis (allerg. oder mechan., evtl. mit hyptertroph.-stenosierenden Veränderungen) oder echte Pneumokoniose (evtl. mit silikot. Einschlag durch erd. Verunreinigungen). – **M.wurm**: Larve des M.käfers Tenebrio molitor.

Mehr-Etagen-Verschluß: *angiol* klin. Begr. für gleichzeitig in mehreren »Etagen« (z. B. Becken/Oberschenkel/Unterschenkel; Truncus coeliacus/A. mesenterica sup./A. renalis) auftretende arterielle Verschlüsse.

Mehrfach|bildung: *path* Mißgeburt, die Körperteile u. Organe von mehr als einem Individuum vereinigt; beim Menschen z. B. die – unfreien – Doppel- u. Dreifachbildungen. – **M.färbung**: *histol* s. u. Simultan-, Sukzedanfärbung. – **M.fraktur**: gleichzeit. Fraktur an mehreren Stellen desselben Knochens; vgl. Serienfraktur, Mehrfachverletzung. – **M.impfstoff**: ∫ Kombinationsimpfstoff.

Mehrfachmalignom: Auftreten mehrerer maligner Tumoren in einem oder in mehreren Organen eines Individuums, die untereinander abgrenzbar u. keine Rezidive oder Metastasen sind; unterschieden als **prim. M.** (mit gleichzeit. Auftreten) u. **sek. M.** (zeitlich getrennt: »metachrone« oder »sukzedane Geschwülste«).

Mehrfach|resistenz: Resistenz eines Krankheitserregers gegen mehrere Antibiotika. Bei Baktn. von einem Stamm auf den anderen übertragbar; bes. verbreitet bei gramneg. Keimen. – **M.sehen**: ∫ Polyopsie. – **M.vakzine**: ∫ Kombinationsimpfstoff. – **M.verletzung**, Poly-, Multitrauma: meist als Verkehrsunfall (v. a. Rasanztrauma) vork. simultane Verletzung in verschied. Körperregionen, deren – aus dem Summationseffekt von Gewebe- u. Funktionsschäden resultierende – Schwere u. hohe Komplikationsrate den Pat. oft zum Problemfall (bzgl. Transport, chir. u. anästhesiol. Versorgung, Klinikausstattung etc.) werden läßt. Bes. schwer u. häufig die Schädel-Hirn-Extremitätenverletzung; als gefährl. Komplikation v. a. der schwere, meist hypovoläm. Schock mit respirator. Insuffizienz u. Anurie (Schockniere), in den ersten Tagen auch Fettembolien. Klin. Klassifikation: bei Schock »2.gradiges«, bei lebensbedrohl. Blutung »3.grad.« Polytrauma; s. a. Schwerverletzter.

Mehr|gebärende: ∫ Multipara. – **M.-Gen-Theorie**: (FISHER-RACE) Jede Rh-Eigenschaft beruht auf mehreren Teilfaktoren, deren determinierende Gene in unmittelbarer Nachbarschaft liegen u. eng bzw. absolut gekoppelt sind.

Mehrling: einer von mehreren sich in einem Uterus gleichzeitig entwickelnden Keimlingen (↑ Zwilling, Drilling etc.), mono-, di- oder trizygot usw. (= ein-, zwei-, dreieiig). – Zeichen einer Mehrlingsschwangerschaft sind (erst ab 7. Mon.): Übergröße des Bauchumfangs, mehrere große, harte (Köpfe) u. auffallend viele kleine Kindsteile, Herztöne an verschied. Stellen; Sicherung durch Sonogramm oder Rö-Aufnahme.

Mehr|mangelsyndrom: ↑ Kwashiorkor. – **M.schritttherapie**: (M. V. ARDENNE) onkol multifaktorielle Krebsther. mit mehreren chem. (kontrollierte Hyperglykämie u. Azidose, NAD, O_2, Vit. B_1, Zytostatika u. a.) u. physikal. (Ganzkörperhyperthermie, örtl. Strahlenther.) »Attacken« neben- oder nacheinander. – **M.stärkenglas**: ophth Brillenglas mit mehreren Brennweiten, s. u. Bifokal-, Trifokal-, Progressivglas. – **M.treffer-Theorie**: radiol s. u. Treffertheorie.

mehr|wirtig: adj. Bez. für Parasiten, die zur vollständ. Entwicklung mehrere Wirte befallen müssen, z. B. Diphyllobothrium latum (Mensch, Hund, Katze/Krebs, Fisch). – **m.zeitig.**: in mehreren, zeitlich getrennten Phasen, Schüben, Sitzungen (z. B. Op.) etc. erfolgend. – **M.zellenbad**: Kombin. von hydroelektr. Teilbädern, s. u. Zwei-, Drei-, Vierzellenbad.

Meibom* Drüsen (HEINRICH M., 1638–1700, Arzt, Helmstedt): ↑ Glandulae tarsales. – Davon ausgehend das **M.*-Adenom** (am Lidrand, dem Chalazion = **M.* Zyste** ähnl.), die **M.*-Akne** (↑ Canaliculitis tarsi), die »**Meibomitis**« (↑ Hordeolum int.).

Meige* Syndrom: s. u. NONNE*-MILROY*-MEIGE*.

Meigs Kapillaren (ARTHUR VINCENT M., 1850–1912, Chirurg, Philadelphia): die das Myokard versorgenden terminalen Blutkapillaren.

Meigs*(-Cass*-Demons*) Syndrom (JOE VINCENT M., 1892–1966, Gynäkologe, Boston): (1937) gutart. Ovarialtumor (Fibrom, auch BRENNER*, KRUKENBERG* Tumor), kombin. mit Aszites u. einseit. Hydrothorax. Urs. der – nach Tumorbeseitigung spontan zurückgehenden – Ergüsse unklar (Hyperergisierung? Reizerguß?). – Bei Malignom: ↑ »Pseudo-MEIGS*-Syndrom«.

Meinert* Bogenfasern: histol Fibrae arcuatae als Verbindungsfasern benachbarter Großhirngyri.

Meinicke* (ERNST M., 1878–1945, Serologe, Münster) **Reaktion, Klärungsreaktion**, MKR: 2 Nebenreaktionen (MKR I u. II) für die Syphilis-Diagnostik in Serum u. Liquor, von denen sich II als empfindlicher u. technisch einfacher durchgesetzt hat: Nachweis flockender Lipoid-AK mit stark Lipoid-halt. Rinderherzextrakt, der – mit 3,5%ig. NaCl-Lsg. verdünnt – für die sog. Haupt- u. Nebenreihe (in letzterer mit 0,01% Sodazusatz) mit 0,2 bzw. 0,1 ml nicht-inaktivierten Serums gemischt wird; Ablesen nach 18stünd. Inkubation bei Zimmertemp. (Klärung u. fest haftender Bodensatz = stark-pos.) oder mit Lupe bereits nach 90 bzw. 60 Min. (u. 30 Min. Zentrifugieren). – Von M.* ferner **Flockungs- u. Trübungsreaktion** (MTR) für Syphilis sowie **Immunoklärungsreaktion** für Bruzellose, Go u. Rotz angegeben. – Als **M.* Technik** gilt u. a. die Extraktverdünnung unmittelbar vor Reaktionsansatz, getrenntes Erwärmen von Extrakt u. Verdünnungsflüssigkeit, Reifenlassen der gebrauchsfert. AG-Verdünnung (beides im Wasserbad mit 56°).

Meiose, Reduktions-, Reifeteilung: (FARMER u. MOORE 1905) 2 aufeinanderfolgende Teilungsschritte des Meiozyten: in M I (heterotype Teilung, mit den Prophasestadien Lepto-, Zygo-, Pachy-Diplotän, Diakinese sowie Meta-, Ana-, Telophase I u./oder Interkinese; ↑ Abb. a–i) entstehen nach Konjugation der homologen Chromosomen u. trennender Verteilung der bd. Partner jedes Chromosomenpaars (»Bivalents«) 2 Tochterkerne mit haploidem (= gamet.) Chromosomensatz; aus den Deszendenten der M II (homöotype Teilung wie bei normaler Mitose, mit Meta-, Ana-, Telophase II; ↑ Abb. k–m) gehen die Gameten (1 Ei + 3 Polkörper; bzw. 4 Spermien) hervor.

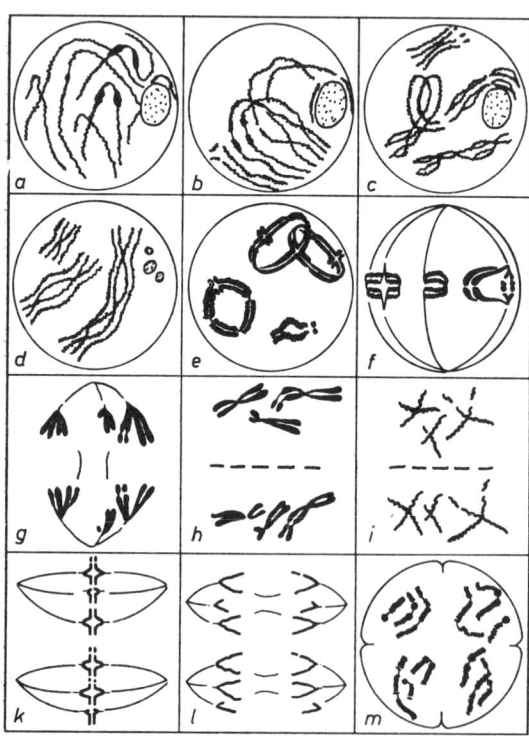

Meiozyt: Zelle, in der die Meiose (i. e. S. die reduktionelle Teilung) abläuft, d. h. bei Tier u. Mensch der prim. ↑ Oozyt bzw. der ↑ Spermatozyt.

Meißelfraktur: Radiuskopffraktur mit Abtrennung eines Randstücks durch das Humerusköpfchen.

Meißner* (GEORG M., 1829–1905, Anatom u. Physiologe, Basel, Göttingen) **Ganglion**: in den Plexus submucosus von Ösophagus u. Magen-Darm eingeschaltete parasympath. Ganglienzellen, an denen präganglionäre Vagusfasern synaptisch enden. – **M.* Plexus, Geflecht**: ↑ Plexus submucosus. – **M.*(Tast-)Körperchen**: ↑ Corpuscula tactus, s. a. Druckrezeptor.

Meißner* Test: ophth Prüfung der Torsionsbewegungen des Auges anhand der mit einem senkrecht vor oder hinter dem Fixationspunkt befindl. Faden hervorgerufenen Diplopie.

MEK: max. Emissionskonzentration, die höchstzuläss. Konz. an Gasen oder Schwebstoffen (Stäuben) aus Schornsteinen oder Auspuffrohren (als Voraussetzung für die Einhaltung der ↗ MIK).

Mekonalgie: schmerzhafte Beschwerden bei Morphinentzug. – **Mekonismus:** ↗ Opiatvergiftung.

Mekonium: 1) *pharm* ↗ Opium, Morphium. – 2) Kindspech: der intrauterin gebildete (in Farbe u. Konsistenz dem eingedickten Mohnsaft ähnl.) Darminhalt des Neugeb., bestehend aus desquamierten Darmepithelien, Fettsubstanzen, Schleim, Gallepigment, Verdauungsfermenten sowie – verschluckten – verhornenden Plattenepithelien (z. T. agglomeriert als »M.körperchen«) u. Lanugohaaren; schwarzbraun-grüne, zähklebr., leicht saure Masse (100 bis 200 g). Erste Entleerung (mit gelbl.-schleim. »M.pfropf«) nach 12–24 Std., vollständig bis 4. Tg.; s. a. M.ileus.

Mekonium|embolie: *gyn* ↗ Fruchtwasserembolie. – **M.ileus:** Ileus-Sympte. beim Neugeb. infolge path. Darmschleimbildung u. Pankreasfermentmangels, die ein kittart. Mekonium bewirken; evtl. als früheste Manifestation der Mukoviszidose. Rö.bild: luftleerer Dickdarm, Mikrokolon, fleckigscholl. Dünndarmbild. Ther: Einläufe, Mukolytika, Op. – **M.peritonitis:** (FANCONI 1920) asept. FK-Peritonitis durch Mekonium nach intrauteriner oder perinataler Darmperforation bei Atresie, Mukoviszidose, Malrotation etc.; Ausheilung evtl. pränatal (Kalkschatten), sonst 24–48 Std. nach Keimbesiedlung des Darms bakterielle Peritonitis: Ileussympte., Dyspnoe, Bauchwandödem (einschl. Labien bzw. Skrotum). Ther.: Op. – **M.pfropfsyndrom, -blockade:** harmloses, ileusart. Bild beim Neugeb. mit Erbrechen u. verzögerter Entleerung des eingedickten Mekoniums; Urs.: passagerer Trypsinmangel. Prognose: gut (nach Einläufen).

Mekonsäure, Mohn-, Opiumsäure: $C_7H_4O_7$, eine Hydroxypyrondikarbonsäure; zu ca. 6,5% in Opium.

Mel: 1) Mel crudum s. flavum: der (Bienen-)Honig; enthält 70–80% Invert-, 5–10% Rohrzucker, 0,3–2,7% Eiweiß, 0,1–0,2% organ. Säuren u. Spuren von Enzymen, Vitaminen, Mineralien, Farbstoffen, Wachs. Therap. Anw. in gereinigter Lsg. (»**Mel depuratum**«) i.v. bei Herzerkr., Leberschaden, Erschöpfung etc. – 2) *physik* Einheit der Phonometrie für das subjektiv empfundene Verhältnis zweier Tonhöhen, wobei 20 Hz = 0 u. 1000 Hz = 1000 mel gesetzt werden (bei 40 Phon, von vorn auftreffendem Schall, binauralem Hören).

Melaena (vera), Pech-, Teerstuhl: durch Blutbeimengungen aus dem Verdauungstrakt (Magen-Darmulkus, Ösophagusvarizen, Milzvenenthrombose) rötl.-schwarz verfärbter Stuhl (»teerfarben« durch Sulfide [nach > 8stünd. Verweilen des Blutes im Darm entstanden durch bakterielle u. fermentative Prozesse], Proto- u. Deuteroporphyrine), meist breiig u. penetrant faulig riechend; s. a. Blutstuhl. – Insbes. die M. bei Morbus haemorrhagicus (Magen-Darmerosionen u. -ulzera): am 2.–5. Tg. Teerstühle (u. Hämatemesis), Abgang von Blut, Anämie, evtl. tödl. Schock; s. a. APT* Test. – Zu unterscheiden von der **M. spuria** bei Blutung in Nasenrachenraum oder Mundhöhle.

Melalgie: Gliederschmerzen.

Melampyrismus: Vergiftung durch Getreidemehl (Brot), das mit Samen des »Ackerwachtelweizens« Melampyrum arvense [Scrophulariaceae] verunreinigt ist; Sympte.: starke Durchfälle, Kopfschmerzen, Schwindel.

Melanämie: Auftreten von dunklem, körn. Pigment (Melanin) im Blut nach Erythrozytenzerfall (z. B. bei Malaria), evtl. mit Pigmentembolien in Milz, Leber, Knochenmark.

Melancholie: histor. Begr. (HIPPOKRATES, GALEN) für trübsinn. Gemütsverfassung mit grübler. Neigung, schwermüt. Verstimmung, psych. Hemmung; seit KRAEPELIN Bez. für die Depression des Rückbildungsalters, heute synonym mit »endogener ↗ Depression«. Bes. Formen: **Melancholia anxima** (mit bes. ausgeprägten Angstzuständen), **M. attonita** (depressiver Stupor mit völl. Regungslosigkeit), **M. errabunda** (agitierte ↗ Depression), **M. flatuosa** (↗ Hypochondrie), **M. gravis** (KRAEPELIN; mit Wahn- u. Sinnestäuschungen wie Gestalten, Geister, Leichen der Angehörigen, Stimmen), **M. involutionis** (»Involutions-M.«, involutive ↗ Depression), **M. nostalgica** (im Zusammenhang mit Heimweh), **M. panphobica** (mit allg., unbest. Angst), **M. paranoides** (mit Kleinheits-, Verarmungswahn etc.), **M. religiosa** (mit religiösen Wahninhalten), **M. saltans** (»Choreapsychose«, ↗ Chorea minor).

Melan|idrosis: Absonderung eines dunklen Schweißes, z. B. bei Arbeitern in der Brenzkatechin- u. Hexachlorzyklohexan-Herstellung, als Sympt. der Trichomycosis palmellina der Achselhaare. – **M.ikterus:** ↗ Melasikterus.

Melanin: braunes bis schwarzes Pigment, das in Melanoblasten u. -zyten unter dem Einfluß von Tyrosinase (u. best. Hormonen) aus Dopa gebildet (↗ Schema, s. a. Melanosom) u. von best. Zellen in Haut (MALPIGHI* Zellen), Haaren, Aderhaut, Substantia nigra, Locus caeruleus etc. gespeichert wird. Bedingt die rass. u. konstitutionelle Hautfarbe u. die Sonnenbräunung; s. a. Pigmentanomalien, Abb. »Melanozyten«.

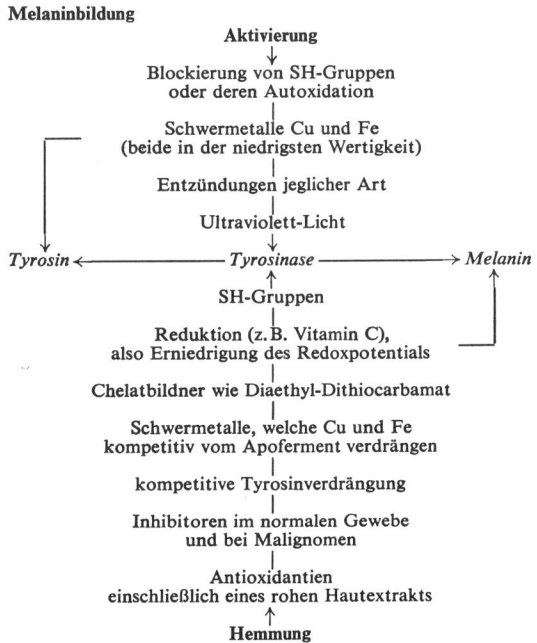

Melaninbildung

Melanin-Flockungsreaktion

Melanin|-Flockungsreaktion (Henry*): wenig spezif. Malaria-Nachweis anhand der M.ausflockung bei Vermengen von Probandenserum mit Choroidea-Pigment (vom Rind). – **M.ikterus**: inkorrekt für Melasikterus. – **M.urie**: v. a. beim malignen Melanom, aber auch bei PAUTRIER*-WORINGER* Syndrom, Karbol- u. Lysolvergiftung vork. renale Ausscheidung von ⌇ Melanogen, das sich beim Stehen an der Luft zu Melanin umwandelt.

Melanismus: Dunkelfärbung (»Pigmentierung«) von Haut u. Schleimhäuten, s. u. Melanodermie, Pigmentdermatose (Tab.).

melano...: Wortteil »schwarz«, »dunkel«, »trübe«.

Melano|akanthom: seltenes, gutart., epidermales Solitärneoplasma mit ausgeprägter Akanthose, herdförm. Keratinisation u. Wucherung dendritischer M.zyten im Bereich der Retezapfen (ohne Stromainfiltration u. Nävuszellen). – **M.ameloblastom**: meist im 1. Lj. vork. »Tumor melanoticus neuroectodermalis« in UK oder – häufiger – OK (»Retinalanlage-Tumor«); klin.: Knochenauftreibung, Verlagerung der Zähne. Obwohl evtl. schnell wachsend, primär benigne u. operativ heilbar.

Melano|blasten: ektodermale Zellen der Ganglienleiste (⌇ Abb. »M.zyt«, »Melanom«), die v. a. in das Bindegewebe der Kutis (= MERKEL*-RANVIER* Zellen) u. die Ader- u. Regenbogenhaut des Auges einwandern, um dort ⌇ Melanin zu bilden. – Nach anderer Ansicht neuromesodermaler Herkunft. – **M.blastom**: malignes ⌇ Melanom. – **M.(blasto)se-Syndrom, neurokutane Melanose**, neuroektodermale Pigmentdysplasie: (V. ROKITANSKY 1861, VIRCHOW 1859, TOURAINE 1941) angeb. Kombination von behaarten Pigmentnävi u. Hydrocephalus int. occlusus; wahrsch. erbl. Systemfehlbildung (M.zytenwucherung, prim. Melaninbildung u. -speicherung in Leptomeninx, Hirn u. Haut). Prognose durch Hydrozephalus oder maligne Entartung schlecht.

Melanocytoma benignum (Miescher*): blauer ⌇ Nävus.

Melano|dermie: fleckförm. oder flächenhafte dunkle bis rauchgraue Hautverfärbung (»Pigmentierung«, evtl. im Wechsel mit Depigmentierung) durch endo- oder exogene Einflüsse (mechanisch, chem., aktin., postexanthematös, tox. durch Arsen, Salvarsan, Kohle, Schmieröle, s. a. Pigmentdermatose (Tab.); z. B. das **M.derma pediculosum** als eigentüml., bläul.-schwärzl. Verfärbung der Haut (»Taches bleues«, auch als ⌇ »Vagantenhaut«) u. bräunl. Pigmentierung der Mundschleimhaut bei Pedikulosis, hervorgerufen durch vom Speicheldrüsensekret der Kleiderläuse verändertes Hb; die **M.dermia reticularis calorica** (⌇ Cutis reticularis e calore), die **M.dermie-Porphyrie** (BRUGSCH), als akut-intermittierende Porphyrie (unbek. Genese) mit nur leichten klin. Erscheinungen, wenig Porphobilinogen u. reichlich Uroporphyrin I u. II im Urin, stahlschwarzer Haut, Leberzirrhose u. -siderose (Uroporphyrinspeicherung), evtl. Diabetes mellitus. – **M.dermitis toxica Hoffmann*-Habermann***, Photodermatitis pigmentaria: (1918) Photosensibilisierungsdermatitis durch Teerdämpfe oder Staub von Kohle- u. Teerprodukten; Bild der Kriegsmelanose, auch lichenoide Form.

Melan|odontie, infantile: path. Schwarzfärbung der Milchzähne; bei Morbus coeruleus (chron. O_2-Mangel), exogen bei Schmelzmängeln als Verfärbung des freiliegenden Dentins durch Substanzen der Mundhöhle (Pigmente, chromogene Baktn.).

Melano|epitheliom: ⌇ Basalioma pigmentatum BLOCH. – **M.fibrom**: (KREIBICH 1904) blauer ⌇ Nävus; n. STRANZ mit weichem (nävoidem) Fibrom. – **M.flokkulation**: ⌇ Melanin-Flockungsreaktion.

Melano|gen: Vorstufe des Melanin, z. B. als 5,6-Dihydroxyindol; s. a. Melaninurie. – **M.glossie**: ⌇ Lingua villosa nigra.

Melano|karzinom, Carcinoma melanodes s. nigrum; malignes Melanom, dessen Zellen – wie beim Ca. – in epithelialen Strängen angeordnet sind (daneben auch sarkomatöse Komponenten). Vork. v. a. in Haut, Schleimhäuten, Retina; meist sehr bösartig, v. a. früh metastasierend (Leber, Lunge, Gehirn). – **M.liberin**: ⌇ Melanotropin-Releasing-Faktor.

Melanom(a): benigne u. maligne Geschwulstbildungen vom Typ der pigmentbildenden Gewebe (⌇ Tab. »Neoplasmen«), unterschieden als **epidermogenes** u. **kutanes** (= **mesenchymales**), nach anderen Autoren als **nävo-** u. **melanozyt. M.** (⌇ Schema). Gutartig z. B. das **juvenile M.** (SPITZ* Tumor) als Nävuszellennävus-art. Tumor, v. a. bei Kleinkindern in Form glasstecknadelkopf- bis talergroßer, flacher, hautfarbener bis graubrauner Infiltrate. – Bösartig das aus epidermalen Melanozyten hervorgehende **maligne M.** (Melanozytoblastom, Nävokarzinom, ⌇ Chromatophorom), entweder spontan als **Mélanome d'emblée** oder auf dem Boden einer melanot. Präkanzerose (z. B. DUBREUILH*-HUTCHINSON* Krkht. = **intra-epidermales M.** oder **M. in situ**) bzw. eines Nävuszellnävus (etwa 20% der Hautmalignome). Vork. postpubertal an Haut (z. B. peri- oder subungual), Mundhöhle u. Genitale, v. a. bei ♀. Ausbreitung direkt u. auf Lymph- oder Blutweg. Histologisch zu differenzieren in pigmentierte u. nichtpigmentierte (= amelanot.; aber mit pos. DOPA-Reaktion; s. a. Leukometastasen) u. in karzinom- u. sarkomähnl. Formen (⌇ »Melanokarzinom«, »-sarkom«).

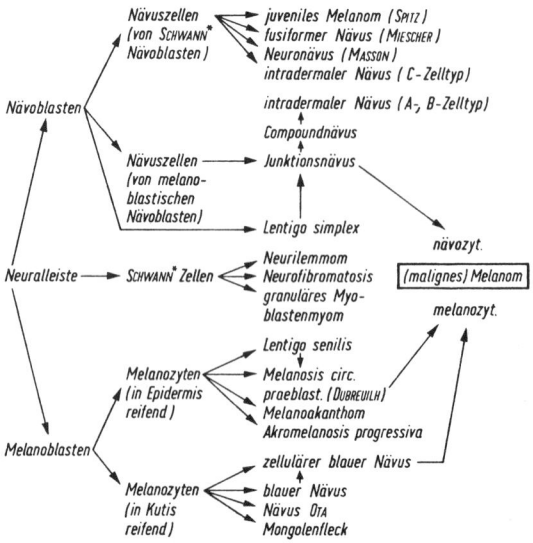

Melanomatose: Auftreten mehrerer Melanome; z. B. die von den ⌇ Chromatophoren der weichen Hirnhäute ausgehende prim. **diffuse M.** des Gehirns mit Ausbreitung entlang dem Liquorsystem.

Mel(an)onychie, -onychose: totale oder partielle (evtl. bandförm.) dunkelbraune Verfärbung der Nagelplatte, entweder (i. S. eines Nävus) bei Angehörigen stark pigmentierter Rassen oder als Sympt. der Sideropenie.

Melano|phagen: s. u. Pigmentophagen. – **M.phakomatose**: nävoide Systemerkr. mit Pigmentanomalien, i. e. S. die neurokutane M.blastose.

Melanophoren: von der Neuralleiste abstammende Zellen im Bindegewebe der Kutis sowie in Iris u. Choroidea des Auges, die das Pigment Melanin enthalten; s. a. Chromatophor. – **M.hormon, Melanophorin**: ↗ Melanotropin. – **M.reaktion**: *geburtsh* ↗ KONSULOFF* Reaktion.

Melano|plakie: ↗ M.akanthom. – **M.präzipitation**: ↗ Melanin-Flockungsreaktion. – **M.(r)rhagie, -rhö**-profuse Form der ↗ Melaena. – **M.sarkom**: s. u. malignes ↗ Melanom.

Melanose, Melasma: mehr flächenhafte Dunkelfärbung (Pigmentierung) von Haut oder Schleimhaut; z. B. die **Melanosis Becker*** (»Naevus epidermalis pilosus pigmentatus«), **M. bulbi** (fleckförm. oder diffuse Pigmentierung von Konjunktiva u. Sklera als monosymptomat. Form des OTA* Nävus, mit oder ohne Hautbeteiligung), **M. coli** (dunkelbraune bis schwarze »Zottenmelanose« durch Ablagerung von amorphem, eisenfreiem, säurefestem Melanin im Bindegewebe; bei chron. Obstipation [Laxantien der Anthrazengruppe ?], Darm-Tbk u. im höheren Alter; vgl. Pseudomelanose), **M. corii degenerativa**; (↗ BLOCH*-SULZBERGER* Syndrom), **familiäre M. Scheidt*** (unregelmäßig-dominant erbl., angeb. netzförm. Hautpigmentierung, universell oder auf best. Körperabschnitte beschränkt, evtl. später abblassend), **M. granularis cutis** (↗ Coccomelasma), **M. lenticularis progressiva Pick*** (↗ Xeroderma pigmentosum), **M. naeviformis Siemens*** (= Naevus pigmentosus tardus; handgroße, grau- bis schwarzbraune, am Rand aufgelockerte Hautflecken im Schulterblattbereich, an Brust, Arm, Bauch u. Hüfte, stets einseitig, häufig mit örtl. Hypertrichose; histol.: Akanthose, Pigmentvermehrung, »helle« Zellen), **M. oculocutanea** (↗ OTA* Syndrom), **M. praecancerosa** (↗ DUBREUILH*-HUTCHINSON* Krankh.); s. a. Kriegsmelanose (RIEHL).

Melano|somen: *histol* im M.zyten aus Vesikeln des GOLGI*-Feldes entstehende, lamellär strukturierte, an Tyrosinase reiche Organellen, die zu Melaningranula werden.

Melanotrichia: umschrieb. Dunkelfärbung des Haarkleids. – **M. linguae**: ↗ Lingua villosa nigra.

Melanotropin, melanotropes Hormon, Melanozyten-stimulierendes (MSH), Melanophoren-, B-Hormon: im Hypophysenzwischenlappen gebildete Hormone, deren Sekretion durch den zuständ. ↗ Releasing- bzw. Inhibiting-Faktor des Hypothalamus gesteuert wird; lineare Polypeptide, α-MSH mit 13, β-MSH mit 22 Aminosäuren (Spezies-verschieden; Sequenz mit ACTH teilidentisch). Regulieren Hautpigmentierung durch vermehrte Melaninsynthese, Melanozytenexpansion u. Pigmentdispersion (Gegenspieler: ↗ Melatonin). 1 Einh. (n. SHIZUME) = 0,04 μg eines Standardpräp.; Plasmaspiegel des β-MSH normal 20–90 mg/l (Anstieg z. B. in der Gravidität).

Melano|zyt: mit Melanin beladener ↗ M.blast, der das Pigment an sonst pigmentlose Epithelzellen (Keratinozyten) abgibt; ↗ Abb., s. a. Schema »Melanom«, »Pigmentsystem«. – **M.zyten-stimulierendes Hormon**: ↗ M.tropin.

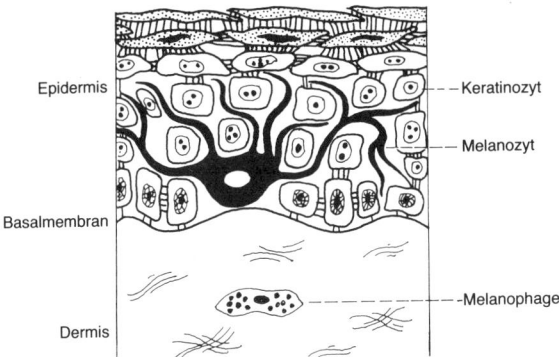

Pigmentsystem der Haut (nach RASSNER). Die **Melanozyten** geben ihr Pigment an Keratinozyten ab u. verteilen es so gleichmäßig im Epithel; durch Abgabestörung in die Dermis gelangtes Melanin wird phagozytiert.

Melanozyto(blasto)m: unpräziser Oberbegriff für blauen ↗ Nävus, Melanom, Melanosarkom, Mongolenfleck (= **dermales M.**), progress. Melanose, OTA* Nävus (= okulokutanes M.; s. a. Schema »Melanom«). – Ferner das in Japan bei ♂ Säuglingen beobachtete rezessiv-erbl. **epidermale M.** (= progressive pigmentäre Dermatose FURUYA-MISHIMA) mit tiefschwarzer Pigmentierung der Finger- u. Zehenrücken, auf Gliedmaßen, Stamm u. Gesicht fortschreitend, evtl. kombiniert mit ton.-klon. Anfällen.

Melanurie: ↗ Melaninurie.

melas: (griech.) schwarz, dunkel. – **M.ikterus**: länger bestehender Verschlußikterus mit schmutzig-(schwärzlich)-grüner Hautfarbe (u. sehr hohen Bilirubinwerten).

Melasma: (griech. = das Geschwärzte) 1) ↗ Melanosis. – 2) ↗ Chloasma. – 3) (HEBRA) Nigrities cutis: graue bis grauschwarze Hautpigmentierung durch anomal-schwarzes oder vermehrtes normales Pigment, z. B. bei Pellagra, Ichthyosis. – 4) **M. factitium**: ↗ Kriegsmelanose. – 5) **M. granulatum**: ↗ Coccomelasma.

Melatonin: (LERNER u. M. 1958) N-Azetyl-5-methoxytryptamin, $C_{13}H_{16}N_2O_2$; aus der Zirbeldrüse von Rindern isolierter Gegenspieler des Melanotropins (»Melanocyte-contracting principle«), dadurch Aufhellung der Hautfarbe: »Skin-lightening factor«). Synthese durch Dunkelheit stimuliert; Stimulationsimpulse über sympath. Fasern (Verbindung mit Hypophyse u. übergeordneten Zentren). Physiol. Wirkung noch unbekannt (hemmender Einfluß auf das »reproduktive System«, d. h. auf Gonaden, Uterus, Prostata; Bedeutung für KH- u. Phosphatstoffwechsel?); s. a. Epiphysenhormone.

Meldepflicht: die durch Gesetz begründete Pflicht zur Meldung z. B. einer anzeigepflichtl. Krkht. gem. Bundesseuchengesetz, einer Berufskrkht. gem. BKVO, einer Geschlechtskrkht. gem. Gesetz vom 23.7.1953 (nur beschränkt).

Meleda-Krankheit: ↗ Keratosis extremitatum hereditaria Typ Mljet (italien.: Meleda).

Meleney* Gangrän

Meleney* (FRANK LAMONT M., geb. 1889, Chirurg, New York) **Hautgangrän**: ↗ Pyoderma gangraenosum. – **M.* Krankheit**: ↗ Histoplasmose.

-melie, -melus: Suffix »Gliedmaße(n)«.

Melilotus officinalis: »Stein-« oder »Honigklee« [Leguminosae]; im Kraut Kumarin, Harz u. Schleimstoffe, in den Blüten außerdem äther. Öl; Anw. als Diuretikum, Geruchskorrigens, Aromatikum.

Melioidose, Malleoidose, WHITMORE* Krkht: der v. a. in Südostasien bei Nagern verbreitete, selten auf den Menschen durch Kontakt übertragene »Pseudorotz« durch Malleomyces pseudomallei (Inkubation 3–14 Tg.). Klin. Bild sehr verschieden, bei akuter Form (schwere Septikämie, Erbrechen, Durchfall, Abszesse) Tod in 3–4 Wo. (»Pseudocholera«); bei chron. Form multiple Eiterungen (Darm, Leber, Milz, Lunge, Niere, LK, Subkutis) u. vesikulopustulöses Hautexanthem. Diagnose: Blutkultur, serologisch.

Melissa officinalis: »Zitronenmelisse« [Labiatae]; Blätter enthalten äther. Öl (mit Citral, Citronellal, Linalool etc.), Gerbstoff, Bitterstoffe, Schleim u. Kaffeesäure; Anw. als Stomachikum, Choleretikum, Karminativum, Diaphoretikum, Sedativum u. Nervinum; s. a. Spiritus Melissae comp. (»Melissengeist«).

Melitagra (flavescens) Alibert*: impetiginisiertes – endogenes oder seborrhoisches – Gesichtsekzem mit honiggelben Krusten.

Melito|coccosis, M.kokzie: das durch M.kokken (Brucella melitensis) hervorgerufene Malta- oder ↗ Mittelmeerfieber (1).

Melittin: Haupttoxin (hämolyt. Prinzip) des Bienengiftes; Polypeptid (26 Aminosäurereste) mit Mol.gewicht 2900.

Melken: nuklearmed. Jargonbez. für die Eluation einer rel. kurzleb. Tochtersubstanz aus dem Isotopengenerator (als »Kuh«); z. B. $^{99}Mo \rightarrow {}^{99m}Tc$, $^{113}Sn \rightarrow {}^{113m}In$, $^{87}Y \rightarrow {}^{87m}Sr$.

Melker|granulom (Gottron*), PEISER* Krkht.: Fremdkörpergranulom durch eingedrungenes Kuhhaar, häufig im Bereich von Nagelfalz (»**M.panaritium**«) oder Zwischenfingerfalte; nach sek. Keimbesiedlung (v. a. Streptococcus agalactiae) evtl. Fisteleiterung (mögl. Infektionsquelle für die Milch). – **M.knoten**: bei Umgang mit pockenkranken Rindern (seltener auch Pferden, Schafen, Ziegen, Schweinen) vork. Hauterkr., v. a. der Hände, durch das gleichnam. Paravaccinia-Virus (Übertragung auch von Mensch zu Mensch). 5–7 Tg. nach Infektion blaurote, derb-elast. Papeln (⌀ bis 2 cm), mit erythematöser Zone u. zentraler Einziehung, Juckreiz; Abheilung in 4–6 Wo., ohne Narbe; ggf. anzeigepflicht. BK. – **M.krampf**: schmerzhafte Spasmen in den Händen (insbes. vom N. medianus innervierte Muskeln) als Beschäftigungsneurose. – **M.lähmung**: professionelle Lähmung mit Schmerzen, Paresen u. Atrophien im Innervationsbereich des N. medianus; ggf. entschädigungspflicht. BK. – **M.panaritium**: s. u. M.granulom. – **M.schwielen**: bis erbsgroße Schwielen an den Streckseiten der Daumenendphalangen (u. über den Endgelenken) als Berufsstigma, evtl. durch Granulom, Fistel etc. kompliziert.

Melkersson*-Rosenthal* Syndrom (ERNST GUSTAF M., 1898–1932, Arzt, Göteborg; CURT R., Arzt, Breslau), Ggl.-geniculi-Syndrom: (M. 1928, R. 1931) idiopath. (Sarkoidose ?), fam., periphere Fazialislähmung, kombin. mit rezidivierender, später persistierender Lippen- u. Gesichtsschwellung (»Tapirmaul«), Lingua scrotalis (↗ dort. Abb.), evtl. rheumat. Affektionen; als Randsympte. (evtl. initial) Parästhesien, Schluckkrisen, migränaert. Kephalgie, Hyperakusis, Flimmerskotom, evtl. Cheilitis granulomatosa.

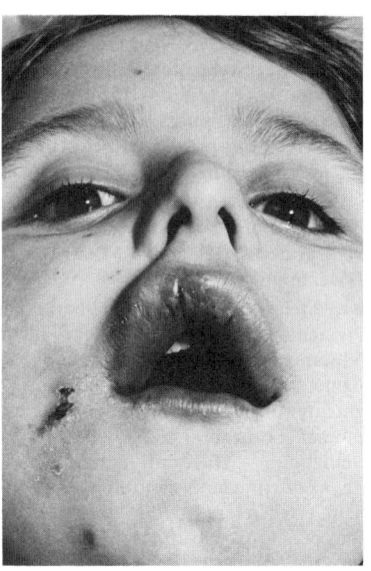

»Tapirmaul« beim **Melkersson*-Rosenthal* Syndrom**.

Mellanby* Einheit (SIR EDWARD M., 1884–1955, Pharmakologe, London): Thrombin-Standard; 1 M.* E. = Thrombinmenge, die bei 37° 1 ml Oxalatplasma in 30 Sek. gerinnen läßt.

Mellitin: ↗ Melittin. – **Mel(l)itämie**: ↗ Glykämie.

Mel(l)iturie: renale Ausscheidung von Zuckern, nach manchen Autoren nur die von Nicht-Glukosen. – Bei den sogen. **M.-Syndromen** wird unterschieden zwischen solchen mit renaler (BOYD*-STEARNS*, LOWE*, ABDERHALDEN*-FANCONI* Sy.), zykl. (z. B. Prädiabetes), insulärer (Pankreatitis, Diabetes mellitus, MAURIAC*, KIMMELSTIEL*-WILSON*, BARD*-PIC*, TROISIER*-HANOT*-CHAUFFARD* Syndr.; evtl. auch Hungerglukosurie) u. extrainsulärer Glukosurie (z. B. CUSHING*, HUNTINGTON*, GILBERT*-LEREBOULLET*, URBACH*-WIETHE* Syndrom) u. den eigentl. Melliturien (= Glykurien, d. s. Pentos-, Laktos-, Galaktos-, Fruktosurie etc.).

mellitus: (lat.) honigsüß, Zucker enthaltend. – **M.-Syndrom**: (MOHNIKE) gemeinsames Vork. von Hyperglykämie u. Glukosurie (z. B. beim Diabetes mellitus).

Melnick* Kanüle: Stanzinstrument für die Prostatabiopsie.

Melnick*-Needles* Syndrom: (1966) erbl. (wahrsch. autosomal-dominant; gynäkotrop) Osteodysplasie (symmetr. an Schädel, langen Röhrenknochen, HWS, LWS, Schlüsselbeinen, Becken) mit disproportionierten Minder-, später Normalwuchs, Hypertelorismus, Exophthalmus, Mikrognathie, Zahnstellungsanomalien, verspätetem Fontanellenschluß, Genu valgum, Coxa valga (später Koxarthrose) etc.; mäß. Sklerose der Schädelknochen, Verdickung u. Verbiegung langer Röhrenknochen; Intelligenz u. Elektrolytbefunde normal.

Meloidae: »Blasen-«, »Öl-«, oder »Pflasterkäfer« [Coleoptera], mit den Arten Meloe, Mylabris, Lytta; enthalten Kantharidin u. scheiden bei Berührung gifthalt. Blut aus, das auf der Haut blasenziehend wirkt.

Melo|manie: (*gr* melos = Lied) krankhafter Drang zu ständ. Singen. – **M. melus**: (*gr* melos = Glied) Mißbildung mit akzessor., den eigentl. Extremitäten aufsitzenden Gliedmaßen.

Melo(no)plastik: plast. Deckung von Wangendefekten mit Stiel- oder Verschiebelappen.

Melo(r)rheostose, LÉRI*(-JOANNY*) Syndrom: mit Gliederschmerzen, Trophödem, Muskelatrophie, Weichteilverkalkung etc. einhergehende (rezessiverbl. ?) Knochenerkr., charakterisiert durch en- u. periostale Osteosklerose (polyostotisch, meist monomel): charakterist. längsstreifenförm. Verdichtungen, z. T. durch Auflagerungen (wie Wachstropfen an einer Kerze).

Meloschisis: (*gr* melōn = Wange) schräge ∫ Gesichtsspalte.

Melotherapie: ∫ Musiktherapie.

Melotie: »Wangenohr« als kaudoventr. Dystopie der Ohrmuschel (Ausbleiben der physiol. kraniodors. Wanderung); oft kombin. mit UK-Mißbildungen.

Melperon WHO: 4'-Fluor-4-(4-methylpiperidino)-butyrophenon; Psychosedativum.

Melphalanum WHO: L-3-[4-(Bis-2-chloräthyl)aminophenyl]-alanin; zytostatisch wirksame L-Form des Sarcolysinum.

Melrose* Methode: künstl. Herzstillstand (bei Herz-Op. mit extrakorporalem Kreislauf) durch Abklemmen der Aorta wenige cm oberhalb ihres Ursprungs u. Injektion von Kaliumzitrat in die dadurch entstehende Tasche.

Meltzer* Therapie (SAMUEL JAMES M., 1851–1920, Pharmakologe, New York): Tetanusbehandlung durch intralumbale Applikation von $MgSO_4$.

Melúng, Betá: bei westafrik. Küstenbewohnern symmetr. Hauterkr. an Handflächen u. Fußsohlen, unter Bildung pigmentarmer Flecke abheilend.

-melus: Suffix »Gliedmaße(n)«.

Membra (corporis) *PNA*: Gliedmaßen (∫ Membrum).

Membran: *biol* in Zellen u. Geweben morphologisch differenzierte Schicht (»Haut«, »Häutchen«) mit abschließender, begrenzender, trennender (aber auch konduktil, steuerbar durchlässig, selektiv stoffvermittelnd, ∫ semipermeabel), z. T. auch stützender, stabilisierender, verbindender Funktion (∫ Zell-, Kern-, Basal-, Muskel-, Elementarmembran, Synapse, Membrana, Membran...), ferner als path. Bildung (z. B. **hyaline M.** bei Lungenödem, ∫ Membransydrom u. a.; s. a. Pseudomembran) sowie die **undulierende M.** der Flagellaten (Zytoplasmasaum zwischen Geißel u. Körper zur Fortbewegung); unter den Bindegewebshäuten z. B. die fibroelast. u. **elast. M.** (aus eng verflochtenen elast. Fasern) in der Arterienwand. – *techn* räuml. Phase, die 2 weitere Phasen (z. B. Gase, Flüssigkeiten) voneinander trennt u. dem Durchtritt verschiedener Komponenten unterschiedl. Widerstand entgegensetzt. Entsprechende flächenhafte Körper (auch schwingungsfähige, semipermeable etc.) finden in Mikrophon, Meß- u. Regelgeräten, Pumpen etc. Anwendung.

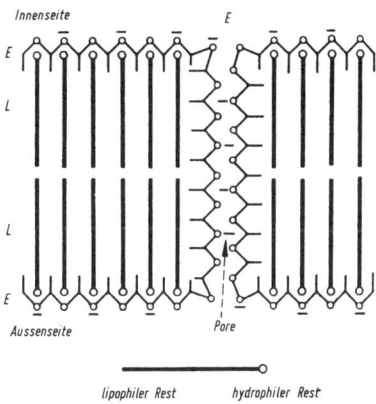

Membranmodell nach DANIELLI, sogen. Einheitsmembran (Dicke etwa 55 Å). – vgl. Polymermembran (Abb.).

Membrana: (lat.) Häutchen, Platte, ∫ Membran; z. B. (*PNA*) **M. atlantooccipit. ant.** (bindegewebig zwischen vord. Atlasbogen u. Pars basilaris des Hinterhauptbeins) u. **post.** (zwischen hint. Atlasbogen u. Rand des großen Hinterhauptlochs; mit seitl. Öffnung für A. u. V. vertebr.; wird bei Subokzipitalpunktion durchstochen), **M. basalis ductus semicircularis** (im häut. Bogengang unmittelbar unter dem Sinnesepithel. – s. a. Basalmembran), **M. basilaris placentae** (*embryol* die vom Epithel der Plazentarzotten u. Endothel der Zottenkapillaren gebildete Trennschicht zwischen mütterl. u. kindl. Blut), **M. decidua** (∫ Decidua), **M. fibroelastica laryngis** (die Submukosa des Kehlkopfes, zwischen Stimmband u. Ringknorpel als Conus elasticus verstärkt), **M. fibrosa** (die Außenschicht der Gelenkkapsel aus gekreuzten kollagenen u. spärl. elast. Fasern), **M. flaccida** (s. u. Pars fl.), **M. intercostalis ext. u. int.** (bindegeweb. Fortsetzung der äuß. bzw. inn. Interkostalmuskeln im Bereich der Rippenknorpel bzw. zur WS hin), **M. interossea antebrachii** (zwischen Radius u. Ulna) u. **cruris** (zwischen Fibula u. Tibia), **M. limitans** (*ophth* s. u. Lamina, s. a. Abb. »Retina«; *neurol* ∫ Gliagrenzmembran), **M. mucosa nasi** (SCHNEIDER* Membran, die mit Flimmerepithel, Becherzellen, Drüsen u. Venengeflechten ausgestattete »respirator. Schleimhaut« der Nase; vgl. M. olfactoria), **M. obturatoria** (das For. obturatum verschließende Membran aus Kollagenbündeln; mit Can. obturatorius; Urspr. der Mm. obturatores), **M. olfactoria** (BRUNN* Membran, die von den Riechhärchen durchzogene glasklare Schleimschicht der Regio olfactoria nasi), **M. perinei** (∫ Fascia diaphragmatis urogenit. inf.), **M. pleuropericardiaca, -peritonealis** (*embryol* ∫ Septum transversum), **M. propria ductus semicircularis** (bindegeweb. Außenwand der häut. Bogengänge, mit kollagenen Faserzügen durch den perilymphat. Raum zum Endost des knöchernen Bogenganges), **M. pupillaris** (*embryol* ∫ Pupillarmembran), **M. quadrangularis** (im Kehlkopf zwischen Epiglottis, Plica aryepiglottica u. Taschenfalte), **M. reticularis ductus cochlearis** (von den Endplatten der DEITERS* Zellen gebildete »Netzmembran«, durch die die Hörhaare ragen), **M. spiralis ductus cochlearis**

Membrana stapedis

(↑ Paries tympanicus), **M. stapedis** (zwischen den Schenkeln u. der Platte des Steigbügels), **M. statoconiorum** (im Bereich der Maculae sacculi u. utriculi Gallertschicht, in die die Statokonien u. Sinnesfortsätze eingeschlossen sind), **M. sterni** (sich kreuzende Fasern beider Ligg. sternocostalia radiata auf der Vorderfläche des Brustbeins), **M. suprapleuralis** (Verstärkung der Fascia endothoracica in der Pleurakuppel), **M. synovialis** (inn. »Synovialhaut« der Gelenkkapsel aus lockerem Bindegewebe, fett- u. schleimproduzierenden Synovialzellen; s. a. Synovialis...), **M. tectoria articulationis atlantoaxialis mediana** (Fortsetzung des Lig. longitud. post. der WS vom 2. HWK bis zum Clivus), **M. t. ductus cochlearis** (einseitig am Limbus befestigte, über den Hörzellen frei schwebende faserige Gallertmembran), **M. thyrohyoidea** (zwischen oberem Schildknorpel- u. unt. Zungenbeinrand), **M. tympani** (das den äuß. Gehörgang gegen die Paukenhöhle schräg abschließ. kollagenfaserige, bds. von Epithel überzogene »Trommelfell« mit Pars tensa u. flaccida, das als Teil des ↑ Schalleitungsapparats die akust. Schwingungen auf die Gehörknöchelchenkette überträgt. Ferner die **M. t. secundaria**, die das Schneckenfenster verschließt), **M. vestibularis**, (die REISSNER* Membran, ↑ Paries vestibul. ductus cochlearis), **M. vitrea** (s. hyaloidea; die verdichtete Außenzone des Glaskörpers).

membranaceus: (lat.) häutig, membranös.

Membran|defekt: *path* submikroskop. (z. B. hypoder anoxäm.) Schädigung der Zellmembran, die u. a. die path. Ausschüttung intrazellulärer Elektrolyte bedingt, aber auch die von Enzymen (z. B. ↑ Transaminasen), die dann als Diagnostikum dienen. Typische M.defekte u. a. bei Sphäro-, Elliptozytose, nächtl. paroxysmaler Hämoglobinurie. – **M.depolarisation:** s. u. Depolarisation; s. a. neuromuskulärer Block.

Membranfilter: sehr feinpor. Filter mit Membranen aus unverglastem Porzellan, Kieselgur, Glas oder eingetrockneten kolloidalen Lsgn. (Zellulosederivate, Gelatine, Alginat, PVC), auch als »Ultra-M.« (z. B. Millipore-Material); zur Abscheidung von grobdispersen Teilchen, Entkeimung von Gasen u. Flüssigkeiten, Anreicherung von Baktn. u. Viren, für Trinkwasser- u. Luftkeimuntersuchung (z. B. als **M.kultur** durch Applikation des benutzten Filters auf oder in einen geeigneten Nährboden n. WILSON-BLAIR u. a.).

Membran|hypothese: *physiol* ↑ BERNSTEIN* Theorie (2). – **M.krankheit:** *päd* ↑ M.syndrom der Frühgeborenen. – **M.leitfähigkeit:** die auf Ionendurchlässigkeit basierende elektr. Leitfähigkeit einer Membran (Reziprokwert des Widerstands), meßbar als aus einem angelegten Stromsprung resultierende Spannungsdifferenz. Bei Erregung stark erhöht (↑ Ionentheorie).

membranosus, membranös: (lat.) 1) häutig. – 2) mit Membranbildung einhergehend.

Membran|oxygenator: (KOLFF) Filmoxygenator, bei dem O_2 u. Blutfilm durch eine semipermeable (gasdurchläss.) Kunststoffmembran getrennt sind. Vorteile: geringe Hämolyse, verminderte Gefahr der Gasembolie. – Eine **extrakorporale M.oxygenation** (ECMO) wird heute auch bei akuter respirator. Insuffizienz angew., u. zwar mit venovenöser oder venoarterieller (oder kombin.) Technik.

Membran|polarisation: die asymmetr. Verteilung von Ladungsträgern an einer – biol. – Membran (z. B bei Diffusion von Elektrolyten ungleicher Konz. u. Beweglichkeit), die sich als Diffusions- bzw. M.potential äußert; s. a. Hyper-, Depolarisation. – **M.potential:** Begr. für Potentialunterschiede an biol. oder physiochem. Membranen; i. e. S. das aus der M.polarisation resultierende ↑ Ruhepotential erregbarer Strukturen; s. a. DONNAN* Potential, Reizschwelle.

Membransyndrom der Früh- u. Neugeborenen, Hyalin-Membrankrkhtn.: charakterist. Erkr. der Risikokinder, mit spätestens am 2. Tag auftretender Tachypnoe (inspirator. Einziehungen, exspirator. Stöhnen), grauer Zyanose, sklerödemähnl. Ödemen (bes. unt. Extremitäten), Apnoe-Anfällen, progred. Verschlechterung des AZ, meist metabol. Azidose u. Hyperkaliämie; Rö.bild der Lungen (pathognomon.): diffuse, retikulogranuläre Zeichnung, verminderter Luftgehalt, später konfluierende Verschattung; anat.: Splenisation (Atelektasen, vaskuläre Kongestion), nicht obligat intraalveoläres Ödem, Hämorrhagien, hyaline Membranen. Prognose (bis 60% Tod durch Atemlähmung infolge azidot. Enzymblokkade) ab 4. Tag günstiger; Häufigkeit u. Letalität mit niedr. Geburtsgew. zunehmend; prä- u. intrapartale Asphyxie u. Unreife von zentraler pathogenet. Bedeutung. – vgl. Respiratory-distress-, Kaiserschnitt-Syndrom.

Membrantheorie: *physiol* ↑ Ionentheorie; s. a. Ruhemembran-, Aktionspotential, EPSP, IPSP.

Membrum *BNA, JNA, PNA:* (lat.) Glied (z. B. **M. virile** = Penis), Gliedmaße: **M. inferius** (= Extremitas inf.), das »Bein« mit Ober- u. Unterschenkel u. Fuß (mit Femur, Tibia, Fibula, Ossa tarsi, metatarsalia u. digitorum pedis u. zugehör. Weichteilen); **M. sup.** (Extremitas sup.), der »Arm« mit Ober- u. Unterarm u. Hand (mit Humerus, Ulna, Radius, Ossa carpi metacarpalia u. digitorum manus u. zugehör. Weichteilen).

Memory-Zellen: aus einem spezifisch stimulierten Klon immunkompetenter Zellen (B-, aber auch T-Lymphozyten) nach erstem Kontakt mit dem AG zurückbleibende »Gedächtniszellen«, die bei erneutem Kontakt mit demselben AG die sogen. Secondary response (↑ Booster-Effekt, Second set reaction) bewirken.

MEM-Test: *onkol* »Makrophagen-Elektrophorese-Mobilitätstest« zur Krebsdiagnostik anhand eines bei Kontakt von Probandenlymphozyten u. Tumor-AG in der Gewebekultur entstehenden Faktors, der die elektrophoret. Beweglichkeit von Makrophagen beeinträchtigt.

Menachinon: ↑ Vitamin K_2.

Menadiol(um), Vit. K_4: Methylnaphthohydrochinon; ein synthet. Hämostatikum.

Menadionnatriumsbisulfit, Vit. K_3: 2-Methyl-1,4-naphthochinon; ein synthet. Hämostatikum.

Menagoga: *pharm* ↑ Emmenagoga. – **Menarche:** Zeitpunkt des Auftretens der ersten Menstruation; s. a. Menstruatio praecox u. tarda.

Ménard*(-Shenton*-Makkas*) Linie (MAXIME M., 1872–1929, Gerichtsmediziner, Paris; EDWARD WARREN HINE SH., 1872–1955, Radiologe, London): *röntg* im a.-p. Bild des Beckens Hilfslinie (zur Beurteilung des Hüftgelenks) entlang der unt. Begrenzung des horizontalen Schambeinastes u. des Schenkelhalses, deren bd. Teile bei nicht deformiertem oder luxiertem Gelenk einen etwa gleichmäß. Bogen bilden; s. a. Abb. »Hüftgelenkluxation«.

Mende* Syndrom: (IRMGARD M. 1926) erbl., im wesentl. mit dem KLEIN*-WAARDENBURG* Syndrom ident. Erkr. (Schwachform?) mit partiellem Albinismus (pigmentlose Strähnen in Haupthaar, Bart, Augenbrauen, Schambehaarung) bei mongoloidem Habitus; ferner persistierende Lanugobehaarung, Minderwuchs, Taubstummheit, Synophrys, Lippenspalte, verzögerte Dentition, Debilität.

Mendel* Gesetze (GREGOR JOHANN M., 1822–1884 Augustiner-Abt u. Naturforscher, Brünn): die 1865 von M.* erkannten, 1900 von CORRENS, TSCHERMAK u. DE VRIES wiederentdeckten (u. formulierten) statist. Gesetzmäßigkeiten des Erbgangs von Eigenschaftsunterschieden (gültig nur für autosomale Gene u. wenn keine Koppelung, gleiche Bildungs- u. Kombinationschancen aller Gameten-, gleiche Überlebenschancen aller Zygoten-Genotypen). **1)** »Uniformitätsgesetz«: Alle Individuen der F_1-Generation aus der Kreuzung reinerbiger Eltern sind unabhängig von der Kreuzungsrichtung unter sich gleich. – **2)** »Spaltungsgesetz«: In der aus Selbst- oder Geschwisterbefruchtung der F_1 entstandenen F_2-Generation wird die Faktorenkombin. der F_1 z. T. wieder aufgespalten, so daß neben F_1-gleichen heterozygoten auch wieder elterngleiche homozygote Merkmalsträger in best. Zahlenverhältnissen auftreten (1:2:1 bzw. 3:1). – **3)** »Unabhängigkeits-, Rekombinationsgesetz«: In der Nachkommenschaft von Eltern, die sich in mehr als 1 Merkmalspaar unterscheiden, wird jedes Merkmals- bzw. Faktorenpaar unabhängig von den anderen entsprechend dem Spaltungsgesetz verteilt, so daß alle theoretisch mögl. Kombinationen in statistisch bestimmten Zahlenverhältnissen auftreten ($\uparrow$ Schema).

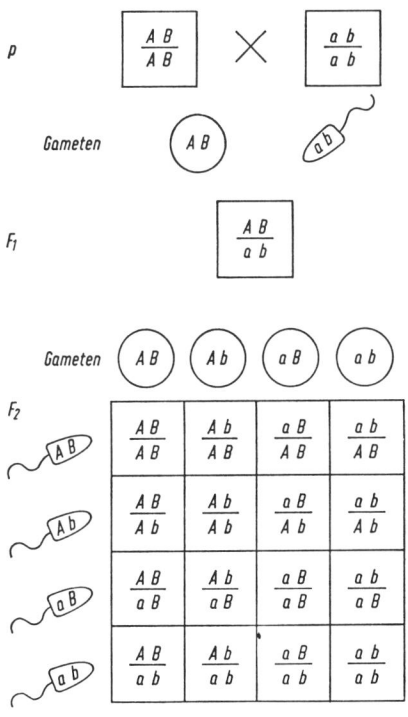

Mendel* (KURT M., 1874–1946, Neurologe, Berlin) **Phänomen**: $\uparrow$ Aurikularisphänomen. – **M.* Reflex**: s. u. BECHTEREW*-M.*.

Mendel*-Mantoux* Probe (FELIX ME., 1862–1925, Arzt, Essen; CHARLES MA.): i.c. Tuberkulinprobe (0,1 ml einer 1:100 000- bis 1:10-Verdünnung an der Innenseite des li. Unterarms) zur Frühdiagnostik der Tbk (örtl. Rötung u. Schwellung), zur Bestg. der Allergielage (vor BCG-Impfung obligat, außer bei Neugeb. bis 5. Wo.!) u. zur Kontrolle der Konversion nach Impfung.

Mendelejew* System (DIMITRI IWANOWITSCH M., Chemiker, 1834–1907, Petersburg): das 1869 (gleichzeitig wie LOTHAR MEYER) aufgestellte $\uparrow$ »Periodensystem der Elemente«.

Mendelismus: Teilgebiet der Genetik, das die den klass. $\uparrow$ MENDEL* Gesetzen folgenden Vererbungserscheinungen behandelt, als »höherer« M. auch unter Einbeziehung aller gonosomalen u. durch Koppelung u. Crossing-over modifizierten Erbgänge.

Mendelson* Syndrom (CURTIS L. M., Anästhesist, New York): Dyspnoe bis Asphyxie infolge Aspiration von Mageninhalt (z. B. im Koma, bei Narkose, Schlafmittel-, CO-, Opiatintoxikation, Pneumonie, Lungenödem, Rechtsherzdekompensation).

Mendes da Costa* – van der Valk* Syndrom: (Samuel M. DA C., 1862–1943, Dermatologe, Amsterdam) $\uparrow$ Epidermolysis bullosa hereditaria dystrophica et maculosa. – vgl. DA Costa* Syndrom.

mendosus: (lat.) fehlerhaft, verkehrt.

Menegrande: $\uparrow$ Pappatacifieber in Venezuela.

Menelipsis: sekundäre $\uparrow$ Amenorrhö.

Ménétrier* Syndrom (PIERRE EUGÈNE M., 1859–1935, Arzt, Paris): $\uparrow$ Gastropathia hypertrophica gigantea (»Riesenfaltengastritis«), i. e. S. die mit Eiweißverlust (»exsudative Gastroenteropathie«) u. konsekut. Ödemen.

Menge* (KARL M., 1864–1945, Gynäkologe, Heidelberg) **Bogenstäbchen**: $\uparrow$ HEURLIN* Bakterium. – **M.* Pessar**: $\uparrow$ Keulenpessar. – **M.* Stäbchen**: Hartgummi-Watteträger für intrauterine Lokalbehandlung.

Mengel*-Konigsmark*-Berlin*-McKusick* Syndrom: $\uparrow$ Taubheits-Ohrmuscheldysplasie-Syndrom.

Menghini* Nadel (GEORGIO M., zeitgen. Arzt, Perugia, Macerata): Hohlnadel ($\emptyset$ 1,0–1,8 mm) zur Aspiration von Lebergewebe für die Biopsie. Entnahme evtl. als **M.* »Sekundenbiopsie«**, wobei die Nadel – auf einer 20-ml-Spritze – unter gleichzeit. Aspiration ins Organ gestoßen wird. – Von M* ferner angegeben (u. von WILDHIRT modifiziert) ein Untersuchungs- u. Fotolaparoskop (280 mm, $\emptyset$ 10,5 mm) mit 2 Luftkanälen in der kegelig-runden Trokarspitze (sowie 2 Beleuchtungsbirnen, Quarzstab für Lichtleitung, Vorausblick-Optik).

Menglytatum *WHO*: Mentholäthoxyazetat; Antiseptikum mit lokalanalget. Wirkung.

Mengo: *virol* Stamm des $\uparrow$ Kardiovirus, der in Ostafrika, übertragen von Stechmücken, eine fieberhafte Erkr. (evtl. Enzephalomyokarditis) hervorruft.

Men(h)idrosis: vermehrte Schweißabsonderung zur Zeit der Menstruation, evtl. z. T. blutig (i. S. der vikariierenden Blutung).

Menière* Krankheit

Menière* Krankheit (PROSPER M., 1799–1862, Arzt, Paris): meist einseit. Erkr. (unbekannter Ätiol.) des Innenohrlabyrinths mit endolymphat. Hydrops (»angioneurot. Oktavuskrise«): Drehschwindelanfälle (Min. bis Stdn.; wahrsch. Ruptur der REISSNER* Membran, Ausfließen der Endo- in die Perilymphe), Tinnitus, Schallempfindungsschwerhörigkeit (oft wannenförm. Tonaudiogramm), pos. Recruitment; im Anfall Spontannystagmus (meist zur kranken Seite). Manifestation meist im 4. Ljz.; häufig Remissionen; »Ausbrennen« nach 3 Mon. bis 2 Jahren; Ther.: Stellatumblockade, Diuretika, Ultraschall; evtl. Sakkotomie, Durchschneidung des N. vestibul., bei Taubheit Zerstörung des häut. Labyrinths. – Als »**Vestibularissyndrom**« auch Sammelbegr. für alle Erkrn. mit Anfällen von Schwindel, Hörverlust u. Ohrensausen (= **M.* Trias**), d. h. auch für LERMOYEZ* Anfall u. FRANKL=HOCHWART* Syndrom (»Para- oder Pseudo-MENIÈRE«, ↑ Polyneuritis cerebralis meneèriformis).

Meningea: ↑ Arteria meningea.

meningeal(is): (lat.) die Meningen betreffend; z. B. **m. Leukämie** (s. u. Meningoencephalomyelopathia), **m. Syndrom** (bei Reizung der weichen Hirn- u. Rückenmarkshäute, mit lokalisations-, aber nicht prozeßspezif. Symptn.: Kopf-, Nacken- u. Rückenschmerzen, Opisthotonus, Nackensteifigkeit, Nackenbeugeschmerz, Kahnbauch, pos. KERNIG*, LASÈGUE* u. BRUDZINSKI* Zeichen.

Meningealhydrops: 1) Flüssigkeitsansammlung in den aufgeblätterten inn. Duraschichten; vgl. Hygroma durae matris. – 2) ↑ Meningitis serosa. – 3) ↑ Hydrocephalus.

Meningeom, -geosis: ↑ Meningiom, Meningiosis.

Meninges *PNA*, **Meningen**: die »Hirn- u. Rückenmarkshäute«, d. s. ↑ Dura mater u. – durch das kapilläre Cavum subdurale getrennt – Leptomeninx (= ↑ Arachnoidea u. Pia mater, getrennt durch das Cavum subarachnoideale) ↑ Abb. »Hirnhäute«.

meningeus: (lat.) die Meningen betreffend.

Meningiom(a): meist im mittl. LA von arachnoidalen Deckzellnestern ausgehendes mesodermales, im allg. intrakraniales Neoplasma (seltener im RM-Bereich), meist breitflächig der Dura anhaftend (selten subkortikal, von der Tela choroidea ausgehend), gegen Hirngewebe expansiv wachsend, gegen mesodermale Gewebe infiltrierend. Histol. unterschieden als **M. angiomatosum** (vorw. aus netzig angeordneten, von großleib. Zellen umkleideten Kapillaren, evtl. mit erhebl. Polymorphie u. Hyperchromasie, aber gutartig), **M. endotheliosum** (Dura-, Meningoendotheliom; aus großen, meist in Nestern angeordneten Zellen u. gefäßführendem Bindegewebe, mit sogen. Psammomkörnern), **M. fibromatosum** (Fibroblastoma arachnoidale, fusiformes Psammom; aus langen, spindel., in Strömen u. Strudeln – oft »rhythmisch« – angeordneten Zellen) u. als – sehr seltenes – **malignes**, d. h. sarkomatös entartetes **M.** (mit Gefäßreichtum, größerer Zellzahl, zahlreichen Mitosen, vergrößerten Kernen, Nekrosen; in Sinus u. Knochen infiltrierend, rezidivierend, aber offenbar ohne echte Metastasierung). – Als häufigste Lokalisationsform (ca 25%) das **parasagittale M.** im Bereich von Sinus sagittalis sup. u. Falx cerebri (↑ Falxmeningiom), mit epilept. Anfällen, psych. Störungen, Paresen u. Parästhesien. – s. a. Keilbeinmeningiom (= **pterygonales M.**), Abb. »KENNEDY* Syndrom«.

Mening(i)osis leucaemica: (R. VIRCHOW 1850) ↑ Meningoencephalomyelopathia leucaemica.

Meningismus, Meningose: »Pseudomeningitis« ohne nachweisbares entzündl. Substrat an Hirnhäuten u. Liquor; z. B. als Begleit-M. fieberhafter Erkrn. (häufig initial bei Infektionen von – insbes. jungen, dysenzephalen u. vegetat.-dystonen – Kindern; Urs. der »Fieberkrämpfe«?), bei Aliquorrhö.

Meningitis: unspezif. oder spezif. Entzündung der Hirn- u. Rückenmarkshäute (= **M. cerebralis** bzw. **spinalis**, erstere unterschieden als ↑ Basal- u. als Konvexitäts- = ↑ Hauben-M.; letztere meist nur Arachnoiditis (mit sensiblen Reizerscheinungen, Reflexanomalien, Pyramidenzeichen etc.); i. e. S. die ↑ Leptomeningitis (vgl. Pachymeningitis). Sympte.: Kopf- u. Rückenschmerzen, Nackensteife, Fieber, Bewußtseinstrübung, pos. KERNIG* u. BRUDZINSKI* Zeichen, Kahnbauch, Jagdhundstellung, Opisthotonus; im Liquor Pleozytose u. Eiweißvermehrung; meist zugleich Enzephalitis (↑ Meningoenzephalitis) bzw. Myelitis. **Bakterielle** Formen (Meningo-, Pneumo-, Staphylo-, Streptokokken, Haemophilus influenzae, Proteus mirabilis, Listerien, Salmonellen) meist eitrig u. an der Konvexität (Hirnnerven- u. Herdsympte.; 100–1000/3 Zellen, meist polymorphkern.), entweder hämatogen (bei Sepsis) oder fortgeleitet (bei Sinusitis, Mastoiditis) oder posttraumatisch; **abakterielle** (tox., allerg., Fremdkörper, Pilze, Leptospiren, Zystizerken, als sek. Karzinose »sympath.« oder Begleit-M., v. a. aber als ↑ Virus-M.) meist akut mit gutart. Verlauf (im Liquor bis 1000/3 Zellen u. leichte Eiweißvermehrung). Bes. Formen: **M. (cerebrospin.) epidemica**, die durch Tröpfcheninfektion übertragbare eitr. »Meningokokken-M.« durch Neisseria meningitidis (Gipfel im Febr./April, v. a. bei Kindern): nach Inkubation von 1–5 Tg. allg. Krankheitsgefühl, evtl. Herpes simplex, Rumpfexanthem, Erbrechen, heftigste Kopfschmerzen, nach Stdn. bis Tgn. ausgeprägtes meningeales Reizsyndrom mit Bewußtseinstrübung, gelegentlich auch sept. Bild u. WATERHOUSE*-FRIDERICHSEN* Syndrom; Verdachts-, Erkrankungs- u. Todesfälle anzeigepflichtig. – **M. herpetica** durch das Herpes-simplex-Virus, der Hauteruption evtl. um Stdn. bis Tg. vorangehend, meist in wenigen Tgn. ohne Schaden abklingend. – Dagegen die von infizierten Affen durch Biß übertragene M. durch Herpes-B-Virus, als letale aszendierende Myelitis. – **M. lymphocytaria** (s. u. Choriomeningitis). – **M. myalgica**, die ↑ Bornholmer Krkht. – **M. serosa**: unpräziser Begr. u. a. für die ätiol. ungeklärte abakterielle M. mit Lymphozytose u. starker Eiweißvermehrung im Liquor sowie (i. e. S.) die Arachnitis adhaesiva cystica (als ↑ Pseudotumor cerebri). – **M. syphilitica** entweder »frühluisch« (»Meningealkartarrh«) im Sekundärstadium (50%) mit Lymphozytose bis 1000/3, Eiweißvermehrung, Lueszacke, nur flücht. oder – meist – fehlenden klin. Meningitiszeichen; oder als **gummöse M.** im Tertiärstadium, v. a. basal, auf Gefäße u. Stützgewebe übergreifend. – **M. tuberculosa** meist hämatogen (selten durch Übergreifen einer Osteomyelitis oder Spondylitis) u. zerebrospinal (v. a. ↑ Basal-M.), meist bei Kindern u. Jugendl.; nach Allg.symptn. (Unlust, Mattigkeit, Gewichtsverlust) langsames Einsetzen von M.zeichen, v. a. auch Paresen des III. Hirnnervs; am Augenhintergrund Choroidealtuberkel; im Liquor Eiweißvermehrung, Chlorid- u. Zuckerverminderung, Rundzellen bis 1000/3, Spinngewebgerinnsel. Erregernachweis durch Kultur u. Tierversuch. Gefahr des Hydrocephalus occlusus. – Ferner **toxische M.** als meningealer Reizzustand (im uräm. u. azetonäm. Koma, bei Bleivergiftung) mit Kopfschmerz, Schwindel, Erbrechen; im Liquor Pleozytose (bis einige 100/3) u. leichte Eiweißvermehrung.

Meningitiskurve: die bes. bei Meningitis zu beobachtende sogen. Rechtskurve der Kolloidreaktion (↑ Kolloidkurve).

Meningococcus: ↑ Neisseria meningitidis.

Meningo|encephalomyeolopathia leucaemica: leukäm. Infiltrate (evtl. auch Blutungen) in ZNS u. dessen Hüllen unter dem klin. Bild eines Pseudotumor cerebri; v. a. als örtl. Rezidiv nach zytostat. Ther. (ungenügende Passage der Zytostatika durch Blut-Liquorschranke ?); im Liquor nur leukäm. Zellen. – **M.endotheliom:** ↑ Meningioma endotheliosum.

Meningo|enzephalitis: Entzündung der weichen Hirnhäute u. des angrenzenden Hirngewebes (praktisch bei jeder Leptomeningitis), v. a. bei Virusinfekt (ARBO-, ECHO-, Coxsackie-, Herpes-simplex-, Mumps-, LCM-Viren; z. T. mit typ. biphas. Verlauf, d. h. 5- bis 10täg. grippeähnl. Bild, 4–10 Tg. später rekurrierendes Fieber, Kopfschmerzen, charakterist. Sympte.), Listeriose, Leptospirose, Rickettsiose, Toxoplasmose, Blastomykose, Amöbiasis, Zystizerkose, Kokzidioidomykose, Angiostrongyliasis (als **eosinophile M.**), ferner para- u. postinfektiös bei Masern, Röteln, Varizellen, nach Pocken- u. Rabies-Schutzimpfung sowie als syphilit., tbk. u. sogen. Entmarkungs-M. (allerg. ?). Evtl. – mit gleicher Ätiogenese – als **M.enzephalomyelitis.**

meningoeruptives Syndrom: akute Infektionskrankh. durch ECHO-Viren (insbes. Typen 9, 4 u. 16), v. a. in Sommer u. Frühherbst: asept. Meningitis, makulopapulöses (morbilliformes) Exanthem an Gesicht, Stamm u. Extremitäten (evtl. zuvor bukkales Enanthem), in schweren Fällen petechiale Blutungen u. Ekchymosen.

Meningkokokken|meningitis: ↑ Meningitis cerebrospinalis epidemica. – **M.sepsis:** durch die physiol. im Nasen-Rachenraum vork. ↑ Neisseria meningitidis hervorgerufene Sepsis, mit Haut-, Schleimhaut- u. Gelenkhämorrhagien (evtl. auch NN-Blutungen, = **fulminante M.** = WATERHOUSE*-FRIDERICHSEN* Syndrom) u. Meningitis.

Meningom: ↑ Meningiom.

Meningo|myelitis: auf das RM übergreifende Meningitis (v. a. tuberculosa u. syphilitica). – **M.myeloradikulitis:** gleichzeit. entzündl. Affektion von weichen RM-Häuten, RM u. RM-Wurzeln; z. B. bei Herpes zoster, Zentraleuropäischer Enzephalitis. – **M.myelozele:** hernienart. Vorwölbung eines RM-Abschnittes einschl. seiner Häute durch einen WS-Defekt (↑ Rhachischisis). – **M.myelozystozele:** Meningomyelozele mit zystenart. Auftreibung des RM-Zentralkanals.

Meningo|pathie: Oberbegr. für die – i. e. S. nichtentzündl. – Erkrn. der Hirnhäute; z. B. die **traumat. M.pathie** durch stumpfe Gewalteinwirkung auf die WS, evtl. mit narb. Ausheilung (u. dadurch radikulären Reiz u. Kompressionserscheinungen). – **M.pneumonitis:** atyp. Pneumonie mit meningealer Symptomatik durch Viren der PLT-Gruppe, v. a. bei Vögeln (Ornithose), Kälbern, Rindern, Schafen u. Katzen, aber auch beim Menschen.

Meningo|radikulitis: gleichzeit. entzündl. Affektion der weichen RM-Häute u. benachbarter Wurzeln der Spinalnerven (z. B. als **M.radikulitis inflammatoria syphilitica**); evtl. mit Beteiligung der Nerven (= **M.radikuloneuritis** z. B. als idiopath. Form das ↑ GUILLAIN*-BARRÉ* Syndrom). – **M.rrhagie, -rrhö:** Blutung aus Meningealgefäßen.

Meningose: 1) ↑ Meningismus. – 2) ↑ Meningiosis.

Meningo|typhus: Typhus abdomin., bei dem meningeale Sympte. im Vordergrund stehen. – **M.zele:** hernienart. Vorwölbung der Meningen durch einen Schädel- oder WS-Defekt, meist als **M.zystozele** (mit Pseudozyste).

Meninx: (lat.) Haut, Gehirnhaut (↑ Meninges).

Meniscus: (lat. = kleiner Mond) scheibenförm. Gebilde (*physik, opt* ↑ Meniskus); *anat* (*PNA*) der **M. articularis** als bindegeweb.-faserknorpel., im Querschnitt keilförm. »Gelenkzwischenscheibe« (zum Ausgleich einer Inkongruenz; vgl. Discus articularis), im Kniegelenk als **M. lat. s. fibul.** (mehr kreisförm., an der Eminentia intercondylaris befestigt u. peripher mit der Kapsel verwachsen) u. **M. med. s. tib.** (halbmondförm., vorn am Condylus med., hinten in der Fossa intercondylaris tibiae befestigt, peripher mit der Kapsel u. dem Lig. collat. tib. verwachsen; s. a. Meniskus...). Ferner als **Menisci tactus** die ↑ MERKEL* Tastscheiben.

Meniskektomie: op. Entfernung eines – verletzten oder degenerierten – Kniegelenkmeniskus; evtl. nur als **partielle M.** unter Belassen des nicht abgerissenen Teils (zur Erhaltung der Pufferfunktion); oft Regeneratbildung.

Meniskenglas: *opt* ↑ Meniskus (3).

Menisko|pathie: vorzeit. Degeneration eines Kniegelenkmeniskus, entweder durch sportl. oder berufl. Überbeanspruchung (↑ Bergmannsknie) oder aufgrund abnormer Disposition. Folgen: chron. zerstörierende Gelenkveränderungen, Knorpelzersetzung (Bildung freier Körper, intra- oder parameniskealer Zysten); s. a. Meniskusverletzung. – **M.pexie:** op. Fixierung eines gelockerten oder abgerissenen Kniegelenkmeniskus durch Annähen (früher auch durch artifizielle Entzündung). – **M.tomie:** partielle ↑ Meniskektomie. – **M.zyt:** *hämat* ↑ Sichelzelle.

Meniskus: 1) *anat* ↑ Meniscus articularis. – 2) *physik* obere Begrenzungsfläche einer Flüssigkeit im stehenden Rohr. – 3) *opt* »Halbmuschelglas«, bds. durchgebogenes ↑ Brillenglas, als Minusglas (konvex-konkav, = neg. M.) mit Außenfläche von + 6 dpt, als Plusglas mit Innenfläche von – 6 dpt. Bei schwächerer Biegung (1,25 dpt): »periskop. Glas«.

Meniskus|einklemmung: plötzl. Verlagerung eines geschädigten Meniskus(teils) in die Belastungszone des Kniegelenks; klin.: einschießender Schmerz u. Bewegungssperre (meist Streckhemmung), oft seröser Reizerguß. – **M.ganglion:** ↑ M.zyste. – **M.riß:** s. u. M.verletzung. – **M.schaden:** ↑ Meniskopathie, M.verletzung. – **M.schrei,** OUDARD*-JEAN* Zeichen:

Meniskusverletzung

hör- u. fühlbares Schnappen über einem verletzten Knieglenkmeniskus bei der Funktionsprüfung; besser nachzuweisen durch Auskultation (BIRCHER) u. Oszillographie (ERB).

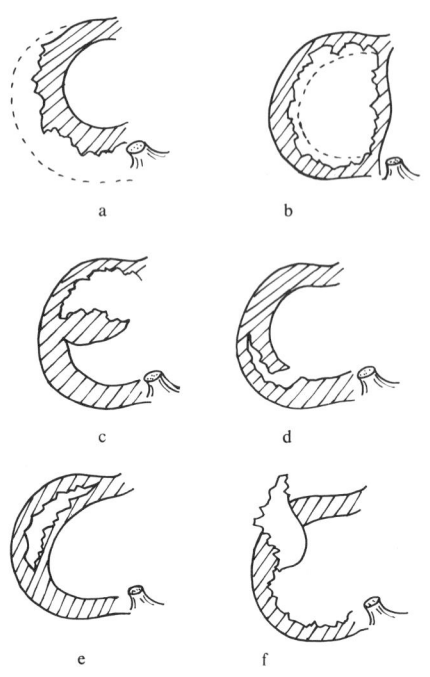

Häufigste **Meniskusverletzungen**: a) Abriß, b) – f) verschiedene Substanzrisse.

Meniskus|verletzung: traumat. Riß eines – meist des med. – Kniegelenkmeniskus bei akuter Fehlbeanspruchung (Rotation des Oberschenkels über dem fixierten Unterschenkel bei gebeugtem Knie). Vork. als Längsriß (↑ Korbhenkelriß), zungenförm. Einriß, Abriß von Vorder- oder Hinterhorn (»Entwurzelung«), Querriß (oder nur Lockerung: »schlotternder Meniskus«), wobei der abgerissene Teil evtl. ins Gelenk luxiert. Klin.: hämorrhag. Erguß (nur bei Kapsel- u. Bandverletzungen), Druck- oder Funktionsschmerz des entspr. Kniegelenkspalts, evtl. tastbare Vorwölbung, schmerzhafte Streckhemmung (bei Einklemmung), Überstreckschmerz, Beugebehinderung (Hinterhorn), ferner ↑ M.schrei, BÖHLER*, BRAGARD* (2), MCMURRAY*, MERKE*, PAYR*, TURNER*, STEINMANN*, CAKLIN* u. (im Rö.bild) CARMAN* Zeichen. Nur geringe Heilungstendenz; oft ↑ Meniskopexie oder Meniskektomie erforderlich. – **M.zyste**, -ganglion: schleimig-zyst. Erweichungsherd (Myxofibrom? Entwicklungsstörung?) in oder – gestielt – neben einem Kniegelenkmeniskus (meist Mittelstück des lat.). Sympte.: Schwächegefühl, Knacken oder Schnellen, Schmerz nach Anstrengung; bis haselnußgroße, derbe Schwellung, bei Streckung vorgewölbt, bei Beugung kleiner werdend.

Menken* Klammer (FRIEDR. CARL M., geb. 1920, Gynäkologe, München): am Vaginalspekulum zu fixierende Fiberglas-Lichtklammer für eine punktförmig-diffuse Beleuchtung der Portio.

Menkes* Syndrom (JOHN H. M., Pädiater, Baltimore): 1) (1954) ↑ Ahornsirupkrankheit. – 2) Kraushaar-Syndrom: (1962) sehr seltener fam., wahrsch. erbl. (X-rezessiv; Androtropie), stoffwechselbedingter Schwachsinn mit Wachstumshemmung, Muskelhypertonie, Krampfanfällen, schließl. Enthirnungsstarre; Haardystrophie (Pili contorti, Trichorrhexis nodosa etc.), Mikrognathie; EEG-Abweichungen, erhöhter Glutaminsäure-Spiegel; Tod meist bis 3. Lj.

Menkes*-Bobb*-Scribante* Test: ein auf der erhöhten pentolyt. Aktivität des Serums basierender Krebstest (wenig spezif.).

Menkin* Stoffe (VALY M., geb. 1901, Pathologe, Philadelphia): (1950/56) z. T. nur postulierte Substanzen, die aus geschädigten Zellen austreten u. die Erscheinungen der Entzündung (bzw. deren Lokalisation, Beseitigung der Urs., Regeneration etc.) bewirken; z. B. Leukotaxin, Exsudin, Nekrosin, Pyrexin, Leukozytosefaktor.

Mennell* Zeichen (JAMES BEAVER M., geb. 1880, brit. Orthopäde): in Rückenlage durch senkrechten Druck auf bd. Darmbeine ausgelöste Schmerzen in der – entzündlich oder degenerativ veränderten – Iliosakralfuge. – Ferner Iliosakralschmerz durch Hyperextension des Beins bei Lagerung auf der Gegenseite (nach GAENSLEN in Bauchlage) mit gleicher diagnost. Aussage (bei BECHTEREW* Krkht. als Frühsympt.).

Meno|lipsis, Mene-l.: sek. ↑ Amenorrhö. – **M.lyse**: Ausschaltung der Menstruationsblutung (↑ Radiummenolyse), i. e. S. die Dauer-M.l. durch ↑ Strahlenkastration. – **M.metrorrhagie**: ↑ M.rrhagie mit zusätzl. Blutungen; i. e. S. die aus verlängerter Menses hervorgehende Dauerblutung (s. a. Metrorrhagie).

Menopause: bei der Frau der Zeitpunkt der – infolge Nachlassens der Ovarialfunktion – letzten (»klimakter.«) Regelblutung (meist zwischen 47. u. 52. Lj.), i. w. S. einschl. der folgenden 2 Jahre. – Ferner die »künstl. M.«, durch Ovarektomie oder Menolyse frühzeitig herbeigeführt. Beide haben ein mehr oder weniger ausgeprägtes (bereits im ↑ Klimakterium beginnendes) **M.-Syndrom** zur Folge: Blutungsirregularitäten, Wallungen, Schweißausbrüche, Parästhesien, nervöse Herz- u. Kreislaufbeschwerden, Schwindelgefühl, Spasmen, Depressionen, Schlaflosigkeit, Nervosität, Kopfschmerzen, Konzentrationsschwäche, Angstzustände, Kontaktschwierigkeiten, im höheren Alter auch Stoffwechselstörungen.

Menopausen|blutung: Genitalblutung später als 1 J. nach der letzten Regelblutung; z. B. bei Polypen, sehr häufig aber erstes Zeichen eines Malignoms (daher stets histol. Klärung). – **M.gonadotropin**, Menotropin, HMG: aus dem Urin von Frauen nach der Menopause gewonnenes Gonadotropin (↑ dort. Tab.) dessen Wirkung weitgehend der des FSH entspricht; Anw. zur Ther. der anovulator. Sterilität.

Meno|rrhagie: verlängerte u. verstärkte Menstruationsblutung, z. B. die **M.rrhagia thyreopriva** nach Ausschaltung der Schilddrüse. – vgl. Metrorrhagie. – **M.rrhö**: ↑ Menstruation(sblutung).

Meno|stase: Ausbleiben der Regelblutung (↑ Amenorrhö). – **M.toxin**: hypothet., toxisch wirkende Substanz in den Körperflüssigkeiten der menstruierenden Frau. – **M.tropin**: ↑ M.pausengonadotropin.

Menschen|finne: ↑ Cysticercus cellulosae. – **M.floh**: ↑ Pulex irritans. **M.laus**: ↑ Anoplura, Pediculus humanus.

Mensendieck* Gymnastik, Mensendiecken (BESS M. M., 1869–1957/58 ?): Muskelspannübungen für Frauen zur Beseitigung fehlerhafter Haltung u. ungenügender Atmung.

Menses: ↑ Menstruation.

Mensinga* Pessar: (WILHELM M., 1836–1910, Gynäkologe, Flensburg): gyn die Portio eng umfassende, den Muttermund abschließende Kautschuk-, Silber- oder Plastikkappe als Okklusivpessar zur Empfängnisverhütung; obsolet (da Sekretretention). – s. a. HASSE*-M.* Pessar.

menstrual|(is): (lat.) die ↑ Menstruation betreffend; z. B. **M.kolik** (Unterbauchschmerzen bei Dysmenorrhö), **M.psychose** (affektgeladene, reizbare Verstimmungen sowie melanchol. situative Verhaltensweisen, vorw. hormonell bedingt, auch als Neurose u. kurzfrist. Psychose, evtl. mit Suizidversuch), **M.schweiß** (↑ Menhidrosis).

Menstruatio(n), Menstruations-, Monatsblutung, Menses, Periode, Regel(blutung): period. (ca. alle 28 Tg.), 3–5–7täg. Blutung aus dem Endometrium infolge Abbaus u. Abstoßung der Funktionalis im Rahmen des ↑ Genitalzyklus (Abb.) der geschlechtsreifen, nicht graviden Frau. Mechanismus (ausgehend von den – mit den Implantationsrealen ident. – »mensuellen Feldern« n. MARKEE,): durch steilen Östrogen- u. Progesteronabfall verminderte Kapillardurchlässigkeit, Gewebsschrumpfung, mechan. Kompression der Spiralarterien, Ischämie, Auftreten von Gewebstoxinen, Arteriolospasmen, Gewebszerfall; s. a. Menstruationszyklus (als »luteogener Zyklus« nach erfolgter Ovulation, als »follikulogener« ↑ anovulatorisch). Abgänge enthalten 20–150 ml Wundblut (arteriell u. venös, ungerinnbar durch fibrinolyt. Enzyme), Gewebstrümmer, Zervixschleim, Vaginalsekret. Oft verbunden mit Unterleibsschmerzen, allg. Unwohlsein, Verstimmungen usw.; erhöhte Gefahr der örtl. Infektion. – Dienzephal-hypophysär, ovariell oder uterin bedingte **Menstruationsstörungen** als Tempo- (↑ Oligo/Polymenorrhö) oder Typusanomalien (↑ Hypo/Hypermenorrhö), ferner Zusatz- u. Follikelpersistenzblutung, **M. praecox** (Menarche im 9.–11. Lj.; idiopathisch oder bei hormonbildendem Tumor, ALBRIGHT* Syndrom usw.) u. **M. tarda** (Menarche nach 14. Lj.).

Menstruations|areale: »mensuelle Felder« (s. u. Menstruation). – **M.verschiebung**: Verlängerung bzw. Verkürzung des M.intervalls durch Gestagen-Östrogen-Medikation (z. B. Primosiston®); Blutung erfolgt als Abbruchblutung 2–3 Tage nach Hormonentzug. – **M.zyklus**: die mit dem 1. Tag der Menses beginnenden, periodisch wiederkehrenden Veränderungen an Ovar u. Endometrium (↑ Schema »Genitalzyklus«.). Physiol. Dauer 21–31 (28) Tg., mit Follikelreifungs- bzw. Proliferationsphase (1.–12./14. Tag), Ovulation (12.–14. Tag), Corpus-luteum oder Luteal- bzw. Sekretions- oder Transformations(13./14.–28. Tag) u. Desquamationsphase (s. a. Menstruation).

menstruell: ↑ menstrual. – **menstruus**: (lat.) monatlich, menstrual. – **Menstrua**: Menses.

mensuell: die Menses betreffen (= menstrual; z. B. **m. Felder** (s. u. Menstruation).

Mensur: pharmaz Meßzylinder, -gefäß.

Mentagra: Mycosis barbae, sogen. Bartflechte.

mental(is): (lat.) **1)** den Geist (latein.: mens) betreffend, psychisch; z. B. **M.hygiene** (= Psychohygiene.) – **2)** das Kinn (mentum) betreffend; z. B. For. mentale. – **M.reflex**: ↑ Palmomentalreflex.

Mentha piperita: »Pfefferminze« [Labiatae], Bastard aus M. aquatica u. M. spicata. Anw. der Blätter (bis 3% äther. Öl, Gerb- u. Bitterstoffe) in Form des »Pfefferminztees« als Magen- u. Gallemittel, des Öls (ca. 50% Menthol) als Spasmolytikum, Aromatikum, Cholagogum.

Menthol(um), Alcohol mentholicus, Pfefferminzkampfer: $C_{10}H_{19}OH$, Hexahydrothymol (linksdrehend); verdunstet bei Zimmertemp. (Fp. 42°), mit starkem pfefferminzähnl. Geruch u. Geschmack. Anw. als kühlendes, leicht anästhesierendes Einreibemittel, als Antidiarrhoikum, Galle- u. Kreislaufmittel, Riech- u. Schnupfmittel, in Mundwässern, kosmet. Präp. etc.

Mentismus: (CHASLIN) wirres Einschlafdenken (rasch wechselnde, unkontrollierbare, angsterregende Vorstellungen u. Gedanken), das den Schlaf hindert; häufig beim Neurotiker.

M-Entladung: ↑ M-Zacke (im EMG).

mentoanteriore Lage: geburtsh dorsopost. Gesichtslage mit vorn liegendem Kinn.

Mentum: (lat.) ↑ Kinn.

Mentzer* Syndrom: (S. H. M. 1925) ↑ Cholesteatose der Gallenblase.

Menurie: menstruelle Hämaturie (↑ YOUSSEF* Syndrom).

Menyanthes trifoliata: »Bitter-«, »Fieber-« oder »Sumpfklee« [Gentianaceae]; Anw. der Blätter (Bitterstoffglykosid Menyanthin, Gentianin, Gerbstoffe) als Magen-, Galle-, Rheumamittel, Aromatikum, in der Volksmedizin als Fiebermittel.

MEOS: das »**M**icrosomal **E**thanol **O**xydizing **S**ystem« in Gestalt der glatten Membranen des endoplasmat. Retikulums der Leberzellen, das an der Äthanol-Metabolisierung wesentl. beteiligt sein soll.

Mepacrin(um) WHO, Quinacrine, Atebrin®: 2-Methoxy-6-chlor-9-(diäthylaminomethyl-butylamino)-akridin; schizontozid wirksames Malariamittel, auch zur Prophylaxe (weitgehend durch Chloroquin u. Pyrimethamin abgelöst).

Mepazine: ↑ Pecazinum. – **Meperidine**: ↑ Pethidin.

Mephenesinum WHO: Glyzerinorthotolyläther; Muskelrelaxans.

Mephenytoinum WHO: Methyl-phenyläthyl-hydantoin; Antiepileptikum.

Mephobarbital: ↑ Acidum methyl-phenyl-äthyl-barbituricum.

Mepivacainum WHO: Trimethylpipekolanilid; Lokalanästhetikum.

MEPO-Schema: Ther. der akuten Leukämie mit **M**ethotrexat, **E**ndoxan® (↑ Cyclophosphamidum), **P**urinethol® (↑ Mercaptopurinum) u. **O**ncovin® (↑ Vincristinum) in 3monat. Wechsel.

Meprobamatum WHO: Methyl-propyl-propanidoldikarbamat; Tranquilizer, Muskelrelaxans.

Mepyraminum WHO: Dimethyl-methoxybenzyl-pyridyl- äthylendiamin; Antihistaminikum.

Mequitazinum

Mequitazinum *WHO*: 1O-(Chinuklidin-3-yl-methyl)-phenothiazin; Antiallergikum.

Meractinomycinum: ↗ Actinomycin D (jetzt: Dactinomycinum).

Merakranie: Teilaplasie der Hirnanlage.

Meralgia: Gliederschmerzen. – **M. paraesthetica**, BERNHARD*(-ROTH*) Krkht.: (1895) isolierte Neuritis des N. cutaneus femoris lat. mit brennenden Schmerzen, Hyp- bis Anästhesie u. evtl. troph. Störungen an der Außenseite des Oberschenkels, Druckschmerz medial der Spina iliaca ant. sup.; infektiös-toxisch (Alkoholismus, Syphilis, Diabetes, Gicht) oder mechanisch bedingt (z. B. Exsudat, Geschwulst, »Korsettneuralgie«, »Inguinaltunnelsyndrom«).

Meramaurosis: ↗ Meropie.

Merbrominum *WHO*, Mercurochrom: Dibrom-hydroxymerkuri-fluoreszein-dinatrium-Salz; Antiseptikum (1–5%ige Lsg.).

Mercadier* Syndrom: ↗ CAROLI*-HEPP* Syndrom.

Mercapt...: s. a. Merkapt.... – **Mercaptopurinum** *WHO*: 6-Purin-thiol, 6-Merkaptopurin; Zystostatikum (inhibiert als Purin-Antimetabolit die Nukleinsäurenbiosynthese).

Mercedesstern-Plastik: op. Beseitigung kurzstreckiger Analstenosen, indem äuß. u. inn. Blatt in Form gegeneinander verschobener Dreisterne indiziert u. dann vernäht werden.

Mercier* (LOUIS AUGUSTE M., 1811–1882, Urologe, Paris) **Barr(ier)e, Falte,** MORGAGNI* **Karunkel**: (1850) Schleimhaut-Muskelfalte zwischen den Ureteröffnungen (»Lig. interureterale«) durch Verflechtung kollagener Fasern u. glatter Muskulatur der WALDEYER* Scheide, evtl. mit Klappen- oder Ventilmechanismus; Bildungsort des Prostatamittellappens (s. a. Barre). – **M.* Katheter**: Harnblasenkatheter mit ca. 30°-Abwinkelung des Spitzenteils (»**M.* Krümmung**«) u. subterminaler seitl. Öffnung. Geeignet bes. für Frauen u. bei Prostatahypertrophie.

Mercuriosis: 1) chron. ↗ Quecksilbervergiftung. – 2) M. lentis: bräunl. Verfärbung der Linsenkapsel durch eingelagerte Hg-Verbindungen bei chron. Hg-Vergiftung; s. a. ATKINSON* Farbreflex.

Mercurius: (lat.) ↗ Quecksilber. – **Mercurochrom**: ↗ Merbrominum.

Merda: (lat.) ↗ Fäzes.

Meredith* Operation (A. M., geb. 1883, Chirurg, Paris, London): ↗ Cholezystoendese.

Merendino*-Dillard* Operation: Dünndarmzwischenschaltung zur Ösophagusrekonstruktion.

Mer(h)idrosis: örtlich begrenzte Schweißbildung.

Meridiani bulbi oculi *PNA*: ↗ Augenmeridiane.

Merisoprolum *WHO*: 1-(hydroxy-merkuri-¹⁹⁷Hg)-propan-2-ol; Radioindikator.

Meristem: *botan* ein Bildungsgewebe; als **prim. M.** in Form sich ständig teilender Zellen am sogen. Vegetationspunkt. – **meristisch**: mit mehrfachem Vork. gleicher Abschnitte. – **Meristom (Hueck*)**, Zytoblastom: rein zell. Malignom ohne jede Differenzierung (so daß Abgrenzung zwischen Ca. u. Sa. nicht möglich).

Merk* Rostzelle: bei Thyreoiditis vork. desquamierte Schilddrüsenepithelzelle mit phagozytierten Ery.

Merkaptalbumin: monomerer Anteil des Serumalbumins, der aufgrund frei verfügbarer SH-Gruppen mit Hg-Ionen reagiert.

Merkaptan, Thioalkohol: Gruppe Alkohol-analoger, übelriechender Verbindgn. (1 O durch 1 S ersetzt); techn. Chemikalien (Kautschuk-Herstg.).

Merkapto|imidazole: Stoffgruppe mit thyreostatisch wirksamen Verbindgn. (z. B. Thiamazol, Carbimazol). – **M.purin**: ↗ Mercaptopurinum.

Merkaptursäure: N-azetylierte Zystein-Derivate, die im Tierexperiment nach Gaben von halogenierten Kw.stoffen im Urin auftreten.

Merkdefekt: ↗ Merkfähigkeitsstörung.

Merke* Zeichen (FRANZ M., 1893–1975, Orthopäde, Basel): am Stehenden (Fuß fixiert) auslösbarer Torsionsschmerz an der Innen- bzw. Außenseite des Kniegelenkspalts bei Läsion des entsprech. Meniskus. Häufig auch bei neg. STEINMANN* Zeichen positiv.

Merkel* (KARL LUDWIG M., 1822–1876, Laryngologe, Leipzig) **Alalie**: ↗ Alalia mentalis. – **M.* Linie**: geradlin. Verbindung des inn. Augenwinkels mit dem prämolaren Interdentalraum als Orientierungslinie für Tränensack u. Tränen-Nasengang. – **M.* Muskel**: ↗ Musculus ceratocricoideus. – **M.* Philtrum**, Ph. ventriculi: Einsekung der Schleimhaut an der oberen-seitl. Kehlkopfwand zwischen Ary- u. WRISBERG* Knorpel.

Merkel* (FRIEDR. SIGISMUND M., 1845–1919, Anatom, Göttingen) **Gemisch**: *histol* Fixierungsflüssigkeit aus Chromsäure u. Platinchlorid in Wasser. – **M.* Ring**: die Pupillar- bzw. (»größerer **M.* R.**«) Ziliarzone der Iris. – **M.* Sporn**: ↗ Schenkelsporn. – **M.* (Tast-) Scheiben**, Menisci tactus: flächenhaft ausgebreitete Nervenendigungen im Stratum germinativum der Epidermis (Berührungs- u. Schmerzrezeptoren ?). – Dagegen sind **M.* Tastzellen** tief in Epidermis u. Korium (hell, abgeplattet, mit großem Kern) beim Menschen selten. – **M.*-Ranvier* Zellen**: ↗ Melanoblasten der Haut.

Merkelbach* Methode (OTTO M., geb. 1901, Internist, Basel): (1937) CO-Bestg. im Blut durch vergleichende UR-Photographie der Probe.

Merker*-Heilmeyer* Methode: (HANS M., zeitgen. Internist, Freiburg/Br.; LUDWIG H.): (1960) Nachweis der alkal. Leukozytenphosphatase im Blutausstrich mit Natrium-α-naphthylphosphat, Echtblau RR u. Propandiolpuffer; Gegenfärbung mit MAY*-GRÜNWALD*-GIEMSA* Gemisch.

Merk|fähigkeitsstörung, M.defekt, -schwäche: Beeinträchtigung des ↗ Neugedächtnisses (gestörte Engrammbildung; s. a. amnest. Syndrom); v. a. bei Organ. Hirnschädigung, Dementierung, neurot. Hemmung. – Einschläg. »M.prüfung« durch Nachsprechenlassen von Zahlenreihen (mit steigender Anzahl der Glieder), Silben oder Wörtern nach einer best. Zeit.

Merklen* Zeichen (PIERRE M., 1852–1906, Internist, Paris): *kard* ↗ MÜLLER* Zeichen (1).

Merkmal: 1) Eigenschaft, Phän: *genet* singuläres oder komplexes Detail der Gesamterscheinung; als solches nicht vererbbar, sondern nur unter der Kontrolle vererbbarer Anlagen als Reaktionsnorm auf best. außergenet. Entwicklungsbedingungen wiederherstellbar, wobei Erbgut und Umwelt von sehr verschieden starkem Einfluß auf die qual. oder quant. Ausbildung sein können (als Extreme: Blutgruppen bzw. Körpergröße); s. a. Phänotyp, Erbgang. – Unterschieden z. B. als **qualitatives M.** (das seine Träger von anderen Phänotypen diskontinuierlich, meist alternativ unterscheidet; z. B. Geschlecht, Blutgruppe) u. als **quant. M.** (mit ± kontinuierl., phänotyp. Variation; z. B. Körpergröße, Intelligenzquotient). – 2) *statist* das beachtete Charakteristikum eines Untersuchungsobjekts, in der Biometrie meist nur das morphol. (im Unterschied zur Eigenschaft); gedeutet als zufäll. Variante.

Merkmalsanalyse: *genet* 1) **phänogenet. M.:** entwicklungsgeschichtl. oder -physiol. Untersuchung der die Phänogenese eines Merkmals beeinflussenden Faktoren oder Stadien. – 2) **genotyp. M.:** Feststellung der an der Ausbildung eines Merkmals beteiligten Erbfaktoren mittels Kreuzung u. Nachkommenschaftsvergleich bzw. Familienforschung. – 3) **populationsgenet. M.:** statist. Untersuchung der in einer Population vork. Merkmale als Grundlage zur Kennz. der betr. Population u. zur Berechnung der Genfrequenzen.

Merkmalskoppelung: *genet* gemeinsames Auftreten mehrerer Merkmale in den Folgegenerationen einer Kreuzung; auf Faktorenkoppelung oder auf Pleiotropie beruhend.

Merkprüfung, -schwäche: s. u. Merkfähigkeit.

Merkuri-: Kennsilbe für Verbindgn. mit 2wert. Hg.

Merkur(i)alien: Hg-halt. Substanzen (v. a. Arzneimittel). – **Merkurialisation:** therap. Anw. von Hg(-Verbindungen), insbes. bei Syphilis. – **Merkurialismus:** chron. ↑ Quecksilbervergiftung. – **Merkurialzittern:** Intentionstremor bei chron. ↑ Quecksilbervergiftung.

Merkuro-: Kennsilbe für Verbindgn. mit 1wert. Hg. – **M.chrom:** ↑ Merkbrominum.

Merle* Methode: (FRANÇOIS M. 1934) bei Tetanus i. v. Applikation von mit Alkohol (als Sedativum u. Narkotikum) versetztem Serum oder Toxoid.

Mermithidae: Nematoden aus der Superfam. Ascaroideae; Larven parasitär in Arthropoden u. Mollusken, unreife Formen (z. b. von Agamomermis) bisweilen auch im Menschen.

mero...: Präfix »Teil«, »teilweise«.

Mero|amitose: *zytol* ↑ Kernknospung. – **M.chrom(as)ie:** *ophth* ↑ Dichromasie. – **M.gamie:** (MEISENHEIMER 1921) bei Einzellern die Fortpflanzung durch Kopulation zweier – meist von verschied. Gamonten stammender – **M.gameten** (aus spezif. Teilung hervorgegangene Keimzellen); als Iso-, Aniso- u. Oogamie; vgl. Hologamie. – **M.gonie:** (DELAGE 1899) Weiterentwicklung einer experimentell entkernten Eizelle nach Besamung mit einem – artfremden – Spermium. – vgl. Merospermie.

Mero|kinese: (BARTHELMESS 1957) abnorme Mitose oder Meiose, bei der die Chromosomen von mehr als 2 Polen aus in eine – meist gewinkelte – Metaphaseplatte eingeordnet u. in der Anaphase auf mehr als 2 Pole verteilt werden; Tochterkerne hypoploid (meist nicht erhaltungsfäh.). – **M.kranie:** kongenit. teilweises Fehlen des Schädels. – **m.krin:** s. u. Drüse. – **M.melie:** angeb. Gliedmaßendefekt; vgl. Peromelie.

Mer|op(s)ie: teilweiser ↑ Sehverlust.

Meros: (griech.) Teil, *anat* Körperteil, i. e. S. Femur, Schenkel.

Mer|osmie: elektive ↑ Anosmie.

Mero|som: Segment eines metameren Organismus. – **M.spermie:** Besamung eines Eies mit einem chemisch oder durch Strahlen geschädigten oder artfremden Spermium, dessen Kern zugrunde geht, dessen Zentrosam aber die Entwicklung des Eies induziert (= Gynogenese); vgl. Merogonie, Parthenogenese.

Mero|zele: ↑ Hernia femoralis. – **M.zephalie:** ↑ Hemizephalie.

Merozoiten: *protozool* die einzell., einkern. Stadien der vegetat. Vermehrung (Agamogonie) bei den Telosporidia (Sporozoa). Die aus zerfallenden reifen Schizonten entstandenen M. der Malariaplasmodien unterhalten durch Befall der Leberparenchymzellen bzw. der Ery die exo- u. endoerythrozytären Schizogonie-Zyklen, wobei aus ihnen auch Gametozyten hervorgehen. Anzahl der aus einem Schizonten der erythrozytären Phase hervorgehenden M. für mikroskop. Diagnostik wichtig: bei Plasmodium vivax ca. 16, bei P. malariae ca. 8, bei P. ovale 8–12, bei P. falciparum 14–20 (selten im peripheren Blut). – Ferner die einschläg. Stadien im Schizogonie-Zyklus der im menschl. Darm parasitierenden Kokzidien Isospora belli u. hominis.

Merrit* Syndrom: 1) ↑ KASABACH*-M.* Syndrom. – 2) LAVY*-PALMER*-M.* Sy.: ↑ Polydysspondylie.

Merseburger Trias: s. u. BASEDOW* Krankheit.

Mertens* Probe: Kopro- u. Uroporphyrin-Nachweis im Harn anhand der Rotfluoreszenz im UV-Licht nach Ausfällung (alkal. Reaktion) u. Anreicherung.

Merulation: *biol* Teilung (insbes. von Einzellern).

Merulius lacrymans: *mykol* ↑ Serpula lacrymans.

Mery* Drüse (JEAN M., 1645–1722, Anatom, Paris): ↑ Glandula bulbourethralis.

Merythoma acneiforme: *derm* ↑ Atrophoderma reticulatum.

Meryzismus: ↑ Rumination. – **M. typicus:** intermittierendes Erbrechen bei Malaria.

Merzbacher*-Pelizaeus* Syndrom: s. u. PELIZAEUS*.

Mes...: s. a. Meso....

Mes|angium: die Bindegewebsstütze der Kapillarschleifen in den Corpuscula renis (↑ Abb. »Glomerulus«). – **M.aortitis:** Entzündung der Aortenmedia, meist syphilitisch (↑ Aortensyphilis).

mesaraicus: (lat.) ↑ mesentericus.

Mes|arteriitis: A. mit Entzündung vorwiegend der Media. – **M.axon:** die gekröseart. Plasmalemmduplikatur einer SCHWANN* Zelle, entstanden durch einfache oder – bei Markscheidenbildung – mehrfache Umscheidung des Axons.

Mesekto|blast: *embryol* ↑ Ektomesoblast. – **M.derm:** *embryol* das von der – ektodermalen – Neuralleiste herkommende Mesenchym (für Leptomeningen, Zahnpapille, Odontoblasten, Knorpel- u. Knochenzellen des Kraniums u. Viszeralskeletts, Pigmentzellen).

Mesencephalon *PNA*, Mittelhirn: der mittl. Teil des Hirnstamms mit Tegmentum, Lamina tecti, Hirn-

Mesenchym

schenkeln, Substantia perforata ant. u. Aquaeductus cerebri.

Mesenchym: das embryonale ↑ Bindegewebe. – Gebildet von allen 3 Keimblättern, v. a. von den Somiten des paraxialen Mesoderms u. den Seitenplatten, deren Zellen sich aus dem epithelialen Verband lösen u. einen dreidimensionalen Zellverband bilden. Unterschieden als **extra-** (für Bindegewebe der Fruchthüllen) u. **intraembryonales M.** (für Binde- u. Stützgewebe, Blutzellen, Gefäße, lymphat. Organe, glatte Muskulatur).

Mesenchym|(at)ose: Oberbegr. für erbl. Störungen des Bindegewebes (z. B. MARFAN*, EHLERS*-DANLOS*, PFAUNDLER*-HURLER* Syndrom, Osteogenesis imperfecta, Pseudoxanthoma elasticum, Fibrodysplasia ossificans progressiva, Osteopoikilie, LÉRI* Pleonostose, PAGET* Knochenerkr. etc.) einschl. Kollagenosen u. Bindegewebsdiathese. – **M.bremse**: Begr. für die – die M.reaktion hemmenden (»**M.narkose**«). – NNR-Steroide.

Mesenchymom: Bindegewebsgeschwulst (↑ Tab. »Neoplasmen«).

Mesenchym|reaktion: 1) (HAUSS) die auf verschiedenart. Reize stets gleich ablaufende Reaktion des Bindegewebes; s. a. Entzündung. – 2) mesenchymale Mitreaktion: diffuse oder herdförm. M. schwellung u. Rundzellproliferation (Knötchenbildung) in den Periportalfeldern der Leber bei verschiedenen Erkrn.; s. a. reaktive ↑ Hepatitis. – **M.schranke**: Begr. der Immunpathologie für die das Eindringen antigen wirkender Substanzen in die Blutbahn verhindernde Funktion des »akt.« Bindegewebes (die bei path. Reizsummation ausfallen kann). – **M.schwäche**: ↑ Bindegewebsschwäche.

mesenterial(is): (lat.) das Mesenterium betreffend; z. B. das **m. Entzugssyndrom** (Mesenteric-steal-Syndrom, Anzapfsyndrom der A. mesenterica inf.; HYDE 1963, MAY 1965) infolge Verschlusses (z. B. Thrombose) von Aortenbifurkation oder A. iliaca comm., so daß die unt. Extremität über die A. mesenterica inf. versorgt u. dem Dickdarm Blut entzogen wird: bei Beinarbeit Ischämie der unt. Darmabschnitte, Unterbauchschmerzen u. Claudicatio intermittens.

Mesenterial|arteriensyndrom: ↑ arteriomesenterialer Duodenalverschluß. – **M.gefäßverschluß**: s. u. Angina (»Claudicatio«) abdomin., ↑ mesenteriales Entzugssyndrom, angiomesenter. ↑ Ileus. – Ferner die **M.venenthrombose** (nach Pfortaderthrombose oder bei örtl. Entzündung) mit hämorrhag. Infarzierung des Darmabschnitts, evtl. Nekrose, Durchwanderungsperitonitis, Ileus. – **M.lymphadenitis**: 1) ↑ Lymphadenitis mesenterica acuta. – 2) die **M.lymphknoten-Tbk**, meist als intestinaler Primärkomplex (v. a. bei Kindern) oder bei manifester Darm-Tbk, selten hämatogen; mit Verkäsung, später Verkalkung (evtl. tastbare Lymphome, bei Perforation käs. Peritonitis u. hämatogene Aussaat). – **M.wurzel**: ↑ Radix mesenterii. – **M.zyste**: zyst. Fehlbildung (evtl. multipel) aus WOLFF* Gang, Lymphgefäßen (s. a. Chylektasie) oder Peritoneum, ein- bis mehrkammerig (bis zu mehreren Litern fassend); z. T. als Duplikatur(en) des Verdauungskanals, als posttraumat., parasitäre u. Dermoidzysten; klinisch evtl. Leibschmerzen, Erbrechen, Ileus.

mesentericus: (lat.) zum ↑ Mesenterium gehörend.

Mesenteri(i)tis: Entzündung im Mesenterialbereich. – **sklerosierende M.**: Lipodystrophie des Mesenteriums (verdickt, derb, gelblich mit kalkweißen Flecken; histol.: zahlreiche Schaumzellen); Ätiol. unbekannt (wahrsch. Krankheitsentität).

Mesenterika-Anzapf-Syndrom: *angiol* ↑ mesenteriales Entzugssyndrom.

Mesenteriolum appendicis vermiformis *PNA*: die »Mesoappendix« als kleine Bauchfellfalte vom kaud. Ileum zum Wurmfortsatz.

Mesenteriopexie: op. Anheftung des Mesenteriums an die hint. Bauchwand, z. B. bei Darmtorquierung.

Mesenterium *PNA*: das Dünndarmgekröse als Peritonealduplikatur (mit eingeschlossenem Binde- u. Fettgewebe, Gefäßen u. Nerven), mit der das – dadurch intraperitoneal liegende u. frei bewegl. – Jejunum u. Ileum an der hint. Bauchwand aufgehängt sind (↑ Mesojejunum, Mesoileum). – *embryol* das zunächst gemeinsame Aufhängeband (M. dors. commune) des embryonalen Darmrohrs (vom kaud. Ösophagus bis Mastdarmende), das sich später in Mesooesophageum, -gastrium, -duodenum, -jejunum, -ileum, -caecum, -colon, -sigmoideum u. -rectum gliedert. Bei Persistenz im Bereich des unt. Dünn- u. des ges. Dickdarms (»**M. ileocolicum commune**«; infolge gestörter Darmdrehung oder ausgebliebener Verwachsung mit der Bauchwand) besteht Gefahr der Strangulation u. Invagination.

mesenzephal: das Mittelhirn (↑ Mesencephalon) betreffend; z. B. **m. Anfälle** (mit allg. Tonuserhöhung i. S. der Enthirnungsstarre), **m. Syndrom** (mesodienzephales ↑ Irritationssyndrom).

Mesenzephalitis: Enzephalitis (meist E. epidemica) im Mittelhirnbereich, mit Augenmuskelstörungen, Tremor, Schlafsucht u. a.

mesial: der Mittellinie oder -ebene zugewandt (= medial). – *dent* in Richtung Zahnbogenmitte; z. B. die **M.bißlage** (»Vorbiß«, z. B. bei Progerie).

Mesiodens, Mesiodont: *dent* überzähl. Frontzahn, einseitig oder bds.-symmetr., meist als Rudiment oder als Zapfenzahn.

Meskalin: 3,4,5-Trihydroxyphenyläthylamin-trimethyl-äther; farbloses Öl aus dem Kaktus Anhalonium lewinii (auch synthet.). Wirkt halluzinogen; bei Einnahme von $> 0,1–0,2$ g **M.rausch** (tox. Psychose) mit Intensivierung u. Veränderung v. a. optischer Wahrnehmungen, gestörtem Raum- u. Zeiterleben u. opt., selten akust. oder taktilen Halluzinationen (die, da Bewußtsein u. Kritikvermögen erhalten, als solche erkannt werden); beim Gesunden Euphorie, beim Schizophrenen Angstzustände; ferner (initiales) Erbrechen, Mydriasis, Hyperreflexie, Tremor, Schock, Atemlähmung (Ther. wie bei LSD).

Mesmerismus: *histor* auf der »Biomagnetismus«-Lehre des Theologen u. Arztes FRANZ ANTON MESMER (1733–1815) beruhende psychotherap. Bewegung. Gilt, obwohl nach Entdeckung der artifiziellen Somnolenz u. Somnambulie durch M. DE PUYSEGUR mit spiritist. Konfabulationen u. Praktiken verknüpft, als Vorläufer der Hypnose- u. Suggestionstherapie.

Mesna *WHO*: 2-Merkaptoäthansulfonsäure, Na-Salz; Mukolytikum.

meso-: Präfix »mitten«, »dazwischen«, »Gekröse«; *chem* zur Kennz. organ. Verbindgn. mit symmetr.

Molekülform u. kompensierten Asymmetriezentren (d. h. optisch inaktiv: *meso*-), bei Anthrazen- u. Phenanthrenringen für die 9,10-Stellung (»ms-«), bei anorgan. Stoffen für intermediäre Hydratationsstufen.

Mesoappendix *PNA*: ↑ Mesenteriolum appendicis vermiformis.

Mesobili|fuszinurie: fakultative renale Ausscheidung des Gallenfarbstoffes (↑ dort. Tab.) M.fuszin infolge spontaner Hämolyse bei 2,3-Di-phosphoglyzeratmutase-Mangel (enzymopen. hämolyt. Anämie, ohne Innenkörperbildung). – **M.rhodin, -rubin, -violin**: Gallenfarbstoffe (↑ dort. Tab.) vom Bilidien-Typ – **M.rubinogen**: ↑ Urobilinogen.

Meso|blast: (A. BRACHET) ↑ M.derm. – **m.blastische Periode**: 1. Phase der embryonalen ↑ Blutbildung.

Meso|chondrium: Interzellularsubstanz des Knorpels. – **M.chor(i)oidea**: das bindegeweb. Stroma der Aderhaut des Auges, mit einzelnen glatten Muskelfasern u. Melanineinlagerung.

Mesocolon *PNA*: das Gefäße u. Nerven führende Gekröse des Grimmdarms, unterteilt in **M. ascendens** u. **descendens** (bd. normalerweise ab 4. Embryonalmon. mit dem dors. Peritoneum parietale fest verwachsen) sowie in **M. transversum** u. **M. sigmoideum** (= Mesosigma), die als Bauchfellduplikaturen den Darm oberhalb der Vasa iliaca ext. bzw. entlang dem kaud. Pankreasrand an die hint. Bauchwand sehr beweglich anheften.

Mesoderm(a): *embryol* das »mittl.« oder »3. Keimblatt«; entstanden durch Einwanderung von Ektodermzellen in die Primitivrinne u. lat. Weiterwanderung zwischen Ekto- u. Entoderm (»**M.invagination**«). Entwickelt sich zum mesodermalen ↑ Mesenchym (für Pleura-, Epikard-, Perikard-, Peritonealepithel, Nieren, NNR, Geschlechtsorgane). – Ferner das **ventr. M.** (sogen. Seitenplatte = lat. Teil der M.platte), **dors.** oder **paraxiale M.** (»Stammplatte« bds. des Neuralrohrs, sich in die ↑ Somiten gliedernd; aus ihr gehen WS, Rippen, größter Teil der Skelettmuskulatur sowie Korium u. Subkutis des dors. Rumpfabschnitts u. der Extremitäten hervor), **intermediäre M.** (zwischen dorsalem u. Seitenplatte; bildet die Somitenstiele), **parietale M.** (↑ Splanchnopleura), **extraembryonale M.** (aus der inn. Oberfläche des Zytotrophoblasten entstanden, zwischen Trophoblast, Amnion u. Dottersack; s. a. Magma reticulare).

mesodermal: das mittl. Keimblatt (Mesoderm) betreffend; z. B. der **m. Faktor**, der im undifferenzierten Embryo die Bildung von Muskelgewebe, Chorda u. Nierenanlagen induziert.

Mesodermotropismus: Affinität von Mikroorganismen oder Substanzen zu mesodermalen Geweben.

mesodiastolisch: in der Mitte der Diastole auftretend.

mesodienzephal: Mittel- u. Zwischenhirn betreffend; z. B. **m. Syndrom** (↑ Irritationssyndrom).

Meso|duodenum: der kurze, die spätere Pars sup. duodeni einschließende unt. Abschnitt des Mesenterium ventr. (späteres Lig. hepatoduodenale). – **M.epididymis**: Falte der Tunica vagin. testis zwischen Nebenhoden u. Hoden. – **M.gastralgie**: (BUCH) Schmerz im mittl. Oberbauch, v. a. bei intestinalen Durchblutungsstörungen.

Mesogastrium: 1) ↑ Mittelbauch. – 2) *PNA*: das embryonale Magengekröse (s. u. Mesenterium), als **M. dors.** zur hint. Bauchwand (späteres Omentum majus, Ligg. gastrocolicum, gastrolienale, phrenicolienale, phrenicocolicum), als **M. ventr.** zur vorderen (späteres Omentum minus, Ligg. falciforme hepatis, triangulare dextr. u. sin.).

Meso|genitale: Aufhängeband der embryonalen Keimdrüse an der Urniere; späteres Mesorchium bzw. Mesorarium. – **M.glia**: ↑ HORTEGA* Zellen. – **M.gonimus**: *helminth* alter Gattungsname für Heterophyes heterophyses bzw. Paragonimus westermani. – **M.hepaticum**: das Lebergekröse (unterteilt in ↑ Ligg. triangulare u. falciforme). – **M.ileum, M.jejunum**: ↑ Mesenterium im Bereich des Ileum bzw. Jejunum.

Meso|kard: *embryol* vord. u. hint. mesodermale Umschlagfalte, die den Herzschlauch vorübergehend mit dem Perikard verbindet. – **M.kardie**: (ALVARENGA) anomale Mittelstellung des Herzens zwischen Normallage u. Dextrokardie (li. Kammer li.-vorn, re. mehr hinten).

meso|karpal: zwischen beiden Knochenreihen der Handwurzel gelegen. – **m.kaval**: Mesenterialgefäße u. Vena cava betreffend. – **m.kephal**: mit mittellangem Kopf (Längen-Breitenindex 76,0–80,9).

Meso|klima: »Kleinklima« begrenzter Geländeabschnitte (Hang, Wald etc.). – **M.kolon**: ↑ M.colon. – **M.kolopexie**: »indir.« Kolopexie durch Nahtraffung des M.kolons gegen die hint. Bauchwand. – **M.kornea**: *ophth* das Stroma der Hornhaut. – **M.lepidom(a)**: ↑ M.theliom.

meso|mel(isch): die mittl. Gliedmaßenabschnitte (Unterarm, -schenkel, mit zugehör. Gelenken) betreffend; z. B. der m. ↑ Zwergwuchs. – **M.merie**, quantenmechan. Resonanz: Verschiebung von Bindungselektronen innerhalb einer organ. Verbindung, ohne die räuml. Zuordnung der Atome zu ändern (also gleiche Strukturformel, aber verschied. Elektronenkonfiguration). – **m.(meta)nephrisches Karzinom**, M.nephro-Ca.: malignes ↑ M.nephrom. – **M.metrium**: 1) *PNA*: der kaud. Teil des Lig. latum uteri (mit Gefäßen u. Nerven für die Gebärmutter). – 2) ↑ Myometrium.

Meson, Mesotron: instabiles, sehr kurzleb. Elementarteilchen (↑ dort. Tab.).

Meso|nephroma ovarii, GRAWITZ* Tumor oder Hypernephrom des Ovars, Ovarial-Ca.: seltener, vom Keimepithel u. M.nephron abgeleiteter sehr maligner, teils solider, teils kleinzyst. Ovarialtumor mit hellen Zellen (»Clear-cell.-Ca.« n. SAPHIR u. LACKNER) in tubulus- u. glomerulumähnl. Anordnung; s. a. Abb. S. 1588; vgl. Nebennierenresttumor. – Als **gutart. M.nephrom** das »Adenom des WOLFF* Ganges«. – **M.nephros** *PNA*, **M.nephron**: ↑ Urniere. – **M.neuron**: ↑ Endoneurium.

Meso|oesophageum: embryonales Gekröse der kaud. Speiseröhre zur hint. Bauchwand (während das ventrale sehr bald zum ↑ M.pneumonium wird). – **Mesoophoron**: ↑ Mesovarium. – **Meso|orchium**: ↑ Mesorchium.

Meso|pharynx: Pars oralis des ↑ Pharynx. – **m.phil** mit optimalen Lebensbedingungen bei mittl. Temp. (für humanparasitäre Mikroorganismen z. B. 37°). – **M.phlebitis**: Venenentzündung mit bevorzugter Af-

Meso|phragma

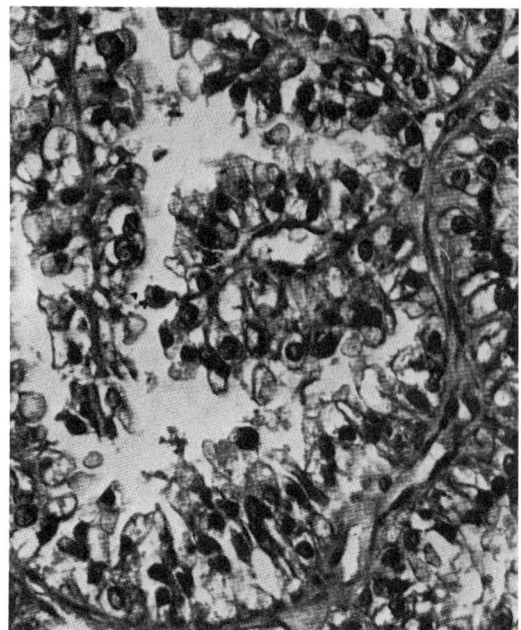

Mesonephroides Karzinom des Ovars (SCHILLER 1939), zystisch-papilläre Variante. Große, hellplasmatische Zellen mit deutlichen Grenzen u. hohem Glykogengehalt.

fektion der Tunica media. – **M.phragma**: *histol* ↑ M-Streifen (der Myofibrille).

Mes|ophryon: ↑ Glabella. – **m.opischer Helligkeitsbereich**: die Leuchtdichte (0,32–0,032 asb) zwischen Tagessehen u. völl. Dunkelanpassung. Einschläg. Sehprüfung (einschl. Blendungsempfindlichkeit etc.) mittels **M.optometers** (AULHORN-HARMS; Prinzip des Nyktometers).

Mesopneumonium, Mesopulmonum: *embryol* Teil des Mesenterium ventr., der in die mesenchymale Lungenanlage übergeht.

Mesorchium *PNA*: *embryol* kurze, breite Peritonealduplikatur zwischen Hoden u. Nebenhoden (Übergang der Lamina viscer. zur L. pariet. der Tunica vaginalis); entspricht dem ↑ Mesovarium bzw. der Mesosalpinx.

Meso|rectum: das Gekröse des kran. Mastdarms. – **M.retina**: Sammelbez. für äuß. Nervenfaser- u. inn. Körnerschicht der Netzhaut (mit Zentralgefäßen).

Mesoropter: *ophth* normale Mittelstellung der Augen (parallele Blicklinien) bei Fernblick, mit völl. Entspannung der inn. u. äuß. Augenmuskeln.

Meso|salpinx *PNA*: der kran. Teil des Lig. latum uteri als »Eileitergekröse«. – **M.sigma, M.sigmoideum**: ↑ M.colon sigmoideum. – **M.sphäre**: die zwischen Iono- u. Exosphäre gelegene Schicht der Erdatmosphäre (ca. 400–970 km). – **M.stenium**: ↑ Mesenterium (außer M.duodenum). – **m.systolisch**: *kard* in der Mitte der Systole.

Meso|tendineum *PNA*, **M.tenon(ium)**: das gekröseart., z. T. gefäß- u. nervenführende Bindegewebe zwischen Vagina fibrosa u. Va. synovialis der Sehnenscheide (s. a. Vincula tendinum).

Mesothel: das die seröse Flüssigkeit absondernde mesenchymale, einschicht. Plattenepithel (polygonale, platte, kontraktile Zellen mit glatter Oberfläche u. im Bindegewebe wurzelnden Zytoplasmafortsätzen) von Peritoneum, Pleura, Epi- u. Perikard, Tunica vaginalis testis. – **M.zyste**, Springwater cyst: mesothelial ausgekleidete Perikardzyste.

Mesotheliom, Zölotheliom: vom Mesothel ausgehendes gutart. (dann meist umschrieben-knot.) oder bösart. Neoplasma (flächenhaft-diffus), teils mehr epitheliale Strukturen (drüsig, tubulär, tubulopapillär), teils mehr mesenchymale Formationen nachahmend (fibrom- oder fibrosarkomartig); mit charakterist., von serosaepithelähnl. Zellschicht ausgkleideten Spalträumen; s. a. Peritoneal-M., Endotheliom. – **M. der Dura mater**: ↑ Meningiom.

mesotherm: 1) mäßig warm bis kühl. – 2) ↑ mesophil.

Meso|thorium: (OTTO HAHN 1907) β-Strahler der Thoriumzerfallsreihe: MsTh$_1$ (= ^{228}Ra) zerfällt mit HWZ 6,7 a zu MsTh$_2$ (= ^{228}Ac), dieses mit HWZ 6,1 h zu ^{228}Th. – **M.tron**: ↑ Meson. – **M.trophie**: (KOLLATH) chron. Mangelkrkht. (Wachstumsstillstand, vorzeit. Abnützung, Zahnverfall etc.) infolge unzureichender Zufuhr von Vitaminen, Kalk u. Wachstumsfaktoren. – **M.tympanum**: der dem Trommelfell angrenzende Mittelteil (Hauptraum) der Paukenhöhle zwischen Recessus epi- u. hypotympanicus. – Als **m.tympanale Otitis media** wird die sogen. Schleimhautform mit zentralem Trommelfelldefekt bezeichnet.

Mes|ovarium *PNA*: der als Gekröse u. Aufhängeband des Eierstocks dienende Teil des Lig. latum uteri. – **M.oxalylharnstoff**: ↑ Alloxan.

Meso|zäkum: Mesenterium eines Caecum mobile. – **M.zele**: ↑ Aquaeductus cerebri. – **m.zephal**: ↑ m.kephal. – **M.zyste**: die peritoneale Befestigung der Gallenblase an der Leber.

Messaouha-Fieber: ↑ Dengue-Fieber.

messenger-Ribonukleinsäure, m.-RNS, mRNA, m-RNS: (JACOB u. MONOD 1961) einsträng., unverzweigte RNS-Ketten verschiedener Größe, synthetisiert im Zellkern an einem der bd. Stränge der DNS jedes Gens, als komplementäres Sequenzmuster von Ribonukleotiden (↑ Transkription). Überträgt nach Überführung ins Plasma mit Hilfe von Ribosomen u. transfer-RNS die genet. Information (Aminosäuresequenz) auf ein Protein (↑ Translation), das entweder endgült. Genprodukt (Phän) ist oder als Enzym zur Gen-spezif. Erbeigenschaft beiträgt – **Second-mess.-System**: ↑ Schema »AMP«.

Messer|elektrode: messer- oder lanzettförm. akt. Elektrode (auswechselbar) zur Gewebsdurchtrennung bei Galvano- oder Hochfrequenzkaustik (s. a. Elektrotomie). – **M.schlitten**: *histotechn* der hin- u. hergleitende Teil eines Schlittenmikrotoms.

Meßfächer: *orthop* Winkelmesser zur Bestg. von Gelenkbewegungsausschlägen (↑ SCHLAAF* Methode).

Messing: Legierung aus Cu (55–95%) u. Zn; s. a. ↑ Gießfieber (»Gelbgießerfieber«, »**M.malaria**«).

Messinger*-(Huppert*) Ketonkörpernachweis: qual./quant. Azeton-Bestg. mit modif. LIEBEN* Probe: Azeton aus essigsaurem Harn abdestillieren, mit überschüss. Jod-Lsg. zu Jodoform umsetzen u. mit Na-thiosulfat zurücktitrieren.

Messingkörperchen: (MANABERG) die etwas geschrumpften u. dadurch messingfarben erscheinenden

Ery im Nativpräp. bei Malaria (Vorstadium spezifischer Tüpfelung oder Pigmentierung ?).

Meß|kammer: *radiol* ↑ Ionisationskammer. – **M.liniensystem**: *ophth* das übl. Brillenmeßsystem, ausgehend von der Linie M (= horizont. Mittellinie zwischen höchstem u. tiefstem Punkt beider Gläser in der Fassungsebene).

mess-RNS: ↑ messenger-Rinbonukleinsäure.

Meßsonde: *radiol* kleine, in das interessierende Medium einzuführende Ionisationskammer (mit geeignetem Wandmaterial) zur Ermittlung der Energiedosis; z. B. Thermolumineszenzdetektor.

Mestanolonum: Methyl-androstanolon; Anabolikum.

Mester* Reaktion: (1932) Nachweis einer rheumat. Erkr. anhand des Absinkens der Leuko-Zahl 30 Min. nach i.c. Inj. einer 0,1%ig. wäßr. Salizylsäure-Lsg. in 5 Quaddeln zu je 0,2 ml (Beugeseite des Unterarms); umstritten.

Mesterolonum *WHO*: 17β-Hydroxy-1α-methyl-3-oxo-androstan; Androgen.

Mestranolum *WHO*: 17α-Äthinyl-östradiol-3-methyläther; synthet. Östrogen (v. a. in Ovulationshemmern).

Mesulfenum *WHO*: Flüssigkeit mit 90% Dimethylthianthren gegen Skabies u. a. parasitäre Hautleiden (z. B. als Mitigal®).

Mesuximidum *WHO*: Methylphenyl-sukzinmethylimid; Antikonvulsivum u. Antiepileptikum.

Met: *chem* ↑ Methionin. – **Meta**: ↑ Metaldehyd.

meta-: Präfix »inmitten«, »zwischen«, »nach« (zeitlich; s. a. post-), *chem* u. a. zur Kennz. der 1,3-Stellung von 2 Substituenten am Benzolring (auch: m-). – **Meta-**: s. a. Metha-.

Meta|basis: Übergang – **Meta**: *physiol* des intra- ins extrauterine Leben, *path* einer Krkht. in eine andere (i. w. S. einschl. Metastasenbildg.). – **M.biose**: Existenzabhängigkeit eines Organismus von einem anderen, wobei nur ein Partner begünstigt wird; vgl. Kommensalismus, Symbiose.

Metabograph: (A. FLEISCH) geschlossenes System mit Doppelspirometer u. CO_2-Absorber zur Bestg. von Grundumsatz u. Gasstoffwechsel (fortlaufende Registrierung von Atemtiefe, AMV, O_2-Aufnahme, CO_2-Produktion, respirator. Quotient, ventilator. Äquivalent).

Metabolic pool: (engl.) das Gesamt der exo- u. endogenen Aufbaustoffe im Organismus, die je nach Bedarf zur Biosynthese (bzw. Umbau) organischer Substanzen oder aber zur Energiegewinnung (durch Abbau) verwendet werden.

Meta|bolie: ↑ M.bolismus. – **M.bolikum**: 1) ↑ M.bolit. – 2) *pharm* Mittel gegen Stoffwechselstörung.

metabolisch: veränderlich, den Stoffwechsel betreffend, stoffwechselbedingt, z. B. **m. Psychose** (P. SCHRÖDER; obsol. Bez. für verschied. endogene oder Degenerationspsychosen).

Meta|bolismus: 1) Veränderung, Umwandlung, ↑ M.morphose. – 2) der ↑ »Stoffwechsel«, i. e. S. der zwischen Ana- u. Katabolismus (= **konstruktiver** bzw. **destruktiver M.b.**); s. a. Verstoffwechselung (»M.bolisierung«). – 3) **M.bolie**: hypothet. Transformation eines Gewebes in ein genetisch fremdes (als Teilfaktor der Kanzerogenese); vgl. M.plasie. – **M.bolit**: jede im biol. ↑ Stoffwechsel auftret. Substanz (von den sogen. Biopolymeren nur deren Vorstufen, Abbau- u. Bildungsprodukte); unterschieden auch als Ana- u. Kataboliten.

Metacarpus *PNA*: die »Mittelhand« zwischen Handwurzel (Carpus) u. Fingern, mit den ↑ Ossa metacarpalia I–V.

Metachromasie: *histol* lichtmikroskop. Erscheinung, daß Zell- oder Gewebsbestandteile einen Farbton annehmen, der von dem der benutzten Farblsg. abweicht; z. B. bei Nukleinsäuren nach Toluidinblau-Färbung Verschiebung ins Rötliche (= **pos. M.**) oder Grünl. (= **neg. M.**). – Typ. **M.-Farbstoffe** (z. B. für Amyloid, Mastzellengranula, Knorpelgrundsubstanz) sind u. a.: Dahlia, Methylviolett R, Victoria-, Brisantkresyl-, Nil-, Toluidin-, Neublau B, Methylenazur, Neutralrot, Safranin T, Janusgrün, Oxonin, Thionin.

Metachromatin: basophiles Element im Chromatin eines Zellkerns.

metachromatisch: i. S. der ↑ Metachromasie anfärbbar, die M. betreffend; z. B. **m. Aktivität** (Begr. für Quantität der Metachromasie, gemessen – nach Adsorption [Petroläther] der ausfallenden Salze in einer Mischung aus Heparin u. Toluidinblau-Lsg. u. Beseitigung [Azeton] der metachromat. Färbung im wäßr. Überstand – durch kolorimetr. Bestg. der Farbstoffmenge, die nicht als Salz gebunden wurde [Heparinstandard = 100 Farbstoffeinheiten], **m. Index** (Verhältnis der opt. Dichten der molaren Extinktion bei 530 u. bei 630 nm des Toluidinblau, gemessen z. B. für Amyloid), **m. Körperchen** (↑ BABES*-ERNST* Körperchen).

metachromatophil: metachromatisch anfärbbar.

Metachromgelb: m-Nitroanilinazosalizylsäure; ein Wachstum von Kokken u. Sporenbildnern hemmender Farbstoff, Indikator für die Laktosespaltung im GASSNER* Dreifachnährboden (»**M.-Agar**«).

Meta|chromie: *histol* ↑ M.chromasie. – **M.chronose**: *physiol* Veränderung (i. e. S. Verminderung) des Chronaxie-Wertes. – **M.cyclinum** *WHO*: halbsynthet. Tetrazyklin-Derivat (intensiver u. länger wirksam). – **M.duodenum**: der Zwölffingerdarm aboral der VATER* Papille.

Metadysenterie: die durch das »M.bakterium« Shigella sonnei hervorgerufene ↑ Bazillenruhr.

Metästhesie: (POROT) Fortdauer einer Sinneswahrnehmung über den Reiz hinaus; i. e. S. (*ophth*) das ↑ Nachbild.

Meta|gaster: *embryol* der bleibende Darm (»Dauerdarm«). – **M.genesis**: (HAECKEL 1866) Fortpflanzungsmodus, bei dem Generationen mit sexueller u. asexueller Fortpflanzung abwechseln. – **M.globulin**: ↑ Fibrinogen.

Metagerie: spez. ↑ Progerie-Biotyp (Mittelstellung zwischen HUTCHINSON*-GILFORD*, WERNER* u. GOTTRON* Typ) mit autosomal-rezessivem (?) Erbgang: angeb. Hypoplasie des s.c. Fettgewebes bei Überlänge u. extremer Schlankheit, Vogelgesicht, ab Schulalter Teleangiektasien; ferner juveniler Diabetes mellitus u. Arteriosklerose.

Meta|gonimus yokogawai, M. katsuradai s. ovatus s. romanicus, Loossia dobrogiensis s. parva s. romanica, Loxotrema ovatum, Heterophyes s. Yokogawa s. Pa-

Metahämoglobin

ragonimus s. Tocotrema yo.: (KATSURADA 1912) 1 bis 2,5 mm langer Darmegel [Trematoda, Heterophyidae] bei Menschen, Vögeln u. Säugetieren. 1. Zwischenwirt: Schnecken; 2.: Süßwasserfische; Infektion des Endwirts durch Verzehren roher Fische; Präpatentperiode 10–14 Tg.; nur bei starkem Befall pathogen (»**M.gonimiasis**«; leichte bis mäß. Diarrhö). Vork. in Spanien, Südosteuropa, Ägypten, Ostasien.

Meta|hämoglobin: ↑ Methämoglobin. – **m.hormonal**: nicht durch das Hormon selbst, sondern durch dessen Metaboliten oder Sekundärsubstanzen (z. B. hormonal stimulierte Enzyme) verursacht.

metakarpal: die Mittelhand (↑ Metacarpus) betreffend. – **M.|buckel**: schmerzhafte Vorwölbung der dors. Gelenklippen des Kapitatometakarpalgelenks; meist traumat. Periostitis oder Insertionstendopathie (Extensor carpi rad. brevis). – **M.fraktur**: dir. oder indir. (v. a. Fall u. Stoß auf überstreckten Finger) Fraktur (meist quer) eines oder mehrerer Mittelhandknochen (v. a. I u. V); häufig als Luxations-, ca. 35 % als BENNETT* Fraktur, bei schwerer Quetschung auch Serienfraktur II–V. – **M.knochen**, **Metakarpalia**: ↑ Ossa metacarpalia. – **M.tunnel**: Karpaltunnel (↑ Canalis carpi).

Meta|karpolyse, -karpalisation: bei Totalverlust des Daumens kineplast. Spalthandbildung (Phalangisation) zwischen 1. u. 2. Mittelhandknochen; evtl. mit zusätzl. Verlängerung des M.karpale I. – **M.karpus**: Mittelhand (↑ Metacarpus).

Meta|karyozyt: ↑ Retikulozyt. – **M.kentrin**: ↑ Interstitialzellen-stimulierendes Hormon. – **M.kinese**: 1) die Anaphase-Bewegung der Chromatiden. – 2) die gerichtete Bewegung der Chromosomen von der Proin die Metaphasenlage. – **M.kontrast**: (STIEGLER 1910) *ophth* Verschwinden eines – kurzdauernden – visuellen Eindrucks bei analoger Reizung einer benachbarten Netzhautstelle. – **m.kritisch**: nach der Krise einer (Infektions-)Krankh. auftretend.

Met|albumin: ↑ Pseudomuzin. – **M.aldehyd**, Meta: $(CH_3CHO)_4$, polymere Form des Azetaldehyds. Anw. als »Hartspiritus«, zur Schneckenbekämpfung; Krampfgift (Gegenmittel: Kohle, Magenspülung, salin. Abführmittel, Chloralhydrat rektal, Analeptika).

Metall|albuminat: Albumin-halt. Verbindung, entstanden bei Schwermetall-Einwirkung auf Eiweiß. – **M.dampffieber**: ↑ Gießfieber.

Metalle: Gruppe chemischer Elemente (etwa 78) mit typ. Eigenschaften: hohe Wärmeleitung, elektr. Leitfähigkeit, geringe Lichtdurchlässigkeit, Oberflächenglanz, Verformbarkeit, Kristallgitter mit charakterist. Parametern, Bildung von Kationen, Oxiden, Hydroxiden, Salzen u. Legierungen. Unterteilt in Leicht- u. ↑ Schwermetalle.

Metallenzyme: Enzyme, die zur Wirkung Metalle benötigen, u. zwar entweder als Bestandteil der prosthet. Gruppe (Cu in Katalase, Zytochrom a, Urikase; ferner Zn, Mn, Co) oder aber in Form freier Ionen als Aktivatoren.

Met|allergie: (E. URBACH 1935) Bereitschaft eines spezifisch sensibilisierten Organismus, Antigene anderer Art (»**M.allergene**«) mit ident. Symptn. zu beantworten.

Metall|folie: *chir* ↑ Aluminium-, Silberfolie. – vgl. Metalline. – **M.imprägnation**: *histol* s. u. Imprägnation.

Metalline: durch Aufdampfen von Ag oder Al metallisiertes – dadurch gegen Wasser, Blut u. Sekrete indifferentes – Wattevlies, hinterlegt mit saugstarkem Verbandzellstoff; v. a. zum Abdecken von Brand-, Schürf-, Ätzwunden, Hauttransplantaten, flächenhaften Ulzera (Vorteile: bakterizid, dränierend, granulationsanregend) sowie als Bettuch.

Metallisation: *path* Metalleinsprengungen in die Haut beim elektr. Unfall.

Metallklang: *klin* über großen, luftgefüllten Hohlräumen (v. a. glattwand. Kaverne, Pneumothorax, Meteorismus) auskultator. Schallphänomen mit Dominanz sehr hoher Obertöne (mehrere 1000 Hz) bei tiefem Grundton u. mit langsamem Abklingen der Schallschwingungen.

Metallo-Enzyme: ↑ Metallenzyme.

Metalloide: chem. Elemente mit metallähnl. Eigenschaften, z. B. Bor, Silizium, Arsen.

Metall-Oleosole: kolloidale ölige Lsgn. von Metallen (z. B. Au) zur therap. Anw.

Metallophobie: zwanghafte Furcht vor der Berührung von Metallgegenständen.

metallorganische Verbindungen: organ. Verbindgn., deren C-Atome mit einem Metallatom verknüpft sind; darunter Hg-Diuretika, As- u. Sb-halt. Chemotherapeutika.

Metallosis: 1) lokale Gewebsalteration durch ein metall. Implantat (Gelenkprothese, Knochenplatte, -nagel etc.), unmittelbar (z. B. Druck) oder – nach Korrosion – mittelbar (chem. Umsetzung mit Körperflüssigkeit, galvan. Beeinträchtigung der Zellvitalität, Imprägnierung mit ionisierten Partikeln, reaktive Proliferation, Entzündung, Nekrose). – 2) **M. pulmonum**, Metall(staub)lunge: Sammelbegr. für Pneumonie, Pneumokoniose u. Tracheobronchitis nach Inhalation von Metallstaub (Al, Be, Ba, Cr, Fe, Mn, Os, Zn, Sn etc. u. Verbindungen); ferner das Metalldampffieber (↑ Gießfieber) u. die allerg. Bronchitis durch Beryllium-, Zinkoxid-, Messing-, Chromsäuredämpfe; s. a. Hartmetallunge.

Metall|proteide: aus Proteinanteil u. Metall bestehende Eiweißgruppe (z. B. Zink-, Kupferproteid) in ↑ M.enzymen oder sonst. biol. Material (z. B. Ferritin). – **M.rauchfieber**: ↑ Gießfieber.

Metall|schleiferlunge: Mischstaubsilikose durch den kieselsäure- u. eisenstaubhalt. Abrieb beim M.schleifen mit Natursandstein-Schleifkörpern, v. a. bei Messerschleifern; heute meist Siderose mit massiver Mineralstaubeinlagerung (klin.: chron. Bronchitis, Emphysem, evtl. reaktive Silikose); s. a. Metallosis pulmonum, Hartmetallunge. – **M.seifen**: Salze höherer Fettsäuren mit Zn, Mg etc.; pharmaz. u. kosmet. Hilfsstoffe (Puder, Salben etc.). – **M.(staub)lunge**: ↑ Metallosis pulmonum. – **M.sucher**: ↑ Fremdkörpersuchgerät.

Metalues: ↑ Metasyphilis.

metamer: in – hintereinanderliegende – Segmente gegliedert (↑ Metamerie); z. B. **m. Segment** (↑ Merosom), **m. Syndrom** (↑ Mittellappensyndrom). – **Metamerie**: 1) *chem* Isomerie bei Verbindgn. gleicher Summenformel u. unterschiedl. Struktur (z. B. Azeton u. Allylalkohol = C_3H_6O). – 2) *biol, anat* Gliederung eines Organismus in hintereinanderliegende Segmente (»**Metameren**«) gleicher (z. B. Glieder von Ringelwürmern) oder ungleicher Bauweise (z. B. Wirbel, Rippen, Interkostal- u. Rumpfmuskulatur, Spinalnerven).

Metamizol *WHO*: Phenyldimethylpyrazolon-methylamino-methansulfonsäure; Analgetikum (meist Na-Salz, z. B. Novalgin®).

Metamorphopsie: Sehstörung, bei der das Objekt in Form, Farbe u./oder Größe verändert oder verzerrt wahrgenommen wird; v. a. bei Alteration der brechenden Medien des Auges, Akkomodationsstörung, Netzhautablösung, Makuladegeneration.

Metamorphose: Gestalt-, Substanzwandel, i. w. S. auch ↑ Stoffwechsel (**progress. M.** = Assimilation, **regress. M.** = Dissimilation); *zool* Umwandlung vom larvalen in den adulten Zustand, bei Insekten als **unvollständ.** oder **vollständ. M.** (= Hemi- bzw. Holometabolie, letztere mit Puppenstadium zwischen Larvenstadium u. Imago; gesteuert von **M.hormonen** (z. B. Ekdyson). – *path* strukturelle Umgestaltung von Zellen u. Geweben als degenerativer Prozeß; i. e. S. der **retrograde** oder **katabol. M.** (z. B. trübe Schwellung). – Ferner als **viskose M.** der durch Proteine der Gefäßwand u. Thrombin bewirkte Gestaltwandel der Thrombozytenoberfläche (Rund- u. Sternform, Pseudopodien) unter Abgabe gerinnungsaktiver Bestandteile u. gegenseit. Verklebung (Pathomechanismus der weißen Abscheidungsthromben). – *psych* **Metamorphosis sexualis paranoica**: wahnhafte Überzeugung, dem anderen Geschlecht anzugehören; bei beginnender Schizophrenie u.a. Wahnkrankheiten.

metamorpho|sierendes Atmen: (SEITZ) Atmung mit wechselndem Geräuschcharakter innerhalb einer Atemphase (z. B. vesikulär, dann bronchial). – **M.taxie**: *neurol* s. u. STOCKERT* Symptom.

Metamyelozyt: (PAPPENHEIM) Übergangsform zwischen rundkern. Myelozyten u. reifem stabkern. Granulozyten als letzte (nicht mehr teilungsfäh.) Stufe der weißen Reifungsreihe im KM; oft wulstkernig, mit gefeldertem Zytoplasma.

Metandienonum *WHO*: 1-Dehydro-17α-methyltestosteron; Anabolikum.

Meta|nephrin: ↑ Adrenalin. – **M.nephron**: das aus dem **m.nephrogenen Gewebe** (Verschmelzungsstrang der Ursegmentstiele kaudal des 10. Segments) hervorgehende Harnkanälchen der ↑ Nachniere (BOWMAN* Kapsel bis Einmündung ins Sammelrohr). – **M.nephros**: ↑ Nachniere.

Metanilgelb: *histol* Metanilsäure-azodiphenylamin; saurer Farbstoff für Bindegewebe.

Metanukleus: *embryol* der Eikern während der Reifungsperiode der Eizelle.

Metaphase: das mittl. Stadium der Mitose (»Mesomitosis«) u. Meiose I u. II, in dem die Chromosomen ihren höchsten Spiralisierungsgrad erreicht haben u. als **M.platte** (↑ Äquatorialplatte) in der Mitte zwischen bd. Spindelpolen angeordnet sind, während sich die Chromatiden noch nicht getrennt haben (↑ Abb. »Meiose« f u. k).

Metaphylaxie: nachgehende Fürsorge, ↑ Rehabilitation.

Metaphyse, -physis: der spongiöse Abschnitt zwischen Dia- u. Epiphyse langer Röhrenknochen. – **rachitische M.**: ↑ Epiphysenauftreibung.

Metaplasie: v. a. durch chron. Reiz, Ernährungs- oder Funktionsmangel ausgelöste Umwandlung eines regelhaften, reifen Gewebes in ein embryologisch verwandtes, dessen Zellen evtl. infolge andersgerichteter Differenzierung Formbesonderheiten aufweisen; z. B. M. von Flimmerepithel der Trachea in Plattenepithel, von faserbildenden Muskel- oder Bindegewebszellen in knochenbildende (bei Myositis ossificans). Meist wohl nicht als **dir. M.** (VIRCHOW), sondern als **regenerator. M.** (FISCHER=WASELS) mit zwischengeschalteter Entwicklung neuer Zellen aus sogen. Indifferenzzonen nach Untergang der autochthonen Zellen. – **anaplast. M.**: ↑ Anaplasie. – **apokrine M.**: M. des Epithels der Ausführungsgänge der Milchdrüse in ein für apokrine Schweißdrüsen typ. Epithel (z. B. bei Mastopathia chronica cystica). – **intestinale M.**: s. u. Umbaugastritis. – **lymphat. M.**: lymphozytäre Proliferation an atyp. Stelle, z. B. Lymphozytose des KM ohne wesentl. Blutlymphozytose bei chron. Infekt, postinfektiös oder posttox., bei Fokalinfekt (bes. im Kindesalter). – **myeloische M.**: extramedulläre ↑ Blutbildung.

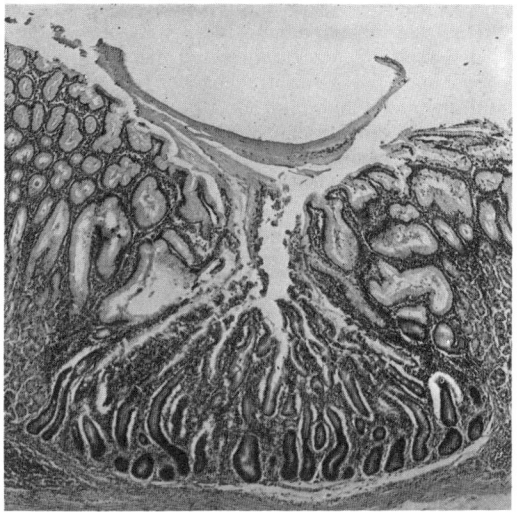

Durch **Metaplasie** entstandene Dünndarmdrüseninsel in der Magenschleimhaut.

Meta|plasma: *zytol* intrazytoplasmat. Strukturen, die der spez. Zellfunktion dienen; z. B. Tono-, Myo-, Neurofibrillen; umstrittener Begriff – **m.plastisch**: mit ↑ Metaplasie einhergehend. – **m.pneumonisch**: ↑ postpneumonisch. – **M.proterenol**: ↑ Orciprenalin. – **M.psychologie**: (S. FREUD 1901) die Lehre von den über das konkret Erfahrbare hinaus vorhandenen psych. Vorgängen, die die dynam. Eigenschaften, ökonom. Bedeutungen etc. jedes seel. Prozesses beschreiben will. – **m.ptoische Psychose**: (P. SCHRÖDER) »Degenerationspsychose« (eine metabol. ↑ Psychose).

Metaraminol *WHO*: 2-Amino-1-(m-hydroxyphenyl)-propan-1-ol-bitartrat; Sympathikomimetikum, Antihypertonikum.

Metarteriole: Endarteriole (s. u. Endarterie).

Metaspermatide: ↑ Spermatozyt II. Ordnung.

Metastase: »Absiedelung«; *path* sek. Krkhts.prozeß an einem vom – meist weiterhin bestehenden – prim. Herd mehr oder weniger entfernten Ort infolge Verschleppung belebter oder unbelebter Materie (Tumor-

Metastasierung

zellverband, Mikroben, infizierter Embolus, Parasiten, Pigment, Kohlenstaub, Kalk etc.); unterschieden als **Nah-M.** (DD: Rezidiv), **regionale** (im Bereich des regionalen Lymphsystems) u. **Fern-M.** (meist hämatogen), als **spontane** u. **mechan.** (z. B. Impf-M.), als **kanalikuläre** (z. B. **aerogene** in den Luftwegen, **duktogene** in Gallen- u. Harnwegen, entweder deoder aszendierend), **lymphogene** (bei Blockade auch retrograd, oft über regionale u. weitere LK hinaus, evtl. mit Überspringen von Stationen), **liquogene** (Einbruch in Liquorräume; i. w. S. auch innerhalb von Pleura-, Peritoneal-, Perikardhöhle, als ↑ Implantations-M.) u. **hämatogene M.** (meist orthograd, selten paradox; schnellster Weg, v. a. für Fernmetastasierung von Malignomen, wobei wahrsch. intravasale Mikrokoagulation, ausgelöst durch Endothelkontakt der Tumorpartikeln, von Bedeutung; bei Einbruch in venösen Schenkel meist Lungen-, in Hohlvene meist Lebermetastasen, bei arterieller Ausbreitung Befall aller Organe außer Muskulatur u. Milz möglich, mit > 10% Knochenbeteiligung, v. a. WS, Femur, Sternum, Becken, Schädel); s. a. Metastasierung, Metastasierungstyp.

Metastasierung: Vorgang der Metastasenbildung; i. e. S. die maligner Tumoren mit den Hauptphasen: Penetration (nach vorangegangener Invasion u./oder Infiltration), Ablösung, hämato- oder lymphogener Transport mit abschließ. Arretierung (Embolisierung), Ansiedlung u. Wachstum zur klinisch manifesten Tochtergeschwulst. Kann nach der 1. oder 2. Phase stagnieren, evtl. nur temporär (»latente Metastase«, erst nach Jahren bis Jzn. als »Spätmetastase« manifest; z. B. bei Nieren-, Mamma-Ca.). – Evtl. als **paradoxe** oder **retrograde M.** (entgegengesetzt zum Blut- oder Lymphstrom).

Metastasierungs|typ: Eigenart der verschied. Malignome, mit gewisser Gesetzmöglichkeit auf best. Wegen in best. Körperregionen, Organe oder Gewebe zu metastasieren, z. B. des Hypernephroms in Lunge u. Gehirn, des Prostata- u. Schilddrüsen-Ca. ins Skelettsystem, des Magen-Darm-Ca. (außer dist. Rektum) in die Leber. Nach WALTHER (1948) werden entspr. dem Sitz des Primärtumors (u. dem dadurch vorgegebenen M.weg via Kreislauf) unterschieden ein ↑ Kava-, Pfortader- (= Leber-) u. Lungen- sowie ein Zisternentyp (via Cisterna chyli).

Meta|stasis: ↑ M.stase. – **m.statisch**: durch ↑ M.stasierung entstanden.

Metastellung: *chem* s. u. Meta-.

Metastrongylus apri s. elongatus, Strongylus paradoxus s. longevaginatus: parasit. Fadenwurm [Strongyloidea] in Trachea u. Bronchien des Schweines u. anderer Säuger, sehr selten auch des Menschen (durch an Obst u. Gemüse haftende Larven); ♂ 15–20, ♀ 35–44 mm. Überträger der Schweineinfluenza.

Metasyphilis, Metalues: ältere Bez. für das IV. Stadium der ↑ Syphilis (d. s. Tabes dors. u. progress. Paralyse; vgl. Neurosyphilis).

Metatarsalfraktur: meist dir. Fraktur (Überfahrung, Quetschung, Aufschlag schwerer Gegenstände etc.) eines oder mehrerer Mittelfußknochen (am häufigsten II, am seltensten I), im Extremfall als Serienfraktur aller 5; oft kompliziert. Bei **indirekter M.** häufig keine Dislokation; Abriß der Basis V durch übermäß. Supination meist mit klaffendem Bruchspalt. Sonderform: ↑ Marschfraktur.

Meta|tarsalgie: Mittelfußschmerz, i. e. S. das ↑ MORTON* Syndrom. – **M.tarsalia, M.tarsalknochen**: ↑ Ossa metatarsalia. – **m.tarsal(is), m.tarseus**: den Mittelfuß (M.tarsus) betreffend. – **M.tarsalpunkt**: VALLEIX* Druckpunkt zwischen 1. u. 2. Mittelfußknochen bei Ischialgie.

Metatarsus *PNA*: der »Mittelfuß« zwischen Fußwurzel (Tarsus) u. Zehen, mit den Ossa metatarsalia I–V. – **M. adductus (varus)**: Pes adductus (↑ Knickfuß). – **M. add. primus elevatus**: Fehlstellung des 1. Mittelfußknochens i. S. der Dorsalflexion u. Adduktion bei Pes planovalgus u. Hallux rigidus. – **M. primus brevis s. atavicus**: abnorme Kürze des 1. Mittelfußknochens bei Querplattfuß; mit ausgeprägtem Mittelfußschmerz, evtl. Arthrose der Grundgelenke (Sonderform des MORTON* Syndroms?). – s. a. Metavarus.

Meta|thalamus: *PNA*: Corpus geniculatum lat. u. med. als Anhängsel des Thalamus. – **M.thrombin**: an Antithrombin gebundenes u. dadurch inaktiviertes Thrombin (im Serum).

meta|traumatisch: ↑ posttraumatisch. – **m.tropisch**: mit Umkehr (der Proportionen); z. B. der **m.trop. Zwergwuchs** (s. u. WIEDEMANN* Syndrom 5b).

Metatuberkulose: stationäre oder progred. narbig-fibröse Zustände nach ausgeheilter chron. Lungentbk. (Defektheilung): restriktive Parenchymveränderungen, Atelektasen, Emphysem, Bronchusstenosen oder -erweiterungen, Pleuraverschwartung etc.; Sympte. wie bei Lungenfibrose, chron. Bronchitis (meist therapieresistent), Sputum neg.

Metavarus: Varisierung des Mittelfußes (Metatarsus varus).

Metaxenie, Ektogonie: der auf einen Wirtswechsel angewiesene Entwicklungszyklus mancher Parasiten.

Meta|zele: *anat* ↑ Ventriculus quartus. – **M.zerkarie**: *helminth* Invasionslarve bestimmter Trematoden, entstanden durch Enzystierung der Zerkarie auf Pflanzen (z. B. bei Fasciola, Fasciolopsis) oder im 2. Zwischenwirt (z. B. Opisthorchis, Paragonimus, Heterophyes). Orale Aufnahme führt zum Befall mit adulten Würmern. – **M.zoen**: *zool* die höheren Tiere, deren Körper – im Ggs. zu dem der Protozoen – aus mehreren (meist zahlreichen), unterschiedlich differenzierten Zellgruppen besteht (»Mehr-«, »Vielzeller«). – **m.zyklische Stadien**: die sich am Ende des Entwicklungszyklus im Überträger bildenden infektiösen Stadien von ↑ Trypanosomen (trypomastigote Form).

Metencephalon *PNA*: das »Hinterhirn« als vord. Teil des Rhombenzephalon, aus dem sich Brücke u. Kleinhirn entwickeln.

Metenolonum *WHO*: 1-Methyl-androsténolon; Anabolikum.

Metenzephalitis: ↑ Postenzephalitis.

Meteorismus: übermäß. Gasansammlung in Magen-Darm (= **M. intestinalis**) oder freier Bauchhöhle (= **M. peritonealis**, »Pneumoperitoneum«), evtl. mit Auftreibung des Leibes u. Zwerchfellhochstand. Vork. bei Aerophagie, überschieß. intestinaler Gasbildung (schlackenreiche Kost, Gärungs-, Fäulnisdyspepsie, Enzyminsuffizienz, KH-Überlastung), vermindertem Gasaustausch (Ileus, Obstipation, Megakolon, Herzinsuffizienz, portale Hypertension, Mesenterialsklerose), Darmlähmung, Perforationsperitonitis.

Meteoro|biologie: Wissenschaft von den Einflüssen der Wettervorgänge (i. e. S. der kurzfrist. witterungsbedingten Schwankungen meteorologischer Wirkfaktoren) auf gesunde (= **M.physiologie**) u. kranke Lebewesen (= **M.pathologie**). – Auch syn. mit »Bioklimatologie« sowie als Oberbegr. für beides; s. a. biotrope ↑ Wetterwirkung. – **M.labilität**: Wetterfühligkeit (s. u. Wetterwirkung). – **m.pathisches Syndrom**: durch Wetterschwankungen ausgelöste, meist objektiv nur wenig faßbare Befindensstörungen, die im wesentl. auf der zeitweisen Beeinträchtigung vegetativer Regulationen beruhen dürfen (biotrope ↑ Wetterwirkung). – **M.tropismus, -tropie**: biotrope ↑ Wetterwirkung; s. a. Index des M.tropismus.

Meter, m, mtr.: SI-Basiseinheit der Länge; definiert als das 1650763,73fache der Wellenlänge der von ^{86}Kr-Atomen beim $5d_5/2p_{10}$-Übergang ausgesandten Strahlung im Vakuum.

Metforminum *WHO*: 1,1-Dimethylbiguanid; orales Antidiabetikum.

Methadonum *WHO*: morphinähnlich wirksames Analgetikum (s. a. Betäubungsmittel).

Methämoglobin: ↑ Hämiglobin. – **M.infarkt**: als braunes körn. Pigment umschriebn im Nierenparenchym abgelagertes Met-Hb nach tox. M.ämie.

Methämoglobinämie, Hämiglobinämie: erhöhte Met-Hb-Konz. in den Ery; als Leitsympt. schiefergraue bis schmutzig-bräunl. Zyanose; bei > 40%ig. Anteil am Gesamt-Hb Übelkeit, Schwindel, Unruhe, Kopfschmerz, Tachykardie, Dyspnoe (v. a. bei Belastung), Somnolenz; bei 70–80% Exitus letalis. – Entweder als **hämoglobinopath. M.** (HÖRLEIN*-WEBER* Syndrom) infolge autosomal-dominant-erbl. (Erkrankte stets heterozygot) Hb-Anomalie (↑ HbM, z. B. Typ Saskatoon, Boston, Iwate, Milwaukee I, Hamburg, Oldenburg): angeb. Zyanose (Met-Hb meist 20–40%), Polyglobulie, verkürzte Ery.lebensdauer mit gesteigerter Erythropoese u. Retikulozytose (kompensierte hämolyt. Anämie); körperl. Leistungsfähigkeit kaum reduziert, Prognose quoad vitam günstig. Seltener als **enzymopath. M.** (GIBSON) infolge autosomal-rezessiv erbl. Defektes der NADH-abhäng. Met-Hb-reduktase: Polyglobulie, leichte Retikulo- u. Leukozytose, häufig Mikrozephalie, Debilität, Reflexanomalien, psychomotor. Störungen; selten Angiokardiopathien u. Augenveränderungen; Intensitätssteigerung im Winter u. Frühjahr (Vit.-C-Mangel) u. Prämenstruum; Spontanbesserung im höheren LA. Noch seltener als **hereditäre** (dominant-erbl.) Form TOWNES ohne HbM u. ohne Reduktase-Defekt (Gluthation im Ery > 50%); s. a. HEINZ*-Körper-Anämie. – Oder aber erworben als – (sub)akute – **tox. M.** durch sogen. Met-Hb-Bildner wie Phenacetin, Sulfonamide, N-Acetyl-p-aminophenol, Phenylhydrazin, Pyridin, Chinin, PAS, ferner Nitrite, Nitrosegase, Arsenwasserstoff, aromat. Nitro- u. Aminoverbindgn. (z. B. Anilin), Oxidationsmittel (Chlorate, Bromate). Blut schokoladenfarben, evtl. Hämolyse (Verdinikterus), Spleno-Hepatomegalie, Nierenschädigung (brauner Urin). Prognose nur bei schwerer Intoxikation ernst. – Als Sonderform die **alimentäre M.** des Säuglings (COMLY* Syndrom) durch Brunnenwasser (dessen Nitrate von der Magenflora zu Nitriten umgewandelt werden).

Methakrylate: Salze u. Ester der **Methakrylsäure** $CH_2=C(CH_3)$-COOH. – Auch fälschl. Bez. für Polymethakrylate (thermoplast. Kunststoffe).

Methamphetaminum *WHO*: Desoxyephedrin; Sympathikomimetikum (»Weckamin«, BTM), z. B. Pervitin®.

Methan: das »Gruben-« oder »Sumpfgas« CH_4: brennbar, betäubend bis erstickend, im Luftgemisch explosibel. Bestandteil des Leuchtgases (ca. 30%); bakterielle Bildung im Darm, in biol. Faulstoffen. Bei Vergiftung O_2-Beatmung!

Methandrostenolon: ↑ Metandienonum.

Methaniazid: Isonikotinoyl-hydrazinomethansulfonsäure (INHMS); Tuberkulostatikum.

Methanol: der »Methylalkohol« CH_3OH (einfachster aliphat. Alkohol; brennbar. Bei oraler oder pulmonaler Aufnahme (MAK 200 ml/m^3) schwere Allg.intoxikation (Latenzzeit 9–40 Std.; DL ca. 30–100 g) wahrsch. infolge Eiweißfällung u. Blockade fermentativer Vorgänge durch die Abbauprodukte Formaldehyd u. Ameisensäure: Kopfschmerz, Schwindel, Dyspnoe, Erbrechen, Koliken, Diarrhö, epileptiforme Krämpfe (Blutungen in Pons u. Medulla obl.), als Spätkomplikation Sehstörungen oder Erblindung (Degeneration der Retinaganglienzellen, evtl. nach Wochen Optikusastrophie). Degeneration von Myokard, Leber-, Nierenparenchym. Ther. (akut): nach Erbrechenlassen sofort Äthylalkohol (etwa 150 ml Schnaps), Ruhe, Schockprophylaxe; Blutalkoholspiegel für 2–5 Tg. auf mind. 0,5‰ halten), Trispuffer, Elektrolytsubstitution, keine zentralen Analeptika.

Methantheliniumbromid *WHO*: Xanthenkarbonsäureester; Anticholinergikum; Anw. bei Magen-Duodenalulkus, Hyperhidrosis, nervöser Harnblase etc.

Methanpyrilenum *WHO*: Dimethyl-pyridyl-thenyläthylendiamin; sedativ wirksames Antihistaminikum.

Methaqualonum *WHO*: hypnot.-sedativ wirksames Chinazolinon-Derivat.

Methenaminum *WHO*: ↑ Hexamethylentetramin.

Metheptazinum *WHO*: morphinähnlich wirksames Hexamethylenimin-Derivat (BTM).

Metherton* Syndrom: s. u. nodöse ↑ Invagination.

Methicillin: ↑ Meticillinum.

Methilepsie: *psych* ↑ Methomanie (1).

Methin-: das Radikal HC≡. – **M.brücken**: –CH= -Bindungen im Porphinkern.

Methionin(um) *WHO*, Met: (MUELLER 1921) α-Amino-γ-methylthiobuttersäure; essentiell (Bedarf tägl. 1–2 g; zu 80–90% durch Zystin ersetzbar) als Methylgruppen-Lieferant für Biosynthese von Cholin, Kreatin u. Proteinen (S-Hauptquelle) u. als lipotroper Faktor. Bei (autosomal-rezessiv erbl.) selektiver Malabsorption (mit bakterieller α-Hydroxybuttersäure-Bildung u. -Resorption) Krankheitsbild ähnl. dem SMITH*-STRANG* Syndrom, mit eigenart. Körpergeruch (»Oasthouse-Syndrom«). Normwerte im Blut (angereichert in Leuko- u. Thrombozyten) 0,3–3 mg/100 ml, im Harn 2–9 mg/24 Std. (s. a. Homozystinurie). – Therap. Anw. bei Leberparenchymerkrn.,

Methitural

Arzneimittelvergiftung. Bestg. papierchromat. oder mikrobiol. (Leuconostoc mesenteroides p-60/8042, Lactobac. fermenti 36). – s. a. Schema »Homoserin«.

Methitural(um) *WHO*: ↑ Acidum methylthioaethylmethylbutyl-thiobarbituricum.

Methizillin: ↑ Meticillinum.

Methocarbamolum *WHO*: Methoxyphenoxy-hydroxypropylkarbamat (Mephenesin-Derivat); Muskelrelaxans.

Methogastrosis: Magen-Darmbeschwerden durch übermäß. Alkoholkonsum.

Methohexital *WHO*: ein Barbiturat (↑ dort. Tab.).

Methoin: ↑ Mephenytoinum.

Methomanie: 1) Methilepsie: Geistesstörung durch Mißbrauch von Alkohol u. Medikamenten. – 2) sücht. Verlangen nach rauscherzeugenden Getränken.

Methotrexatum *WHO*: Desoxy-amino-methylfolsäure; Zytostatikum (Folsäure-Antagonist).

Methoxsalen: ↑ 8-Methoxypsoralen.

Methoxy|chlor: ↑ DMDT. – **M.fluranum** *WHO*: Dichlor-difluor-äthylmethyläther; Inhalationsnarkotikum (nach Einleitung mit O_2-N_2O-Gemisch). – **M.hydrastin(um)**: ↑ Noscapinum. – **3-M.-4-hydroxy-mandelsäure**, MHMS: natürl. Abbauprodukt der endogenen Katecholamine; bei Phäochromozytom u. Neuromalignomen vermehrt im Harn. – **8-M.psoralen**, Methoxsalen, Ammoidin: pflanzl. (Ruta graveolens, Ammi majus u. a.) Furokumarin-Derivat, das, oral oder lokal appliziert, die Melaninbildg. in der UV-bestrahlten Haut verstärkt (hepatotox. u. a. Nebenwirkgn.). Ther. Anw. bei Psoriasis etc. (↑ Photochemotherapie). – s. a. Psoralene.

Methsuximid: ↑ Mesuximidum.

Methyl-: das einwert. Radikal »-CH_3« des Methans; s. a. Methylium.

Methyl|alkohol: ↑ Methanol. – **M.azetylcholin-Test**: (GUARNERI-EVANS) ein Phäochromozytom-Nachweis durch s.c. Gabe von 25 mg; statt Blutdruckanstieg um 20–50 mm Hg kurzzeit. Abfall, dann typ. Anstiegskrise.

Methyl|blau, Helvetiablau: 4-(p-Sulfophenyl)-4',4"(p-sulfophenylamino)-fuchsonimonium-Na_2-Salz; zus. mit Eosin für Simultanfärbung (MANN, ROULET). – **M.bromid**, (Mono-)Brommethan: CH_3Br; farblos, nur in hoher Konz. süßlich riechend. Dämpfe narkot.-toxisch (MAK 20 ml/m^3), u. a. durch Formaldehyd-Bildung (erhebl. Spätwirkung). Bei akuter Vergiftung anfangs keine oder nur leichte Reizerscheinungen (Bindehaut, Atemwege), erst nach 15–24 Std. schwere Störungen im Kleinhirn-Labyrinth-System, Verwirrtheit, Angstzustände, Somnolenz, Delirium, Krämpfe, Paresen, renale Störung (mit Hirnödem, akutem Lungenödem, Anurie), häufig neurol. Dauerschäden; bei hochakuter Form rascher Tod im Koma. Ggf. entschädigungspflicht. BK.

Methyl|chlorid, Chlormethan, -methyl: CH_3Cl; farbloses Gas, früher als lokales Kälteanästhetikum (wie ↑ Äthylchlorid) angewendet. Inhalationsgift (MAK 105 mg/m^3) mit schwach narkot. Effekt u. Nachwirkung von Zerfallsprodukten (Methylalkohol, Salzsäure): Schwindel, Kopfschmerz, schwankende Haltung, evtl. Schwäche, Doppelsehen, Akkommodationsstörungen, Atemstörungen, epileptiforme Krämpfe, ZNS-, Leber-, Nieren- u. Knochemarksschäden; Tod im Koma; bei chron. Intoxikation nervöse Störungen, Charakterveränderung, Stimmungslabilität, Delirien, Krämpfe, Sehstörungen, Porphyrinurie. Ther. wie bei ↑ Methylalkohol (ferner Traubenzucker u. Natriumkarbonat gegen die Azidose). Ggf. entschädigungspflicht. BK. – **β-M.digoxin**: Digitalisglykosid-Derivat zur Früh- u. Dauer-Anw. bei Herzinsuffizienz. – **M.donator**: durch Abgabe (bzw. Übertragung) von M.gruppen biologisch akt. Substanz, z. B. Cholin. – **M.dopa** *WHO*: L-α-Methyl-3,4-dihydroxyphenylalanin; Antihypertonikum (verhindert Bildung von Noradrenalin u. Serotonin; vgl. Dopa).

Methylen-: *chem* die Gruppierung —CH_2—.

Methylenblau, Methylenum caeruleum, Methylthioniniumchlorid *WHO*: Tetramethylthioninchlorid (↑ Formel »Azurfarbstoffe«); ein Thiazinfarbstoff (in Wasser dunkelblau). **Reduziertes M.** (= farbloses »Leuko-M.«) kann als Redoxsystem in den intermediären Stoffwechsel eingreifen (daher Antidot bei Zyanidvergiftung u. bei Methämoglobinämie; Anw. ferner als Diagnostikum (Desmoidprobe), Antiseptikum (obsolet), bakt.-mikroskop. Farbstoff (z. B. in neutraler Lsg. für Schnellfärbg. von Baktn. u. Rickettsien in zahlreichen Simultan- u. Sukzedankombinationen, z. B. nach EHRLICH), als **eosinsaures M.** in MAY*-GRÜNWALD* Lsg., als **polychromes M.** nach UNNA, in GIEMSA* Lsg., nach LOEFFLER, GABBET u. a. m. – **M.-Milch**: (SEELEMANN) *bakt* sterilisierte Milch (oder Magermilchpulver) mit abgestufter M.-Konz. für die biochem. Differenzierung von Streptokokken: 0,1%ig hemmt Wachstum der β-hämolysierenden Gruppe A, während B- u. Lactis-Gruppe ohne bzw. mit Reduktion (Entfärbung) weiterwachsen. – **M.-Probe**: 1) (CHETKOWSKY 1877) Leberfunktionsprobe durch tropfenweises Zusetzen von M.-Lsg. zu frisch gelassenem Morgenurin; Farbumschlag (grün/blau) bei Gallenfarbstoffvermehrung nach >5 Tropfen. – 2) Nierenfunktionsprobe: ↑ ACHARD*-CASTAIGNE* Probe. – 3) Nachweis einer Harnleiter-Scheidenfistel anhand der Ausscheidung blaugefärbten Urins nach peroraler M.-Gabe (bei Blasen-Scheidenfistel auch nach Instillation in die Blase). – Analog auch Sichtbarmachung anderer Fistelgänge (zwecks Exstirpation, Spaltung etc.). – 4) Prüfung der Stoffwechselaktivität (Dehydrierungsvermögen) von Spermien anhand der Reduktion von M. zu Leuko-M. (Entfärbungszeit normal 30–60 Min.).

Methylen|chlorid: ↑ Methylenum chloratum. – **M.prednisolon**: ↑ Prednyliden.

Methylenum caeruleum: das ↑ Methylenblau. – **M. chloratum**, Dichlormethan, Methylenchlorid: CH_2Cl_2; Verw. u. a. früher als Inhalationsanästhetikum (nicht explosiv, weniger toxisch als Chloroform, aber stärker exzitierend). MAK-Wert: 500 ppm; bei unsachgemäßem Umgang Intoxikation: Kopfschmerzen, Schwindel, Schläfrigkeit, Parästhesien; ggf. entschädigungspflicht. BK.

Methylenviolett: 7-Dimethylaminophenthiazon; histol. Farbstoff v. a. in Simultankombinationen (z. B. PAPPENHEIM* Panchrom u. Polychromblau).

Methylepsie: ↑ Methomanie (1).

Methyl|ergometrinum *WHO*, **M.ergonovin**: N-(1-Hydroxymethyl-propyl)-lysergamid; halbsynthet. Secale-Alkaloid; Anw. als Uterotonikum.

Methyl|gelb: ↑ Buttergelb. – **M.-D-glukose-Resorptionstest**: Belastung mit der – nicht metabolisierbaren – Glukose als Index für die KH-Absorption bei Malabsorption (analog Xylosebelastung). – **M.glykokoll, -glyzin**: ↑ Sarkosin. – **M.glykozyamin**: ↑ Kreatin. – **M.glyoxal**: $CH_3 \cdot CO \cdot CHO$; Intermediärprodukt im Aminosäuren- u. KH-Stoffwechsel. – **M.guanid(in)oessigsäure**: ↑ Kreatin.

Methylieren: Einbau der CH_3-Gruppe in organ. Verbindgn.; wicht. Intermediärreaktion.

Methylindol: ↑ Skatol.

Methylium: die – organisch veresterte – Methylgruppe; z. B. **M. benzoicum** (↑ Benzoesäure-methylester), **M. bromatum** (↑ Methylbromid), **M. jodatum** (Methyljodid; Intoxikationsbild wie bei Methylchlorid; ggf. entschädigungspflicht. BK), **M. salicylicum** (Methylsalizylat, künstl. Gaultheria- oder Wintergreenöl; Salizylsäuremethylester; Anw. als hyperämisierender Zusatz in Rheumamitteln u. Frostsalben, als Lichtschutzmittel).

Methyl|kuprein: ↑ Chinin. – **M.morphin**: ↑ Codeinum. – **M.nikotinat**: ↑ Nikotinsäuremethylester. – **M.oestrenolonum** *WHO*: 17α-Methyl-19-nortestosteron, M.-hydroxy-östrenon; Gestagen. – **M.orange**, Goldorange, Orange III: ein saurer Azofarbstoff; Indikator (gelb/rot bei pH 3,1/4,4). – **M.oxidation**: (VERKADE 1932) O_2- u. NADPH-abhäng., 2stuf. Abbauweg für Fettsäuren mit ω-CH_3-Gruppe (zu Dikarbonsäuren).

Methyl|pentosen: Kohlenhydrate (↑ dort. Tab.) mit einer CH_3- statt CH_2OH-Gruppe, z. B. ↑ Rhamnose. – **M.pentynolum** *WHO*: 3-Methyl-pentin-(1)-ol-(3); Sedativum u. Hypnotikum. – **M.peridol**: ↑ Moperonum. – **M.phenidatum** *WHO*: α-Phenyl-α-piperidyl-(2)-essigsäuremethylester; Psychotonikum. – **M.phenobarbitalum** *WHO*: Acidum methyl-phenyl-aethyl-barbituricum. – **M.prednisolonum** *WHO*: ein Glukokortikoid-Therapeutikum.

Methylrot: Dimethylamino-azobenzol-karbonsäure; Indikator (rot/gelb bei pH 4,4–6,2). – *bakt* Anw. zur Keimdifferenzierung bei Wasseruntersuchungen, indem einige Tr. 0,04%ig. Lsg. der ca. 48 Std. bebrüteten Dextrose-Nährlsg.-Kultur zugesetzt werden; pos. (Rotfärbung) bei E. coli, Salmonellen, einigen Shigella-Typen u. Proteus, neg. bei Enterobacter, Klebsiella, Cloaca, Serratia. – s. a. IMVC-Test.

Methyl|testosteronum *WHO*: 17-Methylandrostenolon; sublingual anwendbares Testosteron-Derivat. – **M.theobromin**: ↑ Coffeinum. – **M.thioniniumchlorid** *WHO*: ↑ Methylenblau. – **M.thiouracilum** *WHO*, **-thiourazil**, MTU: synthet. Thyreostatikum. – **M.transferasen**, Transmethylasen: CH_3-übertragende Enzyme.

Methyl|violett: *histol* Mischung von N-Tetra- u. N-Pentamethylparafuchsin; bas. Farbstoff (Zellkerne, Corpora amylacea), Antiseptikum (»Pyoctaninum coeruleum«). – **M.violett B**: ↑ Gentianaviolett.

Methylzellulose: Zellulosemethyläther mit etwa 30 Gew.-% Methoxygruppen; pharmaz. Hilfsstoff.

Methy|pranol: 1-(4-Azetoxy-2,3,5-trimethyl-phenoxy)-3-isopropylamino-propan-2-ol; β-Rezeptorenblocker. – **M.prylonum** *WHO*: 3,3-Diäthyl-5-methyl-2,4-dioxopiperidin; Hypnotikum, Sedativum (bei gleichzeit. Alkoholgenuß euphorisierend).

Methysergidum *WHO*: Methyllysergsäure-butanolamid; synthet. Ergometrin-Derivat (Serotonin-Antagonist); Anw. bei schwerer, therapieresistenter Migräne usw. (z. B. Deseril-retard®).

Methystika: *pharm* berauschend wirkende Mittel.

Metiazinsäure, Acidum metiazinicum *WHO*: ein Phenothiazin-Derivat; Antiphlogistikum.

Meticillinum *WHO*: 2,6-Dimethoxyphenylpenizillin; halbsynthet. Penizillin-Derivat; wenig penizillinase-, jedoch säureanfällig.

Metixenum *WHO*: ein Thioxanthen-piperidin-Derivat; Antiparkinson-Mittel.

Metoclopramidum *WHO*: ein Benzamid-Derivat; Antiemetikum, Magen-Darm-Regulans.

metök: *parasit* mit Wirtswechsel während der Entwicklung.

Metöstrus: bei Säugetieren der der Ovulation folgende Abschnitt des ↑ Östruszyklus, soweit es nicht zur Ausbildung eines akt. Corpus luteum kommt.

Metonymie: Sprachstörung, bei der einzelne Wörter durch klangähnliche ersetzt werden.

Metopagus: ↑ Metopopagus.

metopicus, metopisch: die Stirn (Vorderkopf) betreffend. – **Metopion**: Kreuzungspunkt der die bd. Stirnhöcker verbindenden Horizontalen mit der Median-Sagittalebene als »Stirnpunkt«.

Metopiron®-Test: zur Prüfung der adrenotropen Leistung des HVL Blockade der 11β-Hydroxylase der – intakten – NNR durch ↑ Metyraponum-Gaben; unterbricht die Bildung von Kortisol, Kortikosteron u. Aldesteron u. führt – über neg. Feedback – bei funktionstücht. Hypophyse zu vermehrter ACTH-Ausschüttung, die sich, da die 11-Desoxystufe blockiert, als Anstieg der 17-Hydroxykortiko- u. 17-Ketosteroide (nebst Folgeprodukten wie Desoxykortikosteron, Androgenen etc.) im Plasma u. Harn manifestiert.

Meto|pismus: Persistenz der ↑ Sutura frontalis (»Su. metopica«). – **M.pitis granulomatosa**: flächenhafte oder knot., entzündl.-ödematöse Gewebsverdickung im Stirnbereich beim MELKERSSON*-ROSENTHAL*-Syndrom.

Metopon(um) *WHO*: Methyldihydromorphinon; starkes Analgetikum (BTM).

Meto(po)pagus: Doppelmißbildung mit im Stirnbereich verwachsenen Köpfen.

Metoprolol *WHO*: 1-Isopropylamino-3-[4-(2-methoxyäthyl)-phenoxy]-propan-2-ol; β-Rezeptorenblokker.

Metorchis: Trematodengattung [Opisthorchiidae]. **M. albidus** (4 mm lang) Parasit in der Gallenblase von Karnivoren (wahrsch. auch beim Menschen); **M. conjunctus** in der Gallenblase pisziovorer Karnivoren, gelengentl. auch beim Menschen; häufig Doppelinfektionen mit Opisthorchis felineus.

metr...: Wortteil 1) »Maß« (griech.: metron); 2) »Gebärmutter« (griech.: metra).

Metralgie: Schmerzen im Uterusbereich.

Metras* Katheter (HENRI M., 1918–1958, französ. Chirurg): Satz halbstarrer Gummikatheter für die gezielte (selektive) Bronchographie, mit jeweils segmentgerechter – während der Einführung durch Mandrin aufgehobener – Krümmung des rö.pos. Spitzenteils.

Metr|eurynter, Hystereurynter: *geburtsh* kegelförm. Ballon, der zusammengefaltet in den Uterus eingeführt u. mit steriler Flüssigkeit aufgefüllt wird, um dann bei angelegtem Dauerzug den Muttermund langsam aufzudehnen(»**M.euryse**«); obsolet.

-metrie: Suffix »Messung«. – **metrio...**: Wortteil »mittels«; s. a. meso....

Metritis: Entzündung der Gebärmutter (*gr* Metra), i. e. S. als Myometritis; z. B. **M. dissecans** (mit Gangräneszierung u. konsekut. Sequestrierung des Myometrium), **M. puerperalis** (bei Puerperalsepsis; mit Beteiligung aller Wandschichten).

Metrizamidum *WHO*: ein jodhalt. Rö-Kontrastmittel (z. B. Amipaque®).

Metro...: Wortteil »Uterus« (griech.: metra); s. a. Hystero....

Metro|cystosis: zyst. Geschwülste in der Mittellinie der Uterushinterwand, ausgehend von abgesprengtem Epithel der MÜLLER* Gänge; oft mit Endometrium ausgekleidet u. am Zyklus teilnehmend (teerart. Inhalt). – **M.dynamometer**: / Tokodynamometer. – **M.dynie**: Schmerzen im Gebärmutterbereich.

Metro|gonorrhö: die – mit kolikart. Schmerzen einhergehende – Go des Uterus, meist infolge Aszension einer spezif. Zervizitis bei der Menstruation; häufig auf Eileiter übergreifend (evtl. mit konsekut. Sterilität). – **M.kolpozele**: / Descensus uteri et vaginae. – **M.malazie**: degenerativ-nekrot. Erweichung der Uterusmuskulatur infolge örtl. Ischämie. – **M.manie**: 1) extreme / Nymphomanie. – 2) Reimsucht. – **M.menorrhagie**: / Menometrorrhagie.

Metronidazolum *WHO*: ein Nitroimadozol-Derivat; Anw. bei Trichomoniasis.

Metro|pathie: Erkr. der Gebärmutter, i. e. S. die mit verstärkten Blutungen einhergehende (»**hämorrhag.**«) Form. – **M.phlebitis**: Entzündung der Vv. uterinae durch Übergreifen einer Endo- oder Myometritis oder durch hämatogene Infektion, evtl. mit Thrombenbildung (= **M.phlebothrombose**).

Metr|opie: *ophth* die normale Refraktion des Auges.

Metro|plastik: *plast* Eingriff an der Gebärmutter, z. B. Herstg. eines einheitl. Kavums bei Uterus septus oder bicornis. – **M.ptose**: / Descensus uteri. – **M.rrhagie**: außerhalb der Menstruation auftretende Gebärmutterblutung, i. e. S. die / Dauerblutung. – **M.rrhexis**: / Uterusruptur. – **M.rrhö**: Oberbegr. für die Abgänge aus der Gebärmutter.

Metr|orthosis: *gyn* Lagekorrektur (Aufrichtung) des Uterus.

Metro|salpingitis: entzündl. Erkr. 1) des Eileiters (»Metrosalpinx«), 2) von Gebärmutter u. Eileiter. – **M.staxis**: schwache uterine Dauerblutung. – **M.steresis**: / Hysterektomie.

Metro|toxin: hypothet. »gift.« Stoffwechselprodukt, das mit der Menstruation ausgeschieden wird. – vgl. Menotoxin. – **M.urethrotom**: / U. mit dosierbarer Schnittiefe (z. B. nach MAISONNEUVE). – **M.zele**: / Hysterozele.

Metryperkinese: / Wehensturm.

Metschnikow* Freßzellen (ILJA ILJITSCH M., 1845–1926, Zoologe, Odessa, Paris; 1908 Nobelpreis für Medizin): die / Phagozyten (unterschieden als »Makro-« u. »Mikrophagen«).

Metyraponum *WHO*: Methyl-*bis*-pyridylpropanon; Adrenokortikostatikum (s. a. Metopiron).

Metz* Zählkammer: photographisch hergestellte Zählplatte (in der Blende des Mikroskopokulars); geeignet auch für Spermienzählung (JOEL 1953), wobei die – bei Verdünnung 1:10 – im Außenring ermittelte Zahl mit 1000 zu multiplizieren ist, um den mm^3-Wert zu erhalten.

Metzger*-Fischgold* Linie (HERMANN F. u. JEAN M., zeitgen. Radiologen, Paris): / Bimastoidlinie; s. a. Abb. »CHAMBERLAIN* Linie«.

Metzger|pemphigus: seltener, meist von Verletzung beim Schlachten ausgehender Pemphigus acutus febrilis (Infektionskrkht. eigener Art?); hochfieberhaft, mit massenhaft serös-hämorrhagischen Blasen am ganzen Körper, meist tödlich. – **M.tuberkulose**: berufsbedingte Tbk durch Typus bovinus (entschädigungspflicht. BK): 1) Tuberculosis cutis verrucosa (»Schlachterlupus«, »Metzgertuberkel«) als exogene Reinfektion; 2) von Hautverletzung ausgehende Sehnenscheiden-Tbk; 3) aerogene Lungen-Tbk (selten).

Metzner* (RUDOLF M., geb. 1858, Physiologe, Leipzig, Freiburg, Basel) **Färbung**: *histol* Schleimgranula-Darstg. mit dünner Toluidinblau-Lsg. nach Beizen mit 5%ig. Eisenalaun. – **M.* Gemisch**: 1) Fixierungsflüssigkeit aus Osmiumtetroxid, Kaliumdichromat u. NaCl-Lsg. (verhindert Quellung kleinster Gewebestückchen). – 2) alkoholisch gesättigte Pikrinsäure-Lsg. zur Gegenfärbung u. Differenzierung nach ALTMANN* Mitochondrienfärbung.

Meulengracht* (EINAR M., geb. 1887, Internist, Kopenhagen) **Diät**: nach Ulkusblutung frühzeitig zu verabreichende flüss.-breiige Kost mit hohem Proteinanteil. – **M.* Ikterus**: / Icterus juvenilis intermittens beim / M.*-GILBERT* Syndrom. – **M.* Index**: Ikterus-Index nach der Formel:

$$\frac{\text{Extinktion des Standards}}{\text{Extinktion der Serumprobe}} \cdot \text{Verdünnung} ;$$

3–5 = normal, 6–15 = latenter, > 15 = klin. Ikterus. – **M.*(-Gilbert*) Syndrom**: häufigste fam. (autosomal-dominant erbl.), nicht-hämolyt. Hyperbilirubinämie infolge angeb. Störung des intrazellulären Bilirubintransports (wahrsch. ident. mit der posthepat. Hyperbilirubinämie KALK): Subikterus durch Vermehrung des indir. Bilirubins (keine vermehrte Bilirubinproduktion), meist Schwächegefühl u. Übelkeit, Milzvergrößerung; osmot. Ery-Resistenz, Urobilinogenkörper-Ausscheidung u. Leberhistologie normal; Prognose gut (im allg. bei gesunden Jugendl.).

Meunier* Zeichen (LEON-JOSEPH M., 1856–1911, Arzt, Paris): fortschreitender Gewichtsverlust (tägl. 40–50 g) in der Inkubationszeit einer Maserninfektion.

MeV: Megaelektronenvolt.

Mevalonsäure: 3,5-Dihydroxy-3-methyl-valeriansäure; Ausgangsprodukt der Isoprenoid-Synthese.

Meves* (FRIEDRICH M., 1868–1923, Anatom, Kiel, Hamburg, Königsberg) **Färbung**: *histol* Mitochondrien-Darstg. (im aufgeklebten, entparaffinierten Schnitt) mit warmem Säurefuchsin-Anilinwasser u. Differenzieren in Pikrinsäure. – **M.* Gemisch**: Fixierungsflüssigkeit aus Osmiumtetroxid, Chromsäure, NaCl-Lsg. u. Eisessig.

Mexico-City-Virus: Serotyp 17 der ECHO-Viren.

Mexikanerhut-Zelle: *hämat* ↗ Targetzelle.

Mexikanisches Fleckfieber: »Tabardillo-Fieber«, epidem. ↗ Fleckfieber in Mittelamerika.

v. Meyenburg*-Altherr*-Uehlinger* Syndrom (HANS V. M., geb. 1887, Pathologe, Zürich; FRANZ A.; ERWIN UE.): systematisierte ↗ Chondromalazie.

Meyer* Blutreagens: alkal. Phenolphthalein-Lsg., die, mit H_2O_2 entfärbt, durch oxidat. Bluteinwirkung wieder gerötet wird.

Meyer* Druckpunkte: Druckschmerzpunkte abwärts der Wade (bes. medial der Tibiakante u. entlang der Venenverläufe) beim postthrombotischen Syndrom (↗ Abb. »Thrombophlebitis«).

Meyer* (GEORG HERMANN V. M., 1815–1892, Anatom, Zürich) **Gesetz**: Die Innenstruktur des Knochens deckt sich mit den Linien des größten Druckes u. Zuges u. gewährleistet den größtmögl. Widerstand bei kleinstmögl. Materialmenge. – **M.* Linie**: Verbindungslinie zwischen Ferse u. 1. Mittelfußköpfchen, die normalerweise ohne Knick in die Längsachse der Großzehe übergeht. – **M.* Organ**: die Papillae vallatae des Zungenrückens. – **M.* Sinus**: kleine Vertiefung im Boden des äuß. Gehörganges knapp vor dem Trommelfell.

Meyer* Schlinge, Schleife (ADOLF M., 1866–1950, Psychiater, Baltimore): *anat* ↗ CUSHING* Schleife. – Von M.* ist ein nosol. System der Psychosen angegeben; s. a. Ergasiologie.

Meyer* Versuch: beim Neuropathen Druck auf den MCBURNEY* Punkt, um ggf. eine Pupillenerweiterung auszulösen.

Meyer* Zeichen (JAKOB M., zeitgen. amerik. Arzt, Chicago): ↗ CO=TUI*-M.* Zeichen. – s. a. MEYER* Druckpunkte, Versuch.

Meyer* Zystinprobe: Nachweis einer Zystinurie anhand purpurroter Verfärbung des Harns nach Mischen mit 5%ig. Natriumzyanid-Lsg. u. (10 Min. später) Zusatz einiger Tr. Natriumnitroprussid-Lsg.

Meyer*-Netter* Medium: *bakt* komplexer synthet. Nährboden zur DD von Bordetella pertussis gegen andere Atemwegskeime.

Meyer*-Steiner*-Lusbaugh* Syndrom: ↗ Fruchtwasserembolie.

Meyer*-Weigert* Gesetz (R. MEYER; KARL W., 1845–1904, Pathologe, Frankfurt): Bei vollständ. Doppelbildung von Ureter u. Niere gehört das tieferliegende Ostium zum oberen Nierenbecken (M. 1907), das höherliegende zum unteren (W. 1878).

Meyer=Betz* Syndrom: (1910) idiopathische paroxysmale ↗ Myoglobinurie.

Meyer=Burgdorff* Operation (HERMANN M.=B., 1889–1960, Chirurg, Göttingen, Rostock, Lübeck): (1929) bei Hypospadie Längsinzision der Penisunterseite u. zirkuläre Umschneidung im Sulcus coronarius, Exstirpation der Chorda penis u. – nach Lösung bd. Vorhautblätter – Kopflochschnitt u. Durchzug der Glans nach dorsal.

Meyer=Schwickerath* (GERHARD M.=SCHW., geb. 1920, Ophthalmologe, Essen) **Lichtkoagulator** für die Netzhautkoagulation, mit Xenon-Hochdrucklampe (tageslichtähnl. Spektrum, max. > 200 000 Stilb, d. h. etwa doppelte Sonnenleuchtdichte). – **M.=Schw.*-Weyers* Syndrom**: ↗ okulodentodigitales Syndrom.

Meyerhof* (OTTO FRITZ M., 1884–1951, Physiologe, Kiel, Heidelberg, Philadelphia; 1922 Nobelpreis für Medizin) **Quotient**: Verhältnis von total verbrauchter zu oxidierter Milchsäure im KH-Stoffwechsel des Muskels; beträgt beim Kaltblüter ca. 4 (d. h. von 4 Mol werden 1 oxidiert, 3 resynthetisiert). – **M.* Zyklus**: Ineinandergreifen von anaerober Glykolyse u. aerober Glykogenresynthese aus Milchsäure im KH-Stoffwechsel des Muskels.

Meyers*-Kouwenaar* Körperchen: bei trop. Eosinophilie (»M.*-K.* Syndrom«) in den auf der Schnittfläche der erweichten LK hervortretenden grau-gelben Knötchen (Ø 1–5 mm) sichtbare azidophil-hyaline Massen mit Mikrofilarienresten (umgeben von Eosinophilen, Histiozyten, Fremdkörperriesenzellen).

Meyhoefer* Messer: *ophth* bajonettförm. Hornhautmesserchen für Star-Op.

Meynert* (THEODOR M., 1833–1892, Psychiater u. Hirnpathologe, Wien) **Amentia**: das ↗ amentielle Syndrom (auch i. S. des ↗ KORSAKOW* Syndroms). – **M.* Bündel, Strang**: ↗ Fasciculus retroflexus. – **M.* Fasern**: 1) Nervenfasern, die Lichtempfindungen von den oberen 2-Hügeln zum Okulomotoriuskern leiten. – 2) ↗ U-Fasern. – **M.* Ganglion**: Nervenzellmasse im Tuber cinereum nahe Tractus opticus. – **M.* Haubenkreuzung**: ↗ Decussatio tegmenti dorsalis. – **M.* Kommissur**: s. u. Commissurae supraopticae. – **M.* Schicht**: die Pyramdenzellschicht der Großhirnrinde. – **M.* Schnitt**: (1867) Hirnsektionsschnitt (in der Insel, um die Stammganglien), der Hirnstamm u. -mantel trennt. – **M.* Zellen**: einzelne Pyramidenzellen am Sulcus calcarinus.

Meynet* Knötchen (PAUL CLAUDE HYACINTHE M., 1831–1892, Arzt, Paris): bei – v. a. kindl. – Rheumatismus in Subkutis u. Gelenkkapseln vork. schmerzlose Bindegewebsknötchen (Ödem, später Rundzelleninfiltration, fibrot. Degeneration u. zentrale Nekrose), die nach Wo. oder Mon. spontan verschwinden.

Meyrowitz* Test: *ophth* Farbsehprüfung mit spez. pseudoisochromat. Tafeln.

Mezlocillin *WHO*: Benzylpenizillin-Derivat mit breitem Wirkspektrum (z. B. Baypen®).

M. f.: *pharm* Rezepturanweisung »Misce, fiat...« (»Mische, auf daß daraus ... werde«).

M-Faktor: 1) *serol* ↗ Antigen M; s. a. MNSs-System. – 2) *zytol* s. u. Chalone.

MFG: modifiz. flüssige ↗ Gelatine.

M-Form: (M = mucosus = schleimig) v. a. bei Salmonellen (S. paratyphi B, enteritidis, anatum u. a.), Klebsiellen u. Pneumokokken vork. Wuchsform mit Kolonien in Form eines Schleimtropfens, deren »M-Antigen« (N-freies Polysaccharid) in geeigneten Organismen die Bildung eines spezif. AK induziert.

Mg, MG

M^g: *serol* ∤ Antigen M^g; s. a. MNSs-System. – **Mg**: *chem* ∤ **M**agnesium. – **MG**: *physik* ∤ **M**olekulargewicht. – **mg%**: ∤ **M**illigrammprozent.

mg(el)h: *radiol* ∤ **M**illigrammelementstunde.

M-Gradient: (M = Myelom) hohe, spitze, schmalbas. Zacke im Globulinbereich des Elektrophoresediagramms, hervorgerufen durch ein Paraprotein beim Plasmozytom (das dementsprechend als γ-, $β_1$-, $β_2$- u. α-Pl. unterschieden wird) u. bei anderen Paraproteinosen (z. B. Makroglobulinämie).

MG-Streptokokken: nach einem Pat. McGinnis benannte Diplokokken (nicht eingruppiert, kurze Ketten, α-Hämolyse), die bei primär-atyp. Pneumonie (aber auch im Respirationstrakt Gesunder) nachzuweisen sind u. deren Agglutination durch Probandenserum zur PAP-Diagnostik herangezogen wird.

MH: ∤ **M**onoaminoxidase-**H**emmer. – **MHC**: **M**ajor **H**istocompatibility **C**omplex (s. u. Transplantationsantigene).

MHK: *bakt* ∤ **m**inimale **H**emm**k**onzentration. – **MHMS**: 3-**M**ethoxy-4-**h**ydroxy-**m**andel**s**äure ∤ Vanillinmandelsäure).

Mhn, MHN: ∤ **M**orbus **h**aemolyticus **n**eonatorum.

MH-Stamm: *virol* ∤ **M**ill-**H**ill-Stamm.

Mi^a: ∤ Antigen Mi^a; s. a. MNSs-System.

Miana-Fieber: Rückfallfieber in Persien.

Mianserinum *WHO*: Dibenzo-pyrazino-azepin-Derivat; Antihistaminikum.

Miasma: histor. Begr. (HIPPOKRATES, GALEN) für die in Erde, Luft oder Wasser auftret. belebten oder unbelebten Krankheitsstoffe (»ektogene Infektionsstoffe« PETTENKOFER, im Gegensatz zum »endogenen Contagium«) einschl. der Klimaallergene (STORM VAN LEEUWEN).

Mibelli* (VITTORIO M., 1860–1910, Dermatologe, Parma) **Krankheit**: 1) ∤ Porokeratosis M.*. – 2) ∤ Angiokeratoma M.*. – **M.* Reagens**: (1890) 1 %ige alkohol. u. wäßr. Safranin-Lsg. (heiß gemischt) zur Darstg. elast. Fasern in der Haut.

MIC: **m**inimal **i**nhibitory **c**oncentration (*bakt* ∤ minimale Hemmkonzentration).

Micella: ∤ Mizelle.

Michaelis* (LEONOR M., 1875–1945, physiol. Chemiker, Berlin, New York) **Färbung**: *histol* Fettfärbung im Gefrierschnitt mit Azeton-Scharlachrot n. HERXHEIMER. – **M.* Gemisch**: Fixierungsflüssigkeit aus Pikrinsäure, Sublimat u. Eisessig. – **M.* Puffer**: Veronalnatrium-, Veronal-Natriumazetat-NaOH-Essigsäure- u. a. Puffer-Lsgn. für biol.-histol. Anw. (∤ Azetatpuffer). – **M.*(-Menten*) Konstante**: Begr. der Enzymkinetik für diejen. Substratkonz., bei der die halbmaximale Reaktionsgeschwindigkeit erreicht ist (so daß 50% des Enzyms als Enzym-Substrat-Komplex vorliegen), d. h. für die Dissoziationskonstante dieses Komplexes. Wichtiger Wert zur Enzym-Kennzeichnung.

Michaelis* Linien: (P. M. 1936) *röntg* nach chron. Einwirkung kleiner Phosphormengen bei Jugendl. nachweisbare Verdichtungsquerstreifen in den Epiphysenlinien infolge Apposition von Kalksalzen (während bei weiterer P-Aufnahme Entkalkung überwiegt).

Michaelis* (GUSTAV ADOLF M., 1798–1848, Gynäkologe, Kiel) **Raute**: der durch den letzten LW-Dornfortsatz, die bds. Grübchen über der Spina iliaca post. sup. u. das obere Ende der Rima ani markierte Rhombus, dessen Abflachung u. Asymmetrie auf Beckenverformung hinweist. – **M.*-Gutmann* Körperchen** (CARL G.): (1902) bei Malakoplakie der Harnblase in Epithelzellen oder frei in der Schleimhaut vork. Glykoprotein-Mukopolysaccharid-Körperchen (Reste phagozytierter Ery?), später oft verkalkend.

Michaelis* Zeichen (HANS M., geb. 1827, Gynäkologe, Königsberg): plötzl., leichter Temp.anstieg ohne Störung im Op.-Gebiet als Zeichen einer Fernthrombose (mit autolyt. Zerfall des Thrombus).

Michailow* Eiweißprobe: Überschichten HNO_3-haltiger konz. Schwefelsäure mit der mit $FeSO_4$-Lsg. vermischten Probe (blutroter Ring).

Michel* Fleck (JULIUS V. M., 1843–1911, Ophthalmologe, Erlangen, Würzburg): atroph. Stelle im Irisstroma, durch die das Pigmentepithel durchscheint, als harmlose Entwicklungsanomalie.

Michel* Klammer (GASTON M., 1875–1937, Chirurg, Nancy): *chir* bügelförm. Wundklammer (Neusilber; verschied. Stärken) mit je einem konkavseit. Zähnchen an den ringförm. Enden. Setzen u. Entfernen mit spez. Klammerpinzette u. -zange.

Micheli*-Ravenna* Splenomegalie: fibrös-kongestive Spl. mit Hämatemesis u. Leberschaden.

Micheli*-Rietti* Syndrom: ∤ Thalassaemia minor.

Michon* Granulom: eosinophiles ∤ Granulom.

Miconazolum *WHO*: ein Bis-dichlorphenyl-imidazol-Derivat; Antimykotikum.

micr(o)...: Wortteil »klein«; s. a. mikr(o)....

Microbodies: (engl.) runde oder ovale, im Zytoplasma gelegene Körperchen (⌀ 0,1–0,5 μm) mit feinkörn. Matrix; enthalten Peroxidasen (»Peroxysomen«) u. oftmals Kristalloide (Urikase ?).

Microcephalia: ∤ Mikrozephalie; s. a. Lissenzephalie.

Micrococcaceae: Fam. VII der Eubacteriales; grampos., unbewegl., sporenlose Kokken mit ausgeprägter Eigenfarbe (weiß, gelb, orange, rot); ubiquitär, u. a. Epiphyten auf Haut u. Schleimhäuten. Gattungen: Micro- u. Staphylococcus (aerob), Gaffkya, Sarcina, Methano- u. Peptococcus (anaerob).

Micrococcus: *bakt* Gattg. der ∤ Micrococcaceae; in unregelmäß. Haufen angeordnet, aerob, z. T. pigmentiert (gelb, orange, rot); ubiquitäre Saprophyten (nie pathogen); Typspezies: **M. luteus**. – Auch histor. Gattungsname anderer »Mikrokokken«, z. B. **M. aureus**, **M. pyogenes** (= Staphylococcus au.), **M. tetragena** (= Gaffkya te.), **M. gonorrhoeae** (= Neisseria go.), **M. epidermidis** (= Staphyloc. epid.), **M. melitensis** (= Brucella me.).

Microfilaria, Mikrofilarie: *helminth* das im Blut oder s.c. Bindegewebe des Endwirts lebende Larvenstadium der Filarien. Bei manchen Arten mit Scheide (erhaltene Eihülle); artspezif. Anordnung der Kerne in der Schwanzspitze; Übertragung durch Arthropoden. Auftreten im peripheren Blut z. T. periodisch (abhäng. von O_2- bzw. CO_2-Spannung); Tagesperiodizität (»**M. diurna**«) zeigt z. B. die Loa-loa-Larve (280–330 μm; übertragen durch Mangrovefliegen),

M. nocturna ist v. a. die von Brugia malayi u. Wuchereria bancrofti (240–300 bzw. 175–320 μm; übertragen durch Stechmücken); keine Periodizität zeigt die **M. ozzardi** (von Mansonella ozz., ca. 220 μm), ständig im Blut vorhanden als **M. perstans** ist die von Acanthocheilinema; (165–220 μm).

Microlithiasis alveolaris pulmonum, Calcinosis pulmonum: fam. Vork. miliarer, geschichteter Kalziumphosphat-Steinchen (mit nekrot. Gewebsmaterial als Kern) in Lungenalveolen u. Bronchiolen; evtl. kardiorespirator. Insuffizienz. Ätiol. unbekannt (verwandt mit Alveolarproteinose ?).

Micromonosporin: (WAKSMAN 1942) Antibiotikum aus Micromonospora-Stamm; wirksam gegen grampos. Baktn. (bes. Bac. subtilis).

Microphthalmus: / Mikrophthalmie.

Micro-pupil-lens: (engl.) ophth opake Kornealschale mit kleiner zentraler Klarzone (Effekt eines stenopäischen Loches); Anw. z. B. bei Aphakie. – vgl. aber Pupillarlinse.

Micro|somia: / Kleinwuchs. – **M.sporia**: derm / Tinea. – **M.sporosis (capitis)**: / Mikrosporie.

Microsporum, -sporon: (GRUBY 1843) Pilzgattg. mit rauhwand. Makrokonidien am Luftmyzel; Erreger der / Mikrosporie bei Mensch u. Tier; z. B. **M. audouinii** (s. iris s. pertenue s. tardum s. umbonatum, Martensella microspora, Trichophyton decalvans; Erreger en- u. epidem. Mikrosporie, meist bei Kindern; gut Griseofulvin-empfindl.) **M. canis** (s. aurantiacum s. felineum s. japonicum s. lanosum s. obesum s. pseudolanosum s. pubescens s. tomentosum s. villosum; kosmopolit. bei Mensch u. Tier, en- u. epidemisch; Kulturen wollig, bis 10fach septierte Makrokonidien, gelbes Pigment; gut Griseofulvin--empfindl.), **M. cookei** (s. gypseum, »rote« Varietät; perfektes Stadium: Nannizzia cajetani), **M. distortum** (zoo-anthropophil; weißflaum. Luftmyzel, mißgestaltete Makrokonidien), **M. ferrugineum** (s. aureum s. orientale; anthropophil in Ostasien, Afrika, Südosteuropa; Kultur typ. rostbraun, oft glatt, gummiartig, aber auch weißflaumig), **M. fulvum** (geophil, Erreger der »Gärtnerei-Mikrosporie«; perfektes Stadium: Nannizzia fulva), **M. gypseum** (s. circulscentrum s. marginatus s. scorteum s. villosum s. xanthodes, Achorion gy.; Erreger der »Gärtnerei-Mikrosporie«; sandfarbene Kultur mit gekörnter Oberfläche; perfekte Stadien: Nannizzia incurvata u. gypsea), **M. nanum** (geophil, nur gelegentl. bei Menschen; perfektes Stadium: Nannizzia obtusa), **M. persicolor** (bei Mensch u. Tier; ocker- bis rosafarbenes Pigment), **M. vanbreuseghemii** (geophil; perfekte Form: Nannizzia grubyia). – Auch veralteter Gattungsname, z. B. **M. furfur** (= Malassezia fu.), **M. gallinae** (= Trichophyton ga.), **M. inguinale** (= Epidermophyton floccosum), **M. mansoni** (= Cladosporium ma.), **M. minutissima** (= Nocardia min.), **M. quinckeanum** (= Trichophyton qui.). – s. a. Abb. »Dermatophyten«.

Mictio: / Miktion. – **M. involuntaria**: / Enuresis.

MID: minimum infective dose (/ Infektionstiter).

Middelbourg-Virus: in Südafrika von Moskitos übertragenes ARBO-Virus A; hervorgerufene Erkr. des Menschen subklinisch.

Middeldorpf* Triangel (ALBRECHT THEODOR V. M., 1824–1868, Chirurg, Breslau): Dreieckskonstruktion aus gepolsterten CRAMER* Schienen zur Ruhigstellung des – gebeugten – Arms in Abduktion. – Hat ferner »Hebelmethode« zur Reposition der Luxatio coxae post. angegeben.

Middlebrook*(-Dubos*) Reaktion (GARDNER M., RENÉ D., Bakteriologen, New York): 1) (1948) AK-Nachweis bei Tbk anhand der Hämagglutination mit Tuberkulin (insbes. Polysaccharidfraktion) beladener Ery von Mensch (Rh.-neg.) oder Hammel durch das Serum aktiv Tuberkulöser. Genauigkeit ca. 80%; pos. auch kurze Zeit nach BCG-Schutzimpfung. – Später als KBR zum Nachweis hämolysierender AK modifiziert. – 2) / DUBOS*-M.* Reaktion.

Midodrin WHO: Hydroxy-2,5-dimethoxy-phenäthylglyzinamid; Antihypertonikum.

Mieder: maßgearbeitete orthop. Bandage (schnürbar oder straff-elast.) von der Leistengegend bis unterhalb der Achselhöhlen, die Weichteilvorwölbungen zurückhält, eine Lendenlordose abflacht oder – mit stabilisierenden Pelotten oder Schienen – der Stützung u. Bewegungsbegrenzung dient. – Als »Überbrückungs-M.« das / HOHMANN* Korsett (2).

Miescher* (GUIDO M., 1887 bis 1961, Dermatologe, Zürich) **Erythrokeratodermie**: / GOUGEROT*-CARTEAUD* Syndrom. – **M.* Granulom, Körperchen**: (1947) kleiner s.c. Entzündgs.herd bei atyp. Erythema nodosum: geflechtart. Figuren aus Entzündungszellen, später Fremdkörper- u. LANGHANS* Riesenzellen, histioleukozytäre Elemente (strahlenförm.). – Gleiche Knötchen in der Venen-Adventitia, mit Endothelwucherung, Wandödem, evtl. Gefäßverschluß. – **M.* Lichtschwiele**: / Hyperkeratosis actinica; vgl. Erythrosis. – **M.* Syndrom**: 1) (1921) wahrsch. dominant-erbl. (mit beschränkter Penetranz) Acanthosis nigricans mit multiplen Abartungen (Infantilismus, Hypertrichose, Cutis gyrata, Zahndeformitäten etc.) u. Diabetes mellitus. – 2) (1945) / Cheilitis granulomatosa. – 3) **M.*-Leder* Krankh.**: / Granulomatosis tuberculoides. – 4) **M.*-Burckhardt* Sy.**: (1944) »kutaneo-ossales Syndrom« (gynäkotrop; rezessiv erbl.?), mit angeb. follikulärer Atrophodermie (bandoder fleckförm. an Rumpf u. Extremitäten) u. Pseudopelade sowie Sympt. des CONRADI*-HÜNERMANN* Sy., evtl. Katarakt, geist. Retardierung.

Miescher* Schläuche (JOHANN FRIEDRICH M., 1811–1887, Pathologe, Basel): bis zu mehreren mm lange Zystenhüllen von Sarkosporidien in der Muskulatur von Säugetieren (z. B. Sarcocystis miescheriana beim Schwein), selten auch des Menschen (/ Sarkosporidiose).

Miescher* Test (PETER M., geb. 1921, Hämatologe, New York): 1) (1957) Antihumanglobulin-Konsumptionstest zum Nachweis des L.E.-Faktors, der nach spezif. Adsorption durch isolierte Zellkerne (Rind, Hund u. a.) bei 60° eluiert u. mit COOMBS* Test bestätigt wird. Pos. auch bei Lebererkrn., Sklerodermie, Polyarthritis. – 2) Präzipitationstest mit Allergen-Lsg. u. Probandenblut zum Nachweis der allerg. Genese einer Hämopathie.

Miesmuschelvergiftung: / Mytilismus.

Mietens*-Weber* Syndrom (CARL M., HELGA W., Pädiater, Würzburg): (1966) rezessiv oder inkomplett--dominant erbl. (Chromosomen normal), mit Schwachsinn einhergehender Mißbildungskomplex: progred. Entwicklungsstörung, Beugekontrakturen

MIF

(Ellbogen, Knie), Klinodaktylie, Ulna- u. Radiusverkürzung, evtl. Hüftdysplasie, Trichterbrust, Nystagmus, Strabismus, Hornhauttrübung, Schulterhochstand, Aneurysmen, Mikrorrhinie.

MIF: ⁄ Migrationsinhibitionsfaktor.

Mi^a-Faktor: ⁄ Antigen Mi^a.

MIFC-Methode: *helminth* Wurmeier-Nachweis im Zentrifugat der mit Merthiolat, Formol, Glyzerin, LUGOL* Lsg. u. Äther behandelten u. durch Gaze passierten Stuhlprobe.

Mifka* Aufnahme: *röntg* halbaxiale a.-p. Aufnahme der Schädelbasis.

Migliano* Test: (1940) Mikro-Schnelltest (Flokkungsreaktion im Röhrchen) auf Syphilis mit 1 Tr. inaktiviertem Serum u. 2 Tr. verdünntem AG (cholesterinisierter Rinderherzextrakt/Tolubalsam/Benzoetinktur).

Mignon* Granulom: monolokuläre Form (meist Schädel) des eosinophilen Granuloms.

Migräne, Hemicrania: anfallsweise funktionelle (vasomotorisch bedingte ?) Erkr. mit sich periodisch wiederholendem, meist halbseit. Kopfschmerz, evtl. Flimmerskotom (u. Gesichtsfeldeinschränkung; s. a. Augenmigräne, Migraine ophtalmique), Lichtscheu, Übelkeit, Brechreiz, selten sensor., motor. u. vegetat. Reiz- u. Ausfallserscheinungen, flücht. Herdsymptn. (»**Migraine accompagnée**«: Par- u. Anästhesien, Paresen, aphas. Störungen etc.); s. a. Hemicrania. – Bes. Formen: die **digestive M.** (beginnend in der Verdauungsphase) als zunehmender Kopfschmerz (bis zu 48 Std.), verbunden mit bitterem Geschmack, Appetitlosigkeit, Geruchsempfindlichkeit, phys. u. psych. Schwäche, die **Migraine ophtalmique** als plötzl. hemianop. Sehstörung (oft zunächst zentraler Gesichtsfeldausfall mit Flimmerskotom, das sich zur Peripherie ausdehnt), gefolgt von halbseit. Kopfschmerzen, häufig auch Übelkeit (Urs.: Gefäßstörungen der Sehrinde, oft unter Wettereinfluß); s. a. HORTON* (»**Migraine rouge**«), BÁRÁNY*, BÄRTSCHI=ROCHAIX* (= **zervikale M.**), BARRÉ-LIÉOU* Syndrom. – **M.äquivalent:** (MOEBIUS) anstelle eines typ. M.anfalls auftretende flücht. Parästhesien, Flimmerskotom, Ohrensausen, Schwindelgefühl, Gähn- u. Niesanfälle, Leibschmerzen mit u. ohne Erbrechen u. Durchfall, Verstimmungen, QUINCKE* Ödem, Asthma, Angina pectoris etc., i. w. S. auch die Erscheinungen der ⁄ Migraine accompagnée. – **M.psychose:** seltene, im M.anfall auftretende körperlich begründbare Psychose, meist mit Bewußtseinstrübung, Erregung u. Sinnestäuschungen.

Migraine: (französ.) ⁄ Migräne.

migrans: (lat.) »wandernd« (z. B. ⁄ Larva m.), mit wechselnder Lokalisation. – **Migratio(n):** Wanderung (z. B. der Leukozyten durch die Gefäßwand), spontaner Ortswechsel.

Migrations|hemmtest: s. u. Leukozytenmigrationshemmung. – **M.inhibitionsfaktor,** MIF: »Makrophagenmigrationsinhibitionsfaktor« als lösl. Produkt aktivierter T-Lymphozyten, das die Ansammlung der – bewegungsgehemmten – Makrophagen im Bereich des AG-AK-Geschehens garantiert. – **M.phase:** *helminth* Phase der »Larvenwanderung« zwischen oraler Aufnahme bzw. perkutanem Eindringen infektiöser Stadien u. Ansiedlung in den spezif. Organen des Endwirts (»Ansitzphase«); s. a. Larva migrans.

Migroplastik: *chir* Wanderplastik (⁄ Wanderlappen).

MIH: s. u. Inhibiting hormone.

MIK: maximale Immissionskonzentration.

Mikity*-Wilson* Syndrom: (1960) s. u. WILSON*.

Mikkelsen* Angina: ⁄ Angina abdominalis.

Mikrenzephalie: ⁄ Mikrozephalie.

mikro...: Wortteil »klein« (i. e. S.: von kleinerem Mittelwert als bei 97,5% der vergleichbaren Population zu erwarten), auch i. S. der Nichterkennbarkeit mit bloßem Auge sowie der Verw. nur kleiner Substratmengen; bei Maßeinheiten Präfix (Symbol: µ) mit der Bedeutung des 10^{-6}fachen (= 1 Millionstel).

mikroaerophil: adj. Bez. für Mikroorganismen mit optimalem Wachstum bei reduziertem O_2- u. vermehrtem CO_2-Angebot (z. B. als »Kerzenkultur«).

Mikroangiopathie: stenosierende u. obliterierende Veränderungen kleiner u. kleinster Arterien, z. B. als RAYNAUD* Syndrom, **diabet. M.** (s. u. Angiopathie), **thrombot. M.** (⁄ MOSCHCOWITZ* Syndrom), letztere auch als hämorrhag.-uräm. Nephropathie bei Kleinkindern (häufig hyaliner Verschluß der Arteriolen; klin.: Subikterus, Anämie mit Poikilo- u. Anisozytose, Thrombozytopenie, Durchfälle, Protein-, Hämaturie, Hypertonie, Koma; Prognose gut) oder im höheren LA (Veränderungen wie bei GASSER* Syndrom, nur geringe, vereinzelt bds. Nierenrindennekrose).

Mikroben: ⁄ Mikroorganismen.

Mikrobid (Miescher*): gruppiert stehende papulöse bis pustulös-hämorrhagische Hautreaktionen (Stamm, große Beugen) als hypererg. Fernreaktion einer bakteriell-mykot. Infektion; s. a. Id-Typ.

mikrobiell: Mikroorganismen betreffend, durch sie hervorgerufen; z. B. **m. Allergie** (infolge Sensibilisierung durch Mikro-Bestandteile oder Produkte pathogener oder saprophytärer Keime; meist vom verzögerten Reaktionstyp).

Mikrobiologie: Lehre von den tier. u. pflanzl. Mikroorganismen, s. u. Bakterio-, Viro-, Myko-, Protozoologie.

Mikrobismus: die Infektion mit Mikroben. – Evtl. als **latenter M.** (MANFREDI), bei dem die Pathogenität der zunächst im Körper parasitierenden Keime erst unter für sie günst. Bedingungen wirksam wird.

mikrobizid: Mikroben abtötend.

Mikro|blast: *hämat* abnorm kleiner Erythroblast in Blut u. KM bei chron. Anämie (Insuffizienz der Erythropoese). – **M.blepharie:** abnorme Kleinheit der Augenlider; s. a. TOST* Syndrom. – **M.bronchitis:** ⁄ Bronchiolitis.

Mikro|cheilie: Hypoplasie der Lippen als Hemmungsmißbildung. – **M.chirurgie:** die »mikromanipulativen« Op.verfahren (v. a. an Ohr, Kehlkopf, Auge, Nervensystem) unter Verw. von opt. Hilfsmitteln (Lupenbrille, Op.mikroskop, spez. Instrumenten u. atraumat. Nahtmaterial. – **M.daktylie:** Hypoplasie von Fingern oder Zehen als Hemmungsmißbildung, z. B. bei Dysmelie.

Mikr|odonie: abnorme Kleinheit der Zähne (Dentalindex < 42,0).

Mikrodrepanozytenanämie: ⁄ Sichelzellen-Thalassämie.

Mikro|elektrode: E. (meist Glaskapillare) mit sehr feiner Spitze (μm-Bereich) zur Registrierung der elektr. Aktivität einzelner Nervenzellen. – **M.elektrophorese:** (ANTWEILER) für Flüssigkeitsmengen um 0,1 ml modifiz. freie / Elektrophorese. – **M.embolisation:** 1) *path* Embolie durch kleinste Gewebsteile (z. B. Fett, Mikrothromben, KM). – 2) *radiol* Variante der Infiltrationsmethode (v. a. bei Bronchial- u. Zungen-Ca.) durch Einbringen ca. 50 μm großer Partikeln (z. B. Kohle mit ^{198}Au) in die zugehör. funktionelle Endarterie, so daß sie in der terminalen Strombahn hängenbleiben. – *chir* s. a. BROOKS* Operation.

Mikr(o)enzephalie: angeb. Hypoplasie des Gehirns infolge gestörter Embryogenese oder perinataler Schädigung, meist mit Mikrozephalie (Vogelgesicht, fliehende Stirn) u. hochgrad. Schwachsinn.

Mikro|erwärmung (Rajewsky*): Begr. der physikal. Ther. für die unmittelbaren therm. Auswirkungen des Kurzwellenfelds auf die Zelle, z. B. die rel. stärkere Erwärmung der Ery (als Kondensatoreffekt, mit Membran als Dielektrikum). – **M.erythroblast, -zyt:** / M.blast bzw. M.zyt.

Mikro|fibrillen: nur elektronenmikroskopisch erkennbare, 40–60 nm dicke, quergestreifte Einheiten der Kollagenfibrille. – **M.filarie:** / Microfilaria.

Mikro|gamet: bei Protozoen der im Verhältnis zum / Makrogameten kleine u. begeißelte ♂ Gamet; entsteht z. B. bei den Malariaplasmodien im Magen der Anopheles-Mücke zu je 8 aus einem **M.gametozyten** (der seinerseits aus einem Merozoiten entsteht) u. dringt zur Befruchtung in den Makrogameten ein (/ Abb. »Malariazyklus«). – **M.gastrie:** abnorme Kleinheit des Magens, angeb. oder als Schrumpfmagen bei Syphilis oder Linitis plastica. – **M.genie:** Hypoplasie des UK, angeb. (/ Vogelgesicht) oder infolge tox. Schädigung der Wachstumszentren, Osteomyelitis (meist mit Ankylose) etc.

Mikro|glia: die von / HORTEGA* Zellen gebildete Neuroglia. – **M.gliomatose:** retikulohistiozytäre / Enzephalitis (s. a. BING*-NEEL* Syndrom). – **M.globulin:** Globulin (v. a. $β_2$ u. $α_2$) mit MG 10 000–20 000; im Serum u. Urin (verstärkt bei tubulärer Proteinurie). Erhöhte $β_2$-M.globulin-Werte in Speichel u. Synovia bei pcP u. SJÖGREN* Syndrom. – **M.glossie:** Hypoplasie der Zunge, z. B. beim / ROBIN* Syndrom. – **M.gnathie:** Hypoplasie des OK (einschl. Alveolarfortsatz), z. B. beim / ROBIN* Syndrom. – Als Folge einer Lippen-Gaumenspalten-Op. (mit unvollkommener Okklusion) »Pseudoprogenie« (AXHAUSEN) genannt. – **M.graphie:** bes. kleine oder zum Zeilenende hin kleiner werdende Schrift bei Parkinsonismus u. nach Apoplexie. – **M.gyrie:** abnorme Schmalheit u. Kleinheit der – nur durch seichte Furchen getrennten – Großhirnwindungen, meist als **M.polygyrie** (mit zahlenmäß. Vermehrung).

Mikro|hämaturie, Erythr(ozyt)urie: geringgradige (»mikroskop.«) / Hämaturie, v. a. bei Harnwegsentzündung, Stein-, Prostataleiden, Hydronephrose; in Verbindung mit Pyurie typisch für Tbk u. Neoplasma der Harnwege. – **M.halluzination:** / Liliputhalluzination. – **M.infarkt:** *kard* der abgegrenzte, nichttransmurale Myokardinfarkt, unterschieden als intramuraler (= rudimentärer Vorderwand-), subendokardialer (= Innenschicht-) u. subepikardialer Infarkt.

Mikro|kalix: bes. kleiner, aber normal geformter Nierenkelch als bedeutungslose Variante. – **M.kalorie:** Grammkalorie (/ Kalorie). – **M.kammer:** *radiol* kleinstdimensionierte / Ionisationskammer für Mikrodosimetrie. – **M.karzinom:** (G. MESTWERDT 1946) das mit feinen Zapfen in das Bindegewebe (nicht in Lymphbahnen) einwachsende Portio-»Ca. in situ« (max. ∅ 5 mm), das symtomlos u. nur kolposkopisch faßbar ist (heute: »invasives Ca.«); s. a. Abb. »Kollumkarzinom«. – **M.klasmatose:** *zytol* / Klasmatose. – **M.klima:** 1) das »Kleinst-«, »Miniatur-« oder »Ortsklima« in Bodennähe, bedingt durch Art u. Gestalt des Bodens, Bepflanzung, Besonnung, Windschutz. – 2) *arbeitsmed* das Kleiderklima. – **M.kokken:** / Micrococcaceae, Micrococcus.

Mikrokolon: abnorm englumiges u. kurzes Kolon, evtl. nur segmentär begrenzt (v. a. distal einer Atresie); als **hypoplast. M.** ausgestattet mit allen Wandschichten, als **aganglionäres M.** bei / Megacolon congenit., oft mit Mekoniumileus.

Mikro|konidie: *mykol* am Luftmyzel entstehende ungeschlechtl. 1–2zell. Fruchtform, rundl. bis birnenförm., glatt oder rauh. – **M.korie:** ständ. anomale Kleinheit der Pupille, angeb. oder medikamentös (z. B. nach längerer Anw. von Miotika) oder altersbedingt. – vgl. Miosis. – **M.kornea,** Microphthalmus ant.: anomale Kleinheit der Hornhaut des Auges (∅ < 10 mm). – **M.kultur:** *bakt, mykol* spez., für mikroskop. u. photograph. Darstg. einzelner Mikroorganismen geeignetes Kulturverfahren, z. B. Deckglas- (FORTNER), Objektträger- (z. B. nach PRYCE), Hängender-Tropfen-, Rahmenkammer-, Gelatine-Film-Kultur.

Mikro|literanalyse: *chem* Analyse (z. B. Bestg. von Blutparametern) mit Probenmenge im μl-Bereich; s. a. Ultramikroanalyse. – **M.lithiasis:** Vork. kleinster – oft multipler – Konkremente in Lunge (/ Microlithiasis alveolaris), Magenschleimhaut, Myokard etc., i. e. S. in der Niere (Harnsteinvorstufen in Harnkanälchen u. BOWMAN* Kapsel, entstanden aus Sphärolithen unter Verbrauch der Kolloide in der Nachbarschaft), meist als Folge einer Hyperkalziämie (z. B. bei BURNETT*, ENGEL*-v. RECKLINGHAUSEN*, FANCONI*-SCHLESINGER* Syndrom).

Mikro|manie: depressiver Nichtigkeits- u. Kleinheitswahn mit grotesken Übertreibungen der Selbstbezichtigung (als Gegenstück zur Selbstüberschätzung bei Manie). – **M.manipulator:** Zusatzgerät (mit feinsten Instrumenten) zum Mikroskop für mechan. Eingriffe am Präp. bei sehr starker Vergrößerung, z. B. Anstechen des (lebenden) Zelleibs u. -kerns. – s. a. M.chirurgie. – **M.mastie:** abnorme Kleinheit der weibl. Brust (als Anlageanomalie).

Mikro-Meinicke*(-Reaktion): als Objektträgertest modif. M.* Klärungsreaktion: je 1 Tr. aus bd. Röhrchen für 60 Min. in feuchter Kammer (Zimmertemp.); Ablesen bei 60facher Vergrößerung.

Mikromelie: abnorme Kleinheit von Gliedmaßen (weniger korrekt auch i. S. der Brachymelie); z. B. **Micromelia chondromalacia** (/ Chondrodystrophia fetalis), **M. rhizomelica** (beim LAMY*-MAROTEAUX* Syndrom).

Mikrometer: 1) μm: die Längeneinheit 10^{-6} m. – 2) Instrument zur exakten Bestg. kleiner Längen, z. B. als **M.okular** am Mikroskop.

Mikromethoden

Mikromethoden: serol. (z. B. Objektträgertests), bakt., hämostasiol. (z. B. Prothrombin-, Proconvertin-Bestg.) etc. Methoden, die – oft in Anlehnung an Makro-Standardverfahren – mit rel. kleinen Substratmengen auskommen.

Mikro|myelie: abnorme Kleinheit des Rückenmarks. – **M.myeloblast:** bei best. akuter Leukämie vork. Zelle etwa von der Größe eines Lymphozyten, von diesem durch retikuläre Kernstruktur unterschieden; oft mit deutl. Nukleolus, Zytoplasmasaum stets sehr schmal. – **M.myelozyt:** / Pseudo-PELGER*-Zelle.

Mikron: 1) µ: / Mikrometer (1). – **2)** Teilchen im kolloiddispersen System, unterschieden als / Ultra- u. / Submikron.

mikronodulär: kleinknotig, *derm* miliarpapulös, *röntg* feinstfleckig bis submiliar.

Mikroorganismen: die mit bloßem Auge nicht sichtbaren tier. (/ Protozoen) u. pflanzl. Kleinlebewesen (/ Mikrophyten) einschl. der Viren.

Mikro|paramyeloblast: / M.myeloblast. – **M.paraproteine:** die infolge geringer Molekülgröße (MG ca. 45000) nierengäng., im Harn als BENCE=JONES* Proteine auftretenden Eiweißkörper. – **M.parasiten:** P. von mikroskop. Größe, z. B. Protozoen, Mikrofilarien.

Mikro|phagen: die nur kleine Partikeln (v. a. Baktn.) aufnehmenden mobilen / Phagozyten (neutro- u. eosinophile Leukos). – **M.phakie:** abnorme Kleinheit der Augenlinse, z. B. beim MARFAN*, MARCHESANI* Syndrom.

Mikrophonpotentiale, BRAY*-WEVER* Phänomen: *physiol* an den Sinneszellen des Innenohrs ableitbare Potentialschwankungen, die auf radiäre Auslenkung der Basilarmembran in den äuß. Haarzellen hin entstehen u. sich elektronisch ausbreiten (»Kochlearisströme«; Frequenz bis 1600 Hz, der des zugeleiteten Tones entsprechend); Bindeglied zwischen Reiz u. Erregung von Gehörafferenzen (»Reizfolgestrom«); mit kleinerer Amplitude über den Tod hinaus nachweisbar.

Mikrophotographie: photograph. Abbildung eines mikroskop. Bildes.

Mikr|ophthalmie: abnorme Kleinheit (evtl. nur rudimentäre Ausbildung) der Augäpfel; meist erbl. Anomalie, oft mit anderen Hemmungsmißbildungen kombin. u. mit Sehschwäche (Blindheit) einhergehend. – **Microphthalmus anterior:** / Mikrokornea.

Mikro|phyten: Kleinlebewesen pflanzlicher Art, d. s. Baktn., Pilze, Algen, Strahlenpilze. – **M.pituizyt:** s. u. Pituizyten. – **M.planozyt:** Erythrozyt mit Ø < 7 u. Dicke < 2 µm; überw. Vork. im Blut z. B. bei Infekt- u. Tumoranämie. – **M.plasie:** / Zwergwuchs.

Mikropoly|adenie, -lymphadenopathie: multiples Auftreten bis bohnengroßer, derber LK, z. B. bei Sarkoidose, Thesaurismosen, Neoplasien des lymphat. Systems, Tbk (/ LEGROUX* Zeichen), v. a. aber bei konnat. Syphilis. – **M.gyrie:** s. u. Mikrogyrie.

Mikropotentiale: die bioelektr. / Potentiale (2); vgl. Mikrophonpotentiale.

Mikr|op(s)ie: sensor. Anomalie, bei der alle Gegenstände unbewußt (vgl. Liliputhalluzination) kleiner, evtl. entfernter (»Mikroteleopsie«) wahrgenommen werden; v. a. bei Augenmuskelstörung, Retinitis, im epilept. Anfall.

Mikro|psychose: kurzdauernde u. folgenlos abklingende psychot. Episode bei pseudoneurot. Schizophrenie: schwere hypochondr. Befürchtungen, Beziehungswahn, Depersonalisationserscheinungen, evtl. akust. Halluzinationen. – **M.punktion, Kapillarpunktion:** *urol* der in Lokalanästesie mit dünner Punktionsnadel suprapubisch auszuführende »Blasenstich« (in Richtung SW 3) bei Harnretention (u. Unmöglichkeit des Katheters). Auch zur sterilen Entnahme von Urin empfohlen.

Mikroradio|graphie: röntgenol. Darstg. (ultraweiche Strahlen, Spezialfilm) feiner Strukturen, z. B. eines Gewebeschnittes (= Historadiographie, mit nachfolgender mikroskop. Auswertung), auch als / Autoradiographie. – **M.skopie:** (MEEMA u. SCHATZ 1970) Knochenstrukturanalyse mittels Lupe an speziell angefertigter Handskelett-Aufnahme (55–60 kV, 600 mAs, Spezialfilm).

Mikr|orch(id)ie: abnorme Kleinheit des Hodens; als prim. Hypoplasie v. a. bei angeb. NN-Funktionsstörung, hypo- oder hypergonadotropem Hypogenitalismus, ADDISON* Syndrom, Myxödem, Kryptorchismus; als sek. Atrophie nach Orchitis (Go) Zirkulationsstörung (Hodentorsion, -apoplexie, Bluterguß, Hernien-Op.), Strahlenschädigung, Grenzstrangresektion, RM-Läsion.

Mikroreaktion: / Mikromethode.

Mikroschistozytose: (MARMONT, BIANCHI) / Sichelzellen-Thalassämie.

Mikro|skalpell: manipulierbarer Glassplitter zum Bearbeiten (s. a. M.manipulation) von M.organismen unter m.skop. Sicht. – **M.skop:** s. u. Licht-, Elektronenmikroskop. – **m.skopisch:** mit bloßem Auge nicht sichtbar; das M.skop betreffend.

Mikr|osmat(iker): *zool* Lebewesen mit rel. gering ausgebildetem Geruchssinn, z. B. der Mensch (bei dem auch die Zahl der Riechzellen mit $10-20 \cdot 10^6$ rel. klein ist).

Mikro|somen: (PALADE u. SIEKEWITZ 1955/56) nur elektronenmikroskopisch nachweisbare kugelige bis ellipsoide, von Elementarmembran umgebene Organellen (50–150 nm), stark basophil, feulgneg., mit Eisenhämatoxylin färbbar; soweit mit Ribosomenbesatz, wahrsch. abgetrennte Kanäle des endoplasmat. Retikulum; ohne Ribosomenbesatz Randvesikeln von Diktyosomen? – **M.somie:** proportionierter / Kleinwuchs. – **M.spermie:** abnorme Kleinheit (u. Schmalheit) der Spermien; als physiol. Variante z. B. nach wiederholter Ejakulation; path. (mit entspr. Abweichungen der Kopfform) bei endokriner Störung u. Nebenhodenerkrankung.

Mikro|sphärozyt: *hämat* / Kugelzelle. – **M.sphygmie, -sphyxie:** / Pulsus parvus. – **M.splanchnie:** Körperform (des Leptosomen) mit rel. schmalem abdomin. Rumpf. – **M.spondylie:** abnorme Kleinheit von Wirbeln.

Mikro|sporen: *mykol* durch Zerfall von Pilzfäden entstehende rundl. Elemente, v. a. bei den animalen Trichophyton-Arten des mikroiden Typs u. bei Microsporum audouinii, canis etc. – **M.sporid:** / Id-Reaktion bei M.sporie, ekzematoid (»vergilbte« oder hellrote Eryteme u. kleieförm. Schuppung an Stamm u.

Flanken) oder lichenoid (stecknadelkopfgroße, z. T. gruppiert stehende hellrote Knötchen, evtl. auch Bläschen u. Pusteln an Brust u. Rücken). – **M.sporidien**, Microsporidia: Ordnung einzelliger Parasiten innerhalb der Cnidosporidia/Sporozoa.

Mikrosporie, -sporosis, -sporese: im allg. nur bis zur Pubertät vork. superfizielle Dermatomykose durch Microsporum audouinii, M. canis oder M. gypseum (s. a. Tab. »Mykosen«; s. a. GRUBY*-SABOURAUD* Krkht.); am behaarten Kopf mit (oder ohne) entzündl. Reaktion (meist kreisrund), weiß umscheideten Haarstümpfen (wie mit Mehl bestäubt), evtl. oberflächl. Schuppung; am Körper erythematosquamöse Herde (wie bei Pityriasis rosea), beim Kind mehr vesikulopustulös, mit Krüstchen; selten Skutula, Mikrosporid, Mikrosporose (1). – **tiefe M.**: s. u. Trichophytie.

Mikro|sporon, -sporum: ↑ Microsporum. – **M.sporose**: 1) (ARZT u. FUHS) Allg.erkr. infolge Einbruchs von Pilzelementen oder -stoffwechselprodukten in die Lymph- u. Blutbahn bei M.sporie. – 2) ↑ M.sporie. – 3) Microsporosis nigra: ↑ Tinea nigra.

Mikrospülung: *otol* KOBRAK* Schwachreizprüfung (s. u. kalorische Prüfung).

Mikrostomie: abnorme Kleinheit des Mundes.

Mikro|-Takata*(-Reaktion): modif. T.* Probe mit nur 0,1 ml Serum, das mit 2 ml Soda-NaCl-Lsg. u. 0,4 ml Sublimat-Lsg. versetzt wird; Messung der Trübung im LANGE* Kolorimeter (Werte > 20 Dichte-% pathol.). – **M.teleopsie**: s. u. Mikropsie. – **M.thelie**: abnorme Kleinheit der Brustwarzen.

Mikr|otie: abnorme Kleinheit der – mißgebildeten – Ohrmuschel; 3 Grade: I) Teile noch identifizierbar; II) nur Rudiment (längl. Leiste); III) völlig undifferenziert, evtl. Aurikularanhänge, Gehörgangsatresie, Fisteln etc.

Mikro|tom: Schneidegerät für die Anfertigung dünner mikroskop. Schnitte; Modelle: Schlitten-, Rotations-, Gefrier-M. – **M.trauma**: sehr geringfüg. Läsion, die einmalig nur einen makroskopisch unsichtbaren Schaden hinterläßt, chron.-rezidivierend (»**M.traumatisierung**«) aber als wesentl. pathogenet. Faktor von Osteochondropathien, Marschfraktur, asept. Epiphysennekrosen u. a. gilt. – **M.-Trendelenburg*(-Versuch)**: ↑ MOLEN* Versuch. – **M.tubuli**: aus 10–13 Längsfibrillen bestehende »Röhren« (∅ 20–27 nm) im Zytoplasma, wahrsch. mit Skelettfunktion; Vork. in Erythro-, Thrombozyten, Axonen, Epithelflimmern (↑ Abb.), in Spindelkörper u. Schwanzhülle von Spermien; s. a. Neurotubuli.

Mikro|varizen: strahlenförm. sub- u. intrakutane Venenerweiterung (»Besenreiser«) am Bein, meist ausgehend von insuffizientem Perforans-Ast; wahrsch. weitgehend hormonal bedingt. – **M.ventrikulie-Syndrom**: (H. NEYMEYER 1962) erbl.-dysgenet. Kleinheit der Hirnventrikel. Sympte.: period. vegetat. u. affektive Störungen (z. B. triebhafte Dipsomanie, hysteroide Erregungszustände), Veränderungen der Persönlichkeitsstruktur (häufig sexuell-triebhaft), verminderte Alkoholtoleranz, Reizbarkeit, Aggressivität; oft charakterist. Physiognomie (»Typ des Mißtrauischen oder Finsteren«). – **M.villi**: fingerförm., meist unverzweigte Ausstülpungen (100–800 nm, etwa 50–100 nm dick) der Plasmaoberfläche am Resorptionspol von Epithelzellen, die insges. den sogen.

↑ Kutikular- oder Bürstensaum bilden (Vergrößerung der Zelloberfläche, Durchtrittswege für aufgenommene Substanzen?); oft zentrales Filament, zur Oberfläche hin sogen. Antennulae (s. a. Abb.).

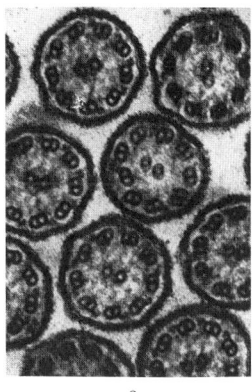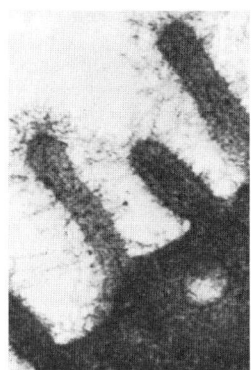

a   b

Flimmern des Eileiterepithels (Maus); a) im Querschnittsbild (10.000fach) charakterist. 9+2-Anordnung der **Mikrotubuli**; b) auf der Zilienoberfläche (57.000fach) **Mikrovilli** mit filamentöser Mantelschicht.

Mikrowellen: elektromagnet. Wellen im Dezi-, Zenti- u. Millimeterbereich (erzeugt z. B. mit Magnetron oder Magnetfeldröhre). – Die **M.therapie** (auch: **M.diathermie**) mit Zentimeterwellen (meist 12,25 cm = 2450 MHz) hat im Strahlungsfeld je nach Reflektor (Dipol-Strahler) nur rel. geringe Tiefenwirkung (HWD bei ca. 2,5 cm), daher Anw. bei mehr oberflächl. Prozessen (Gelenk-, Schleimbeutel-, NNH-Affektionen, Myalgien etc.).

Mikro|zentrum: *zytol* Organell nahe dem Zellkern oder GOLGI* Apparat, bestehend aus Zentroplasma u. Zentriol; bedeutsam für mitot. Zellteilung. – **M.zephalie**: auf prim. Fehlentwicklung des Gehirns (u. frühzeit. Nahtverschluß) basierende abnorme Kleinheit des Kopfes (bes. Hirnschädel; Horizontalumfang < 462 mm); Stirn fliehend, Nase rel. stark entwickelt (»Vogelkopf«); übr. Körper normalgroß. – s. a. MONAKOW* M.zephalie. – **M.zirkulation**: Begr. der Kreislaufphysiologie für funktionelle Organisation, Hämodynamik, Strömungseigenschaften, Permeabilität u. Stoffaustauschmechanismen der terminalen Strombahn. – **M.zoon**: tierischer ↑ M.organismus. – **M.zotten**: *zytol* ↑ M.villi. – **M.zystis**: *urol* Zwergblase.

mikro|zystisch: in Form oder mit Bildung kleinster Zysten (↑ kleinzystisch); z. B. die **m.zyst. Nierenkrkht.** des Säuglings (nephrot. Syndrom) mit Segmentierung, zyst. Dilatationen u. Zellhypertrophie der prox. Tubuli. – **M.zytose, -zythämie**: vermehrtes Vork. von **M.zyten** (Ery mit ∅ < 7 μm) im Blut, z. B. bei Eisen- u. Eiweißmangel-, Blei-, Kugelzellenanämie, Thalassaemia minima.

Miktiogramm: graph. Darstg. des Harnvol. pro Zeiteinheit u. der Gesamtdauer einer Spontanmiktion.

Miktion: die natürl. Harnentleerung aus der Blase (v. a. Funktion des Detrusor vesicae), in Gang gesetzt durch den Blasenreflex (als Reaktion auf die Detrusordehnung), gesteuert von zerebralkortikalen Strukturen (↑ Blasenzentrum). Normal 4–6 Entleerungen pro Tag (insges. ca. 1500–1800 ml); max. **Miktionsdruck** normal 60–70 mm Hg. – **autonome** oder **re-**

Miktion

flektor. M.: ↑ Blasenautonomie. – **Mictio involuntaria**: ↑ Enuresis. – **doppelte M.**: ↑ Doppelmiktion. – Ferner die **imperative M.**, der »Harnzwang«, dem sofort nachgegeben werden muß (reflektor. Kontraktion infolge Blasentonuserhöhung, wobei der Drang so stark sein kann, daß rel. Urininkontinenz vorgetäuscht wird, z. B. bei Reizblase, spast. Blase (akute Zystitis, Prostatitis etc.), funktioneller Schrumpfblase, Kaltfußdysurie, pelvinen Durchblutungsstörungen, Zystospasmie, bes. typisch bei beginnender Blasen-Tbk. – **Miktionsbeschwerden** oft charakterist.: vorangehender Dehnungsschmerz bei Zystitis, initialer Schmerz (krampfart., nur langsam abklingend) bei Urethritis, panmikt. Schmerz bei Harnröhrenstriktur, terminaler (durch Aufliegen des Blasenscheitels auf dem entzündeten Blasenboden) bei Trigonumzystitis, Urethritis post., akuter Prostatitis, beginnender Blasen-Tbk.; s. a. Dys-, Strang-, Pollakis-, Nykturie, Harnstrahl. – **M.dauer**: ↑ Schema »Uroflow«.

Miktions|probe: Beobachtung u. Bewertung des Wasserlassens zur Erkennung von erschwerter oder verzögerter Miktion, ↑ Harnstrahlveränderungen, M.abbruch, ↑ Doppelmiktion, Nachträufeln, reduzierter Urinmenge etc.; s. a. JADASSOHN* Test, M.störung.

Miktions|störung: Beeinträchtigung der Blasenfunktion (Entleerungsstörung, ↑ Harnstrahlveränderung, Blasenautomatie, -autonomie, Incontinentia urinae, aber auch Pollakis-, Nykturie) durch mechan. Hindernis, Entzündung, Tumor oder aber als **neurogene M.störung** bei RM-Läsion (Wirbelfraktur), Tabes dors., Polysklerose, RM-Tumor, Nucleus-pulposus-Hernie, Myelomeningozele, Spina bifida, nach abdomino-perinealer Rektumamputation u. a. – **M.urogramm**: röntg ↑ Urethrozystographie während des Wasserlassens; am besten nach suprapub. Blasenpunktion mit mehreren Aufnahmen in 2 Ebenen. – **M.volumen**: ↑ Schema »Uroflow«. – **M.zentrum**: ↑ Blasenzentren (Abb.).

Mikulicz* (JOHANN FREIHERR VON M.=RADECKI, 1850–1905, Chirurg, Breslau) **Anastomose**: Seit-zu-Seit-Enteroanastomose mit ↑ M.* Naht. – **M.* Aphthen**: chron.-rezidivierende ↑ Aphthen. – **M.* Instrumente**: 1) Peritonealklemme, mittellang, mit leicht gebogenen, 1:2-gezähnten, quer gerieften Branchen. – 2) Spornquetsche zur Kompression (manuell oder Flügelschraube) der Trennwand einer axialen Fistel. – 3) Darmanastomosenklemme, weich, sperrbar, Maulteile rechtwinklig zum Griff. – 4) Leber- u. Darmhaken mit leicht gebogenem Blatt, spitzovalem Fenster im Griff. – 5) Bauchdeckenhalter, rechtwinklig abgebogener breiter Spatel, terminal leicht nach unten aufgebogen. – 6) Zungenzange, sperrbar, mit bogenförmig ausladendem Einzinker bds. – **M.* Krankheit**: 1) juvenile genuine Knochenzyste, Ostitis fibrosa localisata: im Kindes- u. Jugendalter auftretende solitäre, einkamm. Zyste in epiphysennahem Röhrenknochen (prox. Humerus u. Femur, Tibiakopf); evtl. Schmerzen, Spontanfrakturen; gutart., aber selten Spontanheilung. (evtl. Füllung der Zyste mit Knochenspänen angezeigt). – 2) (1888) symmetr. Schwellung von Tränen- u. Mundspeicheldrüsen (Sistieren des Tränenflusses, Trockenheit des Mundes) als Begleiterscheinung bei Neoplasma, Entzündung mit lymphoretikulärer Hyperplasie, Sialose etc.; vgl. SJÖGREN* Syndrom. – 3) ↑ M.* Aphthen. – **M.* Linie**: 1) s. u. HARTMANN* Linie. – 2) die geometr. Längsachse des Beines (Gerade zwischen den Mitten von Leistenband u. Malleolenverbindung) als »Direktionslinie« zur Präzisierung eines Genu valgum oder varum. – **M.* Naht**: bei (Magen-)Darm-Anastomose einstülpende dreischicht. Naht (Schleimhaut/Serosa an einer, Serosa/Schleimhaut an der anderen Lefze) mit Anziehen des Fadens im Lumen. – **M.* Operation**: 1) 2- bzw. 3zeit. Vorlagerungsresektion des Kolon (↑ BLOCH* Op. 2). – 2) modif. BILLROTH*-II-Magenresektion i. S. einer Gastrojejunostomia ant. oralis partialis inf. isoperistaltica. – 3) ↑ HEINECKE*-M.* Op. – 4) M.*-WLADIMIROW* Op.: Entfernung des Fersen- u. Sprungbeins mit Annäherung der Fußwurzel an die Unterschenkelknochen. – **M.* Tampon**: locker mit Mullstreifen gefüllter Gazebeutel zur Tamponade größerer, tieferer Wundhöhlen (um – außer Sekretaufsaugung – das Wundbett für eine Sekundärheilung offenzuhalten). – **M.* Zelle**: für das Rhinosklerom pathognomon. große, runde Zelle mit kleinem, oft wandständ., chromatinreichem Kern u. netzigem Plasma, dessen Waben phagozytierte Klebsiellen enthalten.

Milben: *entom* Ordng. ↑ Acarina. – **M.dermatitis**: ↑ Acarodermatitis. – **M.fleckfieber**: ↑ Tsutsugamushi-Fieber. – **M.gang**: *derm* linearer Kanal, den die ♀ Krätzemilbe in die Haut gräbt, um ihre Eier abzulegen; typ. Hautläsion bei Skabies (meist mit »M.hügel« über dem blinden Ende).

Milch* Operation (HENRY M., amerikan. Chirurg): 1) (1936) bei habitueller Luxatio antebrachii post. Pfannendachplastik u. vord. Arthrorise (Spaneinbolzung dist. des Proc. coronoideus ulnae). – 2) (1943) Angulationsosteotomie, modifiz. SCHANZ* Stützosteotomie als Palliativ-Op. bei Koxarthrose: nach Hüftkopf- u. Schenkelhalsresektion u. subtrochanterer Valgisierung des Femur bewegl. Stabilisierung des Femur mit möglichst breitbas. Abstützung an der seitl. Beckenwand.

Milch, Lac: das gelbl.-weißl., durch emulgiertes Fett (↑ Milchkügelchen) u. kolloidale Proteine undurchsichtige Sekret der M.drüse weibl. Säuger. Enthält in der wäßr. Phase (»M.serum«) kolloidal oder gelöst die zur Aufzucht erforderl. Stoffe (↑ Tab.); ferner Immunstoffe. – I. e. S. die Kuhmilch, deren Gewinnung, Verarbeitung, Handelsformen etc. im sogen.

Milch	spezif. Gew.	Eiweiß %	Fett %	Milch-zucker (KH) %	Asche %	Kalorien/ 100ml	Mineralstoffe mg%							Zitronensäure
							Na	K	Ca	Mg	Fe	Cl	P	
Frauenmilch	1,030	1,1–1,5	2,5–4,8	6–7,1	0,2	70	14	53	30	4	0,15	30	15	120
Kuhmilch	1,031	3,1–4,0	3,5–4,8	4–4,8	0,75	68	45	160	126	12	0,18	126	98	250
Ziegenmilch	1,031	3,7–4,0	4,0–4,8	4–4,8	0,80	70	79	145	128	12	0,21	128	100	150

M.gesetz (1931/1968) festgelegt sind; enthält außer 83–87% Wasser das M.fett (Trinkmilch mind. 3%), Eiweiße (Kasein ca. 3%, Laktalbumin u. -globulin 0,5 bzw. 0,1%), M.zucker (4–6%), Salze, Zitronensäure, Phosphatide (Lezithin, Kephalin, Sterine, Provitamine D), Enzyme (bakteriell hinzutretende zersetzen M.!), Vitamine (A, β-Karotin, E, B_1, B_2, C, D, B_{12}). Konservierung durch Homogenisieren (Pressen durch Siebe, so daß Fett im Plasma feinst verteilt), Pasteurisieren (Hocherhitzung auf mind. 85° für 8–16 Sek., Kurzzeiterhitzung auf 71–74° für mind. 40 Sek., Dauererhitzung auf 63–65° für mind. 30 Min.; von pathogenen Keimen frei, von nichtpathogenen teilweise frei; Charakter der Rohmilch weitgehend bewahrt), Eindicken, Trockenverfahren (»**M.pulver**«). – Muß als Vollmilch (nach mind. einer Wärme- oder gleichwert. Behandlg.) mind. 3,5% natürl. Fett, als entrahmte oder Magermilch weniger oder kein Fett, aber alle übr. Nährstoffe der Vollmilch enthalten; s. a. Kondensmilch. – **adaptierte M.**: (BESSAU) *päd* der Frauenmilch weitgehend angeglichene (»**humanisierte**«) Süßmilch-Fertignahrung in flüss. oder Pulverform für die künstl. Säuglingsernährung (bes. Frühgeborene). Bei **volladaptierter M.** Kasein reduziert, Molkenalbumin zugesetzt (Eiweiß 2%), Butterfett gegen ungesättigte Fettsäuren ausgetauscht (Fett ca. 3,5%), KH auf 7–8% angereichert, Mineralgehalt (Ca/P) reduziert, Vitamine (insbes. D) u. Eisen zugesetzt; **teiladaptierte M.** mind. im Fettgehalt angeglichen, auch als teilfettausgetauschte Nahrung. – **synthetische M. (Whittaker*)**: M.ersatz, hergestellt aus Fett, Eiweiß, KH u. Mineralstoffen in einem der Frauenmilch entspr. Verhältnis.

Milch|-Alkali-Diät: / SIPPY* Kur. – **M.-Alkali-Syndrom**: / BURNETT* Syndrom. – **M.allergie**: / Kuhmilchallergie.

Milchbrustgang: / Ductus thoracicus. – **M.diät**, Galaktotherapie: nur oder vorwieg. aus M.(produkten) bestehende Heil- bzw. Schonkost; z. B. bei Zöliakie (v. a. Butter- u. Eiweißmilch), Magenulkus (LENHARTZ* Kost), als KARELL* Kur. – **M.drüse**: / Glandula mammaria; s. a. Mammae accessoriae, Mamma…, Masto… – **M.drüsenentzündung**: / Mastitis.

Milch|ekzem: *päd* / M.schorf. – **M.epidemie**: durch infizierte Trinkmilch (Salmonellen, Brucellen, Shigellen etc.) hervorgerufene Epidemie mit schlagart. Anstieg der Seuchenkurve, z. B. die alimentär bedingte Angina.

Milchfaktor: *onkol* / BITTNER* Virus. – **M.fertignahrung**: flüss. oder pulverförm. Präp. für Säuglings- bzw. Kleinkindernahrung auf der Basis von angesäuerter, adaptierter oder mit Vit., Mineralien etc. angereicherter – Milch (auch / Halb-, Zweidrittelmilch). Wichtige Bestandteile, Herstellungs- u. Verbrauchsdatum deklarationspflichtig. – **M.fett**: s. u. M.kügelchen.

Milchfieber: 1) Galaktopyra, Laktationsfieber: im Wochenbett bei Einschießen der Milch Temp.steigerung infolge anfängl. Abflußstauung (meist spontane Remission). – 2) **biphasisches M.**: die – auch durch Kuh- u. Ziegenmilch übertragene – Russ. / Frühjahr-Sommerenzephalitis. – 3) / Trockenmilchfieber.

Milchfistel: bei Mastitis puerperalis durch Gewebseinschmelzung entstandene F., aus der sich Milch entleert.

Milchflecke: milchig trübe, aus großen Lympho- u. Histiozyten bestehende kapillarreiche Zellhaufen im Omentum majus als Organisationsform des akt. Mesenchyms. Bestehen bereits im 4.–5. Fetalmonat als **prim.** (= **retikuloendotheliale**) **M.**, die sich in Fettorgane umwandeln (im 5. Lj. schon zahlreich) u. auch wieder zu **sekundären** rückverwandeln können.

Milchfluß, Galaktorrhö: spontane Milchabsonderung der laktierenden Mamma während der Stillpausen (mangelhafte Sphinkterfunktion?) als physiol. Geschehen bei bes. ergiebiger Brust. – **Pathol. M.** außerhalb der Laktationsperiode z. B. bei CHIARI*-FROMMEL* Syndrom, Syringomyelie, Tabes dors.

Milch|gärung: enzymat. Abbau von M.zucker zu M.säure durch Lactobac. lactis, helveticus, casei etc. – Ferner die oft neben dieser »M.säuregärung« ablaufende alkohol. Gärung (z. B. bei Kefir-Herstg.).

Milchgang: / Ductus lactiferus. – **M.karzinom**: / Mamma-Ca. (meist Ca. cribriforme oder cylindrocellulare) mit vorw. Ausbreitung in den erweiterten Milchgängen; s. a. Komedokarzinom. – Gutart. intrakanalikuläre Papillome sind meist Zeichen gesteigerter Proliferationstendenz bei Mastopathie. – **M.zyste**: / Milchzyste.

Milchgebiß: die / Dentes decidui der 1. / Dentition (/ Abb.). Dessen Gebrauchs- oder Nutzperiode beginnt mit vollendetem Durchbruch aller Milchzähne (6.–30. Mon.) u. endet mit Durchbruch des 1. bleibenden Zahns (»Wechselgebiß«). **Gesundes M.** für Kiefer- u. Gesichtsentwicklung sowie als Platzhalter für bleibende Zähne von großer Bedeutung, daher Verhütung von **M.karies** durch Prophylaxe u. Füllung kleinster Defekte wichtig.

Milch|gemisch: *päd* / M.mischung. – **M.gerinnung**: Ausfällung des Kaseins als unlösl. Parakasein durch Labgerinnung; oder – als Säurekasein – durch Milchsäuerung (chem. oder natürlich), wobei das Koagulum sich nach längerem Stehen vom Serum (»Molke«) absetzt.

Milchglas|kern: *path* charakterist. opaker Zellkern beim papillären Ca. (im Unterschied zum follikulären Ca.). – **M.schädel**: *röntg* das bei prim. Hyperparathyreoidismus durch äußerst engmasch. Spongiosierung bedingte »wie von Motten zerfressene« Bild der – nicht mehr als 3schichtig erkennbaren – Schädelkalotte. – **M.spekulum**: *gyn* / Röhrenspekulum aus Milchglas. – **M.trübung, -schatten**: *röntg* ziemlich homogene, schleierart. Verschattung eines Lungenabschnitts durch Teilatelektase, interstitielles Ödem, intraalveoläre Exsudation etc., v. a. bei atyp. u. interstit. Pneumonie, Bronchiallymphknoten-Tbk.

milch|hemmendes Mittel: *pharm* / Laktifugum. – **M.intoleranz**: / M.unverträglichkeit.

Milch|kaffeefarbe: *derm, päd* s. u. Café-au-lait-. – **M.keime**: *bakt* Keimgehalt der (Handels-)Milch, normal 500 000/ml (bei 4–20 Mio: »schlechte« Milch); bestimmt direkt im Plattengußverfahren (abnehmende Verdünnung), indir. im Reduktasetest mit Methylenblau (»gute« Milch bleibt ca. 4 Std. blau). Nachweis einzelner Keimgruppen durch Gärproben (Käserei- u. Säuerungstauglichkeit), als / Koli-Titer (Maß für fäkale Verunreinigung) oder mit spez. Verfahren (TPE, Strepto-, Staphylokokken). – **M.kügelchen**, Corpusculum lactis: das im M.plasma emul-

Milch|kur

gierte Fett (charakterisiert durch Gehalt an Buttersäure; zu ca. 30% im Rahm; s. a. Butter, Butyrometer), mit Hülle aus hydratisiertem Eiweiß (darin Großteil der Enzyme), die durch Phospholipidschicht (Lezithin, Cholesterin u. a.) mit dem Fettkern verbunden ist. – **M.kur**: s. u. KARELL*.

Milchleiste: *embryol* die sich bei bd. Geschlechtern ventrolateral von der Brust bis zur Inguinalregion erstreckende Epidermisleiste, aus deren Brustabschnitt beim Menschen bds. Milchhügel hervorgehen. Bei unvollständ. Rückbildung des Rests (normal im 3. Mon.) ↗ Mammae accessoriae.

Milch|mangel: *gyn* ↗ Hypogalaktie. – **M.mischung**: *päd* für die künstl. Säuglingsernährung erforderl. Verdünnung der eiweiß- u. mineralreichen Kuhmilch mit einer Abkochung von 2% Schleim oder Mehl (als 2. KH) bei Zugabe von 5% Koch- oder Nährzucker (zum Ausgleich des niedr. KH-Gehalts); s. a. Halb-, Zweidrittel-, Säure-, adaptierte ↗ Milch.

Milchnährschaden: *päd* bei einseit. - u. übermäß. - Kuhmilchernährung durch KH-Mangel (u. Eiweißüberangebot) bewirkte Säuglingsdystrophie mit Sistieren der Gewichtszunahme, Verstopfung, Kalkseifenstühlen, Muskelhypertonie, evtl. Anämie (Vit.- u. Eisenmangel) u. Rachitis; große Infektionsanfälligkeit.

Milch|pissen: ↗ Phosphaturie. – **M.pocken**: ↗ Alastrim. – **M.probe**: *hygien* Untersuchung von Kuhmilch auf Fremdbestandteile (Filtern mit reinweißem Textil u. Farbvergleich des Rückstandes), bakterielle Verunreinigung (↗ M.keime), erfolgte Erhitzung (anhand des Fehlens von Peroxidase u. alkal. Phosphatase), Azidität (z. B. nach SOXHLET-HENKEL, als Alizarinprobe); s. a. Frauenmilchfälschung. – *geburtsh* ↗ KÜSTNER* M.probe.

Milch|regel: *päd* ↗ BUDIN* Regel. – **M.retention**: *gyn* ↗ M.stau.

Milchsäure: ↗ Acidum lacticum; s. a. Laktat... – **M.azidose**: ↗ Laktatazidose. – **M.bakterien, -stäbchen**: ↗ Lactobacilleae, Lactobacillus. – **M.belastung (Beckmann*)**: Leberfunktionsprobe mit Natriumlaktat i. v., das normalerweise rasch zu Glykogen metabolisiert wird, beim Leberkranken aber zur Erhöhung der Serum-M.werte führt. – **M.(voll)milch**: *päd* ↗ MARRIOTT* Milch.

Milch|saft: *physiol* ↗ Chylus. – **M.schimmel**: ↗ Geotrichum candidum. – **M.schorf**: Erstmanifestation (Stadium crustosum; frühestens II. Trimenon) des endogenen ↗ Säuglingsekzems als kleinschupp., trockne Rötung der Wangen; später häufig Ekzematisierung mit Ausbreitung auf Hals, behaarten Kopf. Auch als impetiginös bzw. mikrobiell-seborrhoisch subsumiert. – Ferner Bez. für Wangenfriesel bei exsudativer Diathese.

Milch|schwitzen: *gyn* ↗ Galacthidrosis. – **M.serum**: ↗ Molke. – **M.star**: *ophth* ↗ Cataracta senilis hypermatura. – **M.stau(ung)**, Galaktostase: *gyn* Retention der produzierten Milch im Drüsen- u. Gangsystem der weibl. Brust infolge Abflußbehinderung oder unzureichender Entleerung. Gefahr der Mastitis u. Zystenbildung. – s. a. Milchfieber. – **M.syndrom**: ↗ BURNETT* Syndrom.

milch|treibendes Mittel: *pharm* ↗ Galaktagogum. – **M.trinkersyndrom**: ↗ BURNETT* Syndrom.

Milch|untersuchung: ↗ Milchproben. – **M.unverträglichkeit**: auf angeb. (z. B. Galaktoseintoleranz, Glukose-Galaktose-Malabsorption, Laktosemangel) oder erworb. Mangel an Verdauungsenzymen (z. B. Defektheilung einer Enteritis) oder Sensibilisierung gegen best. M.inhaltsstoffe (v. a. Laktose, Glukose; s. a. Kuhmilchallergie) beruhende **M.verwertungsstörung** mit resultierender Dyspepsie u. Gedeihstörung (schon beim jungen Säugling). – **M.verdünnung**: *päd* ↗ M.mischung. – **M.wert**, MW: der KH-Wert (in g) von Milch; bei Trinkmilch ca. 200. – **M.zahl**: *päd* s. u. BUDIN* Regel.

Milchzahn: ↗ Dentes decidui, Milchgebiß. – **M.zyste**: ↗ Kieferzyste, Kieferhöhlenzyste.

Milch|zucker: ↗ Laktose. – **M.zyste**: Mamma-Retentionszyste bei Milchstau.

Miles* Test: *ophth* »A-B-C (= Area-Brightness-Comparison)-Test« zur Bestg. der Dominanz eines Auges (anhand des stereoskop. Vergleichs von Größe u. Helligkeit zweier Testflächen).

Miles* Operation (WILLIAM ERNEST M., 1869–1947, Chirurg, London): (1908) ↗ QUÉNU* Rektumexstirpation.

Milgram* Operation: zweizeit. Schultergelenkarthrodese; intraartikuläre »Drehversteifung« (Abspreizung 75°, Vorwärtsführung 25°, geringe Innendrehung); nach knöcherner Durchbauung Resektion des lat. Schlüsselbeinendes (zur Kompensation der Gelenkbeweglichkeit).

Milgram* Reaktion: (1947) modifiz. CHEDIAK* Trockenblutreaktion auf Syphilis.

Milian* (GASTON M., 1871–1945, Dermatologe, Paris) **Atrophie**: (1929) Atrophie blanche (s. u. Atrophie). – **M.* Erythem**: allerg. (?), mit hohem Fieber, Bewußtseinsstörung u. schweren Allg.erscheinungen einhergehendes Exanthem am ca. 9. Tag einer Salvarsan®-Kur (bei Fortsetzung evtl. mit tödl. Ausgang). – **M.* (myasthenisches) Eryth(r)ödem**: (1919) ↗ Dermatomyositis. – **M.* Zitronenhaut**: weiß-gelbl., verdickt-gerunzelte Haut infolge kolloider Degeneration, z. B. nach starker Sonnenexposition.

miliar(is): von der Größe eines Hirsekorns; z. B. **miliare Angiomatose** (s. u. VOERNER*-STEINER*).

Miliaria, Sudamina, Schweißfriesel: bei übermäß. Schwitzen (Fieber, Tropenaufenthalt, feucht-heiße Packung) Reaktion der Schweißdrüsen in Form hirsekorngroßer, juckender Papeln oder Bläschen (»Retentionszysten«) mit klarem (»**M. cristallina**«), milch. (»**M. alba**«) oder gelb-eitr. Inhalt (sek.-infiziert, z. B. **M. pustulosa**), der bald eintrocknet. – I. e. S. die **M. rubra** (Lichen tropicus, »roter Hund«) mit rotem Hof um die Bläschen, v. a. in den Tropen intensiviert als tiefrote, punktförm. Knötchen (z. T. fleckförmig-konfluierend) am Stamm (niemals an Handteller oder Fußsohle), evtl. pustulös (= Impetigo miliaris DARIER, einem follikulären Ekzem ähnl., v. a. im Gesicht) oder – nach wiederholtem Auftreten – als **M. profunda** (mit blassen, nicht-juckenden Papeln). – **M. scarlatina**: Scarlatina miliaris (s. u. Scharlach). – **M. epidemica**: Krankhts.bild unklarer Ätiol. mit plötzl. Fieber, Pleurodynie, Myalgien, Friesel u. unaufhörl. Schweißattacken (»Engl. Schweiß«), das v. a. im Mittelalter in zahlreichen Epidemien mit hoher Letalität auftrat.

miliaris: (lat.) / miliar. – Auch Kurzbez. für die miliare Lungen-Tbk (z. B. **Miliaris discreta** als deren abortive Form).

Miliar|karzinose: Tumormetastasierung mit zahlreichen Kleinstherden, z. B. nach peritonealer Aussaat eines verkrebsten Kystoms. – **M.lupoid:** die disseminierte, kleinknot. Form der / BESNIER*-BOECK*-SCHAUMANN* Krankh. der Haut.

Miliar|tuberkel: die bei / Miliar-Tbk v. a. in Lungen, Leber, Milz, Niere u. Hirnhäuten zahlreich auftretenden, etwa hirsekorngroßen Tuberkel. – **M.tuberkulose,** miliare Tbk: bei ungünst. Reaktionslage, meist subprimär (d. h. unmittelbar nach Entstehen des PK, v. a. bei Jugendl.) oder tertiärpräfinal (z. B. aus reaktiviertem PK, isolierter Organ-Tbk), durch massive lympho-hämatogene Aussaat entstehende generalisierte Tbk mit Bildung zahlreicher miliarer Herde (/ M.tuberkel), klinisch differenziert nach bevorzugtem Organbefall als **meningeale** (Meningitis-Sympte.), **pleuropulmonale** (Tachy- u. Dyspnoe, Zyanose, Pleuraschmerz, Husten; kleinstherd. Schatten, apikobasal an Dichte u. Zahl abnehmend) u. **typhoide** Form (hohes Fieber, Somnolenz, Milzvergrößerung). Verlauf akut, subakut oder chron.; meist schweres, tox. Bild, ohne tuberkulostat. Ther. mit letalem Ausgang; bei subprim. Form Sputum u. Tuberkulintest häufig negativ.

Milien: *derm* / Milium.

Milieu: Gesamtheit der auf ein Lebewesen (evtl. in Wechselbeziehung) einwirkenden Umweltfaktoren, die es spezif. prägen u. beeinflussen; als **äuß. M.,** z. B. Familie, Sozialschicht, Kultur, als **inn. M.** (»Milieu interne«), z. B. Blut-, Zellgewebsflüssigkeit. – Ferner das **genotyp. M.** als Begr. für das restl. Genom, das die Penetranz, Expressivität etc. des betr. Gens beeinflußt. – **M.schaden:** *psych* Verhaltensstörung durch neg. Einflüsse der mitmenschl. Umwelt, z. B. mangelnde Sorge der Eltern, asoziale Atmosphäre, Zugehörigkeit zu einer vom Kollektiv abgelehnten Gruppe. – **M.therapie:** *psych* therap. Beeinflussung von seel. Fehlhaltungen (v. a. frühkindl. M.schaden) u. Neurosen (aber auch Psychosen) durch Veränderung des sozialen Milieus (erzieher. Verbesserung oder Ersatz durch ein anderes).

Miliose: (FRIEDJUNG) milieureaktive / Neurose.

Milipertinum WHO: Phenylpiperazin-indol-Derivat; Sedativum, Tranquilizer.

Milium, Hautgrieß, Acne miliaris s. albida: bis stecknadelkopfgroße, gelbl.-weiße, mit Hornperlen gefüllte subepitheliale, nicht-entzündl. Zyste (Erweiterung von Haarfollikel oder Schweißdrüsenausführungsgang), v. a. im Gesicht u. Genitalbereich. – Ferner als **sek. M.** narb. Retentionszysten nach blas. Abhebung der Haut (Brandblase, Pemphigus) sowie als **M. neonatorum** kleine Talgretentionszysten der Follikelmündung (v. a. an Kopf u. Brust) mit spontaner Remission.

Milkman* Syndrom (LOUIS ARTHUR M., 1895–1951, amerikan. Röntgenologe): *röntg* etwa seitensymmetr. multiple LOOSER* Umbauzonen in Schambein, prox. Femur, prox. u. dist. Tibia, Rippen etc., verbunden mit rheumatoiden Schmerzen, Spontan- u. Dauerfrakturen; idiopathisch oder aber bei Mineralstoffwechselstörung oder system. Osteopathie (Rachitis, Ostitis def., Osteodystrophia fibrosa v. RECKLINGHAUSEN etc., nicht aber reine – z. B. senile – Osteoporose); alkal. Serumphosphatase häufig vermehrt.

Mill-Hill-Stamm: *virol* Serotyp A des / ROUS* Sarkomvirus.

Millar* Asthma: histor. Begr. für Croup, Asthma thymicum, Laryngismus stridulus u. a.

Millard*-Gubler* Syndrom (1856): Hemiplegia alternans inf. s. facialis bei Pons-Läsion, mit schlaffer peripherer Lähmung des homolat. Fazialis (evtl. auch Abduzens) u. spast. Lähmung der kontralat. Extremitäten.

Miller* Syndrom: 1) WILMS* Tumor, kombin. mit Aniridie, Hemihypertrophie u. a. Mißbildgn. – 2) M.*-WHITE*-LEV* Sy. (ROBERT A. M., HARVEY W., MAURICE L., Pädiater, Chicago): (1958) angeb. Herzfehler mit VSD, Infundibulumstenose, Pulmonalklappenaplasie; von der FALLOT* Tetralogie unterschieden durch Pulmonalisektasie, Hin- u. Hergeräusch, Rechtsschenkelblock, gemischten a.-v. Shunt.

Miller*-Abbott* Sonde (THOMAS GRIER M., geb. 1886, Internist, Philadelphia; WILLIAM OSLER A.): (1934) dünne, doppelläuf. Ballonsonde (ca. 3 m) zum Absaugen des bei mechan. Ileus vor der Stenose angesammelten Darminhalts (u. zur Stenoselokalisierung); ferner für Ileusprophylaxe nach Darmresektion, zur Sondenernährung unter Umgehung von Magen-Duodenum.

Miller*-Kurzrok* Test: *gyn* s. u. KURZROK*.

Milles* Syndrom: (1884) Teilbild des STURGE*-WEBER* Syndroms mit Gesichts- u. Choroideanävus.

Millesi* Naht: *chir* Nervennaht mit Vereinigung der einzelnen Faszikel.

Milli-: Präfix (bei Maßeinheiten) mit der Bedeutung des 10^{-3}-fachen (= $^1/_{1000}$).

Milli|amperesekundenprodukt, mAs: *röntg* Produkt aus Röhrenstrom u. Belichtungszeit als Maßzahl für die Belichtung von Rö-Aufnahmen. – **M.curie détruit:** (französ.) *radiol* Maßeinh. der Radonstrahlung; auch als Dosismaß bei Radiumtherapie: 1 mCid = 132 mgh.

Milligramm|(element)stunde, mg(e)h: mathemat. Produkt aus applizierter Ra-Menge (in mg) u. Bestrahlungsdauer (in Std.) als Einheit der Radium-Dosimetrie. – **M.prozent,** mg-%: Konz.-Angabe für gelöste Stoffe mit mg, bezogen auf 100 ml Flüssigkeit; obsolet (neue Basiseinh.: / Mol).

Millikan*-Siekert* Syndrom: (1955) / Arteria-basilaris-Thrombose.

Millimikron, mμ: Nanometer (= 10^{-6} mm).

Millin* (TERENCE JOHN M., irischer Urologe) **Instrumente:** für retropub. Prostatektomie Blasenhalsspreizer, Blasenspatel, Blutstillungsklemmen, Fadenzange (»Ligaturträger«, zum Führen des Fadens über u. in die zuvor in die tiefliegenden Kapselränder geführte Bumerangnadel), Kapselfaßzange (bis zu 45° abgewinkelt, mit feingezähnelten Enden). – Ferner »Flötenschnabelkatheter« mit 2–3 seitl. Augen, selbsthaltendes Bauchwandspekulum u. a. m. – **M.* Operation:** 1) (1947) retropub., extravesikale Prostatektomie (bei Adenom) mit Kapselinzision (Blutstillung unter Sicht). – 2) M.*-MASINA* Op.: abdomin. totale Zystektomie. – Ferner diverse Plastiken bei Harninkontinenz von ♀ u. ♂.

Millival

Millival: *chem* s. u. Äquivalentgewicht.

Millon* Probe (NICOLAS EUGÈNE AUGUSTE M., 1812–1867, Chemiker, Paris): Eiweißnachweis durch Farbreaktion zwischen Tyrosin u. **M.* Reagens** (Hg, kalte rauchende HNO_3 āā, dazu 2 Tl. Wasser); ziegelrote Färbung bis Fällung beim Kochen.

Mills* Probe: *ophth* Nahsehprobe zur Bestg. der (motor.) Dominanz eines Auges: Überschreitet ein beidäugig. fixiertes Objekt augenwärts den binokularen Nahpunkt, weicht das nicht-dominante Auge nach temporal ab.

Mills* Syndrom (CHARLES KARSNER M., 1854–1931), Hemiplegia ascendens progressiva: (1900) im Fuß beginnende u. allmähl. (über Jahrzehnte) aufsteigende spast. Hemiparese (Pyramidenzeichen), im Spätstadium auch bilat.; anat.: Atrophie der zentralen u. präzentralen Hirnwindungen, Ventrikelerweiterung; prim. ZNS-Degeneration ?

Mills* Zeichen (GEORGE PERCIVAL M., Orthopäde, Birmingham): (1937) bei gebeugtem Handgelenk u. Pronation durch Strecken des Unterarmes ausgelöster Schmerz am rad. Epikondylus als Hinweis auf Epikondylitis (»Tennisellenbogen«).

Milphosis: Ausfall der Augenbrauen u. Wimpern.

Milroy* Krankheit: ∕ s. u. NONNE*-MILROY*.

Miltaunismus: Miltaun®-Abusus (∕ Meprobamat), evtl. mit Somnolenz (bis Koma), Muskelrelaxation; in schweren Fällen Entzugserscheinungen (Krämpfe, kardiovaskulärer Schock).

Miltenberger-Faktor: ∕ Antigen Mi^a.

Milton* Riesenurtikaria: ∕ QUINCKE* Ödem.

Milwaukee-Korsett: (BLOUNT) Extensions(quengel)-korsett mit verstellbarer Kinn- u. Hinterhauptstütze als »Mahnbandage« (in Kombin. mit Krankengymnastik) bei mobiler WS-Verkrümmung.

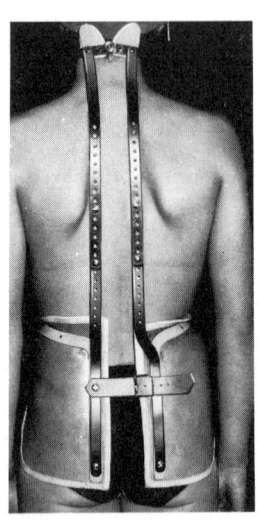
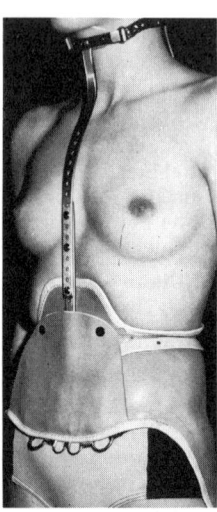

Milz, Splen, Lien *PNA*: das unpaare, zum RES gehörende, größte lymphoretikuläre Organ (bohnenförm., ca. 12 × 7 × 4 cm; 200 g) tief im li. Hypochondrium (etwa parallel zur 10. Rippe), mit scharfem, gezähneltem Margo sup. u. stumpfem M. inf., befestigt durch Ligg. gastro- u. phrenicolienale u. phrenicocolicum, umgeben von Milzkapsel u. Bauchfell; kollagenbindegew. **M.gerüst** (Kapsel u. Trabekel) vom breiig-weichen Parenchym (∕ M.pulpa) ausgefüllt. In den Kreislauf eingeschaltet als Blutspeicher u. Lymphozyten- u. AK-Bildungsstätte, daher unterschieden als Speicher- (ausgeprägtes Retikulum mit muskulären Elementen, v. a. in roter Pulpa) u. Stoffwechsel-M. (überwiegend Lymphgewebe, v. a. weiße Pulpa); s. a. M.kreislauf, -pulpa, -sinus. – **akzessor. M.**: ∕ Lien accessorius.

Milz|agenesie: ∕ Alienie, s. a. IVEMARK* Syndrom. – **M.amyloidose**: Amyloidmilz (s. a. Amyloidose). – **M.arterie**: ∕ Arteria lienalis.

Milzbrand, Anthrax: vom Tier (v. a. Rind, Schaf, Schwein, Pferd) auf den Menschen übertragbare Infektionskrkht. (anzeigepflicht.!) durch den »**M.baz.**« ∕ Bac. anthracis, entweder als **M. sepsis** (»Anthrax malignus«, mit Erbrechen, Durchfällen, Koliken, Herzmuskelschaden, Milztumor, sept. Temp.; Prognose infaust) oder als auf den Ort des Erregereintritts begrenzter ∕ Haut-M. (sogen. »**M.karbunkel**«, beim Menschen häufigste Form) oder aber als ∕ Lungen- oder als ∕ Darm-M., (beim Menschen selten). Diagnose: Erregernachweis, ASCOLI* Reaktion. Ther.: Breitbandantibiotika in hohen Dosen, M.-Serum (Rind oder Pferd) zusätzl. nur bei bes. schwerem Verlauf. – **M.präzipitation**: ∕ ASCOLI* Reaktion, Thermopräzipitation.

Milz|dekompensation, hämodynamische: (EWERBECK) ∕ M.venenthrombose-Syndrom. – **M.entzündung**: ∕ Splenitis. – **M.exstirpation**: ∕ Splenektomie.

Milz|faktor, markhemmender: s. u. depressiver ∕ Hypersplenismus. – **M.flexur**: ∕ Flexura coli sin.; s. a. PAYR* Syndrom. – **M.follikel**: ∕ Folliculi lymphatici lienales.

Milz|index: der %-Anteil einer Bevölkerung mit tastbarer M.vergrößerung als Malaria-Index (bevorzugt bei Kindern). – **M.infarkt**: durch Verschluß (v. a. embolisch, z. B. bei rheumat. Endokarditis) der A. lienalis oder eines ihrer Äste bedingter anäm. Infarkt (keilförm.); seltener (oft multipel) eine hämorrhag. Infarzierung, z. B. bei Pfortaderstau. – **M.insuffizienz**: s. u. Zirrhosemilz.

Milz|kapsel: ∕ Tunica fibrosa lienis. – **M.körperchen**: ∕ Folliculi lymphatici lienales. – **M.kreislauf**: der am M.hilus beginnende Blutkreislauf über die A. lien. u. ihre Verzweigungen (Balken-, Pulpa-, Zentral-, Pinselarterien), deren »Hülsenkapillaren« in die M.sinus, z. T. auch frei in die Maschenräume der roten Pulpa münden; Abfluß über Pulpa- u. Balkenvenen zur V. lienalis. Blutdruck etwa wie in Pfortader; Durchblutungsgröße 3–5 ml/Min./kg Körpergew., so daß beim Menschen die ges. Blutmenge in 24 Std. über 500mal die Milz passiert.

Milz|makrophagen: *hist* ∕ Pulpazellen. – **M.mark**: ∕ M.pulpa. – **M.minutenvolumen**: die mit Radioxenon oder mit ^{51}Cr-markierten, wärmealterierten Erythrozyten bestimmte M.durchblutung; normal 500–750 ml/Min., bei Splenomegalie bis max. 1500 ml ansteigend.

Milzpulpa, -mark: das Parenchym der Milz; als **rote M.** (vorw. retikuläres Bindegewebe, freie Retikulumzellen [Lympho- u. Histiozyten], extravaskuläre Ery u. kleine zartwand. Blutgefäße) Ort der Phagozytose von Ery (»Blutmauserung«), im Blut befindl. Zelltrümmern, Krankheitserregern, Fremdstoffen etc.; als - vorw. lymphat. - **weiße M.** (Folliculi lymphatici) Bildungsstätte für Lymphozyten u. AK.

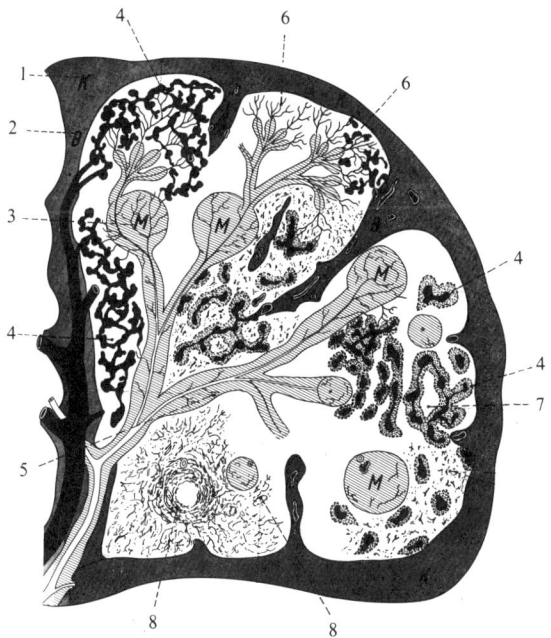

Schema der **Milz** (venöser Schenkel schwarz):
1 Tunica fibrosa (»Milzkapsel«),
2 Trabeculae (»Milzbälkchen«),
3 Folliculus lymphaticus (»Milzfollikel«, mit Zentralarterie u. »Knötchenkapillaren«),
4 Sinus venosus,
5 Vagina periarterialis lymphatica,
6 Penicilli (»Pinselarterien«, mit »Hülsenkapillaren«),
7 »Milzstrang«,
8 Fibrae reticulares.

Milzpunktion: perkutan oder unter laparoskop. Sicht durchgeführte Gewebsentnahme für Biopsie (v. a. DD einer Splenomegalie); ferner zur KM-Inj. bei Splenoportographie.

Milzruptur: durch stumpfe Gewalteinwirkung auf das Abdomen entstehender Einriß von Kapsel u. Parenchym (= **einzeit. M.**) oder aber nur im Parenchym, d. h. mit subkapsulärem Hämatom (das evtl. später durchbricht = **zweizeit. M.**; klin.: freies Intervall zwischen Trauma u. akuter intraabdomin. Blutung).

Milz|siderose: vermehrte Ablagerung eisenhalt. Pigmente (Hämosiderin, Ferritin) in den Retikulumzellen bzw. Makrophagen der roten Pulpa bei hämolyt. Anämie, Hämochromatose, Transfusionssiderose etc. - **M.sinus**: die auf die arteriellen M.kapillaren folgenden weiten, venösen Kapillaren mit lückenhaft-porösem (für intakte Ery aus dem extravasalen Raum der roten Pulpa durchläss.) Endothel aus phagozytären, faserförm. Retikulumzellen (»Uferzellen«) u. - quer dazu - Retikulinfasern. Können aufgrund der Kontraktilität ihrer Wände den Blutstrom nach Bedarf beschleunigen, verlangsamen oder sperren. - **M.szintigraphie**: szintigraph. Darstg. des Organs (Form, Lage, Größe, auch Funktion) nach Reinjektion hitzealterierter u. radiomarkierter (z. B. ^{51}Cr, ^{99m}Tc) Erythrozyten (die dann in der Milz abgebaut werden).

Milz|trabekel: / Trabeculae lienis. - **M.tuberkulose**: im allg. miliare, kleinstherd. Tbk, selten großknot.

Form. - **M.tumor**: 1) / Splenomegalie. - 2) als Neoplasmen der Milz gutart. das Häm- u. Lymphangiom, seltener Fibrom, Lipom u. Pulpom (als tumorförm. Hyperplasie; s. a. M.zyste); bösartig Lympho-, Retikulo-, selten Angiosarkom, oft im Rahmen einer Systemerkr. (Retikulose, Leukämie, Lymphogranulomatose), auch sek.-metastat. (v. a. malignes Melanom).

Milzvenen|thrombose, -stenose(-Syndrom): durch Tumor, örtliche (v. a. Thrombophlebitis) oder fortgeleitete Entzündung (Nabel-, Puerperalinfekt, Appendizitis) oder Allg.infekt hervorgerufene oder aber idiopath., ständ. oder intermittierende Abflußstörung (u. Wandschädigung) im M.-Pfortadergebiet; klin. (»OPITZ* Sympt.komplex«): Spleno(hepato)megalie, Fieber, Haut- u. Schleimhautblutungen (insbes. Magen-Darm), später portale Hypertension.

Milzvergrößerung: / Splenomegalie.

Milzzyste: als **prim.** oder **echte M.** (Hamartom) die Dermoidzyste u. das zyst. Lymph- oder Hämangiom mit kub.-epitheloider Zellauskleidung u. (blutig-)serösem Inhalt (bis zu 10 l); als **falsche M.** das - meist abgekapselte - Hämatom nach infektiöser (Malaria, Typhus) oder traumat. Gefäßwandschädigung, ferner kleine Pulpahernien bei Kapselruptur. Durch Konfluenz evtl. Bildung großlum. Zysten mit Gefahr der Ruptur sowie der Blutung nach innen.

Mimik: die durch die - von N. facialis versorgte - mimische Muskulatur geformten Gesichtsbewegungen als Ausdruck seelischen Erlebens. - **M.verlust**: *neur* / Amimie.

mimisch: die / Mimik betreffend, z. B. **m. Gesichtslähmung** (/ Fazialislähmung), **m. Gesichtskrampf** (/ Spasmus facialis), **m. Starre** (/ Amimie).

Minamata-Krankheit: 1957-1961 in Südjapan beobachtete degenerative Nervenkrkht. bei Fischern (u. Tieren), wahrsch. chron. Intoxikation mit alkylierten Hg-Verbindungen (der Vinylchlorid-Produktion) durch Genuß kontaminierter Meerestiere; Sympte.: Schlaflosigkeit, Ataxie, Tremor, Dysarthrie, Ertaubung, progred. Gesichtsfeldeinschränkung, generalisierte Anfälle.

Minderwertigkeitskomplex: (A. ADLER) Gesamt der Reaktionen auf ein Minderwertigkeitsgefühl u. der zu dessen Überwindung entwickelten neurot. Verhaltensweise. Kann zu schwerer seel. Fehlentwicklung (Neurose) oder Überkompensation (Geltungstrieb, Macht-, Geldgier etc.) führen.

Minderwuchs: prim. oder sek. altersbezogenes Zurückbleiben des Längenwachstums mit resultierendem / Klein- oder / Zwergwuchs, genetisch (als **primordialer M.** proportioniert, mit altersnormalen Knochenkernen, Intelligenz, Pubertät; ferner **dyschondraler, dysostot. M.**), neurohormonal (z. B. **dyszerebraler M.** [RÖSSLE] als Folge einer konnat. oder frühzeitig erworb. Enzephalopathie, mit geist. Entwicklungsrückstand, Epilepsie, spast. Lähmungen, meist auch Hypogenitalismus u. Zahnungsanomalien; ferner **hypophysärer** [/ HANHART* Syndrom], **thyreogener** [/ Kretinismus, DEBRÉ*-SEMELAIGNE* Syndrom] u. **dysgenitaler M.** [»genitaler Infantilismus«]) oder alimentär bedingt (v. a. hypokalor. Nahrungsangebot bzw. ungenügende Resorption, z. B. bei Kwashiorkor, Vit.-B-Mangel, Malabsorption, intestinalem Infantilismus etc., ferner **metabol. M.**, z. B.

Minderwuchs

bei ↑ Zystinose, Rachitis, als **diabet.** oder **insulärer M.** bei schlecht eingestelltem Diabetes mellitus im Wachstumsalter; Beziehungen zum MAURIAC* Syndrom). – Entweder **proportioniert** oder **disproportioniert** (mit ausgeprägten Abweichungen von der größengemäßen Körperform), meist – v. a. bei dyschondralem u. dysostot. M. – mit Mikromelie. – Als **pränataler M.** (d. h. bei niedr. Geburtslänge) v. a. genetisch (»primordialer« M.) oder durch Hypoxämie bedingt, meist nur nebengeordnetes Sympt. bei kombin. Mißbildungen infolge Kyemopathie oder Chromosomenaberrationen (z. B. Trisomie).

Mineral: Oberbegr. für die festen, chemisch u. physik. einheitl. Bestandteile der Erdkruste; *biol* s. u. M.stoffwechsel. – **M.haushalt**: s. u. M.stoffwechsel.

Mineralisation: *biol* der Abbau organischer zu anorgan. (»mineral.«) Stoffen, v. a. durch heterotrophe Mikroorganismen; i. w. S. auch die Speicherung bzw. der Einbau (»Thesaurierung«) der Nahrung entnommener Mineralstoffe in Körpergewebe (v. a. Knochen, Zähne).

Mineralkoma: ↑ Elektrolytkoma.

Mineralölkrebs: durch aliphatische KW-Stoffe in Schmier-, Diesel-, Putz- u. Maschinenöl hervorgerufenes Ca. der Haut (v. a. Skrotum); ggf. entschädigungspflicht. BK.

Mineralokortiko(stero)ide, Halosteroide: (SELYE) NNR-Steroidhormone mit regulierendem Einfluß auf den Elektrolytstoffwechsel, v. a. das Aldosteron; s. a. Kortikosteroide (Abb.).

Mineral(quell)schlamm: von einer Thermal- bzw. Mineralquelle zutage geförderter Schlamm mit vorw. anorgan. Bestandteilen; balneol. Anw. dickbreiig als Peloid (z. B. Fango), dünnbreiig als **M.-Bad**.

Mineral|säuren: Sammelbegr. für Salz-, Schwefel- u. Salpetersäure (deren Salze in Mineralien vorkommen). – **M.stoffwechsel**: Aufnahme, Ein- u. Umbau (s. a. Mineralisation) sowie Ausscheidung der anorgan. Stoffe, von denen mehrere auch über die osmoregulator. Funktion (s. a. Wasser-Elektrolythaushalt) hinaus lebensnotwendig sind (z. B. Fe in Hb). Der benötigte Mindestbedarf an (»essentiellen«) anorg. Elektrolyten ist bei gemischter, kalorisch ausreichender Kost im allg. gewährleistet; tägl. Durchschnittsbedarf:

	Erwachsene	*Kinder*	*Jugendliche*	*Schwangere u. Stillende*
Kalzium (g)	0,8	1,0	1,2	2,0
Phosphor (g)	0,9	1,3	1,3	1,5
Eisen (mg)	12,0	7–12,0	15,0	15,0
Kochsalz (g)	1,5–5,0			
Kalium (g)	2,0			
Magnesium (g)	0,3			
Kupfer (mg)	2,0	0,1/kg		
Zink (mg)	10,0			
Mangan (mg)	2,0–3,0			
Fluor (mg)	1,0			
Jod (mg)	0,1–0,15			

Mineral|wasser: einer M.quelle entstammendes Wasser, verw. z. B. als Heil- oder Tafelwasser; Charakterisierung im allg. nur anhand der Ionen mit > 20 mval% der Gesamtkonz. (↑ Tab. »Heilwasser«). – Ferner das durch M.zusatz (Jod, Brom, Schwefel) aufbereitete »**künstl. M.wasser**« (mit gleicher therapeut. Anw.).

Minerva-Korsett: Okziput u. Kinn abstützendes, den Beckenkämmen aufsitzendes Gipskorsett mit Ausschnitt über dem Bauch (ähnl. der Rüstung der röm. Göttin).

Minervini* Zeichen: die sichtbaren, herzsynchronen Pulsationen der Zunge bei Aorteninsuffizienz.

Minette-Lunge: Mischstaubsilikose bei Bergleuten des lothring. Minette(= Eisenerz)-Bergbaus.

Mineur-Anämie: Ancylostoma-Anämie (s. u. Ancylostomiasis).

Mingazzini* Versuch (GIOVANNI M., 1859–1919, Neuropathologe, Rom): Koordinationsprüfung der vorgestreckten Arme auf Abweich-, Beugetendenzen etc.: Absinken eines Arms bei gleichseit. peripherer Lähmung, Kleinhirnläsion oder Labyrinthreizung (bei Labyrinthausfall auf der Gegenseite); Absinken u. Pronation (evtl. auch Flexion in Ellenbeuge u. Fingern) bei kontralat. zentraler Hemiparese, beider Arme bei zentraler Tetraparese.

Minia(-Virus): (**m**onkey **i**ntranuclear **i**nfectious **a**gent; RUCKLE) bei Affen vork. Virus, das vom Masernvirus nicht zu unterscheiden ist.

Miniatur|becken: *gyn* allgemein verengtes ↑ Becken. – **M.niere**: ↑ Nierenhypoplasie.

Minimal cerebral palsy: ↑ Syndrom des Minimalhirnschadens.

minimale Erythemdosis: ↑ MED. – **m. Hemmkonzentration**, MHK, MIC: kleinste Konz. (μg/ml) eines antimikrobiellen Wirkstoffs, die die Keimvermehrung in einem Kulturansatz noch verhindert.

Minimal|hirnschaden: s. u. Syndrom des M.h. – **M.kreislauf**: *kard* s. u. Zentralisation. – **M.luft**: *pulmon* die in der Lunge nach Entweichen auch der Kollapsluft verbleibende ↑ Residualluft. – **M.spülung**: *otol* KOBRAK* Schwachreizprüfung (s. u. kalorische Prüfung). – **M.zeit**: *neurophysiol* Mindestzeit, die ein Reizstrom fließen muß, um eine fortgeleitete Erregung auszulösen.

Minimum: (lat.) Mindestquantum, z. B. **M. sensibile** (Bewußtseinsschwelle), **M. separabile** (*ophth* der ↑ Grenzwinkel), **M. perceptibile** (der schwächste, noch zu einer Helligkeitsempfindung führende Lichtreiz; abhängig von Adaptationszustand, Aufmerksamkeit der VP, Dauer der Lichteinwirkung u. Größe der Leuchtfläche).

minimus: (lat.) kleinster.

Minipille: *gyn* kontinuierlich ab 4. Zyklus-Wo. zu nehmendes orales Kontrazeptivum mit nur $1/3$–$1/7$ der übl. Gestagendosis (z. B. 0,35 mg Norethisteron, 0,075 mg Norgestrel); wirkt wahrsch. v. a. durch vermind. Penetrierbarkeit des Zervixschleims für Spermien u. Hemmung der Tubenmotilität; PEARL* Index um 1. Angezeigt v. a. bei Unverträglichkeit der Normalpille, bei Kontraindikation von Östrogenen, Neigung zu prim. Zykluslabilität.

Minkowski* (-Chauffard*-Gänsslen*) Anämie, Syndrom: (OSKAR M., 1858–1931, Internist, Köln, Greifswald, Breslau): ↑ Kugelzellenanämie.

Minnegerode* Zeichen: (1923) *röntg* bei Perforation im unt. Hypopharynx u. zervikalen Ösophagus im

Profilbild Verbreiterung der prävertebralen Weichteile u. Luftansammlung vor der HWS.

Minnesota multiphasic personality inventory, MMPI: (1951) *psych* auf Selbstentscheidung (»ja«, »nein«, »unentschieden« zu 550 Sätzen aus 26 Lebensbereichen) basierender, schematisch auszuwertender Test zur Erfassung der Persönlichkeits- u. Verhaltensstruktur (ab 16 J.).

Minning* Reaktion: *helminth* / Zerkarienhüllen-Reaktion.

Minocyclinum *WHO*: ein Tetrazyklin-Derivat; Antibiotikum.

minor, -us: (lat.) kleinere(r), -es, geringere(r), -es.

Minor* (LAZAR SALOMOVITSCH M., geb. 1855, Neurologe, Moskau) **Krankheit**: 1) M.*-OPPENHEIM* Syndrom: zentrale / Hämatomyelie. – 2) angeb. / Tremor. – **M.* Zeichen**: (1898) Während der am Boden Sitzende um aufzustehen bei Lumbago an die Knie greift u. mit den Händen an den Beinen emporklettert, zieht er bei Ischialgie das kranke Bein etwas an, stößt sich hinter dem Rücken mit der Hand der kranken Seite ab u. balanciert mit dem anderen Arm den Rumpf nach oben-vorn (= pos.).

Minor* Test (VICTOR M., Neurologe, Moskau): (1928) zum Nachweis einer Schweißsekretionsstörung gleichmäß. Aufpinseln einer Jod-Glyzerin(oder Rizinus)-Alkohol-Lsg. u. Bepudern mit Stärke (oder Chinizarin) u. anschl. Schwitzenlassen (Aspirin, Lindenblütentee); normalerweise kleine, blau-schwarze Pünktchen (auf weißem Grund), die sich vergrößern u. konfluieren.

Minor epileptic status, Epilepsia minor continua: bei Epilepsie plötzliche, Stunden bis Tage anhaltende psych. (Bewußtseinstrübung, Verlangsamung) u. motor. Störungen (Ataxie, verwaschene Sprache, Myoklonie); im EEG nicht lokalisierte, bilat. langsame u. steile Wellen u. S/W-Komplexe, u. zwar im Unterschied zum Petit-mal-Status kontinuierlich.

Minor|hämoglobin: eine normale oder abnorme Hb-Komponente (z. B. HbA$_2$, HbA$_2$'), die nur einen geringen %-Satz des Gesamt-Hb ausmacht. – **M.manifestationen**: beim akuten rheumat. Fieber des Kindesalters die sogen. Nebensympte.: Fieber, einfache Gelenkschmerzen, Müdigkeit, Schwäche, Gew.verlust, BKS-Beschleunigung, EKG-Veränderungen (v. a. PQ-Verlängerung), hoher ASL-Titer (sowie früherzeit. Schübe). – **M.probe, -test**: *serol* s. u. Kreuzprobe. – **M.tranquilizer**: nur mild sedativ wirkende Tr.

Minot* Therapie (GEORGE RICHARDS M., 1885–1950, Internist, Cambridge/Mass.; 1934 Nobelpreis für Medizin): die »Lebertherapie« bei Anämie.

Minus|dekompensation (Wollheim*): *kard* Kreislaufinsuffizienz mit Verminderung der zirkulierenden Blutmenge (»Versacken« in Splanchnikusgebiet, Milz, Leber etc.), v. a. bei Kollaps. – **M.dystrophie**: Hypotrophie, i. e. S. die alimentär bedingte (s. a. Dystrophie-Syndrom). – **M.glas, -linse**: *ophth* / Konkavlinse. – **M.koagulopathie**: / Tab. »Koagulopathie«. – **M.strang**: *virol* s. u. Plusstrang. – **M.variante**: 1) *orthop* / HULTEN* Variante. – 2) *bakt* Dissoziationsform mit Verlust bestimmter serol. oder biochem. Qualitäten (z. B. KH-Spaltung); vgl. Plusvariante.

Minutaform: *protozool* der »normale« Trophozoit von Entamoeba histolytica im Darmlumen, aus dem – nach Eindringen ins Gewebe – die pathogene Magnaform entsteht.

Minute-Chromosom: (engl. = winzig) / Philadelphia-Chromosom.

Minutenvolumen: *kard* / Herzminutenvolumen. – **M.hochdruck**: arterielle Hypertonie (z. B. bei Hyperthyreose), bei der außer systol. u. Mitteldruck auch das HMV erhöht ist; mit größerer oder kleinerer Druckamplitude, je nachdem ob Schlagvolumen- oder Frequenzhochdruck.

Minutes, M: (engl.) *genet* sehr kleine Chromosomen- bzw. Chromatidfragmente; s. a. Philadelphia-Chromosom (»Minute-Chr.«).

Mio: Million. – **mio...**: Wortteil »kleiner«, »weniger«; s. a. meio....

Miosis: die – zeitweise – Engstellung der Pupille (Ø 1,5 mm; vgl. Mikrokorie) durch Kontraktion des Musculus sphincter unter Lähmung des Musc. dilatator; physiol. als Licht- u. Konvergenzreaktion, pathol. als **M. spastica** durch zentrale parasympath. Reize (Fasern im Okulomotorius) oder Parasympathikomimetika (»Miotika«, z. B. Pilocarpin), als **M. paralytica (s. spinalis)** bei Lähmung des Halssympathikus (Fasern im Trigeminus; einseitig / HORNER* Symptomenkomplex), Tabes dors. u. progr. Paralyse.

Miosphygmie: / Pulsdefizit.

Miotika: *pharm* pupillenverengende (/ Miosis) Mittel; therap. Anw. (v. a. bei Glaukom) nur von solchen mit parasympathikomimet. Wirkung (Pilocarpin, Eserin, Prostigmin, Mintacol etc.).

Mirazidium: *helminth* das mit Wimperepithel versehene 1. Larvenstadium der Trematoden; schlüpft bei Entwicklung in aquat. Mollusken im Wasser, in terrestr. erst im Darm des Zwischenwirts. Abwerfen des Wimperepithels im Zwischenwirt, Umwandlung in Sporozyste. – Lupenuntersuchung auf schlüpfende Mirazidien (nach Einbringen der Probe in Leitungswasser, leichter Erwärmung u. starker Beleuchtung) z. B. als Schistosomen-Nachweis (DÖNGES 1966).

Mirbanöl: / Nitrobenzol.

Mirizzi* Syndrom (PABLO L. M., 1893–1964, Chirurg, Buenos Aires): (1940) isolierte Stenose des Ductus hepaticus comm. (meist entzündlich oder durch Zystikusstein) mit Gallenblasendystonie, Gallerückstau, rezidivierender Cholangitis, konsekut. Leberzirrhose.

Mis|andrie: *psych* Männerhaß. – **M.anthropie**: Menschenhaß, -scheu.

misce, m.: *pharm* die latein. Rezepturanweisung »mische!«; s. a. M.f., M.D.S.

Misch|blut: *kard* s. u. Mischungszyanose. – **M.drüsen**: gemischte / Drüsen. – **m.erbig**: / heterozygot.

Mischgeschwulst: / Mischtumor. – **dysontogenet. M.**: embryonales / Teratom.

Misch|infektion (Ehrlich*): gleichzeit. Infektion mit mehreren Erregerarten. – **M.insulin**: / Kombinationsinsulin. – **M.konkrement**: aus verschied. Stoffen zusammengesetztes Konkrement (z. B. Cholesterin-Pigment-Kalkstein), meist als Schichtkonkrement; s. a. Kombinationsstein. – **M.narkose**: / Kombinationsnarkose.

Misch|pipette: *hämat* Pipette mit graduierter Kapillare (zum quant. Aufziehen) u. kugel. Zwischenstück (evtl. mit Glasperle; zum Vermischen von Blut u. Verdünnungsflüssigkeit). – **M.plasma:** 1) *zytol* ↑ Mixoplasma. – 2) von mehreren Spendern stammendes (»gepooltes«) Blutplasma; für Transfusionszwecke verboten (Gefahr der Serumhepatitis). – **M.präparat:** *pharm* Arzneimittel mit mehreren wirksamen Substanzen. – **M.psychose:** zykloide ↑ Psychose. – Ferner die »**m.bildhafte Psychose**« (BÜRGER= PRINZ) als manisch-depressiver Mischzustand. – **M.quelle:** *baln* juvenile Quelle, in die vadoses Wasser eindringt.

Misch|schanker: ↑ Chancre mixte. – **M.-Scan:** »Compound Scan« der ↑ Ultraschall-Diagnostik. – **M.spritze:** therap. Inj. einer Mischung von 2 oder mehr Pharmaka; nur statthaft, wenn chem. Inkompatibilität u. ungünst. gegenseit. pharmakol. Beeinflussung ausgeschlossen sind. – **M.staubsilikose,** modifiz. Silikose: durch quarzhalt. M.stäube verurs. Pneumokoniose, wobei SiO_2 für Entstehung, Entwicklungszeit u. Schweregrad maßgebl. ist; z. B. im Kohlen- u. Erzbergbau, Porzellan- u. a. Industrien (dadurch große Variabilität des klin. u. röntgenol. Bildes).

Mischtumor: Hyper- oder Metaplasie oder echtes Neoplasma mit mehreren, histogenetisch differenzierten Anteilen, die von unterschiedl. Dignität sein können (s. a. Kollisions-, Kombinationstumor), z. B. Adenolymphom der Niere (↑ WILMS* Tumor), Karzinosarkom (häufiger nur sarkomartig gestaltetes Ca.), **dysontogenet. M.** (embryonales ↑ Teratom); s. a. Speicheldrüsenmischtumor.

Mischtyp-Adenom: s. u. Hypophysenadenom.

Mischungs|zeit: *physiol* Zeitdauer der Durchmischung eines eingeatmeten Fremdgases in den Luftwegen; normal 50–100 Sek. (je nach Residualvol.). – **M.-, Mischblutzyanose:** auf Zustrom venösen Blutes ins arterielle System (unter Umgehung der Lungenkapillaren) beruhende Zyanose bei Re.-li.-Shunt innerhalb des Herzens (z. B. FALLOT* Tetralogie) oder zwischen den großen Gefäßen (z. B. offener Ductus Botalli nach Shuntumkehr) sowie bei a.-v. Lungenfistel.

Mischvakzine: ↑ Kombinationsimpfstoff.

Mischzell|agglutination: (COOMBS u. BEDFORD 1956) Nachweis von Blutgruppensubstanzen durch Agglutination verschiedener Zellen (Ery, Thrombo, Organzellen) mit AG-Gemeinschaft durch den gleichen multivalenten AK (bei inkomplettem AK erst unter Zugabe eines Antiglobulinserums). – Anw. auch in der Virologie: Virusagglutinin als Brücke zwischen Influenzavirus-Rezeptoren auf Erythro- u. Thrombozyten. – **M.geschwulst:** ↑ Mischtumor.

Mischzone: *neurophysiol* s. u. autonome ↑ Zone.

Miserere: ↑ Koterbrechen.

Mish-Krankheit: Dysenterie in Syrien, öfters nach Genuß von Aprikosen.

Misischia* Jodprobe: Schwangerschaftsnachweis (in 60 bis 80%) durch Zugabe von KJ zum filtrierten Harn (Rosafärbung).

miso...: Präfix »verhaßt«, »verfeindet«; z. B. **M.gynie, M.pädie** als krankhafte Abneigung gegen Frauen (»neg. Ödipuskomplex«) bzw. gegen Kinder (auch vor der Geburt).

Mißbildung: pränatal entstandene – oder zumindest angelegte – Fehlgestaltung eines Organismus oder seiner Organ(teil)e; entweder einfache oder kombin. **Einzel-M.** durch Hemmung (Aplasie, Agenesie, Hypoplasie, Atresie, Steigerung oder Verlagerung, Choristie, Dysrhaphie, Polmißbildung, Verschmelzung, Nichtverschmelzung, Verdoppelung, Malrotation etc.) oder aber **Doppel-M.** (↑ Duplicitas); entweder genetisch (d. h. durch Geno- oder Gematopathie) oder umweltbedingt (v. a. Blasto- u. Embryopathie), wobei – im Gegensatz zur Fetopathie mit ihren »Reifungsstörungen« – wegen phasenspezif. Wirkung Phänokopien entstehen, die den Zeitpunkt der Keimschädigung etwa erkennen lassen; vgl. Anomalie, Varietät. – **chem. M.:** ↑ Enzymopathie. – **multiple M.:** s. u. Abartung. – Ein **Mißbildungs|komplex** als Phänotypie oder -kopie beim Einzelindividuum besteht meist in charakterist. Kombination (»**M.syndrom**«).

Mißbrauch: ↑ Abusus.

Missed| abortion: (engl. = fehlgeschlagen) *gyn* verhaltener ↑ Abort. – **M. labour:** *gyn* unausgiebig-frustrane oder völlig fehlende Wehentätigkeit bei abgestorbener Frucht in den letzten Schwangerschaftsmonaten.

Miß|empfindung: ↑ Dys-, Parästhesie. – **M.geburt:** Neugeborenes mit einer oder mehreren ↑ M.bildungen (oft nicht lebensfähig); s. a. Monstrum.

Mistel: ↑ Viscum album.

MIT: 1) *serol* Metabolic Inhibition Test (s. u. Mykoplasmen). – 2) ↑ 3-Monojodtyrosin.

Mitagglutination: ↑ Gruppenagglutination.

Mitbewegung, Synkinese: bei best. Bewegungsakten zusätzl. unwillkürl. Bewegung; physiol. z. B. Armschwingen beim Gehen, Auf- u. Auswärtsbewegung der Bulbi beim Lidschluß, Mienenspiel beim Sprechen (gestört durch Erkrn. des EPS u. Kleinhirns); path. bei Pyramidenbahn- (z. B. Faustschluß der gelähmten Hand bei Faustschluß der gesunden) u. EPS-Affektion (z. B. Grimassieren beim Händedruck), bei spast. Lähmung als **koordinierte M.** synergistischer Muskeln (z. B. Spreizen u. Strecken der Finger bei akt. Armhebung; s. a. SRÜMPELL* Zeichen) bzw. – bei Halbseitenlähmung – als **generalisierte M.** der gelähmten Seite (Adduktion, Beugung u. Pronation des Armes, Adduktion u. Streckung des Beines) bei kräft. akt. Bewegung der gesunden.

Mitchell* (SILAS WEIR M., 1829–1914, Neurologe, Philadelphia) **Haut:** dystrophisch veränderte Haut bei Kausalgie. – **M.* Krankheit, Syndrom:** ↑ Akromelalgie (s. a. Erythromelalgie). – **M.* Paralyse:** (1876) v. a. bei Schlafwandlern während des Einschlafens u. Aufwachens vorkommender schlaffer Lähmungszustand (Unmöglichkeit, die Glieder zu bewegen, zu sprechen, die Augen zu öffnen etc.).

Mitchell* Kanüle (JAMES F. M., geb. 1871, amerikan. Chirurg): Infusionskanüle mit 2., durch elast. Membran oder Blattfederkompressorium verschlossener Öffnung für zusätzl. Inj. – Von M.* auch Lokalanästhesie-Lsg. mit Adrenalin u. Kokain angegeben.

Mitella, Armtragetuch: als Schlinge zu tragende (im Nacken verknotet) breite Binde (=**M. quadrangularis** s. magna) oder Dreiecktuch (=**M. triangula-**

ris) zur breiten Unterstützung u. Ruhigstellung des gebeugten – am Rumpf anliegenden – Unterarms. – Bei protrahierter Anw. Gefahr der Versteifung im Ellbogengelenk.

Mitesser: *derm* ↑ Komedo.

Mithramycinum *WHO*: (1962) Antibiotikum aus Streptomyces tanashiensis; wirksam gegen grampos. Baktn. u. Mykobaktn.

Mithrida|tismus: erworb. Giftfestigkeit (benannt nach König Mithridates von Pontus, der zwecks Gewöhnung steigende Giftdosen einnahm). – **M.tikum**: ↑ Antidot.

mitizid: Milben (engl. = mite) tötend.

mitigatus, mitigiert: (lat.) abgeschwächt; s. a. Krankheitsmitigierung.

Mitiromycin: (1962) Antibiotikakomplex (A, B, C) aus Streptomyces verticillatus; wirksam gegen grampos. u. -neg. Baktn. u. Tumorzellen. – Ferner Komponenten D (= Porfiromycin) u. E (dem Mitomycin C ähnl.).

mitis: (lat.) mild. – **Mitis-Form, -Typ**: s. u. Corynebact. diphtheriae.

Mitnahmesuizid: erweiterter ↑ Suizid.

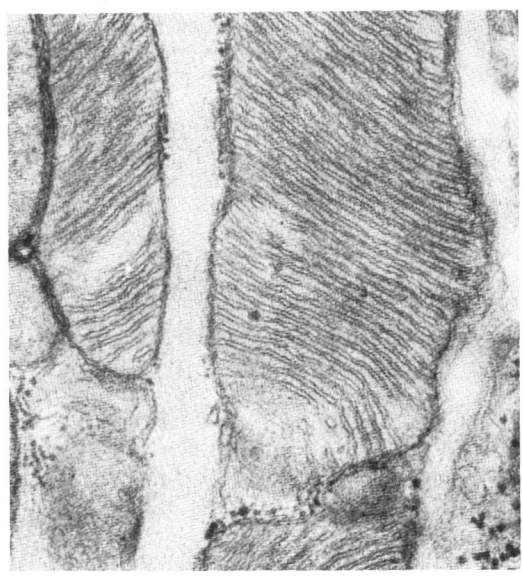

Mitochondrien in Herzmuskelzellen (Kaninchen, 250.000fach).

Mitochondrium, Plasto-, Chondriosom: (BENDA 1902) in somat. u. generativen Zellen aller Eukaryoten in Vielzahl nachweisbares (Vitalfärbung n. ALTMANN*, MEVES*, METZNER*, mit Janusrot, -schwarz; oder Dunkelfeld) stäbchenförm. (0,5 × 1 nm: »Chondriokont«) bis kugel. Organell (s. a. Neuro-, Sarkosom), bestehend aus Grundplasma (feingranulär) u. Elementarmembran, von der Falten (»Crista-Typ«) u./oder Röhrchen (»Tubulus-Typ«) ins Innere ziehen oder – selten – gestielte Bläschen (»Sacculus-Typ«). Enthält außer DNS u. RNS geordnete Multienzymsysteme für Dissimilationsprozesse (Atmungskette, Zitronensäurezyklus, Fettsäureabbau etc.); s. a. Schema »subzelluläre Fraktionierung«. Ident. Reduplikation durch Wachstum u. Teilung oder über strukturell reduzierte Zwischenformen (»Promito-

chondrien«). – Ihre Schwellung (Abrundung, diffuse Aufhellung der Matrix, Verkürzung u. Fragmentierung der Cristae) ist erste path. Veränderung bei Störungen des Zellstoffwechsels.

Mitocromin: (1969) Antibiotikum (A, B) aus Streptomyces; wirksam in vitro gegen Staph. aureus u. faecalis, E. coli, S. typhosa, Klebs. pneumoniae, in vivo auch gegen WALKER-256-Ca. (Ratte) u. P-388-Leukämie (Maus).

mito|depressiv: *zytol* den Eintritt der Zelle aus der Inter- in die Prophase verzögernd oder hemmend; s. a. Mitosegifte. – **m.gen(etisch)**: 1) Mitosen erzeugend. – 2) bei der Mitose entstehend; z. B. die **m.genet. Strahlung** (= ↑ Organismenstrahlung).

Mito|mycin: (HATA 1956) Antibiotikum (A, B, C) aus Streptomyces caespitosus; wirksam gegen grampos. u. -neg. Baktn., EHRLICH* Aszites-Ca., YOSHIDA* Sarkom. – **M.podozidum** *WHO*: Podophyllsäure-äthylhydrazid; teilsynthet. Zytostatikum (↑ Formel).

Podophyllinsäure-2-äthylhydrazid (Mitopodozidum WHO; Proresid®)

Mitose: (FLEMMING 1882) *zytol* Kernteilungsmodus (s. a. Zellteilung), in dessen Verlauf die nach ident. Reduplikation der Chromosomen während der Interphase entstandenen Schwesterchromatiden jedes Chromosoms mit Hilfe des Spindelapparats getrennt u. auf die bd. Tochterzellen verteilt werden. 5 Hauptphasen: Pro-, Prometa-, Meta-, Ana- u. Telophase (↑ Schema »Meiose« k-m). – Anomalien: ↑ (Pseudo-)Amitose, Endomitose, Mero- (= **multipolare M.**), Stathmokinese, Nichttrennen, Non-congression, ferner die **apolare** (ohne Spindelbildung; Chromosomen in polyploiden Restitutionskern eingeschlossen), **endopolyploide** (meist in diploider Zahl auftretende Gruppen von je 2 oder 4 eng parallel liegenden Chromosomen) u. **monozentr. M.** (auch: »**unipolare**« M., da nur 1 Aster). – s. a. Kolchizin.-M.

Mitose|gift: chem. Agens, das durch Einwirkung auf Ruhekern (G_1, S oder G_2 der Interphase) oder Mitose (oder Meiose) schädl. bis letale, meist irreversible Veränderungen der Chromosomen (Aberrationen, Stickiness, Pyknose, achromat. Lücken, lokale Spiralisationsfehler) oder Störungen des Spindelapparats (apolare, monozentr., multipolare Mitose) oder der Plasmateilung (mehrkern. Tochterzellen) bewirkt; unterschieden als Chromosomen- (= radiomimet.), Spindel- (= C-mitot.) u. Teilungsgifte. – Als bes. Form die **M.hemmer**, die die Zellteilung in einer best. Phase (meist G_2) temporär blockieren; z. B. Alkaloide aus Colchicum u. Vinca (s. a. Folsäureantagonisten). – **M.index**: ↑ Zellteilungsindex. – Evtl. spezifiziert als **M.stadienindex**. – Inkorrekt auch als »M.rate« (↑ Zellvermehrungsrate) bezeichnet. –

Mitose|rhythmus

M.rhythmus: rhythm. (z. B. diurnale) Schwankungen des M.index, z. B. bei allen Mausergeweben. – **M.störung**: s. u. Mitose, Mitosetod. – **M.tod**: *radiol* Zelltod in einer M.phase; z. B. als häufigste Form nach kleinen u. mittl. Strahlendosen (im Unterschied zum Interphasetod z. B. der Lymphozyten nach Bestrahlung). – Ein **strahleninduzierter M.tod** durch Verlust der M.fähigkeit ist umstritten. – **M.zeit**: Dauer der Einzelzellmitose (ohne Interphase); bei Fibroblasten 50–100 Min., Erythroblasten 60–75 Min., Granulozyten ca. 37 (im allg. < 60) Min. – **M.zentren**: (D. MAZIA 1961) s. u. Kinetozentren.

mitostatisch: adj. Bez. für Agentien, die den Mitoseablauf – nach Einleitung der Prophase – in irgendeiner Phase unterbrechen (Rückkehr in Interphase oder Kernpyknose).

Mitra (Hippocratis): klass. Kopfverband (mit 2köpf. Binde) in Form einer Haube, gebildet aus nach bd. Seiten auseinanderstrebenden sagittalen Touren, die jeweils vorn u. hinten durch eine horizontale Tour gehalten werden.

Mitral(is)...: Wortteil »Mitralklappe(nfehler); z. B. **M.bäckchen**, **M.gesicht** (/ Facies mitralis), **M.herz** (/ M.konfiguration). – **mitralis**: (lat.) zweizipflighaubenförmig (einer Bischofsmitra ähnl.), *kard* die Mitralklappe (Valva atrioventric. sin.) betreffend.

Mitralisation: Auftreten einer rel. Mitralklappeninsuffizienz infolge Dilatation des li. Ventrikels u. damit des Mitralklappenrings bei Druck- oder Vol.belastung (Hypertonie, Aortenvitium, VSD, offener Ductus BOTALLI etc.).

Mitralklappe, Valva mitralis: / Valva atrioventricularis sinistra.

Mitral(klappen)|atresie: angeb. Fehlen des Mitralostiums, wobei das Lungenvenenblut meist durch offenes For. ovale oder Ostium-sec.-Defekt in den re. Vorhof übertritt (selten über Lävoatriokardinalvene); in Variationen kombiniert mit VSD, Transposition der großen Arterien, Truncus arteriosus comm., Single ventricle, Aortenatresie etc. (Sympte. je nach begleitenden Mißbildungen); Lebenserwartung gering. – **M.fehler**: / Mitralvitium.

Mitral(klappen)insuffizienz: Schlußunfähigkeit der Valva mitr. (Dilatation des Klappenringes oder Zerstörung der Klappe), erworb. durch rheumat. oder bakterielle Endokarditis, seltener bei allg. Bindegewebsveränderung, nach Papillarmuskelabriß oder -infarzierung. Sympte.: Palpitationen, Extrasystolie, Dyspnoe, Li.versagen (Lungenödem, Hämoptysen), evtl. bds. Versagen, totale Irregularität; Spitzenstoß nach unten-außen verlagert, verbreitert, hyperdynamisch (exzentr. Li.hypertrophie), leiser 1. HT, hochfrequentes Holosystolikum, 3. HT, evtl. kurzes, scharfes Einstromdiastolikum; EKG: P sinistroatriale, Li.-hypertrophie; Rö.bild: extreme Erweiterung des li. Vorhofs, Dilatation des li. Ventrikels, Lungenstauung, evtl. Zeichen der pulmonalen Hypertonie. Ther.: konservativ, u. U. Klappenersatz, plast. Rekonstruktion. – Als **kongenit. M.** infolge Klappenmißbildung (Spalt des aortalen Segels bei Ostium-primum-Defekt, Atrioventrikularkanal, doppeltes Ostium, ektop. Papillarmuskel, Deformierung bei korrigierter Transposition, Typ EBSTEIN mit Kammerwärtsverlagerung des dors. Segels; **sek. M.** infolge Ventrikelalteration (z. B. Fibroelastosis endocardia, abnormer Urspr. der li. Koronararterie aus dem Truncus pulm. mit Papillarmuskelinfarzierung) oder aber als **rel. M.** bei großem Li.-re.-Shunt; spezif. Sympte.: pansystol., hochfrequentes, bandförm. Geräusch.

Mitralklappensprengung: s. u. Herzklappen....

Mitral(klappen)stenose: Einengung des Mitralostiums (Verdickung der Klappensegel, Verlötung der Kommissuren, Verkürzung u. Verklebung der Chordae tendineae) infolge rheumat. oder bakterieller Endokarditis oder angeboren; Sympte.: allg. Leistungsminderung, Belastungsdyspnoe, -husten, nächtl. paroxysmale Dyspnoe, Orthopnoe, Lungenödem, Hämoptysen, Neigung zu Bronchitis, systemarteriellen Embolien (bes. Hirn), Belastungsschwindel; Facies mitralis, periphere Zyanose, kühle Extremitäten, kleiner, evtl. unregelmäß. u. inäqualer Puls, paukender 1. HT, präsystol. Crescendogeräusch, Mitralöffnungston, diastol. Decrescendo; EKG: P mitrale, oft totale Irregularität (Vorhofflimmern), Re.hypertrophie, P cardiale; Rö.bild: großer li. Vorhof, Lungenstauung, KERLEY* Linien, kleiner li. Ventrikel. Später evtl. pulmonale Hypertonie u. Re.insuffizienz (Prognose ungünstig). Ther.: konservativ, u. U. Kommissurotomie, künstl. Klappe. – Als **kongenit. M.** isoliert oder mit anderen Herzmißbildungen kombiniert (Ostiumsecund.-Defekt [/ LUTEMBACHER* Syndrom], offener Ductus Botalli, supravalvuläre Einengung des li. Vorhofs, subvalvuläre Aorten-, Aortenisthmusstenose, VSD).

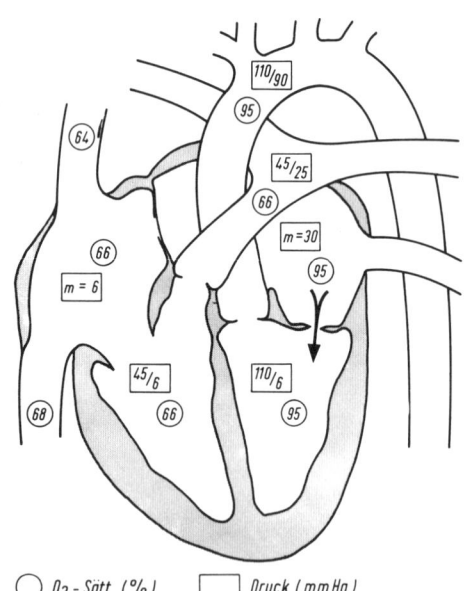

Mitralstenose. Große arteriovenöse O$_2$-Differenz; m = Minimaldruck.

Mitral|konfiguration: *röntg* die für M.vitien typ. Veränderung der Herzsilhouette mit Dilatation des li. Vorhofs, Erweiterung der Pulmonalarterie (Stauung im kleinen Kreislauf), Hypertrophie u. Dilatation des re. Ventrikels; dadurch verstrichene Herztaille mit vorspringendem Pulmonal- u. Vorhofbogen (bes. bei Stenose: »stehende Eiform«). – **M.öffnungston**: frühdiastol., meist scharfer, hochfrequenter (»Wachtelschlag«; mit Klappenverkalkung zunehmend dumpfer u. leiser) Extraton bei M.stenose (p. m. über Herzspitze, im Trikuspidalareal); atmungsunabhäng.,

Abstand zum Aortenton mit zunehmendem Schweregrad kürzer. – **M.segelprolaps**: prim. (oft zus. mit Skelettdysplasien) oder sek. (Myokarditis, koronarbedingte Papillarmuskelischämie) Funktionsabweichung der – evtl. deformierten – Herzklappe als holo- (»Hängemattenphänomen«) oder plötzl. mesosystol. Dorsalbewegung (mit typ. Klick; übr. Auskultationsbefund variabel). Meist symptomlos, evtl. Herzstiche, Palpitationen, Pulsunregelmäßigkeiten; Endokarditisneigung, auch plötzl. Herztod. – **M.vitium**: s. u. M.klappeninsuffizienz, -stenose. Häufig mit zusätzl. schwerer Myokardschädigung.

Mitralzellen: *histol* pyramidenzellart. Elemente des Bulbus olfactorius, deren Dendriten als »Riechpinsel« an den Glomerula olfactoria beteiligt sind, während die Neuriten sich als markhalt. Fasern im Tractus olfactorius sammeln (sek. Neurone der Riechbahn).

Mitscherlich* Substrat: *bakt* ∤ Bromkresolpurpur-Nährboden.

Mitsuda*(-Hayashi*) Reaktion: *klin* ∤ Lepromin-Reaktion.

Mitsui*-Ikeda* Methode: *histochem* ∤ NAS-Benzidin-Methode.

Mittel|auge (fiktives): ∤ Doppelauge. – **M.bauch**, Mesogastrium: der Bauchabschnitt zwischen Epi- u. Hypogastrium, d. h. die Regiones umbilicalis u. laterales dext. u. sin. – **M.blutung**: *gyn* gelegentlich in der Mitte des Menstruationszyklus – in Zusammenhang mit der Ovulation – eintretende »Intermenstrualblutung«.

Mitteldruck, arterieller, P_m: der Durchschnitt aller während der Pulsdauer auftretenden Arteriendruckwerte (Integral der Pulsdruckkurve/Pulsdauer):

$$P_m = \frac{1}{T_0} \int p\, dt.$$

Annäherungswert für zentrale Arterien:

$$\frac{P_{syst} + P_{diast}}{2} \; ; \; \text{für periphere: } P_s + \frac{P_s - P_d}{3}.$$

Mittel|fach, M.handhohlraum: *anat* das Hohlhandfach zwischen Daumen- u. Kleinfingerballen (s. a. Thenar-, Hypothenarraum), begrenzt von der Palmaraponeurose bzw. von Mittelhandknochen u. Zwischenknochenfaszie nebst -muskeln; enthält die Sehnen der langen Fingerbeuger, die Mm. lumbricales, Fingergefäße u. -nerven; in der Mitte durch Bindegewebsfaserzüge unterteilt in eine rad. u. ulnare, mit dem Thenar- bzw. Hypothenarraum verbundene Loge (aber oft auch prox. des Handgelenkes kommunizierend; s. a. Hohlhand-, V-Phlegmone. – **M.|feld**: *röntg* s. u. Lungenfeld. – **M.fell**: ∤ Mediastinum, Cavum mediastinale, Pleura mediastinalis. – **M.fingerdaumen**: *chir* ∤ HILGENFELDT* Operation (2). – **M.fleisch**: ∤ Perineum.

Mittelfuß: ∤ Metatarsus; s. a. Metatarseal..., Ossa metatarsalia. – **M.geschwulst**: ∤ DEUTSCHLÄNDER* Fraktur. – **M.rolle**: *orthop* am orthopäd. Schuh Verlängerung der Sohlenauftrittsfläche fersenwärts durch entsprech. Verdickung des Schuhbodens (Rückverlagerung des vord. Auftrittspunktes) zur Entlastung des Ballens.

Mittelgesichtsfraktur: die Frakturen im OK-Bereich (∤ Abb. »LEFORT* Linien«), unterschieden als **zentrale** (= LEFORT I u. II) u. als **lat. M.** (evtl. nur einseit. Jochbein-, Jochbogen-, Orbitafraktur) sowie als vollständ. Abriß des Mittelgesichts von der Schädelbasis (= LEFORT III).

Mittelhand: ∤ Metacarpus; s. a. Ossa metacarpalia, Metakarpal... – **M.finger**: durch op. Abspaltung eines Metakarpalknochens gebildeter Ersatzfinger; s. a. Metakarpolyse, Abb. »Daumenersatz«. – **M.hohlraum**: ∤ Mittelfach.

Mittelhirn: ∤ Mesencephalon. – **M.dach**: ∤ Lamina tecti. – **M.haube**: ∤ Tegmentum mesencephali. – **M.syndrom**: ∤ BENEDIKT* Syndrom; s. a. Tentoriumschlitz, Thalamusstarre.

Mittel|kapazität: *physiol* das am Ende einer normalen Inspiration in der Lunge vorhandene Luftvol., bestehend aus Atem-, exspirator. Reserve- u. Residualvolumen. – **M.kiefer**: ∤ Os incisivum. – **M.lagetyp**: *kard* Normaltyp (s. u. Positionstypen).

Mittellappen: 1) ∤ Lobus medius pulmonis dextrae. – 2) ∤ Isthmus glandulae thyroideae. – 3) ∤ Isthmus prostatae. – **M.resektion**: *urol* s. u. Prostataresektion. – **M.syndrom**, GRAHAM*-BURFORD*-MAYER*, BROCK* Syndrom: akute oder chron. Infiltration, Schrumpfung u./oder Atelektase des 4. u./oder 5. Segments der re. Lunge bei Verschluß oder Stenose (Spasmus) des Segmentbronchus (Bronchial-, Lymphknoten-Tbk, Tumor, unspezif. Lymphadenitis). Husten, Fieber, eitr. Auswurf, Hämoptysen (oft nur intermittierend); Rö.bild: dreieck., evtl. nur noch bandbreite Verschattung; evtl. chron. Pneumonie mit oder ohne Abszedierung. – vgl. Lingulasyndrom.

Mittelliniensyndrom, zerebellares, medianes Kleinhirn-, Vermis-, paläozerebellares Syndrom: die Symptomatik bei Läsion der medianen u. paramedianen Kleinhirngebiete: zerebellare Asynergie der Beine, Ataxie u. Hypotonie, Nystagmus, Zwangshaltungen u. -bewegungen, evtl. »cerebellar fits«. – s. a. Kleinhirn-Syndrom.

Mittelmeer|anämie, -anomalie: ∤ Thalassämie. – **M.fieber**: 1) ∤ Bruzellose; i. e. S. das v. a. durch Milch erkrankter Tiere übertragene »Maltafieber« des Menschen durch Brucella melitensis, mit Inkubation von 8–21 Tg., unspezif. Prodromalerscheinungen, 2–3wöch. Febris undulans, Hepato-Splenomegalie, Neuralgien, Arthritiden, evtl. Orchitis, Epididymitis, Pneumonie, auch typhösen Bildern. Diagnose v. a. serol. (Agglutinin-Nachweis) u. durch Brucellin-Hauttest. – **2)** **M.(-Zecken)fleckfieber**: ein ∤ Boutonneuse-Fieber. – 3) fam. **M.fieber**, fam. period. **M.krankheit**: ∤ SIEGAL*-CATTAN*-MAMOU* Krankheit.

Mittelmeer|hämo(globino)pathie: Oberbegriff für Thalassämie u. Sichelzellanämie. – **M.-Kala-Azar, M.leishmaniase**: ∤ Kinderleishmaniase; s. a. Kala-Azar. – **M.ländisches Blutbild**: die Ery-Anomalien bei Thalassämie: Targetzellen, Anisopoikilo-, Fragmento-, Ellipzytose. – **M.lymphom**: s. u. FRANKLIN* Syndrom. – **M.stigma**: ∤ Thalassaemia minima.

Mittelohr: ∤ Auris media. – **M.entzündung**: ∤ Otitis media. – **M.schwerhörigkeit**: ∤ Schalleitungsschwerhörigkeit. – **M.sklerose**: ∤ Otosklerose.

Mittel|schatten, Mediastinalschatten: *röntg* die gemeinsame Schattenfigur der Mediastinalorgane (Herz, Pulmonalgefäße, Aorta, weniger auch Speise-

Mittel|scheitelhaltung

röhre, Trachea, Sternum, WS). – **M.scheitelhaltung**: *geburtsh* ↑ Scheitelbeinlage. – **M.schmerz**: *gyn* ↑ Intermenstrualschmerz. – **M.schnitt**: *chir* medianer Bauchdeckenschnitt (↑ dort. Abb.) mit li.seit. Umschneidung des Nabels (Schonung des Lig. teres hepatis), meist nur als **oberer** oder **unt. M.sch.**, evtl. erweitert bis Schwertfortsatz bzw. Symphyse. Zugang zu Magen, Pankreas, Transversum, Dünndarm, weibl. Genitale, Sigma-Rektum. – **M.seitenlinie**: *chir* die mittl. Linie an der Fingerseitenfläche (entlang der dors. Enden der Beugefalten) als Ort der Wahl für Inzisionen.

Mittel|strahlurin, Midstream-Methode: der im mittl. Abschnitt einer Miktion gelassene Urin, der für eine diagnost. Kultur (v. a. bei Kindern) besonders geeignet ist. – **M.straße des Unterarmes**: Gefäß-Nervenstraße in der M.achse der Unterarmbeugeseite, in der N. medianus u. A. mediana zwischen oberflächl. u. tiefen Fingerbeugern verlaufen. – **M.streifen, -membran, -scheibe**: ↑ M-Streifen (der Myofibrille). – **M.stück**: 1) der mitochondrienreiche Teil des Spermiums (↑ dort. Abb.) zwischen Hals u. Schwanz (nach anderer Terminologie einschl. Hals). – 2) Tubulus conjunctivus: dicker Teil der HENLE* Schleife u. Schaltstück (Tubulus cont. II. Ordng.) als die in ein Sammelrohr mündende Endstrecke des Nephrons (s. a. Tubuli renales). – 3) *serol* Komponente C'1 des ↑ Komplements.

Mitteltyp: *kard* s. u. Positionstyp (Abb.).

Mittendorf* Fleck: *ophth* weißer Fleck am hint. Linsenpol (oder 1–2 mm nasal davon), von dem feinste flottierende Glaskörperstränge (Reste der Tunica vasculosa lentis) ausgehen.

Mittermaier* Test: *otol* ↑ UNTERBERGER* Tretversuch.

Mixo|plasma: *zytol* während der Prophase der Mitose nach Zerfall der Kernmembran in Vesikeln entstehendes Kern-Zell-Mischplasma. – **m.ploid**: adj. Bez. für eine aus irregulären Mitosen hervorgegangene Zellpopulation (Gewebe) mit Zellen verschiedener Chromosomenzahl (z. B. Mosaik, Chimäre, zellspezif. Endopolyploidie; nicht aber Keimepithel aus 2n- u. n-Zellen).

Mixo|skopie, Skoptolagnie: sexuelle Erregung u. Befriedigung durch Beobachten des Geschlechtsaktes anderer, evtl. eines anderen mit der geliebten Person. – **m.troph**: adj. Bez. für Organismen mit teils, auto-, teils heterotropher Energiegewinnung.

Mixt.: *pharm* ↑ Mixtura.

Mixter* (SAMUEL JASON M., 1855–1926, Chirurg, Boston) **Klemme**: stumpfwinklig abgebogene, sperrbare, längs- (z. B. MCQUIGG*-M.* Kl.) u. quergeriefte (z. B. M.*-O'SHAUGNESSY* Kl.), Gefäß-, Präparier-, Ligatur- u. Zystenklemmen v. a. für Thorax- u. Gallenchirugie (auch in »Baby«-Größe); ferner eine Gallenkanalklemmzange. – **M.* Operation**: definitiver Anus praeter mit Bildung eines rechtwinkl. Hautlappens, der unter der vorgelagerten Dickdarmschlinge hindurchgezogen wird. – s. a. PAUL*-MIXTER* Rohr.

Mixtura, Mixt.: durch Mischen u./oder Lösen mehrerer Bestandteile erhaltenes Arzneimittel (s. a. Elixier). – **M. agitanda**: »Schüttelmixtur« (↑ Lotio).

mixtus: (lat.) gemischt. – **Mixtum compositum**: *pharm* Arzneizubereitung als Gemisch mehrerer Wirkstoffe.

Miyagawa* Körperchen (YONEJI M., 1885–1959, Bakteriologe, Tokio): *mikrobiol* ↑ Granulocorpusculum.

Miyagawanella: *virol* z. T. noch gült. Gattungsname (Gattg. V der Chlamydiaceae) für Virusarten der ↑ PLT-Gruppe; z. B. **M. illini** (↑ Illinois-Virus), **M. louisiana** (Erreger der ↑ Louisiana-Pneumonie), **M. lymphogranulomatosis** (Erreger der Lymphopathia venerea), **M. meningopneumoniae** (s. u. Meningopneumonitis), **M. pneumoniae** (↑ Mycoplasma pneumoniae), **M. psittaci s. ornithosis** (↑ Psittakose-Virus). – **Miyagawanellosen** (MOLLARET): ist Sammelbegriff für Lymphopathia venerea, Katzenkratz-Krkht., Psittakose-Ornithose, u. a. einschläg. atyp. Pneumonien, Katzen-, Mäusepneumonie, Meningopneumonitis, Trachom, okulogenitale Chlamydozoonose, REITER* Krankh. u. a.

Mizelle: Bez. für einen kleinen (etwa kolloidteilchengroßen) Bereich in einer kolloidalen Lsg., der sich durch seine bes. Beschaffenheit (Kristallstruktur, als Molekülverband etc.) von der Umgebung abhebt; z. B. die Elementarfibrille der Zellulose u. die Bindegewebsfibrille.

Mizuo* Phänomen: (1914) beim OGUCHI* Syndrom (angeb. Nachtblindheit) das Wiederauftreten der normalen roten Farbe des – grauweißl. verfärbten – Augenhintergrundes nach mehrstünd. Aufenthalt im Dunkeln (mit verzögerter Adaptation).

MJFC-Verfahren: (Merthiolat-Jod-Formaldehyd-Concentration) Anreicherungsverfahren für Wurmeier u. Protozoen im Stuhl: nach Fixieren u. Färben mit einer Mischung aus Methiolat-Tinktur mit konz. Formalin (= Lsg. A) u. frischer 5%ig. LUGOL* Lsg. (= Lsg. B) Versetzen des Filtrats mit Äther u. Zentrifugieren (Eier bzw. Zysten u. vegetat. Formen am Boden).

Mk: Myokinase (↑ Adenylatkinase).

MKG: ↑ Mechanokardiographie.

M-Kolonie: *bakt* Kolonienform von visköser (»mukoider«) Konsistenz bei Baktn., die eine Kapsel oder kapselähnl. Bestandteile produzieren.

M-Komponente: ↑ Makroglobulin WALDENSTRÖM.

MKR: ↑ MEINICKE* Klärungsreaktion.

MKS: 1) ↑ Maul- u. Klauen-Seuche. – 2) Meter-Kilogramm-Sekunde (als MKS-System der Maßeinheiten; ↑ Tab. »Einheiten«).

Ml: *opt* Meterlinse.

MLC: »mixed lymphocyte culture« (s. u. Lymphozytenkultur, s. a. Transplantationsantigene).

MLD: minimale letale ↑ Dosis.

Mljet-Krankheit: die nach der jugoslaw. Adriainsel benannte ↑ Keratosis extremitatum hereditaria transgrediens et progrediens.

MLN: Morbus leucolyticus neonatorum (= transitor. ↑ Granulozytopenie der Neugeb.). – **MLNS**: »Mucocutaneous lymphonode syndrome« (↑ KAWASAKI* Fieber).

M.L.-Pneumonie: ↑ MAGRASSI*-LEONARDI* Krankheit.

MLR: Mikro-Liquorreaktion.

MM: *gyn* ↑ Muttermund. – **Mm.**: Musculi. (als Mz. von ↑ Musculus).

MML: **m**yelo**m**onozytäre ↑ **L**eukämie.

MMN-Syndrom: (1932, 1966) autosomal-dominant erbl. fam. Erkr. mit **m**ultiplen **M**ukose-**N**euromen (oder Neurofibromen) u. endokriner Polyadenomatose (Schilddrüsentumoren i. S. des medullären Ca. bei etwa 50% der Familienmitglieder); mit geringerer Penetranz ferner Phäochromozytom, Parathyreoidea-Adenome. Sympte. in Etappen auftretend.

MMPI: *psych* ↑ **M**innesota **M**ultiphasic **P**ersonality **I**nventory.

MMQ: *psych* »MAUDSLEY* **M**edical **Q**uestionnaire«, ein Persönlichkeitsfragebogen v. a. zur Abklärung neurotischer Verhaltenszüge.

MMR: **m**onosynaptischer ↑ **M**assenreflex.

MMS: *histol* **M**onozyten-**M**akrophagen-**S**ystem (= retikulohistiozytäres System ohne retikuläre Zellen u. Fibrozyten); auch: MPS (**M**ononuclear **p**hagocyte **s**ystem).

MM-Virus: ↑ Kardiovirus.

Mn: Mangan. – **MN**: *serol* s. u. MNSs-System.

M-Nadioxydase-Reaktion: ↑ Nadi-Reaktion.

Mnemasthenie: Gedächtnisschwäche.

Mneme: (R. SEMON 1904) die Fähigkeit organischer Substanz, insbes. der lebenden Zelle, Engramme zu bewahren u. zu reproduzieren; Grundlage des Gedächtnisses (»Mneme«) u. der Vererbung (Informationstheorie der modernen Genetik: »**Mnemismus**«).

mnemisch, mnestisch: das Gedächtnis betreffend; z. B. **mn. Dysphonie** (Nichtübereinstimmung eines äuß. mit einem Gedächtniseindruck), **mn. Spur** (↑ Engramm), **mn. Demenz** (mit vorw. Gedächtnisstörungen), **mn.-assoziative Störungen** (Aphasie, Ataxie, Agnosie etc. infolge Verlustes der Erinnerungsvorstellungen).

Mnemoskop: (BANGERTER) Gerät zur Behandlung der Schielamblyopie (vergrößerte Projektion einer Zeichenvorlage).

MNH: ↑ **M**orbus **n**eonatorum **h**aemolyticus.

MNP: ↑ **M**eningo**p**neumonitis.

MNS-Syndrom: **M**üdigkeit(bzw. Erschöpfung)-**N**ervosität-**S**chlaflosigkeit als Zivilisationskrankh. aller Lebensalter, insbes. aber als Trias der beginnenden Hirnsklerose.

MNSs-System: vom AB0-System unabhäng. komplexes Blutgruppensystem mit den – nur am Ery nachweisbaren – Faktoren M, N (menschl. Anti-M mit M_1-Wirkung), S. u. s, wobei erstere mit letzteren fest gekoppelt sein können (MS ca. 25%, Ms ca. 28%, NS ca. 8%, Ns ca. 39%); s. a. Antigen U; ferner als seltene Faktoren: Hu, He, Vw, Vr, M^g, M^k, M^v, Mi^a, Mt^a, Ny^a, Cl^a, Ri^a, St^a, Tm, Hil, Mur, Sul. Für Transfusionszwischenfälle u. Neugeborenenerythroblastose ohne Bedeutung (beim Menschen im allg. keine Isoagglutinine), wichtig v. a. für Vaterschaftsausschluß etc.

Mo: 1) *serol* ↑ Antigen Mo. – 2) *chem* ↑ Molybdän.

Moberg* (ERIK M., geb. 1905, Chirurg, Göteborg) **Armstütze**: axilläres Abspreizkissen (mit Gurt über gesunder Schulter fixiert) zur Vermeidung einer Adduktionskontraktur bei therap. Immobilisation des Armes. – **M.* Tenodese**: mit temporärer Bohrdrahtarthrodese des Fingerendgelenks (ca. 30°) kombin. Drahtnahtfixierung des dist. Sehnenendes an der Mittelphalanx bei ansatznaher Zerreißung der tiefen Beugersehne. – **M.* Test**: (1958) ↑ Ninhydrintest. – s. a. Medianusblockade.

mobilis: (lat.) beweglich, *path* mit abnormer Beweglichkeit (»Wander...«), z. B. ↑ Lien m., Ren m., Caecum mobile.

Mobilisation, Mobilisierung: *chir* akt. u. pass. (z. B. Brisement, Quengeln) »Wiederbeweglichmachen« eines Gelenkes nach Ruhigstellung; ferner als »**Mobilisationstherapie**« die Anw. dehnender Grifftechniken zur Gelenkmobilisierung (einschl. WS) bei Krkhtn. des Bewegungsapparates, insbes. schmerzhaften Bewegungseinschränkungen. I. w. S. auch die Sitz-, Geh- u. Bewegungsübungen zur Anregung des Kreislaufs (als Thrombose-, Embolie-, Pneumonieprophylaxe) bei Bettlägerigen. – **Mobilität**: die – i. e. S. akt. – Beweglichkeit in einem Körpergelenk (vgl. Motilität); s. a. Abb. »Neutral-Null-Methode«.

Mobitz* Block: *kard* (W. M. 1923) Interferenzdissoziation (Pararhythmie von Sinusknoten- u. tachykarder Av-Knoten-Tätigkeit) mit zusätzl. funktionellem Schenkelblock. – s. a. WENCKEBACH* Block.

Mock* Punkt: oberer Ansatzpunkt des Lig. collat. tib. des Kniegelenks als typ. Schmerzpunkt bei Ein- u. Abriß (häuf. Skisportverletzung durch Abduktion des Unterschenkels: »Skipunkt«).

Modalität: *physiol* ↑ Empfindungsmodalität; s. a. Tab. »Sinne«.

Modalzahl: *genet* die in einem Taxon häufigste Chromosomenzahl; i. e. S. die normale Chromosomenzahl des Menschen (im Unterschied zu aberranten Karyotypen).

Modellpsychose: (BEHRINGER 1927) durch Halluzinogene artifiziell erzeugte, kurzdauernde Psychose; zum Studium der Psychosen (insbes. Schizophrenie) bzw. – in der Psychother. – zum Bewußtmachen verdrängter Konflikte.

Modifikationen: (NAEGELI 1884) *genet* die von einem Genotyp unter verschied. inn. oder äuß. Entwicklungsbedingungen erzeugten Phänotypen. Sexuell nicht vererbbar; z. B. in der Gewebekultur mitotisch auch unter anderen Bedingungen eine Zeitlang weitergegeben (»Dauer-M.«). – vgl. Modifikatoren.

Modifikations|faktoren der Tbk: Faktoren, die Entstehung u. Ablauf der Tbk mitgestalten, z. B. Hunger, Stress, Pubertät, Rauschgift, Wohndichte, Diabetes, Silikose, Kortikoidmedikation. – **M.gene, Modifikatoren**: die phänotyp. Wirkung eines Hauptgens quantitativ verändernde, mit ihm nicht allele Gene, meist ohne erkennbare anderweitige Wirkung. – **M.periode, sensible Periode**: *genet* Abschnitt der Ontogenese, in dem ein best. Umwelteinfluß eine best. Modifikation auslösen kann.

Modiolus *PNA*, Schneckenspindel: die knöcherne Achse der Ohrschnecke, die die Innenwand des Canalis spiralis cochleae bildet u. den Canalis spiralis modioli (für das Ggl. spirale) u. die Pars cochl. n. octavi enthält.

Modulations|dysplasie: *päd* ↑ PYLE* Syndrom. – **M.kerne**: *anat* Zwischenhirnkerne (i. e. S. Thalamus), die der Modulation u. automat. Steuerung motorischer Abläufe dienen (u. ihre Erregungen aus Kleinhirn, Pallidum u. Nucl. interstit. erhalten).

Modus: (lat.) Art u. Weise, Verfahren, Mechanismus.

Moe* Methode: *chir* Wirbelgelenkverödung durch keilförm. Resektion u. nachfolg. Defektauffüllung mit Spongiosaspänen; Modifikation der HIBBS* Op.

Moebius* (PAUL J. M. 1853–1907, Neurologe, Leipzig) **Syndrom**: 1) (1888) konnat. oder frühzeit. motor. Ausfälle v. a. im Hirnnervenbereich (III, VI u. VII, seltener V, XI, XII) infolge Agenesie bzw. Atrophie der zuständ. Ganglienzellen (»infantiler Kernschwund«); häufigste Erscheinungsformen: bds. Abduzens- u. Fazialislähmung (z. B. fam. Ptosis, Ophthalmoplegie). Oft mit Mißbildungen kombin. (Mandibulahypoplasie, Mikrophthalmie, Epikanthus, Muskeldefekte etc.); fam. Vork. bekannt, aber Genese uneinheitlich. – 2) (1884) period. Okulomotoriuslähmung mit neuralg. Schmerzzuständen. – 3) **M.* Krankh.**: ⁄ Migräne. – **M.* Zeichen**: Konvergenzschwäche bei BASEDOW-Exophthalmus (infolge Stoffwechselstörung): beim Blickwechsel von der Decke auf die Nasenspitze konvergiert das eine Auge voll, das andere nur sehr kurz oder gar nicht.

Möhren…: s. u. Karotten…, Karotin….

Moeller* Dialysator (C. M., Internist, Hamburg): (1954) transportabler Hämodialysator; auf Hartgummi-Hohlzylinder spiralig aufgelegter Zellophanschlauch, an dem die Spüllösung von getrenntem Behälter aus im Gegenstrom vorbeifließt.

Moeller* Krätze: ⁄ BOECK* Skabies.

Möller*-Barlow* Krankheit (JULIUS O. L. M., 1819–1887, Chirurg, Königsberg; SIR THOMAS B.), BRINTON* Krkht., (rachit.) Säuglingsskorbut: (1883) klass. Vit.-C-Mangelsyndrom beim älteren Säugling u. Kleinkind (heute meist nur Forme fruste oder latent): weinerl. Stimmung, Appetitlosigkeit, subfebrile Temp., Infektanfälligkeit, Blutungsneigung (Haut- u. Schleimhaut-, insbes. Zahnfleischblutungen, Hämaturie); Schwellung u. hochgrad. Schmerzhaftigkeit der Gliedmaßen (bes. Femur; ⁄ Hampelmannphänomen, Schmerzlähmung) durch gelenknahe subperiostale Hämatome (die oft verkalken), Rosenkranz, Störung der enchondralen Ossifikation; Rö.bild: milchglasart. Osteoporose der Röhrenknochen, Trümmerfeldzonen, WIMBERGER* Schattenringe u. Zeichen; alkal. Phosphatase vermindert; selten Megaloblastenanämie. Häufig mit Vit.-D-Mangel kombiniert. – **M.*-Hunter* Glossitis** (1851) entzündl. Veränderung der Zungenschleimhaut (evtl. auch Wange u. Gaumen) bei schwerer, insbes. perniziöser Anämie; feuerrote bis kalkfleischfarbene, etwas eingesunkene, bis markstückgroße Flecken in sulzig-gelatinöser, papillenfreier Umgebung; übr. Schleimhaut blaß bis bleigrau, mit – evtl. verstärkter bis bläschenförm. – Papillenzeichnung, später glatte Atrophie (⁄ Lingua glabra); klin.: Zungenbrennen u. -parästhesien.

Møller=Christensen* Syndrom: (1935) Atrophie der Alveolarfortsätze nach Ausfall der Schneidezähne u. Schwund der Spina nasalis ant. bei Lepra leprosa.

Moena-Anomalie: Abart der ⁄ Hämophilie A.

Mönckeberg* Sklerose (JOHANN G. M., 1877–1925, Pathologe, Bonn): isolierte spangenförm. Verkalkung (z. T. Verknöcherung) der Tunica media von Extremitätenarterien (»Gänsegurgelarterie«) auf dem Boden einer fett. Degeneration (Nekrosen der elast. u. Muskelfasern). Von der Arteriosklerose unabhäng. Krankheitsbild (aber oft schwere sek. Sklerose) v. a. bei ♂ ♂ im mittl. LA u. bei Diabetikern.

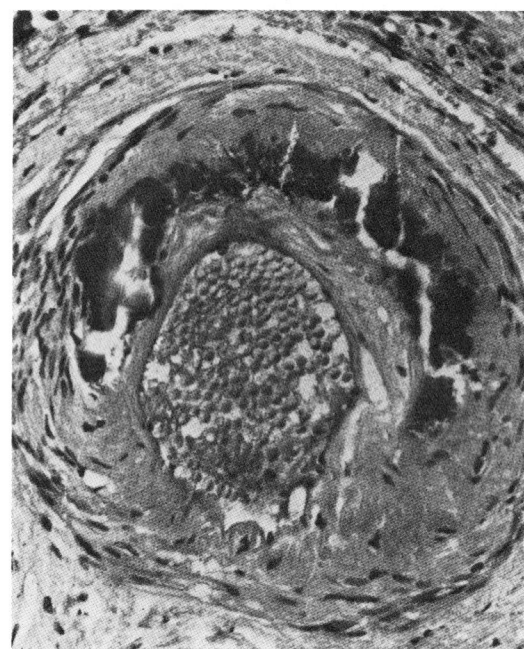

Mönckeberg* Sklerose. Lumenprofil weniger beeinträchtigt, v. a. Wandfunktion eingeschränkt.

Moerner* Reagens (CARL AXEL HAMPUS M., 1854–1917, Arzt u. Chemiker, Stockholm): Mischung aus Formalin, Aq. dest. u. konz. H_2SO_4 zum Nachweis von Tyrosin (beim Sieden grün).

Mörsch*-Woltmann* Syndrom: ⁄ Stiff-man-Syndrom.

Mörtel|ekzem, -krätze: Alkalischaden der Haut bei Arbeiten mit gelöschtem Kalk; s. a. Zementekzem. – **M.niere**: *path* s. u. Kittniere.

Moeschlin* Zelle (SVEN M., geb. 1910, schwed. Internist, Zürich): ⁄ Monozyt.

MÖT: *kard* ⁄ Mitralöffnungston.

Möwen|flügelzeichen: *röntg* auf der seitl. Beckenaufnahme bei post. Luxationsfraktur des Hüftgelenks doppelt konturierter flügelförm. Schatten, gebildet von Femurkopf u. Bruchstücken des hint. Pfannenrandes. – **M.schrei(geräusch)**: *kard* ⁄ Sea-gull-Geräusch.

Mo-Faktor: ⁄ Antigen Mo.

Mofebutazonum *WHO*: Monophenylbutazon; analget., antipyret. u. antiphlogist. Pyrazolidindion-Derivat.

Mofette: CO_2 fördernde (trockene) Gasquelle vulkanischen Ursprungs; für Balneother. (bei schlechter Wundheilung, Herz-Kreislaufbeschwerden etc.) genutzt u. a. in Baden b. Zürich, Homburg, Kissingen, Nauheim.

mogi…: Wortteil »erschwert«, »schmerzhaft« (i. S. von »dys…«); z. B. **M.graphie** (⁄ Schreibkrampf), **M.lalie** (⁄ Dyslalie), **M.phonie** (spast. ⁄ Dysphonie).

Mohn: ⁄ Papaver. – Bei **M.vergiftung** (durch übermäß. Genuß von Mohnsamen in Mohntorte,

-pielen etc.) Benommenheit, Darm-, evtl. Atemlähmung.

Mohr* Chlorprobe: HCl-Nachweis im Magensaft anhand der Rotfärbung durch ein Gemisch von Eisenazetat- u. Kaliumthiozyanat-Lsg. (Filtrat; Entfärbung mit Natriumazetat).

Mohr* Salz (CARL FRIEDR. M., 1806–1879, Chemiker, Bonn): Ferrum sulfuricum oxydulatum ammoniatum (= Eisenammoniumalaun); Hämostatikum u. Adstringens.

Mohr* Syndrom (OTTO LOUS M., 1886–1967, Anatom u. Genetiker, Oslo): 1) (1939) autosomal-dominant erbl. Biotyp der Akrozephalosyndaktylie; Turmschädel u. bilat.-symmetr., komplette, kutane Syndaktylie des 4. u. 5. Fingers. – 2) (1941) autosomal-rezessiv erbl. oro-fazio-digitales Syndrom, u. a. mit hypoplast. UK, medianer Einkerbung des OK-Alveolarfortsatzes, Schneidezahnaplasie, Klino-, Brachy-, Syn- u. Polydaktylie; evtl. Leitungsschwerhörigkeit, mediane Oberlippenspalte, »Tumoren« der Zunge, Schädelbasis- u. Hirndysplasien (Intelligenzminderung); oft Tod im frühen Kindesalter.

Mohrenheim* Grube (JOSEPH JAKOB V. M., 1759–1799, Chirurg, Wien, St. Petersburg): / Trigonum deltoideopectorale.

Mohs* Härteskala (FRIEDRICH M., 1773–1839, Mineraloge, Wien): nach Ritzhärte geordnete Reihe von Mineralien (jedes vermag die vorangehenden zu ritzen): 1 = Talk, 2 = Gips, 3 = Kalkspat, 4 = Flußspat, 5 = Apatit, 6 = Feldspat, 7 = Quarz, 8 = Topas, 9 = Korund, 10 = Diamant.

Majon* Methode: *geburtsh* / GABASTOU* Methode.

MOK: maximale / Organkonzentration.

Mol: *chem* SI-Basiseinh. der Stoffmenge, definiert als die Menge, die aus ebenso vielen Elementareinheiten (Atome, Moleküle, Ionen, Elektronen, Photonen, Radikale, Formeleinheiten etc.) besteht, wie Atome in 0,012 kg des Nuklids ^{12}C enthalten sind; 1 Mol = $6,022169 \cdot 10^{23}$ Stück.

Mola (uterina): *gyn* / Mole; z. B. **M. bothryoides** (= Trauben-), **M. carnosa** (= Fleisch-), **M. hydatidosa**, **M. vesicularis** (= Blasen-), **M. maligna** (= destruierende Blasen-), **M. sanguinolenta** (= Blutmole).

molal: *chem* Adj. zur Konz.angabe einer Lsg. als in Mol gelöster Stoff pro kg Lösungsmittel (»Molalität«); s. a. Konzentration, vgl. molar.

molar, mol., m, M: 1) *chem* Adj. zur Konz.angabe einer Lsg. als in Mol gelöster Stoff pro Liter Lsg. (»Molarität«); s. a. Konzentration, vgl. molal. – 2) *anat* die **Molaren** (/ Dentes molares) betreffend.

Mole: *gyn* entwicklungsgestörtes Ei (/ Abortivei); unterschieden als / Embryonal-, Wind-, Blut-, Fleisch-, Blasen-, Stein-, Trauben-, BREUS* Mole (s. a. Mola). – **Molenschwangerschaft** ist Urs. von ca. 50% der Spontanaborte.

Molekül: aus 2 oder mehr Atomen bestehendes, durch chem. Bindungskräfte in einem abgesättigten, elektrisch neutralen Zustand zusammengehaltenes Gebilde definierter stöchiometr. Zusammensetzung; kleinste Stoffeinheit, die in der Regel in allen Aggregatzuständen unverändert bleibt; s. a. Molekular... – **M.kolloid**: / Makromolekül. – **M.spektrum**: das opt. Spektrum der Moleküle (s. u. Bandenspektrum); unterschieden als Elektronensprung- (im sichtbaren u. UV-Bereich), Rotations- (50–500 μm) u. Schwingungsspektrum (1–10 μm).

Molekular|bewegung: *physik* s. u. BROWN*. – **M.biologie**: (ASTBURY 1950) Lehre von der molekularen Struktur u. Funktion der Nukleinsäuren (Information, Reduplikation etc.): »**M.genetik**« u. Proteine (bes. Enzyme), ferner von Bau u. Vermehrung der Viren, molekularen Vorgängen bei biol. Katalyse, Stofftransport, Nervenfunktion (Perzeption u. Leitung von Reizen, Speicherung von Informationen etc.) u. Strahlenwirkung (/ Treffertheorie) sowie alle Forschungsbereiche, die best. Lebenserscheinungen auf die Wechselwirkung von Atomen u. Molekülen (bes. organ. u. Makromoleküle) zurückführen.

molekular|dispers: s. u. disperses System. – Beim **M.dispersoid** beträgt die Teilchengröße $< 10^{-7}$ cm (also in der Größenordnung von Molekülen), z. B. als echte Lösung. – **M.diurese**: osmot. / Diurese.

Molekulargewicht: die dimensionslose Summe der Atomgewichte aller ein Molekül bildenden Atome; d. h. die Masse eines (bei Isotopengemischen: »mittleren«) Moleküls, bezogen auf das Kohlenstoff-Isotop ^{12}C (= 12). – **M.krankheiten**: (PAULING 1949) Erbkrankhn. infolge von Mutationen, die best. normale biochem. Syntheseketten unterbrechen oder fehlsteuern; s. a. Enzymopathie. – **M.pathologie**: (H. SCHADE; P. BUSSE=GRAWITZ 1946) Pathogenese-Theorie (v. a. der Entzündung) unter bes. Beobachtung der physikochem. Bedingungen u. Abläufe in den Geweben (Quellbarkeit der Bindegewebsfibrillen, Oberflächenspannung definierter Membranen, Durchlässigkeit der Kapillarwände etc.).

Molekular|schicht: *anat* / Stratum moleculare cerebelli. – **M.therapie**: Weiterentwicklung der Zellularther. mit Anw. aufgeschlossener Zellinhaltsstoffe; i. e. S. die / zytoplasmat. Ther. (THEURER).

Molekularverstärker: sogen. »**Maser**« (**M**icrowave **a**mplification by **s**timulated **e**mission of **r**adiation), dessen Energie von der induzierten Emission elektromagnetischer Strahlungsenergie durch quantenmech. Systeme (z. B. Moleküle, Atome, Ionen) geliefert wird.

van der Molen* (HENDRIK R. VAN DER M., niederländ. Phlebologe) **Verband**: Gliedmaßen-Kompressionsverband mit Gummischläuchen zur Auswickelung lymphogener Stauungsödeme. – **M.* Versuch**, »**Mikro-TRENDELENBURG**«: Ausstreichen einer Unterschenkelvarize am Stehenden nach proximal zur Lokalisation insuffizienter Vv. perforantes, bei deren Überschreiten jeweils die Varize distal wieder schwallartig aufgefüllt wird (was bei Kompression der erweiterten Faszienlücke ausbleibt).

Molen|ei, Molenum: / Abortivei.

Molimina, Molesten: Beschwerden im Zusammenhang mit einer Krise oder Blutung (z. B. **M. menstrualia**).

Molisch* Reaktion (HANS M., 1856–1937, Botaniker, Wien): Farbreaktion Monosaccharid-haltiger Lsgn. beim Versetzen mit 20%ig. äthanol. α-Naphthal- oder Thymol-Lsg. u. konz. H_2SO_4 (Vermischen oder Überschichten; violett bzw. rot). Auch als (indir.) Eiweißnachweis (da Proteine KH-haltig).

Molitor: 1) *entomol* Tenebrio molitor (»Mehlkäfer«; u. a. Testobjekt für Insektizide). – 2) *virol* alter Gattungsname für Viren v. a. der Papova-Gruppe; z. B. **M. hominis** (= Molluscum-contagiosum-Virus), **M. myxomae** (= Kaninchenmyxom-Virus), **M. sylvilagi** (= Kaninchenpapillom-Virus), **M. tumoris** (ROUS*-Sarkom-Virus), **M. verrucae** (= Common Wart-Virus).

Molke: das nach Kasein- u. Fettabscheidung verbleibende »Milchserum«; enthält. Milchzucker, spezif. Proteine, maternale AK, Mineralsalze, Vitamine etc., als **Fett-M.** (»Sirte«) bis 1% Fett. Anw. als Nähr- u. Diätmittel (230 Kal/l), bakt. Nährboden.

Molkereigrippe: / Leptospirosis pomona.

Moll* Drüsen (JAKOB ANTONIUS M., 1832–1914, Ophthalmologe, Utrecht): / Glandulae ciliares.

Moll* Pudding (LEOPOLD M., geb. 1877, Pädiater, Wien): *päd* milch- u. damit galaktosefreie Nahrung aus Mehl (»Kekspudding«) u. Ei, mit Zusatz von Kalksalzen u. Vitaminen u. Ersatz der Butter durch Margarine oder Olivenöl. Stets hyperkalorisch zu verabfolgen, z. B. in Modifikation n. HOLZEL (ca. 480 kcal) oder als M.*-STRANSKY* Diät.

Mollaret* Antigen (PIÈRRE M., französ. Pädiater, Paris): (1950) aus LK-Eiter von Pat. mit Katzenkratzkrankh. hergestelltes AG für den **M.*** (= DEBRÉ*) **Hauttest**. – Hat 1944 auch eine chron.-rezidivierende endotheliolentozytäre Meningitis beschrieben (sehr selten).

mollis: (lat.) weich.

Mollisin: (VAN DER KERK u. M. 1957) Antibiotikum aus Mollisia caesia u. M. fallens; wirksam gegen grampos. Baktn. u. Pilze.

Mollities: (lat.) Weichheit; z. B. M. ossium (= Osteomalazie).

Molluscum: 1) *zool* »Weichtier« (z. B. Schnecken, Muscheln). – 2) *derm* weicher Hauttumor, insbes. der warzenförm.-gestielte, gutart. aus lockerem Bindegewebe an den Augenlidern u. am Hals älterer Menschen (= **M. simplex, pendulum, fibrosum, noncontagiosum**); s. a. Fibroma molluscum, Hautpolyp, Naevus pigmentosus papillomatosus, Keratoakanthom (= M. pseudocarcinomatosum s. sebaceum). – I. e. S. das **M. contagiosum Bateman*** (**M. epitheliale s. varioliforme s. verrucosum**, Acne molluscoides, Condyloma porcelaneum, Epithelioma molluscum): (1817) wenig kontagiöse Virusepitheliose (durch ein Paravaccinia-Virus), v. a. bei Kindern (oft im Schwimmbad übertragen; Inkubation 17 Tg. bis 20 Mon.) an Fußsohlen, Handtellern, Gesicht, Hals u. Geschlechtsteilen; einzelne oder multiple, perlartig-mattglänzende, milchweiße bis rötl., etwa reiskorngroße, weiche Knötchen mit zentraler Eindellung (»Dellwarze«), aus denen sich bei seitl. Druck rahmart.-teig. Massen (umgewandelte Epidermiszellen) mit intrazytoplasmat. Einschlüssen (/ HENDERSON*-PATERSON* Körperchen) entleeren. Oft konfluierend u. über größere Flächen (= **M. c. giganteum**). – **M. pseudocarcinomatosum s. sebaceum**: / Keratoakanthom.

Moloney*-Underwood* Test: i.c. Inj. von 0,2 ml eines 1:200 verdünnten Formoltoxoids zur Prüfung auf Überempfindlichkeit (latente Infektion) vor einer Diphtherie-Schutzimpfung.

Molsidominum *WHO*: ein Morpholino-sydnon-Derivat; Koronardilatans.

Molybdän, Mo: Schwermetall mit Atomgew. 95,94, OZ 42; schwer schmelzbar, gut legierbar, Härte (n. MOHS) 5,5; 2-, 3-, 4-, 5-, insbes. 6wertig. Biol. Spurenelement (Xanthinoxidase u. a. wicht. Enzyme; als Trinkwasserzusatz kariesverhütend?). Verw. v. a. als härtender Stahlzusatz (= Ferro-M.), Schmierölzusatz, elektrotechn. Material etc., Salze für histol. Färbung (z. B. M.hämatoxylin für Kernfärbung). Die – meist gefärbten – Salze (**Molybdate**; v. a. VI-Verbindgn.) wirken toxisch (ähnl. wie Pb); MAK 5 bzw. (in unlösl. Verbdg.) 15 mg/m³. – **M.blau**: leuchtendblaue Mo(V u. VI)-Oxide, die bei Reduktion von M.säure-Lsg. entstehen; zum Nachweis von Mo (Reduktion mit H_2S, $SnCl_2$ etc.) u. reduzierenden Substanzen (z. B. Phosphate, KH, z. B. nach FOLIN).

Momburg* Blutleere (FRIEDRICH AUGUST M., 1870–1939, Chirurg, Bielefeld): Blutstillung in der unt. Körperhälfte durch Kompression der Aorta mit einem zwischen Nabel u. Rippenbogen doppelt um den Leib geschlungenen fingerdicken Schlauch. Gefahr der Nierenschädigung u. Magenläsion.

Momentan|dosimeter: *radiol* Dosisleistungsmesser, i. e. S. das BOMKE* Dosimeter. – **M.vektor**: *kard* der in einem belieb. Zeitpunkt des Erregungsablaufes meßbare Summen- oder Integralvektor aller Aktionspotentiale der einzelnen Herzmuskelfasern. Fortlaufende Projektion ergibt / Vektorkardiogramm.

Moment(an)schwindel: / Lagerungsschwindel.

Mommsen* (FRIEDRICH M., geb. 1885, Orthopäde, Leipzig) **Handgriff**: Kunstgriff zum Nachweis des TRENDELENBURG* Zeichens (1) bereits bei geringer Insuffizienz der Oberschenkeladduktoren, indem die eine Hand einen Überhang des Oberkörpers zur Standbeinseite, die andere eine Verlagerung des Beckens zur Gegenseite verhindert. – **M.* Verband**: Ruhigstellung des Fingers bei Abriß der Strecksehne über dem Endgelenk durch Unterarm-Fingerschiene in Beugestellung der Hand u. beider prox. Fingerlenke u. Heftpflasterfixierung der gestreckten Endphalanx auf Gipsklotz in der Hohlhand.

Monakow* (CONSTANTIN V. M., 1853–1930, Neurologe, Zürich) **Bündel**: / Tractus rubrospinalis. – **M.* Fasern**: efferente Fasern für den dir. u. konsensuellen Lichtreflex der Pupillen; s. a. Fasciculi rubroreticulares. – **M.* Kern**: lat. Teil des Nucl. cuneatus, an dem der Tractus spinocerebell. dors. endet u. dessen Neuriten im Pedunculus cerebell. inf. zur Rinde des Kleinhirnwurmes gelangen. – **M.* Kreuzung**: / Decussatio tegmenti ventr. – **M.* Mikrozephalie**: M. mit Agenesie von Balken u. Kleinhirn, Hypoplasie der Großhirnhemisphären, unvollständ. Verknöcherung, breiter Nase, großen Ohren. – **M.* Reflex**: (1909) Heben des äuß. Fußrandes nach leichtem Bestreichen als Pyramidenbahnzeichen beim spast. Symptomenkomplex. – Analoger »inn. Fußrandreflex« (BRUN, WOLFENBERGER) physiol. – **M.* Syndrom**: Verschluß (Thrombose, selten Embolie) oder Mangeldurchblutung der A. choroidea ant. mit kontralat. spast. Hemiplegie, Hemianästhesie u. Hemianopsie (homonym).

Monaldi* Saugdränage (VINCENZO M., geb. 1899, Pulmonologe, Rom): transthorakale Direktbehandlung der tbk. Lungenkaverne (bei subpleuraler Lage

u. obliteriertem Pleuraspalt) durch Punktion u. Dauersaugdränage (Sekretabfluß, Kollaps der Kaverne, Entfaltung von Randatelektasen).

Monamin-: / Monoamin-.

Monarthritis: auf ein einziges Gelenk beschränkte (»monoartikuläre«) Arthritis, z. B. **M. gonorrhoica** (s. u. Arthritis), **M. rheumatica** (nach EDSTRÖM nur ca. 1,5%).

Monaster: zytol nur in der Einzahl ausgebildeter Aster um ein ungeteilt gebliebenes Zentriol bzw. Zentrosom.

Monats|blutung: / Menstruation. – **M.pille**, one-pill-a-month: orales Kontrazeptivum (Tablette oder Kapsel), dessen Östrogen-Gestagen-Kombin. infolge Speicherung der Hormonäther oder -ester im Fettgewebe eine Depotwirkung aufweist. Wirksicherheit evtl. etwas geringer; in den ersten Tagen meist Übelkeit.

monaural, monotisch: einohrig, mit einem Ohr; z. B. **m. Hören** (mit Teilverlust des Richtungshörens). – vgl. binaural.

Monbrun*-Benisty* Syndrom: Gesichtsneuralgie nach Augen-Orbitatrauma, mit retrobulbärem, okzipital ausstrahlendem Schmerz, örtl. Vasodilatation, Hyperhidrosis u. Hyperästhesie.

Moncorps* Test (CARL M., 1896–1952, Dermatologe, Münster): (1947) mehrfache Kontrolle der Reizschwellenwerte für Chinin u. Sublimat im Läppchentest (neben pharmakodynam. Hautfunktionsprüfung u. Bestg. der UV-Erythemschwelle) nach Fokalsanierung zum Nachweis eines ursprüngl. Herdgeschehens. – Von M.* auch feines, lanzettförm. Messer (Auswechselbar in massivem Griffteil) für dermatol. Zwecke (Milium, Molluscum contagiosum etc.) angegeben.

Moncrieff*(-Wilkinson*) Syndrom: (1954) wahrscheinl. genetisch gekoppelter Komplex mit kongenit. KH-Stoffwechselstörung (Saccharosurie; erhöhte Zuckerresorption?), Hirn- u. Ösophagusanomalien (Hiatushernie, Strikturen etc.).

Mond|bein: / Os lunatum; s. a. Lunatum... – **M.blindheit**: / Nyktalopie. – **M.gesicht**: rundl. Gesichtsform mit roten, evtl. etwas bläul. Pusterbacken (Gesichtsplethora), Karpfenmund, Schrägstellung der Augen u. Doppelkinn beim CUSHING* Syndrom I. – Ähnl. bei Pulmonalstenose.

Mondini* Typ (CARLO M., 1729–1803, ital. Otologe): s. u. hereditär-degenerat. / Innenohrschwerhörigkeit.

Mondonesi* (Fazialis-)Reflex (FILIPPO M., zeitgen. ital. Arzt): / bulbomimischer Reflex.

Mondor* (HENRI M., 1885–1962, Chirurg, Paris) **Krankheit**: (1939) subakute, indurativ-obliterierende Phlebitis (hypererg. Vaskulitis) der V. thoracoepigastrica (nebst Ästen); tastbare, schmerzhafte, längsparallele Stränge in der vord. Brustwand (»Phlebitis filiformis«). – **M.* Zeichen**: in horizontaler Lage auftretende Zyanose, Halsvenenstauung u. Todesangst bei Hämoperikard.

Mond|rhythmus: / Lunarrhythmus. – **M.süchtigkeit**: / Lunatismus.

Monelfilterung: radiol rel. schwache Filterung von Radium (auch ^{90}Sr) mit ca. 0,2 mm Monelmetall (Naturlegierung mit 65–70% Ni, 25–30% Cu, ferner Fe, Si, Mn, C, P, S), um die weichen Strahlungsanteile stärker zu nutzen (in 1 cm Abstand noch 80–90% β-Strahlung); v. a. für intrauterine Ther. gutartiger Blutungen (kurze Bestrahlungszeit, geringe Ovarbelastung).

Monenssäure, Monensin(um) WHO: Antibiotikum (Polyzyklolakton) aus Streptomyces cinnamonensis; wirkt gegen Kokzidien, hemmt Transport von Alkalimetall-Ionen in Rattenlebermitochondrien.

Monge* Krankheit (CARLOS M., geb. 1884, Pathologe, Lima): chron. Form der Höhenkrankh. in den Anden.

Mongo(loid): Jargonbez. für das Mongolismus-Kind (/ DOWN* Syndrom).

Mongolen|becken: / Mongoloidenbecken. – **M.falte**: die vom Oberlid zum inn. Augenwinkel ziehende (u. Teile der Pars tarsalis verdeckende) u. unter Bildung einer halbmondförm. Plica margin. in die seitl. Nasenhaut (s. a. Plica palpebronasalis) übergehende Hautfalte als Rassenmerkmal der Mongoliden. Verstreicht (im Gegensatz zum Epikanthus des DOWN* Syndroms) beim Lidschluß. – **M.fleck**: bis handtellergroßer, blaßgrau-blauer Naevus caeruleus (typ. große, meist spindelförm. u. verästelte Pigmentzellen im Korium: »**M.zellen**«) in der Kreuz-Steiß-Gluteal-Region als Rassemerkmal der Mongoliden (aber auch bei Negriden u. ca. 1–3% der Europäer); seltener an Rücken, Scheitel, Gesicht, Hals, Ober-, Unterschenkel. Im allg. angeb. (5. Fetalmon.), bei Japanern auch erst Wo. u. Mon. post partum (u. sich bald zurückbildend); nur selten maligne entartend. Kein Zusammenhang mit DOWN* Syndrom! – **M.gesicht**: / Facies mongolica. – **M.lücke**: Erweiterung im hint. Abschnitt der Pfeilnaht (»3. Fontanelle«) beim DOWN* Syndrom.

Mongolism-like-Syndrom (BÖÖK*): (1961) Krankheitsbild mit einzelnen Stigmata des DOWN* Syndroms u. angeb. Hüftluxation bds.; Karyotyp: 46 Chromosomen mit Translokation 16/21 (?).

Mongolismus (trisomaler), mongoloide Idiotie: / DOWN* Syndrom.

Mongol(oid)enbecken: für das DOWN* Syndrom charakterist. Veränderungen des knöchernen Beckens, v. a. mit Verkleinerung des Pfannendach- (16° statt 25–28°) u. des Os-ilium-Winkels (43° statt 55°, d. h. Ilium-Index ca. 53 statt 81).

Mon|histie: isolierte Wucherung einer best. Gewebsart, z. B. des Blut- oder Lymphgefäßsystems, des Fettgewebes etc. (als Gigantismus angiomatosus, lipomatosus, lymphangiectaticus etc.); vgl. Panhistie. – **M.ideismus**: psych / Monoideismus.

Monilethrix (Crocker*), Monilithrikose, -trichie: / Pili moniliformes; s. a. SABOURAUD* Syndrom.

Monilia: mykol älterer Gattungsname für die imperfekte Form der Sclerotinia-Arten u. für die Monilia (= Neurospora)-sitophila-Gruppe; hefeart. Organismen, 1923 von BERKHOUT in die Gattg. »Candida« zusammengefaßt. – **Moniliasis, Moniliose**: alte Bez. (bis 1923) für / Candidosis.

moniliformis: (lat.) perlschnur-, spindelförmig.

Moniliformis moniliformis, Echino- s. Gigantorhynchus mo. s. cestodiformis etc.: kosmopolit. Darmparasit [Acanthocephala] der Nagetiere (aber auch der Katzen, Hunde, Affen u. des Menschen); ♂ 4–10 cm, ♀ 10–27 cm; Zwischenwirte: Käfer u.

Moniliid

Schaben; Infektion des Endwirts oral (beim Menschen mit unspezif. Symptn.).

Moniliid: / Candida-Mykid.

Monitor: **1)** Sichtgerät als Teil der (Rö-)Fernsehkette. – **2)** Meßgerät zur Überwachung der Dosis(leistung) an Therapieanlage, Spür- u. Warngerät in strahlengefährdeten Räumen (»Kontaminations-M.«). – **3)** opt.-akust. Signalsystem für die laufende Überwachung vitaler Funktionen (Pulsfrequenz, Blutdruck, EKG, Beatmungsdruck etc.) während Narkose oder Intensivbehandlung; mit wählbaren Toleranzbereichen.

Moniz*, ANTONIO CAETANO DE ABREU, FREIRE DE EGAS: 1874–1955, Neurologe u. Hirnchirurg, Lissabon; Schöpfer der Karotisangiographie; 1949 Nobelpreis für Medizin »für die Entdeckung des therapeut. Wertes der präfrontalen Leukotomie bei best. Psychosen«.

Monneret* (JULES AUGUSTE M., 1810–1868, Arzt, Paris) **Puls**: Pulsus rarus et mollis bei Leberzirrhose. – **M.*-Dumaine* Zeichen**: spontane oder durch Druck unterhalb des li. Darmbeinkamms hervorgerufene Beugung im li. Hüftgelenk bei Darmamöbiasis.

mono...-: Wortteil **1)** »einzeln«, »allein«, **2)** *hämat* »die monozytäre Reihe betreffend« (»Mono« auch Kurzform für / Monozyt).

Monoamine: **1)** organ.-chem. Verbindungen (meist aromat.) mit einer Amin(o)-Gruppe. – **2)** MA: Trivialbez. für die biologisch wicht. Adrenalin- u. Histaminderivate.

Monoamin(o)-oxidase, MAO, Adrenalinoxidase, Tyraminase: Enzym (in Mitochondrien vieler Gewebe), das Monoamine mit H_2O u. O_2 zu entsprech. Aldehyden, NH_3 u. H_2O_2 desaminiert; MAO-A baut vorw. Noradrenalin u. Serotonin, MAO-B Phenyläthyl u. Benzolamin ab. **M.-Hemmer, -Inhibitoren** (MH, MAOH; v. a. Hydrazide) heben den Abbau der biol. wicht. Katecholamine u. Tryptamingruppe auf, so daß ggf. durch Aminanreicherung therapeutisch erwünschte zentrale »antidepressive« Wirkungen ausgelöst werden (Anw. als Psychopharmaka). – **M.-Freisetzer** (z. B. Rauwolfia-Alkaloide) potenzieren die Wirkung anderer Psychopharmaka.

Monoanthroponose: / Anthroponose.

mon(o)artikulär: nur 1 Gelenk betreffend.

Monoatrium: *kard* / Cor triloculare biventriculare, d. h. totaler Vorhofseptumdefekt, mit schwerem Krankheitsbild, Zyanose, li.typ. EKG.

Mono|benzonum *WHO*: Hydrochinon-monobenzyläther; starkes Reduktionsmittel (örtl. Anw. bei Hyperpigmentierung). – **M.blast**: *hämat* hypothetische »Stammzelle« der monozytären Reihe. – **M.blepsie**: Sehanomalie, bei der die monokuläre Sehschärfe besser ist als die binokuläre. – **M.blockresektion**: *chir* / En-bloc-Resektion.

mono|brachial, telozentrisch: *zytol* adj. Bez. für Chromosomen mit endständ. Zentromer. – **M.brachie**: angeb. Einarmigkeit. – **M.bromäthan**: / Äthylbromid.

Mono|chloräthan: / Äthylchlorid. – **M.chloressigsäure**, Acidum monochloraceticum: 3 Modifikationen (α, β, γ), stechend riechende Kristalle; Anw. als Ätzmittel (Warzen, Hühneraugen). – **M.chlormethan**: *toxik* / Methylchlorid. – **p-M.chlorphenol**: $Cl-C_6H_4-OH$; Anw. *dent, derm* als Antiseptikum u. Ätzmittel; histotechn. Chemikalie.

Mono|chorditis vasomotorica: *laryng* temporäre Rötung, Schwellung u. Vibrationsminderung nur eines Stimmbandes aus unklarer Urs. (Überanstrengung? vegetative Dystonie? hormonale Störung? Allergie?). – **M.chorea**: auf einen Körperteil (z. B. Kopf, Arm, Bein) beschränkte Chorea. – **M.chorie**: Vorhandensein von nur 1 Chorion bei / Zwillingen (»M.choriate«).

Mono|chroma(top)sie: die »totale Farbenblindheit« (/ Achromatopsie), bei der die Empfindung von 2 oder 3 Grundfarben fehlt, alle Farben des Spektrums nur als verschiedene Grautöne empfunden werden. Sehschärfe meist gut, kein Nystagmus. – **m.chrom(atisch)**: einfarbig, nur in einem sehr schmalen Wellenbereich des Lichtspektrums umfassend; z. B. **m.chromatische** (= **m.energet.**) / **Strahlung**. – **M.chromator**: Prismenspektroskop (mit verstellbaren Spaltblenden) zur Erzeugung von streng m.chromat. Licht.

Mono-component-: / Monokomponent-.

Monoculus: **1)** *path* / Zyklop. – **2)** *ophth* Schutzverband (absteigende Bindentouren bis Kieferwinkel) für ein Auge.

Monod*, Jacques Lucien: 1910–1976, Naturwissenschaftler, Paris; 1965 Nobelpreis für Medizin »für die Entdeckung eines die anderen Gene steuernden Gens« (/ JACOB*-M.* Modell).

Mono|dermom(a): Neoplasma aus Geweben nur eines Keimblatts. – **M.diplopie**: monokulare / Diplopie. – **M.dromie**: *physiol* Erregungsleitung nur in einer Richtung.

monoenergetisch: *physik* s. u. Strahlung.

Monözie, Einhäusigkeit: *genet* Vork. nur ♂ oder ♀ Sexualorgane beim (»mon-« oder »autözischen«) Einzelindividuum.

mono|genome Phase: *genet* / Haplophase. – **M.|glyzeride**: Gl. mit nur 1 veresterten Fettsäurerest; Emulgatoren für Fette, Diätmittel. – **M.gonie**: (HAECKEL) / Agamogonie.

monohybrid: adj. Bez. für Genotypen, die heterozygot für 2 verschiedene Allele desselben Gens sind, oder für Kreuzungen, in denen sich die Eltern nur in 1 Allelenpaar unterscheiden.

Mon(o)ideismus: Vorherrschaft eines Gedankens oder Vorstellungskomplexes (der die übr. Denkabläufe behindert); z. B. bei Psychosen.

Monojod|essigsäure: / Acidum monojodaceticum. – **3-M.tyrosin**, MIT: jodiertes Tyrosin; Biosynthese-Vorstufe der Schilddrüsenhormone.

Monokelhämatom: einseit. / Brillenhämatom.

Mono|komponent-Insuline: hochgereinigte Insulin-Präp., denen durch zusätzl. Ionenaustauscher-Chromatographie auch die Insulin-Derivate der C-Fraktion entzogen sind (geringere Antigenität, aber ca. 30% Insulinverlust). – **M.krotie, M.krotismus**: Eingipfeligkeit der Pulskurve pro Herzaktion (als Normalbefund).

mon|okular, -okulär: nur 1 Auge betreffend, einäugig; z. B. die m. / Diplopie.

Monokultur: *bakt, mykol* ↑ Reinkultur.

Monokulus: *ophth* ↑ Monoculus (2).

monokuspidal: *kard* mit nur 1 Klappensegel.

mono|lateral: einseitig, auf eine Körperhälfte beschränkt. – **M.layer-Kultur**: Zellkultur, in der sich die Zellen einschichtig auf einer Oberfläche (z. B. Glas) haftend u. mit Nährlösung bedeckt vermehren, bis sich ein geschlossener Zellrasen gebildet hat (»Confluence«).

Mono|lid: ↑ Candida-Mykid. – **M.lymphozytose**: M.nucleosis infectiosa (s. u. M.nukleose).

Monomakro|phage, -phagozyt: großer, z. T. geschwänzter Monozyt im peripheren Blut, mit dunklen, tropfenförm. Einschlüssen. – **M.phagozytose** (SCHILLING) bei ca. 50% der subakuten bakteriellen Endokarditis sowie bei schwerer Sepsis.

Monomanie: im 19. Jh. der »Einzel-« oder »Partialwahn« (mit nur in 1 Punkt krankhaft veränderter Psyche); ursprüngl. über 100 Begriffe, von denen sich – in gewandelter Bedeutung – viele erhalten haben (z. B. Klepto-, Pyro-, Poriomanie) u. heute als Symptome einer größeren psychopathol. Einheit verstanden werden (endogene Psychosen, depressive Reaktionen).

monomer: *chem* adj. Bez. für Stoffe, deren Molekül nur in einfachen, getrennten Einheiten vorliegen (vgl. Polymer); z. B. das beim Blutgerinnungsvorgang nach Abspaltung der Fibrinopeptide aus Fibrinogen entstehende **m. Fibrin**, das sich über Fibrinketten zum unlösl. Fibrinnetz zusammenlegt.

Monomorphie: Eingestaltigkeit, Konstanz der Gestalt.

Mon|omphalus: *path* Doppelmißbildung (meist autositär), die am Nabel vereinigt ist u. nur 1 Nabelschnur besitzt.

Monomyositis: (B. LAQUER 1896) auf 1 Muskel beschränkte (»lokalisierte«) Myositis, i. e. S. die – oft periodisch rezidivierende – des M. biceps brachii.

Mononeuritis: Entzündung eines einzelnen Nervs (v. a. N. opticus, facialis, axillaris, radialis, ulnaris, peroneus); z. B. nach mechan. Schädigung (Trauma, Beschäftigungslähmung), Allg.infektion (v. a. Typhus, Grippe, Fleckfieber), Intoxikation (CO-, chron. CS_2-Vergiftung), Serum-, Sulfonamid-Medikation; ferner die **M. multiplex** mehrerer Einzelnerven oder Plexusanteile in asymmetr. Verteilung, gleichzeitig oder in rascher Folge, v. a. bei Periarteriitis nodosa, aber auch bei Infektion, Diabetes, nach Seruminjektion etc. – vgl. Multiplex-Typ.

mononodaler Aktionsstrom: *physiol* als Korrelat einer fortgeleiteten Erregung von einzelnen RANVIER* Knoten der Nervenfaser ableitbarer Ionenstrom.

mononukleär: 1) *zytol* einkernig, einfachkernig (im Gegensatz zu gelappt- oder segmentkernig), Monozyten betreffend (z. B. **m. Phagozyten-System** = MPS; ↑ Tab.). – 2) *neurol* nur 1 Hirnnervenkern betreffend.

Mono|nukleose: 1) Zunahme der m.nukleären Leukozyten im peripheren Blut, z. B. als ↑ Posttransfusions-M.nukleose. – 2) **M.nucleosis infectiosa**, PFEIFFER* Drüsenfieber, Monozytenangina, TÜRK* Lymphomatose, CAZAL* M.zytretikulose, multiglanduläre Adenose: akute, fieberhafte Systemerkr. des lymphat. Gewebes durch das EPSTEIN*-BARR* Virus (seltener das Zytomegalie-Virus) mit systemhafter reakt. Hyperplasie des RES; atyp. Fieber, allg. oder regionäre (v. a. zervikale, okzipit.) LK-Schwellung (= glanduläre Form), Spleno- u. Hepatomegalie (Leberfunktionsproben pathol.), Leukozytose mit massenhaft lymphomonozytoiden Zellen (»PF.*-Drüsenfieberzellen« = atyp. T-Lymphozyten); häufig mit Angina beginnend (↑ M.zytenangina), evtl. Exanthem, auch meningeale, kardiale u. hepat. Verlaufsformen; in ca. 75% ab 4.–10. Tg. mit pos. ↑ PAUL*-BUNNELL* Reaktion (ferner Objektträger-Schnelltest anhand der Agglutination Formalin-stabilisierter Pferde-Ery bei Zugabe von Probandenserum). Vork. v. a. bei Jugendl., auch bei Kindern; Infektion vorw. oral (Speichel, Replikation der EBV in B-Lymphozyten des Oropharynx); Komplikationen selten, jedoch Rezidivneigung.

Mononukleotid: Grundbaustein der Polynukleotide (Nukleinsäuren); allg. Struktur: N-halt. Base (Purine, Pyrimidine) – Pentose – Phosphorsäure.

Mono|parese: Lähmung nur 1 Gliedes oder Gliedabschnittes (s. a. M.plegie), z. B. bei Prozeß im 2. motor. Neuron, als **kortikale M.** bei Herden in der kontralat. vord. Zentralwindung. – **M.pathie**: 1) auf 1 Körperteil beschränkte Krankh. – 2) ohne Komplikationen ablaufende Krankh. – **M.phagie**: Bevorzugung oder allein. Aufnahme nur einer Nahrungsart; vgl. Polyphagie.

monophasisch: in 1 Phase, d. h. ohne Wechsel oder Gegenregulation ablaufend; z. B. *gyn* **m. Zyklus** (s. u. anovulatorisch).

Mono|phobie: krankhafte Furcht vor dem Alleinsein. – **M.ph(r)asie**: Sprachstörung, bei der nur noch stereotyp ein einzelnes Wort oder ein best. Satz gesprochen wird; z. B. bei motor. Aphasie, Schizophrenie.

Mon|ophthalmie, M.opie, Einäugigkeit: 1) Anophthalmia unilat.: angeb. Fehlen eines Auges. – 2) ↑ Zyklopie.

Mono|plegie: ↑ M.parese (auch als unvollständ. Hemiplegie); z. B. einseit. Lähmung von Gesicht u. Arm (= **M.plegia faciobrach.**) bei umschrieb. Läsion der motor. Rinde u. Capsula int., von Gesicht u. Zunge (= **M. faciolingualis**) bei Läsion der unt. Abschnitte der vord. Zentralwindung. – **m.ploid**: ↑ haploid.

Mono|podie: 1) **M.podus**: Mißgeburt mit nur 1 Fuß (bei A- oder Peromelie). – 2) sirenoide Fehlbildung mit Symmelie der unt. Gliedmaßen, wobei nur ein

Mononukleäre-Phagozyten-System

Zellen	Lokalisation
Vorläufer-Zelle ↓	Knochenmark
Promonozyt ↓	Knochenmark
Monozyt ↓	Knochenmark, Blut
Makrophagen	Bindegewebe (Histiozyten), Leber (KUPFFER* Sternzellen), Lungen (Alveolarmakrophagen), Milz (freie und fixierte Makrophagen), Lymphknoten (freie u. fixierte Makrophagen), Knochenmark (Makrophagen), seröse Höhlen (Pleuramakrophagen, Peritonealmakrophagen), Knochen (Osteoklasten)?, ZNS (Mikroglia)?

mono|podal

Fuß angelegt ist (= **m.podale Symmelie**, Sympus monopus, Sympodie). – **m.polar**: ↗ unipolar. – Als **m.polare Ableitung** wird jedoch die m.phasischer Aktionspotentiale unterschieden, wenn die registrierende Elektrode am inakt. Nerv liegt u. eine 2. distal an einer unerregbar gemachten Stelle.

Mon|opsie: das einäugige Sehen.

monoradikulär: einwurzelig (z. B. Zahn), eine einz. Nervenwurzel betreffend.

Monorch(id)ie: Zustand, bei dem sich nur 1 Hoden im Skrotum befindet, i. e. S. bei Aplasie des anderen, i. w. S. auch bei einseit. Kryptorchismus.

Mono|rezidiv: Rezidiv an einem einz. Organ, i. e. S. das des syphilit. PA bei unzureichender Ther. (↗ Chancre redux). – **M.rhythmie**: Sprache mit abnorm einförm. Rhythmus; oft bei extrapyramidaler Erkrankung.

Monosaccharide, Monosen: einfache, hydrolytisch nicht weiter aufspaltbare Zucker (↗ Tab. »Kohlenhydrate«) der allg. Formel: $[CH_2O]_n$; unterteilbar in Aldosen u. Ketosen bzw. in Di- bis Non-osen (mit 9 C-Atomen). – Intoleranz s. u. Glukose-, Galaktose-, Fruktose- usw.; ferner sek. erworb. Formen, z. B. nach ausgedehnter Dünndarmresektion, bei Blind--loop-Syndrom, nach Darminfekten, im Rahmen von Disaccharid-Intoleranz.

monosexuell: ↗ homosexuell.

Mono|sid: Glykosid aus Aglykon u. 1 Zuckermolekül. – **M.|skelie**: ↗ M.podie. – **M.somie**: 1) *genet* Fehlen eines Chromosoms im diploiden Chromosomensatz; beim Menschen z. B. das Vorhandensein von nur 45 Chromosomen, etwa bei Vorliegen nur eines Geschlechtschromosoms (↗ Tab. »Intersextypen«). – 2) **M.somus**: *path* Doppelmißbildung mit nur einem Körperstamm. – **M.spasmus**: Spasmus einzelner Muskeln oder der einer Gliedmaße.

Mono|spezies-Präparat aus dem Pankreas nur einer Tierspezies hergestelltes Insulin-Präp., so daß man bei Resistenz oder Allergie auf eine andere Spezies ausweichen kann (für Routinetherapie Rinder-, für Sonderfälle Schweine-I. vorgesehen). – **m.spezifisch**: *immun* 1) durch Immunisierung mit einem einz. AG gewonnen (z. B. Serum). – 2) nur mit dem homologen AK reagierend.

Monosporiose: Mykose (↗ dort. Tab., s. a. Myzetom) durch **Monosporium apiosperm(i)um** (s. nigricans s. sclerotale), das imperfekte Stadium von ↗ Allescheria boydii.

mon|ostotisch: *path* auf 1 Knochen beschränkt.

Mono|symptomatisch: nur 1 Sympt. aufweisend, sich nur mit einem der typ. Sympte. manifestierend. – **m.synaptisch**: nur 1 Synapse durchlaufend; z. B. der einschläg. ↗ Eigenreflex der Skelettmuskulatur.

Monothelie: Vorhandensein nur 1 Brustwarze.

mon|otisch: ↗ monaural.

Mono|tonie: *psych* 1) durch einförm. Arbeiten herabgesetzte psych. Aktivität mit vermind. Umstellungs- u. Reaktionsfähigkeit. – 2) Einengung des normalen Tonhöhenverlaufs der Sprechstimme, z. B. bei pallidärer Erkr., Epilepsie. – **m.top**: nur an 1 Stelle gelegen bzw. von 1 Ort ausgehend (= unifokal). – **m.trich**: mit nur 1 Geißel versehen.

mono|valent: 1) *chem* mit nur 1 Valenz. – 2) *immun* s. u. Impfstoff. – Bei AK gleichbedeutend mit »inkomplett«. – **M.ventrikulie**: *kard* ↗ Cor triloculare biatriatum (»single ventricule«).

monoxen: adj. Bez. für Parasiten ohne Wirtswechsel (z. B. Darmamöben, Ascaris lumbricoides, Enterobius vermicularis).

Monoxid: durch Aufnahme nur eines O-Atoms entstandenes Oxidationsprodukt (↗ Oxid).

mono|zentrisch: *zytol* adj. Bez. für **1)** Chromosom mit nur 1 Zentromer (normal); **2)** Zellteilung bei Aktivität nur 1 Zentriols. – **m.zygot**: adj. Bez. für Mehrlinge, die aus einem gemeinsamen Ei hervorgegangen (u. daher genetisch ident.) sind. – **m.zyklisch**: *chem* mit nur 1 Ringsystem im Molekül.

Monozyt: vom Promyelozyten (d. h. aus der Granulozytopoese) hergeleitete Blutzelle (Ø 10–24 μm) mit großem, meist gelapptem u. unregelmäßig geformten Kern (mit lockerem Chromatingerüst); reich an Fermenten (v. a. unspezif. Esterasen), mit ausgeprägter Fähigkeit zur Migration u. Phagozytose (stärker als die der Lymphos u. auch im sauren Milieu; s. a. MMS); wahrsch. ident. mit Gewebshistiozyten. Blutverweildauer 32 Std. – 5 Tg.; Zahl im peripheren Blut (des Erwachsenen) 80–590/μl. – Atyp. Formen (mit grobscholl. Chromatin , Buckel- u. Warzenbildung, dachziegelartig übereinanderliegenden Kernlappen etc.) gehäuft bei Malignom; ferner als ↗ ALIUS*-GRIGNASCHI* Anomalie.

monozytär: mit vermehrtem Auftreten von Monozyten einhergehend, z. B. die **m. Abwehr-** oder **Überwindungsphase** (↗ biol. Leukozytenkurve), **m. Angina** (↗ Monozytenangina), **m. Pneumonie** (↗ MAGRASSI*-LEONARDI* Krankheit), **m. (Phagozyten-) System** (↗ Tab. »retikulohistiozytäres System«; s. a. MMS).

Monozyten|angina, lymphoidzell. Angina: fieberhaftes, mit Monozytose einhergehendes Drüsenfieber-Syndrom bei Kindern u. Jugendl., meist wohl Initialphase der infektiösen Mononukleose; im Rachen entzündl. Erscheinungen von Angina catarrhalis bis zu diphtheroiden Belägen, nekrotisierenden Prozessen u. hochgradigen Schwellungszuständen (tonsillogene Atemnot). – **M.leukämie**: akute Leukämie mit Ausschwemmung monozytenähnlicher, meist stark Esterase-pos. Zellen; oft erhebl. Gingivahyperplasie, ausgeprägte Therapieresistenz. – Der früher von diesem Typ SCHILLING unterschiedene Typ NAEGELI ist eine myelomonozytäre Leukämie. – Als chron. Form die leukämische ↗ Retikuloendotheliose. – **M.retikulose (Cazal*)**: ↗ Mononucleosis infectiosa.

Mono|zytopenie: Verminderung der M.zyten im peripheren Blut unter 80/μl, v. a. im akuten Stadium bakterieller Infekte. – **M.zytose**: Vermehrung der M.zyten im peripheren Blut über 550/μl; v. a. in der »m.zytären Überwindungsphase« eines Infektes, langdauernd bei subakuter Endokarditis, Tbk, Viruspneumonie, Fleckfieber, Mumps, chron. Malaria, Trypanosomiasis, Kala-Azar u. a. (evtl. für DD bedeutungsvoll); ferner bei Agranulozytose, behandelter akuter Leukose, Lymphogranulomatose, Retikulose, Leberzirrhose, Malignom, BANTI* Syndrom.

Monrad*-Krohn* Reflex: (1924) ↗ Bauchhautreflex.

Monro* (ALEXANDER M. [sec.], 1733–1817, Anatom, Edinburgh) **Drüse**: Pars palpebralis der ↗ Glandula lacrimalis. – **M.* Foramen**: ⁄ Foramen interventriculare; s. a. Monroi-. – **M* Furche**: ⁄ Sulcus hypothalamicus. – **M.*(-Richter*) Linie**: Verbindungslinie zwischen Nabel u. Spina iliaca ant. sup.; im 3. äuß. Viertel der **M.* Punkt** für Bauchpunktion; s. a. Appendizitis-Schmerzpunkte.

Monro* Dränage (DONALD M., geb. 1889, Chirurg, Boston): (1935) ⁄ Tidaldränage.

Monro(i)|-Block: Liquorblockade zwischen dem 3. u. den Seitenventrikeln (d. h. im MONROI* Foramen). – **M.-Zyste**: das For. Monroi (⁄ F. interventriculare) blockierende Ependymzyste: entweder Abschnürung des Ventrikels (meist im Spitzenbereich); oder Mißbildung in Vierhügelgebiet oder Brückenwinkel, mit Wachstumstendenz, daher raumbeengend; oder – meist – Kolloidzyste (wahrsch. sogen. Paraphysenzyste).

Mons: (lat.) Hügel, Berg; *anat* der **Mons pubis** *(PNA)* **s. veneris**, der »Schamhügel« der ♀ vor u. oberhalb der Symphyse durch s.c. Fettpolser, postpubertal mit lockerer Schambehaarung.

Monstrum, Monstrositas: (lat.) Mißbildung, Mißgeburt; z. B. **M. duplex** (»Doppelmißbildung«, ⁄ Duplicitas), **M. per defectum s. deficiens** (»Hemmungsmißbildung«, dem Körperteile fehlen), **M. per fabricam alienam** (V. HALLER; = »Fehlbildung«), **M. per excessum** (mit überschüss. Körpergeweben).

Montag(s)|asthma, -krankheit: ⁄ Byssinose. – Ferner das **M.syndrom** (Herzklopfen, Kopfschmerzen, Übelkeit) der Nitroglyzerin-Arbeiter nach wochenendbedingtem Absinken der expositionsangepaßten Toleranz.

Montandon* Syndrom: (1948) meist erst jenseits des 40. Lj. progred., zur Kachexie führende Dysphagie infolge Spasmen im oberen Ösophagus (mit Reflux in den – evtl. divertikelartig erweiterten – Hypopharynx); histol.: Atrophie, Fibrose, Schwund des AUERBACH* Plexus.

Monteggia* (GIOVANNI BATTISTA M., 1762–1815, ital. Chirurg) **Fraktur**: Bruch der Ulna im prox. Drittel u. Verrenkung des Radiusköpfchens zur Beuge-, seltener zur Streckseite; entweder durch dir. Gewalteinwirkung auf den Unterarm oder durch Sturz auf den gestreckten Arm. – **M.* Hüftluxation**: Luxatio coxae ilica (s. u. Hüftluxation).

Montenegro* Test: (1926) Leishmaniase-Hautreaktion (Spättyp) nach i. c. Inj. (0,2 ml) einer standardisierten Suspension von Leishmania-Kulturformen in 0,5% Formol-Kochsalz. Bei allen Hautleishmaniasen früh pos., bei Kala-Azar 6–8 Wo. nach Infektion.

Montevideo-Einheit: (CALDEYRO-BARCIA) Produkt aus Wehenfrequenz/10 Min. u. Wehenamplitude (intraamnial in mm Hg) als Parameter zur Definition des Fortschritts einer Geburt; normal 250 (100–1000), in der Austreibungsperiode auch mehr.

Montezumas Rache: Jargon für ⁄ Reisediarrhö.

Montgomery* (WILLIAM FETHERSTONE M., 1797–1859, Gynäkologe, Dublin) **Drüsen**: ⁄ Glandulae areolares. – **M.* Follikel**: Schleimdrüsen tief in der Mukosa der oberen ⅔ der Cervix uteri.

Monticulus: (lat.) kleiner Berg; *anat* z. B. **M. cerebelli** (der in Culmen u. Declive unterteilte dors. Abschnitt des Kleinhirnwurmes).

Moor: *baln* das für Bäder u. Packungen verw. Peloid »Torf« (C-reiches Gemenge unter Luftabschluß zersetzter Pflanzen); enthält Zellulose, Lignin, Pektin, Harz, »östrogene Stoffe«, Gerbsäuren, Bitumen, Huminsäuren, Schwefelsäure, Kalk, Silikate. Anw. (Voll- oder Teilbad, Packung, ganz selten Trinkkur) in Form von Moorbrei, -extrakt u. -suspension (Wirkung mit physikal.-chem. Besonderheiten [v. a. hohe Wärmehaltung], aber auch mit Inhaltsstoffen erklärbar) v. a. bei chron. gynäkol. u. Bindegewebskrankhn.

Moore* Fraktur (EDWARD MOTT M., 1814–1902, amerikan. Chirurg): dist. Radiusfraktur mit Luxation des Köpfchens nach distal.

Moore* (AUSTIN TALLEY M., geb. 1899, Chirurg, Columbia/S. Car.) **Nagel**: 1) Knochennagel mit kant. Spitze, ohne Kopf; Einschlaglänge durch Schraubenmutter einstellbar. – 2) Schenkelhalsnagel mit dreikant. Kopf mit exzentr. Loch für Führungsdraht, der in der Rinne zwischen 2 Lamellen gleitet. – **M.* Platte**: Winkelplatte (mit Klinge) zur op. Ther. der pertrochantären Oberschenkelfraktur. – **M.* Prothese**: Femurkopf-Endoprothese mit durchlöchertem Prothesenstiel, der vom Knochen durchwachsen wird u. so selbst haftet. – **M.* Span**: Knochenspan in Form einer Wäscheklammer, der mit einem Loch über den Dornfortsatz L 4 geschoben u. mit einer Nut in den Dornfortsätzen S 1 u. L 3 verhakt wird, für Verriegelung bei Lumbosakralarthrose oder Nucleus-pulposus-Hernie.

Moore* Syndrom: (1944) ⁄ Abdominalepilepsie.

Mooren* Ulkus (ALBERT M., 1828–1899, Ophthalmologe, Düsseldorf): ⁄ Ulcus rodens corneae.

Moos* Probe: *otol* Nachweis simulierter einseit. Taubheit anhand der Angabe, daß der bei Luft- u. Knochenleitung (Scheitel) vom »gesunden« Ohr besser gehörte Stimmgabelton bei letzterer nach Verschluß der gesunden Seite überhaupt nicht mehr wahrgenommen wird.

Mooser* Zelle (HERMANN M., 1891–1971, Bakteriologe, Mexico City, Zürich): infolge dichter Besiedlung mit Rickettsien dunkel erscheinende Endothelzelle der fibrinös-entzündl. Tunica vaginalis. – s. a. NEILL*-M.* Reaktion.

Moosfasern: *histol* verzweigte u. gewundene afferente, im Kleinhirnmark aufsteigende markhalt. Nervenfasern (in den Glomerula an kleinen Körnerzellen endend); s. a. Abb. »Cortex cerebelli«, »Kleinhirn«.

Moperonum *WHO*: p-Fluor-butyrophenon-Derivat; Psychopharmakon.

MOPP: (DE VITA 1967) Therapie-Schema bei Lymphogranulomatose, mit **M**ustinhydrochlorid (= Stickstofflost), **O**ncovin (= Vincristin), **P**rocarbazin (= Natulan), **P**rednison. – Später statt Stickstofflost Cyclophosphamid (»COPP«).

Moppett* Probe (WARNFORD M., zeitgen. Arzt, Sidney): serol. Krebstest, basierend auf dem Nachweis von Tumor-AK anhand des Migrationsvermögens von Tumorzellen in vitro.

Morado-Krankheit: ⁄ Onchozerkose in Mexiko.

Moral insanity: (J. C. PRICHARD 1835) »moralischer Schwachsinn«, mit Fehlen von Ehrgefühl, Reue u. Gewissen, krankhafter Verkehrung der natürl. Gefühle, Neigungen, Gewohnheiten etc., jedoch ohne erkennbare Störung von Intelligenz, Gedächtnis, Ur-

Moramid

teilsfähigkeit u. ohne Halluzinationen. Bis ins 20. Jh. als Krankheitsentität diskutiert.

Moramid: ein Analgetikum (BTM); s. a. Dextromoramidum.

Morand* (SAUVEUR FRANÇOIS M., 1697–1733, französ. Chirurg) **Foramen**: ⁄ Foramen caecum linguae. – **M.*** **Sporn**: ⁄ Calcar avis.

Morawitz* Theorie (PAUL OSKAR M., 1879–1936, Internist, Leipzig): (1903) klass., auf 4 Faktoren basierende Gerinnungstheorie: Prothrombin + Thrombokinase + Ca^{2+} → Thrombin + Fibrinogen → Fibrin.

Morax*-Axenfeld* Diplobazillus (VIKTOR M., 1866–1935, Ophthalmologe, Paris; KARL THEODOR A.): ⁄ Moraxella lacunata. Erreger der Diplobazillen- oder **M.*-A.*-Konjunktivitis** (⁄ Conjunctivitis angularis).

Moraxella: *bakt* Gattung der Fam. Brucellaceae; kurze, gramneg., sporenlose, unbewegl. Stäbchen; aerob, für Wachstum Blut-, Serum- oder Aszitesflüssigkeit benötigend. Warmblüterparasiten nicht bes. Pathogenität für die Augen; v. a. **M. lacunata** (MORAX*-AXENFELD* Diplobazillus), 0,5–1μm breit u. 2–3 μm lang, meist zu zweien hintereinander gelagert, aber auch in kurzen Ketten, Erreger der ⁄ Conjunctivitis angularis; sowie **M. liquefaciens** s. duplex, Erreger der ulzerösen Keratokonjunktivitis u. gewisser Meningitisformen.

Morazonum *WHO*: ein Morpholino-methylpyrazolinon-Derivat; Analgetikum, Antipyretikum.

morbid: krank(haft), kränklich. – **Morbidität**: 1) Erkrankungsrate, -ziffer: Häufigkeit einer definierten Erkr. in einem best. Zeitraum, bezogen auf die Bevölkerungszahl nach der Formel:

$$\frac{\text{Erkr. zahl} \cdot 10\,000}{\text{Bezugszahl}}$$

2) die Epidemiologie einer Krankheit.

Morbilli: ⁄ Masern. – **M. bullosi** s. **vesiculosi**: Masernpemphigoid (s. u. Masern). – **M. conferti** s. **confluentes**: M. mit ausgedehntem, konfluierendem Exanthem.

morbilliform: masernähnlich. – **Morbilloid**: mitigierte ⁄ Masern.

morbiphor: krankheitsübertragend.

Morbus: (lat.) ⁄ Krankheit; z. B. **M. americanus** s. **gallicus** (⁄ Syphilis), **M. Anglorum** (⁄ Rachitis), **M. apoplectiformis** (⁄ MENIÈRE* Krankh.), **M. asthenicus** (⁄ STILLER* Krankh.), **M. attonitus** (⁄ Katalepsie), **M. caducus** s. **comitalis** s. **divinus** s. **major** s. **sacer** s. **sonticus** (⁄ Epilepsie), **M. castrensis** s. **hungaricus** (epidem. ⁄ Fleckfieber), **M. leucolyticus neonatorum** (transitorische ⁄ Granulozytopenie), **M. maculosus haemorrhagicus Werlhof*** (essentielle ⁄ Thrombozytopenie), **M. montanus** (⁄ Bergkoller), **M. nauticus** (⁄ Seekrankheit), **M. niger** (⁄ Melaena), **M. phoenicicus** (⁄ Lepra), **M. pulicaris** (murines ⁄ Fleckfieber), **M. quartus** (⁄ DUKES*-FILATOW* Krankh.), **M. quintus** (⁄ Erythema infectiosum acutum), **M. saltatorius** (⁄ Chorea), **M. saxonicus** (⁄ Skorbut), **M. sextus** (⁄ Exanthema subitum). – Einschläg. Eponyme s. u. dem Autorennamen!

Morbus caeruleus: »Blausucht« als Sammelbegr. für die angeb. Herzfehler mit generalisierter, unter Belastung zunehmender Zyanose (»blue baby«) bei venös-arteriellem Kurzschluß (z. B. FALLOT* Tetralogie, Transposition der großen Arterien, Truncus arteriosus comm., singulärem Ventrikel, Fehleinmündung der Lungenvenen, EBSTEIN* Anomalie, a.-v. Lungenfistel, IVEMARK* Syndrom). Klin.: Trommelschlegelfinger u. -zehen, Uhrglasnägel, Hockstellung, körperl. Retardierung, Synkopen durch zerebrale Hypoxämie, kompensator. Polyglobulie, Hb-Vermehrung, hoher Hämatokritwert.

Morbus haemolyticus neonatorum, hämolyt. Fetose, PFANNENSTIEL* Syndrom: »fetale Erythroblastose« mit beschleunigtem Ery-Abbau durch mütterl. Iso-AK infolge Rh- oder AB0-Inkompatibilität (je ca. 5%) zwischen Mutter u. Kind, d. h. bei Rh-Kindern von rh-Müttern bzw. A- oder B-Kindern von 0-Müttern. Pathogenese: Sensibilisierung der Mutter durch fetale Ery, Übertritt inkompletter AK (IgG) auf den Fetus, wobei AK des Rh- u. Kell-Systems nur mit fetalen Ery, Anti-AB auch mit extraerythrozytären A- u. B-Rezeptoren reagieren (leichterer Verlauf); Iso-AK wirken als Opsonine (v. a. bei Rh-) oder Hämolysine (v. a. bei AB0-Erythroblastose). Rh-Fälle im allg. nur aus 2. oder folgender Schwangerschaft, AB0-Fälle evtl. schon aus der 1. (Einfluß extraerythrozytärer AG). Kardinalsympte.: Anämie (10%), Icterus gravis (85%), Hydrops univers. (5%), bes. bei Rh-Erythroblastose ferner Hepato-Splenomegalie, Retikulozytose, Erythroblasthämie (< 400 000/mm³), Leukozytose, (< 50 000/mm³), evtl. Thrombozytopenie, Hypoproteinämie; extramedulläre Erythropoese (auch Plazenta), abnorme Eisenablagerungen. Diagnose pränatal: Nachweis mütterl. irregulärer IgG-AK (ab 22. Wo.), indir. COOMBS* Test, wiederholte spektrophotometrische Fruchtwasseruntersuchung; postpartal: Nachweis Ery-gebundener Rh-AK mit dir. COOMBS* Test u. von IgG mit AB-Gammatest, Bestg. der – erniedrigten – Azetylcholinesterase im Neugeb.-Ery; s. a. LILEY* Schema. – Ther.: Austauschtransfusion (bei pos. COOMBS* Test), evtl. pränatale fetale Transfusion. – Prognose je nach Schwere der Erkr. u. Zeitpunkt u. Intensität der Ther., Gefahr der Bilirubinenzephalopathie; bei Rh-Erythroblastose ca. 8% Aborte u. 6% Totgeburten. – Prophylaxe: nach Rh-inkompatibler Schwangerschaft Anti-D-Gammaglobulin unter Kontrolle der fetalen Ery im mütterl. Blut.

Morbus haemorrhagicus neonatorum: (SALOMONSEN) Anpassungsstörung der Blutgerinnung bei ca. 3% der Neugeborenen unter dem Einfluß aller mit der Geburt zusammenhängenden Faktoren (Geburtstrauma, O_2-Mangel, Leberinsuffizienz etc.): nach unauffäll. Intervall (24–36 Std.) Verminderung von Prothrombin, Fibrinogen u. Faktoren VII, IX u. X, Thrombozytopenie; klin.: Haut-Schleimhautblutgn. (Konjunktiven), Kephalhämatom, Melaena (mit oder ohne Hämatinerbrechen), evtl. Nabel-, Vaginal-, Hirn-, Lungen-, Leber-, NNR-Blutung. Bes. disponiert Frühgeborene u. schwere Neugeb. mit protrahierter Geburt, ferner bei Blutgruppeninkompatibilität, Eklampsie.

Morcellement: op. Zerstückelung eines in toto schwer exstirpierbaren Organs, Tumors, toten Feten.

Morel* (BENOIT AUGUSTIN M., 1809–1873, Psychiater, Paris, Saint-You/Seine) **Ohr**: Ohrmuschel mit vergrößertem oberem Abschnitt als Degenerationszeichen. – **M.*-Kraepelin* Krankh.**: ⁄ Schizophrenie; s. a. Dementia praecox.

Morel=Lavallée* Krankheit: (1911) / Kentomanie.

Morel*-(Morgagni*) Syndrom: (FERDINAND M., 1888–1957, Psychiater, Genf; GIOVANNI BATT. M.): / Hyperostosis frontalis int. (insbes. deren **M.* Typ** mit Adipositas, Kopfschmerzen, nervösen Beschwerden u. Neigung zu Geistesstörungen).

Morelli* Probe: DD von Exsudat u. Transsudat anhand eines geleeart. Gerinnsels bzw. einer Flockung, die sich in Sublimat-Lsg. nach Zusetzen einiger Tr. der Probe bildet.

Moreno* Operation: (1956) Ersatzmagen durch Interposition einer zu einem »Pouch« (= Beutel) vereinigten Jejunumschlinge.

Morestin* (HIPPOLYTE M., 1869–1919, Chirurg, Paris) **Operation**: Kniegelenksresektion (z. B. bei Tbk) durch Oberschenkelkondylen u. Schienbeinkopf, mit Gesamtverkürzung um 3–4 cm. – **M.*-Souligoux* Dränage**: peritoneale Spüldränage bei akuter Peritonitis. – Von M.* ferner angegeben: Plastik bei Narbenkontraktur der Fingerbeugeseite, Radikal-Op. bei Gleithernie (M*-BROWN* Op.), λ-förm. Schnitt für Hals-Op.

Moretti* Reaktion: Typhusreaktion im Probandenharn, der mit kristall. Ammoniumsulfat versetzt, nach 15 Min. filtriert u. verdünnt wird; nach Zusatz von 2 ml 10%ig. NaOH u. 1 Tr. 5%ig. Jodtinktur u. Schütteln goldgelbe Verfärbung.

Morgagni* (GIOVANNI BATTISTA M., 1682–1771, Anatom, Padua) **Anhang**: / Appendix testis. – **M.* Buchten**: / Sinus anales. – **M.* Falte**: / Frenulum valvae ileocaecalis. – **M.* Foramen**: 1) / For. caecum linguae. – 2) / Trigonum sternocostale (des Zwerchfells). – **M.* Fossa, Grube**: / Fossa navicularis urethrae. – **M.* Hernie**: (1770) Zwerchfellhernie im Trigonum sternocostale (»M.* Foramen«). – **M.* Hydatide**: / Appendix testis. – **M.* Karunkel**: / Isthmus prostatae. – **M.* Katarakt**: / Cataracta senilis hypermatura. – **M.* Knötchen**: kleine fibröse Knötchen im freien Rand der Herzklappensegel. – **M.* Knorpel**: / Cartilago cuneiformis. – **M.* Knoten**: / Bulbus olfactorius. – **M.* Krankheit**: 1) ADAMS*-STOKES* Komplex durch Hirndruck bei Tumor u. Meningitis. – 2) M.*-ROKITANSKY* Kr.: / Pyeloureteritis cystica. – **M.* Krypten**: / Sinus anales. – **M.* Lakunen**: / Lacunae urethrales. – **M.* Liquor**: weißl. Flüssigkeit in der Linsenkapsel bei Cataracta hypermatura. – **M.* Muschel**: / Concau nasalis sup. bzw. suprema. – **M.* Muskel**: Musculus sacrococcygeus ventr. – **M* Papillen** oder **Säulen**: / Columnae anales. – **M.* Prolaps**: vom M.* Ventrikel ausgehende Laryngozele. – **M.* Sinus**: 1) / Lacunae urethrales. – 2) Sinus max. aortae, die erweiterte Basis der Aorta ascendens. – 3) **M.* Tasche, Ventrikel** / Ventriculus laryngis. – **M.* Syndrom**: 1) M.*-MOREL*-STEWART* Sy.: / Hyperostosis cranialis interna. – 2) M.*-Turner Sy.: / ULLRICH*-TURNER* Sy. (1). – **M.* Trias**: Hyperostosis front. int., Adipositas u. Virilismus (Hirsutismus) als die 3 Kardinalsympte. der Hyperostosis cran. int. – **M.* Zysten**: s. u. Polyureteritis cystica.

Morgan* (THOMAS HUNT M., 1866–1945, Biologe, Pasadena/Cal.; 1933 Nobelpreis für Medizin) **Einheit**: auf einem Chromosom der Abstand zweier Gene, zwischen denen ein Crossover mit der Häufigkeit 1% stattfindet. – **M.* Vererbungstheorie**: erweiterte MENDEL* Lehre mit präzisiertem Gen-Begriff u. Einbeziehung von Koppelung u. Austausch (lineare Anordnung, best. Reihenfolge u. Abstand der Gene in den Koppelungsgruppen etc.).

(de) Morgan* Flecken (CAMPBELL DE M., 1811–1876, Chirurg, London): / Angioma senile (1).

Morgan*-Milligan* Methode: (N. C. Mo. 1937) Exstirpation eines – zuvor präparierten – Hämorrhoidenkonvoluts mit Ligatur u. Transfixation des Stieles.

Morganella: (HARRY DE RIEMER=MORGAN 1906) / Proteus morganii.

Morgen|lähmung: ohne Prodromalerscheinungen während der Nacht eintretende Lähmung, v. a. bei Poliomyelitis acuta. – **M.sternform**: hämat / Stechapfelform. – hepat / Abb. »Gallenkonkremente«.

Morgen|temperatur: die am Ruhenden unmittelbar nach dem Erwachen gemessene Körpertemp. (als physiol. Tagesminimum). Gilt als pathol., wenn regelmäßig höher als die Abendtemp. (= Typus inversus, z. B. bei aktiver Tbk). – s. a. Basaltemperatur. – **M.urin**: unmittelbar nach dem Erwachen (spontan) entleerter Harn. Spezif. Gew. gilt als rel. zuverläss. Kriterium der Nierenfunktion; wegen ggf. reichl. Beimischung von Blut, Zylindern, Keimen etc. für qual. Untersuchung des Urogenitaltrakts bes. geeignet.

Mori*-Baldwin* Plastik: s. u. Dünndarmscheide.

Moria: psych »Witzelsucht« mit expansiv-jovialem Verhalten (v. a. Wortwitze, Wortspiele, witzige Klangassoziationen); psychopatholog. Phänomen v. a. bei umschrieb. Stirnhirnschädigung (Tumor, Verletzung, Orbitalhirnsyndrom etc.).

Morian* Spalte: schräge / Gesichtsspalte.

moribund(us): (lat.) sterbenskrank, sterbend.

Moricard* Färbung: histol Endometrium-Färbung (Biopsiematerial) mit Hämatoxylin-Eisenchlorid u. Pikrinhochrot (Kerne schwarz, Zellplasma gelb, Retikulumfasern leuchtend rot).

Morin: 3,5,7,2,4'-Pentahydroxyflavon; natürl. Farbstoff aus Gelbholz, u. a. für Ca.-Nachweis in Gewebeschnitten (starke gräulichweiße Fluoreszenz).

Morioplastik: chir rekonstruktive Form- oder Funktionsplastik nach Teilverlust.

Morison* (JAMES RUTHERFORD M., 1853–1939, engl. Chirurg) **Methode**: bei infizierten Wunden mechan. Reinigung, Aufträufeln von Alkohol, dünnschicht. Abdecken mit Wismut-Jodoform-Paraffin-Paste, Wundnaht ohne Dränage. – **M.* Raum**: Peritonealraum zwischen Unterrand der Leber u. Außenseite der re. Niere. – **M.* Schnitt**: schräger re. Unterbauchschnitt bei Appendektomie, mit Durchtrennung des M. obliquus ext. in Faserrichtung u. der Mm. obl. int. u. transversus in gleicher Ebene. – **M.*-Drummond* Operation**: s. u. TALMA*-DRUMMOND*. – **M.*-Terrier* Op.**: intraperitoneale Omentopexie.

Morita* Therapie (SCHOMA M., 1874–1938, Psychiater, Tokio): (1919) psychotherapeut. Training (mit Beziehungen zum Zen-Buddhismus) bei Neurasthenie: für 1 Wo. strenge Trennung von Fam. u. Freunden u. völl. Isolierung im dunklen Zimmer, danach 40–60 Tg. leichte Beschäftigungs- u. Arbeitsther., nach Umwandlung der psych. Haltung ambulante Gruppentherapie.

Moritz* Probe

Moritz* (FRIEDRICH M., 1861–1938, Internist, Köln) **Probe**: (1886) Unterscheidung des Exsudats vom Transsudat anhand einer deutl. Trübung nach Zusetzen von 1–2 Tr. 5%ig. Essigsäure; vgl. RIVALTA* Probe. – **M.* Viereck**: *kard* das »schräge Herzrechteck« im a.-p. Rö.bild (↑ Herzmaße). – M.* hat bereits 1900 die ↑ Orthodiagraphie angegeben.

Morning|-after pill: *gyn* »Pille danach« (s. u. Ovulationshemmer). – **M.-Glory-Syndrom**: (P. KINDLER 1969) einseit. Anomalie des Sehnervs, wobei die vergrößerte u. trichterförmig exkavierte rötl. Papille in der Mitte weißlich verfäbt u. von einem grauen chorioretinalen Pigmentsaum umgeben ist (ähnl. der gleichnam. amerikan. Trichterwinde); angrenzende Netzhautgefäße vermehrt geschlängelt; Sehschärfe mittelgradig herabgesetzt.

Moro* (ERNST M., 1874–1971, Pädiater, Heidelberg) **Brei**: 1) ↑ Buttermehlbrei. – 2) (1908) mit Fleischbrühe hergestellter Karottenbrei; bei Säuglingsenteritis. – Mit gleicher Indikation **M.* Karottensuppe** (ca. 19 Kal./100 ml) u. ↑ Karotten-Schleimdiät; s. a. HEISLER*-M.* Diät. – **M.* Krankheit**: ↑ Dermatitis seborrhoides infantum. – **M.* Milch**: ↑ Butter-Mehlbrei. – **M.* Probe**: beim Kleinkind Einreiben (ca. 1 Min.) einer Tuberkulinsalbe in ein gut pfennigstückgroßes, mit Äther entfettetes Hautareal (meist über dem Sternum); pos. Reaktion (nach ca. 48 Std. rote, lichenoide, ca. stecknadelkopfgroße Papeln oder bläschenförm. Effloreszenzen) beim Tbk-Infizierten u. Tbk-Schutzgeimpften (weniger sicher als die MENDEL*-MANTOUX* Probe). – **M.* Reflex**, Startling-Phänomen: (1918) durch Erschütterung der Unterlage oder Fallenlassen des leicht angehobenen Oberkörpers (Vestibularisreizung) ausgelöste Abduktion der gestreckten Arme mit Fingerspreizen, Öffnen des Mundes, anschließend Adduktion der gebeugten Arme mit Faust- u. Mundschluß (= Phase 2) als physiol. »Schreckreflex« des Neugeb. u. jungen Säuglings. Fehlen oder Asymmetrie oder Überdauern ins 2. Halbjahr deutet auf Zerebralschaden hin.

Moroney* Operation: 1) (1951) Ersatzmagen durch bilat. ausgeschaltetes isoperistalt. Querkolonsegment (ca. 25 cm), mit Kolosegmento-Ösophago- (nach oralem Blindverschluß der Schaltschlinge) u. -Duodenostomie. – 2) (1953) anisoperistalt., terminoterm. Interposition eines bilat. ausgeschalteten Querkolonsegments (ca. 15 cm) zwischen Magenquerschnitt u. Duodenalstumpf nach subtotaler dist. Magenresektion.

Moronität: Schwachsinn mit dem Intelligenzgrad eines 8- bis 12jähr. – **moros**: mürrisch, verdrießlich.

Moroxydinum *WHO*: 1-(Morpholin-4-karboximidoyl)-guanidin; Virustatikum.

Morphaea, Morph(o)ea: 1) zirkumskripte Sklerodermie; z. B. **M. bullosa** (mit temporärer Blasenbildung, meist zu Beginn eines neuen Schubes), **M. guttata** (»kartenblattähnl.«), **M. linearis** (↑ Sklerodermie en bandes), **M. nigra** (mit – follikulärer – Pigmentierung, solitär oder multipel, bis zu melanodermieart. Herden). – 2) **M. leprosa**: Morphaea-ähnl. makulöse Herde der tuberkuloiden Lepra, oft entfärbt (= **M. alba**) u. anästhetisch.

Morphe: (griech.) Form, Gestalt, Aussehen; *derm* ↑ Effloreszenz.

Morphin, Morphi(n)um, Mo: (1804 von SERTÜRNER isoliert, 1946 von GREWE synthetisiert) wichtigstes Opiumalkaloid (Strukturformel s. u. Betäubungsmittel); in Form der Salze (↑ Morphium hydrochloricum) stark wirkendes Analgetikum u. Narkotikum; suchterregend (↑ Morphinismus), toxisch (↑ M.vergiftung, s. a. M.-Antagonisten). Nachweis z. B. mit FRÖHDE* Reagens, quant. Bestg. n. HELFENBERGER u. MANNICH. – **M.-äthyläther-hydrochlorid**: ↑ Aethylmorphinum hydrochloricum. – **M.aminoxid**: Morphin-N-oxid; schwächer wirksam als Morphin (BTM). – **M.-Antagonisten**: der Morphinwirkung entgegenwirkende Derivate des **Morphinan** (vom Morphin-Ringsystem abgeleitetes tetrazykl. Gerüst), v. a. Levallorphan u. N-Allylnormorphin (↑ Nalorphin), ferner Aminophenazole (z. B. Daptazol = 2,4-Diamino-5-phenylthiazol). Anw. als Antidot bei M.vergiftung; die Allyl-Verbindungen können bei M.süchtigen Entzugserscheinungen auslösen (Suchtdiagnose). – s. a. Endorphine. – **M.-Ersatzmittel**: vom Morphin z. T. abgeleitete synthet. Medikamente mit ähnl. schmerz- oder hustenstillender Wirkung (»Morphinomimetika«), z. B. die Narkoanalgetika Levamethadon, Cetobemidon, Levorphanol, Pethidin; im allg. BTM, d. h. ebenso suchterzeugend u. mit Morphinismus-ähnl. Folgeerscheinungen (s. a. Betäubungsmittel [2]). – **M.exanthem**: durch Morphin(derivat) ausgelöstes Arzneimittelexanthem, meist morbilli- oder skarlatiniform, aber auch als Lichen ruber planus oder Erythema exsudativum multiforme bzw. nodosum.

Morphinismus, Morphinomanie: sücht. Verlangen nach Morphin (oder analogem BTM); Prototyp einer Sucht, da euphorisierende Wirkung gesucht wird u. rel. rasch Gewöhnung, phys. u. psych. Abhängigkeit sowie Notwendigkeit der Dosissteigerung eintreten. Nach initialer Anregung u. Leistungssteigerung (Max. nach ca. 30 Min.) Willensschwäche u. Verflachung des Vorstellungsverlaufes; bei längerem Abusus (chron. Mo.vergiftung) allg. körperl. u. geist. Verfall, Appetitlosigkeit, Gewichtsabnahme, Darmstörungen (meist Obstipation), Miosis, Potenzschwäche. Meldepflichtig; Entziehungskur mehrmonatig in geschlossener Anstalt, im allg. mit sofort. vollständ. Absetzen des Suchtmittels (u. U. lebensbedrohl. Kollaps!); Entzugserscheinungen (Unruhe, Erregung, Erbrechen, Durchfälle, Schlaflosigkeit, Depressionen) können durch Schlafther. (u. Mo-Antagonisten) gemildert werden; Rückfallquote rel. groß. – vgl. Morphinvergiftung (akute).

Morphin-3-methyläther: ↑ Codeinum.

Morphinomimetika: ↑ Morphin-Ersatzmittel.

Morphinum hydrochloricum, M. muriaticum (»MM«): weißes, lichtempfindl. (Gelbfärbung) Pulver (früher würfelförmig), wichtigstes Mo-Salz als Analgetikum u. Narkotikum (oral, rektal, parenteral) bei schweren Schmerzzuständen, in Kombination mit Skopolamin für Dämmerschlaf (bei Entbindung, Schädeltrepanation etc.); ED 10–30 mg, für Kinder im 5.–6. Mon. 0,3–0,4 mg, 6.–12. Mon. 0,4–0,5 mg, 2. Lj. 0,75 mg, 3. Lj. 1 mg (später mg entspr. der Zahl der Lj. minus 2–3); max. TD 0,1 g. Unterliegt der Betäubungsmittelverordnung. – Mit gleicher Indikation u. Dosierung auch Mo.sulfat (v. a. in USA u. England). – **Morphinum methylatum**: ↑ Codeinum.

Morphin|rezeptoren: s. u. Endorphine. – **M.vergiftung**: akute Intoxikation durch größere Dosis (0,05–0,2 g; DL_{50} bei ca. 0,3 g); Sympte.: Miosis, Erbrechen, Kopfschmerzen, Gesichtsrötung, Somnolenz, Harn- u. Stuhlverhaltung, unregelmäß. u. flache Atmung; später Zyanose, Kreislaufkollaps, Koma mit Areflexie; evtl. Tod durch Atemlähmung. Ther.: Wachhalten, respirator. Reanimation, M.-Antagonisten, evtl. Weckamine, Kreislaufmittel, Analeptika, ggf. Magenspülung (Kaliumpermanganat, Jodtinktur) bzw. Umspritzen der Inj.stelle mit Adrenalin. Meldepflichtig! – Chron. Form: ↑ Morphinismus.

Morphium: ↑ Morphin.

Morphoea: Morphaea.

Morpho|genese: *embryol* Gestaltentwicklung von Geweben, Organen u. Organismen. – **M.gnosie**: Formerkennen durch den Tastsinn. – **M.logie**: Lehre von Bau u. Gestalt der Lebewesen u. ihrer Organe (einschl. Entwicklungsgeschichte). – **m.logisch**: die Form u. Struktur (»Morphe«) betreffend, gestaltlich.

Morphopo(i)ese: *virol* der Zusammenbau der Viruspartikeln in der infizierten Zelle.

Morph|opsie: komplexe opt. Halluzination (meist farb.) mit Makro- oder Mikropsie von Gegenständen, unbewegl. Tieren oder Menschen (die nie sprechen). Vork. zus. mit Photopsie fast nur bei Hinterhaupt-, ohne Photopsien bei Schläfenlappenläsion, v. a. der dominanten Seite. – vgl. Heteromorphopsie.

Morphose: durch äuß. Einflüsse bedingte Umgestaltung in einem Organismus, meist im Rahmen der bestehenden Entwicklungspotenzen (= Modifikation), z. B. als Bio- (durch Parasiten etc.), Chemo-, Photomorphose.

Morquio* (LOUIS 1867–1935, Pädiater, Montevideo) **Syndrom**, spondyloepiphysäre Dysplasie: (1929) rezessiv-erbl. enchondrale Dysostose auf der Basis einer Mukopolysaccharidose (Abbaustörung von Keratansulfat), mit Verzerrung der Knochenmetaphysen u. hochgrad. Deformierung von WS u. Brustkorb, dadurch Verunstaltung u. Minder- bis Zwergwuchs (meist < 115 cm); ferner Hornhauttrübungen, Keratosulfaturie, Hyperelastizität der Gelenke, rel. lange Extremitäten (»WS-Zwerg«), Schädel o.B.; Intelligenz (u. Geschlechtsreifung) meist normal; evtl. Querschnittslähmung durch RM-Kompression (meist atlanto-okzipit.). – Sondertypen n. ↑ HÄSSLER (häufigste Form), ↑ BARTENWERFER (mongoloide Züge) u. ↑ CATEL-HEMPEL (mimikloses Schnauzengesicht); ferner das ↑ SILFVERSKIÖLD* Syndrom.– **M.* Zeichen**: Widerstand des Poliomyelitis-Kranken gegen pass. Aufsetzen bei gestreckten Knien.

Morris* Index: (1964) im EKG das Produkt aus P-Höhe in V_1 u. Dauer der Terminalphase (in Sek.); Werte > 0,03 hochsignifikant für Linksherzinsuffizienz.

Morris* Punkt (ROBERT TUTTLE M., 1857–1945, Chirurg, New York): Appendizitis-Druckschmerzpunkt (↑ dort. Abb.) ca. 4 cm lat.-distal des Nabels auf der Verbindungslinie zur re. Spina iliaca ant. sup.

Morris* Syndrom: testikuläre ↑ Feminisierung. – **M.*-Scully* Tumor**: ↑ Gonadoblastom.

Morrison* Test: *hepat* s. u. HOYT*-MORRISON*.

Morrow*-Brooke* Syndrom: ↑ Keratosis follicularis contagiosa.

Mors: (lat.) der Tod; z. B. **M. putativa** (»Scheintod«), **M. thymica** (»Thymustod«); sowie die **M. subita infantum**: der – nicht allzu seltene – unerwartete plötzl. Tod (scheinbar) völlig gesunder Säuglinge u. Kleinkinder, häufig während des Schlafes (↑ »Crib death«). Außer Folge von – unerkannten – Infekten, Myokarditiden, Herzmißbildungen, Toxikosen etc. als sogen. Ekzemtod sowie als »echter Reflextod« (DE RUDDER) meist unklärbarer Ätiogenese, z. T. ausgelöst durch harmlose Eingriffe wie Racheninspektion, elektr. Prüfung, Inj. etc., u. a. zurückgeführt auf Status thymolymphaticus (»Thymustod«; obsolet), Herztetanie, Mg-Mangel, NNR-Versagen (bei vielfält. Streß).

Morsezeichen-Phänomen: *ophth* s. u. Ringskotom.

Morsier* Syndrom: ↑ olfaktogenitales Syndrom.

morsitans: (lat.) beißend, stechend.

Morsus diaboli: *anat* »Teufelsbiß«, histor. Bez. für den Fimbrientrichter des Eileiters.

Mortalität: ↑ Sterblichkeit; *statist* Sterbeziffer: die Verminderung der Bevölkerungszahl durch Tod (vgl. Letalität), i. e. S. (»Sterberate«) die %-Zahl der Todesfälle im best. Zeitraum, bezogen auf Gesamtbevölkerung oder Bevölkerungsteile. – Die **Mortalitäts-**

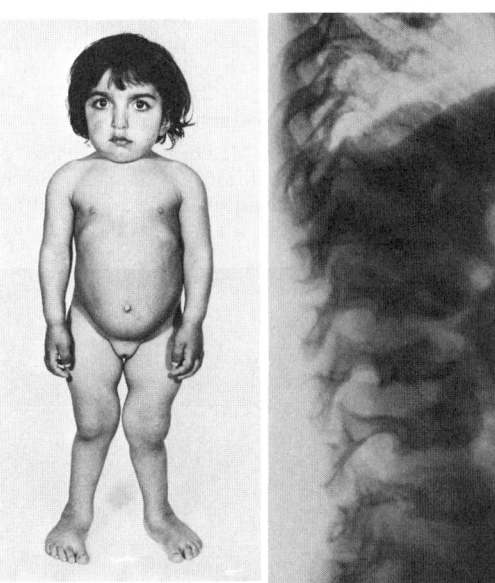

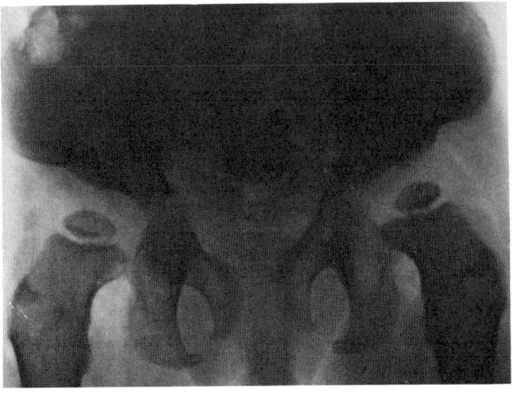

Morquio* Syndrom (4 J.); disproportionierter Minderwuchs mit Genu valgum u. charakterist. Veränderungen an WS u. Becken.

statistik (als Teil der Bevölkerungs- bzw. Medizinalstatistik) befaßt sich mit den Gesetzmäßigkeiten der Sterbefälle, indem diese nach Alter, Geschlecht, berufl. etc. Gruppen u. nach Todesursachen gegliedert werden.

Mortensen* Syndrom, hyperthrombozytäre Myelose: (1934) essentielle hämorrhag. Thrombozythämie (thrombozytäre Variante des VAQUEZ*-OSLER* Syndroms? maligne Osteomyelosklerose?) mit hämorrhag. Diathese, Splenomegalie, Thrombosen (auch in Milzvene u. Pfortader), Polyglobulie (in ca. 20%; Ery bis 6 Mio, Hb bis 18g), Leukozytose (20.–25.000), hochgrad. Thrombozytose (1–6 Mio), KM-Hyperplasie, oft Megakaryozytose; Manifestation nach dem 50. Lj.; u. U. Ausgang in akute Myeloblastenleukämie.

Mortificatio: (lat.) Tötung, *histol* Nekrose.

Morton* Augenspiegel: elektr. Handaugenspiegel mit drehbarer Anordnung von Plus- u. Minusgläsern (»**M.* Scheibe**«, zur Scharfeinstellung).

Morton* Syndrom: 1) (THOMAS GEORGE M., 1835–1903, Chirurg, Philadelphia); **M.* Neuralgie**: (1876) paroxysmale Schmerzen in distal. Metatarsalia (IV, seltener III oder II), stets unilat. u. in bd. Nachbarzehen ausstrahlend; auch durch plantarseit. Druck auslösbar. Ät.path.: mechan. Irritation der Plantarnerven bei Senk-Spreizfuß; meist spindelförm. Auftreibung des Nervs (ischämisch bedingte Fibrose infolge prim. Gefäßdegeneration). – 2) (DUDLEY J. M.) »Pes atavicus« (s. u. Metatarsus primus brevis).

Morula: (lat. = kleine Maulbeere) 1) *embryol* bei vielzell. Tieren der durch totale / Furchung der befruchteten Eizelle entstandene Zellkomplex mit höcker. Oberfläche (/ Abb.; s. a. Abb. »Blastozyste«). –

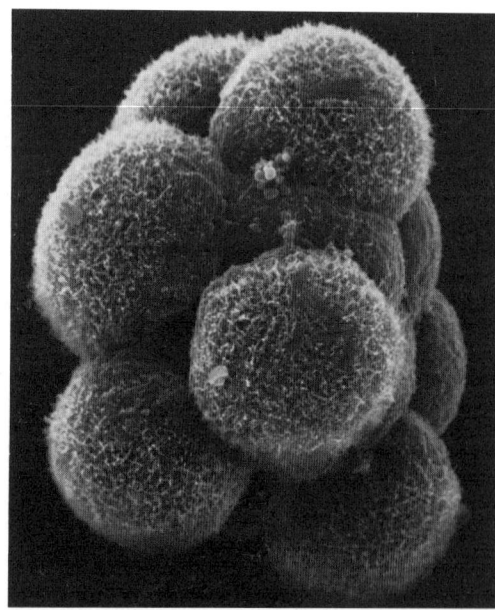

Frühes **Morula**-Stadium (Maus, 1.450fach).

M. vesicularis: / Blastula, Blastozyte. – 2) *trop* / Gänseblümchenform der Malariaparasiten. – 3) Morula(r)zelle: *hämat* / MOTT* Zelle.

Morulit: großer Nukleolus im bläschenförm. Zellkern von Protozoen.

Moruzzi* Zentrum (GUISEPPE M., geb. 1910, ital. Neurophysiologe): / MAGOUN* Zentrum.

Morvan* Syndrom (AUGUSTIN MARIE M., 1819–1897, französ. Arzt): 1) **M.* Chorea**, Myokymie(-Syndrom): (1890) schleichend beginnende Sonderform der Myoklonie mit Muskelschwäche u. -schlaffheit, diffusen Schmerzen, Krampfattacken, später fibrillären Muskelzuckungen (v. a. Oberschenkel u. Waden); überlagert von charakterist. psych. (v.a. Ängstlichkeit, Depression, Hypochondrie) u. vegetat. Störungen (Schweißausbrüche, Erytheme, Tachykardie, Hypertonie etc.). Wahrsch. tox. Spätschaden nach Bruzellose, Puerperalfieber, Rheuma, Go, Goldther. u. a.; evtl. hypothalam. Prozeß, tox. Myelitis. – 2) **M.* Gangrän**: (1883) multilierende Form der Syringomyelie (?), mit schweren dystroph.-entzündl. Prozessen an Armen u. Händen (Malum perforans, schmerzlose Panaritien, Knochenbrüchigkeit) bis zur Abstoßung einzelner Finger(glieder).

Mosaik: *biol* Organismus, der infolge somatischer Mutationen während der Entwicklung Gewebe verschied. Idiotyps enthält (= **genet. M.** = Variegation) bzw. der infolge Änderung inn. oder äuß. Bedingungen alternative Phänotypen einer Eigenschaft ausbildet (= **phänotyp. M.**, z. B. best. Hermaphroditismus-Typen). – vgl. Chimäre, Gynandromorphie.

Mosaik|pilze: *derm* Jargon für hyphenähnl. Schlieren (wasserunlösl. Fettsäuren) in Hautschuppen als Artefakte nach Einwirkg. von Kalilauge. – **M.syndrome (Curtius*)**: Sammelbegr. für zufäll. Symptomenkombinationen. – **M.struktur**: *röntg* charakterist. Knochenbild beim JAFFÉ*-LICHTENSTEIN* Syndrom. – **M.warzen**: an Handteller u. Fußsohle dicht aggregierte vulgäre Warzen mit abgeschliffener Oberfläche.

Mosatil®-Test: diagnost. Pb-Mobilisierung durch i.v. Gaben von je 1,2 g Natrium-calcium-edetat an 3 Tg.; bei chron. Bleivergiftung signifikante Pb-Ausscheidung im Harn u. Absinken des Blutspiegels.

Moschatin: / Eledoisin.

Moschcowitz*: s. a. MOSZKOWICZ*. – **M.* (-Singer*-Symmers*) Krankheit, Syndrom** (ELI M., 1879–1964, Arzt, New York), thrombot. Mikroangiopathie: (1925) nach uncharakterist. Prodromalerscheinungen akut einsetzende thrombot.-thrombozytopen. Purpura (v. a. Nase, Zahnfleisch, Magen-Darm, Genitale, Haut, Retina), mit hämolyt. Anämie, flücht. neurol. u. psych. Störungen (v. a. Benommenheit, Hemiplegie, Aphasie, Krämpfe), Fieber, renaler Insuffizienz (Erythrozyt-, Zylindrurie), leichtem hämolyt. Ikterus; BKS stark beschleunigt; histol.: hyaline Thromben in Arteriolen aller Organe (im Gehirn v. a. graue Substanz), eosinophile Massen zwischen Intima u. Media (immunovaskuläre Wandschädigung?). Maligner Verlauf.

Moseley* Syndrom: (1961) Osteoporose an Extremitäten (v. a. Verschmälerung der Handwurzel-Kortikalis) u. Schädel (Verdickung der Kalotte mit Verbreiterung der Diploe u. radiärer Strukturierung der Tabula int.) bei Eisenmangelanämie des Säuglings, kongenit. Herzfehler, Polycythaemia vera.

Moser* Test: Beurteilung einer Claudicatio intermittens anhand der Zahl der Zehenstände bis zum Auftreten hypoxischer Muskelschmerzen.

Mosetig* (ALBERT RITTER VON M.=MOORHOF, 1838–1907, Chirurg, Wien) **Batist**: wasserdichter

Verbandstoff aus feinem Baumwollgewebe mit Zellwollbeimischung, bds. überzogen mit vulkanisiertem Kautschuk. – **M.* Fistel**: lat. Kotfistel (einläuf. Anus praeter) nach kontinuitätserhaltendem Verschluß des abführenden Schenkels, der dicht unterhalb der späteren Fistelöffnung abgeschnürt u. mehrschichtig übernäht wird. – **M.* Plombe**: sterile Masse aus Jodoform, Walrat u. Sesamöl zur Plombierung von Knochenkavernen.

Moshel* Operation: (1958) modifiz. Pyloroplastik (HEINECKE-MIKULICZ) nach Exzision eines Vorderwandulkus im Pylorus-Bulbusbereich, mit Y-förm. Duodenotomie u. U-förm. Gastroduodenostomie.

Mosher* Operation (HARRIS PEYTON M., 1867–1954, Rhinologe, Cambridge/Mass.): transorbitale Trepanation der Stirnhöhle mit breiter Verbindung zur Nasenhöhle bei chron. eitr. Sinusitis. – Von M.* auch ein Intubationsrohr angegeben.

Moskaufieber: murines Fleckfieber in Mittelrußland.

Moskito: Sammelbez. für stechende Dipteren (Stechmücken) v. a. der Gattung Culicidae. – **M.fieber**: durch Stechmücken übertragene fieberhafte Krankh., i. e. S. das ↑ Pappatacifieber. – **M.klemme**: *chir* ↑ HALSTED* Klemme.

Moskowskij* Zeichen: rel. Mydriasis rechts bei akuter Appendizitis oder Cholezystitis.

Mosquera* Syndrom: *rhinol* ↑ SLUDER* Syndrom.

Mosse* Syndrom (MAX M., geb. 1873, Internist, Berlin): (1907) Polycythaemia rubra vera mit Milztumor, Urobilinikterus u. Leberzirrhose. Wahrsch. Extremvariante.

Mossman-Fieber: in Nordqueensland nur bei Zuckerrohrerntearbeitern vork. atyp. 2-3-Tage-Fieber mit makropapulärem Exanthem u. Achsellymphknotenschwellung; Ätiol. unbekannt (Leptospirose? Tsutsugamushi-Rickettsiose? Filariose?).

Moszkowicz*: s. a. MOSCHCOWITZ*. – **M.*** (LUDWIG M., geb. 1873, Chirurg, Wien) **Kollateralzeichen**: trotz Abklemmung der Hauptarterie einsetzende reaktive Hyperämie an einer für mind. 2 Min. blutleer gemachten Extremität nach Lösen der Blutsperre als Beweis für ausreichenden Kollateralkreislauf. – **M.* Operation**: 1) bei Beinvarikose tiefe Ligierung der V. saphena magna, Resektion eines ca. 4 cm langen Segments u. Inj. eines Verödungsmittels in den dist. Abschnitt. – 2) bei kompletter extrasphinktärer Mastdarmfistel deren Exstirpation (äuß. zirkuläre Umschneidung) u. Deckung der inn. Fistelöffnung mit gestieltem Schleimhautlappen. – 3) Blindverschluß eines quer durchtrennten Darmschenkels durch Einstülpen der in situ verbleibenden Quetschklemme u. Übernähen mit LEMBERT* Naht). – 4) s. u. ESSER* Plastik (4).

Mothe* Methode (W. M., 19. Jh., Wundarzt, Lyon): kombin. Extensions-Elevationsmethode zur Reposition der typ. (kaud.-ventr.) Schulterluxation: Zug am abduzierten, dann vertikal erhobenen Arm unter Innenrotation (Arzt erhöht hinter dem Pat. stehend; Schulter durch Hilfsperson oder Fuß des Arztes fixiert), Einschieben des Humeruskopfes in die Gelenkpfanne von der Axilla aus (durch Assistenten).

Motilin: (BROWN 1971) aus Duodenalschleimhaut isoliertes Hormon (auch in Plasma nachweisbar); Hemmfaktor für die Magenentleerung?

Motilität: Beweglichkeit, Bewegungsvermögen; i. e. S. die subkortikal, spinal-reflektorisch u. vegetativ gesteuerten unwillkürl. Bewegungsvorgänge (im Ggs. zur willkürl. Motorik). – Als **Motilitätsprobe** wird aber nicht nur die Prüfung der Bewegungsfunktion von Magen (n. EWALD), Gallenblase (»Kontraktionsprobe«) u. Darm (z. B. intraop. durch Applikation körperwarmer NaCl-Lsg.) bezeichnet, sondern auch die der Muskelleistung (einschl. komplexer Bewegungsabläufe) zwecks Erfassung motorischer Ausfälle u. Schwächen (s. a. Bewegungsstörung, Dyskinesie, Hyperkinesie).

Motilitätspsychose: der Katatonie ähnl., atyp., biphas.-zykloide Psychose mit Störung des Bewegungsantriebes (v. a. Reaktivbewegungen; s. u. hyper- u. akinetisch) u. starker Neigung zu Periodizität.

Motivation: *psych* Beweggründe des Handelns, das Gesamt seel.-dynamischer Faktoren, die das augenblickl. Verhalten bestimmen.

Motoneuron: funktioneller Begr. für die motor. Nervenzelle im Vorderhorn des RM (bzw. im Hirnstamm) u. ihren Neuriten zum Skelettmuskel (= α-M.; s. a. motor. Einheit) bzw. zur Muskelspindel (= γ-M. = Fusi-M., s. u. Muskelspindelschleife). Am »phas.« oder »ton.« α-M. erfolgt Konvergenz sämtl. erregender u. hemmender supraspinaler u. peripherer Zuflüsse, z. T. nach Integration in spin. Interneuronen; s. a. motorische Bahn. – Überschwell. Erregung eines M. (»Entladung«), ausgelöst am Initialsegment als Resultat der Integration hemmender u. erregender postsynapt. Potentiale, führt beim α-M. zur Einzelzuckung, beim γ-M. zur Erregung von ↑ Muskelspindeln. – Bei Degeneration spinale ↑ Muskelatrophie.

Motorik: die kortikal gesteuerten akt. Bewegungsvorgänge des willkürl. Systems (im Gegensatz zur Motilität; s. a. Willkürmotorik); i. w. S. auch die einschläg. »motor. Systeme«.

motorisch: *physiol* der Bewegung dienend, die Motorik betreffend; z. B. **m.** ↑ **Aphasie**, **m.** ↑ **Aura**, **m. Wurzel** (↑ Radix ventralis).

motorische| Bahn: die efferenten Neuriten motorischer Nervenzellen, die gebündelt in der weißen Substanz verlaufen (↑ Leitungsbahn) u. außerhalb des ZNS rein motor. oder – zus. mit sensiblen Neuriten – gemischte Nerven bilden u. über ihre motor. Endplatte Bewegungsimpulse auf Muskeln übertragen. – **m. Einheit**: (SHERRINGTON) Sammelbegr. für ↑ Motoneuron (in RM-Vorderhorn bzw. Hirnnervenkern; mit hoher Leitungsgeschwindigkeit der Neuriten) u. innervierte Muskelfasern (3–100). Quant. Abstufung der Muskelkraft erfolgt durch Änderung von Entladungsfrequenz u. Zahl der aktivierten Einheiten. – **m. Systemerkrankung**: Erkrn. des 1. oder 2. motor. Neurons, z. B. Myatonia congen., progress. spinale Muskelatrophie, progress. Bulbärparalyse, spast. Spinalparalyse, myatrophe Lateralsklerose. – **m. Unruhe**: übermäß. Spontanbewegungen beim psychisch Kranken; s. a. psychomotor. ↑ Erregung.

motorius: (lat.) motorisch.

Mott* Zelle (SIR FREDERICK WALTER M., 1853–1926, Internist, London), Maulbeer-, Morulazelle: bei Hyperglobulinämie im Blut vork. Plasmazelle mit hellen, polyedr., z. T. kristallinen Körpern im Zytoplasma.

Mottenfraß

Mottenfraß: 1) *derm* Haarausfall bei Alopecia areolaris syphilitica. – 2) *röntg* charakterist. Bild der Knochendestruktion bei Osteomyelosklerose-fibrose-Mischformen, osteoblast.-osteolyt. Ca., Osteodystrophia def. – 3) *path* M.nekrose: / Piece-meal-Nekrose (der Leberzelle).

Motulsky* Test: Nachweis eines Glukose-6-phosphatdehydrogenase-Mangels in den Ery (bei enzymopen. hämolyt. Anämie) anhand der verzögerten Entfärbung (normal 10–20 Min.) von Methylenblau durch ein Hämolysat (aus Fingerblut) + Triphosphopyridin-Nukleotid + Glukose-6-PDH.

Motyka* Zeichen: bei Fleckfieber das Bestehenbleiben der Roseolen unter energ. Glasspateldruck u. ca. ½–1 Min. nach Wiederkehr der normalen Hautfarbe erneute Blässe der umgebenden Haut.

Mouches volantes: (französ.) das »Mückensehen« als häuf. – nicht immer path.(!) – entopt. Erscheinung.

Mouchet* Syndrom (ALBERT M., 1869–1963, französ. Chirurg): 1) M.*-BELOT* Syndrom: (1914) posttraumat. Spätlähmung des N. uln. nach Deformitätsheilung einer Fraktur des Condylus med. humeri; im Kindesalter mit progred. Cubitus valgus. – 2) (1926) asept. Epiphysennekrose der Talusrolle. – 3) M.*-KÖHLER* Syndrom: / PREISER* Syndrom.

Moulage: Abdruck, Abguß, Nachbildung; *anat* aus Wachs, Gips, Kunststoff etc. hergestelltes Modell eines Organs oder Körperteils; *radiol* für die Kurzdistanzther. auf die Körperoberfläche zu bringende, in Größe u. Form dem Krankheitsherd (v. a. Haut-Ca., Hämangiom) u. dem gewünschten Bestrahlungsabstand entsprech. Auflage aus Stents-Masse o. ä., in deren Oberfläche die Strahler (Radiumzellen, Co-60-Perlen etc.) angebracht werden. – M.-zeichen: *röntg* (KANTOR 1939) bei der MDP die Weitstellung einzelner Dünndarmschlingen, die wie von einem unbewegl. KM-Bolus ausgegossen wirken, als Zeichen für vermind. Tonisierung u. Motilität, v. a. bei Resorptionsstörung.

Mounier=Kuhn* Syndrom, Tracheo(bronchi)ektasie: 1) (1932) kongenit. flaschenförm. Erweiterung von Luftröhre u. Hauptbronchien u. sackförm. Ektasie der mittl. Bronchien (Strukturdefekt der elast. u. muskulären Elemente), evtl. progredient durch broncho-pulmonale Infekte. Klin. Manifestation meist schon im Kindesalter: lautstarker Husten, eitr. Sputum, Dyspnoe, rezidivierendes Fieber, evtl. Pneumonie, Spontanpneu, kardiorespirator. Insuffizienz; bronchoskop. Bild: abnorme Beweglichkeit der hint. (membranösen) Trachealwand. – 2) / sinopulmonales Syndrom.

Mountain (tick) fever: / Felsengebirgsfleckfieber.

Moursou* Zeichen: zirkulärer bläul.-roter Hof um die – abnorm vorgewölbte – Mündung des Ductus parotideus im Frühstadium der Parotitis epidemica.

Moussous* Syndrom (ANDRÉ M., 1857–1926, französ. Pädiater): Erythrodermia desquamativa. (/ Pityriasis rubra univers.).

Moutard*-Martin* Zeichen: gekreuztes / LASÈGUE* Phänomen.

Moutons: die ekchymösen Hauterscheinungen als Frühsympt. der Druckfallkrankheit.

Moutot* Syndrom: (1913) / Epidermolysis bullosa dystrophica ulcerovegetans.

Movero-Ikterus: amerikan. Bez. für einen klinisch nicht einzuordnenden Ikterus.

Mowlen=Jackson* Plastik: Hautdefektdeckung mit streifenförm., abwechselnd auto- u. allogenen (gefriergetrockneten) Vollhauttransplantaten. Nach 1–2 Wo. Spontanabstoßung der Fremdlappenepidermis, nach ca. 2 Mon. geschlossene Decke.

Moxa, Moxibustion: (japan. mokusa = Brennkranz) Methode der ostasiat. Medizin zur Erhöhung der allg. Abwehr durch Setzen ca. pfenniggroßer Brennstellen (meist Abbrennen kleiner Kegel aus getrocknetem Beifuß) in best., etwa den Akupunkturstellen entsprech. Hautarealen.

Moxaverin: *WHO*: 1-Benzyl-3-äthyl-6,7-dimethoxy-isochinolin; Vasodilatans.

Moxisylytum *WHO*: 4-(2-Dimethylamino-äthoxy)-5-isopropyl-2-methylphenyl-azetat; Vasodilatans.

Moynihan* (LORD BERKELEY GEORGE ANDREW M., 1866–1936, Chirurg, Leeds) **Rohr:** vorn abgeschrägtes Glasrohr (ca. 30–40 cm) zum intraop. Absaugen von Darminhalt (v. a. bei Ileus) unter allmähl. Aufstreifen der Darmschlingen auf das Rohr. – **M.* Technik, Verschluß:** Blindverschluß des querdurchtrennten Dünndarms durch Übernähen der in situ verbleibenden Quetschklemme mit fortlaufender seromuskulärer U-Naht; nach Klemmenentfernung führt Zug an bd. Fadenenden zur Stumpfeinstülpung; danach seroseröses Zurücknähen des längeren Fadenendes.

Mozambique|-Beule: Hautleishmaniase in Ostafrika. – **M.-Geschwür:** Ulcus phagedaenicum tropicum in Ostafrika.

MP: *gyn* / Multipara.

MPC: Maximum permissible concentration (= maximale / Arbeitsplatzkonzentration).

MPI-Glomerulonephritis: »minimal proliferierende intrakapilläre« Gl. (mit nephrot. Syndrom; = idiopath. / Lipoidnephrose).

M-Protein: 1) / Makroglobulin WALDENSTRÖM. – 2) *bakt* in den »Fimbrien« der A-Streptokokken Resistenzfaktor gegen Phagozytose.

MPS: 1) / myeloproliferatives Syndrom. – 2) / Mukopolysaccharide. – 3) *histol* s. u. MMS. – 4) / mononukläres Phagozyten-System.

MPT: maximale Phonationsdauer (T für »time«).

MRC: Medical Research Council (in Großbritannien; standardisiert z. B. biol. Einheiten).

MRF, MRH: / Releasing-Faktor (bzw. -Hormon) für das MSH.

MRK-Syndrom: / Mayer*-Rokitansky*-Küster* Sy.

m-RNA, m-RNS: / messenger-RNS.

M.S.: 1) Master of Surgery. – 2) *neurol* multiple Sklerose (/ Encephalomyelitis disseminata).

MSE: / Meerschweinchen-Einheit. – **MSF:** macrophage-slowing factor (/ Migrationsinhibitionsfaktor).

MSH: melanozytenstimulierendes Hormon (/ Melanotropin).

MS-Marker: (1959) genet. Merkmal zur Bestg. von Poliomyelitisvirus-Stämmen des gleichen Serotyps anhand der Vermehrungseigenschaften in sogen. MS-Zellen (»monkey stable cells«).

M-Streifen, Mesophragma: *histol* die dünne, anisotrope »Mittelscheibe«, die den HENSEN* Streifen der quergestreiften Myofibrille halbiert.

M-Substanz: bei hämolysierenden A-Streptokokken (↑ GRIFFITH* Typen) sowie bei H- u. evtl. auch C-Streptokokken nachweisbare typenspezif. Substanz mit Proteincharakter.

MS-1-, MS-2-Virus: Hepatitisvirus A bzw. B.

3-M-Syndrom: von MILLER, MCKUSICK, MALVAUX u. a. 1974 erstbeschriebenes, wahrsch. autosomal-rezessiv erbl. Nanosomie-Syndrom: ↑ SILVER*-RUSSELL* Zwerg mit Disproportion von Kopf u. Rumpf bei völl. Seitensymmetrie u. normaler Intelligenz.

Mt^a: ↑ Antigen Mt^a. – **MTA**: **m**edizinisch-**t**echnische **A**ssistentin.

MTB: ↑ MEINICKE* **T**rübungsreaktion.

M.T.D.: *pharmak* **m**itte **t**ales **d**oses (»verteile auf gleiche Dosen!«).

MTR: ↑ MEINICKE* **T**rübungsreaktion.

MTU: ↑ **M**ethyl**t**hio**u**racilum.

MU: **M**illi**u**nit (z. B. als Enzymeinheit).

Muc.: *pharmaz* ↑ Mucilago.

Mucambo-Fieber: in Brasilien von Stechmücken übertragene fieberhafte Erkr. (Kopf- u. Muskelschmerzen) durch ein ARBO-Virus A.

Much* Granula (HANS M., 1880–1932, Bakteriologe, Hamburg): (1907) in tbk. Untersuchungsmaterial durch modif. GRAM* Färbung pos. darstellbare nichtsäurefeste Körnchen (Artefakt? Mitochondrien? Urformen oder aber nur Zerfallsprodukte von Mykobaktn.?). – Eine zus. mit HOLZMANN 1909 bei Psychosen, Dementia praecox u. best. Epilepsieformen nachgewiesene Serumeigenschaft, die die Hämolyse menschlicher Ery durch Kobragift verhindert, gilt als obsolet.

Mucha*(-Habermann*) Krankheit (VICTOR M., 1877–1919, Dermatologe, Wien; RUDOLF H.): ↑ Pityriasis lichenoides et varioliformis acuta.

Muci...: s. a. Muzi....

Muci|gogum: *pharm* die Schleimsekretion stimulierendes Mittel. – **M.laginosum, Mucilago**: Arzneimittel aus pflanzl. Schleimdrogen (z. B. Leinsamen, Eibisch, Gummi arabicum, Tubera Salep, Traganth) oder synthet. Schleimstoffen; wirkt einhüllend, reizmindernd, erweichend, mild laxierend. – **M.nosis**: ↑ Muzinose. – **m.parus**: (lat.) schleimbildend.

Muck* Kugelmethode (OTTO M., 1871–1942, Laryngologe, Essen): *laryng* als Ther.versuch bei funktioneller oder psychogener Aphonie kurzfrist. Einführen einer **M.* Kugelsonde** in den subglott. Raum u. dadurch reflektor. Auslösung eines Stimmritzenschlusses. – s. a. Adrenalin-Sondenversuch.

Muckle*-Wells* Syndrom: (1962) wahrsch. dominant erbl., generalisierte Amyloidose; Beginn in der Pubertät mit Fieberschüben u. Urtikaria; ständ. Progredienz, zunehmende Taubheit; Exitus let. infolge Urämie.

Muco...: s. a. Muko....

Mucor: »Kopfschimmel« der Fam. Mucoraceae [Mucorales]; Saprophyten auf organ. Stoffen (v. a. Lebensmittel), fakultative Parasiten des Menschen (Übertragung durch Kontakt oder Inhalation); z. B. **M. racemosus** (»Trauben-Kopfschimmel«), **M. mucedo, M. pusillus** (»Großer« bzw. »Kleiner« K.«), **M. corymbifer** (»Dolden-K.«), die bd. letzteren menschenpathogen (↑ Mukormykose, s. a. Tab. »Mykosen«).

Mucosa: ↑ Tunica mucosa. – **Mucositis**: Schleimhautentzündung. – **mucosus**: (lat.) schleimig; *bakt* s. u. M-Form.

Mucoviscidosis: ↑ Mukoviszidose.

Mucus: (lat.) ↑ Schleim.

MUE: **M**aus-**U**terus-**E**inheit (ermittelt durch ↑ Mäuseuterus-Test).

Mücken: ↑ Nematocera. – **M.sehen**: *ophth* ↑ »Mouches volantes«. – **M.stich**: juckende Quaddel, später Papel (mit zentralem Einstich), hervorgerufen durch den aus dem Stechrüssel der ♀ Mücke [Culicidae] in die Wunde fließenden ätzenden Saft; Impetiginisierung, u. U. klein- oder großblas. Umwandlung (»Culicosis bullosa«) u. generalisierte Urtikaria möglich. Übertragungsort für Infektionskrankhtn. (Malaria, Pappatacifieber, Schlafkrankheit, Filariasis etc.).

Mühlens* Agar (PETER M., 1874–1943, Tropenarzt, Hamburg): zur Treponemen-Züchtung aus Pferdeserum u. 2%ig. Agar zu mischender Nährboden, dem noch vor Erstarren das keimhalt. Material zugesetzt wird; nach Überschichten mit Paraffinöl Inkubation bei 37°.

Mühlradgeräusch: *kard* pulssynchrones Herzgeräusch bei Hämato- oder Pyopneumoperikard u. bei venöser Luftembolie; am Liegenden meist deutlicher, bei massiver Luftembolie ohne Stethoskop hörbar.

Müller*, Paul Hermann: 1899–1965, Chemiker, Basel; 1948 Nobelpreis für Medizin »für die Entdeckung von DDT«.

Mueller* Armlösung (ARTHUR M., 1863–1926, Gynäkologe, München): *geburtsh* ↑ Armlösung (4), s. a. Abb.

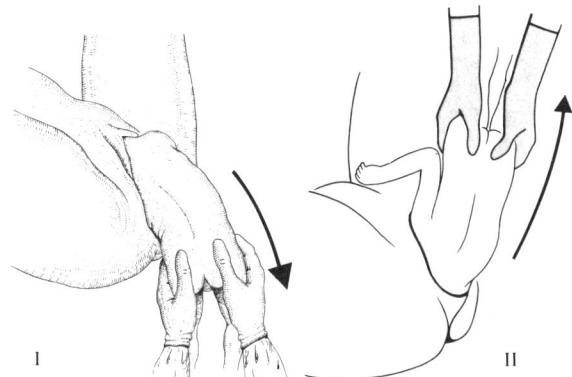

Armlösung n. MUELLER: I) Zug nach unten-außen, bis vord. Schulter u. Arm frei; II) Zug nach oben-außen, bis hint. Schulter u. Arm frei (Arm ggf. herauszuwischen).

Müller* (JOHANNES M., 1801–1858, Anatom u. Physiologe, Berlin) **(Atem-)Versuch**: kräft. Anspannen der Inspirationsmuskulatur bei geschlossenen oberen Atemwegen nach max. Exspiration; bewirkt Absinken des intrathorakalen Druckes (»neg. VALSALVA* Versuch«) mit Erweiterung des Herzens u. vermehrtem venösem Rückfluß. Anw. zur Verdeutlichung eines

Müller* Gang

Trikuspidaleinströmungsgeräusches bei Re.herzinsuffizienz, als Zwerchfellfunktionsprobe, zur Klärung pulmonaler Stauung u. von a.-v. Lungenaneurysmen. – **M.* Gang**: / Ductus paramesonephricus. – **M.* Ganglion**: / Ganglion sup. n. glossopharyngei. – **M.* Gesetz** (»der spezif. Reizbarkeit«): (1838) Ein einzelner Sinn kann nur Empfindungen der zugehör. Modalität vermitteln. – **M.* Hügel**: *embryol* zwischen den Mündungen der WOLFF* Gänge Vorwölbung der dors. Wand des Sinus urogenit. durch den Can. uterovagin. (10-mm-Stadium). – **M.* Kapsel**: / Capsula glomeruli.

Müller* Blutstäubchen (HERMANN FRANZ M., 1866–1898, Internist, Wien): Hämokonien (/ Chylomikronen).

Müller* Eiterprobe: s u. DONNÉ*-MÜLLER*.

Mueller* Flüssigkeit (HEINRICH M., 1820–1864, Anatom, Würzburg): *histol* (1857) Lösg. von Kaliumdichromat u. Natriumsulfat in Aqua dest. zur Fixierung u. Gewebehärtung; meist in Kombin. mit Formol (ORTH) oder Sublimat-Eisessig (ZENKER). – **M.* Muskel**: / Fibrae circulares m. ciliaris; zus. mit den Fibrae meridionales (gegenseitig durchflochten) auch als **M.*-Brücke* Muskel** bezeichnet. – **M.* Stützfasern**: die Netzhaut in ganzer Tiefe durchsetzende faserförm. neurogliäre Stützzellen, deren Fortsätze (»Radiärfasern«) die angrenzenden Nerven u. Sinneszellen umfassen. Ihre Kerne liegen in der inn. Körnerschicht, ihre Enden bilden die Membrana limitans (ext. u. int.). – **M.* Theorie**: Farbenwahrnehmungstheorie mit 4 chromat. Retinasubstanzen (für Rot, Gelb, Grün u. Blau), die durch das Licht chemisch umgewandelt werden u. über ein komplexes Verbindungssystem die Impulse zu kortikalen Zentren vermitteln.

Müller* (PETER M., 1836–1923, Gynäkologe, Bern) **Handgriff, Impression**: *geburtsh* abdomin. Hineindrücken des kindl. Kopfes ins kleine Becken u. vaginale Erfolgskontrolle mit der anderen Hand in der Wehenpause oder mit Wehenbeginn; v. a. zur Beurteilung der Durchtrittsmöglichkeit des Kopfes bei engem Becken, evtl. in Kombin. mit WALCHER* Hängelage. – s. a. M.* Methode. – **M.* Ring**: Einziehung des Übergangsbereiches von Cervix u. Corpus uteri in der vorgerückten Schwangerschaft.

Müller* Krankheit, Syndrom (WALTER M., geb. 1888, Chirurg, Königsberg): 1) M.*-WEISS* Kr., Kahnbeinmalazie: (1927) asept. Epiphysennekrose des Os naviculare pedis. Sympte.: stechender Fußrückenschmerz, Pes transversoplanus, Hammerzehen. – Von der KÖHLER* Krankht. unterschieden durch spätes Manifestationsalter u. Doppelseitigkeit (oft zeitl. nacheinander u. verschieden stark). – 2) **M.*-Ribbing*-Clement* Sy.**: / RIBBING* Sy. (1).

Müller* Methode, Handgriff: manuelles Vorziehen der kollab. Lunge in die Thoraxbresche (u. temporäre Pneumopexie, Wundtamponade, luftdichter Verband) als Notversorgung eines weit offenen Pneumothorax.

Müller* Mischtumor: Uterussarkom (2).

Müller* Naht: basisnahe Umstechungsligatur des nach Eröffnung torquierten Bruchsackes bei Radikaloperation der indir. Leistenhernie.

Müller* Operation: 1) (LEOPOLD M., 1862–1936, tschech. Ophthalmologe) Resektion der Sklera zur Exsudatableitung bei Netzhautablösung. – 2) (W. M.) *chir* temporäre Fixierung des unter Ringbandzerreißung luxierten Radiusköpfchens mit starkem, um das Collum geschlungenem, bds. der Ulna transkutan über Spatel verknotetem Seidenfaden. – 3) (ERNST M., 1856–1928, Chirurg, Stuttgart; 1903) *orthop* bei Plattfuß Verpflanzung der abgelösten Sehne des M. tib. ant. in einen Bohrkanal des Os naviculare; Immobilisierung in starker Supinationsstellung.

Müller* Reaktion (RUDOLF M., 1877–1934, Dermatologe, Wien): 1) / Ballungsreaktion. – 2) **M.* KBR**: hochspezif. Seroreaktion (WAR-Technik) zum AK-Nachweis bei – v. a. gewebeinvadierter – Go (Orchitis, Epididymitis, Monarthritis, Adnextumor).

Müller* Reflex: / Dermographia dolorosa.

Müller* Zeichen (FRIEDRICH V. M., 1858–1941, Internist, München): *kard* 1) (1891) Pulsation des weichen Gaumens u. der Uvula bei Aorteninsuffizienz. – 2) / HAMMANN* Zeichen.

Müller*-Jochmann* Probe (EDUARD M., 1876–1928, Internist, Marburg/L.; GEORG J.): der / Antitrypsin-Test.

Müller*-Kauffmann* Nährboden: Anreicherungsmedium (Fleischwasserbouillon, Kalziumkarbonat, Natriumtetrathionat, Brillantgrün-Lsg., sterile Galle) zum Salmonellen-Nachweis in Fäzes.

Müller|asthma: / Mehlasthma. – **M.krätze**: (besser: »M.-Pseudokrätze«) Einsprengung kleinster Eisenpartikeln in der Unterarmhaut, herrührend vom Hammer beim »Schärfen« der Mühlsteine.

Münchener Methode: *radiol* 1) (EYMER u. M. 1943) kombin. Ra- (vaginal u. intrauterin) u. Rö-Ther. (je 2 Bauch- u. Rücken-, anfangs auch 2 Seitenfelder, fallende Dosen) des Kollum-Ca., in Stadium I u. II fraktioniert, in III u. IV meist einzeitig (1500–2500 R/seitl. Beckenwand). – 2) (RIES 1944) intrauterine Ra-Ther. des Korpus-Ca. durch Packmethode mit eiförm. Al-Trägern (2-mg- u. 10-mg-Röhrchen, Gesamtfilterung 0,63 mm Pt); evtl. kombin. mit Zervixstift u. Portioplatte (je 20–30 mg); dreizeitig.

Münchhausen-Syndrom: (R. ASHER 1951) neurot. Fehlhaltung, bei der Beschwerden u. Krkhtn. vorgetäuscht, evtl. auch durch Selbstschädigung erzeugt werden, um Krankenhausaufenthalt u. Operation zu erreichen.

Münchmeyer* Krankheit (ERNST M., 1846–1880, Arzt, Leipzig): / Myositis ossificans progressiva.

Mündenich* Operation: s. u. Pharyngoplastik.

Münsterberg* Asymmetrie (HUGO M., 1863–1916, Arzt u. Psychologe, Freiburg, Cambridge/Mass., Berlin): monokulare Wahrnehmungstäuschung, die den nasalen Gesichtsfeldanteil rel. größer einschätzt. – vgl. KUNDT* Asymmetrie.

Münzen|fänger: chir. Instrument zum Fassen im Ösophagus steckengebliebener Münzen. – **M.klirren**: *pulmon* schepperndes Perkussionsschall über Lungenkavernen. – **M.zählen**: *neurol* / Pillendrehen.

Münzer* Bündel (EGMONT M., 1865–1924, Internist, Prag): / Fasciculus tectopontinus.

Mützenverband: *chir* / Capitium.

M. u. f.: *pharm* **M**isce **u**t **f**iat (»Mische, um daraus ... herzustellen«).

Muffplastik: Defektdeckung (v. a. Handrücken) durch Fernplastik mit Brückenlappen (meist Bauchhaut), unter den die Extremität wie in einen Muff geführt wird.

MUK: maximale ⸗ Unfallkonzentration.

Muko|...: Wortteil »Schleim(haut)«; s. a. Muc(o)..., Muz..., Myx(o).... – **M.epidermoidtumor:** ⸗ Carcinoma mucoepidermoides.

mukös: schleimig, schleimbildend (teilsynonym mit muzinös, myxomatös, mukoid).

Mukographie: autoradiograph. Darstg. der Magenschleimhaut.

mukoid: schleimähnlich, einen muzinähnl. Stoff bildend; z. B. **m. Sarkom** (⸗ Myxosarkom), **m. Drüsen** (im Oberflächenepithel des Magens, an Gll. pyloricae u. duodenales, die einen – im Ggs. zum Muzin – phosphorfreien, in HCl unlösl., in kalter Essigsäure gerinnenden u. mit spezif. Schleimfarbstoffen nicht färbbaren Schleim bilden). – **Mukoid:** 1) *path* ⸗ KLESTADT* Zyste. – 2) *chem* (HAMMARSTEN 1891) die schleimbildenden KH-Protein-Komplexverbindungen (Mukoproteine) mit Mukopolysaccharid-Komponente u. Hexosamingehalt > 4% (z. B. Ovo-, Serummukoid); Vork. in Speichel, Magensaft, Urin, Synovialflüssigkeit, Ovarialzyste, Haut, Knorpel, Sehnen, Serum, Glaskörper sowie im HCG. – **M.karzinom:** ⸗ Carcinoma mucoides.

Mukoitinschwefelsäure: der Chondroitinschwefelsäure analoges, in Muzinen natürlich vork. (Magenschleimhaut, Kornea, Nabelstrang) Mukopolysaccharid (einschl. des Glykosaminoglykans als Komponente der ⸗ Proteoglykane); i. e. S. die Hyaluronsäure (nebst Derivaten).

Muko|klase: Schleimhautverschorfung durch Elektrokoagulation (»**M.koagulation**«). – **M.kolpos:** mit Zervixschleim gefüllte Vagina bei dist. Verschluß (v. a. nach intravaginaler Strahlenther.). – **M.komplex:** *bakt* Hauptanteil der Zellwand grampositiver Baktn., ein langkett. Polymer aus – alternierend – N-Azetylglukosamin u. N-Azetylmuraminsäure, z. T. mit kurzen Peptidketten. – **m.kutanes (lymphoides) Syndrom:** ⸗ KAWASAKI* Fieber.

Mukolipidose: Sammelbegr. für autosomal-rezessiv erbl. Thesaurismosen mit viszeraler Ablagerung von Mukopolysacchariden (Glukosaminglykane bzw. deren Abbauprodukte) u. Glykolipiden. Unterschieden als **M. I** (= Lipomukopolysaccharidose; im 1. Lj. Gargoylismus, dann Entwicklungsretardierung u. progred., auf Markscheidenzerfall basierende periphere Neuropathie, Krampfanfälle), **M. II** (⸗ LEROY* Syndrom) u. **M. III** (ähnl. wie II, jedoch später manifest u. mit besserer Prognose; bei beiden Synthesedefekt lysosomaler Enzyme u. biochem. Anomalien der Zellmembran); ferner die ⸗ Fukosidose, Gangliosidose, Mannosidose, infantile Sulfatidose (Typ AUSTIN).

Muko|lyse: Verflüssigung (Viskositätsminderung) von Schleim, z. B. durch sogen. Bronchosekretolytika. – **M.metra:** Schleimansammlung im Uteruskavum bei Zervixverschluß (Atresie oder Altersinvolution). – **M.mykose:** Schleimhauterkr. durch Pilze (meist Hefen), z. B. ⸗ Mundsoor.

Mukonsäure, Acidum muconicum: HOOC-CH= CH-CH=CH-COOH, ungesättigte Dikarbonsäure (trans-trans-Form); entsteht im Stoffwechsel durch oxidat. Aufspaltung des Benzolrings.

Muko|peptid-glukohydrolase: ⸗ Lysozym. – **M.periost:** die dünne, mit dem Periost eine Einheit bildende Schleimhautauskleidung von Paukenhöhle, NNH etc.

Mukopoly|saccharase: ⸗ Hyaluronidase. – **M.saccharide,** MPS: hochmolekulare Verbindgn. (Glykosyl-, Glykosaminoglykane; ⸗ Tab. »Kohlenhydrate«), evtl. mit Proteinen verknüpft (Mukoide, Mukoproteide, ⸗ Proteoglykane); neben neuralen (= Glykoproteide) v. a. saure MPS (Heparin, Hyaluron-, Chondroitinschwefelsäure etc.) mit den monomeren Bausteinen: Disaccharid – azetylierter Aminozucker – Uronsäure (Gluk- u. Iduronsäure). Vork. im Stütz- u. Bindegewebe (Dermatan, ⸗ Keratin), in Gerinnungs-, Blutgruppen- u. Immunsubstanzen; Androgene u. Wachstumshormon steigern, Glukokortikoide hemmen Biosynthese (Ausgang Uridindiphosphatmonosaccharide); Sulfatierung via 3-Phosphoadenosin-5-Phosphosulfat (»PAPS«). Harnexkretion saurer MPS (normal ca. 7 mg/24 Std.) bei Arteriosklerose u. pcP deutlich erhöht; Verteilungsmuster im Gewebe gibt Hinweise auf path. Alteration (z. B. Leber); bei Mukopolysaccharidosen angereichert (histochem. Nachweis mit Alzianblau-PAS). – **M.saccharidosen:** Thesaurismosen mit abnormer Bildung, Ausscheidung u. Speicherung saurer ⸗ M.saccharide (u. mit angeb. metaphysärer, enchondraler Dysostose) infolge autosomal- oder X-chromosomal-rezessiv erbl. Enzymopathie (Abbaustörung bei lysosomalem Enzymdefekt); klin.: Minder- bzw. Zwergwuchs mit typ. Skelettbefund, MPSurie, abnorme Zellgranulationen in Blut u. KM bzw. in Fibroblastenkultur (v. a. bei Heterozygoten). Bisher bekannte Formen ⸗ Tab. »Dysostosis«. – Eine symptomat. **M.saccharidurie** (aber keine Speicherung) findet sich bei Arachnodaktylie u. Kollagenosen (v. a. Erythematodes visceralis).

Muko|proteine, -proteide: Untergruppe der Glykoproteide (s. a. M.polysaccharide). – **M.proteinurie:** renale (distal tubuläre) Ausscheidung von TAMM*-HORSFALL* Proteinen, die bei niedr. pH u. hoher Elektrolytkonz. präzipitieren u. wahrsch. die Matrix der Harnzylinder bilden. – **m.purulent:** »schleimig-eitrig«.

Mukormykose: akute Mykose (⸗ dort. Tab.) durch fakultativ pathogene ⸗ Mucor-Arten (u. a. Schimmelpilze wie Rhizopus, Absidia; mit langfaser.-grobwoll. Hyphengeflecht), meist »opportunistisch« auf dem Boden von Diabetes mellitus, Leukämie, Lymphosarkom etc.; in Nase u. NNH (»Rhinophykomykose«), in Lungen, Darm, Gehirn metastasierend), seltener an Glans penis (»Mukor-Balanitis«), Haut (Paronychie; entzündl.-vesikulös, auch ulzerös), Herz, als Sepsis, Granulom u. Abszeßbildungen, häufig letal.

Mukosa: ⸗ Tunica muscosa, Schleimhaut.... – **M.block:** *physiol* s. u. Apoferritin. – **M. (-Mukosa)-Reflex:** (RAKOCZY, FORSSELL) Reflexvorgänge zwischen Darmschleimhaut u. Muscularis mucosae, die die Zottenbewegung regeln.

Mukose: ⸗ Mukoviszidose. – **Mukosis fungoides:** s. u. Mycosis. – **Mukositis:** Schleimhautentzündung.

Muko|stase: *pulmon* Rückstau von Bronchialschleim (v. a. periphere Bronchien) infolge path. Schleimzusammensetzung (hohe Viskosität), Insuffizienz der mukoziliaren Funktion (mit oder ohne Sekretionsstörung, z. B. bei chron Bronchitis, Asthma) oder mechan. Abflußbehinderung (Tumor, Fremdkörper

Muko|sulfatidose

etc.). – **M.sulfatidose**, Sulfatid(lipid)ose: Enzymopathie (Kombin. von Sulfatid- u. Mukopolysaccharidstörung; u. a. genereller Sulfatasemangel) mit diffuser Demyelinisation u. Sulfatidablagerung (u. a. metachromat. Leukodystrophie bis zur vollständ. Dezerebrierung); s. a. AUSTIN*, SCHOLZ* Syndrom.

Mukosus|-Antigen: *bakt* ↑ M-Antigen. – **M.-Form**: *bakt* ↑ M-Form. – **M.-Otitis**: akute Otitis media durch Streptococcus mucosus (↑ Diplococcus pneumoniae), mit schleichendem, symptn.armem Verlauf u. nur geringer Trommelfellreizung; fast stets latente Mastoiditis, Gefahr der Meningitis.

Mukotomie: *rhinol* bei chron. Rhinitis hypertrophicans Abtragung der verdickten Schleimhaut der Nasenmuscheln (meist am freien Rand der unteren Muschel).

Muk(o)urie: Schleimabgang aus der Harnröhre; z. B. (meist zus. mit Hämaturie) bei Urachusadenom.

Mukoviren: ↑ Myxoviren. – **M.viszidose**, zyst. (Pankreas-)Fibrose, CF, (FANCONT*-)ANDERSEN*, CLARKE*-HADFIELD* Syndrom: autosomal-rezessiv erbliche, generalisierte Exokrinopathie mit progred. zyst.-fibrot. Veränderungen v. a. an Pankreas u. Bronchien; infolge Versagens eines intrazellulären Enzymmechanismus Zähflüssigkeit der Sekrete u. sek. Alteration der Drüsen. Klin. Manif. in ca. 5% als Mekoniumileus beim Neugeb., in 80% als intestin. Form mit Malabsorptionssyndrom (u. Rektumprolaps u. Leberzirrhose) oder als pulmon. Form mit asthmoider Bronchitis, Pertussoid, atelektat. Pneumonien, Bronchiektasie, Sinusitiden, respirat. Insuffizienz (auch Formes frustes). Na u. Cl im Schweiß 2–5fach vermehrt Prüfung mit (↑ SHWACHMAN* Test, Pilokarpin-Iontophorese), Hypofermentie (Lipase, Trypsin, Amylase, Karboxypeptidase; Prüfung: Lipiodol®-, Filmandauungstest), erniedrigte Bikarbonat-Werte. Prognose abhängig von Ther. (Ferment-, NaCl- u. Vit.-Substitution, hochkalor., eiweißreiche, fettarme Diät, ggf. Antibiotika, Aerosole, Dränagelagerung, Bronchialtoilette), Erwachsenenalter kann erreicht werden.

Mukozele, Schleimzyste: durch Abflußbehinderung bedingte Ansammlung von Schleim in vorgebildeter Höhle (Retentionszyste); z. B. im Wurmfortsatz bei zäkumnaher narb. Stenose (= Appendicitis myxoglobulosa; postappendizit., durch Kotstein, Abknikkung etc.; Gefahr von Pseudomyxoma peritonei, Gallert-Ca.), in NNH (evtl. Auftreibung u. Verdünnung der Knochenwand, ↑ LINTHICUM* Syndrom) u. Tränensack (= Dakryozele).

mukoziliare Funktion: aus Aktivität des Flimmerepithels u. bronchialer Sekretion bestehender Selbstreinigungsmechanismus der Lunge (ähnl. auch der Nase). Gestört z. B. bei chron. Bronchitis (v. a. Raucherbronchitis); Prüfung u. a. durch Inhalationsszintigraphie.

Mukozyt: 1) schleimbildende Zelle. – 2) Oligodendrogliazelle mit mukoider Degeneration.

mukulent: ↑ mukös.

Mulcahy* Syndrom: (1957) ↑ Osteomyelosklerose.

Mulden|blende: *röntg* gewölbte ↑ BUCKY* Blende. – **M.plastik**: (SMITH=PETERSEN 1938): Hüftarthroplastik (bei Koxarthrose) durch Neuformung (Fräse) von Kopf u. Pfanne u. Interposition einer Vitallium-»Mulde« (»Cup«).

Mulder (GERARDUS JOHANNES M., 1802–1880, Chemiker, Utrecht) **Reaktion**: 1) Xanthoprotein-R.: Gelbfärbung einer eiweißhalt. Lsg. beim Kochen mit HNO_3 u. Farbwechsel (orange-braun) durch NaOH. – 2) M.*-NEUBAUER* Farbreaktion auf Monosaccharide; mit Indigokarmin-Lsg. angefärbte Probe, entfärbt sich beim Erhitzen u. wird beim Schütteln an der Luft wieder blau. – **M.* Verfahren**: Gewinnung »reinen Bronchialsekrets« für Untersuchungszwecke durch kräft. Auswaschen der Sputumprobe in gepufferter NaCl-Lsg. (Eliminierung von Epithelien, Makrophagen etc.).

muliebris: (lat.) weiblich, beim Weibe (= mulier).

Mull: ↑ Verbandmull.

Muller*, Herman Joseph: 1890–1967, Genetiker, Bloomington/Ind.; 1946 Nobelpreis für Medizin (für das Induzieren von Mutationen durch Rö.strahlen).

Muller*-Damman* Operation: (1952) Bändelungs-Op. (Drosselung des Li.-re.-Shunts) bei Ventrikelseptumdefekt.

mult|angulus: (lat.) vieleckig; z. B. ↑ Os m.angulum.

multi-: Wortteil »viel«; s. a. pluri..., poly..., Mehrfach....

Multiband-Technik: *dent* orthodont. Behandlung mit festsitzenden Apparaturen, bei der möglichst alle Zähne umbändert werden.

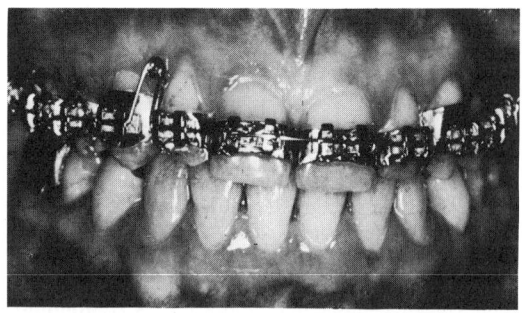

Multiband-Apparatur mit Rundbogen u. Schlaufe (»loop«).

multicellularis: (lat.) vielzellig.

Multiceps: mittelgroße Bandwürmer [Taeniidae] der Hunde u. Füchse; Entwicklung der Finne (»Coenurus«) in Säugetieren u. Menschen; z. B. **M. multiceps** (= Taenia s. Polycephalus m.), der »Quesenbandwurm« (40–100 cm), mit 4wöch. Präpatentperiode, Finne im ZNS von Hauswiederkäuern, selten des Menschen (↑ Coenurosis).

Multienzymkomplex: *biochem* Enzymaggregat, das mehrstuf. Folgereaktionen katalysiert.

multifaktoriell: *genet* s. u. Erbgang.

multifidus: (lat.) vielgefiedert, vielfach gespalten; Kurzform für ↑ Musc. m. (Ein **M.-Dreieck-Syndrom** mit neuralgiformen Schmerzen zwischen WS u. Spina iliaca post. sup., ausstrahlend in Gesäß u. Oberschenkel, beruht auf Reizzustand der Wirbelgelenke L 2–5, Fehlhaltung u. Wurzelirritation).

multi|fissus: (lat.) mehrfach gespalten. – **m.fokal**: mit zahlreichen Herden. – **m.formis**: (lat.) vielgestaltig.

multi|glandulär: ↑ pluriglandulär. – **M.|gravida, -gesta**, Plurigravida: die zum wiederholten Male Schwangere; vgl. Multipara.

Multi|infektion: I. mit mehreren Erregerarten.

multi|lobularis, -lobulär: (lat.) viel- bzw. mehrlappig. – **m.locularis, -lokulär,** plurilocularis: (lat.) an vielen Stellen bestehend, vielkammerig. – **m.nuclearis, -nukleär:** (lat.) vielkernig.

Multipara: *gyn* die »Mehrgebärende«, die bereits mind. 2 Schwangerschaften ausgetragen hat (s. a. Zweitgebärende).

multipartial: mehrteilig; z. B. m. (= multivalenter) ↑ Impfstoff.

multipel: vielfach, vielfältig; z. B. **multiple Enchondrome** (↑ Osteopoikilie ALBERS-SCHÖNBERG, Hemichondrodystrophie OLLIER), **m.** ↑ **Fibroepitheliome** PINKUS, **m. diaphysäre Sklerose** (↑ Dysostosis enchondralis epiphysaria, ↑ RIBBING Syndrom [1]), **m. Sklerose** (↑ Encephalomyelitis disseminata), **m. Enzymformen** (↑ Isoenzyme).

Multiple-Pressure-Technik: *hygien* ↑ Multipunktur.

Multiplet(t): *neurophysiol* Mehrfach-Aktionspotential (»Potentialgruppe«) als Oberbegr. für Du-, Tri-, Quadriplet (= Doppel-, Dreifachentladung usw.).

multiplex: (lat.) ↑ multipel. – Beim **M.-Typ der Polyneuritis** asymmetr., wahllos anmutende Lokalisation der Sympte.: schlaffe Lähmungen, verminderte Reflexaktivität, Störung der Oberflächen- u. Tiefensensibilität, vegetat. Sympte.; Vork. v. a. bei Diabetes, Arteriosklerose, Periarteriitis, Tumor des peripheren NS, Lepra; vgl. Mononeuritis multiplex.

Multi|plier: *pysik* ↑ Sekundärelektronenvervielfacher. – **M.plizitätsreaktivierung** *virol* Entstehung kompletter (infektiöser) Viruspartikeln aus 2 oder mehr genetisch geschädigten (nicht infektiösen) Partikeln durch Rekombination in der Wirtszelle.

multi|polar: mehrpolig, mit vielen Fortsätzen. – **m.potent:** pluripotent (s. u. Pluripotenz). – **M.punktur:** Impftechnik (v. a. Pocken, Tbk), bei der mehrere Hautläsionen zugleich mittels dornenbewehrten Plastikringes (KRAVITZ 1961) oder Metallscheibe gesetzt werden. Auch als Tuberkulinprobe (Stempel mit 42-mm-Zacken) mit Alt- (= Disk-Tine-) oder gereinigtem Tuberkulin (= Tubergen-Test, s. a. HEAF* Test).

Multi|rotation: *chem* ↑ Mutarotation. – **M.sinusitis:** gleichzeit. Entzündung mehrerer NNH; s. a. Pansinusitis. – **M.spike-wave:** *neurol* komplexes Muster der EEG-Kurve aus mehreren Spitzen u. einer nachfolgenden langsamen Welle. Häufig Begleitzeichen epileptischer Myokloni.

multi|valent: mit mehreren Valenzen (s. a. Impfstoff). – **m.valv(ul)är:** mit vielen Klappen, mehrere Herzklappen betreffend.

multivesikulär: mit zahlreichen Bläschen. – *zytol* Ein **m. Körper** gehört wahrsch. zu den Lysosomen.

Mumery* Fasern (JOHN H. M., 1847–1926, Zahnarzt, London): Dentin produzierende Fasern, wahrsch. mit ↑ KORFF* Fasern identisch.

Mumifikation, Mumifizierung: 1) trockene Form der Gangrän (z. B. bei Erfrierung). – 2) *geburtsh* Austrocknung u. Schrumpfung des in utero abgestorbenen Fetus. – **Mumienzelle:** *path* ↑ Schlummerzelle.

Mumps, Parotitis s. Salivitis epidemica: (engl. mump = schmollen) akute Infektionskrankheit durch das gleichnam. RNS-Virus (Paramyxo-Gruppe; 140 nm, in Gewebekultur züchtbar); nichteitr. Entzündung der Speicheldrüsen u. – gleichzeitig später oder allein – von Pankreas (Diastasewerte erhöht, transitor. Glykosurie), Testes (↑ M.-Orchitis), Ovarien, ZNS (↑ M.-Meningoenzephalitis etc.); in 30% afebril. Inkubation 18–21 (12–35) Tg.; Kontagionsindex 40% (Infektion nur durch dir. Kontakt, daher Kleinraumepidemien); Speichel 2–4 Tg. vor bis 5–7 Tg. nach Parotitis infektiös; ♂ Erkrn. häufiger; lebenslängl. Immunität. Nach uncharakterist. Prodromi (Kopf-, Hals-, Ohren-, Nackenschmerzen, subfebrile Temp.) einseit. (meist li.), nach 1–3 Tg. bds. Schwellung der Parotis (für 3–7 Tg.), bei ca. 50% auch der Submandibularis (seltener Sublingualis) mit teig.-schmerzhaftem kollat. Ödem (Abstehen des Ohres, Behinderung von seitl. Kopfbewegung u. Kauen, Ohrschmerzen) u. Rötung des Ausführungsganges; ferner Mattigkeit, Appetitlosigkeit, Erbrechen (meningealer Reiz?); rel. Lympho- u. Monozytose; seltener entzündl. Schwellung von Tränendrüsen, Schilddrüse, Thymus, bei ♀ in der Pubertät auch Mastitis, Ovariitis, Bartholinitis; sehr selten Endo-Myokarditis, Nephritis, Gelenkbeschwerden, Exantheme. Diagnose: KBR, Hämagglutinationshemmungstest, Intrakutantest (hitzeinaktivierte virushalt. Allantoisflüssigkeit; unspezif.), Virusnachweis in Speichel, Liquor, Urin, Rachenabstrich. Ther. unspezifisch; Progn. günstig. – Schutzimpfung (v. a. ♂ Jugendl.) entweder durch 2mal. Inj. eines Impfstoffes aus Formalin-inaktivierten Viren (Schutz 6–12 Mo.) u. Auffrischung nach mind. 1 J.; oder einmalig Lebendimpfstoff aus attenuiertem Virus (Jeryl-Lynn-Strain-Vakzine, mit längerdauerndem Impfschutz).

Mumps|-Meningoenzephalitis: häufigste ZNS-Beteiligung bei Mumps (40–50%, v. a. Knaben), u. zwar vor der Parotitis oder 4 Tg. bis 4 Wo. danach oder aber »sine parotitide«. Auch reine Enzephalitis (Hirnnervenausfälle, v. a. II u. IV, seltener V u. VII, Innenohrschaden, evtl. bleibende Taubheit) oder Meningitis (meist 9 Tg. nach Parotitis; Liquor virushalt., 20–5000/3 Zellen). – **M.-Orchitis:** in 10–30% von Mumps vork. fieberhafte Hodenschwellung (selten auch Nebenhoden, Samenstränge, Prostata), meist gegen Ende der Pubertät, selten im Kleinkindalter; Gefahr der Hodenatrophie, bei bds. Befall der Azoospermie. Prophylaxe mit Mumps-Hyperimmunglobulin.

Mumu: Filarienlymphangitis auf Samoa, mit rezidiv. (allerg.?) Samenstrangentzündung.

Mund: ↑ Os; s. a. Cavum u. Vestibulum oris, Oro....

Mund|achylie: ↑ Aptyalismus. – **M.amöbe:** ↑ Entamoeba gingivalis. – **M.atmung:** Atmung durch den offenen Mund, meist bei behinderter Nasenatmung (z. B. Rachenmandelhyperplasie), Bißanomalie (v. a. Prognathie), Debilität (Mongolismus, Kretinismus) etc., ferner habituell. Folgen: nächtl. Erstickungsanfälle, Schnarchen, Rhinolalia clausa, respiratorische Anosmie, rezidivierende Luftwegskatarrhe, Spitzgaumen.

Mundboden: der kaud. Abschluß der Mundhöhle, gebildet vom M. mylohyoideus, den Gll. subling. u. der Mundschleimhaut (mit Ausführungsgängen der sublingualen u. -mandibul. Speicheldrüsen). – **M.atmung:** inspirator. Kinnbewegung mit Öffnen des Mundes als Vorläufer der Schnappatmung (z. B. bei Säuglingsasphyxie). – **M.phlegmone:** i. e. S. die

Mundboden|zyste

Phlegmona colli prof. (Angina LUDOVICI), meist von kariösem Zahn, ulzeröser Stomatitis (Streptokokken, Anaerobier) oder LK-Abszeß ausgehend. Klin.: brettharte, sehr schmerzhafte Infiltration, Schluckschmerzen, Mundsperre, Sprachbehinderung, hohes Fieber, sept. Allg.sympte.; Gefahr der eitr. Einschmelzung mit Mediastinitis, Meningitis, para- u. retropharyngealer Abszeß etc. – **M.zyste**: 1) Dermoidzyste (aus versprengten Epithelzellen der physiol. Gesichtsspalte), derb, meist indolent, langsam wachsend, evtl. sehr groß (Zunge angehoben); glatt, rötl.-gelb durchscheinend, evtl. schluckbewegl.; bei submentaler Entwicklung derbes Doppelkinn (mit Hautverschieblichkeit). – 2) / Ranula.

Mund|brand: / Noma. – **M.dreieck**: / M.-Kinndreieck. – **M.entzündung**: / Stomatitis. – **M.epitheltest**: (1955) kernmorphol. Geschlechtsdiagnostik durch Nachweis des BARR* Körpers in Schleimhautzellen.

Mund|fäule: aphthöse u. infektiöse Affektionen der Mundhöhle, insbes. / Gingivostomatitis aphthosa herpetica u. / Aphthoid POSPISCHILL-FEYRTER. – **M.flora**: die physiol. Baktn.besiedelung der Mund- u. Rachenhöhle; normalerweise üpp. Mischflora in biol. Gleichgew., bei Kariesanfälligkeit häufig Zunahme von Azidobaktn. u. Mundstreptokokken, bei Parodontopathie Dominieren von fusiformen Stäbchen, Spirillen, Spirochäten. Wesentl. Faktor des »Mundmilieus« (Mikroklima). – **M.geruch**: / Foetor ex ore.

Mund|höhle: / Cavum oris proprius (i. w. S. einschl. Vestibulum oris). – Sensible Innervation durch Trigeminus, Oberlippe N. maxillaris (V₂), Unterlippe N. ment. (V₃), Wange N. buccalis (V₃), Gaumen N. palatini (V₂), Zunge N. lingualis (V₃, ferner IX u. X). – *embryol* Als prim. M.höhle gilt der vord. Teil der – nach Fortfall der Rachenmembran durch Zusammenschluß von Mundbucht u. Kiemendarm entstehenden – Kopfdarmhöhle. – **M.höhlengeräusch**: / DRUMMOND* Zeichen.

Munditalseuche: »Sauberkeitsseuche«, Zivilisationsseuche.

Mund|keil: *chir* / Beißblock, BECKMANN* M.sperrer. – **M.- und Kieferchirurg**: s. u. Facharzt. – **M.-Kinn-Abstand**: sogen. Untergesichtshöhe. – **M.(-Kinn)-dreieck, blasses**, FILATOW* Zeichen: »zirkumorale Blässe« bei diffuser Wangenröte (kein Exanthem) als – unspezif. – Scharlachsympt. (/ Facies scarlatinosa).

Mundmilieu: s. u. Mundflora.

Mund|-zu-Mund-Beatmung: Technik der »Atemspende« (wenn Intubation nicht mögl.) ohne oder mit spez. Zungengrundtubus (/ GUEDEL*, SAFAR* Tubus; Nase durch Klemme oder digital verschlossen). Wenn Nase frei, besser als **M.-zu-Nase-Verfahren**: bei überstrecktem Kopf (li. Hand des Helfers an Stirn-Haar-Grenze, re. unter UK) u. verschlossenem Mund rhythm. Insufflieren (12- bis 15mal pro Min.) mit angemessenem Einblasdruck (an Thoraxbewegungen kontrolliert).

Mund|phänomen: *physiol* / Schnutenphänomen. – **M.rachen**: / Mesopharynx. – **M.resorption**: s. u. M.verdauung.

Mund|soor: häuf. Manifestation der / Candidosis an Mund- u. Zungenschleimhaut, v. a. bei jungen Säuglingen in Anstaltspflege. – **M.spalte**: 1) *anat* / Rima oris. – 2) *path* / Lippenspalte. – **M.sperre**: / Kiefersperre. – **M.sperrer**: Schraubhebel- oder Zangeninstrument, um den Mund offenzuhalten (z. B. bei enoraler Op., während Narkose) oder gewaltsam zu öffnen (z. B. bei Kieferklemme); Modelle n. BOYLE-DAVIS-NEGUS, DENHART, HEISTER, ROSER-KÖNIG, O'DWYER u. a. – **M.spirochäte**: die wahrsch. apathogene Borrelia buccalis. – **M. streptokokken**: / Streptococcus faecalis, Str. salivarius.

Mund|trockenheit: s. u. Hyposalivation, Aptyalismus, Xerostomie. – **M.verdauung**: nach Zerkleinerung durch Kauvorgang Vermischung mit Speichel, Überführung in gleitenden Speisebrei (u. Vorarbeit zur Kaseinfällung) durch Muzinbeimengung, enzymat. Aufspaltung durch Amylase, Lipase u. Proteinase. – Resorbiert werden in der Mundhöhle nur Alkohol, Nikotin u. einige Wirkstoffe (/ Sublingualtablette). – **M.vorhof**: / Vestibulum oris.

Mundwinkel: Angulus oris. – **M.furchen**: / PARROT* Furchen. – **M.plastik**: 1) plast. M.-Wiederherstg. nach traumat. Verletzung (als Erst- oder Spätversorgung), möglichst mit Vereinigung der Orbicularis-oris-Stümpfe. – 2) op. Wiederanheben des M. bei Fazialislähmung; z. B. Vereinigen der Nervenstümpfe (evtl. durch Autotransplantat) u. Muskelrotationsplastik, / LEXER*-ROSENTHAL* Plastik, Kunststoffzügel (McLAUGHLIN), Hautraffungen (n. IMRE, JOSEPH, LEXER u. a.), Lappenplastik (mit u. ohne Knorpel). – **M.rhagade**: / Angulus infectiosus.

Munich* Krankheit: / Keratoconjunctivitis epidemica.

Munk* Krankheit (FRITZ M., 1879–1950, Internist, Berlin): chron. Glomerulonephritis mit nephrot. Syndrom.

Munro* Mikroabszeß: (W. J. M. 1898) intra- oder subkorneale Ansammlung von Granulozyten in – frischen – Effloreszenzen der Psoriasis vulg. u. pustulosa; ähnl. auch bei seborrhoischer Dermatitis, Keratosis blennorrhagica, Parapsoriasis.

Munro* Punkt (JOHN CUMMINGS M., 1858–1910, Chirurg, Boston): Mitte der Verbindungslinie zwischen Nabel u. li. Spina iliaca ant. als Einstichstelle für Bauchpunktion. – vgl. aber MONRO* Linie.

Munro=Kerr* Handgriff (JOHN M. M.=K., 1866–1955, Gynäkologe, Glasgow): *geburtsh* modifiz. MÜLLER* Handgriff zur Beurteilung eines Mißverhältnisses zwischen kindl. Kopf u. mütterl. Becken, indem der Daumen der vaginalen Hand außen den Grad des Überstehens über den Symphysenrand tastet.

Munson* Zeichen: *ophth* konische Vorwölbung des Unterlidrands beim Abwärtsblicken als Zeichen für Keratokonus.

mural(is): (lat.) die Wand (eines Hohlorgans) betreffend, auch i. S. von intramural.

Murchison* Flecke (CHARLES M., 1830–1879, Internist, London): bei Fleckfieber zwischen dem charakterist. kleinfleck. Exanthem aus der Tiefe durchscheinende flächenhafte, blaßbläuliche Flecken (»Marmorierung«).

Murchison*-Sanderson* Syndrom: / Lymphogranulomatose.

Muret* Zeichen: *angiol* / QUÉNU* Zeichen.

Murexid: purpursaures Ammonium (aus der Murex-Schnecke), in wäßr. Alkalien violett-purpurn löslich.

Reagens (Ca) u. Indikator; entsteht ferner beim qual. Nachweis von Harnsäure u. -salzen (in Harnsediment, -steinen, Tophi), wobei es nach Eindampfen der Probe mit wenig konz. HNO₃ u. Befeuchten des Rückstandes mit wäßr. NH₃ purpurfarben sichtbar wird (durch KOH Farbwechsel nach Blau). – **Murexin**: Imidazolyl-4-akryloyl-cholin in Purpurschnekken; tox. quart. Base.

muriatisch: kochsalzhaltig; z. B. m. **Quelle** (/ Kochsalzquelle).

murin: die Maus bzw. Ratte [Murinae] betreffend; z. B. das m. / **Fleckfieber** (mit Ratten als wesentl. Erregerreservoir).

(Murk) Jansen*: s. u. JANSEN*.

Murmur: (lat.) Geräusch, Schall.

Murphy*, William Parry: geb. 1892, Arzt, Cambridge/Mass.; 1934 Nobelpreis für Medizin (»für Leberther. der Anämie«).

Murphy* (JOHN BENJAMIN M., 1857–1916, Chirurg, Chicago) **Einlauf**: / Tropfeinlauf (z. B. Glukose-, Kochsalz-Lsg.) zur Flüssigkeitsauffüllung; u. a. in FOWLER* Lagerung bei Peritonitis nach erfolgter Bauchhöhlendränage. – **M.* Gesetz**: *hepat* Einem Verschlußikterus durch ein Konkrement geht stets eine Kolik voraus, einem Verschluß durch Tumor nicht. – **M.* Knopf**: aus 2 halbkugelförm. Teilen zusammensteckbarer »Knopf« mit zentraler Bohrung, der in eine Darmanastomose als serosakomprimierendes Verbindungsstück eingenäht wird u. nach Nekrose des Randsaums der – inzwischen verklebten – Darmstümpfe auf natürl. Wege abgeht (Gefahr von Drucknekrose, Blutung, Ileus). – **M.* Nierenuntersuchung**: tiefe Palpation der Nierengegend (mit Daumen dicht unterhalb 12. Rippe) am sitzenden, nach vorn gebeugten Pat. – **M.* Operation**: 1) (1914) bei habitueller Patellaluxation Vertiefung des femoralen Gleitlagers u. Raffung der Kniegelenkkapsel. – 2) M.*-BEST* Op.: transversale Nierenpolamputation mit sichtkontrollierter Blutstillung (keine tiefgreifenden Blutstillungsnähte) zur Verhinderung von Narbenbildung. – 3) / LEXER*-M.* Hüftarthroplastik (Neuformung von Hüftkopf u. -pfanne mittels spez. Fräsen); auch als M.*-L.*-PAYR* Op. mit Interposition eines gestielten Fascia-lata-Lappens, als M.*-MCAUSLAND*-CAMPBELL* Op. mit Zugang von L-förm. Schnitt (zwischen vord. Darmbeinkamm u. Tensor fasciae latae), temporärer Abmeißelung des Trochanter major u. Gewinnung des Faszienlappens durch gesonderten Schnitt. – **M.* Schnitt**: lat. Hüftgelenkeröffnung durch U-förm., zum Oberschenkel hin verlängerten Schnitt; temporäre Abmeißelung des Trochanter major (einschl. Muskelansätzen). – **M.* Zeichen**: 1) in Rückenlage bei tiefer Palpation (mit bd. Daumen) des unt. Leberrandes (Gallenblasengegend) durch tiefe Inspiration ausgelöster Schmerz mit Apnoe. – 2) »Piano-Zeichen«: fehlender tympanit. Klang bei Beklopfen des re. unt. Bauchquadranten mit 4 schnell nacheinander auftreffenden Fingern als Hinweis auf kleines Exsudat bei Appendizitis. – **M.*-Sturm* Lymphosarkom**: transplantables LK-Neoplasma der Wistar-Ratte, 1938 durch 1,2,5,6-Dibenzanthrazen induziert.

Murray* Operation: (A. R. M. 1946) bei Skaphoid-Pseudarthrose extraartikuläre Spaneinlagerung (Spongiosazylinder) von dorsal. – s. a. MCMURRAY*.

Murray* Syndrom: autosomal-rezessiv erbl., fam. Biotyp der Fibromatosis gingivae in Kombin. mit generalisierten multiplen, hyalinen Fibromen (am Kopf als / Turbantumor).

Murray*-Test: *psych* ein themat. Apperzeptionstest.

Murray*-Stout* Tumor: (1942) / Hämangioperizytom.

Murray-Valley-Enzephalitis: »Austral. X-Enzephalitis« durch das gleichnam. ARBO-Virus B.

Murri* (AUGUSTO M., 1841–1932, Internist, Bologna) **Gesetz**: Die kardiale Rekompensation unterliegt in erster Linie physikal. Gesetzen. – **M.* Krankheit**: / Kältehämoglobinurie.

Murutucu-Virus: in Brasilien von Moskitos übertragenes ARBO-Virus C, das beim Menschen Fieber u. Kopfschmerzen hervorruft.

Mus: 1) *zool* Maus. – 2) **Mus articularis**: *path* »Gelenkmaus« (freier / Gelenkkörper).

Musashimycin: Antibiotikum (Streptothricin-Gruppe) aus Streptomyces virginiae; wirksam gegen gramneg. u. -pos. Baktn. (einschl. Mykobaktn.).

Musca domestica: »Haus-« oder »Stubenfliege«; Larven in faulendem organ. Material (Misthaufen, Abfällen), evtl. vorübergehend in Wunden u. Darmtrakt von Mensch u. Säugetieren; als Kulturfolger weltweit verbreiteter Lästling u. Keimverschlepper (Ruhr, Typhus abdom., Trachom, Konjunktivitis etc.). – Ferner medizinisch von Bedeutung: **M. autumnalis** (Larven Intestinalmyiasis-Erreger), **M. conducens** WALK, **M.** (s. Philaemetomyia) **crassirostris** STEIN, **M. planiceps** WIED (in Orient u. Afrika mit Rüsselzähnchen Hautläsionen setzend u. austretendes Blut saugend), **M. sorbens** (Überträger des Frambösie-Erregers Treponema pertenue in West-Samoa). – **M. hispanica**: *pharmaz* »Spanische Fliege« (s. u. / Cantharides).

Muschel: 1) *zool* Muscheltiere, die Klasse »Bivalvia« der Weichtiere mit ca. 25 000 Arten; s. a. M.gift. – 2) *anat* / Concha; s. a. Konch(o)...

Muschel|gift, Mytilotoxin: noch unbekannter Giftstoff in Austern u. a. Muscheln; Vergiftungsbild (z. T. allerg.) gastrointestinal oder paralytisch (ähnl. dem durch Akonitin); s. a. Mytilismus. – **M.quetschung**: *otol* therapeut. Kompression verdickter Nasenmuscheln, z. B. bei vasomotor. Rhinitis. – **M.resektion**: / Konchotomie. – **M.vergiftung**: s. u. M.gift, Mytilismus.

Muscimol: (1961) Halluzinogen (Indol-Derivat) im Fliegenpilz (Amanita muscaria).

Muscina stabulans: ubiquitäre Fliegenart [Muscidae]; Larven angebl. Erreger intestinaler Myiasis beim Menschen (wahrschl. nur Pseudomyiasis).

muscularis: (lat.) aus Muskelgewebe bestehend, muskulär. – Auch Kurzform für / Tunica muscularis (s. a. Myotom, Lamina muscul. mucosae).

Musculomyces: (SABIN 1941) die Mäuse-Stämme der PPLO, mit den Serotypen A, B, C, D u. E.

musculosus: (lat.) muskulös.

Musculus *PNA*: (lat. = Mäuschen) / Muskel; z. B. (*PNA*) **Mm. abdominis** (/ Mm. obliqui ext. u. int., transv. u. rectus abdominis, pyramidalis, quadratus lumborum; s. a. Rumpfwandmuskulatur), **M. ab-**

Musculus abductor

ductor digiti minimi manus (Urspr.: Erbsenbein u. Retinaculum flexorum; Ans.: Grundphalanxbasis u. Aponeurose des 5. Fingers; Innerv.: R. prof. n. uln.), **M. abductor digiti minimi pedis** (Urspr.: lat. Fersenbeinhöcker u. Plantaraponeurose; Ans.: Grundphalanxbasis V; Innerv.: N. plant. lat.), **M. abductor hallucis** (Urspr.: med. Fersenbeinhöcker, Plantaraponeurose, Retinaculum mm. flexorum; Ans.: med. Sesambein u. Grundphalanx der 1. Zehe; Innerv.: N. plant. med.; außer Großzehenabduktion Stützung des Fußlängsgewölbes), **M. abductor pollicis brevis** (im Daumenballen; Urspr.: Kahnbein, Retinaculum flexorum; Ans.: lat. Sesambein u. Grundphalanx; Innerv.: N. medianus; Abduktion u. Beugung des Daumens), **M. abductor pollicis longus** (Urspr.: dors. Fläche der Membrana interossea, Speiche u. Elle; Ans.: Basis Metakarpale I; Innerv.: N. medianus), **M. adductor brevis** (Urspr.: unterer Schambeinast; Ans.: Labium med. Lineae asperae; Innerv.: R. ant. n. obturatorii; Adduktion, Flexion u. Außenrotation im Hüftgelenk), **M. adductor hallucis** (Urspr.: Metatarsalebasen II–IV, Os cuneiforme lat. u. Lig. plant. longum für Caput obl., Grundgelenkkapseln II–IV für Caput transv.; Ans.: lat. Sesamum u. Grundphalanx I; Innerv.: N. plant. med.; außer Großzehenadduktion Stützung des Fußgewölbes), **M. adductor longus** (Urspr.: oberer Schambeinast; Ans.: Labium med. lineae asperae; Innerv.: R. ant. n. obturatorii; Adduktion u. Flexion im Hüftgelenk), **M. adductor magnus** (Urspr.: unt. Scham- u. Sitzbeinast, Sitzbeinhöcker; Ans.: Labium med. lineae asperae u. med. Femurepikondylus; Innerv.: R. post. n. obturatorii; Adduktion u. Streckung im Hüftgelenk; als selbständ. oberster Abschnitt: M. a. minimus), **M. adductor pollicis** (Urspr.: Capitatum u. Hamatum für Caput obl., Metakarpale III für Caput transv.; Ans.: Sesambein u. Grundphalanx; Innerv.: R. prof. n. uln.; Adduktion u. Opposition des Daumens), **M. ancon(a)eus** (»Ruder-« oder »Knorrenmuskel« als Fortsetzung des med. Trizepskopfes; Urspr.: lat. Humerusepikondylus, Ellenbogengelenkkapsel; Ans.: Olekranon, dors. Ulnafläche; Innerv.: N. rad.; Streckung des Unterarms, Spannen der Gelenkkapsel), **M. antitragicus** (Urspr.: Antitragus; Ans.: Cauda helicis; Innerv.: N. fac.), **Mm. arrectores pilorum** (kleine glatte Hautmuskeln, auf der Neigeseite der Haare im Corpus papillare der Lederhaut entspringend, die Talgdrüsen umgreifend u. am bindegeweb. Haarbalg ansetzend; Inn.: veget.; Funkt.: Aufrichten der Haare, höckerart. Anheben der Haut [»Gänsehaut«], wahrsch. auch Entleerung der Talgdrüsen. – Nicht an Wimpern, Augenbrauen u. Haaren von Nase, Ohr u. Bart), **M. articularis** (an einer Gelenkkapsel entspringender oder ansetzender u. diese spannender »Gelenkmuskel«; insbes. der M. a. cubiti als Faserbündel des M. brach. [N. musculocutaneus], M. a. genus als dist. Anteil des M. vastus intermedius mit Urspr. am Femur u. Ans. an Kniegelenkkapsel u. Bursa suprapatellaris [N. femor]), **M. aryepiglotticus** (Urspr.: Spitze des Aryknorpels; Ans.: seitl. Rand des Kehldeckels; Innerv.: N. laryng. inf.; Verengerung des Kehlkopfeingangs), **M. aryt(a)enoideus obl. und transversus** (Urspr.: Muskelfortsatz bzw. Dorsalfläche des Aryknorpels; Ans.: Aryknorpel der Gegenseite; Innerv.: N. laryngeus inf.; Verengerung der Stimmritze), **M. auricularis ant., post. u. sup.** (Urspr.: Fascia temp. bzw. Proc. mastoideus bzw. Galea aponeurotica; Ansatz: Spina helicis bzw. Ohrmuschelbasis; Innerv.: N. facialis; Nachvorn- bzw. Nachhinten- bzw. Nachobenziehen des Ohres), **M. biceps brachii** (Urspr.: Tuberc. supraglenoidale für Caput longum, Proc. coracoideus für Caput breve; Ans.: Tuberositas radii, über Aponeurose auch Ulna; Innerv.: N. musculocutaneus; Beugung u. Supination des Vorderarms, Vorführen des Arms im Schultergelenk), **M. biceps femoris** (Urspr.: Tuber ossis ischii Caput longum, dist. Labium lat. lineae asperae für Caput breve; Ans.: Wadenbeinkopf; Innerv.: N. tib. bzw. N. peroneus; langer Kopf Streckung u. Adduktion im Hüftgelenk, bd. Köpfe Beugung u. Außenrotation im Kniegelenk), **M. brachialis** (Urspr.: Vorderfläche dist. Humerus, Septa intermuscularia, Ellbogengelenkkapsel; Ans.: Tuberositas ulnae; Innerv.: N. musculocutaneus; Beugung des Vorderarms, Spannen der Ellbogengelenkkapsel), **M. brachioradialis** (Urspr.: lat. Humerusrand, Septum intermusculare lat.; Ans.: Proc. styloideus radii; Innerv.: N. rad.; Beugung, Pronation u. Supination des Vorderarms), **M. broncho(o)esophageus** (glatte Muskelzüge vom li. Stammbronchus zum Ösophagus; Innerv.: vegetat.; Verstärkung der Speiseröhrenwand), **M. buccinator** (Urspr.: Raphe pterygomandib., OK- u. UK-Alveolarfortsätze in Höhe 2. u. 3. Molar; Ans.: Knoten des M. orbic. oris, Haut des Mundwinkels; Innerv.: N. fac.; Seitwärtsziehen des Mundwinkels, Pressen der Lippen u. Wangen an die Zähne, Versteifung der Wange beim Saugen, Drängen der Speisen zwischen die Zähne), **Mm. bulbi** (die quergestreiften »äuß. Augenmuskeln«, d. s. ⁄ Mm. recti u. obliqui; innverviert von den Hirnnerven III, IV u. VI), **M. bulbospongiosus s. bulbocavernosus** (bei ♂ Urspr.: Dammzentrum, unt. mediane Raphe des Corpus bulbospongiosum; Ans.: Fascia diaphragmatis urogenitalis inf., Penisrücken; Kompression der hint. Harnröhre, Austreiben der Samenflüssigkeit. – Bei ♀ Urspr.: Dammzentrum, M. sphincter ani ext.; Ans.: Klitoris; Verengerung von Scheidenvorhof u. -eingang. Innerv. bei ♂ u. ♀: Nn. perineales, pudendus), **M. ceratocricoideus** (inkonst. vom unteren Schildknorpelhorn zum Ringknorpel), **M. chondroglossus** (Urspr.: kleines Zungenbeinhorn; Ans.: Zunge; Innerv.: N. hypoglossus; Abwärts- u. Rückwärtsziehen der Zunge), **M. ciliaris** (1) Urspr.: Lig. pectinatum u. Innenwand des Sinus venosus sclerae; Ans.: mit meridionalen Fasern als BRÜCKE* Muskel am vord. Ende der Aderhaut, mit radiären u. zirkulären als MÜLLER* Muskel am Ziliarkörper; Innerv.: parasympath. Fasern des Gangl. ciliare; Nachvornziehen der Aderhaut, dadurch Erschlaffung der Zonula cil. u. Wölbung der Linse [Akkomodation]. – 2) ⁄ RIOLAN* M.), **M. coccygeus** (an der Innenfläche des Lig. sacrospin.; Urspr.: Darmbeinstachel; Ans.: fächerförm. an Seitenwand von Kreuz- u. Steißbein; Innerv.: Pl. pudend.; Fixation des Steißbeins), **Mm. colli** (die »Halsmuskeln«, als oberflächl. ⁄ Platysma u. M. sternocleidomastoideus, als mittl. ⁄ Mm. supra- u. infrahyoideus, als tiefe ⁄ Mm. scaleni, longus colli, longus capitis u. rectus capitis ant.), **M. compressor naris** (lat. Teil des M. nasalis; Urspr.: Jugum alveolare des oberen Eckzahns; Ans.: Rücken der knorpeligen Nase; Innerv.: N. facialis; Nachuntenziehen der Nase), **Mm. constrictores pharyngis** (die »Schlundschnürer«; M. c. ph. inf. mit Urspr. an Linea obl. des Schildknorpels [= Pars thyreopharyngea] u. Ringknorpel [= Pars cricopharyngea], M.c. ph. medius mit Urspr. am kleinen

u. großen Zungenbeinhorn [= Pars chondro- bzw. ceratopharyngea], M. c. ph. sup. mit Urspr. an Seitenplatte u. Hakenfortsatz des Proc. pterygoideus [= Pars pterygopharyngea], Raphe pterygomandibularis [= Pars buccopharyngea], Linea mylohyoidea [= Pars mylopharyngea] u. M. transv. linguae [= Pars glossopharyngea]; Ans.: Raphe pharyngis; Innerv.: Rr. pharyngei n. vagi), **M. coracobrachialis** (Urspr.: Proc. coracoideus; Ans.: Vorderfläche des Humerus distal der Crista tuberculi min.; Innerv.: N. musculocutaneus; Heben u. geringe Adduktion u. Innenrotation des Arms), **M. corrugator supercilii** (Urspr.: Nasenteil des Stirnbeins; Ans.: Haut über der Augenbrauenmitte; Innerv.: N. facialis; gegenseit. Annähern der Augenbrauen, Runzeln der Nasenwurzel- u. Stirnhaut), **M. cremaster** (»Hodenheber«, von den Mm. transv. u. obl. int. abdom. abzweigende Faserbündel, die an Samenstrang u. Hoden ansetzen; Innerv.: N. genitofemor.; s. a. Kremaster...), **M. cricoaryt(a)enoideus lat. u. post.** (»Postikus«; Urspr.: seitl.-ob. Ringknorpel bzw. Außenfläche der Platte; Ans.: Muskelfortsatz des Stellknorpels; Innerv.: N. laryngeus inf.; Verengerung bzw. Erweiterung der Stimmritze; s. a. Postikuslähmung). – **M. cricothyr(e)oideus** (»Antikus«; Urspr.: Ringknorpelbogen, mit vord., steiler Pars recta u. hint. Pars obl.; Ans.: Schildknorpelplatte unten; Innerv.: R. ext. n. laryngei sup.; Fixieren u. Nachvornkippen des Schildknorpels u. damit Spannen des Stimmbandes; s. a. Antikuslähmung).

Musculus deltoide(u)s (Urspr.: Schlüsselbein, Schulterhöhe, Schulterblattgräte; Ans.: Tuberositas deltoidea des Humerus; Innerv.: N. axill.; Abduktion, Vor- u. Rückführung, Außen- u. Innenrotation des Arms), **M. depressor anguli oris** (»Triangularis«; Urspr.: Tuberc. mentale, UK-Basis; Ans.: Muskelknoten u. Haut des Mundwinkels; Innerv.: N. facialis; Abwärtsziehen von Mundwinkel u. Oberlippe), **M. depr. labii inf.** (Urspr.: Tuberc. ment., UK-Basis, mit Bündeln des Platysmas zusammenhängend; Ans.: Haut der Unterlippe; Innerv.: N. facialis; Seit- u. Abwärtsziehen der Unterlippe), **M. depr. septi nasi** (oberer Teil des M. orbic. oris zum knorpel. Nasenseptum; Innerv.: N. facialis; Abwärtsziehen der Nasenspitze), **M. depr. supercilii** (Fasern der Pars orbit. m. orbic. oculi zur Haut der med. Augenbraue; Innerv.: N. fac.; Median- u. Abwärtsziehen der Augenbraue), **M. detrusor urinae s. vesicae** (↑ Detrusor), **M. digastricus** (Urspr.: medial des Warzenfortsatzes; Ans.: Fossa digastrica mandibulae; durch Zwischensehne unterteilt in Venter ant. u. post., über ein »Halfter« dieser Sehne mit dem kleinen Zungenbeinhorn verbunden; Innerv.: N. mylohyoideus bzw. [hint. Bauch] N. fac.; Senken des UK, Heben von Zungenbein u. Kehlkopf), **M. dilatator naris** (mim. Muskel vom Jugum alveol. des oberen, seitl. Schneidezahns zur Haut des seitl.-hint. Nasenlochrandes; Innerv.: N. fac.; Erweiterung des Nasenloches), **M. dil. pupillae** (radiäre Züge glatter Muskelzellen in der Iris; Innerv.: Sympathikus; Pupillenerweiterung), **Mm. dorsi** (die »Rückenmuskeln«; oberflächl. die spinohumeralen ↑ Mm. trapezius, latissimus dorsi, rhomboidei, levator scapulae u. die spinokostalen Mm. serratus post., sup. u. inf.; in der Tiefe die »autochthonen« ↑ Mm. serrati, longissimus, spin., semispin., multifidus, rotatores, interspin., intertransversarii, recti u. obl. capitis), **M. epicranius** (Galea aponeurotica + Mm. occipitofront. u. temporoparietalis; Innerv.: N. facialis; Bewegung der Kopfschwarte), **M. erector spinae** (»E. trunci«; die autochthonen »Rückenstrecker« ↑ Mm. iliocost., longissimus u. spin.; Urspr.: Kreuzbein, Crista iliaca, Procc. spinosi, mamillares u. transversi der LWS, Procc. transv. der BWS u. HWS, Procc. spinosi der oberen BWS u. unt. HWS, Rippenwinkel; Ans.: Procc. costales u. access. der LWS, Procc. transv. der BWS u. HWS [außer HW I], Rippenwinkel, Proc. mastoideus; Innerv.: Rr. dors. der Spinalnerven C_1–L_5; Streckung u. seitl. Neigung der WS), **M. extensor carpi radialis brevis u. longus** (Urspr.: Epicondylus lat. humeri, Lig. anulare radii u. Fascia antebrachii bzw. dist.-lat. Humeruskante u. Septum intermuscul. lat.; Ans.: dors. Basis des Metakarpale II; Innerv.: R. prof. n. rad.; Strecken u. Radialabduktion der Hand; letzterer auch Supinieren des gestreckten u. Pronieren des gebeugten Vorderarms). – **M. extensor carpi uln.** (Urspr.: Epicondylus lat. humeri [= Caput humerale], Lig. collat. rad., Fascia antebranchii u. dors. Ulna [= Caput uln.]; Ans.: Basis des Metakarpale V; Innerv.: R. prof. n. rad.; Dorsalflexion u. Ulnarabduktion der Hand), **M. extensor digiti minimi** (Urspr.: Epicondylus lat. humeri, Fascia antebrachii; Ans.: Dorsalaponeurose 5. Finger; Innerv.: R. prof. n. rad.; Strecken des 5. Fingers v. a. im Grundgelenk, Dorsalflexion u. Ulnarabduktion der Hand), **M. extensor digitorum brevis pedis** (Urspr.: dors. u. lat. Fläche des vord. Fersenbeins, 3 Bäuche; Ans.: Dorsalaponeurosen 2.–4. Zehe; Innerv.: N. peroneus prof.; Zehenstrecken u. -lateralabduktion), **M. extensor digitorum longus pedis** (Urspr.: Condylus lat. tibiae, Fibula, Membrana interossea, Fascia cruris; Ans.: Dorsalaponeurosen 2.–5. Zehe; Innerv.: N. peroneus prof.; Dorsalflexion des Fußes, Abduktion u. Pronation der Zehen), **M. extensor digitorum manus** (Urspr.: Epicondylus lat. humeri, Fascia antebrachii; Ans.: Dorsalaponeurosen bzw. Endphalangen 2.–5. Finger; Innerv.: R. prof. n. rad.; Strecken der Finger, Dorsalflexion der Hand), **M. extensor hallucis brevis** (Urspr.: dors. Fläche des vord. Fersenbeins; Ans.: Dorsalaponeurose 1. Zehe; Innerv.: N. peroneus prof.; Strecken u. Abduktion der Zehe), **M. extensor hallucis longus** (Urspr.: Fibula, Membrana interossea, Fascia cruris; Ans.: Aponeurose bzw. Endphalanx 1. Zehe; Innerv.: N. peroneus prof.; Strecken, Abduktion u. Pronation der Zehe, Dorsalflexion des Fußes), **M. extensor indicis** (Urspr.: dors. Ulna, Membrana interossea; Ans.: Dorsalaponeurose 2. Finger; Innerv.: R. prof. n. rad.; Strecken von Zeigefinger u. Handgelenk), **M. extensor pollicis brevis u. longus** (Urspr.: dors. Radius bzw. dors. Ulna, Membrana interossea; Ans.: Basis der Grund- bzw. Endphalanx [Dorsalaponeurose]; Innerv.: R. prof. n. rad.; Strecken [Brevis im Grundgelenk] u. Abduktion), **M. fibularis** (↑ Musc. peroneus), **M. flexor carpi radialis** (Urspr.: Epicondylus med. humeri, Fascia antebrachii; Ans.: Metakarpalebasen II u. III; Innerv.: N. medianus; Flexion u. Radialabduktion der Hand, Pronation des Vorderarms), **M. flexor carpi ulnaris** (Urspr.: Epicondylus med. humeri u. Fascia antebrachii für Caput humerale, Olekranon u. Margo post. ulnae für Caput ulnare; Ans.: Os pisiforme, Ligg. pisohamatum u. -metacarpeum; Innerv.: N. uln.; Beugung u. Ulnarabduktion der Hand), **M. flexor digiti minimi brevis manus** (Urspr.: Retinaculum flexorum, Hamulus; Ans.: Basis Grundpha-

Musculus flexor

lanx I; Innerv.: R. prof. n. uln.; Beugung im Grundgelenk), **M. flexor digiti minimi brevis pedis** (Urspr.: Basis Metatarsale V, Lig. plantare longum; Ans.: Basis Grundphalanx V, Innerv.: N. plant. lat.; Beugen u. Abduktion), **M. flexor digitorum brevis pedis** (Urspr.: med. Fersenbeinhöcker, Plantaraponeurose; Ans.: Mittelphalangen II–V, mit 4 geschlitzten Sehnen; Innerv.: N. plant. lat.; Beugen der Mittelphalangen II–V, Stützung des Fußlängsgewölbes), **M. flexor digitorum longus pedis** (Urspr.: Schienbeinfläche; Ans.: Endphalanxbasen II–V [durch Sehnenschlitze des kurzen Beugers]; Innerv.: N. tib.; Beugen der Endphalangen II–V, Supination u. Plantarflexion des Fußes), **M. flexor digitorum profundus** (Urspr.: Vorderfläche der Ulna, Membrana interossea; Ans.: Endphalanxbasen II–V [durch Sehnenschlitze des oberflächlichen Beugers]; Innerv.: N. medianus für rad. Anteil, N. uln.; Beugen der Endphalangen II–V u. der Hand), **M. flexor digitorum superf.** (Urspr.: Epicondylus med. humeri u. Proc. coronoideus ulnae für Caput humerouln., Vorderfläche der Speiche für Caput rad.); Ans.: Mittelphalangen II–V, mit 4 geschlitzten Sehnen; Innerv.: N. medianus, evtl. N. uln.; Beugen von Mittelphalangen II–V, Hand u. Vorderarm), **M. flexor hallucis brevis** (Urspr.: med. Keilbein, Lig. plantare longum; Ans.: bd. Sesambeine u. Grundphalanx I; Innerv.: N. plant. med.; Beugen der Zehe, Stützung des Fußlängsgewölbes), **M. flexor hallucis longus** (Urspr.: Fibula-Dorsalfläche, Membrana interossea; Ans.: Endphalanx 1. Zehe; Innerv.: N. tib.; Beugen der Zehe, Beugen, Supination u. Abduktion des Fußes), **M. flexor pollicis brevis** (Urspr.: Retinaculum flexorum für Caput superf., Trapezium, Trapezoideum u. Capitatum für Caput prof.; Ans.: lat. Sesambein u. Grundphalanx 1. Finger; Innerv.: N. medianus für Caput superf., R. prof. n. uln. für Caput prof.; Beugen u. Adduktion des Daumens), **M. flexor pollicis longus** (Urspr.: Mitte Radiusvorderfläche, Membrana interossea, evtl. Epicondylus med. humeri; Ans.: Endphalanx I; Innerv.: N. medianus; Beugung von Daumenendglied u. Hand), **M. gastrocnemius** (»Zwillingswadenmuskel«; Urspr.: Epicondylus med. u. lat. femoris für Caput med. bzw. lat.; Ans.: Fersenbeinhöcker; Innerv.: N. tib.; Beugen von Fuß u. Unterschenkel), **M. gemellus inf. u. sup.** (Urspr.: Sitzbeinhöcker bzw. -stachel; Ans.: Fossa trochanterica; Innerv.: Pl. sacr.; Außenrotation u. geringfüg. Ad- u. Abduktion des Beins), **M. genioglossus** (Urspr.: Spina ment.; Ans.: fächerförmig an gesamter Zunge; Innerv.: N. hypoglossus; Herausstrecken der Zunge), **M. geniohyoideus** (Urspr.: Spina ment.; Ans.: Zungenbeinkörper; Innerv.: N. hypoglossus; Verlagerung des Zungenbeins nach ventral u. kranial, des UK nach kaudal; Teil des Mundbodens), **M. glut(a)eus max.**: (Urspr.: Außenfläche der Darmbeinschaufel dorsal der Linea glutea post., Fascia thoracodors., Seitenrand des Kreuz-Steißbeins, Lig. sacrotuberale; Ans.: Fascia lata, Tuberositas glutea, Septum intermusculare lat.; Innerv.: N. gluteus inf.; Strecken, Abduktion, Innen- u. Außenrotation des Beins, Aufrichten des Oberkörpers beim Aufstehen u. Treppensteigen), **M. gluteus medius** (Urspr.: Darmbeinschaufel zwischen Linea glutea ant. u. post., Labium ext.; Ans.: Troch. major; Innerv. u. Funktion wie M. gl. minimus), **M. gluteus minimus** (Urspr.: zwischen Linea glutea ant. u. inf.; Ans.: Trochanter maj.; Innerv.: N. gluteus sup.; Abduktion, Innen- u. Außenrotation, Beugen u. Strecken des Beins), **M. gracilis** (Urspr.: unt. Sitzbeinast [Symphyse]; Ans.: Tuberositas tibiae; Innerv.: R. ant. n. obturatorii; Adduktion, Beugen u. Strecken des Ober-, Beugen u. Innenrotation des Unterschenkels), **M. helicis major u. minor** (Urspr.: Spina bzw. Crus helicis; Ans.: Helix bzw. Crus helicis; Innerv.: N. facialis; Vorwärts- u. [bei Minor nur] Abwärtsziehen des vord. Helixteils), **M. hyoglossus** (Urspr.: Zungenbeinkörper, großes Zungenbeinhorn; Ans.: Seitenrand der Zunge bis zur Schleimhaut, mit M. styloglossus verflochten; Innerv.: N. hypoglossus; Rückwärts- u. Abwärtsziehen der Zunge. – Als »**M. hypoglossus**« sein am Zungenbeinkörper entspringender Teil).

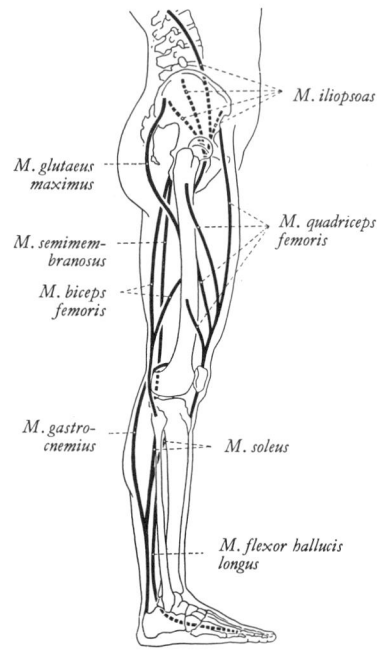

Wichtige Muskelgruppen des Beines, nach Zugrichtungen dargestellt (n. ROTHSCHUH).

Musculus iliacus (Urspr.: Fossa iliaca; Ans.: Trochanter min.; Innerv.: Pl. lumb., N. fem.; Funkt. s. u. M. iliopsoas), **M. iliococcygeus** (Urspr.: Arcus tendineus des Levator ani; Ans.: Steißbein u. Lig. anococcygeum; Innerv.: Pl. sacr., evtl. N. pudendus; Verschließen des Beckenausgangs), **M. iliocostalis** (lat. Teil des Erector spinae; M. i. cervicis Urspr.: Angulus der 1.–6. Rippe; Ans.: Querfortsätze C_{4-6}; Innerv.: Rr. dors. C_{3-8}. – M. i. thoracis Urspr.: 7.–12. Rippe; Ans.: Angulus 1.–7. Rippe, Querfortsatz 7. HW; Innerv.: Rr. dors. Th_{1-12}. – M. i. lumborum Urspr.: Kreuzbein, Crista iliaca, Dornfortsätze unt. LW; Ans.: Angulus 5.–12. Rippe; Innerv.: Rr. dors. L_{1-3}. – Dorsal- u. Lateralflexion des WS-Abschnitts), **M. iliopsoas** (die gemeinsam inserierenden u. etwa gleich wirksamen ∫ Mm. iliacus u. psoas major; Funkt.: Beugen, Innen- u. Außenrotation des Beins, Heben des Beckens in Rückenlage bei gestreckten Beinen), **Mm. infrahyoidei** (∫ Mm. sternothyreoideus, sterno-, thyreo-, omohyoideus), **M. infraspinatus** (Urspr.: Fossa infraspinata; Ans.: Schultergelenkkapsel, Tuberc. majus; Innerv.: N. suprascapul.; Außenrotation des Arms), **Mm. intercostales** (die »Zwischenrippenmuskeln«; die Mm. i. ext. [zwischen

Tuberkulum u. Knorpel] vom unteren schräg ventr.-kaudal zum benachbarten oberen Rippenrand; Innerv.: Nn. intercost. I–IX; Heben [Inspiration] u. Verspannen der Rippen. – Die Mm. i. int. [zwischen Angulus u. sternalem Ende] vom unteren schräg dors.-kaudal zum benachbarten oberen Rippenrand; Innerv.: Nn. intercost. I–XI; Senken [Exspiration] u. Verspannen der Rippen. – Ferner in der vord. Thoraxhälfte hinter den letzteren u. mit gleicher Innerv. u. Funkt. die Mm. i. intimi), **Mm. interossei dors. manus** (4 Mm. dorsal in den Spatia interossea der Mittelhand; Urspr.: zweiköpfig an Metakarpalia; Ans.: Dorsalaponeurosen 2.–5. Finger; Innerv.: R. prof. n. uln.; Spreizung des 2. u. 4., Radial- u. Ulnarabduktion des 3., Beugung des 2.–3. Fingers im Grundgelenk, bei Streckung in den übr. Gelenken), **Mm. interossei dors. pedis** (4 Mm. dorsal in den Spatia interossea des Mittelfußes; Urspr.: zweiköpfig an Metatarsalia; Ans.: Dorsalaponeurosen 2.–4. Zehe; Innerv.: R. prof. n. plant. lat.; Abduktion [Spreizung] der 3. u. 4., Beugung der 2.–4. Zehe im Grundgelenk bei Streckung in den übr. Gelenken), **Mm. interossei palmares** (3 Mm. palmar in den Spatia interossea der Mittelhand; Urspr.: einköpfig an Metakarpalia II, IV u. V; Ans.: Dorsalaponeurosen 2., 4. u. 5. Finger; Innerv.: R. prof. n. uln.; Adduktion des 2., 4. u. 5. Fingers zum 3. hin, Beugung in den Grund- bei Streckung in den Zwischengelenken), **Mm. interossei plantares** (3 Mm. plantar in den Spatia interossea des Mittelfußes; Urspr.: einköpfig an Metatarsalia III–V; Ans.: Dorsalaponeurosen 3.–5. Zehe; Innerv.: R. prof. n. plant. lat.; Adduktion der 3.–5. Zehe zur 2. hin, Beugung in den Grund- bei Streckung in den Zwischengelenken), **Mm. interspinales** (M. i. cervicis paarig zwischen den gespaltenen Dornfortsätzen der HW, innerviert von Rr. dors. C_{3-8}; M. i. thoracis unpaar, meist nur 1.–3. u. 11.–12. BW, innerviert von zugehör. Rr. dors.; M. i. lumborum, unpaar, kräftig, 1.–5. LW, innerviert von Rr. dors. L_{1-5}. – Funkt.: Strecken des WS-Abschnitts), **Mm. intertransversarii** (alle paarig; Mm. i. cervicis mit vord. Gruppe zwischen den Tubercc. ant. proc. transv. der HW u. hinterer zwischen den Tubercc. post., letztere mit Pars med. u. lat.; Innerv.: Spinalnerven C_{1-6}. – Mm. i. thoracis inkonstant. – M. i. lumborum: M. i. lat. lumborum zwischen den Procc. costarii, breit, platt, innerviert von Rr. ventr. L_{1-4}; M. i. med. lumborum zwischen Procc. mamillares u. accessorii, klein, rundlich, innerviert von Rr. dors. L_{1-5}), **M. ischiocavernosus** (♂ die Wurzel des Corpus cavernosum umgebende Muskelbündel vom Sitzbeinast zur Tunica albuginea des Crus penis; Spannen der Tunica albuginea, Kompression der V. dors. penis u. damit Hemmung des venösen Blutabflusses aus dem Corpus cavernosum. – Bei ♀ schwache Bündel vom Sitzbeinast zum Dorsum clitoridis; Aufrichten der Klitoris. – Innerv.: N. pudendus), **M. latissimus dorsi** (Urspr.: Dornfortsätze 7.–12. BW u. 1.–5. LW, Kreuzbein, Darmbeinkamm, 10.–12. Rippe, evtl. unt. Schulterblattwinkel; Ans.: Crista tuberculi minoris humeri; Innerv.: N. thracodors.; Abwärtsziehen des senkrecht erhobenen, Rückwärts- u. Medialziehen des hängenden Armes), **M. levator anguli oris** (Urspr.: Fossa canina des OK; Ans.: Muskelknoten des M. orbicul. oris; Innerv.: N. fac.; Hochziehen des Mundwinkels), **M. levator ani** (trichterförm. Teil des / Diaphragma pelvis; Urspr.: Innenfläche des ob. Schambeinastes, Fascia obturat.; Ans.: Anus, Lig. anococcygeum; Innerv.: Pl. sacr.; Verschluß des Beckenausgangs [»Beckenboden«], Heben des Afters; s. a. Levator-ani-Syndrom), **Mm. levatores costarum** (12 paar. Mm. l. c. breves von den Querfortsätzen des 6. HW u. 1.–11. BW zum Tuberkulum u. Angulus der nächsttieferen Rippe, 3–4 paar. Mm. l. c. longi von den Fortsätzen der unt. BW zum Tuberkulum u. Angulus der übernächsttieferen Rippe; Innerv.: Spinalnerven C_8 u. Th_{1-11} bzw. Th_{8-10}), **M. levator glandulae thyroideae** (vom Zungenbein zur Schilddrüse; Innerv.: Ansa cervic.), **M. levator labii sup. alaeque nasi** (vom Infraorbitalrand oberhalb bzw. medial des For. infraorbit. u. vom Stirnfortsatz des OK in den M. orbicul. oris einstrahlend; Innerv.: N. facialis). **M. levator palpebrae sup.** (Urspr.: Anulus tendin. comm. des Can. opticus; Ans.: als Lamina superf. zwischen Tarsus u. M. orbicul. oculi in der Haut des Oberlids, als Lamina prof. am Tarsus; Innerv.: N. III), **M. levator prostatae** (an der Prostatafaszie ansetzender Teil des M. pubococcygeus; Innerv.: Pl. sacr.), **M. levator scapulae** (Urspr.: Querfortsätze 1.–4. HW; Ans.: oberer Schulterblattwinkel; Innerv.: Pl. cerv., N. dors. scapulae; Heben u. geringes Vorwärtsziehen des Schulterblatts), **M. levator veli palatini** (unt. Felsenbeinfläche lat. des Can. caroticus, Tubenknorpel; Ans.: Gaumenaponeurose; Innerv.: Rr. pharyngei n. vagi; Heben des Gaumensegels, Erweitern der Schlundenge, Öffnen der Ohrtrompete), **Mm. linguae** (die quergestreiften / Mm. genio-, hypo-, chondro-, styloglossus, longitudinalis sup. u. inf., transversus u. vertic. linguae), **M. longissimus** (med. Teil des Erector spinae; M. l. capitis mit Urspr. an Querfortsätzen 2. u. 3. BW, Quer- u. Gelenkfortsätzen 3.–7. HW; Ans.: Proc. mastoideus; Innerv.: Rr. dors. C_{3-8}; Strecken der HWS, gleichseit. Drehen des Kopfes. – M. l. cervicis Urspr.: Querfortsätze 1.–6. BW; Ans.: Querfortsätze 2.–7. HW; Innerv.: Rr. dors. C_{3-8}. – M. l. thoracis Urspr.: Kreuzbein, Crista iliaca, Dornfortsätze LW u. SW, Procc. mamill. 1. u. 2. LW, Querfortsätze 7.–12. BW; Ans.: Procc. access. LW, Querfortsätze BW, Procc. costarii LW, Rippenwinkel; Innerv.: Rr. dors. Th_{1-12}; Strecken u. gleichseit. Beugen der HWS bzw. BWS), **M. longitudinalis inf. u. sup. linguae** (in der Tiefe bzw. submukös längs vom Zungengrund zur -spitze; Innerv.: N. XII; Verkürzung u. Verbreiterung bzw. Längswölbung der Zunge), **M. longus capitis** (Urspr.: Querfortsätze 5.–6. HW; Ans.: Pars basil. des Okziput; Innerv.: Pl. cerv.; Vor- u. Seitbeugen von Kopf u. HWS), **M. longus colli** (bogenförmig die HWK mit den BWK verbindend; Pars recta Urspr.: 1.–3. BWK, Ans.: 5.–8. HWK; Pars obl. inf. Urspr.: 1.–3. BWK, Ans.: Querfortsätze 5. u. 6. HW; Pars obl. sup. Urspr.: Querfortsätze 3.–5. HW, Ans.: Tuberc. ant. 1. HW; Innerv.: Pl. cerv. u. brach.; Vor- u. Seitbeugen der HWS), **Mm. lumbricales manus** (4 Mm.; Urspr.: Sehnen des Flexor digitorum prof.; Ans.: Dorsalaponeurosen 2.–5. Fingers; Innerv.: N. medianus, 4. Strahl R. prof. n. uln.; Beugen des 2.–5. Fingers im Grundgelenk bei gleichzeit. Streckung in den übr. Gelenken), **Mm. lumbricales pedis** (4 Mm.; Urspr.: Sehnen des Flexor digitorum longus; Ans.: Dorsalaponeurosen der Zehen; Innerv.: N. plant. med., 3. u. 4. Strahl R. superf. n. plant. lat.; Beugen der Zehen im Grundgelenk bei gleichzeit. Streckung in den übr. Gelenken), **M. masseter** (Pars superf. Urspr.: Jochbein u. Jochfortsatz des Schläfenbeins, Ans.: Außenfläche des Angulus

Musculus mentalis

mandib., Tuberositas masseterica; Pars prof. Urspr.: Jochfortsatz des Schläfenbeins, Ans.: Außenfläche des R. mandib.; Innerv.: N. massetericus [V₃]; Heben des UK, »Kaumuskel«), **M. mentalis** (Urspr.: Jugum alveol. des unt. lat. Schneidezahns; Ans.: Kinnhaut; Innerv.: N. fac.; Heben der Kinnhaut), **M. multifidus** (Teil des transversospinalen Systems [↑ Mm. dorsi], 1–3 Wirbel überspringend; Urspr.: Kreuzbeinhinterfläche, Procc. mamill. der LW, Querfortsätze der BW, unt. Gelenkfortsätze 4.–7. HW; Ans.: Dornfortsätze außer 1. HW; Innerv.: Rr. dors. C₃–S₁; Strecken u. Drehen der WS; s. a. Multifidus), **M. mylohyoideus** (Urspr.: Linea mylohyoidea des UK; Ans.: Muskelraphe, Zungenbeinkörper; Innerv.: N. mylohyoideus [V₃]; Teil des Mundbodens, verlagert Zungenbein nach kranial u. UK nach kaudal), **M. nasalis** (= ↑ M. compressor + M. dilatator naris).

Musculus obliquus auriculae (Urspr.: Eminentia fossae triangul.; Ans.: Eminentia conchae; Innerv.: N. fac.), **M. obl. capitis inf.** (Urspr.: Dornfortsatz 2. HW; Ans.: Querfortsatz 1. HW; Innerv.: N. suboccip.; gleichseit. Drehung des Kopfes), **M. obl. capitis sup.** (Urspr.: Querfortsatz 1. HW; Ans.: Linea nuchae inf. des Okziput; Innerv.: N. suboccip.; kontralat. Drehung des Kopfes), **M. obl. ext. abdominis** (Urspr.: Außenfläche 5.–12. Rippe; Ans.: vord. Blatt der Rektusscheide, Leistenband, Labium ext. des Darmbeinkamms; Innerv.: Nn. intercost. V–XII, iliohypogastricus, -inguinalis; Vorbeugen des Rumpfes u. Drehen zur Gegenseite, in Rückenlage Aufrichten von Oberkörper bzw. Becken, Bauchpresse), **M. obl. inf. oculi** (Urspr.: Margo infraorbit. seitl. des Can. nasolacrim.; Ans.: Sklera hinter Augenäquator; Innerv.: N. III; Außenrotation des Augapfels, Blickhebung), **M. obl. int. abdominis** (Urspr.: Fascia thoracolumb., Linea intermedia des Darmbeinkamms, lat. Leistenband; Ans.: 10.–12. Rippe, vord. u. hint. Blatt der Rektusscheide; Innerv.: Nn. intercost. X–XII, iliohypogastricus, -inguinalis, genitofemoralis; Funkt. wie Obliquus ext., jedoch Rumpfdrehung zur gleichen Seite), **M. obl. sup. oculi** (Urspr.: Keilbeinkörper medial vom Anulus tendineus comm.; Ans.: hinter Augenäquator nach hakenförm. Verlauf an med. Orbitawand, durch die Trochlea u. rechtwinklig zur Sklera; Innerv.: N. trochl.; Innenrotation u. Blicksenkung), **M. obturatorius ext.** (Urspr.: äuß. Rand des For. obturatum, Außenfläche der Membrana obturatoria; Ans.: Fossa trochanterica; Innerv.: N. obturat.; Außenrotation, Adduktion u. geringe Flexion des Beines), **M. obt. int.** (Urspr.: inn. Rand des For. obturatum, Innenfläche der Membrana obturatoria; Ans.: Fossa trochanterica; Innerv.: Plex. sacralis; Außenrotation des Beines), **M. occipitofrontalis** (Teil des M. epicranius; mit Venter front. von der Galea aponeurotica zu den Augenbrauen, innerviert von N. fac., für Verschieben der Kopfhaut, Stirnrunzeln u. Augenbrauenheben; u. Venter occip. von der Linea nuchae suprema zur Galea, innerviert vom R. occip. n. auricul. post., für Rückziehen der Galea, Glätten der Stirn), **M. omohyoideus** (Venter inf. vom Lig. transv. scapulae, Proc. coracoideus u. angrenzenden Schulterblattrand, Venter sup. von der Zwischensehne zum Zungenbeinkörper; Innerv.: Ansa cerv.; Abwärtsziehen des Zungenbeins, Spannen der Lamina praetrach. der Halsfaszie), **M. opponens digitis minimi manus** (Urspr.: Hamulus ossis hamati, Retinaculum flexorum; Ans.: Metakarpale V; Innerv.: R. prof. n. uln.), **M. opp. digitis quinti pedis** (Urspr.: Lig. plant. long.; Ans.: Metatarsale V; Innerv.: N. plant. lat.), **M. opp. pollicis** (Urspr.: Os trapezium, Retinaculum flexorum; Ans.: Metakarpale I; Innerv.: N. medianus; Adduktion u. Opposition des Daumens), **M. orbicularis oculi** (Pars orbit. von Lig. palpebrale med. u. Crista lacrim. ant. subkutan die Augenhöhlen umkreisend, Pars palpebr. vom Lig. palpebrale med. subkutan in den Augenlidern zur Raphe palpebralis lat., Pars lacrimalis [= M. tensor tarsi] von der Crista lacrim. post. zu Tränenkanälchen u. -sack; Innerv.: N. fac.; Lidschluß, Zusammenkneifen des Auges, Median- u. Kaudalverziehen der Augenbraue, Erweiterung des Tränensacks), **M. orbicul. oris** (zwischen Unterhaut u. Schleimhaut der Lippen vom Muskelknoten des einen Mundwinkels zu dem des anderen, Ursprünge auch an Alveolarfortsätzen; mit ringplattenförm. Pars lab. u. – unter dem Lippenrot – kleinerer Pars margin.; Innerv.: N. fac.; Schließen u. Spitzen des Mundes), **M. orbitalis** (die Fissura orbit. inf. verschließende glatte Muskelzüge in der Periorbita; Innerv.: Rr. orbit. des Ggl. pterygopalat.), **M. palatoglossus** (im vord. Gaumenbogen; Urspr.: weicher Gaumen; Ans.: Seitenrand der Zunge; Innerv.: Rr. pharyngei n. vagi; Senken des weichen Gaumens, Heben des Zungengrunds, Verengerung des Isthmus faucium), **M. palatopharyngeus** (im hint. Gaumenbogen; Urspr.: Gaumenaponeurose, Hamulus pterygoideus, Knorpel der Ohrtrompete; Ans.: unt. Schlundwand, hint. Schildknorpelplatte, oberes Schildknorpelhorn; Innerv.: Rr. pharyngei n. vagi; Senken des weichen Gaumens, Heben des Schlundes, Verengerung des Isthmus faucium), **M. palmaris brevis** (Urspr.: uln. Rand der Palmaraponeurose; Ans.: Haut der uln. Handkante; Innerv.: R. superf. n. uln.; Spannen der Palmaraponeurose), **M. palm. longus** (Urspr.: Epicondylus med. humeri, Fascia antebrachii; Ans.: Palmaraponeurose; Innerv.: N. medianus; Spannen der Palmaraponeurose, Beugen der Hand u. des 2.–5. Fingers), **Mm. papillares** (die von der Herzwand frei in die Kammerlichtungen ragenden kegelförm. »Papillar«- oder »Warzenmuskeln«, die mit Chordae tendineae in den Segelklappen enden u. deren Zurückschlagen in die Vorhöfe verhindern; im re. Ventrikel M. p. ant., post. u. septalis zum zugehör. Segel der Trikuspidalklappe; im li. Ventrikel als M. p. post u. ant. zur Mitralklappe; Innerv.: Schenkel des His* Bündels), **Mm. pectinati** (in Richtung Herzohren vorspringende Leisten der Vorhofmuskulatur, »Trabeculae carneae«), **M. pectineus** (Urspr.: Pecten ossis pubis; Ans.: Linea pectinea femoris; Innerv.: R. ant. n. obturatorii, N. femoralis; Adduktion, Flexion u. Außenrotation des Beines), **M. pectoralis major** (Urspr.: Pars clavicul. vom med. Schlüsselbein, Pars sternalis vom Brustbein u. 2.–5. Rippenknorpel, Pars abdomin. vom vord. Blatt der Rektusscheide; Ans.: Crista tuberculi maj. humeri; Innerv.: Nn. thorac. ant.; Adduktion u. Innenrotation des Arms, Atemhilfsmuskel), **M. pector. minor** (Urspr.: 3 Zacken von der 3.–5. Rippe; Ans.: Proc. coracoideus; Innerv.: Nn. thorac. ant.; Senken des Schultergürtels, Atemhilfsmuskel), **Mm. perinei** (»Dammuskeln«, d. s. ↑ Mm. bulbo- u. ischiocavernosus, transversus perinei superf. u. prof., sphincter urethrae, levator ani, coccygeus, sphincter ani ext.), **M. peroneus brevis** (Urspr.: unt. ⅔ der Fibula; Ans.: Tuberositas des Metatars. V [Sehne hinter lat. Knöchel]; Innerv.: N. peroneus superf.: Abduktion, Pronation u. Plantarflexion des Fußes), **M. p. longus** (Urspr.: Kopf u. obere ⅔ der Fibula; Ans.: Os cuneiforme med., Tuberositas ossis metatars. I [Sehne hinter lat. Knöchel]); Innerv.: N. peron. superf.; Abduktion, Pronation- u. Plantarflexion des Fußes, Stütze des Fußgewölbes), **M. p. tertius** (Teil des M. extens. digit. longus zum Metatarsale V; Innerv.: N. peroneus prof.; Abduktion u. Pronation des Fußes), **M. piriformis** (von Innenfläche des Kreuzbeins durch For. ischiadicum maj. zur Spitze des Trochanter maj.; Innerv.: Pl. sacr.; Abduktion u. Außenrotation des Beines; s. a. Piriformis-Syndrom), **M. plantaris** (Urspr.: Epocondylus lat. femoris, Kniegelenkkapsel; Ans.: Achillessehne; Innerv.: N. tib.; Flexion des Unterschenkels, Plantarflexion des Fußes), **M. pleuro-oesophageus** (glatte Muskelzüge von der li. Pleura mediastin. zur Speiseröhre), **M. popliteus** (Urspr.: Epicondylus lat. femoris, Kniegelenkkapsel; Ans.: obere-hint. Schienbeinfläche; Innerv.: N. tib.; Flexion u. Innenrotation des Unterschenkels), **M. procerus** (mim. Muskel von den Nasenbeinen zur Haut von Glabella u. Stirn; Innerv.: N. fac.; Senkung der Stirn-, Querfaltung der Nasenwurzelhaut), **M. pronator quadratus** (Urspr.: dist. vord. Radiusfläche; Ans.: dist. vord. Ulna; Innerv.: N. interosseus ant.; Pronation von Vorderarm u. Hand), **M. pron. teres** (Urspr.: Epicondylus med. humeri für Caput humerale, Proc. coronoideus ulnae für Caput uln.; Ans.: Außenfläche der Ulna; Innerv.: N. rad.; Pronation u. Flexion des Vorderarms), **M. psoas major** (Urspr.: Körper u. Querfortsätze 1.–4. LW; Ans.: Trochanter minor; Innerv.: Pl. lumb. u. N. fem.; Funkt. s. u. M. iliopsoas), **M. psoas minor** (inkonst.; Urspr.: 12. BWK, 1. LWK; Ans.: Fascia iliaca; Innerv.: Rr. muscul. des Pl. lumb.; Spannen der Fascia iliaca, Flexion der LWS), **M. pterygoideus lat.** (Urspr.: Lamina lat. des Proc. pterygoideus, Tuber maxillae, Planum infratemporale alae magnae; Ans.: Fovea pterygoidea, Discus articularis mandibulae; Innerv.: N. pterygoideus lat. [V₃]; Voru. Seitziehen des UK einschl. Gelenkscheibe), **M. pt. med.** (Urspr.: Fossa pterygoidea; Ans.: Tuberositas pterygoidea, Innenfläche des UK-Winkels; Innerv.: N. pterygoideus med. [V₃]; Heben des UK), **M. pubococcygeus** (Teil des Levator ani vom Scham- zum Steißbein), **M. puboprostaticus** (glatte Muskulatur im Lig. puboprostaticum), **M. puborectalis** (Teil des Levator ani, vom Schambein schlingenförmig um die Flexura perinealis recti), **M. pubovaginalis** (die Scheide verengender Teil des M. pubococcygeus; Innerv.: Pl. sacr.; Verengerung der Scheide), **M. pubovesicalis** (glatte Muskelfasern vom unt. Symphysenrand in den Harnblasenfundus), **M. pyramidalis abdominis** (in einer Doppelung der vord. Rektusscheide; Urspr.: oberer Schambeinast, Symphyse; Ans.: Linea alba; Innerv.: N. intercost. XII; Spannen der Linea alba), **M. py. auriculae** (JUNG* Muskel; Faserzug des M. tragicus zur Spina helicis; Innerv.: N. fac.; verspannt Tragus u. benachbarte Ohrmuschelkrempe).

Musculus quadratus femoris (Urspr.: Tuber ischii; Ans.: Crista intertrochanterica femoris; Innerv.: Plex. sacr.; Außenrotation des Beines), **M. quadratus lumborum** (Urspr.: Labium int. der Crista ilica; Ans.: Querfortsätze 1.–4. LW, 12. Rippe; Innerv.: Plex. lumb., N. subcost.; Senkung, Seitneigung der LWS), **M. quadratus plantae** (Urspr.: zweiköpfig an unt.-med. Fersenbeinfläche; Ans.: Sehne des M. flexor digit. longus; Innerv.: N. plant. lat.; Führung der Sehne des langen Zehenbeugers, Stütze des Fußlängsgewölbes), **M. quadriceps femoris** (/ M. rectus femoris + Mm. vasti lat., intermedius u. med.; Strecken des Unterschenkels, M. rectus auch Beugen des Oberschenkels), **M. rectococcygeus** (glatte Muskelzüge vom 2. u. 3. Steißwirbel zur Längsmuskelschicht des Mastdarms), **M. rectourethralis** (glatte Muskelzüge von der Pars membranaceae der Harnröhre zum Mastdarm), **M. rectouterinus** (glatter Muskel in der Plica rectouterina), **M. rectovesicalis** (glatter Muskelzug von der Längsmuskelschicht des Mastdarms zum Harnblasenfundus), **M. rectus abdominis** (Urspr.: Knorpel der 5.–7. Rippe, Schwertfortsatz; Ans.: oberer Schambeinrand zwischen Symphyse u. Tuberc. pubicum; Innerv.: Nn. intercost. VI [VII]–XII; Senken des Brustkorbs, Vorbeugen der WS, Heben des Beckens), **M. rect. capitis ant.** (Urspr.: Massa lat., Proc. transv. des 1. HW; Ans.: Pars basil. des Okziput; Innerv.: N. suboccipit.; Voru. Seitneigung des Kopfes), **M. rect. capitis lat.** (Urspr.: Querfortsatz 1. HW; Ans.: Proc. jugul. des Okziput; Innerv.: N. suboccipit.; Seitneigung des Kopfes), **M. rect. capitis post. major** (Urspr.: Dornfortsatz Axis; Ans.: Linea nuchae inf., Bündel zur Membrana atlantooccipit. post.; Innerv.: R. dors. n. occipit.; gleichseit. Drehung des Kopfes), **M. rect. capitis post. minor** (Urspr.: Tuberc. post. atlantis; Ans.: Linea nuchae inf.; Innerv.: R. dors n. suboccipit.; Streckung u. gleichseit. Drehung des Kopfes), **M. rect. femoris** (Teil des M. quadriceps; Urspr.: Spina iliaca ant. inf., oberer Rand der Hüftpfanne; Ans.: Patella, Tuberositas tibiae [/ Lig. pat.]; Innerv.: N. femor., Beugen des Ober-, Strecken des Unterschenkels), **M. rect. oculi** (Urspr. jeweils am Anulus tendineus comm., Ansatz in der Sklera vor dem Bulbusäquator. – M. r. inf. entlang der unt. Orbitawand, Ansatz ca. 6 mm vom Hornhautrand; Innerv.: N. III; Senkung u. Adduktion des Augapfels. – M. r. lat. mit 2 Urspr. am kleinen Keilbeinflügel, entlang der lat. Orbitawand, Ansatz ca. 5,5 mm vom Hornhautrand; Innerv. N. VI; Abduktion des Augapfels. – M. r. med. entlang der med. Orbitawand, Ansatz ca. 5,5 mm vom Hornhautrand; Innerv.: N. III; Adduktion des Augapfels. – M. r. sup. unter dem M. levator palpebrae, Ansatz ca. 7–8 mm vom Hornhautrand; Innerv.: N. III; Median- u. Aufwärtsdrehen), **M. rhomboideus major** u. **minor** (Urspr.: Dornfortsätze 1.–4. BW bzw. 6. u. 7. HW; Ans.: Schulterblattrand unterbzw. oberhalb der Gräte; Innerv.: N. dors. scapulae; Medial- u. Kranialbewegung des Schulterblatts), **M. risorius** (Urspr.: Masseterfaszie, Wangenhaut; Ans.: Muskelknoten am Mundwinkel; Innerv.: N. fac.; Lateral- u. Kranialbewegung des Mundwinkels, Einziehen des Wangengrübchens, »Lachmuskel«), **Mm. rotatores** (transversospinale autochthone Rückenmuskulatur tief in der Rinne zwischen Dorn- u. Querfortsätzen v. a. der BWS; als Mm. r. breves zur nächsthöheren Dornfortsatzwurzel, als Mm. r. longi zur übernächsten; Mm. r. cervicis innerviert von Rr. dors. C_{3-8}, Mm. r. thoracis von Th_{1-2}, Mm. r. lumborum von L_2–S_1; Drehung u. Streckung des WS-Abschnitts), **M. sacrococcygeus dorsalis** u. **ventr.** (paar., rudimentäre Schwanzmuskeln; Urspr.: Dorsal- bzw. Ventralfläche des 5. SW; Ans.: Steißbein; Innerv.: S_{4-5}; Rückwärts- bzw. Vorwärtsziehen

Musculus salpingopharyngeus

des Steißbeins), **M. salpingopharyngeus** (Urspr.: Ohrtrompetenknorpel; Ans.: inn. Längsmuskulatur der Pharynxseitenwand; Innerv.: Rr. pharyngei n. vagi; Schlundheber), **M. sartorius** (Urspr.: Spina iliaca ant. sup.; Ans.: prox. Tibia medial der Tuberositas; Innerv.: N. femor.; Flexion, Abduktion, Außenrotation des Ober-, Flexion u. Innenrotation des Unterschenkels), **M. scalenus** (M. sc. ant. mit 4 Zacken von den Tubercula ant. des 3.–6. HW zum Tuberculum m. scaleni ant. an der 1. Rippe; Innerv.: Plex. brach.; s. a. Skalenuslücke. – M. sc. medius mit 6 Zakken von Querfortsätzen 2.–7. HW; Ans.: 1 Rippe; Innerv.: Plex. cerv., brach. – M. sc. post. mit 2–3 Zakken von Querfortsätzen 5.–7. HW zur 2. Rippe; Innerv.: Plex. brach. – M. sc. minimus inkonstant von 6. u. 7. HW zur 1. Rippe, Pleurakuppel; Innerv.: Plex. brach. – Heben des Brustkorbs [Inspiration], Spannen der Pleurakuppel, Seitneigen der HWS), **M. semimembranosus** (Urspr.: Sitzbeinhöcker; Ans.: Condylus med. tibiae Lig. popliteum obliq., Faszie des M. popliteus; Innerv.: N. tib.; Strecken, Adduktion u. Innenrotation des Ober-, Flexion u. Innenrotation des Unterschenkels), **M. semispinalis** (= transversospinale autochthone Rückenmuskulatur. – M. s. capitis mit Urspr. an Querfortsätzen 3. HW bis 6. BW; Ans.: Hinterhauptschuppe zwischen Lineae nuchae sup. u. inf.; Innerv.: Rr. dors. C_{1-5}; Strecken, Rückneigen, Heben u. Seitdrehen des Kopfes. – M. s. cervicis Urspr.: Querfortsätze 1.–6. BW; mehrere Wirbel überspringend; Ans.: Dornfortsätze 2.–5. HW; Innerv.: Rr. dors. C_{3-6}. – M. s. thoracis Urspr.: Querfortsätze 7.–12. BW; mehrere Wirbel überspringend; Ans.: Dornfortsätze 6. BW – 2. HW; Innerv.: Rr. dors. Th_{4-6}. – Strecken, Rückneigen, Drehen u. Seitneigen der WS), **M. semitendinosus** (Urspr.: Tuber ischii; Ans.: Tibia medial der Tuberositas, im Pes anserinus; Innerv.: N. tib.; Strecken, Adduktion u. Innenrotation des Ober-, Flexion u. Innenrotation des Unterschenkels), **M. serratus** (M. s. ant. mit 9–10 Fleischzacken von der 1.–8. oder 9. Rippe zum Margo med. u. Angulus sup. u. inf. scapulae; Innerv.: N. thoracicus long.; Fixieren, Drehen, Vorziehen des Schulterblatts, Atemhilfsmuskel. – M. s. post. inf. von Dornfortsätzen 11.–12. BW u. 1.–2. LW zur 9.–12. Rippe; Innerv.: Nn. intercost. IX–XI; Seit- u. Rückziehen der 4 untersten Rippen [Inspiration] gegen den Einwärtszug des Zwerchfells. – M. s. post. sup. von den Dornfortsätzen 6.–7. HW u. 1.–2. BW zur 2. bis 5. Rippe; Innerv.: Nn. intercost. I–IV; Heben des Brustkorbs [Inspiration]), **M. soleus** (Teil des M. triceps surae; Urspr.: Kopf von Tibia u. Fibula sowie deren med. bzw. lat. Rand, Arcus tendineus m. solei; Ans.: Fersenbeinhöcker [zus. mit Achillessehne]; Innerv.: N. tib.; Heben der Ferse, Plantarflexion u. Supination des Fußes), **M. sphincter ampullae hepatopancreaticae** (»Sphincter ODDI«, glatter Schließmuskel am Durchtritt des Ductus choledochus u. pancreaticus major durch die Duodenalwand, als Sph. ductus choledochi tief in der Wand, mit Längs- u. Ringfasern, als Sph. ductus pancreatici auch mit Schrägfasern, als Sph. comm. an der eigentl. Ampulle mit Ring- u. Schrägfasern), **M. sph. ani** (»Afterschließmuskel«; der Sphincter ext. quergestreift, mit Pars subcutanea [in die Haut einstrahlend], superf. [zwischen Lig. anococcygeum u. Dammzentrum] u. prof. [mit Ringfasern, mehrere cm in den Mastdarm hinaufreichend]; der glatte Sphincter int. als verdickter Endabschnitt der inn. Mastdarmringmuskulatur, innerviert vom N. pudendus. – Willkürl. bzw. unwillk. Afterschluß), **M. sph. pupillae** (glatter Ringmuskel im hint. Papillarrand der Iris; Innerv.: parasymp. Fasern der Nn. ciliares breves; Verengerung der Pupille), **M. sph. pylori** (glatter Schließmuskel des Magenausgangs), **M. sph. urethrae** (quergestreifter Schließmuskel aus Faserzügen des M. transv. perinei prof. ringförmig um die Pars membranacea urethrae; Innerv.: N. dors. penis), **M. sph. vesicae** (glatter Schließmuskel um Harnblasenausgang u. hint. Harnröhre, z. T. mit Prostatamuskulatur verflochten), **M. spinalis** (Teil der tiefen autochthonen Rückenmuskulatur, von Dornfortsatz zu Dornfortsatz mehrere Wirbel überspringend; Innerv.: Rr. dors. C_2–Th_{10}; Strecken, Rückbeugen u. Seitneigen der WS), **M. splenius capitis** (Urspr.: Dornfortsätze 3.–7. HW u. 1.–3. BW; Ans.: lat. Linea nuchae sup., Proc. mastoideus; Innerv.: Rr. dors. C_{1-4}; Strecken, Rückneigen u. Seitdrehen des Kopfes), **M. spl. cervicis** (Urspr.: Dornfortsätze 3.–5. [6.] BW; Ans.: Tuberc. post. der Querfortsätze bis 3. HW; Innerv.: Rr. dors. C_{1-4}; Strecken u. Rückneigen der gesamten, Drehen der oberen HWS), **M. stapedius** (Teil der Gehörkette; Urspr.: Eminentia pyramidalis; Ans.: Hals des Stapes; Innerv.: N. fac.; Spannen des Lig. anulare, Verkanten der Steigbügelplatte, um deren Schwingungen abzuschwächen), **M. sternocleidomastoideus** (Urspr.: Manubrium sterni, med. Klavikula; Ans.: Proc. mastoideus, Linea nuchae sup.; Innerv.: N. accessorius, Plex. cerv.; Vorschieben des gesenkten Kopfes u. Drehen nach der Gegenseite, Heben von Schlüsselbein u. Brustkorb, Atemhilfsmuskel), **M. sternohyoideus** (Urspr.: Manubrium sterni, Sternoklavikulargelenk, Schlüsselbein; Ans.: Zungenbeinkörper; Innerv.: Ansa cerv.; Herabziehen des Zungenbeins, Anheben des Brustkorbs, Atemhilfsmuskel), **M. sternothyroideus** (Urspr.: Dorsalfläche des Brustbeins, 1. Rippe; Ans.: Linea obl. des Schildknorpels; Innerv.: R. desc. n. hypoglossi; Einandernähern von Zungenbein u. Schilddrüse), **M. styloglossus** (Urspr.: Proc. styloideus ossis temp., Lig. stylomandibulare; Ans.: Seitenrand der Zunge; Innerv.: N. XII; Seitwärtsziehen der Zunge, Abwärtsziehen der Zungenspitze), **M. stylohyoideus** (Urspr.: Proc. styloideus ossis temp.; mit 2 Bündeln – die Digastrikuszwischensehne umfassend – zum großen Zungenbeinhorn; Innerv.: N. fac.; Rückwärts- u. Aufwärtsziehen des Zungenbeins), **M. stylopharyngeus** (Urspr.: Proc. styloideus ossis temp.; Ans.: Schlundwand zwischen Constrictor pharyngis sup. u. medius; Innerv.: Rr. pharyngei n. vagi; Heben u. Weiten des Schlundes), **M. subclavius** (Urspr.: Knochen-Knorpelgrenze 1. Rippe; Ans.: lat. Schlüsselbein; Innerv.: N. subclavius; Fixieren der Klavikel im sternalen Gelenk), **Mm. subcostales** (an den Innenflächen der hint. Rippenenden entspringend u. ansetzend, jeweils 1–2 Rippen überspringend, mit Verlauf wie Mm. intercostales int.; Innerv.: Nn. intercost.; Senken der Rippen), **M. subscapularis** (Urspr.: Facies cost. scapulae; Ans.: Tuberc. min., Crista tuberculi min. humeri, Schultergelenkkapsel; Innerv.: Nn. subscapul.; Innenrotation u. Adduktion des Arms, Spannen der Gelenkkapsel), **M. supinator** (Urspr.: Epicondylus lat. humeri, Lig. anulare radii, Crista m. supinatoris ulnae; Ans.: Radius dorsal der Tuberositas; Innerv.: N. rad.; Supination des Vorderarms), **Mm. suprahyoidei** (d. s. / Mm. digastricus [Venter ant.], stylo-, mylo-, geniohyoideus), **M. supraspinatus** (Urspr.:

Fossa supraspinata; Ans.: Schultergelenkkapsel, Tuberc. maj.; Innerv.: N. suprascapul.; Abduktion des Armes), **M. suspensorius duodeni** (glatter »Aufhängemuskel des Zwölffingerdarms« von der Flexura duodenojejun. zum Zwerchfell).

Musculus tarsalis (»MÜLLER* Muskel« in Unter- u. Oberlid, vom Fornix conjunctivae bzw. Sehnenenden des M. levator palpebrae zum unt. bzw. oberen Rand des Tarsus; Innerv.: Sympathikus; Herabziehen bzw. Heben des Lids, damit Erweitern der Lidspalte, d. h. Antagonist des M. orbicularis oculi), **M. temporalis** (Urspr.: Fossa u. Fascia temp.; Ans.: Proc. coronoideus der Mandibula bis zur Kauebene; Innerv.: Nn. temp. prof. [V_3]; als Kaumuskel Heben u. Rückführen des UK u. Gegeneinanderpressen der Zahnbögen), **M. temporoparietalis** (Teil des M. epicranius von der Ohrmuschelbasis zur Galea aponeurotica; Innerv.: N. fac.; Hochziehen der Ohrmuschel, Spannen der Galea), **M. tensor fasciae latae** (Urspr.: Spina iliaca ant. sup.; Ans.: Tract. iliotib.; Innerv.: N. gluteus sup.; Spannen der Fascia lata, Flexion, Abduktion u. Außenrotation des Oberschenkels, Fixierung des Kniegelenks), **M. tensor tympani** (Urspr.: Knorpel der Ohrtrompete, Innenwand des Semicanalis m. tensoris tympani; Ans.: Basis des Hammergriffs; Innerv.: N. tensoris tympani [V_3]; Medialzug des Hammergriffs, Spannen des Trommelfells), **M. tensor veli palatini** (Urspr.: Fossa scaphoidea, Spina ossis sphenoid., Tuba auditiva; rechtwinklig um den Hamulus pterygoideus zur Aponeurose des weichen Gaumens; Innerv.: N. tensoris v.p. [V_3]; Spannen des weichen Gaumens, Offenhalten der Ohrtrompete), **M. teres major** (Urspr.: unt. Winkel u. lat. Rand des Schulterblatts; Ans.: Crista tuberc. min. humeri; Innerv.: N. subscapularis; Adduktion u. Innenrotation des Arms), **M. teres minor** (Urspr.: Fossa infraspinata, lat. Rand des Schulterblatts; Ans.: Tuberc. maj. humeri, Schultergelenkkapsel; Innerv.: N. axill.; Außenrotation des Arms, Spannen der Gelenkkapsel), **M. thyroarytenoideus** (Urspr.: vord. Innenfläche der Cartilago thyroidea; nach sagitt. Verlauf Ans. an Procc. muscul. u. lat. Fläche des Aryknorpels; Innerv.: N. laryngeus inf.; Verenger der Stimmritze), **M. thyroepiglotticus** (Urspr.: Innenfläche der Cartilago thyroidea; nach dorsokran. Verlauf zur Epiglottis; Innerv.: N. laryngeus inf.; Herunterziehen des Kehldeckels), **M. thyrohyoideus** (Urpsr.: Linea obliq. der Cartilago thyroidea; Ans.: Körper u. kleines Horn des Zungenbeins; Innerv.: Ansa cerv.; Heben des Schildknorpels, Senken des Zungenbeins), **M. tibialis ant.** (Urspr.: Condylus lat. u. Facies lat. tibiae, Membrana interossea, Fascia cruris; Ans.: Metatarsale I, Cuneiforme med.; Innerv.: N. peroneus prof.; Dorsalflexion u. Supination des Fußes), **M. tib. post.** (Urspr.: Facies post. tibiae, Membrana interossea, Facies med. fibulae; Ans.: Tuberositas ossis navicularis, Cuneiforme I–III, Metatarsale II–IV; Innerv.: N. tib.; Plantarflexion, Supination u. Adduktion des Fußes), **M. trachealis** (glatte Fasern im membranösen Wandteil der Luftröhre zwischen den freien Enden der Knorpelspangen), **M. tragicus** (auf der Lamina tragi der Ohrmuschel; Innerv.: N. fac.), **M. transversospinalis** (d. s. / Mm. semispinales, multifidi u. rotatores vom 2. HW bis zum Kreuzbein), **M. transversus abdominis** (Urspr.: 7.–12. Rippe, Fascia thoracolumb., Labium int. der Crista iliaca, lat. Leistenband; Ansatz: Rektusscheide; Innerv.: Nn. intercostales VII–XII, iliohypogastricus, ilioinguin., genitofem.; Einziehung von Bauchwand u. unt. Thoraxwand), **M. transv. auriculae** (auf der hint. Ohrmuschelfläche von der Eminentia conchae zur Em. scaphae; Innerv.: N. facialis; Annähern der Helix an die Concha), **M. transv. linguae** (Eigenmuskel der Zunge zwischen Septum u. Seitenrändern; Innerv.: N XII; Querwölbung u. Verlängerung der Zunge), **M. transv. menti** (Querverbindung des re. u. li. M. depressor anguli oris unter dem Kinn; Innerv.: N. fac.; Einziehen der Kinnhaut zum »Doppelkinn«), **M. transv. perinei** (»querer Dammuskel«; als M. prof. zwischen bd. oberen Schambeinästen Grundlage des / Diaphragma urogenit.; als M. superf. vom Tuber ossis ischii zu Centrum perineale, M. sphincter ani ext. u. M. bulbocavernosus; Innerv.: N. pudendus), **M. transv. thoracis** (Urspr.: Innenfläche des Corpus sterni, Xiphoid; Ans.: 2.–6. Rippe; Innerv.: N. intercost. II–VI; Senken der Rippen [Exspiration]), **M. trapezius** (Urspr.: Linea nuchae sup., Protub. occ. ext., Lig. nuchae, Dornfortsätze der BW; Ans.: Spina scapulae, Akromion, lat. Klavikuladrittel; Innerv.: N. accessorius, Plex. cerv.; Heben, Senken, Medianwärtsziehen u. Drehen des Schulterblatts, Kopfdrehung zur Gegenseite), **M. triceps brachii** (Urspr.: für Caput longum Tuberc. infraglenoidale scapulae, für Caput breve hint. Humerusfläche distal des Sulcus n. rad., Septum intermusculare med., für Caput lat. Humerus prox. des Sulc. n. radialis, Septum intermusc. lat.; Ans.: Olekranon; Innerv.: N. rad.; Strecken des Vorderarms, durch langen Kopf auch Adduktion des Arms), **M. tric. surae** (»dreiköpf. Wadenmuskel«, d. h. zweiköpf. / M. gastrocnemius u. einköpf. / M. soleus mit gemeinsamer Achillessehne; Innerv.: N. tib.; Flexion des Unterschenkels, Plantarflexion u. Supination des Fußes), **M. uvulae** (Urspr.: Gaumenaponeurose, Spina nas.; Ans.: Spitze der Uvula palatina; Innerv.: Rr. pharyngei n. vagi; Verziehen nach oben-hinten u. Verkürzen des Zäpfchens), **M. vastus** (Anteile des M. quadriceps; Urspr. des M. v. intermedius an Femurvorderfläche, M. v. lat. an Troch. maj. u. Labium lat. lineae asperae, M. v. med. an Linea intertrochanterica u. Labium med. lineae asperae; Ans.: Patella bzw. Tuberositas tibiae [Quadrizepssehne bzw. Patellarband]; Innerv.: N. femoralis; Strecken des Unterschenkels), **M. verticalis linguae** (Eigenmuskel vom Zungenrücken zur -unterseite; Innerv.: N. hypoglossus), **M. vocalis** (von der Innenfläche des Schildknorpels sagittal zum Proc. voc. u. Aryknorpel; Innerv.: N. laryngeus inf.; Spannen, jedoch nicht Verkürzen der Stimmlippen u. damit Änderung der Eigenschwingung, Verschluß der Stimmritze), **M. zygomaticus major** (Urspr.: Wangenfläche des Jochbeins; Ans.: Haut des Mundwinkels; Innerv.: N. fac.; Seit- u. Aufwärtsziehen des Mundwinkels, eigentl. Lachmuskel), **M. zyg. minor** (Urspr.: Wangenfläche des Jochbeins; Ans.: Haut der Nasolabialfurche; Innerv.: N. fac.; Seit-Aufwärtsziehen der Oberlippe).

Muselman-Stellung: *kard* Stehen mit vorgebeugtem Oberkörper als günst. Haltung für die Auskultation bestimmter Herzgeräusche, z. B. bei Aorteninsuffizienz.

Museux* Faßzange: verschließbare Hakenzange mit je 2 ineinandergreifenden Zähnen; meist als Uterusfaßzange.

Musikepilepsie

Musik|epilepsie: musikogene ↑ Epilepsie. – **M.taubheit**: ↑ Amusie.

Musik(o)therapie: Einsatz von Musik als nicht verbale Psychother. bei Psychosen u. best. Neurosen, als Heilpädagogik bei hirngeschädigten Kindern, als Entspannungsther. (z. B. Geburtshilfe) usw., auch durch akt. Musizieren in Chor oder Instrumentalgruppe (soziales Zusammenwirken, Selbstwertgefühl etc.).

Muskarin: wie **Muskaridin** (»Pilzatropin«) als Pilzgift vork. quartäre Ammoniumbase: 2-Methyl-3-hydroxy-5-(trimethyl-ammonium-methyl)-tetrahydrofuran; Parasympathikomimetikum, dessen – durch Atropin aufhebbares – Wirkungsbild (neg. Chrono- u. Inotropie des Herzens, Miosis, periphere Vasodilatation, Engstellung der Bronchien, Steigerung von Magen-Darmtonus u. -peristaltik u. der Speichel- u. Tränensekretion) als »**M.typ**« in der Pharmakologie verallgemeinert wird; bei **M.vergiftung** (»**Muskarinismus**-«, meist durch Pilze der Gattung Inocybe u. Clitocybe) ferner: Hitzegefühl, Schweißausbruch, Speichelfluß, Erbrechen, Zyanose (periphere Gefäßlähmung), Mikropsie, Benommenheit, Bradykardie, evtl. Kreislaufkollaps, Lungenödem (Ther.: Magen-Darmentleerung, Atropin, Noradrenalin, Kortikosteroide, Leberschutzstoffe).

Muskatnuß: Myristica fragrans. – Bei **M.vergiftung** durch das enthaltene ↑ Myristizin (»**Myristizismus**«) brennende Bauchschmerzen, Übelkeit, Erbrechen, Mundtrockenheit, Tachykardie, Halluzinationen, Delirien, Stupor, evtl. Tod (oft erst nach Tgn.) durch Schock, Leber-, Nierenschädigung. Ther.: Magenspülung, Kohle, Sedativa. – M. u. ihre Öle neuerdings als Rauschmittel benutzt! – **M.leber**: *path* Jargon für die chron.-indurierte Stauungsleber (im Schnittbild eingesunkene, dunkelrote zentrale u. etwas erhabene, gelbl. periphere Läppchenanteile).

Muskel, Musculus *PNA*: spindl. bis plattenförm., von einer Bindegewebsfaszie umgebenes Organ aus spez. ↑ M.gewebe (beim quergestreiften M. in Bündel gegliedert), mit einheitl. Gefäß- u. Nervenversorgung u. spez. Funktion (↑ M.kontraktion, -stoffwechsel), die sich aus Urspr. (»Origo«; im allg. prox. u. weniger bewegl.), Verlauf u. Ansatz (»Insertio«; im allg. dist. u. rel. bewegl.) ergibt; s. a. Muskulatur, Musculus. Histol. unterschieden als **glatter** (s. u. M.zelle) u. als **quergestreifter M.** (d. s. Skelettmuskel u. Myokard; s. u. M.faser), nach Innervation als willkürl. u. unwillkürl. M., nach Gelenkbeziehung als ein- u. mehrgelenkiger u. als Gelenk-M. (↑ M. articularis); ferner als spindelförm. (= M. fusiformis, nach bd. Seiten sich zu einer Sehne verjüngend), fächer- oder fiederförmig (= M. pennatus, u. zwar uni- oder bipennatus), als M. semimembranosus (membranart. Ursprungssehne bis fast zur Hälfte) u. M. semitendinosus (Ansatzsehne fast in halber Muskellänge); als Skelettmuskel meist gegliedert in M.kopf, -bauch u. -schwanz (u. Sehne). – Nervöse Versorgung der einzelnen Skelettmuskelfasern durch Elemente des Hirn- bzw. Spinalnervs; erfolgt an der Zuckungsfaser über motor. Endplatten, wobei jede Nervenfaser viele Muskelfasern innerviert (für fein kontrollierte Bewegungen 1 : 7, sonst bis 1 : 100), an der Tonusfaser über umspinnende, in »Knöpfchen« endende Nervenfaserverzweigungen (= multiterminale M.innervation), wobei 1 M.faser von mehreren Nervenfasern versorgt wird (= polyneuronale M.innervation). Versorgung der glatten Muskulatur durch sympath. u. parasympath. Fasern (eines Plexus), die als Einzelfaser mit knötchenförm. Verdickung an der Muskelzelle enden. Innervation des Gesamtmuskels durch motor. Hirn- bzw. Spinalnerven mono- (z. B. Abductor pollicis brevis), häufiger polysegmental (Zahl der versorgenden Spinalsegmente gleich der der Myotome); s. a. Abb. »**M.tonus**«.

Muskel|abszeß: ↑ Myositis purulenta. – **M.adenylsäure**: Adenosin-5'-phosphorsäure. – **M.aktionspotential**: das als Zeichen einer die Kontraktion auslösenden elektrischen Erregung an der M.faser auftretende »Endplattenpotential«, im EMG als Entladung motor. Einheiten ableitbar (= **M.aktionsstrom**), nach Denervierung auch an der einzelnen M.zelle (= Fibrillationspotential). – **M.arbeit**: vom Einzelmuskel oder einer M.gruppe geleistete Arbeit (Spannungsentwicklung u./oder Verkürzung) als Produkt aus Kraft u. Weg; s. a. M.kontraktion. – **M.atonie**: ↑ Myatonie.

Muskelatrophie, Myatrophie: Verminderung der Muskelmasse (i. e. S. des Skelettmuskels), entweder als einfache (Verschmälerung der Fasern, Schwinden der kontraktilen Substanz) oder als numer. Atrophie (Abnahme der Faserzahl). Urs.: allg. Kachexie, Nahrungsmangel (»Hungeratrophie«), Alter (»braune Atrophie«), Inaktivität; ferner – im allg. progred. – myo- u. neurogene Formen. Klin.: Kreatinurie; DD v. a. durch EMG u. Biopsie. – Die **myogene** oder **myopathische M.** (im allg. hereditär u. progred.) ist Folge einer prim. Muskelstoffwechselstörung (genet. bedingter Membrandefekt? abnorme phosphorylierende Aktivität des Interstitium? Anoxie?) mit system. Enzymverarmung (Kreatinphosphokinase, Transaminasen, Aldolase; Serumwerte entsprechend erhöht); im EMG kurzdauernde Dystrophie-Potentiale; neben rein atroph. v. a. bei Kindern auch pseudohypertroph. Form (↑ DUCHENNE*-FRIEDREICH* M.); klin. Bild s. u. Dystrophia musculorum progressiva, Myopathie. – I.w.S. auch die sek. M. bei Myositis, Hämorrhagien (Skorbut, Hämophilie), nach stumpfem Trauma u. Verbrennung (diffuse, sich rasch ausbreitende Nekrosen). – Die **neurogene** oder **neuropath. M.** ist eine sek. infolge Denervierung durch Schädigung des II. motor. Neurons (histol.: auch Degeneration der Nervenfasern u. -endigungen); im EMG gelichtetes Aktivitätsbild, Störungen der elektr. Erregbarkeit; Enzyme im Muskel gleichmäßig herabgesetzt, im Serum nicht vermehrt. Vork. symptomat. bei Poliomyelitis, Syphilis, nach Trauma, Kompression, Hämatomyelie, tox. oder stoffwechselbedingter Polyneuropathie (z. B. Malignom, Dysproteinämie, Diabetes) oder aber »**idiopathisch**« (meist erblich u. progressiv), z. B. die **spinale M.** KUGELBERG-WELANDER, **infantile spinale progr. M.** WERDNIG-HOFFMANN, **spin. progred. M.** als Typ VULPIAN-BERNHARDT (Beginn in Mm. deltoides, infra u. supra spinam), Typ DUCHENNE-ARAN (von Daumenballen u. Handmuskulatur [»Krallenhand«] auf Unterarm- u. Schultergürtel), Typ BROSSARD-STARK-KAESER (»skapulo-peroneale Form«, autosomal-dominant) sowie lumbosakr. Unter- u. Oberschenkel-Typ (selten; von Wadenmuskulatur auf Bauch u. Rücken), ferner bei Syringomyelie, myatropher Lateralsklerose, progr. Bulbärparalyse; sowie die **neuralen Formen** (= neuroradikuläre Heredodegeneration oder degenerat.

Neuropathie): CHARCOT*-MARIE*, GOMBAULT*-MALLET* Syndrom (= Typ DÉJERINE-SOTTAS), FRIEDREICH* Ataxie, die »neuralg. M.« infolge Erkr. des Plexus brach. unbekannter Urs. (auch als »Armplexusneuritis«, »Radikulitis« aufgefaßt; Liquor normal oder leicht entzündlich verändert; Dauer Mon. bis Jahre). – s. a. Tab. »progress. ∱ Muskelerkrn.«.

Muskel|biopsie: histo- u. zytolog. Untersuchung einer durch Punktion oder Exzision gewonnenen Muskelgewebsprobe (einschl. Nerven- u. Gefäßanteilen), z. B. für Myopathie-DD, Trichinen-Nachweis. – **M.bündel**: beim Skelettmuskel die neben- u. hintereinander liegenden u. so jeweils vom Perimysium umgebenen M.fasern. Mehrere solcher primärer M.bündel legen sich dann zu sek., tert. usw. Bündeln zusammen.

Muskelclearance: Gewebsclearance, bestimmt nach Inj. z. B. von ^{131}J, ^{133}Xe; bei gestörter Muskelfunktion herabgesetzt.

Muskel|defekt: angeb. Hypo- oder Aplasie (Hemmungsmißbildung) der Muskulatur, v. a. von Brust- u. Bauchmuskeln u. Zwerchfell, aber auch generalisiert (∱ KRABBE Syndrom [2]). – **M.degeneration**: meist restitutionsfäh. Alteration von M.fasern (bis zur M.gruppe) bei Infektion, Verbrennung, Erfrierung, Trauma etc., u. zwar in Form von trüber Schwellung, körn. Zerfall, vakuolärer, fett., kalk., amloider oder hyaliner Degeneration; evtl. Nekrose u. Narbenbildung. – **M.dehnungsreflex**: reflektor. Kontraktion (phasisch oder ton.) eines Muskels auf seine Längendehnung hin; Reflexbogen über prim. M.spindelrezeptoren (Ia-Afferenzen) mit monosynapt. Verbindg. zu α-Motoneuronen (∱ myotat. Einheit); Glied eines längenstabilisierenden Regelkreises für die aufrechte Haltung, dessen Empfindlichkeit supraspinal sowohl über die M.spindelschleife als auch über α-Motoneurone direkt verstellt wird.

Muskeldystrophie: ∱ Dystrophia musculorum progressiva; i. w. S. auch die – v. a. nichtneurogene – ∱ Muskelatrophie. – Als Sonderform (der Myatonia congenita. OPPENHEIM?) das **aton.-sklerot. M.-Syndrom** (ULLRICH 1930), mit Elastizitätsverlust der Stammuskulatur (Caput obstipum, Kyphoskoliose), Akroatonie, Hyperhidrosis u. allg. Asthenie; geist. Entwicklung normal, keine Progredienz; anat.: v. a. bindegeweb. Proliferation.

Muskel|eiweiß: die im Sarkoplasma enthaltenen Proteine (∱ Abb.; die unlösl. = kontraktile Fraktion in

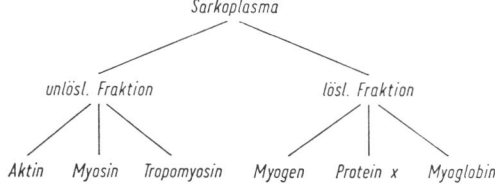

den Myofibrillen); s. a. Troponin. – **M.endplatte**: motorische ∱ Endplatte. – **M.entzündung**: ∱ Myositis. – **M.epithelzelle**: ∱ Korbzelle.

Muskel|erkrankungen, progressive: ∱ Tab.; s. a. Dystrophia musculorum, M.atrophie, Myopathie. – **M.ermüdung**: Abnahme von Hubraumhöhe (unter isoton.) bzw. Spannungsentwicklung (unter isometr. Bedingungen) bei willkürl. M.arbeit, u. zwar um so früher, je höher Reizstärke u. -frequenz. Im wesentl. ZNS-Phänomen (Ermüdung der motor. Zentren); bei erschwerter neuromuskulärer Übertragung (z. B. Myasthenia gravis) aber periphere Komponente (Asynchronie von Nerven- u. M.aktionspotential, mangelhafte Energierestitution).

Muskel|erregung: (bio-)elektr. Erregung der Fasermembran (fortgeleitetes Aktionspotential), physiol. ausgelöst durch Erregung von Motoneuronen u. deren Axonen u. Erregungsübertragung an der neuromuskulären Synapse (= elektromechan. Kopplung). – Die **M.erregbarkeit** auf direkte oder indir. elektr. Reize (physiol. mit 1:1-Erregungsübertragung) ist bei degenerativen M.erkrkn. verändert (Nachweis durch EMG; unwillkürl. Kontraktionen, Faszikulieren etc. beruhen dagegen auf Erregbarkeitsänderung der Motoneuronen).

Muskelerschlaffung: Nachlassen der Verkürzung (»Relaxation«) bis zur Ruhelänge im Anschluß an eine Kontraktion, d. h. Auseinandergleiten der Myofibrillen durch Inaktivierung der Myosin-ATPase bei absinkendem Ca^{2+} (10^{-3} mmol zu krit. Konz.) im Myoplasma; nach isotoner Kontraktion unter Belastung mit Freiwerden von Erschlaffungswärme. Hypothet. Erschlaffungssystem: Mikrosomenmembran erzeugt in Gegenwart von ATP etc. einen eiweißfreien, lösl. »Erschlaffungsfaktor«, durch Wechselwirkung mit dem gebundenen Ca^{2+} der kontraktilen Proteine erfolgt Dissoziation von Aktomyosin in Aktin u. Myosin (ähnl. auch am Myokard nachgewiesen). Erschlaffungszeit beim Herzmuskel etwa gleich der Kontraktionszeit, beim Skelettmuskel etwa 2–4mal so lang.

Muskelfaser: kontraktiles Grundelement der quergestreiften Muskulatur (Skelett, Herz, s. a. Myokard) mit schlauchart. Bindegewebshülle (∱ Sarkolemm, Perimysium), bis 12,3 cm lang (M. sartorius), ⌀ 40–60 (9–100) μm, rund bis polygonal, evtl. verästelt (Gesichtsmuskeln). Enthält als »Reihenplasmodium« zahlreiche stäbchenförm. oder längsovale Kerne, meist peripher (= Erwachsenentyp), selten zentral (= embryonaler Typ, s. a. Myoblast); im undifferenzierten Sarkoplasma Mitochondrien (»Sarkosomen«; bei reichl. Vork. wenig Myofibrillen u. langsam kontrahierende »trübe«, bei geringem Vork. schnell kontrahierende »helle« M.), Fetttröpfchen u. Glykogenablagerungen sowie die zu Bündeln zusammengefaßten ∱ Myofibrillen (mit »Querstreifung«). Funktionell unterschieden als Tonus- u. als Zukkungsfasern (∱ Muskelkontraktion, -innervation), ferner als **intrafusale** (myofibrillenarme bis -freie »ton.« Fasern, inneviert von Nervenfasern der Gruppen Ia oder II) u. als **extrafusale** M. (schnelle Fasern außerhalb der Muskelspindel). – Auch inkorrekt Bez. für die glatte ∱ Muskelzelle.

Muskel|fibrille: ∱ Myofibrille. – **M.fibrillieren**: Auftreten von Fibrillationspotentialen am Skelettmuskel. – vgl. faszikuläre Zuckungen (»**M.flimmern**«), Fibrillation, – **M.filament**: ∱ Myofilament.

Muskelgeräusch: ∱ Muskelton.

Muskelgewebe: hochspezialisiertes Gewebe, in dem sich in Form von ATP gespeicherte chem. Energie unter Wärmeentwicklung in mechan. Arbeit (Spannung u./oder Kontraktion) umsetzt. Träger dieser Aktivität sind kontraktile Proteine im Plasma der Muskelzelle bzw. -faser (s. a. Muskelstoffwechsel,

Muskelerkrankungen, progressive (nach SCHALTENBRAND)

	spinale Formen				neurale Formen				idiopathische Formen				unklare Formen	
	Syringo-myelie	mya-trophische Lateral-sklerose	progressive Muskelatrophie Erwachsenenform	spinale infantile Form	Polio-myelitis	Ataxia hereditaria	neurale Muskel-atrophie	hyper-trophische Neuritis	Dystrophia musc. infantile Form	idiopathische musc. progr. juvenile Form	myo-tonische Dystrophie	Myotonie	Myatonia congenita	Myasthenia gravis pseudo-paralytica
	Morvan 1883	Charcot 1896	Duchenne 1847 Aran 1850 Vulpian Bernard	Hoffmann 1881 Werdnig 1890 Kugelberg Welander		Friedreich 1862	Charcot 1886 Marie 1886 Tooth 1886 Hoffmann 1889	Gombault-Mallet 1889 Déjerine–Sottas 1890	Duchenne 1861 Leyden	Erb 1883 Landouzy 1884	Deleage 1890 Curschmann 1906 Steinert 1909 Batten	Thomson 1876	Oppenheim 1900	Wilks 1877 Erb 1878 Goldflam 1893
	meist sporadisch	meist sporadisch	sporadisch	erblich	Infektions-krankh.	erblich	erblich (von Männern vererbt)		erblich	erblich	erblich	erblich	erblich (?)	sporadisch
	Jugendalter	30 J.	20 J.	1 J.	meist Kindht.				> 5 J.	> 15 J.	20–25 J.	von Kind an	angeboren	30–40 J.
	♂ = ♀	♂ = ♀	♂ = ♀	♂ = ♀	♂ = ♀	♂ = ♀	♂ > ♀ (2:1)		♂ > ♀	♂ > ♀	5♂:1♀	♀ > ♂ ♂ = ♀	♂ = ♀	♂ = ♀

fibrilläre Zuckungen				keine fibrillären Zuckungen		
Pyramidenzeichen	Sehnenreflexe gesteigert	Sehnenreflexe herabgesetzt bis erloschen				
gelegentl. Entartungsreaktion				keine Entartungsreaktion		myasthen. Reaktion
dissoz. Sensib.-störungen			Sensibilitätsstörungen an den Beinen		erhöhte idiomuskuläre Erregbarkeit	

-kontraktion). – »**Glattes**« M. (↗ Muskelzelle), mit langsamer Kontraktion u. Erschlaffung, v. a. zur Entwicklung u. Erhaltung von Spannung insbes. in Intestinal- u. Urogenitaltrakt, Gefäßsystem, Drüsenausführungsgängen, Haut, Augen. – »**Quergestreiftes**« M. (↗ Muskelfaser), mit schnellerer Kontraktion u. Erschlaffung, v. a. für rasche Bewegungen u. Haltefunktionen (stärker myoglobinhalt. »rotes« u. bes. leistungsfäh. »weißes« M. beim Menschen gemischt) als Skelett- u. als Herzmuskel (↗ Myokard).

Muskel|gift: Wirkstoff, der – evtl. erst nach Überdosierung – am M.gewebe toxische Effekte auslöst, z. B. Kurare (u. a. Relaxantien), Strychnin, Tetanustoxin. – **M.gruppe**: funktionell gleicharbeitende Muskeln, z. B. ischiokrurale, Extensoren-, Flexorengruppe; evtl. mit gemeinsamer »Gruppenfaszie«.

Muskel|hämoglobin: ↗ Myoglobin. – **M.härte**: ↗ Myogelose. – **M.haken**: scharfer (ein- bis achtzinkig) oder stumpfer Haken (z. B. n. ROUX, LANGENBECK) zum Einstellen des Op.gebietes. – **M.hartspann**: reflektor. Dauertetanus eines quergestreiften Muskels (wie Myogelose, jedoch ganzen M.bauch betreffend); in Narkose sowie durch Wärme u. Massage reversibel.

Muskelhernie: als »echte« Hernia muscul. Durchtritt eines Muskels durch einen Fasziendefekt (klin.: Vorwölbung, die bei Kontraktion deutlich kleiner wird). – Als **falsche** M. (»Myozele«) Vorwölbung eines Muskels im Bereich eines geschwächten Faszienabschnitts (klin.: von Kontraktion weitgehend unabhängig, bei Bewegung leicht krepitierend); i. w. S. auch ein Muskelriß mit hernienart. Kontraktionswulst.

Muskelherz: *embryol* der myoepikardiale Mantel um das Endothelherz, aus dem Herzmuskel (mit Bindegewebe) u. inn. Herzbeutelblatt hervorgehen.

Muskelhypertonie: Zunahme des Muskeltonus (erhöhter Widerstand bei akt. u. pass. Bewegung) aufgrund gesteigerter spinaler Reflexe (z. B. bei pyramidalem oder extrapyramidalem Prozeß); s. a. Holotonie, Spasmus, Rigidität; vgl. Myodystonie (Tab.).

Muskelhypertrophie: Dickenzunahme der Muskelfaser (> 80–200 μm) durch Fibrillen- oder Plasmavermehrung (meist gleichzeit. Bindegewebszunahme). Physiol. bei übermäß. Dauerbeanspruchung (»Arbeitshypertrophie«); pathol. als **angeb. M.** mit Myotonie (BRUCK 1889; Ätiol. ungeklärt), entweder auf einige Muskelgruppen u. Zunge beschränkt oder generalisiert (↗ DE LANGE Syndrom [2]), mit vermehrter Ausscheidung saurer Mukopolysaccharide.

Muskelhypoplasie: Unterentwicklung der Muskulatur; **angeb.** (meist hereditär) stets generalisiert, z. B. als MARFAN u. KRABBE* (2) Syndrom; **erworb.** v. a. nach Fett- u. Proteinstoffwechselstörung (z. B. Depletionssyndrom, Sprue); auch partielle Formen (Brust-, Bauchmuskeln, Zwerchfell).

Muskelhypotonie: angeb. (oft hereditär) oder erworb., auf erhöhtem Membranpotential der Muskelzelle beruhende Verminderung des Muskeltonus. Vork. bei Innervationsstörungen in Kleinhirn (z. B. HARTNUP-, HUNT* [2], LOUIS=BAR* Syndrom), Hintersträngen (z. B. DANA* Syndrom), Vorderhörnern (↗ Myatonia congenita OPPENHEIM) oder peripheren Nerven (z. B. Peroneus- u. Tibialisbereich bei Ischiassyndrom, oft einseitig), ferner bei Mesenchymschwäche (z. B. ↗ EHLERS*-DANLOS*, STILLER* Syndrom), endokriner (z. B. Hyperparathyreoidismus), Elektrolyt- (z. B. Hyperkalzi-, Hypokaliämie) u. Stoffwechselstörung (↗ KRABBE* Syndrom [2]) Verdauungsinsuffizienz (z. B. Zöliakie). – vgl. Myodystonie (Tab.)

Muskelinnervation: die nervöse Versorgung des ↗ Muskels.

Muskelkanal: *chir* quer in die Stumpfmuskulatur plastisch eingeformter, mit Haut ausgekleideter Kanal (meist je ein Beuger- u. Streckerkanal), in den mit der Prothese in Verbindung stehende Stifte (Elfenbein, Hartplastik) eingesteckt werden, so daß die Muskelkraft zur Prothesenbewegung benutzt wird; s. a. Kineplastik, SAUERBRUCH* Kanal.

Muskelkater: vorübergehende Schmerzen, evtl. auch Krampfneigung, im Muskel als Folge einer Anreicherung von Stoffwechselendprodukten nach Überbeanspruchung. – **M.krankheit**: ↗ Bornholmer Krankheit.

Muskelkontraktion: durch dir. oder indir. Reizung ausgelöste Verkürzung des Muskels mit nachfolg. Erschlaffung; bei der quergestreiften Muskelfaser durch Hineinziehen der I-Bande (Aktinfilamente) in die A-Bande (Mysoinfilamente) der ↗ Myofibrille (↗ dort. Schema) unter Bildung von Aktomyosin (sogen. Gleittheorie; ↗ Abb., s. a. Tropomyosin); bei der glatten Muskelzelle durch Verkürzung der – nicht gebündelten – kontraktilen Proteine der Myofibrille u. Übertragung der Zellversorgung auf das umhüllende Bindegewebe. Entweder ohne Längenminderung (»inn. Verkürzung«; bei Fixierung beider Muskelenden) u. nur mit Spannungsentwicklung (= **isometr. M.**), oder mit sichtbarer Verkürzung bei gleichbleibender Spannung (= **isoton. M.**) oder mit Verkürzung u. Anspannung (= **auxoton. M.**; s. a. Längen-Spannungsdiagramm). Aus Superposition rhythmisch aufeinanderfolgender Einzelzuckungen resultiert Dauerverkürzung (= **tetan. M.**; häufigste Form des physiol. M.; da Entladungen der motor. Einheiten asynchron, mit bes. niedr. Verschmelzungsfrequenz).

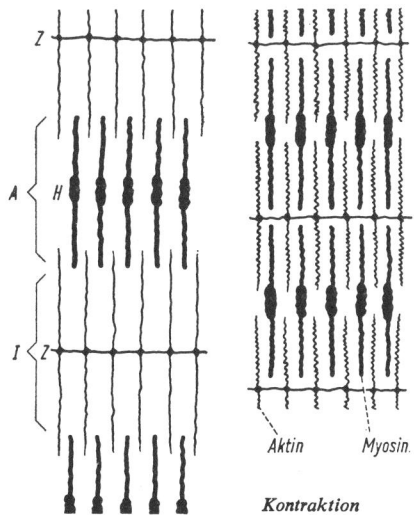

Kontraktion

Muskel|kontraktur ↗ Kontraktur; als **ischäm.** Form die ↗ VOLKMANN Kontraktur. – **M.krampf**: ↗ Spas-

Muskellähmung

mus; i. e. S. die anfallart., schmerzhafte (Zerrung an den Grenzflächen zwischen erregten u. unerregten Muskelbündeln), ton. oder klon. Teilkontraktion bei Ischämie, neuraler Erkr., Übermüdung, etc.; s. a. Crampus-Syndrom.

Muskel|lähmung: partieller oder totaler Funktionsausfall eines Muskels (= Parese bzw. Paralyse), i. e. S. der myogene. – **M.loge**: präformierter Spaltraum zwischen von Faszien umhüllten M.gruppen oder -bündeln; s. a. Logenabszeß.

Muskel|membran: die Zell- oder Plasmamembran der M.zelle bzw. -faser, die zus. mit der bindegeweb. Basalmembran das Sarkolemm bildet. Genetisch bedingte strukturelle oder biochem. Membrandefekte (u. resultierende Enzymverluste) werden als pathogenet. Faktoren von Myopathien diskutiert. – **M.nekrose**: Koagulationsnekrose von M.fasern (homogene Gerinnung des Myoplasma, scholl. Zerfall), z. B. bei langdauernder Ischämie, Dekubitus, Verschüttung (↑ Crush), Infektion (z. B. Gasödem), als ↑ Tibialis--ant.-Syndrom.

Muskel|plasma: ↑ Sarkoplasma. – **M.plastik**: *chir* Ersatz- oder Funktionsplastik, Defektdeckung, Organfixation, Aneurysmaobliteration, Blutstillung etc. unter Verw. eines – meist gestielten – M.transplantats; z. B. M.transposition für KRUKENBERG* Arm, M.zugplastik u. muskuläre Neurotisation bei Lähmung, ferner bei habitueller Luxation, Sphinkterinkontinenz, als myoplast. Bruchpfortenverschluß, als »M.plombe« in path. Höhlen. – **M.pumpe**: *physiol* **1)** die an der M.fasermembran wirksame ↑ Ionenpumpe. – **2)** M.venenpumpe: die Förderung des venösen Rückstroms in den unt. Extremitäten durch M.tätigkeit (»peripheres Herz«).

Muskelreflex: Eigen- oder Fremdreflex, dessen Antwort in einer Muskelkontraktion besteht. – **akust. M.**: durch Geräusche (aber auch Berührung der Gehörgangshaut) ausgelöste bds. Kontraktion der Mm. stapedius u. tensor tympani (mit meßbarer Bewegung des Trommelfells); Reflexbogen: N. cochlearis, ventr. Kochleariskerne, Trapezkörper, Olivenkern, med. Längsbündel, Kerne der Nn. V u. VII; bewirkt Versteifung der Schalleitungskette (Dämpfung des Klirrfaktors), Intensitätsregulierung, Frequenzselektion.

Muskel|reizung: elektr. Auslösung eines M.aktionspotentials u. damit einer Kontraktion, entweder dir. durch Reizung der M.fasermembran oder indir. über M.nerv u. neuromuskuläre Synapse (durch M.relaxans blockierbar). Für die einzelnen Skelettmuskeln best. Hautstellen als **M.reizpunkte** festgelegt (↑ Abb., s. a. Abb. »Gesichts-«, »Beinmuskeln«); vgl. Nervenreizpunkte.

Muskelrelaxantien: Neuro-Myo-Psychopharmaka, die eine Muskelentspannung herbeiführen. Als »**periphere**«, für die motor. Synapse als Gift wirkende M. außer Magnesium (das auf Endplatte u. Synapse wirkt) v. a. die repolarisierende Curare- u. die depolarisierende Dekamethonium-Gruppe (= M. 2. Ordnung), ferner 2phasig wirkend Benzchinonium-Hexacarbacholin (z. B. Imbretil®); Anw. als Narkoseadjuvans, zur Prämedikation für Elektrokrampfther., bei Strychninvergiftung, Tetanus. Als »**zentrale**«, d. h. Reflexabläufe beeinflussende M. z. B. die an RM- u. Stammhirnsynapsen angreifenden Glyzerinäther. – s. a. Schema »Erregungsübertragung«.

Muskelrheumatismus: schmerzhafte u. die Funktion beeinträchtigende (»rheumat.«) Zustände der Muskulatur wie Myositis, Fibrositis, Muskelhartspann, Myogelose, Myopathien etc., häufig sek. bei Infektions- u. Gefäßkrankhtn., endokriner Störung, Erkr. des Stützapparates; s. a. Myositis rheumatica.

Muskel|rigidität: ↑ Rigidität; als progressive Form z. B. das ↑ Stiff-man-Syndrom. – **M.riß**: s. c. Ruptur eines Muskels (partiell oder total, meist am Übergang zur Sehne) durch dir. Gewalteinwirkung oder aber infolge plötzl. u./oder übermäß. Kontraktion (selten am erschlafften Muskel durch übermäß. Kontraktion der Antagonisten oder übermäß. Streckung); v. a. als Sportverletzung, bei Tetanus, Delirium tremens, durch Elektroschock, im Alter (erhöhte Zerreißbarkeit). Klin.: plötzl. Schmerz, Kraftlosigkeit, bei totalem Riß evtl. grabenförm. Eindellung mit Hämatom.

Muskel|scheide: ↑ Perimysium. – **M.schicht**: *anat* ↑ Tunica muscularis. – **M.schlauch**: *geburtsh* der muskuläre Anteil des weichen Geburtskanals, bestehend aus unt. Uterinsegment u. Zervikalkanal. – **M.schmerz**: ↑ Myalgie. – **M.schwäche**: ↑ Myasthenie. – **M.schwiele**: fibröse Narbe nach umschrieb. M.gewebsuntergang (Riß, Myositis etc.); häufig belastungs- u. wetterempfindlich. – s. a. Herzmuskelschwiele. – **M.schwund**: ↑ M.atrophie.

Muskel|sensibilität, Myästhesie: der »M.sinn«, der mittels Rezeptoren im M.innern bewußte Kraft- u. Druckempfindungen vermittelt; s. a. Haltungsreflex.

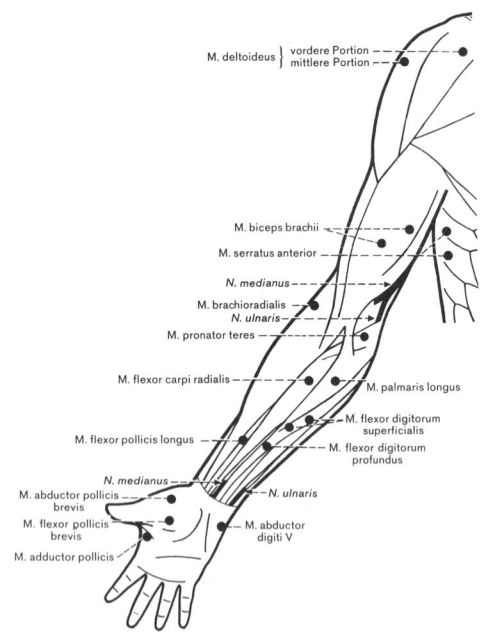

Muskel- u. Nervenreizpunkte an Arm u. Hand.

Muskelspindel: im Bindegewebe des Skelettmuskels von lamellärer Hülle umgebenes Organ des Muskelsinnes (ca. 2–10 × 0,2 mm): intrafusale Muskelfasern u. ein Spinalnervenästchen, dessen sensible Fasern in Spindelmitte das Sarkolemm der Muskelfasern mit Neurofibrillen netzig überziehen, während die motor. Fasern an den Spindelenden Endplatten bilden. – Die sogen. **M.afferenz** als auf Muskellängenänderung ansprechende Funktionseinheit (einschl. Nervenfaser der Gruppe Ia [für Muskeldehnungsreflexe] oder II) ist über das fusimotor. System empfindlichkeitsverstellbar. – Die **M.schleife** (»γ-Schleife«) als funktionelle Verbindung zwischen fusimotor. System u. Ia-Afferenz, über die bei Entladungen der γ-Motoneurone im α-Motoneuron des zugehör. Muskels EPSPs entstehen, sorgt für peripheren Erregungsnachschub bei Muskelverkürzung.

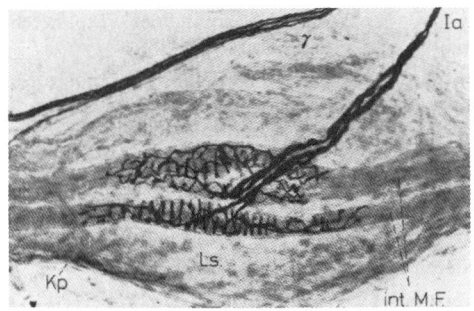

Muskelspindel: Ia = Ia-Nervenfaser; int. M. F. = intrafusale Muskelfaser; Kp. = Kapsel; Ls. = Lymphspalt, γ = motor. γ-Faser.

Muskel|starre: Erhöhung des Muskeltonus bei gleichzeit. Verkürzung u. Dehnbarkeitsverlust infolge ATP-Minderung, irreversibel (↑ Totenstarre) oder reversibel, oft reflektorisch (↑ Rigidität). – **M.steifigkeit**: ↑ Rigidität.

Muskelstoffwechsel: die für die ↑ Muskelkontraktion notwend. biochem. Reaktionen; **anaerob**: durch die kontraktilen Proteine (Myosin, Aktin) Umwandlung der im ruhenden Muskel vorhandenen ATP (bei entsprechender Ca^{2+}- u. Mg^{2+}-Konz.) durch enzymat. Hydrolyse, wobei das Myosin-Molekül als Adenosintriphosphatase wirkt u. die terminale Phosphatgruppe abspaltet (ADP + Kreatinphosphat; s. a. Aktivierungs-, Initialwärme); ferner die Reaktion zwischen Kreatin u. PO_4-Ionen (Kreatinphosphorsäure als schnell zu mobilisierende Reserve) u. die anaerobe Glykolyse (Milchsäurebildung); **aerob**: die nur bei ausreichender O_2-Versorgung mögliche Glykogenverbrennung. – Restitution der ATP (Rephosphorylierung der ADP; ↑ Abb.) bereits während Energieverbrauchs (kein meßbares Absinken des ATP auch bei schwerer Arbeit) u. über ihn hinaus; Ergänzung bei längerer Aktivität durch Glykolyse (im Skelettmuskel mehr anaerobe glykolyt. Enzymsysteme, in Dauerleistungsmuskeln wie Herz u. Zwerchfell mehr aerobe sowie Myoglobin als O_2-Träger), wobei entstehende Milchsäure die Durchblutung steigert (Erhöhung des Angebotes an KH u. freien Fettsäuren, Abschwemmen von Milch- u. Brenztraubensäure; s. a. Sauerstoffschuld).

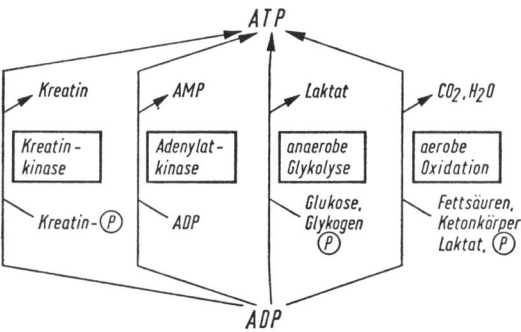

Muskel|tetanus: *physiol* tetan. ↑ M.kontraktion. – **M.ton**: 1) »M.geräusch« über dem sich tetanisch kontrahierenden Muskel (Reibung zwischen den einzelnen M.elementen). – 2) *kard* Anspannungston über dem Herzen.

Muskeltonus: viskös-elast. Widerstand, den Muskelzellen bei Deformation entwickeln; unterschieden als Ruhe- (= **plast.**) u. Innervationstonus (= **kontraktiler M.**; im Skelettmuskel meist reflektorisch, bei völl. Entspannung fehlend), beide im Dienste der unwillkürl. Haltetätigkeit u. der Wärmeregulation (Steuerkreis u. Ausfälle ↑ Abb., s. a. Muskelhypertonie). Im glatten Muskel kontraktiler M. auch durch Muskeldehnung auslösbar u. fast immer vorhanden (↑ Peristaltik); s. a. Reflextonus, Atonie, Abb. »Regelkreis«.

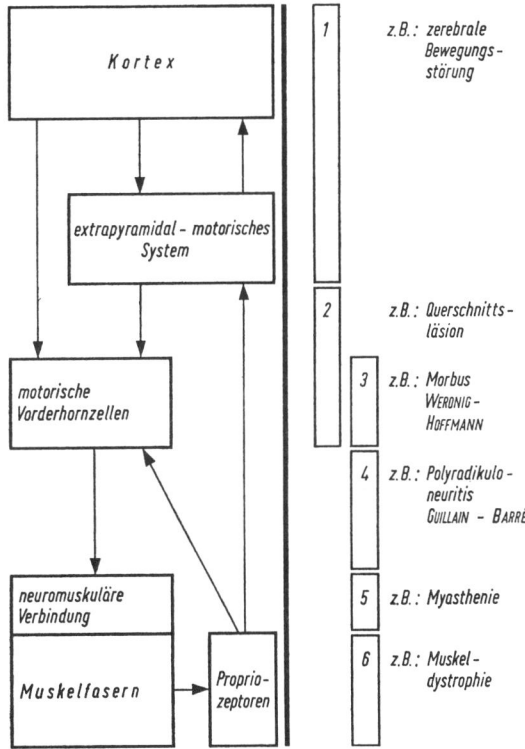

Muskeltrichinen: Larven (0,8–1mm) von Trichinella spiralis, die sich – nach Wanderung aus der Darmwand auf dem Lymph- u. Blutwege – in bes. gut durchbluteter Muskulatur (Zwerchfell, Zwischenrippen-, Kehlkopf-, Zungen-, Augenmuskeln) einkapseln u. zur Degeneration von Muskelfasern führen (Verkalkung ab 5. Mon.). I. w. S. auch die ↑ Myositis trichinosa.

Muskel|verhärtung: ↑ M.hartspann, Myogelose. – s. a. senile ↑ Myosklerose. – **M.verknöcherung**: ↑ Myositis ossificans. – **M.wogen**: ↑ Myokymie. – **M.wulst**: s. u. idomuskuläre Kontraktion, myoton. Reaktion.

Muskelzelle: das kontraktile Grundelement des glatten Muskels; spindelförmig, (häufig verästelt), in der Gefäßwand gedrungen (12–20 μm), im graviden Uterus fädig (bis 500 μm), auch rund oder polygonal (Ø 4–7 μm) Zellkern mittelständig, bei starker Kon-

Muskelzelle, epitheliale

traktion evtl. spiralig; im – nichtfibrillären – Sarkoplasma Diplosom, GOLGI* Apparat, Mitochondrien, evtl. Lipofuszinkörnchen u. Glykogenablagerungen, sowie – kernfern – als kontraktile Elemente die pos.-einachsig doppelbrechenden, nicht in Bündeln angeordneten ∫ Myofibrillen; s. a. Muskelmembran. Mehrere Zellen parallel als Bündel von Bindegewebe umhüllt, dessen kollagene Fasern mit den Zellen verbunden sind. – **epitheliale M.**: ∫ Korbzelle. – **epitheloide M.**: ∫ Quellzelle.

Muskel|zucken: rasche, unregelmäß. Kontraktionen von M.gruppen, Einzelmuskeln oder deren Teilen, z. B. bei EPS-Störung; s. a. faszikuläre Zuckungen, Fibrillation, Myokymie. – Im Unterschied zum rhythm. **M.zittern** (∫ Tremor, Kältezittern). – **M.zuckungsgeschwindigkeit**: Ablaufgeschwindigkeit einer einzelnen ∫ M.kontraktion; bei glatten Muskel rel. langsam, beim Skelettmuskel je nach Funktion, d. h. beim Bewegungsmuskel (viele Myofibrillen, helle M.fasern) schneller als beim Haltemuskel, bes. langsam in den intrafusalen Fasern; s. a. Myogramm, PFLÜGER* Zuckungsgesetz.

Muskens* Syndrom: (1924) bes. Form einer fam. progress. Myoklonus-Epilepsie.

muskulär: die Muskulatur betreffend; z. B. **m. Dystrophie** (∫ Dystrophia musculorum), **m. Typ** (∫ Athletiker), **m. Insuffizienz** (∫ Myokardinsuffizienz).

Muskularis: ∫ Tunica muscularis.

Muskulatur: die Muskeln des Gesamtorganismus oder eines seiner Teile; hervorgegangen aus den metameren Myotomen der Somiten der Leibeswand (= **somat. M.**, von Spinalnerven versorgt) u. aus dem nicht-segmentierten Mesoderm der Splanchnopleura (= **viszerale M.**, im Kopfdarmbereich quergestreift u. von Hirnnerven versorgt, unterhalb davon glatt u. vegetativ innerviert, s. a. Tab. »Kiemenbogen«; Entstehung der Augenmuskeln gesondert aus den serial angelegten Kopfhöhlen: paar. Prämandibular-, Mandibular- u. Hyalhöhle).

Muskulokutaneuslähmung: durch Läsion des N. musculocutaneus verurs. Parese der Oberarmbeuger (Mm. biceps, brachialis, coracobrach.), mit Erlöschen des Bizepssehnenreflexes u. Sensibilitätsausfällen an der rad. Unterarmkante. Vork. auch kryptogenet.; selten isoliert (mitbetroffen bei Schulterluxation, oberer Armplexusläsion).

(de) Musset-Zeichen: das – von DELPEUCH beim französ. Dichter ALFRED DE M. beobachtete – pulssynchrone Kopfnicken als Sympt. der schweren Aorteninsuffizienz.

mussitans, mussitierend: (lat.) murmelnd (∫ Mussitation); z. B. Delirium m.

Mussitation: 1) milde Form des Mutismus mit sehr seltenem, leisem Sprechen schwer verständlicher Worte; bei Depression, gehemmter Persönlichkeit, »mussitierendem« ∫ Delir. – 2) Sprechbewegungen ohne hörbare Laute.

(de) Mussy* Punkt: ∫ Bouton diaphragmatique.

Mustard* Operation: (1959) Verlagerung des Iliopsoas-Ansatzes an den Troch. major bei Adduktoreninsuffizienz.

Mustard: (engl.) ∫ Senf. – **nitrogen m.**, N-M., N-Lost: ∫ Chlormethinum. – **sulphur m.**, S-M., S-Lost, M.gas: ∫ Dichlordiäthylsulfid.

Mutabilität: *genet* Vork., Häufigkeit u. Ausmaß der Mutationstypen bei einem Organismus.

mutagen: eine Mutation auslösend. – **Mutagen**: Faktor, der in dir. Reaktion mit genet. Strukturen (oder deren Verteilungsapparat) oder indirekt durch zellinterne Reaktionsprodukte Mutationen auslöst; z. B. ∫ Mutator-Gen, fremder extranukleärer Erbgutanteil, ionisierende Strahlen, Temp.schock, Stoffwechselprodukte von Parasiten u. Viren.

Mutante: Zelle oder Individuum, das infolge Mutation von der Stammform oder einem Standardtyp abweicht. – **M. eines Gens**: ∫ Allel.

Mutarotation: *chem* in frischer Lsg. eines isomeren Stoffes (z. B. α-Glukose) Inkonstanz des anfängl. opt. Drehungswertes (+109,6°) bis zur Herstg. eines endgült. Gleichgewichts (52,3°) mit dem sich bildenden anderen Isomer (β-Glukose; +20,5°).

Mutation: 1) *genet* Allogonie, Idation: (DE VRIES 1901) jede nicht auf Mischung u. Umkombination von Chromosomen (oder deren Teilen) oder verwandten extranukleären Vorgängen beruhende plötzl. qual. oder qant. Änderung der Struktur u. Wirkung eines oder mehrerer Erbfaktoren; i. e. S. nur soweit der veränderte Zustand identisch reduplizierbar u. über Mitosen vererbbar ist; i. w. S. auch die genet. Änderung durch ∫ Transduktion oder ∫ Transformation; s. a. Gen-, Genom-, Chromosomen-M. – 2) *laryng* ∫ Stimmbruch.

Mutations|einheit: *genet* ∫ Muton. – **M.fistelstimme**: *laryng* »persistierende Kinderstimme« als – meist psych. bedingt (starke Mutterbindung) – Stimmbruchstörung, indem die Stimme eher höher wird (Überwiegen des M. cricothyroideus). – **M.rate**: Zahl der – spontanen oder induzierten – Mutationen (in Gen, best. Chromosom, Genom, extranukleär), die sich in einer Zellen-Stichprobe während einer best. Zeitspanne (z. B. Zell-, Individualgeneration) ereignen. – **M.sensibilisator**: biot. (z. B. Stoffwechselzustände) oder abiot. Faktor (z. B. Licht, Fluorochrome, O_2), der die durch mutagene Faktoren induzierte Mutationsrate erhöht. – **M.theorie des Krebses**: (K. H. BAUER et al.) die heute weitgehend gesicherte Auffassung, daß die Kanzerisierung auf einer mutationsart. genet. Änderung (einschl. Transformation u. -duktion) im extrachromosomalen oder extrachromosomalen Erbgut (Mitochondrien?) somatischer Zellen beruht u. einen genetisch kontrollierten Regulationsmechanismus ausschaltet.

Mutator-Gen: (DEMEREC 1937) Gen, das die Mutationsrate bestimmter nichtalleler Gene steigert.

Mutazismus: 1) gestörte Aussprache der Verschlußlaute (g, p); vgl. Mytazismus. – 2) ∫ Mutismus.

mutieren: 1) *genet* sicht im Erbgefüge ändern. – 2) *laryng* Stimmbruch durchmachen.

mutilans, mutilierend: (lat.) verstümmelnd. – **Mutilation, -lierung**: ∫ Verstümmelung.

Mutismus, Mutazismus: »Stummheit« bei intaktem Sprechorgan infolge Fehlens motor. Impulse (z. B. bei Demenz), Sperrung (z. B. Katatonie), Denkhemmung (z. B. zyklothyme Depression), bei psychogenem Stupor, Schrecklähmung; sowie der – oft nur als Aphonie erscheinende – **neurotische** (= **hysterische** = **thyomogene** = **psychogene**) **M.** bei Konversions- u. Schockneurose, Hospitalismus etc. u. zu Beginn der

Sprachentwicklung. – Ferner der **akinet. M.** (CAIRNS u. M. 1941) bei Tumor nahe dem 3. Ventrikel, Basilaris-Thrombose, WERNICKE* Enzephalopathie, Stirnhirnverletzung, Narkolepsie, Psychose (auch idiopath.); mit Hemmung aller motor. Funktionen: Sprechen u. Bewegungen nicht spontan, nach Aufforderung nur verzögert u. langsam; Bewußtsein voll erhalten, evtl. Amnesie.

Mutisurditas: / Taubstummheit.

Mutitas: / Stummheit (s. a. Alalie, Mutismus).

Muton: *genet* kleinster Strukturbereich (»site«, z. B. Nukleotid) innerhalb eines Gens bzw. Cistrons, dessen Änderung sich als Genmutation manifestieren kann.

Mutterband: *anat* Bandverbindung der Gebärmutter; **breites M.** = Lig. latum uteri, **rundes M.** = Lig. teres uteri; **hint. M.** = Plica sacrouterina.

Mutter|bindung (exzessive): *psych* übersteigerte Bindung an die M.instanz; führt infolge mangelnder Verselbständigung u. Willensschwächung zu schwerer Entfaltungsstörung: »M.komplex« u. »M.neurose«.

Mutterblase: *parasit* prim. Hydatide eines Echinokokkus (in der sich Tochter- u. Enkelblasen entwikkeln).

Mutter|fleck: / Chloasma uterinum. – **M.geschwulst:** / Primärtumor. – **M.gewebe:** *histol* / Matrix.

Mutter|kern *physik* in einer radioakt. Zerfallsreihe das einem best Nuklid unmittelbar vorangehende Nuklid. – **M.-Kind-Ausschluß:** *forens* Ausschluß einer Frau als Mutter eines best. Kindes, z. B. anhand der Blutgruppen (Mutter 0, Kind AB). – **M.komplex:** *psych* s. u. M.bindung.

Mutterkorn: / Secale cornutum. –**M.brand, M.vergiftung:** / Ergotismus.

Mutter|kuchen: *anat* / Placenta. – **M.mal:** / Nävus (i. e. S. Naevus flammeus u. Pigmentnävus).

Muttermilch: / Frauenmilch (der eigenen Mutter). – Ein sogen. **M.faktor** (Pregnan-3α, 20β-diol) prolongiert den Neugeborenenikterus durch Hemmung der Bilirubinkonjugation.

Muttermund: *anat* / Ostium uteri (= **äuß. M.**) bzw. / Isthmus uteri (= **inn. M.**). – *geburtsh* der rektal oder vaginal kontrollierte äuß. M. (»MM«), beurteilt hinsichtlich Beschaffenheit (dick-/dünnsaumig, nachgieb./rigid) u. Größe (geschlossen, für 1 Finger durchgäng. bis – kurz vor Durchtritt des kindl. Kopfes – auf > 10 cm erweitert bzw. »verstrichen«). Als Geburtshindernis wirkende **M.rigidität** (v. a. bei hypoplast. Uterus u. älteren Erstgebärenden, aber auch infolge entzündl.-narb. Veränderungen) erfordert **M.inzision** (mehrere Einschnitte, z. B. n. DÜHRSSEN). **M.spasmus** bewirkt verzögerte Eröffnungsperiode u. / Plazentaretention. – **M.polyp:** / Zervixpolyp am äuß. MM.

Mutter|neurose: *psych* s. u. M.bindung. – **M.nuklid:** *physik* / M.kern. – **M.papel:** *venerol* / Primäraffekt. – **M.ring:** *gyn* / Ringpessar. – **M.rohr, M.spiegel** *gyn* / Röhrenspekulum.

Mutterschutzgesetz: Gesetz (Fassung vom 18.4.68) zum Schutz der erwerbstät. werdenden Mutter; bestimmt u. a. Kündigungssperre vom Schwangerschaftsbeginn bis 4 Mon. post partum, Sicherstellung der wirtschaftl. Versorgung, Beschäftigungseinschränkungen, Beschäftigungsverbot ab 6 Wo. vor bis 8 Wo. (bei Früh- oder Mehrlingsgeburten 12 Wo.) nach der Niederkunft. Seit 1. 7. 1979 zusätzl. 4monat. Mutterschaftsurlaub (mit finanzieller Unterstützung bis zu DM 750,– monatlich) u. Kündigungsschutz 2 Mon. darüberhinaus.

Mutual reactivation: *genet* nach Mischinfektion der Wirtszelle mit 2 wegen Mutation an verschiedenen Loci nicht reproduktionsfähigen Virus-Genotypen Wiederherstellung vollständiger Genome durch Rekombination (oder gegenseit. Replikationshilfe?) u. damit Auftreten aktiver Viren.

Mutualismus: Zusammenleben zweier Organismen zu gegenseit. Nutzen; vgl. Symbiose, Kommensalismus.

mutuell, mutuus: wechselseitig, gegenseitig.

mutus: (lat.) stumm.

Muz....: Wortteil »Schleim«; s. a. Muc..., Muk....

muzi|gen: Schleimbildend. – **M.gogum:** *pharm* die Schleimsekretion stimulierendes Mittel. – **M.karminfärbung:** (P. MAYER) *histol.* Schleimfärbung (rot, Kerne blau) mit 1:10-verdünnter Lsg. aus Karmin u. $AlCl_3$ in Aq. dest. (erwärmt) u. 50%ig. Alkohol; Gegenfärbung mit Hämalaun.

Muzin: »Schleimstoff«, s. u. Glyko-, Mukoproteine, Mukopolysaccharide. – **M.kystom:** / Cystadenoma mucinosum.

Muzinase: / Hyaluronidase. – **muzinös:** 1) schleimig (= mukös); 2) Muzin betreffend. – **Muzinogen:** Vorstufe der Muzine.

Muzinose: durch prim. interzelluläre Anreicherung von Schleimhautsubstanzen im Bindegewebe charakterisiertes Krankheitsbild; i. e. S. das symmetrische prätibiale Myxödem bei Hyperthyreose u. die Myxodermien bei Euthyreose (/ Lichen myxoedematosus = ARNDT*-GOTTRON* Skleromyxödem, solitäre tuberöse / Myxodermie KORTING-WEBER, Myxodermia tuberosa circumscripta euthyreotica WODNIANSKY); ferner die **Mucinosis follicularis** (/ Alopecia mucinosa PINKUS).

Muzinurie: Ausscheidung von Schleimstoffen (»Nubekula«) im Harn.

MV-Stamm: Poliomyelitisvirus Typ I (»Brunhilde«), mit charakterist. AG-Verwandtschaft zum Typ II.

MVE: / Murray-Valley-Enzephalitis.

MW: / Milchwert

M-Wellen: *physiol* »halbe α-Wellen« im okzipit. EEG während der Pubertät.

MWZ: *angiol* mittlere / Wiedererwärmungszeit.

Mx: *physik* / Maxwell.

Mya* Krankheit: / Megacolon congenitum.

Myästhesie: / Muskelsensibilität.

Myalgie, Myago: örtl. oder diffuser Muskelschmerz (entzündl., tox., degenerativ, posttraumat.) einschl. Muskelkater, Schmerzen bei Myositis ossificans, Psoriasis, Trichinose etc.; i. e. S. das **myalgische Syndrom** infolge sek.-reflektor. Muskelspasmen, meist im Nacken- (z. B. Torticollis rheumatica, Myalgia capitis als oberes Zervikalsyndrom, evtl. mit Hemikranie) u. Lendenbereich (/ Lumbago); s. a. Muskelrheumatismus, -hartspann, Myogelose. – **epidemische M.:** / Bornholmer Krankheit.

Myanoxykardose: Begr. der Funktionselektrokardiographie (KIENLE) für einen metabol. Zustand des Herzmuskels mit Überwiegen anaerober Prozesse.

Myasis: ↑ Myiasis.

Myastasie: ↑ amyostatisches Syndrom.

Myasthenie: krankhafte Muskelschwäche oder -ermüdbarkeit; als **symptomat. M.** bei Polymyositis, progress. Muskeldystrophie, Poliomyelitis, amyotropher Lateralsklerose, Thyreotoxikose, Malignom, extremem Hungerzustand, akuter Porphyrie etc.; i. e. S. die **Myasthenia gravis s. pseudoparalytica** (ERB 1978; GOLDFLAM 1893) der quergestreiften Muskulatur, mit unbekannter Genese (Störung der neuromuskulären Reizübertragung durch Hemmung des Azetylcholins? Autoimmunkrankh.? tox. Substanz aus Muskelarbeit? Erkr. der Muskelfibrillen?); langsam progred., mit – durch wiederholte Bewegungen auszulösender, in Ruhe wieder zurückgehender – Ermüdungslähmung in charakterist. Folge (Augenlid-, äuß. Augen-, Pharynx-, Larynx-, Gesichts-, Extremitäten-, Atem-, Rumpf- u. Halsmuskeln); Exitus durch interkurrente Erkr. oder Atemlähmung (s. a. myasthen. ↑ Krise); Diagnose: ↑ myasthen. Reaktion, Prostigmin-, Tensilon-Test; histol.: NS o. B., in Muskeln Anhäufung von Lymphoidzellen; evtl. kombin. mit Genital- u. Skelettmißbildungen, Thymushyperplasie, Thymom; s. a. LAMBERT*-EATON* Syndrom. – Ferner die **M.laryngis** (bei Überanstrengung, Nervosität, Myopathie, Anämie etc.) als funktionelle Stimmschwäche (tonlos, belegt, leicht ermüdbar), wobei v. a. die Mm. thyroarytaenoideus int. u. vocalis betroffen sind (laryngoskop.: Internusparese).

myasthenische Reaktion, Erschöpfungs-, JOLLY* Reaktion: bei farad. Reizung (Erregbarkeitsprüfung) allmähl. Nachlassen (oder »Zerfall«) der normalen tetan. Dauerkontraktion als für Myasthenia gravis typ. Reaktion.

Myatonie: verringerter bis fehlender Tonus der Muskulatur; i. w. S. auch die Erkrn. mit Muskeltonusminderung als Leitsympt., insbes. die **Myatonia congenita Oppenheim* (-Tobler*)**, von der spinalen progress. Muskelatrophie (s. u. WERDNIG-HOFFMANN) nicht sicher abgrenzbar, charakterisiert durch intrauterine Bewegungsarmut u. bereits am Neugeb. erkennbare Muskelhypotonie (»Hampelmanngliedmaßen«) u. Areflexie (bei erhaltener Sensibilität, ohne Entartungsreaktion); fam. Vork. selten; keine Progression, evtl. sogar Rückbildung. – Mit gleicher Symptomatik die erworbene **My. Minor*-Oppenheim*** (↑ Hämatomyelia centralis). – Dagegen genet. bedingt (z. T. Chromosomenanomalien) die **My. congenita Prader*-Willi*** mit hochgrad. Hypotonie, Stimm- u. Trinkschwäche, extremer Bewegungsarmut u. Hyporeflexie als ein Hauptsympt. des ↑ PRADER*-WILLI* Syndroms.

Myatrophie: ↑ Muskelatrophie, neuralgische Amyotrophie. – **myatroph(isch)**: mit Muskelatrophie einhergehend (inkorrekt: »amyotroph«).

Myc....: Wortteil »Pilz«; s. a. Myk..., Myz....

Mycelium: ↑ Myzel.

Mycetes: *botan* »Pilze« (↑ Fungi).

Mycetoma: ↑ Myzetom. – **M. pedis**: »Madurafuß« (s. u. Myzetom).

Mycobacterium: Gattung der Fam. Mycobacteriaceae [Actinomycetales]; aerobe, alkohol-säurefeste, grampos., unbewegl., asporogene Stäbchen ohne Konidien. Speziespathogen sind – neben den atyp. (Tbk.-ähnl. Erkrn. hervorrufenden) »photo-«, »skoto-« u. »nichtchromogenen« Formen – v. a. die »Tbk-Bazillen« (s. a. Tuberkelbakterien...): **M. avium** (= Typus gallinaceus) als Tbk-Erreger bei Vögeln (im allg. nicht pathogen für Menschen, Haustiere, Meerschweinchen, Kaninchen); **M. bovis** (= Typus bovinus; mit 1–1,5 µm kürzer u. plumper u. leichter zu kultivieren als Typus humanus; Kolonien grauweiß) als Tbk-Erreger beim Rind, übertragbar auf Mensch u. Haustier (im Experiment hochpathogen für Kaninchen- u. Meerschweinchen; abgeschwächter Stamm als BCG-

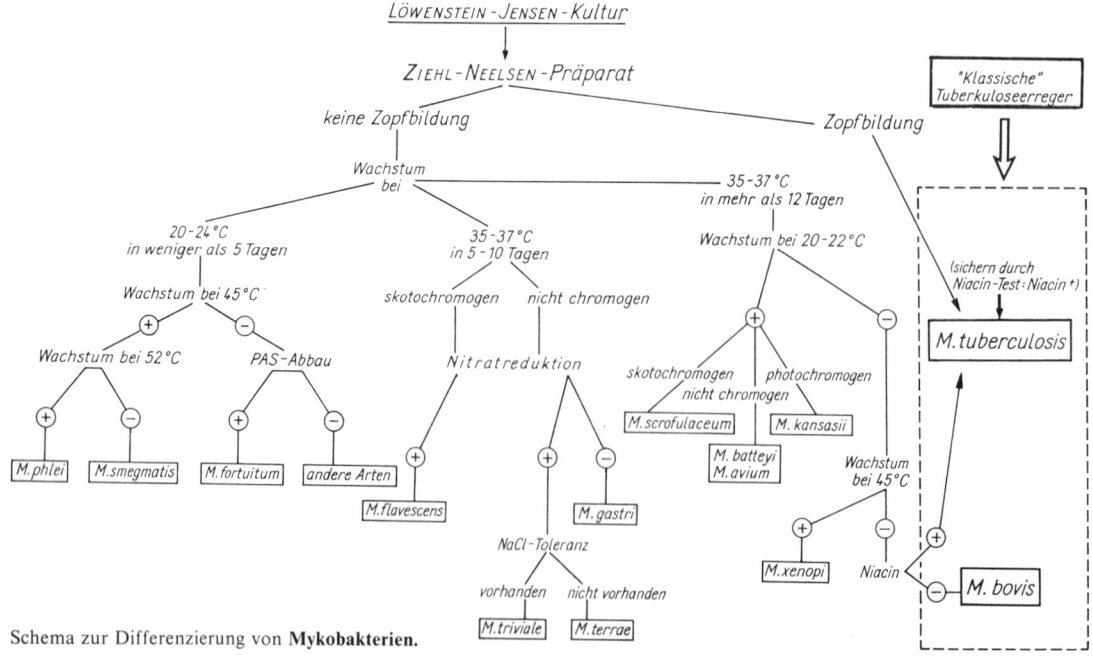

Schema zur Differenzierung von **Mykobakterien**.

Stamm); **M. tuberculosis** (= Typus humanus; KOCH 1882; leicht gebogen 4,0 × 0,3 bis 0,5 μm; sehr langsam auf Speizialnährböden mit Serum oder Eigelb wachsend, Kolonien pigmentiert, blaßgelb bis orange), der Tbk-Erreger bei Mensch, Affe, Hund; experimentell hochpathogen für Meerschweinchen, nicht für Kaninchen oder Geflügel; sowie das **M. leprae** (HANSEN 1874; 0,3-0,5 × 1-8 μm; weder auf Tieren noch auf bakt. Nährböden zu kultivieren) als Erreger der Lepra (in Läsionen der L. lepromatose massenhaft nachzuweisen). – Ferner **M. leprae murium** als Erreger der »Rattenlepra« (mit lepraähnl. Veränderungen in LK u. Haut), **M. paratuberculosis s. enteritidis** (= ∫ JOHNE* Baz.), **M. smegmatis** (»Smegmabaz.«, 3–5 μm; bei Urinuntersuchung mit M. tuberculosis zu verwechseln). – Weitere (»atyp.«) Arten s. u. Mykobakteriose.

Mycoderma: veraltete Gattungsbez. für hefeart. Pilze; z. B. **M. aceti** (= Acetobacter aceti), **M. concentricum u. cutaneum** (= Trichophyton co. bzw. cu.), **M. lactis-butyri** (= Geotrichum candidum).

Myco|heptin: (1965) Antibiotikum (Heptaen) aus Actinomyces netropsis; wirksam gegen Hefen u. Pilze. – **M.mycin**: (1947) Antibiotikum (ungesätt. Karbonsäure) aus Nocardia acidophilus; wirksam gegen grampos. u. -neg. Baktn., Mykobaktn., Hefen, Schimmelpilze.

Mycoplasma, Mycoplasmatales: ∫ Mykoplasmen.

Mycosis: 1) Erkr. durch Pilze, ∫ Mykose. – 2) **M. fungoides**: (ALIBERT-BAZIN-AUSPITZ) in der 2. Lebenshälfte (weniger im Senium) auftret. chron.-entzündl. Granulomatose mit Proliferation retikulohistiozytärer Elemente (wahrscheinlicher: malignes T-Zell-Lymphom; ∫ Tab. »Non-HODGKIN-Lymphome«; im allg. von der Haut ausgehend, mit unspezif. erythemätos-polymorphen, später knotig wuchernden Herden (»mykoside Tumoren«, z. T. tomatenförm.-erweichend), auf LK u. inn. Organe übergreifend; histol.: Para- u. Orthokeratose, unregelmäß. Akanthose, polymorphzell. Infiltration mit zunehmendem Überwiegen lymphohistiozytärer Elemente einschl. Riesenzellen (»M.zellen«), im Stratum spinosum PAUTRIER* Mikroabszesse. Trotz Strahlen- u. Zytostatika-Ther. tödl. Ausgang. – Atyp. Sonderformen: **M. d'emblée** (VIDAL-BROCQ) ohne prämykot.-infiltrati-

ves Stadium, mit mykosiden Tumoren beginnend, oft als Retikulosarkomatose GOTTRON; **M. f. Hallopeau*-Besnier***, mit erythroderm. Beginn (u. ausgesparten »nappes claires«) oder Übergang in Erythrodermie.

Mycostatin: ∫ Nystatin.

Mycotorula, Mycotoruloides: obsol. Gattungsnamen für best. Candida-Arten.

Mydriasis: Weitstellung der Pupille (> 5 mm); physiol. bei Dunkeladaptation u. Blick in die Weite; path. bei Sympathikusreizung (= **M. spastica**, durch Kontraktion des M. dilatator, verbunden mit leichtem Exophthalmus u. Lidspaltenerweiterung; als **spinale M.** bei Reizung des Centrum ciliospinale) oder Parasympathikuslähmung (= **M. paralytica**, durch Erschlaffen des M. sphincter, z. B. bei Di, Botulismus, nach Atropin, Skopolamin), bes. ausgeprägt als Mischform (= **M. paralytico-spastica**); selten als **M. alternans** mit wechselseit. (»springender«) Pupillenerweiterung bei ZNS-Störungen (∫ Hippus).

Mydriatikum: *pharm* die Pupille erweiternde Substanz, z. B. Atropin, Homatropin.

Myektomie: Resektion eines Muskels, i. e. S. (*ophth*) die eines Augenmuskels als Schiel-Op.

myel....: Wortteil »Mark« (Rücken-, Knochenmark, Markscheide); s. a. myelo....

Myel|asthenie(Ziemssen*): spinale ∫ Neurasthenie. – **M.encephalon** *PNA*: der ins RM bzw. Metencephalon übergehende Abschnitt des Rhombencephalon, dessen Boden u. Seitenwände sich zur Medulla oblong. mit Pyramiden, Oliven u. Pedunculi cerebellares inf. verdicken; sein Dachteil bildet die Tela choroidea u. den Plexus choroideus da 4. Ventrikels. – **M.enzephalitis**: ∫ Encephalomyelitis. – **M.(h)ämie**: 1) myeloische ∫ Leukämie. – 2) Vork. von Myelozyten (u. a. KM-Zellen) im peripheren Blut.

Myelin: komplexes Gemisch aus Lipoiden (Verhältnis Phospholipide/Cholesterin/Zerebroside 2:2:1) u. Neurokeratin als schwammart. Gerüsteiweiß; wesentl. Bestandteil der Markscheiden (»Nervenmark«). – Ferner »**M.körner**« oder »**M.tropfen**« als doppelt brechende Lipoidstoffe in fettig degenerierten Zellen des Sputums u. Gehirns. – **M.degeneration**: 1) Markschädigung des Nerven bei der WALLER* u. periaxonalen Degeneration (∫ Entmarkung). – 2) granulär-fett. (»myelinart.«) Degeneration, v. a. der Leberzelle bei akuter Vergiftung (P, As) oder tox Infektion. – **M.färbung**: s. u. Markscheide. – **M.figuren**: 1) bei Autolyse phosphatidhaltiger Lipoide (z. B. nach Verletzung markhalt. Nerven) entstehendes nicht-doppelbrechendes, quellbares Fettgemisch mit charakterist. wolk. Formationen. – 2) Hämatoxödien: bei Zersetzung von Ery-Stroma durch Dehydratation von Lipoidkomplexen entstehende faserart. Gebilde mit verdickten Enden.

Myelino|genese, -genie, Myelinisation: ∫ Myelogenese (2). – **M.lyse**: ∫ Entmarkung; z. B. die durch Alkoholabusus oder Unterernährung bewirkte **zentrale pontine M.l.**, die mit schlaffen Lähmungen, Asphyxie, Hemiplegien etc. einsetzt u. langsam zum Tode führt; histol.: Unterbrechung der Markscheiden (nicht aber der Nervenfasern), Gliose, Gefäßinfiltrate, weitgehend symmetr. Befall der Hirnnervenkerne V, VI u. VII.

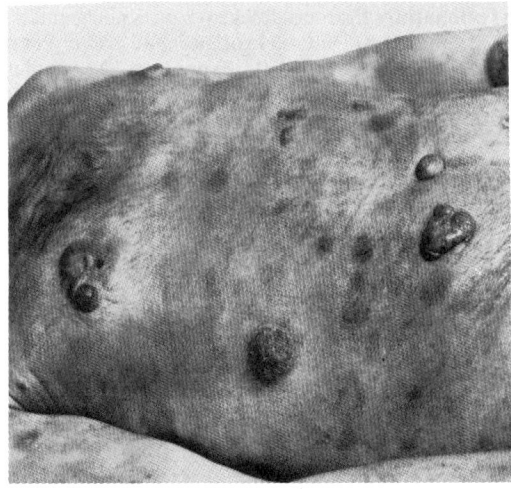

Tumorstadium der **Mycosis fungoides**.

Myelinosis

Myelin|osis: Fettnekrose mit Myelinbildung. – **M.scheide:** ↑ Markscheide. – **M.tropfen:** s. u. Myelin.

Myelitis: 1) Entzündung des Knochenmarks (↑ Osteomyelitis). – 2) (i. e. S.) stets mit gleichen oder sehr ähnl. entzündl. Gewebsreaktionen einhergehender RM-Prozeß, unterschieden als Herd- oder **metastat. M.** (z. B. bei bakterieller Endokarditis), Meningomyelitis (z. B. bei tbk. Spondylitis), **parainfektiöse M.** (v. a. bei Virosen) u. akute **disseminierte M.** (bd. meist als ↑ Encephalomyelitis disseminata); ferner **M. syphilitica** (evtl. akut im Stadium III). Klin.: neben allg. Entzündungszeichen von Lokalisation u. Ausmaß abhäng. Sympte. wie Schmerzen, Paresen, Sensibilitätsstörungen, Querschnittssyndrom, auch Pseudotumor spinalis; im Liquor häufig Zell- u. Eiweißvermehrung; v. a. bei kran. Ausbreitung oft rascher u. tödl. Verlauf. – **M. apoplectiformis:** ↑ HAYEM* Myelitis. – **M. diffusa s. transversa:** ↑ Querschnittsmyelitis. – **M. funicularis:** funikuläre ↑ Spinalerkrankung. – **M. necroticans:** ↑ FOIX*-ALAJOUANINE* Syndrom.

myelo...: Wortteil »Mark« (Knochen-, Rückenmark), »granulozytäre Reihe«, »Myelin«, »Markscheide«.

Myeloarchitektonik: Struktur u. Gliederung der Hirnrinde (Groß-, Kleinhirn, Thalamus) nach faseranatom. Gesichtspunkten (Markscheidenbildung).

Myelo|blast: jüngste KM-Zelle der Granulozytopoese (Ø 12–20 µm), mit schmalem, dunkelblauem Zytoplasma, großem, rundem, feinretikulärem Kern u. 1 bis mehreren Nukleolen. – **M.blastenleukämie:** akute myeloblast. ↑ Leukämie. – **M.blastenschub (terminaler):** Auftreten einer Leukozytose mit Vorherrschen von (Para-)M.blasten in Blut u. KM bei Übergang einer chron. myeloischen Leukämie ins akute Stadium. – **m.blastisches Mark:** KM mit Überwiegen der Zellen der weißen Reihe, wobei unreife Vorstufen im Vordergrund stehen. – **M.blastom:** aus M.blasten bestehendes Neoplasma (myelogene Leukämie, Chlorom), auch generalisiert als **M.blastomatose.** – **M.blastose:** 1) ↑ M.blastenschub, auch Kurzbez. für die einschläg. akute ↑ Leukämie. – 2) Ansammlung von M.blasten im Gewebe.

Myelo|delese (Kienböck): traumat. RM-Schädigung mit konsekut. Höhlenbildung u. Syringomyelie-Symptomatik. – **M.dysplasie:** (FUCHS) ↑ Dysrhaphie-Syndrom. I. w. S. auch sog. leichtere (geschlossene) »**m.dysplast. Form**« bei Spina bifida occulta (mit Adhäsionen zwischen RM-[Wurzeln] u. Wirbelkanal).

Myelo|encephalitis: ↑ Encephalomyelitis (auch i. S. der sich bulbär fortsetzenden Poliomyelitis). – **M.endotheliom:** das ↑ EWING* Sarkom. – **M.fibrose:** ↑ Osteomyelofibrose.

myelo|gen: im (Knochen-)Mark entstanden. – **M.genese:** 1) Entwicklung des RM. – 2) Myel(in)ogenie, Myelinisation: die Markscheidenbildung (»Markreifung«) der – bis dahin nicht vollfunktionsfäh. – markhalt. Fasern des ZNS u. peripherer Nerven durch rotierendes Wachstum der Oligodendroglia- bzw. SCHWANN* Zellen um die nackten Axone (»Plasmalemmwickel«); ab 3. Embryonalmonat (älteste Bahnen) bis ins 4. Lj. (Pyramidenbahn).

Myelo|gramm: 1) hämat ↑ Hämatomyelogramm. – 2) röntg s. u. M.graphie. – **M.graphie:** 1) röntg Darstg. des Wirbelkanals (u. seines Inhalts) nach Einbringen (subokzipital, lumbal) eines pos. oder neg. RKM (↑ Pneumomyelographie) epi- oder subdural oder subarachnoidal; zum Nachweis raumfordernder Prozesse (Tumor, Senkungsabszeß etc.) u. entzündl. Verwachsungen. – 2) intramedulläre ↑ Phlebographie.

myeloid: knochenmarkähnlich, markartig, das KM betreffend. – **Myeloidin:** dem Myelin ähnl., phosphorhalt. Verbindung im Pigmentepithel der Retina (dort von YAMADA nachgewiesene **Myeloidkörper** sind Aggregationen des glatten endoplasmat. Retikulums). – **Myeloidsarkom:** vom KM ausgehendes Sarkom.

myeloisch: 1) knochenmarkähnlich (= myeloid). – 2) die KM-Granulopoese betreffend; z. B. **m.** (= ↑ leukämoide) **Reaktion.**

Myelo|kathexis: (ZUELZER 1964) das (erblich bedingte?) »Zurückgehaltenwerden« u. Absterben reifer Granulozyten im KM (bei normaler Granulopoese); klin.: Granulozytopenie (u. Folgen). – **M.klast:** Myelinscheiden aufspaltende Zelle. – **M.kultur:** bakt ↑ Knochenmarkkultur.

Myelom: knot. (solitär oder multipel) oder diffuses plasmazelluläres Neoplasma, i. e. S. das ↑ Plasmozytom. – **endotheliales M.:** ↑ EWING* Sarkom. – s. a. M-Gradient.

Myelomalazie: ischäm. RM-Erweichung bei örtl. Mißbildung, Gefäßverschluß, Druckfallkrankh. etc.; klin.: meist mehr oder weniger vollständ. Querschnittslähmung. – **angiodysgenet. M.:** ↑ FOIX*-ALAJOUANINE* Syndrom.

Myelomatose: Affektion oder Alteration myeloischen Gewebes; i. e. S. das ↑ Plasmozytom.

Myelo|meningitis: ↑ Meningomyelitis. – **M.meningozele:** ↑ Meningomyelozele. – **M.mer:** ↑ Rückenmarksegment.

Myelomgradient: serol ↑ M-Gradient.

Myelon: (gr myelos) Mark, Rückenmark.

Myelo|-optiko-neuropathie, subakute (SMON): s. u. Neuropathie. – **M.osteofibrose, -sklerose:** ↑ Osteomyelofibrose. – **M.-osteo-muskulodysplasie:** ↑ TURNER*-KIESER* Syndrom.

Myelopathie: Erkr. des Rücken- bzw. Knochenmarks; z. B. **angiodysgenet. nekrotisierende M.** (↑ FOIX*-ALAJOUANINE* Syndrom), **hypoplast. M.** (aplast. ↑ Anämie, ↑ Panmyelophthise), **Myelopathia erythroblastica involutiva** (bei Thymusneoplasma aregenerat. Erythrozytopenie mit Anämie, hämolytische Krisen, Hämosiderose u. Hämochromatose, Agammaglobulinämie, evtl. Myasthenia gravis), **progressive vaskuläre M.** des Greisenalters (H. P. KUTTNER 1928; langsam progred. RM-Degeneration mit spast. Gangstörung, Handmuskelatrophie, dissoziierten Empfindungsstörungen).

myelopetal: rückenmarkwärts.

Myelophthise: 1) neurol ↑ Rückenmarkatrophie. – 2) hämat ↑ Panmyelophthise.

myelo|po(i)etische Periode: embryonale Blutbildung im KM. – **m.proliferatives Syndrom:** (DAMASHEK 1951) Sammelbegr. für chron. Erkrn. mit progred.-gesteigerter Blutzellbildung: chron. myeloische Leukämie, Polycythaemia vera, essentielle Thrombozythämie, Osteomyelofibrose; i. w. S. auch Megakaryozyten- u. Erythroleukämie, akute Erythrämie, idiopath. myeloische Metaplasie der Milz.

Myeloradikulopathie: Erkr. von Rückenmark u. Spinalwurzeln.

myelorenal: die Marksubstanz der Niere betreffend; z. B. das **m. Syndrom** (↑ Crush-Syndrom).

Myelo|retikulose: Osteomyelofibrose mit Wucherung retikulohistiozytärer Elemente. – **M.(r)rhagie**: Blutung in das oder aus dem RM. – **M.sarkom(atose)**: sarkomatöses Wachstum myeloiden Gewebes oder von Knochenmarkzellen. – **M.schisis**: angeb. mediane Spaltbildung des RM (Schlußstörung des Neuralrohrs), meist zervikal oder lumbal.

Myelose: 1) *neurol* degenerat. RM-Prozeß; z. B. **funikuläre M.** (s. u. Spinalerkrankg.). – 2) *hämat* Erkr. myeloischen Gewebes wie (chron.) myeloische ↑ Leukämie, myeloische Metaplasie der Milz, ferner die – meist reaktiven – KM-Hyperplasien mit »Wucherung« der Erythro-, Granulo- u./oder Thrombozytopoese, v. a. bei akutem Infekt, bei Malignom, als ↑ myeloproliferatives Syndrom; z. B. **erythräm. M.** (↑ Erythrämie), **erythroleukäm. M.** (↑ Erythroleukämie), **hyperthrombozytäre M.** (↑ MORTENSEN* Sy.).

Myelo|sklerose: s. u. Osteomyelofibrose. – **M.szintigraphie**: szintigraph. Darstg. der spinalen Liquorräume nach lumb. Inj. von radiomarkiertem Serumalbumin (v. a. ^{111}In-DTPA, ^{169}Yb-EDTA); zur Diagnostik von Tumoren, Diskushernien, Fehlbildungen, Arachnopathien.

Myelo|tomie: 1) *chir* Inzision des RM, z. B. bei intramedullärem Tumor, Syringo-, Hämatomyelie, palliativ bei spast. Lähmung. – 2) (BURKHARDT) Eröffnung der Markhöhle am Beckenkamm mit elektrisch rotierender Hohlnadel für die Knochenmarkbiopsie. – **m.toxisch**: mit bzw. durch tox. Wirkung auf das KM. – **m.trop**: mit Affinität zum KM.

Myelozele: Ausstülpung des RM durch einen dysrhaph. Defekt des knöchernen Wirbelkanals, meist als ↑ Meningomyelo(zysto)zele.

Myelo|zyt: Knochenmarkzelle (Ø 12–18 μm) mit hellgrau-rotem, neutrophil granuliertem, breitem Zytoplasmasaum u. rel. dichtem u. grob strukturiertem, rund-ovalem bis bohnenförm. Kern; letzte teilungsfäh. Zelle der Granulopoese. Als **neutrophiler, eosinophiler** u. **basophiler M.zyt** unreife Vorstufe des zugehör. segmentkern. ↑ Granulozyten (letzterer evtl. reifungsgestörte Form). – **M.zytenleukämie**: akute ↑ Leukämie mit M.zyten-ähnl. Zellformen. – **M.zythämie**: Vork. von M.zyten im Blut. – **M.zytom**: Tumorform der myeloischen ↑ Leukämie. – **M.zytose**: Auftreten von M.zyten in nicht der Hämatopoese dienenden Organen oder Geweben oder im Blut (= **M.zythämie**).

myentericus: zur Tunica muscularis des Darmes (»**Myenteron**«) gehörend. – Die sogen. **myenterischen Reflexe** (über den Plexus m.) erfolgen entweder lokal (oralwärts mit Kontraktionen, analwärts mit Erschlaffung der Zirkularmuskulatur, u. U. in Peristaltik übergehend) oder aber erfassen als zentrale (intestino-intestinale) Reflexe ausgedehnte Ring- u. Längsmuskelpartien.

(de) Myer* Syndrom (WILLIAM DE M., Neurologe, Indianapolis): (1967) sogen. »kraniometaphysäre Dysplasie« mit Hypertelorismus (Leitsympt.), Cranium bifidum u. medianer Gesichtsspalte (Extremform des GREIG* Syndroms?). 3 klin. Typen: I mit Stirnknochendefekt, Nasenspalte, Aplasie des mittl. OK; II mit schwächerer Ausprägung, ohne Kieferspalte, mit breitem Filtrum u. Stirnlipom; III mit »Doggennase« u. V-förm. Stirnhaaransatz. – Evtl. Klinodaktylie, bei Typ I Balkenmangel, Dysplasie der Vorderhörner.

Myerson* Phänomen: 1) (1914) nach Schlag auf die Klavikula (Thoraxerschütterung) bi- oder kontralat. Kontraktion der Mm. biceps u. pectoralis, evtl. auch des kontralat. Deltoideus; Muskeldehnungsreflex ohne klin. Bedeutung. – 2) durch leichtes Klopfen auf die Glabella oder angedeuteten Stoß gegen die Augäpfel ausgelöstes längeres Blinzeln bei PARKINSON* Krankh. u. a. Enzephalitiden.

Mygind* Zeichen (SIDNEY HOLGER M., geb. 1884, Otologe, Kopenhagen), Karotis-Fistelsymptom: nach Fingerdruck auf die großen Halsgefäße horizontalrotator. Nystagmus der Gegenseite (bei Fortdauer des Druckes abklingend oder seitenwechselnd) als Hinweis auf konnatal-syphil. Labyrinthfistel.

Myiasis: Parasitismus von Fliegenlarven bei Wirbeltier u. Mensch; i. e. S. das dadurch verurs. Krankheitsbild, z. B. als Dermato- (s. u. Creeping myiasis, Larva migrans), ↑ Darm-, Rhino-, Ophthalmo-, Urogenital-, Wund-M.

Myiglobin: Oxidationsprodukt des ↑ Myoglobins.

Myiozephalon: *ophth* winziger Irisprolaps (wie ein Fliegenköpfchen) durch eine Hornhautwunde.

Myitis: ↑ Myositis.

Mykid: hyperg. ↑ »Id«-Reaktion der Haut bei Pilzbefall, meist papulös an den Flanken oder nur als Dyshidrosis.

Myk(o)...: Wortteil »Pilz«; s. a. Myc(o)..., Myz(et)....

Myko|bakterien: ↑ Mycobacterium. – **M.bakteriosen**: durch Mykobaktn. (mit Ausnahme der Tbk-Erreger) hervorgerufene Krankhtn.; z. B. das ↑ Buruli-Ulkus durch Mycobact. ulcerans, die ↑ Battey-Krankh. durch M. intracellulare, ferner Infektionen mit M. avium, M. kansasii, M. scrofulaceum, M. marinum, M. xenopei u. a. (mit Manifestation an Lunge, LK, Haut).

Myko|dermatitis: ↑ Dermatomykose (einschl. der »M.dermose« durch die – obsolete – Gattg. ↑ Mycoderma.

Myko|lipensäure, Phthiensäure: verzweigte α,β-ungesätt. Fettsäuren in den Lipiden virulenter Tbk-Baktn. – **M.logie**: die Pilzkunde; *med* die Lehre von den Mykosen.

Mykolsäure: verzweigte, β-hydroxylierte Fettsäuren aus dem Wachsanteil von Mykobaktn.

Mykophenolsäure, Acidum mycophenolicum *WHO*: Antibiotikum aus Penicillium brevicompactum (u. a. P.-Arten); wirksam gegen Pilze, grampos. u. -neg. Baktn., Viren, Tumorzellen (Anw. als Onkolytikum).

Mykoplasmen: *bakt* Arten der Gattung Mycoplasma aus der Fam. Mycoplasmataceae [Ordnung Mycoplasmatales; = pleuropneumonia-like organisms =

Mykose

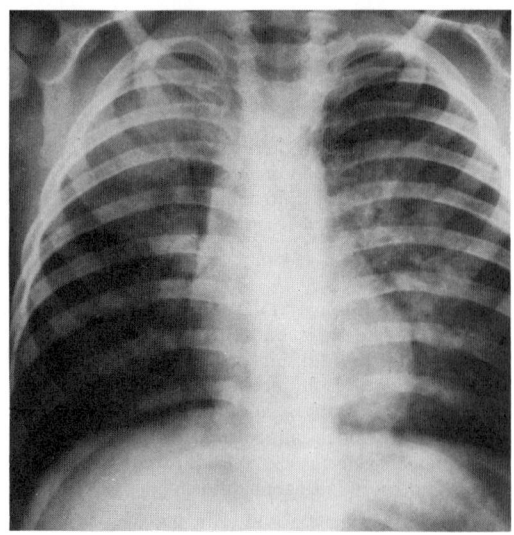

Mykoplasmenpneumonie

PPLO], in der mikrobiol. Klassifizierung zwischen Baktn. u. Viren stehend (»anaerobe Baktn.«, ohne Zellwand, bakteriendichte Filter passierend, auf unbelebten Nährböden mit Serum- oder Aszitenzusatz kultivierbar); sehr pleomorph, unbewegl, sporenlos, gram-neg.; Kolonien (hohe Ansprüche, Spezialnährboden) mit »Spiegelei-Form«, glatt oder rauh, ⌀ 0,05–0,8 mm. Neben tierpathogenen Arten v. a. Mycoplasma pneumoniae (»EATON* agent«) als Erreger (Tröpfcheninfektion) der primär-atyp. Pneumonie (»M.pneumonie«; vorw. bei jungen Erwachsenen): nach schleichendem Beginn hohes Fieber, starke Kopfschmerzen, trockener Husten; Neutropenie, Monozytose; Rezidivneigung; Diagnose durch AK-Nachweis: KBR, Kälteagglutination, Immunfluoreszenz, v. a. »Metabolic inhibition test« (MIT; gestattet DD gegen Mycoplasma salivarium sowie M. hominis, den Erreger urogenitaler Infektionen; s. a. T-Stämme). Ther.: Tetrazykline.

Mykose. Mycosis: **1)** Erkr. durch Pilze; entweder als **endogene M.** durch – ursprüngl. saprophytäre – Pilze des Intestinaltraktes (oft mit Inkubations- oder Latenzstadium, bevor Toleranzschwelle überschritten), v. a. auch als sek. M. nach anderer Erkr. oder Ther. mit Antibiotika, Immunsuppressiva, Kortikoiden etc.; oder als **exogene M.** (z. B. Blastomykose, Chromomykose, Histoplasmose, Kokzidioidomykose, Nokardiose, Sporotrichose); u. zwar lokalisiert (z. B. Fuß-, Lungen-M.) oder generalisiert (über ges. Integument oder auf Blut- u. Lymphweg auch ins Körperinnere). Einteilung nach Erregern ↑ Abb.; s. a. Dermato-, Entero-, Pneumomykose usw. – **2)** *chem* ↑ Trehalose.

Mykosis: ↑ Mykose (1), Mycosis fungoides.

Myko|statikum: das Wachstum der Pilze hemmendes (»mykostatisch wirkendes«) ↑ Antimykotikum. – **M.sterine:** in Pilzen vork. Sterine, z. B. Ergosterin (in Hefen).

Mykosen und Pseudomykosen (nach H.H. Rieth)

Mykose	Erreger	Organ	Mykose	Erreger	Organ
Dermatophytien			**Blasto-, Hefe-, Systemmykosen**		
Favus	Trichophyton schoenleinii	D, N, H, G	Kryptokokkose	Cryptococcus neoformans	D, A, Z, G, X
Trichophytie	Trichophyton-Arten	D, N, H, G	Nordamerikan. Blastomykose	Blastomyces dermatitidis	A, D, G, X
Mikrosporie	Mikrosporon-Arten	D, N, H, O, G	Parakokzidioidomykose (Südamerikan. Blastomykose)	Paracoccidioides brasiliensis	D, A, V, L, G, X
Keratinomykose	Keratinomyces ajelloi	D, H			
»Epidermophytie«	Epidermophyton floccosum u. a.	D, N, G			
Chromomykosen			Keloidblastomykose	Loboa loboi	D
Chromomykose	Phialophora-Arten	D, L, G, X	Kandidose	Candida albicans u. a.	V, A, D, N, O, Z, M, G, H, X
Kladosporiose	Cladosporium-Arten	Z, X	Torulopsidose	Torulopsis-Arten	V, A, D, M, O, G, X
Tinea nigra	Cladosporium wernecki	D			
	Cladosporium mansoni		Rhodotorulose	Rhodotorula-Arten	D, V, A, O, G, X
Zerkosporose	Cercospora-Arten	D	Sporobolomykose	Sporobolomyces-Arten	D
Piedra nigra	Piedraia hortai	H	Trichosporose	Trichosporon-Arten	A, D, N
			Piedra alba	Trichosporon beigelii	H
Schimmelmykosen			Pityriasis versicolor	Malassezia furfur+	D, G
Aspergillose	Aspergillus-Arten	D, O, M, A, G	Geotrichose	Geotrichum-Arten	V, A, D, G
Penizilliose	Penicillium spinulosum u. a.	D, O, M, A, G, X	Histoplasmose	Histoplasma capsulatum	A, V, D, L, G, X
Päzilomykose	Paecilomyces-Arten		Kokzidioidomykose	Coccidioides immitis	A, D, G, X
Skopulariopsidose	Scopulariopsis-Arten	D, N, M, O, X			
Zephalosporiose	Cephalosporium-Arten	D, M, N, O	Sporotrichose	Sporothrix schenckii	D, L, G, X
Chrysosporiose	Chrysosporium-Arten	D	Rhinosporidiose	Rhinosporidium seeberi	D, X
Vertizilliose	Verticillium-Arten	D			
Monosporiose	Monosporium apiospermum (= Allescheria boydii)	D, O, M	**Pseudomykosen**		
Hemisporose	Hemispora stellata	D, L, X	Aktinomykose	Aktinomyces-Arten	D, M, V, A, G, X
Peyronelläose	Peyronellaea-Arten	A, D	Nokardiose	Nocardia-Arten	D, M, A, V, G, X
Mukormykose	Mucor-, Rhizopus-, Absidia-Arten	Z, A, D, X	Streptomykose	Streptomyces-Arten	D, A, V, G, X
»Phykomykose«	Basidiobolus-, Entomophthora-Arten u. a.	D, X	Erythrasma	Nocardia minutissima+	D
			Trichomykose	Nocardia tenuis+	H

Zeichenerklärung: D = Haut, H = Haar, N = Nagel, M = Madurafuß, O = Ohr, G = Genitale, L = Lymphsystem, A = Atmungsorgane, V = Verdauungsorgane, Z = ZNS, X = Generalisation   + *Nomenklatur noch in der Diskussion.*

Myodystonie-Syndrome (nach LEIBER-OLBRICH 1980)

I. Myasthenie-Syndrome:
1. ERB*-GOLDFLAM* Sy. (Myasthenia gravis pseudoparalytica)
2. transitor. Myasthenie bei Neugeb.
3. LAMBERT*-EATON*-ROOKE* Sy.
4. symptomat. Myasthenie bei Autoimmunkrhtn.
5. symptomat. Myasthenie bei BASEDOW* Krht.
6. symptomat. Myasthenie mit Erythematodes und Palmoplantarkeratose
7. MCARDLE* Sy.
8. DENNY=BROWN* Sy.

II. Lähmungssyndrome:
1. WESTPHAL* Sy.
2. GAMSTORP* Sy.
3. normokaliäm. periodische Lähmung (POSKANZER u. KERR 1961)
4. Paralysis periodica paramyotonica (BECKER)
5. Adynamia episodica myotonica
6. ACHOR*-SMITH* Sy.; u.a.

III. Myotonie-Syndrome:
1. THOMSEN* Sy. (Myotonia congenita)
2. EULENBURG* Sy. (Paramyotonia congenita)
3. GAMSTORP*-WOHLFAHRT* Sy.
4. Neuromyotonie-Sy. (ISAACS 1961)
5. SCHWARTZ*-JAMPEL* Sy.
6. Stiff-man-Sy.
7. CURSCHMANN*-BATTEN*-STEINERT* Sy. (= myoton. Dystrophie)
8. RIEGER* Sy.
9. irido-dentales Sy. (WEYERS)

IV. Myatonie-Syndrome:
1. OPPENHEIM* Krkh.
2. PRADER*-WILLI* Sy.
3. CAMURATI*-ENGELMANN* Sy.
4. benigne essentielle kongenit. Hypotonie (WALTON); u.a.

Myko|therapie: therap. Anw. von Pilzen oder Pilzsubstanzen (z. B. Anitbiotika). – **M.tisation:** Auslösung einer endogenen Mykose.

myko|tisch: durch Pilze, i. w. S. auch durch Baktn. (»Spaltpilze«) hervorgerufen; eine Mykose betreffend. – **M.toxikose:** / Pilzvergiftung (durch Pilzmetaboliten).

Mykozerosinsäure: verzweigte C_{32}-Fettsäure, als Ester in den Lipiden von Tbk-Baktn.

Mylius* Probe (FRANZ BENNO M., Chemiker, Berlin): Gallensäuren-Nachweis mit Furfurol-H_2SO_4 (rot, dann blau).

Mylius* Krankheit (KARL M., geb. 1896, Ophthalmologe, Hamburg): 1) / HEERFORDT*-M.* Krankh. – 2) M.*-SCHUERMANN* Krankh.: (1929) »atyp. Tbk« mit großzellig-sklerosierender Hyperplasie (wahrsch. BOECK* Sarkoidose).

Mylo|hyoideus: Kurzform für / Musc. mylohyoideus. – **M.ptosis:** Herabsinken des Unterkiefers.

myo...: Wortteil »Muskel(gewebe)«.

Myo|blast, Sarkoblast: *embryol* langgestreckte, anfangs einkern. Zelle im Myotom, die durch amitot. Teilung zum kernreichen Plasmodium der Muskelfaser wird. – **M.blastenmyom,** ABRIKOSSOFF* Tumor: (1926) gutart. Neoplasma der quergestreiften Muskulatur (v. a. Zunge, Haut) aus reichlich Lipoproteidkörner enthaltenden primitiven, M.blasten ähnl. Zellen; häufig wohl als neurogener Speichertumor i. S. des granulären / Neuroblastoms FEYRTER (Granularzelltumor); maligne Entartung selten.

Myocard...: / Myokard....

Myo|chorditis: Entzündung des Musc. vocalis. – **M.chrom:** / Myoglobin. – **M.clonia, M.clonus:** / Myoklonie, -klonus.

Myodegeneratio(n): Entartung eines Muskelgewebes; z. B. die **M. cordis** als – klinisch vermutete – diffuse Degeneration des Herzmuskels (bei entsprech. EKG-Hinweisen: »diffus-sklerot. Myokardalteration«).

myodepressiv: *kard* s. u. myoirritativ.

Myodioptrie: die zur Erhöhung der Akkomodation von 0 auf 1 dpt erforderl. Kraft des Ziliarmuskels als Einheit für die physiol. Akkommodation.

Myo|dynie: Muskelschmerz (/ Myalgie). – **M.dysplasie:** dysplast. / Myopathie. – **M.dyplasia fibrosa:** / Arthrogryposis multiplex. – **M.dystonie:** s. u. Muskelhyper-, -hypotonie; s. a. Tab. – **m.dystonische Reaktion:** Bestehenbleiben eines erhöhten Muskeltonus nach Kontraktion durch farad. Reizung; v. a. am Trapezius (u. Nachbarn) bei Myxödem, Encephalitis epidemica, Parkinsonismus. – **M.dystrophie:** / Dystrophia musculorum.

myo|elektrische Prothese: *orthop* s. u. Elektroprothese. – **m.endotheliales Kontaktfeld:** in Arteriolen der durch gegenseitig verzahnte Ausläufer u. Unterbrechung der Basalmembran gekennzeichnete Kontaktbereich zwischen Endothel u. Muskelzellen. – **M.epitheliom:** »m.epithelialer Schweißdrüsentumor« mit Sekret- u. **M.epithelzellen** (= Becherzellen).

myofaziales Schmerzsyndrom: Schmerzzustände infolge Kiefergelenkalteration bei Okklusions- u. Artikulationsstörungen, schlecht sitzendem Zahnersatz etc.

Myofibrille: das lichtmikroskopisch erkennbare, längsparallele, kontraktiles Protein enthaltende metaplasmat. Grundelement von Muskelzelle u. -faser. In ersterer **glatte M.** mit Ø 0,1–1 µm, einachsig-doppelbrechend (daher »glatt«), nicht gebündelt; in letzterer (d. h. in Skelett- u. Herzmuskel) **quergestreifte M.** mit Ø 0,2–2 µm, mit hellen (isotropen) I- u. H- u. dunklen (anisotropen) A-, M- u. Z-Streifen, gebün-

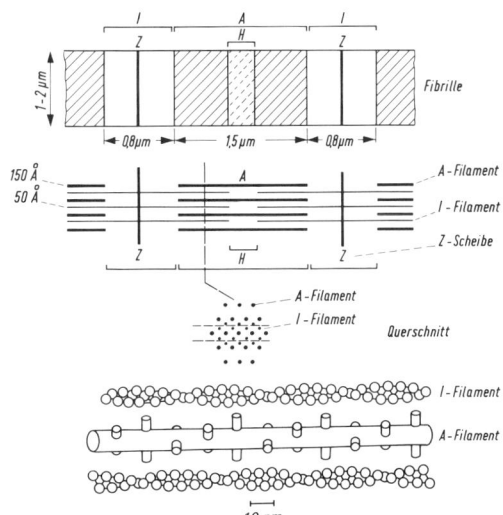

Aufbau der quergestreiften **Myofibrille**.

Myofibrom

delt; s. a. Sarkomer, Myofilamente, Abb. »Muskelkontraktion«.

Myofibrom, -fibrosarkom: ↗ Fibromyom, -myosarkom.

Myofibrosis: Ersatz von Muskel- durch Bindegewebe (↗ Muskelschwiele). – **M.cordis**: ↗ Kardiosklerose.

Myofilamente: die elektronenmikroskopisch erkennbaren, längsparallelen Myosin- (∅ 10 nm) u. Aktinfilamente (∅ 5 nm) im Sarkoplasma der quergestreiften Myofibrille, die in segmental sich wiederholender Anordnung (s. a. Sarkomer) das Substrat der A- bzw. I-Bande bilden u. bei Muskelarbeit durch korkzieherartige Verkürzung der letzteren ineinandergleiten (↗ Abb. »Myofibrille«, »Muskelkontraktion«, s. a. Tropomyosin).

Myogelose: spindelige (parallel zur Muskelfaser), auch in Narkose bleibende »Muskelhärte«, der kolloid-chem. Veränderungen (wachsart. Degeneration, Stoffwechselschlacken etc.) oder ein Hypertonus einzelner Fasern zugrunde liegen; v. a. nach längerer Fehlbeanspruchung u. bei sogen. Muskelrheumatismus; vgl. Muskelhartspann.

myogen: vom Muskel ausgehend; z. B. die »m. Theorie« (ENGELMANN) der spontanen Erregungsbildung im spezif. Muskelsystem des Herzens.

Myoglobin, Muskelhämoglobin, Myochrom, -hämatin, Mb: das Hb-ähnl. Protein des Muskels, ein an Häm gebundenes kettenförmiges Polypeptid (152 Aminosäurereste) mit 0,338% Fe; MG 17 500. Dient der Vorsorgung mit O_2, das es reversibel u. mit ca. 6fach höherer Affinität als Hb bindet; im Unterschied zum Hb keine Bindung an Haptoglobin, keine Rotfärbung des Serums. – Oxidationsprodukt: »Metmyo-« oder »Myiglobin«.

Myoglobin|ämie: Einschwemmung gelösten Myoglobins aus der traumatisch, tox. ischäm. etc. geschädigten quergestreiften Muskulatur in die Blutbahn; führt zu ↗ M.urie. – **M.urie**: Ausscheidung von Myoglobin im Harn nach schwerem Muskeltrauma (↗ Crush-Syndrom) sowie nach Myokardinfarkt oder aber kryptogenetisch: **idiopath. paralyt. paroxysmale** oder **prim. M.urie** (MEYER=BETZ 1910) als seltene fam. Erkr. mit – meist nach ungewohnter Muskelarbeit – mehrstünd. Paroxysmen (Fieber, Muskelschwellungen u. -schmerzen, Psuedoparalyse), 1–3 Std. später Oxy- u. Metmyoglobin im Harn (rotbraune Farbe); Blut-CPK vermehrt; evtl. Protein-, Leukozyt-, Mikrohämat-, Zylindrurie, Erbrechen, akutes Nierenversagen. – s. a. Haffkrankheit (»**paralytische M.urie**«).

Myogramm: graph. Darstg. der mechan. Aktionen (»Mechano-M.«) bzw. der Aktionsströme des Muskels (↗ Elektro-M.).

Myohämatin: ↗ Myoglobin.

myo|id(es): muskel(zellen)ähnlich. – **M.idismus**: übermäß. Muskelerregbarkeit.

Myointegral: ↗ Elektromyointegral.

myoirritativ: adj. Bez. für eine Kammertachykardie auf Grund der gesteigerten Fähigkeit tertiärer Zentren, auf einen Stimulus zu reagieren (im Unterschied zur myodepressiven infolge vermind. Erregungsleitung, z. B. Re-entry).

Myokard, Myocardium *PNA*: der »Herzmuskel« als mittl. Schicht der Herzwand (zwischen Endo- u. Epikard); raumgitterart., von gefäßführendem Bindegewebe durchzogener Hohlmuskel, Vorhöfe u. Kammern gesondert umschließend; i. e. S. nur die Arbeitsmuskulatur (im Ggs. zum spezif. Muskelgewebe = Reizleitungssystem). **Vorhof-M.** rel. schwach, mit äuß. (horizontal bd. Atrien verbindend) u. inn. Fasern (hufeisenförmig über Vorhofdach); **Kammer-M.** dreischichtig: äuß. Längsfasern linksspiralig zur Herzspitze, hier umwendend (»Herzwirbel«) u. als inn. Längsschicht rechtsspiralig bis zur Ventilebene, in Papillarmuskeln u. Trabeculae carneae einstrahlend; Mittelschicht zirkulär, mit äuß. Fasern bd. Ventrikel, mit inneren jeden einzelnen umgreifend. Histol.: quergestreifte, netzig verflochtene, einkern. Muskelzellen verschiedener Länge, mit gebündelten, in Glanzstreifen endenden Myofibrillen, COHNHEIM*

Myokardinfarkt (Abb. 1)

Ekg-Stadium			typische Ekg-Veränderungen	Beginn; Dauer
Frischer Infarkt (akutes Stadium)	Stadium 1 (»frisches Stadium«)		deutliche ST-Hebung T positiv R klein Q noch klein	1–2 Stunden bis 1 Woche
	Zwischenstadium		leichte ST-Hebung T spitz-negativ Q groß R klein	1.–10. Tag; kurz
Alter Infarkt (chronisches Stadium)	Stadium 2 (»reaktives Folgestadium«)		T spitz-negativ Q groß R noch klein keine ST-Hebung	3.–7. Tag; 6 Monate bis mehrere Jahre
	Stadium 3 (»End- oder Narbenstadium«, »Restbefund«)		Q noch pathologisch T bereits positiv R normal keine ST-Hebung	6 Monate bis persistierend

Felderung; Kerne oval, mittelständig in fibrillenfreiem Sarkoplasmahof. – s. a. Herz(muskel)....

Myokard|fibrose: umschrieb. oder diffuse fibrot. Veränderungen nach Myokarditis, Infarkt, Ischämie etc.; s. a. Kardiosklerose, Endomyokardfibrose, Fibroelastosis endocardica. – **M.hypertrophie** ↑ Herzhypertrophie.

Myokardie: ↑ Myokardose. – Auch als **fam. idiopath. M.** (EVANS 1949) mit hypertrophie- u. dilatationsbedingter Kardiomegalie (fleck. Fibrose) u. konsekut. Insuffizienz (meist plötzl. Tod).

Myokardinfarkt (Abb. 2)

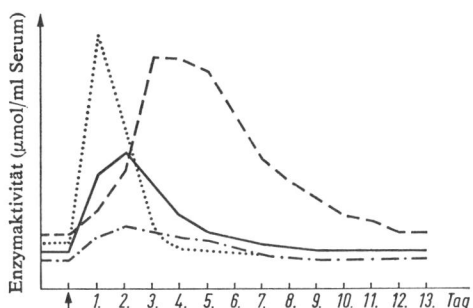

– – – Serum-Laktat-Dehydrogenase (SLDH)
.... Kreatin-Phosphokinase (KPK)
―― Serum-Glutaminsäure-Oxalessigsäure-Transaminase (SGOT)
– · – Serum-Glutaminsäure-Pyruvat-Transaminase (SGPT)

Myokardinfarkt: »territoriales Mangel-Versorgungsgebiet des Myokards« infolge Koronarinsuffizienz (meist bei ↑ Koronarsklerose), mit mehr oder weniger ausgedehnter ↑ Myokardnekrose, die einen Wandabschnitt ganz (= **transmuraler M.**) oder nur teilweise durchsetzt (= **subendokardialer, rudimentärer** oder Teilschichtinfarkt), meist im li., seltener im re. Ventrikel u. Vorhofbereich; je nach Lokalisation als: anterolat., anteroseptaler, apikaler, diaphragmaler, dorsolat., hoher, posterolat., septaler M. (↑ Abb. 3, s. a. Vorder- u. Hinterwand-, Seiten-, Septuminfarkt, Innen- u. Außenschichtschaden). Klin.: nach oft uncharakterist. prämonitor. Beschwerden (Krankheitsgefühl, Herzschmerzen, Müdigkeit, Übelkeit) meist akut schwere Angina pectoris, Todesangst, Übelkeit, Erbrechen, Stuhlabgang, Schwitzen; häufig Rhythmusstörungen (ventrik. Extrasystolie, Tachykardie, Kammerflimmern, av. Blockierung, Asystolie, oft Sekundenherztod), auch Herzinsuffizienz, kardiogener Schock, arterielle Embolie (durch intrakardiale Thromben), Herzwandaneurysmen, Papillarmuskelabriß, Mitralinsuffizienz, Perikarditis; BSG-Beschleunigung, Leukozytose, Hyperglykämie, Anstieg der Serumenzyme (↑ Abb. 2) sowie charakterist. EKG, das über Lokalisation, Ausdehnung u. Stadium aussagt (↑ Abb.1; das aber ebenso wie klin. Sympte. fehlen kann = »stummer« Infarkt). Häufigkeitsgipfel 5.–6. Ljz.; oft ausgelöst durch körperl. Belastung, psych. Streß (vgl. PRINZMETAL* Angina), Blutdruckabfall; Prognose abhängig von Lokalisation, Ausmaß, Ther.-beginn etc., beeinflußt v. a. durch Schock, Rhythmusstörungen, Herzinsuffizienz (die baldigst erkannt u. behandelt werden sollen; ferner Antikoagulantien, Fibrinolyse); Letalität 20–40%; trotz Frührehabilitation starke Rezidivneigung. – **drohender M.:** ↑ Angina pectoris gravis (»Präinfarkt«). – **M.-Spätsyndrom:** ↑ DRESSLER* Myokarditis. – s. a. Tab. »Kardialgie«.

Myokardinsuffizienz: Kontraktionsschwäche des Herzmuskels, entweder infolge übermäß. Vol.- oder Widerstandsbelastung (Klappenfehler, Shunt) oder aber hypoxisch, entzündl. oder tox. bedingt (Koronarinsuffizienz, Elektrolyt-, Hormonstoffwechselstörung, Dysproteinämie, Intoxikation). Klin.: ↑ Herzinsuffizienz.

Myokard(i)opathie: Sammelbegr. für primär nichtentzündl. oder zirkulatorisch bedingte Herzmuskelerkrn. (s. a. Myokardose). Als **prim.** oder **idiopath. M.** (GODWIN) unterteilt in **kongestive** (Dilatation, frühzeitige Insuffizienz: »Insuffizienztyp«), **hypertroph.-obstruktive** u. **-nichtobstruktive** (»globale« oder nur lokale, meist die Ausflußbahn des li. Ventrikels betreffende Hypertrophie, sogen. idiopath. hypertroph. subvalvuläre ↑ Aortenstenose = IHSS) sowie **obliterative M.** (z. B. Afrikan. Endomyokardfibrose, Fibroelastosis endocardica = **konnatale M.**); als **sek. M.** z. B. die **neurogene** (bei FRIEDREICH* Ataxie, progr. Muskelatrophie, CURSCHMANN*-STEINERT* Syndrom etc.), **alkohol.** (↑ Trinkerherz), **postpartale M.** (↑ Schwangerschafts-M.).

Myokardiopexie: *chir indir.* ↑ Myokardrevaskularisation durch breitfläch. Aufsteppen eines blutreichen extrakoronaren Gewebes auf die Herzaußenwand (meist nach Skarifizierung oder chem. Reizung des Epikards), z. B. als ↑ Kardiomyo- (↑ BECK* Op. 1), Kardiomento- (O'SHAUGNESSY, BECK), ↑ Kardiopneumopexie (LEZIUS); s. a. Koronarchirurgie.

Myokarditis: akute oder chron. Entzündung (parenchymatös oder interstitiell, serös, fibrös, eitrig etc.) des Herzmuskels; entweder als »entzündl.« Mitreaktion bei metabol. Läsion, Urämie, Mineralisations-

Myokardinfarkt (Abb. 3)		EKG-Veränderungen in:	
		(deutlich)	(gering)
Vorderwand-Spitzen-Infarkt		I, aVL, V_2–V_5	II, V_1, V_6
anteroseptaler Infarkt		V_2, V_3	I, aVL, V_1, V_4
anterolateraler Infarkt		V_5, V_6	I, aVL, V_4
Hinterwandinfarkt		III, aVF, V_8 (2 ICR tiefer), D	II
posterolateraler Infarkt		II, III, aVF V_5 V_6 V_8 (2 ICR tiefer), D	aVL

Myokarditis, idiopathische

störung, Myopathie, Katecholamineffekt oder metastatisch, sept., pyäm., infekt- (Scharlach, Ruhr, Tbk) u. medikamentös-allerg.; oder eigenständ. bei Kollagenosen (Rheuma), Di, Virosen (Polio, Enzephalo-M., Mumps, Masern, Mononukleose, Grippe, Rikkettsiosen etc.; s. a. Neugeborenen-M.) u. Parasitenbefall (Schistosoma mansoni, Ancylostoma duodenale, Trichinella spiralis etc.), Sarkoidose, Tbk, Syphilis, CHAGAS* Krankh. u. a., ferner als / FIEDLER* M. (= **idiopath.** oder **isolierte M.**). Klin.: Unruhe, Brustenge, zanot. Blässe, Hypotonie, kleiner Puls, ventrikul. Extrasystolie u. Tachy-, seltener Bradykardie, Kammerflimmern, -flattern, av. Blockierung, Herzdilatation, Insuffizienz; nicht selten von Endo- u./oder Perikarditis begleitet. – s. a. DRESSLER* (= **postinfarktielle M.**), Impf-M. (= **postvakzinale M.**).

Myokardnekrose: umschrieb. Herzmuskelnekrose bei traumat. oder entzündl. Alteration, v. a. aber infolge arterieller Mangelversorgung (/ Koronarinsuffizienz, Myokardinfarkt; bei nicht nachweisbarem Koronarverschluß: »**metabol. M**«). Wird durch Leukozyteneinwanderung u. bindegeweb. Organisation zur / Myokardiopathie.

Myokardopathie: / Myokardiopathie.

Myokardose: (RIESMANN 1929) primär nichtentzündl. Veränderungen des Herzmuskels als Manifestation einer allg. Stoffwechselstörung (i. e. S. bei Dysproteinämie, im weitesten Sinne jede degenerative Myokardalteration), charakterisiert durch albuminöse Trübung, scholl. Zerfall, Vakuolisierung, Faserödem etc.; v. a. bei diabet. u. hepat. Koma, Urämie, Hungerdystrophie, Vit.-Mangel, ADDISON* Krankh., Elektrolytstoffwechselstörung, Malignom, Intoxikation (Alkohol, Narkotika, Phosphor etc.); klin.: energet.-dynam. / Herzinsuffizienz (HEGGLIN* Syndrom).

Myokardrevaskularisation: *chir* op. Verfahren zur indir. oder dir. Verbesserung der Blutversorgung des Herzmuskels bei Koronarinsuffizienz; s. u. Koronarchirurgie, Myokardiopexie; ferner: Drosselung des Sinus coronarius (GROSS), bilat. / Mammarikaligatur, Ligierung der großen Herzvenen, perikoronare Sympathektomie (FAUTEUX), Resektion von Ggl. stellatum, N. depressor u. Pl. aorticus thoracicus, Thyreoidektomie.

Myokard|schaden: allg. Bez. für eine – oft nur aus dem EKG abgeleitete – Funktionsabweichung des Herzmuskels; i. e. S. die morphol. Schäden der Muskelzelle bzw. Störungen des Zellstoffwechsels mit Funktionsminderung. – **M.schwiele**: / Herzmuskelschwiele. – **M.szintigraphie**: zur Beurteilung von Herzmuskeldurchblutung u. Ventrikelfunktion 1) koronare Perfusion mit radiomarkierten Partikeln, 2) / Isotopenangiographie, 3) Infarkt-Darstg. mit markiertem Phosphat, 4) Myokard-Darstg. mit ^{201}Tl (ambulant, ohne Risiken, koronare Alterationen aufzeigend).

Myokinase: / Adenylatkinase.

Myoklonie: / Myoklonus (2); z. B. **fam. essent. M.** (/ Myoklonusepilepsie), **Myoclonia fibrillaris multiplex** (/ MORVAN* Chorea, Myokymie), **infantile M.** (»Kleinkindkrämpfe«, v. a. in Schultergürtel u. prox. Beinen, meist infantile Epilepsie). – **myoklonische Reaktion**: Auftreten klonischer Muskelzuckungen statt der normalen tetan. Zuckung bei Faradisation. – **myoklonisch-astatischer Anfall**: kurzer, generalisierter epilept. Anfall mit – meist massivem – Myoklonus u. aton. Zusammensinken, das bei rhythmisch wiederholten Myokloni evtl. sakkadierend u. langsam erfolgt.

Myoklonus: 1) / Klonus. – 2) Myoklonie: unwillkürl., blitzart., arrhythm. Einzelzuckung von Muskeln oder Muskelteilen (v. a. Gesicht, Gaumen, Stamm, Beine), selten mit heft. Bewegungseffekt. Physiol. beim Einschlafen oder Erwachen; path. v. a. bei Intoxikation, Geburtstrauma, frühkindl. Hirnschaden (v. a. Epilepsie), im Früh- u. Spätstadium von Enzephalitis u. MS; s. a. Myoklonie. Im EMG »myoklon. Potentiale« von 20–100 msec, denen Muskelaktivität vom Interferenztyp folgen kann (verlängerte Zukkung). Als **parzellärer M.** (nur eines Muskels oder einer kleinen synergist. Gruppe, evtl. nur einzelner Faszikel) bei Wiederholung lokalisiert oder – häufiger – sich asynchron u. asymmetrisch auf größere Regionen ausbreitend; als **massiver M.** (eines rel. großen Körperanteils) entweder unilat. (evtl. nur segmental) oder bilat.-symmetr. (evtl. ges. Körpermuskulatur). – Der **epilept. M.** im EEG im allg. von Spitze, steiler Welle, Polyspikes oder Polyspike-Wave-Komplex begleitet; bei massivem (bilat.) M. Entladung wahrsch. im Hirnstamm (d. h. bes. kurzer, generalisierter Anfall); parzellärer M. entweder disseminiert u. asynchron u. asymmetr. (epilept. Natur schwer zu beweisen, weil oft im Entladungsintervall, z. B. bei / UNVERRICHT*- LUNDBORG* u. LAFORA* Syndrom) oder aber umschrieben in einer Körperhälfte; s. a. moklonische / Epilepsie (= »**M.epilepsie**«). – **M.körper**: geschichtete Einschlußkörperchen (stark basophile Zentral-, blasse, radiär gezeichnete Außenzone) in Thalamuskernen, Nucll. dentatus, ruber u. niger, unt. Oliven etc. als – unspezif. – Befund beim UNVERRICHT*-LUNDBORG* Syndrom.

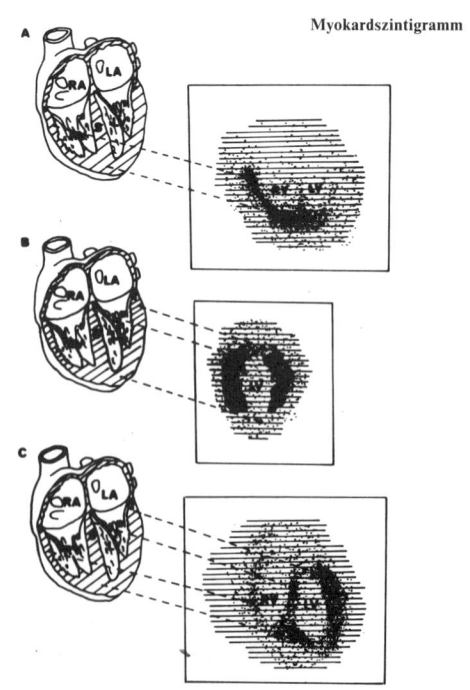

Myokardszintigramm

Perfusionsszintigramm des Versorgungsgebietes A) der rechten, B) der linken, C) beider Koronararterien. RV, LV = re. bzw. li. Kammer, S = Septum, RA, LA = re. bzw. li. Vorhof.

My|okulator: in der Orthoptik verw. Gerät, bei dem das Prüfbild bei konst. u. bei intermittierender Beleuchtung merdidional oder zirkulär bewegt wird.

Myokymie: v. a. nach Ermüdung oder Stress vork. schmerzloses, meist nur kurzdauerndes (< 1 Min.) oberflächl. »Muskelwogen«, v. a. an Gesicht, oberer Extremität u. Rumpf; s. a. myospast. Reaktion. – **M.syndrom**: / Morvan* Chorea.

Myo|lemm(a): / Sarkolemm. – **M.logie**: allg. u. spez. Lehre von den Muskeln u. ihren Hilfsorganen (Schleimbeutel, Sehnenscheiden), i. w. S. einschl. der Muskelerkrn. u. deren Klinik. – **M.lyse**: 1) (Marinesco) Verschmälerung der Muskelfaser als 1. Stadium einer Muskelatrophie; vgl. Myotexie. – 2) allg. Bez. für Muskeldegeneration, -nekrose, -zermalmung (/ Crush-Syndrom).

Myom(a): im wesentl. oder – selten – völlig aus glatten (= **M. laevicellulare**, / Leiomyom) oder quergestreiften (= **M. striocellulare**, / Rhabdomyom) Muskelfasern bestehendes benignes Neoplasma; s. a. Myoblastenmyom. – I. e. S. das / Uterusmyom; evtl. durch ödematös-schleim. Durchtränkung, hyaline Quellung, Zystenbildung, asept. Nekrose (v. a. älterer Teile infolge Mangeldurchblutung) etc. sekundär erweicht; als **Myoma praevium** ein submuköses (oder intramurales, evtl. auch intraligamentäres M., das während der Gravidität ins unt. Uterinsegment oder in den Zervixkanal hineinragt u. damit den Geburtsweg verlegt (nur bei gestieltem M. Spontanausstoßung möglich!). – **mesonephrisches M.**: / Endometriose.

Myo|malazie: entzündl. oder degenerat. »Erweichung« u. Zermürbung von Muskelgewebe infolge Ischämie, Trauma, Intoxikation etc.; z. B. die **M.malacia cordis** nach Myokardinfarkt. – I. w. S. auch die postmortale Muskelerweichung.

Myomatose: gleichzeit. Vorliegen mehrerer (zahlreicher) Myome, meist als / Uterusmyomatose. – Ferner die – ätiol. unklare – **Myomatosis diffusa pulmonum** (»tuberöse Lungensklerose«; R. Rosendahl 1942) als im mittl. LA vork. progred. prim. Leiomyomatose (v. a. subpleural) mit polyzyst. Degeneration: zunehmende Belastungsdyspnoe u. -zyanose, Reizhusten, pulmonale Hypertension, Cor pulmonale, Sekundärinfektionen, Kachexie (Prognose infaust). – **myomatosus**: (lat.) mit Myomen behaftet.

Myomektomie: Exstirpation eines Myoms; am Uterus durch paramurale Abtragung (bei gestieltem subserösem oder submukösem Myom) oder durch Enukleation (mit anschließ. Nahtverschluß des Myombettes) oder Resektion des betr. Uterusabschnitts (einschl. Myomkapsel).

Myomer: / Myotom.

Myometr|ektomie: (C. R. Cirio) bei Uterus myomatosus vaginale Gebärmutteramputation mit weitgeh. Entfernung des Myometriums bei teilweisem Belassen von Endo- u. (für Stumpfdeckung) Perimetrium einschl. Ligg. lata. – **M.itis**: / Metritis (i. e. S.).

Myometrium *PNA*: die von glatter Muskulatur (von außen nach innen strebendes Spiralsystem) gebildete kräft. Mittelschicht der Uteruswand (zwischen Endo- u. Perimetrium), im Fundusbereich am stärksten, im Zervixbereich am schwächsten.

Myom|herz: bei längerbestehendem Uterusmyom rel. häuf. Herzhypertrophie u. -dilatation (evtl. -insuffizienz), v. a. infolge chron. Blutverlustes u. Kreislaufbehinderung. – **M.kapsel**: die ein Uterusmyom schalenförmig umgebenden Gewebsschichten, teils an die Oberfläche gedrängtes – zirkulär verlaufendes – Myomgewebe, teils passiv überdehntes hyperplast. Myometrium.

myomotorisch: die Muskeltätigkeit betreffend.

Myon: *anat* Bündel paralleler Fasern, deren Enden sich zu einem Sehnenstrang vereinen, als kleinste Funktionseinheit des Muskels.

Myonephropexie: op. Anheftung einer Wanderniere (oder Ergänzungsop. bei Abflußhindernis, Polresektion, Nierenbeckenplastik etc.) an Muskulatur des Nierenlagers (oft zusätzlich »Aufhängung« an 12. Rippe oder in »Hängematte« aus Psoas minor); ferner die **kostale** M. nach Aufsteppen eines frei transplantierten Muskelstücks auf den unt. Nierenpol.

Myonose: Muskelerkrankung (/ Myopathie).

myop: kurzsichtig (/ Myopie).

Myoparalyse, -parese: vollständ. bzw. unvollständ. Muskellähmung.

Myopathie: Oberbegr. für entzündl. (/ Myositis) u. degenerat. Erkrn. des Muskels (insbes. Skelettmuskel); i. e. S. die prim., heredodegenerat. Dysfunktionen i. S. der myogenen / Muskelatrophie, denen eine Störung des Muskelchemismus oder der neurovegetat. Regulation zugrundeliegt (ohne sichere Veränderungen am zentralen oder peripheren NS), z. B. / Dystrophia musculorum progressiva, **Myopathia dist. hereditaria** (mit langsam progred. Atrophie, zuerst an dist. Extremitäten; juvenile Form [Biemond 1955] mit Beginn im 5.–10. Lj. an Händen u. Füßen; Tarda-Form [Welander 1951] ab 5. Ljz. an Unterarmen u. -schenkeln), Curschmann*-Steinert* Syndrom (= **myoton. M.**), Myotonia congen., Myastenia gravis pseudoparalytica, Debré*-Semelaigne* Syndrom (= **hypothyreot. M.**). – Als **dysplast. M.** z. B. das Krabbe* (2) u. Cornelia de Lange* Syndrom, als **myotubuläre** oder **zentronukleäre M.** der / Spiro*-Shy*-Gonatas* Sy., ferner **M. osteoplastica Gruber*** (/ Myositis ossificans), **klimakter. M.** (in oder nach der Menopause progred. Atrophie an Becken- u. Schultergürtel ohne Sensibilitätsstörung, mit allmähl. Erlöschen der Eigenreflexe), **psoriat. M.** (s. u. Tendomyalgie), **thyreotox. M.** (klin. u. histol. wie Dystrophia musculorum progressiva; 5 Formen: exophthalm. Ophthalmoplegie, akute u. chron. th. M., Thyreotoxikose mit periodisch auftret. Lähmungen, Myasthenia gravis mit Thyreotoxikose), **okuläre M.** (Kiloh u. Nevin 1951; dominant-erbl. Variante der Dystrophia musculorum Erb, mit langsam fortschreit. Lähmung der äuß. Augenmuskeln), **pleokoniale M.** (Shy, Gonatas, Perez 1966; normokaliäm. Myoplegie [mit Atrophie] infolge Störung des Muskelenergiehaushaltes; starke Vermehrung der z. T. vergrößerten Mitochondrien: »Riesenmitochondrien«). – s. a. Myodystonie (Tab.), Strukturmyopathie.

myopathisch: / Myopathie betreffend, z. B. **m. Gesicht** (/ Facies myopathica), **m. Syndrom** (/ Myopathie).

Myopie, Myopiose: »Kurzsichtigkeit«, Refraktionsanomalie, bei der sich parallel einfallende Lichtstrahlen wegen zu großer a.-p. Länge des Augapfels (/ Achsenmyopie) oder – seltener – wegen zu starker Brechkraft der Medien (/ Brechungsmyopie) bereits

Myopie nocturna

vor der Retina schneiden, so daß auf dieser statt scharfer Bildpunkte Zerstreuungskreise entstehen (u. nur nahe Gegenstände scharf gesehen werden). Korrektur durch Konkavgläser (Minusgläser). – Unterschieden auch als **gut-** u. **bösart. M.** (mit Glaskörper- u. Netzhautveränderungen). – **Myopia nocturna**: / Nachtmyopie. – **spast. M.**: Pseudomyopie durch Akkomodationskrampf, z. B. bei ungenügend korrigierter Hyperopie, bei vegetat. Dystonie, nach Parasympathikomimetika. – s. a. Abb. »Ametropie«.

Myo|plasma: das Zytoplasma der Muskelzelle, i. e. S. das / Sarkoplasma (oder aber nur dessen kontraktile Elemente, die / Myofibrillen). – **M.plast**: / Myoblast. – **M.plastik**: / Muskelplastik. – **M.plegie**: / Muskellähmung; z. B. **M.plegia paroxysmalis** (/ LAVERIÉ* Syndrom) u. **periodica** (= fam. paroxysmale / Lähmung). – **M.porphyrie**: akute idiopath. P. mit Schwund u. Aufhellung der Muskulatur; Myoglobin (nicht aber Zytochrom C) erhebl. vermindert, im Urin vermehrt Kopro- u. Uroporphyrin I u. III; Ähnlichkeit mit idiopath. Myoglobinurie (schwere Störung der Hämin-Synthese?).

Myo|relaxantien: / Muskelrelaxantien. – **m.renales Syndrom**: / Crush-Syndrom. – **M.(r)rhexis**: / Muskelriß. – **M.(r)rhythmie**: unwillkürl., emotional verstärkte Serien rhythm. Zuckungen (50–190/Min.) von Muskelgruppen infolge abnormer Aktivität der Vorderhornzellen bzw. Hirnnervenkerne; auch in Schlaf, Narkose u. Lokalanästhesie nicht aufhörend, durch Willkürbewegung hemmbar, bei automat. Bewegung verstärkt. Vork. v. a. als Gaumensegelnystagmus, Nystagmus laryngis (Dysarthrie) u. facialis, Lidzucken, Singultus; bes. häufig bei Parkinsonismus u. BENEDIKT* Syndrom.

Myosarkom: Myofibrillen bildendes Malignom der glatten oder der quergestreiften Muskulatur (/ Leio- bzw. Rhabdo-M.).

Myosiderin: beim Myoglobinzerfall frei werdendes Eisen; als Pigment speicherbar (»**Myosiderose**«).

Myosin: an der Muskelkontraktion aktiv beteiligtes Faserprotein (MG ca. 6×10^5), wasserunlöslich; 3 Untereinheiten, in deren einer (»H-Meromyosin«) die ATP-ase-Aktivität lokalisiert ist (durch K^+, Ca^{2+} u. NH_4^+ aktiviert, durch Mg^{2+} gehemmt). – Die **M.filamente** der A-Bande der / Myofibrille stehen mit seitl. Fortsätzen in der sogen. Überlappungszone mit den Aktinfilamenten in Verbindung u. gleiten bei der Muskelkontraktion (/ dort. Abb.) unter Bildung von Aktomyosin in die Zwischenräume der letzteren (»Gleittheorie« n. HUXLEY); s. a. Tropomyosin.

Myositis: Entzündung des gefäßführenden interstitiellen Bindegewebes im (Skelett-)Muskel mit Sekundäraffektion der / Muskelfasern (mäßige Kernwucherung, regressive Umwandlung bis zur Nekrose, Ersatz durch Narbengewebe). Neben der **M. rheumatica** (kleinzellig durchsetztes sulz. Ödem, Granulationsgewebe, wachsart. Degeneration, ASCHOFF* Knötchen, Schwielen, Atrophie; s. a. Muskelrheuma) u. der **ischäm. M.** (z. B. nach zu langer Blutleere) als selbständ. Sonderformen v. a. die / Dermatomyositis u. **M. epidemica** (/ Bornholmer Krankh.); die **M. fibrosa** als chron. interstit. M. mit derbfibrösen Schwielen, Verdickung der Perimysium ext. u. int., Untergang von Muskelfasern u. ggf. Narbenkontraktur, z. B. bei chron. Knochen- oder Gelenkentzdg., im M. sternocleidomastoideus beim kongenit. oder erworb. Tortikollis, nach Muskelquetschung; die **M. myoglobinurica** (GÜNTHER* Syndrom) als akute (infektiös-tox.?) fieberhafte Polymyositis mit Gliederschmerzen, Durchfällen, flächenhaften Erythem, meist letal; die **M. ossificans** mit umschrieb. heteroper Kalkeinlagerung bzw. Knochenbildung (bis zu 20 cm lange Spangen), spontan oder – frühestens 2–3 Wo. – nach örtl. Trauma, oft mit M. fibrosa als Vorstufe; typ. Formen: Exerzier-, Reit-, Sattler-, Luxationsknochen, ferner in Op.-Narben u. als / Paraosteoarthropathie DÉJÉRINE (= **M. oss. neurotica**); heredität (dominat erbl., androtrop, häufig kombin. mit Finger- u. Zehenmißbildungen) die **M. oss. progressiva multiplex** (Myopathia osteoplastica, Fibrositis oss., MÜNCHMEYER* Syndrom), meist ab frühem Kindesalter mit schmerzhaften Muskelschwellungen u. Fieber, in Schüben apikokaudal fortschreitend, durch »Knochenbrücken« zu allmähl. Erstarrung mit Kontrakturen führend, mit erhöhter Infektanfälligkeit; die **M. purulenta** meist akut als Phlegmone oder multiple Abszedierung, sich in Faserrichtung ausbreitend, evtl. mit zundr. Zerfall u. Sequesterbildung; exogen (komplizierte Fraktur, offene Verletzung etc.) oder aus der Nachbarschaft fortgeleitet (Dekubitalgeschwür, Erysipel, Osteomyelitis etc.) oder als pyäm. Metastase (Sepsis, eitr. Angina etc.); Sonderformen: / Holzphlegmone, Gasödemkrankheit, Pyomyositis tropica; **M. trichinosa** im Initialstadium akut, leukozytär, mit interstitiellem Ödem, körn. Zerfall der kontraktilen Substanz, hyaliner Degeneration; im Spätstadium diffuse interstitielle M. mit Wucherung der Sakolemmkerne u. ovalen Rundzellherden; **M. tropica** (s. u. Pyomyositis); **M. typhosa** (evtl. erst in der Rekonvaleszenz) v. a. in Zwerchfell, geraden Bauchmuskeln u. Adduktoren, schmerzhaft, mit wachsart. Degeneration u. gelbrötl. Homogenisierung der Muskelfasern, die brüchig werden, rupturieren u. bluten.

Myosklerose: / Muskelhartspann, Myogelose. – Ferner die **senile** oder **retraktile M.** (LHERMITTE 1928) mit schmerzhafter fortschreitender Verhärtung der Beinmuskulatur u. Beugekontrakturen (Ätiol. ungeklärt).

Myo|som: die kontraktilen Elemente des Muskels. – **M.spasmus**: / Muskelkrampf. – **m.spastische Reaktion**: Muskelwogen u. Kontraktionsnachdauer (evtl. schmerzhaft) auf faradische u. normale bzw. (Nervenschädigung) leicht verlangsamte KSZ auf galvan. Reizung hin als typ. Muskelreaktion bei Crampus-Syndrom, leichter Polyneuritis, partieller Nervenschädigung (z. B. Diskushernie), im Regenerationsstadium u. in der Gravidität.

Myo|statik: das für die Körperhaltung notwend. unwillkürl. Zusammenwirken der Skelettmuskulatur (einschl. der Innervationsbereitschaft für Willkürbewegungen); geregelt vom **m.stat. System** (= EPS) über die **m.stat. Innervation** (= Gesamt der beteiligten neuronalen Strukturen).

myotatische Einheit: prim. Muskelspindelendigung, zugehör. α-Motoneuron u. motor. Einheit als Elementareinheit des / Muskeldehnungsreflexes (»**m. Reflex**«).

Myoteno|plastik: Ersatz- oder Funktionsplastik am Muskel-Sehnenapparat, v. a. Sehnenverlängerung durch Z-förm. Tenotomie, Interposition eines freien Sehnen- oder Faszientransplantats, Griffelschachtelplastik, Muskelverpflanzung bei Lähmung oder Kontraktur (evtl. als Fernleitungsplastik), Sperrung eines Gelenks durch Tenodese. – **M.tomie**: ⌐ Tenotomie am Übergang Muskel/Sehne.

Myo|texie: Verflüssigung von Muskelfasern u. -fibrillen (Sarkoplasmaschwund) als 2. Stadium einer Muskelatrophie. – **M.thel(ium)**: 1) *embryol* die zunächst (vor Auflösung von Sklero- u. Dermatom zu Mesenchym) »epithelialen« Zellen des Myotoms. – 2) *histol* ⌐ Korbzelle (2).

Myo|tom, M.mer: *embryol* der dorsomed. Anteil des – metameren – Somiten, aus dem sich die von Spinalnerven versorgte Skelettmuskulatur entwickelt, u. zwar dorsal die tiefe autochthone Rückenmuskulatur (innerviert vom R. dors.), ventral die Rumpfwand- u. Extremitätenmuskulatur (R. ventr.). – **M.tomie**: *chir* möglichst anatomiegerechte (in Faserrichtung, unter weitgehender Schonung von Nerven u. Gefäßen) Durchtrennung eines Muskels (ggf. als ⌐ Kulissenschnitt); als selbständ. Eingriff z. B. bei myogener Kontraktur (Schiefhals etc.), als **intraokuläre M.t.** des Ziliarmuskels bei Glaukom.

Myotonie: am willkürlich innervierten Skelettmuskel veränderter Kontraktionsablauf (rhythm. Aktionspotentiale) mit verlangsamter Erschlaffung (⌐ myoton. Reaktion), wahrsch. infolge Störung der Repolarisation der Muskelfasermembran oder des muskul. Anteils der motor. Endplatte (EMG: langes neg. Nachpotential, verstärkte Fasererregbarkeit); durch erhöhten Ca- oder erniedrigten K-Spiegel normalisierbar. Erbl.-angeb. z. B. als ⌐ THOMSEN* (= **Myotonia congenita hypertrophica**), CURSCHMANN*-BATTEN*-STEINERT* (= **M. dystrophica**), DE LANGE* Syndrom (= **M. neonatorum**), Paramyotonia congenita; erworb. als TALMA* Syndrom. – **M.star**: *ophth* ⌐ Cataracta myotonica.

myoton(isch)e Reaktion, My(o)R: 1) *neurol* die für ⌐ Myotonie charakterist. »ERB* Reaktion« des Skelettmuskels, mit Dellen- oder Wulstbildung bei Beklopfen (5–30 Sek. ton. Kontraktion, verzögerte Erschlaffung), starker Kontraktionsnachdauer bei farad. Reizung, wellenart. Kontraktionen (»ERB* Wellen«) – nach prompter KSZ – bei dir. galvan. Reizung. – 2) **m. Pupillenreaktion** (SÄNGER): *ophth* abnormes Anhalten einer als Konvergenzreaktion eingetretenen Pupillenverengerung (Überfunktion des Sphincter pupillae); vgl. Pupillotonie.

Myotono|lytika: ⌐ Muskelrelaxantien. – **M.meter**: Gerät zum Messen der Muskelspannung.

myotrop: mit Affinität zu bzw. Wirkung auf Muskelgewebe; z. B. **m. Test** als biol. Androgen-Standardisierung anhand der Gewichtszunahme des M. levator ani kastrierter ♂ Ratten.

My|oxykardose: Begr. der Funktionselektrokardiographie (KIENLE) für einen metabol. Zustand des Herzmuskels mit pathol. Überwiegen anaerober Prozesse.

Myozele: falsche ⌐ Muskelhernie.

MyR: ⌐ myotonische Reaktion.

Myring(o)...: Wortteil »Trommelfell« (⌐ Membrana tympani); s. a. Tympan(o)....

Myringektomie: op. Entfernung des Trommelfells, meist im Rahmen der ⌐ Tympanoplastik.

Myringitis: Trommelfellentzündung, meist durch Übergreifen einer Otitis ext. oder media; z. B. als **M. bullosa** (mit hämorrhag. Blasen, v. a. bei Grippedermatitis), **Myringodermatitis** (vorw. Stratum cutaneum).

Myringo|mykose: auf das Trommelfell übergreifende (Schimmel-)Pilzinfektion des Gehörgangs; klin.: Schmerzen, Juckreiz, schwärzl. (Aspergillus niger), graugrüne (A. fumigatus) oder gelbe (A. flavus) Auflagerungen. – **M.plastik**: plast. Ersatz des Trommelfells; s. a. künstl. ⌐ Trommelfell; vgl. Tympanoplastik. – **M.skopie**: Inspektion des Trommelfells; vgl. Tympanoskopie. – **M.tomie**: Schnitt ins Trommelfell, ⌐ Parazentese; s. a. Tympanoskopie.

Myrinx: (lat.) Trommelfell (⌐ Membrana tympani).

Myristizin: in Muskatnuß (Myristica fragrans) u. Petersilienöl enthaltenes Benzol-Derivat; mit Haschisch-ähnl. halluzinogener Wirkung (Intoxikation: ⌐ Muskatnußvergiftung).

Myrmezismus: »Ameisenlaufen« als Parästhesie; s. a. HOFFMANN*-TINEL* Zeichen.

Myroxylon balsamum var. pereirae: trop. Leguminose, die das Balsamum Peruvianum liefert.

Myrrhentinktur, Tinctura Myrrhae; adstringierende Tinktur aus Myrrhenharz (Milchsaft von Commiphora).

Myrtecainum *WHO*: Norpinen-triäthylamin-Derivat; Anästhetikum.

Myrtenblattsonde: drehrunde Knopfsonde (Länge 11–20 cm) mit myrtenblattförm. Griffplatte.

Mysophobie: krankhafte Beschmutzungsfurcht, evtl. kombiniert mit Bakteriophobie; typ. Sympt. der Zwangsneurose, häufig als sogen. Waschzwang.

Mysteroide: Kortikosteroide ohne entzündungshemmende Eigenschaften.

Mytazismus: Sprachfehler mit zu häuf. u. fälschl. Anw. von M-Lauten.

Mythomanie: krankhafte Neigung, die Wahrheit zu verfälschen, zu lügen oder erfundene Geschichten zu erzählen.

Mytilismus, Mytilotoxismus: Vergiftung durch Mies- oder Pfahlmuscheln (Mytilus edulis), seltener durch Austern (Ostrea edulis). Paralyt. Form (ähnl. Akonitin-Vergiftung) durch das neurotox. Mytilotoxin, mit Halsenge, Kribbelgefühl, Paresen, Ataxie, Sprachstörungen, Mydriasis, Hypothermie, evtl. in Stdn. zum Tod führend; gastrointestin. Form wahrsch. durch Fäulnisprodukte nicht frischer Muscheln; allerg. Form (mit Hauterscheinungen) meist harmlos.

myx...: Wortteil »Schleim«.

Myxadenitis: Schleimdrüsenentzündung; z. B. **M. labialis** (⌐ Cheilitis glandul., BAELZ* Syndrom).

Myxadenom(a): 1) Adenom mit Schleimdrüsenstrukturen. – 2) Mischgeschwulst aus Schleim- u. Drüsengewebe.

Myx|idiotie: Schwachsinn bei angeb. Myxödem (Kretinismus). – **M.infantilismus**: ⌐ Infantilismus dysthyreoidalis; s. a. BRISSAUD* Zwerg.

Myxo|blastom: obsol. für ⌐ Myxom. – **M.chondrom**: ⌐ Chondromyxom.

Myxodermia

Myxodermia: prim. Anreicherung schleimartiger Substanzen in der Lederhaut, s. u. Myxödem, Sklerödem; s. a. ↗ Muzinose. – Als **M. tuberosa circumscripta euthyreotica** (KORTING-WEBER) mit plattenförm., blaß-lividroten bis gelb.-bräunl., rel. derben Schwellungen (Nacken, Handrücken); als **M. hyperthyreotica** mit plattenart. oder knot., hautfarbenen, derbweichen Infiltraten.

Myx|ödem: (GULL 1874) primäre Anreicherung schleimartiger Substanzen (proteingebundene Polysaccharide u. saure Mukopolysaccharide vom Typ der Hyaluron- u. Chondroitinschwefelsäure) in Leder- u. Unterhaut; vgl. Sklerödem. Umschrieben z. B. als ↗ Myxodermie u. als **M.oedema circumscriptum praetibiale symmetricum** (kissenart., gelbl.-rosarote, weiche bis derbe Anschwellungen an Unterschenkelstreckseiten bei Hyperthyreose [v. a. ♀], zuweilen erst nach Ther.; Vermehrung von LATS bzw. ESF?). I. e. S. das **M. diffusum** bei Hypothyreose: trockene, rauhe, wachsart., blaß- oder schmutzig-fahle, leicht eindrückbare (die Delle aber nicht bewahrende) Haut an Handrücken, Gesicht (Unterlider) u. Extremitäten, meist zus. mit trockenen brüch. Nägeln u. schütterem Haar; als **M. postoperativum** nach subtotaler (Verbleib von weniger als ¼ bis ⅐ funktionstüchtiger Drüsensubstanz) bis totaler Schilddrüsenexstirpation (bzw. Radioresektion); oder aber als **M. congenitale** (↗ Kretinismus). – Lokalisierte Sonderform: **M. tuberosum** (JADASSOHN-DOESSECKER), mit lichenoiden bis knötchenförm., flächenhaft aggregierten hautfarbenen bis rosaroten Muzineinlagerungen (v. a. periorbital, Nacken, Genitoanalfalten, Kniescheibe, Ellbogen); fließende Übergänge zu ↗ Lichen myxoedematosus, Mucinosis follicularis.

Myxödem|anämie: fast obligate Anämie (unklarer Genese) bei Hypothyreose, meist normochrom, selten hypochrom (ohne Eisenmangel), sehr selten hyperchrom (»**M. perniziosa**«; gemeinsame Auto-AK gegen Schilddrüsengewebe u. Parietalzellen der Magenschleimhaut?). – **M.herz**: das allseitig dilatierte, später insuffiziente Herz bei Hypothyreose; s. a. Akkordeonherz. – **M.koma, -krise**: Endzustand einer schweren, meist lange bestehenden Hypothyreose (diffuses Myxödem, extrem niedr. Körpertemp., kaum hörbare Herztöne, Bradykardie, Hypotonie, flache Atmung, Bewußtlosigkeit), evtl. ausgelöst durch Infektion, Trauma, zerebrale Mangeldurchblutung, Unterkühlung, auch perakut nach chir. oder medikamentöser Schilddrüsenausschaltung. – **M.psychose**: Psychose vom exogenen Reaktionstyp nach akutem Hormonausfall (Thyreoidektomie); auch leichtere Formen mit Bildern der paranoiden u. katatonen Schizophrenie, der Manie oder Depression (wobei nach M. BLEULER stets andere Faktoren mitverantwortlich sind). – **M.reflex**: für Hypothyreose pathognomon. Muskelreflexablauf mit abnorm langsamer Erschlaffung nach normaler Kontraktion.

Myxo|fibrom: ↗ Fibromyxom. – **M.globulose**: Vork. von Schleimkugeln im Wurmfortsatz bei chron. Appendizitis. – **M.lipom**: ↗ Lipomyxom.

Myxom(a): 1) *path* gutart., meist gefäßreiches mesenchymales Neoplasma (knollig, fungös oder polypös) vom Typ des embryonalen Schleimgewebes (WHARTON* Sulze des Nabelstrangs), mit sternförm., fixen u. mit rundl. Wanderzellen in gelbl.-transparenter, gallert., muzinhalt. Grundsubstanz, die pos. Schleimreaktion zeigt. Vork. in Subkutis (v. a. Nabelgegend), Mesenterium, peripheren Nerven (↗ Myxoneurom; z. B. als Rankenmyxom) u. Schleimhäuten (z. B. Harnblase, hier evtl. multipel), Endokard, Knochenmark, Periost, Mamma (als Myxadenom). Bes. Formen: M. cartilagineum, M. cysticum, M. telangiectodes s. vasculare (angiomartig), **M. fibrosum** (↗ Fibromyxom), M. gelantinosum M. hyalinum, **M. medullare** (bes. weich, markartig); ferner das **odontogene M.** bei Jugendl., oft mehrkammerig-zyst., mit erhebl. Auftreibung u. Destruktion des Kieferknochens. – **M. sarcomatosum**: ↗ Myxosarkom. – 2) *virol* Untergruppe der Pockenviren (kaninchenpathogen).

myxomatös, myxomatosus: schleimig, schleimbildend, schleimähnl. (= **myxomatodes**), von Form u. Beschaffenheit eines Myxoms. – **Myxomatosis**: Vork. multipler ↗ Myxome (z. B. die Kaninchen-M. durch Myxoma-Virus); i. e. S. (*derm*) die **M. nodularis cutanea** mit reiskorngroßen, glasig durchscheinenden, angedeutet fluktuierenden Knötchen am Daumenendglied alter Leute (»Dorsalzysten«); ferner die **Pellizzari*** M. (↗ Lichen myxoedematosus).

Myxomyzeten: die »echten Schleimpilze«, die in ihrer somat. Phase protozoenart., in ihrer reproduktiven aber pflanzenart. Eigenschaften aufweisen.

Myxo|neurom, Neuromyxom: ↗ Myxom peripherer Nerven, mit myxom- u. neuromart. Anteilen. – **M.neurosis intestinalis**: ↗ Colica mucosa.

Myxorrhö: »Schleimfluß«, z. B. bei Colica mucosa.

Myxosarkom, Myxoma sarcomatosum: gefäßreiches, vom Myxom v. a. durch Zellreichtum (sternförm.-verästelt: »Netzzellen-Sa.«) u. unregelmäß. Schleimbildung unterschiedenes mesenchymales Malignom (»myxoplast. Sa.«), rasch wachsend, infiltrierend, jedoch erst spät oder nicht metastasierend. Ausgangspunkt v. a. Muskel-, Unterhaut-, retroperitoneales u. subseröses Bindegewebe, Nervenscheiden, Hirnhäute, Knochenmark.

Myxoviren: Gruppe der RNS-Viren (80–100 nm), äther- und chloroformempfindl. (im kub. Virion essentielle Lipide); tubuläres Nukleokapsid (Träger der typenspezif. Antigenität), Envelope mit »Spikes« (stammspezif. Antigenität, hämagglutinierende Aktivität) u. Neuraminidase; vgl. Paramyxoviren. Agglutinieren u. a. Hühner-, Meerschweinchen-, Affenu. Menschen-Ery Gruppe 0 (durch Immunseren spezif. hemmbar, ferner unspezif. durch »**M.inhibitoren**«, wie sie in Normalseren, Urin, Nasenschleim etc. nachzuweisen sind). Erreger der ↗ Influenza bei Mensch (Typen A, B u. C) u. Tieren. – **M.rezeptor**: Rezeptorsubstanz (Mukoproteide) an der Ery-Oberfläche, die diese zur Adsorption von M. befähigt. Wird durch die Virus-Muzinase (»receptor destroying enzyme« = RDE = Neuraminidase) zerstört, so daß Elution des Virus erfolgt (das erneut von anderen Ery adsorbiert werden kann, während der Ery für das gleiche Virus inagglutinabel wird.).

Myxoxanthin: ein β-Karotin als Provitamin A.

Myxo|zystitis: *urol* Cystitis catarrhalis mit reichl. Schleimabsonderung. – **M.zyt**: *hist* »Schleimzelle« (↗ Becherzelle).

Myzel: *mykol* netzart. Geflecht septierter oder nicht septierter Pilzfäden (↗ Hyphen). – Bei diphas. Pilzen (z. B. Blastomyces dermatidis, Sporothrix schenckii) wechseln Myzel- u. Hefephase ab.

Myzet(h)ämie: Vork. von Pilzen im Blut; außer nach Herdeinbruch, Op., Transfusion, Inj. auch nach Persorption durch die unverletzte Schleimhaut; führt u. U. zur ↑ Pilzsepsis.

Myzeten: Pilze (↑ Fungi). – **Myzetismus**: ↑ Pilzvergiftung (durch Genuß des ganzen Pilzes).

Myzetom, Mycetoma: endemisch in den Tropen (v. a. Afrika, Südostasien, Mittel- u. Südamerika) durch – im allg. via Hautläsion eingedrungene – Pilze (Madurella, Allescheria, Candida u. a.) oder Strahlenpilze (Nocardia, Streptomyces u. a.) hervorgerufene »Maduramykose« in Form chron. Pseudotumoren (meist als »Madurafuß«, seltener an Knie, Rücken, Hand, Dickdarm), mit zahlreichen Fistelgängen, aus denen sich Drusen enthaltende Körnchen entleeren; chron. Entzündung mit erregertyp. Form u. Farbe (weißl., gelb, rot, schwarz-braun); klin.: nicht heilende, größerwerdende Wunde, fistelnde Abzesse, Deformierung u. Destruktion des Körperteils (oft Amputation erforderl.) – s. a. Hyphomyzetom.

Myzid: ↑ Mykid.

M-Zacke: im EMG die bei Reizung des Muskelnervs der indir. Muskelzuckung vorangehende Potentialschwankung (summierte Aktionspotentiale der motor. Einheiten).

MZK: »**m**aximale **z**uläss. **K**onzentration« einer gesundheitsschädl. Substanz in Luft, Wasser oder Nahrungsmitteln. – Ähnlich in der Nuklearmedizin die **MZIA** (»**m**ax. **z**uläss. **i**nkorporierte **A**ktivität«) u. die **MZZ** (»**m**ax. **z**uläss. **j**ährl. **A**ktivitätszufuhr«).

MZU: *urol* **M**iktions**z**ysto**u**rethrogramm (s. u. Miktionsurogramm).

N

N: Kurzzeichen für *anat* Nervus; *chem* Stickstoff, Normallösung; *physik* Newton, Neutron, AVOGADRO* Zahl; *serol* Antigen N (↑ MNSs-System). – **n**: *physik* (absol.) Brechungsindex, Nano- ($=10^{-9}$), Stoffmenge (Einh.: Mol); *mathem* Gesamtzahl (**numerus**); *chem* Normallösung; *genet* haploiden bzw. (»2 n«) diploiden Chromosomensatz (beim Menschen n = 23).

Na: *chem* ↑ Natrium.

Nabel, Bauchnabel: die physiol. Bauchnarbe am Ort des Nabelschnuransatzes; s.c. der durch eine Narbenplatte ausgefüllte N.ring, darüber eine Hauteinziehung mit in der Tiefe gelegenem Nabelschnurrest (als Papille). Als Anomalien Amnion- u. Fleischnabel (↑ Hautnabel 2). – **nässender N.**: ↑ Blennorrhoea umbilici, Fistula omphaloenterica; s. a. Omphalo..., Umbiliko...

Nabel|adenom: ↑ Adenoma umbilici. – **N.arterie**: ↑ Arteria umbilicalis. – Beim Neugeb. unmittelbar post partum zu diagnost. u. therap. Zwecken mit spez. (Mandrin-armiertem) PVC-Katheter bis hin zur Aorta abdomin. katheterisierbar; z. B. für serol. Untersuchung, Blutgasanalyse, Austauschtransfusion; letztere entweder nach SALING mit Blutzufuhr u. -ausfuhr über bd. Aa. umbilicales oder nach JOPPICH mit gleichzeit. **N.arterien-** u. **-venenkatheterismus** (für Aus- bzw. Zufuhr) u. im einfachen Tropfverfahren (d. h. ohne Transfusionsgerät; im Ggs. zur ↑ N.venen-Methode keine Blutvol.schwankungen im Stromgebiet vor dem re. Vorhof).

Nabel|binde: *geburtsh* s. u. N.pflege. – **N.blennorrhö**: ↑ Blennorrhoea umbilici. – **N.blutung**: meist nur geringe Blutung am – noch nicht epithelialisierten – Nabelgrund nach Abfall des Nabelschnurrestes; vgl. Nabelschnurblutung.

Nabelbruch: angeb. (z. B. bei Nichtverschluß des Nabelringes; in geringer Ausdehnung beim Neugeb. physiol. u. ohne Krankheitswert) oder erworb. Bauchwandbruch mit dem erweiterten sek. Nabelring als Bruchpforte. Ther.: Kompression mit wasserdichtem **N.pflaster**; evtl. Sklerother., oder aber Op., z. B. n. SPITZY*, plastisch n. LEXER*, MAYO*, u. U. mit Nabelexzision.– vgl. Nabelschnurbruch, *embryol* ↑ Nabelschleife.

Nabeldiphtherie: Di. beim Neugeb.; harte, trockene, düsterrote Infiltration, meist ohne Membranbildung.

Nabelempyem: ↑ Empyomphalus.

Nabelentzündung, Omphalitis: *päd* infektiöse Entzdg. der Nabelwunde bzw. des Bauchnabels mit Schwellung u. Borkenbildung, als eitr. N. (↑ Blennorrhoea umbilici, Empyomphalus) evtl. mit phlegmonöser Ausbreitung in umgeb. Weichteile; schleichende Infektion (bei latenter Thrombo- oder Periphlebitis bzw. Arteriitis umbilic.) erst Ende des 1. Mon. als ↑ Neugeborenensepsis manifest; selten gangräneszierend oder nekrotisierend; als **Nabelerysipel** in der präantibiot. Ära mit fas 100%ig. Letalität.

Nabel|fistel: ↑ Fistula umbilicalis. – **N.gangrän**: s. u. N.entzündung. – **N.gefäße**: ↑ N.schnurgefäße. – **N.gefäßprobe**: (H. JANKOVIC* 1940) Lebensprobe beim toten Neugeb. anhand der Durchgängigkeit (Sonde, Perfusion) der N.arterien. – **N.granulom**: blaurote, bis erbsgroße, oft gestielte Granulationsgeschwulst in der Nabelwunde des Neugeb. infolge Epithelisationsstörung.

Nabel|hernie: ↑ Nabelbruch. – **N.karzinom**: Ca. im Bauchnabelbereich; meist Metastase aus dem Bauch-Beckenraum. – **N.kolik**: (MORO* 1913) in die N.gegend projizierte rezidivierende Darm-Spasmen ohne faßbare organ. Urs. beim – meist psycholabilen oder neuropath. – Kinde.

Nabel|papille: s. u. Nabel. – **N.pflege**: zur Infektionsprophylaxe nach Abnabelung (u. erstem Bad) Betupfen des ↑ Nabelschnurrestes mit 70%ig. Alkohol oder Jodtinktur, Einpudern mit bakterizidem Puder, Einhüllen in sterilen Mull, Abdecken mit – steriler, luftdurchläss., elast., breiter – **N.binde** (tgl. Wechsel u. Pudern über 8–11 Tg.; Baden u. Waschen der Nabelgegend erst nach vollständ. Epithelisierung). – **N.plastik**: *chir* Ersatznabelbildung (nach Exzision) mit spitztütenförmig eingerolltem, gestieltem zungenförm. Hautläppchen. – **N.prolaps**: **1)** Eingeweidevorfall durch den N.ring (= Ektopia viscerum umbilicalis), z. B. als Omphalozele (↑ N.schnurbruch). – **2)** inkorrekt für hypertrophierten Hautnabel.

Nabelring: ↑ Anulus umbilicalis; s. a. Nabel. – **N.bruch**: ↑ Nabelbruch, -prolaps (1).

Nabelschleife: *embryol* ab ca. 5. Wo. sagittal die Bauchhöhle durchziehende prim. Darmschleife, am Scheitel mit dem zur Nabelblase abgehenden Ductus omphaloentericus; infolge starken Längenwachstums wird ihr vord. Abschnitt nach der 1. Phase der ↑ Darmdrehung (um 90°) infolge Platzmangels vorübergehend aus der Bauchhöhle ins Nabelstrangzölom verlagert (»physiol. Nabelbruch«).

Nabelschnur: der aus der Verklebung des Haft- (mit Allantois u. Nabelschnurgefäßen) u. des Dottersackstiels (mit Ductus u. Vasa omphalomesenterica) entstandene, meist spiralig gewundene, von der Amnionscheide umschlossene Strang zwischen ventr. Bauchwand der Leibesfrucht u. amnialer Seite der Plazenta (mit zentral, lat. oder marginal gelegenem **N.ansatz**); dient der Verbindung von interplazentarem u. fetalem Kreislauf; wird postpartal durchtrennt (↑ Abnabelung, Nabelschnurrest.).– **N.blutung**: Bl. aus dem N.rest des Neugeb. bei Gerinnungsstörung, bei abnormen Druckverhältnissen in den N.gefäßen (z. B. Herzfehler), nach mangelhafter Abnabelung;

Nabelschnurbruch

vgl. Nabelblutung. – s. a. Abb. »Insertio velamentosa«.

Nabelschnurbruch, Omphalozele: Verschlußstörung der vord. Bauchwand mit abnormer Weite des – persistierenden prim. – Nabelrings u. Herniation weniger Darmschlingen in die Nabelschnur (= einfacher = kleiner N. = hernia into the cord) oder aber mit angeb. umbilikaler Eventration zahlreicher Schlingen, evtl. auch der Oberbaucheingeweide (= Omphalozele i. e. S.). Bruchsack besteht aus Peritoneum, WHARTON* Sulze, Amnion u. Nabelschnurgefäßen, beim kleinen N. auch aus basaler Hautmanschette. Komplikationen: v. a. Durchwanderungsperitonitis, mechan. Ileus, Bruchsackruptur. Ther.: Reposition u. Abtragung des – zuvor torquierten – Bruchsacks, Bruchpfortenverschluß; beim großen N. Pinselung mit Merkurochrom-Lsg. oder Penizillinpuder-Applikation (zur Anregung der Schorfbildung u. Epithelisierung vom Rande her) oder (2zeitig) plast. Op., evtl. unter Verw. von Eihaut-, Dura- oder Kunststoff-Folie zur Defektdeckung. – **physiol. N.**: *embryol* s. u. Nabelschleife.

Nabelschnurextraktion: *geburtsh* ↗ Nabelschnurzug.

Nabel|(schnur)gefäße, Vasa umbilicalia: die bd. in der Nabelschnur verlaufenden ↗ N.arterien (führen verbrauchtes kindl. Blut zur Plazenta) u. die unpaare ↗ N.vene (arterialisiertes Blut zum Kind). Können Sitz einer schleichenden Arteriitis bzw. Thrombophlebitis sein. – **N.schnurgeräusch**: mit den kindl. HT synchrones, zischend-sausendes Geräusch als auskultator. Phänomen über dem Abdomen der Schwangeren bei erschwerter Blutströmung in der Nabelschnur; im allg. ohne prognost. Bedeutung.

Nabelschnur|knoten: 1) »wahrer N.« nach Durchschlüpfen des Kindes durch eine Schlinge der langen Nabelschnur; kann sich unter der Geburt zuziehen (↗ Nabelschnurkompression). – 2) »falscher N.« als lokalisierte Verdickung der WHARTON* Sulze oder als ↗ HOBOKEN* Knoten. – **N.kompression**: *geburtsh* Druckstenosierung der N.gefäße durch den vorangehenden Schädel (u. das mütterl. Becken) bei N.vorfall; seltener durch N.knoten (1); höchste Lebensgefahr für das Kind (sofort. Geburtsbeendigung angezeigt).

Nabelschnur|rest: der nach Abnabelung am Bauch des Neugeb. verbleibende Rest der Nabelschnur; fällt nach Eintrocknen am 6.–9. Tag post partum – oder später – ab (Wunde epithelialisiert in wenigen Tg.). – **N.umschlingung**: *geburtsh* ein- oder mehrfache intrauterine Umschlingung (bis Abschnürung) eines kindl. Körperteils (v. a. Hals, Arme, Beine) durch die – meist zu lange – Nabelschnur. Klin.: Schlechterwerden der kindl. HT während der Wehen (kann aber auch Hinweis auf zu kurze Nabelschnur sein).

Nabelschnur|vorfall: *geburtsh* dem Blasensprung unmittelbar folgendes Vorfallen einer oder mehrerer N.schlingen vor den vorangeh. Kindsteil bei Schädellage mit Gefahr der ↗ N.kompression). Vork. v. a. bei mangelndem Abschluß des unt. Uterinsegments (Quer-, Beckenendlage, enges Becken etc.), langer Nabelschnur, tiefem Sitz der Plazenta, Hydramnion. – **N.vorliegen**: *geburtsh* Placierung (u. Tastbarkeit) von N.schlingen vor oder neben dem vorangehenden Kindsteil bei stehender Fruchtblase als Vorstufe des – bei Blasensprung eintretenden – ↗ N.vorfalls.

Nabelschnur|zeichen: *geburtsh* ↗ AHLFELD*; STRASSMANN*, KLEIN* Zeichen, KÜSTNER* Handgriff. – **N.zölom**: *embryol* in die Nabelschnur reichender, Amnion-umscheideter Rest der extraembryonalen Leibeshöhle. – **N.zug**: *geburtsh* Plazentaextraktion durch Zug an der Nabelschnur; stets bei gleichzeit. medikamentöser Leitung der Nachgeburt (um die damit verbundene Gefahr des N.abrisses u. einer verstärkten fetomaternalen Mikrotransfusion herabzusetzen).

Nabel|sepsis: s. u. Nabelentzündung. – **N.strang**: ↗ Nabelschnur. – **N.tetanus**: ↗ Tetanus neonatorum.

Nabel|vene: ↗ Vena umbilicalis. – Post partum für diagnost. (Blutentnahme) u. therap. Zwecke katheterisierbar, letzteres v. a. zur Azidosepufferung, parenteralen Ernährung sowie zur Austauschtransfusion n. der N.venenmethode (bis zum 10. Tag p.p. nach dir. DIAMOND* oder indir. PINKUS* Methode, mit wechselweiser Blutein- u. -ausfuhr im geschlossenen System von je 10–20 ml, insges. also des ca. 3fachen kindl. Blutvol.; vgl. N.arterienmethode).

Nabel|verband: s. u. Nabelpflege. – **N.wandern**: *neurol* Verziehen des Nabels bei Anspannen der Bauchdecken als Sympt. der Lähmung einzelner Abschnitte der Bauchmuskulatur, z. B. bei Poliomyelitis ant. acuta. – **N.zeichen**: *chir* ↗ CULLEN*-HELLENDALL* Zeichen.

Naboth* Eier (MARTIN N., Chirurg, 1675–1721, Leipzig): ursprüngl. (1707) für Eizellen gehaltene, meist multiple, oft gestielte Retentionszysten in der Cervix uteri (durch epithelialen Verschluß der Ausführungsgänge der Zervixdrüsen).

Nachamputation: nachträgl. Kürzung eines Amputationsstumpfes, z. B. als Korrekturplastik (mit Narbenexzision u. Verbesserung des Weichteilpolsters) für die prothet. Versorgung, zur Sicherstellung der Stumpfheilung (Beseitigung von Ulcus prominens, Granulationskegel, Osteomyelitisfolgen etc.), bei Finger- u. Zehenstümpfen zur Funktionsmeliorisierung.

Nachbarschafts|exposition: die – nichtberufl. – Exposition gegenüber krankmachendem Staub oder Rauch in der Umgebung einschlägiger Industriebetriebe (v. a. Asbest-, Al-, Mn-Verarbeitung). – **N.symptom**: *neurol* auf einen Prozeß in der Nähe des Primärherdes bzw. auf dessen Ausweitung hinweisendes Sympt., z. B. chiasmogene Sehstörung bei Hypophysen-Zwischenhirn-Affektion. – Bei Primärherd in stummer Hirnregion evtl. als Erstsymptom.

Nach|begutachtung: ↗ Nachuntersuchung. – **N.behandlung**: die sich an eine – meist stationäre – Akutbehandlung anschließende, planmäßig ergänzende, weiterführende u. betreuende Ther.; ambulant, im Genesungsheim oder Rehabilitationszentrum; s. a. Nachbestrahlung, -kur. – **N.bestrahlung**: *radiol* örtl., evtl. auch regionale Strahlenther. als Metastasen- u. Rezidivprophylaxe nach Malignom-Op. (im allg. erst nach Wundheilung); evtl. als Ergänzung einer präop. Vorbestrahlung.

Nachbild(er): *ophth* nach Aufhören eines opt. Reizes oder nach Schließen der Augen als Phänomen des Sukzessivkontrastes persistierende (bei Choroiditis u. Papillenerkr. verlängert) subj. Licht- oder Bildwahrnehmung infolge Horizontalverschaltung der Retina u. Trägheit der photochem. Prozesse; unterschieden als **pos.** oder **homochromat. N.** (Farbe u. Helligkeitsverteilung wie beim Primärbild; ↑ HERING*, HESS* N.) u. als **neg.** oder **komplementäres N.** (in Gegenfarbe u. umgekehrter Helligkeit; als 1. das ↑ PURKINJE* N.); ferner das ↑ Bewegungs- u. das HAMAKER* N. (↑ BIDWELL* Schatten). Aufeinanderfolgen mehrerer (»sek.«, »tertiärer« etc.) N. möglich. – Durch artifizielle Diplopie hervorgerufene N. (im allg. das 1. pos. = HERING* Na.) dienen zur Prüfung der korrespondierenden Netzhautpunkte (»**N.versuch**«).

Nachblutung: nach sachgerechter Versorgung einer Wunde (einschl. prim. Blutstillung) erneut auftret. örtl. Blutung; als frühe N. nach wen. Stdn. oder Tagen (z. B. nach Thrombus-, Gefäßligatur-Lösung, bei Blutdruckanstieg, Koagulopathie), als späte nach 10–20 Tg. (z. B. durch Entzündung, Fremdkörper, Gefäßarrosion). – *geburtsh* ↑ Nachgeburts-, *gyn* ↑ Spätblutung.

Nachblutungszeit: *hämat* sekundäre ↑ Blutungszeit.

Nach|depolarisation: *neurophys* bei extrazellulärer Ableitung eines Aktionspotentials die verzögerte Repolarisation des Spitzenpotentials als sogen. neg. Nachpotential; z. B. bei verzögerter Inaktivierung des Na^+-Systems. – **N.desinfektion**: ↑ Schlußdesinfektion. – **N.dunsten**: *baln* die an ein Bad anschließ. Bettruhe des nicht abgetrockneten Pat.; i. e. S. die KNEIPP* Ruhepackung nach Abnahme des feuchten Wickels.

Nach|effekt, figuraler: *psych* ↑ KÖHLER* Effekt. – **N.empfängnis**: ↑ Superfecundatio. – **N.entladung**: *neurophysiol* die gegenüber Entladungen kurzer Latenz (z. B. monosynapt. Ursprungs) verzögerte, dadurch den Reiz überdauernde Aktivierung zentraler Neurone oder motor. Einheiten (z. B. im EMG).

Nach|fieber: erneute mäßig hohe Temp.steigerung nach Entfieberung; pathognomonisch bei Fleckfieber (Intervall 8 Tg.) u. Bakterienruhr (Sekundärinfektion?). – **N.geburt**: die – nach der Geburt der Leibesfrucht ausgestoßene – Plazenta nebst Eihäuten u. Nabelschnur.

Nachgeburts|blutung: physiol. Blutung (200–300, max. 500 ml) in der **N.periode** (von der Geburt des Kindes bis zum vollständ. Abgang der Plazenta; normal 1–2 Stdn.) durch Ablaufen des retroplazentaren Hämatoms (durch Zerreißen uteroplazentarer Gefäße bei der Plazentalösung). Überdauert als **path. N.b.** die N.periode u./oder übersteigt den normalen Blutverlust (z. B. bei Plazentarest, Uterusatonie, Gewebsriß); setzt als »**späte N.b.**« nach vorübergehendem Sistieren erneut ein (bei Entzündung der Geburtswege). – **N.verhaltung**: ↑ Plazentaretention. – **N.wehen**: rhythm. Kontraktionen (alle 2–3 Min.) der Uterusmuskulatur nach der Geburt des Kindes zur Lösung u. Austreibung der Plazenta; vgl. Nachwehen.

nachgehende Fürsorge: *psych* Außenfürsorge nach station. Behandlung.

Nachgreifen: *neurol* ↑ Magnetreaktion (1).

Nachhirn: ↑ Myelencephalon.

Nachhyperpolarisation: *neurophysiol* dem Spitzenwert eines Aktionspotentials folgende Phase (bis zu 100 msec) der ↑ Hyperpolarisation (prolongierte Steigerung der Membranpermeabilität für K-Ionen), das »pos. ↑ Nachpotential«.

Nachimpfung: einer Vorimpfung (z. B. mit inaktiviertem Impfstoff) folgende 2. Impfung (z. B. mit Lebendimpfstoff). – Auch inkorrekt für ↑ Auffrischimpfung.

Nach|kultur: *bakt* ↑ Subkultur. – **N.kur**: 1) die an eine Kur anschließ. Kurmittel-Anw. am Heimatort. – 2) die nach einer Kur bis zur Arbeitsaufnahme gewährte Schonzeit.

Nachladetechnik, Afterloading: *radiol* bei der Ther. mit umschlossenen Strahlern das Füllen der Träger erst nach deren – oft langwier. – Einbringen ins Gewebe, Kavum etc.; zur Minderung der personellen Strahlenbelastung.

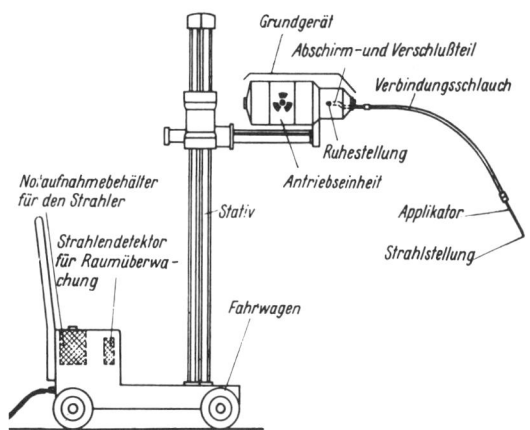

Grundgerät mit Fahrwegen u. Applikator für die sogen. **Nachladetechnik** (n. SAUERWEIN).

Nachlas* Test (ISRAEL WILLIAM N., geb. 1894, Orthopäde, Baltimore): pass. Kniebeugung bei fixiertem Hüftgelenk am entspannt bäuchlings Liegenden; ruft bei degenerativ-entzündl. oder raumverdrängendem Prozeß im Ilio-Lumbosakralbereich örtl. Schmerz hervor (evtl. ausstrahlend in Ischiadikus- u. Kutaneus-femoris-Gebiet); wenig spezifisch.

Nach|laufregler: *kybern* s. u. Regelung. – **N.leuchten**: *röntg* geringe Phosphoreszenz von Leuchtschirmen u. Verstärkerfolien bis 5 Sek. nach Ende der Exposition.

Nachmansohn* Hypothese: (1960) Die für die bioelektr. Erregung notwend. (Membran-)Permeabilitätsänderung wird durch – wahrsch. durch den Reiz aus einer Speicherform (Proteinbindung) freigesetztes – Azetylcholin bewirkt.

Nach|niere, Metanephros: *embryol* die aus metanephrogenem Gewebe (↑ Metanephron) u. der ↑ Harnleiterknospe (für Sammelrohre, Nierenbecken, Harnleiter) hervorgehende bleibende Niere. – **N.nystagmus**: ↑ Drehnachnystagmus.

Nach|phase: 1) *ophth* bei der Fluoreszenzangiographie die Phase nach dem venösen Abfluß, in der normalerweise Fluoreszin in den Retinagefäßen nicht mehr nachzuweisen ist. – 2) *psych* s. u. Insulinschocktherapie. – **N.polarisation**: *physiol* ↑ Nachhyperpolarisation. – **N.potential**: *physiol* beim Erregungsablauf die dem Spitzenpotential folgende Komponente des Aktionspotentials; als neg. (↑ Nachdepolarisation) u. als pos. N. (↑ Nachhyperpolarisation).

Nachreifung: *psych* verspätete Ausreifung emotionaler u. intellektueller Funktionen beim sog. »Spätent-

Nachschau

wickler«, pathol. bei Schwachsinn oder als neurot. Reifungshemmung.

Nach|schau(termin): gem. Impfgesetz (1874) obligate Besichtigung des Impflings durch den Impfarzt zwischen 6. u. 8. Tg. nach Pockenschutzimpfung zur Feststellung u. Bescheinigung des Impferfolges (mind. 1 Impfpustel). – **N.schlaf**: Schlafphase nach Narkose oder akuter zerebraler Störung. – **N.schwankung**: *physiol* ↑ Nachpotential, *kard* ↑ Erregungsrückbildungsschwankung.

Nach|segment: *kard* s. u. Hauptsegment (PKG). – **N.sekretionsphase**: *gastr* die der Stimulationsphase folgende Magensekretionsphase (60–80 Min.) nach Alkohol-Probefrühstück. – **N.sprechaphasie**: ↑ Leitungsaphasie.

Nachstar: ↑ Cataracta secundaria, Linsenregenerat. – **N.diszision, Sklerotikonyxis**: (BRAILEY) »hint. transsklerale« Durchtrennung einer Nachstarplatte mit in die Vorderkammer eingeführtem Instrument; Einstich hinter dem Hornhautrand über oder unter dem horizontalen Meridian (Schonung der Aa. ciliares post. longae).

Nachsterblichkeit: ↑ Säuglingssterblichkeit jenseits des Neugeborenenalters (v. a. infolge Infektion, Ernährungsstörung).

Nachtangst: ↑ Pavor nocturnus.

Nachtasten: 1) *neurol* ↑ Magnetreaktion (1). – 2) *geburtsh* bei Verdacht auf Unvollständigkeit der Plazenta indizierte manuelle Austastung des Cavum uteri (1. Hand intrauterin, 2. außen gegen Fundus uteri) in tiefer Narkose.

Nacht|blindheit: ↑ Hemeralopie. – **N.epilepsie**: ↑ Epilepsia nocturna. – **N.esser-Syndrom**: abendl. oder nächtl. Heißhunger mit unwiderstehl. Drang zu Nahrungsaufnahme, evtl. kombin. mit Schlafstörung u. Angst, v. a. bei Adipösen.

Nacht|klinik: psychiatr. Krankenhaus, in dem tagsüber berufstät. Kranke übernachten, um abends u. morgens behandelt zu werden. – **N.larvenfilarie**: Brugia malayi u. Wuchereria bancrofti, deren Mikrofilarien nachts im peripheren Blut auftreten.

Nachtmyopie; Dämmerungsmyopie: mit abnehmender Leuchtdichte einsetzende, beim Normalsichtigen mäß. (< 2 dptr), beim Kurzsichtigen stärkere reversible Myopie infolge vermehrter sphär. Aberration (weite Pupille) u. Fernpunktverschiebung zum Auge hin (bewirkt zus. mit ↑ Nachtpresbyopie Verringerung der Akkomodationsbreite).

Nach|touchieren: *geburtsh* digitale Prüfung des richt. Sitzes der Geburtszange; s. a. Abgleiten.

Nacht|phase: die allg. trophotrope Erholungsphase des Biorhythmus während der N.stunden. – **N.presbyopie**: (PALACIOS) bei abnehmender Leuchtdichte u. Dunkeladaptation infolge Verschiebung des Nahpunktes vom Auge weg (verringerte Akkomodation) auftret. Weitsichtigkeit; vgl. N.myopie.

Nach|träufeln: *urol* Harnträufeln nach Abschluß der eigentl. Miktion bei mechan. Entleerungshindernis (z. B. Prostataadenom), aber auch bei nervaler oder muskulärer Störung; s. a. Incontinentia urinae, Ischuria paradoxa.

Nacht|sanatorium: ↑ Nachtklinik. – **N.schiene**: *orthop* nur während der Nachtruhe anzulegende Schiene als Heil- oder Hilfsmittel bei Haltungs- u. Stellungsanomalien der Extremitäten (z. B. Progredienzprophylaxe bei Lähmungsklumpfuß) u. zur Rezidivprophylaxe (v. a. nach Hallux-valgus-Op.). – **N.schmerz**: *gastrol* ↑ Hungerschmerz (2). – **N.schweiß**: nächtlich-frühmorgendl., schwächende Schweißsekretion, v. a. bei fortgeschritt. Lungen-Tbk, Neurasthenie.

Nacht|sehen: ↑ Dämmerungssehen. – **N.sichtigkeit**: ↑ Nyktalopie.

Nacht|sprache: ↑ Nyktophonie. – **N.wandeln**: ↑ Somnambulismus.

Nachuntersuchung: nach Genesung des Kranken bzw. Verletzten erfolgende ärztl. Kontrolluntersuchung auf Folgezustände, noch vorhandene Erreger, wiedererlangte Arbeitsfähigkeit etc.; im Rahmen der gesetzl. Rentenversicherung in den ersten 2 J. beliebig oft, danach nur im Abstand von mind. 1 J.

Nachversilbern: *histol* Silberimprägnation von Zellgrenzen an Membranen nach vorher. Fixation.

Nach|wasser: *geburtsh* nach der Geburt des Kindes abgehendes Fruchtwasser. – **N.wehen**: wenige Stdn. post partum spontan einsetzende, 2–3 Tg. andauernde, v. a. bei Mehrgebärenden oft sehr schmerzhafte, beim Stillakt verstärkte (»Stillwehen«) Wehentätigkeit zur Involution des Uterus; vgl. Nachgeburtswehen. – **N.wirkung**: (HAHNENMANN 1796) *hom* die 2. Phase einer doppelphasig verlaufenden Arznei-Wirkung; vgl. Erstwirkung.

Nachzieheffekt: *physik* durch die Trägheit des Systems bedingte Bildunschärfe bei Übertragung bewegter Vorgänge, z. B. das Nachleuchten am Leuchtschirm, Bildverstärker etc.

Nacken, Nucha *PNA*: der dors. Abschnitt des Halses einschl. angrenzender Kopfpartie; s. a. Regio colli post. – **N.band**: *anat* Ligamentum nuchae. – **N.keloid**: Folliculitis scleroticans nuchae, s. u. Akne, Aknekeloid. – **N.migräne**: ↑ Zervikal-, BÄRTSCHE= ROCHAIX*, BARRÉ-LIÉOU* Syndrom.

Nacken|starre, -steife: ton. Krampf der Nackenmuskulatur mit Geradhaltung bis Deflektion des Kopfes (»Kissenbohren«), Widerstand u. Schmerz beim Vorbeugen, evtl. auch Opisthotonus als typ. Sympt. meningealer Reizung (bei Meningitis, Tumor der hinteren Schädelgrube). – Gelegentlich vorgetäuscht bei amyostat. Syndrom, Myalgien, bei HWS-Prozessen. – **N.stich**: ↑ Subokzipitalpunktion.

Nacken|zeichen: 1) **N.wurzelsymptom Sterling***: (WAWERSIK) durch akt. oder pass. Vorbeugen des Kopfes auslösbares, dem LHERMITTE* Zeichen entsprech. Reizphänomen der Hinterstränge mit sensiblen Mißempfindungen (»Elektrisieren«) vom Nakken bis in den Rücken u. – insbes. untere – Extremitäten; v. a. bei chron. Entzündung der – zervikalen – RM-Häute, MS, Syringomyelie (nicht pathognomon.!). – 2) **N.phänomen**: ↑ BRUDZINSKI* Reflex (2). – 3) **ton. N.reflex**: ↑ Halsstellreflex.

Nacktamöbe: ↑ Amoebina.

nacktkernig: *zytol* Zellkerne ohne zugehör. Zytoplasma (z. B. ↑ JAWORSKI* Kern) betreffend.

NaCl-: ↑ Kochsalz-.

NAD: 1) **N**ikotinsäure**a**mid-a**d**enin-**d**inukleotid (früher: DPN); s. a. Schema »Atmungskette«. – 2) Netzhautarteriendruck.

Nadel: *chir* mit Fädel- oder Sprungöhr versehenes Instrument für Nahtverschluß; unterschieden nach Querschnittsprofil als **scharfe** (dreikantig für Faszie, Haut etc.) u. runde = **drehrunde** N. (v. a. für Magen-Darm), ferner als **gerade** (für fortlaufende Naht mit der Hand) u. **gebogene** N. (halbkreis-, angelhakenförmig, halbgebogen, d. h. nur im Spitzenbereich; alle für Nadelhalter), als **atraumat.** N. (öhrlos, mit schon fest in das Nadelende eingeführtem Faden; v. a. für Gefäß-, Sehnen-, Nervennaht), **gestielte** N. (REVERDIN, PAYR; auch Septum-, Tonsillen-N.), N. mit Trokarspitze (MAYO, SCHAUTA) u. a. m. – Auch Kurzbez. für nadelähnl. Schneideinstrumente (»N.messer«), z. B. Diszisions-, Fremdkörper-, Parazentese-N.; s. a. Nadelbiopsie.

Nadel|biopsie: Biopsie mit Gewebsgewinnung (Stich, evtl. Aspiration) mittels spez. Hohlnadel (»Biopsienadel«, z. B. n. MENGHINI, HAUSSER, VIM-SILVERMAN). Komplikationen: Blutung, Infektion, Luftembolie, Stichkanalmetastasierung. Neuerdings v. a. als Feinnadelbiopsie (z. B. der Prostata nach FRANZÉN). – **N.elektrode:** Schneide-, Ableit- oder Reizelektrode in Form einer – mit Ausnahme der Spitze – isolierten Nadel. – **N.filter:** *röntg* nadelförm., aufschraubbarer Röhrenfilter (Gold, Platin-Iridium etc.; 1 bis 3 cm lang, 0,3–0,6 mm Wandstärke), in den das radioakt. Präp. (z. B. Ra-Zelle) für die interstitielle Anw. (»Spickung«) eingelegt wird (s. a. Radiumtherapie).

Nadel|halter: *chir* Halte- u. Führungsinstrument (meist Zangenform), für die Nadel bei der chir. Naht; vielfält. Modelle, z. B. nach DEUS-BECK, GILLIES, HAGEDORN, HEGAR, LANGENBECK, MATHIEU. – **N.kissenmethode:** *chir* lokalisierende Fremdkörperpunktion mit mehreren »Richtnadeln«. – **N.phänomen:** *physiol* / EXNER* Reflex.

Nadelstich|empfindung: s. u. Akanthästhesie, Akrognosie. – **N.probe:** Vitalitätsprüfung der verbrannten Haut anhand des Blutaustritts nach Anstechen. – **N.therapie:** / Akupunktur.

NADH, NADH (+H⁺): Nikotinsäureamid-adenin-dinukleotid, reduziert (früher: DPNH); s. a. Schema »Atmungskette«.

Nadidum *WHO:* Alkoholentwöhnungspräparat mit NAD.

Nadi(-Reagens): Gemisch aus alkalifreier alkohol. α-Naphthol- u. Dimethyl-p-phenylendiamin-Lsg. für die Gewebsoxidasereaktion (»Nadi-Reaktion«) u. zum Nachweis von (Zytochrom-) Oxidase-pos. Baktn.

Nadler*-Wolfer*-Elliot* Syndrom: (1929) paroxysmale Hypoglykämie (mit affektiven u. Bewußtseinsstörungen, epilepti- u. apoplektiformen Zuständen, Blutdruckanstieg etc.) als paraneoplast. Syndrom bei Hepato(blasto)m.

Nadolol *WHO:* 1-(tert. Butylamino)-3-[5,6,7,8-tetrahydro-cis-6,7-dihydroxy-1-naphthyl)-oxy]-propan-2-ol; Beta-Rezeptorenblocker.

NADP: Nikotinsäureamid-adenin-dinukleotid-phosphat (früher: TPN). – **NADPH₂, NADPH (+H⁺):** reduzierte Form des NADP (früher: TPNH).

Nägel: *anat* s. u. Nagel, Onycho..., *chir* Knochennagel. – **N.beißen:** / Onychophagie.

Naegele* (FRANZ KARL N., 1778–1851, Gynäkologe, Heidelberg) **Becken, Deformität:** schrägverengtes Becken infolge einseit. Ileosakralgelenkankylose (entzündl. oder bei unilat. Kreuzbeinflügelaplasie). – **N.* Obliquität:** / Asynklitismus (1). – **N.* Perforatorium:** Schereninstrument (lange, kräft. Branchen, nach außen gerichtete Schneiden) für Kephalotomie. – **N.* Regel:** Faustregel zur Errechnung des Geburtstermins (im vorausliegenden Jahr), indem vom Datum des 1. Tg. der letzten Menses 3 Mon. ab- u. 7 Tg. hinzugezählt werden (bei Abweichung vom 28-Tage-Zyklus mit entsprech. Plus- bzw. Minus-Korrektur). – **N.* Zange:** Geburtszange mit Kopf- u. Beckenkrümmung, gefensterten Blättern (mit abgerundeten Spitzen), BRÜNNINGHAUSEN* Schloß (li.) u. BUSCH* Haken seitlich an bd. Griffen.

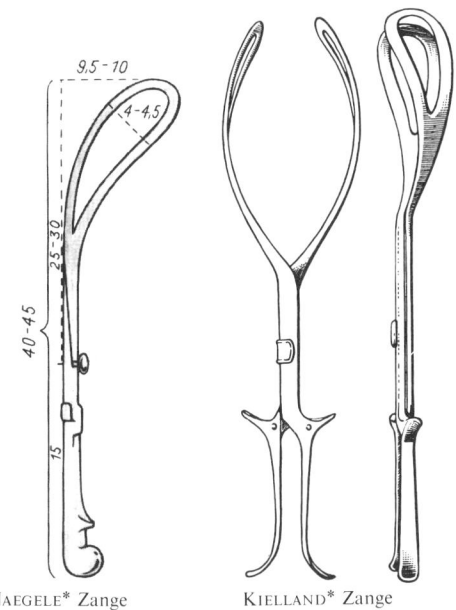

NAEGELE* Zange   KIELLAND* Zange

Naegeli* Syndrom: – 1) (OTTO N., 1871–1938, schweizer. Hämatologe): bisher nur in der Schweiz beobachtete dominant-erbl. Thrombopathie, mit gestörter Thrombozytenaggregation, verlängerter Blutungs- bei normaler Gerinnungszeit, herabgesetzter max. Thrombuselastizität. – s. a. »**Typ N.***« der / Monozytenleukämie. – 2) (OSKAR N., 1885–1959, Dermatologe, Bern) / BLOCH*, SULZBERGER* Syndrom (i. e. S. dessen dominant-erbl. Form).

Naegeli*-de Quervain*-Stalder* Test (OSKAR N. 1930) bei fixem allerg. Exanthem Nachweis zellgebundener allerg. AK durch Austausch (Autotransplantation) einer reagierenden u. einer nichtreagierenden Hautpartie. Nach Einheilen führt Applikation des verdächt. AG zu entzündl. AAR am reagierenden Transplantat bei Reaktionslosigkeit des nichtreagierenden (auch in reagierender Umgebung).

Naegleria: Gattung freilebender (Binnenwässer-) Limaxamöben. Als humanpathogene Arten N. **fowleri** u. N. **gruberi**, neben Hartmanella die wichtigsten Erreger der prim. Amöben-Meningoenzephalitis (Sympte. ähnl. wie bei bakterieller; Infektion beim Frei- u. Hallenbaden über die Nasenschleimhaut via Olfaktorius; Erregernachweis mikroskopisch, durch Liquorkultur; post mortem in Gehirnschnitten; meist in 3–10 Tg. letal). Auch bei Befeuchterlunge nachgewiesen.

Nähapparat

Nähapparat: *chir* Apparat für maschinelle Nähen unter asept. Bedingungen, v. a. bei Resektion u. Anastomosierung von Hohlorganen; Prinzip: 2 an- bzw. ineinander passende Branchen, deren eine mit U-förm. Metallklammern beschickt ist, werden aneinandergedrückt (Ringschluß der Klammern). Modelle nach PETZ (Alpakka-Klammern für einreih. Naht), FRIEDRICH, GRITZMAN (in der UdSSR; als Typ UKL für einreih., UKSM für 2reih. = durchgehende u. Serosanaht, NSMKA für 2reih. laterolat. Anastomose, mit eingebautem Messer zur Öffnung der Lumina, KZ für zirkuläre Naht).

Nährboden, -medium: *bakt* steriles Substrat für Züchtung von Mikroorganismen (/ Bakterien-, Pilznährboden); flüssig als **Nährbouillon** bzw. -**lösung** (Fleischextrakt bzw. -wasser mit NaCl- u. Peptonzusatz; auch als Hefewasser), halbfest oder fest als **Nähragar** (Nährbouillon mit 1,5 bis 3 % Agar-Agar; Grundsubstanz zahlreicher Spezialnährböden; s. a. Standard-Lsg.) oder **Nährgelatine** (mit 12% Gelatine; für Nachweis von Gelatinase-Bildg. durch Mikroorganismen); je nach Zusammensetzung unterschieden als **komplexer N.** (mit tier. oder pflanzl. Naturprodukten wie Pepton, Hefe, Fleischwasser, Kartoffeln, Milch, Blut, Serum, Ei, Aszites etc. als Grundsubstanz; chemisch nicht definiert), **halbsynthet. N.** (chem. definierte Grundlsg. mit Peptonzusatz), **synthet. N.** (chem. definierte Bestandteile, meist Mineralsalze, evtl. mit Zusatz von Vitaminen und Aminosäuren); durch Zusätze wachstumsfördernder oder -hemmender Substanzen sowie pH- u. Redox-Indikatoren modifiziert als Anreicherungs-, Elektiv-, Differenzierungs- u. sonst. Spezialnährböden. – Anw. in **N.flasche** (sterilisierbar, verschied. Formen; z. B. Glas-, ROUX*-Flasche, ERLENMEYER* Kolben) oder **N.schale** (PETRI* Schale). – s. a. Nährlösung.

Nähr|hefe: Granulat oder Pulver aus entbitterter Bierhefe u. a. Hefen (z. B. Torula); hoher Vit.-B-Gehalt; Eiweiß biol. nicht vollwertig. Anw. als diätet. Lebensmittelzusatz. – **N.klistier, -einlauf**: s. u. rektale / Ernährung.

Nähr|lösung: **1)** *bakt* flüss. / N.medium (auch für Parasiten-Züchtung). – **2)** N.stoffquelle für isolierte Organe, Gewebe oder Zellen (/ Gewebe-, Zellkultur), um diese längere Zeit lebend u. leistungsfähig zu halten; z. B. LOCKE*, RINGER*, TYRODE* Lsg. – **3)** Infusionslsg. (meist gebrauchsfertig) für die parenterale Ernährung, z. B. Zucker-Lsg. (Glukose, Lävulose, Sorbit, auch mit Alkoholzusatz), Fettemulsionen, Aminosäuren-Gemische. – **N.medium**: *bakt* / Nährboden.

Nährschaden: *päd* Gedeih- bzw. Ansatzstörung beim Säugling u. Kleinkind als Folge fehlerhafter, insbes. einseit. Ernährung (z. B. Mehl-, Milchnährschaden). – s. a. Mangelernährung, alimentäres / Dystrophie-Syndrom.

Nährstoffe: die für die Ernährung erforderl. Nahrungsbestandteile, d. s. Kalorienträger (KH, Fette u. Eiweiß einschl. der essentiellen Amino- u. Fettsäuren), Schutzstoffe (= akzessor. N. = Ergänzungsstoffe; v. a. Vitamine), Salze u. Wasser. Ihre Art (einschl. Aufschließ- u. Nutzbarkeit) u. Menge bestimmen den **Nährwert** (quant. anzugeben in Kalorien oder Joule) eines Lebensmittels als Bau- u. Betriebsstofflieferant; s. a. Kalorienbedarf; spezifischdynam. Wirkung.

Nährzucker: halbaufgeschlossenes, schwer vergärbares, nichtsüßendes Dextrin-Maltose-Gemisch (etwa 1:1, evtl. mit 1,5% NaCl); als antidyspept. Zusatz (3–5–15%) zur Heilnahrung bei Säuglingsenteritis, -dyspepsie (u. beim »darmlabilen« Säugling); s. a. Laktose.

Nähseide: / Seide als chirurg. Nahtmaterial.

Na₂entaH₂: / Dinatriumäthylen-diamin-tetraazetat.

Näseln: / Rhinolalie.

nässend: madescens, madidans; s. a. Exsudation.

Naevi: s. u. Naevus.

Nävobasaliomatose: das sich nach dem 10. Lj. manifestierende / GORLIN*-GOLTZ*Syndrom mit multiplen, zunächst naevusart. Basaliomen der Haut (v. a. Gesicht u. Rumpf), die später kanzerisieren (bes. bösartig, mit Lungen- u. Gehirnmetastasen); s. a. WALDENSTRÖM*-GREITHER* Krankheit, vgl. nävoide Basaliome.

Nävoblast: fehlgebildeter Neuralleistenabkömmling, der sich als melanoblast. oder als SCHWANN*-N. in der Haut zu Nävuszellen entwickelt (s. a. Tab. »Melanom«).

naevocellularis: (lat.) aus Nävuszellen bestehend.

Nävofibrome, miliare: (TOURAINE u. SOLENTE) multiple, disseminierte, kleine Histiozytome.

naevoid(alis), naeviformis, naevosus: (lat.) einem Nävus (äußerlich) ähnlich; z. B. **nävoides Basalzellenkrebs-Syndrom** (/ Nävobasaliomatose), **nä. Basaliome Spiegler*-Brooke***: als infantile (8. Lj.) Extremvariante des BROOKE* Tumors multiple, z. T. striemenartig aggregierte, bis erbsgroße, hautfarbene Knötchen im Gesicht (auch an Ohrmuschel u. retroaurikular) u. – nicht – kanzerisierende organoide Basaliome am behaarten Kopf (bis zu sogen. Turbantumoren heranwachsend).

Nävokarzinom: **1)** malignes / Melanom. – **2)** (GOTTRON) / ARNING* Karzinoid. – **3)** / Nävobasaliomatose.

Nävoxantho|endotheliom: (MCDONAGH 1912) in den ersten Lebenswochen v. a. an Kopf u. Extremitäten einzeln oder gruppiert, selten disseminiert auftret. bis kirschgroße, gelbl.-rötl.-bräunl., protuberierende Knötchen, evtl. weichfleischig (= »Naevus carnosus«); Variante des lipoidspeichernden Histiozytoms mit Riesenzellen. Normale Blutfettwerte; evtl. Lungenbefall; spontane Rückbildung (bis 3. Lj.). – **N.syndrom**: juveniles / Xanthogranulom.

Naevus, Nävus: i. e. S. jede auf embryonaler Entwicklungsstörung (einschl. Phakomatose) beruhende, meist nichterbl., angeb. oder tardiv auftretende, scharf umschriebene, flächenhafte oder tumorförm. Haut- oder Schleimhautfehlbildung von im allg. konstanter Form; grob unterschieden als **1) organoider Nä.** mit ungleichmäß., hyper- oder hypoplast. (»Plusbzw. »Minus-Nä.«), epithelialer o. kutaner Mischung normaler Gewebebestandteile (oder deren Organellen); mit Übergang zu / nävoiden Tumoren u. Adenomen; **2)** / Nävuszellnävus (= **Nae. naevocellularis**; als epidermokutane Form der / Junktions- u. / Kombinations-Nä.; s. a. / Nae. cerebriformis); **3)** andere gutart. Wucherungen der Haut, z. B.

Neurinom, Hämangiom (= **Nae. vasculosus s. angiectodes**; z. B. Nae. flammeus, araneus, UNNA; s. a. ↑ Teleangiektasie, Angiom, Kavernom), Hämolymphangiom (= **Nae. lymphangiectaticus s. lymphangiectodes**), Angiokeratom, Epitheliom, Leukoderma, Leukokeratose etc. – Bes. Formen: **Nae. achromicus s. albus s. depigmentosus** (heller, glattbegrenzter Fleck infolge umschrieb. Melaninbildungsstörung, ohne Atrophie; sogen. partieller Albinismus; vgl. ITO* Syndrom), **Nae. anaemicus** (heller Fleck mit – im Ggs. zum Nae. achromicus – meist gezacktem Umriß u. Pigmentpünktchen; histol.: numer. Reduktion u. Verengung oberflächennaher Blutgefäße; häufig kombin. mit flächenhaftem Angiom; unter Glasspateldruck keine Rötung), **Nae. araneus s. arachnoides s. stellatus** (»Gefäßspinne«, »Spiderangiom«, »EPPINGER* Sternchen«; infantil bis pubertär v. a. im Gesicht als bis stecknadelkopfgroße, leicht erhabene, rote Papel mit feinen strahlenförmig. Gefäßreisern; histol.: Ektasien dysplastischer oder sek. veränderter Hautarteriolen bzw. -kapillaren; makroskopisch gleichend den multipel auch am übr. Körper auftret. »Lebersternchen« bei Leberzirrhose, FABRY* Syndrom etc.; nach Elektrokoagulation häufig rezidivierend), **Nae. atrophicus s. alopecius** (angeb. örtl. Mangel an elast. Gewebe, ovalär, im behaarten Bereich als plane, wachsart.-glatte oder zart granitart. Alopezie; Vorläufer des Nae. sebaceus; **blauer Nä.**, **Nae. caeruleus** (JADASSOHN-TIÈCHE; angeb., bis linsengroßer, leicht erhabener, dunkelblauer Fleck durch Ansammlung DOPApos. Melanophoren in der Kutis; v. a. an Hand- u. Fußrücken; vgl. Mongolenfleck, Nae. fuscocoeruleus. – Ferner als »blauer zellulärer Nä.« ALLEN eine gutart. Pigmentzellgeschwulst mit Wucherung korialer Melanozyten u. neurinomatöser Komplexe; Entwicklungsform des einfachen Nae. caeruleus?; evtl. melanotisch entartend; s. a. Tab. »Melanom«), **Nae. cartilagineus** (meist fam. als Aurikularanhang, evtl. als »branchiogener Knorpel-Nä.« mit Ohrmuschel u. anderen Fehlbildungen kombin., z. B. beim ↑ okuloaurikulären Syndrom GOLDENHAR*), **Nae. cerebriformis s. naevocellularis capillitii** (in den ersten Lj. beginnende, ständig sich ausdehnende Abart des papillomatösen Nävuszellnävus am behaarten Kopf; dichtstehende, unregelmäß., durch Furchen getrennte Erhebungen), **Nae. chromaticus planus** (pigmentierter planer Nä., z. B. Café-au-lait-Fleck), **Nae. comedonicus s. follicularis** (gruppiert oder streifenförmig angeordnete Hornzyste mit schwärzl. Köpfchen; nach Auspressen grubenart. Atrophie), **Nae. corneus** (systematisierter derb-hyperkeratot., verruköser, ichthyosiformer Nä.; vgl. Ichthyosis hystrix), **Nae. cylindroepitheliomatosus s. epitheliomatocylindrosus** (↑ Zylindrom), **Nae. durus** (systematisierte Hyperkeratose u./oder Akanthose [= **Nae. papillomatosus**, meist mit Nävuszellen]; solitäre oder konfluierende, oft schwärzl. warz. Herde: »verruköser Nä.«), **Nae. elasticus** (beim Jugendl. rundl. oder polygonale, solitäre oder streifenförmig, flächenhaft oder disseminiert angeordnete flache, weißl.-gelbl. glatte, evtl. glänzende Knötchen; histol.: Verbreiterung, Homogenisierung der Kollagenbündel; evtl. Knäuelung u. Aufsplitterung elast. Fasern; Vork. an Rumpf u. prämammär [= Nae. e. LEWANDOWSKY] oder multinodulär an Oberschenkeln, Gesäß, Bauch, Extremitäten oder als Chagrinlederhaut bzw. Pflasterstein-Nä. am Rumpf, lumbosakral evtl. mit Sympt. des PRINGLE*-BOURNEVILLE* Syndroms), **Nae. epitheliomatodes multiplex** (↑ Nävobasaliomatose), **epitheloidzell. Nä.** (↑ benignes juveniles Melanom), **Nae. fibromatoangiectosus faciei Comel*** (das ↑ PRINGLE* Syndrom), **Nae flammeus** (»Feuer-«, »Gefäßmal«, »Weinfleck«; angeb., meist kapillärer Nae. vasculosus; plan, hellrot-violett, meist zackig begrenzt, fleckförm.; oft median-symmetr., oder an belieb. Körperstelle; häufig mit Mißbildungen kombin.; ↑ STURGE*-WEBER* Syndrom; als traumat.-vegetat. Form das ↑ FEGELER* Sy.), **Nae. fusco coeruleus s. ophthalmomaxill.** (↑ OTA* Nävus), **Nae. hypertrophicans s. osteohypertrophicus** (↑ KLIPPEL*-TRENAUNAY* Syndrom), **Nae infectiosus** (↑ Angioma infectiosum), **intermediärer Nä.** (↑ Kombinationsnävus), **intraepidermaler Nä.**, **Nae. keratoatrophicans** (↑ Porokeratosis zosteriformis), **Nae. lenticularis** (↑ Lentigo simplex, Lentigines), **Nae. linearis s. neuroticus** (strichförmig angeordneter Nae. systematicus), **Nae. lipomatosus cutaneus superf.** (HOFFMANN-ZURHELLE; angeb., elast., gruppierte oder konfluierende, bis erbsgroße, gelbl.-rötl. Knötchen an Gesäß, Oberschenkeln, Lumbosakralregion; histol.: Fettzellprolaps ins Korium), **maligner Nä.** (↑ Nävokarzinom), **Nae. marginalis** (↑ Kombinationsnävus), **Nae. multiplex** (↑ PRINGLE* BOURNEVILLE* Syndrom), **Nae. perianaemicus** (↑ Leukoderma acquisitum), **Nae. pigmentosus** (pigmentierter Nävuszellnävus; i. e. S. der ↑ Nae. spilus. Ferner als **Nae. p. papillomatosus** [= Molluskum] ein größerer, meist weicher, brombeerartig-höckr. Nävuszellnävus, v. a. am Rumpf, als **Nae. p. pilosus** breitflächig behaart der »Tierfell-«, »Schwimm-« oder »Reithosen Nä.«, als **Nae. p. disseminatus** ALMKVIST* die generalisierte ↑ Lentiginose, als **Nae. p. systematicus** das ↑ BLOCH*-SULZBERGER* Syndrom, als **Nae. p. tardus** die ↑ Melanosis naeviformis), **Nae. pilosus s. pellinus** (»Haar-Nä.«, umschrieb., evtl. systematisierte Hypertrichose auf glatter, pigmentierter Haut; auch als Naevuszellnävus: »Nae. pigmentosus pilosus«), **Nae. reticularis et pigmentosus Levin*** (↑ Incontinentia pigmenti), **Nae. sebaceus** (»Talgdrüsen-Nä.« JADASSOHN; angeb. oder frühzeit. auftret. weiche, bräunl.-gelbl. Erhabenheit mit feingefurchter Oberfläche in talgdrüsenreichen Regionen; oft auf der behaarten Kopfhaut, evtl. in linearer oder system. Anordnung. – Ferner als **Nae. seb. angiofibromatosus** das ↑ PRINGLE*-BOURNEVILLE* Syndrom), **N. spilus s. clorus** (»Pigment-Nä.«; gleichmäßig hellbraune, fleckförm., lichtunabhäng., rein epitheliale Haut- u. Mundschleimhaut-Hyperpigmentierung; oft mit Epheliden untermischt; z. B. bei PEUTZ*-JEGHERS*-Syndrom, Lentiginosis centrofacialis), **spindeliger** oder **Spitz* Nä.** (benignes juveniles ↑ Melanom), **Nae. syringocystadenomatosus papilliferus** (angeb., gruppiert oder einzeln stehende weißl. Hidradenome mit verhorntem warzenart. Scheitel u. zentraler Fistel, meist am behaarten Kopf; evtl. kombin. mit Nae. sebaceus), **Nae. systematicus** (Nae. durus mit einseit. oder bds.-symmetr. linearer, zosteriformer bis total-hemilat. Anordnung in präformierten Linien- bzw. Feldersystemen der Haut, z. B. VOIGT* Grenzlinien, Dermatomgrenzen, Grenzlinien der Haarstromgebiete, Haarwirbel etc.), **Nae. Unna* s. occipitalis** (»BOSSARD* Fleck«; angeb. blasser Nae. flammeus an der Nacken-Haargrenze [»Storchenbiß«] oder über der Nasenwurzel; oft mit Spontanrückbildung in den ersten Mon. oder Lj.).

Nävus|lupus: ↑ Angioma infectiosum. – **N.körperchen**: s. u. N.zellen.

Nävus|zellen: gutart., Cholinesterase-akt. Abkömmlinge der Neuralleiste in der Haut, die den N.zellnävus bilden; entweder epitheloid (»A«, in alveolären Nestern oder in oberer Kutis) oder klein, rundl. bis spindelförm. (»B«, in verschiedenart. Formationen der mittl. Kutis) oder gestreckt-spindelförm. mit neuroiden Strukturen (»C«, in der Tiefe). A u. B (von Melanozyten abstammend?) sind zur Melaninsynthese befähigt (mit Melanosomen, pos. Dopa-Reaktion, mit bzw. ohne Tyrosinase); C ist SCHWANN* Zellen ähnl. u. enthält von Basalmembran umgebene zytoplasmat. Lamellen (dadurch ähnl. dem MEISSNER* Tastkörperchen: »N.körperchen«).

Nävuszell(en)nävus: gutart. Hautgeschwulst (Hamartom) mit Anreicherung von ↑ Nävuszellen an der Epidermis-Kutis-Grenze (↑ Junktionsnävus) oder in der Kutis (= **dermaler** = **korialer N.**) oder in Epidermis u. Kutis (= **intermediärer N.** = ↑ Kombinationsnävus), u. zwar am ganzen Körper vereinzelt oder multipel. Scharf begrenzt rundlich (flach-halbkugelig, gestielt oder breitbasig aufsitzend), mit glatter, höcker. oder warz. Oberfläche, ohne oder mit Hyperpigmentierung oder -trichose (bis zu neurokutaner Melanosis TOURAINE bzw. Tierfellnävus); evtl. mit umgebender ringförm. Depigmentierung (»Halo-Nä.«). Nur als Junktionsnävus mit Gefahr maligner Entartung zu Melanom.

Naffziger* (HOWARD CHRISTIAN N., 1884–1956, Chirurg, San Franzisko) **Syndrom**, ADSON*, COOTE* (-HUNAULD*) Sy.: Kompression des Pl. brach. (evtl. auch der A. subclavia) im Bereich der vord. Skalenuslücke (»vord. Skalenussyndrom«) durch rudimentäre Halsrippe (oder entsprech. fibrösen Strang) oder abnorm breiten letzten HW-Querfortsatz. Sympte. (durch best. Kopfwendung auslösbar, s. a. ALLEN* Test): Brachialgie, Plexuslähmung (v. a. »untere«), Durchblutungsstörung der Hand. – **N.* Test**: Kompression der Halsvenen zur DD der Genese von Wurzelschmerzen (Steigerung oder Auslösung nur bei intraduraler Urs., z. B. Tumor, nicht aber bei extraduraler); vgl. QUECKENSTEDT* Zeichen.

Naftidrofuryl *WHO*: Naphthyl-furyl-ester-Derivat; Vasodilatans.

Nagabeule: Hautleishmaniase in Algerien.

Nagana: von Glossina morsitans übertragene (»Tsetse-Krankh.«) afrikan. Zoonose (v. a. Pferde, Rinder) durch Trypanosoma brucei; mit remittierendem Fieber, Ödemen, Tränenfluß, Haarausfall, Anämie, Kachexie.

Nagel* (WILLIBALD N., 1870–1911, Physiologe, Rostock) **Adaptometer**: Kasten mit 2 Sehöffnungen zur beidäug. ↑ Adaptometrie unter abgestufter Beleuchtung. – **N.* Anomaloskop**: A., bei dem auf einem durch das Okular sichtbaren runden, horizontal geteilten Areal aus spektralem Rot u. Grün ein Farbgemisch herzustellen ist, das dem in der anderen Hälfte dargebotenen spektralen Gelb (u. beim normal Farbsichtigen auch der RAYLEIGH* Gleichung) entspricht. – **N.* Farbtäfelchen**: in Verwechslungsfarben gehaltene Täfelchen zur Prüfung des Farbensinnes.

Nagel: 1) *anat* Unguis *PNA*: quer gewölbte, eine längsgerichtete Linienstruktur aufweisende (durch Koriumleisten der Matrix: Cristae matricis) Hornplatte (Keratohyalin), mit prox. heller Lunula. Liegt fest dem epithelialen, nur aus den Strata basale u. spinosum bestehenden **N.bett** auf, an dem unterschieden werden vorn das Hyponychium (als unt. Einfassung der **N.platte**) u. hinten (im Bereich von Lunula u. Sinus = **N.tasche**, die die **N.wurzel** aufnimmt) die **N.matrix** als Regenerations- u. Verhornungsareal. Die **N.platte** endet seitlich im **N.falz** (Sulcus matricis, Furche unter dem **N.wall** = Vallum unguis) u. wird im prox. Lunulaabschnitt bedeckt von der **N.haut** (= Perionyx), dem Rest des embryonalen Eponychium (»N.häutchen«, als obere Nageleinfassung); ihre embryonale Bildung beginnt im sogen. **N.feld**, zunächst weich, dann durch Verhornung der sich übereinanderschiebenden Zellen der Matrix hart verstärkt durch Hornmassen des N.bettes. – s. a. eingewachsener N., Hippokratischer-, Uhrglas-N. – **2)** *chir* Knochennagel.

Nagelaplasie: angeb. Anonychie, erbl. z. B. beim ELLIS*-VAN CREVELD* Syndrom. – **N.atrophie**: ↑ Onychoatrophie.

Nagel|arthrodese: *orthop* intraartikuläre Verriegelungsarthrodese mit einem oder mehreren Knochennägeln (oder Bohrdraht). – **N.ausrottung**: ↑ N.extraktion (1). – **N.band (Mees*)**: ↑ Leukonychia striata.

Nagelbett: s. u. Nagel (1). – **N.entzündung**: ↑ Onychie. – **N.zeichen (Alföldi*)**: subunguale Hyperkeratose mit leistenart. Verdickung. (evtl. auch krallenförm. Ausziehung) des distal mit dem Nagelbett verwachsenen Nagels u. Atrophie der Fingerbeere als Trias bei Läsion peripherer Nervenstämme.

Nagelbrüchigkeit: Onychorrhexis, ↑ Onychoklasie.

Nagel|erweichung: *derm* s. u. N.extraktion. – **N.extension**: *chir* s. u. Extensionsnagel. – **N.extraktion**: **1)** *derm* N.ausrottung: op. Entfernung eines kranken Finger- oder Zehennagels unter Schonung der N.matrix; meist in Lokalanästhesie Unterminierung mit dem Lanzettmesser, mediane Spaltung der Platte u. Herausdrehen bd. Hälften mittels Kornzange; vgl. Nagelkeilexision. – Auch einfache Ablösung nach Erweichen mit Thioglykolat. – **2)** *chir* Entfernung eines Knochennagels.

Nagelfalz: s. u. Nagel (1). – **N.diagnose**: DD der Dermatomyositis vom Lupus erythematodes anhand einer lividen Verfärbung u. starken Druckschmerzhaftigkeit des Nagelfalzes. – **N.entzündung**: ↑ Paronychie. – **N.psoriasis**: schuppendes, unscharf begrenztes Erythem des Nagelwalls mit Rhagaden bei Psoriasis vulg. (evtl. als einziges Sympt.).

Nagel|fixation: *chir* ↑ Osteosynthese unter Verw. eines oder mehrerer Knochennägel; i. e. S. die ↑ Frakturnagelung. – **N.flechte**: unpräziser Begr. für ↑ Onychomykose, chron. Paronychie, N.falzpsoriasis. – **N.furche**: *derm* ↑ BEAU*-REIL* Furche.

Nagel|gleiten: *chir* spontane Lageänderung eines Knochennagels (Schenkelhals-, Marknagel) in situ infolge reakt. Osteolyse (Drucknekrose), bei unzureichender Nagelgröße etc.; evtl. mit **N.fraktur**. – **N.haut**: ↑ Perionyx. – **N.häutchen**: ↑ Eponychium. – **N.hypertrophie**: übermäß. Dicke, evtl. auch Länge (u. Krümmung: ↑ Onychogrypose) der N.platte, z. B. bei Pachyonychia-congenita, nach Trauma. – **N.inzision**: ↑ N.trepanation.

Nagel|(keil)exzision: *chir* lat.-streifenförm. bis halbseit. Entfernung eines Finger- oder Zehennagels (z. B. bei Paronychie, eingewachsenem Nagel) durch Längsspaltung, Herausdrehen mittels Kornzange (wie bei ∤ N.extraktion) u. anschließ. Keilexzision des N.bettabschnitts bis auf den Knochen (»EMMET* Op.«). – **N.körper**: *derm* die N.platte im Bereich des Hyponychium. – **N.kranzfraktur**: *chir* Endphalanxabsprengung im Bereich der Tuberositas unguicul. (bei Quetschverletzung).

Nagel|leiste: *anat* 1) ∤ Retinaculum unguis. – 2) ∤ Cristae matricis unguis. – **N.linie**: *klin* s. u. FEER*. – **N.matrix**: ∤ Matrix unguis, Nagel (1). – **N.mykose**: ∤ Onychomykose. – **N.osteomyelitis**: prim. oder sek. O. im Bereich eines Knochennagels; evtl. nur blande Fremdkörperreaktion.

Nagel|panaritium: ∤ Onychie, Paronychie, Panaritium subunguale. – **N.-Patella(mangel)-Syndrom**: Hypo- oder Aplasie der Finger- u. Zehennägel u. der Kniescheibe als Teilerscheinung des TURNER*-KIESER* Syndroms. – **N.platte**: *derm* s. u. Nagel (1). – **N.puls**: Kapillarpuls im Bereich des N.betts, sichtbar bei leichtem Druck auf den freien N.rand.

Nagel|randschnitt: seitl. Längsinzision des Finger- oder Zehenendgliedes parallel zum N.wall bei s.c. Panaritium; vgl. Fischmaulschnitt. – **N.spalte, -spaltung**: 1) ∤ Dystrophia unguium canaliformis. – 2) ∤ Onychoschisis. – 3) *chir* ∤ N.trepanation. – **N.stigma**: Leukonychie oder Bildung von Quer- oder Längsstreifen, -furchen, -leisten oder als Auswirkung eines auf die N.matrix regressiv wirkenden Faktors.

Nagel|tasche: ∤ Sinus unguis; s. a. Nagel (1). – **N.trepanation**: lochförm. oder längl. Finger- bzw. Zehennagelinzision zur Druckentlastung u. Dränage bei subungualem Hämatom oder Panaritium. – **N.trichophytie**: ∤ Onychomykose durch Trichophyton-, Microsporum- u. Dermatophyton-Arten.

Nagelung: *chir* ∤ Osteosynthese durch Knochennagel.

Nagel|verdickung: ∤ Pachyonychie. – **N.verdünnung**: Abplattung oder Eindellung (= Plat- bzw. Koilonychie) der erweichten N.platte, z. B. bei gastrointestinaler Störung, übermäß. Schweißbildung, nach Kontaktschädigung. – **N.verhornung**: s. u. Nagel (1).

Nagelwall: ∤ Vallum unguis; s. a. Nagel (1). – **N.entzündung**: Paronychie.

Nagelwurzel: ∤ Radix unguis; s. a. Nagel (1).

Nageotte* (JEAN N., 1866–1948, Anatom, Paris) **Armband**: zirkuläre, stachl. Formation um den Achsenzylinder markhaltiger Nerven in Höhe des RANVIER* Schnürrings. – **N.* Nervenwurzel, Stelle**: der präganglionäre Abschnitt der hint. Spinalnervenwurzel in dem Bereich des gemeinsamen Verlaufs mit der Radix ventr. (gemeinsame Durahülle) als vermeintl. Ausgangspunkt der Degeneration von Hinterwurzel u. -strang bei Tabes dors.; vgl. REDLICH*-OBERSTEINER* Zone. – **N.*-Babinski* Syndrom**: s. u. BABINSKI*.

Nageotte = Wilbouchewitch* Syndrom: ∤ Brachymyonie.

Nager*-De Reynier* Syndrom, Dysostosis mandibularis: (1948) unregelmäß.-dominant erbl. Fehlentwicklung des 1. Kiemenbogens, mit antimongoloider Lidachse, Hypoplasie des UK-Astes, Aplasie des Kiefergelenks, Ohrmuscheldysplasie; evtl. nur halbseitig.

Nagerpest: ∤ Tularämie.

Nagle* Test (JOHN MICHAEL N., geb. 1902, Arzt, Kalifornien): (1939) i.c. Äthylalkohol-Inj. zur Prüfung der Alkoholtoleranz (die etwa der Größe u. Intensität des örtl. Erythems entspricht).

Nagler* Reaktion (Bakteriologe, Sidney): 1) (1939) Nachweis einer Gasbrandinfektion durch Zugabe von Clostridium-perfringens-Toxin zum Probandenserum (Trübung durch Lezithinase-Aktivität); mit Antiserum spezifisch hemmbar. – 2) (1945) Clostridium-Identifizierung anhand der verschied. Aufhellung eines festen Eigelb-Nährbodens (Lezithinase-Wirkung; kann durch Staphylokokken simuliert werden).

Nahakkommodation: *physiol* ∤ Reflexakkommodation. – **Nahaufnahme**: *röntg* ∤ Kontaktaufnahme.

Nahbestrahlung: *röntg* Kleinraumbestrahlung mit dem CHAOUL* oder VAN DER PLAATS* Nahbestrahlungsgerät; s. a. Kontaktbestrahlung. – **Nahbrille**: *ophth* Brille zur Korrektur einer Hyper- bzw. Presbyopie.

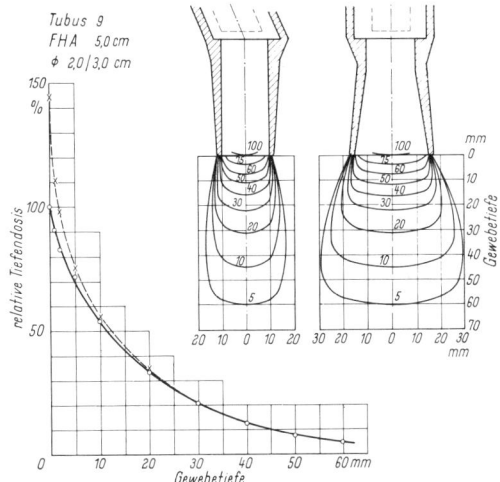

Isodosen u. Tiefendosen (--- = unter Mitmessung der weichen Tubusstreustrahlung) bei CHAOUL-**Nahbestrahlung** (Hohlanodenröhre) mit Tubus 9.

Naheinstellungsreaktion: *ophth* ∤ Konvergenzmiose.

Nah(lappen)plastik: *chir* Lappenplastik unter Verw. eines gestielten Kutis-Subkutis-Transplantats aus der Nachbarschaft (als Rotations-, Verschiebe-, Kriech-, Visierlappen).

Nahpotential: *kard* intrinsic ∤ Deflection. – **Nahpunkt**, Punctum proximum: *ophth* 1) N. der Akkomodation: der dem Auge nächstgelegene, bei max. Akkommodation eben noch scharf gesehene Punkt (bei Alterssichtigkeit augenferner; s. a. Tab.); Bestg. durch SCHEINER* Versuch oder mit Akkommodometer. – 2) N. der Konvergenz: Kreuzungspunkt der

Nahpunkt (Dioptriewerte) beim Normalsichtigen (nach DUANE)

8 Jahre	– 13,8 dptr	40 Jahre	– 5,8 dptr
16 Jahre	– 12,0 dptr	48 Jahre	– 2,5 dptr
24 Jahre	– 10,2 dptr	56 Jahre	– 1,25 dptr
32 Jahre	– 8,2 dptr	64 Jahre	– 1,1 dptr

Nahrungseinheit

Foveolarstrahlen bei max. Konvergenz. – **3)** N. der Fusion: die geringste Entfernung, bei der binokulares Einfachsehen erzielt werden kann.

Nahrungs|einheit Milch: *päd* ↑ NEM. – **N.energie**: ↑ Kalorienwert. – **N.mangel**: s. u. Mangel-, Unterernährung.

Nahrungsmittel: ↑ Lebensmittel. – **N.allergen**: zu spezif. AK-Bildung führende Substanz in Nahrungsmitteln, als Hapten oder als Voll-AG wirksam; bewirkt alimentäre ↑ Allergie.

Nahrungsreaktion, paradoxe: (FINKELSTEIN) *päd* bei Nahrungszulage anstelle des erwarteten Gewichtsanstiegs auftret. Gewichtssturz des atroph. Säuglings (Hypofermentie-Folge? ↑ Toleranzschwäche).

Nahrungsverweigerung: meist Sympt. einer psych. Erkr. (traur. u. ängstl. Verstimmung, Katatonie), aber auch bei hirnorgan. Erkr. mit Erlöschen des Nahrungstriebes (z. B. apallisches Syndrom).

Nahschußzeichen: *forens* characterist. Haut-Weichteilveränderungen bei absol. u. rel. Nahschuß (d. h. Waffe aufgesetzt bzw. 15–25 cm entfernt); bei ersterem am ↑ Einschuß strahl. Platzwunde, evtl. Stanzfigur u. taschenart. Schmauchhöhle (aber Hautoberfläche frei), Pulverrückstand nur im Schußkanal; bei letzterem kutane Pulvereinsprengung, Metallteile u. Brandspuren in der Umgebung.

Nahsehen: *ophth* das Sehen im übl. Arbeitsabstand von 30–40 cm; i. e. S. die Einstellung des Auges auf den Nahpunkt mit max. Akkommodation u. Konvergenz. – **Nahsinne**: die für die unmittelbar am Organismus angreifenden Reize zuständ. somat. u. viszerale Sensibilität u. der Geschmackssinn.

Naht: **1)** *anat* ↑ Sutura. – **2)** *chir* Vereinigung von Geweben oder Organteilen mit Hilfe von chir. ↑ Nadeln u. Nahtmaterial (Zwirn, Seiden-, Kunstfaserfäden, Draht, resorbierbar. Katgut), i. w. S. auch mit Klammern (↑ Wundklammer, s. a. Nähapparat), Pflaster, Wundkleber etc. (»unblut. N.«); bei ↑ Wundnaht zeitlich unterschieden als **prim. N.** (unmittelbar oder bald nach dem Trauma; als **primär verzögerte N.** mit Knüpfen der Fäden erst 12 Std. nach typ. Wundversorgung) u. als **sek. N.** (bei infizierter u. dehiszenter Wunde nach erfolgter Reinigung u. Granulationsbildung adaptierende N. zur Heilungsbeschleunigung u. Förderung der Narbenbildung; auch bei aufgeschobener ↑ Dringlichkeit). Spez. Techniken: ↑ Intrakutan-, Knopf-, Bäuschchen-, Flaschenzug-, Etagen-, Tabaksbeutel-, Situations-, Rückstich-, Matratzen- N.; ferner **adaptive N.** (lockeres, zugarmes Aneinanderheften der Schichten bzw. Ränder), **atraumat. N.** (läsionsarm, mit ↑ atraumat. Nadel; im Ggs. zur übl. **blut. N.** mit zusätzl. Gewebsverletzung durch Öhrüberragendes Nahtgut), **durchschlungene N.** (= **geschützte N.**; mit Durchziehen des ausgestochenen Fadens durch die noch nicht angezogene vorausgehende Schlinge; gute Blutstillung durch breitfläch. Druck), **evertierende N.** (mit Ausstülpung beider Schnittflächen; z. B. bei Gefäßnaht), **fortlaufende N.** (ohne zwischengeschaltete Knoten [vgl. aber Interimsknoten] mit einem einz. Faden über ganze Wundlänge, mit abwechselndem Ein- u. Ausstechen; z. B. Handschuh[macher]-, Kürschnernaht), **geraffte N.** (mit rel. größeren Abständen der Einzelnähte auf der längeren Wundseite), **gesicherte N.** (mit zugentlastender, einer Dehiszenz entgegenwirkender N.sicherung durch Fadenführung über Gummischlauch oder zusätzl. Fasziendoppelung, als Plättchen-Bäuschchen-N.), **invertierende N.** (mit Wundrandeinstülpung, z. B. ↑ LEMBERT*, SCHMIEDEN* N.), ↑ **lebende N.**, **para-** oder **perineurale N.** (adaptierende Seidenknopfnähte an Nervenenden; Nahtführung durch das Perineurium ext. bzw. – mikrochirurgisch – internum = perineurale faszikuläre N.), **präpatellare N.** (fragmentadaptierende Drahtnähte), **seroseröse N.** (dir. Vereinigung der Serosaanteile, z. B. ↑ LEMBERT* N.), **überwendl. N.** (fortlaufende N. mit Einstich stets an derselben Wundlefze u. seitlich versetztem Ausstich an der kontralat.), **umschlungene N.** (bei der der Faden um die freien Enden einer die Wundränder transfixierenden Nadel geschlungen wird), **versenkte** oder **verlorene N.** (in der Tiefe eines Organs zur Hohlraumvermeidung; zusätzl. N. der Oberfläche).

Nahtaneurysma: pulsierendes Hämatom nach – meist infektionsbedingter – Ruptur einer Arteriennaht; als »Anastomosenaneurysma« nach Prothesenausriß aus degenerierter Arterienwand.

Nahtdehiszenz: Auseinanderweichen nahtvereinigter Wundränder infolge Aufgehens der Naht; v. a. bei Wundheilungsstörung infolge Albuminmangels, Wundinfektion, Antikoagulantien-Medikation, ungenügender Ruhigstellung; nach Laparotomie häufig mit resultierendem Platzbauch (Eventration mit Hautbedeckung oder frei = subkutane bzw. totale N.). – vgl. Nahtinsuffizienz.

Naht|granulom: Fremdkörpergranulom um Reste von – v. a. nichtresorbierbaren – N.fäden. – **N.insuffizienz**: postop., zu Fistelbildung führende Undichtigkeit einer Anastomosennaht infolge nahttechn. Mängel oder sek. durch Andauung, Druckschädigung etc. – **N.knochen**: *anat* ↑ Ossa suturarum.

Naht|material: *chir* s. u. Naht, Drahtnaht, Katgut, Seide, Zwirn (Tab.). – **N.resektion**: Resektion einer prämatur verknöcherten Schädelnaht (↑ N.synostose) zur Dekompression bei Kraniostenose; evtl. mit Rezidiv-verhindernder Interposition alloplast. Materials.

Naht|sicherung: *chir* s. u. gesicherte ↑ Naht. – **N.sprengung**: **1)** *path* Auseinanderweichen der Schädelknochen an einer – noch nicht verknöcherten – Sutur infolge intrakranieller Druckerhöhung (Hydrozephalus, Durchschuß). – **2)** *chir* ↑ N.dehiszenz. – **N.star**: *ophth* ↑ Cataracta suturalis.

Nahtsynostose, -verknöcherung, -verschluß: *anat* knöcherne Obliteration der Schädelnähte; bei ♂ Europiden normal im 3. Ljz., bei ♀ erheblich später beginnend; oft inkomplett (Abschluß variabel, z. B. bei Pfeil-, Kranz- u. Lambdanaht erst im 3.–5. Ljz.). – **vorzeit.** oder **prämature N.**: ↑ Kraniostenose.

Nahtwich: (E. SEIFERT) *chir* ↑ Nahtdehiszenz.

Nairobi-(Schaf-)Krankheit: (DAUBNEY 1938) in Ostafrika von Zecken übertragene akute hämorrhag. Gastroenteritis u. Nephritis der Schafe (u. Ziegen) durch ein unklassifiziertes ARBO-Virus B. Selten auch beim Menschen (Kopf-, Muskelschmerzen, Fieber).

Najjar* Syndrom: **1)** ↑ CRIGLER* Sy. – **2)** ANDERSEN* Sy. (II), ↑ Amylopektinose.

Nakalange: in Ostafrika endem. Zwergwuchs mit geist. Retardierung, Kachexie, Muskelhypoplasie,

Gelenk- u. Skelettmißbildungen; häufig mit Onchozerkose kombin. (Zusammenhang aber nicht erkennbar).

Nakamura* Medium: proteinfreies Medium zur Massenzüchtung von Hämoflagellaten (Trypanosoma cruzi, Leishmania); zur Herstg. fremdproteinfreier AG für Serodiagnostik.

Nakayama* (KOMEI N., Chirurg, Chiba/Japan) **Gefäßnaht**: (1962) apparative (Tantalringe, Flanschvernietung), evertierende, termino-terminale Anastomosennaht kleiner Gefäße, z. B. beim CIMINO* Shunt. – **N.* Methode**: (1955) Ersatzmagenbildung durch Interposition eines U-förmig gefalteten Jejunumsegmentes, wobei der kürzere li. Schenkel termino-lat. in den re. »Passageschenkel« eingepflanzt wird.

Nalanane: Trypanosomiasis in Ostafrika.

Nalidixinsäure WHO, Acidum nalidixicum: *pharm* 1-Äthyl-7-methyl-1,8-naphthiridin-4-on-3-karbonsäure; Chemotherapeutikum (gegen gramnegative Baktn.).

Nalorphin(um) WHO: N-Allylnormorphin; Antagonist des Morphins u. morphinähnl. Wirkstoffe (auch Kodein); hebt v. a. Atemdepression auf; ruft bei Euphomanie typ. Entzugserscheinungen hervor (sog. Nalline-Test; mit 5 mg).

Namenszwang: *psych ↑* Onomatomanie.

Nanacatl, Amanita muscaria var. mexicana: Muskarin u. »Pilzatropin« enthaltender Fliegenpilz [Agaricaceae]; Verw. als Rauschmittel (in größeren Dosen toxisch).

Nanavutty* Methode: fraktion. jodometr. Nachweis aller 3 Ketonkörper als Azeton.

Nandrolonum WHO: 19-Nortestosteron; Anabolikum (Anw. als N.dekanoat, -hexyloxyphenylpropionat, -phenylpropionat).

Nanismus: *↑* Zwergwuchs; s. a. Nanosomia.

Naniviren: *↑* Picorna-Viren.

Nannizzia: *mykol* Gattungsname für perfekte Stadien von Microsporum-Arten.

Nano...: Wortteil »Zwerg«, z. B. **N.kormie** (rel. Kleinheit des Rumpfes), **N.melie** (*↑* Mikromelie), **N.zephalie** (*↑* Mikrozephalie). – *physik* Einheiten-Präfix i. S. von 10^{-9} (Kurzzeichen: n).

Nanophyses, -phyetus: *helminth ↑* Troglotrema.

Nanosomie: *↑* Zwergwuchs; z. B. **Nanosomia pituitaria** (ERDHEIM; hypophysärer *↑* Infantilismus), **N. exostotica** (bei multiplen kartilaginären Exostosen).

Nanta*-Gadrat* Krankheit: kutane Form des eosinophilen Granuloms. – **N.*-Gandy* Krankh.**: *↑* GAMNA* Splenomegalie.

Nanukayami: *↑* Japanisches Siebentagefieber.

Nanus, nanus: (lat.) Zwerg bzw. zwerghaft.

NAP: *neurol ↑* Nervenaustrittspunkt.

NAPA(P): N-Azetyl-p-aminophenol; starkes Analgetikum (*↑* Paracetamolum).

Napex: *anat* der Kopfhautbezirk dicht unterhalb der Protuberantia occip. ext.

Napf|gesichtsnase: aus dem leicht konkaven Mittelgesicht nur mit der Spitze herausragende Sattelnase

mit eingesunkener Basis (u. zerstörtem Skelett). – **N.kucheniris**, Iris bombans s. bombata: Protrusion der Iris infolge Sekundärglaukoms nach Iritis (mit Seclusio pupillae u. Verschluß des Kammerwinkels).

Naphazolinum WHO: 2-(1-Naphthylmethyl)-2-imidazolin; Sympathikomimetikum, Schleimhaut-abschwellend.

Naphthalin

Naphthalin(um), Naftalin: $C_{10}H_8$ (*↑* Formel), vork. in Erdöl u. Steinkohlenteer. Anw. *vet* als äußerl. Antiseptikum, Antiskabiosum, Antiparasitikum, *techn* als Lösungs-, Konservierungs-, Mottenmittel; Ausgangsstoff für zahlreiche Derivate (»**Naphthaline**«); unter den **chlorierten N.** = Chlornaphthalinen z. B. das keratogene *↑* Perchlornaphthalin = Perna; durch **hydrierte N.** – als Terpentinersatz – Gefahr von Ekzem, Katarakt; s. a. Naphthole, Naphthylamin. – *toxik* (MAK 50 mg/m³ = 10 ppm) Aufnahme perkutan, inhalativ (lokal reizend) oder peroral (Hämolyse mit Anämie, HEINZ* Innenkörpern), Hämoglobinurie, evtl. Ikterus, Leberschädigung, Katarakt, Hornhautschädigung; entschädigungspflicht. BK); Gegenmittel: Apomorphin i.m., salin. Abführmittel, evtl. Bluttransfusion.

β-Naphthalinsulfonsäure: Reagens auf Eiweiß (z. B. RIEGLER* Reagens als 5 %ige wäßr. Lsg.) u. Alkaloide.

Naphthochinon: Chinon des Naphthalins (3 Formen); Anw. des 1,4-N. als Mykotikum, 1,2-N. (= β-N.) als Reagens auf Resorzin; Mitosegifte. – **β-N.-4-sulfonsäure**: Papierchromatographie-Reagens (Na-Salz) auf Aminosäuren.

Naphthole: Hydroxyderivate des Naphthalins (u. seiner Derivate) mit 1–2 OH-Gruppen; *toxik* lokal reizend, leicht hautresorbierbar (Wirkung wie Phenol; s. a. Naphtholismus). **α-Naphthol** (1-Hydroxynaphthalin) verwendet als Antoxidans, Reagens (z. B. M-Nadi-Oxidase-Reaktion zum histochem. Oxidase-Nachweis in Leuko, für KH-Nachweis), **β-N.** (Iso-N., Naphthalol: 2-Hydroxynaphthalin) äußerlich bei Haut-Krkhtn. (Psoriasis, Ekzem) u. Parasitenbefall (Krätze), als Reagens auf Nitrite u. Aldehyde (DENIGÈS* Reagens), *vet* als Anthelminthikum u. Antidiarrhoikum.

Naphtholgrün B: komplexes Fe(III)-Salz der 1-Nitroso-2-naphthol-6-sulfonsäure; komplexometr. Indikator, Mikroskopie- u. Lebensmittelfarbstoff.

Naphtholismus: Vergiftung durch exzessive oder langzeit. therap. Anw. von β-Naphthol: Bauchschmerzen, Schwindel, Übelkeit, Erbrechen, Albumin-, Hämat-, Oligurie, Blutdruck- u. Temp.abfall, charakterist. Schwarzfärbung des abgestandenen Urins.

Naphtholophilie: *↑* Naphthophilie.

Naphtholorange: α-Naphthol-azobenzol-sulfon-säure-(4); **α-N.** (= Orange I oder B = Tropäolin 000 Nr. 1) Indikator (pH 7,6–8,9 = gelbbraun/kirschrot) u. Farbstoff; **β-N.** = Mandarin G extra.

α-Naphtholphthalein: 3,3-Bis-(4-Hydroxynaphthyl-1)-phthalid; Indikator als 1‰ige Lsg. in 70%igem Äthanol Indikator (pH 7,3–8,7 = bräunl./blaugrün/blau).

Naphtholrot

Naphthol|rot S: ↗ Azorubin S. – **N.schwarz**, Brillantschwarz B: ein Disazofarbstoff (in Wasser violett); Redox-Indikator, Enzymhemmstoff. – **N.violett**: β-Naphthol-1-azo-p-nitrobenzol-3,6-disulfonsaures Natrium; als 0,04%ig. wäßrige Lsg. Indikator (pH 9,7–11,3 = orangegelb/violett).

Naphthomanie: ↗ Benzinismus.

Naphthophilie: zytol das best. Zellstrukturen eigene Bindungsvermögen für α-Naphthol nach Vorbehandlung mit Formolextrakt aus best. Schneckenarten (»Aldamin« n. LOELE).

Naphthyl-: das einwert. Naphthalin-Radikal $C_{10}H_7$-. – **N.amin**: Aminonaphthalin; techn. Chemikalie, als α- oder 1-Am. auch Reagens auf Nitrite. Hautresorbierbare Kanzerogene (Harnblase, Niere, Pankreas). – **N.isozyanat**: Reagens auf Aminosäuren (NEUBERG* Reagens) u. aliphat. Alkohole. – **β-N. orange**: der Farbstoff Tropäolin 000 Nr. 2. – **α-N.thioharnstoff, Thiural**: stark tox. Rodentizid (MAK 0,3 mg/m^3).

Napier* Test: ↗ Aldehydtest.

napiform: rübenförmig.

Napkin-Psoriasis: (engl. = Windel) mit psoriasiformen oder fett. Schuppenkrusten bedeckte, z. T. nässende Hautfalteneryhteme (evtl. mikrobiell superinfiziert) des Säuglings als Sonderform des seborroischen Ekzems.

Naples-Phlebotomus-Fever: das v. a. in Süditalien (Neapel, Sizilien) endem., durch ARBO-Viren (Icoaraci-, Sandfly-Naples-, Sandfly-Sicilian-Virus) hervorgerufene, z. T. durch Phlebotomus übertragene ↗ Pappataci-Fieber.

Naproxen WHO: (+)-6-Methoxy-α-methyl-2-naphthalinessigsäure; Antirheumatikum, Analgetikum.

Narangomycin: (1964) Antibiotikum aus Streptomyces lavendali-griseus; wirksam gegen grampos. Baktn., Hefen, Protozoen, Sarcoma 180 u. das Karzinom 755.

Narath* (ALBERT N., 1864–1924, Chirurg, Heidelberg) **Hernie**: atyp., retrovaskuläre Femoralhernie mit Bruchsack in der Lacuna vasorum. – Für Bruchpfortenverschluß von N. spez. Nadel mit scharf gebogener Spitze angegeben. – **N.* Operation**: Omentopexie am s.c. Bauchwandfettgewebe zur Schaffung eines Kollateralkreislaufs bei Pfortaderobliteration.

Narath* Symptom (PETER A. N., Urologe, New York): (1951) bei retrograder Pyelographie am Stehenden (Katheter bis Uretermitte) KM-Unterschichtung im Nierenhohlsystem als Hinweis auf dessen ausgeprägte Hypotonie (verlangsamte dynam. Abläufe). – vgl. Psoasrandzeichen.

Narbe: path ↗ Cicatrix (s. a. Wundheilung). – Als **rheumat. N.** das ↗ Rheumaknötchen.

Narben|adhäsion: breitfläch. oder strangförm. Adhäsionen durch N.gewebe nach Entzündung oder Verletzung. – **N.aneurysma**: echtes oder falsches A. im Bereich einer Gefäß- oder Herzwandnarbe (z. B. nach Infarkt). – **N.atresie**: Lumenverschluß durch obturierende Narben oder äuß. Stränge.

Narben|bruch, -hernie: v. a. Bauchwandhernie im Bereich einer (noch) nachgieb. (Op.-)Narbe, bewirkt durch Husten, Singultus, Meteorismus, körperl. Anstrengung etc.; s. a. Gitterbruch. Ther.: N.exzision, Hernioplastik mit Rekonstruktion der Wandschichten, u. U. Verstärkung durch Faszienduplikatur, Aufsteppen von autoplast. oder heteroplast. Material. – **N.bulbus**: röntg durch narb. Abheilung eines oder mehrerer Ulzera deformierter Bulbus duodeni; z. B. »Sanduhr-«, »Schmetterlings-«, »Kleeblattform«.

Narben|ektropium: ophth E. infolge narb. (traumat. oder senil-atroph.) Lidhautverkürzung; am Unterlid mit Eversion der Tränenpünktchen u. Epiphora. – **N.emphysem**: Lungenemphysem in der Nachbarschaft indurativ-schrumpfender (z. B. tbk.) Prozesse. – **N.entropium**: ophth ↗ Entropium cicatriceum. – **N.epilepsie**: auf – postapoplekt. – Hirnnarben zurückgeführte Rinden- oder psychomotor. Anfälle.

Narben|fistel: äuß. F. im Bereich einer – postop. – Narbe (meist infolge tiefliegenden Fremdkörpers, z. B. als Fadenfistel). – **N.geschwür, -ulkus**: derm Ulzeration einer keloidart. N.platte oder einer flügelfellartig ausgespannten hypotrophen Narbe.

Narben|hyperpathie: Überempfindlichkeit einer – meist postop. – Narbe; passager im Frühstadium der Vernarbung, permanent, evtl. progredient als Sympt. einer prim. örtl. Nervenalteration (z. B. Dauerirritation durch Naht, N.neurom etc.); s. a. Kausalgie. – **N.hypertrophie**: auf die eigentl. Narbe beschränkte (vgl. N.keloid), evtl. spontan rückbildungsfäh. bindegeweb. Hypertrophie (»Wulstnarbe«); nach Exzision kein Rezidiv.

Narben|karzinom: Malignom im Bereich einer Narbe, v. a. bei mit Komplikationen heilenden oder einer Dauerirritation ausgesetzten Wunden (↗ Fehlregenerat, Metaplasie); s. a. Lupuskrebs, Fistel-, Kavernenkarzinom. – **N.keloid**, falsches oder ALIBERT* K.: über das eigentl. Wund- bzw. Narbengebiet hinausgreifende derbe, platten-, wulst- oder höckerförm., blaßrosa- bis alabasterfarbene Bindegewebswucherungen mit glatter Oberfläche; häufig bei konstitutioneller Disposition. – **N.kontraktur**: Gelenkkontraktur infolge N.schrumpfung an Haut, Sehnen, Bändern, Gelenkkapsel. – **N.korrektur**: ↗ Narbenplastik.

Narbenleber: (KALK) postnekrot. ↗ Leberzirrhose.

Narbenneurom: Neurom eines Nervenendes im Narbenbereich, v. a. nach Gliedmaßenamputation.

Narbenniere: Schrumpfniere auf entzündl. oder traumat. Basis oder nach wiederholten partiellen Infarkten (= embol. N.; mit tiefen Einziehungen, Verkalkungen, meist nur vorübergehender Funktionseinschränkung). – Als **partiell-hypogenet. N.** Folge einer frühkindl. Infektion bei doppeltem Nierenbecken, mit uniureteraler Striktur, partieller Hydronephrose u. Symptn. der Pyelonephritis (einschl. renaler Hypertonie); Ther.: Heminephrektomie.

Narben|plastik: op. N.korrektur aus kosmet. oder funktionellen Gründen (z. B. bei Narbenhypertrophie, -bruch, -kontraktur). Bei Hautnarbe z. B. Exzision u., falls nötig (v. a. bei Beteiligung tiefer Gewebe bzw. großem Defekt), Defektdeckung durch freie oder gestielte Hautlappen, auch als Z-Plastik. – **N.pterygium**: ↗ Pseudopterygium.

Narben|schrumpfung: Retraktion des kollagenen Bindegewebes u. Flüssigkeitsverlust mit resultierendem Volumenverlust der Narbe; bewirkt ↗ N.zug, u. U. Einziehung etc. – **N.skoliose**: WS-Skoliose durch asymmetr. N.zug; v. a. an BWS (nach Haut-Weichteilverbrennung, Pleuraempyem, Lungen-Tbk,

Thorakotomie etc.), meist mit Konkavität zur erkrankten Seite (bes. stark ausgeprägt bei infantiler bzw. juveniler Genese). – **N.stadium:** Endstadium der Wundheilung bzw. des reparativen Prozesses nach Gewebsuntergang (z. B. Herzinfarkt) ohne Restitutio ad integrum. – **N.staphylom:** *ophth* Vorwölbung einer flächenhaften Kornea- oder Skleranarbe infolge des intraokularen Drucks. – **N.stenose:** Hohlorgano- oder Ostiumeinengung infolge N.schrumpfung; als **N.striktur** z. B. am Ösophagus nach Verätzung, an der Harnröhre postgonorrhoisch.

Narben|tetanus: T. infolge – meist traumat. – Mobilisierung in einer Narbe abgeschlossener Erreger. – **N.trachom:** Endstadium des Tr. mit narb. Schrumpfung der Tarsalplatten (bes. Oberlid) u. resultierendem Entropium u. Trichiasis. – **N.zug:** fibröse Fixierung (↑ N.adhäsion) u. Verziehung benachbarter Gewebe oder Organe durch N.schrumpfung; evtl. mit konsekut. Funktionsstörung betroffener Gefäße, Nerven, Muskeln, Sehnen u. Gelenke (↑ N.kontraktur, -skoliose).

Narcoma: komatöser Zustand als Narkotika-Effekt.

Narcose à la reine, N. à la princesse: *geburtsh* Allg.-betäubung der Kreißenden zur Minderung der Wehenschmerzen; angew. erstmals 1853 bei der engl. Königin Victoria mit Chloroform (heutzutage mit Äther, Vinydan).

Narcotinum: ↑ Noscapinum.

Nares *PNA:* die vom Nasenflügel u. -septum begrenzten Nasenlöcher.

Naringin: (Sanskrit »naringi« = Orange) bes. in der Grapefruit (Citrus decumana) enthaltener glykosid. Bitterstoff (Naringenin-5-rhamnoglukosid); Bittermittel für Getränke, pharmazeut. Spezialitäten.

Narko...: Wortteil »Lähmung«, »Narkose«, »Narkotikum«; z. B. in **N.analgetika** (↑ Morphinersatzmittel).

Narko|(ana)lyse: (J. S. HORSLEY 1936) psychotherap. bzw. psychiatr. Exploration (»N.diagnose«) in Halbnarkose (Zustand zwischen Wachsein u. Schlaf) nach Anw. eines ultrakurzwirkenden Barbiturats. Bedarf der Einwilligung des Pat.; eruierte Tatbestände vor Gericht nicht verwendbar. Meist in Verbindung mit weiteren psychotherap. Maßnahmen i. S. der Integration des bewußtgemachten Erlebnismaterials (»N.therapie«).

Narkobiose: allg. Absinken der Zellaktivitäten.

Narko|hypnie: die beim Erwachen empfundene allg. Steifheit. – **N.hypnose:** ↑ Narkotherapie i. S. einer Suggestionsbehandlung als psychotherap. Hilfsmethode.

Narkoidhypnose: bes. tiefer hypnot. Schlaf.

Narko|katharsis: *psychother* Anw. der ↑ kathart. Methode unter Schlafmitteleinwirkung. – **N.lepsie:** (WILLIS 1672, GÉLINEAU 1881) in Kindheit oder Pubertät beginnende genuine (idiopath.; mit Androtropie), seltener symptomat. Krankh. (z. B. bei oder nach Enzephalitis, Hirntrauma, -tumor, ventrikelnaher Enzephalomyelitis disseminata) mit anfallsweisem, unüberwindl. Schlafzwang am Tage (1–30 Min.), affektivem Tonusverlust der Muskulatur, ↑ Wachanfällen u. kurzen, lebhaften hypnagogen Halluzinationen. Wahrsch. auf Dysfunktion des retikulären Systems im Zwischenhirn basierend; elektrophysiologisch normales oder desynchronisiertes Schlafbild.

Narko|logie: ↑ Anästhesiologie. – **N.manie:** ↑ Drogenabhängigkeit von Schlaf-, Beruhigungsmitteln, Ataraktika.

Narko|phage: gewohnheitsmäßig Schlaf- u. Beruhigungsmittel einnehmende Person. – **N.phobie:** »Narkosefurcht«; Affektzustand mit inn. Abwehreinstellung gegen die vermeintlich das Leben bedrohende Narkose (u. Op.); u. a. begründet in der Kenntnis von tödlichen Narkosezwischenfällen. – **N.-Psychoanalyse:** Psychoanalyse mit Heranziehung der in ↑ N.analyse explorierten u. bewußtgemachten Vorgänge; im wesentl. auf aktuelle Konflikte u. Traumen eingeschränkt.

Narkose, Allg.anästhesie: temporäre, völlig reversible Funktionshemmung des ZNS (an höheren, phylogenetisch jüngeren Hirnteilen zuerst einsetzend) zur Herbeiführung einer Bewußt- u. Schmerzlosigkeit für op. Eingriffe; verbunden mit Ausschaltung der willkürl., graduell (je nach Tiefe) auch der reflektor. Muskeltätigkeit, Abnahme des Muskeltonus, Dämpfung von Atmung u. Kreislauf (↑ N.phasen); Tiefe feststellbar anhand charakterist. Sympte. (↑ Narkosestadien). Unterschieden nach Applikationsart (»N.methode«) als ↑ Inhalations- (= **pulmonale N.**), Injektions-, Infusions-, Rektal-N., nach techn. Durchführung als ↑ Apparat- (s. a. N.apparat, N.system), Masken-, Tropf-, Intubations-N. (im allg. endotracheal), nach Narkotikum als ↑ Äther-, Lachgas-, Chloroform-, Halothan-, Zyklopropan-, Barbiturat- (auch als ↑ Basis-N.), Kombinations-N.; als bes. Formen die **potenzierte N.** (Kombin. mit pharmakol. ↑ Hibernation; zwar Einsparung an Narkotikum, aber ausgeprägte Ganglioplegie u. lebensgefährl. Ausschaltung vitaler Regulationen), *geburtsh* die ↑ Narcose à la reine u. die **synerget. N.** (GWATHMEY 1924; Kombin. von Narkotika u. Wehenmitteln; Gefahr kindl. Asphyxie); s. a. Elektronarkose.

Narkose|äther: ↑ Aether pro narcosi. – **N.angst:** ↑ Narkophobie. – **N.apparat:** Aggregat zur Durchführung einer Allg.narkose, bestehend aus Frischgaszuleitung (O_2 u. N_2O, aus Gasflaschen oder zentraler Versorgungsanlage), ↑ Flowmeter, Verdampfer, CO_2-Absorber, Überdruck-, Ein- u. Ausatem-, Druckreduzier-, Regulierventil (für Kindernarkose spez. Modelle n. DIGBY LEIGH, STEPHEN-SLATER, RUBEN), Finimeter, Atembeutel bzw. Beatmungseinheit (elektrisch oder pneumatisch betrieben, für automat. Beatmung u. Narkotikumzufuhr), Verbindungsschläuchen einschl. Kopplungsgliedern (»Konnektoren«); s. a. Narkosesystem. – **N.arzt:** ↑ Facharzt für Anästhesie.

Narkosebreite: Spanne zwischen der zur Vollnarkose nöt. u. der zum Tode führenden Dosis eines Narkotikums; abhängig von Anflutungszeit, Konz. u. Elimination (Abbau, Ausscheidung, Entgiftung). Trotz individueller Unterschiede im allg. bei Äther groß, bei Chloräthyl, Halothan u. Chloroform gering. – **N.-Koeffizient:** Quotient aus letaler Grenzdosis u. min. narkot. Dosis eines Narkosemittels. Hoher Wert bei ungefährl. Mitteln.

Narkosebronchographie: B. in Intubationsnarkose; ermöglicht selektives Vorgehen.

Narkose|führung: die eng an die ↑ N.überwachung gebundenen, protokollierungspflicht. (↑ N.protokoll)

Narkosegas

Maßnahmen des Anästhesisten während der Narkose: Steuerung der Narkotikazufuhr, Verabfolgung von Adjuvantien, fortlauf. Kontrolle der Vitalfunktionen, Überwachung der Apparaturen.

Narkose|gas: das »N.gemisch« aus Luft oder O_2 (als Vehikel) u. narkotisch od. analgetisch wirkenden Gasen oder Dämpfen; i. e. S. das gasförm. ↑ Inhalationsnarkotikum.

Narkose|geburt: Geburt mit künstl. Anästhesie während der Austreibungsperiode (↑ Narcose à la reine). – **N.handgriff**: ↑ ESMARCH*-HEIBERG* Handgriff. – **N.-Hyperthermie-Syndrom**: die progress. ↑ Hyperpyrexie.

Narkose|keil: ↑ Beißblock. – **N.komplikation**: ↑ N.-schaden, -zwischenfall. – **N.konvulsionen**: Krämpfe bei Kindern während der Narkose, bedingt v. a. durch Hyperthermie, Dehydratation, Hypoxie, Hyperkapnie, hohe Außentemp.

Narkose|lähmung: 1) mechan. Parese peripherer motor. Nerven bei unsachgemäßer Lagerung des Narkotisierten. – 2) die Narkotika-bedingte Relaxierung. – **N.maschine**: ↑ N.apparat. – **N.maske**: Atemmaske für Inhalationsnarkose; für Tropfnarkose z. B. nach ↑ ESMARCH, SCHIMMELBUSCH, für Apparatnarkose als Gummi- oder Kunststoffmaske mit elast. Abdichtungsrand u. eingearbeitetem Anschlußstück.

Narkose|nachsorge: postop. (im allg. mit der Extubation beginnende) Betreuung u. Überwachung des Pat., v. a. in Hinblick auf Herz-Kreislauf, Lungen- u. Nierenfunktion; ggf. Ther. von **N.nachwirkungen** wie Atemdepression, große Müdigkeit, Antriebslosigkeit, Brechreiz, Übelkeit, (Post-Sukzinylocholin-) Muskelkater.

Narkose|phasen: die bzgl. ZNS-Wirksamkeit differenten (↑ N.stadien), bei übl. N.verlauf in der Abfolge typ. Phasen, abhängig von der wirksamen N.mittel-Konz. im ZNS, die ständig unter dem Einfluß des »angestrebten« Gleichgewichtszustandes in der Verteilung auf die wäßr. u. die fette Phase der Körpergewebe steht, der seinerseits durch differentes Speichervermögen u. Abbau- u. Eliminationsprozesse beeinflußt wird. Als Anflutungsphase diejen. bis zum Erreichen der krit. Konz. u. damit der Vollnarkose (»III/1« n. GUEDEL); als statische oder Unterhaltungsphase die mit gleichmäß. Konz. (Zu- u. Abfluß weitgehend konstant); als Abflutungsphase die nach Unterschreiten der vollwirksamen Konz. durch Überwiegen des Abströmens in die wäßr. u. – langsamer – in die fett. Phase der Körpergewebe (mit Erwachen) bis zum völl. Abbau bzw. Elimination (mit Nachschlaf; = prim. bzw. sek. bzw. tert. Abflutungsphase).

Narkoseprotokoll: während der Narkose vom Anästhesisten gefertigte Aufzeichnung der biol. Meßdaten u. aller Narkosemaßnahmen.

Narkoserisiko: das der Narkose anhaftende, vom Allg.zustand des Pat. sowie Art u. Umfang der Op. beeinflußte Risiko. Gruppen gem. American Society of Anesthesiologists: I) keine od nur lokalisierte organ. Erkr., ohne Störung des AZ; II) leichte bis mäß. Störung des AZ; III) schwere Störung des AZ (z. B. Herzinsuffizienz, schweres Emphysem); IV) schwerste, bereits per se lebensbedrohl. Störung des AZ (z. B. Herzdekompensation, Ileus; V, VI) dringender Notfall, sonst aber Gruppe I bzw. III oder IV; VII) bereits vor Op. moribund.

Narkose|schaden: durch ↑ N.zwischenfall bedingte oder als Folge der Narkose (Narkotikum) auftret. organ. u./oder funktionelle Störung, z. B. passageres hepatorenales Syndrom, Leberschädigung, O_2-Mangelschaden des Gehirns. – **N.schock**: gefährl. Versagenszustände von Herz-Kreislauf u./oder Atmung (bzw. Beatmung) während der Narkose; z. B. infolge Dosierungsfehlers, unzureichenden Blut- bzw. Flüssigkeitsersatzes, Verlegung der Atemwege, Beatmungsfehler etc.

Narkose|stadien: die für die N.leitung u. -beurteilung wicht., von der jeweil. ↑ N.phase abhäng., anhand typ. ↑ N.zeichen beurteilbaren Stadien der N.tiefe; z. B. n. GUEDEL (ursprüngl. für Äther-Narkose): I) analget. Stadium (Erhöhung der Schmerzschwelle u. Bewußtseinstrübung; für kleine Kurzeingriffe geeignet); II) Exzitations-St. (Bewußtseinsverlust; Steigerung der allg. nervösen Erregbarkeit); III) Toleranz-St. (»chir. Narkose«, mit 4 Unterstadien, von denen III/4 bereits zu IV überleitet), IV) Asphyxie-St. (Gefahr von Herzstillstand); s. a. Abb. »Anästhesie«.

Stadien		Bewußtsein	Atmung		Augenbewegungen	Pupillenweite	Verlauf der Reflexe								Muskelspannung		
	Stufen		diaphragmal	thorakal			Lid	Konjunktiva	Kornea	Husten	Sekretion	Licht	Schlucken	Erbrechen	Skelett	Abdomen	glatte M.
I Analgesie	1					⊙											
	2																
	3																
II Exzitation					++++	⊙											
III Toleranz	1				+++	⊙											
	2					⦿											
	3					●											
	4					●											
IV Asphyxie						●											

Narkosesystem: die die Strömungsrichtung u. Trennung von Inspirations- u. Exspirationsluft regulierende differente Ventilkombination des Narkoseapparates; als a) »**geschlossenes N.**« das mit dem Pat. über Endotrachealkatheter verbundene Kreissystem, wobei die ges. Exspirationsluft nach CO_2-Absorption u. quant. Ersatz des verbrauchten O_2 u. Narkotikums rückgeatmet wird (»Rückatmungs-Narkose«); b) »**halbgeschlossenes N.**« ein Kreissystem mit das AMV des Pat. übersteigender Frischgaszufuhr u. Rückatmung nur eines Teils der Exspirationsluft, während das überschüss., mit Exspirationsluft vermischte Narkosegas über ein Abgasventil entweicht; c) »**halboffenes N.**«: mit Kombination von Narkosegasreservoir u. Nichtrückatmungsventil, so daß Inspiration nur aus dem Reservoir, Exspiration in die freie Atmosphäre erfolgt (»Nichtrückatmungs-N.«). Ferner »**offenes N.**«, bei dem die atmosphär. Luft Vehikel des Inhalationsnarkotikums ist.

Narkose|theorien: die Hypothesen u. Theorien der Narkotika-Wirkung am ZNS: ↑ Adsorptions-, Lipoid-, Oxidations-, Polaritätstheorie. – **N.toleranz**: die individuell verschied. Verträglichkeit von N.mitteln als wesentl. Faktor des ↑ N.risikos. – **N.tubus**: ↑ Endotracheal-, GUEDEL*, MAYO* Tubus.

Narkose|überwachung: Beobachtung der Vitalfunktionen im Rahmen der N.leitung. – **N.zeichen**: die

für best. ↑ N.stadien u. -situationen typ. Haut-, Kreislauf-, Muskulatur-, Augen- u. Atmungs-Sympte. (↑ Abb.); am wertvollsten für die N.führung das Verhalten von Atmung, Puls u. Blutdruck. –
N.zwischenfall: während der Narkose (einschl. Einleitung u. Beendigung) eintret. u. durch sie bedingte Komplikation (als Max. der Exitus in tabula); Haupturs.: unerkannte oder nicht genügend berücksichtigte präop. Erkrn. u. Störungen, fehlerhafte Narkotika- u. Relaxantien-Anw. (Überdosierung), apparative Mängel; s. a. N.schaden.

Narkosomanie: suchtart. Verlangen nach Narkose als Form des ↑ Münchhausen-Syndroms.

Narko|synthese: N.therapie als Notfall-Psychother. unter Extrembedingungen. – **N.therapie**: **1)** alle Formen von Psychother. unter Drogenmedikation (i. e. S. Barbiturate) zur Erleichterung von Exploration u. Suggestion im durch langsame i.v. Inj. erzielten »Dämmerschlaf« (beseitigt bewußte u. unbewußte Hemmungen); s. a. ↑ N.hypnose, -analyse, -synthese, -katharsis. – **2)** Dauerschlafbehandlung (↑ Schlafkur).

Narkotikum: **1)** kurz-, mittel- oder langwirkendes Mittel, das eine reversible ZNS-Lähmung (Narkose) mit weitgehender Ausschaltung von Bewußtsein, Schmerzempfindung, Abwehrreflexen u. Muskelspannung hervorruft, bei wohldosierter Anw. die Funktion lebenswicht. Zentren aber nicht wesentl. beeinträchtigt; als Inhalations- u. Injektions-N. – **2)** ↑ Betäubungsmittel.

Narkotin, Narkosin: ↑ Noscapinum.

Narkotismus: psych. Zustand unter Schlafmitteleinwirkung (i. e. S. einer mit Verhaltensstörung).

Narziß(is)mus: *psych* nach der mythol. Gestalt des in sein Spiegelbild verliebten Narcissus geprägter Begr. für: **1)** Selbstliebe ohne oder mit sexueller Selbsterregung; **2)** (S. FREUD) Egozentrik des Kindes als normales Durchgangsstadium während der oralen u. analen Phase, wobei zwischen Ich und Objekt noch kein Unterschied gemacht u. die ganze Libido dem Ich zugewendet wird (= prim. N.; im Ggs. zum sek. N. = Introjektion, bei dem die Libido den Objekten wieder entzogen u. dem Ich zugeordnet wird).

nasal(is): zur Nase gehörend, nasenseitig, die Riechfunktion betreffend (s. a. Nasal...); z. B. **n. Sprung** (*ophth* s. u. RÖNNE*).

Nasale: **1)** ↑ Os nasale; **2)** ↑ Nasion; **3)** ↑ Nasenlaut.

Nasalität: nasaler Beiklang der Sprache (Mitresonanz von oberem Rachen u. Nasenhöhle); s. a. Rhinolalie.

Nasalprobe: *allerg* diagnost. Allergentestung durch Einbringen der Probe in die Nase; als pos Reaktion örtl. Schleimhautschwellung, Schleimabsonderung, evtl. Niesen. – s. a. Nasenschleimhautprobe.

NAS-Benzidin-Methode: *histochem* Peroxidase-Nachweis (blau) mit **N**ickel-**A**mmonium**s**ulfat-Benzidin-Lsg., evtl. Fuchsin-Gegenfärbung.

nascens: (lat.) entstehend, freiwerdend; s. a. Status nascendi.

NASDCl-E-Reaktion: zytochem. Nachweis von Leukozytenzylindern im Spontanurin nach Zentrifugieren u. Färben des Sedimentausstrichs mit **N**aphthol-**As**-**D**-**Ch**lorazetat-Esterase.

Nase: das aus der embryon. Nasenkapsel hervorgehende respirator. (↑ Nasenatmung) u. olfaktive (↑ Geruchssinn, -organ) Organ; als **äuß. N.** (Nasus ext. *PNA*) der im mittl. Gesicht vorspringende knorpelig-knöcherne (↑ Nasenskelett), hautbedeckte Teil mit mim. Muskeln (M. nasalis mit Pars transversa u. alaris als Compressor bzw. Dilatator naris, M. depressor septi, M. levator labii sup. alaeque nasi). Die durch das ↑ Septum nasi zweigeteilte u. durch die Muscheln (↑ Conchae) bds. in Gänge (↑ Meatus) unterteilte Nasenhöhle (»inn. N.«, ↑ Cavum nasi) ist größtenteils von Schleimhaut ausgekleidet (↑ Membrana u. Regio olfactoria), deren Drüsen (Gll. nasales: endoepitheliale Becherzellen der Regio olfactoria; ferner vestibuläre Gll. sudoriferae) das ↑ Nasensekret produzieren; der an den Choanen in den ↑ Nasenrachen mündenden Haupthöhle vorgeschaltet ist der an den **Nasen|löchern** (↑ Nares) mit dem **N.eingang** (Introitus vestibuli) beginnende **N.vorhof** (↑ Vestibulum nasi; mit **N.haaren** = ↑ Vibrissae), der an der **N.schwelle** (↑ Limen nasi) endet, seitlich begrenzt von den **N.flügeln** (↑ Alae nasi); s. a. Naso..., Rhino..., Nasal..., Nasennerven, Nasus. – **künstl. Nase**: **1)** ↑ Nasenepithese. – **2)** ↑ Wärme u. Feuchtigkeitsaustauscher.

Nase-Beatmung: s. u. Mund-zu-Mund-Beatmung.

Nasen|abstrich: diagnost. Abstrich von N.sekret. – **N.atmung**: die physiol. Atmung des Menschen (beim Erwachsenen bei körperl. Belastung auch Mundatmung), bei der die Atemluft erwärmt, angefeuchtet, gereinigt u. geruchskontrolliert wird.

Nasenbein: ↑ Os nasale. – **N.fraktur**: meist quere (evtl. mit Längs- u. Schrägbruch kombin.) Fraktur des Nasengerüstes; bei Fragmentdislokation mit Deformität i. S. der Sattel-, Breit- u. Schiefnase. Ther.: ggf. Reposition der Bruchstücke in LA oder Narkose, evtl. mit Fixierung durch Tampons u. äuß. Gipsschiene. – s. a. Nasenfraktur.

Nasenblasversuch: *rhinol* **1)** Ausatemversuch durch die zugehaltene Nase zur Prüfung auf path. Mund-Kieferhöhlen-Verbindung (unzuverlässig, da auch bei Verlegung der Kommunikation durch Polypen etc. neg.). – **2)** Prüfung der Nasendurchgängigkeit – v. a. beim Kleinkind – durch nasales Anblasenlassen eines kalten Metallspiegels (bei einseitig behinderter Nasenatmung ungleichseit. Beschlagen). – vgl. Rhinomanometrie.

Nasen|bluten: ↑ Epistaxis. – **N.boden**: die untere Begrenzung des Cavum nasi (zugleich Mundhöhlendach) horizontal vom N.eingang zu den Choanen; gebildet von den Proc. palatini maxillae u. dem horizont. Teil der Ossa palatina. – Plast. (Wieder-)Herstg. z. B. bei Palatoschisis, nach Mittelgesichtstrauma. – **N.breite**: *chir* in der plast. N.chirurgie die geradlin. Verbindung zweier seitensymmetr. N.punkte.

Nasen|dach: die obere knöcherne Begrenzung des Cavum nasi, gebildet von der Lamina cribrosa des Siebbeins, den bd. Nasenbeinen u. dem Keilbein. – **N.diphtherie**: eine Hauptform der Di. (v. a. bei Säugling u. Kleinkind), selbständig od. zus. mit Rachen-Diphtherie; Sympte.: blutig-seröser oder blutig-eitr. Schnupfen, Pseudomembranen, regionale LK-Schwellungen, häufig auch Zeichen der tox. Di. – **N.doppelung**: Mißbildung der äuß. Nase mit breiter N.wurzel, 4 N.löchern u. 4 Choanen; auch rudimentäre Formen (↑ »Doggennase«). – **N.drittel des Gesichts**: ↑ Mittelgesicht. – **N.dusche**: nach Einführen einer an eine Klysopumpe angeschlossenen Olive ins

Nasenekzem

N.loch Einspritzen körperwarmer, isotoner, evtl. leicht alkal. (Antibiotika- oder Sulfonamid-halt.) Salz-Lsg. während der oralen Exspiration; v. a. zur Reinigung bei Ozaena. – Auch mit sogen. ↑ N.kännchen.

Nasen(eingangs)|ekzem: seborrhoisches, evtl. bakteriell provoziertes oder superinfiziertes Ekzem; von der Nasolabialfalte übergreifend (z. B. Kontaktekzem durch Kosmetika) oder als Rhinitisfolge; evtl. mit Oberlippenbeteiligung u. Rhagaden im Eingangswinkel. – **N.zyste**: in das Vestibulum vordringende KLESTADT* Zyste; s. a. Oberkiefer-, Nasenzyste.

Nasen|epithese: N.ersatz aus plast. Kunststoff, selbstklebend oder an Brillengestell fixiert. – **N.fistel**: meist blind im N.rücken endende mediane Fistelgänge als kongenit. Mißbildung (Verlagerung, Einschluß ektodermaler Keime im Pränasalraum).

Nasenflügel: ↑ Ala nasi. – **N.atmen**: atmungssynchrone Bewegungen der Nasenflügel (meist kombin. mit Tachypnoe) bei Neugeborenenbronchitis, Pneumonie, in Erregung. – **N.geschwür**: trophoneurot. Nekrose nach Enzephalitis, bei partieller Ausschaltung des Ggl. Gasseri.

Nasenfortsatz: 1) *embryol* paar., lateral bzw. medial der Riechgruben gelegener Teil des Stirnfortsatzes (nach Einbuchtung des bds. Riechfeldes); Vorstufe der seitl. Nasenabschnitte bzw. von Nasenrücken u. Philtrum. – 2) *anat* ↑ Spina nasalis ossis front.

Nasen|fraktur: offene oder geschlossene Fr. des N.gerüsts; meist als ↑ N.beinfraktur, evtl. mit Beteiligung der Nasalfortsätze von Stirnbein u. OK, des Tränen- u. Siebbeins (= N.wurzelfraktur, ↑ LeFort* Fraktur) u. der – evtl. nur luxierten – Knorpel. Symptome: Formveränderung, N.bluten (Schleimhautriß), Sugillationen, Brillen- bzw. Monokel-, Septumhämatom, erschwerte bis aufgehobene N.atmung; evtl. Meningitis (Schädelbasisbeteiligung), Hirnabszeß, Anosmie, Liquorrhö, Emphysem, Pneumatozele. Ther. (stets nach Rö.aufnahme!): bald. Reposition (auch endonasal), Fragmentretention durch Pelotte, Gips-, Leukoplastverband; bei Deformitätsheilung Op.

Nasen|fremdkörper: in die Nase praktizierter (bei Säugling, Kleinkind; z. B. Perle, Erbse) oder traumatisch bzw. akzidentell dorthin gelangter FK (u. a. Insekten, Erbrochenes, Askariden). Klin.: nach beschwerdefreiem Intervall einseit. Schnupfen, stinkendes Exsudat, Kopfschmerzen, bei längerer Verweildauer Rhinolithbildung. Entfernung am besten mittels Häkchen. – **N.furunkel**: von Follikulitis oder Talgdrüsenentzündung ausgehender F., meist an Nasenspitze oder -flügel u. zur Oberlippe hin. Gefahr der aufsteigenden Thrombophlebitis (V. facialis bzw. V. angul.), Kavernosusthrombose, Meningitis.

Nasen|gangobturator: von Gaumenplatte getragene, durchlöcherte Platte zum Abschluß der Meatus nasi gegen den Pharynx bei Rhinolalia aperta. – **N.gaumengang**: 1) *anat* ↑ Canalis incisivus. – 2) *path* persistierender Gang zwischen prim. u. sek. Choane als breite Kommunikation von Mund- u. Nasenhöhle. – **N.gonorrhö**: gonorrhoische Rhinitis, mit eitr. Nasenausfluß, Schleimhaut- u. LK-Schwellung; v. a. bei Konjunktival-Go des Neugeb.

Nasen|kännchen (Fränkel*): Gefäß mit Ausgußnase für selbsttät. N.spülung. – **N.kapsel**: 1) *embryol* das erste, paar. Knorpelskelett, aus dem sich Septum,

Cartilagines parietotectalis u. paranasalis u. Lamina orbitonasalis entwickeln. – 2) *anat* ↑ N.skelett. – **N.karzinom**: s. u. N.tumoren. – **N.katarrh**: Rhinitis catarrhalis.

Nasenknorpel: ↑ Cartilagines nasi. – **N.nekrose**: meist sek.-trophisch bei chron. Entzündung; z. B. als Ulcus rotundum septi perforans bei Rhinitis sicca ant.

Nasen|konkrement: ↑ N.stein. – **N.krise**: krisenhafter Reizzustand der Nasenschleimhaut (Rhinorrhö, Niesreiz) bei Tabes dors.

Nasen|laute: die nasal artikulierten Sprachlaute m, n, ng. – **N.-Lidfalte**: ↑ Plica palpebronasalis. – **N.-Lippenfalte, -furche**: ↑ Nasolabialfalte.

Nasenmuschelhypertrophie: Dickenzunahme insbes. der mittl. ↑ Concha bei chron.-hyperplast. Rhinitis; ferner polypöse Veränderungen bei chron. allerg.-hyperplast. ↑ Rhinopathie.

Nasen|naht: *anat* ↑ Sutura internasalis, i. w. S. auch S. frontonas., naso- u. frontomaxill. – **N.nebenhöhlen**: ↑ Sinus paranasales; s. a. Sinusitis. – **N.nerven**: für die Motorik Fasern des N. facialis; für die Sensibilität Rami nasales des Trigeminus; ferner die ihnen folgenden sympath. u. parasympath. Fasern aus dem Ggl. sphenopalatinum sowie die Fila olfactoria (Riechnerv). – **N.nervsyndrom**: ↑ Charlin* Syndrom.

Nasen|plastik: ↑ Rhinoplastik. – **N.polyp**: meist im mittl. oder oberen N.gang an mittl. Muschel; gestielt oder breit aufsitzend, ödematös, fibrös, glandulär oder zystisch; Sympte.: behinderte N.atmung, respirator. Anosmie, Hypersekretion (wäßr., schleim.-eitr.), Kopfschmerzen; evtl. eitr. Sinusitis. – s. a. N.rachen-, Choanalpolyp.

Nasenrachen: ↑ Pars nasalis pharyngis; i. w. S. auch der Nasen-Rachenraum (↑ Cavum pharyngonasale). – **N.entzündung**: ↑ Angina retronasalis. – **N.fibrom**, Schädelbasisfibrom: knoll. oder glatt-derbes Angiofibrom mit Urspr. an der Fibrocartilago sphenopalatina oder – häufiger – basialis; im Pubertätsalter manifest, mit expansivem Wachstum; Sympt.: Blutung (evtl. unstillbar), Verlegung des Nasenrachens (mit Otitis media, Schwerhörigkeit, Schluck-, Atemstörungen), Bulbusverdrängung, Wangenauftreibung, Neuralgien; evtl. Aspirationspneumonie, Meningitis. – Ferner ein juveniles N.f. bei ♂ im 10.–20. Lj., mit Rezidivneigung, aber auch Spontanrückbildung. – **N.husten**: chron. Husten bei chron.-entzündl. N.prozeß (v. a. adenoide Wucherungen). – **N.polyp**: in den Nasenrachen ragender gestielter ↑ Nasen- oder NNH-Polyp; ferner polypöse ↑ Adenoide der hint. Rachenwand u. das entspr. ↑ N.fibrom. – **N.spiegel**, Rhinopharyngoskop: kleiner, runder, im stumpfen Winkel am Griff befestigter Spiegel für die indir. Rhinoscopia post. – **N.spülung**: diagnost. Gurgeln mit physiol. NaCl-Lsg. (der evtl. 20% normales Pferdeserum zugesetzt werden) für den Erregernachweis bei Influenza (Auffangen der Spülflüssigkeit in Bouillon für Kulturansatz).

Nasen-Rachenreizstoffe: Kampfstoffe (Adamsit, Clark I u. II), die als fein vernebelte Schwebstoffe zu Reizerscheinungen an oberen Atemwegen, Zyanose, Erstickungsgefühl, Übelkeit u. Erbrechen (»Maskenbrecher«), in schweren Fällen zu psych. Störungen u. Lähmungen führen.

Nasenreflex: ↑ Orbicularis-oculi-, McCarthy* Reflex. – **N.neurose**: Vasoneurose bei nichtallerg. oder allerg. Rhinopathie (↑ Nasenschleimhautprobe).

Nasen|rinne: ↑ Philtrum. – **N.röte**: *derm* Talgdrüsenhypertrophie (Salbenhaut, eingezogene Follikelöffnungen) mit flächenhaftem, weinrotem Hauterythem u. Teleangiektasien bei Rosacea; evtl. Übergang in ↑ Rhinophym. – **N.rotz**: nasale Lokalisation des Malleus beim Menschen (v. a. nach Umgang mit erkrankten Pferden); meist prim. akut mit blutig-eitr. Sekretion, erysipelart. N.rötung, Gesichtsödem, evtl. progred. Knochen-Knorpelzerstörung u. schnellem Übergreifen auf Rachen u. Kehlkopf; seltener chron. mit N.eingangsekzem, eitr. Exsudation, Geschwüren (↑ Farcinosis mutilans Besnier).

Nasenscheidewand: ↑ Septum nasi; s. a. Septum ...

Nasenschleimhaut: ↑ Membrana mucosa nasi. – **N.atrophie**: Verminderung der Drüsen, Umwandlung des Flimmer- in Plattenepithel u. Zellarmut der Tunica propria der Membrana mucosa nasi als Folge einer chron. Rhinitis; ferner die umschrieb. septale N.a. (evtl. mit Ulkus- u. Defektbildung), berufsbedingt durch Chromate, Zement etc. – **N.ekzem**: ↑ Naseneingangsekzem. – **N.entzündung**: ↑ Rhinitis. – **N.probe**: (Colldahl) als ↑ Nasalprobe auf allerg. Rhinopathie u. Heufieber kurzfrist. Anpressen eines in den Allergenextrakt (Konz. zuvor durch Hautprobe ermittelt) getauchten Stieltupers an die N.; bei pos. Test in wenigen Min. Hyperämie, Schwellung u. Sekretionszunahme (Eosinophilie) mit Niesreiz, Brennen, Jucken; evtl. Wiederholung in steigender Konz.

Nasen|schleuder: *chir* ↑ Funda nasi. – **N.sekret**: Absonderung (bis zu 97 % Wasser, ferner Salze, Muzin) der Schleimhaut der Nase (u. Nebenhöhlen), leicht sauer bis neutral, eine zusammenhängende Schicht bildend. Durch Flimmerbewegung fast nur in Richtung Pharynx bzw. NNH-Ostien bewegt.

Nasen|skelett: das dem Gesichtsschädel zugehör. knöcherne Nasengerüst (Nasus osseus) zwischen Apertura piriformis u. Choanen, an dem beteiligt sind Nasen-, Siebbein, OK, unt. Nasenmuschel, Gaumen-, Pflugschar- u. Tränenbein; vorn ergänzt durch das **knorpel. N.** (Nasus cartilagineus; ↑ Cartilagines nasi). Bildet am Übergang Stirn/N.rücken (Sutura nasofrontalis) die schmale, mehr oder weniger eingezogene N.wurzel (Radix nasi); s. a. N.boden, -dach, Spina nasalis.

Nasensonde: durch die Nase einzuführende Magen-Darmsonde (3–10 Charr) für Sondenernährung, Darmdialyse, als Verweilsonde zur Dauerabsaugung (Ileus). Obligater Wechsel nach 2 Tagen.

Nasenspalte: angeb. Spalte im Nasenbereich, als **lat. N.** auf den Nasenflügel beschränkt, als **mediane N.** die sogen. Doggennase, die sehr breite Diastase bei DeMyer* Syndrom, die Diastematorrhinie der vord. Septumanteile; meist mit anderen Gesichtsmißbildgn. kombin.

Nasen|spekulum, -spiegel, Rhinoskop: Instrument zum Spreizen der Nasenflügel u. Zurückhalten der Vibrissae für die vord. u. mittl. ↑ Rhinoskopie; verschied. Größen, im allg. mit in geschlossenem Zustand einen Trichter bildenden Branchen; z. B. nach Cholewa, Boecker, selbsthaltende Modelle n. Voltolini, Duplay, Fränkel. – vgl. N.rachenspiegel. –

N.spitzenkollaps: Einsinken (u. völl. Eindrückbarkeit) des Apex nasi infolge Zerstörung des Spitzenknorpels (bei intakten Flügelknorpeln). – **N.sprache**: ↑ Rhinolalie, -phonie. – **N.spülung**: ↑ N.dusche, -rachenspülung.

Nasen|stachel: ↑ Spina nasalis. – **N.steg**: der hautbedeckte unt. Rand des Septum nasi zwischen den Nares. – **N.stein**, Rhinolith: Konkrement im Cavum nasi, meist inkrustierter Fremdkörper. – **N.streifen, transversaler**: schmale, querverlaufende Hautrötung am Übergang mittl./unt. Nasendrittel in der Pubertät (infolge rel. schnelleren Wachstums der Nasenspitze).

Nasen|synechie: Adhäsionen zwischen N.septum u. seitl. N.wand. – **N.syphilis**: Lues-Manifestation als PA, sek.-syphilit. Papeln oder tertiär-syphilit. Gummen (knorpel- u. knochendestruierend; kommen ebenso wie die ↑ Coryza syphilitica auch bei konnat. Syphilis vor).

Nasen|tamponade: Stillung einer heft. N.blutung durch Einführung des Tampons (doppelter Gazestreifen), entweder von vorn unter Sichtkontrolle (Spekulum) mit kniegebogener Pinzette bis Mitte der unt. Muschel; oder von hinten mittels nasal eingeführten u. via Nasenrachen aus dem Mund herausgeführten Nelaton* Katheters (mit an der Spitze fixiertem Tampon) oder als ↑ Belloc(q)* Tamponade. – **N.tripper**: gonorrhoische ↑ Rhinitis.

Nasentuberkulose: hämatogene, initial meist einseit. Organmanifestation bei Lungen-Tbk., meist an Nasenflügel, -spitze, -vorhof, knorpel. Septum, unt. Muschel (später auch Nebenhöhlen); als produkt. Haut-, Schleimhaut-Tbk. oder als Lupus vulg., bei schwerer offener Tbk. auch exsudativ-ulzerös, selten miliar. Sympte.: blut. Exsudation, wuchernde Knötchen, Erosionen, gestielte oder breitbas. Tuberkulome, skrophulöses Eingangsekzem; bei lupöser Form evtl. mutilierend, auch Entwicklung zum Lupus-Ca.

Nasen|tumoren: Neoplasmen von N.weichteilen u. -skelett; gutartig als N.(rachen)fibrom, Lipom, Osteom (vestibulär oder in NNH), Angiom, Hautmyom, Papillom (z. B. Cornu cutaneum), Adenom, Dermoidzyste, Mukoid (= Vorhofzyste); bösartig als Basaliom, Lupus-, Plattenepithel-Ca. (intensiv infiltrativ, mit fötiden u. hämorrhag. Absonderungen, Neuralgien, intrakraniellen Komplikationen), Sarkom (z. B. geschwürig zerfallender Polyp, ferner Melano-, Chondro-, Lympho-Sa.).

Nasen|wall: *anat* ↑ Agger nasi. – **N.wurm**: *helminth* ↑ Linguatula serrata. – **N.wurzel**: s. u. N.skelett; s. a. N.fraktur.

Nasen|zahn: aus verlagertem Zahnkeim im N.boden durchbrechender Zahn (evtl. als geschlossene ↑ N.zyste). – **N.zyste**: ein- oder beidseitig am N.boden oder an der Innenseite des knorpel. N.flügels gelegene Mißbildungs-Z. (z. B. Gesichtsspalten-, N.eingangs-, Nasopalatinal-Z.) oder Retentions-Z. (z. B. geschlossene N.fistel); s. a. N.zahn.

Nasion: *anthrop* der Schnittpunkt der Nasenwurzel (Sutura frontonas.) mit der Median-Sagittal-Ebene. – **N.-Sella-Gerade**: (A. M. Schwarz) zwischen N. u. Mitte der Eingangsebene der Sella turcica; verläuft beim durchschnittl. Schädel-Gesichtsaufbau parallel zur Deutschen Horizontalen.

NAS-Benzidinmethode: (Mitsui u. Ikeda 1951) *histol* Peroxidasen-Nachweis durch Blaufärbg. (Ausstrich;

Nasmyth* Membran

Kryostatschnitt) mit NAS (= Nickel-Ammoniumsulfat)-Benzidin-Lsg., evtl. Fuchsin-Gegenfärbung.

Nasmyth* Membran: ↑ Cuticula dentis.

naso-: Wortteil »Nase« (s. a. Rhino..., Nasen...); z. B. **N.antritis** (= Rhinosinusitis maxill.), **n.ethmoidales Augensyndrom** (↑ CHARLIN* Syndrom).

Nasolabial|falte: von den Mm. risorius u. zygomaticus (u. buccinator) aufgeworfene Weichteilfalte vom Außenrand des Nasenflügels zum Mundwinkel (lat. des Sulcus nasolab.: »**N.furche**«).

Naso|palatinalzyste: in der Mitte des harten Gaumens (hinter den Schneidezähnen) gelegene Zyste als Rudiment des Ductus nasopalatinus. – **N.palpebralreflex**: durch Schlag auf die Nasenwurzel ausgelöster ↑ Orbicularis-oculi-Reflex.

nasopharyngeal: den ↑ Nasenrachen betreffend. – **N.katheter**: bei mechan. Mundsperre (Kieferfraktur, Masseterkrampf, postnarkotisch) transnasal in den Rachen (vor der Stimmritze) einzuführender Gummi- oder Plastiktubus. Brechreiz geringer als bei Oropharyngealkatheter, aber fehlender Schutz gegen Aspiration (hierzu tracheale Intubation mit Abdichtungsmanschette). – Modell n. WENDL mit nahe dem oralen Ende spitzwinklig angeschweißtem Beatmungsrohr.

Naso|pharyngitis: 1) Epipharyngitis: ↑ Angina retronasalis. – 2) ↑ Rhinopharyngitis. – **N.pharynx**: ↑ Pars nasalis pharyngis.

Naso|rrhysis: ↑ Epistaxis. – **N.spinale**: *anthrop* Projektion des tiefsten Punktes der Apertura piriformis in die Mediansagittalebene. – **N.ziliarneuralgie**: ↑ CHARLIN* Syndrom.

Nasse* Reagens: (OTTO N. 1879) modifiz. MILLON* Reagens zum Eiweißnachweis (rote Fällung, v. a. bei Erwärmen): wäßr. Hg(II)-azetat-Lsg. + einige Tr. 1%ig. KNO_2- oder $NaNO_2$-Lsg. + wenig Essigsäure.

Naß|erfrierung: ↑ Immersions-Kälte-Nässe-Schaden. – **N.keime**: *bakt* ↑ Pfützenkeime. – **N.-Trokken-Test**: DD einer Kausalgie durch Schmerzauslösung bei Berühren der Haut mit trockener, nicht aber mit feuchter Hand.

Nasus *PNA*: ↑ Nase; als **N. osseus** u. **N. cartilagineus** deren knöcherner bzw. knorpel. Teil (↑ Nasenskelett); als **N. ext.** deren aus der Gesichtsfläche vorspringender Teil. – Atyp. Formen z. B. **N. aduncus** (»Adlernase«), **N. incurvus** (»Sattelnase«), **N. indianicus** (»Inkanase«), **N. sinus** (»Stumpfnase«), **N. proboscidanus** (*path* mit der Pars nasalis pharyngis kommunizierendes zylindr. Gebilde am inn. Augenwinkel bei unilat. Arhinenzephalie).

naszierend: im ↑ Status nascendi.

Nasziturus: (lat.) die – zu gebärende – Leibesfrucht.

natal: 1) *natalis*: die Geburt betreffend. – 2) die ↑ Nates betreffend.

Natalbeule, -geschwür: ↑ Wüstengeschwür in Südafrika. – **Natalfieber**: Zehntagefieber in Südafrika.

Natalität: Geburtenhäufigkeit (↑ Geborenenziffer).

Natamycinum *WHO*: Makrolid-Antibiotikum aus Streptomyces natalensis.

Naterman* Test: Allergietest vor Anw. eines jodhalt. Rö-KM durch dessen i.c. Inj. (ggf. deutl. örtl. Rötung im Vergleich zu reaktionsloser NaCl-Quaddel).

Nates: 1) *PNA*, Clunes: die von den Mm. glutei u. Fettgewebe gebildeten Gesäßbacken bds. der Crena ani. – 2) die bd. oberen »Zweihügel« der Lamina tecti.

Nathan* Test: Tbk-Epikutantest mit AT-getränkten Gazestreifen (Vorderarminnenseite; 24 Std.); als pos. Reaktion kleine vesikulopapulöse Effloreszenzen (teils auf gerötetem Grund) innerhalb von 5–6 Tg.

natiform(is): (lat.) den Gesäßbacken (Nates) ähnl.; z. B. Caput natiforme (↑ Natizephalie).

National Formulary, N. F.: *pharm* offizinelles Arzneimittelstandardbuch der USA für nicht in der US-Pharmakopöe enthaltene Stoffe; erscheint seit 1888.

National Health Insurance: der staatl. brit. Gesundheitsdienst (aufgrund des National Health Service Act von 1946 seit Juli 1948); gewährt als Pflichtversicherung (finanziert aus Steuermitteln u. Kostenbeteiligung) für alle Einw. ab 15. Lj. freie Heilbehandlung, Unterstützungen bei Krankh., Arbeitslosigkeit, Witwen- u. Mutterschaft, Arbeitsunfähigkeit u. Alter; ferner Kriegsopferversorgung und Kinderbeihilfe.

National Institutes of Health, N.I.H.: dem Public Health Service (des U.S.-Department of Health, Education and Welfare) untersteh. Organisation aus mehreren Einzelinstituten (National Heart Institute usw.), die sich der Forschung (v. a. Massenkrankhn.) widmet, Bezugswerte für biol. Substanzen festlegt (»N.I.H.-Standards«) u. Forschungsaufgaben vergibt (Studienprogramme öffentlich proklamiert, editiert u. diskutiert).

Natis: die Gesäßbacke (↑ Nates).

Nativ...: Wortteil »angeboren«, »natürlich«, »unverändert«, »nicht denaturiert«; z. B. **N.blut** (= zusatzloses u. unverdünntes arterielles oder venöses Blut), **N.galle** (↑ A-Galle), **N.präparat** (unbehandelt zur Untersuchung gelangendes biol. Material; z. B. ungefärbter u. unfixierter Blutausstrich, Frischpräp., Gefriermikrotom- bzw. Kryostatschnitt von unfixiertem Gewebe z. B. zur Enzymdarstg.).

Natizephalie, Caput natiforme: Nates-ähnl. Schädelform durch parietale Osteophyten bei angeb. Syphilis, Rachitis.

NATO-Lage(rung): auch vom alleinstehenden Helfer herbeizuführende »stabile« Seitenlage des Bewußtlosen zur Aspirationsprophylaxe: oberes Bein in Knie u. Hüfte gebeugt, unteres gestreckt; unt. Arm in Richtung gebeugtes Knie ausgestreckt, oberer gebeugt (Hand unter dem Kopf bzw. Hals; ↑ Abb., vgl. RAUTEK* Lagerung (»instabil«).

Natr(i)ämie: ↑ Hypernatriämie; s. a. Hyponatriämie, Natrium.

Natrii: Wortteil der älteren *WHO*-Terminologie für Na-Salze; jetzt mit dtsch. INN-Kurznamen, z. B. **Natrium|amidotrizoat** (früher: Natrii amidotrizoas; wasserlösl. Rö.-KM), **N.apolat** (polymeres Salz der Athensulfonsäure; »Heparinoid« zur örtl. Anw.), **N.ascorbat**, **N.aurothiomalat** (Di-Na-Salz der Aurothiobernsteinsäure; Goldpräp., Antiarthritikum), **N.calciumedetat** (Ca-Di-Na-Salz der EDTA; Schwermetall-Antidot), **N.chromat** (5'Cr-markiert), **N.cyclamat** (Na-Zyklohexylaminosulfonat; Süßstoff), **N.dehydrocholat** (↑ Decholin®), **N.dibunat**

(Butylnaphthalinsulfonsäure-Salze; Expektorans), **N.dioctylsulfosuccinat** (Sulfobernsteinsäure-ester-Salz; Laxativum, Netz- u. Emulsionsmittel), **N.gentisat** (2,5-Dihydroxybenzoesäure-Na; Hilfsstoff), **N.iopodat** (ein Gallenwegs-RKM, z.B. Biloptin®; vgl. Iopansäure), **N-morrhuat** (Salz der Fettsäuren des Kabeljau-Leberöls), **N.picosulfat** (Pyridylmethyl-bis-phenylhydrogensulfat-di-Na; Laxativum), **N.valproinat** (↑ Valproinsäure).

Natrium, Na: Leichtmetall-Element (Alkalimetall) mit Atomgew. 22,9898 u. OZ 11; einwertig; gegen O_2 u. H_2O sehr reaktiv (Aufbewahrung unter Petroleum). Wicht. Bioelement (0,15% des Körpergew.); im Vollblut 79,3–91,0 mval/l = 182,3–209,2 mg/100 ml, im Blutplasma u. -serum 134,7–154,7 mval/l = 310–356 mg/100 ml (vermindert bei schwerem Erbrechen, Diarrhö, Gastrointestinalfistel, ADDISON* Syndrom, Verbrennungen, Pneumonie, Hg-Vergiftung etc.; vermehrt bei Exsikkose, Transmineralisation, s. a. Hypo- u. Hypernatriämie). *analyt* Nachweis flammenphotometr. (589 nm, intensiv gelb) oder durch Fällung als gelbes Na-Mg-uranylazetat, weißes Na-hexahydroxo-antimonat (V) u. Na-wismutsulfat. – Anw. des radioakt. Isotops ^{24}Na (β^- mit 0,54, γ mit 1,37 u. 2,76 MeV; HWZ 15 h; krit. Organ: gesamter Körper) als Diagnostikum (Kreislaufmessung) u. Therapeutikum (Ganzbestrahlung, z. B. bei Polyglobulie). – Wicht. Salze (s. a. Natrii): **N. aceticum** (= Na-azetat, CH_3COONa; Diuretikum, zur Alkaleszens bei Azidose), **N. p-aminohippuricum** (»PAH-Na«; stark alkal.; in Zitronensäure-gepufferter Lsg. mit pH 7 für Nierenclearance), **N. p-aminosalicylicum** (»PAS-Natrium«; ↑ Aminosalizylsäure), **N. benzoicum** (= Na-benzoat, C_6H_5COONa; Sekretolytikum, Desinfizienz, Konservierungsmittel), **N. bicarbonicum** (= Na-bi- oder -hydrogenkarbonat, doppeltkohlensaures Na, »Natron«; $NaHCO_3$; entwickelt bei saurem pH CO_2-Gas; Anw. als Antazidum, Adstringens, als i.v. Infusion bei Azidose, in biol. Lsgn. als Pufferzusatz, in Back- u. Brausepulvern), **N. biphosphoricum** (prim. Na-phosphat, -dihydrogenphosphat, -biphosphat; $NaH_2PO_4 + 2\,H_2O$; Tonikum, Harnsäuerungsmittel, in Backpulvern, zur Wasserenthärtung), **N. bisulfurosum** (Na-bisulfit, $NaHSO_3$; Bleich- u. Oxidationsmittel, Stabilisator u. Lösungsvermittler in pharmazeut. Präpn.), **N. bitartaricum** (Na-bitartrat; Adstringens, Reagens auf Kaliumsalze), **N. bor(ac)icum** (↑ Borax), **N. bromatum s. hydrobromicum** (= Na-bromid, NaBr; mildes Hypnotikum, Sedativum), **N. carbonicum** (= Na-karbonat, kohlensaures Na; als $Na_2CO_3 + 10\,H_2O$ kristallin, mit alkal. Reaktion, als »N.c. siccatum« $Na_2CO_3 + H_2O$ pharmazeut. Chemikalie, als »N. c. anhydricum s. calcinatum s. crudum siccatum« wasserfrei = kalzinierte Soda), **N. chloratum s. muriaticum** (= Chlor-Na, Na-chlorid, »Kochsalz«; NaCl; vork. als Steinsalz, in salin. Wässern, in Meerwasser; Anw. als physiol. ↑ Kochsalz-Lsg., als – lebensnotwend. [!] – Speisewürze), **N. citricum** (= neutrales Na-zitrat; in 3,8%ig. Lsg. gerinnungshemmender Zusatz zu Blutproben), **N. diaethylbarbituricum** (= Barbitalum natricum; ein ↑ Barbiturat), **N. fluoratum** (= Na-fluorid, NaF; Kariesprophylaktikum, Desinfektions- u. Konservierungsmittel, Insektizid), **N. glutaminicum** (= Na-glutamat; Hydrolyseprodukt aus pflanzl. Proteinen; Anw. bei Azotämie, als Tonikum, Speisewürze), **N. hydroxydatum s. causticum s. hydricum** (= Na-hydroxid = Ätznatron = Ätzsoda; NaOH; stark alkalisch, kräft. Ätzmittel), **N. hypochlorosum** (= Na-hypochlorit, NaClO; Anw. in DAKIN* Lsg. = Liquor Natrii hypochlorosi als Desinfiziens), **N. jodatum s. hydrojodicum** (Na-jodid, NaJ; Anw. wie Kaliumjodid), **N. lacticum** (= Na-laktat; in 50–60%ig. Lsg. i.v. zur Alkalisierung bei Azidose), **N. nitroprussicum s. nitroferricyanatum** (= Nitroprussid-Na, $Na_2Fe[CN]_5NO \cdot H_2O$; rubinrote Kristalle, in Lsg. als Reagens auf Azeton [↑ LEGAL* Probe], Aldehyde, H_2S etc.), **N. nitrosum** (= Na-nitrit, $NaNO_2$; orales Vasodilatans, Antidot bei Zyanid-Vergiftg.), **N. phenylaethylbarbituricum** (Phenobarbitalum solubile), **N. phosphoricum** (= Dinatrium- = Na-monohydrogen- = sek. Na-phosphat; $Na_2HPO_4 + 12\,H_2O$; Choleretikum, Tonikum, salin. Laxans, Reagens auf Mg, Li, Pb, Harnsäure; als Dihydrat für Puffergemische; als N. ph. tribasicum zur Wasserenthärtung), **N. propionicum** (in Lsg. bakteriostatisch u. antimykot.; Anw. in Salben, Pudern, Augentropfen), **N. pyrophosphoricum** (= Na-pyrophosphat, $Na_4P_2O_7 + 10\,H_2O$; salin. Laxans), **N. salicylicum s. spiricum** (= Na-salizylat, $C_6H_3[OH]COONa$; Analgetikum, Antipyretikum, Antiphlogistikum, Konservierungsmittel), **N. sulfosalicylicum** (= Na-sulfosalizylat; Reagens auf Eiweiß im Harn), **N. sulfuratum** (= Na-sulfid, $Na_2S + 9\,H_2O$; H_2S-Geruch; Anw. als Depilatorium, Reagens auf Schwermetall-Ionen), **N. sulfuricum** (= Na-sulfat = Glaubersalz, $Na_2SO_4 + 10\,H_2O$; natürl. Vork. in Mineralquellen; salin. Laxans mit ED 10–30 g), **N. sulfurosum** (= Na-sulfit, Na_2SO_3; Antiseptikum, Bleich- u. Konservierungsmittel), **N. thiosulfuricum s. dithionicum s. hyposulfurosum** (= Na-thiosulfat, $Na_2S_2O_3 + 5\,H_2O$; als 10 %ige Lsg. i.v. Antidot bei Vergiftung durch Zyanid, CO_2, As, Pb, Hg etc., ferner Antiallergikum, in Salben u. Pudern, als Badezusatz, in gepufferter Lsg. für ↑ Sichelzelltest, *bakt* in Natriumtetrathionat-Bouillon n. KAUFFMANN zur TPE-Anreicherung); s. a. Natrium...

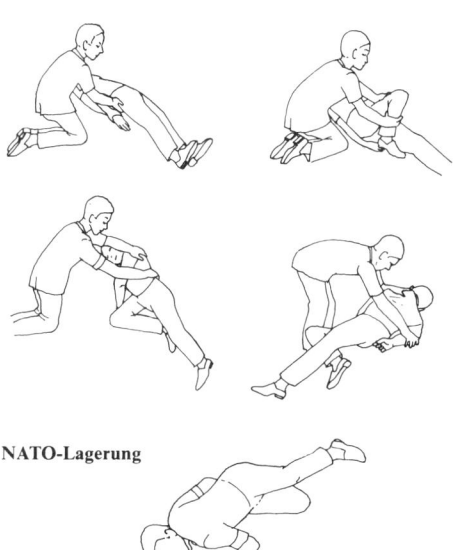

NATO-Lagerung

Natriumantimon(yl)|tartrat: Tartarus stibiatus natronatus; Emetikum, Chemotherapeutikum. –

Natrium|thio

N.thioglykolat: Sb-Verbdg. der Merkaptoessigsäure; bei Schistosomiasis.

natriumarme Diät: ↑ kochsalzarme Diät.

Natrium|azid: NaN_3; als Nährbodenzusatz Hemmfaktor für gramneg. Begleitkeime bei Untersuch. auf Enterokokken. – **N.biselenit**: $NaHSeO_3$; MAK 1,91 mg/m³; bakt ↑ LEIFSON* Brühe.

Natriumchlorid: ↑ Natrium chloratum. – **N.-Hydrogenkarbonatwasser**, alkalmuriat. Wasser: ↑ alkal. Wässer mit Gesamtmineralisation > 1 g/kg, wobei unter den Kationen Na^+, unter den Anionen Chlorid u. Hydrogenkarbonat überwiegen. – **N.-Sulfat-Hydrogenkarbonatwasser**: Glaubersalz-Kochsalzquelle. – **N.wasser**: ↑ Kochsalzquelle.

Natrium-Clearance: *nephrol* der im Endharn erscheinende Anteil des glomerulär filtrierten Na, normal 0,5–1 % (stark abhäng. von Änderung des Glomerulumfiltrats).

Natriumdithionit: ↑ Natrium thiosulfuricum.

natri(umdi)uretisches Hormon: hypothet. Substanz, die nach Expansion des Extrazellularraums die Na-Rückresorption im prox. Tubulus trotz künstl. Einschränkung des Glomerulumfiltrats u. trotz max. Dosen von Mineralokortikoiden hemmt.

Natriumefflux: Flußrate von Na^+ vom Zellinneren durch die Membran in die umgeb. Flüssigkeit; beruht im allg. auf akt. Transportprozessen (d. h. gegen einen Konz.gradienten »Natriumpumpe«; dient der Aufrechterhaltung des Na^+-Bestandes des Organismus (Niere, Darm, Speicheldrüsen) u. der Erhaltung der Erregbarkeit; ist durch Stoffwechselgifte (Zyanid, Dinitrophenol etc.) hemmbar.

Natriumfluoreszein: ↑ Fluoreszein.

Natriumglyzerinphosphat|-Probe: nach i.v. Applikation von 500 mg N. Messen des während der folgenden 60 Min. ausgeschiedenen freien u. Gesamtphosphors als Nierenfunktionsprobe.

Natriumhippurat|-Bouillon: s. u. KLIMMER*-SCHÖNBERG*. – **N.-Pepton-Lösung**: *bakt* (AYERS u. RUPP 1922) Gemisch aus Pepton, Pepsin, $CaCl_2$, Na-Hippurat u. Aq. dest. (mit Zusatz von $FeCl_2$-Lsg.; n. SELEMANN mit 5% sterilem Rinderserum) zur Differenzierung der Streptokokken anhand der Hippursäurespaltung.

Natrium-Hydrogenkarbonat: ↑ Natrium bicarbonicum. – **N.-H.wasser, -therme**: ↑ alkal. Wässer (Therme) mit Gesamtmineralisation > 1 g/kg, wobei unter den Kationen Na^+, unter den Anionen Hydrogenkarbonat überwiegt. – Analog das **N.-H.-Sulfatwasser** (= alkal.-salin. Wässer).

Natrium-Kalium-Quotient: Quotient aus den Harnwerten von Na u. K; normal 1,5 (1,0–2,0), verringert (durch Na-Retention) bei Ödem, Na-armer Kost, Kortikoid-Ther., vergrößert bei Tubulusschaden, ADDISON* Krkht., Diarrhö (einschl. Abführmittelabusus).

Natrium-Kalzium|-Magnesium-Hydrogenkarbonatwasser: alkal.-erd. Wasser mit Gesamtmineralgehalt von > 1 g/kg, wobei unter den Kationen Ca^{++} u./oder Mg^{++}, unter den Anionen Hydrogenkarbonat überwiegen. – **N.-K.chlorid-Quelle**: ↑ erdmuriatische Kochsalzquelle.

Natriumlampe: Metalldampflampe mit praktisch rein gelbem Licht; u. a. für Kolposkopie.

Natriummangel: ↑ Hyponatriämie, Salzmangelsyndrom, Kochsalzexsikkose, Salzverlust...

Natrium|perborat, überborsaures Na: $NaBO_2$ + $4 H_2O$; Antiseptikum (in Lsg. bei Gegenwart organ. Stoffe sich unter H_2O_2-Freigabe zersetzend). – **N.permeabilität**: Durchlässigkeit von (Nerven- u. Muskelfaser-)Membranen für Na^+; meist angegeben als P_{Na} rel. zur K^+-Permeabilität (normal am unerregten Axon = 0,04 · P_K; auf der Spitze des Aktionspotentials = 20 · P_K). – s. a. Ionentheorie. – **N.pumpe**: s. u. N.efflux; vgl. Kalium-, Ionenpumpe.

Natrium|retention: Na-Zurückhaltung im Organismus, entweder durch vermehrte tubuläre Rückresorption (bei Hyperaldosteronismus) oder durch vermind. Glomerulusfiltrat (bei Glomerulonephritis, Herzinsuffizienz; bei letzterer zusätzl. Aldosteronwirkung); evtl. mit Bildung sichtbarer Ödeme. – **N.(rück)resorption**: die normalerweise ca. 99%ige Rückresorption von Na aus dem Glomerulumfiltrat: im prox. Tubulus isoosmotisch durch akt. Transport (bis 60%), in der HENLE* Schleife nach dem ↑ Gegenstromsystem (bis 85%), im dist. Tubulus im Austausch gegen K^+ u. H^+ (nur bei Anwesenheit osmotisch freien Wassers). Feinregulation unter Kontrolle von Aldosteron (u. übergeordnetem ↑ Renin-Angiotensin-System).

Natrium-System: *physiol* der – hypothet. – Mechanismus der spezif. Erhöhung der Na^+-Permeabilität bei Bildung des Aktionspotentials, der molekularbiol. u. als Membranstruktur bisher nicht näher identifiziert, aber durch Lokalanästhetika u. TTX spezifisch hemmbar ist.

Natriumtellurit-Reduktion: *bakt* ↑ biotellurische Reaktion.

Natrium|urat: N.salz der ↑ Harnsäure; als Hemi- u. Mononatriumurat in ↑ Harnkonkrementen (Ziegelmehlsediment bzw. Wetzsteinform-Kristalle); ferner in Tophi. – **N.verlust**: ↑ Salzverlust..., Salzmangel... – **N.wässer**: s. u. N.hydrogenkarbonat-, N.-Kalzium-Magnesium-Hydrogenkarbonat-.

Natri|uretikum: *pharm* s. u. Diuretika. – **N.urie**: verstärkte bis überschießende (»N.urese«) renale Ausscheidung von Na; v. a. bei Salzverlustnephritis u. DEBRÉ*-FIBIGER*-Syndrom, ferner bei Rückbildung von Ödemen, bei chron. Niereninsuffizienz, geringgradig bei nephrogenem Diabetes insipidus, Amyloidose, Hypokali- u. Hyperkalziämie, Pyelonephritis.

Natron: 1) doppeltkohlensaures N.: ↑ Natrium bicarbonicum. – 2) kaust. N.: ↑ Natrium hydroxydatum.

Natron|kalk: Mischung von K- (70–95%) u. Na-hydroxid; feinkörnig als Absorbens für CO_2 (↑ Atemkalk). – **N.lauge**: ↑ Liquor Natrii caustici. – **N.probe**: *forens* s. u. HOPPE=SEYLER*

Nattan=Larrier* Reaktion (LOUIS N.=L., geb. 1873, Pathologe, Paris): *serol* Antimon-Formol-Flokkungsreaktion zum Leishmaniase-Nachweis (reichl. flock. Niederschlag in wenigen Min.); nicht streng spezifisch.

Natur|heilkunde: von Ärzten u. Nichtärzten betriebene Heilkunde unter prophylakt. therap. Nutzung natürl. Reize: kaltes u. warmes Wasser, Heilquellen, Luft, Bewegung, Gymnastik, Massagen, Diät, Regelung der Lebensweise nach natürl. Gesichtspunkten. – vgl. Erfahrungsheilkunde. – **N.herd**: in Wildtierpopulationen unbewohnter Gebiete bestehender Herd für eine auf den Menschen übertragbare Krankh. wie Hautleishmaniase, Zeckenenzephalitis, Tularämie, Afrikan. Schlafkrankh. – **N.präparat**: 1) *histol* ↑ Nativpräparat. – 2) *pharmaz* frisches oder schonend gewonnenes – v. a. pflanzl. – Arzneipräparat.

Naujoks* Handgriff (HANS N., 1892–1959, Gynäkologe, Marburg): *geburtsh* Expressionsverfahren bei Beckenlage: Leiten des kindl. Kopfes (Gesicht seitl.) ins Becken durch vaginales Umgreifen (Zeige- u. Mittelfinger) von Schlüsselbein u. Schulter u. gleichzeit. Druck mit der anderen Hand von außen auf den Kopf (bei einsetzender Bauchpresse auch auf die Schultergegend durch Hilfsperson).

Naunyn* (BERNHARD N., 1839–1925, Internist, Bern, Königsberg, Straßburg) **Zeichen**: Druckschmerzhaftigkeit im re. Hypochondrium (bei tiefer Palpation in max. Inspiration) als Hinweis auf Cholezystitis. – **N.*Zentrum**: ↑ Lesezentrum. – **N.*-Minkowski* Methode** (OSKAR M.): Palpation der Niere nach rektaler Gasfüllung des Kolon.

Naupathia: ↑ Seekrankheit.

Nausea: Übelkeit, Brechreiz. – **N. epidemica**: epidem. ↑ Erbrechen. – **N. marina**: ↑ Seekrankheit.

Nauta* Schleife: extramurale ↑ limb. Fasern.

NAV: Verband der **n**iedergelassenen **Ä**rzte Deutschlands.

Navicula (HENLE*): *anat* ↑ Commissura labiorum pudendi.

navicularis: (lat.) kahnförmig. – **Naviculare, Navikulare**: Kurzform für ↑ Os naviculare u. Os scaphoideum (= Os nav. manus).

Navikulare|fraktur: 1) Fr. des Os scaphoideum durch Sturz auf die überstreckte Hand; meist intraartikulär, ohne wesentl. Dislokation, evtl. aber als **N.-Kapitatum-Fraktur** mit Rotation des prox. Kapitatumfragments um 180° (u. U. offene Reposition erforderl.); evtl. kombin. mit dist. Radiusfraktur. Sympte.: Schwellung (kann fehlen), Druckschmerz (in Tabatière); evtl. nur schwer erkennbare Fissur (daher Rö.-Bildserie mit Seitenvergleich u. Kontrolle nach 2 bis 3 Wo.); Ther.: Ober-/Unterarm-Faustgips (DÜBEN) für 10–12 Wo.; Gefahr der Pseudarthrosenbildung. – 2) Fr. des Os naviculare (durch Sturz auf den plantarflektierten Fuß), als Fissur, Verrenkungsbruch oder Abriß des Kahnbeinfortsatzes; Ther.: meist Ruhigstellung ausreichend, bei Luxationsfraktur Reposition (evtl. Fixierung mit KIRSCHNER* Draht), Gipsverband, auch Früharthrodese.

Navikular(e)luxation: isolierte, meist durch dir. Trauma entstand. L. des Os scaphoideum; häufiger als perilunäre ↑ Luxation oder interkarpale Luxationsfraktur.

Navikularzellen: *gyn* ab 8. Graviditäts-Wo. typ. basophile, längl.-rundl. Zellen in der mittl. Schicht des Vaginalepithels, mit hell-blaßblauem Zytoplasma u. verdickten (Glykogeneinlagerung), dunkleren, unscharfen Randpartien; sogen. ↑ Schwangerschaftszellen.

NBEI-Syndrom: (engl.: **n**on **b**utanol **e**xtractable **i**odine) Krankheitsbild (meist Hypothyreose) als Folge angeb. Jodfehlverwertung, d. h. Abgabe inaktiver Vorstufen der Schilddrüsenhormone ins Blut (die nicht – wie Thyroxin u. Trijodthyronin – mit n-Butanol extrahierbar sind).

NCA: (BURTIN) **n**on-specific **c**rossreactive **a**ntigen (ein Tumormarker).

Nd: *chem* ↑ Neodym.

NDV: **N**ewcastle-**D**isease-**V**irus (Erreger der atyp. Geflügelpest).

Ne: *chem* ↑ Neon. – **ne rep.**: *pharm* »ne repetatur« als Anweisung, das Rezept nicht zu erneuern.

Neal* Krankheit: (1942) akute, fieberhafte Erkr. bei Arbeitern der Baumwollindustrie (durch Endotoxin des mit der Baumwollfaser eingeatmeten Aerobacter cloacae?).

Neandertaler: *anthrop* s. u. Homo sapiens.

Neapolitanisches Fieber: ↑ Boutonneuse-Fieber in Süditalien (»Mittelmeerzeckenbißfieber«).

Nearthros(e): Gelenkneubildung; außer als ↑ Pseudarthrose bei Gelenkkopfverlagerung (z. B. Sekundärpfannenbildung bei angeb. Hüftluxation), bei path. Kontakt sonst nicht artikulierender Knochen (z. B. Osteoarthrosis interspin. BAASTRUP) oder artifiziell (z. B. v. BAEYER*-LORENZ* Bifurkation).

Nebel: kolloid-disperses System mit Gas (Luft) als Verteilungsmedium u. Wasser als Partikeln. – **therap. N.**: ↑ Aerosol; die im l Aerosol enthaltene Medikamentmenge (in ml) wird als **N.dichte**, die vom Gerät pro Min. gelieferte – dem Atemvol. angepaßte – Druckluftmenge als **N.menge**, die zur Resorption einer best. Wirkstoffmenge notwend. Zahl von Atemzügen als **N.dosis** bezeichnet.

Nebel|flecken: 1) *röntg* Nebula frontalis, ↑ Hyperostosis cranialis int. – 2) *ophth* Nubecula. – 3) *anat* Flecken in Brücke u. Medulla oblong. durch den Verlauf der lat. Haubenschleife u. med. Schleife. – **N.kammer**: (WILSON) Kammer (mit Beobachtungsfenster) zum Sichtbarmachen der Bahnen radioakt. Teilchen durch Nebelspuren, hervorgerufen durch die entlang der Teilchenbahn erzeugten u. in der übersättigten Dampfatmosphäre als Kondensationskerne wirkenden Ionen.

Nebel|sehen, Nephelopsia: verschwommenes Sehen infolge krankheitsbedingter Trübung der brechenden Medien des Auges (v. a. bei Glaukom, Iritis). – **N.zelt**: *päd* über das Bett zu stülpendes Plastikzelt, in dem Aqua dest. oder NaCl-Lsg. durch Kompression oder Ultraschall in Teilchengrößen von > 3 μm vernebelt wird; v. a. zur Verflüssigung des Bronchialsekrets bei pulmon. Mukoviszidose.

Neben|blase: *urol* unpräziser Begr. für Harnblasendivertikel, Blasenwandhernie, Uhrglasblase, Vesica bipartita, bi- und multilocularis. – **N.eierstock**: ↑ Epoophoron; vgl. Paroophoron. – **N.gefäß**: ↑ Kollateralgefäß; auch akzessor. Gefäß (z. B. ↑ Polgefäß); vgl. Bypass.

Nebengeräusche: *kard* extrakardiale Geräusche; *pulmon* als **respirator. N. die** ↑ Rhonchi.

Nebenhoden: ↑ Epididymis. – **N.entzündung**: ↑ Epididymitis. – **N.exstirpation**: ↑ Epididymektomie. Die partielle Entfernung (**N.resektion**) erfolgt mit inguin. oder skrotalem Vorgehen u. unter Schonung der Vasa spermatica int. – **N.retentionszyste**: ↑ Spermatozele. – **N.plastik**: Refertilisierungsplastik bei Samenwegsstenose im N.bereich (Cauda bzw. Te-

Nebenhöhlen

stis-Caput-Übergang), v. a. als Samenleiter-N.(-Hoden)- u. als N.-Umkipp-Plastik; nur nach Ausschluß einer Hodenatrophie u. Samenleiteraplasie u. bei bestätigter Intaktheit der übr. Samenwege, Samenbläschen u. des Nebenhodens.

Nebenhöhlen (der Nase): ↑ Sinus paranasales. – **N.entzündung:** ↑ Sinusitis.

Nebenhorn: *gyn* die kleinere, evtl. obliterierte oder mit dem Haupthorn nicht kommunizierende »Hälfte« eines Uterus bicornis. – **N.schwangerschaft:** ↑ Graviditas cornualis.

Nebenkeim: 1) *bakt* außer dem eigentl. Erreger im Infektionsgebiet vorhandener Keim; s. a. Parabakterium. – 2) *embryol* ↑ Parablast.

Nebenkern: 1) *zool* in tier. Spermatozoen unmittelbar hinter dem Kern gelegene dichte Mitochondriengruppe. – 2) *zytol* a) ↑ Nucleolus. – b) ergoplasmat. N.: konzentrisch geschichtetes Kügelchen (innen z. T. mit granulären oder vesikulären Elementen) bei der »glatten« Form des endoplasmat. Retikulums (in Hypophysen- u. chronisch geschädigten Leberzellen). – 3) *protoz* Mikronukleus der Ziliaten. – 4) s. u. Ossifikationszentrum.

Neben|kropf: ↑ Struma aberrans. – **N.lunge,** ROKITANSKI* Lappen: akzessor. Lungengewebe mit eigenem Bronchus u. eigener Arterie (aus Aorta); meist li. paravertebral zwischen Zwerchfell u. Unterlappen; im allg. atelektat., mit zystisch erweiterten u. sekretgefüllten Bronchien; bei Zwerchfelldefekt evtl. als »Bauchlunge«. – **N.milz:** ↑ Lien accessorius.

Nebenniere, NN: ↑ Glandula suprarenalis; s. a. Nebennierenmark, -rinde.

Nebennieren|apoplexie: hämorrhag. Infarzierung der NN, meist im Rahmen einer Sepsis (↑ WATERHOUSE*-FRIDERICHSEN* Syndrom), bei hämorrhag. Diathese (bzw. unter Antikoagulantien-Medikation). – **N.diabetes:** metasteroidaler ↑ Diabetes; s. a. Steroiddiabetes. – **N.entzündung:** ↑ Hypernephritis. – **N.exstirpation:** op. Entfernung einer oder bd. NN; von hohem seitl. Flankenschnitt aus oder transperitoneal (v. a. bei Ca.-Verdacht oder Doppelseitigkeit). – **N.hormone:** s. u. N.mark u. -rinde. – **N.insuffizienz:** i. e. S. die ↑ N.rindeninsuffizienz; s. a. SCHMIDT* Syndrom (2), adrenogenitales ↑ Salzverlustsyndrom (»paradoxe N.i.«).

Nebennieren|keime, versprengte: im NN- u. Nierenbereich, evtl. auch retroperitoneal u. in der Genitalregion (im Lig. latum als MARCHAND* NN; s. a. N.resttumor), gelegene kleine, gelbe Knötchen aus NN-Rindengewebe (Ektopie oder Choristie?), selten auch mit Marksubstanz (= Glandulae suprarenales accessoriae).

Nebennierenmark, NNM: ↑ Medulla glandulae suprarenalis. – Bildet (wie ZUCKERKANDL* Organ u. freie Paraganglien) in den chromaffinen Zellen aus L-Tyrosin die sympath. Transmitter ↑ Adrenalin u. Noradrenalin. – Funktionsdiagnostik anhand der Urin- u. Plasmawerte der Katecholamine oder durch Provokationstest (bei definiertem Histamin-Tyramin-Reiz etc. Blutdruckanstieg u. verstärkte Katecholaminausscheidung), bei Dauerhochdruck durch Lysistest (durch α-Rezeptorenblocker kurzfrist. Blutdruckabfall). – **hyperhormonales N.syndrom:** ↑ Phäochromozytom.

Nebennieren|resttumor des Ovars, Luteom: Sammelbegr. für virilisierende Ovarialtumoren mit lipoidreichen, denen der NNR sehr ähnl. Zellen (versprengte NNR-Keime, Teratome, Metaplasien der Stromazellen; s. a. LEYDIG-Zell-Tumor); klin.: Hirsutismus, Klitorishypertrophie, Mammaatrophie, Amenorrhö. – **N.rinde,** NNR: ↑ Cortex glandulae suprarenalis. – Bildet – v. a. aus Cholesterin – die NNR-Hormone (↑ Kortikosteroide, Gluko-, Mineralokortikoide, Androgene; s. a. Schema).

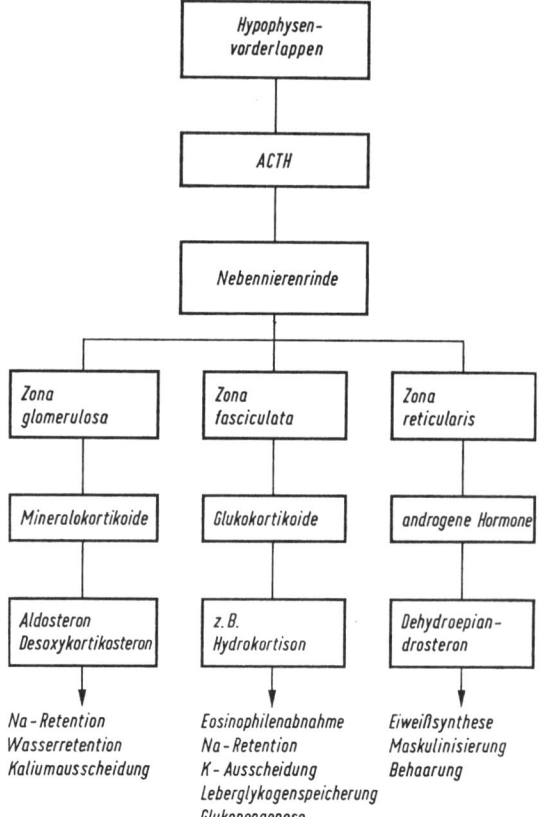

Nebennierenrinden|adenom(atose): solitäre (groß, evtl. als »Struma suprarenalis«) oder multiple Adenombildung in der – sek. atroph. – NNR; bei Adenomatose mit Hypersekretion meist nur von Kortisol, bei Einzeladenom häufig auch von Androgenen, seltener Aldosteron u. Östrogenen (mit entsprech. klin. Bildern, ↑ N.hyperplasie). – **N.atrophie:** Schwund der NNR; als prim. N. entzündlicher oder tox. Genese, posthämorrhag., auch idiopath., z. T. immunopathisch (mit Beteiligung weiterer endokriner Drüsen); sek. (v. a. der Zona fasciculata) infolge ACTH-Ausfalls bei hypophysärer Erkr. oder nach Kortikoid-Ther.; klin.: ↑ N.insuffizienz.

Nebennierenrindenhyperplasie (einer oder aller 3 NNR-Zonen) ist meist Folge gesteigerter hypothalam.-hypophysärer ACTH-Stimulierung, bei ACTH-produzierendem Hypophysentumor (↑ CUSHING* Syndrom), ektop. ACTH-Produktion (↑ paraneoplast. Syndrom), angeb. Störung der Kortisol-Biosynthese (↑ adrenogenitales Syndrom), unter ACTH-Medikation. – Ferner die – wahrsch. rezessiv-autosomal erbl. – **lipoide N.** (tumorös, hellgelb durch Lipid-, meist auch Cholesterin-Einlagerung), beim ♂ Kind mit Feminisierung (Pseudohermaphroditismus masculinus), stets mit ↑ Salzverlustsyndrom (wie bei AGS), ADDISON-art. Pigmentierung, Hyponatri-, Hyperkali-, Hypoglykämie, Eosinophilie, vermind. Ausscheidung von NNR-Steroiden; im 1. Lj. letal.

Nebennierenrindeninsuffizienz: vermind. Produktion von NNR-Hormonen u. resultierende Krankh.-bilder (evtl. erst unter Belastung: »**latente N.**«); evtl. nur als **partielle N.** (mit Ausfall nur einer Hormongruppe); z. B. ↑ Hypoaldosteronismus); als **prim. N.** infolge dir. NN-Läsion (z. B. Tbk, Tumor, NN-Apoplexie, Autoimm.-prozeß) meist total (↑ ADDISON* Krankh., H.A.M.-Syndrom), als **sek. N.** infolge Ausfalls der ACTH-Produktion, (z. B. bei Tumor) mit Fehlen nur der Glukokortikoide. Akute Form (ADDISON-Krise) stets lebensbedrohl. Komplikation der chronischen, oft ausgelöst durch Infekt, Trauma.

Nebennieren|tuberkulose: meist bds., verkäsende Tbk, v. a. der Rinde, evtl. mit Insuffizienz-Symptn. – **N.tumor**: 1) **NNM-Tumor**: Neoplasma der adrenosympath. chromaffinen Zellen; je nach Differenzierungsgrad der Sympathogonien als ↑ Phäochromozytom, ↑ Sympathoblastom, ↑ Ganglioneurom (maligne; stets hormoninaktiv). – 2) **NNR-Karzinom**: drüs.-epitheliales Ca., evtl. bilat., meist im Kindes- u. mittl. LA; paraaortal, mediastinal u. in Lungen metastasierend; höherdifferenzierte Formen evtl. endokrin aktiv mit von Hormonart u. -menge abhäng. Symptn., z. B. als hyperhormonales NNR-, adrenogenitales, CUSHING*, CONN* Syndrom, adrenale Feminisierung, aber auch Mischformen. – Ferner transplantable, z. T. hormonakt. Karzinome, z. B. der LORENZ* NN-Tumor. – 3) **NN-Sarkom**: ↑ Sympathoblastom, PEPPER* Syndrom.

Neben|pankreas: Heterotopie exokriner Pankreasanteile im Magen-Darmtrakt (z. B. als Urs. der meisten pylorusnahen Divertikel), selten auch in der Nabelgegend; vgl. Pancreas minus. – **N.plazenta**: ↑ Placenta succenturiata. – **N.pocken**: Papelbildung in der Umgebung der Impfstelle als Komplikation der Pockenschutzimpfung (lympho- oder hämatogene Virusaussaat).

Neben|schilddrüse: ↑ Glandula parathyreoidea; s. a. Epithelkörperchen. – **N.schluß**: *path, chir* ↑ Shunt; s. a. Bypass.

Neben|wirkung: *therap* nicht erwünschter Effekt einer Maßnahme oder eines Arzneimittels (↑ Tab.), bekannt u. voraussehbar oder aber unerwartet. Lehre von den N.wirkungen: ↑ Pharmakosologie. – **N.wirt**: *parasit* Wirt, in dem die mögl. Entwicklung eines monoxenen Parasiten infolge Fehlens optimaler Anpassung erschwert (u. zahlenmäßig beschränkt) ist. – Auch inkorrekt für ↑ Zwischenwirt.

Nebenzellen: 1) niedr., helle, schleimbildende Epithelzellen in den Magenfundus- u. -korpusdrüsen; s. a. Abb. »Magenschleimhaut«. – 2) **neurogene N.** in sympath. Ganglien, zwischen den Ganglienzellen gelegen u. diese als »Hüllenplasmodium« umgebend.

Nebula frontalis: ↑ Hyperostosis cranialis int.

Nebularin: Antibiotikum aus Agoricus (Clitocybe) nebularis u. Streptomyces yokosukanensis; wirksam gegen Mykobaktn.

Necator, Hakenwurm: Gattung blutsaugender Dünndarmparasiten [Ancylostomatidae, Nematodes] bei Säugetieren; beim Menschen v. a. der 8–11 bzw. (♀) 10–13 mm lange »Todeswurm« **N. americanus** s. africanus, s. argentinus (↑ Ancylostomiasis = »**Necatoriasis**«); s. a. Wurmeier.

van Neck*(-Odelberg*) Syndrom: (1924) asept. Epiphyseonekrose der Schambein-Sitzbeinsynchondrose, v. a. bei adipösen Knaben.

Neck dissection: ↑ Halsdissektion.

Necking: amerikan. Bez. für sexuelle Berührungen nur der oberen Körperhälfte (v. a. weibliche Brust); vgl. Petting.

Necksucht: boshafte Neigung, andere aufzureizen u. zu beunruhigen; häufig bei psych. Krankhn. (v. a. Manie, Stirnhirnschädigung).

necr...: s. a. nekr...

Necrobacterium, -bacillus: jetzt weitgehend der Gruppe Sphaerophorus zugerechnete Stäbchen.

Necrobiosis, Nekrobiose: Übergang der Zelle vom Leben zum Tod als intermediäres Stadium der Nekrose, mit irreversiblen Kern- u. Protoplasmaveränderungen (Nukleolusverlust, gehäuftes Auftreten von kleintropf. Fett, großtropf. Entmischung u. Vakuolisierung). Empfindlichkeit der Zellgruppen gegenüber einschläg. Noxen sehr verschieden. – *derm* I. w. S. auch darauf basierende Krankheitsbilder der Haut, z. B. **N. lipoidica (diabeticorum)**, OPPENHEIM*-URBACH* Krankht.: (1929, 1932) symmetr., bis handtellergroße, (braun-) rote, evtl. gesprenkelte, flach eingesunkene, evtl. ulzeröse Morphaea-ähnl. Hautatrophie mit großbog., violetter Begrenzung an den Streckseiten der Unterschenkel (seltener auch Oberschenkel), häufig kombin. mit (Prä-)Diabetes mellitus; *histol* Endangiitis, Kollagennekrose (mittl. Korium), Lipoidspeicherung, lymphohistiozytärer Randwall, Epitheloid- u. Fremdkörperriesenzellen. – **N. maculosa Miescher***: rel. scharf begrenzte, düsterrote bis gelbbräunl. flache entzündl.-atrophisierende Infiltrate mit leicht prominentem Randwall u. gering eingesunkenem, etwas schuppendem Zentrum (ähnl. der

---

Nebenwirkungen (von Arzneimitteln)

Gruppe I	Toxische Reaktionen 1. durch Intoxikation 2. durch Idiosynkrasie
Gruppe II	Nebenwirkungen oder unerwartete Wirkungen 1. durch verschiedene Pharmaka 2. durch bestimmte pharmakodynam. Gruppe 3. durch gleichzeit. Gabe mehrerer Pharmaka (kompetitive Wechselwirkung)
Gruppe III	Reaktionen durch Stoffwechselstörung 1. über gestörte Enzymaktivität 2. als anderweit. Stoffwechseleffekt
Gruppe IV	Reaktionen durch Arzneimittelabhängigkeit 1. psych. Abhängigkeit 2. phys. Abhängigkeit

Gruppe V	Reaktionen durch Sensibilisierung
	1. allergische
	  a) vom Soforttyp
	  b) akzeleriert
	  c) vom Spättyp
	2. anaphylaktische
	3. allergieähnliche durch Histaminfreisetzung

Gruppe VI	Reaktionen durch Lichteinwirkung 1. phototoxische 2. Photosensibilität
Gruppe VII	Teratogene u. embryotoxische Reaktionen 1. teratogene Wirkungen 2. embryotrope Toxizität 3. perinatale Toxizität 4. selektive neonatale Toxizität
Gruppe VIII	Biologische Reaktionen

Necrosis

Granulomatosis disciformis) solitär an oberen Extremitäten, Gesicht u. Rumpf.

Necrosis: / Nekrose. – **N. progressiva subcutanea neonatorum Feer*-Bugyi***: von der Fascia superf. ausgehende tiefe Form der / Adiponecrosis subcutanea.

necroticans: (lat.) nekrotisierend.

Neefe* Test: (1946) / Thymolflockungstest.

Neeff* Rohr: (1939) gynäkol. Radiumapplikator mit zentraler Bohrung.

v. Neel* Syndrom: / BING*-NEEL* Syndrom.

Neel*-Rusk* Syndrom: (1963) fam. Polydaktylie des Fußes (Doppelung u. Exostosen am Metatarsale II) mit Verkürzung des Metatarsale V, Hallux valgus, Superduktion der 2.-4. Zehe; evtl. Kamptodaktylie des 5. Fingers.

Neenzephalon: das stammesgeschichtlich jüngere, dem Paläenzephalon eingegliederte »Neuhirn«: Linsen- u. Schweifkern, Großhirnhemisphären u. -schenkel, Balken, Brücke, Pyramiden, Kleinhirnhemisphären u. -stiele sowie zugehör. Bahnen.

NEFA: **n**on-**e**sterified **f**atty **a**cids (»freie / Fettsäuren«).

Nefopamum *WHO*: Tetrahydro-methyl-phenyl-benzoxazocin-Derivat; stark wirkendes Analgetikum.

Neftel* Krankheit (WILLIAM BASIL N., 1830-1906, Neurologe, Würzburg, New York): durch Mißempfindungen in Kopf u. Rücken bedingte Unfähigkeit zu gehen, stehen u. sitzen (jedoch ohne Bewegungseinschränkung im Liegen).

Negationsdelirium: / Verneinungswahn.

negativ: ergebnislos, nicht positiv, unter der Nullinie (u. U. erst sek. = Negativwerden; s. a. Inversion); *opt* mit umgekehrtem (z. B. beim übl. Rö.bild der Filmaufnahme) bzw. komplementärem Helligkeits- oder Farbwert (/ Nachbild); *physik* dem pos. elektr. Pol entgegengesetzt, z. B. neg. Ion (= Anion). – **neg. Phase**: (A. E. WRIGHT 1901) *immun* passagere Phase erhöhter Infektionsbereitschaft wenige Stdn. bis Tage nach einer Schutzimpfung (d. h. vor Titeranstieg); bei Impfung in der Inkubationszeit mit Neigung zu früherer u. schwererer Erkr.

Negativismus: 1) *psych* Verweigerung der adäquaten Antwort auf einen Außenreiz, d. h. fehlende Reaktion (= inn. oder pass. N.) oder aber sogar gegenteil. Handeln (= akt. N.), als katatones Sympt. der Schizophrenie. – 2) *neurol* lokaler oder rein motor. N.: / Gegenhalten.

Negativitätsbewegung, größte oder endgültige, ENB, GNB: *kard* / Umkehrpunkt des QRS.

Negativ(kontrast)färbung, -kontrastierung: in der Lichtmikroskopie das Anfärben des Untergrundes (z. B. mit saurem Farbstoff, Tusche), während die darzustellenden Strukturen farblos bleiben. – In der Elektronenmikroskopie die Darstg. feinster Strukturen (z. B. Oberflächen der Viren) durch Einhüllen in eine elektronenundurchläss. Substanz (meist PWS).

Negativlinse: / Konkavlinse.

Negativverfahren: *immun* Nachweis blockierender AK als Urs. eines Zonenphänomens oder einer neg. serol. (z. B. WIDAL*) Reaktion durch nachträgl. Zusetzen eines pos. Immunserums zur Baktn.-Suspension; infolge bereits erfolgter Adsorption der blockierenden AK an die Baktn. bleibt deren Agglutination aus oder erfolgt erst in hohen Serumverdünnungen.

Negelein* Ester: / Phosphoglyzeratkinase.

Neger|anämie: / Sichelzellenanämie. – **N.blutgruppen**: für die schwarze Rasse nahezu spezif. antigene Ery-Eigenschaften (Untergruppen, Faktoren), z. B. intermediäre A-Formen, unterschiedl. Ce-Abschnitte des Rh-tragenden Chromosoms (Negerallel R^N mit Anti-Cu. Anti-e-wirksamem Produkt), die nur bei Negern vork. Antigene V, Hu u. He. – **N.pocken**: / Alastrim.

Negishi-Virus: (1948) in Tokio isoliertes ARBO-Virus B; von Zecken übertragener Erreger einer biphas. (Meningo-)Enzephalitis.

Nègre*-Bretey* Methode: in Frankreich übl. BCG-Impfung mittels Skarifikation; Lokalreaktion rel. gering, Konversionsrate wie bei Multipunktur.

Negri* Körperchen (ADELCHI N., 1876-1912, Pathologe, Batavia): für das Spätstadium der Tollwut charakterist. (bei Hunden in 90%, bei Menschen in 30%) zytoplasmat. Einschlüsse im ZNS, sphärisch oder ovoid (∅ 1-27 µm), mit basophilen Granula u. Lipoiden; färbbar nach VAN GIESON, LENTZ, SELLERS etc.

Negri* Reaktion: (1950) Zweifarben-Mikroflokkungsreaktion auf Syphilis mit Blut oder Serum u. einem mit alkohol. Fuchsin-, Lichtgrün-, 6%ig. NaCl- u. Soda-Lsg. verdünnten AG (n. KAHN, BORDET, ROULENS, KLINE oder HINTON).

Negride: die Angehörigen der schwarzen Großrasse.

Negro* (CAMILLO N., 1861-1927, Neurologe, Turin) **Handgriff**: (1921) Druck auf den Oberschenkel bei dorsal flektiertem Fuß (Hacken auf dem Boden) als – ablenkender? – Kunstgriff zur Erleichterung der PSR-Auslösung. – **N.* Zahnradphänomen**: durch erhöhten Muskeltonus bedingtes ruckart. (»sakkadierendes«) Nachgeben einer passiv bewegten Gliedmaße (Störung der reziproken Antagonisteninnervation) bei extrapyramidaler Erkr. (v. a. Parkinsonismus). – **N.*-Zeichen**: verstärkte Supraduktion des Bulbus oculi auf der Seite einer Fazialislähmung; wahrsch. infolge überschieß. Innervationsimpulse bei nicht zu realisierendem Lidschluß; Variante des / BELL* Phänomens.

Negus* (VIKTOR EWINGS N., geb. 1887, Laryngologe, London) **Instrumente**: 1) Laryngoskop mit prox. u. dist. Lichtquelle. – 2) Beleuchtungsspatel mit endständ. Lichtquelle für Säuglingslaryngoskopie. – 3) / BOYLE*-DAVIS*-N.* Spatel. – **N.* Methode**: Tonsillektomie u. Adenotomie in Kopfhängelage u. Vollnarkose unter Verw. des BOYLE*-D.*-N.* Spatels; v. a. beim Kinde.

Nehb* Dreieck: (1938) *kard* bipolare Brustwandabltg. im sogen. kleinen Herzdreieck (/ Abb.); bes. geeignet

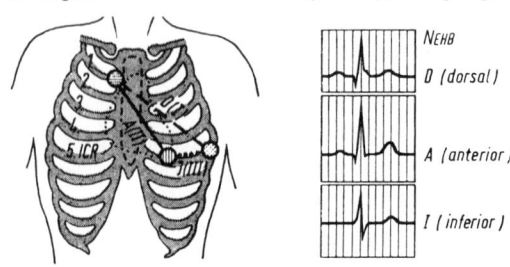

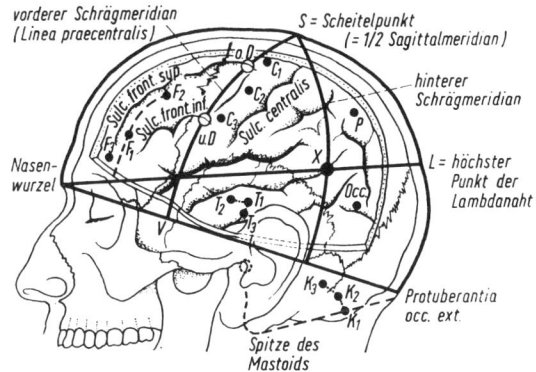
Neisser* Pollack* Punkte

zur Darstg. von Vorder- u. Hinterwandinfarkt (in Abltg. A bzw. D) u. von Vorhoferregungen.

Neill*-Mooser* Reaktion: Rickettsien-Nachweis (v. a. R. rickettsii, R. mooseri, R. conari) im Tierversuch (Meerschweinchen, Ratte, Maus) anhand der durch i.p. Inj. ausgelösten Periorchitis mit charakterist. Exsudat (große mononukleäre Zellen, intrazytoplasmat. Rickettsien). – vgl. STRAUS* Reaktion.

Nein-Tremor: *neurol* Kopftremor mit »nein«-sagenden Bewegungen; z. B. im Senium, bei PARKINSON* Syndrom.

Neisser* (ALBERT LUDWIG SIEGMUND N., 1855–1916, Dermatologe, Breslau) **Diplokokken**: die Baktn.gattung Neisseria, i. e. S. die N. gonorrhoeae. – **N.* Epitheliom**: / Molluscum contagiosum. – **N.* Salbe**: Zink-Wismut-Salbe (Zinc. oxyd., Bismut. subnitr. āā 20,0, Ung. leniens, Ung. cereum āā ad 300,0) als allg. gebr. Fettsalbe, ferner als Grundlage u. zum Überfetten. – **N.* Spritze**: Harnröhrenspritze mit stumpfem, kon. Hartgummi- oder Glasansatz zur (Selbst-)Behandlung der Urethritis gonorrhoica ant. (»Tripperspritze«).

Neisser* (MAX N., 1869–1938, Bakteriologe, Frankfurt/M.) **Lösung**: I) Methylenblau in absol. Alkohol, Eisessig u. Aqua dest., II) Kristallviolett in absol. Alkohol u. Aqua dest., III) Chrysoidin (oder Bismarckbraun oder Safranin) in heißem Aqua dest.; die bd. ersten vor Gebrauch 2 : 1 gemischt = »Lsg. A«, die 3. = »Lsg. B« (zum Vor- bzw. Nachfärben); zur Darstg. der **N.* Polkörperchen** (= BABES*-ERNST* Körperchen des Corynebact. diphtheriae): dunkelviolett (durch Lsg. A), Baktn.körper braun (durch Lsg. B, die auch Kristallviolett fest an Polkörperchen bindet). – **N.* Versuch**: (1913) In-vivo-Nachweis (Meerschweinchen) der Toxinbildung von Corynebact. diphtheriae durch s.c. Inj. von Bouillon mit den zu testenden Erregern (aus Kultur); pos. bei Tod n. 5–6 Tg. (blutig-sulz. Ödem an Inj.stelle, NN-Vergrößerung, Pleuraexsudat), während Kontrolltier mit zusätzlich verabreichtem 400fachen Di.-Antitoxin überlebt.

Neisser*-Doering* Phänomen (ERNST N., geb. 1863, Internist, Stettin; HANS D., geb. 1871): Fehlen der hämolysierenden Eigenschaften des Serums (/ Eigenhemmung) als gelegentl. Sympt. bei Arteriosklerose u. Schrumpfniere. – **N.*-Pringsheim* Verdauungsbrühe** (ERNST PR.): mit Trypsin u. Chloroform angedaute u. mit physiol. NaCl-Lsg. verdünnte Fleischbrühe zum Nachweis indolbildender Baktn. – **N.*-Wechsberg* Phänomen** (FRIEDR. W., 1873–1929, Internist, Wien): (1901) / Komplementablenkung bei Überschuß von AK (Bakteriolysine); zunächst mit der hohen Avidität der AK zum Komplement – unbefriedigend – erklärt.

Neisser*-Pollack* Punkte: typ. Einstichstellen für die Punktion von Stirn- (/ Abb., F_{1-3}), Schläfen(T_1–T_3), Scheitel- (P = Zentrum des △ SXL), Hinterhauptslappen (Occ), Zentralregion (C_{1-3}) u. Kleinhirn (K_{1-3}).

Neisseria: (TREVISAN 1885) *bakt* nach ALBERT L. S. NEISSER benannte Gattg. der Fam. Neisseriaceae (neben der anaeroben Gattg. Veillonella); gramneg., aerobe oder fakultativ anaerobe, ca. 1 µm große Diplokokken; meist nur auf angereicherten Nährböden gut wachsend, z. T. hämolysierend; z. B. **N. catarrhalis** (Mund-Luftwege-Saprophyt; gelegentl. Erreger von Mundinfektionen, Angina, Meningitis), **N. cineria** (braunes Pigment bildender Saprophyt des Pharynx; gelegentl. Erreger fieberhaft. Bronchitis), **N. flava** (grüngelbes Pigment bildender Saprophyt des Respirationstrakts), **N. flavescens** (Saprophyt des Nasopharynx; gelegentl. Erreger von Meningitis), **N. gonorrhoeae** (nicht pigmentbildend; bes. gut auf mit Blut oder Aszites angereicherten Nährböden wachsend; unbeweglich, nierenförmig, oft in Tetraden; Katalase- u. Oxidase-pos.; nur menschenpathogen, Erreger der / Gonorrhö, in Eiterzellen nachweisbar; s. a. Gonokokken...), **N. meningitidis** (WEICHSELBAUM* Diplokokkus, Meningokokkus; nicht pigmentbildend, bes. gut auf mit Blut oder Serum u. Glukose angereicherten Nährböden wachsend; verschied. serol. Typen; nur menschenpathogener Endotoxin-Bildner, Erreger der Meningitis cerebrospin. epidemica.; s. a. Meningokokken...), **N. perflava** (pigmentbildende Saprophyten des Respirationstraktes; gelegentl. Endokarditis-Erreger), **N. sicca** (gelegentl. hämolysierender Saprophyt des Respirationstraktes), **N. subflava** (pigmentbildender Saprophyt des Nasopharynx).

Neisserosis: Neisseria-Infektion, i. e. S. die / Gonorrhö.

nekro...: s. a. necro...

Nekro|bazillose: *vet* durch Sphaerophorus necrophorus verurs. – sporad. oder enzoot. – eitr.-nekrotisierende Wundinfektion der Herbivoren (v. a. Klauen-, Hufbereich, Maulhöhle). – Kein dir. Zusammenhang mit gelegentl. Infektionen des Menschen. – **N.biose**: / Necrobiosis. – **N.biont**: auf nekrot. Gewebe schmarotzender Saprophyt.

Nekrohormone: (CASPARI) bei Pflanzen nachgewiesene, beim Warmblüter wahrscheinliche hormonähnl. Wirkstoffe im nekrot. Gewebe, die durch Stimulierung der Mitosenbildung die Gewebsregeneration (Wundheilung) anregen.

Nekro|logie: Lehre von den Todesursachen (einschl. Statistik). – **N.lyse, epidermale**: / Epidermolysis acuta toxica, Nirvanolkrankheit. – **N.lytikum**: *pharm* nekrot. Gewebe erweichendes u. auflösendes Mittel, z. B. Enzym-, Heparinoid-Präparate.

Nekromanie: (KRAFFT=EBING) krankhaftes Interesse an Leichen als sexuelle Perversität; vgl. N.philie.

Nekro|phanerose: das – organdifferente – Sichtbarwerden der Veränderungen bei umschrieb. Gewebstod (z. B. bei Herzinfarkt nach ca. 4 Std.). – **N.philie**: (KRAFFT=EBING) Wunsch, an einer (weibl.) Leiche

Nekro|phobie

den Koitus zu vollziehen, als seltene sexuelle Perversion. – **N.phobie**: Angst u. Ekel vor Leichen (u. allem evtl. mit ihr in Berührung Kommendem); oft verbunden mit Wasch- u. Badezwang. – **N.phorus**: *bakt* Sphaerophorus necrophorus.

Nekr|op(s)ie: ∫ Leichenschau, Obduktion.

Nekrosadismus: Leichenzerstückelung aus sexuellen Motiven.

Nekrose, Necrosis: lokaler – asept. oder sept. – Gewebstod als schwerste Folge einer örtl. Stoffwechselstörung, wobei (n. LETTERER) die trophoneurale (Endzustand einer neuralen Atrophie), vaskuläre oder zirkulator.-ischäm., chem. (einschl. bakterieller Gifte), physikal. (Wärme, Kälte, Strahleneinwirkung) oder traumat. Urs. direkt oder indir. (durch Kapillarschädigung) an der Zelle angreift u. die Membranfunktion stört; unterschieden als ∫ Koagulations- u. ∫ Kolliquationsnekrose, klinisch als feuchte (N. humida, ∫ Gangrän) u. trockene N. (N. sicca, ∫ Mumifikation); s. a. Degeneration, Necrobiosis, Immediat-, Epiphysen-, Knochennekrose, Verkäsung.

Nekrosefaktor: 1) (KÜSTER) bei Kindern mit rheumat. Fieber im Serum vorhandenes Toxin, das beim Kaninchen nach s.c. Inj. örtl. Hautnekrose hervorruft; auch im entzündeten Gewebe experimenteller Streptokokken-Infektionsherde nachgewiesen; vgl. Nekrotoxin. – 2) (A. BÖNI) unspezif. Serumfaktor bei chron. rheumat. Arthritis.

Nekrosin: aus entzündl. Exsudat zus. mit Euglobulin isolierbarer ∫ MENKIN* Stoff, der Gewebsnekrose u. Leukozytolyse bewirkt.

Nekro|skleritis: nekrotisierende Form der ∫ Skleritis. – **N.skopie**: ∫ Leichenschau, Obduktion.

Nekrotisieren: in ∫ Nekrose übergehen, Nekrose induzieren (*dent* Devitalisierung). – **nekrotisch**: in ∫ Nekrose übergegangen, abgestorben.

Nekro|tomie: ∫ Sequesterotomie. – **N.toxin**: Ektotoxin pathogener Staphylokokken (z. B. Staph. aureus), das nach Inj. in Kaninchen- oder Meerschweinchenhaut Gewebsnekrose bewirkt. – **N.tropie**: *psych* ∫ Nekromanie.

nekrotroph: von abgestorbenen Organismen lebend (∫ Nekrobiont).

Nekro(zoo)spermie: Abgestorbensein (= irreversible Unbeweglichkeit u. Eosin-Färbbarkeit) aller Spermien im Ejakulat; bei akuter Prostatitis, Spermatozystitis; Zeichen der Impotentia generandi.

Nela* Farbtest: Farbensinnprüfung mit Hilfe verschieden gefärbter Wollproben.

Nela(nane), Nelavan: Name der Wolofsprache für die Afrikan. ∫ Trypanosomiasis.

Nélaton* (AUGUSTE N., 1807–1873, Chirurg, Paris) **Katheter**: einfacher oder doppelläuf., gerader Weichgummikatheter (verschied. Stärken) mit vielfält. Zahl u. Stellung der »Augen« im Spitzenteil. – **N.* Linie**: ∫ ROSER*-NÉLATON* Linie. – **N.* Pistolenschiene**: ulnarwärts abgebogene Schiene (Holz oder Pappe) für die Ther. der typ. Radiusfraktur. – **N.* Tumor**: Desmoid der Bauchhaut.

Nelkenöl: Oleum Caryophylli; Anw. *histol* als Farbstofflösungs-, Aufhellungs- u. Differenzierungsmittel; *dent* in Kombin. mit Zinkoxid als Standardmittel bei tiefer Karies (bakteriostat. Effekt).

Nelson* (ROBERT ARMSTRONG N., geb. 1922, amerikan. Serologe) **Medium**: 1) Nährboden auf Leberextraktbasis zur Züchtung von Balantidium coli. – 2) N.*-MAYER* Basalmedium (MANFRED MARTIN M.): (1948) für den N.* Test entwickeltes »Überlebensmedium« (keine Vermehrung) für Treponema pallidum; aus Rinderalbumin, Thioglykolat, Pyruvat, Brenztraubensäure, NaCl-Lsg. (eingestellt auf pH 7,0), Bikarbonat u. einem Vitamin-Gemisch (das in der meist gebr. Modifikation nach DIESENDRUCK fehlt); s. a. BERLINGHOFF* Überlebensmedium. – **N.* (-Mayer*) Test**, Treponema-pallidum-Immobilisations-, TPI-Test: (1949) Diagnostik der latenten u. Spätsyphilis (frühestens 6–8 Wo. nach Infektion) anhand der Immobilisierung (mind. 40%) lebender Treponemen (NICHOLS* Stamm) durch die spezif. AK im Probandenserum (Inkubierung unter Zusatz von Meerschweinchen-Komplement in CO_2-N_2-Atmosphäre). Neg. Test sicherer Ausschluß einer noch bestehenden Erkr.; Kreuzreaktion bei Frambösie u. Pinta.

Nelson* Syndrom: 1) das ∫ HELLER*-N.* Syndrom. – 2) ∫ THOMPSON*-N.*-GROBELNY* Syndrom.

Nelson* Tumor: ACTH-produzierendes »R-Zellen-Adenom« des HVL.

NEM: »Nahrungseinheit-Milch«; in der Adaptierung der künstl. Säuglingsernährung an die Muttermilch dienendes Nährwertsystem von PIRQUET, wobei 1 g Brustmilch als Vergleichswert dient (= 1 NEM); z. B. 1 g Mehl = 5 NEM, 1 g Zucker = 6 NEM.

Nemalin(e)-Myopathie: (SHY u. M. 1963) seltene, erbl. (?, Form der Myatonia congenita?), nicht fortschreit. allg. Muskelschwäche bes. der oberen Extremitäten; histol.: knäuel- u. stäbchenförm. Veränderungen (engl. »nemaline«) der Muskelfibrille (mit axialer Periodizität von 145 Å).

Nemathelminthes: Stamm »Faden-, Rund-, Schlauchwürmer«, ungegliederte wurmförm. Tiere mit prim. Leibeshöhle (Pseudozöl); parasit. Formen: ∫ Nematodes, Namatomorpha, Acanthocephala.

Nematizid: *pharm* Nematoden abtötendes Anthelminthikum.

Nematocera: *entom* Unterordnung »Mücken« der Diptera; im Ggs. zu den übr. Zweiflüglern (Brachycera) mit langen, fadenförm. Fühlern (»Antennen«). Medizin. wichtig: Culicidae, Simuliidae (Kriebel-M.), Psychodidae, Ceratopogonidae.

Nematoden, Nematodes: Klasse »Fadenwürmer«, frei oder parasitisch lebende Nemathelminthes mit Zellkonstanz (Eutelie). Humanmedizinisch wicht. Familien: Ancylostomatidae, Oxyuridae, Ascarididae, Dracunculidae, Filariidae, Trichuridae, Strongyloididae. – s. a. Abb. »Wurmeier«.

Nemato(dia)sis: Befall mit Nematoden.

Nematospermie: Spermie mit bes. langem Schwanzteil.

Nemec* Therapie: Elektrother. mit gekreuzter Applikation (mittels »**Nemectrodyn**«) mittelfrequenter Wechselströme (ca. 4000 Hz), die ohne Schmerzauslösung die Hautschranke durchdringen u. im Gewebe im Kreuzungsfeld zweier senkrecht zueinander angeordneter, um 0–100 Hz differierender Ströme biologisch akt. Niederfrequenzreize (1–100 Hz) entstehen lassen als Interferenzen. Ind.: wie bei Reizstromther.;

auch als Massage (»**Nemektrokinesie**«; mit 1 Elektrodenpaar in Form von Massagehandschuhen).

Nencki* Indolreaktion: Indolnachweis (Rotfärbung) mit Salpeter- u. salpetr. Säure.

Nennfrequenz: bei der selektiven ↑ Phonokardiographie die Frequenz des Filters, die 40% des theoret. Herzschallmaximums wiedergibt.

neo...: Wortteil »neu«.

Neoadventitia: das eine synthet. Gefäßprothese in situ umscheidende Narbengewebe. – **Neoantigen**: virusspezif. AG in geschädigten Zellen nach Infektion mit zytotox. Viren (z. B. Adenoviren); auch in Zellen von Adenotumoren.

Neoarsphenaminum *WHO*, **Neoarsenobenzolum**, Neosalvarsan®: Diamino-dihydroxy-arsenobenzol-N-methansulfinsaures Na (mit 18,5–19,5% As; Pulver); klass. Syphilis-Mittel (obsolet, heute vorw. bei trop. Erkrn.); leicht zersetzlich (daher nur in Vakuumröhrchen zugelassen, lichtgeschützt).

Neoarteriogenese: durch alloplast. Gefäßprothese angeregte Bildung eines neuen Gefäßrohres.

Neocerebellum: die phylogenetisch rel. jungen, aus dem Corpus cerebelli hervorgegangenen Kleinhirnhemisphären u. Nuclei dentati. – **Neocortex**: der phylogenetisch jüngste, am stärksten differenzierte Teil der Großhirnrinde (v. a. Neopalliumbereich); Schichten ↑ Tab.

Schichten des Neokortex

Bez. im NISSL*-Bild	Schicht-Nr.		Bez. im Markfaserbild
Lamina molecularis s. zonalis s. plexiformis, Molekularschicht	I	1	Lamina tangentialis
Lamina granularis ext. s. corpuscularis, äußere Körnerschicht	II	2	Lamina dysfibrosa
Lamina pyramidalis ext., äußere Pyramidenschicht	III	3	Lamina suprastriata
Lamina granularis int., inn. Körnerschicht	IV	4	äuß. BAILLARGER* Streifen
Lamina pyramidalis int. s. ganglionaris, Area gigantopyramidalis, inn. Pyramidenschicht	V	5a	Lamina infrastriata
		5b	inn. BAILLARGER* Streifen
Lamina multiformis	VI	6	Lamina substriata
Lamina infima, Grundschicht	VII	7	Lamina limitans

Neodarwinismus: (A. WEISMANN 1913) Evolutionshypothese in Anpassung des ↑ Darwinismus an die neueren Erkenntnisse der Genetik (Unterscheidung zwischen Modifikation, Mutation u. Rekombination, Ergänzung des Selektionsprinzips, Berücksichtigung von Isolation u. Annidation u. a. m.).

Neodym(ium), Nd: seltenes 3wert. Element der Lanthaniden-Gruppe mit Atomgew. 144,24 u. OZ 60; 7 natürl. ($^{142-150}$Nd) u. 8 künstl. radioakt. Isotope ($^{138-151}$Nd; β-Strahler; HWZ ~ 5 × 10^{15}). Therap. Anw. (Lävulinat, Sulfoisonikotinat) als Antikoagulans.

Neoendokard: neugebildetes »Endokard« an Herzklappenprothesen. – **Neoendothel**: von der intakten Intima her neu gebildetes Gefäßendothel nach Thrombendarteriektomie oder in synthet. Arterienprothesen; an langen Defekten nur im Bereich der Anastomosen; vgl. Neointima.

Neoerythropoese: Umwandlung undifferenzierter Stammzellen (medullär, extramedullär) in Erythropoesezellen beim Erwachsenen, v. a. bei path. gesteigerter Blutbildung.

neofaradischer Strom: Serienimpulse mit einer Frequenz um 50/sec bei Impulsdauer von ca. 1 msec u. Pausendauer von ca. 20 msec; v. a. als Schwellstrom zu diagnost. u. therap. Auslösung tetan. Zuckungen.

Neogala: ↑ Kolostrum.

Neogenese: Neubildung, Regeneration, Neoplasie.

Neogonopathie: Krankh. des Neugeborenenalters.

Neohippokratismus: die sich auf die Lehren des HIPPOKRATES berufende Richtung der neuzeitl. Medizin mit Bevorzugung der ganzheitl.-klin. Betrachtung gegenüber der Laboratoriumsdiagnostik.

Neoimplantation: op. Verpflanzung eines Organs an eine andere Stelle des bisher. Einmündungsorgans; meist als ↑ Neostomie. – **Neoinsertion**: op. Verpflanzung eines Sehnenansatzes. – **Neointima**: aus Thrombozyten u. Fibrinfäden bestehende erste Innenauskleidung von Arterien nach Thrombarteriektomie oder von synthet. Arterienprothesen in situ; wird nach schrittweiser Organisation von der Arterienwand her mit ↑ Neoendothel überzogen.

Neokapillaren: (O. MÜLLER) *histol* die definitiven Hautkapillaren mit vorwiegend senkrecht-haarnadelförm. Verlauf. – **neokinetisch**: die vom Neocortex (z. B. Pyramidenbahn) abhäng. Motorik betreffend. – **Neokortex**: ↑ Neocortex.

Neolalie, -glossie: häuf. Gebrauch von Neologismen beim Sprechen; v. a. bei Schizophasie. – **Neologismus**: Wortneubildung, i. w. S. auch die ungewöhnl. sprachl. Verwendung eines Wortes; außer im Traum als psychopathol. Erscheinung (bis zum »Wortsalat«, v. a. bei Schizophrenie; s. a. Neolalie).

Neomalthusianismus: auf den Ideen von MALTHUS (1766–1834, »Malthusianismus«) begründete Propagierung einer Bevölkerungsbeschränkung durch konzeptionsverhütende Maßnahmen.

neomorph: neugeformt. – **neomorphes Allel**: mutiertes, einen qualitativ anderen Phänotyp als das Stamm-Allel bewirkendes Allel.

Neomycin(um) *WHO*: Antibiotikakomplex (A, B, C) aus Streptomyces fradiae (1949) u. Str. albogriseolis (1954); wirksam v. a. gegen grampos. Baktn. (B u. C auch in vivo).

Neon, Ne: Edelgas, Atomgew. 20,179, OZ 10; 3 natürl. ($^{20-22}$Ne) u. 2 radioakt. Isotope (^{19}Ne, ^{23}Ne; β-Strahler).

neonatal: die Zeit nach der Geburt (= ↑ Neugeborenen- oder **N.periode**) betreffend, beim Neugeb. vorkommend; z. B. die **n. Sterblichkeit** (↑ Neugeb.-sterblichkeit). – **Neonatologie**: Lehre von der Physiologie u. Pathologie der Neugeborenenperiode.

Neopallium: der phylogenetisch jüngere Teil des Hirnmantels (außer der Riechrinde); s. a. Neocortex.

Systematik der Neoplasmen (ohne Präneoplasien, Hyperplasien, reparative Granulomie) (C. Thomas 1972)

Organ, Muttergewebe, bes. Zelltyp	gutart. Neubildung	bösart. Neubildung
1. Epitheliale Tumoren		
Plattenepithel	Papillom	Plattenepithelkarzinom mit u. ohne Verhornung
Zylinderepithel	Polyp: adenomatöser, papillärer oder gemischter	Zylinderzellkarzinom
Drüsenepithel	Adenom: zystisches, follikuläres, alveoläres, trabekuläres, azinäres, papilläres, hellzell., azidophilzell., basophilzell., chromophobes Zystadenom: seröses, pseudomuzinöses	Adenokarzinom: drüsenbildendes, solides, medulläres, szirrhöses, verschleimendes, Siegelringzell-, Gallert-Ca, klein-, riesenzell., anaplast., entdifferenziertes, spindelzell., adenoid-zyst.(Zylindrom), lobuläres, intraduktales, kribriformes, psammöses
Übergangsepithel	Papillom	Übergangszellkarzinom
Onkozyten	Onkozytom	malignes Onkozytom
argentaffine (»helle«) Zellen	Karzinoid	metastasierendes Karzinoid
2. Mesenchymale Tumoren, Tumoren der blutbildenden Organe		
fibrilläres Zwischengewebe:		
kollagene Fasern	Fibrom	Fibrosarkom
elast. Fasern	Elastofibrom	–
Gitterfasern	–	Retikulosarkom
Histiozyten	Histiozytom Xanthom, Xanthofibrom	malignes Histiozytom Xanthofibrosarkom
mesenchymales Schleimgewebe	Myxom	Myxosarkom
Fettgewebe	Lipom	Liposarkom
fetales Fettgewebe	Hibernom	malignes Hibernom
glatte Muskelfasern	Leiomyom Leiomyoblastom	Leiomyosarkom
quergestreifte Muskelfasern	Rhabdomyom	Rhabdomyosarkom: polymorphzell., alveoläres, Sarcoma botryoides
myogen	Myoblastenmyom	malignes Myoblastenmyom
(neurogen?)	(granuläres Neurom?)	(malignes granuläres Neurom?)
Blutgefäße	Angiom: kapilläres, kavernöses, arteriovenöses Hämangioendotheliom	Hämangiosarkom malignes Hämangioendotheliom
Lymphgefäße	Lymphangiom	Lymphangiosarkom
Perizyten	Hämangio-, Lymphangioperizytom	malignes Hämangio-, Lymphangioperizytom
Glomus neuromyoarteriale	Glomustumor (Angioneuromyom)	–
Knorpelgewebe	Chondrom, Chondroblastom Codman	Chondrosarkom
Knochengewebe:		
Osteoblasten	Osteom, Osteoid-Osteom	Osteosarkom
Osteoklasten	Riesenzellentumor (Osteoklastom)	maligner Riesenzellentumor (malignes Osteoklastom)
Knochenmark		Leukämie: myeloische, lymphatische monozytäre, L., unreifzell. Mastzellen, Megakarioblasten, Erythroleukämie
lymphatisches Gewebe	Lymphozytom Castleman	Lymphosarkom, Lymphoblastoma (Brill-Symmers) Burkitt* Lymphom
gemischt-granulomatöses Bindegewebe		Hodgkin* Krankheit (Lymphogranulomatose): lymphohistiozytäre, gemischte, nodulärsklerosierende, retikuläre (Hodgkin-Sarkom)
Plasmazellen	isoliertes Plasmozytom: ossales, extraossales	Plasmozytom (multiples Myelom)
3. Tumoren der serösen Höhlen		
Mesothel: Pleura, Perikard, Peritoneum	isoliertes Mesotheliom: papilläres, fibröses	malignes Mesotheliom: papilläres, tubuläres
Gelenkmesothel	Synovialom	malignes Synovialom
4. Pigmenttumoren		
Nävoblasten und Melanoblasten	Nävuszellnävus blauer Nävus	malignes Melanom maligner blauer Nävus
5. Tumoren des Nervensystems		
Ganglienzellen	benignes Ganglioneurom (Gangliozytom)	malignes Ganglioneurom (Ganglioneuroblastom)
Neuroepithelien	Ependymom (Ependymozytom) Plexuspapillom –	malignes Ependymon (Ependymoblastom) Plexuskarzinom Medulloblastom
Neuroglia:	Gliom	Glioblastoma multiforme
Astrozyten	Astrozytom	Astroblastom
Oligodendroglia	Oligodendrogliom	malignes Oligodendrogliom
Nerven (Schwann* Zellen)	Neurinom (Schwannom), Neurofibrom	malignes Neurinom Neurofibrosarkom
Paraganglien (Glomus)	Paragangliom (Chemodektom, nichtchromaffines Paragangliom)	malignes Paragangliom
Sympathikusgewebe	Phäochromozytom	malignes Phäochromozytom (Phäochromoblastom)
Meningen	Meningeom: fibro-, angioplastisches, psammöses,	meningeales Sarkom
6. Dysontogenetische u. embryonale Tumoren		
dysontogenet. Tumoren	Hamartom Choristom Dermoidzyste Teratoma adultum	entartetes Hamartom entartetes Choristom entartete Dermoidzyste Teratoma embryonale
embryonale Wirbelsäule	Chordom	malignes Chordom
Gartner* Gang	benignes Mesonephrom	malignes Mesonephrom

Fortsetzung→

Organ, Muttergewebe, bes. Zelltyp	gutart. Neubildung	bösart. Neubildung
7. Mischtumoren		
gemischte epitheliale		Adenokankroid (Adenoakanthom)
		mukoepidermoides Karzinom
gemischte mesenchymale (mehr als 3 Typen)	Mesenchymom	malignes Mesenchymom
epithelial-mesenchymale	Fibroadenom	Karzinosarkom
	Adenofibrom	Lymphoepitheliom SCHMINCKE-REGAUD
8. Besondere Organtumoren		
Haut:		
Basalzellenschicht	Basalzellenpapillom (senile Keratose)	Basaliom (Basalzellenkarzinom)
Bindegewebe (Cutis)	Dermatofibroma protuberans	Dermatofibrosarcoma protuberans
Schweißdrüsen	Syringom, Porom, Akrospirom, Hidradenom	Schweißdrüsenkarzinom
	Mischtumor (chondroides Syringom)	maligner Mischtumor
Haarfollikel	Trichofollikulom	malignes Trichofollikulom
	adenoidzyst. Epitheliom (BROOKE)	—
	Zylindrom (SPIEGLER* Tumor)	—
	Pilomatrixom (Epithelioma calcificans MALHERBE)	—
Talgdrüsen	Talgdrüsenadenom (Adenoma sebaceum)	Talgdrüsenkarzinom
Mamma:	Brustwarzenadenom	intraepidermales Mammillenkarzinom (M. PAGET)
	Fibroadenom: intrakanalikuläres, perikanalikuläres	Cystosarcoma phyllodes
Speicheldrüse	pleomorphes Adenom (sog. Speicheldrüsenmischtumor)	entarteter sog. Speicheldrüsenmischtumor
	Adenolymphom	malignes Adenolymphom
Leber:		
Leberzelle	Leberzelladenom (Hepatom)	Leberzellkarzinom (malignes Hepatom)
Gallengangszelle	Gallengangsadenom (Cholangiom)	Gallengangskarzinom (malignes Cholangiom)
		Hepatoblastom (embryonaler Lebertumor)
Lunge: Bronchiolarepithel	Adenomatose	sog. Alveolarzellkarzinom (maligne Lungenadenomatose)
Pankreas:	Inselzelladenom	Inselzellkarzinom
Schilddrüse:		
Onkozyten	HÜRTHLE*-Zell-Adenom	HÜRTHLE*-Zell-Karzinom
parafollikuläre Zellen (C-, Kalzitonin-Zellen)	—	medulläres Karzinom mit Amyloidstroma (C-Zellen-Karzinom)
Zirbeldrüse:	Pinealom (Pinealozytom)	malignes Pinealom (Pinealoblastom)
Hypophysengang (RATHKE* Tasche)	Kraniopharyngeom	—
Thymus:	Thymom: epitheliales, spindelzelliges	malignes Thymom (Thymuskarzinom)
Niere:	—	WILMS* Tumor (Nephroblastom, Adenomyosarkom)
Uterus:	Stromaendometriose (Angioblastomatose)	Stromasarkom (maligne Angioblastomatose)
Gonaden:	Gonadoblastom	—
Ovar:	Thekom	Granulosazellkarzinom
germinatives Epithel und Gonadenstroma	BRENNER* Tumor	maligner BRENNER* Tumor
	Arrhenoblastom	—
	Hiluszell-Tumor	—
	Tumor der interstitiellen Zellen	—
	—	Dysgerminom
Ovarialmetastasen	—	KRUKENBERG* Tumor
Hoden u. Nebenhoden:		
germinatives Epithel u. Gonadenstroma	—	Seminom
	—	Teratokarzinom
		Chorionepitheliom
	SERTOLI*-Zell-Tumor (tubuläres Adenom)	—
	LEYDIG*-Zell-Tumor (Tumor der interstitiellen Zellen)	
		Orchioblastom
Serosa im Nebenhodenbereich (?)	adenomatoider Nebenhodentumor	
Zahn:	Ameloblastom (Adamantinom)	
	Adenoameloblastom	
	ameloblast. Fibrom	
	ameloblast. (»weiches«) Odontom	ameloblast. Sarkom
	Dentinom	
	Zementom	
	verkalktes Odontom	
	Fibrom mit Zementbildung	
	melanot. neuroektomaler Tumor (Prognom)	
Gefäß:	—	KAPOSI* Sarkom
Knochen:	chondromyxoides Fibrom	—
Knochenmark (Endothel oder Retikulumzelle)	—	EWING* Sarkom
Aponeurosen	—	hellzell. Sarkom
Auge: (Neuroepithel der Pars ciliaris retinae)	Diktyom	—
	—	Retinoblastom
Nervensystem: N. olfactorius	Ästhesioneurozytom	Ästhesioneuroblastom

Neophan-Glas: blaugraues, mit Neodymoxid versetztes Filterglas, z. B. für Lichtschutzbrillen.

Neophasie: (STACHLIK) neologist. Sprache mit festem Wortschatz u. Grammatik.

Neoplasie: Neubildung von Körpergeweben (z. B. Regeneration); i. w. S. auch das ∤ Neoplasma.

Neoplasma, Blastom: Neubildung von Körpergeweben i. S. des dysregulierten, enthemmten, autonomen Überschußwachstums (∤ Tumorwachstum, Karzinogenese, Syn-, Kokarzinogenese). Soweit bereits pränatal angelegt (»**angeb. N.**«) entweder genotypisch bedingt (evtl. nur als bes. Disposition gegenüber Noxen) oder i. S. einer transplazentären Karzinogenese induziert; z. T. bereits mit intrauteriner Manifestation (z. B. Teratom, Leukämie, sakrokokzygealer Tumor). Nach gewebl. Zusammensetzung unterschieden als **homolog** mit unverkennbarer Ähnlichkeit mit dem Muttergewebe; bei der **organoiden** Form – im Ggs. zur **histoiden** – mit deutl. Trennung von Parenchym u. Stroma, **homöotypisch** (∤ Homöoplasie) u. **heteroplastisch** (∤ Heteroplasie); nach der Dignität als **benigne** = gutartig (meist homologes ∤ Blastom mit rel. Zellreife; Wachstum im allg. langsam, vorw. expansiv, verdrängend; geringe, meist nur mechan. Rückwirkung auf den AZ, keine Metastasierung; selten rezidivierend), als **maligne** = bösartig (»Malignom«; meist heteroplastisch, mit weitgeh. Unreife [Atypie, Anaplasie] der Zellen; Wachstum meist rasch, völlig autonom, infiltrierend; erhebl. Rückwirkung auf den AZ [Anämie, Kachexie]; nach Einbrechen in Blut- u. Lymphbahnen oder in Hohlorgane regionäre u./oder Fernmetastasierung), als **semimaligne** (weitgehend ausgereiftes epitheliales oder bindegeweb. N. mit infiltrierendem Wachstum u. nach unvollständ. chir. Behandlung rezidivierend, aber fast nie metastasierend; z. B. Basaliom, Bronchialadenom, Karzinoid, Zylindrom, Epulis) u. als **fakultativ maligne** (erst unter bes. physiol. oder path. Bedingungen, z. B. Gravidität bzw. chron. Entzündung, zu destruktivem Wachstum, evtl. auch Fernmetastasierung neigend); nach dem Muttergewebe als **epithelial** (∤ Papillom, Adenom, Cystom, Karzinom) u. **nichtepithelial**, d. h. als bindegewebig = mesenchymal, angiogen (∤ Angiom, Hämangiom, Lymphangiom), **myelolymphoretikulär** (∤ Lymphosarkom, Plasmozytom, Myeloblastom, Retikulumzellsarkom), **neuroektodermal** (∤ Neuroblastom, Gliom, Neuroepitheliom, Ganglioneurom u. a.); ∤ Tab., s. a. Blastom, Choristom, Hamartom, Transplantationstumor, peraneoblast. Syndrom, Tumor ...

Neo(psycho)analyse: analyt.-akt. Psychother. nach H. SCHULTZ=HENCKE, basierend auf einer Neurosenlehre mit dem Antriebserleben (unterteilt in intentionales, kaptatives oder orales, retentives oder anales, aggressiv-geltungsstreb., urethrales u. liebendsexuelles) als Mittelpunkt. – I. w. S. alle neueren Abwandlungen der FREUD* Psychoanalyse.

Neoretinal, -retinin: cis-Isomer des Vit.-A-Aldehyds (s. u. Rhodopsin).

Neorickettsia: der ∤ Psittakose-Gruppe antigen verwandte Rickettsien-Gattg. (Nachweis: Mikroagglutination u. KBR mit AG aus argentin. Psittakosevirus); intrazellulärer Erreger der **Neorickettsiose**, einer meist akuten u. tödl. Anthropozoonose mit vielfält. klin. Bildern (exanthemat. Fieber, Enzephalitis, Pneumonie, Abortus etc.), übertragen durch die Fischtrematode Nanophyetus salmincola (Ansteckung durch Genuß roher Fische).

Neosalvarsan®: ∤ Neoarsphenaminum.

Neosomen: die 30-S-Teile bzw. -Vorstufen der Ribosomen.

Neosporidia: (SCHAUDINN) die vielkern. Sporozoon-Ordnungen Cnido-, Haplo- u. Sarcosporidia, die während der ganzen Vegetativperiode Sporen (mit nur je 1 Keimling) erzeugen.

Neostigmin(um) *WHO*: Dimethylkarbaminoyl-hydroxyphenyl-trimethylammoniumbase; ein Parasympathikomimetikum, das durch Hemmung des Azetylcholinabbaues vagotrop wirkt; Anw. (Bromid, Methylsulfat, z. B. Prostigmin®) bei Glaukom (drucksenkend), als Kurare-Antidot.

Neostomie: ∤ Neoimplantation zur Schaffung einer neuen offenen Verbindung zwischen 2 Hohlorganen (z. B. ∤ Ureterozysto-N.) bzw. zwischen Organ u. Körperoberfläche (= äuß. Fistel).

neostriäres Syndrom: choreat. Syndrom infolge Erkr. des **Neostriatum**, d. h. des phylogenetisch jüngeren Teils des Corpus striatum (Nucleus caudatus u. Putamen); s. a. Striatum-Syndrom.

Neostrophingic mobilization: (BAILEY u. M.) bei Mitralstenose Klappensprengung mit Bildung einer halbkreisförm., türflügelart. Erweiterung des aortalen Segels.

Neotenie: *zool* Geschlechtsreifwerden von Tieren in einem unvollkommenen (Larven-)Stadium. – *anthrop* Beibehaltung infantiler Merkmale bei Kleinstämmen.

Neothalamus: der phylogenetisch jüngere, dors. Teil des ∤ Thalamus, den die Tractus spinothalamicus u. opticus u. die Lemnisci lat. u. med. ohne Umschaltung im Mittelhirn erreichen.

neotropisches Fleckfieber: ∤ Felsengebirgsfleckfieber.

Neo-Vitamin-A: ∤ Neoretinin.

Neozerebellum: ∤ Neocerebellum. – **neozerebellares Syndrom**: ∤ Kleinhirnhemisphärensyndrom.

Neozythämie: Auftreten von Tumorzellen im strömenden Blut als Zeichen einer Generalisation. – **Neozytose**: Auftreten unreifer Zellen (insbes. Leukozyten) im peripheren Blut.

Nepalin, Pseudoakonitin: Alkaloid aus den Knollen von Aconitum ferox; wirksamer als ∤ Aconitinum.

Neper, Np: nach dem engl. Mathematiker JOHN NAPIER (1550–1617) benannte Dämpfungsgröße, definiert als natürl. Logarithmus des Verhältnisses zweier Größen der gleichen Art. 1 Np = 0,8686 B; 1 dB = 0,1151 Np.

Nephela, -lium, -lion: *ophth* ∤ Nubekula (3).

Nephelometrie: *chem* quant. analyt. Verfahren anhand der Trübung von Flüssigkeiten (feine Niederschläge) oder Gasen (z. B. Rauch), gemessen mittels **Nephelometers** als Streulicht in best. Winkel zum Primärstrahl (= Tyndallometrie); zu unterscheiden von der Trübungsmessung (= Turbidimetrie) anhand der Lichtabschwächung beim dir. Durchgang durch Suspensionen (∤ Photometrie; vgl. Extinktion).

Nephelopsia: *ophth* ∤ Nebelsehen; als **N. gyrata** das »Nebelschwadensehen« bei retinalen Gefäßstörungen (aber auch bei Hysterie).

Nephralgie: Nierenschmerz; kolikartig u. ausstrahlend (infolge Hyperperistaltik von Kelchmuskulatur oder oberstem Harnleiter) bei Konkrement u. akutem Rückstau; oder konstant u. auf die Flankengegend beschränkt (infolge Nierenschwellung, reakt. Kapseldehnung) bei entzündl. Prozeß, chron. Abflußstörung; ferner idiopathisch (GERAGHTY; ohne klin.-röntg. oder Op.befund; z. B. bei massiver Harnsäureausscheidung, Phosphaturie), vasofunktionell (mit Hämaturie), psychogen, bei vegetat. Irritation.

Nephr|anurie: renale ∕ Anurie.

Nephr|atonie: Hypo- bis Atonie der Niere bzw. ihres Hohlsystems (v. a. des subpelvikalen Sphinkters), u. a. als ∕ Nierenbeckenhypotonie; kongenital-idiopath. (z. B. Megalureter-Hydronephrose) oder sek.-symptomat. (mechan. Abflußhindernis, nach Entzündung).

Nephr|ektasie: Dilatation des Nierenhohlsystems mit beginnendem Parenchymschwund; n. VOELCKER 2. Stadium der Hydronephrose; s. a. Pyelektasie, Sackniere.

Nephrektomie: op. Entfernung der Niere (nur bei ausreichender Funktion der verbleibenden!): meist nach retroperitonealer Freilegung durch ∕ Flankenschnitt (oft mit Resektion der 12. Rippe), Auslösung aus der Fettkapsel, Durchtrennung von Gefäßen u. Harnleiter, mit abschließ. Dränage des Nierenlagers. Zahlreiche Varianten: z. B. **intra-** oder **subkapsuläre N.** bei ausgedehnter perinephrit. Verschwartung u. Schwierigkeit der Hilusfreilegung (mit hilusnaher Kapselinzision u. -abschiebung u. Nierenstielfreilegung zwecks Abklemmung oder zumindest Umstechung); als **lat.** oder **paraperitoneale N.** (∕ Nephroureterektomie) nach Paramedianschnitt zwischen Nabel u. Symphyse u. stumpfem Abschieben des Peritoneums; **transthorakale** oder **-pleurale N.** nach Thorakotomie (Resektion der 10. Rippe) u. Zwerchfellinzision (parallel zum Hautschnitt), mit getrennter Nierenlager- u. Pleuradränage; **transperitoneale N.** nach querem Flanken- oder (para)medianem transrektalen bzw. Rippenbogenrandschnitt, mit retroperitonealer Exstirpation (nicht bei schwerer Infektion!).

Nephremphraxis: Embolie von Nierengefäßen, ∕ Niereninfarkt.

Nephrin: (ENGER u. DÖLP 1941) aus Hundenieren gewonnener pressor. Stoff (nicht ident. mit Angiotensin u. Renin), wahrsch. als Artefakt entstandenes Tyramin.

Nephritis: parenchymatöse, überwiegend am Gefäßapparat (∕ Glomerulonephritis oder am intertubulären Bindegewebe (= interstitielle N.) ablaufende akute oder chron. Entzündung der Niere; i. w. S. auch die Pyelonephritis. Die **intestitielle N.** mit inter- u. peritubulären u. periglomerulären, zellulären Infiltraten (herdförm., z. T. konfluierend; v. a. an Rinden-Markgrenze) u. serösem, zu Kapselspannung führendem Ödem, evtl. auch Degeneration von Tubuli; bakteriell bedingt z. B. als Scharlachfrühnephritis, bei Di. u. a. Infektionskrankhn., eitrig-destruktiv durch Staphylo-, Streptokokken, Pseudomonas aeruginosa; abakteriell z. B. bei akuter u. chron. Glomerulonephritis, Nierenarteriosklerose, Polyarteriitis, akutem Nierenversagen (evtl. als Ausdruck einer generalisierten Immunreaktion), auch allergisch (durch Sulfonamide, Phenindione, Diphenylhydantoin etc., Fremdeiweiß); als chron. Form (mit histol. Bild einer nichtdestruktiven N.) meist durch »Toxine« wie Phenazetin etc., oder als endem. ∕ Nephropathie, klinisch oft erst an Sympt. der fortgeschritt. Niereninsuffizienz (Anämie, Azotämie, Hypokalziämie, Isosthenurie) oder der Papillennekrose (Makrohämaturie) u. an einer – pathognomon.(!) – fleckig-braunen Pigmentierung der Haut erkennbar; als spezif. Form die **N. syphilitica** (auch konnatal, im Kindesalter mit Gummen = **N. granulomatosa**). – Weitere Formen: **N. albuminosa s. albuminurica** (∕ nephrotisches Syndrom), **N. allergica** (meist herdförm. ∕ Glomerulonephritis, oft mit Mikrohämaturie als einz. klin. Sympt.; seltener akute interstitielle N.; nach Allergenkarenz rasche Ausheilung), **anaphylaktoide N.** (bei Purpura rheumatica, herdförm. oder diffus-proliferativ, evtl. rasch progredient, evtl. nekrotisierend, mit Makrohämaturie, evtl. auch sek. nephrot. Syndrom), **N. apostematosa** (eitr. Form der interstitiellen N.; auch als abszedierende hämatogene Pyelonephritis, mit miliaren, später auch größeren Abszessen u. Karbunkeln, auch perinephritisch), **N. arteriosclerotica** (Glomerulonephritis mit gleichzeit. Nierengefäßsklerose; keilförm. Narben, hyalinisierte Glomeruli; s. a. Nephrosklerose), **N. capsularis** (∕ Perinephritis), **N. caseosa** (verkäsende ∕ Nieren-Tbk), **N. catarrhalis** (die akute exsudative ∕ Glomerulonephritis), **degenerative epitheliale N.** (akute membranöse ∕ Glomerulonephritis, sogen. »Lipoidnephrose«), **N. dolorosa** (interstitielle ∕ Herdnephritis mit Kapselspannungsschmerzen u. Nierenkapselverdickung im Vordergrund), **eitrige N.** (als kortikale eitr. die ∕ N. apostematosa; als eitrig-embol. N. die – evtl. in eine Pyelonephritis übergehende – ∕ Herdglomerulitis, mit Pyurie u. Hämaturie durch glomeruläre infektiöse Embolie; s. a. interstit. ∕ N.), **epidem. N.** (s. u. Nephropathie), **N. exsudativa** (die nichteitr. interstitielle N.; als N. e. purulenta die abszedierende N. bzw. die urino- u. porogen-aszendierende, evtl. iatrogen-traumat. eitr. ∕ Pyelonephritis), **N. focalis** (∕ Herdnephritis), **N. e frigore** (akute N. durch Kälteexposition), **granulomatöse N.** (chron.-infektiöse N. mit Granulationsgewebe im Interstitium; bei Tbk, Syphilis, Bruzellosen, Mykosen), **N. gravidarum** (∕ Schwangerschaftsnephropathie), **hämatogene metast. N.** (∕ Herdnephritis, hämatogene ∕ Pyelonephritis), **hereditäre N.** (erbl. ∕ Nephropathie), **indurative N.** (∕ Nephrosklerose), **N. lipomatosa** (= Nierenfibrolipomatose; Pyelonephritis mit v. a. papillennahem Parenchymersatz durch Fettgewebe; Niere evtl. normal groß), **N. mit Lungenpurpura** (∕ GOODPASTURE* Syndrom), **lupoide N.** (Immunkomplex-Glomerulonephritis bei disseminiertem LE; Niere als einz. inn. Organ befallen), **lymphozytär-plasmazelluläre N.** (Form der akuten interstitiellen N.), **N. maculosa alba s. fibroplastica** (»weiße Fleckniere«), **N. bei Malaria quartana** (Immunkomplex-Glomerulonephritis mit nephrot. Syndrom), **metastat. N.** (∕ Herdnephritis, hämatogene ∕ Pyelonephritis), **postvakzinale N.** (∕ Impfnephritis), **radiogene N.** (∕ Strahlennephropathie), **salzverlierende N.** (∕ Salzverlust-Syndrom), **N. saturnina** (∕ Bleischrumpfniere), **sklerosierende N.** (Glomerulo- oder Pyelo-N. mit Narbenbildung im Parenchym bzw. Sklerosierung der Glomeruli, s. a. Nephrosklerose), **N. tuberculosa** (s. u. Nierentuberkulose), **N. tubularis** (Glomerulo-N. mit sek. Verän-

Nephritis, tubulointerstitielle

derungen an den Tubuli), **tubulointerstitielle N.** (↑ Chromoproteinniere), **N. uratica** (↑ Uratnephropathie, Gichtniere).

Nephro...: Wortteil »Niere(n)«; s. a. Nieren...

Nephro|anämie: ↑ hämolytisch-uräm. Syndrom. – **N.angiosklerose**: ↑ Nephrosklerose. – **N.blaptose**: (STAEMMLER 1957) akut-nekrotisierende Nephrose, akutes Nierenversagen. – **N.blastom**: unreifzell. Mischgeschwülste der Niere, i. e. S. der ↑ WILMS* Tumor (als differenzierte Form).

Nephro|dysplasie: ↑ Nierenmißbildung. – **N.epitheliom**: embryonaler, vom Harnkanälchenepithel ausgehender Nierentumor.

nephrogen: von der Niere ausgehend, durch die Nieren(funktion) entstanden (s. a. renal); z. B. **n. Dysembryom** (= WILMS* Tumor), **n. Diabetes insipidus fam.** (WILLIAMS u. HENRY 1947; ♀-geschlechtsgebunden rezessiv-erbl.).

Nephro|graphie: *röntg* Darstg. des akt. Nierenparenchyms (u. damit evtl. der Niere in voller Größe) durch schnelle KM-Inj. (3–5 Sek.) u. sofort. Aufnahmen (bis 20 Sek.). – Ähnl. Bilder (»**N.gramm**«) auch in der Parenchymphase von Aortorenographie u. Ausscheidungsurographie (v. a. bei Abflußstauung); s. a. Radioisotopennephrographie.

Nephrohydrose: Erweiterung der Nierentubuli bei Verstopfung ihrer dist. Abschnitte durch Harnzylinder.

Nephrokalzinose, parenchymatöse Nephrolithiasis: diffuse Ausfällung u. multiple Einlagerung von Kalksalzen in Niereninterstitium u. Tubuluslumina u. -epithelien, mit nachfolg. Fibrose u. Harnabflußhemmung (u. chron. Pyelonephritis); als typ. Rö-bild punkt- bis stippchenförm. Schatten in Mark u. Papillenbereich, evtl. zu Keilform fortschreitend; auch echte Steinbildung im Becken-Kelchsystem. Verlauf oft symptomenarm, später Einschränkung der Nierenfunktion (hypochlorām. Azidose); evtl. auch Kalkeinlagerungen in Gelenke, Pseudofrakturen, Zwergwuchs. Als prim. N. bei Störung der renalen Ca-Ausscheidung oder mangelnder Harnsäuerung, als sek. N. bei Vorschädigung der Ablagerungsgewebe, ferner metastatisch bei Hyperkalziämie u. -urie, v. a. bei Hyperparathyreoidismus, BOECK* Sarkoidose, Vit.-D-Überdosierung, renaler Rachitis, Alkalose (↑ BURNETT*-Syndrom), renaler tubulärer Azidose, Oxalose, Plasmozytom, dystrophisch bei Tubulusschädigung u. best. Nephropathien; s. a. Schwammniere, Hypo-Hyperparathyreoidismus, Osteodystrophia fibrosa generalisata, LIGHTWOOD*-ALBRIGHT* Syndrom.

Nephro|kapsulotomie: Inzision der Nierenkapsel, z. B. bei N.tomie, zur ↑ Nierendekapsulation. – **N.koloptose**: Ptose von Niere(n) u. Dickdarm, häufiger re.; mit krampfart. oder ziehendem Schmerz zum Oberbauch (bes. in aufrechter Haltung), dyspept. Beschwerden, Stuhlunregelmäßigkeit. Ther.: **N.kolopexie** (an Rippen bzw. Bauchfell).

Nephrolithiasis, Nierensteinleiden: Konkrementbildung in der Niere; solitär (u. a. als Korallen-, Hirschgeweih-, Ausguß-, Ventilstein) oder multipel; im ableitenden Hohlsystem als Kelch- oder Beckenstein (Kalziumoxalat-, Kalziumphosphat- u. Magnesiumammoniumphosphat-, seltener Urat-Zystinstein) oder aber – bei ↑ Nephrokalzinose – intrarenal (»Parenchymstein«); s. a. Harnkonkrement. Bildung (über Molekülaggregat, Sphäro- u. Mikrolith) bedingt bzw. begünstigt durch vegetativ- u. organ.-nervale Faktoren (z. B. Innervations-, Zwischenhirnstörungen), fokale oder bakterielle Harninfektion, gestörten Eiweißabbau, mangelnde Harndurchflutung, Stoffwechselstörungen (v. a. Kalzium), Trauma, aktuelle Harnreaktion, Abflußbehinderung. Klin. unterschieden als asept. (Parenchymatrophie durch Rückstauung) u. infizierte Steinniere (mit Begleitpyelonephritis, evtl. »kalkulöser« Pyonephrose u. Urämie), bei bds. Befall als »**maligne N.**« (v. a. mit Phosphatsteinen). Sympte.: Koliken, irradiierende Schmerzen, Dys- bis Anurie, als Leitsympt. Mikro- oder Makrohämaturie; ferner Albuminurie, evtl. Zylindr-, Pyurie. Diagnose (s. a. Tab.) v. a. röntgenol. (Leeraufnahme, Ausscheidungsurogramm, retrograde Pyelographie, Pyeloskopie). Ther.: medikamentös-diätet. (abhäng. von Steinart), Chemolitholyse, (Nephro-)Pyelolithotomie.

Harnsteindiathese (nach LYMBEROPOULOS)

Steinart	Urin pH	Harnwegsinfekt	Rö.	Elektrolyte
Oxalat	~6,0	(+)	+++	Ca: ++ Mg: (−)
Phosphat	> 7,0	+++	++	Ca: ++
Harnsäure	~5,5	(+)	ø	Harnsäure: ++
NH₄-Urat	> 6,5	++	ø	Harnsäure: ++
Zystin	~5,5	(+)	(+)	Zystin: ++

Nephro|lithotomie: op. Nierensteinentfernung durch Inzision des Nierenparenchyms von der Konvexität her (bei nicht tastbarem Stein erst nach Nadelsondierung u. Markierung) u. nachfolgende Extraktion; abschließend Schienenkatheter, bei eitr. Entzündung transrenale Dränage. – Bei nur durch Austasten des Hohlsystems genügend fixierbaren Kelchsteinen mit gleichzeit. Schnitteröffnung des Nierenbeckens (= **N.pyelolithotomie**).

Nephro|logie: Lehre von Bau u. Funktion der Niere (unter normalen u. path Bedingungen) sowie von den Nierenkrankhtn. u. deren Auswirkungen. Prakt. Ausübung durch speziell ausgebildete Internisten (»N.logen«) bzw. – v. a. operativ – durch Urologen. – **N.lyse**: 1) N.liberation: op. »Auslösung« der Niere aus dem Nierenlager (insbes. durch Lösen von Adhäsionen, als ↑ Nierendekapsulation). – 2) *path* chem.-tox. Schädigung der Niere.

Nephrom: ↑ Nephroblastom.

Nephron: die morphol.-funktionelle Niereneinheit aus Glomerulus, BOWMAN* Kapsel u. Harnkanälchen.

Nephronophthise, familiäre juvenile, idiopath. parenchymatöse Schrumpfniere (FANCONI): fam.-erbl. (autosomal-rezessiv?), chron. (schleichend, progred.), frühkindl., dist. Tubulopathie (konstitut. Minderwertigkeit, vorzeit. Aufbrauch); klin.: Polydipsie u. -urie (mit Salzverlust), Nykturie, Insuffizienz des Säure-Basen-Gleichgew., später glomeruläre Retention; evtl. kombin. mit tapetoretinaler Degeneration; Tod präpuberal (stille Urämie).

Nephroomentopexie: Nephropexie unter Bildung einer »Hängematte« aus dem Omentum majus.

Nephropathia, -pathie: Oberbegr. für die Erkrn. der Niere, nach SARRE mit Differenzierung in **1) glomeruläre** (Herdnephritis, bakterielle Nephritis, diffuse postinfektiöse Glomerulonephritis, lupoide Nephritis, Schwangerschaftsnephropathie, diabet. Glomerulosklerose, Amyloidose, membranöse Glomerulonephritis, chron. Intoxikationsnephropathie, Nierenvenenthrombose), **2) tubuläre** (akutes Nierenversagen), chron. Tubulusinsuffizienz, kongenit. tubuläre Partialfunktionsstörungen), **3) interstitielle** (Pyelonephritis, hämatogene interstitielle Nephritis, Rindenabszeß) u. **4) vaskuläre** (Arteriosklerose, Periarteriitis nodosa, Niereninfarkt, -venenthrombose). – Nach LÖHLEIN, ASCHOFF u. a. nur die diffusen »hämatogenen« Nierenkrankhtn. ohne entzündl. Erscheinungen (↑ Nephrose, Schrumpfniere). – **Erbl. N.formen**: ↑ N.-Taubheitssyndrom, fam. ↑ Hyperprolinämie, ↑ SIEGAL*-CATTAN*-MAMOU* Syndrom, ↑ Zystennieren, ↑ Markschwammniere, ↑ Nephronophthise, als prox. Tubulopathien ↑ Zystinurie, ↑ Hartnup-Syndrom, ↑ Glyzinurie, sogen. ↑ ABDERHALBEN*-FANCONI* Sy., renale ↑ Glykosurie, Vit.-D-resistente ↑ Rachitis u. ↑ Dystrophia cerebrooculorenalis, als dist. Tubulopathien renale tubuläre ↑ Azidose u. renaler ↑ Diabetes insipidus, ferner idiopath. hereditäre ↑ Urolithiasis, kongenit. ↑ Megaureter, kongenit. unilat. ↑ Nierenagenesie, fam. ↑ Nephropathie-Syndrom. – Insbes. nach Urs. unterschieden: **N. actinica** (↑ Strahlennephropathie), **Äthylenglykol-N.** (mit K-oxalat-Kristallen in Tubuli u. Basalmembran, Epithelzellendegeneration, interstitiellem Ödem, fokalen Monozyteninfiltraten; Niereninsuffizienz, kardiopulm. Sympte.; hohe Letalität), **Antibiotika-N.** (Tubulus-Nekrosen; Protein-, Hyposthenurie, evtl. progred. Insuffizienz), **Analgetika-N.** (z. B. Phenazetin-Niere, interstitielle ↑ Nephritis), **amyloidot. N.** (bei ↑ Amyloidose; mit persist. Proteinurie, nephrot. Syndrom, Niereninsuffizienz), **N. diabetica** (bei Diabetes mellitus als Spätkomplikation: Pyelonephritis, Glomerulosklerose [↑ KIMMELSTIEL*-WILSON* Syndrom], Arterio- u. Arteriolosklerose), **endem. N.** (»Balkannephritis«; v. a. den tubulären Apparat betreffend, chron.-progred., stets letal; wahrsch. Coxsackie-Viren; als Leitsympte. Hämaturie u. Anämie, keine Ödeme u. Hypertonie; im Pyramidenbereich Tubulusatrophie u. interstitielle Fibrose; häufig Neoplasmen der ableitenden Harnwege, evtl. Leberparenchymschaden), **epidem. N.** (MYHRMAN-ZETTERHOLM; v. a. in skandinav. Ländern, deutlich androtrop; durch Nager übertragene virogene Anthropozoonose[?]; klin.: akuter Beginn mit Fieber, Kreuzschmerzen, Protein-, evtl. Hämaturie, Rest-N-Erhöhung, nach ca. 8 Tg. Poly- u. Hyposthenurie), **N. gravidarum** (↑ Schwangerschaftsnephropathie), **hypertonische N.** (↑ Nephrosklerose), ↑**kaliopen. N., kalziuminduzierte N.** (bei Hyperkalziämie bzw. -urie, akut oder chron.; mit Polyurie, Niereninsuffizienz; evtl. reversibel), **N. saturnina** (↑ Bleischrumpfniere), **salzverlierende N.** (renales ↑ Salzverlustsyndrom); s. a. FABRY*, TURNER*-KIESER*, MOSCHCOWITZ* Syndrom, Urat-Nephropathie.

Nephropathie|-Syndrom, familiäres: interstitielle Fibrose mit degenerat.-deformierenden Veränderungen an Glomerulusepithel u. Gefäßmuskelschicht; meist geringe Albuminurie, herabgesetzte Kreatinin-Clearance u. Sulfonphthalein-Elimination, Hypergammaglobulinämie, Tortuositas vasorum retinae; Tod durch Urämie. – **N.-Taubheitssyndrom** (GUTHRIE 1902, ALPORT 1927); dominant-erbl. mit unvollständ. Penetranz, u. schwankender Expressivität; Kombin. einer chron. Nephropathie [Glomerulo-, Pyelonephritis, Zystenniere, Tbk] mit progred. Innenohrschwerhörigkeit u. Augenmißbildung [Lentikonus, Sphärophakie etc.]; bei ♂ meist Exitus an Folgen der Niereninsuffizienz.

Nephropexie: op. Fixation der Niere (an der Thoraxwand in Höhe 11.–12. Rippe) bei Nephroptose, nach Nierenluxation, bei Nierenbeckenplastik, nach Polresektion etc.; z. B. durch Muskelaufsteppen, Parenchymnähte (THOMSON-WALKER), Aufhängung an Kapselzipfeln nach Dekapsulation (ALBARRAN-MARION), mittels »Hängematte« aus Fascia lata (KIRSCHNER; STRODE-JENTZER), M. psoas minor (RIVOIR) oder Katgutstreifen (LOWSLEY).

Nephro|phthisis: ↑ Nierentuberkulose. – **N.plikatur**: op. Annäherung beider Nierenpole als plast. Maßnahme bei Hydronephrose infolge Abflußbehinderung am Pyelonausgang. – **N.ptose, Ren mobilis**: abnorme Beweglichkeit der – mit langem Gefäßstiel versehenen – Niere in kaud. Richtung, v. a. bei allg. Enteroptose. Klin.: palpatorisch feststellbare Verschieblichkeit, evtl. krampfart. oder ziehende Oberbauch- oder Lendenschmerzen, dyspept. Beschwerden; bei Infekt u. Harnstauung Hämat- u. Albuminurie. Diagnosesicherung: Urographie im Liegen u. Stehen.

Nephro|pyelitis: chron. ↑ Pyelonephritis mit Beteiligung auch der Rindenbezirke. – **N.pyelographie**: röntg Darstg. von Nierenparenchym u. -becken-Kelchsystem unmittelbar nach rascher i.v. Inj. des KM. – **N.pyelolithotomie**: s. u. N.lithotomie. – **N.pyose**: schwartig abgeschlossene Eiteransammlung im Nierenhohlsystem bei ↑ N.pyelitis; klin.: großer, harter, unbewegl. Tumor.

Nephro|(r)rhagie: ↑ Nierenruptur, Nierenblutung. – **N.(r)rhaphie**: 1) adaptierende Nierenparenchymnaht. – 2) ↑ N.pexie.

Nephros: (griech.) Niere.

Nephrose, -rosis: (FR. V. MÜLLER) ursprüngl. – u. in der Pathologie weiterhin gült. – Bez. für die Nierenparenchymkrankhtn. rein degenerativer oder nicht sicher entzündl. Natur (s. a. nephrot. Syndrom, Nephropathie). Klinisch von Nephritis jedoch kaum trennbar, daher umschrieben als »Nephritis mit nephrot. Einschlag«, »Nephrosonephritis« etc. (path.-anat. u. klin. Übereinstimmung nur bei Amyloid-N., denn Sublimat-, Lower-nephron- u. Pigment-N. haben kein nephrot. Syndrom!); **akute N.** auch – obsolete – Bez. für die durch nephrotox. Substanzen bedingte akute ↑ Niereninsuffizienz infolge degenerat. Tubulusveränderungen. – Weitere Formen: **einfache N.** (FAHR; tox. oder parainfektiöse Protein- u. Zylindrurie), **hämoglobinur. N.** (↑ Chromoproteinniere), **lipoidale genuine N.** (sog. ↑ Lipoidnephrose), **N. sine nephrosi** (NONNENBRUCH; Tubulusdegenerationen ohne nephrot. Syndrom, z. B. Sublimatniere). – Auch inkorrekt für das ↑ MÉNÉTRIER* Syndrom), **osmot. N.** (= Nierenschwellung nach Infusion hochkonzentrierter Zucker-Lsg. [»Zuckerspeicherniere«], ferner von Dextran, Periston, Gelatine etc. infolge

Nephrose, postvakzinale

deren tubulärer Rückresorption mit anschließ. Wassernachstrom; »trübe Schwellung« der vergrößerten Nieren, Hauptstücke feinvakuolig, Epithelien geschwollen; meist ohne wesentl. Funktionsstörung), **postvakzinale N.** (↑ Impfnephrose), **urikämische N.** (↑ Gichtniere). – Ferner das **kongenit. N.-Syndrom** des Neugeb. (bes. häufig in Finnland), mit Albumin- u. Aminoazidurie, hoher Infektionsbereitschaft, Resistenz gegen Kortikosteroide, Übergang in chron. Niereninsuffizienz; typ. mikrozyst. Degeneration, diffuse mesangiale Sklerose oder prolif. Glomerulonephritis; Autoimmun-Krkht.?

Nephrose-Anämie: Anämie bei nephrot. Syndrom; durch Hypoproteinämie, Transferrinmangel.

Nephrosklerose: (VOLHARD, FAHR) Arteriolonekrosen u. zwiebelschalenförm. Intimaproliferationen an mittleren u. kleinen Rindenarterien als an der Niere nachweisbares anatom. Korrelat der malignen Hypertonie (die aber auch auf ausgeprägter Arterio-Arteriolosklerose beruhen kann = **benigne N.**). Auch sek. N. (als Hypertoniefolge nach Ovulationshemmer-Medikation) beobachtet. – **diabet. N.**: ↑ KIMMELSTIEL*-WILSON* Syndrom. – **juvenile maligne N.**: angeb., meist einseit., »segmentäre, aglomeruläre Nierenhypoplasie« mit arter. Hypertonie (= ASK=UPMARK* Syndrom).

Nephrosonephritis: s. u. Nephrose. – Als **hämorrhag. N.** das hämorrhag. ↑ Fieber mit Nierenbeteiligung.

Nephrostomie: *chir* Anlegen einer äuß. Nierenfistel (nach Freilegung u. Inzision, evtl. Punktion), meist am unteren Pol; v. a. bei Harnstauung, infizierter Hydronephrose (vor op. Korrektur), nach Steinentfernung oder Harnleiterresektion. Harnableitung über **N.katheter** (für langfrist. oder ständ. Nierenfistel T-Rohr oder Ballonkatheter, für kurzfrist. Dränage Gummirohr mit eingeschnittenen Augen); bei Ureterenge zusätzl. Schienenkatheter.

nephrotisches Syndrom, »Nephrose«: klin. Symptn.-komplex mit Proteinurie (selektiv oder unselektiv), Hypo- u. Dysproteinämie, Hyperlipidämie, BKS-Beschleunigung, evtl. Ödembildung als Folge veränderter Durchlässigkeit der glomerulären Basalmembran sowohl bei entzündl. als auch bei degenerat. Nierenerkrn. (Glomerulonephritis, -sklerose, Amyloidnephrose, viszeralem LE etc.).

Nephro|tom: *embryol* Ursegmentstiel. – **N.tomie:** *chir* Nierenparenchymschnitt (meist in der ↑ LÖFGREN* Ebene an der Konvexität; evtl. multipel) zur Entfernung von Konkrementen (↑ N.lithotomie), zur transrenalen Fistelung (↑ N.stomie), für Biopsie; als »**große N.tomie**« (totale Nierenspaltung, mit sogen. Sektionsschnitt) nur bei zwingender Indikation.

»Nephro|toxin«: 1) *serol* bakterielles oder nichtbakterielles AG, das zur Bildung nephrotroper AK führt u. diese an die Basalmembran der Glomeruluskapillaren bindet (u. so eine Glomerulonephritis auslöst; s. a. MASUGI* Nephritis). – 2) *pharmaz* **nephrotox. Substanz:** ↑ Nierengift. – **N.typhus:** meist gutart. Nierenbeteiligung (nephrot. Syndrom) bei Typhus abdomin. (Keimaszension?).

Nephroureterektomie: trans- oder retroperitoneale op. Entfernung von Niere (evtl. intrakapsulär) u. Harnleiter (bis auf kurzen Stumpf); z. B. bei Nieren-Tbk (evtl. zweizeitig, mit lumb. Nephrolyse u. hochinguinaler Isolierung des dist. Ureters), Megaureter, Nierenbeckenpapillomatose (meist kombin. mit Blasenwandresektion).

Nephro|zele: perirenale ↑ Hydronephrose. – **N.zirrhose:** ↑ Schrumpfniere. – **N.zystose:** ↑ Markschwammniere.

Neptunsgürtel: Leibwickel mit ca. 3 m langer u. 40 cm breiter Binde, deren 1. Meter mit kaltem Wasser getränkt ist.

Nepuyo-Virus: in Mittelamerika u. Brasilien durch Culex-Arten übertragenes ARBO-Virus C; Infektion subklinisch.

Neri* (VINCENZO N., geb. 1882, Neurologe, Bologna) **Zeichen:** als Hinweise auf organisch bedingtes Ischias-Syndrom 1) ↑ Ischialgie bei forciertem Neigen des Kopfes; 2) Spontanflexion im Kniegelenk der erkrankten Seite bei Vorwärtsneigen des Rumpfes. – **N.*-Barré* Syndrom:** ↑ BARRÉ*-LIÉOU* Sy.

Neriifolin: herzwirksames Nerium-Oleander-Glykosid.

Nerium: *botan* Gattung der Apocynaceae; z. B. **N. odorum** (»wohlriechender Oleander«; in Wurzel u. Rinde »Glykoside« z. B. Neriodorin), **N. oleander** (»Oleander«, »Rosenlorbeer«; Blätter enthalten digitalisähnl. Herzglykoside, z. B. Oleandrin, Digitalin, Neriifolin, Flavonolglykoside (Rutin etc.).

Nernst* (WALTER HERMANN N., 1864–1941, Physikochemiker, Göttingen, Berlin; 1920 Nobelpreis für Chemie) **Gesetz:** postulierte (aber in ursprüngl. Form nicht haltbare) Vorstellung, daß der elektr. Strom am Nerv primär eine Änderung der Ionenkonz. bewirkt, die dann den Erregungszustand auslöst. – **N.* Lampe:** mit Gleichstrom beheizter Brenner (»N.* Stift«) aus ZrO_2 u. Y_2O_3; gibt UR-reiches, weißes Licht. – **N.* Wärmesatz**, 3. Hauptsatz der Thermodynamik: Die Entropie eines einheitlich kondensierten (festen oder flüss.) Körpers ist am absol. Nullpunkt gleich 0, so daß Übergänge eines Systems von einem Zustand in den anderen ohne Entropieänderung ablaufen. – Besagt die Unerreichbarkeit des absol. Nullpunktes.

Nerv: aus Bündeln von ↑ Nervenfasern u. Bindegewebe (↑ Endo-, Peri-, Epineurium) bestehender strangart. Erregungsleiter; als **motor. N.** für Efferenzen vom ZNS zu Muskeln, Gefäßen u. Drüsen, als **sensibler** bzw. **sensor. N.** für Afferenzen von der Körperoberfläche u. -tiefe bzw. von Sinnesorganen zum ZNS, meist als **gemischter N.** (d. h. motor., sensible u. vegetat. Fasern führender peripherer N., i. e. S. der ↑ Spinalnerv; s. a. Hirnnerv); nach spez. Funktion auch bez. als **vasomotor.** (↑ Gefäßnerven), **vasodepressor.** (↑ Depressor), **sekretor. N.**, ↑ Pilomotoren etc.; s. a. Nervus, Neuri..., Neuro...

nerval: einen Nerv bzw. das Nervensystem (u. dessen Tätigkeit) betreffend; z. B. ne. Atelektase (↑ Kontraktionsatelektase); vgl. nervös.

Nervenanastomosierung: prim. (im Rahmen der Wundversorgung) oder sek. Wiedervereinigung zweier Nervenstümpfe (optimal interfaszikulär unter operationsmikroskop. Sicht), wobei der die Heilung störenden Bindegewebswucherung durch Einscheidung (Gefäß-, Kunststoffmanschette) u. kurzfrist. Kryother. des prox. Stumpfes entgegengewirkt wird; s. a. Nervenpfropfung, -transplantation.

Nerven|arzt: ↗ Facharzt für Neurologie. – **N.aufschwemmung**: (HOFFMEISTER) *chir* intraneurale Inj. physiol. NaCl- oder Indigokarmin-Lsg. zur Kontrolle der Durchgängigkeit der Bindegewebssepten für die Entscheidung zwischen Neurolyse u. N.naht. – **N.austrittspunkt**, NAP: definierter Bezirk, in dem ein peripherer Nerv eine Körperhöhle (z. B. Schädelhöhle) verläßt; als ↗ Nervendruckpunkt von diagnost. Interesse.

Nerven|bahn: Verbindung zweier Nervenzellpopulationen im ZNS durch zahlreiche parallele Nervenfasern; benannt meist nach Urspr. u. Ende der Bahn, z. B. ↗ Tractus rubrospin., spinocerebell. – **N.bank**: klin. Einrichtung zur Konservierung (z. B. mit Cialit®, Gefriertrocknung) u. Bereitstellung von – v. a. allogenet. – N.transplantaten. – **N.block(ade)**: Unterbrechung der Erregungsleitung längs einer N.faser oder an bes. Stelle des Neurons (Zellkörper, Axonursprung, Verzweigung, Synapse); physiol. in der Refraktärphase u. infolge Überlastung (überfrequente Entladung); artifiziell-therap. (↗ Blockade) z. B. durch Anw. von Kälte, Druck (↗ Nervenquetschung), Pharmaka, elektr. Polarisation.

Nervencutter: Gerät für die glatte Nervendurchtrennung (Stumpfanfrischung).

Nerven|degeneration: ↗ Nervenfaserdegeneration. – **N.dehnung**, Neurotonie: unblut. oder (i. e. S.) op. Dehnung des zugehör. Nervs zur – vorübergeh. – Linderung hartnäckiger Schmerzen. – **N.dehnungsreflex**: ↗ KEHRER* Zeichen (= sensibler N.), N.druckreaktion.

Nervendruck|lähmung: ↗ Drucklähmung. – **N.punkte**: die »VALLEIX* Punkte« der Nervenstämme, die infolge herabgesetzter Reizschwelle (z. B. bei Neuritis, Neuralgie) auf Druckreiz mit Schmerz reagieren; z. B. am Trigeminus für V_1 der ↗ Supraorbital-, für V_2 der Infraorbital- (an Fossa canina) u. Dentalpunkt (am OK-Zahnfleisch), für V_3 der Mental-, Aurikulotemporal- u. Temporal- sowie bd. Dentalpunkte (am UK-Zahnfleisch), für den N. uln. an der Kondylenrinne des Ellenbogens, für den N. ischiadicus der Lumbal-, Iliosakral-, Gluteal-, Popliteal-, Peroneal-, Malleolar- u. Metatarsalpunkt.

Nervendruckreaktion, -reflex: bei Hirndruck als »sensible« Nervendehnungsreflexe durch Fingerdruck auf die Trigeminusäste auslösbare, meist langsame Kontraktion der Gesichtsmuskulatur mit Kopfdrehung u. evtl. Schulterhebung (bei Druck auf den N. occip. Rückwärtsbeugung des Kopfes), oft auch Erythem (Kopfhaut, obere Halsregion), Pupillenerweiterung, Tränenfluß, Schweißausbruch, Tonusschwankungen. – Tumorbedingte N. meist gleichseitig, s. a. KEHRER* Zeichen. – **N.stadium**: Spätstadium eines – gyn. – Tumorleidens, in dem die Druckschädigung intrapelviner Nerven (v. a. an vertebralen Ursprüngen) klinisch im Vordergrund steht.

Nervendurchtrennung: *chir* ↗ Neurotomie.

Nerven|einheit: *physiol* ↗ Neuron. – **N.einscheidung**: *chir* Bildung einer »Scheide« (Bauchfell, Blutgefäß, lyophilisierte Dura, Millipore-Membran, Tantal etc.) um eine N.naht zur Prophylaxe des Aussprossens der Achsenzylinder u. des Einsprossens von Narbengewebe.

Nervenend|apparat, -organ: unpräzise Bez. für freie ↗ Nervenendigungen u. Nervenendkörperchen (↗ Corpuscula nervosa) afferenter Fasern in Haut, Muskeln u. Gelenken, aber auch für motor. ↗ Endplatte u. freie Endigung efferenter Fasern im Muskel. – **N.hügel**: das rel. hohe, aus Sinnes- u. Stützzellen zusammengesetzte Epithel in Retina, CORTI* Organ, Macula sacculi et utriculi, Crista ampullaris. – **N.knoten**: **1)** freie ↗ Nervenendigung in Knopfform. – **2)** *path* ↗ Amputationsneurom.

Nervenendigung: Endaufzweigung einer Nervenzelle; funktionell u. morphol. unterschieden als: **a)** axonale präsynapt. Endigung (Ort der Transmitterfreisetzung), **b)** rezeptive Endigung einer prim. Afferenz, an der ein Rezeptorpotential gebildet wird, als komplexe Rezeptoren z. B. die Corpuscula nervosa terminalia, als freie (d. h. ohne Hüllplasmodien u. Bindegewebskapsel) z. B. die »Endbäumchen« (Terminationes nervorum liberae *PNA*) in Epidermis, Schleimhäuten, Dura, Drüsenepithelien, Periost, Perichondrium, Zahnpulpa, Bindegewebe.

Nerven|entzündung: ↗ Neuritis. – **N.ermüdbarkeit**: Nachlassen der Anzahl oder Wirkung nervöser Erregungen bei langdauernder Aktivität; einsetzend an zentralen oder neuromuskulären Synapsen (fortgeleitete Erregung nicht ermüdbar!). – **N.erregbarkeit**: Elementareigenschaft neuronaler Strukturen (Nervenzellen u. -fasern peripherer u. zentraler Nerven), auf elektr., mechan. u. ähnl. Reize oder spontan eine ↗ Erregung zu bilden, u. zwar als – graduierbare – »lokale Antwort« (auch i. S. der Hemmung) oder als fortgeleitete Erregung (↗ Aktionspotential). – Auch weniger korrekt für ↗ Reizbarkeit. – **N.erschütterung**: ↗ N.kommotion. – **N.extraktion**: ↗ Neurexhairese.

Nervenfaser: der ↗ Neurit einer Nervenzelle im peripheren Nerv; mit durch RANVIER* Schnürringe segmentierter SCHWANN* Scheide. Unterschieden als **afferente** (↗ Afferenz) u. **efferente N.** (↗ Efferenz), als **weiße** (mit markhalt. SCHWANN* Scheide) u. **graue N.** (des viszeralen NS; in marklose SCHWANN* Zelle eingestülpt), als **adrenerg. u. cholinerg. N.** (mit [Nor-]Adrenalin bzw. Azetylcholin als Transmitter). Erregung im allg. als Aktionspotential, unterschwellig bei elektr. Reizung auch als »lokale Antwort«; s. a. Fasergruppe. – **variköse N.**: *path* eine schwer formveränderte N., mit unregelmäß. Konturierung, Aus- u. Einbuchtungen des Achsenzylinders, später Fragmentierung. – **N.bündel**: vom Perineurium umschlossenes Faserbündel des peripheren Nervs, dessen einzelne Fasern wiederum von Endoneurium umhüllt sind. – **N.degeneration**: regressive Vorgänge an Markscheide u. Achsenzylinder (axonale ↗ Degeneration), insbes. Quellung des Myelins mit Auftreibung u. Zerfall, an der peripheren Faser auch »mukoide« Degeneration. Ist als – vom Nerv selbst ausgehende – **neuronale N.** durch Störung des Zellmetabolismus bedingt u. beginnt mit fleckförm. Entmarkung in den termin. Aufzweigungen des Achsenzylinders; v. a. bei B-Avitaminose, As-, Th-, Au-, INH-, Sulfonilamid-, Hydrazin-, Nitrobenzol-Intoxikation, hyperinsulinäm. Polyneuropathie, hereditär bei neuraler Muskelatrophie, sensibler Polyneuropathie. – s. a. retrograde, transneuronale, Segment- (= periaxonale), WALLER* (= absteigende) ↗ Degeneration.

Nerven|fibrille: ↗ Neurofibrille. – **N.fieber**: ↗ Typhus abdominalis. – **N.fortsatz**: ↗ Neurit, Dendrit.

Nerven|geflecht: s. u. Plexus. – **N.gewebe**: das aus dem äuß. Keimblatt hervorgehende, aus Nervenzellen u. Neuroglia bestehende Gewebe des NS. – **N.gift**: auf Nervengewebe toxisch wirkende Substanz (z. T. mit selekt. Affinität), mit narkot. (z. B. CO, Alkohol, Narkotika, Hypnotika), spast. (»Krampfgift«; z. B. Alkaloide, Alkylphosphate etc.) oder zerstörendem Effekt (insbes. bakterielle Ektotoxine; verursachen fett. Degeneration der Myelinhülle u. der weißen Substanz des ZNS).
Nerven|häkchen: feiner, rechtwinklig gebogener, auch zusätzlich im Stiel geknickter stumpfer Haken, evtl. mit termin. Kugelkopf, als Weghalteinstrument für Eingriffe an Nerven (auch Sehnen, Gefäßen). – **N.kunde**: ↑ Neurologie (i. w. S. auch Psychiatrie). – **N.hüllen**: *anat* ↑ Epi-, Peri-, Endoneurium, Neurolemm.
Nervenimpuls: ↑ Aktionspotential der Nervenfaser.
Nerven|kern: ↑ Nucleus (des ZNS). – **N.knäuel**: in das Geflecht aus markhalt. u. marklosen Fasern im Bindegewebe der Mamille eingelagerte Knötchen aus freien N.endigungen mit Ausläufern an glatten Muskelfasern. – **N.knoten**: ↑ Ganglion. – **N.kommotion**, Neuropraxis: »Erschütterung« als leichtester Grad der N.quetschung, mit Neurapraxie als Folge. – **N.kreuzung**: *anat* ↑ Decussatio, *chir* ↑ N.pfropfung. – **N.krise**: 1) *neurol* krisenhafte Nervenschmerzen, z. B. ↑ Oktavuskrise. – 2) *psych* stärkere (abnorme) seel. Reaktion auf ein als belastend empfundenes Erlebnis oder in einer »krit.« Lebensphase.
Nerven|lähmung: neurogene ↑ Lähmung. – **N.läsion**: Schädigung eines Nervs, i. e. S. die ↑ N.verletzung. – **N.leitung**: ↑ Erregungsleitung; s. a. Fasergruppen (Tab.). – **N.luxation**: traumat. oder intraop. Verlagerung (Dislozierung) eines peripheren Nervs.
Nerven|mark: ↑ Myelin. – **N.naht**: *chir* spannungslose, auf sofort. Dauerfestigkeit angelegte Vereinigung der gut präparierten Enden eines teil- oder querdurchtrennten Nervs (glatte Schnittfläche; evtl. vorher. Mobilisierung, ↑ Neurolyse) durch peri- oder paraneurale Nähte oder – optimal – als interfaszikuläre N. (Adaptation der kongruenten Faszikelmuster unter Benutzung von Lupenbrille oder Op.mikroskop. Bei Defekt evtl. mit Interposition eines ↑ N.transplantats. – vgl. Nervenpfropfung, -einscheidung.
Nerven|parabiose: (WEDENSKI 1900) fortschreit. path. Erregbarkeitsänderung des Nervs als Folge lokaler tox., traumat. etc. N.läsion; wahrsch. infolge – bis zum Block zunehmender – Depolarisation. – **N.pfropfung**: ↑ N.plastik in Form der terminolat. Anastomosierung (in physiol. Impulsrichtung) eines gesunden (ganzer Querschnitt oder abgespaltener N.strang = totale bzw. partielle N.pfropfung) mit einem gelähmten Nerv (ganzer Querschnitt; oder aber Muskelbündel); s. a. Neurotisation. – **N.physiologie**: ↑ Neurophysiologie.
Nerven|plastik: *chir* Wiederherstellung der Funktion eines Nervs durch ↑ N.pfropfung oder ↑ N.transplantation, als Notlösung auch mit gestieltem N.lappen (abgespaltenes u. umgekipptes Segment des prox. Stumpfes). – **N.platte**: *embryol* ↑ Neuralplatte. – **N.plexus**: s. u. Plexus.
Nerven|punkt: ↑ N.druckpunkte, -reizpunkte. – **N.(punkt)massage**: CORNELIUS* Reflexzonenmassage (Reibungen, Drückungen, Streichungen) im Bereich der sogen. »N.punkte« (Haut, Muskulatur, periartikuläre Gewebe), die sich als viszerokutane Projektionsfelder darbieten (mit Hyperalgesie, Tonus- u. Elastizitätsänderungen) u. von denen aus sich rel. starke Reaktionen auslösen lassen.
Nervenquetschung: umschrieb. Kompression eines Nervs mit konsekut. Funktionsausfall; je nach Grad der organ. Schädigung als Neurotmesis (partielle bis totale Kontinuitätstrennung von Markscheide u. Axon), Axonotmesis (Erhalt der Nervenscheidenkontinuität, aber Unterbrechung des Axons; s. a. Zerrungslähmung) u. Neuropraxie (↑ Nervenkommotion). Bei Neurotmesis nachfolg. Neurombildung, sonst im allg. Spontanremission. – Ferner die **therap. N.** (= Neurotripsie) zur – meist – permanenten Leitungsunterbrechung (z. B. Phrenikusquetschung); sowie die **prophylakt. N.** als Nervenstumpfversorgung bei Gliedmaßenamputation.
Nerven|regeneration: Heilungsvorgang am durchtrennten Nerv; bereits am 3. Tg. im prox. Stumpf einsetzende Bildung der ↑ BÜNGNER* Bänder als Schiene für die einsprossenden (u. sich evtl. aufzweigenden = Hyperneurotisation) Achsenzylinder; später Markscheidenbildung; ↑ Reinnervation. – **N.reizpunkte**: für die elektr. Erregbarkeitsprüfung peripherer Nerven (u. indirekt der versorgten Muskeln) geeignete Hautpunkte (mit oberflächennahem u. möglichst isoliertem N.verlauf); s. a. Abb. »Muskelreizpunkte«, »Gesichtsmuskeln«, »Beinmuskeln«. – **N.resektion**: op. Entfernung eines Nervenabschnitts, z. B. zur gezielten Ruhigstellung (z. B. Phrenikusresektion), zur Unterbrechung sympath. Bahnen (z. B. ↑ Grenzstrangsresektion), bei Spastik (STOFFEL* Op.), zur Schmerzausschaltung (z. B. COTTE* Op.). – **N.rinne, -rohr**: *embryol* ↑ Neuralrinne, -rohr.
Nerven|scheide: ↑ Endo-, Peri-, Epineurium, Neurolemm. – **N.schmerz**: ↑ Neuralgie. – **N.schock**: 1) allg. Bez. für die Anpassungsstörung als Reaktion auf ein Schreckerlebnis, mit rasch vorübergeh. Erregung, Tränenausbrüchen, Verstörtheit, Apathie ect.; vgl. N.krise. – 2) neurogener ↑ Schock im Zusammenhang mit Trauma. – **N.schwäche**: 1) ↑ Neurasthenie. – 2) allg. Bez. für geringe Widerstandsfähigkeit gegenüber belastenden Erlebnissen, Neigung zu Versagenszuständen, Tränenausbrüchen etc., Veranlagung zu Nerven- u. psych. Krkhtn. u. a. – **N.schwerhörigkeit**: retrokochleare ↑ Hörstörung.
Nervenseparator: schmaler, peripher aufgebogener Spatel zum Freipräparieren eines Nervs.
Nervenstamm: der aus dem Gehirn austretende oder von RM-Wurzeln u. -Nerven gebildete Hauptabschnitt eines Nervs bis zu seiner peripheren Aufteilung in Äste. Ort der Wahl für eine auf den ganzen Versorgungsbereich gerichtete Leitungsanästhesie (»**N.anästhesie**«), z. B. des N. radialis im Sulcus n. rad., des N. medianus vor Eintritt in den Karpaltunnel.
Nerven|status: der allg. neurol. Untersuchungsbefund (Motorik, Sensibilität, Koordination). – **N.ströme**: an N.zellen, -fasern u. -endigungen bei Erregung fließende Membran-Ionenströme, die den bioelektr. Potentialen zugrunde liegen. – **N.stumpfversorgung**: Neuromprophylaxe bei Gliedmaßenamputation; entweder durch **N.stumpfquetschung** oder – weniger sicher – durch terminolat. Einpflanzung des Endes in den N.stamm (unter Schlingenbildung).

Vegetatives Nervensystem (Schema)

Parasympathikus: *Sympathikus:*

Nervensystem, Systema nervosum *PNA*: die system. Einheit der nervösen Strukturen; unterteilt morphol. in **zentrales** (»ZNS«: Gehirn u. RM) u. **peripheres N.** (Hirn- u. Spinalnerven), funktionell in / **animales** (= somat., oikotropes) u. / **vegetatives** (= autonomes, automat., idiotropes, unwillkürl. viszerales) N., dieses wiederum in **sympath. u. parasympath. N.** (/ Pars sympathica bzw. parasympathica, ergo- u. trophotropes System, / Abb.); ferner in / pyramidal- u. extrapyramidalmotor. System. – **Zerebrospinales N.** ist Sammelbegr. für Hirn u. RM einschl. ihrer Nerven, **willkürl. N.** für den Teil des animalen N., der die intendierten Funktionen trägt.

Nerventätigkeit, -tonus: die Ausbildung lokaler oder fortgeleiteter Erregungen an Nervenzellen (z. B. rhythm. synapt. Potentiale, Aktionspotentialfolgen). – In der PAWLOW* Lehre als »**niedere N.**« die von Hirnstamm u. RM reflektor.-integrierenden Funktionen, als »**höhere N.**« die analyt. u. synthetisierenden des ZNS (Hirnrinde, Subkortex) als funktionelle Grundlage der durch / »Signale« gesteuerten übergeordneten Koordination aller Organsysteme, der Anpassung an die Umwelt (»Verhalten«) u. der höher differenzierten Bewußtseinsfähigkeiten (Denken, Wollen).

Nerven|transplantation: ein- oder zweizeit. Verpflanzung eines sensiblen oder motor. N.abschnitts, insbes. zur Überbrückung eines traumat. Defektes. Optimal durch / Interposition von autologem N.gewebe als freies Voll- oder als / Kabeltransplantat

Nerventumoren

(evtl. mit interfaszikulärer Naht), v. a. bei Lähmung als gestieltes Transplantat (STRANGE 1947, ⌐ N.plastik); i. w. S. auch die ⌐ Neurotisation. – **N.tumoren**: vom N.gewebe ausgehende Neoplasmen; a) (vegetativ) Neuroblastoma sympathicum, Ganglioneurom, Paragangliom (Phäochromozytom, Chromaffinom), Glomus-caroticum-Tumor; b) (peripher) Amputationsneurom, Neurofibrom, Neurinom (Neurilemmom, Schwannom), malignes Schwannom; c) (zentral) ⌐ Hirn-, Rückenmarkstumoren.

Nerventyp: 1) *anthrop* der »nervöse«, »zephale«, »kranielle« etc. Körperbautyp in den Systemen von HALLÉ. VIRENIUS, CABANIS, SIGAUD. – 2) *physiol* in der PAWLOW* Lehre – in Anlehnung an die HIPPOKRATES* Temperamentslehre – der »schwache« (wenig leistungsfäh., ängstl., »melanchol.«), der »zügellos-choler.«, der ausgeglichene »phlegmat.« u. der durch große Flexibilität ausgezeichnete »sanguin.« Typ; ferner – auf die »höhere Nerventätigkeit« bezogen – der »Denker-«, »Künstler-« u. »mittl. Typ« (je nach Dominanz des 2. bzw. 1. Signalsystems bzw. ohne Dominanz).

Nervenverletzung: offene oder gedeckte Traumatisierung eines peripheren oder Hirnnervs, mit oder ohne Durchtrennung der Axone oder deren Hüllen; z. B. als Nervenerschütterung, -quetschung, -luxation, partielle bis totale Durchtrennung (Axono- bzw. Neurotmesis). Mit Ausnahme der ersteren (u. U. auch der Luxation) von degenerat. Veränderungen u. Ausfällen gefolgt (evtl. unter dem Bild einer Zweiphasen-Symptomatik), bei ungenügender Regeneration mit Dauerschaden (auf best. Bündel beschränkt, sogen. dissoziierte Lähmung). – Ähnl. Ausfälle auch bei (pharmako)tox. u. sonst. (z. B. physikal.) Läsionen. – Diagnostik: klin. Funktionsprüfung, EMG, Elektroneurographie.

Nervenvereisung: Besprayen des freigelegten Nervs mit Chloräthyl zur Induktion eines reversiblen (einige Mon.) Kälteschadens; s. a. Blockade.

Nerven|wachstumsfaktor, Nerve growth factor, NGF: (LEVI-MONTALCINI) embryonaler Induktionsstoff (Protein) mit Fördereffekt auf Nervenwachstum u. -regeneration. – **N.wurzel**: die am ZNS ein- u. austretenden N.fasern u. Faserbündel, i. e. S. die Spinalwurzel (s. u. Radix; s. a. Radikul(o)..., Wurzel...).

Nervenzelle, Neurozyt, Ganglienzelle: hochdifferenzierte, zu Empfang, Verarbeitung u. Weiterleitung nervöser Erregungen befähigte Zelle in ZNS, Ganglien u. Sinnesorganen, ausgestattet mit Neurofibrillen, NISSL* Schollen, 1 Neuriten (zellulifugal) u. 1. oder mehreren Dendriten (zellulipetal); s. a. Neuron. Ihre Zellmembran (mit funktionsdifferentem Aufbau: Rezeptor, axonaler konduktiler Abschnitt, Dendrit, Synapse) weist eine selektive – akt. u. pass. – Permeabilität für best. Substanzen auf (die wesentl. für die Existenz des ⌐ Membranpotentials ist) u. reagiert als erregbare Membran mit unterschiedl. Permeabilitätsänderungen (Membrankapazität parallel zum Membranwiderstand). Unterschieden als **adrendrit. N.** (z. B. »unipolare« Riechzelle), **apolare N.** (fortstoslos; embryonal der Neuroblast, ferner in Neoplasmen), **bipolare N.** (sensible bzw. sensor. N. mit je 1 Dendriten u. Neuriten; z. B. Körnerzellen der Retina, Mitralzellen), **multipolare N.** (mit mehreren Dendriten u. 1 Neuriten; z. B. motor. Zelle des animalen u. autonomen NS), **polyneurit. N.** (mit mehreren Neuriten; v. a. im veget. System, als CAJAL* Zelle der Großhirnrinde), **pseudounipolare N.** (in sensiblen Kopf- u. RM-Ganglien; mit scheinbar nur 1, sich aber unmittelbar nach Verlassen der Zelle in Dendriten u. Neurit aufspaltendem Fortsatz), **unipolare N.** (nur mit dem 1 Neuriten; Stäbchen- u. Zapfen-, Riechzelle).

Nerven|zellentladung: Erregung eines ⌐ Aktionspotentials als ca. 1 msec dauernde Umpolarisierung der Membran (vgl. Nachpotential), ausgelöst durch deren überschwell. Depolarisation an Rezeptor, Dendrit, Zelleib oder Axon. Die Frequenz solcher Entladungen ist Parameter für das Ausmaß einer Erregung im NS. – **N.zentrum**: abgegrenztes N.zellareal der grauen ZNS-Substanz (s. a. Hirnrindenfelder) zur Aufnahme, Verarbeitung u. Auswertung sowie Aussendung nervaler Erregungen im Dienste der Regulation von Funktionen u. Reaktionen des Organismus, z. B. ⌐ Atem-, Kreislauf-, Schlafzentrum.

Nerven|zucken: ⌐ Tic. – **N.zusammenbruch**: allg. Bez. für akute, heft. psych. (sich mit einer Vielzahl psychiatr. Tatbestände deckende) Sympte. als Folgezustand heftiger Emotionen; s. a. Nervenschock, Nervenkrise.

Nervi: s. u. Nervus.

Nervinum: *pharm* auf das NS einwirkendes Mittel; anregend-belebend (⌐ Analeptika), krampfstillend (⌐ Antispasmodika), Nervenschmerzen mindernd (⌐ Analgetika) oder beruhigend (⌐ Sedativa). – vgl. Psychopharmaka.

Nervismus, Neurismus: (SETSCHENOW, BOTKIN, PAWLOW) Lehre von der führenden Rolle des ZNS (insbes. des Gehirns als höchst entwickeltem Abschnitt) für alle im Organismus ablaufenden Prozesse; s. a. Nerventätigkeit.

Nerv-Muskelpräparat: experimentelle biol. Präparation, bestehend aus proximal durchtrenntem motor. Nerv u. zugehör. Muskel (als kombin. Exzisat oder als isoliertes Präp. mit intakter Blutversorgung); für physiol. u. pharmakol. Untersuchungen.

nervös: 1) nervosus: ⌐ nerval. – 2) durch Überlastung des NS bedingt, übererregt, nervenschwach, s. a. Nervosität; z. B. **n. Erschöpfung** (neurovegetat. ⌐ Dystonie), **n. Kreislaufschwäche** (das ⌐ DACOSTA* Syndrom).

Nervon: Zerebrosid (Sphingolipid) mit **Nervonsäure** (Selacholeinsäure; ungesätt. C_{24}-Fettsäure) als Fettsäureanteil.

Nervosität, Nervosismus: Zustand mit reizbarer Überempfindlichkeit, Überaktivität, Hast, Unruhe, gesteigerter Ermüdbarkeit, evtl. mit die Wirklichkeitsvorstellungen überwuchernder Phantasie. – In der alten Psychiatrie Syn. für ⌐ Neurasthenie, ⌐ Neuropathie, »psychopath. Zustand« (KRAEPELIN); dauernde Beeinträchtigung der Lebensarbeit durch unzulängl. Veranlagung der Gemüts- u. Willensleistungen, Mangel an Harmonie.

nervosus: ⌐ nerval (s. a. Nerven...), reich an nervalen Elementen.

Nervulus: (lat.) kleiner Nervenast (s. u. Ramus).

Nervus *PNA*, N.: ⌐ Nerv. – **N. abducens** *PNA*: der VI. Hirnnerv; entspringt paramedian am kaud. Brückende; zieht zum Clivus, über Felsenbeinspitze in den Sinus cavernosus u. durch die Fissura orbit. sup. in die Augenhöhle; motor. Fasern für den M. rectus lat. bulbi, dem er auch sensible aus dem N. ophthalmicus u. sympath. aus dem Pl. cavernosus zuführt; s. a. Abduzenslähmung. – **Nn. accelerantes**: die Herzschlagfolge beschleunigende Nerven des Hals- u. Brustsympathikus, ↑ Nn. cardiaci cervicales u. thoracici. – **N. accessorius** *PNA*: der (motor.) XI. Hirnnerv; Wurzeln aus Nucl. ambiguus u. der diesen bis C_6 fortsetzenden Zellsäule; Austritt im Sulcus lat. post.; zieht nach Wurzelvereinigung ins For. jugulare, danach als R. int. zum N. vagus u. R. ext. an Mm. sternocleidomastoideus u. trapezius; s. a. Akzessorius... – **N. acusticus** *BNA*: ↑ N. vestibulocochlearis. – **N. alveolaris inf.** *PNA*: stärkster Nerv des N. mandib. (V_3) zwischen den Mm. pterygoidei im Can. mandibulae (zuvor Abgang des N. mylohyoideus); innerviert alle UK-Zähne, entsendet den N. mentalis (For. mentale). – **Nn. alv. superiores** *PNA*: bis zu 3 in der Flügelgaumengrube abgehende Ästchen des N. maxill.; für Molaren, bukkales Zahnfleisch, Schleimhaut der OK-Höhle. – **Nn. ampullares ant.** (s. sup.), **lat. u. post.** *PNA*: für die Gleichgewichtszellen der Crista ampull. der 3 Bogengänge; bd. ersteren Zweige des N. utriculoampull., letzterer aus Pars inf. des Ggl. vestibulare. – **Nn. anales**: *JNA* ↑ Nervi rectales inf. – **Nn. anococcygei** *PNA*: vom Pl. coccygeus zur Haut zwischen Steißbein u. After. – **Nn. articularis** *PNA*: sensibel für Gelenkkapsel- u. -bänder. – **Nn. auriculares anteriores** *PNA*: Ästchen des N. auriculotemp. für die Haut der vord. Ohrmuschelfläche. – **N. auricul. magnus** *PNA*: stärkster sensibler Ast des Plex. cerv. (C_8); für Ohrmuschelhaut, retroaurikuläre Kopfhaut, Haut im Parotis-Masseterbereich. – **N. auricul. post.** *PNA*: am For. stylomastoideum vom N. facialis abgehend, hinter dem Ohr zu den Mm. auricul. post. u. sup., transversus u. obl. auriculae, antitragicus, occipitofront. (Venter occip.). – **N. auriculotempor.** *PNA*: sensibler Ast des N. mandibul. (V_3), hinter dem UK-Gelenkfortsatz zur Ohr-Schläfen-Gegend aufsteigend; mit parasympath. Fasern vom Ggl. oticum für die Parotis (als Rr. communic. zum N. facialis); ferner für äuß. Gehörgang, Trommelfell, Schläfengegend; s. a. FREY* Syndrom. – **N. axillaris** *PNA*: aus dem Fasc. dors. des Pl. brach. (C_{4-6}); durch die lat. Achsellücke zur hint. Schultergegend; für Mm. deltoideus u. teres minor u. Haut über Deltoideus u. an prox. Oberarmstreckseite. – **N. buccalis s. buccinatorius** *PNA*: aus dem N. mandibul. zum Mundwinkel; für Wangenschleimhaut, z. T. auch Wangenhaut. – **N. canalis pterygoidei** *PNA*, Radix facialis *PNA*, VIDIANUS* N.: Zusammenschluß der Nn. petrosus maj. (parasympath.) u. prof. (sympath.) im Can. pterygoideus (bis zum Ggl. pterygopalatinum). – **Nn. capitales** *JNA*: ↑ Nervi craniales. – **N. cardiacus** *PNA*: Herznerv(en); als N. c. cervic. Äste vom unt., mittl. u. oberen Halsganglion des Grenzstrangs zum Pl. cardiacus (bd. ersteren = N. c. crassus); als Nn. c. thoracici Äste vom 2.–4. (5.) Brustganglion, mit efferenten, die Herztätigkeit beschleunigenden u. afferenten, schmerzleitenden Fasern. – Parasympathisch die Nn. cardiaci inf. u. sup. des N. vagus: ↑ Rami cardiaci. – **Nn. carotici ext.** *PNA*: 2–3 Ästchen des Ggl. cerv. sup. des Grenzstrangs; bilden den Pl. caroticus ext. – **Nn. caroticotympanici** *PNA*: Ästchen des Pl. carot. int. zur Paukenhöhle; dort Verbindung mit Pl. tympanicus für sympath. Versorgung der Schleimhaut. – **N. caroticus int.** *PNA*: vom oberen Halsganglion des Grenzstrangs zur A. carotis; bildet in der Adventitia den Pl. caroticus. – **Nn. cavernosi clitoridis** *PNA*: aus dem sympath. Pl. uterovaginalis, für Corpora cavernosa. – **Nn. cavernosi penis** *PNA*: aus dem Pl. cavernosus penis, für die Penisschwellkörper. – **Nn. cerebrales** *PNA*: ↑ Nervi craniales. – **Nn. cervicales** *PNA*: die 8 Spinalnervenpaare des Halsmarks; 1. zwischen Os occipitale u. Atlas, 2.–8. durch die Forr. intervertebr. der HW austretend; Aufteilung in Rr. dors. u. ventr.; 1. dors. Ast (= N. suboccipit.) motorisch, alle übr. auch sensibel (für autochthone Muskeln, Nackenhaut); ventr. Äste bilden Pll. cervic. u. brach. (motor. u. sensibel; s. a. Ramus communicans). – **Nn. ciliares** *PNA*: 8–10 Nn. c. breves aus dem Ggl. ciliare entlang dem N. opticus durch die Sklera in das Spatium perichoroideale, mit sensiblen Fasern für Choroidea, Corpus ciliare, Iris u. Sklera, parasympath. für Mm. cil. u. sphincter pupillae, sympath. für M. dilatator pupillae; 2 Nn. c. longi des N. nasocil. für mittl. Augenhaut u. Kornea. – **Nn. clunium inf., medii u. sup.** *PNA*: sensible Ästchen des Pl. sacr. (N. cut. fem. post.) bzw. der Rr. dors. des 1.–4. Sakralnervs bzw. der Rr. dors. des 1.–3. Lumbalnervs für die Gesäßhaut. – **N. coccygeus** *PNA*: als letzter (= 31.) RM-Nerv aus dem Hiatus sacr., mit R. dors. zur Haut über dem Kreuzbein. – **Nn. craniales** *PNA*: die 12 ↑ Hirn- oder Kopfnerven.

Nervus cutaneus *PNA*: sensibler Haut- (u. Unterhaut)nerv; als **N. c. antebrachii** je 1 lat. = rad., med. = uln. u. post. = dors. Ast des N. musculocutaneus bzw. des Fasc. med. des Pl. brach. (C_8, Th_1) bzw. N. rad. für Vorderarmbeugeseite, Daumenballen u. -rücken bzw. Kleinfingerballen bzw. prox. Handrücken; bei Unterbrechung längl. Anästhesiegebiet über Mm. extensor carpi rad. u. digitorum comm.; als **N. c. brachii** ebenfalls je 1 Ast des N. axill. bzw. des Fasc. uln. des Pl. brach. (C_8, Th_1) bzw. des N. rad. für prox. Oberarm u. hint. Deltoideusgebiet bzw. Achsel u. med. Oberarm (außerdem Verbdg. zu Nn. intercostobrach.) bzw. Hinterfläche des Oberarmes; als **N. c. dors. pedis** je 1 intermediärer, lat. = fib. u. med. = tib. Ast der Nn. peroneus superfic. bzw. suralis des. peroneus superfic. für seitl.-vord. Unterschenkel, Fußrücken u. (4 Nn. digitales dors.) die einander zugekehrten Hälften der 3.–5. Zehe bzw. für lat. Fußrand u. 5. Zehe bzw. für Fußrücken, Großzehe (med. Ast), 2. u. halbe 3. Zehe (lat. Ast); als **N. c. femoris** je 1 lat. = fib. u. post. = dors. Ast u. med. Äste des Pl. lumb. ($L_{2,3}$) bzw. Pl. sacr. (S_{1-3}) bzw. N. femoralis für Oberschenkelaußen- bzw. -rückseite (einschl. Kniekehle u. prox. Wade) bzw. -vorder- (distal) u. -innenseite; als **N. c. surae** je 1 lat. = fib. u. med. = wadenseit. (= N. suralis *JNA*) Ast des N. peroneus comm. bzw. N. tib. für lat. bzw. med. Wadenhälfte (über R. communic. peroneus des ersteren miteinander verbunden). – **N. depressor cordis**: Fasern vom Vagusstamm im Herzast des N. laryngeus sup. u. im Pl. cardiacus (↑ Depressor), sogen. CYON* Nerv.

Nervi digitales *PNA*: Finger- bzw. Zehennerven; **Nn. d. dors. hallucis lat. et digiti scundi med.** 2 Endäste des N. peroneus prof. für die einander zugekehrten Seiten der 1. u. 2. Zehe; **Nn. d. dors. n. rad.** 5 Hautäste des R. superf. für rad. Hälfte des Handrückens, Fingerrücken I u. II u. angrenzende Hälfte III über den Grundphalangen (evtl. bis zu 3½ Fingern); **Nn. d. dors. n. uln.** 5 Hautäste des R. superf. für die uln. Hälfte des Handrückens u. die Fingerrük-

Nervi digitales

ken V (bis Nagel), IV u. angrenzende Hälfte III über Grundphalangen; **Nn. d. dors. pedis** Endäste der Nn. cut. dors. med. u. intermedius für die Zehenrücken (außer Nagelglied) I, II u. angrenzende Hälfte III (evtl. auch übr. Zehen); als **Nn. d. palmares comm.** des N. medianus 3 Äste ins Mittelfach der Hohlhand unter der Palmaraponeurose u. in den Spatia metacarpalia I–III; rad. Ast für Mm. abductor u. flexor pollicis brevis, opponens pollicis u. lumbric. I; die anderen für Lumbricales II u. III; ab Fingergrundgelenken: Nn. dig. palm. proprii; **Nn. d. palm. comm.** des **N. uln.** 2 Äste auf dem Retinaculum flexorum, die sich zu 3 Nn. digit. palm. proprii aufzweigen; als **Nn. d. palm. proprii** des **N. medianus** 7 Äste (Höhe Fingergrundgelenke) der Nn. dig. palm. comm. für die Beugeseite der 1.–3. u. rad. 4. Fingers u. für die Streckseite der Mittel- u. Endglieder des 2., 3. u. rad. Fingers; **Nn. d. palm. propr.** des **N. uln.** 3 Äste (Höhe Fingergrundgelenke) der Nn. d. p. comm. für die palm. Seite von Kleinfinger u. ulnarer Ringfingerhälfte, für Dorsum von Kleinfingerendglied u. uln. Hälfte des Ringfingermittel- u. -endgliedes; **Nn. digit. plantares comm.** des **N. plant. lat.** 2 Äste des R. superfic., von denen sich Ast IV in 2 Nn. dig. plant. proprii aufteilt, Ast V die Mm. flexor digiti V brevis, opponens dig. V, lumbricalis III u. IV u. – als N. dig. plant. propr. – die lat. Kleinzehenseite versorgt; **Nn. d. p. comm.** des **N. plant. med.** 3 Fußsohlenäste für die Mm. lumbric. I u. II, ab Zehengrundgelenken fortgesetzt als Nn. digit. plant. proprii; **Nn. d. p. proprii** des **N. plant lat.** für die einander zugekehrten Seiten u. die dors. Nagelgliedseite der 4. u. 5. Zehe; **Nn. d. plant. pr.** des **N. plant. med.** 6 Äste (Höhe Zehengrundgelenke) für die plant. u. einander zugekehrten Seiten der 1.–4. Zehe u. deren dors. Seiten am Nagelglied; **N. d. plant. proprius** der Endast des N. digit. plant. comm. V für die lat. Kleinzehenseite.

Nervus dors. clitoridis *PNA*: Endast des N. pudendus, hinter aufsteigendem Sitz- u. Schambeinast zur Klitoris; Muskeläste wie N. dors. penis; sensibel für kleine Schamlippen u. Klitoris; sympath. u. parasympath. Fasern des Pl. pelvicus für Sexualreflex. – **N. dors. penis** *PNA*: paar. Ast des N. pudendus für Penisrücken u. Eichel; Muskeläste für Mm. transversus perinei prof. u. Sphincter urethrae; Ästchen für Corpus cavernosum (Anastomosen mit Nn. cavernosi). – **N. dors. scapulae** *PNA*: Muskelast des Pl. brach. ($C_{4, 5}$) für Mm. rhomboideus major u. minor, z. T. auch M. levator scapulae. – **Nn. erigentes** *PNA*: ↑ Nervi splanchnici pelvini. – **N. ethmoidalis** *PNA*: 2 Äste des ↑ N. nasociliaris, vorderer für Nasenschleimhaut, Nasenspitze u. -flügel, Dura mater u. Falx cerebri (s. a. CHARLIN* Syndrom), hinterer für Schleimhaut, hint. Siebbeinzellen, Keilbeinhöhle. – **N. facialis** *PNA*: der VII. Hirnnerv (motor. Ast des 2. Kiemenbogens; mit nichtmotor. Fasern des ↑ N. intermedius (s. a. Abb.). Ursprungskern in der Formatio reticul. (Rautengrubenboden); Ursprungsfasern umziehen Abduzens-Kern (»inn. Fazialisknie«); Austritt im Kleinhirn-Brückenwinkel; beim Porus acusticus int. Eintritt ins Felsenbein (Can. n. fac.); 3 Verlaufsstrecken: 1. bis Ggl. geniculi, 2. fast rechtwinklig okzipitalwärts (1 u. 2 = »äuß. Fazialisknie«), 3. zur Schädelbasis (For. stylomastoideum) u. in die Ohrspeicheldrüse (Bildung des ↑ Pl. parotideus, mit Ästen für mim. Kopfmuskeln u. Hals); als intrakranielle Äste N. stapedius u. Kommunikation zum Pl. tympanicus. – s. a. Fazialis… – **N. femoralis** *PNA*: aus 3 (4) sich im M. iliopsoas vereinigenden Wurzeln des Pl. lumb. (L_{1-3-4}), durch die Lacuna musculorum zum Oberschenkel; Muskeläste für Mm. iliacus, psoas (Teilversorgung), quadratus femoris, sartorius u. pectineus; Hautäste für Vorderseite des Ober- u. Innenseite des Unterschenkels. – s. a. Femoralis… – **N. fibularis** *JNA*: ↑ Nervus peroneus; s. a. Fibularis… – **N. frontalis** *PNA*: stärkster Ast des N. ophthalmicus (V_1); Aufteilung in Nn. supraorbit. u. supratrochlearis für Stirn- u. Oberlid- bzw. auch Nasenwurzelhaut. – **N. genitofemoralis** *PNA*: sensibel-motor. Ast des Pl. lumb. ($L_{1, 2}$); durch den M. psoas major ins Becken, wo er sich in sensiblen R. femoralis u. sensibel-motor. R. genit. aufteilt. – **N. glossopharyngeus** *PNA*: der IX. Kopfnerv (3. Kiemenbogennerv); Ursprungskern des sensiblen Anteils die Ggll. sup. u. inf. (Schädelbasis), Endkern der Nucl. tractus solitarii; motor. Ursprungskern der rostr. Teil des Nucl. ambiguus (Rautengrubenboden). Austritt im Sulcus lat. post. der Medulla oblong., dann im vord. Teil des For. jugulare (zus. mit Nn. vagus u. accessorius) u. medial am M. stylopharyngeus; Endäste: N. tympanicus, Rr. communic. c. ramo auricul. n. vagi, Rr. sinus carotici, pharyngei, m. stylopharyngei, tonsillares, linguales. – s. a. Glossopharyngeus… – **N. glut(a)eus inf.** *PNA*: sensibel-motor. Ast des Pl. sacr. (L_5, S_{1-2}), aus dem kleinen Becken durch For. infrapiriforme; Äste zum M. gluteus max., oft auch Teilversorgung der Mm. quadratus femoris, gemelli u. obturator int.; sensible Äste für Hüftgelenkkapsel. Bei Lähmung Streckschwäche im Hüftgelenk; s. a. Gluteus…, Guteal… – **N. gluteus sup.**: motor. Ast des Pl. sacr. (L_{4-5}, S_1), aus dem kleinen Becken durchs For. suprapiriforme zwischen den – von ihm versorgten – Mm. glutei med. u. min. zum M. tensor fasciae latae. Bei Lähmung Watschelgang, pos. TRENDELENBURG* Zeichen. – **Nn. haemorrhoidales** *BNA*: ↑ Nervi rectales. – **N. hypogastricus (dexter et sinister)** *PNA*: plexusart. Nerv, der die autonomen ↑ Pll. hypogastrici sup. u. inf. verbindet; i. e. S. die stärksten Äste des ersteren. – **N. hypoglossus** *PNA*: der 12. (motor.) Hirnnerv; Ursprungskern im zentralen Grau der Medulla oblong.; Austritt mit 10–15 Wurzeln im Sulcus lat. ant. zwischen Olive u. Pyramide, aus dem

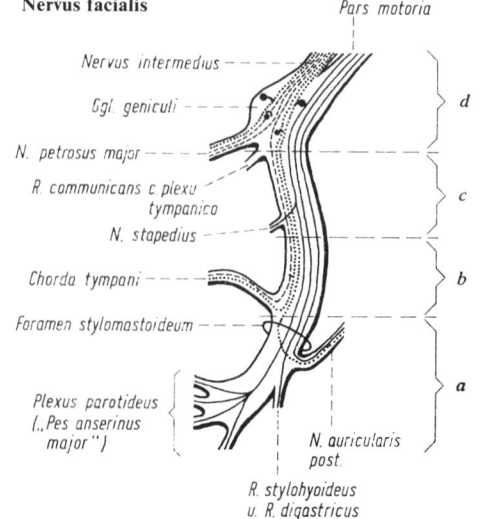

Schädel durch den Can. hypoglossi (Zweige an Dura u. Sinus occip.); Verlauf unterhalb der Schädelbasis im Bogen vor den Karotiden u. zwischen Mm. mylohyoideus u. hypoglossus zur Zungenmuskulatur. Bei Lähmung Glossoplegie (u. Atrophie) mit Sprach- u. Schluckstörung; bei einseit. Ausfall Abweichen der Zunge im Mund zur gesunden, beim Herausstrecken zur gelähmten Seite; s. a. Hypoglossus... – **N. iliohypogastricus** *PNA*: motor.-sensibler Ast des Pl. lumb. (Th$_{12}$, L$_1$), durch den M. psoas u. zwischen Mm. transversus u. obliqui der Bauchdecke (Muskeläste für sie abgebend); Hautinnervation in seitl. Hüft- bzw. Schamgegend. – **N. ilioinguinalis** *PNA*: motor.-sensibler Ast des Pl. lumb. (L$_1$), durch die Mm. psoas u. transv. abdom. (Muskeläste an breite Bauchmuskeln), dann im Leistenkanal u. durch Anulus inguin. superf. (zus. mit Samenstrang bzw. Lig. teres uteri), endend als sensible Nn. scrotales bzw. labiales ant. (Peniswurzel u. Hodensack bzw. große Schamlippen u. angrenzende Oberschenkelinnenseite); s. a. Ilioinguinalis... – **N. infraorbitalis** *PNA*: Haupt- u. Endast des N. maxill. (V$_2$); aus der Fossa pterygopalatina durch die Fissura orbit. inf. in die Augenhöhle, im Sulcus u. Can. infraorbit. u. durch For. infraorbit. zum Gesicht; rein sensibel für Zähne u. Zahnfleisch des OK, Haut u. Bindehaut des Unterlides, für Nase, Wange, Unterlippe; s. a. Infraorbital... – **N. infratrochlearis** *PNA*: gerade Fortsetzung des N. nasociliaris in der Augenhöhle (unter der Trochlea); Äste für Ober- u. Unterlid, Caruncula, Tränendrüse, Haut der seitl. Nasenwurzel. – **Nn. intercostales** *PNA*: die in den ICR verlaufenden Rr. ventr. der / Nn. thoracici; s. a. Interkostal... – **Nn. intercostobrachiales** *PNA*: lat. Hautäste des 2. (evtl. 1. u. 3.) Interkostalnervs für den med. Oberarm (evtl. vereinigt mit N. cut. brachii med.). – **N. intermedius** *PNA*: Hirnnerv mit efferenten (motor.) Fasern des parasympath. Nucl. originis salivatorius pontis u. afferenten (sensor.) aus dem Ggl. geniculi; verläßt den Hirnstamm neben dem / N. facialis u. zieht in diesem (/ dort. Abb.) zum Gangl. geniculi; Abzweiggn.: N. petrosus major, Chorda tympani. – **N. interosseus antebrachii ant.** *PNA*: motor.-sensibles Ästchen des N. medianus auf der Membrana interossea zwischen Mm. flexor digitorum prof. u. pollicis long. zum M. pronator quadratus (ersterer radial, letztere bd. voll innerviert) u. zum Handgelenk (sensibel). – Ferner der **N. i. a. post.** als Ast des N. rad. (zwischen den Extensorenschichten u. distal auf der Membrana interossea) für Radius- u. Ulnaperiost u. Dorsalseite der Handgelenks. – **N. i. cruris** *PNA*: sensibler Ast des N. tib., teils in, teils auf der Membrana interossea; versorgt außer dieser Tibia- u. Fibulaperiost Tibiofibular- u. Talokruralgelenk, Tibiamarkhöhle. – **N. ischiadicus** *PNA*: der »Ischiasnerv«, motor.-sensibler Ast des Pl. sacr. (L$_4$–S$_3$); aus dem Becken durch das For. infrapiriforme, zwischen Trochanter major u. Tuber ossis ischii abwärts (auf M. adductor magnus) zur Kniekehle, dort Teilung in N. tib. u. N. peroneus comm.; für Mm. semitendinosus, semimembranosus u. biceps femoris, alle Muskeln u. Haut des Unterschenkels u. Fußes (außer Saphenus-Bereich). Bei Lähmung des Stammes Außenrotationshemmung, »Stelzbein« u. Sympte. / Fibularis- u. Tibialislähmung; s. a. Ischiadikus..., Ischias... – **N. jugularis** *PNA*: sympath. Nerv vom Ggl. cervic. sup. in der Wand der V. jugul. int. zum For. jugul.; je 1 Ästchen für Ggl. sup. des Vagus u. inf. des Glossopharyngeus. – **Nn. labiales**:

1) *BNA* »Lippennerven« (*PNA*: Rami lab.). – 2) *PNA* als Nn. l. ant. des N. ilioinguin. u. als N. l. post. des N. pudendus Hautästchen für große Schamlippe (vorn bzw. hinten) nebst Mons pubis bzw. Damm. – **N. lacrimalis** *PNA*: sensibler Ast des N. ophthalmicus (V$_1$); nach Vereinigung mit parasympath. R. communic. cum n. zygomatico (aus V$_2$) zur Tränendrüse (sekretor. Fasern) u. an äuß. Augenwinkel (Haut, Schleimhaut).

Nervus laryngeus recurrens *PNA*: motor.-sensibler Ast des Vagus; umschlingt re. die A. subclavia, li. den Aortenbogen; steigt in der Rinne zwischen Luft- u. Speiseröhre rückläufig auf; gibt Rr. cardiaci inf., tracheales u. oesophagei ab u. endet als N. l. inf. für alle Kehlkopfmuskeln außer M. cricothyroideus u. subglott. Schleimhaut; / Postikus-, Rekurrenslähmung. – **N. l. sup.** *PNA*: sensibel-motor. N. vom Ggl. inf. des Vagus mit Fasern vom sympath. Ggl. cerv. sup. u. vom Pl. pharyngeus; verläuft medial der A. carotis int. (seitl. Pharynxwand) kehlkopfwärts, teilt sich in Höhe des großen Zungenbeinhorns in Rr. ext. u. int. auf (letzterer mit R. communic. cum n. laryngeo inf.); für Mm. cricothyroideus u. constrictor pharyngis inf.; sensibel u. sekretor. für epiglott. Kehlkopf u. Hypopharynxschleimhaut. – **N. lingualis** *PNA*: sensibler Ast des N. mandib. (V$_3$), vom For. ovale durch Fossa infratemp. zur Zunge (Verbindung mit N. hypoglossus durch Aufnahme der / Chorda tympani); für Schleimhaut von Schlundenge, Gaumenmandeln, Mundboden, Zahnfleisch (vord. UK) u. vord. 2/3 der Zunge. – **Nn. lumbales** *PNA*: die 5 Spinalnervenpaare des Lendenmarks (Intumescentia-Bereich); dors. Äste für tiefe Muskeln u. Haut der Lenden- u. oberen Gesäßgegend; ventrale für Pl. lumb. – **N. mandibularis** *PNA*: der vom Ggl. semilunare abgehende 3. u. stärkste Trigeminusast (V$_3$); mit Portio sensibilis (= major) u. P. motorica (= minor); nach Durchtritt durch For. ovale sternförm. Aufzweigung in rein sensible, rein motor. u. gemischte Äste; erstere für Dura mater, Haut von Kinn, Unterlippe u. unt. Wange, Schleimhaut von Wange, Mundhöhlenboden u. vord. 2/3 der Zunge, für Zähne u. UK-Zahnfleisch; motor. für alle Kaumuskeln sowie Mm. tensor tympani, mylohyoideus, digastricus (Venter ant.). – **N. massetericus** *PNA*: motor.-sensibler Ast der N. mandib. zum M. masseter; sensible Fasern für Kiefergelenk. – **N. maxillaris** *PNA*: der 2., rein sensible Trigeminusast (V$_2$), vom Ggl. semilunare durchs For. rotundum in die Fossa pterygopalatina; für Dura mater, Haut von Unterlid, äuß. Augenwinkel, vord. Schläfe, oberer Wange, Nasenflügel u. Oberlippe, Schleimhaut von Nase, Keilbeinhöhle u. OK. – **N. meatus acustici externi** *PNA*: meist 2 sensible Ästchen des N. auriculotemp. für die Haut des äuß. Gehörgangs u. das Trommelfell. – **N. medianus** *PNA*: motor.-sensibler N. des Pl. brach., mit Urspr. (»Medianusgabel«) aus Fasc. med. (C$_5$–C$_7$) u. lat. (C$_8$, Th$_1$); in Begleitung der A. brach., dann unter Bizepsaponeurose in die tiefe Vorderarmschicht; motor. für Unterarmbeuger (außer M. flex. carpi uln. u. uln. Teil des M. flex. dig. prof.), Pronatoren, Mm. abductor poll. brevis, opponens, flexor pollicis brevis (oberfl. Kopf) u. rad. Mm. lumbricales; sensibel (palmar) für Haut von Handwurzel u. Hohlhand, 1.–3. u. rad. 4. Finger. – s. a. Medianuslähmung, Abb. »Handanästhesie«. – **N. mentalis** *PNA*: sensibler Endast des N. alveol. inf.; durch den Can. mandib. (For. mentale) an die Haut von Kinn u. Unterlippe (hier auch

Nervus musculocutaneus

Schleimhaut). – **N. musculocutaneus** *PNA*: motor.-sensibler N. aus dem Fascic. lat. des Pl. brach. ($C_{5-6\,[7]}$); durch den M. coracobrach. u. zwischen Mm. biceps u. brachialis (alle 3 innervierend) distalwärts; endend als N. cutan. antebrachii lat. (für dors. Haut der rad. Vorderarmseite). – **N. mylohyoideus** *PNA*: motor.-sensibler Ast des N. alveol. inf. für Mm. mylohyoideus u. digastricus (Venter ant.) u. Haut unterhalb des Kinns. – **N. nasociliaris** *PNA*: sensibler Ast des N. ophthalmicus, durch die Augenhöhle zur med. Augenwand u. zum inn. Augenwinkel; als Äste u. a. die Nn. ciliares longi; versorgt die Tunica fibrosa u. vasculosa bulbi, Schleimhaut von hint. Siebbeinzellen, Keilbeinhöhle u. vord. Nasenhöhle (einschl. Septum), Haut an Nasenrücken, -spitze, med. Augenlidern (einschl. Karunkel u. Tränensack). – **N. nasopalatinus** *PNA*: der sensible Ast des N. maxill.; durch den Can. incisivus zur Schleimhaut von Nasenseptum u. Gaumen (Zwischenkieferbereich). – **N. obturatorius** *PNA*: unterster motor.-sensibler Nerv des Pl. lumb. (L_{1-2-4}); durch den M. psoas major zu dessen med. Rand u. durch Can. obturatorius; für Mm. obturatorius ext., pectineus u. adductores, Hüftgelenk, Haut der Oberschenkelinnenseite. Bei Lähmung Ausfall der Adduktoren (unsicherer Gang, Unfähigkeit zum Schenkelschluß u. Übereinanderschlagen der Beine). – **N. occipitalis** *PNA*: 3 sensible Endäste, als N. o. major aus dem R. dos. des N. cerv. II, als N. o. minor aus dem Plex. cerv. ($C_{2,\,3}$), als N. o. tertius aus dem R. dors. des N. cerv. III; für die Haut des Hinterhaupts (u. ob. Ohrmuschel); s. a. Okzipital(is)... – **N. octavus** *PNA*: ↑ N. vestibulocochlearis. – **N. oculomotorius** *PNA*: der III. (motor.) Hirnnerv; Ursprungskern im Mittelhirn (in Höhe der oberen Zweihügel, ventral der Subst. grisea centr.); nach Austritt durch die Fossa interpeduncul. rostralwärts lat. des Proc. clinoideus post., dann durch die Dura, in die obere Wand des Sinus cavernosus u. durch die med. Fissura orbit. sup. in die Augenhöhle; dort oberer Ast für Mm. rectus sup. u. levator palpebrae sup., unterer für Mm. rectus med. u. inf., obl. inf. (u. Abgabe der Radix oculomotoria zum Ggl. ciliare); s. a. Okulomotorius... – **N. o. ext.**: ↑ N. abducens. – **N. o. sup.**: ↑ N. trochlearis. – **Nn. olfactorii** *PNA*, Fila olfactoria *JNA*: etwa 20 kleine Bündel markloser Riechzellen-Neuriten (Geruchsfasern); dringen durch die Lam. cribrosa des Siebbeins in den Bulbus olfactorius ein u. gehen in den Glomeruli olfactorii synapt. Verbindungen mit Dendriten der Mitralzellen ein; 1. Neuron der ↑ Riechbahn; s. a. Olfaktorius... – **N. ophthalmicus** *PNA*: 1. (sensibler) Trigeminusast (V_1) aus dem Ggl. semilunare; nach Verlauf lat. des Sinus cavernosus (Abgabe des R. tentorii) vor der Fissura orbit. sup. Aufteilung in die 3 in die Orbita eintret. Endäste: N. lacrim., N. front., N. nasocil.; versorgt Dura der vord. Schädelgrube, Tentorium cerebelli, mittl. u. äuß. Augapfelhaut, Schleimhäute von oberer-vord. Nasen-, Stirn- u. Keilbeinhöhle u. Siebbeinzellen, Haut an Stirn u. Nasenrücken (bis Spitze), Haut- u. Schleimhaut von Oberlid u. inn. Augenwinkel. – **N. opticus** *PNA*, Fasciculus opt. *JNA*: der »Sehnerv« als II. (sensor.) Hirnnerv (ein von Hirnhäuten umhüllter Hirnteil); beginnt an der Papilla n. optici (Zusammenfassung der Neuriten der Ganglienzellen der Retina), verläuft zentral in der Augenhöhle nach hinten u. durch das For. opticum in die Schädelhöhle, endet mit dem Chiasma opticum; s. a. Optikus...

Nervi palatini *PNA*: Gaumennerven; der **N. palatinus ant. s. major** als dir. Fortstzg. der in der Fossa pterygopalatina vom N. maxill. abzweigenden sensiblen Nn. pterygopalatini steigt im Can. palatinus major ab u. versorgt vom For. palatinum majus aus Zahnfleisch u. die Schleimhaut des harten Gaumens u. oberen Nasenseptums; die 2 **Nn. p. minores** in den Canales palatini min., gehen als **N. p. medius** (schwächer) zur Schleimhaut der Gaumenmandel, als **N. p. post.** zum weichen Gaumen. – **Nn. pelvici**: ↑ Nn. rectales inf.; s. a. Pelvikus... – **Nn. perineales** *PNA*: motor.-sensible Äste des N. pudendus, in der Fossa ischiorect. zum Damm u. Anus; für Mm. sphincter ani ext., transversus perinei superf., bulbou. ischiocavernosus; ferner Hautäste für Skrotum bzw. hint. Schamlippen. – **N. peron(a)eus** *PNA*, N. fibularis *JNA*, *PNA*: als N. p. comm. motor.-sensibler Ast des N. ischiadicus (aus L_4–S_2) im unt. Oberschenkel, kniekehlenwärts u. ums Caput fibulae nach vorn, unter dem M. peron. longus sich in Nn. p. superf. u. prof. aufteilend; versorgt direkt Bizeps (Caput breve) u. Kniegelenk, gibt den N. cutaneus surae lat. ab; der überwiegend motor. N. p. prof. zieht unter dem M. extensor digitorum longus in die Tiefe des Streckerfaches zu den Vasa tib. ant. u. auf die Membr. interossea distalwärts (Äste an Mm. extens. digitorum, hallucis longus, tib. ant.), gelangt am oberen Sprunggelenk unter dem Retinaculum mm. extens. inf. auf den Fußrücken (Äste für Mm. extens. hallucis u. digitorum breves) u. ins Spatium interosseum I (Hautzweige für benachbarte Seiten der 1. u. 2. Zehe); der N. p. superf. (mit Ästen für Mm. peron. longus u. brevis) wird im dist. Unterschenkelviertel zu Nn. cutanei dors. med. u. intermedius (für Fußrücken). – s. a. Peroneus..., Fibularis... – **N. petrosus major** *PNA*: am Ggl. geniculi aus dem N. facialis austretender Ast des parasympath. N. intermedius; durch den Hiatus can. fac. nach vorn (Felsenbein), durch das For. lacerum u. mit dem N. p. prof. durch den Can. pterygoideus zum parasympath. Ggl. pterygopalatinum (Ende seiner präangl. Fasern ist parasympath. Wurzel des Ggl.); für Gaumen-, Nasenschleimhaut, Tränendrüse. – **N. petrosus minor** *PNA*: Fortsetzung des N. tympanicus an der vord. Felsenbeinfläche, durch das For. lacerum zum Ggl. oticum (Ende seiner präangl. Fasern); für Ohrspeicheldrüse, Wangen- u. Lippendrüsen (über Fazialisäste). – **N. petrosus prof.** *PNA*: aus sympath. Fasern des Pl. caroticus, zus. mit dem N. p. major in den Can. pterygoideus (Verbdg. beider Nerven) zum Ggl. sphenopalatinum (= sympath. Wurzel des Ggl.); postganglionäre Fasern durchlaufen das Ggl. zu Gaumen, Nase u. M. orbitalis. – **N. phrenicus** *PNA*: motor.-sens. Ast des Pl. cervic. (C_4; Zuschuß aus C_3 oder C_5), auf dem M. scalenus ant. kaudal-medianwärts, zwischen A. u. V. subclavia über die Pleurakuppel ins vord. Mediastinum, zwischen Herzbeutel u. Pleura (vor der Lungenwurzel) zum Zwerchfell (Rr. muscul. für 1 Hälfte); ferner perikardiale, pleurale, phrenikoabdom. Äste; s. a. Phrenikus... – **Nn. phrenici accessorii** (aus C_2, C_3, C_7–Th_1), mit Anschluß an Ansa cerv. (N. hypoglossus) oder N. subclavius (Plex. brach.) oder – als »lat. Nebenphrenikus« – selbständig, haben am Hals, selten im Brustraum Verbindung mit Hauptphrenikus, gehen noch seltener getrennt zum Zwerchfell (»doppelter Phrenikus«). – **N. plantaris** *PNA*: »Fußsohlennerv«; als **N. p. lat. s. fib.** motor.-sensibler Endast des N. tib., mit Rr. superf. u. prof. u. Rr.

muscul. an die Mm. quadr. plantae u. abductor digiti min.; als **N. p. med. s. tib.** der stärkere, sensibelmot. Endast des N. tib. für die med. Fußsohle sowie für Mm. abductor u. flexores hallucis u. digitorum breves (Endäste: Nn. digit. plant. comm.). – **N. praesacralis** *PNA*: der obere Teil des Pl. hypogastricus sup.; s. a. N. hypogastricus. – **N. pterygoideus lat.** *PNA*: externer Ast der Portio motoria des N. mandibul.; gibt am Ggl. oticum die Nn. musculi tensoris veli palatini u. tympani ab, dringt in den M. pterygoideus med. ein. – **Nn. pterygopalatini** *PNA*, Nn. sphenopalatini *BNA*: 2–3 Ästchen des N. maxill., als sensible Wurzeln das Ggl. pterygopalat. durchziehend; für Nasen-, Gaumen-, Gaumenmandelschleimhaut. – **N. pudendus** *PNA*, Plexus p.: Ast des Pl. sacr. ($S_{[2] 3-4}$) durch das For. infrapiriforme, um die Spina ischiadica u. durch das For. ischiadicum minus in die lat. Fossa ischiorect. u. den ALCOCK* Kanal; als Endäste Nn. rect. inf., perineus, dors. penis bzw. clitoridis (für Haut u. Muskeln); s. a. Pudendus... – **N. p. ext.**: 1) ↑ N. genitofemoralis; 2) ↑ N. dors. penis (= N. p. sup.).

Nervus radialis *PNA*: motor.-sensibler Nerv aus dem Fascic. post. des Pl. brach. (C_5–Th_1); aus der Achsel kommend im Sulcus bicipit. med. u. spiralförmig auf der Dorsalseite des Oberarmes lateral- u. distalwärts unter dem langen Trizepskopf bis zum Epicondylus lat. humeri (dort als Endäste Rr. superf. u. prof.); für die Streckmuskeln des Ober- u. Unterarmes u. die Mm. brachioradialis u. supinator; sensible Nn. cut. brachii u. antebrachii. – s. a. Radialis..., Abb. »Handanästhesie«. – **Nn. rectales** *JNA*, Nn. haemorrhoidales *BNA*: als Nn. r. caud. = Nn. haemorrh. medii parasympath. Fasern des Ggl. pelvicum (oft mit sympath. Fasern vermischt); als **Nn. r. cran.** = Nn. haemorrh. sup. sympath. Fasern des Pl. aorticus abdom. (mit der A. mesenterica inf. zum Rektum); als **Nn. r. inf.** = Nn. haemorrh. inf. = Nn. anales *JNA* = Nn. pudendohaemorrhoidales motor.-sensible Ästchen des N. pudendus (im ALCOCK* Kanal u. durch Fascia obturatoria u. Fossa ischiorect.) für Haut der Aftergegend u. Sphincter ani ext. – **N. recurrens**: 1) ↑ N. laryngeus recurrens. – 2) ↑ N. accessorius. – **N. retroauricularis**: ↑ N. auric. post. – **N. saccularis** *PNA*: Zweig des unt. Astes (= N. sacculoampull.) der Pars vestib. des N. vestibulocochl. zur Macula sacculi. – **Nn. sacrales** *PNA*: die 5 Spinalnervenpaare des Sakralmarks; Rr. dors. durch die Forr. sacr. dors. bzw. (der unterste) durch den Hiatus sacr. zum kaud. Abschnitt des M. multifidus u. an Haut von Gesäß-, Kreuz- u. Steißbeingegend; Rr. ventr. durch die Forr. sacr. pelvina, bilden den Pl. sacr. – **N. saphenus** *PNA*: stärkster Hautast des N. femoralis, lat. neben der A. fem. im Can. adductorius, unter dem Sartorius auf die med. Knieseite zur V. saphena magna; für Haut der med. Knie- u. Unterschenkelfläche einschl. Fußrand. – **N. sa. brevis inf. s. tib.**: ↑ N. suralis. – **Nn. scrotales** ant. u. post. *PNA*: Äste des N. ilioinguin. bzw. der Nn. perineales für die Vorder- bzw. Rückseite des Hodensacks einschl. Damm (den Nn. labiales der ♀ entsprechend). – **Nn. spinales** *PNA*: die in den RM-Segmenten wurzelnden 31 Spinalnervenpaare: 8 im Hals (= Nn. cervicales), 12 im Brust- (= Nn. thoracici), je 5 im Lenden- u. Sakral- (= Nn. lumbales bzw. sacrales), 1 im Steißabschnitt (= N. coccygeus); kurze gemischte Nerven, hervorgehend aus der Vereinigung der efferent-motor. Radix ventr. u. der afferent-sensiblen Radix dors. (im – meist extraduralen – Ggl. spinale); nach Hervortreten aus dem For. intervertebr. Abgabe des rückläuf. R. meningeus u. des R. communic. zum Grenzstrang, dann

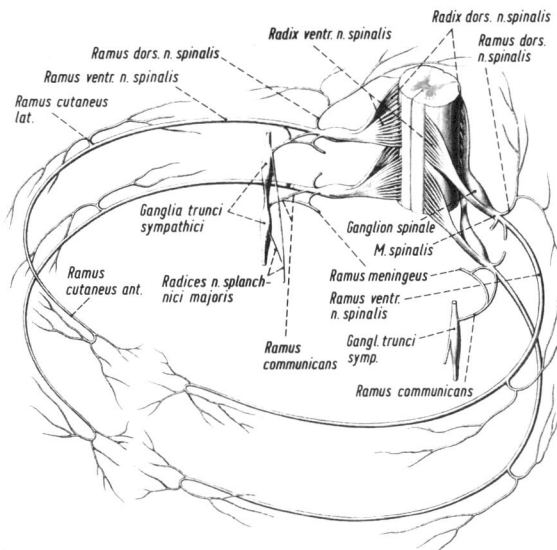

Die **Spinalnerven**, ihre Wurzeln u. Äste.

Aufteilung in je 1 R. dors. (für WS-Gelenke, autochthone Rückenmuskeln, paramediane Rückenhaut) u. R. ventr. (für übr. Haut- u. Rumpf- u. Extremitätenmuskeln); alle dors. Äste u. die ventralen der Nn. thoracici bleiben segmental, die übr. bilden die Plexus cerv., brach., lumb. u. sacr. (mit Haut- u. Muskelnerven). – **Nn. splanchnici** *PNA*: aus afferenten u. – v. a. im Anfangsteil – efferenten (präganglionär) Fasern besteh. autonome Eingeweidenerven (als Reflexbahnen zwischen RM u. inn. Organen); mit zahlreichen kleinen Ganglien (Umschaltung präganglionärer – markhalt. – Fasern auf postganglionäre). Als Nn. spl. cervicales (aus Hals-Grenzstrang) die sympath. Nn. cardiaci cerv. inf. u. thoracici u. Rr. pulmonales; der N. spl. imus (aus dem letzten thorak. Grenzstrang-Ggl.) zum Pl. renalis; die – vorw. sympath. – Nn. spl. lumb. bilden oberhalb des Pl. mesenter. inf. (Höhe 5. LWK) ein Geflecht u. gehen an den Pl. hypogastricus sup.; der sympath. N. spl. major (aus 5.–9. – 10. thorak. Grenzstrang-Ggl.; mit intermed. Ggl. splanchnicum) zieht an die Ggl. coeliaca, der sympath. N. spl. minor (9.–11. thorak. Grenzstrang-Ggl.) an die Ggll. coeliaca; die parasympath. Nn. spl. pelvini (= Nn. erigentes) aus ventr. Ast des 3. u. 4., evtl. auch 2. u. 5. Sakralnervs gehen zum Pl. hypogastricus inf. u. – z. T. direkt – zu Blase u. Genitalorganen (als Erektionsnerven); die sympath. Nn. spl. sacrales (2.–4. Ggl.) ziehen zum Pl. hypogastricus inf. (»Pl. pelvinus«). – **N. stapedius** *PNA*: Zweig des Fazialisstammes im Can. n. facialis (3. Abschnitt), durch die Kanalwand zum quergestreiften, nur reflektorisch erregbaren M. stapedius. – **Nn. staticus** *JNA*: ↑ Pars vestibul. des N. vestibulocochlearis (= **N. statoacusticus** *JNA*). – **N. subclavius** *PNA*: kurzer motor. Ast der Pars supraclavicul. des Pl. brach. ($C_{5 [6]}$); seitl. des N. phrenicus auf dem M. scalenus ant. u. hinter der Klavikula zum M. subclavius; evtl. Nebenphrenikus mitführend. – **N. subcostalis** *PNA*: ventr., motor.-sensibler Ast des 12. thorakalen Spinalnervs

Nervus sublingualis

unterhalb-längs der 12. Rippe; mit Rr. muscul. für unt. Teil der Mm. transversus u. rectus abdom. u. pyramidal., Rr. cutanei für Haut über Gluteus medius u. Tensor fasciae latae. – **N. sublingualis** *PNA*: sensibler u. parasympath.-sekretor. Ast des N. lingualis für Unterzungendrüse, Schleimhaut des Mundhöhlenbodens, vord. UK-Zahnfleisch. – **N. suboccipit.** *PNA*: motor. R. dors. des 1. zervik. Spinalnervs für Mm. recti capitis major u. minor, Mm. obliqui capitis sup. u. inf., M. semispin. capitis. – **N. subscapul.** *PNA*: 2–3 Äste der Pars supraclavicul. des Pl. brach. ($C_{5, [7]}$) für die Mm. subscapul. u. teres major. – **Nn. supraclavicul.** *PNA*: sensible Äste des Pl. cerv. ($C_{[3] 4}$) zur seitl. s.c. Halsregion (durch das Platysma), nach Überschreiten des Schlüsselbeins zur oberen Brust- u. vord. Schulterregion. – **N. supraorbit.** *PNA*: sensibler Ast u. dir. Fortsetzung des N. front. (V_1), durch Incisura bzw. For. supraorbit. zu Oberlid (auch Bindehaut) u. Stirn. – **N. suprascapul.** *PNA*: motor. Ast der Pars supraclavic. des Pl. brach. (C_{4-6}), parallel der Hinterfläche der Klavikula u. durch die Incisura scapulae in die Fossa supraspinata u. um das Collum scapulae in die Fossa infraspinata; für Mm. supra- u. infraspinatus. – **N. supratrochlearis** *PNA*: sensibler Ast des N. front. (V_1), auf dem oberen Rand des M. obl. sup.; Äste für Haut von Oberlid, Nasenwurzel u. Stirn, Haut u. Bindehaut des inn. Augenwinkels. – **N. suralis** *PNA*, hervorgehend aus der Vereinigung von N. cutan. surae med. u. R. communic. peroneus (N. cutan. surae lat.); mit der V. saphena parva um den Außenknöchel zum lat. Fußrand (nach Verbdg. mit N. cutan. dors. med.), endend als N. cutan. dors. lat. für fibul. Kleinzehen- u. Fersenhälfte. – **N. sympathicus**: ↑ Pars sympathica (systematis nervosi autonomici).

Nervi temporales profundi *PNA*: 2–4 motor. Äste des N. mandib. (V_3), vom For. ovale in den M. temp. – **N. tensoris tympani** *PNA*: beim Ggl. oticum vom N. mandib. (V_3) abzweigendes motor. Ästchen, an der Felsenbeinspitze zum Tensor tympani. – **N. tensoris veli palatini** *PNA*: am Ggl. oticum abzweigendes motor. Ästchen aus im N. petrosus zum Ggl. verlaufenden Fasern vom Pl. pharyngeus der Nn. IX u. X; für den Tensor veli palatini. – **Nn. terminales** *PNA*: rezeptor. (?) Fasern mit kleinem Ggl. unterhalb des Bulbus olfactorius; Wurzeln in der Mukosa der Regio olfactoria u. angrenzenden respiratoria; ziehen durch die Lamina cribrosa in Nähe der Stria olfactoria med. ins Gehirn (Endigung u. Bedeutung nicht sicher bekannt). – **Nn. thoracici** *PNA*: die 12 Spinalnervenpaare des Brustmarks (1. Paar zwischen 1. u. 2. BW); Rr. dors. für tiefe Rückenmuskeln u. Rückenhaut; segmental bleibende Rr. ventr. für Brust- (außer Mm. pector. major u. minor, latissimus dorsi, serratus ant., rhomboidei) u. Bauchmuskeln, Brust- u. Bauchhaut. – **N. thoracicus longus** *PNA*: aus Ästen der Pars supraclavicul. des Pl. brach. (C_{5-7}), durch den M. scalenus med. in der hint. Axillarlinie zum M. serratus lat. (für dessen oberste Zacken zusätzl. Zweige aus N. dors. scapulae). – **N. tibialis** *PNA*: motor.-sensibler Gabelungsast des N. ischiadicus (L_4–S_3), senkrecht durch Kniekehle, unter dem Arcus tendineus des M. soleus u. unter dem Retinaculum mm. flexorum u. med. Knöchel; sensibel für U.schenkelinnenseite u. Fußsohle (Endäste: Nn. plant. lat. et med.), motor. für Mm. biceps femoris (Caput longum), semimembranosus, semitendinosus, popliteus, triceps surae, plantaris, flexores digitorum u. hallucis longus, tib. post. sowie alle Sohlenmuskeln. – s. a. Tibialis... – **N. transversus colli** *PNA*: aus dem Pl. cerv. ($C_{[2] 3}$), über den M. sternocleidomastoideus, Äste durch das Platysma für den seitl. Hals (z. T. zus. mit Nn. supraclavicul.); über die Ansa cervic. motor. Fasern vom R. colli n. facialis fürs Platysma, andererseits sens. Fasern an den Fazialis. – **N. trigeminus** *PNA*: der V. Hirnnerv (1. Kiemenbogennerv), dessen sensible Portio major (1. Neuronen im Ggl. semilunare, als Endkerne die Nuclei tractus spin., sensibilis sup., tractus mesencephalici) u. motor. Portio minor (aus dem Nucl. motorius in der oberen Rautengrube) vereinigt auf der Vorderfläche der Brücke austreten; nach Verlauf an der oberen Felsenbeinkante (in einen anteropyramidalen Durasack, in der Impressio trigemini) endet die Portio major im Ggl. semilunare, aus dem die 3 Hauptäste N. ophthalmicus, N. maxill. u. N. mandib. abgehen (letzterer angeschlossen an Portio minor); sensibel für Meningen, Gesichtshaut, Augen-, Nasen- u. Mundhöhle, motorisch für die Kaumuskeln. – s. a. Trigeminus... (Abb.). – **N. trochlearis** *PNA*: der (motor.) IV. Hirnnerv; tritt als einz. Kopfnerv kaudal der Vierhügel aus dem Hirnstamm, zieht seitl.-vorn durch die Dura am vord. Tentorium-Urspr. u. in der lat. Wand des Sinus cavernosus u. durch die Fissura orbit. sup. in die Augenhöhle zum M. obl. sup. oculi; bei Lähmung Diplopie, leichter Strabismus con- u. divergens. – **N. tympanicus** *PNA*: der ab Ggl. inf. selbständ. parasympath.-sensible Teil des Glossopharyngeus, durch den Canalicus tympanicus in die Paukenhöhle, durch deren Dach – als N. petrosus minor – zum Ggl. oticum; bildet auf der Schleimhaut des Promontorium mit den Nn. caroticotympanici den Pl. tympanicus (mit R. tubalis); für Schleimhaut in Paukenhöhle, Ohrtrompete, Cellulae mastoideae. – **N. ulnaris** *PNA*: motor.-sensibler N. aus dem Fascic. med. des Pl. brach., medial von A. brach. u. N. medianus im Sulcus bicipit. med. in Richtung Epicondylus med. humeri u. auf die Streck- (Sulcus n. uln.), dann Beugeseite des U.arms, zwischen Mm. flexor carpi uln. (Leitmuskel) u. digitorum prof., zus. mit Vasa ulnaria zum Handgelenk; dort dors. u. palm. Äste für Mm. flex. carpi uln. u. digitorum prof. (uln. Teil), lumbricales III u. IV, adductor pollicis, flexor pollicis brevis (Caput prof.) interossei u. die Mm. des Kleinfingerballens; sensibel für uln. Handseite. – s. a. Ulnaris..., Abb. »Handanästesie«. – **N. utriculoampull.** *PNA*: aus dem kraneln Endast der Pars vestibul. des N. VIII an die Macula utriculi u. Cristae ampullares des oberen u. seitl. Bogenganges. – **Nn. vaginales** *PNA*: viszerale Ästchen (evtl. mit sympath. Plexusfasern) des N. pudendus zur Scheide. – **N. vagus** *PNA*: der X. Hirnnerv (4. Kiemenbogennerv); mit viszerosensiblem u. -motor. End- bzw. Ursprungs- (Nucl. dors. n. vagi) u. muskulomotor. Ursprungskern (Nucl. ambiguus) im Boden der Rautengrube; Wurzelbündel dorsal der Olive im Sulcus lat. post. der Medulla oblong. austretend; durch vord. Teil des For. jugulare (dort Ggl. sup. u. inf.) u. nach Anschwellung (= Ggl. nodosum) zwischen A. carotis u. V. jugul. int. abwärts ins hint. Mediastinum (bd. Vagi bilden den Pl. oesophageus) u. mit dem Ösophagus durchs Zwerchfell in die Bauchhöhle (Vermischung mit Sympathikusfasern); größter Eingeweidenerv, motorisch für Gaumen-, Schlund-, Kehlkopfmuskeln, sensibel (Ggl. inf. u. sup.) für Haut des knöchernen Gehörgangs, Kehlkopfschleimhaut; viszeromotorisch u. -sensibel (Nucl. dors.) für Brust- u. Baucheingeweide. – s. a. Vagus..., Vago... – **N. vascularis** *PNA*: jeder autonome Gefäßnerv aus dem Grenzstrang an die Gefäßplexus; zus. mit parasympath. Fasern für die Gefäßwandinnervation. – **N. vestibulocochlearis** *PNA*, N. acusticus *BNA*, N. statoacusticus *JNA*, *PNA*; N. octavus *PNA*: der VIII. Hirnnerv; funktionell unterteilt in Pars cochlearis (= Radix inf.) u. Pars vestibul. (= Radix sup.); Rezeptoren im Innenohr (Sinnesepithelien des CORTI* Organs bzw. der Maculae sacculi et utriculi u. Cristae ampullares), als 1. Neuronen bipolare Zellen des Ggl. spirale bzw. vestibulare, deren zentrale Fortsätze sich (am Fundus des Meatus acust. int.) zum N. VIII zusammenschließen, dann durch inn. Gehörgang u. Porus acustic. int. in die Schädelhöhle, im Kleinhirn-Brückenwinkel in den Hirnstamm eintreten u. zu den Nuclei cochl. bzw. vestibul. im Boden des IV. Ventrikels ziehen. – s. a. Oktavus..., Statoakustikus..., Kochlearis..., Vestibularis... – **N. zygomaticus** *PNA*: in der Fossa pterygopalatina abgehender Ast des N. maxill. (V$_2$), durch die Fissura orbit. inf. in die Augenhöhle u. an deren lat. Wand zum For. zygomaticotemp.; Äste für Haut der vord. Schläfe u. seitl. Stirn bzw. für Jochbeingegend u. lat. Augenwinkel; postganglionäre parasympath. Fasern aus dem Ggl. pterygopalat. (über den R. communic. cum n. zygomatico vom N. lacrimalis) für die Tränendrüse.

Nesbit* Operation: 1) Kolozystoplastik: (1949) Dickdarmblase (Erweiterungsplastik) unter Verw. eines isolierten Sigmasegments (isoperistaltisch End-zu-End-anastomosiert). – **2) zweizeit. Harnleiter-Darmanastomosierung** i. S. der Ureterorektosigmoidostomie: doppelte Ureterligatur (re. auch Ureterolyse) u. Verbindung des abgeschrägten ob. Stumpfes mit der Sigmoidmukosa (ovaläre Anastomose, durch Serosanaht versenkt, dadurch kurzer, schräger Tunnel).

Nesidio(blasto)m: ↑ Inselzelladenom. – **nesozytotrop**: auf Inselzellen wirkend.

Nessel|ausschlag, -sucht: *derm* ↑ Urtikaria. – Als **N.fieber** z. B. die Serumkrankheit. – **N.gift**: N-freie, ungesätt. Substanz (wahrsch. den Harzsäuren nahestehend) als Hauptbestandteil des Brennesselgiftstoffes. – **N.tiere**: die mit N.kapseln (»Nematozysten«; mit Kurare-ähnlich wirkendem Sekret aus Tetramethylammoniumhydroxid, 5-Hydroxy-tryptamin u. Azetylcholin) ausgestatteten Cnidaria (z. B. Medusen, Aktinien). Sekretkontakt ruft beim Menschen Kopfschmerzen, Muskelkrämpfe, Atemnot, Angstgefühl, Übelkeit, Erbrechen, Durchfälle, Herzschwäche u. Kollaps hervor.

Nessler* Reagens: (1856) alkal. Quecksilberjodid-Jodkalium-Lsg. für Ammoniak-Nachweis (Bildung schwerlösl. Ammoniumjodids; je nach NH_4-Konz. Gelbfärbung oder rostbrauner Niederschlag).

Netherton* Syndrom: (1958) *derm* heredit. Enzymopathie mit Haarmißbildung (nodöse Invagination = »Bambushaar«) infolge kurzdauernder Störung der normalen Keratinisation am anagenen Haar; evtl. kombin. mit Ichthyosis linearis circumflexa (↑ RILLE*-COMEL* Syndrom).

Nettleship* (EDWARD N., 1845–1913, Ophthalmologe, London) **Krankheit, Syndrom**: ↑ Urticaria pigmentosa. – **N.* Punkte**: disseminierte weiße Netzhautherdchen bei Nyktalopie.

Netto|impulsrate: *nuklearmed* Impulsrate nach Subtraktion des Nullwertes (»Background«). – **N.ventilation**, CO_2-Clearence: die effektive (»alveoläre«) V. der Lunge; berechnet als

$$\frac{CO_2\text{-Ausscheidung [cm}^3/\text{min]} \times 760 \text{ (Torr)}}{\text{alveol. } P_{CO_2} - P_{CO_2} \text{ der Inspirationsluft [in Torr]}}$$

(statt P_{CO_2} außer bei größeren vaskulären Kurzschlüssen auch arterielle CO_2-Spannung einsetzbar); bei zusätzl. Berücksichtigung der Temp. (37°):

$$\frac{CO_2\text{-Ausscheidung [cm}^3/\text{min]} \times 863}{P_{CO_2}}.$$

Netz: *anat* netzförm. Zell- oder Fasergebilde (z. B. Gitterfasernetz), netzartige Bauchfellduplikatur (↑ Omentum). Als **periterminales N.** das Neurofibrillen-N. zwischen den Myofibrillen der Skelettmuskelfaser, von Verzweigungen des motor. Axons in der Endplatte ausgehend.

Netz|apparat: *zytol* ↑ GOLGI* Apparat. – **N.bautest**: *pharmak* ↑ Spinnentest. – **N.bruch**: *path* ↑ Hernia omentalis.

Netz|einklemmung, Incarceratio omentalis: spontane Einklemmung von Bauchnetzteilen in Bruchring oder -kanal; hat zunehmende venöse, später auch arterielle Stauung zur Folge, evtl. Nekrose (↑ N.gangrän). Sympte.: heft. Schmerzen, schwer oder irreponible Bruchgeschwulst. Bei neg. Repositionsversuch Op.! – **N.emphysem**: Eindringen von Luft oder Gasen in das Bauchnetz; meist Komplik. eines künstl. Pneumoperitoneums. Bei größeren Luftmengen Gefahr des Pneumomediastinums.

netzförmig: ↑ reticularis, retikulär.

Netzgangrän: G. als Folge einer Netzeinklemmung oder einer thrombosierenden Epiploitis.

Netzhaut: ↑ Retina; s. a. Retin(o)... – Als **N.zentrum** gilt die ↑ Macula lutea, als **N.peripherie** die extrafovealen Retinapartien (mit großer Dunkeladaptationsfähigkeit infolge erhebl. Stäbchendichte).

Netzhaut|abhebung, -ablösung: ↑ Ablatio retinae. – **N.angiomatose**: ↑ v. HIPPEL*-LINDAU* Syndrom.

Netzhautarterien: s. u. Netzhautgefäße. – **N.druck**: Blutdruck in der A. centr. retinae; Mittelwert 99,5 mm Hg; s. a. Ophthalmodynamometer.

Netzhaut|asthenopie: abnorme Ermüdbarkeit der Augen für Nah- u. Weitsehen bei Mangeldurchblutung der Retina (Diabetes mellitus, Anämie etc.). – **N.atrophie**: atroph. Veränderungen der Retina, insbes. ihres hochdifferenzierten Sinnesepithels, bei Mangeldurchblutung der Choriokapillaris u. Zentralgefäße; vgl. Netzhautdegeneration.

Netzhautbild: 1) das durch die opt. Medien des Auges auf der Retina entworfene – reelle u. verkehrte – Bild. – 2) das ophthalmoskop. Bild des Augenfundus. – **N.blutung**: umschrieb. oder diffuse Blutaustritte in die Retina; bei Zentralvenenthrombose, arteriosklerot. oder diabet. Angiopathie, nach Trauma.

Netzhautdegeneration: hämatogen-tox. oder vasopath., irreparable Dystrophie der ges. Retina oder einzelner Areale; ferner als **dienzephalie N.** die ta-

Netzhautentzündung

petoretinale / Degeneration, als **zystoide N.** die beim / v. HIPPEL*-LINDAU* Syndrom.

Netzhautentzündung, -erkrankung: / Retinitis, Retinopathie.

Netzhaut|erregung: photogene (weißes oder farb. Licht) oder inadäquate (z. B. Bulbusdruck) Erregung von Rezeptoren, Interneuronen u. Ganglienzellen der Retina; mit Mikroelektroden an Einzelelementen oder als Gesamtantwort ableitbar (/ Elektroretinographie). – **N.erschütterung:** / BERLIN* Trübung.

Netzhautgefäße: / Arteria centralis, Vasa sanguinea, Arteriolae u. Venulae (nasales) retinae; s. a. Abb. »Fluoreszenzangiogramm«.

Netzhaut|hyperästhesie: Blendungsempfindlichkeit, i. e. S. die bei Keratitis photoelectrica. – **N.infarkt:** akute – partielle oder totale – Nekrose der Retina bei Zentralarterienverschluß.

Netzhaut|kolobom: kongenit. Retinadefekt, entweder nur als / Conus inf. oder (maximal, mit Uveakolobom) den ges. unt. u. temp. Abschnitt betreffend. – **N.korrespondenz:** s. u. korrespondierende / N.-punkte. – Untersuchung z. B. mit dem CÜPPERS* Visuskop, das auf der Netzhaut eine Sternfigur entwirft, in der bei normaler Korrespondenz ein heller Fixationspunkt (z. B. im MADDOX* Kreuz) zentral wahrgenommen wird.

Netzhautleukose: disseminierte weißl. Herdchen in der Retina, z. B. beim – oft mit Nachtblindheit verbundenen – Fundus albipunctatus, bei leukäm., auch nephrogener, arteriosklerot. oder hyperton. Retinopathie, bei Leukämie (paravasale Infiltrate).

Netzhautpuls: das sichtbare Pulsieren der Netzhautzentralgefäße (an der A. centr. stets erst nach intraokulärer Druckerhöhung, z. B. mittels Ophthalmodynamometers). – s. a. Netzhautrückstoßpuls.

Netzhautpunkte: als **disparate N.** die nichtkorrespondierenden Netzhautstellen, deren Teilbilder zentralnervös nicht fusioniert werden (Doppelbilder!); als **korrespondierende** oder **ident. N.** (»Deckstellen«) die in bd. Augen einander entsprechenden (jeweils temporal mit nasal u. umgekehrt), deren Teilbilder beim binokularen Einfachsehen zentralnervös fusioniert werden; als **isofrequente** solche mit gleicher Flimmerverschmelzungsfrequenz.

Netzhaut|reflexe: bei der Ophthalmoskopie die Lichtreflexe entlang den großen Gefäßen, auf der Makula, v. a. der rötl. »Pupillarschein« (je nach Pigmentreichtum verschieden intensiv). – **N.riß:** auf Degeneration (meist vaskulärer Genese) beruhende Kontinuitätstrennung der Retina, meist im Bereich »dehiszenter« Stellen in der Peripherie; oft ausgelöst durch geringfüg. mechan. Faktoren (Erschütterung des Kopfes, rasche Blickbewegung, starkes Reiben des Auges etc.). Gefahr der / Ablatio retinae durch austretende Glaskörperflüssigkeit.

Netzhaut|rivalität: / Wettstreit der Sehfelder. – **N.rückstoßpuls:** schnelle systol. Seitwärtsbewegung der A. centr. retinae als Pulsationsphänomen. – **N.ruptur:** traumat. / N.riß.

Netzhautsummation: Summation des Effektes der von mehreren Raumpunkten auf einen Netzhautpunkt konvergierenden Lichtstrahlen oder aber der von einem Raumpunkt ausgehenden Lichtstrahlung in der Netzhaut über eine gewisse Zeit bis zur Erregung einer Sinneszelle (= räuml. bzw. zeitl. N.).

Netzhaut|thrombose: / Zentralvenenthrombose. – **N.zirkulationszeit:** bei der / Fluoreszenzangiographie die Zeit vom Einströmen des Farbstoffs bis zum Beginn des venösen Abstroms; am kürzesten für die Makula-Gefäße (1,2–3,2 Sek.).

Netzkörperchen: histol / GOLGI* Apparat.

Netz|membran: anat / Membrana reticularis des Ductus cochlearis. – **N.mittel,** Benetzungsmittel: Substanzen, die in Lsg. die Oberflächenspannung von Wasser u. a. Flüssigkeiten herabsetzen (dadurch bessere Benetzung u. Durchdringung des behandelten Materials); neben natürl. Saponinen v. a. synthet. Alkylsulfonate, Türkischrotöle, Invertseifen etc.; Anw. u. a. als Zusatz zu therap. Wirkstoffen (z. B. Sekretolytika); zur Schlußwässerung von Rö.filmen (fleckenfreie Trocknung); s. a. Detergentien.

Netz|pforte: / Foramen epiploicum. – **N.plastik,** Epiploplastik: plast. Op. unter Verw. des Omentum majus; z. B. Aufsteppen zur Anastomosensicherung, als »lebender Tampon« zur Blutstillung parenchymatöser Organe, zur prim. Deckung ausgedehnter Hautdefekte; i. e. S. die / Omentopexie.

Netz|theorie: 1) (der Gefäßbildung) embryol Die Bildung der Blutgefäße erfolgt durch Differenzierung mesenchymaler Zellansammlungen zu Endothelzellen (extraembryonal auch zu Blutzellen), die durch strangförm. Auswachsen, Vernetzung u. Aushöhlung das erste allg. – nicht in allen Körperteilen gleich ausgebildete – Gefäßnetz bilden, aus dem unter genet. u. hämodynam. Einflüssen (u. bei teilw. Rückbildung) das endgült. Gefäßnetz entsteht (EVANS). – **2) N.werktheorie:** immun / Gittertheorie.

Netztorsion, Omentovolvulus: Torsion des Omentum majus (v. a. bei Netzbruch, als Adhäsionsfolge, selten frei); bewirkt Stauung u. Infarzierung (klin.: peritoneale Reizerscheinungen, Ileus); Ther.: Resektion.

Neu...: s. a. Neo...

Neubauer* Probe (OTTO N., 1874–1957, Internist, München): **1)** zur quant. Bestg. von Phosphorsäure im Harn Titration der – mit Essigsäure + Natr.azetat aufgekochten – Probe mit Uranylazetat (Indikator: Ferrozyankali oder Cochenille-Tinktur); braune Ausfällung (Uranylferrozyanid). – **2)** Unterscheidung normal sauren u. hyperaziden Harns (grünl.-blau bzw. farblos) durch Schütteln mit äther. Lackmoid-Lsg. – **3)** EHRLICH* Aldehydprobe zum Urobilinogen-Nachweis im Harn. – **4)** N.*-FISCHER* Test: / Glyzyltryptophantest.

Neubauer* Zählkammer: Zählkammer mit dem BÜRKER* Netz ähnl. Einteilung u. nochmal. Unterteilung des zentralen der insges. 9 Felder (»Doppelkammer«).

Neuber* (GUSTAV ADOLF N., 1850–1932, Chirurg, Kiel) **Magenresektion:** / BILLROTH-II-Magenresektion mit GE retrocolica oralis part. inf. (»Ecken-Anastomose«). – **N.* Methode:** bei Knochen-Gelenk-Tbk op. Entfernung des kariösen Gewebes u. Plombierung der Defekthöhle (10%ig. Jodoformglyzerin).

Neuberg* Ester (CARL N., 1877–1956, Biochemiker, Berlin, USA): / Fruktose-6-phosphat.

Neubildung: path / Neoplasma, Geschwulst, Regeneration.

Neuburger Kieselerde: sehr feinkörn. Mineral mit hohem Gehalt an freier kristalliner Kieselsäure. Bei Gewinnung u. Verw. Gefahr der schweren (z. T. tödl.), reinen / Silikose.

Neufeld* Nagel: rinnenförm. Schenkelhalsnagel mit Schaftplatte (mit Schraubenbohrungen).

Neufeld* Reaktion (FRED N., 1869–1945, Bakteriologe, Berlin): 1) / Kapselquellungstest. – 2) **N.* Phänomen**: lyt. Wirkung der Galle u. gallensaurer Salze auf bekapselte Pneumokokken.

Neugebauer* (LUDWIG ADOLF N., 1821–1890, Gynäkologe, Warschau) **Spekulum**: rinnenförm. Vaginalspekulum (Satz zu 7 Stück verschied. Größe). – **N.*-LeFort* Kolpokleisis**: / LEFORT* Op. (5).

Neugeborenen|akne, Akne infantum: gruppiert stehende, papulopustulös umgewandelte Komedonen auf Stirn u. Wangen beim Säugling u. Kleinkind durch Candida-Infektion, nach Halogen-Medikation der Mutter, nach massiven Lebertran- oder Vit.-D_2-Gaben, als / Vaselinoderm. – **N.anämie**, Anaemia neonatorum: Oberbegr. für die A. der Neonatalperiode, z. B. bei Sepsis, Blutungsübel (/ N.hämophilie), infolge fetomaternaler Transfusion, Plazentablutung, perinatalen Blutverlustes (z. B. Leber-, Milzruptur), bei / Glukose-6-phosphat-dehydrogenase-Mangel, kongenit. / Methämoglobinämie, / Hämoglobinopathie, / Melaena neonatorum; i. e. S. der / Morbus haemolyticus; s. a. Verbrauchskoagulopathie, Morbus haemorrhagicus neonatorum, ECKLIN* Syndrom (= hyperregenerator. N.anämie), HEINZ*-Körper-Anämie.

Neugeborenen|-Anpassungsstörung, Adaptations-, Übergangsstörung: Störung der postnatalen Anpassung infolge Mißverhältnisses zwischen Belastbarkeit des neonatalen Organismus u. einwirkender Belastung; Funktionsstörungen exogen oder Folge einer Organinsuffizienz. – **N.anurie**: die physiol. / Anurie am 1. Lebenstag. – **N.asphyxie**: / Asphyxia neonatorum.

Neugeborenen|bilirubinämie: s. a. Bilirubinämie. – **N.blennorrhö**: s. u. Einschlußkörperchenkonjunktivitis, Gonoblennorrhö.

Neugeborenen|diabetes, passagerer: transitor. Diabetes-mell.-Sympte. (insbes. Glukosurie) der Neonatalperiode als Anpassungsstörung bei pränatal dystroph. Säuglingen (Inselzelleninsuffizienz nach planzentar bedingter, anhaltender Hypoglykämie). – **N.durstfieber**: s. u. Neugeborenenfieber.

Neugeborenen|erbrechen: (»Speien« bis »Schütten«) des Neugeb. als harmlose Anpassungsstörung (Übergangserbrechen bzw. passagere Kardiaachalasie) oder aber bei Verschluß, Atresie oder Stenose im Magen-Darmtrakt (/ N.ileus), bei adrenogenit. Syndrom, N.sepsis. – **N.erythroblastose**: / Morbus haemolyticus neonatorum. – **N.exanthem**: / Erythema toxicum neonatorum. – vgl. Erythema neonatorum.

Neugeborenenfieber, transitorisches, Initialfieber: passagere Hyperthermie am 3.–4. (2.–5.) Lebenstag als Folge der Umstellung auf eigene Wärmeproduktion oder als Durstfieber. Ther.: Flüssigkeitszufuhr.

Neugeborenen|hämoglobinurie, epidemische: / v. WINCKEL* Krankheit. – **N.hämophilie**: bereits in der Neonatalperiode manifeste echte / Hämophilie (A oder B, mit Nabelblutungen, Kephalhämatom etc.); auch transitor. Blutungsübel, z. B. infolge erhöhter Kapillarfragilität oder -permeabilität, Mikrozirkulationsstörung, Gerinnungsfaktorenbildungs-, -umsatzstörung oder -inaktivierung, Thrombozytopathie (z. B. v. WILLEBRAND*-JÜRGENS*, GLANZMANN*-NAEGELI* Syndrom).

Neugeborenen|hepatitis: Virushepatitis infolge pränataler Infektion; Ikterus, achol. Stühle, dunkler Harn, evtl. Leberschwellung; im Serum frühzeitig dir. Bilirubin. – **N.hydrops**: / Hydrops congenitus universalis. – **N.hypoglykämie**: hypoglykäm. Zustände als häuf. Anpassungsstörung, bes. bei Frühgeborenen, Kindern mit zerebralen Symptn. (15–35 %) oder von diabet. Müttern, bei pränataler Dystrophie. Urs.: mangelnde Zuckerzufuhr, Enzymunreife (mit mangelhafter Glukoneogenese) bei erhöhtem Glukosebedarf. Klin.: Blässe, Adynamie, Hyporeflexie, Tremor, Konvulsionen, apnoische Anfälle; oft Hyperphosphatämie u. Hypokalzämie (/ N. tetanie); bei längerem unbehandeltem Bestehen Gefahr sek. Hirnschädigung. – s. a. Fetopathia diabetica.

Neugeborenen|ikterus: / Icterus neonatorum; s. a. Icterus prolongatus (1), praecox; vgl. Morbus haemolyt. neonatorum. – **N.ileus**: I. der Neonatalperiode; mechanisch bei angeb. Stenose, Atresie, Volvulus (Malrotation), als Mekoniumileus (»spast. N.-ileus« LINNEWEH) u. -pfropfsyndrom, bei inkarzerierter Hernie; paralytisch bei Peritonitis, intraabdomin. Blutung, schwerer Infektion etc. – **N.index**: z. B. / APGAR-Index.

Neugeborenenkrämpfe: ton. Streckkrämpfe, ton.-klon. Krämpfe oder apnoische Anfälle als häuf. neonatales Sympt. bei intrauteriner oder perinataler Asphyxie, Blutung (Tentoriumriß, Ventrikelblutung), etabol. Störung (Hypglykämie, -kalzämie), Meningitis, Tetanus neonatorum. – Als »**amorphe N.** (PH. BAMBERGER, A. MATTHES 1959) uncharakterist. epilep. Anfälle, evtl. nur passagerer Atemstillstand oder Blauwerden (EEG: sehr unregelmäß., rel. niedr. Aktivität oder multiple örtl. Störungen) mit ungünst. Prognose (Übergang in andere eplept. Anfallsformen, Entwicklungsstörung).

Neugeborenen|listeriose: Fetopathie (intrauterine Infektion) durch Listeria monocytogenes; häufig manifestiert als Meningitis oder Granulomatosis infantiseptica (miliare Granulome in inn. Organen oder Haut); im ersten Mekonium Erreger in Reinkultur nachweisbar. – **N.mellitiurie**: neonatale Laktos- oder – passagere – Glukosurie (»N.diabetes«) infolge unvollständ. Enzymreifung. – **N.myokarditis**: (Enzephalo-)Myokarditis beim Neonaten infolge fetaler oder perinataler Infektion mit Coxsackie-B (v. a. Typ B3, B4).

Neugeborenenperiode, Neonatalperiode: die Zeitspanne der Anpassung lebenswicht. Funktionen an das extrauterine Leben; i. e. S. der 1.–10. Lebenstag (nach WHO-Empfehlung vom ersten Atemzug bis 28. Tag; 1. Wo. als »frühneonatale Periode«). – vgl. Perinatalperiode.

Neugeborenen|scheintod: / Asphyxia neonatorum. – **N.sepsis**: sept. Infektion des – im allg. bes. disponierten – Neonaten (meist 2. Wo. oder später) mit Staphylo-, Streptokokken, E. coli, Pseudomonas, Proteus oder Listeria; meist über Nabelwunde, aber auch nach Pyodermie (dann evtl. Phlegmone), Rhinitis, über Darmschleimhaut. Klin.: Nahrungsverweige-

Neugeborenenspasmophilie

rung, Erbrechen, Ikterus, hypoprothrombinäm. Blutungen, Exantheme, evtl. Fieber u. Milzschwellung; entzündl. Blutbild, Anämie. Verlauf fulminant tödlich oder mit metastat. Meningitis, Osteomyelitis, abszed. Pneumonie, Peritonitis etc.

Neugeborenen|spasmophilie: / Neugeborenentetanie. – **N.sterblichkeit**: Mortalität der Lebendgeborenen in den ersten 4 Wo.; i. e. S. die »early neonatal mortality« der 1. Wo. mit > Hälfte der ges. Säuglingssterblichkeit; s. a. Perinatal-, Trihemeralsterblichkeit. Todesurs.: Frühgeburt, Geburtsfolgen, Mißbildungen, mütterl. Krankhtn. etc. – **N.syndrom, kardiopulmonales**: Anpassungsstörung mit Manifestation im Respirations- u. Kreislaufsystem; Zyanose, Dyspnoe, Kardio- u. Hepatomegalie, Lungenverschattungen, evtl. zerebrale Sympte.; als **pulmonales N.syndrom** das SPECTOR* Syndrom.

Neugeborenen|tetanie, -spasmophilie: tetaniforme Krämpfe in den ersten 3 Tagen infolge gutart. transitor. Hypokalzämie; oder aber monate- bis lebenslang bestehende Nebenschilddrüseninsuffizienz bei mütterl. Hyperparathyreoidismus bzw. bei Parathyroidea-Blutungen, -aplasie, Schädigung der Ca-Stoffwechsel-Zentren; ferner bei Hyperphosphatämie infolge Kuhmilchfütterung (u. physiol. Niereninsuffizienz). – vgl. Eklampsie u. Tetanus neonatorum. – **N.thrombopenie**: passagere (2–3 Mo.) Thrombozytopenie des Neonaten infolge path. Thrombozytenabbaus durch Thrombozyten-Auto-AK der Mutter nach Erkr. an thrombopen. Purpura in der Gravidität; im allg. Spontanheilung.

Neugeborenen|-Übergangsstörung: / Neugeb.-Anpassungsstörung. – **N.volvulus**: V. im Zusammenhang mit / Malrotation.

Neugeborenes, Neonat: Kind von der vollendeten Lebendgeburt bis zum 28. Lebenstag. – **unreifes N.**: / Frühgeborenes.

Neugedächtnis, Immediatgedächtnis: Fähigkeit zur Speicherung unmittelbar zuvor aufgenommener Sinneseindrücke oder intrapsych. Wahrnehmungen. Bei hirnorgan. Schädigung u. Abbauprozessen stärker gestört als das Altgedächtnis (/ Langzeitgedächtnis).

Neuhauser* Anomalie: kongenit. Mißbildung (bei FALLOT* Tetralogie) mit re.seit. Aortenbogen u. li.seit. Lig. arteriosum (das zus. mit der Pulmonalis einen Ring um Trachea u. Ösophagus bildet). – **N.*-Berenberg* Syndrom**: (1947) Kardiainsuffizienz des Neugeb.

Neuhoff* Methode: (1958) Agar-Elektrophorese mit bes. weiter Trennstrecke (dadurch bessere Fraktionierung).

Neukomm* Reaktion: Gallensäuren-Nachweis im Harn mittels PETTENKOFER* Probe (Eindampfen mit Rohrzucker + H_2SO_4; rot-violett).

Neumann* Krankheit, Syndrom (ISIDOR N., EDLER V. HEILWARTH, 1832–1906, Dermatologe, Wien): **1)** / Pemphigus vegetans. – **2)** / Aphthosis magna. – **3)** N.*-TOURAINE* Aphthosis: Sammelbez. für Aphthosis TOURAINE u. BEHÇET* Krankh. (i. S. einer einheit. Virose).

Neumann* Netzmanschette: (A. N. 1909) chir Versorgung eines perforierten Ulcus ad pylorum bei Unmöglichkeit des prim. Verschlusses durch Einlegen eines dicht schließenden, allseitig mit Netz umhüllten u. durch die Bauchdecken nach außen geleiteten Drains (für ca. 12 Tg.).

Neumann* (HEINRICH N., 1873–1939), Otologe, Wien) **Operation**: erweiterte Radikalop. des Innenohrs: Freilegung u. Eröffnung des inn. Gehörganges, Abtragung der Bogengänge von hinten; nach Abtragung des Labyrinthmassivs u. Vestibulumeröffnung Ausräumung der Schnecke. – **N.* Phänomen**: vestibulärer / Nystagmus (schnelle Komponente zur kranken Seite) bei Kleinhirnabszeß.

Neumann* (ERNST FRANZ CHRISTIAN N., 1834–1918, Pathologe, Königsberg) **Tumor, Syndrom**: / Epulis congenita. – **N.* (Zahn-)Scheide**: kollagenfreier Teil der Grundsubstanz des die Dentinfaser umschließenden Dentins; als Artefakt erkannt.

Neumann*-Widman* Operation: bei Parodontopathie Ablösen der Gingiva bukkal (bzw. labial) u. lingual (bzw. palatinal), Ausräumen der Zahnfleisch- u. Abtragen der Knochentaschen, Neumodellieren der interdentalen Partien, Kürzen der Gingiva (interdentale Nähte).

Neunerregel (Wallace*): klin. Faustregel für die prozentuale Ausdehnung einer Verbrennung: Kopf 9%, Arme je 9%, Rumpf vorne u. hinten je 18%, Beine je 18%, Anal-Genitalregion 1%.

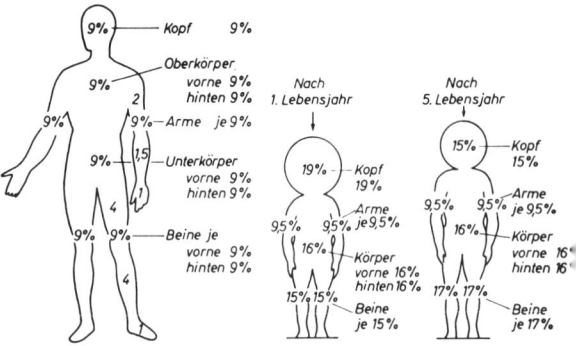

Neunerregel. Zum Vergleich die Oberflächenverhältnisse beim Klein- u. Schulkind.

neur…: s. a. neuro…

neural: einen Nerv bzw. das NS oder dessen Funktion betreffend; s. a. Neuro….

Neuralgie, -algia: evtl. heft., attackenweise auftret. »helle« Schmerzen im Ausbreitungsgebiet eines sensiblen oder gemischten Nervs, i. e. S. ohne Sensibilitätsstörung u. ohne nachweisbares pathogenet. oder path.-anatom. Substrat (= **idiopath. N.**, Neuralgia sui generis); fließende Übergänge zur / Neuritis. – Auch inkorrekte Bez. für organisch. begründbare Schmerzen im Ausbreitungsgebiet eines Nervs infolge Hypoxämie, mechan., tox. oder infektiöser Schädigung (= **symptomat. N.**), z. B. Ischiadikus-N. (/ Ischiassyndrom), Interkostal-N. Als **atyp. N.** die fazialen infolge Störung im autonomen Nervengeflecht (Nervus petr. superf. major, Ggl. petrosum), begleitet von lang anhaltenden, ein- oder beidseit. vegetat. Reizerscheinungen wie Tränenfluß, Rötung von Haut u. Konjunktiven u. a.: s. a. HORTON* (period. migräneart. N.), SLUDER* (= N. sphenopalatina = N. des Ggl. pterygopalatinum), CHARLIN* Syndrom [= N. nasociliaris]. – Weitere Formen: **N. angio- s. arteriosclerotica** (sonst nicht erklärbare Schmerzen im Senium vermutl. als Folge degenerat. Verändrgn. der Vasa nervorum), **N. brachialis** (↗ Zervikobrachialsyndrom, ↗ Brachialgie), **N. (cervico)occipitalis** (↗ Okzipitalsyndrom), **N. ciliaris** (↗ CHARLIN* Syndrom), **N. coeliaca** (SENN* 1888; bei expansiven Prozessen in der Nachbarschaft des Pl. coeliacus), **N. cruralis** (↗ Kruralisneuralgie), **N. diaphragmatica s. phrenica** (↗ Phrenikodynie), **N. epileptiformis** (mit ausgeprägten Schmerzanfällen einhergehende Trigeminus-N.: »**Neuralgia major**«), **N. geniculata s. otica** (= Genikulatum-, Intermedius-, HUNT* N., Tic douloureux des N. facialis; anfallsweise oder kontinuierl. brennende Schmerzen präaurikulär, im äuß. Gehörgang, tief im Gaumendach, im OK u. Mastoid, evtl. kombin. mit Tränen- u. Speichelfluß u. abnormen Geschmacksempfindungen), **N. glossopharyngealis** (↗ SICARD* Sy.), **N. mammalis** (↗ COOPER* Sy.), **N. nocturna** (OPPENHEIM; Trigeminus-N. mit heft. nächtl. Schmerzattacken. – Auch Bez. für ↗ Nykt- u. Hypnalgie, Brachialgia paraesthetica nocturna), **N. obturatoria** (↗ HOWSHIP*-v. ROMBERG* Sy.), **N. paraesthetica** (↗ WARTENBERG* Sy.), **N. spermatica** (Samenstrang-N.; kolikart., zum Damm ausstrahlende Samenstrang- u. Hodenschmerzen = **N. testicularis**; evtl. mit sexuellen Reizerscheinungen, aber auch Potenzschwäche oder -verlust; vegetativ oder vaskulär bedingt oder aber durch organ. Erkrn. wie Entzündung, Steinkolik; s. a. Hodenneuralgie), **N. trigeminalis** (↗ Trigeminus-N.; evtl. nur als ↗ Supraorbital-N.), **N. tympanica** (des N. tymp., ↗ REICHERT* Sy.), **N. visceralis** (↗ Viszeralneuralgie).

neuralgiform: Neuralgie-artig, -ähnlich.

neuralgisch: mit Nervenschmerzen verbunden, in Form einer ↗ Neuralgie. – **neuralg. Amyotrophie**: nach heft. Schmerzen akut oder subakut auftret. vollod. unvollständ. obere Armplexuslähmung unbekannter Urs. (Plexusneuritis? Radikulitis? Schultergürtel-Syndrom?), mit vorwiegend motor. Ausfällen u. Muskelatrophien; Liquor evtl. leicht entzündl.; Prognose gut.

Neuralgismus: ↗ Psychalgie.

Neuralleiste: *embryol* an der Nahtstelle zwischen Hautektoderm u. Neuralplatte (dors.-mediane Ektodermverdickung; erste ZNS-Anlage) entstehende, lat. auswandernde Zellmasse als Vorstufe der sensiblen Ganglien der Hirn- u. RM-Nerven, der sympath. Grenzstrang-Ggll. u. des Adrenalorgans; Ursprungsorgan der Pigmentzellen (Nävo-, Melanoblasten) u. der Lemnoblasten.

Neuralmedizin: ↗ Neuralpathologie, -therapie.

Neural|pathologie: 1) ↗ RICKER* Relationspathologie. – 2) (SPERANSKI) umstrittene Lehre, die als pathogenet. Prinzip allein eine neurodystroph. Störung anerkennt, die am Einwirkungsort der Noxe beginnt, über NS u. Liquor zu den zentralen vegetat. Zentren fortgeleitet wird u. sich von dort auf nervalem Wege in jeden Teil des Organismus ausbreiten kann. Art der Noxe für die krankhaften Folgen ohne Bedeutung; s. a. N.therapie. – **N.platte**: *embryol* s. u. N.leiste, -rinne.

Neural|rinne: *embryol* die durch seitl. Aufwulstung der Neuralplatte entstehende dors.-mediane Rinne, die sich durch mediane Vereinigung der »**N.wülste**« zum **N.rohr** schließt (mit für kurze Zeit offenbleibendem Neuroporus ant. bzw. post.), das kaudal- u. kranialwärts wächst u. dessen kaud. schmalerer Teil zum RM, der kran., breite zum Gehirn wird; s. a. Neuroepithelzellen.

Neural|segment: RM-Abschnitt mit zugehör. hint. u. vord. Wurzel- u. Spinalnervenpaar. – **N.therapie**: (HUNEKE 1925) v. a. auf der N.pathologie SPERANSKIS basierende Methode, die durch gezielte (i.c., i.m., i.v., i.a., periartikulär, -neural etc.) Inj. von Impletol® (auch Procain-, Na-bikarbonat-Lsg., Plenosol® etc.; pharmakol. Effekt unwichtig!) im »Störfeld« wieder normale physikal. Bedingungen herstellen (»Entblockierung«) u. den Heilungstendenzen u. weiterer Ther. den Weg freimachen will; s. a. HUNEKE* Phänomen. – I. w. S. auch die ↗ Segmenttherapie.

Neur|aminidase: (GOTTSCHALK 1960) am ↗ HÜBENER*-FRIEDENREICH*-THOMSEN* Phänomen beteiligtes Enzym pathogener Baktn. u. Viren; spaltet spezif. Reste in Mukopolysacchariden ab. – **N.aminsäure**: Aminozucker aus Mannosamin u. Brenztraubensäure; in acylierter Form (= Sialinsäure, Azetyl-N.) Bestandteil zahlreicher Naturstoffe (Muzine, saure Glykoproteide, Ganglioside, Bifidus-Faktoren); u. a. verantwortl. für Wirksamkeit der Myxovirus-Rezeptoren auf der Ery- u. Baktn.-Oberfläche (vgl. Neuraminidase).

Neurapraxie: passagere Funktionsstörung des Nervs infolge ↗ Nervenkommotion, d. h. durch vorübergeh. Veränderungen in der Markscheide.

Neurasthenie: (G. M. BEARD 1869) durch Überarbeitung o. a. äuß. Einflüsse (Infektion, Intoxikation, Streß etc.) bedingte Schwäche oder Erschöpfung der Funktion des – an sich gesunden – NS; i. w. S. (»pseudoneurasth. Syndrom«) auch das ↗ N.-Syndrom; auch die **spinale N.** (= Myelasthenie ZIEMSSEN*) als Initialsyndrom der Tabes dors., mit Rükkenschmerzen, Schwäche u. lanzinierenden Beinschmerzen. – Umgangssprachl. Sammelbegr. für organisch nicht recht faßbare Beschwerden; nach FREUD (1895) eine der 3 Aktualneurosen auf der Grundlage mangelhafter sex. Triebabfuhr. – **Neurasthenia sexualis**: 1) sexuelles Versagen (Erektionsschwäche, Ejaculatio praecox) infolge Neurasthenie. – 2) N. infolge übermäß. Sexualgenusses. – **N.-Syndrom**: organ. (evtl. traumat.) Hirnleistungsschwäche, manifestiert als Symptn.komplex i. S. der erworb. Nervosität bzw. als Initialstadium eines organ. Nervenleidens (Syphilis, MS, Gefäßsklerose); rasche Ermüdbarkeit, körperl. Schwäche, Kopf- u. Gliederschmerzen, vegetat. Übererregbarkeit, Affektlabilität, Merk- u. Konzentrationsschwäche, Reizbarkeit, Stimmungsschwankungen, Schlafstörungen. – Mit dem »hyperästhet.-emotionellen Schwächezustand« (BONHOEFFER) weitgehend ident.

neurasthenisch: nervenschwach, erschöpfbar (↗ Neurasthenie).

Neurath*-Cushing* Syndrom (RUDOLF N., geb. 1869, Pädiater, Wien; HARVEY WILLIAMS C.): Endokrinopathie (Kombin. von Akromegalie u. Dystrophia adiposogenit.) mit disproportioniertem Reisenwuchs, Adipositas (Typ BABINSKI-FROEHLICH) u. Hypoplasie des Genitale als typ. Trias.

Neur|axis: 1) ↗ Neurit. – 2) das ZNS. – **N.axon**: ↗ Neurit.

Neurektasie: ↗ Nervendehnung.

Neurektomie: Teilresektion eines Nervs, z. B. ↑ COTTE*, KRAUSE*, FRAZIER*-SPILLER*, STOFFEL* Op.; als **intravasale N.** die ↑ Neuroendarteriektomie; als **pelvine N.** (OPPOLZER) die schonende autonome Denervation des Dickdarms bei therapieresistenter Colitis ulcerosa: extraperitoneale Resektion des 2.–4. lumb. Grenzstrang-Ggl., Resektion des Pl. hypogastricus, Infiltration der Aortenadventitia (am Mesentericainf.-Abgang) mit isoton. Phenol-Lsg.; bei ulzeröser Proktitis Infiltration des Rektum-Mesokolon mit Daueranästhetikum. – vgl. Neurexhairese.

neurentericus: *embryol* Neuralrohr u. Urdarm betreffend.

Neur|enzytium: »Nervennetz«, *histol* ↑ BOEKE* Grundnetz. – **N.exhairese**: (THIERSCH) op. Teilentfernung eines – freigelegten – peripheren Nervs durch langsames Drehen der ihn fassenden Klemme (Aufspulen) bis zum prox. u. dist. Zerreißen (vgl. Neurektomie); v. a. als Neuralgie-Ther. oder -Prophylaxe (z. B. Interkostalnerven bei Thorakotomie, Rippenresektion) oder zur Ausschaltung des Erfolgsorgans (z. B. als ↑ Phrenikusexhairese).

neuri...: Wortteil »Nerv(en)«; s. a. Neuro...

Neurin: Vinyl-trimethyl-ammoniumhydroxid; biologisch akt. quart. Base in frischem NN-Extrakt, Harn; gebildet aus Cholin durch H_2O-Abspaltung (?).

Neurinom, Neurilem(m)om: gutart., von Kapsel umgebenes Neoplasma eines peripheren, sympath. oder Hirnnervs (N. acusticus), abgeleitet von Zellen der SCHWANN* Scheide (»Schwannom«); histol.: Fibrillenbündel, in Palisadenstellung angeordnete Kerne u. regressive Veränderungen. – Als Untergruppe das **Neurinofibrom** mit stärkerem Bindegewebsanteil; s. a. Abb. »Neurom«.

Neurinomatosis: 1) N. centr.: (ORZECHOWSKI) hypertroph. tuberöse ↑ Hirnsklerose. – 2) N. centr. et peripherica: ↑ Neurofibromatose (V. RECKLINGHAUSEN).

Neurinsarkokleisis: (BARDENHEUER) *chir* Nervenumhüllung mit Muskelgewebe der Nachbarschaft als Prophylaxe einer Druckschädigung.

Neurismus: ↑ Nervismus.

Neurit: langer, Neurofibrillen u. Mitochondrien enthaltender Fortsatz einer ↑ Nervenzelle, zentral in der Nervenfaser gelegen; Element des ↑ Neuron.

Neuritis: die entzündl., i. w. S. auch degenerat. tox. oder posttraumat. Erkr. eines peripheren oder Hirnnervs; klin.: schlaffe Lähmung (evtl. Muskelatrophie, Entartungsreaktion), sensible Reiz- u. Ausfallserscheinungen, vegetat. Störungen, entzündl. Liquorveränderungen. Histol. unterschieden (aber nicht immer exakt zu trennen) als **interstitielle N.** (= N. fascians = EICHHORST* Krkh.; mit Vorherrschen exsudativer u. proliferat. Veränderungen des Epi-, Peri- u. Endoneuriums, d. h. mit Faserödem u. wabenart. Auflockerung der Markscheide, zell. Infiltration, sek. Hüllgewebeproliferation; Prototyp eines infektiösentzündl. Prozesses der Nervenstämme; s. a. N. hypertrophicans) u. als **parenchymatöse N.** (mit diskontinuierl. Markscheidenabbau einzelner Segmente, evtl. Axonzerfall u. absteigender Degeneration; v. a. toxisch), ferner als idiopath., traumat., tox. (s. u. Neuropathie), infektiöse, dystroph., neuroallerg. u. ischäm. N. (bei Arteriosklerose, Endangiitis etc.), als ↑ Mono- u. Poly-, ↑ Plexus- und Wurzel-N. (↑ Radikulitis). – Bes. Formen: **N. acustica toxica** (= Kochlear-N.; ein- oder beidseit., infektiöse, tox. oder pharmakotox. Hörnervschädigung, z. B. bei Syphilis, Typhus, Scharlach, Di, Masern, durch Alkohol, Tabak, Blei bzw. durch Chinin, Salizyl, Streptomyzin; vgl. Neuronitis vestibul.), **apoplektiforme N.** (Monoplegie der oberen Extremität infolge nichttraumat. Blutung in den Pl. brach.), **N. ascendens** (↑ GUILLAIN*-BARRÉ* Syndrom, LANDRY* Paralyse), **N. bulbi sympathica** (sympath. ↑ Ophthalmie), **N. caudae equinae** (↑ ELSBERG* Krankh.), **N. diabetica** (↑ Polyneuropathia diabetica), **endem. N.** (bei Beriberi), **N. facialis** (↑ Fazialisneuritis, -lähmung), **N. gonorrhoica** (früh oder nach Monaten, v. a. als Ischiadikus-, Peroneus-N., auch im Bereich einer spezif. Arthritis), **N. hypertrophicans** (mit tumorart. Wucherung des perineuralen Gewebes u. sek. Zerstörung von Myelinhüllen u. Achsenzylinder; diffuse oder knoll. Verdickung, Verhärtung u. Druckschmerzhaftigkeit der Nervenstämme; v. a. bei Lepra, Alkoholpolyneuropathie, Neurofibromatose, auch bei FRIEDREICH* Ataxie, neuraler Muskelatrophie DÉJÉRINE*-SOTTAS*, ROUSSY*-CORNIL* Syndrom), **N. lumbosacralis** (im Bereich des Pl. lumbosacr.; als Ischiassyndrom, Lumbago, Meralgia paraesthetica, Kruralis-N., Pudendusneuralgie, Kokzigodynie), **N. migrans** (↑ WARTENBERG* Sy. II), **N. multiplex** (↑ Multiplex-Typ der Polyneuritis; als lokale asymmetr. Form die ↑ Mononeuritis multiplex), **N. optica** (↑ Optikusneuritis; als hereditäre Form das ↑ LEBER* Syndrom; als N. o. intraocul. die ↑ Neuropapillitis optica; als N. o. retrobulb. die ↑ Retrobulbärneuritis, als **N. o. macularis** die zentrale Neuroretinitis mit leichter Papillitis u. zentrozökalem Skotom; s. a. Neuromyelitis optica), **N. periaxialis** (»Neurilemmitis«; mit überw. Nervenscheidenbeteiligung), **N. puerperalis** (durch intrapartale Traumatisierung von Beckennerven, Medianus, Ulnaris etc.; ferner die pathogenetisch unklare Polyneuritis im Wochenbett, evtl. mit Hirnnervenbeteiligung), **N. rheumatica** (»idiopath.« Mono- oder Polyneuritis nach Erkältung, insbes. mit Rezidivneigung; i. e. S. die Polyneuritis bei Kollagenosen, z. B. bei Periarteriitis nodosa als Mononeuritis multiplex, beim sogen. para- bzw. postinfektiösen Gelenkrheumatoid), **N. saturnina** (↑ Bleilähmung), **N. sciatica** (↑ Ischiassyndrom), **sensible N.** (Mono- oder Polyneuritis mit Befall nur der Hautnerven, d. h. Störung der Oberflächensensibilität), **serogenet. N.** (allergisch nach Fremdserum-Gabe).

neuritisch: durch ↑ Neuritis bedingt, mit N.-Symptn.

neuro...: Wortteil »Nerv(en)«; s. a. neur(i)...

Neuro|allergie: allerg. Manifestation am NS infolge hämatogener Allergeninvasion bzw. durch AK-Bildung gegen autochthone AG des NS (z. B. GUILLAIN*-BARRÉ*, FEER* Syndrom). – **N.anämie-Syndrom**: funikuläre ↑ Spinalerkrankung. – **N.angiomatosis encephalofacialis**: ↑ STURGE*-WEBER* Syndrom. – **N.arthromyodysplasia congenita**: spinale Form der ↑ Arthrogryposis multiplex. – **N.arthropathie**: ↑ Arthropathia neuropathica.

Neuro|blast: aus der ↑ Neuroepithelzelle hervorgehende primitive Nervenzelle mit zunächst 1 (»vorläuf. Dendrit«), nach dessen Rückbildung 2 polaren Fortsätzen (»primitiver D.« u. Neurit), deren ersterer sich in mehrere Dendriten spaltet; multipolarer Neuroblast (der zur multipolaren, sich nicht mehr teilenden

Nervenzelle wird). – **N.blastom**: ↑ Medullo-, Sympatho-, Neurofibro-, Retinoblastom; ferner als **granuläres N.b.** (FEYRTER) das ↑ Myoblastenmyom v. a. der quergestreiften Muskeln, abzuleiten vom Begleitgewebe der Nerven, mit großen, lipoidkörner- u. -schollenreichen Zellen. – s. a. Abb. »Neurom«.

Neuro-Boeck: Jargon für die neurol.-psychiatr. Komplikationen der ↑ BESNIER*-BOECK*-SCHAUMANN* Krkh.: Lähmungen, RM-Syndrome, enzephale, dienzephal-hypophysäre u. enzephalomeningit. Bilder. – **N.bruzellose**: als Spätkomplikation einer Br. diffuse oder lokalisierte enzephal(omening)it. Sympte., Hirnnervenprozesse (v. a. N. VIII), (sub)akute Myelitis, meningomyeloradikulit. Spätsyndrom.

Neurochemie: die Biochemie des NS. – **N.chirurgie**: mit den op. Eingriffen am zentralen u. peripheren NS befaßtes Teilgebiet der Chirurgie (s. a. Facharzt). – **N.cranium**: der Hirnschädel, i. w. S. einschl. der Knochenkapseln für Auge, Nase, Ohr. – **N.cytoma**: *path* ↑ Sympathoblastom.

neurodermale Syndrome: s. u. Phakomatose. – **N.dermatose (Tommasoli*)**: Hautveränderungen bei funktionellen oder organ., motor. oder sensiblen Störungen des NS, z. B. weißer Dermographismus, Prurigo; vgl. N.dermie, -dermitis. – **N.dermie**: Veränderungen der Haut u. ihrer Anhänge im Bereich einer Nervenschädigung; z. B. troph. Ödem, Hyperkeratose, Hautatrophie, Glossy skin, Wucheratrophie des Fettgewebes, troph. Ulzera, Haar-, Nagelveränderungen, zonale Hyperhidrose.

Neurodermitis: Sammelbegr. für »autotox.« entzündl. Dermatosen der Pruritus-Prurigo-Gruppe; i. w. S. auch die lichenifizierten, chron.-juckenden Hautaffektionen des ↑ Lichen simplex chron. (z. B. die **N. chron. circumscripta s. simplex** u. die **lineare N.** = Lichen simplex linearis = L. striatus s. zoniformis an der Überschneidung zweier sensibler Hautfelder) bzw. des endogenen ↑ Ekzems (»**N. constitutionalis**«), z. B. als **N. alba Kreibich** (hypo- oder depigmentierte, flächenhafte Hautbezirke mit vereinzelten exkoriierten Lichen-simplex-Knötchen), **Brocq*-Jaquet* N.** (bei Erwachsenen mit Übergang zur Prurigo-Form), **N. nodulosa Fabry*-Nielson*** (↑ Prurigo nodularis HYDE). Ferner als **N. des Kindes** der ↑ Milchschorf, als **N. professionalis** das stark jukkende chron. Berufsekzem (insbes. Kaliumchromat- u. Nickelekzem der Ellbeugen u. Kniekehlen unter dem Bilde des endogenen Ekzems).

Neurodesmen: *histol* ↑ HELD* Endfüße. – **N.dystrophie**: **1)** D. von Nervengewebe. – **2)** dystroph. Gewebsschaden auf nervaler Grundlage (↑ Neurotrophik), auch i. S. der SPERANSKI* Neuralpathologie.

neuroektodermal: NS u. weitere ektodermale Gewebe (insbes. Haut) betreffend; ↑ neurokutan.

Neuroendarteriektomie: (1949) ↑ Endarteriektomie mit Exstirpation der Nerven u. autonomen Ganglien der Arterienwand; eine ↑ Sympathektomie bei path. Vasokonstriktion.

neuroendokrin: **1)** NS u. Endokrinium betreffend. – **2)** das ↑ Neuroendokrinium betreffend.

Neuroendokrinium: **1)** ein ↑ Neurohormone sezernierendes funktionelles biol. System (Nach moderner Ansicht setzen beim Warmblüter alle Nervenzellen hormonähnl. chem. ↑ Transmitter frei). – **2)** (i. w. S.) das ↑ Hypophysen-Zwischenhirn-System (s. a. Neurosekretion). – vgl. Neurokrinium.

Neuroepithel: **1)** Neuroepithelium *PNA*: das dicke, mehrschicht. Epithel der ↑ Neuralplatte bzw. des Neuralrohres. Die – sich mitotisch teilende – **N.zelle** wird später zu Neuro- u. Glioblasten u. Ependymzellen differenziert; vgl. Neuroblast. – **2)** als **N. der Maculae** utriculi et sacculi deren Epithel aus schmalen Stützzellen u. dickbauch. Sinneszellen (Gleichgewichtszellen mit langen Sinnesfortsätzen u. Statolithenmembran). – **3)** das Stratum neuroepitheliale (Stäbchen- u. Zapfenschicht) der Retina.

Neuroepitheliom(a): von Neuroepithel ausgehendes Neoplasma, histol. charakterisiert durch Rosetten, Pseudorosetten, Strahlenkronen; z. B. ↑ Ependymom, Retinoblastom, Olfaktoriusneuroepitheliom.

Neurofibrillen: das Zytoplasma der Nervenzellen durchziehende, sich im Zelleib überkreuzende, in den Fortsätzen parallel verlaufende Fäserchen ungeklärter Funktion, elektronenmikroskopisch aus Filamenten u. N.tubuli bestehend. – **N.(fibro)blastom, angeborenes**: Malignom des sympath. NS; klin.: tastbarer Bauchtumor, Diarrhö, LK-, später Skelettmetastasen; erhöhte Ausscheidung von Vanillinmandelsäure u. Hormonvanillinsäure im Harn.

Neurofibrom, Lemmoblastom; mäßig zellreiches Neoplasma aus SCHWANN*-Zellen u. Elementen des endo- u. perineuralen Bindegewebes; an markhalt. u. marklosen Nerven(wurzeln) gut abgekapselt oder an kutanen Nervenästchen diffus wachsend, im allg. rein expansiv, bei peripherem Sitz evtl. maligne entartend. – **N.fibroma cirsoides**: ↑ Fibroma plexiforme. – **N.fibromatose (v. Recklinghausen*)**: (1882) unregelmäßig-dominant erbl. ↑ Phakomatose mit neoplast. Einschlag; multiple knot. Neurofibrome des zentralen (einschl. Meningen), peripheren u. vegetat. NS, Pigmentnävi (»Milchkaffeeflecken«), Skelettveränderungen i. S. der Osteodysplasie (Kortikalisdefekte, wandsklerosierte Zysten, Malazie, Skelettdeformitäten, Spontanfrakturen, evtl. Pseudarthrosen). – Von FEYRTER (1949) ferner beschrieben eine v. a. das periphere Nervennetz betr. vaskuläre N. (isoliert oder im Rahmen der o. a. generalis. Form).

Neurofibrosarkom: von SCHWANN* Zellen ausgehendes Malignom des peripheren Nervs. – Bei der **N.sarkomatose** (CESTAN 1903) multiple, rasch wachsende Tumoren an Hirnbasis u. Oblongata, evtl. auch peripheren Nerven.

Neuroganglion: ↑ Ganglion (1).

neurogen: in Nerven(zellen) entstehend, mit dem NS zusammenhängend. – **n.genitale Dystonie**: ↑ Pelipathia vegetativa.

Neuroglia: ↑ Glia. – **N.glioblastom**: ↑ Medulloblastom. – **N.gliom(a)**: **1)** Nervenzellen enthaltendes Gliom. – **2)** Neoplasma aus N.glia. – Als **N.gliosis gangliocellularis diffusa** die tuberöse ↑ Hirnsklerose.

Neurohämalorgan: *zool* Speicherorgan für von Nervenzellen erzeugtes u. durch Neurite transportiertes Neurosekret, das auf adäquaten Reiz an die Blutbahn abgegeben wird; bei Vertebraten z. B. der HHL, in den Neurosekrete der Nuclei supraopticus u. paraventricul. des Hypothalamus gelangen.

neurohämolytisches Syndrom: zerebrale u. spinale Degenerationsprozesse im Zusammenhang mit hä-

Neuro|hormone: 1) aus Nervenzellen an deren Endigung auf das nachgeschaltete Erfolgsorgan (z. B. glatte Muskulatur) übertragene / Gewebshormone (s. a. Neuroendokrinium); i. e. S. Azetylcholin u. (Nor-)Adrenalin als / Transmitter des vegetat. Systems; s. a. Mediator. – 2) die von den neurosekretor. Zellen gebildeten Hormone (»N.sekrete«) Oxytozin u. Vasopressin. – **n.hormonale Zellen:** (SUNDER= PLASSMANN) präterminaler Abschnitt des / Terminalretikulums, der die Hormonsynthese in inkretor. Drüsen steuert; nicht allg. anerkannt.

neurohumoral: die kombin. Wirkung von Nerven(system) u. Körpersäften (Hormone) betreffend; s. a. neurohormonal.

Neurohypophyse: / Hypophysenhinterlappen.

Neuroinduktion: 1) *physiol* Übertragung des nervösen Impulses. – 2) *psych* / Suggestion.

Neuro|keratin: *histol* das lipidfreie, lockere Proteingerüst der Markscheide. – **N.krin:** (CHAPMAN, WOLFF) dem Bradykinin ähnl. Substanz (9 Aminosäurebausteine); im Liquor cerebrospin. vermehrt bei Migräne, zerebralem Insult, best. Formen der Schizophrenie. – **N.krinie:** / Neurosekretion. – **N.krininum:** das NS einschl. des ihm nahestehenden / Helle-Zellen-Systems; s. a. Neuroendokrinium, Neurohormone, -sekretion.

neurokutan: NS u. Haut als entwicklungsgeschichtlich nahestehende Organe betreffend; z. B. die **n. Syndrome** (»Phakomatosen«) als kongenit. Dysplasien der Haut u. des ZNS einschl. ektodermaler Augenteile: BOURNEVILLE*, PRINGLE*, BONNET*-DECHAUME*, v. HIPPEL*-LINDAU*, LESCHKE*, LOUIS=BAR*, DE SANCTIS*-CACCHIONE*, STURGE*-WEBER* Syndrom, Neurofibromatose (v. RECKLINGHAUSEN), i. w. S. auch ALBRIGHT*, VAN BOGAERT*, BROOKE*, EHLERS*-DANLOS*, GODFRIED*-PRICK*, GORLIN*-GOLTZ*, GRÖNBLAD*-STRANDBERG*, GRUBER*, KLIPPEL*-TRENAUNAY*, MAFUCCI*, OSLER*, PEUTZ*-JEGHERS* u. Dysrhaphie-Syndrom.

Neurolabyrinthitis, epidemische: / Neuronitis vestibularis.

Neurolemm: die aus einzelnen, in sich begrenzten Zellen (/ RANVIER* Schnürring) bestehende gliöse Hülle der Nervenfaser (meist mehrerer Nervenfasern, / Mesaxon); s. a. Markscheide. – **N.lemmzelle:** / SCHWANN* Zelle. – **N.lemmitis:** / Neuritis periaxialis. – **N.lem(m)om:** / Neurinom.

Neuro|lepsis: Herabsetzung des psych. Spannungsgrades durch / N.leptika. – **N.leptanalgesie:** allg. Anästhesie (Sedierung, psych. Indifferenz u. Analgesie) durch kombin. i.v. Inj. eines starken N.leptikums u. eines Analgetikums. Gefahr der Atemlähmung (Bereitschaft zu künstl. Beatmung!). – **N.leptika:** (J. DELAY) *pharm* psychotrope Substanzen, z. B. Rauwolfia-Alkaloide, Benzochinolizin-, Phenothiazin-, Thioxanthen-, Butyrophenon-Derivate mit charakterist. Wirkung (Beeinflussung des Stoffwechsels biogener Amine?) auf – auch experimentelle – Psychosen u. andere psych. Störungen: Reduzierung des vitalen Antriebs, Dämpfung von Erregung u. Aggressivität (ohne Eintrübung des Bewußtseins oder Störung der Kritikfähigkeit), Beeinflussung subkortikaler Zentren (v. a. EPS; Dämpfung von Spontanbewegungen u. Ausdrucksmotorik). Als Bezugsgröße (=1) für die **neuroleptische Potenz** gilt die Wirkung von 150–400 mg Chlorpromazin (Effekt je nach individ. Disposition), die zum Überschreiten der **neurolept. Schwelle** benötigt wird (demnach Potenz von Promazin 0,3–0,5, Periciazin 5, Haloperidol 50), die also zu extrapyramidaler Hypokinese führt (zunächst Störung der Feinmotorik, z. B. der Handschrift, bei Dosiserhöhung PARKINSON* Syndrom. – Dagegen bei unterschwell. Dosierung nur leichte affektive Entspannung wie durch Ataraktika).

neuroleptisch-psychotisches Mischsyndrom: (DIETFURTH 1965) das aus Neuroleptika-Wirkung u. Ausgangssympt. resultierende atyp. psychopathol. Bild als Vorstadium der therapeutisch induzierten Rückbildung.

Neurolipom: 1) (ADAIR u. M. 1932) andere Bez. – u. Einstufung – für die multiplen Tumoren bei Neurofibromatose v. RECKLINGHAUSEN. – 2) Adipositas (= Neurolipomatosis) dolorosa als Manifestationsform der Neurofibromatose.

Neurologie: Teilgebiet der Nervenheilkunde (i. w. S.), umfassend die Diagnostik, nichtop. Ther., Prävention, Rehabilitation u. Begutachtung von Erkrn. des zentralen, peripheren u. vegetat. NS u. der Muskulatur (Myopathien, Myositiden); s. a. Facharzt für N.

Neuro|lymphatismus: Lymphatismus mit abnormer Reaktionsbereitschaft des NS. – **periphere N.lymphomatose:** (J. LHERMITTE, J. O. TRELLES) seltene Erkr. (Blastomatose? Entzündung?) mit Schwellung u. lymphozytärer Infiltration einzelner peripherer Nerven.

Neurolyse: 1) induzierte (z. B. Alkoholinj.) oder krankheitsbedingte »Auflösung« von Nervensubstanz; s. a. Neuronolyse. – 2) op. Lösung von Verwachsungen (»Adhäsiolyse«) um einen Nerv (= äuß. N. = Exoneurolyse) bzw. zur Isolierung intakter Nervenfaserbündel aus einer endoneuralen Narbe (= inn. N. = Endoneurolyse). – 3) / Neurolepsis.

Neurom(a): gutart. Neoplasma aus Nervenzellen u. -fasern, i. e. S. das / Ganglioneurom (= echtes N.; im Ggs. zum **N. spurium** = Pseudo-N., das n. VIRCHOW ein Neurinom, n. ASCHOFF ein perineurales Fibrom ist); ferner das / Amputationsneurom = **traumat. N.** – Bes. Formen: **N. amyelinicum** (mit nur marklosen Neuriten), **N. fasciculare myelinicum** (= bemarktes, faszikuläres oder medulläres N.; mit mit Markscheiden umhüllten Neuriten; v. a. im ZNS), **N. cysticum** (mit regressiver zyst. Umwandlung), **N. plexiforme** (fibrilläres, razemöses oder zirsoides N., / Abb.; als angeb. N. mit verschieden ausgerichteten, meist markhalt. Nervenfasern; geordnete Faserwucherungen z. B. als tiefe Zone des blauen Nävus), **N. gangliocellulare** (vorwieg. aus Nervenzellen bestehendes echtes N.), **granuläres N.** (/ Myoblastenmyom), **nävoides N.** (Neuroma teleangiectodes mit reichlich kleinen Blutgefäßen; auch Wucherung von Hautnervenendigungen in Nävusnachbarschaft).

Neuro|merie: die segmentale Gliederung des NS, insbes. des RM (/ Neuralsegment). – **N.mimesis:** hyster. Imitation einer organ. Nervenkrankh. – **N.mimetikum:** *pharm* das NS stimulierendes Pharmakon.

neuromuskulär: Nerven u. Muskeln (i. e. S. deren Zusammenspiel) betreffend; z. B. **n. Hypertension** (JACOBSEN 1938; s. u. vegetat. / Dystonie), **n.**

Schwäche (der Skelettmuskulatur bei Neurosen u. Psychopathien). – **n. Block**: partielle oder totale Unterbrechung der Erregungsübertragung an der **n.** ↑ **Synapse** durch: a) Kurare (u. ähnl., meist synthet. Stoffe; besetzen als »Membranstabilisatoren« kompetitiv postsynapt. Azetylcholinrezeptoren u. hemmen Ausbildung von Endplattenpotentialen); b) Sukzinylcholin-ähnl. Stoffe (aktivieren als »Membrandepolarisatoren« protrahiert die Azetylcholinrezeptoren u. machen die Endplatte für Azetylcholin unerregbar; s. a. Muskelrelaxantien).

Neuro|myalgie: Nerven- u. Muskelschmerzhaftigkeit, v. a. als »rheumat.« Erkr. – **N.myasthenie, epidemische**: 1) ↑ Akureyri-Krankheit. – 2) benigne myalgische ↑ Enzephalomyelitis. – 3) (haus)epidem. oder isoliert auftret. Alterationen (Kopf- u. Gliederschmerzen, Parästhesien, Gangunsicherheit, psych. Sympte.) bei normalem Liquor- u. Reflexbefund, subakut, nach Wo. abklingend, evtl. rezidivierend, Virusinfekt? – **N.myelitis optica (Erb*-Devic*)**: (1894) akute, disseminierte RM-Affektion (Erweichungsherde an Markscheiden u. im Zentralkanal; auch als Querschnittserweichung mit entsprech. Symptn., anfangs evtl. dissoziierter Empfindungsstörung) in Kombin. mit Optikusneuritis; stets Erblindung, meist Exitus let.

Neuro|myopathi, (meta)karzinomatöse: ↑ DENNY=BROWN* Syndrom. – **N.myositis**: (H. SENATOR 1888) ↑ Dermatomyositis. – **N.myotonie**: das plötzlich u. schubweise auftret. »Syndrom kontinuierl. Muskelfaseraktivität«, mit neurogener, durch Kurare, nicht aber durch Leitungsblock behebbarer diffuser Dauerverspannung der Muskulatur, dadurch Bewegungseinschränkung. – **n.myotonische Reaktion**: ↑ myoton. Reaktion (1).

Neuron: (WALDEYER) Grundelement u. morphol., genet., funktionelle u. troph. Einh. des NS, bestehend aus Nervenzellkörper (Soma), seinen ↑ Dendriten u. dem ↑ Neuriten (an dessen Endaufzweigungen über ↑ Synapsen Kontaktaufnahme zu Dendriten u. Somata nachgeschalteter Neurone oder zu Effektorzellen, z. B. Muskelzellen, erfolgt); im ZNS mit komplizierten Verschaltungen (↑ Neuronenkette). – Unterschieden als **afferentes N.** (↑ Afferenz), als **sensibles** bzw. **peripher-sensor. N.** (der Erregungszuleitung von spezialisierten Sinneszellen oder sensiblen = rezeptiven Endaufzweigungen her dienend) u. **efferentes N.** (↑ Efferenz), als **interkaläres N.** (↑ Interneuron), **kortikospinales N.** (Pyramidenbahn-N., mit Soma u. Dendriten in der Großhirnrinde, Neuriten durch die Pyramidenkreuzung ins RM ziehend; zur Kontaktnahme mit Inter- u. Motoneuronen im Rahmen der Feinmotorik), **periphermotor. N.** (die Vorderhornzelle des RM = Motoneuron), **postganglionäres N.** (in vegetat. Ggll. als Endglied einer 2gliedr. efferenten Neuronenkette; Neurit an glatte Muskulatur eines inn. Organs, Herz, Drüsen etc., die er durch Noradrenalin bzw. Azetylcholin beeinflußt), **präganglionäres N.** (im ZNS gelegenes N. des vegetat. Systems; parasympathisch in Hirnstamm u. sakralem RM, sympath. im Seitenhorn des thorakolumb. RM; Neurit zieht zum vegetat. Ggl., dort Umschaltung auf postganglionäres N.), **zentral-motor. N.** (als kortikospinales oder extrapyramidales N. Efferenz höhergelegener ZNS-Abschnitte für Motoneurone, direkt bzw. über Interneurone).

Neuronävus, blauer: (MASSON) kutaner ↑ Nävuszellnävus mit »neuroiden Schläuchen« (in Strängen liegende, Nervenscheiden ähnelnde Nävuszellen) u. »lames foliacées« (konzentrisch angeordnete fibröse Gebilde ähnl. den MEISSNER* Tastkörperchen). Evtl. ident. mit dem zellulären blauen Nävus ALLEN.

Neuronen|blocker (adrenerg.): »neurosympathikolyt.«, die Erregungsübermittlung von postganglionären adrenerg. ↑ Neuronen auf die Gefäßmuskulatur hemmende Wirkstoffe; i. e. S. Guanethidin nebst Derivaten, α-Methyldopa u. Reserpin, ferner Debrisoquin, Bretylium. Therap. Anw. bei schweren Hypertonieformen (»Blockerhypertonie«). – **N.kette**: über ↑ Synapsen hintereinandergeschaltete, für integrative Leistungen bedeutsame Neurone im ZNS; als einfache Hintereinanderschaltung für Erregungsleitung (z. B. polysynapt. Reflex, aufsteigende sensible Projektion); als aufzweigende (mit Konvergenz u. Divergenz, d. h. Bahnung wie Hemmung) oder kreisförm. Verschaltung zur Erzeugung rhythm. Spontanaktivität oder ton. Hemmung. – **N.theorie**: (RAMON Y CAJAL 1889) Das NS ist aus ↑ Neuronen als funktionellen Grundeinheiten aufgebaut, die als allein. Träger nervöser Erregung über Synapsen in gegenseit. Kontakt treten (»Kontiguitätstheorie«).

Neuronitis: Entzündung eines ↑ Neurons i. S. der Ganglioradikuloneuritis; i. e. S. das ↑ GUILLAIN*-BARRÉ* Syndrom. Auch Oberbegr. (GRASSET) für motor. Polyneuritis u. Poliomyelitis acuta anterior. – **N. vestibularis**, Neurolabyrinthitis: bei chron. Entzündung im Kopfbereich (Zähne, NNH, Tonsillen) oder epidemisch (Virus?) vork. isolierte Entzündung des N. vestib., mit akutem Schwindel (seitenbetont, lageabhäng.) u. Nystagmus, Erbrechen, Unter- oder Unerregbarkeit des Labyrinths ohne Hörstörungen; Dauer: Tage bis Wochen.

Neurono|graphie: Registrierung der – durch lokale Applikation von Strychnin etc. verstärkten – Antwor-

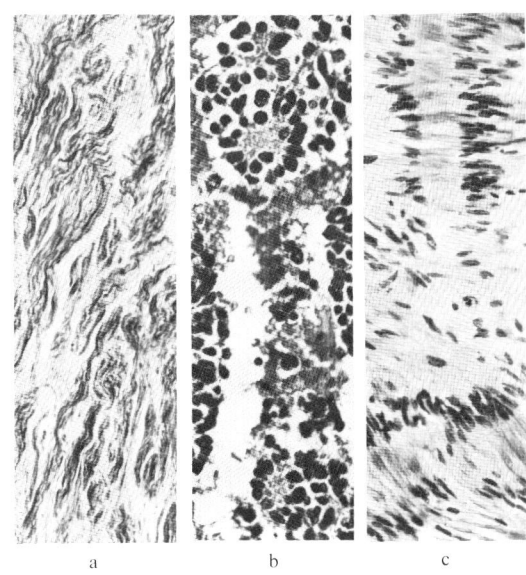

a) **Neurom**, mit verknäuelten Nervenfasern;
b) **Neuroblastom** (Sympathoblastom), mit charakterist. Rosette (oben);
c) **Neurinom**, mit typ. Palisadenstellung der gewucherten SCHWANN* Zellen

Neuronolyse

ten rel. umschriebener, funktionell zusammengehör. Zellpopulationen auf normale Erregungszuströme. – **N.lyse**: Degeneration u. Auflösung von Nervenzellen (mit Chromatolyse), meist durch ╱ Neuro(no)phagie.

neuroödematöses Syndrom: (DEBRÉ u. M. 1941) bei Kleinkindern nach banaler Infektion epidemisch auftret. Schmerzen u. schlaffe Lähmungen (v. a. Bekkengürtel-, auch Hirnnervenbereich), begleitet von generalisiertem Ödem; häufig letal (Bulbärparalyse). Virusinfektion? Bes. Form der Dermatomyositis?

Neuroosteopathie: ╱ SUDECK* Syndrom; i. w. S. auch ╱ Arthropathia neurogenica, Neurosebecken.

Neuro|papillitis optica, Papillitis: Entzündung der Papilla n. optici; Papille verwaschen u. hyperämisch geschwollen, zunehmend grau-rötl. verfärbt, radiär gestreift (»Nervenfaserzeichnung«); meist mit juxtapapillärer Nervenstammbeteiligung. Klin.: akute, hochgrad. Sehstörung (großes Zentralskotom), Gefahr der Papillenatrophie. – s. a. Neuritis optica macularis. – **N.paralyse**: Lähmung infolge Erkr. des NS, Nervenlähmung; s. a. Keratitis neuroparalytica.

Neuro|path: Nervenkranker, an ╱ Neuropathie Leidender. – **N.pathen(haar)schopf**: der auf neuropath. Konstitution hinweisende ╱ FREUND* Haarschopf.

Neuropathia, -pathie: »Nervenleiden«; i. e. S. die sich bereits beim Säugling manifestierende »konstitutionelle Nervosität« mit Neigung zu vegetat. Funktionsstörungen u. Übererregbarkeit, ohne Charakteranomalien (oft aber kombin. mit ╱ Psychopathie); Sympte.: Trinkfaulheit, gewohnheitsmäß. Erbrechen, Störungen der Darmentleerung, bes. Ansprechbarkeit auf emotionale Eindrücke, hartnäck. Schlafstörung, starke vegetat. Reaktionen auf banale körperl. oder psych. Belastungen; als bes. Form die **veget. N. des Kleinkindes** (infantile ╱ Neurose). – Ferner als **achylische** (»Biermersche«) N. die neuralen Störungen (Schmerzen, Schwäche, Parästhesien, abgeschwächte Reflexe) bei perniziöser Anämie, evtl. als Frühsympt.; als **alkohol., diabet., hyperinsulinäm. u. uräm.** N. die entspr. ╱ Polyneuropathie; als **amyloidot.** N. die autosomal-dominant erbl. degenerat. N. (mit Sensibilitätsstörungen) in Kombin. mit progred. Nierenamyloidose; als **degenerat. N.** versch. Erkrn. mit Markscheiden- u. Achsenzylinder-Degeneration, z. B. als **dysglobulinäm. N.** – die interstitielle Polyneuropathie bei Paraproteinämie, Kollagenose, Malignom etc.; als »**N. dégénerative radiculaire**« (DENNY=BROWN 1951) auch die neurogenen ulzerierenden Akropathien u. Muskelatrophien wie das THÉVENARD* (= **N. sensitiva hereditaria**), CHARCOT*-MARIE*, GOMBAULT*-MALLET* Syndrom; als **ischäm. N.** infolge vasotraumat. oder -obliterativer oder sonst. (z. B. Riesenzellarteriitis) O_2-Not der Gewebe auftret. Lähmungen oder Schmerzen im Bereich peripherer Nerven; als **prim. sensor.** (meta**karzinomatöse**) N. das ╱ DENNY=BROWN* Syndrom; als **subakute myeloopt. N.** (= SMON = Myelitis japonica) die 1952 in Japan beobachtete, evtl. chron.-rezidivierende Erkr. (tox. Nebenwirkung v. a. halogenierter Oxychinoline?) mit Unterleibsschmerzen, Durchfällen, Parästhesien, sensor. Störungen in den Füßen, später Retrobulbärneuritis u. Beteiligung von RM u. peripheren Nerven, Atrophie der Magen-Darmschleimhaut mit verstreuten Blutungen u. Zellinfiltration in Ileum u. Zäkum.

neuropathisch: infolge bzw. bei ╱ Neuropathie; z. B. **n. Gelenkerkrn.** (Gelenkbeschwerden auf hyster. Grundlage; ferner – i. e. S. – die tab. u. syringomyelit. ╱ Osteoarthropathie).

Neuropathologie: 1) Lehre von den Krkhtn. des NS als Teilgebiet der Pathologie. – 2) (CULLEN u. BROWN) auf vitalist. Ansichten beruhende funktionelle Pathologielehre; postuliert eine hypothet. »Nervenkraft«, die den Tonus (auch Spasmus, Atonie) steuert; zu geringe (Asthenie) oder übermäß. Erregung (Sthenie) bewirke Krankheit.

Neurophagie: (MARINESCO) intravitale Zerstörung absterbender Nervenzellen durch phagozytierende Leukozyten u. Mikroglia.

Neuro|pharmaka: bes. auf Elemente des NS einwirkende Mittel, insbes. die einschlägigen Wirkstoffgruppen innerhalb der ╱ Psychopharmaka (z. B. N.leptika), aber auch Betarezeptorenblocker etc. – **N.pharmakologie**: mit der biol. Wirkweise chemisch definierter Verbindgn. auf Nerven- u. neurosekretorisch beeinflußte Gewebe befaßtes Teilgebiet.

Neuro|phonie: s. u. Delir. – **N.physiologie**: mit den Funktionsweisen des NS befaßtes Teilgebiet; verwendet elektrophysiol., experim.-psychol. u. neuropharmakol. Methoden.

Neuropil(em): (APATHY) Neurofibrillennetz (»Nervenfaserfilz«) mit Ganglienknoten bei Wirbellosen.

Neuro|plasma: Zytoplasma der Nervenzelle; s. a. Axoplasma. – **N.plastik**: *chir* ╱ Nervenplastik. – **N.plegie**: *pharm* Dämpfung nervöser Funktionen durch medikamentöse (»N.plegika«) Hemmung der Übertragung an den Synapsen v. a. der vegetat. Zentren. – vgl. N.lepsis.

Neuroporus: *embryol* Öffnung des vord. u. hint. Neuralrohrendes (= N. ant. bzw. post.) zur Amnionhöhle (beim Menschen bis zum 25. bzw. 27. Tg.; als sek. N. vorübergehend nochmals bei Rückbildung der Schwanzknospe).

Neuro|praxis: (SEDDON) ╱ Nervenkommotion. – **N.probasie**: Ausbreitung entlang den Nerven als Eigenschaft neurotroper Viren.

Neuro|psychologie: mit Zusammenhängen zwischen psych. Phänomenen u. nervöser Struktur befaßtes Teilgebiet. – **N.psychose**: 1) ╱ Psychose. – 2) ╱ (FREUD 1894) ╱ Psychoneurose.

Neuro|radiologie: Teilgebiet der Radiologie für die neurol. Diagnostik u. Therapie. – **n.radiol. Basalgangliensyndrom**: (HUBER) im Pneumenzephalogramm sich als Erweiterung des 3. Ventrikels darstellende Atrophie der Basalganglien; rel. häufig bei Schizophrenie u. zyklothymem Defektsyndrom.

Neuro|reaktion: ZNS-Alterationen (Paresen, Optikusneuritis, Labyrinthstörungen etc.) während oder nach Ther. (v. a. einer Syphilis) mit Salvarsan, evtl. als – tödl. – Encephalitis haemorrhagica; vgl. N.rezidiv. – **N.retikulum**: 1) *embryol* den Zellkern eines sich differenzierenden N.blasten umhüllendes N.fibrillennetz. – 2) *histol* ╱ Terminalretikulum. – **N.retinitis**: gleichzeit. ╱ Retinitis u. ╱ N.papillitis, z. B. bei Retinopathia renalis (= N. albuminurica). – **N.rezidiv**: Rückfall einer N.syphilis nach ungenügender (Salvarsan-)Behandlung; evtl. mit (noch) neg. Seroreaktionen, vgl. N.reaktion.

Neuro(r)rhaphie: *chir* ╱ Nervennaht.

Neurose, -osis: ursprüngl. (W. CULLEN 1777) jede Erkr. des NS ohne nachweisbare Urs.; im 19. Jh. Bez. für Organstörungen ohne Strukturläsion (etwa i. S. der psychosomat. Krankh., z. B. Herz-N., Hysterie, Hypochondrie); seit S. FREUD Bez. für psychisch bedingte Gesundheitsstörung, deren Sympte. unmittelbare Folge u./oder symbol. Ausdruck eines unbewußten, in der Kindheitsentwicklung verwurzelten seel. Konfliktes sind (u. aus einem Kompromiß zwischen Triebwünschen u. einer ihre Realisierung verhindernden Abwehr resultieren). Klin. Formen: Angst-, Aktual-, Charakter-, Abwehr-, Übertragungs-, Zwangsneurose; nach J. H. SCHULTZ unterschieden als Fremd-, Rand-, Schicht-, Kern- u. Charakterneurose. – Bes. Formen: **N. dysphemica** (↑ Logoneurose, Stottern), **N. dyssthenica** (↑ Neurasthenie), **ekklesiogene N.** (SCHAETZING 1955; im Zusammenhang mit religiöser Erziehung, sexualfeindl. sittl. Normen), **existentielle N.** (noogene N. als Folge des Zweifels am Sinn der menschl. Existenz, fundamentaler Glaubenslosigkeit), **experimentelle N.** (I. P. PAWLOW; im Tierexperiment N.-ähnl. Verhaltensstörung als Folge des Nichtlösenkönnens einer Aufgabe), **iatrogene N.** (»Behandlungs-N.«, in Minderwertigkeitsgefühlen gründende Fehleinstellung als neurot. fixierte Leistungsinsuffizienz, bedingt durch übermäß. lange Dauer einer Ther., neg. Suggestionen etc.), **infantile N.** (bereits beim Kinde vorhandene N. mit Manifestation erst im Erwachsenenalter; im Ggs. zur bereits in der Kindheit klinisch manifesten »kindl. N.«; s. a. Neuropathie, **metatraumat. N.** (MORSELLI ↑ Rentenneurose), **milieureakt. N.** (durch Störung von seiten der Umwelt; als **soziale N.** [v. WEIZSÄCKER] eine infolge außerfam. Faktoren, z. B. ↑ Auf-, Abstiegs-N.), **narzißtische N.** (S. FREUD; psych. Krankh. mit Zurückziehung der Libido auf das »Ich« u. ohne Bildung von Übertragungen), **noogene N.** (V. E. FRANKL 1955; »in den Dimensionen des Geistigen wurzelnde N.«, als Reaktion auf »existentielle Frustration« u. »geist. Not«), **vasomotor. N.** (↑ Akromelalgie, Trophoneurose), **vegetat. N.** (ALEXANDER; N. infolge anhaltender oder periodisch wiederkehrender emotioneller Spannungszustände oder Konflikte ohne deren symbol. Zum-Ausdruck-Bringen durch vegetat. Sympte. u. ohne Herabsetzung der Emotionsspannung [im Ggs. zur Konversions-N.]. – Auch Bez. für die ↑ FEER* Krankh.)

Neurosebecken: Beckenveränderungen bei neurol. Erkrn., z. B. ↑ Lähmungsbecken.

Neurosedativa: *pharm* ↑ Sedativa.

Neuro|sekretion, N.krinie: Produktion von ↑ N.hormonen in Nervenzellen u. deren Abgabe an den Endigungen der Neuriten oder in zirkulierende Körperflüssigkeiten; z. B. die Sekretion von ADH u. Releasing-Faktoren in neurosekretor. Hypothalamuskernen (Nucl. paraopt., paraventricul., tuberalis) mit Ableitung über Neuriten des Tr. hypothalamohypophysealis in den HHL.

Neurosenwahl: beim Menschen das Auftreten eines ganz best. Neurose-Typs unter dem bestimmenden Einfluß multipler, durch gegenseit. Bedingtheiten verbundener ätiol. Einflüsse (S. FREUD).

Neurosom: Mitochondrium der Nervenzelle.

Neurospongio|blastom: ↑ Spongio(neuro-), Medulloblastom. – **N.blastosis diffusa:** tuberöse ↑ Hirnsklerose.

Neurospora: der »Brotschimmel« [Ascomycetes]; wegen zahlreicher Defektmutanten Testobjekt für Vererbungsversuche u. zum Studium des Aminosäurenstoffwechsels genetisch gesteuerter Reaktionsketten.

Neurostriatum: Sammelbez. für Nucl. caudatus u. Putamen.

Neurosympath(ik)olytika: *pharm* ↑ Neuronenblokker.

Neurosyphilis: die ↑ Syphilis des NS; mit spezif. »mesodermalen« (meningealen, vaskulären) oder – v. a. bei ↑ Spätsyphilis – »parenchymatösen« Veränderungen (s. a. Lues cerebri, Rückenmarkssyphilis); im Stadium II meningeale Reizung bis zur ↑ Mening(oneur)itis syphilitica; im Stadium III meningeale (Kopfschmerzen, Hirndruckzeichen, Hirnnervenstörungen wie Optikusatrophie u. Oktavusläsion, d. h. Erblindung, Ertaubung, Paresen, Krämpfe), vaskuläre (meist akute Hemiplegie, Hirnstammsympte.) oder gummöse Veränderungen (raumfordernd); im Liquor Zell- u. Eiweißvermehrung, WaR u. Nebenreaktionen pos.; als **juvenile N.** die bei kongenit. Syphilis (mit Symptn. meist erst in der Adoleszenz). – I. w. S. auch die sogen. Metasyphilis (Tabes dors u. progress. Paralyse).

Neurotabes: 1) N. peripherica: (DÉJÉRINE) ↑ Pseudotabes. – **2) N. diabetica:** ↑ Polyneuropathia diabetica.

Neurotiker: an ↑ Neurose Leidender; i. w. S. auch der zu vegetat. Dysregulation Neigende.

Neurotisation: 1) (VANLAIR) *path* ↑ Nervenregeneration. – **2)** *chir* Wiederherstellung der Innervation gelähmter Muskeln durch ↑ Nervenpfropfung oder durch Transplantation eines gesunden Nachbarmuskels (= muskuläre N., z. B. nach LEXER-ROSENTHAL).

neurotisch, neuroticus: 1) mit Neurose zusammenhängend, an N. leidend. – **2)** ↑ neurogen; z. B. **n. Gesichtsatrophie** (↑ Hemiatrophia faciei progressiva).

Neurotizismus: (H. J. EYSENCK) erbl. mangelhafte emotionale Stabilität; prädisponiert zu neurot. Symptomen bei bes. Belastung.

Neurotmesis: (SEDDON) s. u. Nervenquetschung.

neurotoid: (H. SCHULTZ=HENKE 1951) neuroseähnlich; z. B. **n. Fehlhaltung** (psychomotor. Funktionsstörungen ohne nachweisbare Neurose), **n. Struktur** (die jedem Menschen eigene, von der echten Neurose nur quant. unterschied. Struktur)

Neuro|tom: feines neurochir. Skalpell (z. B. sichel- u. winkelförmig n. OLIVECRONA, lanzettförmig n. HALLE, TÖNNIS). – **N.tomie:** op. Durchtrennung eines Nervs; zur Schmerzausschaltung (z. B. retroganglionäre N. nach ↑ FRAZIER*-SPILLER*), Behebung neurogener Muskelkontraktur, als Neurotomia opticociliaris am **erblindeten** Auge zur Prophylaxe einer sympath. Ophthalmie. – Auch synonym mit ↑ Neurektomie.

Neuro|tonie: 1) therap. Nervendehnung (z. B. bei Ischialgie). – **2)** neurovegetat. ↑ Dystonie. **n.tonische Reaktion:** (REMAK 1896) pathol. protrahierte tetan. Muskelzuckung nach Nervenstammreizung, z. B. bei Myotonia congenita, Syringomyelie; s. a. myoton. Reaktion.

Neuro|toxikose: Schädigung des NS durch exo- oder endogene Gifte; s. a. Encephaloenteritis acuta. –

Neurotoxin

N.toxin: ↑ Nervengift. – **N.toxizität**: gift. Effekt v. a. am Nervengewebe. – **N.tripsie**: *chir* die op. ↑ Nervenquetschung. – **n.trop**: auf Nerven wirkend, mit bes. Affinität zu Nervengewebe (↑ N.tropie).

Neurotrophie, -trophik: 1) Ernährung des Nervengewebes. – 2) der nervale Einfluß auf den Gewebsstoffwechsel, die Ernährungsfunktion des NS.

Neuro|tropie, -tropismus: bes. Affinität zum bzw. Ausrichtung auf das Nervengewebe als Eigenschaft von (»neurotropen«) Mikroorganismen, Substanzen, Pharmaka (»**N.tropika**«, z. B. Psychopharmaka), als **vegetat. N.tropismus** die der Schilddrüsenhormone zu Zentren des autonomen NS.

Neurotubuli: feinste Röhrchen im ↑ Neuroplasma parallel zu den Zellausläufern; Funktion unbekannt.

Neurouveoparotitis: ↑ HEERFORDT*-MYLIUS* Krkht.

Neurovakzine: aus tier. ZNS (meist Kaninchen) nach darin erfolgter Virusvermehrung gewonnene ↑ Vakzine, z. B. Tollwut-Vakzine n. HEMPT.

neurovaskulär: Nerven- u. Gefäßsystem betreffend; z. B. **n. Transplantation** (mit gestieltem, im »n.« Stiel die regionalen Gefäße u. Nerven enthaltendem Transplantat; z. B. ↑ Insellappen, bei ↑ HILGENFELDT* Op.).

neuro|vegetativ: das vegetat. NS betreffend. – **n.viszerale Lipidose**: zerebrale Degeneration in den ersten 2 Lj. mit Anhäufung der Ganglioside in Neuronen, Histiozyten (v. a. Leber, Milz) u. Nierenglomeruli; Beziehungen zum HURLER* Syndrom.

neurozirkulatorisch: NS u. Kreislauf betreffend.

Neuro|zyt: ↑ Nervenzelle; s. a. Neuron. – **N.zytom**: ↑ Ganglioneurom.

Neurula: *embryol* der Embryo nach Ausbildung der Neuralplatte u. a. Organanlagen im der Gastrulation folgenden Entwicklungsstadium (»**Neurulation**«).

neutral: *chem* ausgeglichen, indifferent, d. h. als Lsg. weder basisch noch sauer reagierend (gleiche H^+- u. OH^--Konz., pH 7).

Neutralbiß(lage), Regelbiß: schädelbezüglich korrekte Lage des UK zum OK u. beider Zahnreihen zueinander in sagittaler Richtung (»eugnather Scherenbiß«); s. a. Abb. »Regelverzahnung«.

Neutralfett: mit Fettsäuren vollständig verestertes (d. h. abgesättigtes, »neutrales«) Glyzerid; i. w. S. auch die damit angereicherte »N.fraktion« (bei Lipid-Bestg.).

Neutralisationstest: serol. Test, basierend auf der Fähigkeit neutralisierender spezif. AK zur In-vitro-Bindung (»Neutralisierung«) mikrobieller oder tier. Gifte, Viren u. Rickettsien, so daß bei nachfolgender Belastung eines empfängl. Systems (Versuchstier, Gewebekultur) mit dem AG-AK-Gemisch der tox. bzw. zytopath. Effekt ausbleibt; mit abgestuften Serummengen bei konst. AG-Dosis zur Wertbemessung antitox. u. Virus-neutralisierender Sera oder Ig, mit bekanntem AG zur Diagnostik von Krankhtn., mit bekanntem Immunserum zur Identifizierung von Erregern. – s. a. REED*-MUENCH* Methode.

Neutralisationswärme: die bei Neutralisation einer Base u. Säure freiwerdende Wärme.

Neutralität, thermische: ↑ Indifferenztemperatur.

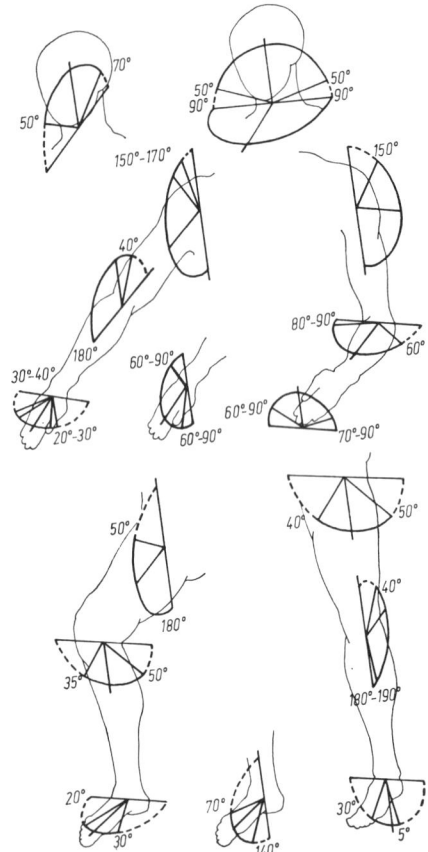

Neutral-Null-Methode (DGOT 1971)

Neutral|-Null-Methode, Nulldurchgangsmethode: (CAVE u. ROBERTS 1936) *orthop* Bestg. u. Dokumentation des mögl. Ausmaßes (in Winkelgraden) von Gelenkbewegungen in den Normalebenen unter Bezugnahme auf eine definierte 0-Stellung (»anatom. Normalstellung«: aufrecht, Arme hängend, Daumen nach vorne, Füße geschlossen parallel, Blick nach vorne); s. a. Abb. (durchgehende Bogenlinien = normale Gelenkbeweglichkeit gem. DGOT 1971). – **N.okklusion**: *dent* ↑ Regelverzahnung (Abb.).

Neutralrot: bas. Azurfarbstoff; Anw. als Indikator, für (Supra-)Vitalfärbung granulärer Zelleinschlüsse, als **N.probe** (Nachweis von Verunreinigung oder Verfälschung von Frauenmilch anhand der Rot- statt Gelbfärbung nach N.-Zusatz u. Erhitzen), *bakt* für DUBOS*-MIDDLEBROOK* Reaktion.

Neutral|schwefel: S-halt. organ. Verbindgn. (u. a. Taurin, Zystin, Methionin, Merkaptane) im Harn; vermehrt bei Hunger, Fieber, körperl. Belastung. – **N.stellung**: *orthop* s. u. Neutral-Null-Methode.

Neutral|temperatur: ↑ Indifferenztemperatur (2). – **N.wirbel**: der W. am Übergang gegensinniger skoliot. WS-Ausschwingungen; s. a. FERGUSON* Methode.

Neutramycinum WHO: (1963) Makrolid-Antibiotikum aus Streptomyces rimosus; wirksam gegen grampos. Baktn.

Neutrino: Elementarteilchen mit Ladung 0, Spin ½ u. sehr schwacher Wechselwirkung.

neutro...: Wortteil »neutral«, »neutrophiler Leukozyt«.

Neutron: Elementarteilchen mit Ladung 0, Spin ½ u. Ruhemasse $1{,}675 \cdot 10^{-24}$ g. Setzt mit Protonen den Atomkern zusammen (Anzahl beider = Kernladungs- = Ordnungszahl); als »freies« (durch Kernreaktion vom Atomkern losgelöstes) N. mit definierter kinet. Energie instabil (Zerfall in je 1 Proton, Elektron [β-Emission] u. Antineutrino). – Nach ihrer kinet. Energie unterschieden als subtherm., therm. u. mittelschnelle sowie als schnelle u. relativist. = energiereiche (10 keV–20 MeV bzw. > 20 MeV).

Neutronen|aktivierungsanalyse: höchstempfindl. qual. u. quant. Nachweis von Spurenelementen (z. B. in Blutzellen) durch Umwandlung der Atome (mittels N.fluß im Reaktor) in ein instabiles – an seinem Zerfall nachweisbares – Isotop. – **N.einfang**: Kernreaktion i. S. des Einfangens eines freien Neutrons ohne kompensierendes Freisetzen eines anderen materiellen Teilchens (überschüss. Energie entweicht als γ-Quant). – **N.katarakt**: Strahlenkatarakt (Trübung der hint. Schale, insbes. am Pol) nach bes. kurzer Latenz bei Atombombengeschädigten, Zyklotron-Arbeitern.

Neutronenstrahlen: Korpuskularstrahlen aus schnellen (fast Lichtgeschwindigkeit), durch Kernreaktion erzeugten ∕ Neutronen. Besitzen wegen fehlender Ladung ein sehr hohes, von der Energie nur wenig abhäng. Durchdringungsvermögen, können nicht durch elektr. Felder nachbeschleunigt werden; erzeugen in Wasser u. im lebenden Organismus Rückstoßprotonen, woraus eine hohe RBW resultiert (als therap. Strahlung noch im Versuchsstadium).

Neutropenie: Granulozytopenie mit Verminderung der Neutrophilen auf < 1800 pro μl Blut (extrem als Agranulozytose = **maligne N.**); als **symptomat. N.** entweder isoliert (z. B. bei Virusinfekt, tox.-allerg., endokrinogen) oder in Kombin. mit Depression der übr. Systeme (Panzytopenie, akute Leukämie); als **idiopath. N.** meist fam. (z. T. nur bei Kindern u. Jugendl. vork.), u. zwar 1) (i. e. S.) wahrsch. dominanterbl., meist asymptomat. u. nur geringgradig, 2) als infantile, heredit. Agranulozytose, 3) mit rezidivierenden Infekten, bei rel. guter Lebenserwartung (s. a. VAHLQUIST*-GASSER* Syndrom = chron. **konstit. N. mit Lymphozytose**, 4) ∕ CHEDIAK*-STEINBRINCK*-HIGASHI* Sy., 5) ∕ ZINSSER*-ENGMAN*-COLE* Sy., 6) bei Angehörigen von an idiopath. aplast. oder FANCONI* Anämie Erkrankten, 7) als **zykl. oder period. N.** bzw. Agranulozytose (dominant-erbl., mit Stomatitis u. Gingivitis, z. T. als Idiosynkrasie gegen best. Medikamente), 8) kongenit. Aleukie. – Als **prim. splenogene N.** die ∕ WISEMAN*-DOAN* Krankh. – s. a. neutropenische ∕ Krise.

neutro|phil: *histol* sich mit neutralen oder gleichzeitig mit sauren u. bas. Farbstoffen anfärbend; *hämat* n.phile ∕ Granulozyten (»N.phile«) betreffend; z. B. **n.phile Granulomatose** (∕ N.philie [2]), **n. Kampfphase** (der ∕ biol. Leukozytenkurve). – **jugendl. N.philer**: ∕ Metamyelozyt. – **N.philenphosphatase**: ∕ Leukozytenphosphatase. – **N.philie**: 1) s. u. neutrophil. – 2) Vermehrung der N.philen im peripheren Blut; bei Infekt, endogener (Urämie, diabet. Azidose, Eklampsie) u. exogener Intoxikation (Hg, Digitalis), stets nach Blutung u. Schock.

Neutro|philin: nicht näher charakterisierte (hepatogene?) Substanz, die vermehrte Neutrophilenausschüttung bewirkt. – **N.philoblast**: ∕ Myeloblast, aus dem ein neutrophiler Granulozyt hervorgeht.

Neutropoetin, -taxis: s. u. Leuko...

Neutro|zytopenie: ∕ N.penie. – **N.zytose**: ∕ N.philie (2).

Neutuberkulin: (R. KOCH) homogene Aufschwemmung getrockneter, mechanisch pulverisierter Tbk-Baktn. in NaCl-Lsg.; für Vakzine-Ther. der Tbk (obsolet).

Neve* Krebs: (1928) ∕ Kangri-Krebs.

Nevin* Myopathie: (1962) klimakter. ∕ Myopathie.

New* Operation: zweizeit. totale Laryngektomie.

New*-Peterson* Syndrom: (1967) angeb. (X-chromosomal-rezessiv erbl.?) 17-Hydrolase-Mangel mit sek. Hyperaldosteronismus.

Newborn pneumonitis virus: ∕ Parainfluenzavirus Typ 1.

Newcastle disease, N.-Konjunktivitis: ∕ Geflügelpest. – **N.-Stamm**: dem Serotyp 6 entsprech., gasbildender Stamm der Shigella flexneri; s. a. L-Ruhr.

Newman* Theorie: *ophth* Kurzsichtigkeit ist Folge einer intensiven Akkommodation bei angestrengter Naharbeit (Beeinträchtigung von Durchblutung u. Struktur der Aderhaut durch Zugwirkung des kontrahierten Ziliarmuskels, dadurch Dehnung des hint. Augenpols).

New-Orleans-Krankheit: asthmoide Bronchitis infolge Luftverschmutzung der großen Industriestädte.

Newton: nach SIR ISAAK N. benannte SI-Einheit der Kraft (die der Masse 1 kg die Beschleunigung 1 m/sec^2 erteilt): $1 \text{ N} = 1 \text{ mkg} \cdot \text{sec}^2 = 10^5 \text{ cmg/sec}^2 = 10^5 \text{ dyn} = 0{,}101\,9716 \text{ kp}$.

Newton* (SIR ISAAK N., 1643–1727, engl. Physiker) **Aberration**: chromat. ∕ Aberration. – **N.* Farbkreis, Scheibe**: erster aus den natürl. Farbtönen des Lichtspektrums (Rot, Orange, Gelb, Grün, Blau, Indigo, Violett) aufgestellter F., mit Schluß der Lücke zwischen Violett u. Rot durch Purpurtöne. – **N.* Ringe**: kreisförm. Interferenzerscheinung in reflektiertem Licht bei Anpressen einer konvexen Linse gegen eine ebene oder schwächer konkave Glasfläche; bei weißem Licht als farb. Ringe je nach Dicke der eingeschlossenen Luftschicht (z. B. in Dias).

Nexus: (lat.) Verbindung, Zusammenhalt, Band; *anat* z. B. **N. stamineus oculi** (= Corpus ciliare), **N. nervorum opticorum** (= Chiasma opticum), *histol* ∕ Schlußleiste.

Ney* Operation (KARL WINFIELD N., 1882–1949, Neurochirurg, New York): (1921) Opponensplastik durch Translokation der – durch Hautkanal u. unter dem Lig. carpi volare hindurchgeführten – Extensor-pollicis-brevis-Sehne auf die des Palmaris longus oder Flexor carpi rad.

Neyman* Methode (CLARENCE ADOLPH N., 1887–1951, Neurologe, Chicago): Erzeugung künstl. Fiebers mit spez. elektr. Gerät (»Elektropyrexie«).

Nezelof*-Allibone* Syndrom, N.*-Typ des angeb. Immundefekt-Syndroms: (1964) seltene (autosomal-rezess.?) erbl. Thymusaplasie mit extremer Lymphozytopenie u. Fehlen der kleinen Lympho im Gewebe (aber – im Gegensatz zur Schweizer Agammaglobulinämie – mit normalen Serumimmunglobulinwerten u. Plasmazellen); Neigung zu Candidosis.

N-Faktor: / Antigen N. – **N-Form**: *bakt* **1)** die nicht schleim. »Normal«-Form von Enterobaktn. (i. e. S. von Salmonellen), d. h. Glatt- oder S-Form – (Gegensatz: M-Form). – **2)** »Nackt«-Form (engl.: »naked«, mit durchscheinenden Kolonien) von Escherichia coli, die sich von A-Antigen-halt. Serotypen abspalten kann; da ohne Hüllen-AG, O-agglutinabel.

NFS: **n**ichtveresterte **F**ett**s**äuren.

NGF: (**N**erve **g**rowth **f**actor) / Nervenwachstumsfaktor.

Ngorowyang* Gabelzellen: die »Riechzellen« der Riechrinde.

NHL: / Non-HODGKIN-Lymphom.

NHMJ: **n**ikotin**h**ydroxamsaures **M**ethyl**j**odid; Antidot gegen Alkylphosphate.

N-Hormon: androgenes NNR-Hormon. – **N-Hyperkortizismus**: / adrenogenitales Syndrom.

Ni: *chem* / Nickel.

Niacin: / Nikotinsäure. – **Nicethamidum** *WHO*: Nikotinsäurediäthylamid; Kreislaufmittel, Analeptikum.

Nichamin* Syndrom: (1907) fam., kongenit. Form der / Polyzythämie.

Nichanier* Syndrom: bereits perinatal auftret., persistierende, flächenhafte, intensive Haut-Schleimhautzyanose mit Polyglobulie; ohne Gedeihstörung.

Nichols* Anastomose: »Zapfenlock-A.« zweier starker Sehnenstümpfe durch Einnähen des dünneren dist. in eine keilförm. Exzision des dickeren proximalen; Modifik. der DYCHNO*-BUNNELL* Naht.

Nichols* Treponemen, Stamm, (HENRY JAMES N., 1877–1927, amerikan. Bakteriologe): 1913 aus dem Liquor eines Syphilitikers (nach Neurorezidiv) isolierter, seitdem in Kaninchen weitergezüchteter Treponema-pallidum-Stamm für den TPI-Test. – **N.* nichtpathogene Tr.**: / Borrelia refringens.

Nicholson* Methode: WS-Stabilisierung (z. B. nach Wirbelluxation) durch Spananlagerung an die Dornfortsätze.

Nichtanfall-Asthma: (BERGER, HANSEN) Bronchialasthma mit chron. Atembehinderung als Vordergrundsympt. (in Ablösung bisheriger Anfälle).

Nichtausscheider: *serol* s. u. Ausscheider-Nichtausscheider.

Nicht-Hodgkin*-Lymphom: / Non-HODGKIN-Lymphom.

Nichtigkeitswahn: / Kleinheitswahn.

nichtionogene Stoffe: oberflächenakt. organ. Verbindgn. (Fettsäuren-, Äthylen-Derivate etc.), die in Lsg. keine Ionen bilden; Emulgatoren, Reinigungsmittel.

nichtmendelistisch, -mendelnd: einen Erbgang betreffend, der nich den MENDEL* Regeln entspricht, d. h. nicht auf die Verteilung chromosomaler Erbfaktoren zurückgeführt werden kann (sondern auf extranukleären Erbfaktoren beruht). – Auch i. S. des »mütterl.« Erbgangs aufgrund von Apogamie.

Nichtprotein-Stickstoff: Stickstoff, der nicht Eiweißbestandteil ist, z. B. Harnstoff-N.

Nichtproteohormone: Hormone ohne Eiweißkomponente, z. B. Adrenalin u. seine Derivate.

Nichtrückatmungsventil: *anästh* Kombin. zweier Ventile, deren eines inspiratorisch den Weg vom Gasreservoir zu den Atemwegen freigibt, während das andere exspiratorisch die Atemluft in die freie Atmosphäre leitet; für halboffenes Narkosesystem; z. B. / DIGBY*-LEIGH* Ventil.

Nichtschwellenstoffe: *nephrol* s. u. CUSHNY* Theorie.

Nichtsekretor: *serol* s. u. Ausscheider-Nichtausscheider.

Nichtsinn-Mutation, Nonsense-M.: Genmutation, durch die ein Kodon der DNS so verändert wird, daß bei Bildung der m-RNS ein **Nichtsinn-Kodon** entsteht, d. h. ein Triplet, für das keine t-RNS mit komplementärem Kodon existiert (bewirkt Abbruch der Polypeptid-Synthese an der entsprech. Stelle u. Freisetzung eines defekten Proteins; natürl. Ende der Nukleotidkette jedes Gens); vgl. Kodonmutation.

Nichttrennen: *genet* Ausbleiben der Trennung **1)** beider Chromatiden eines Chromosoms in der Mitose-Anaphase, mit nachfolg. Ausschluß aus bd. Tochterkernen oder gemeinsamem Einschluß in einen Tochterkern (»somat. N.« oder »Non-separation«; **2)** der bd. homol. Chromosomen in der Anaphase der 1. bzw. beider Chromatiden in der Anaphase der 2. Reduktionsteilung (»meiot. N.« oder »Non-disjunction«); **3)** der Geschlechtschromosomen in der Meiose (Bildg. von Eizellen mit XX u. ohne X bzw. von XY- u. 0-Spermien in der 1. oder von XX- oder YY- u. 0-Spermien in der 2. Reduktionsteilung).

Nickanfall: / Blitz-Nick-Salaam-Krämpfe.

Nickel, Nicolum, Ni: Nichteisen-Metall mit Atomgew. 58,71, OZ 28; 2-, seltener 1-, 3-, 4wertig; F. 1453°; natürl. Isotope Ni-58, -60, -61, -62 u. -64, radioakt. (β-Strahler) Ni-56, -57, -59, -63, -65, -66. Vork. im menschl. Körper ca. 0,001%. Anw. u. a. in Legierungen (z. B. Ni-Cu-Zn = Neusilber), als Katalysator. Durch Ni-Verbindgn. u. -salze v. a. berufl. Vergiftungen u. Schäden, z. B. – kontaktbedingt bei Galvaniseuren – die **N.dermatitis** (Ekzem an den Händen; entschädigungspflicht. BK); die akut einsetzende **N.karbonyl-Pneumonie** (durch Einatmen oder Hautresorption z. B. des Antiklopfmittels Ni[CO]$_4$; MAK 0,7 mg/m^3 = 0,1 ppm), mit Stirnkopfschmerzen, Schwindel, Übelkeit, Erbrechen, später Beklemmungsgefühl, Husten, Dyspnoe, Lungenödem, gastrointestinalen Sympt., evtl. Krämpfen, Atemlähmung (Ther.: Dimercaptol = BAL, Antitussiva, Spasmolytika); der **N.krebs** (undifferenziertes oder Plattenepithel-Ca. im Bergbau, Hüttenwesen, bei Schleif- u. Poliermaterial-, Emaille-Herstellg., Fett-, Ölhydrierung; an Nase u. NNH; in der Lunge auch ausgedehnte Präkanzerosen nach Ni.-pneumonie).

Nickerson* Medium: (1953) Selektivnärboden (pH 6,8) für Candida-Isolierung u. -Kultur (runde, glatte, pechschwarze Kolonien; keine diffuse Schwärzung des Mediums), mit **Bi**-Ammoniumzitrat, **G**lukose, **G**lyzin, Hefeextrakt (= engl. **y**east; daher auch »Bi-GGY-Medium«), Na-Sulfit, Bactoagar. – s. a. KVEIM*-N.* Test (für BOECK* Sarkoidose).

Nickhaut: / Plicae semilunares conjunctivae.

Nickkrämpfe: ↑ Blitz-Nick-Salaam-Krämpfe.

Nickles* Reaktion: Schwärzung einer mit Tetrachlorkohlenstoff versetzten Saccharose-Lsg. bei Erwärmen auf 100° (Glukose bleibt farblos).

Nicktremor: ↑ »Ja«-Tremor.

Niclosamidum *WHO*: Dichlornitrosalizylanilid; Bandwurmmittel.

Nicol* Prisma (WILLIAM N., 1768–1851, engl. Physiker): 2 rechteck., gegen die opt. Achsen geschnittene, an ihren Hypotenusenflächen verkittete Kalkspatprismen zur Erzeugung polarisierten Lichtes. – Als »gekreuzte Nicols« – mit Durchlaßrichtung des »Polarisators« senkrecht zu der des dahinter angeordneten »Analysators« – zum Messen einer dazwischen befindl. doppelbrechenden oder optisch akt. Substanz.

Nicola* Operation: (1929) bei habit. Schulterluxation intraartikuläre Fesselung des Humeruskopfes mit Faszienschlinge an das Akromion (Bohrkanal) bzw. mit der temporär durchtrennten langen Bizepssehne ans Tuberc. supraglenoidale.

Nicoladoni* (CARL N., 1847–1902, Chirurg, Innsbruck, Graz) **Operation**: 1) ↑ Daumenersatz durch mehrzeit. gestielte Transplantation der Groß- oder Zweitzehe oder durch von Bauchhaut umhüllten Rippenspan. – 2) Sehnenverpflanzung als »Pfropfung«, z. B. Ausschneiden eines sich prox. verjüngenden ca. 8 cm langen Stücks aus der Achillessehne u. Einlegen der Peroneus- (bei Spitzfuß) bzw. Fibularissehne (bei Hackenfuß). – 3) (1895) Schädelplastik mit gestieltem Haut-Periost-Knochenlappen aus der Umgebung. – **N.*-Israel*-Branham* Phänomen**: (1875) Pulsverlangsamung (»bradykardes Phänomen«) u. Blutdruckanstieg als Reaktion auf elast. Kompression eines arteriellen Rankenaneurysmas an der Extremität (bedingt durch Ausschaltung des a.-v. Lecks, so daß die kompensierende Steigerung des HMV, d. h. der latente Schlagvolumenhochdruck manifest wird).

Nicolaier* Bazillus (ARTHUR N., 1862–1942, Internist, Göttingen, Berlin): (1882) ↑ Clostridium tetani.

Nicolas*-Durand*-Favre* Krankheit (JOSEPH N., geb. 1868; JOSEPH D.; MAURICE F.): ↑ Lymphopathia venerea. – **N.*-Moutot*-Charlet* Syndrom**: ↑ Epidermolysis bullosa hereditaria dystrophica ulcerovegetans.

Nicolau* Syndrom: (1925) ↑ Dermatitis lividinosa et gangraenosa glutealis.

Nicolle* (CHARLES JULES HENRI N., 1866–1936, franzos. Bakteriologe, Tunis; 1928 Nobelpreis für Medizin) **Färbung**: ↑ MARCHOUX* Färbung. – 2) Baktn.-Darstg. im Gewebeschnitt mit LÖFFLER* Methylenblau u. Nachfärben mit Gerbsäure. – **N.* Lösung**: alkohol-gesätt. Thionin-Lsg. u. 1%ig. Aqua phenolata als histol. u. mikrobieller Farbstoff. – **N.* Nährboden**: 1) ↑ N-N-N-Agar. – 2) Nähragar mit Aq.dest.-verdünntem, Formalin- u. Ammoniak-halt. Pferdeserum; zur Aufbewahrung von Neisseria meiningitidis. – 3) **N.*-ALLILAIRE* N.**: Glyzerin-halt. Pepton-Agar mit Kartoffelbrei; für Pasteurella-pseudotuberculosis-Kultur. – **N.* Probe**: biol. Fleckfieber-Nachweis anhand mehrtäg. Fieberschubes beim Meerschweinchen 10 Tg. nach i.p. Inj. von 2–3 Tr. Probandenblut.

Nicotiana: die nach J. NICOT DE VILLEMAIN (16. Jh.) benannte (sub)trop. Solanazeen-Gattung »Tabak«; Blätter enthalten neben Aromastoffen v. a. Nikotin u. a. Alkaloide (↑ Nikotinvergiftung).

Nic(ti)tatio: Blinzeln, i. e. S. der Blepharoklonus (= Blepharospasmus nictitans).

Nidation: *embryol* »Einnistung« (Implantation) des nidationsreifen Keimes (meist spätes Morulastadium oder Blastozyste) in die hormonal (Progesteron) vorbereitete Uteruswand (in prägravider = Sekretionsphase), die sich bald mit dem Trophoblasten verbindet; beim Menschen unter Eindringen ins Uterusstroma (»**interstitielle N.**«, nach zunächst breitfläch. Anlagerung ans Endometrium, unter Mitwkg. proteolyt. Enzyme), u. zwar meist an der Uterushinterwand als einem der präsumptiven Implantationsorte (deren präimplantative Veränderungen in 2–3 Tg. auf die ges. Mukosa übergreifen; gleichzeitig Auflösung der Zona pellucida, die, intakt, eine N. verhindert, deren vorzeit. Auflösung aber zur Extrauteringravidität führen kann); nachfolgend schnelles Wachstum des Trophoblasten unter Einwkg. maternen Luteohormons. – **Nidations|schwäche** (mangelhafte biol. Qualität des Eibettes, z. B. bei Zyklusstörung, nach Abort, überintensiver Abrasio, Wochenbettfieber, bei ektop. Sitz) kann zu Abortive, Fehlgeburt oder Fruchtmißbildung führen. – **N.hemmer**: die »Pille danach« (s. u. Ovulationshemmer).

Nidoko-Fieber: lokale Bez. für Koreafieber.

nidorosus: (lat.) faulig.

Nidus: (lat.) Nest; z. B. *anat* **N. avis** (»Vogelnest« der Tonsilla cerebelli am Velum medullare post.), **N. hirudinis** (»Schwalbennest« zwischen Velum medull. post. u. Uvula vermis), **N. lienis** (Peritonealtasche für den unt. Milzpol), **N.** (= Fossa) **tonsillaris**; *path* Kern des osteoiden Gewebes beim ↑ Osteoid-Osteom.

Nieden* Leseprobe: ↑ Sehprobentafel (für Nahsehen) mit Texten verschied. Schriftgröße.

Niederdrucksystem: *physiol* funkt. Sammelbegr. (in Gegenüberstellung zum artieriellen System) für die Kreislaufabschnitte niedrigen Druckes (0–15 mm Hg) u. großer Kapazität (ca. 85% des Blutvol.), ↑ Abb.

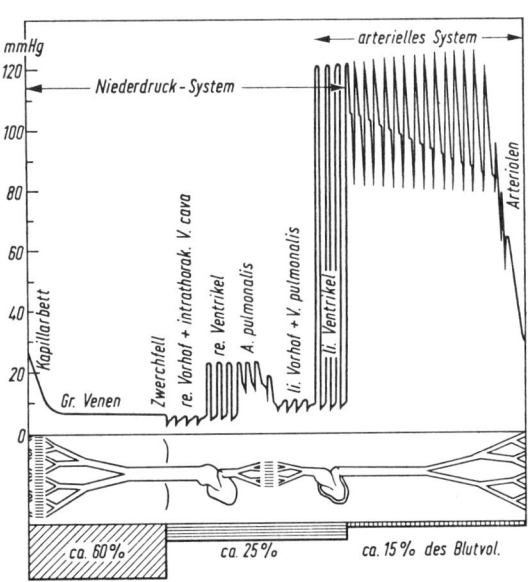

Niederecker* Operation: bei Hallux valgus Abtragen der »Exostose«, Metatarsalköpfchenglättung, subkapitale trapezförm. Osteotomie, Rückverlagerung der Sesambeine.

Niederfrequenz: die für das menschl. Ohr wahrnehmbaren »Tonfrequenzen« zwischen 16 u. 20 000 Hz. – **N.therapie** (mit nicht-hochfrequenten bis gleichförm. elektr. Strömen von 60 V u. einigen 100 mA) erfolgt in Form der Farado- u. Galvanother., mit diadynam. Strömen (BERNARD) u. sogen. Interferenzstrom (s. u. NEMEC*).

Niederhöffer* Übungen: als Krankengymnastik bei WS-Skoliose isometr. Spannungsübungen der konkavseit. Rückenmuskulatur (Arm u. Becken der Konkavseite fixiert, der Konvexseite entspannt).

Niederkunft: Geburt; i. e. S. deren Rahmenakt (der bei Mehrlingsschwangerschaft mehrere Geburten umfaßt).

Niederlassungsfreiheit: gem. § 2 BÄO das Recht des approbierten Arztes zur Berufsausübung in freier Praxis an jedem Ort innerhalb des Bundesgebietes.

Niederschlag: 1) *chem* ↑ Präzipitat, Fällung(s)... – 2) **radioakt. N.**, »Fallout«: bei Atom- u. Wasserstoffbombenexplosion durch die Spaltprodukte radioaktiv gewordene, fein verteilte Materie, die als Staub, Wassertropfen etc. auf die Erde niedergeht, z. T. nach mehrmal. Umwandern des Planeten mit der Luftströmung.

Niederschlagsmembran: (TRAUBE) semipermeable Membran aus Ferrozyankupfer-Niederschlag.

Niederspannungs|elektrokardiogramm: EKG mit max. Gesamtausschlag (in Extremitäten- u. Brustwand-Abltgn.) von 0,5–0,75 bzw. 0,65–0,8 mV; basierend auf primär niedr. Spannungsproduktion, abnormer Lage des Herzens oder Gewebsveränderungen zwischen Herz u. Abgriffstelle. Unterschieden als absol., rel. (herznahe Abltgn. normal bis überhöht) u. paradoxes N.-EKG (Extremitäten-Abltgn. normal). – **N.unfall**: Elektrotrauma bei Nennspannungen <1000 V (maßgebend für die Auswirkungen ist die Stromstärke; Gefährlichkeitsgrad aber auch mit der Spannung steigend); klin.: neben Wärmeeffekten Herzrhythmusstörung (in ca. 3% sofort. Tod, meist nach Kammerflimmern), kurze Bewußtlosigkeit, evtl. Hirnödem; bei – irreversibler – Vorderhornschädigung im unt. Halsmark Muskelatrophie, seith myatroph. Lateralsklerose; bei sehr kurzer Einwirkung nur funktionelle Störungen (Muskelzuckung, Schmerz); Todesrate 0,3–10%.

Niederungsklima: Klima im Flachland, im Ggs. zum Berglandklima mit rel. geringen, kleinräum. u. kurzzeit. Unterschieden der klimat. Bedingungen u. größerer Beeinflussung durch bodennahe Luftverunreinigungsquellen.

Niedervoltage: *kard* ↑ Niederspannungs-EKG.

Niednagel, Neidnagel: *derm* Einriß am – zu weit vorgewachsenen u. deswegen ausgerissenen – Nageloberhäutchen; evtl. mit Fortsetzung auf den Nagelfalz (starke Schmerzen; evtl. sek. Infektion).

Niedner* (FRANZ N., 1905–1974, Chirurg, Ulm) **Klemme**: Schraubenklemme (2 Haltegriffe; rechtwinkl. Branchen, gemeinsam als U-Form) für anastomosengerechte Gefäßadaptation (v. a. der Pulmonalis). – **N.* Zeichen**: Fühlbarwerden des Aortenpulses im li. Oberbauch bei akuter Pankreatitis (Fortleitung über das hyperäm. u. ödematös vergrößerte Organ).

Niehans* (PAUL N., 1882–1971, Urologe, Zürich) **Operation**: (1930) Ligatur zwischen Hoden u. Nebenhodenkopf (möglichst nahe an letzterem) bei Prostatahypertrohie. Hat Verjüngungseffekt durch vermehrten Hormonaustritt ins Blut aus Keimepithel u. LEYDIG* Zellen (»STEINACH* Op.«). – **N.* Zellulartherapie**: ↑ Frischzellentherapie.

Nielsen* Beatmung (HOLGER N., 1866–1955, Arzt, Kopenhagen): manuelle Reanimation in Bauchlage durch Abduzieren der Oberarme (für Inspiration) u. nachfolgend Druck auf hint.-seitl. Thoraxpartien (Unterstützung der Exspiration).

Nielsen* Syndrom: 1) ↑ ULLRICH*-N.* Sy. (HERMANN N., zeitgen. Kliniker, Kopenhagen). – 2) ↑ JERVELL*-LANGE=NIELSEN* Syndrom.

Nielsen*-Okkels*-Stockholm* Reaktion: (1932) *histol* Glykogen-Nachweis (Bräunung) im nicht entparaffinierten Paraffinschnitt durch Jodtinktur.

Nielubowicz*-Olszewski* Operation (JAN N., Chirurg, Warschau): (1969) Anastomosierung eines halbierten Leisten-LK mit einer benachbarten Vene bei chron. Lymphödem des Beines.

Niemandsland: *chir* s. u. BUNNELL*.

Niemann*-Pick* Krankheit (ALBERT N., 1880–1921, Pädiater, Berlin; LUDWIG P.), lipoidzell. Hepatosplenomegalie: (1914 bzw. 1926) fam., im Säuglingsalter beginnende, einfach-rezessiv erbl. Krankh. mit Sphingomyelinspeicherung im RHS, Mesenchym, Epithel u. präfinal in fast allen Organen (s. a. Tab. »Lipidose«); im RHS unter Bldg. der pathognomon. **N.*-P.* Zellen** (20–60 μm, blaß, Cholesterin, Neutralfett u. v. a. Sphingomyelin enthaltend, daher nach Alkohol-Behandlung als Schaum- oder Wabenzellen; in Leber, Milz, LK, KM, aber auch im peripheren Blut). Pathogenese unbekannt; letaler Ausgang meist im 2. Lj.; bei gleichzeit. Gangliosid-Speicherung im Nervengewebe ↑ TAY*-SACHS* Syndrom. Klin.: Hepatosplenomegalie, evtl. Aszites, generalisierte LK-Schwellungen, progred. Abmagerung, Erbrechen, profuse Schweiße (Dehydratation); Haut wachsglänzend, bräunl.-gelb; Muskelhypotonie mit Schwinden der Eigenreflexe, Hör- u. Sehstörungen (bis Erblindung), Debilität oder Idiotie; am Augenhintergrund kirschroter Fleck mit gelbl. Fleck in der Macula lutea; evtl. miliares Lungenbild (interstitielle Speicherung).

Niere, Ren, Nephros: das paar., retroperitoneal im ↑ Nierenlager gelegene, vorwiegend exkretor. Organ (ca. 150 g), das im Dienste der Konstanthaltung von Vol. u. Zusammensetzung der extrazellulären Flüssigkeit aus dem in den Glomeruli gebildeten Primärharn unter erhebl. Konzentrationsarbeit einen – bedarfsweise modifizierten – Endharn ausscheidet; ↑ Harnbereitung gesteuert a) von Blutdurchströmung der Glomeruli (normal ca. 1000 l pro Tag), b) nervös vom Vasomotorenzentrum (Boden des 4. Ventrikels; Reizung: vermehrte Durchblutung u. Drucksteigerung in Glomeruli; s. a. Salzstich) über Pl. renalis (parasympathisch N. vagus, sympathisch N. splanchnicus), letztlich durch als Drossel fungierende ring- oder sichelförm. Wandpolster (epitheloide Zellen) in den Arteriolae afferentes (angeregt von Histamin, Tyramin, Azetylcholin). Ist durch inkretor. Funktion

(Bildung von Erythropoietin u. Renin im juxtaglomerulären Apparat) an Erythropoese u. Blutdruckregulation beteiligt. – *embryol* Entwicklung des zunächst gelappten, später (durch Rindenwachstum) glatten Organs über ↑ Vor-, Ur- (bei Menschen funktionslos) u. Nachniere (unter akt. Auswachsen der Harnleiterknospe); Funktionsbeginn bereits pränatal (für Fruchtentwicklung unwesentlich; Schlackenausscheidung über Plazenta). – s. a. Nephr(o)... – **akzessorische N.**: im allg. kleine, zusätzl. Niere, separat u. mit eigenen »akzessor.« Blutgefäßen oder aber mit der Hauptniere verschmolzen; zeigt erhöhte Neigung zu Infektionen, Steinbildung, Hydronephrose; vgl. Doppelniere. – **kleine N.**: uni- oder bilat. Kleinheit der Niere; angeb. (↑ Nierenhypoplasie) oder – i. e. S. – als sek., aus chron. Glomerulo- oder Pyelonephritis, hyperton. Nephropathie, Strahlenschaden etc. resultierende Zwergniere. – **polyzyst. N.**: Erwachsenenform der ↑ Zystenniere. – **schlafende N.** (DOURMASCHKIN 1952) period. Funktionslosigkeit der – nicht destruktiv veränderten – N. bei Ureterverschluß; Pathogenese unklar; nach Wiederherstellung des Abflusses reversibel. – **stumme N.**: *röntg* fehlende Darstg. des Nierenhohlsystems bei Ausscheidungsurographie; Vork. bei A- oder Hypoplasie (mit zyst. Degeneration), Pyo- u. Hydronephrose, Nierenarterienveränderungen, hochsitzender Harnleiterstenose (Stein, Tumor, Entzündung, v. a. Tbk). – Als **künstl. Niere** der ↑ Hämodialysator.

Nierenabszeß: meist multiple Abszeßbildung in Mark oder Rinde als bes. Form der aszendierenden (intrakanalikulär, lymphogen oder per continuitatem) eitr. Pyelonephritis oder als embol.-eitr. Herdglomerulitis (sept. Niereninfarkt bei Bakteriämie). Klin.: starke Klopfempfindlichkeit, remittierendes Fieber, Schüttelfröste, erhöhte BSG, Leukozytose; bei Verbindung mit ableitenden Harnwegen Pyurie; evtl. Übergreifen auf Nierenkapsel (perinephrit. Abszeß). – s. a. Nephritis apostematosa, Nierenkarbunkel.

Nieren|adenom: gutart., epithelialer Tumor des Nierenparenchyms (basophil, azidophil oder hellzell.); v. a. in der Rinde der arteriolosklerot. Niere u. im fortgeschrittenen Alter. – Als **papilläres N.a.** eines mit drüsig-papillärem Aufbau u. fingerförm. peripherer Ausbreitung. – **N.adenokarzinom**: s. u. Nierenkarzinom. – **N.adenomyosarkom**: ↑ WILMS* Tumor.

Nierenagenesie: aus Anlagestörung der Ureterknospe, des Nierenblastems oder der Nierengefäße resultierendes Fehlen der Niere; vgl. Nierenaplasie.

Nierenamyloidose: vorw. glomeruläre Amyloidablagerung; v. a. sekundär (bei eitr. Prozessen, Neoplasien etc.); mit persistierender Proteinurie, nephrot. Syndrom u. – terminal – Niereninsuffizienz; als Komplikationen Nierenvenenthrombose oder Hypertonie. – Ferner die **fam. N.** mit febriler Urtikaria u. Taubheit (als Variante der erbl. Nephropathie?) u. die amyloidot. ↑ Neuropathie mit Nephropathie.

Nieren|angiographie: *röntg.* Darstg. der Nierengefäße nach Einbringen eines pos. KM in die Aorta abdomin. (lumbale oder retrograde Aortographie) oder – besser – selektiv mit Spezialkatheter in die A. renalis; v. a. bei Mißbildgn., Tumor, »stummer Niere«. – **N.angiom**: seltenes, tumorförm. a.-v. Nierengefäßkonvolut (angiographisch darstellbar) als angeb. Mißbildung mit Kurzschaltung von Hoch- u. Niederdruckgebiet (Fehlen der Kapillaren).

Nierenantikörper: gegen die AG-Determinanten von Nierenproteinen gerichtete humorale AK; meist mit verschied. Baktn.stämmen kreuzreagierend; häufig komplementverbrauchend; pathognomonisch für Glomerulo- u. MASUGI* Nephritis (gegen glomeruläre Basalmembran) u. – zus. mit zellgebundenen AK (immunkompetenter Lympho) – für verschied. Autoimmunopathien. Vork. ferner bei (Nieren-) Transplantatabstoßung u. als komplementaktivierende Antibasalmembran-AK bei GOODPASTURE* Syndrom.

Nierenaplasie: meist einseit. Hemmungsmißbildung der – im allg. an typ. Stelle liegenden – Niere (klein, mißgestaltet, kompakt oder mit Zystenbildung); stets mit Fehlbildung des Ureters, evtl. auch des Genitale kombiniert (↑ POTTER* Syndrom I); bds. Form nicht lebensfähig.

Nierenarterie: ↑ Arteria renalis. – Ferner akzessor. oder aberrierende Nierengefäße als konnat. Mißbildung (der primär segmental-leiterförm. Gefäße); Gefahr der Ureterkompression (Harnretention, Hydronephrose).

Nierenarterien|aneurysma: angeb. oder erworb. (syphilit., traumat., arteriosklerot. etc.), echtes oder falsches Aneurysma der A. renalis; klin.: meist Funktionsschwäche, örtl. Schmerzen, Hämaturie (35%), Hypertonie, aber auch symptomlos; im Rö.bild evtl. verkalkter Ringschatten, Verdrängungszeichen. – **N.hyperplasie, fibromuskuläre**: (LEADBETTER, BURKLAND 1938) ät.-path. unklare (gynäkotrope) Dysplasie einer oder bd. Nierenhauptarterien (meist dist. $^2/_3$), mit typ. »perlschnurart.« Arteriogramm. – **N.stenose**: Einengung einer Nierenhauptarterie infolge Dysplasie, Arteriosklerose, Abknickung bei falschem Abgang etc.; klin.: häufig Stenosegeräusche in Nabel- oder Lendengegend (ca. 25%), arterielle Hypertonie (durch gefäßchirurg. Eingriff oft günstig zu beeinflussen, aber präop. nur schwer abzuschätzen).

Nierenarterio-, -arteriolosklerose: s. u. Nierenarterienstenose, Nephrosklerose.

Nieren|bänkchen: *chir* s. u. N.kissen. – **N.ballottement**: bei bimanueller Palpation durch kleine Stöße der hint. Hand bewirktes Hin- u. Herrollen der Niere; zur besseren Lage-, Umriß-, Größen- u. Konsistenz-Bestg.; s. a. GUYON* Palpation.

Nierenbecken, Pelvis renalis *PNA*: der aus der Vereinigung der Nierenkelche hervorgehende, innerhalb der Parenchymgrenzen gelegene oder – am Hilus – weitgehend freie (= intra- bzw. extrarenale) trichterförm. bis rundl. (»ampulläre«), evtl. dendritisch verzweigte, sich ureterwärts – hinter den Nierengefäßen – verjüngende Teil des Nierenhohlsystems. Sammelorgan für den – aus den Sammelröhren austretenden – Endharn (Fassungsvermögen 3–6 ml, bei Rückstauung bis > 50 ml). Wandung: Mukosa mit Übergangsepithel, längsgerichtete, am Ausgang zirkuläre oder spiral. Muskularis (»physiol. Enge«), bindegeweb. Adventitia. Während der Kontraktion (»Systole«, re. u. li. alternierend, asynchron zu denen der Kelche) erfolgt Verschiebung des Harns zum Nierenhilus unter Bildung der Harnspindel; in der Diastole Auffüllung je nach Urinangebot. Physiol. orthostat. Engstellung aufgehoben bei Nierenerkr.; bei entzündl. Prozeß, Hydro- u. Pyonephrose Motilitätsstörung (evtl. Wandstarre); Entleerungsgrad je nach To-

Nierenbecken-

nuslage (oft physiol. Restharn, bei ampullärem N. ohne nennenswerte Erweiterung = »kleine«, u. U. schmerzhafte Hydronephrose). – Evtl. doppelt ausgebildet (»Pyeloschisis«). – *embryol* Geht als prim. N. aus dem blinden Ende der Harnleiterknospe hervor. – s. a. Pyel(o)...

Nierenbecken|ausgußstein: das N. mehr oder weniger ausfüllendes ↑ Harnkonkrement (evtl. trotz Unbeweglichkeit als Ventilstein); evtl. – als sogen. ↑ Korallen- oder Hirschgeweihstein – auch in die Kelche reichend; häufig bds. mit starker Rezidivneigung (60–80%). Klin.: s. u. Nephrolithiasis; infolge Pyelonephritis Nierenparenchymschwund (Gefahr der Urämie). – **N.divertikel**: s. u. N.zyste. – **N.dränage**: s. u. N.fistel, Harnleiterschienung. – **N.entzündung**: ↑ Pyelitis. – **N.erweiterung**: ↑ Pyelektasie, Hydronephrose. – **N.fistel**: als äuß. Fistel v. a. traumatisch, durch Tumorpenetration sowie die op. Dränagefistel (temporäre oder permanente Katheterfistel bei Nephro- bzw. Pyelostomie, Harnleiterplastik, als Ureteropyelonephrostomie).

Nierenbecken|harn: der mittels Ureterkatheter aus dem N. entnommene »Nierenharn«; v. a. für renale ↑ Clearance, bakt. u. zytol. Diagnostik. – **N.-Harnleiteranastomose**: ↑ Ureteropyelo-, Ureteropyelonephrostomie, Pokalplastik. – **N.hypotonie**: reduzierter Muskeltonus der Wandung mit resultierender ↑ Pyelektasie (d. h. Aufhebung der physiol. Engstellung, erhöhte Reizschwelle für Peristaltik) auch im Stehen. Diagnose: Ureter-Kinematographie, Kymographie, Druckmessung, NARATH*, HUTTER* Zeichen. – **N.karzinom**: meist papilläres Urothel-Ca., seltener Plattenepithel-Ca., evtl. multizentrisch entstehend; gehäuft bei Phenazetinabusus; evtl. kombin. mit Pyelitis, Nierenbeckenstein; Leitsympt.: Hämaturie; Metastasierung v. a. lymphogen.

Nierenbecken|leukoplakie bei chron. Pyelonephritis u. Pyonephrose; im Pyelogramm evtl. deutl. Längsfältelung. – **N.luxation**: die Ausstülpung bei ↑ Pyelektasie, evtl. mit »Überschnappen« über ein Vas aberrans; meist ausgelöst durch abrupte ungeschickte Bewegung. Klin.: plötzl., starker Dauerschmerz (Dehnung u. Stenosierung des Gefäßes); spontanes Rückluxieren (u. sofort. Schmerzlosigkeit) möglich. Ther.: plast. Op. (mit oder ohne Gefäßresektion).

Nierenbecken|papillom: gutart. (aber rezidivfreud.) Tumor mit fibrovaskulärem Stroma u. Urothelbedekkung, selten solitär; als Papillomatose meist auf Kelche u. Harnleiter übergreifend (entweder unilokulär mit intrakanalikulärer, lymphogener oder kontagiöser Ausbreitung oder aber prim.-multilokulär); Sympte.: intermittierende Schmerzen, Hämat-, Erythrurie; im Urogramm zottenförm. Aussparungen. Häufig maligne Entartung. – **N.plastik**: op. Korrektur des erweiterten oder formveränderten Pyelons, und zwar als Formkorrektur mit (z. B. DEUTICKE, HRYNTSCHAK, BISCHOFF, YOUNG) oder ohne Beckenresektion (FOLEY, TRENDELENBURG), durch Harnleiterumpflanzung (Ureteropyeloneostomie; ISRAEL, KÜSS, KÜSTER, KROGIUS, MORRIS, PATCH, WALTER, WILDBOLZ u. a.), durch seitl. Nierenbecken-Harnleiteranastomosierung (ALBARRAN, V. LICHTENBERG u. a.) oder – bei Harnleiterenge – durch Längsinzision mit querer Vernähung (FENGER u. a.). – **N.spülung**: wiederholte oder protrah. Instillation von Spülflüssigkeit (u. U. mit Antiseptika, organ. Säuren) über

Ureterkatheter; v. a. bei Pyonephrose, Megaureter, Steinleiden (↑ Chemolitholyse).

Nierenbecken|stein: solitäres (evtl. als ↑ N.ausgußstein) oder multiples Harnkonkrement im Pyelon; als Ventilstein mit intermittierender, als Verschlußstein mit permanenter Hydronephrose; s. a. Nephrolithiasis. – **N.zyste**: beckennahe Nierenzyste; peripelvikal oder pyelogen, meist intrarenal, mit schmaler Verbdg. zum Pyelon; oft divertikelförmig; häufig mit Konkrement; oder parapelvikal = Hiluszyste (ohne Kommunikation; evtl. angeb. als Lymphspaltenektasie; häufig Drosselungshochdruck).

Nierenbiopsie: Rö.-kontrollierte Blindpunktion oder offene (intraop.) Probeexzision von Nierenparenchym (Gewebszylinder, Aspirat bzw. Exzisat); erstere kontraindiziert bei Einzelniere, hämorrhag. Diathese, Neoplasma, Hydro-, Pyonephrose.

Nieren|blastem: das aus der Hinterwand des Zöloms hervorgehende Bildungsgewebe der Niere. – **N.block**: 1) plötzlich einsetzende ↑ Anurie. – 2) **N.blockade**: Novocain-Inj. in den Nierenstiel (Ggl. aorticorenale) zur Anästhesie bzw. Vasodilatation. – **N.blutung**, Nephrorrhagie: renale Mikro- oder Makrohämaturie (Urin rot, rotbraun oder fleischwasserfarben); massiv z. B. bei N.ruptur, -tumor, -infarkt, geringer bei akuter Glomerulo- u. Pyelonephritis, Nephrolithiasis, hämorrhag. Diathese, als vasofunktionelle Hämaturie. Lokalisierung durch Dreigläserprobe (Blut in allen Portionen, v. a. in der letzten), Zystoskopie, Ureterkatheterismus. – s. a. Hämatonephrose.

Nieren|degeneration, polyzystische: s. u. Zystenniere. – **N.dekapsulation**: op. Lösung u. Entfernung der konvexseitig gespaltenen N.kapsel einschl. ihres Ansatzes am N.hilus (s. a. N.denervierung); v. a. bei N.-ischämie, vasoreflektor. Anurie; auch Zusatzeingriff bei Nephropexie. – **N.dekompensation**: ↑ N.insuffizienz.

Nierendenervierung: op. Ausschaltung der Nierennerven zur Durchblutungsverbesserung bei Anurie, Nephritis, funktionellen u. spast. Veränderungen; als periarterielle Sympathektomie des Nierenstiels (PAPIN; auch zus. mit Nierendekapsulation: »totale N.«), Splanchnikusdurchtrennung (PENDE 1924), Exstirpation des Ggl. aorticorenale (FONTAINE 1934).

Nieren|diabetes: ↑ Diabetes renalis. – **N.diät**: ursprünglich nur kochsalz- u. eiweißarme Diätformen; heute auch solche zum Ausgleich großer Eiweißverluste oder zur Vermeidung eines für die insuffiziente Niere übermäß. N-Angebotes. Prinzipiell: NaCl-Entzug nur bei unbeeinflußbarem Hypertonus oder hochgrad. Ödem, kompensierende NaCl- u. K-Gaben bei salzverlierender Nephritis, Flüssigkeitsreduktion bei Oligurie (Ausscheidung plus 500 ml), reichl. Flüssigkeitsangebot (bis 3 l/Tag) bei Hypo- u. Isosthenurie.

Nierendurchblutung: Blutdurchfluß durch Rinde u. Mark, beim Menschen ca. 125 ml/Min/100 g (ca. 1200 ml/Min. = 25% des HMV; quant. faßbar durch PAH-Clearance), wobei die a.-v. O_2-Differenz (1–2 Vol.%) konstant bleibt. Durchblutung der Rinde (= 93% der Gesamt-N.) mit ausgeprägter Autoregulation (Konstriktion der Vasa afferentia bei arterieller Drucksteigerung, dadurch glomerulärer Filtrationsdruck konstant u. tubuläre Na^+-Konz. unter dem Rücktransportmaximum), möglicherweise ausgelöst durch juxtaglomulären ⁄ Renin-Angiotensin-Rückkoppelungsmechanismus.

Nieren|dysplasie: s. u. N.mißbildung. – **N.dystopie**, **-hetero-, -ektopie**: angeb. gefäßfixierte Lageanomalie (vgl. Nephroptose) der – oft dysplast. (klein, deformiert, evtl. gelappt) – Niere infolge Persistenz der frühfetalen Gefäßversorgung; meist als **lumbosakrale** u. **sakroiliakale N.d.** (⁄ Beckenniere; evtl. »gekreuzt«, d. h. kontralat. verlegt; auch als – partielle – Fusionsniere); seltener als **thorakale N.d.** (bei Zwerchfelldefekt).

Nierenechinokokkose: Hydatidenzyste (teils verkalkt) im Nierenparenchym; evtl. in Retroperitonealraum, Bauchhöhle oder Pyelon durchbrechend (Hydatiden-Nachweis!); klin.: Verdrängungserscheinungen (an Nierenstiel u. Ureterabgang); Druckatrophie (Parenchym), im Rö.bild Kalkschatten, Flüssigkeitsspiegel.

Nieren|eklampsie: ⁄ Hypertensionsenzephalopathie. – **N.embolie**: s. u. N.infarkt. – **N.entnervung**: chir ⁄ N.denervierung. – **N.entzündung**: ⁄ Nephritis, Glomerulo-, Pyelonephritis. – **N.exstirpation**: ⁄ Nephrektomie.

Nieren|fettkapsel: ⁄ Capsula adiposa renis. – **N.fibrose**: ⁄ Markfibrose (2). – **N.fistel**: ⁄ N.beckenfistel, Nephrostomie.

Nieren|freilegung: (SIMON 1869) op. Darstg. der Niere; retroperitoneal durch Flankenschnitt (mit oder ohne Rippenresektion), lumb. Querschnitt oder spez. ⁄ N.schnitt (trans-, extraperitoneal, paramedian, transthorakal, thorako-abdominal; s. a. Nephrektomie, vgl. Nephrolyse. – **N.funktionsprüfung**: Prüfung der quant. u. qual. exkretor. Leistung, v. a. des Verdünnungs- u. Konzentrationsvermögens (⁄ VOLHARD* Versuch, Phenolrot-Clearance, Chromozystographie, Ausscheidungsurographie), ferner des Glomerulusfiltrats, einzelner tubulärer Leistungen (z. B. Glukoseresorption, Phosphatrückresorption) u. der Organdurchblutung (⁄ Clearance; Inulin-, Kreatinin-Clearance für glomeruläres ⁄ Filtratvol., PAH-Clearance für effektiven renalen Plasmafluß).

Nieren|gicht: s. u. Gichtniere, sek. ⁄ Gicht. – **N.gifte**: endo- u. exogene Stoffe mit nierentox. Effekt (akutes N.versagen, interstitielle Nephritis, Tubulusnekrose, nephrot. Syndrom); insbes. Schwermetalle, Chromate, Arsen, Antimon, organ. Lösemittel, best. Antibiotika, Steroide, Phenylbutazon, Rö-KM. – **N.glaukom**: ⁄ N.ödem. – **N. grieß**: ⁄ Harngrieß (i. e. S. der auf reichl. Trübstoffbildung im N.beckenurin beruhende, v. a. bei Harnretention, Dyskolloidurie; s. a. Sulfonamidgrieß).

Nieren|hämangiom: ⁄ N.angiom. – **N.hernie**: ⁄ Hernia lumb. (v. a. nach örtlicher Op.) mit N.teilen als Bruchinhalt. – **N.hilus**: ⁄ Hilus renalis. – **N.hiluszyste**: ⁄ N.beckenzyste. – **N.hüllen**: außer dem umgebenden retroperitonealen Fett die ⁄ Capsula fibrosa, Fascia renis, Capsula adiposa.

Nieren|hygrom: perirenale Urinansammlung (»äuß. Hydronephrose«) nach subkapsulärem Reflux. – **N.hyperplasie**: angeb. »Riesenniere« (bis zu zweifacher Größe u. Gew.), meist als Doppelniere mit Doppelureter. – **N.hypertrophie**: kompensator. H. einer Niere (mit Vergrößerung der Kanälcheneinheiten) bei Hypo- oder Aplasie oder Verlust der anderen. – **N.hypoplasie**: angeb., u. U. nur bohnen- oder pflaumengroße »Miniaturniere« (Hemmungsmißbildung); entweder als hypoplast. u. meist funktionslose Zystenniere (oft mit anderen Mißbildungen kombin.) oder – i. e. S. – mit regelrechtem Aufbau, aber vermind. Zahl der Renkuli u. Pyramiden (Kelche eng aneinanderstehend, deformiert); bei Einseitigkeit zunächst klinisch stumm, jedoch Gefahr von Pyelonephritis, zyst. Entartung, ⁄ Nephrosklerose, Hochdruck; bei Doppelseitigkeit Urämie. Gesunde 2. Niere im allg. hyperplastisch. – Auch inkorrekte Bez. für ⁄ Schrumpfniere (s. a. kleine ⁄ Niere, Zwergniere).

Niereninfarkt: durch venösen bzw. arteriellen Verschluß bedingter hämorrhag. (⁄ Nierenvenenthrombose) oder – i. e. S. – anäm. Infarkt (keilförmig, mit Basis zur Kapsel); embolisch bei Aorten-, Mitralvitium, Endokarditis, Herzwandthrombose; thrombotisch bei stumpfem Bauchtrauma, Arteriosklerose, Periarteriitis. Klin.: akutes Abdomen, Hämaturie, Oligo- oder Anurie (reflektorisch auch der anderen Niere); bei kleinem Ausmaß Heilung als Infarktniere, bei extrem großem evtl. totale Nekrose; s. a. Nierensubinfarkt. – **septischer N.**: ⁄ Nierenabszeß, Nephritis apostematosa.

Niereninsuffizienz, renale Insuffizienz: Einschränkung des Glomerulusfiltrats mit Zunahme harnpflichtiger Substanzen im Serum, akut als ⁄ Nierenversagen, chronisch (irreversibel) bei prim. Nephropathie mit progred. Parenchymuntergang, aber auch bei chron. Harnwegsobstruktion u. best. Systemkrankhn.; kompensiert (ohne schwere uräm. Symptomatik) oder dekompensiert. Als Frühsympt. häufig Nykturie (infolge Isosthenurie); später kardiovaskuläre, gastrointestinale u. neurol. Sympte., terminal Urämie.

Chronische Niereninsuffizienz nach SARRE

1. Stadium »der vollen Kompensation«:
Harnstoff, Kreatinin	im Normbereich
Kreatinin- bzw. Inulin--Clearance	erniedrigt (30 bis 80 ml/min)

2. Stadium »der kompensierten Retention«:
Kreatinin	1,5 bis 8 mg%
Kreatinin-Clearance	10 bis 30 ml/min
klinisch ohne wesentl. Sympte. (»stabil«)	

3. Stadium »der dekompensierten Retention«: (»Präurämie«):
Kreatinin	8 bis 15 mg%
Kreatinin-Clearance	3–5 bis 10 ml/min
Entwicklung der typ. Komplikationen (»instabil«, progredient)	

4. Stadium »der terminalen Niereninsuffizienz«:
Kreatinin	>15 mg%
Kreatinin-Clearance	<3 bis 5 ml/min
ohne Dialyse letal	

Nierenkapsel: ⁄ Capsula fibrosa u. adiposa renis. – Das **N.fibrom** ist benigne u. im allg. ohne renale Symptomatik.

Nieren|karbunkel: hämatogen-metastat., multiple, kleine konfluierende Rindenabszesse durch Staphylokokken; evtl. übergehend in eitr. Perinephritis oder

Nierenkarzinom

paranephrit. Abszeß. Klin.: initial Schüttelfröste, dann remittierendes Fieber, Leukozytose, meist örtl. Druckschmerz. – **N.karzinom**: malignes / Neoplasma des N.parenchyms; am häufigsten hellzellig (hypernephroid), ferner das tubuläre Adeno-Ca. u. das alveoläre Ca. – Als Sonderformen das solide Ca. u. das / Hypernephrom. – **N.kaverne**: Zerfallshöhle im N.parenchym, meist bei käsig-kavernöser Tbk; rindenwärts fortschreitend, geschlossen oder in die Harnwege durchbrechend (= tbk. Pyonephrose); im Urogramm oft sogen. Margeritenform, später Kittniere; s. a. Autonephrektomie.

Nieren|kelche: / Calyces renales. – s. a. Kelch... – **N.kissen**: *chir* Polsterrolle als Unterlage für die gesunde Flanke bei Nieren-Op. (zur Vergrößerung des Abstands zwischen Rippenbogen u. Darmbeinkamm). Gleicher Effekt durch in den Op.-Tisch eingebautes »N.bänkchen«.

Nieren|körperchen: / Corpuscula renis. – **N.kolik**: kolikart. Schmerzen in der N.gegend, hervorgerufen durch Harnrückstauung, N.becken-Kelch-, evtl. auch Kapseldehnung, Hypermotilität u Spasmen, Zirkulationsstörung, akute N.schwellung; mit Ausstrahlung v. a. in die Blasengegend u. Ileuserscheinungen (reflektor. Darmlähmung); v. a. bei Urolithiasis, ferner bei N.infarkt, -Tbk, -venenthrombose, Papillitis necroticans, N.beckenluxation, Hydronephrose, Pyelitis, Megaureter.

Nieren|kompressorium: *röntg* Gurt- oder Ballonkompressorium zur Verzögerung der N.beckenentleerung bei der Ausscheidungsurographie. – **N.krise**: anfallsweise Störung der N.funktion bei Tabes dors., Ren mobilis etc.

Nieren|läppchen: / Lobi renales. – **N.lager, -loge**: der retroperitoneale, paravertebral-subphren. Raum (etwa 12. BWK bis 3./4. LWK) als anatom. Bett der Niere (samt Hüllen); Hilus etwa in Höhe L_1, oberer N.pol rel. näher zur Medianlinie, re. Niere meist tiefer als li.; re. lateral von Leber u. Duodenum, li. von Milz, Magenfundus u. Pankreas begrenzt. – **N.lappung, fetale**: Persistenz der bei Feten u. Kindern (bis 5. Lj.) normalen Lappung des Organs; ohne klin. Bedeutung.

Nieren|leeraufnahme: *röntg* a.-p. Abdomenleeraufnahme zur Darstg. schattengebender Veränderungen im Bereich der Harnwege (z. B. Größen- u. Formabweichung der Niere, Verkalkung, Konkremente); meist mit anschließ. Urographie. – **N.lipomatose**: / Nephritis lipomatosa. – **N.lipome** v. a. in Rinde u. Kapsel, oft in Zusammenhang mit tuberöser Sklerose, auch als Myo- oder Angiomyolipom.

Nieren|mark: / Medulla renis; s. a. Mark... – **N.migräne**: (STICKER) im Anschluß an eine Migräne auftret. N.schmerzen mit Albuminurie. – **N.mißbildung**: Dysplasie i. S. von / N.lappung, Anlagenverschmelzung, fehlender Vereinigung von Tubuli u. Glomerula etc., / Verschmelzungs-, Doppel-, Kuchen-, Klumpen-, Hufeisen-, akzessor. / Niere, N.hyper-, -hypo- bzw. -aplasie, N.beckenzyste, Fusion mit der NN (im allg. asymptomat.).

Nieren|naht: *chir* tiefgreifende »atraumat.« Naht von N.parenchym u. -kapsel; bei Ruptur u. starker Parenchymblutung, evtl. mit Aufnähen von Muskelstücken oder resorbierbarem blutstillendem Material. – **N.nekrose**: s. u. N.infarkt, Papillen-, N.rindennekrose; auch als akute Nekrose proximaler Tubuli nach Intoxikation.

Nierenödem: interstitielle renale Flüssigkeitsansammlung, z. B. bei interstit. Nephritis, akuter Glomerulonephritis, akutem Nierenversagen; vgl. aber renales / Ödem.

Nieren|palpation: s. u. GUYON*, ISRAEL*. – **N.papille**: / Papilla renalis; s. a. Papillen... – **N.phlebographie**: *röntg* Darstg. der N.venen durch dir. (selektive) KM-Inj. in die V. renalis (von Femoral- oder Armvene aus) oder nach retrograder Füllung (durch VALSALVA* Versuch) bei der Kavographie. – **N.phthise**: 1) / Nieren-Tbk. – 2) / Nephronophthise.

Nierenplasmastrom: die die Niere pro Min. durchströmende Blutplasmamenge (in ml), errechnet aus PAH-Clearance u. Hämatokrit. – Als **totaler N.** der aus dem ERPF durch Korrektur der methodenbedingten Abweichung (z. B. PAH-Extraktion nur zu 92%) ermittelte.

Nierenpolresektion: keilförm. Exzision des krankhaft veränderten oberen oder unt. Nierenpols nach temporärer Drosselung des Nierenstiels, umschrieb. Dekapsulation u. Gefäßunterbindung; abschließ. Nephropexie; v. a. bei tbk. Kaverne, Solitärzyste, (Parenchym-, Kelch-)Steinnest. – Analog auch Teilresektion (des mittl. Drittels u. / Heminephrektomie).

Nieren|ptose: / Nephroptose. – **N.purpura**: s. u. Kalikopapillitis. – **N.pyramiden**: / Pyramides renales.

Nierenquengelung: *chir* op. Lageänderung der Niere durch Anschlingen mit Katgutband.

Nierenresektion: / Nephrektomie, Nierenpolresektion.

Nierenrinde: / Cortex renis. – **Nierenrinden|adenom**: von kortikalen Tubuli ausgehendes benignes, im allg. kleines Neoplasma. – **N.nekrose**, JUHEL= RENOY* Syndrom: v. a. nach Endotoxinschock (mit intravasaler Gerinnung), bei retroplazentarem Hämatom in der späten Gravidität, bei Mikroangiopathien u. Purpura vork. bds. ausgedehnte Rindennekrosen (Thrombosierung der Aa. interlobul. u. Vasa afferentia) mit akutem Nierenversagen u. – oft letaler – Urämie (lebenslange intermittierende Hämodialyse oft lebensrettend).

Nierenruptur: offene N. mit Läsion der fibrösen Kapsel nach penetrierender Verletzung, geschlossene N. nach dir. oder indir. (Fall auf die Füße, Verschüttung, Tragen schwerer Lasten) Nierenkontusion, selten spontan (bei vorgeschädigtem Organ, ausgelöst durch erhöhte Bauchmuskelanspannung). Klin.: Schocksympte., örtl. Auftreibung (Hämatom), Hämaturie (bei Nierenabriß evtl. fehlend), heft. Schmerz, evtl. Harnabgang aus der Wunde.

Nieren|sand: kleine u. kleinste N.steinpartikeln (Mikrolithen); vgl. N.grieß. – **N.sarkom**: v. a. Fibro-, Leiomyo-, Fibrosarkom u. Hämangioperizytom, ausgehend von N.kapsel, -stroma, -becken: meist Befall der ganzen Niere; hämatogene Lungen-, Skelettmetastasen.

Nieren|schale: nierenförm. Schale (Glas, Emaille, Kunststoff) zum Ablegen gebrauchter Instrumente etc.; auch als Brechschale. – **N.schnitt**: s. u. N.freilegung, Nephrektomie, Nephrotomie. – **N.schrumpfung, -schwund**: / Schrumpfniere, Nephrosklerose. – **N.schwelle**: die max. Rückresorptionskapazität der

Niere für eine best. nierengäng. Substanz; ausgedrückt als diejen. Plasma-Konz. der Substanz, mit deren Überschreiten sie im Endharn nachweisbar wird.

Nieren|senkung: ↗ Nephroptose. – **N.starre:** (CASPER) ungenügende Konzentrations- u. Verdünnungsfähigkeit der Niere; ↗ Isosthenurie. – **N.stein,** Nephrolith: Harnkonkrement in N.parenchym oder -hohlsystem; ↗ Nephrolithiasis.

Nierenstiel: *anat* die am Hilus renalis ein- bzw. austretenden Gefäße einschl. Pyelon. – **N.blockade:** mit Paravertebralanästhesie-Technik ausgeführte Blockade der Rr. communic. des Sympathikus u. des N. splanchnicus am Nierenhilus; bei Schmerzzuständen mit Oligurie, Schockniere etc. zur Wiederingangsetzung der Harnexkretion. – **N.klemme:** kräft. Gefäßklemme mit bes. langen, stumpfwinklig abgebogenen Branchen; als scharfe N. bei Nephrektomie, als weiche N. zum temporären Abklemmen bei plast. Eingriff.

Nieren|subinfarkt: langsam progred. N.arterienverschluß (v. a. Polarterien); führt zu N.schrumpfung (körn. Oberfläche, hochgrad. Parenchymverschmälerung mit Entdifferenzierung der Tubuli u. Aneinanderrücken der Glomeruli u. renaler Hypertonie. – **N.syndrom, extrarenales:** (NONNENBRUCH 1942) nicht renal bedingte sek. N.funktionsstörung bei intaktem Parenchym; mit Azotämie, die über hormonal gesteuerte Oligurie u. über tubuläre Schädigung zustande kommt; s. a. hepatorenales u. Salzmangelsyndrom (= **hypochloräm. N.syndrom**), N.versagen. – **N.szintigraphie:** einfache oder Serien-Sz. (Kamera) der Nierengegend nach i.v. Applikation von ^{197}Hg- oder ^{203}Hg-Chlormerodrin (z. B. Neohydrin®). – vgl. Radioisotopennephrographie.

Nierentransplantation: (ULLMANN, CARRELL 1902; VORONOY 1936) Übertragung einer Spenderniere (vom Lebenden oder als »Kadaverniere«, im allg. nach vorher. Nephrektomie. Ind.: irreversible Niereninsuffizienz (ohne Komplikation durch Systemerkr.) bzw. Verlust beider Nieren. Beste Erfolgsaussichten als syngenet. Transplantation; bei allogenetischer müssen Hauptblutgruppen u. Leukozyten-AG (↗ Transplantationsantigene) übereinstimmen. Einpflanzung retroperitoneal in die zur Spenderseite kontralat. Fossa iliaca (günst. Lage für Anastomosierung mit A. u. V. iliaca; Zirkulationsunterbrechung max. 20–40 Min.) u. Ureterozystoneostomie; anschließ. Immunosuppression, Infektionsprophylaxe.

Nierentuberkulose: fast stets hämatogene (bei Miliar- oder Lungen-Tbk), bds., parenchymatöse Tbk als renale Komponente der Urogenital-Tbk: im Initialstadium oft jahrelang asymptomatisch (kleine, evtl. narbig ausheilende oder sich abkapselnde Rindenherde); im 2. Stadium (ca. 80%, durch Deszension ins Nierenmark) als sogen. chirurg. N. entweder käsig-kavernös (mit – evtl. nur einseit. – Nierenkavernen oder Pyonephrose; später Schrumpfung, Sack-, ↗ Kittniere) als disseminiert-knotig (Konglomerattuberkel, v. a. in der Rinde, ohne Einschmelzungs- oder Durchbruchstendenz, d. h. meist gutart. Verlauf), fibrös-indurativ (schrumpfende Herde, Bindegewebswucherung: »tbk. Schrumpfniere«), ferner als »tbk. Nephritis«. Sympte. (im allg. erst im ulzerös-kavernösen Stadium): Erythrurie, Pyurie, Tuberkulobazillurie, Meteorismus, evtl. Koliken. Diagnose: Bazillennachweis (evtl. Tierversuch), Urographie; Ther.: Tuberkulostatika, evtl. Op. (Kavernotomie, Teilresektion, Nephrektomie).

Nieren|tumoren: als prim. Neoplasmen epithelialer Herkunft das ↗ N.rindenadenom, N.(becken)karzinom, mesenchymal ↗ N.angiom, -lipom, juxtaglomerulärzell. Tumor, als Mischformen v. a. der WILMS* Tumor u. die der tuberösen Hirnsklerose; Metastasen v. a. bei Bronchial-Ca., Leukämie, Sarkomatose.

Nierenvenenthrombose: prim. (z. B. nach lumb. Trauma, Op.; beim Säugling infolge ↗ Dehydratation) oder sek. (Glomerulonephritis, Nephrosklerose) Thrombosierung der V. renalis u./oder ihrer Äste, mit konsekut. hämorrhag. Niereninfarkt; ein- oder beidseitig; akut mit interstitiellem Ödem, chron. mit Fibrosierung. Klin.: lumb. Dauerschmerz mit Koliken, schmerzhafter Nieren-»Tumor«, reduzierter AZ, Fieber, Leukozytose, Hämat- u. Albuminurie, evtl. Drosselungshochdruck; bei chron. Form nephrot. Syndrom.

Nierenversagen: ↗ N.insuffizienz; i. e. S. das – unabhängig von einem renalen Grundleiden kurzfristig entstehende – **akute N.** infolge plötzl. u. von der äuß. Flüssigkeits- u. Elektrolytbilanz unabhäng. krit. Herabsetzung der renalen Ausscheidungsfunktion (Olig- bis Anurie, mit Anstieg der harnpflicht. Substanzen), im allg. reversibel, evtl. zu akuter Urämie fortschreitend. Pathomechanismus nicht einheitlich erklärt (↗ THURAU* Hypothese); durch kausale Ther. bislang nicht zu beeinflussen. Häufigste Urs.: zirkulator. Störung i. S. der ↗ Schockniere, v. a. durch Hypovolämie (Blutverlust, Trauma, Op., Sepsis, allerg. oder anaphylakt. Reaktion, Lungenembolie, Kreislaufstillstand, Intoxikation; s. a. Nephrohydrose) u. intravasale Hämolyse (tox., immun-reakt., infektiös etc.) – I. w. S. jede akut entstehende Azotämie, wobei zwischen prärenalen (z. B. Exsikkose, Hypovolämie), renalen (z. B. Schockniere, Nephritis, Nierenangiographie, viszeraler LE) u. postrenalen (Obstruktion) Ursachen der Niereninsuffizienz unterschieden wird.

Nierenwassersucht: renales ↗ Ödem; vgl. Nierenödem.

Nierenwurm: ↗ Dioctophyma renale.

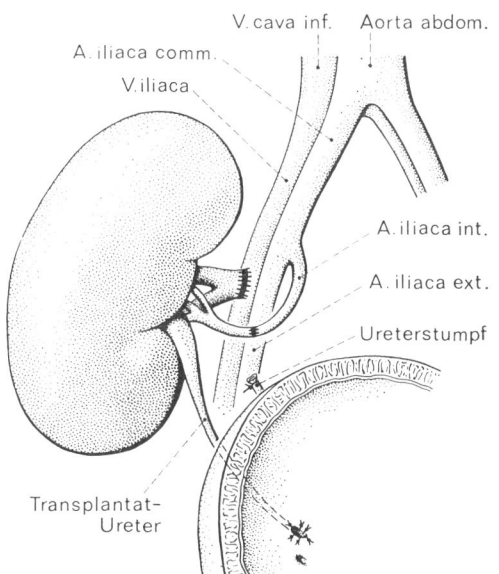

Nierenenzellkultur: Virusproduktion in tier. Nierenzellen; als **prim. N.** in Affen- oder Kalbsniere (z. B. für Polio-, Masern-, MKS-Virus), als **permanente N.** in Zellstämmen (z. B. BHK = Baby-Hamster-Kidney für MKS-Virus).

Nierenzyste: solitäre oder multiple Zystenbildung entweder als erbl.-degenerat. Erkr., d. h. als infantile oder – evtl. lange stumme – Erwachsenenform der ↑ Zystenniere (s. a. Markschwammniere, Nierenbeckenzyste); oder erworben durch Abschnürung einzelner Tubuli bei Nephrosklerose, Pyelonephritis, Tbk, Schrumpfniere etc., auch als Zustand nach Kapselblutung (perirenale ↑ Hydronephrose).

Nierhoff*-Hübner* Syndrom: (1956) erbl. Variante des MORQUIO* Syndroms; mit konnat. Mikromelie (bei normaler Körperlänge) u. schweren generalisierten Krampfanfällen (bei normalem Liquor); im Rö.-bild epi-metaphysäre Ossifikationsstörungen an Röhrenknochen, Wirbeln u. Rippen; letaler Ausgang in den ersten Lebenswochen.

Niesen: Schutzreflex auf chem., therm. oder mechan. Reizung der Nasenschleimhaut (v. a. beim Säugling u. Kleinkind auch auf Lichtreiz); explosionsart. Ausstoßen der Atemluft durch die Nase bei simultanem reflektor. Mundschluß, eingeleitet durch tiefe Inspiration unter Abschluß des Nasenrachens. Erfolgt unter Beteiligung der Hirnnerven V, VII u. X u. der Atemmuskulatur; Reflexzentrum in der Formatio reticul. der Medulla oblong. (u. im Hypothalamus?). – **Nieskrampf**, Ptarmus: krampfhafter Niesanfall von längerer Dauer, mit meist wäßr. Sekretion (z. B. bei Rhinopathia vasomotorica).

Nievergelt* Syndrom (KURT N., Orthopäde, Zürich): (1944) dominant-erbl. (androtrope), systemhafte Dysplasien des Extremitätenskelett: radioulnare Synostose, (Sub-)Luxation von Ulna oder Radius, Genu valgum, atyp. Klumpfuß, Großzehendeformierung.

Nifedipin *WHO*: Nitrophenyl-dimethyl-pyridindikarbonsäure-dimethylester-Derivat; Koronardilatans.

Nifenalol *WHO*, INPEA: N-Isopropyl-nitrophenyl-äthanolamin; β-Rezeptorenblocker.

Nifenazonum *WHO*: N-Antipyrinyl-nikotinamid-Derivat; Antineuralgikum, Antiphlogistikum.

Nifluminsäure *WHO*: Trifluor-methyl-anilino-nikotinsäure; Antiphlogistikum, Analgetikum.

Nifur-: *WHO*-Wortstamm für 5-Nitrofuran-Derivate.

Nifuratel *WHO*: 5-Methylthiomethyl-3-(5-nitro-furfurylidenamino)-oxazilidinon; Fungizid, Trichomonazid.

NIG: **n**ormales **I**mmun**g**lobulin.

Nigella: Gattung »Schwarzkümmel« [Ranunculaceae]; Anw. der Samen (äther. u. fettes Öl, Saponin, Bitter- u. Gerbstoffe) als Diuretikum u. Karminativum.

niger: (lat.) schwarz. – Kurzform »**Niger**« für Nucl. niger (↑ Substantia nigra); z. B. **N.-Atrophie**, der heredit., degenerat., postenzephalit., arteriosklerot., tox. (CO), traumat. oder »idiopath.« Untergang der N.-Ganglienzellen als Urs. von Rigor u. Akinesie beim ↑ Parkinsonismus.

Nigeria-Fieber: Boutonneuse-Fieber in Westafrika.

Nigericin: (1950) Antibiotikum aus Streptomyces-violaceoniger-ähnl. Bodenaktinomyzeten; wirksam gegen grampos. Baktn., Mykobaktn., Schimmelpilze, Hefen.

Nigralysis, Nigrotomie: op. Zerstörung von Teilen der Substantia nigra bei extrapyramidalem Rigor u. Tremor (PARKINSON* Syndrom); mit Ultraschall (R. MEYERS 1959), durch stereotakt. Hochfrequenzkoagulation (R.W. RAND) oder bei offenem Zugang zum Mittelhirn (B. ZAPLETAL 1965); zugunsten der (Sub-)Thalamotomie verlassen.

nigrescens: (lat.) dunkel werdend, »nigreszierend«. – **nigricans**: (lat.) schwärzend.

Nigrities: (lat.) Schwarzfärbung; z. B. *derm* **N. cutis**, **Nigrismus** (↑ Melasma [3]), **N. linguae** (↑ Lingua villosa nigra).

Nigrosine: schwarze Anilinfarben.

NIH: ↑ National Institutes of Health. – **NIH-Einheit**: Thrombinmenge, die 1 ml standardisierte Fibrin-Lsg. in 15 (±0,5) Sek. bei 28° (±1°) zur Gerinnung bringt.

nihil, nil: (lat.) nichts, in keiner Hinsicht; s. a. primum nil nocere.

Nihilismus: 1) *psych* a) Vorstellung (z. B. als »**nihilist. Wahn**«) des Nichtexistierens der eigenen Person bzw. – als **expansiver N.** – der ganzen Welt. – b) Ablehnung aller ärztl. u. pfleger. Maßnahmen aus dem Gefühl der Sinnlosigkeit u. Hoffnungslosigkeit des Daseins heraus, v. a. bei endogener »**nihilist. Depression**«. – 2) **therapeut. N.**: die Verneinung des Nutzens u. damit die Unterlassung jeglicher Ther. als – histor. – Schulmeinung der Medizin.

Nihilitis: 1) *psych* krankhafte Verneinungstendenz. – 2) »N. obliterans«, »N. acuta«, »N. crepitans« o. ä. Ärztejargon (bei Anwesenheit des Pat.) für ein simuliertes oder aggraviertes Beschwerdebild.

Nijhoff* Haken (GERARDUS CORNELIS N., geb. 1857, Arzt, Groningen): *geburtsh* Modell eines Dekapitationshakens.

Nikiforow* Mischung (MICHAEL N., 1858–1911, Dermatologe, Moskau): (1888) Alkohol u. Äther āā zum Fixieren von Blutausstrichen.

Nikiforuk*(-Sreebny*) Methode: *histol* (1951) Knochenentkalkung mit Äthylendiaminotetraessigsäure.

Nikobaren-Fieber: sehr heft. Form der Malaria tropica auf der südind. Inselgruppe.

Nikolski* Phänomen (PIOTR WASILJEWITSCH N., 1858–1940, russ. Dermatologe): Abstreich- bzw. Abwischbarkeit der obersten Epidermislagen durch seitl. Druck als Zeichen einer Akantholyse, z. B. bei Pemphigus vulg., LYELL* Syndrom.

Nikoti(a)nismus: ↑ Nikotinvergiftung.

Nikotin, Nicotinum: $C_{10}H_4N_2$ (↑ Formel) Alkaloid im Tabakblatt (↑ Nicotiana); starkes Gift (MAK 0,5 mg/m³ = 0,07 ppm, ↑ N.vergiftung); wirkt bei medizin. Anw. (Derivate) zunächst erregend, dann lähmend auf vegetat. Ganglien; setzt, da hirnaffin, Serotonin u. via NNR Katecholamine frei. Anw. auch zur Schädlingsbekämpfung.

Nikotinamblyopie: akute tox. axiale ↑ Retrobulbärneuritis durch Nikotinabusus, bes. bei Alkoholikern mit Leberschaden; klin.: initial Lichtscheu, Leseunfähigkeit, später bds. zentrozäkales Skotom.

Nikotinamid *WHO*: Amid der ↑ Nikotinsäure; s. a. Vitamin PP; bei Mangel ↑ JOLLIFFE* Syndrom. – **N.-adenin-dinukleotid**, NAD, Koenzym I, Cohydrase I: (v. EULER u. M. 1931) Diphosphopyridinnukleotid (DPN), ein Dinukleotid, in dem Nikotinamid u. Adenin jeweils über Ribose an Pyrophosphorsäure gebunden vorliegen (↑ Formel). Vork. in allen Zellen; ebenso wie das einen 3. Phosphorsäure-Rest enthaltende NADP als Koenzym unentbehrl. für die Funktion der Oxidoreduktasen, insbes. der H-übertragenden Enzyme der Gärung, Glykolyse etc., wobei der Reaktion der Wechsel zwischen oxidierter (= Grundzustand; NAD$^+$) u. reduzierter Form (NADH + H$^+$; ↑ Formeln) zugrunde liegt. – NAD-halt. Enzyme ↑ Tab. – **N.-adenin-dinukleotid-phosphat**, NADP, Koenzym II, Kodehydr(ogen)ase II, Phosphocozymase: das Triphosphopyridinnukleotid (TPN), ↑ Formel u. Tab. – **N.-mononukleotid**, NMN: Nukleotid aus N., Ribose u. Phosphorsäure; Ausgangssubstanz für die Biosynthese von NAD (NMN + ATP → NAD + Pyrophosphat) u. indirekt von NADP (NAD + ATP → NADP + ADP). – **N.-phosphoribosyl-transferase**: NMN-pyrophosphorylase; Nikotinamid freisetzendes Enzym.

Nikotinamid-adenin-dinukleotid (NAD)
Nikotinamid-adenin-dinukleotid-phosphat (NADP)

A. Strukturformeln
   NAD: ®= –H; NADP: ®= –(P=O)(OH)$_2$

B. Oxidierte (= normale) u. reduzierte Form
   (Formel: Nikotinamid – ®);
   ® = Ribose-Phosphat-Phosphat-Ribose-Adenin;
   s. o. Strukturformel)

C. Terminologie der oxid. u. reduz. Form

	ox.	red.
NAD	NAD	NAD (red.)
	NAD⊕	NADH + H⊕
		NADH (+ H$^+$)
		NADH (= unexakt!)
NADP	NADP	NADP (red.)
	NADP⊕	NADPH + H⊕
		NADPH (+ H$^+$)
		NADPH (= unexakt!)

Nikotinat: Salz der ↑ Nikotinsäure. – **N.-phosphoribosyl-transferase**: Nikotinat freisetzendes Enzym.

Nikotinentwöhnung: s. u. Nikotinvergiftung.

nikotinhydroxamsaures Methyljodid, NHMJ: Antidot bei Alkylphosphatvergiftung.

Nikotinismus: ↑ Nikotinvergiftung.

Nikotinoyl-: das Nikotinsäureradikal C$_5$H$_4$NCO.

Nikotinpsychose: funktionelle Psychose durch Nikotinabusus; umstritten.

Nikotinsäure *WHO*, Acidum nicotinicum, Niacin: Pyridin-3-karbonsäure (↑ Formel); ebenso wie ihr Amid vitaminwirksam (»Antipellagra-Vitamin«, ↑ Vit. PP); bei Mangel auch Enzephalopathie (↑ JOLLIFFE* Syndrom); kräft. Vasodilatans (Anw. bei Durchblutungsstörungen, Hypertonie; Rezepturunverträglichkeit mit Na-Nitrit, Sulfonamiden!). – **N.-amid**: ↑ Nikotinamid. – **N.antagonisten**: Substanzen mit N.-analoger Struktur, die im Tierversuch u. bei Baktn. als sogen. »Antivitamine« N.-Mangel bewirken; z. B. Pyridin-β-sulfonsäure, 3-Azetylpyridin. – **N.benzylester**: Benzylnikotinat, äußerlich zur Hyperämisierung. – **N.diäthylamid**: ↑ Nicethamidum. – **N.methylester**: Methylnikotinat, äußerlich zur Hyperämisierung. – **N.-1-oxid**: Acidum oxiniacicum *WHO*; als Äthanolaminsalz gegen Hyperlipämie u. Hypercholesterinämie.

Nikotin

Verbindung	®
Nikotinsäure	–OH
Nikotin(säure)amid	–NH$_2$
Nikotinsäure-diäthylamid	–N(C$_2$H$_5$)$_2$
Nikotinsäure-methylester	–O·CH$_3$
Nikotinsäure-benzylester	–O·CH$_2$·C$_6$H$_5$

Nikotin-Test: bei Diabetes insipidus (mit neg. CARTER*-ROBBINS* Test) i.v. Inj. von Nikotinsalizylat (bei Nichtraucher 0,5–1 mg, Raucher bis 3 mg); dadurch bewirkte Diureseverminderung um ca. 80% bei Anstieg des spez. Gew. des Harns beweist funktionelle Trennung von Osmorezeptoren u. ADH-Sekretion.

Nikotinurat: Salz der ↑ Nikotinursäure.

Nikotinursäure: mit Glykokoll gepaarte Nikotinsäure (als deren Ausscheidungsform bei Maus, Ratte etc.).

Nikotin|vergiftung, Nikoti(a)nismus: Intoxikationsbild nach pulmonaler, perkutaner (schnell) oder intestinaler (langsam) Resorption von ↑ Nikotin (vgl. Tabakvergiftung). Akut durch mehrere mg (ca 30% des Tabakrauch-Nikotins kommen in die Atemwege, dort Resorption zu 95%; 50–60 mg sind tödl.; Zigaretten enthalten bis 12 mg, Zigarren bis 90 mg), mit Blässe, Schwindel, Kopfschmerzen, Schweißausbruch, Speichelfluß, Koliken, Diarrhö, Brady-, später Tachykardie, Miosis oder Mydriasis, Herzmuskelstörungen, Hyper-, danach Hypotonie, Sehstörung, Herz-Kreislaufversagen, Delirien, ton.-klon. Krämpfen, Koma. Bei chron. N. (trotz gewisser Toleranz) neurasthen. Erscheinungen, Sehschwäche, Durchblutungsstörungen (Beine, Herz), chron. Luftwegskatarrh, Magen-Darmstörungen. – Ther.: Erbrechen, Magenspülung (bzw. Hautabreibung) mit 0,1%ig. KMnO$_4$-Lsg., Gaben von Na-Sulfat oder Kohle, künstl. Beatmung, Plasmaexpander, Diurese-Forcierung, Sedativa, Spasmolytika. – **N.entwöhnung** des

Nikotinylalkohol

chron. Rauchers (bei ca. 40% psych. Abhängigkeit!) meist ohne Entzugserscheinungen möglich; am besten durch Suggestion, Psychother., Entwöhnungsmilieu u. medikamentöse Unterstützung (z. B. Lobelin, Verekelungsmittel wie $AgNO_3$, $CuSO_4$), auch durch Ohr-Akupunktur.

Nikotinylalkohol: Pyridyl-β-karbinol; gefäßerweiterndes Nikotinsäure-Derivat (als Tartrat).

Niktation: *ophth* Blepharoklonus.

Nikto...: / Nykto...

nil nocere: *therap* / primum nil nocere.

Nilbeule, -geschwür: / Hautleishmaniase in Nordostafrika.

Nilblau: Oxazin-Farbstoff, als äther. Lsg. grün fluoreszierend. – N.-Färbung (LORRAIN=SMITH* 1908) von Schnitt-Präpn. mit 1%ig. wäßr. N.(chlorhydrat)-Lsg. zur Trennung neutraler Lipide (Triglyzeride, Cholesterinester, Steroide; rosa) von sauren (Fettsäuren, Chromolipide, Phospholipide; blau). – N.sulfat-Färbung: Vitalfärbung (orale, s.c. oder i.v. Applikation) v. a. zur Darstg. von HEINZ* Innenkörpern. – Anw. auch für / Farbmarkierung (Agar).

Nilsonne* Operation: bei Hackenfuß Kürzung der Achillessehne u. Rückwärtsziehen der Sehnen des Fibularis longus u. brevis auf der Außen- u. des Flexor hallucis longus, Fl. digitorum longus u. Tibialis post. auf der Innenseite hinter den Knöchel (Fixierung an Achillessehne).

nimius: (lat.) sehr groß, zu groß.

Nimorazolum *WHO*: 5-Nitroimidazolyl-äthyl-morpholin; Trichomonazid.

Nine-Mile-Creek-Fieber: (COX 1935) Q-Fieber in Montana (USA).

Ninhydrin: Triketohydrindenhydrat; in wäßr. Lsg. Reagens auf NH_2- u. COOH-Gruppen (insbes. von Aminosäuren); Anw. für qual. u. quant. Analyse (Papierchromatographie, Gasvolumetrie [CO_2], Spektrographie [/ BERG* N.reaktion]; ferner im **N.test** (MOBERG 1958) zum Nachweis von Sensibilitätsstörungen der oberen Extremität anhand des Fehlens der Schweißsekretion, die an Fingerabdrücken auf Filtrierpapier mit azetonhalt. u. essigsaurer N.-Lsg. nachgewiesen wird (Blaufärbung der enthaltenen Peptide u. Aminosäuren).

Nipa-Ester: p-Hydroxybenzoesäureester; Konservierungsmittel (z. B. **Nipagin** als Gemisch verschied. Ester).

Niphablepsis: Schneeblindheit (/ Conjunctivitis nivalis).

Nipiologie: (CACACE) Säuglingskunde (Anatomie, Physiologie, Pathologie).

Nipple-Test: (engl. = Mamille) biol. Bestg. von Substanzen mit östrogener Aktivität anhand des Zitzenwachstums bei Meerschweinchen.

Nirvanol-Krankheit, LYELL*-LANG*-WALKER* Syndrom: (GOEBEL 1931) bei Chorea minor nach längerer Anw. von 5-Äthyl-5-phenylhydantoin etwa gleichzeitig mit dem therap. Effekt auftret., nur langsam abklingendes Krankheitsbild (ähnl. der Serumkrankht.) mit Fieber, masernähnl. Exanthem (Schleimhautbeteiligung), LK-Schwellungen, Eosinophilie (bei sehr starker Linksverschiebung).

Nisbet* Schanker (WILLIAM N., 1759–1822, Arzt, Edinburgh): / Bubonuli.

Nische: *röntg* / En-face-, Profil-, HAUDEK* Nische.

Nischenzellen: (CLARA) in Nischen des Lungenkapillarnetzes gelegene Alveolarepithelzellen (bzw. deren kernhalt. Anteil) mit Fähigkeit zur / Phagozytose (u. a. Hämosiderin: »Herzfehlerzelle«), wahrsch. auch zur Synthese des Antiatelektase-Faktors (/ LAS).

Nisse: das Ei der Läuse (Anoplura) u. der Haar- u. Federlinge (Mallophaga); mit Chitingehäuse (bei fehlendem »Deckel« Larve ausgeschlüpft), das mittels Kittsubstanz an Haaren, Kleidern bzw. Federn haftet.

Nissel* Röhrchen: kon. Röhrchen für die Urinzentrifuge.

Nissen* Operation (RUDOLF N., geb. 1896, Chirurg, Berlin, New York, Basel): 1) atyp. Duodenalstumpf-Verschluß bei tiefsitzendem, penetrierendem kallösem Ulkus; Vereinigung von Vorder- u. Hinterwand u. mehrfache Vernähung der Vorderwand mit Ulkusrand u. Pankreaskapsel. – 2) Empyemresthöhlen-Plastik mit paravertebr. Haut-Muskel-Fettlappen (in mehreren Sitzungen nach kaudal verlängert, in die Höhle eingeschlagen). – 3) intrathorakaler Ersatz der Speiseröhre durch Dickdarmsegment (End-zu-End an Antrumrest). – 4) bei Ösophagusvarizen Umstechung periösophagealer Venenstränge ohne Ösophagotomie. – 5) bei Bronchialasthma Versteifung der Tracheahinterwand durch Knochenspan. – 6) (1952) li.-thoraкal-transdiaphragmale Resektion des Magenfundus, mit End-zu-Seit-Einpflanzung des Antrums in die zur Ösophagojejunostomie hochgeführte Dünndarmschlinge. – 7) kollare Mediastinotomie. – 8) N.*-BANDURSKI* Op.: Jejunoantrostomie (antrum-erhaltende Magenresektion mit Jejunuminterposition). – 9) N.*-BOEREMA* Op.: Gastropexia anterior geniculata. – 10) N.*-SAUERBRUCH*-MATHIEU*-BROWN*-LESTER* Op.: bei Trichterbrust Resektion von Trichterwänden u. Schwertfortsatz, Fixation des Brustbeins (bis zur knorpel. Rippenheilung) an einem Drahtleitergestell. – s. a. Fundoplicatio, Gastropexie, Hepatikocholangiojejunostomie.

Nissl* (FRANZ N., 1860–1919, Psychiater, Heidelberg) **Färbung**: *histol* Darstg. von N.* Schollen (blau) durch Färben alkoholfixierter Schnitte 1) mit Methylenblau (u. Auswaschen mit Alkohol), 2) mit 1%ig. Toluidinblau- oder Thionin-Lsg. (u. Differenzieren in 90%ig. Alkohol; sogen. »schnelle N.* Methode«), 3) als N.*-HELD*-LENHOSSEK* Ganglienzellfärbung (modifiz. HELD* Färbung) durch Nachfärben mit Toluidinblau (auch Nucleoli blau; Plasma u. Kerne rot; bei formolfixiertem oder chromfixiertem Gewebe erst nach spez. Vorbehandlung). – **N.* Grau**: (1903) / BOEKE* Grundnetz. – **N.* Schollen, Substanz, Körperchen**: die sogen. Tigroidsubstanz als fein- bis grobscholl., stark basophiler u. metachromat., aus granulärem Ergastoplasma u. Ribosomen zusammengesetzter Bestandteil fast aller Nervenzellen (»N.*-Zellen«), u. zwar im Neuroplasma u. in zentralen Dendritenbereichen; ist in geschädigten Zellen aufgelöst (Tigrolyse, / Chromatolyse).

Nißle* Typen (ALFRED N., 1874–1965, Bakteriologe, Freiburg/Br.): *bakt* Kolonie-Typen auf ENDO* Nährboden mit nur ⅔ der normalen Fuchsinmenge als Differenzierungsmerkmal säurebildender Formen von E. coli: I = deutlich gerötet, durchschimmernd, II = nur schwach gerötet, fast durchsicht., III = isoliert stehend, normal gerötet, trübe, IV = groß, dunkelrot, undurchsichtig.

Nisus sexualis: ↗ Geschlechtstrieb.

Nit: Einh. der Leuchtdichte (einer Fläche von 1 m², die mit 1 cd leuchtet); 1 nt = 10^{-4} sb = 1 cd/m².

Nitabuch* Streifen: (RAISSA N., 19. Jh., dtsch. Arzt) Fibrin(oid)streifen in der Decidua basalis der Plazenta, der die Linie der postpartalen Ablösung von der Uterusschleimhaut markiert.

Nita-Viren: (engl.: Nuclear inclusions type A) Gruppenbez. für DNS-Viren (Ø 150–200 nm) mit intranukleären Einschlüssen, z. B. Herpes-Virus.

nitidus: (lat.) glänzend.

Niton: (RAMSAY) Radon (↗ Emanation).

Nitrat: Salz der Salpetersäure (HNO_3); z. B. Kalium nitricum = **Nitras kalicum** = K-nitrat. – Bei Intoxikation (Pharmaka, Chemikalien) Met-Hb-Bildung, klin. Sympte. wie bei ↗ Nitritintoxikation (s. a. Nitro-Vergiftg.); nach N.-Medikation u. N.dampf-Inhalation (vasodilatierend) evtl. bohrender Kopfschmerz. – **N.bakterien**: nitrifizierende ↗ Bakterien. – **N.-Blutwasserkultur (Köppe*)**: *bakt* Differenzierungs- u. Anreicherungsverfahren für TPE-Gruppe; nach 24stünd. Bebrüten von Probandenblut in wäßr. Zitrat-Lsg. Untersuchung (hängender Tropfen) auf bewegl. Keime; nach weiterer Bebrütung (24 Std.) in Na-nitrat-Lsg. Prüfung auf Nitrite (= Typhus/Paratyphus) u. Ammoniak (= E. coli). – **N.bouillon**: *bakt* Nährbouillon mit K-nitrat zum Nachweis der Nitrat-Reduktion zu Nitrit. – **N.reduktase**: Sammelbez. für eine (Flavoprotein-)Oxidoreduktase, eine Molybdän-halt. Flavoprotein-oxidoreduktase u. eine Zytochrom-N.r. (Oxidoreduktase; allg. Reaktion: Ferrozytochrom + Nitrat ↔ Ferrizytochrom + Nitrit). – **N.-Test**: *kard* Nachweis einer EKG-stummen Koronarinsuffizienz anhand des Nachlassens der unter Belastung auftret. Beschwerden u. des Ausbleibens der uncharakterist. EKG-Veränderungen nach Gabe von 10 mg Sorbitnitrat. – **N.therapie**: die therapeut. Anw. v. ↗ Nitroglyzerin u. ähnl. koronarwirksamen Nitrokörpern.

Nitrazepamum *WHO*: antikonvulsiv u. hypnotisch wirksames Benzodiazepin-Derivat.

Nitrazingelb: 2,4-Dinitro-benzol-azo-1'-naphthol-3', 6'-disulfonsäure (Na-Salz); histol. Farbstoff, Indikator (pH 6–7 = gelb/violett); Anw. u. a. für **N.probe** zum Nachweis des Frischegrades von Milch (frische Milch blaugrau, altersbedingt sauere fahlgrau/gelb).

nitricus: (lat.) adj. Bez. für ↗ Nitrate.

Nitride: Stickstoff-Metall (v. a. Mg, Al, Li)-Verbindungen; zersetzen sich mit H_2O zu NH_3 u. Metallhydroxid.

Nitrifikation: Umwandlung von Ammoniak in Nitrit u. Nitrat (z. B. *bakt* durch »**Nitrifikanten**«).

Nitrile: organ. Blausäure-Ester der allg. Formel R–C≡N (↗ Isonitrile); toxisch; zerfallen im allg. zu NH_3 + Karbonsäuren, selten zu HCN.

Nitrit: Salz der salpetr. Säure (HNO_2); z. B. Kalium nitrosum = K-nitrit. – Bei oraler Intoxikation (z. B. gepökeltes Fleisch, N.-halt. Wasser; s. a. Methämoglobinämie): Hypotonie, Hautrötung, später Zyanose,
Tachykardie, Übelkeit, Erbrechen, Erregung, später Bewußtlosigkeit, Kollaps (Gefäßwirkung!); Ther.: Horizontallagerung u. Beinhochlagerung (»Autotransfusion«), Plasmaersatz, Toluidinblau (4%ig. Lsg.) oder Methylenblau oder Thionin i.v., Sedieren, Maßnahmen gegen Azidose; vgl. Nitrovergiftung, nitritoide ↗ Krise. – **N.-Antidotum**: 1%ig. wäßr. $NaNO_2$-Lsg. als Blausäureantidot (10–20 ml i.v.). – **N.bakterien**: nitrifizierende ↗ Bakterien. – **N.probe**: *bakt* diagnost. Salmonellen-Typisierung anhand der Nitratreduktion zu Nitrit, nachgewiesen mit GRIESS*-ILOSVAY* Reagens; evtl. als **N.-Schnelltest** mit KUTTER* Reagenspapier, JAEGGY*-LANG* Reagenspulver. – **N.reduktase**: metallhalt. bzw. -freie Flavoproteinoxidoreduktase. – **N.therapie**: s. u. Nitroglyzerin.

nitritoide Krise: *toxik* s. u. Krise.

Nitritokobalamin: ↗ Vitamin B_{12c}.

Nitro-: *chem* Kennsilbe für die »Nitrogruppe« –NO_2 (als Merkmal aller ↗ Nitroverbindungen); z. B. **N.-äthan** (C_2H_5–NO_2; organ. Lösemittel, Insektizid; MAK: 310 mg/m³ = 100 ppm).

Nitr(o)anilin: NO_2-C_6H_4–NH_2; Aminonitrobenzol als o-N. u. p-N. tox. Reagenzien (MAK: 6 mg/m³ = 1 ppm); ferner mehrfach nitrierte Derivate, z. B. Tetryl (Tetranitro-methyl-anilin).

Nitrobenzoesäure: NO_2-C_6H_4-COOH; als 2- oder o-N. Reagens auf Hg u. 4wert. Metall-Ionen, als 3- oder m-N. u. 4- oder p-N. Alkaloid-Reagens u. Synthesechemikalie. – Ester: »Amonale«.

Nitrobenzol(um), Mirbanöl; »falsches Bittermandelöl«; u. a. Lösemittel, Reagens (im VENTRÉ* Zuckerreagens); stark toxisch (perkutan, inhalativ; MAK 5 mg/m³ = 1 ppm; DL ca. 4–10 g u. weniger!). Bei Intoxikation (ggf. entschädigungspflicht. BK) lokale Haut-Schleimhautreizung (blut. Diarrhöen), resorptiv-tox. Methämoglobinämie (Zyanose, Dyspnoe), Tachykardie, Hypotonie, Schock, bei akuter Form Krämpfe, Erregung, Koma, evtl. Atemlähmung.

Nitroblau(tetrazolium), Nitro-BT: blaßgelbl. Substanz, die unter H_2-Aufnahme blaues, unlösl. Diformazan bildet; Reagens auf reduzierende Verbindungen (z. B. histochem. Bestg. von Dehydrogenasen).

Nitrofuralum *WHO*, **Nitrofurazon(um)**: 5-Nitro-2-furaldehyd-semikarbazon; Chemotherapeutikum.

Nitrofurane: 5-Nitrofuran-Derivate mit antibakterieller Wirkung (in vivo u. in vitro gegen grampos. u. -neg. Keime). – Bei N.-Medikation evtl. vorw. pulmonales immunreakt. Syndrom (»**Nitrofurantoinlunge**«), akut (nach 1–3 Wo.) mit Fieber, Dyspnoe, Eosinophilie, multiplen Infiltraten, chron. (n. Monaten) mit Dyspnoe, Dysproteinämie (γ-Typ), interstitieller Pneumonie, Lungenfibrose.

Nitrofurantoin(um) *WHO*: 1-(5-Nitro-2-furfuryliden-amino)-hydantoin; Chemotherapeutikum (v. a. Harnwege). – **N.lunge**: s. u. Nitrofurane.

Nitrogenase: N_2-fixierendes Enzym (Fe-, Mo-halt.).

Nitrogenium: ↗ Stickstoff. – **N. oxydulatum**: ↗ Distickstoffoxid. – **Nitrogenmustard**: ↗ Chlormethinum.

Nitroglyzerin, Nitro-, Pyroglycerinum, Tri-N.: $CH_2O(NO_2)$-$CHO(NO_2)$-$CH_2O(NO_2)$; brennbare,

Nitromethan

auf Druck hochexplosive Flüssigkeit; therap. Anw. als – koronares – Gefäßdilatans (rasch u. kurz wirksam; Abgabe max. 1%ig., meist als 1‰ige Lsg.), mit umstrittenem dir. Myokardeffekt. – Bei chron. - inhalativer oder perkutan resorptiver – Intoxikation (MAK 5 mg/m^3 = 5 ppm; ggf. entschädigungspflicht. BK) Absinken des systol. u. diastol. Blutdrucks (periphere Vasodilatation), Kopfschmerzen, Herzklopfen, Kollapsneigung, Alkoholintoleranz; bei Unterbrechung der Exposition evtl. plötzl. Herztod (»Montagskrankheit«); Ther.: unspezif., u. a. Vit. C in hohen Dosen. – Gleiches Vergiftungsbild durch das doppelt stark tox., leichtflücht., perkutan resorbierbare **Nitroglykol** = Äthylenglykoldinitrat $C_2H_4(ONO_2)_2$ mit MAK 1,6 mg/m^3 = 0,25 ppm.

Nitromethan: CH_3-NO_2; tox. Lösemittel, Kraftstoff-Additiv (MAK 150 mg oder 100 ml/m^3 = 100 ppm).

Nitrophenol: $NO_2-C_6H_4-OH$; als **2-** oder **o-N.** Synthesechemikalie, Reagens auf K$^+$ u. Glukose, Indikator (pH 5/7 = farblos/gelb), als **3-** oder **m-N.** Indikator (pH 6,6/8,6 = farblos/gelborange), als **4-** oder **p-N.** Fungizid, Indikator (pH 4,7/7,9 = hellgelb/dunkelgelb; / Indophenolblaureaktion); alle 3 toxisch.

Nitroprussidnatrium: / Natrium nitroprussicum.

Nitrosamine: NO-halt. organ. Verbindgn. aus sek. Aminen u. HNO_2; z. T. kanzerogen.

nitrose Gase: bei Umsetzung von HNO_3 u. Nitraten (auch beim Schweißen) gebildete N-Oxide, v. a. NO (»Stickoxid«), N_2O_4(»-tetroxid«), NO_2 (»-dioxid«); ferner aliphat. Verbdgn. wie / Lost; wirken stark toxisch auf Atemwege (MAK 5 mg NO_2/m^3, MIK 0,5–1 ppm; Geruchsschwelle mit 0,1 ml/m^3 höher als tox. Grenzwerte); nach bis 2täg. Latenz Glottisödem, Kopfschmerzen, Nausea, Dyspnoe, Zyanose, Lungenödem, Schock. Ther.: als Notmaßnahme Frischluft, Wärme; nach liegendem Transport strengste Bettruhe, Pneumonie-Prophylaxe, Überdruckbeatmung, Kortison, Kalzium i.v., laufende Thrombozytenkontrolle.

Nitroso-, Nitrosyl-: *chem* die »Nitrosogruppe« –NO.–**N.indol-Reaktion**: / Cholera-(Rot)reaktion.

Nitrostigmin: / Parathion®.

Nitrotoluol: $NO_2-C_6H_4CH_3$; techn. Chemikalie; tox. (Hautresorption; Katarakt-Bildg.), MAK für alle Isomeren 30 mg/m^3 = 5 ppm).

Nitroverbindungen: NO_2 enthaltende organ. Verbindgn.; auch Bez. für organ. Salpetersäureester (z. B. Nitroglyzerin).

Nitro|vergiftung: **1)** Gesundheitsschäden durch Umgang mit sogen. »N.farben«, »-lacken«, »-verdünnungen« (schädlich sind die Lösemittel, nicht die N.zellulose!). – **2)** Intoxikation (Met-Hb-Bildg.) durch / N.verbindgn, insbes. N.derivate von Phenol, Kresol, Naphthalin, Benzol u. entsprech. Amino-Derivate; akut: Schwäche, Hautvergilbung (später blaugrau), Dyspnoe, Zyanose, Krämpfe; chron.: HEINZ* Körper, Protein- u. Porphyrinurie, Blasenpapillom u. -Ca. (»Amino-Krebs«). Ggf. entschädigungspflicht. BK.

Nitrozellulose: / Colloxylinum.

Nitze* Zystoskop (MAX N., 1848–1906, Urologe, Berlin): **1)** (1879) / Blasenleuchter. – **2)** Evakuationszystoskop.

Niveau|-Agarkultur: Reagenzglas-Kultur von Mykobaktn. unter Verw. von SAUTON* Serum u. Difco-Agar; Mycobact. tuberculosis (O_2-abhäng.) wächst in der oberfläch. »aeroben« Zone, Typus bovinus in tieferen Schichten. – **N.diagnostik**: *klin* / Höhendiagnostik.

Nixon* Methode: *chir* **1)** Fixation des Anus praeter im Hautniveau durch zirkuläre Einzelknopfnahtreihe in Haut u. Schleimhaut. – **2)** Trennung bd. Stomata eines doppelläuf. Kunstafters durch dreieck. Hautzipfel.

Njovera: in Südrhodesien Bez. für Frambösie bzw. (WILLCOX 1951) endem. Syphilis.

NK: *physik* neue Kerze (/ Candela).

N-Kortikoid: nitrogenes / Kortikosteroid.

Nl: Normliter. – **NLG**: Nervenleitungsgeschwindigkeit.

N-Lost: Stickstoff-Lost (/ Chlormethinum).

NLT-Test: (Normal lymphocyte transfer) / Lymphozytenübertragungstest.

NMS: Nervosität – Müdigkeit – Schlaflosigkeit als Symptn.-Trias der Industriegesellschaft.

NN: **1)** *anat* / Nebenniere. – **2)** *bakt* s. u. NN-Medium.

Nn: *anat* Nervi, Nebenniere.

NND-Penizillin: / Benzathin-Penizillin G.

NNH: Nasennebenhöhlen.

NNM: **1)** N-Nitromorpholin; tierexperiment. Karzinogen. – **2)** Nnm: / Nebennierenmark.

NN-Medium, NOVY*-MCNEAL* Nährboden: diphas. Medium (Nähragar u. Blut) zur Trypanosomen-Züchtung (Wachstum im Kondenswasser am Boden der Agarschrägfläche). – **NNN-Medium**, NOVY*-NICOLLE*-MACNEAL* Agar: (1904/08) spez. »Blutagar« für Züchtung (Schrägkultur) von Leishmanien; Lsg. von Agar u. NaCl (bzw. Meersalz) in Aq. dest., nach Autoklavieren u. Abkühlen 2:1 mit defibriniertem sterilem Kaninchenblut gemischt; vor Beimpfung Zusatz von physiol. NaCl- oder LOCKE* Lsg.

NNR, Nnr: Nebennierenrinde.

No: Kurzzeichen für Nobelium. – **NO, NO_2**: *chem* die / »Nitroso-« bzw. / »Nitrogruppe«.

Noack* Syndrom: s. u. Akrozephalosyndaktylie.

Nobécourt* Syndrom (PIERRE ANDRÉ ALEXANDRE N., 1871–1943, Pädiater, Paris): Kombination des FRANKL=HOCHWART*-PELLIZZI*-MARBURG* Syndroms mit Fettsucht.

Nobel* Nachweis: **1)** modifiz. ROSIN* Probe (Tct. Jodi + Zink) für Gallenfarbstoff-Nachweis. – **2)** modifiz. LEGAL* Probe für Ketokörper-Nachweis.

Noble* Operation (THOMAS BENJAMIN N., amerikan. Chirurg): (1937) »Darmplikatur« bei rezidivierendem Adhäsionsileus; der gesamte Dünndarm wird quer zur Mesenterialwurzel in Schlingen gelegt u. aneinandergeheftet. – Bereits 1933 von WICHMANN* als »Peritonisatio intestini tenuis« angegeben; modif. von DEUCHER, CHILD-POTH.

Noble* Stellung (CHARLES P. N., 1863–1935, Gynäkologe, Philadelphia): aufrechte Stellung des Pat. bei der Nierenpalpation für Nephroptose-Diagnostik.

Noble* Zeichen (GEORGE HENRY N., 1860–1932, Gynäkologe, Atlanta/N.Y.): Abflachung bis Aufhebung des seitl. Scheidengewölbes durch den vergrößerten Uterus als Schwangerschaftsfrühzeichen (aber auch bei Neoplasma!).

Nocard* Bazillus (EDMUND ISIDORE ETIENNE N., 1850–1903, Tierarzt, Paris): ↑ Nocardia. – s. a. PREISZ*-NOCARD*...

Nocardia: (TREVISAN 1889) *bakt* Gattg. der Actinomycetaceae; aerob, grampos., gelegentl. säureresistent, z. T. begeißelt u. bewegl., weder Endosporen noch Konidien bildend; evtl. in stäbchenförm. u. kokkoide Elemente zerfallendes Luftmyzel. In anderen Klassifikationen z. T. den Gattungen Actinomyces, Streptomyces, Lactobac. u. Streptothrix zugeordnet. – Einige Spezies bilden Antibiotika (z. B. Nocardianin, Nocardin, Nocardirubin); andere sind tier- u. menschenpathogen (↑ Tab. »Mykosen«), z. B. (beim Menschen) **N. africana** (südafrikan. Fußmyzetom), **N. asteroides** (abszedierende pulmonale u. zerebrale Form der ↑ Nokardiose; im Sputum gelbl. »Drusen«), **N. brasiliensis** (trop. Amerika, Südafrika; Myzetome mit weißen bis gelbl. weichen Drusen), **N. intracellularis** (generalisierte Nokardiose), **N. leishmanii** (Erreger von Lungen-Nokardiose), **N. lutea** (Tränendrüsenentzündung), **N. madurae** (Madurafuß-Erreger, gelbl. bis weißl.-rote Granula), **N. minutissima** (Erreger des ↑ Erythrasma; Stellung in der Systematik nicht endgültig!), **N. paraguayensis** (Madurafuß-Erreger), **N. pelletieri** (der N. madurae ähnl., rote Granula), **N. rangoonensis** (Lungen-Nokardiose), **N. tenuis** (Erreger der Trichomycosis palmellina; Stellung in der Systematik nicht endgültig!).

Nocardiosis: ↑ Nokardiose.

Nocht* (BERNHARD N., 1857–1945, Tropenhygieniker, Hamburg) **Röhrchen**: Fangrohr (Exhaustor-Prinzip) für Malariamücken. – **N.* Rot**: (1898) in lange stehender alkal. Methylenblau-Lsg. entstehender metachromer roter Farbstoff, gewonnen durch Ausschütteln mit Chloroform; u. a. zum färber. Nachweis von Blutparasiten.

Noci...: ↑ Nozi...

Nockemann* Syndrom: (1961) mit Innenohrschwerhörigkeit kombin. ↑ Keratosis palmoplantaris.

noctu: *pharm* latein. Rezepturhinweis »nachts«.

nocturnus: (lat.) nächtlich.

nodal: einen Knoten, i. e. S. (*kard*) den Av-Knoten betreffend; z. B. **n.** (= av) ↑ **Extrasystole**, **N.rhythmus** (s. u. Knoten-), **N.gewebe** (↑ Erregungsleitungssystem des Herzens).

Nodaleczny* Zeichen: *päd* ↑ BESPALOFF* Zeichen.

Nodi: *anat* die »Knoten« (↑ Nodus).

Nodoc, Antikodon: *genet* Kunstwort (Umkehrung von »codon«) für das für eine best. t-RNS spezif. Basentriplett, mit dem diese bei der Translation an ein komplementäres Triplett der m-RNS angelagert wird; s. a. Kodon-Erkennungsstelle.

Nodositas, Nodosität: Knoten(bildung); z. B. *derm* **N.crinium** (↑ Trichorrhexis nodosa). – **Nodosis rheumatica**: (MEYNET) ↑ Rheumatismus nodosus.

nodosus, nodös: knotig, mit Knotenbildung einhergehend.

nodulär, nodularis: knötchenförmig; z. B. **n. Allergid** (↑ GOUGEROT* Syndrom).

Nodulus, Ndl.: (lat.) *anat, derm* kleiner Knoten, ↑ Knötchen; Kurzform für ↑ Ndl. vermis. – **Ndll. aggregati** *BNA* (↑ Folliculi lymphatici aggregati), **Ndl. atrioventricularis** (↑ Atrioventrikularknoten), **Ndll. corneae** (Hornhautknötchen beim ↑ GROENOUW* Syndrom), **Ndl. cutaneus Arning*-Lewandowsky*** (↑ Fibroma simplex UNNA), **Ndll. laqueati**: (GALEWSKY; ↑ Trichonodosis laqueata), **Ndl. lymphaceus** *JNA* s. **lymphaticus** *BNA* (↑ Folliculus lymphaticus), **Ndll. rheumatici** (die ↑ Rheumaknötchen), **Ndll. thymici accessorii** *PNA* (versprengte Thymusgewebe-Inseln), **Ndll. valvularum semilunarium** *PNA* (je ein bindegeweb. »ARANTIUS* Knötchen« in der Mitte des freien Segelrandes an Aorten- u. Pulmonalisklappe zur zentralen Abdichtung des Ostiums bei Klappenschluß), **Ndl. vermis** *PNA* (der mit dem Flocculus durch die Pedunculi verbundene med. Höcker des Kleinhirnwurmes), **Ndl. vocalis** (*laryng* »Stimmbandknötchen«; symmetr., meist Fibrome oder Retentionszysten, infolge Überanstrengung beim Sprechen oder Singen, beim Kleinkind als »Schreiknötchen«).

Nodus, Nd.: (lat.) Knoten, *anat, path* knotenförm. Gebilde (s. a. Nodulus, *derm* Tuber); z. B. **Nd. arthriticus** (↑ Gichtknoten), **Nd. atrioventricularis** (↑ Atrioventrikularknoten), **Nd. cerebri** s. **encephali** (↑ Pons), **Nd. cordis** (↑ Trigonum fibrosum), **Nd. caroticus** (↑ Glomus caroticum), **Nd. sinuatrialis** *PNA* (↑ Sinusknoten).

Nodus lymphaticus *PNA*, **Lymphoglandula** *BNA*, **Lymphonodus** *JNA*: der von einer bindegeweb. Kapsel (mit glatten Muskelfasern) umschlossene etwa bohnengroße »Lymphknoten« (LK) am Zusammenfluß von Lymphgefäßen, dient als wesentl. Teil des Systema lymphaticum v. a. der Abfilterung von Fremd- u. Giftstoffen u. der Infektabwehr (auch i. S. der AK-Bildung; s. a. thymusabhäng. Areale). Unterteilt in follikelreiche Rinde (s. a. Folliculus lymphaticus) u. follikelfreies Mark; die durch die Vasa afferentia von der Kapsel her eintretende Lymphe durchströmt in Rand-, Intermediär- u. Marksinus das retikuläre Bindegewebe u. tritt, mit Lymphozyten angereichert, am Hilus durch ein oder mehrere Vasa efferentia wieder aus (↑ Abb.). Wichtigste Gruppen: **Ndd. lymphatici axillares** (im Fettkörper der Achselhöhle; Abflüsse bilden den Truncus subclavius; je 1 apikale, zentrale, lat., pektorale u. subskapulare Gruppe als regionale LK für Mamma, Arm, Brust- u.

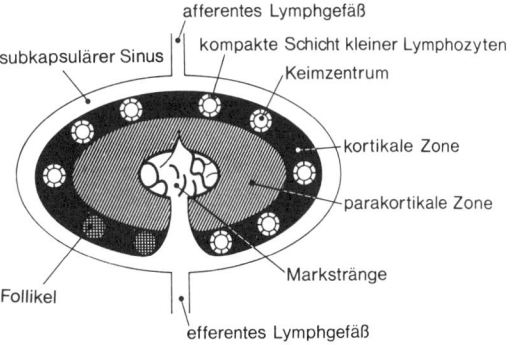

Strukturschema des **Lymphknotens**.

Nodi lymphatici

Bauchwand, Rücken), **Ndd. l. bronchopulmonales** (unmittelbar am Hilus für Lunge u. Bronchien; Abfluß insbes. über Truncus bronchomediastin.), **Ndd. l. buccales** (auf dem M. buccinator, für das Gesicht; Abfluß über N. l. cervic. prof.), **Ndd. l. cervicales prof.** (entlang der Jugularis int., mit Abfluß über Trunc. lymph. jugularis; Gruppen für Tonsille u. Zunge), **Ndd. l. cerv. superf.** (entlang der Jugularis ext.; Abfluß über N. l. c. prof.; für Oberfläche von Hals u. Parotis), **Ndd. l. coeliaci** (am Truncus coeliacus u. Ästen; für Leber, Gallenblase, Magen, Milz, Duodenum, Pankreas; Abfluß über Trunc. lymph. intestin.); **Ndd. l. colici** (im Mesokolon; re. Gruppe für Colon ascendens, mittlere – an A. colica med. – für re. Flexur u. re. $2/3$ des Transversum, li. – an A. colica sin. – für Aszendens, Transversum u. Descendens; Abfluß über Plex. lymph. coeliacus in den Trunc. lymph. intestin.), **Ndd. l. gastrici** (an der kleinen Kurvatur entlang der gleichnam. re. u. li. Arterie; Abfluß in Pl. ly. coeliacus bzw. iliacus), **Ndd. l. gastroepiploici** (entlang den Gefäßen im Magennetz; für die große Kurvatur; Abfluß in Plex. lymph. coeliacus), **Ndd. l. hepatici** (an der A. hepatica; für unt. Leber, Gallenblase, Magen, Duodenum, Pankreas; Abfluß: Plex. lymph. coeliacus oder Trunc. lymph. intestin.), **Ndd. l. ileocolici** (für dist. Ileum, Zäkum, Appendix, dist. Aszendens; Abfluß: mesenterial), **Ndd. l. iliaci communes** (für Beckenorgane; Abfluß lumbal), **Ndd. l. inguinales** (größere oberflächl. Gruppe für Haut unterhalb des Nabels, äuß. Genitale, Anus, Urethra; Abfluß iliakal u. über tiefe Gruppe; diese – entlang der V. femoralis – für tiefe Lymphgefäße des Beins, mit Abfluß über N. l. iliaci ext.), **Ndd. l. intercostales** (paravertebral, interkostal; für Thoraxwand, Pleura; Abfluß: Duct. thorac.), **Ndd. l. lumbales** (entlang Aorta abdom. u. V. cava inf.; für Bein, Becken, Urogenitalsystem, Bauchwand; Abfluß: Trunci lumb.), **Ndd. l. mediastinales** (vord. Gruppe an Vv. brachiocephal., Thymus u. Aortenbogen, für Thymus, Perikard, re. Herz, mit Abfluß über Duct. thorac., re. über Duct. lymphaticus dext.; hint. Gruppe auf Zwerchfelloberfläche am Hiatus oesophageus u. For. venae cavae, für Centrum tendineum u. unt. Speiseröhre, mit Abfluß über Duct. thorac.), **Ndd. l. mesenterici** (obere Gruppe für Dünn- u. Dickdarm bis zur li. Kolonflexur, untere – entlang der A. mesenterica inf. – für li. Transversum-Drittel, Deszendens, Sigmoid u. oberes Rektum; Abfluß zöliakal, z. T. lumbal), **Ndd. l. occipitales** (an der A. occipit.; für die Kopfschwarte; Abfluß tief zervikal), **Ndd. l. pancreaticolienales** (entlang der V. lienalis, für Milz, Pankreas, Magenfundus; Abfluß zöliakal), **Ndd. l. parotidei** (auf u. in der Parotis, für die Drüse u. Wange bis zur Kopfschwarte; Abfluß bukkal), **Ndd. l. phrenici** (auf u. für Zwerchfell: die hinteren supplementär auch für die Leber; Abfluß mediastinal), **Ndd. l. pulmonales** (entlang den größeren Bronchien, für die Lunge; Abfluß bronchopulmonal), **Ndd. l. pylorici** (auf dem Pankreaskopf, für Pylorus u. Duodenum; Abfluß zöliakal), **Ndd. l. retroauriculares** (auf der Ansatzsehne des Sternocleidomastoideus, für Kopfschwarte u. hint. Ohrmuschel; Abfluß tief-zervikal), **Ndd. l. retropharyngei** (im Nasenrachen-Bindegewebe, für Tuba auditiva, Rachenwand, Nase; Abfluß tief-zervikal), **Ndd. l. sacrales** (auf inn. Kreuzbeinfläche, im Mesorektum, für Mastdarm; Abfluß sakral), **Ndd. l. sternales** (parasternal entlang der Vasa thoracica int., für Leber, Zwerchfell, Perikard, Interkostalräume, Mamma; Abfluß in Duct. thorac. bzw. Duct. lymphat. dext.), **Ndd. l. submandibul.** (an UK- u. Submandibularisrand, für Gesicht u. Zunge; Abfluß tiefzervikal), **Ndd. submentales** (im Digastricusbereich, für Kinn u. Unterlippe; Abfluß tief-zervikal), **Ndd. l. tracheales** (für obere Trachea; Abfluß tracheobronchial), **Ndd. l. tracheobronchiales** (obere Gruppe zwischen unt. Trachea u. Bronchien, untere an der Bifurkation; für Lunge u. Bronchen; Abfluß li. über Duct. thorac., re. über Duct. lymphat. dext.).

Noeggerath* Operation (EMIL JAKOB N., 1827–1895, Gynäkologe, New York, Berlin): manuelle Reposition des total invertierten Uterus.

Noelting*-Bernfeld* Methode (1968) *enzym* spektral-photometr. Amylase-Bestg. anhand der Farbreaktion aus Stärke freigesetzter Zucker mit Dinitrosalizylsäure.

Nörby* Einheit: enzymat. Meßgröße für Amylase; 1 N.* E. = 1800 WOHLGEMUTH* Einh.

Noëse: (HELLPACH) Vorherrschen der Verstandeskräfte beim Jugendl. (im Anschluß an Thymose u. Eidese), z. B. im »Warumfrage«-Alter des 4–10jährigen; s. a. Noopsyche.

noëtisch: das Erkennen, die / Noëse betreffend. – **Noëtika**: Stoffe mit Wirksamkeit auf die Noopsyche; z. B. Kaffee, Tee, Amphetamin.

Noguchi* (HIDEYO N., 1876–1928, Bakteriologe, Tokio, Kopenhagen, New York) **Leptospiren**: / Leptospira icterohaemorrhagiae. – **N.* Nährboden**: mit frischem Kaninchenserum, Kaninchen-Hb u. RINGER* oder physiol. NaCl-Lsg. versetzter 2%ig. Nähragar zur Züchtung von Leptospira haemorrhagiae. – Modifikation n. WENYON* mit frischem Kaninchenblut. – **N.* Test**: 1) Globulin-Nachweis (Flockung) im Liquor durch Zusatz von N.* Reagens (Buttersäure u. physiol. NaCl-Lsg. 1+9) u. – nach Kochen – von n-NaOH. – 2) / Luetin-Reaktion.

Noguchia: von BURGEY den Brucellaceae zugeordnete Gattg. aerober oder fakultativ-anaerober, gram-neg., bekapselter, polar oder peritrich begeißelter Stäbchen. Isoliert von der Bindehaut bei granulomatöser oder follikulärer Konjunktivitis. – **N. granulosis** (NOGUCHI 1928) Erreger der granulomatösen Konjunktivitis bei Affen (Trachom-Erreger bei Indianern?).

Noise Rating Curves, NRC: »Geräuschbewertungskurven« (v. a. zur Voraussage über Gehörschädigung bei Dauergeräusch) anhand der aus dem jeweil. Oktavpegel-Diagramm ermittelten »Noise Rating Numbers« (NRN 85 als Grenzwert vorgeschlagen).

Nokardiose: (EPPINGER 1890) v. a. durch Nocardia asteroides verurs., der Aktinomykose ähnl. Krkht. bei Mensch u. Tier, vorw. an Lunge u. ZNS (/ Tab. »Mykosen«), mit Generalisierungstendenz. – Ferner Myzetombildung (nach Trauma) durch Nocardia-Spezies.

Noktambulismus: / Somnambulismus.

Nolen* Krankheit (WILLEM N., 1854–1939, Internist, Leyden): hypochrome Anämie mit Achylie, Hypochlorhydrie u. Sideropenie bei der erwachsenen Frau.

Noludar®-Sucht: Drogenabhängigkeit vom Schlafmittel Methyprylon (von dem durch Gewöhnung bis zu 50 Tab. vertragen werden); evtl. kombin. mit Alkoholgenuß (gegenseit. Wirkungssteigerung). Bei plötzl.

Entzug evtl. epilept. Anfälle, Entziehungspsychose (meist Delirien).

Noma, Cancer aquaticus, Wasserkrebs, Wangenbrand: (BARON 1816) ulzeromembranöse, nekrotisierende oder gangränöse Entzündung der Mundschleimhaut (grün-schwärzl. Verfärbung) u. Wangen, wahrsch. als Folge fusospirillärer Symbiose; früher öfter als Komplikation bei Infektionskrkhtn., Unterernährung, Kachexie, als Hospitalbrand; in Entwicklungsländern noch heute, v. a. bei hungernden u. vernachlässigten Kindern.

Nomen: (lat.) *biol* der wissenschaftl. Name eines Organismus oder eines seiner Teile. – **Nomenklatur**: wissenschaftl. (systematisierende) Namengebung u. -zusammenstellung innerhalb eines naturwissenschaftl. Fachgebietes, z. B. die **Nomina anatomica** (BNA 1895, JNA 1935, PNA 1955), die **Genfer N.** (der Chemie), die binäre oder **binominale N.** (der Botanik u. Zoologie; s. u. Systematik).

Nomifensinum WHO Amino-tetra-hydro-methyl-4-phenyl-isochinolin; Psychopharmakon.

Nominalaphasie: amnest. ⌐ Aphasie.

nom(o)...: Wortteil »Regel«, »regelrecht«, »gesetzmäßig«. – s. a. norm(o)...

Nomogramm: *statist* graph. Darstg. der funktionellen Beziehungen zwischen mehreren – durch eine Gleichung [z. B. z = f (x, y)] verknüpften – Variablen in einem System gerad- oder krummliniger Funktionsskalen, wobei zusammengehör. Werte auf einer Geraden liegen, so daß bei Kenntnis der Werte zweier Variablen die 3. durch Anlegen eines Lineals bestimmt werden kann; s. a. Abb. »DAVENPORT* N.« »Grundumsatz«, »Körperoberfläche«.

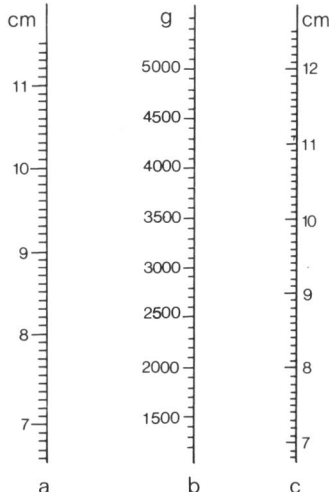

Nomogramm zur Bestimmung des fetalen Gewichtes (b) aus biparietalem Schädel- (a) u. sagittalem Thoraxdurchmesser (c).

nomotop: am regelrechten Ort, bzw. (*kard*) im prim. Reizbildungszentrum (Sinusknoten) ausgelöst.

Nona: Encephalitis lethargica(-Epidemie 1889/90 in Italien).

Klassifizierung der Non-Hodgkin-Lymphome (nach LENNERT)

Kieler Klassifizierung (1977)	Klassifizierung nach RAPPAPORT (1966)	Alte deutsche Klassifizierung
malignes Lymphom von niedrigem Malignitätsgrad		
lymphozytisch	malignes Lymphom, lymphozytär, gut differenziert, diffus	
chronische lymphatische Leukämie		chronische lymphatische Leukämie
Haarzellenleukämie		
SÉZARY-Syndrom		SÉZARY-Syndrom
+ Mycosis fungoides		
Prolymphozytenleukämie		
lymphoplasmazytoid (Immunozytom)	malignes Lymphom, lymphozytär mit Paraproteinämie	Makroglobulinämie WALDENSTRÖM
zentrozytisch	malignes Lymphom, lymphozytär, schlecht differenziert?	lymphozytäres Lymphosarkom
zentroblastisch/zentrozytisch	malignes Lymphom, lymphozytär, gut differenziert lymphozytär, schlecht differenziert lymphozytär-histiozytär histiozytär (u. zwar nodulär oder diffus)	großfollikuläres Lymphosarkom (BRILL-SYMMERS)
malignes Lymphom von hohem Malignitätsgrad		
zentroblastisch	malignes Lymphom, histiozytär, nodulär oder diffus undifferenziert	Retikulosarkom
lymphoblastisch (zumeist akute lymphatische Leukämie)	malignes Lymphom, undifferenziert	lymphoblastisches Lymphosarkom und Lymphoblastenleukämie – akute lymphatische Leukämie
(BURKITT-Typ)	BURKITT-Lymphom	
(„convoluted cell"-Typ)	malignes Lymphom, lymphozytär, schlecht differenziert, diffus undifferenziert (»non-BURKITT«)	
immunoblastisch	malignes Lymphom, histiozytär, diffus	Retikulosarkom

Nonapeptid

Nonapeptid: Peptid aus 9 Aminosäuren.

Non-butanol-extractable iodine: (engl.) ↑ NBEI.

Non-congression: (DARLINGTON 1937) *genet* das »Nicht-Einordnen« einzelner Chromosomen oder konjugierter Chromosomenpaare in die Äquatorialplatte während der Mitose u. Meiose II bzw. während der Meiose I; je nach Lage gefolgt von nachträgl. Einbeziehung in einen der Tochterkerne oder Bildung eines – später resorbierten – Kleinkerns; s. a. Aneuploidie, Chromosomen-Disjunktion.

Non-disjunction: *genet* ↑ Nichttrennen.

Non-Hodgkin*-Lymphome: *path* die malignen Lymphome mit Ausnahme der Lymphogranulomatose (»HODGKIN* Krkht.«); ↑ Tab., s. a. Schema »Lymphom«.

Noninfektion: das Fernhalten einer Infektion (↑ life island) bzw. das Sichfernhalten (bes. des Operateurs) von infektiösem Material als Ansteckungs- u. Übertragungsprophylaxe.

Noniussehschärfe, Breitenwahrnehmung: die durch Testfigur mit Nonius-art. Strichen anhand der noch erkannten Minimalverschiebung bestimmte »verbesserte« Sehschärfe (= Auflösungsvermögen) des menschl. Auges mit Sehschärfenwinkel von 5–10" (sonst enstpr. der anatom. Zapfenanordnung nur 20").

Non-loop-Anastomose: s. u. HACKER* Op. (1), s. a. PETERSEN* Op.

Nonne* (MAX N., 1861–1959, Neurologe, Hamburg) **Syndrom**: 1) ↑ NAFFZIGER* Syndrom. – 2) ↑ Kleinhirnsyndrom. – 3) N.*-FROIN* Sy.: (GEORGES F., geb. 1874, Arzt, Paris), Kompressions-, Lokulations-, spin. Blocksyndr.: charakterist. Liquorveränderungen (v. a. Albuminvermehrung, FROIN* Symptom, Druck-Konstanz beim QUECKENSTEDT* Versuch, Xanthochromie) unterhalb einer ↑ Liquorblockade (meist Tumor) im RM; s. a. Sperrliquor, Tab. »Liquorsyndrome«. – 4) N.*-MILROY*-MEIGE* Sy.: (WILLIAM F. MI., 1855–1942; HENRY MI., 1866–1940): fam.-kongenit., chron., indolentes (elephantiast.) Lymphödem der unt., seltener auch der oberen Extremitäten mit Minderwuchs, Akromikrie, Adipositas (Reithosentyp), Hypogenitalismus, Retardierung; Neigung zu troph. Ulzera u. Sekundärinfektionen. Ät.-path.: genet. oder peristat. Schädigung des Hypophysen-Zwischenhirn-Systems? – 5) N.*-MARIE* Heredoataxie: ↑ (PIERRE) MARIE* Syndrom (2). – **N.*-Apelt* (-Schumm*) Reaktion**: orientierender Globulin-Nachweis im Liquor; nach Halbsättigung mit heißgesättigter, frisch filtrierter Ammonsulfat-Lsg. (je 0,5 ml, Überschichtung) bei Eiweißvermehrung ringförm. Opaleszenz (+), Gesamttrübung (+ +) oder Niederschlag (+ + +).

Nonnenbruch* Syndrom (WILHELM N., 1887–1955, Internist, Prag, Frankfurt/M.): extrarenales ↑ Nierensyndrom.

Nonnensausen: *kard* dumpfes, brummkreiselähnl. Auskultationsphänomen über der Jugularvene (max. in der Diastole u. re.-supraklavikulär, beim Erwachs. über dem Bulbus jugularis); beruht auf Wirbelbildung in herznahen Venen infolge erhöhter Strömungsgeschwindigkeit bei vermind. Venenfüllung oder Blutviskosität: physiol. im Kindesalter, path. bei Leberzirrhose, Kreislaufkollaps, als »Anämiegeräusch«.

Nonokklusion: *dent* unmögl. Zusammenbiß der Zähne in vertik., sagitt. oder transvers. Richtung.

Nonoxinol 9 *WHO*: Gruppe oberflächenaktiver p-Nonyl-phenoxy-poly-äthylenglykol (nichtionogene Netzmittel); Spermatozid.

non rep(etatur): *pharm* latein. Rezeptanweisung »nicht zu wiederholen«.

Non-restraint(-Bewegung): *psych* (CONOLLY) Verzicht auf Zwangsmaßnahmen bei unruh. Psychose-Kranken.

Nonrotation: *embryol* das Ausbleiben der physiol. Drehung eines Körperteils oder Organs (z. B. Darm) während der Embryonalentwicklung; s. u. Malrotation.

Nonsekretor: *serol* s. u. Ausscheider/Nichtausscheider-System.

Nonsense: (engl.) Unsinn; z. B. N.-codon, **N.-mutation** (↑ Nichtsinn-Mutation), **N.-Syndrom** (↑ GANSER* Syndrom).

Non-separation: *genet* ↑ Nichttrennen.

Non-touch-Technik: (engl. = nicht berühren) *urol* i. S. der ↑ Noninfektion bei häuf. Blasenkatheterismus Einführen des Gerätes nur mit sterilem Instrumentarium unter Mithilfe einer behandschuhten Zweitperson.

Nonverbaltest: »sprachfreier« (Intelligenz-)Test.

noogen: verstandes-, vernunftbedingt. – **Noogenetik**: wissenschaftl. Disziplin, die die Beseitigung der neg. Auswirkungen des techn. Fortschritts auf die Biosphäre anstrebt.

Noon* Einheit (LEONHARD N., 1878–1913, Arzt, London): (1911) Standard für Pollenextrakte; 1 g Pollen = 1 Mio Einheiten (»Noons«).

Noonan* Syndrom (JACQUELINE N., Kardiologin, Iowa): (1963) fam. Krkht. mit Phänotyp-Zügen des ULLRICH*-TURNER* Syndroms (v. a. des sogen. männl. Typus); geist. Entwicklungsstörung, Ptosis, Nierenmißbildung, Zahnfehlstellung, Pulmonalstenose, niedr. Fingerleistenzahl etc., jedoch keine nachweisbare Chromosomenanomalie (»Pseudo-ULLRICH-TURNER«).

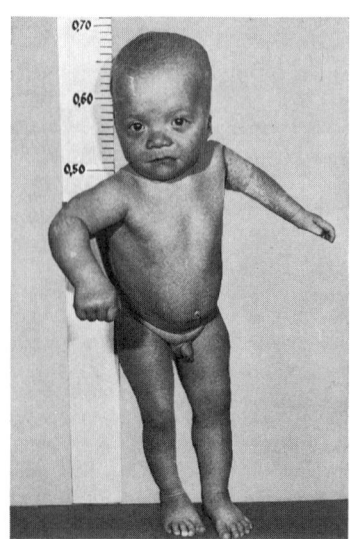

Noonan* Syndrom mit Minderwuchs u. Hypertelorismus.

Noopsyche: (E. STRANSKY 1904) die verstandesmäß., intellektuelle Seite der menschl. Psyche, lokalisiert im phylogenet. jüngeren Stirnhirn. Ihre u. der Thymopsyche Selbständigkeit galt als wesentl. pathogenet. Faktor der Schizophrenie. – vgl. Noëse.

v. Noorden* (CARL V. N., 1858–1944, Internist, Wien) **Haferkur:** (1903) mehrtäg. Haferdiät mit geringem Milch- u. Butterzusatz (zur Vermeidung eines »Haferödems«); v. a. bei diabet. Azidose. – **N.* Index:** der Multiplikator 455 zur Berechnung des Normalgew. (g) aus der Körperlänge (cm), bzw. 480 u. 420 für die zuläss. Grenzwerte. – **N.* Zickzackkost:** bei Koli-Infektion der Harnwege alternierend alkal. u. saure Kost (zwischenzeitl. Säuerung des Urins schafft ungünst. Erregermilieu).

Nor-: *chem* Vorsilbe zur Kennz. normaler, d. h. unverzweigter Ketten (z. B. Norleuzin) sowie der um Ringglieder oder Seitenketten verminderten Derivate von Stammverbindungen (z. B. Norsteroide: A-Ring aus 5 statt 6 C; Noradrenalin: 1 CH_3-Gruppe weniger als Adrenalin); s. a. homo-. – **NOR:** ↑ Noradrenalin.

Noradrenalin, Norepinephrin, Arterenol, Levarterenolum *WHO*: $(HO-)_2C_6H_3-CH(OH)-CH_2-NH_2$; Hormon des NNM (wie ↑ Adrenalin), ein Katecholamin, wirksam als ↑ Transmitter des Sympathikus, Vasokonstriktor (im Gegensatz zu Adrenalin pulsverlangsamend u. die Koronardurchströmung steigernd); Wkg. beeinflußbar durch MAO-Hemmer; Anw. *therap* bei hypotensiver Kreislaufschwäche; *analyt* Bestg. biol. durch Blutdruckmessg. (Katze, Ratte), an Rattenuterus, Kaninchenohr, Intestinalmuskeln u. mit chem. Methoden. – **N.-Test:** Diagnostik der Gestose-Gefährdung anhand des systol. Blutdruckanstiegs u. >40 mm Hg nach langsamer i.v. Inj. von N.

Noradrenochrom, -lutin: *chem* Oxidationsprodukt bzw. Derivat des ↑ Noradrenalins.

Nordamerikanische Blastomykose: s. u. Blastomykose. – **Nordamerikan. Fleckfieber:** ↑ Felsengebirgsfleckfieber. – s. a. Amerikanisch...

Nordmann* Darmrohr (OTTO N., 1877–1946, Chirurg, Berlin): doppelläuf. Ballon-Darmrohr (Weichgummi) mit Ansatzstück für Gebläsedruckball.

Nordqueensland-Zeckenbißfieber: ↑ Queensland-Fieber (2).

Norephedrin: Phenyl-amino-propanol; Sympathikomimetikum, Bronchodilatans. – **Norepinephrin:** ↑ Noradrenalin. – **Norethisteronum** *WHO:* ↑ Äthinyl-nortestosteron.

Norfenefrinum *WHO*, Norphenylephrin: 1-(3-Hydroxyphenyl)-2-aminoäthanol; Sympathikomimetikum, tonussteigerndes Kreislaufmittel.

Norgestrolum *WHO*: gestagenes Steroidhormon; vgl. Levonorgestrol.

Norit-Eluat-Faktor: Pteroylglutaminsäure (↑ Tab. »Folsäure«).

Norleuzin: α-Amino-n-Kapronsäure; natürl. Aminosäure.

Norm: empirisch, statistisch oder experimentell gewonnener Durchschnittswert als Orientierungsmarke für die Beurteilung von Leistungen, Meßergebnissen, Merkmalen etc. (s. a. Normal, normo...). Als **psych. N.** die Fähigkeit, sich den Standardforderungen seiner Umgebung anzupassen (S. FREUD: »Harmonie zwischen den Kräften des Es, Ich u. Überich«); nach K. SCHNEIDER eine mehr statist. »Realnorm« u. eine sich nach einem Idealtyp richtende »Wertnorm«. – **Norma** *PNA*: *anat, anthrop* genormte Einstellung (u. damit Ansicht) des Schädels; z. B. **N. basilaris s. basalis** (= Grund- oder Unteransicht bei horizontaler oder vertikaler Ohr-Augen-Ebene), **N. lat. s. temp.** (= Seitenansicht bei senkrechter Median-Sagittal- u. horizontaler OAE).

normal: der ↑ Norm entsprechend; *chem* Präfix zur Kennzeichng. von Isomeren (n-), Normal-Lsg. (N; [n]) etc.

Normalagglutinin: s. u. Normalantikörper.

Normal-Allel: 1) Wild-A.: der den »Wildphänotyp« einer Eigenschaft bestimmende Strukturzustand eines chromosomalen Locus. – 2) Originalzustand eines chromosomalen Locus, an dem ein durch Mutation entstandenes – oder so gedeutetes – Allel nachweisbar ist (Symbol: +, mit hochgesetztem Symbol des mutierten A.).

Normalantikörper, natürl. AK: ohne nachweisbar vorangegangene ↑ Sensibilisierung im Normalserum vorhandene Substanz mit AK-Verhalten (Agglutinin, Antitoxin, Hämolysin etc.) von strenger bis fragl. Spezifität. Vork. frühestens einige Mon. post natum (infolge stiller Feiung?).

Normal│bedingungen: die den physikal. oder techn. Normzustand kennzeichnende Normtemp. (0 bzw. 20° C) u. Normdruck (1 atm = 760 Torr bzw. 1 at = 735,56 Torr). – **N.biß(lage):** *dent* ↑ Neutralbiß. – **N.brennfleck, -fokus:** *röntg* bei ↑ Doppelfokusröhren der größere Brennfleck.

Normal│gift: s. u. N.toxin. – **N.gewicht:** ↑ Tab. »Körpergewicht«; vgl. Idealgewicht.

Normalisierung, forcierte: (H. LANDOLT 1955) *psych* Ausbleiben paroxysmaler EEG-Veränderungen beim Epileptiker mit Beginn der medikamentös-anfallunterdrückenden Ther.; oft nur passager für die Dauer einer – dabei häuf. – psych. Störung (Dämmerzustand, Verstimmung, schizophrenieähnl. Zustand).

Normalität: *chem* in der Maßanalyse Bez. für die Konz. einer Normal-Lsg. (»n«- oder »1 n-« oder »N-Lsg.«; ident. mit Reagensgehalt von 1 Äq./l).

Normallösung: *chem* s. u. Normalität.

Normalpotential: s. u. Redoxpotential, -skala.

Normal│schall: 1000-Hz-Schall (von vorn) als Vergleichswert für die Lautstärkeempfindung. – **N.serum:** Blutserum eines Individuums, das weder künstlich immunisiert noch – soweit abklärbar – durch Erkr. zur Bildung spezif. AK angeregt wurde (s. a. Normalantikörper). Referenzpräp. für die Bluteiweiß-Bestg. – **N.sichtigkeit:** ↑ Emmetropie.

Normal│stellung: *orthop* Nullhaltung der ↑ Neutral-Null-Methode. – **N.strahlung:** *röntg* (WACHSMANN) heterogene Rö.strahlung, gefiltert derart, daß ihre 1. HWD so groß ist wie die einer monoenerget. Strahlung, deren Photonenenergie 50% der Grenzenergie der heterogenen Strahlung beträgt.

Normal│toxin: (E. V. BEHRING, P. EHRLICH) »N.gift« zur Wertbemessung von Di- bzw. Tetanus-Heilserum; enthält pro 1 ml 100 einfach-tödl. Dosen (u. wird von 0,1 ml des entsprech. »N.heilserums« neutralisiert). – **N.typ,** Mittellage-, Indifferenztyp: *kard* im EKG der

Normalverteilung

häufigste Positionstyp (↑ dort. Abb.) der elektr. Herzachse beim Erwachsenen: QRS in Abltg. I–III überwiegend pos. (größte Amplitude in II, in I größere als in III), in aVL klein-pos. oder biphasisch, in aVF pos.

Normalverteilung (Gauss*-Laplace*): *statist* stetige Wahrscheinlichkeitsverteilung, definiert durch die Funktion

$$F(x) = \frac{1}{\sigma\sqrt{2\pi}} \exp\left[-\frac{1}{2}\left(\frac{x-\mu}{\sigma}\right)^2\right]$$

(mit dem Mittelwert μ u. der Standardabweichung σ als Parametern); ergibt sich immer dann, wenn eine Zufallsvariable der Wirkung zahlreicher Variationsfaktoren ausgesetzt ist u. die Abweichung durch diese Faktoren voneinander unabhängig u. von derselben Größenordnung sind. Graph. Darstg. als sogen. »Glockenkurve«.

Normalwuchs: der in Körpergew. u. -länge (↑ dort. Tab.) u. Proportionen (↑ Längenwachstum) dem kalendar. Alter entsprech. Körperwuchs. Abweichungen des Längen- u. Gewichtsalters um 20% (d. h. innerh. der Perzentilen P_{10} u. P_{90}) gelten als physiol. Variationsbreite; s. a. Klein-, Groß-, Zwerg-, Riesenwuchs.

Norman*-Wood* Syndrom: (1941) fam., kongenit. amaurot. ↑ Idiotie mit hochgrad. Mikrozephalie, Hirnanomalien u. extrazellulären Cholesterindepots.

Normazidität: normaler Säurewert einer Lsg., z. B. des Magensaftes (↑ Azidität).

Normdosis, ND: (HAFFNER, SCHULTZ 1937) *pharm* die »mittl. oder durchschnittl. Dosis« als Richtgröße für individuelle Dosisbemessung; in Tabellen fixiert.

No(r)mergie: die regelrechte, d. h. nicht-allerg. Reaktion(sbereitschaft) des Organismus auf einen Reiz (Infektion, erstmal. Allergenkontakt etc.); vgl. All-, Hyper-, Hyp-, Pathergie.

Normethadonum *WHO*: Methadon-Derivat; Analgetikum, Antitussivum; BTM.

normo...: Wortteil »normal«, »der ↑ Norm entsprechend«; s. a. nomo..., ortho...

Normo|blast: reifste, kernhalt. Zelle der Erythropoese (normalerweise nur im KM, ↑ Erythroblast), aus der durch Kernausstoßung der Erythrozyt entsteht; zunächst teilungsfähig u. basophil (hoher RNS-Gehalt), mit zunehmender Hb-Bildung u. RNS-Verlust poly-, später orthochromatisch bzw. azidophil; s. a. Schema »Erythropoese«, Abb. »Megaloblast«. Gemeinsames Vork. basophiler u. polychromat. N.blasten im KM bei gestörter Hb-Bildung; ferner bei fetaler ↑ Erythroblastose. – **N.blastenpolyploidie**: ↑ WOLFF*-v.HOFE* Anomalie. – **N.blastose**: hyperplast. Erythropoese im KM mit Überwiegen der N.blasten; v. a. bei hämolyt. Anämie.

Normochromie: *hämat* normales färber. Verhalten des Ery als Ausdruck seines normalen Hb-Gehaltes.

normodrom: *physiol* mit normaler Geschwindigkeit erregungsleitend; vgl. orthodrom.

Normoerythrovolämie: Normalität des Erythrozyten-Gesamtvolumens.

Normogammaglobulinämie: normaler γ-Globulingehalt des Blutes (innerhalb biol. Schwankungsbreite, konstitutions-, alters-, geschlechtsabhäng.); ↑ Tab. »Immunglobuline«.

Normogenese: *biol* normaler Entwicklungsablauf eines Organismus vom befruchteten Ei bis zur vollen Ausbildung.

Normo|glykämie: Zustand mit Blutzuckerwerten im Normbereich (0,8–1,2 g/l). – **n.glykäm. Glukosurie**: (STRAUSZ) renale ↑ Gl.; s. a. Diabetes renalis.

normokal(i)ämische Lähmung: der Adynamia episodica hereditaria (»hyperkaliäm. Lähmung«) weitgehend entsprech. Krkhts.bild, jedoch mit bes. schweren u. bis zu 3 Wo. anhaltenden (Lähmungs-) Anfällen bei normalen Serum-K$^+$(u. Na$^+$)-Werten. Beginn in der Kindheit; K-Zufuhr verschlechtert bzw. löst Lähmung aus. Ther.: große NaCl-Gaben.

No(r)mokinospermie: s. u. Normozoospermie.

Normoleukozytose: regelrechter Zahlenwert der ↑ Leuko im Blut (↑ Tab. »Differentialblutbild«).

Normo|mastix-Reaktion: s. u. Mastixreaktion. – **N.melie**: normale Gliedmaßenentwicklung bezügl. Zahl, Gestalt, Proportionen, Knochenbau etc. – **N.morphospermie**: Vorhandensein von mind. 80% normal geformter ↑ Spermien im Ejakulat.

Normoproteinämie: normaler Gesamteiweißgehalt des Blutserums (auch als Dys- u. Paraproteinämie).

Normo|skeozytose: Linksverschiebung im Differentialblutbild bei normaler Gesamtleukozytenzahl. – **N.somie**: ↑ Normalwuchs. – **N.spermie**: 1) ↑ N.zoospermie. – 2) normale Spermamenge (3–5 ml) pro Ejakulat. – Die **n.spermat. Infertilität** (bei normalem Spermatogramm u. anscheinend normalem Befund bei der ♀) kann beruhen auf Sperma-Agglutininen bzw. -AK, Blutgruppen-Inkompatibilität, DNS-Verminderung in Spermienköpfen, Arzneimittel-Sensibilisierung. – **N.sthenurie**: Fähigkeit der Niere zur Harnkonz. auf ein normales spezif. Gew. (1012–1025); nachzuweisen im ↑ Konzentrationsversuch.

no(r)motop: am rechten Ort entstanden oder lokalisiert.

Normovolämie: normales Gesamtblutvolumen.

Normo|zephalie, Orthozephalie: Normalgröße, -form, -proportionen u. -knochenbau des Kopfes. – **N.(zoo)spermie**: Vorhandensein von 20 (40)–120 Mill. Spermien/ml Ejakulat; davon mind. 70% (60–80%) lebhaft bewegl. (= N.kinospermie); s. a. N.morphospermie, Spermatogramm. – **N.zyt**: regelrecht entwickelte Zelle; *hämat* der Erythrozyt.

Norpseudoephedrin: Cathin (aus Catha edulis); Appetitzügler.

Norrie*(-Warburg*) Syndrom (GORDON N., dän. Ophthalmologe; M. WARBURG): (1927 bzw. 1961) fam., X-chromosomal-rezessiv erbl. Leiden mit okulo-oto-zerebraler Degeneration: bilat. Pseudogliom der Retina (bereits im Säuglingsalter amaurot. Katzenauge, weiß-gelbl. retrolentale Membranen mit u. ohne Gefäße, verlängerte u. adhärente Ziliarfortsätze), langsam progred. Taubheit, Oligophrenie.

Norris* (RICHARD N., 1831–1916, Arzt, Birmingham) **Test**: Typhus-abdom.-Nachweis anhand des Ausbleibens einer Pulsbeschleunigung 60 Min. nach s.c. Inj. von Atropin. – **N.* Theorie**: Kurzsichtigkeit ist Folge einer Überanstrengung durch intensive Naharbeit (Längsdehnung infolge Bulbuskongestion; vgl. NEWMAN* Theorie).

p-Norsynephrin: / Octopamin.

Nortestosteronum: / Nandrolonum.

Northrop®-Arm: Kunststoff-Kunstarm; als Oberarmprothese von gleichseit. Schulter mechanisch gesteuert, mit automat. Ellenbogengelenk; als Unterarmprothese stumpfgesteuert, mit mechan. Übersetzung (etwa 3fach verstärkte Pro- u. Supination).

Nortriptylinum *WHO*: dem Amitryptilin analoges Psychopharmakon.

Norvalin: α-Aminovaleriansäure; $CH_3 \cdot CH_2 \cdot CH_2 \cdot CH(NH_2) \cdot COOH$; natürl. / Aminosäure.

Norwalk-Agens: nach einer USA-Ortschaft benanntes, ca. 28 nm großes Picodna(?)-Virus; Erreger epidemisch gehäufter, kurzdauernder Gastroenteritiden v. a. bei Erwachsenen.

Norwegische Krätze: / BOECK* Scabies.

Noscapinum *WHO*: natürl. Opiumalkaloid; Antitussivum.

Nosenzephalus: fetale Schädel-Hirnmißbildung mit frontotemp. Knochenlücken.

noso...: Wortteil »krank«, »Krankheit«.

Nos(o)agnosie: / Anosognosie; s. a. ANTON*-BABINSKI*-Syndrom.

Nosode: *hom* aus path. Körperprodukten hergestellte u. in höheren Potenzen zur Ther. der gleichen Krkht. angewandte Arznei (z. B. Tonsillenexprimat), als Auto- oder als Hetero-N. (vom eigenen bzw. fremden Körper). – Die **intestinale** N. (PATERSON) aus Darmbaktn.-Kulturen.

Noso|genese, -genie: / Pathogenese. – **N.geographie**: Lehre von der geograph. – u. klimat. – Verbreitung der Krankheiten. – **N.graphie**: die beschreibende / N.logie.

nosokomial: mit Bezug zum Krankenhaus; z. B. **N.gangrän** (/ Hospitalbrand), **N.schaden** (/ Hospitalismus).

Nosologie: systemat. Beschreibung (»Nosographie«) u. Lehre von den Krankhtn. u. Krkhts.formen als Teilgebiet der Pathologie; als **klin. N.** befaßt u. a. mit Ausarbeitung stark reduzierter, durch vereinfachte Befragungs- u. Untersuchungsroutinen zu diagnostizierender Krankheits-Einheiten; als **biorheut.** oder **biomorph. N.** die / Gerontologie.

Nosomanie: hypochondrischer Wahn.

Nosoparasit: (LIEBREICH) pathogener Mikroorganismus, der sich in einem durch schädl. Einflüsse (langfrist. Antibiotika-, Immunsuppressiva-Ther., Mazeration etc.) milieuveränderten u./oder abwehrgeschwächten Gewebe ohne Entfaltung seiner spezif. Pathogenität ansiedelt; auch saprophytärer Pilz, der auf so veränderter Haut oder Schleimhaut eine (»nosoparasitäre«) Mykose hervorruft.

Noso|philie: abnormes Genießen eines Krankheitszustandes. – **N.phobie**: übertriebene Befürchtungen bezügl. der Folgen bei leichten oder prognostisch günst. Erkrn. – **N.phyt**: pflanzl. / N.parasit.

Nosopsyllus fasciatus: der nord. Rattenfloh [Aphaniptera], kosmopolit. Nagetierparasit; potentieller Überträger von Pest u. murinem Fleckfieber.

nosostatisch: das Fortschreiten einer Erkr. verhindernd; s. a. Bakterio-, Tuberkulostatika.

Nostomanie, -pathie: unwiderstehl. Heimkehrwunsch (als Extremform der Nostalgie).

Nostosit: nur in Spätstadien schmarotzender Parasit.

nostras: (lat.) einheimisch, inländisch, endemisch.

not...: Wortteil »Rücken«, »Rückseite«; z. B. **Notalgie** (Rückenschmerzen).

Notamputation, prim. Amputation: in dringenden Fällen angezeigte schnellstmögl. u. sparsame Gliedmaßenamputation mit einzeit. Zirkelschnitt, unter Offenlassen der Wunde.

Notanenzephalie: angeb. partielles bis vollständ. Fehlen des Kleinhirns (oft auch okzipitaler Schädelpartien).

Notarzt, Notfallarzt: im ärztl. Bereitschafts- oder Notfalldienst tät. Arzt; i. e. S. der einem / N.wagen zugeteilte, speziell für diesen Einsatz ausgebildete; s. a. Unfallarzt. – **N.wagen**, NAW: Rettungswagen mit Mindest- oder aber ergänzter Ausrüstung u. ständig bereitstehender Besatzung (Notarzt, 2 Rettungssanitäter); s. a. Clinomobil. – I. w. S. auch ein dem Notarzt allein zur Verfügung stehendes Kfz., mit dem er unabhängig vom Rettungswagen zum Einsatzort gelangen kann (sog. Rendezvous-System).

Notatin, Penizillin B: (1942) Antibiotikum aus Penicillium-Stämmen (P. notatum, resticulosum, corylophilum, vitale); thermostabiles Flavoproteid (Glukoseoxidase); in vitro stark wirksam gegen grampos. u. -neg. Baktn.

Notch-like-defect: *röntg* die sogen. »mediale Bandgrube« (Insertion des Lig. costoclaviculare) am unt. Rand des Schlüsselbeins.

Notfall (ärztlicher): 1) im Rahmen des ärztl. Bereitschaftsdienstes (/ Notfalldienst) auftret. Behandlungsfall bei Nichterreichbarkeit des Hausarztes etc. – 2) in der Sozialversicherung jede wegen Gefahr für Leib oder Leben dringend benötigte ärztl. Hilfe, die von einem Kassenarzt nicht rechtzeitig gewährt werden kann; rechtfertigt gem. § 368 RVO die Inanspruchnahme eines Nicht-Kassenarztes. – **N.chirurgie**: bei Lebensgefahr vorzunehmende chir. Sofortmaßnahmen zur Erhaltung bzw. Wiederherstellg. vitaler Funktionen; z. B. Tracheotomie, Notamputation.

Not(fall)dienst, ärztlicher: ärztl. Bereitschaftsdienst (meist interdisziplinär, im allg. von 20^{00} bis 6^{30} sowie an Wochenenden u. Feiertagen) zur Erstversorgung dringender Erkrs.fälle auch außerhalb der Sprechstunde. Organisation regional unterschiedlich (z. T. in Verbdg. mit Notruf- bzw. Funkzentrale); s. a. Notarztwagen.

Notfallgerät: *arbeitsmed* / Fluchtgerät.

Notfallsfunktion, -reaktion, -syndrom: s. u. CANNON*.

Notfall|station: / Intensivstation. – **N.therapie**: Sofortmaßnahmen zur Sicherung vitaler Funktionen (s. a. N.chirurgie); als **perinatale N.ther.** die Sofortbehandlung des asphykt. Früh- oder Neugeb. (v. a. künstl. Beatmung, Azidose-Ausgleich, Schock-Ther.).

Nothilfe: die bei Unglücksfällen, gemeiner Not oder Not von jedermann zu leistende Hilfe (soweit erforderl. u. nach den Umständen zumutbar, d. h. ohne erhebl. Eigengefahr u. oder Verletzung anderer wicht.

Nothnagel* Syndrom

Pflichten). Unterlassung gem. §330c StGB strafbar, s. a. Behandlungspflicht.

Nothnagel* (KARL WILH. HERMANN N., 1841–1905, Arzt, Jena, Wien) **Syndrom: 1)** oberes Nucl.-ruber-Syndrom: neurol. Symptn.komplex bei Läsion des roten Kerns: homolat. Okulomotoriuslähmung (inkonst.), kontralat. Hemiparese (Tonusminderung), Haltungs- u. Intentionstremor, Hemiathetose u. -chorea, skandierende Sprache. – **2)** / Akroparästhesien. – **N.* Zeichen**: mimische Ausfälle bei Emotionen als Hinweis auf Thalamus-Tumor.

nothus: (gr.-lat.) falsch, unecht, unehelich.

noto...: Wortteil »Rücken«, »Rückenseite«; s. a. not...; z. B. **N.genese** (*embryol* die Rumpfentwicklung, ausgehend von der Chorda dors.), **N.melus**: (asymmetr. Doppelmißbildung mit Verschmelzung des Parasiten an der Rückenseite des Autositen; s. a. Polymelie).

Notoperation: s. u. Notfallchirurgie.

Notosit: *parasit* / Hauptwirt.

Notstandsamenorrhö: sek. Amenorrhö infolge psych.-vegetat. Einflüsse einer Notsituation; z. B. Lageramenorrhö.

Nott* Methode: *ophth* dynam. / Skiaskopie; Fixationspunkt um 0,5 dpt näher als die Skiaskopier-Entfernung (dadurch Kompensation der für nahe Entfernungen nicht ausreichenden Akkommodation).

Notta* Syndrom: (1850) Bewegungseinschränkung im Daumenendgelenk durch Sehnenknötchen des Flexor poll. long.

Nottracheotomie: s. u. Koniotomie. – **Notverband**: provisor. Verband als Erstversorgung einer Verletzung; v. a. zur Blutstillung, Vermeidung von Komplikationen (Infektion, Fragmentverschiebung etc.).

(du) Noüy* Phänomen (PIERRE LECOMTE DU N., 1883–1947, Biologe, Paris): nur vorübergehende Herabsetzung der Oberflächenspannung des Blutserums nach Zusatz von Na-Oleat.

Nové=Josserand* (GABRIEL N.=J., 1868–1949, Chirurg, Lyon) **Operation: 1)** *urol* (1906) dreizeit. Hypospadie-Op. mit Kanalisierung des Penisschaftes u. Kanalauskleidung durch THIERSCH* Lappen. – Ferner eine zweizeit. Epispadie-Op. – **2)** *orthop* Arthrorise des oberen Sprunggelenks bei Lähmungsspitzfuß durch spornart. Aufbiegen des hint. oberen Kalkaneusrandes (Anschlagssperre) u. Entknorpelungsarthrodese des Talokalkaneal- u. des CHOPART* Gelenkes (»Double-Arthrodese«). – **N.=J.*Zeichen**: Fähigkeit zum Kreuzen der Oberschenkel bis in Höhe der anderen Leistenbeuge als Hinweis auf abnorme Gelenkkapselschlaffheit bei angeb. Hüftluxation.

Novobiocin(um) *WHO*: (1955) Antibiotikum aus Streptomyces spheroides, niveus, griseus u. griseoflavus; in vivo wirksam v. a. gegen Staphylokokken (häufig Resistenzsteigerung).

Novocain®, Novokain: / Procainum. – **N.amid**: / Procainamidum. – **N.behandlung**: / ASLAN*-PARHON* Ther. – **N.esterase-Test**: (STUCKI) Nachweis der hydrolyt. Spaltung (in %) von Novokain in p-Aminobenzoesäure u. Diäthylaminoäthanol durch die Serum-Novokainesterase als Leberfunktionsprobe (vermindert bei Leberinsuffiz., Hypothyreose). –

N.-Vergiftung: bei Überdosierung von N. Krämpfe, später Lähmung des Atemzentrums; bei unsachgemäßer i.v. Inj. evtl. Kreislaufkollaps (Gefäßdilatation) u. Herzversagen; gelegentl. allerg. Reaktionen.

Novoluxlampe®: (CRAMER) Rotlicht-Lampe (spiralförm. Glasröhre), deren Strahlen durch Hochspannungsionisation von Neongas erzeugt werden.

Novy* (FREDERIC GEORGE N., 1864–1957, Bakteriologe, Chicago) **Bazillus**: / Clostridium novyi. – **N.*-McNeal*(-Nicolle*) Agar** (WARD J. MCN.; CHARLES JULES HENRI N.): / NN- bzw. NNN-Medium.

Nox: *opt* Einheit der Beleuchtungsstärke (= $^{1}/_{1000}$ Lux).

Noxe: Schädlichkeit, Krankheitsursache.

Noxin: (GOHRBANDT) denaturiertes, für den Körper stark tox. Körpereiweiß (Abbauprodukte).

Noxiptilinum *WHO*: Dihydro-dibenzo-zykloheptenon-dimethylamino-äthyl-oxim; Antidepressivum.

Noxizeptor: *physiol* / Nozirezeptor.

Noyes* Operation (HENRY DRURY N., 1832–1900, Ophthalmologe, New York): **1)** bei Strabismus Resektion des zuständ. äuß. Augenmuskels (mit spez. Nahtführung). – **2)** Exenteratio bulbi nach Querinzision der Kornea.

Noyons* Methode (ADRIAAN KAREL MARIE N., 1878–1941, Physiologe, Leuwen, Utrecht): offene Methode der O_2- u. CO_2-Bestg. in der Exspirationsluft anhand der Wärmeleitfähigkeit (mit Diapherometer).

Nozi(re)zeptor: durch schädl. Einwirkungen (Noxen) spezifisch erregbarer / Rezeptor (Gruppe III u. IV der Flexorreflex-Afferenzen). Soweit Zustandekommen einer (Schmerz-)Empfindung herbeiführend, mit Schmerzrezeptor ident.

nozizeptiv: Schaden erleidend; auf Schädlichkeiten (Noxen) ansprechend, **n. Reflex** (/ Fluchtreflex), / Nozirezeptor.

Np: *chem* Kurzzeichen für Neptunium.

Np-522: (1964) Antibiotikum aus Streptomyces hygroskopicus; wirksam gegen grampos. Baktn., Mykobaktn., einige gramneg. Baktn. – **Np-Antigen**: das Nukleoproteid-AG des Vakzinevirus (ca. 50% der Virion-Masse).

NPH: **n**eutrales **P**rotamin HAGEDORN (ein Depot-Insulin).

NPN: **n**on-**p**rotein **n**itrogen (/ Reststickstoff).

NRC, NRN: *arbeistmed* / **N**oise **R**ating **C**urves bzw. **N**umbers.

NREM-Schlaf: Schlafphase ohne rasche Augenbewegungen (»**n**on-**r**apid **e**ye **m**ovements«); im EEG langsame Wellen oder sogen. Schlafspindeln; vgl. REM-Phase.

Ns: *serol* Antigen Ns (des / MNSs-Systems).

NSC A-649: (1960) ein Streptomyces-Antibiotikum; wirksam gegen grampos. Baktn., Tumorzellen.

NSD: **N**ebenschild**d**rüse.

NSILA: (**n**on-**s**uppressible **i**nsulin-**l**ike-**a**ctivity) im Fettgewebe insulinähnlich wirkende Substanz mit Antiinsulin-Effekt im Muskelgewebe; in Plasma viel stärker als in Lymphe konzentriert.

Nt: *chem* Niton (= Radon). – **NT**: 5'-Nukleotidase.

Ntaya-Virus: in Uganda aus Mücken isoliertes ARBO-Virus B mit gruppenspezif. Hämagglutinin (wahrsch. mit West-Nil, Dengue- u. Japan.-B-Enzephalitis-Virus antigen-verwandt); ruft bei Mäusen nach intrazerebraler Applikation letale Enzephalitis hervor; beim Menschen Infektion subklinisch (AK–Bildung).

5-NU: 5-Nukleotidase (= 5'Ribonukleotid-phosphohydrolase).

Nubecula, Nub(ek)ula: (lat.: Wölkchen) **1)** urol wolk. Trübung der unt. Portion eines stehenden Harns durch Phosphate, Muzine u. Harnwegsepithelien (v. a. als Folge reversibler Auskristallisation der Schutzkolloide durch Abkühlung, Belichtung, Kontakt mit anderen Grenzflächen); s. a. Kalkurie. – **2)** derm ↑ Leukonychie. – **3)** Nephelion: ophth feinnarb. Hornhauttrübung.

Nuboer* Operation: (JOHANNES FRANCISCUS N., geb. 1900, Chirurg, Utrecht): Hepatikojejunostomie mit Einführung einer Jejunum-Mukosamanschette in den Ductus hepaticus.

Nuces: botan »Nüsse« (s. a. Nux); z. B. Nuces (= Semen) Colae.

Nucha PNA: der Nacken. – **nuchal(is)**: den Nacken betreffend.

Nuchol* Prüfung: ophth Kampimeter-Prüfung der Bewegungswahrnehmung in der Gesichtsfeldperipherie.

Nuck* Divertikel, Kanal (ANTON N., 1650–1692, Anatom, Leiden): bei ♀ mit dem runden Mutterband im Leistenkanal verbundenes kleines Bauchfelldivertikel als nicht oblit. Rest des Proc. vagin. peritonei; gelegentl. Bruchsack als **N.*-Hernie** oder als **(N.*) Zyste** ausgebildet (↑ Hydrocele feminae).

nucl(eo)...: Wortteil »Kern«; s. a. nukl...

nuclearis: einen Kern (Nucleus), i. e. S. den Zellkern betreffend. – **Nuclei**: s. u. Nucleus.

Nucleolinus: zytol ein sich stark färbendes Granulum im Kernkörperchen. – **Nucleo(lo)nema**: ↑ Nukleo(lo)nema. – **Nucleolus**: ↑ Nukleolus. – **Nucleoid**: ↑ Nukleoid.

Nucleophaga: (DANGEARD 1886) in den Kernen von – v. a. parasit. – Protozoen (z. B. Jodamoeba bütschlii) parasitierende, kernzerstörende Pilzorganismen. Typ. Beispiel für Hyperparasitismus.

Nuclepore: dünner (1/1000 Zoll) Plastikfilter mit zylindr., gegen Verstopfung wenig anfäll. Kleinstporen (Ø 1–10 μm); hergestellt mit sogen. »Atombohrer«.

Nucleus, Nucl.: (lat. = Kern) **1)** ↑ Zellkern – **2)** zentraler Organteil (z. B. **Nucl. lentis** PNA, der Linsenkern als ältester, gelbl. Teil der Lens crystallina; **Nucl. pulposus** PNA, der zentrale, vom Anulus fibrosus umgebene Gallertkern der ↑ Bandscheibe, Rest der Chorda dors.). – **3)** Ganglienzellen-Ansammlung als Ursprungs- oder Endkern (= ↑ Nucl. originis bzw. ↑ Nucl. termin.) bzw. als Schaltkern von ↑ Hirnnerven, Nervenbahnen, Bahnsystemen; z. B. **Nucl. accessorius**: ↑ Nebenkern; z. B. **Nucl. a. autonomicus** PNA (EDINGER-WESTPHAL; wichtigster der Okulomotorius-Nebenkerne für die Innervation der Mm. ciliaris u. sphincter pupillae), **Nucl. a. nervi hypoglossi** (= Nucl. parvocellularis, ROLLER* Kern; ventromed. des Hauptkerns, mit Funktion wie Nucl. intercalatus u. paramedianus dors.), **Nucll. accessorii n. oculomotorii** (5 rostral von Hauptkernen u. Zentralkern; Ursprungskerne parasympath. Bahnen des N. III, darunter der ↑ Nucl. a. autonomicus). – **Nucl. ambiguus** PNA: unter der Olive der Medulla oblong. als motor. u. parasympath. Ursprungskern der Hirnnerven IX, X u. XI (zerebraler Teil), dessen Fasern lat. der Olive austreten. – **Nucl. amygdalae** BNA, JNA: ↑ Corpus amygdaloideum. – **Nucl. ant. thalami** PNA: dors. Kern im rostr. Thalamuspol, mit anteromed., anteroventralen u. dorsomed. Anteilen; Fasern zum Tr. mamillothalamicus u. Gyrus cinguli. – **Nucll. arcuati** PNA: der Pyramidenoberfläche vor der Pyramidenbahn aufliegende Ursprünge der Fibrae arcuatae ext.; kaudal verlagerte Fortsetzung der Brückenkerne; bei angeb. Kleinhirnmangel fehlend. – **Nucl. basalis**: Basalkern; **1)** der unt. Nucl. olivaris; **2) Nucl. bas. telencephali**: Kernkomplex unbekannter Funktion am Pallidum; **3) Nucl. bas. tractus optici** in der Formatio reticul. des Tegmentum, an den sich Fasern aus bd. Tr. optici aufzweigen u. von dem efferente Bahnen zum N. oculomot., Nucl. niger u. Corpus geniculatum lat. abgehen u. der opt. Erregungen auf Reflexbahnen des Hirnstammes überträgt. – **Nucl. campi Foreli**: subthalam. Kern, mögl. Umschaltstelle für Linsenkernbahnen zum Nucl. ruber u. zur Formatio reticul. – **Nucl. caudalis centralis** PNA, PERLIA* Kern: unpaarer Teilkern des Okulomotorius, wahrsch. beteiligt an der Konvergenzsteuerung der Augen. – **Nucl. caudatus** PNA, Nucl. interventricul. Corpus striatum HENLE: der den Thalamus vorn u. seitl. umfassende, an der Seitenwand des 3. Ventrikels beteiligte »Schweifkern« (mit Caput, Corpus, Cauda) als wesentl. vord. Teil des Corpus striatum; empfängt sensible Impulse vom Thalamus, leitet sie zum Globus pallidus. – **Nucll. cochleares** PNA, Nucll. n. acustici BNA: die 2 Endkerne der Pars cochl. des N. VIII übereinander im Boden der Rautengrube, dem Pedunculus cerebelli inf. anliegend; z. T. von den Fasern zu den homo- u. kontralat. Trapezkörperkernen sowie zu den Kernen des Lemniscus lat. durchlaufen. – **Nucl. colliculi inf. laminae quadrigeminae** PNA: Kernpaar in den unt. 2-Hügeln; Ende eines

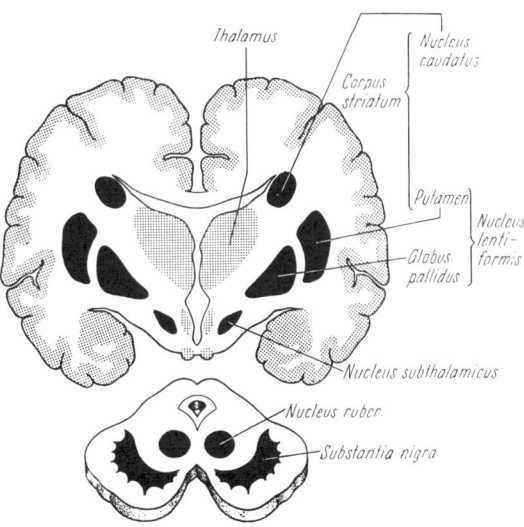

Die Kerngebiete (schwarz) des extra-pyramidal-motorischen Systems (n. SCHEID).

Nuclei commissurae

Teils der Hörbahn; Neuriten bilden den Tr. tectospinalis. – **Nucll. commissurae post. s. caud.**: supra- u. infrakommissurale Kerngruppe mit Verbindung zu Habenulae, Pulvinar, Pupillenzentrum (Mittelhirn) u. Zwischenhirn; s. a. DARKSCHEWITSCH* Kern. – **Nucl. corporis geniculati lat.** *PNA*: konzentrisch geschichteter Hauptkern des lat. Kniehöckers; empfängt – als Teil der Sehbahn – afferente Fasern des Tr. opticus u. entsendet die Sehstrahlung; ein Nebenkern ist mit dem Colliculus sup. laminae tecti u. prätektalen Kernen verbunden. – Der Nucl. med. besteht ebenfalls aus Haupt- u. Nebenkern. – **Nucll. corporis mamillaris** *PNA*: 1 kleinzell. med. (mit zusätzl. Nucl. intercalatus) u. 1 großzell. lat. Kern als graue Substanz des Mamillarkörpers; Afferenzen aus Hippocampus, Gyrus cinguli, Thalamus u. Tegmentum; Efferenzen an VICQ D'AZYR* Bündel u. Fascic. mamillothalamicus; Sammel-, Umschalt- u. Integrationszentrum vegetativer Bahnen. – **Nucll. corporis trapezoidei** *PNA*: je 1 ant. u. post. Kern der zentralen Hörbahn (letzterer als Schaltstelle); Fasern bilden mit denen der Kochleariskerne den Lemniscus lat. – **Nucl. cuneatus** *PNA*, Nucl. partis lat. fasciculi dors. *JNA*, BURDACH* Kern: sensibler Hinterstrangkern oberhalb der Pyramidenkreuzung, an dem die Fasern des Funic. cuneatus enden; Ausgangspunkt eines Teils der Tr. bulbothalamicus sowie zum homo- u. kontralat. Kleinhirn gehender Bahnen (Fibrae arcuatae int. bzw. ext., im Pedunculus cerebell. inf.). – **Nucl. dentatus** *PNA*: konzentrisch geschichteter, gelblichgrauer Kleinhirnkern zentral im Marklager; mit paläo- u. neozerebellarem Teil (eisenarm bzw. eisenreich), umhüllt von einem »Vlies« markhaltiger, von den PURKINJE* Zellen kommender Nervenfasern; aus dem Hilus austretende Fasern bilden die Hauptmasse des sogen. Kleinhirnbindearms; s. a. NYSSEN* VAN BOGAERT* Syndrom.

Nucleus dorsalis *PNA*: die perlschnurartige »STILLING*-CLARKE* Säule« medial an der Basis der RM-Hintersäule von Th_1–L_3, bestehend aus dendritenreichen Zellen; entspricht der sympath. Zellsäule des Seitenhorns (Fortsetzung als Nucl. cerv. bzw. sacr.). – **Nucl. dors. nervi glossopharyngei** *PNA*: sensibler Endkern aufsteigender Fasern des IX. Hirnnervs im Rautengrubenboden (absteigende Fasern zum Nucl. tractus solitarii); in Fortsetzung des Nucl. dors. n. vagi auch Ursprungskern parasympathischer Bahnen († Nucl. salivatorius). – **Nucl. dors. nervi vagi** *PNA*: vegetat. u. sensibler Endkern aufsteigender Fasern des N. X u. seiner zum Nucl. tractus solitarii absteigenden Geschmacksfasern († Nucl. terminalis alae cinereae); med.-ant. Portion Ursprungskern parasympathischer Fasern für die inn. Organe (= Nucl. originis alae cinereae); Fasern verlaufen – im Ggs. zu denen des Nucl. ambiguus – ohne inn. Knie. – **Nucl. dorsolateralis** *PNA*: paar., großzell., somatomot. Okulomotoriuskern in Höhe der rostr. 2-Hügel; setzt sich kaudal in den parasympath. Nucl. ventromed. fort. – **Nucl. emboliformis** *PNA*: keulenförm. Kern vor dem Hilus des Nucl. dentatus; Ausgangspunkt des Tr. embolothalamicus, mit weiterer Verbindung zum Striatum. – **Nucl. fastigii** *PNA*: paramedianer, ependymnaher Kern im Dach des 4. Ventrikels (Vermis-Marklager); ältester Kleinhirnkern, Endpunkt von Leitungsbahnen aus der Kleinhirnrinde. – **Nucl. globosus** *PNA*, Kugelkern: Kleinhirnkern (mit 2–3 kugel. Abschnitten) seitlich des Nucl. fastigii; efferente Bahnen u. a. an † DARKSCHEWITSCH* Kern u. † Nucl. interstitialis CAJAL. – **Nucl. gracilis** *PNA*, Nucl. partis med. fasciculi dors: sensibler Hinterstrangkern nahe u. oberhalb der Pyramidenkreuzung (medial des Nucl. cuneatus); Endpunkt der Fasern des Funic. gracilis (Impulse aus der unt. Körperhälfte), weiterleitend über Fibrae arcuatae an kontralat. Thalamus u. gleichseit. Kleinhirn. – **Nucl. habenulae** *PNA*: im Trigonum habenulae; afferente Fasern aus der Stria medull. thalami (Tr. hippocampo-, olfactothalamo-, hypothalamo-habenularis); efferente zu Nucll. tegmenti u. interpeduncul. (Tr. habenulo-reticularis, -cruralis, Fasc. reflexus); Verbindung zwischen limb. System u. Mittelhirn. – **Nucl. infundibularis**: zum hypothalam. zentralen Höhlengrau gehör., ringförm. Kern um den Infundibulumansatz; mit Kontakt zum Ventrikelependym. – **Nucl. intercalatus** *PNA*: in der Medulla oblong. zwischen Hypoglossus- u. dors. Vaguskern; unklare Funktion. – **Nucl. intermediolateralis** *PNA*: RM-Kern von C_8 (Th_1) bis L_3 in der Seitensäule; Neuronen als 1. sympath. Neuron; Neuriten durch vord. Spinalwurzeln im R. communic. albus zum Grenzstrang. – **Nucl. intermediomedialis** *PNA*: RM-Kerne zwischen Vorder- u. Hinterhorn (Pars intermedia), bes. stark in Hals- u. Kreuzmark; mit parasympath. Ursprungszellen (Neuriten durch vord. u. hint. Wurzeln als präganglionäre parasympath. Fasern, ab S_2 für Nn. pelvici u. erigentes). – **Nucl. interstitialis** Cajal*: Teil der Nucll. reticulares tegmenti des Mittelhirns; Neuriten als Tr. reticulospin. im Fascic. longitud. med.; für Aufnahme vestibul. Impulse u. deren Fortleitung an Augenmuskelkerne u. RM (Kontrolle der Augen- u. Kopfbewegungen).

Nucleus lateralis medullae oblong. *PNA*: zwischen Olive u. Tractus spin. des Trigeminus, mit Anschluß an Kleinhirnseitenstrangbahn. – In *BNA* synonym mit Nucl. cuneatus accessorius. – **Nucll. lat. thalami** *PNA*: Sammelbez. für Nuclei ventr. anterolat., posteromed. u. posterolat., Nucl. lat. dors. (Verbdg. zu temporalem Kortex), Nucl. post. (= Pulvinar thalami). – **Nucl. lemnisci lat.** *PNA*: im Winkel zwischen Brücke u. Bindearm eingeschaltet in die zentrale † Hörbahn; Verbindungen (gekreuzt u. ungekreuzt) zu efferenten Bahnen der Hirnnerven V–VII. – **Nucl. lentiformis** *PNA*: der – medial an die inn. Kapsel grenzende – »Linsenkern«, mit dienzephalem u. telenzephalem Anteil (= Globus pallidus bzw. Putamen); eines der † Basalganglien, Teil des Striatum; s. a. HOMÉN* Syndrom. – **Nucl. loci caerulei**: melaninhalt. Kern in der Rautengrube nahe am Aquädukt; afferente Bahnen aus Trigeminuskernen, Fascic. longitud., Lemniscus lat. u. Corpus amygdaloideum, efferente an Formatio reticul., Nucl. intercalatus; Verbindg. zwischen Ursprungskernen des Trigeminus u. Speichelkernen. – **Nucl. medialis centr.**: der Stammhirnanteil des Thalamus, durch afferente Bahnen mit Kleinhirnkernen, Fascic. longitudin. med. u. Medulla oblong. verbunden u. in das Striatum projizierend; Aktivierungszentrum anderer Thalamuskerne? Zentrum für komplexe Affektausdrucksautomatismen? – **Nucl. med. thalami** *PNA*: der »BURDACH* inn. Kern«, mit afferenten Bahnen aus Basalkernkomplex, äuß. Pallidum, Mandelkern, ventr. Thalamuskernen u. Hypothalamus; Ausgangspunkt von Projektionsbahnen zu vord., hint. u. lat. Rindenarealen (die orbitofrontalen werden bei der ↗ Leukotomie durchtrennt). – **Nucl. motorius nervi trigemini** *PNA*, Nucl. masticatorius: medial des sensiblen Hauptkerns, dorsolat. der Brückenhaube; mit efferenten Bahnen zu den Kaumuskeln. – **Nucl. motorius tegmenti**: motor. ↗ Haubenkern.

Nucleus nervi abducentis *PNA*: Ursprungskern des N. VI im rostr. Rautenhirn unter dem Colliculus facialis der Rautengrube, vom inn. Fazialisknie umschlungen; Neuriten durch Brückenhaube, Trapezkern, Brückenfuß u. zwischen den Pyramidenbahnbündeln zur Austrittsstelle am hint. Brückenrand. – **Nucl. n. accessorii** *PNA*: Ursprungskern des N. XI zwischen unt. Olive u. D_4, unterteilt in Nucl. ambiguus u. spinalis; Neuriten des ersteren treten nach Bildg. eines inn. Knies als 3–6 kran. Wurzeln zwischen Olive u. Strickkörper aus, schließen sich dem Vagus an (= N. access. n. vagi); die 6–7 lat. spin. Wurzelbündel bilden den Akzessoriusstamm, der zwischen Vorder- u. Hinterwurzeln der Halsnerven u. durch das For. occipit. magnum in die hint. Schädelgrube aufsteigt u. mit dem Vagus durch das For. jugulare austritt. – **Nucl. n. facialis** *PNA*: motor. Ursprungskern des N. VII ventral u. lat. vom Abduzenskern, lat. in der Formatio reticul. (kaudal des motor. Trigeminuskerns, rostral des Nucl. ambiguus); Fasern nach dorsal-med., dann nach rostral u. – unter Bildung des inn. Fazialisknies (Höhe Colliculus fac.) – lateralwärts zum unt. Brückenrand; s. a. Nucl. salivatorius sup. – **Nucl. n. glossopharyngei** *PNA*: Sammelbez. für Nucll. ambiguus, salivatorius inf., tractus solitarii u. dors. n. gl., als End- bzw. Ursprungskerne des N. IX. – **Nucl. n. hypoglossi** *PNA*: Ursprungskern des N. XII unter dem Boden der Rautengrube u. ventral des Zentralkanals; efferente Fasern durch Formatio reticul., verlassen den Hirnstamm zwischen Pyramide u. unt. Oliventeil. – **Nucl. n. oculomotorii** *PNA*: Sammelbez. für die Ursprungskerne des N. III (in Höhe der vord. 2-Hügel, basal vom Aquädukt): Nucll. dorsolat., ventromed. u. caud. centr. für die äuß., Nucll. accessorius für die inn. Augenmuskeln. – **Nucl. n. trochlearis** *PNA*: Ursprungskern des N. IV im med. Längsbündel des zentralen Höhlengrau (Höhe der Colliculi inf.); Faseraustritt nach Kreuzung im vord. Segel rostral hinter den Colliculi. – **Nucl. n. vagi** *PNA*: Sammelbez. für Nucll. dors. n. vagi, ambiguus, tractus solitarii. – **Nucll. n. vestibulocochlearis, Nucl. n. statoacustici** *PNA*: Sammelbez. ↗ Nucll. cochleares u. vestibul. – **Nucl. niger** *JNA*: ↗ Substantia nigra; s. a. Niger-Atrophie. – **Nucl. olivaris** *PNA*: der Oliven-Hauptkern, mit med. u. lat. Nebenkern; Fasern ziehen nach medianer Kreuzung im Corpus restiforme zum Kleinhirn; im Fibrae-arcuatae-Bereich Verbindungen zu längsverlaufenden RM- u. Oblongatabahnen (= Tr. tectospin., Fascic. longitud.). – Als **Nucl. o. metencephali** (= N. o. sup.) der ↗ Nucl. dors. corporis trapezoidei. – **Nucl. originis** *JNA*: motor. u. parasympath.-motor. Ursprungskern eines Hirnnervs (Nucl. nervi...); als **Nucll. o. dors. sive parasympathici** die für Drüsen u. glatte Muskulatur zuständ. Kiemenbogennerven des Rautenhirns, als **Nucll. o. ventr. sive motorii** oikotrop-motor. Kerne (deren Neuriten – infolge Ventralverlagerung des Kerns – ein »inn. Knie« aufweisen). – **Nucl. paraventricularis**: paramedian im vord. Griseum periventriculare tha-

lami; wahrsch. – wie Nucl. rhomboid. – beteiligt an Synchronisation spontaner rhythm. Abläufe im ZNS. – Ferner der **Nucl. p. hypothalami** *PNA* unter dem Ependym des 3. Ventrikels oberhalb des Nucl. supraopticus, mit neurosekretor. Funktion, durch den Tr. hypothalamohypophysialis mit dem HHL verbunden. – **Nucll. pontis** *PNA*: die »Brückenkerne« als Verbindung zwischen Groß- u. Kleinhirnhemisphären; Neuriten der großen »Wurzelzellen« (im Ggs. zu kleinen Schaltzellen) bilden mit den sich anschließ. Kollateralen der Pyramidenbahn u. des Lemniscus med. nach med. Kreuzung den paar. Pedunculus cerebell. medius. – **Nucl. praetectalis** *PNA*: mesodienzephale Kerngruppe zwischen Habenulae u. Colliculus inf., z. T. im zentr. Höhlengrau; vermittelt über Comm. inf. u. Fasern des Corpus geniculatum lat. Impulse aus dem Tr. opticus zum veget. Okulomotoriuskern. – **Nucl. principalis**: »Hauptkern«; z. B. **Nucl. p. corporis geniculati med.** als wesentl. Teil der Hörbahn für Umschaltung von Erregungen vom CORTI* Organ auf die Sehstrahlung (Ende eines Teils der Hörbahn), auch Impulse aus homo- u. kontralat. Colliculus inf. u. kontralat. med. Kniehöcker empfangend. – **Nucl. profundus tegmenti**: der – rudimentäre – »GUDDEN* Kern« an der Mittel-Rautenhirngrenze; Endpunkt eines Teils des GUDDEN* Haubenbündels; Fasern am Fascic. longitud. dors. beteiligt. – **Nucll. reticulares**: Teilkerne der Formatio reticul.; je 1 lat. u. paramedianer (pararaphöser) in der Oblongata, ins Kleinhirn projizierend; ferner die ↗ Nucll. tegmenti, der Nucl. ret. thalami *PNA* (zwischen dessen Lamina medull. u. der Capsula int.; in die afferenten Bahnen eingeschalteter Modulationskern). – **Nucl. reuniens (Sheps*)**: im paraventrikulären zentralen Höhlengrau des Thalamus; projiziert wahrsch. in den infralimb. Bereich. – **Nucl. rhomboidalis (Sheps*)**: rostral paramedian im Griseum periventriculare thalami; Funktion s. u. Nucl. paraventricularis. – **Nucl. ruber** *PNA*: rötl.-gelber Kern des EPS im Tectum rostral des Aquädukts, durch Markkapsel gegen die umgebende Formatio reticul. abgesetzt; mit Bahnen zu Hirnrinde, Thalamus u. – über den Tr. rubrospin. u. die mehrgliedr. rubroretikulospinale Bahn – Vorderhornzellen des RM; leitet Impulse vom Nucl. dentatus an Vorderhornzellen u. Olive; s. a. NOTHNAGEL*, BENEDIKT*, CLAUDE* Syndrom (= oberes bzw. unt. N.-r.-Syndrom).

Nucleus salivatorius: »Speichelkern«; als **Nucl. sa. inf.** der rhombenzephale Ursprungskern präganglionärer parasympath. Fasern des N. IX für Ohrspeichel- u. Wangen- (Ggl. oticum), Zungen- u. Pharynxdrüsen; als **Nu. sa. sup. sive rostr.** (Nucl. secretorius n. intermedii) der pontine Ursprungsort der parasympath. Nervenfasern des N. VII (präganglionäre Fasern der Ggll. pterygopalatinum u. submandibulare). – **Nucl. sensorius principalis n. trigemini** *PNA*: sensibler Hauptkern des N. V dorsolat. in der Brückenhaube unter dem Rautengrubenboden (oberhalb des lat. Rezessus); Endpunkt der sensiblen Portio major des Trigeminus; s. a. Nucl. tractus spinalis u. mesencephalici. – **Nucl. spinalis n. accessorii**: der langgestreckte RM-Anteil des Nucl. n. accessorii im Vorderhorn C_1–C_4. – **Nucl. subthalamicus** *PNA*: das – bikonvexe – »Corpus Luysi« unterhalb des Thalamus (zur Substantia nigra hin), rostral dem Pallidum nahe, kaudal an den Nucl. niger anschließend; lat. großzell. zum EPS, med. kleinzell. Teil zum veget.

Nucleus supraopticus

System gehörend; Verbindungen zu Pallidum u. Putamen; bei Läsion (v. a. Blutung) sogen. Corpus-Luysi-Syndrom: im Wachzustand Hemichorea mit Hemiballismus, Dysphagie, Dysarthrie u. leichter Hemihyperhidrose. – **Nucl. supraopticus** *PNA*: dem zentralen Höhlengrau zugehör. Hypothalamus-Kerngebiet unmittelbar hinter Tractus u. Chiasma opticum; durch neurosekretor. Fasern (Tr. supraopticohypophys.) mit dem HHL verbunden. – **Nucll. tegmenti** *PNA*: zus. mit den Nucll. interstitialis u. ruber als »Haubenkerngruppe« bezeichnete Kerne der Formatio reticul., die mit den Nucll. praetectales den sog. motor. Haubenkern bilden; in zahlreiche Reglerkreise eingeschaltetes Koordinationsgebiet; empfängt Impulse von Thalamus, Fascic. longitud., Corpus mamill. u. Vorderhirn, entsendet Bahnen an Lamina tecti, Nucl. ruber, Thalamus, Striatum u. Formatio reticularis. – **Nucll. terminales alae cinereae** *JNA*: die »Endkerne« der idiotrop-sensiblen parasympath. Fasern des N. IX u. X. – **Nucll. terminationis** *PNA*: die rhombenzephalen Endkerne für die afferenten Fasern der pseudounipolaren Ganglienzellen der extrakranialen Hirnnervenganglien. – **Nucl. tractus mesencephalici n. trigemini** *PNA*: sensibler Trigeminuskern, vom Brückenbereich der Oblongata bis unter die oberen 2-Hügel. – **Nucl. tractus solitarii** *PNA*: von Rautengrubenmitte bis in Höhe Pyramidenkreuzung absteigender Endkern für die afferenten Bahnen der Hirnnerven VII, IX u. X (Geschmacksfasern). – **Nucl. tractus spinalis n. trigemini** *PNA*: vom Nucl..sensorius princip. des N. V bis ins Halsmark reichender Endkern für die absteigenden afferenten Trigeminusfasern. – **Nucll. tuberales** *PNA*: Hypothalamuskerne im zentralen Höhlengrau, hinter dem Tuber cinereum; i. w. S. auch die Nucll. ventromed., dorsomed. u. post. hypothalami; als Nuclei tub. lat. ferner neurosekretorisch akt. Zellen. – **Nucll. ventrales thalami**: anterolat. Kern mit Verbindung zum Pallidum u. Striatum, ein intermediärer als Schaltstelle einer zur motor. Hirnrindenregion gehenden Nebenbahn aus dem Pedunculus cerebell. sup. u. Endstation der vestibul. Empfindungsbahn, ein posterolat. als Schaltstelle für sensible Bahnen von Lemniscus lat. u. Hirnrinde (Tr. thalamocorticalis), ein posteromedialer ebenfalls mit Verbindung zum Tr. thalamocorticalis. – **Nucl. ventromedialis** *PNA*: paar., somatomotor. Teilkern des Nucl. n. oculomotorii; mit dem dorsolat. Teilkern verbunden. – **Nucl. ventromedialis hypothalami** *PNA*: der – eiförm. – Nucl. tuberalis principalis CAJAL hinter dem Nucl. supraopticus im zentralen Höhlengrau; größter tuberaler Kern. – **Nucll. vestibulares** *PNA*: 4 Endkerne der Pars vestibul. des N. VIII medial des Pedunculus cerebell. inf. in der Area vestibul. der Rautengrube; als **Nucl. v.inf.** der ROLLER* Kern, als **Nucl. v.lat.** ein Koordinationskern, der v. a. Kollateralfasern aufnimmt, als **Nucl. v.med.** ein Endkern auf- u. absteigender Bahnen, der wahrsch. auch Fasern der Pars cochlearis aufnimmt, als **Nucl. v.sup.** (an der seitl. Wand des 4. Ventrikels) mit Bahnen v. a. zum Nucl. fastigii.

Nudismus: 1) naturalist. Nacktkultur. – 2) Nudomanie: Neigung psychisch Kranker, sich immer wieder nackt auszuziehen. – 3) Sichentkleiden in der Öffentlichkeit als extreme Form des Exhibitionismus.

Nudophobie: übertriebene Scheu vor Nacktheit.

nudus: (lat.) nackt.

nüchtern: 1) ohne – morgendl. – Nahrungsaufnahme; s. a. Hunger.... – 2) nicht unter – klinisch manifestem – Alkoholeinfluß stehend.

Nüchtern|blutzucker: s. u. N.wert. – **N.erbrechen**: E. ohne vorausgegangene Nahrungsaufnahme, z. B. bei Pylorusstenose; vgl. Vomitus matutinus. – **N.schmerz**: ↗ Hungerschmerz (2). – **N.sekret**: das ohne Nahrungsaufnahme oder sonst. Stimulation produzierte Verdauungssekret, i. e. S. der Magensaft, der, normalerweise HCl-frei, für die Sekretionsanalyse verworfen wird, aber geeignet ist für Untersuchung auf Erreger (Tbk-Baktn., Sarzinen, Hefen), Galle (bei Reflux), Blut, Speisereste etc. – **N.wert**: der vor Stimulierung durch Nahrungsaufnahme, d. h. morgens im N.zustand des Pat. ermittelte Wert einer biol. Substanz; z. B. der – bei Diabetes mellitus meist erhöhte – N.blutzucker.

Nuel* Raum (JEAN PIERRE N., 1847–1920, Physiologe, Lüttich): im Ductus cochlearis der Raum zwischen äuß. Pfeilerzellen u. 1. Reihe der DEITERS* Zellen.

Nürnberger* Trias (LUDWIG N., 1884–1959, Gynäkologe, Halle, Köln): die auf hämolysebedingter Freisetzung von Hb u. seiner Metaboliten (Met-Hb, Hämatin, Sulfo-Hb) beruhende Verfärbung von Serum (burgunderrot), Haut (ikterisch oder bräunl.) u. Harn (rotgelb bis rotbraun, evtl. schwärzlich) bei Gasbrand.

Nuhn* (ANTON N., 1814–1889, Anatom, Heidelberg) **Bänder**: die Retinacula u. das Lig. patellae. – **N.* Zyste**: submuköse Retentionszyste der Gl. lingualis ant. (»**N.*Drüse**«).

nukl...: Wortteil »Kern«; s. a. nucl...

nukleär: einen Zell- oder ZNS-Kern (Nucleus) betreffend; vgl. nuklear.

Nuklealfärbung, -reaktion: ↗ FEULGEN*.

nuklear: 1) den Atomkern (u. seine Phänomene) betreffend. – 2) ↗ nukleär.

Nuklearlähmung, angeborene (der Hirnnerven): infantiler ↗ Kernschwund.

Nuklearmedizin: diagnost. (Funktions-, Stoffwechsel-, Lokalisationsdiagnostik) u. therap. Anw. (interstitiell, intrakavitär) offener, v. a. kurzleb. radioakt. Substanzen (Radioisotope oder damit markierte biol. Stoffe, Radiopharmaka etc.). – s. a. Radio..., Isotopen...

Nuklease: ↗ Ribo-, Desoxyribonuklease.

Nukleation: *histol* Eiskristallbildung bei raschem – z. B. kryochirurg. – Einfrieren von Geweben (–40 bis –196°); zunächst in der extrazellulären Flüssigkeit (= heterogene N.; mit Wasser u. Elektrolytverschiebung in den EZR); später intrazellulär (= homogene N.; einschl. des Gitterwassers, dadurch konsekut. Zelltod).

Nuklein: 1) die mit spezif. Chromosomenfarbstoffen nicht färbbaren Anteile des Zellkerninnern (Achromatin, Kernsaft). – 2) (F. MIESCHER) ↗ Nukleoprotein. – **N.basen**: Sammelbez. für Purin- (Adenin, Guanin) u. Pyrimidinbasen (Thymin, Urazil, Zytosin) als bas. Bausteine der ↗ N.säuren. Ältere Bez.: Alloxur-, Xanthinbasen.

Nukleinsäure: hochmolekulares Polynukleotid aus durch Phosphorsäure-Pentose-Veresterung miteinander verknüpften Einheiten (↗ Formeln u. Tab.); unter-

A. *Nukleinsäure*
[Base–Pentose–Phosphat] 30–15000 je nach Art der Pentose
(s. Formel II: links: Ribose; rechts: Desoxyribose):
1. Ribonukleinsäure = RNS (s. Formel V)
2. Desoxyribonukleinsäure = DNS

B. *Nukleosid*
Base–Pentose (s. Formel I; R = – H),
z. B. Adenosin = Adenin-ribosid

C. *Nukleotid*
Base–Pentose–Phosphat (s. Formel I; R = Mono-, Di- oder Triphosphorsäure)
1. Nukleosid-monophosphat (oder Mononukleotid), z. B. Adenosin-5′-monophosphat = AMP = 5′-Adenylsäure
2. Nukleosid-diphosphat, z. B. Adenosin-diphosphat = ADP
3. Nukleosid-triphosphat, z. B. Adenosin-triphosphat = ATP
Bez. der Ribose-enthaltenden Mononukleotide nach Basenanteil (z. B. Adenyl-, Guanyl-, Zytidyl-, Uridylsäure etc.), der mit Desoxyribose durch Vorsatz von »Desoxy-« (z. B. Desoxy-adenylsäure) oder von »d« (bei Abkürzg., z. B. dAMP).

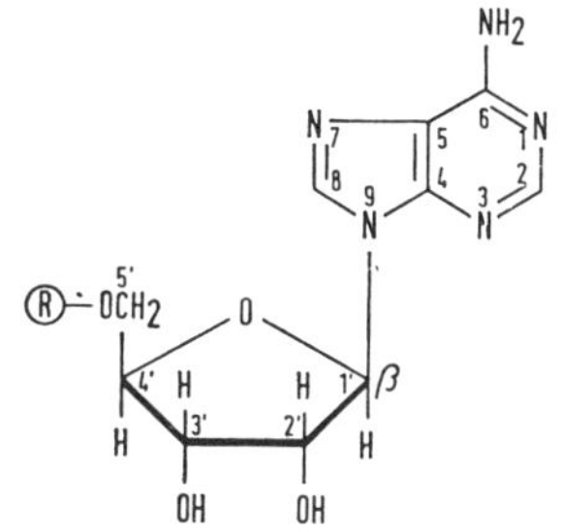

I Nukleosid (Adenosin)

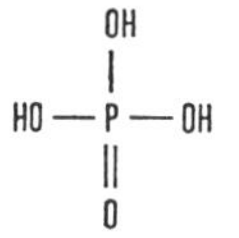

Orthophosphorsäure (Monophosphorsäure)

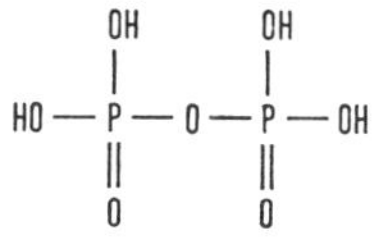

Pyrophosphorsäure (Diphosphorsäure)

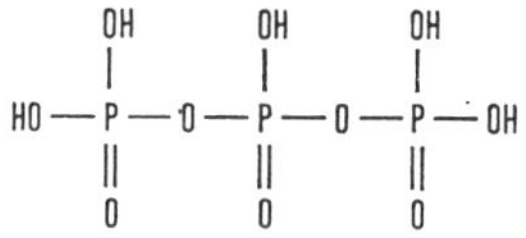

Triphosphorsäure

III Phosphat

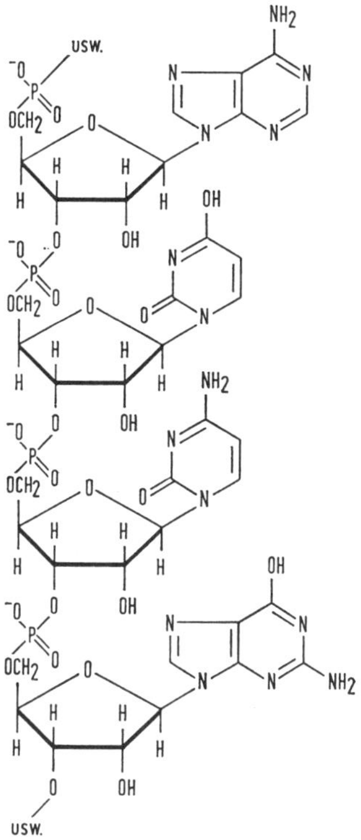

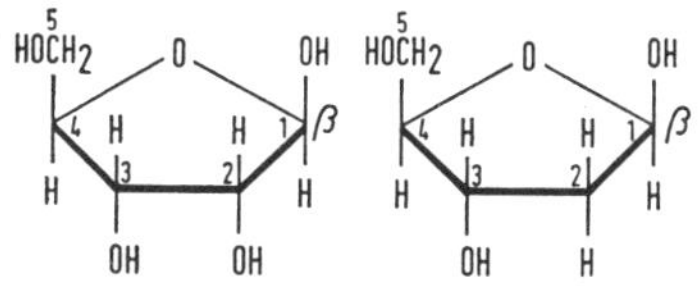

II Pentosen

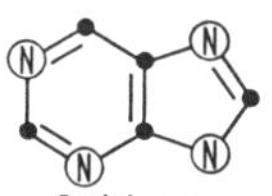

Purinbasen 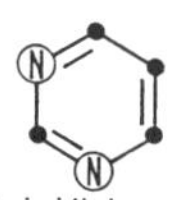   *Pyrimidinbasen*

IV Basen (s. a. Nukleinbasen)

V Ribonukleinsäure (Ausschnitt)

---

schieden als ↑ Ribo- u. ↑ Desoxyribonukleinsäuren (»RNS«, »DNS«; Ribose bzw. Desoxyribose enthaltend); durch Phosphorsäure-Reste sauer, gegenüber histol. Farbstoffen basophil; mit bas. Proteinen verbunden als ↑ Nukleoproteid. Vork. in jeder lebenden Zelle (Kern, Ribosomen, Zytoplasma, Mitochondrien); Träger der Erbanlagen (genet. ↑ Kode) u. Schlüsselsubstanzen der Eiweißbiosynthese; als **infektiöse N.** der DNS- bzw. RNS-Viren mit der Fähigkeit in Zellen einzudringen u. vorhandene Enzymsysteme für die Replikation zu benutzen (Synthese viruseigener Nukleoproteine). – Aufbau u. Abbau enzymatisch gesteuert; letzterer – nach Abspaltung der Proteinkomponente – durch Aufspaltung in Mononukleotide (↑ Nukleotid), Dephosphorylierung zu ↑ Nukleosiden u. Aufspaltung in die spezif. Pentose (geht in KH-Stoffwechsel ein) u. in die entsprech. Base (s. a. Nukleosidase, -tidase). Basensynthese unter Mitwirkung von akt. Ameisensäure, Nukleotidsynthese unter Einwkg. von Nukleotid-Koenzymen (für deren Aufbau Vitamine erforderl. sind).

Nukleographie: röntg ↑ Diskographie. – **N. histon**: Protein aus Nukleinsäuren u. Histonen. – **N. kapsid**: s. u. Virion.

Nukleoid, Karyoid: das nicht membranös vom Plasma abgegrenzte »Kernäquivalent« der Prokaryoten; enthält einem Chromosom homologe DNS-Struktur (»Lineom«) sowie RNS u. Protein; imponiert elektronenmikroskop. als »Kernvakuole«.

Nukleolarkonstriktion: zytol sek. Einschnürung der sogen. Nukleolar- oder SAT-Chromosomen, die nicht das Zentromer, sondern den Nukleolus-Organisator enthält (»SAT-Region«: sine **a**cido **t**hymonucleinico). – s. a. Nukleolonema.

Nukleolenfärbung (Stockinger*-Kellner*): Anfärben der Kernkörperchen u. anderer Ribonukleotidhalt. Zellteile mit wäßr. Methylenblau-Lsg. u. Differenzieren in Pufferlsg. (Bereich: isoelektr. Punkt der RNS).

Nukleo(lo)nema: zytol den Nukleolus durchziehende oder ihm anliegende fibrilläre, DNS-halt. Struktur

Nukleolus

(netzförmig um die Pars amorpha, mit eingelagerten Mikrosomen: PALADE* Granula), die den Nukleolus-Organisator darstellt oder enthält.

Nukleolus, Nucleolus, Kernkörperchen: scharf begrenzter, homogener, RNS u. bas. Proteine enthaltender Raum im Zellkern; bildet sich solitär oder multipel in der späten Telophase an Nukleolarchromosomen, wächst in der Interphase, löst sich zwischen Pro- u. Metaphase auf oder ab. Bildungs- u. prim. Sammelraum für m-RNS, r-RNS u. Ribosomen; je nach Stoffwechselaktivität in Größe, Form, Deutlichkeit (»**N.brillanz**«) etc. variierend. – **N.-Organisator**: FEULGEN-POS., 1 bis wenige Chromomeren enthaltende Strukturzone im Nukleolonema, an der sich Nukleolarsubstanzen zum Nukleolus kondensieren.

nukleophil: *zytol* mit Zellkernfarbstoffen anfärbbar (daher z. T. synonym mit »basophil« u. »FEULGEN-pos.«).

Nukleo|plasma: ↑ Karyolymphe (= Achromatin); vgl. Karyoplasma. – **N.proteid, -protein**: in den Zellkernen vork. Verbindgn. aus Eiweiß u. Nukleinsäuren (= N.pr. i. e. S.) oder Eiweiß u. Histon (= Nukleohistone) oder Eiweiß u. Protamin (= **N.protamine**); unlösl. in Wasser, lösl. in Alkalien, mit kalter Essigsäure fällbar. – **N.protein-Latex-Agglutinationstest**: zum Nachweis von Anti-Nukleoprotein bei – akt. – Erythematodes anhand der Absorption von N.protein-AG aus menschl. Leber oder Kalbsthymus.

Nukleosid: (LEVENE 1909) aus Pentose u. Base besteh. Baustein der ↑ Nukleotide (d. h. Mononukleotid ohne Phosphorsäurerest); z. B. Adenosin, Guanosin, Uridin, Zytidin. Entsteht bei alkal. Hydrolyse der Nukleotide. – Beteiligte Enzyme: **Nukleosidase** (spaltet N. in Nukleinbase u. Pentose), **N.-deoxyribosyl- u. -ribosyl-transferase** (tauscht Nukleinbasen aus), **N.-diphosphatase** (spaltet aus N.diphosphaten Phosphorsäure ab), **N.-diphosphat- u. -monophosphatkinase** (bilden als Transferasen Tri- bzw. Diphosphate), **N.-ribosyl-transferase** (tauscht Nukleinbasen aus).

Nukleosom: ↑ Chromosom.

Nukleotid: aus Nukleinbase, Pentose u. Phosphorsäure besteh. Grundbaustein der ↑ Nukleinsäuren. – Als »**akt. N.**« die ↑ UDPG (»**N.-aktivierter Zukker**«). – **N.pyrophosphatase**: Hydrolase, die Dinukleotide in 2 Mol. Mononukleotide spaltet.

Nukleotidase: 2 Phosphat-abspaltende Hydrolasen.

Nukleotidylzyklasen: Enzyme, die in Nukleotiden P-O-Verbindungen katalysieren bzw. lösen (»P-O-lyase«), z. B. die Adenylatzyklase.

Nukleus: ↑ Nucleus. – **N.verlust**: ↑ Karyolyse.

Nuklid: *physik* durch Protonen- u. Neutronenzahl, d. h. durch Massen-, Ordnungszahl u. Bindungsenergie charakterisierte Atom(kern)art; s. a. Radionuklid, Isotop.

Null|diät: totales Fasten (unter Elektrolyt- u. Vit.substitution u. Flüssigkeitszufuhr) zum Abbau von Übergew. u. Stoffwechselausgleich, wegen »Mesenchymeffekts« auch bei Hypertonie, Gicht, Galle-, Hauterkrn. etc. – **N.durchgangsmethode**: *orthop* ↑ Neutral-Null-Methode. – **N.effekt, -pegel**: *nuklearmed* ↑ Background.

Null-Gruppe: *serol* s. u. AB0-System; s. a. Null-Untergruppen.

Nullipara: Frau, die noch kein Kind geboren hat.

Null-Karzinom, 0–Ca.: auf die Schleimhaut begrenzte Zellatypien, ↑ »Carcinoma in situ«.

Null|-Linie: *physiol* die isoelektr. Linie. – **N.-Linien-EEG** ohne jegl. elektr. Aktivität (↑ Hirntod). – **N.-Lymphozyten**: ↑ Null-Zellen.

Null|periode: *immun* beim Säugling die Phase zwischen abklingender physiol. Immuntoleranz u. Beginn der eigenen AK-Bildung. – **N.phänomen**: *kard* das extrem gesteigerte HILL* Phänomen bei hochgrad. Aortenklappeninsuffizienz.

Nullpunkt: 1) *physik* der Ausgangspunkt jeder Meßskala; als **absoluter N.**« die bei Sistieren jeder Molekular- u. Atombewegung zu erwartende Temp. von $-273,16\,°C$ ($= 0$ Kelvin). – 2) *physiol* bei der blut. Venendruckmessung (MORITZ-TABORA) am Liegenden ein Punkt ca. 5 cm unterhalb des Angulus sterni als Basispunkt für die Skala des Meßgerätes; als **bioelektr. N.** der in biol. Systemen, dessen Potential, bezogen auf »unendlich«, sich während der Erregung nicht in nennenswerter Weise ändert (im VKG z. B. dem Massenmittelpunkt des Herzens entspricht u. Ausgangspunkt der aufeinanderfolgenden Vektoren ist).

Null|-Untergruppen: 2 – im japan. Schrifttum bekannte – Untergruppen der Blutgruppe 0: der »starke« Typ (»0_1«) ist dominant über den »schwachen« (»0_2«); Partialantigene: 0_I, 0_{II}, 0_{III}. – **N.-Ursubstanz**: (HIRSZFELD u. KOSTUCH 1938) hypothet. Urblutgruppe, aus der sich unter Rezeptorverlust für 0 in zunehmend reiner Form A u. B durch Mutation entwickeln. Nicht ident. mit der »0-Substanz« der BERNSTEIN* 3 Gen-Theorie; s. a. H-Substanz.

Null-Zellen: *hämat* die mit den derzeit. immunol. Methoden (Rosettentest etc.) nicht als B- oder T-Zellen erfaßbaren Lymphozyten (2–10%).

Nulson*-Spitz* Operation: (1952) *neurochir* bei frühkindl. Hydrozephalus Ventrikulojugulostomie unter Verw. eines HOLTER* Kugelventils.

Numerus: (lat.) Zahl. – **numerisch**: zahlenmäßig, die Anzahl betreffend; z. B. n. Mutation (= Genommutation).

Numinosum: das sich in seinem Wirken offenbarende »Göttliche«; bei Psychosen manchmal als Offenbarung erlebt.

nummulär, nummularis: münzenförmig.

Núñez=Andrade* Krankheit: (1944) in Mexico durch Bisse der Larve der Hühnermilbe Neoschoengastia nunezi verurs. Bläschen, Pusteln u. Pruritus; bes. während der Regenzeit (Juni–Sept.), überwiegend bei Kindern.

Nunn* Körperchen (TOMAS WILLIAM N., 1825–1909, Chirurg, London): fettig degenerierte epitheliale Zellen in Ovarialzysten; vgl. BENNET* Körperchen.

Nurse-Zelle: 1) *bakt* in der Federzellkultur gezüchtete Zelle. – 2) *histol* ↑ Trephozyt.

Nuß: *pharmaz* ↑ Nux.

Nussbaum* Klemme (JOHANN NEPOMUK RITTER V. N., 1829–1890, Chirurg, München): weiche, federnde, atraumat. Magen- bzw. Darmklemme mit 2. »Schluß« am Branchenende.

Nussbaum* Zellen (MORITZ N., 1850–1915, Histologe, Bonn/Rh.): die körn. Zellen der Glandulae pyloricae.

Nußgelenk: *anat* ↑ Articulatio cotylica.

Nußknackerfraktur: isolierte Würfelbeinfraktur durch indir. Trauma (Zerknacken zwischen Fersenbein u. den Metatarsalbasen IV u. V).

nutans: (lat.) nickend, schwankend.

Nutation: die ventrodors. »Nickbewegung« des Kreuzbeins im Beckenring.

Nutch-control (-Kraftzug): *orthop* beim amerikan. Typ der mechan. Schulterexartikulationsprothese Hebelknopf auf der Vorderseite des Kummet, der auf Kinndruck über einen Kabelzug das Ellenbogengelenk sperrt.

Nutramine: (ABDERHALDEN) ↑ Vitamine; s. a. Eutonine.

nutricius: (lat.) ernährend. – **nutriens**: nährend (**Nutrientia** = Nährstoffe). – **Nutrimentum**: Nahrung. – **Nutritio**: Ernährung. – **nutritionell**: ernährungsbedingt. – **Nutritional factor**: (engl.) ein antianäm. Faktor.

Nutritionsreflexe: (W.R. HESS) eine Mehrdurchblutung arbeitender Organe (»Arbeitshyperämie«) bewirkende Reflexe (wahrsch. jedoch durch Metabolite bedingte Vasodilatation; Axonreflex?).

nutritiv: Nahrung bzw. Ernährung betreffend; trophisch.

Nutrix: (lat.) Amme.

Nutrose: Natriumkaseinat.

Nutsche: *chem* Filtriergerät zum »Absaugen« von Niederschlägen aus Flüssigkeiten.

Nuttal* Kammer (GEORGE HENRY FALKINER N., 1862–1937); zur Konstanthaltung der Temp. für die Dauer einer mikroskop. Untersuchung.

Nuttalia: *protozool* ↑ Babesia.

Nutzimpuls: *nuklearmed* ↑ Nettoimpulsrate.

Nutzstrahlenbereich: *radiol* (DIN 6814) der für die diagnost. bzw. therap. Nutzung vorgesehene (auf das jeweils nöt. Maß einzuengende) kegel- oder pyramidenförm. Strahlenbereich (einschl. des Halbschattens); abhängig von Strahlenquelle (Brennfleck, Strahlenaustrittsfenster etc.) u. Blendensystem. – Für den Strahlenschutz unterschieden als ungeschwächte u. geschwächte Nutzstrahlung (d. h. vor bzw. hinter dem durchstrahlten Objekt).

Nutzzeit: *neurophysiol* bei elektr. Reizung von Nerven die zur Auslösung einer überschwell. Erregung notwend. Mindestdauer des Fließens eines Reizstroms vorgegebener Größe; bestimmt vom Verlauf der Reizzeit-Spannungskurve u. etwa umgekehrt proportional der Reizstärke; bei doppelter Rheobasenstärke = Chronaxie.

Nux, Nuces: (lat.) die »Nuß« bzw. »Nüsse« als pflanzl. Droge (↑ Semen); z. B. **Nux Arecae** (↑ Betelnuß), **N. vomica** (= Semen Strychni, s. u. Strychnos nux vomica).

nx: *opt* Kurzzeichen für die Einh. ↑ Nox.

Nyberg-Antigen: Antigen Ny^a; ↑ MNSs–System.

Nygaard*-Brown* Syndrom: (1937) prognostisch ungünst. »essentielle Thrombophilie« (v. a. des mittl. LA), mit verkürzter Blutungs- u. Gerinnungs- bei noch normaler Prothrombinzeit; klin.: intermittierendes Hinken infolge Thrombosierung großer Beinarterien (Pulslosigkeit, Kälte, Blässe, Ödem, evtl. Gangrän), später evtl. auch von Bauch- u. Beckengefäßen (Kollaps, Hämaturie).

Nygmatomanie: krankhafte Neigung, sich selbst mit einer Nadel zu stechen; bei Morphinisten als RODET* Zeichen bekannt.

nykt(o)...: Wortteil »Nacht«, »nächtlich«.

Nyktalgie: nur des Nachts (bes. heftig) empfundene Schmerzen; vgl. Hypnalgie. – Als **Nyktakroparästhalgie** die ↑ Brachialgia paraesthetica nocturna.

Nykt(er)alopie, Tagblindheit: mit Lichtscheu, Lidschlagsteigerung oder Lidkrampf einhergeh. starke Herabsetzung des Sehvermögens bei hellem Licht; als angeb. u. erbl. Adaptationsstörung bei Achromatopsie u. bei Albinismus; als Begleitsympt. bei vielen Bindehaut- u. Hornhauterkrn., bei Optikusneuritis; bes. charakterist. bei kindl. Keratoconjunctivitis scrophulosa.

Nykthemeral: Tag- u. Nacht...

Nyktometer: Prüfgerät für Netzhautschwellenwert des dunkeladaptierten Auges; z. B. COMBERG* Adaptometer.

Nykto|phobie: übertriebene Furcht vor Dunkelheit u. Nacht, »Dunkelangst«. – **N.phonie**: Fähigkeit, nach Dunkelwerden zu sprechen, nicht aber am Tage; seltenes Sympt. der Hysterie.

Nyktoskop: (HENSIUS 1948) Gerät zur Sehschärfenbestg. bei Nacht- u. Dämmerungssehen.

Nykturie: verstärkte Harnproduktion (u. Pollakisurie) während der Nacht; v. a. bei Diabetes, (latenter) Herzinsuffizienz, Schrumpfniere.

Nylander* (CLAES WILHELM GABRIEL N., 1835–1907, Chemiker, Lund) **Probe**, ALMÉN*-N.* Reaktion: empfindl. Nachweis reduzierender Zucker, indem bas. Wismutnitrat (des N.* Reagens) zu metall. Bi bzw. Bi(I)-oxid reduziert wird unter Bildung eines gelb-braunen bis schwarzen Niederschlags (bei <0,1% erst nach längerem Kochen). – **N.* Reagens**: Reagens aus K-Na-tartrat (Seignette-Salz) u. bas. Bi-nitrat in 8%ig. Natronlauge.

Nylin* Index: Quotient aus Herzvol. u. Schlagvol. als Herzfunktions-Parameter; normal 13,3 (7,1–13,5), bei Insuffizienz erhöht.

Nylon®: synthet. Polyamidfaserstoff mit bes. hoher Elastizität u. Festigkeit. – Zu Beginn der Nylon-Ära beobachtete Hautunverträglichkeitsreaktionen (»**Nylonitis**«) waren nicht faserbedingt (↑ Perlonitis).

Nyman* Methode: eine elektrophoret. quant. Haptoglobin-Bestg. im Serum.

Nympha: 1) *anat* ↑ Labium minus pudendi. – 2) *entomol* **Nymphe**: der ↑ Imago ähnl. Entwicklungsstadium hemimetaboler Insekten; bei Milben u. Zecken z. B. alle achtbein. Jugendformen (nach der sechsbein. Larve).

Nymphitis: Entzündung der kleinen Labien (»Nymphae«).

Nymphomanie, Andromanie, Mannstollheit: krankhaft gesteigerter heterosexueller Geschlechtstrieb bei ♀; entweder Sympt. einer psych. Krankh. (Manie) oder Ausdruck einer neurot. Fehlentwicklung (vgl. Satyriasis).

Nymphonkus: (geschwulstförm.) Schwellung der kleinen Labien.

Nymphotomie: Resektion der pathologisch vergrößerten kleinen Labien.

Nyssen*-van Bogaert* Syndrom: (RENÉ N., LUDO VAN B. 1934) seltene Heredoataxie (autosomal-rezessiv?) infolge bds. »Dentatus-Optikus-Kochlearisatrophie«; ab Kleinkindalter Muskelhypo- bis -atonie, später Rigor, Spastik, Augenmuskellähmung, Amaurose, Taubheit, Demenz; Exitus meist im Schulalter.

Nyssorhynchus: Anopheles-Untergattg.; wicht. Malaria-Überträger in Mittel- u. Südamerika.

Nystagmographie: Registrierung der Augenbewegungen zur Bestg. eines Nystagmus, mechanisch (z. B. Hebel-N. nach OHM; obsolet), elektr. (↑ Elekronystagmogramm) oder optisch (anhand der Korneaspiegelbilder oder mit an Bulbus u. Lidern befestigten Spiegeln).

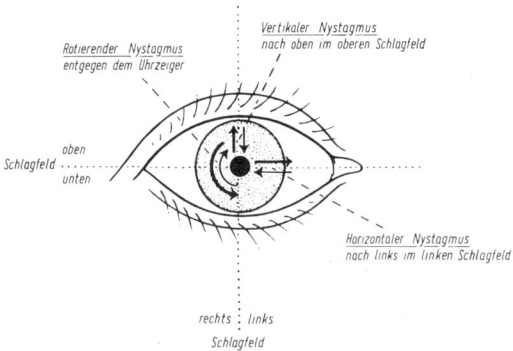

Richtung u. Schlagfeld des **Nystagmus** (nach JUNG). Das Schlagfeld liegt beim vestibulären Nystagmus vorwiegend auf der Seite der langsamen, beim optokinetischen auf der raschen Phase.

Nystagmus: unwillkürl., rhythm., ton. oder klon. Bewegungen eines Organs, z. B. des Gaumensegels (=**N. palatinus** s. pharyngis), der Gesichtsmuskulatur (=**N. facialis**) bei Myoklonus; i. e. S. das »Augenzittern« (Instabilitas oculorum, Ataxia ocularis), u. zwar mit langsamer initialer Bewegung in der einen u. schneller nachfolgender in der entgegengesetzten Richtung (nach der N. benannt wird!) oder aber – v. a. bei opt. N. – in Form gleichmäß.-pendelnder Bewegungen (»**undulierender N.**«). Unterschieden als fein-, mittel- u. grobschlägig, als lebhaft u. träge, als horizontaler, vertikaler, diagonaler u. rotator. N.; s. a. Pendel- (= oszillator. N.), Dreh-, Spontan-, Lage-N. (im Unterschied zum Lagerungs- = Lagewechsel-N.!). Physiol. der optokinet., der Einstellungs-, Ermüduns- u. Endstellungs-N.; pathol. v. a. der bei Erkr. des Vestibularapparates, Schwachsichtigkeit, längerem Aufenthalt im Dunkeln; wichtigste Formen: **amaurot. N.** (opt. N. bei hochgrad. Sehleistungsminderung, auch angeb.), **amblyop. N.** (bei Verminderung der zentralen Sehkraft u. Unmöglichkeit der Fixation eines Objekts), **assoziierter N.** (mit gleichgerichteten u. gleichart. Schwingungsbahnen bd. Augen), **blickparet. N.** (infolge Schwächung best. Augenmuskeln z. B. bei MS), **bulbärer N.** (akut einsetzend bei bulbärer Störung, heftig; bei linksseit. Läsion im Uhrzeigersinn, bei rechtsseit. entgegengesetzt rotierend), **chem. N.** (nach Medikation von Chinin, Dolantin, Phenothiazinen, Streptomycin etc., durch CO, Nikotin, Alkohol; z. B. nach Barbituraten richtungswechselnd in Seiten- oder vertikal in Rückenlage), **diagonaler N., N. obliquus** (schräge Ausschläge als Kombin. von Horizontal- u. Vertikal-N.; spontan bei Mittelhirnläsion), **dissoziierter N.** (ungleiche Schwingungsbahnen bd. Augen), **divergierender N.** (Lage-N. mit schnellen Bewegungen zur jeweils aufliegenden Kopfseite), **experimenteller N.** (»Provokations-N.« nach adäquater [Dreh-, Lageprüfung] oder inadäquater [kalor., galvan. oder mechan.] Reizung des Vestibularapparates; s. a. Fistelsympt.), **galvan. N.** (bei Labyrinthreizung mit galvan. Strom zur Kathodenseite hin; geringe klin.-diagnost. Bedeutung, da außer Sinnesendstellen auch Vestibularis-Stamm gereizt; vgl. Wechselstrom-N.), **hereditärer N.** (grobschläg. u. meist horizontal bei kongenit. Albinismus, totaler Farbenblindheit, ZNS-Erkrn. wie FRIEDREICH* Ataxie u. a.), **horizontaler N.** (konjugierter N. in Horizontalrichtung; physiol. als optokinet., pathol. v. a. als vestibulärer N.), **kalorischer** oder **therm. N.** (durch Endolymphströmung nach Einspritzen warmen oder kalten Wassers [40–45 bzw. 14–20°] in den Gehörgang; bei intaktem Labyrinth mit raschen Ausschlägen zur homo- bzw. kontralat. Seite; s. a. kalorische Prüfung), **konvergierender N.** (s. u. Lagenystagmus; vgl. divergierender ↑ N.), **latenter N.** (kompensiert, nur best. unterschwell. Vestibularisreizung auftretend; z. B. bei plötzl. Kopfdrehung, einseit. Lidschluß), **optischer** oder **okularer N.** (von Sehschärfe abhängig, z. B. amaurot., amblyop. N.; »undulierend« oder flatternd, mit ruckart. Bewegungen abwechselnd), **optokinet. N.** (physiol. bei Fixieren eines Objektes im bewegten Gesichtsfeld, z. B. der Eisenbahn-N.), **N. peduncularis** (infolge Tegmentum-Läsion; evtl. nur bei extremen Augenstellungen erkennbar), **perrotator. N.** (durch Winkelbeschleunigung, z. B. während der Drehprüfung; bei pos. Beschleunigung mit schneller Komponente in Drehrichtung, bei Dezeleration entgegengesetzt; s. a. Dreh-N.), **postrotator. N.** (nach Abschluß der Drehprüfung, entgegen der vorausgegangenen Rotation schlagend), **N. retractorius** (ruckart. Zurücktreten der Augäpfel bei Prozessen am 4. Ventrikel), **rotator. N.** (↑ Dreh-N.; ferner der »rotierende« oder »raddrehende« N. mit Bulbusbewegungen im oder entgegen dem Uhrzeigersinn infolge vestibulärer oder optokinet. Reizung, v. a. bei peripher ausgelöstem Lage-N. u. bulbärer Läsion, als Wechselstrom-N.), **vestibulärer N.** (basierend auf der Verbindung zwischen Vestibulariskernen u. Augenmuskeln; mit langsamer 1. = labyrinthärer u. schneller, ruckart. 2. = zentraler Phase; physiol. als per- u. postrotator. u. als kalor. N.; pathol. bei akuter, einseit. Labyrinth- oder Vestibularisstörung als richtungsbestimmter N. mit 3 Schweregraden: I nur bei Blick in Richtung der raschen Phase, II bei Blick geradeaus, III bei Blick in Richtung langsame Phase; innerhalb von 4 Wo. zentrale Kompensation), **zerebellärer N.** (↑ Kleinhirn-N.).

Nystagmus|-Brille: (FRENZEL, BARTELS) zur Ausschaltung der Fixation bei Prüfung des Spontannystagmus. – **N. myoklonie** (Lenoble*-Aubineau*): seltene, fam. Kombin. von N. mit schneller Myoklonie. – **N. trommel:** aufrechter schwarzer Zylinder mit weißen Längsstreifen, der, langsam rotierend, beim

Betrachtenden einen – entgegen der Bewegungsrichtung schlagenden – optokinet. Rucknystagmus auslöst. Gleicher Effekt durch Abrollen eines schwarzweiß gestreiften Bandes über 2 Rollen (n. COPPY).

nystaktisch: / Nystagmus betreffend.

Nystatin(um) *WHO*: Antibiotikum aus Streptomyces noursei; fungistatisch u. gegen Entamoeba histolytica wirksam (u. zwar nur an Haut u. gastrointestin. Schleimhäuten; keine Resorption).

Nysten* Regel (PIERRE HUBERT N., 1774–1817, Arzt, Paris): (1811) Die Totenstarre schreitet von Stamm u. Hals auf die oberen Gliedmaßen fort u. verschwindet in gleicher Reihenfolge (in Deutschland übl. Auslegung: Beginn an Kiefermuskulatur, dann Hals u. Arme, zuletzt Beine).

N-Zelle: Zelle mit normaler euploider (»modale N.«) oder heteroploider Chromosomenzahl (»nichtmodale N.«) u. ohne erkennbare Strukturanomalien.

O

O: Kurzzeichen für *chem* Sauerstoff (Oxygenium); *radiol* Oberfläche(ndosis); *ophth* Oculus. – **o**: *chem* ortho...; *gyn* originär.

Ω, ω: griech. Buchstabe ↑ Omega.

O_2, O_3: *chem* molekularer Sauerstoff bzw. Ozon.

O-2, O-5: Antibiotikum aus Streptomyces rochei, xanthophaeus u. cellulosae bzw. aus Streptomyces anulatus; wirksam gegen Baktn. u. Tumorzellen.

OAE: Ohr-Augen-Ebene (= Deutsche Horizontale).

O-Agglutination: durch spezif. **O-Agglutinine** (= agglutinierende AK) bewirkte Zusammenballung von Mikroorganismen mit O-Antigenen an der Zelloberfläche.

Oakley*-Fulthorpe* Methode: (1953) AG-Analyse mittels linearer Doppeldiffusion in Agargel oder Gelatine im Röhrchen (als Boden Agar + Antiserum, als Zentralsäule mit AG aufgefüllter Agar); Präzipationslinien bei gleicher Konz. von AG u. AK; s. a. Abb. »Agardiffusion«.

OAL: oberlächenaktives Lipoprotein (↑ OAS).

O-Antigen, O-Agglugen: somat. oder Körper-AG von Mikroorganismen (ursprüngl. nur der unbewegl., auf Agar »ohne Hauch« wachsenden Baktn., i. w. S. aber auch der geißeltragenden); s. a. Lipopolysaccharid-Antigen.

OAS: oberflächenaktive Substanz (↑ LAS).

Oasenbeule, -geschwür: ↑ Hautleishmaniase bzw. ↑ CASTELLANI* Geschwür in Nordafrika.

Oast-house-Syndrom: (engl. = Hopfendarre) *päd* ↑ SMITH* Syndrom (5); s. a. Methionin.

Oatcell-Karzinom: (engl.) ↑ Haferzellkarzinom.

o. B.: ohne (pathol.) Befund.

Obal* Syndrom (ADALBERT OBAL, geb. 1916, Ophthalmologe, Berlin): Mangelamblyopie-Syndrom, i. e. S. die ↑ Lageramblyopie.

Obber* Operation: bei Lähmung der Mm. glutei medius u. min. Verlagerung der unt. Fascia lata einschl. M. tensor durch einen Trochantertunnel auf die unt. Mm. spinales.

obd., obduce: *pharmak* latein. Rezepturanweisung »überziehe!«.

Obdormitio: (lat.) »Einschlafen« der Glieder.

Obduktion, Autopsie, Nekropsie, Sektion: Leicheneröffnung zur Feststellung der Todesursache. Im allg. nach Zustimmung der Angehörigen; oder aber – als forens. Sektion – auf Grund gerichtl. Anordnung, dann gem. § 87 StPO im Beisein des Richters von Ärzten (darunter ein Gerichtsarzt) vorzunehmen nach best. Regeln, u. a. Inzision von Totenflecken (DD: Hämatome), Konjunktiven-Untersuchung auf Blutaustritte (Erstickung!), weite Eröffnung des Brust- u. Bauchraumes, Entnahme des Herzens (u. dessen subaquale Eröffnung) vor Eröffnung der großen Gefäße bei Luftembolieverdacht, Halssektion (nach Entfernung der Schädel- u. Brustorgane) in Blutleere (bei Strangulationsverdacht), Strommarkensuche, Tentoriuminspektion, Schwimmprobe. – Stets Protokoll anzufertigen (von Anwesenden abzuzeichnen) über Ergebnisse der äuß. u. inn. Inspektion (Kopf-, Thorax-, Bauchhöhle), vorläuf. Gutachten mit Bezug auf Todesursache u. evtl. Fremdverschulden.

Obduration: *path* ↑ Induration.

Obduzent: der eine ↑ Obduktion Ausführende.

obduzieren: 1) *forens* eine ↑ Obduktion vornehmen. – 2) *pharmaz* Pillen mit Gelatine, Keratin etc. überziehen.

O-Bein: ↑ Genu varum.

O'Beirne* Sphinkter (JAMES O'B., 1786–1862, Chirurg, Dublin, London): ↑ Musculus sphincter ani tertius.

Obelion: *anthrop* Kreuzungspunkt der Sutura sagitt. mit der Verbindungslinie bd. Foramina parietalia.

Ober* (FRANK ROBERTS O., 1881–1960, Orthopäde, Boston) **Operationen**: Translokation von Muskeln bzw. Sehnen zur Korrektur von Lähmungen, z. B. 1) bei Trizepslähmung des Brachioradialis-Urspr. auf die Streckseite des äuß. Epicondylus humeri (zus. mit BARR), 2) bei kompletter Deltoideuslähmung der Ursprünge des langen Trizeps- u. des kurzen Bizepskopfes auf das Akromion, 3) bei Gluteus-max.- u. Gl.-med.-Lähmung des Tensor-fasciae-latae-Urspr. nach dorsal auf den Beckenkamm u./oder Insertion (Faszienstreifen) von lumb. Erector-trunci-Teilen am Troch. major, 4) bei Quadrizeps-femoris-Lähmung der Ansätze des Sartorius u. Tensor fasciae latae auf die Quadrizepssehne, 5) bei Lähmungsklumpfuß des M. tib. post. über die Schienbeinvorderseite auf den lat. Fußrücken (Os cuneiforme III). – Ferner bei SPRENGEL* Deformität Drahtzügelfixierung des Schulterblattes (nach Lsg. der Muskeln des med. Randes). – **O.* Zeichen**: Nichtabsinken des in kontralat. Seitenlage passiv abduzierten Beines nach Wegfall der Unterstützung als Hinweis auf Tensorfasciae-latae-Kontraktur.

Oberarm, Brachium *PNA*: der prox. Abschnitt der oberen Extremität, durch das Schulter- bzw. Ellbogengelenk mit dem Schultergürtel bzw. Vorderarm verbunden. Muskulatur unterteilt in Beuger- (Mm. biceps, brachialis, coracobrach.) u. Streckergruppe (M. triceps); s. a. ↑ Humerus....

Oberarm|amputation: Absetzung des Armes oberhalb des Ellbogengelenks, im Ggs. zur Beinamputation möglichst weit distal (abhängig v. a. von Indika-

Oberarm|faustgips

tion, weniger vom Gebrauchszweck des Stumpfes); mit Bogenschnitt, hoher Nervendurchtrennung u. myoplast. Deckung des Knochenstumpfes (Kineplastik für moderne Prothesentypen nicht mehr erforderlich). – **O.faustgips**: (DÜBEN-REHBEIN) bis zur Achselfalte reichender ↑ Faustgipsverband bei Kahnbeinfraktur oder -pseudarthose. – **O.fraktur**: ↑ Humerusfraktur.

Oberarm|prothese: ↑ Armprothese als funktioneller u. kosmet. Ersatz nach O.amputation oder bei entsprech. Fehlbildung; als **pass. O.p.** die Patsch-Hand (für Dysmelie-Kinder), der Schmuckarm, der Arbeitsarm (mit feststellbarem Ellenbogengelenk u. Hook); als **akt. O.p.** die pneumatisch, elektr. oder myoelektr. betriebene, mit akt. Unterarm- u. Fingerbewegung, auch mit Arbeitshook u. Handgelenkrotation. – **O.typ (der Plexuslähmung)**: (E. REMAK) ↑ Armplexuslähmung mit Auswirkgn. auf den M. supinator longus, evtl. auch Bizeps, Brachialis int. u. Deltoideus; v. a. bei Poliomyelitis, als Bleilähmung.

Oberarzt, OA: an Krankenanstalten dem Leitenden Arzt als ständ. Vertreter u. zur Unterstützung beigegebener Arzt. Pflichten u. Rechte (auch Dienstbez., z. B. »Funktions-«, »leitender O.«) je nach Anstellungsvertrag.

Oberbauch: Bauch oberhalb des Nabels, i. e. S. (*anat*) der ↑ Drüsenbauch. – **O.syndrom**: auf die Erkr. von Magen, Duodenum, Pankreas, Leber u./oder Gallenblase hinweisende Symptomatik, z. B. Übelkeit, Erbrechen, örtl. Druckschmerz, Abwehrspannung etc., oft ohne spezif. Organbefund.

oberes Brückenhaubensyndrom: ↑ RAYMOND*-CESTAN* Syndrom. – **ob. Kavasyndrom**: ↑ Vena-cava--superior-Syndrom. – **ob. Syndrom des Nucleus ruber**: NOTHNAGEL* Syndrom (1).

Oberfeld: *röntg* s. u. Lungenfeld (2).

oberflächenaktive Stoffe: 1) grenzflächenaktive Substanzen. – 2) ↑ Adsorbentia.

Oberflächen|anästhesie: lokale Schmerzausschaltung am ↑ Integumentum comm. oder einer zugängl. Organoberfläche (Auge, Respirations-, Verdauungstrakt, Harnröhre) durch Auftupfen, -tropfen oder -sprühen eines geeigneten Lokalanästhetikums (»**O.anästhetikum**«); i. w. S. auch die ↑ Kälteanästhesie. – **O. antigen**: *bakt* das an der Oberfläche bestimmter Baktn. lokalisierte K-Antigen. – **O.aussaat**: *bakt* zwecks Reinkultivierung kontinuierl. Abstreifen einer Mischkultur mittels Impföse auf einer festen Nährbodenoberfläche, bis nur noch einzelne Keime liegenbleiben, die dann zu Klonkolonien auswachsen.

Oberflächen|biopsie: *gyn* die – an rel. oberflächl. Gewebsarealen vorgenommene – ↑ AYRE* Ring- oder Knipsbiopsie zur Zytodiagnostik der Zervix. – **O.dosis**, OD: *radiol* die ↑ Gleichgewichts-Ionendosis einer Rö.strahlung (bis 400 kV) in der Achse des Nutzstrahlenbündels an der Oberfläche der Strahleneintrittsseite eines bestrahlten Körpers (= Einfalls- + Streuzusatzdosis). Bezugsdosis für Tiefendosentabellen. Neuerdings (DIN 6814) durch »Gewebe-O.dosis« (an Ein- u. Austrittsseite = DOE bzw. DOA) ersetzt.

oberflächenentspannende Mittel: ↑ Netzmittel, Detergentien, grenzflächenaktive Substanzen.

Oberflächen|epithel: die Deckschicht eines mehrschicht. bzw. mehrreih. Epithels, z. B. die Deckzellen des ↑ Übergangsepithels, das Stratum superf. des mehrschicht. Plattenepithels. – **O.faktor**: *serol* ↑ Faktor XII (der Blutgerinnung). – **O.film**: *histol* hauchdünne Schleimschicht als gegen Exkrete wirksame Schutzschicht auf den Epithelzellen von Magen-Darm, Gallen- u. Harnblase. – s. a. Hautfett (1). – **O.hypothermie**: durch exogene Kälteeinwirkung (physikal. ↑ Hypothermie) erzeugte Temp.minderung der Körperschale.

Oberflächen|iritis: akute hypererg. – meist rheumat. – I., mit heft. entzündl. Pseudoptose, vorw. ziliarer Injektion, grober Fältelung der DESCEMET* Membran, dichtem Exsudat in der Vorderkammer, schmutzigblauer Irisverfärbung u. hint. Synechien im Exsudatbereich. – **O.karzinom**: ↑ Carcinoma in situ. – **O.kultur**: Mikroorganismenzüchtung auf der Oberfläche eines festen, halbfesten oder flüss. Nährmediums; s. a. Oberflächenaussaat. – **O.mikroskopie**: mikroskop. Beobachtung undurchsichtiger Objekte mit dem Auflichtmikroskop; bei starker Vergrößerung unter Verw. eines Vertikalilluminators.

Oberflächen|papillom: das Ovar (meist bds.) pelzartig überziehende, fibroepitheliale Wucherung (durchgebrochenes Cystadenoma papilliferum oder primäres Oberflächenwachstum); häufig Bauchfellmetastasen. – **O.phagozytose**: Phagozytierung an einer Oberfläche (z. B. Alveolarrand) festgehaltener Baktn. ohne AK-Mitwirkung; z. T. in Zweifel gezogen. – **O.regel, -gesetz**: (RUBNER*) Grundumsatz verhält sich beim Homöothermen angenähert proportional zur Körperoberfläche (u. nicht zum Körpergew.).

Oberflächen|schmerz: in der Haut empfundener Schmerz (im Ggs. zum Tiefenschmerz). – **O.sensibilität**: ↑ Berührungsempfindung. – **O.spannung**: an Grenzflächen flüssiger Phasen wirksame Kraft mit Tendenz zur Verkleinerung der Oberfläche durch gegenseit. Anziehung der Moleküle, definiert als die in der Oberfläche senkrecht zur Längeneinheit wirkende Kraft der Dimension dyn · cm^{-1} (↑ Grenzflächenspannung). Messung durch Abreiß-, Kapillarmethode, Bestg. des max. Drucks in die O.sp. überwindenden Luftblasen etc. – **O.therapie**: *radiol* Strahlenther. für Prozesse bis max. 1 cm unter der Körperoberfläche; ausgeführt v. a. mit Grenz- u. weichen Rö.strahlen (Nachbestrahlungsgerät), Radium u. a. γ-Strahlern (Kontakt-, Moulagentechnik), schnellen Elektronen.

Obergeschoß: s. u. Lungenfeld (2).

Obergesichtshöhe: 1) Mittelgesichtshöhe: geradlin. Entfernung zwischen Nasion u. Prosthion am Schädel bzw. Kopf. – 2) physiognom. **O.**: die geradlin. Entfernung zwischen Nasion u. Stomion am Kopf; ↑ Tab.

Ober|grätenmuskel: ↑ Musculus supraspinatus. – **O.guß**: *baln* auf den nach vorn geneigten Oberkörper gerichteter ↑ Guß mit Führung des Wasserstrahls vom re. über den li. Arm u. von der li. Schulter zur Brustgegend (Kreis- oder Achtertouren), von dort über den Rücken mit Bildung einer gleichmäß. Wasserplatte bis zum Auftreten der »Reaktion«; zur Anregung von Atmung u. Kreislauf (nicht bei Schwerkranken!).

Ober|häutchen: *histol* ↑ Cuticula. – **O.haupt**: *geburtsh* ↑ Sinciput; s. a. Vorderhaupt....

Oberhaut: *histol* ↑ Epidermis. – **O.therapie**: *radiol* dir. Strahlenther. der Haut mit extrem weichen Rö.strahlen.

Oberkiefer: ↑ Maxilla; s. a. Kiefer.... – **O.empyem**: ↑ Kieferhöhlenempyem. – **O.fraktur**: ↑ Kieferfraktur; s. a. Mittelgesichtsfraktur. – **O.höhe**: ↑ Obergesichtshöhe (1). – **O.höhle**: ↑ Sinus maxillaris; s. a. Kieferhöhlen.... – **O.hypoplasie**: Hypoplasie der Maxilla (↑ Mikrognathie), v. a. im Rahmen des CROUZON* FRANCESCHETTI*, GOLDENHAR*, GROB*, MARCHESANI*, maxillofazialem, maxillonasalem, NAGER=DE REYNIER*, PAPILLON=LÉAGE*-PSAUME*, SAINTON*-Syndroms. – **O.-Nasenspalte**: schräge ↑ Gesichtsspalte. – **O.protrusion**: maxilläre ↑ Protrusion. – **O.resektion**: subtotale (Erhaltung des Orbitabodens) oder totale, ein- oder doppelseit. op. Entfernung des OK; bei totaler mit sofort. prothet. Stützen des Orbitainhalts. – **O.retrusion**: maxilläre ↑ Retrusion.

Oberkiefer|tumoren: außer den spezif. (= odontogenen) u. unspezif. (d. h. epithelialen u. mesenchymalen) Kiefertumoren als OK-spezifisch der ↑ Torus palatinus u. ein von den palatinalen Speicheldrüsen ausgehender, scharf abgegrenzter, derber Mischtumor (mit intakter Oberfläche, langsam wachsend, evtl. maligne entartend). – **O.wulst**: *embryol* paar. Weichteilwulst seitl. der Mundöffnung (zwischen Stirn- u. UK-Wulst) als Anlage für Wangen- u. Oberlippenhaut (seitlich von Filtrum u. Nase). – **O.zyste**: ↑ Kiefer-, Globulomaxillar-, Nasopalatinal-, KLESTADT* Zyste.

Ober|kopf: *geburtsh* ↑ Sinciput. – **O.länge**: *anthrop* arithmet. Mittel aus Stammlänge u. Scheitel-Symphysion-Abstand.

Oberlappen: ↑ Lobus superior pulmonis. – **O.bronchus-Syndrom**: rezidivierende re.seit. O.pneumonie infolge Bronchusfehlbildung (Spaltung oder Duplikation, Transposition auf Trachea, separiertes oder überzähl. Segment, tracheale Nebenlunge); im pneumoniefreien Intervall evtl. Dyspnoe.

Oberlid: Palpebra superior (s. u. Lid). – **O.randlinie (der Hornhaut)**: ↑ HANDMANN* Linie.

Oberlippe: Labium superius (s. u. Labia oris, s. a. Cheil..., Lippen...). – **Oberlippen|bändchen**: ↑ Frenulum labii superioris. – Abnorm entwickeltes u. tief ansetzendes O.b., meist mit Diastema kombin.; evtl. Lippenbandkorrektur erforderlich. – **O.ektropion**: ↑ Cheilektropion. – **O.spalte**: ↑ Lippenspalte.

Obermayer* Probe (FRITZ O., 1861–1925, Internist, Wien): 1) Eiweiß-Nachweis im Harn anhand einer nach Einwirkung von HNO_2, Phenol u. Alkali auftret. Diazoverbindung. – 2) (1890) Indikan-Nachweis im Harn als Indigo (oxidative Spaltung, Blaufärbung) nach Zusatz von $FeCl_3$ u. rauchender HCl (»**O.* Reagens**«) u. Ausschütteln mit Chloroform.

Obermeier* Spirochäte, Spirille (OTTO O., 1843–1873, Arzt, Berlin): (1868) ↑ Borrelia recurrentis.

Oberndorfer* Regel: Je kleiner ein Prostata-Ca., desto stärker die Knochenmetastasierung.

Oberschenkel: der prox. Abschnitt der unt. Extremität, mit Becken u. Unterschenkel durch Hüft- bzw. Kniegelenk verbunden. Muskeln unterteilt in Extensoren (Mm. sartorius, quadriceps), Adduktoren (Mm. pectineus, gracilis, adductores longus, brevis u. magnus) u. Flexoren (Mm. semitendinosus, semimembranosus, biceps femoris). – s. a. Schenkel....

Oberschenkelamputation: Absetzen des Beines oberhalb des Kniegelenks, möglichst mit Bildung eines genügend langen (bis unt. Drittel), gut bewegl. u. tragfäh. Stumpfes; als Notamputation mit 2zeit. Zirkelschnitt u. – nach Proximalverschieben der Weichteile – Kochendurchtrennung (anschließ. Muskel- u. Nervenversorgung), evtl. ohne prim. Wundverschluß (aber ggf. Nachamputation u. Stumpfkorrektur); als Methode der Wahl z. B. Durchstichverfahren im dist. Drittel, auch mit osteoplast. (n. ABRASHANOW, SSABANAJEFF, GRITTI u. a.) oder tendoplast. Knochenstumpfdeckung (n. KIRK); s. a. Hüftexartikulation (evtl. mit SAUERBRUCH* Umkipplastik), Amputatio interilio-abdominalis.

Oberschenkel|arterie: ↑ Arteria femoralis; s. a. Femoralis-profunda.... – **O.falten**: *päd* ↑ Adduktorenfalten. – **O.faszie**: ↑ Fascia lata. – **O.fraktur**: Fractura femoris, unterschieden als Kopfkalotten- u. Epiphysenablösung, ↑ Schenkelhals-, Trochanter-, Kondylenfraktur sowie als Schaftbruch (im oberen mittl. oder unt. Drittel einschl. der suprakondylären); als Sonderformen die Schußbrüche. Sympte. je nach Ort u. Dislokation. Ther. konservativ (Gipsverband, Heftpflasterextension, SCHEDE* Vertikalsuspension etc.) oder aber op. (Drahtextension, Transfixation, Cerclage, Laschen-, Marknagel, Rush-pin, bei Pseudarthrose oder Defektheilung Osteotomie, Arthroplastik, Spananlegung etc.).

Oberschenkel|hals: ↑ Collum femoris; s. a. Schenkelhals.... – **O.knochen**: ↑ Femur. – **O.kopf**: ↑ Caput femoris; s. a. Hüftkopf.... – **O.luxation**: ↑ Hüftluxation. – **O.nerv**: ↑ Nervus femoralis; s. a. Femoralis....

Oberschenkel|prothese: Kunstbein als funktioneller u. kosmet. Ersatz nach O.amputation oder bei Peromelie. Als einfachstes Modell das Stelzbein; moderne Typen (aus [Pappel-]Holz, Leichtmetall, Gießharz) mehrgliedrig: **O.schaft** mit Köcher u. Trichter (nach Gipsabguß), Tuberaufsitz u. Nebenbelastungsflächen am ges. Stumpf, haftend durch Unterdruck (z. B. Vakuumprothese n. ÖSTERLE) u. elast. u. muskulären Seitendruck (Trichterabdichtung) oder durch Hüft-(Schulter)gurt; Kniegelenk mit Achse in oder dicht hinter dem Schwerelot (einachsig, wandernder Achse, Bremsknie, Reibungsgelenk), so daß Gangsicherheit

Obergesichtsindex	hyper-euryen	euryen	mesen	lepten	hyper-lepten
a) $\frac{\text{morpholog. Obergesichtshöhe} \times 100}{\text{Jochbogenbreite}}$	×–42,9	43–47,9	48–52,9	53–56,9	57–×
b) $\frac{\text{morpholog. Gesichtshöhe} \times 100}{\text{Jochbogenbreite}}$	×–47,9	48–52,9	53–56,9	57–61,9	62–×
c) $\frac{\text{physiognom. Obergesichtshöhe} \times 100}{\text{Jochbogenbreite}}$	×–46,9	47–51,9	52–56,9	57–60,9	61–×

u. Stabilität im Stand; Unterschenkelteil mit einachs. Knöchelgelenk hinter dem Schwerelot (hint. Anschlag, Sperrung der Dorsalflektion); Fußteil ohne oder mit Zehengelenk.

Oberschenkel|schiene: vom O.schenkel bis zum Fuß reichende gepolsterte Metall-, Kunststoff- oder Holzschiene zur Ruhigstellung des Beins; z. B. n. THOMAS, BRAUN, V. VOLKMANN. – **O.verrenkung:** ↑ Hüftluxation.

Oberst* Anästhesie (MAXIMILIAN O., 1849–1925, Chirurg, Halle/Saale): Leitungsanästhesie an Finger oder Zehe durch Inj. eines Lokalanästhetikums bds. der Grundphalanx in Höhe der Interdigitalfalte (Ausschaltung der dors. u. volaren bzw. plantaren Nerven).

Oberste=Lehn* Dermatose (Harald O.=L., geb. 1921, Dermatologe, Wuppertal-Elberfeld): ↑ Pigmentdermatose.

Obersteiner* (HEINR. O., 1847–1922, Neurologe, Wien) **Räume:** (1870) Lymphräume (?) wechselnder Weite um die Zellen der Großhirnrinde, mit den perivaskulären kommunizierend. – **O.* Zone:** ↑ REDLICH* Zone.

Obertöne: im Klanggemisch die Töne, die frequenzmäßig ganzzahl. Vielfache der Schwingungszahl des Grundtons darstellen; sie bestimmen die Klangfarbe.

Oberwurm: *anat* ↑ Vermis superior.

Obesitas, Obesität: ↑ Adipositas, Lipomatose; z. B. O. colli (↑ MADELUNG* Fetthals), O. cordis (↑ Fettherz).

Obex *PNA*: schmale Querverbindung (»Riegel«) am unt. Dachende des 4. Ventrikels; oberer Abschluß des Sulcus med. medullae oblongatae.

Obidoximchlorid *WHO*: Pyridinium-Derivat mit Cholin-esterase-reaktivierender Wirkung; Antidot bei Vergiftgn. mit phosphororgan. Schädlingsbekämpfungsmitteln (nur unter Atropin-Schutz!).

Object-Sorting-Test: (GOLDSTEIN) *psych* mehrmal. Ordnenlassen von Gegenständen des tägl. Gebrauchs nach verschied. Klassifizierungsgesichtspunkten; zur Diagnostik schizophrener Denkstörungen.

Objekt: *psych* (S. FREUD) Gegenstand, durch den ein Trieb befriedigt werden kann; evtl. ständig wechselnd u. mit Körper(teilen) identisch.

Objekt|apraxie: ↑ Apraxie mit Mißlingen nur transitiver (d. h. mit Gegenständen ausgeführter) Handlungen. – **O.besetzung:** *psych* Begr. der Psychoanalyse für die Libido-Ausrichtung auf Dinge u. Personen; löst in der Adoleszenz die narizißt. Selbstbefriedigung ab. – **O.-Bilddistanz:** *röntg* Abstand zwischen abzubildendem Objekt u. Film- bzw. Leuchtschirmebene. – **O.blindheit:** optische ↑ Agnosie.

Objekt|detail: *röntg* das auf Grund differierender Strahlenschwächung eben noch erkennbare O.element (bei 50–80 kV ca. 3–4 mm ⌀). – **O.ebene**, Dingebene: *opt* die im O.punkt zur opt. Achse senkrecht stehende »Dingebene«. – **O.homoerotik:** s. u. Subjekthomoerotik.

Objektiv: *opt* das auf der Objektseite liegende Linsensystem eines opt. Gerätes (Mikroskop etc.); entwirft ein vergrößertes reelles Bild des Gegenstandes; vgl. Okular.

objektiv: tatsächlich; z. B. **obj. Symptom** (das nicht nur vom Kranken wahrgenommen wird).

Objekt|netzmikrometer: Feinmeßokular mit netzförm.-quadrat. Intervallteilung (0,5 mm Kantenlänge). – **O.tisch:** beim Lichtmikroskop der zum Auflegen, Verschieben, Heizen, Kühlen, etc. des Präp. dienende »Tisch« senkrecht zur opt. Achse; mit zentraler Öffnung (für Lichtdurchtritt).

Objektträger: planparallele Glasplatte zum Auflegen (meist mit Deckglas bedeckt) oder Ausstreichen des mikroskopisch zu untersuchenden Objekts bzw. zum Aufbringen der Reaktionsteilnehmer für O.teste; für Untersuchung am hängenden Tropfen u. für Deckglaskultur mit flacher Aushöhlung (»Hohlschliff«). – **O.-Agglutination:** Schnelltest, bei dem das spezifisch agglutinierende Antiserum mit den zu untersuchenden korpuskulären AG zur Reaktion gebracht wird, z. B. für Salmonellen-Typendiagnostik, AB0- u. Rh-Blutgruppen-Bestg. (meist Milchglasträger mit Hohlschliff). – **O.-Flockungsreaktion:** Mikroschnelltest zur serol. Syphilis-Diagnostik; nach Mischen von AG (z. B. Cardiolipin-Flockungs-AG) u. Probandenserum auf einem O. unmittelbares mikroskop. Ablesen der Reaktion. – **O.kultur:** Mikrokultur auf einem nährbodenbedeckten O. (ohne oder mit Bedeckung) zur unmittelbaren mikroskop. Vitalbeobachtung (Zellteilung, Pilzsprossung, Antibiotika-Effekt etc.). – **O.-Zellentest:** (FLEMING-WRIGHT 1944) auf einem durch paraffinierte Streifen in – meist 6 – Zellen unterteilten O. durchgeführte Prüfung des Antibiotika-Effektes bei hämolysierenden Keimen (anhand des Wachstums in defibriniertem Blut, dem das Antibiotikum in verschied. Konz. zugesetzt wurde).

Objekt|umfang: *röntg* Verhältnis des Logarithmus der größten zu dem der kleinsten Dosisleistung im Strahlenbild nach Objektdurchgang; soll für eine optimale Aufnahmetechnik im Belichtungsspielraum liegen. – **O.verlust:** Begr. der Psychoanalyse für das Schwinden einer obj. Libidobesetzung; v. a. bei Regression (Neurose, Psychose).

obl.: obliquus.

Oblativität: (R. LAFORGUE) *psych* auf ein Verbleiben in der anal-sadist. Phase zurückgeführte Unfähigkeit zur Lösung der Mutterbindung (i. w. S. auch der zu anderen Menschen) trotz damit verbundener Demütigungen.

obligat(orisch): unerläßlich, unbedingt; z. B. **o. Parasit** (ohne Wirt nicht existenzfähig).

Obliquität: *geburtsh* abnormer »Schrägstand« des kindl. Kopfes mit ↑ Asynklitismus Pfeilnaht sub partu.

obliquus, obl.: (lat.) schräg, schief, seitwärts gerichtet. – Auch Kurzform für M. obl., z. B. **O.reflex** (↑ GEIGEL* Reflex).

obliterans, obliterierend: (lat.) verschließend, zur ↑ Ovliteration führend.

Obliteratio(n): Lumenverschluß eines Körperhohlraumes (Hohlorgan, seröse Höhle); angeb. durch Entwicklungsstörung (= Atresie), erworben durch entzündl. Prozeß (Pleuritis, Perikarditis [= O. pericardii], Endangiitis), Neoplasma, Thrombus sowie operativ (z. B. Endoaneurysmorrhapie, Varizenverödung). – **Obliterationssyndrom:** ↑ Aortenbogen-Syndrom.

Oblo(mo)wismus, Oblomowisten-Syndrom: nach dem Romanhelden Oblomov (von J. A. Gontscharow) benannte psychopath. Verhaltensweise: Haltlosigkeit, Willensschwäche, Faulheit, Parasitismus, Bettsucht, Hypochondrie u. Phobien; meist bei Asthenikern ohne organ. Befund.

Oblongata: Kurzform für / Medulla oblongata. – **O.(-Gefäß)-Syndrom:** neurol. Symptomatik bei umschrieb. Prozeß in der O. (meist Ischämie durch Verschluß der Aa. cerebelli inf. post. u. ant. oder ihrer Äste); als retrooliväres (= lat. = dorsolat.) Syndrom mit homolat. Kleinhirn-Symptn., / HORNER* Komplex u. kontralat. Paresen oder Sensibilitätsstörungen, evtl. als / BABINSKI*-NAGEOTTE* oder / WALLENBERG*-FOIX* Syndrom; als paramedianes (= mittl.) Syndrom mit alternierenden Ausfällen (homolat. infranukleäre Zungen- u. kontralat. Extremitätenparese), je nach Herdausdehnung auch als JACKSON*, SCHMIDT*, TAPIA* Syndrom. – **O.Krise:** respirator. Störung (durch Reizung des Atem- bzw. Vasomotorenzentrums) als tab. Krise.

oblongatus: (lat) verlängert. – **oblongus:** länglich.

O'Brien* Katarakt (CECIL STARLING O'B., geb. 1889, Ophthalmologe, Miami): / Cataracta diabetica. – Von O'BR.* außerdem Methode zur Ruhigstellung des Augapfels für die Star-Op. angegeben.

O'Brien* Methode: *hämat* Bestg. der thrombozytären Gerinnungsaktivität (v. a. Plättchenfaktor 3) im Serum anhand der Thrombin-Einheiten, die sich bei plättchenfreiem Normalplasma unter Serumzusatz nach Rekalzifizierung bilden.

Obrinsky* Syndrom: (1949) / Bauchdeckenaplasie-Syndrom.

Obsessio(n): Zwangsvorstellung, Besessenheit. – **obsessiv:** zwanghaft.

Obsistin: lyt. System im menschl. Normalserum, das, wahrsch. unabhängig von spezif. AK u. Komplement, auf versch. gramneg. Baktn. wirkt.

Obsoleszenz: 1) / Obliteration. – 2) Atrophie mit Sklerose. – 3) Stillstand eines biol. Prozesses.

obsolet: (lat.) veraltet, nicht mehr gebräuchlich.

Obstdiät: eiweißarme, fett- u. purinfreie, rel. kalium- (daher stark diuret.), basen- u. vitaminreiche (C, A, B; wenig D) vegetabile Kostform mit rohem Obst oder Obstsäften; z. B. als / »Obst-« oder »Safttage« mit ca. 500–800 Kal. (bei Trauben u. Bananen höher) im Rahmen einer Fastenkur.

Obstetrix: (lat.) Hebamme. – **Obstetrik:** Geburtshilfe.

Obstipantia: *pharm* / Antidiarrhoika.

Obstipation, Constipatio alvi, Darmträgheit: die – meist chron. – Stuhlverstopfung infolge verlängerten Verweilens der Fäzes im Dickdarm (= Kolonstase; s. a. Aszendens-, Deszendenstyp), mit seltener u. verminderter, meist schwier. Entleerung eines verhärteten Stuhles. Sympt. zahlreicher funktioneller (spast. oder aton.) u. organ. Störungen mechanischer (entzündl. Stenose, Divertikulitis, Analaffektion, Rektumprolaps, Neoplasma), »neuropath.« (zentrale oder periphere Innervationsstörung, s. a. Dyschezie) oder endokriner Genese (Myxödem, SHEEHAN* Syndrom); ferner postdiarrhoisch, nach längerer Medikation von Opiaten, Kodein, Phenothiazin, nach Laxantien-Abusus; sowie – stets funktionell – als **chron.** oder **habituelle O.,** u. zwar hypokinet.-atonisch bei mangelhaft ausgebildetem Defäkationsreflex (Beginn in der Kindheit) oder infolge dessen Verlustes (»Situations-O.« nach Ernährungsumstellung, bei schlackenarmer Kost, Schwächung der Hilfsmuskulatur, Peristaltikstörung, durch psych. Faktoren) oder aber hyperkinet.-spastisch (»dyskinet.«) als Teilsympt. der Vagotonie (/ Colon irritabile). – Sonderform: die »getarnte O.« mit Diarrhöen infolge Schleimhautreizung durch verhärteten Kot.

Obstipations|massage: die Darmträgheit anregende Leibmassage (etwa im Dickdarmverlauf), auch als Selbstmassage u. kombin. mit akt. Bauchdeckengymnastik. – **O.-Prolaps-Syndrom:** s. u. Rektumprolaps.

obstipus: (lat.) schief; z. B. Caput obstipum.

Obst-Keksbrei: *päd* breiförm. Säuglingsnahrung aus Obst u. Keks als Ersatz der Flaschenmahlzeit ab 4./5. Monat.

obstruens, obstruktiv: (lat.) verschließend (/ Obstruktion).

Obstruktion: (lat.) totaler Verschluß eines Hohlorgans (auch Gang, Gefäß etc.), insbes. seines Zu- oder Ausganges, durch Verlegung, Verstopfung, i. w. S. auch durch Kompression; z. B. die **Obstructio alvi** (Enddarmverlegung durch eingedickte Kotmassen), **O. canaliculi lacrimalis** (angeb. oder erworben meist als Entzündungsfolge), **O. herniae** (Kotstauung in intrahernialem Darmabschnitt). – vgl. Obturation, Okklusion.

Obstruktions|achalasie: *urol* durch Verlegung des Harnblasenausganges (z. B. Prostataadenom, -Ca., Mißbildung, Innervationsstörung) bedingte A. des inn. Blasenmundes, der sich erst bei exzessiver Blasenüberdehnung öffnet (pass. Sprengung); klin.: verspätete u. unzureichende Urinentleerung (Restharn). – **O.anurie:** postrenale / Anurie. – **O.atelektase, -apneumatose:** Resorptionsatelektase bei länger bestehendem Bronchusverschluß. – **O.azoospermie:** A. als Folge eines entzündl., neoplast., auch iatrogenen (z. B. fehlerhafte Vesikulographie) Samenleiterverschlusses. – **O.emphysem:** vesikuläres, später bullöses Lungenemphysem peripher einer Bronchusstenose durch Überdehnung (Luftretention, Atmungsdruck, evtl. Ventilmechanismus); Generalisation möglich; Prognose ungünstig. – **O.enzyme:** die bei frischem / Verschlußikterus im Blut vermehrten »Gallenenzyme« (alkal. Phosphatase, Leuzin-Aminopeptidase). – **O.hydrozephalus:** / Hydrocephalus internus occlusus. – **O.hypoxämie:** arterielle Hypoxämie infolge Verlegung der Atemwege. – **O.ikterus:** / Verschlußikterus. – **O.ileus:** mechan. Ileus durch Verlegung (z. B. Tumor) des Darmlumens.

obstruktiv: hemmend, behindernd, verlegend (/ Obstruktion).

Obst|saftfasten: / Saftfasten; s. a. Obstdiät. – **O.tag:** ausschließl. / O.diät (ca. 1–1,5 kg Obst oder 0,75–1,5 l O.saft) bei Reduktionskost oder kochsalzarmer Diät, zu Beginn oder als Schalttag; ferner bei Durchfallerkrn. (/ HEISLER*-MORO* Diät). Darmeinläufe erforderl., da Stuhlförderung gering. – **O.wert:** / Kohlenhydratwert des Obstes.

obturans: (lat.) verstopfend (/ Obturation).

Obturatio(n): Lumenverschluß eines Hohlorgans bzw. Gefäßes durch Verstopfung; s. a. Obstruktion,

Obturationsileus

Okklusion. – **Obturationsileus** z. B. durch Fremdkörper, Gallenstein (bleibt ab Walnußgröße an Flexura duodenojejun. oder BAUHIN* Klappe hängen), Kotstein, Mekoniumpfropf, Invagination.

Obturator: 1) *dent* prothet. Behelf (Kunststoff, Metall) zur Ausfüllung eines angeb. oder erworb. OK-Gaumendefektes (»Verschlußprothese«; s. a. Gaumenplatte), d. h. zum funktionssichernden Abschluß der Mund- gegen die Nasenhöhle (auch zum sprachverbessernden Muskeltraining). – 2) Verschlußteil eines röhrenförm. Endoskops (z. B. des Rektoskops). – 3) *anat* ↑ Musculus obturatorius.

obturatorius: (lat.) verstopfend, verschließend (z. B. Membrana obturatoria); i. w. S. auch das For. obturatum u. dessen Membran betreffend. – Auch Kurzform für Musc. bzw. Nervus obturatorius; z. B. O.neuralgie (↑ HOWSHIP*-v. ROMBERG* Zeichen), O.zeichen (↑ KOBRAK* Zeichen), O.hernie (↑ Hernia obturatoria), **O.lähmung**: Funktionsausfall des N. obt. (klin.: Abschwächung von Oberschenkeladduktion u. -rotation, Hypästhesie u. -algesie eines etwa handflächengroßen Bezirks an O'schenkelinnenseite meist im dist. Drittel), v. a. bei Beckenfraktur, -tumor, O.hernie, als Entbindungsfolge (Druck des kindl. Kopfes), nach op. Durchtrennung (wegen Adduktorenspasmus bei ↑ LITTLE* Syndrom).

Obturatortasche: der seitl. Teil der Excavatio vesicouterina mit dem Eingang des Can. obturatorius.

obturatus: (lat.) verstopft, verschlossen; z. B. For. obturatum. – **Obturatumzeichen**: ↑ HEFKE*-TURNER* Zeichen.

Obtusatsäure: Antibiotikum (Depsidstruktur) aus der Flechte Ramalina obtusata.

Obtusion: (POROT) Herabsetzung der geist.-seel. Aufnahme- bzw. Reaktionsfähigkeit.

Obtusismus, mandibulärer: starkes Auseinanderweichen der aufsteigenden UK-Äste.

obtusus: (lat.) stumpf; z. B. Lichen obtusus (u. a. als »**Obtususform**« des Lichen simplex).

Obutin: Antibiotikum aus Bac. subtilis.

Obwegeser* Operation: bei Progenie den aufsteigenden UK-Ast schräg spaltende, den N. mandibul. schonende Osteotomie nach horizontaler intraoraler Kortikalisdurchtrennung (bukkal unterhalb, lingual oberhalb des For. mandibulae).

OC: *virol* Namensteil von Corona-Virus-Stämmen; z. B. OC 38 (= OC 43 = OC 44) als Erreger einer leichten Rhinolaryngotracheitis.

occipitalis, occ(ip)...: (lat.) das Hinterhaupt (↑ Occiput) betreffend; s. a. Okzipital....

Occiput *PNA*: das Hinterhaupt, mit dem Os occipitale als Skelett; s. a. Okzipital....

Occlusio: (lat.) Einschließung, Verschluß; z. B. **O. intestini** (Darmverschluß), **O. pupillae** (angeb. oder erworb. membranöser Pupillenverschluß; vgl. Seclusio pupillae); s. a. Okklusion(s...).

occlusus: (lat.) verschlossen.

occultus: (lat.) geheim, verborgen, ↑ okkult.

Ochlophobie: ↑ Demophobie.

Ochoa*, Severo: geb. 1905, Physiologe u. Biochemiker, Madrid, New York; 1959 Nobelpreis für Medizin (zus. mit A. KORNBERG) »für die Entdeckung des Mechanismus der biol. RNS- u. DNS-Synthese«.

Ochratoxin A: hepatotox. Mykotoxin in Aspergillus ochraceus (auf feuchtem Getreide).

Ochrodermie: ↑ Xanthodermie.

Ochromonas Malhamensis: bipolar begeißelte, einzell., auto- u. heterotrophe Alge [Chrysomonadales]; Testorganismus für ↑ Cobalamin (da, wie der Mensch, unfähig zur Vit.-B$_{12}$-Synthese).

Ochronosis, -ose: (VIRCHOW, BOSTRÖM) blauschwärzl. Verfärbung von Bindegewebe u. Knorpel durch Einlagerung eines »ockerfarbenen« Pigments; angeb. (= endogene O.) bei ↑ Alkaptonurie, erworben durch langen u. übermäß. Atebrin-Gebrauch.

Ochropyra: ↑ Gelbfieber.

Ochsenauge: ↑ Hydrophthalmus. – **Ochsengalle**: ↑ Fel Tauri. – **Ochsenherz**: *kard* ↑ Cor bovinum.

Ochsner* (ALBERT JOHN O., 1858–1925, Chirurg, Chicago) **Muskel, Sphinkter**: 1) ringförm. Verdickung der Duodenalmuskulatur 2–4 cm unterhalb der VATER* Papille (pathol.?). – 2) sphinkterartig verdickte Zonen im Kolon. – Ferner als **O.* Ring** eine Mukosa-Verdickung des Pankreasgangs in der VATER* Papille. – **O.*(-Sherron*)Methode** (JAMES SH.): konservat. Ther. der Peritonitis bei akuter Appendizitis durch völl. Ruhigstellung des Darmes.

Ochsner* Operation (EDWARD WILLIAM O., geb. 1896, Chirurg, New Orleans): 1) extrapleurale Ausräumung eines rechtsseit. subphren. Abszesses nach Resektion der 12. Rippe. – 2) Verlagerung des Ösophagus vor die Aorta von 2 Schnitten in Höhe der resezierten 5. u. 8. Rippe aus.

Ochsner*-Owens* Klassifikation: (ALTON OCH. u. NEAL OW. 1934) die Standardverfahren der Ösophagusersatzplastik: I) Dermato-Ösophagoplastik mit Verw. von Haut A) in ganzer Dicke (BIRCHER), B) als THIERSCH* Lappen (ESSER); II) Jejuno-Ösophagoplastik, mit Jejunalabschnitt A) antekolisch (ROUX), B) retrokolisch (HERZEN); III) Jejuno-Dermato-Ösophagoplastik, A) als Y-Anastomose des Jejunum (WULLSTEIN), B) mit Anastomosierung von Jejunalabschnitt u. Magen (LEXER); IV) Kolo-Dermato-Ösophagoplastik, A) mit Transversum (1) isoperistalt. [KELLING], 2) antiperistalt. [VULLIET]), B) mit Aszendens (ROITH); V) Gastro-Ösophagoplastik, A) mit Schlauchbildung aus dem Magen (1) große Kurvatur [BECK, JIANU, HALPERN], 2) Vorderwand [HIRSCH]), B) mit Verw. des ganzen Magens (1) antiperistalt. [FINK], 2) isoperistalt. [KIRSCHNER]).

Ocker(staub)lunge: Mischstaubsilikose in der Erdfarbenindustrie; im Rö.bild sehr zarte, netzart. oder feinfleck. »Marmorierung«.

Ocimum basilicum: *botan* »Basilikum« [Labiatae]; Anw. des Krautes (äther. Öl, Gerbstoff) als Karminativum, Galaktagogum, bei Entzündgn. des Urogenitaltraktes, des äther. Öls als Nervinum.

O'Connel* Zeichen (JOHN EUGENE ANTHONY O'C., geb. 1906, Neurochirurg): durch Anheben des Fußendes des Bettes provoziertes ↑ KEHR* Zeichen.

O'Connor* Technik (RODERIC P. O'C., geb. 1878, amerikan. Ophthalmologe): Schiel-Op. mit raffenden Faltnähten zur Vermeidung von Nahtspannungen an den Augenmuskeln.

O'Connor* Syndrom: asept. ↑ Epiphysennekrose der Olekranonapophyse.

Octamylaminum *WHO*: N-Isopentyl-N-(dimethylhexyl)-amin; Spasmoanalgetikum.

Octana: Febris octana (jeden 8. Tag, mit 6 Tg. Pause).

octavus: (lat.) der achte; auch Kurzform für Nervus o. (= N. vestibulocochlearis; s. a. Oktavus...).

Octodrinum *WHO*: (1,5-Dimethylhexyl)-amin; Vasokonstriktor.

Octopamin *WHO*, p-Norsynephrin: DL-1-(4-Hydroxyphenyl)-2-aminoäthanol; Antihypotonikum.

Octopus vulgaris: *zool* »gemeiner Krake«, Felsenhöhlenbewohner fast aller Meere, bis 1 m (selten bis 5 m) lang; sein gift. Speicheldrüsensekret beim Menschen mit bienenstichähnl. Wirkung.

Octotiaminum *WHO*: Thiamin-(3-äthylmerkapto--7-methoxy-karbonyl-heptyl)-disulfid; synthet. Vit.-B_1-Derivat, neurotropes Analgetikum.

Octulosonsäure: Baustein im – tox. u. antigenen – Lipopolysaccharid von Salmonella typhi muris.

ocularis: (lat.) das Auge betreffend.

Oculentum: *pharm* Augensalbe.

Oculi: (lat.) die Augen.

oculo...: Wortteil »Auge«; s. a. okulo....

Oculoguttae: *pharm* Augentropfen (↑ Collyria).

oculomotorius: (lat.) das Auge bewegend; auch Kurzform für Nervus o. (s. a. Okulomotorius...).

Oculus *PNA*, O.: das ↑ Auge.

OD: ↑ Oberflächendosis. – **O.D.**: 1) *ophth* Oculus dexter (»re. Auge«). – 2) *geburtsh* Occiput dexter (»re. Hinterhaupt«); z. B. zur Stellungsangabe des kindl. Kopfes unter der Geburt: O.D.A. (»ant.«; = II. vord. Schrägstand), O.D.P. (»post.«; = II. hint. »Schrägstand«), O.D.T. (»transversus«; = II. Querstand).

Odan-Oki-Fieber: Leptospirosis icterohaemorrhagica in Japan.

Oddi* (RUGGERO O., 1864–1913, Chirurg, Bologna) **Muskel, Sphinkter**: ↑ Musc. sphincter ampullae. – **O.*Zeichen**: termin. Miktionsschmerz bei intraperitonealer Blutung. – **Odditis**: entzündl. Veränderungen am ODDI* Sphinkter; z. B. die **spast.-narb. O.** bei Hypertonie u. Dyskinesie der Gallenwege (s. a. WESTPHAL*-BERNHARD* Syndrom).

Odelca-Kamera: *röntg* Kamera mit BOUWERS* Spiegeloptik für die Schirmbildphotographie (Einzelaufnahmen u. schnelle Serien).

ODG: Ophthalmodynamogramm.

Odinagoga: *pharm* Wehenmittel.

O'Donoghue* Operation: Drehosteotomie der Tibia, mit Z-förm. Durchtrennung in der oberen Hälfte u. Herausmeißeln eines längsgerichteten Keiles (Basis zur vord. Zirkumferenz), u. zwar medial für Einwärts- u. lateral für Auswärtsdrehung.

odont...: Wortteil »Zahn«; s. a. dent....

Odont|algie, -agra: Zahnschmerz. – **O.algika**: *pharm* Mittel gegen Zahnschmerzen. – **O.iatrie**: Zahnheilkunde.

Odontinoid: ↑ Dentikel. – **Odontitis**: *dent* Oberbegr. für ↑ Pulpitis, Parodontitis, Periodontitis, Parulis. –

Odontium: (JACCARD) *dent* Oberbegr. für Schmelz, Dentin u. Pulpa.

Odonto|blasten, Dentinoblasten: hochprismat. Bindegewebszellen der Zahnpapille (als einschicht. Lage zwischen inn. Schmelzepithel u. Papille, später als Pulpaperipherie), die die Interzellularsubstanz des Dentins produzieren; mit je 1 protoplasmat. Fortsatz (»Dentin-« oder »TOMES* Faser«) in den Dentinkanälchen (untereinander anastomosierend, zur Schmelz-Dentingrenze hin verzweigt). – **O.blastom**: »ameloblast. Odontom« (in OK u. UK) aus epithelialen u. mesenchymalen odontogenen Gewebsanteilen (mit Dentin- u. Zementneubildung); Vork. v. a. im Kindesalter, mit expansivem Wachstum, evtl. erhebl. Ausdehnung (aber radikale Ther. nicht erforderl.).

Odontodynie: Zahn-Kiefer-Schmerzen.

odonto|gen, dentogen: von den Zähnen ausgehend. – **O.genese**: die ↑ Zahnentwicklung. – **O.-hidro-trichodysplasie**: s. u. Ektodermaldysplasie.

Odontoideum: *anat* ↑ Dens axis.

Odonto|klasie: Abbau von Zahnhartsubstanz durch Osteoklasten (»O.klasten«). – **O.logie**: Zahn(heil)-kunde.

Odontom: Neoplasma aus zahnbildenden Geweben, mit epithelialer u. mesenchymaler Komponente; als **ameloblast. O.** das ↑ Odontoblastom; als **weiches O.** (= ameloblast. Fibrom) gutartig, langsam wachsend, mit Störung der Odontogenese, selten sarkomatös entartend (= ameloblast. Sarkom); ferner das **melanot. O.** (= Melanoameloblastom).

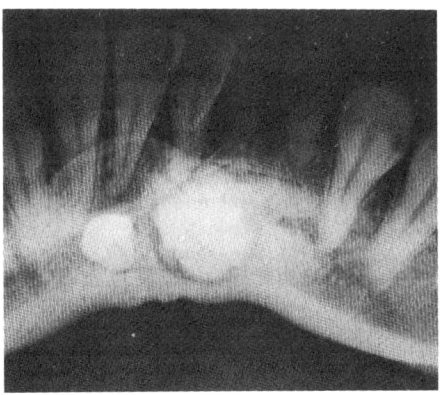

Odonton: Sammelbez. für Odontium u. Parodontium.

Odonto|nekrose: Absterben der Zahnpulpa. – **O.pathie**: Zahnerkrankung, -mißbildung. – **O.plastik**: plast.-chir. Eingriff am Gebiß, z. B. Im- und Replantation, Zahn(keim)transplantation. – **O.porose**: Schwund der Zahnhartsubstanz.

Odontosklerose: Verdichtung der Zahnhartsubstanz durch zusätzl. Ablagerung von Kalksalzen; z. B. bei abgeheilter Rachitis.

Odor: (lat.) Geruch; z. B. der **O. hircinus** »Bocksgeruch« bakteriell zersetzten Achselschweißes.

Odoratismus: Osteoangiolathyrismus durch Lathyrus odoratus.

Odorimetrie: quant. Prüfung des Geruchssinnes mit dem ↑ Olfaktometer.

Odorobiosid: Glykosid mit Uzarigenin als Aglykon (↑ Digitalisglykoside).

ODP, ODT: *geburtsh* s. u. O.D.

O'Dwyer* Mundsperrer (Joseph O'D., 1841–1898, Pädiater, New York): M. mit breiten gerieften Branchen u. Feststellvorrichtung.

Ody* Operation: (1930) subokzipit. Entlastungstrepanation bei Hirndruck (v. a. Stauungspapille).

Odynophagie: ↑ Dysphagie.

O.E.: *pharmak* ↑ Oxford-Einheit.

O-Ebene: *gyn* die obere Schoßfugenrandebene (als eine der ↑ Beckeneingangsebenen).

Ödem, Oedema, Gewebswassersucht: umschrieb. oder diffuse, meist schmerzlose, massive Ansammlung aus dem Gefäßsystem ausgetretener seröser, nicht gerinnender Flüssigkeit in den Gewebsspalten von Haut (↑ Anasarca) oder Schleimhaut, aber auch in Nervengewebe, Interstitium parenchymatöser Organe, Hohlräumen oder Hohlorganen (= Hydrops, Erguß); ferner interzellulär u. interfibrillär (z. B. bei Elephantiasis); s. a. Ödemkrankheit. Als akutes Transsudat im allg. eiweißarm (später meist eiweißreicher); bei Chronizität evtl. Übergang in Pachydermie, Induration, Sklerose etc., an Schleimhäuten evtl. Papillom-, Fibrom-, Angiom- oder Ca.-Bildung. Zahlreiche Formen: **Oe. aerosum** (das »trockene Ö.« der ↑ Ertrinkungslunge), **akutes Ö.** (paroxysmal z. B. bei Insektenstich, als Quincke* Ö., als Initialstadium entzündl. Erkrn., als »renales Ö.« bei ↑ Feldnephritis, als akutes hypox. Hirnödem durch Narkosefehler etc.), **allerg. Ö.** (Lokalreaktion als Folge der AAR, ausgelöst durch Histamin, Serotonin u. a. biologisch akt. Substanzen, im Initialstadium der Allergie, u. a. als Urticaria), **angioneurot. Ö.** (↑ Quincke* Ödem), **blaues Ö.** (↑ Charcot* Ö.), **Oe. calidum** (entzündl. Ö., mit Rötung u. Schmerzen, rel. eiweißreich, auch fibrinhaltig, d. h. milchig trüb oder flockig; meist als ↑ Begleitödem der serösen Entzündung, oft Vorstufe des Exsudats), **Oe. cerebrale** (↑ Hirnödem), **endokrines Ö.** (↑ Myxödem), **Oe. fugax** (flücht. Ö., z. B. als – anaphylakt. – Kehlkopfödem nach Jodapplikation, Serum-Inj., Insektenstich), **Oe. glottidis** (↑ Glottisödem), **hartes traumat. Ö.** (chron., prallelast. Ö. des Hand- oder Fußrückens, evtl. auf Finger u. Zehen übergreifend, nach evtl. nur geringfüg. Trauma, nicht selten als Artefakt; Haut zyanotisch, wenig verschiebl., kaum eindrückbar; später Stauung, Ernährungsstörung, Weichteilverschwielung, Knochenatrophie), **hepatisches Ö.** (Vergrößerung u. eiweißreiche Durchtränkung der ges. Leber, mit Transsudat in Glisson* Kapsel u. Lymphspalten, sulz. Auftreibung des periportalen Gewebes; v. a. bei Urämie, Säuglingsatrophie, kardialer Stauungshyperämie, Scharlach, Di., Weil* Krankh., Sepsis, nach Einwkg. hepatotoxischer Substanzen; als **intralobuläres Ö.** initial bei seröser Hepatitis), **hepatogenes Ö.** (bei Leberzirrhose; v. a. durch portale Stauung u. Absinken des kolloidosmot. Drucks infolge ungenügender Albuminsynthese; meist zuvor Aszitesbildung), **hereditäres chron. Ö.** (↑ Nonne*-Milroy*-Meige* Syndrom), **hypoproteinämisches Ö.** (kongenit. ↑ Hypoproteinämie), **induratives Ö.** (↑ Oe. scleroticum [2]), **interstitielles Ö.** (akut oder chronisch in parenchymatösen Organen, v. a. Lungen, Nieren, Leber, als Begleitödem oder als Vorstadium der exsudat. Entzündung; evtl. mit Erweichung, Verflüssigung oder Abbau der Gerüstsubstanz, bei chron. Stauungsödem mit Induration), **kachekt. oder marant. Ö.** (infolge Plasmaalbuminmangels; auch als »Hungerödem« beim alimentären Dystrophie-Syndrom), **kardiales Ö.** (bei »feuchter« Herzinsuffizienz), **kollaterales** oder **perifokales Ö.** (entzündl., als ↑ Begleitödem), **Oe. laryngis** (↑ Kehlkopfödem), **latentes Ö.** (meist kardial oder renal, sogen. »Präödem«), **malignes Ö** (↑ Gasödem), **mechanisches Ö.** (als Stauungs- ↑ Lymphödem), **Oe. neonatorum** (lokalisiert an Hand- u./oder Fußrücken u. Genitale, evtl. auch in deren Nachbarschaft, infolge erhöhter Zellpermeabilität u. Neigung zu Wasserretention; v. a. bei Frühgeb. u. unreifen Neugeb.; mit spontaner Rückbildung nach Ende der physiol. ↑ Anurie; oder generalisiert, z. B. als ↑ Hydrops congenitus; ferner als angeb. hartes lymphangiektat. Ö. einzelner Extremitäten mit allmähl. Spontanremission; vgl. Ödemkrankheit), **Oe. perimaculare** (Retina-Ö. zirkulär um die Macula lutea; v. a. bei Retinitis centr. serosa), **Oe. puerperarum** (↑ Phlegmasia alba dolens), **renales Ö.** (bei entzündl. u. nichtentzündl. Nephropathien infolge vermehrter Kapillardurchlässigkeit, Elektrolytstörung u. Hypertonie zunächst latentes, dann generalisiertes Ö. meist im Gesicht beginnend, v. a. morgens an den Lidern; oft kombin. mit Hirn-, Netzhaut- u. Papillen-Ö.; evtl. auch sek. kardialer Hydrops; bei akuter diffuser Glomerulonephritis evtl. erst nach mehrtäg. Anurie auftretend, deutlich mit der Hypalbuminämie korreliert), **Oe. retinae** (↑ Retinaödem; ferner als retinales Ö. nach Iwanoff als ↑ Blessig* Zyste, als Oe. r. traumaticum die ↑ Berlin* Trübung), **Oe. scleroticum** (1) ↑ Sklerödem. – 2) Oe. indurativum, Ö.sklerose: irreversible Gewebsverhärtung durch reakt. Bindegewebshyperplasie u. Schrumpfungsprozesse bei chron. Ö., z. B. im Spätstadium der Elephantiasis, als Stauungsinduration innerer Organe, an Vorhaut bzw. großen Labien als Komplik. eines syphilit. Schankers, bei Erythema induratum Bazin, Lepra lepromatosa), **Oe. solidum** (1) ↑ Myxödem. – 2) hartes traumat. ↑ Ö.), **spontanes period. Ö.** (W. A. Thomas 1933; akute »zykl.« Extravasation von Blutplasma mit reakt. Hyperaldosteronismus u. Wasserretention; Ätiol. unbekannt), **traumat. Ö.** (akute bis chron. Weichteilschwellung infolge mechan.-zirkulator. Schädigung u. Lymphstauung; auch postop., z. B. Anastomosen-Ö.; s. a. hartes traumat. ↑ Ö.), **Oe. e vacuo** (↑ Hydrops e vacuo), **zyanot. Ö.** der Mädchen (↑ Erythrocyanosis crurum; s. a. Charcot* Ödem).

oedematiens: (lat.) ödemauslösend. – **ödematös:** in Form eines Ödems.

ödematonephrotisches Syndrom: ↑ Schwangerschaftsnephropathie. – **Ödematose:** ↑ Ödemkrankheit.

Ödem|bazillen: ↑ Gasödemerreger. – **Ö.bereitschaft: 1)** Tendenz zu – diffuser – Ödembildung bei tox., entzündl., allerg. oder hypox. Schädigung. – **2)** latentes ↑ Ödem. – **Ö.bläschen,** Primordialvesikel: intrazelluläres Ödem der Stachelzellen der Epidermis, mit retikulärer Degeneration u. Bildung vielkammer. Blasen; z. B. bei Kontaktdermatitis.

Ödem|diphtherie: tox. Di mit – kapillartoxisch bedingter – Ö.bildung in Tonsillen u. peritonsillär, oft auch in den – meist hämorrhag.-nekrot. – regionären LK. – **Ö.dränage:** mechan. Ableitung pharmakologisch unbeeinflußbarer Weichteilödeme; als Faden-, Röhrchen-, Dochtdränage.

Ödemkrankheit: chron. generalisierter Hydrationszustand der interstitiellen Gewebe (diffuses Ödem) als komplexes Geschehen u. Ausdruck einer – v. a. vegetat.-endokrin bedingten – Stoffwechselstörung (Minderung des intravasalen Plasmavol.), mit sek. Aldosteronismus, verstärkter Vasopressinsekretion, konsekut. Na-Retention usw.; v. a. als kardiales, renales, hepat. Ödem, bei Schwangerschaftstoxikose, alimentärer Dystrophie. – **frühinfantile diffuse spongiöse Ö. des Gehirns**: ↑ CANAVAN* Syndrom.

Ödem|nekrose: (H. JACOB 1940) band- u. knotenförm. Schwellung mit körn. Zerfall des Marklagers als Spätfolge des Hirnödems (z. B. um einen Kontusionsherd); später Sklerose, Schrumpfung (evtl. Ventrikelerweiterung). – **Ö.psychose**: (C. FAUST) akute symptomat. Ps. in Zusammenhang mit einem diffusen, nichtentzündl. Hirnödem (nach Kontusion, Insolation, Strangulation etc.); rasch aus akuter Bewußtlosigkeit hervorgehend, spontan abklingend (4–6 Wo.), mit fast vollständ. Erinnerungslücke für die ganze Dauer. Klinisch meist als akuter exogener Reaktionstyp: einfache Euphorie mit u. ohne Hyperaktivität, aber auch depressive, maniforme, paranoide, halluzinoseart. u. oneiroide Zustände, häufig expansive Konfabulationen u. Megalomanie.

Oeder* Index: (G. OE., Arzt, Dresden): **1)** (1909) proportionale Körperlänge (d. h. Verhältnis Rumpf/Extremitäten) minus 100 als Index für das Normalgew. (in kg). – **2)** OE.* **Zahl**: die mit Tasterzirkel gemessene Dicke einer abgehobenen Hautfalte (in cm); bei normalem Fettpolster 2–3.

Ödipus-Komplex: (S. FREUD 1910; bezogen auf den Öd. der griech. Sage, der unwissend den Vater tötete u. die Mutter ehelichte) in der frühen genitalen Phase (3.–4. Lj.) auftret. Liebesgefühle u. Inzestwünsche gegenüber dem gegengeschlechtl. Elternteil bei gleichzeit. Haß- u. Eifersuchtsgefühlen gegen den gleichgeschlechtlichen (= pos. Form), aber auch umgekehrt (= neg. Form = Misogynie) oder vermischt. Normalerweise wird die ödipale Situation durch Verdrängung der Wünsche u. damit zusammenhängenden (Kastrations-)Ängste beendigt (»Latenzperiode«); evtl. aber in der Pubertät Wiederbelebung, bei unzureichender Bewältigung u. U. auch Neurosenbildung. – vgl. Elektra-Komplex (= weibl. Ö.-K.).

Ödman*(-Ledin*)Katheter: (1959) flexibler, rö.-pos. Kunststoffkatheter (über SELDINGER* Einführungssonde) für perkutane selektive Angiographie u. Herzkatheterismus; im Handel als Meterware mit 3 farbmarkierten Kalibern: gelb = groß (Ø außen 2,85, innen 1,5 mm), grün = mittel (2,4 bzw. 1,3 mm), rot = klein (2,0 bzw. 1,15 mm); Spitzenteil wird nach Eintauchen in kochendes Wasser zweckentsprechend gebogen (u. in kaltem fixiert). Spezialmodelle für Trunc. coeliacus u. A. mesenterica sup. (mit gekrümmter kon. Spitze, kleeblattförm. Lumen).

Öfelein* Zeichen: reflektor. homolat. Bauchmuskelkontraktion auf Bestreichen der Rückenmuskeln (Th$_{7-12}$; Bauchlage) bei Ulcus pepticum.

Öffnung: *anat* ↑ Apertura, Ostium.

Öffnungs|erregung: *physiol* Muskel- oder Nervenfasererregung bei Ausschalten eines Gleichstroms; als **Ö.zuckung** (↑ Anoden-, Kathodenöffnungszuckung, PFLÜGER* Zuckungsgesetz) oder **Ö.tetanus** (s. u. RITTER*). – **Ö.verhältnis**: *radiol* beim Bestrahlungssieb das Verhältnis der Gesamtfläche der Löcher zu der der Stege; meist 30–50 %.

Oehl* (EUSEBIO OE., 1827–1903, Anatom, Pavia) **Muskeln**: ↑ Mm. papillares (i. e. S. die der Mitralklappe). – **Oe.* Schicht**: das Stratum lucidum der Epidermis.

Oehlecker* (FRANZ OE., 1874–1958, Chirurg, Hamburg) **Apparat**: histor. Gerät für dir. Bluttransfusion: Glasspritze, Zweiweghahn, 2 kurze Schläuche mit Glaskanülen. – **Oe.* Phrenikussyndrom**: Schulter-, Hals-, Oberarmschmerz bei Lungeninfarkt, von den sensiblen Phrenikusfasern fortgeleitet auf die Nn. supraclaviculares. – **Oe.* Probe**: ↑ biol. Vorprobe (bei Bluttransfusion).

Öhrsonde: starre oder biegsame, drehrunde Knopfsonde (11–25 cm) mit endständ. Öhr zum atraumat. Durchfädeln von Fäden, Drähten etc.

Ökologie: (HAECKEL 1866) Gebiet der Biologie, befaßt mit den wechselseit. Beziehungen zwischen Organismen u. deren natürl. – abiot. u. biot. – Umwelt. – Die »menschl. Ö.« (von der Ausbreitung u. Verteilung menschlicher Gesellschaften) als Zweig der Soziologie. – Die **Ökogenetik** (als begriffl. Erweiterung der Pharmakogenetik) behandelt genetisch bedingte Phänomene im Zusammenhang mit Substanzen der Umwelt (↑ Xenobiotika); erklärt z. B. mutagene Wirkungen von Fremdstoffen.

ökologisches System: räumlich begrenztes Milieu, das durch wechselseit. Beziehung seiner Organismen (Kreislauf von Energiestoffen etc.) deren Leben ermöglicht. Als künstl. »closed ecological System« z. B. in bemannten Raumschiffen, Unterwasserstationen.

Ökotypen: (TURESSON 1922/31) in ihrer genetisch bedingten Anpassung an lokale Lebensbedingungen unterschiedene Untergruppen einer Spezies. Unter sich fertil, aber durch ökolog. Barrieren am freien Genaustausch behindert.

Öl, Oleum: flüss., sich fettig anfühlende organ. Verbindgn., im allg. brennbar, leichter als Wasser, lösl. in Äther, Benzin etc., unlöslich in Wasser; unterschieden als pflanzl., tier- u. mineral. Öle (fettähnl. Kw.stoffe aus Erdöl u. Kohlenteeren). Nach chem. Zus. u. Eigenschaften bez. als fette Öle (Gemische aus Fettsäuretriglyzeriden, Cholesterin, ungesätt. Fettsäuren; niedr. Schmelzpunkt), äther. oder flücht. Öle (»Olea aetherea«), gehärtete oder hydrierte, synthet., trocknende u. nichttrocknende Öle (an der Luft verharzend bzw. unverändert flüssig bleibend, z. B. Lein- bzw. Olivenöl); s. a. Oleum, Olea medicata.

Ölakne: Schmutzimbibierung u. Follikelkeratosen der Haut mit papulo-pustulöser Umwandlung durch chron. Kontakt mit oberhalb 300° siedenden Mineralölen bzw. öldurchtränkter Kleidung; ggf. entschädigungspflichtig. BK; vgl. Schmieröldermatitis. – I. w. S. jede durch Dauergebrauch ölhaltiger Kosmetika (z. B. Brillantine) oder Medikamente (z. B. Vaseline) bedingte Akne.

Ölbraun: *histol* Fettfarbstoff mit dunkelbrauner Fett- u. graugelber Gewebsanfärbung. – **Ölbrust**: *pulmon* ↑ Oleothorax.

Öldiät: (G. SCHETTLER 1956) die Senkung des Blutlipidspiegels (z. B. bei Arteriosklerose, Diabetes mellitus) unterstützende Kost unter Verw. von Ölen mit hohem Gehalt an mehrfach ungesättigten Fettsäuren

Ölembolie

(z. B. Sonnenblumen-, Lein-, Weizenkeim-, Sojaöl) u. Vermeiden tierischer Schlachtfette u. üblicher Margarinesorten.

Ölembolie: ↑ Fettembolie (v. a. Lunge, Großhirn, Niere) nach versehentl intravasaler Inj. öliger Substanzen; z. B. – durch Luftembolie kompliziert – nach Einbringen ölhalt. Rö-KM in NNH, Eileiter, Harnwege etc.

Ölfleck: *derm* fleckförm., braungrünl. Nagelverfärbung bei subungualer Psoriasis vulg. – **Ö.phänomen**: *röntg* im Mammogramm das durch unscharfe Begrenzung u. nur langsame, konzentr. Vergrößerung charakterisierte Tumorwachstum als Malignitätszeichen.

Ölgranulom: 1) ↑ Oleom. – 2) ↑ Lipogranulom.

Ölheringskeratitis: bds. oberflächl. Keratitis bei einschläg. Fischern, wahrsch. durch Reizwirkung fäulnisbedingter Ptomaine; meist reversibel, aber auch mit Ausgang in dichte Hornhauttrübung. – Ähnl. Erscheinungen durch ↑ Aalgift.

Ölimmersion: *opt* s. u. Immersionsflüssigkeit.

Ölkappe: *derm* Okklusivverband des behaarten Kopfes mit 5–10%ig. Salzsäure-Olivenöl; v. a. zum Aufweichen psoriat. Hyperkeratosen. – **Ölklysma**: Klistier mit körperwarmem Olivenöl oder Glyzerin (ca. 50 ml); v. a. zur Erweichung verhärteter Kotmassen, für schonende postop. Darmentleerung. – **Ölkrebs**: ↑ Mineralölkrebs. – **Ölkur**: kurmäß. orale Olivenölgaben zur Gallensteinabtreibung (zweifelhaft; wahrsch. nur Abgang im Darm entstandener ↑ Ölsteine) sowie bei Magenhyperazidität.

Ölplombe: *chir* ↑ Oleothorax, Fettplombe. – **Ölpneumonie**: ↑ Fettpneumonie. – **Ölprobe**: Gabe von ca. 20 ml körperwarmem Olivenöl durch die Duodenalsonde zur Provokation einer Gallenblasenkontraktion (Gewinnung von B-Galle).

Ölrot O: *histol* dem Sudan IV ähnl. Diazofarbstoff für Fette.

Ölsäure, Acidum oleinicum, Elainsäure: 9-Oktadezensäure; ungesättigte, farblose organ. Monokarbonsäure (C_{18}); isomer mit Elaidinsäure. Anw. für Ölkur, DUBOS* Nährboden. – **Ölseife**: Sapo venetus, mit Olivenöl bereitete Natronseife.

Ölstein; Oleolith: 1) rel. weiches, kugel. Gebilde mit glänzender Oberfläche als Stuhlkonkrement (Ca-Salze der Ölsäure) nach Ölkur. – 2) Harnblasenstein mit ölig-seif., von Harnsalzen u. Fibrin durchsetzter Matrix nach wiederholter therap. Instillation öl. Substanzen. – **Ölstuhl**: *enterol* ↑ Fettstuhl.

Öltropfenphänomen: *derm* ↑ Ölfleck. – **Öltumor**: ↑ Oleom. – **Ölzyste**: 1) mit Fettröpfchen angefülltes zyst. Lipom (nach Verflüssigung des Fettes oder trophisch bedingter zyst. Degeneration). – 2) ↑ Injektionsgranulom.

OEMG: Okuloelektromyogramm.

Oenanthe aquatica: *botan* »wilder Fenchel«; [Umbelliferae]; Anw. der Früchte (äther. Öl, Harz, Wachs) als Expektorans, Diuretikum, Magenmittel.

Oenanthotoxin: starkes Krampfgift in der Wurzel von Oenanthe crocata (»Safrandolde«).

Önomanie: 1) (RAYER) ↑ Alkoholdelir. – 2) ↑ Dipsomanie, Trunksucht.

Oertel* (MAX JOSEPH OE., 1835–1897, Laryngologe, München) **Kur**: durch reduzierte Flüssigkeitszufuhr, Schwitzbäder u. Diät (kleine, häuf. Mahlzeiten, feste u. flüss. Nahrung getrennt) unterstützte »Terrainkur« (in best. Tempo auf ebenen Wegen, allmählich verlängert u. in ansteigendem Gelände); bei chron. Herz- u. Atemwegserkrn., Adipositas. – **Oe.* Massage**: (1884) »äuß. Herzmassage« durch expirationssynchronen Druck der bds. in der Axillarlinie (5.–6. Rippe) aufgelegten Hände in Richtung Manubrium sterni.

örtliche Betäubung: ↑ Lokalanästhesie.

ösophageal: die Speiseröhre betreffend; s. a. ↑ Ösophagus..., Ösophago....

Ösophagektomie: (TOREK 1913) totale oder subtotale Exstirpation der Speiseröhre, v. a. bei Malignom (im oberen u. mittl. Drittel), CHAGAS* Krkht., ausgedehnter Striktur, postop. Nekrose oder Nahtdehiszenz. Meist rechtszervikothorako-linksabdominal mit Bildung eines zervikalen Ösophago- oder Pharyngostoma u. eines Gastro- oder Jejunostoma (als – meist temporäre – Ernährungsfistel, evtl. auch präliminar angelegt); später Ösophagusplastik.

oesophageus, -gicus: (lat.) die Speiseröhre betreffend.

Ösophagismus: ↑ Ösophagospasmus.

Ösophagitis: umschrieb. oder diffuse Entzündung der Speiseröhre; akut häufig infektiös (aus dem Pharynx fortgeleitet oder als symptomat. Ö. bei Typhus, Scharlach etc., meist als desquamativer Katarrh), oder aber – ätiol. unklar – als **Oe. exfoliativa s. dissecans superf.** (röhrenform. Abhebung der Epitheldecke) oder – meist korrosiv – nach Verätzung; chronisch bei Alkoholismus, Nahrungsstagnation (Tumor, Divertikel, Stenose; = **sterkorale Ö.**), Rückfluß von Mageninhalt (= **pept. Ö.**, Reflux-Ö.), Abflußstörung im Gebiet der V. cava inf. (= **Stauungs-Ö.**), bei Soor. – Als bes. Form die **Oe. follicularis s. cystica** (CHIARI) mit blander Entzündung der – rel. spärl. – Schleimdrüsen u. Bildung knötchenförmiger, mit glas. Schleim gefüllter (submuköser) Retentionszysten u. periglandulärer Rundzellinfiltration; bei Sekundärinfektion Eiterpusteln oder Abszesse, evtl. Erosion, Ulzeration, phlegmonöse Einschmelzung der Submukosa bis auf die Muskularis, Unterminierung u. Abhebung der Mukosa (= **Oe. dissecans prof.**), häufig siebartig perforierend (Prognose infaust; bei Heilung Narbenstriktur).

Ösophago|antrostomie: meist indir. (Jejunuminterposition) Anastomosierung des Speiseröhrenstumpfes mit dem Restmagen nach prox. (antrumerhaltender) Magenresektion; als Refluxprophylaxe Pyloromyotomie. – **ö.aortale Lücke**: kongenit. Zwerchfellücke mit gemeinsamem Durchtritt der Speiseröhre u. der Aorta.

Ösophagobronchialfistel: komplette inn. Fistel zwischen Speiseröhre u. Bronchialbaum; angeb. oder – meist – nach Perforation eines Ösophagus-, Atemwegs- oder örtl. LK-Prozesses oder nach penetrierender Verletzung. Sympte.: Reizhusten, Dyspnoe, Abhusten von Speiseteilen, evtl. Erstickungsanfall; Gefahr der Lungengangrän.

Ösophagodermatogastrostomie: mehrzeitige, rekonstruktive, totale ↑ Ösophagusplastik unter Verw. eines Hautschlauches mit innenliegender Epidermis (nach Einheilen mit dem zervikalen Ösophagusstumpf u.

dem hochgezogenen Magen anastomosiert); z. B. als li.-paramedianes, antethorakales Hautrohr aus 2 rechteck. Türflügellappen; meist nur bei Teildefekt im Halsbereich (zu kurz geratene Ösophagogastroplastik).

Ösophago|duodenostomie: terminotermin. Anastomosierung von Ösophagus- u. Duodenalstumpf nach Gastrektomie; als dir. Anastomose nur bei elongiertem Ösophagus u. nach Mobilisierung des Duodenums mögl.; häufiger indirekt mit Jejunum- oder Koloninterposition; s. a. Ersatzmagen.

Ösophag|odynie: 1) Speiseröhrenschmerz. – 2) ↑ Dysphagie.

Ösophagoenterostomie: dir. oder indir. Anastomosierung der Speiseröhre mit einem Dünn- oder Dickdarmabschnitt; nach Gastrektomie oder als palliative oder präliminare Umgehungsanastomose.

ösophago|fundaler Winkel: der ↑ His* Winkel. – **Ö.fundopexie**: Fixation des Magenfundus li.-lat. am termin. Ösophagus (evtl. auch an der li. Zwerchfellkuppel (n. LORTAT=JACOB) zur Wiederherstg. des ↑ His* Winkels (Beseitigung oder Prophylaxe eines gastroösophagealen Refluxes).

Ösophagogastrektomie: Variante der erweiterten Magentotalresektion (bei kranialwärts fortgeschrittenem Magen-Ca.) unter Mitentfernung von Ösophagus (bei partieller Ö. nur ½- bis ⅔-Resektion), Omentum majus u. – meist – Milz.

Ösophagogastro|jejunostomie: s. u. Gastrojejuno... – **Ö.stomie**: dir. oder indir. (z. B. Jejunum-, Koloninterposition; vgl. Ösophagoileokoloplastik), prästernale, intrathorakale oder intraabdomin. Anastomosierung von Speiseröhre u. Magen, z. B. nach Ösophagusresektion, Fund-, Kardiektomie, bei Refluxösophagitis, i. e. S. die sub- oder epidiaphragmale Ö.s. als Erweiterungsplastik bei Kardiospasmus (HEYROVSKY, GROENDAHL u. a.).

Ösophagographie: Rö.-Darstg. der Speiseröhre (Schleimhaut- u. Füllungsbilder) nach Schlucken von Bariumsulfat-Brei oder eines wasserlösl. KM; entweder routinemäßig zu Beginn jeder MDP oder gezielt bei Verdacht auf Ösophagus-Kardiaprozeß oder auf -anomalie.

Ösophagoileo|koloplastik: die rel. sichere »Bordeaux-Methode« der totalen Ösophagusplastik durch isoperistalt. Interposition (ante- oder retrogastrisch) des Ileokolon zwischen zervikalen Ösophagusstumpf u. Magen bzw. oberen Dünndarm (terminotermin. oder -lat. Ö.stomie, auch als Sandwich-Methode; u. terminolat. Kologastro-, -duodeno-, meist -jejunostomie). Ernährung bis zur Heilung durch – evtl. präliminare – WITZEL* Fistel; Durchblutungsverbesserung durch Anastomosierung von A. ileocolica u. Truncus thyreocerv. oder li. A. thoracica int. (LONGMIRE u. a.).

Ösophagojejunogastrostomie: indir. Anastomosierung von Speiseröhre u. Magen durch iso- oder anisoperistalt. Interposition eines nicht, einseitig oder total ausgeschalteten einläuf. oder schlingenförm. Jejunumsegments; z. B. nach subtotaler prox. (antrumerhaltender) Magenresektion (NISSEN u. a.), im Rahmen einer Kardia- (SIRAK u. a.) oder rekonstruktiven ↑ Ösophagusplastik (ROUX u. a.).

Ösophagojejuno|plastik: totale oder partielle Ösophagusplastik durch Interposition eines uni- (HERZEN, YUDIN u. a.) oder bilateral (ROUX) ausgeschalteten prox. Jejunumsegments zwischen Speiseröhrenstumpf u. Magenvorderwand. – **Ö.stomie**: zervikale, prästernale, intrathorakale oder intraabdom., dir. oder indir. Anastomosierung von Speiseröhre(nstumpf) u. einem uni- oder bilateral ausgeschalteten prox. Jejunumsegment; als Umgehungsanastomose bei inoperablem Ösophagus-Ca., insbes. als Ersatzmagen (evtl. über eine – temporäre – intraluminäre Endoprothese n. BOEREMA). Als **Ö.plicatio** (↑ Abb.) eine Antirefluxplastik.

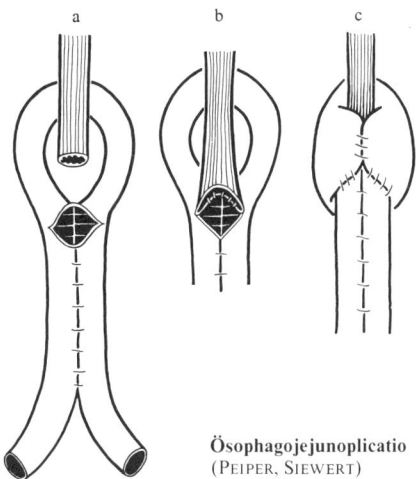

Ösophagojejunoplicatio
(PEIPER, SIEWERT)

Ösophagokardio|plastik: Form- u./oder Funktionsplastik der **ösophagokardiofundalen Übergangszone** (= terminale Speiseröhre + Pars cardiaca des Magens; s. a. Kardiamechanismus), ↑ Kardia-, Hiatusplastik, Fundoplicatio, Ösophagofundo- bzw. Gastropexie, Ösophagogastrostomie. – **Ö.myotomie, extramuköse**: ↑ Kardiomyotomie (GOTTSTEIN-HELLER), ↑ LORTAT=JACOB* Op.

Ösophagokolo|gastrostomie: indir. Anastomosierung von Speiseröhre(nstumpf) u. Magen durch Interposition eines bilateral ausgeschalteten Kolonsegments; s. a. Ösophago(ileo)koloplastik. – **Ö.plastik**: (VULLIET 1911, V. HACKER 1914) meist mehrzeit., partielle oder totale Ösophagusplastik durch Interposition eines bilateral ausgeschalteten Kolonsegments (bei kurzem Defekt re. Kolonhälfte oder Transversum, bei Totalplastik li. Hälfte oder Ileokolon) zwischen bd. Ösophagusstümpfe oder aber zw. Ösophagusstumpf u. Magenvorderwand (bzw. Duodenalstumpf oder hohe Jejunumschlinge); auch als palliative Umgehungsanastomose (meist antethorakal). Da gute Gefäßversorgung, rel. risikoarm; nötigenfalls Durchblutungssteigerung durch Gefäßanastomosierung (z. B. A.colica media – Truncus thyreocervic.), z. B. bei freier Kolontransplantation (POPOW, FILIN).

Ösophagomalazie: in die Tiefe fortschreit. Erweichung der – insbes. terminalen – Speiseröhre; v. a. durch agonalen oder postmortalen Reflux sauren Mageninhaltes (= Oesophagomalacia acida; häufig auf Nachbarorgane übergreifend); selten infolge örtl. Zirkulationsstörung (thrombosierte Varizen) bei Leberzirrhose.

Ösophago-ösophagostomie: v. a. bei kurzer Atresie indizierte dir. Anastomosierung bd. Ösophagusstümpfe; terminoterminal oder als Invaginationsana-

Oesophagopathia

stomose (↑ HAIGHT* Op. 2). Anastomosensicherung durch Einscheidung mit Pleura mediastinalis.

Ösophago|pathia sclerodermica: Beteiligung der Speiseröhre an einer Sklerodermie; klin.: Relief-, Peristaltikverlust, Sphinkterinsuffizienz, Refluxösophagitis. – **Ö.phrenolyse:** Speiseröhrenmobilisierung im Hiatus; als selbstständ. Eingriff z. B. bei sek. Stauungsektasie.

Ösophago|skop: (v. MIKULICZ-LEITER 1887) Endoskop (starres Rohr mit Beleuchtung; oder flexibles Instrument mit Fiberglasoptik) für die Ö.skopie; mit zahlreichem Zubehör (Faßzangen, Sonden, Thermokauter, Absaugvorrichtung etc.); z. B. n. BRÜNINGS, KILLIAN, STARCK (ovaler Querschnitt). – **Ö.skopie:** Endoskopie der Speiseröhre mit dem ↑ Ö.skop; meist als dir. (orale) Ö. in Allgemeinnarkose oder Schleimhautanästhesie am Sitzenden oder Liegenden (Einführung blind oder unter Sicht mit Röhrenspatel, z. B. n. KILLIAN-BRÜNINGS); selten indirekt, d. h. kollar oder retrograd durch Ösophago- bzw. Gastrostoma (EHRLICH 1898). Kontraindik.: v. a. Ösophagusaneurysma, -varizen, schwere respirator. oder Herzinsuffizienz.

Ösophagospasmus: Speiseröhrenkrampf (mit akuter Dysphagie, retrosternalem u./oder epigastr. Schmerz), meist im Bereich des Ösophagusmundes bei Neuropathie, ZNS-Erkr. (Lyssa), Intoxikation (Strychnin, Nikotin, Botulismus); reflektorisch bei örtl. Neoplasma, Entzündg., Erosion etc.; diffus u. multipel (mit unkoordinierten Abschnittskontraktionen) v. a. bei Älteren als sog. ↑ BÁRSONY*-TESCHENDORF* Syndrom. – s. a. Kardiospasmus.

Oesophagostomiasis: Helminthose durch – meist wirtsspezif. – ↑ Oesophagostomum-Spezies. Infestation beim Menschen peroral; nach Eindringen der aus der Eihülle schlüpfenden Larven in die Darmschleimhaut (Zökum u. benachbarte Abschnitte) dort Weiterentwicklung (= histotrope Phase; Knötchenbildung) u. Enzystierung (haselnußgroße offene Knoten mit herausragenden Larven). Klin.: Dysenterie, evtl. blut. Stühle; Gefahr der Zystenperforation (Peritonitis).

Ösophagostomie: meist temporäre (u. präliminare) Ausleitung des zervikalen Ösophagusstumpfes zur Körperoberfläche (ringförm. Schleimhautfixierung an Hautwundrändern); meist li.seitig am Vorderrand des M. sternocleidomastoideus oder oberhalb des Jugulum.

Oesophagostomum: »Knötchenwürmer« [Strongylidae, Nematodes]; bis zu 2,5 cm lange Darmparasiten der Säuger, selten des Menschen (↑ Oesophagostomiasis). Humanpathogene Arten: **Oe. apiostomum** (West-, Ostafrika, Südostasien), **Oe. bifurcum s. brumpti** (Westafrika), **Oe. stephanostomum s. dentigerum** (Brasilien).

Ösophagotomie: op. Eröffnung der Speiseröhre; als **Oesophagotomia externa** (Längsinzision, meist re.-transpleural, evtl. li.zervikal; anschließ. Nahtverschluß) z. B. zur Fremdkörperentfernung, Varizenumstechung; als **Oe. int.** (endoskopisch mit spez. Schneidinstrument) zur Membran-, Strikturdurchtrennung, Spaltung von Mediastinalabszessen, »Schwellendurchtrennung« bei Ösophagusdivertikel.

Ösophagotrachealfistel: komplette inn. Fistel zwischen Speise- u. Luftröhre; nach perforativen Prozessen, penetrierendem Trauma, Verätzung, v. a. aber angeb. im Zusammenhang mit ↑ Ösophagusatresie (je nach deren Typus; z. B. mit getrennter Einmündung des prox. u. dist. Ösophagussegments in das gemeinsame Rohr). Sympte.: Dysphagie, Regurgitieren, Erbrechen, Hustenparoxysmen, Zyanose, Aspirationspneumonie, evtl. akute u. tödliche Bronchusblockade.

Ösophago|tubage: s. u. Ösophagusprothese. – **Ö.zele:** ↑ Ösophagusdivertikel.

Oesophagus PNA: die »Speiseröhre« als – beim Erwachs. ca. 30 cm langer – Abschnitt des Verdauungstraktes zwischen ↑ Ö.mund (etwa Höhe C_6) und Pars cardiaca des Magens (etwa Th_{10}); Hohlorgan mit Mukosa, Muscularis mucosae, Submukosa, Muskularis u. Adventitia; unterteilt in Pars cervic., thorac. u. abdomin., mit 3 physiol. ↑ Ö.engen.

Ösophagus|ableitung: kard EKG-Abltg. über unipolare WILSON* Elektroden (Schaltung wie bei Brustwand-Abltgn.) im Ösophagus 28–40 cm hinter den Frontzähnen. In V_{oe34} und V_{oe36} v. a. Potentiale der Vorhöfe (↑ Ö.atriogramm), in V_{oe38} u. V_{oe40} v. a. der Hinterwand u. Spitze. Bei frischem Infarkt kontraindiziert. – **Ö.abriß, spontaner:** ↑ BOERHAAVE* Syndrom. – **Ö.achalasie:** ↑ Achalasie der termin. Speiseröhre unter dem klin. Bild des ↑ Kardiospasmus); als extreme Entwicklung ↑ Aperistalsis u. Megaösophagus.

Ösophagusatresie: angeb. Hemmungsmißbildung mit völl. Undurchgängigkeit; selten total als strangförm. oder Membranatresie; meist nur kurze Defektatresie des oberen thorakalen Abschnitts, oft kombin. mit einfacher oder doppelter Ösophagotrachealfistel in Höhe der Bifurkation oder knapp oberhalb (↑ Abb. »VOGT* Typen«), wobei prox. u. dist. Segment oft durch sehn. Muskelstrang verbunden sind. Ther.: Op. innerh. 48 Std., möglichst prim. Ösophagoösophagostomie (HAIGHT).

Ösophagusatriogramm, EAG: das mittels ↑ Ösophagusabltgn. $V_{oe36-38}$ gewonnene Vorhof-Ekg, mit langsam abfallendem Anfangsteil u. steil ansteigender 2phas. Schwankung (Gesamtdauer ca. 0,30–0,45 Sek.); v. a. zur Analyse komplizierter Rhythmusstörungen.

Ösophagus|-Ballonsonde: ↑ BLAKEMORE*-SENGSTAKEN* Sonde. – **Ö.blutung:** inn. u./oder äuß. Blutung (evtl. Hämatemesis) nach Verletzung, Schleimhautarrosion, Perforation (Trauma, Krankheitsprozeß) oder Ruptur (MALLORY*-WEISS* Syndrom etc.), bei hämorrhag. Diathese, bei Ösophagusvarizen. – **Ö.bougierung:** pro- oder retrograde (transgastr.) schrittweise B. einer Ö.stenose, blind oder unter endoskop. Sicht; mit olivspitzer, zylindr. (evtl. Hg-, wassergefüllt), kon. oder filiformer Schlundbougie (6–48 Charr), trichterförm. Hohlbougie (als Führungsrohr für »Sondierung im Bündel«), Darm- oder Metallsaite (»Faden ohne Ende«; n. TUCKER) oder in situ verbleibendem Schlundrohr (mit Trichter, als Nährsonde).

Ösophagus|chalasie: Erschlaffung der Speiseröhre (vgl. Ö.ektasie); i. e. S. die ↑ Kardiainsuffizienz (insbes. die altersphysiol. des Säuglings infolge nichtabgeschlossener Muskeltonusreifung«).

Ösophagus|dilatation, idiopathische: s. u. Kardiospasmus, Megaösophagus, Aperistalsis oesophagi. – **Ö.divertikel:** ↑ Pulsions-, Traktionsdivertikel, s. a.

Diverticulum epiphrenicum, BÁRSONY* Pseudodivertikel. – **Ö.druckmessung**: Messen des intraösophagealen ↑ Druckes mit volumenkonstant perfundiertem Katheter; meist als Dreipunktmethode (simultan in Kardia, Magenfundus u. dist. Speiseröhre); für die Diagnostik von Ö.motilität u. Kardiaschlußmechanismus.

Ösophagusdrüsen: ↑ Glandulae oesophageae. – Als »**obere kardiale Ö.**« Magenschleimhautinseln in der Mukosa des mittl. – oberen Drittels, mit Haupt- u. Belegzellen ähnl. den Kardiadrüsen des Magens; bei Kindern häufig sichtbar, bei Erwachs. durch Plattenepithel überwuchert.

Ösophagusdystonie: (WANGENSTEEN) ↑ Megaösophagus.

Ösophagusektasie: totale oder segmentäre (spindel-, zylinder-, u. U. korkenzieherförm.), gleichmäßig-diffuse Quer- u./oder Längsausweitung der Speiseröhre infolge prästenot. Stauung, meist aber als angeb. oder erworb. ↑ Megaösophagus. – Im termin. Abschnitt umschrieben als sogen. »Vormagen« (meist flaschenförm.).

Ösophagus|-EKG: ↑ Ö.ableitung, -atriogramm. – **Ö.endoprothese**: ↑ Ö.prothese. – **Ö.enge, physiologische**: als »1.« oder »obere« der ↑ Ö.mund; als »2.« (oder »Aortenenge«) die etwa in Speiseröhrenmitte durch Aorta u. Trachea bzw. li. Hauptbronchus bedingte (evtl. zweigeteilt, evtl. von tracheobronchialen LK beeinflußt); als »3.« oder »untere« (oder »Zwerchfellenge«) der sogen. Sphincter cardiae (s. u. Kardiamechanismus).

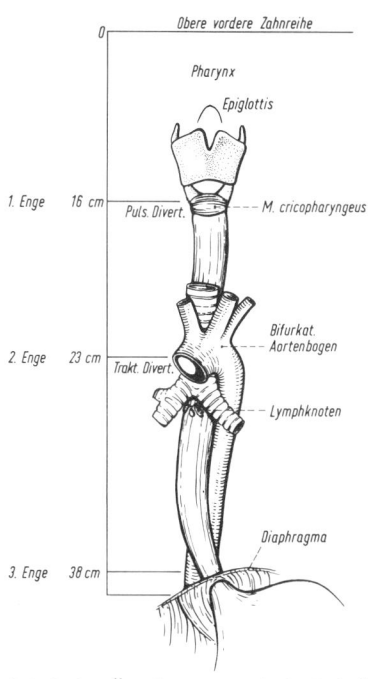

Die physiologischen **Ösophagusengen** (nebst Lokalisation der Pulsions- u. Traktionsdivertikel).

Ösophagus|fistel: ↑ Ösophagotrachealfistel, *chir* Ösophagostomie. – **Ö.hernie**: ↑ Hiatus-, ÅKERLUND*, BARRET* Hernie.

Ösophagus|karzinom: nichtverhornendes Pflasterzell-Ca., im Kardiabereich Adeno-Ca.; meist primär, selten sek. (v. a. vom Magen). Klin.: schnelle intramurale Längsausdehnung, zeit. Penetration in Nachbarorgane u. lymphogene Metastasierung; als Leitsympt. Dysphagie (jedoch erst bei Befall von >50% der Zirkumferenz). – **Ö.kräuselung**: (SCHATZKY) ↑ BÁRSONY* Pseudodivertikel.

Ösophagus|membran: *path* segelartig in das Lumen ragendes, mukosabedecktes Septum (evtl. multipel), meist angeb. – **Ö.motilitätstest**: ↑ Mecholyl-Test (2). – **Ö.mund**: die »1. physiol. Ö.enge« am Eingang etwa in Höhe des 6. HW, ein chondromuskulärer »Sphinkter«, gebildet von Ringknorpelplatte u. M. constrictor pharyngis inf. (v. a. Pars cricopharyngea = KILLIAN* Schleudermuskel).

Ösophagusnaht: *chir* atraumat. Naht der Speiseröhrenwand, meist 2- oder 3schicht. (inn. mit Chromkatgut einstülpend, fortlaufend, Mukosa u. Submukosa fassend). Sicherung durch Aufsteppen von Pleura, Lunge oder Magenfalte.

Ösophagusperforation: spontaner Abriß oder Ruptur, häufiger als Tumor- oder Traumafolge (einschl. Bougieverletzung); meist im Bereich der Rec. piriformes oder einer Stenose. Sympte.: schwerer Schock, Atemnot, retrosternaler u. epigastr. Schmerz, Mediastinal-, Hautemphysem, evtl. Aspirationspneumonie, Fistel (z. B. ösophagopleural), Mediastinitis. Sofort. Thorakotomie angezeigt!

Ösophagus|phonokardiographie: Registrierung (u. zeitl. Analyse) der Schallphänomene des li. Herzvorhofs über ein in die Speiseröhre eingeführtes Mikrophon. – **Ö.plastik**: konstruktive, rekonstruktive oder reparative Funktionsplastik der Speiseröhre unter Verw. eines auto- oder (seltener) alloplast. Trans- oder Implantats; s. a. OCHSNER*-OWEN* Klassifikation. – **Ö.prothese**: 1) Endoprothese (Drahtspirale n. SOUTTAR, mit Drahtspirale armierter Plastiktubus n. CELESTIN) zum Offenhalten (»Tubage«) des Restlumens bei stenosierendem inoperablem Ö.-Kardia-Ca.; ermöglicht perorale Ernährung mit flüss. Kost. – 2) kutisüberzogene Kunststoffprothese (BERMAN* Rohr) als alloplast. Ö.Ersatz.

Ösophagus|reflux: R. von Mageninhalt in die Speiseröhre bei ↑ Kardiainsuffizienz. – **Ö.ruptur**: Dehnungs- oder Berstungsruptur, traumatisch (↑ Ö.perforation) oder spontan als Längsriß im unt. thorakalen Abschnitt (z. B. bei chron. Trinkern nach umfangreicher Mahlzeit; s. a. BOERHAAVE* Syndrom). Klin.: Schock, heft. Retrosternalschmerz, zunehmender Pleuraerguß.

Ösophagus|sonde: spez. Sonde für ↑ Ö.druckmessung, -bougierung, Fremdkörperextraktion (n. HAKKER). – **Ö.stenose**: ring- oder röhrenförm. Einengung als angeb. Hemmungsmißbildung, nach Verätzung (↑ Ö.striktur), bei bösart. Wandprozeß, bei Obturation (Fremdkörper, Parasiten etc.) oder Kompression (v. a. Aortenaneurysma, Struma, Mediastinaltumor, Zwerchfellhernie etc.). Leitsympt.: Dysphagie (s. a. Dysphagia lusoria).

Ösophagus|stimme: Ersatzstimme des (geschulten) Kehlkopflosen, der durch Luftausstoßen Schleimhautfalten in Höhe des Ö.mundes (»Hypopharynxstimme«) in Schwingungen versetzt. – **Ö.stimulation**: *kard* ↑ Elektrostimulation des Herzens über intraösophageal an die Herzhinterwand gebrachte Sondenelektrode; als Notfallmaßnahme.

Ösophagusstriktur

Ösophagusstriktur: oberflächl. (»häut.«) oder tiefe (»kallöse«) röhren- oder (halb)ringförm. Striktur (v. a. an einer physiol. Enge) infolge narb. Schrumpfung nach Verätzung (meist unt. Drittel), Anastomosierung, bei Refluxösophagitis. Ther.: Bougierung oder Op. (Resektion u. Reanastomosierung; oder Längsöffnung u. quere Naht).

Ösophagus|-Tränenreflex: / CARNOT* Reflex. – **Ö.tubage**: s. u. Ö.prothese. – **Ö.ulkus**: / BARRET* Ulkus.

Ösophagusvarizen: durch regionale Stauung hervorgerufene Varikose submuköser, peri- u. paraösophagealer Vv. (auch an Kardia) v. a. bei Leberzirrhose mit portaler Hypertension u. Kollateralkreislauf über / Vv. gastricae sin. u. breves. Blutungsgefahr. Diagnose: Rö.-Untersuchung (Breipassage am Liegenden, Splenoportographie), Ösophagoskopie, Ther.: im Notfall Kompression mit BLAKEMORE*-SENGSTAKEN* Sonde, endoskop. Veröbung; offene Durchstechung (BOEREMA, CRILE), Dissektion (WALKER; quere, Muskularis-schonende Durchtrennung des Mukosa-Submokosa-Zylinders u. Reanastomosierung), subkardiale Querdurchtrennung des Magens mit Reanastomosierung (TANNER), Dissektionsligatur (VOSSSCHULTE); ferner porto- oder mesenterikokavale oder splenorenale Anastomose, Omentopexie.

Ösophagusverätzung: akute bis chron. Oesophagitis corrosiva (mit Koagulations- bzw. Kolliquationsnekrosen) infolge Einwirkung ätzender Chemikalien (als Unfall oder Suizidversuch), bevorzugt an Längsfalten (reflektor. Spasmus) u. physiol. Engen (ringförmig). Schweregrade n. LESOINE: 1.) Mukosa- u. Submukosarötung u. -ödem, keine Ulzeration (Restitutio ad integrum); 2.) Beteiligung der Muskularis, Kroup-ähnl. Membranen, demarkierende Eiterung, flächenhafte Nekrosen, Narben, Strikturen; 3.) Beteiligung aller – auch periösophagealer – Schichten, tiefe Sequestrierung u. schwere Destruktion (Strikturen, Stenosen). Komplikationen: Ösophagus-, Mediastinalphlegmone, Fistel, Pleuraempyem, Aortenruptur, Narben-Ca.

Ösophaguszysten: im zwerchfellnahen Abschnitt als Flimmerepithelzyste, ausgehend vom fetalen Schlunddarm (auch: »Bronchialzyste«); im prox. als Retentionszyste (multipel) oder kleinzystisch bei / Oesophagitis follicularis s. cystica.

Österreicher* (-Turner*) Syndrom: (1929) als Teilbild des TURNER*-KIESER* Syndroms Sympte. des Nagel-Patella-Syndroms mit Beckenhörnern, Radiusköpfchen-Luxation, evtl. Nephropathie.

Östliche Pferde-Enzephalitis: v. a. im Osten der USA u. Südamerikas vork. Typ der Encephalomyelitis equina durch Eastern-Equine-Encephalitis-Virus (= EEE-Virus).

Östr. . . .: s. a. Estr. . . .

Östradiol, Estradiol WHO: 1,3,5(10)-Östratrien-3,17β-diol, natürl. vork. (auch synthet.) Östrogen in Schwangerenharn, Eifollikel, Gelbkörper, ♂ Keimdrüsen. Therap. Anw. (p. o., i.m.) der – depotwirksamen – Ester wie **Ö.-3-benzoat** (= Ö.monobenzoat, Ö.undezylat, Ö.valerat; s. a. Estramustin) u. **Ö.dipropionat** (= Ö-17β-undezylat, -valerat, -zyklopentylpropionat) bei einschläg. Ausfallserscheinungen. – Diagnost. Anw. (KLOTZ u. BARBIER) zum Nachweis der latenten Tetanie (Absinken des Serum-Ca um mind 5% in den ersten bd. Std. nach i.m. Inj. von 20 mg Ö.). – **Ö.-17β-dehydrogenase**: Oxidoreduktase im Blut der Schwangeren (ab 3. bis 9. Monat ca. 10fach zunehmend); Reaktion: Östradiol + NAD = Östron + red. NAD. – s. a. Schema »Geschlechtshormone«.

Östramustin: / Estramustin.

Östran: das Steroidgerüst der Follikelhormone.

Oestridae: entom Fliegen-Fam. [Brachycera]; Larven als Wirbeltierparasiten (z. B. Unterfam. **Oestrinae** = Nasen-Rachenfliegen, Hypoderminae = Dasselfliegen), / Creeping myiasis.

Östriol, Estriol: 1,3,5(10)-Östratrien-3,16,17β-triol, natürl. (u. synthet.) Follikelhormon(hydrat). Therap. Anw. (p. o.) bei einschläg. Ausfallserscheinungen, des synthet. Dinatriumsukzinats (Estriolsuccinat WHO; schwach östrogen) bei Kapillarblutungen. – Als **Ö.-lag** im Zyklus u. nach Inj. von Östron oder Östradiol-17β die Verzögerung des Ausscheidungsgipfels von Ö. (14. Tg. des Zyklus) gegenüber dem von Östron oder Östradiol-17β (12. bis 13. Tg.; Folge des Umbaues beider zu Östriol in Leber u. enterohepat. Kreislauf). – **Ö.test**: / Östrogen-Test.

östrogen: / Östrus hervorrufend (s. a. Östrogene).

Östrogene: die Östrus-auslösenden natürl. u. synthet. Wirkstoffe, i. e. S. die Follikelhormone (»Östrongruppe«, ca. 25 Stoffe), bes. Östradiol, Östriol u. Östron (u. deren Derivate) u. die synthet. Stilbenester (z. B. Diäthylstilböstrol). Werden u. a. nach der 12. Schwangerschaftswoche von der Plazenta (»plazentare Ö.«) aus fetalen u. mütterl. Präkursoren (z. B. Dehydroepiandrosteron Androstendion, Testosteron u. ihren 16-hydroxylierten Derivaten) gebildet, v. a. als Östron, Östradiol-17β u. Östriol.

Östrogen|-Einheit: s. u. BUTENANDT*. – **Ö.entzugsblutung**: gyn / Abbruchblutung. – **Ö.-Gestagengemisch**: Kombin. von Östrogenen (z. B. Äthinylöstradiol) u. Gestagenen (z. B. Äthinylnortestosteron) als orale / Ovulationshemmer; wirksam v. a. durch Hemmung der hypothalam. Releasing-Faktoren für FSH u. LH sowie über Beeinflussung von Tubenfunktion, Endometrium u. Zervixschleim (Nebenwirkgn. s. u. Ö.therapie). Hohe Sicherheit (0–1,0 Versager pro 100 Frauenjahre) trotz gelegentl. »Durchbruchsovulationen«. – **Ö.implantation**: subfasziale (Bauchdecke, Oberschenkel) Applikation in Kristallform als Modus der / Ö.ther. nach gynäkol. Radikalop., in der Menopause (wegen Blutungsgefahr jedoch nur bei fehlendem Uterus!). – **Ö.krebs**: tierexperim. Mamma-Ca. (v. a. bei Mäusen) nach rel. hochdosierter u. langzeit. Ö.medikation. – **Ö.sturz**: geburtsh rapider Abfall der Ö.werte (in 2 Tg. um 50%) im mütterl. 24-Std.-Harn als Hinweis auf akute Fruchtgefährdung (im letzten Schwangerschaftsdrittel); bedingt durch uteroplazentare Perfusionsstörung (mit O_2-Mangel, Anhäufung saurer Stoffwechselprodukte), dadurch reduzierte Produktion von fetalen adrenalen Östrogenvorläufern bzw. Östriol u. – in der Plazenta – Verminderung der Aromatisierung zu Östrogen u. der 17β-Steroid-Oxidoreduzierung (Androstendion ↔ Testosteron, Östron ↔ Östradiol-17β). – **Ö.-Test**: bei der DD der Amenorrhö nach neg. Progesteron-Test der Nachweis stimulierbaren Endometriums anhand einer Abbruchblutung 2–4 Tg. bzw. 4–5 Wo. nach oraler (14 täg.) Gabe von Äthinylöstradiol oder i.m. Inj. der Depot-Form (cave Fruchtschädigung!); bei pos. Test weitere Klärung durch Gonadotropin-Belastung. – **Ö.therapie**: orale oder parenterale (Preßlinge, Vaginal-Tabl., Salben) Gaben, v. a. als Substitutionsther. (meist langzeitig; möglichst zyklisch mit Pause in der 4. Wo.; evtl. mit Gestagenen kombin., ↑ KAUFMANN* Schema) bei Oligo- u. Amenorrhö (v. a. ovarieller u. uteriner Genese), Zyklus- u. Schwangerschaftsstörung, nach Kastration; ferner als Hemmungsther. (Kontrazeption, gegengeschlechtl. Hormonther., Laktationshemmung), als Stimulationsther. (kleine Dosen; zur Ovulationsauslösung, bei zervikaler Sterilität, zur Rekalzifizierung bei Knochenmetastasen etc.). Nebenwirkungen: Übelkeit, Pigmentierung, Cholestase, uterine Blutungen, Thromboembolie (?). Kontraindikationen: schwerer Leberschaden, Thromboembolie, hormonabhäng. Neoplasma.

-östrol: Suffix zur Kennz. synthetischer Östrogene.

Östromanie: 1) ↑ Metromanie. – 2) ↑ Nymphomanie, Satyrismus.

Östron, Estron *WHO*, Folliculin: (1929/32) 3-Hydroxy-1,3,5(10)-östratrien-17-on, das wichtigste natürl. Follikelhormon. – **Ö.Gruppe**: ↑ Östrogene. – **Ö.schwefelsäure**: im Körper als lösl. Ausscheidungsform enzymatisch (v. a. **Ö.sulfotransferase**) gebildeter Ö.ester. – s. a. Schema »Geschlechtshormone«.

Oestrus: 1) *entom* Gattg. der Fliegenfam. Oestridae; Larven sind Nasen-Rachenraum-Parasiten von Huftieren (u. finden sich evtl. kurzfristig u. ohne Weiterentwicklung im Auge des Menschen: »Ophthalmomyiasis«). – 2) **Oestrum**, Östrus: *biol* die Brunst (insbes. deren Höhepunkt: »Hochbrunst«); i. w. S. der Zeitpunkt der Ovulation als Abschnitt des ↑ Ö.zyklus, während dem eine Befruchtung möglich ist. – **Ö.test**: ↑ ALLEN*-DOISY* Test. – **Ö.zyklus**: *biol* der von Brunst zu Brunst ablaufende Sexualzyklus der Säuger; mit characterist. Veränderungen am Uterus (↑ Abb. »Genitalzyklus«) u. Vaginalepithel (verhorntes, kernloses, sich abstoßendes Plattenepithel: »Schollenstadium«); unterteilt in Di-, Proöstrus, Östrus u. Metöstrus.

Off-effect, Aus-Effekt: *physiol* kurzfrist. Sistieren der Entladungen von Rezeptoren bei Beendigung eines Reizes, zurückzuführen auf überschießende Hyperpolarisation des Rezeptorpotentials. Im ERG die bei Verdunkelung bzw. Belichtungsende auftret. d-Welle (pos. Schwankung des retinalen Bestandspotentials) gleichzeitig mit einer Entladungssalve als übereinstimmende Antwort von Retina u. Neuronen des opt. Kortex (↑ Off-Elemente).

Off-Elemente: *physiol* die die Beendigung eines Reizes mit vorübergehend gesteigerten Entladungen (»Off-Effekt«) beantwortenden nervösen Elemente (im Ggs. zu den On-Elementen, die zu Beginn u. während der Reizung eine Änderung des Erregungsniveaus aufweisen); i. e. S. die insbes. am Rande des rezeptiven Feldes gelegenen, den Zapfen zugehör. retinalen Elemente, die mit der P_{III}-Phase des ERG in Zusammenhang stehen.

offen: *mediz* ohne Hautbedeckung, nicht geschlossen (lat.: apertus), mit Verbindung zur Außenluft, nicht in geschlossener Anstalt; z. B. *derm* **offenes Bein** (= Ulcus cruris), *psych* **o. Fürsorge** (= Außenfürsorge), *anästh* **o.** ↑ **Narkosesystem**, *pulmon* **o. Tbk** (mit ständ. Erregerausscheidung; »fakultativ offen« mit nur zeitweiser oder fehlender Ausscheidung, aber kavernenverdächt. Rö.bild (engl.: »open negative«), *nuklearmed* **o.** ↑ **Isotop**.

Offenbarungswahn: wahnhaftes Erlebnis einer göttl. Offenbarung; evtl. kombin. mit abnormen Glücksgefühlen u./oder Angst; bei Schizophrenie, Angst-Glücks-Psychose, Katatonie.

Offenfeldbestrahlung: *radiol* Rö.-Ther. ohne Sieb.

Offenwinkelglaukom: ↑ Weitwinkelglaukom.

Offizin: der Hauptraum einer Apotheke, mit Arzneiabgabe (= Dispensatorium), Rezeptur u. Arzneimittelabteilung (für Spezialitäten).

offizinell: adj. Bez. für die in Arzneibüchern festgelegten Arzneimittel.

O-Form: (WEIL u. FELIX 1920) *bakt* die auf festen Nährböden »ohne Hauch« wachsende Form geißelloser Mikroorganismen; vgl. H-Form. – **O-Formenwechsel**: *bakt* Änderung der O-Antigene von Enterobaktn., insbes. Salmonellen (z. B. bei Salm. paratyphi A. u. B das Vorhandensein bzw. Fehlen des AG 1); vgl. O-H-Formenwechsel.

Ogata* Methode (MASAKIYO O., 1864–1919, Gynäkologe, Osaka, Tokio): beim asphykt. Neugeb. Anregung der Atmung durch Beklatschen des Thorax.

Ogawa* Form (MASANAGA O., geb. 1875, Bakteriologe, Tokio): der sowohl beim Vibrio cholerae als auch beim Vibrio el Tor vork. Serotyp OGAWA.

Ogilvie* (SIR HENEAGE O., Chirurg, London) **Klassifikation** des Schock-Syndroms: 1) hämatogener bzw. hämodynam. Sch. (z. B. Blutungsschock); 2) neurogener Sch. (als psychogene oder vegetat.-vagotone Reaktion mit Versacken des Blutes in die abhäng. Körperpartien); 3) vasogener Sch. (durch Histamin u. H-Substanzen bewirkte tox. Gefäßdilatation, später Austritt von Wasser, Salzen u. Eiweiß in die Gewebe = protoplasmat. Sch.), – vgl. LABORIT*-BENITTE* Einteilung. – **O.* Syndrom**: (1948) »Pseudo-Obstruktionsileus« (v. a. älterer Männer) infolge Ausfalls der vegetat. Darmversorgung bei Ca. -Metastasen (Netz, sympath. Ganglien); Sympte.: Meteorismus, Obstipation, Koliken, Inanition, jedoch keine paradoxen Diarrhöen oder Erbrechen; im Rö.bild umschrieb. Atonie der Darmwand.

Ogino* Regel (KYNSAKU O., 1882–1975, japan. Gynäkologe): die in die ↑ KNAUS*-OGINO* Methode eingegangene Regel, daß die optimale Konzeption 8 Tg. andauert, nämlich die 5 Tg. um den Ovulationstermin u. die 3 vorhergehenden (entsprechend der Lebensfähigkeit der Spermien).

ogival: spitzbogig; z. B. o. (= hoher) ↑ Gaumen.

Ogna-Syndrom: 1971 bei einer norweg. Fam. O. beschrieb. Sondertyp der ↑ Epidermolysis bullosa simplex.

O-Gruppen (der Salmonellen): die mit »A«–»E« bezeichneten 5 Gruppen des KAUFFMANN*-WHITE* Schemas.

Ogston* (SIR ALEXANDER O., 1844–1929, Chirurg, Aberdeen) **Linie**: Hilfslinie vom Trochanter major zur Fossa intercondyl. femoris, die etwa dem Verlauf des Labium med. der Linea aspera (Adductor-magnus-Ansatz) entspricht. – **O.* Operation**: 1) (1875) bei Genu valgum Proximalverlagerung des med. Fe-

Ogston*-Luc* Operation

murkondylus (Horizontalisierung der Gelenkebene). – **2) O.*-Luc* Op.**: (1884) transorbit. Trepanation der Stirnhöhle (Zugang vom med. Unterrand der Augenbraue) durch Teilresektion der Vorderwand u. Erweiterung des Ductus nasofront. (Kürettage). – **3)** bei schwerem Klumpfuß Exokochleation der Fußwurzel (v. a. Kuboid) u. Redression.

OGTT: oraler Glukose-Toleranztest.

Oguchi* Krankheit (CHUTA O., 1875–1945, Ophthalmologe, Japan): s. u. MIZUO* Phänomen.

Ohara* (HACHIRO O., 1882–1943, japan. Arzt) **Krankheit**: ↑ Tulärämie (1924 Natur der Krkht. u. Übertragung erkannt). – **O.*-Haga* Kokkus**: Kokkenform von Pasteurella tularensis (= **O.*-Mita* Baz.**: letztere Bez. auch für ↑ Shigella sonnei).

17-OHCS: ↑ 17-Hydroxykortikosteroide.

OHF: Omsker hämorrhagisches Fieber.

O-H-Formenwechsel: *bakt* bei Salmonellen Wechsel von der geißellosen O- zur geißeltragenden H-Form; äußerst selten (häufiger der H-O-Wechsel).

O'Higgins* Krankheit: in Argentinien im Herbst vork. Leuko- u. Thrombozytopenie mit Gleichgewichtsstörungen (chron. Insektizid-Vergiftung?).

Ohio scratches: urtikariell-papulöser, stark juckender Hautausschlag (»grain itch«) durch Pediculoides ventricosus in den Ost-USA.

Ohlmacher* Färbung (ALBERT PHILIP O., 1865–1916, Arzt, Cleveland): *histol* Myelin-Darstg. mit Gentianaviolett u. pikrinsaurem Fuchsin.

Ohlmüller* Apparat: Aggregat zur Prüfung der Thermoresistenz von Baktn.sporen im strömenden Wasserdampf.

Ohlshausen* Handgriff: *geburtsh* s. u. RITGEN*.

Ohlsson* Syndrom (LAVE O., schwed. Internist): (1963) autosomal-rezessiv (?) erbl. Taubheitssyndrom; mit frühkindl. Myopie, progred. Innenohrschwerhörigkeit (intaktes Vestibularsystem), rezidivierender Otitis; chron. Albumin-, sporad. Hämat- u. Aminoazidurie (Alanin, Glutamin, Histidin); Geschlechtsdimorphismus (Polysympte. nur beim ♂).

Ohlstädter Kur: (BECKMANN, in Ohlstadt/Obb.) zur »Gesundheitserziehung« bei funktionellen Störungen des Bewegungsapparates, Herz-Kreislauferkrn., Überarbeitung etc.; Kombin. von OERTEL* Terrainkur, natürl. Heilmethoden u. Gruppenther. (wobei Arzt bzw. Gruppenhelfer an den Übungen teilnehmen).

Ohm, Ω: nach GEORG SIMON O. benannte SI-Einh. des elektr. Widerstandes; 1 Ω = der Widerstand, durch den bei Spannung 1 V in einem fadenförm. metall. Leiter ein Strom von 1 Amp. fließt.

Ohm* Gesetz (GEORG SIMON O., 1789–1854, Physiker, München, Nürnberg): Die Intensität eines elektr. Stromes ist gleich dem Quotienten aus der Spannungsdifferenz an den Enden des durchflossenen Leiters u. dessen Widerstand:

$$I = \frac{U}{R}.$$

Ohm* Nystagmus (JOHANNES O., 1880–1961, Ophthalmologe, Bottrop): **1)** ↑ Pendelnystagmus (insbes. das Augenzittern der Bergleute. – **2)** optokinet. ↑ Nystagmus, ausgelöst durch Betrachtung einer großen rotierenden Trommel mit Streifenmuster (= **O.*-ROMBERG* Gerät**; bei Verw. verschiedener Streifenmuster auch für obj. Sehschärfenbestg geeignet).

Ohm* Zeichen: Fehlen der Leberdämpfung bei Zwerchfallähmung.

Ohnarmer, Ohnhänder: Individuum mit (sub)totaler Defektfehlbildung (↑ Dysmelie-Syndrom) oder traumat. oder op. Verlust beider oberen Extremitäten bzw. beider Hände (z. B. Unterarm-Peromelie, nach Unterarmamputation).

Ohnmacht, Synkope: akute Bewußtlosigkeit infolge Hirnanoxie, meist nach – subjektiv oft kaum wahrnehmbaren – Prodromalsymptn. wie Blässe, Schweißausbruch, Schwarzsehen, Schwindel, Übelkeit (s. a. vagovasale ↑ Synkope). Ätiol. vielfältig (z. B. orthostat. Kreislaufdysregulation, auch durch Wärmestauung, akuter Abfall der Herzleistung; s. a. Kreislaufkollaps, Schock). – Ähnl. Zustände bei anderen energet. Mangelzuständen (z. B. Hypoglykämie), bei ZNS-Prozessen (z. B. Epilepsie), auch als ↑ Erregungskollaps (»psychasthen. O.«).

Ohr: ↑ Auris *PNA;* s. a. Ohren..., Aurikular..., Ot(o)..., Innenohr..., Gehör..., Labyrinth..., Vestibular....

Ohr|atmung: Eindringen von Luft in die Atemwege via Trommelfelldefekt. Gefährl. bei Atemschutzgerätebenutzung. – **O.akupunktur**: s. u. Akupunktur. – **O.aufbau**: *chir* ↑ Ohrplastik.

Ohr-Augen(rotations)reflex: Blickbewegung in Richtung einer plötzlich ertönenden Geräuschquelle.

Ohrblock: Verlegung der Tuba auditiva u. dadurch fehlender Druckausgleich im Mittelohr bei Einwirkung von Überdruck (z. B. beim Tauchen).

Ohrblutmonozytose: Monozytose (ohne Monomakrophagen) im Kapillarblut des Ohrläppchens (u. auch andernorts; v. a. im 1. Blutstropfen) als Folge einer vorübergehenden (physiol.) Stase nach dem Einstich; durch vorher. Reiben zu vermeiden. – **Ohrblutung**: Blutung aus einem oder bd. äuß. Gehörgängen, z. B. bei Grippeotitis (hämorrhag. Blase), nach Schädeltrauma (Basisfraktur); vgl. Othämatom.

Ohren, abstehende: s. u. Ohrmuschel.

Ohr(en)|bohren: bei blinden u. schwachsinn. Kindern ausgeprägte Neigung zum Bohren im Gehörgang. – **O.diphtherie**: Di-Befall des Mittelohrs (meist bei Nasen- oder Rachen-Di); mit Pseudomembranen auf der Paukenschleimhaut, trüb-infiltriertem Trommelfell, nur mäß. Allg.erscheinungen; evtl. Übergang in Gehörgangs-Di. – **O.entzündung**: ↑ Otitis. – **O.fluß**: seröse oder eitr. (= Otopyorrhö), geruchlose oder fötide Absonderung aus dem äuß. Gehörgang, v. a. bei Otitis ext. u. med.; s. a. Liquorrhö (1), ↑ Ohrblutung.

Ohrenheilkunde, Otologie: Lehre von Anatomie, Physiologie, Pathologie sowie Diagnostik u. Ther. der Erkrn. des Gehör- u. Vestibularorgans; Teilgebiet der HNO-Heilkunde.

Ohr(en)|klingen: ↑ Tinnitus aurium. – **O.laufen**: ↑ Ohrenfluß. – **O.meißel**: flacher, gekehlter oder hohler, scharfer oder stumpfer Meißel (2–10 mm breit) für otolog. Eingriffe.

Ohren|müggeli: Schweizer Bez. für Mumps. – **O.mulde**: individuell formbarer Gehörschützer aus plast. Material; Lärmdämmung von 20–40 dB oberhalb 1000 Hz.

Ohr(en)probe: (WREDEN 1868, WENDT 1873) *forens* Lebensnachweis beim Neugeb. anhand des Zustandes der Paukenhöhlenschleimhaut (vor Atmungsbeginn geleeartig geschwollen).

Ohr(en)|sausen: ↑ Tinnitus aurium. – **O.schmalz**: ↑ Zerumen. – **O.schwindel**: Schwindel infolge Affektion eines oder bd. Ohren (Zeruminalpfropf, Fremdkörper); i. e. S. der Labyrinthschwindel.

Ohr(en)spekulum: trichterförm. Tubus für den äuß. Gehörgang (»Ohrtrichter«; ca. 4 cm lang, lichte Weite 2,5–11 mm); als Einzelinstrument (benutzt zus. mit Stirnreflektor oder Mikroskop; auch Spreizspekulum, z. B. n. KRAMER; s. a. SIEGLE* Trichter) oder als Teil eines ↑ Otoskops oder einer Ohrlupe.

Ohr(en)|spiegel: ↑ O.spekulum, ↑ Otoskop(ie). – **O.spritze**: Spr. (50 ml) mit Ansätzen für die Gehörgangsspülung.

Ohren|tod: ↑ Badetod. – **O.tropfen**, Auristillae, Guttae pro auribus: *pharm* antiphlogist. (antibakterielle, -mykot.), evtl. auch anästhesierende (Kombinations-)Präpe. in Tropfenform zur örtl. Anw. bei Otitis ext. u. media.

Ohr(en)zwang: schmerzbedingtes nächtl. Aufschreien u. Zum-Ohr-Greifen des Säuglings u. Kleinkindes bei Otitis media.

Ohrepithese: s. u. Ohrmuschel....

Ohr|fistel: durch Verschmelzungsdefekt der Aurikularhöcker bedingte angeb., feine Fistel in der Ohrmuschelumgebung (vor dem Tragus, selten im Halsbereich), blind endend oder ins Mittelohr reichend, evtl. nässend. Bei Verklebung Retention u. Zystenbildung. Ther.: Exzision. – **O.furunkel**: s. u. Otitis externa.

Ohr|geräusche: ↑ Tinnitus aurium. – **O.geschwulst**: ↑ Othämatom; ferner als sogen. Hängegeschwulst v. a. Fibrome des Ohrläppchens (vgl. Aurikularanhänge).

Ohr|haare: ↑ Tragi. – **O.häkchen**: kleiner Einzinkerhaken zur Entfernung von Gehörgangs-FK u. für otol. Eingriffe.

Ohr|kanal: 1) der äuß. Gehörgang. – 2) *embryol* ↑ Atrioventrikularkanal. – **O.katheter**: starrer, vorn schnabelförmig gekrümmter Metallkatheter (7–8 Charr), z. T. mit cm-Einteilung u. trichterförm. Ende, für den Tubenkatheterismus. **O.knötchen, schmerzhafte**: ↑ Chondrodermatitis nodularis. – **O.knorpel**: ↑ Cartilago auriculae. – **O.krempe**: ↑ Helix. – **O.küvette**: ↑ Durchflußküvette für die ↑ Oxymetrie am hyperämisierten Ohr, auch zur Aufzeichnung von Farbstoffverdünnungskurven nach der Transmissions- oder Reflexionsmethode.

Ohr|labyrinth: *anat* ↑ Labyrinthus osseus u. membranaceus. – **O.läppchen**, Lobulus auriculae; die fettreiche Hautfalte am unt. Ende der Ohrmuschel. Kann fehlen, »angewachsen« oder gespalten sein (»O.kolobom«). – **O.lage**: *geburtsh* Kopflage mit Ohr als führendem Punkt (bei Asynklitismus). – **O.leiste**: *anat* ↑ Helix (1). – **O.-Lid(schlag)reflex**: ↑ KISCH* Reflex; s. a. akustischer Lidreflex.

Ohrluftdusche: Einblasen von Luft in die Tuba auditiva mit dem POLITZER* Ballon durch ein Nasenloch bei gleichzeit. Verschluß des anderen (manuell) u. des Nasenrachen (Phonieren eines Verschlußlautes oder Schlucken); zum »Öffnen« der verschlossenen Tube (u. damit Druckausgleich zwischen Paukenhöhle u. Außendruck) bei Aerootitis u. Tuben-Mittelohrkatarrh (nicht bei akutem Prozeß); s. a. Tubenkatheterismus, VALSALVA* Versuch.

Ohrlupe: ↑ Otoskop. – Ferner als **pneumat. O.** (BRÜNINGS) eine durch Lupe (2 dpt) luftdicht abgeschlossene Metallkapsel, vorn mit einem Ohrtrichter u. seitlich mit einem Gummischlauch u. -ballon in offener Verbindung; Fortentwicklung des ↑ SIEGLE* Ohrtrichters. Zur Beobachtung des Trommelfells (auf Luftdurchlässigkeit, Beweglichkeit unter Druckänderung).

Ohrmuschel: ↑ Auricula (i. e. S. die ↑ Concha auriculae). – Als **abstehende O.** (= Apostasis otum) ein angeb., meist bds. Form- u. Stellungsfehler (meist infolge Fehlens des Anthelixwulstes) mit Koncha-Skapha-Winkel von ca. 90°, oft kombin. mit Makrotie (= »Eselsohr«). Aus psych. Gründen notwend. Korrektur möglichst vor der Einschulung. – **O.ekzem**: ekzematöse Hautreaktion bei mikrobiell-seborrhoischem Ekzem (meist kombin. mit chron. Eiterung, Gehörgangsekzem) oder aber Kontaktekzem (z. B. bei Sensibilisierung gegen Diktaphonhörer, Kosmetika-Unverträglichkeit). – **O.epithese**: an Brillengestell oder mit Hautkleber fixierbares koloriertes »Kunstohr« als – partieller bis totaler – Ohrmuschelersatz. – **O.leiste**: 1) ↑ Agger auriculae. – 2) ↑ Helix. – **O.mißbildung**: Anotie, Mikrotie (oft mit Gehörgangsatresie), DARWIN* Ohr, Ohrläppchenspalte, Ohrfistel etc. als angeb. Hemmungsmißbildung, teils erbl. (z. B. bei mandibulo- oder kraniofazialer ↑ Dysostose), teils erworben (Fetopathie, Strahlenschädigung); s. a. Abb. »HMC-Syndrom«. – **O.perichondritis**: posttraumat. (z. B. Erfrierung, infiziertes Othämatom) oder infektiöse (meist fortgeleitete) Entzündung der Knorpelhaut. Heilung oft mit starker Verunstaltung (z. B. nach Knorpelnekrose als sogen. Blumenkohlohr).

Ohrneuralgie: ↑ HUNT* Neuralgie; i. w. S. jeder spontane Ohrschmerz ohne nachweisbaren entzündl. Prozeß (z. B. durch alte Narben).

Ohr|olive: 1) olivenförm.-elast. Hohlkörper als Gehörschützer (vgl. O.paßstück). – 2) olivenförm. Metall-, Glas- oder Kunststoffkörper mit zentraler Bohrung als Ansatz an Stethoskop, POLITZER* Ballon etc. – **O.oxymetrie**: fortlaufende unblut. ↑ Oxymetrie des Blutes am lichtdurchstrahlten Ohrläppchen; s. a. O.küvette.

Ohr|paßstück: dem äuß. Gehörgang angepaßter 1) ↑ Gehörschützer, 2) Hörgeräteteil (Verbindungsstück zwischen Schallgeber u. Ohr). – **O.pinzette**: meist kniegebogene Pinzette für Eingriffe im äuß. Gehörgang. – **O.plastik**, Otoplastik: Ersatz- oder Korrekturplastik der O.muschel durch Kunststoff-Epithese oder autoplast. Ersatz (Verschiebe-, bei größerem Defekt gestielte Lappenplastik, evtl. mit freien Rippenknorpeltransplantaten).

Ohr|schnecke: *anat* ↑ Cochlea. – **O.schwindel**: der labyrinthäre ↑ Schwindel. – **O.speicheldrüse**: ↑ Glandula parotis; s. a. Parotis.... – **O.spiegelung**: ↑ Otoskopie. – **O.spitze**: *anat* ↑ Aurikularhöcker.

Ohr-Tränenreflex: homo- oder bilat. Augentränen bei Trommelfell- oder trommelfellnaher Gehörgangsreizung; s. a. KISCH* Reflex.

Ohr|trichter: / Ohrenspekulum, SIEGLE* Ohrtrichter, Ohrlupe. – **O.trompete**: *anat* / Tuba auditiva; s. a. Tuben....

O-H-Serum: Antiserum gegen O- u. H-Antigene.

Ohtawara* Versuch: diagnost. Nachweis kleiner Pocken- oder Vakzinevirus-Mengen in Blut oder Liquor durch Überimpfen auf Kaninchenhoden (nach 3 Tg. Orchitis).

O-Hüfte: / Coxa vara.

-oid(es): Suffix »ähnlich«, »artig«.

Oidiasis, Oidio(myko)sis: Mykose durch Oidium-Arten; i. e. S. die / Candidosis.

Oidien: *mykol* 1) zylindr. Arthrosporen durch Zerfall gegliederter Hyphen. – 2) / Oidium.

Oidiomyces unguium: (OTA 1924) / Candida albicans. – **Oidiomycin**: / Candidin. – **Oidiomykid**: / Candida-Mykid (s. a. Id-Reaktion).

Oidipus-Komplex: s. u. Ödipus-.

Oidium: *mykol* 1) Nebenfruchtform von Mehltaupilzen. – 2) alter Gattungsnahme für hefeartig wachsende Pilze (deren Myzel in Gliederstücke zerfällt), z. B. O. albicans (= Candida a.), O. coccidioidale (= Coccidioides immitis), O. cutaneum (= Trichosporon cut.), O. dermatitidis (= Blastomyces de.), O. furfur (/ Microsporum fu.), O. lactis (= Geotrichum candidum), O. quinckeanum (= Trichphyton qu.), O. schoenleinii (= Trichophyton sch.), O. tropicale (= Candida tropicalis).

Oidtmann* Spritze: kleine Mastdarmspritze mit aufgebogenem Applikationsröhrchen.

Oikophobie: zwanghafte Angst vor einem best., unangenehme Erinnerungen weckenden Haus. – Auch Angst vor dem Alleinbleiben im Hause.

oikotrop: auf die Umwelt gerichtet; z. B. das **oik.** (= animales) **Nervensystem**.

O-Immunserum: Antiserum gegen O-Antigene.

O-Inagglutinabilität: *immun* durch überlagernde Hüllen- oder Kapsel-AG bedingte Unfähigkeit des O-Antigens zur Reaktion mit dem spezif. AK. Aufzuheben durch Kochen der Baktn.-Suspension (da hindernde AG thermolabil).

OIT: *neurol* »Organic Integrity Test« (TIEN) zum Nachweis der intakten Formwahrnehmung, die bei organ. Hirnsyndrom, symptomat. Psychosen u. zerebraler Entwicklungshemmung gegenüber der (»dynam.«) Farbwahrnehmung quant. zurücktritt.

OK: Oberkiefer.

Okabayashi* Operation: (1921) Radikal-Op. (mit Bindegewebs-, LK-Ausräumung) des Zervix-Ca.; modifiziert von OGINO.

Oka-Fieber: / Wolhynisches Fieber im Oka-Wolga-Gebiet.

Okamoto* Nachweis: *histol* Darstg. von Metallen im Gewebeschnitt; von Fe (auch als Kern-Fe) mit Berlinerblau nach Demaskierung in einem Gemisch aus naszierendem O_2 u. Cl (Lösen von Ammoniumpersulfat in NaCl-Lsg., dazu H_2SO_4); von Cu (grünschwarz) mit alkohol. Rubeanwasserstoff-Lsg. u. Natriumazetat.

Oka-Schema: *ophth* das – auf dem Ophthalmologenkongreß in Amsterdam angenommene – / Tabo-Schema.

Oken* (LORENZ O., 1779–1851, Naturforscher, Jena, München, Zürich) **Knochen**: / Os incisivum. – **O.* Körper**: *embryol* / Urniere.

okk...: s. a. occ....

Okkasionskrampf: / Gelegenheitskrampf.

Okkluder: *ophth* / Schielkapsel (z. B. n. JAMESON).

okklusal: *dent* kauflächenwärts; vgl. okklusiv.

Okklusion: Ein-, Umschließung (s. a. Occlusio); 1) *path* Verschluß eines Hohlorganlumens, i. e. S. durch Einengung von der Wandung her (vgl. Obstruktion, Obturation); – 2) *neurophysiol* rel. Reduktion von Erregungsprozessen aufgrund der Überlappung von Entladungszonen (d. h. bei jeweils überschwell. Erregung einer Neuronenpopulation durch Zuströme aus mehreren Quellen ist die Gesamtantwort wegen Refraktärität kleiner als die Summe der Einzelantworten). – 3) *dent* der »Zahnreihenschluß«, i. e. S. die Stellung der unteren zur oberen Zahnreihe beim Schlußbiß.

Okklusions|brille: orthopäd. Brille mit einem Dunkelglas zum Ausschluß des betr. Auges vom Sehakt; auch als Kapselbrille, d. h. mit völl. Lichtabschluß i. S. der / O.therapie. – **O.effekt**: *otol* / Verschlußeffekt. – **O.front**: *meteor* durch vordringende Kaltluft vom Boden abgehobene Trennungsfläche zweier verschiedener Luftkörper. Trotz Verlagerung in die Höhe oft biotrop.

Okklusions|glas: *ophth* / O.brille. – **O.höcker**: *dent* Seitenzahnhöcker, die bei Okklusion miteinander in Kontakt stehen. – **O.hydrozephalus**: / Hydrocephalus int. occlusus.

Okklusions|ikterus: / Verschlußikterus, i. e. S. der bei mechan. Hindernis in extrahepat. Gallenwegen. – **O.ileus**: mechan. / Ileus durch »Darmverschluß«, ohne Drosselung der Mesenterialgefäße; vgl. Obstruktions-, Obturationsileus.

Okklusions|kapsel: *ophth* / Schielkapsel. – **O.katheter**: das Organlumen völlig verlegender Ballonkatheter; z. B. / Bronchusblocker, probator. Defektblocker bei Herzfehler.

Okklusions|störungen: *dent* anomaler Zusammenbiß der Zähne; verursacht z. B. durch Falschstand einzelner Zähne, Distal-, Kreuz-, Lateralbiß, progene Verzahnung (Mesialbiß), zu hoch gelegte Füllungen. – **O.syndrom der oberen Hohlvene**: / Vena-cava-sup.-Syndrom.

Okklusions|test: (SULLIVAN) *otol* / Audiometrie mit Bestg. der Knochenleitungsschwelle bei offenem u. bei verstopftem Gehörgang (Schwellenverschiebung erlaubt Rückschluß auf den Sitz einer Schalleitungsstörung). – **O.theorie**: *immun* das Ausbleiben einer sichtbaren AG-AK-Reaktion (Agglutination) beruht auf initialer Hemmung durch AK-Überschuß (überrasche AK-Absättigung der Rezeptoren, so daß freie Valenzen fehlen). – **O.therapie**: *ophth* Schielbehandlung durch zeitweil. Abdecken des besseren Auges (mit / Schielkapsel, O.glas), um die Fixation durch das sehschwache Auge zu erzwingen; s. a. / Okklusivverband.

Okklusiv...: Wortteil »Verschluß« (s. a. Okklusions...). – **O.pessar**: die Portio verschließende, den Eintritt der Spermien in den Zervikalkanal verhindernde Silber- oder Kunststoff-Zervixkappe (während des Intermenstruums in situ; dadurch Sekretretention u. Gefahr der Zervizitis) oder aber großes Scheidenpessar (gummibespannter, federnder Metallring; im allg. selbst u. nur für einige Stdn. ad hoc einzuführen; z. B. nach [HASSE-]MENSINGA, EARLETT). – **O.verband**: *chir* dicht abschließender Verband als Schutz vor Schädlichkeiten u. Zugriff (evtl. mit Gips- oder Stärkebinden). – *ophth* abdeckender Augenverband, einseitig v. a. für die ↑ Okklusionsther., bds. z. B. als Dunkelbelastung bei Glaukomdiagnostik.

okkult, occultus: verborgen (s. a. latent); z. B. die okk. Filariose (s. u. trop. ↑ Eosinophilie).

oknophil: *psych* auf Beschütztsein bedacht.

okt...: Wortteil »acht«.

Oktachlor: *pharm* Chlordan.

Oktana: ↑ Octana.

Oktavus: Kurzform für N. octavus (↑ N. vestibulocochlearis). – **O.krise**: 1) ↑ MENIÈRE* Krankh., i. e. S. deren idiopath. Form (»angioneurot. O.k.« n. KOBRAK; infolge vasoneurot. Spasmen der Striae vasculares bei toxisch, allergisch oder nerval erhöhter Vasolabilität). – 2) vertebragene O.k.: ↑ LERMOYEZ* Anfall. – **O.system**: das Innenohr.

okulär, okular: das Auge betreffend, mit Hilfe des Auges bzw. Gesichtssinnes; z. B. O.myiasis (↑ Ophthalmomyiasis).

Okular: *opt* bei opt. Geräten das dem Auge zugewandte System bzw. Einzellinse; vergrößert z. B. beim Mikroskop das vom Objektiv entworfene Bild ein zweites Mal. – **O.mikrometer**: feine Strichplatte im Mikroskopokular, die – zus. mit einem Objektmikrometer – der Größenbestg. am Objekt (z. B. Erythrozyten-⌀) dient. – **O.zählfenster**: in das Mikroskopokular eingelegte Glasplatte mit Rasterteilung für die Zählung geformter Elemente in Flüssigkeiten.

Okularist: Spezialist für Kunstaugen; vgl. Okulist.

Okulierschnitt (Stoffel*): *neurochir* bei Nervenpfropfung T-förm. Inzision des gelähmten Nervs zur Einpflanzung des gesunden »Pfröpflings«.

Okulist: Facharzt f. Augenheilkunde; vgl. Okularist.

okulo...: Wortteil »Auge(n)«; s. a. ophthalmo...; z. B. **o.akust. zerebrale Degeneration** (↑ NORRIE*-WARBURG* Syndrom), **o.atroph. Ataxie** (↑ BEHR* Krankh.).

okulo|aurikuläres Syndrom (Goldenhar*): (1952) Aurikularanhänge, epibulbäres Lipodermoid (bzw. subkonjunktivales Lipom), halbseit. Gesichtshyperplasie u. quere Gesichtsspalte, evtl. auch Makrostomie u. Stellungsfehler der Zähne als kongenit. (erbl.?) branchiogene Anomalie (1. Kieferbogen; evtl. auch 1. Kiemenfurche: Präaurikularfisteln, Dysplasie von Ohrmuschel u. äuß. Gehörgang). – Bei zusätzl. Skelettmißbildungen mit Mikrognathie u. Minderwuchs: »o.-aurikulo-vertebrale Dysplasie« (= GOLDENHAR*-V. ARLT* Sy., ↑ Abb.; vgl. o. vertebrales Sy.).

okulo|dentale Syndrome: Sy. mit ektodermalen Mißbildgn. vorw. im Augen- u. Zahnbereich, v. a. FRANCESCHETTI* (I), HALLERMANN*, WILDERVANCK*, ULLRICH*-FEICHTIGER*, ULLRICH*-FREMEREY=DOHNA*, RUBINSTEIN*-TAYBI*, RUSSELL* (I), o.aurikuläres, o.dentodigitales, o.vertebrales, dentofaziales, iridodentales, LEJEUNE*, RUTHERFORD* Syndrom.

okulodentodigitales Syndrom, MEYER=SCHWICKERATH*-WEYERS*, GILLESPIE* Sy.: (1957) ektodermale Dysplasie (peristat. Keimschädigung?) mit Mikrophthalmus, Pseudohypertelorismus, Zahnschmelzdysplasie, Hypotrichose, Kampto- u. Syndaktylie; typ. Physiognomie.

Okuloelektromyographie, OEMG: ↑ EMG der äuß. Augenmuskeln, v. a. zum Nachweis von Myasthenie, Myopathie, Myositis, okulärer Muskeldystrophie.

okulo|glanduläres Syndrom: ↑ PARINAUD* Konjunktivitis. – **O.gramm**: ↑ Elektrookulo-, Nystagmogramm. – **o.gravisch**: s. u. optische ↑ Illusion. – **o.gyr(al)**: die äuß. Augenmuskeln (bes. die rotator.) betreffend; s. a. opt ↑ Illusion.

okulo|kardialer Reflex: vagusbedingte Herzfrequenzminderung auf Trigeminusreizung am Auge (↑ Bulbusreflex, -druckversuch); auch bei Schielop. durch Zug an ob. Rektus oder unt. Obliquus. – **o.klonische Epilepsie**: ↑ Adversivkrämpfe. – **o.kutane Syndrome**: (virogene?) Erkrn. mit akuter Binde- u. Schleimhautentzündung u. Hautexanthemen verschiedener Lokalisation; v. a. FUCHS*, FIESSINGER*-RENDU*, VOGT*-KOYANAGI* Syndrom.

okulomotorisch: das Auge bewegend; z. B. der o.-pneumat. Reflex (↑ HENNEBERT* Fistelsymptom).

Okulomotorius: ↑ Nervus oculomotorius. – **O.lähmung**: als komplette oder **totale O.l.** (= Paralysis oculomotoria; Form der Ophthalmoplegia totalis) mit Ausfall aller inn. u. äuß. Augenmuskel: Ptose, Bulbusdeviation nach unt.-außen, schrägstehende Doppelbilder bei Blick nach oben u. zur Gegenseite, Mydriasis, Aufhebung von Pupillenreaktion u. Akkomodation; v. a. bei supraklinoidalem Karotis- oder A.-communic.-post.-Aneurysma, örtl. Tumor, Botulismus, Di, basaler Meningitis, Läsion des O.kernes. – Als **partielle** Lähmung die Ophthalmoplegia int. bzw. ext. (mit Ausfall nur der betr. inn. bzw. äuß. Augenmuskeln); letztere v. a. nach Läsion im Kerngebiet

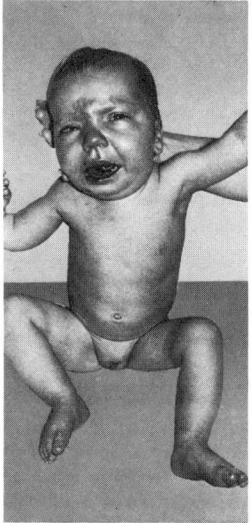
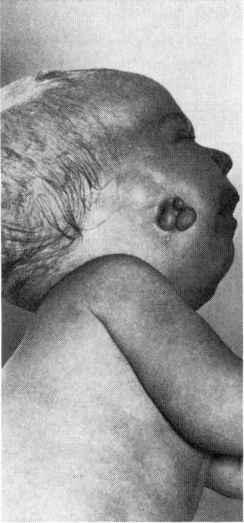

Okulo-aurikulo-vertebrales Syndrom: Makrostomie, Gehörgangsatresie, präaurikuläre Anhänge.

okulonasales Syndrom

(klin.: Ptosis, Bulbusabweichen nach unt.-außen, Aufhebung von Adduktion, Auf- u. Abwärtsbewegung). – s. a. Hemicrania ophthalmoplegica (»**period. O.l.**«), MÖBIUS* Syndrom (2), AXENFELD*-SCHÜRENBERG* Syndrom (»**zykl. O.l.**«).

okulonasales Syndrom: ∫ CHARLIN* Syndrom.

okulo-oto-kutanes Syndrom: ∫ VOGT*-KOYANAGI* Syndrom, ∫ Dermatitis lichenoides purpurica pigmentosa.

okulo|pharyngeale Muskeldystrophie: ∫ TAYLOR* Syndrom. – **o.pharyngealer Reflex**: durch Konjunktiva-Reizung ausgelöste Schluckbewegungen (Irradiation vom Trigeminus zum Glossopharyngeus). – **o.pupillärer Reflex**: durch Hornhaut- u. Bindehautreizung (auch Schmerzreize der Lidhaut) ausgelöste bds. leichte Mydriasis mit anschließ. langdauernder Miosis. – **o.pupilläres Syndrom**: 1) ∫ HORNER* Komplex. – 2) ∫ PETIT* Syndrom.

okulo|saliväres Syndrom: Oberbegr. für gleichzeit. Alteration der Tränen- u. Speicheldrüsen, z. B. Mumps, MIKULICZ*-, BEHÇET*-, SJÖGREN*, BESNIER*-BOECK*-SCHAUMANN*-Syndrom. – **o.sensorischer Reflex**: s. u. o.pupillär.

okulo|vaskulärer Reflex: ∫ DAGNINI* Reflex. – **o.vertebrales Syndrom**: (WEYERS-THIER 1958) frühembryonale Entwicklungsstörung mit Augen- u. WS-Mißbildungen: einseit. Mikro- bis Anophthalmie, Gesichtsasymmetrie (Stirnbein, insbes. Orbitadach), Keil-, Halbwirbel, Rippenanomalien.

okulo|-zerebello-myoklonisches Syndrom bei Neuroblastom: ∫ KINSBOURNE* Syndrom. – **o.zerebrale Syndrome**: komplexe Mißbildungen im Hirn- u. Augenbereich, v. a. LOWE*, GREGG*, SMITH*-LEMLY*-OPITZ*, PINSKY, EDWARDS*, REESE*, PETERS*, SJÖGREN*-LARSEN*, DENYS*-CORBEEL*, DE BARSY*-MOENS*-DIERCK*, FRANÇOIS* (III), MCCANCE*, BLOCH*-SULZBERGER*, PATAU*, ULLRICH*-FEICHTIGER* Sy. – **o.zerebrorenales Syndrom**: ∫ LOWE* Syndrom, DENYS*-CORBEEL* Syndrom.

okzipital: das Hinterhaupt betreffend, am oder zum Hinterkopf hin gelegen. – **okz. Dysplasie**: knöcherne Fehlentwicklungen der obersten HWS u. angrenzenden Schädelbasis (oft kombin. mit zerebraler Hypoplasie): ∫ Basilarimpression, Platybasie, als »regressive« Form Okzipitalwirbel, Condylus tertius, Proc. basilaris, Proc. paracondylius bzw. epitransversus, Ponticuli atlantis u. basiläre Querspalte, als »progressive« Variante die ∫ Atlasassimilation (»Okzipitalisation«).

Okzipital|feld: *anat* ∫ Area parastriata. – **O.hirn**: ∫ Lobus occipit. cerebri.

Okzipitalisanästhesie: Leitungsanästhesie des N. occipit. major (seitl. der Protub. occ. ext.) bzw. des N. occ. minor (Hinterrand des Sternokleidomastoideus); bei unerträgl. neuralg. Schmerzen.

Okzipitalisation: ∫ Atlasassimilation.

Okzipital(is)|neuralgie: s. u. Okzipitalsyndrom. – **O.punkt**: Fasziendurchtrittspunkt des N. occipit. major (zwischen bd. obersten HW u. Warzenfortsatz).

Okzipitallappen: ∫ Lobus occipit. cerebri. – **O.epilepsie**: okzipitale ∫ Epilepsie. – **O.syndrom**: Ausfalls- (v. a. Hemianopsie) u. Reizsympte. (Photopsien, Photome) bei Affektion des Okzipitalhirns.

Okzipital|punktion: *neurol* ∫ Subokzipitalpunktion. – **O.syndrom**: Wurzelirritation (Spondylose, -arthrose) des 2. u. 3. Zervikalsegments; dumpfe neuralgiforme Hinterhauptschmerzen; evtl. Übelkeit, Schwindel, Ohrensausen; Okzipitalispunkt druckschmerzhaft. – s. a. Zervikal-, BÄRTSCHI=ROCHAIX*, BÁRÁNY* Syndrom; vgl. Okzipitallappensyndrom.

Okzipitalwirbel: der »Proatlas« (3. Segment des Spondylokraniums) der – obsoleten – Wirbeltheorie des Schädels. Regressive Manifestation als Pathogenese bestimmter ∫ okzipitaler Dysplasien vermutet.

okzipitoanteriore, -posteriore Lage: *geburtsh* s. u. Hinterhauptslage.

okzipitofrontal, -mental: in Richtung Hinterhaupt–Stirn bzw. –Kinn.

Okziput: das Hinterhaupt (∫ Occiput, Os occipitale).

O.L.: (latein.: oculus laevus) das li. Auge.

Ol.: *pharm* ∫ Oleum. – **-ol**: *chem* Suffix zur Kennz. von Alkoholen.

Oldekop* Agar: (1903) ursprüngl. ein Neutralrot--Traubenzucker-Agar; als HOHN*-HERMANN* Modifik. (halbfest) zur Prüfung der Beweglichkeit von Enterobaktn. (diffuse Trübung um den Stichkanal).

Oldfield* Krankheit: (1954) dominant erbl. Kombin. von Dickdarmpolyposis u. multiplen Atheromen.

Oldrydgen* Syndrom: fam. Thrombopenie mit eitr. Otitis media u. Ekzem.

Oleandomycin *WHO*: Makrolid-Antibiotikum aus Streptomyces antibioticus; wirksam gegen Neisseria, Haemophilus u. Brucella, grampos. Baktn., Mykobaktn., Rickettsien, große Viren u. diverse Protozoen.

Oleandrin: Herzglykosid aus Nerium oleander.

Oleandrismus: Intoxikation mit Nerium oleander.

Oleat, Oleinat: Salz der Ölsäure.

Olecranon *PNA*: das prox.-hint., mit der ∫ Trochlea humeri artikulierende schraubenschlüsselförm. Ende (»Hakenfortsatz«) der Ulna, dessen Spitze bei gestrecktem Arm in der Fossa olecrani liegt. Ansatz der Sehne des M. triceps brachii. – s. a. Olekranon....

Olef* Lösung: s. u. Thrombozytenresistenzbestimmung.

Olefine: ∫ Tab. »Kohlenwasserstoffe«.

Olein, Elain: Glyzerinester der ∫ Ölsäure (»Oleinsäure«).

Olekranon: ∫ Olecranon. – **O.fraktur**: Form der ∫ Ellenbogenfraktur (Flexions-, Hyperextensions- oder aber Abrißfraktur durch Trizepszug beim Werfen); meist Querbruch in der Mitte (selten an Spitze, Basis), evtl. Splitterbruch; oft kompliziert (Eiterung, Knochennekrose); evtl. mit Ellenbogenluxation kombin.; Sympte.: typ. Dislokation, sichtbare Diastase, Streckinsuffizienz, Hämarthros. – **O.reflex**: Kontraktion des M. biceps als Eigenreflex nach Schlag auf das O.; kann bei Ausfall des Trizepsreflexes paradoxes Reflexverhalten vortäuschen. – **O.sporn**: Verknöcherung im Sehnenansatz des M. triceps brachii, meist Insertionstendopathie oder konstitutionell-degenerativ (auch angeb.).

Oleogranulom: 1) ∫ Oleom. – 2) ∫ Lipogranulom. – 3) in einer Dermoidzyste (z. B. Ovar) das die Innenwand bildende Granulationsgewebe (mit FK-Riesen-

Zellen), das Cholesterinkristalle u. Ölzysten enthält (↑ Abb.).

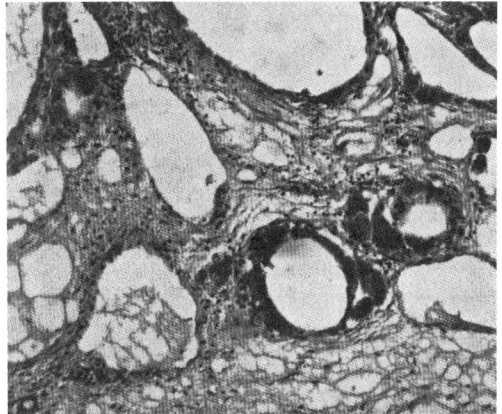

Oleom: knotenförm., meist s.c. Fremdkörpergranulom als spätmanifeste Reaktion auf injizierte schwer resorbierbare öl. Substanzen (Medikamentvehikel, Ölplombe; s. a. Paraffinom, Vaselinom, Oleosklerom). Neigung zu Exazerbation (evtl. Fieber) u. Einschmelzung.

Oleoresina, Ölharz: natürl. Gemische äther. Öle u. Harze pflanzlicher Herkunft.

Oleosa: *pharm* Olea medicata, s. u. Oleum.

Oleo|sklerom: ↑ Oleom; i. e. S. (*urol*) das des Penis als blaurötl. Pseudotumor (evtl. mit Erektionsverlust) nach kosmet. Mineralöl-Inj. (Penisaugmentation). – Ferner nach häuf. Hautkontakt mit Dieselöl. – **O.-thorax**: (BERNOU 1923) Dauerkollapsther. der Lungen-Tbk durch Einbringen öl. Substanz (Paraffin mit antisept. Zusätzen, Iodipin in Olivenöl etc.) in die Pleura- oder die künstl. Pneumolysehöhle (»intra- bzw. extrapleuraler O.th.«); obsolet.

Oleum: (lat.) ↑ Öl (in der Technik auch Bez. für rauchende konz. H_2SO_4); *pharm* als therapeut. u. diätet. genutzte – natürl. u. bearbeitete – Öle z. B. **Olea aetherea s. volatilia** (»äther. Öle«; flücht. Gemische pflanzlicher Herkunft; auch als Duftstoffe u. Lebensmittelzusätze), **Ol. Amygdalarum amararum aethereum** (äther. ↑ Bittermandelöl; mit bis zu 95% Benzaldehyd; blausäurefrei als Duft- u. Aromastoff; heute meist durch Benzaldehyd ersetzt = Ol. A. a. ae. artific., oder aber durch das tox. u. verbotene Nitrobenzol), **Ol. Anisi** (äther. Öl der Anisfrüchte; Expektorans, Magen- u. Gallemittel), **Ol. Arachi(di)s** (Erdnußöl; enthält Glyzeride der Öl-, Linol- u. Palmitinsäure; Speise- u. techn. Öl), **Ol. Cacao** (Butyrum Cacao, Kakaobutter[fett]; warm abgepreßt aus entschälten u. entkeimten Kakaobohnen; spröde Masse, u. a. für Suppositorien u. Salben), **Ol. camphoratum** (Kampferöl; Olivenöl mit 10% Kampfer; s.c. Analeptikum, antirheumat. Einreibung; als Ol. c. forte mit 19–21% Kampfer), **Ol. Carvi** (Kümmelöl; ätherisch, aus reifen Früchten von Carum carvi; Karminativum), **Ol. Caryophyllorum** (Nelkenöl; aus Gewürznelken von Eugenia caryophyllata; als O. C. aethereum aus Blütenknospen; reich an Eugenol; desinfizierendes antisept. u. aromat. Adjuvans), **Ol. Castoris** (↑ Oleum Ricini), **Ol. Cetacei** (Walratöl, aus Cetaceum abgepreßt; diätet. Anw.), **Ol. Chamomillae** (Kamillenblütenöl; ätherisch, aus den Blüten von Matricaria chamomillae; Azulen-haltig; Wundheilmittel, Spasmolytikum, Carminativum, Cholagogum. – Als **Ol. Ch. romanae aethereum** aus Blüten von Anthemis nobilis Tonikum, Keuchhusten-, Magenmittel), **Ol. Chaulmoograe** (Chaulmoograöl, aus Samen von Hydnocarpus-Arten; spezif. Lepramittel), **Ol. Chenopodii anthelminithici** (»Amerikan. Wurmsamenöl«; aus Chenopodium ambrosioides var. anthelminthicum; Askaridol-halt. Wurmmittel, spez. gegen Hakenwurm; Schutzeinreibung gegen Dasselfliegen, mit fettem Öl als Krätzemittel), **Ol. cinereum** (graues Quecksilber-Öl; 30%ig. Hg-Suspension in Ol. Olivar. oder Vaselini; histor. i.m. Antisyphilitikum), **Ol. Citri** (Zitronen-, Limonenöl; ätherisch aus Fruchtschalen von Citrus medica; Aromastoff), **Ol. Citronellae** (Zitronellöl; aus Andropogon nardus; Einreibemittel), **Olea cocta** (unter Erwärmen hergestellte ↑ Olea medicata), **Ol. Crotonis** (Krotonöl; fett, aus den Samen von Croton tiglium; drast. Hautreizmittel), **Ol. Cubebae** (Kubebenöl; aus Früchten von Piper cubeba; Anw. bei Harnwegserkrn.), **Ol. Eucalypti** (Eukalyptusöl; ätherisch, aus Blüten von ↑ Eucalyptus-Spezies), **Olea expressa** (durch kaltes oder heißes Auspressen gewonnene fette Öle), **Ol. Foeniculi** (Fenchelöl; ätherisch, aus Früchten von Foeniculum vulg., Anethol-, Fenchonhalt.; Karminativum, Geschmackskorrigens, Einreibemittel, Insektifugum, Aromastoff), **Ol. Gaultheriae** (»Wintergrünöl«, aus den Blättern von Gaultheria procumbens; Methylsalizylat enthaltend; Antiseptikum, Einreibemittel), **Ol. Hydnocarpi aethylicum** (aus Chaulmoogra-Öl gewonnene Fettsäureäthylester; bei Lepra, Haut-Tbk), **Ol. Hyoscyami** (Bilsenkrautöl: öl. Auszug aus Blättern von Hyoscyamus niger; schmerzstillende Einreibung; toxisch), **Olea infusa** (unter Erwärmen hergestellte Olea medicata), **Ol. Jecoris Aselli** (Dorschlebertran; u. a. aus der Leber von Gadus morrhua; mit Glyzeriden ungesättigter u. gesättigter Fettsäuren, nach DAB 7 mit mind. 850 IE/g Vit. A, 85 IE/g Vit. D; Stärkungs- u. Wundheilmittel), **Ol. Jecoris Hippoglossi** (Heilbuttleberöl; nach DAB 7 mit je 3000–5000 IE Vit. A u. 600 IE Vit. D_3/g), **Ol. Juniperi** (Wacholderbeeröl, ätherisch; Diuretikum, Einreibemittel), **Ol. Lauri** (Lorbeerbutter; fett u. ätherisch, aus frischen Früchten von Laurus nobilis gepreßt; Einreibung, Insektifugum), **Ol. Lavandulae** (Lavendelöl; aus Blüten von Lavandula angustifolia; Sedativum, Einreibemittel), **Ol. (Ligni) Cedri** (Zedernholzöl; aus Holz von Juniperus virginiana; Mikroskopie-Immersionsöl), **Ol. Lini** (Flachs-, Leinsamenöl; aus Samen von Linum usitatissimum; in Salben, Brandliniment, als Speiseöl), **Olea medicata s. medicinalia** (die »arzneil. Öle«, durch Extraktion von Drogen etc. mit Öl oder Inkorporieren von Wirkstoffen in Öl hergestellte ölig-flüss. Arzneizubereitungen), **Ol. Menthae piperitae** (Pfefferminzöl; aus Mentha piperita; Menthol-haltig; Choleretikum, Nervinum, Einreibemittel), **Ol. Olivarum s. Olivae** (Olivenöl; aus Früchten von Olea europaea; u. a. in Galenika), **Ol. Papaveris** (Mohnöl; fett, aus Samen von Papaver-somniferum-Arten; u. a. in Galenika), **Ol. Paraffini** (↑ Paraffinum liquidum), **Ol. Pedum tauri** (Rinderklauenfett, auch von Hammel u. Pferd; Wundheilmittel, Laxans, galen. Grundlage), **Ol. Petroselini** (Petersilienöl; ätherisch, aus Früchten von Petroselinum sativum; enthält u. a. Apiol; Diuretikum, Emme-

Olea pinguia

nagogum, Aromastoff), **Olea pinguia** (»fette Öle«), **Ol. Pini** (Fichtennadelöl; ätherisch, aus Nadeln u. Zweigspitzen von Abies- u. Pinus-Arten; Inhalations-, Einreibe-, Desinfektionsmittel. – **Ol. P. empyreumaticum**: ↑ Pix liquida. – **Ol. P. pumilionis** = Kiefernlatschennadelöl; aus Pinus nugo subspec. pumilio), **Ol. Rapae** (Rapsöl; fett, aus Brassica-Arten; u. a. galen. Rohstoff), **Ol. Ricini** (Rizinusöl; fett, aus Samen von ↑ Ricinus comm.), **Ol. Rusci** (↑ Pix betulina), **Ol. Sesami** (Sesamöl; fett, aus Samen von Sesamum indicum; u. a. galen. Rohstoff), **Ol. Sojae** (Sojabohnenöl; aus Glycine soja; fett, mit 80% ungesätt. Fettsäuren), **Ol. Terebinthinae** (↑ Terpentinöl; als **Ol. T. sulfuratum** = Haarlemer Balsam, ein aus Schwefel u. Leinöl bereitetes volksmed. Universalmittel, v. a. bei Gallenleiden, Wunden), **Ol. Tritici** (Weizenkeimöl; ↑ Getreidekeimöl), **Ol. Valerianae** (Baldrianöl; ätherisch, aus der Wurzel von Valeriana-Arten; Sedativum), **Ol. Vaselini** (»Vaselinöl«; galen. Rohstoff; s. a. Paraffinum liquidum), **Ol. vitrioli** (= Schwefelsäure), **Ol. Zinci** (Zinköl; Hautmittel aus Zinkoxid u. Oliven- oder Erdnußöl 1 + 1).

olfactorius: (lat.) der Geruchsempfindung dienend; auch Kurzbez. für Nervus (bzw. Nn.) olf.

Olfactus: (lat.) der Geruchssinn.

Olfakt: Einheit der Duftstärke; angegeben als g Substanz/1000 ml Vaseline, die für den Durchschnittsmenschen geruchlich eben wahrnehmbar ist.

olfaktiv: Geruch(sreize) betreffend; s. a. osmo... .

olfakto|-ethmoido-hypothalamische Dysrhaphie, o.genitales Syndrom, MORSIER* (-GAUTHIER*-KALLMANN*) Sy.: (DE MORSIER 1953) Riechlappenaplasie (mit Anosmie), Hypothalamus-, Kleinhirn- u. Hirnstammhypoplasie, Großhirnhypertrophie u. Schädeldysplasie (Prognathie, Hyperostosis front. etc.) in Kombin. mit Hoden- bzw. Ovarialhypoplasie u. genitalem Infantilismus, evtl. auch Epilepsie, Debilität, Herzmißbildungen, WPW-Syndrom, Megakolon. Mit dem KALLMANN* Syndrom verwandt oder identisch.

Olfakto|meter: Gerät zur quant. Messung des Geruchsvermögens (= **O.metrie**). Als Meßzahl entweder (ZWAARDEMAKER) die Länge, um die ein Duftstoff-imprägniertes Rohr das Atemrohr überragen (u. vom Atemstrom berührt werden) muß, um eine Schwellenempfindung auszulösen; oder aber die Entfernung, aus der Standard-Testsubstanzen wahrgenommen werden; s. a. BOERNSTEIN* Skala, Olfakt.

olfaktorisch: den Geruchssinn betreffend. – **Olfaktorium**: *pharm* Riechmittel.

Olfaktorius: Kurzform für N. u. Bulbus olfactorius. – **O.anosmie**: zentrale ↑ Anosmie. – **O.neuroepitheliom**: Neoplasma des Riechepithels (mit Ausbreitungstendenz in NNH u. entlang der Fila olfactoria in die vord. Schädelgrube); histol.: differenzierte Rosettenstrukturen oder mehr bis völlig entdifferenziert (= Ästhesioneurozytom bzw. -blastom bzw. Neuroblastom). Selten; im Tierversuch (v. a. Ratte) durch N-Nitroso-Verbindung zu erzeugen; sehr strahlenempfindlich. – **O.riechstoffe**: selektiv die Rezeptoren des Riechepithels erregende Duftstoffe (z. B. Kölnisch Wasser), die nicht auch den Trigeminus reizen (wie z. B. Salmiak).

Olhagen*-Liljestrand* Syndrom (BÖRJE O. u. ÅKE L., Internisten, Stockholm): (1955) kryptogenet., jahrelang bestehende BSG-Erhöhung bei gleichzeit. Hypergammaglobulinämie, Hyperbetalipoprotein-u./oder -fibrinogenämie, Paraproteinämie; gynäkotrop; Prognose gut.

Oligämie: ↑ Hypovolämie.

Oligak(is)urie: seltenes Harnlassen, z. B. bei hohem Fieber.

oligenzephal: mit kleiner Schädelkapazität (<1300 bzw. [♀] 1150 cm^3).

Oligergasie: Intelligenzmangel, Schwachsinn.

oligo...: Wortteil »wenig«, »unter der Norm« (= hypo..., brachy...), »nur in Spurenmenge«; z. B. **o.aerob** (*bakt* bei niedr. O$_2$-Partialdruck existenzfähig), **O.amnion**, **-amniose** (Kleinheit der Eihäute, auch ↑ O.hydramnie), **O.cholie** (vermind. Gallenfluß), **O.chromämie**, **-chromasie**, **-chrosis** (*hämat* ↑ Hypochromasie), **O.chylie** (vermind. Chylusbildung), **O.chymie** (vermind. Produktion von Verdauungssäften; z. B. bei chron. Pankreatitis), **O.dakrya** (vermind. Tränenabsonderung).

Oligodaktylie: Hemmungsmißbildung mit verringerter Finger- oder Zehenzahl (evtl. mit teilweiser Syndaktylie = Oligosyndaktylie); vgl. Ektrodaktylie. – Als **peroneale O.** die tibialseit. des Fußes = »Greiffuß« (oft bei Tibiaaplasie). – Als **O.syndrom Hertwig*-Weyers*** eine erbl. meso-ektodermale Entwicklungsstörung ulnarer oder fibul. Extremitätenanlagen, mit entsprech. O., Aplasie von Ulna u. zugehör. Handwurzelelementen (»uln. Hemimelie«), spitzwinkel. Ankylose der Ellenbeuge, Reduktion u. Synostose der Sternalsegmente, multiplen Nierenmißbildungen, Lippen-Kiefer-Gaumenspalte.

Oligodendro|glia: die aus den **O.zyten** der grauen u. weißen ZNS-Substanz bestehende Neuroglia (↑ Glia). Zellen klein u. wenig verzweigt, bilden als »Satellitenzellen« der Nervenzellen die Markscheiden. – **O.gliom**, **-zytom**, **-blastom**: aus Oligodendrozyten aufgebauter Hirntumor; zellreich, aus dicht gelagerten, monomorphen »Rundzellen mit Honigwabenstruktur« (perinukleäre Vakuolenbildung), gelegentl. auch Pseudorosetten. Wachstum infiltrierend, mit Neigung zu Satellitenstellung um Nervenzellen, in der Rinde girlandenförmig, mit subpialer Ausbreitung u. Verdichtung, Verkalkung von Gefäßwänden, freien Kalkkonkrementen. Durch Anaplasie Übergang zu polymorphem O.gliom oder zu o.zytärem Glioblastom. Vork. im mittl. LA. v. a. in Großhirnhemisphären (parasagittal, temporal), Balken, Thalamus, Hirnstamm, selten in RM, Kleinhirn; große Rezidivneigung; evtl. Spontanmetastasierung.

Oligodipsie: verminderte Durstempfindung.

Olig|odontie: hochgrad. ↑ Hypodontie infolge Nichtanlage von Zähnen nach exogener Keimschädigung oder bei Systemerkr.

oligodynamische Wirkung: biol. Wirkung kleinster Mengen, i. e. S. die bakteriostat. u. bakterizide Wkg. bestimmter Spurenelemente (Cd, Cu, Hg, Ag etc.).

Oligo|epilepsie: E. mit nur seltenen Anfällen (nach Überanstrengung, Insolation etc.); vgl. Gelegenheitsanfall. – **O.erythrozythämie**: ↑ Anämie.

Oligo|galaktie: ↑ Hypogalaktie. – **O.hämie**: ↑ Hypovolämie. – **O.hidrosis, -hydria**: Einschränkung der Schweißbildung, z. B. bei ektodermaler Dysplasie, symptomatisch bei Ichthyosis, Psoriasis vulg., Sklerodermie, Xeroderma, Exsikkose, renalen Ödemen, Diabetes insip., Hypothyreose, best. Hirntumoren, nach Typhus abdom., Fleckfieber, Vergiftgn. (Thallium, Blei, Atebrin, Salvarsan).

Oligo|hydramnie: Fruchtwassermenge <300 cm³; kann sich durch mangelhafte Befeuchtung der Geburtswege auf den Geburtsverlauf ungünstig auswirken. – **O.hypnie**: Schlaflosigkeit; i. e. S. die konstitutions- u. altersbedingte Verkürzung der Schlafdauer.

Oligo|kinospermie: im ↑ Spermatogramm unzureichende Beweglichkeit bei >20% der Spermien. – **O.koprie**: geringe Stuhlmenge; auch ↑ »Schafkotstuhl«.

oligo|lezital: dotterarm. – **O.leukozythämie, -zytose**: ↑ Leukozytopenie.

Oligo|manie: psych. Erkr. mit nur wenigen Auffälligkeiten; auch ↑ Monomanie. – **O.melie**: angeb. abnorme Kleinheit oder numer. Reduktion der Gliedmaßen. – **O.menorrhö**: zu seltene Menstruationsblutung (31täg. Zyklus) von normaler Stärke oder aber zu schwach oder bes. stark (= **O.hypo-** bzw. **O.hypermenorrhö**). Vork. bei generativer Ovarialinsuffizienz (meist mit zeitl. Verlängerung nur der Follikelreifung). – **o.morph**: *biol* nur wenige Entwicklungsstufen durchlaufend.

Oligo|nekrospermie: ↑ O.zoospermie mit rel. Nekrospermie (> 50% der Spermatozoen unbewegl.). – **O.nukleotid**: *chem* Verbindung aus 3–10 Nukleotiden.

Oligo|parität: *gyn* nur geringe Geburtenzahl einer Frau (»O.para«). – **O.peptid**: s. u. Polypeptid.

Oligophrenie, -phrenia: (KRAEPELIN) Sammelbez. für angeb. oder früh erworb. Intelligenztiefstand aller Schweregrade (↑ Idiotie, Imbezillität, Debilität), endogen (mangelhafte Intelligenzanlagen ohne faßbare körperl. Veränderungen) oder exogen (ante- oder frühpostpartale Hirnschädigung); z. B. bei Stoffwechselstörung, Kretinismus, nach Infektions- oder degenerat. Krankh., paranataler Störung u. a. m. – **O. phenylpyruvica**: s. u. Phenylketonurie. – **O. polydystrophica**: ↑ SANFILIPPO* Syndrom.

Oligo|plasmie: ↑ Hypovolämie. – **O.pnoe**: ↑ Hypopnoe. – **O.psychie**: ↑ Oligophrenie. – **O.ptyalismus**: ↑ Hyposalivation.

Oligorie: abnorme Gleichgültigkeit gegenüber Personen u. Dingen bei endogener Depression.

Oligosaccharide: KH, die nach chem. oder enzymat. Hydrolyse der glykosid. Bindungen nur 3–12 Monosaccharide liefern (vgl. Polysaccharide); nach Zahl der Bausteine unterschieden als Tri- (z. B. Raffinose), Tetra- (Stachyose), Pentasaccharide (Verbaskose) usw., nach Strukturtyp als reduzierender Maltose- u. nichtreduzierender Trehalose-Typ (»Raffinose«).

Oligo|sialie: ↑ Hyposalivation – **o.som**: *genet* hypoploid.

Oligo|spermie: 1) **O.semie**: Spermamenge < 3 ml; bei Ekr. der Genitalorgane, bes. der Samenwege. – 2) ↑ O.zoospermie. – **O.steatose**: mangelnde Talgsekretion der Haut.

oligo|symptomatisch: mit nur wenigen – typ. – Krankheitszeichen einhergehend. – **o.systolie**: 1) *kard* ↑ Hyposystolie. – 2) *geburtsh* Begr. der Tokographie für Wehen mit Abständen von 6 Min.

Oligo|trichie, -trichosis: mangelnder Ersatz des prim. Haarkleides mit rel. Kahlheit des Schädels (u. U. bis ins 3. Lj.); evtl. bleibender spärl. Haarwuchs. – vgl. Hypotrichosis. – **O.volämie**: *kard* ↑ Hypovolämie.

oligoxen: s. u. Parasit.

Oligo|zoospermie: vermind. Spermienzahl im Ejakulat (< 40 Mio/ml; bis 15 Mio »gering«, < 5 Mio »hochgradig«); als anlagebedingte Bildungshemmung oder infolge Altersinvolution, zu häuf. Ejakulationen etc.; ferner **rel. O.z.** bei Multisemie (Ejakulat von > 6–8 ml); s. a. O.nekrospermie. – **O.zythämie, -zytose**, Hypoglobulie: vermind. Zahl der korpuskulären Elemente im peripheren Blut; i. e. S. die O.erythrozythämie (= Anämie).

Oligurie, -urese: vermind. Harnproduktion u./oder -ausscheidung (Tagesmenge < 500 ccm); physiol. z. B. nach Flüssigkeitsverlust, pathol. bei präenalem, renalem oder postrenalem ↑ Nierenversagen, bei Verlegung der Harnwege; s. a. Anurie. – Als **paroxysmale** oder **prim. O.** (VEIL 1920) das habituelle oder endokrin bedingte klin. Gegenstück zum Diabetes insipidus (»Antidiabetes insip.«).

Olin* Technik: *röntg* s. u. Zöliakographie.

Oliva PNA, Olive: der olivenförm., vielfach gefältelte, sackförm. (Öffnung hinten), graue Anteil der Medulla oblong. seitl. des Sulcus lat. ant. zwischen den Wurzeln der Hirnnerven X u. XII, oberhalb der Olivenkerne; Ende der zentralen Haubenbahn; unterteilt in die phylogenetisch junge Haupt- u. die älteren Nebenoliven (gemeinsam als »Olivensystem« bez., das koordinierend die Formatio reticul. mit dem Kleinhirn verbindet). Afferenzen: Tractus rubro-, cerebello-, bulbo-, spino-, nucleoolivaris; Efferenzen: Tr. olivocerebellaris u. -spinalis. – **O. superior**: Nucl. post. corporis trapezoidei.

olivaris: (lat.) olivenförmig, zur Olive gehörig.

Olive: 1) *botan* der »Ölbaum« Olea europaea bzw. seine Frucht. – 2) *anat* ↑ Oliva. – 3) *chir* olivenförm. Metall- oder Hartgummistück, durchbohrt (als Sondenendstück, Spritzenaufsatz) oder massiv (z. B. rö.-pos. an Sondenspitze für Lagekontrolle).

Olivecrona* Operation (HERBERT AXEL O., geb. 1891, Neurochirurg, Stockholm): 1) Entfernen eines Siebbeinplattenmeningioms unter Resektion des gleichseit. Stirnlappens. – 2) Total-Op. eines Kleinhirn-Brückenwinkeltumors durch schrittweises Auslöffeln u. abschließ. Entfernen der Geschwulstkapsel. – 3) Entfernen eines Pinealoms von oben her; nach Abdrängen des Gehirns von der Falx (Seitenventrikelpunktion) u. Balkenspaltung Auslöffeln u. Tumorkapselexstirpation. – 4) frontolat. totale Hypophysektomie.

Olivenöltest: orale Belastung mit Ol. Olivarum bei chron. Pankreopathie zum Nachweis eines Lipasemangels (Fettstühle); obsolet.

Olivensystem: *anat* s. u. Oliva.

Oliver* Probe (GEORGE O., 1841–1915, Hämatologe, Harrowgate): 1) Einweiß-Nachweis im Urin durch Unterschichten mit einer Lsg. von Natriumwolframat u. Zitronensäure (weißes Gerinnsel an Grenzzone). – 2) Zucker-Nachweis durch Kochen der Probe mit

Oliver*-Cardarelli* Zeichen

Indigokarmin (Farbwechsel von Blau nach Rot oder Gelb).

Oliver*-Cardarelli* Zeichen (WILLIAM SILVER O., 1836–1908, engl. Militärchirurg, Farnborough; ANTONIO C.), CASTELLINO*, HIRTZ* Zeichen: herzsynchrones Abwärtssteigen des – mit den Fingern leicht angehobenen – Schildknorpels bei Aortenaneurysma oder Mediastinaltumor.

olivopontozerebellare Atrophie: degenerat. Systemerkr. von Kleinhirn, Brücke u. Olivenkernen; klin.: an Beinen beginnende zerebellare Ataxie, später Blasen-Mastdarm-Inkontinenz, Demenz, evtl. Rigor u. Parkinson-ähnl. Sympte.; meist erst jenseits des 50. Lj. u. innerh. von 1–4 J. letal. – Außer dem sporad. DÉJERINE*-THOMAS* Syndrom auch fam.-erbl. Formen, z. B. Typ MENZEL, FICKLER-WINKLER, SCHUT-HAYMAKER sowie mit Retinadegeneration bzw. mit Demenz, Ophthalmoplegie u. EPS-Störungen.

Olla: (lat.) Topf; *pharm* **O. alba** = Porzellantopf, **O. grisea** = Steintopf (»Kruke«).

Ollier* (XAVER EDUARD LEOPOLD O., 1830–1900, Chirurg, Lyon) **Operation**: 1) Hüftgelenkresektion mit seitl., kaudalkonvexem Bogenschnitt (Scheitel unterhalb Trochanter major) u. Abmeißeln u. Zurückschlagen der Trochanterspitze (samt Muskelansätzen). – Mit gleichem Zugang auch Hüftarthroplastik (LEXER). – 2) (1888) ↑ Epiphyseodese. – **O.* Syndrom**: 1) O.* (-MOLLIN*) Sy.: ↑ Hemichondrodystrophie Typ OLLIER. – 2) O.*-Klippel* Sy. ↑ KLIPPEL*-TRENAUNAY* Syndrom. – **O.*-Thiersch* Transplantat**: (1872 bzw. 1874) ↑ Epidermis-Koriumlappen.

Ollivier* Krankheit: primär-malignes Meningiom.

Olmer* Krankheit (DAVID RAOUL O., 1877–1957, Pathologe, Marseille): (1925) ↑ Boutonneuse-Fieber.

Olmer* Operation: Unterbindung der li. V. suprarenalis bei arteriellem Hochdruck.

Olmos=Castro* Phänomen (NORBERTO O.=C., argentin. Dermatologe): (1959) Auftreten einer – zuvor neg. – Lepromin-Frühreaktion nach Vorimpfung mit BCG (oder Lepromin).

Ololiuqui: Lysergsäureamid-Droge aus Samen der mexikan. Trichterwinde (Impomoea tricolor); Halluzinogen.

Olshausen* Handgriff (ROBERT MICHAEL O., 1835–1915, Gynäkologe, Berlin): *geburtsh* modifiz. RITGEN* Handgriff; rektal eingeführter Finger leitet zur Unterstüzung des Dammschutzes den kindlichen Kopf.

Olt* Färbung (ADAM O., geb. 1866, Veterinärpathologe, Hannover, Gießen): (1899) *bakt* Kapselfärbung (v. a. Milzbranderreger) mit 3%ig. wäßr. Safranin-Lsg. unter Erwärmen (Kapsel gelb; Baktn.leib rot).

Oltener Fieber: ↑ Bornholmer Krankheit in der Nordwestschweiz.

...olum: Suffix zur Kennzeichnung von Alkoholen u. Phenolen.

Olymp-, Olympiakrankheit: ↑ Q-Fieber in Griechenland. – **Olympierstirn**: frontal u. seitlich ausladender Hirnschädel bei Chondrodystrophie, Ostitis def., angeb. Syphilis, Rachitis.

Olzewski* Lösung (W. O., Bakteriologe, Dresden): (1922) Laktose-Pepton-Lsg. als Testnährboden für E. coli im Trinkwasser.

...om(a): Suffix »Geschwulst« (Neoplasma u. auch durch Entzündung, Erguß etc. bedingte).

Om(o)...: Wortteil »Schulter«; z. B. **Omagra** (Schulterschmerzen, insbes. bei Gicht), **Omalgie** (Schulterschmerzen, insbes. muskulär rheumatisch bedingte), **Omarthritis** (↑ Schultergelenkentzündung), **Omarthrokake** (Schultergelenk-Tbk), **Omarthrose** (↑ Schultergelenkarthrose).

Ombrédanne* (LOUIS O., 1871–1956, Chirurg, Paris) **Formel**: klin.-diagnost. Faustregel: Ileus + rektaler Blutabgang = Invagination. – **O.* Linie**: *röntg* Senkrechte (»O.* Lot«) durch den Pfannenrand auf die HILGENREINER* Linie zur Beurteilung des kindl. Hüftgelenks (Femurkopf normalerweise im mittl.-unt. Quadranten); s. a. Abb. »Hüftgelenkluxation«. – **O.*Operation**: Schultergelenkverriegelung durch die heruntergeklappte Hälfte der Spina scapulae. – 2) offene Reposition einer angeb. Hüftluxation beim Erwachsenen nach Verkürzungsosteotomie des Femur. – 3) Derotationsosteotomie des Unterschenkels mit Fragmentfixierung durch untereinander verbundene Schrauben. – 4) (1911) bei Hypospadie Harnröhrenplastik durch Bildung eines Hautschlauches (Lappen um Urethramündung) u. Defektdeckung mit Präputium. – 5) (1910) bei Retentio testis transskrotale Orchidopexie unter Verlagerung des mobilisierten Hodens durch einen Septumschlitz ins benachbarte Skrotalfach. – 6) bei angeb. Scheidenafter perineale Proktoplastik. – 7) Korrektur der Blasenekstrophie durch Bauchdeckenmobilisierung. – 8) O.*-GARNIER* Op.: bei Trichterbrust Mobilisierung des Brustbeins (suprainfundibuläre Querdurchtrennung, Resektion der Rippenknorpel), das nach Elevation im Niveau der vord. Brustwand fixiert wird (Dauerzug bis zur Konsolidierung). – **O.* Syndrom**: 1) ↑ Blässe-Hyperthermie-Syndrom. – 2) (1938) angeb. Ulzerationen am behaarten Kopf, Verstümmelung der Fingerphalangen (teilweise Syndaktylie), Skeletthypoplasie, WS-Verkrümmung, Fußdeformierung.

Ombrédanne* Fenestration (M. O.): als gehörverbessernder Eingriff 1) (1949) doppelte Fensterung (nach Entfernung von Trommelfell, Hammer, Amboß u. bd. Steigbügelschenkeln) am Promontorium u. lat. Bogengang, dann Einlegen eines freien Transplantats (das sowohl das Tubenostium als auch die entstandenen »Fenster« verschließt); 2) (1952) bei Ohrplastik wegen angeb. Atresie) F. des lat. Bogenganges u. Bildung eines äuß. Gehörganges aus Hautschlauch.

Ombrophobie: Nachtangst.

O'Meara* Nährboden: synthet. Medium (pH 7,8) zur Kultivierung von Cholera-Vibrionen. – **O'M.* Toxin**: (1939) im Kulturfiltrat frisch isolierter Stämme von Corynebact. diphtheriae neben der »klass. Substanz A« vork. weniger tox. »Substanz B«, die die pseudomembranöse Schleimhautentzündung, Kapillarschädigung u. Gefäß- u. Zellpermeabilitätssteigerung bewirkt (u. so den protoplasmat. Kollaps u. die Toxinämie begünstigt).

Omega: letzter Buchstabe (»ō«) des griech. Alphabets; *physik* Ω Symbol für Ohm; *chem* ω Präfix zur Kennz. endständiger Substituenten in aliphat. Verbindgn. – **O.-Bifurkation**: *ophth* ω-förm. Gefäßteilung als

Ausdruck vermehrter Füllung bei Fundus hypertonicus.

oment(o)...: Wortteil »Bauchnetz« (Omentum); s. a. Netz..., Epiplo... – **omental(is):** das Bauchnetz betreffend. – **Omentitis:** Entzündung des Bauchnetzes; oft als entzündl. Netztumor.

Omento|kardiopexie: (O'SHAUGHNESSY 1936) op. Fixierung des zuvor in die Brusthöhle verlagerten Omentum majus am Epikard; zur Durchblutungsverbesserung (großfläch. Verwachsungen u. Kollateralenbildung) bei Angina pectoris. – **O.pexie,** Epiplopexie: breitfläch. Fixation des Omentum majus an das Peritoneum pariet. bei chron Aszites; s. a. TALMA*-DRUMMOND*, OMI* Operation, O.kardiopexie. – **O.plastik:** Verw. von Netzteilen zur Nahtabdeckung an den Bauchorganen, z. B. nach Ulkusperforation, bei Darmanastomosierung. – **O.rrhaphie:** *chir* Naht des Bauchnetzes.

Omentulum: ↑ Omentum minus.

Omentum: (lat.) Netz; *PNA* das Bauchnetz (»Epiploon«); als **O. majus s. colicum** (»großes« oder »Darmnetz«) die schürzenförm., 4blättr., fettgewebsreiche Bauchfellduplikatur, die von der großen Magenkurvatur u. vom Colon transversum über den Darm herabhängt (bis Nabelhöhe oder tiefer), re. in das Lig. hepatocolicum, li. in das Lig. gastrolienale u. oben in das Lig. gastrocolicum übergeht u. die ↑ Bursa omentalis bildet; als **O. minus** (»kleines Netz«) die 2blättr. viszerale Bauchfellplatte zwischen kleiner Magenkurvatur u. Leber, bestehend aus Ligg. hepatogastricum u. hepatoduodenale. – **O. gastrosplenicum s. lienale:** ↑ Lig. gastrolienale. – **O.zyste:** angeboren als Dermoid- oder prim. lymphangiogene Zyste, erworben (»Pseudo-Z.«) als Folge von Nekrose, Hämatom, FK, Echinokokkus etc. (u. meist mit Begleitentzündung).

Omi* Operation: renale Omentopexie bei hepatogenem Aszites.

Ommochrome: aus Tryptophan über Kynurenin entstehende Pigmente (v. a. bei Krebsen, Insekten), z. B. Xanthommatin.

omn.: *pharm* Abk. »jeder« in Rezepturanweisungen, z. B. omn. hor. (= omni hora = »jede Std.«), **omn.-man.** (= omni mane = »jeden Morgen«), **omn. quad. hor.** (= omni quadrante horae = »jede Viertelstunde«).

omnipotente Zelle, totipotente Z.: *biol* Zelle, die über alle Entwicklungsmöglichkeiten des Gesamtorganismus verfügt; bei Tieren nur die Keimzellen u. die Blastomeren der 1. Furchung.

Omnivoren: *zool* »Allesfresser«, die von pflanzl. u. tier. Nahrung lebenden Tiere.

omo...: Wortteil 1) »Schulter«; z. B. **Om|odynie** (= Schulterschmerzen), **omo|hyoideus** (↑ Musc. om.), **Omoplata** (= Schulterblatt). – 2) »roh«, »undifferenziert«; z. B. **Omoblastom** (= EWING* Sarkom), **Omophagie** (Fressen rohen Fleisches).

Omodei=Zorini* Prophylaxe: (1956) INH-Medikation bei Tbk-gefährdeten Kindern (v. a. in Ländern mit starker endem. Verbreitung). – **O.=Z.* Syndrom:** umschrieb. (v. a. basale) zylinderförm. Bronchiektasen als Bronchiolitisfolge (z. B. nach Keuchhusten).

omphal...: Wortteil »Nabel« (Omphalos; s. a. Nabel...); z. B. **O.ektomie** (Exstirpation des Nabels), **O.elkosis** (Ulcus umbilici), **Omphalitis** (↑ Nabelentzündung), **Omphalo|cele, -zele** (Nabelschnurbruch), **O.didymus** (↑ Gastrodidymus, Omphalopagus), **O.pagus** oder **O.(mono)didymus** (am Nabel zusammenhängende autositäre Doppelmißbildung; als **O.angiopagus** durch die Nabelstranggefäße untereinander verbunden), **O.phlebitis** (↑ Thrombophlebitis umbilicalis), **O.phlegmone** (phlegmonöse ↑ Nabelentzündung), **O.portographie** (*röntg* ↑ Portographie mit KM-Inj. durch die noch offene bzw. desobliterierte Nabelvene; evtl. mit simultaner Druckmessung im Pfortaderbereich), **O.proptosis** (↑ Nabelschnurvorfall), **O.rrhagie** (= Nabelblutung), **O.-rrhexis** (Einriß der Nabelschnur), **O.rrhö** (↑ Blenorrhoea umbilici), **O.schisis** (Bauchspalte im Bereich des Nabels), **O.sit** (schwer mißgebildeter parasitärer Chorioangiopagus, dessen Entwicklung zum funktionstücht. Zwillingsfeten nur durch Kreislaufanastomosen möglich war), **O.taxis** (Reposition eines Nabelschnurvorfalls), **O.tomie** (= Abnabelung), **O.tripsie** (Durchquetschen der Nabelschnur zur Abnabelung), **O.zephalus** (parasitäre Mißbildung mit ventral in Nabelhöhe aufsitzendem Kopf).

Omsker hämorrhagisches Fieber, OHF: in Zentralsibirien durch ein ARBO-Virus B des Russian-Spring-Summer-Komplexes (2 Subtypen) hervorgerufenes ↑ Zeckenfieber des Menschen, mit LK-Schwellungen, Kopf- u. Gliederschmerzen, Hämorrhagien (Nase, Magen, Uterus), gastrointestinalen u. geringen ZNS-Symptn.; weitgehend ident. mit Kyasanurwald-Fieber.

Onanie, Ipsation, Masturbation: (benannt nach der alttestamentl. Gestalt Onan) geschlechtl. Selbstbefriedigung bis zum Orgasmus; als »Entwicklungs-O.« in der Pubertät u. Adoleszenz normales Durchgangsstadium der sexuellen Reifung (= situative O.; ♂ > ♀); später Zeichen neurot. Fehlhaltung, aber auch bei Mangel an heterosexuellem Verkehr (»Not-O.«). Im allg. ohne schädl. Folgen, meist von »O.phantasien« (nach Art der Tagträume) begleitet. – **prim. O.:** Säuglingsonanie. – **konjugale O.:** ↑ Coitus interruptus.

Onanoff* Reflex (JAQUES O., geb. 1859, Arzt, Paris): durch Quetschen der Glans penis Kontraktion des M. spongiocavernosus mit Retraktion des Penis; v. a. bei Schizophrenie.

Onchocerca: *helminth* Gattg. der Filariidae [Nematodes]; Muskel-, Sehnen-, Bindegewebsparasiten von Säugetier u. Mensch (↑ Microfilaria; Überträger: blutsaugende Insekten). Erreger der ↑ Onchozerkose, u. zwar bei Tieren **O. gibsoni s. indica** (»Rinderfilarie«; s.c. Knötchenbildung), **O. gutturosa s. bovis s. linealis** (u. a. Gelenkbefall beim Rind) u. **O. reticulata** (beim Pferd; v. a. M. interosseus medius); beim Menschen **O. volvulus** (»Knäuelfilarie«) in Afrika u. Südamerika (= **O. caecutiens,** »Blendfilarie«), 2–4 bzw. (♀) 33–50 cm lang, durch die Kriebelmücken Simulium damnosum u. neavei sowie S. ochraceum, metallicum u. callidum übertragen, als Mikrofilarie durch Hautbiopsie (»skin snips«) nachweisbar.

Onchozerkose, Onchocercosis, Dermatitis nodosa tropica: Erkr. durch Befall mit Onchocerca-Arten (beim Menschen: ↑ O. volvulus). Zunächst Prurigo-,

Oncomelania

Ekzem-, Erysipel- oder Sklerodermie-art., lichenifizierte (allerg.?) Hautveränderungen (z. B. Erisipela de la costa) durch in die Subkutis eingedrungene Larven (ungescheidete Mikrofilarien); oft Bluteosinophilie, evtl. Fieber; später s.c. Knoten durch Knäuel von adulten ♀ Würmern (♂ ♂ sterben nach der Begattung ab), bei afrikan. O. v. a. am Rumpf, bei amerikanischer am Kopf; in Arabien u. Ostafrika evtl. schwere Dermatitis mit erschlaffender Haut (v. a. Hüftgegend); bei Eindringen der Mikrofilarien in die Kornea Erblindung (»river blindness«, »Sudan bl.«).

Oncomelania: Süßwasserschnecken-Gattg.; O. nosophora u. hupensis Zwischenwirte für Schistosoma japonicum.

Oncorna-Viren: (Kunstwort aus gr. Onkos = Geschwulst u. RNA) best. Tumoren (z. B. Geflügelleukämie, Mammatumor der Maus) erzeugende RNS-Viren (s. a. Tumorviren).

Oncosphaera: *helminth* ↑ Sechshakenlarve.

Ondinismus: (H. ELLIS) *psych* ↑ Urolagnie.

On-Effekt, b-Welle: *physiol* im ↑ ERG die schnelle pos. »Eintritts«-Schwankung bei Beginn der Netzhautbelichtung (infolge Entladung der im allg. im Zentrum de4s rezeptiven Feldes gelegenen, mit reinen Stäbchenaggregaten verbundenen, aber blauempfindl. retinalen »**On-Elemente**«). – vgl. Off-Effekt.

oneir...: Wortteil »Traum«, »Träumen«.

Oneirismus: bei Vergiftungen (Alkohol, Schlafmittel, Meskalin, LSD), Infektionskrankhn. u. nach seel. Erschütterung vork. psychot., traumähnl. Sehen, Hören oder Erleben halluzinierter Szenen wie bei akt. Beteiligung, während die äuß. Realität nur flüchtig wahrgenommen wird (räuml. u. zeitl. Orientierung mangelhaft); Dauer wenige Std. bis Tage, evtl. Residualwahn.

Oneirodynia: (GULLEN) »Unruhe des Traumerlebens« als eine der 4 histor. Gruppen geist. Störungen; **O. activa** = Nachtwandeln; **O. passiva** = Alpdrücken.

oneirogen: 1) traumbedingt – 2) das Träumen fördernd (z. B. **o. Substanz** = Halluzinogen).

On(e)irogmus: mit erot. Traum einhergehende Pollution.

oneiroid: 1) traumähnlich, -artig; z. B. die o. ↑ Erlebnisform (»**Oneiroid**«), der o. Zustand als – evtl. vorübergehende – Teilerscheinung bei Schizophrenie, Manie, Depression etc., mit Bewußtseinseintrübung u. bes. reichhalt., phantast. Innenerlebnissen. (Auch Bez. für das Eindringen von Denk- u. Verhaltensweisen des Traumes ins Wachbewußtsein.) – 2) mit träumer. Gesichtsausdruck (bei psych. Krankh.).

Oneiro|kritik: (E. PICHON) Traumanalyse. – **O.logie**: Lehre von der Traumdeutung (= **O.skopie**). – **O.phrenie**: (v. MEDUNA, McCULLOCH 1945) Schizophrenie-nahes Krankheitsbild mit Denk- u. Affektstörung, Bewußtseinstrübung, traumart. Zuständen u. überwiegend opt. Halluzinationen, kombin. mit Besonderheiten des KH-Stoffwechsels. Durch Krampfbehandlung gut beeinflußbar.

On-Element: s. u. On-Effekt, Off-Element.

Oniomanie: krankhafte Kauflust, triebhafte Kaufsucht; von KRAEPELIN dem impulsiven Irresein zugerechnet; evtl. mit Trieb zum Beschenken kombiniert.

onko...: Wortteil »Geschwulst«; s. a. onco...

Onkobiogramm: graph. Darstg. der In-vitro-Ansprechbarkeit von Tumorzellpopulationen auf versch. Chemotherapeutika.

onkogen: eine – maligne – Geschwulst erzeugend, z. B. o. Viren (↑ Tumorviren). – **Onkogen**: der für die Realisierung der malignen Transformation der Zelle verantwortl. Teil der Erbinformation (als normalerweise abgeschalteter Genbestand jeder Zelle? als Virogen der Tumorviren übertragen?). – **Onkogenese**: Tumorbildung (↑ Karzinogenese).

Onkograph, -meter: Gerät zum Messen von Organ- oder Gliedmaßenvolumina bzw. deren Schwankungen; mit Registriervorrichtung versehene Kapsel, in die das Organ eingeschlossen wird; s. a. Plethysmograph.

Onko|logie: Lehre von den echten Geschwülsten (↑ Neoplasma), i. e. S. als theoret.-experiment. Zweig der Medizin (v. a. befaßt mit Gewebszüchtung, tierexperim. Tumorerzeugung durch Kanzerogene, Transplantation, Viren etc.) – **O.lyse**: Nekrotisierung von Geschwulstgewebe; i. e. S. die therap. O.l. durch Einwirkung von Strahlen u. Chemotherapeutika (»**O.lytika**«, v. a. Zytostatika, Antibiotika).

Onkom: ↑ Geschwulst. – **Onkometer**: ↑ Onkograph. – **Onkorna-Viren**: s. u. Oncorna.

Onkose: 1) Erkr. mit Tendenz zur Tumorbildung (i. e. S. das Krebsleiden). – 2) im Rahmen des physiol. Knochenumbaus u. vermehrt bei best. Knochenaffektionen (Trauma, Dystrophie etc.) eintret. »intralakunäre Resorption« mit Vergrößerung der Osteozyten (u. ihrer Zellhöhlen, u. U. bis zu dessen Nekrose, oder aber mit »sek. intralakunärer Apposition«; weitgehend identisch mit der »osteoblast. Osteolyse« (LERICHE).

Onko|sphäre: *helminth* ↑ Sechshakenlarve. – **o.-statisch**: die Tumorzellenvermehrung hemmend (↑ Karzinostatikum).

Onkotherapie: 1) Ther. maligner Tumoren. – 2) therap. Wiederherstg. normaler kolloidosmot. Verhältnisse (z. B. durch Plasmaexpander).

onkotisch: 1) eine Geschwulst(bildung), 2) eine Volumenzunahme betreffend (z. B. o.Druck = kolloidosmot. D.).

onko|toxisch: mit tox. Effekt auf Tumorzellen. – **o.trop**: mit bes. Affinität zu Tumorzellen. – **o.zid**: Tumorzellen tötend.

Onkozyt: (HAMPERL) große, kub. bis polyedr. Drüsenepithelzelle mit geschwollenem Zelleib, fein gekörntem, evtl. vakuolärem, stark eosinophilem Protoplasma u. deformiertem bis pyknot. Kern (als Folge von Funktionsminderung, Alterung, »Umdifferenzierung«?). – **onkozytär**: aus Onkozyten bestehend; z. B. **o. Adenom, Karzinom** (= HÜRTHLE* Zell-Adenom). – **Onkozytom**: überwiegend aus Onkozyten aufgebautes, meist gutart. epitheliales Neoplasma; v. a. in Speichel- (onkozyt. Adenom oder Adenolymphom) u. Schilddrüse (»großzell. onk. Adenom«), Niere.

Onlay: (engl.) *dent* »Höckerschutz-Inlay«, wobei die ges. Kaufläche durch Metall ersetzt wird. – **Onlay-Span**, Anlegespan: *chir* freier, an die zu verbindenden Knochen angelegter Knochenspan. Gegenstück: Inlay- oder Einlegespan.

On-Off-Elemente: *ophth* zwischen den ↑ On- u. den ↑ Off-Elementen gelegene retinale Elemente (v. a. im Zapfenbereich), die i. S. beider Elementarten antworten (evtl. auch eine der bd. Reaktionen unterdrücken) u. während des Reizes gesteigerte oder unveränderte oder – selten – verminderte Entladungsraten aufweisen.

Onomato|logie: Lehre von den wissenschaftl. Namen (Nomenklaturen) u. Bezeichnungen; vgl. Terminologie. – **O.manie**, Namenszwang: zwanghafter (meist zwangsneurot.) Drang, sich immer wieder einen best. Namen oder ein best. Wort ins Gedächtnis zu rufen, da sonst Angst auftritt. Von **O.lalie** (zwanghaft wiederholtes Sprechen best. Wörter) u. **O.phobie** (Angst vor dem Hören best. Namen) nicht immer streng zu trennen. – **O.poesie**: Bildung von ↑ Neologismen durch Klangassoziation; häufig bei Schizophrenie.

Ontogenese, -genie: (HAECKEL 1866) Verlauf der typ. (i. w. S. auch atyp.) Entwicklung eines Organismus vom befruchteten Ei bis zum Abschluß von Wachstum u. Differenzierung; Stadien: Keimentwicklung = Kyematogenese (mit ↑ Embryo- u. ↑ Fetogenese), Jugend- oder Postembryonalentwicklung, Geschlechts- u. Fortpflanzungsperiode, Periode des Alterns (mit natürl. Tod). – vgl. Phylogenese.

-onum: Suffix zur Kennz. von Ketonen u. a. Stoffen mit der Gruppe =C=O.

Onyalai: tropische ↑ Thrombozytopenie.

onych(o)…: Wortteil »Finger-«, »Zehennagel« (s. a. Nagel…).

Onych|algie: Schmerzhaftigkeit der Nägel, z. B. bei vegetat. vasomotor. Störung. – **O.algia nervosa (Oppenheim*)**, Hyperaesthesia unguium: hochgrad. neurot. Überempfindlichkeit der Nägel ohne morphol. Befund.

Onych|atrophie: »Nagelatrophie«; Nägel brüchig, gestreift, dünn. Vork. nach Trauma, bei versch. Hauterkrn. sowie angeb. (glanzlos, distal verjüngt, aufgesplittert, längsgefurcht, wellig-höckr.; evtl. Kombin. mit Haarwachstumsstörung, Palmoplantarkeratose); s. a. Dystrophia unguium. – **O.auxis**: ↑ Pachyonychie.

Onych|exallaxis: Degeneration der Finger- u. Zehennägel.

Onychie, -itis, Onyx(it)is: akute oder chron. Entzündung des Nagelbetts (= **Onychia subungualis**; oft eitrig, mit Onycholyse u. gelbgrüner Verfärbung der Nagelplatte; meist nach oder zus. mit Paronychie, Pyodermie, Panaritium) oder der benachbarten Hautränder (= **O. periungualis s. lat.** = ↑ Paronychie). – Als **O. maligna** (WARDROP) eine chron. u. therapieresistente ulzerierende Nagelwall- u. -bettentzündung mit starker Granulationsneigung, ohne phagedän. Ausbreitung; v. a. im Kindesalter (bes. Pyodermie-Form?), ferner bei Diabetes, Angiopathien, Tbk. – **O. parasitica**: ↑ Onychomykose. – **O. punctata**: ↑ Tüpfelnägel. – **O. sicca (syphilitica)**, Scabrities unguium: buckelig-rillenförm. Nagelplattendystrophie, mit Abschilferung evtl. Dunkelverfärbung; selten bei Spätsyphilis. – Ähnlich mit spezif. Nagelwallveränderungen die »pianic O.« bei Frambösie.

Onychium: Nagelbett (s. u. Nagel).

Onycho|(arthro)osteodysplasia hereditaria: ↑ TURNER*-KIESER* Syndrom; s. a. ÖSTERREICHER* Sy. – **O.atrophie**: ↑ Onychatrophie.

Onych|odynie: ↑ Onychalgie. – **Onychodysplasie**: ↑ Dysonychie.

Onychodystrophia: erworb. (Trauma, Hautkrankh., Stoffwechselstörung etc.) hypo- oder hyperplast. Entwicklungsstörung der Nägel; vgl. Dysonychie. – **O. idiopathica**: ↑ Pincers-nail. – **O. mediana canaliformis**: ↑ Dystrophia unguium canaliformis. – **O. mutilans**: buckl.-streif. Veränderungen u. konsekut. Ablösung der Nagelplatte im Rahmen der sogen. Anklopferkrankheit. – **O. schindalamoides**: flache bis tropfenförm., evtl. dachschindelförm., u. U. rhythmisch unterbrochene Längsleistenbildung in der Nagelplatte des älteren Menschen.

Onycho|graphie: Kapillarpuls-Registrierung mit auf einen Fingernagel aufgesetztem Sphygmographen. – **O.gryp(h)osis**, Klauennagel: krallenart. Wölbung, Verdickung, Verhärtung u. Verkrümmung der Nagelplatte, evtl. mit Aufrauhung u. Verfärbung, infolge Schädigung der Nagelmatrix; angeb. (v. a. bei Ichthyosis hystrix) oder erworben (chron. Druck, Pilzbefall etc.).

Onycho|helkosis: pyogene ↑ Onychie. – **O.hyperplasie, -hypoplasie**: hyper- bzw. hypoplast. Form der ↑ O.dystrophie.

Onycho|klasie: brüch. Zerfall des Nagels, meist in Längsleistenrichtung, z. B. durch chem. Noxen, Strahlen-, Hitzeschädigung, Ernährungs-, hormonelle Störung, bei Hauterkrn. – **O.kryptosis**: ↑ eingewachsener Nagel.

Onycholysis: angeb. oder erworb. Ablösung der Nagelplatte; als **O. partialis** meist am freien Rand beginnend u. bis zu Halbmondform fortschreitend (= **O. semilunaris part.**; als erbl. Dysonychie oder mechanisch oder bakteriell-mykotisch), oder aber auf den prox. Teil beschränkt (bei Psoriasis, Alopecia areata); als **O. totalis** (= Lapsis unguium) an einem, mehreren oder allen Nägeln infolge mechan., tox. oder troph. Schädigung der Matrix u. bei bullösen Dermatosen. – **O. foliacea**: ↑ Onychoschisis.

Onychom: vom Nagel(bett) ausgehende Geschwulst. – **Onychomadesis**: Ausfallen eines Finger- oder Zehennagels.

Onychomalazie: Nagelplattenerweichung mit nachfolg. ↑ Koilonychie. – s. a. BEAU*-REIL* Furchen (»BEAU* O.«).

Onychomykosis, Nagelmykose, Tinea unguium: Finger- u./oder Zehennagelbefall durch pathogene Sproß- oder Fadenpilze; mit Nagelverfärbung, subungualer Hyperkeratose, später Onycholyse bzw. -schisis; z. B. **O. candidamycetica** (meist nur Paronychie, Rillenbildung, seitl. gelbl. Verfärbung), **O. favosa** (sek. bei Favus; maisgelbe Flecken an Falz u. seitl. Rändern, Verdickung, Spaltung, Zersplitterung), **O. trichophytica s. tonsurans** (vom freien Rand gegen den Falz vordringend).

Onycho|phagie: »Nägelkauen« (selten auch der Fußnägel, evtl. kombin. mit Daumenlutschen u. Haarausreißen) als Sympt. einer Neuropathie, oft beim schwach begabten u. kontaktgestörten Schulkind, nicht selten bis ins Erwachsenenalter anhaltend; vgl. O.tillomanie. – **O.phyma**: knoll. Auswuchs (Hypertrophie) eines Finger- oder Zehennagels. – **O.physis**: ↑ Pachyonychia. – **O.ptosis**: ↑ O.madesis. – **O.(r)rhexis**: ↑ O.klasie.

Onychoschisis

Onychoschisis, -schizie, Onycholysis foliacea: horizont. Aufspaltung der Nagelplatte (2 oder mehr Lamellen); oft mechanisch bedingt (forcierte Maniküre); vgl. Schizonychie.

Onychose, -osis: ↑ Onychie.

Onycho|tillomanie, Nägelreißen: triebart. Ein- u. teilweises Abreißen von Fingernägeln; vgl. O.phagie. – **O.tomie**: ↑ Nageltrepanation.

O'Nyong-nyong-Virus: ARBO-Virus A (antigene Mutante des Chicungunya-Virus?), das in Ostafrika beim Menschen die gleichnam. (»Gelenkbrecher«) fieberhafte Erkr. hervorruft (starke Gelenk-, Kopfschmerzen, Exanthem, LK-Schwellungen). Überträger: Anopheles funestus.

Onyx: *ophth* **1)** halbmondförm. Abszeß in der Kornea. – **2)** Enkanthis: Gewebsneoplasie am inn. Lidwinkel.

Onyxis, Onyxitis: *derm* ↑ Onychia.

Oo...: Wortteil »Ei(zelle)«; s. a. Ei..., Ovar....

Oogamie: Befruchtung der größeren, unbewegl. »weibl.« Geschlechtszelle (= Makro-, Gynogamet) durch die kleinere, bewegl. »männl.« (= Spermatozoid). – **Oogenese, -genie**: die Bildung u. Differenzierung der Eizellen aus den Urkeimzellen des Ovars, zunächst zu ↑ Oogonien (beim Menschen ab Mens V bis Mens VII durch Atresie stark abnehmend), dann zu »prim. Oozyten« bzw. Eifollikeln (mit Epithelumhüllung; perinatal bis zu 2 Mio, in der Pubertät nur noch ca. 40.000; Vorstufe der ↑ Oozyte).

Oogonium, Oogonie: (BOVERI 1891) **1)** *botan* bei Thallophyten die die Eizelle enthaltende Zelle bzw. das ♀ Gametangium. – **2)** *zool* bei Tier u. Mensch die primordiale Zelle des Keimepithels; s. a. Oogenese.

Ookaryon: *zyt* der Kern der Eizelle. – **Ookinet**: *protozool* bei Plasmodien die nach der Verschmelzung von Makro- u. Mikrogamet entsteh. hüllenlose Zygote, die zur ↑ Oozyste wird.

Oolemma: *embryol* ↑ Zona pellucida. – **Oomycetes**: (MÜLLER u. LOEFFLER 1971) Pilzklasse mit sexuellen Oosporen u. asexuellen Sporangien oder Konidien am – im allg. nicht septierten – Myzel.

Ooneda*-Yamamura* Färbung: (1956) selekt. Anfärbung eosinophiler Leukozytengranula im Paraffinschnitt mit Sudan-Naphthol-Lsg.

oophor...: Wortteil »Ovar« (s. a. Ovar[ial]..., Eierstock...); z. B. **O.arche** (Beginn der ovariellen Produktion von Sexualsteroiden u. damit der generat. Funktion), **O.ektomie**: (↑ Ovariektomie).

Oophoritis: prim. (isolierte) oder – meist – sek. (bei oder nach Salpingitis aszendierend oder hämato-, lymphogen bzw. fortgeleitet) Entzündung des Ovars; meist mehr oberflächlich (↑ Perioophoritis) oder als Ödem (= **O. serosa**), aber auch als **O. purulenta** (↑ Ovarialabszeß); bei tert. Syphilis gummös.

oophoro|gen: vom Ovar ausgehend. – **O.hysterektomie**: op. Entfernung von Ovarien u. Uterus.

Oophoroma (folliculare): ↑ BRENNER* Tumor. – **Oophoron**: ↑ Ovarium.

Oophoro|pathie: Erkrankung des Ovars. – **O.salpingektomie**: Ovariosalpingektomie.

oophorus: eitragend.

Ooplasma: Zytoplasma der Eizelle, i. w. S. der gesamte Dotter.

Oospora: *mykol* (WALLROTH 1833) anstelle von Oidium aufgestellte Pilzgattg., deren Arten inzwischen in andere Gattgn. (v. a. Geotrichum u. Trichosporon) eingegliedert sind. – **Oospore, -sporangium**: *mykol* aus dem Sexualakt hervorgehende Dauerspore bei den Oomycetes.

Oozephalie: ↑ Kraniostenose mit »Eiform« des Schädels, meist i. S. der Skapho- oder Trigonozephalie. – **Oozyste**: *protozool* in Magen- oder Darmwand der ♀ Anophelesmücke eingekapselter ↑ Ookinet, in dem sich bei Coccidia die Sporozyste mit Sporozoiten, bei Haemosporidia (z. B. Malariaplasmodien) nur Sporozoiten entwickeln.

Oozyte: aus der Oogonie durch meiot. Teilung entstehende »Eimutterzelle«; als **prim. O.** (»I. Ordnung«) die zunächst diploide Keimepithelzelle, aus der bei der 1. meiot. Teilung der 1. Polkörper hervorgeht; als **sek. O.** (»II. Ordng.«) die haploide, aus der nach der 2. meiot. Teilung die Eizelle u. der 2. Polkörper entsteht. – s. a. Oogenese.

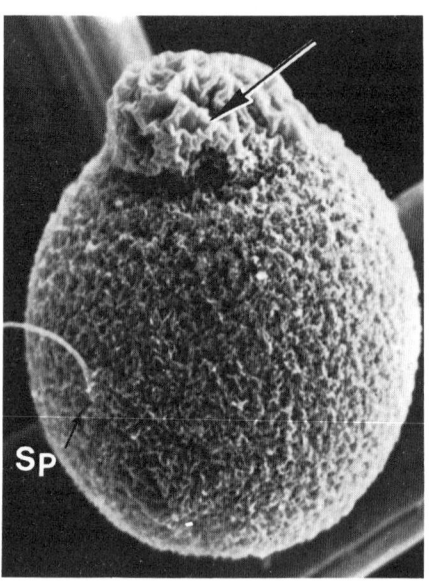

Oozyte II. Ordnung (Maus, 8.000fach), mit Abschnürung des 2. Polkörpers (↙). Sp = Schwanzteil des imprägnierenden Spermiums.

Op.: *chir* Operation(s...). – **OP**: *pharmak* Originalpackung. – **op.**: operativ.

Opacitas: (lat.) Trübung, ↑ Opazität; z. B. **O. corneae** (= Hornhauttrübung).

opak: auch in dünner Schicht nur durchscheinend, nicht durchsichtig (↑ Opazität).

Opakifikation, -fizierung: *ophth* meist durch Narbe bedingte Verminderung der Durchsichtigkeit der brechenden Medien des Auges; je nach Schwere als ↑ Albugo, Nephelion, Leukom usw.

opalescens: (lat.) opalartig schillernd, »**opaleszierend**« (↑ Opaleszenz).

Opaleszenz: *physik* durch diffuse Streuung des Lichtes (ionisierende Rückstrahlung) hervorgerufener milchfarb. Schimmerglanz als subj. Erscheinung an einigen natürl. u. künstl. Festkörpern; vgl. Opazität. Als ähnl. Phänomen die **krit. O.** bei Flüssigkeiten u. Dämpfen in Nähe des krit. Punktes (Folge der Fluktuation der Dichte?). Ferner *urol* die **O. des Harns** infolge diffuser Trübung u. Lichtstreuung durch kolloidal verteilte Eiweißspuren.

Opalglas: *opt* partikelnhalt. Trübglas als Zerstreuungsglas; Farbe des durchgehenden Lichtes wegen TYNDALL* Effektes ins Rötliche verschoben.

Opalski* Syndrom: (1946) als Hypoxiefolge im Bereich der Olive gekreuzte dissoziierte Empfindungsstörung (Thermanästhesie einer Gesichts- u. der kontralat. Körperhälfte), Ataxie, ungekreuzte Hemiparese, evtl. HORNER* Syndrom.

Opazität: *opt* Verhältnis der einfallenden zur hindurchgehenden Lichtintensität bei durchscheinenden Suspensionen etc. (↑ opak); reziproker Wert der Transparenz.

Open-door-System: *psych* »System der offenen Türen« in psychiatr. Krankenhäusern gegen Ende des 19. Jh.; gewährte den Pat. viel Freiheit, hielt selbst gefährl. Kranke so wenig wie mögich in geschlossenen Abteilungen fest.

operabel: s. u. Operabilität (1).

Operabilität: 1) Eignung eines path. Prozesses für einen op. Eingriff; beim Neoplasma z. B. abhäng. von Lokalisation, Größe, Invasität, Metastasierung etc., aber auch von klin.-techn. Gegebenheiten. – 2) ↑ Operationsfähigkeit.

Operation: *chir* zu Heilzwecken (im Tierexperiment auch zu Forschungszwecken) vorgenommener Eingriff in einen lebenden Organismus; i. e. S. der bei strenger Indikation kunstgerecht auszuführende fachorientierte Eingriff in den menschl. Körper u. damit in die körperl. Integrität (zulässig außer bei Lebensgefahr nur mit Einwilligung des Betroffenen bzw. der Sorgeberechtigten; s. a. Aufklärungspflicht). Je nach Erkr. unterschieden als asept. u. sept. Op., nach Durchführung als ein-, zwei- u. mehrzeit. Op., nach Umfang als Radikal- u. Palliativ-, nach Zweck z. B. als kosmet. u. plast. Op. (↑ Plastik, Form-, Funktionsplastik), nach Technik als konventionelle (mit Skalpell), elektr. (↑ Elektrochirurgie), Kälte-Op. (↑ Kryochirurgie), nach Dringlichkeit als ↑ Notfallchirurgie, Intervall-Op. etc., bei Hirneingriff als ↑ stereotakt. Op.

Operations|bericht: ↑ Krankenunterlage mit schriftl. Angaben über Art, Verlauf u. erreichtes Ziel der durchgeführten Op., ggf. einschl. Komplikationen, Narkosezwischenfällen, postop. Schäden etc. – Ergänzt die obligate Eintragung in das von der 1. Op.-schwester geführte »O.buch« (mit Tag u. Std., Name des Pat., Namen des Operations- u. Anästhesieteams).

Operations|fähigkeit: der allg.-klin. Gesundheitszustand des Pat. bei Ausschluß funktioneller Organstörungen, die eine Op.-Belastung verbieten würden (z. B. kardiale u. respirator. Insuffizienz, Stoffwechselentgleisungen, Schock etc.); vgl. Operabilität (1), O.risiko. – **O.feld:** das für den O.schnitt vorgesehene Haut- oder Schleimhautfeld; wird nach Desinfektion mit sterilen Tüchern umgrenzt, evtl. zusätzlich mit Plastikfolie abgedeckt. – I. w. S. auch das bei einer Op. freigelegte Wundgebiet.

Operations|ileus: postoperativer ↑ Ileus. – **O.mikroskop:** binokulares M. (Lupe) für die ↑ Mikrochirurgie; 6- bis 40fache Vergrößerung, parallaxenfreie Beleuchtung. – **O.risiko:** Gefährdung des Pat. durch den op. Eingriff, abhängig von Ausmaß u. Art der Op., Zustand des Pat. (Alter, Vitalfunktionen, Stoffwechselsituation, Ernährungszustand, phys. oder psych. Krankhn. u. deren Kompensierbarkeit).

Operations|schock: Beeinträchtigung der Vitalfunktionen (v. a. Kreislauf) durch das O.trauma; z. B. Peritonealschock bei Laparotomie. – **O.schwester:** ↑ Instrumentierschwester. – **O.team:** aus Operateur (als verantwortl. Leiter), Assistent(en), Instrumentierschwester(n) u. Anästhesisten bestehende Gruppe, die eine Op. ausführt.

Operations|vorbereitung: präop. Maßnahmen am Pat. zur Minderung des O.risikos; v. a. eingehende internist. Untersuchung (einschl. mögl. Elimination bzw. Reduzierung von Risikofaktoren etc.), Schock-, Blutungs-, Thromboseprophylaxe sowie – als »dir. Vorbereitung« – Blasen- u. Darmentleerung, ggf. Magenspülung, Prämedikation. – **O.zystoskop** für endourethrale u. -vesikale Eingriffe (s. u. Zystoskop, s. a. Resektoskop).

operativ, op.: *chir* durch ↑ Operation (im Ggs. zu konservativ).

Operator: *genet* Schlüsselstruktur der genet. Regulation induzibler oder repressibler Enzymbildung u. dadurch Faktor der autonomen Zeit- u. Raumordnung der Ontogenese; am Ableseanfang des ↑ Operon gelegener DNS-Abschnitt (eigenes Gen?), der durch die vom Regulator-Gen gebildete u. hier angelagerte Repressor-Substanz bzgl. Transkription der Strukturgene dieses Operon zu m-RNS u. spezif. Enzymbildung blockiert wird (bei Inaktivierung der Repressor-Substanz durch Induktor-Moleküle erfolgt Transkription der distalen Strukturgene). Durch mutative Strukturänderung evtl. Verlust der Affinität zur Repressor-Substanz oder der Funktion als Transkriptionsstartpunkt, so daß die betr. Enzyme dauernd in hoher Dosis bzw. gar nicht mehr gebildet werden (»nicht mehr repressibel bzw. induzibel«); s. a. Schema »Derepression«.

Operculum: (latein.) Deckel; *PNA* der die Insula bedeckende Abschnitt der Großhirnhemisphären, unterteilt in **O. frontale** s. orbitale (zwischen Rr. ant. u. ascendens des Sulcus lat.), **O. frontopariet.** (hinter dem R. ascend. u. oberhalb des R. post.) u. **O. temporale** (unterhalb des R. post.). – **O. sellae turcicae:** ↑ Diaphragma sellae.

operkuläres Syndrom: Diplegia facio-linguo-pharyngo-masticatoria corticalis.

Operkulumepilepsie: partielle ↑ Epilepsie mit Anfallsauslösung in den Tiefen der Fissura Sylvii u. in Nachbarschaft der Insula (»periinsulär«, d. h. im Operkulumbereich). Sympte. meist komplex, mit Hypersalivation, mastikator. Bewegungsautomatismen, Bewußtseinstrübung, evtl. eingeleitet von bes. Geschmackshalluzinationen u. allg. körperl. Mißempfindungen.

Operon: *genet* in einer DNS-Kette unmittelbar aufeinanderfolgende Abschnitte als funktionelle Einheit zur Kontrolle der Enzymbildung für eine gleichsinn.-kontinuierl. Stoffwechselkette; bestehend aus ↑ Operator, ↑ Promotor u. mehreren Strukturgenen, die für die betr. Enzyme kodieren.

OPG: **O**xy**p**oly**g**elatine; als Blutersatz.

O-Phase

O-Phase: »Original-Phase« des frisch aus Pat.material entnommenen Grippevirus A; Merkmale: fehlende Infektiosität für weiße Mäuse, mangelndes Wachstum in Allantoisflüssigkeit, fehlende Reagibilität mit Hühner-Ery. – vgl. D-Phase.

ophiasiform(is): schlangenförmig. – **Ophiasis (Celsi)**: flächenhaft-breitband. Form der ↑ Alopecia areata an Nacken- u. Stirnhaargrenze, ohne Narbenbildung.

Ophi(di)ophobie: zwanghafte Angst vor Schlangen.

Ophidismus, -diasis: Vergiftungszustand nach Schlangenbiß; meist hämolyt. u. neurotox. Sympte. durch die entspr. **Ophiotoxine**.

ophthalm...: Wortteil »Auge(n)«; z. B. **O.algia** (= Schmerzen im Augenbereich), **O.ektomie** (↑ Enucleatio bulbi).

Ophthalmencephalon: *embryol* Verdickung im rostr.-seitl. Neuralrinnenbereich, später der um den Augenblasenstiel liegende Zwischenhirnanteil, aus dem Netzhaut u. Sehnerv hervorgehen; i. w. S. Sammelbez. für Netzhaut, Sehnerv u. -rinde.

Ophthalmia, -mie: mehrere oder alle Augenschichten betreff. »entzündl.« Affektion, z. B. infektiös im vord. Augenbereich (= **O. contagiosa**; z. B. Conjunctivitis epidemica, Trachom = **O. aegyptica** s. bellica s. granularis s. miliaris), metastatisch (hämato- oder lymphogen, bei Sepsis; z. B. als Glaskörperabszeß); als **sympath. O.** (= **O. migratoria** = Neuritis bulbi sympathica) eine nach – evtl. mehrmonat. – Latenz am verletzten u. – mit klinisch ähnl. Verlauf – auch am anderen Auge auftret. chron.-exsudative Uveitis unbekannter Ätiol. (↑ Ophthalmie-Virus), die durch Komplikationen (Cataracta complicata, Sekundärglaukom) evtl. zu völl. Erblindung führen kann. – Ferner **O. actinica** s. **(photo)electrica** (s. u. Conjunctivitis), **O. neuroparalytica** (s. u. Keratitis), **O. phlyctaenulosa** (s. u. Keratoconjunctivitis), **O. arthritica** (rheumat. ↑ Uveitis), **O. catarrhalis** s. **mucosa** (s. u. Conjunctivitis), **O. exzematosa** s. **scrophulosa** (s. u. Conjunctivitis scrof.), **O. externa** (= Keratoconjunctivitis), **O. gonorrhoica** s. **pyorrhoica** (↑ Gonoblennorrhö), **O. purulenta** (↑ Blennorrhö), **O. neonatorum** (s. u. Blennorrhö), **O. lenta** (↑ GILBERT* O.), **O. nodosa** s. **pseudotuberculosa** (↑ Raupenhaarkonjunktivitis), **O. nivalis** (s. u. Conjunctivitis).

Ophthalmie-Virus: Rickettsien-ähnl. Virus, das im Tierversuch (Affe) nach Übertragung in den Glaskörper typ. Elementarkörperchen bildet. Erreger der sympath. Ophthalmie?

Ophthalmiatrie: Augenheilkunde.

ophthalmicus, ophthalmisch: das Auge betreffend, zum Auge gehörend; z. B. **ophth. Reflex** (↑ Orbicularis-oculi-R.). – **Ophthalmika**: 1) *pharm* in der Augenheilkunde verw. Mittel, z. B. Augentropfen, -wässer, -salben. – 2) *anat* Kurzform für A. ophthalmica. – **Ophthalmikus**: Kurzform für N. ophthalmicus.

ophthalmo...: s. a. okulo...

Ophthalm(o)|allergose: allerg. Manifestation (Gefäßinjektion, Chemosis) an den Bindehäuten nach lokalem oder system. Allergenkontakt; z. B. Frühjahrskonjunktivitis. – **O.angiotonometer (Baurmann*)**: Gerät zur Messung des arteriellen Netzhautdruckes auf Tonometrie-Basis (mit Manometer verbundene Kautschukpelotte).

Ophthalmoblennorrhoea: ↑ Blennorrhö, Gonoblennorrhö.

Ophthalmo|diagnostik: s. u. O.reaktion, -test. – **O.diaphanoskop**: Lampe für die diasklerale Durchleuchtung des Auges (= **O.diaphanoskopie**); Modelle n. SACHS, LANGE u. a.; auch als konusförm. Aufsatz für das elektr. Handophthalmoskop. – **O.dynamographie**: (HAGER) Registrierung von Blutdruck u. Pulswellengeschwindigkeit in der A. ophthalmica (u. damit auch in Karotiden u. Aorta) mit Hilfe einer dem Augapfel u. den Orbiraträndern straff aufliegenden Ballon-Druckkammer; zur Diagnostik zerebraler Mangeldurchblutung. – **O.dynamometer**: Gerät zur indir. Messung des Netzhautarteriendruckes; ein mit Pelotte versehener Metallstab drückt dosierbar bis zum Eintreten einer ophthalmoskopisch sichtbaren Änderung der Gefäßpulsationen auf die Sklera (äuß. Augenwinkel); Angabe der Druckwerte in g. Modelle n. BAILLART, MÜLLER, SOBANSKI u. a.

Ophthalm|odynie: Augenschmerz.

Ophthalmolith: umschrieb. Aderhautverkalkung oder -verknöcherung am erblindeten u. geschrumpften Auge; evtl. in Netzhaut u. Glaskörper vordringend.

Ophthalmo|logie: die »Augenheilkunde«, befaßt mit Erkennung, Behandlung, Prävention u. Rehabilitation der anat. u. funktionellen Veränderungen des Auges u. seiner Anhänge; s. a. Facharzt für Augenheilkunde (»O.loge«).

Ophthalmo|malazie: zunehmende Erweichung des Augapfels, evtl. in Atrophia bulbi übergehend. **o.-mandibulo-melisches Syndrom**: ↑ PILLAY*-ORTH* Syndrom. – **O.meter**: Gerät zur Messung der Hornhautkrümmung u. Bestg. eines Hornhautastigmatismus (= **O.metrie**), indem mit Fernrohroptik auf der Hornhaut 2 (durch WOLLASTON* Prisma verdoppelte) stufenförm. Lichtflecken beobachtet werden (deren Abstand um so kleiner ist, je stärker die Hornhautkrümmung). Ursprüngl. Modell n. JAVAL-SCHIÖTZ; modifiz. als **O.phakometer** (auch für Linsenvorder- u. -hinterfläche anhand der PURKINJE*-SANSON* Bilder).

Ophthalmo|mikroskop: ↑ Hornhautmikroskop. – **O.myiasis**: Augeninfektion durch Fliegenlarven, beim Menschen v. a. von »Nasen-Rachenfliegen« (Oestrus ovis u. Rhinoestrus purpureus; rel. gutartig) u. Dasselfliegen (Hypoderma; bösartig!). – **O.mykose**: Augeninfektion durch Pilze; z. B. Chorioretinitis als Komplikation einer Candida-Sepsis (bei postop. Antibiotika-Medikation).

Ophthalmopathia, -pathie: »Augenleiden«, unterschieden als **O. ext.** (im vord. Augenabschnitt) u. **O. int.** (Uveitis, Retinopathie). – **endokrine O.**: stets bds. Exophthalmus als Sympt. der Hyperthyreose bzw. Thyreotoxikose; wahrsch. durch Vol.zunahme des retrobulbären Gewebes infolge vermehrter Ausschüttung der Exophthalmus-producing-Substanz; im Extremfall als maligner ↑ Exophthalmus.

Ophthalmo|phakometer: s. u. O.meter. – **O.phantom**: Augenmodell für augenärztl.-chir. Übungen u. Demonstrationen. – **O.phlebotomie**: Eröffnung erweiterter Venen am Augapfel oder Bindehautsack zur Entlastung bei Kongestion in der Orbita. – **O.phtisis**:

↑ Phtisis bulbi. – **O.plastik**: plast. Op. am Augapfel (u. dessen Adnexen).

Ophthalmoplegia, -plegie: angeb. oder erworb., akute oder chron. Lähmung der Augenmuskeln; als **O. externa** der quergestreiften äuß. Augenmuskeln, selten total (d. h. mit völl. Unbeweglichkeit der Bulbi), entweder angeb. (bei Mißbildungssyndromen) oder – meist – bei neurol. Erkrn., s. a. KEARNS*-SAYRE* Syndrom; als **O. interna** (= inn. ↑ Okulomotoriuslähmung) mit Ausfall der glatten inn. Augenmuskeln (Mm. ciliaris, sphincter u. dilatator pupillae), meist toxisch bedingt, z. B. Sphinkterlähmung bei Botulismus, Akkommodationslähmung bei Di), als **O. partialis** meist nur den von Okulomotorius u. Abduzens, seltener den vom Trochlearis versorgten Bereich betreffend; als **O. totalis** mit Bewegungsunfähigkeit des Bulbus u. Fehlen von Pupillenreaktionen u. Akkommodation. – Bes. Formen: **O. chronica progressiva internuclearis** (↑ v. GRAEFE* Syndrom), **exophthalm. O.** (sogen. BALLET* Zeichen; partielle oder totale O. ext. bei BASEDOW*-Exophthalmus; offenbar nicht thyreotox.), **O. internuclearis ant.** (= LHERMITTE* Lähmung = supranukleare Medialisparese; meist bds., dissoziierte Blickstörung mit Adduktionshemmung des kontralat. Auges bei Blick zur Herdseite, erhaltener Konvergenzfähigkeit, Fehlen von Doppelbildern; bei MS, pontiner Läsion des Fascic. longitud. med., Tumor der hint. Schädelgrube, Abszeß, Erweichung oder Blutung ins hint. Mittelhirn etc.; Beginn oft akut mit Schwindel u. Nausea), **O. internuclearis post.** (= supranukleare Lateralisparese; dissoziierte Blickstörung bei Läsion des Fascic. longitud. med.; mit Abduktionshemmung eines Auges beim Seitwärtsblicken, ohne Doppelbilder, mit normalem Ansprechen des ausgefallenen M. rectus lat. auf vestibul. Reize), **nukleäre O.** (durch Läsion der Augenmuskelkerne u. ihrer Bahnen, v. a. bei Tabes dors., Lues cerebri, Polioencephalitis haemorrhagica sup., v. GRAEFE* u. MOEBIUS* Syndrom, MS), **O. verticalis** (↑ PARINAUD* Ophthalmoplegie). – **O.-Ataxie-Areflexie-Syndrom**: ↑ FISHER* Syndrom.

Ophthalmoptose: ↑ Exophthalmus.

Ophthalmoreaktion: ↑ Konjunktivaltest (1907 als ↑ CALMETTE* Reaktion für Tbk-, später als CHANTEMESSE* Reaktion für Typhusdiagnostik eingeführt); s. a. Ophthalmotest.

Ophthalmorefraktometer (Thorner*): reflexfreier Augenspiegel mit Projektion einer Testfigur auf die Netzhaut zur Brechkraftbestg. des Auges.

Ophthalmo(r)|rhagie: ↑ Haemophthalmus. – **O.-rhexis**: traumat. Zerreißung des Augapfels.

Ophthalmo-rhino-stomato|hygrose: (CREYX-LEVY-BORDEAUX 1948) anhaltende Hypersekretion der Tränen-, Nasen- u. Speicheldrüsen in Kombin. mit zervik. Spondylarthritis. – Gegenstück zum SJÖGREN* Syndrom (= **O.xerose**).

Ophthalmo(r)rhö: katarrhal. Erscheinungen am äuß. Auge.

Ophthalmo|skop: »Augenspiegel« (s. u. HELMHOLTZ*); i. e. S. das elektr. Hand-O.skop für die ↑ O.skopie im aufrechten Bild, mit eingebauter Lichtquelle, spez., die Hornhautlichtreflexe weitgehend ausschaltender Optik u. hoher Beleuchtungsstärke; z. B. nach COMBERG, FRANCESCHETTI, THORNER (für indir. Betrachtung), ferner Stativ- u. stereoskop. Geräte (z. B. nach FISON, SCHEPENS; u. a. für DD von Makula- u. Papillenaffektionen). – **O.skopie**: Beobachtung des Augenhintergrundes mit dem ↑ O.skop oder – als **indir. O.skopie** (RUETE) – mittels Konvexspiegels u. zwischengeschalteter Konvexlinse von 12–20 dpt (umgekehrtes, verkleinertes u. lichtschwaches Bild mit großem Gesichtsfeld). Neuerdings besseres u. plastischeres Fundusbild (v. a. auch der peripheren Anteile einschl. Ora serrata u. Ziliarkörper) durch Anw. des Indentationsglases n. GOLDMANN-SCHMIDT (Kontaktglas mit 3 zusätzl., in versch. Winkeln stehenden Spiegeln; seitenverkehrtes Bild!) oder des Indentationstrichters n. EISNER (mit eingeschobenem Dreispiegelglas), bei deren Aufsetzen der Bulbus eingedellt wird.

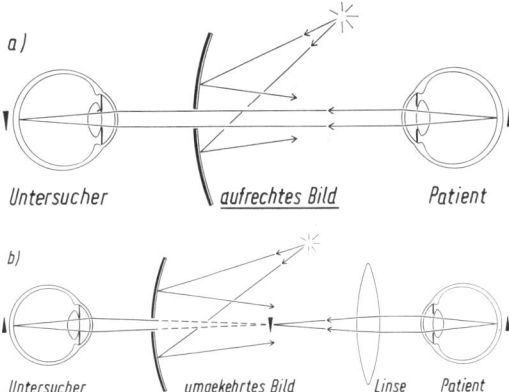

Strahlengang bei direkter (a) u. indirekter (b) **Ophthalmoskopie**, d. h. mit aufrechtem bzw. umgekehrtem Bild.

Ophthalmo|sonometrie: ↑ Ultraschalldiagnostik am Auge. – **O.stat**: Instrument zur Ruhigstellung des zu operierenden Augapfels. – **O.statometrie**, Exophthalmometrie: Bestg. des Grades einer Protrusio bulbi.

Ophthalmo|test: ↑ O.reaktion; u. a. zur »Allergietestung« (vor diagnost., therap. oder prophylakt. Anw. von Röntgen-KM, heterologen Seren oder Serumfraktionen) durch Einbringen von 1 Tr. der 1:10 verdünnten Probe in den Konjunktivalsack u. Ablesen nach spätestens 15 Min. (Juckreiz, Tränenfluß, Lidödem, konjunktivale Injektion sprechen für allerg.-anaphylakt. Reagibilität). – **O.thermometer**: Gerät zur Bestg. der Temp. im Konjunktivalsack. – **O.tomie**: Inzision des Augapfels. – **O.tonus**: Augendruck; s. a. Tonometer, -metrie.

ophthalmo|trop: mit Affinität zu den Augen; z. B. **o.trope Viren** (v. a. Trachom- u. Herpes-Virus). – **O.tropometrie**: Bestg. des Schielwinkels.

Ophthalm|oxyse: Skarifikation der Bindehaut.

Ophthalmozephalus: Mißbildung mit Aplasie der Augen(höhlen) u. Nase u. Hypoplasie des OK (d. h. weitgehende Gesichtslosigkeit = Aprosopie).

Opiat: *pharm* opiumhalt. Präp.; i. w. S. jedes dem BTM-Gesetz (»Opiumgesetz«) unterliegendes Mittel. – **O.-Antagonisten**: ↑ Morphin-Antagonisten; s. a. Endorphine. – **O.rezeptoren**: s. u. Endorphine. – **O.sucht**: Drogenabhängigkeit von den Opium-Alkaloiden Morphin u. Kodein (↑ Morphinismus, Kodeinismus) bzw. von halbsynthet. Morphin-Derivaten, i. w. S. auch von synthet. Medikamenten mit morphinart. Wirkung. – **O.vergiftung**: Intoxikation

Opie* Paradoxon

durch natürl. oder synthet. Opiate; mit – individuell unterschiedl. – charakterist. Trias: Atemdepression, Miosis, Koma (im Extremfall Tod durch Atemlähmung). Ther.: ggf. Magenentleerung, künstl. Beatmung, Morphin-Antagonisten; bei chron. Vergiftung Entziehungskur (als Entzugssympte.: Unruhe, Depressionen, Reizbarkeit, pektanginöse Zustände, körperl. Schwäche).

Opie* Paradoxon (EUGENE LINDSAY O., geb. 1873, amerikan. Pathologe): beim Meerschweinchen das Ausbleiben der sensibilisierungsbedingten entzündl. Erscheinungen am Ort einer wiederholten Verabfolgung allogenen Eiweißes, wenn i.v. Gabe des gleichen Eiweißes vorausging.

Opio|mania, O.manie: / Opiatsucht. – **O.phagie**: Verzehr von Opium in Form des getrockneten Saftes oder Dekoktes (im Ggs. zum Opiumrauchen).

Opipramolum *WHO*: Dibenzo-azepin-piperazin-Derivat; Antidepressivum, Thymoleptikum.

Opisthencephalon: / Metencephalon.

Opisthion: *anthrop* Schnittpunkt der Mediansagittalebene mit dem Hinterrand des For. occip. magnum.

Opistho|genie: (STERNFELD) Rücklage des UK bei unauffäll. OK. – **O.gnathie**: (STERNFELD) Rücklage des OK gegenüber dem unauffäll. UK. – I. w. S. auch das Zurücktreten beider Kiefer (= Retrognathie) bzw. nur das der Alveolen u. Zähne (= alveolare O.gn.) oder das des UK (mit Mikrogenie).

Opisthorchiasis: Erkr. durch / Opisthorchis-Befall; mit Besiedlung von dist. Gallengängen, Gallenblase, selten auch Ductus pancreaticus (außer Sekretstauung bis -blockade tox. Effekte durch Stoffwechselprodukte u. abgestorbene Würmer); klin.: (Peri-)Cholangitis, periportale Fibrose, Gallengangsadenose; nur geringe Leberparenchymveränderungen; evtl. bakterielle Sekundärinfektion. – **Opisthorchis**: eine Trematoden-Gattung; Parasiten der Gallenwege (/ Opisthorchiasis; Infektion des Menschen durch rohe Fischspeisen);. z. B. **O. albidus** (= Metorchis alb.; bei Karnivoren, selten beim Menschen), **O. felineus** = O. tenuicollis, Distomum felineum; der »Katzenleberegel«, auch beim Menschen parasitierend; 7–12 mm lang, 2–3 mm breit; einziger Zwischenwirt – mit Entwicklung von Sporozysten, Redien u. Zerkarien – die Süßwasserschnecke Bithynia leachi; Umwandlung der lophozerken Zerkarien zu Metazerkarien nur in Süßwasserfischen), **O. guayaquilensis** (bei piszivoren Säugetieren u. Mensch in Ecuador), **O. sinensis** (= Clonorchis si., Distomum spathulatum japonicum; der Chines. Leberegel, 10–25 mm lang, 2–5 mm breit; Parasit des Menschen, als Reservewirte Hund, Katze; Erreger der Clonorchiasis; Sporozysten- u. Redien-Entwicklung in Süßwasserschnecken; lophozerke Zerkarien dringen in Süßwasserfische ein u. entwickeln sich dort zu Metazerkarien), **O. viverrini** (»Hinterind. Leberegel«; bei Raubkatzen u. Mensch; 1. Zwischenwirt: Süßwasserschnecken; 2.: Süßwasserfische).

Opisthotonus: *neurol* extreme dorsalkonkave Körperbeugung infolge Kontraktion der ges. Körpermuskulatur mit Überwiegen der Strecker; bei psychogenem Anfall (»Arc de cercle«), Kleinhirn- (Oberwurm) u. Vierhügel-Tumoren, kurzfristig bei NaCN-Intoxikation.

Opitz* Krankheit (HANS O., 1888–1971, Pädiater, Berlin, Mainz): / Milzvenenthrombose-Syndrom.

Opitz* Paradoxon (ERICH O., 1911–1969, Neurologe, Kiel, Schleswig): ZNS-Nekrosen im venösen Teil des sogen. KROGH* Gewebszylinders (um die versorgende Kapillare herum) bereits vor Absinken des venösen O_2-Druckes unter die krit. Grenze (2–4 mm Hg); Folge der bereits zuvor (ab 19 mm Hg) eintretenden qual. Stoffwechselstörungen (»Mangel trotz fehlender Not«).

Opitz*-Johnson*-McCreadie*-Smith* Syndrom: (1969) / C-Syndrom.

Opium, Laudanum, Meconium: aus unreifen Kapseln von Papaver somniferum durch Anritzen gewonnener u. luftgetrockneter Milchsaft (»Lac Papaveris«); bräunl. Masse mit 37 Alkaloiden (v. a. Morphin, Kodein, Narkotin, Papaverin, Thebain, gebunden an organ. Säuren wie Mekonsäure u. a.). Therap. Anw. als kräft. Analgetikum mit hypnot. Komponente (Suchtgefahr, / BTM); wicht. Alkaloidlieferant. – Als **O. concentratum** alkohol-, z. T. auch wasserlösl. braunes Pulver mit 48–50% Morphin für orale u. parenterale Anw.: als **O. pulveratum s. medicinale** das auf ca. 10% Morphingehalt eingestellte »O.pulver«, abgelöst durch **O. titratum** = Pulvis Opii standardisatus (ca. 10% Morphin; BTM!).

Opium|gesetz: / Betäubungsmittel-Verschreibungsverordnung. – **O.kur**: *histor* (PARACELSUS), noch heute angew. Ther. der endogenen Depression mit steigenden, später fallenden Dosen von Tinct. Opii simpl. oder Sol. Pantoponi (2%ig.) bei gleichzeit. Abführmittelmedikation. – **O.rauchen**: Inhalieren des durch Verbrennen in spez. Pfeifen entstehenden Rauches von / Rauchopium zur Erzielung eines **O.-rausches** (angenehm-traumhaftes Dahindämmern u. Passivität). Ebenso wie bei der / Opiophagie Gefahr der Suchtstoffabhängigkeit (u. der chron. Stuhlverstopfung).

Opodeldok: *pharm* als »fester O.« das Linimentum saponatocamphoratum, als »flüss. O.« der / Spiritus saponatocamphoratus.

Opo|dermie: (*gr* opos = [Pflanzen-]Saft) hormonell (meist i. S. der Insuffizienz) bedingte oder beeinflußte Hautkrankheit. – **O.therapie**: / Organotherapie (urspr. mit Gewebssäften).

Opozephalus: (*gr* ōps = Auge) Mißbildungs-Kombin. i. S. von Otozephalie u. Zyklopie.

Oppenheim* Dermatitis (MORITZ O., 1876–1949, Dermatologe, Wien, Chicago): **1)** / Dermatitis bullosa pratensis. – **2) O.*-Urbach* Krankh.**: / Necrobiosis lipoidica diabeticorum.

Oppenheim* (HERMANN O., 1858–1919, Neurologe, Berlin) **Dromedarhaltung, Gang**: bei Torsionsdystonie die aus der erhebl. Lordoskoliose resultierende typ. Körperhaltung beim Stehen u. Gehen. – **O.* Krankheit, Syndrom: 1)** O.*-WERDNIG*-HOFFMANN* Krankh.: / Myatonia congenita Typ O.-TOBLER. – **2)** O.*-STRÜMPELL* Krankht.: Encephalitis acuta haemorrhagica. – **3)** O.*-ZIEHEN* Sy.: / Torsionsdystonie. – **4)** ERB*-O.*-GOLDFLAM* Sy.: / Myasthenia gravis. – **5)** MINOR*-O.* Sy.: / Haematomyelia centralis. – Ferner als **O.*-Turner* Krkht.** eine kongenit. Muskelhypotonie; s. a. Spasmodynia cruciata. – **O.* Neurose**: / Rentenneurose. – **O.* Reflex, Zeichen**: (1902) durch kräft. Entlangstreichen am med.

Tibiarand ausgelöste ton. Dorsalflexion der Großzehe; modifiz. ↑ BABINSKI* Reflex.

Oppenheimer* Schiene: *orthop* individuelle Federstahldraht-U-Schiene (stark elast.) als Quengelschiene für Finger oder Handgelenk (als »Knöchelbeugeschiene«).

Oppikofer* Durchbruchgranulome (ERNST O., geb. 1874, HNO-Arzt, Basel): spezif. zervikal-nuchale Granulome mit Schwellung, Fluktuation u. schließl. Hautperforation bei verkäsender Tbk der mandibulären u. nuchalen LK.

Oppilation: ↑ Obstipation.

Oppler* Bazillus (BRUNO O., gest. 1932, Arzt, Berlin, Breslau): ↑ Lactobacillus acidophilus.

Oppolzer* Operation (ROBERT V. O., 1899–1972, Chirurg, Wien): (1950) abdomino-transanale Rektumexstirpation mit Durchzug am kurzen Mastdarmende. – Ferner eine pelvine Neurektomie.

Oppolzer* Zeichen (JOHANN V. O., 1808–1871, Arzt, Wien): von der Körperlage abhäng. Verlagerung des Herzspitzenstoßes bei serofibrinöser Perikarditis.

opponens: (lat.) gegenüber-, entgegenstellend. – Auch Kurzform für Musculus opp. – **O.plastik:** ↑ Funktionsplastik zur Wiederherstg. der Oppositionsfähigkeit des Daumens; z. B. n. BUNNELL. – **O.schiene:** den Daumen bei Opponenslähmung den anderen Fingern gegenüberstellende Schiene; ermöglicht Nutzung der erhaltenen Beugefunktion zum Greifen.

opportunistisch-pathogene Erreger: im Organismus als apathogen vorhandene, erst nach immunschwächender Vorkrankht. pathogen werdende Keime.

Oppositio(n): *anat* die durch den M. opponens pollicis bewirkte – bei Medianuslähmung nicht mögl. – Bewegung des Daumens in eine Gegenstellung zu den anderen Fingern. Im gleichen Sinne auch die Kleinfingerbewegung in Richtung Hohlhand (durch den M. opponens digiti minimi).

oppositopolar: *zytol* gegenüberliegende Zellpole betreffend.

Oppressio(n): 1) Beklemmung; z. B. **O. cardiaca s. pectoris** (= Herzbeklemmung). – 2) ↑ Katalepsie.

Ops...: Wortteil 1) »Sehen«, »Gesicht«, »Auge(n)«; 2) »verzögert«, »spät«; z. B. **Opsialgia** (= Gesichtsneuralgie), **Opsiphonie** (↑ Auditio colorata), **Opsiurie** (infolge gestörter intestinaler Resorption verzögerte Harnausscheidung als Hinweis auf portale Hypertension.)

Opsin: zus. mit 11-cis-Retinin$_{1\ u.\ 2}$ die Sehpigmente Rhodopsin bzw. Porphyropsin bildendes Protein (das bei Belichtung wieder in Opsin u. all-*trans*-Retinin zerfällt).

Opsiometrie: s. u. Optometrie.

Opso|klonie: 1) koordinierte oder unkoordinierte Augenbewegungen mit Strabismus u. Augapfeloszillationen bei akuter Poliomyelitis ant. u. best. Enzephalitisformen. – 2) ↑ Pendelnystagmus. – **O.manie:** (*gr* opson = Beikost) gesteigertes Verlangen (z. B. der Schwangeren) nach best. Nahrungsmitteln u. Leckerbissen. – **O.menorrhö:** (*gr* opse = spät) verspätet einsetzende Menstruation.

Opsonieren, Opsonifikation: *path* die Phagozytose begünstigendes »Schmackhaftmachen« von Keimen durch ↑ Opsonine (in Gegenwart von Komplement).

Opsonin: thermolabiler Normal-AK fraglicher Spezifität als Teil des körpereigenen Infektionsabwehrsystems (↑ Opsonieren); mit C'1 des Komplements identisch? – Ferner als thermostabile Opsonine streng spezifisch Phagozytose-begünstigende Immunoopsonine u. Tropine. – **O.therapie (WRIGHT*):** Steigerung des O.titers durch »Vakzinether.« (s. a. opsonischer ↑ Index). – **O.titer:** diejen. Serumverdünnung, bei der noch eine deutl. – vom O.gehalt abhäng. – Phagozytose nachweisbar ist.

opticus: (lat.) das Sehen (s. a. optisch) bzw. den Sehnerv betreffend (s. a. Optikus...).

Optik: die Lehre von der sich in transversalen Wellen ausbreitenden Energie, i. e. S. vom Licht u. dessen Beeinflussung durch opt. Systeme. – Als **biol. O.** die Wissenschaft vom Sehen u. von Bau u. Funktion lichtempfindlicher Organe (als **physiol. O.** befaßt mit den Auge u. Hirn verbindenden nervösen Bahnen u. deren Funktion, als **psychol. O.** mit den Wechselwirkungen zwischen Großhirn u. Sehrinde, als **ophthalmol. O.** mit den Wechselbeziehungen zwischen Organismus u. Brechkraft der Augen). – Auch Kurzbez. für ein opt. System.

Optiko...: Wortteil »Auge(n)«, »Sehen«, »Sehnerv« (s. a. Optikus..., Ophthalm...); z. B. **o.-fazialer Reflex** (↑ Blinzelreflex), **o.-kinetisch** (↑ optokinetisch).

Optikus: Kurzform für N. opticus. – **O.atrophie:** Degeneration der Sehnervenfasern (zwischen Papille u. Chiasma) als Folge von Druckeinwirkung (Tumor, z. B. der Hypophyse, ↑ Chiasmasyndrom), tox. oder infektiöser Schädigung (↑ Optikusneuritis), druck- oder arteriosklerosebedingter Ischämie sowie von best. Systemerkrn. (z. B. MS; s. a. Abb. »KENNEDY* Syndrom«); klin.: Abblassung der Papille u. Herabsetzung des Sehvermögens (nicht immer im Ausmaß parallel). Als **partielle O.a.** nach Neuritis axialis mit Atrophie nur des papillomakulären Bündels, als Folge von Erkrn. der Netzhautmitte mit nur temporaler Abblassung der Papille; als **totale O.a.** v. a. nach traumat. Unterbrechung (Schädelbasisfraktur, Schläfenschuß) u. durch mechan. Druck. Ferner: **einfache O.a.** (Papillenabblassung ohne Zeichen einer überstandenen Sehnerventzündung u. ohne glaukomatöse Exkavation), **glaukomatöse O.a.** (durch erhöhten intraokularen Druck, mit Exkavation der Papille), **postneurit. O.a.** (nach ↑ Optikusneuritis, mit unscharfer Begrenzung der abgeblaßten Papille), **rasch verlaufende O.a.** (»Optikusmalazie« bei Ausfall der Blutversorgung des Sehnervs nach Schädeltrauma, bei Arteriitis temp.; s. a. KREIBIG* Optikusmalazie, Optikuskaverne). – Als heredofam. Formen ↑ BEHR* u. LEBER* Syndrom. – **O.gliom:** Spongioblastom (meist bei Neurofibromatose) im orbitalen Abschnitt des Sehnervs, direkt vor oder hinter dem Can. opticus oder im Chiasma. – **O.kaverne:** kongenit. oder erworb. (Glaukom, Myopie) Papillenexkavation mit intraokulärer u. retrobulbärer Höhlenbildung im Sehnerv infolge zirkulationsbedingter Atrophie von Nervenelementen. – **O.lähmung, periodische (MOEBIUS*):** ↑ Migraine ophthalmoplegique. – **O.neuritis,** Neuritis nervi optici: Entzündung des Sehnervs; bei ZNS-Erkr. durch neurotrope Viren, nach endo- oder exogener Intoxikation, als fortgeleiteter Prozeß v. a. aus Orbita u. NNH. Klin. (je nach Sitz): im akuten Stadium Papillenschwellung, peripa-

Optikus|tuberkulose

pilläres Ödem, Papillenabblassung, hochgrad. Sehstörung; als Endstadium ↑ Optikusatrophie; s. a. Retrobulbärneuritis, Neuropapillitis. – **O.papille**: ↑ Papilla nervi optici. – **O.tuberkulose**: fortgeleitete Neuritis n. optici (peripherica) bei tbk. Basalmeningitis.

Optimum der Reizung: (N. J. WEDENSKI) diejen. elektr. Impulsreizung eines peripheren motor. Nervs, mit der die stärkste tetan. Kontraktion des zugehör. Muskels zu erzielen ist. – **O.stellung**: *otol* s. u. BRÜNINGS*.

optisch: die Lichtstrahlung, das Sehen bzw. die Optik betreffend, mit opt. Mitteln; z. B. die o. **Achse** (↑ Axis opticus), o. **Blutdruckmessung** (↑ GOLDRING*-WOHLTMANN* Methode), o. **Einheiten** (↑ Tab. »Einheiten«), o. **Isomerie** (↑ Enantiomerie), o. ↑ **Nystagmus** (= optokinet.), o. **Projektionsgebiet** (prim. ↑ Sehrinde), o. **System** (Linsen-, Spiegel- oder Prismen-Kombination, die eine opt. Gesamtwirkung hervorruft; z. B. Mikroskop), o. **Täuschung** (Fehleinschätzung von Formen, Größen oder Strecken bei der Wahrnehmung ebener geometr. Figuren aufgrund zentralnervöser Anpassungsvorgänge, unabhängig vom Wissen u. Urteil des Beobachters). – **optisch aktiv**: s. u. Aktivität.

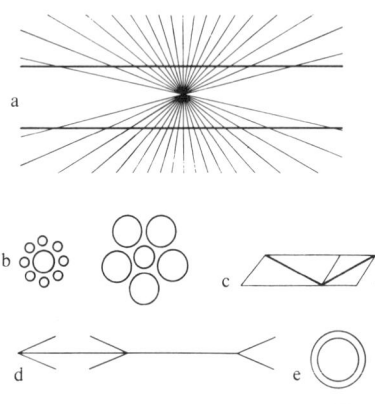

Geometrisch-optische Täuschungen:
a) parallele Geraden erscheinen gewölbt;
b) linker Innenkreis erscheint größer;
c) linke Diagonale erscheint länger;
d) linke Teilstrecke erscheint kürzer;
e) oberer Außenkreis erscheint kleiner als unterer Innenkreis.

Optochin|-Bouillon: *bakt* Nährbouillon mit 0,001% Äthylhydrokuprein zur Differenzierung von Strepto- u. Pneumokokken (anhand von Wachstum bzw. Wachstumshemmung). Als **O.-Aszites(5–10%)-Bouillon** bei Streptokokken noch stärker wachstumsfördernd.

Optodynamometer: *ophth* Gerät zur Bestg. des Nahpunkts, z. B. bei der Akkommodationsprüfung.

optokinetisch: das Sehen bewegter Gegenstände betreffend; z. B. o. **Stimulator** (BÖTELER; rotierende Nystagmustrommel für die Kinetosen-Diagnostik).

Optomeninx: die Netzhaut.

Opto|meter: Gerät zur subj. oder obj. Bestg. der Brechkraft des Auges (z. B. nach DONDERS, SCHEINER); s. a. Akkommodometer. – **O.metrie**: 1) angewandte Wissenschaft von der Prüfung der Brechkraft des Auges. – 2) nichtärztl., nur auf subjekt. Methoden basierende Bestg. der Brechkraft der Augen (durch diplomierten Optiker: »**O.metrist**«). – 3) Opsiometrie: Fernpunktbestg. des Auges mit dem Optometer; s. a. Refraktometer.

Optotypen: Sehzeichen der ↑ Sehproben.

Ora serrata: 1) *PNA* die zirkuläre, durch Proc. ciliares gezackte (Rand-)Linie 3–4 mm vor dem Bulbusäquator, an der die Pars optica der Netzhaut plötzlich in die niedrigere (nur einschicht.) Pars caeca übergeht. – 2) ↑ Z-Linie (der Kardia).

oral(is): zum Mund bzw. zur Mundhöhle gehörig, durch den Mund (= peroral); z. B. o. **Auskultation** (s. u. DRUMMOND* Zeichen), o. **Kontrazeptiva** (s. u. Ovulationshemmer), **o.-fazial-digitales Syndrom** (↑ PAPILLON=LÉAGE*-PSAUME* Sy.).

orale Allergenprobe: 1) bei Verdacht auf nutritive Allergie perorale Zufuhr (oder über Duodenalsonde) des antigenen Nahrungsmittels u. nachfolgende Kontrolle (Rö.untersuchung, Gastroskopie) des Magen-Darmkanals auf allerg. Manifestationen (Schleimhautbild, Tonus, Motorik, Spasmen, Diarrhö). – 2) A. (v. a. bei Kindern) durch Kontakt des spezif. AG mit der Mundschleimhaut.

oraler Anfall: partielle epilept. Krise mit einer um orale Bewegungsautomatismen u. Hypersalivation (als führende Sympte.) gruppierten Symptomatik; s. a. orale, insuläre, mastikator., oropharyngeale ↑ Epilepsie.

orale Phase: (S. FREUD) die durch Inbesitznahmen gekennzeichnete 1. frühkindliche Entwicklungsphase (ca. 1. Lj.), in der die Mutterbrust ebenso in den Mund genommen wird wie Körperteile (Zehen) oder Gegenstände (u. in der wesentl. Charaktereigenschaften geprägt werden). Nach K. ABRAHAM (1924) unterschieden als frühe (mit Vorherrschaft des Saugens) u. spätere o. Phase (↑ oralsadist. Phase, s. a. Phasenschema der Psychoanalyse).

Oralismus: sexuelle Betätigung mit dem Mund, ↑ Cunnilingus, Fellatio. – **Oralität**: *psych* die auf oralen Lustgewinn zielenden Strebungen.

Oral-Petit-mal: generalisierte (Absenzen) oder partielle epilept. Anfälle (meist Temporallappen) mit oralen oder oropharyngealen Automatismen (Kauen, Schlucken).

oral|sadistische Phase: die 2., mit dem Erscheinen der ersten Zähne (6. Monat) zusammenhängende ↑ orale Phase des Kindes; mit Vorherrschaft des Beißens, Zerstörung u. Einverleibung des Objekts (erste Triebambivalenz). – **o.sensorischer Anfall**: partieller (oraler) epilept. Anfall, beginnend mit Empfindungsstörungen im Mundbereich u. Geschmackssensationen (u. evtl. in einen sek.-generalisierten übergehend, daher inkorrekt: »o.-s. Aura«).

Oral|sepsis: fokaltox. Prozeß im Mundbereich. – **O.sinn**: die zu komplexer Wahrnehmung verschmelzenden chem. Sinne im Mundbereich (Geschmack u. Geruch).

Oralvakzine: Impfstoff aus vermehrungsfäh. oder inaktivierten Erregern für die ↑ Schluckimpfung.

Orange: histol.-bakt. Farbstoff; O. I, O. B (= Naphthol-O.) Indikator sowie für Bindegewebs-, Knochenfärbung; O. II (↑ Mandarin G extra), O. III (Methyl-O.) Indikator; O. IV, O. GS, O. N (= Diphenyl-O.) Farbstoff für Rotzbazillen, Indikator (pH 1,3/3,2

= rot/gelb; als Tropäolinpapier zum Nachw. freier HCl im Magensaft); O. G, O. GG (= Patent-O.) für histol. Zytoplasmafärbung (meist in Trichromgemischen, u. a. zur Gegenfärbung in der Perjodsäure-SCHIFF*-Technik n. HOTCHKISS).

Orangenhaut: 1) orangenfarbene Haut im Bereich von Falten oder Druckstellen bei Amyloidose. – 2) ∱ Apfelsinenschalenhaut; s. a. Orangenhautzeichen. – **O.-Zeichen:** trichterförm. Hautfollikeleinziehungen im Bereich flächenhafter Infiltrate als Hinweis auf Lymphödem (durch seitl. Hautkompression deutlicher); z. B. bei Myxödem, Mycosis fungoides, Zellulutis, PAGET* Krebs.

Orangenileus: mechan.-paralyt. Ileus (v. a. bei Magenresezierten) nach Genuß von Apfelsinen (die nach ungenügendem Zerkauen im Dünndarm quellen u. die BAUHIN* Klappe verlegen).

Orazamidum *WHO:* Aminoimidazol-5-karboxamidorotat; Lebertherapeutikum.

Orbach* Technik: (1958) bei der Krampfaderverödung Vorinj. von 0,5–1 ml Luft oder Schaum (Verödungsmittel + Luft) zwecks besserer Kontaminierung der Gefäßwand mit dem Verödungsmittel.

Orbeli*-Glinezinski* Phänomen (LEON ABGAROWITSCH O., 1882–1952, Physiologe, Leningrad): stimulierende Wirkung des sympath. NS auf den durch häuf. Reizung ermüdeten Skelettmuskel.

orbicularis: (lat.) kreisförmig; auch Kurzform für Musc. orbicularis; s. a. Orbikularis... – **O.-oculi-Reflex,** trigeminofazialer oder -orbikularer (ZERI), Stirn-Lid-, Nasenrücken-Lid-, MCCARTHY* Reflex: durch dir. oder indir. Erschütterung oder Dehnung (z. B. Beklopfen des Brauenbogens, des Orbitarandes) auslösbare bds. Kontraktion des Augenringmuskels als physiol. Eigenreflex. Abgeschwächt bei peripherer Fazialislähmung, gesteigert bei postenzephalit. Parkinsonsismus. – s. a. GALANT* Reflex (2). – **O.-oris-Reflex:** ∱ Gaumenreflex (2).

Orbiculus ciliaris *PNA,* Lig. scleroticochoroidale: der an die Ora serrata angrenzende Teil des Ziliarkörpers; mit Plicae ciliares u. meridional ausgerichtetem fibrillärem Bindegewebe (Ursprung der Aufhängefasern der Linse).

Orbikularis|lähmung: zu unvollständ. Lidschluß führende Lähmung des M. orbicul. oculi; v. a. bei peripherer Fazialislähmung, Myasthenia gravis pseudoparalytica. – **O.phänomen,** Lid-Pupillen-, GRAEFE* Reflex: mit der Kontraktion des M. orbic. oculi assoziierte gleichseit. reflektor. Pupillenverengung (unabhängig vom Lichtreflex). – **O.reflex:** 1) ∱ Orbicularis-oculi-Reflex. – 2) visueller O.: ∱ Blinzelreflex.

Orbinsky* Syndrom: (1949) ∱ Bauchdeckenaplasie-Syndrom.

Orbita *PNA:* die den Augapfel u. seine Anhangsgebilde (Muskeln, Nerven, Gefäße, Tränenapparat, Corpus adiposum) aufnehmende, von Maxilla u. den Ossa frontale, zygomaticale, ethmoidale, lacrimale, palatinum u. sphenoidale gebildete pyramidenförm. (»Spitze« zum Can. opticus), knöcherne, periostausgekleidete (∱ Periorbita) »Augenhöhle«, mit Aditus, Paries inf. (»Boden«), sup. (»Dach«), med. u. lat., ferner Fissura orbit. sup. u. inf., For. ethmoidale ant. u. post., Canalis u. Sulcus infraorbit. (Verbindung zu Schädelhöhle bzw. Fossa infratempor. bzw. Siebbeinzellen bzw. Gesicht). – s. a. Orbital..., Orbito...

Orbita|fraktur: außer Randbrüchen v. a. der O.wandbruch (∱ Blow-out-Fraktur); s. a. LEFORT* Fraktur. – **O.hämatom:** ∱ Haemopthalmus externus. – **O.implantat:** in die TENON* Kapsel eingesetztes gewebsverträgl. Implantat zur Verbesserung der Beweglichkeit des Kunstauges nach Enucleatio oder Exenteratio bulbi.

orbital: die Augenhöhle betreffend, zur Orbita gehörend; z. B. **o. Phlebographie** (*röntg* sagittale u. front. Aufnahmeserie während perkutaner KM-Inj. in die V. angul.; v. a. zur Darstg. orbitaler Varizen). – **o. Persönlichkeitsveränderungen:** s. u. O.hirn-Syndrom.

Orbitalbodenplastik: der Stützung des Augenhöheninhalts nach OK-Resektion oder Trauma (bei letzterem nach temporärer Fragmentfixierung mittels Ballons von der Kieferhöhle aus) dienende Neubildung des Orbitabodens durch Muskellappen oder Kunststoffplatten.

Orbitale: 1) *anthrop* tiefster Punkt des unt. Augenhöhlenrandes (in der Kieferorthopädie: senkrecht unter der Pupille bei Geradeausblick). – 2) *physik* »Elektronenbahn« in Molekülen u. Atomen (»MO« bzw. »AO«).

Orbital|emphysem: Luftansammlung im lockeren Orbitagewebe; meist nach Fraktur der Lamina orbit. mit Einriß der Siebbeinzellenschleimhaut, klin.: Protrusio bulbi, »Schneeballknirschen«. – **O.hirn-Syndrom:** ∱ Stirnhirnsyndrom nach Läsion der Stirnhirnbasis (»O.hirn«): mangelndes Krankheitsempfinden, geringe personelle Schmerzresonanz, Takt- u. Distanzlosigkeit, Verlust eth. u. moral. Hemmungen, euphor. Verstimmung, Geschwätzigkeit, Witzelsucht. Bei Persistieren (z. B. nach Trauma) als »orbitale Persönlichkeitsveränderungen« bezeichnet.

Orbital|parasit: Parasit im Augenhöhlengewebe, z. B. Echinokokkus, Zystizerkus, Filarie, Trichine. – **O.phlegmone,** Parophthalmie: Phlegmone der Augenhöhlengewebe, mit – ödembedingtem – Exophthalmus sowie Beweglichkeitsverlust des Auges, Chemosis, Lidentzündung; v. a. bei infizierter Orbitaverletzung oder fortgeleitet (Sinusitis, Oberlippen-, Nasenfurunkel). Komplikationen: Übergreifen auf Sehnerv oder Hirnhäute, Sinusthrombose.

Orbita|resektion: *chir op.* Entfernung der seitl. Augenhöhlenwandung im Rahmen der ∱ Orbitotomie. – **O.plastik:** Wiederherstellung der knöchernen Augenhöhle; z. B. als ∱ Orbitalbodenplastik. – **O.spitze-Syndrom,** MALATESTA* Sy.: bei retrobulbärem Orbitaprozeß Paresen der Hirnnerven II (Zentralskotom, Gesichtsfelddefekte, Optikusatrophie), III, IV, V_1 u. VI. – **O.varikozele, -varizen:** einseit. Stauung der Orbitavenen durch Überanstrengung, Unfall (bei vorbesteh. Gefäßanomalie); klin.: Exophthalmus intermittens.

Orbito|graphie: *rönt* Darstg. der Orbita (u. hinterer Augapfelkonturen) nach retrobulbärer KM-Inj. (in TENON* Kapsel oder an Orbitaspitze); Aufnahmen in 3 Ebenen, auch Tomo- oder Stereographie. – **O.(to)-nometrie:** Messung der Eindrückbarkeit des Augenhöheninhaltes – u. damit des retrobulbären Widerstandes – mit dem **O.nometer** (z. B. nach COPPER: mit Manometer verbundenes Kontaktglas; v. a. bei Thyreotoxikose u. NNH-Affektionen. – **O.ophthalmopathie, endokrine:** s. u. Ophthalmopathie.

Orbitotomie

Orbito|tomie: op. Eröffnung der Augenhöhle hinter dem Septum orbitale; i. e. S. die **O.tomia ossea** mit Resektion der knöchernen Wandung, entweder temporal (Durchtrennung von Jochbogen, Jochbeinfortsatz u. Keilbeinflügel; n. KRÖNLEIN, KOCHER), von unten (temporäre OK-Resektion; LANGENBECK), medial (GUSSENBAUER) oder oben (DANDY; Zugang zum Stirnhirn). – **O.tonometrie**: ↑ Orbitonometrie.

Orcein: alkohollösl. Hauptanteil des Orseille-Farbstoffes; *histol* zur Färbung elast. Gewebes (UNNA).

Orchialgie: Hodenschmerz infolge örtl. Prozesses oder als fortgeleiteter Schmerz (Harnsteinkolik, retroperitonealer Prozeß); s. a. Hodenneuralgie.

Orchi(d)...: Wortteil »Hoden«; s. a. Orchido..., Hoden....

Orchi(d)ektomie: Exstirpation des Hodens (z. B. bei Nekrose, Malignom); skrotales oder inguinales Vorgehen (Inzision von Hodensack u. -Hodenhüllen bzw. über äuß. Leistenring; nachfolg. Ligatur von Samenleiter u. -stranggefäßen; Mitentfernung des Nebenhodens); evtl. als **subkapsuläre O.** (Entfernen des Hodenparenchyms nach Orchiotomie, Belassen von Nebenhoden, Hodenhüllen u. Ductus deferens; postop. Blutung in leere Hüllen ergibt organisiertes Hämatom als kosmet. Hodenersatz); z. B. als therap. Kastration bei inoperablem Prostata-Ca. (KLOSTERHALFEN).

Orchi(do)|chorie: beständ. Auf- u. Absteigen der Hoden bei Kremasterkrampf bzw. verstärktem Hodenreflex. – **O.lyse**: *chir* Isolierung des Hodens aus seiner Umgebung bei Orchidektomie, Hydrozelen-Op. – **O.pexie**: op. Fixierung des nach Orchidolyse »heruntergeholten« Hodens im Skrotum, ggf. nach Verlängerung des Samenstrangs durch Durchtrennen der Stranggefäße unter Schonung der A. deferentialis (BEVAN), durch Ablösen des Samenstrangs vom Nebenhoden u. Durchtrennung der Hoden u. Nebenhoden verbindenden Membran (POLYA) oder indirekt durch Durchtrennen der Vasa epigastrica (OMBRÉDANNE). Fixierung z. B. in Knopflochschlitz der Tunica dartos (LIEBLEIN), mit transskrotalen Nähten (FRANGENHEIM), durch Synorchidie (MAUCLAIRE), zweizeitig mit passager an Tunica albuginea u. Oberschenkel angebrachten Faden- (KOCHER, BEVAN-CABOT) oder Faszienzügeln (KIRSCHNER), durch passagere Einsenkung in eine Oberschenkelhauttasche (KATZENSTEIN); auch als **O.vaginopexie** (in Höhe des Leistenkanals mittels der umgestülpten Tunica vagin.). – **O.ptose**: Hodensenkung infolge Erschlaffung der Tunica dartos oder bei Varikozele. – **O.rrhaphie**: ↑ O.pexie; auch Verschluß einer Hodeninzision.

Orchiepididymitis: ↑ Epididymo-orchitis.

Orchio...: Wortteil »Hoden«; s. a. Orchido.... – **O.blastom**: Adenokarzinom des Hodens. – **O.tomie**: Inzision der Tunica albuginea (»Albugineotomie: mit konsekut. Vorquellen des – dann abtragbaren – Hodengewebes); Anw. (evtl. multipel) zur Druckentlastung bei (Mumps-)Orchitis, für Hodenbiopsie, bei subkapsulärer ↑ Orchiektomie. – **O.zele**: Hämato- oder sympath. Hydrozele des Hodens, z. B. bei Mumps. – Auch Bez. für Skrotalhernie, Leistenhoden, Hodentumor.

Orchiptose, -rrhaphie: s. u. Orchido....

Orchis: *anat* ↑ Testis.

Orchitis, Didymitis: die meist hämatogen-metastat. (z. B. bei Mumps, Typhus, Go, Tbk), seltener posttraumat. Hodenentzündung. Akut mit Schwellung, hohem Fieber, in Leiste u. Rücken ausstrahlenden Schmerzen, anfangs meist ohne Beteiligung von Nebenhoden u. Samenstrang, später oft als Epididymo-orchitis, evtl. mit Begleithydrozele; oder chron. mit Fibroseverhärtung, zunehmender Insuffizienz, evtl. Azoospermie, Sterilität. – Path.anat.: Blutungen, Ödem, sek. Thrombosen u. Thrombophlebitiden, evtl. miliare Eiterherde u. Abszedierung, Gangrän u. Übergreifen auf Peritoneum; bei **O. granulomatosa** (v. a. bei Virusgrippe u. -pneumonie, Mumps, Variola, Varizellen, Mykose, Allergie, nach Trauma) Vermehrung des interstitiellen Gewebes (Sklerosierung), lymphozytäre Infiltration, Tubulusverdickung u. Schwund von LEYDIG* Zellen u. Keimepithel; bei **gummöser O.** (tert. Syphilis) Granulationsgeschwülste evtl. auf Hodenhüllen u. -sack übergreifend u. nach außen durchbrechend, bei **O. tuberculosa** (meist als Kontinuitätsinfekt vom Nebenhodenschwanz oder bei prim. Samenblasen- u. Prostata-Tbk) mit Knötchenbildung in den Hodenkanälchen u. käs. Zerfall des Samenepithels, evtl. auch lymphogener Ausbreitung im Interstitium.

Orcin: 5-Methylresorzin; Anw. als dermatol. Externum, Reagens auf Pentosen (»**O.probe**«, s. u. BIAL*) sowie für **O.färbung**: (ZIELER 1903) Vorfärbung schwer färbbarer Baktn. (z. B. Rotz, Typhus, Go) oder elast. Fasern (Schnittpräp.) mit angesäuerter O.-Lsg., Nachfärben mit Methylenblau.

Orciprenalinum *WHO* 1-(3,5-Dihydroxyphenyl)-2-isopropylaminoäthanol; Antiasthmatikum, Bronchospasmolytikum.

Ordensband: *röntg* 2 kalkdichte Querstreifen in der Knochenmetaphyse bei akt. Osteochondritis.

Ordinatenschreiber: Direktschreiber.

Ordination: Vorschriften u. Verschreibungen des Arztes für den einzelnen Pat.; i. w. S. auch die Sprechstunde.

Ordine: »zellordnende Agglutinine« mit agglomerierender Wirkung auf Blutzellen (z. B. Leukozyten).

Ordnung, Ordo: *biol* taxonom. Einheit (Tab. ↑ »Systematik«).

Ordnungstherapie: ursprüngl. eine der 5 Säulen der KNEIPP* Ther. mit dem Ziel, im geistig-seel. Bereich Ordnung herzustellen (einschl. »kleiner Psychother.«); i. w. S. jede durch kurmäßig wiederholten Einsatz von Reizen die Mobilisierung der Selbstordnungskräfte u. eine stabilisierte funktionelle u. koordinative Leistung des Organismus bewirkende »Ganzheitsther.«.

Ordnungszahl, OZ, Kernladungszahl: Zahl der Protonen im Atomkern eines Elementes; bestimmt dessen Stellung im Periodensystem.

Ordo: *biol* Ordnung (↑ Tab. »Systematik«).

Oreiller psychique: (franz. = Kissen) stunden- oder tagelanges Erhobenhalten des Kopfes (wie auf unsichtbarem Kissen) bei katatoner Schizophrenie.

Orell* Methode: bei tbk. Spondylitis op. Herdausräumung u. Auffüllen mit Spongiosaplombe u. Antibiotika bei gleichzeit. tuberkulostat. Allg.behandlung.

Orellana-Syndrom: Vergiftungsbild 3–14 Tg. nach Genuß des Pilzes Democybe orellana (»orangefuchs-

Hautkopf«): Mundtrockenheit, Zungenbrennen, Polydipsie, später polymorphe Exantheme, Obstipation, interstitielle Nephritis (mit Rest-N-Erhöhung, Hypochlorämie, Bewußtseinstrübung; keine Hypertonie). Prognose bei nicht rechtzeit. Ther. (evtl. Hämodialyse) schlecht.

Orestes-Komplex: (benannt nach dem Sohn des Agamemnon, der seine Mutter tötete) Begr. der Psychoanalyse für Haßgefühle u. Todeswünsche des Sohnes gegenüber seiner Mutter; Teilaspekt des sog. ↑ Ödipus-Komplexes mit Reaktionsbildung (Verdrängung der auf die Mutter als Liebesobjekt gerichteten Wünsche).

Orexie: Eßlust, die krankhaft gesteigerte als **Oreximanie**.

-orex(um): *WHO*-Suffix für Appetitzügler.

Organ: *anat* ↑ Organum, Organon. – Als **akzessor. O.** ein nur gelegentlich vork. zusätzl., meist kleineres »Nebenorgan« von gleicher Gewebszusammensetzung wie das Hauptorgan (das nach Ausfall ganz oder teilweise funktionell ersetzt werden kann); z. B. Nebenmilz, -leber, -lunge, -ohrspeicheldrüse. – **O.anlage**: die sich frühembryonal durch Organisatorwirkung u. unter Verlust der Pluripotenz der Zellen aus dem präsumptiven **O.bezirk** (= differenter Keimbezirk der Blastulaoberfläche) durch spez. Weiterentwicklung (↑ Organogenese) abhebende Anlage der einzelnen Körperorgane (mit Parenchymbildung aus Ekto- u. Entoderm u. Stroma aus Mesoderm; letzteres bei Keimdrüsen auch Parenchym liefernd). – *nuklearmed* ↑ kritisches O.

Organ|eiweiß: der in einem Körperorgan spezifisch u. rel. länger festgelegte Proteinbestand (der durch Ein-, Um- u. Abbauvorgänge mit dem in den Körperflüssigkeiten zirkulierenden korrespondiert). Sein durch **O.elektrophorese** ermittelter Albumin-Globulin-Quotient ist diagnostisch verwertbar.

Organell: *zytol* subzelluläre Struktur oder strukturell abgegrenzter Raum von charakterist. Bau u. akt. Funktion, entweder intra- (z. B. Kern, Chromosom, Mitochondrium, endoplasmat. Retikulum) oder extrazellulär (z. B. Geißeln, Wimpern als **lokomotor. O.**). Nach BÜTSCHLI u. HARTMANN unterschieden als eu- u. als alloplasmat. O. (d. h. komplexes plasmat. Material bzw. rel. einfache Plasmaabscheidungsprodukte). – Auch Bez. für einen nur in best. Zellphasen vorhandenen, von Elementarmembran umhüllten Zellraum mit best. Stoffwechselprodukten als Inhalt (z. B. Vakuole, Lysosom, Zymogengranulum).

Organ|empfindung: *psych* in ein best. Organ projizierte vitale Leibempfindung, z. B. die in der Magengegend bei Hunger. – **O.fett**: das v. a. aus Lipoiden bestehende intrazelluläre, für den Zellstoffwechsel notwend. Fett (im Ggs. zum Depotfett, wie auch Neutralfetten). – **O.fibrose**: Vermehrung des interstitiellen Bindegewebes eines Körperorgans; i. e. S. die gleichmäß. (»systemisierte«) unter Wahrung des O.aufbaus.

Organion: *anat* die für Hirnrinde, zentrale Ganglien u. Kleinhirn nachweisbare spiegelbildl.-symmetr. Funktionseinheit: ein »Mes(organ)ion« mit li. u. re. Hälfte (vertikale Achse senkrecht auf jeweil. Rindenbereich), daran anschließend ein »Sinistrion« u. »Dextrion«.

Organisation: 1) *biol* struktureller Aufbau eines Organismus. – 2) *path* reakt., unter Resorption erfolgender Ersatz toten Gewebes (z. B. Thrombus, Nekrose) durch ein »**Organisationsgewebe**« (Granulationsgewebe, bestehend aus Angio- u. Fibroblasten u. Histiozyten), das dann durch Wasserverlust u. Umwandlung der gebildeten Retikulin- zu kollagenen Fasern in Narbengewebe umgebildet wird.

Organisator: (SPEMAN) *embryol* Begr. für die formbildenden Einflüsse best. Teile eines Embryo auf andere Teile.

organisch: 1) einen Organismus oder seine Organe betreffend; belebt, lebendig, von einem lebenden Organismus gebildet (↑ organ. Chemie). – 2) *klin, path* somatisch (im Unterschied zu »psychisch« u. »funktionell«); s. a. Organopathie (2).

organische Chemie: ursprüngl. die Chemie der natürlich vorkommenden u. von Lebewesen erzeugten Stoffe (»organ. Verbindgn.«), heute die der natürl. u. synthet. Kohlenstoff-Verbindungen. – Zu den **organ. Lösungsmitteln** zählen die der Klassen Äther, Kw.stoffe u. Heterozyklen (mit – z. T. spezif. – Löseeigenschaften für best. Stoffgruppen). – **Organ. Säuren** sind C-Verbindgn. mit Säurecharakter (durch Karboxylgruppe), z. B. Wein-, Zitronen-, Oxalsäure.

Organismenstrahlung, mitogenet. Strahlung: (A. GURWITSCH 1926) hypothet., von teilungsakt. Geweben (Pflanze, Tier) ausgehende, kurzwell. Strahlung (1900–2000 Å), die auf teilungsbereite andere Gewebe mitoseauslösend wirkt.

organismisch: 1) nach Art eines Organismus aufgebaut u. funktionierend; z. B. org. (= große) Viren. – 2) (i. w. S.) organisiert.

Organismus: *biol* die Gesamtheit der funktionell verknüpften u. sich gegenseitig beeinflussenden Organe; i. w. S. das Lebewesen (Pflanze, Tier, Mikroorganismus).

Organ|kapsel: *anat* ↑ Capsula. – **O.konservierung**: *chir* Vitalerhaltung von Organen für Transplantationszwecke (asept. Vorgehen) durch Stoffwechselsenkung (z. B. Hypothermie) u. Verbringen in ein adäquates, nährstoffhalt. Milieu. – **O.konzentration, maximale, MOK**: empir. Grenzwert für berufl. Schadstoffe in Blut, Harn, Haaren u. Atemluft, dessen Überschreitung ein Gesundheitsrisiko darstellt; z. B. Blut-MOK für Pb, 0,05 mg% (Risikowert 0,07 mg%). – **O.krise**: *neurol* tabische ↑ Krise. – **O.kultur**: 1) ↑ Gewebekultur durch Auswachsen kleiner O.stückchen. – 2) Viruszüchtung auf geeignetem O.(teil), z. B. von RS-, Adeno- u. Rhinoviren auf Trachealepithel von Frettchen oder Mensch.

Organmanifestation: Befall eines Körperorgans bei einer Allg.erkr.; i. e. S. die am typ. Ort u. zum typ. Zeitpunkt, z. B. die am Schockorgan infolge AAR nach Sessilwerden der AK, die Organphthise im 3. Stadium der Tbk, der bevorzugte ZNS-Befall bei Syphilis, die ohne vorangehende normierte Inkubation u. Generalisation primär am typ. Organ auftret. chron Entzündung (ohne nachfolg. Immunität) bei best. Virus-Krankhtn. (z. B. Trachom).

Organneurose: Organstörungen als Auswirkung verdrängter, nicht abreagierter psych. Konflikte (»psychosomat. Störung«). Sympte. im Unterschied zur Konversionsneurose ohne spezif. symbol. Bedeutung.

Organogenese

Organogenese: *anat* die in der Embryonalphase in typ. Reihenfolge einsetzende Organentwicklung (↑ Tab. »Embryopathie«).

organoid: organähnlich, im Aufbau an ein best. Organ erinnernd.

organoleptisch: ein Körperorgan bzw. einen sensor. Rezeptor erregend; z. B. die **o. Prüfung** (= »sensor.« oder »Sinnenprüfung«) eines Nahrungs- oder Genußmittels nach Aussehen, Geruch, Geschmack.

Organon: (griech. = Werk, Bau, Organ) **1)** *anat* Körperorgan (s. a. Organum); z. B. **O. ependymale** (in der Hirnventrikelwand, beim Menschen nur noch rudimentär; z. B. das O. e. paraventriculare ursprüngl. für Stoffausscheidung in den Liquor, O. e. subcommisurale für Steuerung des Wasserhaushalts). – **2)** *histor* lehrbuchart., oft in Paragraphen eingeteiltes Werk; z. B. das »O. der Heilkunst« von S. HAHNEMANN.

Organo|nomie: Gesetzmäßigkeiten des Lebens u. der lebenden Organismen. – **O.pathie**: **1)** Organerkrankung (s. a. Organmanifestation). – **2)** im O.genese-Stadium induzierte ↑ Embryopathie. – **3)** mit nachweisbaren morphol. Veränderungen eingehergehende (»organ.«) somat. Krkht.

Organophosphorsäure-Hemmstoffe: organ. P-Verbindgn. mit biol. Hemmwirkung; i. e. S. Alkylphosphate als Azetylcholin-esterase-Hemmer.

Organo|taxis: Wanderungstendenz (z. B. eines Parasiten) zu einem best. Körperorgan. – **O.therapeutikum**: »Organpräp.« aus getrockneten tier. Organen bzw. Trockenextrakten (z. B. Thyreoidea siccata) für eine Substitutionsther. bei vermind. Organfunktion (»O.therapie«, wie sie auch mit Frischextrakten, Frischzellen [NIEHANS] u. Organimplantaten betrieben wird).

Organo|trophie: Ernährung von Mikroorganismen durch Verwertung organischer Verbindgn. als H-Quelle. – **O.tropie, -tropismus**: bes. Affinität chem. Verbindgn. oder pathogener (»o.troper«) Stoffe zu best. Körperorganen oder -geweben (»Gewebstropismus«).

Organparasit: ein sich an einem Organ des End- oder Zwischenwirtes ansiedelnder u. entwickelnder Parasit (im Ggs. zum Leibeshöhlen-, Blutparasiten).

Organperfusion: künstl. Durchströmung eines Körperorgans mit Blutplasma oder einer für die Aufrechterhaltung der Funktionstüchtigkeit geeigneten Lsg.; meist als **pulsative O.** (im Herzrhythmus) unter Verw. typenspezif. Plasmas (10° C), z. B. am Nierentransplantat. – Ferner die O. mit Therapeutika (z. B. Karzinokolytika).

Organ|plastik: Form-, Ersatz- oder Funktionsplastik eines Körperorgans (z. B. Mamma, Nierenbecken, Blase). – **O.prädilektion**: Bevorzugung bestimmt. Körperorgane bei der Tumormetastasierung, z. B. des Skelettsystems bei Hypernephrom, Mamma- u. Prostata-Ca., der Leber u. Ovarien bei Magen-Ca. (↑ KRUKENBERG* Tumor); s. a. Metastasierungstyp. – **O.präparate**: *pharm* ↑ Organotherapeutika.

Organpsychose: **1)** organische ↑ Psychose. – **2)** (H. MENG) körperlich fixiertes ↑ Psychosyndrom, entweder durch Übergreifen von »Ich-Störungen« auf einzelne Organe im Verlauf einer psych. Krankh. oder durch Zurücktreten der Sympte. einer Organkrankh. bei zunehmender psychot. Störung.

Organschock: Schock durch Generalisation des an einem Körperorgan (z. B. Myokardinfarkt, Lungenembolie) ausgelösten reflektor. Hemmungsgeschehens.

Organspezifität: auf ein best. Körperorgan gerichtete Affinität (z. B. von Mikroorganismen, AK), Wirksamkeit (z. B. von Toxinen, Medikamenten) etc.; z. B. *serol* die bei Metazoen in Hirn, LK, Leber, Niere etc. vork. **organspezif. AG** (durch Freisetzung – veränderter – Organproteine aus zerstörten Geweben?), gegen die sich organspezif. Antisera herstellen lassen (meist ohne Artspezifität; Organspezifität vielfach durch Lipoid-AK) u. die nur zu geringem Teil immunopathogen sind.

Organ|sprache: *psych* Begr. für die symbol. Bedeutung eines Sympt. bzw. des betroffenen Organs bei Konversionsneurose. – **O.störfeld**: *path* durch ein krankes Körperorgan bedingtes ↑ Belastungsfeld.

Organtoleranzdosis, OTD: *radiol* die max. Strahlendosis, die bei einem größeren Prozentsatz der Pat. keine schweren (unzumutbaren) funktionellen Früh- oder Spätfolgen hervorruft; entscheidend abhäng. von der Fraktionierung.

Organtransplantation: ortho- oder heterotoper Ersatz eines unheilbar erkrankten Organs durch ein gesundes Spenderorgan (meist als allogenet. ↑ Transplantation; beim Menschen v. a. ↑ Nieren- u. Herz-Tr.). Prognose abhäng. von Histokompatibilität (ideal bei syngenet. Transplantat) u. ↑ Immunsuppression (s. a. Transplantationsantigene, Transplantatabstoßung).

Organum *PNA*, **Organon** *BNA, JNA*: das Körperorgan als – evtl. aus sehr verschiedenen Zellen u. Geweben zusammengesetzter – eine funktionelle Einheit bildender Teil des Organismus; s. a. Apparatus. – Als **Organa genitalia feminina** u. **masculina** *PNA* (= O. g. muliebria bzw. virilia) die Geschlechtsorgane des Weibes bzw. Mannes (gem. IANC nur die Partes genitales int., d. h. Ovarien, Tuben, Uterus, Vagina, Ep- u. Paroophoron bzw. Hoden, Nebenhoden, Ductus deferentes, Samenbläschen u. -stränge, Tunica funiculi spermatici et testis, Prostata, Gll. bulbourethrales; s. a. Partes genitales ext.); als **O. gustus** *PNA* das ↑ Geschmacksorgan; als **Organa oculi accessoria** *PNA* die funktionsnöt. Hilfsorgane des Auges: Augenmuskeln, Augenbrauen u. -lider, Bindehaut, Tränenapparat, Corpus adiposum orbitae; **O. olfactus** *PNA* das vom Riechepithel der Regio olfactoria u. den Gll. olfactoriae gebildete »Riechorgan«; als **Organa sensuum** *PNA* die »Sinnesorgane« (i. e. S. Riech-, Seh-, Hör- u. Geschmacksorgan): als **O. spirale** *PNA* das CORTI* Organ, bestehend aus auf der Lamina basil. der Schnecke gelegenen ↑ Hörzellen u. ↑ Stützzellen (CLAUDIUS*, DEITERS*, HENSEN* Zellen); als **O. statoacusticum** *PNA* **s. vestibulocochleare** *PNA* das in der Pars petrosa gelegene »Gleichgewichts- u. Hörorgan« im knöchernen u. häut. Labyrinth; als **O. tactus** *PNA* die Gesamtheit der Sinneszellen u. -körperchen der Haut als Vermittler taktiler Empfindungen; als **Organa uropoetica** *PNA* s. urinalia die harnproduzierenden u. -ableitenden Organe: Niere, Harnleiter, -blase, -röhre; als **O. visus** *PNA* das »Sehorgan« (Augapfel u. Sehnerv); als **O. vomeronasale** *PNA* (= JACOBSON* Organ) das beim Menschen gelegentlich vork. Rudiment eines phylogenetisch älteren Riechorgans (Blindsack über dem Can. incisivus).

Organ|wechsel: *parasit* die für die verschied. Entwicklungsstadien obligate Änderung des Ansiedlungsortes im Wirtsorganimus (evtl. mit Wirts- u. Generationswechsel). – **O.zeichen:** s. u. Augendiagnose.

Orgasmus: Höhepunkt der sexuellen Erregung; bei ♂ mit der Ejakulation, bei ♀ mit Kongestion der Beckenorgane, rhythm. Kontraktionen des äuß. Scheidendrittels u. Uteruskontraktionen einhergehend; zuvor Blutfülle des äuß. Genitale, Lubrikation (der Scheide v. a. durch Transsudation) u. Uteruselevation (= »Zeltphänomen« des hint. Scheidengewölbes).

Oriboca-Virus: (CAUSEY u. M. 1961) ARBO-Virus der Guama-Gruppe in Brasilien; Erreger einer fieberhaften Erkr. mit Kopfschmerzen (Überträger: Mücken).

Orientbeule, -fistel, -geschwür: ↑ Hautleishmaniase.

Orientierung: *psych* von der Intaktheit mehrerer psych. Funktionen (Bewußtseinsgrad, Wahrnehmung, Denken, Gedächtnis etc.) abhäng. komplexe Fähigkeit der richt. Bestg. von Ort, Zeit, Situation u. Gegebenheiten der eigenen Person (= **autopsych. O.**). Bei psych. Erkrn. häufig gestört (↑ Desorientiertheit), evtl. als »doppelte O.« (gleichzeitig in einer allg. Gegenstand- u. in einer Wahnwelt).

Orientierungs|reaktion: Reaktion des Organismus auf eine bes. hervortretende Umweltwirkung; z. B. Hinwendung zur Reizquelle. Erlischt bei mehrmal. Wiederholung (= »Habituation«), tritt aber bei Änderung der Gesamtsituation evtl. für denselben Reiz wieder auf (= Deshabituation). – **O.reflex:** ↑ Einstellungsreflex. – **O.zwang:** zwanghafte Wiederholung der Orientierung über eine soeben vorgenommene oder beabsichtigte Handlung; v. a. bei Zwangsneurose.

Orificium: *anat* Körper- oder Organöffnung (↑ Ostium *PNA*); z. B. Or. int. uteri *BNA* s. int. canalis isthmi *JNA* (↑ Isthmus uteri).

Orifiziumdehner: gerade oder leicht gekrümmte Metallbougie (10–30 Charr) mit kon. Spitze für die äuß. Harnröhrenöffnung.

originär: ursprünglich, angeboren: *gyn* in der Kolposkopie adj. Bez. (»O«) für normales Portioschleimhaut-Epithel.

Origo: (lat.) Ursprung: *JNA* Muskelursprung; s. a. Nucleus originis.

Orla=Jensen* Klassifikation: (1909) Taxonomie der Baktn. anhand ihrer biochem. Eigenschaften, insbes. der Nährstoffbedürfnisse.

Ormond* Syndrom (JOHN K. O., amerikan. Urologe, Detroit): (1948; OBERLING 1925) idiopath. retroperitoneale Fibrose mit progred. uni- oder bilat. Ureterstenose (Harnrückstau; evtl. Urämie u. Kompression venöser u. lymphat. Abflußwege); im Pyelogramm Einengung u. Medialverziehung des Harnleiters, später Hydroureter u. -nephrose.

Ornidazolum *WHO*: α-Chlormethyl-2-methyl-5--nitro-1-imidazoläthanol; Trichomonazid, Amöbizid.

Or(ni)pressinum *WHO*: [8-Ornithin]Vasopressin; Ischämie-erzeugendes Vasokonstringens.

Ornithin: α,δ-Diaminovaleriansäure; an der intermediären Harnstoffbildung beteiligte, nicht in Proteinen vork. Aminosäure; s. a. Argininsukzinurie, Tab. »Blut«. – **O.-karbamoyl-transferase:** die Reaktion Ornithin ↔ Zitrullin katalysierendes Enzym; s. a. Hyperornithinämie.

Ornithodorus: *entom* Gattung der Lederzecken [Argasidae]; Spirochäten-Überträger, z. B. O. moubata (Afrika) für Borrelia duttonii, O. erraticus (Spanien, Portugal) für Bor. hispanica, O. tholozani (Iran) für Bor. persica, O. verrucosus für Bor. caucasica, O. papillipes (Zentralasien) für Bor. sogdiana, O. normandi (Nordafrika) für Bor. normandi, O. turicata (Mexiko) für Bor. turicatae.

Ornithonyssus bacoti, Bdello- s. Macronyssus bac.: blutsaugende Rattenmilbe [Acarinae]; trop. Lästling (Dermatitis) u. Überträger der Rattenfilarie Litosomoides carinii.

Ornithose: Anthropozoonose durch das ↑ Psittakose-Virus; Übertragung unter Vögeln (v. a. Papageien, Rabenvögel) transovarial oder während des Nestens, beim Menschen durch erregertragende Vögel (auch Enten, Gänse etc.; wohl nicht alimentär!). Beim Menschen (Inkubation 4–28 Tg.) 4 Verlaufsformen: **1)** »inapparente«, **2)** »grippale« (subfebrile Temp., Luftwegkatarrh; selten hochfebril, mit Kopf-, Muskelschmerzen), **3)** »pulmonale« (uncharakterist., hochfebriler Beginn mit Husten, Brustschmerzen; Bronchopneumonien mit protrahierten Infiltraten wechselnder Form u. Lage; oft Bradykardie, Hypotonie, Leber-Milzvergrößerung; wie die »grippale« mit sehr langwier. Rekonvaleszenz), **4)** »typhöse« (selten; Typhus-abdomin.-art. Bild). – Diagnose durch KBR (Virus-Suspension aus infiz. Hühnereiern als AG; neutralisierende, komplementbindende u. agglutinierende AK u. Antitoxin ab 2. Wo, Titer-Max. zwischen 4. Wo. u. 3. Mon., nur > 4facher Titeranstieg in 14 Tg. als »pos.« zu werten). Ther.: Tetrazykline. Keine dauernde Immunität; Rückfall u. Reinfektion häufig. – Anzeigepflichtig; ggf. entschädigungspflicht. BK.

orofaziodigitales Syndrom: **1)** ↑ PAPILLON=LÉAGE*-PSAUME* Sy. – **2)** ↑ MOHR* Sy.

oropharyngeal: Mund u. Schlund betreffend; z. B. **O.tubus** (durch den Mund in den Rachen einzuführender Beatmungstubus n. GUEDEL, MAYO).

Oropharynx: ↑ Mesopharynx.

Oropouche|-Virus: ARBO-Virus der Simbu-Gruppe in Trinidad; antigene Beziehungen zum Simbu-Virus; Erreger einer fieberhaften Erkr. (»O.fieber«) mit Husten, Kopf- u. Gelenkschmerzen (Überträger: Stechmücken der Gattg. Mansonia u. Aedes).

Oropsylla: Floh-Gattg. [Aphaniptera]; Nagetierparasiten (Mongolei, Mandschurei), Überträger der Waldpest.

Orospirator®: Spezialgerät für Atemspende; mit ↑ Orotubus, in dessen Einblasstutzen das Beatmungsventil eines Faltenschlauches mit etwa mittelständ. Einatemventil u. endständ. Mundstück (für den Helfer) eingesteckt wird.

Orotat: Salz der Orotsäure.

Orotazidurie-Syndrom: (1959) autosomal-rezessiv erbl. Enzymopathie mit Synthesestörung im Pyrimidin-Stoffwechsel; infolge Fehlens der Orotidin-5-phosphatpyrophosphorylase (= Orotsäure-phosphoribosyl-transferase) u. -dekarboxylase überschießende Produktion u. renale Ausscheidung (ca. 1 g statt 1,4 mg/24 Std.; farblose nadelart. Kristalle) von Orotsäure; mit Megaloblastenanämie (B_{12}- u. Folsäure-refraktär), geist. Retardierung. Besserung durch Uridin-Gaben.

Orotidin-5'-phosphat, OMP: ein Nukleotid, Zwischenprodukt im Pyrimidin-Stoffwechsel.

Orotrachealkatheter, -tubus: ↑ Intubationsrohr.

Orotsäure, Vit. B_{13}, Molkenfaktor: zykl. Zwischenprodukt im Pyrimidin-Stoffwechsel (Umsetzung zu Orotidyl-, Uridyl-, Zytidyl- u. – schließlich – Thymidylsäure, s. a. Schema ↑ UDPG-Metabolismus); therap. Anw. zur Unterstützung des Eiweißstoffwechsels, als Lebertherapeutikum.

Orotubus: (1959) Tubus für die ↑ Mund-zu-Mund-Beatmung; mit S-förm., gummiüberzogenem flachem Metall- oder Plastikstutzen für den zu Beatmenden (Abdichtung durch Gummiplatte) u. großem, rundem Stutzen für den Atemspender; z. B. n. SAFAR; s. a. Orospirator®.

Oroya-Fieber: generalisierte Bartonellosis in Peru.

Orphan-Viren: (engl. = Waise) ↑ ECHO-Viren.

Orphenadrinum WHO: N,N-Dimethyl-[2-(2-methyl--benzhydryloxy)-äthyl]-amin; spasmolyt. Muskelrelaxans, Antiparkinson-Mittel.

Orr* Operation (THOMAS* GROVES O., geb. 1884, Chirurg, Kansas City): **1)** Duodenopankreatektomie mit Einpflanzen von Gallengang, Pankreas- u. Magenstumpf in eine isolierte antekol. Jejunumschlinge; BRAUN* Anastomose. – **2)** Rekto- u. Sigmoideopexie (2 Fascia-lata-Streifen) am Promontorium u. Verödung des DOUGLAS* Raumes.

orrho...: Wortteil »Serum«, »serös«; z. B. **Orrhochezie, Orrhorhö** (= wäßr. Stuhl), **Orrhodermatosis** (= Serumdermatitis), **Orrhodiagnose** (= Serodiagnose).

Orseille(-Farbstoff): natürl. Farbstoffgemisch aus versch. Flechten; mit Orcin als Hauptbestandteil; z. B. Lebensmittelfarbstoff E 121.

Ort der Wahl: für definierte Eingriffe (Inj., Punktion, Amputation etc.) optimal geeignete Stelle des Körpers.

(Ortega) Ira-Gorvi* Methode: (1941) Objektträger-Schnellmethode für Syphilisdiagnostik, mit je 1 Tr. inaktivierten Serums u. AG (Cholesterin-halt. Rinderherzextrakt); nach Inkubation, Schütteln u. Auskippen Ablesen mit bloßem Auge.

Orth|ergasie: die normale Funktion.

Orthese: »orthopäd. Prothese«; i. e. S. die mit haltungskorrigierender u. Stützfunktion.

Orthmann* Tumor (ERNST GOTTLOB O., 1858–1922, Gynäkologe, Berlin): ↑ BRENNER* Tumor.

Orthner* Krankheit: stenosierende Arteriosklerose der A. mesenterica sup.; klin.: Koliken während der Verdauung.

orth(o)...: Präfix »richtig«, »gerade« (s. a. nomo..., normo...); chem (»o-«) zur Kennz. der (benachbarten) 1, 2-Stellung bei Substituenten an Ringstrukturen (aber auch mit anderen Bedeutungen!).

Orthochorea: choreat. Bewegungsstörung nur oder vorwieg. bei aufrechter Körperhaltung.

Ortho|chromasie: histol Sichanfärben in dem dem Farbstoff eigenen Farbton; vgl. Metachromasie. – **o.chromatisch**: adj. Bez. für photograph. Emulsionen mit Empfindlichkeit nur für Wellenlängen bis ca. 600 nm (d. h. für rotes Licht unempfindlich).

Orthodia|graphie: röntg Umrißwiedergabe eines Körperorgans (v. a. Herz; ↑ Herzmaße) unverzeichnet u. in wahrer Größe; ursprüngl. (MORITZ 1900) als Durchleuchtungsverfahren (»**O.skopie**«) mit Verschieben des eingeblendeten Zentralstrahlbündels u. punktueller Aufzeichnung auf einem über den Leuchtschirm gespannten Papier. Vielfach modifiziert; weitgehend durch Fernaufnahme ersetzt. – **O.metrie**: (1951) röntg Verfahren zur dir. linearen Messung des auf dem Leuchtschirm dargestellten Organs (s. a. Herzmaße), indem auf einer Meßplatte (um 360° drehbar; Skala rö.pos., 0-Wert im Zentrum) in der Ebene des Schirms dessen Bewegungen gegenüber einer jeweils fest eingestellten Lichtspaltmarke gemessen werden. – Einfacher die **parallakt. O.metrie** (SZENES 1950), mit festem Schirmabstand 2:1-Vergrößerung u. Markieren des jewel. Bildpunktes mit einer am Tisch fixierten Bleimarke.

Orthodontie: kieferorth »Geraderichten der Zähne« mittels festsitzender, auf das Zahnsystem aufzementierter Apparaturen (Bänder mit sogen. »Brackets«, in denen Außen- oder Innenbögen fixiert sind). – Auch synonym mit Kieferorthopädie.

orthodrom: physiol in der regulären Richtung verlaufend.

Ortho|genese, -genie: Begr. der Phylogenetik für eine über lange Zeit unverändert beibehaltene Entwicklungsrichtung. – **O.gnathie**: dent ↑ Eugnathie.

ortho|gonal: rechtwinklig. – **o.grad**: in der physiol. Richtung voranschreitend (im Ggs. zu retrograd). – **O.gradie**: das Aufrechtgehen. – **O.hyperkeratose**: H. mit etwa regelrechter Schichtenfolge; s. a. Abb. »Parakeratose«.

Orthoinvolution: altersgemäße Gewebeinvolution.

orthokardialer Reflex: ↑ LIVIERATO* Reflex (2).

Ortholipose: **1)** normaler Anteil des Körperfetts am Gesamtkörpergew. (d. h. bei Idealgewicht). – **2)** normaler Lipidgehalt des Blutes.

Ortho|meter: ophth ↑ Exophthalmometer. – **o.-morph**: von richtiger Gestalt; opt ↑ tautomorph. – **O.myxoviren**: ↑ Myxoviren (im Ggs. zu den Paramyxoviren).

Orthopädie: Lehre von der Entstehung, Prophylaxe u. Ther. angeb. u. erworb. Form- u. Funktionsfehler des Bewegungsapparates. Fachgebiet der klin. Medizin (s. a. Facharzt für O. = »Orthopäde«). – **O.mechaniker**: handwerkl. medizin. Hilfsberuf (Lehrberuf), befaßt mit Entwurf, Herstg. Anpassung u. Instandsetzung von orthopäd. Heil- u. Hilfsmitteln, Bruchbändern u. Bandagen (evtl. in Zusammenarbeit mit Bandagisten).

orthopädische Funktionstherapie: **1)** orthop akt. oder pass. funktionelle Behandlung von – v. a. gelenknahen – Frakturen. – **2)** dent ↑ Funktionskieferorthopädie. – **o. Turnen**: Turnübungen (Gymnastik) in Gruppen zur Vorbeugung u. Ther. von Haltungsfehlern; mit fließ. Übergängen zur Krankengymnastik.

Ortho|pantomograph: dent s. u. Pantomiograph. – **O.perkussion**: (CURSCHMANN, SCHLAYER) ↑ Schwellenwertperkussion (mit spez. **O.plessimeter**). – **O.phorie**: ophth »Sehgleichgew.«, Idealfall des beidäugigen Sehens bei ausgeglichener Refraktion u. Augenmuskelfunktion; die Gesichtslinien bd. Augen bleiben auch nach Aufhebung der Fusion auf das Fixationsobjekt ausgerichtet (bds. scharfe Netzhautbilder, binokulares Einfachsehen).

Orthophosphorsäure, Acidum (ortho)phosphoricum; H_3PO_4; weitverbreitete natürl. Säure, deren Salze (Phosphate) in den meisten Lebensmitteln enthalten sind (tägl. Phosphatbedarf ca. 1 g). Resorption im Dünndarm; Stoffwechselverhalten abhäng. von Ca-Spiegel, Epithelkörperchen, Schilddrüse, Nieren, Vit-D-Gruppe. Wichtig als »energiereiches Phosphat«, z. B. in ATP u. Kreatinphosphat (Phosphagen), als Zucker-Ester (z. B. CORI* Ester für Transphosphorylierung); Serumwerte beim Säugling u. Kleinkind ca. 5 mg%, Erwachs. 3 mg%; Hauptausscheidung im Harn (1–8 g P_2O_5/24 Std.), vermehrt bei Phosphaturie (z. B. als sog. Tripel-Phosphat = Magnesiumammoniumphosphat = »Sargdeckelkristalle«). Therap. Anw. innerl. zur Harnsäurerung, als Erfrischungsgetränk bei Fieber (20 ml/l Wasser), in Mund-, Verbandwässern.

Ortho|phrenie: 1) psych. Gesundheit. – **2)** heilpädagog. Behandlung psychisch kranker oder abnormer Kinder. – **O.pnoe:** höchstgrad., nur in aufrechter Haltung u. unter Einsatz der Atemhilfsmuskeln einigermaßen kompensierbare Dyspnoe. – **O.(poly)ploidie:** *genet* Polyploidie mit geradzahl. Vermehrung des haploiden Grundgenoms (Tetra-, Hexaploidie... usw.). – Auch Bez. für normalen haploiden u. diploiden Chromosomenbestand.

Orth|op(s)ie: ↑ Emmetropie.

Orthopsychiatrie: 1) (HINSIE u. SHATZKY) etwa mit »Psychohygiene« indent. Zweig der Psychiatrie. – **2)** ↑ Heilpädagogik.

Orth|optik: »Binokularschulung« als Ther. von Augenmuskelstörungen, mit dem Ziel, die normale sensor. u. motor. Zusammenarbeit bd. Augen wiederherzustellen u. zu festigen. Durchführung u. Überwachung durch qualifiz. medizin.-techn. Hilfsperson (»O.optist«). – **O.optoskop:** Gerät zur Schielbehandlung (Wiedererlernen des binokulären Sehens durch Einüben des monokulären an bd. Augen).

Orthoröntgeno-, -skiagraphie: ↑ Orthodiagraphie.

Orthoskop: *ophth* **1)** (CZERMAK) nach vorn offene, schüsselförm. Haftschale; schaltet – am liegenden Pat. dem Auge aufgesetzt u. mit Flüssigkeit gefüllt – die Brechkraft der Hornhaut aus. – **2)** Prismenstereoskop zur Größenbestg. der Netzhautbilder (↑ Aniseikonie).

Orthostase: aufrechte Körperhaltung. – **O.versuch:** *kard* ↑ Stehversuch. – **O.-EKG:** ↑ Steh-EKG. – **O.-Syndrom,** orthostat. Vasoneurose: nur im Sitzen oder Stehen auftret., auf Störung des Regelsystems der orthostat. Anpassung beruhende hypotone (hypo-, seltener hyperdiastol.) Kreislaufregulation mit Schwindelzuständen, Ohrensausen, herabgesetzter körperl. u. geist. Leistungsfähigkeit, evtl. Bewußtseinsstörung, orthostat. Albuminurie (s. a. prim. ↑ Hypotonie); im Steh-EKG: ST-Senkung, T-Abflachung. Vork. v. a. bei Leptosomen, Rekonvaleszenten, bei Varikosis.

Orthostasiometer: Gerät zur exakten Schwankungsmessung beim ↑ ROMBERG* Versuch.

ortho(sta)tisch: die aufrechte Körperhaltung betreffend; z. B. **o. Kreislaufdysregulation** (↑ Orthostase-Syndrom), **o.** (= vasovagale) ↑ **Synkope.**

Ortho-Stellung: *chem* s. u. ortho...

Orthosympathikus: das sympath. NS (im Ggs. zum »Parasympathikus«).

Ortho|thymie: ausgeglichene Stimmung. – **O.thymika:** ↑ Antidepressiva.

Ortho|toluidin-Test: s. u. Toluidin... – **O.tonus:** »Starrkrampf« in gestreckter Körperhaltung, z. B. bei Tetanus u. a. ZNS-Störung. – **o.top:** an normaler Stelle. – **O.type:** *ophth* Sehprobe für die ↑ Orthoptik mit stereoskop. Geräten.

Orthovolttherapie: *radiol* Rö.ther. mit Erzeugerspannungen von 180–250 (300) kV.

orthozentrisch: richtig zentriert (z. B. *opt* ein Brillenglas, dessen Linsenmitte sich in situ mit der Pupille deckt).

Orthropsie: (*gr* orthrios = vor Tagesanbruch) *ophth* ↑ Nyktalopie.

Orthurie: Zunahme der Urinmenge bei Miktion im Stehen (infolge stärkerer Betätigung von Blasenmuskulatur u. Bauchpresse, auch orthostat. Engstellung der Kelchhälse mit schnellerer Nierenbeckenentleerung).

Ortlieb* Virus: ↑ Kardiovirus.

Ortner* Syndrom, Zeichen (NORBERT V. O., 1865–1935, Internist, Wien): **1)** (1897) li.-seit. Rekurrensparese (Heiserkeit bis Aphonie) infolge Vergrößerung des li. Herzvorhofs oder Verbreiterung der li. Pulmonalarterie (bei Mitralvitium, Mißbildung, pulmon. Hochdruck etc.) – **2)** ↑ Angina abdominalis.

Ortolani* Phänomen: (1948) am liegenden Säugling hör- (»O.* Click«) u. fühlbares Einschnappen der Hüfte (Wandern des Femurkopfes über den Neolimbus) bei pass. Abduktion u. Außenrotation (u. gleichzeit. Hüftwärtsdrücken) des in Hüfte u. Knie gebeugten Beins als Frühsympt. der angeb. Hüftluxation.

Ortsdosis: *radiol* Energie- oder Äquivalentdosis (für Weichteilgewebe) oder Standard-Gleichgew.-Ionendosis am anzugebenden Ort unter anzugebenden Meßbedingungen. – Entsprechendes gilt für die **O.leistung.**

Orts|sinn: 1) ↑ Topognosie. – **2)** ↑ Raumsinn (2). – **O.zeichen:** *physiol* **1)** die sich in Abhängigkeit von der Lokalisation des peripheren Reizes manifestierende Änderung des Erregungsmusters der am Beugereflex beteiligten Muskeln. – **2)** Lokalzeichen: der durch das Situationsbewußtsein ermittelte Reizort einer Sinnesempfindung.

ORVID-System: (= on-line-**R**ö.befund über **V**ideo-Display **i**nklusive **D**okumentation; 1968) für Teilgebiete der Rö.diagnostik anwendbare EDV-automatisierte Befundung u. Befundspeicherung (Sichtbarmachen einschläg. Kapitel der Satzbibliothek eines Thesaurus mit Standardsympt. u. -diagnosen auf dem Leuchtschirm u. deren Verw. zur Textgestaltung).

Oryza sativa: ↑ Reis. – **Oryzanin:** Protein (Glutenin) im Reis. – **oryzoide(u)s:** (lat.) reiskornähnl.; ↑ Corpora o.

Orzein: ↑ Orcein. – **Orzin:** ↑ Orcin.

O.S.: *ophth* **o**culus **s**inister (lat.: »li. Auge«).

Os: 1) *chem* ↑ Osmium. – **2)** (pl. Ora) *PNA* (Mund, ↑ Ostium, Orificium). – **3)** (pl. Ossa) *PNA* Knochen; z. B. **Ossa accessoria** *JNA* (zusätzl. Knochen als

Os acetabuli

physiol. Variante; ↑ Abb. »Fuß-« u. »Handwurzelknochen«, ↑ Ossa suturarum), **Os acetabuli** (Schaltknochen in der Y-Fuge des Hüftgelenks als vord.-äuß. Kernstück des Pfannendachs im 9.–12. Lj.; selten nach dem 20. Lj. persistierend, dann zu unterscheiden

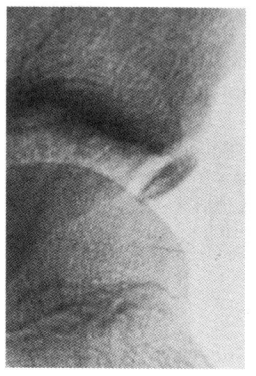 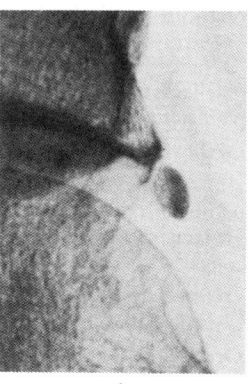

a) Os acetabuli; b) Os ad acetabulum.

von der isolierten Pfannenrandapophyse u. vom **Os ad acetabulum** außerhalb des Pfannenrandes), **Os basilare** *BNA* (↑ Os tribasilare), **Os brachii** *JNA* (↑ Humerus), **Os breve** *PNA* (jeder »kurze«, in allen 3 Dimensionen etwa gleich ausgedehnte Knochen, z. B. der Hand- u. Fußwurzel), **Os calcis** *PNA* (↑ Calcaneus), **Os capitatum** *PNA* (»Kopfbein« in der Mitte der dist. Handwurzelreihe; Gelenkflächen für Metakarpale II, Hamatum, Trapezoid u. Skaphoid, beteiligt an ↑ Articulationes mediocarpea u. intercarpea), **Ossa carpi** *PNA* (die Handwurzelknochen; dist. Reihe: Os trapezium, trapezoideum, capitatum, hamatum; prox. Reihe: Os scaphoideum, lunatum, triquetrum, pisiforme), **Os centrale carpi** *PNA* (evtl. zweikern. Os access. zwischen Skaphoid, Trapezoid u. Kapitatum), **Os centrale tarsi** (↑ Os naviculare), **Os coccygis** *PNA* (das Steißbein, der platte, kaud. Endabschnitt der WS aus 4–5 nach kaudal an Größe u. Differenzierung abnehmenden Wirbeln, der 1. mit S₅ über Zwischenwirbelscheiben verbunden; Cornua coccygea als Gelenkfortsatzreste; bei »O. c. mobile« evtl. Kokzygodynie), **Os costale** *PNA* (der knöcherne Teil der Rippe, mit Caput, Collum, Corpus, Tuberculum u. Angulus), **Os coxae** *PNA* (das »Hüftbein«, bestehend aus den in der Y-Fuge verbundenen Ossa ilium, ischii u. pubis; mit For. obturatum, Acetabulum), **Ossa cranii** *PNA* (die den Hirn- u. Gesichtsschädel bildenden Knochen), **Os cuboideum** *PNA* (das »Würfelbein«, lat. in der dist. Fußwurzelreihe; Gelenkflächen für Kalkaneus, Metatarsalia IV u. V, Kuneiforme III u. Navikulare; beteiligt an Articulationes inter-, tarsometatarseae; als **O. c. secundarium** ferner ein akzessor. ↑ Fußwurzelknochen), **Ossa cuneiformia** (die 3 »Keilbeine« im großzehenseit. Abschnitt der dist. Fußwurzelreihe; Cuneiforme I = O. c. med. als größtes, plantar breiteres an der Innenkante des Fußes artikuliert mit Metatarsale I u. II, Navikulare u. O. c. II, dieses [O. c. intermed.] mit I u. III, Navikulare u. Metatarsale II, das III. [O. c. lat.] mit II, Kuboid u. Metatarsale II), **Os epactale quadratum** (↑ Os interparietale), **Os ethmoidale** *PNA* (das unpaare »Siebbein« des Schädels, mit zahlreichen, von Knochenlamellen umkleideten ↑ Cellulae ethmoidales, Crista galli, Lamina cribrosa, L. perpendicularis u. L. papyracea), **Os frontale** *PNA* (das »Stirnbein«, paarig als Deckknochen angelegt, meist bis Ende des 1. Lj. vereinigt in der ↑ Sutura front.; mit Squama front., Partes orbit., Pars nasalis, Proc. zygomaticus), **Os hamatum** *PNA* (das »Hakenbein«, lat. in der dist. Handwurzelreihe, mit volarem Hamulus; artikuliert mit Kapitatum, Triquetrum, Lunatum u. Metakarpalia IV u. V), **Os hyoideum** *PNA* (das »Zungenbein«, U-förmig, mit Corpus u. Cornua majora u. minora), **Os ilium** *PNA* (das paar. »Darmbein«, der kran.-lat. Teil des ↑ Os coxae; mit Corpus u. Ala; bildet oberen Abschnitt der Hüftpfanne), **Os incae** (»Inkaknochen«, ↑ Os interparietale), **Os incisivum** *PNA* (der schon frühzeitig verknöchernde, nach Verschmelzen mit dem Maxillare den vord. Teil des OK bildende »Zwischenkiefer«), **Os innominatum** (↑ Os coxae), **Ossa intercalaria** (↑ Ossa suturarum), **Os interparietale** *PNA* (paar. Deckknochenkern, der den oberen Teil der Hinterhauptsschuppe bildet.; bei Nichtverschmelzen: »Inkabein«), **Os ischii** *PNA* (das »Sitzbein«, der lat.-kaud. Teil des Os coxae; mit Corpus u. Ramus, Spina u. Incisurae ischiadica major u. minor; bildet lat. Teil der Hüftpfanne), **Os lacrimale** *PNA* (das »Tränenbein« vor der Lamina orbit. des Siebbeins; Teil der med. Orbitawand; mit Hamulus, Sulcus u. Crista lacr., Fossa sacci lacr.), **Os longum** *PNA* (»Röhrenknochen«, bestehend aus Schaft = Diaphyse u. Endteilen = Epiphysen; mit Knochenmark im Schaftinnern), **Os lunatum** *PNA* (das halbmondförm. »Mondbein« in der Mitte der prox. Handwurzelreihe; artikuliert mit Triquetrum, Skaphoid, Kapitatum, Hamatum u. Radius, ↑ Articulationes intercarpeae u. radiocarpea), **Ossa metacarpalia I–V** *PNA* (die »Mittelhandknochen«; mit breiter prox. Basis, Corpus u. dist. Caput), **Ossa metatarsalie I–V** *PNA* (die »Mittelfußknochen«; mit breiter prox. Basis, Corpus u. dist. Caput), **Os multangulum majus** u. **minus** *JNA* (↑ Os trapezium bzw. trapezoideum), **Os nasale** *PNA* (das paar. »Nasenbein«, das oben-seitlich die Nasenhöhle überdeckt; mit Rändern für Stirnbein, Nasenknorpel u. OK), **Os naviculare** *PNA* (das »Kahnbein« in der prox. Fußwurzelreihe; Gelenkflächen für 3 Keilbeine u. Caput tali. Tuberositas evtl. isoliert: ↑ Os tib. ext.; evtl. mit medialseit. Ausziehung: O. n. cornutum; evtl. horizontal oder schräg gespalten: O. n. bipartitum), **Os naviculare manus** *JNA* (↑ Os scaphoideum), **Os occipitale** *PNA* (das »Hinterhauptsbein«, der unt.-hint. Teil der Schädelkapsel zwischen Keil-, Schläfen- u. Scheitelbein; in der ↑ Articulatio atlantooccipit. gelenkig mit der WS verbunden; mit For. magnum, Pars lat. u. basilaris, Tuberc. pharyngeum, Squama u. Condylus, Can. u. Fossa condylaris, Can. hypoglossi, Tuberc. jugulare, Incisura u. Proc. jugularis, Proc. intrajugularis, Protub. occip. ext. u. int., Lineae nuchae, Eminentia cruciformis, Sulci sinus sag. sup., transversi u. sigmoid.), **Os odontoideum** (Dens axis bei fehlender knöcherner Fusion mit dem 2. HW), **Os palatinum** *PNA* (das »Gaumenbein«, im knöchernen Gaumen hinten die Maxilla fortsetzend; mit ↑ Lamina perpendicul. u. L. horizont.), **Os parietale** *PNA* (das paar. »Scheitelbein« als Teil der Schädelkapsel zwischen Hinterhaupts-, Stirn- u. Schläfenbein, in der Sutura sagitt. dem der Gegenseite angrenzend; mit For. u. Tuber pariet., Linea temp. sup. u. inf., Sulcus sinus sagitt. sup. u. S. sigmoideus. Selten durch horizontale

Naht zweigeteilt: O. p. bipart.), **Os peron(a)eum** (Sesambein in der Endsehne des M. peroneus longus), **Os pisiforme** *PNA* (das »Erbsenbein« volar vom Triquetrum in der Sehne des M. flexor carpi uln. als Handwurzelknochen der prox. Reihe), **Os planum** *PNA* (jeder vorw. in 2 Richtungen ausgedehnte »platte« Knochen), **Os pneumaticum** *PNA* (jeder Knochen mit lufthalt. = »pneumat.« Zellen oder Höhlen, z. B, OK, Stirn-, Keil-, Siebbein, Mastoid), **Os priapi** s. **penis** (der bei manchen Tieren physiol. »Penisknochen«. – Auch Bez. für einschläg. posttraumat. oder entzündl. Verknöcherungen beim Menschen), **Os pubis** *PNA* (das »Schambein«, der unt.-med. Teil des Os coxae; mit Corpus, Pecten, Ramus sup. u. inf., Facies symphysialis; bildet den med. Teil der Hüftpfanne u. die obere u. vord. Begrenzung des For. obturatum), **O. sacrum** *PNA* (das etwa 3eckig-schaufelförm., dorsal-konvexe »Kreuzbein«, entstanden aus der Fusion von 5 Wirbeln u. Rippenrudimenten, durch Zwischenwirbelscheibe mit dem letzten Lenden- u. dem 1. Steißbeinwirbel verbunden; mit kran. Basis, Pars lat., Foramina intervertebralia pelvina u. dors., Cristae sacr., Cornu, Canalis u. Hiatus sacr., Apex; häufig Formvarianten, s. u. Assimilationswirbel Lumbalisation, Sacrum acutum usw.), **Os scaphoideum** *PNA* (Os naviculare manus, das »Kahnbein« radial in der prox. Handwurzelreihe; artikuliert mit Radius, Trapezium, Trapzeoideum, Kapitatum u. Lunatum. – Evtl. angeb. Zwei- oder Dreiteilung: O. s. bi- bzw. tripartitum; s. a. Navikulare...), **Ossa sesamoidea** *PNA* (↑ Sesambeine), **Os sincipitis** (↑ Os frontale), **Os sphenoidale** *PNA* (Os alatum, das »Keil-, Flügel- oder Wespenbein«, unpaar, in der Mitte der Schädelbasis zwischen Stirn-, Hinterhaupts- u. Schläfenbein; mit Corpus, Ala minor u. major, Proc. pterygoideus u. Sinus sphenoidalis), **Os styloideum** (↑ Abb. »Handwurzel«). – Ferner Os stylohyoideum als Verknöcherung des Lig. stylohyoideum), **Ossa suprasternalia** *PNA* (Knöchelchen in den Bändern der Sternoklavikulargelenke bzw. im Lig. interclaviculare, Reste des Episternum), **Os supratalare** (Astragalus secundarius, PIRIE* Knochen; akzessor. ↑ Fußwurzelknochen an der Talusnase; oft nur Ausriß), **Ossa suturarum** *PNA* (Ossicula epactalia; akzessor. »Nahtknochen« im Bereich der Schädel-Deckknochen; i. e. S. die **Ossa raphogeminantia** s. **Wormiana** innerhalb einer normalen Sutur einschl. der Fontanellenknochen; i. w. S. die **Ossa intercalaria** innerhalb der Fläche eines Schädelknochens, durch eigene Naht abgesetzt), **Ossa tarsi** *PNA* (die »Fußwurzelknochen«, als distale Reihe Ossa cuneiformia I–III, cuboideum, als prox. Os naviculare, Talus, Calcaneus), **Os temporale** *PNA* (das »Schläfenbein« [im Ohrbereich als Ersatz-, sonst als Deckknochen] an der Basis u. Seitenwand der Schädelkapsel zwischen Hinterhaupts-, Keil- u. Scheitelbein, das Innen- u. Mittelohr enthaltend; mit Pars petrosa, tympanica, squamosa u. mastoidea), **Os tibiale externum** (häuf. akzessor. ↑ Fußwurzelknochen; Os-tib.-ext.-Malazie: ↑ MÜLLER*-WEISS* Krkh.), **Os trapezium** *PNA* (Os multangulum majus, das »große Vieleckbein«, unregelmäß.-polygonal an der rad. Seite der dist. Handwurzelreihe; artikuliert mit Metakarpale I u. II, Skaphoid u. Trapezoid. – Ferner das akzessor. Os tr. secundarium zwischen Metakarpale I u. Trapezium, ↑ Abb. »Handwurzel«; häufig nur Randwulstabsprengung oder BENNETT-Fragment!), **Os trapezoideum** *PNA* (Os multangulum minus, das »kleine Vieleckbein« in der dist. Handwurzelreihe; artikuliert mit Skaphoid, Trapezium, Metakarpale II. – Ferner das akzessor. Os tr. secundarium zwischen Trapezoid, Trapezium u. Basis Metakarpale II; ↑ Abb. »Handwurzel«), **Os tribasilare** (Os basilare; *embryol* das den größten Teil der Schädelbasis bildende »Grundbein«, mit Basiokzipitale für das Hinterhaupts- u. Prä- u. Basisphenoid für das Keilbein), **Os triquetrum** *PNA* (Os triangulare, das »Dreiecksbein« ulnar in der prox. Handwurzelreihe; artikuliert mit Lunatum, Pisiforme, Hamatum), **Os turbinale** s. **turbomaxillare** (↑ Concha nasalis inf.), **Os Vesalianum** (1) akzessor. ↑ Fußwurzelknochen zwischen Kuboid u. Metatarsale V. – 2) akzessor. Handwurzelknochen zwischen Hamatum u. Metakarpale V. – 3) Sesambein in der lat. Gastroknemius-Ursprungssehne), **Os zygomaticum** *PNA* (Os jugale s. malae, das »Jochbein« im Gesichtsschädel zwischen Schläfen-, Stirnbein u. OK; mit Proc. temp. u. front., Foramina zygomaticoorbitale, -faciale u. -temporale).

Osazone: Umsetzungsprodukte zwischen Phenylhydrazin u. best. Hydroxy- u. Keto-Verbindgn. (v. a. Aldosen, Ketosen); im allg. schwer wasserlösl. Verbindgn., die bei der KH-Analyse zur Identifizierung einzelner Zucker dienen; vgl. Osone.

Osborne* Handgriff: *geburtsh* Herabdrücken (Daumen u. Zeigefinger) des kindl. Kopfes in den Beckeneingang zur Feststellung eines Mißverhältnisses zwischen beiden; »pos.«, wenn weniger als 1 cm unter die – mit der anderen Hand markierte – Symphyse möglich.

Oscedo, Oscitatio: *neurol* ↑ Chasmus.

Osche(o)...: Wortteil »Hodensack«; ↑ Skrotal...

Oscillaria malariae: ↑ Plasmodium malariae.

-ose: 1) *path* -osis: Suffix »nichtentzündl. krankhafter Zustand« (z. B. Hepatose, Alkalose), »Einwirkungsfolge« (z. B. Toxikose, Mykose), »numer. Zunahme« (z. B. Leukozytose, Fibrose), »multiples Vorkommen« (z. B. Karzinose, Adenomatose), »Irreversibilität« (z. B. Sklerose, Nekrose). – 2) *chem* Suffix bei organ. Verbindgn., v. a. zur Kennz. von Mono- u. Disacchariden (z. B. Glukose, Fruktose), auch mit Angabe der C- bzw. O-Atome (z. B. Hexose, Heptose).

Osgood* (ROBERT BAYLEY O., 1873–1956, Orthopäde, Boston) **Operation**: bei Kniebeugekontraktur suprakondyläre Keilosteotomie, mit Entnahme eines ventralbas. Keiles u. Belassen einer vertik. Lippe am Kondylenmassiv. – **O.*-Schlatter* Syndrom** (CARL SCHL.): (1903/04) ein- oder beidseit. asept. Nekrose der Apophyse der Tuberositas tibiae (↑ Abb. »Epiphysennekrose«) bei Knaben im 7.–14. Lj. (»juvenile Osteochondrose«); Sympte.: Druck-, Bewegungsschmerz; im Rö.bild Fragmentierung des Knochenkerns, evtl. Porosierung der benachbarten Metaphyse. Meist Restitutio ad integrum.

Osgood*-Haskins* Probe (EDWIN EUGENE O., geb. 1899; HOWARD DAVID H., 1871–1933; amerikan. Ärzte): Nachweis des Bence=Jones* Eiweißkörpers im Harn mit 50%ig. Essigsäure u. gesätt. NaCl-Lsg.; »pos.« bei Niederschlag in Kälte u. Wiederverschwinden bei Erhitzen (Fällung vor NaCl-Zugabe spricht für Gallensalze u. Urate).

Oshawa-Diät: eine eiweiß- u. kalziumarme Diät auf Reis- u. Hirsebasis, mit Algen, Spinat, Soja(öl), Zukker, Milch, Butter, pflanzl. Margarine, kleinen Mengen Fleisch u. Fisch; an Obst nur Äpfel, keine Salate.

O'Shaughnessy* Operation (LAURENCE O'SH., 1900–1940, Chirurg, London): / Omentokardiopexie.

Osiander* (Arterien-)Zeichen (JOHANN FRIEDR. O., 1787–1855, Gynäkologe, Göttingen): verstärkte vaginale Pulsationen als frühes / Schwangerschaftszeichen. – Von O.* auch Beckenzirkel (cm-Einteilung) für äuß. u. inn. Beckenmessung angegeben.

O.Sin.A., O.Sin.P., O.Sin.T.: *geburtsh* engl. Kurzbez. für Stellungen des kindl. Kopfes: **o**cciput **s**inister **a**nterior = l. vord. Schrägstand; **o**cciput sin. **p**ost. = l. hint. Schrägstand; **o**cciput sin. **t**ransversus = l. Querstand.

-osis: *path* / -ose (1).

Osler* (SIR WILLIAM O., 1849–1919, kanad. Internist, Baltimore, Oxford) **Endokarditis**: subakute bakterielle / Endokarditis. – **O.*Knötchen**: purpurrötl., leicht erhabene Hautefflorenszenzen (Ø 2–5 mm) v. a. an Finger- u. Zehenkuppen, meist – nach örtl. Schmerz auftretend – bei subakuter bakterieller Endokarditis, selten bei Typhus abdomin., Go, Erythematodes. Enthält keine Erreger (vgl. JANEWAY* Flekken); Rezidivneigung. – **O.*Phänomen**: Agglutination der Blutplättchen unmittelbar nach Austritt aus der Blutbahn. – **O.*(-Rendu*-Weber*) Syndrom**, Status dysvascularis: dominant erbl. Vork. multipler, angiomatöser Teleangiektasien an Haut, Schleimhäuten u. inn. Organen, evtl. mit Blutungen, posthämorrhag. Anämie; u. U. Exitus durch Verbluten. – **O.*-Vaquez* Syndrom** (LOUIS HENRI V., 1860–1936, französ. Arzt): Polycythaemia vera (s. u. Polyzythämie).

osm: *chem* / Osmol.

Osmästhesie: Geruchsempfindung. – **Osm(h)idrosis**: / Bromhidrosis.

osmiophil: *histol* adj. Bez. für Substanzen (Neutralfette, Lipoide), die sich mit Osmiumtetroxid schwarz färben (Reduktion zu Dioxid); z. B. **o. Körperchen** (BAKER 1953, / Lipochondrium), **o. Lamelle** (des Zellkerns), **o. Plättchen** (BAKER 1953; mit Lepidosomen wahrsch. nicht ident. rundl.-flache Bestandteile des GOLGI* Apparates).

osmisch: den Geruchssinn betreffend (= olfaktorisch).

Osmium, Os: (1803) metall. Element (schweres Platinmetall) mit Atomgew. 190,2, OZ 76, F bei 3000°; 2-, 3-, 4-, 6- u. 8wertig; Dämpfe (auch der / O.oxide) stark tox. für Haut u. bes. Schleimhäute (Atemwege, Verdauungstrakt, Augen, auch Nierenschädigung, Hämorrhagien; Ther.: Inhalation von Birkarbonat-Lsg.: Antibiotika, ggf. Augenspülung).

Osmiumfixierung: *histol* s. u. Osmiumoxid.

Osmium(VIII)-oxid, -tetroxid, -säure(anhydrid), Acidum osmicum; OsO_4; hygroskopisch, starkes Oxidationsmittel; Dämpfe greifen Haut (Schwärzung), Augen (Hornhauttrübung) u. Atmungsorgane (Bronchitis), u. U. auch Nieren u. Darm (Enteritis) an. Anw. als schonendes histol. Fixierungsmittel (bes. für Elektronenmikroskopie), Reagens auf ungesätt. Fettsäuren, zum Indikan- u. Adrenalinnachweis.

osmo...: Wortteil 1) »Osmose«, 2) »Geruch«.

Osmol: die mit der SI-Einheit / Mol korrespondierende ältere Einheit für eine Stoffmenge, die $6{,}022169 \times 10^{23}$ gelöste, osmotisch wirksame Teilchen enthält; s. a. Osmolalität, -larität.

osmolale Clearance: das in 1 Min. von osmot. Bestandteilen befreite Plasmavol., errechnet nach der Formel:

$$C_{osm} = \frac{U_{osm} \cdot V}{P_{osm}}$$

(U_{osm}, P_{osm} = osmot. Konz. im Harn bzw. Plasma; V = Harnzeitvol.)

Osmo|lalität: die osmolare Konz. (angegeben in Osmol) pro kg H_2O. – **O.larität**: Maß der osmotisch wirksamen Konz., bezogen auf die Vol.einh. einer Lsg.; bei Nichtelektrolyten mit Molarität identisch; bei dissoziierten Stoffen = Molarität × Zahl der Ionen in 1 Mol; angegeben in Osmol/l Lsg. – **O.logie**: Lehre vom Geruchssinn.

Osmo|meter: 1) Gerät zur Messung des osmot. Drukkes (anhand der Vol.zunahme von Wasser nach Diffusion einer Lsg. durch eine semipermeable Membran). – 2) *neurol* / Olfaktometer. – **O.philie**: *bakt* Eigenschaft, nur bei bes. hohen osmot. Drücken (z. B. infolge Saccharose-Konz.) zu gedeihen.

Osmo|rezeptoren: *physiol* periphere (z. B. Carotisint.-Gebiet, Leber) oder zentrale Rezeptoren (z. B. Hypothalamus) für die sogen. **O.regulation** (durch Wasseraufnahme u. -abgabe, Elektrolytverschiebung etc.) im Interesse einer / Isotonie der Körpersäfte.

Osmose: (NOLLET 1748) einseit. Diffusion einer Flüssigkeit durch eine semipermeable Membran, entweder zwischen 2 verschied. Flüssigkeiten oder zwischen Lsg. u. Lsgs.mittel oder zwischen 2 gleichart. Lsgn. verschiedener Konz. (dann z. B. von der weniger zur stärker konzentrierten). Der dabei wirksame »osmot. Druck« entspricht dem, den die gleiche Menge gelöster Substanz bei gleicher Temp. u. gleichem Vol. in Gaszustand auf die einschließenden Raumwände ausüben würde; s. a. VAN'T HOFF* Regel. – In biol. Systemen auch »neg. O.« mit Wasserbewegung entgegen dem osmot. Gefälle; s. a. kolloidosmot. Druck.

Osmotherapie: (BÜRGER, HAGEMANN 1920) Ther. mit dem Ziel einer Verschiebung von Körperwasser zwischen den Flüssigkeitskompartimenten u. der Erzeugung einer osmot. Diurese (z. B. durch i.v. Inj. von hochprozent. Mannit-, Sorbit-, oder Dextrose-Lsg. zur Erhöhung des osmot. Druckes des Blutes mit konsekut. Einstrom extravasaler Flüssigkeit in die Blutbahn zwecks Entquellung u. Entwässerung der Gewebe); v. a. bei kardialem Lungenödem, postkommotionellem Hirnödem, zur »Entgiftung«.

osmotisch: die / Osmose betreffend, z. B. osm. Resistenz (s. u. Erythrozytenresistenz).

Osnabrücker Krankheit: die 1959 in Niedersachsen aufgetretene / »Bläschenkrankheit«.

Osone: Zuckerderivate, die bei Abspalten der Phenylreste aus Osazonen entstehen.

Osphresiologie: Lehre vom Geruchssinn (»Osphresia«).

Oss*-Heck* Reaktion: »radiale«, d. h. doppelte / Immundiffusion aus 2 punktförm. Behältern, so daß aus dem Radius des Präzipitatkreises auf die Diffusionskoeffizienten von AG u. KG geschlossen werden kann (bei Gleichheit beider Präzipitat geradlinig).

Ossa: (lat.) die Knochen (↑ Os).

ossär, ossal: Knochen betreffend, knöchern; s. a. osteo....

Ossa-Virus: ↑ ARBO-Virus C in Panama; Erreger einer fieberhaften Erkr. mit Kopfschmerzen.

Ossein, Ostein: die – nach Entzug der mineralischen übrigbleibenden – organ. Substanzen des Knochens (Osteozyten u. Interzellularsubstanz).

Osseo|albumoid, -mukoid: ↑ Knochenkittsubstanz. – **O.venographie:** röntg Darstg. der venösen Abflußwege eines Knochens nach intraspongiöser Inj. eines pos. RKM, z. B. in den Dornfortsatz oder HWK (= spinale O.); zur Diagnostik (para)vertebraler u. epiduraler Prozesse.

osseus: (lat.) knöchern.

Ossiculum: (lat.) Knöchelchen; z. B. **Ossicula epactalia** (↑ Ossa suturarum), **O. auditus** *BNA, PNA* s. **tympani** *JNA* (die im Mittelohr gelenkig zu einer Leitungskette vom Trommelfell zur Fenestra vestibuli verbundenen »Gehörknöchelchen« Malleus, Incus u. Stapes).

Ossidesmose, hypertrophische: ↑ SUDECK* Dystrophie.

ossificans (lat.), **ossifizierend:** Knochen bildend, (path.) verknöchernd (↑ Ossifikation).

Ossi|fication, O.fikation: die Knochenbildung; i. e. S. die vom Perichondrium des vorgebildeten Knorpelmodells ausgehende, in der Regel zweistuf. **chondrale O.** (zunächst **perichondral:** starkes Wachstum von Säulen- u. Blasenknorpel aus Knorpelhaut, Umwandlung zu Osteoblasten, Aufbau einer Knochenmanschette um die Knorpeldiaphyse; dann **enchondral** [↑ Abb.] mit Eindringen von Periostbindegewebe u. -gefäßen durch die Manschette in die Knorpeldiaphyse, Zerstörung des Knorpels u. Aufbau von prim. Knochenmark u. -bälkchen; an den Epiphysen der Röhrenknochen nur als enchondrale O., u. zwar postpartal bis zum Ende des Längenwachstums). Im Ggs. dazu die **(en)desmale O.** der sogen. Bindegewebsknochen (embryonale Mesenchymzellen, die zu Osteoblasten werden, bilden Interzellularsubstanz in Bälkchenform mit eingeschlossenen Osteozyten; dann durch Mineralisation Umwandlung in »sek.« Bälkchen). – Ferner die **periostale O.** (v. a. nach Fraktur) u. die **metaplast. O.** (in Geweben, die normalerweise nicht Knochen bilden). – I. w. S. auch die Skelettreifung, in 4 Phasen: intrauterin die Stammskelett- u. Diaphysen-, z. T. auch Epiphysenkernbildung; im Kindesalter der Höhepunkt der Epiphysenkernbildung (↑ Ossifikationsalter) u. Reifung von Hand- u. Fußwurzelknochen; in der Pubertät Entwicklung der Apophysenkerne, im Erwachsenenalter Schluß der Epiphysenfugen; s.a. Schema »Knochenkerne«, Abb. »Osteogenesis imperfecta«.

Ossifikations|alter: das aus Skelettreifung (d. h. Muster nachweisbarer Knochenkerne (↑ dort. Abb.), Ossifizierung der bindegewebig u. knorpelig präformierten Knochen, Verknöcherung der Schädelnähte, Schluß der Epiphysen etc. ermittelte biol. Alter (»Skelettalter«). Bedeutsam für die pädiatr. Skelettdiagnostik, forens. Altersbestg. – **O.zentrum:** ↑ Knochenkern; als **sek. O.zentrum** ein zusätzl. »Nebenkern« im Epiphysenbereich.

Ossikel: ↑ Ossiculum; i. e. S. Gehörknöchelchen.

Ossikulektomie: *otol* op. Entfernung der Gehörknöchelchen, meist bei Radikal-Op. des Mittelohrs.

ossokranialer Typ (des Sympathogonioms): ↑ HUTCHISON* Syndrom.

Ostafrika-Fieber: 1) die Afrikan. Schlafkrankheit (↑ Trypanosomiasis) durch Trypanosoma rhodesiense. – 2) »Afrikan. Küstenfieber«, seuchenhafte Rinder-Piroplasmose durch Theileria parva.

Ostealgie: Knochenschmerz.

Ost-Enzephalitis: s. u. Encephalomyelitis equina.

osteo...: Wortteil »Knochen«.

Osteo|akusis: *otol* ↑ Knochenleitung. – **O.anästhesie:** Berührungs- u. Schmerzunempfindlichkeit der Knochen, z. B. bei Spätsyphilis. – **O.arthrektomie:** ↑ Gelenkresektion.

Osteoarthritis: ↑ Gelenkentzündung, i. e. S. die mit Knochenbeteiligung; i. w. S. auch die primär-asept. entzündl. u. die degenerat. Gelenkerkr. (↑ Osteoarthrose); z. B. **O.coxae** (↑ PERTHES*-CALVÉ*-LEGG* Krkht.), **O. endemica** (↑ KASCHIN*-BECK* Sy.), **O. tuberculosa** (↑ Gelenk-, Knochen-Tbk).

Osteoarthropathie: ↑ Arthropathie, i. e. S. die mit Knochenbeteiligung (↑ Osteopathie).

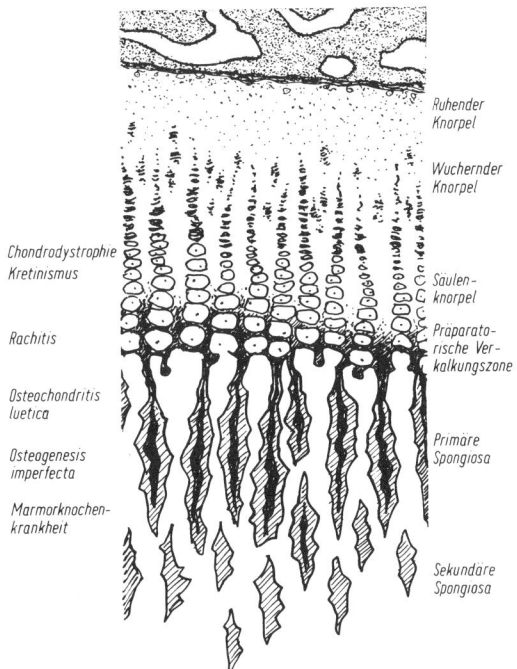

Die **enchondrale Ossifikation** u. ihre Störungen.

Osteoarthrosis, -arthronosis: ↑ Arthrosis (deformans); als **O. cretinosa** die frühe Arthrosis def. bei Kretinismus; als **O. interspinalis** das ↑ BAASTRUP* Syndrom; als **O. juvenilis** die asept. ↑ Epiphysennekrose mit Gelenkveränderungen (↑ Osteochondrose).

Osteoarthrotomie: diagnost. oder therapeut. Gelenkeröffnung unter Durchtrennung eines Gelenkknochens.

Osteoblast

Osteo|blast: die »Knochenmutterzelle« mesenchymalen, bei en- u. perichondraler / Ossifikation auch knorpelzell. Ursprungs; rundl. bis oval, bes. groß (zytoplasmareich), mit Fortsätzen; reich an Glykogen, alkal. Phosphatase, β-Glukuronidase, Ribosomen u. Mitochondrien, mit stark entwickeltem Ergastoplasma u. großem, chromatinarmem Kern. – Wird nach Abschluß des Knochenaufbaus (Einschluß in Interzellularsubstanz) zum / O.zyten. – **O.blasten osteoporose:** / Osteoporose infolge mangelhafter Knochenneubildung bei regelrechtem Abbau; z. B. im Senium. – **o.blastisch,** -plastisch: die / O.blasten betreffend, knochenbildend.

Osteoblastom: gutart. Knochentumor unterschiedlichen Aufbaus (meist Bindegewebsproliferation, Osteoidbildung, zahlreiche Riesenzellen, erst später Verknöcherung). I. e. S. das **benigne O. nach Jaffé*** als seltenes (2. u. 3. Ljz.) Neoplasma an WK, Femur, Tibia, Hand-/Fußskelett; mit engen Beziehungen zum Osteoidosteom, im allg. jedoch größer; klin.: örtl. Schmerzen, evtl. neurol. Sympte.; im Rö.bild gut abgegrenzt, evtl. knochenauftreibend, bis knochendicht, ohne Sklerosesaum; histol.: reichlich Osteoblasten, Osteoid.

Osteochondritis: umschrieb. Knochen-Knorpelentzündung (i. e. S. im Gelenk-, Epiphysenbereich); auch synonym mit Osteochondrosis, -arthrosis, -arthritis; ferner als **O. subepiphysarea** die asept. / Epiphyseonekrose, als **O. cristae iliacae** die / BUCHMAN* Osteochondrose, als **O. laminaris** das PAN*-DU MARTIN*-RUTISHAUSER* Sy., als **O. syphilitica** eine Form der Knochenlues (bes. bei Spätsyphilis; mit Androtropie) v. a. des Kniegelenks, meist nach Einbruch einer gummösen Osteomyelitis (Zerstörung des Gelenkknorpels vom Rand her durch spezif. Granulationen der Synovialis; als Endzustand bindegeweb. oder knöcherne Ankylose); s. a. Abb. »Osteogenesis imperfecta«.

Osteochondro|dysplasie: / Osteo-, Chondrodysplasie, Osteo-, Chondrodystrophie, Dysostosis (mit Tab. »Dysplasien des Skeletts«. – **O.dystrophie:** Störung der Knochen- u. Knorpelbildung, auch i. S. der enchondralen / Dysostose. – **O.lyse:** Ablösung nekrotischer Gelenkknorpelstückchen im Rahmen der **O.nekrose** (s. u. Epiphyseonekrose), ferner bei Osteochondritis, -chondrose.

Osteochondrom: osteokartilaginäre / Exostose. – Als **zentrales O.** das / Enchondrom.

Osteochondromatose: s. u. Chondromatose: s. a. Gelenkchondromatose.

Osteochondropathie: Knochen-Knorpelaffektion im Gelenk- (/ Osteochondrose) oder Epiphysenbereich (s. a. Epiphysennekrose). Als **O. multiplex Grudzinski*** das / SILFVERSKIÖLD* Sy., als **pseudoluische O.** eine der syphilit. Osteochondritis ähnl. Erkr. beim Säugling (selten, wahrsch. plurikausal).

Osteochondrosarkam: 1) maligne entartetes Osteochondrom. – **2)** / Chondrosarkom.

Osteochondrosis: degenerat. Knochen-Knorpelveränderungen im Gelenk- oder Epiphysenbereich; z. B. als **O. costarum** das TIETZE* Sy.; i. e. S. die asept. / Epiphysennekrosen (»juvenile O.«), z. B. **O. ischiopubica** = VAN NECK*-ODELBERG* Sy., **O. patellae** = LARSEN*-JOHANSSEN* Sy.; sowie die **O. (inter)vertebralis,** d. h. die Verbrauchs- u. Degenerationserscheinungen der hyalinknorpel. Deck- u. Grundplatten des WK mit reakt. Sklerose benachbarter Spongiosa (evtl. auch SCHMORL* Knötchen), entweder primär (v. a. am zervikothorakalen u. lumbosakralen Übergang) oder sek. nach Degeneration der Wirbelsynchondrosen, bes. ausgeprägt bei Fehlform einzelner WK oder WS-Abschnitte: durch meist dorsal stärkere Verschmälerung der Zwischenwirbelscheiben »inn. Dérangement« des Bewegungssegments, mit stat.-dynam. Fehlbelastung der Bogengelenke, Dehnung u. Zerrung des Bandapparates, Irritation sensibler u. vegetat. Nerven, »vertebragenem Schmerz«, reflektor. Hartspann, evtl. auch segmentalen Myogelosen. – s. a. Abb. »Wirbelsäule«.

Osteo|copi: / Dolores osteocopi. – **O.cranium:** embryol der aus Deckknochen u. den – verknöcherten – Ersatzknochen des / Chondrokranium hervorgehende knöcherne Schädel.

Osteodermatopathia, -pathie: Erkr. mit Knochen- und Hautmanifestation; z. B. als **O. hypertrophica** das UEHLINGER* Syndrom (1), als O.-Hyperostose-Syndrom das TOURAINE*-SOLENTE*-GOLÉ* Sy.

Osteo|desmose: die Sehnen-, Bandverknöcherung. – **O.dynie:** Knochenschmerz.

Osteodysplasie: Dysplasie des Skelettsystems, s. u. Dysostosis, dysplast. / Osteopathie, s. a. Knochen-, Osteodystrophie; z. B. als **metyphysäre O.** das VAANDRAGER*-PENA* Syndrom, als **fam. metaphysäre O.** das / PYLE* Sy., als **fibröse O.** das / JAFFÉ*-LICHTENSTEIN* Sy.

Osteodystrophia, -dystrophie: / Knochendystrophie; z. B. als **O. angiectatica congenita** (R. NISSL 1965) Skelettveränderungen aus dem Formenkreis des KLIPPEL*-TRENAUNAY* Syndroms (z. B. diskrete Erweiterung eines Can. nutricius, Osteosklerosierung, Bildung kavernöser Hohlräume), als **O. deformans** das / PAGET* Syndrom (juvenile Form = / JAFFÉ*-LICHTENSTEIN* Sy. = einseit. Form der O. fibrosa), als **O. exostotica** des multiplen kartilaginären / Exostosen, als **metaepiphysäre O. des Kalkaneus** das BLENCKE* Syndrom. – I. e. S. die **O. fibrosa** infolge mangelhafter Mineralsalzeinlagerung ins Osteoid, lokalisiert als / PAGET* Syndrom, generalisiert (**O. f. cystica generalisata**) als ENGEL* – v. RECKLINGHAUSEN* Syndrom infolge vermehrter Ausschüttung von Parathormon bei prim. Hyperparathyreoidismus (klin.: Knochenschmerzen u. Neigung zu Spontanfrakturen, posttraumat. Knochenzysten u. Pseudozysten = Osteoklastome, bei allg. Knochenatrophie u. »kortikaler Atrophie« mit subperiostaler Resorption). – Ferner die **renale O.** (generalisierte fibrot., malaz. u. porot., evtl. vorw. sklerot. Veränderungen) bei chron. glomerulärer oder tubulärer Nephropathie, mit oder ohne Urämie; im Kindesalter Wachstumsrückstand u. Knochenverbiegungen (»renaler Infantilismus«, »renale Rachitis«); Phosphatretention u. Hypokalziämie, sek. Hyperparathyreoidismus (Ähnlichkeit mit Morbus v. RECKLINGHAUSEN).

Osteoepiphyse: Knochenepiphyse (/ Epiphysis).

Osteo|fibrodysplasie: O.chondrodysplasie (meist rezessiv erbl.) mit fibröser Knochendysplasie als wesentl. Veränderung, z. B. JAFFÉ*-LICHTENSTEIN*, ALBRIGHT*, VOORHOEVE*, LÉRI* (I), BUSCHKE*-OLLENDORFF* Syndrom u. sonst. O.poikilien. – **O.fibrom:** gutart. Kieferneoplasma mit Knochenbälkchen (aus vielgestalt. Osteonenfragmenten) u. zellarmem fibrillärem Bindegewebe in den Markräumen.

Osteofibrosis: 1) ↑ Osteomyelofibrose. – 2) **O. def. juvenilis (Ühlinger*):** ↑ JAFFÉ*-LICHTENSTEIN* Sy. – 3) **O. lacunaris:** ↑ CAFFEY*-LEFÈBVRE* Sy.

osteogen: 1) vom Knochen ausgehend. – 2) knochenbildend (= osteoplastisch).

Osteogenese: Bildung u. Entwicklung von Knochengewebe (↑ Ossifikation). – **Osteogenesis imperfecta s. exhausta,** Osteopsathyrosis: Erbleiden mit generalisierter ↑ Hypostose u. abnormer Knochenbrüchigkeit infolge Hemmung der Osteoblastenfunktion. Als **O. i. congenita Typ Vrolik*** (= **O. i. letalis** = PORAK*-DURANTE* Syndrom) der rezessiv erbl., bösart., bereits in den ersten Monaten letale Form mit mangelhafter endostaler Knochenbildung; schon bei Geburt zahlreiche – geheilte u. nichtgeheilte – Frakturen, »Pseudomikromelie« mit typ. quergefalteter Haut, weit offenen Schädelnähten u. Fontanellen, Caput membranaceum (»Kautschukkopf«); häufig blaue Skleren u. übernäß. Lanugobehaarung, keine Schwerhörigkeit; Kalzium- u. Phosphatwerte im Blut normal. – Als **O. i. tarda** der rel. gutart. Typ LOBSTEIN (= **O. tarda** LOOSER), autosomal-dominant erbl., mit mangelhafter periostaler Knochenbildung (Kompakta-Verdünnung, Deformitäten, z. B. Hutkrempenschädel, Kartenherzbecken; erst im 1. Ljz. Infraktionen u. Frakturen, normales Längenwachstum oder geringer Minderwuchs; blaue Skleren, Mittelohrschwerhörigkeit; alkal. Phosphatase erhöht, Mineralwerte normal; Epiphysenkerne normal; nach 20. Lj. Frakturen seltener). – I. w. S. auch das VAN DER ↑ HOEVE*, EDDOWES*, BLEGVAD*-HAXTHAUSEN* u. DENT*-FRIEDMANN* Syndrom.

osteoid: knochenartig (auch i. S. des ↑ Osteoids).

Osteoid: die von den Osteoblasten gebildete, noch unverkalkte – mukoide, fibrillenhalt. – Knochengrundsubstanz. – Als Saum an Spongiosabälkchen oder in HAVERS* Kanälen pathognomonisch für Rachitis u. Osteomalazie. – **O.osteom** (Jaffé*-Lichtenstein*): benigne »tumoröse« Skeletterkr. (bes. im 2. u. 3. Ljz.) mit kleinen, von Knochenverdichtungen umgebenen Höhlen u. Osteoidherden in der Kortikalis der Röhrenknochen; klin.: örtl. Schmerzen, v. a. nachts. Ät.Path. umstritten (Neoplasie? Fokalinfektion? Embolie?).

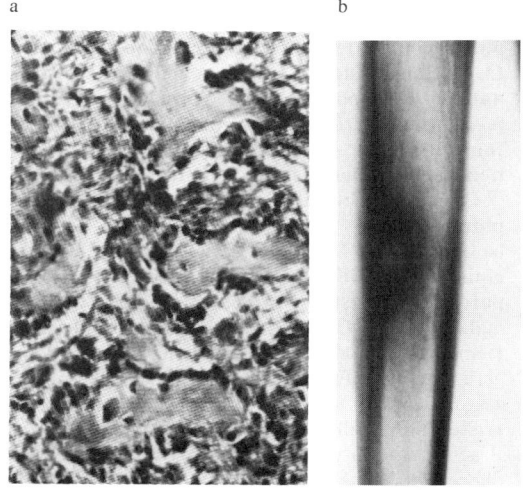

Osteoidosteom; a) Gewebsbild (He-Färbung, 200fach); b) Röntgenbild (Humerus)

Osteo|kampsis: *orthop* ↑ O.klase (1). – **O.klase, -klasie:** 1) *orthop* modellierendes apparatives Umformen bzw. Redressieren von Knochen. – 2) *anat* die (vermehrte) Tätigkeit der ↑ O.klasten. – **O.klast:** 1) Knochenfreßzelle; *histol* KÖLLIKER 1873) große, polymorphe, vielkern. Riesenzelle mit lockerem basophilem Zytoplasma, vielen Mitochondrien u. spärl. Ergastoplasma; baut enzymatisch u. phagozytotisch Knochengewebe ab (Bildung der ↑ HOWSHIP* Lakunen). – 2) *orthop* Gerät zur O.klasie (1) an der fixierten Extremität. – **O. klasten(osteo)porose:** O.porose infolge verstärkter O. klastentätigkeit bei prim. (↑ O.dystrophia fibrosa generalisata) oder sek. Hyperparathyreoidismus.

osteo|klastisch: O.klase betreffend, durch O.klasie.

Osteo|klastom: gut- oder bösart. Riesenzelltumor des Knochens, i. e. S. der intraossäre des Kiefers. Wird nach teilweiser Zerstörung durch Blutungen, zyst. Umwandlung u. Hämosiderinablagerung zum sogen. »braunen Tumor«. Bedingt evtl. Spontanfrakturen. – **O.klastose:** vermehrte O.klastenzahl oder -funktion (mit Resorptionsherden, Knochenzysten, O.klastom); z. B. bei prim. Hyperparathyreoidismus.

Osteokopie: ↑ Dolores osteocopi.

osteo-kutaneo-hypophysäres (Tri-)Syndrom: das PANSCHEREWSKI* Syndrom.

Osteo|logie, O.logia *PNA:* Lehre von den Knochen bzw. vom Skelettsystem. – **O.lyse:** Auflösung u. Abbau von Knochensubstanz (i. e. S. durch Überwiegen der O.klasie), mit Bildung makroskop. Defekte; v. a. bei Entzündung, chron. Traumatisierung, Tumormetastasen; s. a. Akroosteolyse, GORHAM* Krkh., als fam. Formen ↑ THIEFFRY*-SHURTLEFF*, TORG*, WINCHESTER* Syndrom. – Auch Syn. für ↑ Halisterese. – **o.lytisch:** ↑ O.lyse betreffend oder bewirkend.

Osteom(a): gutart. Neoplasma des Knochengewebes mit regelmäß. Aufbau, i. e. S. das **O. compactum** (= O. durum s. eburneum) v. a. an Schädel u. Kiefer (Ät.-Path. unklar); ferner das – spongiosareiche – **O. medullare**. – **chondrales O.:** kartilaginäre ↑ Exostose. – **epibulbäres** oder **episklerales O.:** epibulbäres ↑ Choristom. – **O. multiplex:** ↑ Myositis ossificans progressiva. – **O. osteoidum:** ↑ Osteoid-Osteom.

Osteo|malazie: O.pathie mit »Knochenerweichung«, (s. a. O.porose, Rachitis); z. B. als **O.malacia chron. deform. hypertrophica** das ↑ PAGET* Syndrom, als **O. hepatica neonatorum** bei untergewicht. Frühgeb. mit Hepatitis (u. verlängertem Ikterus) eine rachit. Knochendystrophie mit multiplen Frakturen (auch der Knochenkerne) u. Becherform der Metaphysen, aber ohne Kraniotabes, wahrsch. infolge Leberinsuffizienz (ungenügende Ca-Speicherung, Vit.-D-Mangel). – I. e. S. die generalisierte Skelettveränderung mit unzureichender Mineralisation der Grundsubstanz infolge Kalzium- u. Phosphat-Minderangebots oder -entzugs bei Vit.-D-Mangel, Malabsorption, Vit.-D-Resistenz (z. B. Phosphatdiabetes), D-unabhäng. Stoffwechselerkr. (z. B. idiopath. Hyperkalziurie, glomeruläre Niereninsuffizienz); Sympte.: Knochendeformierung (Glockenthorax, WS-Skoliose, Keil-, Fischwirbel, gibbusart. Kyphosen, Genu valgum u. varum), rasche Ermüdbarkeit, Muskelschmerzen, im Rö.bild verminderte Dichte u. Konturunschärfe der Knochen, LOOSER* Umbauzonen; Serumkalzium normal oder leicht vermindert, Phosphat ver-

Osteomedullographie

mindert, alkal. Phosphatase vermehrt (Osteoblasten!). Mischformen u. Übergänge zur Osteoporose. – s. a. Knochenkachexie.

Osteomedullographie: ↑ Medullographie.

Osteomyelitis: prim.-hämatogene, seltener lymphogene oder durch dir. (traumat.) Keimeinschleppung entstandene, akute oder chron., abszedierende bis phlegmonöse Entzündung des Knochenmarks (im allg. einschl. des Knochengewebes u. Periostes = Ostitis, Periostitis); monostisch (= O. localisata; s. a. BRODIE* Abszeß) oder multipel. Führt durch sek. Zirkulationsstörung u. demarkierende Granulationen (u. deren Einschmelzung) zur Nekrotisierung, d. h. zur Sequesterbildung, evtl. mit sek. abgrenzenden osteoplast. Prozessen (↑ Eburnisation, Totenlade). Beginn meist subperiostal u. epiphysennahe-metaphysär (evtl. mit Gelenkbeteiligung); dann Übergreifen auf Diaphyse, evtl. Epiphyseolyse. Sympte.: schwere Beeinträchtigung des Allg.befundes (oft Sepsis!), lokaler Schmerz, Schwellung (Weichteilbeteiligung) u. Durchbruch (mit Kloakenbildung, Fisteleiterung); Rö-Diagnose spät (erst bei Osteolysen). Häufigste Form die **O. purulenta acuta**: hochfieberhaft, als »Gliedertyphus« meist hämatogen, monostisch, mit Schüttelfrost, Leukozytose, beschleunigten BKS, ausgeprägten Lokalsympt. (evtl. Fluktuation u. Lymphadenitis), rascher Sequestration u. Kloakenbildung; evtl. Pyarthros, Metastasen, Epiphyseolyse, Spontanfraktur, Amyloidose; oft Übergang in chron. Form. – Ferner: **O. serosa s. albuminosa s. nonpurulenta** (mit serös-schleim. Exsudat, evtl. Zystenbildung; häufig durch Staphylococcus albus), **sklerosierende O.** (derbe Weichteilverdickung u. Eburnisation, Markhöhlenverkleinerung, Myelosklerose), **O. chronica purulenta** (sek. nach akuter O. oder primär-chron., hämatogen, per continuitatem oder direkt entstehend; mit im allg. schwächeren Symptn., aber stärkerer Rezidivneigung; oft mit Knochenverbiegung, Spontanfrakturen, Luxationen, Kontrakturen, Amyloidose, Fistelkarzinom), **O. sicca Garré*** (serös, sklerosierend, ohne Abszeßeinschlüsse), **sklerosierende O.** (mit tumorart., derber Verdickung von Weichteilen, Periost u. Knochen, Eburnisation, Markhöhlenverkleinerung, Myelosklerose). – Spezif. Formen: **aktinomykot. O.** (selten, meist im Kiefer, nach örtl. Infektion oder hämatogen, z. B. bei Angina, Otitis media; akut oder primär- [= granulomatös] oder sek.-chron.), **O. brucellosa** (bei Maltafieber etc.; meist uncharakterist. Gliederschmerzen; selten Spontanfrakturen), **O. syphilitica** (selten kongenital-fibrös, öfter als gummöse ↑ Knochensyphilis), **mykot. O.** (außer bei Aktinomykose selten bei Kokzidioidomykose, Blastomykose, Torulose, Sporotrichose), **postvakzinale O.** (↑ Impfkomplikation), **O. tuberculosa** (die in Spongiosa u. Mark ablaufende »myelogene« Knochen-Tbk; entweder gutartig = fungös, mit Miliartuberkel enthaltenden Granulationen [= Caries carnosa] u. ausbleibender oder geringer u. erst nach Abkapselung einsetzender Verkäsung [sogen. Knochenkaverne]; oder schnell fortschreitend – käsig, mit Sequesterbildung, Senkungsabszessen; auch multiple Rundherde am Schädeldach sowie ↑ Spondylitis tuberculosa), **O. typhosa** (bei oder nach Typhus abdomin., evtl. mit jahrelanger Latenz u. Manifestation erst nach örtl. Trauma, subakut bis chron., meist gutart.; bevorzugt an Sternum u. Rippen, aber auch an Tibia u. WK; wenn nicht Mischinfektion, Eiter dünnflüssig, rostfarben).

Osteomyelo|fibrose, -sklerose, -retikulose, aleukäm. oder atyp. Myelose, osteosklerot. Leukämie, Panmyelose: ätiol. ungeklärte, im allg. progred.bindegeweb. Veröung des KM (grauweißl. Verfärbung, Zunahme der kollagenen, später auch retikulären Fibrillen bei gleichzeit. Schwund des blutbildenden Gewebes, evtl. durch extramedulläre Hämatopoese kompensiert); unterschieden als Typ HUECK-ASSMANN (mit schmaler Kortikalis u. diffus verdichteter Spongiosa) u. HARRISON-VAUGHAN, ferner sek. Formen nach Einwirkung tox. Substanzen u. ionisierender Strahlen, bei Karzinometastasen, Tbk, chron. Myelose, Polyzythämie. Blutbild: nach anfängl. Erythrozytose Anämie, Erythroblastose, leukämoide Befunde; evtl. Blutungsneigung, Ikterus, Arthralgien. – **O. graphie** röntg. ↑ Medullographie.

Osteomyodystrophie-Oligophrenie-Syndrom: Oberbegriff für Mißbildungen an Skelett u. Muskulatur in Kombin. mit ZNS-Symptn.; v. a. das GUERIN*-STERN*, KLIPPEL*-FEIL*, BONNEVIE*-ULLRICH* Syndrom.

Osteon: aus Knochenlamellen bestehendes »Knochensäulchen« als morphol. Einh. des HAVERS* Lamellensystems.

Osteo|nekrose: ↑ Knochennekrose. Als **O.necrosis posttraumatica pubica** das ↑ PIERSON* Syndrom, als asept. **O.n.** die ↑ Epiphysennekrose.

Osteonephropathie: renaler Zwergwuchs.

Osteo-onycho|dysplasie: ↑ TURNER*-KIESER* Syndrom. – **O.dystrophie**: ↑ TOURAINE*-SOLENTE* Syndrom.

Osteo|pädion: geburtsh ↑ Lithopädion. – **O.path**: O.pathie (1) betreibender Arzt.

Osteopathie: 1) ther Sonderform der »manuellen Medizin«, wie sie seit 1874 von ANDREW T. STILL u. WILLIAM SMITH an der »American School of Osteopathy« in Kirksville/Miss., seit 1922 am »ANDREW T. STILL College of Osteopathy and Surgery« gelehrt wird. – 2) path Bez. für – meist system. – Knochenerkrn. (s. a. Osteoarthropathie); z. B. **Osteopathia acidotica pseudorachitica** (↑ FANCONI* v. ALBERTINI*-ZELLWEGER* Sy.), **agastr. O.** (Osteoporose mit Osteomalazie nach Magenresektion), **alimentäre O.** (↑ Hungerosteopathie), **O. condensans disseminata** (↑ Osteopoikilie), **O. fibrosa generalisata** (s. u. Osteodystrophia), **O. haemorrhagica infantum** (↑ MÖLLER*-BARLOW* Krankh.), **O. hyperostotica (s. scleroticans) multiplex infantum** (↑ CAMURATI*-ENGELMANN* Krankh.), **O. hypertrophica toxica** (↑ MARIE*-BAMBERGER* Sy.), **O. ischiopubica** (↑ VAN NECK*-ODELBERG* Sy.), **O. neuroendocrinica familiaris** (↑ SALVIOLI* Sy.), **O. patellae** (↑ LARSEN-JOHANSSON* Sy.; s. a. Chondromalacia pat.). – **O. cretinosa**: bei Kretinismus infolge Hemmung der enchondralen Ossifikation u. Verzögerung u. atyp. Entwicklung der Knochenkerne; kurzes Nasenbein u. NNH-Hypoplasie, persistierende große Fontanelle, rel. Kürze der Schädelbasis, Brachy- u. Platyspondylie, WS-Bogenspalten, Kyphose, Persistenz der Beckenapophysen, plumpe Epiphysen der langen Röhrenknochen (z. B. »Kretinhüfte«). – **O. diabetica**: generalisierte Osteoporose bei Diabetes mell.; ferner stark schmerzende (angiou. polyneuropath.?) Arthropathien an Wirbelgelenken, Osteodystrophien der dist. Metatarsalia (Frakturen, Sequester, Destruktion). – **dysplast. O.**: heredopath. oder exogene embryonale Bildungsstörung mit Auswirkung bis ins Wachstumsalter; beginnend in knorpel. Anlagen als Chondrodysplasie u. ab Verknöcherungsphase der Organogenese als Osteodysplasie; evtl. mit Weichteilbeteiligung. Vork. als Achondroplasie, polytope enchondrale Dysostosen (↑ PFAUNDLER*-HURLER*, MORQUIO*, RIBBING* Syndrom etc.), CONRADI*-HÜNERMANN*, ELLIS*-VAN CREVELD* Sy., multiple kartilaginäre Exostosen, Osteogenesis imperfecta, Osteopoikilie, Marmorknochenkrankheit, CAMURATI*-ENGELMANN* Sy., Pyknodysostose, Pachydermoperiostose, JAFFÉ*-LICHTENSTEIN* Sy., Neurofibromatose. – **glukosurische O.**: das ↑ DEBRÉ*-DE TONI*-FANCONI* Sy. des Erwachsenen; progred. metabol. Osteomalazie infolge Tubulopathie, mit vermind. Harnazidität, Hypophosphatämie (aber Normokalziurie), temporärer Glukosurie (aber Normoglykämie), Hyperaminoazidurie; Infektanfälligkeit; Prognose bei Vit.-D-Zufuhr u. antiazidot. Ther. bedingt gut. – **hepatogene O.**: Osteoporose bzw. Hyperostose bei Leberekrkn. (infolge Hypovitaminose?). – **hormonale O.** infolge endokriner Dysfunktion; bei Hypo- u. Hyperpituitarismus Zwergbzw. Riesenwuchs (Akromegalie); bei Hypogonadismus eunuchoider Hochwuchs (Kastrationsosteoporose), bei kongenit. AGS u. präpuberalem Hypergonadismus Kleinwuchs; **hypothyreot. O.** die metabolisch bedingte universelle Osteoporose, -malazie u. -fibrose (s. a. O. cretinosa), teils auf Thyroxin ansprechend, teils wegen bereits vorliegender Defekte refraktär; als **hyperthyreot.** oder **thyreotox. O.** die schmerzhafte Osteoporose mit Fischwirbel, Spontanfrakturen etc.; bei Hypo- u. Hyperparathyreoidismus eine generalisierte hyperostot. Osteosklerose mit Minderwuchs bzw. die Osteodystrophia fibrosa generalisata; ferner die ↑Steroidosteoporose. – **O. idiopathica Albright*-Reifenstein*-Forbes***: vor dem 55. Lj. auftret., generalisierte schubweise Osteoalgien unbekannter Genese, mit Hyperkalziurie u. -kalziämie, allg. Asthenie. – Ähnl. Symptome, mit vorwieg. Malazie bei idiopath. Hyperkalziurie infolge pyelonephrit. tubulärer Niereninsuffizienz (JESSERER 1957). – **O. ovarica**: ↑ Pelipathia vegetativa mit ausgeprägter, ursprünglich als osteomalazisch gedeuteter Druckempfindlichkeit des Beckeninnern. – **O. striata Voorhoeve***: (1924) autosomal-dominant erbl. Sonderform der Osteopoikilie (bzw. der Marmorknochenkrankheit) mit längsstreifenförm. Sklerosierungen (am Becken fächerförmig); davon unterschieden ein Typ HAMMER (mit Epiphysenbeteiligung) u. ein Typ CARCASSONE (nur Becken, WS, Skapula). – **Toxische O.** durch exogene Gifte wie Fluor, weißer Phosphor, Blei, auch nach Vit.-A- oder -D-Überdosierung; i. w. S. auch die »endogenen« Toxikose, z. B. die **urämische O.** (Osteomalazie nach langzeit. Hämodialyse, wahrsch. infolge Vit.-D-Resistenz u. sek. Hyperparathyreoidismus). – **O. varicosa**: Osteoporose mit periostnaher Osteosklerose bei variköem Symptomenkomplex.

Osteoperiostitis: Entzündung von Knochengewebe u. Periost; z. B. als **metatarsale O.** die ↑ BUSQUET* Krankh., als **O. ossificans toxica** das ↑ MARIE*-BAMBERGER* Syndrom.

Osteopetrosis: ↑ Osteosklerose; i. e. S. (»O. familiaris s. generalisata«) die ↑ Marmorknochenkrankheit; ferner als **O. acroosteolytica** das ↑ LAMY*-MAROTEAU* Sy., als **epiphysäre O.** das ↑ LACHAPELE* Sy., als **O. mit epiphysealer Dysplasie** das TEIGMAN*-KILBY* Sy., als **O. myxoedematosa** ausgedehnte Osteosklerosen bei kongenit. Myxödem, meist kraniofazial, evtl. mit fest verkalkten Epiphysenlinien der langen Röhrenknochen (histol.: Osteoklastenmangel), oft mit Nephrokalzinose kombiniert.

Osteo|phage: ↑ O.klast (1). – **O.phonie**: *otol* ↑ Knochenleitung. – **O.phthise**: progred. O.lyse, i. e. S. die ↑ GORHAM* Krkh. – **O.phyt.**: umschriebene, meist reakt. Knochenapposition (Sporn, Zacke, Spange).

Osteo|plast: ↑ O.blast. – **O.plastik**: plast. Op. am Skelett, z. B. Knochenumformung, -transplantation, Defektbeseitigung. I. w. S. auch die **o.plastische Amputation** (des Beines, mit Knochenstumpfabschluß durch Knochentransplantat, z. B. n. PIROGOFF, BIER, GRITTI), die **o.plast. Resektion** (»Anfrischen« schlecht heilender Frakturflächen oder Pseudarthrosen zur Anregung der Kallusbildung), die **o.plast. Trepanation** (Knochenfensterung unter Bildung eines replantierbaren – evtl. weichteilgestielten – Fragments), die **periostale O.plastik** (»Periostplastik«, Transplantation von Knochenhaut auf Knochendefekte oder Pseudarthrosen zur Anregung der Knochenneubildung).

osteo|plastisch: 1) *physiol, path* knochenbildend (s. a. O.blast, -zyt); z. B. die **o.plast. Metastase** (des Mamma-, Prostata-Ca.). – 2) *chir* s. u. O.plastik.

Osteo|poikilie; O.pathia condensans disseminata: (ALBERS-SCHÖNBERG) seltene erbl. Anomalie der Extremitätenknochen (v. a. Carpus u. Tarsus), mit punktförm. (auch lentikulären), während des Wachstums entstehenden u. persist. Spongiosa-Verdichtungen (↑ Abb.). – Öfters kombin. mit BUSCHKE*-OLLENDORF* Sy. u. Palmoplantarkeratose. – Als seltenere, autosomal-dominant erbl. Nebenform die **O.poicilosis striata** (↑ O.pathia striata VOORHOEVE); sowie Kombinationen mit Palmoplantarkeratose oder Hyperostose oder Histiozytom.

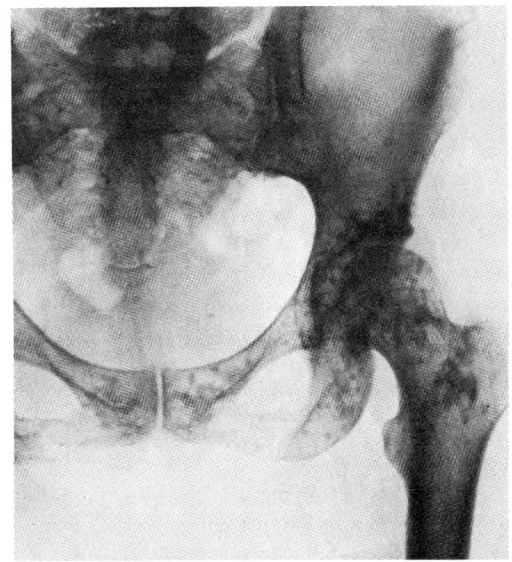

Osteoporose

Osteoporose, Osteoporosis: metabol. Osteopathie mit lokalisierter oder universeller Rarefizierung von Knochengewebe ohne Veränderung der Gesamtform (s. a. Knochenatrophie); dadurch Minderung der mechan. Belastbarkeit, Neigung zu Frakturen u. Spontanverformung (z. B. Keil-, ↑ Fischwirbel; Kyphose); im Rö.bild verminderte Knochendichte, schärfere Zeichnung der vermind. Strukturen, Ausweitung des Markraumes. Als reine Formen u. a. die präsenile Involutions-O. (= postmenopaus. = klimakter. O.), Alters-O. (= senile Involutions-O. Steroid-O. (nach einschläg. Medikation u. bei CUSHING* Syndrom, Kortisonismus), idiopath. O. (↑ DENT*-FRIEDMAN* Syndrom), juvenile O. (↑ LINDEMANN* Krankh.) sowie die ↑ Inaktivitätstrophie; Mischformen mit Osteomalazie oder -dystrophie (-fibrose) bei Systemerkrn. des Skeletts, als hormonale u. Hungerosteopathie, bei Malabsorption u. SUDECK* Syndrom (= »schmerzhafte O.«). – Ferner: **O. circumscripta cranii** (↑ HAND*-SCHÜLLER*-CHRISTIAN* Sy.), **O. congenita** (↑ Osteogenesis imperfecta), **juxtaepiphysäre O.** (↑ BATY*-VOGT* Bänder), **renale O.** (bei renaler Rachitis, Zystinose, Phosphatdiabetes, s. a. renale ↑ Osteomalazie), **O. alcaptonurica** (atroph. u. hypertroph. Veränderungen gelenkferner Abschnitte, scharf-rundl. Diaphysen-Aufhellungsherde bei Alkaptonurie neben der typ. Arthritis).

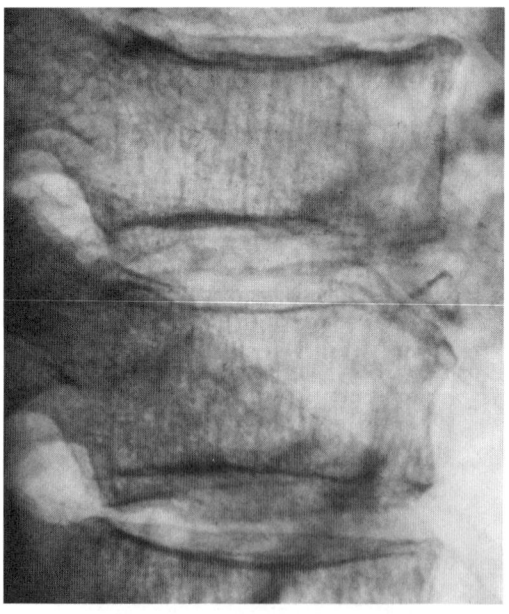

Röntgenzeichen der **Wirbelosteoporose**: erhöhte Strahlentransparenz, strähniges Strukturbild, verstärkte Deckplattenzeichnung. Nebenbefund: Kantenabtrennung.

Osteopsathyrosis: ↑ Osteogenesis imperfecta.

Osteo|radionekrose: Knochennekrose nach zu hoch dosierter Strahlenther.; evtl. mit konsekut. Spontanfraktur (z. B. des Schenkelhalses nach gynäkol. Bestrahlung). – **O.rhabdotose:** ↑ O.pathia striata VOORHOEVE.

Osteosarkom: Knochensarkom, i. e. S. das osteoplast. ↑ Sarkom. – Einteilung nach UEHLINGER: **1)** osteogenes Sa. [a) Chondro-, b) osteoplast. Sa.], **2)** Spindelzell- u. Fibro-Sa., **3)** medullogenes Sa. [a) EWING* Sa., b) Retikulo-Sa., c) Plasmozytom, d) Leukämien u. Lympho-Sa.].

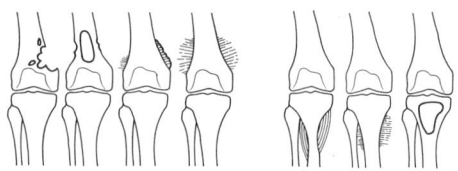

Charakterist. Röntgenbilder beim **Osteosarkom** (1–4: osteophytisches, osteoklast. u. kombin. Tumorwachstum) u. beim EWING* Sarkom (5–7: Knochenlamellen, Spiculae, Osteolysen).

Osteosis: ↑ Osteopathie-, -dystrophie, Ostitis. – **O. cutis:** ˜Hautosteom.

Osteosklerose: 1) Eburnisation, Eburneation: umschrieb. oder generalisierte ↑ Knochenhypertrophie (End-, Periostose oder Spongiosklerose), mit Zunahme der Knochenhärte u. Verminderung der dynam. Belastbarkeit; primär bei sogen. **generalisierten O.-Syndromen** wie ↑ Marmorknochenkrankh. (= **Osteosclerosis congenita diffusa s. fragilis generalisata**), CAMURATI*-ENGELMANN* Sy. (= **systematisierte sklerot. O.**), Melorrheostose (= **rezessiv-erbl. enostal-periostale O.**), Osteopoikilie, FAIRBANK* Dysostose, UEHLINGER*, PYLE*, KOSZEWSKI*, FANCONI*-SCHLESINGER*, VAN BUCHEM*, CAFFEY*-SILVERMAN*, LAMY*-MAROTEAUX*, TOURAINE*-SOLENTE*-GOLÉ* Sy.; sek.-reaktiv bei entzündl., tumorösen. u. degenerat. Prozessen, ferner die **renale O.** als Teilerscheinung renaler Osteopathien, die **hyperphosphatäm. O.** (DENT) infolge vermehrter Parathormonausschüttung (reaktiv auf Hypokalziämie), mit gesteigerter Osteoklastenfunktion. – **2)** ↑ Osteomyelofibrose.

Osteosynthese: *chir* op. Vereinigung reponierter Knochenfragmente durch Verschrauben, Nageln, Plattenanlagerung etc.; i. e. S. die zu prim. Knochenheilung führende ↑ Druckosteosynthese (Prinzip ausgearbeitet von der Arbeitsgemeinschaft Osteosynthese: »AOS«). Als **stabile O.** die eine sofort., vorw. akt. Beübung ohne Belastung oder aber die volle Belastung erlaubende (= »übungs-« bzw. »belastungsstabile«) O.; s. a. Osteotaxis.

Osteo|tabes infantum: ↑ MÖLLER*-BARLOW* Krankheit; s. a. Kraniotabes. – **O.taxis:** perkutane O.synthese (HOFFMANN 1942) durch mehrere oberhalb u. unterhalb der Fraktur eingebrachte Nägel u. deren äuß. Fixation (Spezialinstrumentarium mit Zielgerät, Fixateur extern etc.).

Osteotom: Säge für Knochendurchtrennung. Auch als Innensäge (= **intramedulläres O.**).

Osteotomie: *chir* offene oder s.c. – evtl. multiple – therap. Knochendurchtrennung (linear quer oder schräg, bogen-, zylinder-, V-, stufen-, keilförmig, kongruent-sphärisch = glenoidal), meist mit anschließ. Osteosynthese; entweder als vollständ. O. nach Freilegen u. Abschieben des Periosts (evtl. nach Vorbohrung = Bohr-O.); oder als »weiche O.« (z. B. beim Kinde) mit Teildurchmeißelung u. nachfolgender Frakturierung. Anw. zur Verkürzung, Verlängerung, Achsenumstellung (= Korrektur-, Abwinkelungs-O.), Rotation oder Abstützung; z. B. als **valgisierende** u. **varisierende O.** am koxalen Femurende (zur Vergrößerung bzw. Verkleinerung des CD-Winkels bei Coxa vara congenita u. Koxarthrose bzw. bei angeb. Hüftluxation mit Coxa valga, PERTHES* Krankh. etc.).

Osteo|zele: 1) tumorförm. »Verknöcherung« im Hoden(sack). – 2) Knochengewebe enthaltende Hernie. – **O.zyt**: die in der von ihr gebildeten Knochensubstanz in einer kleinen Höhle eingeschlossene ruhende »Knochenzelle« (↑ O. blast), arm an Mitochondrien u. Ergastoplasma, fermentfrei, mit Zytoplasmafortsätzen.

Ostio|folliculitis: *derm* ↑ Folliculitis superfic. – **O.-poritis**: *derm* ↑ Poritis.

Ostitis: Entzündung von Knochengewebe, i. e. S. die von den Gefäßen der HAVERS* Kanäle ausgehende (im Ggs. zur vom Markraum ausgehenden ↑ Osteomyelitis), i. w. S. auch die ↑ Periostitis; v. a. chron. Formen (darunter auch mehr degenerative); z. B. **O. condensans** (als **O. c. disseminata** die ↑ Osteopoikilie; als **O. sclerosans** s. **ossificans** der überschießende reparative, kompensator. oder abgrenzende Knochenneu- u. -umbau bei Osteomyelitis, -porose, -malazie, Frakturheilung etc., auch i. S. der ↑ Osteosklerose; ferner die asept. Ileitis condensans umstrittener Ätiol., ein- oder beidseitig im Darmbein nahe der Iliosakralfuge, fast nur bei ♀♀, meist nach Schwangerschaft, mit Kreuzschmerzen oder Wurzelreizsyndrom), **O. cystica** s. **fibrosa localisata** (↑ MIKULICZ* Krankh.), **O. deformans** (↑ PAGET* Sy.), **O. fibrosa cystica** (↑ ALBRIGHT* Krankh. bzw. ↑ Osteodystrophia fibrosa generalisata), **O. fibrosa disseminata** s. **polyostotica unilat.** (↑ JAFFÉ*-LICHTENSTEIN* Sy.), **O. fibrosa generalisata cum pachydermia** (↑ HIRSCH* Sy.), **O. fibrosa maxillarum** (= FRANGENHEIM*-RUPP* Syndrom; langsam progred. Verformung des OK durch Anbau von regellos mit fibrösem Mark durchsetzten Knochenbälkchen oder durch Hyperzementose; zunächst monostisch, später mit Beteiligung von Hirnschädel = Leontiasis ossea, Extremitäten, Becken u. WS; Urs. unbekannt), **O. fungosa** s. **granulosa** (produktive ↑ Knochen-Tbk), **hyperplast. O.** (↑ MARIE*-BAMBERGER* Sy.), **O. rareficans** (»lakunäre Resorption« als asept. Knochenabbau, posttraumatisch, degenerativ, bei Osteomyelitis; meist mit Osteosklerosierung kombin.), **O. necrotica pubis** (↑ PIERSON*, VAN NECK*-ODELBERG* Sy.), **O. pycnotica** (↑ SICARD* Ostitis, ↑ Pyknodysostose), **O. syphilitica** (↑ Knochensyphilis), **O. tuberculosa** (↑ Knochen-Tbk, Osteomyelitis tuberculosa; s. a. PERTHES*-JÜNGLING* Sy. = **O. tbc. cystoides multiplex**).

Ostium: (lat.) *anat* Öffnung, Mündung (s. a. Orificium); z. B. (*PNA*) **O. abdomin. tubae uterinae** (die der Bauchhöhle zugewandte, von Fimbrien umgebene Öffnung des Eileiters; hier Aufnahme der Eizelle nach dem Follikelsprung), **O. aortae** (Öffnung der li. Herzkammer zur Aorta, mit Valva aortae), **O. arteriosum** (= Ostium aortae bzw. O. trunci pulmon.), **O. atrioventriculare** (als **O. venosum** die Öffnung zwischen re. Herzvorhof u. re. Ventrikel, mit Trikuspidalklappe; das O. a. sin. zwischen li. Herzvorhof u. li. Ventrikel, mit Mitralklappe; ferner als **O. a. commune** der ↑ Atrioventrikularkanal), **O. cardiacum** (= O. oesophageum ventriculi = Cardia inf., der sogen. »Ösophagusmund«), **O. ileoc(a)ecale** (Mündung des Ileum in den Blinddarm, mit BAUHIN* Klappe), **O. pharyngeum tubae auditivae** (Öffnung der Ohrtrompete in den oberen Rachenraum), **O. primum** (*embryol* ↑ Foramen ovale primum, s. a. »Septum primum«. – Der O.-p.-Defekt = inkompletter ↑ Atrioventrikularkanal ist ein tiefsitzender ↑ Vorhofseptumdefekt), **O. pyloricum** (Öffnung des Magenpylorus in den Zwölffingerdarm; vom M. sphincter pylori umschlossen), **O. secundum** (*embryol* ↑ Foramen ovale secundum. – Der O.-s.-Defekt ist ein mittl.-zentraler ↑ Vorhofseptumdefekt), **O. trunci pulmonalis** (= O. arteriosum dextrum; Öffnung des re. Ventrikels in die Pulmonalis, mit Taschenklappe = Valva tr. p.), **O. tympanicum tubae auditivae** (Mündung der Ohrtrompete in die Paukenhöhle), **O. ureteris** (Mündung des Harnleiters in die Blase in der oberen-seitl. Ecke des Trigonum), **O. urethrae externum** (die äuß. Harnröhrenöffnung; beim ♀ als längsverlaufender Schlitz unterhalb der Klitoris über dem Scheidenvorhof, beim ♂ am vord. Ende der Glans penis), **O. urethrae int.** (Öffnung der Harnblase in die Harnröhre am Blasenboden in der vord. Spitze des Trigonum, vom Anulus urethralis umgeben), **O. uteri** (= Orificium ext. canalis cervicis; die von den Muttermundslippen begrenzte Öffnung des Uterus an der Portiokuppe in die Scheide; bei Nullipara grübchen-, nach Geburten schlitzförmig), **O. uterinum tubae** (die Mündung des Eileiters in die »Tubenecke« der Gebärmutterhöhle), **O. vaginae** (die vom Hymen verschlossene bzw. von den Carunculae hymenales umgrenzte Öffnung zwischen Scheidenvorhof u. eigentl. Scheide), **O. venae cavae** (Mündung der oberen bzw. unt. Hohlvene in den re. Herzvorhof), **Ostia venarum pulmonalium** (die Mündungen der 2 × 2 Lungenvenen in den li. Vorhof unterhalb des Vorhofdaches), **O. venosum** *BNA*, *JNA* (s. u. Ostium atrioventriculare).

Ostium|insuffizienz: *urol* ↑ Uretermündungsinsuffizienz. – **O.schlitzung**: *urol* endovesikale Spaltung des Daches der Harnleitermündung, z. B. bei Ureterolithotomie. – **O.stein**: im Ostium ureteris verklemmter ↑ Harnleiterstein; s. a. Hantelstein.

Ostmann*-Moulonguet* Zeichen (PAUL O., 1859–1945, Otologe, Marburg/Lahn): anfallsweise Orbitaschmerzen (v. a. retrobulbär) bei Ostitis der Felsenbeinspitze.

Ostreogrycin: Antibiotika-Komplex (Depsipeptid; mit Komponenten B, G, Z, $Z_{1,2\ u.\ 3}$) aus Streptomyces ostreogriseus; hemmt grampos. Baktn.

Ostr(e)otox)ismus: Austernvergiftung.

O-Streptolysin: s. u. Streptolysin.

Ostrum*-Furst* Syndrom: (1942) Variante des KLIPPEL*-FEIL* Syndroms (mit SPRENGEL* Syndrom u. Platybasie); klin.: variable neurol. u. neurovegetat. Störungen.

Ostvirus: das Virus der Östl. ↑ Encephalomyelitis equina (EEE).

Ostwald* (WILHELM O., 1853–1932, Chemiker, Leipzig; 1909 Nobelpreis f. Chemie) **Elektrode**: Kalomel-Elektrode von sehr geringer Polarisierbarkeit u. hohem Widerstand; für elektr. Untersuchungen in Geweben. – **O.* Farbenlehre**: Systematik der Körperfarben, basierend auf der Farbengleichung: Vollfarbe + Weißanteil + Schwarzanteil = 1; realisiert im 100teil. **Farbtonkreis** (von Gelb über Orange, Rot, Violett, Blau, Grün zu Gelb, verteilt auf Farbfel-

Ostwald*-Lillie* Modell

der unter Berücksichtigung von Helligkeit, Farbton u. Sättigung). – **O.*-Lillie* Modell**: das elektrochem. System Fe/HNO$_3$; seine nichtlineare Strom-Spannungs-Charakteristik erlaubt die Simulation der Erregungsfortleitung in der Nervenzellmembran.

Ostwalt* Gläser (FRANZ O., 1862–1937, dtsch. Ophthalmologe, Paris): anastigmat. Linsen; vgl. Katralgläser.

oszillatorisch: in Form von Oszillationen (Schwingungen); z. B. **o. Blutdruckmessung** (V. RECKLINGHAUSEN; anhand der Pulsationen eines Hg-Manometers), **o. Nystagmus** (⌐ Pendelnystagmus), **o. Massage** (⌐ Vibrationsmassage).

Oszillationstypen: *geburtsh* s. u. Fluktuation.

Oszillo|gramm: mit dem O.(tono)graphen aufgezeichnete Kurve (z. B. der Pulswellen). – **O.graph**: Gerät zur mechan. oder photograph. Registrierung (»O.graphie«) schnell veränderl. Vorgänge, z. B. pulsatorischer Vol.- oder Druckschwankungen (insbes. Arterienpulse); als Spiegel-, Infraton-, Kathodenstrahl-O.graph (für Vorgänge bis ca. 10^{-9} Sek.), **O.tonograph** (n. GESENIUS-KELLER; mechan. Pulswellenschreiber, bes. geeignet für sogen. Stufen-O.metrie; s. a. PLESCH* O.graph).

Oszillo|kardioskop: ⌐ Elektrokardioskop. – **O.metrie**: Messung pulsator. Druckschwankungen (z. B. in der Blutdruckmanschette) mittels **O.meters** (Manometer ohne absol. Druckeichung) oder aber nach Aufzeichnung mit dem ⌐ O.(tono)graphen; s. a. oszillometr. ⌐ Index.

Oszill|opsie, BRÜCKNER* Phänomen; v. a. beim Gehen u. bei intensiver Fixation auftret. subj. Sehstörung (Zittern u. Schwanken fixierter Objekte) bei der MS.

Oszilloskop: Kathodenstrahloszillograph; s. a. Elektrokardioskop.

Oszitation: Gähnkrampf (⌐ Chasmus).

Ot...: Wortteil »Ohr(en)«. – **Ot**: (DORFMEIER) ein Familien-AG.

Ota* Nävus, Syndrom (MASAO O., geb. 1885, Dermatologe, Tokio), Naevus fuscocoeruleus s. opththalmomaxill.: (1939 [1930?]) konnat. oder bis zum 20. Lj. auftretende, meist einseit., flächenhafte, stahlblaue bis blauschwarze Pigmentierung der Sklera, Konjunktiven u. augennahen Haut, evtl. auch Mundschleimhaut (Bereich des Nervus V$_{1, 2}$), evtl. mit bräunl. Flekken oder Streifen untermischt (histol.: ektop. Melanozyten); gutartig, nur ausnahmsweise melanotisch entartend.

Ota* Ring: in Japan gebr. ⌐ Intrauterinpessar (Plastik oder Nylon).

Otagra, Otalgie, Otodynie: Ohrenschmerz; i. e. S. der in das Ohr (einschl. Tube) lokalisierte u. organisch nicht begründbare; z. B. ausstrahlend, von Parotis oder Kieferprozeß, als **Otalgia reflectoria** bei Prozessen im Trigeminus-, Glossopharyngeus-, Vagusbereich (z. B. Larynx, Pharynx, Molaren) bei Trigeminus-, Okzipital-, Zervikalneuralgie, als **O. nervosa** bei Hysterie, Neurose, als **O. tabetica** bei Tabes dors. (Intermedius-Degeneration). Auch unterschieden als **prim. O.** (bei Allg.erkr. wie Malaria, Syphilis) u. **sek. O.** (= **O. geniculata** = Neuralgie des Ggl. geniculi).

OTD: *radiol* **O**rgan**t**oleranz**d**osis.

Otektomie: op. Entfernung von Mittel- oder Innenohrstrukturen.

Othämatom: Bluterguß zwischen Knorpel u. Knorpelhaut sowie in Knorpelrissen der Ohrmuschel (klin.: umschrieb., anfangs fluktuierende, bläul. Auftreibung), meist durch Trauma (z. B. »Blumenkohlohr« der Boxer). Zur Prophylaxe bindegeweiger Organisation u. Verunstaltung sofort. op. Ableitung (Knorpelfenster an der Hinterfläche).

Otiatrie: Otologie.

oticus: (lat.) zum Ohr bzw. Gehör gehörig.

Otiko|dinie, -dinose: Labyrinthschwindel, i. e. S. das MENIÈRE* Syndrom.

Otiobiasis: weniger korrekte Bez. für ⌐ Otobiosis.

Otitis: durch Erreger oder physik. (z. B. **O. barotraumatica** = ⌐ Aero-otitis), chem. u. a. Noxen bedingte Entzündung des Ohres oder eines seiner Teile; s. a. Labyrinthitis (= **O. interna**), Mastoiditis. – Als **O. externa** die des äußeren Gehörgangs, u. zwar zirkumskript (»Gehörgangsfurunkel«) v. a. im membranösen Teil, insbes. nach Haarbalgverletzung u. von Talgdrüsen ausgehend, mit starken Schmerzen in Ohrmuschel u. Gehörgang, Druckschmerzhaftigkeit des Tragus, Ohrmuschel-, häufig auch Warzenfortsatzödem (sogen. »Pseudomastoiditis«), retromandibulärer u. prätragaler Lymphadenitis, meist mit spontaner Eiterentleerung, häufig rezidivierend; oder aber diffus nach dir. örtl. Reiz oder – häufiger – sek. bei Ekzem, Trauma, FK, Mittelohreiterung, mit zirkulärer stenosierender Schwellung, Spontan-(beim Kauen, Sprechen) u. Druckschmerz, Juckreiz; meist durch Pseudomonas aeruginosa oder Pilze (⌐ Otomykose, z. B. **O. candidamycetica** = »Gehörgangssoor«, mit weißen Belägen), seltener als **O. bullosa s. haemorrhagica** durch Grippe-Viren, oft mit Myringitis bull. oder O. media; evtl. als **O. fibrinosa** mit schmutzigweißen Membranen, evtl. Gehörgangsverschluß, narb. Stenose; auch als Gehörgangsdiphterie. – Als **Otitis media** = Mittelohrentzündung die v. a. tubogene, seltener hämato- oder lymphogene bzw. via Trommelfellperforation eingeschleppte Entzündung der Paukenhöhlenschleimhaut; evtl. kompliziert durch Sinusitis, Mastoiditis, Meningitis, Hirnabszeß, Sinusthrombose, Labyrinthitis, Cholesteatom, Fazialisparese, Pyramidenspitzeneiterung. Akute Form bakteriell oder abakt.; erstere v. a. bei Antibiotika-Medikation u. als ⌐ Mukosus-O. im allg. symptomarm (»**O. latens**«); letzere v. a. allergisch oder durch hypovirulente Erreger, u. zwar als **O. serosa s. simplex s. catarrhalis** (»Tuben-Mittelohrkatarrh«) mit nur geringer Schwellung, starkem serösem Erguß (v. a. nach Tubenverschluß), nicht schmerzhaftem Völlegefühl, vermind. Hörvermögen, LEUDET* Geräusch, durchscheinender, verschiebl. Exsudatlinie am transparenten, retrahierten Trommelfell, Gefahr von Adhäsivprozeß bzw. Tympanosklerose. Durch Eitererreger als **O. m. purulenta** s. suppurativa s. perforativa (»Mittelohreiterung«), meist bei akuter Infektionskrankh. wie Grippe, Masern, Scharlach, Typhus, Di, NNH-Affektion, mit starker, Tube u. Warzenfortsatz einbeziehender Schwellung, im Stadium I (einige Std. bis 1 Wo.) mit sehr heft., v. a. nächtl. Schmerzen, hohem Fieber, Hörverlust, beschleunigter BSG, im Stadium II (nach Spontanperforation oder Trommelfellparazentese) Rückgang der Allgem.zeichen, Sekretion aus dem Ohr (ca. 2 Wo.), dann Ausheilung (= III, ca. 1 Wo.); otoskopisch: zunehmende Vorwölbung des tiefroten, verdickten, evtl. blutig-blas. Trommelfells oder aber Perforation (meist im hin.-unt. Quadranten); Ausheilung (Schluß der Perforation) oder Übergang in chron. Eiterung bzw. Adhäsivprozeß, mit Tympanosklerose, Gehörknöchelchennekrose (v. a. bei Scharlach!), Übergreifen auf Labyrinth u. Warzenfortsatz. **O. m. chronica** rezidivierend oder gleichmäßig andauernd, rel. häufig bei unzureichender Mastoid-Pneumatisation u. Schleimhauthyperplasie, oft schon in der Kindheit entstanden; als **O. m. epitympanica** (= Epitympanitis = Kuppelraum-O.) die »chron. Knocheneiterung« mit randständ. Trommelfellperforation, oft jahrelanger fötider Absonderung, Schalleitungsschwerhörigkeit, nur geringer Schmerzhaftigkeit; Sanierung nur durch Op. (z. B. Tympanoplastik); ferner die adhäsive chron. O. m. (/ Paukenhöhlensklerose); als **O. m. mesotympanica** die »chron. Schleimhauteiterung« mit zentraler Trommelfellperforation, aber ohne fötide Sekretion, Schalleitungsschwerhörigkeit u. Komplikationsgefahr, auch konservativ heilbar. – **O. tuberculosa**: prim. (Säuglingsalter) oder sek. (meist hämatogene) Organ-Tbk v. a. des Mittelohrs; zunächst Schleimhautbefall, nach käs. Zerfall auf Periost u. Knochen (auch Mastoid) übergreifend; bei Kindern oft als akute eitr. O. media (»fungöser Typ«); bei Lungen-Tbk (v. a. präfinal, meist via Tube) »nekrotisierender Typ« mit schmerzloser Eiterung.

Oto...: Wortteil »Ohr(en)«, »Gehör«; z. B. **Otoantritis** (/ Antritis), **otobasal** (die Hirnbasis im Bereich des Innenohres betreffend), **Otobiosis** (Befall durch die ektoparasit. »Ohrenzecke« **Otobius** s. Ornithodorus megnini [Argasidae] bei Haus- u. Wildtieren, gelegentl. auch beim Menschen in Mittelamerika u. anderen warmen Ländern; Zecke auch Erreger der / Zeckenparalyse), **Otoblennorrhö** (schleim. Ohrausfluß), **Otocranium** (die Pars petrosa des Schläfenbeins einschl. Mastoid als Sitz des Innenohres), **otodentales Syndrom** (/ COSTEN* Sy.), **Otodynie** (/ Otalgie), **Otoenzephalitis** (otogene Enzephalitis), **otogen** (vom Ohr ausgehend).

Otokephalie: Mißbildung mit UK-Mangel u. Fusion der Ohren unterhalb des Gesichts. – **Otoklisis**: op. Korrektur abstehender Ohrmuscheln. – **Otokonien**: / Statoconia.

Otolithen: 1) *anat* / Statoconia. – 2) *otol* Konkrement in Paukenhöhle oder äuß. Gehörgang bei chron. Entzündung (»**Otolithiasis**«). – **Otolithismus**: / Liftschwindel. – **Otologe**: Ohrenarzt (/ Facharzt für HNO-Heilkunde).

Otomastoiditis: Otitis media mit Mastoidbeteiligung. – **Otomyasthenie**: Schwäche bzw. Lähmung der Ohrmuskeln (Stapedius, Tensor tympani); dadurch Unfähigkeit zu genauer Lautdifferenzierung (fehlende Schwingungsabschwächung). – **Otomyiasis**: Myiasis des äuß. Gehörgangs, / Oto-Rhino-Sinus- Myiasis. – **Otomykose**: Erkr. des äuß. Gehörganges durch im Ohr lebende, fakultativ (Hautläsion, Abwehrschwäche etc.) pathogene Pilze, z. B. / Otitis candidamycetica.

Otoneurologie: Anatomie, Physiologie u. Pathologie der zentralen vestibulären u. kochlearen Nervenbahnen. – **oto-okulo-renales Syndrom**: das / Nephropathie-Taubheitssyndrom. – **Oto-osteodysplasie**: / BEALS* Syndrom; i. w. S. auch das oto-vertebrale, oto-digitale, ULLRICH*-FEICHTIGER Sy. u. a.

oto-palato-digitales Syndrom, O.P.D.-Syndrom: (H. TAYBI 1962) wahrsch. autosomal- oder X-chromosomal-rezessiv erbl., androtrope Wachstums- u. Entwicklungshemmung, mit Innenohrschwerhörigkeit, Ohrmuschelmißbildung, Makrozephalie, Hypertelorismus, hohem Gaumen, Zahnanomalien, Brachymegalo-, Klino- u. Syndaktylie.

Otopexie: *chir* / Otoklisis. – **Otophym**: von Bindegewebe u. Talgdrüsen ausgehende Ohrmuschelhypertrophie (»i. S. des Rhinophyms«). – **Otopupillarreflex**: / Pupillokochlearreflex. – **Otopiesis**: / Trommelfelleinziehung. – **Otopyorrhö**: eitr. Sekretion aus dem Gehörgang, sogen. »Ohrenlaufen«.

Otorhinolaryngologe: / Facharzt für HNO-Heilkunde. – **Oto-Rhino-Sinus-Myiasis**: Myiasis (z. B. Calliphoridae, Oestridae, Muscidae) von Ohr, Nase u. NNH; mit schmerzhaften Schwellungen, evtl. Destruktionen. – **Otorrhagie**: Blutung aus dem äuß. Gehörgang. – **Otorrhö**: / Ohrenfluß.

Otosalpingitis: die katarrhal. / Otitis media (mit Beteiligung der Ohrtrompete). – **oto-sino-bronchiales Syndrom**: rezidiv, katarrhal. Entzündung der oberen Luftwege mit Bronchopneumonie, Sinusitis u. Otitis media.

Otosklerose: hereditäre (gynäkotrope), progress., meist symmetr. Erkr. der knöchernen Labyrinthkapsel mit osteosklerot. Herden (v. a. ovales Fenster, auf den Stapes übergreifend, dadurch Ankylose); häufig auch Degeneration an CORTI* Organ u. Höhrnerv. Beginn schleichend (meist ab 2.–3. Ljz.): zunehmende Schalleitungsschwerhörigkeit, Tinnitus, evtl. Innenohrschwerhörigkeit; auch Kombin. mit degenerat. Haut- u. Gelenkveränderungen, Osteogenesis imperfecta, blauen Skleren. Ther.: Stapedektomie. – s. a. Abb. »Audiogramm«.

Otoskop: / Ohrenspekulum; ferner das elektr. Otoskopiegerät mit Batteriehandgriff, Beleuchtungsquelle, Lupe u. Ansatz für div. Ohrspekula. Beide für die Untersuchung des äuß. Gehörgangs einschl. Trommelfell (»**Otoskopie**«).

Otostroboskop: / Stroboskop zur Sichtbarmachung von Trommelfellschwingungen. – **ototoxisch**: auf das Gehörorgan (v. a. Nervus octavus) toxisch wirkend (z. B. Streptomycin, Kanamycin).

oto-urogenitales Syndrom: / WINTER*-KOHN*-MELLMANN*-WAGNER* Syndrom. – **otovertebrales Syndrom**: durch frühembryonale Entwicklungsstörung Mißbildungen an Ohrmuschel u. WS (Keil-, Halb-, Blockwirbel), evtl. auch Herz.

Ott* Zeichen: »Ziehen« im Bauch bei Linksseitenlage als / Appendizitiszeichen.

Ottawa-Krankheit: das im 18. Jh. in Ottawa endemieartig aufgetret. »kanad. / Syphiloid«.

Otten* Impfstoff (LOUIS O., 1883–1946, niederländ. Tropenarzt, Bandung/Java): (1934–1937) Vakzine aus avirulenten Pasteurella-pestis-Lebendkulturen (»Tjivedej«-Stamm) zur Pestprophylaxe; Schutzdauer ca. 1 J. (nicht sicher gegen Lungenpest).

Otto* Krankheit (ADOLF WILHELM O., 1786–1845, Chirurg, Breslau): (1824) Protrusio acetabuli mit

O.U.

konsekutiv. Koxarthrolisthese-Becken (= O.*-CHROBAK*-Becken).

O.U.: *ophth* »Oculus uterque« (= bd. Augen).

Ouabain(um) *WHO*: ↑ g-Strophanthin (Glykosid auch aus Acokanthera oubaio cathel).

Ouchterlony* Technik (ÖRJAN O., geb. 1914, Bakteriologe, Göteborg): (1948) immunchem. Identitätsbestg. serologisch aktiver Substanzen durch zweidimensionale Diffusion des AG gegen den AK in Agargel-Platten; quant. als ↑ ELEK* -O.* Plattentest.

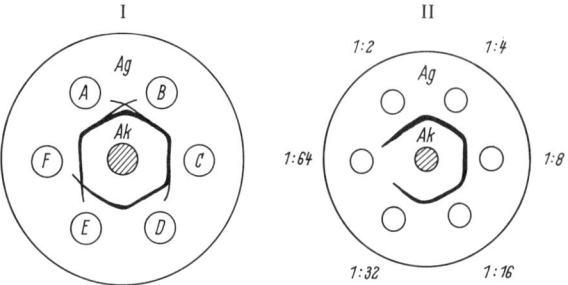

I) Zweidimensionale Immunodiffusion n. OUCHTERLONY. Zwischen A u. B sowohl Kreuzungsphänomen als auch Identitätsreaktion (also 2 verschied. AG-Determinanten), zwischen B u. C sowie D u. E nur Identitätsreaktion, zwischen C u. D sogen. Kommabildung (durch zusätzl., verschiedene Determinante), zwischen E u. F reines Kreuzungsphänomen, also völlige AG-Heterogenität. – II) Modifikation der OUCHTERLONY-Technik (»Rosetten-Test«) für semiquant. Präzipitin-Bestimmung.

Oudard*-Jean* Zeichen: ↑ Meniskusschrei.

Oudin* Methoden: (1946) *immun* 1) einfache lineare Diffusion zur quant. Bestg. immunolog. Reagentien. – 2) komparative Immunodiffusion (direkt vergleichend oder als Doppeldiffusion) mit mind. 3 versch. Reagens-Lsgn. zur Feststellung der AG- oder AK-Identität, -Unterschiedlichkeit bzw. -Verwandtschaft; s. a. Abb. »Agardiffusion«. – **Ou.* Prinzipien**: (1946) grundlegende Gesetze der Immunodiffusion: – a) Brauchbar sind Einfach- u. Doppeldiffusion. – b) Zahl der Präzipitationszonen = Mindestzahl reagierender AG-AK-Systeme. – c) Künstl. Mischung von AG-AK-Systemen zeigt gleiche Reaktionen wie Einzelkomponenten. – d) Lage u. Charakter des Präzipitats sind Funktionen der Reagenzienkonzentrationen. – e) Identifizierung der AG ist möglich.

OUP: *kard* oberer **U**mkehrpunkt (im EKG).

Output: (engl. = Ausstoß) *kard* ↑ Herzminutenvolumen.

Ovalärschnitt: *chir* ↑ Lanzettschnitt.

Ovale-Malaria: Malaria durch ↑ Plasmodium ovale, mit 48-stünd. Fieberrhythmus (auch sonst wie M. tertiana).

oval(is): eiförm., längl.-rund; z. B. das **ovale Hinterstrangfeld** (s. u. FLECHSIG*).

Ovalozyt: Elliptozyt.

Ovalschießscheibenzelle *hämat* ↑ Targetzelle.

Ovar: ↑ Ovarium; s. a. Ovarial..., Eierstock..., Oophor.... – **großes graues O.**: (E. PHILIPP) kleinzyst. Degeneration der Eierstöcke mit reaktiv verdickter, grauer Tunica albiginea (u. klin. Symptn. des STEIN*-LEVENTHAL* Sy.) als Folge plazentarer hormonaler Disbalance mit postnataler Degeneration des Keimepithels.

Ovar-Askorbinsäureabnahme-Test, Ovarian ascorbic acid depletion test, OAAD: (1958) biol. Bestg. der LH-Aktivität anhand der Abnahme der Vit.-C-Konz. im Ovar juveniler, mit PMS u. HCG vorbehandelter Ratten; zahlreiche Modifikationen.

ovarial: zum ↑ Ovarium gehörend, den Eierstock betreffend.

Ovarial|abszeß: ↑ Oophoritis mit eitr. Gewebseinschmelzung; selten; v. a. bei sept. Erkr. des ges. Genitale. – **O.agenesie, -aplasie**: ↑ Agenesia ovarii; s. a. O.hypogenesis, -hypoplasie.

Ovarial|bestrahlung: ↑ Strahlenkastration. – **O.blutung**: 1) intraperitoneale Blutung aus gesprungenem Follikel, Corpus luteum oder hämorrhag. O.zyste; klin.: peritonealer Schock, Gefahr der retrouterinen Hämatozele, evtl. Verblutungstod. – 2) »**O.hämatom**« nach Blutung in Follikel, Gelbkörper oder Zyste. – **O.dosis**: *radiol* ↑ Kastrationsdosis.

Ovari|algie: Schmerzen in der Eierstockgegend, i. e. S. solche ohne entzündl. Urs. (z. B. hormonell, vegetativ-psychosomatisch bedingte); s. a. Intermenstrualschmerz.

Ovarialgravidität: Extrauteringravidität im Eierstock; meist intrafollikulär (Fruchtausreifung möglich); bei entzündlich oder endometriotisch veränderter Oberfläche evtl. superfiziell, auch in Follikelnähe = superfollikulär (meist mit Fruchtkapselaufbruch bis zur 6. Wo.; klin.: abundante Blutung).

Ovarial|hernie: ↑ Hernia ovarialis. – **O.hormone**: die im Ovar unter Einfluß hypophysärer ↑ Gonadotropine u. Kofaktoren erzeugten Hormone; beim Menschen 17β-Östradiol u. Östron in der Follikel- u. Gelbkörperphase, Progesteron, 20 α-Progesterol, 17α-Hydroxyprogesteron u. kleine Mengen Androgene (Androstendion, Testosteron, Dehydroepiandrosteron) v. a. in der späten Follikel- u. Gelbkörperphase. Bildungsort: Östrogene v. a. in der Theca folliculi u. interstitiellen Stromazellen, Gestagene in den Granulosazellen, Androgene in Follikel, Interstitium, Granulosa- u. Hiluszellen. – **O.hypernephrom**: ↑ Mesonephroma ovarii, Nebennierenresttumor.

Ovarial|hypogenesis (-Syndrom): quant. u. qualitativ minderwert. Anlage der Ovarien, mit numer. Reduktion der Primär- u. Verminderung oder Fehlen der Sekundär- u. Tertiärfollikel; klin.: Oligo- bis Amenorrhö, Sterilität, Climacterium praecox, evtl. eunuchoider Hochwuchs, Infantilismus; Ovarien nicht stimulierbar. – **O.hypoplasie**: primär infolge intrauteriner Störung der Gonadenentwicklung, sek. durch extrauterine Infektion (?), Imbalance im endokrinen System (?); klin.: bei prim. u. früh erworbener sek. Form wie bei Ovarialhypogenesie, bei späterer Form nur Oligo-/Amenorrhö u. Sterilität; Ovarien kaum stimulierbar.

Ovarialinsuffizienz: Funktionsschwäche der Ovarien; **prim. O.** mit prim. Amenorrhö oder Zyklusstörung oder mit sek. Amenorrhö nach kurzer Funktionsdauer (z. B. bei Ovarialhypoplasie); **sek. O.** entweder Folge gonadotroper HVL-Insuffizienz (bei basophilem oder chromophobem Adenom, Aplasie; oder infolge Zerstörung des akt. Gewebes, z. B. beim SHEEHAN* Sy.; mit Amenorrhö u. Sterilität; Ther. kausal oder Gonadotropingaben oder zykl. Substitution von Ovarialhormonen) oder hypothalamisch bedingt (meist Tuber-cinereum-Prozeß) oder aber – am häufigsten – psychogen (mit Amenorrhö, Anovulation, Sterilität; Ther.: Ovulationsauslöser). Unterschieden als »**vegetative** O.« (inkretor. Ausfälle mit vegetat. Beschwerden) u. als »**generative**« O. (Störung von Follikelwachstum, Ovulation, Gelbkörperbildung u. damit der Fertilität), bd. eng miteinander gekoppelt.

Ovarial|kystom: / Cystadenoma. – **O. myom**: das seltene (Fibro-)Leiomyom des Ovars, meist gestielt, evtl. doppelseitig; manchmal zystisch umgewandelt, auch mit Verkalkungen, Verknöcherungen. – **O.-punkt**: / CHARCOT* Punkt.

Ovarial|schutzplatte, -protektor: kleine Bleigummischürze (ca. 1 mm Pb-Gleichwert) zum Strahlenschutz der Ovarien bei Beckenaufnahmen etc. – **O.-stein**: 1) Kalkeinlagerung im Corpus albicans (im Senium). – 2) verkalktes O.hämatom (s. u. Ovarialblutung [2]).

Ovarialtumoren: solide oder zyst., gut- oder bösart. (evtl. Borderline-Malignität), hormonaktive oder stumme Neoplasmen des germinativen Epithels oder des Gonadenstroma: / Cystadeno(carcino)ma, BRENNER* Tumor, Luteom, Granulosa-, Thekazelltumor, Ovarialmyom, -hypernephrom (/ Mesonephroma ovarii), Dysgerminom, Teratom, KRUKENBERG* Tumor, Gynandroblastom, Psammokarzinom, ferner (durch Androgenproduktion virilisierend) Arrhenoblastom, BERGER-Zelltumor, Nebennierenresttumor.

Ovarialvenen|Syndrom (Clark*): / Ureter-Ovarika-Kompressions-Syndrom.

Ovarial|zyklus: / Genital-, Menstruationszyklus. – **O. zyste**: Retentionszyste im Eierstockfollikel (Follikel-, Luteinzyste, kleinzyst. Degeneration) oder im Corpus luteum (»cysticum«); ferner die zyst. ovarielle / Endometriose u. das / Cystadenoma.

ovaricus: (lat.) zum Eierstock (Ovar) gehörend.

Ovar(i)ektomie: op. Entfernung eines oder bd. Eierstöcke wegen Erkr. (Zyste, Tumor) oder zur Ausschaltung der endokrinen Funktion (z. B. bei Mamma-Ca.). Bei benignem Prozeß u. jungen Frauen nur partiell (Erhaltung von Fertilität oder – zumindest – Menstruationszyklus); bei malignem Prozeß u. im Klimakterium grundsätzlich Total-Op.

Ovarika-Syndrom, Ovarialvenen-Sy. CLARK: / Ureter-Ovarika-Kompressionsyndrom.

Ovario|hysterektomie: Kombin. von / Uterusexstirpation u. Ovariektomie. – **O.manie**: / Metromanie (1). **O.pexie**: op. Fixierung des – abnorm gelegenen – Eierstocks.

ovari(o)priv: durch Funktionsausfall oder Entfernung der Ovarien bedingt.

Ovariosalpingektomie: op. Entfernung eines od. bd. Eierstöcke einschl. der Eileiter.

Ovario|texie: (L. LEETON 1971) Einhüllung bd. Ovarien in Plastiksäckchen u. Retroperitonealverlagerung (Plica-lata-Tasche) als temporäre Kontrazeptionsmaßnahme. – **O.tomie**: diagnost. oder therap. Inzision oder Spaltung des Ovars (s. a. O.zentese); v. a. bei pathol. verdickter Ovarialkapsel (z. B. STEIN*-LEVENTHAL* Syndrom) zur Erleichterung des Follikelsprungs (evtl. kombin. mit Markexzision, d. h. Reduktion des stark entwickelten Stromakerns).

Ovario|zele: 1) / Hernia ovarialis. – 2) O.cele vaginalis: Verlagerung des Ovars in eine DOUGLAS-Hernie. – **O.zentese**: Stichelung des Eierstocks, z. B. zur Eröffnung kleiner Zysten.

Ovar(ium) PNA, Oophoron: der sich in der Genitalleiste aus eingewanderten Urkeimzellen etwa in der 10. Embryonal-Wo. differenzierende, etwa pflaumengroße, paar. »Eierstock« bds. an der hint.-seitl. Beckenwand (im Mesovarium); mit Margo liber u. mesovaricus, Extremitas tubaria u. uterina u. Hilus; gehalten durch die Ligg. propr. u. suspensorium. Aufbau: Keimepithel (äuß. Umkleidung), rel. dichte Rindenschicht (mit Oogonien, Oozyten, Primär- u. GRAAF* Follikel, Corpus luteum, Corpora albicantia) u. zentrale Markschicht (= Zona vascularis; mit dem Rete u. dem Stroma ovarii zwischen den GRAAF* Follikeln; beim Menschen inkonstant). Im Hilus Eintritt der zugehör. Arterien (Äste der Aa. ovarica u. uterina), Venen u. Lymphgefäße. – Als »generative Funktion« die Produktion befruchtungsfähiger Eier (/ Follikelreifung, Ovulation, Luteinisierung) während der fertilen Phase (etwa 13.–45. Lj.); als »inkretor.« oder »vegetat.« Funktion die Östrogen- u. Gestagen-Produktion (v. a. erstere bereits vor der fertilen Phase u. über sie hinausreichend).

Ovartransposition: angeb. Ektopie eines oder bd. Eierstöcke (mangelnder Deszensus); i. e. S. die op. Verlagerung in den Uterus (ESTES* Op.), gestielte oder freie Transplantation n. TUFFIER bzw. KÖHLER) oder auf die Beckenschaufeln (z. B. bei Op. des Kollum-Ca., so daß bei Nachbestrahlung nicht im Hauptstrahlenbereich).

Ovary* Test (ZOLTAN O., Arzt, Rom): (1955) AK-Nachweis durch pass. Sensibilisierung von Meerschweinchenhaut (»pass. Hautanaphylaxie« nach i.c. Inj. des AK) u. 4–6 Std. später i.v. Inj. des AG (gemischt mit kolloidaler blauer Farbe, die sich bei pos. Test in der Haut fleckförmig ablagert).

Overdriving: *kard* die »schnelle« / Vorhofstimulation. – **Overflow**: ununterbrochene Sekretion oder Exkretion (z. B. von Harn). – **Overhead-Methode**: *orthop* rel. schonende unblut. Einrenkung der angeb. Hüftluxation (über den hint. Pfannenrand) durch 1- bis 2wöch. Vertikalextension (Pflaster- oder Zinkleimzug); bei Luxation 2. u. 3. Grades zuvor Horizontalzug.

Overholt* Lagerung (RICHARD HOLLIS O., geb. 1901, Thoraxchirurg, Boston): bei Segmentresektion oder Lobektomie der Keimverschleppung in gesunde Lungenpartien entgegenwirkende Bauchlage mit Kopf u. kranker Seite als tiefsten Punkten. Nachteile: Anästhesie u. Gefäßdarstg. erschwert.

Overlay: *virol* festes, agarhalt. Nährmedium als »Überschicht« im / Plaque-Test. – **Overloading-Syndrom**: / Fettüberladungssyndrom. – **Overrecruitment**: *otol* s. u. Recruitment. – **Overtransfusion**: / Übertransfusion.

Overton* (-Meyer*) Theorie: / Lipoidtheorie.

Overzier* Syndrom (CLAUS O., geb. 1918, Internist, Mainz): (1962) der echte / Agonadismus.

ovi-: Wortteil »Ei« (Ovum); s. a. ovo..., oo....

Oviductus, Ovidukt: 1) *embryol* Eileiter u. Gebärmutter als Abkömmlinge des Ductus paramesonephricus. Autosomal-rezessiv erbl. Persistenz beim

oviger Manne manifestiert sich in der Ausbildung von Tuben u. Uterus bei sonst unauffäll. ♂ Genitale. – 2) *anat* ⌐ Tuba uterina.

oviger: (lat.) eitragend.

Ovina, Ovine: Schafpocken (⌐ Ekthyma contagiosum).

ovipar: *zool* Eier ablegend, die erst dann befruchtet werden.

Ovisten: im 17.–19. Jh. die Vertreter (z. B. SWAMMERDAM, SPALLANZANI, HALLER, BONNET) der Auffassung, daß der Organismus bereits vollständig präformiert im Ei vorliegt u. die Befruchtung nur den Wachstumsprozeß auslöst. – vgl. Animalkulisten.

Ovizid: gegen Eiablagen wirksames Insektizid.

ovo...: Wortteil »Ei« (s. a. oo..., ovi...); z. B. **Ovogonium** (⌐ Oogonie), **Ovomukoid** (Mukoproteid im Hühnereiweiß; nur schwach antigen).

Ovotestis: Gonade aus testikulärem u. ovariellem Gewebe beim ⌐ Hermaphroditismus verus; Reifegrad des einen Gewebes meist geringer; Kerngeschlecht Chromatin-pos. oder -neg. (⌐ Tab. »Intersexualität«); stets lokalisiert auf der Bahn des Hoden-Deszensus (zwischen Ovarienhöhe u. Skrotum).

Ovozentrum: das bei der Befruchtung durch das Spermium in die Eizelle eingeführte ⌐ Zentriol. – **Ovozyte:** ⌐ Oozyte.

Ovula: (lat.) kleine Eier, eiförm. Gebilde; z. B. *anat* die **O. Nabothi** (⌐ NABOTH* Eier), **O. Graafiana** (⌐ GRAAF* Follikel). – *pharm* ⌐ Globuli.

ovulär: die Eizelle bzw. das Ei betreffend.

Ovulation: die normalerweise (»spontane« O.) durch Zusammenwirken der HVL-Hormone FSH u. LH ausgelöste Ausstoßung der reifen Eizelle aus dem GRAAF* Follikel (»Follikelsprung«) als enzymat. u. ischäm. Effekt (Wachstumsdruck) etwa 14 Tg. vor Menstruationsbeginn (»Ovulationstermin«; bei 28täg. Zyklus um den 14., bei 32täg. um den 18., bei 21täg. um den 7. Tag), evtl. als Poly-O. (2–3 Follikel); gelegentl. ausbleibend oder verzögert (»Ovulations-Lag«). Zeitpunkt der max. Empfängnisfähigkeit; bestimmbar anhand von sogen. **Ovulationszeichen** im ⌐ Scheidenabstrich u. Zervikalsekret (Menge, Aussehen, Spinnbarkeit, Farnkrauttest), von Basaltemp. (s. a. KNAUS*-OGINO* Methode), Blutspiegeln gonadotroper u. ovarieller Hormone, Thrombozytenzahl, durch Endometriumbiopsie, Laparoskopie, ferner anhand von Mittelschmerz, Ovulationsblutung, ⌐ prämenstruellem Syndrom. – Als **induzierte O.** die als Folge psych. u. nervöser Alteration, gezielter Hormonmedikation (= **provozierte O.**; z. B. als Sterilitätsbehandlg. bei anovulator. Zyklen) etc.; als **parazykl. O.** eine außerhalb des zyklusgerechten Zeitpunktes (für den Menschen als physiol. Ereignis umstritten). – **Ovulatio unifollicularis, O. uno-** s. **monoovarialis:** s. u. Zwillinge.

Ovulationsblutung: ⌐ Mittelblutung.

Ovulationshemmer: Östrogen-Gestagen-Präp. mit Hemmwirkung auf die Ovulation durch Angriff am Hypothalamus-HVL-System (wahrsch. auch direkt am Ovar); ferner – als Gestageneffekt – durch Herabsetzung der Permeabilität des Zervixschleims, Beeinflussung von Endometrium u. Tuben (Motilität, Sekretion) Wkg. i. S. einer Verschlechterung von Eitransport u. Nidationsbedingungen. Anw. v. a. als orale ⌐ Kontrazeptiva (nur 0–1 Versager auf 100 Frauenjahre), ferner bei Dysmenorrhö, prämenstruellem Syndrom, Akne etc. u. zur Zyklusregulierung. Nebenwirkgn.: Übelkeit, Gewichtszunahme (Wasserretention, Ödem), Brustspannung, Müdigkeit, depress. Stimmung, Libidominderung (Gestagen), Beinvenenbeschwerden, Amenorrhö (evtl. erst bei Absetzen), veränderte Serumwerte; Gefahren: Thrombembolie (Östrogen), Cholestase, KH-Fett-Stoffwechseländerungen, arterielle Hypertonie; Kontraindik.: Leberschaden, Enzymopathie, Sichelzellanämie, Thrombembolien, Hypertonie, schwere Migräne, Herz-Nierenleiden, unbehandelter Genitaltumor. Medikationsprinzip: 1) Einphasen- oder kombin. Methode: Östr.-Gest.-Kombin. vom 5.–25. Tag (auch als »Every-other-day«-Methode); 2) Zweiphasenmethode: a) Sequenzmethode: Ö. in der 1., G. + Ö. in der 2. Phase (also »normophasisch«; mit Durchbruchovulation); b) Step-up-Methode: rel. hohe Ö.-Dosis u. Vorziehen der G.-Medikation in die letzten Tage der 1. Phase oder aber kleine G.-Dosen bereits in der Ö.-Phase (ferner als »Step-up-sequential«-Methode); 3) »Minipille«: kontinuierl. minimale Gestagendosen (analog G.-halt. Subkutankapsel oder IUP; eigentlich: hormonelle Kontrazeption »ohne Ovulationshemmung«!); 4) »Monatspille«: Ö.- + G.-Präp. einmal im Mon. (analog die 3-Mon.-Spritze, mit bes. häufiger sek. Amenorrhö!); 5) »Pille danach«: hochdosiertes Ö. innerhalb 24 Std. nach der Kohabitation 5 Tg. lang (Verhinderung der Eiimplantation; vgl Postkonzeptionspille).

Ovulations|hormon: das u. a. die Ovulation auslösende ICSH; i. w. S. auch das FSH. – **O.-Peak:** der »Gipfel« der Follikelhormon-Kurve (etwa zeitgleich mit dem des FSH) im Zusammenhang mit der Ovulation.

ovulatorisch: die Ovulation betreffend, mit Ovulation (im Ggs. zu anovulatorisch).

Ovulum: (lat.: kleines Ei) ⌐ Ovum, Ovula.

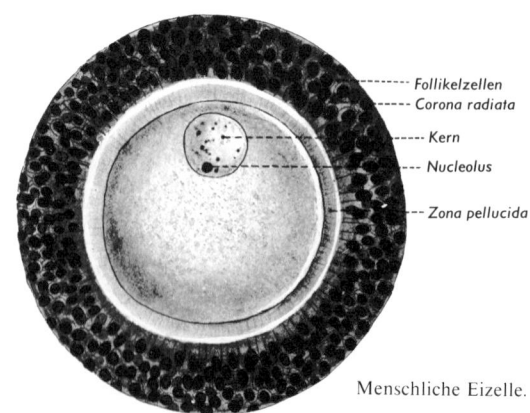

Menschliche Eizelle.

Ovum: (lat.) Ei; *PNA* die für die Befruchtung bereitstehende ⌐ Eizelle (vgl. Oozyte). – **Ovum pick-up:** ⌐ Eiabnahme.

Owen* Operation (EDMUND BLACKETT O., 1847–1915, Chirurg, London): bei Fazialislähmung Straffung des Mundschließmuskels durch Doppelzügel (freies Faszientransplantat) zwischen Masseter u. Mundwinkel bzw. Mitte beider Lippen.

Owren* (PAUL ARNOR O., geb. 1905, Internist, Oslo) Einheit: Thrombinmenge, die 1 ml 0,1%ig. Fibrinogen-Lsg. in 15 Sek. zur Gerinnung bringt. – **O.* Faktor**: ↑ Faktor V (der Blutgerinnung). – **O.* Krise**: aplastische ↑ Krise. – **O.* Puffer**: (1951) Puffer-Lsg. aus Diäthylbarbitursäure-Na, 0,1 nHCl, NaCl u. 0,9%iger NaCl-Lsg., für Prothrombinzeit-Bestg. – **O.* Syndrom**: 1) (1943) ↑ Parahämophilie A. – 2) (1948) »passagere Knochenmarkaplasie oder -krise«, d. h. Verschwinden der erythropoet. Stammzellen u. Megakaryozyten-Vorstufen, weitgehend auch der Myeloblasten u. Promyelozyten; meist bei Personen mit Kugel-, Sichelzellen, nach KM-Schädigung (hämolyt. Anämie, Kwashiorkor u. a.), bei Allergie. Akuter hochfieberhafter Beginn (Schüttelfrost) mit Erbrechen, Infekt oberer Luftwege (evtl. Otitis), Milztumor, Purpura; Sphärozytose, Leuko- u. Thrombopenie, negativer COOMBS* Test. – **O.* (Thrombo-)Test**: Mikrotest zur komplexen Bestg. der ↑ Faktoren II, VII, X (bei Werten <8% auch IX) in Kapillar- oder Venenblut (v. a. während Kumarin- u. Indandion-Ther.) unter Verw. von schwacher Rinderhirn-Thrombokinase u. Partialthromboplastin in prothrombinkomplexfrei absorbiertem Rinderplasma; Ablesen der Koagulationszeit in »Thrombotest-%« (erwünschter Wert: 10–20%).

Oxacillin(um *WHO*): penicillinasefestes halbsynthet. Penizillin-Derivat; gut wasserlösl., oral, i.m. u. i.v. wirksam bei (auch schwerster) Staphylokokken-Infektion.

Oxalämie: ↑ Hyperoxalämie.

Oxalat: Salz der ↑ Oxalsäure. – **O.blut, -plasma**: durch Zusatz von Oxalat-Lsg. (Ausfällung des Blut-Ca als unlösl. Ca-Oxalat) ungerinnbar gemachtes Blut(plasma); v. a. für Blutuntersuchung, BKS, indir. Bluttransfusion. – **O.nephrose**: tubuläre Nierenschädigung bei Oxalsäurevergiftung; u. U. mit akutem Nierenversagen. – **O.stein**: Harnkonkrement aus – meist – Ca-oxalat-mono- oder -dihydrat (im Sediment: Hantel- bzw. Briefkuvertformen); s. a. Kalzium-O.-Stein.

Oxalazetat: Salz der ↑ Oxalessigsäure. – **O.-dekarboxylase**, UTTER*-KURAHASHI* Enzym: Lyase mit der Reaktion: Oxalazetat = Pyruvat + CO_2.

Oxalbernsteinsäure: HOOC–CH_2–CH(COOH)–CO–COOH, eine Trikarbonsäure. Zwischenprodukt im Zitronensäurezyklus, gebildet oxidativ aus Isozitronensäure; durch Dekarboxylierung Übergang in α-Ketoglutarsäure. – Salze: Oxal(o)sukzinate.

Oxalessigsäure: HOOC–CH_2–CO–COOH, Ketodikarbonsäure, mit 2 cis-trans-isomeren Enolformen: Hydroxymalein-, Hydroxyfumarsäure. Zentraler Metabolit im Zitronensäurezyklus (gebildet aus Äpfelsäure; mit Azetyl-CoA Kondensation zu Zitronensäure); verbindet ↑ Glukoneogenese u. Eiweißstoffwechsel. – Salze: Oxal(o)azetate.

Oxalismus: Oxalsäurevergiftung (s. u. Acidum oxal.).

Oxaloazetase: C–C–Bindgn. lösendes Enzym; Reaktion: Oxalazetat + H_2O = Oxalat + Azetat.

Oxalose(-Syndrom), prim. ↑ Hyperoxalurie, Kalziumoxalatnephritis: angeb, autosomal-rezessiv erbl. Enzymopathie (Defekt der Glyoxalattransferase bei Typ 1, der 2-Hydroxy-3-oxoadipatkarboxylase bei Typ 2) im Glykokoll-Oxalsäure-Stoffwechsel; mit Ablagerung von Kalziumoxalaten in Knochen (Spontanfrakturen) u. Niere (Nephrokalzinose, -lithiasis, Hyperoxalurie) u. a. Organen. Manifestation im allg. im 2.–6. Lj.; geist. u. körperl. Retardierung; meist letal (Urämie). – Häufig kombin. mit Epithelkörperchenhyperplasie.

Oxalsäure: ↑ Acidum oxalicum. – **O.diathese**: klin. Symptomatik bei Hyperoxalämie: Oxalatsteinbildung oder -kristallurie mit Nierenkoliken, Dyspepsie, Flatulenz, schleim. Diarrhöen, Neuralgien, Migräne, Gelenkveränderungen (Typ PCP).

Oxalsukzinat: Salz der ↑ Oxalbernsteinsäure.

Oxalurie: s. u. Hyperoxalurie, Acidum oxalicum, Oxalsäurediathese.

Oxazepam(um) *WHO*: Benzodiazepin-Derivat; Tranquilizer.

Oxazine: Derivate des Oxazin (6gliedr. Ring mit N u. O in p-Stellung); z. B. als (Phen-)Oxazinfarbstoffe.

Oxazole: heterozykl. Verbindgn. mit je 1 O- u. N-Atom im ungesätt. 5gliedr. Ring: Oxazoline u. Oxazolidine (mit teilweiser bzw. vollständ. H-Sättigung), Oxazolinone u. Oxazolone (mit zusätzl. Keto- bzw. Hydroxylgruppe).

Oxeladin *WHO*: 2-(2-Diäthylaminoäthoxy)äthyl-α--phenylbutyrat; Antitussivum.

Oxetacainum *WHO*: Lokalanästhetikum für Magenschleimhaut (Zusatz zu Antazida, Analgetika).

Oxetoren *WHO*: Dimethyl-benzofuro-benzoxepinyliden-propylamin; Migränemittel.

Oxford-Einheit, O.E.: erster (HEATLEY, FLOREY u. M. in der Oxford-Gruppe 1940/44) biol. Bewertungsstandard für ↑ Penizillin; etwa der gült. I. E. entsprechend.

Oxi...: s. a. Oxy..., Hydroxy....

Oxid, Oxyd: Verbindung zwischen Metall, Leichtmetall oder organ. Radikal u. Sauerstoff (als elektroneg. Bestandteil; analog dem Sulfid, Nitrid etc.). Bei mehrwert. Elementen Angabe der Wertigkeit, z. B. Kupfer (I)-oxid = Cu_2O (früher: Cupro-Oxyd oder Kupferoxydul), Kupfer (II)-oxid = CuO (früher: Cupri- oder Kupferoxyd); je nach Zahl der O-Atome als Mono-, Di-, Trioxid usw.

Oxidase: Oxidoreduktase mit O_2 als Akzeptor (früher: »oxydierendes« oder »Oxydationsferment«) z. B. Zytochrom-oxidase. – **O.reaktionen**: *bakt, histochem* die auf Färbung von Chromogenen durch Oxidation beruhenden Nachweisverfahren für enzymat.-oxidative Wirkungen in biol. Material, z. B. Gewebsoxidase, GRAHAM* Peroxidase-Reaktion.

Oxidation: elementare, stets als Redoxreaktion erfolgende, Energie liefernde stoffl. Umsetzung, bei der einer der Reaktionspartner unter Abgabe von Elektronen an den anderen (im allg. an ein Oxidationsmittel: »Elektronenakzeptor«) oxidiert = dehydriert (»verbrannt«) wird, einschl. der **elektrochem. O.** (in Gasen, Lsgn., festen Verbindgn.) an der Anode; im weiteren (elektronentheoret.) Sinn auch jede ohne O_2 erfolgende analoge Reaktion (z. B. Mg + 2 Cl = $MgCl_2$, wobei Mg »oxidiert«, Cl »reduziert« wird). – Als »**biol. O.**« alle oxidativen Vorgänge im Intermediärstoffwechsel, s. a. Fettsäureabbau (Schema) Glykolyse, aerobe Phase, EMBDEN*-MEYERHOF* Schema, Phosphorylierung (»**oxidative Ph.**« = Atmungsketten-Ph.), Dekarboxylierung, Desaminierung.

Oxidationsferment

Oxidations|ferment, gelbes: ↑ Flavin; s. a. Koenzyme. - **O. mittel**, Oxydantien: Verbindgn. (oder Elemente), die – unter Ausbildung einer stabilen Außenelektronenschale (»Achterschale«; Übergang in energieärmeren Zustand) – Elektronen des Reaktionspartners übernehmen (ihn »oxidieren«); i. w. S. jede O_2 liefernde Verbdg. (z. B. $KMnO_4$) bzw. der entsprech. Teil eines ↑ Redoxsystems (z. B. $FeCl_3$, J).

Oxidations|theorie: (VERWOREN 1912) anästh Der Narkotika-Effekt beruht auf einer Störung der Oxidationsvorgänge in der ZNS-Zelle (reversible Inaktivierung der Atmungsfermente mit Herabsetzung des O_2-Verbrauchs u. des Stoffwechsels). - **hämatogene O.therapie**, HOT: (WEHRLI) die sogen. »Blutwäsche«, d. h. Entnahme von 50 ccm Blut, das nach Anreicherung mit gasförm. O_2 u. UV-Bestrahlung reinfundiert wird. Wirkungsmechanismus (u. Wert) umstritten; Anw. (evtl. als wochenlange Kur) v. a. bei peripheren Durchblutungsstörungen, Koronarspasmen, PARKINSON* Syndrom.

Oxidations|wasser: biol das bei der biol. Oxidation (v. a. durch Atmungskette) der zugeführten Nahrungsstoffe entstehende Wasser; beim Menschen ca. 250–500 ml/Tag (aus 1 g KH 0,56, Eiweiß 0,39, Fett 1,07 ml). - **O.zahl -stufe, -wert**: die auf der Vorstellung eines nur aus Ionen aufgebauten Moleküls basierende »elektrochem. Wertigkeit« des einzelnen Bausteines (Atom, Komplexion), ausgedrückt als neg. oder pos. Zahlenwert, z. B. ^{-3}N in NH_4Cl (da $4 H^+ + Cl^- + N^{3-}$). Wichtig für Redoxberechnung.

Oxidimetrie: ↑ Redoxtitration.

Oxido-reduktasen: Oxidoreduktionen (Dismutationen) katalysierende Enzyme, z. B. Trans- u. Dehydrogenasen, Reduktasen, (Per-)Oxidasen, Katalasen.

Oxidose: ↑ Oxydose.

Oxo-: Bez. für an ein anderes Atom doppelt gebundenes Sauerstoffatom ($=O$); vgl. Keto....

Oxomemazinum WHO: ein Phenothiazin; Antihistaminikum.

17-Oxosteroide: ↑ 17-Ketosteroide.

Oxprenololum WHO: 1-(2-Allyloxy-phenoxy)-3-isopropyl-amino-propan-2-ol; β-Rezeptorenblocker.

Oxy-: Wortteil 1) »(Luft-)Sauerstoff«; auch obsol. Präfix für »Hydroxy-« u. a. O-halt. Gruppierungen. - 2) »spitz«, »sauer«, »scharf«, »übermäßig« (= hyper...).

Oxybiose, -bionten: ↑ Aerobiose, Aerobier.

Oxybuprocainum WHO: 2-Diäthylaminoäthyl-4-amin-3-butoxybenzoat; schnell u. rel. kurz wirkendes Lokalanästhetikum (für Augen, Kehlkopf).

β-Oxybuttersäure: β-Hydroxybuttersäure.

Oxycephalus: (GREIG) »Spitzschädel« als kraniofaziale Kraniostenose. - Auch Bez. für ↑ Turmschädel.

Oxychromatin: zytol der azidophile (mit sauren Farbstoffen anfärbbare) Teil des Zellkerns; vgl. Basichromatin. - **Oxychromiolen**: zytol feine, wahrsch. mit ALTMANN* Bioblasten ident. Zellkerngranula.

Oxyco(do)num WHO: 7,8-Dihydro-14-hydroxy-kodeinon; Morphin-ähnl. Analgetikum (oral, parenteral; z. B. Eukodal®); BTM.

Oxyd(um): ↑ Oxid. - **Oxydimetrie**: ↑ Redoxtitration.

Oxydose: 1) erhöhter O_2-Partialdruck in Körpergeweben; vgl. Hypoxydose. - 2) ↑ Azidose.

Oxyfedrinum WHO: L-3-(β-Hydroxy-α-methyl-phenäthylamino)-3'-methoxy-propiophenon; »kardioenerget.« Koronartherapeutikum.

Oxygen debt.: (engl.) ↑ Sauerstoffschuld.

Oxygenasen: ↑ Oxidoreduktasen mit Aktivität i. S. des Sauerstoffeinbaus. - **Oxygenation**: Sauerstoffzufuhr, -sättigung; s. a. Arterialisierung, hyperbare Oxygenation. - **Oxygenator**: 1) Gerät für die Arterialisierung (CO_2-Entzug, O_2-Zuführung) des temporär in einen extrakorporalen Kreislauf (Herz-Lungen-Maschine) geleiteten Blutes; als Dispersions-, Membran-, Scheiben-, Gitter-O. (s. u. GIBBON*). - 2) Gerät zur O_2-Insufflation.

Oxygen(ium): ↑ Sauerstoff. - **Oxyhämin**: Hämatin.

Oxyhämoglobin, Oxy-Hb, O_2-Hb: das durch reversible Anlagerungsverbindung von molekularem O_2 mit dem 2wert. Häm-Eisen »sauerstoffbeladene« Hb als für den O_2-Transport ins Gewebe wesentl. Form (Einfluß auf CO_2-Bindung s. u. HALDANE* Effekt). - **O.-Methode**: hämat Hämoglobinometrie nach Überführung des Hb in Oxy-Hb.

Oxymesteronum WHO: 4-Hydroxy-17α-methyl-testosteron; Anabolikum. - **Oxymetazolinum** WHO: 2-(4-tert. Butyl-2,6-dimethyl-3-hydroxybenzyl)-2-imidazolin; vasakonstriktor. Sympathikomimetikum; lokal (Nase, Rachen, Auge) bei Schleimhautschwellungen. - **Oxymetholonum** WHO: 17-Methyl-Androstanon-Derivat; Anabolikum.

Oxymetrie: spektralphotometr. Bestg. der O_2-Sättigung des Blutes durch Messen der Extinktionen bei 640 nm (für O_2-Hb) u. 805–830 nm (Gesamt-Hb) u. Errechnen der Konz. nach dem LAMBERT* Gesetz aus der Extinktion I/I_0 u. dem molaren dekad. Extinktionskoeffizienten ε. Meist unblutig im Durch- (z. B. ↑ Ohroxymetrie) oder reflektierten Licht (↑ Reflexionsoxymetrie), seltener blutig (Durchleuchtung in Küvette).

Oxynervonsäure: ↑ Hydroxynervonsäure. - **Oxyneurin**: Betain (2).

Oxyopia: ophth sehr ausgeprägte Sehschärfe.

Oxyosmie, -osphresie: ↑ Hyperosmie.

Oxypendylum WHO: Azaphenothiazin-Derivat; Antiemetikum.

Oxypertinum WHO: Dimethoxy-methyl-(phenylpiperazinyl-äthyl)-indol; Neuroleptikum, Antipsychotikum (oral, i.v.).

Oxyphen|butazonum WHO: 4-Butyl-2-(4-hydroxyphenyl)1-phenyl-pyrazolidin-3,5-dion(Monohydrat); Analgetikum, Antirheumatikum. - **O.cycliminum** WHO: 1-Methyl-1,4,5,6,-tetrahydro-2-pyrimidinyl-methyl-α-zyklohexyl-mandelat; Anticholinergikum (Anw. bei Hypersekretion u. Spasmen der Verdauungsorgane). - **O.isatinum** WHO 3,3-Bis-(4-hydroxyphenyl)-2-indolon: dickdarmwirksames Laxans.

Oxyphenoniumbromid WHO: N,N-Diäthyl-N-2-(α-zyklo-hexylmandeloyloxy)-äthyl]-N-methylammoniumbromid; spasmolytisches Anticholinergikum (Magen-Darm).

Oxyphenyl-: s. u. Hydroxyphenyl-.

oxyphil: ↑ eosinophil, azidophil; z. B. **o. Karzinom** (onkozytäres Adeno-Ca., bes. das ↑ HÜRTHLE*-Zell-Karzinom), **o. Zelle** (= WELSH* bzw. PANETH* Zelle).

Oxyphonie: Sprechen mit scharfer Stimme. – **Oxypolygelatine**, OPG: durch therm. Behandlung bes. vernetzte u. durch oxidierende Hydrolyse gelöste Gelatine (fadenförm. Aminosäure-Moleküle); Verw. als Plasmaexpander. – **Oxypressin**: synthet. Analogon der Neurohypophysen-Hormone (mit Disulfid-Ring des Vasopressins u. Tripeptid-Seitenkette des Oxytocins).

Oxyquinol: 8-Hydroxychinolin.

Oxysäuren: ↑ Hydroxysäuren. – **Oxysomen**: elektronenmikroskopisch nachweisbare gestielte, sphär. Partikeln an der inn. Membran der Chondriosomen (mit Multienzym-System der Atmungskette als Inhalt?).

Oxytetracyclin(um WHO), 5-Hydroxytetracyclin: (FINLAY u. M. 1950) Tetrazyklin-Antibiotikum aus Streptomyces rimosus, platensis u. a.; wirksam gegen grampos. u. -neg. Baktn., Spirochäten, Leptospiren, Amöben, große Viren u. Rickettsien.

Oxythiamin: (BERGEL u. TODD 1937) »Anti-Aneurin-Faktor«, Antivitamin des B_1 (Amino- durch OH-Gruppen ersetzt).

Oxytocica: *pharm* die Uterusmuskulatur zur Kontraktion anregende Mittel (»Wehenmittel«); i. e. S. ↑ Oxytozin u. Secale-Alkaloide (Dauerkontraktion), i. w. S. auch Bradykinin, Vasopressin u. a..

Oxytozin, Oxytocinum WHO: in neurosekretor. Neuronen des Hypothalamus gebildetes u. – gebunden an Neurophysine – zum HHL transportiertes u. dort gespeichertes Hormon, das die Kontraktion der Uterusmuskulatur u. der myoepithelialen Zellen der Brustdrüse bewirkt (»oxytoz. Prinzip« aller Säuger); erstes synthetisiertes Peptidhormon (DU VIGNEAUD 1954). Biol. Aktivität (isol. Rattenuterus) 450 IE/mg, geringe Vasopressinaktivität; Wirkung durch Östrogene gefördert, durch Gestagene gehemmt; Metabolisierung durch spezif. Enzym **Oxytozinase**. Ther. Anw. in der Geburtshilfe (z. B. i.v. Dauertropfinfusion zur Geburtseinleitung oder Wehenverstärkung). – **O.-(Empfindlichkeits-)Test**, Pituitrin-Test: (W. ALLEN) klin. Bestg. der Wehenbereitschaft des schwangeren Uterus (mit Rückgang des Progesteronspiegels (anhand der O.-Dosen (i.v. 0,01 IE pro Min.), die eine Wehentätigkeit auslösen (bei 0,02 voraussichtl. Geburtsbeginn nach 12 Std.; weitere 0,02 um je 24 Std. später). – Von H. KNAUS zum Nachweis der Luteinphase verwendet.

Oxyuren: *helminth* ↑ Oxyuridae. – **O.granulom**: Darmwand- oder Bauchfellgranulom (»Oxyuriasis peritonei«) um eingedrungene Oxyuren; evtl. Abszeßbildung. – **O.halo**: halonierte Augen als unspezifisches Zeichen für Wurm-, insbes. Oxyurenbefall beim Kinde.

Oxyuriasis, Enterobiasis: Befall u. Erkr. durch Madenwürmer (↑ Enterobius vermicularis; s. a. Oxyuren...) nach Infektion mit deren Eiern, klin.: Afterjucken, Durchfall, Reizbarkeit, nervöse Störungen.

Oxyuridae, Madenwürmer: eine Nematoden-Fam. [↑ Oxyuroidea]; ovi- oder vivipare Parasiten bei Wirbeltier u. Mensch (hier v. a. Enterobius vermicularis, seltener Syphacia obvelata). – Aspicularis tetraptera u. Passalurus ambiguus für pharmazeut. Modellversuche. – **Oxyuris**, Lepturis: Gattg. der Oxyuridae; Parasiten der Einhufer. – Auch alte Bez. für Aspiculuris tetraptera u. Enterobius vermicularis (↑ Oxyuriasis). – **Oxyuroidea**: *helminth* Nematoden-Ordnung; u. a. mit den Familien (u. Gattgn.): Oxyuridae (Oxyuris, Enterobius, Passalurus, Syphacia, Skrjabinema), Attractidae (Probstmayria), Heterakidae (Heterakis), Subuluridae (Subulura).

Oxyvenierungsbehandlung: (H.S. REGELSBERGER) kurmäß. (tgl. über 3–4 Wo.) i.v. Applikation reinen Sauerstoffs (30–50 ml) zur Steigerung von Vitalität, Infektabwehr, Rekonvaleszenz, bei Durchblutungsstörungen (aller Gefäßgebiete), Epilepsie, Glaukom, Bronchialasthma, chron. Ekzem u. a. m.

Oxyzephalus: ↑ Oxycephalus.

OYE: *biochem* old yellow enzyme (↑ Flavinenzyme).

OZ: *physik* ↑ Ordnungszahl.

Ozaena, Rhinitis atrophicans, Coryza foetida, Stinknase: chron.-progred. Atrophie der Nasenschleimhaut u. -muscheln; als genuine oder **prim. O.** auf fam.-konstitutioneller Basis (v. a. bei ♀; oft schon vor der Pubertät), als **sek. O.** bei übermäßig weitem Nasenlumen, nach großer Septumperforation, Tumorresektion etc.; klin.: gelbgrüne, abstoßend süßlich riechende Borkenbeläge, reduziertes bis erloschenes Geruchsvermögen, evtl. begleitende Pharyngitis chronica atrophicans et sicca (»**O. laryngotrachealis**«). Ätiogenese unbekannt (Klebsiella ozaenae = »**O.-Kapselbaktn.**«?). – Ther.: Spülungen etc. oder Op. (Reduktionsplastik). – **O. syphilitica**: *päd* die Schnupfensymptomatik des Neugeb. bei konnatal-syphilit. Rhinitis.

O-Zehe: ↑ Hallux varus.

Ozon: O_3, die energiereichere, instabile Form des Sauerstoffs, mit charakterist. Geruch, bei $-111,9°$ flüssig. Starkes Oxidationsmittel; bildet mit ungesätt. organ. Stoffen **Ozonide**. Natürlich angereichert in der **Ozonosphäre** (20–35 km ü. d. Erdoberfläche; Bildung durch UV-Wirkung; absorbiert v. a. kurzwellige UV-Anteile: »**O.sperrschicht**«). O.-Gehalt der Luft gilt als Gradmesser der Luftreinheit (oxidative Zerstörung von Staub, Baktn. etc.); erhöhter Gehalt (bei Schweißen, O_3-Trinkwasserbehandlung = »**Ozonisierung**«, in Überdruckkabinen bei Höhenflug etc.) wirkt toxisch (MAK 0,2 mg/m³ = 0,1 ppm): Schleimhautreizung, Müdigkeit, Kopfschmerzen, Dyspnoe, substernale Schmerzen (»**O.krankheit**«); im Tierversuch Lungenschädigung u. -ödem. – **O.therapie**: 1) *dent* therap. Begasung gangränöser Wurzelkanäle mit einem O_2-O_3-Gemisch. – 2) *baln* Hydrother. (Bäder, Duschen, Waschungen etc.) mit 0,5–5 % Zusatz eines O_2-O_3-Gemisches zum Wasser.

Ozostomia: ↑ Foetor ex ore.

P

P: Kurzzeichen für *chem* Phosphor; *physik* Druck, Poise (im CGS-System); *ophth* Punctum proximum; *kard* P-Zacke, 1. u. 2. Pulmonalton (= P_1 bzw. P_2); *biochem* ↑ Substanz P.; *serol* Antigen P (s. a. P-System); *pharm* Pille, Pulvis; *genet* Parentalgeneration (= Eltern); *statist* Perzentile. – **p**: *physik* Druck, Pond, Proton (= p^+), Piko- (= Faktor 10^{-12}); *chem* para(-Stellung).

P$_{in}$: *physiol* arterieller ↑ Mitteldruck.

pH, p$_H$: (lat.: pondus Hydrogenii) Kurzzeichen (besser: pH-Wert) für die ↑ »Wasserstoffionenkonzentration« (Gew. der H-Ionen pro l).

P biatriale, P cardiale usw.: s. u. P-Zacke.

PA: 1) Primäraffekt. – 2) Pulmonalisareal. – 3) perniziöse ↑ Anämie. – 4) Probeagglutination. – 5) Peptonagar.

Pa: *physik* Protactinium, Pascal.

p. a.: 1) *chem* pro analysi. – 2) *röntg* posterior-anterior.

Paarbildung: *physik* bei Absorption von γ-Strahlung mit Quantenenergie > 1,022 MeV neben COMPTON- u. Photoeffekt eintretende Umwandlung von Energie in Materie (1 γ-Quant → 1 Elektron + 1 Positron). – Gegenteil: **Paarvernichtung** oder **-zerstrahlung**.

Paarungssegmente: *genet* homologe Segmente der Gonosomen (X, Y), die infolge gleicher Gen-Anordnung in der Meiose paaren (im Unterschied zu Differentialsegmenten = »interstitial segments«).

Paas* Krankheit (HERMANN P., 1900–1974, Chirurg, Köln): fam. Mißbildungssyndrom mit angeb. WS-Skoliose, Coxa valga u. Brachyphalangie.

PAB, PABA: ↑ p-Aminobenzoesäure (engl.: acid). – **PABA-Peptid**: das synthet. Peptid N-Benzoyl-L-tyrosyl-p-aminobenzoesäure-Natriumsalz, das nach oraler Applikation selektiv durch Chymotrypsin gespalten wird, so daß die im Urin ausgeschiedene PABA bzw. p-Aminohippursäure als Parameter für die exokrine Pankreasfunktion gilt (»**PABA-Test**«).

Pacchioni* Granulationen (ANTONIO P., 1665–1726, Anatom, Rom): ↑ Granulationes arachnoidales; s. a. Foveolae granulares (= **P.* Grübchen**).

Pace-maker-Zellen: *kard* ↑ P-Zellen.

pach(o)...: s. u. pachy...

pachy...: Wortteil »dicke«, »verdickt«.

Pachyakrie: 1) ↑ Pachydaktylie. – 2) ↑ Akromegalie.

Pachy|blepharitis: chron. Blepharitis mit Lidhypertrophie (= Blepharopachynsis = **P.blepharon**). – **P.ch(e)ilie**: angeb. Verdickung der Lippen; i. w. S. die ↑ Makrocheilie. – **P.daktylie**: angeb. Verdickung der Finger u. Zehen.

Pachydermie: persistierende flächenhafte Verdickung der Haut (mit vermehrter Furchung u. Konsistenz) durch – bindegeweb. – Hyperplasie aller Hautschichten; als angeb. Fehlbildung bei Cutis verticis gyrata (= **P.dermia verticalis**), ↑ P.dermoperiostose, nävoid bei Neurofibromatose, neurokutaner Melanoblastose, mikrozephaler Idiotie; entzündl.-sek. bei Elephantiasis (= **P. lymphangiectatica**), NONNE*-MILROY*-MEIGE* Syndrom, symptomat. bei Myxödem, Akromegalie; auch als **P. vegetans** mit chron. Stauung (v. a. der unt. Extremitäten) u. ausgedehnter Papillose; vgl. Sklerödem, Myxo-, Chalodermie. – Ferner **P. oralis** (= Leukokeratosis oris), **P. verrucosa laryngis** (= Kehlkopfpapillom bzw. Chorditis verrucosa).

Pachydermo|periostose: 1) ↑ TOURAINE*-SOLENTE*-GOLÉ* Syndrom. – 2) ↑ UEHLINGER* Syndrom. – 3) ↑ HIRSCH* Syndrom. – **P.zele**: (MOTT) ↑ Chalodermie.

Pachy|glossie: ↑ Makroglossie. – **P.gyrie**: Großhirn mit abnorm breiten u. plumpen Gyri (bei größerer Ausdehnung mit Intelligenzdefekten, Lähmungen ect.); s. a. Dysgyrie.

Pachykurare: (BOVET) Bez. für Kurare-Relaxantien (z. B. Dimethylkurare, Tubokurarin), die – im Ggs. zu Leptokurare – als Azetylcholinantagonisten an der motor. Endplatte die Reizleitung zum Muskel verhindern.

Pachymeningitis: akute oder chron., spezif. oder unspezif. Entzündung (eitr., hämorrhag., fibrinös) der Dura mater; als **P. ext.** epidural, **P. int.** subdural, **P. intralamellaris** intradural; s. a. Durahämatom (= **P. haemorrhagica**), Hygroma durae matris (= **P. hydrohaemorrhagica**). – Bes. Formen: **P. cervicalis hypertrophica** (CHARCOT 1871) als unspezif. (v. a. Trauma) oder spezif. (Syphilis, Tbk) chron.-proliferative P. (mit Beteiligung von Arachnoidea u. Pia mater) im Halsmarkbereich; klin. (infolge Wurzelreizung bzw. -läsion): Schmerzen in Nacken, Hinterkopf u. Armen, dann sensible u. motor. Ausfälle, Muskelatrophien, schließl. Querschnittssympte. (spast. Parese der Beine, Blasen-Mastdarmstörungen), Sperrliquor. – **P. externa spinalis** (Epi- oder Perimeningitis sp.) als sek., bakteriell-eitr. (extraduraler Abszeß) oder granulierende Entzündung (Narbenbildung), mit WS-Schmerzen, radikulären Reizerscheinungen, evtl. Querschnittssyndrom, entweder fortgeleitet (Furunkel, Wirbelosteomyelitis) oder metastatisch (hämato- u. lymphogen). – **P. haemorrhagica int.** als ätiol. unklare, durch Alkoholismus begünstigte, chron.-progred., innenseit. Verdickung der Dura (daher besser: »**P.meningeose**«) durch gefäß- u. bindegewebsreiche, von Blutungen durchsetzte Membranen (nach Organisation der subduralen Hä-

Pachymeninx

matome); klin.: Kopf- u. Nackenschmerzen, Schwindel, Erbrechen, Krampfanfälle, psych. Veränderungen, neurol. Ausfälle, evtl. Hirndruck (bei Entlastungstrepanation Gefahr der Nachblutung) u. Koma. – **P. tuberculosa** meist im Spinalbereich, ausgehend von Wirbel-Tbk oder epiduralem Senkungsabszeß; Infiltrationen mit Verkäsung u. Riesenzellen; klin.: Sperrliquor.

Pachymeninx: / Dura mater encephali.

Pachyösophagus: segmental-ringförm. Hypertrophie der Ösophagusmuskulatur (v. a. in unteren 2/3); klin.: Achalasie.

Pachy|onychie, -onyxie, Sklerorychie: angeb. oder erworb. (mechan., mykot., syphilit., hypothyreot.) Verdickung der Nagelplatte, evtl. mit abnormer Größe u. Form (/ Onychogrypose), infolge hyper- u. parakeratot. Überproduktion von Hornmassen. – Als **P.onychia congenita** dominant erblich (androtrop) mit Palmoplantarkeratose u. Hyperhidrose, inkonstant auch follikulärer Keratose, Blasenbildung, Leukokeratose der Mundschleimhaut, Korneadystrophie, Haaranomalien, Zahndeformitäten, Oligophrenie. Zum gleichen Formenkreis gehören auch FISCHER*, SPANLANG*-TAPPEINER*, BRÜNAUER* u. SCHÄFER* Syndrom.

Pachyostose: sklerosierende Hyperostose eines Röhrenknochens (z. B. bei RILEY*-SHWACHMAN*, PAGET* Syndrom) mit klob. Auftreibung im Diaphysenbereich.

Pachyperikarditis: konstriktive Perikarditis mit entzündl.-fibröser Verdickung des Herzbeutels.

Pachypleuritis: chron. Pleuritis mit Pleuraverdickung, evtl. auch Schrumpfung (= **P. retractilis**, stets auf Syphilis verdächtig).

Pachytän: zytol / Prophasestadium der 1. meiot. Teilung (/ Abb. Meiose) nach abgeschlossener Konjugation der homologen Chromosomen.

Pachyzephalie: abnorme Breite u. Kürze des Schädels infolge vorzeit. Synostose der Lambdanaht.

Paci*-Lorenz* Operation (AGOSTINO P., 1845–1902, Chirurg, Pisa; ADOLF L.): Einrenkung (Narkose) der angeb. Hüftluxation über den hint. Pfannenrand: bei gebeugtem Hüft- u. Kniegelenk axialer Zug am Oberschenkel, nach verstärkter Hüftbeugung (90°) u. Abspreizung Druck auf den Hüftkopf von dorsal (deutl. Ruck: »Reduktionsphänomen«).

Pacifarine: (1967) wahrsch. mikrobielle Substanzen in Pflanzen u. Trockeneiweiß, die Labortiere gegen best. Infektionen schützen; z. B. der »Salmonellose-Resistenzfaktor« (SRF).

Pacini* Körperchen (FILIPPO P., 1812–1883, Anatom, Florenz): / Corpuscula lamellosa. – Als **P.*-Tumor** das »Pseudotastkörperchen-Neurofibrom«.

Packmethode, Packing: radiol intrakavitäre Strahlenther. durch pralles Auffüllen des Hohlorgans mit spez. Radiumträgern, insbes. des Cavum uteri bei Korpus-Ca. (/ Göttinger, Münchener, Stockholmer Methode), aber auch mit β-Strahlern bei gutart. Blutungen.

Packung: Einwickeln des Körpers oder einzelner Körperabschnitte (= Ganz- bzw. Teil-P.; s. a. Wickel) mit trockenen oder feuchten, kalten oder warmen Tüchern (darüber Wolldecke) oder aber mit anderen guten Wärmeträgern (Kataplasmen, Peloide); Anw. bei rheumat., Haut- u. Infektionskrhtn.

P. ae.: *pharm* Partes aequales (»zu gleichen Teilen«).

Paecilomyces: Schimmelpilz-Gattung; Antibiotika-Bildner, Mykose-Erreger (»Päzilomykose«).

Pädatrophie: hochgrad. Dystrophie im Kindesalter, i. e. S. die / Säuglingsdystrophie.

Päderastie: homosexuelle Neigung zu – männl. – Kindern oder Jugendl. (»Knabenliebe«), i. e. S. der einschläg. Afterverkehr; vgl. Pädophilie.

Pädiater: / Facharzt für Kinderheilkunde (»**Pädiatrie**«).

Paedicatio: (latein.: Beschmutzung) Afterverkehr.

Pädologie: 1) Wissenschaft von der normalen Entwicklung des Kindes (als Grundlage der Pädiatrie). – 2) die Kindersprache.

Pädonephritis: obsol. Begr. für eine beim Kind intermittierend oft über Jahre bestehende geringe Protein- u. Erythrozyturie (Herdnephritis ?) mit günst. Prognose.

Pädophilie: Oberbegr. für homo- (= Päderastie) u. heterosexuelle (= **Paedophilia erotica**) Neigung zu Kindern.

Pärchenegel: / Schistosoma (♀ lebt im Can. gynaecophorus des ♂).

Pässler* Kassette (HANS W. P., geb. 1903, Chirurg, Leverkusen): *röntg* Einschubblech (für Serienaufnahmen), mit dem nacheinander 3 Kassetten von Hand durch die Rasterlade in den Strahlengang gebracht werden.

Pätau* Syndrom: (1960) / D_1–Trisomie.

Päzilomykose: Mykose durch / Paecilomyces-Arten.

PAF: »platelet activating factor«, ein Thrombozyten-aktivierendes Phospholipid, das bei IgE-mediierten allerg. Reaktionen freigesetzt wird.

Page* Syndrom (J. H. P. 1935) zentral (dienzephal ?) bedingte, wechselnde arterielle Hypertonie mit Tachykardie u. fleck. Gesichts- u. Brusterythem (evtl. auch Hyperhidrose); häufig mäß. Struma (aber Strumektomie ohne Effekt). – Von P.* auch die Atheromatose-**Theorie**, daß nach Eindringen von Lipoproteinen in die Gefäßwand deren Eiweißfraktion sich löst u. »abwandert«, die unlösl. Lip(o)idfraktion aber in der Grundsubstanz abgelagert wird u. eine Fremdkörperreaktion auslöst.

Pagenstecher* (ALEXANDER P., 1828–1879, Ophthalmologe, Wiesbaden) **Operation**: 1) Ptosis-Korrektur durch zweifache Subkutannaht in Höhe der Braue. – 2) intrakapsuläre Linsenextraktion mit spez. Augenlöffel. – 3) Bindehautdeckung eines Hornhautdefektes. – Von P* auch die »gelbe Augensalbe« (Vaseline mit 1% Hydrarg. oxydat. flav.) angegeben.

Paget* (SIR JAMES P., 1814–1899, Chirurg, London) **Abszeß**: durch Keime eines abgeheilten Abszesses in dessen Nähe hervorgerufener Abszeß. – **P.* Krebs**, Dermatitis papillaris maligna, Krebsekzem der Brust: (1874) »intradermales Mamma-Ca.«, ausgehend wahrsch. von den Drüsenausführungsgängen; histol.: mäß. Akanthose u. Durchsetzung des Stratum basale (oft auch Milchgänge) mit **P.* Zellen** (groß, ohne Tonofibrillen, helles, glykogenreiches Plasma, großer, ovaler, hyperchromer Kern). Klin.: von der – evtl.

eingezogenen – Mamille aus langsam progredient braunrotes, schuppendes, nässendes u. verkrustetes Infiltrat großbogig begrenzt. – Vork. gelegentl. auch beim Manne sowie extramammär, z. B. genitoanal (»vulväre Dyskeratose«) oder axillär (evtl. mit Befall der apokrinen Schweißdrüsen). – **P.* Syndrom**: 1) Ostitis s. Osteodystrophia deformans: (1877) v. a. bei ♂ ♂ ab 5. Ljz. vork., ätiol. unklare (chron. Osteomyelitis? hormonale, Mineralstoffwechsel-, Gefäßstörung? Autoimmunkrankheit?), chron.-progred., oft schmerzhafte Dystrophie einzelner (»Ostitis fibrosa localisata«) oder mehrerer Knochen (dann v. a. Bekken, Schädel), mit Verdickung u. Verkrümmung, später häufig Spontanfrakturen (gute Heilungstendenz), neurol. Symptn. (Wurzelschmerzen, Lähmungen, Optikusatrophie etc.); nicht selten sarkomatöse Entartung; im Rö.bild Pachy- u. Periostose, »Aufblättern« der Kompakta, »sklerot. Atrophie« der Spongiosa, Leontiasis, »Watteschädel«, Ostitis condensans ilei. Serum-AP stets erhöht, Mineralwerte normal. – 2) **P.*-Schroetter*Sy.**: akute / Achselvenensperre.

pagetoid: dem PAGET* Karzinom ähnl. (z. B. das Bild der BOWEN* Dermatose).

Pagodenwackeln: *päd* s. u. Jactatio corporis.

PAH: / p-Aminohippursäure. – Die **PAH-Clearance** als quant. Nierenfunktionsprobe dient zur Untersuchung der tubulären Transportmechanismen (max. PAH-Sekretion bei Plasmakonz. 50–70 mg%/100 ml; normal 79,8 ± 16,2 bzw. [♀] 72,2 ± 10,8 mg/min/ 1,73 m²) sowie zur Bestg. der Nierendurchblutung (zus. mit Inulin-Clearance auch der Filtratfraktion): Gemäß FICK* Prinzip ist die Nierendurchblutung

$$= \frac{\text{ausgeschied. Substanz}}{\text{art.-ven. Differenz}} = \frac{U_X \cdot V}{a - v_X} \; ;$$

bei Konz. < 5 mg% ist Extraktion > 90% (venöse Konz. zu vernachlässigen); ERPF = $(U_{PAH} \cdot X \cdot V)/ P_{PAH}$, normal ca. 655 bzw. (♂) 570 ml/min/1,73 m².

paido...: Wortteil »Kind«; s. a. pädo....

Paidoskop: (SCHALL 1963) Halte- u. Bewegungsvorrichtung (motorisch drehbare Bodenplatte mit Plastikzylinder) für die Rö.-Untersuchung von Kleinkindern.

Paired stimulation: *kard* »gepaarte« Schrittmacherstimulation des Herzens mit elektr. Doppelreizen (Kontraktionsverstärkung durch postextrasystol. Potenzierung); 2. Reiz in der rel. Refraktärperiode bewirkt abgeschwächte Reaktion (»premature beat«), wodurch die elektromechan. Koppelung für die nächste reguläre Aktion verbessert wird.

Pajot* (CHARLES P., 1816–1896, Gynäkologe, Paris) **Handgriff**: *geburtsh* bei hoher Zange Dorsalwärtsdrücken des Zangenschlosses (Herumleiten des Kopfes um die Symphyse), während die andere Hand die Zange abwärts zieht. – Von P.* stammt auch die / Fruchtwalzentheorie.

Paket|kokken: / Sarcina. – **P.leber**: / Hepar lobatum syphiliticum.

Pal* (JAKOB P., 1863–1936, Internist, Wien) **Krise**: histor. Begr. für den durch »nervöse Gefäßspasmen« bedingten krisenart. Blutdruckanstieg, evtl. nur zerebral (mit Migräne), kardial (mit Angina pectoris), abdominal oder auf die Gliedmaßen beschränkt. – **P.* Markscheidenfärbung**: modifiz. WEIGERT* Färbung mit Lithiumhämatoxylin (nach Beizung in Chromsäure oder Kaliumdichromat), Differenzieren in frischer Lsg. aus Oxalsäure, Kaliumsulfit u. Aqua dest. (markhalt. Fasern tiefschwarz auf entfärbtem Grund).

PAL: Pyridoxalphosphat (ein Vit.-B_6-Präp.).

Palade* (GEORG EMIL P., geb. 1912, rumän. Anatom u. Zellbiologe, Rockefeller-Inst., Yale-Univers.; 1974 Nobelpreis für Medizin) **Gemisch**: mit Veronal-Azetat gepufferte Osmiumtetroxid-Lsg. (pH 7,3) zur Gewebefixierung für Elektronenmikroskopie. – **P.* Granula**: / Ribosomen.

palae(o)...: Wortteil »alt«; s. a. Archi...

Paläenzephalon: das aus dem Riechhirn (= Archipallium), i. w. S. auch aus Zwischen- u. Mittelhirn u. Medulla oblongata bestehende »Althirn«.

Paläo|kortex: / Archicortex. – **P.pallium**: / Archipallium. – **P.rubrum**: der phylogenetisch ältere, großzell. Anteil des Nucl. ruber. – **P.striatum**: der Globus pallidus als phylogenetisch älterer Teil des Nucl. lentiformis. – **P.thalamus**: die ventr., phylogenetisch ältesten Thalamuskerne, an denen die sek. sensiblen Bahnen u. die von Kernen der Hinterstränge u. Kiemenbogennerven kommenden Anteile der med. Schleife enden.

Paläo|zerebellum: »Altkleinhirn« (/ Archicerebellum). – **p.zerebellares Syndrom**: das zerebellare / Mittelliniensyndrom.

palatinal: den Gaumen betreffend, *dent* gaumenseitig.

Palatinallappenplastik: op. Verschluß von Mund-Kieferhöhlenverbindungen oder Gaumendefekten mit einem Schleimhautlappen des harten Gaumens, dessen Stiel im weichen Gaumen liegt u. die A. palatina major enthält.

palatinus: (latein.) zum Gaumen gehörig. – **Palatinum**: / Os palatinum.

palato...: Wortteil »Gaumen«.

Palatodynie: Schmerzen im Bereich des harten Gaumens, v. a. bei Trigeminusneuralgie (meist halbseitig).

Palato|glossusschlinge: die von den vord. Gaumenbögen (mit den Mm. p.glossi) gebildete Wölbung. – **P.gramm**: *laryng* Markierung der Berührungsstellen der – farbstoffbedeckten – Zunge mit dem Gaumen bei der Lautgebung. – **P.okzipitallinie**: *röntg* / CHAMBERLAIN* Linie.

palato|palpebraler Reflex: / IMPERATORI* Reflex. – **P.pharyngealschlinge**: die von den hint. Gaumenbögen (mit den Mm. p.pharyngei) gebildete Wölbung. – **P.plastik**: / Gaumenplastik. – **P.(r)rhaphie**: / Gaumennaht (2). – **P.schisis**: / Gaumenspalte.

Palatum *PNA*: der – bds. schleimhautüberzogene – Gaumen, gebildet durch Verschmelzen des prim. Gaumens (= Zwischenkiefer) mit den Gaumenplatten (Nahtstelle: Sutura palatine transversa, die – von vorn nach hinten u. zunächst nur bis zur Uvula – untereinander (= Sut. palatina mediana bzw. Raphe palati) u. mit der Nasenscheidenwand verwachsen (bei Ausbleiben: **P. fissum** = / Gaumenspalte); ab Ende Mens II mesenchymale Verknöcherung, dadurch harter (= **P. durum** s. **osseum**; Dach der Mund- u. Boden der Nasenhöhle) u. – hinten anschließend – weicher Gaumen (= **P. molle**; bestehend aus Velum palatinum u. Uvula; derbe Aponeu-

Paletotnaht

rose u. Mm. levator u. tensor veli palatoglossus, pharyngeus, uvulae).

Paletotnaht: *chir* Naht mit Übereinanderlegen zweier Gewebe (wie beim Zuknöpfen eines Mantels).

Palfijn* Zange (JEAN P. [auch: PALFYN], 1650–1730, Gent): histor. Modell (1723) einer Geburtszange mit parallel liegenden, durch eine Kette zusammengehaltenen Blättern.

pali...: s. a. palin...

Pali|graphie: *psych* s. u. P.lalie. – **P.kinesie**: *neurol* dauernde Wiederholung der gleichen Geste als Teilerscheinung des psychomotor. Anfalls. – **P.lalie**: (A. PICK 1921) ständ., unwillentl. Wiederholung gesprochener Worte oder Satzenden (ähnl. auch beim Lesen u. Schreiben: »P.lexie« bzw. »P.graphie«); v. a. bei postenzephalit. Parkinsonismus sowie als epilept. Begleitsympt. bei partiellem Anfall (Entladung des motor. Supplementärfeldes). – **P.lexie**: *psych* s. u. P.lalie. – **P.phemie**: *psych* ↑ Palinphrasie.

Palimpsest: *psych* Verblassen älterer Erinnerungen u. die Häufung amnest. Zustände unter Alkoholeinwirkung als Frühsympt. eines alkohol. Krankheitsprozesses.

Palin|genese: (E. HAECKEL 1874) Wiederholung der Adultformen phylogenetischer Vorfahren in der Embryonalentwicklung rezenter Organismen. – **P.mnese**: 1) vermeintl. Sicherinnern an Ereignisse, die nie stattgefunden haben. – 2) Wiedererinnerung an Vorgänge, die dem Gedächtnis bereits entschwunden schienen.

Palinopsie: Sehstörung (meist bei gleichzeit. Gesichtsfelddefekt) in Form lange bestehenbleibender Nachbilder; unterschieden als visuelle Perseveration, als eigentl. P. u. als – bes. langanhalt. – **halluzinator. P.**

Palinphrasie, Paliphemie: unwillentl. Wiederholung einer Silbe oder eines Wortes (meist am Satzende).

Palipest, indische Pest: die in der Stadt Pali (Hindustan) 1836 erstmalig aufgetretene Lungenpest.

Palisadenwurm: ↑ Dioctophyma renale.

Palladium, Pd: Edelmetall der Platin-Gruppe, mit Atomgew. 106,4 u. OZ 46; 2-, 3- u. 4wertig.

Pallästhesie: das »Vibrationsgefühl« als Teil der Tiefensensibilität. Fehlt (= **Pallhyp**- oder -**anästhesie**) z. B. bei MS.

Pallas-Athene-Komplex, Amazonenkomplex: sexuelles Fehlverhalten mit Frigidität etc. bei – meist intellektuellen – Frauen mit ausgeprägt maskuliner Existenzvorstellung (Ablehnung der Rolle als Mutter u. Geschlechtspartner aufgrund zu starker Identifizierung mit dem Vaterbild).

Palliation: Linderung, ↑ Palliativbehandlung.

palliativ: krankheitsmildernd (ohne zu heilen). – Eine – nur Sympte. lindernde – **P.behandlung** (u. a. mit **Palliativa**, d. h. »symptomat.« Mitteln) erfolgt z. B. bei unheilbaren Krankhn., etwa als **P.operation** (GE bei inoperablem Antrum-Ca., Cholezystojejunostomie bei Pankreaskopf-Ca. mit Verschlußikterus) oder **P.bestrahlung** (bei Malignom, hemmt vorübergehend Wachstum u. Metastasierung). – vgl. symptomat. ↑ Therapie.

pallidales System: efferentes System des Pallidum, dessen – aus dem Globus pallidus u. Nucl. caudatus stammende – Axone zum Hypothalamus ziehen.

Pallida(-Spirochäte): ↑ Treponema pallidum. – **P.-Reaktion**: (GAETHGENS u. FÜHNER 1929) KBR mit Pallida-AG (aus REITER* Spirochäten) zur serol. Syphilisdiagnostik.

Pallidin, Organluetin: Extrakt aus i. S. der Pneumonia alba veränderten – reichl. Treponemen enthaltenden – Lungen konnatal-syphilitischer Feten; für modifiz. Luetin-Reaktion (Applikation mit Impfnadel).

pallidostriäres System: die aus Globus pallidus u. Striatum (= Nucl. caudatus + Putamen) zusammengesetzte Funktionseinheit im Rahmen des EPS (vgl. pallidales System). – **p. Syndrom**: ↑ PARKINSON* Syndrom.

Pallidotomie: stereotakt. Zerstörung (Hochfrequenz, Öl-Wachs-Plombe, Kälte) eines umschrieb. Areals im med. Globus pallidus; zur Beseitigung motorischer Überschußsympte. (Tremor, Rigor) bei Parkinsonismus. Hat zugunsten wirksamerer Zielgebiete (Thalamus, Subthalamus) an Bedeutung verloren.

Pallidum: *anat* ↑ Globus pallidus. – Degenerative Veränderungen entweder primär (z. B. **progressive P.atrophie** VAN BOGAERT; fam.; ab spätem Kindesoder im Erwachs.alter Klumpfuß, Beinkontrakturen, Hyperkinesen, keine Pyramidenzeichen u. Reflexanomalien) oder aber sek. (»Status dysmyelinisatus«) nach Kernikterus, Asphyxie, beim HALLERVORDEN*-SPATZ* Syndrom. – **P.wesen**: Begr. für das Neugeborene, das in seinem Reflex- u. Bewegungsverhalten nur vom – bereits funktionstücht. – Globus pallidus bestimmt wird (ohne Kontrolle durch das hemmende Striatum). – **P.syndrom**: ↑ PARKINSON* Syndrom (Parkinsonismus).

pallidus: (lat.) blaß.

Pallium *PNA*: die den Hirnstamm bedeckenden Großhirnhemisphären (»Hirnmantel«). – **P. inferius**: ↑ Rhinencephalon. – **P.syndrom**: das ↑ apallische Syndrom.

Pallor: (lat.) Blässe; z. B. **P. luteus** s. **virginum** (↑ Chlorose).

Palm* Test: *gyn* regelmäß. Messen der ↑ Basaltemperatur.

(de) Palma* Operation: 1) bei Schultersteife infolge chron. Bizeps-Tendovaginitis (Caput longum) Entfernen der Sehnenscheide u. Anheften der am Urspr. durchtrennten Sehne an einer kombinierten des Caput breve + Coracobrachialis sowie am Proc. coracoideus; ggf. Durchtrennung verkürzter Bänder. – 2) (zus. mit ESPERON 1960): bei einseit. chron. Beckenvenenverschluß s. c. Durchzug der Saphena magna der gesunden Seite oberhalb der Symphyse zur Gegenseite u. Anastomosierung mit der V. fem. comm. oder superfic. distal des Verschlusses; häufig kombin. mit temporärer a.-v. Fistel (Strömungsbeschleunigung als Thromboseprophylaxe). – 3) Arthroplastik des Kniegelenks mit Vitalliumkappe für Tibiakopf u. Nylonumkleidung der modellierten Femurkondylen.

Palma manus *PNA*: *anat* die durch die Beugefalten an den Fingergrundgelenken begrenzte Hohlhandfläche (»Handteller«), deren Leistenhaut unverschieblich mit der Palmaraponeurose verbunden ist. – vgl. Vola manus.

palmar(is): zur Hohlhand (Palma) gehörend, sie betreffend, hohlhandseitig.

Palmar|aponeurose, -faszie: ↑ Aponeurosis palmaris. – **P.erythem**: flächenhafte Dauerröte insbes. der Daumen- u. Kleinfingerballen bei Leberzirrhose, Hepatitis, chron. Lungenerkr., subakuter bakterieller Endokarditis, Polyarthritis, Dermatomyositis, disseminiertem Erythematodes u. konnat. Syphilis etc., dominant-erbl. als ↑ Erythema palmare et plantare hereditarium (»**P.syndrom**«).

Palmar|fibromatose, -kontraktur: ↑ DUPUYTREN* Kontraktur. – **P.flexion**: Flexion der Hand zur Hohlhand bzw. Unterarmbeugeseite hin. – **P.keratose**: Hyperkeratose der Hohlhand, als Arbeitsschwiele, bei Ekzem, Dyshidrose, Psoriasis, Dermatomykose etc. sowie – vererbt – als ↑ Keratosis palmoplantaris.

Palmar|reflex: Beugung der Finger nach Bestreichen der Handinnenfläche (Fremd- oder Eigenreflex?); beim Erwachsenen als path. Enthemmungsphänomen (persistierender Greifreflex) gedeutet. – vgl. Palmomentalreflex. – **P.syndrom**: s. u. P.erythem.

Palmenrute, Palmure: *päd* angeb., flügelfellart. Verwachsungen zwischen Penis u. Skrotum, häufig mit penoskrotaler Hypospadie; behindert Erektion.

Palmer* (RAOUL P., Gynäkologe, Paris) **Färbung**: Vitalfärbung des Vaginalsekrets mit 1%ig. Brillantkresylblau-Lsg. zum Nachweis von Trichomonaden (die ungefärbt u. beweglich bleiben). – **P.* Methode**: Kuldoskopie (spez. »Zölioskop«) in Steinschnittlage mit Einführung einer Sonde in den – dadurch besser zu bewegenden – Uterus. – **P.* Operation**: bei Sterilität Resektion des verschlossenen uterusnahen Tubenabschnitts u. anschließende Hysterosalpingostomie. – **P.*-Bouyof* Test**: ↑ HUHNER* Test.

Palmhaar, Fächer-, Quirlhaar: *entom* paarweise auf dem 2.–7. Segment angeordnete Chitinstruktur bei Anopheles-Larven (wicht. Erkennungszeichen).

Palmieren: Verdecken beider Augen mit den Handflächen.

Palmitinsäure, Acidum palmitinicum, Zetylsäure: $CH_3-(CH_2)_{14}-COOH$, höhere gesättigte Fettsäure; Hauptbestandteil des Palmfettes; techn. u. pharmaz. Grundstoff. – Salze: »**Palmitate**«. – Säurerest: »**Palmityl...**« (z. B. P.alkohol = ↑ Zetylalkohol).

Palm-leaf phenomenon: *gyn* ↑ Farnkrautphänomen.

palmo...: s. a. palmar...

Palmo|mandibularreflex: *päd* ↑ BABKIN* Reflex. – **P.mentalreflex**, PMR: bei Beklopfen oder Bestreichen des Daumen- oder Kleinfingerballens gleich- oder beidseit. (mit Seitendifferenz) Kontraktion der Kinnmuskulatur (einschl. Depressor anguli oris); beim Neugeb. Teil des ↑ BABKIN* Reflexes (bei ca. 4% persistierend), später fragl. Frühzeichen (Pyramidenzeichen?) für hirnatroph.-sklerot. Prozeß (z. B. Alkoholschaden), beim Kind für »spasmophile Konstitution« u. frühkindl. Hirnschaden.

Palmoplantar|keratose: Hyperkeratose von Handflächen u. Fußsohlen, bei Pilzbefall, Psoriasis vulg. sowie bei zahlreichen erbl. Erkrn. (↑ Keratosis palmoplantaris, Keratosis extremitatum hereditaria). – **P.symptom**: klin ↑ FILIPOWICZ* Zeichen.

Palmure: (französ. = Schwimmhaut der Vögel) *päd* ↑ Palmenrute.

Palmwedeltest: *gyn* ↑ Farnkrautphänomen.

palpabel, palpabilis: tast-, greifbar (↑ Palpation).

Palpation: Tastuntersuchung (mit einem oder mehreren Fingern, auch bimanuell) der Körperoberfläche oder zugänglicher Körperhöhlen (»Austastung«) zur Beurteilung von Konsistenz, Elastizität, Beweglichkeit, Schmerzempfindlichkeit etc.

palpatorische Perkussion: ↑ EBSTEIN* Tastperkussion.

Palpations|albuminurie: vorübergehende Albuminurie nach kräft. Nierenpalpation. – **P.geräusch**: durch Palpation des Abdomens (bes. ileozäkal) auslösbares gurrendes oder glucksendes Geräusch im Kolonbereich, v. a. bei Durchfallerkr., Colon spasticum.

Palpebrae *PNA*: die Augenlider (↑ Lid). – **P. tertiae**: ↑ Plicae semilunares conjunctivae.

palpebral(is): das Augenlid betreffend (s. a. Blepharo...). – **P.punkt**: Nervendruckpunkt lat. des Oberlids (Austritt des N. lacrim.).

Palpieren: Untersuchung durch ↑ Palpation.

Palpitation, Palpitatio cordis, Kardiopalmus: subj. (Miß-)Empfindung einer verstärkten u. beschleunigten Herzaktion (»Herzklopfen«).

PALS: »periarterielle Lymphscheiden« (s. u. WEIDENREICH* Kapillaren).

Paltauf* (ARNOLD P., 1860–1893, Gerichtsmediziner, Prag) **Flecken**: etwa fingerkuppengroße, blaßrot-verwaschene Flecken in der Erstickungslunge. – **P.* Zwerg**: der proportionierte Kleinwuchs (Mikrosomie).

Paltauf* (-Sternberg*) Krankheit (RICHARD P., 1858–1924, Pathologe, Wien; CARL ST.): maligne ↑ Lymphogranulomatose.

Paltia* Operation: (1958) bei Trichterbrust etc. Ablösen der Brustkorbmuskulatur, parasternale Durchtrennung der Rippen u. Unterfüttern des – angehobenen – Brustbeins mit elast. Metallschiene.

Paludismus: »Sumpffieber« (↑ Malaria).

Palumbo*-Dini* Lösung: (1946) Chininlaktat- u. Nikotinsäurediäthylamid-Lsg. für die dir. Thrombozytenzählung.

PAM: **P**yridin-2-**a**ldoxim-**m**ethyljodid (↑ Pralidoximjodid).

Pamaquinum *WHO*, Plasmochin®: 6-Methoxy-8-(diäthyl-amino-isopentylamino)-chinolin-embonat; erstes (1926) synthet. Malaria-Chemotherapeutikum mit spezif. Wirkung auf Gameten.

PAMBA: ↑ **p-Am**inobenzoesäure (engl. -acid).

pampiniformis: (lat.) rankenförmig.

PAMSA: **p**-**A**minomethyl**s**alizyl**s**äure (engl.: -acid), das sogen. Homo-PAS (ein Bakteriostatikum).

pan...: Wortteil »ganz«, »alles«, s. a. holo...

Pan*(-du Martin*)-Rutishauser* Syndrom, Osteochondritis laminaris: monoartikuläre, streifenförm. Knorpeldestruktion mit sek. Arthrose (Versteifung) bei Epiphysiolysis capitis femoris.

PAN: ↑ Periarteriitis nodosa.

Panagglutination: ↑ HÜBENER*-FRIEDENREICH* Phänomen. – **Panagglutinine**: »natürl.« AK (19S-Makroglobuline), die Erythrozyten mit modifiz. AG-Struktur in vitro agglutinieren. Nachgewiesen

Panama-Gruppe

z. B. bei Agammaglobulinämie; im Neugeb.serum stets fehlend.

Panama|-Gruppe: *bakt* / Tab. »Leptospiren«. –
P.-Fieber: Rekurrensfieber durch Spirochaeta panamensis (Überträger: Ornithodorus talaje u. venezuelensis).

Panangi(i)tis: generalisierte Endarteriitis u./oder Endophlebitis. – Als Sonderformen die **P. diffusa necroticans** (v. a. der Venen) mit rezidivierender Phlegmasia alba dolens, Hautnekrosen u. Durchblutungsstörungen an inn. Organen (Autoaggressionskrankh.?) u. die **P. haemorrhagica lipoidica Stüttgen*** mit progred. Purpura (an Streckseiten der Unterschenkel u. -arme bis fünfmarkstückgroße, livide bis bräunl.-rote, von blauschwarzen, nicht wegdrückbaren Flecken durchsetzte Erhabenheiten), ferner Hypertonie, Hypercholesterin- u. -lipidämie.

Panaritium: unspezif., eitr. (phlegmonöse) Entzündung an Finger oder Zehe (i. e. S. volarseitig), meist nach Verletzung, aber auch metastatisch oder aus der Nachbarschaft fortschreitend. Sympte.: Schwellung (bes. dorsal, auf Handrücken übergreifend; nur im eigentl. Herdbereich druckempfindlich), klopfende Schmerzen, evtl. Lymphangitis, -adenitis, gestörte Funktion. Ther.: Ruhigstellung, Antibiotika, meist op. Eröffnung (Blutleere, Anästhesie; typ. Schnitte / Abb.). – Nach Lokalisation u. beteiligten Strukturen

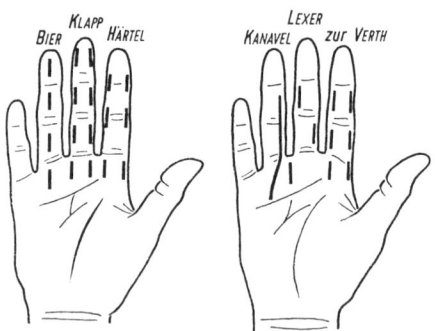

unterschieden als **P. cutaneum** (»Bulla infecta«, oft mit Lymphangitis), **P. subcutaneum** (v. a. volarseit., mit Tiefenausbreitung entlang der straffen kollagenen Fasern; klopfender Schmerz, umschrieb., dorsal meist stärkere Schwellung, evtl. Lymphangitis; oft »Kragenknopf-P.« über Fistel von kutanem P. ausgehend; an der Fingerkuppe evtl. als »Krater-P.«, auch interdigitale Form), **P. parunguale** (= Paronychia acuta purulenta, meist vom Nagelfalz ausgehend, mit einseit. Auftreibung, Rötung u. Druckschmerzhaftigkeit des Endgliedes, evtl. Ausdehnung auf Periost u. Sehnen; als »Kürschnerkrankh.« nach Hautläsionen durch Pelzhaare), **P. subunguale** (= Paronychia subung.; oft durch den Nagel durchschimmernd, mit stark klopfendem Schmerz u. sehr druckschmerzhaft; Ther.: bei dist. Sitz dreieck. Exzision, bei prox. basale Teilresektion oder Totalentfernung des Nagels. – Auch Bez. für ein örtl. Melanom), **P. tendinosum** (an Beugesehnen u. -sehnenscheiden der Hand, mit Gefahr von Sehnennekrose u. Hohlhand-, insbes. V-Phlegmone), **P. periostale** (z. B. bei metastat. P. ossale; mit Rand-, u. U. Totalsequestration der Phalange), **P. ossale** (typ. kolb. Schwellung, gleichmäß. zirkulärer Druckschmerz; Neigung zu zentraler u. peripherer, evtl. Totalsequestration, eitr. Arthritis, Tendinitis; bei erhaltenem Periost gute Regenerationstendenz), **P. articulare** (selten, metastat., evtl. nur serös; klin.: spindelförm., v. a. dorsalseit. Schwellung, Zug- u. Stauchungsschmerz, Beugestellung, evtl. Fisteleiterung u. Sequesterabstoßung, Krepitation; im Rö.bild Konturunschärfe, später Defekte, Sequester, evtl. Gelenkspaltverschmälerung, Subluxation; z. B. das typ. P. des Kleinzehengrundgelenks bei diabet. Ballennekrose). – Sonderformen: **P. diphthericum** (Wund-Di bei Epitheldefekt, Erfrierung, Durchblutungsstörung; mit schmier. Wundbelägen, später mit jauch.-nekrot. blasig-blaurotem Gewebszerfall), **P. der Melker** (/ Melkerknoten).

Panarteri(i)tis 1) Arteriitis mit Beteiligung aller Wandschichten. – 2) / Periarteriitis nodosa.

Panarthriitis: Arthritis mit Beteiligung aller Gelenkstrukturen; häufig zu völl. Ankylose führend; s. a. Gelenkeiterung.

Panas* (PHOTINOS P., 1832–1903, Ophthalmologe, Paris) **Lösung**: schwache HgJ_2-Lsg. zur Ther. von Augenkrankhn. – **P.*** **Operation**: 1) kombin. Keratektomie bei Hornhautstaphylom. – 2) bei Ptosis Fixierung des Oberlidhebers an den M. front. (in Brauenmitte). – 3) bei Trichiasis u. Entropion Eversion des Lidrandes nach durchgreifender, die Konjunktiva einbeziehender paramarginaler Inzision. – **P.***-**Darier*** **Krankheit**: zyst. Netzhautangiomatose im Rahmen einer allg. Gefäßerkr. (Variante des v. HIPPEL*-LINDAU* Syndroms?).

Panax ginseng: die ostasiat. »echte Ginsengpflanze« [Araliaceae]. Therap. Anw. der Wurzel (Glykoside, Saponine, Panaxsäure, äther. Öl, Gerb- u. Bitterstoffe etc.) als Universalmittel (untersch. als »Paksam« u. »Hongsam« = weißer bzw. roter Sam), spez. auch als stimulierendes u. tonisierendes Herz-Kreislaufmittel, Aphrodisiakum, Antidepressivum etc.

Panazee: *histor* Allheilmittel.

panazinär: alle Läppchen (z. B. der Leber) betreffend.

Pancarditis: / Pankarditis. – **Panchondritis**: systematisierte / Chondromalazie. – **Panchromfärbung**: s. u. PAPPENHEIM*.

Pancoast* **Tumor** (HENRY KH. P., 1875–1939, Röntgenologe, Philadelphia), apikaler Sulkustumor: rasch progred. peripheres Bronchial-Ca. der oberen Lungenfurche bzw. -spitze, das schnell auf Rippen, Halsweichteile, Armplexus u. Wirbel übergreift (»Ausbrecherkrebs«), oft mit charakterist. **P.*** **Syndrom**: Schulter-Armschmerz, obere Einflußstauung, Hyp-, An- u. Parästhesie am Unterarm, Handmuskelatrophie, Rippenschmerz u. HORNER* Trias.

Pancreas *PNA*, Pankreas: die quer im Oberbauch retroperitoneal hinter dem Magen liegende »Bauchspeicheldrüse« (13–18 cm lang, bis 9 cm breit, 3 cm dick; Caput in der Duodenalschleife, Cauda an der Milz, mit kleinerem endokrinem (/ LANGERHANS* Inseln) u. größerem exokrinem Anteil: rein seröse Drüse mit azinösen Endstücken; pyramidenförm. Epithelzellen mit rundem, basalem Kern, stark basophilem Ergastoplasma u. oxyphilen Zymogengranula als Vorstufe der Enzyme α-Amylase, Lipase, Phospholipase, Cholinesterase, Trypsinogen, Karboxypeptidasen, Kollagenasen, Ribonukleasen; Sekretleitung über Schaltstücke, Sekretröhren, Ausführungsgänge, Hauptausführungsgang; s. a. Pankreassaft. – Varietäten: **P. accessorium s. aberrans**

(↑ Nebenpankreas), einschl. des ↑ P. minus. – Als komplexe Entwicklungsstörung das **P. anulare**, das als Ring das absteigende Duodenum umgreift (meist auch einschnürt); stets Atypie der Gänge, oft auch angeb. Duodenalatresie, bei kompletter Form bereits postnatal »hoher mechan. Ileus«. – **P. minus**: zusätzl., kleineres P. mit eigenem Ausführungsgang infolge Verschmelzungsstörung (meist isolierter Proc. uncinatus). – s. a. Pankreas..., Abb. »Computer-Tomographie«.

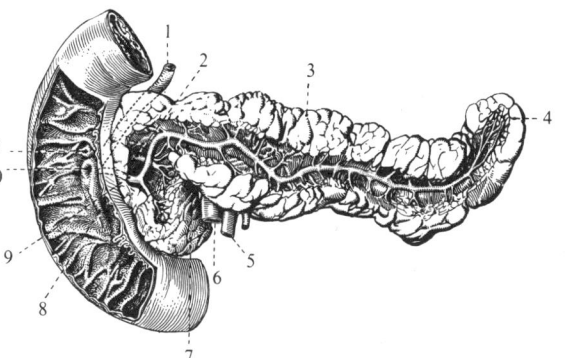

Pankreas (mit Pars descendens duodeni):
1) Ductus choledochus; 2) Ductus pancreaticus accessorius; 3, 4) Corpus bzw. Cauda pancreatis; 5, 6) A. bzw. V. mesenterica sup.; 7) Proc. uncinatus; 8) Plica longitud. duodeni; 9) Ductus pancreaticus; 10, 11) Papilla duodeni major bzw. minor.

pancreaticus: (latein.) das Pankreas betreffend, zum P. gehörig; Kurzform für ↑ Ductus pancreaticus (s. a. Pankreatiko...).

Pancreatinum: *pharm* proteo-, amylo- u. lipolyt. Enzymgemisch (Pulver) aus tier. Pankreas; in magensaftresistenten Kapseln für Substitutionstherapie.

Pancreatitis: ↑ Pankreatitis.

Pancuroniumbromid *WHO*: Androstanylen-methylpiperidin-Derivat; rasch wirksames Muskelrelaxans.

Pandemie: auf große Gebiete eines Landes oder Erdteils übergreifende Epidemie.

Pander* (HEINRICH CHRISTIAN V. P., 1794–1865, Anatom, Würzburg) **Insulae**: rötl.-gelbe Stränge in der Splanchnopleura, in denen sich Blutinseln entwickeln. – **P.* Nukleus**: linsenförm. Substanz zwischen Haubenkerngruppe u. Mamillarkörper.

pandiastolisch: *kard* ↑ holodiastolisch.

Pandschab-Beule: ↑ Ulcus tropicum in Indien.

Pandy* Test (KOLOMAN P., 1868–1944, Psychiater, Budapest): Globulin-Nachweis im Liquor, indem man einige Tr. in eine gesätt. Karbolsäure-Lsg. (**P.* Reagens**; 1–2 ml auf Uhrglasschälchen) vom Rand her einfließen läßt (graduell abstufbare Trübung); nicht streng spezifisch.

Panendoskop: 1) *urol* ↑ Urethrozystoskop. – 2) *gyn* (MENKEN) ein für Endozerviko-, Amnio-, Kuldo- u. Hysteroskopie geeignetes Glasfiber-Endoskop mit Weitwinkeloptik.

Panenzephalitis: knötchenförm. Entzündung (meist virusbedingt) der grauen Substanz des ganzen Gehirns, z. B. Encephalitis japonica, St. Louis-, Fleckfieberenzephalitis; i. e. S. die subakuten (malignen) ↑ Enzephalitiden: Einschlußkörperchen-Enz. (DAW-SON), Enz. PETTE-DÖRING (»**einheim. P.**«), subakute sklerosierende Leukoenzephalitis VAN BOGAERT (»SSLE«, »SSPE«; neuerdings als Slow-virus-Infektion durch Masernvirus (?) vermutet).

Paneth* (Körner-)Zellen (JOSEF P., 1857–1890, Physiologe, Wien), DAVIDOFF* Zellen: Dipeptidasen bildende Epithelzellen in den Dünndarmkrypten, mit stark oxyphilen Körnchen (= **P.* Granula**) im lamellären Ergastoplasma.

Pangametin, Pangam(in)säure, Acidum pangamicum: »Vitamin B_{15}« (z. B. in Hefe, Reis); therap. Anw. bei Zerebral- u. Koronarsklerose, Leberzirrhose, Anoxie.

Pangenesis: (DARWIN 1868) historische Hypothese, daß von den verschiedenen Zellen des Soma abgesonderte »Gemmulae« (als Repräsentanten der ererbten u. erworb. Merkmale) den Keimzellen zugeführt werden, so daß diese mit materiellen Keimen für jede Zellart ausgestattet sind. – Von DE VRIES 1889 als »**intrazelluläre P.**« modifiziert: Von den im Kern jeder Zelle enthaltenen »Pangenen« tritt eine zellspezif. Auswahl ins Zytoplasma aus u. bestimmt den jeweil. Zelltyp.

Panhistie: gleichmäß. Hypertrophie aller Gewebe eines Körperteils, meist idiopath. oder unter STH-Einfluß; vgl. Monhistie.

Panhypogonadismus: vermind. inkretor. u. generative Leistung der Gonaden.

Panhypopituitarismus: Produktionsminderung bis -ausfall aller Hypophysenhormone, i. e. S. der »tropen« Hormone des HVL (mit konsekut. pluriglandulärer Insuffizienz); akut nach Hypophysektomie u. Trauma, wobei die sek. NN-Insuffizienz, später auch Hypogonadismus u. -thyreose das Bild beherrschen; subakut bis chron. bei Schädelbasis- u. Hypophysentumor (↑ SIMMONDS* Kachexie) oder post partum (↑ SHEEHAN* Syndrom), wobei – der Reihe nach – sek. Hypogonadismus, -thyreose u. -kortizismus auftreten, im Extremfall mit hypophysärem Koma. Bei präpuberaler Entwicklung hypophysärer Zwergwuchs.

Panhypoprothrombinämie: der – seltene – »Typ I« der kongenit. Hypoprothrombinämie (mit milder Hämophilie) aufgrund etwa gleichstarker Verminderung des freien u. des gesamten Prothrombins (Störung der Präprothrombin-Synthese?).

Panighao: Zerkariendermatitis bzw. Hautreaktion durch eindringende Ankylostomenlarven (↑ Bodenkrätze) in Brasilien.

Panizza* (BARTOLOMEO P., 1785–1867, Chirurg, Paris) **Foramen**: das bei niederen Vertebraten regelmäßig, beim Menschen nur als Anomalie (= Ventrikelseptumdefekt) vork. For. interventricul. cordis. – **P.* Plexus**: 2 tiefere Lymphplexus in den Valleculae frenuli der Glans penis.

Panja* Methode: Anreicherung von Choleravibrionen durch Einbringen der Stuhlprobe in eine in Peptonwasser stehende CHAMBERLAND-Kerze u. Brüten bei 37°.

Pankarditis: Karditis mit Beteiligung aller 3 Wandschichten (»Endo-Myo-Perikarditis«).

pankochleär: die ganze Hörschnecke (Cochlea) betreffend; z. B. **p. Schwerhörigkeit** mit Hörverlust für alle Frequenzen.

Pankrealgie

Pankrealgie: ↑ Pankreatalgie. – **Pankreas**: ↑ Pancreas; s. a. Pankreas... , Bauspeichel.

Pankreasabszeß: hämato- (bei Infektionskrankhtn., Pyämie) oder lymphogene (aus Pfortaderbereich) oder kanalikulär (Sialostase bei Choledochus- u. Papillenaffektion), per continuitatem, v. a. aber durch Superinfektion von Nekrosen entstehende eitr. Pankreatitis mit solitärer oder multipler Abszedierung; klin.: sept. Fieber, milde Sympte., wie bei akuter hämorrhag. Pankreatitis, bei großem Solitärabszeß Rö.-Zeichen der Verdrängung (Magen, Duodenum), Spiegelbildung. Gefahr der Spontanperforation mit tödl. Peritonitis; oft Spontandränage in Gangsystem, Magen oder Duodenum.

Pankreas|achylie: ↑ Achylia pancreatica. – **P.adenom**: solides oder zyst. (↑ P.zyste) Adenom; drei Formen: exkretorisch (tubulär, meist Kystadenom mit großen muköen oder serösen Zysten, von exkretor. Zylinderepithel ausgekleidet), exokrin (azinös, vom Parenchym ausgehend), endokrin (trabekulär; ↑ Inselzelladenom).

Pankreas|anfall, akuter: Spontanschmerz im Mittelbauch (»**P.kolik**«, oft mit Vernichtungsgefühl, meist nach li. u. zum Rücken ausstrahlend) mit dyspept. Beschwerden, akutem Abdomen u. umschrieb. Druckschmerz (u. P.wulst); evtl. Gesichtsröte, Hypotonie, Schock, CULLEN* Zeichen, Gitterzyanose der Bauchhaut, Fermententgleisung u. Leukozytose. Meist infolge Sialostase u. bei akuter u. chron.-rezidivierender Pankreatitis (Ödem, Hypoxie, Verlust des Verdauungsschutzes). – **P.angiographie**: (MORINO 1957) selektive Arteriographie (mit Kontrastanfärbung des Organs) nach KM-Applikation über einen in die A. coeliaca eingeführten Katheter; evtl. mit 2-Phasen-Technik: gleichzeitige Sekretin- (Hyperämie), anschließ. Adrenalin-Gabe (Gefäßkontraktion, überlagerungsfreie Darstg.).

Pankreas|apoplexie: schlagart. (oft tödl.), akute, hämorrhag. ↑ Pankreatitis. – **P.atrophie, primäre**: ausgedehnter kryptogenet. Parenchymschwund (v. a. des exokrinen Anteils; evtl. vikariierendes Fettgewebe), meist im mittl. LA.

Pankreascholera: ↑ VERNER*-MORRISON* Syndrom.

Pankreas|derivation op. Ableitung des Bauchspeichels (bei Sialostase) durch Anastomosierung des teilresezierten Pankreas mit dem Jejunum. – **P.diabetes**: Diabetes mellitus infolge Ausfalls des inkretor. Pankreas (Kalzinose, Hämochromatose, Trauma, op. Entfernung), auch als rein funktionelle Störung. – **P.diagnostik**: außer Palpation u. Rö.-Untersuchung (Leeraufnahme, MDP, Pankreasangio-, Pankreatographie) v. a. Funktionsdiagnostik: Duodenalsaftanalyse nach Ätherreflex, Stärketoleranz-, Sekretin-Pankreozymintest, Trypsin- u. Chymotrypsinaktivität (u. unverdaute Fleischfasern) im Stuhl, Stuhlgew. u. -fettgehalt, Lipase u. Amylase in Urin u. Serum (sog. Fermententgleisung), Insulinreserven (Stimulation mit Glukose, Tolbutamid, Glukagon).

Pankreas|entzündung: ↑ Pankreatitis. – **P.enzyme**: ↑ Tabelle; s. a. Pancreas, P.saft. – **P.exstirpation**: ↑ Pankreatektomie.

Pankreas|fettgewebsnekrose (akute), BALSER* Nekrose: intravitale Selbstverdauung des P.interstitiums durch das fettspaltende Enzym Steapsin (Lipase), mit Bildung weißer, kalkspritzerart. Stippchen u. Flecken; Pathogenese: Parenchymschädigung (Entzündung, Sekretstauung, Trauma) mit Fermententgleisung u. Freisetzung von Zytokinasen, die die intrazellulären Enzyme aktivieren. Teilerscheinung der akuten hämorrhag. Pankreatitis; oft mit gleichart. Alterationen in benachbarten u. ferneren Organen.

Enzyme des Pankreassekretes

Name	Wirkung
α-Amylase	Polysaccharidspaltung zu Maltose
Lipase	Triglyzeridspaltung zu Fettsäuren u. Glyzerin
Phospholipase A	Lysolezithin- bzw. -kephalin- u. Fettsäurebildung
Phospholiphase B	Glyzerophosphorylcholin- u. Fettsäurebildung aus Lysolezithin
Trypsin	Spaltung v.a. der denaturierten Proteine; als „Trypsinogen" sezerniert
Chymotrypsine	ähnl. wie Trypsin spaltend
Karboxypeptidasen	Abspaltung endständiger Aminosäure
Ribonuklease	Spaltung von 3'-Bindungen
Desoxyribonuklease	spezif. Phosphodiesterase; Endprodukte: Oligodesoxynukleotide
Elastase, Kollagenase	Aufspaltung elastischer bzw. kollagener Fasern
Kallikrein	Freisetzung von Kininen
Sterinesterhydrolase	Spaltung von Sterinfettsäureestern

Pankreas|fibrose, P.sklerose: fibrot. Induration (bindegeweb. Ersatz des untergegangenen Drüsengewebes) bei chron.-rezidivierender Pankreatitis mit Einschränkung der ex- u. inkretor. Leistung. Vork. auch bei Leberzirrhose; ferner die (»angeb.«) **zyst. P.fibrose** bei ↑ Mukoviszidose. – **P.fistel**: Sekretaustritt aus dem P.parenchym in Nachbargewebe oder Bauchhöhle nach P.entzündung, -nekrose, -verletzung, Perforation einer Pseudozyste, bei penetrierendem Magen-Duodenalulkus. Bei äuß. Fistel Flüssigkeits-, Eiweiß- u. Elektrolytverlust, Hautmazeration.

Pankreas|gang: ↑ Ductus pancreaticus. – **P.heterotopie**: ↑ Nebenpankreas. – **P.inseln**: ↑ LANGERHANS* Inseln; s. a. Inselzell... – **P.insuffizienz**: exokrine (↑ Achylia pancreatica) u. meist auch endokrine Unterfunktion bei chron. Pankreatitis, Maldigestion, Abflußhindernis etc.

Pankreas|karzinom: prim. Ca. meist im P.kopf, u. zwar als tubuläres Adeno-Ca. (mit zylindr. Zellen), alveoläres oder azinöses Ca. (kub., polygonales Epithel), seltener als Plattenepithel- bzw. zyst.-alveoläres u. schleimbildendes Ca. u. Adenokankroid; gut abgegrenzt oder aber infiltrierend, weich oder hart, u. U. mit Pseudozysten. Sympte. atyp., später v. a. durch Komplikationen geprägt (sek. Entzündung, Choledochuskompression mit COURVOISIER* Zeichen, BARD*-PIC* Syndrom, Pylorusstenose, Metastasen in Leber, Lunge, Nieren, Skelett). – Ferner die sek. Karzinome aus Nachbarorganen u. Bronchialbaum.

Pankreas|körper: ↑ Corpus pancreatis. – **P.kolik**: s. u. P.anfall. – **P.kopf**: ↑ Caput pancreatis. – **P.kystadenom**: s. u. P.adenom.

Pankreasnekrose: unter akuten Abdominal- u. Allg.-sympt. ablaufender Gewebszerfall infolge tox., allerg., entzündl., mechan. oder degenerat. Schädigung der Parenchymzellen mit konsekut. intraglandulärer

Fermentaktivierung u. Selbstverdauung; i. e. S. die **akute hämorrhag. P.** (s. u. Pankreatitis).

Pankreas|pseudozyste: s. u. P.zyste. – **P.reflex:** die nach Duodenalreiz (HCl, MgSO$_4$, Pepton, Äther) verstärkte P.sekretion.

Pankreas|saft: der klare oder leicht opaleszierende, schleimhalt., geruchlose, stark alkal. (pH 8,3–9,0), enzymhaltige (↑ Tab.) »Bauchspeichel«, der durch den Ductus pancreaticus major an der Papilla duodeni major (evtl. auch minor) zus. mit der Galle ins Duodenum fließt (ca. 800 ml/Tag). Physiol. Sekretionsreiz sind die Ingesta bzw. die von ihnen in der Duodenalschleimhaut freigesetzten Sekretionsenzyme: Sekretin (durch HCl-Aktivierung von Prosekretin) für Saft- u. Bikarbonatproduktion aus zentroazinären u. Schaltzellen, Pankreozymin für die Enzymsekretion aus den granulahalt. Azinuszellen. Stimulierung vorw. parasympath. (während Sympathikus stärkere Viskosität bewirkt); vermindert z. B. bei chron. Pankreatitis, P.zirrhose, Eiweißmangel.

Pankreas|sklerose: ↑ P.fibrose. – **P.stein, Pankreolith:** im Gangsystem (als Sialolith oder Inkrustation, v. a. im Kopfteil) oder im Parenchym (inkrustierter Inhalt einer Pseudozyste) solitär oder multipel vork., meist rauhes, weiß-graues (pigmentfreies) Konkrement aus Kalziumkarbonat u./oder -phosphat; v. a. bei chron. Pankreatitis, ferner bei Abflußbehinderung u. Dyskolloidalität. Führt zu Stase u. damit sek. zu Entzündung, evtl. Degeneration u. Nekrose. Klin.: Schmerzen (oft kolikartig), Organschwellung, Verdauungsinsuffizienz, passagere Enzymgleisung, evtl. Glukosurie; Gefahr der akuten hämorrhag. Pankreatitis u. der Abszeßbildung.

Pankreas|stühle: voluminöse, breiige Stühle von grauer Farbe, mit vermehrtem Fettgehalt (Steatorrhö) als Folge verminderter Enzymproduktion bei chron. Pankreatitis. – **P.szintigraphie** nach Applikation radiomarkierter Aminosäuren (z. B. ^{75}Se-Methionin i.v.); vorteilhaft mit Subtraktion des zuvor gewonnenen Leberszintigramms (z. B. ^{198}Au-Kolloid).

Pankreas|zeichen: röntg ↑ FROSTBERG* Zeichen. – **P.zirrhose:** ↑ P.fibrose. – **P.zyste:** Hohlraumbildung als angeb. Fehlbildung (dysontogenet. Zyste, in geringer Zahl oder aber das ganze Organ durchsetzend, z. B. bei ↑ Mukoviszidose) oder aber erworben (Retentionszyste, zyst. Neubildung, ↑ P.adenom), dann oft nur Pseudozyste (nach Blutung, Nekrose, Tumorzerfall) ohne Epithelauskleidung, begrenzt von Organisationsgewebe oder Nachbarorgan. Klin.: zunehmend praller Tumor, Dyspepsie, evtl. Koliken, Abszedierung, Perforation; Ther.: Marsupialisation, ↑ Pankreatozystostomie.

Pankre(at)algie: Pankreasschmerz, z. B. als Kolik (↑ Pankreasanfall).

Pankreatektomie: die stets zu Diabetes mellitus führende Exstirpation des Pankreas (= totale P.), meist bei gleichzeit. Entfernung von Milz u. Duodenum. – Ferner **partielle P.** (nur Körper- u. Schwanzteil, nach Trauma auch kleinerer Abschnitte), insbes. als Pankreaskopfresektion (↑ Duodenopankreatektomie).

pancreaticus: (lat.) zum Pankreas gehörend, pankreatisch; Kurzform für Ductus p. (s. a. Pankreatiko...).

pankreatiko...: Wortteil »Ductus pancreaticus«. – Oft fälschlich für pankreato...

Pankreatiko|cholangiographie: s. u. Pankreatographie. – **P.cholezystostomie:** op. Einpflanzung des Ductus pancreaticus (oder eines Fistelganges) in die Gallenblase. Analog auch **P.gastro-** u. **P.jejunostomie.** – **P.graphie:** röntg s. u. Pankreatographie. – **P.tomie:** op. Eröffnung des Ductus pancreaticus. – **p.zibiale Asynchronie:** verzögerte Pankreas- u. Gallensaftzumischung zum Speisebrei als Steatorrhö-Urs. nach Magenresektion.

Pankreatikus: ↑ Ductus pancreaticus.

Pankreatin: *pharm* ↑ Pancreatinum.

Pankreatitis, Pancreatitis: hämato- oder lymphogene oder intrakanalikulär-aszendierende Entzündung des Pankreas, entweder **serös** (durch vasoakt. H-Substanzen u. Eiweißzerfallsprodukte, z. B. nach Strahleninsult) oder hämorrhag. oder **eitrig** (prim. z. B. bei Askariden, häufig sek., mit Parenchymeinschmelzung [↑ Pankreasabszeß] oder phlegmonös mit Sequestrierung u. Perforation), auch **nekrotisierend** (v. a. bei enterogen-aszendierender bakterieller Form; oft gangränös); als **parenchymatöse P.** (neben Exsudation u. sek. Infiltratbildung im Interstitium v. a. trübe Schwellung u. fettige Degeneration des Drüsengewebes) entweder abheilend oder mit fortschreitender Degeneration u. Fibrose. – **Akute P.** (meist Sekundärgeschehen) parenchymatös oder interstitiell, mit Epitheldegeneration, Sekreteindickung, eiweißreichem Ödem, Hyperämie u. leukozytärer Infiltration; abakteriell (vaskulär, toxisch, allerg., physikal. bedingt) oder bakteriell (v. a. bei Choledocholithiasis, Papillitis, Askaridenbefall, Infektionskrankh. etc.)

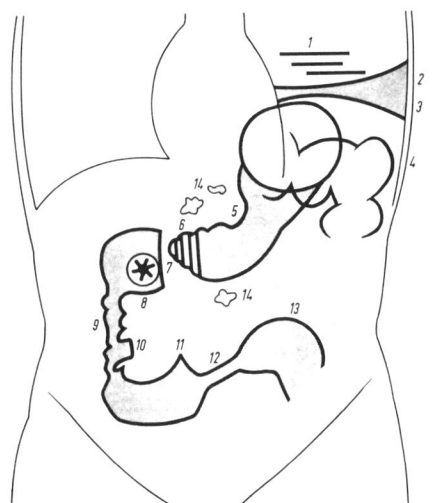

Röntgensymptome der **akuten** (1–4) u. **chron. Pankreatitis** (5–14; n. ZITTEL):
1) Plattenatelektasen li. Lunge; 2) Pleuraerguß li.; 3) Zwerchfellhochstand li.; 4) Oberbauchatonie mit stark gebähtem Magen u. Querkolon; 5) Verdrängung der kleinen Magenkurvatur nach li. oder des Korpus nach ventral; 6) konst. Querfalten im Antrum; 7) Magenausgangsstenose (selten, bei tumoröser Form); 8) Pseudoulzera oder Megabulbus duodeni; 9) enge u. ausgefranst-starre Pars descendens (mit Gießkannenphänomen); 10) Traktion der VATER* Papille u./oder parapapilläre Eindellung (FROSTBERG* Zeichen); 11) Traktionsdivertikel an der Pars horizontalis; 12) Dauerspasmus (viszeroviszeraler Reflex); 13) Kaudalverlagerung der Plexura duodenojejun.; 14) Verkalkungen u. Konkremente im Pankreasbereich.

Pankreatitis, chronische

bzw. viral (v. a. bei Mumps, Coxsackie-Inf.). Beginn oft mit ↑ Pankreasanfall; entweder Restitutio oder aber degenerat. Parenchymveränderungen oder Übergang in chron.-interstitielle Form. – Mit bakteriell-tox. u. allerg.-hyperg. Genese (?) – eine **akute hämorrhag. P.** (auch ↑ Pankreasnekrose) als komplexes Geschehen mit der Trias Ödem (u. Zirkulationsstörung), Hämorrhagien (bis zu völl. Infarzierung) u. Fettgewebsnekrosen (Selbstverdauung, indem durch zirkulator. u. stauungsbedingte Azinusnekrose das tryptisch wirkende Sekret austritt, auch in die Nachbarschaft u. auf dem Blut- u. Lymphweg in den ges. Organismus); klin.: akuter ↑ Pankreasanfall, Allgemeinintoxikation mit Schock, sek. Abszedierung mit Sequestration u. Pseudozysten; evtl. schnell letal (»Pankreasapoplexie«). – Die **chron. P.** (progredient auch nach Ausschaltung der prim. Faktoren, mit akuter Exazerbation; path.-anat. unterschieden als trypt. u. als interstitielle Form) meist Folge vaskulär oder kanalikulär angreifender Noxen (oft vom Grundleiden, z. B. Cholelithiasis, schwer abzugrenzen), mit degenerativen Veränderungen bis zu Nekrosen, Verkalkungen, (Pseudo-)Zysten, Fettgewebsnekrosen, interlobulärer Fibrose, auch regenerat. Knospung der Gänge u. Azini; klin.: rezidivierende Schmerzen (oft alimentär ausgelöst) oder dumpfer Dauerschmerz, dyspept. Beschwerden. – Neben der **prim. chron.** Form (mit exkretor. Insuffizienz als Intialsympt.) eine **chron.-rezidivierende P.** mit rel. blandem Verlauf u. jeweils neuem Schub durch Diätfehler, Nahrungsexzeß, Exazerbation des Grundleidens (Einklemmung eines Choledochussteins, Infektrezidiv etc.), also Schmerzsymptomatik im Vordergrund. – Als Sonderform die **kalzifizierende P.** bei prim. Hyperparathyreoidismus; sowie die **hereditäre fam. P.** (autosomal-dominant erbl., im Kindesalter beginnend) infolge Störung des Aminosäurenstoffwechsels (Lysin- u. Zystinurie). – Als spezif. Form die **syphilit. P.** (bei konnat. Lues diffus-interstitiell, evtl. mit miliaren Gummen; stets Reifungshemmung, absoluter Inselmangel; im Tertiärstadium interstitielle P. mit Sklerose, Regenerationsprozessen, Gummen verschiedenster Größe) u. die **tuberkulöse P.** (fast stets hämatogen, im Generalisationsstadium in Form zahlloser miliarer Tuberkel, als Organ-Tbk mit größeren, meist verkäsenden Granulationsherden).

pankreato...: Wortteil »Bauchspeicheldrüse« (Pancreas); vgl. pankreatiko...

Pankreato|duodenektomie: ↑ Duodenopankreatektomie. – **P.enterostomie**: op. Anastomosierung des Pankreas mit dem Dünndarm; z. B. als End-zu-Seit-P.duodeno- oder -jejunostomie (nach partieller P.duodenektomie) zur Sekretableitung. – Analog die **P.gastrostomie**.

Pankreatographie: (LÉGER 1953) intraop. Rö.darstg. des Pankreasgangsystems nach Inj. eines pos. KM in den Ductus pancreaticus (Katheter durch die Papilla Vateri). Neuerdings auch als »endoskop. retrograde Pankreatikocholangiographie« (ERPC).

pankreatohepatisches Syndrom: s. u. EDELMANN* Syndrom (2).

Pankreato|lith, -lithiasis: ↑ Pankreasstein. – **P.lyse: 1)** op. Herauslösen des Pankreas aus seinem Bett bzw. Befreiung von Verwachsungen. – **2)** trypt. **P.lyse**: ↑ Pankreasfettgewebsnekrose.

pankreatometaphysäres Syndrom: s. u. BURKE* (2).

Pankre(at)opathie: Erkr. der Bauchspeicheldrüse (einschl. Pankreatitis, Mißbildungen u. Anomalien).

Pankreatopeptidase E: Elastase (↑ Tab. »Pankreasenzyme«).

Pankreatose: ↑ Pankreatopathie; i. e. S. die tox.-degenerat. Pankreatitis.

Pankreatozysto§Sduodenostomie: op. Anastomosierung einer Pankreas(pseudo)zyste mit dem Duodenum; analog die **P.gastrostomie**.

pankreo...: das Pankreas betreffend (s. a. pankreato..., Pankreas...), z. B. **p.priv** (nach Ausfall des Pankreas), **p.trop** (pankreaswirksam).

Pankreozymin: s. u. Cholezystokinin.

Panlabyrinthitis: Labyrinthitis mit Beteiligung des vestibulären u. kochlearen Anteils.

Panmixie: (WEISMANN 1895) *genet* Paarungssystem innerhalb einer Population ohne Bevorzugung bestimmter Geno- oder Phänotypen u. ohne Auswahl durch Selektionsprozesse.

panmural(is): die gesamte Organwand betreffend.

Panmyelopathie: Störung der hämatopoet. Knochenmarkfunktion (meist i. S. der ↑ Panmyelophthise, mit leerem oder pseudoregenerativ-vollem Mark). Als **konstitutionelle P.** v. a. das FANCONI*-ZINSSER* u. ESTREN*-DAMESHEK* Syndrom; neben »idiopath.« Formen auch solche bekannter Urs., z. B. die **tox.--aregenerator. P.** nach viralem oder bakteriellem Infekt, durch Benzol, Chloramphenikol, Gold, Zytostatika, allerg.-hyperergisch durch Barbiturate, Santonin, Kalomel, Aminopyrin, Sulfonamide, Penizillin, Antihistaminika, Thyreostatika etc., auch durch Auto-AK (oft nur als Erythroblastopenie); ferner die **lupoide P.** (durch antinukleäre Faktoren) mit Fragmenten des disseminierten LE (keine Hämolysezeichen, aber Milztumor, Retikulozytopenie, hyper-, bei malignem Verlauf auch hypoplast. KM) u. die bei Hypersplenismus. – Evtl. Vorstadium einer akuten Leukämie (»Präleukämie«).

Panmyelophthise: fortschreitende, alle Zellsysteme betreffende Aplasie des Knochenmarks (»KM-schwund«), mit konsekut. Panzytopenie im peripheren Blut; klin.: hämorrhag. Diathese, nekrotisierend-ulzeröse Schleimhautprozesse, Anämie. – Neben sekundären (v. a. tox., strahlenbedingt, bei KM-Malignom) auch idiopath. Formen (↑ Panmyelopathie, aplast. ↑ Anämie).

Panmyelose: Proliferation aller Zelltypen des KM (= erythro-leuko-megakaryozytäre Myelose). – **chron. hyperplast. P.**: ↑ myeloproliferatives Syndrom.

Panner* Krankheit (HANS JESSEN P., 1870–1930, Radiologe, Kopenhagen): juvenile (androtrope) Epiphysennekrose des Capitulum humeri; klin.: örtl. Druckschmerz, Beuge- u. Streckhemmung; meist Spontanheilung (evtl. Osteochondrosis dissecans).

Panneuritis: ↑ Polyneuritis. – **P. epidemica**: ↑ Beriberi.

Panniculus adiposus *PNA*: die durch bindegeweb. Septierung u. Maschenbildung unterteilte (Träubchen- u. Läppchenformen) Fettgewebsschicht der Unterhaut.

Pannikulitis: Entzündung des s.c. Fettgewebes, mit oder ohne Fieber u. lipophage Granulome (↑ Lipogranulomatose); meist infolge tiefer Vaskulitis bzw.

hyperton. Durchblutungsstörung, seltener im Rahmen einer Hypodermitis. Bes. Formen: **Panniculitis nodularis non suppurativa febrilis et recidivans** (↑ PFEIFER*-WEBER*-CHRISTIAN* Syndrom); auch als **P. mesenterica** mit entzündl. Gekröseschrumpfung u. Verlegung der Lymphbahnen, evtl. Ileus) sowie der Typ MAKAI-ROTHMAN (anscheinend spontan u. ohne Allg.erscheinungen, v. a. an Unterschenkeln mit bis walnußgroßen, teils konfluierenden derb-weichen Knoten der tieferen Kutis, evtl. auch im Fettgewebe innerer Organe).

Pannikulose: ↑ Cellulitis (3).

Pannus: *path* gefäßreiche, entzündl.-reaktive Bindegewebsbildung (als Gelenk-P. z. B. degeneriertes Gewebe ersetzend); i. e. S. *ophth* der **P. corneae** (Keratitis vascularis) als flächenhafte Gefäßeinsprossung vom Limbus her in das Hornhautstroma (unter der BOWMAN* Membran), u. U. mit Bildung von Granulationsgewebe; klin.: Hornhauttrübung, dünn u. transparent (= **P. tenuis**, meist bei Rückbildung) oder dicht u. undurchsichtig (= **P. crassus**), bei bes. starker Vaskularisation auch rötl.-fleischartig. – Ther.: u. U. op. Unterbrechung der versorgenden Blutgefäße durch Kauterisation, Abtragen der hornhautnahen Bindehaut (= Periektomie) oder durch Zirkumzision (= Peritomie). Bes. Formen: **P. degenerativus** (am - meist infolge absol. Glaukoms - erblindeten Auge, oft mit Epitheldystrophie, Leukom, Kalkeinlagerungen), **P. eccematosus s. phlyctaenulosus s. scrophulosus** (bei Keratitis eccematosa), **P. herpeticus** (Keratitis disciformis als schwere Komplikation eines Herpes corneae), **P. regenerativus** (in eine abheilende Hornhautwunde vom Limbus her einsprossende oberflächl. u. tiefe Gefäße), **P. trachomatosus s. granulosus** (bei chron. Trachom graurötl. Gefäßplatte vom oberen Limbus im Hornhautstroma abwärts).

Panophthalmie, -mitis: akute eitr. Entzündung des ges. Augapfels (mit heft. Chemosis); v. a. nach perforierender Verletzung oder Op., seltener endogen (Sepsis, Pyämie). Rasche Glaskörperabszedierung, Einschmelzen der Netz- u. Aderhaut (s. a. Endophthalmie); meist Exenteratio bulbi erforderlich.

panoptische Färbung: s. u. PAPPENHEIM*.

Panoramavision: als epilept. Anfallserscheinung (neuronale Entladung im Temporallappen) rasch ablaufende flücht. Erinnerung an Episoden aus dem früheren Leben, kurz u. halluzinatorisch oder aber als ideator. Krise (= epilept. Zwangsdenken).

Panoramix®: *dent* Rö.gerät für Einschlagaufnahme der ges. Zahnreihe eines Kiefers (»**Panorama-Technik**«) mit intraoraler Weitwinkelröhre bei außen aufgelegtem Film (10 × 24cm); s. a. Pantomograph.

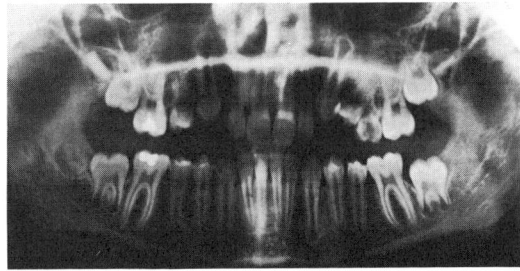

Panorama-Schichtaufnahme des Gebisses.

Pan|ostitis: Knochenentzündung mit Beteiligung aller Schichten (Periost, Kortikalis, Spongiosa, Mark). – **P.otitis**: Entzündung des Mittel- (einschl. Mastoid) u. Innenohrs, v. a. bei Scharlach (mit bes. Neigung zu Chronizität, Sequestration, Cholesteatombildung).

Pan|phlebitis: Phlebitis mit Beteiligung aller Wandschichten. – **P.phobie**: krankhafte Furcht vor allem. – **P.plegie**: Lähmung der gesamten Körpermuskulatur.

Pansch* Fissur (ADOLF P., 1841–1887, Anatom, Kiel): ↑ Sulcus intraparietalis.

Panscherewski* (-Koch*) Syndrom: (1959) im 2. u. 3. Ljz. auftret. bes. Form des eosinophilen Granuloms an Hypophyse (klin.: Diabetes insipidus), Haut (v. a. Damm, Achsel, Kopf), Schleimhäuten (Mund, Anus, Genitale) u. – nicht obligat – Skelett (v. a. Schädel, außer Sella turcica). Prognose rel. günstig.

Pansdorf* Methode: *röntg* Darstg. des oberen Dünndarms nach fraktioniertem Trinken (alle 10–15 Min. 1–2 Schluck) des lauwarmen Kontrastbreies.

Panse* Methode: (R. P. 1904) translabyrinthärer Zugang zu Akustikustumoren; nach Freilegung des N. VII (vom For. stylomastoideum bis zum Ggl. geniculi) Zerstörung des Labyrinths u. Abtragung des Knochens bis an Bulbus jugularis (unten), Karotis, Schneckengang u. Sinus sigmoideus.

Panse* (FRIEDR. P., 1899–1973, Neurologe, Bonn) **Syndrom**: Kombination des DOWN* u. LAURENCE*-MOON*-BIEDL* Syndroms. – **P.*Versuch**: Prüfung der motor. Koordination von Schulter-Arm anhand gezielter Zeigebewegungen auf einen best. BW-Dornfortsatz.

Pansen, Rumen: *zool* die 1. Abteilung des Wiederkäuermagens, in der Mikroorganismen die Zellulose der Pflanzennahrung aufschließen.

Pansinusitis: Entzündung aller Nasennebenhöhlen.

Panstrongylus: südamerikan. Gattg. der Raub- oder Schreitwanzen [Reduviidae]; Blutsauger an Mensch, Haustieren u. Wild, Überträger der CHAGAS* Krankh.

pansystolisch: *kard* ↑ holosystolisch.

Pantaloon-Anastomose: ↑ ENGEL* Operation.

Pantethein: Baustein der Pantothensäure u. des Koenzyms A (↑ Formel); bakterieller Wuchsstoff (»Lactobac.-bulgaricus-Faktor« = LBF).

Substanz	R_1	R_2
Pantothensäure	–H	–H
Pantethein	–Zysteamin	–H
Koenzym A	–Zysteamin	–Phosphat– (Adenosin-3′,5′-diphosphat)

$$R_1 - O - \overset{O}{\underset{\|}{C}} - CH_2 - CH_2 - NH - \overset{O}{\underset{\|}{C}} - \underset{OH}{\underset{|}{CH}} - \underset{CH_3}{\overset{CH_3}{\underset{|}{C}}} - CH_2 - O - R_2$$

β - Alanin | Pantoinsäure

Panthenol: ↑ Dexpanthenol.

Pantherina-Syndrom: Vergiftungsbild durch Amanita pantherina (»Pantherpilz«); insbes. die v. a. in

Pantocain

Ostasien absichtlich herbeigeführten Rauschzustände, Delirien u. Tobsuchtsanfälle.

Pantocain ®: / Tetracainum.

Pantomima, Pantomime fever: / Dengue-Fieber.

Pantomograph: *röntg* Spezialgerät (synchrone Horizontalrotation von Röhre u. Filmkassette hinter bzw. vor dem fixierten Kopf) für sogen. »Panorama«-Aufnahmen beider Zahnreihen mit Schichteffekt, als »Orthopantomograph®« (wechselnde Rotationsachse) sogar mit orthoradialer Projektion der einzelnen Gebißabschnitte; s. a. Abb. S. 1829.

Pantoptose: Ptose aller Eingeweide.

pantoskopisches Glas: durchgebogenes Brillenglas, das bei rel. geringer Verzeichnung einen bes. weiten Blickwinkel zuläßt.

Pantothenat: Salz der / Pantothensäure.

Pantothensäure, Acidum pantothenicum, Vit. B_3: natürl. (Gemüse, Getreide, Hefe, Leber, Herz, Gelée royale) Koenzym-A-Baustein (/ Formel »Pantethein«) mit Vit.eigenschaften; tgl. Bedarf ca. 10 mg (gedeckt durch Nahrung u. mikrobielle Synthese im Darm); Plasmakonz. um 20 µg/100 ml; tägl. Harnexkretion 2–5 mg. Biol. Bestg. im Wachstumstest bei Küken sowie mit Lactobac. casei u. a.; 1 LIPMANN-E. entspricht 0,7 µg. Therapeut. Anw. (Ca-pantothenat; s. a. Dexpanthenol) bei Hautkrankhtn., Allergien, Stoffwechselstörungen. – Als Mangelsyndrom (selten rein) gilt: Appetitlosigkeit, Schläfrigkeit, Parästhesien (»burning feet«), Muskelschwäche u. -spasmen, Verminderung von Magensaftsekretion, AK-Bildung u. NN-Funktion, Neigung zu Infekten der oberen Luftwege; im Tierexperiment Wachstumsstörungen, Dermatitis, Ergrauen der Haare, Degeneration an NS u. Magen-Darm.

Pantothenylalkohol: / Dexpanthenol.

pan(to)trop: mit Affinität zu allen Körpergeweben.

Panum* Areal (PETER LUDVIG P., 1820–1885, Physiologe, Kopenhagen): der < 7 Bogenmin. breite Netzhautabschnitt, innerhalb dessen die Erregung der »korrespondierenden« Punkte abweichen kann, ohne daß Fusion u. binokulares Sehen gestört sind.

Panus: / Lymphopathia venerea.

Pan|uveitis: / Uveitis ant. + post. – **P.vaskulitis**: / P.anangiitis.

Panzer|herz: / Pericarditis calcarea; als »**inn. P.herz**« die / Fibroelastosis endocardica. – **P.krebs**: / Cancer en cuirasse. – **P.niere**: / Perinephritis scleroticans. – **P.pleura**: Pleuritis calcarea (/ Pl. fibroplastica). – **P.respirator**: als »Brustpanzer« konstruiertes druckgesteuertes Beatmungsgerät.

Panzystitis: alle Schichten der Harnblase u. perivesikale Gewebe ergreifende Zystitis, oft mit Ulzerationen, schließl. mit Blasenstarre. Vork. bei allen Formen der Schrumpfblase (v. a. aber tbk.) u. als Endstadium des Ulcus simplex.

Pan|zythämie: Vermehrung aller 3 zellulären Elemente im peripheren Blut, z. B. initial bei Osteomyelofibrose, bei Polycythaemia vera. – **P.zytolyse**: s. u. Panzytopenie. – **P.zytopenie**: Verminderung der Erythro-, Granulo- u. Thrombozyten im strömenden Blut; entweder infolge vermind. Produktion in den blutbildenden Organen (/ P.myelophthise) oder erhöhten Zelluntergangs (»P.zytolyse«, als Auto-AK-, tox.-allerg. Effekt) oder Verlagerung in den marginalen Pool (/ Hypersplenismus, WISEMANN*-DOAN* Syndrom).

PAO: **p**eak **a**cid **o**utput, die maximal mögl. Säuresekretion (»Gipfelsekretion«) des Magens innerh. 60 Min. nach Stimulation, berechnet als Summe der bd. höchsten HCl-Werte (mval/l/h) in 2 aufeinanderfolgenden 15-Min.-Portionen der fraktionierten Aushebung, multipliziert mit 2. – vgl. MAO, s. a. Pentagastrintest.

PAP: 1) **p**rimär-**a**typische / **P**neumonie. – 2) **p**ulmonary **a**rtery **p**ressure (als Mitteldruck). – 3) Pap: / PAPANICOLAOU* Färbung.

Papageien|krankheit: Psittakose (/ Ornithose). – **P.zunge**: die sehr trockene (hornartige), eingezogene Zunge bei hohem Fieber, langdauerndem Wasserverlust, Urämie.

Papain: Peptide, Amide u. Ester hydrolysierende SH-Proteinase im Milchsaft von Carica papaya; therap. Anw. des gereinigten P. (»Papayotin«) bei Hypofermentie des Verdauungstraktes, als Antiekzematikum u. Wundreinigungsmittel. – **P.test**: hochempfindl. Enzym-Konglutinationstest unter Verw. von Ery, die durch Papain »angeschädigt« wurden; zur Erfassung von (Krypt-)Agglutinoiden.

Papanicolaou* (GEORGE NICHOLAS P., 1883–1962, Anatom u. Pathologe, New York) **Abstrich**: (1928) *gyn* Vaginalabstrich (seitl. Scheidenwand für hormonale, Zervix, Portio oder hint. Scheidengewölbe für Krebsdiagnostik) mit anschließ. Spezial-**Färbung** (80-, dann 70%ig. Alkohol, nach Spülen in Aq. dest. Färben mit HARRIS* Hämatoxylin, dann aufsteigende Alkoholreihe von 50–90%: transparentes Plasma, deutl. Kernstrukturen, Anfärbung je nach Reifegrad). Zytolog. erfaßt werden Form- u. Größenabweichung der Kerne, veränderte Kern-/Plasma-Relation, Mitoseanomalien, Mehrfachkerne etc., um auf die hormonale Aktivität des Ovars bzw. auf ein Uterus-Malignom zu schließen (Sicherheit beim Zervix-Ca. 80–90%, beim Korpus-Ca. etwa 60%); Bewertungsschema: I = nur normale Zellen; II = abweichende, aber nicht Ca.-verdächt. Zellen; III = zweifelhafte (= pseudodyskaryot). Zellen; IV = vereinzelte Atypien; V = zahlreiche Atypien; VI = Ca.-verdächt.; VII = hochgradig verdächtig. – Auch für extragenitale Diagnostik übernommen.

Papataci: inkorrekt für / Pappataci.

Papaver somniferum: »Schlafmohn« [Papaveraceae], aus dessen milchsaftführenden Kapseln (Fructus Papaveris) Opium nebst Alkaloiden, aus dessen Samen (Semen P.) Öl gewonnen wird; s. a. Mohnvergiftung.

Papaverin(um): Papaverolin-tetramethyläther (/ Formel); im Opium vork., synthetisch zugängl. Alkaloid mit spasmolyt. Wirkung auf glatte Muskulatur (s. a. Ethaverin); therap. Anw. (p. o., i. v., s. c.) bei Koliken, Uterusspasmen, Bronchialasthma, Durchblutungsstörungen. – **Papaverolinum** *WHO*: ein Papaverin-Derivat; Spasmolytikum.

Papayotin(um): s. u. Papain.

Papel, Papula, Knötchen: bis linsengroße, runde, ovale oder polygonale, kegel., halbkugel., plateauart. oder gestielte, solide Erhabenheit der Haut mit glatter, rauher, warzenförm. oder abgeschliffener Oberfläche, von unterschiedl. Farbe u. Konsistenz;

Grundeffloreszenz zahlreicher Hautkrankht. durch epidermale (Horn- u. Stachelzellschicht, z. B. juvenile Warze), kutane (Lederhaut, z. B. sek. Syphilis, Nävuszellnävus) oder epidermokutane (»gemischte P.«, z. B. Ekzem, Lichen ruber) Zellvermehrung oder Gewebsverdichtung, meist voll rückbildungsfähig. Bes Formen: **folliculäre P.** (zugespitzte, meist hyperkeratot. P., z. B. bei Keratosis follicularis, Spinulosismus), **kalottenförm. P.** (z. B. Ekzemknötchen, papulöses Syphilid, Verruca vulg., Xanthom), **lentikuläre P.** (z. B. als Syphilid, bei Leiomyomatose), **lichenoide P.** (Lichen-ruber-ähnl., zu flächenhaften Herden mit rhomboid durchfurchter Oberfläche konfluierend), **nässende P.** (P. madidans; gelbl.-klare, evtl. verkrustende Absonderung; z. B. bei Syphilis, als breites Kondylom), **obtuse P.** (bis erbsgroß, warzig; z. B. bei Prurigo nodul. HYDE*, Lichten obtusus). – s. a. Abb. »Effloreszenzen«.

Papier|blättchentest: bakt, serol / Blättchentest. – **P.blase:** urol extrem überdehnte Harnblase (Kapazität mehrere l; v. a. bei chron. Abflußbehinderung) mit papierdünner Wand, so daß Spontankontraktion nicht mehr mögl. (Muskeln bindegewebig, keine Bälkchenstruktur); Resturin bis 3000 ml (»myogene mechan. Blasenstarre«).

Papierchromatographie, PC: / Chromatographie-Verfahren für Stoffgemische (KH, Eiweißhydrolysate, Alkaloide, Steroide etc.) in gelöster Form: nach Einhängen eines Filterpapierstreifens mit 1–3 Tr. der Probe an dessen unt. Kante in ein Lösungsmittelgemisch wandert dieses kapillar nach oben (»aufsteigende P.«) unter spezif. Mitnahme u. Verteilung der Einzelsubstanzen (/ Rf); nach Trocknen analyt. Ortung (Farbreaktion mit Sprühreagentien, z. B. Ninhydrin) u. vergleichende Identifizierung (anhand auf 2. Papier mitentwickelter Reinstoffe), ggf. Herauslösen einzelner Stoffe.

Papierelektrophorese: / Elektrophorese-Verfahren (v. a. für Serumanalyse), bei dem das Substrat als Querstrich auf ein Ende eines Filtrierpapierstreifens aufgetragen wird, der dann, mit Puffer getränkt, in einer feuchten Kammer der Gleichspannung ausgesetzt wird (Wanderung der Eiweißkörper in Richtung Anode, am schnellsten Albumine, am langsamsten γ-Globuline); nach Trocknen, Färben u. Transparentmachen des Streifens photometr. Auswertung.

Papilionitis: durch Gifthaare von Schmetterlingen (bzw. Raupen) verurs. Hautreizung.

Papaverinum

Substanz	R_2	R_3	R_6	R_7	$R_{3'}$	$R_{4'}$	$R_{5'}$
Papaverin	–	–	–CH_3	–CH_3	–CH_3	–CH_3	–
Ethaverin	–	–	–C_2H_5	–C_2H_5	–	–C_2H_5	–O.C_2H_5
Dimoxylin	–	–	–CH_3	–CH_3	–	–C_2H_5	–O.CH_3

Papilla, Papille: anat warzenförm. Erhabenheit an Haut oder Schleimhaut (s. a. Papille, Papillen..., Papillo...); z. B. (PNA) **Papillae conicae** (bes. große Pp. filiformes der Zunge mit kegelförm. zurückgebogenen Spitzen), **Pp. corii** (die Bindegewebszapfen der Lederhaut in die Oberhaut; s. a. Corpus papillare), **P. dentis** (embryol die von der ektodermalen Schmelzglocke umfaßte, Dentin u. Pulpa bildende mesenchymale »Zahnpapille«), **P. duodeni** (am unt. Ende der Plica longitudin., als **P. d. major** = VATER* Papille mit Mündung von Ductus pancreaticus u. D. choledochus, als **P. d. minor** mit Mündung des Ductus pancreaticus minor), **Pp. filiformes** (die dem Zungenrücken ein samtart. Aussehen verleihenden »Fadenpapillen«, mit mehrschicht., zipflig verhorntem Plattenepithel u. endständ. Spalte), **Pp. foliatae** (»Blattpapillen« am hin.-seitl. Zungenrand, beim Menschen rudimentär), **Pp. fungiformes** (»Pilzpapillen« am Zungenrücken zwischen den P. filiformes, glatt, glänzend rot, nicht verhornt, vereinzelt mit Geschmacksknospen), **P. incisiva** (Schleimhautwärzchen am vord. Ende der Gaumenraphe), **Pp. linguales** (/ Papillae conicae, filiformes, foliatae, fungiformes, vallatae), **P. lacrimalis** (am nasalen Ende der Wimpernreihe des Ober- u. Unterlides, mit Punctum lacrimale), **P. mammae** (die von der Areola mammae umgebene »Brustwarze« aus stärker pigmentierter Haut, Bindegewebe u. glatter Muskulatur, bei ♀ mit den Öffnungen der Ductus lactiferi auf der Warzenspitze; Formabweichungen: P. obtecta s. invertita = Hohlwarze, P. plana = Flachwarze, P. verrucosa = Höckerwarze), **P. nervi optici** (am Augenhintergrund die weißl., scheibenförm. Sammelstelle der Neuriten der Retinaganglienzellen; Ursprung des Sehnervs, mit zentraler grub. Vertiefung = Excavatio papillae, in der auch die Netzhautgefäße ein- bzw. austreten; s. a. blinder Fleck), **P. parotidea** (an der Wangenschleimhaut in Höhe des 2. oberen Molaren, mit Mündung des Ductus parotideus), **P. pili** (die »Haarpapille«, s. u. Haar), **Pp. renales** (die in die Kelche hineinragenden, mit feinen Öffnungen versehenen »Nierenpapillen«, die Spitzen der Pyramides renales), **Pp. vallatae** (die 7–12 mit Geschmacksknospen besetzten großen, rundl. »Wallpapillen« des Zungenrückens vor dem Sulcus termin.).

papillär, papillaris: papillen- bzw. warzenförmig, mit Papillenbildung; z. B. der **p. Tumor** (mit epithelialer u. mesenchymaler Komponente, / Papillom. – Im Unterschied zum pseudopapillären, nur aus epithelialen Elementen bestehenden, durch Nekrose u. Tumorzerfall entstanden).

Papillar|geschwulst: / papillärer Tumor, Papillom. – **P.körper:** / Corpus papillare (corii). – **P.linie, -leiste:** / Crista cutis.

Papillarmuskel: / Musculi papillares. – Ein- oder Abriß meist im Zusammenhang mit Herzinfarkt oder CO-Vergiftung; Sympte. (»**P.syndrom**«): rel. Mitralinsuffizienz, evtl. Herzschock, akutes Lungenödem.

Papille: / Papilla. – ophth **graue P.** (/ graue Atrophie), **schwarze P.** (Schwarzfärbung der Sehnervenpapille bei angeb. Melanose oder melanot. Tumor).

Papillen|abblassung: ophth Verlust der vitalen Rosafärbung der Sehnervenpapille (/ Abblassung). – **P.-atrophie:** ophth s. u. Optikusatrophie. – **P.exkavation:** ophth / Excavatio papillae. – **P.haar:** das voll entwickelte Haar in der »Funktionsphase« (Anagen

Papillen|karzinom

VI nach DRY). – **P.karzinom**: Ca. im Bereich der VATER* Papille, meist vom Zylinderepithel des Choledochus ausgehend.

Papillen|nekrose: entzündl.-nekrot. Veränderungen an einer oder mehreren Nierenpapillen als Komplikation einer interstitiellen Nephritis (s. a. Kalikopapillitis) bei Diabetes, Phenazetin-Abusus, Sichelzellenanämie, nach Papilleninfarkt; klin.: dumpfe Nierenschmerzen, Pyurie, massive Hämaturie, Azotämie, Abgang von Papillengewebe (unter Koliken); final Sepsis, Urämie.

Papillen|ödem: *ophth* Schwellung der Sehnervenpapilla infolge Stauung des aus dem Auge abfließ. Blutes (mit Stauungshyperämie, hochgrad. Venenschlängelung); v. a. bei Optikusneuritis, Hirntumor (dann sehr bald Vollbild der Stauungspapille). – **P.stein**: Harnstein in der Nierenpapille; s. a. RANDALL* Plaque. Kann zu Papilleninfarkt u. -nekrose führen.

papilliferus: (lat.) Papillen tragend.

Papillitis: Entzündung einer Papille, z. B. der Sehnerven- (= **P. optica**, / Neuropapillitis optica), Nieren- (=**P. necroticans**, / Papillennekrose), Duodenalpapille (= primär stenosierende P., / WESTPHAL*-BERNHARD* Syndrom), von Zungen- (/ Glossitis), MORGAGNI* Papillen (Proktitis im Bereich der Columnae rectales).

Papilloduodenektomie: *chir* transduodenale Exzision der VATER* Papille nebst angrenzender Duodenalwand bei Papillen-Ca.

Papillom(a): aus gefäßhalt. Bindegewebe bestehende u. mit Epithel bekleidete, meist gutart. Haut- bzw. Schleimhautwucherung (s. a. papillärer Tumor); als **P. molle** rel. weich, als **P. durum** mit Vorherrschen der hyperkeratot. Anteile, ferner **P. acuminatum s. venereum** (/ Condyloma acuminatum), **P. vesicae** (/ Blasen-P.), **intrakanalikuläres P. der Mamma** (gutart., nicht selten multipel), **P. verrucosum** (oberflächlich verhornendes spitzes Kondylom des Gehörganges; bei Otitis, nach unhygien. Manipulationen); s. a. Haut-, Dickdarm-, Nierenbecken-P.

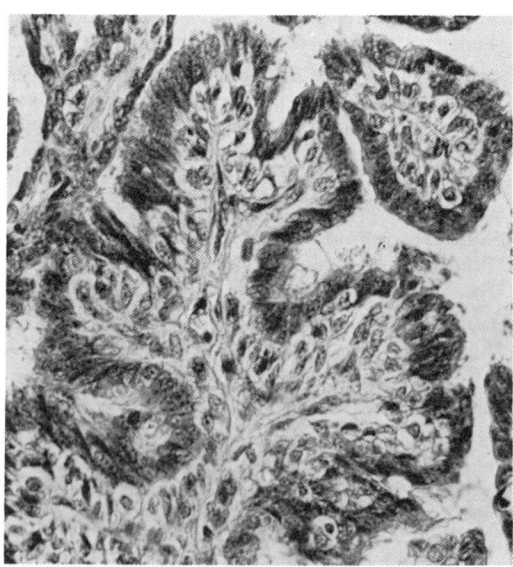

Intrakanikuläres Papillom der Mamma (HE-Färbung, 250fach): zottige fibrovaskuläre Stromapapillen, bedeckt von regulärem einschichtigem Milchgangsepithel.

papillomakuläres Bündel: das von den Neuriten der Macula lutea gebildete Faserbündel, im dist. Optikus temporal, in Chiasma u. Traktus zentral verlaufend. Träger der hochwert. Funktion der Netzhautmitte; bei Läsion Zentralskotom u. temporale / Abblassung der Papille.

papillomatös, papillomatosus: in Form eines Papilloms bzw. einer Papillomatose.

Papillomatose: multiple Haut- oder Schleimhautpapillome; i. e. S. (*derm*) die auf die Oberfläche gerichtete Proliferation der Papillarkörper mit konsekut. Wellung der Epidermis, z. B. als bis erbsgroße, hautfarbene Wucherungen bei Elephantiasis, am Rande chronisch gestauter Unterschenkelgeschwüre etc. – Als Sonderform die **P. carcinoides** Gottron* auf nichtveränderter Haut, meist symmetr. an den Unterschenkeln, lokal rezidivierend mit tumorös-fungösen Wucherungen, ohne Metastasierung (»Pseudokanzerose«). – Ferner **P. ascendens** des Choledochus (gutart.; intermitt. Ikterus, rezidiv. Cholangitis), **P. florescens oris** (blumenkohlförm., ohne regionale LK-Beteiligung, mit Rezidivneigung; Sonderform des Stachelzellkrebses), **P. florida mamillae** (JONES; bis kirschgroßer Knoten, mit oder ohne Rötung, evtl. vegetierende Erosion; papillomatöse Proliferation des Deckepithels der Milchdrüsenausführungsgänge), **P. tracheae et bronchiorum** (mit Epithelmetaplasie, Neigung zu Hämoptysen).

Papilloma-Viren: kleine (53 nm) DNS-Viren der Papova-Gruppe, die bei Tier u. Mensch Papillome hervorrufen (/ Warzenvirus).

Papillon Léage*-Psaume* Syndrom: (1954) autosomal-dominant erbl. (gynäkotrope) »oro-digito-faziale Dysostose« (»OFD-Syndr.«): Hypertelorismus, Adlernase, medianverkürzte Oberlippe, Gaumenspalte, Zungenlappung, OK- u. UK-Kerbungen, Alopezie; ferner Verdickung der kurzen Röhrenknochen, Syn-, Klino-, Kampto-, Polydaktylie; Tremor, Hydrozephalus. – Beziehungen zum GROB* Syndrom.

Papillon*-Lefèvre* Syndrom: (1924) / Keratosis palmoplantaris mit Periodontopathie.

Papillo|retinitis: / Neuroretinitis optica. – **P.-(sphinktero)tomie**: transduodenale Keilexzision der VATER* Papille (einschl. Sphinkter); v. a. bei eingeklemmtem Papillenstein, narb. Stenose.

Papin* Drucktopf (DENIS P., 1647–1714, Physiker, Paris): / Autoklav.

Papova-Viren: aus / **Pa**pilloma- u. / **Po**lyoma-Virus u. **Va**cuolating agent (Simian-Virus SV 40, / SV-Virus) bestehende Gruppen kleiner (ca. 45 nm) onkogener Virusarten (mit zirkulärer DNS).

PAPP: p-**A**mino**p**ro**p**iophenon; Strahlenschutzstoff.

Pappatacifieber, Phlebotomus-, Dreitage-, Moskito-, PICK* Fieber: (italien. = Stechmücke) in Süd- u. Ostasien, Ostafrika, Mittel-Südamerika u. Mittelmeerländern epi- u. endem., für 3 Tg. hochfieberhafte Infektionskrankh. durch – von Phlebotomus übertragene – ARBO-Viren der Phlebotomusfieber- u. Changuinola-Gruppe; mit Glieder-, Muskel- u. retrobulbären Schmerzen, Gesichtsschwellung u. -rötung, Bradykardie; meist Leukopenie, Lympho- u. Monozytose, Eiweiß- u. Zellvermehrung im Liquor, Inkubationszeit 3–6 Tg.; sehr selten Immunität.

Pappenheim* Färbung (ARTHUR P., 1870–1916, Hämatologe, Berlin): 1) (1912) kombin. MAY-GRÜNWALD- u. GIEMSA-Technik als »panopt.« Färbung für Blutausstriche (Kerne rötlich-violett, Plasma der Lympho- u. Monozyten bläul., der Granulozyten zartrosa), Gewebeschnitte u. Spirochäten; modif. als »Panchrom«-Färbg. (s. u.). – 2) (1898) P.*-UNNA*-Lymphozytenfärbung mit Methylgrün-Pyronin. – 3) P.*-KRYSTALOWICZ* Gonokokkenfärbung mit Methylgrün-Pyronin u. 2%ig. Phenol. – 4) zur Unterscheidung von Tbk- (rot) u. Smegma-Baktn. (blau) im Scheidenabstrich Färben mit heißem Karbolfuchsin u. Gegenfärben mit gesätt. alkohol. Methylenblau-Lsg., die Korallin u. Glyzerin enthält. – 5) Gonokokkenfärbung mit Kristallgentianaviolett u. Jodkalium, Nachfixieren in Azetonalkohol, Nachfärben mit Orange G, nach Entfernen des Farbüberschusses mit Methylgrün-Pyronin. – Weitere **P.* Farbstoffe**: Methylgrün-Orange (in Methanol gelöster Niederschlag aus 2%ig. wäßr. Orange- G- u. konz. Methylgrün-Lsg. āā), Polychromblau (Methylenblau u. -violett, Azur I u. Toluidinblau; für Simultananfärbung von Blutausstrichen u. Gewebsschnitten mit Darstg. der Mastzellengranula), Panchrom (Methylen- u. Toluidinblau, Azur I, Methylenviolett, Eosin, Methanol, Glyzerin u. Azeton), EHRLICH*-BIONDI* Triazid mit Methylenblau.

Pappenheimer* Körperchen (ALWIN MAX P., geb. 1878, Biochemiker, New York): FEULGEN-neg., basophile, feinkörn. Granula (mit u. ohne Fe) im panoptisch gefärbten Ery (z. B. Siderozyt; aber mit siderosom nicht ident.).

Paprika(spalter)lunge: (1937) v. a. in Ungarn beobachtete Lungenerkr. (wahrsch. infolge Einwirkung von Schimmelpilzen auf das durch Capsaicin veränderte Gewebe) mit Husten, blut., evtl. eitr. Auswurf, Brust- u. Rückenschmerzen, tox. Allg.reaktion; Rö.-befund oft wie bei akuter Tbk; Prognose meist gut, öfter Spontanpneu, selten fortschreitende Fibrose, Bronchiektasen, Blutsturz.

PAPS: ↗ Adenosin-3'-phosphat-5'-phospho-sulfat.

Papula: (lat. = Blatter) ↗ Papel. – **Papularia**: Onychomykose verursachende Pilzgattung.

papulös: mit Papelbildung einhergehend; z. B. **p. Glutealerythem** (↗ Dermatitis ammoniacalis).

papulonekrotisch: *derm* zusammengesetzt aus papulösen Einzeleffloreszenzen u. zentraler Nekrose; z. B. das p. ↗ Tuberkulid.

Papulosis: mehr oder minder generalisiertes Auftreten von Papeln.– **P. atrophicans maligna**, kutaneo-mukoso-intestinales, (KOHLHEIMER*-)DEGOS*-DELORT*-TRICOT* Syndrom: schubweiser generalisierter Hautausschlag mit ödematösen, blaßroten Papeln, deren Zentrum sich zum scharfrand. Geschwür abstößt; nach Wo. bis Mon. schwere Verdauungsstörung, epigastr. Schmerzen, Hämatemesis, Exitus let.; histol.: Endarteriitis u. Kapillaritis mit sek. Thromben u. Nekrosen. Ätiol. unbekannt; 9:1-Androtropie. – **P. miliaria**: ↗ Miliaria pustulosa.

papulosus: ↗ papulös.

papyraceus: (lat.) papierartig, -dünn.

Paquelin* Brenner (CLAUDE ANDRÉ P., 1836–1905, Arzt, Paris): mit einem Benzin-Luftgebläse zur Weißglut gebrachter Platinstab als – histor. – Thermokauter.

par(a)...: Präfix »bei«, »neben«, »entlang«, »gegen«, »über…hinaus«, »abweichend vom Normalen«; *chem* (Kurzzeichen: p-) zur Kennzeichnung der 1,4-Substitution (bei zykl. Verbindungen), einer polymeren Form, einer höheren Hydratationsstufe (bei Säuren). – **…para**: Suffix »…gebärende«.

Par(a)agglutination: Agglutination artverwandter oder -fremder Baktn. durch spezif. Immunseren auf Grund übereinstimmender Partial-AG; s. a. Parabakterium, Gruppenagglutination.

Paraaminohippursäure: ↗ PAH.

Para|amnesie: Gedächtnisstörung mit Konfabulationen; i. e. S. das ↗ Déjà-vu-Erlebnis. – **P. amöbiasis**: (ROLLIER, MAURY, MÉRET 1950) durch Emetin-Ther. bei Amöbiasis bedingte Urtikaria, QUINCKE* Ödem, papulöse Veränderungen u. Juckreiz. – **P. amyloid**: dem Alkohol ähnl. organ. Substanz, die jedoch nicht die typ. Farbreaktionen zeigt, z. B. in der Haut bei Amyloidosis cutis (= **P. amyloidosis cutanea**), ferner in Herz, Knochenmark, Muskulatur u. Blutgefäßen bei »atyp. Amyloidose« (= **P. amyloidose**; i. e. S. das ↗ LUBARSCH*-PICK* Syndrom).

Para|antikörper: 1) unspezif. Eiweißkörper (hervorgerufen durch infektiösen Reiz oder endogene Entgleisung), der zufällig körpereigene oder -fremde Blutzellen agglutiniert oder auflöst. – 2) durch ↗ Parabakterien hervorgerufener AK. – **P. appendizitis**: ↗ Perityphlitis.

par(a)artikulär: neben einem Gelenk, extraartikulär.

Para|bakterium: Nebenkeim, der bei Zusammentreffen mit einem anderen Keim seine AG-Struktur so verändert, daß es zur ↗ P. agglutination kommt. – **P.-ballismus**: *neurol* Biballismus (= doppelseit. ↗ Ballismus). – **P. basedow(-Syndrom)**: (MARCEL LABBÉ) bei jungen Frauen vork. vegetativ-funktionelle Störung (Nervosität, Tremor, Tachykardie, vasomotor. u. psych. Irritation). – **P. basalschicht**: *histol* s. u. Stratum spinosum.

Parabiose: 1) friedl. Zusammenleben von Individuen verschiedener Arten. – 2) (BERT 1863, SAUERBRUCH 1908) experimentelle op. Vereinigung zweier Individuen gleicher Art u. gleichen Geschlechts unter Herstg. einer gekreuzten Blutzirkulation u. eines gemeinsamen Bauchraumes (evtl. Dickdarmanastomose); u. a. als Modell für Toleranzinduktion. – Analog das **parabiot. Syndrom** bei ↗ fetofetaler Transfusion. – 3) P. des Nervs: (WEDENSKI 1900) durch Gifte, überstarke Reize etc. bewirkte Erregbarkeitsminderung, wahrsch. auf partiellem Depolarisationsblock beruhend; s. a. Rhythmustransformation.

Para|blast: *embryol* von den Follikelzellen der mütterl. Eizelle abgeleiteter »Neben-« oder »Randkeim«, der Blut u. Bindegewebe des Keimlingkörpers liefert; obsolet. – **P. blepsis**: ↗ Paropsie. – **P. bulie**: *psych* krankhafte Willensstörung, bei der einem Willensimpuls sogleich ein entgegengesetzter folgt, so daß im Extremfall (v. a. bei Schizophrenie) völl. Bewegungslosigkeit resultiert.

Paracaprine: ↗ Ekthyma contagiosum.

Paracelsus: PHILIPP THEOPHRASTUS BOMBASTUS V. HOHENHEIM, 1493–1541; dtsch. Arzt u. Naturforscher, Begründer einer auf Naturbeobachtung u. Erfahrung beruhenden Medizin (als Gegensatz zur spekulativen galen.-arab.), Verfasser zahlreicher Schriften (u. a. »Über die Medizin«).

Paracentesis

Paracentesis: Stichinzision, i. e. S. die des Trommelfells (↑ Parazentese).

paracentralis: (lat.) neben der Zentralwindung des Gehirns.

Paracetamolum *WHO*: 4-Hydroxyazetanilid; Analgetikum u. Antipyretikum.

Para|cholie: Störung der Gallensekretion bei Leberzellschädigung, i. w. S. auch der so bedingte Ikterus. – s. a. Parapedese. – **P.chromatopsie**: teilweise Farbenblindheit.

Para|coccidioides brasiliensis: s. u. Blastomyces. – **P.coccidioidosis**: ↑ Parakokzidioidomykose.

paracolicus: (latein.) neben dem Kolon, »parakolisch«.

Paracolobactrum medium: ↑ Citrobacter.

Paracolpium *JNA*: das die weibl. Scheide umgebende Beckenbindegewebe.

Paracushing(-Syndrom): (J. WEILL 1950) dem CUSHING* Syndrom ähnl. Krankheitsbild (Adipositas, Striae) ohne Hypersekretion von NNR-Steroiden; häufig in der Pubertät.

Paracusis, -akusis: Hörstörung i. S. von Diplacusis, Hyperacusis (dolorosa), **P. loci** (Schallquelle wird nicht richtig lokalisiert); i. e. S. die **P. Willisii** (bei Mittelohrschwerhörigkeit, insbes. Otosklerose), das »Phänomen des Besserhörens« bei Umgebungslärm von 60 dB (der vom Kranken nicht wahrgenommen wird, so daß Vertäubungseffekt fehlt).

Paracystium: ↑ Abb. »Bindegewebsgrundstock«.

Para|deltazismus: Stammelfehler, indem »d« durch »b« ersetzt wird. – **P.demenz**: (BRUGIAS) ↑ Dementia praecox.

paradent...: s. u. parodont...

Paradiabetes: »Diabetes ohne Diabetes« (s. u. renaler ↑ Diabetes).

Paradidymis *PNA*: dem Paroophoron entsprechende (Rest des Urnierenganges) »Beihoden« (blind endende Kanälchen) im Samenstrang nahe dem Nebenhodenkopf.

Paradiphtheriebazillus: ↑ Corynebacterium paradiphthericum.

paradox(us): widersinnig, ungewöhnlich; z. B. **p. Antagonistenreflex** (s. u. Antikusreflex), **p. Fußphänomen** (↑ WESTPHAL* Reflex [c]), **p. Zwerchfellbewegung** (↑ KIENBÖCK* Zeichen).

paradoxe Agglutination: bei der serol. Leptospirose-Diagnostik die überdeckende Mitreaktion auf heterologe Stämme zu Beginn der Erkr., die erst im weiteren Verlauf mit Ansteigen des homologen Titers zurücktritt. – **p. Schall**: sonorer Klopfschall über der Lunge bei gleichzeit. Nachweis massenhafter RG; v. a. bei Lungenödem.

Paradoxeffekt: 1) der nach O_2-Mangel bei Atmen reinen Sauerstoffs wider Erwarten eintretende Leistungsabfall. – 2) ↑ hypoxisches Paradoxon.

Paradoxia sexualis: (KRAFFT=EBING) sexuelle Betätigung oder Bedürfnisse im Kindes- u. Greisenalter.

Paradysenterie: ↑ Bakterienruhr. – **P.-Bakterien**: ↑ Shigella flexneri. – **P.-Gruppe**: die Shigella-Untergruppen B u. C.

paraendokrines Syndrom: (DECOURT) durch veget. Dysregulation verurs. Bild einer hormonalen Störung.

Para|enzephalitis (Pette*): ↑ Begleitenzephalitis. – **P.erythroblasten**: (DI GUGLIELMO) abnorme rote Vorstufen in KM u. Blut bei Erythrämie u. akuter u. chron. Erythroleukämie; den Megaloblasten sehr ähnl., auf der Normoblastenstufe häufig mit starker PAS-Aktivität.

Parästhesie: Fehlempfindung; i. e. S. die des Hautsinnes in Form von »Kribbeln«, »Pelzigsein«, »Ameisenlaufen« etc., u. U. mit Schmerzcharakter. – **Paraesthesia nocturna**: ↑ Brachialgia paraesthetica nocturna. – **P. gustatoria**: ↑ Parageusie. – **P. olfactoria**: ↑ Parosmie.

Paraffin: Gruppenbez. für gesättigte aliphat. Kw.stoffe (↑ dort. Tab.); s. a. Paraffinum. – **P.bad**: Teilbad in etwas über 50° warmem, flüss. Paraffin; v. a. bei chron. Erkrn. des Bewegungsapparates. – s. a. Parapack. – **P.einbettung**: *histol* nach Entwässern (aufsteigende Alkoholreihe), »Entspriten« (mit Intermedien) u. gründl. Durchtränkung mit flüss. Paraffin (Wärmeofen oder Brutschrank) Einlegen des Präp. in flüss. Paraffin (Einbettschälchen). – **P.injektion, plastische**: s. c. Applikation von Paraffin zum kosmet. Ausgleich (z. B. Sattelnase). Gefahr von Fremdkörpertumor (↑ Paraffinom) u. Embolie.

Paraffinisierung: Benetzen der Gefäßwandung mit flüss. Paraffin (durch Ein- u. Ausgießen) zur Verminderung des Glaskontaktes u. damit der Gerinnungsneigung einzufüllenden Blutes (Faktor-XII-Aktivierung u. Plättchenadhäsion herabgesetzt).

Paraffin|krätze: Follikulitis, Akne u. Pachydermie durch Einwirkung von Rohparaffin u. dessen abgepreßten »Dunkelölen«; bei Paraffin- u. Naphtha-Arbeitern bes. an Gesicht u. Handrücken, aber auch an Unterbauch, Skrotum u. Oberschenkelstreckseiten (durchtränkte Kleidung). Präkanzeröse Form (Keratose, akanthot.-hyperkeratot. Hyperplasie) u. **P.krebs** (Spinaliom oder Plattenepithel-Ca.) im allg. erst nach jahrelanger Exposition (bei plast. oder therap. Anw. meist als Sarkom). Ggf. entschädigungspflichtig. BK. – **P.öl**: Paraffinum liquidum.

Paraffinom, Lipoidgranulom, Elaiom: knotenförm. Fremdkörpergranulom am Ort einer kosmet. oder therap. Paraffinapplikation (s.c. Inj., Plombe etc.); meist progredient, evtl. maligne entartend.

Paraffin|plombe: *pulmon* ↑ Oleothorax mit Hartparaffin. – **P.reaktion**: (KAFKA) eine ↑ Kolloidreaktion.

Paraffinum: ↑ Paraffin. – **P. durum s. solidum**: Hartparaffin. – **P. liquidum**: Paraffinöl (auch als P. sub- u. perliquidum). – **P. molle**: ↑ Vaselinum.

Parafilicollis: *helminth* ↑ Polymorphus sphaerocephalus.

Paraflutizidum *WHO*: Chlor-dihydro-(P-fluorbenzyl)-benzothiadiazin-sulfonamid-dioxid; Salidiuretikum.

parafollikuläre Zellen: in der Schilddrüse die vom Follikelepithel ins Interstitium übergetretenen argentaffinen »C-Zellen«, die Glyzerophosphatdehydrogenase enthalten u. Kalzitonin bilden.

Paraform(aldehyd), Paraformalin: polymerisierter Formaldehyd (Tri- oder Poly-oxymethylen); therap. Anw. als Mund-Rachendesinfizienz, ferner als Raumdesinfiziens u. Fungizid.

Parafunktion: abweichende Funktion (auch i. S. der Dysfunktion), z. B. des Gedächtnisses bei Erinnerungsfälschung, der Kaumuskeln beim nächtl. Zähneknirschen.

Para|gammaglobulinämie: (BACKHAUS u. M. 1966) AK-Mangelsyndrom mit Bildung eines IgG begrenzter Antigenität. – **P.gammazismus:** Stammelfehler, bei dem die Laute »g« u. »k« durch »d« u. »t« ersetzt werden.

Paraganglien: sich vom peripheren vegetat. NS herleitende »Ganglien« aus hormonal akt., epitheloiden Parenchymzellen, gefäßreichem Interstitium u. Bindegewebskapsel. – **Parasympath. P.** sind ∫ Glomus caroticum u. **Paraganglion supracardiale,** deren ektodermaler Anteil in Form von Haufen u. Strängen epitheloider Zellen z. T. als Chemorezeptoren auf Änderung des CO_2- u. O_2-Gehaltes des Blutes reagieren u. über die Nn. IX u. X das Atemzentrum beeinflussen (i. w. S. auch das **P. tympanicum** aus markhalt. Fasern des Ggl. inf. n. vagi). – **Sympath. (chromaffine) P.** (»Adrenalsystem«) sind NNM (»P. suprarenale«), ZUCKERKANDL* Organ (»P. aorticum abdomin. s. mesentericum inf.«) u. die inkonst., etwa hanfkorngroßen P. in Retroperitoneum, Hoden, Nebenhodenkopf, Samenstrang, Eierstock u. Eileiter (mit teils Adrenalin, teils Noradrenalin bildendem Parenchym).

Para|gangliom: aus Paragangliengewebe hervorgehendes Neoplasma, ∫ Chemodektom, chromaffiner Tumor. – Maligne Formen (außer ∫ Phäochromozytom) extrem selten, mit Metastasierung in Lungen, Leber, Knochen. – **P.genitalis:** *embryol* der im Bereich der Keimdrüsen liegende Teil des Mesonephros, der als Paradidymis bzw. (♀) Paroophoron persistiert. – **P.geusie:** 1) Fehlempfindung des Geschmackssinnes, meist Störung im Bereich der Nn. lingualis (s. a. Chorda tympani) u. IX. – 2) inkorrekt für gustative Halluzination.

Par|agglutination: ∫ Paraagglutination.

Para|glia: die spezif. Parenchyme des Ependyms u. der Plexus choroidei u. das Neurilemm der SCHWANN* Zellen. – Davon ausgehend die **P.gliome** (HORTEGA), d. s. ∫ Ependymom, Choroidepitheliom, Pinealom u. Neurinom. – **P.globulin:** ∫ Paraprotein. – **P.glossie:** ∫ Dysglossie. – **P.gnosie:** außersinnl. Wahrnehmung, z. B. Telepathie, Hellsehen, zweites Gesicht.

Para|gonimiasis: in Ostasien, vereinzelt in Afrika u. Mittel-Südamerika durch den »Lungenegel« ∫ Paragonimus verurs. Erkr., indem die jungen Würmer 24 – 42 Std. nach Aufnahme vom Darm durch Zwerchfell u. Pleura in die Lunge gelangen, wo sie tunnelart. Höhlen bzw. Zysten liegen. Klin.: chron. Bronchitis, rostrotes Sputum (»endem. Hämoptoe«); multiple Infiltrate oder Ringschatten in den unt. Lungenfeldern. Bei Kindern u. Jugendl. häufig Hirnbefall (JACKSON* Epilepsie, später Lähmungen, Sehstörung), seltener dumpfe Bauchschmerzen, Diarrhöen. Diagnose durch Eiernachweis im Sputum bzw. Stuhl. – **P.gonimus:** plump-ovale, bestachelte Saugwürmer [Trematodes]; Parasiten der Lunge (»Lungenegel«) von Säugern, Erreger der ∫ Paragonimiasis. Die mit Sputum oder Stuhl ins Freie gelangten Eier schlüpfen als Mirazidium im Wasser, entwickeln sich in Schnekken zu Sporozysten, Redien und Zerkarien, die in Krebse eindringen u. sich dort in Metazerkarien umwandeln; Infestation des Endwirtes durch Verzehr roher Krebse. – Beim Menschen außer **P. africanus** (in Nigeria, Kamerun u. Kongo, 16–17 mm lang) u. a. insbes. der **P. westermani s. compactus s. ringeri** (in Ost- u. Südostasien, weniger in Indien u. Nepal; 7,5–12 mm lang, 4–6 mm breit; Reservewirte: Schwein u. Karnivoren); s. a. Wurmeier.

Para|grammatismus: (E. BLEULER) ∫ Agrammatismus. – **P.granulom:** die rel. gutart. Form der malignen Lymphogranulomatose (mit nur vereinzelten Riesenzellen).

Paragraphie: Dysgraphie mit entstellter Wiedergabe einzelner Wörter oder Buchstaben (= **verbale** bzw. **literale P.**); bei kortikaler sensor. Aphasie.

Paragruppenallergie: ∫ Überkreuzempfindlichkeit.

Parahämatin: ∫ Hämichrom.

Parahämophilie (A), Faktor-V-Mangel, OWREN* Syndrom: (1943) autosomal-rezessiv erbliche hämorrhag. Diathese infolge Mindersynthese von Prothrombin A u. damit Störung von Vorphase u. 1. Phase der Blutgerinnung. Auch symptomat. Formen bei schwerer Leberzirrhose u. intravasaler Defibrinierung; s. a. DE VRIES* Syndrom. – Selten kombin. mit erbl. Faktor-VII-Mangel (∫ Hypoprokonvertinämie; sogen. »**Parahämophilie B**« mit hämorrhag. Diathese nur bei Homozygoten).

Parahiatalhernie: paraösophageale ∫ Hiatushernie.

Parahidrosis, Paridrosis: Oberbegr. für ∫ Brom-, Chrom-, Häm-, Urhidrosis.

Parahypnie: die »episod. Schlafabnormitäten« wie Somnambulismus, Jactatio etc.

parainfektiös: während oder nach einer Infektionskrankh. auftretend, aber nicht durch deren spezif. Erreger bedingt; vgl. postinfektiös.

Parainfluenza|-Bazillus: ∫ Haemophilus parainfluenzae. – **P.-Virus:** RNS-halt., hämadsorbierendes Paramyxovirus (90–200 nm) mit Serotypen 1–7; Erreger katarrhal. Entzündungen des Respirationstraktes, bes. bei Neugeborenen (»Newborn pneumonitis virus«) u. Kindern (»Croup associated virus« = P.virus Typ II), aber auch bei Tieren (∫ Sendai-Virus).

Par|akanthom: umschrieb. Wucherung der Stachelzellschicht der Epidermis, z. B. Plattenepithel-Ca., BOWEN*Krankh., vulgäre Warze, Molluscum contagiosum.

parakardial: neben dem Herzen, extrakardial.

Parakasein: durch Labferment umgewandeltes Kasein.

Parakeratosis: gestörte Keratinisation der Haut, so daß das Stratum granulosum verschwindet u. im Str. corneum die Kerne erhalten bleiben; Vork. v. a. bei Entzündung, Psoriasis, Ekzem. – Ferner **P. anularis s. centrifugata atrophicans** (∫ Porokeratosis MIBELLI), **P. pityriasiforme Brocq*** (parakeratot. Ekzem, ∫ Ekzema seborrhoicum); sowie die **Parakératose microbienne** (SABOURAUD) mit scharf begrenzten Seborrhoiden (als Reizzustand der Talgdrüsen), insbes. die an Finger- u. Zehenkuppen (HJORTH-THOMSEN 1967) mit lupenkleinen, rötlich schuppenden u. etwas juckenden Bläschen, v. a. bei Kindern (Gynäkotropie 2,5:1). – **P. pigmentosa peribuccalis** als pityriasiformes, seborrhoisches Ekzem der Nasolabialfalten u. seitl. Kinnpartien, meist bei ovariell-endokriner Stö-

Parakeratosis scutularis

rung (z. T. ident. mit der Erythrosis pigm. perib. BROCQ). – **P. scutularis (Unna*)** mit Schuppenbildung v. a. an behaartem Kopf, Sternalgegend, Mittelbauch, Unterschenkeln (Beziehungen zu dysseborrh. Dermatitis u. Psoriasis?). – **P. variegata s. lichenoides s. ostracea** (Lichen variegatus) mit netzförm.-arboreszierenden Lichen-ruber-art. Papelchen (von lividrot bis gelbrosa) sowie erythematösen, hyperpigmentierten u. atroph. Flecken in sonst normaler Haut (buntscheck. Bild, auch histol. uneinheitlich); Prognose ungewiß.

I
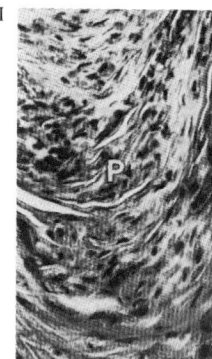
II
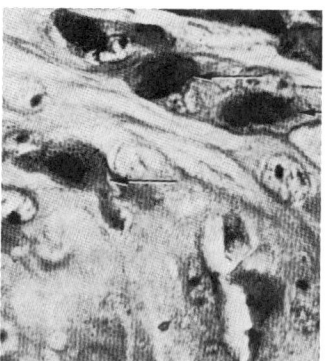

III
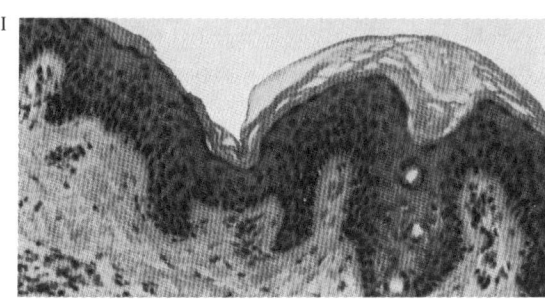

I) **Parakeratose (P)** durch Retention der Zellkerne im Str. corneum (mit Fehlen eines Str. granulosum in der darunterliegenden Epidermis); II) Dyskeratose, Verhornung einzelner Zellen (Pfeile) innerhalb des Str. spinosum; III) Orthohyperkeratose mit fast fehlendem Str. granulosum bei Ichthyosis vulgaris.

Parakinese: in ihrer Harmonie gestörte Bewegungen; s. a. parakinetische / Katatonie.

Parakokzidioido(myko)se: die »Südamerikanische Blastomykose« (LUTZ*-SPLENDORE*-DE ALMEIDA* Krankh.) als Allg.infektion durch Blastomyces (s. Paracoccidioides) brasiliensis, v. a. bei ♂ ♂ im 3. Ljz. (Handarbeiter, Farmer). Prognost. stets ernste Mykose (/ dort. Tab.); prim. Lokalisation in Gastrointestinal- oder Respirationstrakt; meist sek. Befall der regionalen LK, evtl. mit lymphogener Generalisierung in inn. Organe (80% Lunge!) u. Haut (Papeln, Pusteln, Ulzera, Granulome, häufig mit Fistelbildung). Inkubation Wochen bis Mon.; Krankheitsdauer 2–3 Jahre.

Parakoli-Gruppe: Escherichia, Aerobacter, Klebsiella u. die »**Parakolon-Baktn.**« (Arizona-, Bethesda-Ballerup-, Providence-, Hafnia-Gruppe) als wesentl. Teil der Darmflora; pathogen nur außerhalb des Darms (Erreger v. a. von Harnweginfektionen).

Parakolostomiehernie: Bauchwandbruch im Bereich eines Kunstafters, meist infolge Fettgewebeabbaus im durchgeleiteten Mesokolon.

Parakolpitis: Entzündung des paravaginalen Bindegewebes (»**Parakolpium**«), im Extremfall als **P. phlegmonosa necroticans** mit Abstoßung der Scheidenschleimhaut; v. a. bei rekto- oder vesikovaginaler Fistel. – **P. nodosa**: retrovesikale / Endometriosis.

Parakrinie: ektop. Hormonbildung, v. a. in Malignomen (s. a. paraneoplast. Syndrom); z. B. von ACTH u. Gonadotropin im Bronchus-Ca. (klin.: CUSHING-Sympte., Pubertas praecox, Gynäkomastie etc.), ferner von Parathormon, Vasopressin, TSH, STH, Insulin, Serotonin, Bradykinin, Kalzitonin, Gastrin (= atyp. ZOLLINGER*-ELLISON* Syndrom). – Ferner die **parakrine Wirkungsweise** (FEYRTER 1938) hormonproduzierender Zellen des Verdauungstraktes: unmittelbare Wirkung auf Nachbarzellen ohne Zwischenschaltung der Blutbahn.

Parakusis: / Paracusis.

Para|lalie: 1) Oberbegr. für Sprechstörungen. – 2) Lautverwechslung (Ersetzen eines Buchstabens durch einen anderen) beim Sprechen. – 3) Stammeln (/ Dyslalie). – **P.lambdazismus**: Stammelfehler, bei dem »l« durch »n« ersetzt wird.

Par|albumin: bei / Bisalbuminämie die zusätzl. Albuminkomponente mit größerer elektrophoret. Beweglichkeit, aber übereinstimmender Antigenität. – **P.aldehyd**: 2,4,6-Trimethyl-1,3,5-trioxan; Anw. als Sedativum, Reagens u. Lösungsmittel.

Paraleukoblasten: die charakterist., undifferenzierten / Paralympho- u. / Paramyeloblasten (nur zytochemisch voneinander zu unterscheiden) bei akuter Leukämie; verschobene Kern-Plasma-Relation, deutl. Nukleolus (auch in der Mehrzahl), schmaler, mitteldunkelblauer, ungranulierter, evtl. vakuolisierter Zytoplasmasaum. – Auftreten als »**diffuses P.infiltrat**« v. a. in Leber, Milz, LK (aber auch Nieren, Lunge, Haut, Leptomeninx).

Paralexie: der / Paraphasie entsprechende Lesestörung, bei der falsche Wörter oder Buchstaben gelesen werden.

Par|allaxe: *opt* Winkel, den die Verbindungslinien zwischen Bildpunkt u. 2 Beobachtungspunkten bilden. I. w. S. auch die **parallakt. Verschiebung**, d. h. die scheinbare Wanderung des Objektes bei Verlagerung des Projektionszentrums parallel zur Projektionsebene, z. B. bei abwechselnder Betrachtung mit dem re. u. li. Auge oder bei einäug. Betrachtung u. Bewegung des Kopfes; ferner eine **entopt. p. V.** von Medientrübungen des Auges bei Verschieben der Lichtquelle. Wichtig für die räuml. Orientierung beim einäug. Sehen; in der Röntgenologie genutzt zur Fremdkörperlokalisation u. Tiefenbestg., z. B. als Parallax-Perspektiv-Methode (BUMILLER 1951; unter Mitphotographieren einer filmparallelen Vergleichsstrecke).

Parallel|ebenen (Hodge*): *gyn* / Abb. »Beckenebenen« – **P.fasern**: / Abb. »Cortex cerebelli«.

Parallel-Gunn*-Zeichen: (JAEGER 1949) *ophth* im Fundus hypertonicus streckenweise Kaliberminderung der Venen- oder Arterienblutsäule, wo beide Gefäße dicht nebeneinander verlaufen; histol.: Hypertrophie u. Proliferation v. a. des Gefäßbegleitgewebes.

Parallelokinese: Tendenz einer paret. Gliedmaße, passive Bewegungen der gesunden Seite mitzumachen.

Parallel|plattenkammer: *radiol* s. u. Ionisationskammer geeignet (z. V. auch für Elektronenstrahlung). – **P.resistenz**: *pharmak* ⸰ Kreuzresistenz. – **P.scan**: s. u. Ultraschall-Diagnostik. – **P.totraum**: *physiol* s. u. Totraum.

Parallergie (MORO, v. KELLER 1935): **1)** bei Allergie Änderung der Reaktion auch gegenüber best. unspezif. Reizstoffen. – **2)** das nach Überstehen einer Infektionskrkh. (»Schrittmacherkrkh.«) veränderte Immunverhalten gegenüber einer anderen Erkr. (z. B. vermehrtes Vork. von Tbk. nach Keuchhusten u. Masern).

Paralogie: Fehlschluß; *psych* (KRAEPELIN) Denkstörung (bei Schizophrenie, Demenz), indem sich zunächst darbietende Vorstellung unterdrückt u. durch eine ihr verwandte ersetzt wird; s. a. Vorbeireden. – Ferner die **paralog. Denkstörung** (KLEIST) durch Okzipitalhirnausfälle, mit Vermengung u. Verwechslung von Begriffen (im Ggs. zur alog. ⸰ Denkstörung).

Para|luteinzelle: ⸰ Theka-Luteinzelle. – **P.lymphoblast**: P.leukoblast mit grobkörn., PAS-pos. Granulationen; s. a. akute lymphoblast. ⸰ Leukämie.

Paralyse, Paralysis: komplette, i. w. S. auch teilweise (= **P. incompleta** s. **partialis** = Parese) periphere oder zentrale Unterbrechung der nervalen Versorgung (⸰ Lähmung, Di-, Tetra-, Hemiplegie); ursprünglich auch jede Beeinträchtigung der Muskelkraft; z. B. **P. acuta ascendens spinalis** (⸰ LANDRY* Paralyse), **P. alcoholica** (bei ⸰ Alkoholneuropathie), **P. alternans** s. **cruciata** (⸰ Hemiplegia altern., FOVILLE* Syndrom), **P. amyotrophica** (myatrophe ⸰ Lateralsklerose), **P. arsenicalis** (bei ⸰ Arsenpolyneuritis), **P. asthenobulbospinalis** (⸰ Myasthenia gravis pseudoparalytica), **P. brachialis** (⸰ Armplexuslähmung), **P. bulbaris** (⸰ Bulbärparalyse, s.a. AUJESZKY* Krankh.), **P. cerebralis infantilis ataxica** (⸰ LITTLE* Syndrom), **P. conjugata** (konjugierte ⸰ Blicklähmung, ⸰ Augenabweichung), **P. diaphragmatica** (⸰ Zwerchfellähmung, KOFFERATH* Sy.), **P. epidemica infantum** s. **infectiosa acuta** (⸰ Poliomyelitis ant. acuta), **P. facialis** s. **mimetica** (⸰ Fazialislähmung, MELKERSSON*-ROSENTHAL* Sy.), **P. fam. periodica** (⸰ LAVERIÉ* Sy.), **P. ex frigore** (= Kältelähmung), **P. glossolabiolaryngea** (⸰ DUCHENNE* Syndrom II), **P. histrionica** (⸰ BELL* Lähmung), **P. intermittens** (⸰ Claudicatio), **P. intrapeduncularis** (⸰ WEBER* Syndr. I), **P. ischaemica** (⸰ VOLKMANN* Kontraktur), **P. muscularis pseudohypertrophica** (⸰ DUCHENNE*-FRIEDREICH* Atrophie), **P. myopathica, P. neuralis** (s.u. Muskelatrophie), **P. nuclearis** (⸰ Kernlähmung), postkrit. epilept. **P.** (⸰ TODD* Paralyse, Hemikonvulsions-Hemiplegie-Syndr.), **P. pseudobulbaris** (⸰ Pseudobulbärparalyse), **P. respiratoria** (⸰ Atemlähmung), **P. saturnina** (⸰ Bleilähmung), **P. tegmentalis mesencephalica** (⸰ BENEDIKT* Krkht.), **P. vasomotorica** (⸰ Erythromelalgie). – Ferner **P. agitans** (⸰ PARKINSON* Syndrom; sowie als – seltene, ebenfalls erbl. – juvenile Form (HUNT 1917) ein »Striatum-Sy.« mit ähnl. Symptn. – **P. bulbopontopeduncularis** u. **bulbospinalis**: klin. Varianten des ⸰ DUCHENNE* Syndroms II mit Einbeziehung der motor. Kerne von Brücke u. Kleinhirnstiel bzw. Medulla obl. u. RM. – **P. diphtherica** als para- oder metadiphther. Komplikation, beginnend in der Umgebung des eigentl. Krankheitsprozesses (z. B. Gaumensegel- u. Schlundlähmung bei Rachen-Di; s. a. Polyneuritis diphtherica). – **progressive P.**: die 5–15–30 J. nach Erstinfektion durch massive Spirochäteninvasion ins Gehirn (v. a. Großhirnrinde) ausgelöste »spätsyphilit.« Krankheit im Stadium IV, bei ♂ ♂ doppelt so häufig. Schleichend, Beginn mit Gedächtnisstörungen, Persönlichkeitsveränderung (Vernachlässigung), dann artikulator. Sprachstörung (Silbenstottern, -schmieren), ⸰ »paralyt. Wetterleuchten«, ⸰ ARGYLL-ROBERTSON* Phänomen (bei ca. 70%), Hyperreflexie, flücht. Paresen, Anfälle, Dementia paralytica (unbehandelt Exitus let. in tiefer Verblödung). Seroreaktionen in Blut u. Liquor pos. (⸰ Paralyseliquor). Auch als »P. galopans« (Verlauf in wenigen Mon.) u. als »P. atypica« (mit erhaltenem Intellekt, ⸰ LISSAUER* Sy.); ferner die **juvenile P.** (CLOUSTON 1877) bei konnat. Syphilis, beginnend meist im 2. Ljz., mit gehäuften Anfällen, Sehnervenatrophie, schnell fortschreit. Demenz, bes. ungünst. Prognose.

Paralyse|eisen: für progress. Paralyse pathognomon. Blut-Fe-Ablagerungen in Mikrogliazellen u. mesenchymalen Phagozyten v. a. des Stirnhirns u. Ammonshorns. – **P.liquor**: der für die progress. Paralyse typ. Liquorbefund mit pos. Seroreaktionen, erhöhter Zellzahl, Gesamteiweiß- (2–3fach) u. Globulinvermehrung (50% u. mehr, Globulin-/Albumin-Quotient >1) u. typ. Linkskurve der ⸰ Kolloidreaktion (»P.kurve«).

Paralysierungsstadium: bei der Poliomyelitis ant. acuta die Zeit (meist 3–4 Tage) vom Beginn der Lähmung bis zu deren max. Ausprägung.

Paralyssa: *vet* ⸰ Lähmungswut.

Paralytiker: der an progress. ⸰ Paralyse Erkrankte.

paralytisch, paralyticus: **1)** gelähmt, mit Lähmung einhergehend; z. B. **p. Kontraktur** (Gelenkhemmung infolge lähmungsbedingten muskulären Ungleichgewichts), **p. Luxation** (⸰ Lähmungsluxation). – **2)** durch progress. Paralyse bedingt; z. B. **p. Anfall** (epilepti- oder apoplektiform), **p. Wetterleuchten** (feines Vibrieren um die Mundwinkel; meist Frühsymptom).

Para|mastitis: außerhalb des eigentl. Drüsenkörpers ablaufende ⸰ Mastitis. – **P.meatalabszeß**: *gyn* s. u. Skeneitis.

Paramecium: »Pantoffeltierchen«, holotriche Ziliaten in allen Binnengewässertypen; für genet. u. serol. Experimente verwendet. – **P. coli**: ⸰ Balantidium coli.

paramedian(us): neben der Medianlinie bzw. -ebene; z. B. **P.schnitt** (Bauchdeckenschnitt li. oder re. parallel zur Medianlinie).

Paramedizin: die von der »Schulmedizin« abweichenden diagnost. u. therapeut. Auffassungen u. Verfahren.

Parameningococcus: serol. Typ II der Neisseria meningitidis; häufiger als Typ I, jedoch weniger pathogen.

Parameter: *statist* Größe, die zur Kenntnis von Häufigkeitsverteilungen oder von Beziehungen mit Zu-

Paramethasonum

fallsabweichungen dient; i. w. S. jede charakterist. Größe.

Paramethasonum *WHO*: 6α-Fluorpregnadiendion-Derivat; Glukokortikoid mit antiallerg.-antiphlogist. Wirkung.

Parametorchis canadensis: *helminth* ∤ Metorchis conjunctus.

parametran, -metrisch: im bzw. ins Parametrium; z. B. **p. Anästhesie** (Inj. des Lokalanästhetikums ins parazervikale Gewebe) vor Zervixdilatation, bei schmerzhaften Eröffnungswehen (evtl. kombin. mit Pudendusanästhesie).

Parametrienklemme: sperrbare Klemme zum Abklemmen der gefäßführenden Mutterbänder vor der Hysterektomie u. bei nicht beeinflußbarer Nachgeburtsblutung.

Parametritis: meist einseit., exsudative Entzündung des Parametriums, aszendierend oder lymphogen; meist in den seitl. Partien u. hinten in den Ligg. sacrouterina (evtl. von Sigmoiditis ausgehend), selten vorn in Umgebung des Blasenhalses; als **intraligamentäre P.** unmittelbar am Uterus. Vork. u. a. nach Verletzung unter der Geburt (Zervixriß, Drucknekrose am Scheidengewölbe); Erreger meist Strepto- u. Staphylokokken. Klin.: Fieber, Unterbauchschmerzen; unverschiebl., keilförm., schmerzhaftes Infiltrat bis an die Beckenwand; u. U. Perforation (suprainguinal, Damm, große Schamlippen, am Quadratus lumborum, Nierengegend, durch For. obturatum bzw. ischiadicum in Adduktoren- bzw. Glutealmuskulatur, Schenkelkanal); evtl. narb. Schrumpfung (Verlagerung des Uterus). – Auch inkorrekte Bez. für die ∤ Pelipathia vegetativa. – s. a. Abb. »Adnexitis«.

Parametrium *PNA*: das im basalen Lig. latum uteri (zwischen den dort auseinanderweichenden Peritonealblättern) verdichtete Beckenbindegewebe bds. der Gebärmutter bis zur seitl. Beckenwand, in dem Uterusgefäße u. Ureteren verlaufen.

Parametropathia spastica: ∤ Pelipathia vegetativa.

Paramilchsäure: ∤ Acidum lacticum (2).

Paramimie: 1) Störung der Gebärdensprache (z. B. Öffnen des Mundes statt Kopfnicken) bei umschrieb. Hirnläsion. – 2) ∤ Grimassieren.

Paramnesie, paramnest. Dysmnesie: Gedächtnisstörung mit falscher Erinnerung, z. B. als ∤ Déjà-vu-Erlebnis, Wahnerinnerung bei Paranoia, Erinnerungsverlust für die Bedeutung eines – an sich erinnerten – Wortes (v. a. bei Herdläsion), **einfache P.** (KRAEPELIN; Erleben der Gegenwart als Vergangenheit, Mischen mit falschen Erinnerungen, evtl. Halluzinationen; in Hypnose bei Dämmerzuständen, KORSAKOW* Syndrom), assoziierende ∤ Pseudomnesie.

Paramoeba: ∤ Enteromonas hominis.

Paramongolismus: Bild des ∤ DOWN* Syndroms (evtl. einschl. Intelligenzdefekt) bei normaler psychomotor. Entwicklung u. normalem Chromosomensatz.

Paramphistomiasis: Erkr. durch Saugwürmer der Fam. **Paramphistomatidae** (beim Menschen: Gastrodiscoides hominis, Watsonius watsoni), die v. a. in Tropen u. Subtropen bei Haustieren in Darm, Gallengängen, Harnblase etc. parasitieren; Larvenentwicklung in Schnecken, Infektion des Endwirtes durch orale Aufnahme an Pflanzen haftender Zerkarien.

Paramuzin: muzinähnl. Schleimstoff in Ovarialzysten.

Paramycetes: (GABIN 1941) *virol* die saprophytären u. parasitären Formen der PPL-Gruppe.

Paramyeloblast: ∤ Paraleukoblast mit nur schwacher, diffuser PAS-Reaktion, meist auch schwacher Esterase-Aktivität u. pos. Peroxidase-Reaktion (s. a. akute myeloblast. ∤ Leukämie). – Ferner der **promyeloide P.** mit entsprech. Kern-Plasmareifung u. Granulierung.

Paramyelo|zyt: reifungsgestörter Myelozyt mit starker Peroxidase-Reaktion u. schwacher Esterase-Aktivität; v. a. bei akuter (Myelozyten-)Leukämie in KM u. Blut (»**P.zytose**«).

Par|amyloid: Paraamyloid (s. u. atyp. ∤ Amyloidose).

Para|myoklonus multiplex, Polyklonie, FRIEDREICH* Sy.: (1881) anfallsweise oder dauernde ∤ Myoklonie (unbekannter Ätiol.), die bei intendierter Bewegung nachläßt. – **P.myotonia atactica congenita (Gowers*)**, EULENBURG* Sy.: (1886) erbl. Erkr. mit v. a. durch Kälteeinwirkung ausgelöster – u. bei Wärme zurückgehender – Verkrampfung u. Rigidität einzelner Muskelgruppen; Variante des ∤ THOMSEN* Syndroms?

Paramyxoviren: Gruppe der RNS-Viren (150 bis 250 nm), mit lipidhaltigem, helikalem Virion (»Spikes«-tragendes Envelope mit virusspezif. AG u. solchen der Zellmembran): Parainfluenza-, Mumps-, Masern-, Respiratory-syncytial-, Rinderpest-, Hundestaupe-Virus u. a. m.

paranasal(is): neben der Nase(nhöhle).

paraneoplastisches Syndrom: (BOUDIN 1961/62) die bei Malignom-Erkr. nicht vom Primärtumor oder seinen Metastasen ausgehenden, sondern auf humoraler Fernwirkung beruhenden metabol.-dystroph.-degenerat. Sympte., die nach Tumorentfernung spontan abklingen; an der Haut z. B. Acanthosis nigricans maligna (v. a. bei Adeno-Ca.), Tylosis palmoplant. (bei Ösophagus-Ca.) sowie (v. a. bei Plasmozytom, WALDENSTRÖM* Makroglobulinämie, Lymphogranulomatose, Leukämie etc.) großbullöses Pemphigoid, Dermatitis herpetiformis, SNEDDON*-WILKINSON* Syndrom, Keratose u. Ichthyose, Melanodermie, Dermatomyositis, Erythema anulare centrifugum, Muzinose; ferner Polyglobulie, Anämie (hämolytisch z. B. bei Ovarialtumor u. Lymphoblastomatose, sideroachrestisch bei Epitheliom), Leukose, Leukoerythroblastose (bei KM-Metastasen), Hyperfibrinolyse (bei Prostata-Ca.), Hypoglykämie (bei Leber-Ca.), Hyperkalziämie (bei Bronchial-, Blasen-, Nieren-Ca.), Malabsorption, Dysproteinämie, Amyloidose, Porphyrie, extrarenale Azotämie, SCHWARZ*-BARTTER* Sy., rheumat. Schmerzen, Thrombophlebitis, Endokarditis, Hyperazidität, Magen-Darm-Ulzera, OGILVIE* Syndrom u. a. m.

Para|nephrin: ∤ Adrenalin. – **P.nephritis**, Epinephritis: meist hämatogene Entzündg. (v. a. Staphylo-, Streptokokken, Koli) der Nierenfettkapsel u. des umgeb. Bindegewebes, ausgehend von eitr. Hautprozeß, Thrombophlebitis, Adnexitis, Pyelonephritis, bei Angina, Typhus, Grippe etc.; akut mit perinephrit. ∤ Abszeß (Epinephritis purulenta), chronisch mit schwielig-schwart. Veränderngn.; klin.: schmerzhafte Vorwölbung der Lendengegend, Fieber (evtl. Schüttelfrost), erhöhte BSG, Leukozytose, geringere Verschieblichkeit der Niere im Veratmungspyelogramm.

paraneural(is): neben dem oder den Nerv; z.B. die **p. Injektion** eines Anästhetikums zur temporären ↑ Blockade der Schmerzleitung (aber auch die fehlerhaft zu nahe an den Nerv herangebrachte i.m. Inj. eines Medikaments, das in den Nerv diffundieren u. eine »Spritzenlähmung« bewirken kann).

Paranoia: (VOGEL 1764) systematisierter Wahn bei sonst ungestörten psych. Funktionen, z. B. ↑ Eifersuchts-, Liebes- (= **P. erotica**), Verfolgungs- (= **P. persecutoria**), Querulantenwahn; i. w. S. auch religiöser ↑ Wahn, »paranoide Zustände« bei Involutionspsychose u. Schizophrenie. Vork. akut oder aber als **P. simplex chron.** (BERGER 1913) mit fast unmerkl. Stadium initiale, dann vollentwickeltem Wahn (= Stad. paranoicum) u. ruh., kraftlosem Endstadium (= Stad. dementiae). – Ferner die **P. hallucinatoria acuta Ziehen*** (heute zur Schizophrenie gerechnet).

paranoid: wahnhaft (i. S. der ↑ Paranoia); fremdsprachig nur Bez. für wahnhafte Erlebnisse, die nicht zu einem geschlossenen System gehören; z. B. die **p. Reaktion** (indem eine Kränkung, Demütigung, Beschämung etc. in wahnhaft unangepaßter Weise beantwortet wird, z. B. mit affektbetontem Beziehungswahn), das **p. Syndrom** (als noch nicht sicher zuzuordnende Erkr. mit Wahnphänomenen im Vordergrund). – s. a. paranoisch. – **Paranoid**: (E. BLEULER) paranoide ↑ Schizophrenie. – **Paranoiker**: ein an Paranoia Erkrankter.

paranoisch: wahnhaft (= paranoid); z. B. die **p. Angstpsychose** (K. LEONHARD; depressive Phase der ↑ Angst-Glücks-Psychose).

Para|nomie: Sprachstörung (Herdläsion) mit falschem Benennen der – richtig erkannten – Gegenstände. – **P.nucleus**: kernähnl. Gebilde neben dem Zellkern; vgl. Nebenkern.

Para|osteoarthropathie: (DÉJERINE, CELLIER 1918) bei Paraplegie in ca. 50% vork. »ossifizierende Fibromyopathie« in den knie- u. hüftgelenknahen Weichteilen der gelähmten Seite. – **P.otitis interna**: umschrieb. Labyrinthitis (Zerstörung der knöchernen Bogengänge) durch Übergreifen einer eitr. Otitis media; klin.: Schwindel, keine Innenohrschwerhörigkeit. – **P.oxon**, E 600®: Diäthyl-p-nitrophenylphosphat; Akarizid, Insektizid, *therap* Miotikum (stark tox., Cholinesterasehemmer).

Para|pack: »Paraffin-Ganzeinpackung« (Kopf u. Herzgegend freilassend) mit wasserfreiem, geschäumtem Paraffin; bewirkt durch »Schmelzwärme« Temp.erhöhung (bis 38,5°) u. intensive Schweißabsonderung. – **P.pantomimie**: Störung der Gebärdensprache infolge großer Herdläsion in der li. unt. Präzentral- u. Zentralregion. – **P.paralyse**: ↑ Paraplegie. Evtl. nur als **P.parese** mit typ. »**paraparet. Gang**« (langsam, schleppend, die Füße am Boden schleifend).

Para|pedese: Ex- oder Sekretion auf falschem Wege; i. e. S. (MINKOWSKI) die ↑ P.cholie. – **P.pemphigus**: bullöses ↑ Pemphigoid. – **P.pepsin**: ↑ Pepsin B. – **P.pertussis**: keuchhustenähnl. Erkr. durch Haemophilus parapertussis (in Europa 5–10% der Verdachtsfälle), mit mehr oder weniger typ. Anfallshusten, nur selten Komplikationen. Bakt. Differenzierung gegen Pertussis durch fluoreszenzmarkierte AK. – **P.perzeption**: *psych* fehlerhafte Perzeption, indem Züge des einwirkenden Reizes mit solchen eines schon früher wahrgenommenen gemischt werden.

Paraphagie: *biol* Lebensform zwischen Epökie u. echtem Parasitismus (etwa i. S. des Kommensalismus).

Paraphasie: milde Form der kortikalen sensorischen ↑ Aphasie mit Verwechslung von Wörtern (= **verbale P.**), Silben (= **syllabäre P.**) oder Buchstaben (= **literale P.**); evtl. als ↑ Jargonaphasie oder als **choreat. P.** (Aneinanderreihen von Wörtern ohne Sinnzusammenhang).

Para|phemie: Sprachstörung; i. e. S. das psychogen-neurot. Lispeln. – **P.philie**: (W. STEKEL) sexuelle ↑ Perversion.

Para|phimose: strangulierende Abschnürung (»Span. Kragen«) der Glans penis durch die in den Sulcus coronarius zurückgestreifte zu enge, dadurch irreponible u. ödematös anschwellende Vorhaut; mit konsekut. Zirkulationsstörung, Ödem, Zyanose, evtl. Nekrose der Glans. – Als **P.phimosis int.** (mit Schwellung v. a. des inn. Vorhautblattes) oft schwer zu diagnostizieren. – Ther.: Reposition (↑ Klingelknopfgriff), notfalls dors. Inzision.

Para|phonie: Veränderung des Stimmklanges beim Taubstummen, im Stimmbruch (»**P.phonia puberum**«), bei Hysterie, Kehlkopfkrankh. etc.

Para|phrasie: quant. leichte Form der ↑ Aphrasie; z. B. als **P.phrasia confabulans** (s. u. P.phrenie), **P. tarda** (langes Zögern vor Aussprechen eines Wortes), **P. verbalis** (mit Verfehlen des Sinnes nur einzelner Wörter). – Ferner **P. paranoica** (durch wahnhafte Gedankengänge entstellte Sprache), **P. praeceps** s. **praecox** (= Stammeln, ↑ Dyslalie), **P. vesania** (↑ Neologismus).

paraphrenes Syndrom: (KRAEPELIN) von Trugwahrnehmungen (insbes. Stimmenhören) begleitete, aber im Bereich des Möglichen bleibende Wahnvorstellung bei erhaltener Persönlichkeit.

Paraphrenie: 1) (BUMKE, LEONHARD) chron., wahnbildende Form der paranoiden ↑ Schizophrenie. – 2) (K. L. KAHLBAUM) mit physiol. Entwicklungsphasen (Pubertät, Klimakterium etc.) zusammenhängende Psychose. – 3) (KRAEPELIN 1909) im 4.–5. Ljz. bes. bei Pyknikern auftret. Psychose mit sich langsam entwickelndem Wahn bei gut erhaltener Persönlichkeit; mit den 4 Formen **Paraphrenia expansiva, confabulans, phantastica** u. **systematica** (heute alle zur Schizophrenie gerechnet). – 4) **affektvolle P.**: (K. LEONHARD) Schizophrenie mit anfängl. Beziehungssyndrom, das in ein schweres Bild mit Größenideen, Erinnerungsfälschungen u. Sinnestäuschungen übergeht, wobei aber ein adäquater u. schwingungsfähiger Affekt erhalten bleibt.

Paraphrenitis: ↑ Pleuritis bzw. Peritonitis diaphragmatica (insbes. nach Durchwanderung).

Par|aphrosyne: ↑ Fieberdelir.

Para|physenzyste: ↑ Ependymzyste. – **P.pinealorgan**: *zool* augenähnl. Sinnesorgan parietal am Schädeldach von Reptilien u. Zyklostomen.

Paraplasma, paraplasmat. Stoffe, Deut(er)oplasma: die – meist tropfig-granulären – »toten« Stoffe

paraplastisch

im Zytoplasma, z. B. Wasser, Salze, KH, Fette, Nahrungseiweiß, Vitamine, Pigmente, i. w. S. auch Viruspartikeln (z. B. sogen. SEIDELIN* Körper im Ery bei Gelbfieber).

paraplastische Substanz: *histol* / Gerüstsubstanz.

Paraplazenta: die neben der eigentl. Planzenta für den fetomaternalen Stoffaustausch wicht. Fetalanhänge: Dottersack, Allantois, Amnion.

Paraplegie, Querlähmung: schlaffe oder spast. Lähmung beider Beine (= **Paraplegia cruralis s. inf.**, häufig mit Miktions- u. Defäkationsstörungen, s. a. Querschnittslähmung) oder bd. Arme (= **P. brachialis s. sup.**; s. a. Di-, Tetraplegie); i. e. S. die infolge Läsion der im RM absteigenden Pyramidenbahnen unter- bzw. oberhalb der Decussatio. Weitere Formen: **P. alcoholica** (bei Alkoholpolyneuropathie, meist P. inf.), **P. diabetica** (bei Polyneuropathia diabetica, mit Neuritisschmerzen im Vordergrund), **P. atactica** (bei Sklerose der Seiten- u. Hinterstränge, anfangs mit Ataxie), **P. urinaria** (bei chron. Zystopyelitis; wahrsch. nicht infolge lymphogener Arachnoiditis, sondern durch Herdmyelitis), ferner **psychogene, hyster.** oder **funktionelle P.** (ohne organ. Grundlage), **senile P.** (/ Greisenlähmung), **P. spastica congen. s. infant.** (/ LITTLE* Syndrom), **spast. syphilit. P.** (/ MARFAN* Syndrom [2]).

Para|pleuritis: auf die Brustwand übergreifende Pleuritis. – **P.plexus**: / Plexus choroideus ventriculi lateralis.

parapneumonisch: im Verlauf einer Pneumonie als Komplikation auftretend (z. B. Lungenabszeß).

Para|pocken: / Melkerknoten. – **P.poliomyelitis**: die – evtl. mit Lähmungen einhergehende – / Enzephalomyokarditis. – **P.polyglobulie**: Polyglobulie bei gleichzeit. Vermehrung des Plasmavol. (z. B. Herzerkr. mit hydrop. Insuffizienz), so daß Ery-Zahl/Vol. u. Hämatokrit im Normbereich liegen.

paraportal: 1) neben bzw. außerhalb einer Pforte gelegen; z. B. die **p. Zellgruppe** (kompakte Epithelinseln u. kolloidgefüllte Epithelbläschen) zwischen Vas afferens u. efferens des Nierenglomerulus. – 2) unter Umgehung der V. portae; z. B. die **p. Resorption** aus dem Darm bei portokavaler Anastomose.

Parapraxie: 1) aprakt. Störung mit Nichterkennen der zu handhabenden Gegenstände oder mit falscher Ausführung der beabsichtigten Handlung. – 2) *psych* / Fehlleistung.

Paraproctium *JNA*: das verdichtete, gefäßführende Beckenbindegewebe zwischen Mastdarm u. seitl. Wand des kleinen Beckens; s. a. Periproktitis, Abb. »Bindegewebsgrundstock«.

para|prostatische Drüsen: im Prostatabereich (periurethral, Sphincter int. etc.) gelegene, von der Substantia glandul. prostatae histologisch unterschiedene Drüsengruppen, von denen die sogen. / Prostatahypertrophie ausgeht (»**P.prostatapathie**«). – **P.prostatitis**: diffuse, abszedierende (auch miliar) oder phlegmonöse Entzdg. des die Prostata – v. a. blasenwärts – umgebenden Gewebes; klin.: Fieber, Unterleibsschmerzen, Harndrang, Bakteriurie (3-Gläser-Probe in 1. u. 3. Portion pos.), termin. Miktionsschmerz, Hämaturie etc.; im Vesikulogramm verdrängte Samenblasen u. -gänge.

Para|proteine: von einem abnorm proliferierenden Klon neoplastischer Plasmazellen stammendes Immunglobulin, beim einzelnen stets homogen (d. h. einer Ig-Klasse, -Subklasse oder einem Leichtkettentyp zugehörig, mit scharf lokalisierter Bande im Elektropherogramm); z. B. BENCE=JONES* Eiweiß, Plasmozytomproteine (der Klassen IgG, IgA, IgD, IgE), Makroglobulin WALDENSTRÖM (IgM). – Eine **P.proteinämie** (mit P.proteinen auch in transzellulären Flüssigkeiten, z. B. Liquor) besteht – im Rahmen einer Normo-, Hyper- oder Hypoproteinämie (mit entsprech. Relationen) u. häufig mit Thrombozytopathie u. BSG-Erhöhung verbunden – obligat bei den **P.proteinosen** (v. a. Plasmozytom u. Makroglobulinämie WALDENSTRÖM), fakultativ bei der Lymphadenose, Lympho- u. Retothelsarkomatose, sehr selten bei anderen Tumoren (evtl. vor klin. Nachweis!), ferner als **essentielle** oder **rudimentäre** **P.proteinämie** (= benigne monoklonale Gammopathie) bei scheinbar Gesunden. – **P.proteinurie**: renale Ausscheidung von / P.proteinen, meist als BENCE=JONES* Eiweißkörper, aber auch bei anderen P.proteinosen.

Parapsis: Störung des Tastsinns.

Parapsoriasis: (BROCQ 1902) Sammelbegr. für / Pityriasis lichenoides, Parakeratosis variegata u. **Parapsoriasis en plaques s. in placibus** (= Xanthoerythrodermia perstans, Pityriasis maculosa chron.; gutart., mit jahrelang bestehenden, gelbl.-rötl., pseudoatroph. Erythemen am Rumpf: »Leopardenhaut«) als – zunächst nicht klassifizierbare – nicht fleckförm.-erythematös-squamöse, nicht juckende u. therapieresistente Dermatosen. – Als Sonderform der Pityriasis lich. chron. die **P. guttata leukodermica** (LORTAT=JACOB u. FERNET 1923) mit hellen Höfen um die makulopapulösen Herde, die nach Rückbildung zu nicht-atroph. bzw. sklerotisierenden hellen Flecken nur sehr schwer von syphilit. Leukodermen, Lichen sclerosus et atrophicans u. kartenblattartiger Sklerodermie zu unterscheiden sind.

Parapsychologie: Zweig der Psychologie, der sich mit paranormalen (z. Zt. noch unerklär.) Phänomenen u. Fähigkeiten wie Telepathie, Psychokinese, Präkognition etc. befaßt.

parapylorisch: im Bereich des Magenpylorus; z. B. Ulcus parapyloricum, **p. Zeichengruppe** (bei Spasmophilie; / STRAUSS* Reiztrias).

Paraquat-Vergiftung: meist tödl. Intoxikation (DL_{50} ca. 4 mg/kg) durch orale Aufnahme (oft Suizid) des Kontaktherbizids (MAK 0,1 mg/m^3); klin.: Schleimhautulzerationen, Gastrointestinalerscheinungen, Ikterus, später Bronchopneumonie, Peribronchitis, fortschreit. Lungenfibrose, Lungenödem, Leber- u. Nierentubulusnekrosen.

Pararauschbrand: / Gasödem durch Clostridium septicum (»**P.bazillus**«).

pararektal: 1) neben dem M. rectus abdominis; z. B. der **P.schnitt** (n. LENANDER, WINKELMANN, BATTLE u. a.). – 2) neben dem Rektum.

pararenal(is): in der Umgebung der Niere; z. B. die **p. Pseudozyste** (s. u. seröse / Perinephritis).

pararheumatische Krankheiten: (*WHO* 1954) Haut-, Stoffwechsel-, endokrine, Blut-, Lungen-, Nerven- oder psych. Erkrn. (auch traumatischer u. neoplast.

Genese), die gelegentl. mit rheumat. Erscheinungen einhergehen; i. e. S. die / Kollagenosen.

pararhinale Region: *neurol* der – dem Rhinenzephalon angrenzende – Kortex des Orbita-, Insel- u. vord. Temporalbereichs.

Para|rhotazismus: Sprachstörung mit Ersetzen des »r« durch »l«, »ch« oder anderen Laut. – **P.rhythmie:** *kard* gleichzeit. Funktionieren des Sinusknotens u. eines 2. Reizbildungszentrums, z. B. bei der av. / Dissoziation; vgl. Parasystolie. – Auch inkorrekte Bez. für die WENCKEBACH* Periodik. – vgl. Parenrhythmie (im EEG). – **P.rickettsiosen:** die von den – Rickettsien ähnl. – Erregern der PLT-Gruppe hervorgerufenen Infektionskrankhn.

Par|artefakt: gewohnheitsmäß. Selbstbeschädigung ohne beabsichtigte Vortäuschung einer Krankh., meist neuropathisch bedingt, z. B. Trichotillomanie, Nägelkauen, Morsicatio buccarum et labiorum. – **P.arthrie:** Sprechstörung durch fehlerhafte Aussprache einzelner Laute oder ganzer Silben (»**Pararthria syllabaris**«, / Silbenstolpern).

parasagittal: sagittal neben der Medianebene.

Para|sakralanästhesie: (BRAUN) Infiltration der Kreuzbeinhöhle (2. Sakralloch) mit einem Lokalanästhetikum (Leitungsunterbrechung im Pl. pudendus u. N. pelvicus) zur Schmerzausschaltung an Anus, Rektum, Damm, Harnröhre, Blase, Penis, Skrotum u. Prostata bzw. Vagina, Uterus u. Parametrium. – s. a. präsakrale Überflutung. – **P.scharlach:** / DUKES*-FILATOW* Krkht. – **P.semie:** Störung des mim. Ausdrucks mit Diskrepanz zum psych. Inhalt. – **P.sexualität:** 1) *psych* die sexuellen / Perversionen. – 2) *genet* bei Mikroorganismen vork. Rekombination ohne Karyogamie u. Meiose. – **P.sialom:** tumorförm. Schwellung im Bereich einer Speicheldrüse, ohne aber von dieser auszugehen; z. B. Masseterhernie, Phlebolith. – **P.sigmatismus:** Sprachstörung mit Ersatz der »s«-Laute (vgl. Sigmatismus).

Parasit: 1) Schmarotzer: ein- oder mehrzell. Pflanze (= Phytoparasit) oder Tier (= Zooparasit), das sich auf (= Ektoparasit, -phyt) oder in (= Endoparasit, -phyt) einem anderen Lebewesen (»Wirt«) auf dessen Kosten ernährt, u. zwar mit (= **pathogener P.**) oder ohne Krankheitserscheinungen (= **apathogener P.**; als solcher auch bei Resistenzminderung; aber mögl. Pathogenitätswandel, z. B. bei Entamoeba histolytica apathogene Darm- u. pathogene Gewebsform). Lebensweise entweder auch saprophytisch (= **fakultativer P.**; als Zufalls- oder nach freier 1. Phase als **inchoativer P.**) oder aber rein parasitisch (= **obligater P.**), auch nur periodisch (d. h. in best. Entwicklungsphase; s. a. Xenoparasitismus, Parasitoid [1]), oder temporär (z. B. Imago von Kriebelmücken u. Stechfliegen nur zu Nahrungsaufnahme) oder stationär (mind. für ein Entwicklungsstadium). Entwicklung entweder nur an eine Wirtsspezies gebunden oder an mehrere (= **mono-** bzw. **polyxener P.**), wobei der Mensch End- (z. B. Filarien, Schistosomen, Opisthorchis) oder Zwischenwirt (z. B. Plasmodium, Echinococcus) sein kann; entweder strenge Wirtsspezifität (= **stenoxener P.**) oder auf nahe (= **oligoxener P.**) oder auch weiter verwandte Wirtsgruppen beschränkt (= **oligo-** bzw. **euryxener P.**). – 2) *embryol* der weniger (bis rudimentär) entwickelte Teil einer asymmetr. Doppelmißbildung, dessen Lebensfähigkeit weitgehend vom Autositen abhängt.

Parasitämie: Auftreten von Parasitenstadien im Blut (ab Ende der Inkubationszeit u. Präpatentperiode). Quant. Bestg. durch Auszählen der befallenen Blutzellen bzw. (bei extrazellulären) der in einer best. Blutmenge vorhandenen Parasiten.

parasitär: Parasiten bzw. deren Lebensweise betreffend (s. a. parasitisch), durch sie hervorgerufen; z. B. **p. Karzinom** (bei Schistosomiasis), **p. Melanoderm** (bei Cutis vagantium), **p. Zyste** (unter dem Reiz des Endoparasiten vom Wirt gebildete, bindegeweb. Hülle, evtl. mit der Außenmembran des Parasiten verwachsen; bei Paragonimus, Cysticercus, Echinococcus cysticus u. a. ein-, bei Echinococcus alveol. u. a. mehrkammerig).

Parasiten|embolie: Gefäßembolie durch verschleppte Zystizerken, Echinokokken etc. (i. w. S. auch Baktn.). – **P.wels:** *zool* / Candiru.

parasiticus, parasitisch: (lat.) / parasitär (s. a. Parasiten...); z. B. die **p. Phase** als Entwicklungsabschnitt des period. Parasiten.

Para|sitismus: schmarotzende Lebensweise (s. a. Parasit); entweder als Basi- oder als Hyper-P. (d. h. bei Nicht- bzw. bei artfremden Parasiten). – **P.sitizid:** Mittel mit parasitenabtötender Wirkung, auf freilebende Stadien (= Larvizid, Ovizid) oder auf die parasit. Phase im Wirt gerichtet (z. B. Anthelminthika, Protozoenmittel); s. a. Insektizid (für Ektroparasiten). – **P.sitoid:** 1) Halb-, Hemiparasit: Zooparasit mit nur best. parasitären Entwicklungsstadien. – 2) mikroskop. Gebilde (v. a. im Blutpräp.), das einen Krankheitserreger vortäuscht, z. B. Randkörnchen, Innenkörper, Pseudospirochäte.

Parasitologie: Teilgebiet der Ökologie, das sich mit den Lebens- u. Umweltverhältnissen der / Parasiten u. ihrer Wirte befaßt (einschl. Bekämpfungs- u. Ausrottungsmaßnahmen), als **medizin. P.** auch mit den parasitären Erkrn. u. deren Prophylaxe, Diagnostik u. Therapie.

Parasito|lysin: Serum-AK, der die Lysis von Parasiten bewirkt, im allg. unter Mitwirkung von Komplement (z. B. bei Trypanosomen, Toxoplasmen, Malariaplasmodien). – **P.phobie:** unbegründete (krankhafte) Furcht vor Parasiten; s. a. Dermatozoenwahn. – **P.phylese:** die Evolution einer Parasiten- u. ihrer Wirtsgruppe, die Gesetzmäßigkeiten (»parasitophylet. Korrelationsregeln«) nicht nur im Parasit-Wirt-Verhältnis erkennen läßt, sondern auch bzgl. Entfaltung, Organisationshöhe etc. (/ SZIDAT*, TIMMERMANN* Regel).

Parasitose: parasitäre Erkr., i. w. S. auch jeder Parasitenbefall.

Parasito|tropie, -tropismus: Affinität eines Arzneimittels zu infektiösen Parasiten. – **P.zönose:** die durch Besiedlung des Wirtes mit Parasiten gegebene Biozönose.

Para|som(a): *zytol* / Paranucleus. – **P.somnie:** 1) Schlafstörung durch organische Hirnkrankheit. – 2) (G. JEFFERSON 1944) schlafähnl. Bewußtseinstrübung nach Hirntrauma. – 3) (H. ROGER) qual. Schlafstörung, z. B. Zuckungen beim Einschlafen, Alpträume, Schlafwandeln. – **P.spadie:** Hypospadie mit seitl. Harnröhrenöffnung.

Paraspasmus, -spastik: bds. spast. Muskelhypertonie der – bes. unteren – Extremitäten (»Gliederstarre«),

Parasteatosis

meist kombin. mit Paresen u. Pyramidenbahnzeichen. – **P. cerebralis**: / LITTLE* Syndrom (1). – **P. senilis**: / Greisenlähmung.

Parasteatosis (Auspitz*): veränderte Beschaffenheit des Hauttalgs, z. B. als **P. oleosa Unna*** (ölig-fett. Steatorrhö) des Seborrhoikers.

Para-Stellung: *chem* s. u. para-.

parasternal(is): (lat.) neben dem Brustbein; z. B. **P.hernie** (= Hernia diaphragmatica pa.; s. u. H. retrosternalis), **P.linie** (/ Linea pa.).

parastremmatisch: (griech. stremma = Verrenkung) mit Gliedmaßenverdrehungen u. -verrenkungen; z. B. der p. / Zwergwuchs.

Para|struma: 1) kropfart. Vergrößerung (gut- oder bösartig) der Nebenschilddrüsen. – 2) LANGHANS* P.: Struma maligna mit wasserhellen Zellen, wahrsch. HÜRTHLE*-Zelltumor. – **P.symbiose**: S. von Mikroorganismen (z. B. Spirochäten u. fusiforme Stäbchen) ohne gegenseit. Abhängigkeit.

Parasympath(ik)o|lytika: Stoffe, die die am parasympath. Nervenende durch Azetylcholin bewirkte (»cholinerge«) Übertragung hemmen, z. B. Atropin, Skopolamin; s. a. Ganglienblocker, Muskelrelaxans. – **P.mimetika, -tonika**: Stoffe, die das cholinerg. (parasympath.) System direkt stimulieren, v. a. Azetylcholin, Pilokarpin, Muskarin, Arekolin. – **indirekte P.mimetika**: / Azetylcholin-esterase-Hemmer. – **P.tonie**: / Vagotonie.

Parasympathikus, parasympath. System: die / Pars parasympathica des / vegetativen NS (s. a. Abb. »Nervensystem«). – **P.stoff**: / Azetylcholin.

parasympatho...: / parasympathiko...

Parasyphilis: (FOURNIER) Stadium IV der / Syphilis.

Parasystolie: Herzrhythmusstörung, bei der 2 Reizbildungszentren unabhängig voneinander tätig sind, wobei das langsamere »Parazentrum« (z. B. auch künstl. Schrittmacher) vor der Vernichtung durch die frequentere Erregung (im allg. vom Sinusknoten) durch »Schutzblockierung« bewahrt wird. Als **ventrikuläre** u. – seltener – **supraventrikuläre P.** von der einfachen Av.- bzw. der Blockdissoziation abzugrenzen.

Paratendinitis, -tenonitis: Entzündung des Sehnengleitgewebes (»Paratendineum, -tenonium«); mechanisch bedingt (z. B. **krepitierende P.** der Achillessehne, s. u. Achillotendinitis) oder infektiös (meist fortgeleitet) sowie bei Kollagenosen.

Paratestis: / Epididymis.

Parathion, E 605®: Diäthyl-p-nitrophenyl-thiophosphat; Insektizid (Gruppe Alkylphosphate), Azetylcholinesterase-Hemmer; stark tox. (/ Azetylcholinvergiftung), DL ab 5 mg/kg, MAK 0,1 mg/m³ (Antidot: Antropinsulfat, Pralidoxim).

Parathormon: (RASMUSSEN u. CRAIG 1961) das Hormon der Nebenschilddrüsen (Gll. parathyroideae); lineares Peptid mit 84 Aminosäureresten (MG 9 500, im Blut auch 7 000). Erhöht Ca- u. vermindert Phosphatgehalt des Blutes (danach Phosphaturie), mobilisiert das extrazelluläre Hydroxylapatit der Knochen; s. a. Hyper- u. Hypoparathyreoidismus. – Antagonist: / Kalzitonin.

Parathymie: Störung des Affektlebens (v. a. bei Schizophrenie), indem zum jeweil. Denkinhalt ein adäquater, evtl. entgegengesetzter Affekt auftritt.

parathyreogen: von den Nebenschilddrüsen ausgehend.

Para|thyr(e)oidea: / Glandula parathyroidea; s. a. Epithelkörperchen..., Nebenschilddrüsen... **P.thyreoidektomie**: op. Entfernung eines oder mehrerer (nur ausnahmsweise aller) Epithelkörperchen bei prim. oder sek. Hyperparathyreoidismus. – **P.thyreoidom**: / Epithelkörperchenadenom.

parathyreopriv: durch Fehlen der Nebenschilddrüsen (z. B. nach unbeabsichtigter Entfernung bei Kropf-Op.) oder anderweit. Ausfall der Parathormon-Produktion bedingt; z. B. **p. Syndrom** (s. u. Hypoparathyreoidismus).

Parathyreotoxikose: / Hyperparathyreoidismus.

Paratonia: 1) Unfähigkeit, die Muskulatur wieder zu entspannen. – 2) **P. progressiva** (BERNSTEIN): / Dementia praecox.

paratonsillär: neben der Tonsille (s. u. Peritonsill...).

Para|trachom: die / Schwimmbadkonjunktivitis. – **p.traumatisch**: im Zusammenhang mit einem Trauma auftretend, aber nicht als dessen dir. Auswirkung (z. B. als Schockfolge). – **P.trichosen**: die Haaranomalien, i. e. S. die AUSPITZ* P.trichose als Behaarung an ungewöhnl. Stellen. – **P.trophie**: 1) *biol* / Parasitismus; i. e. S. Baktn.wachstum, bei dem die Wuchsstoffe vom Wirt bezogen werden. – **2)** *path* / Pseudohypertrophie.

Para|tuberkulose: 1) im Zusammenhang mit einer Tbk auftret. nicht-tbk. Erkr. – 2) / Mykobakteriose (durch »atyp.« Mykobaktn.). – **P.typhlitis**: Entzündung des extraperitonealen Bindegewebes hinter dem Blinddarm. – vgl. Perityphlitis. – **P.typhus (abdominalis), P.typhose**: / Salmonellenenteritis Typen »A«, »B« u. »C« s. u. Salmonella).

Paraumbilikalhernie: / Hernia paraumbilicalis.

Para|urethra: zusätzl. Harnröhre; selten, fast nur bei ♂♂, meist mit Mündung am Penisrücken, evtl. nur blinder »**P.urethralgang**« (vgl. aber Ductus paraurethrales). – **p.urethral(is)**: neben der Harnröhre; s. a. periurethral. – **P.urethritis**: Entzündung (Trauma, Go) des die ♂ Harnröhre umgebenden Gewebes, i. w. S. auch der Schwellkörper u. Gll. urethrales; akut (evtl. eitr.-phlegmonös) mit schmerzhafter Schwellung, Fieber, Pyurie, Miktionsstörung; chron. mit funktionsmindernder Narben- u. Schwielenbildung.

Paravaccinia: 1) Untergruppe der Pockenviren, u. a. mit Molluscum-contagiosum-, Pustulardermatitis- u. Melkerknoten-Virus (i. w. S. auch die zugehörigen Krankheitsbilder: »**Paravakzine**«). – 2) / Nebenpocken; s. a. paravakzinaler Hautausschlag.

Paravaginitis: / Parakolpitis.

paravakzinal: als Nebenerscheinung bei Pockenschutzimpfung auftretend; z. B. **p. Enzephalomyelitis** (/ Impfenzephalitis), **p. Hautausschlag** (»Paravakzine v. PIRQUET«: rötl. Papeln etwa 1 Wo. nach Impfung, max. nach 3 Wo., Restitutio nach 4 Wo.; vgl. Nebenpocken).

Paravakzine-Virus: / Paravaccinia (1); i. e. S. das sogen. Quadervirus als Erreger des Melkerknotens.

Para|variola: ↗ Alastrim. – **p.vasal, p.vaskulär**: neben einem (Blut-)Gefäß. – **P.vasat**: Flüssigkeits- oder Blutansammlung neben einem Blutgefäß (meist Vene), z. B. nach p.vasaler Inj. oder als ↗ Extravasat.

para|venös: neben einer Vene. – **p.ventrikulär**: neben dem Magen oder einem Herz- oder Hirnventrikel.

paravertebral(is): neben (i. e. S. seitlich) der WS; z. B. **p. Dreieck** (↗ GARLAND* Dreieck).

Paravertebral|linie: s. u. Linea. – **P.pneumonie**: s. u. Streifenpneumonie. – **P.anästhesie, -blockade**: (SELLHEIM u. LÄWEN 1905) durch paravertebrale Inj. (außerhalb des Wirbelkanals) eines Lokalanästhetikums an die Nervenwurzeln u. Rr. communic. des Grenzstranges »regionale« Unterbrechung der sensomotor. u. vegetat. Bahnen für Körperwand u. inn. Organe (auch zur temporären Schmerzausschaltung bei der Lumbo-Ischialgie); s. a. P.sakralanästhesie.

para|vesikal: neben der (Harn-)Blase. – **P.virus**: »defective virus«, das zu seiner Replikation ein ↗ Helfervirus benötigt.

Par|avitaminose: 1) einer Avitaminose ähnl. Krankheitsbild. – 2) (MOURIQUAND) Avitaminose, die auf Vit.-Ther. nicht mehr anspricht.

paraxial: neben einer Achse gelegen; z. B. **p. Raum** (↗ GAUSS* Raum).

Paraxon: histol Kollateralast eines Achsenzylinders.

Parazentese: ↗ Stichinzision; i. e. S. die des Trommelfells (= Myringotomie, Auripunktur) zur Eröffnung der Paukenhöhle bei eitr. Otitis media; Techniken n. GRUBER-BOENNINGHAUS (bogenförm. in der Pars tensa), SCHWARTZE (senkrecht im hint.-unt. Quadranten), POLITZER (schräg im vord.-unt. Quadranten), PASSOV (bogenförmig vom hint.-oberen zum vord.-unt. Quadranten); Ausführung mit spez. **P.messer** oder **P.nadel** (winklig oder bajonettförm. abgebogen, lanzettförm., doppelt geschliffene Klinge).

Para|zentralskotom: Gesichtsfeldausfall in Nähe des Fixationspunktes; z. B. bitemporal bei Druckschädigung des hint. Chiasmawinkels. – **P.zentrum**: kard s. u. Parasystolie. – **P.zephalus**: path autositäre Mißbildung mit rudimentärem Kopf (Sinnesorgane u. Mundhöhle noch zu erkennen); im allg. auch Rumpf, obere Gliedmaße u. inn. Organe (v. a. Herz) schwer mißgestaltet.

Parazervikalanästhesie: 1) ↗ Paravertebralanästhesie im Halsabschnitt. – 2) geburtsh »Blockade« der Zervix uteri (Langzeit-Anästhetikum mittels spez. Führungshülse durch den lat. Fornix bds.) zur Geburtserleichterung in der Eröffnungsperiode.

parazyklisch: außerhalb des (Menstrations-)Zyklus; z. B. **p.** ↗ **Ovulation.**

Para|zystitis: Entzündung (evtl. Urinphlegmone) des der Harnblase angrenzenden Gewebes (»**P.zystium**«), ausgehend v. a. von Prozessen der hint. Harnröhre u. Prostata, Traumen des Beckenraumes, Appendizitis, gyn. u. Mastdarmerkrn.; vgl. Pericystitis.

Parbendazolum WHO: N-(5-Butyl-benzimidazol-2-yl)-Karbaminsäure-methylester; Anthelminthikum.

Pardee* Q(-Zacke), Zeichen (HARALD ENSIGN BENNETT P., geb. 1886, Kardiologe, New York): kard im EKG tiefes Q_{III} (mind. 25% des höchsten R) bei Fehlen von S_{III} u. weiteren Zeichen eines Rechtstyps u. kräftigem Q in II u./oder aVF; Hinweis auf Koronaropathie, seltener auf Hypertonie u. syphilit. Aortitis.

Pareidolie: (K. JASPERS) Sinnestäuschung (ohne Realitätsurteil), bei der Gegenstände zu neuen Erscheinungen umgeformt u. unvollkommene Sinneseindrücke ergänzt werden; im Gegensatz zur Illusion nicht vom Affekt getragen u. auch bei erhöhter Aufmerksamkeit nicht verschwindend.

Pareiitis: Entzündung der Wange; z. B. die **P. granulomatosa** beim ↗ MELKERSSON*-ROSENTHAL* Syndrom, die **P. plasmacellul.** (NIKOLOWSKI) mit Erythroplasie-art. Schleimhautinfiltrat (z. B. bei ↗ Plasmocytosis periorific.).

Parektropie: psych Apraxie, bei der ein richt. Bewegungsentwurf nicht ausgeführt werden kann.

Parencephalon: (GALEN) ↗ Cerebellum.

Parenchym(a) PNA: das spezif. Gewebe eines Organs (im Gegensatz zum interstitiellen Bindegewebe), z. B. Drüsenepithel, Muskelfasern, Nervenzellen, Samenkanälchen sowie die entsprech. Strukturen der sog. parenchymatösen Organe (Leber, Milz, Niere, Pankreas, NN, Gonaden, blutbildende Organe etc.).

parenchymatös, -matosus: das ↗ Parenchym betreffend, reich an Parenchym; z. B. **p. Degeneration** (u.a. als trübe ↗ Schwellung), **p. Nephrolithiasis** (↗ Nephrokalzinose), **p. Organe** (s. u. Parenchym). – **Parenchymatose**: (AUFRECHT) gleichzeit. fettig-granuläre Degeneration mehrerer parenchymatöser Organe (z. B. Leber, Niere) nach Infekt.

Parenchym|embolie: Embolie durch verschleppte Gewebspartikeln, z. B. KM-Riesenzellen, Herzklappengewebe (bei Endokarditis), Leber- (nach Quetschung), Plazentazellen (während der Gravidität, unter der Geburt, v. a. bei Eklampsie). – **P.gift**: die P.zellen spezifisch schädigender Stoff, z. B. P, As. – **P.ikterus**: hepatischer ↗ Ikterus. – **P.knorpel**, Zellknorpel: embryonaler, fast nur aus Knorpelzellen bestehender Knorpel. – **P.nekrosen**: disseminierte kleine Nekrosen in hochdifferenzierten Organen (z. B. Herz, Leber, Gehirn) als Folge akuter rel. Mangeldurchblutung. – **P.stein**: Konkrement im Parenchym eines Organs (i. e. S. bei der ↗ Nephrokalzinose).

Parenrhythmie: (PENIN 1946) im EEG Wellenfolgen, die sich in regelmäß. Abständen wiederholen; wahrsch. Dominanz oder Enthemmung der Eigenaktivität subkortikaler Strukturen oder sog. »Schrittmacher«; v. a. bei best. Stoffwechselprozessen mit psych. Veränderungen. – Gegensatz: Aidiorhythmie (ohne Abstände).

Parentalgeneration, P-Generation, P: genet die Elterngeneration einer Kreuzungsnachkommenschaft.

parenteral: unter Umgehung des Verdauungstraktes; z. B. **p. Applikation** (= i.c., i.m., i.v. Inj.), **p.** (= intermediärer) **Eiweißabbau** (s. u. Eiweißumsatz).

Parentgelatine: s. u. Kollagenantikörper.

Parenti* Syndrom: ↗ Chondrodystrophie. – Als P.*-FRACCARO* Sy. (1936 bzw. 1952) deren autosomal-rezessiv erbl. (?), fam. Biotyp mit disproportioniertem Zwergwuchs infolge extremer Mikromelie u. -kornie (Rumpflänge evtl. nur = Kopflänge); frühe postnatale Letalität oder Totgeburt.

Parenzephalozele

Parenzephalo...: Wortteil »Kleinhirn«; z. B. **P.zele** (hernienart. Ausstülpung von Kleinhirnteilen durch eine Lücke im Hinterhauptsbein).

Parergasie: 1) (KRAEPELIN) Willensstörung, bei der durch Quer- u. Gegenantriebe die vorschwebende Handlung bereits im Entstehen unterdrückt oder ersetzt wird. – 2) (ADOLF MEYER) Schizophrenie als Erlebnisreaktion.

Parese: / Lähmung (s. a. Paralyse), i. e. S. deren leichte u. unvollständ. Form, die sich als Einschränkung des akt. Bewegungsumfanges oder Herabsetzung der Kraftentfaltung äußert. – **postkrit. P.**: / TODD* Paralyse. – s. a. Arbeitsparese. – **Paresis supranuclearis progressiva**: beim ♂ ab 7. Ljz. Ophthalmoplegie, später Arthralgien, Dysphagie, Muskelrigidität (v. a. Nacken, Schultergürtel), Gangstörung, Reflexunregelmäßigkeiten, pseudobulbäre Fazies etc. infolge »idiopath.« Degeneration supranukleärer Hirnregionen (oberhalb Nucl. ruber, dentatus u. subthalamicus, Hirnstamm, Basalganglien, Globus pallidus).

paretisch: unvollständig gelähmt, durch / Parese bedingt; z. B. **p. Gang** (durch schlaffe Paresen bei Läsion des 2. motor. Neurons).

Parhedonie: / Paradoxia sexualis.

Parhon* Syndrom: (1933) bei der zyklusgestörten ♀ Adipositas (dolorosa), Migräne, Störung des Wasser-Elektrolyt- u. Wärmehaushalts, psych. Depression.

Par|hormon: (HARMS) / Gewebshormon. – **P.idrose**: / Parahidrosis.

Parierfraktur: Ulnaschaftfraktur durch Schlag auf den zum Schutz des Kopfes erhobenen Arm.

Paries: *anat* Wand; z. B. (*PNA*) der **P. ant. vaginae** (vord. Scheidenwand, im Septum vesicovagin. mit der Harnblase locker u. im Septum urethrovaginale mit der Harnröhre fest verbunden), **P. ant. ventriculi** (vord. Magenwand, dem Zwerchfell, der Leber u. der Bauchwand anliegend), **P. caroticus** (vord. Paukenhöhlenwand; mit Can. caroticus, Semicanalis tubae auditivae, S. musculi tensoris), **P. inf. orbitae** (»Boden« der Augenhöhle, gebildet v. a. von OK, Joch- u. Gaumenbein; mit Fissura orbit. inf., Sulcus u. Can. infraorbit.), **P. jugularis** (»Boden« der Paukenhöhle; mit Fossa jugul. u. Mündungen der Canaliculi tympanicus u. caroticotympanici), **P. labyrinthicus** (med. Wand der Paukenhöhle u. äuß. Wand des Innenohres; mit Fenestrae vestibuli u. cochleae, Promontorium, Sulcus promontorii, Prominentia can. facialis u. Semican. m. tensoris tympani), **P. lat. orbitae** (temporale Augenhöhlenwand, gebildet vom Jochbein u. großen Keilbeinflügel; mit For. zygomaticoorbitale u. Fissura orbitalis sup.), **P. mastoideus** (hint. Wand der Paukenhöhle; mit Aditus ad antrum u. Antrum mastoideum, Rec. tympanicus, Eminentia pyramid., Apertura tympanica canaliculi chordae tympani u. Prominentia can. semicircularis lat.), **P. med. orbitae** (nasale Augenhöhlenwand, gebildet von Maxilla, Tränen-, Sieb- u. Keilbein; zugleich lat. Nasenwand; mit Fossa lacrim., Can. nasolacr. u. For. ethmoid. ant. u. post.), **P. membranaceus cavi tympani** (lat. Paukenhöhlenwand, gebildet von Trommelfell, Hammergriff u. Schläfenbeinschuppe), **P. membr. tracheae** (Bindegewebe u. glatte Muskelbündel zwischen den dors. Enden der knorpel. Spangen), **P. post. vaginae** (hint. Scheidenwand, im Septum rectovagin. mit dem Mastdarm verschieblich verbunden, im Fornixbereich von Peritoneum überzogen), **P. post. ventriculi** (der Bursa oment. zugekehrte hint. Magenwand; mit Berührungsfeldern für Milz, Pankreas, li. Niere u. NN, Querkolon), **P. sup. orbitae** (»Dach« der Augenhöhle, gebildet vom Stirnbein u. kleinen Keilbeinflügel; mit Fossa glandulae lacrim. u. Fovea trochl.), **P. tegmentalis** (»Dach« der Paukenhöhle, gebildet von Tegmen tympani u. Felsenbein; mit Austrittsöffnung für N. petrosus minor), **P. tympanicus** (= Membrana spiral.; die von Lamina basil., Lig. spirale cochleae u. Stria vascul. gebildete unt., an die Scala tympani angrenzende Wand des Ductus cochlearis), **P. vestibul.** (= Membrana ve.; die straffe, dünne, mit Epithel überzogene »REISSNER* Membran« als obere Begrenzung des Ductus cochl. gegen die Scala vestibuli; s. a. Abb. »CORTI* Organ«.

parietal(is): (lat.) 1) eine Körperhöhlen-, Organ-, Gefäßwand etc. betreffend oder dort gelegen. – 2) das Scheitelbein (»**Parietale**«) betreffend, scheitelbeinwärts.

Parietal|abszeß: / Wandabszeß. – **P.feld**: *neurol* s. u. Lobus parietalis; s. a. P.hirnsyndrom.

Parietalhirn, -lappen: / Lobus parietalis des Großhirns. – Das **P.syndrom** (bei Tumor, Trauma, Abszeß, Durchblutungsstörung) besteht aus kontralat. Störung der Oberflächen- u. Tiefensensibilität, sensiblen JACKSON-Anfällen, evtl. (dominante Hemisphäre) Angularis-Syndrom. – Eine **P.epilepsie** bietet im allg. sehr geringe, nichtgeneralisierte Erscheinungen.

Parietal|platte: / Lamina parietalis tunicae vaginalis testis. – **P.punkt**: *päd* / Tuber parietale. – **P.thrombus**: wandständ. Thrombus insbes. in Herz(ohr) u. Aorta, oft durch Organisationsvorgänge adhärent. – **P.zelle**: / Belegzelle.

Parietin: trizykl. Chinon-Derivat aus Aspergillus- u. Penicillium-Stämmen; mykotoxisch wirksam.

Parietographie: Rö-Untersuchung der Wand eines Hohlorgans nach KM-Applikation inner- u. außerhalb des Organs (z. B. Pneumozystographie + Pneumoperitoneum).

Parinaud* Syndrom (HENRI P., 1844–1905, Ophthalmologe, Paris): 1) »**P.* Konjunktivitis**«, infektiös (v. a. Leptothrix, Bact. tularense, Pasteurella pseudotuberculosis, Mycobact. tuberculosis, Newcastle-Virus), meist einseitig, mit ausgeprägter follikulärer Hypertrophie u. regionalen LK-Schwellungen (evtl. eitr. Einschmelzung). – 2) **P.* Ophthalmoplegie**, Vierhügelsyndrom: »supranukleäre Parese der assoziierten Augenbewegungen« (infolge Störung des Koordinationszentrums in der Vierhügelplatte) mit »vertikaler konjugierter Blicklähmung« (nach oben), Lichtstarre der rel. weiten Pupille, verzögerter Konvergenzreaktion, evtl. Nystagmus retractorius u. totaler zentraler Okulomotorius- oder Trochlearisparese.

Pariser| Blau: *histol, chem* / Berliner Blau. – **P. Methode**: *radiol* einzeit.-protrahierte (ca. 5 Tg.) intrakavitäre Radium-Ther. des Kollum-Ca. – **P. Nomina Anatomica**, *PNA*: die 1955 auf der 6. Internat. Anatomenversammlung in Paris beschlossene, im wesentl. auf die *BNA* von 1885 zurückgeführte anatom. Nomenklatur, die seitdem vom International Anatomical Normenclature Committee (IANC) im Abstand von 5 J. korrigiert u. ergänzt wird.

Pariseus* Phänomen: (1959) durch Blood-sludge bedingtes Ausbleiben der Blutleere auf Fingerdruck an den nach langsamer Abkühlung zyanot. Händen von Pat. mit hohem Kälteagglutinin-Titer (z. B. bei hämolyt. Anämie, paroxysmaler Kältehämoglobinurie).

Parish* Reaktion: einige Std. nach dem SCHICK* Test auftretende, u. U. schwere allerg. Reaktion.

Park* Aneurysma (HENRY P., 1744–1831, Chirurg, Liverpool): a.-v. Aneurysma mit Beteiligung zweier Venen.

Park* Operation: kard s. u. BLALOCK*.

Park*-Williams* Stamm: wegen hoher Toxinproduktion für die industrielle Herstg. von Di-Vakzine bes. geeigneter Corynebact.-diphtheriae-Stamm (»P.-W., VIII Typus mitis«).

Park(bank)lähmung: Radialis-Drucklähmung beim auf einer Parkbank eingeschlafenen Alkoholiker.

Parker* Syndrom: 1) (R. W. P. 1895) androtroper Mißbildungskomplex (intrauterine Östrogenwirkung?) mit Bauchmuskeldefekten, Thoraxdeformierung, Hydronephrose u. -ureter, Blasenhypertrophie, Kryptorchismus, Dislokationen der Baucheingeweide, evtl. Urachuspersistenz, Hüftluxation, Klumpfuß, Hasenscharte; Exitus let. nach einigen Wo. – 2) P.*-JACKSON* Syndrom: (F. P., H. J. 1959) v. a. beim ♂ im 3. u. 4. Ljz. prim. Retikulumzell-Sa. in der Metaphyse von Röhrenknochen; vorw. osteolytisch, mit häuf. Spontanfrakturen, aber erst spät u. streng regional in LK metastasierend.

Parker*-Spencer* Impfstoff: (1925) Impfstoff aus Rickettsien-halt. Zeckenorganen zur Prophylaxe des Nordamerikan. Felsengebirgsfiebers.

Parkes Frederick Weber*: s. u. WEBER*.

Parkinson* Krankheit, Paralysis agitans: (1817) monohybrid-autosomal-dominant erbl., prim. Degeneration der Substantia nigra (v. a. melaninhalt. Zellen) mit Verminderung der Transmittersubstanz Dopamin. Klin.: ab mittl. LA langsam progredient Hypo- u. Akinese (»Pallidumsyndrom«), fehlende Mitbewegungen, kleinschritt. Gang, Beugehaltung von Rumpf u. Gliedern, Pro-, Retro- u. Lateropulsion, charakterist. Tremor (rhythm. [4–7/Sek.], fein- bis mittelschläg. Ruhe- u. Haltungstremor, bei emotionaler Erregung verstärkt, bei Willkürbewegung gebessert, im Schlaf schwindend; v. a. an Extremitäten, evtl. als »Pillendrehen«, selten an Zunge, Lippen, Kaumuskeln), Hypertonie i. S. des Rigor, Mimikarmut (»Maskengesicht«), monotone Sprache, Mikrographie, evtl. vegetat. (Hyperhydrosis, Salbengesicht, Speichelfluß etc.) u. psych. Alterationen (depressive Grundstimmung, Apathie, selten Euphorie, labile oder starre Affektivität, erschwerte Spontaneität u. Entschlußkraft, verlangsamtes Denken, verarmte Assoziationsfähigkeit, verminderter Intellekt). Vork. auch nur halbseitig (»Hemiparkinson«) oder ohne Tremor (»Paralysis agitans sine agitatione«). – **P.*-Syndrom** oder **Parkinsonismus** (auch: hypokinet.-hyperton., extrapyramidales oder Pallidum-Sy.) ist Sammelbegr. für die gleiche Symptomatik bei Zerebralsklerose, Syphilis, nach Trauma, Intoxikation (z. B. CO), Infektionskrankhn. (insbes. Encephalitis epidemica, oft mit mehrjähr. freiem Intervall; s. a. ZAPPERT* Syndrom), seltener medikamentös (»**Parkinsonoid**«, v. a. durch Neuroleptika). Als **P.*-Trias** gelten: Rigor, Tremor, Akinese. – Ther.: medikamentös, Krankengymnastik, evtl. stereotakt. Op.

Parma* Aufnahme: (1932) röntg seitl. Kontaktaufnahme des Kiefergelenks mit kontralateral aufgesetzter Röhre (ohne Tubus).

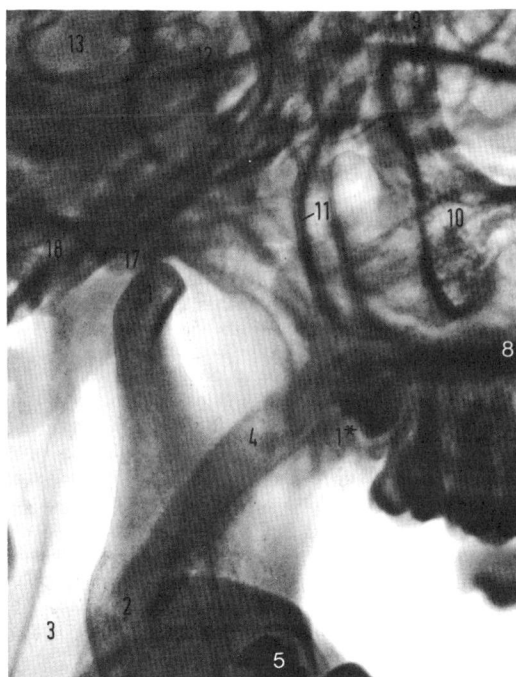

Nahaufnahme des Kiefergelenks nach PARMA. 1 = Proc. condylaris, 1* = Proc. coronoideus, 2 = Angulus mandibulae, 3 = filmferne Hälfte der Mandibula, 4 = Palatum molle, 5 = letzter UK-Molar, 8 = Palatum durum, 9 = äuß. Orbitarand, 10 = Proc. zygomaticus, 11 = hint. Kieferhöhlenwand, 12 = Keilbeinhöhlen, 13 = Sella turcica, 17 = Tuberculum articulare, 18 = Fossa mandibul.

Parmycin: ↑ Evosin.

Parnas* (JAKOB K. P., 1884–1949, physiol. Chemiker, Straßburg, Lemberg) **Reaktion**: im Muskelstoffwechsel die Phosphokreatin-Resynthese aus Adenyl- u. Phosphobrenztraubensäure + Kreatin. **P.*-Wagner* Syndrom**: (1921) die »hepat. Form« der Glykogenose (↑ HERS* Krankheit).

Parnum* Probe: Albuminnachweis im Harn; Ausfällung mit gesätt. Mg- oder Na-sulfat-Lsg. beim Kochen der essigsauren Probe.

parodontal: den Zahnhalteapparat (↑ Parodontium) betreffend.

Parodontitis: Entzündung des Zahnhalteapparates (Parodontium); als **P. apicalis** (an der Wurzelspitze) infektiöser oder chron.-tox. Genese, oft vom Wurzelkanal ausgehend, evtl. auf die Wurzel übergreifend (↑ Granuloma apicale); als **P. margin.** (am Zahnfleischsaum) ohne oder – chron. u. in die Tiefe fortschreitend – mit Zahnlockerung (später -ausfall), Taschenbildung, evtl. Alveolarpyorrhö, Periostitis, Ostitis (»Knochentasche«) u. Osteomyelitis (Ät.path. s. u. Parodontopathie). – Auch weniger korrekte Bez. für ↑ Periodontitis.

Parodont(ium): »Zahnhalteapparat« als Oberbegr. für die aus dem Zahnsäckchen hervorgehenden

Parodontologie

Stützgewebe: Wurzelzement u. -haut (= Periodontium), marginaler Zahnfleischsaum, Alveolarknochen.

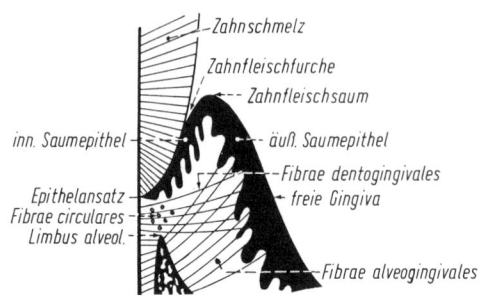

Das marginale **Parodontium**.

Parodontologie: Lehre vom Parodontium u. seinen Erkrn., Teilgebiet der Zahnerhaltungskunde.

Parodontopathie: die mit »Parodontalinsuffizienz« beginnenden Erkrn. des marginalen Zahnbettes, vom Zahnfleischsaum ausgehend oder Folge einer Erkr. der Stützgewebe (nicht aber eines pulpogenen Wurzelspitzeninfekts); unterteilt in **P. inflammata** mit Parodontitis margin. superf. (= Gingivitis) u. prof., **P. dystrophica** (↑ Parodontose) u. **P. neoplastica** (»Parodontom«); häufig fließende Übergänge zwischen entzündl. u. degenerat. Form (»**P. mixta**«). Ät.path. meist multikausal, mit exo- u. endogenen Faktoren: Zahnstein, Stellungsanomalien, Approximaldefekte, Prothesen, orthopäd. Apparate, Zahnstocher-, Knochensplitterverletzungen, Baktn.-Toxine, endokrine Störungen, Genußmittelabusus, Vit.-Mangel, Ernährungs-, Klimawechsel, Magen-Darm-, Infektions-, Blutkrankhn. u. a. m.

Parodontose, Parodontopathia dystrophica: Schwund des marginalen Zahnhalteapparates aufgrund primär-regressiver, nicht-entzündl. Prozesse; mit rel. geringer Taschenbildung, aber Zahnlockerung u. später -verlust. Urs. v. a. endogen (↑ Parodontopathie); ent-

Parodontoseschienen

A) temporär
1. einfache Drahtverbände mit Ligaturen
2. Autopolymerisat-Schiene
3. Kunststoffkappen-Schiene
4. mit Kunststoff verkleideter Drahtverband (z.B. n. SCHUCHARDT)
5. extraoral hergestellte Autopolymerisat-Schiene, mit Zahnfleischverbandmaterial eingesetzt
6. gelötete Bandschiene
7. Aufbiß-Schienen

B) permanent
I. festsitzend
1. Brückenkonstruktionen mit Verblockung durch Teleskop-, Verblend-, ³/₄-Kronen (n. HÄUPL, HRUSKA, MATHIS, CARMICHAEL)
2. Inlayschienen n. JEANNERET, BURGESS, FOELSCH (interapproximale Goldplättchenfixierung), STEIN (Kettenschiene mit Geschiebe)
3. Inlay-Schienen mit Verschraubung (n. OVERBY, HADERUP)
4. Rinnen-Schiene n. JONES (Drahtbügelschiene mit Kunststoff)
5. Schraubenschiene n. WITKOWSKI (Verschraubung in orofazialer Richtung)
6. endodontale Schienung n. MAMLOK (Verankerung im Wurzelkanal)

II. herausnehmbar
1. ELBRECHT* Schiene
2. Greiferschiene n. GROSS
3. WEISSENFLUH* Hülsenstiftschiene
4. VAN THIEL* Käppchenschiene.

zündl. Überlagerung möglich. Systematische Behandlung, z. B. mit **P.schiene** (↑ Tab.).

Parole explosive (Maupaté*): (französ.) Tachylalie mit skandierendem Sprachrhythmus bei Schwachsinnigen.

Paromomycin(um *WHO)*: Aminoglykosid-Antibiotikum aus Streptomyces rimosus (paromomycinus); verwandt mit Neo- u. Kanamycin (daher völl. Kreuzresistenz).

Parona* Raum (FRANCESCO P., Chirurg, Mailand): »tiefer Faszienraum des Vorderarmes« (als häuf. Ort einer vom Sehnenscheidensack ausgehenden Phlegmone), begrenzt oben von den Flexor-dig.-prof.-Sehnen, Faszie u. Flexor dig. superf., unten von Pronator quadratus, Membrana interossea u. Flexor dig. prof., radial vom Flexor pollicis longus, ulnar vom Flexor carpi uln.

Paron(e)iria: Träumen, i. e. S. das mit unangenehmen Inhalten. – **P. ambulans**: ↑ Somnambulismus. – **P. salax**: unruh. Schlaf mit sexuellen Träumen, evtl. Pollutionen.

Paronychie, Onychia periungualis, Nagelbettentzündung: akute (meist Baktn., Viren oder Pilze) oder chron. (Pilze, chem Reiz, akrale Durchblutungsstörung) Entzündung des prox. u. seitl. Nagelwalls; s. a. Panaritium par- u. subunguale. – Als **Paronychia candidamycetica** mit hochroter Vorwölbung, aus der sich bei Druck gelbgrüner, reichlich Hefen enthaltender Eiter entleert. – Als **P. herpetica** meist am Lutschfinger bei Stomatitis aphthosa; beim Erwachs. (z. B. Pflegepersonal) oft mit zyanot. Schwellung des Endgliedes u. tiefsitzendem Bläschen. – Als **P. syphilitica** im Sekundärstädium mit braunroten, schmerzlosen Papeln am Nagelfalz.

Par|oophoron *PNA*: der in der Mesosalpinx oder im lat. Lig. latum uteri gelegene – rudimentäre – »Beieierstock« aus blinden Kanälchen mit zylindr. Flimmerepithel. – **P. ophthalmie**: ↑ Orbitalphlegmone. – **P.opsie**: 1) Sehstörung. – 2) opt. Halluzination mit primitiven geometr. oder ungeformten Sensationen. – Entsprech. **paropt. Aura** (Paropsien, Photome, Photismen) bei neuronalen Entladungen im Okzipitalhirn.

Par|orexie: ↑ Pikazismus. – **P.osmie, -osphresie**: 1) Geruchstäuschung (meist unangenehmer Art) mit Bewußtbleiben der Abnormität der Empfindung, v. a. bei Schwangeren u. Alternden. – 2) (inkorrekt) ↑ Geruchshalluzination. – **P.ostitis**: 1) Entzündung der Nachbargewebe eines Knochens; vgl. Periostitis. – 2) **P.ostosis**: ektop. Knochenbildung, z. B. in knochennahem Binde- oder Muskelgewebe.

Parotidektomie: Exstirpation der Glandula parotis.

Parotideo|megalie: Hypertrophie der Parotis, ohne Sialorrhö, mit normalem histol. u. Speichelbefund; Vork. fam., bei Fettsucht, endemisch in Afrika. – **P.szirrhus, -sklerose**: Induration der Parotis bei chron. interstitieller oder plasmazellulär-granulierender Entzündung; evtl. Übergang in KÜTTNER* Tumor.

parotideus, parotidicus: (lat.) die Glandula parotis betreffend; z. B. **parotideale** Störung der Schweißabsonderung (↑ aurikulotemporales Syndrom).

Parotiditis: ↑ Parotitis.

Parotis: ↑ Glandula parotis. – **P.loge**: ↑ Fossa retromandibularis. – **P.-Masseterhypertrophie**: intermittierende, schmerzhafte Parotis-Anschwellung (u. sek. Entzündung) infolge bds. neuromuskulärer Kaumuskelstörung mit Stenosierung des Drüsenausführungsganges. – **P.mischtumor**: s. u. Speicheldrüsenmischtumor. – **P.pneumatozele**: Erweiterung des Duct. parotideus; Berufsstigma der Glasbläser. – **P.zyste**: entweder rein branchiogene (1. Kiemengang), von Plattenepithel ausgekleidete Zyste in der Drüse; oder – häufiger – ein dysgenetisches ↗ Cystadenoma papilliferum.

Parotitis: Entzündung der Ohrspeicheldrüse; primär als **epidem.** oder **katarrhal. P.** (↗ Mumps) u. als **P. purulenta tropica** (epidem. während Regenzeiten in Ostafrika; stets einseit. Trismus, in 2–3 Wo. tiefer Abszeß; Coxsackie-Vieren? bakterielle Superinfektion?); sek. als **metastat. P.** (meist diffus eitrig = **P. phlegmonosa**), fortgeleitet aus Mundhöhle oder Nachbarorgan, nach Infektions- (Typhus, Pocken, Fleckfieber, Scharlach, Di, Pyämie) oder schwerer, konsumierender Krankh. oder nach Op. (am 2.–6. Tg., ein- oder beidseit., Erreger meist Staphylokokken; infolge allg. Resistenzminderung, unzureichender Mundpflege, Flüssigkeitsmangel, Mundatmung, Lysozymdefizit etc.). Ferner als rezidivierende Formen die ↗ PAYNE* Krankheit, das ↗ Adipositas-Hyperthermie-Oligomenorrhö- u. Parotis-Masseterhypertrophie-Syndrom, die »**chron. rekurrierende P.**« (meist einseit., evtl. alternierend, mit milchig-eitr. Speichelfluß für Stdn. bis Tage; prim. Mißbildung?), die **reflektor. P.** DECHAUME (Trigeminus-Irritation bei Gingivitis, alveolodentaler Erkr., Otitis?).

Par|ovarialzyste: v. a. im 3. Ljz. aus Quergängen des Parovars hervorgehende gutart. Retentionszyste (Kanälchenepithel des Epoophoron), mit zysteneigenen u. Mesosalpinxgefäßen; Gefahr der Stieldrehung. – **P.ovarium**: ↗ Epoophoron.

Paroxypropionum WHO, PPP: p-Hydroxypropiophenon; hemmt gonado- u. thyreotrope sowie follikelstimulierende HVL-Hormone.

paroxysmal: anfallsartig (i. S. des ↗ Paroxysmus), plötzlich. – **paroxystisch**: anfallsweise. – **Paroxysmus**: »Anfall«, plötzliche, kurzdauernde u. reversible Änderung wesentlicher Körperfunktionen; z. B. Myxödemkoma, ADDISON-, BASEDOW-Krise, Coma diabeticum, zerebral ms epilept. Anfall, Blick-, Konvergenz-, Blinzel-, Züngel-, Gähnkrampf etc. (im EEG mit flücht. Wellenformen, die sich in Form u. Amplitude von der Hintergrundtätigkeit deutlich abheben).

Parrot* (JOSEPH MARIE JULES P., 1839–1883, Pädiater, Paris) **Furchen**: periorale, radiäre Narben als Folge konnat.-syphilit. Cheilitis (eitr. Blasen, die strahlig einreißen) im Neugeborenenalter. – **P.* Geräusch**: zartes Geräusch am li. Sternalrand bei funktioneller Trikuspidalinsuffizienz. – **P.* Knoten**: periostit. Vorwölbung am Schädeldach bei konnat. Syphilis. – **P.* Krankheit, Syndrom**: 1) **P.*-Kaufmann* Syndrom**: ↗ Chondrodystrophia fetalis. – 2) **P.* Lähmung, Bednar*-P.* Epiphysenlösung**, WEGNER* Osteochondritis: (1871) beim 2–8 Wo. alten konnatal-syphilit. Säugling auftret. schlaffe, schmerzhafte »Pseudoparese« des Armes infolge Epiphysenlösung (mit Weichteilschwellung an Schulter u. Ellenbogen); Restitutio ad integrum nach Ausheilen der spezif. Osteochondritis. – **P.* Zeichen**: durch Schmerz (z. B. Kneifen der Nackenhaut) ausgelöste Pupillenerweiterung als Meningitiszeichen.

Parry* Krankheit (CALEB HILLER P., 1755–1822, Arzt, Bath/Engl.): 1) ↗ BASEDOW* Krankh. – 2) ↗ VON ROMBERG* Syndrom.

Pars: (lat.) Teil, Organabschnitt; z. B. (*PNA*) **P. abdom. et pelvina systematis autonomici** (der subdiaphragmal auf LWK u. vord. Kreuzbeinfläche gelegene »Bauch- u. Beckenteil« des Sympathikus mit Plexus u. Ggll. coeliacum, mesentericum sup. u. inf., aorticorenale, phrenica, renalia, lumb. u. sacr.), **P. abdomin. oesophagei** (etwa 3 cm lang zwischen Zwerchfell u. Magen), **P. abdom. ureteris** (retroperitoneal vom Nierenbecken bis in Höhe des Iliosakralgelenks, den Psoas major schräg über- u. die Vasa testicularia bzw. ovarica unterkreuzend, mit physiol. Engstellen an Anfang u. Ende), **P. affixa hepathis** (↗ Area nuda), **P. alveolaris mandibulae** (der die Zähne tragende Teil des UK-Körpers mit Alveoli dentales, Septa interalveolaria u. -radicularia, Juga alveolaria), **P. analis recti** (↗ Canalis analis), **P. ant. commissurae ant.** (die Lobi olfactorii miteinander verbindender Teil der Riechbahn), **P. anularis vaginae fibrosae** (die volaren Finger- bzw. plant. Zehensehnen über den Körpern der Grund- u. Mittelphalangen überbrückende u. verankernde Ringzüge der Vagina fibrosa digitorum), **P. ascendens duodeni** (etwa in Höhe des 2. LW li.-paramedian von der Pars horizontalis aufsteigend bis zur Flexura duodenojejun.), **P. basilaris ossis occipitalis** (Teil vor dem großen Hinterhauptsloch, der zus. mit dem Keilbein den Clivus bildet), **P. basilaris pontis** (↗ Pars ventr.), **P. bulbosa urethrae** (↗ LECAT* Bucht), **P. cardiaca ventriculi** (die die Speiseröhre aufnehmende »Kardia« des Magens), **P. cartilaginea septi nasi** (der vord., knorpel. Teil der Nasenscheidewand, der den – kleineren – knöchernen zwischen Lamina perpendicul. u. Vomer ergänzt), **P. cartilaginea tubae auditivae** (der medial-ant. Teil bis zum Ostium pharyngeum [ca. ⅔ der Gesamtlänge], spaltförm., von Schleimhaut ausgekleidet), **P. centr. ventriculi lateralis** (die »Cella media« des Seitenventrikels im Scheitellappen zwischen Balken u. Thalamus, mit For. interventriculare u. Plexus choroideus), **P. cephalica et cervicalis systematis autonomici** (der obere Abschnitt des autonomen NS, im »Kopfteil« mit parasympath. Ggll. ciliare, pterygopalatinum, oticum u. submandib. u. sympath. Gefäß-Nervenplexus, im »Halsteil« mit parasympath. Ggll. n. glossopharyng. inf. et sup. u. nervi vagi inf. et sup. u. peripheren sympath. Ggll. cervicale sup., medium u. cervicothoracicum sowie zahlreichen Gefäß-Nervenplexus), **P. cervic. medullae spinalis** (das »Halsmark« zwischen oberem Atlasrand u. 7. HW, mit 8 Halsnervenpaaren u. der Intumescentia cervic.), **P. cervicalis oesophagi** (li.-paramedian den HWK aufliegend, z. T. von Luftröhre überdeckt), **P. ciliaris retinae** (auf der Rückfläche des Ziliarkörpers, aus einschicht. kub. Retina- u. Pigmentepithel bestehend, lichtunempfindl.), **P. cochlearis nervi octavi** (der die Hörzellen des CORTI* Organs innervierende, aus Ggl. spinale u. Hörnerv bestehende Teil des ↗ N. vestibulocochl.: »N. acusticus«), **P. convoluta renis** (Glomeruli + Tubuli contorti), **P. costalis diaphragmatis** (mit je 1 Zacke an den vorderen Enden der 7.–12. Rippe entspringend), **P. cruciformis vaginae fibrosae** (feine, gekreuzte, die Beweglichkeit nicht behin-

Pars descendens

dernde Faserzüge auf der Volar- bzw. Plantarseite der Finger- bzw. Zehengelenke), **P. descendens duodeni** (von der oberen Flexur retroperitoneal senkrecht auf re. Niere u. unt. Hohlvene, zur Pars horizontalis absteigend), **P. dors. pontis** (die »Brückenhaube« = Tectum p., zwischen Boden des IV. Ventrikels u. queren Brückenfasern), **P. flaccida membranae tympani** (die »SHRAPNELL* Membran« als kleinerer, schlaffer Teil des Trommelfells oberhalb der Plicae malleares), **Partes genitales externae** (das ↑ Pudendum femininum bzw. beim ♂ Skrotum u. Penis mit Corpora cavernosa u. spongiosum, Gll. praeputiales u. Urethra), **P. hepatoduodenalis u. -gastrica omenti minoris** (s. u. Ligamentum), **P. horizontalis duodeni** (der unt. horizontale, dem Pankreaskopf angelagerte Teil zwischen P. ascendens u. descendens), **P. infraclavicul. plexus brachialis** (unterer Teil des Armplexus, beginnend am oberen Schlüsselbeinrand, nach Bildung der Fasciculi med., lat. et post. sich aufzweigend in der dist. Achselhöhle zwischen Mm. subscapul. u. serratus ant. in Nn. cutanei brachii u. antebrachii med. sowie uln., medianus, musculocutaneus u. rad.; von Mm. pectorales bedeckt), **P. infundibul. hypophyseos** (↑ Hypophysentrichterlappen), **P. intercartilaginea rimae glottidis** (der dors., kürzere Abschnitt zwischen den Stellknorpeln), **P. intermedia lobi glandularis** (↑ Hypophysenmittellappen), **P. intermembranacea rimae glottidis** (der ventr. Abschnitt zwischen den Stimmbändern), **P. iridica retinae** (die »ARNOLD* Membran« an der Rückfläche der Iris, aus einschicht. kub. Retina- u. Pigmentepithel bestehend, lichtunempfindl.), **P. laryngea pharyngis** (der »Hypo- oder Laryngopharynx« unmittelbar über u. hinter dem Kehlkopf auf dem 3.–6. HWK; mit Übergang in Larynx u. Ösophagus), **P. lateralis ossis occipitalis** (bds. des For. magnum, mit Condylus occipit.), **P. lat. ossis sacri** (seitl. der Foramina sacr.; mit Facies auricul. u. Tuberositas sacr.), **P. lumbalis diaphragmatis** (mit Crus dextrum bzw. sin. langsehnig vom 8. BWK – 3./4. LWK u. breit mit Crus lat. vom Arcus lumbodors. med. u. lat. entspringend, ins Centrum tendineum einstrahlend; mit Hiatus aorticus u. oesophageus), **P. lumb. medullae spinalis** (zwischen 10. BW u. 1. LW; mit 5 Lendennervenpaaren u. Intumescentia lumb.), **P. membranacea septi interventricul.** (der dünne, bindegeweb. Teil des Kammerseptums am Aortenabgang), **P. membranacea septi nasi** (an die Pars cartilaginea unten-vorn anschließend; einschl. des häut. Teils im Bereich der Nasenspitze als P. mobilis bezeichnet), **P. membranacea urethrae masculinae** (der das Diaphragma urogenitale durchbrechende engste Teil, mit dem M. sphincter), **P. muscularis septi interventricul.** (der größere, dicke, muskuläre Teil des Kammerseptums des Herzens), **P. nasalis pharyngis** (der »Epi- oder Rhinopharynx« als mit der Fascia pharyngobasil. an der Schädelbasis befestigter »Nasenrachen«, in den die Choanen münden), **P. oralis pharyngis** (der »Mesopharynx«, durch den Isthmus faucium mit der Mundhöhle verbunden), **P. ossea tubae auditivae** (der seitl.-hintere Abschnitt [etwa ⅓ der Gesamtlänge] unter dem Semicanalis m. tensoris tympani, am unter. Rand des Felsenbeins mit einem »Isthmus« in die Pars cartilaginea übergehend; dreieck. Lichtung, pneumat. Zellen in der ohrnahen unt. Wand), **P. pallida nuclei lentiformis** (↑ Globus pallidus), **P. parasympathica systematis nervorum autonomicorum** (der dem sympath. NS entgegenwirkende Teil des ↑ vegetativen NS; mit Zentren in Mittel-, Rautenhirn, Sakralmark u. peripheren Ggll. u. Faseranteilen in Hirnnerven III, VII, IX u. X u. Nn. sacrales I–III; s. a. Abb. »Nervensystem«), **P. pelvina ureteris** (der retroperitoneale »Beckenteil« des Harnleiters vor dem Sakroiliakalgelenk bis zur Harnblase; überkreuzt Lig. umbilic. lat., Vasa obturatoria u. N. obtur., unterkreuzt A. uterina u. Ductus deferens), **P. petrosa ossis temporalis** (die das Innenohr bergende u. die med. Wand der Paukenhöhle bildende »Felsenbeinpyramide«; (↑ Abb. »Schädelbasis«); mit Proc. mastoideus, Porus acusticus int., Can. caroticus u. Can. facialis, Semican. tubae auditivae u. Semican. m. tensoris tympani; s. a. Felsenbein..., Pyramiden...), **P. posterior commissurae anterioris cerebri** (der stärkere Teil, der die nicht durch Balkenstrahlung verbundenen Rindenbezirke des Schläfen- u. Hinterhauptlappens miteinander verbindet), **P. prostatica urethrae** (der Abschnitt oberhalb des Diaphragma urogenit. in der Prostata; mit Ostium int., Colliculus semin., Crista urethr. u. Utriculus prostaticus), **P. pylorica ventriculi** (der den Speisebrei in das Duodenum austreibende Endabschnitt des Magens [↑ dort. Abb.], **P. quadrata** (der gegen den Lobus quadratus gelegene Teil des li. Leberlappens), **P. radiata renis** (die in der Nierenrinde gebündelt zum Mark absteigenden geraden Sammelrohre: »radiäre Markstrahlung«, »FERREIN* Pyramiden«), **P. spongiosa urethrae masculinae** (der mit eigenem Schwellkörper [↑ Corpus spongiosum] versehene längste Harnröhrenteil zwischen Pars membranacea u. Ostium ext.), **P. squamosa ossis temporalis** (zwischen Keil-, Scheitel- u. Hinterhauptbein eingeschaltet; mit Urspr. des M. temp. an der glatten Außenfläche u. Impressiones digitae u. Sulcus arteriae meningeae mediae an der Innenfläche), **P. sternalis diaphragmatis** (an der Hinterfläche des Schwertfortsatzes u. hint. Blatt der Rektusscheide entspringend), **P. superior duodeni** (der horizontale, intraperitoneale Anfangsteil vom Magenausgang bis zur Pars descendens), **P. supraclavicularis plexus brachialis** (vom M. sternocleidomastoideus bedeckt in der Skalenuslücke bis zum oberen Schlüsselbeinrand; mit Truncus sup., med. u. inf., gebildet aus ventr. Wurzeln C_5-Th_1; kurze Plexusnerven für tiefe Halsmuskulatur, ferner Nn. dors. scapulae, thoracicus longus, pectoralis lat. u. med., suprascapul., subclavius u. axill. für Schultergürtel), **P. sympathica systematis nervorum autonomicorum** (der dem parasympath. NS entgegenwirkende Teil des ↑ vegetat. NS; mit zentralem Sitz in den Seitenhörnern C_8-L_3 [s. a. Centrum ciliospinale] u. präganglionären Fasern über die Vorderwurzeln zum Grenzstrang oder zu peripheren Ggll., von denen postganglionäre Fasern zum Erfolgsorgan ziehen; ↑ Abb. »Nervensystem«), **P. tensa membranae tympani** (der unt., straffe Teil des Trommelfells mit Stratum cutaneum u. mucosum [dazwischen Bindegewebsplatte], der im Sulcus tympanicus mit einem Ringwulst verankert u. durch den Hammergriff trichterförmig eingezogen ist), **P. thoracica medullae spinalis** (das »Dorsalmark« mit 12 Spinalnervenpaaren), **P. thoracica oesophagi** (von Luftröhre, Bifurkation u. Perikard überdeckt), **P. thoracica systematis autonomici** (der »Brustteil« des ↑ vegetat. NS; mit parasympath. Nn. vagi, 11–12 Ggll. thoracica des Grenzstrangs sowie den sympath. Nn. splanchnici; ↑ Abb. »Nervensystem«), **P. tuberalis**

lobi glandularis hypophyseos (↑ Hypophysentrichterlappen), **P. tympanica ossis temp.** (bildet die unt. u. seitl. Wand des äuß. Gehörgangs u. einen Teil des Porus acusticus ext.; mit Fissura petrotympanica [für Chorda tympani, A. tympanica ant. u. Vv. tympanicae] u. Sulcus tympanicus), **P. ventralis pontis** (der »Brückenfuß«, kaudal von Medulla oblong., rostral von Crura cerebri begrenzt, auf dem Clivus liegend; Teil des Neenzephalon), **P. vestibul. nervi octavi** (der von den Nuclei vestibul. durch das Ggl. vestib. zum Gleichgewichtsorgan ziehende Faseranteil des N. vestibulocochlearis: »N. staticus«).

partes aequales: (latein.) »gleiche Teile«; s. a. āā.

Partheno|genese: »Jungfernzeugung«, d. h. spontane oder experimentelle (z. B. durch mechan., therm., aktin. Einwirkung) Embryobildung aus einer nicht befruchteten Eizelle; als obligator. P. entweder konstant oder zyklisch (= Alloigenesis) oder als Pädogenese (Eizellen bereits in Larven); nach den zytol. Vorgängen unterschieden als **generative** oder **haploide** u. als **somatische** oder **diploide P.g.**, letztere auto- (= **P.gamie**) oder apomiktisch.

partiär, partial(is): teilweise. – **partial thromboplastin time:** s. u. Thromboplastinzeit.

Partial|antigen: »Teilantigen« als Komponente eines – v. a. bakteriellen – AG. – **P.druck, Partiärdruck, P, p:** *physik* Teildruck eines Gases in einem Gasgemisch. Ist bei idealen Gasen für jede Komponente so groß, als ob diese allein das gegebene Vol. ausfüllen würde; d. h. die P.drücke verhalten sich zueinander wie die Molzahlen der beteiligten Gase; s. a. DALTON* Gesetz (2).

Partial|insuffizienz, pulmonale: (ROSSIER) ventilator. Verteilungsstörung mit teils Hypo-, teils (kompensator.) Hyperventilation u. resultierender Hypoxämie (bei normaler oder nur leicht erniedrigter CO_2-Spannung). – **P.raum:** *zytol* ↑ Kompartiment.

partiell: teilweise; z. B. pa. ↑ Thromboplastinzeit.

Partikel(n): Teilchen, Korpuskel(n). – **P.zählgerät:** (COULTER) Gerät zur automat. Zählung – u. Vol.bestg. – von Blutkörperchen anhand der elektr. Widerstandserhöhung bei Durchtritt der in einem leitfäh. Medium aufgeschwemmten Zellen durch eine Kapillaröffnung.

Partogramm: graph. Darstg. des Geburtsverlaufs anhand der Wehen-Meßdaten (Dauer, Stärke, Rhythmus, Effekt), Muttermundgröße, Stellung des kindl. Kopfes, kindl. Herztöne; evtl. mit Eintrag von Medikation, weiteren Befunden, Eingriffen etc.

Parturientia: *pharm* ↑ Wehenmittel.

Parturitio: (lat.) der Geburtsvorgang; s. a. Partus.

Partus: (lat.) ↑ Geburt, Entbindung; z. B. der **P. immaturus** (↑ Abort), **P. praematurus** (↑ Frühgeburt), **P. post mortem matris** (↑ Sarggeburt), **P. praecipitatus** (↑ Frühgeburt), **P. serotinus** (↑ Spätgeburt), **P. siccus** (»trockene Geburt«; s. u. Oligohydramnie).

Parulis: Schwellung im Wangenbereich (»dicke Backe«), meist bei akuter Zahnwurzelentzündung.

par|umbilicalis: (lat.) neben dem Nabel (Umbilicus); z. B. ↑ Vena pa. – **p.ungual(is):** (lat.) neben dem Finger- bzw. Zehennagel (Unguis); z. B. ↑ Panaritium pa. – **p.ureteri(c)us, -ureteral:** (lat.) neben dem Harnleiter (Ureter). – **p.urethral(is):** ↑ paraurethralis.

parvimaculatus: (lat.) kleinfleckig.

Parvisemie, -spermie: *androl* geringe Spermamenge (< 2 ml) pro Ejakulat, evtl. mit rel. Polyzoospermie.

Parvo|viren: Picodna-Viren (s. u. Picorna...).

parvus: (lat.) klein.

Paryphostomum sufrartyfex: ein Darmsaugwurm [Echinostomatidae] des Schweines, ca. 9 mm lang u. 2,5 mm breit; sehr selten beim Menschen (Assam, Südindien).

PAS: 1) p-Aminosalizylsäure. – 2) ↑ PAS-Reaktion.

Pascal: SI-Einheit (↑ dort. Tab.) des Druckes; 1 Pa (= N/m^2) ist gleich dem gleichmäß. Druck, bei dem senkrecht auf die Fläche 1 m^2 die Kraft 1 N ausgeübt wird. – s. a. Pois.

Pascal* Methode: *ophth* 1) »dynam. Skiaskopie« zur Nahpunktkorrektur, indem während des Fixierens einer Leseprobe (33 cm vom Skiaskop) das stärkste Plusglas bestimmt wird, mit dem noch keine Gegenbewegung des Pupillenreflexes eintritt (abschließ. Subtraktion von 0,5 dpt). – 2) **P.*-RAUBITSCHER*** Bestg. der Astigmatismusachse mit einer spez. »Strahlenfigur«.

Paschachurda: eine ↑ Hautleishmaniase.

Pascheff* Konjunktivitis (CONSTANTIN P., geb. 1873, Ophthalmologe, Sofia): ↑ Conjunctivitis necroticans infectiosa.

Paschen* (Elementar-)Körperchen (ENRIQUE P., 1860–1936, Bakteriologe, Hamburg): (1906) Viruspartikeln bei Pocken (s. u. Variola-Virus). Dargestellt (dunkel- bis leuchtend rot) z. B. durch **P.* Färbung** (nach Methanol-Fixierung Erwärmen mit LOEFFLER* Beize, dann mit Karbolfuchsin).

Paschkis* Adenom (RUDOLF P., geb. 1879, Urologe, Wien): ↑ Blasenadenom (2).

Paschutin* Degeneration (Viktor W. P., 1845–1901, russ. Pathologe): ↑ Degeneratio glycogenica.

PAS-Färbung: ↑ PAS-Reaktion.

Pasini* Syndrom (AGOSTINO P., 1875–1944, Dermatologe, Mailand): 1) (1928) ↑ Epidermolysis bullosa albopapuloidea. – 2) **P.*-Pierini* Syndrom:** (1936) progress. idiopath. ↑ Atrophoderm. – **P.* Angiektasie:** »seniles Angiom der Lippe«. – Von P.* auch Bindegewebsfärbung (blau; Zytoplasma hellblau, Kerne, Epithelfasern, Keratohyalin rot, Keratin gelbrot) mit Wasserblau-Orzin, Eosin, Säurefuchsin u. Glyzerin, vor- u. nachher Eintauchen der Schnitte in PWS.

Pasiniazidum *WHO*, INH-PAS: p-Aminosalizylsäure-Salz des INH; Tuberkulostatikum.

Paspalismus: Vergiftung mit dem Samen von Paspalum-Arten (eine Hirse Zentralafrikas); klin.: Sehstörungen, Schwindel, Erbrechen.

Pasqualini* Syndrom (RODOLFO Q. P., Endokrinologe, Buenos Aires): (1953) isolierte inkretor. Hodenfunktionsstörung infolge Mangels an hypophysärem Choriongonadotropin; mit sek. LEYDIG*-Zell-Insuffizienz, aber normaler Spermiogenese u. Fertilität; klin.: »fertiler Eunuchoidismus« (bei unauffäll. Hoden), evtl. Oligospermie, vermind. FSH- u. Gesamtgonadotropin-Ausscheidung im Harn.

PAS-Reaktion

PAS-Reaktion, Perjodsäure(»PJS«)-, PJS-Leukofuchsin(»PL«)-Reaktion: (engl.: period acid SCHIFF* reaction; 1948) histochem. Nachweis von (Muko-) Polysacchariden, Muko- u. Glukoproteiden sowie Gluko- u. Phospholipiden, indem nichtsubstituierte Glykol-Gruppen mit wäßr. PJS zu Aldehyden aufgespalten u. oxidiert werden, die sich dann mit fuchsinschwefl. Säure (SCHIFF* Reagens) durch Bildung eines roten bas. Farbstoffs nachweisen lassen. – Auch (meist n. MERKER-CHUN YIU HUI) zum Glykogennachweis in Blut- u. KM-Zellen u. lymphat. Geweben für die DD der akuten Leukosen sowie zur Diagnostik der Erythr(oleuk)- u. Thalassämien (Glykogen in Erythroblasten) u. der chron. lymphat. Leukämie (meist erhöhte PAS-Aktivität in Lymphozyten).

Passage: *bakt, virol* Übertragung von Mikroorganismen (oder Zellen) von einer Kultur zur nächsten; i. e. S. das Zeitintervall zwischen Inokulierung u. Übertragung (nach Verbrauch des prim. Nährbodens bzw. Anreicherung schädl. Stoffwechselprodukte). Eine regelmäß. **P.impfung** erfolgt entweder zwecks Stammhaltung (bei Virusmaterial mit instabiler Erbinformation möglichst als »geklonte P.«) oder Virulenzminderung (/ Attenuierung) oder aber zur Virulentmachung.

passager: vorübergehend.

Passavant* Wulst (PHILIPP GUSTAV P., 1815–1893, Chirurg, Frankfurt): beim Schlucken u. Sprechen von der kontrahierten Pars pterygopharyngea des oberen Schlundschnürers gebildeter querer Wulst, der zus. mit dem Gaumensegel den Zugang zur Nasenhöhle verschließt. – Von P.* auch 3teil., T-förm. **Trachealkanüle** angegeben.

Passes: (französ.) »Streichungen« der Körperoberfläche (oder dicht darüber) zur Hypnoseeinleitung.

passiv(us): (lat.) erleidend, untätig, nicht aktiv; z. B. **p. Bewegung** (durch Fremdeinwirkung), **p. Immunisierung** (durch AK-Zufuhr).

Passivismus: / Masochismus.

Passow* (ADOLF P., 1859–1926, Otolaryngologe, Berlin) **Operation: 1)** nach Radikal-Op. des Ohres Obliteration der Mastoidhöhle durch dreiseitig mobilisierten Schwenklappen aus dem hint. Gehörgang. – **2)** plast. Verschluß einer retroaurikulären Fistel mit 2 Periostlappen. – **P.* Syndrom:** (1923) HORNER* Symptomenkomplex, kombin. mit Irisheterochromie u. Dysrhaphie-Syndrom.

Pasta, Paste: formbare Masse (weichfließend bis zähteigig); *pharmaz* Arzneizubereitung aus »fett«-halt. Grundlage (z. B. Adeps Lanae, Vaseline) mit eingearbeiteten pulverförm. Bestandteilen; z. B. **Pasta Naphtholi** (s. u. Naphthole), **P. salicylica** (/ LASSAR* Schälpaste), **P. Zinci oxydati** (aus Zinc. oxydat., Talc. u. Vaselinum flav.) nebst weiteren »Zinkpasten« wie **P. Z. chlorati** (als Ätzpaste), **P. Z. mollis** DRF (»weiche Zinkpaste«; n. UNNA aus Schlämmkreide, Zinc. oxydat., Ol. Lini, Adeps Lanae, Aq. Calcar.), **P. Z. oleosa** »Lassar« (Zinc. oxydat. u. Ol. Olivar.). – Ferner aus Pflanzenextrakten oder -sekreten durch Eindicken oder Verarbeiten mit Bindemitteln (Zucker, Gummi arabicum) gewonnene Pasten als Nahrungs- u. Genußmittel (z. B. **P. Guarana**) oder zur Herstellg. arzneilicher Lsgn. (z. B. **P. Liquiritiae**).

Pasteau* Punkte: *urol* diagnost. Druckpunkte bei Harnwegsaffektionen: oberer, mittl. u. unt. / Ureterpunkt, inguinaler **P.* Punkt** (Austrittsstelle des R. genit. des N. genitofemor. in Höhe des äuß. Leistenrings), unt. Intraspinalpunkt (Austrittsstelle des R. cutaneus femoris in Höhe der Spina iliaca ant. sup. – **P.*-Iselin* Operation:** bei Harnröhrenzerreißung perineale Ureterostomie (zur Harnableitung), in 2. Sitzung Wiederherstellung der Harnröhrenkontinuität durch Dammhaut-Plastik.

Pasteur* (LOUIS P., 1822–1895, französ. Chemiker u. Biologe; entdeckte u. a. die Isomerie des C-Atoms, »aerogene Verunreinigung« als Urs. der Fäulnis, mikroskop. Erreger als ursächl. Faktoren einer Seidenraupenepidemie; leitete ab 1888 das der Infektionsforschung dienende »Institut Pasteur« in Paris) **Effekt:** Unterdrückung der anaeroben Milchsäure- oder Äthanolbildung in Gegenwart von Sauerstoff.– **P.* Impfung:** Tollwut-Schutzimpfung mit Emulsionen aus getrocknetem RM wutkranker Kaninchen; über mind. 14 Tage tägl. s.c. Inj. mit steigendem Virulenzgrad (durch verschieden lange Trocknungszeiten bei Attenuierung). Basis aller heut. Tollwut-Impfmethoden. – **P.* Methode: 1)** Gewinnung eines Tollwut-Impfvirus durch Kaninchen-Passagen des sogen. Straßenvirus, das dann trotz hoher Virulenz für Hunde apathogen ist (»fixes Kaninchenvirus«, »Virus fixe«). – **2)** / Pasteurisation.

Pasteurella: (TREVISAN 1887) Gattg. der Fam. Brucellaceae; sehr kleine, ellipsoide, gramneg. asporogene, mit LOEFFLER* Reagens bipolar anfärbbare, aerobe oder fakultativ anaerobe Stäbchen; Parasiten in Tier u. Mensch, darunter **P. multocida** s. septica (mind. 4 Serotypen; Erreger einer hämorrhag. Septikämie bei Haus- u. Wildtieren; beim Menschen lokale Reaktion an Bißstelle, evtl. grippales Bild), **P. pestis** (KITASATO, YERSIN 1894; s. u. Yersinia), **P. pseudotuberculosis** (PFEIFFER 1889; s. u. Yersinia), **P. tularensis** (s. u. Francisella).

Pasteurellose, -osis: durch Pasteurellen (außer Yersinia) hervorgerufene Zoonose, z. B. Kälberpneumonie, Rinder-, Büffel- (= Barbone-Krankh.), Schweineseuche, Kaninchenseptikämie, Geflügelcholera. – Krankheitsbild beim Menschen s. u. Pasteurella.

Pasteurisation, -sierung: (L. PASTEUR 1866) Verhütung von Gärungsprozessen u. damit Verbesserung der Haltbarkeit von Lebensmitteln durch Erhitzen zwischen 60° (»Nieder-P.«) u. 85°, d. h. durch Hemmen der vegetat. Baktn.-Formen.

Pastia* Zeichen: feinste, als Querlinien imponierende Petechien in Ellenbeugen u. Hautfalten bei Scharlach (auch über das Exanthemstadium hinaus).

Pastilli, Pastillen, Trochisci: aus pastenart. Masse durch Ausstechen erhaltene Arzneizubereitung.

pastös: *klin* mit teigig-gedunsener (ödematöser), meist auch blasser Haut. – **Pastosität:** *psych* Schwerfälligkeit, / Klebrigkeit im Verhalten.

PAS-Typ: *hämat* die akute lymphat. Leukämie als der PAS-akt. (s. u. PAS-Reaktion) Typ der unreifzell. Leukosen; vgl. Peroxidase-Typ.

Patau* Syndrom: (1960) / D_1-Trisomie.

Patch* Operation: Nierenbeckenplastik (bei hohem Harnleiterabgang, aberrierendem Gefäß, Arterien- oder Venengabel etc.) durch Versetzen des Harnleiters einschl. der angrenzenden Beckenwand (»Pokal-«, »Rosettenplastik«).

Patch: (engl.) Fleck, Flicken; *chir* Kurzform für **P.-graft**, ein rundes, polygonales oder streifenförm. Im- oder Transplantat (oder entsprech. Kunststoffgewebe) zur plast. Defektdeckung, Lumenerweiterung etc. – **P.-Test**: »Läppchenprobe« (/ BLOCH* Ekzemprobe).

Patein* Albumin: in Essigsäure lösl., in neutralem oder schwach saurem Milieu bei Hitze gerinnendes Harneiweiß.

Patek* Diät: (1947) kalorien- u. proteinreiche Diät bei Leberzirrhose.

Patel* Schiene (MAURICE P., 1876–1967, Chirurg, Lyon): 1) in Kniehöhe 45°-gebogene Unterschenkelschiene aus 2 parallelen Metallstangen (durch Oberschenkelbügel u. Fußstütze verbunden) mit Spanntuch. – 2) am Becken abstützende Adduktionsschiene (Eisenstange mit Fußstütze) für frakturierten Oberschenkel.

Patel*(-Natali*) Methode (JEAN P., 1900–1968, Chirurg, Paris): (1951) Ektomie eines reitenden Embolus an der Aortenbifurkation nach Längsinzision beider Aa. iliacae comm. (Abklemmen von Aorta u. dist. Beckenarterien).

Patella* Krankheit (VINCENZO P., 1856–1928, Internist, Siena): tuberkulöse Pylorusstenose.

Patella PNA: die »Kniescheibe« als kon. Sesambein in der – dadurch geführten – Quadrizepssehne (bzw. Lig. patellae), mit asymmetrisch überknorpelter Rückfläche, die im Kniegelenk mit dem dist. Femur artikuliert. – Zahlreiche Form- u. Lageanomalien (»**P.dysplasie**«; Stadien n. WIBERG), v. a. **P. partita** als angeb. Mißbildung (multizentr. Ossifikation; durch Faserknorpel verbundene Teilstücke stets im normalgroßen P.gebiet), und zwar als **P. bipartita** (= GRUBER* Anomalie, akzessor. Kern meist im oberen-äuß. Quadranten), **P. tripartita** u. **P. multipartita**, schmerzhaft nur nach traumat. Zerrung (»**P. p. dolorosa**«); zu unterscheiden von der doppelt – stets übereinander – angelegten **P. duplex** (M. J. PETTY 1925); ferner »**P.hochstand**« (kraniolat.; meist angeb. Vorstufe der habituellen Luxation, auch bei Streckerkontraktur; evtl. mit Genu valgum oder recurvatum kombin.) u. »**P.tiefstand**« (evtl. Teilerscheinung der angeb. Beugekontraktur). – **tanzende P.**: Ballottement der in Richtung Kondylen gedrückten Kniescheibe (bei gleichzeit. Kompression der Gelenkhöhle) als Zeichen für Gelenkerguß. – **gleitende P.**: s. u. P.luxation. – **P. cubiti**: / Ellbogenscheibe.

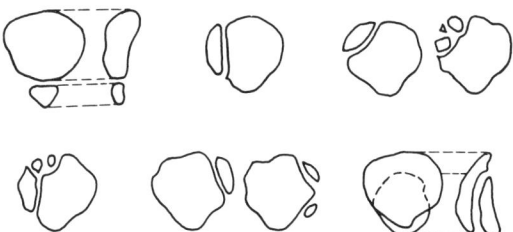

Formen der **Patella partita** (n. SCHAER).

Patella|cerclage: op. Drahtumschlingung der frakturierten Kniescheibe, indem der Draht durch je 1 Bohrloch in der Peripherie jedes Bruchstücks zirkulär geführt u. nach Adaptation vereinigt wird. – **P.fraktur**: direkt (Sturz auf Kniescheibe) oder indirekt (Muskelzug) entstandener Quer-, seltener Stück-, Stern-, Vertikalbruch. Sympte.: örtl. Druckschmerz, Kniegelenkerguß, Streckhemmung (komplett bei Zerreißung der Seitenbänder). Erfordert als Gelenkbruch optimale Fragmentadaptation (Gipstutor), evtl. Op. mit Zuggurtung, bei Trümmerbruch Patellektomie.

Patellaluxation: traumat. Kniescheibenverrenkung (komplett oder inkomplett), im allg. durch dir. Gewalteinwirkung; meist seitl., seltener horizontal (in den Gelenkspalt), vertikal (nach oben) oder aber als Einklemmungs- oder Drehverrenkung. Sympte.: schmerzhafte, federnde Fixation des Kniegelenkes (z. B. in leichter Beuge- u. X-Beinstellung), leere Gelenkrinne, evtl. Erguß. – Ferner die **habituelle P.** (meist bds. u. bei ♀ ♀) infolge Erschlaffung des Bandapparates, bei kongenit. Hypoplasie, Kondylenabflachung etc. (aber auch bei Rachitis, Lähmung u. a.), wobei der ges. Streckapparat beim Beugen des Knies nach lateral gleitet (»gleitende Patella«); Ther.: Op. (z. B. Fesselung n. KLAPP, Kapselplastik n. ALI KROGIUS, Muskelzugplastik n. LEXER, Sehnenansatzverlagerung n. HAUSER; evtl. Patellektomie).

Patellarklonus: auf rhythm. Kontraktionen des Quadriceps femoris beruhender »Zitterkrampf« der Kniescheibe, auslösbar durch ruckart. Abwärtsdrükken u. kurzfrist. Fixieren in dieser Stellung bei gestrecktem Bein; Vork. bei Pyramidenbahnläsion, aber auch bei sehr lebhaften Reflexen (dann meist rasch erschöpfbar).

Patellar(sehnen)reflex, PSR, Kniephänomen (WESTPHAL): monosynapt. Dehnungsreflex (Eigenreflex) des M. quadriceps, wobei etwa 30 ms nach Schlag auf die Ansatzsehne eine phas. Muskelkontraktion erfolgt (Streckung des Unterschenkels); s. a. JENDRASSIK* Handgriff. – Herabgesetzt oder fehlend (= ERB*-WESTPHAL* Zeichen) bei Schädigung im Reflexbogen (nicht beweisend!); gesteigert (erhöhte Erregbarkeit der spinalen α- u. γ-Motoneurone) v. a. bei Spastizität. – Ferner sehr selten der »gekreuzte PSR« als Pyramidenzeichen (Teil einer koordinierten / Massenbewegung bzw. eines gekreuzten Streckreflexes).

Patellarsehnenriß: Ruptur des Lig. patellae; klin.: weitgehend aufgehobene Streckung im Kniegelenk, Hochstand der Patella. Bei frischem Riß möglichst prim. Naht; sonst Faszienplastik (gedoppelter freier Lappen).

Patellektomie: Exstirpation der Kniescheibe (z. B. bei Trümmerbruch, deform verheilter Fraktur, habitueller Luxation); entweder subaponeurot. Aushülsung (z. B. n. BODY) oder aber Ausschneidung zus. mit dem Streckapparat (z. B. n. MURPHY, mit Defektersatz durch Abspaltung des Vastus lat.).

Patellitis: Ostitis der Kniescheibe (z. B. bei Tbk), auch als / LARSEN*-JOHANSSON* Syndrom.

patens, patent: (lat.) offenliegend (Ggs.: latens).

Paternitätsgutachten: s. u. Vaterschaftsausschluß, -nachweis.

Paterson*(-Kelly*) Syndrom: / PLUMMER*-VINSON* Syndrom.

...path...: Wortteil »krankhaft« (s. a. patho...), »Leidender« (z. B. Neuro-, Psychopath), »Behandelnder« (z. B. Homöo-, Osteopath).

Pathergie: (RÖSSLE 1923/25) die krankhaft gesteigerte Reaktionsbereitschaft, die »normale« Reize nicht

...pathie

mehr toleriert; i. w. S. auch die so ausgelöste Reaktion bzw. das klin. Erscheinungsbild; als **spezif. P.** (= Allergie) erworben durch Wiederholung des spezif.-antigenen Reizes u. AK-Bildung; als **unspezif. P.** der spezif. sehr ähnlich, da letztlich auf gleichen biochem. Endreaktionen (Freisetzung von Mediatorstoffen) beruhend; ferner die **heteroallerg. P.** (als spezif. oder unspezif. zellulärer Umstimmung), die bei Zweiteinwirkung des gleichen oder eines anderen AG zu erhebl. Verschlimmerung des klin. Bildes führt (z. B. SANARELLI*-SHWARTZMAN* Phänomen.

...pathie: Suffix »Leiden«, »Schaden«, ↑ »Krankheit« (z. B. Angio-, Psychopathie), aber auch »Einwirkung«, »Behandlung« (z. B. Homöo-, Osteopathie).

patho...: Wortteil »krankhaft«, »Krankheit«.

Pathobio|logie: ↑ Pathologie. – **P.chemie**: Zweig der Biochemie, befaßt mit den genet. u. erworb. Störungen biochemischer Vorgänge u. den Abweichungen der chem. Struktur von Körperbausteinen, soweit sie sich als Krankheitssympte. manifestieren.

pathogen: krankmachend. – **Pathogen**: (SELYE) der krankmachende Faktor.

Patho|genese, -genie: Entstehung u. Entwicklung eines krankhaften Geschehens (im Unterschied zur Urs. = Ätiologie). – **P.genität**: Eigenschaft von Substanzen, psych. Faktoren, (Mikro-)Organismen etc., Krankheiten hervorzurufen.

pathognom(on)isch, -gnostisch: für eine best. Krankh. kennzeichnend.

Pathoklise: (C. u. O. VOGT) Fähigkeit umschriebener Hirnabschnitte (»topist. Einheiten«), gesondert zu erkranken (»topist. Krankhn.«).

Pathologie: Lehre von den abnormen u. krankhaften Vorgängen u. Zuständen im Körper (»path. Anatomie«) u. deren Ursachen. Als **allg.** (theoret. Wissenschaft, »abstrahiert aus der Vielfalt der spez. Beobachtungen«) u. als **spez. P.** (systemat. Erfassung u. Deutung der Veränderungen) angewandte Wissenschaft u. wesentl. Bestandteil der klin. Krankheitslehre. – Weitere Unterteilung in **experimentelle, funktionelle** (↑ Pathophysiologie), **vergleichende P.** (der menschl. u. tier. Erkrn.); s. a. Humoral-, Neural-, Relations-, Solidar-, Zellular-P. usw.

pathologisch: die Pathologie betreffend, (i. w. S.) krankhaft; z. B. **p. Anatomie** (s. u. Pathologie), **p. Rausch** (s. u. Alkoholrausch).

Patho|mechanismus: der – mit naturwissenschaftl. Normen erklärbare – Ablauf eines krankhaften Prozesses. – **P.metabolismus**: 1) Stoffwechsel im kranken Organismus. – 2) Stoffwechselstörung, -krankheit. – **P.morphose**: krankhaftes Abweichen der äuß. Gestalt. – **P.morphospermie**: Teratospermie (↑ Tab. »Spermatogramm«).

Pathoneurose: von den durch eine somat. Krankh. bedingten intrapsych. Konflikten in Gang gesetzte Neurose; evtl. mit einer das erkrankte Organ betreffenden Symptomatik (als unbewußte Triebbefriedigung, Bestrafung durch das Über-Ich für einen Triebwunsch etc.).

Patho|phobie: unbegründete Furcht vor Krankheit. – **P.phorese**: Übertragung einer Krankheit. – **P.physiologie**: Lehre von den krankhaft gestörten Lebensvorgängen u. deren Entstehung.

pathoplastisch: 1) Gestaltwandel einer Krankh. bewirkend. – 2) die Sympte. einer Krankh. formend.

Patho|proteinämie: Oberbegr. für ↑ Dys- u. ↑ Hetero- (↑ Allo-, Para- etc.), i. w. S. auch für ↑ Hypo- u. Hyperproteinämie. – **P.psychologie**: 1) (G. STÖRRING) Forschungsrichtung der Psychologie, die aus den krankhaften psych. Veränderungen Einsichten in das normale Seelenleben zu gewinnen sucht. – 2) ↑ Psychopathologie.

Pathos: (griech.) »Leiden«, das objektivierbar Krankhafte.

Patho|sklerose: vorzeit., zu Krankheitssymptn. führende Arteriosklerose (im Ggs. zur ↑ Physiosklerose). – **P.thesaur(ism)ose**: ↑ Thesaurismose.

Patrick* Probe (HUGH TALBOT P., 1860–1939, Neurologe, Chicago): am fixiert auf dem Rücken Liegenden Druck auf das außenrotierte, kniegebeugte u. mit dem Außenknöchel der kontralat. Patella aufliegende Bein; bewirkt bei Koxarthritis Schmerz im Hüftgelenk. Diese Hyperabduktionsfähigkeit ist außerdem auf der kranken Seite rel. geringer (= **P.* Phänomen**, auch bei Iliosakralblockierung). – Von P.* ferner salzsaure alkohol. Kokain-Lsg. für Ganglionblockade bei Trigeminusneuralgie angegeben.

Patrick*-Manson* Diät: Milchdiät, beginnend mit 1500 g (Bettruhe, zahlreiche kleine Einzelgaben), innerhalb 14 Tg. auf 3000 g gesteigert; nach 4 Wo. Zulage von rohen Eiern, Butter, Hühnerfleisch u. Früchten.

Patrize: der Teil einer 2teil. »Konstruktion« (Geschiebe, Stanze etc.), der in die als Hohlform gegossene »Matrize« paßt.

Patroklinie: *genet* phänotyp. Ähnlichkeit reziproker F_1-Nachkommen mit den Vätern.

Patschhand: *orthop* einfache, handähnl. Armprothese zur Erstversorgung eines Armdefekts beim Säugling u. Kleinkind, um die Gliedmaße durch beidhänd. Greifen zu trainieren.

Pattern: (engl. = Muster, Modell) *genet* räuml. oder zeitl. Manifestationsmuster eines normalen oder mutierten pleiotropen Gens oder Genotyps.

Patterson* Handgriff: »Öffnung« des Ellbogengelenks durch Ulnarflexion, Strecken u. Supination des Unterarms zur Reposition des luxierten Radiusköpfchens.

Patton* Sonde: doppelläuf. Sonde für getrennte Aspiration von Magen- u. Speiseröhreninhalt.

Patulin: Antibiotikum aus Penicillium- (u. a. P. patulum) u. Aspergillus-Arten; wirksam gegen grampos. u. -neg. Baktn. u. Pilze; inaktiviert Tetanustoxin in vivo.

Patzelt* Färbung (VIKTOR P., 1887–1956, Histologe, Wien): *histol* Darstg. 1) der Tonofibrillen in Plattenepithelien mit Molybdänhämatoxylin n. HELD; 2) der Interzellularlücken in Plattenepithelien (formalinfixierter Gefrierschnitt) mit Thionin-Pikrinsäure n. SCHMORL; 3) der mukoiden Magenschleimhautzellen mit BEST* Karmin (nach Diastase-Behandlung).

Pauchet* Methode (VICTOR P., 1869–1936, Chirurg, Paris): 1) (1931) bei BILLROTH-II-Magenresektion mit voraussichtlich schwier. Duodenalverschluß Bildung eines Muskularislappens durch sparsame aborale Umschneidung des Ulkus an der Bulbus-Minorseite u. schräge Pylorusdurchtrennung bis zur großen Kurvatur. – **2)** (zus. mit LARDENNOIS) Mobilisierung des Omentum majus durch Skelettieren nahe am Transversum. – **3)** (zus. mit HUSTINX) nach Magenresektion bei kleinem penetrierendem Ulcus duodeni 3schicht. Verschluß des Duodenalstumpfes: Unterbindung des hervorgezogenen Mukosazylinders u. einstülpende Muskularis-Serosa-Tabaksbeutelnaht, die durch seroseröse Knopfnahtreihe gedeckt wird.

Pauke: *otol* Kurzbez. für Paukenhöhle (/ Cavum tympani). – »**flache P.**«, »**kleine P.**«: s. u. Tympanoplastik.

Pauken(höhlen)röhrchen: kleiner, knopfart. Kunststofftubus für die transtympanale Dauerdränage (oft über Mon. bis Jahre) der unterbelüfteten Paukenhöhle (bei chron. Mittelohrkatarrh, Tubenverschluß etc.).

Paukensklerose, Tympanosklerose: *otol* aus einer chron.-rezidiv. Otitis media resultierender adhäsiver Prozeß mit Verkalkungen; zu Schalleitungs-, später auch zu Innenohrschwerhörigkeit führend.

Paul* Versuch (GUSTAV P., 1859–1935, Arzt, Wien): Nachweis von Pockenvirus auf der kokainisierten u. skarifizierten Kaninchenkornea anhand der nach 48–72 Std. an der Inokulationsstelle auftretenden weißen, mit Fluoreszein-Natrium grünlich fluoreszierenden Pünktchen oder Knötchen; 2–5 Min. nach Einlegen des enukleierten Auges in gesätt. Sublimat-Alkohol-Lsg. milchig-weiße Flecken mit GUARNERI* Körperchen. Neg. Reaktion schließt Pocken nicht sicher aus. Von HERZBERG modifiz. als Schnelltest (Fluoreszenz bereits nach 24 Std.), von H. A. GINS zum Nachweis der Vakzinevirus (u. DD gegen Pockenvirus), u. zwar an der Meerschweinchenkornea, die am 3. Tag eine Trübung, Schwellung u. entzündl. Randrötung aufweist (u. später vollständig regeneriert).

Paul* Zeichen (CONSTANTIN CHARLES THÉODORE P., 1833–1896, Arzt, Paris): rel. schwacher Spitzenstoß bei verstärkter Pulsation der übr. Herzabschnitte als Hinweis auf perikardiale Adhäsionen.

Paul*-Bunnell* Reaktion (JOHN RODMAN P., geb. 1893, Arzt, New Haven; WALLS WILLARD B., geb. 1902, Arzt, Farmington): (1932) Nachweis heterophiler M-Antikörper gegen Hammelblut-Ery zur Diagnose der infektiösen Mononukleose, wobei die Abgrenzung gegen AK vom F (= FORSSMAN)- u. L-Typ (/ HANGANATZIU*-DEICHER* Reaktion) anhand ihrer Bindung (Absorption) an Rinder-Ery erfolgt (s. a. DAVIDSOHN* Test [2]).

Paul*-Mixter* Rohr: rechtwinkl. Glasrohr, das, mit Tabaksbeutelnaht eingebunden, eine Kotfistel offenhält u. die Bauchdeckenreizung durch Stuhl verhindert.

Pauli* Test: Rechentest (auf genormten Bögen) als Leistungsversuch unter psych.-emotionaler Belastung.

Pauling* Theorie (LINUS CARL P., geb. 1901, Chemiker u. Physiker, Pasadena/Cal.; 1954 Nobelpreis für Chemie): »dir. Schablonentheorien« der AK-Bildung, d. h. Beeinflussung der Proteinsynthese durch das AG, das am Globulin durch Fixierung der freien Enden der Polypeptidkette den spezif. Faltungsprozeß verändert (mit Ausnahme des Mittelstücks).

Pause: **1)** *pulmon* / apnoische P. – **2) kompensatorische P.**: *kard* die – rel. große – Zeitspanne zwischen Extrasystole u. der nächsten effektiven (»komp.«) Systole, bedingt durch den Ausfall einer regulären Systole in der refraktären Phase; vgl. / präautomat. P.

Pausennahrung: *päd* bei Säuglingsenteritis – evtl. nach Nahrungspause – eine ruhigstellende, kalorienarme u. fettfreie, möglichst Pektin- u. Zellulose-halt. Nahrung, die die Gärung unterdrückt u. die Stühle bindet; z. B. 5–8%ig. Reisschleim, 3–5%ige Früchte- oder Karottensuppe, geschabte Äpfel, Banane. Nach 12–24 Std. vorsicht. Übergehen auf Heilnahrung.

Pautrier* (LUCIEN MARIE P., 1876–1959, Dermatologe, Lyon, Straßburg) **Bestrahlung**: Rö.bestrahlung des Grenzstrangs (»Umstimmung« nervöser Schaltstellen) mit konventionellen Tiefenther.-Dosen. – **P.* Mikroabszeß**: umschrieb. Lympho- u. Histiozytenansammlung im Stratum spinosum der Haut bei Mycosis fungoides. – Ähnl. »Pseudomikroabszesse« bei Post-Kala-azar-Leishmanoid. – **P.* Syndrom**: **1) P.*-Brocq* Sy.**: / Glossitis rhombica mediana. – **2) P.*-Woringer* Sy.**, dermatopath. Lymphadenitis, Retikulohistiozytomatose: (1932) lokalisierte oder generalisierte, nicht-verbackene LK-Schwellungen (meist walnußgroß; histol.: lipomelanot. Retikulose) als Begleiterscheinung von Dermatosen (v. a. bei älteren ♂ ♂), häufig mit Melanodermie, »Melaninurie«, Eosinophilie u. Anämie.

Pauwels* (FRIEDR. P., zeitgen. Chirurg, Aachen) **Gesetz** (»der funktionellen Anpassung des Knochens durch Längenwachstum«): Bei ungleichmäß. Druckbeanspruchung ändert sich die enchondrale Wachstumsrichtung so lange, bis die Epiphysenscheibe wieder rechtwinklig zu den einwirkenden Druckkräften steht. – **P.* Klassifikation** (der Schenkelhalsbrüche nach mechan. Gesichtspunkten): bei Neigung der Bruchlinie bis 30° zur Horizontalen (1. Grad) Druckbelastung voll wirksam; mit zunehmender Neigung Scherkräfte, die ab 70° (3. Grad) die knöcherne Konsolidierung verhindern. – **P.* Operation**: **1)** Varisierung des Schenkelhalses durch Adduktionsosteotomie (quere intertrochantäre Osteotomie, Entfernung eines Keils mit med. Basis aus dem prox. Fragment, Nagelosteosynthese) bei valgusbedingter Koxarthrose, u. U. auch bei Osteochondropathia dissecans. – **2)** valgisierende subtrochantäre Abduktionsosteotomie (»Aufrichtungs-«, »Umlagerungsosteotomie«) bei Schenkelhalsfraktur u. Pseudarthrose (Umwandlung von Scher- in Druckkräfte).

Pauzat* Krankheit: *orthop* / BUSQUET* Krankheit.

Pavillon: *urol* **1)** Prostatalippe: / Barre. – **2)** das trichterförm. hint. Ende eines Katheters.

Pavlik* Zügel: (1944) dynam.-funktionelle »Hüftriemenbandage« zur Prophylaxe u. Frühbehandlung der angeb. Hüftluxation (nebst Vorstadien): 2 vorn gekreuzte Schultergurte, die an Leibgurt bzw. Unter-

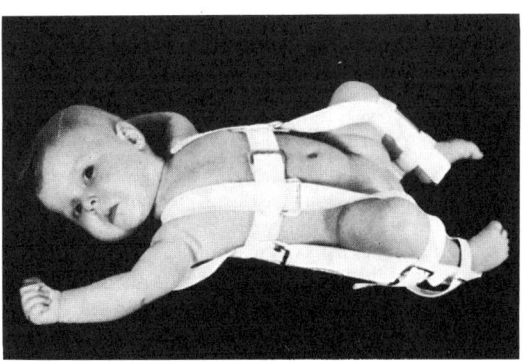

Pavlov*

schenkelmanschetten befestigt sind. Zügelt Extension u. Adduktion, begünstigt Flexion u. Abduktion (bessere Zentrierung des Hüftkopfes, geringere Pfannenerkerbelastung).

Pavlov*: / PAWLOW*.

Pavor nocturnus: »Nachtangst« als Verhaltensstörung bei Kindern (z. B. aus Angst vor Liebesverlust, Dunkelheit): nach kurzem Schlaf plötzl. Aufwachen u. Schreckensschrei, Aufsitzen im Bett mit weit aufgerissenen Augen, kaltem Stirnschweiß u. fliegendem Puls; Beruhigung erst allmählich bei völl. Wachsein. Evtl. mit Somnambulismus kombiniert. – vgl. Tagangst (»**P. diurnus**«).

Pavy* (FREDERICK WILLIAM P., 1829–1911, Internist, London) **Gelenk**: eitr. Arthritis (meist auch Osteomyelitis) als Typhus-abdom.-Komplikation. – **P.* Krankheit**: »zykl. Albuminurie«, paroxysmal in regelmäß. Abständen unabhängig von der Körperlage auftretend; sistiert auf Atropin-Gabe. – **P.* Reagens**: **1)** (1879) ammoniakal. Kupfersulfat-Seignettesalz-Lsg. zum qual. u. quant. Glukose-Nachweis (Erhitzen, Titration). – **2)** zitronensaure Ferro-Zyankalium-Lsg. zum Eiweiß-Nachweis (Ausfällung).

Pawlik* (KAREL J. P., 1849–1914, Gynäkologe, Prag) **Handgriff**: geburtsh Bestg. des führenden Kindsteiles durch suprasymphysären Druck (Finger parallel zum Leistenband) u. vaginale Palpation mit der anderen Hand. – **P.* Trigonum**: das der Harnblase anlieg. dreieck. Feld der vord. Scheidenwand, seitlich durch die von den Ureteren vorgewölbten **P.* Falten** begrenzt. – **P.*-Duret* Operation**: Verlagerung der Harnröhre an die Klitoris (Kaliberverengung) bei inkompletter Harninkontinenz.

Pawlow* Magen, Tasche (IWAN PETROWITSCH P., 1849–1936, russ. Physiologe; 1904 Nobelpreis für Medizin): (1911) im Tierexperiment aus der Ingestpassage isolierter Magenabschnitt (nach außen offener, in die Bauchwand eingenähter Blindsack) mit intakter Nerven- u. Gefäßversorgung; zum Studium der Saftsekretion (sogen. nervöse Phase; im Gegensatz zur gastr. Phase, untersucht an der HEIDENHAIN* Tasche) u. der bedingten Reflexe (»**P.* Reflexe**«). – s. a. Nerventypen.

Paxton* Krankheit (FRANCIS VALENTIN P., 1840–1924, Arzt, Chichester): **1)** / Trichomycosis palmellina. – **2)** / Trichorrhexis nodosa. – **3)** / Tinea granulomatosa.

Payne* Krankheit: polyätiol. (allerg., neuroveget., Pneumokokken) rezidivierende Parotitis (ein- oder beidseit.) mit Kaubeschwerden, Reizzustand der Wangenschleimhaut, Absonderung eines von weißl. Fäden durchsetzten Speichels.

Payr* (Erwin P., 1871–1946, Chirurg, Greifswald, Leipzig) **Doppelflinte**: s. u. P.* Syndrom. – **P.* Druckpunkt**: s. u. P.* Zeichen (2). – **P.* Instrumente**: **1)** Darmquetschklemme (Schraubschluß, doppelte Übersetzung) für Mukosa u. Muskularis (unter Schonung der Serosa); mit längeren Branchen auch als Magen- bzw. Pylorusquetschklemme. – **2)** weichfassendes, stufenweise sperrbares »Darmkompressorium« für Anastomosennaht. – **3)** Hohlsonde: gerade oder gebogene »Führungsrinne« (verschied. Längen). bes. tief gerillt u. mit termin. Loch als Kropfsonde (PAYR-SCHMIEDEN), vorn leicht aufgebogen als Mastdarmhohlsonde. – **4)** / Kettenhaken. – **5)** gerade chir. Nadel (mit Öhr) für Gefäßnaht. – **P.*Methode**: **1)** bei Arthroplastik (z. B. Knie-, Hüft- oder Ellbogengelenk) Umkleiden der neugeschaffenen Gelenkflächen mit freiem oder gestieltem Faszientransplantat. – **2)** bei Elephantiasis multiple, streifenförm. Fensterung der Muskellogen-Faszien (Lymphabfluß in die tiefen Weichteile). – **3)** bei fibröser Strecksteife des Kniegelenks Mobilisierung des Quadrizeps, z. B. als Quadrizepsplastik (Verlängerung der Sehne durch Tenolyse, Ablösen des Vastus med. u. lat. von der Sehne, Z-förm. Rektuseinkerbung). – **4)** breite Kniegelenkeröffnung durch med. S- bis wellenförm. Schnitt vom Quadrizeps bis zur Tuberositas tibiae. – **5)** Kreuzbandplastik durch Faszienzügel in U- oder V-förm. Bohrkanal des Condylus fib. femoris. – **6)** Sichelschnitt, Falzitomie: bogenförm. Inzision der Falx cerebri vor der Einmündung der V. cerebri magna in den Sinus rectus; zur Verbesserung des venösen Rückflusses bei Liquorvermehrung. – **P.* Spritzversuch**: intraop. Inj. von physiol. NaCl-Lsg. durch den Zystikusstumpf zur Prüfung der Choledochus-Durchgängigkeit. – **P.* Syndrom**: anomal spitzwinkl. re. Kolonflexur mit parallelem Nebeneinanderliegen von Transversum (meist bes. lang) u. Deszendens (»P.* Doppelflinte«); dadurch oft ventilart. Stenose mit Gas- u. Kotstauung (bes. nach blähenden Speisen), anfallsweise Oberbauchschmerzen (evtl. in li. Schulter u. Arm ausstrahlend), kardiale Oppression, Atemnot. – **P.* Volvulus**: Magentorsion um die Längsachse. – **P.* Zeichen**: **1)** bei Läsion des med. Kniemeniskus (v. a. Hinterhorn) im Schneidersitz auftretender Schmerz am inn. Gelenkspalt; bei bodenwärts gerichtetem Druck auf das Knie verstärkt. – **2)** Druckschmerz an der Innenseite des Fußes als Frühzeichen einer postop. Beinthrombose. – **3)** / DENECKE*-P.* Zeichen. – **P.*-Strauss* Sphinkter**: Sphinktermechanismus in Gegend der li. Kolonflexur.

Pb: / Blei.

PBA: »**P**rotein-**b**inding-**a**ssay«, Form der / Displacement-Analyse; ähnl. dem / RIA, aber mit einem anders affinen Eiweißkörper statt des AK.

PBF: (**p**igment of **b**roth **f**iltered) Antibiotikum aus Streptomyces 1683; wirksam gegen grampos. u. säurefeste Baktn., EHRLICH* Ca.

PBG: / **P**orpho**b**ilino**g**en. – **Pb-GW**: radiol / Bleigleichwert.

PBI: (**p**rotein **b**ound **i**odine) das proteingebundene Jod (/ Jodstoffwechsel) als Parameter der Schilddrüsenfunktion, mit dem alle an Plasmaeiweiß gebundenen Schilddrüsenhormone (T_3, T_4, Mono- u. Dijodtyrosine) sowie deren jodhalt. Vorstufen u. Abbauprodukte erfaßt sind. Normal 4–8 µg% (ab 20% wahrsch. Wertverfälschung durch jodhalt. Medikamente u. KM); Bestg. nach Eiweißfällung (Trichloressigsäure, Zinksulfat) als J-Gehalt des Niederschlags. – PBI-131-Wert im / Radiojodtest 48 Std. nach oraler ^{131}J-Applikation normal <0,25% der verabreichten Dosis/l Serum (höhere Werte sprechen für beschleunigte Hormonphase).

P-biatriale: kard s. u. P-Zacke.

PBR: / **P**aul*-**B**unnell* **R**eaktion.

PBZ: **p**rimär-**b**iliäre (Leber-)**Z**irrhose.

p. c., PC: **1)** pharmak »**p**ost **c**enam« (= nach der Mahlzeit) bzw. »**p**ost **c**ibos« (= nach den Mahlzeiten). – 2) »post cohabitationem« (= nach dem Beischlaf). – 3) otol ↑ Peak Clipping. – 4) Papierchromatographie. – 5) Phosphocholin. – 6) Pulmonary capillary pressure (↑ Lungenkapillardruck).

P-cardiale: *kard* P-biatriale (s. u. P-Zacke).

PCB-Nährboden: *mykol* Kartoffel-, Karotten-, Rindergalle-Agar (französ.: **P**ommes de terre, **C**arottes, **B**ile) zur Identifizierung von Candida.

PCG: **P**hono**c**ardio**g**ramm (↑ Phonokardiogramm).

PCHE: **P**hospho**ch**olin-**e**sterase.

P-congenitale: *kard* s. u. P-Zacke.

PCP, pcP: **p**rimär-**c**hron. ↑ **P**olyarthritis.

PCS: **P**er**c**hlor**s**äure.

PCT: 1) ↑ **P**orphyria **c**utanea **t**arda. – 2) **P**lasma**c**rit-**T**est (s. u. Plasmakrit).

PD: 1) **P**rivat**d**ozent. – 2) ↑ **P**uls**d**ifferenz. – 3) **p**legische **D**osis. – **Pd**: ↑ **P**alla**d**ium.

p.d.: *pharm* »**p**ro **d**ie« oder »**p**ro **d**osi« (»je Tag« bzw. »je Dosis«).

PDA: **p**atent **d**uctus **a**rteriosus (↑ Ductus arteriosus persistens).

P-dextroatriale, -dextrocardiale: *kard* P pulmonale (s. u. P-Zacke).

pdpt: ↑ **P**rismen**d**io**pt**rie.

P.D.S.-Medium: *bakt* ↑ **P**hyton-**D**extrose-**S**erum-Substrat.

PDTA: 1,2-**P**ropylen**d**iamin-**t**etra-**e**ssigsäure; ein Chelatbildner.

PE: 1) ↑ **P**robe**e**xzision. – 2) **P**hosphoryl**e**thanolamin.

Peabody* Bouillon: (1908) Nährbouillon mit Malachitgrün-Zusatz zur Isolierung von Salmonella typhosa.

Peak acid output: ↑ PAO. – **Peak clipping**, PC: *otol* bei Hörgeräten Konstanthaltung des Ausgangsschalldrucks (trotz verstärkten Eingangsschalls) durch »Beschneiden« der Amplitudenspitzen (Nachteil: Erhöhung des Klirrfaktors).

Peak-Flowmeter: ein Pneumometer (Uhrform) mit Höchstwertanzeige des Ausatmungsstroms (l/Sek.).

Péan* Klemme (JULES P., 1830–1898, Chirurg, Paris): stumpfe Arterienklemme, stufenweise sperrbar, mit kurzem, quer- oder schräggerieftem Maulteil, Schraub- oder Steckschluß; außer diesem »Péan« auch »langfassende« Modelle als Hysterektomie-, Nabelschnur- u. Nierenstielklemme; Modifikationen z. B. nach KOCHER u. als Rochester-Modell.

Pearl* Index: (RAYMOND P. 1932) *gyn* die Versagerrate einer kontrazeptiven Methode pro 100 Frauenjahre (d. h. theoret. Möglichkeit, 12mal pro Jahr gravide zu werden), errechnet als:

$$\frac{\text{Gesamtzahl der Schwangerschaften} \times 1200}{\text{Gesamtzahl der Risikomonate der Untersuchung}}.$$

Beträgt bei oralen hormonalen Kontrazeptiva 0–0,8, Intrauterinpessar 2–8, Kondom 8–15, Diaphragma 12–29, Rhythmusmethoden 14–32, lokale chem. Kontrazeptiva 9–39.

Pearse* (HERMAN ELWYN P., geb. 1899, Chirurg, Rochester) **Dilatator**: (1946) Modifikation der ↑ BAKES* Sonde. – **P.* Operation**: (1941) Einlegen eines Vitalliumrohres in die Gallengänge als Palliativmaßnahme bei Cholestase durch gutart. Striktur.

Pearse* Kalknachweis: *histochem* 1) (1955) grünl.-weiße Fluoreszenz im formolfixierten Paraffinschnitt nach Behandlg. mit Morin. – 2) (1961) leuchtendblaue Färbung im alkohol- oder formolfixierten Paraffinschnitt nach Behandlg. mit Phthalozyanin. – Von P.* auch histochem. Nachweis der alkal. Phosphatase mit Kalzium-Kobalt- u. (1960) mit »Azokupplungsmethode« (Inkubation mit Natrium--α-naphthylphosphat, Echtrotsalz TR u. Tris-Puffer).

Pearson* Glykogenose: s. u. MCARDLE*.

Peau: (französ.) Haut; z. B. **P. lisse** (↑ Glanzhaut), **P. d'orange** (↑ Apfelsinenschalen-, Orangenhaut).

Pecazinum *WHO*: 1-Mehyl-3-piperidylmethyl-phenothiazin; Neuroleptikum.

Pech|haut: *derm* charakterist. Dermatosen durch Einwirkung von P.dämpfen oder -staub (bzw. darin enthaltener zykl. Teerbestandteile); akut an belichteten Hautpartien (Photosensibilisierung) als diffuse entzündl. Infiltration mit Rötung, Schwellung u. Brennen (»**P.brand**«); chron. (nach langdauernder Exposition) mit schmutzig-bräunl. Verfärbung u. fleck. Pigmentierung, Fältelung, Atrophie, Follikulitis, Akne cornea, Epithelproliferation u. Hyperkeratosen (»**P.haut**« i. e. S.), evtl. in Form von »**P.warzen**« (akanthohyperkeratot. Hyperplasie), die bereits als Präkanzerose gelten (Latenz ca. 3–4 J.). Der – meist nur nach langjähr. Exposition entstehende – **P.krebs** (v. a. Gesicht, Handrücken u. a. unbedeckte Hautpartien) wird i. S. der Synkarzinogenese durch Photosensibilisierung u. mechan. Reizung begünstigt; in der Steinkohlenbrikett-, Dachpappe-, Kabel- u. Lackherstellung entschädigungspflichtig. BK.

Pechstuhl: ↑ Melaena.

Pecilocinum *WHO*: Antibiotikum aus Paecilomyces varioti BAINIER var. antibioticus; Anw. als lokales Fungizid.

Peck* Test (SAMUEL MORTIMER P., geb. 1900, Dermatologe, New York): (1936) i.c. Inj. von verdünntem Gift der Mokassinschlange zum Nachweis einer hämorrhag. Purpura (lokale Hautblutungen innerhalb 60 Min., nicht aber bei Kontroll-Inj. mit physiol. NaCl-Lsg.).

Pecquet* (JEAN P., 1622–1674, Arzt, Montpellier, Paris) **Gang**: ↑ Ductus thoracicus. – **P.* Zisterne**: ↑ Cisterna chyli.

Pect...: s. a. Pekt...

Pecten: (lat. = Kamm) 1) *entom* Kammzähnchen (Chitin) am Atemrohr von Culicinae-Larven. – 2) *anat* kammart. Weichteilfalte (z. B. **P. ani**, s. u. Pektenitis), Knochenkamm (z. B. **P. ossis pubis** an der kran. Fläche des oberen Schambeinastes in Verlängerung der Linea arcuata ossis ilii bis zum Tuberculum pubicum).

pectinatus: (lat.) kammförmig.

pectineus, -nealis: (lat.) den Pecten ossis pubis betreffend; z. B. Musc. pe. (»Pektineus«).

pectoralis: (lat.) zur Brust (pectus) gehörend; z. B. Musc. pe. (s. a. »Pektoralis...«).

Pectus: (lat.) ↑ Brust (2), Thorax, (i. w. S.) Brustbein; z. B. **P. carinatum** s. **gallinaceum** (= Kiel- oder

Pectus excavatum

↑ Hühnerbrust), **P. excavatum s. infundibulum** (↑ Trichterbrust).

ped(al)...: Wortteil »Fuß«, »Füße«; z. B. ↑ Karpopedalspasmen; s. a. Podo...

Pedicatio, Paedicatio: Einführen des Penis in den Anus als homo- oder heterosexuelle Perversion.

Pedicle: (engl.) chirurgisch präparierter gefäßführender Gewebsstiel (»Gefäßstiel«), z. B. zur Einpflanzung in das Myokard (als Revaskularisationsmaßnahme).

pediculatus: (lat.) gestielt.

Pediculidae: *entom* die Fam. »Menschenläuse«, mit den Gattgn. ↑ Pediculus u. Phthirus.

Pediculoides ventricosus: *entom* ↑ Pyemotes tritici.

Pediculosis, Pedikulose: Befall mit Menschenläusen (Pediculidae) u. die durch Stich u./oder Läusespeichel ausgelöste Symptomatik, u. zwar als **P. capitis s. capillitii** durch Kopf-, als **P. vestimentorum s. corporis** durch Kleiderläuse (↑ Pediculus humanus), als **P. pubis s. inguinalis** durch Filzläuse (↑ Phthirus pubis).

Pediculus: (lat. = kleiner Fuß) **1)** *anat* stielartige Basis (s. a. Pedunculus); z. B. **P. arcus vertebrae** (*PNA* die Bogenwurzel des Wirbels), **P. opticus** (*embryol* der Augenbecherstiel). – **2) P. humanus**: *entom* die »Menschenlaus« [Pediculidae], mit den Unterarten **P. h. humanus (s. vestimenti)** u. **P. capitis**. Erstere als »Kleiderlaus« (v. a. der gemäßigten Klimate) stationärer Ektoparasit (♀, ♂ u. 3 Larvenstadien blutsaugend, bis 5 mm groß, grau flügellos, Stechorgane in Ruhe in die Kopfkapsel zurückgezogen; Eier weißl., bedeckelt, an Kleidung (Nähte) angekittet; Entwicklungsdauer (bei 27–30°) der Eier 1 Wo., der Larven 1–2 Wochen, Lebensdauer der Adulten 30–40 Tg.; mehrfache Blutaufnahme tgl. (Hungern in 1 Wo. tödl.); nicht nur Lästling (durch Stich u. Speichel Quaddeln bis Knötchen, sek. Kratzeffekte, Pyodermien, Melanoderma; s. a. Vagantenhaut), sondern auch Überträger von ↑ Rickettsia prowazeki (Fleckfieber), R. quintana (Wolhyn. Fieber), Borrelia recurrentis (Läuserückfallfieber). – Letztere als kosmopolit. »Kopflaus« kleiner, mit stärkerer Einkerbung der Hinterleibsegmente; ihre Nissen an die Haare kittend, durch Speichel juckreizend (Kratzeffekte, Infektionen, evtl. regionale LK-Schwellung). – **P. pubis**: ↑ Phthirus pubis.

Pedikulizid: Läuse (↑ Pediculidae) abtötendes Mittel.

Pedikulophobie: krankhafte Angst vor Läusen.

Pedikulose: ↑ Pediculosis.

Pediococcus tetragenus: *bakt* ↑ Gaffkya tetragena.

Pedopompholyx: schmerzhafte Dyshidrose der Füße mit mehrkammer. Blasen, meist bakteriell superinfiziert.

Pedroso* Krankheit: ↑ Chromomykose.

pedunculatus: (lat.) mit Stiel versehen.

Pedunculus: (lat. = kleiner Fuß) *anat* stielartiger Anfangsteil, »Stiel«; z. B. (*PNA*) **P. cerebellaris inf.** (die Tractus spinocerebell. post. u. olivocerebell. als »unt. Kleinhirnstiel« oder »Strickkörper« [= Corpus restiforme]), **P. c. medius** (Tr. pontocerebell. als »Brückenarm«) u. **P. c. sup. s. rostralis** (Tr. cerebellorubral., am Seitenrand des Velum medull.), **P. cerebri** (»Hirnstiel« als Hauptmasse des Mittelhirns, aus Crura cerebri, Tegmentum u. – dazwischen – Substantia nigra), **P. corporis callosi** (↑ Lamina rostralis), **P. corporis mamillaris** (von den Kernen des Mamillarkörpers zum Tegmentum mesencephali, sogen. »Haubenbündel«des Corpus mamillare; s. a. Fasciculus mamillotegmentalis), **P. flocculi** (markhalt. Fasern im Ursprungsrand des Velum medull. post. zum Nodulus des Kleinhirns), **P. thalami inf. s. basalis** (Teil der Radiatio thalami, der mit der Ansa lentiform. die Pars sublentiformis der inn. Kapsel bildet u. fächerförmig in den Schläfenlappen einstrahlt).

Pedunkulotomie: (A. E. WALKER 1949) Durchschneidung der lat. Anteile des Pedunculus cerebri in der Mittelhirnebene u. damit der dort verlaufenden Pyramidenbahnen; zur Beseitigung von Hyperkinesen (Hemiballismus, Parkinson-Tremor, Choreoathetose etc.). Nachteile: Paresen, nur vorübergehender Erfolg.

Pedunkulus-Syndrom: ↑ FOVILLE* Syndrom.

Peeling: *derm* »Schälen«, Entfernen der obersten Hautschichten mit chem. Mitteln (↑ Schälkur, Keratolytika) oder durch UV-Bestrahlung.

PEEP: **p**ositive **e**nd-**e**xpiratory **p**ressure, die Überdruckbeatmung i. e. S. (als Methode der Wahl bei Schocklunge).

Peer* Plastik (LYNDON ARTHUR P., geb. 1899, Chirurg, Newark/N.J.): Rekonstruktion der Helix mit einem knorpelarmierten retroauriklären Hautlappen.

Peet* Operation (MAX MINER P., 1885–1949, amerik. Chirurg): (1935) subtotale thorakale Grenzstrangresektion bei arterieller Hypertonie.

PEG: **1)** *röntg* ↑ Pneumoenzephalogramm. – **2)** *chem* ↑ Polyaethylenglykol.

Pegger* Symptom: Unvermögen des einbein. Stehens bei Abriß des Trochanter minor.

Pegmatosom, Diktyosom: *zytol* lichtmikroskop. Summationsbild der Zisternen (Lamellensäcke) eines GOLGI* Feldes.

Pehu*-Dechaume* Typ: s. u. Polyradikulitis.

Peiper* Dränage (HERBERT P., 1890–1952, Chirurg, Halle/S., Frankfurt/M.): ↑ Gummischwammdränage.

Peiper* Reflex (ALBRECHT P., 1889–1968, Pädiater, Greifswald, Leipzig): **1)** ↑ Ausbreitungsreaktion. – **2)** ↑ Schwerkraftreflex. – **3)** durch plötzl. Lichtreiz ausgelöstes Zurückwerfen des Kopfes als normale Reaktion des Neugeborenen. – **4) P.*-Isbert* Reflexe**: (1927) physiol. Reaktionen des plötzlich in Kopftiefhang gebrachten Säuglings: im 1.–3. Mon. »Umklammerungsphase« (wie MORO* Reflex), Becken gebeugt, im 4.–6. Mon. halbhohes Seitenstrecken der Arme, Nacken u. Rumpf gestreckt (»Schwebereaktion«, ähnl. der 3. Phase des VOJTA* Reflexes), im 7.–9. (–12.) Mon. Hochstrecken der Arme; ab 9. Mon. Versuch, sich am Untersucher festzuhalten u. hochzuhangeln.

Peitschenhieb-Syndrom: **1)** das – v. a. bei Auffahrunfällen – auf rasch aufeinanderfolgender Flexions- u. Hyperextensionsbewegung der HWS beruhende ↑ Mediansyndrom (s. a. Schleudertrauma). – **2)** ↑ MARTORELL* Syndrom. (3).

Peitschen|schnurarterie: sklerosierte, geschlängelte Arterie (insbes. der Netzhaut) mit ausgeprägten Kaliberschwankungen. – **P.wurm**: / Trichuris trichiura.

Peizer*-Steffen* Nährboden: Peptonagar mit Pferdeplasma u. -hämoglobin, steriler Glukose, Dinatriumphosphat, Penizillinase u. p-Aminobenzoesäure; zur Züchtung von Neisseria gonorrhoeae.

pektanginös: eine Angina pectoris betreffend, mit Herzschmerzen einhergehend.

Pektase: Pektinesterase, eine Hydrolase in Pflanzen u. Baktn. – **Pektat**: Salz der / Pektinsäure.

Pektenitis: Entzündung im Bereich des Pecten ani (Analbereich an der HILTON* Linie); bei chron. Form oft mit fibröser Ringstenose (»**Pektenose**«; Ther.: **Pektenotomie**).

Pektin, Pectinum: hochmolekulare Polygalakturonsäuren (fadenförm. Moleküle) in pflanzl. Geweben (v. a. Parenchym). Bilden bei Zucker- oder Säurezusatz Gele; Anw. von **P.stoffen** als pharmaz. u. diät. Bindemittel u. für Blutersatz, von **P.gel** für die Elektrophorese. – **P.säure**: völlig entestete Polygalakturonsäure (wasserunlösl.); Salze: Pektate.

Pektisation: Koagulation, Gerinnung.

Pektoralfremitus: / Stimmfremitus.

Pektoralis: / Musc. pectoralis. – **P.-minor-Syndrom**: / Hyperabduktionssyndrom. – **P.reflex**: 1) / kostopektoraler Reflex. – 2) **P.-major-Reflex**: / DUENSING* Fremdreflex mit vord.-seitl. Thoraxhaut als reflexogener Zone.

Pektoriloquie: metall.-schmetternde Bronchophonie; s. a. Ägophonie, BACCELLI* (2), D'ESPINE* Zeichen.

Pel* (PIETER KLAUSES P., 1852–1919, Internist, Amsterdam) **Krisen**: tabische / Augenkrisen. – **P.*-Ebstein* Krankh.**: / Lymphogranulomatose (mit typ. »P.*-E.* Fieber«, d. h. period. nach kurzen Intervallen).

Pelade: (französ.) Alopezie, i. e. S. die / Alopecia areata. – **Peladoid** (Leloir*): atrophoderm. Haarausfall bei Staphylokokken-Follikulitis mit tiefer Abzeßbildung. – I. w. S. der trophoneurot. Haarausfall.

Pelagismus: / Seekrankheit.

Pelger* (-Huet*) Anomalie, Syndrom (KAREL P., 1885–1931, niederländ. Pädiater): (1928) dominant erbl., qual. Kernanomalie der Leukozyten in Form von Chromatinverdichtung u. Hyposegmentation v. a. der Neutrophilen (»**P.* Zelle**«), aber auch der übr. Leuko (daher: »pantophyl«); beim Homozygoten (selten) ca. 96% der Kerne rund oder (atyp.) ca. 50% rund u. 50% mantelförmig gebuchtet; beim Heterozygoten ca. 54% gebuchtet, 45% bi- u. 1% trisegmentiert oder (atyp.) bis ca. 18% trisegmentiert oder ca. 50% gebuchtet u. 50% normal oder ca. 20% rund u. mit Polfäden (= STODTMEISTER-Typ); ferner sogen. Teilträger mit ca. 20% bzw. 70% heterozygoten P.*-Neutrophilen (Mosaikphänomen?). Keine klin. Sympte.; oft fälschlich Linksverschiebung diagnostiziert (»Pseudo-L.«); bei Hämoblastosen (v. a. chron. myeloischer Leukämie) / Pseudo-Pelgerformen.

Pelidisi(-Zahl): (Kunstwort aus latein. »pondus decies linearis divisio sedentis altitudo«) *päd* s. u. PIRQUET* Index; vgl. Gelidusi.

Pelikanschnabel: *röntg* typ. Exostose bei Skorbut.

Peli(o)...: s. a. Pelvi(o)...

Pelioma: rundl., bläul. Hautblutung.

Peliosis: / Purpura; z. B. die fleck.-retikulöse Angiomatosis sive **P. hepatis** (W. SCHÖNLANK 1916; Blutseen, die mit den Vv. centrales u. interlobulares kommunizieren u. sek. zur Leberzellatrophie führen) nach Leber-Tbk, seltener bei Leber-Ca. sowie nach Medikation von Norethandrolon u. Fluoxymesteron.

Pelipathia vegetativa s. spastica, Plexalgia hypogastrica, Beckenneuralgie, neurogenitale Dystonie (u. a. m.): Sammelbegr. für chron. Schmerzzustände psychovegetativer Genese im kl. Becken der Frau: Kreuz- u. Unterleibsschmerzen (ein- oder beidseit., durch Menses, Anstrengungen, Erschütterung etc. verstärkt), spast. Obstipation, Kohabitationsbeschwerden (auch tastempfindl. Genitale); im allg. ohne organ. Befund, aber auch im Zusammenhang mit Parametritis, spast. Kontrakturen (»**Parametropathia spastica**«); v. a. bei übersensiblen, nervösen, meist hypoplast. Frauen im mittl. LA (fast nie im Klimakterium), auch bei ehel. Komplikationen, Dyspareunie (/ Congestion-fibrosis-, Fünfersyndrom).

Pelizaeus*-Merzbacher* Krankheit (FRIEDRICH P., 1850–1917, Neurologe, Kassel; LUDWIG M., 1875–1942, Psychiater, Tübingen, Buenos Aires), sudanophile Leukodystrophie Typ P.*-M.*: (1885) rezessiv-geschlechtsgebunden erbl. Sonderform der fam. diffusen Hirnsklerose mit ausgedehntem Markscheidenzerfall (enzymat. Stoffwechselstörung? Erhaltenbleiben einzelner Inseln). Beginn im Säuglings- u. Kleinkindalter: Unfähigkeit, den Kopf zu halten u. zu sitzen, Ruhe- u. Intentionstremor, Nystagmus, extrapyramidale Hyperkinesen, zunehmende spast. Paresen, choreat. Bewegungsstörungen, schließlich Enthirnungsstarre, Verblödung; Lebenserwartung kaum verkürzt.

Pelkan* Linie: *röntg* bei MÖLLER*-BARLOW* Krankh. Aufhellungsband oder einseit. Randeinkerbung in der Knochenmetaphyse (Kontinuitätstrennung infolge Blutung). – Auch **P.* Sporn** in Höhe der Trümmerfeldzone.

Pella: (griech.) / Haut.

Pellagra, Erythema endemicum: B-Komplex (v. a. Nikotinsäureamid)-Avitaminose bei gleichzeit. Mangel an Tryptophan, Folsäure u. Eiweiß; endem. in Ländern mit Mais (»Maidismus«) u. Hirse als Hauptnahrung (hoher Leuzin-Gehalt bewirkt erhöhten Ni-

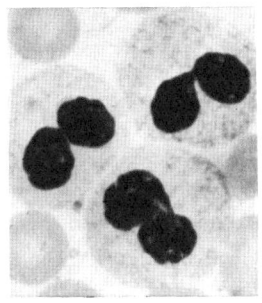 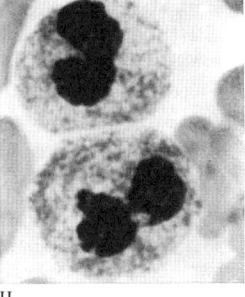

I) PELGER*-HUET* Anomalie. – II) »Pseudo-PELGER«, Chromatin weniger grobschollig, Zytoplasma meist toxisch granuliert.

Pellagra, atypisches

kotinsäure-Bedarf; bei klass. Mais-P. auch Antivitamine beteiligt); sonst nur selten (u. leicht) als **sek. P.** infolge Resorptionsstörung (chron. Alkoholismus, schwere Enteritis), bei hochdosierter Breitbandantibiotika- oder Riboflavin-, langdauernder Vit.-B_1-Medikation, Malabsorption infolge Magen-Darm-Op. (Dünndarmrückstau). Nach Prodromi (Kopfschmerzen, Appetitmangel, Schlafstörungen etc.) u. präklin. Stadium (Steigerung der Beschwerden, leichte psych. u. nervale Störungen) die klass. Sympte. an Haut, Verdauungstrakt u. NS: Dermatitis (»Pellagrosis«) mit scharf begrenzten, blauroten, anfangs brennenden, »präludierenden« Erythemen, schmerzhafte Rhagaden, später pigmentierte Hyperkeratosen (helle Zentren, evtl. ∫ NIKOLSKI* Phänomen) v. a. an ständig Licht, Druck u. Reibung ausgesetzten Körperstellen (Achselhöhlen, Mammafalten; s. a. CASEL* Halsband, Vulvitis pellagrosa); Glossitis, Stomatitis (oft Erosionen), histaminrefraktäre Achylie (evtl. megalozytär-hyperchrome, häufiger hypochrome Anämie mit megaloblast. Markbild; klin. wie Perniziosa, jedoch Intrinsic-Faktor vorhanden u. keine oder nur geringe Hämolysesteigerung), wäßrig.-schleimig. Durchfälle; motor., sensible u. troph. Störungen (evtl. Bild der funikulären Spinalerkr., Pupillen- u. Koordinationsstörungen, Hirnnervenparese etc., ∫ JOLLIFFE* Syndrom), ferner die **P.psychose** (meist uncharakterist. mit depressiver Stimmung, Angst, Reiz- u. Erschöpfbarkeit, Kopfschmerzen, Merkfähigkeitsstörungen, später Halluzinationen, evtl. Delirien, häufig ohne Bewußtseinsveränderung; auch mit Übergang in Demenz (»Krankht. der 3 D«, d. h. **Dermatitis, Diarrhöen, Demenz**). – **atyp. P.**: ∫ Pellagroid; ferner die **P. sine pellagra** ohne Haut-, nur mit gastrointestinalen u. neuropsych. Symptn. (die auch auf Nikotinsäure-Ther. ansprechen). – **hereditäre P.**: ∫ HARTNUP-Syndrom. – **infantile P.**: ∫ Kwashiorkor (mit Hautveränderungen, aber auch an nicht lichtexponierten Stellen!). – **P.-Schutzstoff**: ∫ Vitamin PP.

Pellagroid: Pellagra-ähnl. Symptomatik infolge Nikotinsäureamidmangels bei Infektions- u. and. Krankhn. (z. B. SJÖGREN* Syndrom). – **Pellagrosis, Pellagroderm**: die Hauterscheinungen bei ∫ Pellagra.

Pellanda*-Pollosson* Operation: Hysteropexie (PFANNENSTIEL* Schnitt) mit Fixation der Ligg. teretia vor den geraden Bauchmuskeln.

Pellegrini* Schatten: *röntg* s. u. STIEDA*-P.*.

Peller* Gesetz: (1936) Die Disposition zur Krebserkr. ist nicht organspezifisch; auch bei Vermeiden kanzerogener Reize bleibt die Zahl der Krebserkrn. etwa gleich.

Pellet: (engl. = Kügelchen) *pharmaz* Preßling mit besonderer – zweckdienl. – Form (z. B. Zylinder, Kugel, Granulat).

Pelletierin: tox. Alkaloid (Piperidin-Derivat) aus der Rinde von Punica granatum; histor. Bandwurmmittel.

Pellicula, Pellikula: (latein. = Häutchen) 1) *zool* meist dreischicht., einen Stoffwechsel zulassende Plasmazellmembran der Protozoen. – 2) *genet* die sogen. Chromosomenscheide (elektronenmikroskopisch nicht bestätigt).

Pellis: (lat.) ∫ Haut.

Pellizzari* (CELSO P., 1851–1925, Dermatologe, Florenz) **Anetodermie**: urtikarielles atroph. ∫ Erythem. –

P.* Myxomatosis, Syndrom: ∫ Lichen myxoedematosus.

Pellizzi* Syndrom: s. u. FRANKL=HOCHWARTH*-P.*.

Pellotin: Anhalonium-Alkaloid in mexikan. Kakteen.

pellucidus: (lat.) durchsichtig.

Peloide: aquat. u. terrestr., anorgan. u. organ. Stoffe (∫ Lockersedimente, Heilschlamm), die – natürl.-feinkörnig oder künstl. zerkleinert – für schlamm- oder breiform. Bäder u. Packungen verwendet werden. Neben thermoisolator. Effekten (»Kolloidbad«, Wärmetransport nur durch Konduktion) wahrsch. auch chem. u. komplexe Wirkungen (unspezif. Umstimmung, Zellstoffwechselstimulierung, Entschlackung).

Pelopsie: Sehstörung, die die Dinge näher als tatsächlich erscheinen läßt.

Pelose: natürl. Faulschlamm aus Seen der Mark Brandenburg; Anw. wie ∫ Peloide.

Pelotte: Druckpolster zur Ausübung oder Übertragung eines Druckes; prallelastisch z. B. an Bruchband, Mieder, elast.-hohl z. B. an Sphygmograph mit Luftübertragung, konkav mit Randwulst u. Abfluß z. B. als Kunstafterverschluß.

Pelotteneffekt, -symptom: *röntg* bei Kontrastdarstg. der Druckeffekt eines tumorförm. Prozesses in oder in Nähe der Organwand als unscharf begrenzter, bei gezielter Kompression deutlicherer Füllungsdefekt.

Pels=Leusden* Methode (FRIEDRICH P.=L., 1866–1944, Chirurg, Berlin, Greifswald): 1) Fixation der sternal luxierten Klavikel durch gestielten Sternokleidomastoideus-Muskelsehnenstrang (je ein Bohrloch). – 2) Sehnenverlängerung (z. B. rupturierte Achillessehne) durch Lappenbildung an bd. Stümpfen. – 3) **P.=L.*-Küttner* Methode**: Defektdeckung am Schädel mit freiem autologem Knochentransplantat (meist Scheitelhöcker samt Periost). – 4) **P.=L.*-Reschke* Epithelisierung**: ∫ Injektionsepithelisierung.

Pelu* Syndrom: (1960) Schluckbeschwerden infolge Verkalkung des Lig. stylohyoideum.

pelv…: Wortteil »Becken«, »Nierenbecken«; s. a. pelve(o)…, pelvi(o)…, pelvo…, pyel(o)…

Pelveo|pathie: Erkr. der Beckenorgane; i. e. S. (*gyn*) die ∫ Pelipathia vegetativa. – **P.peritonitis**: auf das kleine Becken beschränkte Bauchfellentzündung, v. a. sek. nach Entzündung der ♀ Beckenorgane. Diffuser Schmerz im Unterbauch, örtl. Druckschmerz, rektale Druckempfindlichkeit des DOUGLAS* Raums. – **P.plastik**: 1) ∫ Beckenbodenplastik. – 2) ∫ Nierenbeckenplastik. – 3) Hernioplastik unter Verw. von Beckenringteilen (z. B. ∫ BRÜCKE* Op.).

Pelveotomie: 1) *gyn* ∫ Hebeosteo-, Ischiopubiotomie. – 2) *urol* ∫ Pyelotomie.

Pelvic congestion: (engl.) ∫ Pelipathia vegetativa, Congestion-fibrosis.

pelvicus: (lat.) zum Becken gehörend.

Pelvi|ektomie: pelvine ∫ Viszerektomie. – **P.graphie**: *röntg* Darstg. der Beckenorgane, i. e. S. nach Anlegen eines entsprech. ∫ Pneumoretroperitoneums oder aber als **P.pneumoperitoneum** (nur 500–800 ml, Bauchlage mit Beckenhochlagerung). – **P.kephalometrie**: *geburtsh* vergleichende Messung von mütterl. Becken u.

kindl. Kopf als ↑ Röntgenpelvimetrie oder mit Ultraschallverfahren.

Pelvikus-Syndrom: wenige Tage nach Rektumexstirpation Harnverhaltung, dann Harninkontinenz i. S. der Überlaufblase (Läsion der Nn. pelvici vor Einmündung in den Pl. hypogastricus inf.), später Potenzstörung u. Hodenatrophie. Diagnose: Klaffen des inn. Blasensphinkters, nur langsamer Blasendruckanstieg.

Pelvimetrie: *gyn* ↑ Beckenmessung, Röntgenpelvimetrie.

pelvin(us): das Becken betreffend; z. B. **pelvines Stenosesyndrom** (*angiol* ↑ SCHNEIDER*-FISCHER* Syndrom).

pelvi(o)...: s. a. pelv(e)o..., pyel(o)...; **P.pathia**: ↑ Pelveo-, Pelipathie.

Pelvi|pneumoperitoneum: *röntg* s. u. Pelvigraphie. – **p.rektale Achalasie**: s. u. Achalasie, s. a. Megakolon. – **p.renaler Reflux**: pyelorenaler ↑ Reflux.

Pelvis: **1)** *PNA* das »Becken« als Körperteil zwischen Abdomen u. unt. Extremitäten, mit Regiones lat. abdominis, umbilicalis, perinealis, sacralis u. gluteae; i. e. S. das knöcherne Becken (bd. Ossa coxae mit Darm-, Scham- u. Steißbein, Os sacrum [zus. = Beckenring] u. Os coccygis) als Skelett des Cavum pelvis u. Verbindungsstück zwischen WS u. Beinen; durch die Linea terminalis in »großes« u. »kleines« Becken unterteilt (letzteres mit Beckeneingang, -höhle u. -ausgang wesentl. als Geburtskanal). – Formabweichungen s. u. Becken; ferner **P. kyphotica** (↑ Kyphosebecken), **P. lordotica** (durch tiefe LWS-Hyperlordose verformt; evtl. verkürzte Conjugata vera), **P. nana** (Zwergbecken), P. obliqua (↑ Naegele* Becken), **P. obtecta** (mit Verlegung der Geburtswege), **P. spinosa** (Stachel- oder ↑ Exostosebecken), **P. spondylolisthetica** (↑ Spondylolisthesisbecken). – **2) P. renalis** *PNA*, das ↑ Nierenbecken (s. a. Pyelo...). – **3)** *otol* in der Paukenhöhle jeweils die flache Grube im Bereich des runden bzw. ovalen Fensters.

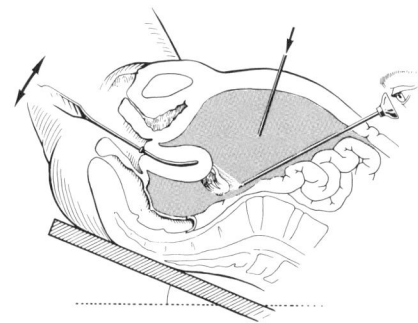

Pelviskopie: Punktion im li. Unterbauch (zwischen Nabel u. Spina iliaca ventr. sup.), CO_2-Füllung, Einführen des Endoskops am Nabelunterrand.

Pelvi|skopie: Endoskopie des Beckenraumes als transumbilikale Laparoskopie (↑ Abb.) oder als ↑ Kuldoskopie. – **P.zephalometrie**: *geburtsh* ↑ P.kephalometrie, Röntgenpelvimetrie.

Pelzigsein: »pelzig«-taubes Gefühl als Form der Parästhesie.

Pemolin *WHO*: 2-Imino-5-phenyl-4-oxazolidinon; Psychoenergetikum.

pemphigoid: einem Pemphigus ähnlich; z. B. das **pe.-polymorphe Erythem** (↑ Dermatitis herpetiformis DUHRING). – Ferner »**Pemphigoid**« als Oberbegr. für Hautkrankhn., bei denen das intakte Epithel durch subepidermale Blasenbildung vom Bindegewebe abgehoben ist; z. B. **benignes P.** (↑ BRUNSTING* Sy.), exfoliatives P. (↑ Dermatitis exfoliativa v. RITTERSHAIN), **bullöses P.** (»Alters-« oder »Parapemphigus«, mit landkartenförm. Erythemen u. einzeln u. gruppiert stehenden Bläschen u. Blasen an Haut u. – seltener – Schleimhaut, die erodieren u. vom Rand her überhäuten; Altersform der Dermatitis herpetiformis? Auto-AK-Bildung gegen Basalmembran?); i. e. S. das **Neugeborenen-P.** (= Impetigo s. Staphylodermia superf. bullosa, Schälblasenausschlag) als Staphylokokken-Pyodermie (v. a. Abdomen, Genitalregion, Achsel- u. Halsfalten) mit in intakter Haut stehenden, bis walnußgroßen, geröteten subepidermalen Blasen (trübe, hochinfektiöse Flüssigkeit), die leicht platzen, rasch eintrocknen u. von dünner Epidermisfranse (»zentripetale Collerette«) begrenzte Flecken hinterlassen.

Pemphigus: Oberbegr. für schwere, blasenbildende Dermatosen ungeklärter Ätiol. mit Allg.erscheinungen u. – meist – pos. NIKOLSKI* Phänomen. – **1)** Als »echter« P. (mit Akantholyse) der **P. vulg.** (**chron. s. malignus**; HEBRA, KAPOSI 1874), meist an Schleimhäuten (v. a. Mund) beginnend u. evtl. monate- bis jahrelang verbleibend, dann generalisierte Blasenbildung auf intakter Haut (erbs- bis pflaumengroß, fragil, schmerz- u. juckreizfrei; nach Platzen schmerzhafte, schlecht heilende Epitheldefekte mit kragenart. Resten); histol.: Akantholyse der Epidermis, ballonierende Degeneration, im oberen Korium geringes entzündl. Infiltrat, in der Blase Eosinophile u. Stachelzellen. Ätiol. unbekannt; Serum-AK gegen die Interzellularsubstanz des Stachelzellenepithels (pos. ab 1:100), NIKOLSKI* Phänomen u. TZANCK* Test pos.; meist chron. Verlauf, Blasenschübe mit Fieber u. schwerem Krankheitsgefühl; bei moderner Kombinationsther. (Immunsuppressiva + Kortikoide) langdauernde Remissionen. – Varianten: **P. foliaceus** (= CAZENAVE* Krankh.; sehr schwere Form, bullöses Stadium kurz, Neigung zu Generalisation oder Übergang in Erythrodermia exfoliativa selten Schleimhautbefall; NIKOLSKI* Phänomen pos.), **P. gangraenosus**, **P. haemorrhagicus**, **P. serpinginosus** (HEBRA; auf entzündl. Grund partiell abgeheilte Blasen mit bog. Saum, Hyperpigmentierung, schupp.-krustösen Auflagerungen), **P. seborrhoicus s. erythematosus** (= SENEAR*-USHER* Syndrom; schlaffe Blasen in Gesicht, vord. u. hint. Schweißrinne; Variante der Dermatitis herpetif. DUHRING oder des P. vulg., zu dem sie zurückkehren kann; histol.: Akantholyse mit TZANCK* Zellen in den Randbezirken; Blaseninhalt fast zellfrei, evtl. Dyskeratose; NIKOLSKI* Phänomen pos.; Prognose bei erythroderm. oder pemphigusart. Bild rel. schlechter) sowie Erythematodes-ähnl. Bilder u. **P. solitarius** (»Primärblase«, »Bulla spontanea«). – **2)** Dem gegenübergestellt die »**P.-Gruppe**«, z. B.: **P. vegetans** (**s. framboesioides s. papillaris**, Erythema bullosum vegetans UNNA, Herpes s. Pyostomatitis vegetans, NEUMANN* Syndrom) meist bei Jüngeren, mit Erosionen, Granulationen u. papillomatösen Wucherungen an Mund, Lippen, Wangenschleimhaut, Rachen u. Pharynx, Berührungsstellen der Haut (hier mit nässender Oberfläche, Pusteln, Blasen, später Pigmentierung, Schuppung); rel. starke Bluteosinophilie; histol. Bild ähnl. wie bei DARIER* Krkht., ohne dyskeratot. Zellen; NIKOLSKI* Phänomen pos.; schubweiser, oft äußerst chron. Verlauf (Mon. bis Jahrzehnte); auch sehr schwere Form (»**P. veg. gravis**«) mit Vegetationen u. später warzig-pustulösen Flächen perioral, an Mund-, Rachen-, Genitalschleimhaut, perianal, an Gelenkfalten, periungual. – **P. acutus (febrilis s. gravis**, Dermatitis acuta bullosa infectiosa, METZGER-P.) als schweres, sept. Bild durch Streptokokken, Pyozyaneus etc., meist bei Personen, die mit toten Tieren Kontakt hatten; nach hochakutem Beginn (starker Juckreiz) konfluierende Erytheme, verstreute große, flache, oft hämorrhag. Blasen auf Haut u. Schleimhäuten; NIKOLSKI* Phänomen evtl. pos., BKS stark erhöht; histol.: in subepidermalen Blasen massenhaft Leuko-, ggf. Erythrozyten, im Korium dichtes Infiltrat aus polynukleären Zellen; Prognose durch Antibiotika u. Kortikoide gebessert.– Der dominant-erbl. **P. benignus familiaris chronicus** (= GOUGEROT*-HAILEY*-HAILEY* Syndrom) als schubweise Blasenbildung auf erythematöser oder intakter Haut, abwechselnd mit nässenden Erosionen, Papeln, Schuppenkrusten, Rhagaden, oft konfluierend, peripher fortschreitend; vorw. intertriginös, mit monatelangen Remissionen; NIKOLSKI* Phänomen pos.; Heilung ohne Narben, mit bräunl. Pigmentierung. – Ferner als ältere Bez.: **P. acutus s. contagiosus s. epidermicus s. infantilis** (JADASSOHN) **s. staphylogenes neonatorum** (↑ Dermatitis exfoliativa infantum v. RITTERSHAIN), **P. arthriticus s. benignus multiformis s. pruriginosus**: (↑ Dermatitis herpetiformis DUHRING), **P. chronicus benignus** (bullöses ↑ Pemphigoid), **P. connatalis s. congenitalis s. hereditarius** (BROCQ) **s. traumaticus** (↑ Epidermolysis bullosa hereditaria), **P. contagiosus s. infectiosus tropicus** (s. u. Impetigo), **P. palmoplantaris s. syphiliticus** (bullöse ↑ Syphilide).

Penaldsäure: ↑ Formel »Penizillin«.

Penalisation: *ophth* bei kindl. Strabismus therap. Herabsetzung der Sehschärfe (Prismenkorrektur) des dominanten Auges, um die Amblyopie des anderen zu bessern.

Pende* (NICOLA P., 1880–1970, Internist, Genua) **Syndrom**: 1) ↑ Thymussyndrom. – 2) Kachexie bei ADDISON* Krankheit. – **P.* Zeichen**: 1) durch Reiben provozierte Cutis anserina bei NN-Insuffizienz. – 2) große Blutdruckamplitude bei Hyperthyreose. – 3) *neur* ↑ Rückstoßphänomen (2).

Pendelatmungssystem, To-and-fro-Syst.: *anästh* im (halb)geschlossenen Narkosesystem Hintereinanderschaltung von Absperrventil, Absorber u. Atembeutel so, daß In- u. Exspirationsluft pendelartig hin- u. herbewegt werden, wobei vor oder hinter dem Absorber Frischgas zuströmt.

Pendelbestrahlung: *radiol* Bewegungsbestrahlung (200–300 kV, MeV-Bereich), bei der die Strahlenquelle über einen Teilbereich des Vollwinkels um den Pat. herumgeführt wird (Endziel: Anpassung der Dosisverteilung an Ausdehnung u. Form des Herdgebietes). – Als spez. Methode (mit bes. steilem Dosisabfall) die »**tangentiale P.**«, bei der das Strahlenbündel so weit zur Seite geneigt ist, daß nur eine periphere Zone des Objekts getroffen wird. – Ferner (z. B. bei zu kleinem Pendelwinkel) die **konvergente P.** mit alternierender Einstrahlung über 2 Pendelfeldern, wobei der Zentralstrahl auf denselben Achsenpunkt gerichtet ist (also durch Herdmitte geht). – s. a. Pendelkonvergenz-, Rotationsbestrahlung, Achsenfeld, Abb. »Linearbeschleuniger«.

Pendel|bewegung (des Darmes), Pendeln: v. a. im Jejunum rhythm. pro- u. retropulsive Darmbewegungen (abwechselnde Kontraktion der Ring- u. Längsmuskulatur) ohne wesentl. Weitertransport der Ingesta (dadurch inn. Vermischung mit Verdauungssäften, günst. Resorptionsverhältnisse). – Als Variante (PANNHORST 1938) spiralförm. Jejunumbewegungen mit kleinem Fördereffekt. – **P.blut**: *kard* bei Herzklappeninsuffizienz (v. a. Mitral- u. Aortenklappe) das zwischen Vorhof u. Kammer bzw. Kammer u. herznahem Gefäß »pendelnde«, d. h. während der Systole bzw. Diastole zurückfließende u. dann erneut zu fördernde Blut.

Pendel|diagnostik unter Verw. eines sogen. siderischen Pendels; v. a. von Nichtärzten betrieben. – **P.drainage**: *urol* ↑ Tidaldrainage. – **P. gallenblase**: flottierende ↑ Gallenblase. – **P.herz**: ↑ Tropfherz. – **P.hinken**: *orthop* H. durch Schrittverkürzung auf der kranken Seite. – Gegensatz: Stemmhinken.

Pendelhoden, Pseudokryptorchismus, Wanderhoden: normal deszendierter Hoden, der aber – vor Obliteration des Proc. vagin. – durch ausgeprägten Kremasterreflex zum äuß. Leistenring hinaufgleitet, sich jedoch jederzeit in seine normale Lage zurückbringen läßt. Fließende Übergänge zum physiol. Hochstand. DD: Gleithoden (der infolge zu kurzer Anhangsgebilde wieder in seine Position vor dem Leistenring zurückgleitet).

Pendelkonvergenzbestrahlung: (1955/56) *radiol* Bewegungsbestrahlung (120–300–360°), bei der durch senkrecht zur Rotations- bzw. Pendelebene verlaufende Translationsbewegungen der Strahlenquelle (Konvergenzwinkel ca. 60°) weitere Oberflächenbereiche für Einstrahlung herangezogen werden. – In Weiterentwicklung (1958) die »**transaxiale P.**«, bei der der Konvergenzpunkt hinter der Pendel- bzw. Rotationsachse liegt. – vgl. konvergente ↑ Pendelbestrahlung.

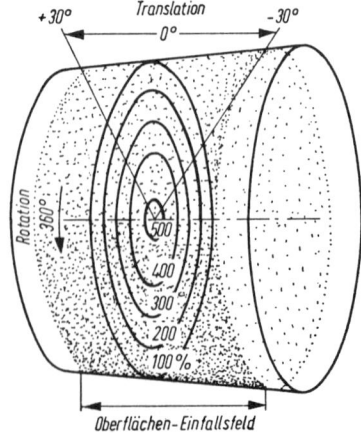

Pendelluft: die bei offenem Pneumothorax, obstruktiver Ventilationsstörung etc. respiratorisch zwischen bd. Lungen hin- u. herströmende, dadurch O_2-arme Luft (klin.: akute Dyspnoe, Zyanose).

Pendeln: 1) *geburtsh* ↑ KNEBEL* Verfahren. – 2) ↑ Pendelbewegungen des Darmes. – 3) *neurol* ↑ Pendelphänomen. – 4) *radiol* ↑ Pendelbestrahlung.

Pendel|niere: ↑ Nephroptose. – **P.nystagmus**, Opsoklonie: unwillkürl. Hin- und Herzucken der Augen mit gleichbleibender Frequenz um eine Mittellage, meist horizontal, seltener vertikal oder schräg; v. a. als opt. u. Dunkelnystagmus, bei Amaurose, als Augenzittern der Bergleute.

Pendel|osteotomie: ↑ LANGE* Operation (B 8). – **P.phänomen**: (WARTENBERG 1951) bei muskulärer Hypotonie das anhaltende »Pendeln« (>4–5mal) des rechtwinklig herabhängenden u. völlig entspannten Unterschenkels nach pass. Anschwingen oder Auslösen des PSR. – **P.rhythmus**: *kard* ↑ Embryokardie (2).

Pendel|system: *anästh* ↑ P.atmungssystem. – **P.übung**: *physiother* Bewegungsübung (ohne Belastung) bei völl. Entspannung der zu mobilisierenden Gelenke als Apparategymnastik; obsolet. – **P.volumen**: *kard* s. u. P.blut.

Pendhe, Pendje, Pendjeh(-Beule, -Geschwür, -Pustel): »feuchte« Form der Hautleishmaniase in Mittelasien.

Pendl * Infiltration: *anästh* präsakrale Überflutung.

Pendred* Syndrom: (1896) autosomal-rezessiv erbl. Enzymopathie mit angeb., doppelseit. Innenohrschwerhörigkeit (v. a. für hohe Töne) u. sporad., meist euthyreot. Struma infolge Jodidperoxidase-Mangels (PBJ erniedrigt); körperl. u. geist. Entwicklung normal.

pendulans, pendulus: (lat.) hängend, pendelnd.

Penektomie: ↑ Penisexstirpation.

penetrans: (lat.) »durchdringend«, penetrant (↑ Penetranz), penetrierend (↑ Penetration).

Penetranz: *statist* die »Manifestationswahrscheinlichkeit« z. B. eines Gens (ausgedrückt in % der Merkmalsträger), einer Infektionskrankheit (»Durchseuchungsquotient« aus Zahl der Erkrankten u. der Infizierten; vgl. Kontagionsindex).

Penetratio(n): *path* Eindringen eines krankhaften Prozesses (z. B. Ulkus, Neoplasma) oder eines Fremdkörpers in ein Gewebe. – **Penetrationstest**: *gyn, androl* ↑ HUHNER*-SIMS* Test.

penetrierend: durchdringend (↑ Penetration).

Penfield* (WILDER GRAVES P., geb. 1891, Neurochirurg, Montreal) **Epilepsie**: experimentell ausgelöste Anfälle, deren Sympte. sich auf das autonome NS beschränkten; Verlauf viszerosensor. (epigastr. Aura, Schwindel etc.) oder -motorisch (Pupillenveränderungen, vaskuläre, gastrointestinale, pilomotor. u. a. Phänomene). – **P.* Operation**: 1) bei best. Epilepsieformen (anamnestisch mit u. ohne Trauma) Exzision des – durch Elektrosubkortikographie lokalisierten – Fokus (»Topektomie«), bei Schläfenlappenepilepsie Resektion des Lappens einschl. Hippokampusformation. – 2) **P.*-Cone* Op.**: (1932) Kleinhirnfreilegung durch myoplast. Trepanation; die von der Squama occipit. abgelösten Weichteile (einschl. Periost) werden abschließend am Rand des Knochendefektes fixiert (Drahtnähte). – Mit analoger Technik auch subtemp. Dekompression (↑ Entlastungstrepanation). – 3) ↑ FOERSTER*-P.* Op.

Penfield* Schema: Darstg. der somatotop. Gliederung von afferenten u. efferenten Neuronensystemen in Thalamus u. sensomotor. Großhirnrinde (↑ Homunkulus, ↑ Abb. »Kortex«). – **P.* Syndrom**: paroxysmale Hypertonie bei Hirntumor (v. a. Thalamusbereich).

Penfluridol *WHO*: Bis-(4-Fluor-phenyl)-butyl-(4-chlor-3-trifluormethyl-phenyl)-hydroxypiperidin-Derivat; Neuroleptikum.

Pengitoxinum *WHO*: Gitoxin-pentaazetat; herzwirksames Digitalisglykosid.

Penicill …: s. a. Penizill …

Penicillamin(um) *WHO*: D-β,β-Dimethylzystein; Chelat-bildendes Antidot bei Metallvergiftung; Anw. ferner bei Kollagenosen u. Zystinurie.

Penicilli *PNA*, Pinselarterien: aus den Zentralarterien der lymphat. Milzfollikel sich pinselartig verzweigende kleine Endarterien; s. a. Milzkreislauf (Abb.!).

Penicill(in)asum *WHO*: ↑ Penizillinase.

Penicillin(um): ↑ Penizillin.

Penicillium: Gattg. »Pinselschimmel« (mit pinselförmig verzweigten Konidienträgern) der Askomyzeten (z. T. Fungi imperfecti?); ca. 600 Arten, v. a. als **P. commune** (fakultativ pathogen?) sehr weit verbreitet, meist Saprophyten auf organ. Stoffen (**P. glaucum** z. B. Lebensmittelverderber, **P. candidum, roqueforti** u. a. für Käseherstellung von Bedeutung). Notatum-Chrysogenum-Gruppe bildet ↑ Penizillin (u. Natatin), andere Arten Canescin, Citrinin, Cyclopaldsäure, Estin, Gladiolinsäure, Griseofulvin, Helenin, Patulin, Phenicin, Spinulosin, Tardin, Viridicatin u. a. Antibiotika. – Humanpathogenet. Bedeutung z. T. umstritten (↑ Penizilliose).

Penicilloyl-Polylysin-Test: *allerg* ↑ PPL-Test.

Penicillosis: ↑ Penizilliose.

-penie: Suffix »Verminderung unter die Norm« (s. a. hypo …).

penil(is): (lat.) den Penis betreffend; z. B. **p. Hodenektopie** (↑ Penishoden).

Penilingus: *sexol* ↑ Fellatio.

Penis *PNA*, Phallus: das in Radix, Corpus (»Schaft«), Glans (»Eichel«) u. Praeputium (»Vorhaut«) unterteilte »männl. Glied« (Membrum virile); mit Corpora cavernosa u. spongiosum (»Schwellkörper«; s. a. Erektion) u. Urethra. – Anomalien: **P. duplex** (↑ Diphallus), **Penischisis** (»Spalte« bei ↑ Epi-, ↑ Hypospadie), **P. palmatus** (Flachform bei Hypospadie), **P.agenesie** (meist mit anderen Urogenitalmißbildgn. kombin.), **P.deviation** (bei Chorda venerea, Narben an Tunica albuginea u. Corpus cavernosum, Mißbildung, Tumor, Induratio plastica, Priapismus, als Op.folge, nach P.fraktur; evtl. Erektionsstörung), **P.torsion** (bis 180°, meist nach li.); s. a. P.fisteln. – **P. captivus**: der bei Kohabitation durch ↑ Vaginismus »eingefangene« P.

Penis|amputation: op. Entfernung des dist. Penisschaftes einschl. der Glans; i. w. S. auch die vollständ. **P.exstirpation** (Exphallatio, Pen-, Phallektomie), v. a. bei prox. Neoplasma (dann mit Ausräumung der Inguinal-LK).

Penis|diphtherie: diphther. Balanoposthitis; oft mit narb. Verwachsungen zwischen Vorhaut u. Eichel. – **P.dystopie, P.deviation**: s. u. Penis.

Penisfistel

Penis|fisteln: von der Urethra abgehende akzessor. Gänge: Ductus dorsales (am Penisrücken blind endend), paraurethrales (Öffnung zum Penisrücken), praeputiales (zwischen Vorhautblättern) u. cutanei (in die Haut der Penisunterseite). – **P.frakutr:** s.c. (»geschlossene«) Zerreißung des Corpus cavernosum bei erigiertem Penis; ausgedehntes Hämatom, akutes Schwinden der Erektion; oft Harnröhrenbeteiligung. Sofort. Versorgung (Hämatom-Ausräumung, Albuginea-Naht) erforderlich.

Penisgangrän: Gewebstod bei Paraphimose, Harnröhrenverletzung, Gefäßembolie (A. dors. penis), Thrombophlebitis, Endangiitis, Balanoposthitis, Wundinfektion (Anaerobier, Staphylokokken, Koli), Thypus abdom., Grippe, Malaria, Pneumonie, Diabetes mellitus.

Penis|hoden: die seltene »Ektopia testis penilis« nach medial-aberrierendem Deszensus durch den Leistenkanal; Hoden »pubopenil«, d. h. an Peniswurzel oder -rücken, oder suprapubisch liegend. – **P.hörner,** penile Hörner; v. a. im höheren LA, aber auch nach Phimose-Op., bei Warzenbefall etc. vork. Cornua cutanea (bis zu 10 cm lang) an der Glans oder im Sulcus coronarius; gelten als Leukoplakie (mit Akanthokeratose u. Gefahr der karzinomatösen Entartung). – **P.induration:** / Induratio penis plastica.

Penis|karzinom: von Glans, Kranzfurche, inn. Vorhautblatt oder P.schaft ausgehendes Plattenepithel-Ca., meist ulzerierend u. als »Blumenkohl«; oft schmerzfrei, häufig regionäre LK-Beteiligung. Begünstigende Faktoren: Phimose (die auch Folge sein kann), Balanitis, Smegmaretention. – Als seltenere Malignome BOWEN* Epitheliom (»intraepidermales Ca.«; Präkanzerose), Fibro-, Myo-, Neuro-, Angio- (/ KAPOSI* Syndrom) u. Endothelsarkom (von Schwellkörpern ausgehend). – **P.klemme:** / BRODNY* Klemme. – **P.knochen:** urol bei / Induratio penis plastica vork., selten auch angeb. (Atavismus?) Knochenbildung im P.schaft. – Ferner der Kunststoffpenis zur Implantation zwischen die Schwellkörper bei organ. Impotenz (Voraussetzung: erhaltene Sensibilität, kurzfrist. Erektionsfähigkeit).

Penisneid: Begr. der FREUD* Psychoanalyse für das Verlangen des Mädchens (ab 2.–3. Lj.) nach einem Penis, um den es den Knaben beneidet (»Kastrationskomplex«).

Penis|thrombose: meist phlebit. Thrombosierung der zirkulären Venen nahe der Corona glandis, evtl. auf die dors. (Längs-)Venen übergreifend. Bei Abflußsperre der Schwellkörper Priapismus. – **P.tuberkulose:** Lokalisationsform der Genital-Tbk, flächig-entzündl. (»Penitis tbc«), tumorös oder ulzerös; meist endogen (z. B. Periurethritis), selten durch Kontaktinfektion (z. B. bei Beschneidung). – **P.torsion:** s. u. Penis.

Penitis: Entzündung des ges. Penis (s. a. Posthitis, Balanitis, Kavernitis), evtl. als Penisphlegmone.

Penizillamin: / Penicillaminum WHO. – **Penizillansäure:** bizykl. Dipeptid aus β,β-Dimethylzystein u. Serin; als 6-Amino-P. Grundgerüst aller Penizilline (/ dort. Formeln). – **Penizillase:** / Penizillinase.

Penizillin, Penicillinum: (A. FLEMING 1928) Antibiotikum aus Penicillium notatum, P. chrysogenum etc.; ferner biosynthet. (v. a. G u. V) oder halbsynth. Varianten (Basis: 6-Aminopenizillinsäure, / Tab.). Wirkt bei ausreichender Dosierung bakterizid, läßt sich mit Strepto-, Neo-, Gentamyzin, Polymyxin, Cephalosporinen etc. kombinieren (möglichst aber nicht mit Bakteriostatika wie Sulfonamide, Chloramphenicol, Tetrazykline). Diffusion außer im Liquor gut; Ausscheidung über Nieren (tubulär; HWZ 30–60 Min., Präp.-abhängig.). Wirkt auf grampos. (Pneumo-, Staphylo-, Streptokokken) u. gramneg. Baktn. (Gono-, Meningokokken), Treponema pallidum u. Aktinomyzeten, als Breitspektrum-P. auch auf E. coli, Salmonellen, Pseudomonas u. Proteus-Stämme. Kann allerg. Reaktionen (/ P.-Allergie; bei Mykose auch Parallergie) u. andere akute Störungen bedingen (Schwindel, Hör- u. Sehstörungen, Parästhesien, Verwirrtheit, Krämpfe etc. sowie Hyperkaliämie nach hochdosiertem P.-B-Kalium). Einteilung / Tab.

Penizillin-Allergie: häufigste Arzneimittelallergie (Sensibilisierungsquote parenteral 1–2%, oral 0,1%, extern 5–10%); AK- (bei IgE anaphylakt. Schock, generalisierte Urtikaria, angioneurot. Ödem, bei IgE/IgG hämolyt. Anämie) oder zellvermittelt (Ekzem, morbilliformes Exanthem), evtl. mit Enzephalitis oder Neuritis. Sensibilisierung auch durch P.-halt. Nahrungsmittel (P.-Metaboliten sind bes. aggressive AG) u. durch chemisch verwandte Substanzen. Nachweis durch Epi- (= Läppchenprobe) oder Intrakutanprobe (Skarifikations-, Scratch-, Pricktest) oder PPL-Test.

Penizill(in)ase: von best. Keimen (v. a. Staphylokokken) gebildetes Enzym, das das Penizillin zu antibiotisch inaktiver Penizillosäure hydrolysiert (u. die Herstellung P.fester Penizilline wie z. B. Oxacillin veranlaßte). Therap. Anw. bei den zu Beginn einer Penizillin-Ther. auftretenden allerg. Reaktionen.

Penizilliose: äußerst seltene (z. B. Laborinfekt) entzündl. Mykose (/ dort. Tab.) durch Penicillium-Arten; v. a. an Haut u. Nägeln (evtl. nummuläre, mykidähnliche, sogar papuloulzeröse Effloreszenzen), wahrsch. auch in Mittelohr, Respirationstrakt, Tonsillen, Tränendrüsen etc.

Penizilloin-, Penizillsäure: Spaltprodukte etc. des Penizillins (/ dort. Formel).

pennatus: (lat.) gefiedert, federartig (s. u. Muskel).

Penney-Antigen: / Antigen-Kp^a – Als **P.-Rautenberg-System** (zus. mit Kp^b) Teil des / KELL-CELLANO-Systems.

Pennington* Fettdiät: (1953) Eiweiß-Fett-Kost (KH max. 50–60 g) ohne wesentl. Einschränkung der Gesamt-Kalorien als Reduktionsdiät.

Penoctoniumbromid WHO: (Diäthyl)-[2-dizyklopentyl-azetoxy)-äthyl]-oktyl-ammoniumbromid; Antiseptikum, Antimykotikum.

Penogramm: röntg »Penisdarstellung« (/ Kavernosographie).

Penrose* Drän (CHARLES BINGHAM P., 1862–1926, Chirurg, Philadelphia): dünnwand. Gummirohr (Ø ca. 10 mm; »Zigarettendrän«), locker mit Mull oder Vioformgaze gefüllt oder aber mit Pergamentpapier, Kofferdam etc. umwickelt (gewebsverträgl., Adhäsionen verhindernd).

Pensionierungs|schaden: Gesundheitsstörung im Zusammenhang mit plötzl. (v. a. vorzeit.) Beendigung einer gewohnten berufl. Tätigkeit (s. a. Entlastungs-

Penizilline

A) Therapeut. Einteilung

1. **Penizillin G** (P. II, Benzyl-penizillin)
   Salze u. Ester mit Na, K, Benethamin, Benzathin, Benzhydryl-amin, Chinin, Clemizol, Ephedrin, Ephenamin, Hydrabamin, Penäthamat (= Penethacillin), Phenyrazin (= Phenyracillin), Piperazin, Prokain (= Procain-Benzylpenicillin)

2. **Oral-Penizilline**
   Penizillin V (Phenoxymethyl-penizillin)
   freie Säure, Salze u. Ester (analog P. G)
   Azidocillin

3. **Penizilline mit geringer Penizillinasefestigkeit**
   Phenethicillin (Penizillin B oder MV, Phenoxyäthyl-penizillin)
   Propicillin (Phenoxypropyl-penizillin, Levopropicillin = Linksform)
   Isopropicillin

4. **Penizillinase-stabile Penizilline**
   Isoxazolyl-Penizilline: Cloxacillin, Di-, Flucloxacillin
   Methicillin (Dimethoxy-penizillin)

5. **Breitspektrum-Penizilline**
   Amoxicillin
   Ampicillin
   Azlocillin
   Bacampicillin
   Carbenicillin
   Carindacillin
   Ciclacillin
   Epicillin
   Hetacillin
   Mezlocillin
   Pivampicillin
   Ticarcillin

   Grundgerüst

   A = Thiazolidin-Ring   B = β-Laktam-Ring

B) Penizilline nach Buchstaben und Zahlen

Penizillin AT	= Penizillin O
Penizillin B	= Phenethicillin
Penizillin BT	= Butylmerkaptomethyl-penizillinsäure
Penizillin F	= *Penizillin I* = Penten(2)yl-penizillinsäure = Flavicidin
Penizillin G	= *Penizillin II* = Benzylpenizillin
Penizillin K	= *Penizillin IV* = Heptyl-penizillinsäure
Penizillin MPI	= Oxacillin
Penizillin MV	= Phenethicillin
Penizillin N	= Adicillin = Cephalosporin N = Synnematin B
Penizillin O	= Almecillin = Penizillin AT = Allylmerkapto-methyl-penizillinsäure
Penizillin P	= Kresoloxymethyl-penizillin
Penizillin P 12	= Oxacillin
Penizillin S	= γ-Chlorkrotyl-thiomethyl-penizillin
Penizillin V	= Phenoxymethyl-penizillin = *Penizillin V*
Penizillin X	= *Penizillin III* = Hydroxybenzyl-penizillinsäure

C) Bausteine, Spalt- und Stoffwechselprodukte

1 Penaldsäure	6 Penizillamin
2 Penillamin	7 Penizillansäure
3 Penilloaldehyd	8 Penizillensäure
4 Penillosäure	9 Penizillo(in)säure
5 Penillsäure	10 Penizillsäure

syndrom); z. B. »**P.bankrott**« (K. H. STAUDER 1955) als biographisch definierbare Neurose (evtl. schwere Depression, meist bei kontaktarmen Menschen ohne echte Bindungen), »**P.schock**« (nur noch zu untät. Herumsitzen fähig), »**P.tod**« (meist Herzinfarkt).

pent(a)...: Wortteil »5«.

Pentachlor|äthan, Pentalin: $CHCl_2 \cdot CCl_3$; organ. Lösemittel; MAK 40 mg/m³ (= 5ppm). — **P.nitrobenzol**, PCNB: $C_6Cl_5 \cdot NO_2$; ein Fungizid. — **P.phenol**: $C_6Cl_5 \cdot OH$; Konservierungsmittel u. Herbizid; tox. (Haut- u. Schleimhautreizung, Gefahr der Hautresorption, oral Nieren- u. Leberschäden; ggf. entschädigungspflicht. BK); MAK 0,5 mg/m³ (= 0,05 ppm).

Pentade: kard ∤ FALLOT* Pentalogie.

Pentaerythrityl-, Pentaerythrol-tetranitrat, Pentanitrol: 2,2-Bis-(Hydroxy-methyl)-1,3-propandiol--tetra-nitrat; Koronarvasodilatans.

Pentagastrin *WHO*: synthet. Pentapeptid mit der physiologisch wirksamen C-terminalen Aminosäuresequenz des Gastrins; Stimulans der Magensekretion (Menge u. Azidität); Anw. u. a. für den **P.-Test**

Pentalogie

(1967), d. h. Magensekretionsanalyse mit max. Säurestimulation (↑ MAO) durch das Pentapeptid (6 μg/kg i.m., Technik wie KAY* Histamintest; s. a. LAMBLING* Methode, PAO).

Pentalogie: Krankheitsbild mit 5 Leitsymptn.; i. e. S. die ↑ FALLOT* Pentalogie.

Penta|methylentetrazol: ↑ Pentetrazolum. – **P.nitrol**: ↑ P.erythrityltetranitrat.

Pentanon-2: Methyl-propyl-azeton; techn. Lösemittel; MAK 700 mg/m³ (= 200 ppm).

Pentastomiasis, -stomose: Befall mit Zungenwürmern (**Pentastomida**; Mensch nur Zufallswirt), i. e. S. die ↑ Linguatuliasis. – **Pentastomum denticulatum** als Endlarve von ↑ Linguatula serrata (Nasenwurm; 4–5 mm, 4 Doppelhaken am Vorderende) findet sich kosmopolitisch beim Menschen (v. a. Leber). – P. taenioides = Linguatula rhinaria.

Pentatrichomonas ardindelteili s. bengalensis: kommensale Dickdarmtrichomonaden des Menschen (9–20 μm, 5 Frontgeißeln, Schleppgeißel mit undulierender Membran).

Penta-X-Syndrom, Pentasomie: ↑ 5-X-Syndrom.

Pentazocin *WHO*: Hexahydro-dimethyl-3-(methylbutenyl)-2,6-methano-3-benzazocin-8-ol; Analgetikum.

Pentdyopent: Dipyrrol-Derivate, die aus der Vorstufe ↑ Propentdyopent beim Hb-Abbau entstehen. – Die **P.-Reaktion** (BINGOLD, STOKVIS, WIMPLINGER) dient zum indir. – die Kotfarbstoffe ausschließenden – Bilirubin-Nachweis in Harn (Rotfärbung mit λ_{max} = 525 nm durch Erhitzen nach Zugabe von KOH, 3 %ig. H_2O_2 u. Natriumdithionit).

Pentetrazolum *WHO*: 1,5-Pentamethylen-tetrazol; Analeptikum, Kreislaufstimulans (z. B. Cardiazol ®).

Pentite: C_5-Zuckeralkohole (z. B. Arabit, Xylit).

Pentobarbitalum *WHO*: 5-Äthyl-5-(1-methylbutyl)-barbitursäure; Sedativum u. Hypnotikum.

Penton: *virol* Kapsomer bei Adenoviren.

Pentorexum *WHO*: α,α,β-Trimethyl-phenäthylamin; Appetitzügler.

Pentosane: aus Pentosen aufgebaute Polysaccharide in Hemizellulose (z. B. Kleie); Ballaststoffe der Nahrung.

Pentosen: D_5-Monosaccharide (↑ Tab. »Kohlenhydrate«); natürl. vork. z. B. Ribose u. Desoxyribose. Nachweis z. B. durch ↑ BIAL*, TOLLENS* Probe; s. a. Pentosurie.

Pentosephosphatzyklus, WARBURG*-DICKENS*-HORECKER* Zyklus: im Intermediärstoffwechsel die dir. Oxidation von Glukose-6- zu Pentose-5-phosphat unter Bildg. von $NAPH_2$ (s. a. Schema »Glukose«, »UDPG-Metabolismus«).

Pentosurie: Auftreten von Pentosen (v. a. Xylose, Arabinose) im Harn; als **alimentäre P.** nach Genuß von Obst (v. a. Steinobst); **pathol. Form** entweder iatrogen (nach Kampfer, Chloralhydrat etc.) oder als – seltene (fast nur bei Juden) – harmlose, autosomal-rezessiv (auch pseudo-dominant?) erbl. (»fam.«, »essent.«) Enzymopathie mit Blockade des Glukuronsäure-Abbaus (Mangel an TPN-Xyli-dehydrogenase in der Leber?); klin.: im Harn ständig pos. Reduktionsproben (ca. 3 g L-Xylose in 24 Std.); keine Pentosämie (wie evtl. bei alimentärer P.), Glukosebelastung o. B.

Pentoxifyllinum *WHO*: 1-(5-Oxohexyl)-theobromin; Vasodilatans.

Pentoxyverinum *WHO*: 2-(2-Diäthylamino-äthoxy)-äthyl-1-phenylzyklopentan-karboxylat; Antitussivum.

Pentyl-: *chem* Wortteil «Amylrest».

Penzo* Nerv: ↑ Chorda tympani.

Penzoldt* (FRANZ P., 1849–1927, Internist, Erlangen) **Phänomen**: subfebrile Temp. nach körperl. Belastung als Zeichen für akt. Lungen-Tbk. – **P.* Reaktion**: 1) Azeton-Nachweis (blaurot durch Indigo) im KOH-alkal. Harn durch Zutropfen warmer O-Nitrobenzaldehyd-Lsg. – 2) Gallenfarbstoff-Nachweis im Harn mit Eisessig (Grünfärbung des Filterpapiers). – 3) **P.*-Fischer* Reaktion**: Glukose- bzw. Aldehyd-Nachweis im stark alkal. Harn mit alkal. Diazobenzolsulfosäure-Lsg. (gelb, dann bordeauxrot).

P-Enzym: ↑ α-Glukan-phosphorylase.

Peotillomanie: *psych* Tic-art. Berühren des eigenen Genitale.

PEP: ↑ Phosphoenolpyruvat.

Peplos: *virol* ↑ Envelope (beim kub. ↑ Virion besetzt mit »Spikes« = **Peplomeren**).

Pepper* Syndrom, Typ (WILLIAM P., 1874–1947, Arzt, Philadelphia): s. u. Sympathoblastom.

Pepper-pot skull: »Pfefferstreuerschädel« als typ. Rö.bild der resorptiven Kalvaria-Destruktion beim prim. Hyperparathyreoidismus.

Pepsin(um): proteolyt. Enzym des Magens, eine Peptidyl-peptidhydrolase vom Typ der sauren Proteinasen (im menschl. Magen ferner »P. B« = Para-P. I sowie Gastricsin); Protein mit MG 36 000 (natürl. Vorstufe: ↑ Pepsinogen), hydrolysiert in Magen u. Dünndarm Proteine an den Peptidbindgn. zu Peptonen (pH-Opt. 1,5–2,5, ab 5 kaum noch pept. Wirkung). Ther. Anw. (aus Magenschleimhaut von Kalb, Schaf, Schwein) als Substituens (meist zus. mit HCl oder Glykokollbetain). Aktivitätsbestg. (Kasein- oder 2–3 %ige Hb-Lsg. als Substrat) photometrisch bei pH 2 oder durch JACOBY* Probe.

Pepsinogen: das von den Hauptzellen der Magenschleimhaut produzierte inakt. Enzymogen, aus dem durch autokatalyt. Prozeß – unter Abspaltung des Polypeptids »**Pepsininhibitor**« – Pepsin u. Gastricsin hervorgehen; als Isoenzymogene I–III (aus II wird Pepsin II A u. II B). Etwa 1 % tritt in Harn über, Mittelwert 16,6 E/Std. (bei Ulkuskranken deutlich vermehrt). Quant. Bestg. n. WEST, ELLIS u. SCOTT.

Pepsin-Trypsin-Verdauungsbrühe: *bakt* (v. VITÉZ 1940) aus Rinder- oder Pferdeherz u. -leber durch pept. u. anschließ. trypt. Verdauung gewonnenes Basismedium für Nährböden (TPE-Diagnostik, WILSON*-BLAIR*, CLAUBERG*-II-Agar).

Pepsitensin: neben **Pepsitocin** aus Hydrolysaten von Plasmaproteinen des Rindes isoliertes vasoakt. Peptid (ähnl. Angiotensin I).

pepticus: (lat.) ↑ peptisch.

Peptid: chem. Verbindung aus amidartig über Amino- u. Karboxylgruppen zu Ketten verknüpften Aminosäuren; s. a. Polypeptid. Diese »**P.bindung**« liegt durch mögl. Mesomerie in planarer Form vor (↑ For-

$$\underset{H}{-\overset{\overset{O}{\|}}{C}-N-} \quad \underset{H}{-\overset{\overset{O}{|}}{C}=N-}$$

mel) u. bestimmt dadurch entscheidend die theoretisch mögl. Proteinstrukturen. Zu den so aufgebauten **P.hormonen** (aus rel. wenigen Aminosäuren) gehören – neben Insulin, Glukagon, Gastrin, Angiotensin etc. – v. a. auch die Hypophysen- u. Zwischenhirn-Hormone.

Peptidase: Peptidbindungen spaltende Hydrolase.

Peptidsynthetasen: C-N-Bindungen bewirkende Enzyme.

Peptidurie: Ausscheidung hochmolekularer Peptide mit dem Harn (die als »Schutzkolloide« Kristallisation u. Steinbildung verhindern?).

Peptisation: Überführung von Gelen durch **Peptisatoren** (z. B. Neutralsalze bei Eiweißkoagulaten) in kolloidale Lsgn.

peptisch: die Verdauung (insbes. durch Magensaft) betreffend, durch sie entstanden.

Peptococcus: Baktn.-Gattg. der Micrococcaceae; unbewegl., grampos., anaerob; einzeln, paarweise oder in Massen; organ. Substanzen fermentierend.

Pepton: durch chem. (Säuren) oder enzymat. Hydrolyse (z. B. trypt. Verdauung) aus tier. oder pflanzl. Proteinen gewonnenes Gemisch von Peptiden u. Aminosäuren. Verw. als Zusatznahrung (auch rektal; 5%ig jodiertes P. bes. gut assimilierbar) u. für Nährböden (**P.agar**, P.-bouillon, -wasser, P.-Kaseinhydrolysat-Agar [= PCA] etc.).

Peptonisierung: Abbau von Eiweiß zu Pepton durch bakterielle Proteinasen.

Pepton|probe: 1) intraduodenale Gabe von 30 ml 10%ig. Pepton-Lsg. als Reiz für Gallenblasenreflex (Gewinnung von B-Galle). – 2) s. u. P.urie. – **P.urie:** renale Ausscheidung von Peptonen bei best. Darm-, Leber-, Nierenkrankhn., im Puerperium; ferner das durch bakterielle Einwirkung bei – v. a. eitr. – Harnwegsentzündung bedingte Auftreten von Peptonen im Urin. Nachweis n. HOFMEISTER, RALPHE, RANDOLPH.

Peptostreptococcus: Baktn.-Gattg. der Streptococceae [Lactobacillaceae]; unbewegl., grampos., anaerob; paarweise oder in Ketten; verdauen Peptide, organ. Säuren u. KH mit Bildung von CO_2 u. H_2. Unter den zahlreichen Arten (z. B. P. foetidus, P. intermedius, P. lanceolatus, P. magnus, P. micros, P. parvulus, P. putridus) einige tier- u. menschenpathogen (fötide Prozesse an Mittelohr, Schleimhäuten, Zahnapparat, puerperalem Uterus etc.).

per: 1) (latein.) Präposition u. Präfix »(hin)durch« (s. a. trans...), »auf dem Wege über«; z. B. **per anum s. rectum** (↑ rektal), **per contiguitatem** (= übergreifend durch Berührung, z. B. über eine Körperspalte hinweg), **per continuitatem** (= übergreifend durch kontinuierl. Ausbreitung), **per os** (↑ peroral), **per primam** u. **per secundam** ([intentionem]; = bei der 1. bzw. 2. Bemühung, d. h. primär bzw. sekundär heilend; s. a. Wundheilung), **per rectum** (»p. r.«, = vom After her durch den Mastdarm; ↑ rektal), **per vias naturales** (= auf natürl., d. h. oro-gastrointestinalem Wege). – 2) Präfix »übermäßig«, »heftig« (z. B. **perakut**, d. h. mit extremer Heftigkeit einsetzend), *chem* »mit höherem Stoffanteil als die Grund-

verbindg.« (sogen. **Per-Verbindung**, z. B. Permanganat).

Perazinum *WHO:* N-Methyl-piperazinyl-N'-propyl-phenothiazin; Psychosedativum.

Percain®: ↑ Cinchocain.

Percentile: *statist* s. u. Quantile.

Perchloräthylen: ↑ Äthylentetrachlorid.

Perchlorat: Salz der Perchlorsäure ($HClO_4$). Anw. z. B. von Kalium perchloricum zur Blockade der thyreoidalen Jodaufnahme, von Mg-perchlorat-Dichromatschwefelsäure-Gemisch (im Intoximeter) zur kolorimetr.-quant. Direktbestg. von Alkohol in der Atemluft.

Perchlor|methylmerkaptan: CCl_3-S-Cl; öl. Flüssigkeit, bildet tox. Dämpfe (MAK 0,8 mg/m^3); chem. Kampfstoff (»Tränengas«). – **P.naphthalin:** chlorierte Naphthaline als Gruppe (»Perna«) der allg.-tox. aromat. Halogenwasserstoffe (erfaßt in Nr. 13.10 der BKVO). Anw. u. a. als synthet. Wachse (↑ Perna-Krankheit).

Pereira* Operation (ANTONIO DE SOUSA P., portugies. Chirurg): (1929) subdiaphragmale Splanchnikusresektion bei arterieller Hypertonie. – Von P.* auch Technik der Stellatumblockade angegeben.

Peressigsäure: CH_3-CO-O-OH; kräft. Oxidationsmittel, bei Erwärmen explosibel; hautätzend, in verdünnter wäßr. Lsg. Virus-inaktivierend.

Peret* Reaktion: Bestg. des »Lipoidindex« (als Krebstest) im verdünnten Serum (1 ml) nach Zusetzen von 0,25%ig. Saponin-Lsg. u. 2%ig. Schaferythrozyten-Suspension.

Perez*-Hofer* Vakzine (FERNANDO P., 1863–1935, Rhinologe, Buenos Aires): mit dem von P.* erstmals bei Ozaena nachgewiesenen, von HOFER (Graz 1913) bestätigten »Coccobac. foetidus« hergestellte Vakzine zur Ozaena-Ther. (in Frühstadien).

perfectus: (lat.) vollendet, vollkommen.

Perflation: ↑ Persufflation.

perforans: (lat.) durchbohrend, durchdringend; z. B. **P.venen** (↑ Venae perforantes).

Perforatio(n): 1) *path* Durchbruch eines Krankheitsprozesses durch eine Organwandung bzw. die Körperoberfläche sowie jede die Kontinuität einer Wandung aufhebende – auch iatrogene – Verletzung (i. w. S. auch die so entstandene Öffnung); unterschieden als **freie P.** in die betr. Körperhöhle (z. B. Bauchhöhle bei pept. Ulkus, Neoplasma, Abszeß, Appendizitis, Darmruptur; mit messerstichart. Schmerz, Kollaps, »akutem Abdomen«, fehlender Zwerchfellatmung, Luftsichel; s. a. Perforationsperitonitis) u. als **gedeckte P.**, bei der durch vorhergegangene entzündl. Adhäsionen die Ausbreitung in die freie Höhle verhindert wird (weniger heft., deutlich lokalisierte Sympte.). – 2) *geburtsh* bei abgestorbenem Kind instrumentelles Durchbohren (mit ↑ Perforatorium) des Kopfes i. S. der ↑ Basiotripsie.

Perforations|peritonitis: bei ↑ Perforation in den Bauchraum entstehende P., je nach Ausgangsort u. Krankheitsgeschehen umschrieben oder diffus, eitrig, jauchig, evtl. auch gallig (Bradykardie!), stets mit Symptn. des paralyt. Ileus. – **P.tuberkulose:** Lungen-Tbk durch – meist solitären – Einbruch verkäster LK in das Bronchialsystem (seltener in Ösophagus,

Perforatorium

Mediastinum, Perikard, Pleura). Häuf. Komplikation der Primär-Tbk, mit Gefahr der kanalikulären Ausbreitung bzw. Herdsetzung (»progress. Primärphthise«) u. der Ansteckungsfähigkeit.

Perforatorium: 1) *histol* ↑ Akrosom. – 2) *geburtsh* Instrument (Knochenzange mit nach außen gerichteten Schneiden oder vorn scharf geschliffener Metallzylinder) zur i.u. Perforation des Schädels beim toten Feten.

perforatus, perforiert: (lat.) durchbohrt, durchlöchert, mit ↑ Perforation einhergehend.

Perfusion: Durchströmung (z. B. **uterotubare P.** = Hydrotubation), auch i. S. von Dialyse (↑ Hämoperfusion), Infusion, Extraktion (↑ Extrahieren); i. e. S. die künstl. »Durchblutung« eines Organs (z. B. Kadaverniere zwischen Entnahme u. Verpflanzung) oder des ganzen Körpers mit Herz-Lungen-Maschine bei Op. am offenen Herzen; s. a. Koronarperfusion. – **P. Toulousienne**: (französ.; GUILHEM 1960) zur »medikamentösen Schnellentbindung« kombin. i.v. Gabe von Sedativa u. Oxytozin (anschließ. digitale Zervixdehnung u. Vakuumextraktion).

Perfusions|hypothermie: künstl. Hypothermie durch Abkühlen (Kälteaggregat) des über die Herz-Lungen-Maschine vorübergehend ausgeleiteten Blutes; rel. gut steuerbar. – **P.szintigraphie**: Sz. nach Einbringen radioaktiv markierter Partikeln direkt in die Blutbahn (z. B. Myokard-Sz.); i. e. S. die entsprech. ↑ Lungen-Sz. – **P.syndrom**: Schockzustand mit Tachykardie, Hypotonie etc., evtl. auch Defibrinierungssyndrom, nach Perfusion an der Herz-Lungen-Maschine.

Pergamentisierung: *ophth* ↑ Xerophthalmie, i. w. S. auch die Skleralatrophie im Bereich einer Diathermie-Operation.

Pergament|knittern, -knistern: ↑ Eierschalenknittern. – **P.schanker**: bes. flacher syphilit. PA (»Kartenblattschanker«).

Perger* Test: (1956) Prüfung des reaktiven Verhaltens vegetativ beeinflußter Blutbestandteile (Eosinophile, Ca, Mg, Cholesterin, Serumeiweiß); u. a. zur Diagnostik der PCP (mit parasymp. Grundeinstellung).

Pergola* Agar (M. P., Arzt, Rom): (1918) Tellurithalt. Elektivnährboden zur Erstisolierung von Corynebact. diphtheriae.

Perhexilinum *WHO*: 2-(2,2-Dizyklohexyläthyl)-piperidin; Koronarvasodilatans.

Perhydrasemilch: durch Zusatz von 0,3–0,5% Perhydrol (u. später von Katalase: »PK-Verfahren«) konservierte Milch (naszierender Sauerstoff tötet > 90% der Keime nebst Sporen); z. B. nach BUDDE (»Buddisieren«).

peri...: Wortteil »ringsum«, »um-herum«, »überhinaus«.

Peri|adenitis: Entzündung des an eine Drüse angrenzenden Gewebes; i. e. S. die ↑ P.lymphadenitis. – **P.alienitis**: entzündl. Fremdkörperreaktion.

perianal: in Umgebung des Afters, z. B. **P.ekzem** (»Genitoanalekzem«).

Peri|angi(i)tis: ↑ P.arteriitis, -phlebitis. – **p.apikal**: *dent* in der Umgebung der Zahnwurzelspitze (»**P.apex**«).

Periappendizitis: Entzündung der Nachbargewebe bei Appendizitis; entweder begrenzte P. serosa oder aber – je nach Lage der Appendix – übergreifend auf Bauch- bzw. Beckenwand, Leistengegend, Leber, retrozäkales Bindegewebe (↑ Perityphlitis). Evtl. Übergang in periappendizit., perityphlit., subhepat., subphren. oder DOUGLAS*-Abszeß, Retrozäkalphlegmone.

periarterialis, -arteriell: (lat.) eine Arterie umgebend, deren Adventitia betreffend; z. B. die **p. Sympathektomie** (↑ LERICHE* Op.).

Periarteriitis: Entzündung der Arterienadventitia u. des umgeb. Bindegewebes (s. a. Arteriitis); i. e. S. die **P. nodosa** (= Pan- oder Polyarteriitis no., KUSSMAUL*-MEIER* Krankh. [1866]) als androtrope (vorw. Jugendl.), fieberhafte (evtl. sept.) Systemerkr. der Arterien (Autoimmunopathie?) mit Verquellung subintimaler Schichten u. der Media (Fibrinexsudat, Rundzellinfiltrate, Eosinophilie, evtl. Riesenzellen) u. oblit. Intimawucherung; sehr unterschiedl. klin. Bild mit Kachexie, Bauch-, Gelenkbeschwerden, Durchblutungsstörungen, Neuritiden, multiplen Infarkten, Mesenterialkoliken, Nephropathie, Anämie, peripheren Durchblutungsstörungen, ZNS-Alterationen u. a. m.; selten s.c. Knötchen im Gefäßverlauf. Bei Nierenbeteiligung unterschieden als Makro- u. Mikroform (mit Befall der mittelgroßen u. großen bzw. der kleinen u. kleinsten Arterien; erstere schubweise--chron., mit sektorförm. Nekrosen u. perifokalen Granulomen; letztere als destruktiv-proliferative Überempfindlichkeitsangiitis (meist nur ein Schub, oft mit gleichzeit. Lungenprozeß). – Als Sonderform (in Schüben, mit rel. günst. Prognose) die **P. n. cutanea** nur der kleinen u. mittl. Hautgefäße (unter Beteiligung der Venen = Perivasculitis nodosa), mit erbs- bis bohnengroßen, leicht schmerzhaften Knoten u. bis handtellergroßen Infiltraten (u. rel. kleinherd. Nekrosen) v. a. an den dist. Extremitäten, seltener am Kopf-Hals (kutane Form der Hypersensivitätsangiitis ZEEK?).

Periarthritis: Fibrositis der periartikulären Gewebe (v. a. Sehnenansätze, Bänder, Schleimbeutel); evtl. destruierend (z. B. **endokrine P.** bei Arthropathia ovaripriva). Neben der **P. coxae** (Insertionstendopathie; s. a. Periarthrosis) als häufigste Lokalisation die **P. humeroscapularis** (= DUPLAY* Schultersteife): schmerzhafte Bewegungseinschränkung (»Weichteilrheumatismus«) des Schultergelenks durch degenerat. Prozesse (Verfettung, Verquellung, Verkalkung, Geröllzysten; daher besser: »Periarthropathia h.«) an örtl. Sehnen (v. a. Infra- u. Supraspinatus, Bizeps), Sehnenansätzen (v. a. Korakoid), Muskelübergängen u. Schleimbeuteln (v. a. Bursa subdeltoidea), evtl. auch an Knorpel u. Knochen (sek. Arthrosis def.). Nach erstem akutem Reizzustand (reflektor. Ruhigstellung) wieder ungestörte Funktion oder aber Übergang in chron. Versteifung (»frozen shoulder«). Psychogene Faktoren oft von Bedeutung.

Periarthropathie, -arthrosis: bessere Bez. für die meist vorw. degenerat. Veränderungen (Aufbraucherscheinungen, Überlastungsschäden, parainfektiöse Tendomyopathie) der Gelenkumgebung (vgl. Periarthritis), z. B. die **P. genus** (v. a. Tendopathie des Pes anserinus) u. **P. coxae** (fieberhaft-akut oder chron., mit ext. Form vorw. im Troch.-maj.-Bereich u. interner an Troch. min. u. Pfannenrand).

peri|aurikulär: in der Umgebung der Ohrmuschel. – **p.axial(is)**: in Umgebung einer Achse bzw. des Axis (2. HW).

peribiliär: Gallenkapillaren umgebend; z. B. die **p. Körperchen** (»dense bodies«), zwischen Kern der Leberzelle u. Gallenkanälchen gelegene Lysosomen mit Außenmembran u. heller Trennzone, Granula u. fermentativer Tätigkeit (evtl. Eisen enthaltend: »Siderosomen«).

Periblepsis: der mißtrauisch-ängstl. u. zugleich wissende Blick mancher Wahnkranker.

Peri|bronchialabszeß: umschrieb. eitr. Destruktion im sogen. **P.bronchium** (Binde-, Fett- u. Lymphoidgewebe), ausgehend von intramuraler Bronchitis u. Bronchiolitis bzw. ↑ P.bronchitis; fließende Übergänge zur Bronchiektasie. – **P.bronchitis**: infiltrative Entzündung des die Bronchien umgebenden Bindegewebes, evtl. mit Induration u. Hyalinisierung; Form der Lungenfibrose, häuf. Komplikation der chron. intramuralen Bronchitis. – Eine **P.bronchiolitis** greift evtl. auf das Lungenparenchym über »p.bronchioläre Pneumonie«) u. wird als frühkindl. Pathogenese (nach Masern, Keuchhusten, Grippe) der »primitiven« Bronchiektasen diskutiert.

Pericarditis, Perikarditis, Exokarditis: »Herzbeutelentzündg.« nach dir. Trauma, per continuitatem (v. a. bei Myokardinfarkt) oder contiguitatem (von Lunge, Pleura, Mediastinum, Zwerchfell) oder hämatogen (bakterielle Infektion, Urämie, rheumat. Fieber, allerg.). Nach Endothelauflockerung u. Insudation (Verlust des spiegelnden Glanzes) Fibrinabsonderung (= **P. fibrinosa sicca**, mit charakterist. Reibegeräusch), evtl. seröse (= **P. exsudativa, P. serofibrinosa**) oder sogar eitrige (= **P. purulenta**) oder jauchige Sekretion; ferner **hämorrhag.** Formen (v. a. bei Tbk, Malignom, Urämie). Entweder völl. Resorption oder Cor villosum, Verklebungen u. Verwachsungen (= **P. adhaesiva s. constructiva s. callosa**; s. a. Accretio u. Concretio pericardii), evtl. mit Kalkeinlagerungen (= **P. calcarea s. calculosa** = Panzerherz). Sympte.: örtl. Schmerzen (auch retrosternal oder im Epigastrium), hochfrequente (schabende oder kratzende) Geräusche, bei großem Erguß (Gefahr der Tamponade!) leise Herztöne, verbreiterte Dämpfung, reduzierter Spitzenstoß, breite Zeltform des Herzschattens, verminderte Randpulsationen; im EKG (nur bei Myokardbeteiligung) ST-Hebung in allen Abltgn., monophas. Deformierung (meist hochgezogenes S), später ST-Normalisierung, T-Abflachung oder -Negativität, evtl. Niedervoltage (ohne P-Beteiligung). – Bes. Formen: **P. carcinomatosa** (Perikardkarzinose), **P. epistenocardica** (meist fibrinös, evtl. hämorrhag.-exsudativ nach Myokardinfarkt, mit charakterist. Reibegeräusch am 2. oder 3. Tag), **P. idiopathica benigna** (akute, mit Stenokardien einsetzende P. sicca oder exsudativa, im allg. spontan heilend; evtl. Virusgenese?), **P. rheumatica** (akute [sero]fibrinöse P. bei akutem Gelenkrheuma, meist als Pankarditis; ausgeprägte Neigung zu Adhäsionsbildung u. Sklerosierung), **P. tuberculosa** (chron. serofibrinöse, oft hämorrhag. P., mit verkäsenden Tuberkeln, ausgeprägten Adhäsionen, Neigung zu Kalkeinlagerung; meist lymphogen aus der Nachbarschaft, selten hämatogen-metastat. [als Polyserositis]; evtl. subepikardiale Myokardherde), **P. uraemica** (= BRIGHT* P.; fibrinöse, seltener serofibrinöse oder -hämorrhag. P. in etwa 10% der Urämien, v. a. bei Rest-N > 200 mg/100 ml; im EKG wegen präexistenter Hypertonie u. Myokardschadens oft schwer faßbar).

Pericardium *PNA*: das »Perikard« als Schutz- u. Gleithülle des Herzens (»Herzbeutel«); 2 Blätter; außen **P. fibrosum** mit inn. (vertikal, feinfaserig), mittl. u. äuß. Faserschicht (schräg überkreuzend, grobfaser., verstell- u. dehnbar), z. T. mit dem Zwerchfell verwachsen, während der Herzrevolution gedehnt bzw. erschlafft; innen das als Lamina pariet. u. L. viscer. (= Epikard) die Außenhaut bzw. die Herzoberfläche überziehende **P. serosum** (einfaches, plattes bis kub. Epithel), das die Herzbeutelflüssigkeit absondert; bd. gehen an den großen Gefäßen ineinander über, so daß ein geschlossenes Cavum pericardii besteht.

Pericementitis: ↑ Periodontitis.

Pericholangitis: von den Gallengängen auf das Leberparenchym übergreifende Entzündung; z. B. die **gummöse P.** bei konnat. Syphilis, die nichteitr. **destruierende intrahepat. P.** (= primär biliäre ↑ Leberzirrhose); häufig nach chron-entzdl. Darmerkr. (v. a. Colica mucosa).

Pericholezystitis: auf die Nachbargewebe übergreifende Gallenblasenentzündung (mit Adhäsionen, evtl. Abszeßbildung); oft nach Drucknekrose bei Cholelithiasis.

perichondral: 1) das ↑ Perichondrium betreffend (z. B. pe. ↑ Ossifikation). – 2) in der Nachbarschaft eines Knorpels.

Perichondritis: Entzündung des Perichondriums (bzw. der Knorpelnachbargewebe); als eitr. P. mit Abhebung der Knorpelhaut u. Abszeßbildung, Knorpelnekrose u. -sequestrierung; s. a. TIETZE* Syndrom (= **isolierte P. rheumatica**); z. B. die **P. laryngea** (Außen- oder Innenfläche v.a. von Ary-, dann Ring-, Schildknorpel, evtl. auch Trachea) nach Verletzung (z. B. Intubation) oder bei Laryngitis (v. a. Di, Pertussis, Influenza, Scharlach, Masern), Neoplasma, nach Strahlenther., mit Schmerzen, Schluckbeschwerden, Schwellung, Abszedierung, Fisteleiterung, Sequestrierung u. Gefahr von Aspiration, Kehlkopfödem, Laryngomalazie, Mediastinitis, Larynxstenose; die **P. septi nasi** bei Septumabszeß oder systematisierter Chondromalazie (Gefahr der Nekrose mit Sattelnasenbildung); die **P. pustulosa** des Ohrknorpels (eitrig, v. a. bei Boxern; evtl. deformierend). – 2) Entzündung der Nachbargewebe eines Knorpels.

Perichondrium *PNA*: die der Regeneration u. Ernährung dienende kollagen-bindegeweb. »Knorpelhaut«, mit inn. (zellreicher), knochenbildender »Kambium«- u. äuß., mehr faserreicher Schicht.

Peri|chordalseptum: das frühembryonal von der Chorda dors. her sagittal die Wirbelanlage in 2 seitl. Hälften teilende Septum. Bei Persistenz Spaltwirbel. – **P.chromatingranula**: *zytol* Karyoplasma-Gebilde (70–80 nm) noch unbekannter Natur u. Funktion.

Periciazinum *WHO*: 2-Zyano-10-(hydroxypiperidinopropyl)-phenothiazin; Neuroleptikum.

Peri|cowperitis: Entzündung des Kapselgewebes der COWPER* Drüse (s. a. Cowperitis), meist mit Beteiligung von Corpus cavernosum urethrae, dist. Prostata u. Urethra. Bei Abszedierung Lymphangitis u. -adenitis inguinalis. – **P.cranium** *PNA*: das mit dem Kno-

Pericystitis

chen fest, mit der Kopfschwarte nur locker verbundene Periost des Schädeldaches.

Pericystitis: *urol* auf die Serosa übergreifende Zystitis, i. w. S. auch die Entzündung der an die Blase angrenzenden Gewebe (vgl. Parazystitis). **Akute P.** phlegmonös oder abszedierend (evtl. mit Durchbruch in Bauchhöhle, Retroperitonealraum, Sigma-Rektum; auch perianale Phlegmone); **chron. P.** (fibrös oder sklerolipomatös) v. a. bei chron. Zystitis, Divertikulitis, Schistosomiasis, Schrumpfblase, Prostatitis; ferner die **P. plastica** (idiopath. Harnblasenfibrose) als ätiol. unklares, dem ORMOND* Syndrom ähnl. Krankheitsbild, das zu Harnstauung mit Hydroureter u. Hydronephrose führt.

Pericytoma: / Hämangioperizytom.

Perideferentitis: Entzündung der Samenleiterhüllen (Ätiol. wie Deferentitis), oft mit Beteiligung von Prostata, Samenbläschen, Nebenhoden u. Ureter-Samenstrang.

Peridektomie: / Periektomie.

Peri|dentitis: / Periodontitis. – **P.desmium**: Sehnenscheide (/ Vagina synovialis tendinis). – **P.didymis**: / Tunica albuginea testis. – Eine **P.didymitis** kann auf Nebenhoden, Samenstrang u. Samenblase übergreifen, oft phlegmonös (bes. bei Koli), mit örtl. Druckschmerz u. Schwellung bis zum Leistenkanal. – **P.divertikulitis**: entzündl. Reaktion der ein infiziertes Divertikel umgebenden Gewebe (i. e. S. nach Perforation eines Dickdarmdivertikels).

peridural(is): in Umgebung der Dura mater (i. e. S. an deren Außenseite = epidural); z. B. **p. Myelographie** (»Peridurographie«, mit KM im Cavum epidurale = **P.raum**; z. B. zur Darstg. von Diskushernien), **P.anästhesie** (/ Epidural-, Kaudaanästhesie; evtl. begrenzt in Form der »**P.plombe**«, streng segmental nur bei Anw. kolloidaler Lsgn. als Vehikel [DOGLIOTTI 1931], weniger exakt bei vorher. Applikation großer Mengen physiol. NaCl-Lsg. [BUCHHOLZ 1951]).

Peri|ektomie, Peri(dek)tomie: *ophth* zirkuläre Exzision der Bindehaut (um den Hornhautlimbus) bei Pannus. – **P.enzephalitis**: »Rindenenzephalitis«, meist mit Beteiligung der Meningen (u. umgekehrt).

Périer* Operation (CHARLES P., 1836–1914, Chirurg, Paris): totale Laryngektomie von kaudal nach kranial.

perifokal: in Umgebung eines Krankheitsherdes.

Perifolliculitis: entzündl. Infiltrat um den Haarfollikel (= **P. pilaris s. pilosebacea**), z. B. bei Pseudopelade BROCQ, als **P. capitis abscedens et suffodiens s. conglobata** (/ Akne conglobata), **P. superf. pustul.** (/ BOCKHART* Impetigo), **P. nodul. granulomatosa** (/ WILSON* Granulom).

Perigastritis: Entzündung der Magenserosa (Adhäsionsbildung) bei Pankreatitis u. Cholezystitis.

perigenital: in Umgebung der Geschlechtsorgane; z. B. **P.kaverne** zwischen Harnblase u. Samenleitern (von einer auf die andere Ampulle übergreifende käs. Genital-Tbk).

periglandulär: in Umgebung einer Drüse bzw. eines LK; z. B. die **p. Sklerose** im Dünndarm bei generalisierter Sklerodermie.

Perihepatitis: Entzündung der sogen. Leberkapsel, meist chron. als **P. fibrosa diffusa** (mit feinen Adhäsionen) bei Cholangitis, Hepatitis, Tbk, Go (»FITZ= HUG* Syndrom«), als **P. hyperplastica** (»Zuckergußleber«) bei chron. Stauungszuständen.

Periinfarktblock: (GRANT) partieller Block bei subendokardialem Infarkt, bedingt durch Einbeziehung eines Astes des li. TAWARA* Schenkels (QRS-Spreizung im VKG, -Verbreiterung in orthogonalen Abltgn.).

perikapilläre Scheide: *histol* Basalmembran der Blutkapillaren als semipermeable Barriere gegen die Parenchymzelle.

Perikard: / Pericardium. – **P.divertikel**: Ausstülpung des Herzbeutels mit Verbindung zum Cavum pericardii; erworb. v. a. als Pulsions- u. Traktionsdivertikel, **P.hernie** oder abgekapselter Erguß. – **P.ektomie**: trans-, früher auch extrapleurale op. Entfernung des verschwielten Herzbeutels bei Panzerherz (Beseitigung der Einflußstauung); evtl. nur auf den Ventrikelbereich beschränkt (= **P.resektion**); s. a. Perikardiostomie. – **P.erguß**: / Pericarditis exsudativa.

perikardial: 1) in Umgebung des Herzens, den Herzbeutel (/ Pericardium) betreffend. – 2) in Umgebung der Kardia.

Perikardio|lyse (Delorme*): bei Pericarditis constrictiva op. Aushülsung des Herzens aus Narben u. Schwielen unter Belassen des Perikards. – **P.stomie**: op. Fensterung des Herzbeutels zur Subkutis, Brust- oder Bauchhöhle (= inn. Dränage) zwecks Ableitung eines chron. Ergusses; oft als P.tomie bez. – **P.tomie**: op. Eröffnung des Herzbeutels zur Freilegung des Herzens oder im Rahmen von P.lyse, Perikardektomie, P.stomie. – **P.zentese**: / Perikardpunktion.

Perikarditis: / Pericarditis.

Perikardobliteration: / Concretio cordis.

Perikardose: nicht-entzündl. Erkr. des Herzbeutels.

Perikard|punktion: Punktion des Herzbeutels, v. a. zur Behebung einer ergußbedingten Einflußstauung (Herzbeuteltamponade) oder zwecks bakt. oder zytol. Untersuchung des Punktats; meist am / LARREY* Punkt, seltener parasternal li. (5.–7. ICR; cave Läsion der A. thoracica int.!). – **P.reiben**: pathognom. auskultator. Phänomen (wie aneinander reibende Seidenstoffe, evtl. kratzend) bei Pericarditis sicca; meist an der Herzbasis, mit unterschiedl. Intensität, ohne Ausstrahlung, oft nur flüchtig u. mit wechselndem Charakter, stets ohne feste Beziehung zu den Herztönen (mesosystolisch, diastolisch). – **P.resektion**: die partielle / P.ektomie. – **P.verödung**: (C. S. BECK 1935) op. Herbeiführung von Adhäsionen zwischen viszeraler u. parietaler Herzbeutelserosa durch Aufrauhen des Epikards, Einstreuen von Talkum etc.; als Revaskularisierungsmaßnahme bei Koronarinsuffizienz. – **P.zyste**: mit dem Cavum pericardii nicht kommunizierende Zyste im Herzbeutel (oder Nachbarschaft); angeb. als zyst. Lymphangiom, Zölom-, Bronchialzyste, Teratom, erworb. als Hämoperikardfolge, zyst. Tumorentartung, bei Perikardparasitose.

Perikaryon: der Zelleib der Nervenzelle (um den Kern herum; im Gegensatz zum Zytoplasma der Fortsätze).

perikeratitischer Kreis: *ophth* die hyperäm. Zone rund um die Hornhaut bei konjunktivaler oder ziliarer Injektion.

Perikolitis: Entzündung der dem Dickdarm angrenzenden Gewebe, z. B. als Peridivertikulitis, bei Colitis regionalis (im Rahmen der CROHN* Krankh.), als **postappendizit. P.** (mit Verwachsungen des Wurmfortsatzes), in Form der JACKSON* Membranen.

Peri|kolpitis, P.vaginitis: *gyn* Entzündung des die Scheide umgebenden Bindegewebes durch Übergreifen einer Kolpitis, z. B. bei Puerperalinfekt, nach Trauma.

perikorneal: *ophth* um die Hornhaut herum, z. B. **p.** (= ziliare) **Injektion** (↑ Gefäßinjektion), **P.ring** (↑ Limbus corneae).

Peri|kostalnaht: beim Verschluß von Thorakotomiewunden Nahtführung um die bd. angrenzenden Rippen (dadurch spannungslose Naht der Interkostalmuskeln). – **P.kymatien**: (PREISWERK) wellenförm. Linien im Schnittbild des Zahnschmelzes; Enden der SCHREGER* Streifen.

Perilabyrinthitis: *otol* s. u. Petrositis, Pyramidenspitzenzelleneiterung, GRADENIGO* Syndrom.

perilobär, perilobulär: in Umgebung oder Randgebiet eines Organlappens bzw. -läppchens.

Peri|lympha *PNA*, **P.lymphe, Liquor Cotunnii**: die das ↑ Spatium perilymphaticum ausfüllende Flüssigkeit, die der Fortleitung der Schallwellen zum CORTI* Organ dient; über den Ductus perilymphaticus mit dem Subarachnoidalliquor verbunden.

Perilymph|adenitis: Entzündung des Bindegewebes um einen LK (v. a. bei eitr., käs. oder chron. Lymphadenitis), der dadurch meist mit der Umgebung »verbackt« (führt z. B. bei Anthrakose der bronchialen LK zu Traktionsdivertikeln u. – durch Einbeziehung des Recurrens – zu Stimmbandlähmung, bei mesenterialer LK-Tbk zur Tabes mesaraica). – **P.angitis**: Entzündung des ein Lymphgefäß begleitenden Bindegewebes (mit Hyperämie, dadurch evtl. sichtbarer roter Streifen). – Bei **tbk. P.** des Ductus thoracicus Gefahr der Adventitia- u. Medianekrose (Einbruch u. miliare Streuung).

perilymphatischer Raum: ↑ Spatium perilymphaticum.

Peri|mandibularabszeß: s. u. Abszeß. – Bei virulenteren Erregern evtl. Phlegmone, mit foudroyantem Verlauf. – **P.mastoiditis**: Beteiligung der dem Warzenfortsatz aufliegenden Weichteile bei Mastoiditis. – **P.meningitis**: Pachymeningitis externa.

Perimeter: *ophth* Gerät zur Prüfung des Gesichtsfeldes; in einfachster Form (AUBERT) Viertelkreisbogen mit Graduntertellung u. Fixationspunkt bei 0°; oder Halbbogen mit zentralem Fixations- u. Drehpunkt (= FÖRSTER* P.) u. verschiebbaren runden Marken (Ø 3–10 mm) als Prüfzeichen (beim MAGGIORE* P. projizierte Lichtpunkte; ferner das Kugel-P. (Prüfzeichen auf Innenfläche einer Hohlkugel projiziert; z. B. n. GOLDMANN, KRAHN). – Die »Gesichtsfeldbestimmung« erfolgt meist als **dynam.** oder **kinet. Perimetrie** (mit Verschieben der Prüfzeichen), seltener als **statische** (feststehende Zeichen, in Leuchtkraft u. Ausdehnung bis zum Schwellenwert variabel); als Sonderform die **tachistoskop.** oder **Flimmer-P.** (zur gleichzeit. Prüfung der krit. Fusionsfrequenz).

Peri|metritis, Exometritis: Entzündung der Tunica serosa uteri (»**P.metrium**«). – **P.metriumzeichen**: *geburtsh* ↑ HOLZAPFEL* Zeichen. – **P.myelitis**: Entzündung von 1) Endost, 2) spin. Leptomeninx (als an das Knochen- bzw. Rückenmark angrenzende Gewebe).

Perimysium *PNA*: derbe, kollagene Bindegewebshüllen, die als **P. int.** die Skelettmuskelfasern zu Bündeln (»Septierung«) u. als **P. ext.** diese zum Muskel zusammenfassen (»Muskelscheide«).

perinatal: die Zeit um die Geburt (»**P.periode**«: 29. Schwangerschaftswoche bis 7. Lebenstag) betreffend. – Bei der **P.sterblichkeit** sind die Totgeburten einbegriffen. – **Perinatologie**: Biologie u. Pathologie der P.periode.

perinavikulolunäre Luxation: perilunäre Luxation, bei der auch das Kahnbein am Radius verbleibt.

perineal(is): den Damm (Perineum) betreffend; z. B. **p. Fistel** (s. u. Fistula; auch als p. ↑ Urethrostomie), **P.hernie** (↑ Hernia perinealis), **P.naht** (↑ Dammnaht), **P.riß** (↑ Dammriß).

Perineo|plastik, -rrhaphie: *chir* reparative oder rekonstruktive Wiederherstg. des Dammes (z. B. bei Rektozele, Dammriß) durch Anfrischen u. plast. Aufbau (v. a. Wiedervereinigung der Levatorschenkel u. etagenweiser Verschluß der Beckenbodenmuskulatur); s. a. Kolpoperineo-, Proktoplastik. – **P.stomie**: perineale ↑ Urethrostomie. – **P.tomie**: Inzision des Dammes, z. B. bei perinealer Prostatektomie, als Episiotomie. – **P.zele**: ↑ Hernia perinealis.

Perinephritis: akute oder chron. Entzündung der Nierenhüllen (i. e. S. Capsula fibrosa); v. a. per continuitatem bei eitr. kortikalem Nierenprozeß (s. a. perinephrit. Abszeß) u. nach Trauma (meist serös, oft zu perirenaler Hydronephrose oder Hydrozele führend). Klin.: anfallsweise Schmerzen; im Veratmungsurogramm vermind. Verschieblichkeit, insbes. bei der **P. scleroticans s. fibrosa** (»Panzer-«, »Schwartenniere«) als eigenständiger chron. Form oder als Endzustand von chron.-eitr. Pyelonephritis oder pyelonephrit. Steinschrumpfniere (Sympte.: Lumbalschmerz, druckschmerzhafte Resistenz, inkonst. Bakteriurie; als **P. dolorosa s. nephralgica** mit bes. reichl. Adhäsionen zu Fettkapsel u. Parenchym, sehr schmerzhaft). – vgl. Paranephritis.

perinephritisch: durch ↑ Perinephritis bedingt (vgl. paranephritisch); z. B. der **p. Abszeß** (»Mantelabszeß der Niere«) unter oder in unmittelbarer Nähe der Capsula fibrosa, häufig als pyäm. Metastase (v. a. bei Hauteiterung); klin.: Schmerzhaftigkeit der Lendengegend, vermind. Nierenverschieblichkeit im Veratmungspyelogramm. – **perinephrisch**: ↑ perirenal.

Peri|nephrium: die »Nierenhüllen«, d. s. Fascia renis, Capsula adiposa, Capsula fibrosa. – I. e. S. nur die Fettkapsel einschl. Nebenniere. – **P.nephrose**: perirenale Urinansammlung, meist nach traumat. Ruptur von Nierenhohlsystem oder oberem Ureter, als pyelokapsulärer ↑ Reflux; Gefahr der Urinphlegmone; vgl. seröse ↑ P.nephritis, p.renale ↑ Hydronephrose.

Perineum *PNA*: der »Damm« als ca. 3 cm breite Weichteilbrücke (Haut u. Muskulatur) zwischen Anus u. Skrotum bzw. Commissura labiorum post.; unterteilt in Hinter- u. ↑ Vorderdamm.

perineural: 1) um einen Nerv herum. – 2) das ↑ Perineurium betreffend.

Perineuritis

Perineuritis: Entzündung des ↑ Perineuriums; z. B. als **P. herpetica** (bei Herpes simplex) per continuitatem fortschreitend, so daß die Viren auf diesem Wege Meningen u. Gehirn erreichen; als **P. syphilitica** (bei angeb. u. erworb. Syphilis) mit starker lympho- u. plasmozytärer Infiltration. – Ferner die **P. nervi optici** (= **P. retrobulbaris**) als Sehnervzündung, die von den Nervenscheiden aus zwischen den Faserbündeln zur Achse vordringt (meist von Schädelbasisprozeß oder Meningitis ausgehend); mit unregelmäß.-konzentr. Gesichtsfeldeinschränkung, später Optikusatrophie.

Perineurium: 1) P. int.: im mehrbündel. Nerv das die einzelnen Faserbündel umkleidende grob-kollagenfaserige Bindegewebe; vgl. Endoneurium. – 2) P. ext.: ↑ Epineurium.

Perinuklearspalt, -zisterne: *zytol* der – elektronenoptisch helle – »perinukleäre Spalt« zwischen bd. osmophilen Elementarmembranen der Kernwand; z. T. in offener Verbindung mit dem Röhrensystem des endoplasmat. Retikulums.

Periode: Umlauf(zeit), zeitl. Abschnitt (insbes. eines zykl. Vorganges; vgl. Phase); *path* sich wiederholender Schub; auch Laienbez. für ↑ Menstruation.

Periodensystem der Elemente: (L. V. MEYER, D. I. MENDELEJEW 1869) systemat. Anordnung der chem. Elemente anhand ihres Atomgew. (u. damit der Ordnungszahl) so, daß sich in period. Abständen Elemente mit ähnl. chem. Eigenschaften wiederholen (↑ Tab.). Beruht auf Zahl der Hüllenelektronen bzw. Kernladung.

periodisch: in Perioden, in mehr oder minder regelmäß. Schüben verlaufend (auch syn. mit »zyklisch«, »paroxysmal«); z. B. **p. Bewußtseinsstörung** (epilept. Dämmerzustand, auch episod. ↑ Dämmerzustand KLEIST), **p. Fieber** (z. B. bei Malaria, SIEGAL*-CATTAN*-MAMOU* Syndrom), **p.** (= man.-depressives) **Irresein**, **p. Lähmungen** (z. B. fam. paroxysmale Extremitätenlähmung [↑ LAVERIÉ*, ↑ WESTPHAL* Syndrom], flücht. schlaffe Paresen bei Thyreotoxikose), **p. Okulomotoriuslähmung** (↑ Hemicrania ophthalmoplegica), **p. Schlafsucht** (↑ KLEINE*-LEVIN* Syndrom), **p. Trunksucht** (s. u. Dipsomanie).

Periodizität: regelmäß. Wiederkehr; *parasit* period. Auftreten von Mikrofilarien im peripheren Blut, bei Loa loa zwischen 8 u. 20 (max. 10–13) Uhr, bei Wuchereria bancrofti u. Brugia malayi zwischen 21 u. 2 Uhr (»Mikrofilaria diurna bzw. nocturna«).

Periodontitis: »Wurzelhautentzündung« des Zahnes (chron. v. a. als **P. apicalis**, ↑ Granuloma apicale); oft von Pulpa ausgehend, evtl. auf den Kieferknochen übergreifend (↑ Parulis); als Sonderform die **granulierende P. chronica** (PARTSCH) mit Durchbruch zur Mundschleimhaut bzw. äuß. Haut. – vgl. Parodontitis.

Periodontium *PNA*, Desmodont: das Periost der Zahnwurzel, die »Wurzelhaut«. – Im engl. Sprachbereich das ↑ Parodontium.

Peri|ösophagitis: Entzündung des Bindegewebes um die Speiseröhre (i. e. S. der Adventitia); meist fortgeleitet aus der Nachbarschaft; Gefahr der Mediastinitis. – **P. omphalitis**: Entzündung der Nabelumgebung.

perional: um das Ei; z. B. der **p. Raum** zwischen Decidua pariet. u. capsularis.

Periodensystem der Elemente mit Atomgewichten

Gruppe	I	II	III	IV	V	VI	VII	VIII
1	1 H 1,0080							2 He 4,003
2	3 Li 6,940	4 Be 9,013	5 B 10,82	6 C 12,010	7 N 14,008	8 O 16,000	9 F 19,00	10 Ne 20,183
3	11 Na 22,997	12 Mg 24,32	13 Al 26,97	14 Si 28,06	15 P 30,98	16 S 32,066	17 Cl 35,475	18 A 39,944
4	19 K 39,096	20 Ca 40,08	21 Sc 45,10	22 Ti 47,90	23 V 50,95	24 Cr 52,01	25 Mn 54,93	26 Fe 55,85 27 Co 58,94 28 Ni 58,69
4	29 Cu 63,54	30 Zn 65,38	31 Ga 69,72	32 Ge 72,60	33 As 74,91	34 Se 78,96	35 Br 79,916	36 Kr 83,7
5	37 Rb 85,48	38 Sr 87,63	39 Y 88,92	40 Zr 91,22	41 Nb 92,61	42 Mo 95,95	43 Tc –	44 Ru 101,7 45 Rh 102,91 46 Pd 106,7
5	47 Ag 107,880	48 Cd 112,41	49 In 114,76	50 Sn 118,70	51 Sb 121,76	52 Te 127,61	53 J 126,92	54 X 131,3
6	55 Cs 132,91	56 Ba 137,36	57 La 138,92	58...71 Seltene Erden	72 Hf 178,6	73 Ta 180,88	74 W 183,92	75 Re 186,31	76 Os 190,2 77 Ir 193,1 78 Pt 195,23
6	79 Au 197,2	80 Hg 200,61		81 Tl 204,39	82 Pb 207,28	83 Bi 209,00	84 Po 210	85 At –	86 Em 222
7	87 Fr –	88 Ra 226,05	89 Ac 227	90...103 Aktiniden	104 Ku	105 –		

Seltene Erden: 58 Ce 140,13 59 Pr 140,92 60 Nd 144,27 61 Pm – 63 Sm 150,43 62 Eu 152,0 64 Gd 156,9 65 Tb 159,2 66 Dy 162,46 67 Ho 164,94 68 Er 167,2 69 Tm 169,4 70 Yb 173,04 71 Lu 174,99

Aktiniden: 90 Th 232,12 91 Pa 231 92 U 238,07 (93 Np – 94 Pu – 95 Am – 96 Cm – 97 Bk – 98 Cf – 99 Es – 100 Fm 101 Md 102 No 103 Lw)

Peri|onychie: ↑ Paronychie. – **P.onyx** *PNA*, **P.onychium**: die »Nagelhaut« (Cuticula) als der prox. Lunula aufliegender Rand des Eponychiumrestes. – **P.oophoritis**: Entzündung der Eileiterserosa; mit starker Neigung zu Adhäsionen (v. a. ans Ovar). – **P.ophthalmie**: s. u. Tenonitis, Orbitalphlegmone.

perioral: in Umgebung der Mundöffnung; z. B. **p. Blässe** (als Scharlach-Frühsympt.), **p. Dermatitis** (s. u. rosazeaartig).

Peri|orbita *PNA*: das Orbitaperiost; mit den glatten Knochenflächen locker verbunden, im Bereich von Fissura orbit. sup. u. For. opticum mit der Dura mater verschmolzen, die Fissura orbit. inf. überbrückend. – **P.orchitis**: Entzündung der Hodenhüllen (Tunica vaginalis: »Vaginalitis«) bei Orchitis u. Epididymitis (evtl. spezif.), auch fortgeleitet vom Peritoneum (über offenen Proc. vagin.), metastatisch bei Pyämie; klin.: schmerzhafte Hydro- (serös, serofibrinös, eitr.) oder Hämatozele (ferner chron.-proliferierende u. adhäsive Formen). – **P.orchium** *JNA*: das äuß. Blatt der ↑ Tunica vaginalis propria testis.

periorifiziell: um eine Körperöffnung (Orificium) herum.

Periost(eum): die den Knochen umhüllende gefäß- u. nervenreiche, bindegeweb. »Bein-« oder »Knochenhaut«, mit tiefer zellreicher »Kambium-« (knochenbildend) u. faserreicher Außenschicht. – **P. alveolare**: ↑ Periodontium. – **P. internum**: ↑ Endost.

periostal: die Knochenhaut betreffend, von ihr ausgehend; z. B. **p. Dys-** oder **Aplasie** (↑ Osteogenesis imperfecta Typ VROLIK).

Periost|algie: Schmerzhaftigkeit der Knochenhaut. – **P.behandlung**: (VOGLER u. M.) rhythm., punktförm. Druckmassage geeigneter Knochenflächen oder periostaler Auftreibungen (»P.zonen«, = Ausdruck osteoviszeraler Segmentbeziehungen), entweder als »Gegenreizmethode« zur Auslöschung eines örtl. Primärschmerzes oder aber zur Provokation einer Minimalperiostitis (troph. Stärkung des Knochens).

Periosteom: Knochenneubildung bei ↑ Periostitis ossificans.

Periostitis: »Knochenhautentzündung«, meist mechanisch oder bakteriell bedingt, akut oder chron.; kann durch troph. Störung zu kortikaler Sequesterbildung führen, aber auch Knochenneubildung anregen (»P. ossificans«, z. B. bei Syphilis, Osteomyelitis, Tumor, als MARIE*-BAMBERGER* Sy.). Spezif. Formen: **P. syphilitica**, entweder als **nichtgummöse** »Früh-P.« des Neugeb., oft zus. mit Osteomyelitis u. -chondritis (der dann wieder eine »Spät-P.« = **P. secundaria reparativa** folgt), gekennzeichnet durch Lymphoidzellinfiltrate, sek. Sklerose (v. a. diaphysäre Osteophyten, im Heilungsstadium »Schalenknochen« mit Rinden- u. Markschicht: »Knochenmuff«; tertiär-syphilit. Form beim Erwachsenen stets ossifizierend); oder als **P. gummosa** mit polsterart. Schwellungen v. a. an nur hautbedeckten Partien, abheilend durch Sklerose (auch Osteophytenbildung) oder aber verkäsend, evtl. in Weichteile u. Kortikalis einbrechend (mischinfizierte Osteomyelitis), am Schädel auch als Caries sicca (s. a. Knochensyphilis). – **P. tuberculosa**: prim. (v. a. Schädel) oder sek. (v. a. Rippen), meist vom Knochen übergreifend, daher vorw. in der Kambiumschicht (u. ohne Knochenregeneration), mit Neigung zu Verkäsung u. Karies (s. a. Knochentuberkulose). – Ferner: **P. albuminosa s. serosa** (sogen. Ggl. periostale, mit umschrieb. subperiostaler Flüssigkeitsansammlung), **P. haemorrhagica** (meist traumat.; blut. Exsudat oder aber freie Blutansammlung zwischen den Periostblättern oder subperiostal), akute **P. purulenta** (metastat. oder fortgeleitet, zunächst nur leukozytäre Infiltration des tiefen Blattes, später subperiostale Eiteransammlung, Osteomyelitis, Sequesterbildung, Perforation evtl. Spontanheilung), **P. defomans** (s. u. SORIANO*), **P. hyperplastica s. ossificans diffusa s. proliferans** (↑ MARIE*-BAMBERGER*, CAMURATI*-ENGELMANN* Syndrom, Osteosklerose), **P. int. cranii** (↑ Pachymeningiosis), **P. tuberositatis tibiae** (↑ OSGOOD*-SCHLATTER* Sy.), **P. calcanei** (bei Bursitis, Tendinitis, Syphilis, Typhus, Malaria, Rheuma, aber auch infolge Fehlbelastung).

Periost|knospe: bei der enchondralen Ossifikation die umschrieb. Vermehrung von Mesenchymzellen im dem »Verkalkungspunkt« aufliegenden Perichondrium, die dann an der »Einbruchstelle« (späterer Can. nutricius) in den abbaureifen Knorpel eindringen u. diesen auflösen. – **P.massage**: ↑ P.behandlung.

Periostose: meist reakt. Verdickung (»Pachy-P.«) u. Verdichtung der Knochenhaut (u. damit Dickenzunahme des Knochens, also Gegenstück zur Osteolyse), ausgedehnt oder umschrieben (spindel- oder stachelförm., Osteophyt, Exostose), evtl. als Auflagerungen (auch schicht- u. schubweise), z. T. reversibel. – Ferner die Überlastungs- oder Überanstrengungs-P. an den Sehnenansätzen (z. B. Epicondylus humeri) i. S. der ↑ Tendoperiostose.

Periost|reflex: durch Beklopfen des Knochens ausgelöste Muskelkontraktion; sehr wahrsch. propriozeptiver Reflex infolge Muskeldehnung (z. B. Kniebeugereflex ein Periostreflex des Kalkaneus?). – **P.schaber**: ↑ Raspatorium. – **P.verpflanzung**: Mitverpflanzen des Periosts (als Regenerationsgewebe) bei Knochentransplantation. – **P.zonen** (Vogler*): s. u. P.behandlung.

Peri|pachymeningitis: ↑ Pachymeningitis externa. – **P.pankreatitis**: Entzündung der Pankreasserosa, meist mit Adhäsionsbildung.

peri|patellare Naht: ↑ Patellacerclage. – **P.patellitis crepitans**: (SAEGESSER) Schmerzhaftigkeit (evtl. eng umschrieben) der Patellavorderfläche, meist mit »Reiben« u. »Knarren«; wahrsch. fibrinöse Tendoperiostitis bei Neigung zu rheumat. Krankhn. oder bei chron. Überbeanspruchung des Streckapparates (Rad-, Skifahren).

peripelvikales Extravasat: *röntg* pyelorenaler ↑ Reflux, v. a. nach »hoher« Schlingenextraktion oder Harnleiterkatheterisierung.

peripher: *anat* zur Körperoberfläche hin, im äuß. Körperbereich (»Peripherie«), fern dem Zentrum (d. h. außerhalb des ZNS bzw. des Herzens u. herznahen Kreislaufs); z. B. **p. arterielles Syndrom** (↑ Pseudoembolie I), **p.** ↑ **Durchblutungsstörung**, **p.** ↑ **Nervensystem**.

Periphlebitis: Entzündung der Venen-Adventitia u. des benachbarten Bindegewebes; z. B. **P. rheumatica nodosa** (akut mit schmerzhaften Knötchen in der Haut, evtl. mit Iritis, Tenonitis, Exophthalmus), **P. retinae** (↑ EALES* Syndrom).

Periphrenitis

Peri|phrenitis: Entzündung von Zwerchfellpleura bzw. -peritoneum. – **P.plasma**: bei Baktn. die transparente Schicht zwischen Plasmalemm u. Zellwand. – **P.pleuritis**: ↑ Parapleuritis. – **P.plocin**: Herzglykosid (Cardenolid-Typ) in Periploca graeca [Asclepiadaceae]; wirkt strophanthinähnlich, aber schwächer.

Peri|pneumonie: ↑ Pleuropneumonie. – **P.poritis (Jadassohn*)**: beim Säugling staphylogene Entzündung der Schweißdrüsenausführungsgänge; kleine, gelbl.-rötl. Papeln an Hinterkopf, Nacken, Brust, Rücken; evtl. Abszeßbildung (↑ Furunculus atonicus ALIBERT*).

periportal: 1) in Umgebung der Leberpforte; z. B. **p. Feld** (↑ GLISSON* Dreieck). – 2) um die Pfortader (V. portae).

Peri|proktitis, Paraproktitis: Entzündung des Bindegewebes um Mastdarm u. After (»**P.proktium**«), meist von den Proktodealdrüsen ausgehend; häuf. Komplikation bei Thrombophlebitis eines inn. Hämorrhoidalknotens, ferner nach Enddarmverletzung (bei kachekt. Pat. als **diffuse sept. P.proktitis** oder perianorektale Phlegmone). Zur **periprokt(it). Abszeßbildung** (pelvi-, ischio- oder intrarektal-submukös; auch intra- oder subkutan; s. a. Abb.) kommt es auch nach Proktitis (durch Rhagaden, Hämorrhoiden, Kratzeffekte bei Oxyuriasis, Fremdkörper, Tbk, etc.); hierbei Neigung zu perinealer oder analer Fistelbildung, Putrifizierung, Mastdarmzerstörung; bei Eröffnung (bogenförm. Schnitt am Vorderdamm) ist der Sphincter ext. weitgehend zu schonen.

Periproktische Abszesse

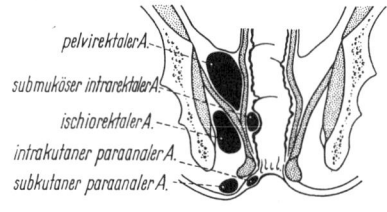

pelvirektaler A.
submuköser intrarektaler A.
ischiorektaler A.
intrakutaner paraanaler A.
subkutaner paraanaler A.

Peri|prostatitis, Paraprostatitis: Entzündung des die Prostata umgebenden Bindegewebes, evtl. auf Samenbläschen u. Harnröhre übergreifend; als **p.prostat. Abszeß** (meist nach Durchbruch eines Prostataabszesses) mit Fieber, Dysurie, terminalem Miktionsschmerz, evtl. Hämaturie, schmerzhafter, fluktuierender Resistenz (rektal), Verdrängung der – normal dargestellten – Samenblase u. des Ductus ejaculatorius im Vesikulogramm.

Peripyelitis: Entzündung der »Adventitia« der Nierenbeckenwand bei Pyelitis, Nierenbeckenwandphlegmone, nach Stein- oder instrumenteller Perforation etc.; evtl. mit Perinephritis u. Periureteritis kombin.; als **P. fibros(clerotic)a** Teilerscheinung des ↑ ORMOND* Syndroms.

perirektal: in Umgebung des Mastdarms (↑ Periproktium).

perirenal: in Umgebung der Niere; z. B. **p. Extravasat** (röntg bei Urographie KM-Übertritt ins perikapsuläre Gewebe, meist bei Nierenruptur), **p. Luftfüllung** (Pneumoretroperitoneum zur Darstg. des Nierenlagers bzw. der Nierenkonturen zum Nachweis von Zysten, Tumoren, Kavernen, NN-Tumoren, Nierenaplasie, -hypoplasie). – vgl. perinephritisch.

periretinal: in der äußersten Peripherie der Netzhaut bzw. auf der Pars plana des Ziliarkörpers gelegen.

Peri|salpingitis: Entzündung der Eileiterserosa, vom Tubeninnern her fortgeleitet, aber auch vom Bauchraum übergreifend (z. B. Appendizitis); führt zu Verklebungen. – **P.sigmoiditis**: P.kolitis (Serositis) im Sigmabereich, von Adnexitis, Parametritis, Peritonitis etc. übergreifend, aber auch vom Darm ausgehend (z. B. Divertikulitis).

perisin(u)ös, -sinusoidal: in der Nachbarschaft eines Sinus, z. B. **p. Abszeß** (am Hirnblutleiter), **p. Zellen** (im **p. Raum** = DISSE* Raum; offenbar Bindegewebszellen mit umstritt. Funktion).

periskopisches Glas: *opt* s. u. Meniskus (3).

Perisperma(tozys)titis: Entzündung der die Samenblasen umgebenden Gewebe, meist von hint. Harnröhre oder Prostata fortgeleitet (bei Prostatitis, Spermatozystitis, Epididymitis); typ. Präsakralschmerz.

Perisplenitis: Entzündung der Milzkapsel; als **P. fibrinosa** (z. B. bei konnat. Syphilis) mit grauweißem Belag, evtl. Zwerchfellverklebung; als **P. cartilaginea s. fibroplastica** mit porzellanart. Kapselverdikkung (Milz selbst oft atroph.).

Peristaltik: konzentrisch durchschnürende, fortlaufende Kontraktionswellen in Verdauungstrakt u. Ureter, die den Weitertransport des Lumeninhalts bewirken. Autonomes Geschehen, durch Innendrucksteigerung ausgelöst, vom Parasympathikus gefördert, vom Sympathikus gehemmt, im Magen-Darm organisiert vom AUERBACH* Plexus, wobei der Tonussteigerung aboral eine Erschlaffungswelle vorangeht; daneben im Dünndarm ↑ »Pendeln« u. rhythm. Segmentierung (zur Durchmischung des Chymus), im Dickdarm ↑ Antiperistaltik. – Zur **P.lähmung** kommt es durch Toxinwirkung, entzündl. Infiltration, invasives Krebswachstum etc. (s. a. Magen-, Darm-, Ureteratonie, dynam. ↑ Ileus), v. a. aber nach Op.trauma (**P.anregung** bei Darmlähmung: intraop. Auflegen mit warmer physiol. NaCl-Lsg. getränkter Mullkompressen, postop. äußerl. Wärmeanw. [z. B. Lichtbogen], Klysmen, Tropfeinläufe, salin. Abführmittel, Prostigmin). – **P.hormon**: (ZÜLZER) aus Milz extrahierbare Substanz, die die Darmperistaltik anregt.

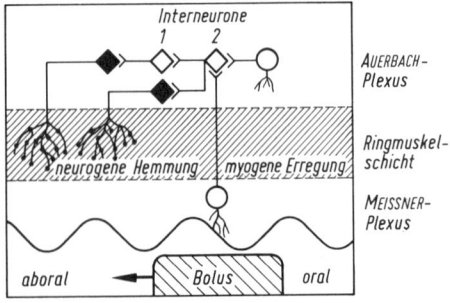

Örtlicher **peristaltischer Reflexablauf** in der Ringmuskulatur (nach C. J. Mayer).

Peri|stase: *genet* die auf einen Genotyp einwirkenden (»p.stat.«) Umweltfaktoren. – **P.stole**: 1) allseit. Kontraktion eines Hohlorgans in Anpassung an die jeweil. Füllung; i. w. S. auch die ringförm. Kontraktion i. S. der Peristaltik. – 2) ↑ Herzzyklus (mit Dia- u. Systole).

Peristomfeld: *protozool* bei Ziliaten die mit Wimpern besetzte trichterförm. Einbuchtung mit der Mundöffnung (Zytostoma). – **P.stomitis**: chron. Entzündung des Anastomose umgebenden Gewebes nach Magenresektion; klin.: diffuse Schmerzen, subfebrile Temp., Erbrechen, Durckenpfindlichkeit im Epigastrium. – **P.strumitis**: entzündl. Umgebungsreaktion bei Strumitis; mit konsekut. Verlötung der Schilddrüse mit der benachbarten Halsmuskulatur.

Perisystole: *kard* die der Systole folgende Zeitspanne, d. h. Diastole u. folgende Pause.

Peri|tendineum *PNA*, **P.tenoneum**: das die Sehne umhüllende lockere, fibröse Bindegewebe (»Sehnengleitgewebe«). Kann entzündlich (»**P.tendinitis**«, »Paratendinitis«) u. degenerativ erkranken (»**P.tendinosis**«, z. B. P.t. calcarea mit Kalkeinlagerung in paraartikuläre Sehnen u. sek. in benachbarte Schleimbeutel = Pseudobursitis calcarea); vgl. Tendovaginitis.

Peri|theliom: von perithelialen Zellen abstammendes Neoplasma; nach V. ALBERTINI der »epitheloide Typ« des Glomustumors; als »SCHIECK* P.th.« (zellreich, maligne) von der Sehnervenpapille auf die Retinagefäße übergreifend. – s. a. EWING* Sarkom. – **P.thelium**: die äuß. Bindegewebsschicht (statt Adventitia) bei kleinen u. kleinsten Blutgefäßen.

Peri|thiaden: ein Dibenzothiepin-Derivat; Thymoleptikum. – **P.tomie**: zirkuläre Umschneidung, ∱ Zirkumzision, *ophth* ∱ P.ektomie.

peritoneal...: Wortteil »Bauchfell«, »Bauchhöhle« (= intraperitoneal); s. a. Bauchfell...

Peritoneal|abszeß: abgekapseltes eitr. Exsudat in der Bauchhöhle, z. B. bei Appendizitis, Adnexitis. – **P.dialyse**: *nephrol* intrakorporales ∱ Dialyse-Verfahren (nicht Bauchfell, sondern Gefäßwand wesentl. Trennmembran!), indem über einen ∱ P.katheter geeignete Dialysierflüssigkeit (1–2 l; Zusammensetzung je nach Indikation) in die Bauchhöhle ein- u. wieder abgelassen wird (Heberprinzip oder Pumpe; Wiederholung max. bis ca. 60–80 l in 24 Std.); s. a. Repeated puncture.

Peritoneal|epithel: die einschicht. Tunica serosa (Mesothel) des Bauchfells aus niedr., polygonalen Zellen mit Mikrovilli u. der Fähigkeit, sich in Histiozyten umzuwandeln. – **P.exsudat**: s. u. Aszites. – **P.fibrose**: nach Organisation fibrinöser Exsudate Fibrosierung von Subserosa u. Serosa des Bauchfells mit ausgeprägter Schrumpfungsneigung. – **P.granulom**: durch nichtinfektive Reizmittel (z. B. implizierti bei Op.) ausgelöste Granulationen in Form diffuser Knötchen oder gröberer Gebilde (z. B. Adhäsionen). – **P.höhle, -raum**: ∱ Cavum peritonei.

Peritonealisierung: *chir* Wiederherstellung des Bauchfellüberzuges eines Abdominalorgans nach Verletzung oder Op. durch Naht oder Transplantation (z. B. Aufsteppen eines Netzzipfels).

Peritoneal|karzinom: s. u. Peritonitis carcinomatosa. – **P.katheter**: spez., halbflexibler Katheter (meist Einweginstrument) für die sogen. ∱ P.dialyse, mit zahlreichen kleinen Öffnungen in der vord. Hälfte; evtl. mit Stilettmandrin (für sterile Punktion). – **P.lavage**: Bauchhöhlenspülung (Punktion an 2 Stellen) zum Nachweis einer intraperitonealen Blutung. – **P.mesotheliom**: s. u. Mesotheliom; karzinomatös--papillär, fibrosarkomatös oder gemischt-synoviomartig; nicht selten bei Asbestose. – **P.rezessus**: ∱ Bauchfelltasche.

Peritoneal|schmerz: meist dumpfe u. wenig lokalisierbare, durch Spinalnerven bzw. (vom viszeralen Blatt) Nn. splanchnici vermittelte Schmerzen bei entzündl. Bauchfellreizung; oft ausstrahlend in Schulter, Arm, Retrosternalraum etc. (je nach Prozeßlokalisation). – **P.spülung, P.wäsche**: 1) ∱ P.dialyse. – 2) ∱ P.lavage. – **P.strang**: HARRIS* Band (∱ Lig. hepatoduodenale), ∱ LADD* Band. – **P.transsudat**: s. u. Aszites. – **P.tuberkulose**: ∱ Peritonitis tuberculosa.

Peritoneo|pexie: op. Fixierung eines Bauchhöhlenorgans an das parietale Peritoneum. – **P.skopie**: Laparoskopie ohne Anlegen eines Pneumoperitoneums, i. e. S. die ∱ Kuldoskopie.

Peritoneum *PNA*: das als **P. parietale** die Bauchhöhlenwand u. bauchseitig die retroperitonealen Eingeweide, als **P. viscerale** die Baucheingeweide überziehende »Bauchfell« (ca. 1,7–2 m^2), bestehend aus Tunica serosa (Mesothel, den Liquor peritonei absondernd) u. Tela subserosa (Bindegewebe).

Peritonismus: klin. Bild mit Reizerscheinungen seitens des Bauchfells, aber ohne eigentl. Peritonitis; insbes. nach Bauchhöhleneingriff infolge intraop. Keimbesiedlung (meist komplikationslos abklingend).

Peritonitis: zirkumskripte (bei nur örtl. Reiz, Verklebung; als P. fibrinosa u. ∱ P. productiva; oft als **P. diaphragmatica s. subphrenica** nach »Durchwanderung« etc.; s. a. Peritonealabszeß) oder diffuse (»**P. libera**«) Entzündung des Bauchfells (serös, fibrinös, eitr., jauch. oder kombiniert), hervorgerufen durch physikal.-chem. Noxen (= **asept. P.**, z. B. durch Op.trauma, Blut, Galle, Harn, Verdauungsenzyme, Zysteninhalt) oder Mikroorganismen u. deren Toxine (nach penetrierendem Trauma, hämatogen, per continuitatem von Magen-Darm, weibl. Genitale, Nieren, Bauchwand, Pleura etc.; stets akut, meist diffus-eitr.; s. a. Gono-, Pneumokokken-P.). Als **akute P.** mit heft. bis foudroyanten Symptn.: Fieber, Leukozytose, Kollaps/Schock, Exsikkose, Facies Hippocratica, akutes Abdomen, jähe oder kontinuierl., anfangs meist lokalisierte, später mehr diffuse Leibschmerzen, Durckschmerzhaftigkeit, Peristaltikstörung (Erbrechen, Miserere, Ileus), Aszites (»Hydro-P.«); anat.: glanzlose Serosa, Gefäßinjektionen, seröse bis fibrinöse Exsudation. Ther.: Nahrungs- u. Flüssigkeitskarenz, Infusionsther., Absaugen des Darminhalts, Antibiotika, evtl. Laparotomie, Dränage, Beseitigung des Infektionsherdes. – **Chron.-exsudative P.** v. a. bei Tbk, Grippe, rheumat. Erkrn., gekennzeichnet durch schwiel. Veränderungen (»Zuckergußdarm« etc.), Adhäsionen (∱ P. productiva), Aszites, Ileus. – Bes. Formen: **P. carcinomatosa s. maligna**: v. a. bei Peritonealkarzinose (diffuse kleinherd. Bauchfellmetastasierung, ausgehend fast nur von Magen-Darm, Pankreas, Ovarien), aber auch bei an die Serosa penetrierendem Organ-Ca. reaktive P. mit fleck. bis diffuser Rötung u. serofibrinösem, oft hämorrhag. Exsudat. – **P. fibroplastica s. incapsulans**: chron. P. mit schwiel. Bauchfellverdickung, evtl. auch zyst. Hohlräumen, in denen Dünndarmabschnitte ziehharmonikaähnlich eingeschlossen sind. Ätiol. unklar (Beziehungen zum ORMOND* Syndrom?). – **Gallige** oder **biliäre P.** nach Gallensteinperforation oder Gallenwegs-Op. (Nahtinsuffizienz, Verletzung eines akzessor. Gallengangs), zunächst

Peritonitis phthisica

asept., gekennzeichnet durch Schocksymptomatik mit Bradykardie. – **P. phthisica tuberculosa**: *path* Sammelbegr. für die diffusen tbk. P.-Formen (s. a. P. tuberculosa): **P. p. t. exsudativa** mit miliarer Aussaat, Entzündungsreaktion, Hämorrhagien, seröser Exsudation (»tuberkulös-seröse P.«); **P. p. t. purulenta** mit eitr.-fibrinöser Exsudation u. ausgeprägterer Neigung zu Adhäsionsbildung (»tbk.-eitr. P.«); **P. p. t. sicca** mit vorwiegend grobknot. Tuberkeln, fibrinöser Exsudation, z. T. extremen Adhäsivprozessen (»tbk.-fibrinöse P.«); **P. p. t. caseosa** mit geringerer Tuberkelbildung, aber ausgeprägter Verkäsung u. – dadurch – Penetration in Nachbarorgane u. durch die Haut (Bildung von Kotabszessen, Bauchdeckenfisteln etc.). – **P. productiva**: vorw. fibrinöse P. mit bindegeweb. Organisation des Exsudats (»P. in organisatione«), dadurch flächenhafte oder strangförm. Adhäsionen; als Extremform die **P. deformans s. obliterans**, bei der Baucheingeweide (v. a. Darm) zu einer kompakten Masse verbacken sind (Verschwielung oft bis in die Muskularis; ausgeprägte Funktionsstörungen). – **P. purulenta**: eitrige P. (primär oder aus asept. P. hervorgehend), v. a. durch Koli, Strepto-, Pneumo-, Entero-, Diplo-, Gonokokken, Tbk-Baktn., Anaerobier, auch Mischflora; meist diffuse P. mit ausgeprägter – toxisch bedingter – abdomin. u. allgem. Symptomatik, mit oder ohne Adhäsionen ausheilend, bei frühzeit. Abkapselung ↗ Peritonealabszeß. – **P. rheumatica**: seröse P. bei rheumat. Fieber, auch im Rahmen einer Polyserositis. – **P. tuberculosa**: die meist sek. (hämatogen) u. diffuse (bei Lungen-, LK-, Knochen-Gelenk-Tbk), seltener lokalisierte (per continuitatem bei Ileozäkal-, retroperitonealer LK-, Urogenital-, Wirbel-, NN-, Nieren-Tbk) »Bauchfell-Tbk«, meist exsudativ-serös (Aszites), seltener fibrös-adhäsiv oder käsig-eitr.; spez. Sympte.: subfebrile Temp., örtl. Tympanie, THOMAYER* Zeichen, Verlauf in Schüben; im Exsudat meist Erreger nachweisbar. – s. a. P. phthisica.

Peri|tonsillitis: Entzündung des lockeren Bindegewebes in der oberen Mandelbucht (zwischen Gaumenmandelkapsel u. Fascia pharyngea des Schlundschnürers); meist Folge einer chron. Tonsillitis (auch in Tonsillenstumpf), selten odonto- (Parulis der hint. Molaren) oder otogen (Felsenbeinspitzeneiterung). Evtl. in **p.tonsilläre Phlegmone** (s. a. Angina phlegmonosa), häufiger in **P.tonsillarabszeß** übergehend: Hals- u. Schluckschmerzen (zum Ohr ausstrahlend), örtl. Schwellung (Ödem bis in Uvula, evtl. Larynxeingang; ab 3.–4. Tag Fluktuation), regionale Lymphadenitis (am Kieferwinkel, evtl. eitrig einschmelzend), Fieber, Schüttelfrost, evtl. Kieferklemme.

peritrich: adj. Bez. für Mikroorganismen, bei denen die Geißeln um die ganze Zelle herum angeordnet sind; s. a. Abb. »Geißel«.

peritriquetrolunäre Luxation: perilunäre Luxation, bei der auch das Triquetrum in situ verbleibt.

peritubalis, peritubar(ius): (lat.) in Umgebung des Eileiters bzw. der Ohrtrompete; z. B. **p. Abszeß** (eitr. Mastoiditis mit Ausbreitung von der Fossa digastrica in Richtung Tuba auditiva, evtl. bis in den Rachenraum).

peritympanales Gewebe: *embryol* das Gewebe zwischen Ohrkapsel, Paukenhöhle u. Epidermis, das einschl. Gehörknöchelchen, Mm. tensor tympani u. stapedius u. Chorda tympani in die Paukenhöhle einbezogen wird, wobei diese Gebilde mit tympanaler Schleimhaut umhüllt werden.

Perityphlitis: seröse oder eitr. Entzündung (s. a. perityphlit. ↗ Abszeß) der Blinddarmserosa; i. e. S. die ↗ Periappendizitis. Klin.: evtl. entzündl. Tumor (einschl. Adnexe).

peri|umbilikal: um den Nabel herum; auch i. S. von paraumbilikal. – **p.ungual**: in Umgebung eines Finger- oder Zehennagels.

periureteral: um den Harnleiter herum; z. B. **p. Fibrose** (↗ ORMOND* Syndrom), **p. Extravasat** (bei retrograder Pyelographie KM-Austritt in die Umgebung des Harnleiters, v. a. nach instrumenteller Verletzung, aber auch bei Wandschwäche allein durch den Injektionsdruck).

Periureteritis: meist chron. Entzündung des periureteralen Bindegewebes durch Übergreifen einer Ureteritis (z. B. bei Steineinklemmung). Auch schwiel. oder schwart. Form (bei Uretertumor, -stenose, -stein, Hydronephrose) mit schrumpfungsbedingter Kompression u. Abknickung des Harnleiters; s. a. Gänsegurgelureter, ORMOND* Syndr. (= **P. fibroplastica**).

periurethral: um die Harnröhre; z. B. **p. Drüsen** (kleine »akzessor. Urethraldrüsen« mit Struktur der Prostatadrüsen; vgl. paraprostatische Drüsen). – **Periurethritis**: Entzündung des periurethralen Gewebes, meist mit Schwellkörperbeteiligung (Kavernitis); z. B. nach Katheterverletzung, bei Striktur, akuter Urethritis; s. a. periurethraler ↗ Abszeß, Paraurethritis.

Perivaginitis: ↗ Perikolpitis.

perivasal, -vaskulär: in der Umgebung eines Blut- oder Lymphgefäßes; s. a. paravasal. – **Perviaskulärraum**: der die Blutgefäße umgebende Lymphraum.

Perivaskulitis: Entzündung der Gefäßscheiden u. des perivaskulären Gewebes (s. a. Periarteriitis, -phlebitis); z. B. die **P. der Netzhautgefäße** (bei Arteriosklerose, Hypertonie, Diabetes mell., Intoxikation etc.) mit Verdickung u. Trübung der – »weißlich eingescheideten« – Arterien- u. Venenwände (s. a. EALES* Syndrom).

perivesikal: in der Umgebung einer Blase, i. e. S. der Harnblase (z. B. **p. Phlegmone**, nach Blasen- oder Prostata-Op., Verletzung, evtl. als Urinphlegmone, u. U. sich ausbreitend zur periprostat. oder gar Beckenphlegmone). – **Perivesikulitis**: ↗ Perispermatozystitis.

periviteliner Raum: der in der 2. Reifeteilung des Eies durch Ooplasmaschrumpfung entstehende Raum zwischen Oozyte u. Zona pellucida.

Peri|xenitis: ↗ P.alienitis. – **P.zementitis**: ↗ P.odontitis. – **P.zentese**: *chir* ↗ Umstechungsnaht. – **p.zentrisch**: *zytol* das Zentromer u. bd. Arme des Chromosoms betreffend.

Peri|zystitis: *urol* ↗ P.cystitis. – **P.zyt**: ↗ Adventitiazelle. – **P.zytom (malignes)**: ↗ Hämangioperizytom

Perjodid: Polyhalogenid der allgem. Formel: Metall·J·(J$_2$)$_n$; z. B. KJ·J$_2$ in Jodtinktur. – **Perjodsäure**, Acidum perjodicum: H$_5$JO$_6$; schwache fünfbas. J^{VII}-Säure (Salze: **Perjodate**; thermolabil); starkes Oxidationsmittel; Anw. u. a. zur **P.-Schiff* Reaktion** (↗ PAS-Reaktion).

Perkain: ↗ Cinchocain.

Perkins* Linie (GEORGE P., Orthopäde, Oxford): *röntg* Hilfsliniensystem (↗ Abb.) für die Diagnostik der angeb. Luxatio coxae: Hüftkopfkern (bzw. Diaphysenstachel) normal im med.-unt., bei Luxationsanlage im lat.-unt., bei Subluxation im oberen-med., bei Luxation im oberen-lat. Quadranten.

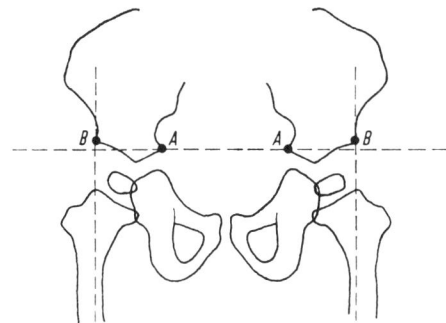

A, B = der am weitesten medial bzw. lateral liegende Punkt des Os ilium an der Y-Fuge

Perkolat: *pharmaz* durch langsamen Lösemitteldurchfluß (»**Perkolieren**«) durch zerkleinerte Drogen etc. gewonnener Auszug, z. B. Fluidextrakt.

Perkussion: (AUENBRUGGER 1861) Beklopfen der Körperoberfläche, um aus den Schallqualitäten (Eigenschwingungen der erschütterten Gewebe) auf Ausdehnung u. Beschaffenheit der darunterliegenden Organe zu schließen. Entweder direkt mit Perkussionshammer, Finger(n) oder ganzer Hand oder aber indirekt, indem zwischen perkutierenden Finger (bzw. Hammer) u. Körperoberfläche ein – meist spatelförm. – Kunststoffplättchen (»Plessimeter«) gelegt wird oder ein Finger der anderen Hand (»Finger-Finger-P.«); s. a. EBSTEIN* Tastperkussion (= **palpator. P.**). Klopfschall mit charakterist. Qualitäten: »laut« (»hell«, große Amplitude), »leise« (= »gedämpft«, kleine Amplitude), »hoch« (»Schenkelschall«, gedämpft, hohe Frequenzen), »tief« (»sonor.« »Lungenschall«, niedr. Frequenzen), »kurz« (»leer«, schnell abklingend), »voll«, langsam abklingend), »tympanitisch« (regelmäßig schwingend), »nicht-tympanitisch«, »metallisch« (sehr hohe Obertöne, tiefer Grundton, langsam abklingend).

Perkussions|auskultation: lokalisierende Auskultation (über Organmitte) bei sich dem Organ nähernder Perkussion; mit Überschreiten der Grenze Schallintensivierung. – **P.myotonie**: durch mechan. Reizung (Beklopfen) augelöste myoton. Reaktion. – **P.versuch**: *angiol* bei Unterschenkelvarikose Beklopfen des Oberschenkels u. gleichzeit. Palpation der Varizen in Wadenhöhe mit der anderen Hand; venös fortgeleitete Erschütterungen sprechen für Venenklappeninsuffizienz.

perkutan: durch die – unverletzte – Haut hindurch; s. a. Hautresorption. – Ein **P.antigen** kann (im Unterschied zum Kontakt-AG) Fernreaktionen auslösen. – **P.probe**: ↗ Epikutanprobe.

Perkutieren: ↗ Perkussion. – **perkutorisch, perkussorisch**: durch ↗ Perkussion.

Perl* Gerät: *orthop* zur Extensions-Lagerungsbehandlung der LWS pendelnd aufgehängte »Beinschaukel«, auf der die in Knie- u. Hüftgelenk gebeugten Beine des mit leicht angehobenem Oberkörper Liegenden fixiert sind.

Perlèche: (französ.) *derm* ↗ Angulus infectiosus.

Perlen|papel: kleiner, halbkugel., bis über erbsgroßer, hautfarbener, bei seitl. Beleuchtung perlglänzender Knoten als Grundeffloreszenz des Basalioms. – **P.zeichen**: bei der Hautleishmaniase (v. a. Knötchenform) nach Entfernen der Krusten sichtbar werdende hellgelbl. Keratingebilde.

Perlgeschwulst: ↗ Cholesteatom.

Perlia* Kern (RICHARD P., Ophthalmologe, Krefeld): ↗ Nucleus caud. centr.

perlingual: durch die intakte Zungenschleimhaut hindurch. Parenterale Applikationsform best. Arzneimittel (s. a. sublingual).

Perlmutt(er)|asthma: Bronchialasthma der P.drechsler als allerg. Reaktion auf das Konchiolin (evtl. auch Schwelprodukte anhaftender Eiweißbestandteile); entschädigungspflichtig. BK. – Früher beschriebene **P.ostitiden** waren z. T. wahrsch. verkannte Knochen-Tbk. – **P.ichthyosis**: ↗ Ichthyosis nitida.

Perlnaht: *chir* Knopfnaht, bei der vor dem Knüpfen bds. eine Perle aufgezogen wird, um ein Durchschneiden zu verhindern.

Perlon®: synthet., hochmolekularer Kunstfaserstoff (Polyamid) auf Kaprolaktam-Basis. Ungefärbtes Fertigprodukt unschädlich; eine früher beobachtete »**Perlonitis**« der Haut war auf Verarbeitungsfehler, Farbstoffe, Monomeren-Reste etc. zurückzuführen. – **P.plombe**: extrapleurale Plombe (P.watte-Kügelchen in P.beutel) für Dauerkollapsther. der Lungen-Tbk; hohe Komplikationsrate (Fisteln, Vereiterung).

Perlschnur|abszeß: nach Schädel-Hirnschußverletzung entlang des Narbenweges aneinandergereihte kleine Abszesse. – **P.finger**: verdickte Phalanxdiaphysen bei Rachitis. – **P.gallenblase**: durch Epithelproliferation, diffuse oder segmentäre Verdickung der Muskularis u. multiple intramurale Divertikel gekennzeichnete Adenomyomatose mit sek. Cholezystitis; im Cholezystogramm perlkettenförm. Kontrastbild. – Sehr ähnl. Bilder auch bei Cholesterinpolypose. – **P.test**: Differenzierung des Bac. anthracis anhand der bei Wachstum auf Penizillin-halt. Agar auftretenden »Kugeln«, die die Zellfäden nach wenigen Std. wie Perlschnüre aussehen lassen.

Perl|sucht: ↗ Rindertuberkulose (mit p.schnurförm. Serosagranulomen). – **P.tuch**: mit Metallperle (an Faden) versehenes Op.tuch.

permagnus: (lat.) übergroß; z. B. Hernia permagna.

permanent, permanens: anhaltend, fortbestehend. – **P.zone**: der melanozytenhalt. Teil der Haarwurzelscheide (oberhalb der Talgdrüse), der beim Haarwechsel erhalten bleibt (im Ggs. zur Transientzone unterhalb der Drüse, die beim Haarwechsel stets erneuert wird).

Permanganat: Salz der Permangansäure ($HMnO_4$; stark oxidierend). – **P.-Verfahren**: ↗ Manganometrie. – **P.-Test**: Urochromogen-Nachweis (kanariengelb) im 1+2-verdünnten Harn mit wenigen Tr. 1‰ig. $KMnO_4$-Lsg.

permeabel: durchlässig, durchgängig. – **Permeabilität**: Eigenschaft eines porösen Gebildes, insbes. einer Membran (z. B. Zell-, Basalmembran, Endothel),

Permeabilitätskonstante

Stoffe durchtreten zu lassen, wobei Durchlässigkeit u. Wanderungsgeschwindigkeit von Poren- u. Teilchengröße abhängig sind; s. a. semipermeabel, Diffusion. Die **Permeabilitätskonstante** P, die die Beweglichkeit eines Teilchens in der Membran angibt, entspricht als Absolutwert der Größe D/dx im 1. FICK* Diffusionsgesetz; s. a. GOLDMAN* Gleichung.

Permeabilitäts|faktor, -vitamin: Vitamin P (↑ Bioflavonoide). – **P.katarakt:** (PAUL) ophth Katarakt infolge gestörter Durchlässigkeit der Linsenkapsel (als wesentl. pathogenet. Faktor aller Starformen?). – **P.pathologie:** (RÖSSLE 1934, EPPINGER) Lehre, die in einer durch exo- oder endogene Noxen bedingten Änderung der Kapillardurchlässigkeit einen wesentl. Pathomechanismus sieht. – **P.phänomen:** (RIEBELING) pos. WaR im Liquor infolge schwerer Permeabilitätsstörung (z.B. bei eitr. Meningitis) mit Übertritt eines komplexen Hämolysins. – **P.theorie:** anästh ↑ Adsorptionstheorie.

Permease: ↑ Carrier (1). – **Permeation, Permeieren:** Hindurchtreten eines Stoffes durch eine Membran (↑ Permeabilität); s. a. aktiver ↑ Transport.

Permutite: anorgan. Ionenaustauscher auf Na-Al-Silikat-Basis.

Perna: ↑ Perchlornaphthalin. – Die durch dir. Berührung mit chlorierten Naphthalinen oder durch Hautkontakt mit deren Staubsublimaten (v. a. bei Heißverarbeitung) hervorgerufene **P.-Krankheit** oder **-Akne** hat kein einheitl. Bild: chron. Verdickung der obersten Hautschichten (»Chlorakne«), Nervosität, Gewichtsabnahme, Anämie etc., bei inhalativer Exposition akute Leberdystrophie. Schädigung z. T. wahrsch. durch bisher nicht bekannte Verunreinigungen.

pernasal: durch die Nase.

Perneiras: ↑ Beriberi in Brasilien.

perniciosus: ↑ perniziös. – **Perniciosa:** ↑ Perniziosa.

pernio: (lat.) frostbeulenartig; z. B. ↑ Lupus pernio. – **Pernio, Erythema pernio:** die »Frostbeule« nach wiederholter längerer Kälteeinwirkung; juckend bis schmerzhaft, unscharf begrenzt, bläul., am Rande evtl. hell- bis dunkelblauviolett (bei Erwärmung oft leuchtend rot), teig.-derbweich unter gespannter, glänzender Oberhaut, mit Neigung zu Blasenbildung u. Ulzeration; histol.: perivaskuläre, stellenweise nekrotisierende Infiltration der Kutis u. Subkutis mit starker ödematöser Durchtränkung. – **Perniosis:** 1) Sammelbegr. für ↑ Perniones u. Erythrocyanosis crurum puellarum. – 2) **P. senilis exulcerans** (ULLMANN*): ↑ Erythema induratum HUTCHINSON.

perniziös, perniciosus: gefährlich, vernichtend, schwer, bösartig (s. a. Perniziosa).

Perniziosa: Kurzbez. für 1) perniziöse ↑ Anämie; z. B. **P.glossitis** (↑ MÖLLER*-HUNTER* Glossitis), **P.psychose** (s. u. Vitamin B₁₂). – 2) perniziöse ↑ Malaria; z. B. **Perniciosa cholerica** (mit Durchfällen), **P. comatosa** (mit komatösen Zuständen), **P. haemoglobinurica** (↑ Schwarzwasserfieber), **P. syncopalis** (mit langen Ohnmachten), **P.fleckung** (↑ MAURER* Flecke).

Pernow* Einheit: (1953) biol. Wertungszahl (am Meerschweinchen-Ileum) für die Substanz P.

pero...: Wortteil »deformiert«, »verstümmelt«.

Pero|brachius, P.ch(e)irus: Mißbildung mit deformierten Armen bzw. Händen (↑ P.melie). – **P.daktylie:** angeb. Defektbildung an Fingern u./oder Zehen; s. a. P.phalangie.

per|ochetisch: über einen Gang, Kanal etc.

Perokephalie: ↑ Perozephalie.

peromel: stummelgliedrig. – **Peromelie:** angeb. Gliedmaßendefekt (meist Unterarm oder -schenkel) in Form einer kon. Stummelbildung. – **P. mit Mikrognathie:** ↑ HANHART* Syndrom (2). – s. a. Abb. »Thalidomid-Syndrom«.

peronä...: ↑ perone...

peroneal, peron(a)eus: das Wadenbein betreffend, wadenbeinseitig (↑ fibular); s. a. Peroneus... – **P.punkt:** Druckpunkt des N. peroneus comm. hinter dem Fibulaköpfchen.

Peronealsehnen|luxation, habituelle: durch Zerreißung der Retinacula rezidivierende Spontanverlagerung der Peroneussehnen über den lat. Knöchel auf den Fußrücken; mit Adduktions-, Supinations- u. Inversionsstellung u. Instabilität des Fußes, evtl. Tendovaginitis. – **P.translokation:** op. Verlagerung der Peroneussehnen, z. B. subperiostale Befestigung der Brevis-Sehne an der Innenseite des Fersenbeins bei Plattfuß.

Peronealtyp: neurol der durch frühzeit. Steppergang imponierende Typ der neuralen Muskelatrophie CHARCOT-MARIE-TOOTH-HOFFMANN.

peroneofemoraler Reflex: ↑ Bizeps-femoris-Reflex.

peroneus: zum Wadenbein gehörig (= fibularis). – Auch Kurzform für N. bzw. M. peroneus (= N. bzw. M. fibularis); s. a. Peroneal...

Peroneus|lähmung: ↑ Fibularislähmung. – **P.phänomen:** 1) ↑ Fibularreflex. – 2) (LUST) ↑ Fibularisphänomen. – **P.schuh:** orthopäd. Schuh zur Kompensation einer P.lähmung, d. h. mit Vorrichtung zur Unterstützung bzw. zum Ersatz der Fußhebefunktion (durch Gummizüge, Federn) oder zur Begrenzung der Fußsenkung durch Anschlagsperre (hochgezogener Schaft, **P.kappe**, Heidelberger Winkel).

Pero|phalangie: Brachydaktylie durch Defekte oder Verkrümmung u. Mißgestaltung von Finger- bzw. Zehenphalangen. – **P.plasie:** ↑ Defektmißbildung. – **P.pus:** Träger einer Peromelie der unt. Extremitäten.

peroral, per os: durch die Mundöffnung, via Mundhöhle (d. h. über Verdauungstrakt).

Peroxidase: 1) Gruppe von Hämin-Enzymen (Verdo-, Lakto-, Myelo-P.; s. a. Katalase, Oxidase), die H_2O_2 als Akzeptor verwenden. – 2) Oxidoreduktase (in Blutzellen, Sperma, Milch, Milz etc.) mit der Reaktion: $R-H_2$ (= Donor) $+ H_2O_2 \rightarrow$ R (= oxid. Donor) $+ 2 H_2O$. Ihre enzymat. Aktivität in Zelle u. Gewebe, nachgewiesen durch einen der Katalasewirkg. analogen Reaktionsmechanismus (Färbung eines in farbloser Form zugesetzten, durch P. zum Farbstoff oxidierbaren Substrates wie z. B. Benzidin [auch als NAS-Benzidin]), dient zum – nicht streng spezif. – Nachweis von Blut, Leukozytenzylindern, Glukose, zur hämatol. DD (↑ GRAHAM* Reaktion), AK-Markierung, Färbung n. GRAHAM, SATO, GOODPASTURE, SCHULTZE, ARAKAWA u. a. – **P.-Typ:** die akute myeloische Leukämie als zytochem. Typ der unreifzell. Leukosen; vgl. PAS-Typ.

Peroxide: vom Wasserstoffperoxid (H_2O_2) ableitbare O(II)-Verbindgn. der allg. Formel $R_2^IO_2$ (R^I = einwert. Element, v. a. Metall, oder Radikal; früher: »Superoxyde«; in organ. Verbindgn.: »Peroxy-Gruppe«). Starke Oxidantien (beim Vermischen mit Glyzerin, Äther, Eisessig, Stroh etc. explosiver Zerfall!), O-Lieferanten in Atemgeräten.

Peroxisomen, Peroxysomen: *zytol* ↑ Microbodies.

Peroxo-, Peroxy-Verbindungen: Komplexverbindgn. mit der Gruppe –O–O–; kräft. Oxidantien. – **Peroxyd:** ↑ Peroxid.

Perozephalie: angeb. Schädeldefekte.

perpendicularis: (lat.) lotrecht.

perpetuus, perpetuell: (lat.) ununterbrochen, (an)dauernd.

Perphenazinum *WHO:* Piperazinyl-phenothiazin-Derivat; Neuroleptikum, Antiemetikum.

Perplikation: op. Gefäßverschluß durch Einziehen des Stumpfes in nahegelegene Gefäßwandinzision.

Perret*-Devic* Zeichen: *kard* ↑ EWART* Zeichen.

Perrin* Operation: vord. abdomin. Zervikozystopexie (Suspension von Urethra, Blasenhals u. unt.-vord. Blasenwand an die Symphyse) bei inkompletter Harninkontinenz der Frau.

Perrin*-Ferraton*Krankheit (MAURICE P., 1826 bis 1889, Arzt, Paris): (1859, 1905) »schnellende« ↑ Hüfte.

Perriconcito* (ALDO P., 1882–1929, Histologe, Pavia) **Apparat, Spiralen:** die nach Nervdurchtrennung vom prox. Stumpf neugebildete Neurofibrillenmasse. – **P.* Zeichen:** Druckschmerzhaftigkeit u. Tympanie der Duodenalgegend bei ↑ Ancylostomiasis.

perrotatorisch: durch Drehen ausgelöst; z. B. der p. vestibuläre ↑ Nystagmus (»**Perrotatorius**«).

Persekutionsdelirium: ↑ Verfolgungswahn. – **Persekutivparanoia:** Sammelbegr. für Kampfparanoia u. sensitiven ↑ Beziehungswahn (im Ggs. zur Expansivparanoia).

perseptal: durch das Nasenseptum bzw. zwischen dessen bd. Schleimhautblättern hindurch (z. B. als Zugang zur Keilbeinhöhle oder Hypophyse); s. a. transseptal.

Perseveration: 1) (CL. NEISSER) *psych path.* Haften an einer eingeschlagenen Vorstellungsrichtung, erschwerte Umstellung auf ein neues Thema, insbes. als Sympt. einer hirnorgan. Erkr. (aber vom ↑ »Haften« des Epileptikers kaum zu unterscheiden); als **verbale P.** das sinnlose Wiederholen von Wörtern, Sätzen, v. a. bei katatoner Schizophrenie. – **visuelle P.:** ↑ Palinopsie. – 2) **tonische P.:** *neur* bei Apraxie Verharren in einer einmal gegebenen Innervation (»Kontraktionsnachdauer«).

persistens, persistent: (lat.) fortbestehend (↑ Persistenz), persistierend.

Persistenz: Fortbestehen; *path* Bestehenbleiben einer fetalen Struktur (z. B. des ↑ Ductus arteriosus) über den physiol. Rückbildungstermin hinaus; *neurophysiol* Andauern einer Empfindung über den Reiz hinaus (z. B. pos. ↑ Nachbild); *pharmak* fortbestehende Wirkung einer am Vortag (oder früher) verabfolgten Dosis (z. B. **P.quote** für Digitoxin ca. 93 %, für Strophanthin 60 %); *genet* durchschnittl. Wahrscheinlichkeit der Weitergabe eines die Vitalität und Reproduktionsrate beeinflussenden – mutierten – Allels oder Genotyps im Laufe der Generationen.

Persisters: (engl.) *pharm, bakt* die von einer Antibiotika- u. Chemother. infolge ihres physiol. Zustandes (sogen. Ruhestadium, mit min. Stoffwechsel) unbeeinflußten Mikroorganismen (als wesentl. Quelle von Rückfällen).

persistierend: fortbestehend (↑ Persistenz); z. B. **p. Knabenstimme** (s. u. Stimmbruch).

Persönlichkeit: *psych* die dem Einzelnen seine charakterist., unverwechselbare Individualität verleihende Struktur des Gefühls-, Willens- u. Affektlebens (»Verhaltensstruktur«), geprägt außer von stat. Elementen durch ständ. Ausbildung neuer Merkmale (also dynam. Geschehen mit »Prozeßcharakter«). – Zahlreiche Abweichungen von der Norm, z. B. **infantile P.** (infolge frühkindl. Hirnschädigung oder emotionaler Entwicklungsstörung; mit mangelnder inn. Verselbständigung, fehlender Willensbildung u. Eigeninitiative, erhöhtem Anlehnungsbedürfnis u. Rudimenten einer magisch-myth. Bewußtseinsstruktur), **paranoische** oder **wahnbereite P.** (auf Grund von Ich-Schwäche, Emotionsbefangenheit u. mangelnder inn. Verselbständigung zu einer wenig realitätskontrollierten Gedanken- u. Vorstellungsbildung neigend); s. a. Primärpersönlichkeit.

Persönlichkeitsabbau: s. u. Abbau.

Persönlichkeitsbewußtsein: das formale Bewußtsein einer Identität mit sich selber (»Ichbewußtsein«). – Als »**labiles P.**« die krankhafte Übernahme von »Rollen«, die der eigenen Persönlichkeit ursprünglich fremd sind; mit teils spielerischem, teils erzwungenem Sicherleben als göttl. Wesen, histor. Figur etc. (evtl. bei »doppelter Orientierung«); nach BONHOEFFER (1907) führendes Sympt. der Degenerationspsychosen.

Persönlichkeits|neurose: Konflikte u. Fehlhaltungen, die in Differenzen der persönlichkeitseigenen Verhaltensstruktur begründet sind. – **P.reaktion:** (KRETSCHMER) Erlebnisreaktion, in der – im Ggs. zur Primitivreaktion – die Gesamtpersönlichkeit voll zur Entfaltung u. Darstg. kommt. – **P.spaltung:** Zerfall des einheitl. Existenzgefühls, wobei Teile der eigenen Person als fremde, selbständig agierende Wirklichkeit erlebt werden (↑ Psychose).

Persönlichkeits|teste: sogen. Charakterteste (v. a. projektive Methoden), die der Abklärung persönlichkeitseigener Verhaltensstrukturen dienen, z. B. Baum-, ↑ RORSCHACH*Test, PIT, TAT, PF-Test. – **P.wandel:** Änderung des p.eigenen Verhaltens, z. B. nach organ. Hirnschaden, neurot. u. psychot. Erkr.; ferner die erlebnisbedingte **P.veränderung** (VENZLAFF) durch mehrfache, existenzerschütternde Erlebnisse, mit fixierten seel. Dauerhaltungen, die zwar als adäquat u. einfühlbar anzusehen sind, vom herkömml. Neurosebegriff aber nicht mehr zureichend gedeckt werden. – **P.verlust:** Verlust der Einheit des individuellen Existenz- u. Selbstgefühls, z. B. bei Psychose.

Personen|dosis: *radiol* (DIN 4814) die bei einer – beruflich – strahlenexponierten Person an einer als repräsentativ geltenden Stelle der Körperoberfläche gemessene Energiedosis (für die Weichteilgewebe) oder Standard-Gleichgewicht-Ionendosis (↑ Tab.). –

Personen|verkennung

Höchstzugelassene Personendosen

		in 13 W.	in 1. J
beruflich strahlenexponierte Personen	Ganzkörperdosis	3 rem[1]	5 rem[2]
	Teilkörperdosis (Hände u. Unterarme, Füße bis Knöchel)	15 rem[3]	60 rem[3]
nicht mit der Strahlenanwendung beschäftigte Personen	gelegentl. Aufenthalt im Kontrollbereich a) Personen > 18 J. b) Personen < 18 J.	– –	1,5 rem 0,5 rem
	Daueraufenthalt im Überwachungsbereich	–	0,5 rem

1) für ♀ im gebärfäh. Alter nur 1,5 rem, in 1 Mon. kumulierte Gonadendosis max. 0,5 rem
2) s. a. Lebensalterdosis
3) Werte gelten für Kontrollbereich; im Überwachungsbereich nur ⅓ zulässig

P.verkennung: *psych* entweder Identifizierung Unbekannter mit Bekannten (einschl. Annahme eines Doppelgängers) oder – seltener – Nichterkennen Bekannter (die für Fremde gehalten werden); z. B. als Wahneinfall (v. a. bei Schizophrenie).

Personopathien: die seel.-geist. Erkrn. (Gebrechen) mit Ausnahme der Psychosen: Oligophrenie, Demenz, Pseudodebilität, Psycho-, Charaktero- u. Phaseopathien.

Persorption: Aufnahme unverdauter, bis zu 120 µm großer Teilchen aus dem Nahrungsbrei durch die Darmschleimhaut in den Lymph- oder Blutkreislauf, die dann Mikroembolien verursachen (»Versandung«) oder aber phagozytiert oder renal eliminiert werden.

Perspiratio(n): die sogen. Hautatmung (i. w. S. jeder Stoffaustausch durch die Haut), insbes. als **P. insensibilis** die dauernde Abgabe (Diffusion) von Wasserdampf ohne Beteiligung der Schweißdrüsen (beim Erwachsenen ca. 500–800 g pro Tag, max. 6 mg/cm²/h bei 33°).

perstans: (lat.) fortdauernd.

perstetur: *pharm* latein. Rezepturanweisung (»es soll fortdauern«) zur Wiederholung der Arzneiabgabe.

Persuasion: *therap* belehrende Überredung, indem im »sokrat. Dialog« beim Pat. Verständnis für seine situations- u. persönlichkeitsbedingten Schwierigkeiten geweckt werden; z. B. die **Persuasionsmethode** (DUBOIS) als »rationelle Psychother.« der Neurose (mit Erklärung der Sympte., Belehrung, Appell an die Denkfähigkeit etc.).

Persufflation: »Durchblasung« des Eileiters (↑ Pertubation) bzw. der Ohrtrompete (↑ POLITZER* Methode).

Persulfatallergie: Überempfindlichkeit gegen Ammonium- oder Kaliumpersulfat-gebleichtes Mehl (in der BRD seit 1957 verboten); v. a. als sogen. Bäckerekzem u. -asthma; neuerdings auch Persulfatekzem der Hände bei Friseuren.

Perthes* (GEORG CLEMENS P., 1869–1927, Chirurg, Tübingen) **Aponeurosenschnitt**: querer Oberbauchschnitt nach Retraktionssicherung der Mm. recti durch 6 durchgreifende Knopfnähte. – **P.* Kompressor**: mit verstellbarem Metallring umgebene pneumat. Abschnürbinde (mit Manometer u. Luftkompressor) für Extremitäten-Blutleere. – **P.* Operation**: 1) bei Radialislähmung Tenodese des Extensor carpi rad. brevis an der Radiusepiphyse u. Vereinigung der Sehnen des Extensor digitorum comm., Flexor carpi uln. u. der 3 langen Daumenstrecker in leichter Streckstellung. Modifiziert z. B. durch deszendierende Sehnenauswechslung (»Teilperthes«). – **2)** bei Gastroptose Aufhängung der kleinen Magenkurvatur an der vord. Bauchwand unter Verw. des Lig. teres hepatis (subseröser Tunnel). – **3)** breite Aufklappung des Kniegelenks nach Längsspaltung der Patella nebst Lig. – **4)** (1921) Daumenersatz unter Verw. des Metakarpale I (Vertiefung der 1. Zwischenfingerfalte). – **5)** Kreuzbandersatz durch freies Faszientransplantat zwischen fib. Femurkondylus u. Tibiakopf (jeweils in Bohrloch); modifiziert von LUDLOFF mit faszienumwickeltem Seidenfaden. – **P.* Saugdränage**: s. u. HARTERT*-PERTHES*. – **P.* Versuch**: bei Varikose des Beins leichtes Abschnüren (Gummibinde) oberhalb der Varizen am Stehenden, dann rhythm. Kontraktion der Wadenmuskulatur (Kniebeugen oder Umhergehen); bei offenen Vv. communic. u. perforantes entleeren sich die gestauten Varizen. – **P.*(-Calvé*- Legg*- Waldenström*) Krankheit**, Osteochondropathia def. coxae juvenilis, Coxa plana idiopathica, MAYDL* Krankh.: (1910) asept. Osteonekrose des Schenkelkopfes im Spätkindesalter (6.–14. J., deutl. Androtropie); klin.: schmerzhafte Bewegungseinschränkung im Hüftgelenk, Hinken, später Muskelatrophie u. Abduktionskontraktur; Erweiterung des Gelenkspaltes (Erguß), dann Abflachung, Verdichtung u. Fragmentierung der Kopfepiphyse, im Reparationsstadium Defektbildung, Schenkelhalsverkürzung, Pilz- bis Walzenform des Hüftkopfes, später sek. Koxarthrose. Ther.: frühestmögl. Entlastung (BBF-Gips in Abduktions-, Beuge- u. leichter Außenrotationsstellung, THOMAS* Schiene), evtl. Op. – **P.*- Jüngling* Krankheit**, Ostitis multiplex cystoides: multiple, pseudozyst. Knochenherde (v. a. Hand- u. Fußskelett) bei der BOECK* Krankh. (»Knochen-BOECK«) mit örtl. schmerzhafter Weichteilschwellung (wie »Frostbeulen«); histol.: vom KM ausgehendes Sarkoidgewebe, pseudozyst. Knochen-

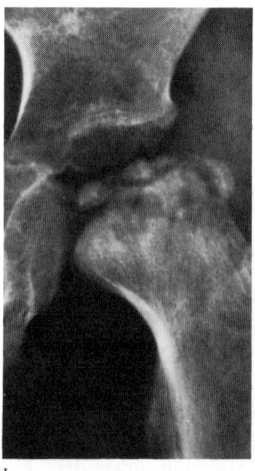
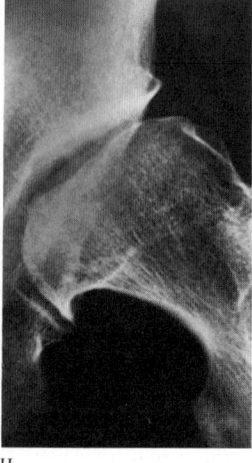

I II

Perthes*-Calvé*-Legg* Krankheit:
I) Fragmentationsstadium (scholliger Zerfall der Epiphyse, blasige Reaktion der Metaphyse, Lateralwandern des Kopfes), II) Endstadium.

abbau, seltener diffuse Atrophie, evtl. geringe Sklerosierung, keine periostale Reaktion.

Pertik* Divertikel (OTTO P., 1852–1913, Pathologe, Budapest): ungewöhnlich tiefer Recessus pharyngeus.

Pertis* Diät: bei funktionellem Hyperinsulinismus max. 100 g KH, 120–150 g Eiweiß (z. T. als Sojabohnenprodukte, Weizenkeime etc.) u. ausreichend Fett (Deckung des restl. Kalorienbedarfs); evtl. kleine Zwischenimbisse (Nüsse, Milch, ungesüßte Obstsäfte).

pertrochanter, -trochantär: durch das Trochantergebiet des Femurs; z. B. die **p. Fraktur** des oberen Oberschenkeldrittels (extraartikulär) durch Sturz auf die Hüfte (aber auch durch extreme Rotation bei fixiertem Bein); klin.: Beinverkürzung mit Trochanterhochstand, Außenrotations- u. Adduktionsstellung bei aufgehobener Beweglichkeit im – auch spontan schmerzhaften – Hüftgelenk. – Ther.: Drahtextension, evtl. Schenkelhalsnagelung.

Pertubation, Persufflation: zur Prüfung der Durchgängigkeit der Eileiter Einblasen eines Gases (CO_2, O_2) unter Überdruck (max. 200 mm Hg) durch eine in den Zervikalkanal eingeführte Kanüle oder spez. **Pertubationskatheter** (doppelläuf. Gummikatheter mit fixierender Abdichtmanschette); Erfolgskontrolle auskultatorisch u. anhand des Druckverhaltens (bei offenen Tuben anfangs Druckanstieg, dann -abfall). Auch als **retrograde P.** intraop. nach Einführen einer stumpfen Knopfkanüle in das abdomin. Eileiterende; ferner als ↑ Hydrotubation.

pertuberkuläre Fraktur: schräg durch die Tubercula verlaufende Humerusfraktur mit Symptn. ähnl. denen beim Bruch im Collum anatomicum; häufig Adduktions- oder Abduktionsfraktur, beim Jugendl. Epiphysenfraktur.

Pertussis: ↑ Keuchhusten. – **P.-Agglutinogen**: aus Bordetella pertussis extrahiertes AG-Material zur Kutantestung von Infektionsimmunität (z. B. nach FLOSDORF) bzw. Impferfolg (umstritten). – **P.dreieck**: (GÖTTCHE) röntg bei Keuchhusten streif. Zeichnungsvermehrung (Peribronchitis) im parakardialen Untergeschoß (etwa wie Grippedreieck). – **P.vakzine**: Vakzine aus inaktivierter Bordetella pertussis oder deren Extrakten, mit Adjuvantienzusatz (Al-hydroxid-Al-phosphat). Für Schutzimpfung mind. 12 IE in 3 Dosen (je 0,5 ml i. m.) im Abstand von je 4–6 Wo.; nach 1 J. Auffrischung mit 0,5 ml. – Auch in Kombinationsimpfstoffen (DPT, DPT-Pol) enthalten.

Pertussoid: Pertussis-ähnl. Husten bei Sinobronchitis, Mukoviszidose, Fremdkörperaspiration, Parapertussis etc.

Peruanische Warzenkrankheit, Peruwarze: *trop* ↑ Oroya-Fieber.

Peru-Balsam: ↑ Balsamum peruvianum.

Peruvosid: herzwirksames Cardenolid-Glykosid (Cannogeninthevetosid) aus Thevetia neriifolia.

pervers: *sexol* im Geschlechtsleben abartig, d. h. nicht in Übereinstimmung mit den innerhalb der Kultur geltenden sexuellen Normen. Als **Perversion** (Paraphilie) gilt jede sexuelle Betätigung, die gewohnheitsmäßig anders als durch »normalen« heterosexuellen Koitus Orgasmus u. Befriedigung erlangt, z. B. Homosexualität, Exhibitionismus, Skopophilie, Sadismus, Masochismus, Pädophilie, Fetischismus, Nekrophilie, Sodomie. Zunächst (1886) als Instinktverirrung angesehen, bis FREUD zeigte, daß »normales« Sexualverhalten nicht einfach die Erfüllung eines vorgeformten Verhaltensschemas bedeutet, sondern daß Sexualität einer bes. Entwicklung unterliegt; Möglichkeit zur P. steckt damit auch in jeder normalen Sexualität u. ist nicht Folge einer seltenen Veranlagung.

Pervigilium: ↑ Schlaflosigkeit.

Pervitin®-Psychose: nach – oft suchtart. – Mißbrauch von Methamphetamin auftret., im allg. in wenigen Tg. abklingende symptomat. Psychose, u. zwar als Angstsyndrom mit paranoidhalluzinator. Ausbau, paranoid-mikrohalluzinator. Syndrom, Syndrom der ekstatisch gesteigerten Wahrnehmungen, dysphor.-depressives Angstsyndrom, ganz selten als chron., von Schizophrenie nicht unterscheidbare Psychose.

Perzentile: *statist* Hundertstel-Wert (s. u. Quantile).

Perzeptibilität: Wahrnehmbarkeit. – **Perzeption**: ↑ Empfindung, Wahrnehmung; *physiol* i. e. S. der Vorgang des Auffassens u. Erkennens (ohne gedankl. Verarbeitung u. Beurteilung), der – im Ggs. zur Apperzeption – nicht der willkürl. Hinwendung der Aufmerksamkeit bedarf.

Perzeptions|phantasmen: (E. KRAEPELIN) Halluzinationen (z. B. hypnagoge) als Folge funktioneller Veränderungen in zuständ. Hirnrindenbereichen. – **P.schwerhörigkeit, -taubheit**: s. u. Innenohr-.

perzeptiv: *physiol* Wahrnehmung erzeugend, die ↑ Perzeption betreffend (= **perzeptorisch**), z. B. **p. Astereognosie** (= periphere Tastlähmung); *psych* aufnehmend, mit mehr passiv-empfangender Lebenseinstellung.

Perzeptivität: Fähigkeit zur ↑ Perzeption.

perzeptuell-ideatorische Aura: partielle epilept. Krise, die mit einer komplexen Veränderung von Wahrnehmung, Vorstellung u. Befinden beginnt.

Pes: **1)** *PNA*: der »Fuß« als Endabschnitt des Beines, mit Fußwurzel (↑ Tarsus), Mittelfuß (↑ Metatarsus) u. Zehen (↑ Digiti), Fußrücken (↑ Dorsum) u. ↑ -sohle (↑ Planta) u. Ferse (Calx). – *path, orthop* Zahlreiche Formabweichungen, z. B. **P. abductus** (↑ Knickfuß), **P. adductovarus** (Supinations- u. Adduktionsfehlstellung des Vorfußes bei ↑ Klumpfuß), **P. adductus** (↑ Sichelfuß), **P. arcuatus** (↑ Hohlfuß), **P. calcaneoexcavatus** (↑ Hacken-Hohlfuß), **P. calcaneovalgus** (Hacken-Knickfuß, ↑ Knick-Hackenfuß), **P. calcaneus** (↑ Hackenfuß), **P. cavus** (↑ Hohlfuß), **P. detorsus** (seiner physiol. Verwringung verlustig gegangener Fuß; Vollbild: Knick-Senk-Spreizfuß), **P. equinoexcavatus** (↑ Ballenhohlfuß), **P. equinovalgus** (Spitzfuß in Valgusstellung), **P. equinovarus** (↑ Klumpfuß), **P. equinus** (↑ Spitzfuß), **P. excavatus** (↑ Hohlfuß), **P. malleus valgus** (↑ Krallenzehenplattfuß), **P. planotransversus** (↑ Senk-Spreizfuß). **P. planovalgus** (↑ Knick-Plattfuß), **P. planus** (↑ Plattfuß), **P. postice valgus** s. **pronatus** (Valgisierung des Rückfußes als Teilkomponente des Knick-Senk-Spreizfußes), **P. pronatus** (↑ Knickfuß), **P. supinatus** (inkorrekt für Klumpfuß), **P. transversoplanus** (↑ Spreizfuß), **P. valgoplanus** (↑ Knick-Plattfuß), **P. valgus** (↑ Knickfuß; s.a. Knick-Plattfuß (2), entzündl.-kontrakter ↑ Plattfuß), **P. varus** (↑ Klumpfuß); s.a. Abb. S. 1880. – **2)** *anat* fußartige (basale) oder -ähnl. Formation v.a. des ZNS, z. B. **P. hippocampi** (*PNA*, das »Ammonshorn« am Boden

Pes rhombencephali

Die häufigsten **Fußdeformitäten** (nach BERNBECK-SINIOS)

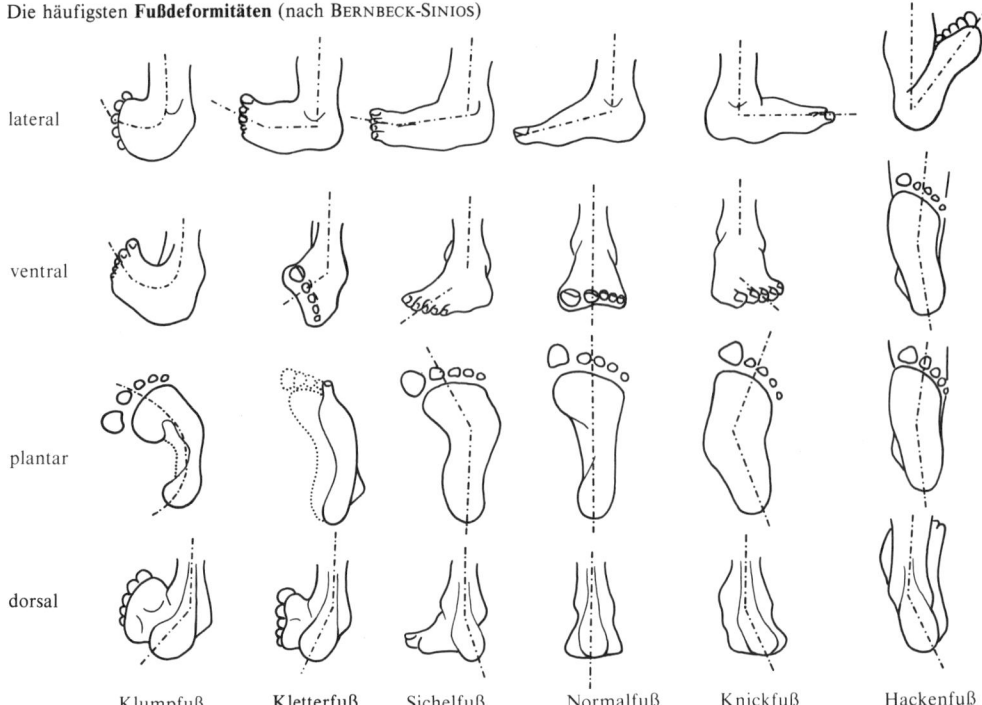

lateral / ventral / plantar / dorsal

Klumpfuß — Kletterfuß — Sichelfuß — Normalfuß — Knickfuß — Hackenfuß

des Seitenventrikel-Unterhorns) u. **P. rhombencephali** (↑ Crus cerebri); ferner der **P. anserinus** (»Gänsefuß«): **1)** P. a. superf.: aus der Vereinigung der Semitendineus-, Grazilis- u. Sartorius-Sehnen hervorgehende dreikant. Sehnenplatte, die unterhalb der Tuberositas am med. Schienbein ansetzt. – **2)** P. a. prof.: aus der Semimembranosus-Sehne hervorgehende 3 Züge (hinten an der Kniegelenkkapsel) zum med. Tibiakondylus, zur Popliteusfaszie u. als Lig. obl. popliteum.

Pesch* Agar (KARL P., 1889–1941, Hygieniker, Köln, Prag): Tellurit-halt. Elektivnährboden zur Erstisolierung von Corynebact. diphtheriae.

Pessar: *gyn* in die Scheide bzw. Uterushöhle einzulegender Metall-, Gummi- oder Kunststoffkörper (meist ring- oder schalenförm.), entweder zur Korrektur von Lageanomalien des inn. Genitale (z. B. n. HODGE, THOMAS, FRITSCH, SCHATZ, CRAMER) oder zur Kontrazeption (↑ Okklusiv-, Diaphragma-P., Portiokappe); ferner das Intrauterin-P. (mit zahlr. Modellen; ↑ dort. Abb.).

Pessarform, -zelle: *hämat* ↑ Anulozyt.

Pest, Pestis: endem.-epidem., hochkontagiöse (schon bei Verdacht anzeigepflicht. u. scharfen Quarantänemaßnahmen zu unterwerfende), durch Pasteurella = Yersinia pestis hervorgerufene (Eintrittspforte Haut oder Respirationstrakt) akute Infektionskrht. (ursprüngl. hämorrhag. Septikämie bei Nagetieren, ↑ Schema), nach Inkubationszeit von im allg. 2–5 Tg. mit schweren toxikäm. Allg.erscheinungen (hohes Fieber, frühe Herz-Kreislaufschwäche, Unruhe, Benommenheit bis Delir). Manifestation als ↑ Bubonen- (häufigste Form), ↑ Lungen- u. sept. = septikäm. P. (↑ Pestseptikämie), selten als prim. Hautpest (am Ort des Erregereintritts). – Diagnose: Agglutinationstest (WIDAL) u. KBR (beweisend ist signifikanter Titeranstieg in 2 Wo.), ferner bakteriol. (mikroskop. u. kulturell aus Bubonensaft, Blut, Sputum). Nach Überstehen lang anhaltende Immunität (Pestschutzimpfung senkt Morbidität u. Mortalität auf $1/4-1/6$; s. a. P.serum, -vakzine). Endem. Auftreten in den sog. Pestreservoiren in Nordasien (»Sibirische«, »Mongol. P.«, ↑ Palipest), Iran u. Afrika, sporad. in Nord- u. Südamerika. – War eine der großen Volksseuchen Europas, v. a. im 14.–18.Jh. mit zahlreichen Epi- u. Pandemien: 1347–52 »schwarzer Tod« (hämorrhag. Form), 1665 London, 1720/21 Marseille etc.; zuletzt 1910/11 Mandschurei (Lungenpest), 1936 Malta.

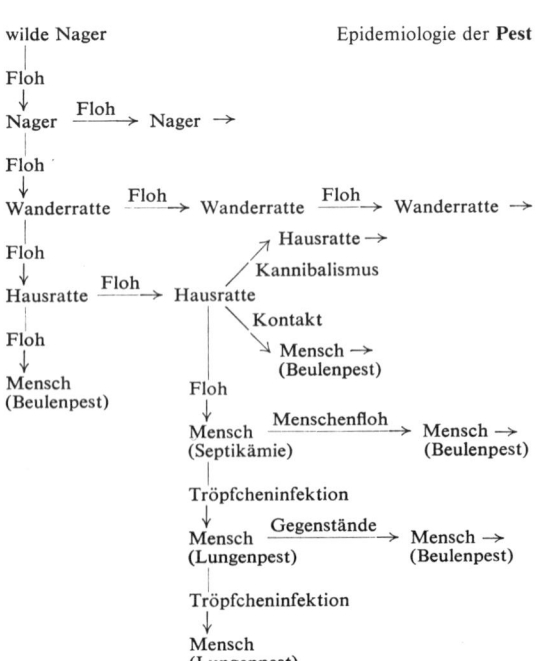

Epidemiologie der **Pest**

Pest|bakterium, -bazillus: / Yersinia (= Pasteurella) pestis. – **P.beule, -bubo**: maligner / Bubo. – **P.floh**: / Xenopsylla cheopis.

Pestikämie: / Pestseptikämie.

Pestis: (lat.) »Seuche«, z. B. **P. americana** (= Gelbfieber), **P. variolosa** (= Pocken); i.e.S. die / Pest, z. B. **P. bubonica s. inguinaria s. orientalis** (= Bubonen-P.), **P. major** (= Lungen-, Bubonen-P.), **P. minor s. ambulans s. levis** (milde Form der Bubonen-P. mit nur 1 Knoten), **P. fulminans s. siderans** (= Pestseptikämie).

Pesti|zide: die chem. Schädlingsbekämpfungsmittel (Agari-, Fungi-, Insekti-, Nemati-, Rodentizide, Repellents etc.). – **P.zine, P.cine**: *bakt* spez. Gruppe der / Bakteriozine.

Pest|pneumonie: / Lungenpest. – **P.(sept)ikämie, -sepsis**: prim. oder sek. (terminal bei Bubonen- oder Lungen-P.), tox.-sept. Verlaufsform der Pest nach Einbruch der Erreger in die Blutbahn; mit Fieber, Erbrechen, Delir, Milztumor, diffusen Haut- u. Schleimhautblutungen; fast stets letal. – **P.serum**: vom Pferd nach Immunisierung mit lebenden avirulenten Pestbaktn. (GIRARD 1936) oder mit deren Nukleoproteinen (ROWLAND 1911) gewonnenes Serum zur pass. Immunisierung (20–40 ml i.m. oder i.v. mehrfach) bei akuter Infektionsgefahr (sofort Schutz; nur bei Lungenpest wirkungslos; nach 10 Tg. ggf. akt. Immunisierung). Ferner therap. Anw. in Kombination mit Chemother. – **P.vakzine**: entweder Totimpfstoff n. HAFFKINE (noch heute etwa nach dem Originalverfahren durch Hitzeinaktivierung von Pasteurella-pestis-Kulturen) oder Lebendimpfstoff aus Erregern mit abgeschwächter Virulenz (z. B. OTTEN*, KOLLE*-STRONG* Vakzine); ferner / BANDI* Vakzine.

PET: Plasmaeisen-Turnover.

...petal: Suffix »in Richtung... strebend«.

Petaloid: / Ekzema petaloides UNNA.

petechial: punkt-, fleckförmig, petechienartig.

Petechial|blutung: / Petechien. – **P.fieber**: 1) *vet* »Morbus maculosus« der Pferde. – 2) **P.typhus**: / Fleckfieber.

Petechien: kleinste, punktförm. Haut- oder Schleimhautblutungen (Kapillarblutung); Einzeleffloreszenzen der Purpura. – **P.test, -versuch**: / GOTSCH*, GÖTHLIN*, RUMPEL*-LEEDE* Versuch.

Peteny* Phänomen: Hebung des Unterschenkels (wie bei PSR) nach Beklopfen der Oberschenkelstreckseite (Grenze oberes Drittel) als – wenig pathognomon. – Zeichen der mechan. Übererregbarkeit bei Spasmophilie (Tetanie).

Peter* Linie (CHARLES FÉLIX MICHEL P., 1824–1893, französ. Chirurg): Horizontale durch den Oberrand der Symphyse, die normalerweise durch bd. Trochanter-major-Spitzen verläuft (bei Trochanterhochstand tiefer).

Peter* Operation (LUTHER CR. P., 1868–1942, Ophthalmologe, Philadelphia): 1) sklerokorneale Trepanation zur Druckentlastung bei Glaukom. – 2) Fixation der Obliquus-inf.-Sehne an den M. rectus lat. bei Okulomotoriuslähmung. – Von P.* auch Augenvaseline mit ca. 0,9% Ammon. bituminosulfur. u. 30% Zinkoxid angegeben.

Peters*-Hövels* Syndrom (ANETTE FLEISCHER=P., Zahnärztin, Erlangen; OTTO H.): / maxillofaziales Syndrom.

Peters* (-Seefelder*) Syndrom (ALBERT P., 1862–1938, Ophthalmologe, Rostock): (1906) mit anderen Mißbildungen (Klauenhände u. -füße, Ankylosen, Darmatresie, Wolfsrachen) kombin. Abartungen des Auges: zentrales Leukom, Defekt der DESCEMET* Membran, Abflachung der Vorderkammer (evtl. sek. Hydrophthalmus), vord. u. hint. Polstar, teilweise Persistenz der Pupillarmembran. Wahrsch. Embryopathie.

Petersen* (C. F. P., 1845–1935, Chirurg, Kiel) **Ballon**: für suprapub. Zystotomie ins Rektum einzuführende Ballonsonde, die die Harnblase nach vorn drängt. – **P.* Hernie**: Dünndarmeinklemmung hinter die GE nach BILLROTH* Magenresektion II. – **P.* Operation**: submesokolisch an der Magenhinterwand angelegte Gastroenterostomia post. retrocolica mit sehr kurzer Schlinge (»non-loop-anastomosis«).

Petersen* Färbung (HANS P., geb. 1885, Anatom, Gießen, Würzb.): 1) mit wäßr. Säure-Alizarinblau-Lsg. u. Aluminiumsulfat (statt Azokarmin) modifiz. Azanfärbung (HEIDENHAIN) für Zellkerne u. Bindegewebe. – 2) Färbung von Knochenübersichtspräparaten mit Gallein-Aluminium-chlorid-Lsg.

Petersilienkampfer: / Apiol.

Petges*-Cléjat*(-Jacobi*) Krankheit, Poikilodermatomyositis, Dermatitis atrophicans reticularis GLÜCK, Poikilodermia atr. vascularis JACOBI: (1906) mit Calcinosis interstit. progr. u. Sympt. der Dermatomyositis (v. a. Müdigkeit, Muskelschwäche) einhergeh. grau(braun)e, sehr straffe, Röntgenoderm-art. Hautatrophie (bes. obere Körperhälfte) mit retikulär eingelagerten weißl. Flecken, gelbl. Streifen, netzförm. Teleangiektasien, Pigmentationen u. Erythemen. Sonderform der Dermatomyositis?

Pethidin(um *WHO*), Isonipekain, Meperidin(e): 1-Methyl-4-phenyl-4-piperidinkarbonsäure - äthylester (/ Formel »Betäubungsmittel«); eines der ersten (1939) synthet. Morphinometika (peroral, pareneral u. rektal als Analgetikum u. Spasmolytikum, z. B. Dolantin®; BTM.

Petiolus: *anat* »Stiel«; z. B. **P. glandulae pinealis** (/ Habenula), **P. epiglottidis** (*PNA*; unten an der Cartilago epiglottica bindegewebig zum Schildknorpel).

Petit* (JEAN LOUIS P., 1664–1750, Anatom u. Chirurg, Paris) **Dreieck**: »unt. Lendendreieck«, die vom M. obl. ext. abdom. u. M. latissimus dorsi (u. Beckenkamm) begrenzte Muskellücke; Bruchpforte der **P.* Hernie** (/ Hernia lumbalis inf.). – **P.* Schnitt**: zweizüg. Zirkelschnitt bei Gliedmaßenamputation: zunächst Haut u. Unterhaut (bis zur Faszie), die zus. als »Manschette« umgeschlagen werden; dann weiter proximal Muskeln bis auf den Knochen. – Modifiziert als LARREY* Polygonalschnitt.

(du) Petit* (FRANÇOIS POURFOUR DU P., 1664–1741, Ophthalmologe, Paris) **Kanal**: / Spatia zonularia. – **P.* Sinus**: / Sinus aortae. – **P.* Syndrom**: (1727) okulopupillärer Symptomenkomplex mit einseit. Mydriasis, Lidspaltenerweiterung, Exophthalmus u. – fakultativ – Augendrucksteigerung (»umgekehrter« HORNER* Komplex) infolge Reizung des gleichseit. Halssympathikus (experimentell oder als Sympathi-

Petit mal

komimetika-Wirkung); s. a. Abb. »HORNER* Symptomenkomplex«.

Petit mal: (französ. = »kleines Übel«) der sogen. kleine epilept. Anfall; auch Kurzform für »**P.-m.-Epilepsie**« (ohne Krampfanfälle; i. e. S. die zentrenzephale Form mit Absenzen u. myoklon. u. astat. Petit mal); z. B. **akinet. P. m.** (↑ prostrativer Anfall), **P. m. impulsif** (= myoklon. P. m.), **P. m. oral** (↑ Oral-P.-m.), **P. m. propulsif** (↑ Blitz-Nick-Salaam-Krämpfe), **P. m. retropulsif** (↑ Pyknolepsie, deren Retropulsion sich in Aufwärtsbewegung der Augen u. Rückwärtsneigung des Kopfes erschöpft), **astat. P. m.** (generalisierte Epilepsie ohne Krämpfe, mit Absenzen u. Astasie), **myoklon. P. m.** (mit massiven bds. Myoklonien; im EEG bilat.-synchrone Polyspikes oder Polyspike-wave-Entladungen; häufig bei generalisierter Epilepsie, die auch Grand-mal-Anfälle [»impulsive Epilepsie«] oder P.-m.-Absenzen aufweist). – **P.-m.-Absenz**: durch Hyperventilation aktivierbare Absenz (EEG: bilat.-synchrone, symmetr., rhythm., 3/sec-Spike-and-Wave-Komplexe) mit Amnesie für den ganzen Anfall, jedoch sofort. Ansprechbarkeit danach; Kernsympt. des P.-m.-Anfalls (meist ohne nachweisbare organ. Hirnschädigung). Häufig fast unbemerkt, oft nur plötzl. Verdrehen des Kopfes oder Augenzwinkern, evtl. mit bilat. klon. Zuckungen oder mit myoklon. u. astat. Petit mal (= **P.-m.-Trias** LENNOX; evtl. durch massive myoklon. Zuckungen ergänzt zum **P.-m.-Quartett**). – **P.-m.-Status**: einem stunden- bis tagelangen Dämmerzustand ähnl. Serie von Absenzen, zwischen denen das Bewußtsein nicht erlangt wird; EEG: diskontinuierl., regel- oder unregelmäß. Spike-Wave- oder Poly-S-W-Aktivität, meist von langsamer Tätigkeit unterbrochen (sonst: »Epilepsia minor continua«). – **P.-m.-Variante**: generalisierte Epilepsie des Kindesalters (meist bei Entwicklungsrückstand; s. a. LENNOX* Syndrom), mit atyp. Absenzen (schlechtes Ansprechen auf Benzodiazepin-Derivate, geringere Aktivierbarkeit durch Hyperventilation, langsamere S/W-Varianten).

PETN: ↑ Pentaerythrityltetranitrat.

Petragnani* Nährboden (GIOVANNI P., geb. 1893, Bakteriologe, Rom): Kartoffel-Milch-Eier-Nährboden.

Petrén* Kost (KARL ANDERS P., 1868–1927, schwed. Internist): sehr fettreiche, extrem eiweißarme u. KH-beschränkte Diabetes-Diät (ca. 2000 Kal./Tag).

Pétrequin* Ligament (THÉODORE J. E. P., 1810–1876, Chirurg, Paris): der vord., dickere Teil der Kiefergelenkkapsel.

Petri* Schale (JULIUS RICHARD P., 1852–1921, Bakteriologe, Berlin): sterilisierbare, runde, flache Glas- oder Kunststoffschale (Ø 9–12 cm) mit senkr. Wand u. übergreifendem Deckel; v. a. für Nährböden (Baktn.kultur).

Petrificatio, -fikation: »Versteinerung« eines Körpergewebes, meist i. S. der Kalzinose; ferner *dermat* die »**petrified legs**« i. S. der Atrophie blanche.

Petrischale: s. u. PETRI*.

Petrissage: (französ.) ↑ Knetmassage.

Petroapizitis: *otol* s. u. Petrositis.

Petroff* Nährboden (STRACHIMIS ALBERTUS P., 1882–1948, Bakteriologe, Chicago): (1915) Filtrat von gehacktem Kalbfleisch, Wasser u. Glyzerin mit Zusatz von Eiern u. 1 %ig. Gentianaviolett zur Isolierung von Mycobact. tuberculosis.

Petrol(eum)|akne, -krätze: die bei langjähr. Umgang mit Rohpetroleum v. a. an Armen, Händen, Ober- u. Unterschenkeln auftretenden Hautveränderungen: Pusteln, Furunkulose, Ekzeme, Urtikaria sowie weißl.-durchsicht., allmähl. verschorfende Geschwüre. – **P.vergiftung**: 1) ↑ Benzinvergiftung. – 2) durch Trinken von Petroleum (bzw. Inhalieren: ↑ Petrolismus) hervorgerufene Intoxikation mit Kopfschmerzen, Benommenheit, Erbrechen, Durchfällen, zentraler Erregung, Delirien, Tobsucht.

Petrolismus: Einatmen von Petroleumdämpfen (auch suchtmäßig als ↑ Benzinismus), z. B. aus Bohnerwachs, in Erdölraffinerien; bei Dauereinwirkung Petroleumvergiftung. – **Petrolisation**: Abregnen von Erdöl(produkten) auf Gewässer zur Moskitobekämpfung.

Petroselinum sativum, P. crispum ssp. crispum: »Blattpetersilie« [Umbelliferae]; therap. Anw. des Krautes (äther. Öl) als Diuretikum u. Magenmittel, der Frucht (bis 7% äther. Öl mit ↑ Apiol, ca. 20% fettes Öl) als Galaktagogum, Diuretikum u. gegen Hautparasiten, des äther. Öls der Frucht (Apiol-halt.) als Diuretikum, Emmenagogum u. Antipyretikum.

petro-... , **petroso-...** : Wortteil »Felsenbein« (Pars petrosa ossis temp.).

Petrosis: *path* ↑ Petrificatio.

Petrositis: meist eitr. Entzündung der Pars petrosa des Schläfenbeins (oft mit Mastoiditis), evtl. nur der Felsenbeinspitze (»**Petroapizitis**«: ↑ GRADENIGO* Syndr.).

petrosphenoidales Syndrom: ↑ JACOD* Syndrom.

petrosus: (lat.) »felsig«. – **Petrosum**: 1) Os petrosum (knöcherner Teil der embryonalen Labyrinthkapsel). – 2) Pars petrosa ossis temporalis (»Felsenbein«).

Petruschky* (JOHANNES THEODOR WILH. P., geb. 1863, Bakteriologe, Danzig) **Bakterien**: ↑ Alcaligenes faecalis. – **P.* Nährboden**: »Lackmusmolke« zur Differenzierung von Enterobaktn. (Koli-Gruppe). – **P.* Probe**: i.c. Tuberkulinprobe an bd. Oberarmen mit je 2 gekreuzten Hautritzen, von denen 1 unbeschickt bleibt, 1 mit unverdünntem u. 2 mit 1 : 4 bzw. 1 : 10 verdünntem Tuberkulin beschickt werden. – **P.* Spinalgie**: Schmerzpunkte über den Dornfortsätzen Th 3–7 bei akt. Bronchiallymphknoten-Tbk.

Petrussa* Index (↑ Tab.) zur Schätzung des Gestationsalters des Neugeb. in Wochen (= 30 + Summe der Bewertungsziffern):

	0	1	2
Haut	rot/dünn + Ödem	rot oder Ödem	rosig
Ohr	formlos, weich	Helix nur oben umgeschlagen	volle Form (Helix völlig umgeschlagen), fest
Brust	roter Punkt	Areola < 5 mm	Areola > 5 mm
Testes	inguinal	hoch im Skrotum	im Skrotum
Labia majora	< Labia minora	≃ Labia minora	> Labia minora
Sohlenfalten	distal nur 1–2	distale Hälfte	ganze Sohle

Pette* Zeichen (HEINRICH P., 1887–1964, Neurologe, Hamburg): v. a. prämortal (als prognostisch ungünstig) durch Kneifen der Brusthaut auslösbares Einwärtsdrehen beider Arme (ton. Streckkrampf); wahrsch. Hirnstammreflex infolge Einklemmung der Kleinhirntonsillen durch Hirnödem.

v. Pettenkofer* (MAX VON P., Chemiker, Apotheker u. Hygieniker, 1818–1901, München) **Reaktion**: Gallensäuren-Nachweis (z. B. im Harn) mit 10%ig. Rohrzucker-Lsg. u. einigen Tr. konz. H_2SO_4 (Purpurrotfärbung durch Addition mit Furfurolen). Zahlreiche Modifikationen (z. B. BISCHOFF, MYLIUS). – **P.* Theorie**: die »lokalist.« Auffassung, daß die durch Absinken des Grundwassers bedingte Trockenheit des Bodens an der Entstehung von Seuchen (z. B. Typhus abdom.) beteiligt sei.

Petting: (engl.) *sexol* Beischlaf ohne eigentl. Geschlechtsverkehr, mit wechselseit. manueller Reizung der Genitalien u. erogenen Zonen. – vgl. Necking.

Petuely* Faktor: (1957) / Bifidus-Faktor.

Petz* (Näh-)Apparat (ALADÁR DE P., zeitgen. Chirurg, Györ/Ungarn): *chir* zangenförm. Gerät für einreih. Nahtverschluß (Metallklammern) von Magen-Darm.

Petzetakis* Krankheit: (1935) / Katzenkratzkrankh.

Peutz*-Jeghers* (-Klostermann*-Touraine*) Syndrom (JOH. LAURENTIUS AUGUSTINUS P., geb. 1886, niederl. Internist; HARALD J.): (1921 bzw. 1949) die bereits 1896 von HUTCHINSON beschrieb. angeb. / Lentigopolyposis.

Pexiderma: / Thesaurismose der Haut.

-pexie: Suffix »op. Anheftung«.

Peycelon* Operation: (1953) »segmentäre« Duodenojejunektomie (bei kleinem Ca. oder narb. Stenose der Flexura duodenojejun.) mit Durchtrennung 2–3 cm aboral der Mesenterialgefäße bzw. 10–15 cm unterhalb der Flexur, End-zu-End-Anastomosierung u. hint. retrokol. GE.

Peyer* Drüsen, Haufen, Plaques (JOHANN KONRAD P., 1653–1712, Anatom, Schaffhausen): die Folliculi lymphatici aggregati des Dünndarms; s. a. Plaque (3).

Peyotl: rauscherzeugende mexikan. Droge aus dem Kaktus Anhanlonium lewinii.

Peyronelläose: seltene / Mykose (Haut, Nase, Gehörgang) durch – meist saprophytäre – Schimmelpilze der Gattg. Peyronellaea.

(de la) Peyronie* Krankheit (FRANÇOIS DE LA P., 1678–1747, Chirurg, Paris): / Induratio penis plastica.

Peyrot* Thorax (JEAN JOSEPH P., 1843–1917, Chirurg, Paris): durch großen Pleuraerguß einseitig weitergestellter Thorax.

Peyser* Test (ALFRED P., geb. 1870, Otologe, Berlin): audiometr. Prüfung der Ermüdbarkeit des Gehörs anhand der Hörschwellenverschiebung nach längerer Belastung mit reinen Tönen.

Pezzer* Katheter: (O. DE P., Arzt, Paris): (1892) mittels Spanner (Mandrin) gestreckt in die Harnblase einzuführender Kronenkatheter aus Gummi; Anw. als selbsthaltender Dauerkatheter v. a. nach Blasen- u. Prostata-Op.

PFA: **1) Phosphofruktaldolase**. – **2)** Fixierungsgemisch aus gesätt. **P**ikrinsäure, **F**ormol, Eisessig (Ac. **a**cet.) u. Harnstoff (modifiz. ALLEN* Reagens).

Pfadfinder|nadel: *urol* unter Rö.-Kontrolle einzuführende dünne Kanüle (10–12 cm, mit Mandrin) als »Suchnadel« (Tiefe, Richtung) für die anschließ. Biopsiepunktion der Niere. – **Pf.probe**: groborientierende laborklin. Probe (im Rahmen der sogen. Vorfelddiagnostik).

Pfählungsverletzung: durch »Aufspießung« (Zaunspitze, Deichsel, Rinderhorn etc.) hervorgerufene tiefe, kanalförm. Verletzung am Rumpf (v. a. Genitoanalregion); im allg. mit schwerster Weichteil- u. Organzerfetzung.

P-Faktor: **1)** / Antigen P des / P-Systems. – **2)** *serol* s. u. P-Phänomen.

Pfanne: *anat* / Gelenkpfanne.

Pfannen|band: **1)** / Lig. calcaneonavicul. plantare. – **2)** / Lig. capitis femoris. – **3)** / Lig. transversum acetabuli. – **Pf.boden**: / Fossa acetabuli.

Pfannen|dach: **1)** der obere, vorspringende, durch das Labrum acetabulare verstärkte Rand der Hüftgelenkpfanne, der den Femurkopf dachartig umschließt. – **2)** der von Acromion, Proc. coracoideus u. Lig. coracoacrom. gebildete Abschluß des Schultergelenks. – **Pf.plastik**: / Hüftpfannendachplastik. – **Pf.symptom (Faber*)**: *röntg* Zeichen einer Hüftgelenkdysplasie im Arthrogramm: tiefster Punkt des knorpel. Pfannenerkers oberhalb der Horizontalen durch bd. Y-Fugen. – **Pf.winkel**: *röntg* s. u. HILGENREINER* Hilfslinien.

Pfannen|erker: *röntg* der überhängende seitl. Ausläufer des Hüftpfannendachs auf der a.-p. Aufnahme. – **Pf.grundbruch**: s. u. Hüftpfannenbruch, zentrale / Hüftluxation. – **Pf.knochen**: / Os acetabuli. – **Pf.lippe**: / Labrum (Labium) articulare. – **Pf.randknochen**: / Os ad acetabulum.

Pfannenöffnungswinkel: (ULLMANN) *röntg, orthop* die Neigung der ges. Hüftpfanne in der Frontalebene, gemessen gegen die Horizontale durch die Fußpunkte der KÖHLER* Tränenfigur bds.

Pfannenstiel* (HERMANN JOHANNES PF., 1862–1909, Gynäkologe, Breslau) **Schnitt**: kranialkonvexer Bauchdeckenschnitt 2–3 QF oberhalb der Symphyse (v. a. bei Schnittentbindung, gyn. u. urol. Op.); nach Durchtrennen von Haut, Fettgewebe u. Aponeurose u. Auseinanderdrängen der Mm. recti mediane Längseröffnung der Bauchhöhle (gutes kosmet. Ergebnis durch »gekreuzte Nahtreihe«). – **Pf.* Syndrom**: / Morbus haemolyticus neonatorum.

Pfannen|tasche: *orthop* s. u. Kopfhaube. – **Pf.wanderung**: Kranialausweitung der Hüftpfanne (»Sekundärpfanne«) bei Dysplasie oder durch progred. Zerstörung bei Osteomyelitis, tbk. Koxitis etc. – **Pf.winkel**: / Abb. »Hüftgelenkluxation«.

Pfannkuchenhämatom: flaches Subduralhämatom; im allg. nur angiographisch oder autoptisch nachzuweisen.

v. Pfaundler* (MEINHARD V. PF., 1872–1947, Pädiater, München) **Formel**: *päd* Berechnung der Tagestrinkmenge für das 1.Lhj.: $P/10$ Kuhmilch + $P/100$ KH + Wasser ad ¾ Ltr. (p = Körpergew. in g). – **Pf.* Reaktion**: serol. Typhus-Nachweis durch Vermischen von Probandenblut mit verdünnter Salmonellenkultur: bei frischer Erkr. Immobilisation u. vollständ. Agglutination der Erreger, bei älterem Fall erhaltene Mobilität u. nur angedeutete Kettenbildung. –

Pf.*-Hurler* Syndrom (GERTRUD H.), Dysostosis multiplex, Lipochondrodystrophie: Ende des 1. Lj. (u. später) sich manifestierende autosomal- oder X-chromosomal-rezessiv erbl. Mukopolysaccharidose mit Speicherung von Heparansulfat (Mesenchym) u. Gangliosiden (Gehirn) u. schwerer enchondraler u. periostaler Ossifikationsstörung (disproportionierter Minderwuchs); charakterist. Phänotyp: großer, plumper Schädel mit eingezogener Nasenwurzel u. wulst. Lippen (»Wasserspeiergesicht«, »Gargoylismus«), kurzer Hals, Lendenkyphose, Tatzenhände, Kontrakturen, großer Bauch; ferner Hepato-Splenomegalie, Schwerhörigkeit, Hornhauttrübung, Oligophrenie (»dysostot. Idiotie«); vorzeitig verknöcherte Lambdanaht, lange, flache Sella, meta-epiphysäre Deformierung der langen Röhrenknochen (bei normaler Kernentwicklung), Zuckerhutphalangen; ALDER*-REILLY* Granulationsanomalie. Langzeitprognose schlecht. – s. a. Abb. »HUNTER* Syndrom«, »Wasserspeiergesicht«; vgl. ULLRICH*-SCHEIE* Syndrom (»Spät-HURLER«).

Pfefferminz|e: ↑ Mentha piperita; s. a. Mentholum (»**Pf.kampfer**«), Oleum Menthae piperitae (»**Pf.öl**«). – **Pf.test**: intrapleurale Instillation von Pf.öl zum Nachweis einer Kommunikation zwischen Pleurahöhle u. Bronchialbaum (anhand einschläg. Geruchs- oder Geschmacksempfindung des Pat.).

Pfeffer-Salz-Fundus: der charakteristisch veränderte Augenhintergrund bei konnatal-syphilit. Chorioretinitis.

Pfeifen, Rhonchi sibilantes: *pulmon* hochfrequente (»trockene«) RG als auskultator. Phänomen – meist zus. mit Brummen, Giemen, Schnurren, Zirpen – bei Bronchusstenose, Bronchialasthma, spast. Bronchitis, Lungenemphysem.

Pfeifen|stein: *urol* Blasen-Harnröhrenstein in Form einer Tabakspfeife, wobei der »Pf.kopf« intravesikal (vor der Harnröhrenmündung), der »Stiel« in der hint. Urethra liegt.

Pfeifer*-Weber*-Christian* Syndrom (VIKTOR PF., 1846–1921, dtsch. Arzt; FREDERIK PARKES W., London; HENRY ASBURY CH., Boston), Panniculitis nodularis: (1892 bzw. 1925 bzw. 1928) v. a. bei ♀♀ vork., schubweise rezidivierende Lipogranulomatose mit fieberhaften Allg.erschngn. u. multiplen, druckschmerzhaften Knoten (leukohistiozytäre Infiltrate, Fettgewebsnekrosen) im s.c. Fettgewebe (v. a. Stamm, Extremitäten, evtl. symmetr.), die im allg. nicht einschmelzen u. durchbrechen; Abheilung nach Wo. bis Mon. mit lokaler Atrophie (»Hautdellen«). Ätiol. unbekannt (Infektion? tiefe Vaskulitis? Kollagenose? Beziehungen zu ORMOND* Syndrom?).

Pfeiffer* Bakterium, Bazillus (RICHARD FRIEDR. PF., 1858–1945, Bakteriologe, Königsberg, Breslau): ↑ Haemophilus influenzae. – **Pf.* Versuch**: i.p. Inj. virulenter Cholera-Vibrionen bei zuvor aktiv gegen Cholera immunisierten Meerschweinchen; ergibt Granualabildung u. Auflösung der Vibrionen (= **Pf.* Phänomen**; erster Nachweis der Bakteriolysine u. ihrer Spezifität, s. a. Immunbakteriolyse). – Gleicher Effekt bei Inj. von Vibrionen zus. mit tier. Immunserum oder aber mit Rekonvaleszentenserum (»umgekehrter PF.* Versuch«, zum Nachweis des spezif. Ambozeptor; als **Pf.*-Kolle* Methode** auch mit Salmonella typhi).

Pfeiffer* (EMIL PF., 1846–1921, Internist, Wiesbaden) **Drüsenfieber, Krankheit**: infektiöse ↑ Mononukleose (mit PF.*-Karditis, -Meningitis etc.).

Pfeiffer* Fuchsinlösung (HERMANN PF., 1877–1929, Pathologe, Graz, Innsbruck): mit 5–10 T. Aqua dest. verdünnte ZIEHL* Karbolfuchsin-Lsg.

Pfeiffer* Nitrinreagens: (1948) 2-Amino-benzalphenyl-hydrazon-Lsg. zum Nachweis von Nitrit u. Kolibaktn. in Wasser, Milch u. Fleischwaren.

Pfeiffer*-Pneumonie: ↑ Haemophilus-influenzae-Pneumonie (durch PF.* Bazillus).

Pfeiffer* Syndrom: (RUD. A. PF. 1964) der dem NOACK* Sy. sehr ähnliche (oder ident.?) Typ VI der ↑ Akrozephalosyndaktylie; autosomal-dominant erbl.

Pfeiffer* Test: ↑ Blutkristallisationsprobe.

Pfeiffer*-Kent* Operation: rechtsseit. Anus praeter bei gastrokol. Fistel nach Magenresektion.

Pfeifferella: *bakt* obsol. Gattungsname, z. B. **Pf. mallei** (↑ Actinobac. m.), **Pf. whitmori** (↑ Pseudomonas pseudomallei).

Pfeiler: kräft. Faszien- oder Bindegewebsstrang, z. B. ↑ Blasen-, Rektumpfeiler; s. a. Abb. »Trajektorien«. – **Pf.naht**: *chir* s. u. CZERNY*. – **Pf.resektion (Wilms*)**: (1911) paravertebrale Resektion der 1.–8. Rippe u. – in 2. Sitzung – parasternale Durchtrennung der Rippenknorpel als extrapleurale Thorakoplastik.

Pfeilerzellen: *histol* 1) ↑ CORTI* Pfeiler (Abb.!). – 2) die hochprismat. Zellen des ↑ Ependyms. – **Pf.gliom**: ↑ Ependymom.

Pfeilgift: von Eingeborenen als Jagdgift verw. stark tox. Auszüge aus Pflanzen (z. B. Erythrophleum-, Strophanthus-, Strychnos-Arten) u. Tieren (z. B. ↑ Batrachotoxin); i. e. S. das ↑ Kurare.

Pfeilnaht: *anat* ↑ Sutura sagittalis. – **Pf.resektion**: bei prämaturer **Pf.synostose** mit Dolicho- bzw. Turrizephalus u. Hirndruck indizierte op. Bildung einer 11–15 mm breiten Knochenrinne bds. der ges. Sutur, die – zur Prophylaxe erneuter vorzeit. Schließung – mit Polyäthylen oder lyophilisierter Dura ausgelegt wird.

Pferchungsschaden: *päd* ↑ Hospitalismus.

Pferde|enzephalitis: ↑ Encephalomyelitis equina; s. a. Borna-Krankheit. – **Pf.fuß**: *orthop* ↑ Spitzfuß. – **Pf.pocken**, Variola equina, Equina: *vet* milde Pokkenerkr. des Pferdes (Stomatitis pustulosa, Exanthem der Fesselbeuge) durch Vaccinia-Virus v. a. von Pokkenschutz-geimpften (originäres Pf.-Virus umstritten!). Rückübertragung auf den Menschen (Pferdepfleger etc.) beobachtet. – **Pf.rotz**: *vet* ↑ Malleus. **Pf.serum**: Blutserum des Pferdes; Eiweißgehalt 7,4 (± 0,4) g%, davon Albumin 44,8%, Globuline α_1 4,8%, α_2 7,8%, β_1 9,5%, β_2 7,3%, γ 25,8%; s. a. T-Komponente. Medizin. Verw. als Impf-, antitox. Immun- u. Testserum.

Pfister*-Brill* Krankheit: s. u. BRILL*-SYMMERS*.

Pfitzner* Einbettungsmittel: (1881) *histol* in Benzol u. Terpentinöl gelöstes Dammarharz.

PFK: ↑ Phosphofruktokinase.

Pflanzen|dermatitis: durch Pflanzen bzw. deren Inhaltsstoffe verurs. – prim.-tox., kontakt-allerg. oder phototox.-entzündl. – Hautreaktion, z. B. Dermatitis bullosa pratensis, Kontaktekzem durch Zitrusfrüchte,

Urtikaria durch Primel u. Brennessel, Dermatitis durch Rhus-Arten. – **Pf.fasergeschwulst**: ↑ Phytobezoar. – **Pf.kohle**: ↑ Carbo vegetabilis. – **Pf.zellen**: *path* wasserklare Zellen des ↑ Hypernephroms.

Pflaster: *pharmaz* ↑ Emplastrum.

Pflasterepithel: unpräzise Bez. für Platten- u. kub. Epithel. – **Pf.karzinom**: ↑ Plattenepithelkarzinom.

Pflasterprobe: modifiz. MORO* Probe durch Aufbringen eines mit Tuberkulinsalbe bestrichenen Pflasters.

Pflasterstein|haut: ↑ Crazy pavement dermatitis. – **Pf.muster**: *gyn* ↑ Cobblestone effect. – **Pf.ileitis**: s. u. Enteritis regionalis. – **Pf.nävus**: flächenhafter Naevus elasticus, idiopath. oder beim BOURNEVILLE*-PRINGLE* Syndrom. – **Pf.relief**: *röntg* die grobe Felderung der Magen-Darmschleimhaut bei diffuser Lymphfollikelhyperplasie, Zottenatrophie, chron. Entzündung (v. a. Enteritis region., Colitis ulcerosa).

Pflaster|verband: ↑ Heftpflasterverband. – **Pf.zellkarzinom**: ↑ Plattenepithelkarzinom.

Pflaumer* (EDUARD PF., 1872–1957, Urologe, Erlangen) **Kassette**: *röntg* spez. Filmkassette für die Leeraufnahme der vorluxierten Niere zur Steinlokalisation; s. a. Hängematte. – **Pf.* Katheter**: mit Spanner via Zystoskop unter Sicht einzuführender Harnleiter-Verweilkatheter aus Weichgummi (6–12 Charr, graduiert). Anw. präop. bei Blasenteilresektion, Divertikel-, Harnleiter-Op.; postop. bei Abflußstörung, Wundfistel, nach Beckenplastik, zur Dauerableitung bei eitr. Pyelitis; ferner »geschlitzt« (mit 15–20-cm-Schlitz ab Spitze) zur Harnleiterschienung. – Ferner nach PF. u. WOODRUFF ein kurzer kon. Ureterkatheter für die retrograde Pyelographie. – **Pf.* Naht**: »Flaschenzugnaht« der Bauchdecke (nach Nieren-Op.), indem an einem Wundrand alle Schichten, am anderen nur die Mm. transversus u. obl. int. durchstochen werden, dann umgekehrt, so daß sich beim Anziehen zunächst die tiefen Schichten aneinanderlegen, beim Knüpfen dann auch der Obliquus ext. samt Faszie u. Fett. – **Pf.* Trokar**: spez. Punktionsgerät für die suprapub. Blasenfistel.

Pflege|fall: versicherungsrechtl. Begr. für Pat., der wegen Gebrechlichkeit u./oder sozialer Hilfsbedürftigkeit, nicht aber aus medizin. Dringlichkeit Pflege benötigt. – **Pf.heim**: private oder öffentl. Anstalt zur Unterbringung u. pfleger. Betreuung körperlich schwer Behinderter bzw. in ihrem Allg.zustand schwer Gestörter. – **Pf.schaden**: durch mangelhafte Pflege (Nahrung, Hygiene, Kälteschutz) bedingter »Kurationsschaden« beim Säugling (z. B. als ätiol. Faktor der Ernährungsstörung) u. Kleinkind; i. w. S. der Hospitalismus.

Pflegschaft: vom Vormundschaftsgericht anzuordnende rechtl. Fürsorge für Behinderte oder Geistesgestörte, im Unterschied zur Entmündigung angewendet, wenn die Störung ihrer Natur nach eine vorübergehende ist u. die Fürsorge sich nur auf einen best. Kreis von Geschäften bezieht; gesetzlich geregelt durch § 1910 BGB.

Pflüger* **Epitheliom**: ↑ Granulosazelltumor.

Pflüger* **Haken** (ERNST PF., 1846–1903, Ophthalmologe, Bern): *ophth* E-förm. Sehzeichen (↑ dort. Abb.), zur Visusbestg. in verschied. Stellungen dargeboten. – Von PF. auch ↑ »Florkontrastprobe« zur Farbsinnprüfung angegeben.

Pflüger* (EDUARD FRIEDRICH WILHELM PF., 1829–1910, Physiologe, Bonn) **Röhrchen**: *histol* ↑ Speichelrohr. – **Pf.* Schläuche**: *embryol* aus dem Keimepithel in die Tiefe wuchernde, Urgeschlechtszellen mitführende »Keimstränge« (beim ♀ später zu Eiballen zerlegt). – **Pf.* Zuckungsgesetz**: (1859) bei Gleichstromreizung erregbarer Strukturen geltendes »Gesetz der polaren Erregung«, das die Abhängigkeit des Reizerfolges von Stromrichtung u. -stärke u. Schließen bzw. Öffnen des Stromkreises formuliert: I. Die Erregung entsteht an jeweils einer der bd. Reizelektroden, als »Schließungserregung« durch Auftreten eines Katelektrotonus (↑ Kathodenschließungszuckung), als »Öffnungserregung« durch Verschwinden eines Anelektrotonus an der Anode (↑ Anodenöffnungszuckung). – II. Der Reizerfolg (Muskelzuckung) hängt auch von Stromstärke u. -richtung ab. – vgl. elektrotherapeut. ↑ Zuckungsformel.

Pflug|fräse: *chir* schräg angreifender Elektrobohrer zum Aufschneiden von Schädelknochen. – **Pf.scharbein**: *anat* ↑ Vomer.

Pförtner: *anat* ↑ Pylorus.

Pfötchenstellung: s. u. Karpopedalspasmen.

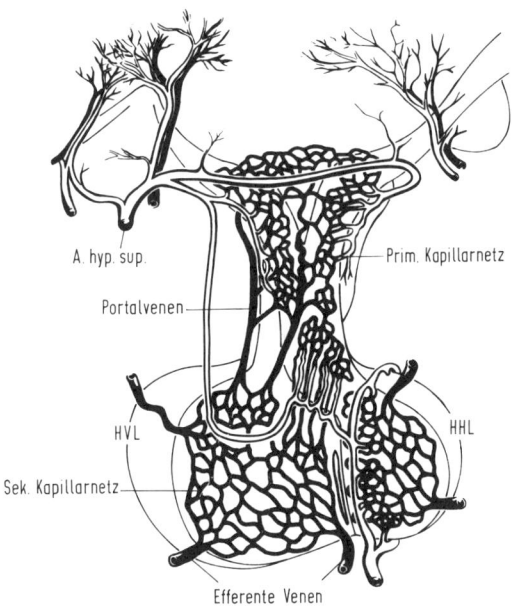

Das »Portalsystem« aus der A. hypophysialis sup. für die Adenohypophyse (n. NETTER).

Pfortader: 1) ↑ Vena portae. – 2) das zwischen Kapillarnetz des Infundibulums u. Sinusgefäßen des Vorderlappens geschaltete venöse »Pf.system« der Hypophyse; weitlumig, klappenlos, mit zahlr. Kollateralen. – u. an der Kontaktstelle des Trichterlappen/Neurohypophyse mit z. T. glomerulusart. Schlingenbildgn., die mit Fasern aus dem Tuber cinereum kontaktieren u. Releasing-Hormone für den HVL übernehmen (↑ Abb.). – **Pf.druck**: Venendruck im ↑ P.-kreislauf (bis zu Lebersinuiden), normal extrahepatisch 12, intrahepat. 12–6 cm H_2O (beim Pressen bis 50 ansteigend). Messung entweder in Milz (perkutane Punktion, Polyäthylenkatheter bis an Hilus) oder Leber (Venenkatheterismus oder »geblockte« oder freie Druckmessung bei Leberpunktion), evtl. durch Nabelvenenkatheterismus (Technik wie bei transum-

Pfortader|entzündung

bilikaler Portographie). – s. a. portale / Hypertonie. – **Pf.entzündung**: / Pylephlebitis. – **Pf.kreislauf**: der venöse Blutkreislauf von Magen, Darm, Milz u. Pankreas in einem funktionell einheitl. Gefäßsystem (vorw. klappenlos) über die V. portae zur Leber u. von dort über ein 2. Kapillarnetz (/ Leberkreislauf, -sinus) zur unt. Hohlvene. – s. a. Pfortader (2) u. Abb. – **Pf.stenose**: s. u. prä-, post- u. intrahepat. / Block.

Pfortaderthrombose: Thrombose im / Pfortaderkreislauf; unterschieden als **trunkuläre** (Stamm), **radikuläre** P. (Mesenterial-, Milzvenen) u. **terminale** P. (intrahepat. Pfortaderverzweigungen); meist sek. bei Leberzirrhose oder -neoplasma, nach Thrombophlebitis; führt zu prähepat. Block (u. portaler / Hypertonie).

Pfortader|typ, Leber-, Portatyp: (WALTHER) *path* Metastasierungstyp von Intestinaltumoren, bei dem nach Passage der V. portae die Leber den kapillären Primärfilter für die Geschwulstembolie darstellt. – vgl. Kavatyp. – **Pf.zeit**: Zeitdauer zwischen rektaler Instillation von Ätherdampf u. dessen Auftreten in der Atemluft; normal 11–25 Sek., bei portaler Hypertonie verlängert (bis 180 Sek.).

Pfortengerüche: die Gerüche aus Nase, Mund, Ohr, After u. Genitale als Komponenten des Körpergeruchs.

Pfriemengraskrankheit: leichte Pneumokoniose bei mit Stipa-Gräsern beschäftigten Heimarbeitern.

Pfriemenschwanz, -wurm: / Enterobius vermicularis.

Pfropf|endokarditis: die auf ein bereits erworb. Herzvitium als Rezidiv »aufgepfropfte« bakterielle oder abakterielle, häufig rheumat. Endokarditis. – **Pf.epidemie**: aus einer Endemie hervorgegangene Epidemie. – **Pf.gestose**: *gyn* / Aufpfropfgestose. – **Pf.metastase**: / Impfmetastase. – **Pf.polyarthritis**: sich auf eine Arthrosis def. »aufpfropfende« chron. Polyarthritis (mit erhöhter BKS, Rheumafaktor etc.). – **Pf.schizophrenie**: (KRAEPELIN) Schizophrenie (meist Hebephrenie) oder ähnl. Psychose beim Schwachsinnigen. Kombination gilt heute als zufällig. – **Pf.silikose**, Zusatzsilikose: Silikose auf dem Boden einer bereits vor der Staubexposition bestehenden Lungen-Tbk (s. u. Silikotuberkulose). – **Pf.toxikose**: *geburtsh* / Aufpfropfgestose. – **Pf.tuberkulose**, Zusatz-Tbk: Lungen-Tbk auf dem Boden einer Silikose (s. u. Silikotuberkulose).

Pfropfung: *chir* / BRAUN* Pfropfung. – s. a. Injektionsepithelisierung.

Pfropfungswellen: *kard* durch Venenpulsationen hervorgerufene »Kollisionswellen« in der intrakardialen Druckkurve; v. a. bei paroxysmaler Tachykardie, vorzeit. Kontraktion, Herzblock, Av.-Dissoziation; z. B. als / Vorhof-Pfr. (»CANNON* Welle«).

PF-Test: 1) Persönlichkeitsfaktorentest (CATTELL). – 2) Picture-Frustration-Test (s. u. ROSENZWEIG).

PFU: *virol* / Plaque forming unit, / Pock forming unit.

Pfützenkeime, Naß-, Feuchtkeime: Hospitalismuskeime (v. a. E. coli, Pseudomonas aeruginosa), die ihren Standort in Urinflaschen, Waschbeckensiphons, Op.-Raum-Gullys, angebrochenen Infusionsflaschen, Klimaanlagen, Inkubatoren etc. haben.

Pfundnase: *derm* / Rhinophym.

PG: 1) **P**hospho**g**lyzerat. – 2) / **P**hospho**g**lukonsäure. – 3) / **P**rostaglandin.

PGADH: **P**hospho**g**lyzerin**a**ldehyd-**d**e**h**ydrogenase.

PGDH: (6-)**P**hospho**g**lukonsäure-**d**e**h**ydrogenase.

PGE: / **P**rostaglandin **E**.

P-Generation: *genet* / **P**arentalgeneration.

PGI: **P**hospho**g**lukose-**i**somerase. – **PGK**: / **P**hospho**g**lyzerat-**k**inase.

PGLUM: / **P**hospho**gl**uko-**mu**tase. – **PGM**: / **P**hospho**g**lyzerat-**m**utase.

PGP: 1) **P**aralysis **g**eneralisata **p**rogressiva. – 2) **P**hospho**g**lyzerat-**p**hosphat (/ Diphosphoglyzerinsäure).

PH: **P**rolactin **h**ormone (/ luteotropes Hormon).

pH: *chem* »pondus Hydrogenii« (= Gew. des H⁺ pro 1 Lsg.) als übl. Kurzbez. für die / Wasserstoffionen-Konz. (exakt: für deren neg. dekad. Logarithmus). Bestg. des pH-Wertes entweder elektrochemisch (meist bezogen auf Kalomelektrode) mit Wasserstoff- (reine Säuren u. Basen) u. Chinhydron- (saure Lsgn.), Glas- (v. a. Pufferlsgn. u. biol. Flüssigkeiten) oder Metallelektrode (alkal. Lsgn.; s. a. Endoradiosonde) oder aber mittels Indikators (/ Maßanalyse).

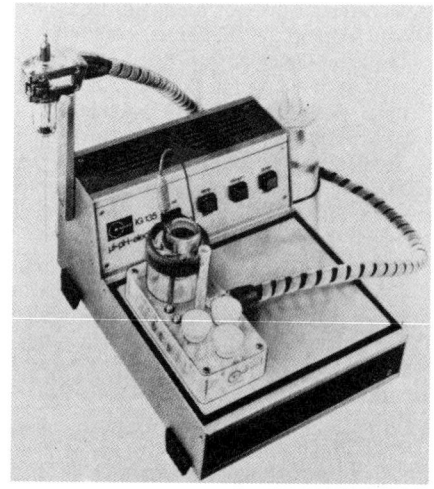

Elektrisches **pH-Meßsystem** für kleinste Flüssigkeitsmengen.

ph: *opt* / Phot. – **PHA**: Phytohämagglutinin.

Phac(o)...: / Phak(o).... – **Phacitis**: / Lentitis.

Phädra-Komplex: *psych* abnormes Liebesverhältnis zwischen Mutter u. Sohn (benannt nach der Schwester der Ariadne).

Phäno|genese, Phän: *genet* s. u. Ph.typ. – **Ph.kopie**: *genet* exogene, nichterbl. Modifikation des Ph.genese, die zur Nachbildung des Ph.typs eines anderen (z. B. mutierten) Allels oder Genotyps führt. Auslösbarkeit kann auf »sensible« Perioden der Ontogenese beschränkt sein.

Phänomen: Erscheinung, Zeichen, obj. Symptom; z. B. das / **psychogalvanische Ph.**, das **Ph. der** / **»stummen Sohle«** (sogen. KINO* Reflex), **Ph. der untergehenden Sonne** (/ Sonnenuntergangs-Ph.). – **Ph. des kleinen Fingers**: *neurol* Abduktion des 5. Fingers bei Vorstrecken der Hand mit geschlossenen Augen als Hinweis auf Kleinhirn- oder Stirnhirnläsion (aber auch bei zentraler u. peripherer Sensibilitätsstörung, v. a. Tabes dors.).

Phäno|menologie: *medizin* die Lehre von den Krankheitszeichen (= Semiologie u. Symptomatologie); in der Psychiatrie (JASPERS) die Aufdeckung u. Darstg. von psych. Phänomenen (Bewußtmachung durch deutl. Begrenzung als Ziel der »phänomenol. Analyse«). – **Ph.typ**: *genet* die genetisch kontrollierte Eigenschaft (»Phän«) oder das ges. Erscheinungsbild eines Individuums zu einem best. Zeitpunkt seiner Entwicklung als Ergebnis der kombin. Wirkung von ↑ Genotyp u. Umwelt (»Ph.genese«). – vgl. Peristase.

phäochrom: sich dunkel färbend, chromaffin; z. B. das vom Sympathikus abstammende ph. Gewebe in NNM u. sympath. Paraganglien.

Phäochromo|blastom: malignes ↑ Phäochromozytom. – **Ph.zyt**: ↑ chromaffine Zelle. – **Ph.zytom**: Neoplasma (meist Adenom, selten Ca.) des adrenosympath. Systems (>90% im NNM), dessen chromaffine Zellen (groß, mit azidophilem, granuliertem Plasma), Adrenalin u. Noradrenalin bilden; klin.: je nach Rhythmus der Katecholaminsekretion Dauerhochdruck oder – seltener – paroxysmale Hypertonie (mit Schweißausbruch, Angina pectoris, Unruhe, Tremor, Blässe; im Intervall meist unauffällig); Diagnose: ↑ Regitin®-Test. – Ferner eine hormonell inakt. maligne Variante (mit infiltrativem Wachstum u. riesenzellähnl. Strukturen) sowie fam.-erbl. Formen (dominant mit wechselnder Penetranz – oder aber rezessiv u. maligne). – s. a. Schema »Sympathoblast«.

Phäoderm: grünl.-schwarze »Pseudopigmentierung« der Haut durch Austrocknen u. Reduktion der Hornschicht bei Ichthyosis, DARIER* Krankh., follikulärer Keratose etc.

Phaeofacin: Antibiotikum aus Streptomyces phaeofaciens; wirksam gegen Trichophyton, Histoplasma capsulatum u. Cryptococcus neoformans.

Phäonychie: *derm* flächige oder streifenförm. Dunkelfärbung des Nagels infolge Einlagerung von Melanin bei Pigmentnävus oder Melanom des Nagelbetts, nach örtl. Trauma, Rö.bestrahlung, bei Thyreotoxikose; ferner durch Bluteinlagerung bei Ochronose, Siderophilie, Malaria, Arsen-, Goldintoxikation.

... phag, phage...: Wortteil »verzehren«, »fressen«. – **Phage**: ↑ Bakteriophage; s.a. Phagen-.

Phagedaena: *derm* »fressendes Geschwür«, fortschreit. Ulzerierung eines mikrobiellen Krankheitsherdes (z. B. Haut-Tbk, Ulcus molle, Syphilis); s. a. Phagedänismus.

Phagedänismus: Tendenz eines Krankheitsherdes zu unaufhaltsam progred. Zerfall bei sehr chron. Verlauf (↑ Phagedaena); z. B. der »tert. Ph.« umfangreicher Gewebsteile bei Syphilis III, mit regelloser, monatebis jahrelanger Abstoßung (infolge Superinfektion?); ferner der **idiopath. »Ph. geometricus«** (BROCQ) banal erscheinender Läsionen (v. a. in Knienähe) sowie der **Ph. tropicus** (↑ Buruli-Ulkus, Ulcus tropicum).

Phagen: ↑ Bakteriophagen. – **Ph.typisierung**: ↑ Lysotypie. – **Ph.-Immunoassay**: I. nach Markierung des Haptens mit Bakteriophagen, die dann als Indikatoren dienen (gemessen am Grad der Bakteriolyse in einer E.-coli-Kultur). – **Ph.prophylaxe**: perorale Verabreichung von spezif. Bakteriophagen zur Prophylaxe u. Ther. von Typhus abdom., Bakterienruhr, Cholera etc.; ferner die Anw. bakteriophagen Antiserums (gewonnen durch Immunisierung mit Phagenfiltraten), das mit homologen Phagen besetzte Baktn. agglutiniert.

...phagie: Wortteil »Fressen«, »Zerstörung«.

Phago|cidin: Bakteriophagen-wirksames Antibiotikum aus einem Streptomyces-antibioticus-ähnl. Stamm. – **Ph.lessin**: Antibiotikum aus Streptomyces sp. A 58; wirksam gegen Klebsiella pneumoniae u. Bakteriophagen, nur schwach gegen Baktn. – **Ph.lyse**: 1) ↑ Ph.zytolyse. – 2) Lyse des Wirtsbakteriums durch ↑ Bakteriophagen. – **Ph.lysosom**: s. u. Phagosom. – **Ph.mycin**: Antibiotikum aus Streptomyces griseolus; wirksam gegen Koliphagen u. Salmonellen. – **Ph.phobie**: »Schluckangst«, psychogene ↑ Dysphagie. – **Ph.pyrose**: ↑ Sodbrennen. – **Ph.som**: *zytol* von einfacher Lipoproteinmembran umschlossenes Organell mit phagozytärer Funktion; auch als Ph.lysosom (nach Verschmelzung mit ↑ Lysosom). – **Ph.statin**: Antibiotikum aus Streptomyces bikiniensis; wirksam gegen Bakteriophagen u. einige grampos. u. -neg. Baktn.

phagozid: Bakteriophagen abtötend.

Phago|zyt, METSCHNIKOW* Zelle: (1883) »Freßzelle« mit der Fähigkeit, unbelebte oder belebte Fremdpartikeln (Mikroorganismen, Blutzellen, Gewebstrümmer etc.) aufzunehmen u. zu verdauen (↑ Ph.zytose, Ph.som); unterschieden als – mobile – Mikro- (polymorphkern., neutrophile u. eosinophile Leukos) u. als – überwieg. sessile – Makrophagen (Histio-, Monozyten, Mikroglia, Sinuswand-, Retikulumzellen); s. a. Tab. »retikulohistiozytäres System« (dessen li. Sparte auch »**Ph.zytensystem**« genannt wird).

phagozytär, -zytisch: Phagozyten bzw. Phagozytose betreffend; z. B. **ph. Zahl** (s. u. opsonischer ↑ Index), **ph.** ↑ **Index** (»**Phagozytenindex**«).

Phago|(zyto)lyse: Lysis der phagozytierten Mikroorganismen u. Zelltrümmer im Zytoplasma. – **Ph.zytose**: die akt. Aufnahme unbelebter oder belebter Partikeln in das Innere einer Zelle zwecks Nahrungsaufnahme (z. B. bei Amöben) oder zur Eliminierung von Fremdelementen (↑ Ph.zyt); vorw. aufgrund von Adhäsionskräften (bei den »professionellen Ph.zyten« des MMS auch als »Immun-Ph.zytose« unter Beteiligung von Oberflächenrezeptoren für Ig [Opsonine] u. Komplement), u. zwar durch »Import« (ohne Formveränderung der Zelle), Umfließen (Pseudopodien), »Zirkumvallation« oder »Invagination« (häufigste Form, z. B. bei Alveolarmakrophagen).

Phag-Typ: *bakt* ↑ Lysotyp.

Phagus: Gattungsname der Bakteriophagen.

Phakitis, Phakoiditis: *ophth* ↑ Lentitis.

Phak(o)-: Wortteil ↑ »Augenlinse«; s.a. Linsen...

Phako|eresis, -erysis: *ophth* Extraktion der Augenlinse in toto. – **Ph.kongelator**: *ophth* mit flüss. Stickstoff betriebener Kryoextraktor. – **Ph.lyse**: »Linsenlösung«; 1) (FUKALA) In-toto-Extraktion der intakten Augenlinse zur Refraktionskorrektur bei hochgrad. Myopie; obsolet. – 2) Lysis der Augenlinse durch Kammerwasserbestandteile (z. B. bei chron. Uveitis vork. »Ph.lysin«, das versuchsweise zur Ther. von Linsentrübungen angew. wurde).

Phakom

Phakom(a): 1) *ophth* »Linsentumor«, geschwulstart. Proliferation von Linsenfasern (meist Regenerat) in einer traumatisch geschädigten Augenlinse; s. a. Kristallwulst. - **2)** benigne Neubildung an Haut, ZNS oder Retina als Sympt. einer Phakomatose.

Phakomalazie: ↑ Linsenerweichung.

Phakomatose: (VAN DER HOEVE 1933) Sammelbegr. für tuberöse ↑ Hirnsklerose, ↑ Neurofibromatose (V. RECKLINGHAUSEN), STURGE*-WEBER*-KRABBE* u. V. HIPPEL*-LINDAU* Syndrom (= »1.-4. Ph.«) als »neurodermale Syndrome«, gekennzeichnet durch Tumoren (↑ »Phakome«) u. weitere ektodermale Mißbildungen. Neuerdings begrifflich erweitert i. S. des ↑ neurokutanen Syndroms (z. B. »5. Ph.« = GORLIN*-GOLTZ*-Syndr. bzw. ↑ nävoide Basaliome SPIEGLER-BROOKE).

Phako|planesis: *ophth* Dislozierung der Augenlinse. - **Ph.skleroma, -sklerose:** ↑ Cataracta senilis. - **Ph.skop:** Gerät zur Beobachtung der Augenlinse (insbes. während der Akkomodation). - **Ph.zele:** ↑ Hernia lentis.

Phalangen, Phalanges: *anat* s. u. Phalanx. - **Ph.zellen:** ↑ DEITERS* Zellen.

Phalangisation: *chir* ↑ Metakarpolyse.

Phalanx *PNA*: das knöcherne Glied eines Fingers oder einer Zehe, mit Basis, Corpus u. Caput; unterschieden als **Ph. dist. s. tertia** (»Endglied«; breitbasig, mit dist. Tuberositas), **Ph. media s. secunda** (»Mittelglied« II-V) u. **Ph. prox. s. prima** (»Grundglied«; am Finger Caput 2höckrig).

Phalen* Test: max. Flexion der Hand zur diagnost. Auslösung eines ↑ Karpaltunnel-Syndroms.

Phallektomie: ↑ Penisexstirpation.

Phallin, Phallisin: s. u. Phallotoxine.

phallisch: das männl. Glied (Phallus) betreffend; z. B. die **ph. Phase** als 3. u. letzte Entwicklungsphase der frühkindl. Sexualität (4.-6. Lj.), in der Penis u. Klitoris zur wichtigsten Quelle libidinösen Lustgewinns werden (u. Ödipuskomplex, Rivalität zum gleichgeschlechtl. Elternteil etc. auftreten; s. a. Phasenschema).

Phallisin: s. u. Phallotoxine.

Phallitis: ↑ Kavernitis.

Phallo...: Wortteil **1)** »männl. Glied« (Phallus, ↑ Penis); **2)** ↑ »Amanita phalloides« (Knollenblätterpilz).

Phallogramm: Registrierung der Erektionsperioden des Penis (z. B. während der Nachtzeit).

Phalloi(di)n: s. u. Phallotoxine.

Phalloplastik: plast.-chir. Neubildung des Penis; i. w. S. auch die op. Korrektur der penilen Epi- u. Hypospadie.

Phallotoxine: die zykl. Peptidtoxine des Grünen Knollenblätterpilzes (↑ Amanita phalloides) u. seiner Abarten, mit sehr starker Giftwirkung (auch nach Kochen u. Trocknen!) durch irreversible Leberzellschädigung (Glykogenolyse, Neoglukogenese, Biosynthese der Serumproteine etc. aufgehoben; DL_{50} Maus ca. 2mg/kg). 2 Gruppen: a) die chemisch eng verwandten Phalloidin, Phalloin, Phallacidin u. Phallisin; b) die Amatoxine (v. a. α- u. β-Amanitin).

Phallus: 1) *anat* das männl. Glied (↑ Penis); s. a. phallische Phase. - **2)** *embryol* ↑ Genitalhöcker.

Phanchinon: *pharm* ↑ Phanquinon.

phanero...: Wortteil »sichtbar«, »deutlich«; z. B. **ph.genetisch** (mit bekannter Urs.; im Ggs. zu kryptogenetisch).

Phanero|sis: »Sichtbarmachung«, z. B. einer im gebundenen Zustand nicht sichtbaren biol. Substanz (↑ Fettphanerose). - **Ph.skopie:** (LIEBREICH 1891) Diaskopie der Haut mit beleuchteter Plankonvexlinse zum Nachweis von Lupusflecken.

Phanquinon *WHO*: 4,7-Phenanthrolin-5,6-chinon; Chemotherapeutikum bei Amöbiasis, Lambliasis, Trichomonosis.

Phantasieren: unpräzise Bez. für Delirieren u. Halluzinieren bei Fieber oder Bewußtseinstrübung, Konfabulieren etc.; s. a. Phantasma.

Phantasiophrenie: (K. KLEIST) paranoide Schizophrenie mit phantastisch anmutenden Wahneinfällen (etwa die Paraphrenia phantastica KRAEPELIN).

Phantasma: Erscheinung, wahrnehmungsähnl. Gegebenheit, Traumbild, ↑ Illusion, ↑ (Pseudo-)Halluzination; in der französ. Psychiatrie bildhafte Vorstellung einer Szene, in der ein Wunsch bewußt oder unbewußt realisiert wird (Tagtraum). - **P. des Gedächtnisses:** ↑ Paramnesie, Déjà-vu-Erlebnis.

Phantasmie: (ZIEHEN) ↑ Pseudohalluzination, i. e. S. als ↑ Phantasma. - **Phantastika:** *pharm* ↑ Halluzinogene.

Phantom: 1) Trugbild, ↑ Sinnestäuschung, *parapsych* Geistererscheinung. - **2)** künstl. Nachbildung (Modell) eines natürl. Objektes zur vereinfachten Darstg. bestimmter Eigenschaften, z. B. *gyn* eines weibl. Abdomens (mit bes. Berücksichtigung von Becken u. Beckenausgang) zwecks Übung geburtshilfl. Operationen, *radiol* eines Körperabschnitts (aus gewebeäquivalentem Material) zur Bestg. der Dosisverteilung.

Phantom|aneuerysma: eine im Epigastrium deutlich palpable, schmerzhaft pulsierende Aorta (»Aortismus«). - **Ph.glied:** sogen. »Stumpftäuschung« des Amputierten, indem das fehlende Glied als noch vorhanden erlebt wird (evtl. in der im Augenblick der Amputation eingenommenen Haltung); s. a. Phantomschmerz. - **Ph.kammer:** *radiol* in gewebeäquivalentes (»Phantom-«)Material eingebettete Kleinkammer, v. a. für Dosismessungen in der Oberflächenther. (wobei der Streuzusatz unmittelbar mitgemessen wird). - **Ph.knochen:** s. u. GORHAM* Krankheit. - **Ph.messung:** *radiol* s. u. Phantom, Ph.kammer. - **Ph.schmerz:** Schmerzempfindung in amputierter Gliedmaße (↑ Phantomglied); komplexes psychophys. Geschehen, das evtl. - außer Suggestivbehandlung oder Narkohypnose - Op. an peripherem Nerv, Grenzstrang oder ZNS erfordert (Erfolg oft nur vorübergehend).

Pharmacopoea: ↑ Arzneibuch.

Pharma(ko)...: Wortteil ↑ »Arzneimittel«; z. B. **Ph.chemie** (= pharmazeut. Chemie), **Ph.diagnostik** (unter Anw. von Pharmaka), **Ph.radiologie** (↑ Funktionsröntgenologie).

Pharmako|dynamik: Lehre vom Wirkungsmechanismus der Arzneistoffe u. Gifte im Organismus. - **Ph.genetik:** Forschungszweig, der sich mit dem

Einfluß des Genotyps auf Arzneimittelreaktionen befaßt, aber auch mit mutativen u. teratogenen Wirkgn. von Pharmaka auf Genom bzw. Zygote (Embryo, Fetus). – **Ph.gnosie**: die – theoret. u. angewandte – »Drogenkunde«.

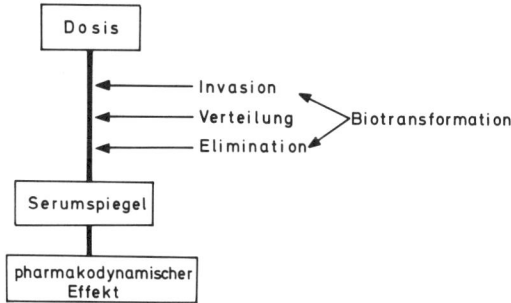

Faktoren der **Pharmakokinetik** (nach GRILLE u. M.)

Pharmako|kinetik: (F. H. DOST 1953) Lehre von der quant. Reaktion zwischen Pharmakon u. Organismus, insbes. vom zeitl. Ablauf u. der Verteilung pharmakol. Wirkqualitäten (Resorption, Umwandlg. u. Exkretion des Wirkstoffes u. seiner Metaboliten). – **Ph.logie**: »Arzneimittellehre« von den – auch tox. – Wirkungen einschlägiger chem. Stoffe auf die Funktionen des lebenden Organismus. Arbeitsgebiete: Erforschung u. Entwicklung von Wirk- u. Arzneistoffen, Feststellung u. Verhütung von Giftwirkgn., Zell-, Molekular-, Alters-Ph. u. a. m. – **Ph.manie**: ↑ Arzneimittelsucht, -mißbrauch, Toxikomanie.

Pharmakon: ↑ Arzneimittel.

Pharmako|phobie: krankhafte Abneigung gegen Arzneimittel. – **ph.phore Gruppe**: die die pharmakol. Wirkung bestimmende (»therpogene«) chem. Gruppierung im Arzneistoffmolekül. – **Ph.photodermatose**: photoallerg. oder -tox. ↑ Lichtdermatose, an der ein in der Haut vorhandener Arzneistoff beteiligt ist.

Pharmako|pöe: ↑ Arzneibuch. – **Ph.psychiatrie**: Arbeitsrichtung der Psychiatrie, befaßt mit den biochem. u. neurophysiol. Grundlagen der Psychopharmaka-Wirkung (auch bei pharmakol. Persönlichkeitsdiagnostik u. bei Ph.psychosen). – **Ph.psychose**: (SOUTHARD) durch psychotrope Pharmaka (Halluzinogene, i. w. S. auch Alkohol, Suchtstoffe, Gewerbegifte etc.) hervorgerufene Psychose, insbes. als ↑ Modellpsychose.

Pharmakosologie: Lehre von den Arznei-Nebenwirkungen.

Pharmako|szintigraphie: szintigraph. Funktionsdiagnostik nach Gabe geeigneter Pharmaka. – **Ph.therapie**: Krankenbehandlung mit Arzneimitteln; i. w. S. auch die einschläg. wissenschaftl. Lehre.

Pharmazeut: Apotheker. – **pharmazeutisch**: die ↑ Pharmazie betreffend; z. B. **ph. Biologie** (= Pharmakognosie), **ph. Chemie** (Erforschung, Gewinnung u. galen.-biopharmazeut. Eignungsprüfung der Wirk- u. Hilfsstoffe von Arzneimitteln), **ph. Industrie** (»Pharma-Industrie«, meist Zweig der chem. Industrie).

Pharma|zie, Ph.zeutik: die dem Apothekerberuf zugrundeliegende Wissenschaft von den Arzneimitteln u. ihrer Herstellung; als Studienfach unterteilbar in ph.zeut. Biologie u. Chemie, Arzneiformen- u. -wirkungslehre. – Die Biopharmazie behandelt das Schicksal eines Wirkstoffes im Körper (einschl. ↑ Nebenwirkgn.) in Abhängigkeit von der Darreichungsform; s. a. Wechselwirkung, biol. ↑ Verfügbarkeit.

pharyngeal(is): (lat.) den Schlund (Pharynx) betreffend; z. B. **ph. Anfall** (oropharyngeale Epilepsie, ↑ Oral-Petit-mal); s. a. Pharynx...

Pharyngektomie: op. (Teil-)Entfernung der Rachenwand, v. a. bei Malignom (evtl. zus. mit Laryngektomie u. Ausräumung der regionalen LK).

pharyngeus, -gicus: (lat.) den Schlund (Pharynx) betreffend.

Pharyngismus: ↑ Schlundkrampf.

Pharyngitis: Entzündung der Rachenschleimhaut, isoliert oder als ↑ Rhino- bzw. Laryngo-Ph.; als akuter Katarrh meist Teilerscheinung einer Erkältungs- o. a. Infektionskrankh., diffus oder auf Seitenstränge oder Nasenrachen beschränkt (s. a. Angina), evtl. mit eitr., oft zähem Schleim, auch als ↑ Pharynxphlegmone; chronisch als **Ph. simplex s. hypertrophicans** (v. a. bei ♂♂, oft über Jahre dauernd; ödematöse Auflokkerung u. diffuse oder streif.-fleck. Rötung, Hypertrophie der Schleimdrüsen, Schluck- u. Räusperzwang), **Ph. sicca** (bei Rauchern, Staubarbeitern etc.) oder **Ph. atrophicans et sicca** (Austrocknung der Schleimhaut, Verlust der Schleimdrüsen u. des lymphoiden Gewebes, z. T. zähe Schleimfäden u. Borken; oft fam., auch schubweise; leichte Formen bei behinderter Nasenatmung, Ozäna, nach schwerer Op. oder Bestrahlung). – Bes. Formen: **Ph. aphthosa** (harmlose Rachenaffektion, v. a. bei Neuropathen; an Hinterwand, Gaumensegel u. Hypopharynx multiple stecknadelkopfgroße, schmerzhafte, gelbl.-weiße Bläschen, nach Platzen scharfrand. Erosionen), **Ph. follicularis granulosa** (Ph. simplex mit Schwellung der Lymphfollikel, bis linsengroß, einzeln oder in Gruppen, meist auf Pars oralis beschränkt).

Pharyngo|gramm: *röntg* Darst. der Rachenwandung (im Profil) als KM-Beschlagbild. – **Ph.keratose**: ↑ Hyperkeratosis lacunaris. – **Ph.konjunktivalfieber**: akute Erkr. (meist Tröpfchen-, aber auch Schwimmbadinfektion) durch versch. Adenoviren; nach Inkubation von 3–4 Tg. plötzl. Fieber, Pharyngitis, follikuläre Konjunktivitis (meist bds.; serös oder mukös); evtl. My- u. Arthralgien, Kopfschmerzen, Hals-LK-Schwellung. – **Ph.mykose**: Pilzbefall der Rachenschleimhaut, v. a. durch Candida albicans (»Soor«), Actinomyces israeli, Nocardia asteroides.

Pharyngoplastik: sprachverbessernder plast.-chir. Eingriff nach op. Verschluß einer Gaumenspalte; entweder Annäherung der Rachenhinterwand an den weichen Gaumen (gestielter Lappen, Kunststoffimplantat, Autoplastik, Umpflanzen der Tonsillen an die Hinterwand [MÜNDENICH], Drehlappenplastik etc.) oder Aufsteppen eines gestielten Lappens auf eine durch Aufspalten von Uvula u. weichem Gaumen geschaffene Wundfläche, breite Verbindung eines kaudal gestielten Lappens mit der dist. Gaumensegelkante, Push-back-Op. (DORRANCE, WARDILL).

Pharyngo|plegie: Schlundlähmung (↑ Schlucklähmung). – **Ph.rhinoskopie**: ↑ Rhinoscopia posterior. – **Ph.salpingitis**: Pharyngitis mit Tubenbeteiligung. – **Ph.skopie**: Spiegeluntersuchung des Rachens mit einem schlanken, durch den mittl. oder unteren Na-

Pharyngo|spasmus

sengang oder die Mundhöhle bis zum Epipharynx geschobenen Endoskop; s. a. Hypopharyngoskopie, Rhinoscopia post. – **Ph.spasmus**: ↗ Schlundkrampf. – **Ph.stoma**: op. Fistel zwischen Rachen u. Halsoberfläche, v. a. temporär bei Laryng(opharyng)ektomie.

Pharyngo|tomie: op. Eröffnung des Rachens (nach Durchtrennung der bedeckenden Weichteile), v. a. bei Malignom, u. zwar als **Ph.tomia lateralis** (KRÖNLEIN, V. MIKULICZ), **suprahyoidea** (JEREMITSCH-GRÜNWALD) u. **subhyoidea** (V. LANGENBECK), evtl. ergänzt durch **Ph.tomia mediolat.** (KOCHER) oder **transhyoidea** (VALLAS).

Pharyngo|xerosis: ausgeprägte Trockenheit der Rachenschleimhaut, z. B. bei Pharyngitis sicca. – **Ph.zele**: zwischen Fasern des M. laryngopharyngicus durchtretendes Ösophagusdivertikel.

Pharynx *PNA*: der »Rachen« oder »Schlund« als gemeinsamer Abschnitt der Luft- u. Speisewege; an die Schädelbasis angehefteter Muskel-Schleimhautschlauch, in Höhe des Ringknorpels in die Speiseröhre übergehend, mit offener Verbindung zu Nasen-, Mundhöhle u. Kehlkopf, unterteilt in Pars nasalis, oralis u. laryngea (= Epi-, Meso- bzw. Hypopharynx); – s. a. Rachen....

Pharynx|divertikel: meist ↗ ZENKER* Divertikel in Höhe des Ringknorpels; seltener – u. höher gelegen – echtes Divertikel (aus inkompletter Kiemengangsfistel?). – **Ph.karzinom**: Plattenepithel-Ca., vorw. bei ♂♂ (3:1) im 6.–7. Ljz.; i. w. S. auch das einschläg. ↗ Carcinoma transitocellulare u. das ↗ Lymphoepitheliom SCHMINCKE-REGAUD, als Präkanzerose das ↗ PLUMMER*-VINSON* Syndrom. – **Ph.krampf**: ↗ Schlundkrampf. – **Ph.krisen**: tabische ↗ Krisen im Rachenbereich. – **Ph.lähmung**: Schlundlähmung (↗ Schlucklähmung). – **Ph.loge**: ↗ Schema »Logenabszeß«; s. a. VILLARET* Syndrom (1). – **Ph.phlegmone**: von den Tonsillen u. durch den M. constrictor in das parapharyngeale Gewebe fortschreitende phlegmonöse Entzdg. mit rapider Ausbreitung: Schüttelfröste, sept. Temp., Bild des Peritonsillarabszesses, bei aufsteigendem Prozeß Kopfschmerzen, Lidschwellung, Protrusio bulbi, bei absteigendem Gefahr der Mediastinitis. – **Ph.plastik**: ↗ Pharyngoplastik. – **Ph.stimme, -sprache**: s. u. Ösophagusstimme. – **Ph.tonsille**: ↗ Tonsilla pharyngea.

Phase: Abschnitt innerhalb einer stetigen Entwicklung (vgl. Periode), durch best. Merkmale einheitlich definierter Entwicklungsstand, Erscheinungsform etc.; *zytol* die ↗ Meta-, Ana-, Diplo-, Haplophase etc. der Zellteilung; *embryol* ↗ kritische Ph.; *kard* ↗ refraktäre u. vulnerable Ph.; *psych* die einzelne Erkrankungsepisode bei zirkulären u. zykloiden Psychosen, z. B. man. u. depressive Ph; *psychol* ↗ Phasenschema; *anästh* ↗ Narkosestadien (z. B. dynam. Ph. = Anflutungs-Ph., stat. Ph. = Unterhaltungs-Ph.); *allerg* ↗ präallerg. Ph.; *physik* der veränderl. Winkel in der Sinus-Darstg. einer Größe, z. B. die R-, S- u. T-Phase eines Drehstroms; *chem* Zustandsform von Stoffen (fest, flüssig, gasförmig), z. B. in einem dispersen System (inn. Ph. = disperse Ph., äuß. Ph. = Dispergens bzw. Emulgator); *bakt* z. B. bei Salmonellen die typen- u. die gruppenspezif. Ph. (= spezif. bzw. unspezif. Ph. = Ph. 1 bzw. 2 des H-Antigens), im KAUFFMANN*-WHITE* Schema durch Kleinbuchstaben bzw. durch arab. Ziffern oder Kombinationen von Kleinbuchstaben bezeichnet; s. a. Phasenwechsel.

Phasen|analyse: *röntg* zur Auswertung des Elektrokymogramms zeichner. Verbinden der synchronen Punkte zu sogen. Isophasen, um nicht-pulsationsbedingte Bewegungen zu eliminieren. – **Ph.gleichheit**: *neurol* s. u. Ph.verschiebung.

Phasen|kontrastmikroskopie: (F. ZERNIKE 1935) Verfahren, bei dem die sehr geringen Ph.änderungen, die das Licht bei Durchtritt durch das Objekt erfährt, sichtbar gemacht werden, indem das nichtgebeugte (»dir.«) Licht gegenüber dem gebeugten (↗ Abb.; schraffiert) durch eine »Ph.platte« (z. B. Glas mit ringförmiger Ätzung) in der Phase verschoben u. geschwächt wird. – Auch in Kombination mit Fluoreszenzmikroskopie.

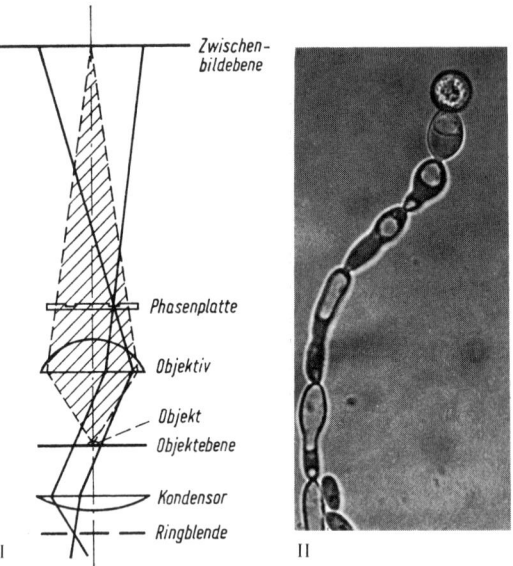

Phasenkontrastmikroskopie
I) Schema des Strahlenganges;
II) mikroskop. Bild (Candida stelloidea).

Phasenschema der Psychoanalyse: (S. FREUD) die kindl. Entwicklungsphasen u. ihre Verbindungen zu Charaktereigenschaften des Erwachsenen: »orale Phase« (1. Lj.), verbunden mit Besitzstreben, kaptativem Verhalten, Neid, auch kannibalist. Trieben, Aggressionen, ersten Schuldgefühlen; »1. u. 2. anale Phase« (2. bis 3. Lj.; gekennzeichnet durch bes. Vergnügen am Zurückhalten des Stuhls): Sammeltrieb, Geiz, Pedanterie, Geldgier; »phall. Stadium« (Penis erogen, Rivalität mit gleichgeschlechtl. Elter, Kastrationskomplex): Kühnheit bis Waghalsigkeit, Entschlossenheit, Festigkeit; »Latenzperiode« (Schulalter bis Pubertät).

Phasen|serum: *bakt* gegen ein oder mehrere H-Antigene (typen- bzw. gruppenspezif. Phase) gerichtetes Serum für die Salmonellen-Typendifferenzierung. – **Ph.theorie**: *path* Einteilung des Entzündungsverlaufs in 4 ineinander übergehende Phasen: Störungs-, Überwindungs-, Anpassungs-, Heilungsphase. – **Ph.verschiebung**: *neurol* im EEG bei simultaner Abltg. von verschied. Hirnregionen zeitl. Unterschiede im Auftreten einer best. Potentialschwankung. Ergibt – ebenso wie **Ph.gleichheit** (»Homophase«)

u. **Ph.umkehr** (»Antiphase«) – Hinweise auf Entstehungsort u. Ausbreitung der Wellen.

Phasen|wechsel: *bakt* bei Salmonellen der Wechsel zwischen typen- u. gruppenspezif. ↑ Phase, wobei Spontanmutation u. Rückmutation mit gleicher stammspezif. Mutationsrate erfolgen. – vgl. Antigen-, Formenwechsel. – **Ph.wirkung**: *pharmak* die zunächst regelrechte, dann aber entgegengesetzte Wirkung einer Arzneidosis (z. B. Diarrhö/Obstipation durch Laxans). Fehlt bei kleinen Dosen (die stets einphasig wirken).

Phaseolus vulgaris: die »Gartenbohne«; therap. Anw. der Samen (enthält bis 45% Stärke, ferner das ↑ »Bohnengift« **Phasin**) für Umschläge, der Schalen (Fructus Phaseoli sine semine; Trigonellin, Aminosäuren, Cholin, ferner blutzuckersenkender Stoff) als Diuretikum; s. a. Favismus.

phasisch: in Phasen ablaufend, eine Phase betreffend; z. B. **ph. Psychose** (↑ manisch-depressive Erkr., Phasophrenie), **ph. Kontraktion** (rasch ablaufende tetan. Muskelkontraktion mit nachfolgender Erschlaffung).

Phasophrenie: (K. KLEIST) Oberbegr. für phasisch verlaufende endogene ↑ Psychosen (mit Zuordnung zu best. hirnpathol. Veränderungen): 1) Stimmungs-Ps. (Melancholie, Manie, man.-depressive Erkr.); 2) Affekt-Ps. (agitierte u. agitiert-stuporöse Ps., Angstdepression); 3) wahnbildende affektive Ps. (ängstl. Halluzinose, ratlose Bedeutungs-, Entfremdungs-, ekstat. Eingebungs-, ängstl.-ekstat. Wahn-Ps., expansive Konfabulose); 4) hypochondr. Depression u. Erregung; 5) amentielle Ps. (erregt-stuporöse Verwirrtheits-, hyperkinet.-akinet. Motilitäts-Ps.).

Phatno...: Wortteil »Zahnalveole«.

PHB: p-Hydroxybenzoesäure.

PHC-Syndrom: ↑ BÖÖK* Syndrom (mit **P**rämolarenunterzahl, **H**yperhidrosis, **C**anities praematura).

Phe: ↑ **Phe**nylalanin.

Phelps* (ABEL MIX PH., Orthopäde, 1851–1902, Vermont, New York) **Methode**: bei frühkindl. Hirnschaden Einüben von Ersatzbewegungsmustern entspr. der normalen motor. Entwicklung. – **Ph.* Operation**: 1) bei angeb. Klumpfuß Durchtrennung der Weichteilhindernisse an der Fußinnenseite. – 2) **Ph.*-**KIRMISSON* Op.: Keilarthrodese des Talonavikulargelenks bei Klumpfuß. – **Ph.* Stehbett**: Reklinationsbett zur entlastenden Ruhigstellung bei tbk. Spondylitis. – **Ph.*-Gocht* Apparat**: Osteoklast zum Einrichten von Fersenbein-, schlecht geheilten Knöchel- u. Röhrenknochenbrüchen.

Phemister* Operation: 1) bei verzögerter Kallusbildung oder Pseudarthrose subperiostales Anlegen oder Einlegen eines Knochenspans (»Beilegespan«, **Ph.* Span**), evtl. mit Marknagelung. – 2) PH.* Blockierung: permanente Epiphysiodese durch rechteck. Knochenspan in einem meta-/epiphysäres Bett. – 3) abdomino-linksthorakale Kardia-Ösophagusresektion.

Phemister* Zeichen: *röntg* Spiegelbildung (Trennung von Fetten u. übr. Flüssigkeit) bei Dermoidzyste.

Phen...: *chem* Präfix bei Phenyl- u. Benzolderivaten; s. a. Fen(o)...

Phen|acetinum *WHO*: ↑ Phenazetin. – **Ph.adoxonum** *WHO*: D,L-4,4-Diphenyl-6-morpholino-heptanon(-3); stark wirkendes Analgetikum (BTM).

β-Phenäthylamin: $C_6H_5 \cdot CH_2 \cdot CH_2 \cdot NH_2$; Metabolit im Harn, normal 22–40, bei Schizophrenen bis 800 µg/l.

Phen|anthren: aromat. Kw.stoff (↑ Formel) im Steinkohlenteer; Grundgerüst natürlicher u. synthet. Wirkstoffe (ebenso das N-substituierte **Ph.anthridin**). – Anw. des **o-Phenanthrolin** als Redox-Indikator (red. = farblos, ox. = rot) u. für Fe^{2+}-Nachweis.

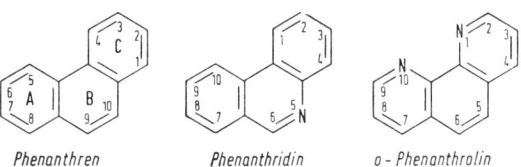

Phenanthren *Phenanthridin* *o-Phenanthrolin*

Phenazacillin: ↑ Hetacillinum.

Phenazetin: (DUISBERG u. HINSBERG 1887) p-Äthoxyazetanilid; Antipyretikum u. Analgetikum. – Das neben dem Hauptmetaboliten N-Azetyl-p-aminophenol (Exkretion als Glukuronid oder Sulfat) gering vork. p-Äthoxyanilin oder p-Phenetidin bewirkt Hämiglobin-, beim Säugling (Enzymmuster noch nicht voll ausgebildet) auch Met-Hb-, Verdoglobin-S- (↑ Sulfhämoglobin), HEINZ*-Körper-Bildung u. Anämie; bei einmal. Abusus im allg. nur Kopfschmerzen, Schwindel, Müdigkeit, Parästhesien, Bewußtseinstrübungen, bei chron. Vergiftung interstitielle Nephritis (»**Ph.-Niere**«), ZNS-Störungen (Tremor, Nervosität, Schlaflosigkeit, Abnahme der Merkfähigkeit etc.), bei jahrelangem Abusus evtl. Nieren-Ca. (»**Ph.-Krebs**«).

Phen|azocinum *WHO*: 2'-Hydroxy-2-(N,β-phenäthyl)-5,9-dimethyl-6,7-benzomorphan; Analgetikum (BTM). – **Ph.azon(um)** *WHO*: ↑ Phenyldimethylpyrazolon (z. B. Antipyrin®). – **Ph.azopyridinum** *WHO*: 2,6-Diamino-pyridin-3-azobenzol; perorales Harnwegdesinfiziens.

Phendimetrazin: Dimethyl-phenyl-morpholin; Appetitzügler, Psychostimulans.

Phenelzin: Phenyl-äthyl-hydrazin, ein Monoaminoxidase-Hemmer; Antidepressivum. – **Pheneticillinum** *WHO*, Penizillin B: das halbsynthet. α-Phenoxyäthylpenizillin; nicht penizillinaseresistent. – **p-Phenetidin(um)**: s. u. Phenazetin.

Phen|forminum *WHO*: Phenäthylbiguanid; oral. Antidiabetikum (z. B. Dipar®). – **Ph.glutarimidum** *WHO*: α-Phenyl-α-(β-diäthyl-aminoäthyl)-glutarsäure-imid; Antiparkinsonmittel.

Phen|indamin(um) *WHO*: 2-Methyl-9-phenyl-1,2,3,4-tetra-hydro-pyrid-inden; Antihistaminikum u. -allergikum. – **Ph.iraminum** *WHO*: 1-Phenyl-1-(2-pyridyl)-3-dimethyl-aminopropan; Antihistaminikum.

Phenmetrazinum *WHO*: 2-Phenyl-3-methyl-morpholin; Psychostimulans; Appetitzügler (suchterzeugend; s. a. Preludinpsychose).

Pheno...: s. a. Feno...

Phenobarbitalum *WHO*, **-barbitonum**, **-barbitural**: ↑ Acidum phenylaethylbarbituricum.

Phenol: Gruppenbez. für aromat. Hydroxyverbindungen (Phenol, Resorzin, Brenzkatechin, Pyrogallol etc.), die z. T. stark ätzen u. Protoplasmagifte sind

Phenol|oxidase

(↑ Karbolismus); i. e. S. die Karbolsäure (↑ Phenolum). – **Ph.(oxid)ase**: ↑ o-Diphenol-oxidase. – **Ph.-papier**: mit Karbolsäure imprägniertes Reagenspapier für den Eisennachweis (violett-rot).

Phenolphthalein(um): ein Phthalein-Derivat; Anw. *therap* als Laxans (Peristaltikanregung nach ca. 5–6 Std.; evtl. Nebenwirkgn.: Hauteruptionen, Nierenreizung), *chem* als Indikator (1%ig) in der Alkalimetrie (bis pH 8,2 farblos, bei 9,0 tiefrot, ab 9,8 rotviolett; ↑ Formel), *labor* zum Blutnachweis (↑ BOAS*, KASTLE*-MEYER* Reaktion).

Phenolphthalein, farblos (bis pH 8,2)
↓ +NaOH
Di-Natriumsalz (Zwischenstufe), farblos
↓ -H₂O
Di-Natriumsalz (Endstufe), rot (pH 8,2-ca.14)
↓ NaOH
Tri-Natriumsalz, farblos (>pH 14)

Phenol|reaktion: 1) *chem* Phenol-Nachweis, z. B. nach ENDEMANN, EYKMAN, HANKE-KOESSLER, PLUGGE. – 2) *histol* (v. EBNER) Umkehr der Anisotropie der kollagenen Fibrille nach Phenol-Einwirkung. – 3) *klin* ↑ KUNKEL* Test (auf Lipidämie).

Phenolrot: ↑ Ph.sulfonphthalein. – **Ph.-Clearance**: halbquant. (u. unspezif.) Nierenfunktionsprobe durch i.v. Inj. von 6 mg Ph.; Ausscheidung von < 30% innerhalb 15 Min. bedeutet (tubuläre) Funktionseinschränkung.

Phenol|säuremuster: das Harnexkretionsmuster der Indole u. Phenole (die als physiol. Darmfäulnisprodukte von der insuffizienten Leber nicht »entgiftet« werden) als Leberdiagnostikum. – **Ph.schock**: schockart. Sympte. nach Überdosierung oder fehlerhafter Inj. eines phenolisierten Präp. (z. B. Tollwut-Impfstoff); mit Schweißausbruch, Rausch, Delirium, Muskelzittern, Ohrensausen, Schwindel, Gefäßkollaps, Bewußtlosigkeit, Temp.abfall, Albumin-, Hämaturie. – **Ph.schwefelsäure**: s. u. Ätherschwefelsäuren. – **Ph.sulfo(n)phthalein**, PSP: das dem

↑ Ph.phthalein analoge »**Ph.rot**«; Anw. *klin* zur Prüfung von Nierenfunktion (↑ Ph.rot-Clearance) u. Tubendurchgängigkeit, *chem* (0,04%ig) als pH-Indikator (gelb = pH 6,4, rot = pH 8,2).

Phenol(um cristallisatum), Acidum phenolicum, Karbolsäure: einfachster aromat. Alkohol C₆H₅OH (»Phenylalkohol«, Hydroxybenzol), stark ätzend (Gefahr der Hautresorption); MAK 19 mg/m³ = 5 ppm (↑ Karbolismus). Grundstoff für zahlr. aromat. Stoffklassen; Anw. *mediz* in Lsg. zur Desinfektion, Konservierung, Gefäßverödung, als Anästhetikum (20%ig in Glyzerin bei Otitis media), *histol* in Färbelsgn. u. als Aufhellungsmittel.

Phenol|urie: Ausscheidung von Phenol im – dunkelbraunen – Urin bei ↑ Karbolismus, Urämie, Schrumpfniere. – **Ph.vergiftung**: ↑ Karbolismus.

Phen(o)thiazin(um) *WHO*: das Dibenzo-p-thiazin (↑ Formel). Therap. Anw. als Anthelminthikum (Oxyuren, Askariden); ferner Grundverbindung der **Ph.-Derivate** (»**Phenothiazine**«, unterschieden als aliphatische, Piperidin- u. Piperazin-Gruppe, z. B. Chlorpromazin bzw. Mepazin bzw. Perphenazin), die neben der zentralsedierenden (»neuropleg.«) Wirkung z. T. auch die eines Antihistaminikums, Antiallergikums oder spezif. Psychopharmakons besitzen (s. a. Hibernation, potenzierte ↑ Narkose); z. T. mit Nebenwirkgn. (v. a. Leberschäden).

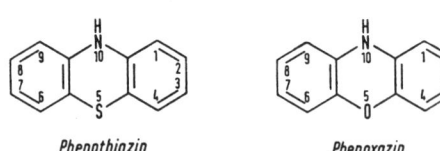

Phenothiazin *Phenoxazin*

Phenoxy...: die chem. Gruppierung C₆H₅-O-. – **Ph.benzaminum** *WHO*: N-(2-Phenoxy-isopropyl)-N-β-chloräthyl-benzylamin; adrenerg. α-Rezeptorenblocker, Vasodilatans u. Antihypertonikum. – **Ph.essigsäure**: C₆H₅-O-CH₂COOH; Antiseptikum u. Fungizid. – **Ph.methylpenicillinum** *WHO*: ↑ Penizillin V. – **Ph.propyl-penizillin**: ↑ Propicillinum.

Phen|probamatum *WHO*: 3-Phenyl-propyl-karbamat; Muskelrelaxans u. Tranquilizer. – **Ph.procumonum** *WHO*, **procumarol**: Phenylpropyl-hydroxy-kumarin; Antikoagulans (vom Dikumarol-Typ; z. B. Marcumar®). – **Ph.termin**: 2-Amino-2-methyl-1-phenylpropan; Appetitzügler.

Phentolaminum *WHO*: ein Imidazolin-Derivat; Sympathikolytikum (s. a. Regitin®-Test).

Phenyl-: der Benzolrest C₆H₅-. – **Ph.äthylbarbitursäure**: s. u. Acidum.

Phenylalanin, Phe: α-Amino-β-phenyl-propionsäure; essentielle Aminosäure (tägl. Mindestbedarf 1–2 g der L-Form; zu ca. 75% durch Tyrosin ersetzbar). Vork. in freier Form (ca. 10 mg/l Plasma; 13 mg/24-Std.-Harn) u. als Protein; metabol. Abbau zu Oxalessigsäure u. Azetyl-CoA (Homogentisinsäure als Zwischenprodukt); bei ↑ Phenylketonurie erhöhte Werte in Körperflüssigkeiten u. Harnexkretion von Phenylbrenztraubensäure. Nachweis mit Ninhydrin, Papierchromatographie, Leuconostoc mesenteroides; s. a. GUTHRIE* Test. – **Ph.-arme Diät**: (H. BICKEL 1953) bei ↑ Phenylketonurie zur Normalisierung des Blutspiegels (zwecks ungestörter Intelligenzentwicklung) Ernährung mit einem Kaseinhydrolysat (u. Deckung des Ph.-Minimums durch entsprech. Eiweiße). Gefahr des Mangelsyndroms: Erbrechen, Gewichtsabnahme, Apathie, ausgedehnte Ekzeme, Muskelhypotonie, retardierte Psychomotorik, wieder pos. Eisenchloridprobe. – **Ph.ase, Ph.-4-hydroxylase**: Oxidoreduktase (Leber) mit Reaktion: L-Ph. + Tetrahydropteridin + O_2 = L-Tyrosin + Dihydropteridin + H_2O. Genet. Defekt führt zur ↑ Phenylketonurie.

Phenylbrenztraubensäure: Acidum phenylpyruvicum; Intermediärprodukt des ↑ Phenylalanins, bei ↑ Phenylketonurie (»**Ph.-Schwachsinn**«) im Harn angereichert; Nachweis mit $FeCl_3$-Lsg. (violett).

Phenyl|butazon(um) WHO: 4-n-Butyl-1,2-diphenyl-pyrazolidin-3,5-dion; Analgetikum, Antirheumatikum u. Antiphlogistikum. – **Ph.dimethylpyrazolon(um), Phenazonum** WHO: (KNORR 1883) 1-Phenyl-2,3-dimethyl-5-pyrazolon; Antipyretikum (»Antipyrin«) u. Analgetikum (auch als Salizylat).

Phenylen|braun: ↑ Bismarckbraun. – **Ph.diamin**: $C_6H_4(NH_2)_2$; aromat. Diamin in o-, m- u. p-Form; haut- u. schleimhautreizend (Gefahr der Hautresorption u. Sensibilisierung); bei oraler Intoxikation Zyanose, Leberschädigung, evtl. Tod (MAK für p-Form 0,1 mg/m^3; ggf. entschädigungspflichtig. BK).

Phenyl|ephrin(um) WHO, m-Sympatol: 1-(3'-Hydroxy-phenyl)-2-methyl-aminoäthanol; Sympathikomimetikum mit Blutdruck- u. HMV-steigernder Wirkung (Anw. bei Hypotonie, als Vasokonstringens in Augen- u. Nasentropfen). – **Ph.essigsäure**: $C_6H_5 \cdot CH_2 \cdot COOH$; Vork. in äther. Ölen u. als Intermediärprodukt im Eiweißstoffwechsel; Anw. als Wuchsstoff bei Penizillin-Biosynthese.

Phenyl|glykolsäure: ↑ Mandelsäure. – **Ph.hydrazin**: (FISCHER 1875) $C_6H_5 \cdot NH \cdot CH_2 \cdot COOH$; starkes Reduktionsmittel, Ausgangsstoff für synthet. Farbstoffe, Arzneimittel etc., Reagens auf Aldehyde u. Ketone (v. a. KH, z. B. nach FISCHER, KOWARSKI, V. JAKSCH). Gefahr der Hautresorption u. Sensibilisierung (MAK 22 mg/m^3 = 5 ppm), hochtox. Blutgift (hämolyt. Anämie mit Ery-Innenkörpern, evtl. Granulozytopenie), ferner Sympte. wie durch Anilin.

Phenyl(keton)urie, PKU, Brenztraubensäureschwachsinn, Oligophrenia phenylpyruvica, FÖLLING* Syndrom: (1934) erbl. (rezessiv?), angeb. Stoffwechselleiden (Störung der Oxydation von Phenylalanin zu Tyrosin durch ↑ Phenylalanin-4-hydroxylase-Defekt), mit Schwachsinn, retardierter körperl. Entwicklung, allg. Pigmentmangel, Photosensibilität, Hyperhidrosis, charakterist. »Mäusegeruch«; Eisenchloridprobe (Frühdiagnose!) u. GUTHRIE* Test im Harn pos., Phenylalanin in Plasma u. Harn vermehrt (0,3–1,2 g/24 Std.; Nachweis durch Papierchromatographie), Phenylbrenztraubensäure im Harn. Frühe Ther. mit ↑ phenylalaninarmer Diät, sonst Idiotie.

Phenyl|mercuriborat WHO: Phenylquecksilber(II)-borat; Haut- u. Schleimhautdesinfektionsmittel; Antimykotikum. – **Ph.methansulfonylfluorid**: s. u. PMSF. – **Ph.methylaminopropan**: ↑ Methamphetaminum. – **Ph.methylbutylamin**: ↑ Pentorexum. – **Ph.methylmorpholin**: ↑ Phenmetrazinum.

Phenyl|-1-propanol: ein Cholagogum (z. B. Felicur®). – **Ph.propanolamine**: (engl.) ↑ Norephedrin. – **β-Ph.propionsäure-Test**: (1949) Differenzierung von Shigella, Dyspepsie-Koli etc. anhand der bräunl.-violetten Verfärbung der Kulturoberfläche auf mit der Säure 1 : 5000 versetztem Nähragar.

Phenylpyruvat-tautomerase: Isomerase mit der Reaktion: Ketophenylpyruvat ↔ Enolphenylpyruvat.

Phenyl|thioharnstoff, -urea, -carbamid: ↑ PTC. – **Ph.toloxamin(um)** WHO: 2-(β- Dimethyl - aminoäthoxy)-diphenylmethan; sedierendes Antihistaminikum.

Phenylum salicylicum: Salizylsäurephenylester; Antiseptikum, Mund- u. Harndesinfiziens, Hautmittel (bei Ekzem).

Phenylurie: ↑ Phenylketonurie.

Phenytoin(um) WHO: Diphenylhydantoin; Antiepileptikum mit antikonvulsiver u. schwach narkot. Wirkung (auch als **Ph.-3-norvalin**); Anw. ferner bei Trigeminusneuralgie, Herzrhythmusstörungen.

Pherase: Enzym, das eine Gruppenübertragung katalysiert; z. B. Methyl-, Glukosyl-transferase.

Pherogramm: ↑ Elektropherogramm. – **Pheron**: ↑ Apoenzym.

PHG: **P**ertussis-**H**yperimmun**g**lobulin.

PHI: **P**hospho**h**exose-**i**somerase (↑ Glukosephosphatisomerase); Enzym, dessen Aktivität beim Herzinfarkt – im Ggs. zu GGTP – sofort vermehrt ist u. sich schon Ende der 1. Wo. normalisiert.

Phialide: mykol Konidien-bildende Zelle (bzw. der Konidienträger).

Phialophora: mykol Gattung der Dematiaceae [Fungi imperfecti], mit ampullenförm. Sporenbehältern; Erreger von ↑ Chromomykose (v. a. Ph. verrucosa, pedrosoi, compactum u. Maduramykose (Ph. = Torula janselmei).

-phil: Suffix »liebend«, »bevorzugend«.

Philadelphia-Chromosom, Ph_1: (1958) kleines, akrozentr. Chr. (21?), häufig bei chron. myel. Leukämie nachzuweisen.

Philaemon: Landblutegel [Gnathobdellida], blutsaugender Ektoparasit des Menschen in Australien.

Philip* Drüse (SIR ROBERT WILLIAM PH., 1857–1939, Arzt, Edinburgh): vergrößerter supraklavikulärer LK bei kindl. Lungen-Tbk.

Philippe*-Gombault* Triangel: s. u. GOMBAULT*.

Philippinenpocken: ↑ Alastrim. – **Philippiner-Maß**: bei den Philippinos erprobtes, später auch in Europa eingeführtes »Maß« der körperl. Schulreife, die als vorhanden gilt, wenn die Fingerspitzen des über den Kopf gewinkelten re. Arms das li. Ohrläppchen erreichen.

Philippson* Reflex: (1905) reflektor. Streckung des kontralat. Beines bei mechan. Reizung der Fußsohle oder kräft. Dehnung von Beinstreckern (Reflexmuster wie bei gekreuztem Streckreflex, aber Erregung nichtnoziceptiver Afferenzen); im Tierexperiment bei Enthirnungsstarre.

Phillips* Anastomose (JOHN PH., geb. 1904, Chirurg, Houston/Tex.): (1943) Duodenopankreatektomie mit antekol. Gastrojejunostomie, ROUX* Anastomose, Cholezysto- u. Pankreatogastrostomie.

Phillips* Muskel: Muskelzüge vom Lig. collat. carpi rad. zu den Phalangen.

Phillips*-van Slyke* Methode: (1943) Bestg. des Gesamt-Plasmaproteins anhand des spezif. Gew. des Blutplasmas, indem man dieses in eine CuSO$_4$-Lsg. mit definiertem spezif. Gew. bis zum Schweben eintropfen läßt.

Philometridae: *helminth* ⌐ Nematoden-Fam., darunter Dracunculus medinensis.

Philtrum: 1) *PNA*: die mediane Rinne der Oberlippe. – 2) **Ph. chirurgicum**: die mediane Oberlippenportion bei doppelseit. Lippenspalte. – 3) **Ph. ventriculi (laryngis)**: ⌐ MERKEL* Philtrum.

Phimose, Capistratio: Verengung der Penisvorhaut, so daß diese nicht über die Glans zurückgestreift werden kann; sehr selten angeb. (mit hochgrad. Stenose), häufiger nach Trauma (z. B. zu früher Lösungsversuch) oder Entzündg. (Balanitis, Phimosis diabetica, Balanoposthitis adhaesiva vetulorum = Alters-Ph.) mit narb. Schrumpfung des Präputialringes (ähnl. durch Sklerodermie, Lichen sclerosus, Kraurosis penis), auch als Hydro-Ph. infolge Vorhautödems. Ferner die **physiol. Ph.** bei ca. 2% der Neugeb. durch Verklebtbleiben des inn. Vorhautblattes mit der Glans (meist bei rüsselförm. Präputium = **hypertroph. Ph.**). – Mögl. Miktions- u. Erektionshindernis; als Komplikationen Paraphimose, Balanitis, Präputialsteine, Penis-Ca. (infolge Smegma-Retention). – Ther.: bei physiol. Ph. im Kleinkindalter stumpfes Lösen (Knopfsonde) der Verklebungen u. tgl. Zurückstreifen der Vorhaut, evtl. vorsicht. Dilatation (Klemme, spez. Dilatator); sonst Op. (dors. Spaltung u. ROSER* Dreiecklappchen, Zirkumzision, andere plast. Verfahren nach STAEHLER, HAGEDORN, DÜNER, SCHLOTTER, DRACHTER, LOEWE, LANGMAK, WELSH u. a.). – **Phimosis palpebrarum**: ⌐ Blepharophimose.

PHLA: **p**ost-**H**eparin-**l**ipolytische **A**ktivität (der von Heparin aus der Gefäßwand freigesetzten Lipoproteinlipase).

phleb...: Wortteil »Vene(n)«; s. a. phlebo..., ven(o)....

Phleb|algie: Venen-, Varizenschmerz (s. u. phlebogen). – **Ph.algia ischiadica**: Ischiassyndrom infolge Ph.ektasie der Ischiadikus-Begleitvenen.

Phleb|ektasie, Venektasie: gleichmäß.-diffuse (zylindr.) Erweiterung oder Weitstellung von Venen (im Ggs. zur Varize ohne Schlängelung u. gröberen Wandumbau); z. B. **Ph.ectasia laryngea** MACKENZIE (an Stimmbändern bei chron. Laryngitis), **Ph. venae spermaticae** (⌐ Varikozele). – Evtl. im Rahmen einer **Ph.arteriektasie** (z. B. an Händen u. Füßen).

Phleb|ektomie, Venektomie: (Teil-)Resektion einer Vene (z. B. bei Thrombose, Varikose); s. a. Phlebothrombektomie. – **Ph.exhairese**: extra- oder intraluminäre Exhairese varikös veränderter Venen; s. a. Venenstripping.

Phlebitis: unspezif. oder spezif. (v. a. Syphilitis, Tbk), akute oder chron. – meist umschrieb. – Entzündung eines venösen Gefäßes mit Beteiligung nur einzelner (⌐ Endo-, Meso-, Peri-Ph.) oder aller Wandschichten (= Pan-Ph.); ausgehend vom Lumen (z. B. infizierter Thrombus) oder von außen her (Trauma, fortschreit. Entzündung, hämatogen von Lymphangitis, eitr. Tonsillitis, Otitis, Endometritis etc.), ferner allerg.-hypererg. (infektallerg. z. B. die **Ph. rheumatica**, autoallerg. z. B. durch Gefäßwandproteine unter dem Einfluß exogener Noxen); als **Ph. varicosa** (v. a. unt. Extremität) oft rezidivierend. Klin.: örtl. Schmerz, evtl. Rötung, Stauung, Ödem, Thrombosierung (⌐ Phlebothrombose, Thrombophlebitis, Varikophlebitis), evtl. Wandfibrose u. Lumeneinengung (= **Ph. adhaesiva s. hyperplastica s. organisata s. proliferans**). – Weitere Sonderformen: **Ph. filiformis** (⌐ MONDOR* Krankh., Eisendrahtphlebitis), **Ph. obliterans** (Thrombosierung kleiner u. kleinster Venen, v. a. in Leber [⌐ Endophlebitis hepatica], seltener Pankreas, Milz, Niere, Myokard, meist infekt- oder alimentär-allerg.); sowie die **Ph. migrans s. saltans s. recidivans**: meist oberflächl. (selten auch viszeral), hochakut mit Rötung, Ödem u. – im Unterschied zum Erysipel – heft. Schmerz, an versenhied. Körperstellen zugleich oder – häufiger – nacheinander; oft zus. mit arteriellen Verschlüssen Frühstadium der Thrombangitis oblit.; evtl. als ⌐ BUDD*-CHIARI* Syndrom; mit 4 ätiol. Formen: neoplast., infektiös, endotox., allergisch. – **Ph. portalis**: ⌐ Pylephlebitis.

Phleb(o)|anästhesie: ⌐ Venenanästhesie. – **Ph.arteriitis**: gleichzeit. Entzündung von Arterie u. Begleitvenen; v. a. bei Kollagenosen, Thrombangitis oblit.

Phlebödem: s. u. postphlebitisches Syndrom.

Phlebo|endoskopie: ⌐ Venoskopie. – **Ph.fibrose**: ⌐ Ph.sklerose.

phlebogen: von Venen ausgehend; z. B. **ph. Schmerzen** (Krampfaderschmerzen bei langsamem Gehen oder längerem Stehen, auch als ⌐ Phlebalgia ischiadica).

Phlebographie, Venographie: 1) *röntg* Darst. (Bildserie) venöser Gefäße nach Inj. eines wasserlösl. KM in die Vene (= **dir. Ph.**) oder aber in die zugehör. Arterie (mit Darstg. der »venösen Phase«) oder in den Markraum eines Knochens im Abflußgebiet (= **intraspongiöse, -ossale** oder **-medulläre Ph.**; gleichzeitig Medullographie). Als Sonderformen die **lienoportale** (⌐ Splenoportographie; s. a. Portographie) u. die **orbitale Ph.** (V. angul.; v. a. bei einseit. Exophthalmus, retrobulärem Neoplasma, Gefäßerkr.); s. a. Preßphlebographie. – 2) *angiol* unblut. Kurven-Registrierung des Volumenpulses einer – herznahen – Vene (⌐ Venenpuls).

Phlebo|lith: »Venenstein«, verkalkter bis verknöcherter Thrombus, evtl. wandadhärent. Häufiger Rö.-Zufallsbefund ohne Krankheitswert (z. B. »Beckenflecken«, in Extremitäten-Subkutis, pränatal in Kavernomen). – **Ph.logie**: Lehre von den Venen u. ihren Krkhn. – **Ph.manometrie**: blut. Messung des ⌐ Venendrucks. – **Ph.megalie**: dystroph. Vergrößerung u. Schlängelung von Venen, z. B. bei ⌐ BERARDINELLI*, SEIP*-LAWRENCE* Syndrom. – **Ph.narkose**: 1) i.v. ⌐ Injektionsnarkose. – 2) ⌐ Venenanästhesie.

Phlebo|pathie: ⌐ Venopathie. – **Ph.pexie**: bei Varikozele Resektion der Vv. testiculares u. Fixation des Gefäßstumpfes am Leistenkanal. – **Ph.plastik**: Venenplastik, z. B. als lumenerweiternder Eingriff an großen Venen. – Auch die Bypass-Op. mit Verw. von Venen(segmenten, -Patch). – **Ph.rrhagie**: venöse ⌐ Blutung. – **Ph.rrhexis**, Venenruptur: Einriß bis totale Zerreißung der Venenwand.

Phlebosis: nicht-entzündl. Venenerkr. (⌐ Venopathie); im französ. Sprachbereich auch die nicht-sept. ⌐ Phlebitis.

Phlebo|sklerosation: ↑ Sklero(sierungs)therapie, Varizenverödung (»Varikosklerosation«). – **Ph.sklerose**, -fibrose: bindegeweb. Sklerosierung der Venenwand (meist mit Phlebektasie); s. a. Phlebitis adhaesiva. – Als künstl. (therap.) Ph.sklerose die nach Varizenverödung. – **Ph.skopie**: 1) *röntg* Phlebographie unter Durchleuchtungskontrolle. – 2) *angiol* ↑ Venoskopie. – **Ph.spasmus**: ↑ Venenspasmus. – **Ph.stase**: »venöse ↑ Stase« (in Vene oder ganzem Abflußgebiet). – **Ph.stenose**: umschrieb. (meist extravasal bedingte) Verengung des Venenlumens; häufig an V. femor. comm. (unterhalb Leistenband) u. li. V. iliaca comm. (Einfluß in die Hohlvene); s. a. Venensperre. – **Ph.strepsis**: *chir* im Anschluß an op. Entfernung eines oberfläch. Varizenkonglomerats Abdrehen s. c. weiterführender Varizenstränge mittels Klemme bis zum Abriß.

Phlebothrombektomie: op. Thrombenentfernung aus tiefen Venen nach Phlebotomie, als **dir. Ph.** am Ort der Thrombose, als **indirekte** am Ort der Wahl (z. B. Inguinalregion) mit Ringstripper oder Ballonkatheter. Bei wandadhärenten u. in Organisation begriffenen Thromben als Endothrombektomie (einschl. Gefäßintima).

Phlebothrombose: Thrombosierung der Venenlichtung ohne wesentl. entzündl. Wandveränderung; oft als »tiefe Ph.« der Beinvenen (im Ggs. zur oberfläch. Thrombophlebitis).

Phlebotomie: ↑ Venae sectio.

Phlebotomus: (sub)trop. Kleinmücken-Gattg. [Psychodidae]; Larven in feuchten Böden mit organ. Material; ♀♀ nachts blutsaugend (Stiche verursachen »Ph.-Dermatitis«), tagsüber an schatt. Plätzen, auch in Häusern; Überträger von ↑ Pappataci-Fieber (»**Ph.fieber**«), Bartonellosis, Leishmaniasen. Wichtigste Arten: **Ph. papatasii** (Mittelmeerraum, über Kleinasien u. Indien bis Java), **Ph. perfiliewi** (Südeuropa), **Ph. perniciosus, Ph. major, Ph. sergenti** (Mittelmeergebiet, Vorderasien), **Ph. argentipes** (Indien), **Ph. chinensis, Ph. mongolensis** sowie **Ph. longipalpis, Ph. noguchii, Ph. verrucarum** (alle 3 Südamerika).

Phlegma: *psych* langsames, aber zähes Temperament. – *histor* »Schleim« als einer der 4 klass. Körpersäfte (s. u. Galenismus).

Phlegmasia: (HIPPOKRATES) ↑ Entzündung, Fieber. – **Ph. alba dolens**, Leukophlegmasie: Thrombophlebitis der V. femor. bzw. iliaca ext., häufig als **Ph. puerperalis** (»Metastasis lactis«), seltener nach Infektionskrkhn.; mit Lymphangitis u. später Thrombosierung (Schwellung u. wachsart. Blässe des Beines, schmerzhafte Bewegungshemmung, subfebrile Temp.). – **Ph. caerulea s. rubra dolens**: vorw. im 3.-5. Ljz. »akute massive Venenokklusion« (d. h. Massenthrombose aller Vv.) eines Beines, mit dramat. Beginn (reißende Schmerzen, dunkelzyanot. Verfärbung), später erhebl. Ödembildung u. hypovoläm. (»Tourniquet«-)Schock, häufig feuchte Gangrän (arterieller Teilverschluß, Puls meist nachweisbar); Urs.: sept. Prozeß, Malignom, Dysproteinämie, Schwangerschaft, Wochenbett.

Phlegmone: sich diffus in den Gewebsspalten ausbreitende – u. dadurch oft schwer abgrenzbare – »eitr. Zellgewebsentzündung« durch Staphylo-, v. a. aber Streptokokken, anfangs oft serös, später eitrig-nekrotisierend (= phlegmonöse Entzündung i. e. S.); Ausbreitung v. a. subkutan, -faszial, intramuskulär, z. B. periösophageal, mediastinal, retroperitoneal, pharyngeal, perimandibulär, -tonsillär, -renal, -vesikal, -anorektal (↑ Periproktitis), retromammär, subpektoral; s. a. BERNUTZ*, DUPUYTREN*, HEURTEAUX*, Gas-, Holz-, Kotphlegmone.

Phleomycin: kupferhalt. Antibiotika-Komplex (D_1, E, G, H u. I) aus Streptomyces verticillus; hochwirksam gegen gramneg. u. -pos. Baktn. (einschl. Mykobaktn.); Tumorzellen u. Pilze hemmend.

phlogisticus, phlogistisch: entzündlich. – **Phlogistika**: *toxik* entzündungserregende (»**phlogogenet.**«) Stoffe, Noxen, Toxine etc. – **Phlogistometrie**: tierexperim. quant. Erfassung der eine Entzündung auslösenden – u. aufhebenden – Eigenschaften von Arznei- u. Wirkstoffen.

Phlogo|sis: ↑ Entzündung; i. e. S. das ↑ Erysipel. – **Ph.therapie**: »Entzündungsbehandlung« (i. S. der unspezif. ↑ Reiztherapie).

Phloretinsäure: aromat. Säure, im Harn vork. Metabolit aus pflanzl. Nahrung.

Phlorizin: Glukosid in der Rinde von Obstbäumen, auch synthet. darstellbar. Anw. zur tierexperim. Erzeugung des **Ph.diabetes** (extrainsuläre Reizglukosurie bei normalen Blutzuckerwerten, durch Hemmung des Phosphorylierungsprozesses bei der tubulären Glukoserückresorption), früher auch als **Ph.probe** (2 ml der 0,5%ig. Lsg. s. c.; verlängerte Glukosurie = Nierenschädigung).

Phloroglucinum, -gluzin: 1,3,5-Trihydroxybenzol; aromat. Phenol in zahlreichen Pflanzeninhaltsstoffen (↑ Glykoside); Reagens auf freie HCl im Magensaft (↑ GÜNZBURG* Probe), Pentosen im Harn (↑ BIAL* u. TOLLENS* Probe), Lignin u. a. m.

Phlo(r)rhizin: ↑ Phlorizin.

Phloxinfärbung: *histol* Färbung mit K-Salz von 3',6'-Dichloreosin; als ↑ GOMORI*, PAGET* Färbung.

Phlyktäne: *ophth* kleines rundl. Infiltrat (tuberkuloide Struktur) in der Konjunktiva, meist nahe Hornhautrand, evtl. in die Sklera einwandernd (»Wander-Ph.« = Keratitis fascicularis); v. a. bei Conjunctivitis scrofulosa u. Keratoconjunctivitis phlyctaenularis.

-phob: Suffix »fürchtend«, »vermeidend«.

Phobie: unvernünft., sich entgegen besserer Einsicht zwanghaft aufdrängende Angst, wobei der Betroffene versucht, die gefürchtete Situation u. ä. zu meiden. Neben den übersteigerten alltägl. Ängsten vor Einsamkeit, Krankh., Tod etc. i. e. S. die spez. Phobien wie ↑ Klaustro-, Akarophobie etc.

Phobophobie: »Angsterwartung«, Angst vor dem Eintreten eines Angstanfalls (↑ Phobie).

Phokomelie: »Robbengliedrigkeit«, durch rudimentäre Entwicklung der langen Röhrenknochen bedingte Defektmißbildung der Extremitäten so, daß die rel. normal ausgebildeten Hände bzw. Füße »flossenähnlich« aus dem Rumpf hervortreten; z. B. bei Thalidomid-Embryopathie (↑ dort. Abb.), SC-Syndrom.

Pholcodin(um) *WHO*: 2-(2-Morpholinoäthyl)-morphin; hustenstillendes Morphinderivat (BTM) ohne analget. Effekt.

Pholedrin(um) *WHO*: p-(2-Methylaminopropyl)-phenol; Sympathikomimetikum mit Noradrenalin-art. Wirkg. (Kreislaufstimulans, Kollapsmittel, Mydriatikum, Vasokonstringens; z. B. Veritol®).

phon...: Wortteil / »Schall«, »Ton«, »Stimme«; s. a. Phono...

Phon: dimensionslose Einh. der Lautstärke, bestimmt durch subj. Hörvergleich mit einem 10 000 Hz-Ton; Bezugsdruck $p_o = 2 \cdot 10^{-4}$ µbar. – Ferner das mit einem best. Gerät (DIN 5045) gemessene DIN-Phon. – International ersetzt durch den A-Schalldruckpegel in Dezibel (s. u. Lärm).

Phonasthenie, Amblyophonie: »Stimmschwäche« als Oberbegr. für hypo- u. hyperkinet. Dysphonie nach Überbelastung (v. a. bei Sprechberufen), bei nicht ausgeheilter Kehlkopferkr., Neurasthenie etc.

Phonation: Bildung des Primärtones im Kehlkopf (durch Respirationsluft u. / Phonationsbewegung); i. w. S. der Gesamtvorgang, der zur / Stimme u. / Sprache führt.

Phonations|bewegung: Adduktion der Stimmlippen für die Tonbildung, zunächst Zusammenrücken der Stellknorpelspitzen u. Verschluß der Pars intercartilaginea durch die Mm. arytaenoidei, dann Annäherung der Stimmbänder (»**Ph.stellung**«) durch die Mm. thyreo- u. cricoarytaenoidei lat. u. Mm. vocales (deren Anspannung v. a. auch die Eigenschwingungen der Stimmbänder bestimmt). – **Ph.quotient**, PQ: Quotient aus Vitalkapazität u. **max. P.dauer** (»MPK«; = [VK:100] · 0,59) zur klin. Burteilung der laryngealen Punktion; normal 145 bzw. (♀) 137. – **Ph.zentrum**: Medulla-oblong.-Grau rostral des Nucl. ambiguus, von dem Fasern zu den Kehlkopfmuskeln ziehen.

Phonem: 1) »Sprachlaut« als kleinste phonolog. Einheit. – Das »**phonemat. Gehör**« ist wicht. Kriterium für die kindl. Entwicklung (z. B. bei Stammlern gestört). – 2) *psych* / Stimmenhören.

phonemisch: *psych* mit Phonemen (2) einhergehend; z. B. **ph. Schizophrenie** (= progressive / Halluzinose).

Phon|endoskop: 1) spez. Hörschlauch zur Auskultation der Lautbildung, insbes. zur Lokalisierung der Sprechluftwege (z. B. bei Rhinophonie). – 2) Membranstethoskop mit veränderl. Resonanzraum; z. B. für Auskultation bei gleichzeit. Perkussion (»**Ph.endoskopie**«). – **Ph.entallaxis**: Vertauschen von Vokalen u. Diphthongen als Sprachstörung.

Phonetik: Lehre von der Laut- u. Stimmbildung.

Phoniatrie: »Stimm- u. Sprachheilkunde«; vgl. Logopädie, Sprachübungsbehandlung.

...phonie: Wortteil »Stimme«, »Klang«.

Phonieren: / Phonation; i. e. S. die in hoher Tonlage während der Spiegeluntersuchung des Kehlkopfes.

phonisch: die Stimme betreffend; z. B. **ph. Lähmung** (/ Stimmbandlähmung nur bei Sprechen u. Singen), **ph. Stimmritzenkrampf** (= spast. / Dysphonie). – **Phonismus**: 1) Ton- oder Geräuschempfindung bei nicht-akust. Reiz; s. a. Begleitempfindung. – 2) Geräuschhalluzination, / Stimmenhören.

phono...: Wortteil »Schall«, »Stimme«; s. a. phon...

Phono|angiographie: elektroakust. Schallregistrierung über – großen – Blutgefäßen. – **Ph.gramm**: »Schallbild« über großem Blutgefäß (= / Ph.angiogramm), Varizen (»**Ph.varikogramm**«), a.-v. Fistel, stark durchblutetem Organ (z. B. **Ph.thyreogramm**), Herz (s. u. Ph.kardiographie). – **Ph.graphismus**: (TRAMER 1934) bei frühkindl. Schizophrenie das opt. u. akust. Erfassen ohne merkbare Reaktion, um das Erfaßte später – unbeobachtet – wie von einer Schallplatte zu ekphorieren.

Phonokardiographie, PCG, PKG: Aufzeichnung des von einem Mikrophon in elektr. Spannungen transformierten Herzschalles; als **lineare** (amplitudengetreue Darstg. aller Frequenzen), **stethoskop.** (nur

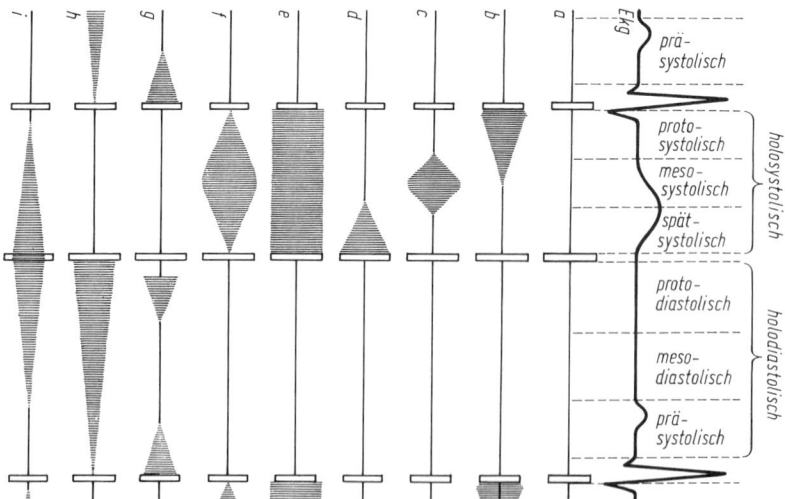

Typische Herzschallbilder (nach HOLLDACK).
a) zeitl. Lage des 1. u. 2. Herztons, **b)** protosystol. Dekreszendogeräusch (z. B. Mitral- u. Trikuspidalinsuffizienz), **c)** mesosystol. Spindelgeräusch (z. B. Aortenstenose), **d)** spätsystol. Kreszendogeräusch (z. B. Restform perikardialer Reibegeräusche, Mitralinsuffizienz), **e)** holosystol., bandförm. Geräusch (z. B. VSD, Mitralinsuffizienz), **f)** holosystol. Spindelgeräusch (z. B. Pulmonalstenose), **g)** präsystol. Kreszendo- u. frühdiastol. Dekreszendogeräusch, letzteres vom 2. HT durch freies Intervall getrennt (z. B. Mitralstenose, AUSTIN-FLINT-Geräusch), **h)** holodiastol. Dekreszendogeräusch, unmittelbar hinter dem 2. HT beginnend (z. B. Aorteninsuffizienz), **i)** kontinuierl. Geräusch (z. B. offener Ductus Botalli, a.-v. Aneurysma).

zum Ohr geleitete Frequenzen), **logarithm.** (gehörähnl. Darstg. durch Verstärken hoher u. Abschwächen tiefer Frequenzen) oder **selektive Ph.** (belieb. Frequenzbegrenzung durch variable Filter); ferner die **intrakardiale Ph.** über Phonokatheter mit Mikrophon (meist auch Manometer-armierter Herzkatheter), v. a. zur Diagnostik von Aortenstenose u. -insuffizienz, VSD. – Path. **Phonokardiogramm** v. a. bei Herzklappenfehlern u. Myokardiopathien (/ Abb.).

Phono|manie: (*gr* phonos = Mord) zwanghafter Drang zu töten. – **Ph.meter**: Apparat zur Messung der Lautstärke der Flüstersprache bei Hörprüfung. – **Ph.neurose**: funktion. / Dysphonie auf neurot. Basis. – **Ph.pädie**: / Logopädie. – **Ph.phobie**: 1) Sprechfurcht der Stotterer. – 2) partielle funktionelle Aphonie, z. B. Unfähigkeit zu singen. – 3) Überempfindlichkeit gegen Geräusche u. laute Stimmen.

Phon|opsie: / Auditio colorata.

Phono|sator (Doubek*): Apparat zum Messen des nasalen Schalldrucks bei Phonation. – **Ph.skop**: Stethoskop mit Verstärkeranlage für Demonstration über Lautsprecher. – **Ph.therapie**: 1) / Musikotherapie. – 2) / Sprachübungsbehandlung (s. a. Logopäde).

...phor: Suffix »tragen«, »Träger«, »Erzeuger«.

Phorbol-ester: Haut-Ca. erzeugende Diterpene in pflanzl. Öl (z. B. Crotonöl).

Phoresie: *biol, parasit* die – vorübergehende – Nutzung eines Tieres durch ein anderes als Transportmittel, im allg. ohne Schädigung des Wirtes. – **...phorese**: Wortteil »tragen«, »Transport«. – **...phorie**: Wortteil »Stellung der Augen«.

Phoriaskop: modifiz. Stereoskop für orthoptische Übungen.

Phormia: Schmeißfliegen-Gattg. [Calliphoridae]; gelegentl. Wundmyiasis-Erreger.

Phorometer: Gerät zur Bestg. der Sehachsen(abweichung).

Phoropter: *ophth* kombin. Gerät für die Bestg. von Refraktion, Augenstellung u. -bewegungen, Akkommodationsbreite etc.

Phosgen: $COCl_2$; farbloses, nach faulem Heu riechendes Gas, das bei therm. Zersetzung von Chloroform, Trichloräthylen u. Tetrachlorkohlenstoff entsteht; zerfällt mit Wasser zu CO_2 u. HCl. Bei akuter Intoxikation (MAK 0,4 mg/m^3 = 0,1 ppm; im 1. Weltkrieg als Kampfstoff »Grünkreuz«) nach mehrstünd. Latenz Lungenödem (bräunl. Schaum) u. Tod; bei Überleben rel. gute Prognose, jedoch auch Spättodesfälle; Ther.: Ruhe, Wärme, Hexamethylentetramin (hohe Dosen), Kortison, Herzmittel, O_2, Atropin, Bikarbonat, Glukose.

Phosphagen: / Kreatinphosphat.

Phosphat: Salz der Ortho-, Meta- oder Polyphosphorsäuren; i. e. S. ein Metallsalz der dreibas. Orthosäure (H_3PO_4), u. zwar als prim. (»Dihydrogen-Ph.«), sek. (»Hydrogen-Ph.«) oder tert. Ph. (»tribas. Ph.«); s. a. Schema »Phosphatstoffwechsel«. – Ferner saure u. neutrale Phosphorsäureester, z. T. als wicht. Bausteine in Nukleinsäuren u. synthet. Wirkstoffen (Insektizide etc.). – *labor* Sammelbegr. für die biol. P-Verbindungen (ungeachtet ihrer nativen Struktur), im allg. photometr.-chromatographisch bestimmt (nach Überführen in die ionisierte Form), wobei die Werte auf P umgerechnet u. auf Masse oder Vol. des Probematerials bezogen werden: a) Umsetzg. mit Molybdat, Arsenat oder Silikat zu einem Komplex, der zu »Molybdänblau« etc. reduziert – u. so gemessen – wird; b) Umsetzg. mit Molybdänvanadino-phosphorsäure zu Vanadatgelb; c) enzymat. Umsetzg. u. Photometrie; ferner d) für intrazelluläres Ph. Fraktionierung mit Trichloressigsäure (»TCE-Methode«) in »säure-unlösl.« (Phospholipide, -proteine, Nukleinsäuren) u. »säure-lösl.« Ph., das sich wiederum auftrennen läßt in anorgan., säurelabiles (Nukleosid-triphosphate, Kreatinphosphat, Glukose-1-ph.) u. säurestabiles Ph. (Glukose-6-, Ribose-5- u. Glyzerin-3-Ph.). – **Aktives Ph.**, gekennzeichnet durch energiereiche / Pyrophosphat- (z. B. in ATP) oder Esterbindungen, liefert bei Hydrolyse stoffwechselerhaltende Energie; s. a. Kreatinphosphat.

Phosphatase: Hydrolasen, die organ. Phosphorsäure-Ester unter Freisetzung von Phosphat u. »Alkohol« aufspalten; darunter als biol. wichtige Phospho-monesterasen die **1) alkal. Ph.** (»AP«) in Zellen u. Körperflüssigkeiten, bes. angereichert in Osteoblasten (Ossifikationsfaktor?), Nieren u. Darmepithel, z. T. aus Mikrosomen stammend; bis zu 5 Isoenzyme, z. T. von pathogenet. Bedeutung. Reaktion (optimal bei pH 8,7; Mg^{2+}-aktiviert): Orthophosphorsäure-mono-ester + H_2O = H_3PO_4 + »Alkohol« (auch Zucker-A., Phenole, Amine). Standardpräp. aus Kälberdarm mit MG ca. 10^5 u. 8 E/mg oder – lyophilisiert u. salzfrei – ca. 1 E/mg (als Substrat Nitro- bzw. Di-Na-phenyl-phosphat). Bestg. photo- u. fluorometrisch (Analysenautomat, für AP u. SP gemeinsam als Zwei-Punkt-Methode); weitere Substrate (für ältere Einheiten) n. / GOMORI, KING-ARMSTRONG, KAY, ferner Na-glyzerophosphat (SHINOWARA, BODANSKY), Phenol-phthalein-diphosphatester (HUGGINS-TALALAY), Phenyl-, Naphthyl-, Methylumbelliferon-phosphat; histochem. Bestg. mit Kalzium-Kobalt-Methode n. GOMORI (schwarzes CoS), durch Azofarbstoffreaktion n. PEARSE oder GÖSSNER (blauschwarz), ultrahistochem. mit Bleisalz (Pb-phosphat-Fällg.) u. Kadmium-Methode sowie Routine-Testsätze (Phosphatabs®, Merckotest®). Als pathol. gelten sowohl reduzierte 0–60–120 (s. a. Hypophosphatasie) als auch erhöhte Werte (>200), die durch Anstieg in Leber (intrahepat. Cholestase, Verschlußikterus), Knochen (Osteomalazie, Rachitis, Tu-Metastasen, Ostitis fibrosa generalisata, O. deformans, Hyperparathyreoidismus), Nieren (Hypernephrom, diabet. Glomerulosklerose, akute Tubulusnekrose) oder Darm, durch vermehrten Leuko-Zerfall bei Leukämie bedingt sein können (s. a. Hyperphosphatasie). *forens* AP-Nachweis als Sperma-Indiz bei Notzucht. – **2) saure Ph.** (SEP, SP) mit bis zu 6 Isoenzymen im Plasma sowie weiteren Varianten (Thrombozyten-, Erythrozyten-, Knochen-, GAUCHER*- u. Prostata-SP [in Sperma u. Prostatasekret angereichert]). Spaltet wie AP (jedoch optimal bei pH 5–6) Orthophosphorsäure-ester auf u. katalysiert Transphosphorylierungen. Standardpräp. (gereinigt u. lyophilisiert aus Kartoffeln) mit 2 E/mg (Substrat: p-Nitrophenylphosphat. Photometr. Bestg. im Plasma z. B. nach ANDERSCH u. SZCYPINSKI (wobei die ges. SP u. – nach Tartratzusatz – die Prostata-SP als Differenz von Gesamt- u. Restaktivität erfaßt werden), mit Normwerten 3,4–13 bzw. (Kind) 10–20, für Prostata-SP bis 11 mU/ml; erhöhte Werte bei Prostata-Ca., GAU-

Phosphatase-System

CHER* Syndrom, Osteopathie (zus. mit AP), Thrombozytopenie (mit vermehrtem Plättchenzerfall), Thrombose u. Embolie (bes. der Lunge). – Neben der IE ältere Einhtn. n. KING-ARMSTRONG, BODANSKY, BESSEY-BABSON, HUGGINS-TALALAY, BABSON-READ u. a.; histochem. Nachweis wie AP.

Phosphatase-System: *forens* auf der quant. u. qual. unterschiedl. SP-Ausstattung der Ery (6 Phänotypen, gesteuert von 3 Genen) basierendes System für den Vaterschaftsausschluß (bei alleiniger Anw. ca. 25%).

Phosphat|diabetes: 1) Typ FANCONI, Pseudohyperparathyreoidismus: angeb., meist X-chromosomaldominant erbl. Stoffwechselstörung des anorgan. P mit stark vermind. tubulärer Phosphatrückresorption u. ständ. Hypophosphatämie. Symptomlos oder als »Vit.-D-resistente Spätrachitis« (= ALBRIGHT*-BUTLER*-BLOOMBERG* Syndrom), mit Minderwuchs u. entsprech. Skelettveränderungen, oft erhöhten AP-Werten; Besserung durch physiol. Wachstumsverlangsamung; Rezidivgefahr bei einschläg. Stoffwechselbelastung (z. B. Schwangerschaft); vgl. DEBRÉ*-DE TONI*-FANCONI* Syndrom. – 2) Typ DENT: während u. nach der Pubertät vork. hypophosphatäm. Rachitis mit ausgeprägter Hyperglyzinurie; führt ohne höchstdosierte Vit.-D-Gaben zu hochgrad.

Phosphat-Stoffwechsel

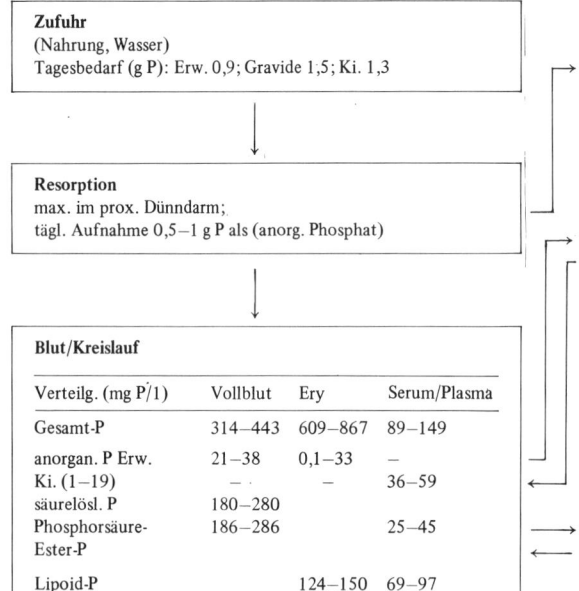

Zufuhr (Nahrung, Wasser)
Tagesbedarf (g P): Erw. 0,9; Gravide 1,5; Ki. 1,3

Resorption
max. im prox. Dünndarm; tägl. Aufnahme 0,5–1 g P als (anorg. Phosphat)

Blut/Kreislauf

Verteilg. (mg P/l)	Vollblut	Ery	Serum/Plasma
Gesamt-P	314–443	609–867	89–149
anorgan. P Erw.	21–38	0,1–33	–
Ki. (1–19)	–	–	36–59
säurelösl. P	180–280		
Phosphorsäure-Ester-P	186–286		25–45
Lipoid-P		124–150	69–97

15% des Serumphosphats proteingebunden u. nicht filtrierbar; Vit. D u. Parathormon senken Blutspiegel u. bewirken Phosphaturie

Fäzes
in 24 h ca. 0,5 g P (v. a. Ca-phosphat)

Urin
in 24 h 1–5 (1,2) g P (als Ammonium, prim. u. sek. Na- u. K-phosphat); s.a. Nieren

Nieren
in 24 h 6,1 g P (als Phosphat) im Glomerulusfiltrat, zu > 85% im prox. Tubulus rückresorbiert (durch Östro- u. Androgene, Vit. D, Phlorizin etc. vermehrt, durch Parathormon, Kortikosteroide, Alkalinisierg., Thyroxin etc. verringert); Ph. clearance 5–15 ml/Min.

Skelett/Zähne (700 g P)
ca. 0,3% der mineral. Substanz (P-Einbau: Osteoblasten, aktiviert durch Kalzitonin; P-Mobilisierung: Osteoklasten, aktiviert durch Parathormon), im ständ. Austausch mit dem Serum-Ph.

Verteilung (Gew.%)	ges. Mineral	Hydroxylapatit*	Wasser
Knochen (Femurdiaphyse)	70	60	9
Zement ⎫	72	60	8
Dentin ⎬ (bleibend. Gebiß)	86	75	5
Schmelz ⎭	98	95	1

* P-Einbau-Zeit: Dentin 15, Schmelz 0,1% (der Knochen-Zeit = 100%)

Gesamtbestand
(beim Erw.) ca. 875 g P; davon bis 80% = 700 g im Skelett (Fluor-, Hydroxyl-, Karbonat-apatit). Verteilung intra-/extrazellulär = ca. 30 (–44) : 1; Phosphat-Ion (mval/l) in Zelle 100, interst. Flüssigk. 2; Serum 2

Pankreassaft
0–1,6 mmol Phosphat/kg Wasser

Galle (Ges. P g/l)
Lebergalle 0,06–0,24
Blasengalle 1,40

Plazenta/Fruchtwasser
30 mmol P/kg bzw. 0,7–1,2 mmol P/l

Haut (mmol P/kg)
Erw. 14
Neugeb. 32

Schweiß
10–17 (14) mg P/l

Liquor (mg P/l)
Ges. P 14–22
anorg. P 16; organ. P 0,16

Speichel (mg P/l)
Ges. P 20–288 (204)
anorgan. P 81–217 (149); organ. P 0–133 (55)

Magensaft (Ges. P mg/l)
ca. 70 (davon mind. 95% anorgan.)

ZNS (g P/kg)
Ges. Lipoid-P 250 bzw. (RM) 50–100
Zerebroside 13–67 (RM)

osteomalaz. Skelettdeformierungen. – **Ph.-diurese-Test**: ↑ ELLSWORTH*-HOWARD* Test.

Phosphatide, Phospholip(o)ide: Lipoide mit mehreren unterschiedl. Grundbausteinen (Phosphorsäure, Fettsäuren, mehrwert. Alkohole wie Glyzerin oder Sphingosin, N-Basen wie Cholin oder Kolamin), unterteilbar in ↑ Phosphatidsäuren, Lezithine, Kephaline, Inosit- u. Azetalphosphatide (= Plasmalogene); alte, aber noch übl. Sammelbez. auch »Glyzerinphosphatide« (i. e. S. nur Lezithine u. Kephaline); s. a. Sphingolipide. Bestg. – nach Extraktion, Abtrennung u. Naßveraschung – meist als Phosphat-Ion durch Umsetzung mit Molybdat-Vanadat (Farbreaktion).

Phosphatid(lipoid)ose, **-thesaurismose**: ↑ NIEMANN*-PICK* Krankheit.

Phosphatidsäure: Derivate der mit 2 Mol. Fettsäure veresterten Glyzerinphosphorsäure als Gruppe der (Glyzerin-)Phosphatide; weit verbreitet, z. B. als ↑ Cardiolipin. – Hiervon verschieden die den Azetalphosphatiden chem. eng verwandten **Ph.ester**, die bei Veresterung der Ph. mit »N-Basen« (Cholin, Kolamin, Serin) als Lezithine bzw. Kephaline entstehen.

Phosphat|insektizide: zur Insektenbekämpfung angew. organ. Phosphorsäureester (↑ Azetylcholin-esterase-Hemmer). **Ph.mangelrachitis**: ↑ Hypophosphatasie. – **Ph.puffer**: prim. u. sek. Na- oder K-phosphat als chem. oder biol. Pufferlsg. (pH 6–8), zur oralen (als Salz) oder i.v. Anw. bei akuter Hyperkalziämie. – Analoges Verhalten der Phosphate auch im physiol. Puffersystem der Körperflüssigkeiten. – **Ph.rückresorption**: *nephrol* s. u. TPR (4).

Phosphatstauung, alimentäre: *päd* s.u. Frühtetanie. – **Ph.stein**: ↑ Harnkonkrement vorw. aus phosphorsaurem Kalk oder Mg-Ammoniumphosphat (»Tripelphosphat«); meist weich, wenig gefärbt, rauh; als Apatit u. Brushit gut, als Struvit wenig rö.-schattengebend.

Phosphatstoffwechsel: die Resorption, Nutzung u. Ausscheidung des dem Körper in sehr unterschiedl. anorgan. u. organ. Bindung zugeführten P-Verbindgn. (↑ Schema, s. a. Phosphat, Phosphatase). Aufnahme von 500–1000 mg aus dem Darm (unverändert oder nach enzymat. Aufschluß; gefördert durch Vit. D, gehemmt durch Bildung komplexer Verbindungen mit Ca, Mg, Al, Ba) sichert Plasmaspiegel von 1,4–2,7 mval/l (bei Kind höher), v. a. in Form von dissoziierten Phosphaten u. organ. Verbindungen (↑ Phosphatide). Bedeutendstes Anion, ferner wichtig für energiereiche Verbindgn., Zahn- u. Knochenhartsubstanz. Renale Ausscheidung (ca. $2/3$) verstärkt bei metabol. Alkalose, hohem Vit.-D-Spiegel, durch Parathormon. – Quant. Verhalten des Blut-P im allg. dem des Ca entgegengesetzt. – ↑ Hypophosphatämie v. a. bei Enzymdefekt (s. u. Phosphatdiabetes), prim. Hyperparathyreoidismus (zus. mit Hyperkalziämie), idiopath. Hyperkalziämie LIGHTWOOD, Osteomalazie, Vit.-D-Mangel-Rachitis; ↑ Hyperphosphatämie bei Niereninsuffizienz (mit Hyperparathyreoidismus u. nephrogener Osteopathie), (Pseudo-)Hypoparathyreoidismus, Akromegalie, Vit.-D- bzw. AT-10®-Überdosierung; bei Osteoporose u. Ostitis deformans Werte normal.

Phosphaturie: die überwiegend renale Ausscheidung (ca. 90%) von P als anorgan. Phosphat (↑ Tab. »Phosphatstoffwechsel«; s. a. ELLSWORTH*-HOWARD* Test). – I. e. S. die Hyperphosphaturie mit milch.-trübem, meist alkal. Urin (»Milchpissen«) u. massenhaft Phosphaten u. Kalksalzen im Sediment; physiol. bei alkal. Kost, übermäß. Eiweißzufuhr, Alkalither., im Hunger, bei schwerer Muskelarbeit, im Klimakterium etc.; pathol. bei Rachitis, Osteomalazie, PAGET* u. CUSHING*-Syndrom, prim. u. sek. Hyperparathyreoidismus, Phosphatdiabetes, Glyzinurie SCRIVER, neurovegetat. Dystonie, Knochenmetastasen.

Phosphen: durch inadäquaten Reiz (Druck, elektr. Stromstoß) auf die Netzhaut ausgelöste Lichtempfindung, z. B. »Sternchensehen« bei Schlag aufs Auge.

Phosphid: den Karbiden analoge Verbindg. von Phosphor mit Metallen; s. a. Phosphorwasserstoff.

Phosphin: ↑ Phosphorwasserstoff. – **Ph.säure**: Tautomeres der ↑ phosphonigen Säure. Salze u. Ester: »**Phosphinate**«.

Phosphite: Salze u. Ester der ↑ phosphor. Säure.

Phospho|adenylat-3-nukleotidase: Enzym (Leber) mit der Reaktion: Adenosin-3'5'-diphosphat + H_2O = AMP + Orthophosphat; setzt auch PAPS (↑ Adenosin-3'-phosphat-5'-phospho-sulfat) um. – **Ph.diesterase**: Hydrolase (Mg^{2+}-aktivierbar) mit der Reaktion: Phosphodiester + H_2O = Phosphorsäuremonoester + Alkohol; beteiligt z. B. am Auf- u. Abbau des für die Hormonwirkgn. bedeutsamen 3',5'-zyklo-AMP.

Phospho|enol-brenztraubensäure, -enol-pyruvat: $H_2C=C(OPO_3H_2)$-COOH; intermediäre energiereiche Reaktionsform der Ph.brenztraubensäure. – **Ph.fruktokinase, -hexokinase, FPK**: Enzym (KH-Stoffwechsel) mit der Reaktion: ATP + D-Fruktose-6-phosphat = ADP + D-Fruktose-1,6-diphosphat.

Phospho|-Gluko-Amino-Diabetes: ↑ DEBRÉ*-DE TONI*-FANCONI* Syndrom. – **Ph.glukokinase**: Enzym (Muskel) mit der Reaktion: ATP + D-Glukose-1-phosphat = ADP + D-Glukose-1,6-diphosphat. – **Ph.glukomutase**: Enzym (MG ca. 75 000) mit der Reaktion: Glukose-1,6-diphosphat + Glukose-1-phosphat = Glukose-6-phosphat + Glukose-1,6-diphosphat. – **Ph.glukonsäure**: Glukonsäure-D-phosphorsäure; in allen Zellen (v.a. Ery) vork. Phosphorsäureester, Intermediärprodukt im KH-Stoffwechsel.

Phospho|glyzerat-kinase: das »BÜCHER* Enzym« des KH-Stoffwechsels, mit der Reaktion: ATP + 3-Phosphoglyzerat = ADP + 1,3-Diphosphoglyzerinsäure (NEGELEIN* Ester). – **Ph.glyzerat-phosphomutase**: umphosphorylierendes Enzym; Reaktion: 2-Phospho-D-glyzerat ↔ 3-Phospho-D-glyzerat. – **Ph.glyzeride**: Glyzerinphosphorsäure-Derivate mit mind. 1 an den Glyzerinrest gebundener O-Alkyl-, O-Acyl-oder O-Alkenyl-Gruppe. – **Ph.glyzerinsäure**: Ester zwischen Phosphor- u. Glyzerinsäure; mit 1 oder 2 Orthophosphorsäure-Resten; wicht. Intermediärstufe im KH-Stoffwechsel.

Phosphohexose-isomerase, PHI: ↑ Glukosephosphat-isomerase.

Phosphokreatin: ↑ Kreatinphosphat.

Phospholipasen, Lezithinasen: verschied. Hydrolasen; **Ph. A** (in Schlangen-, Wespen- u. Skorpiongift) spaltet Lezithin in Lysolezithin + ungesätt. Fettsäure; **Ph. B.** (»Lyso-Ph.«; u. a. Wespengift) spaltet Lysole-

Phospholipoid

zithin in Glyzerolphosphocholin + Fettsäure; **Ph. C.** (»Lipophosphodiesterase I«; in Hirn, Schlangengift u. Baktn.) spaltet Phosphatidylcholin in Cholinphosphat u. 1,2-Diglyzerid. – s. a. Lezithinase.

Phospholip(o)id: ∫ Phosphatid. – **Ph.färbung**: s. u. BAKER* Test.

Phosphomolybdänsäure-Hämatoxylin: s. u. MALLORY* Färbung.

phosphonige Säure: Tautomeres der Phosphinsäure; Salze: »Phosphonite«; u. a. als Zusatz in Antibiotika u. Stärkungsmitteln.

Phosphonsäure, Phosphonate: s. u. phosphorige Säure.

Phospho|pherasen: Phosphat-übertragende Enzyme. – **Ph.proteid, -protein**: Phosphorsäure-halt. Eiweißkörper, z. B. Kasein, Vitellin.

Phosphor, P: nichtmetall. Element mit Atomgew. 30,9738, OZ 15; 3-, 5-, seltener 1- u. 4wert.; Vork. (nur in Verbindgn.) als Mineral (Apatit, Phosphorit, Guano) u. in den meisten Lebewesen (∫ Phosphat, Nukleinsäuren), bes. reichl. in Fischen u. Algen. Mind. 3 allotrope Modifikationen: a) **gelber, weißer** oder **farbloser Ph.**, wachsweich, mit spezif. Geruch, lösl. u. a. in CS_2 u. fetten Ölen (aufzubewahren unter Wasser, da im Licht u. Luft Oxidation zu P_2O_5 mit Selbstentzündg.); therap. Anw. als **Ph.lebertran**, ferner als Gift gegen tier. Schädlinge; stark giftig (MAK 0,1 mg/m^3; ∫ Ph.vergiftung, Ph.nekrose); forens. Nachweis mit MITSCHERLICH* Reaktion. – b) **roter** oder **amorpher Ph.**, entstanden aus gelbem Ph. bei Erhitzen über 250°; gilt als ungiftig. – c) **violetter** oder HITTORF* **Ph.**, gebildet aus rotem Ph. bei > 400°, in gelben übergehend bei > 620°. – Ferner **schwarzer** oder **metall. Ph.** u. **hellroter** oder SCHENCK* **Ph.** (enthält bis zu 30% Brom). – Grober Nachweis durch Erhitzen des Materials mit Mg (typ. Phosphin-Geruch nach Anfeuchten); als Phosphat durch Fällungsreaktion mit Ammoniummolybdat-, Zirkonylchlorid- oder Silbernitrat-Lsg. oder als Mg-Ammoniumphosphat. – Von den 6 radioakt. Isotopen (»Radio-Ph.« $^{29-34}$P; β-Strahler) von nuklearmedizin. Bedeutung nur ^{32}P (HWZ 14,4 d; krit. Organ: Knochen) zur Ther. von Blutkrankhtn. (v. a. Polycythaemia vera) u. Malignomen (v. a. Prostata-Ca., Knochenmetastasen), als Cr^{32}PO$_4$ oder Natrii phosphas/^{32}P zur Untersuchg. des Mineral- u. Intermediärstoffwechsels, zur Bestg. des Blutvol. (^{32}P-markierte Ery) etc.

Phosphor...: s. a. Phospho..., Phosphat...

Phosphor|diabetes: vermehrte renale P-Ausscheidung, v. a. bei perniziöser Anämie. – vgl. Phosphatdiabetes. – **Ph.entziehungstest**: Nachweis eines Hyperparathyreoidismus durch Drosselung der alimentären P-Zufuhr u. Kontrolle der P- u. Ca-Werte im Serum (weiterer Abfall bzw. Anstieg) u. der P-Ausscheidung im Harn (unverändert hoch).

Phosphoreszenz: Form der Lumineszenz, bei der die absorbierte Energie – abhängig von Leuchtstoff u. Temp. (im Ggs. zur Fluoreszenz!) – mit einer gewissen Verzögerung wieder abgegeben wird.

Phosphor(h)idrose: (SUTTON u. SUTTON): Absonderung eines phosphoreszierenden Schweißes (Baktn.?), z. B. bei Malaria, Mamma-Ca., Lungen-Tbk, nach Fischgenuß.

phosphorige Säure: ∫ Acidum phosphorosum (Salze u. Ester: »Phosphite«). – Tautomeres der Phosphonsäure (Salze: »Phosphonate«).

Phosphorismus: chron. ∫ Phosphorvergiftung.

Phosphor|molybdänsäure, PMA: $H_3Mo_{12}O_{40}P$; Fällungs- u. Färbereagens für Purine (blau), Alkaloide, Kreatinin, Koffein, Vit. C, KH, Karotinoide, zahlr. Ionen (z. B. K, Phosphat), Bindegewebe (»Molybdän-Hämatoxylin«), Eiweiße; s. a. FOLIN* Methoden (1). – **Ph.nekrose**: Weichteilnekrose bei Ph.verbrennung. – Ferner die sek.-osteomyelitischen Veränderungen (v. a. Kiefer) bei chron. P-Intoxikation (durch P-Dämpfe), wahrsch. infolge prim. Gefäßschädigung mit Thrombosierungen u. sek. Infektion aus eitr. Kopfherden; klin.: Osteosklerose, Sequestrierung, Fisteleiterungen, Frakturen, evtl. Sepsis.

Phosphoro-: die Gruppe –P=P– in organ. Verbindgn.

Phosphorolyse: der intermediäre Glykogenabbau.

Phosphoroso-: die Gruppe »–PO–« in organ. Verbindgn.

Phosphor|oxid-, -oxychlorid: $POCl_3$; ätzende Flüssigkeit, schleimhautreizend; MAK 0,3 mg/m^3 = 0,5 ppm. – **Ph.pentachlorid**: PCl_5; schleimhautreizend (Konjunktiven, Atemwege, evtl. Lungenödem; MAK 1 mg/m^3; ggf. entschädigungspflicht. BK). – **Ph.pentoxid**: das Ph.säureanhydrid P_2O_5; bildet in Wasser Orthophosphorsäure; MAK 1 mg/m^3.

Phosphorsäure: ∫ Acidum phosphoricum. – **Ph.anhydrid**: ∫ Phosphorpentoxid. – **Ph.ester**: organ. Ph.verbindng. (∫ Phosphat, Alkylphosphate, Azetylcholin-esterase-Hemmstoffe, Nukleinsäuren), z. T. sehr giftig; Intoxikation (ggf. entschädigungspflicht. BK; aber auch akzidentell oder in suizidaler oder Tötungsabsicht) v. a. mit ZNS-Erscheinungen (Parasympathikusreizung, später -lähmung), u. zwar akut (Sympte. wie Nikotin- u. Kurare-Vergiftg.) u. subakut, wahrsch. auch chron. (v. a. Polyneuritis; als Frühsympt. unbezwingbares Augenzwinkern); Ther.: Atropin (hohe Dosen!), PAM bzw. Toxogenin (nur wirksam in ersten 36–48 Std.), Abwaschen mit Polyäthylenglykol.

Phosphor|trichlorid: PCl_3; stark ätzend u. schleimhautreizend, MAK 3 mg/m^3 = 0,5 ppm. – **Ph.trisulfid**: P_4S_3; geruch- u. geschmacklos (z. B. in Zündholzköpfen, Glühzündern, Hochdruckschmierölen, Schädlingsbekämpfungsmitteln); schleimhautreizend (Augen, Luftwege), allerg. Hautreaktionen (»Streichholzschachteldermatitis«) u. Ekzeme provozierend, bei Verunreinigung mit weißem P auch Gefahr der chron. ∫ P.vergiftung (ggf. entschädigungspflicht. BK).

Phosphor|vergiftung: Intoxikation durch P u. seine anorganischen (∫ P.wasserstoff) u. organischen Verbindgn. (∫ Phosphorsäureester); i. e. S. die durch weißen P, akut mit Übelkeit, Erbrechen, schmerzhaften Durchfällen (örtl. Wirkung), nach Latenz von 1–3 Tg. (Resorption) Symptn. seitens Leber (Verfettung, tox. Degeneration) u. ZNS (Kopfschmerzen, Halluzinationen, delirante Zustände), präfinal körperl. Verfall u. Koma; chron. (selten, meist gewerbl.) v. a. Knochenveränderungen (∫ P.nekrose); ggf. entschädigungspflicht. BK.

Phosphorwasserstoff, (Mono-)Phosphin: PH_3; farbloses, nach faulem Fisch, Knoblauch oder Karbid riechendes Gas. Schweres Stoffwechselgift (wahrsch. Hemmung lebenswichtiger Zellenzyme); Aufnahme durch Atmung (oder den im Magen-Darm gebildeten Phosphiden entstammend), MAK 0,15 mg/m³ = 0,1 ppm. Intoxikation (v. a. beim Autogenschweißen, durch Kalkstickstoff, Schädlingsbekämpfungsmittel, unreines Azetylen): bei hoher Konz. Hämiglobin, akute Asphyxie, schlagart. Tod; bei niedriger gastrointestinale Erscheinungen, starker Durst (evtl. mehrstünd. Latenz), auch anginöse Beschwerden, Husten, Kurzatmigkeit, Zyanose, Tachykardie u. Fieber oder aber Erregungszustände, Krämpfe, Muskelschmerzen u. -steifigkeit, Übergang in völl. Betäubung, evtl. Tod durch Lungenödem; bei subtox. Dosen kumulative Wirkung; bei chron. Vergiftung (unbewiesen) Sympte. wie durch elementaren P; ggf. entschädigungspflichtig. BK; Ther. wie bei Arsenwasserstoff (O_2, Helthion i.v. + i.m., symptomatisch).

Phosphorwolframsäure: ↑ Acidum phosphowolframicum. – **Ph.-Hämatoxylin** (mit 0,2 ml H_2O_2 als Oxidationsbeschleuniger) für Zellkernfärbung (s. a. MALLORY* Färbung).

Phosphorylase|mangel, generalisierter: ↑ HERS* Glykogenose (2). – **Ph.-phosphatase**: Enzym (Leber), das α-Glukanphosphorylase inaktiviert.

Phosphorylierung: Veresterung von Ortho- oder Pyrophosphorsäure mit OH-Gruppen enthaltenden organ. Verbindgn. (KH, Nukleotide etc.); s. a. Atmungskette.

Phosvitin: Serin-reiches Phosphoproteid (9,7% P, 11,9% N) im Eidotter.

phot...: s. a. photo...

Phot, ph: *physik* Einh. für die spezif. Lichtausstrahlg., definiert als Lichtstrom/Fläche (1 ph = 1 lm/1 cm²), i. w. S. auch für die Beleuchtungsstärke (1 ph = 10^4 lx).

photisch: Licht betreffend; z. B. **photic driving**, im EEG bei Flimmeraktivation (»photic stimulation«) die Anpassung der Frequenz der Hirnaktivität an die der Lichtblitze.

Photismus: ↑ Photom; i. w. S. auch visuelle Empfindungen bei Reizung anderer Sinnessysteme, z. B. ↑ Chromästhesie.

photo...: Wortteil »Licht(schein)«; s. a. Foto..., Licht...

Phot(o)ästhesin: ein »Sehstoff« (im ↑ WALD* Zyklus).

photoaktinisch: durch Lichteinwirkung.

Photo|allergen: in der Haut durch Lichteinwirkung (UV-A oder -B) auf eine körpereigene (= »**Ph.autoallergen**«) oder -fremde Substanz (»**Ph.heteroallergen**«, v. a. Sulfonamide, Phenothiazine, Tetrazykline, Antimykotika, Desinfizienten, orale Antidiabetika, PAS-Präparate, opt. Aufheller) entstandenes AG. Die darauf basierende **Ph.allergie** (»Lichtallergie«) als entzündl., einer Kontaktdermatitis analoge Spätreaktion wird durch erneute UV-Einwirkung ausgelöst (↑ Ph.patch-Test); vgl. ph.dynamische Reaktion.

photoanaphylaktische Reaktion: Hautreaktion auf normale Lichtdosen (UV-A, -B, sichtbares Licht) infolge primär erhöhter Empfindlichkeit, z. B. Lichturtikaria, chron.-polymorpher Lichtausschlag, Sommerprurigo, Erythematodes-ähnliche Lichtdermatose, Frühlingsdermatose der Kinder; vgl. photodynam. Reaktion.

Photo|bakterien: lichterzeugende Bakterien. – **Ph.chemotherapie**: (MORTAZAWI u. OBERSTE=LEHN 1972) *derm* UV-A-Belichtung (»Blacklight«) ca. 2 Std. nach örtl. oder peroraler Applikation eines Photosensibilisators (z. B. ↑ Methoxypsoralen); bewirkt selektive Hemmung der m-RNS (u. damit Hemmung von Enzymproduktion u. überschießender Hautproliferation). Anw. v. a. bei Psoariasis vulg., aber auch bei Akne, Vitiligo, mikrobiellem Ekzem, Herpes simplex, Zoster, mycosis fungoides u.a.m.; s.a. PUVA, vgl. SUP.

photochromogene Stämme: *bakt* Gruppe 1 der atyp. Mykobaktn. (im Dunkeln kremfarb., im licht gelborange).

Photodermatitis, -dermatose: ↑ Lichtdermatose. – **Ph. pigmentaria**: ↑ Melanodermitis toxica.

photodynamisch: unter oder nach Lichteinwirkung überhaupt erst oder aber anders wirksam; z. B. **ph. Substanzen** (mit Eigenschaftsänderung, s. a. phototoxisch), **ph. Reaktion** (akuter oder chron. Lichtschaden der Haut infolge Aktivierung einer körpereigenen Substanz durch – normalerweise inakt. – längerwell. Licht; vgl. Photoallergie).

Photodynie: durch Lichteinfall ausgelöste Augenoder Kopfschmerzen.

Photo|effekt: ↑ lichtelektrischer Effekt. – **Ph.elektron**: s. u. Ph.kathode. – **Ph.endoskopie**: ↑ Douglaso-, Gastro-, Kolpo-, Laparo-, Zystoskopie etc. mit gezielter Schwarzweiß- oder Farbphotographie (spez. Endoskopoptik, verstärkte Lichtquelle, evtl. Elektronenblitz). – **Ph.epilepsie**: photogene ↑ Epilepsie. – **Ph.erythem**: ↑ Erythema actinicum.

Photo|gammagraphie: *radiol* ↑ Autoradiographie, Photoszintigraphie. – **Ph.gegenpotential**: *ophth* im ERG als Antwort auf kurzen Lichtblitz eine schnelle neg. Phase (Ph.regeneration des Rhodopsins?).

photogen(etisch): durch Lichteinwirkung ausgelöst; z. B. **ph. Dermatose** (↑ Lichtdermatose).

photographisch: die »Lichtbildnerei« betreffend, mit Sichtbarmachung in einer **ph. Schicht** (Emulsion von Silberhalogenid-Kristallen, die sich durch »Photolyse« z. T. so verändern, daß sie vom »Entwickler« zu schwarzem, metall. Silber reduziert u. vom Fixierbad nicht herausgelöst werden; Zusätze steigern Licht- u. Farbempfindlichkeit etc.); z. B. (*radiol*) **ph. Dosismessung** (anhand der Schwärzung durch ionisierende Strahlung, verglichen mit der durch eine Standardstrahlung; s. a. Filmdosimeter).

Photo|hämotachometer (Cybulski*): *physiol* Apparat zur Messung der Blutströmungsgeschwindigkeit anhand des – photograph. registrierten – Staudrucks am PITOT* Rohr. – **Ph.heteroreaktion**: *immun* s. u. Ph.allergie. – **Ph.inaktivierung**: *bakt* mutationsauslösender bis abtötender Effekt ionisierender u. kurzwell. UV-Strahlung. Wirkort sind die Nukleinsäuren (z. B. kovalente Verknüpfungen benachbarter Thymin-Basen), Wirkungsweise noch wenig geklärt. – vgl. Ph.reaktivierung.

Photo|kartographie: *nuklearmed* s. u. Kartographie. – **Ph.kathode**: Kathode, aus der bei Lichtwirkung (äußerer ↑ lichtelektrischer Effekt) »Photoelektronen« austreten, die – nach Anlegen einer Hilfsspannung – zu Meßzwecken (↑ Ph.zelle) oder Schirmbilderzeugung (↑ Bildverstärker) dienen. –

Ph.kauter: *ophth* s. u. Lichtkoagulation. – **Ph.keratoskopie**: (AMSLER) *ophth* photogrammetr. Verfahren (modifiz. Keratoskopie) am mittels Kamera (»Ph.keratoskop«) aufgenommenen Spiegelbild der PLACIDO* Scheibe auf der Hornhaut; z. B. für Haftglasanpassung. – **Ph.koagulation**: ↑ Lichtkoagulation.

Photolumineszenzdosimetrie: *radiol* s. u. Radiophoto-.

Photom, Photopsie: umgeformte visuelle Sensation bei inadäquater Retinareizung (z. B. elektrisch, Druck auf Bulbus) oder infolge Läsion an Sehbahn, Hinterhaupt- oder (selten) Temporallappen, ferner als elementare visuelle Halluzination oder Illusion.

Photo|meter: Gerät zur »Lichtmessung« (Leuchtdichte, Beleuchtungsstärke, Lichtausstrahlung, -durchlässigkeit), i. e. S. für die chem.-analyt. **Ph.metrie**, d. h. Intensitätsmessung (Ph.zelle) definierter spektraler Bereiche zur Bestg. der Farbtiefe von Lsgn. u. damit der Konz. (die anhand von Eichkurven bzw. Standard-Meßwerten errechnet wird); s. a. Flammen-Ph., Nephelo-, Kolorimeter, *ophth* ↑ Adaptometer.

Photo|motograph: (1959) photoelektr. Meßgerät für den ASR-Ablauf (u. damit zur Diagnostik einer Hypothyreose anhand verlangsamten Ablaufs). – **ph.motorischer Reflex**: ↑ Lichtreflex der Pupille. – **Ph.multiplier**: ↑ Sekundärelektronenvervielfacher.

Photon: Energiequant einer elektromagnet. Strahlung, s. a. Lichtquant. – **Photonenstrahlen**: Bez. für elektromagnet. Strahlen (Licht, UV, Rö-, Gammastrahlen), um deren korpuskulären Charakter zu betonen (↑ Dualismus).

Phot(o)ophthalmie: ↑ Conjunctivitis u. Keratitis photoelectrica.

Photopatch-Test: *allerg* Epikutantest, bei dem das Testareal 4–24 Std. nach AG-Applikation kurz (5 Min.) dem Sonnen- oder einem künstl. UV-A-Licht ausgesetzt wird (»belichteter Läppchentest«).

Photo|phobie: 1) Angst vor Sonnenlichteinwirkung (= Heliophobie). – 2) *ophth* Lichtscheu infolge Blendungsempfindlichkeit. – **Ph.phorese**: Wanderung kolloidaler Partikel auf eine Lichtquelle zu oder von ihr weg (= **pos.** bzw. **neg. Ph.**). – **Ph.pigment**: ↑ Rhodopsin (Sehpurpur).

photopisches Sehen: das »Helligkeitssehen« (unter Tageslichtbedingungen, d. h. Leuchtdichten 10^{-4} bis 10^{-1} cd/cm^2; bei höherer Reizintensität durch Blendung gestört), mit rel. großer Sehschärfe. Das – auch fürs Farbsehen zuständ. – »**ph. System**« umfaßt die ↑ Zapfenzellen der Retina u. deren (z. T. Punkt-zu-Punkt-)Verschaltung bis zur visuellen Großhirnrinde. – s. a. Schema »Dämmerungssehen«.

Photo|podogramm: s. u. Podogramm. – **ph.provozierende Reaktion**: *derm* durch übermäß. Sonnenbestrahlung (bes. UV-B) ausgelöste Hautreaktion, z. B. Herpes solaris, Erythema exsudativum multiforme, Psoriasis vulg. (als »isomorpher Reizeffekt«).

Phot|op(s)ie: 1) *physiol* ↑ ph.opisches Sehen. – 2) Photismus: Auftreten von ↑ Photomen. – **Ph.optometer**: *ophth* Gerät zur Bestg. des Leuchtdichte-Schwellenwertes (z. B. n. CHARPENTIER).

Photo|reaktion: *derm* ↑ Lichtreaktion (Abb.); s. a. Lichtausschlag, Photodermatose, ph.provozierende u. -summierende Reaktion. – **Ph.reaktivierung**: bei Mikroorganismen die Reparatur genetischer Strahlenschäden (Spaltung der Thymin-Dimeren) durch Einwirkung von UV-A. – **Ph.rezeption**: Lichtempfindung (↑ Gesichtssinn) über die **Ph.rezeptoren** (= Stäbchen u. Zapfen der Netzhaut).

Photo|scanning: ↑ Ph.szintigraphie. – **Ph.sensibilisierung**: *derm* Herabsetzung der Lichtreizschwelle der Haut durch endo- oder exogene Einlagerung lichtsensibilisierender Stoffe (»**Ph.sensibilisatoren**«; ↑ Lichtdermatose). – **Ph.stimulation**: *neurol* ↑ Flimmerlichtaktivation.

photosummierende Reaktion: *derm* durch Lichtwirkung verstärkte (endogene) Hautreaktion, z. B. bei Pockenpusteln, Pellagra, seborrhoischem Ekzem.

Photosynthese: *biol* der mit Umsetzung von Licht in chem. Energie erfolgende Aufbau energiereicher Verbindgn. aus energieärmeren, insbes. die pflanzl. ↑ Assimilation mit Hilfe des Chlorophylls (vielstuf. Prozeß, bei dem via Formaldehyd Traubenzucker u. – durch Polymerisation – Stärke gebildet werden).

Photoszintigraphie: Szintigraphie-Technik, bei der die Aktivitäten in Lichtblitze umgesetzt u. auf einem Rö.film (evtl. Objektbild) in Form scharfer Punkt- oder Strichzeilen oder aber als diffuse Schwärzung unterschiedlicher Intensität registriert werden (neuerdings auch als »**Kolor-Ph.**«).

Photo|taxis: gerichtete Bewegung freibewegl. Organismen zum Lichtreiz hin oder vom Licht weg (= **pos.** bzw. **neg. Ph.t.**). – Bei ortsgebundenen als »**Ph.tropismus**« (z. B. ↑ Heliotropismus). – **Ph.therapie**: ↑ Lichttherapie; s. a. SUP, Ph.chemotherapie.

phototoxisch: durch schädl. Lichteinwirkung bedingt, entweder als dir. Folge zu intensiver Belichtung oder infolge Toxischwerdens einer inkorporierten Substanz (Anthrazen, Benzpyren, Akridine, Furokumarine etc.) durch Lichteinwirkung (mit oder ohne O$_2$-Beteiligung); s. a. Lichtdermatose.

Photo|trauma: *derm* durch hohe UV-Dosen bei normaler Hautempfindlichkeit hervorgerufene Hautschädigung, akut als hochgrad. Lichterythem, chron. als Seemanns-, Landmannshaut. – **Ph.tropismus, -tropie**: s. u. Ph.taxis. – **Ph.urtikaria**: ↑ Lichturtikaria.

Photo|vervielfacher: ↑ Sekundärelektronenvervielfacher. – **Ph.zelle**: ↑ photoelektr. Zelle, in der bei Lichteinwirkung auf eine ↑ Ph.kathode (meist Erdalkalimetall im Hochvakuum, mit Hilfsspannung) eine meßbare Elektronenemission erfolgt. – **Ph.zystoskop**: s. u. Ph.endoskopie.

Phoxinus-Einheit *endokrin* Elritzen-Einh.« des MSH, bestimmt am Karpfenfisch Phoxinus laevis.

Phragmites-Torf: Flachmoortorf mit hohem Ton- u. Sandgehalt.

phren...: Wortteil »Zwerchfell« (Phrenes), i. w. S. »Geist«, »Seele«; s. a. phreno..., phreniko..., Zwerchfell..., diaphragm..., psycho...

Phren|algie: Zwerchfellschmerz (↑ Phrenikodynie). – **Ph.asthenie**: 1) Neurasthenie mit Kopfdruck, Ohrensausen, Schwindel, Schlaflosigkeit u. Reizbarkeit. – 2) ↑ Schwachsinn. – **Ph.ektomie**: Teilresektion des Zwerchfells. – **Ph.emphraxis**: ↑ Phrenikotomie.

Phrenes: Zwerchfell (↑ Diaphragma).

Phrenesie: alte Bez. für 1) symptomat. Psychose (»Hirnwut«) bei Enzephalitis; 2) jegliche Geistesstörung.

phrenic(o)..., phrenik(o)...: Wortteil »Nervus phrenicus«, »Zwerchfell«.

phrenicus: zum Zwerchfell gehörig. Auch Kurzform für N. phrenicus (/ Phreniko..., Phrenikus...).

Phrenikektomie: / Phrenikusexhairese.

Phreniko|(o)dynie: atemabhäng., in Thorax- u./oder Schulterpartien ausstrahlende Schmerzen infolge Reizung oder Läsion des N. phrenicus; häufig infolge Affektion der Zwerchfellmuskulatur oder -serosa bei Lungenunterlappenprozeß, Bornholmer Krankh., Herzhinterwandinfarkt, subphren. Abszeß, Pericholezystitis, Milzinfarkt, Ulkusperforation, intraperitonealer Blutung etc.; s. a. Phrenikusdruckpunkt. – **ph.pylorisches Syndrom**: / ROVIRALTA* Syndrom.

Phreniko|tomie: op. Durchtrennung des N. phrenicus zur Dauerausschaltung (/ Phrenikusausschaltung). Evtl. als **totale** oder **radikale Ph.** (GOETZE) mit zusätzl. Durchtrennung des – in 25% vorhandenen u. mit dem N. accessorius laufenden – Nebenastes aus C_5. – **Ph.tripsie**: / Phrenikusquetschung.

Phrenikus: / Nervus phrenicus. – s. a. Phreniko-. – **Ph.atmung**: künstl. Beatmung durch rhythm. elektr. Reizung des N. phrenicus; s. a. Elektrolunge. – **Ph.ausschaltung**: therap. Leitungsunterbrechung im N. phrenicus (Ort der Wahl: Halsbereich), entweder permanent (/ Phrenikotomie, Ph.exhairese) oder aber temporär durch intraneurale Alkohol-Inj. (75–80%ig; bis zu 12 Mon. wirkend), Leitungsanästhesie (perkutan, für ca. 2 Std.) oder / Ph.quetschung; v. a. als Kollapsther. bei Lungen-Tbk, für Op. im Zwerchfellbereich, bei Singultus. – **Ph.druckpunkt**: supraklavikulär bei Druck in Richtung WS zwischen Mm. scalenus ant. u. sternocleidomastoideus nachweisbarer Schmerzpunkt, li. z. B. bei Milzruptur (= SAEGESSER* Zeichen), re. bei gleichseit. Oberbauchprozeß; oft zus. mit Schulterschmerz (= Ph.symptom = MAYO* Zeichen).

Phrenikus|ex(h)airese, Phrenikektomie: op. Entfernung des N. phrenicus (auf etwa 12 cm Länge) zur dauernden Ruhigstellung des – dann hochstehenden – Zwerchfells; nach Freilegung über dem Scalenus ant. Durchtrennung u. Aufrollen des peripheren Abschnitts bis zum Abreißen. – **Ph.lähmung**: durch Läsion (v. a. durch Trauma, Neoplasma) von Halsmark (C_4; bds. Ausfall), HWS, Plexus cervic. oder Nervenstamm (z. B. Pleurakuppel, Perikard-, Mediastinalprozeß) bedingter Ausfall des Nervs; einseitig mit homolat. Hochstand u. Paradoxbewegung des Zwerchfells, bds. mit Dyspnoe, Zyanose, Auxiliäratmung. – s. a. Ph.ausschaltung.

Phrenikus|neuralgie: / Phrenikodynie. – **Ph.quetschung**, Phrenikotripsie: temporäre / Ph.ausschaltung durch Quetschen (ca. 2 cm) des über dem M. scalenus ant. freigelegten Nervs. – **Ph.symptom**: s. u. Ph.druckpunkt.

Phreno|glottismus: simultaner Krampf von Zwerchfell u. Schlund bei Tetanie. – **Ph.kardie**: (MAX HERZ) / DA COSTA* Syndrom. – **Ph.kardiospasmus**: gleichzeit. Zwerchfellkrampf u. Kardiospasmus (bei neurovegetat. Dystonie). – **Ph.lepsie, -pathie**: histor. Bez. für psych. Krankheit. – **Ph.logie**: von F. J. GALL (1785–1828) begründete Lehre von der Erkennbarkeit des Charakters u. anderer psych. Eigenschaften aus der Schädelform.

Phreno|plastik: chir plast. Op. (Raffung, Doppelung, Transplantat) am Zwerchfell bei angeb. oder traumat. Defekt, Zwerchfellähmung, Relaxatio u. Eventratio diaphragmatica (s. a. Phrenoplikatur). – **Ph.plegie**: Zwerchfellähmung (s. u. Phrenikus-). – **Ph.plikatur**: op. Faltung u. Doppelung der Zwerchfellkuppel bei Relaxatio diaphragmatica. – **Ph.schisis**: / Zwerchfellspalte.

Phrenosin: / Zerebron.

Phreno|spasmus: / Zwerchfellkrampf. – **Ph.tomie**: Inzision des Zwerchfells (mit abdominalem oder thorakalem Zugang).

phrygische Mütze: das Rö.bild der im Fundus gefalteten Gallenblase (/ Abb. »Gallenblasenanomalien«).

Phrynoderm(a): »Krötenhaut«, Trockenheit der Haut mit Hyper- u. Parakeratose u. follikulärer Hyperkeratose, v. a. an den Streckseiten der Oberarme u. -schenkel, über Nates, Knien, Ellbogen, Schultern; z. B. bei Vit.-A-Mangel (v. a. in Tropen) zus. mit Xerophthalmie, Keratomalazie, Nachtblindheit, Leukoplakien. – Ferner das »**hypothyreot. Ph.**« (VILANOVA-CAÑADELL) an den Prädilektionsstellen der Keratosis pilaris bei jugendl. Vegetariern.

PHS: / Periarthritis humeroscapularis.

Phthalazine: pharm antihypertonisch wirkende Derivate des Phthalazins (bizykl. Verbindg. mit —N=N— -Gruppe), z. B. Hydralazin.

Phthalein...: s. a. Phenolphthalein.... – **Ph.purpur**: »Metallphthalein«, lösl. in NH_4OH u. Na-azetat-Lsg.; Indikator (pH < 6 farblos, 7–10 rosa, > 11 stark rot).

Phthalsäure: Benzol-dikarbonsäure, $C_6H_4(COOH)_2$; 3 Formen: o-, m(= Iso)- u. p(= Tere)-Phth.; erstere (wicht. Chemikalie u. Ausgangsstoff für zahlr. Synthesen) schleimhautreizend durch Verunreinigungen (insbes. Naphthochinon u. Maleinsäureanhydrid), aber weniger akut-toxisch als Salizylsäure (MAK für das Anhydrid 5 mg/m^3).

Phthalyl|-glutaminsäure-imid: / Thalidomid. – **Ph.sulfathiazolum** WHO: 2-(N^4-Phthaloyl-sulfanil-amido)-thiazol; Sulfonamid gegen Darminfektionen.

Phthien-, Phthionsäuren: / Mykolipensäure.

Phthio|col: (1933) Antibiotikum (Isomeres von Plumbagin) aus Tuberkeln. – **Ph.mycin**: (1953) Antibiotikum aus Streptomyces luteochromogenes; wirksam gegen Mykobaktn.

Phthiriasis: 1) parasit / Harpyrhynchiasis. – 2) Befall durch Läuse (i. e. S. der Gattg. / Phthirus). – **Phthirus pubis s. inguinalis**: die »Filz«- oder »Schamlaus« [Anoplura], ca. 2 mm groß, stark gedrungen, mit charakterist. zapfenförm. Fortsätzen am 5.–8. Hinterleibssegment u. bes. starken Fußklauen. Läst. Blutsauger in der Schambehaarung des Menschen (»Pediculosis pubis«, evtl. auch in Bart, Wimpern, Brauen, sogar Kopfhaar; Juckreiz u. – durch Läusespeicheleinwirkung auf Hb – schiefergraue bis stahlblaue Flecken: »Taches bleues«). Übertragung fast nur durch dir. Kontakt (v. a. Geschlechtsverkehr); keine Bedeutung als Krankheitsüberträger.

Phthise, Phthisis: allg. Bez. für Parenchymschwund (z. B. ophth **Ph. bulbi** GRAEFE = bds. Atrophia bulbi

Phthisis pulmonum

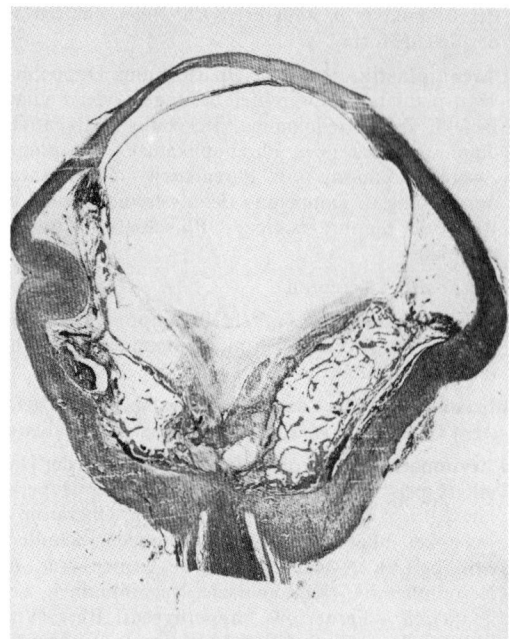

Phthisis bulbi (nach perforierender Verletzung mit Linsen- u. teilweisem Irisverlust): Netzhautablösung, metaplast. Knochenbildung am hint. Pol; Glaskörper teilweise bindegewebig organisiert, Aderhaut peripher spongiös, Sklera deutlich verdickt.

infolge Uveitis). I. e. S. die progred., nekrotisierende u. fibrosierende Organ-Tbk (i. w. S. die Tbk = »Schwindsucht« überhaupt), bes. die **Ph. pulmonum** (⁄ Lungenphthise) als **Ph. concummata** (großkavernös-fibrosierend), **Ph. fibrocaseosa** BARD (schubweise-progrediente Verkäsung), **Ph. florida** (akut-pneumonisch, verkäsend: »galoppierende Schwindsucht«); ferner **Ph. bronchialis** (⁄ Bronchus-, aber auch Bronchiallymphknoten-Tbk), **Ph. mesaraica** (⁄ Mesenteriallymphknoten-Tbk), **Ph. nodosa** (⁄ Miliar-Tbk), **Ph.renis** (⁄ Nieren-Tbk). – Auch Bez. für andere »zehrende« Lungenkrankhn., z. B. **Ph. lapicidarum** (⁄ Steinhauerlunge), **Ph. atra** (Silikose der Kohlebergleute, mit schwarzgefärbtem Sputum aus erweichten anthrakot. Herden), **Ph. cotonneuse** (⁄ Byssinose).

Phthiseo...: ⁄ Phthisio... – **Phthisiker**: an Lungen-Tbk Erkrankter. – **Phthisiologie**: die »Tuberkuloseheilkunde« als Spezialgebiet der Lungen- u. Bronchialheilkunde. – **phthisisch**: eine ⁄ Phthise (i. e. S. die Lungen-Tbk) betreffend, z. B. ph. ⁄ Habitus.

Phycomycetes, Phykomyzeten: »Algenpilze« (obsol. Klasse, mit im allg. unseptierten Myzelfäden); darunter die Erreger der ⁄ Phykomykose (u. Mukormykose), viele Pflanzenschädlinge (z. B. falscher Mehltau, Köpfchenschimmel) u. **Phycomyces blakesleanus** als Testkeim für Thiamin-Bestg.

Phyko|mykose, -myzetose: ⁄ Mykosen durch früher als Ph.myzeten (»Algenpilze«) klassifizierte Pilze wie Basidiobolus- u. Entomophthora-Arten, mit Befall von Haut-, Atmungs-, Verdauungsorganen etc.; z. B. in Indonesien, (sub)trop. Afrika u. Asien v. a. bei Kindern meist gutart. Form durch Basidiobolus meristosporus (v. a. an Oberschenkeln brettharte, kaum schmerzhafte Knoten, die sich ring- oder flächenför-

mig ausbreiten). – Ursprünglich auch Bez. (z.B. »Rhino-Ph.«) für die ⁄ Mukormykose. – **Ph.myzetom**: ⁄ Myzetom.

Phylaxis: (griech.) Schutz, Infektabwehr.

Phyllochinon: ⁄ Phytomenadion; s. a. Menadiol.

Phyllodes: *path* ⁄ Fibroadenoma phyllodes.

Phylogenese, -genie: (HAECKEL 1866) *biol* die Entwicklung rezenter Taxa (i. e. S. der Stämme) aus erdgeschichtlich älteren; vgl. Ontogenese.

Phylum: *biol* »Stamm« (⁄ Tab. »Systematik«).

-phym(a): Wortteil »Gewächs«, »Geschwulst«, »knoll. Verdickung«.

Physalämin: aus der Haut des südamerikan. Sumpffrosches Physalaemus fuscumaculatus isoliertes Undekapeptid mit kininart. Wirkung.

Physalide, Physalis: *path* »Wasserblase«, i. e. S. die blas. Zelle des Chordoms.

Physaloptera: Darmfadenwürmer [Physalopteridae] der Säuger, Vögel, Reptilien u. Amphibien. Beim Menschen (trop. Afrika, Mittel- u. Südamerika, Kaukasus, Israel, Indien) nachgewiesen der Affenparasit **Ph. caucasica s. mordens** (14–50 bzw. [♀] 24–100 mm, Larven in koprophagen Käfern, dann in nied. Wirbeltieren) im oberen Dünndarm (»**Physalopteriasis**«), mit Erbrechen, epigastr. Schmerzen, Bluteosinophilie.

Physiatrie: 1) ⁄ Physiotherapie. – 2) Lehre von den krankhaften Störungen der somat. Sphäre (im Ggs. zur Psychiatrie).

physikalische Therapie, Physiotherapie, Physiatrik: die Anw. physikal. Faktoren (mit Ausnahme ionisierender Strahlen) in Prävention, Ther. u. Rehabilitation (einschl. der fachgebundenen Diagnostik); unterteilt in Thermo-, Hydro-, Elektro-, Mechano-, Bewegungs- (= Krankengymnastik), Ergo- (= Beschäftigungs)-, Pneumo- (einschl. Inhalationen), Balneo- u. Klimatother. (u. manuelle Ther.?).

Physikotherapeut: 1) Spezialarzt für physikal. Medizin. – 2) Heilgymnast, Masseur.

Physikum: ältere Bez. für die ärztl. Vorprüfung.

Physikus: alte Bez. für den Arzt (engl.: physician), später für den staatlich beamteten Arzt.

Physinose: Krankh. durch physikal. Noxen.

physio...: Wortteil »natürlich«, »physikalisch«, »körperlich«.

Physiogel: pyrogenfreie 4%ige Lsg. einer z. T. hydrolysierten Gelatine zur Kreislaufauffüllung beim hypovoläm. Schock; isotonisch, nicht antigen, ohne Einfluß auf die Blutstillung.

physio|gen: körperlich bedingt (im Ggs. zu psychogen). – **Ph.gnomie**: der – menschl. – Gesichtsausdruck. Als dauerhafte Äußerung psychischer Vorgänge wicht. Diagnostikum.

Physiologie: Wissenschaft von den normalen Lebensvorgängen, mit den Teilgebieten Muskel-, Nerven- (⁄ Neuro-), Kreislauf-, Sinnes-, Arbeits-, kosm. (unter Weltraumbedingungen), pathol. (⁄ Patho-) Ph. etc. – **physiologisch**: die ⁄ Physiologie betreffend, als normaler Lebensvorgang (u. nicht pathol.), natürlich; z. B. **ph. Lsg.** (= isotone; s. a. Kochsalz-Lsg.), **ph. Skotom** (⁄ blinder Fleck), **ph. Uhr** (⁄ zirkadianer Rhythmus).

Physiologische Chemie: medizin. Lehrfach, das sich mit den chem. Vorgängen im gesunden u. kranken Organismus befaßt; heute als ↑ »Biochemie«.

physiopathisch: durch körperl.-funktionelle Störung bedingt; z. B. der **ph. Reflex** (↑ Reflexkontraktur).

Physiosklerose: (M. BÜRGER) die als Folge des schicksalsmäß. Alterns (Biomorphose) auftret. »physiol. Arteriosklerose« durch Zunahme des Kalzium- u. Cholesteringehalts in Intima u. Media bei gleichzeit. Wasserverarmung; bewirkt Anstieg von Blutdruck u. Pulswellengeschwindigkeit u. Erschwerung der peripheren Durchblutung.

Physiotherapie: 1) die Naturheilverfahren (↑ Naturheilkunde) im weitesten Sinne, wobei bewußt die natürl. Selbstordnungskräfte des Organismus angesprochen werden. – 2) die ↑ Physikal. Therapie.

physisch: die materielle Seite des Körpers (»Physis«) betreffend, körperlich (= somatisch, im Ggs. zu »psychisch«), mit den Sinnen wahrnehmbar.

Physo...: Wortteil »Luft«, »Gas«; s. a. Pneum(ato)....

Physodsäure: Antibiotikum (Depsidon-Struktur) aus Parmelia physodes u. ä. Flechten; hemmt grampos. Baktn. einschl. Mykobaktn.

Physo|metra, Tympania uteri: Gasansammlung in der Gebärmutter, meist bei Anaerobier-Infektion (sept. Abort, Gasbrand) mit Zervixstenose; häufig als **Ph.hydro-**, **Ph.pyo-** oder **Ph.hämatometra**. Analog die **Ph.salpinx** (im Eileiter).

Physo|stigmin, Eserin: Hauptalkaloid der Calabarbohne (Samen der Leguminose Physostigma venenosum), ein Pyrroloindol-karbaminsäure-ester; wirkt durch Cholinesterasehemmung parasympathikomimetisch, Anw. v. a. als Miotikum (0,5%ige Lsg.). – Bei Intoxikation (»**Ph.stigminismus**«, »Eserismus«) starke Reizung des cholinerg. Systems: Miosis, Sialorrhö, Erbrechen, Durchfälle, Koliken, Schweißausbrüche, Lungenödem, Bradykardie, Dyspnoe, Atemlähmung. Ther.: Atropin (1 mg, wenn nötig auch mehr u. wiederholt).

...phyt(o)...: Wortteil »Pflanze«, »Gewächs«, »Auswuchs«.

Phytagglutinine, Lektine: in pflanzen vork. hämagglutinierende bzw. Blutgruppen-AG präzipitierende Globuline mit Anti-A-, -B-, -H- u. -N-Spezifität (Anw. zur Blutgruppenbestg.); unterteilt in Normalagglutinine, Agglutinine vom inkompletten Typ u. Kältelektine; bewirken auch Transformation von Lymphozyten zu -blasten (↑ Lymphozytentransformation).

Phytansäure: gesätt. u. verzweigte Fettsäure, die normalerweise durch α-Oxidation zu 2,6,10,14-Tetramethylpentadekansäure abgebaut, bei ↑ REFSUM* Krankheit aber in Serum u. Organen angereichert wird.

Phytase: Enzym in Schimmelpilzen, das meso-Inosithexaphosphat in meso-Inosit + Phosphat spaltet.

Phytid: *derm* ↑ »Id«-Reaktion bei Pilzbefall.

Phytinsäure, Acidum fyticum: meso-Inosithexaphosphorsäure-ester in pflanzl. Samen, Ery von Vögeln u. Schildkröten; therap. Anw. bei Alkalose, des Na- u. Ca-Mg-Salzes (Phytin ®) als Roborans.

Phyto|alopecia (Gruby*): ↑ Alopecia areata. – **Ph.bezoar**: ↑ Bezoar aus Pflanzenfasern. – **Ph.dermatitis**: ↑ Dermatitis bullosa pratensis. – **Ph.hämagglutinin**, PHA: ↑ Phytagglutinin. – **Ph.hormone**: pflanzeneigene Hormone.

Phytol: Alkohol (Terpen-Derivat), der als Ester in Chlorophyll, als Phytyl-Rest in Vit. E u. K_1 enthalten ist.

Phytomenadion(um) WHO, **Phytonadione**, Vit. K_1: 2-Methyl-3-phytyl-1,4-naphthochinon; Vork. in Alfalfagras u. Luzerne; synthet. zugängl. Antikoagulans (v. a. bei Überdosierung von Kumarinderivaten). – Mit gleicher Anw. das wasserlösl. Derivat **Phyto(me)nadiol** (»Dihydrovitamin K_1«).

Phyton, Phytonzid: verschied. Inhaltsstoffe höherer Pflanzen (z. B. Knoblauch, Rettich) mit bakteri-, fungi- u. protistoziden Eigenschaften. Anw. z. B. im **Ph.-Dextrose-Serum-Substrat** (»P.D.S.«, aus Papain-verdautem Sojabohnenprotein) für Züchtung anspruchsvoller Mikroorganismen).

Phyto|nosen: durch pflanzl. Stoffe ausgelöste Krankhtn., insbes. Toxikodermien. – **Ph.parasit**: 1) Pflanzenparasit. – 2) pflanzl. ↑ Parasit. – **ph.pathogen**: bei Pflanzen Krankheit erzeugend. – **Ph.photodermatitis**: durch Pflanzensäfte ausgelöste ↑ Lichtdermatose (z. B. Wiesengräserdermatitis, ↑ Dermatitis bullosa pratensis).

Phytose: ↑ Mykose, i. e. S. die ↑ Dermatophytie.

Phyto|sterin, -sterol: die pflanzl. Sterine, z. B. ↑ Myko-, Ergo-, Stigmasterin, Saponine sowie Cardenolid-Verbindgn. (in Strophanthus, Digitalis). – **Ph.therapie**: therap. Anw. von Pflanzen oder aus Pflanzen gewonnenen Arzneimitteln. – **Ph.toxin**: tox. Stoff in höheren Pflanzen, z. B. ↑ Abrin, Crotin, Rizin; gegen proteolyt. Verdauung resistent, daher bei oraler Aufnahme sehr wirksam.

Phyzit: ↑ Erythrit (meso-Form).

P. I.: 1) Pharmacopoea Internationalis. – 2) ↑ Persönlichkeits- u. Interessen(-Test). – 3) *pharm* Protektivindex (für Antikonvulsiva).

Pi, P_i, P_{in}: (engl.: inorganic) anorgan. ↑ Phosphat.

Pia* Operation (HANS WERNER P., geb. 1921, Neurochirurg, Gießen): 1) nach Entleerung eines frühkindl., bds. subduralen Hämatoms Ausgleich des Mißverhältnisses zwischen Schädelraum u. Hirnvol. durch Resektion der Kranz- u. Pfeilnaht u. Verkleinerung des Durasackes. – 2) nach Entleerung eines großen, einseit. subduralen Hämatoms Ausgleich der intrakraniellen Druckdifferenz durch Falxresektion.

Pia mater *PNA*: die der Hirn- u. RM-Oberfläche unmittelbar aufliegende, mit der Membrana limitans superf. fest verbundene, allen Furchen u. Vertiefungen folgende, Gefäße u. Nerven führende zarte Bindegewebshülle als inn. Teil der Leptomeninx; bildet als P. m. encephali mit den Laminae tectoriae die Plexus choroidei der Hirnkammern; dringt als P. m. spin. in die Fissura mediana ant. u. die Sulci ein u. umhüllt Wurzeln, Spinalganglien u. prox. Spinalnervenanteile.

Pian: span. u. französ. Bez. (»Maulbeere«) für ↑ Frambösie. – **Pian-bois**: ↑ Haut-Schleimhautleishmaniase (Espundia). – **Pianic onychia**: Nageldeformierung durch nicht-ulzerierende Papeln am Nagelwall im Sek.stadium der Frambösie. – **Pianid**, Frambösid: lentikuläre, hypochrome, pityriasiforme Sekundäreruption als »Id«-Reaktion bei ↑ Frambösie.

Piano-Zeichen

Piano-Zeichen: ↑ MURPHY* Zeichen (2).

Piazza* Faktor: (1954) Hemmstoff im Darm keimfrei aufgezogener Mäuse, der nach Infektion mit Hepatitisvirus (nicht aber bei Poliomyelitis, Influenza, Masern etc.) die durch die Galle ausgeschied. Viren inaktiviert. – **P.* Probe**: Tbk-Nachweis (Präzipitation) durch Mischen von Probandenurin mit dem Serum mit Alt-Tuberkulin vorbehandelter Meerschweinchen.

Pic* Syndrom: ↑ BARD*-PIC* Syndrom.

Pica: (lat. = Elster) ↑ Pikazismus.

Pichard* Reagens: (1897) HCl u. Brucin āā für Nitrit-Nachweis (rot bis hellgelb).

Pichi-bichi: (»Regenwurm«) eine Urtikaria auf den Antillen.

Pichler* Messer (HANS P., geb. 1870, Kieferchirurg, Wien): »schiefes« Messer mit dem aufgebogenen Schaft schräg aufsitzender Schneide; v. a. für Gaumenspalten-Op. (s. a. CAMPBELL*-P.* Op).

Pick* (ARNOLD P., 1851–1924, Neurologe, Prag) **Atrophie**: ↑ P.* Krankheit (1a). – **P.* Bündel**: mit der Pyramidenbahn verknüpftes inkonst. Faserbündel der Medulla oblong. – **P.* Vision**: opt. Halluzination bei hirnorgan. Prozessen an Ponshaube u. Calamus scriptorius: Wände erscheinen verbogen u. verschiebl., so daß Personen mühelos hindurchtreten können. Fast stets auch Diplopie, Nystagmus, konjugierte Blicklähmung.

Pick* Hodenadenom (LUDWIG P., 1868–1944, Pathologe, Berlin): ↑ Adenoma tubulare testis.

Pick* Krankheit: 1) (ARNOLD P.) a) P.* Atrophie: heredit., stets tödl. (max. 10 J.), spezif.-degenerat. Enzephalopathie (umschrieb. Atrophie) mit zunehmendem Persönlichkeitsverfall u. Demenz; frühestens ab 40. Lj. manifest: Ermüdbarkeit, Unfähigkeit, schwierigere Probleme zu lösen, abstrakt zu denken (bei lange erhaltenem Gedächtnis), Verfall sozialer Bindungen, Verlust der eth. Hemmungen (»Stirnhirn-PICK«), evtl. aphas. Störungen (»Schläfenlappen-PICK«), stets ohne Wahn u. Halluzinationen, jedoch mit zunehmender Ruhelosigkeit, zielloser Aktivität, sinnentleertem Rededrang, evtl. auch Amimie, Parkinsonismus, spinaler Muskelatrophie; im Enzephalogramm diffuse Erweiterung des Ventrikelsystems, verstärkte Oberflächenzeichnung an Stirn-Schläfenpolen. – b) ↑ P.* Vision. – 2) (FRIEDEL P.) ↑ P.* Zirrhose. – 3) (LUDW. P.): a) NIEMANN*-P.* Krankheit. – b) ↑ LUBARSCH*-P.* Syndrom. – 4) (PHILIPP J. P.) P.*-HERXHEIMER* Krankh.: ↑ Akrodermatitis chronica atrophicans. – 5) (LOUIS P.) P.* Retinitis. – 6) **P.* Fieber** (ALOIS P.): ↑ Pappatacifieber; s. a. P.* Symptom.

Pick* Retinitis (LOUIS P., geb. 1872, Ophthalmologe, Königsberg): 1) »Retinitis cachecticorum« (diffuse fleckförm. Blutungen u. Degenerationsherde) infolge kachekt. Gefäßschädigung bei chron. Anämie (Malignom, chron. Magen-Darmleiden etc.) sowie als »Camp-Amblyopie« mit retrobulbärer Neuritis bei mangelernährten u. der Sonne ausgesetzten Kriegsgefangenen. – 2) ↑ Retinopathia circinata.

Pick* Symptom (ALOIS P., 1859–1945, Internist, Prag): die bereits in den ersten Tgn. des trop. Pappatacifiebers (»**P.* Fieber**«) auftret. Bindehauthyperämie mit heft. Kopf- u. Augenschmerzen.

Pick*(Schaum-)Zelle: ↑ NIEMANN*-PICK* Zelle.

Pick* Zirrhose (FRIEDEL P., 1867–1926, Internist, Prag): »perikardit. Pseudoleberzirrhose« (↑ Cirrhosis cardiaca); i. e. S. auch die mit entzündl. Bauchfellveränderungen.

Pickel: *derm* kleine, spitze Hauterhebung, meist als Manifestation einer oberflächl. ↑ **Follikulitis.**

Pickering* Test (GEORGE WHITE P., geb. 1904, brit. Arzt): Prüfung der arteriellen Durchblutung einer Extremität durch Eintauchen in warmes Waser u. anschließ. Hochlagerung, dann Stauung mit Manschette (Druck oberhalb systol. RR), die nach 5 Min. wieder entfernt wird; reaktive Hyperämie (normal innerhalb 5 Sek.) bei Durchblutungsstörung verzögert oder fehlend.

Pickhammererkrankung: ↑ Preßluftwerkzeugschaden des Bergmanns.

Pickwickier-Syndrom: (1956) nach der Romanfigur »Little Joe« (in DICKENS' »Die Pickwickier«) geprägte Bez. für das »kardiopulmonale Syndrom der Adipösen«, mit – pathogenet. unklaren – anfallsweisen, imperativen Schlafzuständen (bei monotonen Geräuschen, in Ruhe etc.) u. verlängertem Nachtschlaf, ferner Polyglobulie (erhöhte Blutviskosität) u. pulmonaler Hypertonie (Rechtsherzüberlastung). Bei Gewichtsreduktion reversibel.

Pickworth* Methode: (1935) *histol* Gefäßdarstg. im dicken Gefrierschnitt durch Schwarzfärbung der intravasalen Ery mit Benzidin u. Nitroprussidnatrium, dann mit Perhydrol, Eisessig u. Nitroprussidnatrium.

Pico..., Piko...: Präfix (Kurzzeichen: p) bei Maßeinheiten mit der Bedeutung des 10^{-12}fachen.

Picodna-Viren: s. u. Picorna...

Picorna-Viren: Bez. (aus »pico« = klein, »RNA« = Ribonukleinsäure) für die Gruppe der Entero-, Rhino-, MKS- u. Enzephalomyokarditis-Viren; gemeinsame Merkmale: Größe 22–27 nm, Übertragung von Mensch zu Mensch, Ansiedlung u. Vermehrung im Intestinaltrakt, kein Envelope, ätherunempfindlich (da keine Lipide im Virion). – Analog (mit »DNA«) die **Picodna-Gruppe** (frühere »Parvoviren«) bei Maus, Ratte, Hamster, dazu die Adenosatelliten-Viren, deren Typen 1–4 auch beim Menschen vorkommen): ⌀ 18–24 nm, kub. Virion ohne Hülle, gegen Lipoidlöser unempfindl., Reifung im Zellkern.

Picrasma excelsa: »Bitter- oder Fliegenholzbaum« [Simarubaceae], dessen Holz (»Jamaika-Bitterholz«, mit Picrasmin) als Amarum, Wurmmittel u. Insektizid (»Fliegenholz«) Anw. findet.

Picro...: ↑ Pikro....

Picture-Story-Test: *psych* ↑ PST. – **P.-World-Test**: (MANSON 1956) Neubearbeitung des BÜHLER* Welttests (↑ Weltspiel) zur Erhellung kindlicher Verhaltensstörungen, indem Schemazeichnungen zu einem »Weltbild« zusammenzustellen sind, das das persönl. Erlebnisfeld des Prüflings widerspiegelt.

Piecemeal-Nekrosen: »Mottenfraß« in den läppchenperipheren Leberzellen bei der chron.-aggressiven Hepatitis durch von den Periportalfeldern vordringende Rundzellinfiltrate.

Piechand* Methode (THIMOTHÉE P., 1850–1905, Chirurg): Darstg. des Kernapparates bei Baktn. durch

Fixieren mit Osmiumsäure + Alkohol u. Färben mit Azur I.

Pied: (französ.) Fuß; z. B. **P. en lorgnette** (s. u. Fernrohrfinger), **P. des tranchées** (↑ Trench foot).

Piedra: (span. = Stein) **1) P. alba** s. **nostras** s. **trichosporica**: »Trichomycosis nodularis« (↑ BEIGEL* Krankheit, Trichosporose). – **2) P. nigra**: die »schwarze Haarknötchenkrankh.«, mit steinharten, nicht abstreifbaren, dunklen, nissengroßen Knötchen am Kopfhaar (Konvolut von Pilzfäden u. Fruchtkörpern des Askomyzeten Piedraia hortai); v. a. in subtrop. Gebieten (Amerika, Japan, Indochina, Malaya).

Piekarski* Methode (GERHARD P., geb. 1910, Parasitologe, Bonn): bakt Darstg. des Kernapparates bei Baktn. durch dosierte Salzsäurehydrolyse u. GIEMSA* Färbung. – Von P.* auch Dekantierverfahren angegeben.

Pierce* Plastik (GEORGE W. P., Chirurg, San Francisco): ↑ ESSER*-PIERCE*-GILLIES* Plastik. – Von P.* ferner Daumen- u. Nasenplastik u. Trokart für Kieferhöhlenspülung angegeben.

Pierce* Test: ophth Farbensinnprüfung mit – zu ordnenden – farb. Scheibchen verschied. Sättigungsgrades.

Pieri* Operation (GINO P.): **1)** (1926) zur Blasendenervierung Durchtrennen des N. praesacr., des lumbosakralen Grenzstranges u. der Anastomosen zwischen sakr. Sympathikus u. hypogastr. Nerven u. Ganglien sowie Resektion höherer Hypogastrikusabschnitte. – **2)** Bolzungsarthrodese des Iliosakralgelenks. – **3)** Variante der ↑ Z-Plastik.

Pierini* Syndrom (LUIS P., argentin. Dermatologe): (1936) progress. idiopath. ↑ Atrophodermie.

(Pierre) Marie*: s. u. MARIE*. – **(Pierre) Robin***: s. u. ROBIN*.

Piersol* Punkt (GEORGE ARTHUR P., 1856–1924, Anatom, Philadelphia): kleine Erhebung am prox. Ende der Crista urethralis.

Pierson* Absaugung: bronchoskop. Gewinnung von Bronchialsekret für zytol. Diagnostik.

Pierson* Syndrom, Pubialgie, vord. pelviarthrot. Sy., traumat. Inguinokruralgie: meist sportl. (v. a. Fußball) Überlastungsschaden der Adduktorensehnen (insbes. M. gracilis) i. S. der Insertionstendopathie mit örtl. Schambeinosteonekrose; ausstrahlende Schmerzen (Obturatorius-Gebiet) bei Beanspruchung der Adduktoren, Druckschmerz am Grazilis-Urspr., im Rö.bild Arrosion am unt. Symphysenrand mit Sklerosesaum.

PIE-Syndrom: (REEDER* u. GOODRICH*) durch Lungeninfiltrate (**p**ulmonary **i**nfiltrates) u. massive **E**osinophilie (ferner Perikarditis, erhöhte BSG) gekennzeichnete Erkr. unbekannter Ätiol. (LÖFFLER* Syndrom?).

Pietrantoni* Syndrom: (1948) durch OK-Neoplasma ausgelöste Trigeminusneuralgie mit zeitweiser Haut-Schleimhauthypästhesie, u. zwar bei Tumorsitz am Boden der OK-Höhle: ob. Alveolarfortsatz u. Mundvorhof; am Dach der Höhle: Augenlid, Wange, Oberlippe, Nasolabialfalte; an Rück- u. Seitenwand: Wange, Oberlippe, Molaren; in vord. Siebbeinzellen: inn. Augenwinkel, oberes Nasendrittel, vord. Schleimhautdrittel der Nasenwand, Septum; in hint. Siebbeinzellen: periorbital, Schläfe, Jochbein- u. Ohrgegend.

Pietrowsky* Reflex: Tonuszunahme im Kammerbereich des Froschherzens bei Dehnung der Vorhöfe.

Pietrusky* Theorie (FRIEDRICH P., geb. 1893, Pathologe, Heidelberg): (1944) serol ↑ Antigenhalter-Theorie.

piezoelektrischer Effekt, Piezoelektrizität: (gr piezein = drücken) Auftreten einer elektr. Polarisation bei mechan. Verformung von Kristallen mit polaren Achsen (z. B. Quarz, Turmalin); Dipolmoment proportional der Deformation u. in Richtung der polaren Achsen. – »Umgekehrter oder **inverser p. E.**«: ↑ Elektrostriktion.

PIF: **P**rolactin **i**nhibiting **f**actor (s. u. Inhibiting-Faktor, s. a. Tab. »Gonadotropine«).

Pifano* Reaktion: s. u. MAYER*-PIFANO*....

Pigeonneau: französ. Bez. (»Täubchen«) für ein kleines, rundes, scharf umschrieb., tiefes, schmerzhaftes hartnäck. Ätzgeschwür mit Randwall (ähnl. einem Vogelauge), z. B. durch Ätzkalk, Chromat, Gesteinsstaub.

Piggy-Back-Phänomen: (engl. = Schweinchenrücken) bei makromolekularen Substanzen (z. B. Chemotherapeutika), die nicht in Zellen einzudringen vermögen, durch Koppelung an Polystren-Kügelchen bewirkte Phagozytierbarkeit (u. damit intrazelluläre Wirkung).

Pigment: biol in Körperzellen u. -geweben gelöst oder in Körnchenform vork. Stoff mit Eigenfarbe; als echtes oder **endogenes P.** die Blut-, Muskel- u. Gallenfarbstoffe nebst Abbauprodukten (Hämo-, Myoglobin, Hämatoidin, Hämosiderin, Bilirubin), die autochthonen (»lipogenen«) Lipo- u. Hämofuszine, das Melanin (↑ Pigmentation); als **exogenes P.** in der Haut Kohle, Tusche (Tätowierung), Teer, Pulverschmauch, Metalle (z. B. ↑ Siderosis, Hydrargyrosis cutis), in Verdauungs- u. Atmungswegen Pflanzenfarbstoffe (Karotinoide, Lipochrome), Atebrin, Resochin, Pikrinsäure, Dinitrophenol etc. bzw. Kohle-, Stein-, Metallstäube (↑ Anthracosis, Silikose, Argyrose, Pigmentatio aurosa).

Pigmentanomalien: derm ↑ Tab. S. 1908, s. a. Hyperpigmentation, Pigmentdermatose.

Pigmentatio(n): die Färbung von Haut, Augen u. Haaren durch das physiol. Pigment ↑ Melanin; Hauptmerkmal der Rassensystematik, umweltstabil, aber Altersveränderungen unterworfen, mit Tendenz zur Dominanz der stärkeren P.; s. a. Pigmentierung, Schema »Melanozyten«. – Ferner die krankhaft gestörte P. (↑ Tab. S. 1908) u. die durch path. endo- u. durch exogene Pigmente; z. B. **P. reticulata** u. **P. parvoreticul. cum leukoplakia et dystrophia unguium** (↑ ZINSSER*-ENGMAN*-COLE* Syndrom), **P. aurosa** (»Auriasis«, »Chrysosis«; schiefergraue bis blauviolette Hautverfärbung, v. a. der lichtexponierten Stellen, nach übermäß. therap. Au-Zufuhr).

Pigmentatrophie, -degeneration, -entartung: Lipufuszinablagerung in (alters-)atroph. Zellen von Leber, Herz, Gehirn (»braune Atrophie«), ferner in Nervenzellen (einschl. Dendriten u. Neuriten, mit konsekut. Atrophie) bei Intoxikation, Infektion, seniler Demenz. – **P. der Netzhaut**: ↑ Retinopathia pigmentosa.

Pigmentblatt

Hyperpigmentierungen, Melanodermien

angeboren	erworben	
zirkumskript	*zirkumskript*	*diffus*
Naevi pigmentosi Naevi spili Epheliden Lentigines kombinierte Nävi Tierfellnävus systematisierte Nävi Neurofibromatosis RECKLINGHAUSEN PEUTZ*-JEGHERS* Syndrom ALBRIGHT* Krankheit Xeroderma pigmentosum Naevus caeruleus Mongolenfleck *diffus* rassebedingte u. konstitutionelle Hyperpigmentierung	(Epheliden) Naevi tardi Chloasma gravidarum Linea fusca Chloasma virginum peribuccale RIEHL* Melanose Melanodermitis toxica (HOFFMANN-HABERMANN) Poikilodermia reticulata Angiodermitis pigmentosa et purpurica postläsionäre Hyperpigmentierung: Phyto-Photodermatosen Berlock-Dermatitis Kölnischwasser-Pigmentationen Lichen ruber, Impetigo usw. nach Psoriasis Incontinentia pigmenti	Melanosen: Arsen idiopath. Hämochromatose Bronzediabetes Leberzirrhose Vagabundenhaut ADDISON* Krankheit BASEDOW* Krankheit Melanokarzinose Pellagra Sprue Tuberkulose perniziöse Anämie katatone Schizophrenie etc.

Hypopigmentierungen, Leukodermien

angeboren	erworben	
zirkumskript	*zirkumskript*	*diffus*
Naevus achromicus Poliosis Albinoidismus *diffus* Albinismus Albinidoismus	Vitiligo Leukoderma acquisitum SUTTON postläsionäre Hypopigmentierung: Leukoderma psoriaticum Leukoderma syphiliticum Vitiligo gravior bei Lepra Pinta Kwashiorkor tox. Depigmentierung durch Hydrochinon-Monobenzyläther, Furcin etc. Dyschromia parasitica Pityriasis versicolor alba Streptodermia alba simplex VOGT*-KOYANAGI* Syndrom	Canities praecox SIMMONDS*-SHEEHAN* Syndrom plötzl. Ergrauen u. Hautdepigmentation WERNER* Syndrom

Pigmentblatt: *embryol* das äuß. Blatt des fetalen Augenbechers (späteres für Stratum pigmenti retinae).

Pigmentdermatose: Hautkrankh. mit Vermehrung oder Verminderung des Pigmentes (↑ Tab. »Pigmentanomalien«), i. e. S. die ↑ Melanodermitis toxica; ferner: »**retikuläre**« P. SIEMENS-BLOCH (↑ BLOCH*-SULZBERGER*, NAEGELI* Syndrom), **progress. P.** (↑ SCHAMBERG* Krankh.), **erythematöße P.** BROCQ (postekzematöse periorale Pigmentierung nach Kontaktekzem durch Mundwässer, Zahnpasten o. ä.), die scheinbar autochthonen »**idiopath.**« P.n wie Incontinentia pigmenti achronicans ITO, Dermatopathia pigmentosa reticularis OBERSTE=LEHN-HAUSS (Sonderform des NAEGELI* Sy. ohne Zahnveränderungen, mit diffuser Alopezie u. normaler bis gesteigerter Schweißdrüsenfunktion).

Pigment|dispersion: *zytol* in den P.zellen der Haut unter UV- u. Melanotropin-Einwirkung Bewegung der Melaningranula vom Zellkern weg. – **P.dystrophie, kongenitale**: ↑ LESCHKE* Syndrom. – **P.embolie**: ↑ P.infarkt (2). – **P.epithel (des Auges)**: ↑ Stratum pigmenti.

Pigmentflecken: umschrieb. Hautverfärbungen durch Einlagerung von Melanin, z. B. Naevus spilus, Lentigo, Café-au-lait-, Mongolenfleck. – **P.polyposis**: PEUTZ*-JEGHERS* Syndrom (↑ Lentigopolyposis).

Pigment|geschwulst: ↑ Melanom. – **P.glaukom**: Gl. (vorwieg. beim – kurzsicht. – ♂ im 4.–6. Ljz.) infolge Verstopfung der Abflußwege durch ausgeschwemmtes Irispigment (z. B. bei Diabetes mellitus). – **P.hormon**: ↑ Melanotropin.

Pigmentierung: ↑ Pigmentation; insbes. die P. der Haut nach UV-Einwirkung, unterschieden als **direkte** (unmittelbare Dunkelung von Pigmentvorstufen durch UV A) u. als **indir. P.** (im Gefolge eines Lichterythems durch UV B, d. h. nach Vorstufenbildung infolge lichtbedingter Zellschädigung oder Blockierung der Tyrosinase-hemmenden SH-Gruppen?).

Pigment|induration: s. u. P.zirrhose. – **P.infarkt**: 1) Einlagerung von Harnpigment im Nierenparenchym. – 2) Embolie kleiner Blutgefäße (Hirn, Milz, Leber, Niere, Knochenmark) durch Ery-Zerfallsprodukte bei Malaria tropica. – **P.-Kalkstein**: ↑ Bilirubin-Kalkstein. – **P.krebs**: malignes ↑ Melanom. – **P.mal**: volkstümlich für ↑ P.nävi, Lentigines. – **P.mangel**: *derm* ↑ Tab. »P.anomalien«. – **P.metastase**: durch Pigmentophagen in die Haut oder ein parenchymatöses Organ verschlepptes Melanin. – **P.nävus**: 1) ↑ Naevus spilus. – 2) pigmentierter ↑ Nävuszellnävus.

Pigmento|dermie: ↑ Pigmentdermatose; s. a. Tab. »Pigmentanomalien«. – **P.phage**: endo- oder exogenes Pigment phagozytierende Zelle (»Chromophage«, z. B. Melanophage); i. e. S. der mit Malariapigment beladene Monozyt. – **P.zyt**: ↑ Chromatophor.

Pigment|präzipitat: *ophth* Pigmenteinlagerung in die Hornhaut nach Entzündung; vgl. Präzipitat. – **P.purpura**: ↑ Dermatitis lichenoides purpurica pigmentosa (einschl. MAJOCCHI* u. SCHAMBERG* Krankh.). – **P.ring**: *ophth* ringförm. Melaninansammlung (dunkler Saum) **a)** um die Sehnervpapille (evtl. durch Mehrschichtigkeit des Pigmentepithels, auch nur halbseit. als – meist temp. – Pigmentsichel; s. a. Retinopathia pigmentosa), **b)** in der Hornhautperipherie (↑ KAYSER*-FLEISCHER* Ring), **c)** in der Sklera (bei Melanosis bulbi).

Pigment|sarkom (der Haut): ↑ KAPOSI* Syndrom. – **P.saum**: ↑ Blei-, Wismutsaum. – **P.schlamm**: die bes. farbstoffreiche (evtl. von Kleinstkonkrementen durchsetzte) Galle am Boden der Gallenblase. – **P.schwund**: ↑ Tab. »Pigmentanomalien«. – **P.sichel**: *ophth* s. u. Pigmentring. – **P.spindel**: *ophth* s. u. KRUKENBERG*. – **P.stein**: ↑ Bilirubin-Kalkstein. – **P.syphilis**: 1) fleck. Hyperpigmentierung nach Rückbildung einer sek.-syphilit. Effloreszenz (»postexanthemat«, pigmentierte Maculae«). – 2) ↑ Leukoderma syphiliticum.

Pigmenturie: ↑ Bilirubin-, Hämoglobin-, Myoglobin-, Porphyrin-, Melaninurie.

Pigmentverschiebung: scheinbare Wanderung von Zellpigmenten in benachbarte Gewebsabschnitte, z. B. hyperpigmentierter Saum um depigmentierte Hautareal (bei Vitiligo u. Leukodermien), die **senile P. der Retina** (gelbl. oder schwarze, fein- bis grobfleck. Ablagerungen – neben Pigmentverlusten u. Zellwucherung – im Pigmentepithel).

Pigment|zelle: ↑ Chromatophor (2). – **Pigmentzellnävus**: pigmentierter ↑ Nävuszellnävus. – **P.zirrhose**: Leberzirrhose mit massiver Ablagerung eisenhalt. Pigments (v. a. Hämosiderin), insbes. bei idiopath. Hämochromatose u. WILSON* Syndrom. – **P.zylinder**: *urol* ↑ Hämoglobinzylinder.

Pi-Granula, π-Granula: (F. REICH 1906/07) Protagon-art. Granula in peripheren markhalt. Nerven.

PIH: **P**rolactine **i**nhibiting **h**ormone (s. u. Inhibiting-Faktor, s. a. Tab. »Gonadotropine«).

Pijper* Erythrozytometer (ADRIANUS P., Pathologe, Pretoria): ↑ Blutzellenprüfer.

Pikazismus, Pica(-Syndrom): (lat. pica = Elster) die abnormen Eßgelüste der Schwangeren (z. B. Appetit auf Saueres), i. w. S. auch die von – debilen – Kindern (z. B. ↑ Lecksucht) u. Geistesgestörten (v. a. Schizophrene, Epileptiker, aber auch Neurastheniker) nach Sand, Mörtel, Farbe, Stoff, Haaren etc. (oft begleitet von Erbrechen u. Eisenmangelanämie), auch als »lustneurot. Appetitstörung«. – Im weitesten Sinne auch die abnormen geschlechtl. Gelüste dieses Personenkreises.

piko...: s. a. pico....

Pikolinsäure: Pyridin-α-karbonsäure; Zwischenstufe im Tryptophan-Stoffwechsel.

Pikraminsäure: Acidum picraminicum (↑ dort. Formel); Indikator, Eiweißreagens; quantitativ-kolorimetr. erfaßtes Umsetzungsprodukt zwischen reduzierenden Zuckern u. Pikrinsäure bei der Blutzuckerbestimmung n. CRECELIUS-SEIFERT.

Pikrat: Salz der Pikrinsäure.

Pikrinikterus: s. u. Pikrinsäure.

Pikrinsäure: ↑ Acidum picrinicum; vgl. Pikraminsäure. – Bei chron. Intoxikation (durch Staub oder Dämpfe, v. a. in Teerfarbenindustrie; MAK 0,1 mg/m³) sog. »Pikrinikterus« (Gelbfärbung von Haut, Haaren, Schleimhäuten), Katarrh der Atemwege, seltener Ekzem u. resorptive Nierenschädigung (Albuminurie). – **P.-Alkali**: JAFFÉ* Reagens (s. u. J.* Probe [1]) für chromatograph. Nachweis von Kreatinin, Glykozyanidin etc. – **P.-Spermiennachweis**: ↑ BARBERIO* Methode (1); auch **P.-Bromphenolblau** für Spermienfärbung.

Pikrinschwefelsäure: ↑ KLEINENBERG* Fixierungsmittel.

Pikroblau: *histol* Pikrinsäure + Diaminblau-2B als Nitrofarbstoff. – **P.schwarz**: s. u. HEIDENHAIN* Färbung (2).

Pikro|fuchsin: s. u. HANSEN*. – **P.geusie**: Parageusie mit abnorm bitterer Geschmacksempfindung. – **P.karmin**: *histol* Pikrinsäure + Karmin für Simultanfärbung von Zellkernen (rot), Muskelfasern, Hyalin, Fibrin u. Keratin (gelb). Auch als **P.indigokarmin** u. **P.nigrosin** (Bindegewebe blau bzw. blauschwarz, Muskel gelbgrün). – **P.mycin**, Argomycin: (1950) Makrolid-Antibiotikum aus Streptomyces felleus u. venezuelae; wirksam gegen grampos. Baktn. einschl. Mykobaktn.; Hemmwirkg. auf Micrococcus pyogenes var. aureus. – **P.pegae**: ↑ Bitterwässer. – **P.podophyllin**: Inhaltsstoff v. ↑ Podophyllin. – **P.toxin**, Cocculin. gift. Inhaltsstoff der Kokkelskörner (↑ Fructus Cocculi); starkes Krampfgift (ab 5 mg; DL 2–3 g Körner; Antidot: Barbiturate); therapeut. Anw. als Analeptikum bei Barbituratvergiftg.

pilar(is): das Haar betreffend; z. B. **P.muskel** (= M. arrector pilorum).

Pilcher* Verfahren (JAMES EVELYN P., 1857–1911, Michigan): Reposition der Radiusfraktur durch Zug an der Hand so, daß das Fragment zunächst in Hyperextensions-, dann in Flexionstellung gebracht wird.

Pili *PNA*: die ↑ Haare als Anhangsgebilde der Haut. – Anomalien: **P. anulati** (Leukotrichia anularis, Trichonosis versicolor, Ringelhaare) mit abwechselnd 1–2 mm langen hellen (Luftbläschen im Markkanal) u. dunklen Segmenten (DD: **P. planati**, mit hellen Segmenten durch Abplattung). – **P. moniliformes** (Aplasia pilorum intermittens s. moniliformis, Spindelhaare) mit kurzen, dünnen, glanzlosen, in Abständen eingeschnürten Haaren (v. a. Hinterkopf), die wenige mm über dem Haarboden abbrechen; unregelmäß.-dominant erbl., oft kombiniert mit Keratosis follicul., Leitsymptom des ↑ SABOURAUD* u. des ↑ Monilethrix-Syndroms (CROCKER). – **P. recurvati**, flachwinklig austret. Barthaare, deren Spitzen sich bogenförmig umbiegen u. wieder in die Haut eindringen (»eingewachsene Haare«, **Pili incarnati**); häufig mit – evtl. sek. infiziertem – Fremdkörpergranulom (= Pseudofolliculitis barbae). – **P. torti** (Trichokinesis, GALEWSKY* Krankh.), bandförm. Abflachung mit Längstorsion in unregelmäß. Abständen (dadurch Lichtreflexe); s. a. MENKES* Syndrom (2).

Pillay* Test: (1940) *gyn* Vit.-C-Belastung zum indir. Nachweis der Ovulation (vermehrter C-Bedarf, entspr. niedr. Ausscheidung im Harn; unzuverlässig).

Pillay*-Orth* Syndrom: (1964) autosomal-dominant erbl. »ophthalmo-mandibulo-melische Dysplasie«,

Pille

mit angeb. bds. Amaurose (Hornhauttrübung), Kiefergelenkankylose, multiplen Skelettdysplasien; Intelligenz normal.

Pille: ⚕ Pilula; auch Jargonbez. für perorale Ovulationshemmer.

Pillen|drehen, Münzenzählen: *neurol* extrapyramidaler Tremor beim Parkinsonismus, indem sich der überstreckte Daumen an den gebeugten Fingern reibt. – **P.ikterus**: eine Art Schwangerschaftsikterus unter der Einnahme von Kontrazeptiva, mit Pruritus, Hyperbilirubinämie, Anstieg der alkal. Phosphatase, verkürzter Prothrombinzeit. – **P.maschine**: *anat* Jargonbez. für den ⚕ CANNON*-BÖHM* Sphinkter (der z. B. beim Kaninchen die charakterist. Form der Fäzes bewirkt).

Pilo|arrektion, -erektion: s. u. Musculi arrectores, P.motorenreaktion. – **P.bezoar**: ⚕ Trichobezoar.

Pilocarpinum, Pilokarpin: 1-Methyl-5-[5-oxo-4-äthyltetrahydrofurfuryl-(3)-methyl]-imidazol (⚕ Formel); das Hauptalkaloid in den Blättern von Pilocarpus-Spezies; starkes Parasympathikomimetikum (Anregung der Speichel-, Schweiß- u. Tränensekretion); Anw. als Diaphoretikum (z. B. für Gifte), bei Urämie, Ödemen, als Miotikum. Bei parenteraler Anw. Gefahr des Lungenödems, bei resorptiver Vergiftung (z. B. durch Haarwässer) Miosis, Bradykardie, gesteigerte Drüsensekretion, Übelkeit, Erbrechen, Durchfälle, Harndrang, Kollaps; Antidot: Atropin (P. andererseits Antidot bei Belladonna-Vergiftg.). – **P.-Iontophorese** zur Stimulierung der örtl. Schweißdrüsen zwecks quant. Bestg. der Schweißelektrolyte Na u. Cl bei Mukoviszidose. – **P.-Probe**: i.c. Inj. von 0,1 ml einer 1%ig. Lsg.; bewirkt beim Gesunden Auftreten kleiner Schweißperlen (nicht aber beim Leprakranken). – **P.-Stimulationstest** (bei Hyposialie) heute meist mit ⚕ Carbachol.

Pilokarpin

Pilo|jektion: (J. P. GALLAGHER 1963) »Einschießen« steriler Schweine- oder Pferdeborsten in ein Gehirnaneurysma, um durch Bildung eines wandständ. Thrombus u. dessen Organisation die Gefäßwand zu stabilisieren. – **P.matrixom**: ⚕ Epithelioma calcificans MALHERBE. – **P.motoren**: die die Mm. arrectores pilorum innervierenden sympath. Nervenfasern (»LANGLEY* Nerven«) aus dem Grenzstrang; i. w. S. auch die Haarbalgmuskeln selbst. – **P.(motoren)reaktion, -reflex**: Sichaufrichten der Körperhaare (»**P.arrektion**«) auf Kälte- oder Strichreiz (»Gänsehaut«, ⚕ Cutis anserina) u. nach Sympathikomimetika-Medikation (ersteres beim endogenen Ekzem verstärkt, letzteres abgeschwächt, aber bei Hemiplegie [auf der gelähmten Seite] u. Tabes dors. gesteigert).

Pilonfraktur: intraartikuläre Fraktur des prox. Tibiaendes »mit Substanzverlust«; typ. Skiverletzung (Stauchung + Biegung + Abscherung).

Pilonidalfistel, -sinus: Haare enthaltende blinde, äuß. Fistel in der Medianlinie der Kreuz-Steißbeinregion (»Raphefistel«), v. a. bei stark behaarten Jugendl., passionierten Reitern, Autofahrern; nach Entzündung u. Abszedierung dann oft bis zum Anus reichendes Gangsystem. Wahrsch. kongen. Taschenbildung i. S. einer Retentionsdermatopathie, auch erweichte Dermoidzyste (»Pilonidalzyste«); vgl. Haarnest.

Pilosellin: Antibiotikum (Hydroxykumarin-Derivat) aus Hieracium pilosella (»Habichtskraut«) mit bes. Wirkung auf Bruzellen.

Pilosis: ⚕ Hypertrichosis.

Pilot* Lösung: Propylenglykol, Aq.dest., 1%ige wäßr. Phloxin-Lsg. u. 10%ig. Natr. carbonic. cristall. für die Zählung eosinophiler Leukozyten.

Pilulae, Pillen: meist kugelförm. (0,1–0,25 g) Arzneizubereitung zur oralen Einnahme, im allg. hergestellt mit Hefeextrakt; u.a. als **P. aloeticae ferratae** s. **italicae** (Laxativum mit $FeSO_4$ u. Aloe), **P. antarthriticae** (DRF; mit Colchicinum), **P. asiaticae** (Roborans mit As_2O_3 u. gepulv. Schwarzpfeffer), **P. Ferri carbonici** (»VALETT*« oder »Pariser Eisenpillen« mit $FeCO_3$, ferner »BLAUD*« oder »Krefelder Pillen« mit $FeSO_4$ u. $CaCO_3$, bd. als Antianämikum), **P. purgantes** (FMB, RF; mit Extr. Rhei comp., Phenolphthalein u. Extr. Frangulae).

Pilus: ⚕ Haar (s. a. Pili), ⚕ Fimbrie.

Pilz* Reflex (JOSEPH P., 1818–1866, Ophthalmologe, Prag): ⚕ Aufmerksamkeitsreflex.

Pilz|allergie: allerg. Reaktion (z. B. **P.asthma**, aber auch Konjunktivitis, Rhinopathie, QUINCKE* Ödem, Urtikaria) auf intra- oder extramurale Pilze (Allergene v. a. in Sporen, seltener im Myzel), wie Zygo- (mehlerzeugende Industrie, Textilbetriebe), Asko- (Nahrungsmittelallergie), Basidiomyzeten, v. a. aber Fungi imperfecti (z. B. Cladosporium); auch als »**P.sammlerkrankh.**« (i. S. der ⚕ Farmerlunge). – **P.antigen**: für spezif. Kutantestung aus der einschläg. Pilzkultur gewonnener antigener Stoff, z. B. Trichophytin, Sporotrichin, Histoplasmin, Kokzidioidin, Blastomycin. – **P.atropin**: Muskaridin (s. u. Muskarin). – **P.drusen**: ⚕ Drusen (2).

Pilze: ⚕ Fungi; i. e. S. die »echten« P. (als 2. Unterabtlg. der Mycophyta, mit den Klassen Physo- u. Eumycetes).

Pilz|embolie: s. u. Embolomykose. – **P.faden**: ⚕ Hyphe. – **P.flechte**: *derm* oberflächl. ⚕ Trichophytie. – **P.geflecht, -myzel**: ⚕ Myzel; s. a. Pseudomyzel. – **P.gifte**: s. u. P.vergiftung. – **P.hutkopf**: *orthop* ⚕ Einrollungskopf; i. w. S. auch die »Pilzform« des Femurkopfes bei der PERTHES* Krankh. – **P.krankheit, -infektion**: ⚕ Mykose. – **P.nährboden**: für Züchtung u. Konservierung von Pilzen geeignetes Nährsubstrat, zum bevorzugten Wachstum gegenüber Baktn. im allg. leicht sauer u. mit Bakteriostatika-Zusatz; z. B. ⚕ Bierwürze-, Kartoffel-, Karotten-, Maltose- (SABOURAUD), LITTMANN* Agar.

Pilz|pneumonie: »Mykosepneumonie« (s. u. Pneumomykose). – **P.sepsis**: neuerdings durch Infektionswechsel (unter Antibiotika-Ther.) häufigeres sept. Krankheitsbild bei ⚕ Myzetämie, meist uncharakterist., eher subakut (»Lenta-Sepsis«). – **P.stein**: *urol* ⚕ Pfeifenstein. – **P.sterine**: ⚕ Mykosterine.

Pilzvergiftung, Myzetismus: Intoxikation (»Mykotoxikose«) durch Pilz-Metaboliten, z. B. von Secale cornutum (⚕ Ergotismus), Schimmelpilzen (⚕ Aflatoxin u. a.); i. e. S. die Erkr. (»Myzetismus«) nach Verzehr von höheren »Giftpilzen«, u. zwar durch Zellgifte wie ↑ Helvellasäure (Speisemorchel), Phallotoxine (Knollenblätterpilze), ↑ Muskaridin (sogen. »Pilzatropin«, z. B. im »Fliegen-« u. »Pantherpilz« Amanita muscaria bzw. pantherina), die ↑ »Muskarin«-Gifte (z. B. im »Speitäubling« Russula emetica, »Satanspilz« Boletus satanas) u. noch unbekannte Toxine sowie Hämagglutinine, Hämolysine (z. B. im »Giftreizker« Lactarius torminosus, »Faltentintling« Coprinus atramentarius [↑ Azetaldehyd-Syndr.]. Nach Latenz von 4–8–15 Std. Übelkeit, Leibschmerzen, Brechdurchfall, Kollaps, nach 2–3 Tg. infolge Leberschädigung Ikterus, Koma, evtl. Tod. Ther.: Infusionen, Leberschutz, Herz-Kreislaufmittel; bei Kenntnis des Giftpilzes spezif. Ther. bedingt möglich.

Pilzzüchterlunge: der ↑ Farmerlunge ähnl. Krankheitsbild durch massive Inhalation von Sporen z. B. des »Austernseitlings« Pleurotus ostreatus.

Pimafucin, Pimaricin: ↑ Natamycinum.

Pimelitis: Fettgewebsentzündung (↑ Pannikulitis).

Pimozidum WHO: Bis-(p-Fluorphenyl)-butyl-4-piperidyl-benzimidazolin-on-2; Neuroleptikum.

Pimpinella anisum: »Anis«, »süßer Kümmel« [Umbelliferae]; Anw. der Frucht als Aromatikum, Expektorans, Karminativum u. Laktagogum, des äther. Öls als Choleretikum. – Ferner **P. saxifraga** (»Pimpernelle«, »Bockspetersilie«), deren Wurzel (Rad. Pimpinellae s. Saxifragae, »Bocks-«, »dtsch. Theriakwurzel«; äther. Öl, Bitter- u. Gerbstoffe, Kumarinderivate wie Pimpinellin) bei Erkrn. der Atemwege, Gicht, Steinleiden, als Magen-Darmmittel u. Diuretikum angew. wird.

Pin: (engl. = Stift) chir Knochennagel, -schraube; z. B. ↑ Rush* pin.

Pinard* (Adolphe P., 1844–1934, Gynäkologe, Paris) **Handgriff:** geburtsh Kunstgriff bei Extraktion an Steiß u. hochgeschlagenem Bein, indem der Zeigefinger der inn. Hand in Höhe der Kniekehle leicht gegen die Beugeseite des Beines drückt (das sich dadurch im Kniegelenk beugt), während die übr. Finger auf der Streckseite bis zum Knöchel gleiten u. den Fuß fassen. – **P.*** **Zeichen:** geburtsh Ballottement des kindl. Körpers bei vaginaler Untersuchung ab Mens IV.

Pinazyanol: 1,1'-Diäthyl-karbozyanin-jodid; bas. Farbstoff für Mitochondrien-Darstg.

Pincers-nail: idiopath. ↑ Onychodystrophie (v. a. Großzehe u. Daumen) mit typ. Querbiegung des Nagels, dessen Seitenränder wie eine Kneifzange (engl.: pincers) das Nagelbett schmerzhaft eindrücken, so daß es atrophiert (während die umgebenden Weichteile anschwellen); übr. Nägel meist verdickt.

Pinchcock-Mechanismus: (engl. = Quetschhahn) Klemmwirkung des Zwerchfellschlitzes auf die ösophagokardiofundale Übergangszone als Pathomechanismus örtlicher Funktionsstörungen.

Pincus* Pille: das von Gregory Goodwin P. seit 1951 entwickelte hormonale Kontrazeptivum (Einphasen-Methode, s. u. Ovulationshemmer), einzunehmen nach dem **P.*** **Schema** (5.–25. Zyklustag). – **P.*** **Reaktion:** quant. kolorimetr. Bestg. der 17-Ketosteroide im Harn mit Antimontrichlorid in Essigsäure-Essigsäureanhydrid (Androsteron, Epiandrosteron u. Ätiocholanolon intensiv, Androstandiol, Dehydroepiandrosteron u. Pregnandiol schwächer blau, Testosteron, Androstendion u. Androstan-3β-ol-17-on gelb).

P-Index: urol »Prostata-Index« zur Beurteilung der Operationsfähigkeit anhand der Nierenleistung.

Pindololum WHO: 1-(Indol-4-yl-oxy)-3-isopropyl-amino)-propanol-2; β-Rezeptorenblocker.

Pinea, Pinealdrüse: ↑ Corpus pineale.

Pinealektomie: ↑ Epiphysenexstirpation.

pinealis: (lat.) tannenzapfenförmig, (i. w. S.) das Corpus pineale betreffend (z. B. **P.syndrom** = Vierhügelsyndrom durch Epiphysentumor).

Pinealo|zyt, Pinealzelle: die sehr spärl., rundl.-polygonale, epitheloide u. fortsatzlose Parenchymzelle des Corpus pineale; z. T. auch dreieckig, mit sich geweihartig verzweigenden u. kolbenförmig verdickten Fortsätzen. Bildungsort des Melatonins (?). – **P.zytom, Pinealom:** Neoplasma des Corpus pineale, zellreich u. undifferenziert (= **P.blastom**), anisomorph (häufigste Form) oder isomorph.

Pineo...: s. u. Pinealo....

Pingpong|ball-Fraktur: Fraktur des kindl. Schädels, bei der sich der biegsame Knochen nur eindellt. – **P.-Infektion:** Partnerinfektion mit Reinfektion (insbes. einer Geschlechtskrankht.).

Pingranliquose: (latein. pinguis = fett, granum = Korn, liquescere = sich verflüssigen) idiopath. sklerosierendes Lipogranulom (bis hühnereigroß) jenseits des 50. Lj. im s.c. Fettgewebe von Gesäß oder Bauch, mit bindegeweb. u. dünnflüss.-fett. Inhalt, z. T. verkalkt; arteriosklerotische Nekrose einzelner Fettläppchen?

Pinguecula: bei älteren Menschen nasal oder bds. am Übergang der Conjunctiva bulbi in die Kornea im Lidspaltenbereich grau-gelbl., etwa dreieck. Fleck durch gewuchertes, hyalin-degeneriertes Bindegewebe.

Pinguedines: die pharmazeutisch verwendeten Fette.

Pinguektomie: op. Entfernung von Unterhautfett.

Pinguingang: schwerfällig-langsame Gangart bei Labyrinthstörung.

Pinhead-Typ: (»Stecknadelkopf«) ↑ Gittertüll-Lunge.

pink disease: (»Rosa-Krankh.«) ↑ Feer* Krankheit.

pink eye: (»rotes Auge«) Konjunktivitis mit ausgeprägter Hyperämie (z. B. bei Pferden durch das gleichnam. Virus).

pink Fallot: »rosa« Form der ↑ Fallot* Tri- oder Tetralogie.

pink puffer, PP-Typ: (»rosa Schnaufer«) der – vom »blue bloater« (= BB = »blauer Aufgedunsener«, ohne manifeste Ateminsuffizienz) unterschiedene – Typ des Emphysematikers mit starker Dyspnoe, aber nur geringer arterieller Hypoxämie u. Herzzeitvol.-Einschränkung.

Pink-spot-Phänomen: (»Scharlachfleck«) Auftreten von ↑ DMPE (im Chromatogramm rosarot) im Urin bei 20–50% der Schizophrenen (seltener auch bei Geistesgesunden).

Pinkerton*-Moorer* Zeichen: Hodenschwellung u. Rickettsien-halt. Exsudat in der Tunica vaginalis bei Mexikan. Fleckfieber.

Pinkus* Alopezie

Pinkus* (HERMANN P., geb. 1905, Dermatologe, Detroit) **Alopezie**: / Alopecia mucinosa. – **P.* Tumor**: (1953) / Fibroepithelioma PINKUS. – s. a. Haarscheibe, POHL*-PINKUS* Zeichen.

Pinkus* Krankheit (FELIX P., 1868–1947, Dermatologe, Berlin): (1907) / Lichen nitidus.

Pinkus* Methode: »indir.« Nabelvenenkatheterismus (für Austauschtransfusion) mit extraperitonealer Freilegung der Vene oberhalb des Nabels. – vgl. DIAMOND* Technik.

Pinotti* Methode: Malaria-Prophylaxe durch Kochsalz, dem Malariamittel zugesetzt sind, so daß mit dem tägl. Essen eine zur Vernichtung der Blutformen der Parasiten ausreichende Dosis zugeführt wird.

Pinozyt: die zur / Pinozytose befähigte Zelle (Makrophage).

Pinozytose: (LEWIS 1931) Aufnahme (»Trinken«) von gelösten – z. T. hochmolekularen – Stoffen in das Zellinnere (= Hydrophagozytose), teils durch Pseudopodien, teils als »Mikro-P.« durch sogen. Vesikulationen (Invagination des Plasmalemms u. intrazell. Abschnürung). Wahrsch. elementare Leistung aller lebenden Zellen, von Bedeutung z. B. für die Fettresorption (Chylomikronen) in Dünndarm u. Leber.

Pins* Zeichen (EMIL P., 1845–1913, Internist, Wien): *pulmon* / EWART* Zeichen.

Pinsel|arterien: / Penicilli. – **P.haar**: *derm* / Thysanotrix (1). – **P.schimmel**: / Penicillium. – **P.zelle**: 1) Zelle mit sehr dicht stehenden Mikrovilli an der freien Oberfläche (»Bürstenbesatz«), v. a. in resorbierenden Epithelien (große Resorptionsfläche). – 2) / Astrozyt.

Pinski*- (Di)George*-Harley*-Baird* Syndrom: komplexes okulozerebrales Mißbildungssyndrom (autosomal-rezessiv erbl.?) mit Mikrophthalmie, Hornhauttrübung, schlitzförm. Iris, Pupillen- u. Linsenektopie, Nystagmus, Strabismus, Optikus-, Pigmentaplasie, Hypertelorismus, antimongoloider Lidachse, Mikro-, Hydrozephalie, Kiefer-Gaumenspalte, spast. Paraplegie, schwerer geist. Retardierung.

Pinta(-Krankheit), Pinto, Azul, Cuté, Gusarole, Lota, Mancha, Piquite, Puru-Puru, Quiriqua, Vicara: (1926) trop. (in Mexiko u. Südamerika z. T. endem.) Kontaktinfektion mit Treponema carateum. Als PA (6–10 Tg. post inf.) rötl. Papel, nach 5–10 Mon. Exanthem (»nicht-ulzerierendes oder BLANCO* Pintid«), im 3. Stadium (»Carate«) Vitiligo-art., z. T. hyperkeratot. Pigmentierungen. Serologisch (einschl. NELSON* Test) von Syphilis nicht zu unterscheiden. Ggf. entschädigungspflichtig. BK.

Pinworm: (engl.) / Enterobius vermicularis.

Pinzette: schmales, zangenart. Instrument mit endständ. federnder Verbindung der Branchen; zahlreiche zweckmäß. Variationen (z. B. Chalazion-, Epilations-, Dura-, Kapsel-, Klammer-, Splitter-P.), grundsätzl. unterschieden als »anatom.« (flach gerieft) u. »chirurg.« P. (Zähnchen oder Haken).

Piolly*(-Brianson*) Zeichen: / Hydatidenschwirren.

Piophila casei: »Käsefliegen« [Piophilidae], deren Larven den Darmtrakt lebend passieren u. heft. Beschwerden machen können (»Pseudomyiasis«).

Piorkowski* Färbung (MAX P., geb. 1859, Bakteriologe, Berlin): Darstg. der BABES*-ERNST* Körperchen im Corynebact. diphtheriae mit alkal. Methylenblau-Lsg.

Piotrowski* Reflex (ALEXANDER P., geb. 1878, Neurologe, Berlin): 1) antagonistischer / Antikusreflex. – 2) / Plantarmuskelreflex.

Pipamperonum *WHO*: 1-[4-(4-Fluorphenyl)-4-oxobutyl]-1,4-bipiperidin-4-karboxamid; Neuroleptikum.

Pipazetatum *WHO*: 1-Azaphenothiazin-10-karbonsäure-2-(2-piperidino-äthoxy)-äthylester; Antitussivum.

Pipenzolatbromid *WHO*: 1-Äthyl-3-(benziloyl-oxy)-1-methyl-piperidinium-bromid; Anticholinergikum, Spasmolytikum.

Piper* (HANS EDMUND P., 1877–1915, Physiologe, Berlin) **Paradoxie**: *ophth* / Adaptationsparadoxie. – **P.* Gesetz**: Beim peripheren Sehen ist für einen Schwellenreiz das Produkt aus Leuchtdichte u. Quadratwurzel des stimulierten Netzhautareals konstant.

Piper* Zange: *geburtsh* spez. Zange für die Extraktion des nachfolgenden Kopfes bei Beckenendlagen.

Piper: *botan* Fam. »Pfeffer«, z. B. **P. betle** (»Betelpfeffer«; s. a. Betelkauen), **P. cubeba s. caudatum** (»Kubebenpfeffer«; als Karminativum u. in Asthmazigaretten), **P. nigrum** (als »schwarzer« bzw. – geschält – »weißer Pfeffer« Magenmittel u. Stimulans).

Piperazin(um): hygroskop. heterozykl. Verbindung (Hexahydropyrazin); Anw. als Anthelminthikum bei Askariden (eintäg. 2 × 1 g) u. Oxyuren (4 Tg. 3 × 1 g), kontraindiziert bei Nephritis; auch in Form des Zitrats, Phosphats, Ca-EDTA-Komplexes. Bei Überdosierung Übelkeit, Erbrechen, Ataxie, Koordinationsstörgn., Bewußtlosigkeit (im allg. rasch abklingend).

Piperidolatum *WHO*: Diphenylessigsäure-(1-äthyl-3-piperidyl-ester); Spasmolytikum, Anticholinergikum.

Piperismus: Vergiftung durch Pfeffer, mit gastroenteralen Störungen u. Nierenreizung; selten.

Piperonal: / Heliotropinum.

Pipette: geeichter Stech- oder Saugheber (meist bauch. Mittelstück), mit vorgegebenem Vol. oder Graduierung (»Meßpipette«).

Piping-System: bei Narkose- u. Intensivpflege-Anlagen ein Schlauch- oder Röhrensystem (in Fußboden oder Wand), in dem die diversen Gase von außerhalb gelagerten Batterien zum Anwendungsort (Op.saal etc.) geleitet werden; meist einschl. Absaugeinrichtung.

Pipradrolum *WHO*: α,α-Diphenyl-α-(2-piperidyl)-methanol; zentrales Stimulans.

Piprinhydrinatum *WHO*: 4-(Benzydryl-oxy)-1-methyl-piperidin-(8-chlortheophyllin); Antihistaminikum, Antiemetikum.

Piprozolinum *WHO*: (3-Äthyl-4-oxo-5-piperidinothiazolidin-2-yliden)-essigsäure-äthylester; Choleretikum.

Piquita, Piquite: örtl. Bez. (Venezuela) für / Pinta.

Piqûre: (französ. = Nadelstich) *physiol* / BERNARD* Zuckerstich. – **P.-Zeichen**: *hämat* / KOCH*-HESS* Stichprobe.

Piracetamum *WHO*: 2-Oxo-pyrrolidin-1-azetamid; Mittel bei Zerebralsklerose.

Pirenzepin *WHO:* ein Benzodiazepin-Derivat; Magen-Darm-Mittel.

Piria*(-Städeler*) Reaktion: Tyrosin-Nachweis (violett) durch Zusatz von Kalzium- oder Bariumkarbonat zur H_2SO_4-gelösten u. erwärmten Probe u. von neutralem Ferrichlorid zum Filtrat.

Piribedilum *WHO:* 2-(4-Piperonyl-piperazin-1-yl)-pyrimidin; Vasodilatans.

Piridoxilatum *WHO:* [(5-Hydroxy-4-hydroxymethyl-6-methyl-3-pyridyl)-methoxy]-glykolsäure; Psychoanaleptikum.

Pirie* Knochen: ↑ Os supratalare.

Pirie* Syndrom: adrenogenit. ↑ Salzverlustsyndrom.

piriformis: (lat.) birnenförmig. – Auch Kurzform für ↑ Musc. piriformis; z. B. das **P.-Syndrom:** bei Kreuzbein- u. Hüftprozessen durch Tonuserhöhung des Muskels ausgelöste Ischialgie. – **Piriformitis:** chron. Entzündung des M. piriformis (u. von Beckenorganen) als eine Urs. der Kreuzschmerzen der Frau; Teilbild der ↑ Pelipathia vegetativa.

Piringer=Kuchinka* Syndrom (ALEXANDRA P.=K., geb. 1912, Pathologin, Wien): (1952) subakute, leicht schmerzhafte, nichteitr., v.a. zervikonuchale Lymphadenitis (Retikulumwucherung, eigenart. Körnelung der Epitheloidzellen) nach rezidivierenden Anginen u. Gelenkrheuma; ungestörtes Allg.befinden, β- u. γ-Globuline bei normalem Gesamteiweiß vermehrt; Abklingen in Monaten. Wahrsch. polyätiol. (Reaktion auf Toxoplasmen? chron. infekt. Mononukleose? Übergänge zu HODGKIN* u. BOECK* Syndrom?).

Piritramidum *WHO:* 1'-(3-Zyan-3,3-diphenyl-propyl)-1,4'-bipiperidin-4'-karboxamid; Analgetikum.

Pirogoff* (NIKOLAI IWANOWITSCH P., 1810–1881, Chirurg, Dorpat, St. Petersburg) **Amputation:** supramalleoläre horizontale Unterschenkelamputation mit osteoplast. Deckung durch das hint. Fersenbein (↑ Abb.). Modifikationen n. LE FORT, GÜNTHER (Deckung nicht durch Fersen-, sondern durch Fußsohlenhaut) u. SPITZY (keine »Spitzfußstellung«). –

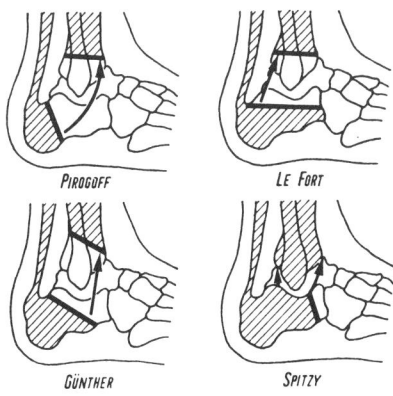

P.* Dreieck: das von N. hypoglossus, M. mylohyoideus u. Zwischensehne des Digastricus begrenzte Dreieck. – **P.* Ödem:** ↑ Gasödem. – **P.* Winkel:** ↑ Angulus venosus.

Piro|plasma: *protozool* ↑ Babesia. – **P.plasmose:** *vet* durch Protozoen (v. a. Babesia, Theileria) verurs. tier. Blutinfektion (»seuchenhafte Hämoglobinurie«), meist mit akutem Verlauf u. hoher Letalität; i. e. S. die ↑ Babesiose.

Pirquet* (CLEMENS PETER JOHANN V. P., 1874–1929, Pädiater, Wien) **Index:** (1901) somatometr. Index (s. a. Gelidusi, Pelidisi) für den Ernährungszustand des Kindes, errechnet als

$$\frac{\sqrt[3]{10 \times \text{Körper-Gew. (in g)}}}{\text{Sitzhöhe}}.$$

– **P.* Nährwertsystem:** ↑ NEM. – **P.* Reaktion:** (1902) i.c. Tuberkulinprobe unter Anw. eines Impfbohrers; Rötung u. Schwellung nach 2–3 Tg. (weniger sicher als die MENDEL*-MANTOUX* Probe).

Piry-Fieber: in Brasilien von Phlebotomus-Mücken übertragene Enzephalitis durch gleichnam. ARBO-Virus. – Nach anderen Autoren von Aedes aegypti übertragene Enzephalitis durch gleichnam. Rhabdovirus (mit Chandipura-Virus ident.?).

Pisatin(e): fungistatische Substanz aus Erbsen (Pisum sativum).

Pischinger* (ALFRED P., geb. 1899, Histochemiker, Graz, Wien) **Färbung:** Darstg. der NISSL* Schollen mit auf pH 4,65 gepufferter Methylenblau-Lsg. – **P.* Grundsystem:** ↑ Histion. – **P.* Test:** ↑ Jodtitrationstest.

Piscina: *baln* ↑ Piszine.

pisiformis: (lat.) erbsenförmig. – »Pisiforme« Kurzbez. für ↑ Os pisiforme.

Piskatschek* (ALFRED P. oder PISKAČEK, 1854–1932, Gynäkologe, Linz, Wien) **Handgriff:** *gebh* H. bei aton. Blutung in der Postplazentarperiode, indem die eine Hand den Uterus unterhalb der Symphyse mit Zangengriff umfaßt, während die andere den Fundus abwärts drückt u. massiert. – **P.* Zeichen, Uterus:** *geburtsh* Asymmetrie des graviden Uterus durch eine kuppelart. »Ausladung« über der Implantationsstelle, bes. deutl. bei Implantation in einer Tubenecke.

Pistill: *pharm* keulenförm. »Stößel« als Zubehör zum Mörser.

Pistolenschußphänomen: *kard* ↑ DUROZIEZ* Geräusch.

Pistor* Regel (GUSTAV P., 1872–1960, Physiker): Bei der Fernbrille bringt das stärkste noch vertragene Plusglas bzw. das schwächste noch für die volle Sehschärfe ausreichende Minusglas die Vollkorrektur.

Piszine: *baln* großes Badebecken (i. e. S. mit Thermalwasser) für Gemeinschaftsbäder u. Unterwasserbehandlung.

PIT, PI-Test: *psych* »Persönlichkeits- u. Interessentest« (TOLMAN-MITTENECKER 1951) mit 214 Alternativfragen. – s. a. Persönlichkeitstest.

Pithecanthropus: s. u. Homo erectus. – **pithekoide Haltung:** »Affenhaltung« bei Brenztraubensäure-Schwachsinn, Osteochondroarthrosis def. endemica, Ostitis def. u. a.

Pithiatismus: (BABINSKI) die durch Suggestivmethoden hervorzubringenden u. zu beseitigenden hyster. Sympte.

Pitkin* (GEORGE PHILO P., 1885–1945, Chirurg, New Jersey) **Lösung:** Gelatine + Dextrose + Essigsäure + Aq. dest. als resorptionsverzögerndes Vehikel bei parenteraler Applikation. – **P.* Nadel:** feine, bieg-

Pitney* Methode

same Kanüle für die Wirbelkanalpunktion. – **P.* Operation**: Kreuz-Darmbeinverriegelung durch queren Tibiaspan, der mit Spezialbohrer in die Darmbeinkämme u. den Dornfortsatz S$_2$ eingetrieben wird; Modifikation der / VERRAL* Op.

Pitney* Methode: Bestg. des Gerinnungsfaktors VIII durch Einbringen des Al(OH)$_3$-behandelten Plasmas in ein Normalplasma-Serum-Thrombozyten-System; gemessene Thrombokinase ist dem AHG direkt proportional.

Pitocin: / Oxytozin.

Pitot* Rohr: (1732) Strömungsmesser, der den durch Stau eines Stromfadens entstehenden Druckzuwachs gegen den Seitendruck der unbehinderten Strömung mißt.

Pitres* (JEAN ALBERT P., 1848–1928, Internist, Bordeaux) **Aphasie**: amnest. / Aphasie. – **P.* Zeichen**: 1) / Haphalgesie. – 2) Abweichung des Proc. xiphoides von der Medianlinie bei Pleuraerguß. – 3) fehlende Druckschmerzhaftigkeit des Hodens bei Tabes dors.

Pitrescin, Pitressin: / Vasopressin.

Pit(t)field* (ROBERT LUCAS P., 1870–1942, Arzt, Philadelphia) **Färbung**: (1895) Differenzierung von Pesterregern mit Gentianaviolett u. Alaun-Tannin-Mischung. – **P.* Lösung**: Farblsg. aus Gummi arabicum, Eisessig, Gentianaviolett u. Aqua dest., für Leukozytenzählung. – **P.* Zeichen**: 1) bei Pleuraerguß nach leichtem Schlag auf die erkrankte Rückenpartie des Sitzenden Überleitung der Vibration auf den Quadratus lumborum. – 2) bei Aszites nach Schlag auf den Quadratus lumborum des Sitzenden nur schwache Vibration der Bauchwand.

Pituita: wäßr.-fadenziehender Schleim. – **P. alcoholica**: das morgendl. Schleimbrechen des Alkoholikers.

pituitär: / hypophysär – vgl. pituitös.

Pituitaria: Glandula pituitaria (/ Hypophyse).

Pituitarismus: Erkr. durch HVL-Überfunktion; i. e. S. als **basophiler P.** das / CUSHING* Syndrom.

pituitös: schleimig (/ Pituita); vgl. pituitär.

Pituitektomie: / Hypophysektomie.

Pituitrin: Vasopressin u. Oxytozin enthaltender HHL-Extrakt; obsolet. – **P.-Typ**: im VOLHARD* Wasserversuch der Typ mit geringer Ausscheidung (20–60 ml, unterschiedl. spezif. Gew.) in den ersten 5–6 Portionen.

Pituizyten: (ROMEIS) die spezif., zytoplasmareichen Astrozyten des HHL, unterschieden als Adeno-P. (wie echte Drüsenzelle; Neurohormone?), Fibro-P. (mit Granula, Vakuolen u. Pigment, mehreren kurzen u. 1–2 langen Plasmafortsätzen), Mikro-P. (klein, mit kurzen, verzweigten Fortsätzen), u. Retikulo-P. (stark verzweigt, mit anderen verbunden). – **Pituizytom**: / Tumorettengeschwulst.

Pityriasis: »Kleienflechte«, Hautveränderungen mit kleinlamellöser Schuppung. Als **P. simplex** die spröde, trockene, in Herden schuppende, evtl. stark juckende Haut, konstitutionell bei DARIER* Krankh., artifiziell durch alkalisierende Seifen, stark entfettende Syndets (Schaumbad), Rasierwässer, als trockne Kopfschuppung bei sebostat. Konstitution, als **ichthyosiforme P.** des Stammes oft Urs. des »Altersspruritus« u. a. m.; ferner **P. cachecticorum** (= Ichthyosis marantium), **P. lichenoides** (/ Parakeratosis variegata), **P. pilaris** (/ Keratosis follicul. simplex), **P. nigra** (/ Tinea n.), **P. seborrhoica** (/ Dermatitis mediothorica UNNA), **P. senilis** (trokkene Altershaut, / Ichthyosis senilis), **P. vulg.** (/ Seborrhö). – Bes. Formen: **P. alba faciei**, entweder **P. sicca** infolge übermäß. Entfettung u. Austrocknung; oder **P. streptococcique** (Impetigo furfuracea s. pityroides, »Dartre volante«) v. a. bei Kindern, mit münzgroßen, weißl.-schuppenden Herden i. S. einer oberflächlichsten Streptokokken-Pyodermie (an Stamm u. Extremitäten = **P. simplex circumscripta** bzw. Impétigo commisural). – **P. capitis** (P. furfuracea, Seborrhea cap. sicca), ab Pubertät Hyperkeratose der behaarten Kopfhaut mit feinen, oft dicken, weißl. Schuppen, evtl. mit progred. Haarausfall, als Konstitutionsmerkmal der Seborrhö (Pityrosporum-Befall?). – **P. lichenoides chron. Juliusberg*** (Dermatitis psoriasiformis nodul., Parapsoriasis guttata leukodermica, Lichen psoriasiformis, JADASSOHN* Krankh.): sehr chron. (oft über Jahre), nicht juckendes, in Schüben auftr. polymorphes Exanthem symmetr. an Rumpf u. Extremitäten, mit bis linsengroßen Papeln, die sich allmähl. mit einem milchglasart. Deckelschüppchen überziehen u. – evtl. unter Pigmentierung – zurückbilden; Infektallergie? – **P. lichenoides et varioliformis acuta** (HABERMANN*-MUCHA* Krankh.): postinfektiös oder spontan in Schüben verlauf. papulosquamöses Exanthem des Rumpfes mit Deckelschüppchen, z. T. hämorrhag. Bläschen u. zentralen Nekrosen, die mit scharfrand., z. T. depigmentierten Närbchen abheilen. – **P. rosea Gibert***, **P. maculata et circinata**, **P. rubra maculata** (Schuppenröschen, GIBERT* Krankh.): vom »Primärfleck« sich symmetr. auf Stamm u. Extremitäten ausbreitende, leicht erhabene, bis zehnpfennigstückgroße, scharf begrenzte, evtl. zirzinäre rosafarbene, mit ganz feinen Schuppen bedeckte Erytheme, die zentral aufhellen u. eine »Coronella« bilden; Spontanheilung in 4–6 Wo.; Ätiol. unbekannt (neue, ungewaschene Wäsche?). – **P. rubra pilaris** (Keratosis follicularis r., DEVERGIE*, BESNIER* Krankh., Stachelflechte): chron., zuweilen stark juckende, zu Konfluenz u. Ausbreitung neigende, follikuläre, dunkelrote Knötchen mit zentralem Hornpfropf an Gliedmaßen-Streckseiten, Rumpf u. Kopf, evtl. in schillernde Erytheme u. Erythrodermie übergehend; Ätiol. unbekannt. – **P. rubra universalis Hebra*** (Erythrodermia exfoliativa, Zehrröteln, HEBRA*-JADASSOHN* Krankh.): chron., therapieresistente, tödlich kachektisierende Erkr. (v. a. bei ♂♂) mit disseminierten Erythemen (oft in Hautfalten); später Erythrodermie mit atroph., lividroter Haut, kleieförm. Schuppung, general. LK-Schwellung, diffuser Alopezie, Gelenkkontrakturen, brüch.-zerfallenden Nägeln; Urs.: Leukämie, Tbk, Retikulosen, oft aber unklar. – **P. versicolor**, **P. furfur** (Chromophytose, Malasseziasis, WILLAN*, EICHSTEDT* Krankh.): Epidermomykose am Stamm durch Malassezia furfur (v. a. bei Hyperhidrose), mit runden, konfluierenden, gelb- oder schmutzig-braunen bis rötl. Flecken (Farbe wechselnd, auch achromat. Form), die beim Darüberstreichen schuppen (»Hobelspanphänomen«) u. bei Sonnenbräunung rel. hell bleiben (»Negativbild«, »**P. v. alba**«).

pityroides: (lat.) mit kieieförm. Schuppung (/ Pityriasis).

Pityrosporum: in den obersten Hautschichten (seborrhoische Schuppen, Hornreste, Talgdrüsensekret) vork. Hefen [Cryptococcaceae], oval bis flaschenförm. (»Flaschenbaz.«), ohne Pseudomyzel (↑ Abb. »Hefen«). – Das lipophile **P. orbiculare** häufig aus Pityriasis isoliert.

Pitzen* Operation (PETER P., 1886–1977, Orthopäde, Gießen, Münster, München): **1)** Dreharthrodese des oberen Sprunggelenks mit Knochenplombe in Tibia-Talus-Höhle. – **2)** bei Pseudarthrose Spaltüberbrückung durch Verschiebespan, wobei ein langer u. ein kurzer – je aus einem der Fragmente gebildeter – Kortikalisspan ausgewechselt werden.

Piulachs* Zeichen: (1967) Schmerz u. Muskelspannung bei Fingerdruck (Daumen vorn) in die li. Flanke des Liegenden als Appendizitiszeichen.

Pivampicillinum *WHO*: 6-[D(-)-α-Aminophenylazetamido]-penizillansäure-(pivaloyl-oxymethyl)-ester; Antibiotikum (Breitspektrum).

Pivot-shift-Zeichen: (MACINTOSH) *orthop* »Dreh-Rutsch-Zeichen« bei vord. Kreuzbandriß, indem am Liegenden bei Kniewärtskompression u. Innenrotation des U'schenkels, dann (mit der anderen Hand) Valgisierung u. Beugung zwischen 40 u. 60° das äuß. Tibiaplateau spürbar (u. schmerzhaft) dorsalwärts rutscht.

Pi-Wellen, π-W.: *neurol* im EEG »langsame Wellen« (ϑ-, δ-Wellen) über den hint. Schädelregionen; z. B. mit bis mittelhoher Amplitude u. von der rascheren physiol. Aktivität überlagert als Normalbefund bei Kindern u. Jugendl.; auch asymmetr. (re. meist höher) bei jungen Erwachsenen als »perisistierende Funktionslabilität«.

Pix: »Pech« als Rückstand der Teer- u. Erdöldestillation oder als Produkt der trockenen Destillation von Holz; z. B. **P. betulina** (»Birkenholzteer«, Ol. Rusci; mit aromat. Verbindgn. vom Phenol- u. Kresoltyp; Anw. bei Hautkrankhn.), **P. Fagi** (»Buchenholzteer«, u. a. Kreosot enthaltend; Anw. bei Atemwegs- u. bei Hauterkrn.), **P. Juniperi** (»Wacholderteer«), **P. liquida** (P. abietinarum s. Cedri. Pini, »Holzteer«; Antiseptikum, Hautmittel), **P. lithanthracis** (P. carbonis s. mineralis, »Steinkohlenteer«, mit zahlr. aromat. Inhaltsstoffen; Hautmittel).

Pizotifenum *WHO*: 4-(9,10-Dihydro-4 H-benzo [4,5]-zykloheptal [1,2,b]-thien-4-yliden)-1-methylpiperidin; Migränemittel.

PJS-Reaktion: Perjodsäure-SCHIFF*-Reaktion (↑ PAS-Reaktion).

PK: **1)** *chem* ↑ Pyruvatkinase. – **2)** *klin* ↑ Primärkomplex.

PKG: ↑ Phonokardiogramm. – **PKR**: ↑ PRAUSNITZ*-KÜSTNER* Reaktion. – **PKU**: ↑ Phenylketonurie.

(van der) Plaats* Röhre: *radiol* stielförm. Nahbestrahlungsröhre (50 kV unveränderl.) mit massiver Wolfram-Anode u. ringförm. Kathode zwischen Anodenspiegel u. Röhrenende (Strahlenkegel spitzer als bei Hohlanode).

Placebo: *pharm* Wirkstoff-freies, äußerlich nicht vom Original unterscheidbares »Leer-« oder »Scheinmedikament« (»Falsum-Präp.«); für **P.-Therapie** (um das Verlangen nach einer nicht notwend. Medikation zu befriedigen) u. ↑ Blindversuch.

Placenta *PNA*, Plazenta: bei den Placentalia (»Hochsäuger«, Unterklasse der Mammalia) der sich aus dem Trophoblasten entwickelnde »Mutterkuchen«, mit zahlreichen, vom mütterl. Blut umgebenen Zotten (↑ Cotyledon), unterteilt in Pars fetalis u. Pars uterina (= P. materna). Phylogenetisch (↑ Tab.) zunehmend invasiv (d. h. die mütterl. Gewebe abbauend) zur P. decidualis entwickelt (»Vollplazenta«, mit sehr langem fetomaternem Kontakt, post partum unter Blutung einschl. mütterl. Anteil abgestoßen; s. a. Plazenta, Plazentation), beim Menschen als **P. haemochorialis** (Chorionsynzytium taucht in mütterl. Blutstrom ein; s. a. Zotten-P.). Stoffwechselorgan (Gew. ca. 600 g), das für den Feten die Ernährungs-, Atmungs- u. Ausscheidungsfunktion übernimmt, u. Produktionsstätte (Chorionepithel des fetalen Anteils) der für die Erhaltung der Schwangerschaft wicht. ↑ Plazentahormone; s. a. Plazentaausstoßung usw. – Varianten u. pathol. Formen: **P. accreta s. increta s. percreta** infolge mangelhafter Dezidua-Entwicklung durch Einwachsen der Zotten fest mit dem Myometrium verbunden, so daß sie post partum nicht ausgestoßen werden kann (manuelle Lsg., sonst Hysterektomie!). Zu unterscheiden von der **P. adhaerens**, die nur infolge funktioneller Störung des Lösungsmechanismus festhaftet. – **P. capsularis s. reflexa** bei ausgebliebener Zottenreduktion im Bereich der Decidua capsul. (Pathomechanismus der Placenta praevia?). – **P. circumvallata s. nappiformis** eine P. marginata mit Fibrinring in der extraamnialen Zone (Abgrenzung gegen Eihäute). – **P. extrachorialis** Oberbegr. für P. circumvallata u. P. marginata. – **P. fenestrata** mit einzelnen membranösen Aussparungen. – **P. incarcerata s. captiva** = Incarceratio placentae (↑ Plazentaretention). – **P. marginata s. marginalis** mit Abgehen der Eihäute medial des Randes, so daß eine extraamniale Zone besteht; s. a. Pl. circumvallata. – **P. membranacea** bes. dünn u. ausgedehnt, wahrsch. infolge Breiten- statt Tiefenwachstums auf mangelhaftem Mutterboden oder fehlender Rückbildung der Decidua capsul.; evtl. Lösungskomplikationen. – **P. multilob(ul)ata s. multipartita** mit zahlreichen, miteinander verbundenen Lappen. – **P. praevia** im unt. Uterinsegment (statt im Korpusbereich) inserierend; mit Gefahr der vorzeit. Ablösung u. damit lebensbedrohl. Blutungen gegen Ende der Gravidität oder unter der Geburt (Frühdiagnose u. a. mit Ultraschall, ggf. strengste Beobachtungskontrolle u. schnellstes Eingreifen erforderl.). Als **P. p. totalis s. completa** den Zervikalkanal völl. überdeckend (Sectio erforderl.), evtl. mit Nabelschnurinsertion zentral, als **P. p. cervicalis** in die Kanalwand eingewachsen (Sectio mit anschl. Hysterektomie indiziert),

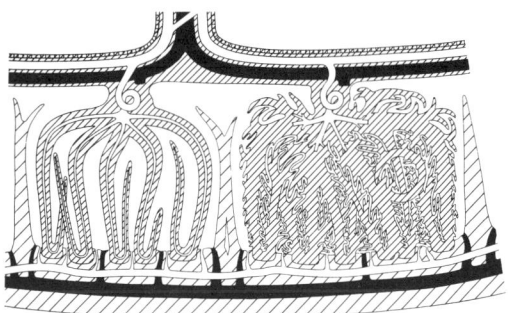

Bau der reifen menschl. **Plazenta**: Arterien weiß, Venen schwarz; links nur Haftzottenstämme, rechts ges. Zottenkomplex mit intervillösem Kapillarsystem.

Placenta praevia

als **P. p. lat. s. partialis s. incompleta** nur z. T. im Uterinsegment liegend, als **P. p. margin.** nur bis an den Muttermund reichend, als **P. p. secundaria** erst im Verlauf der Gravidität sich isthmuswärts entwikkelnd (meist bei tief implantiertem Ei). – **P. spongiosa**: die für den Menschen typ. schwammart. Unterform der Topfplazenta. – **P. succenturiata s. accessoria**: die bei vielen Primaten physiol., beim Menschen in ca. 1% vork. »Nebenplazenta«, gefäßlos (»**P. spuria**«), durch Gefäßbrücken mit der Haupt-P. in Verbindung (bei Zurückbleiben nach Ausstoßung der Haupt-P. Blutungsgefahr!). – **P. velamentosa** (↑ Insertio velamentosa). – s. a. Plazenta(r)...

Plazentaformen

	Anordnung der Chorionzotten	Beziehung des Chorion zum Uterus	Vorhandensein einer Membrana decidua	Vorkommen
Placenta adecidualis	Semiplacenta diffusa	Placenta epitheliochorialis	Placenta adecidualis	Pferd, Kamel, Schwein, Halbaffen u. a.
	Semiplacenta multiplex	Placenta syndesmochorialis	Übergangsform	Wiederkäuer
Placenta decidualis	Placenta zonaria	Placenta endotheliochorialis	Placenta decidualis	Raubtiere, Katze, Hund
	Placenta discoidalis	Placenta haemochorialis	Placenta decidualis	Nager, Insektenfresser, Fledermäuse, Primaten, Mensch

Placido* Scheibe: runde Scheibe (∅ ca. 30 cm) mit konzentr. schwarzen Ringen u. zentraler Öffnung (zur Beobachtung des Spiegelbildes auf der Hornhaut) für die Keratoskopie.

Placing-Reaktion: *päd* bis zum 2. Lmon. auslösbarer »Steigreflex«, indem bei leichter Berührung des Fußrückens (z. B. durch Tischkante) der Fuß angehoben (u. auf die Tischfläche »aufgesetzt«) wird.

Placobdella catenigera: Landblutegel [Rhynchobdellida], Ektoparasit gelegentl. auch des Menschen im Mittelmeerraum (bis zu 2 Tg. lang nachblutende Wunden).

Plätschergeräusch: *klin* durch Beklopfen oder Schütteln eines mit Gas u. Flüssigkeit gefüllten Hohlorgans hervorgeruf. charakterist. Geräusch, z. B. bei Seropneumothorax (»Succussio Hippokratis«), Gastrektasie, Darmhypotonie; s. a. Ileozäkalgeräusch.

Plättchen: **1)** *hämat* ↑ Thrombozyt. – **2)** *labor* ↑ Deckglas. – **3)** *histol* ↑ osmiophile Pl.

Plättchen|naht: chir. Naht, bei der das Nahtmaterial über ovalen oder runden, biegsamen Plättchen (Zinn, seltener Blei) geknüpft wird; v. a. zur Erzielung einer spannungsfreien Naht. – **P.test**: **1)** *pharm* ↑ Blättchentest. – **2)** *serol* ↑ Deckglasprobe. – **P.thrombus**: weißer ↑ Thrombus.

Plagiorchis, -orchoides: Darmsaugwürmer [Plagiorchiidae] der Reptilien, Vögel u. Säugetiere; beim Menschen nachgewiesen (selten, durch Verzehr Metazerkarien-haltiger Schnecken, Insekten): P. javensis, P. muris (Japan), P. philippinensis.

Plagiotoma coli: *protozool* ↑ Balantidium coli.

Plagiozephalie: »Schiefköpfigkeit« (Asymmetrie der Schädelhälften einschl. Augenstellung), meist als **gekreuzte P.** mit Hervortreten einer Stirn- u. der kontralat. Hinterhaupthälfte. Urs.: intrauteriner Druck, einseit. Synostosen, Rachitis, Kraniotabes, Ostitis def., Asymmetrie von Hinterhauptkondylen u. WS.

Plakode: *embryol* verdickter Bezirk im seitl. Ektoderm, der Material aus dem Epithelverband in die Tiefe aussondert u. insbes. Nervenstrukturen liefert; unterschieden als Ophthalmikus- (Hautsensibilität N. V$_1$), Endobranchial- (Geschmacksfasern, evtl. Viszerosensibilität) u. Dorsolateral-P. (Ohrlabyrinth u. Lateralissystem, evtl. allg. Hautsensibilität).

Plakopathie: Plazentopathie (↑ Plazentainsuffizienz, Plazentitis etc.).

Planck* Konstante, Wirkungsquantum (MAX PL., 1858–1947, Physiker, Berlin; 1918 Nobelpreis für Physik): Naturkonstante mit der Dimension einer Wirkung (h = 6,62517 · 10^{-34} J · sec), gültig für die Energie der kleinsten Portionen, mit denen die Absorption u. Emission von Strahlung diskontinuierlich erfolgt (Lichtquanten, Photonen etc.): W = h · ν (ν Frequenz der Strahlung).

Planetendrehstuhl, Heidelberger Drehstuhl: elektrisch angetriebene Plattform, die kon- u. exzentr. Drehungen (mit definierten Beschleunigungen) u. translator. Bewegung ausführt; für Vestibularisprüfung.

Planetokardiographie: ↑ Vektorkardiographie.

Planigraphie: *röntg* s. u. Schichtaufnahmeverfahren.

Planities: (lat.) Ebene, Fläche.

plankonkav, plankonvex: adj. Bez. einer (Zerstreuungs- bzw. Sammel-)Linse mit einer planen u. einer konkaven bzw. konvexen Fläche.

Plankton, Plankter: Gesamt. der im Wasser freischwebenden pflanzl. u. tier. Lebewesen (= **Phyto-** bzw. **Zoo-P.**; nach Größe unterteilt in Nano-, Mikro- u. Makro-P.). – **P.probe**: *forens* P.-Nachweis in Leichenorganen als sicheres Zeichen für Ertrinkungstod.

planocellularis: (lat.) flachzellig (s. u. Plattenepithel...).

Plano|coccus tetragenus, P.merista ventriculi: *bakt* ↑ Gaffkya tetragena.

Plano|topokinesie: *neurol* der ideator. Apraxie ähnl. Bewegungsstörung (mangelhafte Erfassung räumlicher Distanzen) bei Schädigung des Parietalhirns. – **P.zyt**: ↑ Leptozyt.

Planta: **1)** *botan* Pflanze. – **2)** *anat* P. pedis *PNA*: die »Fußsohle« als Auftrittsfläche, mit unverschiebl., mehr oder weniger verhornter Haut u. senkrecht gekammertem s.c. Fettgewebe (»Druckkissen«). – **Plantalgie**: ↑ Sohlenschmerz.

plantar: die Fußsohle (Planta) betreffend, sohlenwärts; z. B. **P.aponeurose** (↑ Aponeurosis plant.), **P.bogen** (↑ Arcus plant.), **P.flexion** (Abwärtsbeugung des Fußes), **P.hyperkeratose** (z. B. bei kongenit. Palmoplantarhyperkeratose, Ekzem, Psoriasis, Mykose).

Plantar|muskelreflex: durch Schlag auf Fußrücken (»Fußrückenreflex«), Zehenballen (= ROSSOLIMO* Reflex) oder M. tib. ant. (zwischen Capitulum fibulae

u. Tuberositas tibiae, = PIOTROWSKI* Reflex) auslösbarer Eigenreflex mit kurzer Zehenflexion (»Zehenbeugereflex«); bes. deutlich bei Pyramidenbahnläsion. – **P.punkt**: 1) (BECHTEREW) druckempfindl. Punkt in Fußsohlenmitte bei best. Infektionskrankhn., wahrsch. durch Neuritis bedingt. – **2) Plantare**: *anthrop* der am weitesten distale (lat.) Punkt der Fußsohle. – **P.reflex**: langsame Plantarflexion, evtl. auch Spreizung der Zehen als physiol. Fremdreflex auf Bestreichen der Fußsohlenhaut. Einseit. Fehlen (»stumme Sohle«) Hinweis auf Wurzelschädigung oder Pyramidenbahnläsion. – vgl. P.muskel-, Fußrückenreflex. – **P.warze**: vulgäre Warze an der Fußsohle, infolge mechan. Belastung nicht protuberierend, sondern platt u. schmerzhaft, meist multipel.

plantigrad: adj. Bez. für die physiol. Stellung der Fußsohle unter Belastung, d. h. Mittelstellung zwischen Pro- u. Supination bzw. Spitz- u. Hackenfußhaltung (rechtwinklig zur Beinachse in Frontal- u. Sagittalebene).

Planum: 1) *anat* Ebene (s. a. Facies), z. B. **P. nuchale** (Squama occip. unterhalb von Protuberantia ext. u. Linea nuchae suprema, wo die Nackenmuskeln ansetzen; während das **P. occipit.** = »Oberschuppe« von Kopfhaut u. Galea bedeckt ist), **P. semilunare** (in den Ampullen der häut. Bogengänge; vermutlich ein Sekretionsort der Endolymphe), **P. sphenoideum** (Keilbeinhöhlendach vor der Sella), **P. sternale** (Vorderfläche von Manubrium u. Corpus sterni einschl. angrenzender Rippen), **P. temporale** (die von Squama temp. des Scheitel-, Facies temp. des Stirn- u. Ala major des Keilbeins gebildete Seitenfläche des Hirnschädels mit Urspr. des M. temporalis). – 2) *geburtsh* ↑ Durchtrittsebene; z. B. **P. hyoparietale** (Ebene durch Zungenbein u. Scheitel; bei Gesichtshaltung), **P. maxilloparietale** (durch Oberkiefer u. Scheitel; bei Übergang von Stirn- zu Vorderhauptshaltung), **P. mentooccipitale** (durch Kinn u. Hinterhaupt; ungünstigste, weil größte Durchtrittsebene bei Stirnhaltung), **P. suboccipitobregmaticum** (durch Nacken u. große Fontanelle; größte Durchtrittsebene bei Hinterhauptshaltung).

planus: (lat.) eben, flach, platt.

PLAP: **p**lacental-like **a**lkaline **p**hosphatase (ein Tumormarker).

Plaque: (französ. = Platte) 1) *derm* flächenhafte Primäreffloreszenz (Fleck), im Haut- bzw. Schleimhautniveau oder flach erhaben; z. B. **P. senile P.** (↑ Drusen 3), **Plaques des fumeurs** (↑ Leukokeratosis nicotinica palati), **Pll. maculo-érosives** FOURNIER (wie lackiert aussehende, evtl. oberflächlich erodierte, hellrote, papillenlose Flecken auf der Zunge bei sek. Syphilis, aber auch bei Lungen-Tbk, Diabetes mellitus, chron. Dyspepsie u. Nervenerkrn.), **Pll. muqueuses** (papulöse, zu oberflächl. Erosion neigende sek. Schleimhautsyphilide [v. a. Mundhöhle], an mechanisch nicht beanspruchten Stellen als **Pll. opalines** bläul.-weiß, hyperkeratotisch, mazeriert). – 2) *bakt* heller, sich vital nicht anfärbender Fleck in einem dichten Baktn.rasen bzw. in Einschichtkultur infolge Auflösung durch Phagen (↑ Plaque-Test). – 3) *anat* PEYER* Plaques: ↑ Folliculi lymphatici aggregati intestini tenuis; pathol. verändert z. B. als **P. dure** (infiltriert u. verhärtet), **gyrierte P.** (mit hirnwindungsart. Oberfläche), **markig-geschwollene P.** (bei Typhus abdomin.). – 4) *path* beetförm. Gewebsalteration, z. B. **P. chondroide** (↑ Intimasklerose), **hyaline P.** (Verquellung der Kittsubstanz bei Atheromatose), **Pll. jaunes** (gelbbraune bis braune, kraterförm. Defekte der Windungskuppen des Großhirns als Endstadium einer Rindenprellung). – 5) *dent* feste Auflagerungen (v. a. Baktn.) auf dem Zahnschmelz als pathogenet. Faktor der Karies.

Plaque-Test: Virusvermehrungstest in Gewebekultur (Bakteriophagen) bzw. in Bakterienrasen unter Agar-halt., nichtflüss. Nährmedium; pos. bei Auftreten von Plaques, deren Zahl (»**Plaque forming units**«, PFU) der der Viruspartikeln proportional ist u. deren »Morphologie« genet. Eigenschaften ausdrückt (»**Plaque-Typ**«). – Analog dient in der Immunologie die Lyse von Erythrozyten zum AK-Nachweis.

Plasma: 1) *serol* ↑ Blutplasma; s. a. Tab. »Blut«, »Plasmaproteine«, Plasmakonserve, Serum... – 2) *zytol* ↑ Protoplasma; s. a. Paraplasma. – 3) *physik* hochionisiertes, gasförm. System als »4. Aggregatzustand« der Materie bei sehr hoher Temp.

Plasma-Ac(celerator)-Globulin: *serol* ↑ Faktor V.

Plasma|anomalie: *serol* s. u. Paraproteinämie. – **P.aussalzkurve**: graph. Darstg. der nach dem Aussalzungsverfahren gewonnenen P.fraktionen; auf der Ordinate die Mol/l der fällenden Salzlsg., auf der Abszisse die mg% N der noch in Lsg. bleibenden Proteine. – **P.austausch**: s. u. P.pherese. – **P.austauschversuch (Deutsch*)**: modifiz. ↑ P.mischversuch.

Plasma|basophilie: *histol* bas. Anfärbarkeit des Zytoplasmas aufgrund hohen RNS-Gehaltes. – **P.blast**: *histol* Jugendform der ↑ P.zelle. – **P.brücke**: *histol* ↑ Plasmodesma.

Plasma-Clot-Kultur: Gewebekultur in CARREL* Flasche oder auf Deckglas mit flüss. Nährmedium, bedeckt von geronnenem Hühnerplasma.

Plasma(durch)fluß, effektiver renaler, ERP: s. u. PAH-Clearance.

Plasma|einheit: *zytol* extrachromosomales ↑ Gen. – **P.eisen**: das im Blutplasma an Transferrin gebundene Fe; normal 90–180 bzw. (♀) 70–150 µg/100 ml; Umsatz in 24 Std. (**P.eisen-Turnover** = Plasma iron turnover, PET, PIT) beträgt 200–400 µg/Std./1 Vollblut (d. s. ca. 30 mg pro Tag, so daß die zirkulierenden 3–4 mg Fe tgl. ca. 7–10mal umgesetzt werden). – **P.eiweiß**: ↑ P.protein. – **P.expander**: biol. indifferentes, isoosmot., kolloidales Präp. zur Auffüllung des Kreislaufs (↑ Vol.ersatz) nach Blutverlust, Verbrennung, Schock, zur Kreislaufstabilisierung während der Narkose etc.; z. B. auf Dextran-, Polyvinylpyrrolidon-, Gelatinepolymerisat-Basis.

Plasma|faktor: ↑ Faktor I–XIII, Gerinnungsfaktoren, Leukopoetin. – **P.fraktion**: s. u. Plasmaproteine. – **P.gel**: 1) *pharm* Blutersatz-Präp. aus Gelatina alba. – 2) *zytol* Protoplasma mit Gelkonsistenz, z. B. als Ektoplasma der Amöben (im Ggs. zum »Plasmasol« des Endoplasma). – 3) *serol* ↑ Plasmagelierung. – **P.gelierung**: Umwandlung des Solzustandes des Blutes in einen Gelzustand, z. B. bei Extravasation (Autopolymerisationstendenz von Einzelfibrinmonomeren). In Zitrat- oder Inhibitorplasma bei genügend hohem Titer in Kälte auch Kryofibrinogen-Ausfällung (»Kryogelämie«). – **P.gen**: *zytol* extrachromosomales ↑ Gen.

Plasma|halbwertszeit: *labor* s. u. P.verschwinderate. – **P.haut**: *zytol* ⌐ P.lemm. – **P.hypertonie-Syndrom**: Somnolenz, Fieber, Exsikkose u. (»hyperosmolares«) Koma infolge erhöhter P.osmolarität bzw. Serum-Na-Konz., v. a. bei Diabetes mellitus (osmot. Diurese bei sehr hohen BZ-Werten), nach Apoplex, aber auch bei einfachem Wassermangel. – **P.hypotonie-Syndrom**: ⌐ Wasserintoxikation.

Plasma|inhibitoren: ⌐ P.proteine mit hemmender Wirkung z. B. auf Enzyme (z. B. als ⌐ Gerinnungsinhibitoren), Blutdruck.

Plasma|-Kartentest: ⌐ P.-Reagin-Kartentest. – **P.kinase**: **1)** *serol* ⌐ Thromboplastin (1). – **2)** *bakt* ⌐ Staphylokinase. – **P.kinine**: aus dem in der γ-Globulin-Fraktion enthaltenen Kininogen durch Proteolyse freigesetzte Kinine.

Plasma|koagulase: ⌐ Staphylokoagulase. – **P.-Kofaktoren**: für die Thrombozytenfunktion wesentl. Faktoren, z. B. Fibrinogen u. Antiblutungsfaktor für die Agglomeration durch Kollagenfasern oder ADP, Fibrinogen(derivate) für die Ausbreitung auf blutfremden Oberflächen.

Plasmakonserve: unter den Bedingungen der Blutkonservierung hergestelltes, z. B. bei Gewinnung von Ery- u. Thrombozyten-Konzentraten anfallendes u. aufbewahrtes Blutplasma in flüss. oder Trockenform (s. a. Plasmapherese); idealer Vol.ersatz im Schock, nach Blutung, Verbrennung (Eiweißverlust). Für spez. Zwecke auch als ⌐ antihämophiles u. als thrombozytenarmes Plasma.

Plasmakrit-Test, PCT: (1957) empfindl. u. spezif. Übersichts-Schnelltest zur Syphilis-Diagnostik.

Plasmal: s. u. Plasmalogen. – **P.färbung, -reaktion**: s. u. FEULGEN*.

Plasma|lemm(a), P.membran: (SEIFRIZ 1928) die äuß. Grenzmembran des Protoplasten (⌐ Zellmembran); mit Struktur der Elementarmembran; durch Einstülpungen mit den Kanälen des endoplasmat. Retikulums verbunden; semipermeabel, selektiv beteiligt an Resorption, Sekretion u. Exkretion (⌐ Pinozytose).

Plasmalogen: ⌐ Azetalphosphatid. – Als dessen Spaltprodukte durch Säure- oder Sublimat-Einwirkung das Plasmal, durch Alkali die **P.säure** (Derivate der α- u. β-Glyzerophosphorsäure).

Plasma|mantel: *angiol* ⌐ Randstrom. – **P.membran**: ⌐ Plasmalemm. – **P.mischversuch**: DD der Koagulopathien durch Mischen von Probanden- u. Normalserum 9:1, 4:1 u. 1:1; bei Fehlen eines Gerinnungsfaktors Rekalzifizierungszeit bereits bei 9:1 oder 4:1 (bei Fibrinogenmangel bei 1:1) normalisiert, nicht aber bei Vorliegen eines Gerinnungsinhibitors (oder Antikoagulans). – **P.mutation**: irreversible Mutation der P.gene als – theoret. – Urs. einer Zellkanzerisierung.

Plasma|naht: *chir* »End-zu-End-Naht ohne Naht« eines Nervs durch Auftropfen frischen Eigenblutplasmas (Gerinnung nach ca. 10 Min.); evtl. Umhüllung mit Amnionhaut. – **P.pexin**: zur Histaminopexie befähigte Serumglobuline (P.p. I im Normal-, II im Allergikerserum).

Plasma|pherese: nach Blutentnahme die – apparative – Abtrennung des Plasmas (»P.separation«) von den korpuskulären Elementen (die, nach Zentrifugieren, in NaCl-Lsg. reinfundiert werden; s. a. Leukozytenkonserve; entweder als dir. therap. Maßnahme bei akuter Intoxikation, Coma hepaticum u. paraproteinicum, Dysproteinämie (mit Hyperviskositätssyndrom), akuten Immunkomplex-Krankhtn. etc.; oder für Spenderplasma zur indir. Ther., d. h. zur Gewinnung spezif. Immunglobuline oder für P.austausch zur Substitution von AK (= pass. Immuntherapie), Komplement, Gerinnungsfaktoren etc. – **P.phorese**: ⌐ Elektrophorese der ⌐ P.proteine; vgl. P.pherese. – **P.plethora**: ⌐ Plethora serosa. – **P.präparate**: *pharm* ⌐ P.konserve.

Plasmaproteine: ⌐ Tab., s. a. Plasma, Tab. »Blut«. – Die fraktionierte Trennung der ca. 100 Bestandteile dient v. a. zur Gewinnung der therapeutisch wicht. Komponenten (Albumin, Immunglobuline, Gerinnungsfaktoren, Plasminogen); und zwar durch Fällung mit Neutralsalzen (z. B. $(NH_4)_2SO_4$, Na_2SO_4), Lösungsmitteln (z. B. Äthanol; s. a. COHN* Fraktionierung), Polymeren (z. B. Polyäthylenglykol), Metallionen (z. B. Zn^{2+}), organ. Kationen (z. B. Akridinsalze), Polyanionen (z. B. Polyakrylsäure) oder durch präparative u. ⌐ Immunelektrophorese (Tab.), Chromatographie, Gel- u. Ultrafiltration, Ultrazentrifugation. – Spezif. Antiseren (zur qual. oder quant. immunol. Bestg.) gibt es für Präalbumin, Albumin, α_1-Glykoprotein, α_1-Lipoprotein, α_1-Antitrypsin, Coeruloplasmin, α_2HS-Glykoprotein, Haptoglobin, α_2-Makroglobulin, β-Lipoprotein, Transferrin, Fibrinogen, β_1-Glykoprotein, γG_1-, γA-, γM-Immunglobulin, CRP u. a.; ferner ein multivalentes Serum.

Plasmaprotein-Lösung, PPL: Blutersatz-Lsg. (mit gutem Vol.effekt, auch für Hepatitisprophylaxe), die, gewonnen durch Entsalzen von Blutplasma mit Ionenaustauschern, sich ohne wesentl. Denaturierung pasteurisieren läßt.

Plasma Prothrombin Conversion Factor, PPCF: ⌐ Faktor V.

Plasma(-Reagin)-Kartentest, Rapid-Plasma-Reagin-Card-, RPRC-Test: Schnell-Suchreaktion auf Syphilis, indem auf einer Heparin-imprägnierten Plastikkarte 3 Tr. Blut mit einer Holzkohle-Ag-Aufschwemmung versetzt werden (Schwarzfärbung = pos.).

Plasma|reninaktivitätstest: bei arterieller Hypertonie Nachweis der pathogenet. Relevanz einer Nierenarterienstenose anhand der rel. hohen Renin-Aktivität im Venenblut der stenosierten Seite. – **P.-Rotationsversuch**: ⌐ Rotationsthrombelastographie. – **P.(r)rhexis**: Zerreißung der Zellwand mit Zytoplasmaaustritt.

Plasma|separation: s. u. P.pherese. – **P.skimming**: (engl. = Abschöpfen) strömungsmechan. Separierung von Plasma u. Erythrozyten in der terminalen Strombahn, so daß bei quasi-rechtwinkel. Abgang aus der Arteriole die Kapillaren von Ery-armem (hypoxäm.) Blut durchflossen wird. – **P.sol**: *zytol* s. u. P.gel. – **P.somen**: *zytol* ⌐ Zytosomen.

Plasma|therapie: Transfusionsbehandlung mit ⌐ P.konserven; vgl. Serumtherapie. – **P.thrombin(zeit)**: ⌐ Thrombin(-zeit). – **P.thrombokinase**: ⌐ Blutthrombokinase.

Plasmathromboplastin: die bei der endogenen Gerinnung aus Prothrombin Thrombin bildende Aktivität, letztlich der aktivierte Faktor X im Zusammenspiel mit Faktor VI (der wiederum durch Thrombin

Serumproteine: physikochem. u. biol. Eigenschaften   nach Hitzig u. M.

Proteinfraktion	Konz. (g/l)	Sediment. Konst. $S_{20,w}$	Mol. gewicht	elektrophoret. Mobil. bei pH 8,6	physiol. Funktion	Halblebenszeit (Tage)	Bestimmungsmethoden
Präalbumin, tryptophanreiches	0,10–0,40	4,2	61 000	7,6	Thyroxin-Transport	1,9	Immundiffusion
Serum-Albumin	35–45	4,6	65 000	5,92	Transporte; osmot. Druck	19(17–23)	Elektrophorese, Immundiff.
α_1-Globuline							
α_1-Antitrypsin	2–4	3,41	45 000	5,42	Proteinase-Inhib.	5,2	Immundiff., Enzyminhib.
α_1-Orosomukoid	0,55–1,4	3,1	44 100	5,2			Immundiff., chemisch
α_1-Lipoprotein (HDL$_2$)	0,37–1,17	[Sf = 4–8]	435 000		Lipid-Transport	4,2–4,8	Zentrifug., Elektroph., Immundiffusion
α_1-Lipoprotein (HDL$_3$)	2,17–2,7	[Sf = 2–4]	195 000				
α_1-Transcortin	0,07	3,0	45 000		Kortisol-Transport		Immundiffusion
α_1/α_2-thyroxinbind. Globulin	0,01–0,02	3,3	~45 000	4,0	Thyroxin-Transport		Autoradiogr., Immundiff.
α_1-B-Glykoprotein	0,22	3,8	50 000				
α_1-T-Glykoprotein	0,08	3,3	60 000				Immundiff.; chemisch
α_1-Antichymotrypsin	0,5		68 000		Chymotrypsin-Inhib.		Immundiffusion
fetale Proteine							
α_1-Fetoprotein	< 0,01	5,05	76 000	6,08	Karboanhydrase(?)		Immundiffusion
karzinoembryonales Antigen	< 0,01		~200 000				
α_2-Globuline							
Gc-Globulin	0,30–0,55	3,7	50 800				Immunelektrophorese
α_2-Haptoglobin, 1-1 Typ	1–2,2	4,4	100 000	4,5	Hb-Bindung, Peroxidase	3,5–4,5	Stärkegel-Elektrophorese; chem., Hb-Bindung;
α_2-Haptoglobin, 2-2 Typ	1,2–2,6	7,5					
α_2-Makroglobin	1,5–4,2	19,6	820 000	4,2	Fibrinolysin-Inhib.		Immundiff., -elektroph.;
α_2-Coeruloplasmin	0,2–0,6	7,1	160 000	4,6	Oxidase; Cu-Transport		enzym., Immundiff.;
α_2-Zn-Glykoprotein	0,05	3,2	41 000	4,2			Immundiff., chemisch
α_2-HS-Glykoprotein	0,6	3,3	49 000	4,2			Immundiff., chemisch
α_2-Neuramino-glykoprotein	0,24	3,7	104 000		C'1-Esterase-Inhibitor		Immundiff., chemisch
α_2-(Plasma)-Cholinesterase	0,01	12	348 000	3,1			Immundiff., enzymat.
α_2-Lipoprotein	1,5–2,3	[Sf > 12]	5–20·10^6		Lipid-Transport		Zentrifug., Elektroph.
β-Globuline							
Transferrin	2–3,2	5,5	90 000	3,1	Fe-Transport	8,5(7–10)	Fe-Bindung, Immundiffusion
Hämopexin	0,5–1,0	4,8	80 000	3,1	Hämin-Bindung		Hb-Bind. in Immunelektroph.
C-Reaktives Protein	³0,01		135 000		Phagozytose-Aktivator		Immundiffus., Ring-Test
β-Lipoprotein	2,5–8,0	[Sf = 3–12]	200 000		Lipid-Transport	3,1–3,4	Immundiffusion
β$_2$-Glykoprotein I	0,2		40 000				chem.; Chromatographie
β$_2$-Glykoprotein II	0,18		~60 000		Protease		chem.; Chromatographie
β$_2$-Glykoprotein III	0,1		35 000				chem.; Chromatographie
Komplement-Faktoren							
C 1q-Globulin	0,15		400 000		Komplem. Kompon. 1		C-Titration, Immundiff.
C 2-Komponente	0,02		117 000		Komplem. Kompon. 2		C-Titration
β$_1$A/C-Globuline	0,8–1,4	C = 9,5, A = 6,9	185 000		Komplem. Kompon. 3		Immundiffusion
β$_1$E-Globulin	0,3	10,0	230 000		Komplem. Kompon. 4		C-Titration, Immundiff.
β$_1$F-Globulin	0,1		200 000		Komplem. Kompon. 5		C-Titration
C 8-Komponente	0,02		153 000		Komplem. Kompon. 8		C-Titration, Immundiff.
andere Proteine							
SP 1-Schwangerschaftsprotein	0,10–0,25	4,6	120 000				Immundiffusion
Fibrinogen	2–4,5	7,63	341 000	2,1	Blutgerinnung	4,0–5,5	Immundiff., Gerinnung
γ-Globuline							
IgG	8–18	6,6–7,2	150 000	1,2	späte AK	18(15–26)	Elektroph., Immundiffusion
IgM	0,6–2,8	18–20	900 000	2,1	frühe AK	4	Zentrifug., Chromatogr.
IgA	0,9–4,5	7(10,13,15,17)	160 000	2,1	sekretor. AK	5,5	Elektroph., Immundiffusion
IgD	0,003–0,4	7	170 000	< 2,1	AK(?)		
IgE	0,0003	8,2	190 000	2,3	Reagine		RAST, RIST

als koautokatalyt. Reaktion aus Faktor V gebildet wird). – Entspricht im Extrinsic-System der Wirkung von Gewebsthrombokinase u. Faktor VII (u. Kalzium). – **P.-Antecedent, PTA**: ∕ Faktor XI. – **P.-Component, PTC**: ∕ Faktor IX. – Ferner die **P.-Faktoren** (»PTF«) A (= VIII), B (= IX), C (= XIi), D (= XII), E (= XIIa). – Der **P.-Generation-Test** (Biggs-Douglas) zur DD der Hämophilie

plasmatisch

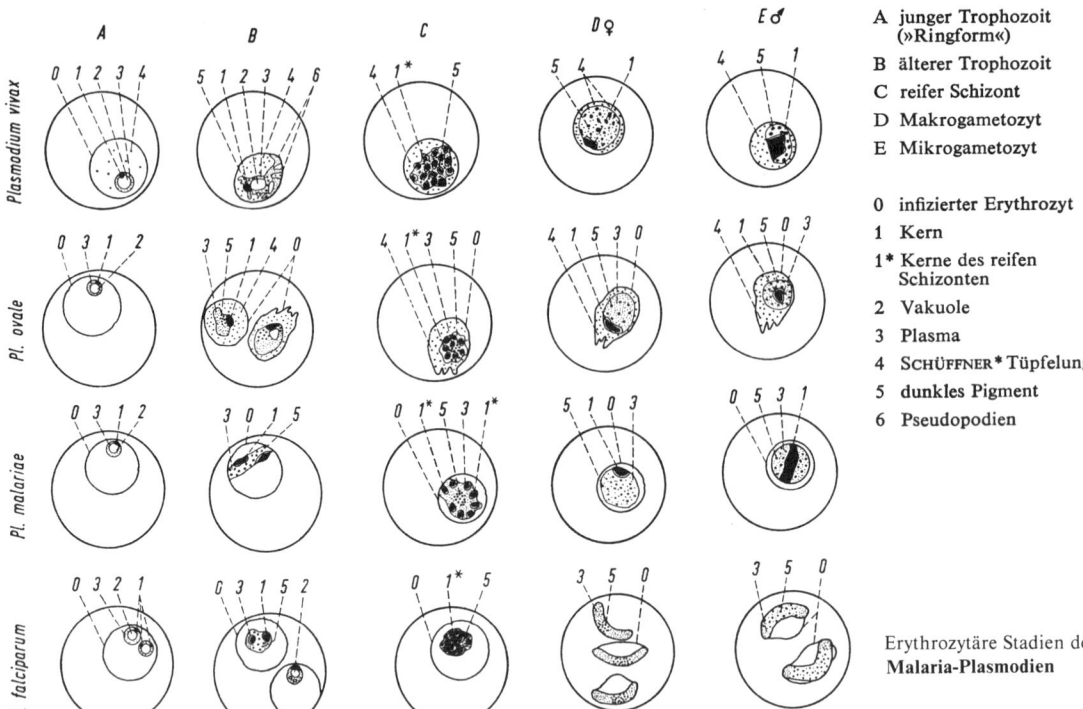

Erythrozytäre Stadien der **Malaria-Plasmodien**

A u. B ist eine grobquant. Bestg. der endogenen Thromboplastinbildung (Faktor Xa u. Accelerator VI) unter Verw. von prothrombinfrei-adsorbiertem Plasma, thrombinarmem Serum, Thrombozyten (oder Thrombozytenfaktor-3-äquivalentem Prinzip) u. Kalzium.

plasmatisch: Blut- bzw. Zellplasma betreffend; z. B. **p. Diathese** (Koagulopathie infolge Verringerung der Plasma-Gerinnungsfaktoren), **p. Vererbung** (»extrachromosomale« u. »nicht-mendelnde« V., die auch nicht auf Apogamie oder Prädetermination beruht).

Plasma|transfusion: / P.therapie. – **P.verschwinderate**: *nuklearmed* bei Eisenstoffwechseluntersuchung mit ^{59}Fe der Aktivitätsschwund im Blutplasma in der Zeiteinheit (HWZ normal 70–140 Min.). – **P.viskosimetrie**: *klin* s. u. Viskosimetrie. – **P.volumen**: Gesamtvol. des Blutplasmas, ca. 40–50 ml/kg Körpergew. bzw. 55% des / Blutvolumens.

Plasmazelle, Plasmozyt: ovale bis rundl., nicht-granulierte freie Zelle (Mono- bis Lymphozytengröße) im lockeren Bindegewebe, oxydasefrei, mit stark basophilem Protoplasma (ergastoplasma- u. ribosomenreich), kleinem, exzentr. Radspeicherkern u. hellem Zytoplasmahof (mit GOLGI* Apparat u. Mikrosomenzentrum) in Kernnähe; enddifferenzierte Form des B-Lymphozyten als Produzent von AK (aber im Ggs. zu diesem ohne zellständ. Oberflächen-Ig). – Die **geflammte P.** (»Flammzelle«, mit eosinophilem Plasma), PAS-pos. u. Produzent des sehr zuckerreichen Schleimhaut-IgA, tritt v. a. bei reaktiver Plasmozytose u. beim Plasmozytom auf.

Plasmazellen|hepatitis: lupoide / Hepatitis. – **P.leukämie**: diffuse Myelomatose (Leukos bis > 200 000) mit Proliferation von Plasmazellen im KM (mit entsprech. aplast. Syndrom) u. Ausschwemmung ins periphere Blut (13–93%), ferner Vergrößerung von Leber u. Milz, seltener auch LK; meist Endphase (bzw. leukäm. Sonderform) eines / Plasmozytoms.

Plasmide: 1) extrachromosomale / Gene. – 2) von Genen produzierte u. ins Plasma abgegebene Stoffe als Überträger der Genwirkung. – 3) nur bei Baktn. nachgewiesene extrachromosomale, DNS-halt. Träger von Erbinformation (z. B. Antibiotika-Resistenz), deren experim. Kopplung an Bakteriophagen für die »Genchirurgie« von Bedeutung ist.

Plasmin: / Fibrinolysin.

Plasminogen: / Profibrinolysin. – Als natürl. **P.-Aktivatoren** gelten: aktivierter Faktor XII, ein aus dem P.-Molekül unter Einwirkung von Streptokinase entstehender Aktivator, Fibrinolysokinase aus Endothelien (die bei Anoxämie ins Blut übertritt), ferner (artefiziell-therapeut.) Streptokinase (indirekt), Urokinase (wahrsch. direkt, Anw. als Thrombolytikum) sowie chem. Verbindgn., die Plasminbildung auslösen.

Plasmino(geno)kinase: / Fibrinokinase.

plasmo...: Wortteil »Blut«, »Zellplasma«, »Plasmazelle«; s. a. plasma...

Plasmo|blast: Jugendform der / Plasmazelle. – **P.cytoma**: 1) / Plasmozytom. – 2) / Balanitis chronica plasmacellularis. – **P.cytosis circumorificialis**: *derm* schokoladenbraune, aus zahlreichen Einzelherdchen konfluierte, standortspezif. Erytheme an den »Übergangsschleimhäuten« (Glans penis, Vulva, Lippen, Wangen, Gaumen, Nase, Konjunktiven); pleomorphe Plasmazellenproliferation mit Lymphknötchen u. Keimzentren, Diapedeseblutungen, Hämosiderinspeicherung in der oberen Kutis, abgeflachtes oder akanthot. Epithel.

Plasmo|desma: »Plasmabrücke« zwischen 2 Zellen (elektronenmikroskopisch: Protoplasmaverzahnung);

vgl. Desmosom. – **P.diidae**: Sporozoen-Fam. [Haemosporidia], darunter die human- u. tierpathogenen Malariaparasiten (↑ Plasmodium). Kennzeichen: sexuelle Phase (Gamo-, Sporogonie) im Wirbellosen, asexuelle Phase (Schizogonie) im peripheren Blut des Wirbeltierwirtes, Pigment als Stoffwechselprodukt.

Plasmodiom: Oberbegr. für Blasenmole u. Chorionepitheliom.

Plasmodio|se: die – durch Plasmodien hervorgeruf. – ↑ Malaria. – **P.trophoblast** ↑ Synzytiotrophoblast.

Plasmodium: 1) *zytol* »Symplasma«, vielkern. Protoplasmamasse nach allein. Kernteilung. – 2) *protozool* Gattungsname der Malaria-Parasiten, mit ungeschlechtl. Phase in Reptilien, Vögeln u. Säugern (einschl. Mensch) u. geschlechtl. Entwicklung (Befruchtung u. Sporogonie) in der übertragenden Anopheles-Mücke (beim Menschen nur in ♀, s. a. Abb.; z. B. A. elutis in Südeuropa, A. gambia u. funestus in Afrika, A. albimanus in Mexiko/Südamerika, A. quadrimaculatus in Nordamerika, A. maculipennis in Europa, Nordafrika, West- bis Zentralasien; für Tiermalaria ferner Culex, Aedes u. Theobaldia); s. a. Abb. »Malariazyklus«. – Humanpathogen sind: 1) **P. falciparum s. immaculatum** (WELCH 1897), Erreger der Malaria tropica; Entwicklung wie bei P. vivax, jedoch nur präerythrozytäre Schizonten, Erlöschen der präerythrozytären Phase nach 1. Blutbefall (nach 7 Tg.), daher keine Rezidivbildung; erythrozytäre Schizogonie 48 Std., über Stdn. andauerndes Fieber an jedem 2. Tag, bei 2 Populationen Übergang in Kontinua. Nachweis wie P. vivax, Blutabnahme kurz nach dem Fieber (meiste Ringstadien vorhanden); jüngste Parasiten mit ⅙ Ery-Ø als »Siegelringform« (einzelne ältere Ringe zweikernig); Ery mit Schizonten v. a. in Kapillaren der inn. Organe (z. B. Gehirn), im peripheren Blut im allg. erst beim Moribunden nachweisbar. Gametozyten bohnenförm., befallene Ery unverändert, gelegentl. mit MAURER* Fleckung; serol. Diagnose mit Immunfluoreszenz-Technik. – 2) **P. malariae** (LAVERAN 1881), Erreger der – rel. seltenen, meist herdartig in den Tropen verbreiteten – Malaria quartana. Entwicklung wie bei P. vivax, jedoch exoerythrozytärer Zyklus über 10–20 J. (mit mögl. Rezidivbildung); erythrozytäre Schizogonie 72 Std. (Fieber jeden 2. Tag). Nachweis wie P. vivax: Parasiten kompakt, 1–2kern. Bandformen, Schizonten-Kernzahl im allg. 8 (»Gänseblümchenform«), Ery nicht verändert; serol. Diagnose mit Immunfluoreszenz-Technik. – 3) **P. ovale s. vivax minutum**: dem P. vivax ähnl. Erreger einer Tertiana-ähnl. Malaria, jedoch Schizonten 8kernig, Ery oval u. ausgefranst. – 4) **P. vivax s. tertianae** (GRASSI, FELETTI 1890), Erreger der Malaria tertiana in Tropen u. gemäßigten Zonen. Vermehrung zunächst zu prä- bzw. exoerythrozytären Schizonten in der Leber, nach wenigen Tg. Befall der Ery; exoerythrozytärer Zyklus für 2–3 J. (mit mögl. Rezidivbildung); Schizogoniezyklus 48 Std. (Fieber jeden 2. Tag; bei mehreren Populationen alle 24 Std. = Malaria tertiana duplicata s. quotidiana). Mikroskop. Nachweis (GIEMSA* Färbung) im dikken Tropfen« oder Methanol-fixierten Blutausstrich (Entnahme kurz vor oder im Fieber): Parasiten amöboid, Schizonten 16kernig, Ery vergrößert mit SCHÜFFNER* Tüpfelung; serol. Diagnose mit Immunfluoreszenz-Technik, Ferroflockulation (umstritten).

Plasmodizid: *pharm* Plasmodien abtötendes Mittel.

plasmogene Thrombopathie: funktionelle Blutplättchenstörung infolge Alteration der Plasmazusammensetzung (durch Fibrinogen-Degradationsprodukte).

Plasmo|kinin: ↑ Faktor VIII. – **P.lyse**: »Plasmaablösung« von der Zellwand (z. B. Pflanze, Bakt., Spermium) im hypertonen Milieu.

Plasmom: geschwulstart. Bildung aus Plasmazellen (z. B. Lupusknötchen), i. e. S. (»malignes Pl.«) das ↑ Plasmozytom.

Plasmon, Erbplasma: *zytol* alle Genom-unabhäng., extrachromosomalen Zellstrukturen mit der Fähigkeit zu ident. Reproduktion u. Mutation; s. a. Idioplasma.

Plasmo|pathie: path. Veränderung des Blutplasmas (nebst resultierendem Krankheitsbild), z. B. Paraproteinämie, Koagulo-, Immunoplasmopathie. – **P.som**: *zytol* 1) ↑ Nukleolus. – 2) ↑ Mikrosom. – **P.thrombopathie**: erbl. Blutungsdiathese mit Störung der plasmat. Gerinnbarkeit u. Plättchenfunktion; z. B. ↑ WILLEBRAND*-JÜRGENS* Syndrom. – **P.typ**: *genet* die genet. Potenz des ↑ Plasmons (die zus. mit dem Genotyp den Idiotyp darstellt). – **P.zym**: ↑ Prothrombin. – **P.zyt**: ↑ Plasmazelle.

Plasmo|zytom, (malignes) Plasmom, multiples Myelom, KAHLER* (-BOZZOLO*) Krankh.: Systemerkr. mit neoplast. Vermehrung der Plasmazellen (v. a. im KM; s. a. Tab. »Non-HODGKIN-Lymphome«) u. Bildung von Paraproteinen bei Hyperproteinämie mit Globu-

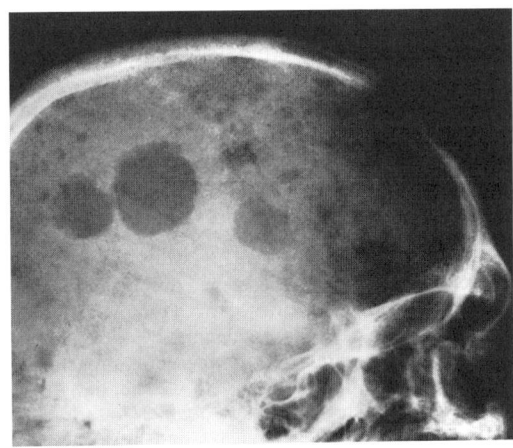

I

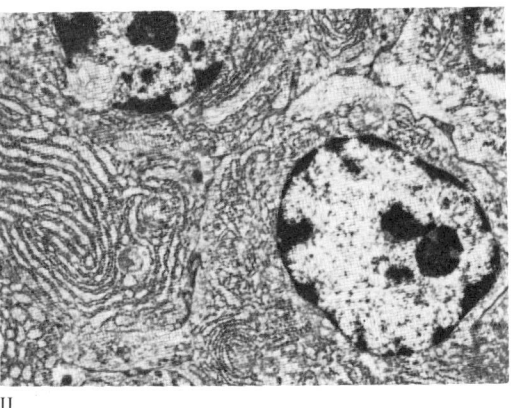

II

Plasmozytom: I) osteolytische Herde im Schädeldach; II) elektronenmikroskop. Bild: in Wirbeln angeordnetes rauhes endoplasmat. Retikulum.

Plasmo|zytosarkom

lin-Anstieg (bis 50%, dadurch hohe BSG), u. zwar im allg. nur einer Fraktion (meist γ, mit mehr chron. Verlauf; sehr selten α, akut, rasch tödl.; dazwischenstehend β); meist auch Paraproteinurie (v. a. BENCE=JONES* Eiweißkörper), evtl. als sogen. **P.zytomniere** (»paraproteinäm. Nephrose«): Organ vergrößert, Kanälchen erweitert oder atrophisch, kristalline u. hyaline Zylinder, Koazervate; Exitus oft durch Urämie. Fast stets multiple, meist scharf umschrieb., blaßgraue bis -rote, osteolysierende Knoten im Skelett (»Mottenfraß«), v. a. in WS, Rippen, Sternum u. Schädel (»Landkartenschädel«), selten in LK u. Milz. – Nicht selten kombin. mit Paraamyloidose (↑ LUBARSCH*-PICK* Syndrom); im Finalstadium häufig Generalisierung (»**P.zytomatose**«, »**P.zytosarkom**«; s. a. Plasmazellleukämie). – Daneben eine chron. u. meist gutartig verlaufende extraossäre oder -medulläre Form ohne Paraproteinämie, mit meist solitären, höcker. Knoten mit spärl. Stroma, v. a. in oberen Luft- u. Speisewegen (Tonsillen). – s. a. Schema »Lymphome«.

Plasmozytose: reaktive Plasmazellvermehrung in Blut u. Gewebe (v. a. KM), z. B. bei chron. Infekt, Kollagenose, Malignom.

Plasten: *zytol* die Organellen mit ident. Reproduktion durch Wachstum u. Teilung, z. B. Chloro-, Blepharo-, Kinetoplasten.

Plastein: gallert. oder flock. Kondensat bei Pepsineinwirkung auf Pepton-Lsg.

Plastibell-Methode: *chir* Zirkumzision nach Einschieben einer Kunststoff-»Glocke« in den Präputialsack u. Vorhautligatur auf dem ringförm. Rand der »Glocke« (die nach 7–10 Tg. zus. mit dem nekrot. Präputiumrest abfällt).

Plastik: 1) *chir* plast.-chir. Eingriff (als ↑ Ersatz-, reparative oder rekonstruktive Pl.); s. a. plast. u. kosmet. ↑ Chirurgie sowie Osteo-, Kantho-, Blasen-, Lappenplastik usw. – 2) *chem* ↑ Kunststoff.

Plastik|ekzem: Kontaktekzem durch Kunststoffe (z. B. Akrylharze) u./oder darin enthaltene Zusätze (Monomere, Reaktionsbeschleuniger, Härter, Weichmacher). – **P.lunge**: ↑ Beatmungsgerät mit stabilem Gittertunnel u. darüber Kunststoff-Folie, die sich bei intermittierendem Unterdruck ober- u. unterhalb des Thorax luftdicht anlegt (sogen. Chest-Respirator).

plastisch: formbar, formgebend, gestaltend (z. B. der p. ↑ **Muskeltonus**, die p. ↑ **Chirurgie**), gewebebildend, proliferativ (z. B. ↑ Linitis plastica), dreidimensional (z. B. p. Sehen = Binokularsehen).

Plastizität: Verformbarkeit, strukturelle oder funktionelle Anpassung. – Nach der sogen. **Plastizitätslehre** kommt die einzelne ZNS-Funktion nur in Zusammenarbeit mit dem Gesamtgehirn zustande.

Plasto|balt®: *radiol* ^{60}Co enthaltende knetbare Masse für die – v. a. dermatol. – Strahlentherapie. – **P.chinon**: ↑ Schema »Ubichinon«.

Plasto|mere: Vorstufe des Trophozoiten bei Kokzidien. – **P.som**: ↑ Mitochondrium. – Die **P.somentheorie** (MEVES 1908) sah in den Mitochondrien die einzigen Träger des Erbguts (obsolet; jedoch kernunabhäng. DNS mit Auswirkung auf best. Erbeigenschaften jetzt darin nachgewiesen!).

plat...: Wortteil »platt«; s. a. platy...

Platanen|staub: die im Mai u. Juni abfallenden Sternhaare der Blätter u. die Fruchthaare von Platanus orientalis, die »**P.husten**«, »**P.schnupfen**« u. »**P.konjunktivitis**« hervorrufen können.

Plate*-Tonutti* Methode: *histochem* Vitamin-C-Nachweis in Plazenta u. Knochen mit 1%ig. Goldchlorid-Lsg. unter Zusatz von Eisessig.

Plateau: *biol* zeitlich begrenzte ebene Erhebung einer Registrierkurve, z. B. in der Blutalkoholkurve – im Anschluß an den Höchstwert – durch die Nachresorption bei gleichzeit. reichl. Nahrungsaufnahme, in Arbeits- u. Leistungskurven durch das Gleichgew. von Übung u. Ermüdung, in der Lernkurve bei Einführung eines schwierigeren, aber effektiveren Lernverfahrens. – **P.test**: Frühnachweis des Mamma-Ca. anhand einer bei Zusammenschieben der Haut über dem Tumor auftretenden plateauförm. Einziehung (infolge Befalls des Lig. suspensorium mammae).

Platelet: (engl. = Plättchen) *hämat* ↑ Thrombozyt.

Plathelminthes: Stamm »Plattwürmer« (meist hermaphroditen), mit den Klassen Turbellaria, Trematodes u. Cestodes (= Strudel-, Saug- u. Bandwürmer, die bd. letzteren parasitär). Körper flach, kompliziert gebaute Gonaden, Nährstoffaufnahme der Organe direkt vom stark verzweigten Darm oder durch die Körperoberfläche.

Platin, Pt: Edelmetall mit Atomgew. 195,09, OZ 78; 2- u. 4-, seltener 1-, 3- u. 6wertig; 10 radioakt. Isotope ($^{190-199}$Pt), davon 4 künstlich, ($^{191, 193, 197, 199}$Pt; z. T. β-Strahler). – Durch **P.salze** (v. a. Chloride unter wesentl. Mitbeteiligung des Cl; MAK 0,002 mg Pt/m^3) allerg. Erkr. (»**P.vergiftung**«, »**Platinose**«) mit Atemwegs- u. Hautreizung (experim. auch Blutstromverlangsamung, Hämorrhagien); Ther.: Atropin, Antihistaminika, Analeptika. – **P.brenner**: *chir* ↑ PAQUELIN* Brenner. – **P.-Iridium**: Pt-Legierung mit 1–30% Iridium (Härte u. chem. Beständigkeit erhöht, therm. Expansion verringert); u. a. für Thermoelemente, chir. Nadeln, Krampons künstlicher Zähne, Radiumröhrchen (Wandstärke 0,2–1,0 mm; mit Au gasdicht zugelötet). – **P.öse**: *bakt* Pt-Draht-Impföse für Überimpfen von Kulturen.

Platinektomie: *otol* op. Entfernung der Steigbügelplatte (französ.: platine) aus der Fenestra vestibuli u. Verschluß des Fensters mit anderem Gewebe. – **Platinofissur**: *otol* op. Spaltung der Steigbügelplatte.

Platinose: Platinvergiftung (s. u. Platin).

Plato* Färbung (JULIUS PL., Dermatologe, Breslau): (1899) Gonokokken-Vitalfärbg. mit Neutralrot.

Platodes: *helminth* ↑ Plathelminthes.

Plat|onychie: *derm* »Plattnagel« als Vorstufe der Koilonychie. – **P.ophthalmie**: ↑ Chamäkonchie.

Platozyt: *hämat* ↑ Leptozyt.

Platt* Operation: 1) (Harry PL., geb. 1886, Chirurg, London; 1925) s. u. PUTTI*-PLATT*. – 2) (G. PL. 1966) Kniegelenkplastik (mit Knorpelentfernung unter Belassen der Kreuzbänder) mit einer – nicht zu fixierenden – Femurkondylenkappe aus rostfreiem Stahl.

Platte: 1) *orthop* Knochenplatte (für ↑ Druckosteosynthese). – 2) *embryol* ↑ prächordale Platte, Gaumenplatte. – 3) *bakt* s. u. Plattenkultur.

Platten|atelektase: flache, bronchosegmentale (»gerichtete«) Lungenatelektase im Untergeschoß (mechanisch durch Zwerchfellhochstand? vasomotorisch?), im Rö.bild als Streifen- oder Bandschatten; v. a. bei abdomin. Erkr., aber auch bei Pneumonie, Herzinfarkt, Interkostalneuralgie, Thoraxdeformität, Pertussis. – **P.dialysator**: ⁃ P.niere. – **P.diffusionstest**: *pharm* Bestg. der Wirksamkeit eines Antibiotikums anhand der Menge, die nach Diffundieren in ein festes Kulturmedium die Testkeime in einem best. Umkreis hemmt.

Plattenepithel: Epithel mit oberster Zellage aus flachen, bes. widerstandsfäh. Zellen; einschichtig (mit unregelmäßig begrenzten, fliesenartig aneinandergefügten Zellen) als Endo- u. Mesothel, in HENLE* Schleife (absteig. Teil), häut. Labyrinth, Lungenalveole; mehrschichtig (zylindr. Basal-, darüber polyedr. Zellen) u. nicht-verhornt (mit Stratum superf. u. Str. basale) in Mundhöhle (einschl. Stimmlippen), Speiseröhre, After, ♀ Harnröhre, Vagina (einschl. Vestibulum u. Labia majora), Fossa navicul. der ♂ Harnröhre u. Tunica conjunctiva bulbi, verhornt (mit Stratum corneum, lucidum, granulosum, spinosum u. basale) als Epidermis.

Plattenepithelkarzinom, Pflasterzell-, epidermoides Ca.: von der Epidermis, Plattenepithel-tragenden Schleimhäuten oder metaplasiertem Zylinderzellepithel (z. B. Bronchien) ausgehendes Malignom mit ungleich großen, atyp., in Strängen oder Nestern angeordneten Zellen, die im Innern der Stränge rel. größer, glykogenhaltig u. durch Desmosomen verbunden sind; stärker differenzierte Formen mit zwiebelschalenart. Hornperlen (»**verhornendes P.**« = Kankroid = malignes Akanthom), undifferenzierte (»**nichtverhornendes P.**«) evtl. mit freiliegenden Papillen (z. B. **nacktpapilläres P.** der Unterlippe); s. a. Carcinoma spinocellulare.

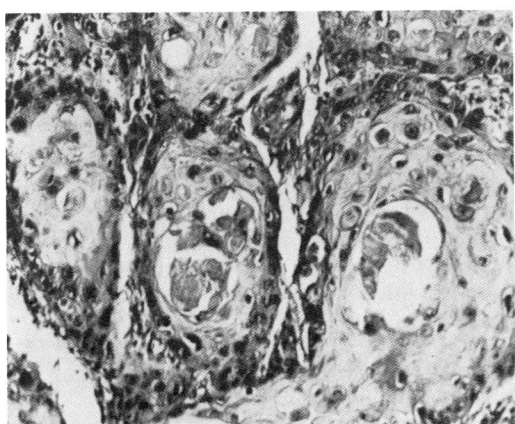

Plattenepithelkarzinom der Haut: Dyskeratose, Hornperlen, pseudoglanduläre Hohlräume (durch Akantholyse).

Platten|filter: *radiol* flach-schachtelförm. Radiumträger (zur Aufnahme mehrerer Röhrchen); s. a. Portioplatte. – **P.kammer**: *radiol* s. u. Ionisationskammer. – **P.kultur**: *bakt* für Reinkultur oder Zählung (von Keimen oder Kolonien) geeignete Züchtung auf Gußplatte (oder in Schale); s. a. KOCH* Plattenverfahren. – **P.mischtest, -verdünnungstest**: Bestg. der Antibiotikaresistenz von Baktn. durch Verimpfen auf Gußplatten (Agar, evtl. mit Blut), die mit dem Test-Antibiotikum in fallenden Dosen durchsetzt sind, u. Zählen der Kolonien bzw. Keime nach Inkubation; oder aber Bestg. der min. Hemmkonz. (wobei Einzelkolonien u. hauchfeines Wachstum im allg. vernachlässigt werden).

Platten|nagel: *chir* ⁃ Laschennagel. – **P.naht**: *chir* ⁃ Plättchennaht. – **P.niere**: »P.dialysator« mit Sandwich-art. Anordnung der Membranen, wobei Dialyseflüssigkeit u. Blut gegenläufig strömen (Prototyp; ⁃ KIIL* Niere); Ultrafiltration u. erforderl. Perfusionsdruck geringer als bei Spulenniere. – **P.selektionstechnik**: *bakt* Isolierung von Einzelkolonien (»Klon-Kultur«) aus verschiedenen Quellen, indem die Probe mit sterilem Medium verdünnt u. »ausplattiert« wird (⁃ Plattieren), bis Kolonien genügend voneinander abgegrenzt sind. – **P.spanner**: *chir* s. u. Druck(platten)osteosynthese. – **P.test**: *bakt, pharm* ⁃ Plattendiffusions-, Plattenmischtest.

Platterbse: Lathyrus sativus (s. u. Lathyrismus).

Plattfuß: die Fußverbildungen (durch Fehlstellung) mit Einsinken eines oder mehrerer Traggewölbe bzw. Verlust der lotrechten Statik; unterschieden als Spreiz- (Pes transversoplanus, Abflachung des Quergewölbes), Senk- (Pes planus i. e. S., Abflachung der Längsgewölbe), Senk-Spreiz- (Pes planotransversus, Abflachung beider), Knick-Senk-Spreizfuß (Pes planovalgus). – Bei Vollbild Talus steilgestellt u. nach medial gedreht, Kalkaneus in Pronation, Vorfuß dorsalflektiert u. in leichter Supination, Mittelfuß der Unterlage aufliegend, evtl. Tibia u. Fibula einwärtsgedreht. Durch Überbeanspruchung der Bänder u. Muskeln veränderte Statik u. Verlust der Elastizität des Ganges: beim Kind leichte Ermüdbarkeit, beim Erwachsenen belastungsabhäng. Schmerz an inn. Fußrand, Fußsohle, Wade (Myogelosen u. Hartspann in Mm. gastrocnemius u. tib. ant.), Oberschenkel, Hüfte u. Kreuz. Soweit nicht hereditär (»angeb. P.«) Folge von Knochenerweichung (= rachit. P.), Fußwurzelentzdg., Lähmung (= paralyt. P.), Trauma, begünstigt durch Überlastung, mangelnde Übung etc. – Aus dem zunächst »**mobilen**« P. (leichter Knickfuß, pass. Korrektur möglich) wird der »**kontrakte**«, u. zwar der »muskulär fixierte« oder »spast.« v. a. nach außergewöhnl. Überanstrengung (verkrampfte Mm. peronei), der »ligamentär-fixierte« bei anhaltender Muskelkontraktion (Kapsel- u. Bänderschrumpfung), als Endstufe der »ossär-fixierte« (häufig infolge Arthrosis def.; Fuß starr, aber auch schmerzhaft); s. a. Querplattfuß. Ther.: Fußgymnastik, Einlagen etc. oder aber Op. (an Gelenk, Knochen, Weichteilen). – **Tabischer P.** infolge tabischer Arthropathie. – **P.band**: s. u. Lig. calcaneonaviculare.

Platthand: allmähl. Abflachung des Handgewölbes mit Subluxation des Metakarpale I u. Arthrose des Daumengrundgelenks; meist infolge angeb. Flachheit des Trapeziums u. nach Neuritis.

Plattieren: 1) *radiol* Aufbringen radioaktiver Substanz auf Trägerplättchen. – 2) *bakt* Überimpfen von Mikroorganismen auf Kulturplatten oder -schalen. – 3) *chir* Osteosynthese durch Plattenanlagerung. – 4) *dent* Bedecken der Rückfläche eines künstl. Zahnes mit einer Metallplatte; zur Befestigung.

Platt|kopf: Platyzephalie (⁃ Chamäzephalie). – **P.nagel**: *derm* ⁃ Platonychie. – **P.nase**: ⁃ Platyrrhinie. – **P.rücken**: ⁃ Flachrücken. – **P.wirbel**: ⁃ Vertebra plana, Platyspondylie. – **P.würmer**: ⁃ Plathelminthes. – **P.zunge**: abnorm flache Zunge bei Lähmung des M. transversus linguae.

platy...: Wortteil »flach«, »platt«, s. a. eury...

Platy|basie: angeb. (zus. mit basilärer Impression) oder erworb. Abplattung der Schädelbasis, mit Vergrößerung des Basiswinkels. – **P.kephalie, -kranie**: ↑ Chamäzephalie, -kranie. – **P.knemie**, Säbelscheidentibia: breite, abgeplattete Tibia (mit viereck. Querschnitt) als Formvariante. – **P.korie**: *ophth* ↑ Mydriasis. – **P.morphie**: Verkürzung der Längsachse eines Organs, i. e. S. des Auges (»Kurzauge«, mit Hyperopie). – **P.podie**: Plattfüßigkeit (↑ Plattfuß). – **P.rrhinie**: »negroide« oder »Plattnase«, mit Nasalindex > 53,0.

Platysma *PNA*, P. myoides: der flache, breite mim. Hautmuskel vom UK zwischen Subkutis u. oberflächl. Halsfaszie bis in Höhe der 2. Rippe, wo er in der Haut von Brust u. Schulter endigt. Hebt Haut des Halses, spannt oberflächl. Halsfaszie, zieht Mundwinkel seit- u. abwärts (Innerv.: R. colli n. fac.). – **P.zeichen (Babinski*)**: Abschwächung oder Fehlen der P.kontraktion bei kräft. Mundöffnen auf der Seite der Lähmung bei Hemiplegie.

Platy|spondylie, Vertebra plana: »Plattwirbel«, d. h. Höhenminderung des WK; meist erworben, solitär als ↑ Vertebra plana CALVÉ u. bei Tumormetastase, multipel bei HAND*-SCHÜLLER*-CHRISTIAN*, Marmorknochen-Krankh., Osteomalazie; selten angeb. (allein oder bei Chondrodystrophie, polytoper Dysostose), z. B. die **generalisierte P.s.** (= P.spondylia vera, DREYFUS* Syndr.) beim MORQUIO* Syndr.: Rückenschmerzen u. -schwäche, frühzeit. Verstärkung von BWS-Kyphose u. LWS-Lordose (»WS-Zwerg«, mit Kurzhals u. Pseudomakromelie), überstreckbare Gelenke, hypoplast. Muskulatur, alle WK auf ca. 1/3 erniedrigt u. verbreitert, evtl. Coxa vara, Klumpfuß u. Hüftgelenkluxation.

Platy|zephalie: ↑ Chamäzephalie, -kranie. – **P.zyt**: *hämat* ↑ Leptozyt.

Platz|angst: ↑ Agoraphobie. – **P.bauch**: *chir* Nahtdehiszenz nach Laparotomie; begünstigt durch Hämatom oder Serom, ungeeignete Nahttechnik, Überbeanspruchung der Bauchpresse (Bronchitis, Emphysem, Erbrechen), übermäß. s. c. Fettgewebe, Stoffwechselstörung (z. B. Urämie, Leberzirrhose, Ikterus, Hypovitaminose, Hypoproteinämie). Komplikationen: Eventration, Wundinfektion.

Plaut* (HUGO CARL PL., 1858–1928, Arzt, Hamburg) **Kultur**: ↑ In-situ-Pilzkultur. – **Pl.*-Vincent* Angina**: (1894; JEAN HENRY V. 1896) pseudomembranöse Ulzerationen (typ. gelbgraue Beläge) an Rachen u. Tonsillen (evtl. auch Wangen, Lippen, Zahnfleisch, Kehlkopf), hervorgerufen durch fusispirilläre Mischflora (Fusobact. fusiforme u. Borrelia vincentii = **Pl.*-V.* Spirochäte**: ↑ »Fusospirochätose«); mit charakterist. Diskrepanz zwischen schwerem, meist einseit. Lokalbefund u. wenig gestörtem Allg.befinden (nur leichter Temp.anstieg, Foetor ex ore). Ther.: Antibiotika, lokal Chromsäure, AgNO₃, Salvarsan.

Player*-Callander* Methode: s. u. Grazilisplastik.

Playfair* Sonde (WILLIAM SMOULT PL., 1836–1903, Arzt, London): *gyn* terminal aufgebogene Sonde mit aufgerauhtem (gerieftem) Ende zur Befestigung von Watte (z. B. als »Ätzsonde«).

Plazebo: ↑ Placebo.

Plazenta: ↑ Placenta; s. a. Nachgeburt, Plazentation, Plazentarkreislauf, Plazentahormone. – Gewebsanteile heterogen: in der Pars fetalis das chorionmesodermale Bindegewebe u. das ektodermale Epithel (Synzytiotrophoblast), in der Pars uterina die Lamina propria der Uterusschleimhaut. Nachweis als Abortreste von forens. Interesse (s. a. Plazentarreste); Basis der ↑ Plazentarpolypen. – Wachstum differiert in der embryonalen u. fetalen Periode: endgült. Dicke im 4. Mon., dann Flächenzunahme bis zur Geburt; Verschwinden der LANGERHANS* Zellschicht im 4.–5. Mon. (nur noch dünnes, synzytiales Zottenepithel), ab 4. Mon. stärkere Verzweigung der Zotten u. Aufteilung des intervillösen Raumes in topfförm. Bezirke (mit Kotyledonen). – Die von Nachgeburtswehen bewirkte **P.ausstoßung** (nach Lösung durch das retroplazentare Hämatom zunächst im Basalplattenbereich) erfolgt ca. 30 Min. nach der Geburt.

Plazenta(r)|antigene: in der menschl. Plazenta vork. organspezif. (in Trophoblastzellschicht) u. nicht-organspezif. AG (im Chorionzellgewebe; mit denen in fetaler Leber u. Serum ident.; in Trophoblastschicht auch immunogenes Polysaccharid). – **P.apoplexie**: toxisch, aber auch durch »Alterung« bedingte Hämorrhagie, entweder auf einen Plazentalappen beschränkt (»roter Infarkt«, erst post partum erkannt) oder (inter)utero-plazentar oder utero-parametran (bd. mit vorzeit. Lsg. der Plazenta, letztere oft mit Leber-, Nieren-, ZNS-Blutung kombin.). – **P.blutung**: s. u. P.apoplexie, P.randblutung, vgl. »Zeichnen«, Nachgeburtsblutung. I. w. S. auch die ↑ retroplazentare Blutung bei der physiol. Plazentalösung. Das dort – z. B. für Transfusionszwecke – gewonnene P.blut (mit Korpuskel-Vol. von ca. 60%) hat rel. niedr. spezif. Gew. u. Proteingehalt, kurze Gerinnungszeit, höheren Hämopoetin-, Immunstoff-, Follikelhormon- u. Gonadotropingehalt.

Plazentadefekt: *geburtsh* bei Inspektion der maternen Seite oder nach Auffüllen mit Milch oder Luft erkennbares Fehlen eines Plazentateiles. – Indiziert – bereits bei Verdacht – ein Nachtasten (Entleerung), um eine aton. ↑ Nachgeburtsblutung zu vermeiden.

Plazenta(r)einheit: *anat* ↑ Plazentom (1).

Plazenta|expression: *geburtsh* ↑ CREDÉ* Handgriff. – **P.extraktion**: *geburtsh* Herausziehen der Plazenta aus dem Uterus durch dosierten Zug an der Nabelschnur bei Einsetzen der Nachgeburtswehen. Gefahr von Lappendefekten (Indikation für manuelle ↑ P.lösung). – **P.geräusch**, Uteringeräusch: durch Druck auf die P.gefäße bedingtes blasendes Geräusch als Auskultationsphänomen über dem graviden Uterus. – s. a. Uteringeräusch.

Plazenta(r)|hämangiom: ↑ Choriangiom. – **P.hormone**: die vom Synzytiotrophoblasten gebildeten, v. a. in den mütterl. Kreislauf abgegebenen Gonadotropine u. Sexualsteroide: Choriongonado- (HCG, gegen Ende der Schwangerschaft ca. 80–560 000 IE/24 Std.) u. -somatotropin (HCS, 0,3 bis 13 mg), Östriol (ca. 230 mg), Östron (ca. 31 mg), 17β-Östradiol (ca. 26 mg), Progesteron (ca. 320 mg) u. a.; erzeugen günst. metabol. Bedingungen für die Schwangerschaft, stimulieren Wachstum, Reifung u. Funktion von Ovar, Uterus u. Feten; ihre Bildung unterliegt nicht den Gesetzen der ↑ Rückkopplung.

Plazenta(r)|infarkt: rundl. bis keilförm. »weißer Knoten« (anfangs graurot) dicht unter der Chorionplatte oder zwischen den Zotten; histol.: thrombotisch verschlossene intervillöse Blutäume, in Nekrose begriffene Zotten mit hyalinisiertem Stroma, verödeten Gefäßen u. Kalkablagerungen. Ätiol.: intervillöse Kreislaufstörungen (Zottengefäßerkr., Deziduaalteration, prim. Thrombose). Bei multiplem Vork. ↑ Plazentarinsuffizienz. – Selten auch »rote Knoten«, z. B. bei umschrieb. ↑ P.apoplexie. – **P.infektion**: bei mütterl. Syphilis, Toxoplasmose, Listeriose, Röteln, Poliomyelitis etc. vork. ↑ Plazentitis. – **P.inkarzeration**: s. u. Plazentaretention. – **P.insuffizienz**: v. a. auf prim. oder sek. degenerat. Veränderungen (toxisch, vaskulär, »Alterung«) beruhende Leistungsschwäche der Plazenta; bedingt Entwicklungsstörung der Frucht (Wachstumsstillstand durch Hypotrophie u. Stoffwechselschlacken, nach Geburt Exsikkose, Hyperelektrolytämie u. Fieber), im Extremfall Fruchttod. Chron. Form u. a. bei mütterl. Mangelernährung, Nikotinabusus, Anämie, Diabetes, Gestosen, bes. ausgeprägt beim ↑ BALLANTYNE*-RUNGE* Syndrom; akute Form intra partum (Nabelschnurvorfall, vorzeit. Plazentalösung.

Plazenta(r)|karzinom: das ↑ Chorionepitheliom. – **P.kreislauf**: die den Feten mit O_2 u. Nährstoffen versorgende Blutzirkulation über Nabelvene u. -arterien (arterielles bzw. venöses Blut!) als Verbindung zwischen ↑ interplazentarem u. fetalem ↑ Kreislauf. – **P.laktogen**: ↑ Human placentar lactogen.

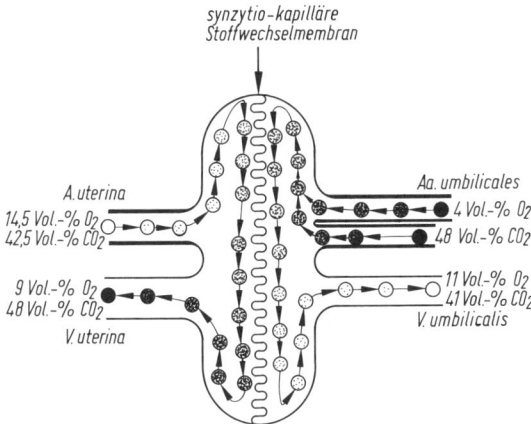

Plazentarkreislauf: Gasaustausch in der Plazenta.

Plazentalösung: *geburtsh* 1) die – normalerweise nach der Geburt einsetzende – Ablösung der Plazenta von der Gebärmutterwand, bewirkt durch Verkleinerung des Uterus (Nachgeburtswehen) u. ↑ retroplazentares Hämatom (Eröffnung der intervillösen Räume). Erfolgt in 20% lateral (= exzentr. = DUNCAN* Typ), in 80% zentral (= SCHULTZE* Typ, v. a. bei flacher Insertion an vord. oder hint. Uteruswand), wobei der zuerst gelöste Teil (Rand bzw. – umgestülpte – Mitte) auch zuerst geboren wird; s. a. Lösungszeichen. – »**Verzögerte P.**« (>30 Min. post partum), evtl. mit vermehrter Blutung, erfordert akt. Vorgehen: Wehenmittel i.v., GABASTOU* Verfahren (nur bei nichtverstärkter Blutung), CREDÉ* Handgriff (evtl. in Narkose), manuelle Lösung. – **vorzeit. P.**: ↑ Ablatio placentae. – 2) **manuelle P.**: bei Ausbleiben der Spontanlösung über 2 Std. u. bei starker Nachgeburtsblutung indizierte stumpfe Lösung mit der uln. Kante der eingeführten Hand (Vollnarkose).

Plazenta(r)|periode: ↑ Nachgeburtsperiode; s. a. Nachgeburtsblutung. – **P.polyp**: an der Uterusinnenwand polypöses Gebilde (bis hühnereigroß, dunkelrot bis grauweiß) aus Fibrinnetzwerk mit eingelagerten Ery u. P.gewebe in der Basis, oft mit chorialer Invasion. – **P.prolaktin**: ↑ Human placentar lactogen.

Plazenta(r)|randblutung: *geburtsh* margin. Blutung aus der – tief sitzenden – Plazenta bei stehender Fruchtblase infolge Eröffnung der venösen Randsinus durch Verschiebung gegenüber der sich retrahierenden Uteruswand. – **P.reste**: nach spontaner Ausstoßung im Uterus zurückbleibende Plazentateile; v. a. bei Abort, Uterus myomatosus, Nebenplazenta, Placenta accreta. Sympte.: unzureichende Uteruskontraktion, Blutung; evtl. sichtbare Plazentadefekte. Bei Nichtabgang nach Wehenmitteln Ausräumung (sonst Gefahr der Infektion, die im Extremfall Uterusamputation nötig macht). – **P.retention**: nichterfolgte Ausstoßung der Plazenta etwa ab 30 Min. post partum; entweder bei ↑ Placenta accreta oder infolge »Incarceratio« (spast. Uteruskontraktur nach zu früher oder zu starker mechan. Irritation oder Wehenmittelmedikation).

Plazenta(r)|schranke: die vom Gefäßendothel, Bindegewebe u. Epithel der Zotten gebildete »Schranke« zwischen fetalem u. mütterl. Blut (im intervillösen Raum). Permeabilität v. a. von Molekülgröße der Partikeln u. deren sowie des Chorionepithels elektr. Ladung abhängig. – **P.septen**: von der Basalplatte in den intervillösen Raum ragende, die Kotyledonen abgrenzende, basal von mütterl. Gefäßen durchsetzte lückenhafte Scheidewände, deren Zugehörigkeit zum kindl. oder mütterl. Teil umstritten ist.

Plazenta(r)|zeichen: *geburtsh* ↑ Afterbürde, Nabelschnurzeichen. – **P.zellenembolie**: in der Gravidität (v. a. bei Gestose), aber auch intra u. post partum vork. Embolie (meist Lunge) durch verschleppte Trophoblasteninseln, Plazentariesenzellen (große Synzitialzellen) oder abgelöste Proliferationsknoten (bei Sekundärzottenbildung). – **P.zotten**: s. u. Plazentation, Chorion(zotten).

Plazentation: Bildung der ↑ Plazenta, beim Menschen zunächst der Primärzotten aus dem Trophoblasten, im 2. Mon. der Sekundärzotten (an der Chorionplatte mit der Decidua vera verbunden) aus extraembryonalem Mesenchym (Stroma) u. Zyto- u. Synzytiotrophoblast (Epithel), Ausbildung des ↑ Plazentarkreislaufs im Zottenstroma (über Haftstiel mit intraembryonalem Gefäßsystem verbunden); Rückbildung der Chorionzotten im Bereich der Decidua capsul. (= Chorion laeve), Fortbestehen, Weiterwachsen u. Verzweigung innerhalb der Decidua basalis (= Ch. frondosum).

Plazentitis: entzündl. ↑ Plazentainfektion; bei Syphilis (ab Mens IV infolge Spirochätensepsis des Feten) oft nur als Hypertrophie imponierend, selten mit spezif. Gewebsbild oder Spirochätennachweis; bei Tbk mit käs. Herden in Zotten u. Decidua bas. u. vera; bei Listeriose (metastatisch vom Feten) ohne Veränderungen in intervillösen Räumen u. Decidua basalis.

Plazentographie: *röntg* pränatale Darstg. der Plazenta (z. B. zur Erkennung eines atyp. Sitzes) durch Arterio- oder Aortographie, als Weichteilaufnahme (sichelförm. Schatten) oder mit Displacement-Methode (anhand des Abstands zwischen kindl. Skelett u. Promontorium). – Ferner die postpartale KM-Füllung des plazentaren Gefäßsystems (zur Erforschung der 3. Geburtsperiode).

Plazentom: 1) *anat* Kotyledon (als kindl. Anteil) + sogen. Karunkel (mütterl. Anteil aus Decidua bas.) als morphol. u. nutritive Einheit der Plazenta. – 2) *path* malignes P.: ↑ Chorionepitheliom.

Plazentopathie: ↑ Plazentainsuffizienz, -infektion.

Plazidoscheibe: *ophth* ↑ PLACIDO* Scheibe.

Plectridium-Form: *bakt* ↑ Helos-Form.

-plegie: Wortteil »Lähmung«.

Pleiaden-Theorie: (1938) Die von der HIRSZFELD* Null-Ursubstanz ausgehende Bildung der Blutgruppen A u. B verläuft in 7 Mutationsgraden (»Pleiaden«); Personen mit gleichem 0-Gehalt gehören zur gleichen Pleiade (obsolet).

ple(i)o...: Wortteil »mehrfach«, »vermehrt« (s. a. pleo..., poly...); z. B. **p.chrom** (mit vermehrtem Farbstoffgehalt), **P.mastie** (↑ Mammae accessoriae), **Pl.notus** (branchiogenes knorpelhalt. Anhängsel in der seitl. Halsregion, sogen. »Halsohr«).

Ple(i)otropie, Polyphänie: *genet* Kontrolle mehrerer – gemeinsam vererbter – Phäne durch ein Gen, das für das eine Phän dominant, für ein anderes rezessiv sein kann u. dessen Mutation sich auf ein, viele oder alle Teilphäne auswirkt. – Bei **unechter** oder **Relations-P.** erzeugt ein Gen ein »Autophän«, das die Ausbildung weiterer »Allophäne« bewirkt.

Plenk*-Laidlav* Scheide (HANS PL., geb. 1887, Histologe, Wien): der SCHWANN* Scheide der Nervenfasern unmittelbar aufliegende Innenschicht der Endoneuralscheide (Gitterwerk argyrophiler Fibrillen).

pleo...: s. a. pleio..., poly...

Pleochroismus: die je nach Betrachtungsrichtung verschiedene Färbung der doppeltbrechenden Kristalle im polarisierten Licht; s. a. Dichroismus.

Pleodontie: ↑ Anisodontie.

pleomorph: »mehrgestaltig« (= polymorph). – Ein **Pleomorphismus** innerhalb einer Population ist für best. Baktn.gattgn. charakteristisch, häufig von Kultivierungsbedingungen abhängig.

Pleonostose, familiäre, LERI* Syndrom II: (1922) dominant-erbl. (Androtropie), polytope, enchondrale Dysostose, gekennzeichnet durch vorzeit. Knochenkernentwicklung, dia-epiphysäre Verschmelzung (v. a. Mittelhand) u. Skelettdeformierungen infolge Dia- u. Epiphysenverbreiterung u. -verdickung: Brachydaktylie (verdickter Daumen, Finger in leichter Flexion fixiert), »Henkelstellung« der Arme (aufgehobene Außenrotation, Unterarm- u. Handbeweglichkeit), Außenrotationsstellung der Beine (aufgehobene Adduktion) mit Pes varus u. excavatus; ferner Minderwuchs, Bewegungshemmung der WS, mongoloide Fazies, Intelligenzdefekt.

Pleoptik: Lehre u. Praxis der Monokularschulung des amblyopen Auges (z. B. nach SATTLER, WORTH, BANGERTER, CÜPPERS), auch kombiniert als »**Pleorthoptik**« (zur Besserung des beidäug. Einfachsehens).

Pleozytose: erhöhte Zellzahl, i. e. S. die der Lymphozyten im Liquor.

Plerozerkoid: »Vollfinne«, Invasionslarve (bandförm., ungegliedert, aber mit Skolex) der Zestoden-Ordg. Pseudophyllidea (z. B. Diphyllobothrium), die sich aus dem Prozerkoid im 2. Zwischenwirt (Fische, Amphibien, Vögel) entwickelt. Verzehr ungenügend gekochter Zwischenwirte führt beim Menschen zum Befall mit Adultwürmern oder zur Sparganose.

Plesch* (JOHANN PL., 1878–1957, ungar. Internist, Berlin, London, Montreux) **Methode**: indir. Bestg. der venösen O_2- u. CO_2-Spannung anhand der »alveolären« Werte in der Rückatmungsluft (modifiziert von HENDERSEN-PRINCE, MEAKINS-DAVIES-DAUTREBANDE, HALDANE-PRIESTLEY u. a.). – **Pl.* Oszillotonograph**: selbstregistrierender Blutdruckmeßapparat mit Differentialmanometer u. druckgesteuert rotierendem Aufzeichnungsblatt. – **Pl.* Perkussion**: Finger-Finger-Perkussion über den Interkostalräumen.

Plesimonas shigelloides: gramneg., bewegl., aerobe Stäbchen [Pseudomonaceae], bei Enteritis isoliert.

Plesiokrinie: Hormonabsonderung in ein benachbartes Gewebe (u. nicht in die Blutbahn).

Plesiopie: *ophth* ↑ Akkommodationskrampf.

Plessimeter: s. u. Perkussion.

Plethora: »Überfüllung«, Vol.vermehrung einer Körperflüssigkeit; i. e. S. die Pl. des strömenden Blutes, u. zwar insges. (= **P. sanguinea s. vera**, z. B. bei chron. O_2-Mangel) als **P. serosa** (mit überwieg. Plasmavermehrung), **P. hydraemica, P. polycythaemica, P. hyperalbuminosa** oder aber als lokale Hyperämie (= **P. spuria**, z. B. nur im Pfortaderbereich = **P. abdomin.**). – **P. hypophysaria**: ↑ CUSHING* Syndrom.

plethotrop: die diastol. Füllung der Herzkammern beeinflussend.

Plethysmo|graph: Gerät zur Anzeige u. fortlaufenden Aufzeichnung (»**Pl.graphie**«) der durchblutungsbedingten Vol.schwankungen eines Körperabschnitts oder isolierten Organs. Ursprüngl. (MOSSO) ein flüssigkeitsgefüllter Hohlzylinder, in den die zu messende Extremität eingebracht wird; später mit Luftverdrängung bzw. Manschettendruck arbeitende Modelle (Druckregistrierung elektrisch über Differentialmanometer) sowie indirekt messende (z. B. spektralphotometr. anhand der Reflektion bzw. Durchlässigkeit für Infrarot); s. a. Venenverschlußplethysmographie.

Pleura *PNA*: die die bd. Thoraxhälften auskleidende (= **P. parietalis**, »Wand-P.«, »Brustfell«, unterteilt in **P. costal., diaphragmatica** u. **mediastin.**) u. die Lungen überziehende (= **P. pulmonalis s. visceralis**, »Lungenfell«) seröse Haut aus Mesothel (einschicht. Plattenepithel) u. Lamina propria, die das ↑ Cavum pleurae umschließt (»**P.sack**«) u. die P.-flüssigkeit absondert. Afferente Fasern zum Vagus leiten Schmerz-, Berührungs- u. Volumenempfindung; s. a. Lig. pulmonale, Villi pleurales.

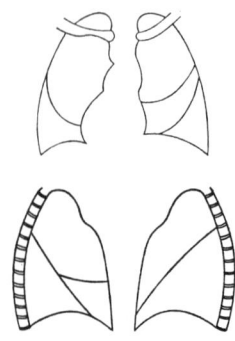

Röntgenprojektion der **Pleura interlobaris**.

Pleura|adhäsion: strangförm. oder begrenzt-schwiel. Verwachsung beider Pleurablätter bei Pleuritis adhaesiva; s. a. P.schwarte. – **P.(aus)spülung**: therap. »Lavage« der P.höhle mit physiol. NaCl- u. Antibiotika-Lsg. (evtl. Zusatz fibrinoproteolyt. Enzyme, ggf. Tuberkulostatika) bei P.empyem (nach asept. Punktion u. Bestg. von Baktn.flora u. -resistenz), möglichst im geschlossenen System (Dreiwegehahnspritze); tgl. über ca. 4 Wo. (bis zur Keimfreiheit des Ergusses); evtl. mit / P.drainage.

Pleurabiopsie: gezielte Gewebsentnahme aus der Pleura pariet. u. viscer. (evtl. auch aus angrenzenden Organen) für die histol. u. bakt.-kulturelle Untersuchung; mit trokarähnl. Punktionsnadel (ABRAMS, MENGHINI, RAMEL, VIM-SILVERMAN), in die eine Schneidkanüle oder Widerhakenlanzette eingeführt wird.

Pleura|dekortikation: *chir* nach Thorakotomie Ausschälung einer starren Mantelschwarte (»gefesselte Lunge«) oder eines – oftmals gekammerten – P.empyemsackes unter Erhaltung der viszeralen Pleura. – **P.drainage**: Ableitung eines Pleuraempyems durch einen – mit Trokar eingeführten – dicken Gummischlauch, wobei der Eiter nach dem Prinzip der kommunizierenden Gefäße in eine wassergefüllte Flasche fließt (z. B. nach BUELAU), nötigenfalls mit Wasserstrahlpumpe abgesaugt wird. – **P.druck**: intrapleuraler / Druck.

Pleuraempyem: diffuse oder abgekapselte (z. B. apikal, mediastinal, basal, / interlobär) Eiteransammlung im Pleuraraum (s. a. Empyem), entweder **asept.** (z. B. nach Lungeninfarkt), häufiger durch dir. Keimeinschleppung (= **pleural-traumat. P.**, Perforationsempyem), lympho- oder hämatogene Nahoder Fernmetastasierung (= **metastat. P.**, z. B. para- u. metapneumonisch, bei Grippepneumonie z. B. oft bds.), spezifisch (oft Mischform) oder unspezif. (Pneumonie, Lungenabszeß, Cholezystitis, Pankreatitis etc.). Meist fieberhaft u. chron. (v. a. nach sept. Pneumonie durch Strepto- u. Staphylokokken, Klebsiella; Pneumokokkeninfekt rel. günstig, Grippe ungünstig), mit Neigung zu Abkapselung u. Verschwartung, aber auch Durchbruch nach außen (/ Empyema necessitatis) oder ins Bronchialsystem (mit komplizierendem Pyopneumothorax). Ther.: Antibiotika (lokal u. systematisch), / Pleuraausspülung, -drainage, später -dekortikation, Thorakoplastik, Plombe; s. a. Empyemresthöhle.

Pleura|endoskopie: / Thorakoskopie. – **P.endotheliom**: / P.mesotheliom – **P.erguß**: Ex- oder Transsudat im P.raum (frei oder abgekapselt, evtl. interlobär) infolge vermehrter Extravasation u. vermind. Rückresorption bei P.affektion (v. a. entzündl.-infektiös, neoplasmatisch, traumatisch, zirkulatorisch; s. a. Hydro-, Chylo-, Hämatothorax, Pleuritis exsudativa, basalis, interlobaris, P.empyem, -transsudat). Punktat diagnostisch (chem.-serol., bakteriol., zytol., histol.) auswertbar. – Als Sonderform das pseudochylöse Exsudat (s. u. Pleuritis). – s. a. Abb. »DAMOISSEAU* Linie«.

Pleura|fibrose: / Pleuritis fibrosa, P. fibroplastica. – **P.fistel**: Fistelverbindung des P.raumes mit der Körperoberfläche (= äuß. oder Brustwandfistel) oder mit anderen Körperhöhlen oder Hohlorganen (= inn. P.fistel; als Bronchialfistel mit Erstickungsgefahr). – **P.höhle**: / Cavum pleurae.

Pleura|karzinose: meist diffuser Krebsbefall der Pleura (/ Pleuritis carcinomatosa), fast stets sek. von metastasierendem oder expansivem Bronchial-, Lungen- oder Mamma-Ca. ausgelöst; s. a. P.mesotheliom; häufig als Lymphangiosis carcinomatosa. – **P.kuppel, -kuppe**: / Cupula pleurae. – Eine sichel- oder arkadenförm. Kuppelschwiele kommt außer bei Tbk auch nach Pneumothorax, maligner Pneumokoniose etc. vor. – **P.lavage**: / P.ausspülung.

Pleuralfremitus: grobe Vibration der Thoraxwand (»Lederknarren«) bei Pleuritis fibrinosa mit noch verschiebl. Pleurablättern.

Pleuralgie: Pleuraschmerz, / Pleurodynie.

Pleuralisation: *chir* Aufsteppen von Pleura zur Nahtsicherung nach Eingriff am Ösophagus.

Pleura|maus: freier / Fibrinkörper. – **P.mesotheliom, P.endo-, -peritheliom**: seltenes, meist einseitig um das 50. Lj. auftret., diffuses Neoplasma der parietalen Pleura (v. a. diaphragmatica), das die Lunge einschließt, dann infiltriert u. erst spät metastasiert (v. a. Leber, Knochen, Nieren); histol.: teils epithelähnl., tubuläre, teils mesenchymale Struktur. 2:1-Androtropie, gehäuft bei Asbestarbeitern (Latenz 20 J. u. mehr). – Eine isolierte Form an der Pleura viscer. ist primär gutartig.

Pleurapunktion: suprakostaler Einstich (mittelstarke Kanüle, Dreiwegehahnspritze), im allg. in Lokalanästhesie; als **diagnost. P.** (»Probepunktion«, für chem.-serol., bakt., zytol. Auswertung, s. a. Pleurabiopsie) oder als **therap. P.** (Entlastung, / Pleuraausspülung, Pneumothorax).

Pleura|raum: / Cavum pleurae. – **P.rezessus**: / Recessus pleuralis. – **P.sack**: der von der pariet. Pleura gebildete geschlossene Sack, in den die Lunge vom Mediastinum aus eingestülpt ist u. in dem sie sich bei der Atmung frei bewegt.

Pleura|schock: / CAPPS* Reflex. – **P.schwarte**: durch fibröse Organisation u. narb. Umbau eines Ergusses bedingte flächenhafte (»P.schwiele«) bis mantelförm. Verdickung der Pleura (meist adhäsiv, auch mit Kalkeinlagerung oder Verknöcherung), evtl. auf Interkostalmuskulatur u. Rippenperiost übergreifend. Mögl. Folgen (trotz subpleuraler Verschiebeschichten): Einschränkung der Compliance, Thoraxerstarrung u. -deformierung, Atemmuskelatrophie, Emphysem mit restriktiver u. obstruktiver Ventilations- u. Perfusionsstörung, pulmonale Hypertonie, Rechtsherzdekompensation. – s. a. P.adhäsionen, Pleuritis fibrosa, fibroplastica u. deformans, Fibrothorax. Ther.: / P.dekortikation. – **P.sinus**: *anat* / Recessus pleuralis. – **P.skopie**: / Thorakoskopie. **P.spalt(e)**: das – spaltförm. – / Cavum pleurae. – **P.spülung**: / P.ausspülung. – **P.transsudat**: nichtentzündl., seröser oder hämorrhag. P.erguß (/ Transsudat), meist zirkulatorischer (Herzinsuffizienz, Leberzirrhose), neoplasmatischer (einschl. MEIGS* Syndrom) oder dysproteinämischer Genese (Nephrose, Hungerdystrophie).

Pleura|verklebung: Pleuritis adhaesiva (s. u. P.adhäsionen, P.schwarte, Pleuritis fibroplastica); auch künstlich als / Pleurodese. – **P.verkalkung**: s. u. P.schwarte. – **P.wash**: / P.ausspülung. – **P.zentese**: / P.punktion. – **P.zotten**: / Villi pleurales.

Pleur|ektomie: / Pleuradekortikation. – **P.endoskopie**: / Thorakoskopie.

Pleuritis

Pleuritis: durch chem. (Urämie) oder physikal. Noxen (Strahlen, Trauma), v. a. aber infektiös bedingte umschrieb. oder diffuse (bis system.) Entzündung der Pleura, meist sek. per continuitatem oder lymphogen aus Lunge, Brustwand, Mediastinum, Oberbauch (= **P. concomitans**, »Begleit-P.«) oder hämatogen-metastat. (bei Typhus, Rheuma, Tbk); histol.: Desquamation u. Proliferation der Deckzellen, ödematöse Durchtränkung u. Infiltration des Bindegewebes; klin.: Fieber (anfangs subfebril), Atembeschwerden, Pleurareiben, ggf. Erguß-Sympte.; Komplikationen: ↑ P. fibroplastica, ↑ Pleuraadhäsionen, -schwarte, -empyem. – Als **P. sicca s. fibrinosa** (»trockene P.«) ohne Ergußbildung, mit Fibrinablagerung (u. oft auch Mikroerguß); meist bei parapleuralem Lungenprozeß (Pneumonie, Tbk, Infarkt), evtl. als Teilerscheinung der Bornholmer Krankheit (»**P. s. epidemica**«); plötzl., atmungsabhäng., stechender Seitenschmerz, Reizhusten, Schonatmung, Pleurareiben, -knarren. – Als **P. exsudativa s. humida** mit serofibrinösem (zellarm, zur Gerinnung neigend) bis hämorrhag. Erguß (bis 5 l), evtl. »abgesackt« (= **P. saccata**), v. a. häufig bei Lungen-Tbk (aber auch Syphilis, Rheuma u. a.); Beginn (evtl. mit eosinophilem Exsudat) schleichend oder plötzl., mit geringem oder mittelhohem Fieber, Husten, Luftmangel, später evtl. Symptn. der Mediastinalverdrängung; Klopfschall verkürzt (↑ Damoiseau* Linie [Abb.!], Grocco*-Rauchfuss*, Garland* Dreieck), Atemgeräusch abgeschwächt bis aufgehoben, Bronchophonie, Stimmfremitus, typ. Rö.befund; DD durch Probepunktion (chem.-serol., bakt. u. zytol. Untersuchung), evtl. Pleurabiopsie. Bei hochgrad. Verdrängung Entlastungspunktionen. Abheilung oft unter Bildung von ↑ Pleuraadhäsionen u. -schwarten (= **P. fibroplastica**, »konstriktive« oder »Panzer-P.«, oft mantelförm.; auch nach Pleuraempyem u. Hämatothorax; Gefahr der »gefesselten Lunge« u. Thoraxdeformierung = **P. deformans**). – Als **P. fibrosa** mit bes. Neigung zur bindegeweb. Organisation des Ergusses, die zur Bildung von knötchen- oder leistenförm. oder flächenhaften, epithelialisierten Verdickungen u. Strängen (↑ Pleuraadhäsionen) führt. – **P. haemorrhagica s. sanguinolenta** (infolge Arrosion, Verletzung oder Alteration pleuraler oder pulmonaler Gefäße) v. a. bei Neoplasma, Lungeninfarkt, Urämie, Lungen-Tbk, Thoraxtrauma. – Selten als **pseudochylöse P.** (bei Herzleiden, Amyloidose, Leberzirrhose etc.; aber auch idiopathisch, u. hierbei meist ohne Hypercholesterinämie) mit milch. bis braunem Erguß, der – im Unterschied zum Chylothorax mit Neutralfetttropfen u. Cholesterin – Lezithin enthält; Gefahr frühzeit. Fibrosierung u. Sekundärinfektion. – **P. purulenta**: ↑ Pleuraempyem. – Spezif. Formen: **P. syphilitica** im Stadium II, meist serofibrinös, im allg. symptn.-arm u. bds.; noch seltener einseit. bei Lungengumma. – **P. tuberculosa** meist mit fibrinösem Initialstadium u. serofibrinösem oder hämorrhag., lymphozytärem Erguß, subpleuraler Tuberkelbildung; v. a. initial bei Spätprimär-Tbk, aber auch bei manifesten Formen, ausgehend von Lungenprozessen oder hämatogen; nach Ergußresorption evtl. als **P. caseosa**; u. U. Ausgangspunkt weiterer spezif. Manifestationen. – Ferner die **P. rheumatica** (meist spärl. Exsudat, steril, mit polynukleären Leukos, geringer Adhäsionsneigung), oft bds. im Rahmen einer Polyserositis, bei rheumat. Fieber, prim.-chron. Polyarthritis, akutem Erythematodes. – Die **P. carcinomatosa** (fast stets mit hämorrhag., eosinophilem Ex- oder Transsudat) bei prim. oder sek. Pleura-Ca., direkt infiltrierend oder lympho- oder hämatogen-metastatisch. – Die **eosinophile P.** (mit > 10% Eos im Erguß) als eigenständ., gutart., allerg. (?), evtl. hämorrhag. P. (selten, meist li.seit.), meist aber als Begleitpleuritis bei Neoplasma, Lungeninfarkt, Pneumothorax. – Bes. Lokalisationsformen: **P. basalis s. diaphragmatica** auf die Zwerchfellpleura beschränkt, meist exsudativ; inspiratorisch exazerbierende Schmerzen in Oberbauch u. Schulter, häufig Singultus, im Rö.Bild (Seitenlage) homolat. Zwerchfellhochstand mit eingeschränkter oder paradoxer Beweglichkeit, Ergußabkapselung (evtl. »Buckel«), Verschattung der Basalwinkel. – **P. interlobaris** (häufiger re.) im Rahmen einer peripheren P. oder bei örtl. Lungen- oder Bronchialprozeß (v. a. Tbk, Neoplasma, Pneumonie); s. a. Interlobärerguß, Abb. »Pleura interlobaris«. – **P. mediastinalis** v.a. bei kindl. Tbk, evtl. nur umschrieben (am häufigsten ant.-sup.); Retrosternalschmerz, inspirator. Stridor, Dysphagie, Dysphonie (Rekurrenskompression), Erbrechen (Vagusreizung), Einflußstauung; im Rö.bild ggf. lat.-konkave Re.verbreiterung des Mittelschattens mit Vorsprung in den oberen Interlobärspalt, Einengung im Hilusbereich.

Pleuro|centrum: *embryol* die kaud. Hälfte des Sklerotoms, aus der der Wirbelkörper hervorgeht. – **P.coccus beigelii**: *mykol* ↑ Trichosporon beigeli. – **P.cystis freseni**: *mykol* ↑ Mucor racemosus.

Pleurodese: gezielte therap. Verödung des Pleuraspaltes durch – meist thorakoskop. – Instillation zu asept. Entzündung führender Mittel (hochprozentige Traubenzucker-Lsg., Talkumpuder etc.); v. a. bei Spontanpneu. – **Pleurodynie**: örtl. (interkostal, Pektoralmuskeln) oder fortgeleiteter Schmerz (Flanke) bei Pleuritis oder sonst. Pleurareizung; auch Sympt. der Bornholmer Krankh. (»**epidem. P.**«).

Pleuro|lobektomie: s. u. P.pneumektomie. – **P.lyse**: op. Lösung strangförmiger (↑ Thorakokaustik) oder flächenhafter Pleuraadhäsionen (= intrapleurale ↑ Pneumolyse), die einen gewünschten therap. Lungenkollaps verhindern. Ferner die **extrapleurale P.l.** (= ↑ Pneumolyse), z. B. als – zweizeit. – Graf* P.lyse-Spitzenplastik (in Kombination mit oberer Thorakoplastik u. extrapleuraler Plombierung durch gestielte Muskellappen).

Pleurom: ↑ Pleuramesotheliom.

Pleuro|perikarditis: Pleuritis diaphragmatica mit sek. Perikarditis ext.; auch postinfarktiell bei ↑ Dressler* Myokarditis. Frühsympt.: pleuroperikardiales Reiben (mit deutlich trennbarer respirator. u. kardialer Komponente); oft adhäsive Residuen. – **P.peritoneum**: *embryol* die Gewebseinheit Pleura u. Peritoneum, das Cavum pleuroperitoneale umgebend; s. a. Zölom. – **P.peritonitis**: meist Durchwanderungspleuritis bei entzündl. abdomin. Prozeß, aber auch als Polyserositis (tbc.). Häuf. Rö.-Frühsymptom: Plattenatelektasen. – **P.pneumektomie**: Resektion einer Pleuraschwarte bzw. eines Empyemsackes einschl. der miterkrankten Lunge; anschließend meist Thorakoplastik. – Evtl. nur partiell als P.lobektomie. – **P.pneumonie**: Pneumonie mit Begleitpleuritis, bes. häufig als kindl. Staphylokokkenpneumonie, bei Grippe, Ornithose, Mononukleose. I. e. S. die durch

Erreger der PPLO-Gruppe (↑ Mykoplasmen), v. a. die prim.- atyp. ↑ Pneumonie.

Pleuro|(r)rhö: ↑ Pleuraerguß, Pleuritis exsudativa. – **P.skopie**: ↑ Thorakoskopie. – **P.somus, -soma**: Mißbildung mit einseit. Bauch-Brustwandspalte u. rudimentärem Arm.

Pleurothotonus: (*gr* pleurothen = von der Seite her) tetan. Krampf mit seitl. Verbiegung des Körpers.

Pleuro|tomie: op. Eröffnung der Pleurahöhle (auch i. S. der Thorakotomie); als **interkostale P.tomie** die ↑ BUELAU* Dränage. – **P.typhus**: mit Pleuritis-Symptn. beginnender Typhus abdominalis. – **P.zele**: echte ↑ Lungenhernie (mit Pleurabeteiligung).

Plexalgia: ↑ Plexusneuralgie. – **Pl. hypogastrica**: ↑ Pelipathia vegetativa.

plexiform(is): (lat.) geflechtartig.

Plexus: *anat* Venen-, Lymphgefäß- bzw. Nervengeflecht; z. B. (*PNA*) **P. aorticus**: sympath. »Aortengeflecht«, 1) der Bauchaorta (hervorgehend aus P. coeliacus, verstärkt durch lumb. Grenzstrangästchen) bis zur A. mesenterica inf. (fortgesetzt im P. hypogastricus); 2) der Brustaorta aus 5 oberen thorakalen Grenzstrang-Ggll. u. Nn. splanchnici, kaudal übergehend in P. coeliacus. – **Pll. autonomici** (s. sympathici *BNA, JNA*): im Bereich von WS u. Aorta mit eingeschalteten peripheren u. prävertebralen Ggll., im Verdauungstrakt auch mit parasympath. Fasern u. Ganglienzellen (↑ P. entericus). – **P. basilaris**: Venengeflecht auf dem Klivus, mit Sinus cavernosus u. petrosus inf. u. P. venosi vertebrales inf. verbunden. – **P. brachialis**: das von den vord. Ästen der RM-Nerven $C_{(II-)V}$ bis $Th_{I(-II)}$ gebildete »Armgeflecht« (durch die Skalenuslücke in das seitl. Halsdreieck u. bis in die Achselhöhle), das – unterteilt in ↑ Pars supra- u. infraclavicul. – den Arm u. Schultergürtelmuskeln versorgt (↑ Abb. »JANTZEN* Schema«, Armplexuslähmung). – **P. cardiacus**: das von den Nn. cardiaci der 3 Halsganglien, Rr. cardiaci der ersten 5 Brustganglien des Grenzstrangs u. Rr. cardiaci des N. vagus gebildete »Herzgeflecht« um Aortenbogen, Pulmonaliswurzel u. Herzkranzarterien. – **P. caroticus**: sympath. »Karotisgeflecht« für die Hals- u. Kopforgane (Gefäße, Drüsen, glatte Muskeln), gebildet von Nn. carotici der zervik. Grenzstrangganglien. – **Pll. cavernosi**: kavernöse Venengeflechte der mittl. u. v. a. unt. Nasenmuschel (für die Anwärmung der Atemluft). – **P. cervicalis**: das von den vord. Ästen der RM-Nerven C_{I-IV} gebildete »Halsgeflecht« (im seitl. Halsdreieck), mit Haut-(Hinterhaupt, hint. Wangen, vord. u. seitl. Halsabschnitt, Brust bis zur Mamille u. über dem M. sternocleidomastoideus) u. Muskelästen (tiefe Hals- u. infrahyoidale Zungenbeinmuskeln, Zwerchfell, beteiligt an Sternokleidomastoideus u. Trapezius; s. a. Ansa cervicalis); vgl. P. venosus cervicalis uteri. – **Pll. choroidei**: die aus Ependym u. Pia mater durch Einstülpung in die Hirnventrikel entstandenen zottenreichen Adergeflechte (einschicht. kub. Epithel, gefäßreiches Bindegewebe, die den Liquor cerebrospin. absondern: **P. ch. ventriculi lat.** (»Paraplexus«), medial in der Taenia fornicis an die Fornix, lat. in der Taenia choroidea an den Thalamus angeheftet (hier Übergang des Epithels auf die Plexus), von den Foramina interventricularia bis zum Hinterhornende reichend; **P. ch. ventriculi quarti** (»Metaplexus«), bestehend aus 2 seitl. (von den Noduli bis zu den Rec. lat.) u. 1 - scheinbar unpaaren – mittl. Geflecht (vom Nodulus durch die Apertura mediana zum Unterwurm); **P. ch. ventriculi tertii**, in Fortsetzung des lat. jeweils durch das For. interventriculare eintretend, an Stria medull. thalami, Habenula u. Corpus pineale befestigt. – **P. coccygeus**, gebildet von vord. Ästen der Wurzeln der RM-Nerven S_V-Co_I; Urspr. der Nn. anococcygei. – **P. c(o)eliacus** (»P. solaris«): das auf der Aorta abdom. an den Abgangstellen des Truncus coel. u. der A. mesenterica sup. sowie am med. Zwerchfellschenkel gelegene, mit dem P. aorticus thoracicus bzw. abdomin. zusammenhängende, bis zu den NN reichende größte autonome Bauchgeflecht (mit Ggll. coeliaca), gebildet von Nn. splanchnici, Rr. coeliaci n. vagi u. Ästen des oberen lumb. Grenzstrangs. – **Pll. coronarii cordis**: die vom ↑ P. cardiacus ausgehenden »Kranzarteriengeflechte« für Herzkammern u. -vorhöfe. – **P. deferentialis**: sympath. u. parasympath. Geflecht (vom P. hypogastricus aus) um Samenleiter u. -bläschen. – **P. dentalis**: von den Nn. alveolares inf. u. sup. im UK-Kanal bzw. Alveolarfortsatz des OK gebildetes Geflecht mit Rr. dent. u. gingivales. – **P. entericus**: efferente sympath. u. parasympath. Faserngeflechte sowie parasympath. Zellen u. kleine Ganglien, z. T. auch efferente Fasern, als »intramurales NS« im Magen-Darmkanal, unterteilt in ↑ P. subserosus, P. myentericus u. P. submucosus. – **P. femoralis**, vom P. aorticus über die A. iliaca comm. kommend, die A. femor. umspinnend. – **Pll. gastrici**, vom P. coeliacus u. N. vagus mit den Magenarterien verlaufend. – **P. haemorrhoidalis**: ↑ P. rectalis bzw. P. venosus rect. – **P. hepaticus**: von Fasern des P. coeliacus u. des re. N. vagus gebildetes engmasch. Netz um A. hepatica u. Gallengänge im Lig. hepatoduodenale. – **P. hypogastricus**: autonomes »Beckengeflecht«, als P. h. sup. (= N. praesacr.) mediane Fortsetzung des P. aorticus abdom. bis zum Promontorium; als P. h. inf. aus dem oberen hervorgehend, verstärkt durch Äste der sympath. Lenden- u. Kreuzganglien, mit der A. iliaca int. dorsal u. lat. des Mastdarms kaudalwärts ziehend. – **Pll. iliaci**: Fortsetzung des autonomen P. aorticus abdom. auf bd. Aa. iliacae. – **P. intermesentericus**: der Abschnitt des P. aorticus zwischen den Abgängen der Aa. mesentericae sup. u. inf. – **P. lienalis**: Fortsetzung des P. coeliacus auf der Milzarterie. – **P. lumbalis**: von den vord. Ästen der RM-Nerven L_{I-IV} gebildetes Geflecht vor den LW-Querfortsätzen u. im M. psoas, aus dem kurze Rr. muscul. u. die Nn. iliohypogastricus, ilioinguin., genitofemor., cutaneus femoris lat., femor. u. obturatorius hervorgehen. – **P. lymphaticus**: Lymphgefäßnetz, das an den Sammelstellen (Achsel, Leistenbeuge, große Bauchgefäße, Brust u. Hals) benachbarte LK-Gruppen verbindet. – Ferner der von den Lymphkapillaren in Leder- u. Unterhaut gebildete **P. l. cutaneus**. – **P. mammarius**: vom P. subclavius aus die A. thoracica (s. mammaria) umspinnendes sympath. Geflecht. – **P. mesentericus cran.**: das aus sympath. Fasern des P. coeliacus u. parasympath. des N. vagus bestehende, der A. mesenterica sup. (u. Ästen) folgende Geflecht für Dünndarm, Zökum, Aszendens u. Transversum (re. 2/3). – Ferner der vom P. aorticus abdomin. mit den Aortenästen zum unteren Dickdarm ziehende P. m. inf. – **P. myentericus**: der mit den Blutgefäßen in die Wandungen des Verdauungskanals gelangende »AUERBACH* P.« (zwischen Längs- u. Ringmuskelschicht) aus zu kleinen Ganglien vereinten multipolaren, para-

Plexus oesophageus

sympath. Nervenzellen sowie aus prä- u. postganglionären parasympath. u. postganglionären sympath. Fasern; für die Regulierung u. ↑ Peristaltik (Tunica muscularis) u. Sekretion; vgl. P. submucosus. – **P. (o)esophageus**: längsverlaufende Vagusäste vorn u. hinten auf der Speiseröhre. – **P. ovaricus (systematis autonomici)**: von den Pll. coeliacus u. aorticus abdomin. mit der A. ovarica zum Eierstock u. Uterusfundus gelangendes autonomes Geflecht.

Plexus pampiniformis: von den kleinen Hoden- u. Nebenhodenvenen gebildetes, stark gewundenes, neben dem Ductus deferens im Samenstrang aufsteigendes Geflecht, das sich retroperitoneal auf dem Psoas major zur V. testicul. vereinigt. – **P. pancreaticus**: die mit den Aa. pancreaticoduodenales sup. u. inf. u. den Rr. pancreatici der A. lien. zum Pankreas gelangenden Geflechte des P. coeliacus. – **P. parotideus**: vom N. facialis nach Austritt aus dem For. stylomastoideum gebildetes Geflecht (»Pes anserinus major«) in der Ohrspeicheldrüse, mit Ästen für die mim. Kopf- u. Halsmuskeln. – **P. pelvinus**: ↑ Plexus hypogastricus inferior. – **P. pharyngeus**: 1) von Rr. pharyngei des Vagus u. Glossopharyngeus u. Rr. laryngopharyngei des Sympathikus gebildetes autonomes Geflecht auf dem M. constrictor pharyngis medius, mit Ästen für Schlund- u. Gaumenmuskeln, sensibel für die Schleimhaut des Schlundes. – 2) von den Vv. pharyngeae auf der Schlundaußenfläche gebildetes Geflecht, das mit den Venen der Ohrtrompete u. des weichen Gaumens, der V. canalis pterygoidei u. den P. venosi vertebr. verbunden ist. u. in die Jugularis int. mündet. – **P. prostaticus**: das vom P. hypogastr. inf. die Prostata vorn u. hinten umspinnendes u. in sie eindringende »SANTORINI* Nervengeflecht«. – **P. pterygoideus**: den Mm. pterygoideus lat. u. med. aufliegendes Venengeflecht mit Einmündung der Vv. meningeae med., tempor. prof., auricul. ant., parotideae, articul., temporomandibul., tympanicae, canalis pterygoidei u. stylomastoidea, mit Abfluß über die Vv. faciei prof. u. maxill. in die Jugularis int. u. mit Verbindung zum Sinus cavernosus. – **P. pudendalis s. pudendus JNA, BNA**: ↑ Nervus pud. – **P. pulmonis**: von den Rr. bronch. des Vagus u. Ästen der thorak. Grenzstrangganglien I–IV gebildetes Geflecht auf der Rückfläche der Stammbronchien bis zu den Bronchiolen, am Hilus mit Fasern an die Pleura. – **Pll. rectales**: 3 autonome »Mastdarmgeflechte«, **P. r. inf.** vom P. iliacus auf den Aa. rectales media u. inf., **P. r. medii** aus dem vom paar. P. hypogastricus inf. gebildeten Beckengeflecht auf den Aa. rectales mediae, **P. r. sup.** als Fortsetzung des P. aorticus abdomin. auf der A. rectalis sup. – **P. renalis**: vom P. coeliacus aus auf der Nierenarterie, durch R. renalis des N. splanchnicus minor u. Äste des lumb. Grenzstrangs verstärkt. – **P. sacralis**: aus den vord. Ästen der RM-Nerven L_{IV}–S_{IV} gebildet, subfaszial auf dem M. piriformis (unterteilt in P. ischiadicus u. P. pudendus), mit Rr. musculares für Mm. piriformis, obturator int., gemelli u. quadratus femoris, Nn. glutaei sup. u. inf., cutaneus femoris post., clunium, ischiadicus u. pudendus (d. h. für Haut u. Muskeln des Beckengürtels u. Beines außer an Beuge- u. Innenseite des Oberschenkels, die vom N. femor. bzw. N. obturatorius innerviert werden). – **P. solaris**: ↑ P. coeliacus (s. a. Solarisreflex, -schock, HUCHARD* Syndrom). – **P. spermaticus**: ↑ P. testicularis. – **P. subclavius**: Äste vom Ggl. cervicothoracicum u. N. cardiacus cerv. inf. um die Subklavia. – **P. submucosus**: der mit den Blutgefäßen in die Wandungen des Verdauungskanals gelangende MEISSNER* P. (in der Tela submucosa) aus parasympath. Ganglienzellen u. deren prä- u. postganglionären Fasern sowie postganglionären sympath. Fasern; für die Regulierung von Muscularis-mucosae-Peristaltik u. Sekretion (vgl. P. myentericus). – **P. subserosus**: von den autonomen Gefäßplexus gebildetes feines Nervengeflecht in der Tela subserosa des Peritoneum. – **P. suprarenalis**: autonomes Geflecht vom P. coeliacus auf den Aa. suprarenales zum NN-Mark. – **P. testicularis**: autonomes Geflecht vom P. aorticus abdom. u. P. renalis mit der A. spermatica zum Hoden. – **P. thyroideus venosus impar** an der Luftröhrenvorderfläche, aus dem die Vv. thyreoideae inf. u. impar hervorgehen. – **P. tympanicus** aus den Nn. tympanicus u. caroticotympanici (P. carot. int.) auf der med. Paukenhöhlenwand (Promontorium). – **P. uretericus**: vom P. renalis u. aorticus abdom. mit dem Harnleiter absteigendes autonomes Geflecht. – **P. uterovaginalis**: 1) der dem P. deferentialis des ♂ entsprech. ganglienzellreiche FRANKENHÄUSER* P. (aus P. hypogastricus) im Parametrium bds. der Zervix u. oberen Vagina, der entlang der A. uterina Äste an Gebärmutter u. Scheide abgibt u. sich mit dem P. ovaricus verbindet. – 2) ↑ P. venosus uterinus u. vaginalis. – **P. venosus**: »Venengeflecht«, z. B. **P. v. areolaris** (»Circulus venosus« HALLER in der Areola mammae), **P. v. canalis hypoglossi** (von den P. v. vertebr. ext. aus den Nerv im Kanal umstrickend u. in den Bulbus venae jugularis sup. mündend), **P. v. caroticus internus** (die A. carotis int. umstrickend, den Sinus cavernosus mit dem P. pterygoideus verbindend), **P. v. foraminis ovalis** (den Sinus cavernosus mit dem P. pterygoideus verbindend), **P. v. prostaticus** (= P. pudendalis; um die Prostata, mit Verbindung zu P. v. vesicalis u. Einmündung der V. dors. penis, Abfluß in Vv. vesicales), **P. v. rectalis** (= P. haemorrhoidalis, Corpus cavernosum recti; um den Mastdarm, Urspr. der V. rect. sup.), **P. v. sacralis** (auf der pelvinen Kreuzbeinfläche, mit Verbindung zu Vv. sacr. lat. u. media), **P. v. suboccipitalis** (zwischen Hinterhauptsbein u. Atlas), **P. v. uterinus** (im Parametrium bds. des Uterus, Ursprung der Vv. uterinae; ferner als P. v. cervicalis uteri ein in der Gravidität entstehendes Geflecht in der Zervixwand), **P. v. vaginalis** (v. a. seitl. um die Scheide, mit den anderen Plexus des kleinen Beckens, v. a. P. uterinus, in Verbindung), **Pll. venosi vertebr. ext.** (vorn auf WK, hinten auf Wirbelbögen, Bogenbändern, Dorn- u. Querfortsätzen, die Wirbelvenen sammelnd), **Pll. v. vertebr. int.** (vorn im Cavum epidurale bds. des dors. Längsbandes bzw. an der dors. Wand des Wirbelkanals, mit Abflüssen über Vv. intervertebrales in Vv. vertebrales, intercostales, lumb. u. sacr.), **P. v. vesicalis** (an der unt. Harnblase, mit den P. prostaticus u. rect. zusammenhängend u. sich zu Vv. vesicales vereinigend). – **P. vertebralis**: autonomes »Wirbelgeflecht« aus Ästchen des Ggl. cervicothoracicum (bis in die Schädelhöhle). – **P. vesicalis**: sympath.-parasympath. Geflecht an den lat. Flächen der Harnblase; Urspr. der Nn. vesicales sup. (für obere Blase) u. inf. (für unt. Blase u. Harnröhre).

Plexus|anästhesie: Leitungsanästhesie am Nervenplexus; z. B. die supraklavikuläre (»prox.«) P.-brach.-Anästhesie (Skalenuslücke, z. B. nach ↑ KULEN-

KAMPFF). – **P. bündel**: s. u. P. stränge. – **P. exstirpation**: ↑ Abb. »Hydrozephalus«. – **P. karzinom**: selten maligne Form (zylindrozelluläres, noch seltener Plattenepithel-Ca.) des ↑ Chorioidepithelioms mit infiltrierend-destruierendem Wachstum (während Implantationsmetastasen auch bei »gutart.« Form vorkommen). – **P. koagulation**: *neurochir* Verkochung der Plexus choroidei der Seitenventrikel bei hypersekretor. Hydrozephalus. – Mit gleicher Indikation auch **P. exstirpation**.

Plexus|lähmung: Funktionsausfall eines Nervenplexus, i. e. S. der des P. brach. (↑ Armplexuslähmung). – **P. neuralgie**: vom – meist mechan. irritierten – Plexus ausgehende Nervenschmerzen (ohne motor. oder sensible Ausfälle), v. a. im Schulter-Armbereich bei Skalenus-, Zervikalsyndrom, nach Trauma. – **P. neuritis**: ↑ Neuritis im P. bereich, mit motor. u./oder sensiblen Ausfällen gemäß dem Verteilungstyp (oft unter Schonung einzelner Äste); i. e. S. die des Plexus brach. (v. a. allerg.; s. a. Armplexuslähmung). – **P. papillom**: ↑ Chorioidepitheliom; s. a. P. karzinom. – **P. platte**: der ventr. bzw. dors., d. h. für die Beuge- bzw. Streckseite der Extremität zuständ. Anteil des Plexus brach. bzw. lumbosacral.

Plexus|stränge: beim Plexus brach. die 3 supraklavikulären Primärstränge (»P. bündel«) Truncus sup. (C_{5-6}), med. (C_7) u. inf. (C_7–Th_1) mit je einem vord. u. hint. Ast u. den Nn. dors. scapulae, thoracicus longus, subclavius u. suprascapul.) sowie die infraklavikulär aus deren Ästen gebildeten Sekundär- oder Hauptstränge: Fasciculus lat. (vord. Äste C_{5-7}), med. (vord. Äste C_8–Th_1), post. (sämtl. hint. Äste). – **P. zyste**: ↑ Ependymzyste.

Plica: (lat.) *anat* Falte; z. B. (*PNA*) **Plicae alares** (je 1 sich vom unt.-seitl. Kniescheibenrand in die Gelenkhöhle vorschiebende Synovialhautfalte), **P. aryepiglottica** (den M. aryepiglotticus vom Stellknorpel bis zum Kehldeckel überziehende Schleimhautfalte, seitl. Begrenzung des Kehlkopfeingangs), **P. axillaris** (vom M. pectoralis major bzw. von den Mm. latissimus dorsi u. teres major nebst bedeckender Haut gebildete »vord.« bzw. »hintere Achselfalte«), **Plicae c(a)ecales** (Bauchfellfalten zwischen Blinddarm u. seitl. Bauchwand; ferner die durch die A. ileocaecalis aufgeworfene P. caecalis vascularis als Begrenzung des Rec. ileocaecalis sup.), **Plicae ciliares** (kleine Falten in der Tiefe zwischen den Ziliarfortsätzen), **Plicae circulares** (↑ KERCKRING* Falten), **P. duodenalis inf. u. sup.** (= P. duodenomesocolica bzw. -jejunalis; den Recessus duoden. inf. bzw. sup. begrenzende Bauchfellfalte zwischen Pars asc. duodeni bzw. Flexura duodenojejun. u. Mesocolon transversum, letztere A. u. V. mesenterica inf. enthaltend), **Plicae epigastricae** (↑ Plicae umbilicales lat.), **P. fimbriata** (bds. des Bändchens von der Zungenspitze schräg nach seitl.-hinten verlaufende gefranste Schleimhautfalte, die den – phylogenetisch älteren – unteren Teil der Zunge vom Zungenkörper abgrenzt), **Plicae gastricae** (die die Magenstraße bildenden Schleimhautfalten längs der kleinen Kurvatur), **Plicae gastropancreaticae** (Bauchfellfalten an der Rückwand der Bursa oment., aufgeworfen von A. hepatica comm. u. Vasa gastrica sin.), **Plicae glossoepiglotticae** (2 lat. u. 1 mediane Schleimhautfalte vom Zungengrund zum Kehldeckel, die Valleculae epiglotticae begrenzend), **Plicae ileocaecales** (je 1 Bauchfellfalte von termin. Ileum u. Appendixbasis bzw. Dünndarmmesenterium zum Zäkum, mit dem zus. sie den Rec. ileocaec. inf. bzw. sup. begrenzt; in letzterer ein Ast der A. ileocolica), **P. incudis** (Schleimhautfalte vom Dach des Rec. epitympanicus zum Amboß; Teil der med. Wand des Kuppelraums), **Plicae interdigitales** (die nach distal gezogene Haut der Palma manus zwischen den Fingern II–V, sogen. »Schwimmhäute«; volar mit Arcus venosus margin. in der Subkutis, darunter Lig. natatorium; in dors. Interdigitalgrube bds. die volaren Fingerarterien u. -nerven, dazwischen die Aa. u. Vv. intercapitales als dorsovolare Anastomosen; seitl. die Zipfel der dors. Fingeraponeurose, dorsal davon die Nn., Aa. u. Vv. digitales dors.; in der Falte I/II das Caput transv. des M. adductor pollicis), **P. interureterica** (beide Harnleitermündungen quer verbindende Schleimhautfalte; ↑ Trigonum vesicae), **Plicae iridis** (zum Pupillarrand radiäre Kontraktionsfältchen im Anulus iridis major bei erweiterter Pupille), **P. lacrimalis** (die Mündung des Tränennasengangs abdeckende Schleimhautfalte im unt. Nasengang), **P. lata uteri** (↑ Ligamentum latum), **Plicae longitudinalis duodeni** (vom Ductus choledochus u. pancreaticus aufgeworfener Längswulst im hint. Wandabschnitt der Pars descendens duodeni bis zur Papilla major), **Plicae malleares** (die »vord.« u. »hint. Hammerfalte« an der oberen Innenfläche des Trommelfells, von der Basis des Hammergriffs bis zur Spina tympanica major bzw. minor, bd. mit freiem, konkaven Rand; schließen vord. Hammerfortsatz, vord. Hammerband, vord. Teil der Chorda tympani u. A. tympani ant. bzw. hint. Teil der Chorda tympani ein; entsprech. **Plicae membranae tympani ext.** begrenzen außen die Pars flaccida), **P. mediastinopulmonalis** (↑ Lig. pulmonale), **Plicae palatinae transversae** (2–8 rostral-konvexe, quere Schleimhautleisten bds. der Raphe im vord. Teil des harten Gaumens in Höhe der Prämolaren), **Plicae palmatae** (von einer vord. u. hint. Längsleiste der Zervixschleimhaut wie Palmblätter abgehende Schleimhautfältchen: »Lyra uterina«), **P. palpebronasalis** (die kranialkonvexe »Nasen-Lidfalte«, die den inn. Augenwinkel u. die Caruncula lacrimalis verdeckt; s. a. Mongolenfalte), **P. rectouterina** (vom Rektumpfeiler gebildete lat.-konvexe Bauchfellfalte bds. des Mastdarms zur Gebärmutter, den DOUGLAS* Raum seitlich begrenzend), **P. salpingopalatina** (Schleimhautfalte von der vord. Lippe des Tubenwulstes zu nasalen Fläche des weichen Gaumens), **P. salpingopharyngea** (vom gleichnam. Muskel aufgeworfene Schleimhautfalte von der hint. Lippe des Tubenwulstes zum Schlund), **Plicae semilunares coli** (die quer in das Lumen vorspringenden Kontraktionsfalten der Dickdarmwand), **Plicae semilunares conjunctivae** (die lat. konkave Verbindungsfalte zwischen oberem u. unt. Fornix der Augenbindehaut im inn. Augenwinkel: Palpebra tertia, »Nickhaut«), **P. spiralis** (Gallenblasenhals u. Ductus cysticus spiralig durchziehende Schleimhautfalte: »Valvula spir. Heisteri«), **P. stapedis** (Schleimhautfalte von der hint. Paukenhöhlenwand um Steigbügel, Membrana stapedis u. M. stapedius), **P. sublingualis** (bds. am Mundboden vom Zungenbändchen nach seitl.-hinten verlauf. Schleimhautwulst über der Gl. sublingualis, vorn mit Caruncula), **P. synovialis** (= Synovialfalte, -band, auch i. S. der ↑ Villi synoviales; z. B. die P. s. infrapatellaris frei im Kniegelenk vom Fettkörper zur Fossa intercondylaris), **Plicae transversales recti** (meist 3

Plica triangularis

nicht verstreichbare, quere Schleimhautfalten im Mastdarm, eine mittl. größte [= KOHLRAUSCH* Falte] 6–6,5 cm oberhalb des Afters, im allg. von re., die bd. kleineren von li. kommend), **P. triangularis** (dreieck. Schleimhautfalte vom unt. Ende des Arcus palatoglossus zur Zunge), **Plicae tubariae** (die stark verzweigten Schleimhautfalten im Eileiter), **P. tunicae vaginalis** (↑ Mesoepididymis), **Plicae umbilicales** (5 Bauchfellfalten in Richtung Nabel, die lateralen [= Pl. epigastricae] aufgeworfen von den Vasa epigastrica inf., die medialen – seitl. der Harnblase aus dem kleinen Becken aufsteigenden – von A. umbilic. bzw. Lig. umbilicale, die mediane [ab Harnblasenscheitel] vom Urachus), **P. urogenitalis** (embryol Zölomepithelfalte an der Bauchwand der unteren Lenden-/oberen Kreuzgegend, in der sich medial die Keimdrüse u. lateral die Urniere entwickeln), **P. venae cavae sinistrae** (»MARSHALL* Falte«; kleine bindegewebig. Perikardfalte an der li. Vorhofseite zwischen Vv. brachiocephalica u. obliqua atrii als Rest des Ductus Cuvieri), **P. ventricularis** (↑ Plica vestibularis), **P. vesicalis transversa** (quere Bauchfellfalte über der leeren Harnblase; vgl. Plica umbilic. mediana), **P. vestibularis s. ventricularis** (die paar., vom Schild- zum Stellknorpel ziehende »Taschenfalte«, die bds. das Vestibulum laryngis vom Ventriculus abgrenzt u. außer Muskulatur u. Drüsen das Lig. vestibulare enthält), **Plicae villosae** (zottenförm. Erhebungen der Magenschleimhaut zwischen den Foveolae), **P. vocalis** (die paar., vom Schild- zum Stellknorpel ziehende, das Lig. vocale u. den M. vocalis umhüllende »Stimmlippe«).

Plica polonica: derm ↑ Weichselzopf.

Plicatio, Plikation: chir Umscheidung durch Fältelung, ↑ Fundo-, Gastroplicatio, Darmfaltung.

Plikaturmagen: 1) path ↑ Magenplikatur. – 2) chir ↑ Gastroplicatio.

Plikotomie: otol Durchtrennung der – meist hint. – Plica membranae tympani (s. u. Plicae malleares).

Ploeger* Versuch (ANDREAS PL., geb. 1926, Neurologe, Tübingen): modifiz. Bückversuch (KRETSCHMER) mit zusätzl. Messen der Hauttemp. (normalerweise beim Bücken ansteigend, beim Wiederaufrichten abfallend).

Plombe, Plombierung: therap. Füllung einer Kavität mit indifferentem, nicht oder schwer resorbierbarem Material (z. B. Paraffin, Fett, Knochen); z. B. Kavernenplombierung. Auch Bez. für ein inkorporiertes Arzneimitteldepot, z. B. ↑ Periduralplombe.

PL-Reaktion: Perjodsäure-Leukofuchsin-Reaktion (↑ PAS-Reaktion).

PLT-Viren: die »Psittakose-Lymphogranuloma-Trachoma-Gruppe« großer (250–450 nm), nur auf lebenden Geweben (Dottersack des bebrüteten Hühnereies, Gewebekultur) züchtbarer Viren (Baktn.?) mit basophilen Einschlußkörperchen, gemeinsamer Antigenität u. etwa übereinstimmender Sulfonamid-Antibiotika-Empfindlichkeit (aber unterschiedl. DNS-RNS-Gehalt u. Vermehrungszyklus); Erreger von Infektionskrankhtn. bei Mensch (Ornithose, Lymphogranuloma inguinale, Trachom, Einschlußkörperchenkonjunktivitis) u. Tier (Kälberenteritis, Schafabort, Rinderenzephalomyelitis, Mäuse-, Katzenpneumonie etc.). – Auch als ↑ Miyagawanella, Bedsonia, ↑ Chlamydia bezeichnet; s. a. TRIC.

Plugge* Phenol (PIETER CORNELIS PL., 1847–1897, Toxikologe, Groningen): Farbreaktion (Rötung) mit wäßr. $Hg(NO_3)_2$-Lsg. (die Spuren von HNO_2 enthalten muß).

Plug(s): (engl.) »Brocken« aus Schleim, abgeschilferten Zellen u. Pilzmyzel als Urs. der Obturation kleinerer Bronchien bei der Lungen-Aspergillose.

Plumbagin, -bagol: antibiot. Naphthochinon-Derivat aus Bleiwurz-Arten (Plumbago europaea, rosea, zeylanica); in vitro wirksam v. a. gegen grampos. Kokken.

Plumbi-: chem Kennsilbe für Pb(IV)-Verbindungen.

Plumbismus: ↑ Bleivergiftung.

Plumbo-:: chem Kennsilbe für Pb(II)-Verbindungen.

Plumbum: (lat.) ↑ Blei. – Wichtigste Salze: **P. aceticum**, (neutrales) Blei(II)-azetat, sogen. Bleizucker, $(CH_3COO)_2Pb + 3 H_2O$, angew. als Hämostatikum bei Magen-Darmblutung (obsolet), äußerl. als Ätzmittel u. Antiphlogistikum bei Hautkrhtn., Verbrennungen etc., als Reagens (eiweißfällend); **P. arsenicicum**, Bleiarsenat, $PbHAsO_4$, tox. (MAK 0,15 mg Staub/m³; z. B. als Schädlingsbekämpfungsmittel; noch giftiger **P. arsenicosum**, Bleiarsenit); **P. chromicum**, Blei(II)-chromat, Parisergelb, tox. (MAK 0,33 mg/m³, z. B. als Oxidationsmittel); **P. nitricum**, Blei(II)-nitrat, $Pb(NO_3)_2$, vet.-med. Adstringens u. Ätzmittel; **P. orthoplumbicum**, Bleimennige, rotes Bleioxid, Pb_3O_4, angew. in Pflastern u. Salben (obsol.); **P. stearinicum**, Blei(di)stearat, angew. in Salben u. Pudern (obsol.), als Stabilisator für PVC; **P. subaceticum**, P. aceticum basicum, bas. Bleiazetat (mit wechselnden Anteilen an Bleioxid u. -hydroxyd), in wäßr. Lsg. als ↑ Liquor Plumbi subacetici; **P. tannicum**, gerbsaures Blei, angew. als Adstringens u. Antiseptikum in Pudern u. Salben.

Plummer* (HENRY STANLEY PL., 1874–1936, Internist, Rochester/Minn.) **Adenom**: ↑ Adenoma toxicum. – **Pl.* Jodbehandlung**: »Plummern«, 8–14 Tg. vor Ektomie einer hyperthyreoten Struma 1–3mal tgl. 3–15 Tr. LUGOL* Lsg. (Jod-Jodkali), um die Schilddrüsentätigkeit zu blockieren. – **Pl.* Krankheit**: tox. Schilddrüsenadenom mit Hyperthyreose, aber ohne ausgesprochene BASEDOW-Symptomatik (jedoch frühzeit. Herzbeteiligung). – **Pl.* Zeichen**: bei schwerer Hyperthyreose die Unfähigkeit, Treppenstufen oder auf einen Stuhl zu steigen, als Hinweis auf thyreotox. Myopathie. – **Pl.*-Vinson*(-Paterson*-Kelly*) Syndrom**: (1908 bzw. 1919) wahrsch. auf komplexem Vit.- (u. Eisen-)Mangel basierende (»sideropenische«) Dysphagie mit schmerzhaften Schluckbeschwerden bei »trockenem« Hals, Zungenbrennen, Ösophagus- u. Kardiaspasmen (Schleimhautatrophie in Mund, Rachen, Speiseröhre u. Magen); oft auch chron. Gastritis mit Achlorhydrie (als prim. Leiden?), Magen-Ca., Glossitis, Mundwinkelrhagaden, Nageldystrophie, Postkrikoid-Ca.; hämat hypochrome Anämie, Mikro-, Aniso-, Poikilozytose.

Pluralismus: hom die gleichzeit. Verordng. mehrerer Mittel (im Ggs. zu S. HAHNEMANNS »Unitas remedii«).

pluri...: Wortteil »mehr«, »mehrfach«; s. a. pleo..., poly..., multi... (z. B. P.gravida, -para, -valenz).

pluriglandulär: mehrere (endokrine) Drüsen betreffend; z. B. **p. Insuffizienz** (↑ Falta* Syndrom).

Pluripotenz: Fähigkeit undifferenzierter Zellen (v. a. Embryonal- u. generative Keimzellen) oder Gewebe, sich unter verschied. Bedingungen verschieden zu differenzieren; vgl. omnipotent, Blutstammzelle.

Plus|-Dekompensation: (Wollheim) Herz-Kreislaufdekompensation mit Vermehrung der zirkulierenden Gesamtblutmenge. – **P.-Dystrophie**: mit Normal- oder sogar Übergew. (v. a. durch Eiweißmangel-Ödem) einhergehende alimentäre Dystrophie, z. B. als Mehlnährschaden. – **P.glas**: *ophth* ↑ Konvexlinse. – **P.-Koagulopathie**: Hyperkoagulobilitätsform der Koagulopathie (↑ dort. Tab.).

Plus|strang: *virol* die einzelsträng. DNS oder RNS im Virion, die im Wirt als Vorlage zur Synthese eines basenkomplementären Minusstrangs dient (der wiederum Vorlage für neue Plusstränge ist); vgl. Master-Strang. – **P.variante**: 1) *genet* Individuum, das im Geno- oder Phänotyp durch verstärkte Ausbildung einer Eigenschaft vom Normaltyp abweicht; z. B. als Variante aus der Rückmutation einer Defektmutante zum Wildgenotyp. – 2) *orthop* s. u. Hulten* Varianten.

Plutonium, Pu: künstl. radioakt. Element (6 Modifikationen) der Aktiniden-Gruppe (Transuran), 1940 bei Beschuß von ^{238}Uran mit Deuteronen entdeckt; OZ 94, Massenzahlen 232–246 (vorwieg. α-Strahler, HWZ 20 Min. bis ca. 10^7 J.); 4-, seltener 3-, 5- u. 6wertig.

Pluym-Faktor: ↑ Antigen Fy^a.

Plv.: *pharm* ↑ Pulvis.

PM: 1) *pharm* Praescriptiones magistrales. – 2) *kard* ↑ Punctum maximum. – **Pm**: 1) *physiol* arterieller Mitteldruck. – 2) *chem* Promethium. – 3) *klin* ↑ Poliomyelitis.

p.m.: 1) post mortem (»nach dem Tode«). – 2) post meridiem (»nachmittags«). – 3) pondus medicinale (»Medizinalgewicht«). – 4) ↑ Punctum maximum.

PMA: Phosphomolybdänsäure (engl.: **acid**).

PMG: Postmenopausengonadotropin (↑ Tab. »Gonadotropine«).

PMI-Syndrom: Postmyokardinfarkt-Syndrom (s. u. Dressler*).

P mitrale: *kard* s. u. P-Zacke.

PMLE: 1) **p**olymorphes **L**icht**e**xanthem (↑ Lichtausschlag). – 2) **p**rogressive **m**ultifokale ↑ **L**eukoenzephalopathie.

PMR: ↑ Palmomentalreflex.

PMSF: *pharm* **P**henyl**m**ethan**s**ulfonyl**f**luorid; inhibiert Thrombin-, Trypsin-, α-Chymotrypsin- u. Pepsinaktivität.

PMSG: (engl.) **P**regnant **M**are **S**erum **G**onadotrophin (↑ Gonadotrophinum sericum; Tab. »Gonadotropine«).

PNA: 1) *anat* ↑ **P**ariser **N**omina **A**natomica. – 2) *chem* **p**entose **n**ucleic **a**cid (↑ Ribonukleinsäure).

Pneu: Jargon für ↑ **Pneu**mothorax.

pneum(a)...: Wortteil »Luft«, »Gas«, »Atem«; s. a. pneumo(no)..., pneumat(o), pulmo..., Lungen..., Aer(o)...

Pneum|allergie: allerg. Sofort- oder Spätreaktion des bronchioloalveolären Systems beim Atopiker in Form einer akuten oder chron. Entzündung nach inhalativer sensibilisierender Exposition (organ. Stäube, Bakrn.-Pilz-AG); z. B. als ↑ Taubenzüchter-, Farmerlunge. – **P.arthros(is)**: Gas- oder Luftansammlung im Gelenkinnern nach traumat. oder artifiz. (↑ Arthropneumographie) Gelenkeröffnung oder Infektion mit gasbildenden Erregern.

Pneumathämie: Aerämie (↑ Aeroembolismus).

Pneumatisation: physiol. Ausbildung mit Schleimhaut ausgekleideter lufthaltiger Zellen (z. B. Cellulae mastoideae, ethmoidales) u. Höhlen (z. B. Cavum tympani, NNH) in den »pneumat.« Knochen. – Eine **Pneumatisationshemmung** des Warzenfortsatzes (bei ca. 18% infolge Schädigung oder Minderwertigkeit der Mittelohrschleimhaut) hat häufig eine chron. Otitis media zur Folge.

pneumatisch: lufthaltig, Luft (Gas) oder Atmung betreffend; z. B. **p. Kammer** (↑ Druck-, Klimakammer), **p. Knochen** (s. u. Pneumatisation), **p. Ohrtrichter** (s. u. Siegle*), **p. Therapie** (↑ Pneumotherapie), **p. Zeichen** (↑ Hennebert* Fistelsympt.).

Pneumato|metrie: Messung des max. In- bzw. Exspirationsdruckes mittels **P.meters** (z. B. Waldenburg* Apparat); Normwerte bis –10 bzw. +15 cm Hg.

Pneumatosis: vermehrte Luft- oder Gasansammlung in präformierten Körperhöhlen, -organen oder -geweben (s. a. Emphysem, Meteorismus, Luftgeschwulst, Pneumosinus); z. B. die **P. bulbi duodeni** (↑ Gipfelblase), **P. cystica vaginae** (= emphysematöse ↑ Kolpitis), **P. pulmonum** (↑ Lungenemphysem), **P. sanguinis** (= Aerämie); i. e. S. die **P. cystoides intestini**, das »Darmwandemphysem« (v. a. unteres Ileum) mit subserösen oder -mukösen, gashalt. (vorw. N) Zysten ohne Verbindung zum Darmlumen; meist symptomlos, evtl. Diarrhöen, Pneumoperitoneum, mechan. Ileus; im Rö.bild charakterist. wabige Aufhellungen; Ätiol. unbekannt.

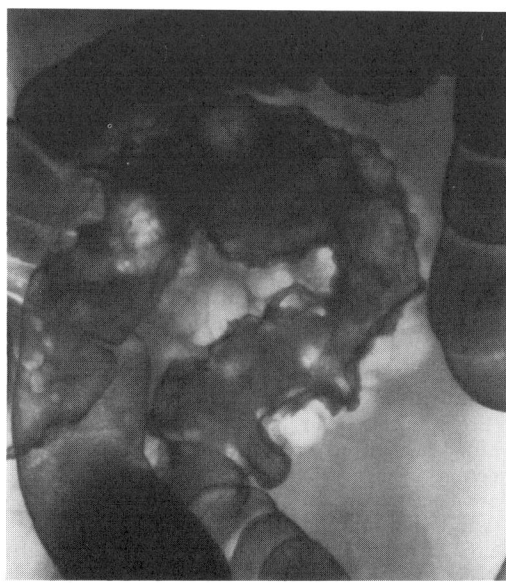

Pneumatosis cystoides (Röntgendarstellung mit Doppelkontrast-Technik)

Pneumatozele

Pneumato|zele: unpräziser Begr. für zystenart. Luftgeschwulst (z. B. ↑ Parotis-P.), durch Darmgase aufgetriebene Hernie (z. B. Skrotal-P.), ↑ Pneumosinus dilatans, Aerozele, Bronchialzyste sowie subarachnoidale oder subperiostale (= intra- bzw. extrakranielle) Luftansammlung nach offenem Schädel-Hirntrauma (»**P.zephalus**«).

Pneumaturie: »Luftharnen« bei Infektion mit gasbildenden Baktn. oder infolge abnormer Gärungs- u. Zersetzungsvorgänge (im ammoniakal. Harn, v. a. bei Diabetes) oder bei Darm- oder Scheiden-Harnwegsfistel.

Pneum|ektomie ↑ Pneumonektomie. – **P.enzephalie**: intrakranielle ↑ Pneumatozele.

Pneum(o)|arthrographie: *röntg* s. u. Arthrographie. – **P.atmose**: durch Inhalation giftiger Gase oder Dämpfe bewirkte Bronchi(oli)tis, multiple Herdpneumonie (s. a. Inhalationspneumonie), Lungenödem; vgl. Pneumokoniose, -nephelose.

Pneumo|bacillus: ↑ Klebsiella pneumoniae. – **P.cholezystitis**: akute Cholezystitis (durch gasbildende Erreger) mit Gallenblasenemphysem. – **P.coccus**: ↑ Diplococcus pneumoniae.

Pneumocystis carinii: 1909 von CHAGAS entdecktes Protozoon unbekannter systemat. Stellung (nach VANEK u. JIROVEC: Klasse »Sporozoa«); 1,5–2 µm, längl., teils gebogen, mit punkt- bis strichförm. Kern (0,5–1,0 µm, FEULGEN-pos.), derber Membran u. strukturloser Schleimhülle (bd. Saccharid-halt.); Vermehrung durch wiederholte Zweiteilung mit anschl. Sporogonie u. Entwicklung von Zysten mit 6–8 Sporen in rosettenförmiger Anordnung; weder auf Versuchstiere übertragbar noch auf Nährböden züchtbar. Lungenparasit bei Ratten, Mäusen, Hunden u. a. Haus- u. Wildtieren; sehr wahrsch. Erreger der interstitiellen plasmazellulären ↑ Pneumonie der Säuglinge (»**P.-Pneumonie** BENECKE«, »**Pneumocystosis**«).

Pneum(o)|enzephalitis der Hühner: atypische ↑ Geflügelpest. – **P.enzephalographie**: (BINGEL 1920) *röntg* Darstg. der Liquorräume des Gehirns (Ventrikel, Subarachnoidalraum; vgl. Ventrikulographie) nach Einbringen von Luft (besser Krypton, Helium) durch subokzipitale oder lumbale Punktion (fraktionierter Liquoraustausch). Aufnahmen am Sitzenden, später am Liegenden in mind. 2 Ebenen, evtl. Schichttechnik; s. a. Luftüberführung.

Pneumo|graphie: *röntg* ↑ P.radiographie. – **P.kardiopexie**: ↑ Kardiopneumopexie.

Pneumokokken: ↑ Diplococcus pneumoniae. – Typ. Krankheitsbilder: **P.angina**, Pharyngotonsillitis mit charakterist., mehr oder weniger fest haftenden glatten, grauweißen Belägen; **P.bronchitis**, chronisch, meist als Mischinfektion mit Haemophilus influenzae, Neisseria catarrhalis, Staphylokokken etc.; **P.konjunktivitis**, kontagiös, akut, meist zunächst einseit. (Erregernachweis in Sekret u. Epithelzellen), mit Lidödem, tiefroter Injektion, reichl. seröser Absonderung, kleinen, subkonjunktivalen Blutungen, selten pseudomembranösen Belägen u. Geschwürsbildung (s. a. Hypopyonkeratitis); **P.meningitis** als häufigste eitr. Meningitis, mit akutem Beginn (grippeähnl. Sympte.), auf Ependym (Ependymitis granularis) u. perivaskuläres Gewebe (seröse oder eitr. Endarteriitis) übergreifend; **P.peritonitis**, akut (Eintrittspforte meist Genitaltrakt, »Peritonitis der kleinen Mädchen«), eitrig, mit raschem Fieberanstieg, starker Pulsbeschleunigung, heft. diffusen Bauchschmerzen (bei rel. geringer Bauchdeckenspannung), Erbrechen, Durchfällen, Herpes labialis, Kopfschmerzen, Benommenheit, evtl. Pneumonie, Pleuritis (als Urspr. der hämatogenen Streuung); Verlauf toxisch oder nicht-tox. (Mortalität bis 90 bzw. 20–30%), evtl. Übergang in chron. Form oder Abszeßbildung (v. a. Nabelgegend); **P.pneumonie**, meist lobär (rote, dann graue Hepatisation), rel. selten bei Kindern, vermehrt in Winter u. Frühling, mit plötzl. Beginn, nicht selten zur **P.sepsis** führend.

Pneumo|kolie: ↑ Meteorismus des Dickdarms. – **P.koniose**, Staublunge: durch Inhalation von Staub (mit Ablagerung von »festen, anorgan. Teilchen« in Bronchien, LK, Parenchym) bewirkte Veränderungen der Lunge ohne oder mit Funktionsstörung; vgl. P.atmose, -nephelose. Symptomatik, Schwere u. Progredienz abhängig von Art, Menge, Größe u. fibroplast. Reizwirkung der Staubpartikeln, von Expositionsdauer, individueller Resistenz; als »**maligne**« (mit ausgeprägter, meist progred. Fibrose u. Funktionseinschränkung) v. a. ↑ Silikose, Asbestose, Talkose, evtl. Anthrakose; als »**benigne**« (mit inaktiver Speicherung u./oder entzündl.-allerg., evtl. sek. fibrös-nodösen Veränderungen) z. B. ↑ Aluminose, Bagassose, Berylliose, Byssinose, Eisenstaublunge; meist entschädigungspflicht. BK.

Pneumo|lith: ↑ Lungenstein, Bronchialstein. – Multiples Vork. (»**P.lithiasis**«) im Parenchym meist Restzustand einer Tbk oder Histoplasmose, ferner bei Silikose, Hämosiderose, metastasierendem Osteosarkom, Microlithiasis alveolaris. – **P.logie**: Lungen- u. Bronchialheilkunde.

Pneumolyse, Pleurolyse: op. Ablösung der Lunge bei entzündl. Pleuraverwachsungen zur therap. Ruhigstellung (Kollapsther., v. a. bei Tbk); entweder als **intrapleurale P.** (JACOBAEUS* Op., ↑ Thorakokaustik) oder als **extrapleurale P.** (= P. i. e. S.; nach anderen Autoren: = Pleurolyse i. e. S.) zwischen Pleura pariet. u. Fascia endothoracica; auch kombiniert mit Rippenresektion bzw. Thorakoplastik, z. B. als Polythen®-Prothesenplastik n. ADELBERGER.

Pneumomalacia acida: Erweichung des Lungengewebes nach massiver Aspiration sauren Mageninhalts; meist präfinal (u. postmortal fortschreitend).

Pneumo|mammographie: ↑ Aeromammographie. – **P.massage**: 1) (KLAPP) Apparatmassage mit rhythm. Druckluftstößen; zur Förderung des Blutkreislaufs (i. S. der synkardialen Massage); vgl. Saug-Druckmassage. – 2) bei Adhäsivprozessen im Mittelohr »Massieren« von Trommelfell u. Gehörknöchelchen durch Erzeugen von Luftdruckschwankungen im Gehörgang. – **P.mediastinum**: ↑ Mediastinalemphysem. – Ferner das für die Mediastinographie künstlich angelegte (CONDORELLI 1936), mit dir. (v. a. retrosternal, transtracheal, retroperitoneal) u. indir. (z. B. präu. laterokokzygeal, paravertebral, retropubisch) Gaszuführung. – **P.metrie**: Bestg. der max. Ausatmungsstärke mit dem **P.meter** (z. B. nach HADORN); vgl. P.tachographie. Der »**P.meterwert**« ist rel. Maß für den Bronchialwiderstand bzw. die Atemwiderstände (einschl. Deformationswiderstand von Lunge, Thorax etc.); normal (altersabhängig) ca. 9 bzw. (♀) 6 l/Sek., bei obstruktiver Atemwegserkr. (Asthma, Bronchitis) stark eingeschränkt; s. a. Antigen-Pneumometrietest.

Pneumo|myelographie: (REICHERT 1933) *röntg* Myelographie nach Einbringen von Luft, O₂ oder Lachgas in den spinalen Subarachnoidalraum. Vorteile: rel. reizlos, beliebig wiederholbar, ohne Spätfolgen; gute Darstg. v. a. im Zervikalabschnitt. – **P.mykose(n)**: isoliert (aerogen) oder bei generalisierter Mykose (↑ dort. Tab.) vork., meist chron. Infektion der Lungen mit Schimmel-, Sproß- oder Strahlenpilzen, z. B. als »Mykosepneumonie« im Anschluß an Langzeitmedikation von Breitspektrum-Antibiotika, Kortikoiden, Zytostatika; klin.-röntg. im allg. uncharakterist., histol. gekennzeichnet durch epitheloides Granulationsgewebe mit Riesenzellen, Neigung zu Gewebseinschmelzung u. Kalkeinlagerung. Endogen z. B. als Soor, Aktinomykose, Geotrichose, exogen als Blastomykose, Nokardiose, Histoplasmose, Sporotrichose, Kokzidioidomykose, endo- u. exogen als Torulose, Aspergillose, Mukormykose, Penizilliose. Diagnose: Pilznachweis (mikroskop. in frischem Sputum oder aspiriertem Bronchialsekret; Kultur, Biopsie) oder serol. (KBR, Agglutinationstiter, Präzipitation, Nachweis der Serumfungistase).

Pneumon: funktionelle Einheit der Lunge, mit ventilator. (respirator. Bronchiolus einschl. Sacculi alveolares) u. zirkulator. Teil (Gefäßstiel mit Anastomosen), gesteuert durch das Zusammenspiel neuraler, bronchovasomotor. (Hypoxämie) u. chem. Faktoren (Azetylcholin).

Pneum(on)ektomie: op. Entfernung eines Lungenflügels als Extremform der ↑ Lungenresektion.

Pneumo|nephelose: Inhalationsaffektion der Lunge durch vernebelte schädl. Flüssigkeit (v. a. starke Säuren); klin.: tox. Lungenödem, Herdpneumonie. – vgl. P.atmose, -koniose. – **P.nephrographie**: *röntg* Darstg. der Nierenumrisse nach Anlegen eines P.retroperitoneums; s. a. P.periren. – **P.nephrosis**: Auftreten von Gasblasen im Nierengewebe bei Diabetes; evtl. mit Cystitis emphysematosa kombiniert.

Pneumonie: akute oder chron. (länger als 6 Wo.; mit bindegeweb. Organisation des Exsudats, Fibrose u. Induration, evtl. chron. Bronchitis, Bronchiektasie, Abszedierung, kardiorespirator. Insuffizienz), diffuse oder herdförm. (↑ Bronchopneumonie), exsudative (v. a. serofibrinöse, aber auch hämorrhag.-eitr.) oder proliferative Entzündung der Lunge. Verlauf (akut, chron.), Form (alveolär, interstitiell) u. Ausdehnung (lobär, multizentrisch) abhängig von Urs. (bakteriell, tox., allerg., zirkulator., Fremdkörper [↑ Aspirationspneumonie]), Alter u. Reaktionslage. – Die klass. morphol. Einteilung von v. ROKITANSKY in lobäre (= krupöse) u. lobuläre P. (= herdförm. = ↑ Bronchopneumonie) ist infolge Ätiol.wandels überholt; auch andere Schemata unbefriedigend, z. B. das n. HEGGLIN: 1) prim. P. (tox.-allerg., durch Baktn., Viren, Mykoplasmen, Pilze, Parasiten, Spirochäten, Gase, Stäube, ionisierende Strahlen), 2) sek. P. (z. B. bei bronchialer oder Kreislaufstörung, Grippe, nach Op.). – Als »klass.« Prototyp die – heute rel. seltene – **lobäre P.** (Lappen-, **kruppöse, genuine, fibrinöse**, Pneumokokken-P.) mit fibrinös-entzündl. Exsudat in die Alveolen u. schlagart. Befall eines oder mehrerer ganzer Lungenlappen (bevorzugt re., v. a. Unterlappen, evtl. nur Segmente). Erreger: v. a. Diplococcus pneumoniae (Gruppe 1, evtl. 2), seltener Klebsiella pneumoniae, Strepto-, Staphylokokken u. andere. 4 Stadien (ROKITANSKY): Anschoppung sowie rote, graue u. gelbe ↑ Hepatisation (= Fibrinolyse u. Resolution). Klin. Verlauf ohne antibiot. Ther. sehr einheitlich (außer im Kleinkindes- u. Greisenalter): stürm.-akuter Beginn mit Schüttelfrost, hoher Kontinua, Husten, Pleuraschmerz, Tachypnoe, Nasenflügelatmung, Herpes labialis, häufig Blutdruckabfall u. Kreislaufversagen; Sputum ab 2.–3. Tg. rostbraun; hohe BSG, Leukozytose mit Linksverschiebung, Hypersthenurie; Crepitatio indux, Schallverkürzung, verstärkter Stimmfremitus, meist Bronchialatmen, klingende RG, später Crepitatio redux; *röntg* großfläch. (streng lobär bzw. segmental), schleierart., später massive homogene Verschattung; am 5.–10. Tg. krit. oder lyt. Entfieberung; Komplikationen: Lungenabszeß, -gangrän, Pleuritis, Pleuraempyem, Perikarditis. – Bes. Formen: **allergische P.**: hyperreg. Entzünd. von anaphylakt.-vaskulärem, später mehr zellig- proliferat. Typ (fibrot. Stränge, Granulome); meist nur Teilerscheinung einer Allergie (v. a. auf Medikamente, Transfusionsblut), mit Blut- u. Gewebseosinophilie, bes. häufig bei Erkrn. des rheumat. Formenkreises (s. a. eosinophiles ↑ Lungeninfiltrat, HAMMAN*-RICH* Syndrom; klin.: Husten, Dyspnoe, Fieber, Zyanose, Rasselgeräusche, diffuse Verschattung oder wandernde fleck. Infiltrate. – atyp. P.: s. u. primär-atyp. ↑ P. – **biliöse** oder **biliäre P.**: mit Ikterus (bakterielle oder tox. Leberschädigung?) einhergehende lobäre P.; prognost. ungünstig. – **Pneumonia dissecans**: interstitielle P. mit Parenchymnekrosen u. Sequestrierungen durch entzündl. Gefäßthrombosierungen. – **dystelektatische** oder **paravertebrale P.**: ↑ Streifenpneumonie. – **eosinophie P.**: s. u. Lungeninfiltrat; s. a. MAGRASSI*-LEONARDI* Krankh. (= **monozytäre e. P.**), BOTSZTEJN* Pneumonie (= **pertussoide e. P.**). – **Pneumonia gelatinosa**, »**glatte**« **P.**: ↑ GRANCHER* Krankheit. – **hilifugale P. (Wiskott***): frühkindl. multifokale Bronchopneumonie als deszendierender Infekt bei allgem. Resistenzschwäche; weiche, nicht an Lappengrenzen gebundene, konfluierende Fleckschatten im Hilusbereich, die peripher an Dichte u. Zahl abnehmen. – **hypostatische P.**: auf dem Boden einer Lungenhypostase bzw. Stauungslunge entstehende lobäre oder – häufiger – Bronchopneumonie (meist Mischinfektion), v. a. der hint.-unt. Lungenabschnitte; klin. oft uncharakterist. u. vom Grundleiden abhängig. – **Pneumonia intermittens**: neben einer Malaria (meist tropica) als Zweiterkr. bestehende P.; oft mit intermittierendem oder unregelmäßig remittierendem Fieber, so daß sie häufig nicht erkannt wird (wie auch umgekehrt eine durch Malariaanfälle verstärkte P. die Malaria verdecken kann. – **interstitielle P.**: v. a. Virus- u. primär-atyp. P., bei der das entzündl. Exsudat vorw. im Interstitium auftritt (u. die deshalb stärker zur Fibrosierung neigt). Sympte. oft uncharakterist.: reduziertes Allg.befinden mit Kopf-, Glieder-, Rückenschmerzen, langsam ansteigendes Fieber (kein Schüttelfrost) mit hoher Kontinua u. lyt. Abfall; trockener, oft quälender Husten, nur spärl. Auswurf, keine Leukozytose, fehlender oder nur geringer physikal. Befund, häufig in Diskrepanz zum ausgedehnten »interstitiellen Syndrom« des Rö.bildes: teils klein- bis grobfleck., zur Konfluenz neigende, teils großfläch. Verschattungen von schleierart. Transparenz (»Milchglastrübung«); – s. a. BOTSZTEJN* P., primär-atyp. u. interst. plasmazelluläre ↑ P., Pneumo-

Pneumonie, käsige

nitis. – **interstitielle plasmazelluläre** (oder **monozytäre**) **P.**, Pneumozysten-P., diffuse Plasmozytose: fast nur bei Frühgeborenen oder dystrophen Säuglingen im 1. Trimenon (bei älteren Kindern nur nach längerer Kortison-Ther.) vork. hochkontagiöse (auf Säuglings-Stationen epidem.), doppelseit. Pneumonie mit hoher Letalität (20–50%); Erreger: ↑ Pneumocystis carinii; häuf. Syntropie mit Zytomegalie. Inkubation 6–7 Wo. (inapparent erkrankte Erwachsene als Zwischenträger möglich); kein Fieber, Tachypnoe bis > 120/Min., quälender Husten, blasse Zyanose; typ. Milchglastrübung, später feine Fleck- u. Streifenzeichnung der Obergeschosse bei überblähten Unterfeldern; pos. KBR mit AG aus Lungengewebe verstorbener einschlägig Erkrankter. Path.-anat.: monohistiolymphozytäre Infiltrate mit Plasmazellen (weiße Schnittfläche, »**Pneumonia alba**«), visköses, alveoläres Exsudat (Erregernachweis im Tupfpräp.). Prophylaxe: strenge Isolierung, Raumentkeimung mit UV-Strahlen, Gammaglobulin. – **käsige P.**: die exsudative Phase einer foudroyanten Lungen-Tbk; lobär oder lobulär, mit früher Kavernenbildung (u. dadurch großer Kontagiosität); klin.: hohe Kontinua u. BSG, Leukozytose. – **katarrh. P.**: ↑ Bronchopneumonie. – **Pneumonia migrans**: »Wanderpneumonie«, die in zeitl. Folge von einem Lungenlappen bzw. -segment zum anderen übergeht oder -springt (ohne jeweil. Ausheilung); v. a. bei atyp. P. u. als P. rheumatica. – **monozytäre P.**: ↑ MAGRASSI*-LEONARDI* Krankht.; vgl. interstit. plasmazell. ↑ P. – **Pneumonia pestis**: ↑ Lungenpest. – **postvakzinale P.**: ↑ Impfpneumonie. – **primär-atypische P.**: (1942) ursprüngl. Bez. für die nichtbakteriellen P.-Formen unbekannter Ätiol., später nur die Mykoplasmen-P. (↑ dort. Abb.); nach BIELING u. GSELL (1964) die – oft kaum zu unterscheidende – P. durch Grippe-, Adeno-, Parainfluenza-, Respiratory-syncitial-, REO-, Masern-, Varizellen-, Ornithose- u. Lymphogranuloma-inguinale-Viren, die Q-Fieber-, Mykoplasmen- u. Spirochäten-P., als seltene Formen bei Röteln, Pocken, infektiöser Mononukleose, Hepatitis epidemica etc.; klin.: in 1–2 Tg. ansteigendes Fieber ohne Schüttelfrost, lytisch abfallend, rel. Bradykardie, AZ wechselnd reduziert, Kopf-, Glieder-, Rückenschmerzen, keine Leukozytose, später rel. Lymphozytose, trockener, oft quälender Husten, geringer physikal. Befund in Diskrepanz zum Rö.befund, der frühestens nach 24–48 Std. vorliegt (n. HEGGLIN 4 Typen: 1) verstärkte Zeichnung, 2) Hilusverbreiterung mit perihiliären Streifen, 3) Fleck- u. Flächenschatten, meist homogen, milchglasart., wenig dicht, 4) dichte Flächenschatten, auch bds. u. über Lappengrenzen hinaus); Resorption meist langsam (Wo.–Mon.). – **rheumat. P.**: schwere, meist wandernde allerg. P. als Teilerscheinung des akuten rheumat. Fiebers, mit uncharakterist. u. variablem Rö.-bild. Ferner die – noch seltenere – interstitielle P. (mit Fibroseneigung) bei pcP. – **tox. P.**: trotz frühzeit. antibiot. Ther. mit bedrohl. Allg.erscheing. (Schock, Kreislaufkollaps etc.) einhergehende P. (v. a. Staphylokokken- u. Grippe-P.). – **Pneumonia typhosa**: ↑ Pneumotyphus. – **zentrale P.**: hilusnahe, dadurch physikalisch stumme, oft nur flücht. P. (»Eintags-P.«) verschiedener Ätiol.; Diagnose nur röntgenologisch.

Pneumonie|-Kapselbakterium: ↑ Klebsiella pneumoniae. – **P.-Virus**: ↑ Mycoplasma pneumoniae.

Pneumonitis: (PINNER*) Sammelbegr. für nur im Interstitium ablaufende entzündl. Lungenprozesse (d. h. interstitielle ↑ Pneumonie, v. a. die unbekannter Ätiol. u. ↑ Strahlenpneumonie) einschl. der fibrot. Folgezustände.

pneumono...: s. a. pneum(o)..., Lungen...

Pneumonose: (BRAUER*) Störungen des alveolokapillären Gasaustausches infolge Alteration der Alveolarwände (z. B. Alveolokapillarblock), aber auch durch katarrhal. oder pneumon. Prozeß, Kampfgas etc.; klin.: Diffusionsstörung, Hypoxämie, Zyanose. – I. w. S. auch die ursächl. Erkr., z. B. Pneumokoniose, Lungenfibrose, -emphysem, Stauungsinduration.

Pneumopaludismus: Lungenbeteiligung bei Malaria (↑ Pneumonia intermittens).

Pneumopathia osteoplastica, V. LUSCHKA*-SIMMONDS* Syndrom: heteroplast. Knochenbildung in den Lungen; als **P. o. tuberosa (miliaris)** Begleiterscheinung dekompensierter Mitralfehler bei jungen Menschen (infektiös? angeb. Mißbildung?), mit zahlreichen hirsekorn- bis erbsgroßen Herden in den Alveolen; als **P. o. racemosa** (V. LUSCHKA 1856) v. a. bei alten Menschen (Ätiol. unbekannt), meist auf die Unterfelder beschränkt, mit spangen- oder gitterförm. Ossifikationen mit regelrechten Markräumen.

Pneumo|pelveographie: röntg ↑ Pelvi-, Gynäkographie. – **P.perikard**: Ansammlung von Luft oder Gas im Herzbeutel; meist traumatisch, seltener bei Perikarditis durch gasbildende Erreger. – **P.peri|ren**: (1921) perirenale Luftfüllung (Teilpneumoretroperitoneum nach Einstich in Höhe L_1 oder L_2) zur Rö.-Darstg. von Nierenlager u. NN.

Pneumoperitoneum: Luft- oder Gasansammlung in der Bauchhöhle; pathol. nach Magen-Darmperforation; artifiziell als **diagnost. P.** (1912; Luft, CO_2 oder N_2O; Punktion in Rücken oder Re.seitenlage, u. zwar Mitte der Verbindungslinie Nabel/li. Spina ant. post.) zum Abheben der Bauchdecken für die Laparoskopie oder als neg. Kontrast zur Rö.-Darstg. von Bauchhöhle u. -organen (v. a. Leber, Milz, Zwerchfell; s. a. Pneumonephro-, -perizysto-, Gynäkographie).

Pneumo|perizystographie: röntg Kontrastdarstg. der Harnblasenoberfläche nach Teilpneumoretroperitoneum im RETZIUS* Raum; meist in Kombin. mit (Pneumo-)Zystographie als ↑ Parietographie. – **P.pexie**: ↑ Kardiopneumopexie. – **P.phon**: (V. DISHOECK) Gerät zur indir. Messung des Paukenhöhlendrucks (Funktionsprüfung der Tuba auditiva), indem meßbare Über- oder Unterdrücke auf das Trommelfell ausgeübt u. gleichzeitig Prüftöne zugeführt werden (die bei Druckgleichheit in Pauke u. äuß. Gehörgang am besten gehört werden).

Pneumo|pleuritis: ↑ Pleuropneumonie. – **P.präperitoneum**: Ansammlung von Luft (Gas) zwischen Fascia transversalis u. parietalem Peritoneum. – **P.pyelographie**: röntg Pyelographie nach Inj. (Harnleiterkatheter) von 5–7 cm^3 Luft ins Nierenbecken (ggf. auch in den Harnleiter = P.ureterographie); v. a. zur Darstg. wenig schattengebender Strukturen (Gerinnsel, Tumor).

Pneumopyo...: s. u. Pyopneumo...

Pneumo|radiographie, P.röntgenographie: die »negative« Kontrastdarstg. von Hohlorganen u. Körperhöhlen nach Einbringen von Luft (Gas), z. B.

als Pneum(o)arthro-, -pyelo-, -enzephalo-, -zystographie, Pneumo(retro)peritoneum. – **P.ren**: *röntg* ↑ P.-nephro-, P.pyelographie, P.periren. – **P.retroperitoneum**: *röntg* Einbringen von Luft oder Gas (meist O_2, Erw. 1200–1400, Kleinkinder 400 bis 600, Säugl. 100–200 ml) in den Retroperitonealraum für die Kontrastdarstg. von Nieren, NN, Pankreas, M. psoas, Beckenorganen, Lymphknoten, Tumoren etc., evtl. kombiniert mit Tomo-, Uro-, Pyelographie. Meist perineale Punktion (Knie-Ellenbogenlage) zwischen Steißbeinspitze u. Anus, Vorschieben der Kanüle (Kontrolle durch rektal eingeführten Zeigefinger) ins Spatium retrorectale, nach Probeinj. (ca. 20 ml) Seitenlagerung in 45°-Neigung, nach Inj. der halben Gasmenge Umlagerung auf andere Seite. Aufnahmen (a.-p. u. frontal) ca. 10 Min. später am Liegenden u./oder Stehenden. Weitere Methoden: parasakrokokzygeal, suprapubisch, perirenal (s. a. P.periren).

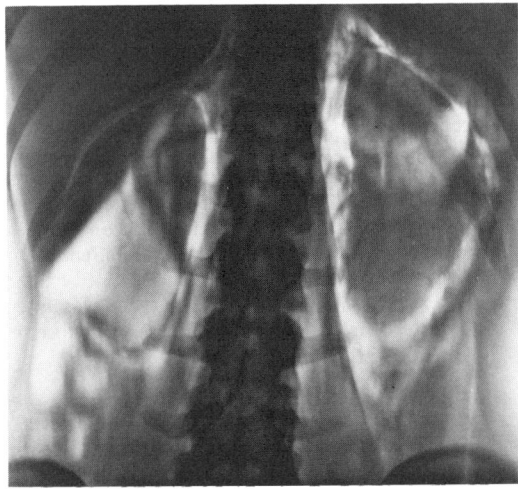

Pneumoretroperitoneum (Schichtaufnahme).

Pneumo|(r)rhachis: Anwesenheit von Luft (Gas) im Wirbelkanal bei Infektion (gasbildende Erreger) oder artifiziell für die ↑ P.myelographie. – **P.(r)rhagie**: ↑ Hämoptoe.

Pneumo|sepsis: Kurzform für ↑ P.kokkensepsis. – **P.sinus dilatans**: übermäß. Erweiterung einer oder mehrerer NNH (z. B. der Keilbeinhöhle häufig bei örtl. Meningeom).

Pneumo|tachograph: Gerät für die fortlaufende Registrierung (»**P.tachographie**«) der Strömungsgeschwindigkeit der Atemluft, wobei der Luftstrom durch zahlreiche, parallel geschaltete Röhren geleitet u. der Druck auf ein elektr. Differentialmanometer übertragen wird. – **p.taktisches Zentrum**: (LUMSDEN) anhand der nach Durchtrennung des Hirnstamms in Verlängerung der vord. Pons-Randes auftretenden Atmungsverlangsamung (Inspirationsstellung für 2–3 Min.) lokalisiertes Zentrum für die normale Ateminnervation; s. a. Atemzentrum. – **P.therapie**: 1) ↑ Atemtherapie. – 2) therap. Anw. von Unter- u. Überdruck, z. B. als Saug-Druckmassage, Endopneumo-, Druckkammertherapie.

Pneumothorax, Gasbrust, »**Pneu**«: Anwesenheit von Luft (Gas) im Pleuraspalt mit konsekutivem – totalem oder partiellem – Lungenkollaps; entweder als **offener P.** (Kommunikation mit Atemwegen oder Außenluft, so daß intrapleuraler ≃ atmosphär. Druck; Komplikation: ↑ Spannungs-P., ↑ Mediastinalpendeln, Infektion) oder als **geschlossener**, evtl. bei gleichzeit. Erguß (↑ Hydro [= Sero-], Hämato-, Pyo-P.). Selten als ↑ Spontanpneu, meist traumatisch bedingt (Lungen-Pleuraruptur, penetrierende Brustwandverletzung, bei diagnost. Subklaviapunktion etc.) oder aber als **künstl. P.** für Diagnostik (z. B. röntg. Klärung von Pleura- u. peripheren Lungenprozessen) oder – meist – als **therapeut. P.** (FORLANINI 1895; reversible ↑ Kollapstherapie), indem Luft mit spez. **P.nadel** u. **P.apparat** (Prinzip der kommunizierenden Röhren, mit Druckanzeige) unter Rö.-kontrolle in den Pleuraraum (bei ausgedehnten Verwachsungen auch expleural; ↑ Pneumolyse) eingebracht wird, auch als ↑ Selektiv- u. kontralat. Pneu (Schutz der anderen, noch nicht erkrankten Lunge); Nachfüllung in – unterschiedl. – Abständen erforderl.; Komplikationen: Pyopneumothorax, Luftembolie.

Pneumo|tomie: »Lungenschnitt« zur Abszeßeröffnung oder Fremdkörperentfernung. – **p.trop**: auf die Lunge bzw. Atmung einwirkend, vorwiegend die Lunge befallend. – **P.tympanon**: Überdruck in der Paukenhöhle als ↑ Barotrauma (v. a. bei Flugzeugaufstieg) oder nach heft. Schneuzen; Sympte.: Druckgefühl, stechender Schmerz, Vorwölbung des Trommelfells. – vgl. Aerootitis. – **P.typhus**: Typhus abdomin., dessen Beginn durch Sympte. einer gleichzeit. Pneumonie (Salmonellen, häufiger Pneumokokken oder beide) verschleiert wird. – vgl. Bronchotyphus. – **P.-ureterographie**: *röntg* s. u. P.pyelo...

Pneumo|zele: 1) ↑ Lungenhernie. – 2) ↑ Pneumatozele. – **P.zentese**: ↑ Lungenpunktion. – **P.zisternographie**: *röntg* ↑ Zisternographie mit neg. KM. – **P.zoonose**: Lungenerkr. durch passagere (z. B. Ascaris-Larven) oder bleibende (z. B. Echinococcus, Amöben) Besiedlung mit tier. Parasiten; meist hämatogen, selten aerogen (Milben) oder transpleural (Lungenegel). – **P.zyste**: 1) ↑ Lungenzyste. – 2) ↑ Pneumocystis carinii. – **P.zystographie**: *röntg* Kontrastdarstg. der Harnblase nach Einbringen von Luft (ca. 150 cm^3); vgl. Pneumoperizysto-, Parietographie. – **P.zystose**: die – durch P.cystis carinii hervorgerufene – interstitielle plasmazelluläre ↑ Pneumonie.

PNH: **p**aroxysmale **n**ächtliche ↑ **H**ämoglobinurie.

PNM-Syndrom: (MAROTEAUX u. MALAMUT 1968) dominant (?) erbl. Biotyp (Gynäkotropie) einer peripheren Dysostose mit **N**asenhypoplasie i. S. der ↑ Doggennase u. **m**entaler Retardierung; ferner Minderwuchs mit akraler Brachymelie; Genitalhypoplasie, evtl. WK-Dysplasien, Hydrozephalus, Krampfanfälle, Optikusatrophie.

...pnoe: Suffix »Atmung«.

PNS: 1) **p**eripheres **N**erven**s**ystem. – 2) **P**entose-RNS.

pO_2: Kurzzeichen für ↑ Sauerstoffpartialdruck.

Pochhammer* Zeichen: bei Abrißfraktur des Trochanter minor die Unmöglichkeit, das gestreckte Bein aktiv zu heben.

Pocken, Blattern, Variola: durch das ↑ Variola-Virus hervorgerufene hochkontagiöse – schon bei Verdacht anzeige- u. isolierpflicht. – Infektionskrht. des Menschen (pockenähnl. Erkrn. durch verwandte Viren z. B. ↑ Affen-, Kuh-, Pferdepocken) als eine der gro-

Pockenakne

ßen, alle Rassen gleich befallenden pan- u. epidem. Volksseuchen. Nach dem klin. Bild unterschieden als ↑ Variola vera s. major (schwere Form, evtl. als hämorrhag. »schwarze P.« mit extremer Letalität), ↑ Variolois (leichte Form bei Teilimmunität, »modifiz. P.«) u. ↑ Alastrim (= **weiße, milde P.**, Variola minor). – Seit ca. 1000 v. Chr. in Indien u. China bekannt, in Europa um 600 n. Chr.; in Deutschland endemisch seit 15. Jh. (gegen Ende des 18. Jh. 12–15% aller Todesfälle), nach Einführung der ↑ P.schutzimpfung allmählicher Rückgang; letzte größere Epidemien in Europa 1870–73 u. im 1. Weltkrieg; heute nur noch vereinzelte »Einschleppungsinfektionen« (aus Asien).

Pocken|akne, -finnen: ↑ Akne necroticans. – **P.erythem**: ↑ Erythema variolosum (2). – **P.fleckfieber**: ↑ Rickettsienpocken. – **P.lymphe, -vakzine**: zur ↑ P.schutzimpfung verw. Impfstoff: 1) Kuhpockenlymphe (obsolet). – 2) Kälberlymphe, hergestellt als »Rohimpfstoff« unter Verw. von ↑ Retrovakzine oder ↑ Lapina; Virulenztiter mind. 1:1000 u. nicht wesentl. mehr als 1:5000. – 3) aus ↑ Chorioallantois- oder Gewebekulturen gewonnen u. aktives Vaccinia-Virus enthaltend, flüssig oder gefriergetrocknet (letzterer aus Gewebekultur gilt auf Grund der ausgewählten Virusstämme als Impfstoff der Wahl). – 4) mit Formalin-inaktiviertem Vaccinia-AG (Gewebekultur, meist Kaninchen). – **P.ophthalmie**: 1) zus. mit dem Initialexanthem (5.–6. Tg.) auftretende katarrhal. oder hämorrhag. (Kerato-)Konjunktivitis, extrem selten mit Pustelbildung u. Nekrose. – 2) als Komplikation nach P.schutzimpfung (Schmierinfektion) pustulösnekrot. Blepharokonjunktivitis (»Vakzinekonjunktivitis«), evtl. mit Hornhautbeteiligung.

Pocken|schutzimpfung: akt. Immunisierung gegen Pocken (erstmals 1796 durch JENNER, der die seit Jhn. bekannte Variolation durch die »Vakzination« mit »echter« Kuhpockenlymphe ersetzte). Im Reichsimpfgesetz v. 8.4.1874 verankerte, nicht mehr obligate Vakzination mit ↑ P.lymphe, optimal als Erstimpfung im 1.–2. Lj., als Wiederholungsimpf. im 12. Lj.; entweder mittels Impflanzette (2 Schnitte von je 3 mm Länge, Mindestabstand 2 cm, bei Erstimpfung am re., später li. Oberarm) oder als Multiple-pressure-Technik; bei überaltertem Erstimpfling Vorimpfung mit Vaccinia-AG (1 ml i.m.), 1–2 Wo. danach mit akt. Virus (keine Reaktion!). Normal am 3. Tag Papel-, ab 5. Pustelbildung (Nachschau!) mit Rötung u. Infiltration der Umgebung (»Area«) u. regionärer LK-Schwellung, ab 7. bis 9. (11.) Tag Fieber, ab 12. Eintrocknen der Pusteln, Abheilen mit Narbe; bei Wiederimpfung Knötchen, Bläschen oder abortive Pustel, fast stets ohne Narbe; als Impfkomplikation, -hindernis. Impfschutz ab 8.–10. Tg. für ca. 3 (1–10) J. (virusneutralisierende zellständ. AK, nach Vorimpfung vorübergehend auch humorale AK), jedoch nicht absolut sicher (↑ Variolois).

Pockenviren: Gruppe quaderförmiger DNS-Viren (250–350 nm × 200–250 nm) mit komplexem Aufbau der Elementarkörperchen (»PASCHEN* Körp.«); Nukleokapsid im Längsschnitt bikonkav, Hülle mit »Projektionen«. – Nach Färbung (Viktoriablau) lichtmikroskop. sichtbar. Als Einschlußkörperchen im Zytoplasma gelegen. Untergruppen: Vaccinia (mit ↑ Variola major u. minor), Myxoma, Vogelpocken, Paravaccinia (z.B. Melkerknotenvirus) sowie unklassifizierte (Schweine-, Fisch-, Pferdepockenvirus).

Pockfinnen: ↑ Akne necroticans.

Pock forming unit, PFU: *virol* »Einheit« bei onkogenen Viren, definiert durch die Bildung von 1 Tumorknötchen (»pock«); vgl. Plaque forming unit.

Podagra: Gicht(anfall) im Großzehengrundgelenk (»Zipperlein«); sehr schmerzhaft, Haut gerötet, glänzend, trocken.

podo...: Wortteil »Fuß«.

Podogramm, Pedogramm: 1) *orthop* graph. Darstg. der Spur, die der Fuß bei Belastung bzw. in versch. Gehphasen hinterläßt; z.B. mittels elektr. Kontakte (über die Zeitpunkt u. Dauer der Belastung von Ferse, Groß- u. Kleinzehenballen gleichzeitig registriert werden) oder als Staub-, Farb- oder nasse Fußspur oder als Photo-P. (auf Fotopapier, zuvor Bepinseln der Fußsohle mit Entwickler). – 2) ↑ Daktylogramm der unbelasteten Fußsohle.

Podo|phyllin(um), Resina Podophylli: amorphes, gelbl.-braunes Pulver aus dem äthanol. Extrakt des Wurzelstocks von Podophyllum peltatum [Berberidaceae]; enthält v.a. **P.phyllotoxin** ($C_{22}H_{22}O_8$, ↑ Formel; antimitotisch wirksam; s.a. Mitopodozidum) u. Pikropodophyllin. Anw. als Laxans (ED 10–20 mg, darüber stark darmreizend; bei Schwangeren kontraindiziert), äußerl. bei Kondylomen (25%ige äthanol. Lsg.; mit Zinkpaste abgrenzen, nach mehreren Stdn. warmes Bad!). – **P.pompholyx**: von den seitl. Zehenflächen auf die Fußsohlen übergreifende Dyshidrosis, nach Superinfektion oft äußerst schmerzhaft. – **P.zyt**, Glomerulusdeckzelle: der Basalmembran des viszeralen Blattes der Glomeruluskapsel mit fußart. Fortsätzen aufsitzende Epithelzelle.

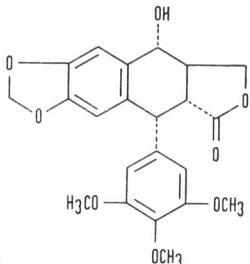

Podophyllotoxin

Poelchen* Methode: (1940) kombin. Bewegungs- u. Extensionsbehandlg. (modifiz. ↑ LUCAS=CHAMPIONIÉRE* Methode) bei Humeruskopffraktur, wenn der Hauptteil der Kalotte in der Pfanne verblieben ist; nach Fixation des hängenden Arms (Oberarmgipsschale) dosiertes Tragen eines Gewichtes u. Pendelbewegungen. – vgl. Hängegips.

...poese, ...poesis, ...poiese: Wortteil »Bildung«, »Entstehung«. – **Poetin**: ↑ Erythro-, ↑ Leukopoetin.

Pötzl* Syndrom (OTTO P., 1877–1962, Psychiater, Wien): (1919) bei herdförm. Läsionen (meist Insulte infolge obliterierender Gefäßerkr.) im Marklager des Gyrus lingualis der dominanten Hemisphäre (einschl. Balken) plötzlich auftret. reine Wortblindheit, Farbsinnstörung, kontralat. homonyme Hemi- oder Quadrantenanopsie, Störung der Blickbewegungen.

Poggi* Methode (ALFONSO P., geb. 1848, Chirurg, Bologna): bei Harnleiterdurchtrennung Einscheiden des oberen Stumpfes in den zuvor geweiteten u. kurz geschlitzten unteren, anschließend Invaginationsnaht.

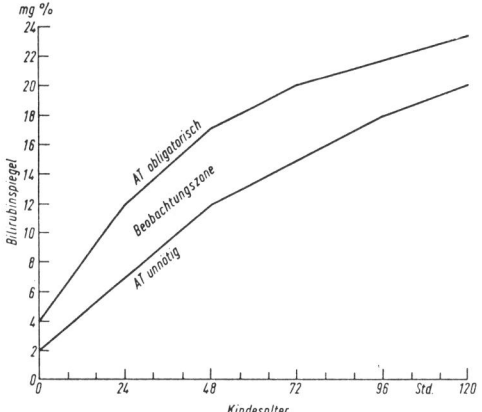

Polacek* Diagramm. AT = Austauschtransfusion.

Pohl*-Pinkus* Zeichen: zylindr. Kaliberminderung der Haarschäfte bei einer größeren Belastung des Organismus (fieberhafte Erkr., Op., Geburt etc.).

poikilo...: Präfix »bunt(scheckig)«, »mannigfaltig«.

Poikilodermie: »bunte Haut« als diffuse Atrophie mit kleinfleck. bis netzförm. Hyper- u. Depigmentierungen, Teleangiektasien u. Erythemen; **symptomat. P.** v. a. bei Röntgenoderm, Poikilodermatomyositis (PETGES*-CLÉJAT*-JACOBI* Syndrom), Sklerodermie; als **idiopath. P.** z. B. Kriegsmelanose, CIVATTE* Krankh. (= **Poikilodermia reticularis pigmentosa**); **kongen. P.** (angeb.-fam. bzw. frühmanifest) v. a. bei ROTHMUND*-THOMSON* (= **P. atrophicans familiaris**), ZINSSER*-ENGMAN*-COLE* (= **P. atrophicans vascularis**), GREITHER* (1) u. MARGHESCU*-BRAUN=FALCO*-RODERMUND Syndrom.

Poikilo|pikrie: Unfähigkeit des Organismus, das Säure-Basen-Gleichgew. konstant zu halten, als Spätsympt. einer Nierenerkr. (Insuffizienz); klin.: bei saurer Nahrung uräm. Dyspnoe. - **p.therm**, hetero-, allotherm, wechselwarm: adj. Bez. für Tiere (Wirbeltiere, Fische, Lurche, Kriechtiere etc.), deren Blut- u. Körpertemp. weitgehend von der Umgebungstemp. abhängt (»Kaltblüter«). - Eine gewisse **P.thermie** besteht auch beim Säugling (v. a. Frühgeburt) als Zeichen der Unreife. - **P.thymie**: psychopath. Temperament mit raschem Wechsel der Grundstimmung u. Empfindsamkeit. - **P.tonie**: neurol wechselnder Muskeltonus, z. B. bei Chorea HUNTINGTON.

Poikilo|zyt: abnorm geformter Erythrozyt (z. B. keulen-, sichel-, mantel-, birnenförm., gezackt). **P.zytose** im peripheren Blut v. a. bei schwerer KM-Schädigung, aber auch bei perniziöser u. Eisenmangel-Anämie etc.; s.a. Abb. »Erythrozyt«.

Poirier* Drüse (PAUL JUHEN P., 1853-1907, Anatom, Paris): 1) LK am Oberrand des Schilddrüsenisthmus. - 2) LK in der Basis des Lig. latum (vor der A. uterina).

Poirrier* Blau: Triphenylrosanilin-Farbstoff; in wäßr. Lsg. als Indikator (pH 11/13 = blau / rotviolett).

Poise, P: Maßeinh. für die Viskosität, definiert als Kraft, die notwendig ist, um 2 Flüssigkeitsschichten von 1 cm^2 Fläche mit der Geschw. 1 cm/sec^{-1} gegeneinander in Bewegung zu halten; 1 P = $^1/_{10}$ Pa · s (»Dezipascalsekunde«).

Poiseuille* (JEAN LÉON MARIE P., 1799-1869, Physiologe, Paris) **Gesetz**: s. u. HAGEN*-P.*. - **P.* Raum**: die wandnahe Schicht des strömenden Blutes, in der sich im allg. keine korpuskulären Elemente befinden.

Pokalplastik: urol ↑ PATCH* Operation mit Versetzen des Harnleiterabgangs an die tiefste Stelle.

Pol: embryol ↑ Eipol.

Pola-Fieber: ↑ Wolhynisches Fieber.

Polacek* Diagramm: päd (1963) Indikationshilfe für die Austauschtransfusion bei ↑ Morbus haemolyticus neonatorum; ↑ Abb.

Polagglutination: bakt ↑ polare Agglutination.

Polak* Granulom: eosinophiles ↑ Granulom.

Polak* Syndrom: »Typ I« des ZOLLINGER*-ELLISON* Syndroms (s. u. Gastrinom).

Polamidon®-Sucht: Abhängigkeit vom Morphinersatzmittel ↑ Methadonum (das keine eigentl. Euphorie, sondern ein Gefühl der Entspannung hervorruft u. selten auch anregend wirkt). Bereits in wenigen Wo. psych. Wesensänderung; bei Entziehung häufig schwere psychomotor. Erregungszustände.

Poland* Syndrom: (1841) rezessiv-erbl. Mißbildungskomplex mit einseit. Syn- u. Brachydaktylie u. Aplasie des M. pectoralis major (im Rö.bild einseitig heller Thorax, keine Achselfalte), evtl. auch der Mamma oder Mamille.

polare Agglutination: bakt Aneinanderlagerung der Enden von Baktn. als Ausdruck der Agglutination, z. B. bei Salmonellen (durch spezif. O-Agglutinine).

Polari|meter: »P.sationsapparat« (mit P.sator, Analysator u. Ablesevorrichtung) für die **P.metrie**, d. h. die Messung der spezif. ↑ Drehung der P.sationsebene linear polarisierten Lichtes beim Durchgang durch eine optisch akt. Substanz (z. B. zur Konz.bestg. von Glukose in Harn oder Blut).

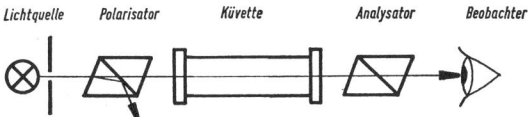

Aufbauschema eines **Polarimeters**.

Polarisation: 1) opt die auf Doppelbrechung, Reflexion, Streuung u./oder Dichroismus beruhende »Umformung« natürl. Lichtes in ein nur noch in einer Ebene (senkrecht zur Fortpflanzungsrichtung) schwingendes. Künstl. P. z. B. durch **Polarisationsprismen** (zusammengesetzt aus einachsig doppelbrechenden Kristallen, z. B. ↑ NICOL* Prisma) oder **-filter** (z. B. mit Vinylalkohol beschichtete Folie); s. a. Polarimeter. - 2) neurophysiol ↑ Membranpolarisation. - 3) embryol die (»gerichtete«) Nidation der Blastozyste, bei der sich der embryonale Pol der Uterusschleimhaut anlegt.

Polarisations|apparat: opt Vorrichtung i.S. des ↑ P.meters. - **P.büschel**: ophth ↑ HAIDINGER* Büschel. - **P.mikroskop**: mit Polarisator im Beleuchtungsapparat u. Analysator im Tubus versehenes M. für die qual. u. quant. Untersuchung anisotroper Stoffe im linearpolarisierten Auf- u. Durchlicht.

Polarisator: s. u. Polarisationsmikroskop.

Polaritätstheorie: (BÜRGE) *anästh* Narkosetheorie, die die narkot. Wirkung auf eine Änderung der – für den Erregungsablauf wesentl. – Permeabilität der ZNS-Zellmembranen für elektr. Ladungsträger zurückführt.

Polarmyopie: s. u. Raummyopie.

Polarographie: elektrochem.-analyt. Verfahren (mit Potentialmessung) zur qual. u. quant. Bestg. von – duzierbaren – Kat- u. Anionen u. best. organ. Verbindgn.

Poleinstellung: *geburtsh* die Einstellung des »unteren Eipols« in der Eröffnungsperiode.

Polenta: dickbreiige Speise aus Maismehl.

Pol|färbung: *bakt* ↑ P.körperchenfärbung. – **P.feld**: *zytol* Region des Zellkerns, auf die in Telo-, Inter- u. Prophase die Zentromeren der Chromosomen gerichtet sind.

Polgar* Syndrom: (1928) ↑ Ostitis condensans ilii.

Polgefäß, akzessorisches: aus Aorta oder Hohlvene ante- oder retroureteral zum unt. Nierenpol ziehendes akzessor. Gefäß; mögl. Harnabflußhindernis.

Polgrube: trichterförm. Übergang einer RM-Spalte in den Zentralkanal des geschlossenen RM.

Poli...: s. a. Polio...

Polidocanolum *WHO*: Hydroxypolyäthoxydodekan; Varizenverödungsmittel.

Poliklinik: an Krankenhaus oder Klinik angeschlossene Abtlg. oder aber selbständ. Einrichtung (z. B. Betriebs-, Universitäts-P.) für ambulante Diagnostik u. Ther. (evtl. mit kleiner Bettenstation).

Polio...: Wortteil »grau«, »graue ZNS-Substanz«. – Auch Kurzform für ↑ Poliomyelitis.

Poliodystrophie, spongiöse lentikuläre: (BARGETON-FARKAS) mit extrapyramidalen Hyperkinesen, Krämpfen u. psychomotor. Störungen einhergeh. Status spongiosus (Ganglienzerfall u. reaktive Gliose) im Striatum, aber auch in Hirnrinde, Pallidum, Substantia nigra, Nucleus subthalamicus. – Als **progress. infantile P.** das ↑ KRABBE* Syndrom (1).

Poli(o)encephalitis: entzündl. Erkr. der grauen Hirnsubstanz, insbes. der des Mittelhirns (= Mesencephalitis, mit Schlafsucht, Augenmuskellähmung, Tremor etc.) oder aber der Medulla oblongata (= **P. inf.**), beim Erwachs. meist als akute ↑ Bulbärparalyse (Befall der Oblongatakerne, v. a. im Anschluß an Infektionskrht.), beim Kind (= **P. acuta infantum**) als bes. Manifestationsform der Poliomyelitis (oft zusätzl. zur spinalen: »**Polioencephalomyelitis**«). – **P. haemorrhagica sup.**: (WERNICKE) ↑ Pseudoencephalitis haemorrhagica superior.

Polioenzephalopathie, subakute präsenile: ↑ JAKOB*-CREUTZFELDT* Syndrom.

Poliomyelitis: entzündl. Erkr. der grauen RM-Substanz; i. e. S. die **P. ant. acuta** (= epidem. od. spinale Kinderlähmung, HEINE*-MEDIN* Krankh.) als sporadisch u. epidem. v. a. im Sommer-Herbst auftret., meldepflicht. (auch Verdacht), sehr kontagiöse Infektionskrht. (Gipfel im Kleinkind- u. Schulalter, aber zunehmend auch bei Erwachs.). Erreger: ↑ P.-Virus (in 90% Typ I), übertragen durch Tröpfchen-, häufiger durch Schmierinfektion (Fäzes); Inkubation 7–14–20 Tg.; lebenslängl. Immunität. Klin.: unspezif. Initialstadium (1–2 Tg., bei ca. 50%) mit Fieber, katarrhal. Erscheinungen, Abgeschlagenheit, Gliederschmerzen, Brechdurchfall (»Sommergrippe«), dann symptomloses Latenzstadium (1–9 Tg.) u. präparalyt. Stadium (2–4 Tg.) mit erneutem Fieberanstieg u. typ. Sympt. der abakteriellen Meningitis (»meningit. Phase«) oder allg. Muskelschwäche, Reflexabweichungen, Tremor (»adynam. Phase«); in nur 0,5–1% anschließend paralyt. Stadium mit – während des Fiebergipfels innerhalb von Stdn. bis 2–5 Tg. auftretenden – schlaffen Lähmungen (oft als »Morgenlähmung«), entweder an unt. Extremitäten, Zwerchfell u. Interkostalmuskulatur (= spinale Form, asymmetr., selten total), oder aber im Bereich der Medulla obl. (Atmung, Kreislauf) u. Hirnnerven (= bulbopontine Form; selten mit pyramidalen u. extrapyramid. Störungen u. Hirnbeteiligung: »Polioencephalitis«). Häufig inapparenter (90–95%; mit Immunisierung!) oder abortiver Verlauf (4–8%, nur Initialstadium, keine Liquorveränderung). Spontanheilung in ca. 6 Mon. mit Degeneration u. Atrophie der betr. Muskeln, ggf. Zurückbleiben der Gliedmaße im Längenwachstum; bei Zwerchfellbefall oder bulbopontiner Form evtl. Exitus in wenigen Tg.; weitere Komplikationen: Atelektasen, Myokarditis. Im Liquor Pleozytose, erhöhte Zuckerwerte, nur geringe Eiweißvermehrung; Virusnachweis in Rachenabstrich, Stuhl, evtl. Blut u. Liquor; AK-Nachweis (KBR, Neutralisations-, Flockungs- u. Präzipitationstest) ab Ende der viräm. Phase. – Ther. symptomatisch (einschl. Lagerung, Elektro-, Bewegungs-, Hydro-, medikomechan. Ther.), ggf. künstl. Beatmung. – Die **aparalyt. P.** (nur mit katarrhal. Erscheinungen, aber typ. Liquor- u. serol. Befund, v. a. bei Epidemien in der Umgebung Erkrankter) wird auch zur asept. lymphozytären Meningitis WALLGREEN gerechnet. – Schutzimpfung (gegen Typen I, II u. III) entweder parenteral mit inaktivierten Viren (↑ SALK* Impfstoff) oder als Schluckimpfung mit abgeschwächten, noch vermehrungsfäh. Stämmen (s. u. SABIN*, Koprowski*). – s. a. Abb. »Fieberkurve«.

Polio(myelitis)-Virus hominis: Enterovirus der Picorna-Gruppe, Erreger der Poliomyelitis ant.; mit 3 serol. Typen: I (Brunhilde), II (Lansing), III (Leon). Kub. Virion (25–30 nm) ohne Envelope; äther-. chloroformresistent, durch Gallensalze, Guanin u. Imidazol inaktivierbar. Züchtung in embryonierten Hühnereiern u. trypsinierter Zellkultur (Mensch, Affe), dabei Abschwächung der Pathogenität ohne Beeinträchtigung der Antigenität.

Poliosis: *dermat* ↑ Canities.

Politano* Methode: *urol* s. u. LEADBETTER* Methode.

Politzer* (ADAM P., 1835–1920, Otologe, Wien) **Hörprüfung**: 1) durch Aufsetzen einer Stimmgabel auf den Scheitel; bei Schalleitungsschwerhörigkeit hört der durch einen Hörschlauch verbundene Untersucher den Gabelton besser als der Proband. – 2) mit **P.*** **Akumeter** (rhythm. Standardton durch Schlag auf Stahlzylinder). – **P.*** **Kegel, Konus**: *otol* ↑ Lichtreflex (2). – **P.*** **Luftdusche**: Einbringen von Luft (Druckausgleich) via Ohrtrompete in die Paukenhöhle mittels **P.*** **Ballons** (birnförm., mit Ansatzstück), dessen Olive in ein Nasenloch gesteckt wird (bei Verschluß des anderen) u. der bei Phonation von Verschlußlauten (z. B. »Kuckuck«) oder im Augenblick des Schluckens (Abschluß des Nasenrachens gegen die Mundhöhle) betätigt wird (Kontrolle des Lufteindringens ins Mittelohr durch Auskultation). Gefahr der Keimverschleppung. – **P.* Versuch**: DD der Schwerhörigkeit anhand der Lokalisation des Tones einer vor die Nasenlöcher gehaltenen Stimmgabel, der bei Mittelohrerkr. mit undurchgäng. Tube nur im gesunden, bei durchgäng. Tube lauter im erkrankten, bei einseit. Innenohrschwerhörigkeit nur im gesunden Ohr gehört wird.

Politzern: Jargon für ⌐ POLITZER* Luftdusche.

Polkafieber: ⌐ Dengue-Fieber.

Pol|kappe: *zytol* im Maximum der Metaphase auftret. rel. dunkle Platte je am abgeflachten Pol der Zelle. – **P.kissen**: *histol* ⌐ juxtaglomerulärer Apparat.

Polkörper(chen): 1) Polzellen, Polyzyten, Richtungskörperchen: *zytol* die 3 bei der ⌐ Oogenese nach Reifungsteilung I u. II abgegliederten kleineren, normalerweise nicht entwicklungsfäh. Schwesterzellen der ⌐ Oozyte (Abb.!). – 2) **Polkörnchen**: ⌐ BABES*-ERNST* Körperchen; *färber*. Nachweis bei Corynebact. diphtheriae n. ⌐ NEISSER, bei Bact. pestis mit LOEFFLER Methylenblau, bei Bordetella pertussis n. GRAM, mit Fuchsin oder Karboltoluidinblau.

Poll* Zelle (HEINRICH P., geb. 1877, Anatom, Berlin, Hamburg): ⌐ chromaffine Zelle (Phäochromozyt).

Pollaci* Probe: Eiweißnachweis (weiße Fällungszone) im Urin mit wäßr. Lsg. von Weinsteinsäure u. Hg- u. Na-Chlorid u. Zusatz von Formaldehyd.

Pollack*-Neisser* Punkte: *neurol* s. u. NEISSER*.

Pollaki(s)urie, Sychnurie: Drang zu häuf. Wasserlassen ohne vermehrte Ausscheidung (vgl. Polyurie); v. a. bei Reizblase, Prostataerkr., latenter Enuresis, Blasenneoplasma, in der Frühschwangerschaft.

Polland* Krankheit: ⌐ Dermatitis dysmenorrhoica symmetrica.

Pollard* Syndrom: ⌐ GORLIN*-GOLTZ* Syndrom.

Pollen: *botan* »Blütenstaub«, die ♂ Geschlechtszellen der Blütenpflanzen. – Eine ⌐ Pollinosis (»**P.krankheit**«) hervorrufende »**P.allergene**« (s. a. THOMMEN* Postulate) sind in Europa v. a. die von echten Gräsern (Gramineen), aber auch von Jasmin, Erle, Pappel, Ahorn, Linde, im Mittelmeergebiet von Bermudagras, Mauerkraut, Olivenbaum, Akazie, in den USA von anemophilen Kompositen (z. B. Ambrosia). Chemisch nicht dialysierbare Makromoleküle, Polysaccharide oder eiweißhalt. Substanzen mit MG >20 000 (isolier- bzw. nachweisbar durch Fraktionierung, präp. Elektrophorese, Säulenchromatographie, Immunodiffusion). Standardisierung (für diagnost. serol. Anw.) biochemisch (nach N-Gehalt), serol. (Präzipitation) oder biol.-semistatistisch (Testung am Atopiker). – Gewinnung von Immunseren (Kaninchen) durch Impfen mit P.-Suspensionen.

Poller* Verfahren: Abformung von Körperteilen (u. a. für Epithesen-Herstg.) mit hydrokolloidalem Material.

Pollex *PNA*: der »Daumen« als 1., nur 2gliedr. u. bes. beweglicher Finger (⌐ Opposition). – Anomalien: »3gliedr. Daumen« (als seltene Hyperphalangie), evtl. mit uln. oder radialer Deviation (= **P. valgus** bzw. **P. varus**). – Ferner der **P. rigidus** als angeb. Beuge- u. Anspreizkontraktur (meist mit anderen Deformitäten kombin.) infolge Fehlens oder Schwäche der Strecksehnen oder Sehnenscheidenstenose des langen Beugers durch intrauterine Zwangshaltung (beim Erwachs. auch nach Trauma oder Tendovaginitis).

Pollinosis: die bei »Pollenallergie« (evtl. polyvalent) durch Kontakt (meist Inhalation) mit dem spezif. AG (⌐ Pollenallergene) ausgelöste Symptomatik (in zeitl. Abhängigkeit von der Blütezeit der Pflanzen). Diathese (als atopische Konstitutionseigenart) angeb., wahrsch. autosomal-dominant erbl.; erstes Auftreten meist im 10.–15. Lj., Gipfel 3. Ljz., im Alter nachlassend. – I. e. S. der ⌐ Heuschnupfen, später evtl. als »Pollenasthma«, oft mit Glottisödem kombin., ferner (bei »kosaisonalem« Auftreten): Frühjahrskatarrhe, Tracheitis allergica der Kinder, Vulvovaginitis bei Mädchen (Systemreaktion bis zum 12. Lj.), Hauterscheinungen (Dermatitis, Urtikaria, Neurodermitis, QUINCKE* Ödem), Magen-Darmstörungen (durch Verschlucken von Pollen) sowie – als hämatogene Schockfragmente – gelenkrheumat. u. ZNS-Erscheinungen (Migräne, erhöhte Müdigkeit, Aggressivität, Hirnödem etc.). – Ther.: spezif. Desensibilisierung, Kortikoide, Dinatrium cromoglicicum.

Pollitt*-Jenner*-Merskey* Syndrom: (1968) angeb. Stoffwechselstörung mit renaler Ausscheidung von Aspartylglykosamin, geist. Retardierung, hyperman. Anfällen mit Bewußtseinsverlust, Maskengesicht.

Pollitzer* Krankheit (SIGMUND P., 1859–1937, Dermatologe, New York): 1) ⌐ Acanthosis nigricans. – 2) papulonekrotisches ⌐ Tuberkulid.

Pollizisation: *chir plast*. ⌐ Daumenersatz durch einen anderen Finger.

Pollock* Operation: Unterschenkel-Exartikulation mit größerem vord. Weichteillappen einschl. Kniescheibe.

Pollock* Zeichen: (1947) bei Entartungsreaktion das auf 1:3 u. mehr heraufgesetzte Verhältnis der zur Erzielung einer Kathodenschließungszuckung bzw. eines KS-Tetanus notwend. Stromstärken (normal 1:5).

Pollutio(n): Samenerguß, i. e. S. der im Schlaf – meist mit sexuellen Träumen – auftretende. – **P. diurna s. nimia**: ⌐ Spermatorrhö. – **P. feminae**: Sekretion der BARTHOLIN* Drüsen bei wollüst. Erregung (ohne Masturbation).

Polnisches Fieber: ⌐ Wolhynisches Fieber. – **Polnische Lepra**: ⌐ Rhinosklerom.

Polowe* Test: (1942) Bestg. der Blutamylase-Aktivität anhand der Ausfällung von Kupferoxid.

Polozyt: *zytol* ⌐ Polkörperchen.

Pol|resektion: *urol* ⌐ Nierenpolresektion. – **P.röhrchen**: *embryol* vom blinden Ende der Ureterknospe auswachsende Röhrchen, aus denen die Kelche u. Sammelrohre der Niere hervorgehen. – **P.star**: *ophth* ⌐ Cataracta polaris.

Polster|arterie: Arterie (in Haut, Schwellkörpern, Herzmuskel) mit Intimapolstern aus Epitheloidzellen (sekretor. Eigenschaften?) oder glatter Muskulatur (»Sperrarterie« zur Regulierung der Durchblutung im Kapillargebiet). – **P.naht**: *chir* ⌐ Bäuschchennaht.

Polstrahlung: *zytol* ⌐ Aster.

Poltern, Tachyphemie, Battarismus: unbeherrschtes, überhastetes u. undeutl. Reden, mit Mißverhältnis von Gedankenfluß u. Artikulationsmöglichkeit; erbl.

Eigentümlichkeit, auch als organ. Störung (WEISS) oder erbl. Dysphasie (LUCHSINGER) angesehen.

Polus: (lat.) Pol; *anat* z. B. ↑ Augen-, Linsenpol, ferner (*PNA*) **P. front. u. temporalis cerebri** (= vord. Ende des Stirn- bzw. Schläfenlappens).

poly...: Wortteil »viel«, »mehr als normal«; s. a. multi..., pluri..., pleio..., hyper...

Polya* Operation (JENÖ P., 1876–1944, Chirurg, Budapest): **1)** P.*-REICHEL* Op.: Resektion der dist. ⅔ des Magens (BILLROTH-II-Modifik.) mit Blindverschluß des Duodenalstumpfes, Anastomose zwischen Magenrest (ges. Querschnitt) u. retrokolisch (als Variante: präkolisch) hochgeführter Jejunumschlinge (zuführender Schenkel klein-, abführender großkurvaturseitig). Von HOFMEISTER-FINSTERER modifiziert durch Einengung der ob. Hälfte des Magenquerschnittes u. Aufsteppen des zuführenden Schlingenschenkels auf die GE. – **2)** (1917) bei Leistenhoden Freipräparieren des Vas deferens längs des Nebenhodens u. Durchtrennen der Membran zwischen Hoden u. Nebenhoden (unter Gefäßschonung).

Poly|adenopathie: 1) P.adenie, P.adenitis, P.lymphadenopathie: multiple LK-Schwellung bzw. -entzündung in mehreren Körperregionen; s. a. BRILL*-SYMMERS* Syndrom. – **2) P.adenomatose:** multiple nichtentzündl. Alterationen von »Drüsen«, z. B. bei Gastropathia hypertrophica gigantea, Dickdarmpolyposis, als »multiple endokrine ↑ Adenomatose« (i. e. S. das ↑ WERMER* Syndrom).

Poly|ämie: »Blutfülle« (↑ Plethora). – **P.ästhesie:** Dysästhesie, bei der ein Tast- oder Schmerzreiz doppelt bis mehrfach empfunden wird.

Polyäthylen: $(-CH_2-CH_2-)_n$; thermoplast. Kunststoff, je nach Polymerisationsgrad ölig, wachsart. oder fest. – Das viskös-flüss. bis wachsart. Polymerisationsprodukt **P.glykol** oder **-oxid** $(-CH_2-CH_2-O-)_n$ dient u. a. als Gel- u. Salbengrundlage (z. B. Carbowax®), Schmieröl, Weichmacher.

polyätiologisch: mit mehreren (Krankheits-)Ursachen.

Poly|agglutination: das sehr seltene ↑ HÜBENER*-FRIEDENREICH* Phänomen (s. a. THOMSEN* Agglutinin) im Verlauf von Infektions- (z. B. Pneumokokkenpneumonie) u. a. Krankhn. – **P.akusie:** gleichzeit. oder echoart. »Mehrfachhören« einer Stimme oder eines Tones. – **P.alkohole:** Alkohole mit mehreren OH-Gruppen, z. B. Glykole, Glyzerin. – **P.allergie:** »multivalente« Allergie. – **P.alveolyse:** *dent* Auflösungserscheinungen an mehreren Zahnalveolen mit Zahnverlust, z. B. bei schwerster Parodontitis marginalis, FEER' Krankh., Schwermetallvergiftung (bes. Pb), C-Avitaminose, SCHUPPLI* Syndrom.

Polyamid: ein thermoplastischer Kunststoff (mit -CO-NH-Bindng.); als **P.pulver** zur Chromatographie, als pharmaz. Hilfsstoff; in Faserform (z. B. Nylon®, Perlon®) chir. Nahtmaterial, Textilgewebe. Kann Kontaktekzem hervorrufen.

Poly|angiitis, -arteriitis nodosa: s. u. Periarteriitis. – **P.aphthosis (Touraine*):** ↑ BEHÇET* Krankheit.

Polyartest®: ein Objektträger-Schnelltest (modifiz. ↑ WAALER*-ROSE* Test) zum Nachweis des Rheumafaktors (ohne Absorption der heterophilen AK).

Polyarthritis: gleichzeitig oder nacheinander in mehreren Gelenken auftretende Arthritis; i. e. S. (als rheumat. Systemerkrn.) die **akute P.** (↑ rheumat. Fieber) sowie die **primär-chron. (progressive) P.** (»PCP«) als definierte immunpathogenet., system. Erkr. großer u. kleiner Gelenke (selten Fingerendgelenke) mit mögl. Beteiligung extraartikulärer Strukturen (Sehnen, Sehnenscheiden, Gefäße), auch im Bereich der HWS; Rheumafaktor stets nachweisbar, nur nicht bei der bes. kindl. Verlaufsform mit – häuf. – Beteiligung der Iliosakralgelenke, HW-Verblockung, Fieber, Anämie, LK-Schwellung, evtl. Iridozyklitis u. a. viszeraler Symptomatik; s. a. STILL* (= P.chron. juven. lymphonodulopathica et leucocytotica), FELTY* Syndrom (= P. c. splenomegalica et leucopenica). – Auch die **sek.-chron. P.** (keine pathogenet. Einheit!) ist oft eine PCP nach dem 1. akuten Schub (oder aber der Übergang einer akuten Form in die chron.-progressive). Ebenso kann die **thyreotox. P.** (soweit nicht stoffwechselbedingte Arthro- oder – häufiger – Myopathie eine echte PCP mit Immunthyreoiditis sein (Ausweitung des path. Immungeschehens); s. a. KASCHIN*-BECK* (= **P. endemica**), REITER* Syndrom (= **P. enterica** s. **urethrica**), Erythema arthriticum epidemicum (= **P. febrilis erythematosa**). – s. a. Abb. »Schwanenhalsform«.

Polyarthrosis: gleichzeit. degenerat. Erkr. mehrerer Gelenke; i. e. S. (als Systemerkr.) die ↑ HEBERDEN* Arthrose bzw. die **prim.-chron. P.** als sich v. a. bei ♀♀ mittl. Alters manifestierende dominant-erbl., in Schüben verlauf., oft seitensymmetr. Affektion zunächst der Fingerendgelenke (außer 4.), meist mit typ. ↑ HEBERDEN* Knoten (aber auch mit akut-entzündl. gelatinöser Schwellung), später auch an Karpometakarpal-, Fuß-, WS- (meist lumbal), Knie- (obligat), geringer an Hüft-, Ellenbogen-, Schultergelenken; meist ohne hochgrad. Verkrüppelung; BSG normal, Rheuma-Befunde neg., bei Eintropfen von Gelenkflüssigkeit in 3%ige Essigsäure dicke weißl. Klumpen, die sich nicht zerschütteln lassen.

polyartikulär: mehrere Gelenke betreffend.

Poly|asen: zu den Karbohydrasen gerechnete Gruppe Oligo- u. Polysaccharid-spaltender Enzyme. – **P.avitaminose:** Erkr. durch Mangel an mehreren ↑ Vitaminen; v. a. im Alter (ungenügende Synthese).

Poly|blast: ↑ Hämozytoblast. – **P.blastomatosis maligna:** gleichzeit. prim. Auftreten mehrerer Malignome (evtl. von unterschiedl. histol. Aufbau) an unabhäng. Körperstellen. Häufigkeit etwa 1–2% bzw. (dreifach) 0,25–0,5‰ der Malignomfälle.

Poly|cephalus: *helminth* **1) P. multiceps** s. **serialis:** s. u. Multiceps. – **2) P. echinococcosus:** ↑ Echinococcus granulosus. – **P.chemotherapie:** gleichzeit. oder aufeinanderfolgende Medikation mehrerer Chemotherapeutika mit möglichst unterschiedl. Angriffspunkt; v. a. bei Leukämie. – **P.cholie:** ↑ Hypercholie. – **P.chondritis chronica atrophicans:** systematisierte ↑ Chondromalazie. – **P.chrest:** *hom* Mittel mit vielseit. Angriffspunkten (u. entspr. zahlreichen Indikationen), z. B. Sulfur, Nux vomica.

polychrom(atisch): vielfarbig, mehrfach färbbar bzw. färbend (↑ Polychromasie).

Polychromasie: 1) *histol* **Polychrom(atophil)ie:** Anfärbbarkeit von Zellen oder Geweben mit mehreren Farbstoffen (simultan oder sukzessiv); i. e. S. die krankhaft veränderten oder noch nicht ausgereiften (»polychromat.«) Ery mit sauren u. bas. Farbstoffen

(↑ Polychromatozyt), als **azurophile P.** auch mit Azurfarbstoffen (infolge path. Kernauflösung). – 2) *ophth* normales Farbensehen (im Ggs. zur Monochromasie).

Poly|chromatozyt: 1) geschädigter Erythrozyt mit ↑ P.chromasie; Auftreten im peripheren Blut bzw. vermehrtes Vork. im KM (»**P.chromatozytose**«) v. a. bei perniziöser oder schwerer sek. Anämie. – 2) physiol. Form des Normoblasten im KM.

Poly|clonia: 1) ↑ Paramyoklonus multiplex. – 2) **P.c. continua epileptoides:** ↑ Epilepsia partialis continua. – **P.cythaemia:** ↑ Polyzythämie.

Polydaktylie, Hyperdaktylie: einfach-dominant erbl. Vermehrung der Finger- oder Zehenstrahlen (z. B. ↑ Präpollex, Prähallux), entweder mit Ausbildung überzähl. Glieder oder aber okkult (durch gleichzeitige Syndaktylie). – **P.-Analatresie-WS-Syndrom:** ↑ SAY*-GERALD* Syndrom.

Poly|dipsie: krankhaft gesteigertes Durstgefühl mit übermäß. Flüssigkeitsaufnahme, v. a. bei Diabetes insipidus u. mellitus (dekompensiert), aber auch psychogen (v. a. »neurot.« Kinder); im allg. mit entsprechend gesteigerter Harnausscheidung (= P.urodipsie). – **p.dispers:** mit Kolloidpartikeln verschiedener Form u. Größe.

Poly|dysspondylie (LAVY*-PALMER*-MERRITT*): meist mit Chromosomenverlust (45 statt 46, wahrsch. durch Verschmelzung) verbundener Wirbelmißbildungskomplex mit Zwergwuchs, Untergew. u. geist. Retardierung. – **P.dystrophie:** Dystrophie mehrerer Organe oder Organsysteme; z. B. PFAUNDLER*-HURLER*, SANFILIPPO* Syndrom (= **polydystrophe Oligophrenie**); s. a. p.dystropher ↑ Zwergwuchs.

Polyeder: *virol* die Vieleckform der Einschlußkörper bestimmter Viren, als Kern-P. mit, als Zytoplasma-P. ohne Membran.

Polyen: organ. Verbindung mit mehreren, meist konjugierten C=C-Bindgn. im Molekül (z. B. Vit. A, best. Antibiotika), nach Zahl der ungesätt. Bindungsgruppen unterschieden als Tetra-, Penta-ene usw. – **P.säuren:** hoch-ungesättigte Fettsäuren.

polyethnisch: mehrere »Stämme« betreffend; z. B. **p.** (= multivalenter) **Impfstoff**.

Polyfibromatosis pigmentaria: ↑ Neurofibromatose.

Poly|galaktie: ↑ Hypergalaktie. – **P.ganglio(radikulo)nitis:** 1) ↑ GUILLAIN*-BARRÉ* Syndrom. – 2) **akute P.:** ↑ LANDRY* Paralyse. – **P.geminie:** *kard* Herzrhythmusstörung mit wechselnd vielen Extrasystolen (evtl. nur frustranen Kontraktionen) nach einem Normalschlag; vgl. Bi-, Trigeminie.

Polygenie, Polymerie, -idie: *genet* Beteiligung mehrerer Gene an der Ausbildung einer Eigenschaft; Normalfall der Phänogenese. Bei **isophäner P.** volle Ausbildung des Phäns, auch durch jedes der beteiligten Gene allein; bei **additiver** oder **kumulativer P.** quant. Auswirkung; bei **komplementärer P.** Ausbildung nur durch Kombin. qual. verschiedener, einzeln unentbehrl. Teilbeträge der Gene.

polyglandulär: ↑ pluriglandulär.

Polyglobulie: sek.-symptomat. Vermehrung der Ery-Zahl pro ml Blut, mit erhöhten Hämatokrit- u. Hb-Werten, bei meist normalem Plasmavol. (vgl. Polyzythämie). Ät.path.: 1) vermehrte Erythropoetin-Produktion bei Hypoxie (= **reakt.** oder **kompensator. P.**), z. B. bei Lungendiffusionsstörung, Re.-li.-Shunt, Methämoglobinämie, O_2-Mangel; 2) chem. oder hormoneller Reiz bzw. Noxen (= **tox.** bzw. **inkretor. P.**), z. B. bei As-, P-, Mn-, Co-, Cu-, Pb-, Hg-, Benzol-Vergiftung (Blockierung O_2-übertragener Zellsysteme) bzw. Hyperthyreose, CUSHING* Syndrom, androgenproduzierendem Tumor; 3) best. – meist Erythropoetin bildende – Neoplasmen, z. B. als **nephrogene** oder **renale P.** (↑ FORSSELL* Syndrom); 4) bei arterieller Hypertonie, v. a. wohl als Folge des Grundleidens (Herz-, Nierenerkr.) oder einer Begleitkrkht. (z. B. Emphysem); 5) dienzephale Reizung (= **neuro-** oder **zentrogene P.**), z. B. bei Encephalitis epidemica, HUNTINGTON* Chorea, chron. Arachnitis, PARKINSON*, FRÖHLICH* Syndrom, A.-cerebri-Verschluß, auch als Streß-P.; 6) Bluteindickung (= **rel. P.** oder ↑ Pseudo-P.).

Poly|glykol: ↑ P.äthylenglykol. – **P.gnathie:** 1) mehrfache Anlage des OK bzw. seines Alveolarfortsatzes. – 2) Doppelmißbildung mit überzähl. Kieferanlage im Gesichts-Halsbereich des Autositen (»**P.gnathus**«). – **P.gonmethode:** *serol* s. u. HAYWARD*-AUGUSTIN*. – **P.gramm:** 1) graph. Darstg. mehrerer Variablen, z. B. Simultanaufzeichnung von Blutdruck, Temp., Atemtätigkeit, EEG, EKG, EMG etc. zur Pat.-Überwachung. – 2) *röntg* mehrfach belichtete Rö-Aufnahme zur Bewegungsdarstg. (z. B. von magen-Darm).

Poly|hämie: Oberbegr. für ↑ Hydrämie, Plethora, Polyglobulie, -zythämie. – **p.hybrid:** *genet* für mehrere Allelenpaare heterozygot. – **P.hydramnion:** sehr stark ausgeprägtes Hydramnion.

Poly|idie: (SIEMENS) *genet* ↑ P.genie. – **P.infektion:** ↑ Mischinfektion. – **P.impfstoff:** ↑ Kombinationsimpfstoff.

Poly|karenzsyndrom: ↑ Kwashiorkor. – **P.karyozyt:** *zytol* 1) durch path. Fusionen einkerniger Zellen entstandenes Synzytium mit zahlreichen Zellkernen. **P.karyozytose** z. B. bei Infektion (Masern-, Varicella-, Herpes- u. a. Viren, Mykobaktn.) oder Einwirkung lipophiler Agentien. – 2) durch mehrmal. amitot. Kernteilung ohne Zellteilung entstandene vielkern. Riesenzelle (z. B. Osteoklast, Skelettmuskelfaser). – **P.keratosis congenita,** RIEHL* Keratosis: dominant-erbl. Pachyonychie mit Hyperkeratose der Haut (nebst Anhängen) u. Keratinisierung der Schleimhäute, später Atrophie, Akantholysis, Polydysplasie, evtl. hochgrad. Lipämie u. geist. Retardierung.

Poly|klonie: *neurol* ↑ P.clonia. – **P.korie:** *ophth* angeb. oder erworb. Vielzahl von Pupillen in einem Auge, entweder jeweils mit eigenem Sphinkter (= **P.coria vera**) oder nur als sogen. Irisloch. – **P.krotie, -krotismus, p.kroter Puls:** »Mehrgipfligkeit« der peripheren Pulswelle mit teils unterschiedl. Erhebungen u. Nachschwankungen; vgl. Di-, Trikrotie. – **P.kystom:** mehrzyst. Geschwulst, i. e. S. die ↑ kleinzyst. Degeneration der Ovarien.

poly|leptisch: *neurol* mit wellenartig auftret. epileptiformen Anfällen. – **P.lobozyt:** Zelle mit stark gelapptem Kern; i. e. S. der segmentkern. ↑ Granulozyt. – **P.lymphadenopathie:** ↑ P.adenopathie (1). – **P.lysine:** synthet. Lysinpolymere mit viruziden Eigenschaften.

Polymastie

Poly|mastie: ↑ Mammae accessoriae. – **P.melie**: *path* Doppelmißbildung mit nur als – zusätzl. – Extremität ausgebildetem Parasiten. – **P.menorrhö**: *gyn* Regelblutungen mit verkürztem Zyklus (<24 Tg.; s. a. Abb.); bei Typ I Follikelreifungsphase, bei II Corpus-luteum-Phase verkürzt, bei III anovulator. Zyklen (u. Sterilität).

Polymenorrhö

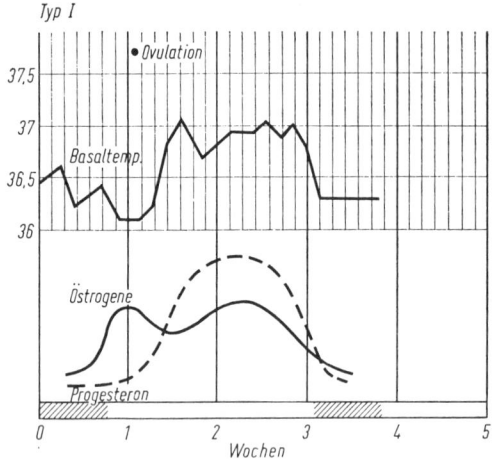

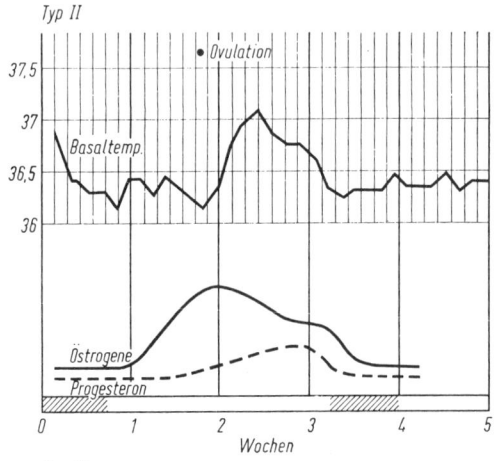

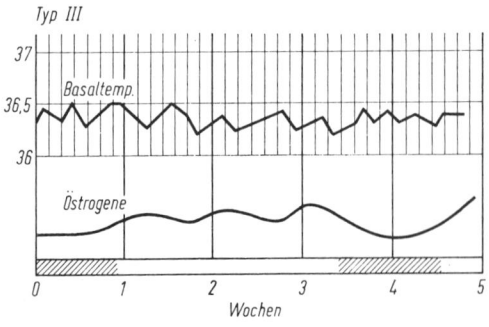

Poly|mer: *chem* Makromolekül, das sich aus einheitl. »monomeren« Molekülen zusammensetzt (nach Polymerisation); unterschieden als Oligomere u. Hochpolymere (> 50 Monomere). Meist synthet. Verbindg. als Produkt (»**P.merisat**«) einer **P.merisation** (chem. Reaktionsfolge ohne oder mit Einwirkg. sogen. Initiatoren). – **P.merase**: Enzym, das best. ↑ P.mere auf- u. abbaut, z. B. DNS-nukleotidyltransferase (KORNBERG* Enzym). – **P.merenfieber**: (HARRIS 1951) Krankheitsbild nach Einatmen von – degradierten – ↑ P.meren im Rauch bestimmter Kunststoffe (z. B. Teflon®, Fluon®), die sich oberhalb 500° u. a. zu Hexafluoräthan u. Oktofluorisobutylen zersetzen; nach Intervall Trockenheitsgefühl in Nase u. Rachen, Reizhusten, Retrosternaldruck, Herzklopfen, evtl. Fieber (Schüttelfrost, rascher Abfall, Schweißausbruch), Lungenödem. – **P.merie**: *genet* 1) ↑ Polygenie. – 2) Chromatidenteilung ohne -trennung.

Polymermembran: *zytol* Arbeitsmodell der ↑ Zellmembran (↑ Abb.); als tragende Struktur in Gitterform angeordnete Proteine mit hydrophiler Bindung an durchdringende Lipide: α-Helix-Proteine im Innern, Coil-Proteine an der Oberfläche, apolare Lipidteile im Innern, polare zur Oberfläche hin gerichtet. – vgl. Elementarmembran (mit Abb.).

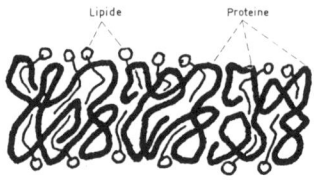

Polymitus-Formen: bei ↑ Malariaplasmodien die Mikrogametozyten mit geißelart. Fortsätzen (*gr* mitos = Faden).

polymorph: vielgestaltig (↑ Polymorphie). – **p.kernig**: *zytol* mit vielgestalt. Kern; z. B. der p. (= segmentkern.) ↑ **Granulozyt**.

Polymorphie, -morphismus: Vielgestaltigkeit; **1)** *genet* a) **chromosomale P.**: Vork. von 2 oder mehr Strukturvarianten eines oder mehrerer Chromosomen in einer Population bei etwa gleichbleibender Relation. – b) **genet. P.**: Vork. von 2 oder mehr distinkten Genotypen in einer Population in Häufigkeiten, die nicht allein der Mutationsrate entsprechen. – **2)** *chem* eigenschaft eines Elements (z. B. P), als fester Stoff in mehreren Modifikationen aufzutreten.

Polymorphus sphaerocephalus, Parafilicollis sive Echinrhynchus sph.: »Kratzwurm« [Acanthocephala], 10–21 bzw. (♀) 9–29 mm; Darmparasit der Wasservögel, Erreger von Creeping eruption beim Menschen(?).

Polymyalgia rheumatica: sehr schmerzhafte Erkr. der Schulter-Oberarm- u. Beckengürtel-Oberschenkelmuskulatur im höheren Alter, mit Fieber, Mattigkeit, erhöhter BSG, α_1-, α_2- u. γ-Globulinvermehrung (EMG normal, Rheumafaktor neg.); wahrsch. arteriit. Genese.

Polymyoklonie, infantile: ↑ KINSBOURNE* Syndrom.

Polymyositis: Entzündung einer oder mehrerer Muskelgruppen (↑ Myositis), evtl. generalisiert; i. e. S. die ↑ Dermatomyositis (= **P. acuta**). – Ferner eine **P. tropica**, die **P. pseudoparalytica tardiva** (klimakter. ↑ Myopathie), die **pseudomyopath. P.** (schleichender Beginn im Kindesalter, symmetr. Atrophie humeroskapulärer oder pelveofemoraler Muskelgruppen ohne Regeneration, bei lang erhaltenen tiefen Sehnenreflexen u. intakter Haut, oft mit Lidptose, Nackenmuskelschwäche, Dysphagie; evtl. spontane Remission), die **P. haemorrhagica** (mit schmerzhaften Muskelschwellungen, kutanen, muskulären, evtl. viszeralen Blutungen, Fieber, kardialen Störungen; Dermatomyositis? septikäm.-hämorrhag. Syndrom?),

i. w. S. auch das GÜNTHER* (2), PETGES*-CLÉSAT*, WAGNER*-UNVERRICHT*, SYLVEST*, MÜNCHMEYER* Syndrom sowie rheumat. u. paraneoplast. Formen (s. u. Polyneuropathie).

Polymyxine: zykl. Heptapeptide (↑ Formel) mit antibiot. Eigenschaften aus Bac. polymyxa; einzelne Komponenten wirksam (oral, parenteral, lokal) bei gramneg. Erregern (v. a. Bact. pyocyaneum, E. coli, Salmonellen, Shigellen, Rickettsien); therapeut. Anw. findet die Komponente B.

Polymyxine	R_1	R_2	R_3	X	Y
Polymyxin B_1	MOA	$-CH_2-C_6H_5$	$-CH_2-CH(CH_3)_2$	Phe	Leu
Polymyxin B_2	IOA	$-CH_2-C_6H_5$	$-CH_2-CH(CH_3)_2$	Phe	Leu
Polymyxin E_1*	MOA	$-CH_2-CH(CH_3)_2$	$-CH_2-CH(CH_3)_2$	Leu	Leu
Polymyzin E_1**	IOA	$-CH_2-CH(CH_3)_2$	$-CH_2-CH(CH_3)_2$	Leu	Leu
Circulin A	MAO	$-CH_2-CH(CH_3)_2$	$-CH(CH_3)-C_2H_5$	Leu	Leu

Sulfomyxinum WHO (Thiosporin®, Dynamyxin®) = Pentakis-(N-sulfomethyl)-polymyxin B. – * = Colistin A. – ** = Colistin B. – MOA = (+)-6-Methyloktansäure. – IOA = 6-Methylheptansäure. – Dab = α, γ-Diaminobuttersäure. – Thr = Threonin. – Phe = Phenylalanin. – Leu = Leuzin.

Polynesie: Vermehrung der Inselzellverbände des Pankreas bei funktioneller Mehrbelastung.

Polyneuritis: entzündl. Erkr. mehrerer peripherer oder Hirnnerven (↑ Neuritis), i. w. S. auch alle übr. Formen der ↑ Polyneuropathie (s. a. Multiplex-Typ); z. B. **aszendierende akute P.** (↑ LANDRY* Paralyse), **akute infektiöse** oder **idiopath. P.** (↑ GUILLAIN*-BARRÉ* Syndrom), Alkohol-Polyneuropathie (s. u. Alkoholismus), **atakt.** oder **sensible P.** (↑ Pseudotabes), **P. cerebralis menièriformis** (wahrsch. infektiöse akute P. der Hirnnerven V–VIII, mit Fazialislähmung u. Zeichen der MENIÈRE* Krkht.), **P. diphtherica** (toxisch, v. a. bei maligner u. progred. Di, frühestens nach 3 Wo.; meist Gaumensegel- u. Akkommodationsparese, dann übergreifend auf Körpermuskulatur, v. a. Extremitäten, evtl. als LANDRY* Paralyse, im allg. nach Mon. ausheilend), **P. dysenterica** (bei Bazillenruhr; bevorzugt Nerven der prox. Extremitätenmuskulatur), **P. gravidarum** (bei ca. 6–8% durch Vit.-B_1- u. -C-Mangel. häufig mit Hyperemesis, oft nur mononeural an Ulnaris oder Medianus, meist nur Parästhesien oder nur motor. Reizerscheinungen, selten Lähmungen; gute Prognose; s. a. Graviditätsneuritis), **P. infectiosa** (z. B. bei Di, Dysenterie; s. a. BERIEL* Sy.), **P. migrans** (↑ WARTENBERG* Sy. II), **uveoparotit. P.** (↑ HEERFORDT*-MYLIUS* Sy.) u. a.

Polyneuromyositis: ↑ Dermatomyositis.

Polyneuropathie: Oberbegr. für system. entzündl. (↑ Polyneuritis) u. degenerat. Erkrn. der peripheren Nerven; z. B. **Polyneuropathia infantum** (↑ FEER* Krankh.), **P. alcoholica** (s. u. Alkoholismus), **P. hereditaria** (↑ HELLSING* Sy.; vgl. aber amyloide ↑ P.). – Ferner die **P. carcinomatosa** als – oft initiale – Teilerscheing. eines paraneoplast. Syndroms, mit symmetr. (bes. bei Magen- oder Bronchial-Ca.) peripheren Parästhesien, Schmerzen u. schlaffen Lähmungen (v. a. unt. Extremität); die **diabet. P.** (= Neuropathia diabetica) als angiopath. Spätsyndrom, stets chron., meist nur peripher (v. a. unt. Extremität), z. T. mit Veränderungen der Vas-nervorum-Kapillaren; klin.: Sensibilitätsstörungen, Schmerzen, in schweren Fällen motor. Ausfälle (z. B. atakt. Gangstörung = Pseudotabes diabetica), später evtl. Arthropathie, Mal perforans, Myatrophie; die **uräm. P.** bei chron. Niereninsuffizienz, mit sensiblen u. motor. Störungen, distal meist stärker; die **amyloide P.** als heredofam. Erkr., mit den Typen I–IV, d. h. als ↑ WOHLWILL*-ANDRADE* RUKAVINA* u. VAN ALLEN* Syndrom u. als progrediente Hirnnerven-P. mit Hornhautdystrophie (MERETOJA).

Polyneuroradikulo...: s. u. Polyradikulo...

poly|nukleär: 1) vielkernig (↑ P.karyozyt). – 2) (inkorrekt) p.morphkernig. – **P.nukleose:** chronische myeloische ↑ Leukämie. – **P.nukleotid:** ↑ Nukleinsäure; s. a. P.ribonukleotid. – **P.öle:** polymerisierte Fette. – **P.ole:** mehrwert. ↑ Alkohole.

Polyoma-Virus: Papova-Virus (45 nm), in Affennierenzellkultur anzüchtbar; erzeugt in Nagern multilokuläre Sarkome u. Karzinome, deren virusinduziertes AG zur Abstoßung führt.

Polyonkose: multiple Tumorbildung; z. B. als **kutaneomandibul. P.** das ↑ GORLIN*-GOLTZ* Syndrom.

Poly|op(s)ie: 1) *ophth* durch opt. Fehler (irregulärer Astigmatismus, Hornhautnarben, Keratokonus, Polykorie, Linsentrübung) bedingtes monokuläres Mehrfachsehen (z. T. mit »Strahlenkranz«). – 2) *psych* **p.ope Heautoskopie:** Mehrfachwahrnehmung der eigenen Gestalt (außerhalb des Körpers), z. B. bei Hysterie oder hirnorgan. Erkr. – **P.orchi(di)e, -orchidismus:** Vorhandensein überzähliger – oft nicht deszendierter – Hoden.

Polyosen: aus Hexosen aufgebaute Polysaccharide.

Poly|osteochondritis: ↑ SILFVERSKIÖLD* Syndrom. – **p.os(to)tisch:** mehrere Knochen betreffend; z. B.

poly|ostische Ostitis

Polyneuropathien (nach *B. Neundörfer*)

I. „Entzündliche" Polyneuritiden

Unbekannte Urs.: idiopath. Polyradikuloneuritis, **Fisher*** Syndrom, neuralg. Schulteramyotrophie, bei lymphozytärer Meningitis, Acrodermatitis chronica atrophicans.
Virale Infekte: Encephalitis epidemica, Grippe, Hepatitis epidemica, Herpes zoster, Masern, Mononukleose, Mumps, Varizellen, Zeckenbißmeningo-enzephalo-myelitis.
Bakterielle Infekte: Bruzellosen, Botulismus, Di, Lepra, Leptospirosen, Neurolues, Rickettsiosen, Ruhr, Toxoplasmose, Typhus, Paratyphus.
Allergische Reaktion: serogenetische Polyneuritis.

II. Vaskulär bedingte Polyneuropathien (einschl. Kollagenosen)

Obliterierende Gefäßerkrn., Periarteriitis nodosa, Lupus erythematodes, rheumat. Arthritis, **Sjörgen*** Syndrom, Sklerodermie, Intoxikationskoma (?)

III. Exotoxische Polyneuropathien

Medikamente: Amiodaron, Antabus, Chlorjodhydroxychinolin, Chloroquin, Gentamicin, Gold, Mydantoin, Hydralazin, Imipramin, Indometacin, INH, Methaqualon, Nialamid, Nitrofurantoin, Nitrofural, Furaltadon, Penicillin, Perhexilenmaleat, Salvarsan, Neosalvarsan, Thalidomid, Trichloräthylen, Vincristin, Vinblastin.
Andere tox. Stoffe; Akrylamid, Alkohol, As, Ba, Benzin, Benzol, Blei, DDT, n-Hexan, Methyl-n-butyl-keton, Hg, CS_2, Tl, Triorthokresylphosphat.

IV. Endotox.-metabol. Polyneuropathien (einschl. maligner Infiltration u. Kompression der Nerven sowie hereditärer Formen)

Stoffwechselerkrn.: Akromegalie, Amyloidose, Diabetes mell., Hypoglykämie, Hypothyreose, Porphyrie, Schwangerschaft, Urämie.
Mangelernährung: Beriberi (B_1-Mangel), Hungerdystrophie, Malabsorption.
Paraneoplast. Syndrom: v.a. bei Ca. von Lunge, Magen, Mamma u. ♀ Genitalorganen, bei **Hodgkin*** Krankh., Leukämien, malignen Retikulosen. Paraproteinämien: Plasmozytom, Makroglobulinämie **Waldenström**, Kryoglobulinämie.
Infiltrierende Prozesse: **Boeck***, **Hodgkin*** Krankh., Leukämien, maligne Retikulosen, Meningiosis blastomatosa, Polyzythämie (?).
Chron.-hereditäre Verlaufsformen: prim. u. Para-Amyloidose, heredit. sensible Neuropathie, neurale Muskelatrophie, myatroph. Ataxie, progress. hypertroph. Neuritis (**Déjerine-Sottas**), fam. rezidivierende polytope Neuropathie, metachromat. Leukodystrophie. **Refsum***, **Bassen*-Kornzweig***, **Louis=Bar*** Syndrom.

Polypeptid: 1) Peptid mit >10 (–15) Aminosäureresten (im Ggs. zum Oligopeptid mit <10; bei >100 Resten auch: »Makropeptid«). – 2) durch Kondensation kleinerer Peptide entstandene hochmolekulare, proteinart. Verbindung (auch: »Sequenz-P.«). – **pankreat. P.**: ↑ PP (5). – **P.asen**: proteolyt. Enzyme.

(Poly-)Peptid-Antibiotika: ↑ Antibiotika (↑ dort. Tab.) mit Peptidstruktur, z. B. Polymyxin. – **Partielle P.-A.** (»Peptolid-A.«) enthalten eine 2. Komponente anderer Zusammensetzung; z. B. Dactinomycin.

Poly|phänie: *genet* ↑ Pleiotropie. – **P.phagie**: krankhaft gesteigerte Nahrungsaufnahme infolge Fehlens eines Sättigungsgefühls (= Bulimie). – **P.phalangie**: ↑ Hyperphalangie (2). – **P.phenol-oxidase**: ↑ o-Diphenol-oxidase. – **P.phlebitis recurrens**: ↑ Phlebitis migrans. – **P.phrasie**: *psych* ↑ Logorrhö. – **P.phyletismus (Undritz*)**: *hämat* die Abkunft der Blutkörperchenreihen aus mehreren verschiedenen u. nicht aus einer gemeinsamen Stammzelle (= Monophyletismus). – **P.pionie**: ↑ Adipositas. – **P.plasmie**: ↑ Plethora serosa.

Polyploidie: *genet* Besitz eines Genoms aus >2 vollständ. haploiden Chromosomensätzen; unterschieden als Auto- u. als Allo-P. (bei Kreuzung mit Artfremden). – s. a. Genommutation, Aneu-, Heteroploidie. – **partielle P.**: ↑ Polysomatie.

Poly|pnoe: ↑ Tachypnoe. – **P.podus**: *path* Mißbildung mit überzähl. Füßen.

poly|pös, p.posus: *path* in Polypenform, mit Polypenbildung. – **p.poid**: *path* einem ↑ Polypen ähnlich.

Poly|porin: antibiot. Verbindg. aus Polystictus sanguineus; in vitro wirksam gegen grampos. u. -neg. Baktn. – **P.porsäure**: antibiot. Verbindg. aus Sticta coronata; antileukäm. Wirkung (Maus).

Polyposis: *path* Vorhandensein mehrerer bis zahlreicher ↑ Polypen; z. B. als – meist erbl. – **gastrointestinale P.** (s. u. Dickdarm-P., GARDNER*, PEUTZ*-JEGHERS*, TURCOT*, CRONKHITE*-CANADA*, OLDFIELD*,

p.ostische Ostitis oder **P.ostosis fibrosa** (↑ JAFFÉ*-LICHTENSTEIN* Syndrom).

Poly|otie: Vorhandensein überzähliger Ohrmuschelrudimente oder Aurikuläranhänge. – **P.ovulation**: gleichzeit. Ovulation mehrerer Eier; beim Menschen seltene Ausnahme (meist nur 2–3), die zu mehreiigen Mehrlingen führen kann.

Polyp: *path* gestielte umschrieb. Schleimhauthypertrophie (= Pseudo-P.) oder -neoplasie (meist gutart., jedoch mit Tendenz zu maligner Entartung), schmaloder breitbasig der Oberfläche aufsitzend, als adenomatöser oder glandulärer (mit drüs. Formationen), angiomatöser (gefäßreich), zyst. oder papillärer Typ; v. a. in Hohlorganen (Magen-Darm, Harnblase, Uterus, Zervix), NNH u. am Zahn (Pulpa, Wurzelhaut, Zahnfleisch); s. a. Polyposis (Abb.!). – Auch inkorrekt für gestielte Gebilde aus Fibrin u. Ery (z. B. ↑ Plazentar-, Herz-P.) u. laienhaft für adenoide Wucherungen (↑ Rachenmandelhyperplasie).

Polypapilloma tropicum s. **pertenue**: ↑ Frambösie.

Poly|parasitismus: gleichzeit. Befall mit verschiedenart. Parasiten (z. B. Oxyuren u. Askariden). – **P.parese**: progressive ↑ Paralyse.

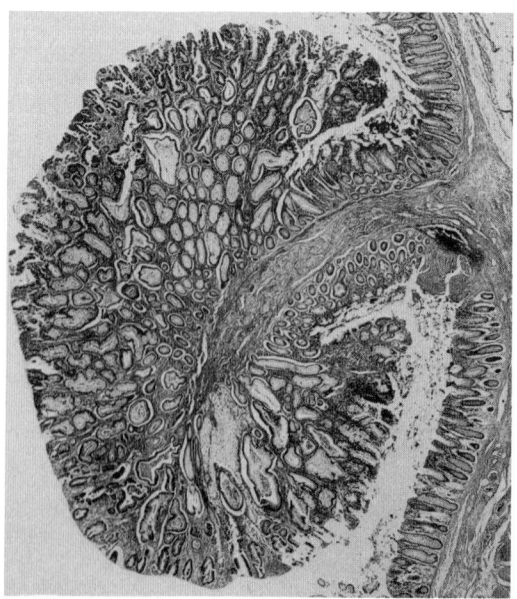

Dickdarmpolyp bei **Polyposis intestini**; pilzförmiges Schleimhautwachstum, durch bindegewebigen Stiel in der Darmwand verankert.

ZANCA*, BEAN* Syndrom, s. a. Abb.), **P. ventriculi** (↑ Gastropathia hypertrophica, Gastritis polyposa), **P. nasalis def.** (↑ WOAKES* Sy.).

Polypragmasie: *therap* Anw. zahlreicher Medikamente u. Maßnahmen beim Einzelfall.

polyradikulär: mehrere (Nerven-)Wurzeln betreffend.

Polyradikultitis(-Syndrom): Entzündung mehrerer bis zahlreicher Spinalnerven-Wurzeln, meist einschl. zugehör. Nervenabschnitte (= **Polyradikuloneuritis**); klin. (je nach Lokalisation): Reflexabschwächung, Paresen, sensible Reiz- u. Ausfallerscheinungen. Ätiol. vielfältig (traumat., tox.- infektiös, metabol., allerg.-hyperg.), oft als Begleit-P. (z. B. bei Masern, Di, Diabetes). Bes. Formen: ↑ LANDRY* Paralyse (»**P. peracuta**«), ↑ GUILLAIN*-BARRÉ (akut, mit Neuritis; davon unterschieden der chron., weniger günstig ausheilende Typ PEHU-DECHAUME), FISHER*, DENNY=BROWN* Sy. (»**P. chronica**«); s. a. Polyneuritis, Polyneuropathie.

Polyribonukleotid-nukleotidyl-transferase, -phosphorylase: Enzym, das den Auf- u. Abbau von RNS (Polyribonukleotid) katalysiert: Nukleosiddiphosphat + (RNS)$_n$ = Orthophosphat + (RNS)$_{n+1}$.

Poly(ribo)som: *zytol* Aggregat aus mehreren Ribosomen, zusammengehalten durch Messenger-RNS; aktiver Komplex bei der Gen-gesteuerten Proteinsynthese.

Poly|saccharase: ↑ Polyase. – **P.saccharide**: hochmolekulare KH aus >10 glykosidisch verknüpften Monosacchariden; unterschieden als Homo- u. Hetero-P. (mit gleichen bzw. verschiedenen KH-Bausteinen). Manche P.saccharide (z. B. in Baktn.kapseln) haben anti- bzw. immunogene Eigenschaften. – **P.sarcus**: *helminth* ↑ Paragonismus.

Poly|semie: ↑ P.spermie. – **P.ser(os)itis**: gleichzeit. entzündl. (oft fibroplast.) Reaktion der Serosaauskleidung mehrerer Körperhöhlen (Peritoneum, Pleura, Perikard), meist als Teilerscheinung einer Allg.erkr. i. S. der hyperergischen Reaktion, z. B. bei Tbk (auch hämatogen), Toxoplasmose, Erythematodes, Polyarthritis (= CONCATO* Krankh.), STILL* Syndrom; s. a. SIEGAL*-CATTAN*-MAMOU* Syndrom. – **P.sialie**: vermehrter Speichelfluß. – **P.sinusitis**: ↑ Multisinusitis; s. a. Pansinusitis. – **P.skleradenitis**: ↑ Skleradenitis zahlreicher LK, v. a. bei tert. Syphilis. – **P.sklerose**: *neurol* ↑ Encephalomyelitis disseminata.

Poly|som: ↑ P.ribosom. – **P.soma**: *path* Mißbildung mit Verdoppelung oder Verdreifachung des Körpers. – **P.somatie**: *zytol* (LANGLET 1927) gemeinsames Vork. von di- u. polyploiden Zellen in einem Gewebe oder Individuum; s. a. Chimäre, Mosaik, mixoploid. – **partielle P.somatie**: Vorhandensein eines Genoms mit 1 oder mehreren überzähl. Chromosomensegmenten (»repeats«); vgl. P.somie. – **P.somie**: 1) *genet* Vorhandensein zusätzlicher Chromosomen im Genom. – 2) *path* ↑ P.soma.

Poly|spermie: 1) Eindringen von mehr als 1 Spermium in eine – meist geschädigte oder gealterte – Eizelle. – 2) P.semie: übermäß. Vol. des Ejakulats (>6 ml). – 3) ↑ P.zoospermie. – 4) ↑ Spermatorrhö. – **P.spike**: *neurol* ↑ Multispike. – **P.splenie**: ↑ Lien accessorius. – **posttraumat. P.splenie**, Splenosis: nach Milzruptur ausgesäte Gewebepartikeln, die am Peritoneum über einsprossende Gefäße ernährt werden.

Poly|stichiasis: Vorhandensein mehrerer Wimpernreihen; s. a. Distichiasis. – **P.stictin**: antibiot. Substanz aus Polystictus versicolor; hemmt in vitro Staphylokokken.

poly|symptomatisch: mit zahlreichen Symptn. – **p.synaptisch**: über mehr als 2 Synapsen (bzw. 3 Neurone) verlaufend (z. B. der Fremdreflex).

Poly|syndaktylie: multiple ↑ Syndaktylie. – **P.synovitis**: Synovitis in mehreren Gelenken. – **P.systolie**: 1) *kard* ↑ Hypersystolie. – 2) *geburtsh* im Tokogramm Wehen in Abständen von <90 Sek.

Poly|thelie: ↑ Hyperthelie. – **P.thiazidum** *WHO*: ein Benzothiadiazinsulfonamid-Derivat; Saluretikum. – **P.thrombophlebitis**: ↑ Phlebitis migrans.

polytop: mit vielen Standorten an einem Körper oder Organ; z. B. **p. Dysostose** (↑ MORQUIO* Krankh.).

Poly|toxikomanie: Drogenabhängigkeit von mehreren Suchtmitteln, gleichzeitig oder nacheinander. – **p.transfundiert**: adj. Bez. für einen Pat., der bereits mehrere Bluttransfusionen erhalten hat; s. a. ↑ Transfusionsschaden. – **P.trauma**: ↑ Mehrfachverletzung (s. u. Schwerverletzter). – **P.trichia**: ↑ Hypertrichosis.

polytrop: mit mehreren Angriffspunkten; z. B. **p. Nährböden** (zur orientierenden TPE-Differenzierung durch gleichzeit. Prüfung mehrerer biochem. Leistungen).

Poly|urie: *quant.* übermäßige Harnausscheidung (>2 l/24 Std.), i. e. S. die infolge Stoffwechselentgleisung (z. B. bei Diabetes insipidus u. mellitus), nach Anurie (kompensatorisch), bei Hydronephrose, Hyposthenurie, nach Paravertebralanästhesie; vgl. Pollakis-, Hydrurie. – **P.urodipsie**: s. u. P.dipsie.

poly|valent: ↑ multivalent. – **P.valurie**: s. u. Valenzwert.

Polyvinyl|alkohol, PVA: synthet. Thermoplast; Anw. u. a. für Salben u. Krems, als Klebemittel, Faserstoff etc., des Derivats **P.formal** als temporärer Hautersatz. – **P.chlorid**, PVC: synthet. Thermoplast (z. B. Hostalit®, Vinidur®), u. zwar als PVC-hart u. -weich, Zell-PVC-hart u. Mischpolymerisate; Anw. z. B. für Katheter; s. a. Vinylchloridkrankheit. – **P.pyrrolidon, Povidonum** *WHO*, PVP: synthet. Thermoplast; Anw. als Plasmaersatz (z. B. Kollidon®, Periston®) u. zur Entgiftung; als Jodkomplex antisept. u. desinfizierend.

poly|xen: ↑ heteroxen; s. a. Parasit. – **p.zentrisch**: *zytol* mit mehr als 1 Zentromer.

Polyzoospermie: Ejakulat mit >200 Mio Spermien/cm³; als **relative P.** bei Parvisemie.

poly|zyklisch: 1) *derm* aus mehreren Kreisteilfiguren zusammengesetzt; vgl. serpiginös. – 2) *chem* aus mehreren Ringen bestehend.

polyzystisch: mehrere Zysten enthaltend; z. B. **p. Degeneration des Ovars** (s. u. kleinzystisch) bzw. **der Leber** (↑ Zystenleber), **p. fetales Syndrom** (↑ POTTER* Sy. II).

Poly|zystographie: *röntg* KM-Darstellung der Harnblase in verschied. Füllungs- u. Entleerungsphasen durch Mehrfachbelichtungen des Films; vgl. Polygraphie. – **P.zystose**: ↑ POTTER* Syndrom II.

Polyzythämie, -cythaemia, Polyzytose: erhebl. Vermehrung der Ery-Zahl pro ml Blut, mit erhöhten Hä-

Polyzytose

matokrit- u. Hb-Werten bei normalem Plasma-Vol.; i. e. S. die prim. (»idiopath.«) – evtl. fam. – **P. vera rubra** (= OSLER*-VAQUEZ* bzw. [kongenital] NICHAMIN* Syndrom), meist mit Thrombo- u. Granulozytose (u. geringer Linksverschiebung) u. hyperplast. KM mit allen Zellreihen; klin.: Plethora, Pseudokonjunktivitis, oft Hautjucken, Parästhesien, akrales Kältegefühl, Hepato-Splenomegalie, Herzdilatation u. -hypertrophie, ohne (= Typ VAQUEZ-OSLER) oder – seltener – mit Hypertonie (= Typ GEISBÖCK); Komplikationen: Thrombose- u./oder Blutungsneigung, zerebraler Insult, Herzinfarkt, sek. Gicht, Magen-Duodenalulzera (»**gastrogene P.**«), Leberzirrhose (↑ MOSSE* Syndrom); evtl. Übergang in Osteomyelofibrose u. akute Leukämie. – **sek.-symptomat. P.**: ↑ Polyglobulie.

Poly|zytose: Vermehrung der zellulären Elemente einer Körperflüssigkeit; z. B. ↑ P.zythämie, -globulie, Pleozytose.

Polzelle: *zytol* s. u. Polkörperchen.

Pomeroy* Methode: abdomin. oder vaginale Sterilisations-Op. durch Ligatur einer 2–3 cm langen Eileiterschleife, deren Mittelstück (1–2 cm) abgetragen wird.

Pommer* Zyste (GUSTAV ADOLF P., 1851–1935, Pathologe, Innsbruck): solitäre Knochenzyste.

Pomona: ↑ Leptospira pomona. – Als **P.-Antigen** für den serol. Nachweis agglutinierender-lysierender oder komplementbindender AK bei einschläg. Leptospirose (»**P.-Krankheit**«) dient lebende Stammaufschwemmung oder abgetötete Leptospiren-Emulsion.

Pompe* Syndrom: (1932) Typ 2 der ↑ Glykogenose.

Pompen* Syndrom: (1935) ↑ FABRY* Syndrom.

Pomphus: (lat.) Blase, Quaddel. – **Pompholyx**: s. u. Cheiro-, Pedopompholyx.

POMP-Schema: zytostat. Kombinationsther. akuter Leukosen mit Prednison, Oncovin (= Vincristin), Methotrexat u. Purinethol.

Pomum Adami: »Adamsapfel«. (↑ Prominentia laryngea).

Poncet* (ANTONIN P., 1849–1913, Chirurg, Lyon) **Krankheit, Rheumatismus**: symptomat. (tox.-allerg.) Arthropathie bzw. Arthritis bei Organ-Tbk; kein eigenständ. Krankheitsbild. – **P.* Lymphadenitis**: Schwellung der submandibulären LK. – **P.* Operation: 1)** bei Spitzfuß Verlängerung der Achillessehne. – **2)** perineale Urethrostomie. – **P.* Zeichen**: bei Jodoform-Vergiftung knoblauchart. Geruch (AgJ) nach Einlegen eines Silberstückchens in den Mund.

Pond, p: *physik* $^{1}/_{1000}$ des ↑ Kilopond.

Ponder*-Kinyoun* Färbung: Darstg. der Polkörperchen von Corynebact. diphtheriae mit Toluidinblau.

Ponfick* Schatten (EMIL P., 1844–1913, Pathologe, Breslau): ↑ Blutkörperchenschatten nach Hämolyse.

Pongola-Virus: ARBO-Virus der Bwamba-Gruppe, Erreger einer fieberhaften Erkr. bei Eingeborenen Südafrikas (Tongaland).

Ponndorf* Impfung (WILHELM HERMANN FRIEDRICH P., 1864–1949, Arzt, Weimar): immunbiol. Ther. der Tbk durch Einreiben des **P.* Impfstoffes** (Extrakt u. Autolysat aus bovinem u. humanem Mycobact. tubercul.) in zahlreiche, auf einer Fläche von max. 4 × 5 cm angelegte Hautritze (Oberarm oder -schenkel); obsolet.

Ponopathie: 1) (KRAEPELIN) »Tätigkeitsneurose« als Oberbegr. für Neurasthenie (durch Überarbeitung) u. Erwartungsneurose. – **2)** »nervöse Erschöpfung«.

Pons *PNA*, P. cerebri s. Varolii: die »Brücke« als dem Metenzephalon ventral aufgelagerte vierseit., rostral von den Crura cerebri u. Fossa interpeduncularis, kaudal von den Pyramiden begrenzter weißer Querwulst u. Neuhirnanteil als markhalt. Nervenfasern u. den »Brückenkernen« der Tractus corticopontini (einschl. Kleinhirnverbindungen). – **P.krise**: »pontine« tab. ↑ Krise bei tert.-syphilit. Entzdg. des Pons; mit kontralat. Augenmuskellähmungen.

Pons-Syndrom: 1) als »**lat. P.-Sy.**« bei umschrieb. einseit. Schädigung des lat. Pedunculus cerebell. medius (meist Verschluß der Aa. circumferentes breves) zerebellare Hemiataxie, Adiadochokinese, Asynergie, evtl. herdseit. HORNER* Syndrom u. Trigeminusausfälle, kontralat. dissoziierte Empfindungsstörung, Myorhythmien in Gaumen u. Schlund. – **2)** als »**paramedianes P.-Sy.**« (»Brückenfuß-Sy.«) bei einseit. paramed. Läsion des Pedunculus cerebell. med. (Verschluß der Basilaris-Äste) schlaffe, später spast. Hemiplegie der Gegenseite (außer Gesicht) evtl. auch leichte Hemiataxie u. Zungenparese auf der Herdseite, aber ohne Großhirnsymptome. – **3) (orales) P.-Haubensyndrom**: ↑ RAYMOND*-CESTAN* Sy.

Ponsold* Kapillarmethode: Blutgruppen-Bestg. durch Einbringen von Testserum u. 1%ig. Blutkörperchen-Suspension in eine Glaskapillare, Schütteln u. Ablesen nach 30 Min. (perlschnurartig aneinandergereihte Agglutinate = pos.). – Bei Verw. von viel Serum u. gut agglutinablen Testblutkörperchen auch zur Prüfung von Seren mit nur schwachen Agglutininen geeignet. – **P.* Probe**: s. u. KAISER*-P.*

Pontencephalon: der Brücken(»Pons«)-Teil des Metencephalon.

Pontibrachium: ↑ Pedunculus cerebellaris medius.

Ponticulus: »kleine Brücke«; *anat* z. B. (*JNA*: »Propons«) die Knochenleiste zwischen Eminentia pyramidalis u. Promontorium cavi tympani.

pontin(us): den Pons cerebri betreffend; z. B. **pontine Hemiplegie** (↑ Hemiplegia alternans), **p. Krise** (↑ Ponskrise).

Pontius* Reaktion: kolorimetr.-quant. Androsteron-Nachweis (Bläuung in heißer Perchlorsäure).

Pool*(-Schlesinger*) Phänomen: ↑ Beinphänomen (bei Tetanie).

Pool: *biol* Begr. der dynam. Biochemie für die »Ansammlung« eines Stoffes in Bereitschaft für spätere – metabol. – Verwendung, z. B. von Blut (↑ Blutspeicher) oder einer organ. (z. B. Methyl-P.) oder anorgan. Substanz (z. B. Eisen-P.); i. w. S. auch der im Organismus vorhandene Gesamtbestand des betr. Stoffes; s. a. Metabolic pool. – **Pooling**: Versacken des Blutes in den Venen der unt. Körperhälfte.

Pope* Trypsin-Verdauungsbrühe: Nährmedium für Corynebact. diphtheriae (zur Toxinproduktion) aus tryptisch verdautem Pferde- oder Rindfleisch u. Fleisch- u. Hefewasser, mit Zusatz von Maltose u. Na-laktat (pH 8,0). – **P.* Vakzine**: polyvalente

Vakzine aus abgetöteten Brucellae abortus, suis u. melitensis (Wirkung unspezif.?).

Pope*-Stevens* Bestimmung: jodometr. Bestg. des Aminosäure-N im Harn durch Zusatz von Kupferphosphat-Suspension u. Titrieren des aus KJ freigesetzten Jods mit Thiosulfat; normal 0,4–0,8 g/Tag, erhöht bei chron. Nierenerkr.

Poples *PNA*: die oberflächl. Kniekehle.

Poplitea: ↑ Arteria poplitea. – Der **P.-Typ** der peripheren Durchblutungsstörung (Obliteration der A. poplitea, häufig nur Kompression bei Verlaufsvariante oder aberrierenden Gastroknemius- bzw. Plantaris-Ursprung = **P.kompressionssyndrom**) hat eine ungünst. Prognose, da nur geringe Möglichkeit des Kollateralenausbaus.

popliteal: die Kniekehle betreffend; z. B. **P.linie** (= Linea musculi solei), **P.-Pterygium-Syndrom** (= FÈVRE*-LANGUEPIN* Sy.), **P.zyste** (= BAKER* Zyste 2), **P.punkt** (Nervendruckpunkt für den N. ischiadicus). – **popliteus**: (lat.) zur Kniekehle gehörend.

Popoff* (NICOLAS WASIL P., geb. 1889, Pathologe, Rochester/N.Y.) **Operation**: *gyn* ↑ Sigmascheide. – **P.* Tumor**: (1934) ↑ Glomustumor. – **P.*-Prowazek* Knötchen**: »Fleckfieberknötchen« (periarterielle Infiltrate).

Popow* Syndrom: einseit. Bewegungsverzögerung beim Finger-Fingerversuch, so daß sich die Zeigefinger außerhalb der Medianebene treffen.

Poppelreuter* Apraxie: optische ↑ Apraxie.

Popper* Operation (JULIUS P., geb. 1888, Otologe, Wien): transtympanale Technik (nach Abtrennung des knorpl. Gehörgangs) zur Fensterung des lat. Bogenganges; Bildung eines tympanomeatalen Lappens, Entfernung der lat. Attikwand u. des Amboß.

Popper* Test: (1943) Bestg. der Serumamylase nach i. v. Gabe von Sekretin; ansteigende Werte sprechen für Abflußhindernis im Pankreasgangsystem (chron. Pankreatitis).

Poppov* Operation: (1961) doppelläuf. Ersatzmagen aus dem oberen Jejunum: terminoterminal. Ösophagojejunostomie, zuführender Schenkel im Nebenschluß, abführender nimmt den jeweils terminolat. angeschlossenen oberen bzw. mit Duodenalstumpf auf u. ist – zur teilweisen Speisebreiumleitung – zwischen den bd. Anastomosen eingeengt.

Population: 1) *genet* **mendelist. P.**: die ein gemeinsames Areal bewohnende panmikt. Fortpflanzungsgemeinschaft mit gemeinsamem Gen-Pool, zusammengesetzt aus mehreren, etwas versch. Lokalpopulationen; unterschieden als »offene« (Zufluß fremder Gene mögl.) u. »geschlossene« P.; größte P. ist die Art. – Als »ideale P.« i. S. der Populationsgenetik (s. a. HARDY*-WEINBERG* Gesetz) gilt die, in deren Gen-Pool ein genet. Gleichgew. bei normaler sexueller Reprуktion herrscht. – 2) *statist* Kollektiv aus Lebewesen, ↑ Bevölkerung.

P/O-Quotient: *biochem* die Relation »gebildetes ATP«/»verbrauchter Sauerstoff (O)« als Energiebilanz der Atmungskettenphosphorylierung.

Poraden(olymph)itis: Lymphadenitis mit zahlreichen kleinen Abszessen, i. e. S. die **P. inguinalis s. venerea** (↑ Lymphopathia venerea).

Porak*-Durante* Krankheit: (1905) ↑ Osteogenesis imperfecta letalis VROLIK.

Porcher* Methode: *röntg* 1) Lokalisation schattengebender Augenfremdkörper durch seitl. u. p.-a. Aufnahme mit Spezialgerät. – 2) Magen-Darmpassage nach Morphin-Inj. (Magentonus u. -bewegungen verstärkt).

Pore: Hautpore (↑ Porus sudoriferus).

Por|ektasie: Erweiterung der Hautporen (↑ Porus sudoriferus). – **P.endothel**: s. u. Endothelporen.

Porenzephalie: (SIEGMUND) zyst. bzw. trichterförm. Substanzdefekte (asept. Nekrosen) in Großhirnmark u. -rinde, meist als Folge fetaler oder peripartaler Durchblutungsstörung, aber auch als **Pseudo-P.** nach Hirnblutung (s. a. Hemiplegia lacunaris) oder Trauma. Die glattwand. »Pori«, die nur bei Entstehen nach Ende der Markreifung (2. Lj.) Fettkörnchen- u. Pigmentzellen oder Organisationsvorgänge aufweisen, können mit dem Ventrikelsystem (= **inn. P.**) oder dem Subarachnoidalraum (= **äuß. P.**) in Verbindung stehen. Klin.: Schwachsinn (nur bei angeb. Form), Anfallsleiden, Paresen, EPS-Störungen. – vgl. diffuse ↑ Hirnsklerose.

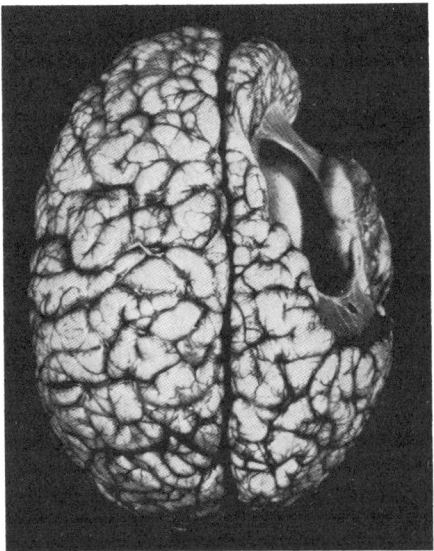

Porenzephalie in der rechten Großhirnhemisphäre nach Geburtsasphyxie. Boden des re. Seitenventrikels liegt frei; Höhle vorn u. hinten durch dünne, z. T. eingerissene Arachnoidalmembran abgedeckt.

Porfiromycinum *WHO*: Antibiotikum aus Streptomyces ardus; in vitro wirksam gegen grampos. u. -neg. Baktn., v. a. aber gegen experim. Tumoren.

Porges* (OTTO P., 1879–1967, Internist, Prag, Chicago) **Enteritis**: benigne Form des Dünndarmkarzinoids. – **P.* Punkt**: »Dünndarmdruckpunkt«, juxtaumbilikaler Druckschmerzpunkt bei Enteritis. – **P.*-Aldersberg* Diät**: Diabeteskost mit Fett- (ca. 50 g) u. Eiweißbeschränkung (100 g) u. großem KH-Angebot, das mit Insulin kompensiert wird; fördert Glykogenspeicherung in der Leber (u. wirkt deren Verfettung entgegen).

Poriomanie: Trieb zu planlosem »Weglaufen« auf Grund inn. Dranges u. inn. Unruhe; v. a. im Rahmen hysteri- oder epileptiformer Dämmerzustände, in

Poritis

Konfliktsituationen bei Kindern u. Jugendl. (Pubertät), als Primitivreaktion bei Psychopathen.

Poritis: meist staphylogene Entzdg. der Schweißdrüsenausführungsgänge einschl. der zugehör. Hautporen; s. a. Hidradenitis.

Porocephalus: Gattg. der Zungenwürmer [Linguatulida]; Adultstadien Parasiten von Schlangen (in Lunge, Bronchien), Entwicklung zu Nymphen in deren Beutetieren (v. a. Kleinsäuger); s. a. Porozephalose.

Porofolliculitis (Besnier*): ↑ BOCKHART* Impetigo.

Porokeratosis: dyskeratot. Veränderungen an den Hautporen. Als **P. zosteriformis** s. **Mibelli** (Naevus keratoatrophicans, Keratoma excentricum, Parakeratosis anul. s. centrifugata atroph., Porschwielen) unregelmäßig dominant-erbl., oft fam. (bes. bei Italienern), geschlechtsbegrenzt, im Kindes- bis mittl. Alter beginnend, meist lokal fortschreitend: dys- bis hyperkeratot., wallart.-erhabene, gyrierte, Zoster-art. Herde aus 1–2 mm großen Effloreszenzen mit bräunl.-atroph. Zentrum; Beginn an Extremitäten (Streckseite) als keratot. Knötchen in einer Papel (»kornoide Lamelle«); evtl. Übergreifen auf Gesicht u. Genitale, auch Nagelatrophie (bei Befall der Finger). – Ferner die **disseminierte superfizielle aktinische P.** (durch Licht provozierte, juckende, nur wenig erhabene, braune bis braunrote, follikuläre Papeln mit zentralem Hornpfropf), die **P. papillomatosa palmaris et plantaris Mantoux*** (nicht fam. Variante der palmoplantaren Keratose, ohne subj. Beschwerden auftretend u. innerhalb weniger Wo. völlig abheilend: an Handflächen u. Fußsohlen disseminiert-symmetrisch stecknadelkopfgroße, hautfarbene, mehr tast- als sichtbare, konfluierende intradermale Knötchen bei erhaltenem Papillenmuster u. ohne Hyperhidrose; nach 5–6 Tg. mit punktförm. Schwärzung u. später 2–3 mm tiefen Grübchen).

Porom(a): Verhornung, Hornschwiele, Exostose. – **ekkrines P.**: ↑ Porosyringom.

Poro|sis, Porose: 1) entzündl. Induration, Verhornung, Kallusbildung. – 2) Höhlenbildung (z. B. ↑ Porenzephalie), Rarefizierung, i. e. S. die ↑ Osteoporose. – **P.syringom**: gutartiger Schweißdrüsentumor (»ekkrines Akrospirom«) an Handfläche u. Fußsohle; keine Kapsel, intraepidermale Ausbreitung, evtl. Übergreifen auf die Kutis, von der Stachelzellschicht durch dunkelkern. Zellen abgegrenzt, PAS-pos. Membranen um kleinere Hohlräume. Maligne Entartung extrem selten.

Porozephalose: *helminth* Befall mit ↑ Porocephalus-Jugendstadien (selten mit adulten Würmern) beim Menschen (Zufallswirt nach Verzehr von Schlangen oder verunreinigtem Gemüse), in Europa durch Linguatula serrata, in den (Sub-)Tropen durch Poroc. armillatus; meist klinisch stumm (Larven sterben ab u. liegen in parenchymatösen Organen oder frei in Bauchhöhle).

Porphin: 4kerniger Pyrrolfarbstoff; Grundgerüst der ↑ Porphyrine (s. a. dort. Formel).

Porphiromycin: ↑ Porfiromycinum.

Porphobilinogen, PBG: Pyrrolderivat (↑ Formel; substituiertes Monopyrrol) als Vorstufe bei der ↑ Porphyrin-Biosynthese (Enzymopathie i. S. des Uroporphyrinogen-Cosynthetase-Defektes führt zu kongen. erythropoet. ↑ Uroporphyrie). Bestg. im Harn (s. a. Porphyrinurie) mit EHRLICH* Aldehydreagens (Rötung), z. B. als qual. Routinetest n. WATSON u. SCHWARTZ (falsch-pos. Befunde evtl. bei Phenothiazin-Ther., Epilepsie, Pellagra). – Biosynthese mit Propionibact. shermanii aus ALA (= δ-Aminolävulinsäure).

$$\begin{array}{c} \text{COOH} \\ | \\ \text{HOOC} \quad \text{CH}_2 \\ | \qquad | \\ \text{H}_2\text{C} \qquad \text{CH}_2 \\ \diagdown \diagup \\ \text{H}_2\text{C} \quad \text{N} \\ | \quad \text{H} \\ \text{H}_2\text{N} \end{array}$$

Porphyrie, Hämatoporphyrie: hereditär-angeb. (evtl. durch exogene Noxe ausgelöste) oder erworb. Stoffwechselstörung mit gestörter Porphyrin-Synthese (↑ dort. Schema) als Folge einer Enzym-Dysfunktion im erythropoet. System oder in der Leber; s. a. Myoporphyrie. Porphyrin-Nachweis (hohe Werte v. a. im Harn) spektroskop. u. chromatograph., im UV-Licht (Rotfluoreszenz), durch Überführen in Metallkomplexsalze, evtl. nach Trennung in ätherlösl. Kopro- u. -unlösl. Uroporphyrin (Methoden z. T. unspezif.; Schnellprobe: Rötung bei Erhitzen mit verd. HCl). – 1) **Porphyria congenita** (Hämato-P., Porphyrozytose, GÜNTHER* Syndrom) als seltene, rezessiv-erbl. (2:1-Androtropie), erythropoet. Form infolge Defektes der Uroporphyrinogen-isomerase (abnormes Porphyrin Typ I, überschüss. Protoporphyrin IX); klin.: progred. Photodermatose (Hidroa vacciniformis BAZIN, pigmentierte Narben) u. Erythrodontie, später Mutilierungen an Fingern, Nase, Ohrmuscheln, auch Ektropium, Symblepharon, Leukom; hämolyt. Anämie (im UV-Licht rotfluoreszierende Ery, ↑ Porphyrozyten), Milztumor; im KM erythroblast. Hyperplasie, Erythroblastophagie, fluoreszierende Erythroblasten; Urin burgunderrot, nachdunkelnd (hoher Porphyringehalt). Beginn in früher Kindheit, Verlauf ungünstig, Exitus in jugendl. Alter. – 2) **P. chronica** s. **cutanea tarda** (WALDENSTRÖM 1937) als erbl. (autosomal-rezessiv?), hepat. Form infolge überschüss. Bildung von δ-Aminolävulinsäure u. Porphobilinogen, verstärkter Aktivität der δ-Aminolävulinsäure-synthetase (?) u. Mangel an Uroporphyrinogen-karboxylase; klin.: milde Photodermatose (Milien- u. Blasenbildung, Hyperpigmentierung; s. a. Melanodermie), Hyalinosis cutis, Hypertrichose, Lebervergrößerung u. -zirrhose, Hypersiderämie, Urin oft dunkelrot. Beginn ab 40. Lj. (bevorzugt schwarzhaar. ♂ ♂), Verlauf protrahiert; ausgelöst evtl. durch Alkoholabusus, Hepatitis, Hungerdystrophie, Syphilis; oft kombin. mit (Prä-)Diabetes. – Analoges Bild durch Barbiturate, Östrogene, Ovulationshemmer etc. (= tox. P.). – 3) Mit gleichem Pathomechanismus wie (2) die autosomal-dominant erbl. (gynäkotrope) **P. acuta intermittens** (»Schwed. P.«, Pyrroloporphyrie, WATSON 1954), ab 2. Ljz. mit abdomin. Koliken, hepat. Dysfunktion, Paresen, Polyneuritis, Hypertension, Kreislaufstörgn., Depressionen, jedoch ohne Hauterscheinungen; im Anfall evtl. Atemlähmung; Urin meist rot, nachdunkelnd; mit Porphyrinablagerung in Leber, Niere, Ganglien- u. Körnchenzellen). – Die seltene **P.-Psychose** (als exogener Reaktionstyp BONHOEFFER) zeigt sehr verschied. Bilder, z. B. extreme Erregung, Katatonie, Verwirrtheit, Halluzinationen, evtl. als **P.-Schizophrenie**.

Porphyrine: die vom Porphin abgeleiteten natürl. Farbstoffe u. deren Vorstufen (= Porphyrinogene; ↑ Schema); die **tier. P.** (u. a. Proto-, Uro-, Kopro- u. Meso-P.) entstammen den Typen I u. III des Uroporphyrins; meist in Komplexbindung mit 2wert. Metallionen u. proteingebunden (als ↑ Hämoproteine, Zytochrome u. in Enzymen wie Katalase oder Peroxidase). Erhöhte Harnwerte bei ↑ Porphyrie (s. a. Porphyrinurie).

Porphyrin|ämie: vermehrtes Auftreten von Porphyrinen im Blut bei ↑ Porphyria congenita. – **P.agoga**: die P.bildung steigernde, u. U. eine Porphyrie auslösende Substanzen wie Barbiturate, Narkotika, Sulfonamide, Alkohol. – **P.dermatose**: Photodermatose bei Porphyrie, i. e. S. die ↑ Porphyria chronica.

Porphyrino|gen: die farblosen Vorstufen der ↑ Porphyrine. – **P.pathie**: ↑ Porphyrie; s. a. Uroporphyrie.

Porphyrin|präkursoren: kleinmolekulare Vorstufen der ↑ Porphyrin-Biosynthese, z. B. ALA u. PBG (↑ Schema). – **P.urie**: Ausscheidung von Porphyrinen mit dem Harn (normal Koproporphyrin bis 100 µg/Tag, Uroporphyrin in Spuren; s. a. Uroporphyrie, i. e. S. die vermehrte Ausscheidung bei ↑ Porphyrie, aber auch bei Intoxikation (Blei, Barbiturate, Sulfonamide, Alkohol), Anämie, Lebererkr. (bes. Hepatitis), Hypovitaminosen, Hypermetabolismus, vermehrter Darmfäulnis, Malignom etc. (dann auch Ausscheidung von Aminolävulinsäure, Uroporphyrin, Porphobilinogen).

Porphyrismus: erbl. Konstitutionsanomalie, die zur – chron. – Porphyrie führt; vgl. Porphyrose.

Porphyrmilz, Bauernwurstmilz: *path* typ. makroskop. Schnittbild der Milz (grauweiße Granulome in dunkelroter Pulpa) bei Lymphogranulomatose.

Porphyrogen: bei Porphyrie ausgeschiedene Chromogene, die bei Erhitzen mit verd. HCl in gefärbte **Porphyronine** übergehen.

Porphyropsin: Farbstoff in den Stäbchen der Retina.

Porphyrose: erbl. Konstitutionsanomalie, die zur – akuten intermittierenden – Porphyrie führt; vgl. Porphyrismus.

Porphyro|zyt: Ery mit vermehrtem Porphyringehalt (im UV rotfluoreszierend) bei Porphyria congenita = **P.zytose** (STICH).

Porphyrstaublunge: Silikose durch Einatmen von Porphyrstäuben (70–80% Kieselsäure); in einschläg. Steinbrüchen (v. a. Spreng- u. Bohrarbeiten) nach rel. kurzer Exposition; entschädigungspflicht. BK.

Porrakusie: (*gr* porro = fern von) auditive Trugwahrnehmung (Geräusch, Töne oder Stimmen wie aus weiter Ferne) als Phänomen (Illusion, Halluzination, traumhaftes Erlebnis) bei extremer Übermüdung u. im Schlaf, ferner bei Psychose u. Epilepsie (als Initialsympt. bzw. Aura psychosensorischer od. -motor. Temporalhirnanfälle).

Porret* Zeichen: bei Gleichstromdurchflutung der Muskelfaser Kontraktionswelle vom pos. zum neg. Pol.

Porrigo: verkrustende oder schuppende Hautaffektion im Kopfbereich; z. B. **P. furfurans** (↑ Tinea capitis), **P. favosa** s. **scutularis** (↑ Favus), **P. contagiosa** (↑ Impetigo).

Porro*(-Veit*) Operation (EDUARDO P., 1842–1902, Gynäkologe, Mailand): *geburtsh* (1876) abdomin. Schnittentbindung mit supravaginaler Uterusexstirpation u. Marsupalisation des Zervixstumpfes bei Genitalinfektion (jetzt nur zur Sterilisation älterer Frauen u. bei Uterus myomatosus).

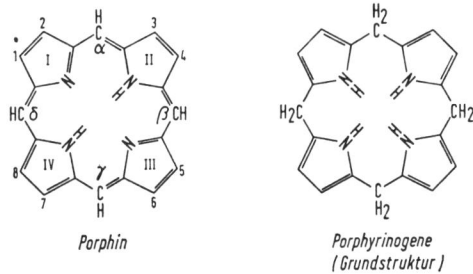

Porphin — Porphyrinogene (Grundstruktur)

Porphyrin- u. Häm-Biosynthese

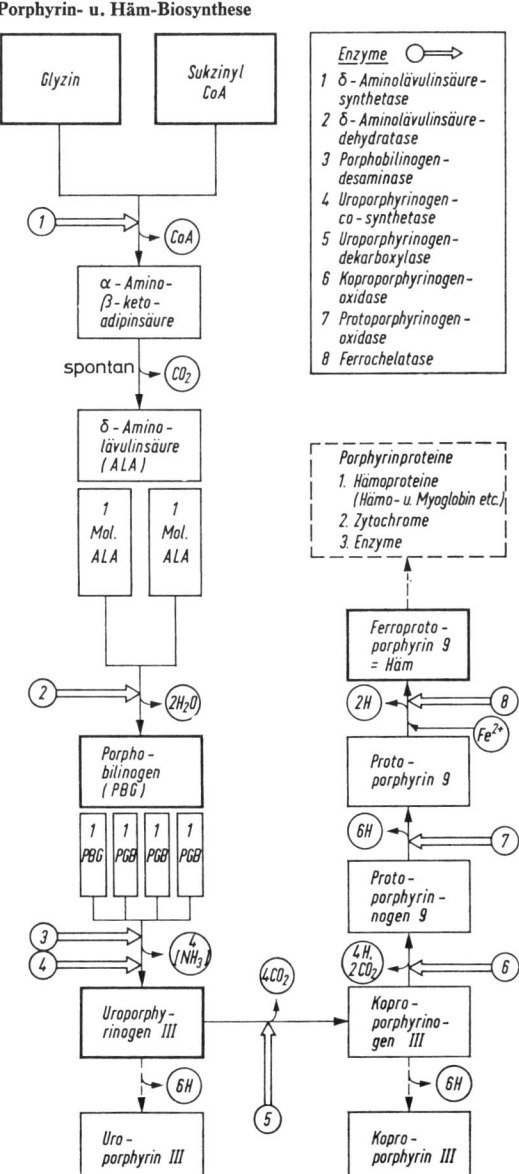

Porropsie: visuelle Trugwahrnehmung (Gegenstände in weiter Entfernung oder von dort näherkommend) bei Illusionen, Halluzinationen u. traumhaften Erlebnissen, v. a. bei psychomotor. u. -sensor. Epilepsie; vgl. Porrakusie.

Porschwielen: ↑ Porokeratosis Mibelli.

Porta: (lat.) Pforte, *PNA* Ein-, Ausgang; auch syn. mit Hilus (z. B. P. lienis, P. pulmonis, P. renis); i. e. S. die **P. hepatis**, die »Leberpforte« (als quere Vertiefung an der Unterfläche zwischen Lobus quadratus u. caudatus) als Ein- bzw. Austrittsstelle von A. hepat. propr., V. portae, Ductus hepat., Lymphgefäßen u. Nerven. − Auch Kurzform für V. portae, z. B. **P.-Kava-Anastomose** (s. u. portokaval).

(della) Porta* Syndrom: ↑ GREIG* Syndrom.

Portal* Muskel: in die Ellbogengelenkkapsel ziehende Fasern des M. brachialis.

portal(is), Portal...: die ↑ Pfortader (1 u. 2) betreffend; z. B. **P.feld** (↑ GLISSON* Dreieck). − **Portatyp**: *onkol* ↑ Pfortadertyp.

Porter* Reaktion: 1) Indikan-Nachweis im Urin mit HCl u. Chloroform u. einigen Tr. 0,5%ig. KMnO₄-Lsg. (Farbumschlag in Purpur). − 2) Harnsäure-Nachweis (Kristallbildg.) im Urin durch Kochen nach Ansäuerung mit einigen Tr. 4%ig. Essigsäure.

Porter* Zeichen: ↑ OLIVER*-CARDARELLI* Zeichen.

Porter*-Silber* Chromogene: (1950) Kortikosteroide mit charakterist. 17,21-Dihydroxy-20-keto-Struktur, mittels **P.*-S.* Methode** im Harn u. Blut spezif. erfaßbar (Gelbfärbg. mit Phenylhydrazin in Äthanol-Schwefelsäure); normal im 24-Stdn.-Harn 2,9–12 bzw. (♀) 1,1–8,6 mg.

Portes* Operation: *gyn* s. u. GOTTSCHALK*-P.*.

Portio: (lat.) Anteil, Teil; *anat* z. B. die **P. densa** u. **flaccida omenti minoris** (= Lig. hepatoduodenale bzw. -gastricum), **P. major** u. **minor n. trigemini** (*PNA*; = Radix sensoria bzw. motorica des ↑ Nervus V), **P. minor n. facialis** (= N. intermedius); i. e. S. die **P. cervicis** (*PNA*), u. zwar als **P. vaginalis cervicis** (= P. v. uteri, P. intravagin.) der zapfenförmig in die Scheide hineinragende, ca. 1 cm lange, von Vaginalschleimhaut überzogene Teil des Gebärmutterhalses sowie kranial anschließend (oberhalb des Scheidenansatzes) als **P. supravaginalis** (ca. 2 cm), dorsal vom DOUGLAS*-Peritoneum überzogen, ventral bindegewebig mit dem Harnblasengrund verbunden; s. a. Ectopia cervicis (Abb.!).

Portio|abstrich: Spatelabstrich der obersten Epithellage der ↑ Portio vaginalis (unter Sicht), möglichst an der Übergangsstelle Platten-/Drüsenepithel. Nach Fixieren auf Objektträger (10 Min. in 95%ig. Alkohol[-Äther]) Färbung n. ↑ PAPANICOLAOU (bei Gruppe VI u. VII umgehend histol. Sicherung wegen Ca.-Verdachts!). − **P.adapter**: *röntg* s. u. Hysterosalpingographie. − **P.amputation**: ↑ Zervixamputation, Konisation.

Portio|ektopie: ↑ Ektopia portionis. − **P.erosion, -fleck**: ↑ Erosio vera, Erythroplakia portionis; s. a. Zervixerosion.

Portio|kappe: *gyn* auf die Portio vaginalis aufzusetzende Plastikkappe (früher Edelmetall) zur mechan. Empfängnisverhütung. Anw. auch für künstl. Befruchtung (Sperma enthaltende Kappe für 8–10 Std. in situ). − **P.karzinom**: s. u. Kollumkarzinom. − **P.konisation**: ↑ Konisation.

Portio|leukoplakie: ↑ Leukoplakia portionis. − **P.lüftungsschmerz**: *gyn* ↑ Elevationsschmerz.

Portioödem: Zervixschwellung bei Mehrgebärenden unter der Geburt. Kann durch ungenügende Dehnbarkeit u. Einklemmung der vord. MM-Lippe zum Geburtshindernis werden; meist spontane Rückbildung im Wochenbett.

Portio|plastik: plast. Deckung des Defektes nach P.amputation (Keilexzision oder nur Abtragung der MM-Lippen) oder bei Zervixriß; z. B. n. EMMET. − **P.platte**: *radiol* vor die Portio vaginalis zu applizierender runder, evtl. perforierter Plattenfilter (meist als »Pilz«-Kombination mit intrazervikalem Längsfilter) für die Radium-Ther. des Kollum-Ca. − **P.prolaps**: Descensus uteri mit Vorfall der Portio vagin. vor die Vulva (meist bei Zervixelongation).

Portio|-Retentionszyste: s. u. NABOTH* Eier. − **P.schiebeschmerz**: durch bimanuelles Verschieben der Portio vagin. cervicis ausgelöster Schmerz, v. a. bei Entzündung in Parametrien, Adnexen u. Ligg. sacrouterina, aber auch z. Zt. der Ovulation; s. a. Elevationsschmerz.

Portio|stichelung: Stichinzision von NABOTH* Eiern. − **P.stumpf**: der vaginale Rest der Uteruszervix nach supravaginaler Uterusamputation; häuf. Ort eines Ca.-Rezidivs.

Portmann* Operation: 1) P.*-CLAVERIE* Op.: bei Stapesankylose Interposition eines Lippenschleimhaut- oder Venenwand-Transplantats zwischen mobilisierten Steigbügel u. ovales Fenster. − 2) Eröffnung des Saccus endolymphaticus zur Druckentlastung des Labyrinths bei einschläg. Schwindel (z. B. MENIÈRE* Sy.). − 3) bei Tinnitus aurium periarterielle Karotis-Sympathektomie. − 4) translaryngeale, subglott. Entfernung eines auf die Glottis übergreifenden Zungentumors (keine spätere Störung von Schluckakt, Phonation u. Atmung).

Portnoy* Test: (1957) ↑ Plasma-Reagin-Test.

Porto|graphie: *röntg* Kontrast-Darstg. der V. portae, meist im Rahmen einer Splenoportographie, selten nach KM-Inj. in die V. mesenterica sup. (intraoperativ) oder perkutan-transhepat. oder transumbilikal (nach Rekanalisierung der Chorda venae umbilic.). − **P.hepatogramm**: *röntg* bei Splenoportographie die Darstg. der Pfortader u. ihrer kleinsten intrahepat. Äste (ca. 3–4 Sek. nach Inj.).

porto|kavale Anastomose: *chir* (McINDRE 1928) op. Verbindung zwischen den Gefäßsystemen von Pfortader u. unt. Hohlvene (Ausschaltung des Leberstrombetts) bei portaler Hypertension; i. e. S. durch Anastomosierung der Hauptstämme, i. w. S. auch durch splenorenalen Shunt, ↑ TALMA*, SAEGESSER* Op. etc.; klin.: Gefahr des **p.kavelen Kurzschlußsyndroms** (= portosystem. Enzephalopathie HENNING) mit episod. Stupor infolge Ammoniakintoxikation (Übertritt von Eiweißabbauprodukten unter Leberumgehung in den Kreislauf).

Portweinfleck: *derm* 1) planes (im Hautniveau gelegenes) ↑ Angiom. − 2) ↑ Naevus flammeus.

Porus: (lat.) Öffnung, Eingang: z. B. (*PNA*) **P. acusticus ext.** (äuß. Öffnung des knöchernen Gehörgangs in der Pars tympanica des Stirnbeins) u. **int.** (gegen

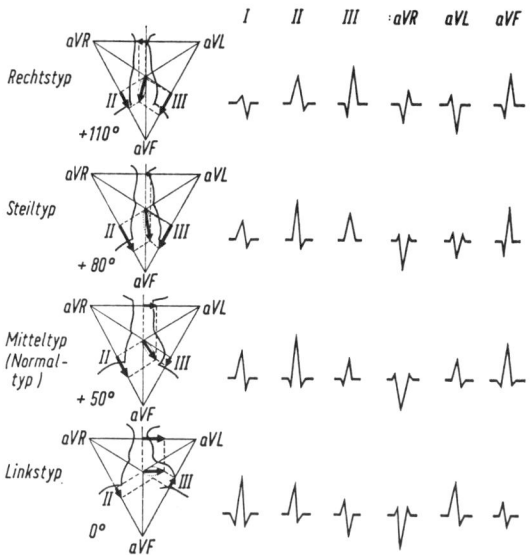

Positionstypen

den Kleinhirnbrückenwinkel gerichteter Eingang des inn. Gehörgangs an der Facies post. des Felsenbeins), **P. gustatorius** (apikale Öffnung des Schmeckbechers, in der die Geschmackszellen mit Mikrovilli-Bündeln enden), **P. sudoriferus** (»Hautpore«, Mündung eines Schweißdrüsenausführungsganges).

Porzellan|gallenblase: Gallenblase mit verdickter u. kalkinkrustierter Wandung (homogen-dichter Rö.-Schatten, im Halsteil evtl. Konkremente), meist als Folge chron. Cholezystitis. Gefahr der malignen Entartung. – **P.ovar**: durch Tunica-albuginea-Verdickung glattes, großes, festes Ovar, z. B. beim STEIN*-LEVENTHAL* Syndrom. – **P.staublunge**: erst nach rel. langer Exposition (ca. 30 J.) bei Porzellanarbeitern (Massemüller, Dreher, Gießer, Brenner) auftretende ↑ Keramiker-Silikose als entschädigungspflicht. BK.

Porzelt* Operation: Daumenersatz durch End- u. Mittelglied u. Grundgliedköpfchen des Zeigefingers, wobei vom Metakarpale II nur die Basis belassen wird.

Posada*(-Wernicke*) Krankheit: ↑ Kokzidioidomykose.

Posadasia pyriformis: ↑ Histoplasma capsulatum.

Positio: (lat.) Stellung, Lage, Einstellung; v. a. **1)** *gbh* die ↑ Stellung der Frucht (Lage des kindl. Rückens li. oder re. = P. I bzw. II). – Im engl. Sprachbereich die P. des Kopfes bzw. Steißes unter der Geburt als Typ der ↑ Fruchteinstellung (Praesentatio). – **2)** *gyn* **P. uteri**: Stellung des Gesamtuterus im kleinen Becken (vgl. Versio, Flexio), am häufigsten in der Führungslinie, wobei der Fundus die Terminalebene kaum überschreitet u. die Portio in der Interspinallinie liegt. Abweichungen sagittal (↑ Ante-, Retroposition), horizontal (= Dextro-, Sinistropositio) u. vertikal (↑ Elevatio, Descensus).

Positions|effekt: *genet* Änderung der phänotyp. Auswirkung eines Gens infolge Verlagerung (Crossover, Inversion, Translokation), bes. in der Nachbarschaft heterochromatischer Chromosomensegmente. – **P.hypotonie**: ↑ Orthostase-Syndrom. – **P.nystagmus**: ↑ Lagenystagmus.

Positionstypen: *kard* die durch die Stellung der Herzachse bedingten EKG-Typen, bestimmt durch den Winkel α, den die elektr. Achse (etwa indent. mit größtem QRS-Vektor in der Frontalebene) mit der Abtlg.-I-Horizontalen bildet (von li. [= 0] nach unten pos., nach oben neg.); unterschieden als ↑ Normal- (α = + 60° bis + 30°), Steil- (α = + 90° bis + 60°), Links- (α = + 30° bis – 30°; überdreht < –30°) u. Rechtstyp (α = + 90° bis + 120°; überdreht < + 120°); s.a. Abb.

positiv: zutreffend, mit Ergebnis, nicht negativ, oberhalb der 0-Linie; *physik* dem neg. elektr. Pol entgegengesetzt, z. B. **pos. Ion** (↑ Kation), **p. Elektrode** (↑ Kathode); *opt* **P.linse** (↑ Konvexlinse); *röntg* **p. Bild** (mit richtigen Helligkeitswerten, z. B. als übl. Leuchtschirmbild); *radiol* **p. Sieb** (s. u. Bestrahlungssieb).

Positron, Antielektron: Elementarteilchen (↑ dort. Tab.) mit pos. Ladung (e^+, β^+); Gegenstück zum Elektron (mit dem es zum γ-Quant kombiniert, sogen. Vernichtungsstrahlung). – **Positronenstrahler** (v. a. ^{64}Cu, ^{74}As, ^{72}As, ^{19}F, ^{68}Ga) finden Anw. u. a. zur Hirnszintigraphie (Anreicherung in Malignomen).

Posner* Syndrom: **1)** ↑ Kongestionsprostatitis. – **2) P.*-Schlossmann*(-Kraupa*) Syndrom**, zyklit. Glaukom: (1948) rezidivierende einseit. Iritis mit anfallsweiser Augendrucksteigerung (für Std. bis Wo.), verschwommenem Sehen, Auftreten farbiger Ringe; wahrsch. allerg., Vork., v. a. bei Jugendl., Verlauf gutartig.

Posner* Test (CARL P., 1854–1928, Internist, Berlin): Bestg. der Herkunft von Harneiweiß; der Leukozahl entsprechender Gehalt (50 000 Leuko/ml/24 Std. [= 0,1 % Eiw.]) spricht für Herkunft aus Eiter, höherer für Nierenparenchym-Erkr.

post: (lat.) Präposition bzw. Präfix »nach«, »hinter«; z. B. **post cenam** s. **cibum** s. **prandium** (»nach der Mahlzeit«), **p. finem** s. **mortem** (»nach dem Tode«), **p. meridiem** (»nach dem Mittag[essen]«), **p. operationem** (»nach der Op.«), **p. partum** (nach der Entbindung), **p. radiationem** (»nach der Bestrahlung«), **p. vaccinationem** (»nach der Impfung«), **p. menstruationem** s. **menstruum** (»nach der Menstruation bzw. deren erstem Tag«).

postaggressorisches Syndrom: (LERICHE 1933) die durch unspezif. Streß ausgelöste Allg.reaktion (= 1. Phase des allg. ↑ Adaptationssyndroms), i. e. S. die nach einer Op.: »Alarmreaktion«, mit charakterist. Veränderungen der Blut- u. Plasmagrößen (↑ Abb.), von Kreislauf (i. S. des Schocks) u. Blutgerinnung (Embolie, Thrombose).

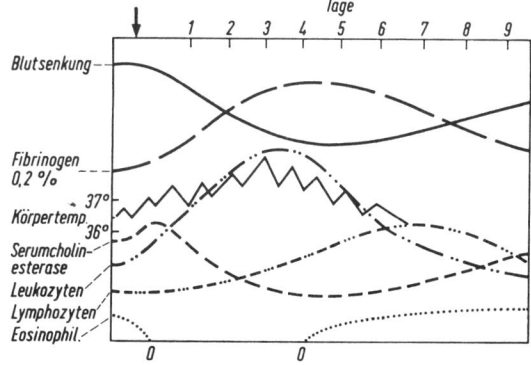

postakut: zwischen akutem u. chron. Stadium.

Postalbumine: bei eindimensionaler Plasma-Elektrophorese unmittelbar hinter dem Albumin wandernde Proteinbande mit α_1-, thyroxinbindendem u. Gc–Globulin, α_2HS- u. α_1X-Glykoprotein, 4,6 S-Postalbumin.

postalimentär: nach dem Essen auftretend; z. B. das **p. Früh-** (/ Dumping-Syndrom) u. **Spätsyndrom** (2–3 Std. nach KH-reicher Mahlzeit reakt. Hypoglykämie – infolge temporärer Hyperinsulinämie nach initialer Hyperglykämie – mit Schwäche, Müdigkeit, Schweißausbrüchen, Tremor, Herzklopfen; v. a. bei psychisch Labilen u. Magenresezierten).

Postappendektomie-Syndrom: peritoneale Symptomatik (Fieberanstieg, Hyperleukozytose, entzündl. Ileus) 5 Tg. nach banaler Appendektomie infolge perizökaler Eiteransammlung; Gefahr der sept. Peritonitis.

Postbiopsiefieber: nach enteraler Saugbiopsie infolge umschrieb. Peritonitis oder vorübergeh. Bakteriämie (bei zu tiefer Läsion) kurzdauernder Temp.anstieg, Bauchdeckenspannung u. heft. Leibschmerzen.

postcentralis: (lat.) hinter dem Sulcus centr. der Großhirnhemisphäre gelegen (z. B. / Gyrus p.).

Postcholezystektomie-Syndrom: beim Cholezystektomierten – evtl. von der Nahrungsaufnahme abhängig. – dumpfe Oberbauchbeschwerden, Meteorismus, Koliken u. Erbrechen; bei operativ angehbarem Substrat (Rezidivstein, Papillitis stenosans, zu langer Zystikusstumpf etc.) oder infolge (Dyskinesien, chron. Pankreatitis, Cholangiolitis, Hepatitis, Gastritis, Duodenitis, Kolitis, Leberparenchymschaden, vegetat. Störung.

Postcoitum triste: Unlustgefühle u. Niedergeschlagenheit nach sexuellem Verkehr; Form der psych. Impotenz.

postdiphtherisch: im Anschluß an eine Diphtherie; z. B. **p. Lähmung** (/ Polyneuritis diphtherica).

Postdysenterie-Syndrom: nach Bazillenruhr rezidivierende Leibschmerzen u. Diarrhöen sowie Überempfindlichkeit gegen best. Nahrungsmittel u. mechan. u. therm. Noxen; evtl. auch Colitis ulcerosa, Hypo- oder Achlorhydrie, REITER* Syndrom.

Postenzephalitis: neurol. u. psych. Zustandsbild nach entzündl. Hirnprozeß: neben typ. Bewegungsstörungen (Rigor, Tremor, Gangstörungen etc.) v. a. solche des Gefühls- u. Trieblebens, charakterl. Veränderungen (Reizbarkeit, Gewalttätigkeit, Mißtrauen, krankhafte Eifersucht), Neigung zu Homosexualität, Päderastie, exzessiver Masturbation, Exhibitionismus. – **Postenzephalit. Epilepsie** meist mit generalisierten Anfällen.

posterior: (lat.) hinterer, rückwärtiger (= dorsaler). – **P.-Syndrom**: / Arteria-cerebri-posterior-Syndrom. – **p.-anterior, posteroanterior**, p. a.: von hinten nach vorn (am Rumpf = dorsoventral).

Posterolateralinfarkt: *kard* Hinterwandinfarkt mehr in den seitl. Partien; mit – nicht immer markanten – EKG-Veränderungen auch in V_4–$V_{6(7)}$.

postextrasystolische Pause: *kard* kompensatorische / Pause.

post|febril: im Anschluß an eine Fieberperiode. – **p.fetal**: nach der Fetalperiode (d. h. postnatal).

postganglionär: *neurophysiol* distal vom Ganglion; z. B. der **p. Neurit** (von der peripheren Ganglienzelle ausgehend u. am Erfolgsorgan endend, z. B. intramural im Verdauungstrakt).

Postgastrektomie|-Syndrom: Sammelbegr. für / agastrisches Syndrom, Dumping-Syndrom, Syndrom der abführenden und der zuführenden Schlinge sowie das **P.-Steatorrhö-Syndrom**: potenzierte Steatorrhö etwa 2 Mon. p. o., u. a. infolge beschleunigter Magen-Darmpassage, ungenügender Durchmischung des Chymus mit Galle u. Pankreassekret, Dysbakterie. – Ferner Diarrhöen nach trunkulärer Vagotomie.

postglomerulär: distal der Nierenglomeruli.

posthämorrhagisch: nach einer Blutung; z. B. **p. Anämie** (/ Blutungsanämie), **p. Schock des Neugeborenen** (bei Placenta praevia).

Post-Heparin-lipolytische Aktivität: / PHLA.

posthepatisch: im Pfortaderkreislauf jenseits der Leber (d. h. im Bereich der Vv. hepaticae).

posthepatitisch: als Folge einer Hepatitis; z. B. die **p. Hyperbilirubinämie** (/ KALK*, / MEULENGRACHT* Krankh.; evtl. zus. mit Perihepatitis, anazider Gastritis, Cholezystopathie, Leberfibrose, -sklerose, selten -zirrhose).

postherpetisch: nach einem Herpes (zoster).

Posth(i)o|lith: / Balanolith. – **P.plastik**: / Vorhautplastik. – **Posthitis**: Entzündung des inn. Vorhautblattes, mit Rötung u. Schwellung; meist als / Balanoposthitis.

posticus: (lat.) der hintere. – Auch Kurzbez. für den M. cricoarytaenoideus post. (/ Postikus…).

post|iktal: nach einem (Schlag-)Anfall. – **p.ikterisch**: im Anschluß an einen Ikterus (meist = posthepatitisch).

Postikuslähmung: Ausfall des / M. cricoarytaenoideus post. bei Rekurrens-Lähmung (z. B. nach Strumektomie), mit gestörtem Öffnungsmechanismus der Stimmritze: (Para-)Medianstellung, einseitig oft klinisch stumm, bds. mit stärkster Atemnot (Erstickungsgefahr), aber normaler Phonation.

Postimmersions-Syndrom: (engl. immersion = Eintauchen) die beim Ertrunkenen nach Wiederbelebung verbleibende »postimmersive« Symptomatik (v. a. Störung des Elektrolytgleichgew. durch intraalveolären Austausch u. Plasmaaustritt): Bewußtlosigkeit, Krämpfe, Trismus, Sehstörung, Fieber, retrograde Amnesie, Tachykardie, Arrhythmie, Hypotension, Zyanose, Tachy-, Dyspnoe, blutig-schaum. Sputum, feuchte RG, Laryngospasmus, Erbrechen, Meteorismus, Polydipsie (v. a. bei Salzwasser), Azotämie, Hämoglobinämie, Leukozytose, Albumin-, evtl. Hämoglobinurie.

postinfarktiell: nach einem (Myokard-)Infarkt; z. B. **p. Syndrom** (/ DRESSLER* Myokarditis), **Postinfarktschmerz** (meist in der 2.–6. Wo., retrosternal, mit Rezidivneigung, evtl. Fieber, perikard. Reiben; Besserung nach Kortison-Gaben; s. a. vord. / Brustwandsyndrom).

postinfektiös: im Anschluß an eine Infektion(skrankh.), i. e. S. durch deren Erreger bedingt (vgl. parainfektiös).

Post-Kala-Azar-Hautleishmanid: 1–3 Jahre nach scheinbarer Ausheilung einer viszeralen / Leishmaniase auftret. fleckförm., zur Generalisation u. Hypopigmentation neigende Erytheme, die sich zu bis bohnengroßen, nodulären oder verrukös-papillomatösen, jahrelang bestehenden, Leishmanien-halt. Herden entwickeln.

Postklimakterium: die Zeit nach Aufhören der klimakter. Beschwerden. – Auch synonym mit Postmenopause.

postklinisch: nach Abklingen der klin. Erscheingn.

Post|koitaltest: ↑ HUHNER*-SIMS* Test. – **p.kombustionell**: im Gefolge einer ↑ Verbrennung (2). – **P.kommissurotomie-Syndrom**: meist 10–60 Tg. nach Mitralkommissurotomie auftret. Retrosternalschmerz (ca. 1–2 Wo.), verstärkt bei tiefer Atmung u. Flachlagerung, vermindert beim Aufsitzen; erhöhte BSG, Leukozytose.

postkommotionelles Syndrom, posttraumat. Hirnleistungsschwäche: nach ↑ Commotio cerebri verbleibendes Beschwerdebild (meist ohne objektivierbare Organveränderungen): dumpfer Kopfschmerz (bei Witterungsumschwung zunehmend), Schwindel, Beeinträchtigung von schöpferisch-produktiver Intelligenz u. Denkinitiative, Einfalls-, Wort- u. Begriffsarmut, Gefühl geistiger Leere, Konzentrations- u. Merkschwäche, Reizbarkeit, oberflächl. Schlaf, Empfindlichkeit gegen laute Geräusche, grelles Licht u. hohe Temp.; herabgesetzte Alkoholverträglichkeit. Abklingen meist nach 6 Wo. bis 1 J.; s. a. MANN* Syndrom.

Postkonzeptionspille: Ergocristin-Derivat, das im Tierversuch die Produktion von Gelbkörper-Progesteron reduziert u. damit die Implantation des Eies verhindert; vgl. Ovulationshemmer (5).

postkritische epileptische Paralyse: 1) ↑ TODD* Paralyse. – 2) ↑ Hemikonvulsions-Hemiplegie-Syndrom.

Postlaminektomie-Syndrom: als Frühsyndrom Liquordrucksteigerung infolge Blutung oder Schwellung (sofort op. Revision!); als Sekundärsyndrom diffuser Dura- oder exakt begrenzter Wurzelschmerz infolge schwart. Narbenbildung; bei Op. an 4 u. mehr Wirbeln evtl. Gibbusbildung u. Subluxation.

Post|mastektomie-Syndrom: gleichseit. Lymphödem des Armes nach Mammaamputation. – **P.maturität**: »Überreife« des Neugeb. meist bei übertragenem Kind (↑ BALLANTYNE*-RUNGE* Syndrom); typ. Zeichen: fehlende Vernix caseosa, Hautmazeration.

Postmenopause: das ↑ Klimakterium nach der Menopause; mit Rückbildung des inn. Genitale (fehlende Hormonproduktion) u. **postmenopausischer** (= Involutions-)**Osteoporose**.

postmenstruell: nach der Menstruation; z. B. **p. Blutung** (↑ Spätblutung).

Postmix-Blut: *hämat* s. u. Prämix-Blut.

postmortal, post mortem: nach dem Tode.

Postmyokardinfarkt-Syndrom: ↑ DRESSLER* Myokarditis.

postnatal: nach der Geburt (vgl. postpartal); z. B. **p. Sterblichkeit** (↑ Säuglingssterblichkeit).

postneonatal: nach der Neugeborenenperiode (d. h. ab 28. Tg.); z. B. **p. Sterblichkeit** (↑ Nachsterblichkeit).

postoperativ: nach bzw. als Folge einer Operation; z. B. **p. Syndrom** (s. u. postaggressorisch).

Postpaket|leber, P.niere: das mehrfach narbig »eingeschnürte« Organ bei tert. Syphilis.

Postpallium: die Großhirnrinde (Pallium) hinter dem Sulcus centr.

postparoxysmal: nach einem Anfall (Paroxysmus); z. B. nach generalisiertem zerebralem Krampfanfall der **p. Dämmerzustand** (evtl. mit automatisch ablaufenden Handlungen), **p. Erschöpfungsstadium** (für Min. bis Std., mit keuchender Atmung, evtl. flücht. Paresen; in Terminalschlaf übergehend).

postpartal: nach der Geburt (auf die Mutter bezogen, vgl. postnatal); z. B. die **p. Myokardiopathie** (↑ Schwangerschaftsmyokardiopathie [2]), **p. Blutung** (↑ Nachgeburtsblutung), **p. Nekrose** (= SHEEHAN* Syndrom = postpartales ↑ SIMMONDS* Syndrom), **p. Thrombose** (↑ Ureter-Ovarika-Kompressionssyndrom).

Postperikardiotomie-Syndrom: s. u. Postkommissurotomie-Syndrom.

postphlebitisches Syndrom: chron. Rückflußstauung der unt. Extremität mit Dekompensation (meist einseit. Phlebödem, s. c. Fibrosierung, Zyanose) als Folge einer tiefen Phlebitis (mit u. ohne Thrombose).

Post|-pill-Amenorrhö: sek. A. nach Anw. hormonaler ↑ Kontrazeptiva. – **P.plazentarperiode**: der Abschnitt der Geburt nach Abgang der Plazenta.

postpneumonisch, metapneumonisch: im Anschluß an eine Pneumonie; als Komplikation z. B. p. Abszeß, p. Pleuraerguß.

Postposition: 1) verspätetes Auftreten, z. B. des Fiebers bei Malaria. – 2) *gyn* ↑ Retropositio.

postprandial: nach der Mahlzeit (= postalimentär).

postprimäre Tbk: das Stadium II der ↑ Tuberkulose.

postpuber(t)al: nach der Pubertät; z. B. **p. Zwischenzellen-Insuffizienz** (↑ PASQUALINI* Syndrom).

postremus: (lat.) der hinterste.

post|renal(is): im Verlauf der extrarenal gelegenen Harnwege (= unterhalb der Niere). – **p.remissive Erschöpfung**: vegetativ-affektives Syndrom (Müdigkeit, Antriebsminderung, Verlangsamung, Leistungsabfall, Dysphorie) im Anschluß an die Remission der produktiven Sympte. (Halluzination, Wahnvorstellung) einer Psychose.

Post|rhinoskopie: ↑ Rhinoscopia posterior. – **P.rotatorius, p.rotatorischer Nystagmus**: Drehnachnystagmus (s. u. Drehnystagmus).

postsinusoidaler Block: intrahepat. ↑ Block jenseits der Sinusoide, d. h. im Bereich der Zentralvenen.

postsinusitisch: im Anschluß an eine Sinusitis; z. B. **p. Lungensyndrom** (↑ sinopulmonales Syndrom).

post|stenotisch: in Strömungsrichtung hinter einer Stenose. – **P.steroid-Pannikulitis**: bei Kindern mit rheumat. Fieber oder Nephrose 1–13 Tg. nach abruptem Absetzen länger u. hochdosiert verabreichter Kortikoide auftret. s.c. Knoten (Fett-, Schaum-, Fremdkörperriesenzellen, Histio- u. Lymphozyten), die sich spontan wieder zurückbilden.

Poststreptokokkennephritis: akute, diffuse, endokapilläre Glomerulonephritis (mit subepithelialen Immunkomplexen: »humps«) nach Rachen- oder Hautinfektion mit hämolyt. A-Streptokokken.

postsynaptisch: *physiol* im Funktionsablauf hinter der Synapse gelegen; z. B. die **p. Membran** (↑ Abb. »Synapse«), an der bei Einwirkung präsynaptisch freigesetzter Übertragerstoffe eine Änderung der Ionenpermeabilität u. damit die synapt. Erregungsübertragung erfolgt.

post|synthetische Phase: *genet* letzte Phase (»G«) der mitot. Interphase, in der die Chromosomen bereits redupliziert sind u. als 2sträng. Struktur reagieren (so daß meist nur Chromatidaberrationen entstehen). – vgl. präsynthet. Phase. – **P.syphilis**: ↑ Metasyphilis.

Posttachykardiesyndrom: s. u. Cossio*-Berconsky*.

postthrombotisch: nach bzw. als Folge einer Thrombose; z. B. **p. Syndrom** (s. u. postphlebitisch).

Posttransfusions|alkalose: meist 1–3 Tg. (evtl. bereits einige Std.) nach Transfusion von Zitratblut eintret. Alkalose (Umwandlung des Zitrats in Bikarbonat). – **P.mononukleose**: prim. oder reaktivierte Zytomegalie mehrere Wo. nach Bluttransfusion oder extrakorporalem Kreislauf; Fieberschübe, Mononukleose, aber Paul*-Bunnell*-Test neg.

posttraumatisch: als Folge eines Traumas; z. B. **p. Enzephalopathie** (↑ postkommotionelles Syndrom, Friedmann* Syndrom), **p. Psychose** (↑ Kontusionspsychose).

postural: lage- bzw. haltungsbedingt; z. B. **p. Reflex** (↑ Haltungsreflex).

Post|vagotomie-Syndrom: in den ersten 6 Mon. nach Magen-Op. mit Vagusausschaltung auftretende – meist reversible – Verdauungsstörung mit heft. Stuhldrang (v. a. morgens) u. Durchfällen. – **p.vakzinal**: nach bzw. als Folge einer Impfung.

postzenal, -zönal: nach dem Essen; z. B. **p. Frühsyndrom** (↑ Dumping-Syndrom).

Potain* (Pierre Charles Edouard P., 1825–1901, Internist, Paris) **Flasche**: Apparat zur Dauerabsaugung von Pleuraergüssen; graduiertes Glasgefäß mit Y-förm., sperrbarem Anschlußstück (für Schlauch mit Punktionskanüle bzw. Unterdruck-Spritze). – **P.* Krankheit, Syndrom**: 1) Lungenödem u. Pleuratranssudat infolge Linksherzinsuffizienz. – 2) dyspept. Beschwerden, Dilatation der re. Herzkammer u. betonter P_2 bei Gastrektasie. – **P.* Lösung**: wäßr. auf spezif. Gew. 1,02 eingestellte – Lsg. von Natriumsulfat, -chlorid u. Gummi arabicum āā für Ery-Zählung. – **P.* Zeichen**: 1) verbreiterte Herzdämpfung im 1. u. 2. ICR re. bei Aortenbogendilatation. – 2) metall. Aortenton bei Aortendilatation.

Potassa, Potassium: ↑ Kalium.

Potator: (lat.) Trinker, Alkoholiker. – **Potatorium**: ↑ Trunksucht.

potent: fähig (i. e. S. zum ↑ Beischlaf).

Potentia: (lat.) Vermögen, Macht; s. a. Potenz. – **P. coeundi**: die Beischlaffähigkeit (i. e. S. die des ♂). – **P. concipiendi**: Konzeptions- oder Empfängnisfähigkeit der ♀. – **P. generandi**: beim ♂ mit der Geschlechtsreife eintret. »Zeugungsfähigkeit« (die bis ins höchste Lebensalter erhalten bleiben kann); s. a. Impotenz. – **P. gestandi**: die Fähigkeit der ♀, die Leibesfrucht auszutragen.

Potential: 1) *physik* Größe für die Energie eines Körpers in einem Kraftfeld; i. e. S. das **elektrostat. P.** (»ψ«) einer Punktladung im elektr. Feld, d. h. die Arbeit, die erforderl. ist, um diese Ladung aus dem Unendlichen an den betr. Punkt zu bringen; s. a. elektrisches P., Enthalpie. – **2)** *physiol* an biol. Strukturen auftret. elektr. P. (bzw. Potentialdifferenz), v. a. als ↑ Ruhemembran- u. als Aktions-P., das nachweisbar ist u. in Kurvenform registriert werden kann (EEG, EKG etc.); s. a. Potentialschwankung, Reizpotential, Erregung. Bes. Formen: **endokochleares P.**, die Gleichspannungspotentiale zwischen Endo- u. Perilymphe (+ 80 mV) bzw. Corti* Organ u. Perilymphe (– 70 mV; d. h. P.differenz von mind. 140 mV zwischen Rezeptoren u. Scala media; ferner bei Beschallung des Ohres ↑ Mikrophon-P. etc. – **exzitator. postsynapt. P.** (EPSP), die intrazellulär meßbare depolarisierende Schwankung des Membran-P. einer Nervenzelle als Ausdruck der unterschwell. Erregung (erhöhte Ionenpermeabilität der ↑ postsynapt. Membran, wahrsch. durch Übertragerstoff ausgelöst); löst bei Erreichen des Schwellenpotentials eine fortgeleitete Erregung (»Spike-Entladung«) aus; s. a. Potentialschwankung. – **inhibitor. postsynapt. P.** (IPSP), die hyperpolarisierende Schwankung des Membran-P. von Nervenzellen, der subsynapt. Ionenströme – wahrsch. auf Grund hoher Membranpermeabilität für K^+ u. Cl^- – zugrundeliegen; ausgelöst durch unbekannte Übertragerstoffe an Endigungen bestimmter inhibitor. Zwischenneurone; summationsfähig durch Addition »elementarer« IPSP (jedoch nicht > 10 mV); wirksam i. S. der postsynapt. Hemmung. – Als **P.schwankung** (Änderung über die Zeit) z. B. die **synaptische**, d. h. Änderung des Ruhemembranpotentials der postsynapt. Nervenzelle, beim Warmblüter meist auf Permeabilitätsänderungen der synapt. Membran durch Freisetzung von Übertragerstoffen beruhend, je nach betroffener Ionenart (↑ Goldman* Gleichung) mit resultierender De- oder Hyperpolarisation, die sich elektrotonisch ausbreitet u. die Erregbarkeit der Zelle entsprechend verändert (= exzitator. bzw. inhibitor. synaptisches P.); auch nur als **dendritische** (auf Dendritenmembran beschränkt) oder als **somatische** (im Bereich der Soma-Membran einer Nervenzelle, häufig als IPSP) oder als **somatodendritische**.

Potentialverlust, energetischer: *psych* die typ. schizophrene Persönlichkeitsänderung.

Potentio|meter: 1) ↑ Voltmeter. – 2) Meßgerät für die **P.metrie** (auf der Nernst* Formel basierende Maßanalyse); galvan. Kette mit Indikator- u. Bezugselektrode als zentralem Meßelement zur (»stromlosen«) Erfassung der am Äquivalentpunkt einer chem. Reaktion (Neutralisation, Fällung, Redoxvorgang) auftret. sprunghaften Änderung des Potentials.

Potenz: Macht, Kraft(entfaltung). – **1)** *genet* die Gesamtheit der qual. u. quant. phänogenet. Manifestationsmöglichkeiten eines Genotyps, einer Zelle, eines Keimbezirks. – **2)** *sexol* **kopulative P.**: Beischlaffähigkeit (Potentia coeundi); s. a. P.störung. – **3)** *hom* bei homöopath. Arzneien der auf die Ursubstanz bezogene Verdünnungsgrad (z. B. 6. P. = Verdünnung 10^{-6}); als Centesimal-P. durch fortschreitende Verdünnung 1:100, als Dezimal-P. 1:10 (d. h. C1 = D2, C2 = D4 usw.); s. a. Hochpotenz.

potenziert: verstärkt (↑ Potenzierung).

Potenzierung: 1) *pharm* überadditive Wirkung zweier gleichzeitig verabreichter Arzneistoffe; s. a. potenzierte ↑ Narkose. – 2) *hom* ↑ Potenz (3). – 3) *physiol* postextrasystol. Kontraktionsverstärkung des Herzmuskels, basierend auf der pos. Korrelation zwischen Dauer des Aktionspotentials u. zugehör. Kontraktionsgröße (durch verlängerte Ca^{2+}-Einschleusung bedingte pos. Inotropie infolge abgeschwächter oder fehlender mechan. Reaktion auf die durch Extrareiz ausgelöste Depolarisation).

Potenzstörung: Unfähigkeit des Mannes, den Geschlechtsakt normal zu vollziehen (s. a. Impotenz), infolge ungenügender oder fehlender Erektion, Priapismus, Ejaculatio praecox oder tarda, Anorgasmie; meist psychogen (v. a. als fehlende Ejakulation bei erhaltener Erektion).

Poth* Darmanastomose: kombin. anisoperistalt. Seit-zu-Seit- u. End-zu-End-Anastomosierung durchtrennter Dünndarmschlingen (Vermeidung von Blindsackbildung).

Potio, Potus: *pharm* »Arzneitrank« (aus Mazeration).

Potjan* Syndrom: ⟋ Hypertrichosis lanuginosa.

Potomanie: ⟋ Trunksucht.

Pott* Aneurysma (PERCIVAL P., 1713–1788, Chirurg, London); ⟋ Aneurysma arteriovenosum. – **P.* Asthma**: ⟋ Asthma thymicum. – **P.* Buckel**: Gibbus infolge tbk. Spondylitis. – **P.* Fraktur**: ⟋ DUPUYTREN* Fraktur. – **P.* Gangrän**: arteriosklerot. ⟋ Altersgangrän. – **P.* Karies, Krankheit, Übel**: ⟋ Spondylitis tuberculosa. – **P.* Lähmung**: ⟋ Paraplegie infolge tbk. Spondylitis. – **P.* Messer**: Amputationsmesser mit Hohlgriff, schneidenwärts verlagerter Spitze u. distal verbreitertem Klingenrücken. – **P.* Trias**: die 3 Spätfolgen der tbk. Spondylitis: Gibbus, Abszeßbildung, Lähmung. – **P.* Tumor**: Weichteilschwellung am Schädel bei Ostitis oder subduralem Abszeß (aber auch extraduralem Hämatom, Fissur).

Pottasche: Kalium carbonicum crudum, hygroskop. Pulver mit mindestens 89,8 % K_2CO_3; Industriechemikalie (Seife-, Glas-, Töpferwaren-Herstg.). – Bei peroraler Vergiftung (tödl. Dosis etwa 15 g): Verätzungen, Leibschmerzen, intensiver Durst, »Kaffeesatz«-Erbrechen, Diarrhö, Kollaps. Ther.: verdünnter Essig, Weinsäure oder Zitronensaft, Koffein, Kampfer, Glykoside.

Pottenger* Zeichen: (1912) Kontraktion der Mm. intercostales, scaleni u. sternocleidomastoidei (evtl. erst durch leichten Druck ausgelöst) im Bereich einer akuten Pleura- oder Lungenaffektion.

Potter* Apparat: Glasröhrchen mit rotierendem Rührstab zur schonenden Isolierung von Zellkernen, Mitochondrien etc.

Potter* Bronchitis: »mechanische Bronchitis« (durch Rauch, Gase, Dämpfe, anorgan. Stäube), meist spast. Form.

Potter* Blende (HOLLIS ELMER P., Radiologe, Chicago): *röntg* ⟋ BUCKY* Blende.

Potter* Operation, Wendung: (1921) *geburtsh* bei normaler Schädellage nach MM-Erweiterung auf mind. Kleinhandtellergröße auszuführende Wendung auf den Fuß mit anschließ. Extraktion; umstritten.

Potter* Syndrom (EDITH L. P., Gynäkologin, Chicago): **I)** (1946) angeb. »reno-faziale Dysplasien« (wahrsch. Frühschädigung der Chordaanlage), mit charakterist. »P.* Gesicht«: Hypertelorismus, Epikanthus, breite Nasenwurzel, tiefsitzende schüsselförm. Ohrmuscheln, Mikrogenie; ferner Anchipodie, Sirenomelie, Klumpfuß, Wirbelanomalien, Nierendys- oder -agenesie, Genitalmißbildungen, Kehlkopf-, Ösophagus-, Analatresie. – **II)** (1952) angeb. biliäre Fibroangiomatose: polyzyst. Hyperplasie von intrahepat. Gallenwegen (angiomatös, sek. periportale Fibrose u. Zirrhose, portale Hypertension), Pankreas u. Nieren (sek. interstitiell-sklerosierende Nephritis, Tubulusatrophie); klin.: Hepato-Splenomegalie, chron. Gedeihstörung, Niereninsuffizienz.

Potter* Therapie: bei äuß. Darmfistel Neutralisierung des alkal. Dünndarm- u. Pankreassaftes durch örtl. Anw. von $^1/_{10}$ n. HCl. – **P.* Typen**: der angeb. ⟋ Zystenniere.

Potts* (WILLIS JOHN P., geb. 1895, Chirurg, Chicago) **Instrumente**: für Herz-, Gefäß- u. Lungenchirurgie konstruierte Mehrzweckklemmen (sperrbar, mit Steckschluß), z. B. Gefäßanastomosen- (fein gezähnt oder gerieft, gerade oder rechtwinkl. oder löffelartig aufgebogene Branchen, n. SATINSKY S-förmig über dem Schloß gebogen, mit doppelstumpfwinkl. Branchen), Aorten- (auch als Pulmonalisklemme; zum partiellen Abklemmen des Herzvorhofs), Bronchus- (für Pneumon- u. Lobektomien, Bronchusverschluß), Koarktations- (mit kürzeren Branchen auch als »Patent-Ductus-Klemme«), »Bulldog«-Klemme (durch Spiralfeder selbsthaltend, gerade oder aufgebogen, auch mit bes. langen Branchen n. P.-SEELEY). – Ferner leicht aufgebogene Präparierschere (auch als Gefäßschere), P.*-SMITH* Nadelhalter (mit langem u. kurzem Griff, fein gerieften Maulteilen u. in Sternform angeordneten Rillen), P.*-SMITH* Pinzetten (anat. u. chirurg.). – **P.* Operation**: **1)** P.* Anastomose: (1946, zus. mit S. SMITH u. S. GIBSON) lat.-lat. Anastomosierung von absteigender Brustaorta u. li. Pulmonalarterie. – **2)** (1953) Durchtrennung des persistierenden Ductus Botalli unter Verw. einer spez. Aortenklemme (»Patent-Ductus-Klemme«).

Potus: *pharm* ⟋ Potio.

Pouey* Operation: konusförm. ⟋ Zervixamputation.

Poulet* Krankheit: rheumat. ⟋ Osteoperiostitis.

Poulik* Methode: Stärkegel-Immunelektrophorese (diskontinuierl. Puffersystem) mit anschl. Anfärben der einen Gel-Hälfte, während auf die andere zunächst Agar-Lsg. aufgebracht u. – nach deren Erstarren – Immunserum aufpipettiert wird (Ausbildung der Präzipitationszonen). – Auch als zweidimensionales Verfahren.

Pouliquen* Schiene: doppelrechtwinkl. Schulterabduktionsschiene (bei mittl. Rotation).

Poupart* (FRANÇOIS P., 1616–1708, Anatom u. Chirurg, Paris) **Band**: ⟋ Ligamentum inguinale. – **P.* Linie**: senkrechte Verbindungslinie zwischen Schlüsselbein- u. Leistenbandmitte.

Pouteau* Fraktur: (1760) ⟋ COLLES* Fraktur.

Povidon(um): *WHO* ⟋ Polyvinylpyrrolidon.

Powassan-Enzephalitis: Zeckenenzephalitis (v. a. in Nordamerika) durch gleichnam. ARBO-Virus B; klinisch wie Russ. ⟋ Frühjahr-Sommer-E., gelegentlich letal.

Power* Operation: *ophth* Keratoplastik mit Kaninchen-Hornhaut.

Poxvirus(-Gruppe): ⟋ Pockenviren.

Pozzi* (SAMUEL JEAN DE P., 1846–1918, französ. Gynäkologe) **Fulguration**: Gewebszerstörung durch monopolare Hochfrequenzströme (überspringende Funken). – **P.* Instrumente**: 1) doppelter – scharfer u. stumpfer – Uteruslöffel. – 2) stufenweise sperrbare gynäkol. Hakenzange (1:1). – **P.* Muskel**: die kurzen, bereits an prox. Gelenken ansetzenden Fasern des M. extensor digitorum der Hand. – **P.* Operation**: 1) P.*(-TERRIER*) Op.: subtotale abdom. Hysterektomie mit initialer Absetzung des Uterus. – 2) autoplast. Kolpoplastik (bei Aplasie) mit perinealem Verschiebelappen. – **P.* Syndrom**: Rückenschmerzen u. Fluor albus bei normal großem Uterus als Hinweis auf Endometritis.

p. p., pp.: 1) ↑ per primam (intentionem). – 2) post partum (↑ postpartal). – 3) ↑ pro parte.

PP, P. P.: 1) *ophth* Punctum proximum (↑ Nahpunkt). – 2) *chem* Pyrophosphat. – 3) progressive ↑ Paralyse. – 4) ↑ Primipara. – 5) pankreat. Polypeptid (hemmt exokrine Pankreasfunktion).

PPA: Präphase-Akzelerator (s. u. Vorphasen...).

PPCF: Plasma Prothrombin Conversion Factor (↑ Faktor V).

PPD: 1) Purfied Protein Derivative of Tuberculin, internat. Tuberkulin-Standard, seit 1941 als PPDS in reinerer Form. – 2) p-Phenylendiaminoxidase.

PPE: Pentosanpolysulfoester, sulfatierte Polyanionen für die lipo- u. thrombolytische u. antiatherogene Therapie.

PPF: Pellagra Preventive Factor (↑ Vitamin PP).

P-Phänomen: (1961) Stase in den Mesenterialgefäßen von Ratten nach Auftropfen von Serum eines an Colitis ulcerosa, chron. Polyarthritis u. a. Kollagenosen Erkrankten (nicht aber bei Arthritis psoriatica, Gicht, Arthrose etc.).

PPL: ↑ Plasmaprotein-Lösung.

PPLO: Pleuropneumonia-like organism (↑ Mykoplasmen).

PPL-Test: Penizilloyl-Polylysin-Test, ein Penizillin-Intrakutantest zum Nachweis hautsensibilisierender AK von Penizilloyl-Spezifität (wichtigste AG-Determinante der Penizillinsensibilisierung, durch kovalente Bindung des reaktiven Penizillin-Moleküls mit Amino- u. Hydroxylgruppe entstehend).

ppm: parts per million (= Konz. 10^{-6}).

PPNG: Penizillinase-produzierende Neisseria gonorrhoeae.

PPP: ↑ Paroxypropionum.

PPSB: therapeut. anwendbarer Komplex aus Prothrombin (Faktor II), Prokonvertin (VII), Stuart-Faktor (X) u. antihämophilem Faktor **B** (IX), die in der Leber synthetisiert werden u. bei Virushepatitis, tox. Leberschädigung, Leberzirrhose, Hämophilie B, Vit.-K-Mangel (bzw. Überdosierung von K-Antagonisten) etc. vermindert sind.

P/p-System: *serol* ↑ P-System.

PPT: ↑ Prednison-Provokationstest. – **ppt.**: ↑ praecipitatus.

PP-Typ (des Lungenemphysems): ↑ pink puffer.

P-pulmonale: *kard* s. u. P-Zacke.

PQ: ↑ Phonationsquotient. – **PQ-Zeit**: im EKG das Intervall zwischen Erregungsbeginn der Vorhöfe u. dem der Kammern (»Überleitungszeit«), gemessen vom Beginn des P bis zu dem des Q; normal bei mittl. Frequenz 0,12–0,2 Sek., verlängert bei Überleitungsstörungen, verkürzt beim WPW-Syndrom. Als Bezugspunkt für Senkung, Anhebung etc. gilt der terminale Abschnitt.

Pr: ↑ Praseodym.

p. r.: 1) ↑ per rectum. – 2) ↑ post radiationem. – 3) *ophth* punctum remotum (↑ Fernpunkt).

PRA: ↑ Plasmarenin-Aktivität.

Prader* (ANDREA PR., geb. 1919, Pädiater, Zürich) **Syndrom**: 1) PR.* Rachitis: ↑ Pseudomangelrachitis. – 2) PR.*-GURTNER* Syndrom: (1955) durch NN-Hyperplasie (vermehrte Östrogen- bei normaler Androgen-Produktion) bedingter Pseudohermaphroditismus masculinus: Entwicklungshemmung von Postata u. Sinus urogenit., normale Testes mit vermind. Zahl der LEYDIG* Zellen. – 3) PR.*(-LABHART*)-WILLI*(-FANCONI*) Syndrom: (1956) genetisch bedingter (evtl. Chromosomenaberration) dysgenitaler Minderwuchs, z. T. angekündigt postnatal durch Asphyxie, im Säuglingsalter durch Myatonie, Adipositas, Hyperphagie; ferner Akromikrie, Hypogenitalismus (evtl. Kryptorchismus), erhöhte Gonadotropin-Ausscheidung, Oligophrenie, später oft Diabetes mellitus. – 4) PR.*-SIEBENMANN* Syndrom: (1957) vollständ. NNR-Insuffizienz mit Hypoandrogenismus infolge angeb. Störung der Steroid-Biosynthese durch 20,22-Desmolase-Defekt. – **Pr.*-Hoffmeister*-Albrecht* Test**: Bestg. der K- u. NaCl-Ausscheidung im Schweiß u. Speichel zur Diagnostik der NNR-Erkrn.

prä...: Präfix »vor«, »voraus«, »gegenüber«; s. a. ante..., pro...

Prä|albumin: Serumfraktion (»X- oder V-Fraktion«, »S-Komponenten«), die bei Elektrophorese vor den Albuminen wandert. Mangel an P. weist auf Proteindefizit u. gestörte Leberfunktion hin. – **p.allergische Phase**: klinisch noch unterschwell. Sensibilisierung, die sich jedoch bereits durch pos. Kutanproben oder Provokationstests am Schockorgan manifestieren kann; entspricht etwa der »latenten ↑ Allergie« bzw. »non clinical allergy«.

Prä|anästhesie: Prämedikation vor der eigentl. Anästhesie. – **P.antigen**: ↑ Proantigen. – **P.arthrose**: 1) (HACKENBROCH) Gelenkveränderungen, die durch Störung des Gleichgew. zwischen Belastung u. Belastbarkeit zur Dysfunktion führen u. eine Arthrose begünstigen; v. a. Gelenkdysplasie, Epiphysenlösung u. -nekrose, deform verheilte Fraktur, Gelenkluxation u. -subluxation; – 2) Beschwerden vor Auftreten objektiver Arthrose-Zeichen. – **P.atelektase**: ↑ Dysatelektase.

präathetotisches Syndrom: *päd* bei infantiler ↑ Kinderlähmung bereits im Säuglingsalter nachweisbare Anzeichen: Persistenz von MORO* Reaktion u. asymmetr. ton. Nackenreflex, vorzeitig erloschener Greifreflex (evtl. mit Fingerüberstreckung), path. Lagereflex u. a. m.

präaurikular: vor der Ohrmuschel; z. B. **p. Anhangsgebilde** (s. u. Aurikularanhänge, s. a. Abb. »okuloaurikuläres Syndrom«).

präautomatische Pause: *kard* bei Ausfall des Sinusknotens die Zeitspanne bis zur Übernahme der Schrittmacherfunktion durch ein tieferes Zentrum.

Prä|basedow: ↑ Basedowoid. – **P.betalipoproteine:** der Leber entstammende ↑ Lipoproteine (v. a. die ↑ Apolipoproteine B u. C, Phospholipide, Cholesterin, Triglyzeride) sehr niedriger Dichte (»VLDL«), die bei Elektrophorese im Bereich der α_2-Globuline (d. h. vor den β-Lipoproteinen) wandern. Normalwerte im Nüchternplasma 130 bzw. (♀) 60 mg/100 ml, vermehrt bei Hyperlipoproteinämie Typ IIb, IV u. V. – **P.blastomatose:** ↑ P.kanzerose.

prae|cancerosus: (lat.) präkanzerös (↑ Präkanzerose). – **p.centralis,** präzentral: (lat.) vor einem Zentrum bzw. vor dem Sulcus centr. gelegen (z. B. der ↑ Gyrus p.centr.).

prächiasmal: vor dem Chiasma (opticum) gelegen; z. B. das **p. Syndrom** (ARMSTRONG-LILLIE) mit langsam progred. Optikusatrophie infolge chron. basaler Arachnoiditis nach Trauma, bei Tbk, Syphilis etc.

Prächordale, prächordale Platte: die paar., knorpelige Anlage des vord. Teiles der Schädelbasis.

praecipitatus, praec., ppt.: durch ↑ Präzipitation gewonnen.

Praecordium: die Regio epigastrica (s. u. Regiones abdom.); s. a. präkordial.

praecox: (lat.) vorzeitig, verfrüht, frühreif, überaus schnell; z. B. **Dementia pr.** (= Schizophrenie).

Praecuneus *PNA*: Rindenfeld auf der med. Fläche des Scheitellappens zwischen den Sulci parietooccip. u. subpariet. (vor dem Cuneus).

Prä|defäkationsschmerz: Schmerz vor der Stuhlentleerung; u. a. bei Enteritis regionalis (durch Milchgenuß provozierbar). – **P.delirium (tremens):** Anfangsstadium des ↑ Alkoholdelirs, mit inn. Unruhe, Herzangst, Händezittern, zittr. (»deliranter«) Sprache, Schweißausbrüchen, Schlaflosigkeit oder schweren Träumen, Aufmerksamkeitsstörung, evtl. Selbsttötungstendenzen; mit Desorientiertheit Übergang ins Delir; oder aber (als »Abortiv«- oder »Subdelir«) Rückbildung innerhalb weniger Tg. (mit Terminalschlaf). – **P.determination:** *genet* phänogenet. Determination durch den Genotyp der Mutter schon vor Befruchtung der Eizelle, meist hormonal oder durch andere biochem. Beziehung vermittelt.

Prädiabetes, prädiabetisches Syndrom: (MARAÑON) das Stadium ohne klin. Sympte. (Hyperglykämie, Glukosurie etc.; mit noch normaler Glukosetoleranz), das dem Ausbruch eines Diabetes mellitus um Jahre vorausgehen kann (u. nur retrospektiv abgrenzbar ist). Als evtl. Hinweise: erhöhte Insulin(-Antagonisten)-Werte (v. a. bei Adipösen), Veränderungen an Blutgefäßen, hohes Geburtsgewicht.

Prä|diastole: die Phase des Herzzyklus zwischen Systole u. Beginn der Diastole. – **P.dilektionsstelle:** *path* von einem Krankheitsprozeß bevorzugter Körperteil; *therap* »Ort der Wahl«. – **P.disposition:** eine Erkr. begünstigender Zustand (Alter, Geschlecht etc.); i. e. S. die – häufig polyfaktorielle – Bereitschaft für ein path. Geschehen auf Grund konstitutioneller Faktoren bzw. des Genotyps; s. a. Disposition, Diathese. – **P.dormitum:** ↑ hypnagoger Zustand.

Präeklampsie: »Eklampsismus« (s. u. Eklampsie; vgl. präexistente Toxikose).

präepileptisch: vor Eintritt eines epilept. Anfalls; z. B. das **p. Irresein** (vermehrte Reizbarkeit, Verlangsamung, Verdämmerungen etc. in den Stdn. bis Tagen zuvor).

präeruptiv: vor Auftreten eines Hautausschlags.

präerythrozytäre Formen: s. u. exoerythrozytär, s. a. Malariazyklus.

präexistent: vorbestehend; z. B. die **p. Toxikose** in Form einer bereits vor der Schwangerschaft bestehenden Gefäß- oder Nierenerkr. (Hypertonie, chron. Glomerulo- oder Pyelonephritis) als prädisponierender Faktor für eine ↑ Gestose (die dann als »Pfropfgestose« ausgelöst wird).

Prä|existenztheorie: *physiol* ↑ BERNSTEIN* Theorie (1). – **P.exzitation:** (OEHNELL) *kard* die beim ↑ WPW-Syndrom infolge vorzeit. Erregung von Teilen der Kammermuskulatur über das KENT* Bündel etc. (↑ Abb.) auftret. »Antesystolie« (mit QRS-Verbreiterung auf Kosten von PQ). – s. a. Abb. »Umkehrtachykardie«.

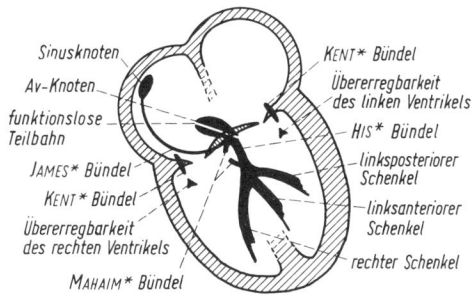

Genese des WPW-Syndroms.

präfinal: dem Tode vorausgehend; s. a. prämortal.

Präformation: Vor- ausbildung; z. B. *serol* die **genet. P.** der AK, deren spezif. Strukturen bereits aufgrund genet. Informationen im Organismus gebildet werden, so daß das AG dann nur noch als Induktor wirkt. – Histor. **Präformationstheorien** besagen a) daß von jeder Tier- u. Pflanzenart ein Individuum geschaffen worden sei, in dem alle folgenden Generationen bereits ineinandergeschachtelt enthalten waren (»Skatulationstheorie«); b) daß der adulte Organismus in der Eizelle oder Samenzelle (»Ovisten«, »Spermatisten«) bereits qual. vollständig vorgebildet sei u. die Ontogenese in einem Wachstum ohne Differenzierung bestehe.

präformiert: vorgebildet, als Anlage vorhanden.

präfrontal: im vord. Stirnlappenbereich; z. B. die p. ↑ Leukotomie.

prä|ganglionär: adj. Bez. für die vom ZNS ausgehenden u. mit Ganglienzellen peripherer vegetat. Ganglien synaptisch verbundenen Neuriten. – **P.gangrän:** die im 3., durch ischäm. Ruheschmerz charakterisierten Stadium der chron. arteriellen Verschlußkrankh. auftret. troph. Störungen der Haut (einschl. Nägel), später mit abakterieller Entzündung u. Ödem (v. a. infolge Kapillarschädigung).

prägenital: in der Psychoanalyse adj. Bez. für Vorgänge, Fixierungen etc., die aus der frühkindl. Zeit herrühren (↑ Phasenschema).

Prägranulämie (Calmette*): hochakut-sept. Tbk-Bild (↑ Sepsis tuberculosa) mit Überwiegen von

prägravid

Leuko-Vorstufen im peripheren Blut (evtl. von akuter Leukämie kaum zu unterscheiden).

prägravid: der Gravidität vorausgehend; z. B. die **p. Phase** der Uterusschleimhaut (↑ Luteinphase).

Prähallux: der Großzehe medial aufsitzende überzählige, rudimentäre Zehe (»tibiale Hyperdaktylie«).

prähepatisch: vor der Leber (v. a. auch aus funktioneller Sicht; z. B. der **p.** ↑ **Block**).

Prä|hormon: ↑ Hormonogen. – **P.hydronephrose**: ↑ Pyelektasie. – **p.hypophysär**: 1) den HVL (»**P.hypophyse**«) betreffend. – 2) vor (d. h. rostral) der Hypophyse.

prä|ikterisch: vor Auftreten des Ikterus. – **P.ileus**: s. u. Subileus.

präimplantativ: der Implantation des befruchteten Eies vorausgehend; z. B. die **p. Phase** der Uterusschleimhaut, charakterisiert durch Taschenbildungen u. Stromaverdichtung (zusätzlich zu den Vorgängen der Sekretionsphase) als Reaktion auf die freie Blastozyste.

Prä|infarkt(-Syndrom): ↑ Angina pectoris gravis. – **P.insuffizienz**: dem Vollbild einer Organinsuffizienz vorangehender Zustand; i. e. S. (*kard*) der vor der Manifestation einer Herzinsuffizienz, charakterisiert durch Eröffnung des zentralen Venen- bzw. des enddiastol. Drucks, klin. evtl. mit einzelnen Stauungs-RG über der Lunge.

präinvasives Karzinom: ↑ Carcinoma in situ; s. a. Präkanzerose.

Präkanzerose: morphol. u. klinisch definierter Zustand eines Gewebes (Zellatypien), der als potentielles Vorstadium eines Malignoms gilt (↑ Tab.), wobei **obligate** u. **fakultative P.** unterschieden werden. Beim Ca. mit ruhendem u. proliferativem u. präinvasivem Stadium (= Pr. i. e. S.), denen das invasive oder Manifestationsstadium folgt. – **melanotische P.**: ↑ DUBREUILH*-HUTCHINSON* Krankh. – **senile P.**: ↑ Keratosis senilis.

Präkapillaren, End-, Metarteriolen: die Gefäßabschnitte zwischen Arteriolen u. Kapillaren, mit noch vereinzelten glatten Muskelzellen. – **p.kardial**: ↑ p.-kordial. – **P.karzinose**: ↑ P.kanzerose.

Prä|klimakterium: ↑ P.menopause. – **p.klimakterische Blutungen** (unregelmäß., meist verstärkt, verlängert oder unzeitig) beruhen v. a. auf der fehlenden Ovulation (beginnende generative Ovarialinsuffizienz) u. gehen häufig mit glandulär-zyst. Hyperplasie des Endometriums einher.

präklinisch: noch ohne typ. Krankheitssympte. (z. B. in Inkubations-, Latenzzeit, asymptomat. Tumorstadium).

Präkolostomie: Vorlagerung eines Kolonabschnitts unter die Bauchhaut als vorbereitende Maßnahme für eine nach Darmeingriff evtl. notwend. Kolostomie.

Präkoma: dem eigentl. Koma vorausgehende Bewußtseinstrübung; z. B. das **Praecoma basedowicum** als Vorstadium der thyreotox. Krise, mit zunehmender Adynamie, Exsikkose, Tachykardie, Hyperthermie; **P. hepaticum** mit der Symptn.-Trias: psych. Veränderungen (Desorientiertheit, Persönlichkeitsveränderungen, Lethargie oder Enthemmung), motor. Störungen (Pyramidenzeichen, Flapping tremor, Areflexie), EEG-Veränderungen (langsame δ-Wellen mit normalem α-Rhythmus, bilat. Syndrome); i. e. S. das **P. diabeticum** bei Stoffwechsellage vor der völl. Dekompensation.

präkordial: vor dem Herzen, im ↑ Praecordium; z. B. **p. Ableitung** (für EKG; s. u. Brustwand...), **P.angst** (Druck- u. Beklemmungsgefühl in der Herzgegend, mit unbest. Angst u. Seufzen einhergehend, v. a. bei vitalhypochondr. endogener Depression), **P.schmerz** (bei echter ↑ Angina pectoris, der von den funktionellen Sensationen bei vegetat. Dystonie u. Herzneurose unterschieden werden sollte), **p. Chondrokostalsyndrom** (Perichondrose des 2.–4. Sternokostalgelenks als Überlastungsfolge, bei Thoraxdeformität etc.; mit reflektor. Gefäßspasmen, Herzschmerz in best. Körperlagen, ohne typ. Rö.veränderungen).

Prä|koxarthrose: die ↑ P.arthrose des Hüftgelenks. – **p.kritisch**: unmittelbar vor Auslösung einer ↑ Krise. – **p.kurativ**: vorsorglich. – **P.kursor**: Vorstufe (»Vorläufer«) eines biol. Zwischen- oder Endpro-

Präkanzerosen

Organ- bzw. Gewebssystem	Präneoplasie	späteres Malignom
A) chron. Reizschädigung		
Haut	Lichtdermatose	„Lichtkrebs"
	Röntgendermatose	Röntenkrebs
	Teerdermatose	Teerkrebs
	Arsendermatose	Arsenkrebs
	Lupusdermatose	Lupuskrebs
	Keratoma senile	
	PAGET* Krankh.	Hautkrebs
	Kondylome	
Narben	Brandnarbe	
	syphilit. Narbe	
	Fistelnarbe	Narbenkrebs
	Ulcus-cruris-Narbe	
Geschwüre	chron. Geschwüre (Krampfadergeschwüre)	Geschwürskrebs
	Knochenfistel	
	Mastdarmfistel	Fistelkrebs
Magen	Magengeschwür	Carcinoma ex ulcere
	Gastritis	Adeno-Ca.
		Szirrhus
Leber, Gallenwege	Cholelithiasis	Gallenblasen-Ca.
Vagina	Kraurosis vulvae	Vulva-Ca.
B) Systemerkrn., Gewebsmißbildungen, gutart. Neoplasmen		
Haut	Naevus pigmentosus	malignes Melanom
	BOWEN* Dermatose	
	Xeroderma pigmentosum	Haut-Ca.
	Erythroplasie	u. -sarkom
Schleimhäute		Zungen-Ca.
	Leukoplakie	Wangen-Ca.
		Kehlkopf-Ca.
		Penis-Ca.
Knochensystem	Ostitis deformans PAGET	Osteosarkome
	Exostosen, Ekchondrome	Chondrosarkome
	Ostitis fibrosa	Osteosarkome
	Leontiasis ossea	Osteosarkom
Nervensystem	Neurofibromatose	Fibrosarkome
Magen/Darm	Polyposis	Adeno-Ca.
Uterus	Blasenmole	Chorionepitheliom
	adenomat. Hyperplasie	Korpus- u.
	Carcinoma in situ	Kollum-Ca.
Schilddrüse	Struma nodosa	Struma maligna

duktes, z. B. Prophobilinogen (bei der Hämbiosynthese), Proerythroblast.

prä|liminar: einleitend, vorübergehend. – **P.luxation**: Vorstadium einer (angeb. Hüft-)Luxation.

prämaligne: *path* in einer Vorstufe der Malignität (↑ Präkanzerose); z. B. das »p.« ↑ Fibroepithelioma PINKUS.

prämatur: frühreif, vorzeitig; z. B. **p. Sternalsynostose** (↑ SILVERMAN* Syndrom), **Prämaturenretinopathie** (retrokristalline ↑ Fibroplasie).

Praemaxillare: ↑ Os incisivum.

Prä|medikation: Medikamentengabe (v. a. Atropin, Morphin-, Phenothiazin-Derivate) vor einem (op.) Eingriff zwecks psych. Dämpfung, leichter Analgesierung, Ausschaltung störender Reflexe, Unterdrückung von Nebenwirkungen der Narkosemittel. I. w. S. auch die einschläg. Kreislaufprophylaxe etc. – **P.melanosoma**: *zytol* Phospholipid, Protein u. Tyrosinase enthaltendes Zellorganell als Zwischenstufe (Stadium II) der Melaningranula-Bildung. – **P.menopause**, P.klimakterium: bei der Frau die Jahre vor Aufhören der Regelblutungen, charakterisiert durch Absinken der Östrogenproduktion, Gelbkörperschwäche, Ausbleiben der Ovulation, Ansteigen der Gonadotropinspiegel; klin.: vegetat. Beschwerden, Blutungsstörungen.

prämenstrualis, -ell: (lat.) in den Tagen vor der Menstruation (»Prämenstruum«); z. B. **p. Blutung** (↑ Frühblutung), **p. (Spannungs-)Syndrom** (mit zyklisch wiederkehrenden Beschwerden, wahrsch. infolge hormonaler u. neurovegetat. Dysfunktion: Mastodynie, Dysmenorrhö, Kopfschmerzen, Völlegefühl, seel. Verstimmung, evtl. Ödembildung, Exazerbierung einer Migräne, Epilepsie, gastrointestinaler Störgn. etc.).

Prämix-Blut: bei Blutvol.-Bestg. die vor Applikation des Tracers entnommene Probe (im Ggs. zum Postmix-Blut).

Prämolaren: ↑ Dentes praemolares.

prämonitorisch: den Ausbruch einer Krankh. ankündigend; z. B. **p. Schwäche** (bei Polyomyelitis acuta; s. u. präparalytisch), **p. Diarrhö** (z. B. bei Cholera), **p. Infarkt** (z. B. bei Thrombembolie; s. a. Lungeninfarkt).

Prämorbidität: der – oft charakterist. – Zustand vor Manifestation einer definierten Krankh., insbes. auch die psychopath. Anlage (s. a. Primärpersönlichkeit). – In der **prämorbiden Phase** entwickelt sich, oft erst retrospektiv erkennbar, mit verschiedensten Urs. eine Disposition für diese Krankheit.

prämortal: vor Eintritt des Todes; z. B. als **p. Funduszeichen** (SALISBURY-MELVIN) die mehrfache Unterbrechung der Blutsäule in der Netzhaut-Zentralarterie.

Prämunität, -munition: ↑ Infektionsimmunität. – Sogen. **Prämunitätsinducer** (z. B. Mittel der ↑ zytoplasmat. Ther.) können die Infektabwehr kurzfristig erhöhen (Phagozytosestimulierung, Interferonausschüttung etc.).

Prä|myelozyt: ↑ Promyelozyt. – **P.mykosis**: ↑ Mycosis fungoides vor Auftreten tastbarer Knoten. – **P.myokardinfarkt-Syndrom**: ↑ Angina pectoris gravis.

Pränarkose: 1) die durch die Prämedikation herbeigeführte allg. Sedierung vor Einleitung der Narkose. – 2) das Anfangsstadium der (Inhalations-)Narkose. – 3) der **P.kater** (bei Arbeiten mit Halogen-Kohlenwasserstoffen) mit den Symptn. der oberfläch. Narkose (Ekel, Brechreiz, Herzklopfen, Wallungen, evtl. Schweißausbrüche, Ohnmachtsgefühle), die am nächsten Morgen mit Kopfdruck u. Brechreiz ausklingen.

pränatal: vor der Geburt (aufs Kind bezogen; vgl. präpartal); z. B. **p. Dystrophie** (v. a. bei Mehrlingsschwangerschaft, auf Plazentainsuffizienz basierend u. zu Mangelgeburt führend), **p. Erkr.** (endo- oder exogene ↑ Geno-, Gameto-, Blasto-, Embryo- oder Fetopathie), **p. Sterblichkeit** (s. u. Fruchttod).

Prä|neoplasie: ↑ Präkanzerose. – **P.notion**: Früherfassung, -feststellung.

Präödem: infolge NaCl-Retention vermehrte Gewebshydration, die sich noch nicht in sichtbaren Ödemen ausprägt.

präoperativ: vor einer Op.; z. B. **p. Medikation** (↑ Prämedikation), **p. Bestrahlung** (*radiol* ↑ Vorbestrahlung).

präovulatorisch: vor Eintritt des Follikelsprungs; z. B. die **p. Phase** (3–4 Tage), in der unter Einfluß der Östrogene der Zervikalschleim seine chem. Eigenschaften ändert u. so das Eindringen von Spermien ermöglicht (Farn- u. SIMS*-HUHNER* Test pos.).

Praepallium: die Großhirnrinde (Pallium) vor dem Sulcus centr.

Präparalyse: *psychiatr* ↑ Liquorparalyse. – Ferner das **präparalyt.** (= adynam.) **Stadium** der Poliomyelitis ant. acuta (während oder nach dem meningealen) durch partiellen Muskelfibrillenausfall, mit Muskelschwäche (Nackenschlaffheit, Schwäche des Faustschlusses, Abschwächung u. Asymmetrie der Reflexe), die – v. a. bei noch bestehenden meningealen Symptn. – als prämonitorisch gilt.

präparasitische Phase: Entwicklungsphase eines Parasiten (v. a. Larven, Zysten) vor Aufsuchen des Wirtes.

Präparat: zweckmäß. Zubereitung; *pharm* gebrauchsfert. Arzneimittel; *anat* konservierter Leichenteil, an dem Gefäße, Nerven, Muskeln etc. für Demonstrationszwecke isoliert (»präpariert«) sind; *mikroskop* mit physikal.-chem. Methoden für die Untersuchung hergerichtetes Lebewesen oder dessen Teil; *radiol* offenes u. umschlossenes P. (s. u. Isotop).

Präparationszeit: (SCHULZ) Inkubationszeit der Streptokokkenangina nach einem Trauma (insbes. Verbrennung). – **präparatorische Verkalkungszone**: *histol* ↑ Abb. »Ossifikation«.

Präparieren: *anat, path* s. u. Präparat; *chir* Darstg. des Op.situs durch Abdrängen u. Ablösen überlagernder Gebilde, »stumpf« z. B. mit Präpariertupfer, »scharf« mit Präp.schere u. Skalpell. – **Präpariermikroskop**: für Präparationen an mikroskop. Objekten geeignetes Stereomikroskop mit rel. geringer Vergrößerung; in spez. Ausführung auch als ↑ Operationsmikroskop.

prä|paroxysmal: vor einem Anfall (Paroxysmus). – **p.partal**: vor Einsetzen der Geburt; vgl. pränatal. – **p.patellar**: vor der Kniescheibe.

Präpatentperiode, Präpatenz: *parasit* Zeitabschnitt vom Eindringen (Aufnahme) der infektiösen Stadien bis zum Auftreten von Geschlechtsprodukten in

präperitoneal

Stuhl, Urin, Sputum, Blut oder Haut. Dauer artspezifisch (entspricht bei Helminthen der Entwicklungsdauer zum Adultwurm); kann zeitlich mit der Inkubationszeit zusammenfallen.

präperitoneal: ventral u. seitl. vor dem Bauchfell.

Präphase: *serol* Vorphase (↑ Schema »Blutgerinnung«).

präphthisisches Infiltrat: andere Bez. für das ↑ AssMANN* Frühinfiltrat (als sek.-allerg., zur tert. Organphthise überleitende Herdreaktion).

Präpollex: dem Daumen radial aufsitzendes überzähl. Fingerrudiment (»radiale Hyperdaktylie«).

Präprophase-Inhibitoren: Substanzen, die den Übergang von der Inter- in die Prophase verhindern oder verzögern; vgl. Mitosegifte, Prophasegifte.

präpsychotisch: vor Ausbruch einer Psychose; z. B. die **p. Persönlichkeit** (s. u. Primärpersönlichkeit), **p. Wesensänderung** (Verunsicherung im Selbstgefühl, verstärkte Angstempfindungen, Autismen, Regressionstendenzen etc.).

prä|puber(t)al, -pubertär: vor der Pubertät bzw. in der **P.pubertät** (»Vorpubertät«, einleitende Phase mit sichtbarer Vergrößerung der Hoden bzw. Thelarche u. Areolenmamma). – **P.pubertätsfettsucht**: ↑ Pseudo-FRÖHLICH-Syndrom.

Präputial|adhäsionen: Verklebungen zwischen innerem Blatt des ↑ Praeputiums u. Glans penis; angeb. oder erworben (s. a. Phimose). – **P.stein**: ↑ Balanolith. – **Präputiotomie**: dors. Spaltung der Vorhaut bei Phimose.

Praeputium *PNA*: die »Vorhaut« als die Glans penis bedeckende sackförm. Hautduplikatur (Innenblatt Halbschleimhaut); nach Lösung der physiol. Verklebungen mit der Eichel (1.–3. Lj.) retrahierbar (s. a. Phimose); an Smegma-Bildung beteiligt. – Ferner das **P. clitoridis**, 2 von den kleinen Schamlippen ausgehende Haut-Halbschleimhautfalten, die die Klitoris lateral u. kran. umgeben.

präpylorisch: oral vom (Magen-)Pylorus.

Präreduktion: *zytol* bereits in der 1. meiot. Teilung erfolgende Reduktion der Chromosomenzahl; i. e. S. das Verhalten der Chromosomenabschnitte, in denen in der Anaphase die Schwesterchromatiden beisammenbleiben, während die homologen getrennt werden.

prä|renal: vor der Niere (v. a. auch aus funktioneller Sicht, d. h. im Bereich der A. renalis). – **p.replikative Phase**: *genet* s. u. p.synthetisch.

präsakral: ventral des Kreuzbeins, z. B. die **p. Überflutung** (»PENDL* Infiltration«; Kanüle streng paramedian vom Steißbein her unter ständ. Knochenkontakt) mit reichlich Lokalanästhetikum zur Leitungsunterbrechung des Plexus sacr. für Eingriffe im kleinen Becken oder zur Ther. örtlicher Schmerzzustände (einschl. Ischialgie).

Präsaturnismus: das krit. Anfangsstadium der Bleivergiftung; mit Abgeschlagenheit, Appetitlosigkeit, Reizbarkeit, Stirn- u. Schläfenkopfschmerzen, Schwindel, Gliederschwäche, Magen-Darmstörungen; evtl. Bleisaum.

Praescriptio: *pharm* auf der ärztl. Verordnung die Aufzählung der Arzneibestandteile mit Mengenangabe. – Als **P. indicata** der obligate Vermerk auf Suchtgift-Rezepten bei Überschreiten der Höchstdosis.

präsenil: vor dem Greisenalter, das Senium einleitend, im »Präsenium«; z. B. **p. Demenz** (↑ ALZHEIMER*, BINSWANGER* Demenz), **p. Beeinträchtigungs- oder Verfolgungswahn** (KRAEPELIN; v. a. bei ♀ ♀ in der 2. Lebenshälfte, mit Mißtrauen, Beeinträchtigungsideen etc. bei sonst geordnetem Gedankengang u. erhaltener emotionaler Ansprechbarkeit; wahrsch. Schizophrenie). – **Präsenilität**: vorzeit. Alterung; s. a. Progerie.

Praesentatio (fetus): *geburtsh* ↑ Fruchteinstellung. – **Präsentationszeit**: Dauer eines Reizes bis zum Auftreten einer Empfindung bzw. reflektor. Reaktion.

Prä|servativ: Vorbeugungsmittel, i. e. S. das Kondom. – **P.serve**: durch physik.-chem. Behandlg. für begrenzte Zeit haltbargemachte, luft- u. flüssigkeitsdicht verpackte, kühl zu lagernde Lebensmittel (»Halbkonserve«).

Präsilikose: die erste (nach obj. Erkennbarwerden), noch uncharakterist. Phase der ↑ Silikose.

prä|skalenische Biopsie: ↑ DANIELS* Biopsie. – **P.sklerose**: Vorphase der Arteriosklerose, insbes. bei chron. Hypertonie; mit Durchblutungsstörung, aber ohne schwerere Organmanifestationen. – **P.skorbut**: C-Hypovitaminose mäß. Grades; Bild der Frühjahrsmüdigkeit (bes. bei kalor. Unterernährung). – **P.somnolenz**: mit amnest. Sympt. kombinierte leichte Benommenheit; häufig bei Hirntumor.

prä|spastischer Reflex: bei Pyramidenbahnläsion vor der spast. Parese auftret. path. Reflex, z. B. OPPENHEIM*, GORDON*, ROSSOLIMO* Reflex. – **P.sperm(at)ide**: ↑ Spermatozyt II. Ordnung. – **P.stase**: der Stase vorausgeh. Verlangsamung der Blutströmung in der erweiterten termin. Strombahn (↑ RICKER* Stufengesetz).

Praesternum: ↑ Manubrium sterni.

prästenotisch: in Stromrichtung vor einer Stenose.

präsuizidales Syndrom: situative (z. B. Verlust von Kontaktpersonen), dynam. u. affektive Einengung, Autoaggression (nach anfängl. Aggressionsstau) u. Suizidphantasien als charakterist. Trias der dem Suizid vorangehenden Phase, in der noch eine erfolgreiche Ther. möglich ist.

präsumptiv: erwartungsgemäß, voraussichtlich; z. B. die **p. Organanlage** (Blastomerenfeld der Blastula, dessen Zellen noch nicht endgültig determiniert, normalerweise aber später in best. Organen anzutreffen sind).

präsymphysär: vor der ↑ Symphysis pubica; z. B. die p. ↑ Grazilisplastik.

präsynthetische Phase, präreplikative Ph., G_1: *genet* die 1. Phase der mitot. Interphase vor Beginn der Reduplikation (der DNS-Synthese vorangehend), in der die Chromosomen gegenüber mutagenen Agentien als einsträng. Strukturen reagieren; vgl. postsynthet. u. S-Phase.

Präsystole: *kard* der der Ventrikelkontraktion unmittelbar vorangehende Zeitabschnitt. – **präsystolisch**: *kard* in der ↑ Präsystole; z. B. **p. Galopp** (durch den 4. Herzton), **p. Geräusch** (»Präsystolikum«, unmittelbar vor dem 1. HT, meist kurz u. krescendoartig; z. B. bei Mitralstenose).

präterminal: vor dem Ende, vor dem Tode (= präfinal).

praeternaturalis: widernatürlich; z. B. ↑ Anus pr.

prätibial: vor dem Schienbein; z. B. **p. Ödem** (meist kardiogen), **P.fieber** (↑ Bushy-creek-Fieber).

Praetorius*-Poulsen* Methode: (1953) enzymat. Harnsäure-Bestg. im Blut durch Spaltung mit Urikase u. Photometrie der Ausgangs- u. Endlösung.

Prätoxikose, Subtoxikose: *päd* Übergangsstadium der akuten Säuglingsenteritis in die Intoxikation, mit Exsikkose, gemischter Atmung, seltenem Lidschlag, schrillem Schreien, aber ohne Bewußtlosigkeit.

präurämisch: vor Manifestation der Urämie bzw. i. S. der drohenden Urämie (mit beginnender Niereninsuffizienz: allg. Schwäche, Lethargie, Kopfschmerzen, Hautjucken, Brechreiz, Harnkonzentrationsschwäche, beginnende Retention harnpflichtiger Stoffe etc.).

Präurethritis: Entzündung des Scheidenvorhofs um die Harnröhrenmündung.

Prävalenz: Überwiegen; 1) *genet* unvollständ. ↑ Dominanz eines Allels in heterozygoter Kombination. 2) *epidem* Häufigkeit aller einschläg. Fälle in einer best. Population, unterschieden als Zeitpunkt- u. Perioden-P. (vgl. Inzidenz).

Prävention: *medizin* Vorkehrungen zur Verhinderung von Krkhtn., Unfällen etc. einschl. der individuell veranlaßten ärztl. Maßnahmen, die der Überwachung u. Erhaltung der Gesundheit dienen (↑ Präventivmedizin). Prim. P. durch Ausschaltung schädlicher Faktoren noch vor Wirksamwerden; **sekund. P.** durch Aufdeckung u. Ther. von Krankhn. im möglichst frühen Stadium. (Auch der Gesunde ist bereits ein Prämorbider!); als **tert. P.** in der Sozialpsychiatrie der Versuch, die Folgen einer psych. Krankh. auszugleichen oder in Grenzen zu halten (in der Zielsetzung etwa = Rehabilitation).

präventiv: vorbeugend (↑ Prävention). – **P.behandlung**: vorbeugende ärztl. Maßnahmen (↑ Prävention), z. B. ↑ Schutzimpfung, **P.bestrahlung** (als Rezidiv- u. Metastasierungsprophylaxe, z. B. Kastrationsbestrahlg. bei Mamma-Ca.). – **P.medizin**, prophylakt. Medizin: Zweig der Heilkunde, der sich mit der Verhütung von Gesundheitsstörungen befaßt (↑ Prävention); umfaßt außer »Hygiene« auch die Erforschung u. Praxis, Krankhn. im frühestmögl. Stadium aufzudecken u. ihren Verlauf günstig zu beeinflussen. – **P.mittel**: Mittel, das beim Geschlechtsverkehr (»P.verkehr«) eine vener. Infektion u./oder eine Konzeption verhindern soll, z. B. Kondom, Pessar, Kontrazeptivum.

prävertebral: vor einem Wirbel bzw. vor der WS.

prävesikal: vor der Harnblase; z. B. **P.raum** (= Spatium retropubicum).

Präviablutung: *geburtsh* Blutung bei ↑ Placenta praevia.

Präxerose (der Bindehaut): ↑ Bitot* Flecke.

präzentral: *anat* ↑ praecentralis. – **P.feld**: ↑ Area praecentralis. Bei Ausfall kontralat. akute schlaffe Hemiplegie (insbes. Ziel- u. Fertigungs-, aber auch Gemeinschaftsbewegungen).

Präzession: (DE RUDDER) Beschleunigung der tbk. Durchseuchung, d. h. Verschiebung der Erstinfektion in das Säuglings- u. Kleinkindesalter.

Präzipitat: Niederschlag als Folge einer Ausfällung oder Ausflockung (↑ Präzipitieren). – *ophth* rundl., weißl. oder bräunl. Niederschläge (zusammengeballte Lympho- u. Leukozyten, Fibrin) an der Hornhauthinterfläche bei chron. Iri(dozykli)tis, meist in Dreiecksform (Spitze zur Hornhautmitte); bei frischer Entzündg. heller, bei Tbk. speckig, bei älterer graubraun; bei günst. Verlauf Resorption. – *pharm* Hydrargyrum oxydatum (= gelbes u. rotes P.) bzw. praecipitatum album (= weißes P.). – *immun* s. u. Präzipitation. – **P.impfstoff** (dessen AG mit Al-Phosphat gefällt wurde).

Präzipitation: Ausfällung, Ausflockung, Präzipitatbildung. – Erfolgt bei AAR nur mit molekularem AG u. mind. bivalentem AK. – Eine **Präzipitationshemmung** (bei P.reaktion) beruht auf AG- oder AK-Überschuß (sogen. Prozone bei der AG-Titration mit konst. AK) u. dient z. B. zum indir. Nachweis von Haptiden u. Haptenen. – Weitere immunol. – qual. u. quant. – **P.reaktionen** (bei denen komplette AK mit lösl., größeren, polyvalenten AG durch Ausbildung eines Netzwerks einen unlösl. Niederschlag bilden, wobei solche präzipitierenden ↑ Immunkomplexe aber bei ausgewogenem Mengenverhältnis, d. h. bei äquivalenter ↑ Proportion, im Äquivalenzbereich von AG u. AK entstehen) entweder als Ring- (mit ringförm. Zone der optimale P.) oder als Agardiffusionstest, u. zwar mit einfacher Diffusion (OUDIN) u. Doppeldiffusion in 1 oder 2 Dimensionen (OAKLEY-FULTHORPE bzw. OUCHTERLONY); ferner der **quant. Präzipitintest**, bei dem konst. AK- (Serum) mit fallenden AG-Mengen versetzt werden (Flockung zuerst im Röhrchen mit AG-AK-Äquivalenz; nach vollständ. P. Subtraktion des N-Gehaltes der AG vom Gesamt-N, dadurch quant. AK-Bestg.); s. a. MIESCHER* Test (2).

Prä|zipitatsalbe: Unguentum Hydrargyri album, flavum u. rubrum (s. u. Hydrargyrum). – **P.zipitieren**: »Ausfällen«, partielles oder quant. Ausscheiden einer gelösten Substanz aus ihrer Lsg. durch Zufügen eines geeigneten Reaktionspartners; das unlösl. Reaktionsprodukt fällt als Trübung oder Niederschlag aus (↑ Präzipitat).

Präzipitin: präzipitierender ↑ Antikörper. – **P.reaktion**: ↑ Präzipitationsreaktion.

Prä|zipitinogen: präzipitierendes ↑ Antigen. – **P.zipit(in)oid**: inkomplettes ↑ Präzipitin.

Präzirrhose: *path* fortgeschrittener Umbau der Leber in Richtung Zirrhose.

Präzisionsbewegung: *physiol* treffsichere, zweckgerichtete Bewegung als koordinierte Leistung des pyramidalen Systems (mobilisiert gemäß teleokinet. Innervationsmuster u. unter Kontrolle des Gesichtssinnes die notwend. Kräftekombination) u. des extrapyramidalen (sichert automatisch Ausgangslage u. Verteilung des Muskeltonus). – vgl. Komplexbewegung.

Prä|zöliakie: Auftreten gehäufter massig-dünner Stühle vor Manifestation der Zöliakie (ca. 9. Lmon.). – **P.zone**: *serol* Hemmungs-, Prozone (s. u. Zonen-, Prozonenreaktion).

Prager| Handgriff, umgekehrter: *geburtsh* H. zur Entwicklung des verkehrt rotierten Kopfes bei Beckenendlage (wenn Kinn hinter Symphyse hängt u.

Mund nicht erreichbar); während eine Hand von hinten gabelförmig die Schultern umfaßt, werden die Beine oberhalb der Knöchel mit 3 Fingern der anderen Hand erfaßt u. das Kind im Bogen um die Symphyse geschwungen. – vgl. BRACHT* Handgriff. – **P. Typ**: CUSHING* Syndrom (bei basophiler NNR-Hyperplasie) mit universeller Adipositas, Hypertonie, Polyglobulie, Hypercholesterinämie, Osteoporose, Wasserhaushaltsstörung.

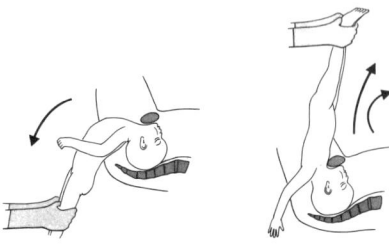

Umgekehrter Prager Handgriff.

Pragmat|agnosie, P.amnesie: Unfähigkeit, Gegenstände wiederzuerkennen bzw. sich an ihr Aussehen zu erinnern.

Prajmaliumbitartrat WHO: N-Propyl-ajmaliniumhydrogen-tartrat; Antiarrhythmikum.

Pralidoximjodid WHO: Pyridin-2-aldoxim-methyljodid (PAM); Aktivator für Cholinesterase, Antidot bei Vergiftg. mit Insektiziden vom Alkylphosphat-Typ.

Prallschuß: s. u. Schußverletzung.

Pramiverinum WHO: N-(4,4-Diphenyl-zyklohexyl)-N-isopropyl-amin; Spasmolytikum.

prandial: das Essen betreffend, während der Mahlzeit.

Prandtl* Rohr: Staudruckmesser zur Bestg. der Strömungsgeschwindigkeit im eröffneten Blutgefäß.

Pranter* Färbung: histol Darstg. des elast. Bindegewebes mit Orzein in Salpetersäure u. 70%ig. Alkohol.

Prasad*-Koza* Syndrom: kongenit. (Gynäkotropie), im allgem. erst im Erwachsenenalter manifeste agammaglobulinäm. u. lymphadenopath. Variante des AK-Mangelsyndroms, mit Agammaglobulinämie, generalis. LK-Schwellungen, Hepato-Splenomegalie (bd. durch unspezif. Granulome), hämolyt. Anämie.

Praseodym, Pr: Seltenerdmetall der Lanthaniden-Gruppe; medizin. Anw. als Antikoagulans.

Pratési* Claudicatio: (1060) auf a.-v. Anastomosen im tiefen Femoralisbereich basierende Claudicatio intermittens, mit Neigung zu Spontanremission. Bei Arteriographie sofortige Darstg. der entspr. Venen.

Prato* Pseudoskop: ophth Sehprüfungsgerät mit Seitenumkehr zur Simulationsprüfung (Proband weiß nicht, mit welchem Auge er die Sehprobe sieht).

Pratt* (GERALD HILLARY PR., geb. 1903, Chirurg, New York) **Operation**: 1) (1954) indir. Ektomie eines reitenden Embolus der Aortenbifurkation: nach subinguinaler Längsinzision beider Aa. femorales Einführen eines Spiraldrahtes (in Gefäßkatheter) u. Extraktion oder Distalverschiebung des Embolus (der dann bei Freigabe des Blutstromes ausgespült wird). – 2) obliterierende Endoaneurysmorrhaphie durch Einnähen eines gestielten Muskellappens in den Aneurysmasack (modifiz. MATAS* Technik mit Verzicht auf Resektion). – [Eine intermediäre Drahtfixierung geht auf D. R. PR. (1943), eine Scheidenplastik (Sigmascheide) nach Ca.-Op. auf J. H. PR. (1961) zurück.] – **Pr.* Test**: Ergänzung des TRENDELENBURG* Versuchs bei Beinvarizen: Blutleere durch Hochhalten u. Ausstreichen des Beins am Liegenden, Abriegelung der oberflächl. Venen durch subinguinales Tourniquet, Wickeln des Beins von den Zehen her; nach Aufstehen u. Abwickeln (kraniokaudal) zeigen vortretende Varizen Lage der insuffizienten Venenklappen an. – **Pr.* Zeichen**: 1) umschrieb. Steife der einer Wunde angrenzenden Muskeln als Hinweis auf Nekrose oder beginnende Gangrän. – 2) Stauung der prätibialen Venen bei Thrombophlebitis im Wadenbereich.

Prausnitz*-Küstner* Reaktion, PKR (CARL WILLI PR., 1876–1963, Bakteriologe, Hamburg, London, Breslau, Greifswald; HEINZ K.): (1921) indir. Nachweis zirkulierender Reagine (IgE) anhand der lokalen allerg.-hyperg. Gewebsreaktion (urtikarielles Erythem in 15 Min.) beim Nichtsensibilisierten nach i. c. Inj. eines sterilen Allergikerserums (0,1–0,2 ml) u. 24 Std. später des spezif. AG (auch inhalative oder transstomachale »Fernauslösung« möglich sowie Nachweis anderer AK). – Bei **inversiver PKR** zuerst AG- u. nach 20 Min. Serumgabe.

Pravaz* Spritze: erste Injektionsspritze aus graduiertem Glaszylinder u. Metallverschlußteilen u. -kolben.

Praxie: physiol Fähigkeit, erlernte zweckmäß. Bewegungen auszuführen (Gegenteil: Apraxie). Das **Pr.zentrum** im Gyrus supramargin. des Parietalhirns (beim Rechtshänder li.) sichert über die Balkenfasern auch die Eupraxie der homolat. Körperhälfte.

Praxisgemeinschaft: gemeinsame Benutzung von Räumen, Einrichtungen u. Personal durch mehrere Ärzte, wobei aber jeder seine Praxis unabhängig u. selbständig ausübt. – vgl. Gemeinschaftspraxis.

Praxotypus: 1) physiol Bewegungsmuster. – 2) psych Typ des psychomotor. Verhaltens († Psychomotorik).

Pray* Test: ophth 1) Halsvenenstauung u. Handunterkühlung (Eiswasser) zur Feststellung einer Glaukomdisposition. – 2) Sehprüfung mit Sehzeichen aus Parallelstrichen, die jeweils anders gerichtet sind, so daß aus dem Erkennen auf die Achse eines evtl. Astigmatismus geschlossen werden kann.

Prazepamum WHO: 7-Chlor-1-(zyklopropyl-methyl)-1,3-dihydro-5-phenyl-2H-1,4-benzodiazepin-2-on; Muskelrelaxans, Tranquilizer.

Prazosinum WHO: 4-Amino-2-[4-(2-furoyl)-piperazin-1-yl]-6,7-dimethoxy-chinazolin; Antihypertonikum.

Prdpt: opt † Prismendioptrie.

Prechtl* Syndrom: päd 1) † Hyperexzitabilitäts-, 2) Lateralisationssyndrom.

Preclotting, Fibrinisieren: Abdichten der Poren einer Gefäßprothese durch Benetzen oder Durchströmen mit frischem Blut (damit sie bei Blutstromfreigabe sofort funktionstüchtig ist).

Precursor: † Präkursor.

Predigerhand: neurol 1) (CHARCOT) bei Medianus- u. Ulnarislähmung u. bei Syringomyelie vork. Dorsalflexionshaltung der Hand, bei der der Daumen mit den in Krallenstellung kontrahierten Fingern in gleicher Ebene steht. – 2) † Schwurhand.

Prednisolon(um): 1,2-Dehydro-hydrokortison; synthet. Glukokortikoid mit antiphlogist. u. antiallerg. Wirksamkeit; s. a. Beta- u. Dexamethasonum, Methyl-prednisolon. – **P.-Test**: 1) *urol* Nachweis einer latenten Pyel(onephr)itis durch Urinkontrolle 90 Min. nach 40–50 mg Prednisolon i. v. (Leuko-Anstieg auf > 400 000/Std. gilt als pathognomonisch); vgl. Prednison-Test (2). – 2) DD des mechan. u. hepatozellulären Nieren Ikterus durch Serumbilirubinkontrolle nach 4täg. Gabe von je 20 mg Pr.; Abfall der Werte spricht für Hepatogenese.

Prednison(um): 1,2-Dehydrokortison; synthet. Glukokortikoid mit antiphlogist. u. antiallerg. Wirksamkeit. – **P.-Test**: 1) P.-Glukose-Toleranztest, Kortison-G-T-Test: Erfassung eines latenten (subklin.) Diabetes mellitus durch orale Gabe von je 50 mg Kortisonazetat (n. FAJANS-CONN) 8½ u. 2 Std. vor dem Standard-Glukose-Toleranztest; Blutzuckerwerte > 200 mg/100 ml nach 60 Min. u. > 140 mg/100 ml nach 120 Min. gelten als path. (v. a. bei Schwangeren u. Alten unsicher). – 2) P.-Provokationstest, PPT: Diagnostik u. Aktivitätsbeurteilung der chron.-latenten Glomerulonephritis u. Pyel(onephr)itis durch perorale Gabe von je 15 mg Prednison am Abend u. am folgenden Tag (nach Blasenentleerung); signifikante Ery-Zunahme im ⁄ ADDIS* Sediment nach 3 Std. ist Hinweis auf akt. Prozeß. – vgl. Prednisolon-Test (1).

Prednyliden *WHO*: 16-Methylenprednisolon, ein Glukokortikoid.

Pregl* (FRITZ PR., 1869–1930, physiol. Chemiker, Graz; 1923 Nobelpreis für Chemie) **Lösung**: konz. wäßr. Jod-Lsg. (3% Gesamt-J); Anw. i.v. bei Sepsis, Zerebralsklerose, Luesspätfolgen etc. (obsolete). – **Pr.* Nierenfunktionsprobe**: Berechnung der gelösten Stoffe im getrennt entnommenen Nierenurin anhand des spezif. Gew. u. quant. Bestg. der organ. u. anorgan. Bestandteile des Sediments. Einseitig verminderte Ausscheidung von lösl. Stoffen spricht ebenso wie das Überwiegen der anorgan. Stoffe für herabgesetzte Nierenleistung.

Pregnan: das C_{21}-Steroidgrundgerüst des ⁄ Progesterons. – **Pregnandiol**: Progesteron-Stoffwechselprodukt (Dihydroxyderivat); 24-Std.-Harnwert in der Follikelphase 0,5–2,0, in der 2. Zyklusphase 2–6 mg, in der Gravidität bis 60 (± 20) mg ansteigend (Plasmawerte im 10. Mon. 30–60 µg/100 ml). Dient v. a. dem Nachweis von biphas. ovulator. Zyklus, Corpus-luteum-Insuffizienz u. Luteomen, ferner der Kontrolle nach Gonadotropin- oder Clomiphen-Medikation, nach Keilexzision des Ovars, bei bedrohter Schwangerschaft.

Pregnant Mate Serum Gonadotropin: ⁄ Gonadotrophinum sericum.

Pregneninolon, Pregninum: ⁄ 17-Äthinyl-testosteron. – **Pregnenolonum** *WOH*: 3β-Hydroxy-5-pregnen-20-on; ein Glukokortikoid (antiphlogist. u. antiallergisch; s. a. Schema »Geschlechtshormone«).

Prehn* Zeichen: Zunahme eines Hodenschmerzes bei Anheben des Skrotums als Zeichen für Hodentorsion (dagegen Abnahme bei Epididymitis: «PREHN negativ»).

Preiser* Krankheit (GEORG KARL FELIX PR., 1876–1913, Orthopäde, Hamburg), KÖHLER*-MOUCHET* Syndrom: (1910) meist postpuberale (40. Lj., v. a. Handarbeiter) asept. Nekrose des Os scaphoideum, mit zeit. Funktionsstörung u. sek. Arthrosis (Einschränkung bes. der Dorsalflexion, örtl. Druckschmerz an Beuge- u. Streckseite; zyst. Aufhellung, Sklerosierung der Gelenkfläche, Deformierung, evtl. Zusammensintern. Ät. Path.: Mikrotraumatisierung (Preßluftwerkzeuge), Überbelastung, Durchblutungsstörung (Kapillarembolie?), Fraktur (dann meist Nekrose des kleineren Fragments).

Preiswerk* Linien: *dent* ⁄ Perikymatien.

Preisz*-Nocard* Bazillus (HUGO V. PR., 1860–1940, Bakteriologe, Budapest): ⁄ Corynebact. pseudotuberculosis.

Prelinger* Reagenz: Pikrinsäure zum Nachweis (Präzipitation bzw. Kristallisation) von Guanidin.

Prellschuß: s. u. Schußverletzung.

Prellung: ⁄ Contusio. – **Prellungs|glaukom**: traumat. ⁄ Glaukom. – **P.pneumonie**: ⁄ Kontusionspneumonie.

Preludinpsychose: tox., eigentümlich wache Psychose bei sücht. Abusus von Preludin® (⁄ Phenmetrazinum), mit rasch wechselnden Wahnideen (auch mißtrauisch-paranoisch) u. akust. Halluzinationen.

Prendergast* Test: Typhus-abdom.-Nachweis anhand der fehlenden örtl. Reaktion nach i.c. Inj. von 5 mg Typhus-Vakzine (Hautrötung spricht dagegen).

Prenoxdiazin: Diphenyläthyl-piperidinoäthyl-oxadiazol-Derivat; Antitussivum.

Prentice* Regel: *opt* die Ablenkung des Lichtstrahles an einem best. Punkt einer opt. Linse entspricht dem Produkt aus Brechkraft u. Entfernung des Punktes von der Linsenmitte.

Prenyl-: 1) das C_4-Gerüst des Isopren:

$$\begin{array}{c} C \\ | \\ C-C=C-C \end{array} \;\; -$$

2) der sog. »Isopren-Rest« $(CH_3)_2C=CH-CH_2-$. – **P.aminum** *WHO*: N-(3,3-Diphenylpropyl)-α-methylphenäthylamin; Koronardilatans. – **P.transferase**: ⁄ Dimethylallyl-transferase.

PR-Enzym: (Prosthetic-group removing enzyme) ⁄ Phosphorylase-phosphatase.

Prephensäure: biosynthet. Vorstufe von Phenylalanin u. Tyrosin.

presby...: Wortteil »alt«, »Alter«, »Greis«.

Presby|akusis: »Altersschwerhörigkeit« als physiol. Innenohrschwerhörigkeit (ab 5. Ljz.) mit zunehmendem Hörverlust für die hohen Frequenzen; entweder neuraler Aufbrauch mit prim. Atrophie des Ggl. spirale oder angiosklerot. Gefäßdegeneration mit Rückbildung des sekretor. Epithels der Stria vascul. u. des CORTI* Organs. – **P.atrie**: ⁄ Geriatrie.

Presbyo|derma: ⁄ Altershaut. – **P.phrenie**: senile ⁄ Demenz. – Als deren bes. Form (v. a. bei primärpersönlich heiteren, vitalen Frauen) die WERNICKE* Demenz mit Merkschwäche, Redseligkeit u. Konfabulationen bei unverändert lebhaftem Temperament (u. erhaltener Persönlichkeit).

Presbyopie, Presbytie: ⁄ Alterssichtigkeit.

Preßatmung: *gyn* forcierte Atmung während der Preßwehen, mit tiefer Inspiration, Atemanhalten auf der Höhe der Wehe u. anschließ. Bauchpresse.

Preßdruck: *physiol* durch forcierte Exspiration gegen Widerstand bewirkte Drucksteigerung im Brustraum u. damit (Bedingungen des geschlossenen Systems, also ohne Widerstandserhöhung) im intrathorakalen Kreislauf; s. a. BÜRGER* (2), FLACK*, VALSALVA* Versuch (im dabei geschriebenen **P.-EKG** spricht Positivwerden einer neg. T-Zacke gegen organ. Herzschaden).

Pressions: (engl.) ↑ Bends (bei Druckfallkrankh.).

Preßling: *pharm* durch Komprimierung fester Wirkstoffe hergestellte spez. Arzneiform (z. T. mit Depoteffekt).

Preßluft|krankheit: 1) ↑ P.werkzeugschaden. – 2) ↑ Caissonkrankheit. – **P.(werkzeug)schäden**: Körperschäden durch Arbeit mit Preßluft- oder gleichart. Werkzeugen (Maschinen), z. B. Abbauhammer u. -meißel (»Pickhammerkrankh.«), Niethammer, Bohrer, Stampfer, Anklopfmaschinen (↑ »Anklopferkrankh.«). Vibration u. Rückstoß bewirken als Mikrotraumatisierung bes. an den Gelenken der re. oberen Extremität (»**P.gelenk**«, v. a. Akromioklavikular-, Ellbogen-, dist. Radioulnargelenk) u. an Handwurzelknochen degenerat. u. reparative Knorpel- (Chondromatose, freie Gelenkkörper) u. – später – Knochenveränderungen (Arthrosis def.), an Lunatum u. Skaphoid sogen. »Malazie«; evtl. auch Pseudarthrosen, Drucklähmungen (v. a. N. uln.), Tendopathien (v. a. lange Bizepssehne u. Extensor pollicis longus, evtl. spontane Ruptur); an der das Gerät führenden Hand oft Kapillarspasmen (bes. am 3.–5. Finger) mit Akrozyanose, Parästhesien, evtl. Gangrän (s. a. Weißfingerkrankheit). Initialsympte.: Schmerzen bei Arbeitsaufnahme, nächtl. Ruheschmerz, Bewegungseinschränkung, jedoch rel. geringe äußerl. Gelenkveränderungen. – Anerkennung als entschädigungspflicht. BK erst nach mind. 2jähr. einschläg. Tätigkeit.

Pressorezeptoren: Mechanorezeptoren in der arteriellen Gefäßwand (v. a. Aortenbogen u. Sinus caroticus), die proportionale u. differenzielle Dehnungsempfindlichkeit besitzen u. den Ausgleich akuter intravasaler Druckabweichungen veranlassen (↑ Blutdruckregelung, -zügler).

Pressor|substanz, -stoff: blutdrucksteigernde Substanz, z. B. ↑ Angiotensin u. die sogen. **P.amine** (adrenerg. Wirkstoffe vom Adrenalintyp).

Preß|phlebographie: *röntg* (MARTINET 1959) retrograde Ph. (KM-Inj. in die V. femoralis am Schrägstehenden) mit VALSALVA* Versuch vor der 2. Aufnahme; zur Prüfung der Klappenfunktion. – **P.strahlgeräusch**: *kard* rauhes, gleichmäßig starkes Systolikum über Sternummitte (4. ICR) mit Ausbreitung über die ges. Herzfigur, evtl. in die Karotiden fortgeleitet; charakteristisch für VSD.

Pressungskollaps: Kreislaufkollaps nach körperl. Belastung infolge Erhöhung des intrathorakalen Drucks durch tiefe Atmung (dadurch rel. geringer intraabdomineller Druck, so daß Blutrückstrom zum Herzen nur unzureichend); v. a. bei Leptosomen, Frauen, Jugendlichen.

Pressure-happiness: Euphorie infolge N-Überangebots bei Luftüberdruck (z. B. bei Tauchern).

Preßwehen: die von der Bauchpresse unterstützten Wehen in der Austreibungsperiode (i. e. S. soweit Zusammenwirken von der Kreißenden nicht mehr zu beeinflussen). Bewirken Herauspressen des Kopfes um die Symphyse u. Weitung des Weichteilansatzrohres. Einsatz möglichst erst bei gesprungener Fruchtblase, völlig eröffnetem MM u. Stand des kindl. Kopfes auf dem Beckenboden (Pfeilnaht im geraden ⌀).

Pretiadilum *WHO*: Phenyl-dibenzothiadiazepin-Derivat; Koronarvasodilatans.

Preugo: **Preu**ßische **G**ebühren**o**rdnung für Ärzte.

Preuner* **Agar**: Saccharose-Maltose-Zystin-Serum-Agar mit Indikatorzusatz zur Typendifferenzierung von Corynebact. diphtheriae.

Preuss* **Nährboden**: 1) Nähragar mit Dextrose, Bromthymolblau u. Harnstoff zur Prüfung der Harnstoffspaltung (z. B. bei TPE-Diagnostik). – 2) HOTTINGER* Brühe mit wäßr. Kristallviolett-Lsg. u. Kaliumtetrathionat-Pulver zur Salmonellen-Anreicherung.

Preußisch Blau: *chem, histol* ↑ Berliner Blau.

Prevel* **Zeichen**: Zunahme der Herzfrequenz beim Aufrichten aus der Horizontallage zum Stehen.

Prevost* **Regel, Gesetz**: Bei kortikaler horizontaler Blicklähmung assoziierte Augenabweichung zur Herzseite hin (»sieht den Herd an«), bei pontiner vom Herd weg.

Prévot* **Bazillus**: ↑ Peptostreptococcus magnus.

Preyer* (WILH. THIERRY PR., 1841–1897, Physiologe, Jena, Berlin, Wiesbaden) **Reflex**: unwillkürl. Zucken der Ohrmuschel bei akust. Reiz. – **Pr.* Reaktion**: 1) spektral-analyt. CO-Nachweis im Blut (Spektrum nach KCN-Zusatz u. Erwärmen unverändert). – 2) HCN-Nachweis durch Bläuung $CuSO_4$-haltiger Guajaktinktur.

P-Rezeptor: *serol* ↑ Anti-P (s. a. P-System).

PRF: ↑ **P**rolactin **r**eleasing **f**actor.

Priapismus: (benannt nach dem griech. Fruchtbarkeitsgott Priapos) Stdn. bis Wo. anhaltende, meist schmerzhafte Dauererektion des Penis ohne sexuelle Empfindung; entweder psychogen, neurogen (WS-Trauma, RM-, neurol. Systemerkrn.) oder durch Thrombose bedingt (Koagulopathie, Leukämie, Sichelzellenanämie, örtl. Neoplasma, Kavernitis, Prostatitis). Spätfolgen: Penisdeviation, Erektionsverlust, evtl. Gangrän. – Ferner der **epilept. P.** als vegetat. Begleitsympt. beim Ausklingen eines generalisierten Anfalls (v. a. Jugendlicher).

Pribram* **Naht** (BRUNO OSKAR PR., geb. 1887, Chirurg, Berlin): 1) fortlaufende, einstülpende Matrazennaht (am Magen-Darmtrakt) mit außen angezogenem Faden; schlechter Blutstillungseffekt. – 2) 3schicht. fortlaufende U-Naht am Magen-Darmtrakt. – Von PR. ferner angegeben der **Rippenbogenrand-Kulissenschnitt** (zus. mit USADEL; Durchtrennung von Rektus u. Obliquus ext. oberhalb, von Obliq. int., Transversus, Fascia transvers. u. Peritoneum unterhalb des Rippenbogens), die äußere **Schienungsdränage** des Choledochus über eine Cholezystotomie, die **Gallenblasenmukoklase** nach Steinentfernung u. a. m.

Price* **Syndrom**: (1965) autosomal-rezessiv erbl. Störung des Tryptophanstoffwechsels infolge Kynureninase-Mangels, mit zirkumskripter Sklerodermie u. vermehrter Ausscheidung von Kynurenin u. Aminohippursäure im Harn.

Price=Jones* Kurve (CECIL P.=J., 1863–1943, Pathologe, London): (1910) Verteilungskurve (Koordinatensystem) der im Blutausstrich bestimmten (Okularmikrometer) Ery-Durchmesser; entspricht normalerweise einer GAUSS* Verteilung (↑ Abb.), zeigt u. a. Tendenzen zu Makro- oder Mikrozytose auf u. ist bei Anisozytose (z. B. Anämien) in typ. Form verbreitet.

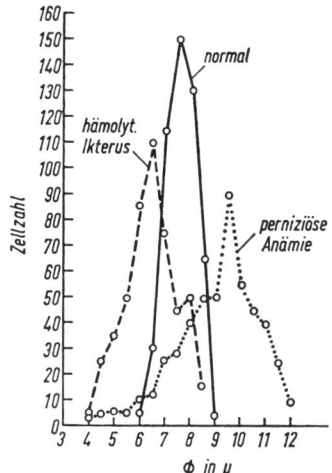

Prickelempfindung: ↑ Pallästhesie. – Auch Kribbeln (»Ameisenlaufen«, »Eingeschlafensein«) als ↑ Parästhesie.

Pricktest, Stichtest: *allerg* Kutantest, bei dem das aufgetropfte Allergen (als glyzerinhalt. Extrakt; Rest nach 5–10 Min. abwischen) mit Nadel oder Kanüle bis an die Grenze des Stratum papillare eingebracht wird (Nachteil: ungenaue Dosierung).

Pridinolum *WHO*: α-(2-Piperidinoäthyl)-benzhydrol; Anticholinergikum, Antiparkinsonmittel.

Priesel* Syndrom: ↑ JAFFÉ*-LICHTENSTEIN* Syndrom.

Prießnitz* Behandlung (VINZENZ PR., 1790–1851, Landwirt, Gräfenberg/Schlesien): Naturheilverfahren mit Kaltwasser-Anwdgn. (Güsse, Wickel, **P.* Umschlag** mit ausgewrungener Leinwand, darüber trockene Tücher), schweißtreibenden Maßnahmen (z. B. »Schweißpresse«, d. h. Einpacken des nackten Körpers in eine Wolldecke u. Zudecken mit Federbett) u. Wassertrinkkuren.

Priest* Syndrom: ↑ ZOLLINGER*-ELLISON* Sy.

Priestley* Operation (JAMES TAGGERT PR., geb. 1903, Rochester/Minn.): (1939) pyeloureterale Anastomose (bei Hydronephrose) durch Inzision von Nierenbecken u. prox. Ureter u. Seit-zu-Seit-Vereinigung der Schnittränder so, daß Ureterabgang am tiefsten Beckenpunkt.

Priestley* Reaktion: (1923) modif. SACHS*-GEORGI* Lentochol-Reaktion als Mikro-Schnellreaktion auf Syphilis.

Priestley*-Smith* Pupillometer: Konvexlinse mit eingravierter mm-Skala, an der – bei Beobachtung im Brennpunkt – der Pupillen-∅ abgelesen wird. – Von PR.-SM.* ferner Heterophorie-Test mit Hilfe eines auf Hornhautmitte reflektierten Lichtstrahls.

Prieur* Syndrom: (1930) ↑ SABOURAUD* Sy. (1).

Prilocainum *WHO*: 2'-Methyl-2-propylamino-o-propion-anilid; Lokalanästhetikum.

Primachin: *pharm* ↑ Primaquinum.

primär: anfänglich, ursprünglich, unmittelbar entstanden, im 1. Stadium; z. B. prim. **Allergie** (angeb. ↑ Allergie), **p. Demenz** (↑ Dementia praecox), **p. Eifollikel** (↑ Folliculi ovarici primarii), **p. Hodenhypoplasie** (s. u. Hypogonadismus), **p. Hyperinsulinismus** (↑ HARRIS* Syndrom [1]), **p. Lymphfollikel** (↑ Primärknötchen), **p. Zentrum** (*kard* ↑ Sinusknoten); s. a. Primär... – *chem* adj. Kennz. der Salze mehrbasischer Säuren, wenn nur 1 OH-Gruppe neutralisiert ist (z. B. das **p. Na-Phosphat** NaH_2PO_4); s. a. Alkohol, Amine.

Primärabweichung (des Auges): ↑ Schielwinkel.

Primäraffekt, PA: die erste lokale Manifestation einer (Infektions-)Krankh. (s. a. Primärherd, -komplex); i. e. S. der syphilit. P. ca. 3 Wo. nach Infektion an der Eintrittsstelle der Treponemen: kleiner, runder oder ovaler, scharf begrenzter, rötl. Fleck, bald verhärtend (»harter Schanker«), dann erodierend zum hartrand. Geschwür (»Ulcus durum«). Abheilung nach einigen Wo. (auch ohne Ther.) mit kaum sichtbarer Narbe; zunächst keine regionäre LK-Beteiligung, serol. Reaktionen neg.

Primär|angst: *kard* das beim Myokardinfarkt unmittelbar mit dem akuten Geschehen auftret. unbest. Angstgefühl, das der Intensität der somat. Veränderungen nicht adäquat zu sein braucht; verschwindet meist spontan, evtl. von ↑ Sekundärangst gefolgt. – **P.antwort**: *immun* die auf einen 1. AG-Kontakt nach Latenz von 3–14 Tg. erfolgende ↑ Immunantwort: exponentieller Anstieg der AK (IgM, dann IgG), stufenweiser Abfall bis zum Minimalniveau nach ca. 2 Mon.; vgl. secondary response.

Primär|bild: *ophth* ↑ HERING* Nachbild. – **P.blase**: *derm* den übr. Veränderungen vorausgehende einzelne Blase, z. B. beim Pemphigus vulg. – **P.blende**: *röntg* ↑ Vorderblende. – **P.bronchus**: ↑ Bronchus principalis.

Primär|effloreszenz: *derm* s. u. Effloreszenz (Abb.). – **P.erkrankung**: die zunächst besteh. (»ursprüngl.«) Erkr., der – mit oder ohne ursächl. Zusammenhang – eine andere folgt. – **P.erlebnis**: im Beginn der Schizophrenie oft mit großer Intensität erlebter Einbruch des Neuen, so daß die Welt i. S. einer bedrohl. Bedeutungserfülltheit oder überird. Verklärung verwandelt erscheint; s. a. P.wahn.

Primär|farbe: *opt* 1) in der Farbenlehre jede der – mind. – 3 Farben, durch deren Mischung man alle übrigen darstellen kann. Wahl der »Grundfarbe« ist willkürlich, vorausgesetzt, daß sich daraus ein Farbdreieck aufbauen läßt; s. a. Dreifarbentheorie. – 2) ↑ Urfarbe. – **P.fleck**: *derm* den übr. Veränderungen evtl. um Tage vorausgehender einzelner Fleck, z. B. bei Pityriasis rosea. – **P.fluoreszenz**: ↑ Eigenfluoreszenz. – **P.fokus**: *path* ↑ P.herd. – **P.follikel**: 1) *gyn* ↑ Folliculi ovarici primarii. – 2) ↑ P.knötchen (des LK).

Primär|haar: ↑ Lanugo. – **P.harn**: ↑ Glomerulusfiltrat. – **P.heilung**, Sanatio per primam (intentionem): ↑ Wundheilung durch dir. Miteinanderverkleben der Wundränder u. Ausfüllung des Wundspaltes mit zellreichem Bindegewebe; meist zarte Narbe.

Primär|herd: der erste, örtl.-umschrieb. Prozeß im Ablauf einer Erkr. (s. a. P.affekt); i. e. S. der **tbk. P.h.** (»P.infekt« RANKE, »P.affekt« ASCHOFF) als – meist

Primärinfektion

solitäre – Reaktion an der Eintrittspforte der Mykobaktn., bei angeb. Tbk. v. a. in der Leber, bei erworb. in Lunge (70–90 %), seltener Darm, an anderen Schleimhäuten, Haut. Pulmonaler P.h. oft unbemerkt u. spontan abheilend (↑ GHON* Herd), aber auch exsudativ-pneumon. oder produktiv-epitheloidzell., mit Neigung zu käs. Nekrose; Tuberkulin-Reaktionen erst nach 3 Wo. pos.; s. a. P.komplex.

Primär|infektion: die erstmal. Auseinandersetzung des Makroorganismus mit einem Krankheitserreger (↑ Infektion); s. a. P.affekt, P.herd, vgl. Sekundärinfektion, Immunisierung. – **P.infiltrat**: akute pneumon. Reaktion um den tbk. ↑ P.herd; s. a. ASSMANN* Frühinfiltrat.

Primär|kaverne: durch käs. Zerfall des tbk. P.herdes entstandene Kaverne; Komplikation der progress. P.tuberkulose mit Gefahr der Frühgeneralisation. – **P.knötchen**: *anat* die bes. lymphozytenreichen, beerenförm. »prim. Lymphfollikel« (Ø ca. 1 mm) in der Rinde des LK; vgl. Sekundärfollikel. – **P.körperchen**: *path* ↑ KOCH* Körperchen. – **P.komplex**, PK: (RANKE) Sammelbegr. für ↑ P.herd, Lymphangitis u. regionäre Lymphadenitis (bronchopulmonal u. paratracheal bzw. mesenterial) als Reaktion auf die tbk. ↑ P.infektion. s. a. Bipolaritätsstadium. Meist spontane Rückbildung u. Verkalkung, jedoch lympho-, hämato- u. bronchogene Dissemination mögl. (v. a. im Säuglings-, Kleinkind- u. Pubertätsalter). – **P.krankheit**: ↑ P.erkrankung. – **P.krümmung**: *orthop* die stärkste u. am meisten fixierte – mittl. – Krümmung einer WS-Skoliose.

Primär|läsion: Hautläsion (einschl. Milben-, Mükken-, Zeckenbiß) als Eintrittspforte einer Infektion; z. B. bei Tsutsugamushi-Krankh. der kleine, von einer Kruste bedeckte Defekt an der Bißstelle (»Tâche noire«). – **P.naht**: *chir* primäre ↑ Naht.

Primär|persönlichkeit: *psych* das »prämorbide«, d. h. den krankhaft verändernden Prozessen vorausu. zugrundeliegende (z. B. »präpsychot.«) Persönlichkeitsgefüge. – **P.phänomen**: *immun* bei einer 1. Allotransplantation die nach Latenz erfolgende Abstoßungsreaktion noch vor Eintreten der ↑ Transplantationsimmunität (vgl. Second set phenomenon). – **P.plaque**: *derm* ↑ Primärfleck. – **P.pleuritis**: 1) örtl. ↑ Pleuritis sicca bei subpleuralem tbk. PK. – 2) serofibrinöser Erguß als (allerg.?) Sympt. der Primär- oder Spätprimär-Tbk des Erwachsenen. – **P.produkte**: *radiol* durch die Wechselwirkung ionisierender Strahlen mit Wassermolekülen entstandene Ionen u. Radikale (OH·, H·, hydratisiertes Elektron etc.), die dann mit biol. wicht. Molekülen reagieren (»P.reaktion«) u. so für die indir. Strahlenwirkung verantwortlich sind. – **P.puls**: der in der Aorta asc. unmittelbar durch den vom li. Ventrikel erzeugten Strompuls hervorgerufene Druckpuls, der seine endgült. Form erst durch reflektierte Wellen erhält (Druckamplitude von ca. 27 auf 40 mm Hg ansteigend).

Primär|schädigung: *radiol* durch die Strahlenenergieabsorption chemisch reaktive Stelle im Makromolekül, die z. B. durch Reaktionen mit H_2O, O_2 u. a. zum Kettenbruch führt. – **P.sklerose**: sklerosierter syphilit. ↑ P.affekt.

Primär|standard(dosimeter): *radiol* Meßeinrichtung, die die Strahlendosis anhand der SI-Grundgrößen ermittelt, z. B. die Standard-Gleichgew.-Ionendosis durch Messen der elektr. Ladung (Produkt aus Stromstärke u. Bestrahlungszeit) u. der im Meßvol. enthaltenen Luftmasse. Dient zur Kalibrierung von Sekundärstandard-, u. diese wiederum von klin. Dosimetern. – **P.stein**: *path* weder auf entzündl. Basis noch um einen Fremdkörper etc. entstandenes Konkrement. – **P.stellung**: *ophth* Normalstellung der Augen beim beidäug. Geradeausblick in die Ferne (Sehlinien parallel), bei der die geraden Augenmuskeln mit der Sagittalebene des Kopfes einen Winkel von ca. 25° bilden. – **P.strahlung**: *radiol* die in der Strahlenquelle durch Energieumwandlung entstandene u. nicht durch Wechselwirkung mit Materie abgelenkte Strahlung; s. a. Nutzstrahlenbereich, vgl. Sekundär-, Streustrahlung. – **P.strang**: *anat* s. u. Plexusstrang. – **P.struktur**: die ↑ Aminosäuresequenz eines Proteins. – **P.symptom**: durch den Krankheitsprozeß direkt bedingtes Symptom.

Primär|tuberkulose: die – meist pulmonale – Erstinfektion mit Mycobact. tuberculosis (Typus humanus, seltener bovinus); s. a. P.herd, -komplex. Oft unauffällig mit spontaner Abheilung, seltener mit Progression zur P.herdphthise oder P.kaverne oder aber mit lympho-, hämato- oder bronchogener Ausbreitung u. Übergang ins postprim. Stadium (↑ Tuberkulose). Eine akt. Erstinfektion ist anzunehmen, wenn Tuberkulinproben innerhalb 1 J. pos. werden. – **P.tumor**: das zuerst entstandene Neoplasma, von dem die Metastasen ausgehen. Als **multiple P.tumoren** (ca. 1–3%) gelten nur solche, die histol. different sind, jeweils von anderem Muttergewebe ausgehen u. eigene Metastasen bilden.

Primärversorgung: s. u. Erste Hilfe, Wundversorgung. – **aufgeschobene P.**: *chir* s. u. Dringlichkeit.

Primär|wahn: unmittelbar-autochthon ins Bewußtsein tretender – u. nicht aus Halluzinationen etc. ableitbarer – Wahn, wie er für die Schizophrenie bes. charakterist. ist. – **P.zotten**: *embryol* im »Zottenstadium« der Plazentation durch Ausweitung der Lakunen entstehende balkenförm. Trophoblastmassen ohne Mesenchymüberzug, aus denen sich durch akt. Wachstum die Sekundärzotten entwickeln.

Primaperonum WHO: 4'-Fluor-4-piperidino-butyrophenon; Hypotensivum, Vasodilatans.

Primaquin(um) WHO, Primachin: 8-(4-Amino-1-methyl-butyl-amino)-6-methoxychinolin; Malaria-Chemotherapeutikum. – Menschen mit Mangel an Glukose-6-phosphat-dehydrogenase in den Ery reagieren auf P. mit hämolyt. Anämie u. Hämoglobinurie (»P.-Typ«; klin. Bild wie bei ↑ Favismus).

primary response: *immun* ↑ Primärantwort.

Primaten: die Säugetierordnung »Affen«. – **P.lücke, -spalte**: ↑ Affenlücke. – **P.ohr**: ↑ Apex auriculae.

Primel(n)krankheit, -dermatitis: allerg. Kontaktdermatose durch den Inhaltsstoff **Primin**, bes. an Händen u. Gesicht, evtl. einschl. Mund; oft mit asthmat. Zuständen kombiniert.

Primer: (engl.) die Synthese von Makromolekülen (z. B. Glykogen, Penizillin) anregende »Starter«-Moleküle, z. B. Präkursoren (die in das Endprodukt eingehen).

Primidonum WHO: 5-Äthyl-5-phenyl-hexahydropyrimidin-4,6-dion; Antiepileptikum.

Primi|gravida: die erstmals Schwangere. – **P.para**: »Erstgebärende«; von der Mehrgebärenden abweichende Befunde: Brüste breit aufsitzend, Bauch längsoval ohne Rektusdiastase, keine alten Striae, Damm u. Frenulum intakt, Vulva geschlossen, Portio konisch, vorangehender Kindsteil bereits mit Beginn des letzten Mon. im Beckeneingang; mittl. Geburtsdauer 12–16 Std., absteigende Eröffnung der Zervix, wobei der grübchenförm. MM geschlossen bleibt.

Primitiv|fibrillen: *embryol* zarte fibrilläre Strukturen der sich entwickelnden Muskel- u. Nervenfaser. – **P.knoten:** *embryol* s. u. P.streifen.

Primitivreaktion: (KRETSCHMER) *psych* Reizantwort, die unter Umgehung der höher differenzierten Bewußtseins- u. Steuerungsmechanismen (»Kortikalperson«) unmittelbar den Trieb- u. Instinktschichten entspringt: Schreck-, Affekt-, Kurzschlußhandlung (v. a. von Kindern, Infantilen, Oligophrenen, bei neurot. Fehlhaltung). – Ferner die **wahnhafte P.** (»primitive Beziehungsreaktion«) mit paranoiden Erscheinungen, meist infolge Vereinsamung bei an sich intakter Persönlichkeitsstruktur.

Primitiv|röhrchen: *histol* ↑ Knochenkanälchen. – **P.streifen:** *embryol* vorübergeh. Verdickung (Zellverschiebung) im hint. Abschnitt der Keimscheibe während des Gastrulastadiums in Form eines Längsstreifens mit dors. Rinne u. vord. Verdickung, oft auch erhabenen Rändern (= **P.rinne** bzw. **P.knoten** bzw. **P.wulst**).

primordial: ursprünglich, in einer 1. Entwicklungsphase; z. B. **P.bläsikel** oder **-vesikel** (*derm* ↑ Ödembläschen), **P.eier** oder **-follikel** (↑ Folliculi ovarici primarii), **P.kranium** (↑ Desmo-, Chondrokranium), **P.wahn** (↑ Primärwahn), **P.knochen**, **-skelett** (↑ Ersatzknochen), **P.gebiete** (FLECHSIG; die bereits vor der Geburt markreifen Fasersysteme des menschl. Gehirns, d. s. Projektionszentren für Bewegungsmechanismen u. Sinneseindrücke).

Primula veris s. officinalis: »Schlüsselblume« [Primulaceae]; Anw. der Wurzel (bis 10% Saponine, v. a. Primulasäure, Glykoside) u. Blüte (Saponine, Flavone) als Expektorans u. Diuretikum, volksmed. als Rheuma- u. Gichtmittel. – Ostasiat. Arten enthalten Primin (s. u. Primeldermatitis).

Primulin(gelb): saurer Thiazolfarbstoff (Gemisch anodischer Fluorochrome) für Fluoreszenz-Färbg.

Primumdefekt: *kard* s. u. Vorhofseptumdefekt.

primus: (lat.) erster. – **Primum nil nocere:** (HIPPOKRATES) »In erster Linie nicht schaden«.

Prince* Nahprüfgerät: *ophth* Meßstab mit verschiebl. Sehprobe zur Bestg. von Nahpunkt u. Akkommodationsbreite.

princeps: (lat.) erster, wichtigster.

Pringle*-Bourneville* Syndrom (JOHN JAMES PR., 1855–1922, Dermatologe, London; DÉSIRÉ MAGLOIRE B.): (1890) autosomal-dominant erbl. Phakomatose vorw. an mesodermalen Geweben: symmetr.-multiple Adenomata sebacea im Gesicht, Mundschleimhautveränderungen, KOENEN* Tumor, chagrinlederart. Fibrome lumbosakral, an Gesäß u. Oberschenkelaußenseiten, Naevi pigmentosi, tuberöse Hirnsklerose; oft Hydronephrose, Stauungspapille, Osteolysen, zyst. Lungenveränderungen, Rhabdomyom des Herzens. Nach Adenombeschaffenheit unterschieden als Typen PRINGLE (mit Teleangiektasien, »rote Varietät«), BALZER (»weiße Varietät«, = Epithelioma adenoides cysticum BROOKE?) u. HALLOPEAU (»harte Varietät«). – **P.* Nävus:** ↑ Adenoma sebaceum.

Pringsheim* Probe: (1919) Nachweis der Indolbildung (Rotfärbung) in Baktn.-Kulturen (tryptophanhalt. Medium) durch Zusatz von Paradimethyl-aminobenzaldehyd (in Methanol u. konz. HCl) u. gesätt. Kaliumpersulfat-Lsg.

Prinzipalbewegung: *physiol* ↑ Komplexbewegung.

Prinzmetal* Syndrom: (1959) Sonderform der ↑ Angina pectoris mit Beschwerden v. a. in Ruhe (bei guter Belastbarkeit), starker ST-Hebung im Anfall, oft gefährl. Kammerarrythmien. Pathomechanismus nicht geklärt; im Angiogramm häufig hochgrad. isolierte Stenose eines großen Kranzgefäßes.

Prioleau* Methode: *chir* (1964) Fixation eines T-Drains an der Ausleitstelle mit einem durch die Bauchdeckenfaszie geführten Faden, der über äuß. Haut u. Drain geknüpft wird.

Prisma: geometr. Körper mit je 1 kongruenten Vieleck als paralleler Grund- u. Deckfläche u. mit Parallelogrammen als Seitenflächen. Erzeugt als **durchsicht. P.** (Quarz, Glas, Steinsalz etc.) durch Lichtbrechung ein Spektrum (= Dispersions-P.) u. ändert die Richtung abbildender Strahlen (= Reflexions-P., z. B. zur Bildumkehr); s. a. NICOL* P., Polarisation. Die bd. brechenden Ebenen bilden den »Prismenwinkel« (γ) u. schneiden sich in der »brechenden oder Schnittkante«. – *anat* **Prismata adamantina** *PNA*: die radiär von der Schmelz-Dentingrenze zur Oberfläche verlaufenden, meist 6kant. »Schmelzprismen oder -fasern« aus kristallisierten Kalksalzen, verkittet durch eine – ebenfalls verkalkte – interprismat. Substanz.

Prismen|brille: Brille mit ↑ Ab- bzw. Adduktionsprismengläsern zur Korrektur des Schielens (u. Ermöglichung beidäug. Sehens), ggf. auch eines zusätzl. Sehfehlers (durch Verw. kugelprismatischer Gläser). – **P.dioptrie:** Winkeleinheit für die Schielabweichung: 1 Prdptr (oder pdpt) = Ablenkung eines Lichtstrahles um 1 cm in 1 m Abstand. – **P.reflextest:** *ophth* ↑ KRIMSKY* Methode. – **P.winkel:** s. u. Prisma.

Pristinamycin: 1) **Pr. I A:** Antibiotikum aus Streptomyces pristinae spiralis; ein Mikamycin B mit zusätzl. Komponenten. – 2) **Pr. II A:** Antibiotikum aus Streptomyces virginiae; im Gemisch mit 25% anderen Staphylomycinen als Virginia- oder Staphylomycin.

Pritchard* Membran: die Membrana reticulata der knöchernen Bogengangsampulle.

-priv: Suffix »beraubt«, »nach Verlust bzw. Entfernung«.

private antigen: ↑ Individual-, Familienantigen.

Privat|kreislauf: 1) *path* der path. venöse Kreislauf am Stehenden bei variköem Symptomenkomplex, indem das Blut infolge Gefäßwandschwäche u. Klappeninsuffizienz distalwärts über die erweiterten Vv. communicantes in die tiefen Beinvenen u. die V. saphena magna absackt u. hier über Vv. communicantes eine örtl. frustrane Zirkulation erfährt, ohne arterialisiert zu werden; klin.: Stauungsödeme, troph. Störungen. – 2) *anat* der »Bronchialkreislauf« als nutritiver ↑ Lungenkreislauf. – 3) die sich über ein Kapillarnetz allmählich entwickelnden Gefäße am implantierten Ende eines Roll-Lappens als Voraussetzung für dessen ausreichende u. eine weitere Trans-

Privat|sprache

plantation ermöglichende Trophik. – **P.sprache**: *psychiatr* ↑ Kunstsprache.

Privinismus: gewohnheitsmäßiger Mißbrauch von Privin® (= Naphazolinum; abschwellende Nasentropfen).

Pro: ↑ Prolin.

pro: lat. Präposition bzw. Präfix »für«, »statt«, »vor-(her)«, »Vorgänger«; z. B. *pharm* **pro die** (»für den Tag«), **pro dosi** (»für die einzelne Gabe«), **pro parte** (= p. p.: »für die einzelne Gabe«; aber auch: »zum Teil«), **pro analysi** (= p. a.: »für Analysezwecke«, d. h. chemisch rein), **pro narcosi** (»für Narkosezwecke«).

Pro|accelerin, -akzelerin: (Owren) *serol* ↑ Faktor V. – **P.aktinomyzeten**: obsolete Bez. für best. Mykobaktn. u. Aktinomyzeten. – **P.aktivator**: *serol* inakt. Form des Plasmogens (oder ein davon abhäng. Faktor für dessen Umwandlg. zu Plasmin?).

Proandrogene: unwirksame Vorstufen der Androgene bei bd. Geschlechtern, z. B. Progesteron u. 17α-Hydroxy-progesteron (die gleichzeitig Proöstrogene sind).

Proantigen: niedermolekulare Substanz mit Haptenaktivität. – **P.-Protein-Komplexe** induzieren die Bildung spezifischer Präzipitine.

Proatlas: *anat* ↑ Okzipitalwirbel.

Proband: Versuchsperson, zu Untersuchender. – **Probandenmethode**: *genet* s. u. WEINBERG* Methode. – **probatorisch**: zur Klärung der Diagnose.

Probe|abrasio, -ausschabung: *gyn* diagnost. Uterusabrasion, entweder der ges. Schleimhaut (bei Verdacht auf Malignom u. Tbk) oder nur als ↑ Strichkürettage (zur Beurteilung des funktionellen Zustandes). – **P.agglutination**: groborientierende Identifizierung von Baktn. mit polyvalenten Immunseren auf Objektträger; i. e. S. die ↑ GRUBER* Reaktion. – **P.anästhesie**: temporäre Leitungsanästhesie (s. a. Blockade) zur Prüfung des Ausschaltungseffektes einer vorgesehenen Denervierung. – **P.bestrahlung**: *radiol* zur Beurteilung der Strahlensensibilität eines Malignoms (evtl. zwecks DD) vorgenommene – meist einmalige – Bestrahlg. mit rel. hoher Dosis.

Probe|diät: ↑ P.kost. – **P.exzision**, PE: Entnahme einer Gewebsprobe zur diagnost. (mikroskop., chem., mikrobiol.) Untersuchung; s. a. Biopsie. Bei derart. »Anoperieren« eines Malignoms Gefahr der metastat. Aussaat, daher möglichst gleich Entfernung im Gesunden. – **P.frühstück**: Reizmahlzeit vor der diagnost. Magenaushebung z. B. nach BOAS*-EWALD*, oder als Alkohol-, KATSCH*-KALK* P.trunk. – **P.geburt**: bei rel. engem Becken »abwartende Geburtsleitung« mit Beobachtung, ob der kindl. Kopf ins kleine Becken eintritt oder ob eine Schnittentbindung nötig wird. – **P.kost, P.mahlzeit,** P.diät: zum Zwecke der diagnost. Klärung verabreichte spez. Kost, z. B. bei Allergie Eliminations- oder Karenzdiät, bei Magen-Darmerkrn. Belastungsdiät, SCHMIDT*, RIEGEL* P.kost – **P.laparotomie**: diagnost. L. zur Klärung unklarer abdomin. Befunde bzw. der Operabilität.

Probenecidum *WHO*: p-(Dipropylsulfamoyl)-benzoesäure; Antiarthritikum (wirksam durch Hemmung der tubulären Rückresorption von Harnsäure).

Probe|parazentese, P.tympanotomie: *otol* diagnost. Trommelfellparazentese zur Sekretentnahme (v. a. Nachweis von Streptococcus mucosus). – **P.punktion**: diagnost. Punktion einer Körperhöhle zur Feststellung einer path. Flüssigkeitsansammlung, evtl. mit Entnahme einer Flüssigkeits- oder Gewebsprobe. – **P.thorakotomie**: diagnost. Thorakotomie zur Abklärung unklarer Befunde, insbes. auch der Operabilität. – **P.trunk**: *gastrol* s. u. P.frühstück. – **P.zug**: *geburtsh* s. u. Abgleiten.

Probiergläser: *ophth* akt. Gläser (+20 bis –20 dpt), die in einer Probierbrille oder Phoropterscheibe vor das fehlsicht. Auge gebracht werden.

Probilifuszin: ↑ Bilileukan.

Problemkind: *psychiatr* Kind mit mangelhafter sozialer Adaptation, das einschlägiger Behandlung bedarf.

Proboscis: *path* dem Stech- u. Saugrüssel der Insekten ähnl. Gesichtsmißbildung in der Mittellinie oder seitl. davon (= P. lat.), mit Verstümmelung der eigentl. Nase; s. a. Zyklopie.

Probst* Bündel: ↑ Tractus spinalis nervi trigemini.

Probucolum *WHO*: Azeton-bis-(3,5-di-tert. butyl-4-hydroxyphenyl)-merkaptol; Anticholesterinämikum.

Proc.: *anat* ↑ Processus. – **proc ...**: s. a. prok..., proz...

Procainamid *WHO*: p-Amino-benzoesäure-β-diäthyl-amino-äthyl-amid; Antiarrhythmikum.

Procain(um) *WHO*, Novocain(um): p-Aminobenzoesäure-β-diäthylaminoäthylester; Anw. (HCl-Salz) zur Leitungs- u. Infiltrationsanästhesie, zur ASLAN*-PARHON* Ther. (»H_3«), als Salzbildner in Penizillin-Depotpräpn. (z. B. P.-Benzylpenizillin, P.-Penizillin G); s. a. Prokainintoxikation.

Procarbazinum *WHO*: N-Isopropyl-4-(2-methyl-hydrazinomethyl)-benzamid; Zytostatikum.

Processus, Proc.: (lat.) Fortsatz, Fortsätze (Prr.); z. B. (*PNA*) **P. alveolaris maxillae** (der die Zahnfächer tragende kammförm. »Alveolarfortsatz«; am UK: »Pars alv.«), **P. anterior mallei** (P. longus s. gracilis, am Hals des Hammers zur Fissura petrotympanica hin; beim Erwachsenen zurückgebildet), **P. articularis inf. u. sup. vertebrae** (»unt.« bzw. »oberer Gelenkfortsatz« des Wirbelbogens bds. vom Seitenstück), **P. articul. sup. ossis sacri** (paarig, mit dem entspr. unt. Fortsatz des letzten LW artikulierend), **P. caudatus hepatis** (Parenchymbrücke vom Lobus caudatus zum L. dexter zwischen Leberpforte u. V. cava), **Prr. ciliares** (70–80 von der Innenfläche des Ziliarkörpers meridional ausgehende 2–3 mm lange, drüsenähnl., gefäßreiche Längswülste, deren zweischicht. Epithel das Kammerwasser absondert. – **Prr. c. minores** = Plicae ciliares), **P. clinoideus ant. u. post.** (paarig am kleinen Keilbeinflügel bds. des Sulcus caroticus bzw. an den seitl. Enden des Dorsum sellae; ferner der P. c. medius = Tuberculum tertium inkonstant am vord. Sellaboden), **P. cochleariformis** (löffelförm. Knochenfortsatz der Paukenhöhlenwand über dem Promontorium; Hypomochlion der Sehne des M. tensor tympani), **P. condylaris mandibulae** (der hint., kräftigere der bd. oberen UK-Fortsätze mit dem Caput mandibulae für das Kiefergelenk), **P. coracoideus** (»Rabenschnabelfortsatz«, vom oberen Schulterblattrand seitl. der Incisura hakenförm. über die Schultergelenkpfanne; Ansatz des M. pector. minor, Urspr. der Mm. biceps [Caput breve] u. coracobrach.), **P. coronoideus mandibulae** (der vordere der bd. oberen UK-Fortsätze; Ansatz des M. temp.), **P. coronoid. ulnae** (hakenförmig, die Incisura trochl. distal-volar begrenzend), **P. costarius** (einem Rippenrudiment entsprech. seitl. Hauptanteil des LW-Querfortsatzes), **P. ensiformis** (↑ Proc. xiphoideus), **P. ethmoidalis conchae nasalis inf.** (mit dem Proc. uncinatus des Siebbeins verbunden), **P. falciformis** (sichelförm. Streifen des Lig. sacrotub. zur Innenseite des Sitzbeinsastes), **P. frontalis maxillae** (»Stirnfortsatz« des OK für Stirn-, Nasen- u. Tränenbein), **P. front. ossis zygomatici** (»Stirnfortsatz« des Jochbeins für Proc. zygomaticus des Stirnbeins), **P. intrajugularis** (je ein Knochensporn des Hinterhaupt- bzw. Schläfenbeins, der das For. jugulare in einen med. [für Hirnnerven IX, X, XI] u. einen lat. Abschnitt [für V. jugul.] teilt; evtl. durch Knochenbrücke miteinander verbunden), **P. lacrimalis conchae nasalis** (mit dem Tränenbein in der Sutura lacrimoconch. verbunden, an der Bildung des Tränenkanals beteiligt), **P. lateralis mallei** (kurz, vom oberen Ende des Hammergriffs nach lat. u. gegen das Trommelfell), **P. lat. tali** (mit Facies malleol. lat.), **P. lat. tuberis calcanei** (Urspr. des M. abductor digiti quinti), **P. lenticularis** (an der Spitze des langen Amboßschenkels zur gelenk. Verbindung mit dem Steigbügelkopf), **P. mamillaris vertebrarum lumbalium** (rudimentär hinter den oberen Gelenkfortsätzen der LW; Ansatz des M. erector spinae), **P. mastoideus** (»Warzenfortsatz« des Schläfenbeins, mit den ↑ Cellulae mastoideae [s. a. Pneumatisationshemmung]; Ansatz der Mm. sternocleidomastoideus, digastricus, semispinalis u. longissimus capitis), **P. maxillaris conchae nasalis inf.** (Teil der med. Kieferhöhlenwand, der die Mündung der Kieferhöhle einengt), **P. maxill. ossis zygomatici** (zum Proc. zygomaticus maxillae), **P. medialis tuberis calcanei** (am plantaren Ende des Fersenbeins; Urspr. des M. abductor hallucis u. der Aponeurosis plantaris; kann zum unteren Kalkaneussporn degenerieren), **P. muscularis cartilaginis arytaenoideae** (seitl. an der Stellknorpelbasis; Ansatz der Mm. cricoarytaenoideus post. u. lat.), **P. muscul. mandibulae** (↑ Proc. coronoideus), **P. orbitalis ossis palatini** (der vord. Fortsatz der Lamina perpendicul. des Gaumenbeins, nach oben gerichtet u. zwischen OK, Sieb- u. Keilbein bis zum Augenhöhlenboden), **P. palatinus maxillae** (bildet zus. mit der Lamina horizontalis den harten Gaumen), **P. papillaris hepatis** (Vorsprung des Lobus caudatus gegen die Leberpforte), **P. posterior sphenoidalis cartilaginis septi nasi** (zwischen Vomer u. Lamina perpendicularis, evtl. bis zum Keilbeinkörper), **P. post. tali** (mit Sulcus tendinis m. flexoris hallucis longi u. Tubercula laterale u. med.), **P. pterygoideus** (paarig, am Keilbein von der Vereinigungsstelle der Ala major mit dem Keilbeinkörper ausgehend, mit Lamina lat. u. med. die Flügelgrube umfassend), **P. pterygospinosus** (dornförm. an der hint. Kante der Lamina lat. des Proc. pterygoideus), **P. pyramidalis ossis palatini** (die Incisura pterygoidea schließend u. damit die Flügelgrube vervollständigend, mit Foramina palatina minora), **P. sphenoidalis ossis palatini** (hint. Fortsatz der Lamina perpendicularis bis an den Keilbeinkörper, an Fossa pterygoidea u. For. sphenopalatinum beteiligt), **P. spinosus vertebrae** (der vom Wirbelbogen median abgehende unpaare »Dornfortsatz«; Ansatz für Bänder u. Muskeln), **P. styloideus** (»Griffelfortsatz«; 1) an der Pars petrosa des Schläfenbeins [Fossa retromandibularis], Urspr. für die Ligg. stylomandibulare u. -hyoideum u. die Mm. styloglossus, -pharyngeus u. -hyoideus; 2) am lat.-dist. Ende des Radius, stumpf, knöchelartig; 3) am dist. Ende der Ulna als Ansatz des Lig. collat. carpi uln.; 4) breit u. kurz an der dors. Basis der Metakarpale III, Ansatz des M. extensor carpi rad. brevis), **P. supracondylaris** (in ca. 1% oberhalb des med. Epicondylus des Humerus abgehend; N. medianus u. Vasa brachialia verlaufen dahinter), **P. temporalis ossis zygomatici** (bildet zus. mit dem Proc. zygomaticus ossis temp. den Jochbogen), **P. transversus vertebrae** (der paar., seitlich zwischen den Gelenkfortsätzen vom Wirbelbogen abgehende, etwa frontal stehende »Querfortsatz« in allen WS-Abschnitten), **P. trochlearis calcanei** (↑ Trochlea peronealis fib.), **P. uncinatus** (»hakenförm. Fortsatz«, z. B. WK-Kantenwulst [↑ Unkovertebralgelenk]; **P. unc. ossis ethmoidalis** (vom vord.-unt. Siebbeinlabyrinth säbelförmig nach hinten bis zum Proc. ethmoidalis der unt. Nasenmuschel, den Eingang in die Kieferhöhle bis auf den Hiatus semilun. einengend), **P. unc. pancreatis** (der hakenförmig hinter die Vasa mesenterica sup. geschobene unt. Teil des Pankreaskopfes), **P. vaginalis ossis sphenoidalis** (von der Basis der Lamina med. des Proc. pterygoideus zur Unterfläche des Keilbeinkörpers; obere Begrenzung des Canalis palatovaginalis), **P. vagin. peritonei** (*embryol*) gleichzeitig mit dem Descensus testis erfolgende fingerförm. Ausstülpung des Bauchfells in den Hodensack, die bis auf einen Rest im Hodenbereich [↑ Tunica vaginalis testis] bald obliteriert, andernfalls eine ↑ Hernia vaginalis bedingt; s. a. Vestigium. – Bei ♀ nur kurzzeitig entsprech. Grübchen), **P. vermiformis** (↑ Appendix vermiformis), **P. vocalis cartilaginis arytaenoideae** (Ansatz des Stimmbandes an der Stellknorpelbasis), **P. xiphoideus** (der teils knorpel. »Schwertfortsatz« am unt. Ende des Brustbeins, mit dem Corpus durch die Synchondrosis xiphosternalis verbunden), **P. zygomaticus** (»Jochbeinfortsatz«, an OK u. Stirnbein für den Proc. maxill. des Jochbeins, am Schläfenbein für den Proc. temp. des Jochbeins).

Prochorese: Transport der angedauten Nahrung im Darm.

Prochownik* Verfahren (LUDWIG PR., 1851–1923, Leipzig, Rostock, Hamburg): *geburtsh* künstl. Beatmung des scheintoten Neugeb. durch rhythmische Thoraxkompression bei Kopftiefhaltung.

Prochymosin: Vorstufe des Labferments in den Hauptzellen der Magendrüsen (bes. beim Säugling).

Proconvertin: der inaktive Gerinnungsfaktor VII (»VII i«), der durch Gewebsthromboplastin oder längeren Glaskontakt aktiviert wird.

Procyclidinum *WHO*: α-Zyklohexyl-α-phenyl-1-pyrro-lidinopropanol; Antiparkinsonmittel.

Prodigiosin: von Serratia-Arten gebildetes rotes Pigment; in vitro gegen path. Protozoen u. Pilze wirksam.

Prodrom, Prodomal|erscheinung: uncharakterist. – subj. oder obj. – Symptom, das den typ. Sympt. als Vorbote des Krankheitsgeschehens zeitlich vorangeht (z. B. Pockenerythem). Als **epilept. P.** Gemüts- oder Verhaltensstörungen, seltener auch Kopfschmerzen

Prodromal|stadium

etc., die dem Anfall Stdn. oder Tage vorausgehen (von der Aura – als Initialstadium des Anfalls – zu unterscheiden!). – Das **P.stadium** der Infektionskrankhtn. ist z. T. recht charakteristisch, z. B. das der Masern mit Fieber u. katarrhal. Symptn. (Konjunktivitis u. Lichtscheu, Rhinitis, Pharyngitis, Tracheitis) u. später KOPLIK* Flecken.

Produkthemmung: *enzym* Verminderung der Reaktionsgeschwindigkeit eines enzymat. Prozesses durch das Reaktionsprodukt; z. T. bedingt durch dessen feste Bindung im akt. Zentrum (so daß Bildung des nöt. Enzym-Substrat-Komplexes erschwert) u. alloster. Effekt (der die Aktivität des Enzyms hemmt); s. a. Analogstoff, Enzymhemmung.

Produktions|ikterus: prähepatischer ↑ Ikterus. – **P.leukozytose**: durch vermehrte Leuko-Bildung im KM bedingte Leukozytose (meist mit Linksverschiebung); vgl. Verteilungsleukozytose. – **P.speicher**: s. u. Stammzellenspeicher.

produktiv: *biol* form-, gewebs- (s. u. Entzündung) bzw. substratbildend; z. B. *immun* die der induktiven (zwischen AG-Zufuhr u. Aktivierung des AK-bildenden Mechanismus in den ersten Zellklonen) folgende **p. Phase** der spezif. AK-Bildung durch immunkompetente Zellen (nachweisbar anhand des logarithmisch bis zum Max. ansteigenden AK-Spiegels), stets länger dauernd als die 1. Phase u. abhängig von Art, Dosis u. Applikation des AG.

Pro|enzym: ↑ Zymogen. – **P.erythroblast**: unreifste Form des ↑ Erythroblasten (⌀ ca. 20 µm); Kern dunkel, retikulär, mit schwer abgrenzbaren Nukleolen; Plasma schmal, dunkelviolett, mit perinukleärer Aufhellung. – **P.erythrozyt**: ↑ Retikulozyt; s. a. Schema »Erythropoese«.

Proescher* Färbung: *histochem* Darstg. von Lipiden mit 3–5%ig. Lsg. von Ölrot O in Pyridin-Wasser-Mischung u. Gegenfärben mit DELAFIELD* Hämatoxylin.

Proetz* Lage (ARTHUR WALTER PR., 1888–1966, Otorhinologe, St. Louis): Kopfhängelage des auf dem Rücken Liegenden derart, daß Kinn u. äuß. Gehörgangsöffnung in der gleichen Vertikalebene liegen; z. B. zur Applikation des KM für die Antrographie. – Von PR.* auch Geruchsprüfung mit 10 in Paraffinöl gelösten Riechstoffen in je 10 Verdünnungen.

prof.: ↑ profundus (»tief«).

Proferment: ↑ Zymogen.

professionell: *medizin* berufsbedingt.

Profibrin: wasserlösl. Fibrinvorstufe; z. B. Fibrinmonomeren, die, an Plasmafibrinogen gebunden, im Blut zirkulieren.

Pro(fibrino)lysin: Vorstufe des Fibrinolysins in Plasma u. Serum; β-Globulin (MG 141000) in der COHN* Fraktion III/3, mit den Euglobulinen fällbar. Wird durch Fibrinokinasen direkt oder durch Fibrinolysokinasen auf dem Umweg über einen – hypothet. – Proaktivator zu Fibrinolysin aktiviert; s. a. Plasminogen. – Die **P.zeit** (WITTE-DIRNBERGER) vom Zusetzen einer Fibrinogen-Lsg. zu einem Gemisch aus Thrombin u. aktiviertem Profibrinolysin bis zum Aufsteigen von Luftblasen (als Fibrinolysezeichen) ist bei Leberparenchymerkrn. verkürzt, bei Krankhn. mit vermehrter Fibrinausfällung (Pneumonie, Thrombose etc.) verlängert.

Profichet* Syndrom: (1890) ↑ Calcinosis circumscripta.

Profil|nische, HAUDEK* Nische: *röntg.* die frontal projizierte, d. h. in ihrer Tiefenausdehnung dargestellte Ulkusnische; vgl. En-face-Nische. – **P.scanning**: *nuklearmed* v. a. für Tumordiagnostik geeignete Szintigraphie mit Kollimatorschlitz senkrecht zur Detektorbewegung, die längs der Körperachse erfolgt (»Aktivitätsprofil des Körpers« in Abhängigkeit von 1 Dimension).

Profixur: *gyn* ↑ Antefixationsoperation.

Proflavinum *WHO*: 3,6-Diaminoakridin; Antiseptikum.

profundus, prof.: (lat.) tief, in der Tiefe. – **profus**: reichlich fließend. – **progam**: vor der Befruchtung.

Progenese: 1) Entwicklung der Keimzelle bis zur Amphimixis. – 2) vorzeit. Geschlechtsreife.

Progenie: *dent* rel. Vorstehen des UK (Kinnpartie) mit Überbiß der Schneidezähne (»P.biß«), meist als erbl. Variante. Entweder »**echte P.**« infolge Übergröße des UK; oder **unechte** oder **Pseudo-P.** bei Unterentwicklung des OK (Mikrognathie); vgl. Prognathie.

progenital(is): (lat.) in der Umgebung des äuß. Genitale.

Progenitur: Nachkommenschaft (↑ Filialgeneration).

Progerie: vorzeit. Vergreisung; i. e. S. (»**Progeria infantum**«) das HUTCHINSON*-GILFORD* Syndrom (= greisenhafter oder NN-Zwergwuchs, Senilismus praecox, **Progeronanie**) als nicht erbl., hochgrad. Vergreisung ab 3. Lj., mit Minderwuchs u. multiplen Abartungen runzel.-pergamentart. Haut, evtl. Sklerodermie, ergrauendes Kopfhaar mit Glatzenbildung, Nageldystrophien, proportionierter Zwergwuchs (Wachstumsstillstand trotz offener Epiphysenfugen) mit Akromikrie, Permanenz des Milchgebisses; Muskel- u. Genitalhypoplasie, Osteoporose, Arthrosen, Kontrakturen, evtl. Hydrozephalus, verstärkte Kopfvenenzeichnung u. a. degenerative Stigmata; Intelligenz altersgemäß; Prognose wegen allg. Arteriosklerose schlecht (Exitus let. meist vor dem 20. Lj.). – Bei Beschränkung auf die Extremitäten: »Akrogerie GOTTRON«. – Ferner als **P. adultorum** das heredofam. WERNER* Syndrom (sehr ähnl. dem ROTHMUND* Syndrom), beginnend im 3. Ljz.: Hautatrophie (bes. Beine) mit fleck. Pigmentierung, Hyperkeratosen (v. a. Fußsohlen), Gelenkkontrakturen, Ulzerationen über den Akren, beeinträchtigte Mimik; frühzeit. Ergrauen u. Alopezie, Nageldystrophien, Arteriosklerose, Muskelatrophie, Katarakt, Hypogonadismus, insulinresistenter Diabetes, Nebenschild- u. Schilddrüsenstörungen, Intelligenzdefekte. – Als weitere Biotypen das SEIP*-LAWRENCE*, SOUQUES*-CHARCOT*, BAMATTER*-FRANCESCHETTI* Syndrom u. die ↑ Metagerie.

Progesta|gene: 1) P.tiva: synthet. Substanzen mit gestagenen Wirkungen (sekretor. Umwandlung oder Erhaltung des Endometriums, Menstruationsverschiebung, Verminderung der Zervixschleimproduktion, Hemmung der Spermienpenetration, antiöstrogener Effekt etc.). – 2) erst im Stoffwechsel wirksam werdende Vorstufen der Gestagene (MCGINTY* Test neg., CLAUBERG* Test pos.). – **P.sert®-System**: *gyn* T-förm. Intrauterinpessar, der tgl. ca. 50 µg Progesteron freisetzt u. so für ca. 12 Mon. antikonzeptionell wirksam ist. Auch für Ther. der Dys- u. Hypermenorrhö geeignet. – **p.tiv**: die Schwangerschaft begünstigend (s. a. P.gene [1]).

Progesteron [structural formula with CH₃, C=O groups]

Progesteron(um) *WHO*, Corpus-luteum-Hormon: $C_{21}H_{30}O_2$, 4-Pregnen-3,20-dion (↑ Formel); Steroidhormon mit zentraler biosynthet. Bedeutung, wichtigstes der im Gelbkörper des Ovars (bereits im reifen Follikel) u. in der Plazenta gebildeten gestagenen Hormone, das die Transformation des proliferierten Endometriums u. in der Schwangerschaft Deziduabildg., Implantation des Eies u. Ruhigstellung des Uterus bewirkt (s. a. Gestagene, Progestagene); Antagonist des Aldosterons. Abbau v. a. zu Pregnandiol, das im Harn als Glukuronid ausgeschieden wird (nach Ovulation tägl. ca. 2–5 mg, bis 10 mg ansteigend, prämenstruell < 5 mg, nach Eintritt der Menses = 0). Blutwerte bei fortgeschritt. Schwangerschaft 2–15 µg/100 ml (auch bei Hepatopathien oft hohe Spiegel). Nachweis im HOOKER*-FORBES*, CORNER*-ALLEN*, CLAUBERG* Test, spektrophotometr. als Dithiosemikarbazon (1 IE = 1 mg). Therap. Anw. (parenteral) v. a. bei drohendem Abort. – s. a. Schema »Geschlechtshormone«, »luteotropes Hormon«. – Die **P.-Abbruchblutung** (z. B. als normale Regelblutung) ist im Unterschied zu Gestagen-Abbruchblutung weder durch Östrogen- noch durch Androgengaben zu verhindern. Ihre diagnost. Provokation (»**P-Test**«, zur DD der Amenorrhö, z. B. mit 50 mg in öl. Lsg. i. m.) ist nach 3–6 Tg. nur dann pos., wenn sich die Uterusschleimhaut in der Proliferations- oder Sekretionsphase befand, also unter Östrogeneinfluß stand (nicht aber bei atroph. Endometrium etc.); s. a. CORNER*-ALLEN*, vgl. Duogynon®-Test. – Die **P.-Embryopathie** (nach Medikation synthetischer Gestagene u. verwandter Steroide bis zur 12. Schwangerschaftswoche) ist durch Störung der Sexualdifferenzierung charakterisiert (z. B. Pseudohermaphroditismus femininus durch Androgene).

Progestin: die Gestagenaktivität des natürl. Gelbkörperhormons; auch Sammelbez. für die – v. a. synthet. – ↑ Gestagene. – **Progestogen**: ↑ Progestagen.

Proglottiden: *helminth* die zur Kette (Strobila) vereinigten »Glieder« der Bandwürmer (↑ Cestodes), die die hermaphroditen Sexualorgane beherbergen (in den skolexnahen, jüngeren P. ♂ Drüsen, in den skolexfernen Eierstöcke); s. a. Abb. »Diphyllobothrium«.

Prognathie: das – auch als Rassenmerkmal vork. – Vorstehen des rel. großen OK (evtl. nur Schrägstellung des Alveolarfortsatzes). – Eine **bimaxill. P.** (beider Kiefer) besteht z. B. bei manchen Negerrassen. – Die **falsche P.** beruht auf Retrusion der UK-Frontzähne. – vgl. Progenie (»UK-Prognathie«).

Prognose: die auf ärztl. Erfahrung u. wissenschaftl. obj. Kriterien basierende Vorhersage über Verlauf u. Ausgang einer Krankh.; unterschieden als **Prognosis quoad vitam** (Aussicht »auf Überleben«), **P. quoad valetudinem** s. **restitutionem** (»auf Gesundung bzw. Wiederherstellung«), **P. quoad functionem** (»auf Wiedererlangung der Funktion«). Sie ist »gut« (= **P. bona**), »ungewiß« (= **P. incerta**), »zweifelhaft« (= **P. dubia**), »unentschieden« (= **P. anceps**), »ungünstig« (= **P. infausta**), »schlecht« (= **P. mala**) oder »sehr schlecht« (= **P. pessima**).

progonisch: die phylogenet. Vorstufen betreffend; z. B. die **p. Trias** (»**Progonismus**«) mit Kerbung (Lappung) von Milz u. Nieren u. trichterförm. Abgang der Appendix.

Progonom(a), Progonoblastom: auf Fehlentwicklung basierendes Neoplasma, i. e. S. das **melanot. P.** (= Melanoameloblastom).

Programmwähler, -selektor: *röntg* Zusatzgerät für Bildserien, das die Aufnahmen in vorher festgelegter zeitl. Folge automatisch schaltet, wobei der Programmbeginn evtl. vom Injektionsgerät gesteuert wird.

Progranulozyt: ↑ Promyelozyt (mit stark azurophiler **Progranulation**).

progrediens, progredient: (lat.) fortschreitend. – **Progredienz, Progressio(n)**: Fortschreiten; s. a. progressiv.

progressiv(us): (lat.) fortschreitend; z. B. **p. degenerative subkortikale Enzephalopathie** (↑ CANAVAN* Syndrom), **p. Exophthalmus** (= maligner E.), **p. Lipodystrophie** (↑ SIMONS* Sy.), **p. Linsenkerndegeneration** (↑ WILSON* Sy.), **p. Ophthalmoplegie** (↑ GRAEFE* Sy.), **p. Phase** (s. u. Bakterienwachstum), **p. spinale** (= neurogene) ↑ **Muskelatrophie**, **p. sudomotor. Degeneration** (↑ ROSS* Syndrom).

Progressiv|-Antikallikrein: ↑ $α_1$-Antitrypsin, s. a. Antifibrinolysin, LAURELL* ERIKSSON* Syndrom. – **P.-Antiplasmin**: s. u. Antifibrinolysin. – **P.-Antithrombin**: ↑ Antithrombin III.

Progressiv|beschleunigung: die »Linearbeschleunigung« in gleichbleibender Richtung; adäquater Reiz für den Makula-Apparat (Statolithen). – vgl. Winkelbeschleunigung. – **P.bewegungen**: zur Fortbewegung (Lokomotion) führende Körperbewegungen. – **P.färbung**: *histol* progressive ↑ Färbung. – **P.glas**: *ophth* »Gleitsichtglas«, d. i. ein Mehrstärken-Brillenglas für kontinuierl. Sehen (ohne Sprung zwischen Ferne u. Nähe), erreicht durch eine den prakt. Bedürfnissen angepaßte asphär. Krümmung.

Pro|insulin: einkett. Vorstufe des Insulins, aus der dieses durch enzymat. Abspaltung eines – die A- u. B-Kette verbindenden – C(»connecting«)-Peptids (31 Aminosäuren) entsteht. Ist in den meisten Insulin-Präpn. zu einigen % enthalten u. für dessen immunogene Eigenschaften verantwortlich. Radioimmunol. Bestg. des C-Peptids ergibt Maß für die endogene Insulinsekretion (z. B. für Hypoglykämie-Diagnostik). – **P.invasin**: bakterielle Faktoren (I, II, III), die das Eindringen der Baktn. in Körpergewebe begünstigen (?).

Proio|menorrhoe: verfrühte Regelblutung bei verkürztem biphas. oder bei ↑ anovulator. Zyklus. – **P.systole**: vorzeit. ↑ Extrasystole.

Projektion: örtl. Verlagerung, Nachvornstrecken (»Projectio« *PNA*). – **1)** *physik* die – meist vergrößerte – opt. Wiedergabe einer Vorlage (z. B. Diapositiv) durch einen Bildwerfer (Projektor) auf einen Bild-

Projektionsbahn

schirm; i. w. S. auch die 2dimensionale Abb. räuml. Gegenstände, z. B. mit Rö-Strahlen auf Leuchtschirm oder Film (s. a. Zentralprojektion). – 2) *physiol* Lokalisierung einer Empfindung im Raum bzw. an der Körperoberfläche, z. B. anhand der Lage des entspr. Lichtreizes im Netzhautbild (die »falsch« wird, wenn ein schielendes Auge exzentrisch fixiert). – 3) *neurophysiol* Fortleitung eines nervösen Impulses über die entsprech. ∤ Projektionsbahn zum zuständ. ∤ Projektionsfeld in der Hirnrinde (evtl. über subkortikale Zentren u. umgekehrt). Reizung dieser Bahnen ruft »übertragende« Empfindungen hervor, die denen durch spezif. Reizung des Sinnesorgans voll entsprechen (= Exteriorisation). – 4) *psych* in der Psychoanalyse das unbewußte Hinausverlegen eigener Vorstellungen, Wünsche u. Gefühle in die Außenwelt, wodurch anderen Personen oder Gegenständen Eigenschaften verliehen werden, die man bei sich selbst verkennt. Abwehrmechanismus mit bes. Bedeutung im Wahn. – 5) *urol* s. u. Projektionskraft.

Projektionsbahnen: *anat* die von den Projektionsfasern gebildeten Tractus nervosi projectionis (*PNA*), als kurze Bahnen von der Großhirnrinde zum Thalamus, Corpus striatum, Corpus geniculatum, Nucleus ruber, Corpus mamillare (u. umgekehrt), als lange Bahnen durch inn. Kapsel u. Hirnschenkel zu Brücke, Medulla oblongata u. RM (u. umgekehrt).

Projektionsfeld: *physiol* Region in Großhirnrinde (∤ Area, Kortex) oder Thalamus, auf die Afferenzen eines Sinnessystems projizieren; z. B. das **somat. P.** im Gyrus postcentr., das **visuelle P.** im Corpus geniculatum lat. u. Okzipitalpol.

Projektions|kraft *urol* die Fähigkeit, den Harn willkürl. in vollem Strahl zu entleeren; ist verringert bei Tonusverlust, Harnröhrendivertikel u. -striktur, Blasenhalserkr., Blasen- u. Harnröhrenstein. – **P.winkel, binokulärer**: subj. ∤ Schielwinkel.

projektiver Test: psychodiagnost. »Entfaltungstest«, der mit möglichst ungestaltetem Reizmaterial das Gestaltungsbedürfnis provoziert, um daraus Verhaltensstruktur (u. deren evtl. Störungen), Emotionen, Stimmungen, Konflikte etc. zu erkennen; z. B. RORSCHACH*, LÜSCHER*, WARTEGG*, Sceno-, Apperzeptionstest.

Prokain: ∤ Procainum. – Bei Intoxikation (Überdosierung bei Lokalanästhesie; z. T. durch Adrenalinzusatz?) Trockenheit im Hals, Nausea, Ohrensausen, Rauschzustand, Beklemmungsgefühl, Atemstörung, Tachykardie, Krämpfe, Kollaps (Ther.: ggf. Magenwaschung, ferner Beatmung, Chloralhydrat oder Phenobarbital, Analgetika.)

Pro|kallus: *path* den Frakturspalt sehr bald ausfüllendes Granulations- bzw. Binde- u. Knorpelgewebe, das nach 4 Wo. durch knöchernen ∤ Kallus ersetzt wird. – **P.karyo(n)ten**: *biol* Organismen (Blaualgen, Baktn., Rickettsien, Viren), denen charakterist. Eukaryonten-Organellen wie z. B. Doppelmembran um den Kernraum, Spindel, Zentrosom, endoplasmat. Retikulum etc. fehlen; s. a. Nukleoid (»**P.karyon**«).

Pro|kinase: Vorstufe der Endopeptidase. – **P.kinin**: (1963) blutdrucksenkendes Kininogen-Derivat durch Einwirkung von Pepsin. – **P.kininogenase**: das »Kallikreinogen« als Vorstufe des ∤ Kallikrein.

Pro|koagulantien: 1) *pharm* die Blutgerinnung begünstigende Präparate. – 2) *serol* **P.koagulationsfaktoren**: die Gerinnungsfaktoren I–XIII u. die Plättchen-Faktoren 3 u. 4; i. w. S. auch Schlangengifte mit Thrombin- u. Thrombokinasecharakter (Reptilase, Arvin etc.). – **P.körper**: gegen Viren gerichtete Antikörper.

Prokonvertin: ∤ Faktor VII. – Als **erbl. P.mangel** die ∤ Hypoprokonvertinämie.

Prokop* Metronomtest (OTTO PR., geb. 1921, Gerichtsmediziner, Berlin), **P-Test**: Trunkenheitsprobe, bei der im Takt (120/Min.) eines Metronoms 100 Karos (1 × 1 cm) einzeln diagonal durchzustreichen sind, anschließend jedes 2. mit entgegengesetztem Strich.

Prokt...: Wortteil »Enddarm«, »After«, »Steiß«; s. a. Rektum..., Rekto..., Mastdarm..., Anus..., Ano...

Prokt|algie: Schmerzen im – unteren – Mastdarm; z. B. die **P.algia fugax** mit anfallsweisen (oft nächtl.), krampfart. Afterschmerzen, häufig im Zusammenhang mit Hämorrhoiden u. Migräne. – vgl. Proktodynie. – **P.atresie**: Anal-, Rektumatresie (s. u. Atresia).

Prokt|ektasie: therap. Dehnung des Sphincter ani, v. a. bei Analfissur. – **P.ektomie**: ∤ Rektumamputation, -resektion. – **P.enkleisis**: ∤ Rektumstriktur oder sonst. Stenose des Enddarms. – **P.eurynter**: ins Rektum einzuführender u. mit (warmem) Wasser zu füllender Gummiballon zur Wehenanregung (»**P.euryse**«).

Proktitis: durch Infektion, Trauma, Abführ- oder Nahrungsmittel, tox. Substanzen hervorgerufene oder von örtl. Prozessen ausgehende akute oder chron., spezif. oder unspezif. Entzündung der Mastdarmwand (Rötung, Infiltratbildung, evtl. Erosionen, Ulzera), mit Abgang von Blut u. Schleim, Tenesmen, gehäuftem Stuhldrang, Durchfällen; evtl. nur engumschrieben (∤ Kryptitis, Papillitis); auch Teilsympt. bei Colitis ulcerosa, Dysenterie, Strahlenschaden, Enteritis regionalis (»**P. granulomatosa**«); s. a. Proktokolitis. Bes. Formen: **eosinophile P.** (allerg., mit blutig-schleim., gelbl. Auflagerungen), **P. granulosa** (chron. Form mit deutl. Hervortreten von Follikeln), **P. ulcerosa** (bei Lymphogranuloma inguinale, Go, Tbk, Syphilis, Typhus abdom.; nach Abheilung oft – ringförm. – Narbenstrikturen), **P. tuberculosa** (Teilerscheinung einer ∤ Darm-Tbk, mit Tuberkeln, Erosionen, unterminierten u. unregelmäßig begrenzten Ulzera, klin. Bild der chron. Dysenterie, Strikturheilung), **P. gonorrhoica** (»Mastdarmtripper«, durch aus der Scheide herabfließenden gonokokkenhalt. Eiter, beim ♂ [seltener] durch homosexuelle Handlung; meist symptomenarm, evtl. Juckreiz, Eiterabsonderung; Nachweis: Mastdarmspülung u. mikroskop. Untersuchung der Flocken), **P. syphilitica** (meist zus. mit Hauteffloreszenzen, häufig ulzerös, später Strikturen). – s. a. Periproktitis (Abb.).

Prokto|dealdrüse: bei Säugetieren hochentwickelte Drüsen im Bereich der Afterbucht (»**P.deum**«), denen beim Menschen von den Analkrypten ausgehende, schleimabsondernde Epithelgänge entsprechen, die zwischen inn. u. äuß. Schließmuskel blind enden (bei Infektion periproktit. Abszesse, evtl. Analfisteln).

Prokt|odynie: Enddarmschmerzen bei Kokzygodynie u. Levator-ani-Syndrom; s. a. P.algie.

proktogen: vom Enddarm ausgehend; z. B. **p. Obstipation** (u. a. bei schmerzhafter Analfissur, als ↑ Dyschezie).

Prokto|kokzygopexie: ↑ P.pexie am Steißbein. – **P.kolektomie**: *chir* op. Entfernung von Kolon u. Rektum, v. a. bei fam. Dickdarmpolypose oder Colitis ulcerosa; z. B. mit abschließ. Ileo- oder Ileoanostomie (Erhaltung des inn. u. äuß. Schließmuskels); meist zweizeitig (nach prim. Anus praeter i. S. der Ileostomie). – **P.kolitis**: Entzündung des Dickdarms einschl. Rektum; z. B. »idiopathisch« (↑ Colitis ulcerosa). – **P.logie**: Diagnostik u. Ther. der After- u. Mastdarmerkrn. – **P.paralyse, -plegie**: Mastdarmlähmung; z. B. bei Querschnittlähmung. – **P.pexie**: op. Anheften des Mastdarms; an der Hinterwand des kleinen Beckens z. B. am Steißbein (= Proktokokzygopexie) oder Kreuzbein (= EKEHORN* Op.); v. a. bei Rektumprolaps im Kindesalter. – **P.plastik**: plast.-chir. Wiederherstg. des traumatisierten Enddarms oder Korrektur einer Atresie oder Verengung, auch als **P.perineoplastik** (einschl. After u. Damm); s. a. P.tomie, P.stomie. – **P.ptose**: Mastdarm-, ↑ Rektumprolaps. – **P.(r)rhagie**: »Mastdarmblutung« nach Trauma, bei ulzeröser Kolitis, Ca., Hämorrhoiden etc. – **P.(r)rhö**: Schleimabsonderung aus dem Mastdarm.

Proktos: (griech.) After, Mastdarm (= Rektum).

Prokto|sigmoiditis: Entzündg. von Mastdarm u. Sigmoid, z. B. bei Darm-Tbk, Colitis ulcerosa. – s. a. Rektosigmoid... – **P.skopie**: Inspektion des unt. bis mittl. Enddarms u. des Analkanals mit ↑ Anoskop, kurzem ↑ Rekto(sigmoideo)skop, ↑ Mastdarmspekulum (z. B. n. SCHREIBER, STRAUSZ) oder aber mit spez. P.skop (vorn schräg-offenes, mit Obturator verschließbares oder seitlich gefenstertes Rohr, 8–15 cm lang, mit Handgriff). – **P.spasmus**: ↑ Sphinkterspasmus. – **P.stase**: Retention von Kot im Mastdarm, z. B. bei p.gener Obstipation, Mastdarmlähmung. – **P.stomie**: Anastomosierung des – atretischen – Mastdarms mit der Körperoberfläche i. S. eines Kunstafters, z. B. durch Erweiterung begleitender Fisteln.

Proktotomie: op. Durchtrennung bzw. Eröffnung des Mastdarms; meist (v. a. zur Polypenabtragung) extraperitoneal mit Zugang vom Damm, als **Proctotomia post.** nach Schnitt seitl. vom After entlang der Mittellinie zur Steißbeinspitze (evtl. Steißbeinresektion), als **P. ant.** in Steinschnittlage nach bogenförm. Schnitt vorn um den After u. Abdrängen von Harnröhre u. Prostata bzw. Scheidenhinterwand; ferner die sagittale Inzision des in den After vorgezogenen Rektums bei Atresie (anschl. Vereinigung von Schleimhaut u. Haut) sowie die **endorektale P.** bei afternaher Striktur (z. B. **Proktovalvotomie** bei stenosierender KOHLRAUSCH* Falte).

Prokto|zele: ↑ Rektozele. – **P.zystektomie**: *urol* (APPLEBY) op. Entfernung von Harnblase u. benachbartem Mastdarm bei Tumor im Trigonumbereich, Verpflanzung der Harnleiter ins Zäkum.

Prokursivanfall: meist partieller epilept. Anfall (Temporallappen) mit kurzer Verwirrtheit u. ambulator. Automatismen, wobei einige Vorwärtsschritte – ohne Rücksicht auf Hindernisse – ausgeführt werden.

prolabieren: »vorfallen« (↑ Prolaps).

Prolactin, Prolaktin: ↑ luteotropes Hormon. – Seine Produktion in der Hypophyse wird vom hypothalam. **P.-inhibiting-Faktor** (PIF, PIH; = Dopamin?) u. **P.-releasing-Faktor** (PRF) gehemmt bzw. aktiviert. Als therap. **P.hemmer** ferner Bromocriptin-mesilat (z. B. Pravidel®).

Prolamine: Prolin-reiche planzl. Eiweißstoffe, z. B. Gliadin in Weizen, Hordein in Gerste, Zein in Mais.

Prolaps(us): »Vorfall« eines Gewebes oder Organs aus seiner natürl. Lage durch eine physiol. oder path. Öffnung; z. B. der **P. ani** (↑ Analprolaps; meist nur **P. mucosae**, aber auch **P. a. totalis** mit Beteiligung aller Wandschichten, als **P. a. et recti** einschl. des ampullären Rektums), **P. cerebri** (↑ Hirnprolaps), **P. disci** (↑ Bandscheibenvorfall), **P. intestinalis** (↑ Eventration), **P. iridis** (↑ Iridozele), **P. placentae** (↑ Plazentavorfall), **P. recti** (↑ Rektumprolaps), **P. urethrae** (v. a. bei ♀ Schleimhautvorfall durch das Ostium ext., mit Eversionswulst, Ödem, sek. Entzündg., Harndrang, evtl. Schmierblutung), **P. uteri**, **P. vaginae** (↑ Uterus- bzw. Scheidenprolaps).

Prolapsleukoplakie: bei Genitalvorfall Leukoplakie der prolabierten Schleimhaut (häufiger nur Verhornung des Plattenepithels von Scheide u. Portio).

Proliferation: Vermehrung von Gewebe durch Wucherung oder Sprossung, meist im Rahmen von ↑ Entzündung oder ↑ Regeneration (sogen. Ersatzwachstum; s. a. Restitution, Reparation).

Proliferations|gewebe: die sogen. »Mauser- oder Verbrauchsgewebe« (mit stånd. Zellregeneration), z. B. Schleimhautepithel, Epidermis, Keimdrüsenparenchym; s. a. Blutmauserung. – **P.gift**: Chemikalie oder Toxin, das die Gewebsproliferation hemmt (z. B. als ↑ Mitosegift). – **P.hyperkeratose**: s. u. Hyperkeratose.

Proliferations|phase: 1) *gyn* a) ↑ Follikelphase; i. e. S. das zugehör. P.stadium der Uterusschleimhaut (»Aufbau-« oder »Wachstumsphase«, angeregt durch körpereigenes oder zugeführtes Östrogen), gekennzeichnet durch schnelle Vermehrung des Stromas u. Längenwachstum der Mukosadrüsen, die – bei gleichzeit. Auflockerung der Muskularis – zum Aufbau der Funktionalis führen. – b) das dem Follikelsprung folgende Stadium des Eifollikels mit Vermehrung u. Vergrößerung der Membrana-granulosa-Zellen (Hohlraumausfüllung). – 2) *immun* »P. der Lymphozyten« als Ausdruck der Immunantwort; Reaktion der Lymphfollikel mit Bildung von Keimzentren.

Proliferationszentrum: *path* in versch. Körpergeweben vorhand. Indifferenzzonen, die unter path. Bedingungen als Keimgewebe fungieren, z. B. Keimschicht der Epidermis, Schleimhautkrypten, Drüsenschaltstücke, Kambiumschicht des Periosts.

proliferativ, proliferierend, proliferans: mit Gewebswucherung einhergehend (↑ Proliferation, s. a. Entzündung).

Prolin, Pro: natürl., v. a. im Kollagen u. Gliadin vork. Aminosäure (Pyrrolidin-2-karbonsäure, zykl. Iminosäure); als L-P. glukoplastisch u. nichtessentiell (Biosynthese aus L-Glutaminsäure u. Ornithin). Wird z. T. enzymatisch (**P.hydroxylase**) in ↑ Hydroxyprolin umgewandelt; s. a. Hyperprolinämie.

Prolintanum *WHO*: 1-Phenyl-2-pyrrolidino-pentan; Analeptikum u. Stimulans.

Prolinurie: (SCHAFER u. M.) ↑ Hyperprolinämie.

prolongiert: zeitlich verlängert; z. B. **p. Wirkung** (= Depotwirkung), **p. Anfall** (als epilept. A. häufig ohne ton.- klon. Krämpfe, vom Status epilepticus durch die Intervalle zwischen den Krisen unterscheidbar).

Proloniumjodid *WHO*: Hydroxytrimethylen-bis-(trimethyl-ammoniumjodid); injizierbares Jodpräparat gegen Arteriosklerose, thyreotox. Struma.

Prolympho|zyt: ↑ Lymphoblast. – **P.zytenleukämie**: ein ↑ Non-HODGKIN-Lymphom vorwiegend vom B-Zell-Typ, mit hohen Leukozahlen u. ausgeprägter Splenomegalie, aber nur kleinen oder fehlenden peripheren Lymphomen.

Prolysin: *serol* ↑ Profibrinolysin.

promastigote Form: *protozool* ↑ Leptomonasform.

Promazin(um) *WHO*: 10-(3-Dimethylaminopropyl)-phenothiazin; Neuroleptikum, Antiemetikum.

Pro|megakaryozyt: junge KM-Riesenzelle mit basophilem Plasma. – **P.megaloblast**: jüngste Zelle der megaloblastären Reihe; 18–25 µm (d. h. größer als P.erythroblast), mit großem, nukleolenhalt. Kern, feingranulierter, radiärer Chromatinstruktur, schmalem perinukleärem Saum, tiefblauem Plasma. Zahlreiches Vork. im KM bei megaloblastärer Anämie.

Prometaphase: Phase der Mitose u. Meiose, in der die Kernwand aufgelöst, die Spindel ausgebildet u. die Chromosomen in die Metaphaselage übergeführt werden.

Promethazinum *WHO*: 10-(2-Dimethylaminopropyl)-phenothiazin; Sedativum, Antihistaminikum, Antiemetikum.

prominens, prominent: (lat.) vorspringend. – **Prominentia**: *anat* (Knochen-)Vorsprung, Vorwölbung; z. B. (*PNA*) **P. canalis facialis** (an der med. Paukenhöhlenwand zwischen Fenestra vestibuli u. P. canalis semicircularis, hervorgerufen durch den Fazialiskanal), **P. canalis semicircularis lat.** (vom seitl. Bogengang verurs. Vorwölbung der med. Paukenhöhlenwand), **P. laryngea** (oben-vorn am Schildknorpel, unterhalb der Incisura sup.; beim ♂ als »Adamsapfel«), **P. mallearis** (am Trommelfell verurs. durch den seitl. Hammerfortsatz), **P. spiralis** (an der unt.-äuß. Wand des Ductus cochlearis, verurs. vom Vas prominens), **P. styloidea** (das in die Paukenhöhle ragende obere Ende des Griffelfortsatzes).

Pro|miskuität: Geschlechtsverkehr mit häufig wechselndem Partner. – **P.monozyt**: Peroxidase-neg. Vorstufe des Monozyten; Zytoplasma graublau, evtl. azurophile Granula an den Kerneinbuchtungen.

Promontoriofixur: op. Fixierung eines Organs am Kreuzbein-Promontorium, z. B. des – zuvor gerafften – Sigmoids bei Rektumprolaps (als Rektopexie), der Gebärmutter bei Uterus- oder Scheidenprolaps oder DOUGLAS-Hernie (zus. mit Beckenboden-Dammplastik).

Promontorium: *PNA* 1) **P. ossis sacri**: der infolge der winkel. Verbindung von Kreuzbein u. letztem LW (↑ Abb.) vorspringende vord.-obere Rand des 1. SW (dors. Abschnitt der ↑ Linea termin.). – Als Varietät auch das »zweite« oder »**falsche**« P. des 2. SW oder des 5. LW (»**P.hochstand**«, v. a. bei verstärkter Bek-kenneigung oder Assimilationswirbel). – 2) **P. tympani**: von der basalen Schneckenwindung verurs. rundl. Vorsprung der med. Paukenhöhlenwand zwischen den Fenestrae vestibuli u. cochleae.

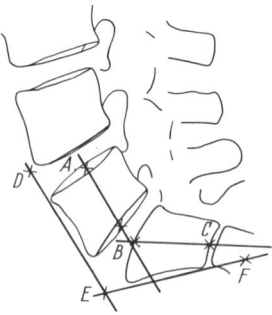

Promontoriumswinkel (DEF, normal 120–135°) und Lumbosakralwinkel (ABC, ca. 135°, Schwankungsbreite 115–160°).

Pro|motor: 1) *genet* Abschnitt der DNS-Kette eines Operons, an dem die RNS-Polymerase angeheftet wird u. die Synthese der mes-RNS (↑ Transkription) beginnt. – 2) *onkol* Stoff (z. B. Phorbol-Verbdgn., Krotonöl-Bestandteile) mit der – hypothet. – Fähigkeit, die Wachstumsphase (»**P.motionsphase**«) von Neoplasmen auszulösen oder zu beschleunigen. – **P.munität, P.munition**: ↑ Depressionsimmunität. – **P.munturium** *JNA*: ↑ Promontorium.

Promyelo|zyt, Progranulozyt: Peroxidase-pos. Vorstufe des Myelozyten mit rundem, noch retikulärem Kern (u. meist noch deutl. Nukleolus), schwach basophilem Plasma, rötl. (»promyelozytären«) Granula. – Vermehrtes Vork. im KM (»**P.zytenmark**«) bei Agranulozytose, v. a. aber bei der akuten **P.zytenleukämie** (ca. 90% der Leuko im KM u. 50–95% im peripheren Blut P.zyten mit auffallend großen, bizarren Granulationen u. AUER* Stäbchen; Prognose bes. ungünstig).

Pronase: Gemisch proteolyt. Enzyme aus Streptomyces griseus.

Pronation: 1) Drehbewegungen des Unterarms, so daß der Handrücken nach oben kommt. – 2) Senkung des inn. Fußrandes.

Pronations|fraktur: typ. Knöchelfraktur durch Drehung des in max. Pronation fixierten Fußes; als **P.-Eversionsfraktur** (Auswärtsdrehung) mit Innenknöchelabriß (»I«), Zerreißung der Innenknöchelbänder (»II«), hoher Fibulafraktur, Talusluxation, Absprengung des hint. VOLKMANN* Dreiecks; als **P.-Abduktionsfraktur** (zusätzl. Abduktionskräfte) mit Innenknöchelabbruch, Ausriß der tibiofib. Bänder (evtl. auch kleiner Tibiafragmente) u. supramalleolärer Fibulafraktur. – **P.fuß**: ↑ Knickfuß. – **P.phänomen**: 1) s. u. STRÜMPELL* Zeichen. – 2) bei schlaffer Halbseitenlähmung die spontane Pronation der supinierten Hand. – s. a. WILSON* Zeichen (2). – **P.test**: akt. Pronieren der supinierten Hände bei vorgestreckten Armen u. geschlossenen Augen; fällt auf der Seite einer Kleinhirnläsion stärker aus.

Pronator: ↑ Musculus pronator. – **P.reflex**: durch Beklopfen des dist.-volaren Radius ausgelöste Pronation, gesteigert bei Pyramidenbahnschädigung (evtl. als Initialsympt.). – Auch als Ulna- u. Kubito-P.reflex.

Pronatoren|test: pass. ruckart. Supinieren des Unterarms zur Prüfung des P.tonus (vermehrt z. B. bei latenter spast. Hemiparese).

Pronephros: *embryol* ↑ Vorniere. – **pronieren**: eine ↑ Pronation ausführen. – **pronograd**: mit vorgebeugtem Rumpf. – **Pronormoblast**: *hämat* ↑ Makroblast.

Prontosil|entfärbung: Unterscheidung von Milzbrand- u. Pseudomilzbranderregern anhand der Entfärbung einer **Prontosil**® (Sulfamidochrysoidin) enthalt. Nährbouillon (durch erstere in 4–7, durch letztere in < 2 Tg.). – s. a. **P.test** nach ↑ SIEDE.

Pronukleus: *zytol* der haploide »Vorkern« in Eizelle u. Spermium vom Abschluß der Meiose bis zur Kernverschmelzung bei der Karyogamie.

Pro|östrogene: unwirksame Vorstufen der Östrogene. – **P.östrus**: »Vorbrunst« der Säugetiere, gekennzeichnet durch Follikelwachstum, steigende Östrogenbildung u. Proliferationen am Genitalschlauch (genutzt als Indikator für biol. Schwangerschaftsreaktionen).

Prooticum: *embryol* Ersatzknochen, der die Umfassung des For. vestibuli u. Meatus acusticus int. bildet.

Propagatio(n): ↑ Fortpflanzung, Ausbreitung. – **Propagationsobstipation**: ↑ Aszendenstyp.

Propallylonal: 5-(2-Bromallyl)-5-iso-propylbarbitursäure; Hypnotikum.

Propan: C_3H_8; gasförm., gesätt. Kw.-stoff. MAK 1800 mg/m^3 (= 1000 ppm); bei Luftanreicherung > 6% Schwindel, Übelkeit, narkot. Zustände, Krämpfe, Vagotonie. – **P.diol**: ↑ Propylenglykol.

Propanididum *WHO*: 4-(Diäthylkarbamoyl-methoxy)-3-methoxy-phenylessigsäure-propylester; ultrakurz wirkendes i.v. Narkotikum (nach 10–30 Sek. für 3–4 Min).

Propanol: ↑ Propylalkohol.

Propanon: ↑ Azeton. – **P.säure**: ↑ Brenztraubensäure.

1,3-Propansulton: 3-Hydroxypropan-1-sulfonsäure-γ-sulton; experiment. Karzinogen.

Propanthelinbromid *WHO*: Xanthen-9-karbonsäure-β-di-isopropylamino-äthylester-methylbromid; Spasmolytikum, Anticholinergikum.

Propan-1,2,3-triol: ↑ Glycerinum.

Propargylalkohol: $CH \equiv C \cdot CH_2 \cdot OH$; Reagens u. Chemikalie; MAK 5 mg/m^3 (= 2 ppm).

Propentdyopent: durch ↑ Pentdyopent-Reaktion nachweisbare Dipyrrol-Derivate (Oxidationsprodukte von Gallenfarbstoffen u. Häm-Verbindgn.?), die bei Lebererkrn. in Harn u. Fäzes auftreten.

Propepsin: ↑ Pepsinogen. – **Propepton**: ↑ Albumose.

Properdin: rel. thermostabile Serumglobulinfraktion; Teil der unspezif. Infektabwehr (↑ Komplement-Properdin-System); wird nicht vom AG-AK-Komplex gebunden, greift nicht in Blutgerinnung ein.

Prophage: nukleinsäurehalt. Vorstufe des Bakteriophagen.

Prophase: *zytol* 1. Phase der mitot. u. meiot. Kernteilung, während der die Chromosomen durch Spiralisation u. Kondensation verkürzt u. lichtoptisch erkennbar werden; Kernwand noch erhalten, Spindel nicht ausgebildet. – Als **P.-Index** gilt deren %-Zahl im Verhältnis a) zu den 4 Hauptphasen, b) zu den Interphasen. – **P.gifte** verhindern oder verzögern den Übergang zur Metaphase (als Teil einer Letalwirkung oder mit Rückbildung in den Interphasenzustand).

prophlogistisch: entzündungsfördernd.

prophylaktisch: Krankheiten vorbeugend (↑ Prophylaxe); z. B. **p.** ↑ **Impfung** (= Schutzimpfung), **p. Medizin** (↑ Präventivmedizin).

Prophylaxe: »Vorbeugung«, Maßnahmen zur Verhütung von Krankhn.; Teil der ↑ Präventivmedizin, unterschieden als **diagnost.** (v. a. Gesundenuntersuchungen) u. **therapeut.** (z. B. Schutzimpfungen, Serumprophylaxe), **kollektive** (Pflichtimpfungen, Reihen-, Vorsorgeuntersuchung) u. **Individual-P.**; ferner **kausale P.** (Überwachung von MAK-Werten, Serum-P. bei Di, Tetanus etc), Komplikations- u. Rezidiv-P., Unfall-P. u. a.

Prophylaxie: 1) ↑ Immunität. – 2) ↑ Prophylaxe.

Propicillinum *WHO*, Phenoxypropylpenizillin: säurestabiles (oral wirksames), halbsynthet. Penizillin-Derivat (s. a. Penizilline).

Propigment: ↑ Chromogen (2).

β-Propiolactonum *WHO*: $[CH_2-CH_2-CO]$ O; farblose Flüssigkeit, schleimhautreizende Dämpfe; Anw. zur Raumdesinfektion (ca. 4000fach stärker spori-, bakteri- u. fungizid als Äthylenoxid); Karzinogen.

Propionat: Salz oder Ester der ↑ Propionsäure.

Propionibacterium: grampos., unbewegl., meist anaerobe Baktn., die KH u. Polyalkohole zu Propionsäure, Essigsäure u. CO_2 vergären. Vork. in Milch u. Milchprodukten (wichtig für Käsereifung).

Propionsäure, Acidum propionicum: gesätt. Fettsäure $CH_3 \cdot CH_2 \cdot COOH$; natürl. Vork. in Schweiß, Galle, Fäzes, bei bakterieller Zersetzg. von Glyzerin, Alanin, Asparaginsäure. Therap. Anw. (Ca- u. Na-Salz in 2,5%ig. Lsg.; ähnl. das **P.amid**) lokal bei Mykosen; ferner zur Konservierung von Blut u. Lebensmitteln.

Propionyl-erythromyzin-lauryl-sulfat: Lauryl-sulfat des Erythromyzin-Monopropionats; Antibiotikum.

Proplasmin: ↑ Profibrinolysin.

Proplasmo|blast: große Vorläuferzelle des Plasmoblasten, mit dichtem Kern u. dunkelbasophilem Plasma. – **P.zyt**: größere Vorläuferzelle des Plasmozyten, mit rel. großem u. lockerem, noch nicht exzentr. gelegenem Kern, meist auch deutl. Nukleolus.

Propons: *anat* ↑ Ponticulus.

Proportio(n): Verhältnis, Ebenmaß (s. a. proportioniert); z. B. *serol* die **äquivalente P.** in einem AG-AK-Gemisch (wenn bd. im günstigsten Verhältnis vertreten sind, so daß die Präzipitation in der kürzestmögl. Zeit abläuft; s. a. Flockungswert).

Proportionalitätsgesetz: *physik* ↑ DALTON* Gesetz.

Proportionalzähler: *physik* Zählrohr, bei dem der hervorgerufene Spannungsstoß der Zahl der primär erzeugten Ionen proportional ist (dadurch auch Aussagen über Art bzw. Energie der Teilchen möglich).

proportioniert: mit ausgewogener Relation der Komponenten (z. B. der Körperabschnitte bei Zwerg- oder Riesenwuchs).

Propranolol(um) *WHO*: 1-Isopropylamino-3-(1-naphthyloxy)-propan-2-ol; adrenerg. β-Rezeptorenblocker.

Proprasylyt

Proprasylyt: ⇡ Propranolol.

proprio(re)zeptiv: die ⇡ Propriorezeption betreffend; z. B. **p. Reflex** (⇡ Eigenreflex), **p. Halluzination** (⇡ Leibgefühlhalluzination).

Proprio|(re)zeption: »Eigenempfindung« des Körpers (einschl. der vitalen ⇡ Leibempfindung) oder eines Organs, insbes. die über ⇡ P.rezeptoren vermittelte. – **P.(re)zeptoren:** Mechanorezeptoren, die als sensible Endorgane auf Zustand u. Zustandsänderungen des Bewegungs- u. Halteapparates ansprechen, insbes. Muskel- u. Sehnenspindeln (u. solche in Gelenkkapseln, Knochenhaut, Faszien); i. w. S. auch die Rezeptoren in Maculae u. Cristae des Vestibularisapparates, u. U. alle ⇡ Interorezeptoren.

proprius: (lat.) ausschließlich, eigen.

Proprothrombinase: (OWREN) serol ⇡ Faktor V.

Proptosis: Heraus- oder Vortreten eines Organs, i. e. S. die **P. bulbi** (⇡ Exophthalmus).

Pro|pulsion, Antepulsion: v. a. bei Pallidum-Erkrn. (Parkinsonismus) infolge Störung von Statik u. Gleichgewicht vork. Neigung, beim Gehen immer schneller vorwärtszuschießen (»Die Kranken laufen ihrem Schwerpunkt nach«). – **P.pulsionsschwindel:** labyrinthärer Schwindel mit dem Empfinden des »Nach-vorn-gestoßen-Werdens«.

propulsiv: vorantreibend, vorwärtsdrängend (⇡ Propulsion); z. B. die **p. Magen-Darmbewegungen** (⇡ Peristaltik), **p.** ⇡ Epilepsie. – **P.-grand-mal:** epilept. Anfall (meist bei Jugendl.) mit emprosthotoner Haltung u. Beugebewegungen des Rumpfes, die als Propulsion gewertet werden können; Vork. v. a., wenn zuvor Blitz-Nick-Salaam-Krämpfe (»**P.-petit-mal**«) bestanden.

Propyl-: 1) das Propanradikal »$CH_3 \cdot CH_2 \cdot CH_2$-«. – 2) sek. Propyl-: der ⇡ Isopropyl-Rest. – **P.alkohol:** 1) prim. P., Alcohol propylicus, n-Propanol: $CH_3 \cdot CH_2 \cdot CH_2 \cdot OH$; Schleimhäute u. Augen reizend; Anw. zur Desinfektion, Haut- u. Wundbehandlung. – 2) sek. P.: ⇡ Isopropylalkohol.

Propylen|glykol: Propan-1,2-diol; Anw. als pharmaz. Stabilisierungs-, Konservierungs-, Löse- u. Feuchthaltemittel sowie zur Raumdesinfektion. – **P.imin:** [$CH_3 \cdot CH \cdot CH_2$]NH; MAK 5 mg/m³ = 2 ppm; Gefahr der Hautresorption, im Tierversuch kanzerogen.

Propyl|hexedrinum *WHO:* 1-Zyklohexyl-2-methylamino-propan; Sympathikomimetikum, Appetithemmer. – **P.iodon** *WHO:* 3,5-Dijod-4-pyridon-N-essigsäure-n-propylester; Rö-KM. – **P.rot:** p-Dipropylaminoazobenzol-o-karbonsäure; Anw. in 0,1%ig. äthanol. Lsg. als Indikator (pH 4,4 = violettrot, 6,2 = gelborange). – **P.thiouracilum** *WHO:* 4-Propyl-2-thio-urazil; Thyreostatikum. – **P.valeriansäure:** ⇡ Valproinsäure.

Propyphenazonum *WHO,* Isopropylantipyrin: 4-Isopropyl-2,3-dimethyl-1-phenyl-3-pyrazolin-5-on; Analgetikum, Antipyretikum.

Pro(r)rhaphie: *ophth* Schiel-Op. mit Muskelvorlagerung.

pros...: Wortteil »vorwärts«, »vorn«, »voran«.

Proscillaridin(um) *WHO,* P. A: Herzglykosid (Bufatrienolid-Derivat) aus Scilla maritima; orales Kardiotonikum u. Diuretikum.

Prosekret: granuläre Sekretvorstufe in Drüsenzellen. –**Prosekretin:** unwirksame Vorstufe des Sekretins in Duodenalschleimhaut; aktiviert durch örtl. Säurereiz.

Prosektor: 1) Oberassistent in einem (path.-)anatom. Institut (= Konservator). – 2) ärztl. Leiter einer Krankenhaus-Prosektur. – 3) Arzt, der eine Leichenöffnung ausführt (= Sekant).

Pro(s)encephalon: das »Vorderhirn« der Hirnanlage im Dreibläschenstadium bzw. (*PNA*) das Di- u. Telencephalon.

Proserozym: »Prothrombinogen«, ⇡ Faktor VII.

Proskinesie: (K. LEONHARD) *psych* dem echten Negativismus entgegengesetzte psychomotor. Beziehungstendenz, bei der jede Anregung von außen automatisch zur entsprech. Bewegung führt; z. B. mit typ. motor. Symptn. (Nesteln, Gegengreifen, Mitgehen der Bewegungen) bei Katatonie.

Prosoma: *helminth* der vord. Abschnitt (mit unpaarem Zölom) der oligomeren Würmer.

prosop(o)...: Wortteil »Gesicht«, »Blick«; z. B. die **P.agnosie** (Unfähigkeit, Gesichter wiederzuerkennen), **P.algie** (⇡ Gesichtsneuralgie), **P.(di)plegie** (⇡ Fazialislähmung, Diplegia facialis), **P.dysmorphie** (⇡ Hemiatrophia facialis), **P.schisis** (⇡ Gesichtsspalte), **P.spasmus** (⇡ Spasmus facialis).

Prosopin: Alkaloid (Piperidin-Deriv.) aus der Leguminose Prosopis africana; Anw. als Fungizid, Antiphlogistikum, Lokalanästhetikum.

Prosoplasie: 1) *path* zu höherer Differenzierung führende Metaplasie. – 2) abnorme Ausbreitung eines Merkmals, z. B. Verhornung des Mundepithels.

Prosopothoracopagus: ⇡ Kephalothorakopagus diprosopus.

prospektiv: der Möglichkeit nach, voraussichtlich; z. B. *genet* die **p. Bedeutung** bei Zellen u. embryonalen Geweben als deren künft. Entwicklungsrichtung in der Ontogenese nach erfolgter Determination (ist stets kleiner als die **p. Potenz**!).

Prospermie: ⇡ Ejaculatio praecox.

Prostaglandine, PG: in Samenblasen, Endometrium u. a. Geweben (nicht aber in der Prostata) aus essentiellen Fettsäuren (v. a. Arachidonsäure) gebildete lipoidlösl. C_{20}-Karbonsäuren (PG A_{1-2}, B_{1-2}, E_{1-3}, $F_{1\alpha-3\alpha}$; ⇡ Schema S. 1979); mit antilipolyt. bzw. lipogenet., die glatte (viszerale) Muskulatur u. das ZNS stimulierender hormonart. Wirkung (nur am Entstehungsort?) u. Bedeutung für ATP- u. Zellstoffwechsel (Antagonismus zu Adrenalin u. Glukagon, Senkung der Konz. freier Fettsäuren im Blut, Gefäßerweiterung etc.); im Samenplasma z. B. PG-E ca. 54 (Intermediärprodukte 250), PG-F 8 mg/l. Therap. Anw. von E_2 u. F_2 (= Dinoprost *WHO*) als Vasodilatans, Muskelstimulans, Wehenmittel.

Prostata *PNA:* die aus 30–50 tubuloalveolären Drüsen (Glandulae prostaticae), elast. Elementen, glatten Muskelfasern u. Bindegewebe bestehende »Vorsteherdrüse« um die Pars prostatica der ♂ Harnröhre (beim Erwachs. etwa kastaniengroß), an der Basis mit Harnröhre u. Samenbläschen verbunden, ventral durch Ligg. puboprostatica fixiert, vom Rektum durch Septum rectovesicale u. Serosarudimente getrennt; unterteilt in 2 Seitenlappen, den diese verbindenden Isthmus (dorsal der Harnröhre) u. 1 Mittel-

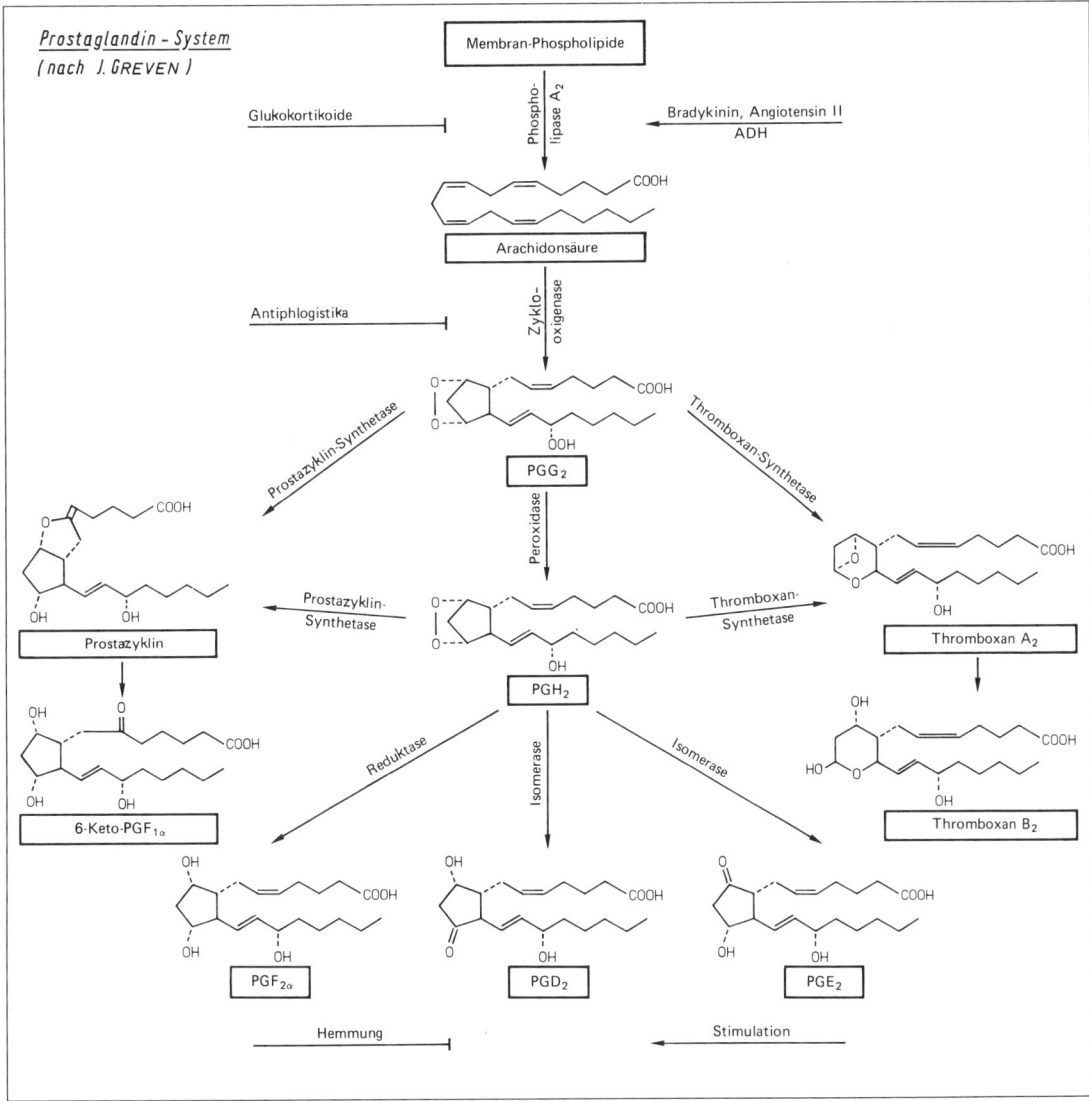

Prostaglandin-System
(nach J. GREVEN)

lappen (Lobus medius = Pars praeurethralis); von den – bds. des Utriculus prostaticus mündenden – Ductus ejaculatorii durchzogen; vgl. paraprostat. Drüsen. – Das milch.-schleim., alkal. Sekret (normal mit Lezithinkörperchen, einzelnen Leuko u. Epithelzellen, evtl. Corpora amylacea = **P.körperchen**; s. a. P.exprimat) stimuliert die Beweglichkeit der Samenfäden.

Prostata|abszeß: eitr. Einschmelzung bei örtl. Entzündung (Urethritis, Prostatitis) oder metastatisch. Klin.: Fieber (evtl. septisch), Leukozytose, evtl. Harnsperre, rektal druckschmerzhafte, prall-fluktuierende Vorwölbung. Komplikationen: retro- oder periprostat. Phlegmone, Perforation (Harnröhre, -blase, Mastdarm), paraprostat. Phlebitis. – **P.adenom**: ↑ P.hypertrophie. – **P.atrophie**: Rückbildung (bzw. Hypoplasie) der P. mit Verkürzung der hint. Harnröhre (Blasenhals); v. a. bei Hypogonadismus, Kryptorchismus, hypophysärer Störung, nach Kastration, schwerer eitr. Blasenhalsentzündung; im Alter (selten) auch als isolierte Schrumpfung der glandulären Anteile; obligate Sekundärfolge der P.hypertrophie (wobei die Prostata zur »chir. Kapsel« wird).

Prostata|bett: die nach Prostatektomie verbleibende ampulläre oder Y-förm. Wundfläche (»Kapselgewebe«); fakultativer Bildungsort von Konkrementen. – **P.biopsie**: Entnahme von Prostatagewebe (v. a. Ca.-Diagnostik) mit VIM*-SILVERMAN* Nadel (oder modifiz. Modell), Harpune, durch Elektroresektion, als Aspirationsbiopsie (unter Leitung eines rektal eingeführten Fingers vom Damm aus oder transrektal). – **P.dysregulation**: ↑ Kongestionsprostatitis.

Prostata|entzündung: ↑ Prostatitis. – **P.enukleation**: s. u. Prostatektomie. – **P.exprimat**: durch Massage gewonnenes Prostatasekret für mikroskop. Untersuchung (Färbung auf Objektträger) oder Resistenzbestimmung (steriles Auffangen). Enthält bei Prostatitis, Samenwegsentzündung, Tbk. etc. reichlich Leuko u. Baktn., bei Ca. evtl. Tumorzellen. – **P.exstirpation**: op. Entfernung der Prostata samt Kapsel (= totale ↑ Prostatektomie). – Bei nicht metastasierendem Prostata-Ca. auch »radikale P.e.« (perineal, ischiorektal oder retropub.) einschl. Samenblasen, Blasenhals u. äuß. Schließmuskel (Sphinkterplastik erforderl.!). – **P.granulom**: granulomatöse ↑ Prostatitis.

Prostatahypertrophie, -hyperplasie, -adenom, Blasenhalskropf: durch Verminderung der Androgene (= rel. Vermehrung der Östrogene) ausgelöste fibromyomatöse Wucherung des Urethramantels im paraurethralen Muskel-Bindegewebslager mit Beteiligung der urethralen Drüsen (= Fibromyoadenom), im allg. vom Colliculus seminalis ausgehend, aber auch multifokal (s. a. paraprostat. Drüsen); als **intravesikale** Form (pilzförmig ins Blasenlumen ragend) mit starker Mittellappen-, als **subvesikale** (den Blasenboden samt Trigonum u. Blasenmund anhebend) mit Seitenlappenvergrößerung. Symptome (s. a. Tab.): Harndrang, Dys-, Nykturie, Restharn, schließl. akute Harnsperre, Ischuria paradoxa, Zystitis, Hämaturie, bei Nierenbeteiligung Appetitmangel, Kopfschmerzen, Benommenheit, Gedächtnisschwäche, Gewichtsabnahme; Komplikationen: Nierendruckschaden, sek. Harninfektion, Hämaturie, Blasendivertikel, Sphinktersklerose. Ther.: konservativ, bei Vollbild Op. (/ Prostataresektion, Prostatektomie).

Prostatahypertrophie (nach VAHLENSIECK)

Stadium	Beschwerden	Uroflowrate (max. Kapazität)
I	keine Miktionsbeschwerden, kein Restharn, keine Balkenblase	a) > 20 ml/s b) < 20 ml/s
II	wechselnde Miktionsbeschwerden, kein Restharn, keine Balkenblase	a) > 20 ml/s b) < 20 ml/s
III	wechselnde Miktionsbeschwerden Restharn, Balkenblase	< 20 ml/s
IV	konst. Miktionsbeschwerden, Restharn, dilatierte Blase, Stauung in oberen Harnwegen	< 20 ml/s

Prostatakapsel: die dünne, gefäßhalt. Bindegewebs- u. (darunter) Muskelschicht an der Oberfläche der Prostata; i. e. S. die »**chirurg. P.**« bei der Prostatahypertrophie, die v. a. zusätzlich aus druckatroph. Parenchym besteht.

Prostatakarzinom: v. a. aus den hint. Abschnitten hervorgehendes solides oder Adeno-Ca., mit ausgeprägter Metastasierungstendenz (per continuitatem, lympho-, hämatogen; v. a. osteoplast. Skelettmetastasen in WS u. Becken). Vork. bei ca. 20% aller Prostatakranken im 6.–7. Ljz. (dritthäufigste Krebstodesurs. beim ♂). Klin.: Hämaturie, Hämospermie, ischialgiforme Schmerzen, später Restharn, Urämie, Strang- u. Nykturie; rektal tastbarer Tumor (steinhart, höckrig, schmerzhaft); saure Phosphatase im Serum erhöht (meist erst später); Diagnose durch Biopsie. Stadien (n. FLOCKS); A) okkult, kleiner intraglandulärer Knoten; B) Tumor nimmt ganzen Lappen ein, Kapsel nicht durchbrochen; C) auf Nachbarschaft übergreifend, evtl. LK-Metastasen (1. u. 2. Station, nur lymphographisch feststellbar); D) Fernmetastasen, Phosphatase vermehrt. Ther.: gegengeschlechtl. Hormone (Östrogene), evtl. Orchiektomie), Elektroresektion oder radikale Exstirpation.

Prostata|körperchen: s. u. Prostata. – **P.konkrement**: / P.stein. – **P.länge**: Entfernung (cm) zwischen Mittellappen u. Samenhügel; gemessen mit dem Urethroskop (Zurückziehen des Geräts unter Sicht) oder spez. Prostatometer. – **P.loge**: / Prostatabett. – **P.migräne, -neurose**: s. u. Kongestionsprostatitis. – **P.phosphatase**: s. u. saure / Phosphatase.

Prostata|resektion: schrittweise transurethrale Verkleinerung der Prostata, meist mit P.elektrotom (seltener kryochir. oder mittels / Punchgerätes); nach Anvisieren (Resektoskop) gleichmäß. Bewegen der elektr. Schlinge von der Blase weg, nach jedem Schnitt visuelle Prüfung des Resektats, Blutstillung mit Koagulationskugel. Bei großem Mittellappenadenom Anlegen einer tiefen medianen Rinne u. Abtragung zunächst der seitl., dann der verbliebenen mittl. Anteile (um Ostien u. Interureterenleiste zu schonen). – Anw. v. a. bei P.hypertrophie, bei Ca. nur als Probeexzision u. palliative **partielle** Resektion (z. B. bei Ischurie, schlechtem AZ).

Prostata|sarkom: vorw. im Kindes- u. Jugendalter infiltrativ ins kleine Becken (Rektumkompression) u. in die Blasenwand wachsendes Sa. aus muskulärem oder bindegewebigem P.gewebe. Prognose auch bei rechtzeit. Radikal-Op. schlecht. – **P.stanzung**: s. u. Punchgerät. – **P.steine**: durch Inkrustation von Corpora amylacea oder abgeschilferten Epithelien entstehende kleine Konkremente; im Rö.bild meist rundl. Steinnester in Symphysennähe; rektal »Schneeballknirschen«. – Große Steine Hinweis auf alte P.-Tbk. – **P.syphilis**: / Prostatitis syphilitica.

Prostata|tuberkulose: als genitoprim. Tbk meist mit gleichzeit. Nebenhodentbk, zunächst nur in einem Lappen fortschreitend; häufiger hämatogene oder kanalikulär entstandene Manifestation einer Urogenital-Tbk (mit Samenblasenbefall), klinisch oft stumm oder uncharakterist. (Pollakisurie, terminaler Miktionsschmerz, Schweregefühl in After u. Damm; Drüse druckschmerzhaft, kleinknotig; im Ausfluß u. Ejakulat Tbk-Baktn. nachweisbar), häufig Kavernenbildung. – **P.zyste**: aus dem Utriculus prostaticus bzw. Resten des MÜLLER* Ganges entstammende mediane Zyste oder aber Retentionszyste des Sinus prostaticus; klin.: Schmerzen, evtl. Urethrastenosierung, Impotenz; Diagnose durch Vesikulographie.

Prostatektomie: teilweise oder vollständ. (/ Prostataexstirpation) op. Entfernung der Prostata (evtl. zweizeitig, nach suprapub. Fistel); meist **intrakapsuläre P.** (»Enukleation«), d. h. digitale Ausschälung der die eigentl. Prostata zur »chir. Kapsel« komprimierenden Wucherungen bei Prostatahypertrophie, je nach Zugang als **suprapub.** (= hypogastr.) **transvesikale** (FULLER, FREYER, HARRIS-HRYNTSCHAK), **perineale** (ZUCKERKANDL, WILDBOLZ, ALBARRAN, YOUNG), **perineale-lat.** (WILMS), **ischiorektale** (VÖLCKER), **pararektale** oder **paraanale** (GIL VERNET, HEIM), **retropub. extra-** oder **prävesikale** (MILIN), **kokzygoperineale** (COUVELAIRE-BOUFFARD), **sakrale P.** (THIERMANN; n. ÜBELHÖR auch »total« mit Enfernung von Steißbein u. Teilen des Kreuzbeins). – **transurethrale** oder **endoskop. P.**: / Prostataresektion.

prostaticus, prostatisch: (lat.) die Prostata betreffend. – **Prostatismus**: prostatabedingte Miktionsbeschwerden (z. B. im Frühstadium der Prostatahypertrophie).

Prostatitis: bakterielle Entzündung der Prostata (als »**adenomatöse P.**« vorw. der drüs. Anteile), meist urino- (auf- u. absteigend), seltener hämato- oder lymphogen (bei Harnröhren-, Samenblasen-, evtl. auch Nebenhodenbeteiligung: »männl. Adnexitis«). Sympte.: Schmerzen in Leisten- u. Dammgegend (v. a. bei Kohabitation u. Defäkation), Pollakis- u.

Strangurie; rektaler Druckschmerz, Drüse teils induriert. – I. w. S. auch ↑ Kongestionsprostatitis (= **adynam.-aton. P.**) u. ↑ Prostatopathie (= **abakterielle P.**). – Als **P. acuta** meist auf Ausführungsgänge beschränkt, diffus-katarrhal., mit teig. Schwellung, starker Schmerzhaftigkeit u. reichlich desquamierten Epithelien u. Leuko, evtl. Baktn. im Exprimat, auch Pyospermie; bei **diffuser purulenter P.** mit Fieber u. spontaner Eiterentleerung (oder Retention), u. U. mit komplizierender periprostat. Abszeßbildung oder retroprostat. Phlegmonisierung. – Chron. P. (soweit nicht abakteriell) evtl. mit versteckten, rezidivierenden Abszessen, Fieber, eitr. Ausfluß, Miktionsstörungen u. Sterilität (meist Samenblasenbeteiligung). – **P. follicularis** mit Sekretstauung in den Tubuli (Pseudoabszeß) u. sek. periglandulärer Entzündung (Gefahr der Perforation in Rektum, Peritoneum oder Harnröhre); v. a. als schwere Komplikation der – seltenen – akuten **P. gonorrhoica** (die öfter chronisch von einer Urethritis post. aszendiert; mit eiterhalt. Sekret). – **P. granulomatosa** mit Teilobstruktion der großen Gänge durch Granulome (Knotenbildungen) u. konsekut. chron. Entzdg., Fibrose; zus. mit käs. Nekrotisierung z. B. bei Torulose. – **P. syphilitica** in Frühstadien anhand im Prostataexprimat nachweisbaren Treponemen nur zu vermuten, als **P. gummosa** bei Spätsyphilis kaum zu diagnostizieren (klin. Bild der Prostatahypertrophie). – **P. tuberculosa**: ↑ Prostatatuberkulose.

prostative Anfälle: ↑ Blick-Nick-Salaam-Krämpfe.

Prostato|graphie: *röntg* Darstg. der Prostata nach Inj. eines KM in die Umgebung u. Einmassieren. – **P.lith**: ↑ Prostatastein. – **P.pathie**: (ALKEN) ↑ Kongestionsprostatitis sowie andere vegetat. Urogenitalsyndrome mit Prostatitis-Symptn. – **P.(r)rhoe(a)**: 1) Abgang von Prostatasekret aus der Harnröhre (ohne Wollustgefühl) beim Stuhlgang oder Wasserlassen; meist bei Prostatitis. – 2) ↑ Kongestionsprostatitis. – **P.vesikulitis**: gleichzeit. Entzündung von Prostata u. Samenblasen, meist infolge Virulenzsteigerung der die hint. Harnröhre besiedelnden Keime durch örtl. Trauma oder Unterkühlung; s. a. Prostatatuberkulose. – **P.zele**: ↑ Prostatazyste.

Prostazyklin: ↑ Schema »Prostaglandin«.

prosthetische Gruppe: *biochem* im zusammengesetzten Protein der nicht-eiweißart. Anteil des Moleküls, der dessen biol. Funktion bestimmt; z. B. das »Koenzym« beim Enzym vom Proteid-Typ, die Metallporphyrine im Hämoprotein.

Prosthion: der zwischen den mittl. OK-Schneidezähnen am meisten nach unten vorragende Punkt der Zahnfleischpapille; als »oberer Alveolarpunkt« der Maxilla etwa 1 mm höher.

Prosthokeratoplastik: *ophth* ↑ CARDONA* Brücke.

Prostigmin®-Test: 1) Frühschwangerschaftsnachweis durch Gaben von je 1,0 mg ↑ Neostigminum an 3 Tagen; bei Nichtschwangerschaft Blutung. – 2) Nachweis der Myasthenia gravis pseudoparalytica (deutl. Besserung der Sympt. nach 10–20 Min.) durch 1,0–1,5 mg P.® i.m. – 3) DD zwischen Pankreatitis u. Gangverschluß anhand des kontinuierl. Abfalls bzw. Anstiegs der Serumdiastase durch 1 mg P.® i.m.

Prostration: hochgrad. Minderung der Körperkräfte bzw. psychophys. Versagen im Verlauf einer schweren Erkr.; ferner der **prostrative Anfall** (aton.-akinet. Absenz) mit Bewußtseinsverlust, Atonie, Niederstürzen u. Akinesie.

Prosultiaminum *WHO*, Thiamin-propyldisulfid: Dithiopropylthiamin; fettlösl. Vit.-B$_1$-Derivat; Anw. bei Mangelzuständen u. als neurotropes Analgetikum.

prot...: s. a. proto...

Protactinium, Pa: radioakt. Element der Aktiniden-Gruppe mit OZ 91; 4- u. 5wertig. Natürl. Isotope: ^{231}Pa^m (α u. γ), ^{234}Pa^m (= Uran X$_2$; β$^-$ u. γ), ^{234}Pa (= Uran Z; β$^-$ u. γ); künstl. Isotope $^{226-237}$Pa (α u. β$^-$; HWZ 2 s – 18 d).

Protagon: (O. LIEBREICH 1864) aus Gehirn isoliertes Gemenge von Zerebrosiden u. Sphingomyelin.

Protaminase: ↑ Karboxypeptidase B.

Protamin(e): stark bas., den Histonen verwandte Eiweißkörper aus Fischsperma (z. B. Clupein, Salmin, Sturin); N-reiche Verbindgn. von Nuklein- u. Diaminosäuren (v. a. Arginin neben Lysin u. Histidin; nach deren Anteil unterschieden als Mono-, Di- u. Tri-P.). Anw. (Chlorid, Sulfat) als Resorptionsverzögerer in Depot-Insulin, zur Blutstillung nach Heparin-Medikation (antagonist. Wirkung), auch zur Bestg. der Heparin-Konz. im Blut (»**P.-Titration**«, d. h. Mischen von P.verdünnungen mit gleichen Volumina des Plasmas u. Bestg. der Thrombingerinnungszeit), wobei der ermittelte **P.-Index** die zur Normalisierung der verlängerten Gerinnungszeit erforderl. P.-Dosis (analog auch eines anderen Heparin-Antagonisten) angibt.

Prot|andrie: *zool* bei hermaphroditen Tieren (v. a. Endoparasiten) die Funktionsreife der ♂ Geschlechtsdrüsen vor der der ♀ (umgekehrt: »Protogynie« = Erstweiblichkeit). – **P.anomalie**: *ophth* ↑ Rotschwäche. – **P.anop(s)ie**: ↑ Rotblindheit.

Protaptine: antibiot. Substanzen aus Proteus vulg., Escherichia coli u. Pseudomonas aeruginosa.

Protease: Tribus der Fam. Enterobacteriaceae; mit der einz. Gattung ↑ Proteus.

Proteasen: ↑ Proteinasen.

Proteid: zusammengesetztes (z. B. Glyko-, Nukleo-) Protein. – **P.enzym**: aus Apo- u. Koenzym bestehendes Enzym.

Protein: ↑ Eiweiß; s. a. C-reaktives Protein, Fetuin (= **fetales P.**).

Protein|ämie: ↑ Hyperproteinämie. – **P.aggregation**: Assoziation von Proteinmolekülen durch nichtkovalente Bindungen; z. B. AG-AK-Immunaggregate vom Soforttyp.

Prote(in)asen: eiweißspaltende Enzyme (»proteolyt. Hydrolasen«), v. a. Peptidasen. – Pathogenet. Bedeutung der in Leguminosen, Getreide, Kartoffeln etc. vork. **P.hemmer** ist beim Menschen noch unbewiesen; derart. Wirkstoffe aus tier. Organen (z. B. Aprotinin) finden therap. Anw. bei Hyperfermentie im Darmtrakt, hyperfibrinolyt. Blutungen etc.

Protein|-binding assay: ↑ PBA. – **P.-bounded iodine**: ↑ PBI.

Protein|diarrhö: exsudative ↑ Gastroenteropathie. – **P.disulfid-reduktase**: 1) Enzym mit der Reaktion: NAD(P)H + Proteindisulfid = NAD(P) + Proteindithiol. – 2) Insulin u. a. Proteine reduzierendes Enzym mit der Reaktion: 2 Glutathion + Proteindi-

Protein|enzym

sulfid = oxidiertes Glutathion + Proteindithiol. – **P.enzym, -ferment:** ⌐ Proteidenzym.

Protein|hülle: *virol* ⌐ Kapsid. – **P.körper:** ⌐ Eiweiß, eiweißreiche Stoffe. – **P.kode:** der durch die Struktur der mes-RNS gegebene genet. Kode für die Eiweißbiosynthese.

Protein|mangel: ⌐ Eiweißmangel; s. a. Hypoproteinämie. – **P.mantel:** *virol* ⌐ Kapsid. – **P.muster:** das Eiweißspektrum einer Körperflüssigkeit; s. a. Proteinogramm, vgl. Aminosäurensequenz. – **P.nephrose:** pathol. Infiltration der Nieren mit extrarenal gebildetem zellfremdem Eiweiß.

Proteino|cholie: path. Vork. von Eiweiß in der Galle, z. B. bei Virushepatitis; evtl. mit Bildung von ⌐ Gallethromben. – **P.chrom:** bei Einwirkg. von Halogenen (Cl_2, Br_2) u. a. Reagenzien (⌐ ADAMKIEWICZ*-HOPKINS* Reaktion) auf Eiweiß entstehende, auf das Vork. von »Proteinochromogenen« (Tryptophan, Tyrosin, Phenylalanin, Skatolkarbonsäure etc.) zurückgeführte dunkle, meist violette Färbung.

proteino|gene Amine: biogene ⌐ Amine. – **P.gramm:** Verteilungsbild der elektrophoretisch getrennten Serumeiweißfraktionen; normal: 53,5–63,4% Albumin, 3,5–5,7% $α_1$-, 7,2–9,7% $α_2$-, 11–15,4% β- u. 12,1–15,2% γ-Globulin; bei best. Krankhn. charakteristisch verändert.

Proteinoide: ⌐ Skleroproteine; i. w. S. ⌐ Albuminoide.

Proteinorrhö: exsudative ⌐ Gastroenteropathie.

Proteinose: Ansammlung von Proteinen in Körpergeweben; i. e. S. (*pulmon*) die ⌐ Alveolarproteinosen.

Protein|phosphatase: ⌐ Phosphorylase-phosphatase. – **P.reserve:** ⌐ Eiweißdepot. – **P.stoffwechsel:** s. u. Eiweißabbau, -biosynthese, -umsatz. – **P.synthese:** ⌐ Eiweißbiosynthese.

Protein|therapie: unspezif. Reizkörperther. durch parenterale Applikation körperfremder Eiweißstoffe (z. B. Vakzine, Milch, Kasein, Pepton). – **P.untereinheit:** *virol* ⌐ Untereinheit (2). – **P.urie:** Eiweißausscheidung im Urin (⌐ Albuminurie). – **P.verlustsyndrom:** exsudative ⌐ Gastroenteropathie.

Protektine: (1969) AK-ähnl. Verbindgn. (z. B. in Fischrogen, in Eiweißdrüsen von Schnecken) mit vermutl. Schutzfunktion.

protektionierte Werkstätte: *psych* s. u. beschützend.

protektiv: beschützend; z. B. **p. Antigene** (die die Bildung krankheitsverhindernder AK induzieren).

proteo...: Wortteil »Eiweiß«, »Protein«.

Proteo|glykane: aus sauren Glykosaminoglykanen (⌐ Mukopolysaccharide) in kovalenter Bindung an spezifische Proteine bestehende, nativ im Gewebe enthaltene, zusammengesetzte Makromoleküle; Hauptkomponente der Knochengrundsubstanz neben Kollagen. – **P.hormone:** Hormone mit Peptid- oder Proteinstruktur, chem. klassifiziert als lineares Peptid (z. B. ACTH, MSH, Parathormon, Kalzitonin), nach der Aminosäurenzahl als Nonapeptid (z. B. Oxytozin, Vasopressin), als zweikett. Peptid (Insulin) oder einkett. Protein (Choriosomatotropin, LTH, STH), als Glykoprotein (HCG, FSH, ICSH, TSH).

Proteo|lipide: im Ggs. zu Lipoproteinen stabile, in Chloroform-Methanol lösl., wasserunlösl. Stoffgemische in weißer u. grauer Hirnsubstanz, Leber, Lunge, Skelett- u. glatter Muskulatur (nicht aber im Blut); bisher 3 Fraktionen (A, B, C) aus Organextrakten isoliert. – **P.lyse:** ⌐ Eiweißabbau; – **P.lyseniere:** ⌐ Crush-Niere. – **P.lysine:** ⌐ proteolytisch wirksame AK, hervorgerufen durch Inj. von lösl. Eiweiß. – **P.lyten:** 1) *bakt* ⌐ p.lytische Keime. – 2) *chem* s. u. BROENSTEDT* Theorie.

proteolytisch: Eiweiß verdauend bzw. hydrolysierend; z. B. **p. Enzyme** (⌐ Proteinasen), **p. Keime** (»Proteolyten«, mit p. Enzymen ausgestattet), **p. Reaktion** (⌐ Antitrypsin-Test), **p. Chelation** (des Ca durch organ. Bestandteile der Hartsubstanz als Pathomechanismus der Zahnkaries).

proteopriv: durch Eiweißmangel verursacht.

Proteose: 1) ⌐ Albumose. – 2) durch Proteine ausgelöste Allergose bzw. Toxikose.

Proterandrie: ⌐ Protandrie.

Proteroplasie (Pfaundler*): kümmernder ⌐ Hochwuchs.

Proteus: *bakt* Gattg. der Fam. Enterobacteriaceae [Proteae, Eubacteriales]; peritrich begeißelte, gramneg., Stäbchenbaktn., Glukose u. Harnstoff, nicht aber Laktose abbauend; in Bouillonkultur im allg. mit Kahmhautbildung; auf Agar 2 Kulturformen: Stämme mit H-Antigen terrassenförmig (»**P.-Ringkolonien**«; lebhaft oder nur schwach bewegl., mit ammoniakal. bzw. spermäähnl. Geruch), reine O- u. OH-Formen mit unterdrücktem H (⌐ RAUSS* Phänomen) in kompakten Kolonien (nicht schwärmend). – Typ-Spezies ist **P. vulgaris** (mit zahlreichen Serotypen anhand von O- u. H-Antigenen); Vork. in faulendem tier. u. pflanzl. Material, Fäzes, gedüngtem Boden; apathogener Saprophyt, jedoch häufig bei Harnwegsinfektionen u. Wundeiterungen isoliert. – Ferner **P. inconstans** (die 156 Serotypen der »Providence-Gruppe«, isoliert bei Harnwegsinfektion, sporad. u. epidem. Gastroenteritis), **P. mirabilis** s. **hauseri** (häufigste Spezies im Darm von Mensch, Hund u. Katze; einige O- u. H-AG mit P. vulg. gemeinsam; beim Menschen häufiger als P. vulg. an Harnwegs-, Mittelohr-, Puerperalinfekten, Eiterungen, Empyem etc. beteiligt), **P. morganii** (nur gelegentl. humanpathogen, isoliert bei kindl. Diarrhöen), **P. rettgeri** s. **entericus** (bei sporad. oder epidem. Gastroenteritis) sowie **Proteus X 19** als bei Fleckfieber häufig isolierter P.-vulg.-Stamm (der O-Gruppe, daher auch: »OX 19«), der wegen partieller AG-Gemeinschaft mit den Rickettsien vom Serum Fleckfieberkranker agglutiniert wird (⌐ WEIL*-FELIX* Reaktion).

Protheobromin(um) *WHO*: 1-(2-Hydroxypropyl)-theobromin; Kardiotonikum.

Prothese: aus körperfremdem, unbelebtem Material hergestelltes »Ersatzstück« zur möglichst vollkommenen Substitution eines Körperteils in Form u./oder Funktion (d. h. einschl. elektron. Hör-, Seh- u. Sprechhilfen); unterschieden als Ekto- u. Endoprothese (= **extra** bzw. **intrakorporale P.**); i. e. S. das eigen- (z. B. kinematisch) oder fremdtätig (myoelektrisch, pneumatisch) bewegte Kunstglied (Arm-, Ober-, Unterschenkel-P. etc.; s. a. Gelenk-P.) evtl. als ⌐ Interims- u. ⌐ Immediatprothese; s. a. Prothetik. – *dent* ⌐ Teil-, Totalprothese. – **kinematische P.:** *orthop* aktive, durch kineplast. Kraftquellen zu betätigende Prothese; s. a. Hook.

Prothesen|lager: *dent* die zahnlosen Mundgewebe, die mit dem Körper einer herausnehmbaren Prothese unmittelbare Berührung haben. – **P.phänomen:** *otol* die bei provisor. Verschluß (z. B. Wattekügelchen) einer Trommelfellperforation eintret. Hörverbesserung (als Maß für den zu erwartenden Hörgewinn bei tympanoplast. Verschluß). – **P.randknoten:** am Amputationsstumpf durch chron.-mechan. Irritation durch den Prothesenköcher hervorgerufene Weichteilknoten.

Prothesenshunt: *chir* pumpenlose Überbrückung eines erkrankten Gefäßabschnittes (Aorta oder große Äste) durch temporäres Einlegen eines Kunststoffrohres, das entweder das Gefäßtransplantat trägt (= **int. P.**, ↑ Abb. A) oder als Umleitung ein vorübergeh. Abklemmen des Hauptgefäßes erlaubt (= **ext. P.**, ↑ Abb. B) oder als Dauerersatz bereits vor der Resektion implantiert wird (↑ Abb. C).

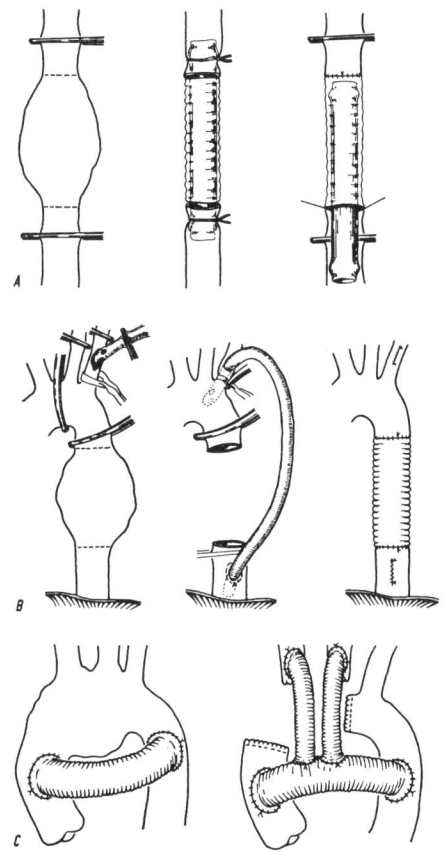

Prothetik: das mit der Herstg. von Prothesen befaßte Teilgebiet einer medizin. Disziplin; handwerklich wahrgenommen vom Orthopädiemechaniker bzw. Zahntechniker, wobei mechan.-funktionelle Momente für die individuelle Fertigung ebenso von Bedeutung sind wie möglichst geringer Energieverbrauch, geringe Pflegeansprüche u. Reparaturanfälligkeit, hohe Lebensdauer, Vielseitigkeit der Beanspruchbarkeit etc.

Prothionamid: ↑ Protionamidum.

Prothipendylum *WHO*: 10-(3-Dimethylaminopropyl)-1-azaphenothiazin; Neuroleptikum, Psychosedativum.

Prothorax: *zool* das 1. Brustsegment bei Insekten.

Prothrombin: unter Mitwirkung von Vit. K (als Koenzym) in der Leber gebildetes Plasmaprotein (MG 52 000; in α_2- u. β-Fraktion), das durch Gewebsthrombokinase (»P.aktivator«) oder Faktor Xa (»Prothrombinase«) u. Ca^{2+} in Thrombin umgewandelt wird. Normalwert im Humanplasma 10–15 mg/100 ml; Bestg. mit ↑ Ein- u. Zweiphasentechnik (isolierte Erfassg.; s. a. QUICK* Test), auch als Mikromethoden (teils für P.komplex), meist im Kapillarblut (nativ oder als Zitratblut oder mit Thromboplastin-Ca versetzt, für gleichzeit. Bestg. des Prokonvertins Zusatz von Fibrinogen- u. Faktor-V-halt. Kinderplasma, für gleichzeit. Bestg. von Faktor X Aktivierung mit Vipera-russelli-Gift). – Die **P.konzentration** des Plasmas wird auch angegeben in Thrombin-Einhn. (die im Vergleich zu einem Standardpräp. durch Austestung des aktivierten Plasma-P. an Fibrinogen bestimmt werden; normal 150–200; sofern nicht als Thrombin bestimmt, gehen Antithrombin III u. α_2-Makroglobuline in den Wert ein).

Prothrombin|akzelerator: 1) ↑ Faktor V. – 2) Prothrombin conversion accelerator: ↑ Faktor VII. – **P.index:** %-Relation einer (path.) P.zeit zur Normal-QUICK-Zeit. – **P.komplex:** die Gerinnungsfaktoren II, VII, IX u. X, denen gemeinsam ist: Abhängigkeit vom Vit.-K-Gehalt der Leber, Verminderung oder Mißbildung bei Präsenz von Kumarinderivaten (»Antivitamin K«, »Prothrombininhibitoren«), Adsorbierbarkeit durch Bariumsulfat. – **P.-Konsumptionstest:** Erfassung des P.-Verbrauchs bei Spontangerinnung; normal > 95%, bei Gewebsthrombokinase-Mangel u. Prothrombinase-Minderaktivität (z. B. Thrombozytopenie, -pathie) vermindert. – **P.-like-Substances:** ↑ P.komplex.

Prothrombino|gen: ↑ Faktor VII. – **P.genase:** 1) ↑ Faktor VI. 2) ↑ Faktor V. – **P.kinase:** ↑ Faktor V. – **P.penie:** ↑ Hypoprothrombinämie.

Prothrombin|-Proconvertin-Test: Bestg. der Thromboplastinzeit nach Verdünnung der Plasmaprobe mit von Faktor II, VII, IX u. X freiabsorbiertem Rinderplasma; Standardisierung mit Faktor-I- u. -V-Werten. – **P.umwandlungsfaktor:** 1) ↑ Gewebsthrombokinase. – 2) ↑ Faktor VI. – 3) ↑ Faktor Xa. – **P.zeit:** ↑ QUICK*-Zeit (»Thromboplastinzeit«).

Prothrombokinase: ↑ Faktor VIII.

Protionamidum *WHO*, Prothionamid: 2-Propylisonikotinsäurethioamid; Tuberkulostatikum.

Protirelin *WHO*: 5-Oxo-L-prolyl-L-histidyl-L-prolinamid; Thyreotropin-Releasing-Hormon; Anw. zur DD von Schilddrüsenfunktionsstörungen.

Protisten: (HAECEKL 1866) die »tier.« (= Protozoa) u. »pflanzl.« Einzeller (= Protophyta).

Protium: leichter ↑ Wasserstoff (^1H).

proto...: Wortteil »erster«, »wichtigster«, »erstmalig«; s. a. pro...

Proto|alkaloide: biogene ↑ Amine. – **P.anemonin:** 2-Methylen-5-oxo-2,5-dihydrofuran; antibiot. Substanz aus Anemonen; wirksam gegen grampos. u. -neg. Baktn. **P.ascomycetes:** die »Schlauchpilze« (darunter die Hefe- oder Sproßpilze). – **P.chlorhämin:** Chlorhämin (s. u. Hämin).

protodiastolisch: *kard* die 1. Phase der Ventrikeldiastole (»**Protodiastole**«) betreffend; z. B. der **p.**

Protodiastolikum

Click (= früher 3. Herzton), **p. Geräusch** (»Protodiastolikum«, z. B. bei Aorteninsuffizienz).

Proto|fibrille: Elementarfibrille (s. u. Mikrofibrille, Myofilament); s. a. Filament. – **P.gen**: / Liponsäure; P. A = α-, P. B = β-Liponsäure. – **P.gynie**: s. u. Protandrie. – **P.häm**: Ferrohäm (s. u. Häm).

Protohominoiden-Theorie: Mensch, Menschenaffen u. Gibbons haben eine gemeinsame stammesgeschichtl. Basis, zu der u. a. Proplio- u. Parapithecus gehören.

Proto|karyo(n)ten: / Prokaryonten. – **P.kuridin, -kurin**: Kurare-Alkaloide. – **P.kylolum** *WHO*: α-[α-(Methyl-3,4-methylen-dioxy-phenäthylamino)--methyl]-protokatechualkohol; Sympathikomimetikum, Broncholytikum. – **P.lichesterinsäure**: Antibiotikum aus Cetraria-Spezies.

Proto|masochismus: gegen das eigene Ich gerichteter Todestrieb (als dessen prim. Form). – **P.monadida, -monadina**: Zooflagellaten-Ordng., mit der Parasiten-Fam. Trypanosomatidae. – **P.mycetum recurrentis**: / Borrelia recurrentis.

Proton, p^+: stabiles / Elementarteilchen mit 1 pos. Ladung (»Wasserstoffkern«), entweder als Nukleon im Atomkern oder als **freies P.** (»Protonenstrahlen«) mit Energien bis zu einigen MeV u. Luft-Reichweiten bis zu 1 m (zur Strahlenther. von Hirntumoren versucht).

Protonephron: *embryol* »Nachnierenbläschen« als nephrogener Zellhaufen, der zu einem gewundenen Kanälchen auswächst, dessen eines Ende eine Bowman* Kapsel bildet u. dessen anderes sich mit einem Sammelrohr aus der Ureterenknospe verbindet.

protopathisch: 1) idiopathisch. – 2) gestört, abgewandelt, entdifferenziert, *psych* desintegriert. – 3) *physiol* zur vitalen Sphäre gehörend; z. B. der **p. Schmerz** (der diffuse Eingeweideschmerz, geleitet in afferenten sympath. Fasern über RM u. Thalamus), die **p. Sensibilität** (HEAD; die – im Ggs. zur epikrit. – drohende Gefahren anzeigt u., geleitet in C- u. dünnen B-Fasern des Tr. spinothalamicus [gekreuzt], extreme Temp.- u. Druckreize erfaßt. – I. w. S. auch die Lust- u. Unlustgefühle).

Protoplasma: das »Grundplasma« der / Zelle, ein kolloidales Stoffsystem aus Wasser, Eiweiß, Fetten, KH, Vitaminen u. Mineralsalzen; unterteilt in / Zyto- u. Karyoplasma; s. a. Organell. – **P.brücke**: / Desmosom. – **P.fortsätze**: / Pseudopodien. – **P.gifte**: die auf das Zellplasma toxisch wirkenden biol., chem. u. physikal. Einflüsse, v. a. Bakt.- u. andere Toxine, Lost, ionisierende Strahlen.

Proto|plast: *zytol* der P.plasmakörper einer Zelle; i. e. S. die Bakterienzelle nach schonender Zerstörung (Lysozym) des formgebenden Murein-Sacculus: kugelig, nur im hyper- u. isoton. Medium stabil, mit normaler Stoffwechselaktivität, ohne Phagenadsorption. – **P.porphyrin (IX)**: in Pflanzen vork. Derivat des Porphins (/ Formeln »Porphyrine«), als Fe-Komplex auch in Hb, Myoglobin, Katalase, Peroxidasen, Zytochrom b u. c; Blutwerte 150–450 bzw. (♀) 170–570 µg/l (überwieg. in Ery), stark erhöht bei Bleivergiftung, erythropoet. Protoporphyrie (s. u. Porphyrie), Eisenmangel-, weniger bei hämolyt. Anämien. Therap. Anw. bei Leberkrankhtn.

Protopsis: / Exophthalmus.

Proto|repressor: *genet* / Repressor, der ohne Beteiligung eines Effektors akt. Repression auf den zugehör. Operator ausübt u. durch Reaktion mit dem Effektor inaktiviert wird. – **P.somen**: kleinste lebende Teilchen (Eiweißmoleküle, Phagen, Viren, Gene).

protosystolisch: *kard* die 1. Phase der Ventrikelsystole (»Protosystole«) betreffend; z. B. **p. Geräusch** (»Protosystolikum«, z. B. bei Mitralinsuffizienz).

Proto|taenia conferta: *helminth* / Bertiella studeri. – **P.toxin**: Diphtherietoxin mit stärkerer Avidität als die Deutero- u. Tritoxine. – **P.typ**: Urform, Urtyp.

Proto|virus-Theorie: s. u. Tumorviren. – **P.veratrin**: Alkaloidgemisch aus dem Rhizom von Veratrum album; *therap* Anw. bei Hypertonie.

Protozoen: »Einzeller«, Oberbegr. im Range eines Phylum für die – im Ggs. zu den Metazoen – aus 1 Zelle bestehenden Organismen (ca. 50 000 Arten, davon ca. 800 parasitisch, / Tab.), z. T. als tierisch, z. T. als pflanzl. (mit Chromatophoren für die Photosynthese) aufgefaßt. Systematik: Subphylum I die Plasmodroma mit den Kl. Mastigophora (Unterkl. Phyto- u. Zoomastigia, in letzterer die Ordngn. Protomonadida, Polymastigida u. Trichomonadida), Sarcodina (Unterkl. Rhizo- [mit Ordn. Amoebida] u. Actinopoda), Sporozoa (mit Ordn. Coccidi[d]a u. Haemosporid[i]a) u. Cnidosporidia; Subphylum II die Ciliophora mit den Kl. Ciliata (Unterkl. Holo- [mit Ordn. Trichostomatida], Spiro- u. Peritricha sowie Ordn. Opallnida) u. Suctoria. – Eukaryonten, ähnl. der Metazoenzelle: Zytoplasma mit Mitochondrien, GOLGI* Komplex, endoplasmat. Retikulum, Lyso-, Ribo-, Pino- u. Phagosomen, Glykogeneinlagerungen, Zellhülle (Pellicula) als Elementarmembran; weitere Organellen (Geißeln, Zilien, Pseudopodien, Zytostom, Zytopyge, pulsierende Vakuolen, Trichozysten etc.) für Fortbewegung, Nahrungsaufnahme u. Schutz. Fortpflanzung ungeschlechtl. (agam, vegetativ) durch Zwei- u. Vielfachteilung u. Knospung oder aber geschlechtl. (Kopulation) als Gameto-, Gamonto- u. Autogamie. Ernährung auto-, mixo-, amphi- u. heterotroph; Nahrungsaufnahme durch Permeation u. Pinozytose bzw. Phagozytose. Echte Toxine bisher nur bei Sarcocystis nachgewiesen (»Sarcotoxin«), bei Toxoplasma gondii wahrsch. (»Toxotoxin«); fiebererzeugende Substanzen (mit Endotoxin-Charakter) bei Malaria, Schlafkrankh. etc. sind wohl Stoffwechselprodukte.

Protozoen|abszeß: / Amöbenabszeß. – **P.agglutination**: auf Oberflächen-AG basierende Immobilisation u. Agglutination durch spezif. Antiseren, z. B. zum Nachweis von Trypanosoma cruzi (je 1 Tr. des 1:100 verdünnten Pat.serums u. einer Suspension eines durch Normalserum nicht agglutinierbaren Kulturstammes auf Objektträger). – **P.dysenterie**: / Amöbendysenterie; i. w. S. (mit ähnl. Bildern) auch / Balantidiase, Kokzidiose, Lambliase. – **P.krankheit**: / Protozoonose. – **P.zyste**: Ruhe- u. Dauerform vieler Einzeller, mit erhöhter Resistenz gegen Trockenheit, chem. Einflüsse u. Temp.änderung. Entsteht im allg. bei ungünst. Außenbedingungen, indem Fortbewegung u. Nahrungsaufnahme eingestellt u. eine Zystenhülle gebildet wird. Dient bei einigen parasit. Arten (z. B. bei Entamoeba histolytica, Toxoplasma gondii) der Übertragung.

Protozoonose: Infektionskrankh. durch parasit. Protozoen, beim Menschen meist in (sub)trop. Gebieten

Protozoen als Parasiten u. Kommensalen des Menschen nach G. Piekarski

bevorzugter Sitz (für Nachweis)	Art u. übergeordnetes Taxon: C = Ciliophora; M = Mastigophora; R = Rhizopoda; S = Sporozoa		Kommensale oder Parasit	Krankheit
I. Blut	Trypanosoma gambiense	M	P	Afrikan. Schlafkrankh.
	Trypanosoma rhodesiense	M	P	
	Trypanosoma cruzi	M	P	Chagas* Krankh.
	Plasmodium vivax	S	P	Malaria tertiana
	Plasmodium malariae	S	P	Malaria quartana
	Plasmodium falciparum	S	P	Malaria tropica
	Plasmodium ovale	S	P	Malaria tertiana ovale
II. Gewebe:	Leishmania donovani	M	P	viszerale Leishmaniase (Kala-Azar)
	Leishmania braziliensis	M	P	Schleimhautleishmaniase (Südamerikan. L.)
	Leishmania tropica	M	P	Hautleishmaniase (Orientbeule)
	Trypanosoma cruzi	M	P	Chagas* Krankh.
	Toxoplasma gondii	S	P	Toxoplasmose
	Sarcocystis	S	K(?)	
	Pneumocystis carinii			Pneumozystose (IPP)
III. Mundhöhle:	Trichomonas tenax	M	K	
	Entamoeba gingivalis	R	K	
IV. vorwiegend Darm:	Entamoeba histolytica	R	P	Amöbenruhr (auch im Gewebe = Amöbiasis)
	Entamoeba hartmanni	R	K	
	Entamoeba coli	R	K	
	Endolimax nana	R	K	
	Iodomoeba bütschlii	R	K	
	Dientamoeba fragilis	R	K	
	Lamblia intestinalis	M	P	Lambliase
	Trichomonas hominis	M	K	
	Pentatrichomonas ardin delteili	M	K	
	Chilomastix mesnili	M	K	
	Retortamonas intestinalis	M	K	
	Enteromonas hominis	M	K	
	Isospora hominis	S	P	Kokzidiose
	Isospora belli	S	P	
	Balantidium coli	C	P	Balantidienruhr
V. Vagina:	Trichomonas vaginalis	M	P	Trichomonadenkolpitis

(↑ Tab. »Protozoen«); Übertragung v. a. durch Insekten (Anophelesmücke, Tsetsefliege etc.), aber auch Schmutzinfektion (bei Amöbenruhr, Toxoplasmose) u. orale Aufnahme (Fleisch mit Toxoplasma-Zysten). – Erregernachweis mikroskopisch, durch Kultur, diagnost. Inokulation oder Infektion (z. B. Chagas*, Schlafkrankh., Toxoplasmose), Xenodiagnostik, serol. u. Hauttests.

protozytisch: mit einfachster zellulärer Organisation (bei Baktn. u. Zyanophyzeen), die weder Zellkern noch Mitochondrien, Plastiden oder echte Vakuolen aufweist (im Unterschied zur »euzytischen« der Eukaryonten).

protrahiert: verzögert, mit ↑ Protrahierung; z. B. (röntg) die p. Bestrahlung (= Coutard* Langzeitbestrahlung), bei der – in Nachahmung der Radiumther. – die ges. Dosis in einer Sitzung mit Dosisleistung <5 R/Min. u. entsprechend langer Bestrahlungszeit appliziert wird (Vorteil: bessere Erholungsfähigkeit der Haut. – Heute nur noch als »p.-fraktionierte« B.).

Protrahierung, Protraktion: In-die-Länge-Ziehen, verlängerte Einwirkung durch Verzögerung, z. B. bei Arzneimitteln (↑ Depotpräparat), Strahlenther. (↑ protrahierte Bestrahlung).

Protreptik: (E. Kretschmer) akt. Suggestivverfahren der Psychother. (v. a. bei wenig differenzierten Menschen), indem durch begütigendes Zureden zus. mit schroff befehlender Verbalsuggestion (»Überrumpelungsverfahren«) u. somat. Reizen (Faradisation etc.) beim Pat. ein unangenehmer Affekt erzeugt wird.

Protriptylinum WHO: N-Methyl-3-(5H-dibenzo-[a, d]-zyklohepten-5-yl)-propylamin; Antidepressivum.

Protrusio(n): (lat.) Vorschieben, Fortstoßen; z. B. die **P. der Brustwand** (↑ Hühnerbrust), **P. bulbi** (↑ Exophthalmus), **P. dentium** (Sagittalverlängerung des Zahnbogens), **P. iridis** (↑ Iridozele); i. e. S. die **P. acetabuli**: Vorwölbung des Pfannenbodens (nebst Hüftkopf) ins kleine Becken; als **prim.** oder **genuine P. a.** dominant vererbt (?), häufiger beim ♀ (meist bds.), als **sek. P. a.** nach Osteomyelitis, tbk. Koxitis, Trauma, bei pcP., Tumor, Ostitis deformans etc.; klin.: Einschränkung von Dreh-, An- u. Abspreiz-, später (Koxarthrose) auch Sagittalbewegungen; s. a. Koxarthrolisthesebecken (»**Protrusionsbecken**«).

protrus(us): (lat.) vorstehend (↑ Protrusion).

Protrypsin: ↑ Trypsinogen.

Protuberanz: *anat* höckerförm. Vorragung; insbes. (PNA) die **Protuberantia mentalis** (»Kinnvorsprung« des UK), **P. occipit. ext.** (mitten auf der Squama, Ansatz für M. trapezius u. Lig. nuchae), **P. occ. int.** (an Squama-Innenseite die Kreuzungsstelle der Sulci sinus sagitt. sup. u. sinus transversi; s. a. Abb. »Schädelbasis«).

Proust* (Robert Pr., 1873–1935, Chirurg, Paris) **Haken**: fast rechtwinkl. Spatelhaken für Prostata-Op. – **Pr.* Raum**: ↑ Excavatio rectovesicalis. – **Pr.* Zeichen**: ↑ Douglas-Schmerz.

Providencia, Providentia-Gruppe: heterogene Baktn.- Gruppe (zwischen Shigella u. ↑ Proteus?), die Harnstoff nicht hydrolysiert; aus Fäzes u. Urin isoliert (aber unbekannter Pathogenität).

Provirus: die DNS-Kopie des in die Zelle eingedrungenen RNS-(Tumor-)Virus; nach der Temin* P.-Theorie hat ihr Einbau in das Wirtszellengenom

Provitamin

die Umwandlung der infizierten Zelle zur Tumorzelle zur Folge.

Provitamin: meist noch unwirksame Vorstufe eines Vitamins; z. B. **P. A** = α-, β- u. γ-Karotin, **P. D$_2$** = Ergosterin, **P. D$_3$** = 7-Dehydrocholesterin, **P. D$_4$** = Dihydroergosterin.

Provokation: *medizin* absichtl. Auslösung von – latenten – Krankheitssympt. durch dosierte körperl. Belastung, Diät (v. a. Bestätigung der Pathogenität des durch Such- oder Eliminationsdiät ermittelten Allergens), Medikation, chem. oder physikal. Reize etc. zu diagnost. Zwecken (seltener zur Verbesserung des therap. Effektes). Ferner die **unbeabsichtigte P.** (z. B. ⟂ Impfpoliomyelitis). – **Provokationsproben** in Form physiol. oder unphysiol. Reize (s. a. Belastungsprobe) v. a. bei Erkrn. von Endokrinium (z. B. Zuckerbelastung, Histamin-, THORN* Test), Verdauungsorganen (z. B. Magnesiumsulfat-, Äther-Mecholyl-Probe, Probetrunk), Herz-Kreislauf (z. B. Histamin-, Stufentest, Belastungs-EKG), Haut (z. B. Jodprovokation), NS (Bestg. hirnorganischer oder metabol. Entstehungsbedingungen, von Auslösungsmechanismen zerebraler Anfälle, z. B. in der EEG-Diagnostik durch Hyperventilation, Flimmerlicht, Schlafaktivation oder -entzug, Wasserstoß, einschläg. Medikation, psychosensorielle Reizung etc.), Augen (z. B. Koffeinprobe, Dunkelaufenthalt bei Glaukom), bei Allergie (z. B. Provokationsdiät, Kutan-, Konjunktivalproben etc.), Infektions-, insbes. Geschlechtskrankhn. (Erregernachweis, Prüfung der Heilung, z. B. bei Go durch Pinselung mit LUGOL* oder KMnO$_4$-Lsg., Dehnung der Urethra, Alkoholgaben, Vakzine-Inj.).

Prowazek* Einschlußkörper: s. u. HALBERSTÄDTER*-.

Prowazekia: *bakt, virol* ⟂ Chlamydia.

Prower-Stuart-Faktor: *serol* ⟂ Faktor X.

Proxibarbal *WHO*: 5-Allyl-5-(2-hydroxy-propyl)-barbitursäure; Sedativum.

proximal(is): näher zur Körpermitte; vgl. distal.

Proximeter: *ophth* ⟂ Akkommodometer.

prozephal: die vordere Kopfhälfte betreffend.

Prozerkoid: die sich im 1. Zwischenwirt (meist Krebse) entwickelnde Larve von Diphyllobothrium; vgl. Plerozerkoid.

Prozeß: *path* »Krankheitsprozeß« als ⟂ aktives oder ⟂ inakt., die Gesundheit beeinträchtigendes Geschehen im Körper (s. a. Krankheit, Herd); *psych* (K. JASPERS) schicksalhaft in das Leben einbrechendes psych. Kranksein, das in einer zeitlich lokalisierbaren kurzen Spanne bei Fehlen einer auslösenden Urs. oder eines begründenden Erlebnisses auftritt, i. e. S. die ⟂ P.schizophrenie.

Prozeß|epilepsie: Epilepsie, bei der es – im Ggs. zur stationären E. – vor dem Anfall zu quälender Spannung u. danach zu psych. Entlastung kommt (prozeßhaft fortschreit. Stoffwechselstörung?). – **P.neurose**: ⟂ Rentenneurose. – **P.schizophrenie**: chronisch zum schizophrenen Defekt führende Sch. (im Ggs. zur ⟂ Pseudo-Sch.). I. w. S. auch die von Anfang an deletär verlaufende Sch. (im Ggs. zur episod. Sch. mit fast symptomfreien Intervallen).

Prozonenphänomen: *serol* das Ausbleiben einer AG-AK-Reaktion (Agglutination etc.) bei nur geringer Serumverdünnung, bedingt durch hydratisierte blockierende AK oder komplette AK im Überschuß oder durch unspezif. Serumbestandteile (Lezithin, Albumin, Gallensäuren). Verschwindet mit steigender Serumverdünnung.

PRPP: **P**hospho**r**ibosyl-**p**yro**p**hosphat (s. u. Ribosephosphat).

Prüfreiz: *physiol* ⟂ Testreiz.

Prunetin: Flavonoid aus Prunus-Spezies, das als östrogener Faktor gilt.

Prunus: *botan* Rosazeen-Gattg.; z. B. **P. armeniaca** (Aprikose oder Marille; Fruchtkerne bis 50% fettes Öl, für Ol. persicarum), **P. avium** (Süßkirsche; Holzsaft als »Kirschgummi«), **P. cerasus** (Sauer- oder Weichselkirsche; Früchte u. Stiele als gerbstoffhaltig. Diuretikum, Antidiarrhoikum, Gewürz), **P. domestica** (Pflaume oder Zwetschge; Früchte als Pulpa prunorum), **P. dulcis** (Mandelbaum, mit zahlr. Varietäten; ⟂ Amygdalae), **P. laurocerasus** (Kirschlorbeer; Blätter mit Amygdalin, Prunasin etc. in schmerzstillenden Präpn., das äther. Öl [bis 4% Blausäure] schmerzstillend, krampflösend), **P. padus** (Trauben- oder Ahlkirsche; Rinde mit razem. Amygdalin als Sedativum u. Tonikum), **P. spinosa** (Schlehe; Anw. der Glykoside, Flavonoide u. Amygdalin enthaltenden Blüten als Laxans u. Diuretikum).

pruriens: (lat.) juckend. – **prurigen**: ⟂ Pruritus erzeugend. – **pruriginös**: mit Bildung von Prurigo-Papeln.

Prurigo: Oberbegr. für Hauterkrn. mit typ. urtikariellen Papeln, evtl. gebildet von spezif.-lymphogranulomatösem Infiltrat, wobei der eigentl. Prozeß an korialen Gefäßen nebst Bindegewebe u. in der Epidermis abläuft; bei Abheilung evtl. oberflächl. Narben. Ät.-path. nicht geklärt (kutan-vaskuläre Allergie?); oft Veränderungen am Digestionstrakt; z. T. Autoimmunisierung gegen Progesteron (prämenstruelle Exazerbation), z. T. unspezif. Begleitreaktion bei Malignomen. – Insbes. **P. chronica Hebra*** (s. **agria** s. **mitis** s. **ferox** s. **simplex** s. **vulg.**, HEBRA* Krankh.) als früher in der ärmsten Bevölkerung häuf. Form: Strophulus infantum, der sich erst postpubertär bessert, mit charakterist. Großknotigkeit (bes. Streckseiten der Beine), heft. Juckreiz, Exkoriationen, sek. Impetiginisation, evtl. inguinalen u. axillären LK-Schwellungen (»P.bubonen«), erhebl. Bluteosinophilie. – **P. gestationis** s. **gravidarum**: im 2.–3. Schwangerschaftsmon. beginnende, sich post partum zurückbildende u. bei erneuter Schwangerschaft wiederauftretende subakute P. simplex v. a. an Händen, Füßen, Rücken. – **P. lymphogranulomatosa Dubreuilh***: stark juckende P. mit Papeln, Lichenifizierung u. generalisierter Lymphadenitis, fieberhaften Schüben, stets letal; im LK Veränderng. i. S. der malignen Lymphogranulomatose (Hautmanifestation einer HODGKIN* Krkht. oder Leukämie?). – **P. nodularis Hyde*** (Lichen obtusus corneus s. ruber verrucosus, Urticaria perstans papulosa s. verrucosa, Ekzema callosum verrucosum): seltene Form, mit hautfarbenen bis bräunl.-rötl., rauhen, derben bis pflaumengroßen Knoten (Hyperkeratose, Akanthose, Papillomatose, im Korium Rundzelleninfiltrate, Fibroblasten, Gefäßsprossen); im mittl. LA, vorw. an Extremitätenstreckseiten, mit starkem Juckreiz, chron. Verlauf, Therapieresistenz; Ätiol. ungeklärt. – Auch Bez. für ⟂ Lichen obtusus u. ⟂ Neurodermatitis nodularis s. nodulosa. – **P. simplex** der Jugendlichen u. Erwachsenen (»**P. temporanea**«, v. a. 19.–30. Lj.) dem Strophulus infantum ähnl., jedoch weniger exsudativ, akut u. subakut in Schüben, mit heft. Juckreiz, evtl. Darmstörungen. – Auch Bez. für ↑ P. chronica HEBRA. – Ferner die stets **subakute P. s.** erst ab 4.–7. Ljz., schubweise über Mon. bis J. verlaufend, lokalisiert an Extremitätenstreckseiten, Stamm, Gesäß, selten Gesicht; Papulo-Vesikeln mit urtikariellem Hof, stark juckend, Exkoreationen mit hämorrhag. Kruste im Zentrum, oberflächl., leicht pigmentierte Närbchen.

Pruritus: »Jucken« als hautspezif. Sensation (mit u. ohne anatom. Substrat; vom Kitzel deutlich unterschieden; Beziehungen zum Schmerz- u. Drucksinn?), die eine Abwehrbewegung (Kratzen) u. evtl. Vaso- u. pilomotor. Reaktionen auslöst. Außer »physiol.« Juckreiz (einschl. artifiziellem durch Histamin, Serotonin, Morphin, Endopeptidase etc.) v. a. krankhafte Formen (umschrieben oder generalisiert), z. B. – als **symptomat. P.** – der dermat. (bei Urtikaria, Prurigo, Ekzem etc., auch präeruptiv), hepat. (durch Gallensäuren bei Cholostase), diabet. (evtl. generalisiert), renale (bei Urämie), senile (↑ Altersperuritus; DD gegenüber paraneoplast. Syndrom), tox., physikal. oder chemisch bedingte (z. B. Frostjucken), neurasthen. u. psychogene P.; »**essentiell**« z. B. der **P. ani** (meist aber bedingt durch Oxyuren, Hämorrhoiden, Fissuren, Ekzem, habituelle Obstipation, best. Medikation; evtl. hartnäckig u. deprimierend), **P. genitalis** (meist Vulva; häufig durch Candida-Befall, unspezif. Fluor, bei Diabetes mellitus u. a. hormoneller Störung, auch psychogen).

Prussak* (ALEXANDER PR., 1839–1897, Otologe, St. Petersburg) **Fasern:** die die Pars flaccida des Trommelfells umrandenden Bindegewebsfasern. – **Pr.* Raum:** ↑ Recessus membranae tympani sup.

Pryor* Position: *urol* für Zystoskopie u. Eingriff an der Harnblase bei der ♀ Steinschnittlage mit Absenken des Untersuchungstisches um etwa 45° (Uterus sinkt nach hinten, Blase entfaltet).

Przewalski* Zeichen: 1) gleichmäß. Verschmälerung der ICR (reflektor. Ruhigstellung) als Frühzeichen der Pleuritis exsudativa, bes. bei Kindern. – 2) Vorwölbung über dem Leistenband (LK-Schwellungen entlang der A. circumflexa ilium superf.) bei Appendizitis. – 3) Unfähigkeit, das re. Bein hochzuhalten, bei Appendizitis.

p. s.: ↑ per secundam (intentionem).

Psali(do)dontie: der normale Scheren- oder Vorbiß, bei dem die OK-Schneidezähne die des UK um ca. ⅓ überragen.

Psalliotin: antibiot. Substanz aus der Champignon-Art Psalliota xanthoderma; wirksam gegen grampos. u. -neg. Keime.

Psalterium: *anat* 1) ↑ Davidsharfe. – 2) ↑ Striae medullares ventriculi quarti.

Psammokarzinom: ↑ Psammomkörner enthaltendes Ca.; z. B. das **psammöse Adenokarzinom** (solid oder drüsenbildend) in Ovar, Schilddrüse, Mamma.

Psammom: 1) ↑ Pinealom. – 2) psammöses ↑ Meningiom. – **P.korn, -körper, -kugel:** »Sandkörperchen«, hyalinisierte, zwiebelschalenart. Zellanordnung mit sek. Kalkinkrustation; z. B. in Tumoren.

Psammotherapie: Überwärmungsther. mit von der Sonne aufgeheiztem Sand (z. B. am Strand von Grado), in den der Pat. eingepackt wird (auch als Teilbad); bei rheumat. Erkrn., Ergüssen etc.

Psathyrose: Erweichung; i. e. S. die Osteopsathyrose (↑ Osteogenesis imperfecta).

Pschyrembel* Schwangerschaftszeichen (WILLIBALD PSCH., geb. 1901, Gynäkologe, Berlin): Palpationsbefund etwa ab Mens II, indem die Zervix als derber, von einer weicheren Hülle umgebener Kern erscheint (»Stocktuchzeichen«).

Psellismus: Stammeln (↑ Dyslalie), Stottern; insbes. der **P. manganalis** u. **mercurialis** (bei chron. Mn- bzw. Hg-Vergiftung).

pseud...: s. a. pseudo...

Pseud|ästhesie: Empfindung ohne entspr. äuß. Reiz (= Halluzination) oder ohne adäquaten Reiz, z. B. als ↑ Phantomgefühl. – **P.arrhenie:** ↑ Pseudohermaphroditismus femininus ext.

Pseudarthrose: «Falschgelenk« infolge Ausbleibens der knöchernen Konsolidierung einer Fraktur (mit Abschluß der Markhöhlen durch Kortikalisdeckel, je nach Kallusbildung als **hyper-** oder **hypotroph. P.**; u. zwar in Form eines echten Gelenks (↑ Nearthrose), einer Syndesmose (»**straffe**« bzw. »**schlaffe**« **P.**) oder Synchondrose. Urs.: Zug-, Biegungs- u. Scherkräfte bei ungenügender Ruhigstellung (oder zu früher Belastung), übermäß. Extension, Weichteilinterposition, falsche Einstellung (»**Deviations-P.**«), Knochendefekt (»**Defekt-P.**«, z. B. bei Schußverletzung), Osteomyelitis. Ther.: nach Resektion exakte Adaptation mit Defektüberbrückung (stabile Osteosynthese, Spongiosaplastik). – Ferner die **P.** beim MILKMAN* Syndrom, nach destruktivem Knochenprozeß, die **fibrös-kartilaginäre P.** der Patella beim LARSEN*-JOHANSSON* Syndrom etc.

Pseudenzephalus: teilweiser oder totaler Hirnmangel mit Gefäßtumor an Stelle des Gehirns.

pseudo-: Präfix »falsch«; s. a. pseud..., Schein....

Pseudoabsenz, temporale: ↑ psychomotor. Dämmerattacke.

Pseudo|abszeß: Eiterretention (z. B. infizierte Zyste) unter dem klin. Bilde eines Abszesses. – **P.acanthosis nigricans:** ↑ GOUGEROT*-CARTEAUD* Syndrom. – **P.acholie:** Entfärbung des Stuhls (ohne Ikterus u. Fettresorptionsstörung) infolge Reduktion des Sterkobilins. – **P.achondroplasie:** autosomal-erbl., polyepiphysäre, enchondrale Dysplasie mit extremem Minderwuchs (ab 2.–3. J.) u. rhizomeler Extremitätenverkürzung, ohne Schädeldysplasie; mit den Typen KOZLOWSKI I u. II u. MAROTEAUX-LAMY I u. II. – **P.addison(ismus):** ↑ THORN* Syndrom. – **P.agglutination:** ↑ Geldrollenagglutination.

Pseudo|albuminurie: extrarenale u. orthostat. ↑ Albuminurie. – **P.allele:** *genet* nebeneinanderliegende, durch Crossover trennbare Stellen eines Genlocus mit sehr ähnl. phänotyp. Wirkung, entstanden durch Tandem-Duplikation mit Positionseffekt u. Strukturänderung eines oder bd. Teile. – **P.alopezie:** *päd* ↑ Kissenalopezie. – **P.alternans:** 1) alternierende Stärke des Arterienpulses bei regelmäß. Extrasystolie (geringere Füllung durch den Extraschlag). – 2) im Rhythmus der Atmung wechselnde Amplitude des EKG.

Pseudoamaurose

Pseudo|amaurose: funktionelle oder psychogene ↑ Blindheit; s. a. Amblyopie. – **P.amenorrhö**: Ausbleiben der nach Einnahme von Ovulationshemmern am 27. oder 28. Zyklustag fälligen Abbruchblutung. Meist durch östrogenreicheres Präp. zu beheben. – **P.amitose**: *zytol* durch Zellgifte, ionisierende Strahlen, Temp.schock etc. gestörte Mitose mit normaler Pro- u. Metaphase u. Chromosomenverklumpung in der Anaphase; Kern hantelförm., mit pyknot. Färbeverhalten.

Pseudo|anämie: Hautblässe durch Kapillarspasmen. – **P.angina (pectoris)**: ↑ Angina pectoris spuria, vord. ↑ Brustwandsyndrom. – **P.angiom**: durch rekanalisierten Thrombus oder umschrieb. Gefäßerweiterung (z. B. am heilenden Amputationsstumpf) vorgetäuschtes Hämangiom. – **P.aorteninsuffizienz**: funktionelle Herzstörung (bei Nervosität, BASEDOW* Krankh.) mit Auskultationsbefund ähnl. dem der Aortenklappeninsuffizienz.

Pseudo|aphasie: bei Chorea minor durch Hyperkinese bedingte Sprachstörung (evtl. völl. Verstummen). – **P.appendizitis**: Appendizitis-ähnl. klin. Bild bei Lymphadenitis mesenterialis acuta, als Abdominalsyndrom bei akuter Polyarthritis rheumatica (»**P.appendicitis rheumatica**« GRENNERT).

Pseudo-Argyll-Robertson*-Syndrom: ↑ ADIE* Syndrom.

pseudoarterielles Emboliesyndrom: ↑ Pseudoembolie (2).

Pseudo|aszites: bei Zöliakie durch flüssigkeitsgefüllte Darmschlingen vorgetäuschter Aszites. – **P.ataxie**: Bewegungsunsicherheit bei Muskelparese. – **P.athetose**: athetoide Bewegungen der ausgestreckten Hände bei Augenschluß infolge gestörter Lageempfindung, z. B. bei Tabes dors. – **P.atresie**: 1) A. infolge Persistenz einer embryonalen Verschlußmembran (z. B. Hymen). – 2) funktioneller Verschluß der Zervix bei Lageanomalie des Uterus. – **P.atrophie des Sehnervs**: *ophth* beim Frühgeborenen Graufarbe der Optikuspapille (im blaß-rosafarbenen Augenhintergrund), ferner fehlende Fixation, unkoordinierte Augenbewegungen, fehlende Lichtreflexe; wahrsch. verzögerte Myelinisierung (mit fortschreitender Entwicklung der periaxialen Hüllen Normalisierung). – **P.azinus**: bei zirrhot. Umbau der Leber resultierende Leberzellgruppe mit bindegeweb. Eingrenzung (aber ohne Zentralvene).

Pseudo|-Babinski*(-Reflex): (O. VOGT) Dorsalflexionshaltung der Großzehe bei Parese der Fußmuskeln (z. B. nach Poliomyelitis), Athetose etc. – **P.-Banti*(-Syndrom)**: Splenomegalie u. sek. splenogene Markhemmung bei Infektionskrkhtn. mit Milzvenenthrombose (v. a. Kala-Azar). – **P.-Bartter*(-Syndrom)**: Symptomatik des B.* Syndr. ohne Hyperkaliurie; bei sek. Angiotensin-Resistenz der Gefäße infolge hochgrad. Elektrolytverluste (z. B. Laxantienabusus). – **P.-Basedow*(-Krankheit)**: ↑ P.hyperthyreose, Basedowoid. – **P.-Bechterew*-Mendel* Reflex**: ↑ Fußrückenreflex.

Pseudo-Biermer*(-Anämie): megalozytäre Anämie ohne histaminrefraktäre Anazidität u. ohne Fehlen des Intrinsic-Faktors, beruhend auf exogenem Vit.-B₁₂-Mangel (z. B. GERBASI*, Blind-loop-Syndrom, Ankylostoma-, Bothriozephalus-, Ziegenmilchanämie, Kwashiorkor), enteraler Resorptionsstörung (Dumping-Malabsorptions-, HEUBNER*-, HERTER*-, Folsäuremangel-, BENJAMIN* Syndrom, Sprue), prim. oder sek. Fermentstörung (z. B. IMERSLUND*-GRÄSBECK*, agastr. Syndrom), Verwertungsstörung für Intrinsic-Faktor (z. B. WILKINSON*, FANCONI* Sy.).

Pseudo|bilharzia: ↑ Trichobilharzia. – **P.bradykardie**: scheinbar geringe Pulsfrequenz bei Bigeminie, da die nur kleine Druckwelle der Extrasystole nicht wahrgenommen wird. – **P.bubo**: regionale Lymphknotenschwellung bei Donovaniose, wahrsch. durch Sekundärinfektion. – **P.bulbärparalyse**: »spast. Bulbärparalyse« durch Läsion beider Tractus corticobulbares (oder supranukleär), mit Gesichts-, Zungen- u. Schlundparesen u. Dysarthrie, jedoch mit gesteigerten Eigenreflexen der Gesichtsmuskulatur, weiteren Pyramidenbahnzeichen, Affektinkontinenz (Zwangslachen u. -weinen), ohne Muskelatrophien, faszikuläre Zuckungen u. EAR; v. a. bei Hirnarteriosklerose mit ausgedehnten Herden im Marklager beider Hemisphären u. bei amyotropher Lateralsklerose. – **P.bursitis calcarea**: s. u. Peritendinose.

Pseudo|cholera: ↑ Melioidose. – **P.cholesteatom**: das entzündl. ↑ Cholesteatom. – **P.chorea**: ↑ choreatiformes Syndrom. – **P.chronaxie**: aus Zeitwert u. Rheobase zweier verschiedener Strukturen ermittelte »Chronaxie«. – **P.chylus**: chyliforme Flüssigkeit (s. u. chylös).

Pseudo|cirrhosis hepatis: Stauungsinduration der Leber bei chron. Herz-Kreislaufinsuffizienz (↑ Cirrhose cardiaque, HUTINEL* Krankh., PICK* Zirrhose); ferner die cholangiodysplast. ↑ P.zirrhose. – **P.coarctatio aortae**: geschwungene Knick- oder Buckelbildung (»Kinking«) der Aorta infolge geringfüg. Fesselung des Aortenbogens durch das Lig. Botalli; Forme fruste der Aortenisthmusstenose. – **P.-Conn* (-Syndrom)**: dem prim. Aldosteronismus ähnl. »exogenes C.* Sy.« (ohne NNR-Hyperplasie, muskuläre Schwäche, Parästhesien) bei Vergiftung durch Glyzerinsäure (v. a. in Lakritzen-halt. Mineralwässern, wie sie als Alkoholersatz getrunken werden).

Pseudo|croup: ↑ P.krupp. – **P.-Crouzon*(-Syndrom)**: Schwachform des ↑ Crouzon* Syndr. ohne Gesichtsschädelveränderungen, evtl. mit Schwerhörigkeit, Optikusatrophie, Akromikrie, Klinodaktylie, Spitzgaumen, retardierter Knochenkernentwicklung. – **P.-Cushing*(-Syndrom)**: transitorisches ↑ CUSHING* Sy.

Pseudo|debilität: ↑ P.demenz, P.schwachsinn. – **P.demenz**: (C. WERNICKE) vorgetäuschter Schwachsinn, demonstriert durch Verleugnen elementarer Kenntnisse, nahes Vorbeireden bei Testaufgaben, »verblödetes« Gebaren, Gedächtnisschwäche, Erregungszustände etc.; v. a. als Rentenwunschreaktion, psychogene Symptomverstärkung bei organ. Hirnkrankh., nach Vergiftung (bei Blei- u. Alkoholintoxikation oft »paralyt.« Bild), s. a. GANSER* Syndrom, organ. ↑ Hysteroid. – **P.dezidua**: Auftreten großer, heller epitheloider Bindegewebszellen (wie Schwangerschaftsdezidua) in der Uterusmukosa bei Medikation synthetischer Gestagene. – **P.diabetes**: 1) bei Hyperkalziämie auftret. oder psychogene Polydipsie u. -urie. – 2) transitor. ↑ Säuglingsdiabetes. – **P.diarrhö**: ↑ Diarrhoea paradoxa.

Pseudodiphtherie: Angina mit Schleimhautnekrosen u. Belägen, z. B. bei Mononucleosis infectiosa; s. a. EPSTEIN* P., Diphtheroid. – **P.bakterium**: 1) ↑ Corynebact. pseudodiphtheriticum. – **2)** das zuckervergärende Corynebact. paradiphthericum (Saprophyt auf Haut u. Schleimhäuten).

Pseudodivertikel: divertikelähnl. Ausbuchtung eines Hohlorgans, z. B. durch Spasmen in Ösophagus (⫽ BÁRSONY*) oder Kolon (»Haustreolae«) durch Muskelhypertrophie in der Balkenblase (»**P.blase**«) etc.; s. a. falsches ⫽ Divertikel.

Pseudo|dysenteriebazillen: (KRUSE) die – im Ggs. zu Shig. dysenteriae – nur Endotoxine bildenden Shigellen. – **P.dyspepsie**: Dyspepsie-Symptomatik ohne prim. Störung der Verdauungssäfte; beim Neugeborenen z. B. infolge Mangelernährung (mit sogen. Hungerstühlen) oder Milchallergie; beim Erwachsenen bei Anus praeter. – **P.dystrophia adiposogenitalis**: ⫽ Pseudo-FRÖHLICH.

Pseudo|elephantiasis: 1) ⫽ QUINCKE* Ödem. – 2) **P.e. neuroarthritica**: ⫽ NONNE*-MILROY*-MEIGE* Syndrom. – **P.embolie (-Syndrom)**: 1) (MAHAIM) perakutes, durch Lagewechsel reversibles, kardiales Krankheitsbild mit Kollaps u. Zyanose infolge plötzl. Verlegung des Mitralostiums durch Kugelthrombus oder Vorhofpolyp. – 2) p.arterielles Emboliesyndrom (R. LERICHE): durch mechan.-chem. (bes. i.v Inj.) oder entzündl. Reizung der Venenwand reflektorisch ausgelöster Spasmus der zugehör. Arterie mit dem Bild der Verschlußkrankh. – 3) ⫽ Phlegmasia dolens. – **P.endokrinopathie**: einer E. weitgehend ähnl. Bild infolge mangelnder Ansprechbarkeit des Erfolgsorgans; z. B. ⫽ Diabetes insipidus renalis, MARTIN*-ALBRIGHT* Syndrom.

Pseudo|enzephalitis: nicht-entzündl. Enzephalopathie mit Enzephalitis-art. Symptn.; i. e. S. die Polio- oder P.encephalitis haemorrhagica sup. (GAYET-WERNICKE) als Stammhirnerkr. (ohne prim.-entzdl. Veränderungen) bei chron. Alkoholismus u. Beriberi, seltener bei Porphyrie u. Intoxikation; mit Augenmuskellähmungen, Schlafsucht, Ataxie, vegetat. Störungen, u. U. Polyneuritis, Delir, KORSAKOW* Syndrom, Blutungen, Parenchymzerfall u. Rundzellinfiltraten.

Pseudo|enzephalus: ⫽ Pseudenzephalus. – **P.ephedrinum** WHO, Iso-, ψ-Ephedrin: mit Ephedrin stereoisomeres Ephedra-Alkaloid; Sympathikomimetikum, Bronchodilatans. – **P.epiphyse**: entwicklungsgestörte Knochenepiphyse mit sehr frühzeit. akzessor. Knochenkern; z. B. in Mittelhandknochen I u. II, Fingerphalangen. Meist vorzeit. Vereinigung mit der Diaphyse (6.–7. Lj.). – **P.erosion**: gyn ⫽ Ektopia portionis. – **P.erysipel**: ⫽ Erysipeloid. – **P.erythematodes**: ⫽ Lupus-erythematodes-visceralis-artiges Syndrom. – **P.exophthalmus**: leichte Protrusio bulbi infolge Langbau des Auges (hochgrad. Myopie) oder Erschlaffung des M. orbicul. oculi (bei Myasthenia gravis pseudoparalytica etc.).

Pseudo|fibrom: 1) fibroider juxtaartikulärer Knoten bei Akrodermatitis chron. atrophicans. – 2) ⫽ Neurofibrom. – **P.flexibilitas cerea**: Verharren in der einmal eingenommenen Haltung, ohne passiven Bewegungen Widerstand entgegenzusetzen; v. a. bei katatoner Schizophrenie, aber auch bei organ. Hirnerkr. u. in Hypnose. – **P.fluktuation**: fluktuationsähnl. Palpationsbefund bei großem Lipom.

Pseudofolliculitis: 1) P. barbae: ⫽ Pili recurvati. – **2) P. granulomatosa mycotica**: ⫽ Tinea granulomatosa nodularis.

Pseudo|fraktur: *röntg* feine Aufhellungslinie im Knochenbild durch Gefäß (v. a. am Schädel), Zweiteilung (z. B. Patella), Umbauzone. – **P.-Fröhlich* (-Syndrom)**, P.dystrophia adiposogenit.: konstitutionelle, (prä-)pubertale Adipositas vom Gürteltyp (evtl. als Adiposogigantismus), mit verzögerter Reife, jedoch ohne Anomalie der Geschlechtsorgane; oft kombin. mit Akromikrie, X-Beinen, Hypoglykämie u. Azetonämie, evtl. VAN NECK* Syndrom; meist postpubertal reversibel.

Pseudo|gallenblase: sackart. Ausweitung des Zystikusstumpfes nach Cholezystektomie; oft mit Steinbildung. – **P.gallenstein**: ⫽ Ölstein (1). – **P.geflügelpest**: atypische ⫽ Geflügelpest. – **p.gestativ**: i. S. einer ⫽ Scheinschwangerschaft. – **P.gicht**: ⫽ Chondrokalzinose-Syndrom.

Pseudo|gliom: unter dem Bild des amaurot. Katzenauges einhergeh., nicht-gliomatöse Veränderungen wie retrokristalline Fibroplasie, eitr. oder organisiertes Glaskörperexsudat (meist embryonal erworben), Netzhautablösung etc.; i. e. S. das **P.glioma congenitum** (⫽ NORRIE*-WARBURG* Syndrom). – **P.globulin**: mit $MgSO_4$ bzw. $(NH_4)_2SO_4$ fällbare Serumglobuline P.g. I u. II (zu 1,3 bzw. 0,5%). – **P.glottis**: Falte im Hypopharynx, die beim Kehlkopfexstirpierten zum Ort der Stimmbildung wird.

Pseudo|gonitis: ⫽ GRAM* Syndrom. – **P.gonokokken**: der Neisseria gonorrhoeae ähnl., meist aber extrazelluläre Kokken (z. B. Neiss. catarrhalis u. flava); mögl. Erreger einer Urethritis (»**P.gonorrhö**«) mit rel. spätem Ausfluß, gegen Penizillin nahezu resistent.

Pseudogonokokken (nach QADRIPUR)

	Gonokokken	Pseudogonokokken
Größe	gleich groß	unterschiedl. groß
Färbbarkeit	gleichmäß. Farbaufnahme (isochrom)	teils intensiv, teils schwach gefärbt (polychrom)
Lagerung	90% intrazellulär u. gruppenweise gelagert	90% extrazellulär, vereinzelt u. isoliert gelagert
Empfindlichkeit	> 90% Penizillinsensibel	> 90% Penizillinresistent (oder schwach empfindl.)

Pseudo|-Graefe*(-Zeichen): Zurückbleiben des Oberlides beim Blick nach unten infolge Hirnsklerose im Bereich der Okulomotoriuskerne; s. a. FUCHS* Zeichen. – **P.gravidität**: ⫽ Scheinschwangerschaft.

Pseudo|hämoglobin: s. u. BARKAN* Eisen. – **P.hämophilie**: ⫽ v. WILLEBRAND*-JÜRGENS* Syndrom. – **P.halluzination**: 1) (KANDINSKI) im »subj. Raum« wahrgenomm. Sinnestäuschung; stets als krankhaft empfunden. Bei starkem, dauerhaftem Affekt: »**katathyme P.h.**«. – 2) psych. ⫽ Halluzination. – **P.hemianopsie**: scheinbarer Gesichtsfeldausfall bei fehlendem Fixationsreflex (Läsion des kortik. Blickzentrums).

Pseudohermaphroditismus: ⫽ Intersexform ohne Übereinstimmung von chromosomalem, gonadalem u. genitalem Geschlecht. Beim **P. femininus** (als kongen. ⫽ adrenogenit. Syndrom) Chromosomen- u. Gonadengeschlecht sowie inn. Genitale ♀, äuß. intersexuell; beim **P. masculinus** Chromosomen- u. Gonadengeschlecht ♂, äuß. Genitale u. sek. Geschlechtsmerkmale mehr oder minder ♀ (z. B. als testikuläre Feminisierung: »**androgynoider P.**« = »P. mascul. mit Pseudoendokrinopathie«, z. B. Hairless-women-Syndrom); ferner **P. masc. int.** mit normalem äuß. Genitale, jedoch Uterus u. Tuben; s. a. REIFENSTEIN* Syndrom, PRADER*-GURTNER* Syndrom.

Pseudo|hernie: ↑ Hernia spuria. – **P.-Hurler* (-Krankheit)**: s. u. Gangliosidose, s. a. Schema »Sphingolipidosen«. – **P.hydrarthrosis genus**: einen Gelenkerguß vortäuschende (ohne Tanzen der Patella!) seröse Bursitis. – **P.hydrozephalie**: ↑ Makrozephalie, Frühgeborenenmegalozephalus.

Pseudohyper|aldosteronismus: ↑ LIDDLE* Syndrom. – **P.kaliämie**: nur in vitro erhöhte Werte durch K-Freisetzung bei Thrombozytose u. chron. Myelose. – **P.parathyreoidismus: 1)** ↑ Phosphatdiabetes (1). – **2)** Hyperparathyreoidismus als paraneoplast. Syndrom bei Bronchial-Ca., Knochenmetastasen etc. – **P.thyreose**: neurovegetat. Dystonie mit hyperthyreot. Einschlag, jedoch unauffäll. Radiojodtests; gute Wärmeverträglichkeit, schlechter Appetit, Obstipation, kalte u. feuchte Haut, respirator. Arrhythmie, grobschläg. Tremor, deutl. Differenz zwischen Grund- u. Schlafumsatz. – **P.trophie**: Organvergrößerung durch Vermehrung des interstitiellen Gewebes oder Fetteinlagerung; oft mit Atrophie des Parenchyms; s. a. Dystrophia musculorum progressiva (i. e. S. Typ DUCHENNE-GRIESINGER), Gnomenwaden.

Pseudohypo|aldosteronismus: postnatales Erbrechen, Anorexie, Gedeihstörung bei Hyponatriämie, Hyperkaliämie u. -aldosteronurie (infolge Nichtansprechens der Nierentubuli auf Mineralokortikoide?). – **P.kaliämie**: ↑ ROMANO*-WARD* Syndrom. – **P.natr(i)ämie**: selten bei Hyperlipämie u. -proteinämie beobachtete Verdrängung der normalen Kationen durch die Lipoide u. Paraproteine. – **P.parathyreoidismus**: Parathormon-refraktäre Phosphatausscheidungsstörung (↑ Tab.) mit den Skelettveränderungen des Hypoparathyreoidismus; s. a. MARTIN*-ALBRIGHT* Syndrom. – **P.phosphatasie**: ↑ Dysostosis enchondralis metaepiphysaria Typ MURK JANSEN. – **p.physäres Syndrom**: ↑ Dystrophia adiposogenit. – **P.prothrombinämie (Quick*)**: durch Minderaktivität der die Thrombin- bzw. Prothrombinase-Bildung beeinflussenden Faktoren V, VII u. X (u. von Ca^{2+}) vorgetäuschter Mangel an Prothrombin; klin. Bild der Vit.-K-resistenten Parahämophilie.

Differentialdiagnose des Hypoparathyreoidismus

	Hypoparathyreoidismus	Pseudohypoparathyreoidismus	Pseudo-Pseudohypoparathyreoidismus
Elektrolyte:			
Serumkalzium	erniedrigt	erniedrigt	normal
Serumphosphat	erhöht	erhöht	normal
Urinkalzium	erniedrigt	erniedrigt	normal
Tetanie	häufig	häufig	ø
Reaktionen auf Nebenschilddrüsenhormon	erhöht	ø	normal
Verkalkung der Basalganglien	+	+	ø
rundes Gesicht, Minderwuchs	ø	+	+
kurze Metakarpalia u./oder -tarsalia	ø	+	+
s.c. Verkalkungen	ø	+	+

Pseudo|ichthyose: die knotig-verdickte (Granulome) Haut bei Onchozerkose. – **P.ileus**: spast. ↑ Ileus. – **P.ischialgie**: der muskulär-bedingte »Ischiasschmerz«. – **p.isochromatische Tafeln**: *ophth* zur Prüfung des Farbensinnes aus kleinen, runden Farbflecken zusammengesetzte Zahlen oder Buchstaben auf in helligkeitsgleichen Verwechslungsfarben geflecktem Grund, die bei Tageslicht aus 1 m Entfernung erkannt werden müssen. – **P.isozyanin**: *histochem* Chinolinblau-Derivat, metachromat. Farbstoff z. B. zum Insulin-Nachweis (durch Oxidation der S-S-Bindung zu SO_3H Farbwechsel orange/blaurot).

Pseudo|kalk: (SPATZ) stark lichtbrechende u. Hämatoxylin-affine, eisenhalt., organ. Gebilde; physiol. Vork. in Pallidum u. Striatum, gehäuft v. a. bei EPS-Prozessen. – **P.kanzerose**: ↑ Papillomatosis (cutis) carcinoides, Keratoakanthom. – **P.kaverne**: lufthalt. Lungenzyste nach Pneumonie, bei Emphysem oder Tbk (meist Ventilmechanismus im »Dränagebronchus«).

Pseudokeloid: 1) ↑ Aknekeloid. – **2)** ↑ Berylliumgranulomatose. – **3) vakzinales P.**: ↑ Vaccine rouge.

Pseudo-Klinefelter* (-Syndrom): »idiopath. Hodentubulusdegeneration« (im 3.–4. Ljz. Nachlassen von Libido u. Potenz) mit Hyperplasie der LEYDIG* Zellen; Aspermie (Fruktosewerte tiefnormal), im Urin vermehrte Gonadotropin- u. vermind. 17-Ketosteroid-Ausscheidung. Ätiol. unklar (Chromosomensatz normal; enge Beziehungen zum HELLER*-NELSON* Syndrom u. LEYDIG-Hypogonadismus). – **P.kniephänomen**: bei Querschnittsläsion reflektor. Streckung des Beines schon bei leichter Berührung im Bereich der Quadrizepssehne.

Pseudo|koarktation: *kard* ↑ P.coarctatio aortae. – **P.kolobom (fleckförmiges)**: atyp., rundl. Kolobom der Aderhaut bei kongenit. Toxoplasmose. – **P.konjunktivitis**: ↑ Conjunctivitis sicca. – **P.krise**: durch vorübergehenden Fieberanfall vorgetäuschte Krise. – **P.krupp**: nicht-diphther., stenosierende Laryngotracheitis durch Staphylo-, Streptokokken, Adeno-, Grippeviren etc. – **P.kryptorchismus**: ↑ Pendelhoden. – **P.kyesis**: ↑ Scheinschwangerschaft. – **P.kystom**: ↑ Cystadenoma pseudomucinosum.

Pseudo|lähmung: ↑ P.paralyse. – **P.-Lasègue*(-Zeichen)**: bei der ↑ LASÈGUE*-Prüfung in der verspannten Muskulatur – u. nicht im Nerv – auftret. Schmerzen, z. B. bei Koxarthrose. – **P.leberzirrhose**: ↑ P.cirrhosis hepatis. – **P.lepra (Robles*)**: ↑ Punudo. – **P.leukämie**: leukämieähnl. Erkrn. mit Splenomegalie, z. B. Lymphogranulomatose, Osteomyelofibrose, kindl. Kala-Azar, Plasmozytom. – **P.leukoderma**: scheinbarer Pigmentverlust in der Haut; z. B. das Weißbleiben der Psoriasiseffloreszenzen unter Cignolin-Ther., die fehlende Pigmentbildung nach UV bei Pityriasis alba faciei u. P. versicolor alba.

Pseudo|limax: ↑ Jodamoeba bütschlii. – **P.linksverschiebung**: *hämat* irrtümlich angenommene Linksschiebung bei PELGER*-HUET* Anomalie oder ↑ Pseudo-PELGER-Formen (die als Stabkernige oder Metamyelozyten verkannt werden). – **P.-Little* (-Syndrom)**: nicht-geburtstraumat. zerebrale Gliederstarre u. Hypertonie im frühen Säuglingsalter (Heilung 6.–10. Mon.); verlangsamte geist. Reifung, »persistierender Pallidum-Typ«, gesteigerte Sehnenreflexe, Unruhezustände.

Pseudo|lobulus: *hepat* P.azinus. – **P.logia phantastica**: »phantast. Lügen« i. S. der Mythomanie bei geltungsbedürft. Psychopathen. – **P.lupus erythematodes**: ʄ Lupus-erythematodes-visceralis-artiges Syndrom. – **P.lympho(sarko)m, -lymphogranulom, P.-**HODGKIN*(**-Syndrom**): generalisierte LK-Schwellungen nach Krampfbehandlung mit Mephenytoin oder Diphenylhydantoin; oft kombin. mit Polyarteriitis nodosa, aplast. Anämie, Erythematodes, eosinophilen Hautinfiltraten. – **P.lyssa**: ʄ AUJESZKY* Krankheit; s. a. Sham rage.

Pseudo|-Madelung*(-Deformität): »Plusvariante der Ulna« (s. u. HULTÉN*). – **P.makrozytose**: bei serogener hämolyt. Anämie die scheinbare Normalisierung der linksverschobenen PRICE*-JONES* Kurve nach einer Retikulozytenkrise mit Normoblasten im peripheren Blut. – **P.malleus**: ʄ Melioidose. – **P.mangelrachitis (Prader*)**: autosomal-dominant erbl., im 1. Lj. manifeste Vit.-D-resistente ʄ Rachitis mit schwer korrigierbarer Hypokalziämie (u. Tetanie) bei nur geringer Hypophosphatämie, oft Hyperaminoazidurie, Schmelzdefekte an bleibenden Zähnen. – **P.masturbation**: ʄ Peotillomanie.

Pseudo|-Meigs*(-Syndrom): Kombin. von malignem Ovarialtumor u. Pleuraerguß. – **P.melanose**: postmortale Pigmentierung (braun, schiefergrau oder schwarz) von Darmzotten, Leber- u. Milzunterfläche (evtl. auch Endometrium) durch Schwefeleisen, das sich durch H_2S-Einwirkung aus Hämosiderin bildet.

Pseudomembran: bei fibrinöser Entzündung (v. a. Diphtherie) entstehender Oberflächenschorf aus Fibrin, Blut- u. Gewebszellen, ohne (= **kruppöse P.**) oder mit flächenhafter Nekrose (= **tiefe** oder **diphtheroide P.**; v. a. auch im Darm bei Ruhr, Sublimatvergiftung).

Pseudo|-Menière*(-Krankheit): wahrsch. infektiöse »Polyneuritis cerebr. menièriformis« der Hirnnerven V–VIII. – **P.meningitis**: ʄ Meningismus. – **P.meningokokken**: der Neisseria meningitidis morphol. u. kulturell ähnl. Saprophyten in Rachen u. oberen Luftwegen; können als Begleitbaktn. oder prim. Erreger meningealer Entzdg. auftreten (z. B. Neiss. catarrhalis). – **P.menstruation**: *gyn* rhythmisch wiederkehrende Abbruchblutung bei ʄ anovulator. Zyklus. – **P.metaplasie**: Zellverformung durch Druck oder Zug. – **P.meteorismus**: funktion. ʄ Bauchauftreibung.

Pseudo|mikromelie: stummelförm. Extremitäten infolge pränataler Frakturen bei Osteogenesis imperfecta VROLIK. – **P.mikrozephalie**: Mikrozephalus nach fetaler oder frühkindl. Hirnläsion. – **P.miliaris**: *röntg* feinfleck. Verschattung bei Lungenstauung (ähnl. bei Karzinose, Aspergillose, Sarkoidose). – **P.milium**: 1) Kolloidmilium: (E. WAGNER 1866) subepidermale, gelbl. Knötchen, die bei Eröffnung Kolloid entleeren (degenerierte elast. Fasern des Koriumbindegewebes); in südl. Ländern an der lichtexponierten Haut, mit chron. Verlauf. – 2) ʄ Hyalinosis cutis. – 3) ʄ Elastoidosis cutanea nodularis. – **P.milzbrand**: durch den – im Mäuseversuch apathogenen – Bac. cereus verurs. seltene Erkr. des Menschen mit Lungenödem, hämorrhag. Pleuritis, Hepato-Splenomegalie, Meningitis etc.

Pseudomnesie: »pos. Erinnerungsfälschung« (mit Aufschneiderei, Größenideen, Konfabulation), nur gradmäßig von der Allomnesie (ʄ Gedächtnisillusion) unterschieden; meist im Zusammenhang mit realen Ereignissen (»**assoziierende P.**« bei Alkoholhalluzinose, Schizophrenie, in Traum u. epilept. Aura).

Pseudo|monadaceae: (WINSLOW et alii 1917) Fam. der ʄ P.monadineae [P.monadales] mit 12 Gattungen; ubiquitäre (Erde, Süß- u. Salzwasser, auch starke Sole), durch polare Geißeln bewegl., gerade, gramneg. Stäbchen, die auf gewöhnl. Nährboden aerob wachsen u. Pigmente bilden; Stoffwechsel im allg. oxidativ, aber auch fermentativ (in Gattg. Zymomonas alkohol. Gärung); häufig pflanzen-, selten tier- u. menschenpathogen. – **P.monadales**: (ORLA=JENSEN 1921) Ordnung der Schizomycetes; gerade, gebogene oder spiral., sporenlose, gramneg. Stäbchen, meist durch polare, einzeln oder in Büscheln angeordnete Geißeln beweglich. Subordo Rhodobacteriineae photoautotroph, Subordo **P.monadineae** (mit 7 Fam., darunter P.monadaceae u. Spirillaceae) teils hetero-, teils chemoautotroph; Stoffwechsel im allg. oxidativ.

Pseudomonas: (MIGULA 1894) Gattung der ʄ Pseudomonadales, mit ca. 170 Arten, darunter 7 tier- u./oder menschenpathogene; mono- oder lophotrich begeißelte oder unbewegl. gramneg. Stäbchen; bilden diffundierbare fluoreszierende Pigmente (grün, blau, violett, rosa, gelb), evtl. auch nichtdiffundierbare (rot, gelb); saprophyt. Arten (P. fluorescens, chlororaphis, myxogenes, syncyanea etc.) bewirken das Verderben von Lebensmitteln; humanpathogen sind: **P. aeruginosa** s. **pyocyanea** als ubiquitäre Art (Wasser u. Boden, Darmkanal u. Haut Gesunder) mit aerobem Wachstum unter Bildung von grünl. Fluoreszein u. blauem Pyocyanin; 8 serol. Gruppen mit unterschiedl. O-, aber gemeinsamem H-AG; viele Stämme Sulfonamid- u. Antibiotika-resistent; häuf. Hospitalismuskeim (ʄ Pyozyaneus); Nachweis durch GRUBER*-WIDAL* Reaktion; u. **P. pseudomallei** in Gewässern (Indochina, Saigon), polar begeißelt, Erreger der ʄ Melioidose. – **P. mallei**: ʄ Actinobacillus mallei.

Pseudo|mongolismus, p.mongoloider Habitus: mongoloide Physiognomie bei Nichtvorliegen eines DOWN* Syndroms; z. B. beim BLACKFAN*-DIAMOND* Syndrom. – **P.-Morquio*(-Syndrom)**: ʄ MORQUIO* Dysostose ohne Keratosulfaturie. – **P.muzin**: erste Bez. für das 1850 von SCHERER aus Ovarialzysten (ʄ Cystadenoma mucinosum) erhaltene Glykoproteid Metalbumin (auch: »Paramuzin«, seit 1891 »Mukoid«); nachzuweisen durch Erhitzen in alkohol. Rosolsäure-Lsg., Zusetzen von $^1/_{10}$n H_2SO_4 bis zur sauren Reaktion, nochmals Erhitzen bis zum Sieden (Filtrat bleibt trübe).

Pseudo|myasthenie: ʄ LAMBERT*-EATON* Syndrom. – **P.myiasis**: »Scheinmyiasis« durch nichtparasit. Fliegenlarven, die den Darmtrakt mit der Nahrung passieren. – **P.mykose**: ʄ Tab. »Mykosen«; s. a. ANDREWS* Syndrom, Trichomatose. – **P.myopie**: 1) ʄ Nachtmyopie. – 2) durch Akkomodationsexzeß oder -krampf vorgetäuschte Myopie. – **P.myxödem**: 1) Myxödem-ähnl. Hautveränderungen bei Syphilis, Dementia praecox, in der Menopause. – 2) ʄ CHAGAS* Krankheit. – **P.myxoma peritonei**: ʄ Gallertbauch; vgl. ROSENFELD* Syndrom. – **P.myzel**: bei best. Hefen (z. B. Candida) Geflechtbildg. durch Vorwachsen der mit der Mutterzelle verbundenbleibenden Blastosporen oder Knospen. Ferner das ʄ Sproßmyzel. – s. a. Abb. »Candida«.

Pseudo|neuralgie: ↑ Psychalgie. – **P.neurasthenie**: Reizbarkeit, Erschöpfung, Schwächegefühl u. Schlafstörung als Vorläufer oder Folge einer organ. Hirnerkr. (Tumor, Sklerose, progress. Paralyse), nach schwerer Allg.-Erkr. – **P.neuritis (optica)**: *ophth* unscharf begrenzte, rötl. Optikuspapille als physiol. Variante (v. a. bei Hyperopie), ohne Sehstörungen u. Entzündungszeichen. – **P.neurom**: ↑ Neuroma spurium.

Pseudoneurose: 1) (FRANKL) organisch bedingte vegetat. Störung mit psychogenen Reaktionen; z. B. als **basedowoide** (larvierte Hyperthyreose, mit Agoraphobie, erhöhtem Grundumsatz), **addisonoide** (larvierte Hypokortikose mit Depersonalisation, psychodynam. Syndrom, Hypotonie), **tetanoide P.** (Klaustrophobie, Globus hystericus, Durchatmungsbeschwerden, pos. CHVOSTEK* Zeichen, Kalium-Kalzium-Störung). – 2) hirnorgan. Leiden mit initialer Neurose-Symptomatik. – 3) pseudoneurot. ↑ Schizophrenie.

Pseudo|normalität: Zustand scheinbarer (Super-)Normalität des Neurotikers, indem Schicksalsschläge scheinbar reaktionslos ertragen, in Wirklichkeit aber alle seel. Kräfte ständig in Anspruch genommen werden, um ein Gleichgew. aufrechtzuerhalten, so daß jede spezif. Belastung zur Aktualneurose führen kann. – **P.normalurie**: bei Schrumpfniere nach der Zwangspolyurie präterminal durch Abnahme der funktionstücht. Einheiten Normalisierung des Harnvol., gefolgt von terminaler Oligurie. – **P.nystagmus**: 1) physiol. Rucknystagmus in den seitl. Endstellungen der Augäpfel. – 2) verstärkte oszillator. Augenbewegungen bei Fixationswechsel.

Pseudo|obstipation: seltene Stuhlentleerung bei zu geringem Nahrungsangebot (z. B. bei Hypogalaktie der stillenden Mutter), akuter Infektionskrankh. (Einschränkung der festen Kost, gesteigerte Wasserresorption im Dickdarm), häuf. Erbrechen (z. B. Pylorusstenose). – **P.okklusionssyndrom**: (LANZARA 1958) das »Kreislaufsyndrom der unt. Gliedmaße« (bes. 4. u. 5. Ljz.) infolge Eröffnung normalerweise abgeschalteter a.-v. Anastomosen als neurovegetat. Störung; mit Kälte- u. Schweregefühl, Parästhesien, herabgesetzter Hauttemp., atyp. Claudicatio intermittens sowie oszillograph. Befunden der arteriellen Verschlußkrankheit. – Ähnl. Bild bei angeb. a.-v. Fistel.

Pseudo|oligospermie: 1) die spermienfreie präejakulator. Vorfraktion des Ejakulats. – 2) Oligozoospermie bei normaler Samenmenge (evtl. mit path. Sekretion der akzess. Drüsen, aber Normospermie im Ejakulat ca. 2 Std. später; Vork. nach Entzündung, bei Mißbildung, Abflußbehinderung, auch psychogen. – **P.ophthalmoplegia Wernicke***: Unfähigkeit zu willkürl. Blickbewegungen (aber erhaltene reflektor. Augenbewegungen) bei bds. temporaler Enzephalomalazie; vgl. ROTH*-BIELSCHOWSKY* Syndrom. – **P.ozäna**: 1) ↑ Rhinitis atrophicans (ohne Fötor). – 2) Schnupfen mit Ozäna-ähnl. Fötor.

Pseudo|-Paget*(-Syndrom): 1) Altersosteoporose unter dem Bilde der Ostitis def. – 2) (AXHAUSEN) prim.-chron. Form der aktinomykot. Osteomyelitis (↑ Kieferosteomyelitis). – **P.papel**: erigierter Haarfollikel. – **P.papillitis vascularis**: *ophth* nichtentzündl. Schwellung der Optikuspapille infolge Verengung der Zentralarterie bei retinaler Gefäßsklerose, Arteriitis temp. etc.

Pseudo|paralyse: 1) muskuläre Bewegungshemmung bei normaler Nervenerregbarkeit, z. B. durch Muskelnarbe, Epiphysenlösung (v. a. als ↑ PARROT* Paralyse), lange Ruhigstellung (»Verlernen« der Innervation), Abschwächung des Muskelgefühls (z. B. bei Tabes dors.), allg. Erschöpfung; s. a. Myasthenia gravis pseudoparalytica, Myatonia congenita OPPENHEIM. – Ferner die **P.paraplegie** der Beine (mit Eureflexie!), insbes. infolge Muskelschlaffheit bei Rachitis. – 2) der progress. Paralyse ähnl. Bild anderer Ätiol., z. B. als **P.paralysis alcoholica** (mit Silbenschmieren, Gangataxie, Pupillenstörung, Gedächtnisschwund, Größenwahn), **P. arteriosclerotica** (frühzeit. Expansivität, Kritikschwäche, eth. Defekte, Charakterveränderung).

Pseudo|parasit: 1) »fakultativer Parasit«, der zufällig auf oder in einen Wirt gelangt oder bei Nahrungsmangel vorübergehend parasitiert. – 2) Epizoon, das sich nur von abgestorbenen Geweb(sprodukt)en des Wirtes ernährt. – **P.-Parkinson*(-Syndrom)**: ↑ Parkinsonoid. – **P.pelade**: ↑ Alopecia atrophicans. – **P.-Pelger*-Zelle**: atyp. Granulozyt (»Mikromyelozyt«, ähnl. einer P.* Zelle) im Verlauf erworbener Hämoblastose, z. B. tox.-reaktiv bei Darmerkrn. (↑ Abb. »P.* Anomalie«). – **P.peritonitis**: 1) funktionelle ↑ Bauchauftreibung. – 2) **P.peritonitis rheumatica**: ↑ Abdominalsyndrom. – **P.perniziosa**: ↑ Pseudo-BIERMER*-Anämie.

Pseudo|phäochromozytom: Symptn.bild des Phäochromozytoms bei path. Druck auf das NNM (z. B. Pankreastumor, Magendivertikel). – **P.phimose**: Persistenz der physiol. Verklebung zwischen Eichel u. Vorhaut über das 3. Lj. hinaus. – **P.phlegmone**: 1) (HAMILTON) harte, nicht einschmelzende entzündl. Infiltration in Haut u. Unterhaut durch banale Eitererreger oder (hyperergisch) deren Stoffwechselprodukte. – 2) (GUYON=KIRMISSON) nach oraler Jodkali-Medikation vork. Toxikodermie mit ausgedehnten entzündl. Knoten. – **P.plasmalreaktion**: »O_2-SCHIFF*-Reaktion« in an sich FEULGEN-neg. Geweben durch Oxidationsmittel (z. B. $KMnO_4$, H_2O_2). – **P.plegie**: s. u. P.paralyse. – **P.pneumothorax**: *röntg* Rö.bild (Felder überhellt, Zeichnung nur angedeutet) bei Lungendystrophie.

Pseudo|podien: sich verändernde Fortsätze (»Scheinfüßchen«) des Protoplasmaleibs bei Protozoen (u. bei freibewegl. Metazoenzellen, z. B. Leukozyten) zur amöboiden Fortbewegung u. Nahrungsaufnahme; je nach Form als Lobo-, Filo-Rhizopodien. – Eine Art. »**P.podifizierung**« soll auch der »Plättchenbewegung« der Thrombozyten zugrunde liegen. – **P.poliomyelitis-Virus**: ↑ Coxsackie-Virus. – **P.polyarthritis**: (KERSLEY 1951) »Muskelrheuma« im Bereich der Stammgelenke v. a. älterer Frauen; extrem beschleunigte BSG, evtl. Fieber, Abmagerung, Arteriitis temp.; spontane Heilung in 1–2 Jahren. – **P.(poly)globulie**: nur rel. Vermehrung der Eryzahl pro ml Blut bei vermindertem Plasmavol. (Wasserverluste durch Erbrechen, Diarrhö, Diurese oder Schwitzen, unzureichende Flüssigkeitsaufnahme, ferner im Streß, bei Adipositas, Kältezyanose).

Pseudo|polyp: s. u. Polyp. – **P.polyposis**: »entzündl. Polyposis«, vorgetäuscht durch Schleimhautregenerate oder -reste (z. B. bei Colitis ulcerosa, Enteritis regionalis) oder durch vergrößerte Lymphfollikel (bei Ileitis follicularis). – **P.porenzephalie**: s. u. Porenzephalie. – **P.progenie**: s. u. Progenie. – **P.-Pseudohypoparathyreoidismus**: unregelmäßig-dominant erbl. Zwergwuchs mit Knochenveränderungen wie bei P.hypoparathyreoidismus (/ dort. Tab.), jedoch mit normalem Kalk- u. Phosphatspiegel. – **P.psychopathie**: Charakterabweichung als Folge einer – evtl. frühkindl. – Hirnschädigung.

Pseudo|pterygium: *ophth* auf die Kornea übergreifende narb. Bindehautduplikatur (z. B. nach Verätzung), die sich – im Ggs. zum Pterygium – mit der Sonde abheben läßt. – **P.ptose**: *ophth* scheinbare Lidsenkung bei Fehlen des Augapfels, Blepharophimose, seniler Lidhautatrophie etc.

Pseudopubertas: 1) P. tarda: als Spätentwicklungssympt. ohne Krankheitswert aufgefaßte / Pubertas tarda (der aber meist eine Gonadenagenesie oder Hypothalamus-Hypophysenstörung zugrundeliegt). – 2) **P. interrenalis s. praecox**: / adrenogenitales Syndrom.

Pseudopylorospasmus: das unter dem Bild einer Pylorusstenose verlaufende adrenogenitale / Salzverlustsyndrom des jungen Säuglings.

Pseudo|rabies: / AUJESZKY* Krankheit; s. a. Sham rage. – **P.rachitis**: / Dysostosis enchondralis Typ SCHMID. – **p.radikuläre Syndrome**: mehr oder minder segmentale Schmerzzustände, die jedoch nicht vertebragen-radikulär, sondern durch Reizzustände in Muskeln, Sehnen oder Gelenken bedingt sind. – **P.rasseln**: *pulmon* s. u. Fibrosegeräusche. – **P.-Raynaud*(-Syndrom)**: s. u. Kryoglobulinämie.

pseudo|regenerativ: s. u. Blutbild. – **P.retention des Hodens**: / Pendelhoden. – **P.retinitis** / Retinopathia pigmentosa. – **P.rheumatismus**: / SLOCUMB* Syndrom. – Ähnliche Myalgien auch infolge Glukokortikoid-Überdosierung beobachtet. – **P.rosazea**: / rosazeaartige Dermatitis. – **P.rotz**: / Melioidose. – **P.rubeolae**: 1) / Exanthema subitum. – 2) / Boston-Exanthem.

Pseudo|sarkom: *derm* / KAPOSI* Syndrom. – **P.scarlatina, P.scharlach**: / DUKES*-FILATOW* Krkht. – **P.schizophrenie**: Schizophrenie-ähnl. Bild meist somat. Genese, aber auch (zeitweise) bei Neurose. – Ferner die **p.schizophrene Debilitätspsychose** mit entsprech. period. oder episod. Zuständen. – **P.schwachsinn**: bes. Form der Minderbegabung beim Kinde (als Folge ungünst. fam. Verhältnisse), mit Angst u. Gehemmtheit u. typ. Diskrepanz zwischen normaler Test- (IQ 90–100) u. mangelhafter Lebensintelligenz; häufig Entwicklung zu Verhältnisschwachsinn – vgl. P.demenz.

Pseudo|seminom: seltener, strahlenresistenter (u. daher prognostisch ungünst.) Hodentumor, der Chorionhormon bildet (pos. Schwangerschaftsreaktionen!). – **P.sensibilisierung**: Sensibilisierung durch Begleitproteine oder immunogene Verunreinigungen eines Toxins oder Medikaments (z. B. Penizillin). – **P.sepsis allergica**: / WISSLER*-FANCONI* Syndrom.

Pseudo|skabies: »Trugkrätze« durch verschiedenste Milben; i. e. S. die / Trombidiose. – **P.sklerodermie**: straffe Hautatrophie unter dem Bilde der Sklerodermie, z. B. / Granulomatosis tuberculoides pseudosclerosiformis (s. disciformis chron.), Lichen ruber atrophicans, L. sclerosus, Skleroedema adultorum, ROTHMUND*-WERNER* Syndrom, Akrogerie GOTTRON, Porphyria cutanea. – **P.sklerom**: / Adiponecrosis subcutanea neonat. – **P.sklerose**: 1) spast. P.sklerose: / JAKOB*-CREUTZFELDT* Syndrom. – 2) s. u. WESTPHAL*-STRÜMPELL*. – **P.sklerosering**: *ophth* / KAYSER*FLEISCHER* Ring. – **P.skop**: *ophth* Gerät zur Simulationsprüfung durch Seitvertauschen der Halbbilder.

Pseud|osmie: (LITTRÉ) olfaktive / Halluzination.

pseudo|spastische Parese: spast. »Lähmung« infolge tox. Schädigung (CO, Triorthokresylphosphat) der Muskulatur oder psychogen (bei posttraumat. Neurose). – **P.spirochäten**: feine, geringelte Fäden, die sich in Blutkonserven, angewärmten Präpn. u. im Blut Fiebernder aus der Cholesterin-Lezithin-Hülle der Ery entwickeln. – **P.spondylolisthesis**: (JUNGHANNS) fast stets mit Bandscheibendegeneration verbundene, rel. geringe (selten > 5 mm) Ventraldislokation des 4. LW (selten an HWS u. ob. BWS) ohne Spondylolyse, evtl. mit Fehlstellung der Wirbelgelenke u. Bogenelongation; Kreuzschmerzen (v. a. durch die sek. Spondylarthrose). – **P.spontanbewegungen**: *neurol* / Akathisie. – **P.stauungspapille**: / Pseudoneuritis optica.

Pseudostrabismus: 1) **P. mongolicus**: scheinbares Einwärtsschielen infolge Verbreiterung von Nasenwurzel u. Epikanthus beim DOWN* Syndrom. – 2) Abweichen eines normalsicht. Auges infolge Differenz zwischen anatom. u. opt. Achse.

Pseudo|strumafelder: *nephrol* / Strumafelder. – **P.syphilis**: 1) syphilisähnl., papulöse Hauterscheinungen wie / Ekthyma vacciniforme syphiloides, Dermatitis ammoniacalis, Erythema papulosum posterosivum; ferner etwa linsengroße blaßrote oder flach-papulöse graue Knötchen im Genitoanalbereich, hervorgerufen durch Vaginalfluor oder Harnträufeln (?). – 2) nichtsyphilit. Erkrn., die zeitweise oder dauernd Syphilis-pos. Serumreaktionen aufweisen, z. B. Lepra, Ulcus molle, Di, Tbk, Mumps, Hepatitis, Lymphopathia venerea, Herpes genit., Masern-, Grippe-, WaR-positive / Bronchopneumonie, Fleckfieber, Frambösie, WEIL* Krankh., Angina PLAUT-VINCENT, Trypanosomiasis, Malaria, Ancylostomiasis, Lymphogranulomatose, Erythematodes, Erythema nodosum, Serumkrht., Kältehämoglobinurie.

Pseudotabes: 1) **P. peripherica**: Polyneuritis bzw. / Polyneuropathie (durch Alkohol, Arsen, bei Di, Diabetes) mit Störung der Tiefensensibilität (akute Ataxie) u. Reflexausfällen (aber meist ohne Pupillenstörung). – 2) **P. pupillotonica**: / ADIE* Syndrom. – 3) **P. gliomatosa**: (OPPENHEIM) Syringomyelie mit Höhlenbildung bis in die Hinterstränge u. Tabes--dorsalis-ähnl. Symptn., jedoch ohne dissoziierte Empfindungsstörung. – 4) **P. pituitaria**: / SIMMONDS* Syndrom.

Pseudo|tachykardie: scheinbar erhöhte Pulsfrequenz bei Dikrotie. – **P.tetanie**: psychogene / Tetanie. – **p.thalamisches Syndrom**: bei Zirkulationsstörung in der A. pariet. ant. taktile Agnosie der kontralat. Hand (»P.thalamushand«) mit leichten Hyperkinesen, jedoch ohne Hemianopsie. – **P.-Thalidomid-Syndrom**: / SC-Syndrom. – **P.toxoplasmose**: / SABIN*-FELDMAN* Syndrom. – **P.trachom**: / Raupenhaarkonjunktivitis.

Pseudotruncus

Pseudotruncus arteriosus (communis): angeb. Bestehen nur 1 herznahen Gefäßstammes (mit 3 Semilunarklappen) infolge Nichtanlage oder frühzeit. Rückbildung des anderen, oft mit Kammerseptumdefekt kombiniert. – I. e. S. der **P. aortalis**, bei dem die A. pulmon. nur als schmaler Bindegewebsstrang mit kleinem Restlumen vorhanden ist, während die Lungendurchblutung über erweiterte Bronchialarterien oder den offenen Ductus Botalli erfolgt; Sympte. wie bei FALLOT* Tetrade, schon bei Geburt Zyanose (s. a. Abb. »Herzfehler« Nr. 2); Prognose ungünstig (op. Ther. nicht möglich). – Seltener der **P. pulmon.** mit undurchgäng. Aorta, so daß Lebensfähigkeit nur, wenn Koronarostien im P.; bei fehlendem VSD Versorgung der Peripherie über offenes For. ovale oder Ductus Botalli; Sympte. wie oben (s. a. Abb. »Herzfehler« Nr. 1).

Pseudo|tuberkel: ↑ Fremdkörpertuberkel, Granuloma silicoticum, Pseudotuberkulose. – **P.tuberkulose:** Tbk-ähnl. Krankheitsbilder, z. B. ↑ Lungenaspergillose, trop. ↑ Eosinophilie. I. e. S. die durch Yersinia (früher: Pasteurella) pseudotuberculosis verurs. Anthropozoonose, beim Menschen als enterale Erkr. (↑ Yersiniose).

Pseudotumor: das klin. Bild eines Neoplasma bietende – entzündl. – Schwellung oder Flüssigkeitsretention (Zyste, Hydronephrose, Meteorismus, Kotstauung etc.); z. B. ↑ Ileozäkal- u. Amyloidtumor (s. u. Amyloidose), **P. bilat. retinae** (↑ NORRIE*-WARBURG* Syndrom), **p.tumoröse Myelitis** (mit Ödem, Hyperämie u. Meningenbeteiligung, raumfordernd), **P. orbitae** (↑ Granuloma gangraenescens); diesem nahestehend das benigne COLLIER* Syndrom mit unilat., schmerzhaftem Exophthalmus u. partieller oder totaler Ophthalmoplegie durch raumforderndem unspezif.-granulomatösen Prozeß); ferner der **P. cerebri** als Hirndrucksyndrom mit Stauungspapille bei Sinusthrombose, Meningitis serosa, Arachnitis adhaesiva cystica, Elektrolytstörung mit Hirnödem (hypokalziäm. Tetanie, ADDISON* Syndrom).

Pseudotyphus: Flecktyphus-ähnl. Rickettsiosen, z. B. Kenya-, Nigeria-P. (= Boutonneusefieber), Delhi-, SCHÜFFNER* P. (↑ Tsutsugamushi-Fieber).

Pseudo-Ullrich*-Turner*(-Syndrom): ↑ NOONAN* Syndrom.

Pseudourämie: durch Hirnödem (z. B. bei akuter Glomerulonephritis = **eklampt. P.**; s. a. Krampfurämie) oder Hirnischämie (z. B. bei ↑ Hypertensionsenzephalopathie) vorgetäuschte Urämie: transitor. Amaurose, Hemianopsie, Mono- u. Hemiplegie, Schwindel, Kopfschmerz, Krämpfe, jedoch Rest-N normal. – Ferner die **hypochloräm. P.** bei Hyponaträmie.

Pseudouridylsäure, ψ-UMP: 5-Ribosyl-urazil-5'-phosphorsäure; Nuleotid in Transfer-RNS von Hefen, Baktn. u. höheren Organismen.

Pseudo|variola: 1) ↑ Alastrim. – 2) ↑ Varizellen. – **P.wut:** *vet* ↑ AUJESZKY* Krankheit, Sham rage. – **P.xanthoma elasticum:** ↑ GRÖNBLAD*-STRANDBERG* Syndrom. – **P.xanthomzelle:** großer Histiozyt, der Fett (bes. Cholesterin) enthält u. nach Alkoholbehandlung hell u. wabig erscheint; v. a. in älterem Granulationsgewebe (z. B. Aktinomykose), im Nierenstroma bei chron. Nephritis, als DRYSDALE* Körperchen in Ovarialzysten.

Pseudozirrhose: ↑ Pseudocirrhosis hepatis. – **cholangiodysplast. P.:** fam., intrahepat. Gallengangswucherung in verbreiterten, übermäßig gefäßreichen Periportalfeldern, jedoch ohne Leberumbau i. S. der Zirrhose, ohne Ikterus u. Störung des Pfortaderkreislaufs; oft kombin. mit Polydaktylie, Kleinhirnanomalien etc.

Pseudo|zyanose: die kongestioniert-gerötete Haut u. Schleimhaut bei Polycythaemia vera. – Ferner die bläul. Hautverfärbung durch Einlagerung körpereigener Pigmente (Melanin, Hämosiderin) oder von Ag, Au aus Pharmaka. – **P.zylinder:** *urol* ↑ Zylindroid. – **P.zyste:** 1) nicht mit Epithel ausgekleidete, nur bindegewebig umgrenzte »Zyste« nach Trauma, Blutung, Nekrose etc., als Retentions- u. parasitäre Zyste. – 2) die mit Toxoplasma gondii angefüllte Wirtszelle.

Psicain®: ↑ d-ψ-Cocain.

Psicofuranin, Angustmycin C: zytostat. Antibiotikum aus Streptomyces hygroscopicus var. decoyicus.

Psi-Funktionen: die parapsych. Phänomene u. Fähigkeiten wie Telepathie, Hellsehen, Präkognition, Psychokinese.

Psilocybin: 3-(2-Dimethyl-aminoäthyl)-indol-4-yl-dihydrogenphosphat; halluzinogener Inhaltsstoff in mexikan. Rauschpilzen.

Psilosis: »Kahlheit«; **1)** ↑ Alopezie. – **2) P. linguae:** die glatte, rote Zunge bei Sprue.

Psittakose: »Papageienkrankheit«, ↑ Ornithose. – **P.körperchen:** ↑ LEVINTHAL*-LILLIE*-COLES* Körperchen. – **P.-Lymphogranuloma-Trachom-Gruppe:** *virol* PLT-Gruppe (↑ PLT-Viren). – **P.-Virus,** Miyagawanella ornithosis s. psittaci, Bedsonia: ovales oder kuglig-polymorphes, intrazytoplasmat. Virus (350–500 µm) der PLT-Gruppe, kultivierbar nur auf Gewebenährböden (Dottersack, Chorioallantoismembran); Erreger der ↑ Ornithose.

Psittazismus: *psych* »Papageiensprache«, Nachsprechen von Wörtern, die nicht verstanden werden.

Psoas: ↑ Musculus (ilio-)psoas. – **P.abszeß:** bei LWS- oder Iliosakralgelenk-Tbk, seltener bei Nierenabszeß vork. ventr. Senkungsabszeß in der Iliopsoas-Loge mit Durchbruch ober- oder häufiger unterhalb des Leistenbandes (DD Hernie!), evtl. in der Adduktorenloge bis zum Knie absinkend; im Rö.bild verbreitert-unscharfer P.schatten (»P.zeichen«). – s. a. Iliakalabszeß. – **P.arkade:** ↑ Arcus lumbocostalis med. – **P.hämatom:** v. a. bei Hämophilie vork. Blutung in die Iliopsoas-Loge. – **P.plastik:** ↑ ROHLEDERER* Operation. – **P.rand-effekt, -syndrom, -zeichen,** HUTTER* Zeichen: *röntg* im i.v. Pyelogramm die auffallend gradlin. med. Kontur des hypotonen oder ampullär erweiterten Nierenbeckens, bes. deutlich unter Ureterkompression. Evtl. Hinweis auf infektiös--tox. Nierenparenchymschädigung. – **P.stellung:** Beugestellung des re. Hüftgelenks (Entspannung des reflektorisch gereizten M. psoas) beim perityphlit. Abszeß. – **P.syndrom:** (MOSER 1959) die auf einseit. Reizzustand u. Hypertonus des M. iliopsoas (»kontrakter Psoas«, v. a. bei unphysiolog. stat. Belastung sowie bei Erkr. im Bauchraum u. bes. im kleinen Bekken) beruhende Symptomatik: geringe LWS-Skoliose (zur Krankheitsseite konkav), gleichseit. Kreuz- u. Unterbauchschmerz, Druck- u. Spontanschmerz im Muskelbereich (verstärkt bei Innenrotation). – **P.zeichen:** *neurol* 1) P.schmerz bei Innenrotation des gestreckten Beines als radikuläres Zeichen (fehlt bei Lumbago). – 2) *chir* ↑ Appendizitiszeichen (4), s. a. P.stellung. – 3) *urol* ↑ P.randzeichen. – 4) *röntg* s. u. P.abszeß.

Psoitis: Entzündung des M. psoas, meist von der Umgebung fortgeleitet; s. a. Psoasabszeß.

Psophometer: Geräuschmesser (meist in Phon geeicht), der den zeitl. Mittelwert der in Frequenzkanälen von endl. Breite gemessenen Spektralamplituden bestimmt.

Psoralene: pflanzl. Stoffe (Kumarine mit Furanring; in Umbelliferae, Rutaceae etc.), die UV-Licht (320–360 nm) adsorbieren, u. a. lockere Verbindgn. mit DNS eingehen, z. T. photosensibilisierend wirken (↑ 8-Methoxypsoralen; s. a. PUVA).

psoriasiform: Psoriasis-artig, -ähnlich; z. B. die **p. Seborrhö** TACHAU-JADASSOHN (= schuppendes figuriertes seborrh. ↑ Ekzem).

Psoriasis (vulgaris), Schuppenflechte: unregelmäßig-dominant bzw. multifaktoriell erbl. Dermatose mit unvollständ. Penetranz, unterschiedl. Expressivität u. deutl. Schwellenwerteffekt (Störung des cAMP-Austausches an der Zellmembran?), z. T. bei exo- u. endogener Abhängigkeit (Klima, mechan., therm., chem. Irritation; postexanthematisch, bei Stoffwechselstörung, durch Menarche, Gravidität, Laktation, Menopause). Vork. in jedem LA (Gipfel 15.–30. Lj.); Verlauf in Schüben oder chronisch, evtl. mit wechselnder Lokalisation u. Ausdehnung, bevorzugt an Ellbogen, Knien, behaartem Kopf, Handtellern u. Fußsohlen, Körperfalten, Nägeln (↑ Tüpfelnägel, »Ölfleck«, subunguale Hyperkeratosen), evtl. auch Schleimhäuten (z. B. im Mund als Leukoplakie oder Exfoliatio areata linguae, beim Typ V. ZUMBUSCH mit weißl.-gelbl.-rötl. Erhebungen, Mikropusteln mit ↑ Erosionen), bis zu ektodermalen (= erythroderm.), mesenchymalen (»**P. arthropathica**«, ↑ Arthropathia psoriatica) u. exsudat. Maximalformen (**P. pustulosa**, mit bis glasstecknadelkopfgroßen MUNRO* Abszessen, auch – mit rotem Hof – auf scheinbar gesunder Haut, z. T. gruppiert u. konfluierend; auf Finger- u. Zehenendglieder beschränkt als ↑ Akrodermatitis continua suppurativa HALLOPEAU, an Handtellern u. Fußsohlen als Typ BARBER-KÖNIGSBECK, generalisiert mit Störung des Allg.befindens als Typ V. ZUMBUSCH, in der Gravidität als Impetigo herpetiformis). Grundeffloreszenz ist das scheibenförm.-erhabene, scharf begrenzte, gesättigt weinrote Erythem mit geschichteter, graumattsilberner Schuppung (↑ Kerzenspanphänomen); nach dessen Form u. Größe unterschieden als **P. follicularis** oder **punctata, guttata, nummularis, geographica, figurata** (z. B. **anularis, orbicul.**), **circinata, gyrata, serpiginosa**, sehr selten **rupioides** s. **ostracea** (mit austernschalenart. Schuppen) u. **vegetans**. Histol.: Parakeratose mit intra- u. subkornealen MUNRO* Mikroabszessen, fehlender Keratohyalinschicht u. regelmäß. Akanthose (Ausziehung der Retezapfen, Hypertrophie der Papillen bis ans Stratum corneum, ↑ AUSPITZ* Phänomen), Ödem, bizarre Schlängelung der Papillargefäße, mäß. lympho-histiozytäres Koriuminfiltrat. – Ther. nur symptomat., z. B. als ↑ Photochemotherapie.

Psorophora: Stechmücken-Gattg. [Culicidae]; Mitüberträger von Gelbfieber- (experimentell) u. Enzephalitis-Viren; in Süd- u. Mittelamerika Transportwirt für Dermatobia-hominis-Eier.

Psorophthalmie: ↑ Blepharitis squamosa.

Psorospermosis: *derm* ↑ DARIER* Krankheit.

PSP: ↑ **P**henol**s**ulfon**p**hthalein.

PSR: ↑ **P**atellar**s**ehnen**r**eflex.

PST: *psych* **P**icture-**s**tory-**T**est (modifiz. TAT zur Erfassung der Persönlichkeitsstruktur Jugendlicher) mit Bildtafeln, zu denen Geschichten zu erzählen sind.

P-Substanz: Nukleoprotein bei grampos. Kokken als Träger für die C-, M- u. S-Substanz (↑ S-Streptokokken). – vgl. Substanz P.

psych...: Wortteil »Seele«; s. a. psycho...

Psych|ästhesie: (KRAEPELIN) seel. Empfindungsfähigkeit, Fähigkeit zu emotionalen Reaktionen. – **p.-ästhet. Zentrum**: ↑ Körperfühlsphäre. – **P.agogik**: beim psychisch Gestörten eine bessere Harmonisierung u. Selbstidentifizierung des Verhaltens anstrebende seel. Führung; i. e. S. die Resozialisierung verhaltensgestörter Kinder mit psychoanalyt. u. pädagog. Methoden. – **P.algie**, Neuralgismus: psychogene Kopf-, Brust-, Herzschmerzen etc., die sich nicht an die anatom. Grenzen der Schmerzempfindung halten u. die als nichtkörperlich empfunden werden; v. a. bei endogener Depression u. Schizophrenie, als körperl. Ausdruck der Angst beim Hypochonder u. Neurotiker. – **P.anopsie**: opt. ↑ Agnosie.

Psych|asthenie: histor. Begr. (19. Jh.) für konstitutionell bedingte Neurosen mit Ängsten, Unvollkommenheitsgefühl, Willensschwäche, Phobien, verminderter emotionaler Belastbarkeit (im Unterschied zur Hysterie). – Ferner das **p.asthenische-dysovarielle Syndrom** (GAFFURI 1961) im Gefolge einer Hypo- oder Amenorrhö, mit Depression, u. U. auch Exzitation. – s. a. Affektepilepsie (»**p.asthen. Krämpfe**«). – **P.ataxie**: Unvermögen, die Aufmerksamkeit länger demselben Objekt zuzuwenden. – vgl. intrapsych. ↑ Ataxie.

Psyche: »Seele«, »Gemüt« als tragende dynam.-ganzheitl. Struktur des Verhaltens.

Psychedelika: Wirkstoffe (↑ Halluzinogene), die – in Verbindg. mit einem myst. Erleben – verdrängte See-

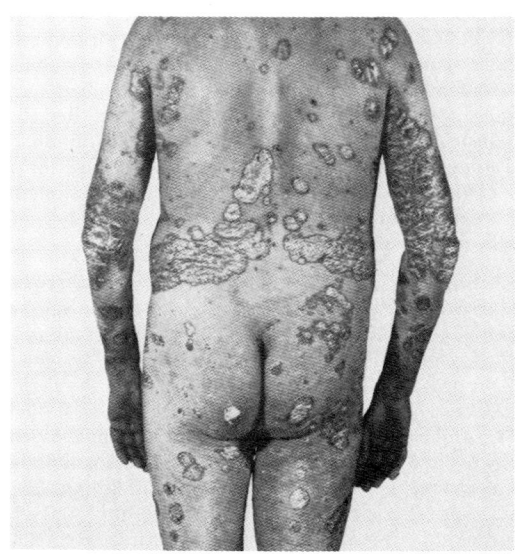

Psoriasis vulgaris

Psychiatrie

leninhalte freilegen; z. B. LSD. – **Psychodelische Behandlg.** (Psychother. mit Anw. von Halluzinogen u. vorher. Einstimmen durch Musik u. Worte auf ein bes. Erleben) v. a. bei Alkoholismus u. im Finalstadium schwerster organ. Erkrn.; vgl. Psycholyse.

Psychiatrie: »Seelenheilkunde« als Fachgebiet der Humanmedizin, das sich mit der Erkennung, nichtop. Behandlung (vgl. aber Psychochirurgie), Prävention, Rehabilitation u. Begutachtung der psych. Krankhtn. u. Störungen u. der psych. u. sozialen Verhaltensauffälligkeiten befaßt. – Zunehmende Aufgliederung in Teilgebiete: ↑ Psychopathologie, experiment. (s. u. Modellpsychose, experim. ↑ Neurose), klin., forens., Sozial-, Kinder- u. Jugend-, Pharmako-P., Psychohygiene, -somatik u. a.

psychisch: seelisch (im Ggs. zu körperlich = somatisch), die Psyche betreffend; z. B. **p. Adaptation** (↑ Adjustment), **p. Äquivalent** (↑ psychomotor. Anfall), **p. Ansteckung** (s. u. Epidemie), **p. Basalsyndrom** (↑ KRETSCHMER* Syndrom [2]), **p. Sättigung** (starke Unlust als Folge länger andauernder gleichart. Reizwirkung auf das Bewußtsein).

Psychismus: 1) Psychiatrie-Richtung des 19. Jh. (v. a. HEINROTH, HARPER, BENEKE), für die psych. Erkrn. primär seelischer Natur sind; vgl. Psychosomatik. – 2) Begr. der ↑ Psychodynamik für die psych. Haltung u. Funktion bzw. deren Anomalien, die nach im Menschen vorgegebenen Mustern ablaufen, z. B. als ↑ hypobulische u. ↑ hyponoische Reaktion, Verdrängung.

psycho…: Wortteil »Seele«; s. a. psych….

Psycho|allergie: »seel. Überempfindlichkeit«, z. B. gegen best. Wörter, Themen, Personen. – **p. anämisches Syndrom**: depressiv oder schizophren gefärbte Psychose bei Perniziosa. – **P. analeptika**: unpräziser Oberbegr. für ↑ P. tonika u. ↑ Antidepressiva.

Psychoanalyse: (BREUER u. FREUD 1896) medizin.-psychol. Lehre, daß das seel. Verhalten vom unbewußten Triebleben getragen wird, dessen Impulse vom Ich u. Überich gehemmt oder sublimiert werden: zentraler Trieb ist die Libido, die sich über orale, anale u. phall. Phase entwickelt u. deren Fixierung auf Frühstadien zu seel. Fehlhaltungen führt, während die Verdrängung unliebsamer Triebvorstellungen u. Impulse Komplexe u. Neurosen erzeugt. – Abweichende Schulen um C. G. JUNG, A. ADLER, K. HORNEY, S. SULLIVAN, H. SCHULTZ=HENCKE u. a. – Die so begründete Untersuchung sonst kaum zugängl. seel. Vorgänge (Aufhellen nicht bewußter Bedeutung von Handlungen, Träumen, Vorstellung u. Äußerungen mittels freier Assoziation) wirkt für neurot. Störungen u. U. als Ther. (Wiederbewußtmachen ins Unbewußte verdrängter, häufig frühkindl. Erlebnisse u. Konflikte, die dann der adäquaten seel. Verarbeitung zugängl. werden), v. a. durch Dialog zwischen Analytiker u. Analysand, wobei ersterer möglichst wenig in die Gedankengänge des letzteren eingreift (Hilfsmittel sind Anamnese, Interpretation unbewußter Wünsche, freie Assoziation, Traumdeutung, Widerstand u. Übertragung), als **aktive P.** mit Einflußnahme auf Umgebung, Suggestionen, Verboten etc.; Dauer bis zu 400 Std. (d. h. über 2–3 J.).

Psycho|anamnese: Erhebung der für die seel. Entwicklung u. Verhaltensstruktur wicht. biograph. Daten. – **P. chirurgie**: offene oder stereotakt. Hirnoperationen zur Ther. von Psychosen, Neurosen u. Verhaltensstörungen; z. B. Rindenunterschneidung, ↑ Topektomie, Leuko-, Thalamo-, Forniko-Amygdalotomie. – Begründer der modernen P. ch. ist EGAS MONIZ (1935 zus. mit ALMEIDA LIMA bei Schizophrenie). – **P. chromästhesie**: ↑ Chromästhesie.

Psych|odometer: Meßgerät für die Ablaufgeschwindigkeit psychischer Reaktionen.

Psycho|drama: (J. L. MORENO 1921) p. therapeutische Methode, bei der im freien Gruppenspiel durch schauspieler. Darstg. konfliktbesetzter Situationen die Spontaneität gelockert u. der Konflikt abreagiert u. im anschließ. Gespräch die Darstg. gemeinsam analysiert wird. Als Varianten das Axio- (Betonen der ethischen Werte), Hypno- (mit Hypnose), Physio-, Soziodrama, ferner Kombinationen mit künstler.-schöpfer. Tätigkeit (Musik, Tanz, Malerei etc.). – **P. dynamik**: (KURT LEWIN) das Gesamt der innerseel. Energieimpulse, hervorgerufen durch die Aktion der einzelnen Instanzen des psych. Apparates untereinander oder auch – bei Verdrängung, Fehlleistung, Phobie – gegeneinander; s. a. Psychismus.

psycho|dynamisch: unter Wirkung psychischer Kräfte (↑ P. dynamik). – **p. dysleptisch**: seelisch enthemmend. – **P. dysleptika**: ↑ Halluzinogene.

Psycho|endokrinologie: »endokrinolog. Psychiatrie«, befaßt mit psych. Besonderheiten von Endokrinopathien sowie der Beeinflußbarkeit der Persönlichkeit(sstörungen) durch Hormone. – **P. energizer**: (engl.) *pharm* das Iproniazid als MAO-Hemmer; i. w. S. auch Antidepressiva etc. – **P. enzephalitis, P. enzephalose**: Postenzephalitis mit psych. Veränderungen.

psychogalvanischer (Haut-)Reflex: Herabsetzung des elektr. Hautwiderstandes (= FÉRÉ* Effekt) u. Schwankung des Hautpotentials (= TARCHANOV* Effekt) bei psych. Erregung (mit verstärkter Schweißsekretion). Ermöglicht quant. Nachweis von Emotionen (z. B. als »Lügendetektor«).

psychogen: in der Psyche begründet, durch seel. Vorgänge verursacht, ohne (erkennbare) körperl. Grundlage, idiopathisch; z. B. **p.** ↑ **Ausnahmezustand, p. Symptomverstärkung** (↑ Überlagerung); sowie als **p. Reaktion** eine durch zurückliegende (oft frühkindl.) oder aktuelle Ereignisse ausgelöste abnorme Erlebnisreaktion (Fixierung oder Ausfall) mit charakterl. oder neurot. Fehlverhalten (z. B. Amnesie, Bewußtseinstrübung, psychot. Episode, Aphonie, Blindheit, Taubheit, Lähmung etc.); fließende Übergänge zur **p. Krankheit** (z. B. Chorea imitatoria, Depression, p. Husten, Halluzination, Topalgie, Schiefhals etc.); oft i. S. einer Zweckreaktion.

Psycho|genie, -genese: die »seel.« Herkunft (Ursachenzusammenhang) des Verhaltens u. seiner Störungen, i. w. S. auch die von »psychogenen« Krankhn. – **P. glossie**: (HEYMANN) ↑ Stottern. – **P. hygiene, P. prophylaxe**: Teilgebiet der angewandten Psychologie, das sich mit der Erhaltung u. Pflege der geist.-seel. Gesundheit des Menschen befaßt (Ursachen psych. Erkrn. in Hinblick auf Vererbung u. soziokulturelle Gegebenheiten, ferner Bevölkerungsaufklärung, Ehe- u. Erziehungsberatung, Früherfassung psych. Krankhtn., Sonderschulen, beschützende Werkstätten, Nacht- u. Tageskrankenhäuser u. a. m.).

Psychoid: (C. G. JUNG) die den Trieben nahestehende psych. Primitivschicht.

Psycho|katharsis: ↑ Katharsis. – **P.kinese**: Begr. der Parapsychologie für seel. Bewegungseinwirkung auf materielle Objekte. – **P.kym**: (E. BLEULER) das ZNS durchfließende »Energie« als Grundlage psychischer Vorgänge.

Psycho|labilität: Instabilität des seel. Verhaltens mit Neigung zu erhöhter Konfliktbereitschaft; zurückzuführen auf Anlagefaktoren, frühkindl. Umweltschäden, neurotisierende Konfliktbelastungen, u. U. auch körperl. Erkrn. (↑ Psychom). – **P.lagnie**: sexuelle Erregung durch einschläg. Vorstellungen u. Tagträume.

Psycho|lepsie: 1) (P. JANET) plötzl., kurzdauerndes Nachlassen der »psych. Spannung« mit Aussetzen der intellektuellen Prozesse; v. a. bei Psychasthenikern u. Schizophrenen (z. B. als »Fadenverlieren«, »Gedankenentzug«). I. w. S. auch die entsprech. Wirkung p.troper Medikamente (bes. P.leptika). – 2) kurzdauernde Bewußtseinsunterbrechung bei epilept. Absenz oder synkopalem Anfall. – **P.leptika**: (DELAY) Arzneimittel mit dämpfender Wirkung auf psych. Funktionen u. höhere Nerventätigkeit (je nach Dosis Gleichgültigkeit, Entspannung, Müdigkeit, Aggressivitätsdämpfung u. schließl. Schlaf), d. s. Hypnotika, Sedativa, Tranquilizer u. die – zur Ther. endogener Psychosen des schizophrenen, zyklothymen u. paranoid-halluzinator. Formenkreises geeigneten – Neuro- u. Thymoleptika.

Psychologie: »Seelenkunde«, Lehre von den inn. Voraussetzungen u. Beweggründen des menschl. Daseins als integrierte Ganzheit (»Ganzheits-P.«), als Summe von Einzelfunktionen (»atomist. P.«), als sich wandelnde u. verwirklichende Strukturen (»dynamische P.«). – Als **angewandte P.** die Betriebs-, Werbe-, Wehr-, forens., pädagog. P. sowie die – von Ärzten u. Psychologen betriebene – **medizin. P.** (Psychother., -analyse, -somatik, Hypnologie, Sozialpsychiatrie, Psychopathologie u. -pharmakologie, Konstitutionsforschung u. Typologie) u. als deren spez. Zweig die **klin. P.** (Anw. psychol. u. psychiatr. Methoden zur Diagnostik u. Verlaufskontrolle psych. Krankhtn.).

Psycho|lyse, p.lytische Therapie: (R. A. SANDISON 1954) Auflösung belastender Erlebniskomplexe durch niedrig dosierte Halluzinogene (v. a. LSD, Psilocybin, Meskalin) nach vorbereitender P.analyse, wobei der Rausch p.therapeut. Wirkung hat u. durch freie Assoziationen angereichert werden kann; indiziert bei chron. Neurose, Phobie, sexueller Perversion, Alkoholismus, psychot. Grenzfällen; vgl. psychedelische Ther. – **P.lytika**: ↑ Halluzinogene. – vgl. Psychotolytika.

Psychom: (HELLPACH 1946) das persönlichkeitseigene seel. Verhaltensbild in Verbindung mit einer best. Erkrankung.

Pscho|metrie: 1) Zeitmessung psychischer Vorgänge. – 2) möglichst obj. Erfassung von psych. Funktionen u. Persönlichkeitsmerkmalen mit Hilfe von Tests. – **P.mimetika**: ↑ Halluzinogene. – **P.motilität**: 1) durch unbewußte psych. Einflüsse im Ablauf veränderte unwillkürl. Bewegungen. – 2) die seel. Beweglichkeit. – **P.motorik**: die die Körpermotorik beeinflussende dynam. Struktur der Psyche (konstitutions- u. temperamentsabhängig); i. w. S. das für das Individuum typ. Gesamt seiner willkürl. Bewegungen (einschl. ↑ P.motilität), das durch psych. Erkrn. u. Hirnschäden weitgehend gestört werden kann.

psychomotorisch: die ↑ Psychomotorik betreffend; z. B. die **p. Bahn** (↑ Pyramidenbahn), **p. Hemmung** (Bewegungsarmut bei endogener Depression), **p. Verblödung** (KLEIST* ↑ Katatonie), der **p. Reflex** (↑ HAAB* Reflex). – Ferner: **p. Anfall, Dämmerattacke, Krise**: Sek. bis Min. dauernde »Pseudoabsenz« (»dreamy state«) mit Bewegungsautomatismen, meist auch veget. Begleitzeichen, als Ausdruck einer Schläfenlappenläsion (= symptomat. ↑ Temporallappenepilepsie). Neurol. Halbseitenzeichen fehlen häufig, die Automatismen geben keine Seitenhinweise (bei etwa 50% Kontraversivphänomene); sichere Abgrenzung von Absenz u. DD oft nur durch EEG möglich; als **p. Status epilepticus** für die Prognose ungünstig. – Zu unterscheiden vom **p. Dämmerzustand** für Min. bis Std. nach einem epilept. Krampfanfall, mit Bewegungsautomatismen u. Amnesie; evtl. als Anfallsäquivalent (z. B. bei antikonvulsiver Ther.).

Psychoneurose: 1) (S. FREUD 1894) auf Grund eines frühkindl. Konfliktes entstandene Übertragungs- oder narzißtische Neurose (Gegensatz: ↑ Aktualneurose). – 2) neurot. Zustand mit Angst, Phobie, Zwangshandlung u. depressiver Verstimmung. – 3) schwere oder im Organischen verwurzelte Neurose mit vorw. psych. Symptn. (im Ggs. zur Organ- oder Konversionsneurose). – 4) rein psychogene Neurose.

psychonoetischer Antagonismus: das Wechselspiel von Psyche u. Verstandeskräften, das beim psychisch Kranken aktiviert werden muß, um ihn seine Psychose als heilbar erkennen zu lassen.

psycho|optisches Zentrum: ↑ Sehsphäre; **p.opt. Reflexe** sind z. B. Blinzel-, Akkommodations-, Konvergenz-, Fusions-, Fixationsreflex. – **P.organiker**: der an einem hirnorganischen P.syndrom Erkrankte. – **p.organische Prüfung**: bei Verdacht auf organ. Hirnstörung spez. Prüfung von Altgedächtnis, Merkfähigkeit, Auffassung (Konzentrationsfähigkeit u. Schrift). – **p.osmisches Zentrum**: ↑ Riechsphäre.

Psychopath: »abnorme Persönlichkeit« (↑ Psychopathie), bei der divergierende Anlagefaktoren oder eine Strukturschwäche Störungen im affektiven u. willensmäß. Verhalten u. damit Anpassungsschwierigkeiten bedingen. Nach K. SCHNEIDER unterschieden als **hyperthymer** (auch Oberbegr. für lebhaften = tachythymen, erregbaren, explosiblen, reizbaren, streitsücht. u. heiteren P.), **depressiver** (»athymer« oder »trauriger« P., pessimistisch, schwermüt., oft sozial angepaßt u. bei guter Intelligenz erfolgreich), **selbstunsicherer** (z. B. ↑ Sensitiver), **fanat.** (3 Typen: »persönl. Fanatiker« = **querulator. P.**, »Ideenfanatiker«, »matter Fanatiker«, d. h. wirklichkeitsabgekehrt, verschroben), **geltungsbedürft.** (meist mit hyster. Charakter), **stimmungslabiler** (»poikilothymer«), **explosibler** (mit plötzl. Affektentladungen, durch Alkoholgenuß verstärkt bis zu Gewalttaten), **gemütloser** (ohne Mitgefühl u. zwischenmenschl. Bindungen; wird häufig zum Kriminellen, bei höherer Intelligenz aber auch zum Erfolgreichen), **willenloser** (= haltloser P.; unzuverlässig, widerstandslos gegen äuß. Einflüsse, verführbar, Neigung zu sexueller Verwahrlosung u. Prostitution, ohne Hilfe nicht zu zielstreb. Verhalten fähig) u. **asthen. P.** (s. u. Psychasthenie); nach E. KAHN als nervöser, ängstl., emp-

Psychopathie

Einteilung der Psychopharmaka (nach STACH und PÖLDINGER 1967)

	Gruppe	chem. Klassen
Psychopharmaka i.w.S.	A) *P. mit psychotomimet. Wirkung = Psycholytika* (Halluzinogene)	
	B) *P. ohne antipsychot. Wirkung* 1) Hypnotika 2) Tranquilizer (nichthypnot. Sedativa) 3) zentrale Stimulantien	
Psychopharmaka i.e.S.	C) *P. mit antipsychot. Wirkung* 1) *Neuroleptika* (nicht hypnot. Sedativa mit vorwiegend antischizophrener Wirkung) 2) *Antidepressiva* (mit vorwiegend antidepressiver = stimulierender Wirkung) a) *Thymoleptika* (vorwiegend stimmungsaufhellende Antidepressiva)	(Aza-)Phenothiazine Benzochinolizine Butyrophenone Rauwolfia-Alkaloide Thia-xanthene Dibenzo-azepine, -diazepine, -thiepine, zykloheptadi- u. -triene, Dibenzoxepine
	b) *Thymerethika* (vorwiegend hemmungslösende Antidepressiva)	Hydrazine Hydrazide

findsamer, zwanghafter (= anankast.) erregbarer, hyperthymer (evtl. zyklothymer), depressiver, stimmungslabiler, gemütskalter, willensschwacher, triebhafter, sexuell perverser (= triebanomaler), hyster., phantast., verbohrter u. verschrobener P. – Ferner der **dysthyme** (s. u. Dysthymie) u. der **schizoide P.** (Bindeglied zwischen Schizothymie u. Schizophrenie). – Soweit anlagebedingt (u. nicht symptomat., z. B. als milieugeschädigter Neurotiker), einer psychoanalyt. Ther. nicht zugänglich.

Psychopathie: auf Grund eines konstitutionell abnormen Persönlichkeitsgefüges – im allg. ohne Störung der Intelligenz – sich bereits frühkindlich (↑ Autismus) oder später manifestierende »Abnormität der Persönlichkeit« (↑ Psychopath); abgegrenzt von der Neurose durch die nicht lebensgeschichtlich erworbene Persönlichkeitsstruktur, von der Psychose durch Fehlen einer nachweisbaren oder postulierten organ. Grundlage. – In der französ. u. angloamerikan. Psychiatrie auch Bez. für alle psych. Auffälligkeiten (während der eigentl. P.-Formen als »personality or character disorders«, »personality pattern disturbances« bezeichnet werden).

psychopathisch: mit abnormer Persönlichkeit, ↑ Psychopathie betreffend; z. B. die qual. u./oder quant. überschießende **p. Reaktion** auf intensive Erlebnisreize (Schreck, plötzl. Verlust von Angehörigen etc.), von einer Psychose anhand der kurzen Dauer u. der verständl. Urs. abgrenzbar.

Psycho|pathologie: die durch STÖRRING (1900) begründete, durch JASPERS (1913) u. S. FREUD weiterentwickelte Wissenschaft von den krankhaften seel. Vorgängen u. den Geisteskrkhtn. sowie von den psychophys. Korrelationen bzw. den daraus abgeleiteten Krankheitstheorien (Organogenese, psychophys. Parallelismus, Psychogenese).

Psycho|pharmaka: p.trope Arzneimittel, i. e. S. die mit antipsychot. Wirkung (↑ Tab.). – **P.pharmakologie**: Zweig der Pharmakologie (u. der Pharmakopsychologie), der sich mit der Anw. der P.pharmaka (»**P.pharmakotherapie**«) befaßt. – **P.phylax(i)e**: ↑ Psychohygiene. – **P.physik**: (WEBER, FECHNER 1850/60) Vorstufe der experiment. Psychologie, die mit exakten naturwissenschaftl. Methoden gesetzmäß. Zusammenhänge zwischen phys. u. psych. Phänomenen aufzuklären suchte.

psychophysisch: Seelisches u. Körperliches betreffend (vgl. psychosomatisch); z. B. **p. Grundgesetz** (↑ FECHNER*, WEBER* Gesetz), **p. Konstitutionstypen** (s. u. KRETSCHMER*), **p. Niveau** (W. KÖHLER; die kortikalen Zentren, in denen die Wahrnehmungsprozesse bewußtseinsintegriert werden), **p. Simultantherapie** (v. a. bei funktionellen Störungen u. zur Rehabilitation; i. w. S. auch die psychosomat. Ther.).

Psycho|plegie: vorübergeh. Verwirrtheit u. Amnesie infolge arteriosklerot. Hirndurchblutungsstörung. – **P.plegika**: beruhigend wirkende ↑ P.pharmaka wie z. B. Neuroleptika, Tranquilizer. – **P.prophylaxe**: 1) ↑ P.hygiene. – 2) suggestive oder psychagog. Vorbereitung auf erwartete oder unerwartete Ereignisse; z. B. die Geburtsvorbereitung der Schwangeren durch Aufklärung u. Einübung geburtspositiver Vorstellungen, um zu schmerzhafter Wehenverarbeitung führende Reflexe zu eliminieren, evtl. erweitert durch Gymnastik, Atem- u. Entspannungsübungen (n. READ, NIKOLAJEW, LAMAZE).

psychoreaktiv: als Reaktion auf Erlebnisse (auch i. S. von psychogen); z. B. das **p. Störungssyndrom** (↑ Brain-fag-Syndrom).

Psycho|reflex: an psych. Vorgänge gebundener Reflex, z. B. ↑ Aufmerksamkeits-, ↑ bedingter Reflex. – **P.relaxans**: entspannendes ↑ P.pharmakon.

Psychose: vorübergehende oder sich stetig verschlechternde psych. Erkr. oder Abnormität auf – erkennbarer oder hypothet. – organ. Grundlage, wobei die Abgrenzung gegen Neurose, Schwachsinn, Psychopathie, epilept. Wesensänderung etc. anhand von Schweregrad der Veränderungen, Nichtverstehbarkeit der Phänomene, fehlender Krankheitseinsicht, Kommunikationsstörung, mangelhafter sozialer Anpassung etc. schwierig sein kann (im angloamerikan. Sprachgebrauch: jede psych. Störung mit best. Ausmaß der Auffälligkeit u. Notwendigkeit sozialer Betreuung). – Grundsätzlich unterscheiden sich **endogen** (»funktionell«) u. **exogen** (»körperlich begründbar«; i.e.S. der BONHOEFFER* Reaktionstyp [s. u. Psychosyndrom], z. B. **organ. P.** nach Hirnerkr. u. -trauma, mit obligatem Persönlichkeitsabbau, meist auch Demenz; s. a. Modell-P.), als **typisch** u. **atyp.** (s. a. Psychosyndrom); darüber hinaus vielfält. Unterteilung (s. a. Phasophrenie): **alkohol.** (↑ Alkohol-P.), **arteriosklerot.** (s. u. Depression u. Delir), **depressive** (= endogene ↑ Depression), **dysglanduläre** (= endokrines ↑ Psychosyndrom), **eklampt., epilept.** (↑ Epilepsiepsychose), **hyperkinet., induzierte** (↑ Folie à deux), **infektiöse** (↑ Infektions-P.), **infantile** u. **juvenile** (mit v. a. autist. bzw. hebephrenen Zügen), **klimakter.** (↑ Involutions-, Wechseljahrs-P.), **man.-depressive, metabol.** oder **metaptot.** (»Degenerations-P.«, als atyp. endogene P.), **oneiroide** (mit traumhafter Verworrenheit, oft Bewußtseinsveränderung), **period.** (mit Zwischenphasen völl. Gesundheit; v. a. man.-depress. Erkr., aber auch Schizophrenie, Paranoia, Katatonie), **polyneurit.** (↑ KORSAKOW* Syndrom), **puerperale** (↑ Wochenbett-P.), **rheumat.** (↑ Rheuma-P.), **schizoaffektive** (Schizophrenie v. a. Jugendlicher mit anfänglich vorherrschender man.-depress. Affektstörung), **schizoforme** (Schizophrenie-ähnl. symptomat. P. oder paranoid-halluzinator. Bild [mit episod.-period. oder chron. Verlauf] oder gutart., auf Insulin-Ther. ansprechende u. ohne Defekt ausheilende Form), **senile** (↑ Alters-P.), **tabetische** (↑ Tabes-P.), **toxische** (↑ Intoxikations-P.), **zirkuläre** (↑ man.-depressive Erkr.), **zirkulator.** (bei langsam einsetzender Hirnhypoxie), **zykloide P.** (»mischbildhafte oder Emotions-P.«, atypisch u. phasisch verlaufende – u. meist günstig ausgehende – endogene P.-Gruppe mit Sympt. der Schizophrenie u. der man.-depressiven Erkr.; als bes. Formen die Motilitäts-, Verwirrtheits- u. Angst-Glücks-P.).

Psycho|sedativa: ↑ Tranquilizer. – **p.sensorischer Anfall**: bei Kindern auftret. Schmerzen u. Mißempfindungen (MENIÈRE-Anfälle, Migräne, Nabelkoliken) mit Beziehungen zur Epilepsie (abnormes EEG, Behandlungsfähigkeit durch Antiepileptika). – **p.sensorielle Aura**: psych. Alterationen u. Trugwahrnehmungen als initiale Erscheinungen eines partiellen epilept. Anfalls (von entsprech. Prodromen zu unterscheiden!).

Psychosin-UDP-galaktosyl-transferase: Enzym mit der Reaktion: UDP-galaktose + Sphingosin = UDP + Psychosin (ein Sphingosin-Galaktosid).

Psycho|somatik: Lehre von den Beziehungen zwischen Leib u. Seele, i. e. S. von den psych. Einflüssen auf das Körpergeschehen (die bei keiner somat. Krankh. fehlen) u. umgekehrt. Als typ. **p.somat. Erkrn.** (»**P.somatosen**«, meist infolge einer durch Dauerkonflikt bedingten neurovegetat. Funktionsstörung) gelten u. a.: essentielle Hypertonie, Hyperthyreose, Migräne, Magen-Duodenalulkus, Bronchialasthma, Colitis ulcerosa, Ekzeme etc. (u. sind zu behandeln mit einer geeigneten Kombination von Somato- u. Psychother., v. a. Analyse, autogenes Training, gestufte akt. Hypnose).

Psychosomimetikum: ↑ Halluzinogen.

Psychostimulantien: ↑ Psychotonika.

Psychosyndrom: ein Muster psychischer Alterationen; i. e. S. das **hirnorgan. P.**, akut bei Tumor, Commotio, Intoxikation, mit zeitl. u. örtl. Desorientiertheit, Bewußtseinstrübung, Störung von Merkfähigkeit, Aufmerksamkeit, Konzentration, intellektuellem Verhalten u. Urteilsfähigkeit, Verlangsamung aller Denkprozesse; evtl. übergehend ins **chron. P.**, auch nach Körperkrankhtn., mit Demenz, Delir, symptomat. Psychose, epilept. Wesensänderung (i. e. S. als ↑ KORSAKOW* Syndrom = amnest. oder hirndiffuses oder hyperton.-akinet. P.). Ähnlich das BONHOEFFER* P. als exogene »Begleitpsychose« bei schwerer körperl. Allg.- u. Hirnerkr. mit je nach Konstitution unterschiedl. »akuten exogenen Reaktionstypen« wie Bewußtseinsstörung, Schlafbedürfnis, Somnolenz, Stupor, Störung von Merk-, Antriebs-, Urteils-, Leistungsfähigkeit u. Affektivität (oft zwischen Extremen schwankend), häufig Halluzinationen u. Wahnideen (Heilung oder Übergang in organ. P.). – Ferner: das **endokrine P.** (M. BLEULER) bei fast jeder Dyshormonose, mit Veränderungen (soweit sie nicht auf einer Stoffwechselkrise oder diffusen Hirnschädigung beruhen) von Triebaktivität (z. B. Heißhunger oder Appetitlosigkeit, Schlafneigung oder -losigkeit, meist vermind. Sexualität), Bewegungs- u. Kontaktbedürfnis, Antrieb (Euphorie, Dysphorie, depressive Verstimmung); das **hirnlokale P.** bei begrenzter Hirnschädigung, mit je – vom Ort der Schädigung unabhängig – Symptomatik (Antriebsminderung mit depressiver Verstimmung bis zum Stupor, bei Kindern u. Jugendl. Erethie u. Aggressivität), ohne Beteiligung von Intellekt. u. Gedächtnis; das **infantile** bzw. **juvenile P.** mit tiefgreifender Persönlichkeitsveränderung, herabgesetzter psych. Leistungsfähigkeit, Überempfindlichkeit gegen Hitze, Wetterwechsel u. tox. Einflüsse (oder chron. Form wie KORSAKOW* Syndrom), nach Beseitigung der Urs. (meist Tumor) weitgehend rückbildungsfähig; das **temporale P.** (bei Schläfenlappenläsion, v. a. psychomotor. Epilepsie) mit charakterist. »Schwäche, Erlebnisse u. Erfahrungen zu verwerten u. die eigenen Gedanken u. Handlungen aus der Persönlichkeit heraus zu gestalten«, unecht wirkenden depressiven Zuständen, hypochondr. Beschwerden, Beeinflußbarkeit, Unsicherheit, eigentüml. Beziehungslosigkeit zu sich u. der Umwelt.

Psycho|synthese: (JUNG) analyt. Therapieverfahren, bei dem das durch Traumdeutung u. freie Assoziation gewonnene Material durch den Analytiker wieder zusammengesetzt wird. – **P.test**: in der P.diagnostik angewandter Test zur Abschätzung von Intelligenz (BINET*, Hamburg-WECHSLER*, Labyrinthtest) u. geist. Leistungsfähigkeit (BENDER*, BENTON* Test), zur Prüfung von Begabung (GIESE*, Wabentest), Aufmerksamkeit u. Konzentration, Arbeitsverhalten (BOURDON*, Durchstreichtest), Schulreife (BÜHLER*-HETZLER*, KRETSCHMER*, HÖHN* Test) u. Interessen, ferner ↑ projektive Verfahren (»Entfaltungstests«).

Psychotherapie: Ther. abnormer psych. Zustände sowie psych. u. körperl. Erkrn. (insbes. psychoreaktiver u. neurot. Störungen) mit psychol. Mitteln: Gespräche u. Zuhören, emotionale Beziehungen u. Übertragungsvorgänge (v. a. bei der Analyse), die über Aufforderung, Ermutigung, Suggestion, Einsicht, Abreaktion, Entspannung etc. einwirken sollen; u. zwar als **aufdeckende** (mit Bewußtwerdenlassen des Konfliktes, d. h. psychoanalytisch orientierte) u. als ↑ **zudeckende P.**; je nach Zielsetzung als **unterstützende** (ohne Konfliktanalyse, nur um bessere Verhaltensweisen u. seel. Gleichgewicht zu schaffen, v. a. durch Logother. = **appellative P.**), als **umschulende** (v. a. durch Verhaltensther., Autosuggestion u. Hypnose, evtl. mit Drogenunterstützung), als **umstrukturierende P.** (Veränderung von Charakterstruktur, vorw. durch Psychoanalyse; erstere beide auch als »kleine«, letzere als »große **P.**« bezeichnet). – Neben Psychoanalyse, Logother. (auch als Kurz- oder Fokal-P.), autogenem Training, Entspannungsther., Suggestivverfahren (↑ Hypnose) als Hilfsmethoden Atem-, Bewegungs- u. Beschäftigungsther.; s. a. Gruppen(psycho)ther., gezielte Analyse (als gezieltes Organtraining).

Psychotika, Psychoto|gene, -mimetika: die – psychoseart. Zustände hervorrufenden – ↑ Halluzinogene.

Psychotiker: an einer ↑ Psychose Leidender.

psychotisch: an einer ↑ Psychose leidend, eine Psychose betreffend; z. B. **p. Episode** (länger als ein

Psychotolytika

Paroxysmus dauernder, aber weitgehend reversibler Dämmerzustand bei Epilepsie oder Hirnerkr.).

Psychotolytika: die Psychopharmaka mit antipsychot. Wirkung, d. s. ↑ Neuroleptika u. Antidepressiva.

Psycho|tonika: Substanzen mit anregender Wirkung, insbes. Weckamine u. manche Appetitzügler. – **p.toxische Basisreaktion**: (LEUNER) bei Applikation von Halluzinogenen auftret. Rauschzustand, evtl. mit Bewußtwerden bislang unbewußter Konflikte. Therapeutisch als ↑ P.lyse genutzt.

psychotraumatisch: als seel. Trauma wirkend.

Psychotrin: ein Ipecacuanha-Alkaloid.

psychotrop: mit spez. Wirkung auf psych. Funktionen; z. B. **p. Stoffe** (v. a. Alkohol, ↑ Psychopharmaka).

psychovegetatives Syndrom: neurovegetative ↑ Dystonie (samt einschläg. psych. Alterationen).

psychro...: Wortteil »Kälte«, »Nässe« (s. a. Frigo..., Kryo..., Kälte...); z. B. **p.phil** (»kälteliebend«) als adj. Bez. für Mikroorganismen, die bei 0–30° (Opt. 15–20°), d. h. unterhalb der menschl. Körpertemp., gedeihen.

9p-Syndrom: charakterist. Mißbildungskomplex (Trigonozephalie, mongoloide Lidachse, hoher Gaumen, Mikropathie etc.) mit Intelligenzminderung bei terminaler Delation des kurzen Armes des Chromosoms 9 (distal von p 22).

P-System: (LANDSTEINER, LEVINE 1927) dominant-rezessiv erbl., vom AB0- u. MNS-System unabhäng. Blutgruppen-System mit dem – nur am Erythrozyten nachweisbaren – Faktor P verschiedener Stärke (P_1 = stark, P_2 = mittelstark, P_3 = schwach); Vork. (»P+«; im Ggs. zu »P–« oder »p«) in Europa u. Nordamerika mit 74–82%, bei Negern mit 98%. Iso-Anti-P-Kälteagglutinine irregulär im Serum von p-Menschen; Anti-P evtl. Urs. von Neugeborenen-Erythroblastosen (maternale AK auch durch Transfusion erworben).

Pt: ↑ Platin. – **PT**: 1) ↑ Primärtumor; 2) ↑ Pulmonalton; 3) *kard* ↑ $P-T_a$-Dauer. – **p. t.**: post transfusionem (s. a. Transfusions...).

PTA: Phospho-transazetylase. – **PTA C**: Plasma Thromboplastic Antecedent C (↑ Faktor XI). Beim autosomal-dominant erbl. PTA-Mangel (»ROSENTHAL-Krankht.«) leichte hämorrhag. Diathese mit Hämophilie-ähnl. Blutungstyp.

ptarm...: Wortteil »niesen«; z. B. **Ptarmika** (Niesmittel), **Ptarmus** (↑ Nieskrampf).

PTC: 1) *chem* Phenylthiocarbamid, experim. Tyrosinase-Hemmstoff. Der **PTC-Geschmackstest** prüft die – z. B. bei ca. 70% der Europäer – genetisch fixierte Fähigkeit, PTC als bitter zu empfinden (↑ »Schmecker«; bei Nichtschmeckern Erkrankungsziffer an Diabetes, Poliomyelitis u. Zahnkaries über dem Durchschnitt. – 2) *serol* Plasma-Thromboplastin-Component (= Faktor IX). Bei PTC-Mangel ↑ Angiohämophilie, Hämophilie B. – 3) **p**erkutane **t**ranshepat. ↑ **C**holangiographie.

PTD: *radiol* prozentuale **T**iefen**d**osis.

P-T_a-Dauer: *kard* im EKG die Zeit vom Beginn der P- bis zum Ende der T_a-Welle, d. h. die Erregungsdauer der Vorhöfe (nur bei Überleitungsstörung erkennbar, da T_a sonst im QRS versteckt); normal 0,3 bis 0,45 Sek.

Pteridin: bizykl. Verbindg. aus Pyrimidin u. Pyrazin; Grundgerüst der **Pterine** (z. B. in Folsäure, ↑ dort. Formel).

Pterigo...: ↑ Pterygo...

Pternalgie: (*gr* pterna = Ferse) Fersenschmerz.

Pteroinsäure: die der **Pteroylmonoglutaminsäure** (↑ Folsäure) zugrundeliegende freie Säure.

Pterygium: »Flügelfell«, flughautähnl. Haut- oder Schleimhautfalte. – **1) P. conjunctivae**: angeb. oder erworb. (meist im Senium), dreieck. Bindehautduplikatur im nasalen Lidspaltenbereich, deren Spitze den Hornhautrand etwas überschreitet; angeb. Form nur wenig vaskularisiert u. nicht progredient. – **2) P. colli**: angeb., frontale Hautfalte schräg von der Mastoid- zur Akromiongegend; meist bds. als typ. Befund beim BONNEVIE*-ULLRICH* (»**P.-Syndrom**« i. e. S.), ULLRICH*-TURNER* (↑ dort. Abb.), -NIELSEN*, NONNE*-MILROY*-MEIGE*, ROSSI*, TURNER*-KIESER* Syndrom (ferner »**P. der Kniekehle**« beim FÈVRE*-LANGUEPIN* Sy.); auch erworb., v. a. nach Verbrennung (breite Narbenzüge zwischen Hals, Kinn, Schulter).

pterygo|ide(u)s: (*lat.*) flügelähnl. – **p.nuchaler Infantilismus**: ↑ ULLRICH*-TURNER* Syndrom. – **P.palatinum-Syndrom**: ↑ SLUDER* Syndrom. – **P.spermin**: antibiot., gegen grampos. u. -neg. Baktn. wirksame Verbindg. aus Moringa p.sperma.

P-Test, PROKOP* Test: Nachweis inkompletter AK in hypotoner NaCl-Lsg. (dadurch wahrsch. Oberflächenvergrößerung der Ery mit agglutinationsgünst. Verlagerung der Rezeptorenorte).

PTH: 1) **P**ara**th**yreoidea. – 2) parathyreotropes Hormon. – 3) **Pr**o**th**ionamid. – 4) *radiol* prozentuale (= relative) ↑ Tiefendosis in der Haut.

Ptilosis: *ophth* ↑ Madarosis.

PTL-Gruppe: *mikrobiol* ↑ PLT-Viren.

Ptomaine: bei Leichenfäulnis entstehende N-Basen (biogene Amine). Bei Intoxikation (»Leichenvergiftung«) Sympt. ähnl. denen der Atropinvergiftung (»**Ptomatropinismus**«).

Ptose, Ptosis: »Senkung« eines Organs, z. B. ↑ Gastro-, Entero-, Nephroptose; s. a. Descensus. – I. e. S. die **P. palpebrae**, das Herabhängen des Oberlids; als **P. paralytica** (Ausfall des Levator palp. sup. infolge Defektes im Kerngebiet des M. oculomotorius) dominant oder rezessiv erbl., meist doppelseit., häufig mit Lidhypoplasie u. leichter Parese des Rectus sup. (s. a. GUNN* Phänomen, KLEIN*-WAARDENBURG* Syndrom [»**P.-Epikanthus-Sy.**«] oder erworben (intrazerebrale Okulomotorius-Läsion durch Tumor, Trauma, Gefäßerkr., Enzephalomyelitis, Meningitis, Tbk, Lues, Blei-, CO-Vergiftung), stets einseit., mit Beteiligung aller vom N. III versorgten Augenmuskeln u. der Mm. ciliaris u. sphincter pupillae (der leicht vorgedrängte, nach außen-unten abgewichene Augapfel ist vollständig bedeckt, Oberlidfalte verstrichen). – Als **P. sympathica** durch Ausfall des M. tarsalis, stets geringfügig u. einseit., angeb. oder erworben (↑ HORNER* Symptomenkomplex). – Ferner **nicht-paralyt. P.** durch entzündl.-narb. Prozeß (Trachom, Ankyloblepharon, Blepharospasmus, Orbita-Lidtumor, als Ermüdungszeichen (bes. abends) bei Myasthenia gravis, durch Vordrängen des Orbitalfettes bei konstitutioneller Minderwertigkeit des Septum orbitale; sowie (als »**P. falsa**«) die ↑ Blepharochalasis.

ptotisch: herabhängend (↑ Ptose).

PTS: *otol* **p**ermanent **t**hreshold **s**hift, d. h. bleibende Hörminderung (in dB). – **PTT**: **p**artial **t**hromboplastin **t**ime (s. u. Thromboplastinzeit).

Ptyalagoga: ↑ Sialagoga. – **Ptyalin**: die α-Amylase im Speichel. – **Ptyalismus**: ↑ Sialorrhö.

ptyalo...: Wortteil »Speichel«; z. B. **P.lith**, **P.zele** (↑ Speichelstein bzw. -zyste).

Ptyxis: (griech.-lat.) Faltung (↑ Plicatio).

PTZ: partielle ↑ Thromboplastinzeit.

PU: **P**regnancy **u**rine hormone (↑ Tab. »Gonadotropine«).

Pub|algie: ↑ PIERSON* Syndrom. – **P.arche**: Beginn der Schambehaarung im 11.–12. bzw. (♂) 12–13 Lj. (mit individuellen Varianten). **Prämature P.** bei – meist zerebralgeschädigten – Mädchen ohne Virilisierung, mit beschleunigter Knochenreifung u. vermehrter 17-Ketosteroid-Ausscheidung.

Pubeotomie: *geburtsh* ↑ Hebeosteotomie.

puberal: mannbar, heiratsfähig, die Pubertät betreffend (v. a. zeitlich, aber auch i. S. von pubertär).

pubertär: zur ↑ Pubertät gehörend; vgl. puberal.

Pubertät: »Geschlechtsreife«, die durch hypophysäre ↑ Gonadotropine ausgelöste, bezügl. Zeitpunkt u. Dauer stark variierende (↑ Akzeleration) Zeit vom Erstauftreten sekund. Geschlechtsmerkmale bis zur Menarche bzw. Spermatozoenreife, normal zwischen 9. u. 17. bzw. (♂) 12. u. 17. Lj. (Gestaltwandel u. geist.-seel. Reifung gehen bis zum Ende der Adoleszenz weiter). Neben körperl. (↑ Tab.) auch psych. Veränderungen (disharmon. Motorik, vergröberte Mimik, labile Stimmung, wachsende Selbstkritik bis zu Minderwertigkeitskomplexen, Geltungs-Machttrieb etc.), mit deren Verschwinden ein neues Ichbewußtsein gefunden wird. – s. a. Pubertas.

Lebensjahr	Mädchen	Knaben
9–10	Verbreiterung des Beckens, Hüftrundung Adrenarche	
11	Thelarche, Pubarche	Adrenarche
12	Gonadarche, Höhepunkt des Wachstumsschubes	
13	Menarche, Achselbehaarung	Gonadarche, Pubarche, Vergrößerung der Hoden
14		Höhepunkt des Wachstumsschubes, Pubertätsgynäkomastie
15		Stimmbruch, Achselbehaarung, Bartwuchs
16–17	regelmäß. Menstruation mit Ovulation, Abschluß des Skelettwachstums	männl. Schambehaarungstyp, stärkere Körperbehaarung
18–19		Abschluß des Skelettwachstums

Pubertäts|basedowoid: die ↑ Adoleszentenstruma. – **P.blutung**: juvenile ↑ Blutung. – **P.drüse**: die – bei P.beginn in großer Zahl auftretenden – Hodenzwischenzellen. – **P.epilepsie**: infolge der durch die hormonelle Umstellung erhöhten Krampfbereitschaft vorübergehend auftret. Epilepsie mit generalisierten oder partiellen Krisen.

Pubertäts|fettsucht: das ↑ Pseudo-FRÖHLICH*-Syndrom. – **P.gynäkomastie**: temporäre ein- oder doppelseit. Brustdrüsenschwellung bei ca. 50% der pubertierenden Knaben, evtl. als Makromastie (bei Persistieren Mammektomie; Hormon-Ther. kontraindiziert).

Pubertäts|haar: ↑ Übergangshaar. – **P.irresein, P.-idiotie**: ↑ Hebephrenie. – **P.krise**: als Folge eines noch unbewältigten Instinktwandels auftret. psychosenähnl., oft einer Hebephrenie gleichende Zustände mit günst. Verlauf. – Auch an P.konflikte gebundene Neurosen klingen postpuberal meist ab, ebenso das episod. **P.oneiroid** (hirnorganisch bedingte Umdämmerungen v. a. bei ♂♂; konstitutionelle hypophysär--dienzephale Regulationsstörung STUTTE?). – **P.kropf**: ↑ Adoleszentenstruma. – **P.magersucht**: s. u. Anorexia nervosa. – **P.makromastie**: s. u. P.gynäkomastie.

Pubertäts|osteoporose: ↑ LINDEMANN* Krankheit. – **P.phthise**: (ASCHOFF) beim Jugendl. infolge Resistenzminderung torpid verlaufende Lungen-Tbk vom Erwachsenentyp (käsig-pneumon.-kavernös), mit hoher Mortalität. – **P.psychose**: durch die Pubertät mitausgelöste Psychose, meist als ↑ Hebephrenie; vgl. P.krise. – **P.störung**: ↑ Pubertas praecox u. tarda, i. w. S. auch Pseudopubertas praecox (↑ adrenogenit. Syndr.), P.mager- (s. u. Anorexia nervosa) u. -fettsucht (↑ Pseudo-FRÖHLICH); noch als physiol. gelten eine prämature Thel- u. Pubarche u. die ↑ P.gynäkomastie. – **P.struma**: ↑ Adoleszentenstruma.

Pubertas: ↑ Pubertät. – Als **P. praecox** vor dem 8. bzw. (♂) 10. Lj., meist genuin (4 : 1-Gynäkotropie, schon im Kleinkindalter mit Diskrepanz zwischen körperl. u. geist. Entwicklung), seltener (u. später) hypothalamisch bedingt (Tumor, Hydrozephalus, Entzündg. an 3. Ventrikel u. Corpus pineale). – Als **P. tarda** nach dem 14. bzw. (♂) 15. Lj. (mit Menarche nach dem 18. bzw. Spermatozoenreife nach dem 19. Lj.) v. a. bei chron. Erkrn. (angeb. Herzfehler, Diabetes) u. hereditär-konstitutionell, seltener (u. ohne Minderwuchs) beim ↑ Pseudo-FRÖHLICH*-Syndrom.

pubertieren: in die ↑ Pubertät eintreten, sich in ihr befinden.

Puberulonsäure: antibiot. Substanz (Tropolon-Struktur) aus Penicillium puberulum u. P. aurantiovirens; wirksam bes. gegen grampos. Baktn.

Pubes *PNA*: ↑ Schamhaare, -gegend (↑ Pudendum). – **P.reflex**: ↑ Genitoabdominalreflex.

pubeszent: heranwachsend, in der Geschlechtsreifung (»**Pubeszenz**«).

Pubialgie: ↑ PIERSON* Syndrom.

pubicus: (lat.) zum äuß. Genitale (»Scham«) gehörend.

Pub(i)otomie: *geburtsh* ↑ Hebeosteotomie.

public antigen: Blutgruppenmerkmal mit hoher Frequenz; i. e. S. das Antigen Tj^a.

pubo...: Wortteil »Scham(bein)«; z. B. **p.penil** (s. u. Penishoden).

pudendus, pudendalis: (lat.) zur Schamgegend gehörend; Kurzform für N. pudendus. – **Pudendum**: »Scham«, äuß. Genitale; insbes. (*PNA*) das **P. femininum** (= Vulva) mit Mons pubis, Labia pudendi, Clitoris, Vestibulum vaginae, Glandulae vestibulares, Ostium vaginae u. urethrae ext.

Pudendus|anästhesie, -block: *geburtsh* Schmerzausschaltung im N.-pud.-Bereich (äuß. weicher Geburtskanal u. Vulva-Dammregion) durch perineale oder vaginale Applikation eines Anästhetikum-Depots an die Spina ossis ischii; für Austreibungsperiode, Extraktion, Episiotomie etc. – **P.neuralgie**: durch Irritation des N. pud. (Prozesse an Steißbein, Conus medull., Kauda) quälende Schmerzen im Genitalbereich, verstärkt beim Sitzen u. Stehen. Als Ther. evtl. Radikulotomie S_3 u. S_4.

Pudenz* Operation (ROBERT H. P., Neurochirurg, Pasadena/Cal.): die »ventrikuloatriale Dränage« (= Ventrikuloatriostomie) des Hydrozephalus (↑ dort. Abb.) durch Liquorableitung aus dem Seitenventrikel in den re. Herzvorhof mit HOLTER* Ventrikelkatheter (u. Kreiselpumpe). – Weiterentwickelt zur P.*-HEYER*-SCHULTE* Dränage.

Puder: pulverförm. Zubereitung für äußerl. Anw.; bestehend aus Wirkstoff(en), Vehikel (auch wichtig für Feuchtigkeits-, Fettaufnahme-, Gleit-, Deck- u. Haftvermögen; z. B. Stärke, Ton, Zink- u. Titanoxid, Kieselsäure, Milchzucker), Zusatzstoffen (Färbung, Konservierung, Aromatisierung). – Als Sonderformen: **flüssiger P.** (↑ Lotio) u. Kompakt-P. (durch hohen Druck geformter »P.stein«; s. a. Kompakta).

Puerilismus: gemacht-kindl. (»pueriles«) Verhalten eines Erwachsenen bei organ. Hirnschädigung (z. B. Tumor des Keilbeinflügels; s. a. GANSER* Syndrom) u. Altersblödsinn, ferner »hyster. P.« als Abwehrmaßnahme in schwier. existentieller Situation. Vom – permanenten! – Infantilismus oft schwer zu unterscheiden.

Puerpera: Wöchnerin. – **puerperal(is)**: das ↑ Puerperium betreffend; z. B. **p. Uterusatrophie** (↑ CHIARI*-FROMMEL* Krankheit), **p. Infektion** (↑ Puerperalfieber), Amentia puerperalis (↑ Wochenbettpsychose).

Puerperal|fieber, Wochenbett-, Kindbettfieber: nach Entbindung oder Abort durch Infektion der Geburtswunde (Weichteilschlauch, Uterushöhle, insbes. Plazentainsertion) entstehende fieberhafte Erkr. (von IGNAZ PHILIPP SEMMELWEIS 1861 als Infektionsfolge erkannt), entweder lokal begrenzt (»**P.ulkus**« an Damm oder Scheide, v. a. nach Episiotomie, Zangengeburt, Einriß oder Drucknekrose) oder kanalikulär--aszendierend oder lymphogen fortschreitend als **P.endometritis, -parametritis, -perimetritis, -adnexitis, -peritonitis** oder aber hämatogen als **P.sepsis** (großfläch. Geburtswunden mit Thrombophlebitis u. metastat. Keimabsiedlungen v. a. in Lungen u. Herz; bei ca. 20% subakute Endokarditis). Erreger v. a. Strepto- u. Staphylokokken, Esch. coli, Anaerobier (meist Mischinfektion). Klin.: Temp. 38° an 2 aufeinanderfolgenden Tagen etwa ab 3. Tag post partum (bei extragenitaler Infektion im allg. bereits am 1. oder 2. Tag!), später subfebrile Temp., schlechte Uterusrückbildung, Lochienstauung, sogen. Kantenschmerz. – **P.psychose**: ↑ Wochenbettpsychose. – **P.toxikose**: puerparale ↑ Eklampsie.

Puerperium: »Kind«-, »Wochenbett«, Zeitraum vom Ende der Entbindung bis zum Verschwinden der Schwangerschafts- u. Geburtsveränderungen, normal 6–8 Wo. (erste 7 Tg.: »Frühwochenbett«). Es laufen neben- u. nacheinander ab: 1) Wundheilung an MM, Scheide, Damm u. Dezidua unter Bildung eines Wundsekrets (↑ Lochien), beschleunigt durch Einwanderung von Leukozyten (Wundschutzwall) u. Dauerkontraktion des Uterus; 2) Involutionsvorgänge (durch schlagart. Ausfall der Plazentarhormone u. Minderung der Blutversorgung durch Wochenbettwehen) an Uterus (Rückbildung der Muskulatur; Gewicht von 1000 auf 50–70 g), Beckenboden, Bauchdecken, Blase, Darm (Tonuszunahme), Beckenring (Engerstellung), ferner Dehydratation (Harnflut) u. Umstellung der übr. Gewebe u. Organe; 3) Ingangkommen der ↑ Laktation; 4) Wiederaufnahme der Ovarialtätigkeit (mit zunächst meist anovulator. Blutungen).

Pütter* Verband: kreislaufaktivierender Unterschenkelverband (2 ab Knöchel in Gegentouren gewickelte elast. Binden) mit antibiot. Puder bei Ulcus cruris.

Puffärmeltyp: *päd* Chondrodystrophie mit Querfaltung der – nicht entwicklungsgestörten – Haut u. Muskulatur an den Extremitäten.

Puffer|(lösung), -gemisch, -mischung: wäßr. Lsg. mit mind. 2 Elektrolyten (»P.system«), die den pH-Wert der Lsg. bei Zusatz von Säuren u. Basen sowie bei Verunreinigung oder Verdünnung weitgehend konstant hält (erfaßbarer pH-Bereich 1,4–11); H^+**-abfangende P.** mit Salzen aus schwachen Säuren u. starken Basen (z. B. Na-azetat. u. -phosphat, Borax), **OH-abfangende P.** mit Salzen aus starken Säuren u. schwachen Basen (z. B. NH_4Cl), **ambivalente P.** mit – äquimolar – schwacher Säure u. deren Alkalisalzen, schwacher Base u. deren gut dissoziierendes Salz oder 2 Alkalisalzen einer mehrbas. Säure. – Ferner **biol. P.systeme** (s. a. Blut-pH, Alkalireserve, Säure-Basen-Gleichgewicht), im Vollblut mit **P.basen** (Hb, Bikarbonat, Plasmaproteinat) u. **-säuren** (↑ HAMBURGER* Gesetz).

Puffer|färbung: *histol* Färbung (z. B. nach GIEMSA) unter Zusatz einer P.lösung (Konstanthaltung des pH). – **P.kopf**: *orthop* der durch seine P.funktion deformierte Hüftkopf bei kongenit. Hüftluxation. – **P.luft**: *physiol* die funktionelle Residualluft (↑ Residualkapazität), die die in-/exspirator. Schwankung der alveolären Gasspannung reduziert. – **P.system**: *chem* s. u. Puffer.

Pugh* Extension: *chir* Extension durch das eigene Körpergew., indem bei Kopftieflage die Beine am hochgestellten Bettende fixiert werden.

Puigvert* Operation: 1) (1951) endovesikale Resektion des termin. Ureters mit Neostomie. – 2) P.*-BILBAO* Op.: dreizeit. Hypospadie-Op., mit Deckung des Penisdefektes, plast. Ersatz der termin. Harnröhre durch Präputiallappen u. Glans-Tunnel, nach 3–4 Mon. Vereinigung beider.

Pukall* Filter: ballonförm. Bakt.-Hartfilterkerze aus gebranntem Kaolin-Quarzgemisch (durch die das Filtrat von außen nach innen gesaugt wird); vor Wiederverwendung auszuglühen.

Pulanomycin: Antibiotikum (= Fervenulin) aus Streptomyces rubireticuli; hemmt grampos. Baktn. u. EHRLICH* Aszites-Ca.

Pulex: Floh-Gattung [Aphaniptera], blutsaugende Ektoparasiten bei Mensch u. Säugetieren, Überträger von Pest, Fleckfieber, Hymenolepiasis etc.; darunter **P. irritans** (»Menschenfloh«; Larvenentwicklung in Fußbodenspalten u. Stallungen, als Pest-Überträger von geringer Bedeutung) u. **P. penetrans** (↑ Tunga p.); im allg. wirtsspezif., jedoch befallen **P. canis** (s. u. Ctenocephalides bzw. Xenopsylla), P. cheopis u. ↑ Nosopsyllus auch Menschen.

Pulfrich* Effekt (CARL P., 1858–1927, Optiker, Bonn, Jena): scheinbar ellipt. oder kreisförm. Bewegung eines frontal schwingenden Pendels bei Vorhalten eines Graufilters vor das eine Auge (dadurch einseitig verlängerte Empfindungszeit mit Stereoeffekt). – Von P.* ferner angegeben ein **Photometer** (für Trübungsmessung), **Refraktometer** (Prisma taucht in Probe ein oder 1 Tr. auf Hilfsprisma), **Stereoskop** (2 90°-reflektierende Prismen).

Pulicosis: Befall mit Flöhen (der Gattg. ↑ Pulex); s. a. Purpura pulicosa.

Pulmo *PNA*: ↑ Lunge.

Pulmo|lith: ↑ Lungenstein. – **P.loge**: ↑ Facharzt für Lungen- u. Bronchialheilkunde. – **P.mat®**: pneumatisch arbeitender, volumengesteuerter Respirator für kontrollierte Wechseldruckbeatmung.

pulmonal...: Wortteil »Lunge« (s. a. pneumo...), »Pulmonalarterie«, »Pulmonalklappe« (s. u. Pulmonalis...).

pulmonal(is): die Lunge (Pulmo) betreffend; z. B. **p. Hochdruck** (s. u. Hypertonie), **chron. p. Herzkrankheit** (↑ Cor pulmonale), **p. Proteinose** (↑ Alveolarproteinose), **p. Früh- u. Neugeborenensyndrom** (↑ Membran-, SPECTOR* Syndrom), **p. Dysmaturität** (↑ WILSON*-MIKITY* Sy.), **p. Globalinsuffizienz** (ROSSIER; »chron. alveoläre Hypoventilation«, mit erhöhtem arteriellem CO_2- u. erniedrigtem O_2-Druck).

Pulmonal|arterie: ↑ Arteria pulmonalis. – Bei Aplasie einer Lungensegmentarterie (oder eines ihrer Äste, selten als Extrem der ↑ Pseudotruncus aortalis) wird der betroffene Lungenabschnitt über die A. bronch. mitversorgt. – Als sogen. Ursprungsanomalie der Abgang des Gefäßes aus der Aorta. – s. a. Pulmonalisstenose. – **P.atresie**: s. u. Pseudotruncus aortalis.

Pulmonalbogen: 1) *embryol* der 6. Kiemenarterienbogen, aus dem sich links A. pulmon. u. Ductus arteriosus, re. nur der R. dexter der Arterie entwickeln. 2) *röntg* bei sagittalem Strahlengang an der li. Herzkontur zwischen Aortenknopf u. li. Vorhofbogen die konvexe Vorwölbung durch die A. pulmonalis (↑ Abb. »Herzfigur«).

Pulmonalis...: Wortteil »Pulmonalarterie«, »Pulmonalklappe«.

Pulmonal(is)angiographie: *röntg* Darstg. (Serienaufnahmen oder Kinematographie) der Pulmonalarterie u. ihrer Äste, entweder nach schneller i. v. Inj. des KM oder nach gezielter Inj. (über Herzkatheter) in den re. Vorhof.

Pulmonalis|areal: der 2.–3. ICR li. parasternal als Auskultationsort für die P.klappe. – **P.bändelung**: ↑ Bändelungsoperation. – **P.blockung**: (CARLENS) Unterbrechung der Blutzirkulation in einer Lungenhälfte (Katheterblockade im P.-Hauptstamm) zur Klärung der nach einseit. Lungenresektion zu erwartenden respirator. Leistung. – **P.dehnungston**: s. u. Austreibungston. – **P.embolie**: ↑ Lungenembolie. – **P.fenster**: *röntg* s. u. Aortenfenster.

Pulmonal(is)|klappe: ↑ Valva trunci pulmonalis. – Als Fehlbildg. Bi- u. Quadrikuspidalität. – **P.(klappen)insuffizienz**: Schlußunfähigkeit der Taschenklappen (Valvulae semilunares) des Truncus pulmon. (↑ Valva trunci pulm.), selten angeb., häufiger nach Endokarditis, Lues, op. Korrektur einer Klappenstenose oder – funktionell – infolge Überdehnung des Klappenringes durch Druckerhöhung im kleinen Kreislauf (= rel. **P.insuffizienz**, v. a. bei schwerer Mitralstenose). Bei der **isolierten P.insuffizienz** zunächst nur geringe Leistungsminderung, später evtl. Re.insuffizienz; Diastolikum im 2. bis 3. ICR li. parasternal, bei rel. Insuffizienz STEEL* Geräusch (u. Sympte. der Mitralstenose) vorherrschend. – **P.(klappen)stenose**: valvuläre ↑ P.stenose.

Pulmonalis|stamm: ↑ Truncus pulmonalis. – **P.ton**: *kard* ↑ Pulmonalton. – **P.typ**: *path* ↑ Lungentyp (2).

Pulmonal(is)stenose: meist angeb. Verengerung des Truncus bzw. einer A. pulmon., entweder im Bereich der Semilunarklappen (= **valvuläre P.**, meist angeb., ↑ Tab. »Herzfehler« Nr. 16; als Extrem Atresie, mit Vorhofseptumdefekt) oder oberhalb davon (= **supravalvuläre** oder **periphere P.** in Trunkus oder Ast, meist angeb.; Druckgradient zwischen prä- u. poststenot. Gebiet desto kleiner, je weiter peripher; fehlender Pulmonalbogen, häufig systol.-diastol. Geräusch) oder in der Ausflußbahn der re. Kammer (= **infundibuläre P.**, Infundibulum-, Conus-arteriosus- oder DITTRICH* Stenose; ringförm. muskulär-membranös, entweder unmittelbar unterhalb der Klappe = »Klappentypus« oder aber tiefer, mit »infundibulärer Kammer«; v. a. bei FALLOT* Tetrade, Trikuspidalatresie, als Komplikation einer valvulären Stenose; tastbare Pulsation, Systolikum mit p. m. im 4. ICR re., fehlender Pulmonalbogen), häufig als »assoziierte P.« (v. a. FALLOT* Trias, Tetrade, Pentade). Druck im re. Ventrikel erhöht, in Arterie normal oder vermindert; herabgesetztes Minutenvol., erhöhte a.-v. Differenz, bei isolierter Form keine Zyanose, erst rel. späte Belastungsdyspnoe; scharfes, langes Systolikum im 2. ICR li. parasternal (s. o.!), leiser PT; Herz anfängl. nicht verbreitert, Pulmonalbogen – bei poststenot. Erweiterung – betont, Lungengefäße eng; im EKG Rechtsbelastung, P dextroatriale. Bei Jugendl. evtl. Op. (Infundibulektomie, BROCK* Op., Klappensprengung).

Pulmonal|klappe(n)...: ↑ Pulmonalis(klappen)... – **P.kreislauf**: ↑ Lungenkreislauf. – **P.sklerose**, ARRILLAGA*, AYERZA* Krankh., Cardiopathia nigra: prim. (»genuine«) oder sek. (bei embol. oder entzündl. Prozeß, pulmonaler Hypertonie) Sklerose der A. pulmon. u. ihrer Äste; klin.: erhöhter systol. Druck in re. Ventrikel u. Pulmonalis, »schwarze« Zyanose, Polyglobulie, Lungenemphysem, chron. Bronchitis, Trommelschlegelfinger, Dyspnoe, Cor pulmonale. – **P.ton**, P, PT: das am Ende der Systole im Pulmonalisareal hörbare 2. Segment des 2. HT (Schluß der P.klappe), vom vorhergehenden Aortensegment am deutlichsten in max. Inspiration abgesetzt. Kommt verspätet (Spaltung des 2. HT) bei Rechtsschenkelblock, Vorhofseptumdefekt (dann Verspätung nicht atmungsabhäng.) u. P.stenose; tritt vor dem Aortensegment auf (»umgekehrte oder paradoxe Spaltung«)

Pulmonalvenen

bei Linksschenkelblock, Aortenstenose u. offenem Ductus Botalli. – **P.venen**: ↑ Venae pulmonales (s. a. Lungenvenen...).

Pulmonaria officinalis: »Lungenkraut« [Borraginaceae]; therap. Anw. (Schleim- u. Gerbstoffe, bis 5% Kieselsäure, bis 15% mineral. Substanz) bei Lungen- u. Blasenleiden, als Adstringens, Muzilaginosum u. Antidiarrhoikum.

Pulmonema: *helminth* ↑ Angiostrongylus.

Pulmonologie: Lungenheilkunde. – s. a. Pulmo...

pulmorenales Syndrom: ↑ GOODPASTURE*, CEELEN*-GELLERSTEDT* Syndrom, WEGENER* Granulomatose.

Pulmo|sklerose: ↑ Lungenfibrose. Als **P.sclerosis compacta** (GETZOWA 1944) die bei Sklerodermie (in ca. 20%), diffus von den Septen auf die Alveolen übergreifend, auch mit – z. T. epithelisierten – Zysten im Schwielengewebe.

Pulmotor®: Gerät für künstl. Beatmung, mit automat. O_2-Zufuhr u. Ausatemluftabsaugung.

Pulpa: das – feste – Fleisch; *pharm* Mus aus Pflanzenteilen, z. B. **P. Tamarindorum** (als Laxans); *anat* das Mark bzw. Parenchym eines Organs (z. B. ↑ Milzpulpa), ferner die Zahnpulpa (**P. dentis** *PNA*) als Weichgewebe aus Odontoblasten, Fibro-, Histiozyten, undifferenzierten Mesenchymzellen u. gallert. Grundsubstanz im Cavum dentis, reich an Gefäßen u. Nerven, durch das For. apicis mit Kreislauf (präkapillare Äste der Aa. alveolares) u. NS verbunden.

Pulpa|arterien: 1) die aus den Balkenarterien hervorgehenden u. über Hülsenarterien u. -kapillaren in Pinselarterien übergehenden Aa. in der Milzpulpa (s. a. Milzkreislauf). – 2) s. u. Pulpa dentis. – **P.höhle, -kammer**: ↑ Cavum dentis.

pulpatot: *dent* s. u. Devitalisation.

Pulpa|venen: 1) aus dem Milzsinus hervorgehende kurze, weite Venen mit dünner Wand (Endothel, zirkuläre Retikulin-, in den Milzbalken elast. u. kollagene Fasern); s. a. Milzkreislauf. – **P.zellen**: in der Milz von den Retikulumzellen abstammende große, freie, phagozytierende Zellen (»Milzmakrophagen«, oft mit Ery.resten u. eisenhalt. Pigment).

Pulpitis: *dent* entzündl. Erkr. der Zahnpulpa, meist infektiös (bei Karies, fragl. auch hämatogen oder retrograd, von Zahnfleischtaschen durch das For. apicale), seltener durch mechan.-traumat., chem. u. therm. Reize (auch iatrogene).

pulposus: (lat.) aus weicher Substanz (↑ Pulpa), »pulpös«. Auch Kurzform für ↑ Nucl. pulposus, z. B. in **P.hernie** (↑ Bandscheibenvorfall, -syndrom), **P.zeichen** (↑ GÜNTZ* Zeichen).

Puls, Pulsus: die Druckwelle im Blutkreislauf (s. a. Herzzyklus); i. e. S. der Arterienpuls als durch Druck- u. Vol.schwankungen hervorgerufene Schlauchwelle, deren Geschwindigkeit (»PWG«; stets erheblich größer als die der Blutströmung) von der Massenträgheit des Blutes ρ u. der Elastizität der Gefäßwand κ abhängig ist:

$$PWG = \sqrt{\tfrac{\kappa}{\rho}}\,cm \cdot sec^{-1}$$

(z. B. Aorta 5–6 m/sec) u. die als Strömungs-, Druck- (↑ Sphygmogramm) u. ↑ Volumen-P. aufgezeichnet werden kann; s. a. Kapillar-, Venen-, Netzhaut-P.,

P.verspätung. – Beurteilung durch sogen. »P.fühlen« (mit Prüfung von Gefäßwand, P.form u. -qualität), genauer mit obj. Verfahren wie Oszillographie, mechan. u. elektron. Sphygmographie (auch induktives, photoelektr. Prinzip, Widerstandsänderung etc.). – Diagnost. Formen. – s. a. P.qualität): **Pulsus aequalis** (mit gleicher Qualität der Schläge), **P. alternans** (↑ Alternans), **Pulsus altus** s. **magnus** s. **fortis** (»hoher« oder »großer« P. durch überhöhte Blutdruckamplitude, z. B. bei Fieber, Aorteninsuffizienz; s. a. Pulsus celer), **P. anacroticus** (↑ Anakrotie), **P. bigeminus**, **P. bis pulsans** (↑ Bigeminie), **P. bisphaeriens** (Verdoppelung des arteriellen Gefäßtones bei Aortenstenose, Hypertonie), **P. celer** (»schnellender« P., steil an- u. absteigend; v. a. bei kreislauflabilen Jugendl., Fieber, Aorteninsuffizienz; meist **P. celer et altus** [»CORRIGAN* P.« s. a. Wasserhammer-P.], d. h. auch hoch, da die Druckänderung pro Zeiteinheit rascher), **P. contractus** s. **oppressus** (klein u. hart bei Gefäßsklerose), **P. dicrotus** (↑ Dikrotie), **P. differens** (»MAREY* P.differenz«, qual. Seitendifferenz bei Aortenaneurysma u. -insuffizienz, Mediastinaltumor, einseit. Radialisverschluß), **P. durus** (»harter«, »gespannter«, nur schwer unterdrückbarer P.; pathognom. für arterielle Hypertonie), **P. filiformis** (»fadenförm.«, »dünner« P. mit nur geringer Druckamplitude, z. B. bei Kollaps), **P. frequens** (»schnell«, besser: »frequent«; bei Tachykardie), **P. inaequalis** (ungleiche Höhe der Schläge, z. B. bei Arrhythmie), **P. inanis** (»leer«, zu schwach, evtl. als **P. insensibilis**), **P. intercidens** s. **intercurrens** (mit eingeschalteten Extrasystolen), **P. intermittens** s. **deficiens** (mit Aussetzen einzelner Schläge, s. u. P.defizit), **P. irregularis** (»unregelmäß.« P. bei Arrhythmie), **katakroter P.** (↑ Katakrotie), **P. mollis** s. **debilis** (»weich«, leicht unterdrückbar; bei Hypotonie), **P. paradoxus** (»GRIESINGER*-KUSSMAUL* P.«, mit inspirator. Abnahme der P.druckamplitude um >10 mm Hg; bei konstriktiver u. exsudativer Perikarditis, Accretio pericardii, Kreislaufkollaps), **P. parvus** (»kleiner« P., mit vermind. Druckamplitude; bei Herzschwäche, Kreislaufkollaps etc.), **P. penetrans** (s. u. Venenpuls), **P. plenus** (»voller«, gut gefüllter P. als Normalqualität), **P. pseudoalternans** (↑ Pseudoalternans), **P. pseudodeficiens** (P. intermittens bei zu kleinem Schlagvol.), **P. rarus** (»langsamer« P. bei Bradykardie), **P. regularis** (»regelmäß.« P., bei regulärem Herzrhythmus), **P. tardus** (»schleichender« P. mit flachem Druckanstieg; v. a. bei Aortenstenose), **P. tricrotus** (↑ Trikrotie), **P. trigeminus** (↑ Trigeminie), **P. vibrans** (»schwirrender« P., mit Vibrieren der Gefäßwand). – s. a. P.qualität.

Puls|ader: ↑ Arterie; i. e. S. die A. rad. distal am U'arm. – **P.amplitude**: die – mit der örtl. Blutdruckamplitude ident. – Differenz zwischen max. systol. u. min. diastol. Pulsdruck.

pulsans, pulsatil: (lat.) pulsierend, mit nachweisbarer ↑ Pulsation.

Pulsatio(n): wellenförm. Vol.schwankungen eines (Hohl-) Organs, i. e. S. die des arteriellen Gefäßsystems im ↑ Herzrhythmus (s. a. Herzrandpulsation) einschl. der davon fortgeleiteten; als Milz- u. ↑ Leber-P. verstärkt v. a. bei Aorteninsuffizienz, als **P. epigastrica** v. a. bei Rechtsherzhypertrophie (bei Zwerchfelltiefstand evtl. physiol.); s. a. Hilustanzen. Nachweis durch Palpation, Oszillo-, Kymographie.

Puls|defizit: Differenz zwischen Puls- u. Herzfrequenz, d. h. fehlende periphere Pulswelle bei frustraner Ventrikelkontraktion (ohne Öffnen der Aortenklappen oder mit zu geringem Schlagvol.). – **P.differenz**, PD: Differenz zwischen Arbeits- u. Ruhepuls (s. a. Erholungspulssumme); vgl. Pulsus differens. – **P.druck**: s. u. P.amplitude.

pulseless disease: (engl.) ↑ Aortenbogen-Syndrom.

Puls|frequenz: die – außer beim ↑ P.defizit – mit der des Herzens übereinstimmende Frequenz des Arterienpulses. – **P.generator**: *kard* s. u. Herzschrittmacher (künstl.). – **P.index**: ↑ Leistungspulsindex.

Pulsion: 1) *physiol, path* Hinausdrücken einer Hohlorganwand, i. w. S. auch das **Pulsieren** des Herz-Gefäßsystems (↑ Pulsation). – 2) *neurol* ↑ Pro-, Retro- u. Lateropulsion als »**Pulsionsphänomene**« beim Parkinsonismus, d. h. die Tendenz, die eingeschlagene Richtung für einige Schritte fortzusetzen, um das Gleichgew. zu halten (da zum sofort. Ausgleich von Schwerpunktverlagerungen nicht fähig).

Pulsionsdivertikel: das – im Ggs. zum Traktionsdivertikel – durch erhöhten Binnendruck an wandschwachen Stellen (auch epiphrenisch!) bewirkte Ösophagusdivertikel, z. B. als ↑ LAIMER*, KILLIAN*, ZENKER* Divertikel (s. a. Abb. »Ösophagusengen«). – Als **submuköses P. des Dickdarms** das ↑ GRASER* Divertikel.

Puls|kurve: die P.form (s. u. Puls); auch die aus der – fortlaufenden – P.registrierung resultierende Kurve (s. a. Sphygmogramm). – **P.losigkeit**, Akrotie: Fehlen (Nicht-Registrierbarkeit) des peripheren Arterienpulses; s. a. P.defizit. – **P.los-Krankheit**: ↑ Aortenbogen-Syndrom. – **P.phänomen**: ↑ MANNKOPF*-RUMPF* Zeichen.

Puls|qualität: die Beschaffenheit des Arterienpulses, die Rückschlüsse auf Herz u. Gefäßsystem zuläßt: Frequenz (Pulsus frequens bzw. rarus), Rhythmus (P. regularis bzw. irregularis), Härte = Spannung (P. durus bzw. mollis), Größe = Höhe (P. magnus s. altus bzw. parvus), Steilheit (P. celer bzw. tardus). – **P.schreibung**: ↑ Sphygmographie. – **P.summe**: ↑ Arbeits-, Erholungspulssumme; s. a. Abb. »Gesamtpulssumme«.

Pulsus: s. u. Puls, Pulsqualität.

Puls|verspätung: zeitl. Differenz zwischen zentralem (Aortenwurzel) u. peripherem Puls, abhängig von der P.wellengeschwindigkeit. – Zu unterscheiden von der **P.verzögerung** als Differenz in 2 peripheren Arterien (Hinweis auf Aneurysma in der langsameren Bahn; ↑ Pulsus differens). – **P.volumen**: die »Größe« des Pulses (s. a. P.qualität). – **P.welle**: s. u. Puls; **okulare P.welle**: ↑ Netzhautpuls. – **P.zahl**: P.frequenz in der Zeiteinh. (im allg. pro Min.).

pultiform(is): (lat.) breiförmig.

Pulver: *pharmaz* ↑ Pulvis. – **P.bläser**: Instrument (mit Gummiball) zum Einblasen pulverförm. Medikamente in Ohr, Nase, Rachen, Kehlkopf. – I. w. S. auch die »hand dust-gun« z. B. der US-Army zur Entlausung. – **P.schmauch, -saum**: *forens* beim ↑ Nahschuß um die Einschußwunde herum nachweisbare verbrannte (graue bis schwarze) P.teilchen. – **P.star**: *ophth* »Cataracta centralis pulverulenta«, eine staubartig-punktförm., zentrale Linsentrübung. Inkorrekt auch synonym mit COPPOCK-Katarakt.

Pulvertaft* Anastomose: op. Verbindung verschiedenkalibriger Sehnen, indem das Ende der dünneren durch einen schrägen Inzisionskanal der dickeren gezogen u. in einem zweiten – prox. – verankert wird (»Durchflechtungstechnik«). – Von P*. auch eine ↑ Knopflochnaht (1) angegeben.

Pulvinar: *anat* wulstförm. Teil; i. e. S. der **P. thalami** *PNA* als hint. Teil mit Nucl. post.

Pulvis, Pulver: *pharmaz* pulverförmige zerkleinerte Drogen u. Chemikalien; DAB gemäß »grob gepulvert« (Maschenwerte 0,8 mm), »mittelfein«, »fein« u. »sehr fein« (0,1 mm); u. a. als Streupuder (»**P. adspersorius**«). Zahlreiche Rezepturen, z. B. **P. pro infantibus** (»P. Magnesiae cum Rheo«), **P. Ipecacuanhae opiatus** (»DOVER* Pulver«, Expektorans mit Opium u. Rad. Ipecac.; BTM!), **P. Liquiritiae compositus** (»KURELLA* Brustpulver«, Expektorans mit Fol. Sennae, Rad. Liquirit., Fruct. Foenic., Sacch. u. Sulfur), **P. Magnesiae cum Rheo** (»P. pro infantibus« n. RIBKE; Laxans mit Magn. carbonic. u. Rhiz. Rhei), **P. salicylicus cum Talco** (Fußpuder mit 3% Salizylsäure).

Pumpen|bypass: *kard* extrakorporaler ↑ Kreislauf. – **P.oxygenator**: ↑ Herz-Lungenmaschine.

Pumphrey*-Bart* Syndrom: (1967) ↑ Zehen-Fingergelenkpolster-Syndrom.

Punch|biopsie: Stanzbiopsie (s. u. Stanzkanüle). – **P.-drunk (-Syndrom)**: ↑ Boxerenzephalopathie. – **P.gerät**: *urol* Stanzgerät für Prostataresektion; ursprüngl. (YOUNG) Hohlnadel u. halbrundes Messer (für »kaltes Stanzen«), später mit Optik u. galvanokaust. Schneide (»Cautery punch«).

Punchingball-Handgriff: *geburtsh* ↑ HAMILTON* Methode.

Punctio: ↑ Punktion; z. B. die **P. sicca** (»trockene« oder »leere« Punktion), die kein oder zuwenig Material ergibt.

Punctum: (lat.) Stich, Punkt, Meßpunkt (z. B. *anthrop* **P. basale** = Basion); *anat* z. B. **P. adhaesionis** u. **P. fixum et mobile** (= Muskelansatz bzw. -ursprung), **P. lacrimale** (*PNA*; Eintrittsöffnung des Tränenröhrchens auf der Papilla lacrim.); *kard* **P. maximum** (»PM«, »p. m.«, Stelle der größten auskultator. Lautstärke), **P. quintum** (↑ ERB* Punkt); *ophth* **P. proximum** u. **P. remotum** (= Nah- bzw. Fernpunkt); *klin* **P. dolorosum** (↑ Schmerzpunkt).

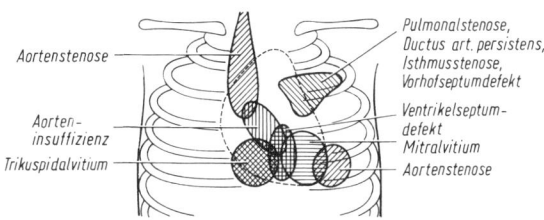

Die **Puncta maxima** der Herzgeräusche (n. BUCHER).

Punica granatum: »Granatbaum« [Punicaceae]; Anw. der Rinde (Cortex Granati, mit Alkaloiden, v. a. Pelletierin) als Bandwurmmittel u. Adstringens.

Punktat: durch Punktion gewonnene Körperflüssigkeit oder -gewebspartikeln.

Punkthelle: *ophth* Helligkeitseindruck eines Objektes, dessen Netzhautbild weniger als 1 Zäpfchen überdeckt.

Punktierung: 1) *klin* ↑ Punktion, Punktur. – 2) *histol* ↑ Tüpfelung.

Punktion: Einführen einer Punktionskanüle (nach Hautdesinfektion, evtl. Lokalanästhesie) in einen präformierten (Gelenk-, Pleura-, Bauchhöhle, Liquorraum, Fruchtblase etc.) oder path. Körperhohlraum (z. B. Abszeß) zum diagnost. Nachweis des Inhalts (u. U. auch als therap. Maßnahme) oder in ein Parenchym (LK, Leber, Milz, Knochenmark etc.) zur Gewinnung einer Gewebeprobe (↑ Biopsie), entweder unter Sicht oder als Blind-P.; s. a. Probepunktion.

Punktions|kanüle: spez. Hohlnadel für P.zwecke, auch mit Mandrin (z. B. Lumbal-P.kanüle) oder Sperrvorrichtung (z. B. Sternal-P.k.; s. a. Trokart, Nadelbiopsie. – **P.meningitis**: nach Liquorpunktion auftret. Meningitis oder meningeale Reizung, meist wohl als Folge der Druckänderung, aber auch durch Keimeinschleppung; Kopf- u. Rückenschmerzen, Übelkeit, Brechreiz, Schwindelgefühl, für 10–14 Tg. leichte Zellvermehrung im Liquor. – **P.zytologie**: s. u. Zytodiagnostik.

Punkt|massage: ↑ Nervenpunktmassage, s. a. Zirkelung. – **P.mutation**: ↑ Kodon-, Genmutation, s. a. Site. – **P.schrift**: ↑ Blindenschrift. – **P.star**: ↑ Cataracta punctata.

Punktur: Einstich (z. B. ↑ Aku-, Multipunktur), ↑ Punktion.

Punta-Toro-Virus: ARBO-Virus der Phlebotomusfieber-Gruppe.

Punudo: »Pseudolepra« in Mittelamerika, mit chron.-rezidivierendem Erysipel u. elephantiast. Deformierung der Beine; Chromomykose?

Pupilla *PNA*: die Pupille, das kreisrunde, dunkel erscheinende »Sehloch« in der Regenbogenhaut (etwas exzentr. nach unt.-nasal), von den Irismuskeln je nach physiol. Bedürfnis (↑ Akkommodation) in der Größe verändert (Ø 1,5 bis 8 mm); s. a. Pupillenreaktion, -starre, Miosis, Mydriasis, Mikrokorie.

pupillär, pupillar(is): die Pupille betreffend; z. B. **p. Reflex des N. trigeminus** (s. u. okulopupillär).

Pupillar...: s. a. Pupillen..., Pupillo...

Pupillar|distanz: der Mittelpunktabstand beider Pupillen voneinander (bei bifovealer Fixation eines fernen Punktes), gemessen am besten (da stets asymmetr.) gesondert für jedes Auge von der Nasenrückenmitte aus; im allg. 2–3 mm kleiner als der Abstand beider Augendrehpunkte. Wichtig für Brillenanpassung. – **P.linie**: 1) *dent* Bipupillarlinie: Gerade zwischen den Mittelpunkten bd. Pupillen als Orientierungslinie für OK-Bißschablonenzurichtung bei fehlenden Frontzähnen (inzisale Kante parallel zur B.). – 2) zentrale P.linie: *opt* die senkrecht zur Hornhaut durch das Pupillenzentrum führende Linie; Achse des opt. Systems Hornhaut/Linse. – **P.linse**: *ophth* kleine, die Pupille allseitig nur wenig überragende ↑ Kontaktlinse (Spritzgußverfahren); vgl. aber Micro-pupil--lens.

Pupillar|membran, Membrana pupillaris *PNA*, WACHENDORFF* Me.: *embryol* von der A. hyaloidea auf der vord. Linsenfläche im Pupillenbereich ausgebreitetes Gefäßnetz (bis zum 7./8. Fetalmon.). Bei Persistenz evtl. Adhäsionen mit Hornhaut; größere Reste auch mit angeb. Katarakt kombin. (z. B. PETERS*-SEEFELDER* Syndrom). – **P.puls**: ↑ Hippus circulatorius. – **P.schatten**: das bei Spiegel- u. Skiaskop-Untersuchung (↑ dort. Abb.) in der Pupille beobachtete Licht- u. Schattenspiel. – **P.schein**: s. u. Netzhautreflexe. – **P.zone**: ↑ Anulus iridis minor (s. a. MERKEL* Ring).

Pupille: bei opt. Systemen die ding- u. die bildseit. (= Eintritts- bzw. Austritts-P.) Abb. der reellen Aperturblende. – *anat* ↑ Pupilla; s. a. Pupillar..., Pupillen..., Ektopia pupillae, Hippus (»springende P.«). – Ferner die **künstl.** oder **chir. P.** durch »opt. ↑ Iridektomie« im temp. oder nasalen Lidspaltenbereich (bei path. Verschluß der natürl. P.).

Pupillen...: s. a. Pupillar..., Pupillo...

Pupillen|achse: ↑ Axis bulbi externus. – **P.athetose, -hippus**: ↑ Hippus, LANDOLFI* Zeichen. – **P.differenz**: ↑ Anisokorie. – **P.entrundung**: Abweichung der P.öffnung von der Kreisform; als Anomalie oder aber nach Iritis, Trauma, Op., bei neurol. Erkrn. (z. B. Neurosyphilis, meist zus. mit ↑ Anisokorie u. ↑ ARGYLL-ROBERTSON* Phänomen. – **P.erweiterung**: ↑ Mydriasis. – **P.okklusion**: ↑ Occlusio pupillae. – **P.phänomen**: ↑ Pupillenreaktion; als paradoxes **P.ph.** das ↑ Orbikularis- u. ↑ SQUIRE* Phänomen.

Pupillenreaktion, -reflex: die reakt. Größen- u. Formveränderungen der Pupillen (s. a. Pupillenzentrum, -entrundung); i. e. S. der ↑ Licht- (zu prüfen durch Lichteinfall) u. der Akkommodationsreflex (s. a. Konvergenzmiose; Prüfung durch binokulares Fixierenlassen der aus 1 m auf 20 cm herangeführten Fingerspitze); ferner der **palpebrale P.** (↑ Orbikularisphänomen) u. **kortikale P.** (↑ HAAB* Reflex) u. die ↑ konsensuelle Reaktion. Als path. Formen: ↑ ARROYO* Zeichen, ↑ **myotonische P., paradoxe P.** (v. BECHTEREW; Erweiterung der Pupille auf Lichteinfall u. umgekehrt, v. a. bei Metasyphilis), ↑ TOURNAY* Zeichen, **vestibulärer P.** (bei Drehprüfung auftret. u. nach Stop noch zunehmende Miosis, gefolgt von Mydriasis u. – meist – Hippus etc.; s. a. Mydriasis, Miosis, Anisokorie, Pupillenstarre, Pupillotonie.

pupil-lens: (engl.) *ophth* ↑ Pupillarlinse.

Pupillenstarre, -rigidität, Lichtstarre: fehlende Pupillenreaktion auf Licht infolge Unterbrechung im Schaltneuron, häufiger im zentrifugalen oder -petalen Schenkel des Reflexbogens; u. zwar als **amaurot. P.** (weite Pupille, erhaltene Naheinstellungs- u. konsensuelle Lichtreaktion) bei einseit. peripherer Blindheit durch Läsion distal vom Chiasma (Sehnerv oder Auge), als **absolute P.** (Naheinstellungs-, dir. u. konsensuelle Lichtreaktion aufgehoben, Lidschlußphänomen erhalten) durch Schädigung des gleichseit. Sphinkterkerns oder der zentralen Reflexbahn (bei fehlendem Lidschlußphänomen: »totale P.«), als **reflektor. P.** (dir. u. konsensueller Lichtreflex aufgehoben, Naheinstellungs- u. Lidschlußreaktion erhalten, ↑ ARGYLL-ROBERTSON* Phänomen); ferner die **pseudoreflektor. P.** (Konvergenzreaktion nicht gesteigert, Ansprechen auf Atropin u. Kokain) infolge Dilatatorlähmung (Ausfall der zentralen Sympathikusbahn oder best. Okulomotoriuslähmung) sowie als **hemi(an)opische P.** das ↑ WERNICKE* Phänomen, als **tonische P.** die ↑ Pupillotonie.

Pupillen|spiel: ↑ P.reaktion, s. a. P.zentrum. – **P.trägheit**: ↑ ARROYO*, GUDDEN* Zeichen (1). –

P.unruhe: »Hippus der Gesunden« in Form feiner Schwankungen der P.weite. – **P.vereng(er)ung**: ↑ Miosis. – **P.verschluß**: *path* ↑ Seclusio pupillae.

Pupillen|zeichen: die path. ↑ P.reaktionen; *anästh* ↑ Augenzeichen. – **P.zentrum**: ZNS-Strukturen (vord. Vierhügel, prätektale Region, zentrales Höhlengrau, DARKSCHEWITSCH* Kern), in denen die Verschaltung der ↑ P.reaktionen so erfolgt, daß Efferenzen zu den für die inn. Augenmuskulatur zuständ. Neuronen im Okulomotoriuskern gelangen.

Pupillo|kochlearreflex: reflektor. Mydriasis bei plötzl., starker Schalleinwirkung. – **P.meter**: Apparat zum Messen der Pupillenweite, z. B. nach V. HESS (»**P.skop**«); s. a. Differential-P.meter. – **P.statometer**: Apparat zur Bestg. der ↑ Pupillardistanz. – **P.tonie**: meist einseit. ton. (d. h. sehr langsame) Konvergenzreaktion der entrundeten u. sehr weiten Pupille bei verminderter, verlangsamter oder fehlender Lichtreaktion u. verlangsamter Wiedererweiterung, die entweder sofort einsetzt oder mit Verzögerung (= Typ STRASSBURGER bzw. SÄNGER); Sympt. der **p.tonischen Pseudotabes** (↑ ADIE* Syndrom). – vgl. myotonische Pupillenreaktion.

Puppen|auge(nphänomen): 1) WIDOWITZ* Zeichen: *neurol* das infolge diphther. Lähmung unbewegl. Auge, meist mit leichtem Exophthalmus, seltenem Lidschlag u. Ptosis. – 2) **P.kopfphänomen**, CANTELLI* Zeichen: Zurückbleiben der Bulbi, Blickrichtung entgegen einer pass. Bewegung des Kopfes; physiologisch beim Neugeb. (kortiko-mesenzephale Blickbewegungsbahnen noch nicht ausgereift); path. bei Läsion des suprapontinen Blickzentrums, Tumor im Vierhügel- u. Ponsbereich. – 3) *päd* das ausdruckslose »**P.gesicht**« bei Glykogenose (Typ 1 u. 6), Dystrophia adiposogenit., MAURIAC* u. CUSHING* Syndrom (»Mondgesicht«), i. w. S. auch das des makrozephalen Frühgeborenen. – **P.organe**: *forens* s. u. Brandtorso. – **P.spieltest**: *psych* ↑ Sceno-Test. – **P.-Syndrom**: ↑ ANGELMAN* Syndrom.

PUPPP: *gyn* »**p**ruritic **u**rticarial **p**apules and **p**laques of **p**regnancy«, ein eigenart., juckendes Exanthem im letzten Schwangerschaftsdrittel.

Purdy* Reaktion: 1) Nachweis reduzierender KH anhand der Ausfällung von komplex gelöstem Cu^{2+} als CuO (mit $KOH-NH_4OH$-halt. Reagens). – 2) Nachweis von BENCE=JONES* Eiweiß im Harn anhand der durch 50%ige Essigsäure bewirkten Fällung, die nach Zusatz von gesätt. NaCl-Lsg. u. Erwärmen bestehenbleibt.

Pure-Petit-mal: kleiner epilept. Anfall als »reine« Bewußtseinsunterbrechung (ohne jede Bewegung) für 3–10 Sek.; nach heut. Auffassung typ. Absenz.

Purgantia, Purgativa: *pharm* ↑ Abführmittel.

puriform: (lat. pus, puris = Eiter) eitrig, eiterförmig.

Purin: (E. FISCHER 1884; »purum uricum«) $C_5H_4N_4$, 7H-Imidazo-[4,5-d]-pyrimidin; heterozykl. Verbindg. (↑ Formel); farblose, wasserlösl. Kristalle, mit Säuren u. Laugen salzbildend (↑ Formeln »Harnsäure«). –

I. w. S. (»**P.körper**«) Klassenbez. für Verbindgn. mit P.-Grundgerüst, z. B. die Methyl-Purine Koffein u. Theobromin (»**P.alkaloide**«), die ↑ P.basen; s. a. Schema S. 2008 (erbl. bedingte P.stoffwechselstörungen z. B. bei ↑ Hyperurikämie, Xanthinurie). Nachweis durch Murexid-Probe, chromatograph. Auftrennung (u. Anfärbung mit NH_3 oder Diazoreagens; pos. bei Adenin, Guanin, Xanthin, Hypoxanthin, Theophyllin; Dünnschicht: DRAGENDORFF* Reagens + $AgNO_3$-Lsg.), n. FOLIN, ferner Mikrobestg. (im Harn n. RAEKALLIO, COOK, HAYGRAFT-DENIGÈS).

Purin|ämie: vermehrter Gehalt des Blutes an P.basen, ↑ Hyperurikämie. – **P.analoge, P.antagonisten**: von den Purinen strukturell nur an wenigen Stellen abweichende ↑ Basenanaloga, die sich im Organismus infolge metabol. Fehlleistungen antagonistisch verhalten u. dadurch therap. nutzbar sind (v. a. als »**P.antibiotika**« u. Zytostatika). – **P.basen**: Sammelbez. für Adenin, Guanin, Hypoxanthin etc. als Bausteine von Nukleinsäuren u. Harnsäure (s. a. Schema »P.stoffwechsel«). – **P.diurese**: durch P.derivate (Theophyllin, -bromin) ausgelöste Diurese.

purinfreie Diät: bei harnsaurer Diathese angezeigte Ernährung mit fleisch- (v. a. Innereien) u. fischarmer Kost, ohne Hülsenfrüchte, Spinat u. Pilze.

Purin|körper: die Purine als chem. Stoffklasse; i. e. S. (*pharm*) Stoffe mit Purinstruktur oder Mischpräparate daraus (z. B. Theobromin, Aminophyllin). – **P.-nukleosidase**: ↑ Nukleosidase. – **P.nukleosid-phosphorylase**: Enzym mit der Reaktion: P.nukleosid + Orthophosphat = Purin + α-D-Ribose-1-phosphat.

Purkinje* (JOHANNES EVANGELISTA P., 1787–1869, Physiologe, Breslau, Prag) **(Ader-)Figur**: entopt. Wahrnehmung der Netzhautgefäße (dunkel auf gleichmäßig tieforangefarbenem Grund); provozierbar durch bewegte seitl. Beleuchtung des Auges im verdunkelten Raum. – **P.*(-Sanson*) Bilder**: die durch Reflexion an Hornhaut u. vord. u. hint. Linsenfläche entworfenen – verkleinerten – Spiegelbilder einer Lichtquelle; die bd. ersteren virtuell u. aufrecht, den Bewegungen der Lichtquelle folgend; das letztere reell u. umgekehrt, mit gegensinn. Bewegungen. Von Bedeutung für die Messung der Krümmungsradien. – **P.* Bläschen**: der Kern der Eizelle. – **P.* Fäden, Fasern**: die das HIS* Bündel bildenden u. sich subendokardial an die Arbeitsmuskulatur verteilenden (»**P.*-Netz**«) spezif. Herzmuskelfasern des Reizleitungssystems. – **P.* Nachbild**: das nach dem 1. pos. (= HERING*) Nachbild u. einer Dunkelpause auftret. 1. neg. Nachbild (mit Farben komplementär zum Primärbild). – **P.* Phänomen**: die mit der Dunkeladaptation (Wechsel vom Zäpfchen- zum Stäbchen-Sehen) erfolgende »Verschiebung« der rel. Helligkeit farbiger Bilder zum kurzwell. Bereich (Rot wird dunkler, Blau heller); s. a. IBK. – **P.* Schicht**: das Stratum gangliosum der Kleinhirnrinde. – **P.* Zellen**: große, birnenförm. Nervenzellen im Stratum gangliosum der Kleinhirnrinde, mit je 2–3 senkrecht in die Molekularschicht aufsteigenden u. sich dort in einer Ebene verzweigenden Dendriten u. dem ins Kleinhirnmark absteigenden Neuriten (»**P.* Axone**«); s. a. Abb. »Cortex cerebelli«, »Kleinhirn«.

Purkinj(e)om: ↑ Ganglioneuroma (myelinicum) des Kleinhirns.

Puromycinum

Purin-Stoffwechsel

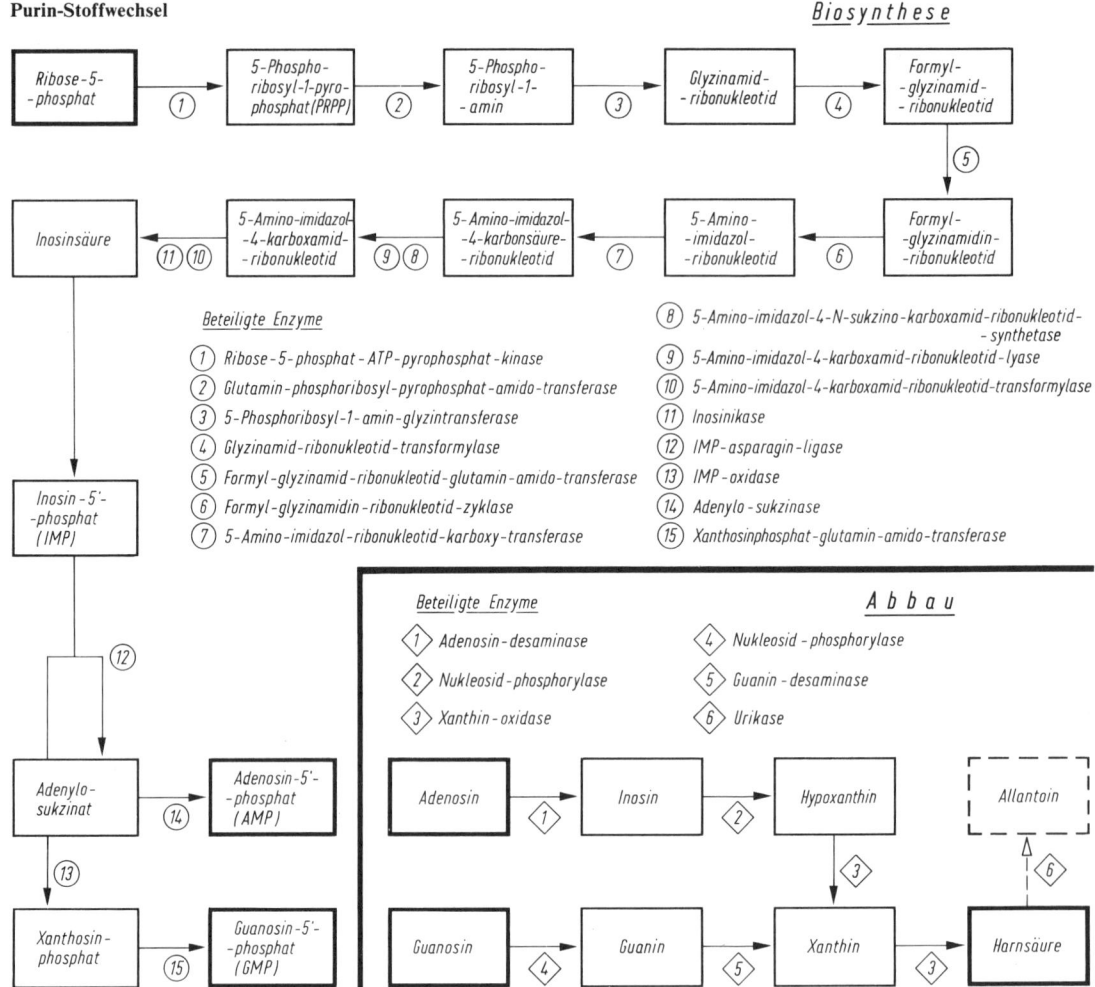

Puromycinum *WHO*: Antibiotikum aus Streptomyces albo-niger; wirksam in vitro v. a. gegen grampos. Baktn., in vivo als Zytostatikum (Hemmung der Nukleoproteinsynthese) bei Trypanosomiasis u. Amöbiasis.

Purpura: spontane, petechiale Kapillarblutungen (i. w. S. auch Vibices, Sugillationen, Ekchymosen) in Haut, Schleimhaut u. Subkutis bei hämorrhag. Diathese (v. a. Vaso- u. Thrombozytopathien, tox.-allerg. Gerinnungsstörungen durch Arzneimittel, Infekt), meist in größerer Ausdehnung, vorw. an unt. Extremitäten u. Druckstellen (Mikrotraumen); zunächst hell- oder dunkelrot, über braun, gelb, grün abblassend, evtl. als braunschwarze Flecken persistierend; schwinden nicht unter Glasspateldruck (DD gegen Erythem); s. a. Alters- (= **P. senilis** BATEMAN), Jod-, Kokarden- (= SEIDLMAYER* P.), BERNARD*-NENNA*, CHEVALLIER* (= **P. gastrica**), DOUCAS*-KAPETANAKIS* P. (= **P. ekzematoides**), DAVID* (= **P. feminarum typica**), MAJOCCHI* (= **P. anularis teleangiectodes s. hypertonica**), MOSCHCOWITZ* Krankh. (= **thrombot.-thrombopen. P.**), Angiodermatitis pigmentosa et purpurica (= **P. orthostatica**), Fibrinolysesyndrom (= **P. fibrinolytica**), thrombopen. Hypersplenismus (= **splenische P.**), essentielle ⟩ Thrombozytopenie (= **P. thrombopenica-thrombohaemolytica**), Thrombasthenie GLANZMANN-NAEGELI (= **P. thrombasthenica**). – Ferner: **P. abdominalis** als P. rheumatica mit ausgedehnten Darmwandblutungen, v. a. bei Kindern u. Jugendl., oft nach Infekten der oberen Luftwege; kolikart. Bauchschmerzen, blut. Durchfälle, Erbrechen, Gelenkschmerzen; Hautblutungen (nicht immer!) v. a. an unt. Extremitäten, RUMPEL*-LEEDE* Zeichen neg., Gerinnungsstatus meist normal, terminal Verbrauchskoagulopathie; häufig Übergang in ⟩ P. fulminans; histol.: akute nekrotisierende Vaskulitis (evtl. an allen Organen). – **anaphylaktoide P.**, **P. allergica** s. **infectiosa** s. **rheumatica, kapillartox. P.**, hämorrhag. Mikrobid, SCHOENLEIN*-HENOCH*, DEBRÉ*-LAMY*, HEBERDEN*-WILLAN* P.: tox.-allerg. P. (nach Infektionen, v. a. mit Streptokokken, durch Arznei-, seltener Nahrungsmittel) bes. der unt. Extremitäten, häufig mit diffusen Erythemen, Urtikaria, QUINCKE* Ödem (histol.: perivaskuläre Infiltrate mit polymorphkern. Leuko-, Histiozyten, Eosinophilen, evtl. flüchtigen Arthralgien u. Gelenkschwellungen, Hämaturie (= SCHOENLEIN* Nephritis), Darmblutungen u. Koliken (⟩ P. abdominalis); Verlauf meist schubweise, evtl. (v. a. bei Kindern) ⟩ P. fulminans; Blutwerte meist normal, pos. RUMPEL*-LEEDE* Zeichen. – **P. cerebri** als Diapedeseblutung infolge örtl. Kapillarschädigung bei Fettembolie, Urämie, Sonnenstich, Vergiftung etc. – **P. factitia**: linien- oder streifenförm. P. rheumatica an Kratz- sowie Kleidungsreib- oder -schnürstellen; auch die ebenfalls mechan. ausgelöste **P. f. senilis** JADASSOHN. – **P. fulminans** HENOCH: (1887) höchst akute, häufig fieberhafte, meist in wenigen Tg. tödl. Verlaufsform v. a. der P. abdomin., aber auch der P. anaphylactica, bes. im Kindesalter, mit ausgedehnten Kutis- u. Subkutisblutungen (Blutblasen, Nekrosen); meist allerg. Vaskulitis nach Infektionskrankh. (v. a. Scharlach), seltener durch Arzneimittel (v. a. Butazolidin); Beziehungen zum SANARELLI*-SHWARTZMAN* Phänomen; Serum-γ-Globuline vermehrt, Faktor V oft gestört. Ther.: frühestmöglich hohe i. v. Kortison-Gaben. – **P. hyperglobulinaemica, prim. dysproteinäm. P.**, WALDENSTRÖM* Syndrom I: (1943) schubweise P., v. a. an Beinen (evtl. Jucken u. Brennen), selten an Schleimhäuten infolge endoallerg. Gefäßschädigung bei Dys- u. Paraproteinämie; Blutungs-, Gerinnungszeit u. Thrombozytenzahl normal, RUMPEL*-LEEDE* Zeichen pos., beschleunigte BKS, ausgeprägte γ-Globulin-Vermehrung, oft Milztumor, selten Leberzirrhose. – **P. necrotica(ns)** SHELDON, DE GIMARD* Syndrom: Variante der P. fulminans (SANARELLI*-SHWARTZMAN* Phänomen?) bei Säugling u. Kleinkind (v. a. ♀); unter akutem Fieber innerh. 24–48 Std. asymmetr., bis münzgroße Hautblutungen mit blauschwarzem Zentrum u. rötl. Rand (v. a. an unt. Extremitäten, Gesicht, Rumpf, nicht an Schleimhäuten), nach Abstoßen tiefe Hautdefekte; BSG stark beschleunigt; Gerinnungsstatus normal. – **P. pulicosa**: heftig juckende Quaddeln mit zentraler Blutung als allerg. Reaktion auf Flohstiche. – **P. scorbutica**: perifollikuläre (an den Beinen) u. Zahnfleischblutungen bei unzureichender Vit.-C-Zufuhr oder -Resorption. – **P. variolosa**: »Pockenerythem« († Erythema variolosum 2). Davon zu unterscheiden eine bes. bösart. Form der Variola vera mit Blutungen in Haut u. Schleimhäute u. Tod n. 2–3 Tg. (häufig schon vor Pustelbildung.

purpureus: (lat.) purpurfarben. – **Purpurea**: † Digitalis purpurea. – **Purpurin**: Anthrachinonglykosid in der Krappwurzel; *histol* saurer Beizenfarbstoff (synthet.) u. zum Ca^{2+}-Nachweis (GRANDIS-MAININI). – **Purpurkrankheit**: die Hautveränderungen der † Onchozerkose.

Purtscher* Syndrom (OTMAR P., 1852–1927, Ophthalmologe, Innsbruck, Klagenfurt): nach schwerer Rumpfkompression u. Schädeltrauma auftret. Netzhautblutgn. mit gelbl.-weißl., paravasalen Flecken (stauungsbedingte Schädigung der Gefäße u. ihrer Lymphscheiden?). Völl. Rückbildung möglich.

Pus: (lat.) † Eiter.

Pusey*-Johnstone* Syndrom: s. u. Xanthom.

Push-back-Operation: † Gaumenrückverlagerung.

Pustel, Pustula: »Eiterbläschen«, leukozytengefüllter intra- oder subepidermaler bzw. follikulärer Hohlraum als max. stecknadelkopfgroße Primäreffloreszenz. – **P.ausschlag**: † Pyodermie. – **P.ekzem**: † Ekzema pustulosum. – **P.flechte**: † Impetigo. – **P. maligna**: † Hautmilzbrand. – Ferner die **spongioforme P.** (ein schwammart. Netzwerk bildende Reste von untergegangenen Stachelzellen u. Leukozyten in der oberen Epidermis) bei Psoriasis pustulosa, Akrodermatitis continua HALLOPEAU, Impetigo herpetiformis u. REITER* Krankheit. – s. a. Abb. »Effloreszenzen«.

Pustularbakterid: † ANDREWS* Syndrom, Psoriasis pustulosa. – **Pustulation**: sek. Vereiterung einer Primäreffloreszenz.

pustulös, pustulosus, pustularis: mit Pustelbildung.

Pustulose: mit Bildung von Pusteln einhergeh. Hauterkr.; z. B. **Pustulosis palmaris et plantaris** († ANDREWS* Syndrom), **rezidivierende benigne subkorneale P.** († Dermatitis pustulosa subcornealis), **P. vacciniformis** s. **varioliformis** († Ekzema herpeticatum).

PUT: **P**hosphat-**u**ridyl-**t**ransferase (s. u. Hexose-phosphat...).

Putamen *PNA*: »schalenförm. Endhirnkern«, lat. Teil der Nucl. lentiformis; wicht. Kern des EPS, mit kleinen Zellen, an denen Thalamusneuriten enden, u. mit – synaptisch verbundenen – großen, die zum Globus pallidus weiterleiten (der so durch das P. gehemmt wird); s. a. Abb. »Nucleus«.

Putnam* Syndrom: 1) † SCHULTZE* Syndrom. – 2) P.*-DANA* Sy.: funikuläre † Spinalerkrankung.

Putreszenz: † Fäulnis, faulige Nekrose.

Putreszin: 1,4-Diaminobutan; bei Fleischfäulnis aus Lysin u. Ornithin entsteh. nicht-tox., biogenes Amin.

putrid(us): (lat.) faulig, übelriechend, mit Fäulnis einhergehend, durch † Fäulnisbaktn. (»putride Keime«) hervorgerufen.

Putti* (VITTORIO P., 1880–1940, Chirurg, Bologna) **Operation**: 1) (1922) bei Hackenfuß Arthrorise des oberen Sprunggelenks mit Tibiaspan im Talus, seit 1931 durch Aufrichten (Entrunden) der Talusgelenkfläche mit Knochenkeil. – 2) Schulterarthrodese durch extraartikuläre Verriegelung mit Spina-scapulae-Span im Humeruskopf. – 3) bei Strecksteife des Kniegelenks »Resektions-Faszienarthroplastik« mit Remodellierung der Gelenkflächen u. Faszieninterposition. – 4) P.*-Platt* Op. (HARRY PL.; 1925) bei habitueller Schulterluxation (v. a. älterer Personen) Längsinzision des Gelenks, Refixation des Labrum glenoidale, Raffung u. muskuläre Verstärkung der Kapsel durch Neuinsertion der Subskapularis-Sehne. – **P.* Syndrom**: 1) Ischialgie bei Arthrose oder Arthritis der kleinen Wirbelgelenke (ossäre Einengung der Intervertebrallöcher). – 2) † Melorrheostose. – **P.* Trias**: flache Gelenkpfanne, hypoplast. Femurkopfkern u. laterokranial verschobenes prox. Femurende als röntg. Frühsyndrom der angeb. Hüftluxation.

Putzfrauenknie: † Bursitis prae- u. infrapatellaris.

Puusepp* (LYUDWIG MARTINOWITSCH P., 1876–1942, Chirurg, Dorpat [Tartu]) **Operation**: bei Syringomyelie Längsspaltung der RM-Zyste u. Ableitung in den Subarachnoidalraum. – **P.* Reflex**: Abduktion der 5. Zehe bei Bestreichen des äuß. Fußrandes; Hinweis auf extrapyramidale Erkr.

PUVA-Therapie: † Photochemotherapie (mit einem Psoralen u. UV-A-Licht).

p. v.: **p**ost **v**accinationem (»nach der Impfung«).

PVA: † **P**oly**v**inyl**a**lkohol. – **PVC**: 1) *chem* † **P**oly**v**inyl**c**hlorid. – 2) *physiol* s. u. Lungenkapillardruck. – **PVR**: **p**ulmonary **v**ascular **r**esistance.

P-Welle: *kard* † P-Zacke. – **PWG**: **P**ulswellengeschwindigkeit (s. u. Puls). – **PWS**: **P**hosphor**w**olframs**ä**ure (s. u. Acidum phospho...).

Pyämid

Pyämid: »pyämische oder sept. Dermatitis« bei Allg.-infektion mit Staphylo- u. Streptokokken; zunächst meist umschriebene, auch urtikarielle Erytheme (oft zentrale Blutung), später evtl. hochrote Knötchen, Blasen, Pusteln oder Nekrosen. – **staphylogenes P.**: ∕ Erysipelatoid.

Pyämie: Vorhandensein zahlreicher – aus Organherden stammender – Eitererreger im Blut, evtl. mit Ausbildung metastatischer Herde; vgl. Septik-, Septikopyämie.

Pyarthros(e): ∕ Gelenkempyem. – **Pyaskos**: eitr. Peritonitis, i. w. S. jede Eiteransammlung in der freien Bauchhöhle.

Pyel...: Wortteil »Becken«, »Nierenbecken«; s. a. Pelv(i)...

Pyelektasie: Nierenbeckenerweiterung (»Prähydronephrose«), i. e. S. deren ampulläre, nicht das Kelchsystem einbeziehende Form; als **prim. (kongenit.) P.** bei neuromuskulärer Dysplasie u. Megaureter, mit sek. intrarenaler Ausdehnung z. B. nach Infektion; als **sek. P.** bei Nierenaplasie der Gegenseite, Tumor, Prostatahypertrophie, Ventilstein etc.; s. a. Nierenbeckenhypotonie.

Pyelitis: »Nierenbeckenentzündung«, im allg. durch bakterielle Infektion (hämato-, lymphogen, aszendierend- oder deszendierend-urinogen bzw. -intramural), selten abakteriell (schleichend subfebril; Ätiol. vielfältig, z. B. Mißbildgn., Herdgeschehen, nach protrah. Antibiotika-Ther.?); fast stets mit Beteiligung von Harnleiter u. Nierenparenchym (∕ Pyelonephritis, Nephropyelitis). – **Akute P.** katarrhalisch (Epitheliensediment) oder hämorrhagisch (mäß. Pyurie, schubweise Hämaturie) oder eitrig (hohes Fieber, Nierenschmerz, Py-, Bakteriurie, Harnstauung). – Bei **chron. P.** stets Nierenbeteiligung (∕ Pyelonephritis), Nierenbeckenwand infiltriert (bei Lithiasis bis zur Schwartenbildung), evtl. Leukoplakien, auch multiple bläschenart. Vorwölbungen (»**P. cystica**«); ferner **P. follicularis** s. **glandularis** (mit Ödem, Verödung der Schleimdrüsen). – **P. gravidarum**: ∕ Schwangerschaftspyelitis.

Pyelographie: *röntg* Darst. des Nierenhohlsystems im Rahmen der ∕ Ausscheidungsurographie oder – i. e. S. – als **retrograde P.** nach KM-Applikation über Ureterkatheter, ausnahmsweise nach translumbaler Punktion. Dokumentation durch Aufnahmeserie (»**Pyelogramm**«), evtl. Tomographie; s. a. Pneumopyelographie, Veratmungstechnik.

Pyelo|ileozystoplastik: ∕ DAVIS*-NEALON* Plastik. – **P.lith**: ∕ Nierenbeckenstein. – **P.lithotomie**: op. Eröffnung des Nierenbeckens (vord. oder hint. Längsschnitt oder Inzision am unt. Pol) zwecks Extraktion von Konkrementen; bei Ausguß- oder Kelchstein evtl. Schnittverlängerung ins Parenchym (= P.nephrolithotomie). – **P.lyse**: scharfe oder stumpfe op. Auslösung des Nierenbeckens aus Adhäsionen (v. a. bei fibröser Peripyelitis); vgl. Uretero-, Nephrolyse. – **p.lymphatischer Reflux**: s. u. Reflux.

Pyelon: ∕ Nierenbecken.

Pyeloneostomie: ∕ Ureteroneopyelostomie.

Pyelonephritis: die – meist sek. – bakterielle Entzündg. des Nierenbeckens mit Parenchymbeteiligung (insbes. Interstitium u. Tubuli), evtl. perakut u. mit eitr. Einschmelzung (= **abszedierende P.**, meist mit multiplen Herden, auch als ∕ Papillennekrose); bei vorwieg. Befall der Rindenbezirke: »**Nephropyelitis**«. Genese intrakanalikulär- oder lymphogen-aszendierend, hämatogen-deszendierend; häufigste Erreger: Koli, Kokken, Proteus, Aerobacter, Klebsiellen, Pyozyaneus; begünstigende Faktoren: Prostatahypertrophie, Lithiasis, Diabetes, Mißbildungen, Analgetika-Abusus, chron. Darmentzündung, instrumenteller urol. Eingriff. Sympte.: Schüttelfrost, Kopf-, Rückenschmerzen, Poly-, Bakteri-, intermittierende Leuku. Mikrohämaturie sowie geringe Albumin- u. (Leuko-)Zylindrurie u. erhöhte BSG (∕ »BERNING* Trias«); Komplikationen: pyelonephrit. Schrumpfniere (mit Hypertonus), Urämie. – **Akute P.** (»interstitielle, bakteriell-destruktive Nephritis«) meist durch gram-neg. Keime; neben Kelch-Beckenveränderungen nur periglomeruläre oder streif.-radiäre Infiltrierungen des Parenchyms; unterschieden als obstruktive (häufig bei ♂ ♂ u. Kindern) u. als nichtobstruktive Form (v. a. bei ♀ ♀); Vork. u. a. bei Abflußbehinderung u. als Schwangerschafts-P.; im Alter u. bei Diabetes oft subklin. Verlauf. – **Chron.** Form (interstitielle lymphoplasmozytäre Entzdg.) meist unmerklich beginnend, evtl. mit akuten Schüben, oft herdförmig abszedierend, mit Narben-, Höhlen-, perinephrit. Abszeßbildung, evtl. Übergang in Schrumpfniere oder ∕ Pyonephrose; typ. Sympte.: Kopfschmerzen, Durst, Polyurie, Hypertonie, subfebrile Temp., druckschmerzhaftes Nierenlager; intermittierende Bakteri-, Leuk- u. Hämaturie; im Pyelogramm Kelchdeformierungen, Papillitis focalis. – Als **septische P.** (durch Retention eitrigen Urins, seltener metastatisch) perakut, mit infiltrierend-abszedierenden u. phlegmonös-eitr. Parenchymprozessen; Schüttelfrost, Fieber, beschleunigter Puls, hohe BSG, Leukozytose, später Niereninsuffizienz, Urämie (i. S. der nephrogenen Sepsis). – Als organisierte Form (Endzustand) der **obstruktiven P.** durch Proteus die **xantho(granulo)matöse P.** mit knotig vergrößerter Niere u. gelbl. Granulomen (lipoidhalt. Makrophagen) im Randstreifen der Kelche; oft erhebl. Einschränkung der Nierenfunktion. – s. a. Kalikopapillitis.

Pyelo|nephrolithotomie: s. u. Pyelolithotomie. – **P.nephrose**: degenerative Nierenparenchymschädigung mit Beteiligung des Hohlraumsystems. – **P.nephrostomie**: »Nierenbecken-Nierenfistelung« durch Inzision u. Einlegen eines T-Dräns; v. a. bei infizierter Harnstauung, Hydronephrose, Anurie infolge Abflußbehinderung, zur Steinentfernung (»**P.nephrolithostomie**«), Harnleiterresektion.

Pyelo|plastik: ∕ Nierenbeckenplastik. – **P.plikation**: op. Verkleinerung des Nierenbeckens (bei Hydronephrose) durch Wandraffung. – **p.renaler Reflux**: s. u. Reflux.

Pyelo|skopie: *röntg* Leuchtschirmbeobachtung der Nierenbeckenentleerung bei retrograder oder i.v. Pyelographie; evtl. zusätzlich Übersichts- u. Zielaufnahmen. – **P.spasmie**: funktionell-hypertone Engstellung des Nierenbeckens mit intrapelvinem Druckanstieg (Schmerzen!); u. a. bei Spasmophilie, abnormem örtl. Gefäßverlauf, Papillitis, P.nephritis, Nephrolithiasis; evtl. nur als ∕ Kalikospasmie. – **P.stomie**: op. Nierenbeckenfistel (Inzision u. Einlegen eines T-Dräns) als Notmaßnahme bei Harnrückstauung u. subrenaler Anurie, ferner nach Nieren-Op.; vgl. Nephrostomie.

Pyelo|tomie: op. Eröffnung des Nierenbeckens durch Längsschnitt in Rückwand (= **P.tomia post.**; Vorderwand von Nierenstielgefäßen überlagert!) oder am unt. Beckenpol (= **P.tomia inf.**; v. a. zur Stein- (⫯ P.lithotomie), Fremdkörper- u. Papillomentfernung; vgl. Nephrotomie.

pyelo|ureteraler Reflex: s. u. p.vesikal. – **P.ureteritis cystica:** (MORGAGNI-ROKITANSKY) stecknadelkopf- bis erbsgroße, glatte, meist breitbasig dem Nierenbecken, seltener der Harnleiterwand aufsitzende Zysten, die oft erst bei Harnwegsinfektion in Erscheinung treten (auch als Abflußhindernis).

pyelo|venöser Reflux: s. u. Reflux. – **p.vesikaler Reflex:** vom kranken Nierenbecken (Lithiasis, Tbk, Pyelitis) auf die Harnblase (bzw. den Harnleiter = p.ureteraler R.) überspringende Schmerzreaktion, auslösbar z. B. durch Druck auf den Oberbauch. Reflexmechanismus für einschläg. Harninkontinenz u. Pollakisurie?

Pyelozystitis: ⫯ Zystopyelitis (insbes. die absteigende Form, z. B. als Koli-P. der Kinder).

Pyemotes tritici, Peduculoides ventricosus: an Insektenlarven parasitierende ⫯ Getreidemilbe (»Kugelbauchmilbe« [Acarina]). Gelangt v. a. in Vorratslagern auf den Menschen u. verursacht heft. Dermatitiden (auch als »Bäckerkrätze«?).

pyg...: Wortteil »Steiß«. – **Pygist:** ⫯ Päderast.

Pygmalionismus: (benannt nach Pygmalion, der sich in eine von ihm gefertigte, von den Göttern belebte Statue verliebte) Peniserektionen u. Ejakulationen beim Ansehen u. Betasten von Statuen.

Pygo|melus: Mißbildung mit einer oder mehreren überzähl. Gliedmaßen im Gesäßbereich. – **P.pagus, P.didymus:** Doppelmißbildung, deren Einzelindividuen in der Steiß-Kreuzbeingegend miteinander verwachsen sind; evtl. nur asymmetr. als **P.parasit.** – **P.trichose:** auf NNR-Überfunktion beruhende übermäß. Behaarung u. Pigmentierung der Steiß-Gesäßgegend; von EPPSTEIN (1933) als endokrine Komponente der Schizophrenie aufgefaßt.

Pykniker: nach E. KRETSCHMER der breitwüchs., gedrungene, mehr Rundungen aufweisende Körperbautyp mit Neigung zu Fettansatz; meist zyklothymes Temperament (mit biol. Beziehungen zur man.-depressiven Erkr.). – **pyknisch:** untersetzt, dickleibig (⫯ Pykniker).

Pykno|dysostose: (LAMY-MAROTEAUX) rezessiv erbl. (?) generalisierte ⫯ Osteosklerose mit Wachstumsverzögerung der Schädel- (u. a. UK-Hypoplasie, Persistenz der großen Fontanelle) u. Röhrenknochen (auch der Finger, mit Nageldysplasien u. -brüchigkeit) u. Neigung zu Spontanfrakturen; geist. Entwicklung normal. – **P.(epi)lepsie, p.lept. Petit mal,** FRIEDMANN* Syndrom: generalisierte Epilepsie mit sehr häuf. (bis zu einigen Hundert tägl.), fast stets typ. Absenzen (im EEG rhythm. 3/sec-S/W-Entladungen). – **P.kardie:** (LANDOIS) paroxysmale ⫯ Tachykardie. – **P.meter:** Dichtemesser für Flüssigkeiten. – **P.pnoe** ⫯ Tachypnoe.

Pyknose, Karyopyknose: *zytol* Zusammenballung des Chromatins des Interphasekerns oder von Chromosomengruppen in Mitose oder Meiose zu einer homogenen, stark färbbaren, unregelmäßig konturierten Masse. Gilt als Zeichen der Zelldegeneration (⫯ Pyknozyt); s. a. Karyopyknose-Index.

pyknotisch: ⫯ Pyknose betreffend, i. S. der Pyknose.

Pyknozyt: stoffwechselgestörte, zugrundegehende Zelle, die sich stark anfärbt u. Verdichtung u. Knitterung von Kern (⫯ Pyknose) u. Zytoplasma aufweist; s. a. Fragmento-, Onkozyt.

Pyle*(-Bakwin*-Krida*-Cohn*) Syndrom, Modulationsdysplasie: seltene, fam.-erbl., system., metaphysäre »Modulationsdysplasie« der langen Röhrenknochen mit gestörter Umformung der plumpen Fetal- zu schlanken Erwachsenenknochen (Dysfunktion des Osteoblasten-Osteoklastenapparats der Wachstumszone): »Erlenmeyerkolbenform« durch Kompaktasklerose, Osteoporose u. Verbreiterung der Markspongiosa; außerdem Becken-, Wirbel-, Schädelverformung (Leontiasis ossea, mit erschwerter Nasenatmung, evtl. Optikusatrophie, peripherer Fazialisparese, Schalleitungsschwerhörigkeit; dadurch Prognose dubiös). – vgl. JACKSON* Syndrom.

Pyle...: Wortteil »Pfortader« (V. portae).

Pylephlebitis: Wandentzündung der V. portae u. ihrer Quellvenen, meist mit sek. Thrombosierung u. völl. Verschluß (z. B. bei viszeralem Malignom als akute ⫯ Pfortader- u. Mesenterialvenenthrombose), als **sept. P.** bei bakterieller Infektion.

Pylor(o)...: Wortteil »Magenpylorus«.

Pylorektomie (antrale): Resektion des dist. Magens (bis zu 25%: »Gastro-P.«) als Ulkusther. (Beseitigung der Gastrin-produzierenden Antrumschleimhaut u. damit der gesteigerten Magensäuresekretion). – vgl. Pylorusausschaltung.

pylorisch: den Magenausgang (Pylorus) betreffend; z. B. das **p. Syndrom** durch Verengung des Magenausgangs (Ulkus, Ca., Pylorospasmus) mit Magenerweiterung, Azidismus, Erbrechen, Gewichtsverlust, period. Verlauf, charakterist. Spät- u. Hungerschmerz. – **Pylorismus:** Spasmus oder Hypertrophie der Pylorusmuskulatur mit Magenausgangsstenose.

Pyloromyotomie: Durchtrennung der hypertroph. Pylorusmuskulatur; i. e. S. die **submuköse P.** (⫯ RAMSTEDT* Op.).

Pyloro|plastik: plast.-chir. Erweiterung des Magenausgangs, am einfachsten als ⫯ P.myotomie; i. e. S. die gastroduodenale »Dränage-Op.« (HEINECKE-MIKULICZ, modifiz. von JUDD, HORSLEY, MOSHEL u. a., mit Exzision eines pylorusnahen Ulkus); i. w. S. auch die den Pylorus umgehenden Gastroduodenostomien (z. B. n. JABOULAY, FINNEY). – **P.spasmus:** Dauerkontraktion des Magenpförtners, beim Neugeb. als hypertroph. ⫯ Pylorusstenose, beim Erwachsenen neurogen oder mechanisch durch Ulkus oder Neoplasma; s. a. Pyloruskanal-Syndrom. – **P.tomie:** *chir* ⫯ P.myotomie, P.plastik.

Pylorus *PNA*: der an die Pars pylorica anschließende »Magenpförtner«, mit verstärkter Ringmuskulatur (M. sphincter pylori) u. Öffnung zum Duodenum (Ostium pyloricum). – s. a. Pyloro....

Pylorus|atresie: äußerst seltene, angeb., völl. Verlegung (meist membranös) des Magenausgangs; klin.: bereits perinatal Erbrechen jeglicher Nahrung ohne Gallenbeimengung. – **P.ausschaltung:** (V. EISELSBERG 1895) op. Verschluß (Abbinden, Invagination, Plikatur) des Pylorus mit anschl. GE, evtl. auch äuß. Antrumfistel; palliativ bei inoperablem Ca. im Antrum-Pylorus-Pankreaskopf; meist modifiz. mit que-

Pylorusdrüsen

rer Magendurchtrennung, Bildung eines antralen Stumpfes u. terminolat. GE zwischen prox. Magenquerschnitt u. oberster Jejunumschlinge (ohne Resektion oder Vagotomie); vgl. FINSTERER*-DRÜNER Op. (»Resektion zur Ausschaltung«).

Pylorus|drüsen: die – außer Schleim auch Gastrin produzierenden – ⌐ Glandulae pyloricae. – **P.hypertrophie**: Verdickung des M. sphincter pylori mit Einengung des Magenausgangs (evtl. Völlegefühl, Aufstoßen, Erbrechen); beim Erwachsenen v. a. bei chron. Gastritis u. p.nahem Ulkus, beim Säugling als hypertrophische ⌐ P.stenose. – **P.hypotonie**: »Insuffizienz« des M. sphincter pylori, z. B. bei Ulcus ventriculi, Nikotinabusus.

Pyloruskanal: ⌐ Canalis pyloricus. – **P.-Syndrom**: rezidivierend-intermittierende chron. Gastritis oder Gastroduodenitis mit postprandialem Spätschmerz, Azidismus, Periodizität (evtl. jahreszeitlich).

Pylorus|reflex: reakt. Steuerung des P.spiels über vagale Reflexbögen (z. B. von Dehnungsrezeptoren im Bulbus aus) u. durch hormonelle Stimuli (z. B. hemmen saures pH u. freie Fettsäuren im prox. Duodenum die Magenentleerung über Freisetzung von Entero- bzw. Bulbogastron). – **P.resektion**: ⌐ Pylorektomie.

Pylorusstenose: Einengung bis Undurchgängigkeit des Magenausgangs; v. a. bei Ulcus praepyloricum, pyloricum u. duodeni (Narbenschrumpfung, Spasmen, entzündl. Ödem), örtl. Ca., als allerg. »Pyloruskrampf« (Schleimhautödem bei generalisierter allerg. Reaktion); klin.: Stenoseperistaltik u. Muskelhypertrophie, bei Dekompensation Stagnation des Mageninhalts (u. Sekretionssteigerung), Magendilatation, Gärungs- u. Fäulnisprozesse, Exsikkose (infolge kopiösen Erbrechens u. fehlender Resorption); Völlegefühl, Aufstoßen, fühlbare Peristaltik (Steifung), Schwäche, Pseudoobstipation, Durst; schließlich Hypochlorämie u. Urämie. – Als **spast.-hypertroph. P.** (»Pylorushypertrophie«, »PY«) die – nach freiem Intervall von 3–5 Wo.! – im frühen Säuglingsalter auftretende Erkr. (Androtropie, fam. Disposition; Hypertrophie u. -plasie der Ringmuskulatur, evtl. Achalasie des Sphinkter mit Spasmen im Austreibungskanal) mit explosionsart. Erbrechen in hohem Bogen u. konsekut. Gewichts-, Wasser- u. Elektrolytverlust; typ., mißgestimmt-gequälter Gesichtsausdruck, Gewichtsabnahme bis zur Atrophie, Pseudoobstipation, Hungerdyspepsie, sichtbare Magenperistaltik, palpabler Pylorustumor, im Erbrochenen evtl. Hämatinfasern; Dehydratation mit Turgorverlust, Oligämie, Hypochlor- u. -kaliämie, Oligurie, Rest-N-Erhöhung, alkalot. »Coma pyloricum«; röntg.: Hyperperistaltik, Gastrektasie, späte u. spärl. Austreibung durch verlängerten Canalis egestorius. Ther.: Diät, Spasmolytika, evtl. ⌐ Pyloromyotomie (RAMSTEDT-WEBER).

pyo…: Wortteil »Eiter«; z. B. **P.cholezystis** (⌐ Gallenblasenempyem).

Pyocyanase: (EMMERICH u. LÖW 1899) erstes industriell gewonnenes Antibiotikum aus Pseudomonas aeruginosa; s. a. Pyozyanin. – **Pyocyaneus**: ⌐ Pseudomonas aeruginosa; s. a. Pyozyaneus…

Pyodermie, -derma(tose), -dermitis: »Pustelausschlag«, durch exogene Infektion mit banalen Eitererregern (meist Staphylo- u. Streptokokken) her-

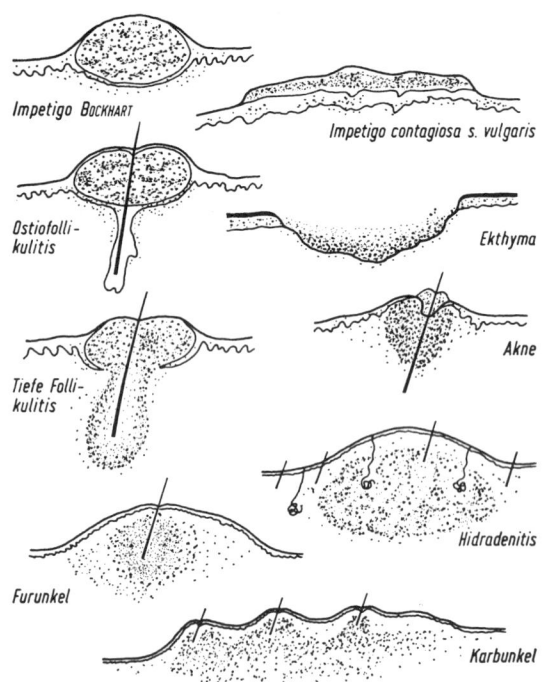

Formen der **Pyodermie**

vorgerufene Hautkrankhtn. (⌐ Abb.) einschl. Erysipel, Phlegmone u. chron.-vegetierender Formen (nicht jedoch superinfizierter Dermatosen; ⌐ Impetiginisation). – Bes. Formen: **Pyodermia chancriformis** (einem syphilit. PA oder Ulcus molle sehr ähnl., erhabenes Infiltrat mit erosiver oder ulzeröser Oberfläche, das in 3 bis 5 Wo. abheilt; v. a. an Wangen, Unterlippe, Präputium; wahrsch. staphylogen), **Pyoderma gangraenosum** (»MELENEY* Geschwür«; ein- oder mehrherd. Staphylodermie mit unterminierten Rändern u. serpiginöser Begrenzung, an Extremitäten bis handteller-, am Stamm münzengroß; mit Nekrosen, die auf Faszien u. Sehnen übergreifen; keine LK-Schwellungen, gutes Allg.befinden; häufig mit ulzeröser Kolitis, Enteritis regionalis, hypochromer Anämie; Ät.path.: vaskuläre Hyperergie auf Entero- oder Staphylokokken; Resistenzschwäche bei Hypogammaglobulinämie; häuf. kombin. mit IgA-Paraproteinämie), **Pyodermia varicelliformis** (Abart der Impetigo contagiosa mit genabelten Pusteln am Rande der konfluierten, verkrusteten Herde; oder aber impetiginisiertes endogenes Ekzem); sowie die chron. **P. vegetans et exulcerans** (Staphylodermie mit massenhaft St. aureus u. albus in ulzerierten Herden; mit papillomatösen Wucherungen u. unterminierten Rändern) nach stumpfer Verletzung oder Verbrennung vom Follikelsystem ausgehend, meist einherdig am Handrücken, seltener mehrherdig im Gesicht, schlecht beeinflußbar, randwärts fortschreitend; auch – v. a. in Achselhöhlen, Leistenbeugen, Genitoanalregion – als **P. fistulans** u. als **P. verrucosa**, (ähnlich der Papillomatosis cutis carcinoides GOTTRON).

pyogen(etisch: **1)** ⌐ Eiter bildend, eine Eiterung auslösend. – **2)** als Folge einer Eiterung; z. B. **p. Membran** (⌐ Abszeßmembran).

Pyo|häm(at)opneumothorax: *path* Ansammlung von Eiter, Blut u. Luft im Pleuraraum nach infizierendem

Thoraxtrauma oder Perforation eines subpleuralen eitr. Lungenprozesses mit Gefäßruptur; auch als Komplikation bei Lungen-Op. – **P.kalix, -kalikose**: Eiteransammlung im abgeschnürten Nierenkelch. – **P.klastin**: antibiot. Substanz aus Pseudomonas aeruginosa; wirksam gegen Neisseria gonorrhoeae.

Pyokokken: ↑ Eitererreger. – **P.dermatitis**: ↑ Pyodermie.

Pyo|kolpos: durch Hymenalstenose oder -atresie bedingte Eiteransammlung in der Scheide bei Kolpitis, Endometritis, zerfallendem Ca. – **P.kolpozele**: Vorwölbung der Scheidenwand durch DOUGLAS-Abszeß.

Pyoktanin: ↑ Auramin.

Pyo|lipinsäure, P.luteorin: antibiot. Substanzen aus Pseudomonas aeruginosa. – **P.lysin**: Staphylokokkenhämolysin.

Pyo|metra: durch Zervixstenose (einschl. seniler Lumenverödung) bedingte Eiteransammlung im Cavum uteri, z. B. bei Endometritis (auch tbk.-käs. Form), Korpus-Ca., nach Radiumapplikation. – **P.myositis**: ↑ Myositis purulenta. Als **P.m. tropica** eine tiefsitzende, eitr.-abszedierende Skelettmuskelerkr. (mit Allg.symptn.), meist durch Staphylococcus aureus.

Pyo|nephritis: ↑ Nephritis apostematosa. – **P.nephros(e)**: Eiteransammlung im Nierenhohlsystem, mit – evtl. weitgehendem – Schwund des Parenchyms; bei eitr. Pyelonephritis mit sek. Abflußbehinderung (Stein, Entzündung) oder durch Sekundärinfektion einer Hydronephrose (evtl. kompliziert durch Pyelonephritis, Infektstein, Abflußblockade, Sekundärempyem; Eitermengen bis zu 2 l). Klin.: Fieber (meist rezidivierend), palpabler Tumor, »stumme« Niere.

Pyo|ovar(ium): Vereiterung des Eierstocks (↑ Ovarialabszeß, Oophoritis), oft kombin. mit P.salpinx. – **p.perikard**: ↑ Pericarditis purulenta. – **P.peritoneum**: Eiteransammlung in der freien Bauchhöhle, i. e. S. die ↑ Peritonitis purulenta.

Pyophthalmie, -ophthalmitis: eitr. Entzündung des Auges, s. u. Panophthalmie, Hypopyon, Blennorrhö.

Pyopneumo|(peri)kard: eitr. Perikarditis mit zusätzl. Gasansammlung im Herzbeutel durch Anaerobier-Gasbildung oder nach Luftzutritt. – Analog auch **P.peritoneum**, (nach Magen-Darmperforation, bei Anaerobierperitonitis), **P.thorax** (entweder infizierter Pneu oder eitr.-jauch. Anaerobierpleuritis).

Pyorrhö: reichl. Absonderung von Eiter; i. e. S. (*dent*) die Alveolar-P. (↑ Parodontitis margin. purulenta).

Pyosalpinx: bei Salpingitis infolge entzündl. Verschlusses der Ostien entstandene Eiteransammlung im Eileiter, der dadurch sack- (»Sactosalpinx«) oder posthornförmig aufgetrieben wird.

Pyosis: Vereiterung, mit Eiterung einhergehende Krankh. (z. B. ↑ Pyodermie).

Pyo|spermie: Auftreten von Eiter im Sperma, als rein eitr. **P.spermia vera** bei Prostata-Tbk, -neoplasma oder -steinen, als geringe Blut- u. Eiterbeimengung bei akuter Prostatitis, Vesikulitis, Urethritis post. – **P.therapie**: Inj. sterilen Eiters (z. B. aus Terpentin-Abszeß) als unspezif. Reizther. – **P.thorax**: ↑ Pleuraempyem; s. a. P.hämopneumothorax.

Py(o)|urachus: Eiteransammlung im persistierenden Urachus (bzw. in Urachuszyste); Sympte.: Infiltrat in der medianen Bauchwand, Schmerzen, Rötung, evtl. Eiterentleerung durch Urachusfistel oder Pyurie. Gefahr der Perforation in Bauchhöhle u. Sigmoid. – **P.ureter**: Eiteransammlung im sackförmig erweiterten Harnleiter, meist nach Infektion eines Hydroureters. – **Py|ovar**: ↑ Pyoovar.

Pyo|zele: abgesackte Eiteransammlung in einer serösen Höhle, z. B. im DOUGLAS* Raum bei eitr. Pelveoperitonitis (= **P.cele retrouterina**), als eitr. Hydrozele. – **P.zephalus**: bakteriell-eitr. Entzdg. des ges. Hirnkammersystems u. seines Ependyms, meist auch der Meningen (bes. basal); v. a. nach offenem Hirntrauma, Abszeßperforation; klin.: hohes Fieber, Enthirnungsstarre, zentralvegetat. Zeichen, Koma. Ther.: Antibiotika intraventrikulär.

Pyozyaneus: *bakt* ↑ Pseudomonas aeruginosa. – Häufiger Hospitalismuskeim; **P.infektionen** (mit Bildung bläul.-grünl. Eiters) sind v. a. – schlecht heilende – Wundmischinfektionen bei geschwächten Personen u. Säuglingen, insbes. nach Antibiotika-Langzeitther. (mit Unterdrückung der antagonist. grampos. Flora), aber auch Allg.infektionen (ausgehend vom Nasen-Rachenraum oder Darm, ferner Pyodermie, Nabelentzdg. etc.) mit metastat. Pneumonie, Peritonitis, Meningitis, nach LP (prognostisch dubiös), z. T. als **P.sepsis** mit remittierendem Fieber, Durchfällen, zerebralen Erscheinungen, Hämorrhagien u. Nekrosen in Lungen u. Nieren, pustulös-hämorrhag. Exanthem, Hautulzera etc.

Pyo|zyanin: *bakt* blaugrüner Farbstoff von Pseudomonas aeruginosa; chloroform- u. wasserlöslich. – s. a. Pyocyanase. – **P.zyt**: ↑ Eiterkörperchen.

pyr...: Wortteil »Feuer«, ↑ »Fieber«. – **Pyr**: Kurzbez. für ↑ Pyruvat.

pyramidal(is): (lat.) 1) pyramidenförmig (z. B. Musculus pyr. abdom.). – 2) eine Pyramide (i. e. S. die ↑ Pyramis medullae oblong.) bzw. die ↑ Pyramidenbahn betreffend; z. B. das **p. System** als der von der Pyramidenbahn u. ihren spinalen Fortsetzungen (Zwischenneuronen der Pars intermedia, Neuriten der motor. Vorderhornzellen) gebildete Teil des motor. NS für die Willkürmotorik; teils mono- (1. Neuron: Neuriten der BETZ* Pyramidenzellen; 2. Neuron: Vorderhornzellneuriten), größtenteils aber bisynaptisch (mit Zwischenneuronen), als »Reglersystem« arbeitend, mit dem EPS eng gekoppelt (einzige streng spezif. Funktion: Präzision u. Schnelligkeit der Fingermotorik).

Pyramidalis|plastik: ↑ GOEBELL* Op. (3). – **P.reflex**: durch Beklopfen der Symphyse ausgelöste Kontraktion des M. pyramidalis als modif. ↑ Bauchdeckenreflex.

Pyramide: ↑ Pyramis; i. e. S. die der Medullae oblongata u. die Felsenbein-P. (↑ Pars petrosa ossis temp.).

Pyramidenbahn: der von Pyramidenzellneuriten des Gyrus praecentr. gebildete willkürl.-motor. ↑ Tractus corticospinalis (s. a. pyramidales System). – Eine Läsion des Tractus (bzw. des 1. motor. Neurons) führt zum **P.-Syndrom** mit Störung der Feinbewegungen, Schwäche der Willkürbewegungen, Massenbewegungen, spast. Tonussteigerung (nur bei zusätzl. Schädigung des Tr. reticulospin.), Steigerung der Eigenreflexe, Abschwächung oder Verlust der Fremdreflexe, path. Reflexen (bes. ↑ BABINSKI-Gruppe, ↑ Pyramidenzeichen). Als **spinales P.-Sy.** (Läsion im RM-Abschnitt) gekennzeichnet durch schlaffe, später spast.

Pyramidenblutleiter

Tetra-, Di-, Hemi- oder Monoplegie, path. Reflexe u. Kontrakturen; als **zentrales P.-Sy.** (Läsion zwischen Kortex u. Pons) mit charakterist. Ausfällen kortikaler Bahnen (↑ Abb.), ferner das ↑ BRISSAUD* (Brücke), GASPERINI* u. RAYMOND*-CESTAN* (Brückenhaube), BENEDIKT* (Hirnschenkelhaube; unt. Nucleus-ruber), AVELLIS* (unterhalb Vaguskern), JACKSON* (obere Oblongata), TAPIA* u. SCHMIDT* (unt. Oblongata), VERNET* (umschrieb. Oblongatabereiche), WALLENBERG* (lat. Oblongata), BABINSKI*-NAGEOTTE* (dorsolat. Oblongata), CESTAN*-CHENAIS* (um Nucl. ambiguus) u. OPALSKI* Syndrom (Olive); s. a. Oblongata-Gefäßsyndrom.

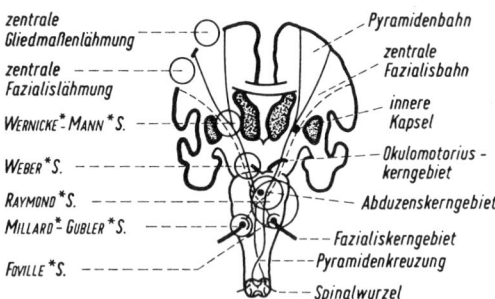

Pyramidenbahn-Syndrome

Pyramiden|blutleiter: ↑ Sinus petrosus. – **P.feld**: die Area 4 des Gyrus praecentr., von der die Neuriten der P.bahn ausgehen. – **P.fortsatz**: ↑ Proc. pyramidalis (ossis palatini). – **P.kreuzung**: ↑ Decussatio pyramidum. – **P.riesenzellen**: ↑ BETZ* Riesenzellen.

Pyramiden|schicht: ↑ Lamina pyramidalis (s. a. Tab. »Kortex«). – **P.seitenstrang**: ↑ Tractus corticospinalis lat. – **P.spitzenzellen**: pneumatisierte Hohlräume im Apex partis petrosae des Schläfenbeins. Können bei Mastoiditis als apikale Petrositis beteiligt sein, u. zwar klinisch stumm oder – nach eitr. Einschmelzung – mit Schläfen-Scheitel-Orbitakopfschmerz, Abduzensparese, evtl. Leptomeningitis (↑ GRADENIGO* Syndrom). – **P.strang**: ↑ Tractus corticospin.

Pyramiden|zeichen: bei Läsion der P.bahn auftretende Sympte. (↑ P.bahnsyndrom), insbes. path. Reflexe wie ↑ BABINSKI*, OPPENHEIM*, GORDON*, KLIPPEL*-WEIL*, BECHTEREW*-MENDEL*, ROSSOLIMO* (TRÖMNER*), WARTENBERG* Reflex. – **P.zellen**: 1) pyramidenförmige, multipolare Nervenzellen des ↑ Kortex des Großhirns (kleine in der Lamina pyramid. ext., große in der L. p. int.), deren Spitzendendriten in die Molekularschicht aufsteigen, während sich die kürzeren (von den Basisecken) horizontal verästeln, u. deren Neuriten von der Zellbasis markwärts ziehen; s. a. P.bahn. – 2) *otol* ↑ P.spitzenzellen.

Pyramidon®: ↑ Aminophenazon.

Pyramido|tomie: (PUTNAM 1938) op. Durchtrennung des gleichseit. Pyramidenseitenstrangs in Höhe C_{2-3} bei extrapyramidalen Erkrn., bes. zur Ther. des Rigor u. Tremor beim PARKINSON* Syndrom. – Modifiziert als **P.-Extrapyramidotomie** (EBIN 1949; auch zervik. Vorderstrang mit Fasern der Tr. vestibuloreticulo- u. tectospin.) sowie als »**kombinierte**« P. (SCHÜRMANN 1953; auch Vorderstrang der Gegenseite).

Pyramis: (lat.) »Pyramide«, *anat* pyramidenförm. Formation (z. B. ↑ Pars petrosa ossis temp.); i. e. S. (*PNA*) die **P. medullae oblongatae** als – eine Vorwölbung der Medulla bildender – Strang auf der Vorderfläche (bds. der Fissura mediana ant.) zwischen Pons u. C_1-Wurzel, der den Tr. cerebrospin. (»Pyramidenbahn«) enthält u. sich z. T. in den RM-Vorderstrang fortsetzt. – Ferner **P. vermis** (»MALACARNE* Pyramide«, den re. u. li. Lobulus biventer verbindender Teil des Kleinhirnwurmes), **P. vestibuli** (im knöchernen Labyrinth der obere, verbreiterte Teil der Crista vestibuli) sowie die **Pyramides renales** (die mit Sammelrohren u. HENLE* Schleifen das Nierenmark bildenden »MALPIGHI* Pyramiden«, deren Spitzen in die Kelche ragen; s. a. Pars radiata renis).

Pyran: ↑ Formeln »Pyr... -Ringverbindungen«.

Pyranose: Monosaccharid mit innermolekularem Pyran-Ring (ebener Sechsring). – Die **P.-oxidase** (Reaktion: D-Glukose + O_2 = D-Glukoson + H_2O_2) oxidiert auch D-Xylose, L-Sorbose u. D-Glukono-1,5-lakton.

Pyranoside: Glykoside mit ↑ Pyranosen.

Pyrantelum *WHO*: 1,4,4,6-Tetrahydro-1-methyl-2-[trans-2-(2-thienyl)-vinyl]-pyrimidin; Anthelminthikum.

Pyrazin: heterozykl. Verbindungen (↑ Formeln S. 2015); Grundkörper für zahlreiche Therapeutika (z. B. das Tuberkulostatikum **P.amid[um]** *WHO*: »PZA«). – **Pyrazinobutazon**: Phenylbutazon-Piperidin-Salz; Antirheumatikum.

Pyrazol: heterozykl. Verbindg. (↑ Formel S. 2015); Ausgangsstoff für Pyrazolone u. Farbstoffe.

Pyrazolin: ↑ Formeln S. 2015. – **Pyrazolon**: Gruppe von Pyrazolinketonen (↑ Formel); Grundstoffe für Azofarbstoffe u. wicht. Therapeutika (z. B. Aminophenazon = **P.um dimethylamino-phenyl-dimethylicum**).

Pyrazomycin: Antibiotikum aus Streptomyces candidus; hemmt (wahrsch. als Inhibitor der Uridin-Biosynthese) in vitro Herpes-simplex-, Kuhpocken-, Masern- u. Rhino-Viren.

Pyrenophor: (HEIDENHAIN 1911) *zytol* ↑ Perikaryon.

Pyrethrum: die als »Dalmatin. Insektenpulver« angew. Blüten von Chrysanthemum cinerariifolium; MAK 5 mg/m³, Gefahr der Sensibilisierung (Dermatitis).

Pyretika: *pharm* Fieber erzeugende (»**pyretische**«) Mittel; s. a. Fiebertherapie.

pyreto...: Wortteil »Fieber«; z. B. **P.lysis** (= Fiebersenkung), **P.therapie** (1) ↑ Fiebertherapie; 2) Fieberbekämpfung = ↑ Antipyrese).

Pyrexal®-Test: (HEILMEYER u. KRAUSE 1959) Intrakutantest mit dem gereinigten Polysaccharid (0,1 µg) zur Prüfung der Entzündungsbereitschaft: Quaddelbildung bei chron.-entzündl. Erkr. wie Tbk u. Polyarthritis verlängert, bei akuter hochfieberhafter Erkr. wie Sepsis u. rheumat. Fieber verkürzt (»Tachyphlogistie«). – Auch als KM-Funktionsprobe (Granulozytose u. Fieberanstieg nach i. v. Inj.) u. als ↑ Pyrogentest auf Pyelonephritis.

Pyrexie: ↑ Fieber.

Pyrgozephalie: ↑ Turmschädel.

Pyridin: C_5H_5N; heterozykl. Verbindg. (↑ Formeln bei »Pyran«); Anw. u. a. als Vergällungsmittel für Äthanol, Lösemittel, Sprühinsektizid, histol. Fixier-, Härtungs- u. Aufhellungsmittel, Ausgangsstoff für syn-

Pyr...- u. Pyrr...-Ringverbindungen

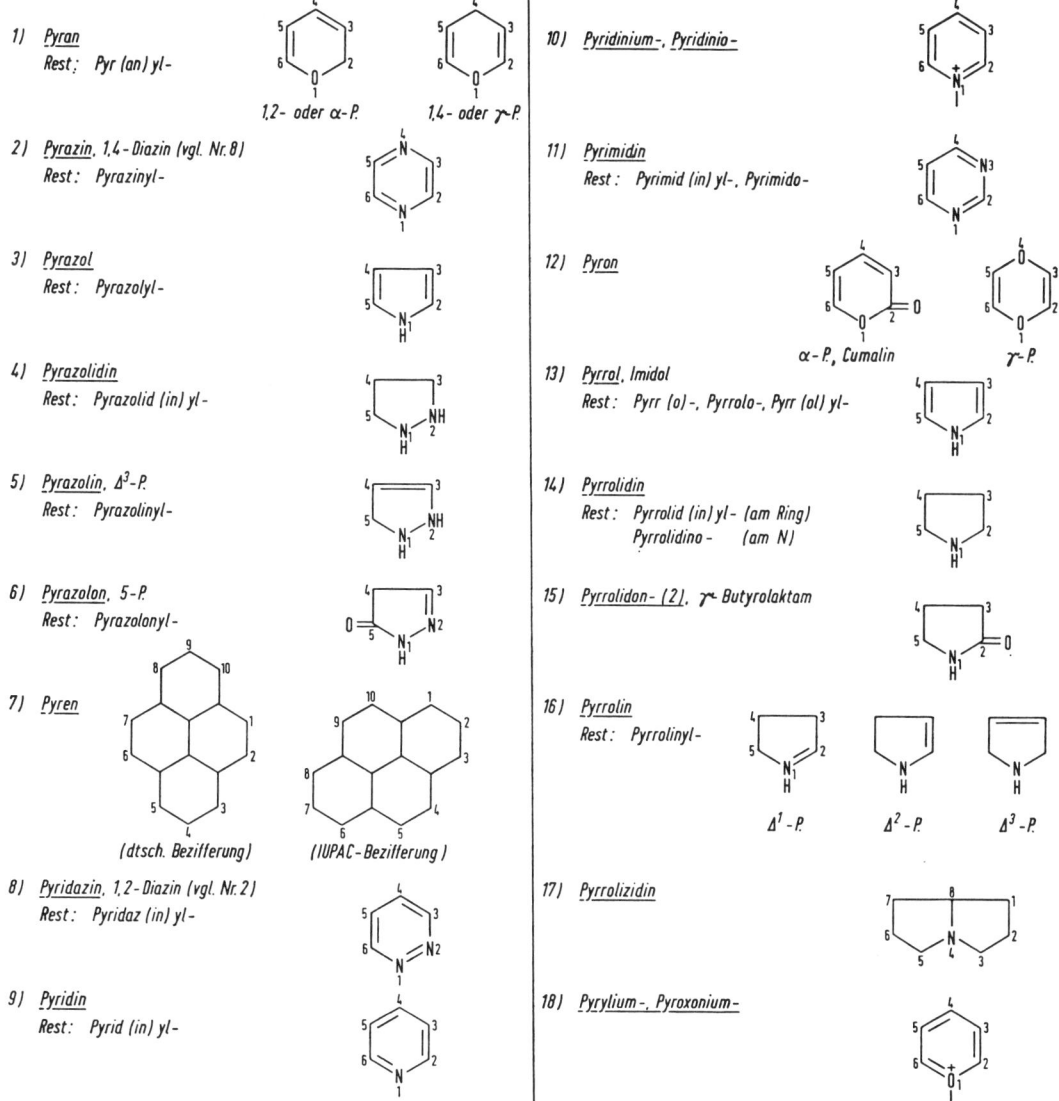

thet. Pharmaka. MAK 15 mg/m³ (= 5 ppm); eine Kontaktdermatitis kommt vor als BK bei Lackierern u. Möbelpolierern, Zahnärzten u. -technikern (durch Pyridin-halt. Akrylharze; Vork. auch bei Trägern solcher Prothesen). – **P. aldoxime**: bei Alkylphosphat-Vergiftg. therap. genutzte Verbindgn. mit aktivierendem Einfluß auf Cholinesterase; z. B. ↑ Pralidoximjodid. – **P.-3-, P-β-karbonsäure**: ↑ Nikotinsäure. – **P.-4-karbonsäure**: Isonikotinsäure (s. u. Isoniazidum). – **P. nukleotid**: ↑ Nikotinamid-adenin-dinukleotid.

Pyridostigminbromid: (3-Dimethylkarbamoyl-oxy)-1-methyl-pyridinium-hydroxid-bromid; Vagotonikum, Antimyasthenikum (auch bei Kurare-Überdosierg.).

Pyridoxal: ein ↑ Vitamin B_6 (↑ Formel S. 2016). – **P. dehydrogenase**: Enzym mit der Reaktion: Pyridoxal + NAD⁺ = 4-Pyridoxolakton + NADH. – **P. kinase**, ATP-Pyridoxal-transphosphatase: Enzym mit der Reaktion: ATP + Pyridoxal (oder Pyridoxin, -oxamin u. a. Derivate) = ADP + Pyridoxal-5-phosphat.

Pyridoxamin: ein ↑ Vitamin B_6 (↑ Formel S. 2016). – **P.-oxalazetat-transaminase**: Enzym mit der Reaktion: Pyridoxamin + Oxalazetat = Pyridoxal + L-Aspartat. – **P. phosphat-oxidase**: flavoprotein-halt. Enzym mit der Reaktion: Pyridoxaminphosphat + H_2O + O_2 = Pyridoxalphosphat + NH_3 + H_2O_2. Setzt auch Pyridoxin-5-phosphat u. Pyridoxin um. – **P.-pyruvat-transaminase**: Enzym mit der Reaktion: Pyridoxamin + Pyruvat = Pyridoxal + L-Alanin.

Pyridoxin: Sammelbez. für die B_6-Vitamine ↑ Pyridoxal, Pyridoxamin u. Pyridoxol (↑ Formel); i. e. S. (*WHO*) das Pyridoxol. – **P. dehydrogenase**: Enzym mit der Reaktion: Pyridoxin + NADP⁺ = Pyridoxal + NADPH. – **P. oxidase**: flavoproteinhalt. Enzym mit der Reaktion: Pyridoxin + O_2 = Pyridoxal + H_2O_2. – **P. mangelanämie**: sideroachrest. Anämie, die auf Vit. B_6 anspricht; als echte **alimentäre** Mangelanämie selten (Tryptophanbelastungstest pathol.),

Pyridoxol

als angeb. (aber erst später auftret.) **idiopath.** Form ohne sonst. B_6-Avitaminose-Zeichen, nur auf sehr hohe B_6-Dosen ansprechend; s. a. Vitamin-B_6-Hypovitaminose, HUNT* Syndrom (5).

Pyridoxine	R_4	R_5
Pyridoxal	-CHO	-CH$_2$OH
Pyridoxal-5-phosphat	-CHO	-CH$_2$O-OP(OH)$_2$
Pyridoxamin	-CH$_2$NH$_2$	-CH$_2$OH
4-Pyridoxinsäure	-COOH	-CH$_2$OH
Pyridoxol	-CH$_2$OH	-CH$_2$OH

Pyridoxol: ein ↑Vitamin B_6 (↑Formel u. Tab.). – **P.-5'-dehydrogenase**: flavoproteinhalt. Enzym mit der Reaktion: Pyridoxol + Akzeptor = Isopyridoxal + reduzierter Akzeptor.

Pyridylkarbinol: ↑ Nikotinylalkohol.

Pyrifer®: Präp. (aus apathogenen Koli-Stämmen) für dosierbare Fieber- u. unspezif. Reizther., Herdsuche, Heilungskontrolle bei Go (sogen. Provokationstest), Knochenmarkfunktionsprobe.

Pyrimethaminum *WHO*: 6-Äthyl-2,4-diamino-5-(p-chlorphenyl)-pyrimidin; Chemotherapeutikum gegen Malaria (schizonto- u. gametozid; auch prophylaktisch) u. Toxoplasmose (zus. mit Sulfonamiden).

Pyrimidin: 1,3-Diazin, heterozykl. Verbindung; Grundgerüst u. a. der sogen. **P.basen** (v. a. Thymin, Urazil, Zytosin; s. a. Formel S. 2015, Schema), des Vit. B_1 u. B_2, von Pteridinen u. Purinen; Anw. in zahlreichen Pharmaka. – **P.-nukleosid-phosphorylase**: Enzym (Pentosyl-transferase) mit der Reaktion: Pyrimidinnukleosid + Orthophosphat = Pyrimidin + α-D-Ribose-1-phosphat. – **P.-5'-nukleotid-nukleosidase**: Enzym mit der – auch für dUMP, dTMP, dCMP gült. – Reaktion: Pyrimidin-5'-nukleotid + H$_2$O = Pyrimidin + D-Ribose-5-phosphat. – **P.antagonisten** als Antimetaboliten (↑ Basenanaloga) des Nukleinsäurenstoffwechsels dienen v. a. als Antineoplastika (z. B. 4-Methyl-5-hydroxymethyl-, 5-Fluor-, 5-Jod-urazil).

Pyri|thiamin-deaminase: Enzym, das den »Anti-Aneurin-Faktor« P.thiamin (= Vit.-B_1) desaminiert. – **P.thioxin**: ↑ Pyritinolum. – **P.thyldion**, Didropyridinum: 3,5-Diäthyl-2,4-dioxo-1,2,3,4-tetrahydropyridin; Hypnotikum. – **P.tinolum** *WHO*, Pyrithioxin: Bis-(3-hydroxy-4-hydroxymethyl-2-methyl-5-pyridylmethyl)-disulfid; Neurotropikum (das den durch Abbauvorgänge, Trauma, Apoplex, Ezephalitis etc. beeinträchtigten Hirnstoffwechsel normalisiert; z. B. Encephabol ®).

Pyro-: 1) *chem* Präfix für Verbindgn., die durch therm. Einflüsse entstehen (= »Brenz-«) oder sich thermisch zersetzen, ferner bei anorgan. Säuren für die mit geringerem Wassergehalt. – 2) *therap, path* Wortteil ↑ »Fieber«.

Pyrogallol(um), **Pyrogallin**, **Pyrogallussäure**: 1,2,3-Trihydroxybenzol, $C_6H_3(OH)_3$; starkes Reduktionsmittel, Anw. v. a. als photograph. Entwickler, Ätz-, Färbe- u. Beizmittel, für O_2-Entzug in Aerobierkultur, als Antiseptikum u. Kaustikum (obsolet, da auch bei äußerl. Anw. hochtoxisch).

pyrogen: fiebererzeugend. – Als **p. Stoffe** (»**Pyrogene**«) gelten v. a. hitzebeständ., dialysierbare Oligo-, Poly- u. Lipopolysaccharide (wahrsch. auch Polypeptide) aus apathogenen u. pathogenen Baktn., die parenteral beim Menschen in sehr kleinen Mengen (<1 µg/kg) Schüttelfrost u. Temp.anstieg bewirken; von Bedeutung v. a. als Verunreinigungen in Injektions-Lsgn. (deshalb Verw. **p.freien Wassers**, gewonnen z. B. durch doppelte Destillation, Behandlg. mit H_2O_2, Eau de Javelle, Aktivkohle, durch Absorptionsfiltration, ferner Verw. nur autoklavierter

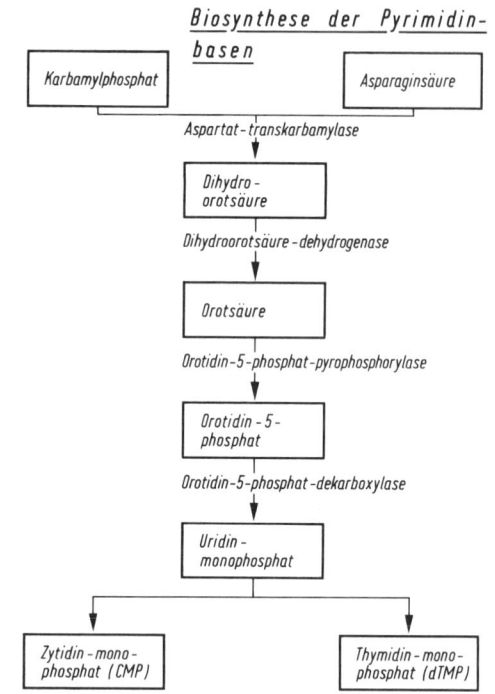

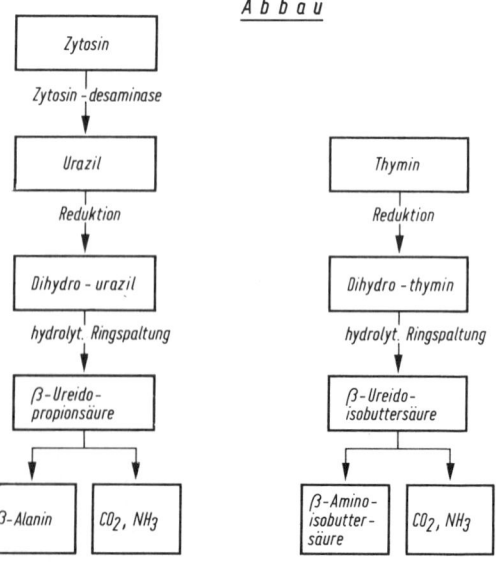

Instrumente etc.). – Nachweis der **Pyrogenität** bakterieller Endotoxine: 30–45 Min. nach i. v. Inj. Leukopenie, Fieber mit Max. nach 2–4 u. Abfall nach 4 bis 5 Std., evtl. Erbrechen u. Diarrhö. – Klin. Anw. als Pyretika (↑ Pyrifer®), auch für Provokationstest (z. B. Nachweis einer latenten Pyelonephritis anhand der ansteigenden Leukozytenzahl im Sediment nach i. v. Inj.).

Pyroglobulin: path. Serumeiweißkörper, die bei 56° koagulieren, sich aber häufig bei weiterem Erwärmen wieder auflösen. – Eine **P.ämie** z. B. inkonst. Befund beim multiplen Plasmozytom.

Pyro|glutamat-aminopeptidase, Pyrrolidonkarboxylatpeptidase: Enzym, das **P.glutamylpeptide** zu Peptid u. **P.glutamat** hydrolysiert. – **P.glycerinum**: ↑ Nitroglyzerin. – **P.katechin(säure)**: ↑ Brenzkatechin.

o-Pyrokatechuat-dekarboxylase: Enzym, das 2,3-Dihydroxybenzoesäure zu Brenzkatechin u. CO_2 umsetzt.

Pyro|lagnie: sexuelle Erregung beim Anblick von Feuer. – **P.manie**: zwanghafter Trieb, Brände zu legen; meist mit lustvollen Erlebnissen verknüpft, daher ausgeprägte Wiederholungstendenz.

Pyron: Ketoderivate der Pyrane (↑ dort. Formeln); Grundgerüst zahlreicher Synthese- u. Naturstoffe.

Pyronine: metachromat. Xanthenfarbstoffe (z. B. für PAPPENHEIM* Färbung 3).

Pyrophobie: zwanghafte Furcht vor Feuer.

Pyrophosphat, PP, PP_2: Salz der ↑ Pyrophosphorsäure (Anionen: $P_2O_7^{6-}$ u. $H_2P_2O_7^{2-}$); wicht. biol. Verbindung aufgrund energiereicher Bindungen (Symbol: ⓟ–ⓟ). – **P.-glyzerinphosphotransferase**: Enzym mit der Reaktion: Pyrophosphat + Glyzerin = Orthophosphat + Glyzerin-1-phosphat. – **P.-serin-phosphotransferase**: Enzym mit der Reaktion: Pyrophosphat + L-Serin = Orthophosphat + O-Phospho-L-Serin.

Pyro|phosphatase, anorganische: Enzym mit der Reaktion: P.phosphat + H_2O = 2 Orthophosphat. –

P.phosphomevalonat-dekarboxylase: Enzym mit der Reaktion: ATP + 5-Diphosphomevalonat = ADP + Orthophosphat + Isopentenyl-diphosphat + CO_2. – **P.phosphorsäure**: die »Diphosphorsäure« $H_4P_2O_7$; zerfällt in wäßr. Lsg. zu Orthophosphorsäure; Komponente zahlreicher Naturstoffe (s. u. P.phosphat). – Organ. Ester z. T. toxisch (z. B. HET, TEP, letztere als Handelsware mit Äthylmeta- u. Triäthylorthophosphat verunreinigt; Vergiftungsmodus u. Symptomatik s. u. Phosphorsäureester).

Pyrosis: ↑ Sodbrennen.

Pyro|thermie: künstliche ↑ Hyperthermie. – **P.toxine**: 1) fiebererzeugende Bakterientoxine (s. a. Pyrogene). – 2) bei Fieber im Organismus entstehende tox. Stoffwechselprodukte.

Pyrrol, Imidol: C_4H_5N; heterozykl. Verbindg. (↑ Formel S. 2015); Baustein z. B. der »**P.farbstoffe**« Porphyrin, Hb, Zytochrom, Chlorophyll, Bilirubin.

Pyrrolidin: Tetrahydropyrrol (↑ Formel S. 2015); heterozykl. Verbindung, Grundstoff zahlreicher natürl. u. synthet. Stoffe (wie auch sein Ketoderivat **Pyrrolidon**; s. a. Pyroglutamat-).

Pyrrolin: teilhydrierte Pyrrole (↑ Formel S. 2015); heterozykl. Grundverbindung. – **1-P.-dehydrogenase**: Enzym mit der Reaktion: 1-Pyrrolin-5-karboxylat-NAD^+ + H_2O = L-Glutamat + NADH. – **P.-karboxylat-reduktase**: Enzyme mit der Reaktion: L-Prolin + $NAD(P^+)$ = 1-Pyrrolin-2- bzw. -5-karboxylat + $NAD(P)H$.

Pyrrolizidin: heterozyklische Substanz (↑ Formel S. 2015); Grundgerüst z. B. pflanzlicher Alkaloide (v. a. in Senecio-Arten).

Pyrroloporphyria: ↑ Porphyria acuta intermittens.

Pyruvat: Salz der Brenztraubensäure. – **P.dehydrogenase**: 1) Flavoprotein-Enzym, das Pyruvat zu Azetat oxidiert. – 2) Enzym mit der Reaktion: Pyruvat + oxid. Lipoat = 6-S-Azetylhydrolipoat + CO_2. – **P.dekarboxylase**, α-Ketosäurekarboxylase: Thiamindiphosphatprotein-Enzym mit der Reaktion: 2-Ketosäure = Aldehyd + CO_2. – **P.karboxylase**:

Pathologische P-Zacken

	schemat. Kurve	Charakteristika	Urs., Diagnose
P sinistroatriale = P sinistrocardiale = P mitrale	I II III V_1	verbreitert (> 0,11 Sek.), in I u. II meist doppelgipfelig, III u. V_1 biphasisch, in V_1 mit tiefneg. u. breitem »linksatrialem« Ausschlag (> 0,15 mV, > 0,08 Sek.); PQ-Strecke rel. verkürzt, Quotient aus P-Breite u. PQ-Strecke in Abl. II > 1,5 (Norm von MACRUZ für Erwachsene).	Überlastung des li. Vorhofs; Mitral-, Aortenvitium, Hypertonie, Concretio pericardii, Myokardschaden, -infarkt.
P dextroatriale = P dextrocardiale = P pulmonale	I II III V_1	nicht verbreitert, in I flach, in II u. III hoch u. spitzpos. (> 0,20, beim Kind > 0,25 mV), ebenso in V_1 (bei mehr nach vorn gerichtetem Vektor; evtl. in V_2 ausgeprägter).	Überlastung des re. Vorhofs; primär bei Vorhofseptumdefekt, EBSTEIN* Syndrom, Trikuspidalstenose, Pulmonalisvitium; sek. – mit Hypertrophie – bei Trikuspidalstenose, FALLOT* Tetrade, pulmonaler Hypertonie (insbes. Cor pulmonale, Lungenemphysem).
P biatriale = P cardiale = P congenitale	I II III V_1	sich überlagernde Befunde von P sinistro- u. P dextrocardiale; in I, II u. III deutlich erhöht (> 0,20 mV), verbreitert (> 0,11 Sek.) u. doppelgipfelig; in V_1 u. V_3 biphas., mit spitzpos. Erhöhung (> 0,15 mV) u. tief-neg. (> 0,15 mV), oft auch verbreiterter (> 0,08 Sek.) Nachschwankung.	Überlastung beider Vorhöfe; bei dekompensiertem Mitralvitium (Mitralstenose mit pulmonaler Hypertonie), Aortenvitium mit Rechtsherzinsuffizienz, dekompensierter Hypertonie, großem Vorhofseptumdefekt, Myokardiopathie mit Links- u. Rechtsherzinsuffizienz; insges. selten.

Pyruvat|kinase

Biotinylprotein-Enzym, das Pyruvat zu Oxalazetat umsetzt. – **P.kinase**: »phosphatübertragendes Ferment II« mit der Reaktion: ATP + Pyruvat = ADP + Phosphoenolpyruvat. – Bei Thrombasthenie angeblich vermindert; autosomal-rezessiv erbl. Enzymdefekt führt nur beim Homozygoten zu lebenslanger hämolyt. Anämie (Kernikterus, meist auch Splenomegalie). – **P.-orthophosphat-dikinase**: Enzym mit der Reaktion: ATP + Pyruvat + Orthophosphat = AMP + Phosphoenolpyruvat + Pyrophosphat. – **P.oxidase**: Flavoprotein-Enzym mit der Reaktion: Pyruvat + Orthophosphat + O_2 + H_2O = Azetylphosphat + CO_2 + H_2O_2; s. a. Liponsäure (1).

Pyrvinium-Salze *WHO*: quart. Methylchinolinium-Derivate; Anthelminthika; Anw. bei Oxyuriasis.

Pyureter: ↑ Pyoureter. – **Pyurie**: starker Leukozytengehalt des Urins (vgl. Leukurie), mit u. ohne Baktn.-Beimengung. Vork. bei Erkr. der ableitenden Harnwege (einschl. Prostata), v. a. des Nierenbeckens (Pyonephrose, Pyelonephritis). Blase kann schnell klargespült werden (s. a. Dreigläserprobe); bei höherem Leuko-Gehalt Albuminurie vorgetäuscht.

Pyxigraphie: (PERRENOUD 1957) diagnost. Entnahme von Chymusproben oder Freisetzung von Substanzen mit Hilfe einer ferngesteuerten Schluckkapsel.

PZ: Pärchenzwillinge. – **PZA**: ↑ Pyrazinamid.

P-Zacke: die im allg. flachbog. 1. Welle ($\leq 0,10$ sec) des EKG als Ausdruck der Vorhoferregung; meist < 0,20 (beim Kinde < 0,25) mV, bei Sympathikotonie u. Sinustachykardie evtl. etwas höher, bei Vagotonie u. Bradykardie flacher; evtl. doppelgipfelig (Nachhinken des li. Vorhofs, beim Herzgesunden um max. 0,03 sec). Normal in Abl. I u. II pos., in III, aVR u. V_1 neg. oder biphasisch (neg. Ausschlag < 0,08 sec, < 0,15 mV). Bei Vorhofflimmern u. -flattern, sinuaurikulärem Block u. Sinusarrest evtl. fehlend, bei Av-Knotenrhythmus u. (supra)ventrikulärer Tachykardie u. U. schwer abgrenzbar; neg. Zacke in II u. III besagt retrograde Vorhoferregung; weitere path. Formen ↑ Tab. S. 2017.

PZ-Insulin: Protamin-Zink-Insulin.

P-Zellen: *kard* »**P**ace-maker-**Z**ellen« als spezif. Herzmuskelzellen, wie sie v. a. im Sinusknoten gehäuft vorhanden sind.

Q

Q: Kurzzeichen für *physik* Elektrizitätsmenge, Wärmemenge, 7. Elektronenschale; *anat* Quadrizeps; *kard* ↑ Q-Zacke; *physiol* Q_{10}-Wert (s. u. VAN'T HOFF* Regel); *immun* ↑ Q-Faktor. – **q**: *pharmak* quaque, quoque, quater, quantitum, quantum; *kard* kleine Q-Zacke im EKG.

Q-Analyse: *statist* ↑ Q-Technik.

Q-Enzym: (PEAT u. M. 1945) α-Glukan-verzweigende Glykosyltransferase.

QF: Querfinger(breite).

Q-Faktor: Faktor P_1 des P-Systems; s. a. Q/q-System.

Q-Fieber, Balkangrippe, Wüsten-, Schlachthaus-, Siebentagefieber: (Q = query = Frage, Zweifel ?) weltweite, meist gutart., akut-fieberhafte Infektionskrkht. (ursprünglich Zoonose) durch Rickettsia s. Coxiella burneti; übertragen v. a. durch Inhalation infizierten Staubs (Zeckenkot), Milch infizierter Tiere, Zeckenstich (z. B. Dermacentor marginatus). Klin.: nach ca. 3wöch. Inkubation grippeart. Erscheinungen, später Pneumonie (interstitielle mono- u. lymphozytäre Infiltration, Nekrosen) u. Pleuritis, Leber- u. Milzschwellung (Stauung), Durchfälle, meningoenzephale Störungen, evtl. symptomat. Psychose; kein Exanthem; verzögerte Rekonvaleszenz. Diagnose: Tierversuch, Xenodiagnose, Agglutinationstest u. KBR (AG aus Dottersäcken infizierter Hühnereier; evtl. Kontrolle mit Q-Fieber-Antiserum).

QHA: *radiol* Quelle-Haut-Abstand.

Q/q-System: (1935) Blutfaktoren-System mit dem AG Q (geprägt von dominantem Gen) bzw. dessen Fehlen (»q«; rezessives Allel). Nach HENNINGSEN mit P-System ident.

QRS(-Komplex): *kard* die aus Q-, R- u. S-Zacke bestehende »Kammeranfangsschwankung« des EKG (↑ dort. Abb.) mit größter R- u. kleinster Q-Zacke (Ausdruck der auf die Depolarisation folgenden intraventrikulären Reizausbreitung); normal 0,07–0,10 Sek. (bei athlet. Körperbau 0,11 Sek.). – Bez. kleiner Ausschläge mit q, r, s, einer 2. R-Zacke mit R' bzw. r'.

QRZ: Quaddel-Resorptionszeit (↑ Quaddelprobe).

Q-Streifen: ↑ A-Bande (der Myofibrille).

Q-Streptokokken: s. u. LANCEFIELD* Einteilung.

Q-System: *serol* ↑ Q/q-System.

Q-Technik: *statist* Methode, bei der nicht die Merkmale, sondern die Merkmalsträger in ihrem Übereinstimmungsgrad erfaßt werden (Umkehrung der R-Korrelationsmethode).

Q-T(-Intervall): im EKG die Zeitspanne von Beginn der Q-(Depolarisation) bis zum Ende der T-Zacke (Repolarisation), etwa der Dauer der ventrikulären Systole entsprechend. Variiert mit der Herzfrequenz (als »rel. QT-Dauer« frequenzbezogen); Normwerte aus Nomogramm oder durch BAZETT* Formel; verlängert z. B. bei Hypokali- u. Hypokalzämie sowie erblich bei JERVELL* LAUGE=NIELSEN* u. ROMANO*-WARD* Syndrom, verkürzt bei Digitalis-Medikation, Hyperkalzi- u. Hyperkaliämie. – **Q-T-Syndrom**: *päd* erbl., evtl. bereits im Säuglingsalter manifeste (u. zur Mors subita führende?) Erkr., gekennzeichnet durch EKG-Verändergn. (v. a. verlängerte Q-T-Zeit, auch wandernder Schrittmacher, Extrasystolie, Bradykardie) u. synkopale Anfälle (Kammerflimmern, ventrikul. Tachykardie, Asystolie), meist kombin. mit Taubheit.

Quabain: inkorrekt für Ouabain (↑ g-Strophanthin).

Quaddel: *derm* ↑ Urtica. – Artifizielle Qu.Bildung (durch i.c. Inj.) z. B. bei Infiltrationsanästhesie, Intrakutantest, Q.probe, Q.therapie.

Quaddel|ausschlag: ↑ Urticaria. – **Qu.probe, -reaktion, -test**: 1) Qu.bildung als allerg. Sofortreaktion kurz nach i.c. Inj. einer allergenverdächt. Substanz (Fremdprotein); als Nachweis für Überempfindlichkeit. – 2) (MCCLURE–ALDRICH) Nachweis einer Ödembereitschaft anhand der verkürzten **Qu.resorptionszeit** (QRZ) nach i.c. Inj. von 0,2 ml physiol. NaCl-Lsg. (an 2 Stellen des Vorderarms). Normal Indurationsschwund in 40–85, bei präödematösem Zustand in ca. 30, bei Ödem in wenigen Minuten. – **Qu.therapie**: (W. DICK) v. a. bei Koliken i.c. Inj. eines schmerzauslösenden Mittels (»Hautreizquaddel«) in zugehör. HEAD* Zonen (Auslösung kutiviszeraler Reflexe).

quadr...: Wortteil »vier«, »vierfach« (s. a. tetra...); z. B. **quadrangularis** (= viereckig).

Quadrant(en)biopsie, Four point biopsy: *gyn* Biopsie mit Gewebsentnahme an 4 Stellen der erodierten Portio (bei 12, 3, 6 u. 9 Uhr; evtl. auch weitere je nach kolposkop. Befund) mittels Löffelzange (»Knipsbiopsie«).

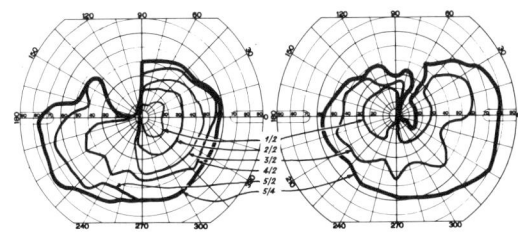

Bitemporale, obere **Quadrantenanopsie** bei Hypophysenadenom.

Quadranten-(hemi)anopsie: völl. oder teilweiser bds. Gesichtsfeldausfall in Quadranten-Form infolge zentraler Sehbahn- oder Sehrindenschädigung (z. B.

Quadranten|hemiopie

unten-li. bei Läsion über dem re. Sulcus calcarinus). – **Qu.hemiopie**: bds. quadrantenförm. Gesichtsfeldrest. – **Qu.skotom**: Ausfall eines Gesichtsfeldquadranten.

Quadrantensyndrom, -hyperpathie: vegetat. (Reiz-) Syndrom eines ganzen Körperviertels infolge Irritation zuständiger Segmente des sympath. Systems. Meist als **oberes Qu.** infolge Übererregbarkeit des Halssympathikus (mit vegetat. u. sensor.-sensiblen Symptn. ohne Bezug zur segmentalen Innervation: einseit. Schultersteife, Angina pectoris, Globussyndrom, Husten, Heiserkeit, Pharynxkrämpfe, Augenflimmern, PETIT* Syndrom, Parakusis, Schwindel, zervikale Migräne).

Quadratschädel: *path* ↑ Caput quadratum.

quadratus: (lat.) viereckig, quadratisch. – Auch Kurzform für Musculus qu. (z. B. Qu.arkade = Arcus lumbocost. lat.).

quadriceps: (lat.) vierköpfig; s. a. Quadrizeps...

Quadrigeminie: Herzrhythmusstörung mit jeweils 3 Extrasystolen nach normaler Systole.

quadrigeminus: (lat.) vierfach.

quadrikuspid(al): vierzipflig; z. B. die **qu. Pulmonalklappe** als seltene angeb. Anomalie.

Quadrillage: (BLAMOUTIER) ↑ Hautquadrillage.

Quadriplegie: ↑ Tetraplegie.

Quadriplet(t): 1) *physiol* ↑ Multiplet in Form der »Vierfachentladung« (z. B. im EMG bei Hypokalziämie). – 2) Vierlinge.

Quadrizeps: ↑ Musculus quadriceps femoris. – **Qu.-Fremdreflex**: Kontraktion des M. quadric. auf Reizung reflexogener Zonen an Gesäß, seitl. Oberschenkel u. unt. Bauch. – **Qu.fibrose**: (O. HNĚVKOVSKÝ 1961) fam., ein- oder doppelseit., progred. schnurart. Kontraktur (Entzündung mit Fibrose) des M. quadric.; Kniebeugung eingeschränkt, Eureflexie. Ätiol. unklar. – **Qu.myopathie**: (L. BRAMWELL (1922) Atrophie v. a. des M. vastus int. im 5.–6. Ljz., mit Streckhemmung im Knie (erschwertes Treppensteigen), feinschläg. Tremor der Hände, abgeschwächten bis erloschenen Kniesehnenreflexen (als einz. neurolog. Veränderung); histol.: disseminierte Muskelfasernekrosen ohne entzündl. Reaktion. – **Qu.plastik**: plast. Ersatz des gelähmten M. quadric., meist durch den Tensor fasciae latae (SPITZY) oder Sartorius (F. LANGE); auch – gegen Patellaverziehung – als Doppelplastik, z. B. durch Biceps femoris u. Semitendinosus (GOCHT, BIESALSKI-MAYER) bzw. Gracilis. – **Qu.reflex**: der ↑ Patellarsehnenreflex. – **Qu.sehnenruptur**: spontaner oder mikrotraumat. Riß der degenerativ veränderten Sehne; bei kompletter Ruptur Streckverlust im Kniegelenk u. typ. Delle oberhalb der freistehenden Patella. – **Qu.test**: Prüfung der Ausdauer der Unterschenkelstreckung bei aufrechtem Sitzen mit rechtwinklig gebeugtem Oberschenkel; normal mind. für 1 Min.; bei Hyperthyreose nur für einige Sek.

quadru...: s. a. quadri..., tetra...

Quadrupel-Therapie: kombin. Chemother. der Lymphogranulomatose mit den 4 Zytostatika Procarbacin, Cyclophosphamid, Prednison u. Vincristin.

Quadruplegie: ↑ Tetraplegie.

quadrupulär: vierfach; z. B. die **qu. Ligatur** der zu- u. abführenden Hauptarterien- u. Venenstämme (»Vierstammunterbindung«).

Quälsucht: ↑ Sadismus.

Quain* Degeneration, (Fett-)Herz (SIR RICHARD QU., 1816–1898, brit. Arzt, London): Myokardfibrose bzw. fett. Myokarddegeneration.

Quain* Faszie: (J. QU.) ↑ Ligamentum reflexum.

Qualitätsdiagnose: *pulmon* die klin.-röntg. Einstufung einer Lungen-Tbk. mit Berücksichtigung der »Qualität« der prim. (exsudativ/produktiv) u. sek. Gewebsreaktionen (zirrhotisch/kavernös), erweitert durch die Begr. »aktiv«, »inaktiv«, »geschlossen«, »fakultativ-offen«, »offen«.

Qualitätskomplex: *psych* neurotisch übersteigertes Anspruchsniveau an sich selbst u. die Umwelt.

Quallengift: aus den Nesselkapseln von Medusen (Cnidaria) auf Berühren austretendes tox., hautreizendes Sekret. Qu. trop. Arten kann außer der ↑ Dermatitis medusica Übelkeit, Erbrechen, Durchfälle, Muskelkrämpfe, Atemnot, Herzschwäche u. Schockzustände hervorrufen (durch Curare-ähnl. Tetramethylammoniumhydroxid, evtl. auch 5-Hydroxytryptamin u. Azetylcholin); Ther.: anästhesierende u. adstringierende Umschläge, Kalzium i.v., Plasmaexpander, Antihistaminika.

Quant: *physik* ↑ Lichtquant. – Auch Bez. für Masseteilchen (um deren Energie zu betonen). – **Quantenenergie**: die Energie $E = h \cdot \nu$ des Photons einer Wellenstrahlung der Frequenz ν (h = PLANCK* Wirkungsquantum); beträgt bei violettem rotem u. violettem Licht 1,65 bzw. 3,1 eV, bei natürl. γ-Strahlung des Thorium C" bis 2,65 MeV, bei Kernreaktionen bis 17 MeV, bei härtester Rö.strahlung 20 GeV.

Quantil(e): *statist* Streuungsmaß, das die Häufigkeit der ges. statist. Verteilung in n gleiche Teile teilt; je nach Größe des n: »Quartile« (n = 4), »Quintile« (5), »Dezile« (10), »Perzentile« (100) usw.

quantitativ: Menge bzw. Zahl erfassend (im Ggs. zu qualitativ); z. B. die **qu. Antigen-Antikörper-Bestimmung** anhand der Äquivalenzpunkte (als Ausdruck optimaler Proportionen), d. h. Bestg. derjen. Verdünnung, in der die AG-Konz. der AK-Konz. des Standardimmunserums äquivalent ist; für AG durch einfache lineare oder durch angulare ↑ Immunodiffusion, planparallele, (verzögerte) lineare oder radiale ↑ Doppeldiffusion, »Polygon«-, ↑ Rosettenhemmtest, quant. ↑ Immunoelektrophorese; für AK außerdem durch quant. Präzipitation.

quantitum rectum, q. r.: *pharm* latein. Rezepturanweisung: »die richtige Menge«.

quantum: (latein.) wieviel; als Rezepturanweisung z. B. **quantum libet**, q. l. (»so viel beliebt«), **q. placet**, q. p. (»so viel es gefällt«), **q. satis, q. sufficit**, q. s. (»genügend viel« bzw. »soviel wie erforderlich«), **q. vis, q. voleris**, q. v. (»so viel du willst«).

quaque hora, q. h.: *pharm* lat. Rezepturanweisung »stündlich«.

Quaranfil: durch ARBO-Virus erregtes Zeckenbißfieber in Ägypten.

Quarantäne: gesetzlich (z. B. Bundesseuchengesetz, internat. Gesundheitsvorschriften) festgelegte Absonderung von Personen, die an best. Infektionskrankhn.

leiden oder derer verdächtig sind (einschl. Kontaktpersonen). Seit dem 14. Jh. in italien. Häfen eingeführt für aus pestverdächt. Ländern kommende Schiffe (40täg. Beobachtung); gilt inzwischen auch für Pocken, Cholera, Fleck-, Gelb-, Rückfallfieber, evtl. Typhus abdomin. (Dauer ausgerichtet auf Inkubationszeit). Für best. Häfen, Flughäfen u. Grenzstationen ist eine auf Dauer bestehende Q.station zur Untersuchung verdächtiger Reisender obligat.

Quarkwickel: antiphlogist. Wickel, dessen Innentuch mit – Kasein u. Parakasein enthaltendem – Weißkäse bestrichen ist.

quartär: vierter, an 4. Stelle; z. B. **qu. Syphilis** (= 4. Stadium). – *chem* (auch: **quaternär**): »vierfach«; meist i. S. der »Vierbindigkeit« bestimmter »-onium«-Verbindgn. bildender Elemente u. deren vierfacher Substitution mit organ. Radikalen (z. B. qu. ↑ Ammoniumbasen).

Quartärbild: *ophth* das 4. (neg.) ↑ Nachbild.

Quartal|säufer: zu periodisch wiederkehrenden alkohol. Trinkexzessen neigende Person; s. a. Dipsomanie (»**Qu.saufen**«).

Quartana: ↑ Malaria quartana.

Quarteron, Quadron: Mischling aus der Verbindung zwischen Weißem(-er) u. Mulattin(-en).

Quartil(e): *statist* s. u. Quantile. – **quartus**: (lat.) vierter.

Quarz: Siliziumdioxid, die »Kieselsäure« SiO_2; gesteinsbildendes Mineral, für kurzwell. Licht (bis 1850 Å) gut durchlässig, in Flußsäuren löslich. Verw. zur Bereitung von Porzellan, Zement, Glas (**Qu.glas** optisch isotrop, mit bes. hoher UV-Durchlässigkeit), in Sandstrahlgebläsen, als Schleif- u. Scheuermittel, in Kristallform zur Ultraschallerzeugung. – Als Feinstaub lungengängig (MAK 4 mg/m^3); seine Ablagerung (nach Inhalation) führt zur **Qu.fibrose**, d. h. zu peribronchialer, subpleuraler, perivaskulärer Fibro- u. Histiozytenvermehrung u. zu progred. Bildung kollagener Fibrillen (oft mit Fibrinexsudation), max. ausgeprägt um die eingelagerten **Qu.kerne** als Zentrum des **Qu.granuloms**, dem anatom. Grundelement der ↑ Silikose (»**Qu.staublunge**«), die aber oft eine Mischstaub-Silikose ist: Knötchen (2–4 mm ∅) aus konzentrisch geschichteten u. gebündelten kollagenen Fibrillen (evtl. verknöchert oder verkalkt), mit schmaler Mantelzone aus Staubzellen, die sich peripher – unter Eindringen in die Alveolarwände – spitzzungenförmig auflöst (bewirkt bei perivasaler Lage Gefäßwandaufbrüche mit reakt. fibrösem Intimapolster, evtl. Gefäßverschluß).

Quarzlampe: ↑ Quecksilberdampflampe mit aus Quarz geblasener Leuchtröhre; bläul. Licht mit Spektrum vom UV bis zum UR. Anw. für UV-Bestrahlung, Entkeimung, mit UV-Filter für forens. Untersuchungen.

Quarzstaublunge: s. u. Quarz.

Quasimodo-Komplex: (MASTERS u. GREAVES 1962; benannt nach dem häßl. »Glöckner von Notre Dame« des Victor Hugo) ↑ Thersites-Komplex.

Quassia amara: Holzgewächs [Simaroubaceae] im trop. Amerika; Anw. des Holzes (»Surinam-Quassiaholz«) als Bittermittel u. Anthelminthikum.

Quat: (engl.) Trivialname für oberflächenakt. Verbindgn. vom Typ quartärer ↑ Ammoniumbasen etc.

quater in die, q. i. d.: *pharm* latein. Rezepturanw. »viermal tägl.«.

quaternär: je vier; *chem* ↑ quartär.

Quebecer Biertrinkermyokardose: in Kanada epidemieart. aufgetret. hepatokardiales Syndrom bei starken Biertrinkern, wahrsch. eine Kobalt-Myokardiopathie.

Quebrachin: mit Yohimbin ident. Alkaloid aus Cortex Quebracho (von Aspidosperma quebracho blanco). – **Quebrachodermatose**: makulopapulöser (bis vesikulöser), stark juckender urtikarieller Hautausschlag (mit Fieber u. regionärer Lymphadenitis) nach Kontakt mit dem roten Quebrachobaum (Zweige, Blätter, Sägespäne) in Indien.

Queckenstedt* Zeichen (HANS HEINR. GEORG QU., 1876–1918, Neurologe, Rostock): (1916) Ausbleiben der Liquordrucksteigerung (u. des schnelleren Abtropfens) bei ein-, besser doppelseit. Jugulariskompression als Hinweis auf Passagehindernis im RM-Kanal oberhalb der Punktionsstelle.

Quecksilber, Hydrargyrum, Hg: Element der 2. Nebengruppe, mit OZ 80, Atomgew. 200,59; silberweißes, flüss., bei ca. –39° erstarrendes, bei Raumtemp. verdampfendes, bei ca. 357° siedendes Metall, das mit Metallen Legierungen (»Amalgame«) bildet. – Aufnahme in den Organismus mit fast allen Nahrungsmitteln 1–100 µg/kg; 5–20 µg/Tag), durch Einatmen (Hg-Dämpfe) u. durch die Haut (Salben); Resorption wesentl. abhängig von Verteilung des Metalls bzw. Oberflächengröße (s. a. Quecksilbervergiftung). – Therap. Anw. früher v. a. bei Syphilis, heute in Ungt. Hydrargyri cinereum u. Empl. Hydrargyri sowie in Form der Salze (s. u. Hydrargyrum).

Quecksilber(dampf)lampe: Gasentladungslampe, in der Hg zum Verdampfen gebracht wird. Spektrum reich an UV (↑ Quarzlampe), aber arm an roten Linien (teilw. kompensierbar durch Ca- u. Zn-Zusatz). Unterschieden als Hg-Hochdrucklampe (Gasdruck bis zu einigen atü im bis auf 300° erhitzten Leuchtrohr; außer Hg- auch kontinuierl. Spektrum u. UR; beste Ausnutzung mit Quarzwandung); u. als Hg-Niederdrucklampe (Dampfdruck bis 1 mm Hg bei Temp. von ca. 50°; kaltes, an sichtbaren Anteilen armes, an UV reiches Licht; v. a. für Entkeimungszwecke).

Quecksilberdiuretika: Hg-halt., organ. ↑ Diuretika, die v. a. im prox. Tubulus die Na^+- u. H_2O-Rückresorption hemmen u. gleichzeitig – ohne Cl-Beteiligung – im dist. Tubulus durch vermehrtes Na^+-Angebot die K^+- u. H^+-Ausscheidung fördern (Gefahr von Hypokaliämie u. metabol. Alkalose, bei wiederholter Anw. auch Nierenschädigung.)

Quecksilber|exanthem: violett getöntes hypererg. Arzneimittelexanthem (Schleimhautbeteiligung!) mit vesikulöser, pustulöser oder hämorrhag. Note nach innerl. Hg-Medikation; evtl. in Erythrodermie übergehend. – Zu unterscheiden vom **Qu.ekzem** als – evtl. pustulöse – Kontaktdermatitis durch Hg u. seine Verbindgn. (↑ Dermatitis mercurialis).

Quecksilber|kachexie: s. u. Quecksilbervergiftung. – **Qu.krankheit**: ↑ Hydrargyrie.

Quecksilber|nekrose: ulzerierende Nekrose am entzündlich geröteten, aufgelockerten Zahnfleisch (evtl. mit Kieferbeteiligung), an der lackfarbenen Rachen-

Quecksilber|nephropathie

wand oder an den Tonsillen (evtl. auch im Magen-Darmtrakt) bei subakuter Hg-Vergiftung (z. B. nach Schmierkur, Inj. von Sublimat-Lsg.). – **Qu.nephropathie**: tox. N. nach oraler oder parenteraler Zufuhr bzw. Inhalation organischer oder anorgan. Hg-Verbindgn.; bei starker Exposition als akute Nekrose der prox. Tubuli mit Niereninsuffizienz; bei prolongierter Einwkg. als nephrot. Syndrom. Häufig mit gastrointestinalen Symptn.; evtl. membranöse Glomerulonephritis. – Als Sonderform die ↑ Sublimatnephrose.

Quecksilberöl, graues: ↑ Oleum cinereum.

Quecksilberpflaster: Emplastrum Hydrargyri.

Quecksilberpräzipitat: 1) rotes Qu.: ↑ Hydrargyrum oxydatum (als gelbes Qu das H. o. via humida paratum); – **2) schwarzes Qu.**: Hg. oxydulatum nitricoammoniatum. – **3) weißes Qu.**: Hg. praecipitatum album.

Quecksilberpsychose: psychot. Sympt. (schizophrenieart. oder als Delir bzw. amnest. KORSAKOW* Syndrom) bei Hg-Vergiftung; stets mit erhaltenem Bewußtsein; ↑ Erethismus mercurialis.

Quecksilbersalbe (graue): Unguentum Hydrargyri cinereum, die Hg-Präzipitatsalbe für die histor. **Q.schmierkur** bei Syphilis.

Quecksilber|saum: blauviolette bis bläulichschwarze saumförm. Verfärbung an Zahnfleisch, Lippen-, Wangen- u. Gaumenschleimhaut bei chron. Hg-Vergiftung; histol.: subepitheliale Hg-Sulfid-Körnchen (durch Einwkg. des H_2S der Mundhöhle); s. a. Stomatitis mercurialis. – **Qu.sonde, -bougie**: ↑ HURST* Sonde. – **Qu.stomatitis**: ↑ Stomatitis mercurialis.

Quecksilber|vergiftung: Intoxikation durch das als Zell- u. Protoplasmagift wirkende (Eiweißdenaturierung, Hemmung SH-haltiger Enzyme), in Nieren, Leber u. ZNS kumulierende Hg u. dessen – z. T. sensibilisierend wirkende! – Verbindgn. (z. B. Sublimat; bes. gefährl. die organ. Verbdgn. wegen Lipoidlöslichkeit). **Akut** (»Hydrargyrose«) nach Einatmen von Hg-Dämpfen oder organ. Hg-Verbindgn. (MAK-Wert 0,1 mg/m^3 = 0,01 ppm) in Industrie, bei Umgang mit einschläg. Saatbeizmitteln u. Fungiziden, als Apotheker-Krkht. etc.; Sympt.: Metallgeschmack, Übelkeit, Erbrechen, Leibschmerzen, Diarrhö, intestinale Verätzungen (grauweißer Schorf, ↑ Qu.nekrose), Glottisödem, Aspirationspneumonie; u. U. foudroyant (Schock, Extrasystolie, Kammerflimmern); oft Übergang in chron. Form; Ther.: Natriumthiosulfat-Inj., Trinken von Eiermilch, Brechmittel, Magenspülung, Plasmaexpander, Hämodialyse, Antibiotika. – **Subakut** (z. B. bei Anw. grauer Salbe) mit Ptyalismus, Stomatitis mercurialis (»Lackrachen«), Tonsillitis, Nierenreizung, Durchfällen. – **Chronisch** (»Merkurialismus«, v. a. anschl. an akute Form) mit charakterist. Kopf- u. Nervenschmerzen, Tremor mercurialis, neurasthen. Symptn., Zahnausfall, ↑ Qu.saum, Darmkatarrh, ↑ Qu.Nephropathie, ZNS-Symptn. (Seh-, Sprach-, Hör-, Sensibilitäts-, Gehstörungen, Gedächtnisschwund, Delir, Erethismus, Schreckhaftigkeit, Reizbarkeit bis zu Tobsuchtsanfällen, Psellismus, Halluzinationen, s. a. Qu.psychose; bedingt z. T. durch sek. Degeneration). Ggf. entschädigungspflicht. BK.

Queensland-Fieber: **1)** das – 1937 erstmals in Australien beobachtete – ↑ Q-Fieber. – **2)** Queensland-Fleckfieber, Austral. Zeckenbißfieber: durch die Hundezecke Rhipicephalus sanguineus übertragene akute Rickettsiose (Rickettsia australis), mit ca. 1wöch. mäß. Fieber, Kopfschmerzen, makulösem oder papulösem Exanthem (am 4.–5. Tg.); Primärläsion (Zeckenbiß) meist zu erkennen. – **3)** Queensland-Küstenfieber: ↑ Tsutsugamushi.

Quellbougie, -stift: *gyn* ↑ Laminariastift.

Quelle: natürl. Ausfluß unterird. Wassers auf die Erdoberfläche, entweder als »juvenile« Qu. (in großen Tiefen des Erdinnern aus Gasen kondensiert, mit Mineralien gesättigt; meist als Therme) oder als »vadose« Qu. (versickertes, auf seinem Wege mineralisiertes Niederschlagswasser). Unterschieden als alkal., erd., erdmuriat., jodhalt. (= Jod-), kalte (Akratopege), kohlensaure, muriat. (= Kochsalz-), radioakt., salin., schwefelhalt. (= Schwefel-), sulfat., warme (= Akrototherme) Qu.; s. a. Tab. »Heilwasser«. –

Quellgut: das aus Wasser u. darin gelösten Mineralien u. Gasen bestehende Produkt einer Quelle. –

Quellsalz: das in einem Mineralwasser gelöst enthaltene Salz. Als **künstl. Quellsalz** ein Salzgemisch zur Herstg. wäßriger Lsgn. ähnlich einem natürl. Mineralwasser.

Quellstoffe: hydrophile Verbindungen mit großem Wasseraufnahmevermögen, z. B. natürl. Pflanzenschleime, aus Naturstoffen gewonnene Zelluloseäther, Mg- u. Al-silikate, Kieselsäuregele. Anw. zur Stabilisierung von Emulsionen (Erhöhung der Viskosität der äuß. Phase), in diätet. Lebensmitteln (u. a. Obstpektine, Pektinsäure, Agar-Agar) etc.

Quellung: Wasseraufnahme eines quellfäh. Materials; i. e. S. (*physiol*) die Einlagerung von molekularem H_2O in biol. Gewebe (↑ Hydratation); führt u. U. zur **Quellungsnekrose**, z. B. im Ablauf der Arteriosklerose (mit völl. Depolymerisierung der Grundsubstanz, d. h. Histolyse u. Auftreten von Lipoidsubstanzen u. auskristallisiertem Cholesterin = Atherombildung), bei akuter Polyarthritis u. allerg. Entzdg. (ödematöse Quellung u. Fragmentierung kollagener Fasern, begleitet von Fibrozyten- u. damit Mesenchym-, evtl. auch Epidermis-Untergang; ↑ ARTHUS* Phänomen).

Quellungsreaktion (Neufeld*): *bakt* ↑ Kapselschwellungstest.

Quellzelle: große, glatte, »epitheloide« Muskelzelle mit bes. hellem, myofibrillenfreiem Zytoplasma; subendothelial u. in der Media kleiner Arterien (in Schilddrüse, Niere, Eierstock, Eileiter, Endometrium), v. a. an Abgangsstellen von Arterienästen, a.-v. Anastomosen (z. B. Glomusorgan); Funktion: Lichtungseinengung (durch Zellquellung), Azetylcholin-Bildung (vgl. Korbzelle).

Quengeln, Quengelung: **1)** *chir* ↑ Nierenquengelung. – **2)** *orthop* pass. Mobilisieren einer Gelenkkontraktur (↑ MOMMSEN*, BIESALSKI* Methode) durch allmählich zunehmenden Dauerzug mittels **Quengel|apparates** (dosierte elast. oder starre Zug- u. Druckkräfte, auch für Redression), **Qu.korsetts** (bei WS-Skoliose, v. a. vor einer Versteifungs-Op.; s. a. Abb. »Milwaukee-Korsett«), **Qu.schiene** (bds. des zu mobilisierenden Gelenkes anzubringende Metall-, Kunststoff- oder Gipsschiene mit eingebautem Gelenk) oder durch **Qu.gips**: zirkulärer, evtl. auch Nachbargelenke erfassender Gipsverband mit »Gelenk« (Achse mit der des natürl. Gelenks übereinstimmend), über das ein – allmählich zu steigernder –

Dauerzug (Kraftansatz möglichst gelenkfern) den zur Fehlstellung drängenden Kräften entgegenwirkt (niemals mit wesentl. Überschreitung der Schmerzgrenze!).

Quensel* Doppelfärbung (ULRIK QU., geb. 1863, Pathologe, Uppsala): Harnsedimentfärbung mit – frisch zubereiteter – Sudan-Kadmium- u. Methylenblau-Kadmium-Lsg.; zelluläre Elemente blau, Fett gelbrot.

Quénu* (EDOUARD ANDRÉ VICTOR ALFRED QU., 1852–1933, Chirurg, Paris) **Krankheit**: ↑ Phlebalgia ischiadica. – **Qu.* Operation**: 1) QU.*-MILES* Op.: (1897/1908) radikale, abdominosakrale bzw. -kokzygeale, ein- (in 2 Akten) oder zweizeit. Rektumamputation bei Ca.: Anlegen eines Anus praeter sigmoideus iliacus, Versenken des verschlossenen aboralen Dickdarmschenkels (nach Mobilisierung von Sigma u. Colon pelvinum); später nach Umschneidung des Anus u. Mobilisierung des Rektum Entfernen von Anus, Rektum u. unterem Sigma durch die sakrale Wunde. – 2) Qu.*-Duval* Op.: bei Rektumprolaps Veröden des DOUGLAS* Raumes i. S. der Rekto(-Sigmoido)pexie. – 3) bei medianem Bauchnarbenbruch Fasziendoppelung der Rektusscheide. – **Qu.*-Muret* (Kollateral-)Zeichen**: trotz Abklemmung der A. poplitea fortbestehende Pulsation der A. dors. pedis als Zeichen für eine auch nach vorgesehener Exstirpation oder Veröden eines Poplitea-Aneurysmas ausreichende kollat. Blutversorgung der Peripherie.

Quénu*-Sabottin* Operation (JEAN AUG. ED. QU., 1889–1975, Chirurg, Paris): hint. Mediastinotomie unter Resektion der hint. Rippenbogenanteile zur Drainage bei Mediastinitis sowie als Zugang bei Ösophagusdivertikel oder -perforation.

Quénu* Theorie: Tox. Desintegrationsprodukte führen zur Störung von Gefäßpermeabilität u. Vasomotorik u. damit zum Schock.

Querbarre (hohe): urol s. u. Barre.

Querbett(lagerung): gyn quere Lagerung auf dem Bett (Gesäß an Seitenkante; Beine über Stuhllehnen gelegt oder die Füße auf Stühle gestellt) für Manipulationen während der Entbindung oder kleinere op. Eingriffe in der Dammgegend. – I. w. S. auch das stützenlose Aufsitzen mit über die Bettseitenkante herabhängenden Beinen als leichte Form der Mobilisierung Bettlägeriger.

Quer|darm: ↑ Colon transversum. – **Qu.disparation**: ophth s. u. Disparation. – **Qu.durchmesser**: ↑ Diameter transversa, z. B. (geburtsh) Diameter bipariet., bitempor., front. minima des kindl. Kopfes, D. tuberalis, [»Qu.d. des Beckenausgangs«], intercristalis u. interspinosa des mütterl. Beckens.

Querfortsatz: ↑ Proc. transversus. – **Qu.fraktur**: Quer- bis Schrägfraktur, meist an LWS u. als Abriß (stets mit Kaudalverlagerung des dist. Fragmentes durch Muskelzug), einseitig (solitär oder multipel); evtl. Begleitfraktur bei WK-, Rippen- oder Beckenbruch. Klin.: Schonhaltung (Rumpfneigung zur verletzten Seite), Schmerzen beim Rumpfbeugen zur Gegenseite (= PAYR* Zeichen) u. Heben des homolat. gestreckten Beins in die Horizontale (= LUDLOFF* Zeichen). Komplikationen: retroperitoneales Hämatom (Meteorismus, paralyt. Ileus); Heilung unter Pseudarthrosenbildung. – **Qu.resektion**: partielle oder totale op. Entfernung, meist an der LWS, auch multipel; v. a. bei Qu.-Hyperplasie u. lumbosakraler Assimilationsstörung mit Reizzustand (Druck auf Beckenkamm oder Spinalnervenwurzel).

Querfraktur: v. a. durch Abscherkräfte bewirkte Röhrenknochenfraktur quer zur Achse (↑ Abb. »Frakturen«); evtl. mit Fragmentverzahnung (Repositionshindernis; aber auch dislokationshemmend); typisch z. B. die suprakondyläre Oberarmfraktur, die LEFORT*-Fraktur I.

Querido* Faktor (ANDRIES QU., geb. 1912, Internist, Leiden): hypothet. HVL-Faktor der Hämatopoese.

Quer|kolon: ↑ Colon transversum. – **Qu.lähmung**: ↑ Paraplegie.

Querlage: geburtsh Kindslage mit Längsachse der Frucht quer zur Uteruslängsachse, mit Rücken des Kindes zur Kopf-, Fuß-, Vorder- oder Rückenseite der Mutter (= dorsosup., -inf., -ant., -post.). Geburtsunfähige, für Mutter u. Kind lebensbedrohl. Lage; erfordert ↑ Wendung (in Längslage) oder Schnittentbindung. – Als **verschleppte Qu.** diejen., bei der das Kind durch die Wehentätigkeit mit der vorangehenden Schulter so weit ins Becken gepreßt ist (ein Oberarm evtl. bereits aus der Vulva ragend), daß es manuell nicht mehr bewegt werden kann (↑ Abb.); wegen hochgrad. Überdehnung des unt. Uterinsegments äußerste Gefahr der Ruptur. – **Qu.typ**: kard ↑ Linkstyp, Abb. »Positionstypen«.

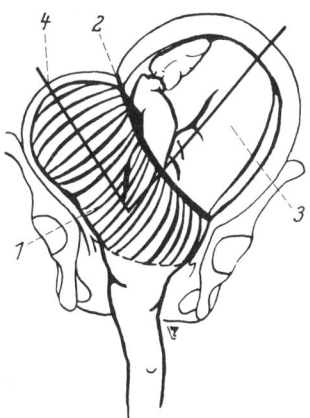

Verschleppte **Querlage**: 1) unteres Uterinsegment maximal überdehnt; 2) BANDL* Furche sichtbar; 3) Corpus uteri großteils entleert; 4) Fruchtachse geknickt.

Querplattfuß (vorderer), Pes planus ant.: Abflachung des vord. Fußquergewölbes; im Ggs. zum Spreizfuß (Pes transversoplanus) ohne Aufbiegung der Randstrahlen u. mit Verbreiterung der Metatarsalia; meist kombin. mit Pes valgoplanus, equinus oder excavatus.

Querriegel|kolpo(r)rhaphie: gyn (G. DÖDERLEIN 1947) in Anlehnung an die Längsriegel der Kolporrhaphia mediana entwickelte op. Querriegel-Bildung im hint. Scheidenteil (»partielle Kolpokleisis); z. B. in Kombin. mit Interpositio vesicovagin. als sogen. **Qu.interposition** bei Totalprolaps. Kohabitationsfähigkeit bleibt erhalten; keine Harninkontinenz.

Quer|scheibe: anat die A-Scheibe = ↑ A-Bande der Myofibrille; vgl. Disci intercalares (des Herzmuskels). – **Qu.schläger**: aus seiner Achsenrichtung abgelenktes Geschoß; bewirkt stark zerfetzte Schuß-

Querschnitt

wunde (oft als Steckschuß) mit erhöhter Infektionsgefahr.

Querschnitt: 1) *chir* Inzision quer zur Längsachse des Körpers oder Körperteils (Organs); z. B. ↑ Bauchdeckenschnitte in den Spaltlinien der Haut (auch als ↑ Wechselschnitt). – 2) *neurol* Rückenmarkquerschnitt (s. u. Querschnittslähmung). – 3) *physiol* der »akt. oder physiol. Qu.« eines Muskels als Summe aller Faserquerschnitte.

Querschnitts|blase (normale): die »spinale Reflexblase« bei RM-Qu.läsion (↑ Blasenautomatie). – **Qu.diagnostik**: 1) psychiatr. D., die sich vorw. auf die gleichzeitig vorhandenen Phänomene (»zeitl. Querschnitt«) stützt (im Ggs. zur v. a. den zeitl. Ablauf der Sympte. berücksichtigenden Längsdiagnostik). – 2) neurol. D. zur Segmentlokalisierung (»Höhendiagnostik«) eines RM-Prozesses.

Querschnitts|lähmung: von Höhe u. Ausmaß der RM-Qu.läsion abhäng. Lähmung durch Ausfall motorischer, sensibler u. extrapyramidalmotor. RM-Leitungsbahnen; evtl. kombin. mit Reflexsynergismen (Eigentätigkeit spinaler Schaltzellen), Blasen- u. Mastdarmlähmung (Ausfall übergeordneter supraspinaler Zentren; ↑ Blasenautomatie), Potenzverlust, troph. u. Durchblutungsstörungen; s. a. Qu.syndrom. – **Qu.läsion**: totale oder partielle L. eines oder mehrerer RM-Segmente durch dir. Trauma (Kontusion oder Kontinuitätstrennung v. a. durch Scherkräfte), Tumorkompression (Ischämie), Entzündung oder Blutung; Sympte. s. u. Qu.syndrom.

Querschnitts|myelitis, Myelitis transversa: diffus über den ganzen RM-Querschnitt ausgedehnte Entzündung (im Ggs. zur disseminierten oder auf bestimmte Strukturen beschränkten Form). – **Qu.puls**
↑ Volumenpuls.

Querschnittssyndrom: komplexe neurol. Symptomatik bei ↑ Querschnittsläsion des RM. Bei halbseit. Läsion als ↑ BROWN=SÉQUARD* Syndrom, bei totaler mit Symptn. des spinalen ↑ Schocks, der ↑ Querschnittslähmung mit speziellen, von der Läsionshöhe abhäng. – u. auch tiefere RM-Abschnitte betreffenden – Ausfällen, z. B. als **hohes zervikales Qu.** mit Tetraplegie u. Phrenikus-Atemmuskellähmung, als **unt. zervikales Qu.** mit Ausfällen von Pl. brachialis, Interkostalmuskeln u. Centrum ciliospinale (HORNER* Komplex) u. Paraplegie (wie bei jedem thorak. Sy.) als **oberes thorakales Qu.** mit Paraplegie u. Interkostalmuskelausfällen, als **mittl. thorak. Qu.** mit Ausfall unterer Interkostalmuskeln u. oberer Bauchmuskelanteile, als **unt. thorak. Qu.** (unterhalb Th 6) mit Ausfall infraumbilikaler Bauchmuskelanteile u. des – vom Splanchnikus major u. minor versorgten – oberen Intestinaltraktes, als **lumb. u. sakrales Qu.** mit den Symptn. des Epikonus-, Konus- bzw. Kauda-Syndroms.

Querschnittsthermometrie: Messung der Hauttemp. an Fingern u. Zehen zur Bestg. des Temp.gefälles in Richtung Kleinfinger bzw. Kleinzehe (normal einige Zehntel, bei Durchblutungsstörung oft > 1°).

Querstand: *geburtsh* als **hoher Qu.** die bei Kopflagen bis zu Beginn der Geburt physiol. Einstellung des kindl. Kopfes (Pfeilnaht frontal) über oder im Beckeneingang (s. a. Asynklitismus). – Als **tiefer Qu.** die regelwidr. Einstellung während der Geburt mit noch in der Beckenausgangsebene quer liegender Pfeilnaht (v. a. bei Trichterbecken mit verengtem Ausgang durch Ausbleiben der inn. Rotation des kindl. Schädels); verzögert die Geburt, gefährdet das Kind (evtl. Entbindung mit Saugglocke oder Zange).

Quer|streifung: *histol* s. u. Myofibrille. – **Qu.stromdialysator**: (1958) Hämodialysator (Plexiglas) mit spiral. Zellophanschlauch, in dem die Spül-Lsg. quer zum Blutstrom fließt.

Querulantenwahn: als paranoide Entwicklung aus einem hyperthymen (kampflust., dabei sensitiven) Charakter hervorgehende unkorrigierbare Überzeugung, in böswill. Weise fortwährend Rechtskränkungen zu erleiden. Beginn im allg. mit wirkl. (oder vermeintl.) Rechtskränkung; daraufhin erbitterter, oft jahrelanger Kampf um das vermeintl. Recht (»Kampfparanoiker«), evtl. mit bis zur Erschöpfung der Mittel geführtem Prozessieren (»Prozeßhansel«), ohne Beachtung von Versöhnungsversuchen.

de Quervain* (FRITZ DE QU., 1868–1940, Chirurg, Bern) **Kopfstütze**: *orthop* Apparat zur Ruhigstellung der HWS (Abstützung an Kopf u. Thorax). – **Qu.* Krankheit**: ↑ Tendovaginitis stenosans. – **Qu.* Test**: s. u. NAEGELI*-DE QU.*. – **Qu.* Thyreoiditis**: (1904) »sklerosierende« oder »pseudotuberkulöse Riesenzellen-Th.« mit (sub)akutem Auftreten umschriebener, schmerzhafter Knoten oder eines diffusen, nicht-eitr. Prozesses ohne Funktionseinschränkung (evtl. leichte Hyperthyreose); Ätiol. umstritten ([Mumps-]Virusinfektion?). – **Qu.*(Verrenkungs-) Fraktur**: perilunäre ↑ Luxation mit Kahnbeinfraktur, meist durch Sturz auf dorsalflektierte Hand.

Querwindung: quer verlaufende Hirnwindung, z. B. ↑ Gyri temp. transversi.

Query fever: engl. Bez. (»Fragezeichen-Fieber«) für das – zunächst ätiol. ungeklärte – ↑ Q-Fieber.

Querzetin: 3,5,7,3',4'-Pentahydroxyflavon; Flavonfarbstoff, frei oder glykosidisch gebunden (z. B. Querzitrin, Rutin); s. a. Flavonoide.

Quesenbandwurm: ↑ Multiceps multiceps.

Quetelet* (LAMBERT A. J. QU., 1796–1874, belg. Anthropologe) **Regel**: ↑ BROCA* Formel. – **Qu.* Index**: der Quotient aus Körpergew. (in g) u. -länge (cm) als Körperbauindex.

Quetsch|fraktur: durch Quetschmechanismus verurs., stets offene Splitter- oder Trümmerfraktur. – **Qu.präparat**: *histol, bakt* Frischpräp., hergestellt durch Quetschen des Substrats zwischen 2 Objektträgern; z. B. zum Tbk-Baktn.-Nachweis (Sputumschleim gequetscht, ausgezogen u. n. ZIEHL-NEELSEN gefärbt), zur Chromosomen-Darstg. (Quetschung großer Zellen in essigsaurer Karmin-Lsg.).

Quetschung: *chir* s. u. Quetschwunde, -fraktur, Compressio, Crush-Syndrom (»**Quetschungssyndrom**«).

Quetsch|wasser: *chem* die bei ↑ Synärese abgeschiedene Flüssigkeit. – **Qu.wunde**: durch Kombin. von Druck-, Stoß- u. Zugkräften entstandene Wunde (evtl. nach Abquetschung einer Gliedmaße); Ränder meist unregelmäßig zerfetzt u. blutunterlaufen, u. U. von »**Qu.marken**« (Nekrosen mit anäm. Rand) umgeben; auch als Rißquetschwunde, oft mit tiefer Weichteilquetschung (↑ Compressio, Contusio, Crush); häufig erst sek. stark blutend, evtl. Fremdkörper enthaltend; infektionsgefährdet.

Queyrat* Syndrom (LOUIS Qu., 1856–1933, franzÖs. Dermatologe): ↑ Erythroplasie.

Quick* (ARMAND JAMES QU., geb. 1894, Arzt u. Biochemiker, Milwaukee) **Faktor**: Faktor V der Blutgerinnung (sogen. labiler Faktor). – **Qu.* Hippursäuretest**: Leberfunktionsprobe anhand der – bei Leberschaden verminderten – Hippursäureausscheidung im Urin (infolge vermind. Glykokollbildung); als oraler oder i.v. Test mit in 100 ml Wasser gelöstem Natriumbenzoat (4–6 bzw. 1,77 g) u. Bestg. im 4-Stdn.-Urin. – **Qu.* Test**: Prothrombin-Nachweis im Blutplasma; i. e. S. die Bestg. der Prothrombin-Thromboplastinzeit, d. h. der Rekalzifizierungszeit in frischem (max. 4 Std. altem) Zitratplasma nach Zusatz von Gewebsthrombokinase u. $CaCl_2$ (Messen der Gerinnungszeit mit Platinöse oder Glasperle), ↑ QUICK* Zeit. Zahlreiche Modifikationen (z. B. nach MARBET-WINTERSTEIN, FIECHTER), die alle Faktoren der Thrombinbildung, d. h. II, V, VII u. X erfassen; ferner isolierte Prothrombin-Bestg. durch Ein- oder Zweiphasenmethode; Anw. auch als Leberfunktionsprobe (Prothrombinbildung in der Leber). – **Qu.*-Zeit**: die durch QU.* Test als Mittelwert aus einer Doppelbestg. ermittelte »Prothrombinzeit«. Dabei wird der im Plasma eines Gesunden gefundene Vergleichswert (11–16 Sek.) als 100% gesetzt, um von ihm in einer Standardverdünnungsreihe die 80-, 60-, 40-, 20- u. 10%-Werte bzw. die entsprech. Zeiten abzuleiten; Werte <70% gelten als pathol.

Quietivum: *pharm* Beruhigungsmittel.

Quillaia saponaria: *botan* »Seifenrindenbaum« [Rosaceae]; Anw. der Rinde (= Cortex Quillajae, Panamaspäne; bis 10% Saponine) u. a. als Expektorans u. Emulgator.

Quin...: s. a. Chin...

Quinaldinum coeruleum WHO, Chinaldinblau: eine Chinoliniumhydroxyd-Verbindung; Farbstoff, geburtshilfl. Diagnostikum (Blasensprung).

Quincke* (HEINR. IRENÄUS QU., 1842–1922, Internist, Kiel, Frankfurt/M.) **Ikterus**: »Icterus inogenes«, gelbl. Gewebsverfärbung durch Hb-Abbau am Ort einer Blutextravasation. – **Qu.* Lagerung**: (1882) Oberkörpertieflage (bäuchlings oder auf der Seite) zum besseren Sekret-/Eiterabfluß bei Bronchiektasie, Lungenabszeß, -gangrän usw. ursprüngl. – **Qu.* (Lumbal-) Punktion**: (1891) die ursprüngl. Methode der Liquorgewinnung: Einstich mit Mandrin-armierter Kanüle zwischen den Dornfortsätzen L 3/4 (»**Qu.* Raum**«) durch Lig. interspin. u. RM-Häute in den Lumbalsack; nach Entfernen des Mandrins zunächst Druckmessung im Subarachnoidalraum, dann Ablassen. – **Qu.* Ödem, Syndrom, Riesenurtikaria**: (1882) akute bis zu 48 Std. dauernde, umschriebene blasse (angioneurot.-ödematöse) Schwellung von Kutis u. Subkutis (ohne Juckreiz) v. a. im Gesichtsbereich, evtl. unter – z. T. lebensbedrohl. – Mitbeteiligung von Schleimhäuten u. Submukosa in Mund, Rachen, Kehlkopf u. Gastrointestinaltrakt (einschl. Gallenwegen). Urs.: lokale allerg. Sofortreaktion auf exogene (v. a. nutritive, pharmakotox.), endogene oder psych. Reize. Der Hydrops articulorum intermittens gilt als Äquivalent. – **Qu.* Spondylitis**: ↑ Spondylitis typhosa. – **Qu.* Zeichen**: (1868) ↑ Kapillarpuls.

Quincken: Fachjargon für ↑ QUINCKE* Lagerung.

Quin|estrolum WHO: Äthinyl-östratrienol-Derivat; ein synthet. Östrogen. – **Qu.ethazonum** WHO: 2-Äthyl-7-chlor-4-oxo-1,2,3,4-tetrahydro-6-chinazolin-sulfonamid; Antihypertonikum, Salidiuretikum.

Quinidin: ↑ Chinidinum. – **Quininum**: ↑ Chininum.

Quinisocainum WHO: 3-Butylisochinolin-Derivat; Lokalanästhetikum.

Quinquaud* (CHARLES E. QU., 1841–1899, Arzt, Paris) **Panaritium**: schmerzhafte Finger- oder Zeheneiterung infolge rein troph. Störung bei ZNS-Erkr. (im Unterschied zur schmerzlosen bei Syringomyelie). – **Qu.* Zeichen**: (1893) fein- bis grobschläg. Tremor (Gelenkunruhe mit Knarren u. Knacken, wahrnehmbar bei leichtem Andrücken der gespreizten Finger senkrecht auf den Handteller des Untersuchers) bei verschied. ZNS-Erkrn. (ursprüngl. als Sympt. des chron. Alkoholismus).

quinque, quingies: (lat.) fünf bzw. fünfmal.

Quintana: Febris quintana (↑ Wolhynisches Fieber).

quintus: (lat.) fünfter; auch Kurzform für Nervus qu. (↑ N. trigeminus), Digitus qu. (= 5. Finger/Zehe; z. B. **Qu. adductus** als Fehlstellung der 5. Zehe im Grundgelenk, mit Beugekontraktur über oder unter die 4. Zehe).

-quinum: *pharm* Suffix für Malaria-wirksame Chinolinderivate.

quoad: (lat.) insoweit; z. B. **quoad vitam** (= die Erhaltung des Lebens betreffend), **quoad sanationem** (= die Heilung betreffend).

quoque die, q.d.: *pharm* lat. Rezepturanweisung »täglich«.

quot.: *pharm* quoties.

Quotidiana: ↑ Febris quotidiana.

Quotient: *biol* das Verhältnis zweier oder mehrerer funktionell (oder in statist. Hinsicht) zueinander in Beziehung stehender Faktoren; z. B. als **azotur. Qu.** das Verhältnis des Harnstoff- zum Gesamt-N im Harn (normal um 0,8), als **oxidativer = metabol.-respirator. Qu.** das von CO_2-Produktion u. O_2-Verbrauch im Gewebe, abhängig von den umgesetzten Nahrungsstoffen (für KH = 1, Proteine = 0,814, Fett 0,74, gemischte Nahrung ca. 0,85; bei Hyperpnoe infolge vermehrter CO_2-Abgabe ansteigend, bei Hypopnoe absinkend), als **respirator. Qu.** das ventilationsbezogene Verhältnis von CO_2-Ausscheidung u. O_2-Aufnahme (unter Grundumsatzbedingungen 0,86–0,88). – s. a. Kalorienquotient, therapeut. Breite.

quot(ies) op(us) sit: *pharm* latein. Rezepturanweisung »so oft wie notwendig«.

q. v.: *pharm* ↑ quantum vis.

Q-Zacke: im EKG die 1. neg. Welle des Kammerkomplexes (↑ QRS); wenn kleiner als 25% der nachfolgenden R-Zacke u. kürzer als 0,04 Sek., mit »q« bez.

Q-Zellenhyperplasie: s. u. Gastrinom.

R

R: Kurzzeichen für *anat* Ramus, Radix; *physik* Röntgen, Widerstand; *chem* Ribose, Radikal, Substituent (»Rest«) in Formeln; *pharm* Recipe (auch: Rp.), Renovetur (↑ R. s.), Radix; *kard* R-Zacke. – **r**: *physik* rechtsdrehend (neuerdings: +); *chem* razemisch; *pharm* Resistenzrate; *genet* Gen der Blutgruppe 0 (in der BERNSTEIN* 3-Gen-Theorie); *kard* R-Zacke mit kleiner Amplitude.

®: *pharm* »Registered (trade-mark)«, d. h. eingetragenes Warenzeichen.

R°: *gyn* Reinheitsgrad (der Scheide).

R_f: *labor* ↑ Rf. – **R_s, Rs(-Wert)**: die dem R_f-Wert entsprech. Größe in der mehrdimensionalen Papierchromatographie.

R_T: *pulmon* totale ↑ Resistance.

R_x, Rx(-Wert): dem Rf-Wert analoge Größe im Durchlaufchromatogramm; Quotient aus Laufstrecke der unbekannten u. der bekannten Substanz.

Ra: *chem* Radium. – **RA**: *klin* ↑ rheumatoide Arthritis; s. a. RA-Serum, Rhagozyt (»**RA-Zelle**«).

Raab* (WILHELM R., geb. 1895, Pathologe, Prag, Bermington) **Syndrom**: ↑ LAURENCE*-MOON*-BIEDL* Syndrom. – **R.* Variante**: Formvariante der Sella turcica mit verdicktem u. erhöhtem Dorsum (↑ Abb. »Sellabrücke«); klinisch evtl. mit hypophysärer Störung.

Raabe* Reaktion (GUSTAV R., geb. 1875, dtsch. Arzt): Eiweißfällung (trüber Ring) im Harn durch Trichloressigsäurekristall.

Rabbit-skin-test: ↑ Kaninchen-Rückenhauttest.

Rabenschnabelfortsatz: ↑ Processus coracoideus.

Rabenschnabel(zange): 1) *dent* Zahnextraktionszange mit über die Kante gebogenen Backen. – 2) *chir* »WOLFF* R.«, eine Gipsabreißzange.

Rabies: ↑ Lyssa; s. a. Tollwut.... – **R. falsa s. spuria**: psychogene Lyssa-ähnl. Symptomatik nach Bißverletzung durch gesunden Hund.

Rabl* Theorie (CARL R., 1853–1917, Anatom, Prag, Leipzig; 1886/87): erklärt Genese u. Lokalisation angeb. branchiogener Halsfisteln u. -zysten aus Fehlentwicklungen des 2. Kiemenbogens (Persistenz des Sinus cervic.).

Rabula inflans: (HOLMES 1944) Mumps-Virus, ↑ Mumps.

rac-: *chem* Präfix für Razemate.

Race*-Coombs* Test (ROBERT RUSSELL R., geb. 1907, Hämatologe, London): ↑ COOMBS* Test.

Racefeminum *WHO*: N-(1-Methyl-2-phenoxyäthyl)-(1-methyl-2-phenyläthyl)-amin; Spasmolytikum, Koronardilatans.

racemosus: (lat.) beeren-, traubenförmig.

Rachen: ↑ Pharynx; i. e. S. dessen bei geöffnetem Mund sichtbarer mittl. Abschnitt (Pars oralis) mit der **R.enge** (Isthmus faucium) u. dem ↑ **lymphat. R.ring**; s. a. Schlund..., Pharynx..., Pharyng(eal)..., Pharyngo....

Rachen|abstrich: Wattetupfer-Abstrich der seitl. oder hint. Rachenwand für die bakt. Diagnostik (Ausstreichen auf festem Nährboden, Einbringen in flüss. Medium, Bebrütung). – **R.bräune**: ↑ Angina; als **echte R.b.** die ↑ Diphtherie, als **häut. R.b.** der ↑ Krupp, als **falsche R.b.** der Pseudokrupp. – **R.(dach)hypophyse**: HVL-Gewebe als Rest der RATHKE* Tasche, dem Keilbeinkörper im Bereich des Nasenrachens anliegend; beim Embryo u. Neugeb. normal, evtl. persistierend (u. adenombildend). – **R.diphtherie**: Angina diphtherica als häufigste Lokalisationsform der Di; mit Rötung, Ödem u. weißl., festhaftenden Belägen (Pseudomembranen). – **R.entzündung, -katarrh**: ↑ Pharyngitis. – **R.husten**: meist krampfart., oft pertussisähnl. Husten bei – v. a. chronischer – Pharyngitis.

Rachenmandel, -tonsille: ↑ Tonsilla pharyngea. – **R.entzündung**: ↑ Adenoiditis. – **R.hyperplasie, -wucherung**: »adenoide Vegetationen«, v. a. beim Säugling u. Kleinkind; evtl. mit Verlegung von Nasenrachen u. Tuba auditiva. Sympte.: adenoider Habitus (↑ Adenoidismus), pathol. Mundatmung, schlechter Mundgeruch, Neigung zu Sinubronchitis, Schwerhörigkeit, nächtl. Dyspnoe; häufig auch Gaumenmandelhypertrophie und Halslymphome. Ther.: Adenotomie (u. ggf. Tonsillektomie).

Rachen|polyp: gutart. polypöse Neoplasie (Papillom, Fibrom) im Nasenrachen, i. w. S. auch an weichem Gaumen, Uvula, Gaumenbögen; »R.polypen« auch volkstüml. Bez. für die ↑ Rachenmandelhyperplasie. – **R.reflex**: ↑ Würgreflex, Gaumenreflex. – **R.spülwasser**: für eine anschließ. bakt. Untersuchung vorgesehenes Gurgelwasser (z. B. gepufferte, Antibiotika--halt. physiol. NaCl-Lsg. für Pockendiagnostik). – **R.tubus**: ↑ Oropharyngealtubus.

Rachet* Zeichen: *röntg* partielle Invagination des Dickdarmes bei – gestieltem – Tumor.

rachi(o)...: ↑ rhachi(o)... (= die WS betreffend).

Rachitis (floride), Engl. Krankh.: der Osteomalazie des Erwachsenen (»R. senilis«) entsprech. Krkht. des Heranwachsenden mit typ. Skelettveränderungen (Schädel, Rippen, Metaphysen) durch verzögerte Ossifikation der Knochenknorpelgrenzen u. Osteoidwucherung infolge Störung des Ca/P-Stoffwechsels. Pathogenese: vermind. enterale Ca-Resorption mit kompensator. Hyperparathyreoidismus u. Senkung des Serumphosphatspiegels (gehemmte renale

Rachitis, angeborene

P-Rückresorption), gesteigerte Osteoblastentätigkeit infolge Vit.-D-Mangels, beim jungen Säugl. v. a. infolge unzureichender UV-Exposition (»Strahlenmangelkrankheit«; gehäuft in sonnenarmen Regionen u. im Winter), beim älteren Kind auch als »Hunger-R.« (Vit.mangelkrkht. i. e. S.). Manifestation im allg. im 3.–6. Mon.; »Früh-R.« bei Frühgeb. u. Kindern mangelernährter Mütter (= **angeb.** oder **fetale R.**, wie aber auch die Chondrodystrophia fetalis KAUFMANN bezeichnet wird!); als »Spät-R.« (= **R. tarda** bzw. **adolescentium**; nach 1. Lj.) stets verdächtig auf Nicht-D-Mangel-Genese (z. B. renale u. D-resistente R.; DD: **perennierende R.**, eine Mangel-R., die nur wegen unzureichender Ther. das 1. Lj. überschreitet); häufig kombin. mit ∫ MÖLLER*-BARLOW* Krankh. (= **hämorrhag. R.**). Sympte.: pastöser Habitus, muskuläre Hypotonie, schreckhafte Unruhe, Kopfschweiße, okzipitaler Haarausfall, ammoniakal. Windelgeruch, Obstipation, Froschbauch, Glockenthorax, Kraniotabes, Rosenkranz; Knochenauftreibung prox. der Hand- u. Sprunggelenke (mit typ. Doppelhöckerbildung an den Malleoli = MARFAN* Zeichen), später Caput quadratum mit Facies rachitica, HARRISON* Furche, rachit. Becken, Kielbrust, X- u. O-Beine, verspäteter Milchzahndurchbruch u. Fontanellenschluß; im Rö.bild Kalkarmut, unscharf-becherförm. Metaphysenauftreibung (Auflösung der präparator. Verkalkungszone), periostales Osteoid, Grünholzfrakturen, LOOSER* Umbauzonen, verspätete Knochenkerne; Hypophosphatämie bei normalen oder gering vermind. Ca-Werten, Hyperphosphatasie, Hypoziträmie, metabol.-azidot. Hyperammoniurie (evtl. Hyperaminoazidurie). Ther.: Vit.-D-Stoß (400 000–600 000 IE oral, über 2–3 Tg.), Kalziumchlorid (s. a. R.prophylaxe). – Bes. Formen: **hepatische R.** (H. J. GERSTENBERGER 1933), eine schwere, stets letale R. bei Säugling u. Kleinkind, mit Hypophosphat- u. Normokalziämie u. Leberzirrhose, wahrsch. als Folge einer ∫ Acholie (v. a. bei Gallengangsatresie) mit Resorptions- u. Verwertungsstörung für Fette, Vit. u. antirachit. Faktoren. – Die **renale R.** v. a. bei Kindern (= hyperphosphatäm. Zwergwuchs) infolge chron.-progred., komplexer Niereninsuffizienz, mit Hyperazot- u. Hyperphosphatämie (infolge vermind. Filtration) u. sek. Hyperparathyreoidismus; als schwere diffuse Osteoporose u./oder als floride R. mit Infantilismus u. schmerzhaften Spontanfrakturen (LOOSER* Umbauzonen, Honigscheibentyp); ferner die erst im 2. Lj. trotz ausreichender Vit.-D-Prophylaxe auftret. u. auf normale Vit.-Dosen nicht ansprechende **renale tubuläre = Vit.-D-resistente = phosphatur. R.**, z. T. familiär (erbl.?), mit Hypophosphatämie, u. kausal unterschieden als chron. ∫ Phosphatdiabetes (Typen FANCONI u. DENT), DEBRÉ*-DE TONI*-FANCONI* Syndrom (»renale R. mit Phosphoaminoglukodiabetes«), hered. Pseudomangel-R. mit Hypokalziämie (PRADER), LIGHTWOOD*-BUTTLER*-ALBRIGHT* Sy. sowie als renale Rachitis i. e. S.

rachitisch: die Rachitis betreffend, an R. leidend; z. B. ra. Diathese, ra. ∫ Rosenkranz, **ra. Säuglingsskorbut** (∫ MÖLLER*-BARLOW* Krankh.).

Rachitisprophylaxe: beim Säugling in den Wintermonaten individuell angepaßte u. ärztlich kontrollierte Vit.-D$_3$-Gaben; entweder als Stoßprophylaxe (v. a. bei Frühgeburt, erstmals ab 10. Tag 5 mg = 200 000 IE, weitere 10 mg Ende des 2., 4. u. 6. Mon.), oder als protrahierte = kontinuierl. Form (ab 2. Wo. tgl. 400–1 000, Frühgeb. bis 2 000 IE während des ganzen 1. Lj.) oder als pränatale R. (tgl. oral bis zu 1 000 IE an die Mutter im letzten Trimenon).

Racket: (engl. = Tennisschläger) 1) *mykol* bei Dermatophyten gattungs- u. arttyp. keulenförm. Hyphenauftreibung. – 2) *zytol* geschlechtsspezif. Kernanhang der Granulozyten. – **R.schnitt**: *chir* ovaler Hautschnitt mit aufgesetztem Längsschnitt für Gliedmaßenamputation.

Racouchot*-Favre* Syndrom: (1937) ∫ Elastoidosis cutis cystica et comedonica.

Rad, rd: *radiol* (»radiation absorbed dose«?) die spez. Einheit der ∫ Energiedosis; 1 rd = 0,01 J/kg; vgl. Rem. – **Rad.**: *pharm* ∫ Radix. – **rad**: *physik* ∫ Radiant.

Radar(strahlen): (»**Ra**dio **d**etecting **a**nd **r**anging«) elektromagnet. Strahlen mit Wellenlängen 1 m–1 cm. Biol. Wirkung durch Anregung der Gewebemoleküle u. Umsetzung der Schwingungsenergie in Wärme; therap. Anw. als ∫ Mikrowellen; Schädlichkeitsgrenze bei 10 mW/cm^2.

Raddrehung: *ophth* die »Verrollung« des Augapfels in der Frontalebene bei Schrägblick u. bei rotator. Nystagmus, latent bei ∫ Zyklophorie. Meßbar als **Raddrehungswinkel** (zwischen horizontalem Netzhautmeridian u. Blickebene).

Rademacher-Syndrom: (1962; nach Pat. benannt) seltenes, weitgehend ungeklärtes Defektproteinämie-Syndrom mit Infektanfälligkeit u. LK-Hyperplasie. Bereits beim Säugling Pyodermie, Ekzem, hämorrhag. Diathese; später chron. Otorrhö, gehäuft Bronchopneumonien, generalisierte LK-Schwellungen, Splenomegalie; Leukozytose, Thrombopenie, verlängerte Blutungszeit, Hypogammaglobulinämie.

Rademaker*-Garcin* Test (GIJSBERTUS GODEFRIEDUS JOH. R., 1887–1957, Neurologe, Leiden; RAYMOND G., zeitgen. französ. Arzt): Prüfung des Gleichgewichtssinnes anhand des Ausgleichsverhaltens des auf Händen u. Füßen Stehenden auf einer sich nach verschied. Richtungen neigenden Ebene.

Radesyge: in Skandinavien volkstüml. Bez. für Lepra (norwegica) u. tuberöse Syphilide.

Radfahrerparese: Ulnaris-Drucklähmung im Handbereich; evtl. auch Medianusausfälle.

Radgelenk: *anat* ∫ Articulatio trochoidea.

radiär: strahlenförmig.

radial(is): 1) strahlenförmig. – 2) zum Radius gehörend, an der Daumenseite des Unterarms; z. B. die **r. Hemimelie**, d. h. Dys- oder Aplasie des Radius mit u. ohne Entwicklungsstörung an Daumen u./oder Handwurzelknochen, häufig kombin. mit weiteren Skelettdefekten, Ohrmißbildungen, Lippen-, Kiefer-, Gaumenspalte etc.; als Sonderform (SCHÖNENBERG 1966) die **symmetr. r. H.** (ohne Handdeformierung) mit Megakaryozytopenie u. ∫ Thrombozytopenie. – **Radialis** als Kurzform für ∫ Nervus u. Arteria rad.; z. B. R.-∫ Anzapfsyndrom.

Radialislähmung: durch Ausfall des N. rad. bedingte periphere Lähmung der Unterarm-, Hand- u. Fingerstrecker; meist traumatisch (Humerusfraktur, Krückenlähmung, Schlaf-, Parkbanklähmung der Trinker), seltener toxisch bedingt (z. B. Bleilähmung). Sympte.:

Cheiralgia paraesthetica (bei Läsion des sensiblen rad. Endast des R. superf.), Parese des Extensor pollicis longus u. brevis, Abductor poll. long., Extensor digitorum manus u. carpi ulnar., Supinator (= **unt. R.**; im prox. Unterarmabschnitt), zusätzlich des Extensor carpi rad. long. u. brev. (Fallhand) u. Brachioradialis (= **mittl. R.**; im dist. Oberarmdrittel), zusätzlich des Triceps brachii mit Abschwächung oder Ausfall des TSR u. Sensibilitätsstörung an Ober- u. Unterarmstreckseite u. rad. Handrücken (= **obere R.**; im Oberarm-Axillabereich).

Radialis|puls: der gut tastbare Druck- u. Volumenpuls der peripheren A. radialis (proximal des Handgelenks). – **R.schiene**: Unterarm-Handschiene (Beugeseite, bis Hohlhand) zur Vermeidung von stellungsungünst. Gelenkkontrakturen u. Muskelschäden (Überdehnung) bei Radialislähmung; unterstützt die Streckstellung der in ihrer Bewegung behinderten Fingergrundgelenke u. sichert die – funktionell wicht. – leichte Dorsalflexion im Handgelenk. – **R.symptom, -phänomen: 1)** ↑ BECHTEREW*-JACOBSOHN* Reflex. – **2)** ↑ HOFFA* Zeichen (1). – **3)** ↑ STRÜMPELL* Zeichen.

Radiant, rad: *physik* SI-Einheit des ebenen Winkels (»der als Zentriwinkel eines Kreises vom Halbmesser 1 m aus dem Kreis einen Bogen der Länge 1 m ausschneidet«).

Radiatio: (lat.) Strahlung, Bestrahlung; *anat* strahlenförm. Struktur, z. B. **R. acustica** *PNA* (= R. thalamotempor. = »Hörstrahlung«; die Neuriten des 3. Hörbahn-Neuron vom inn. Knichöcker über das hint. Ende der inn. Kapsel u. Centrum semiovale zur vord. HESCHL* Windung, dem prim. Hörzentrum), **R. corporis callosi** *PNA* (»Balkenstrahlung«, die diese größte Endhirnkommissur bildende Faserquerverbindung zwischen der Rinde beider Hemisphären), **R. corporis striati** *JNA* (Fasern von der Stirn- u. Scheitellappenrinde zum Streifenkörper, von dort radiär zum Thalamus = Pars corticostrialis bzw. striothalamica), **R. optica** *PNA* (die »GRATIOLET* Sehstrahlung«, Neuriten des letzten, d. h. 4. Neurons der Sehbahn vom seitl. Knichöcker über inn. Kapsel u. Centrum semiovale zur Kalkarina-Rinde als Sehzentrum), **R. thalamica** (↑ Fasciculi thalamocorticales), **R. tractus optici** *JNA* (Tr.-opticus-Fasern zum Corpus geniculatum med. bzw. lat. u. Colliculus sup. laminae tecti).

Radiation: *physik* Wärmetransport durch langwell. Strahlung.

Radiatiotomie, sensible supraklaustrale: (RIECHERT u. HASSLER 1961) op. Schmerzausschaltung durch stereotakt. Unterbrechung der Radiatio thalamica oberhalb des Klaustrums.

radiatus: (lat.) strahlenförmig, strahlend.

radicularis: (lat.) ↑ radikulär.

Radiektomie: *neurochir* s. u. Radikulotomie.

Radiergummi|infiltrat: zartes, voll resorptionsfäh. Infiltrat (perifokale Entzündung) bei Primär-Tbk der Lunge nach LK-Perforation. – **R.phänomen**: (BRAUER) durch Reiben der Haut erreichbare Abschilferung bei Fleckfieber (noch vor der Abschuppung).

Radikal: *chem* als Rest oder Substituent stabile, strukturell fest umrissene, synthetisch mit entsprech. Derivaten übertragbare u. analytisch im allg. spezifisch erfaßbare Atomgruppierung in einer chem. (v. a. organ.) Verbindung. Daneben auch instabile, meist kurzleb. Formen, z. B. als intermediäres Reaktionsprodukt.

Radikal|operation: Op. mit vollständ. Entfernung eines Krankheitsherdes (i. e. S. eines Malignoms, u. hierbei unter Einbeziehung der regionalen LK mit dem Ziel der absol. Heilung; vgl. Palliativbehandlung); z. B. des Mittelohrs (↑ Totalaufmeißelung), der Stirnhöhle (↑ CALDWELL*-LUC* Op.), der weibl. Brust (radikale ↑ Mammaamputation), der Gebärmutter (einschl. Adnexen, z. B. nach ↑ SCHAUTA, WERTHEIM). – **R.sanierung**: Entfernung aller in Frage kommenden Herde (u. nicht nur des vermutlich aktuell wirksamen) bei rheumat. Erkrn; obsolet.

Radikotomie: ↑ Radikulotomie.

Radikul...: Wortteil »Wurzel...« (↑ Rhizo...).

radikulär: 1) eine RM-Wurzel betreffend; z. B. ra. (= segmentale) ↑ Innervation, **ra. Syndrom** (↑ Wurzel-, Zervikal-Syndrom). – 2) eine Zahnwurzel betreffend.

Radikul(oneur)itis: ↑ Wurzelneuritis; i. w. S. jedes radikuläre Schmerzsyndrom; s. a. Funiculitis vertebralis, Meningomyeloradiculitis (= **Radikulomyelitis**), GUILLAIN*-BARRÉ* Syndrom.

radikulo|ganglionäres Symptom: s. u. Zoster. – **R.graphie**: *röntg* Darstg. der Cauda equina nach RKM-Füllung des Subarachnoidalsacks.

Radikulo(neuro)pathie: ↑ Myeloradikulopathie.

Radik(ul)otomie: op. Durchtrennung oder Teilresektion (= Radiektomie) einer sensiblen (= Rhizotomia post.; z. B. FOERSTER* Op. bei Spastik), einer motorischen (= Rhizotomia ant.; wie erstere intradural) oder einer bereits gemischten RM-Wurzel (extradural); s. a. Rhizotomie.

radio...: Wortteil 1) »Strahlen«, »Strahlung« (s. a. Strahlen...), 2) »Radius« (Speiche).

radioaktiv: ↑ Radioaktivität aufweisend bzw. deren Gesetzmäßigkeiten u. Eigenschaften betreffend; z. B. **r. Gase** (↑ Emanation), **r. Quelle** (↑ Radon-, Radiumquelle), **r. Stoffe** (»mit spontaner Aussendung ionisierender Strahlen«, s. a. radioakt. ↑ Elemente u. ↑ Isotope, ↑ Radionuklide; Umgang mit ihnen unterliegt staatlicher Aufsicht, bei Anw. zu Heilzwecken auch unterhalb der sonst bestehenden »Freigrenze«!), **r. Verseuchung** (s. u. Kontamination), **r. Zerfall**: durch Teilchenemission verurs. Kernumwandlung (Bildung des Kerns eines anderen Elementes), als »natürl. r. Z.« bei in der Natur vork. Mutterkernen, als »künstl.« bei künstl. Radionukliden. Entstehender Tochterkern evtl. wieder radioaktiv, bis nach einer best. Zahl von Umwandlungen ein stabiler Kern entsteht. Bei den schweren Elementen (mit OZ > 82) als α- u. β-, bei den leichten als β- u. Positronen-Zerfall u. K-Einfang, bei den schwersten (Transurane) auch als spontane Kernspaltung; meist mit γ-Strahlung einhergehend. Als natürl. Zerfallsreihen die Thorium-, Uran- u. Actinium-Reihe, als künstliche die – wegen kurzer HWZ des Np in der Natur nicht mehr vorkommende – Neptunium-Reihe (↑ Schema S. 2030; n = ganze Zahl zwischen 51 bzw. 52 u. 60).

Radioaktivität: Eigenschaft gewisser Nuklide, spontan Teilchen- oder γ-Strahlung aus dem Atomkern oder – nach Einfang eines Hüllenelektrons durch den

Radioarsen

Radioaktiver Zerfall

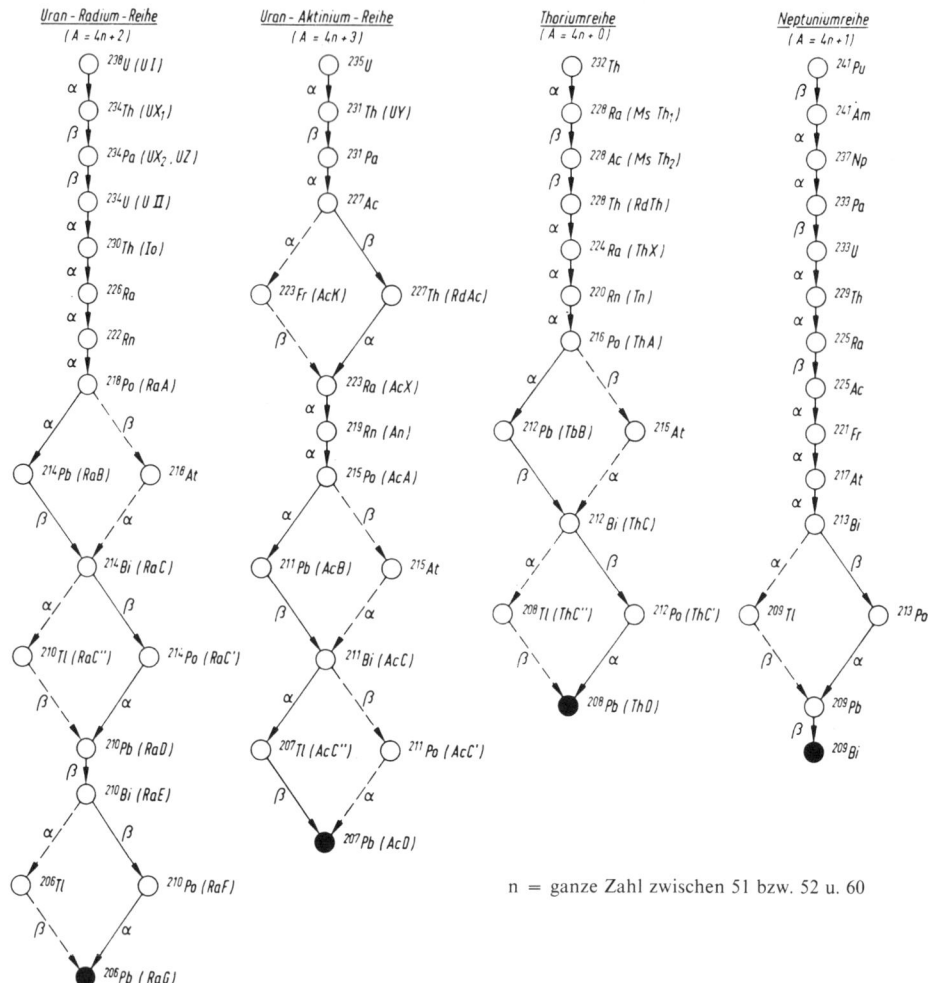

n = ganze Zahl zwischen 51 bzw. 52 u. 60

Kern – Rö.strahlung aus der Hülle zu emittieren; s. a. radioaktiver Zerfall, vgl. radioaktive ↑ Aktivität. – **künstl. R.**: s. u. Radionuklid.

Radio|arsen: ^{74}As (HWZ 18 d); Anw. v. a. für Positronen-Enzephalographie. – **R.-allergo-sorbent-Test**: ↑ RAST.

Radiobiologie: ↑ Strahlenbiologie.

Radio-B$_{12}$-Resorptionstest: ↑ SCHILLING*, ↑ Fäzes-Exkretionstest.

Radio|cäsium: ↑ Cäsium-137. – **R.chemie**: mit der Herstg. u. Anw. von Radionukliden befaßtes Teilgebiet der Kernphysik u. -chemie. – **R.chrom**: ↑ Chrom-51. – **R.chromatographie**: Papierchromatographie mit Anw. der Autoradiographie (photometr. Auswertung). – **R.chromotest**: Bestg. der Erythrozyten-Lebensdauer anhand des Aktivitätsabfalls nach Reinjektion mit Na$_2$^{51}CrO$_4$ markierter Ery.

Radiodermatitis: Hautreaktion auf die Einwirkg. ionisierender (Grenz-, Röntgen-, γ-, β-, α-)Strahlen. **Akute R.** dosisabhängig nach 6–12 Tg., mit 3 Schweregraden: Erythem (= Hauptreaktion; evtl. mit vorübergeh. Haarausfall nach 3 Wo.; s. a. HED, Epilationsbestrahlung; vgl. Früherythem), Erosion (Bläschen oder flächenhaftes Nässen, ↑ Epithelitis exsudativa; bei dermatol. Tumorther. angestrebt), Ulzeration (»akutes Strahlenulkus«). Als **chron. R.** (»Spätschaden«) das sogen. **Röntgeno- oder Radioderm** Jahr(zehnt)e post radiationem (mit oder ohne Frühreaktion): fleckförm. Hyper- u. Depigmentierung, Teleangiektasien u. straffe Atrophie (bis zur Ulzeration: »chron. Strahlenulkus«); schlechte Heilungstendenz, evtl. Übergang in Keratosis-senilis-art. Hyperkeratosen u. Spinaliom (»Röntgen-Ca.«).

Radiodiagnostik: Oberbegr. für Röntgen- u. nuklearmediz. Diagnostik.

Radio|eisen: ↑ Eisen-55, -59. – **R.elektrophorese**: ↑ Elektrophorese radioaktiv markierter Proteine; Auswertung mit Scanner oder Flüssigkeitszähler. – s. a. Radioimmunoelektrophorese.

Radiofrequenzstrahlung der Sonne: Kurzwellenstrahlung (0,01–100 m), die vorwiegend auf Plasmaschwingungen der Sonnenoberfläche beruht u. ohne wesentl. Absorption die Erdoberfläche erreicht (meist $< 10^{-9}$ W/m^2), bei erhöhter Sonnentätigkeit bis 100000fach höher). Weitgehende Abschirmung z. B. durch Stahlbeton; hohe Impulszahl (bis zu 10000/Tag) u. Feldstärke (> 1 V/m) machen biol. Wirkung wahrscheinlich.

Radio|gallium: ↑ Gallium-68, -72. – **R.gen**: in Wasser gelöste ↑ Radium-Emanation.

radiogen: 1) *medizin* durch ionisierende Strahlung bedingt; z. B. r. Ulkus (↑ Strahlenulkus). – 2) *physik* durch radioakt. Zerfall entstanden.

Radio|gold: ↑ Gold-198. – **R.graphie**: 1) ↑ Röntgenographie. – 2) ↑ Szintigraphie.

Radiohippuran: mit ^{131}J markiertes Hippuran für die Radioisotopen-Nephrographie.

Radioimmuno|-logie: Anw. radioakt. Nuklide in der Immuno- bzw. Serologie, z. B. als ↑ Verknüpfungstest, **R.diffusion** oder **-elektrophorese** (Markierung der AG oder AK bei linearer u. Doppeldiffusion; Auswertung mit Autoradiographie; erhöhte Nachweisempfindlichkeit), **R.assay** (↑ RIA), **R.sorbenttest** (↑ RIST, RAST).

Radio|indikator: *labor* ↑ Tracer. – **R.intoxikation**: ↑ Strahlenschaden; s. a. Radiotoxizität. – **R.iridium**: ↑ Iridium-192.

Radioisotop: radioakt. ↑ Isotop; s. a. Radionuklid, Nuklearmedizin, Tab. »Gammastrahler«.

Radio(isotopen)nephrographie, RIN: Messung der renalen Ausscheidung einer radioaktiv markierten nierenaffinen Substanz (z. B. o-Jodhippursäure-^{131}J) durch fortlaufende Aufzeichnung der Aktivitäts-Zeitkurve getrennt über bd. Nieren; ergibt Hinweise auf Funktionsdifferenzen, Abflußverhältnisse, Abstoßungsreaktion an transplantierter Niere. – Nach OBERHAUSEN modifiziert (gleichzeit. Ganzkörpermessungen bei abgedeckten Harnwegen) als Clearance-Verfahren sowohl für bevorzugt tubulär als auch glomerulär ausgeschiedene Stoffe. – Oft kombiniert mit ↑ Nierenszintigraphie.

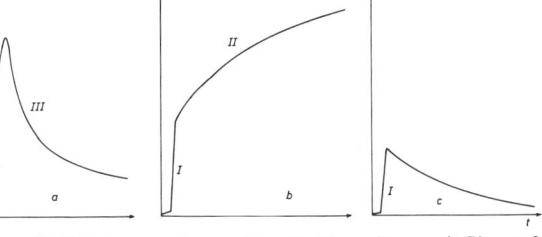

Radioisotopennephrographie: a) »Normaltyp«, mit Phasen I (Einstrom), II (tubuläre Sekretion) u. III (Ausscheidung); b) »Akkumulationstyp«, mit Fehlen von III, oft auch Abflachung von II; c) »Nephrektomietyp«, Fehlen von II u. III.

Radiojod: radioakt. Isotope des ↑ Jod. – **R.-Rose bengale**: mit ^{131}J markiertes ↑ Rose bengale; i.v. für Leberfunktionstestung durch Aktivitätsmessungen (Scanner oder Kamera) über Leber u. Abdomen, evtl. in Stuhl u. Urin; im allg. kombin. mit Blutaktivitätskontrollen (z. B. über Herz, Schläfe) als Clearance-Verfahren; in der Pädiatrie (meist mit ^{125}J) auch zur frühzeit. Diagnostik der Gallengangsatresie (besser mit markiertem Bromsulfalein).

Radiojodtest: Schilddrüsenfunktionstest durch orale Gabe von 25–50 μCi^{131}J u. Aktivitätsmessung über der Schilddrüse (nach 6, 24, 48 u. 72 Std.); anfängl. Aktivitätsanstieg Maß für die Jodaufnahme (»Jodidphase«; bei Euthyreose mit Speicherungsmax. von 40–60% der zugeführten Dosis n. 24–48 Std.; bei Hyperthyreose 60–80%; bei Hypothyreose im allg. niedrigere Werte); anschließ. Aktivitätsabfall Maß für den J-Einbau in die Schilddrüsenhormone (»Hormonphase«), erfolgt sehr langsam (»Plateaukurve«) bei Hypo- u. Euthyreose, rascher bei Hyperthyreose (beschleunigter Jodumsatz) sowie bei intrathyreoidaler Synthesestörung (z. B. kongenit. Hypothyreose) u. kleinem J-Pool (z. B. nach Strumektomie). Durch Messung der Aktivität im Serum bzw. des PBI nach 48 Stdn. (»Zweiphasenstudium«) zusätzl. Daten über Jodkonversionsrate (normal bis 0,25%/l Serum, bei Hyperthyreose u. Jodfehlverwertung erhöht); s. a. Abb. »Schilddrüsenfunktionsstörung«. – Vereinfacht als Initial- oder 2-Phasen-Kurztest mit ^{132}J-^{99}mTc mit Bestg. nur des 2-Std.-Speicherwerts (Jodidphase) u. der Konversionsrate (Hormonphase). – Ermöglicht zusätzl. szintigraph. Erfassung von Schilddrüsenform u. -lage u. der Aktivitätsverteilung (homogen, kalter oder warmer Knoten), durch Ganzkörperszintigraphie auch hormonaktiver Metastasen einer Struma maligna. – s. a. T_3-Suppressionstest.

Radiojod|therapie: Strahlenther. von Schilddrüsenerkrn. durch orale Applikation von ^{131}J; bei Hyperthyreose (fraktioniert), autonomem Adenom u. großer diffuser Struma mit 5–50 mCi; bei maligner Struma mit 100–200 mCi (evtl. wiederholt) zur Vernichtung des hormonakt. Primärtumors u. seiner Metastasen oder zur Ausschaltung der Rest-Schilddrüse (»Radioresektion«). – **R.-Trijodthyronin**: mit ^{131}J markiertes Trijodthyronin (= T_3), v. a. für den ↑ HAMOLSKY* Test.

Radio|kalium: ↑ Kalium-42. – **R.kalzium**: ↑ Kalzium-45, -47.

Radiokarbon, -kohlenstoff: ↑ Kohlenstoff-14. – **R.-Test**: (LIBBY u. PORTMANN) dir. Altersbestg. bei Fossilien anhand ihres Gehaltes an ^{14}C (dessen Speicherung in Knochen, Zähnen etc. mit dem Tod des Organismus endete).

Radio|kardiographie: nuklearmedizin. Untersuchung des Herz-Kreislaufs durch Applikation eines Radionuklids (v. a. ^{99m}Tc, ^{113}In) u. anschließ. Aktivitätsmessungen (meist γ-Kamera u. Computer-Auswertung) zur quant. Bestg. einschläg. Parameter (Herzminuten-, Schlag-, zentrales Blutvol., Kammer- u. Vorhof-Rest-Vol., Kreislaufzeiten etc.); s. a. Isotopenverdünnungsmethode, Myokardszintigraphie. – **R.karpalgelenk**: ↑ Articulatio radiocarpea. – **R.kobalt**: ↑ Kobalt-57, -58, -60. – **R.kupfer**: ↑ Kupfer-64.

Radio|loge: ↑ Facharzt für Radiologie. – **R.logie (medizinische)**: die »Strahlenheilkunde« als Fachgebiet der Medizin, befaßt mit der diagnost. u. therapeut. Anw. ionisierender Strahlen; ↑ Röntgendiagnostik, Strahlentherapie, -biologie, Nuklearmedizin. – **R.lumineszenz**: durch ionisierende Strahlung hervorgerufene ↑ Lumineszenz.

Radio|manometrie, Cholangiomanometrie: (CAROLI 1914) *röntg* intraop. Cholangiographie mit gleichzeit. Druckmessung (Steigröhrchen) in den Gallengängen. – **R.markierung**, Etikettierung: Markierung von chem. Substanzen, Elementen, biologischen Einheiten etc. mit radioakt. Nukliden; s. a. Tracer, Indikatormethode, Isotopen-. – **R.menolyse**: Menolyse durch Anw. ionisierender Strahlung, meist i. S. der ↑ Strahlenkastration; vgl. Radiummenolyse.

Radiometrie

Radio|metrie: 1) *röntg* diagnost. Messen (Größenbestg.; i. w. S. auch Lokalisieren) mit Hilfe von Rö.-durchleuchtung u. -aufnahmen; z. B. als ⌐ Orthodiagraphie u. -metrie, Isometrie (Mitphotographieren von Maßstäben), Skanographie (Spaltblendenverfahren), Rö.topographie u. -tiefenlotung; ferner die sogen. konstruktiven Methoden (parallakt. Prinzip) wie 4-Marken-Methode n. ⌐ LEVY=DORN, Kreuzfadenmethode n. MACKENZIE u. DAVIDSON. – 2) *radiol* Messen von Strahlungsgrößen; i. e. S. (v. a. in Frankreich; deutlich unterschieden von der Dosimetrie) das Ausmessen der Dosisleistung (Maßeinh.: R/h). – **R.mimetika:** alkylierende Zytostatika (mit Wirkungsmechanismus ähnl. dem ionisierender Strahlen), z. B. Stickstofflost. – Auch Bez. für Zytostatika schlechthin.

Radio|natrium: ⌐ Natrium-24. – **R.nekrose:** Zelltod nach Einwirkung ionisierender Strahlen; v. a. ⌐ Osteoradionekrose (als Spätschaden). – **R.nuklide:** »natürl.« (in der Natur vork.) oder »künstl.« (durch Kernreaktion erzeugtes) radioakt. Nuklide (⌐ Isotop). – Soweit spez. für therap. (u. diagnost.) Zwecke genutzt, auch als »Radiopharmakon« bezeichnet; bes. wertvoll die »kurzlebigen« (HWZ < 24h) wie ^{13}N, ^{15}O, ^{18}F, ^{43}K, ^{52}Fe, ^{87}Sr u. ^{123}J; s. a. Isotopen...

Radio|phosphor: ⌐ Phosphor-32. – **R.photolumineszenzdosimetrie:** *radiol* Dosis-Bestg. mit Phosphatgläsern, deren dosisproportionale Veränderung bei nachträgl. UV-Exposition (3650 Å) zur Emission orangefarbenen Fluoreszenzlichts führt, dessen Strahlungsleistung dann in Relativmaß (oder spektralphotometrisch) bestimmt wird. Durch zweckmäß. Kalibrierung der Sonde absol. Dosiswerte (bis zu einigen 10^3 rad); Dosisinformation bleibt – als Dokument – im Glas gespeichert. – **R.physik:** ⌐ Strahlenphysik; i. e. S. die mit medizin. Radiologie befaßte »**radiologische Physik**«. – **R.portographie:** (1965) orientierende Untersuchung des Pfortaderkreislaufs (v. a. vor Splenoportographie) durch i.v. Inj. eines γ-Strahlers (meist ^{131}J-markiertes Albumin) u. Registrierung des Aktivitätsverlaufs über der Leber (bei Gefäßverschluß oder Durchströmungsumkehr Fehlen der den Einstrom ins Pfortaderbett kennzeichnenden 2. Phase).

Radioresektion: Funktionsausschaltung eines Organs (insbes. Schilddrüse u. Hypophyse) mit nuklearmedizin. Mitteln; s. a. Radiojodtherapie.

Radio|schwefel: ⌐ Schwefel-35. – **R.skopie:** ⌐ Röntgendurchleuchtung. – **R.sonde:** ⌐ Endoradiosonde. – **R.spirometrie:** Lungenszintigraphie (1). – **R.strontium:** ⌐ Strontium-90, -87^m.

Radiotelemetrie: ⌐ Biotelemetrie. – Mit gleichen radiotechn. Mitteln die **Radiotelestimulation** eines Organs (über Kleinstempfänger u. implantierte Elektroden).

Radio|therapie: ⌐ Strahlentherapie. – **R.thermolumineszenzdosimetrie:** *radiol* Dosis-Bestg. mit Kristalldetektoren (z. B. LiF, CaF$_2$:Mn), deren dosisproportionale Veränderung bei nachträgl. »Ausheizen« zur Emission sichtbaren Lichts führt, dessen Strahlungsleistung dann im Relativmaß gemessen wird (»glow-curve«); durch zweckmäß. Kalibrierung der – bes. kleinen, nach Regeneration wieder verwendbaren – Sonde absol. Dosiswerte. Vorteile: großer Meßbereich, geringe Abhängigkeit von Dosisleistung u. Energie. – **R.thulium:** ⌐ Thulium-170, -159. – **R.toxizität:** tox. Wirkung inkorporierter radioakt. Substanzen, indem deren ionisierende Strahlung, abhängig von Strahlenart u. -energie, Organkonz., Inkorporationsweg u. effekt. HWZ, somat. Spätschäden (z. B. Osteosarkom) bewirkt.

Radioulnargelenk: ⌐ Articulatio radioulnaris.

Radio-Vit.-B$_{12}$-Resorptionstest: *hämat* ⌐ Fäzes-Exkretions-, SCHILLING* Test.

Radio|wismut: ⌐ Wismut-206. – **R.yttrium:** ⌐ Yttrium-90, -91. – **R.zirkulographie:** ⌐ Isotopenzirkulographie. – **R.zystitis:** s. u. Blasenfrüh-, Blasenspätreaktion.

Radium, Ra: radioakt. Element der Erdalkali-Gruppe; durch Atomzerfall aus Uran entstehendes, mit α- u. γ-Strahlung in stabiles Blei übergehendes (⌐ Schema »radioakt. Zerfall«) 2wert. Schwermetall mit OZ 88 u. Massenzahlen 213 bis 230. Natürl. Isotope: Ra-223 (= Actinium X), Ra-224 (Thorium X) u. Ra-226 (Ra X, sämtl. α- u. γ-Strahler); Ra-228 (Mesothorium I; β-Strahler); künstl. Isotope: Ra-213, -219, -220, -221, -222, -223, -224 (sämtl. α), -225 (β), -226 (α; stabilstes Isotop; HWZ 1622 a), -227 (β), -228 (β), -229 (β), -230 (β). – Verw. u. a. für ⌐ Radiumtherapie.

Radiumblase: *urol* Harnblasenveränderungen nach örtl. Strahlenther. (i. e. S. mit Ra), ⌐ Blasenfrüh-, -spätreaktion, Strahlenulkus.

Radium|eier(chen): (HEYMANN 1930) *radiol* eiförm. Ra-Träger (meist Al) für die ⌐ Packmethode der Uterusther. – **R.emanation:** ⌐ Emanation; s. a. Radonquelle, Emanatorium.

Radium|fernbestrahlung: Telether. mit der sogen. **R.kanone** (obsolet, v. a. da ungünst. Dosisverteilung); i. w. S. auch die »**R.-Kurzdistanzther.**« mittels Moulage. – **R.filter:** ⌐ R.träger.

Radiummenolyse: Menolyse durch Ra-Applikation ins Cavum uteri; entweder mit übl. Filterung (d. h. γ-Bestrahlung), wobei außer der Zerstörung des Endometriums (Dauermenolyse) Ausschaltung der Ovarien (Kastration) erfolgt; oder mit Monel-Filterung (präparatnah ca. 90% β-Strahlung), die – bei kürzer erforderl. Bestrahlungszeit – am Ovar nur etwa $^1/_3$ der temporär ausschaltenden Dosis bewirkt.

Radium|nadel: s. u. R.zelle; vgl. Nadelfilter. – **R.quellen:** Wässer mit Ra-Gehalt von > 10^{-7} mg/kg; vgl. Radonquelle. – **R.röhrchen:** ⌐ R.zelle. – **R.spikkung:** s. u. R.therapie. – **R.star:** s. u. Strahlenkatarakt.

Radium|therapie: ⌐ Strahlenther. mit den γ-, weniger auch den β-Strahlen des Radiums (v. a. ^{223}Ra, meist in Sulfatform), das als umschlossenes Präparat (⌐ R.zelle, -träger) intrakavitär, interstitiell (»Spickmethode« mit R.nadeln oder -nadelfiltern) oder an der Oberfläche (⌐ Moulage) appliziert u. bis zum Erreichen der vorgesehenen Dosis belassen wird (unter Beachtung einschlägiger Strahlenschutzkautelen). Anw. – außer an Haut u. HNO – v. a. bei gutart. (⌐ R.menolyse) u. bösart. gynäkol. Erkrn. (insbes. Kollum- u. Korpus-Ca.; hier im allg. kombin. mit Rö.- oder Gamma-Fernbestrahlung). – I. w. S. auch die therap. Anw. von Radon (⌐ Emanationstherapie). – **R.träger,** R.filter: in Form (⌐ Nadel-, Platten-, Röhrenfilter, Radiumei) u. Größe den anatom. Verhältnissen u. der gewünschten Dosis(verteilung) angepaßtes, durch sein Wandmaterial (v. a. Messing, Al, Au) als zusätzl. ⌐ Filter wirkendes Behältnis u. Applikator für ⌐ R.zellen; z. B. als ⌐ DOMINICI* Röhrchen. Die spez. Filter für die gynäkol. Ther. z. T. mit Vorrichtung zur festen Kombination.

Radiumzelle: röhrchen- oder nadelförm. Metallhülle (Pt, Au, Stahllegierung, Monel), die eine best. – als Masse des reinen Elements ^{226}Ra angegebene – Menge eines Ra-salzes (meist Sulfat) gasdicht einschließt (»umschlossenes Präparat«) u. gleichzeitig als Strahlenfilter wirkt (»Eigenfilterung«). Wird für die Ther. mit oder ohne ↑ R.träger appliziert.

Radii (stellarum) lentis *PNA*: die die dreistrahl. Linsensterne bildenden Nähte des Linsennahtsystems.

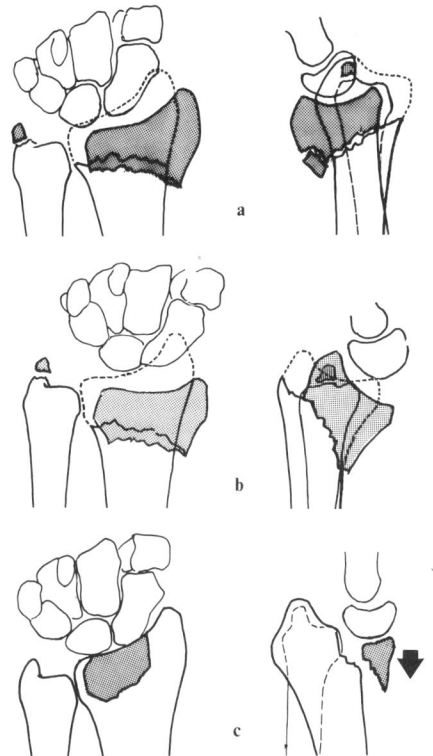

Radiusfraktur:
a) Extensionsfraktur (COLLES* Fraktur);
b) Flexionsfraktur (SMITH* Fraktur);
c) palmare Luxationsfraktur (BARTON* Fraktur).

Radius *PNA*: die »Speiche«, der daumenseit. (bei Supination lat.) Unterarmknochen; mit Caput (prox.), Collum u. Corpus, distal mit der Incisura ulnaris u. Facies articul. carpea (für Radioulnar- bzw. -karpalgelenk). – **R. cortans** s. **curvus**: ↑ MADELUNG* Deformität. **-R.aplasie**: angeb., totaler R.defekt; meist kombin. mit weiteren Fehlbildungen an Skelett u. inn. Organen; klin.: Gliedmaße verkürzt, Klumphand; s. a. radiale Hemimelie, MADELUNG* Deformität, Thrombozytopenie-Syndrom (1). – **R.fraktur**: proximal als **R.köpfchenfraktur** (Absprengung = »Meißelfraktur« des Caput radii, oft bis in den subkapitalen Bereich; auch Trümmerfraktur) oder als **R.halsfraktur**; im Schaftbereich Quer-, Schräg-, Biegungs- oder Spiralbruch, bei stärkerer Dislokation stets kombin. mit peripherer Ellenluxation nach dors.-außen; handgelenknahe (im Epiphysenbereich) die »**klass.** oder **typ. R.fraktur**«: meist geschlossener Biegungsbruch durch Sturz auf die überstreckte u. pronierte Hand (»Extensionsfraktur«, ↑ COLLES* Fraktur) oder auf das palmar flektierte Handgelenk (↑ SMITH* Fraktur), neben den klass. Frakturzeichen mit typ. »Bajonett-« oder »Fourchierstellung« u. radialseit. Abduktion der Hand; s. a. BARTON* Fraktur. – **R.luxation**: ↑ Luxatio radii. – **R.(periost)reflex**, RPR: Kontraktion der Mm. biceps, brachialis u. brachiorad. (Unterarmbeugung) als physiol. Eigenreflex nach Schlag gegen die Seitenkante des dist. Radius (bei leicht gebeugtem Unterarm u. Hand in Mittelstellung). – Als modifiz. oder dissoziierter RPR (nur Hand-, Fingerflexion) bei Pyramidenbahnläsion mit RM-Schädigung in Höhe des Reflexzentrums von Bizeps u. Brachioradialis (Auslöschung ihrer Eigenreflexe, Steigerung des Trizepsreflexes). – **R.pronatorreflex**: ↑ Pronatorreflex. – **R.zeichen**: röntg becherförm. Auftreibung der dist. Radiusepiphyse als Frühzeichen der Rachitis.

Radix: **1**) Rad.: *botan* als Droge genutzte Pflanzenwurzel der Stammpflanzen, ↑ Rhizoma). – **2**) *anat* die »Wurzel« eines Organs; z. B. **R. arcus vertebrae** *JNA* (↑ Pediculus), **R. clinica** *PNA* (der Teil des Zahnes unterhalb des Zahnfleischrandes; im Alter kleiner als die »anatom. Wurzel« = R. dentis), **Radices craniales nervi accessorii** *PNA* (die 3-6 »oberen Akzessoriuswurzeln« des Nucl. ambiguus; strahlen als Ramus int. in den Vagus ein), **R. dentis** *PNA* (die »anatom. Zahnwurzel«, der in der Kieferalveole durch das Desmodontium verankerte kon. Teil des Zahnes, von Zement überzogen, mit Wurzelkanal, in den an der Wurzelspitze Zahnnerven u. -gefäße eintreten; bei Schneide-, Eckzähnen u. Prämolaren einfach, bei unt. Molaren zwei- [mesial u. distal], bei oberen dreifach; an unt. Eckzähnen u. 1. oberen Molaren evtl. gespalten; vgl. Radix clinica), **R. dorsalis (nervorum spinalium)** *PNA* (»hint. Spinalwurzel«; das mit Markscheiden versehene afferente, somato-sensible Neuritenbündel eines Spinalganglions, im Sulcus lat. post. in das RM eintretend; s. a. Abb. »Nervi spinales«), **R. inferior nervi vestibulocochlearis** *PNA* (↑ Pars cochlearis nervi octavi), **R. lat. nervi mediani** *PNA* (»lat. Medianuszinke« aus dem Fascic. lat. des Pl. brach.; Fasern aus C_{6-7}), **R. linguae** *PNA* (»Zungenwurzel«, der hint., breitere, nur bei Spiegelung sichtbare Zungenteil; mit Kehldeckel u. Zungenbein verbunden), **R. medialis nervi mediani** *PNA* (»med. Medianuszinke« aus dem Fascic. med. des Plexus brach.; Fasern aus C_8 u. Th_1), **R. mesenterii** *PNA* (»Gekrösewurzel« an der hint. Bauchwand vom 2. LW zur re. Fossa iliaca), **R. mesocoli transversi** *JNA* (an der hint. Bauchwand oberhalb von Pars descendens duodeni u. Pankreaskopf und unterhalb von Pankreaskörper u. -schwanz), **R. motoria n. trigemini** *PNA* (↑ Portio minor), **R. nasi** *PNA* (die »Nasenwurzel«), **R. nervi facialis** *BNA* (Sammelbez. für Pars prima u. secunda u. Fazialisknie), **R. oculomotoria** *PNA* (= Rad. brevis ganglii cil., Rad. parasympathica; die vom Ramus inf. des N. III abgehenden präganglionären parasympath. Fasern zum Ggl. ciliare), **R. optica basalis** (retrochiasmal abzweigende basale Teile des Tr. opticus mit gekreuzten Fasern zur Mittelhirnhaube, an Nuclei basales, intercruralis, niger u. subthalamicus; übertragen Lichtreize zu Mittelhirnzentren, zur Reflexauslösung), **R. optica hypothalamica** (vom oberen Chiasma abgehende Optikusfasern zum Nucl. paraventricul. u. infundibul. u. – durchs Infundibulum – zum HHL; Funktion: Beeinflussung des ges. vegetat. Systems), **R. parasympathica** (↑ Radix ocu-

Radix penis

lomotoria, N. petrosus minor u. major), **R. penis** *PNA* (die »Peniswurzel«, an Schambeinen bzw. Diaphragma urogenit. angeheftete dors. Anteile der Corpora cavernosa u. des Bulbus penis), **R. pili** *PNA* (»Haarwurzel«, im Haarfollikel steckender Teil des Haares), **R. pulmonis** *PNA* (= Pedunculus p.; »Lungenwurzel«, die am Lungenhilus als bindegeweb. umhüllter Strang ein- bzw. austretenden Gefäße, Nerven u. Bronchien), **R. sensitiva** s. **sensoria** (»sensible Wurzel« eines Nervs oder Ganglions, z. B. ↗ Ramus communic. cum ganglione ciliari, Rad. se. ggl. otici [aus Portio major des Mandibularis; oder vom N. petrosus superf.?], R. se. ggl. pterygopalatini [aus bd. Nn. pterygopalatini], R. se. nervi trigemini [↗ Portio major]; i. e. S. die ↗ R. dors. nn. spinalium), **Radices spinales n. accessorii** *PNA* (6–7 unt. Wurzeln des N. XI aus der Vorderhornbasis C_{1-6}; als Ramus ext. zu den Mm. sternocleidomastoideus u. trapezius), **R. sup. ansae cervicalis** *PNA* (vorübergehend dem Hypoglossus angelagerte Fasern aus C_{1-3}), **R. sup. n. vestibulocochlearis** *PNA* (↗ Pars vestibul. n. octavi), **R. sympathica** (die sympath. Wurzel eines Ganglions; z. B. der ↗ Ramus sympath. ad gangl. ciliare, Äste vom Pl. meningeus der A. meningea media zum Ggl. oticum, der ↗ N. petrosus prof. als Wurzel des Ggl. pterygopalat., der ↗ Ram. sympath. ad gangl. submandibul.), **R. unguis** *PNA* (die – in der Nageltasche liegende – »Nagelwurzel«), **R. ventralis (nervorum spinalium)** *PNA* (»vord. Spinalwurzel«, die mit Markscheiden versehenen efferenten, somatomotor. Neuriten der Vorderhorn- u. viszeromotor. Neuriten der sympath. Seitensäulenzellen; im Sulcus lat. ant. aus dem RM austretend; s. a. Abb. »Nervi spinales«).

Radon, Rn: (DORN 1900) die Radiumemanation (↗ Emanation). – Eine **R.quelle** muß – unabhäng. von Gesamtgehalt an gelöster Substanz – einen Rn-Gehalt von mind. 18 nCi/l (= 15 MACHE* Einh.) aufweisen; z. B. in Baden-Baden, Steben. – vgl. Radiumquelle.

Radovici* Reflex (JEAN G. R., geb. 1868, Arzt, Paris): ↗ Palmomentalreflex.

Radspeichen|hand: ↗ Dreizackhand mit etwa gleicher Länge der Finger. – **R.kern**: *zytol* kreisrunder Zellkern mit radiär angeordnetem Chromatin; in Normoblasten, Plasmazellen, pathol. Lymphozytenformen.

Raeder* Syndrom (J. G. R., norweg. Arzt), Paratrigeminalparalyse des Sympathikus: (1918) Symptn.-komplex bei gleichzeit. Schädigung des Trigeminus (v. a. 1. u. 2. Ast) u. der vom Pl. caroticus zum Auge ziehenden sympath. Fasern; anfallsweise (v. a. morgens) halbseit. Kopf- u. Gesichtsschmerzen, bohrend-pulsierende Orbitaldysästhesien, evtl. Nausea, Erbrechen, homolat. HORNER* Komplex (oder nur Miosis), Augenmuskellähmungen.

RÄO: Reichsärzteordnung.

Räsoniermanie: (SÉRIEUX u. CAPRAS 1909) Wahnkrankhtn. mit bevorzugt gestörter intellektueller Urteilsbildung, aber ohne Intelligenzstörungen u. halluzinator. Erscheinungen; v. a. ↗ Querulantenwahn u. Paranoia.

Räucher|mittel: *pharm* unter Entwicklung von aromat. Rauch verglimmende Gemische aus getrockneten Pflanzenteilen, Harzen etc. u. verbrennungsförderndem Nitrat; z. B. als R.kerzen (»Candelae«); s. a. ↗ Fumigatio, Candelae.

Räude: *vet* durch parasit. Milben (z. B. Demodex) verurs., oft tödl. Hauterkrn. der Tiere. – *derm* ↗ Skabies.

Raffinose, Melit(ri)ose: pflanzl. Trisaccharid aus D-Galaktose, -Glukose u. -Fruktose; durch Bäckerhefe in Melibiose u. Fruktose spaltbar.

Raffung: *chir* Verkleinerung (Verkürzung, Einengung) eines Organs oder Organteiles durch Raffnaht, z. B. Sphinkterraffung (bei Rektumprolaps), Aneurysmorrhaphie (↗ Aneurysma-Op.); s. a. Tabaksbeutelnaht.

Ragab* Ring: *gyn* Nylon-Modifikation des Silkworm-Intrauterinpessars.

RAGGS: (engl.) **r**heumatoid **agg**lutinating **s**erum (↗ RA-Serum).

Ragozyt: ↗ Rhagozyt.

Ragweed-fever: Heufieber (in den USA) durch Kreuzkraut-Pollen.

Rahmen|blähung: meteorist. Auftreibung von Aszendens u. Transversum bei Ileus im Sigma-Deszendens-Bereich. – **R.wirbel**: das betonte Hervortreten der Kortikalis im Rö.bild des osteoporot. Wirbels.

Raie blanche: (französ.) der »weiße« (= neg.) Dermographismus, i. e. S. als ↗ BORSIERI* Zeichen.

Raillietina: parasit. Bandwurm-Gattg. [Cestodes] bei Vögeln, Säugern, ganz selten beim Menschen; z. B. R. (= Raenia) asiatica, R. madagascariensis, R. formosawa, R. (= Inermicapsifer) cubensis.

Raimiste* Zeichen: (1909) bei Pyramidenbahnläsion mit spast. Lähmung die Mitbewegung des Beins der kranken Seite bei akt. Ab- u. Adduktion des gesunden gegen Widerstand; Synkinesie durch ton. Reflexverschiebung.

Rainville* Test: (1955) indir. audiometr. Bestg. der Knochenleitungsschwelle; der schwellennahe Luftleitungston wird durch ein über Knochenleitung zugeführtes Geräusch variabler Intensität überdeckt.

Rakett ...: ↗ Racket ...

Ramadier* Krankheit: ↗ Begleitenzephalitis. – **R.* Operation**: 1) (1933) labyrinthschonender Zugang zur Felsenbeinspitze (nach erweiterter Radikal-Op.) durch den eröffneten Karotiskanal. – 2) R.*-ERYIÈS* Op.: bei Ozäna Nasenlumeneinengung durch submuköse Implantation von Akrylstiften.

Ramdohr* Naht (CAESAR A. v. R., 1855–1912, amerikan. Chirurg): »Teleskop-Naht«; End-zu-End-Anastomosierung des Darmes unter Einführung des oralen Darmstumpfes in den aboralen.

Ramex: (lat.) ↗ Hernie. – **R. varicosus**: ↗ Varikozele.

Rami, Rr.: s. u. Ramus.

Ramibacterium: (PRÉVOT 1938) Gattung der Lactobacillaceae; unbewegl., grampos., anaerobe, Zucker vergärende Stäbchen. Typ-Spezies: R. ramosum (tier- u. menschenpathogen; nachgewiesen bei Mastoiditis, Otitis, Lungengangrän, Appendizitis, Osteomyelitis, Harnwegsinfektion etc.); ferner R. alactolyticum (isoliert aus Alveolarpyorrhö, Pleuraempyem), R. dentium (in Mundhöhle, Zahnstein), R. pleuriticum (aus eitr. Pleuritis), R. ramosoides (in Blinddarm,

Tränensack, Respirationstrakt; bei Appendizitis u. a. eitr. Prozessen).

Ramificatio: (lat.) Verästelung, Verzweigung.

Ramikotomie: (W. RIEDER) op. Durchtrennung (evtl. auch Resektion: **Ramisektion**) zervikobrachialer oder lumbaler Rami communic. grisei als Sympathikuseingriff v. a. bei arterieller Durchblutungsstörung, Hyperhidrosis, in der Schmerzchirurgie. Nebenerscheinungen geringer als nach Sympathektomie.

Ramon* (GASTON LEON R., 1886–1963, französ. Bakteriologe) **Reaktion:** (1922) quant. Präzipitationsmethode (v. a. zur Auswertung von Antiseren gegen Di- u. Tetanustoxoide) anhand der ersten Ausflockung (= optimales AK-AG-Verhältnis) in einer Reihe mit konst. AG- u. steigender AK-Menge; s. a. Limesflockungswert. – **R.*-Chauffard* Syndrom:** s. u. CHAUFFARD*.

Ramón y Cajal*: s. u. CAJAL*.

Ramond* Zeichen: reflektor. Hypertonus der Lendenmuskulatur bei Pleuraerguß.

Ramsay Hunt*: s. u. HUNT*.

Ramstedt*(-Weber*) Operation (CONRAD R., 1867–1963, Chirurg, Münster): extramuköse Pyloromyotomie bei spast.-hypertroph. Pylorusstenose des Säuglings; Inzision u. Aufspreizen von Serosa u. Pyloruswulst ohne Läsion der Mukosa.

Ramulus: (lat.) kleiner Ast (↑ Ramus).

Ramus: (lat.) *anat* Ast eines Gefäßes, Nervs etc.; z. B. **R. acetabularis** (der A. circumflexae femoris med., durch die Incisura acetabuli in das Lig. capitis femoris verlaufend; anastomosiert mit oder ersetzt den R. a. der A. obturatoria, der ebenfalls durch die Incisura in das Lig. zieht), **Rami alveolares** (z. T. untereinander anastomosierende Äste des N. infraorbit. für die OK-Zähne u. -Zahnfleisch; als Rr. ant. sup. für Schneide-, Eckzähne, Prämolaren u. 1. Molar, als Rr. post. sup. für übr. Molaren u. Kieferhöhle; vgl. Rr. dentales), **R. ant. arteriae obturatoriae** *PNA* (auf dem M. adductor brevis für die Mm. obturator ext. u. adductores u. die Haut des äuß. Genitale; Anastomose mit A. circumflexa femoris med.), **R. ant. ductus hepatici dextri** *PNA* (aus dem vord. Segment des re. Leberlappens), **R. ant. n. auricularis magni** *PNA* (aus dem Plexus cervic. für die Haut von seitl. Gesicht, Ohrläppchen u. Ohrmuschelkonkavität), **R. ant. n. cutanei antebrachii medialis** *PNA* (für med. Beugeseite des Unterarmes), **R. ant. n. laryngei inferioris** *BNA* (für subglott. vord. Kehlkopfschleimhaut, Mm. cricoarytaenoideus lat., thyreoarytaenoideus, -epiglotticus, arytaenoideus obl., aryepiglotticus, vocalis), **R. ant. n. obturatorii** *PNA* (auf den Mm. adductor brevis u. obturator ext. u. unter den Mm. adductor longus u. pectineus für diese Muskeln u. den M. gracilis), **Rr. articulares** (sensible Gelenkäste; Rr. articulares z. B. der Nn. femoralis, ischiadicus, obturatorius u. glutaeus inf. für das Hüftgelenk, der Nn. peroneus comm. u. prof. für Knie- u. prox. Tibiofibulargelenk, Fußwurzel- u. Mittelfußgelenk, des N. tib. für Knie- u. Fußgelenk, des N. uln. für Ellbogengelenk, Humerusperiost, uln. Handwurzelgelenke), **Rr. auriculares** (1) der Aa. auricul. u. temp. superfic. für Ohrmuschel, äuß. Gehörgang u. kleine Ohrmuskeln. – 2) des N. retroauricul. für das Ohr, des N. vagus [vom Ggl. sup.] für Ohrmuschelrückseite, hint.-unt. äuß. Gehörgangswand u. Trommelfell), **Rami bronchiales** *PNA* (für die Bronchien; 1) 2–3 Äste aus der Aorta thoracica oberhalb der Bifurcatio tracheae, re. auch aus der 3. Interkostalarterie, weitere aus der A. thoracica int. mit Anastomosen zu Lungenarterien. – 2) Vagusäste unterhalb des N. laryngeus recurrens zum Lungenhilus; mit Sympathikusästen auf den Bronchuswänden den Plexus pulmon. bildend. – 3) die Verzweigungen der Segmentbronchien), **Rr. buccales n. facialis** *PNA* (vom Plexus parotideus für ↑ M. buccinatorius u. mim. Mundmuskulatur), **Rami capsulares** *PNA* (der Aa. interlobul. renis für die Nierenkapsel, zus. mit Ästen der Aa. lumb.), **Rr. cardiaci** *PNA* (zum Plexus cardiacus; 1) des Rekurrens oder des thorakalen Vagus, re. zum tiefen, li. – neben dem Vagus – zum oberflächl. Anteil des Plexus. – 2) mit dem Hypoglossus absteigende Vagusfasern zum Herzplexus. – 3) vom Halsteil des Vagus entlang der A. carotis comm. zu tiefem Teil des Plexus, an Schilddrüse u. Thymus), **Rr. caroticotympanici a. carotidis int.** *PNA* (im Can. caroticus für die Paukenhöhlenschleimhaut), **Rr. centrales** *PNA* (in die Tiefe des Gehirns eindringende anastomosenlose Äste der Aa. cerebri ant., media u. post.), **R. circumflexus a. coronariae cordis sinistrae** *PNA* (im Sulcus coronarius, für Zwerchfellfläche des Herzens, li. Vorhof u. bes. li. Kammer), **R. cochlearis a. labyrinthi** *PNA* (in die Schneckenspindel eintretend, für das Ggl. spirale u. die Schneckengänge außer unt. Drittel der Basalwindung), **Rr. coeliaci n. vagi** *PNA* (aus dem Truncus vagalis post. entlang der A. gastrica sin. zum Pl. coeliacus u. zus. mit Ästen des Tr. coeliacus an Leber, Pankreas, Milz, Dünndarm, Niere, Nebenniere), **R. collateralis arteriarum intercostalium post.** *PNA* (ab Rippenwinkel an Oberkante der nächsttieferen Rippe, mit zugehör. A. thoracica int. anastomosierend), **R. colli n. facialis** *PNA* (motor. Ast retromandibulär für das Platysma, mit dem N. transversus colli anastomosierend).

Ramus communicans *PNA*: Verbindungsast zwischen 2 Gefäßen, Nerven, Ganglien; als **Rr. communicantes albi** die RM u. Grenzstrang verbindenden Äste aus markhalt. präganglionären Fasern der Seitenhornzellen; als **R. comm. cum chorda tympani** sensible absteigende Nervenfasern des Ggl. oticum zur Chorda tympani; ferner 1 Ast des N. lingualis zur Chorda tympani; als **R. comm. cum ganglio(ne) ciliari** die sog. Radix longa des Ggl. ciliare, als innerhalb des Sinus cavernosus abzweigender, durch das Ggl. ziehender sensibler Verbindungsast des N. nasociliaris für das Auge; als **Rr. comm. grisei** Verbindungsäste zwischen Grenzstrang u. RM-Nerven aus postganglionären Fasern der Grenzstrangganglien, in den Nn. zur Peripherie laufend, für unt. Hals- u. oberste 2–3 Brustnerven stets in 2 Zweige aufgeteilt; als **R. comm. cum nervo auriculotemporali** ein Ast des Ggl. oticum mit postganglionären parasympath. Fasern für die Parotis; als **R. comm. cum nervo faciali** sensible u. parasympath. Verbindungsäste des N. auriculotemp. zum oberen Fazialisast für Wangenhaut u. Parotis; ferner ein unterhalb des Ggl. inf. abgehender Ast des Glossopharyngeus; als **R. comm. cum nervo glossopharyngeo** ein inkonst. Ast des N. vagus im Bereich des Ggl. nodosum u. jugulare; als **Rr. comm. cum nervo hypoglosso** sensible Äste des N. lingualis für die Zunge, ferner an der Überkreuzung mit dem Hypoglossus abgehender Ast des

Ramus communicans

Vagus; als **R. comm. cum nervo laryngeo inf.** die »GALEN* Anastomose«, an der Hinterfläche des Kehlkopfes absteigend für die Trachealschleimhaut; als **Rr. comm. cum nervo linguali** Äste des Ggl. submandibul. für die parasympath. Innervation der Zunge; als **Rr. comm. nervorum spinalium** die Rami communicantes partis sympathicae, als **Rr. comm. cum nervo vago 1)** die Ansa Halleri, Äste des Glossopharyngeus (nahe dem Ggl. inf.) zum R. auricul. u. Stamm des Vagus (dicht unterhalb des Ggl. jugulare); **2)** vom Hypoglossusbogen abzweigender Ast zum R. lingualis des Vagus; als **R. comm. cum nervo zygomatico** Verbindungsast des N. lacrim, zum N. zygomaticus, mit parasympath. Fasern für die Tränendrüse; als **Rr. comm. partis sympathicae** die Rr. communicantes albi u. grisei, als **R. comm. cum ramo meningeo** der Ast des Ggl. oticum zum R. meningeus des N. mandib.; als **R. comm. cum trunco sympathico** Fasern des Glossopharyngeus zum Grenzstrang (Ggl. cervic. sup.).

Ramus cutaneus: »Hautast«, Gefäß- oder Nervenast zur Haut; z. B. *PNA* **Rr. cutanei ant. nervi femoralis** für dist. vord. u. inn. Oberschenkelseite, **R. c. ant. nervi iliohypogastrici** oberhalb des Leistenrings durch die Externusaponeurose zur Leisten- u. Schamgegend, **R. c. ant. pectoralis et abdomin.** jedes Interkostalnervs parasternal bzw. paramedian für med. Thorax- bzw. Bauchwand, **R. c. lat. nervi iliohypogastrici** über die Mitte der Crista iliaca für das seitl. Gesäß, **R. c. lat. pectoralis et abdomin.** jedes Interkostalnervs, ab Mitte abzweigend, zwischen Zacken des M. serratus ant. u. den Mm. latissimus dorsi u. obl. abdominis ext. austretend, für seitl. Thorax u. Abdomen, **R. c. lat. u. med.** jedes hint. Astes der Nn. thoracici für den seitl. u. paramedianen bzw. den medianen Rücken. – **Rami dentales** *PNA* **(1)** der A. alveol. inf. u. sup. für Zahnwurzel, Periodontium, knöcherne Alveole u. Zahnfleisch. **2)** des Plexus dent. inf. und sup. in die Zahnwurzeln), **R. descendens ant. u. post.** (der li. Koronararterie: ∫ R. interventricularis), **R. dexter arteriae hepaticae propriae** *PNA* (Endast, evtl. aus der A. mesenterica sup., für den re. Leberlappen, die A. cystica abgebend), **R. dexter venae portae** *PNA* (der kurze, kräftigere Hauptast, mit R. ant. zum vord., mit längerem R. post. zum hint. Teil des re. Leberlappens, in Vv. interlobulares aufzweigend), **R. dorsalis** (hint. Ast, z. B. [*PNA*] der Interkostal- u. Lumbalarterien für Rückenmuskeln u. mediane Rückenhaut, **R. d. manus** des N. uln. vom dist. Unterarmdrittel zwischen M. flexor carpi uln. u. Ulna auf den Handrücken, in die Nn. digitales dors. aufzweigend, **Rr. dors.** der 9 spinalen Halsnerven [I = N. suboccipit., II = N. occipit. major; III–VIII als motor.-sensible Äste für Nackenmuskeln u. Haut am seitl. Nacken u. Hinterhaupt], der 12 Brust- u. 5 Lendennerven [für autochthone Rückenmuskulatur u. darüber gelegene Haut], der 5 sakralen u. des Kokzygealnervs [für Kreuzbein- u. Steißgegend; I–IV durch die Foramina sacralia dors., V u. Steißast durch den Hiatus sacr.]; s. a. Abb. »Nervi spinales«), **R. ext. nervi accessorii** *PNA* (neben der Jugularis int. durch das For. jugulare absteigende spinale Wurzelfasern des N. XI für Mm. sternocleidomastoideus u. trapezius), **R. ext. nervi laryngei sup.** *PNA* (in Höhe des Zungenbeins, für Mm. constrictor pharyngis inf. u. cricothyroideus u. Schilddrüse; Anastomosen zum Plexus pharyngeus u. cardiacus), **R. fe-moralis nervi genitofemoralis** *PNA* (durch Lacuna vasorum u. Hiatus saphenus für dort. O'schenkelhaut), **R. frontalis** *PNA* (»Stirnast«, z. B. der A. cerebri ant. zur Innen- u. einem Teil der Außenseite des Stirnlappens, der A. cerebri media zur Außenseite des Stirnlappens, der A. meningea media als starker Endast zum Stirnbein u. in die vord. Schädelgrube für Orbita u. Nasenhöhle, der A. temp. superf. auf der Schläfenfaszie für M. orbicul. oculi, M. front., Galea u. Haut des vord. Kopfbereiches, mit der Gegenseite anastomosierend), **Rami gastrici nervi vagi** *PNA* (miteinander u. mit sympath. Nerven anastomosierende Äste des Truncus vagalis ant. bzw. post., zur vord. bzw. hint. Magenwand), **R. genitalis nervi genitofemoralis** *PNA* (N. spermaticus ext. *BNA*; am M. psoas u. im Samenstrang durch den Leistenkanal, für den M. cremaster u. Haut von Skrotum bzw. großen Schamlippen u. benachbartem Oberschenkel), **R. horizontalis ossis pubis** (∫ Ramus superior), **R. inferior nervi oculomotorii** *PNA* (mit Zweigen für Mm. recti med. u. inf. u. obliquus inf. des Auges; letzterer gibt die Radix oculomotoria ab), **R. inf. ossis pubis** *PNA* (der an der unt. Umrandung des For. obturatum beteiligte »unt. Schambeinast« von der Symphyse bis zum Os ischii; begrenzt den Schamwinkel; **Rr. intercostales** (vord. u. hint. Äste der A. thoracica int., jeweils miteinander anastomosierend, für den 1.-6. ICR), **Rr. interganglionares** *PNA* (die die Grenzstrangganglien in Form einer Strickleiter verbindenden grauen u. weißen Nervenfasern), **Rr. interlobulares hepatis** (miteinander anastomosierende Äste der A. hepatica propria für Leberparenchym, Capsula fibrosa, Adventitia der größeren Pfortaderäste u. Leberserosa), **R. interventricularis** *PNA* (im vord. bzw. hint. Sulcus interventricul. verlaufender Ast der li. bzw. re. Kranzarterie für die Herzspitze bzw. für hint.-unt. Herzwand, re. Herzhöhlen u. Kammerscheidewand).

Rami laryngici (sympath. Äste des Ggl. cervicale sup. oder des N. cardiacus cervic. sup. zum N. laryngeus sup.), **Rami laryngopharyngei systematis autonomici** *PNA* (Äste des Ggl. cervic. sup. für N. laryngeus sup., seitl. Schlundwand u. Plexus pharyngeus, zus. mit Glossopharyngeus-Ästen), **R. lateralis arteriae pulmonalis dextrae** *PNA* (zum lat. Segment des Mittellappens), **Rr. lat. partis umbilicalis** *PNA* (aus der Pars umbilical. des li. Pfortaderastes im li. Leberlappen für den Lobus quadratus u. einen Teil des Lobus caudatus), **R. lat. rami dorsalis** *PNA* (seitl. Äste der Rr. dors.; zervikale für Mm. splenii, longissimus u. iliocost.; sensible lumbale sich in die Nn. clunium sup. [L_{1-3}] aufzweigend bzw. für die Haut über dem Steißbein), **Rr. linguales** *PNA* (»Zungenäste«, des N. glossopharyngeus sensibel für die Schleimhaut des hint. Drittels, sensorisch für die Papillae vallatae u. foliatae; des N. hypoglossus für die Mm. genio-, hyo- u. styloglossus, longitudinales, transversus u. verticalis linguae; des N. lingualis – durch die Zungenmuskeln – mit sensiblen Fasern für vord. ⅔ von Zungenrücken u. -rändern u. sensorischen für die Geschmacksknospen), **R. lobi medii** *PNA* (der re. A. pulmonalis, mit je 1 Zweig für das med. u. lat. Mittellappensegment), **Rr. mammarii** *PNA* **(1)** Arterienäste für die Mamma, »laterales« aus der A. thoracica lat., »mediales« aus Interkostalarterien; **2)** Nerven-Hautäste, »laterales« des 4.–6., »mediales« des 2.–4. Interkostalnervs), **R. man-**

dibulae *PNA* (der recht- bis stumpfwinklig aufsteigende »Unterkieferast«; mit Proc. condylaris u. Proc. coronoideus u. Canalis mandibulae), **R. mastoideus arteriae occipitalis** *PNA* (durch das For. mastoideum für Warzenfortsatzzellen, Dura u. Diploe der hint. Schädelgrube. – Ferner Mastoid-Äste der A. tympanica post., im Canalis facialis abzweigend), **Rr. mediales partis umbilicalis venae portae** (aus der Pars umbilic. des li. Pfortaderastes, für vord. Abschnitte des li. Leberlappens), **R. med. ramorum dorsalium** (der Spinalnerven, u. zwar je ein sensibel-motor. Ast für die Mm. multifidus, semispinalis capitis, longissimus u. iliocostalis u. die Haut im Dornfortsatzbereich, je ein schwacher motor. Ast für den Lenden- bzw. Kaudalteil des Multifidus, letzterer mit sensiblen Anteilen für die Haut im Kreuz-Steißbeinbereich), **Rr. mediastinales arteriae thoracicae int.** *PNA* (für Thymus, LK, Binde- u. Fettgewebe des vord. Mediastinum, Herzbeutel, Bronchien, Pleura mediastin., hint. Brustbeinfläche u. M. transv. thoracis), **Rr. mediast. aortae thoracicae** *PNA* (für LK, Gefäße, Nerven u. Bindegewebe des hint. Mediastinum), **R. membranae tympani** *PNA* (des N. meatus acust. ext. in der Gehörgangswand für das Trommelfell), **R. meningeus accessorius arteriae meningeae mediae** *PNA* (unterhalb der Schädelbasis abgehend, häufig aus der A. maxill.; für Mm. pterygoidei, Tuba auditiva, durch das For. ovale an Dura u. Ggl. trigeminale), **R. mening. a. vertebralis** *PNA* (zwischen Atlas u. For. magnum abzweigend, durch das For. in den Schädel; für Dura u. Knochen der hint. Schädelgrube), **R. mening. nervi mandibularis** *PNA* (unterhalb des For. ovale abzweigend, durch das For. mit der A. meningea media rückläufig in den Schädel zur Dura u. Schleimhaut von Keilbeinhöhle u. Warzenfortsatzzellen), **R. mening. medius nervi maxillaris** *PNA* (im Schädelinneren vor dem For. rotundum abgehend; für die Dura im Versorgungsbereich des vord. Astes der A. meningea media), **R. mening. n. spinalis** *PNA* (schwacher, rückläufig durch das For. intervertebr. in den Wirbelkanal eindringender sensibel-autonomer Ast jedes Spinalnervs für die RM-Häute), **R. mening. n. vagi** *PNA* (aus dem Ggl. sup. rückläufig durch das For. jugul. in die hint. Schädelgrube, für die Dura im Versorgungsbereich der Sinus occipital. u. transversus), **Rr. motorii ganglii otici** (für die Mm. pterygoideus med., tensor tympani u. tensor veli palatini), **Rr. musculares** *PNA* (in einen Muskel eintretende Nerven- bzw. Arterienäste), **Rr. nasales** (»Nasenäste« der Nn. ethmoidalis ant., alveolares sup., infraorbit., maxill. [z. T. auch für NNH] u. palatinus major).

Ramus obturatorius (des R. pubicus der A. epigastrica inf.; anastomosiert mit der A. obturatoria, ↑ Corona mortis), **Rr. occipitales art. occipit.** *PNA* (unter der Kopfhaut geschlängelt scheitelwärts zu den Weichteilen des Hinterkopfes; Anastomosen mit Aa. tempor. superf. u. auricularis post.), **Rr. oesophagei aortae thoracicae** *PNA* (von der Vorderwand der Brustaorta), **Rr. oes. arteriae gastricae sinistrae** *PNA* (aufsteigend zur Kardia u. unt. Speiseröhre), **Rr. oes. a. thyreoideae inf.** *PNA* (seitl. zur Speiseröhre); **Rr. oes. nervi laryngei recurrentis** *PNA* (hint. Äste zum Halsteil), **Rr. oes. n. vagi** *BNA* (bilden den Pl. oesophageus für die unt. Speiseröhrenhälfte), **Rr. orbitales ganglii pterygopalatini** *PNA* (2–3 feine Äste der sensiblen Wurzel mit parasympath. u. – das Ggl. nur durchlaufenden – sympath. Fasern des N. petrosus prof.; durch die Fiss. orbit. inf. in die Augenhöhle u. durch das For. ethmoidale post. zu hint. Siebbeinzellen u. Keilbeinhöhle), **Rr. orbit. plexus cavernosi** (vom Pl. caroticus int. durch die Fiss. orbit. sup. in die Augenhöhle; für Mm. orbit. u. tarsalis u. Tränendrüse), **R. ossis ischii** (der mit dem R. inf. ossis pubis verwachsene Sitzbeinteil unterhalb des For. obturatum), **R. palmaris** (»Hohlhandast«, z. B. des N. uln. für die Ulnarseite, des N. medianus für die Radialseite einschl. Daumenballen, ferner der R. p. prof. der A. uln. u. der R. p. superfic. der A. rad. für den Arcus palm. prof. bzw. superf.), **Rr. palpebrales** (»Lidäste«; z. B. Rr. p. inf. nervi infraorbit. für Haut des Unterlides, Rr. p. nervi infratrochlearis für med. Oberlid u. Augenwinkel, Tränenwärzchen, Tränensack, seitl. Nasenwurzel), **Rr. pancreatici** (»Pankreasäste«, z. B. der A. lienalis u. A. pancreaticoduodenalis sup. für Körper u. Schwanz bzw. Kopf der Drüse), **R. parietalis** (1) »Scheitellappenast« der A. cerebri ant. u. media; 2) Arterienäste für Organwandungen, z. B. der A. meningea media zwischen Dura u. Calvaria für hint. Scheitelbein u. Hinterhauptsschuppe, der A. temp. superf. für Calvaria, Galea u. Haut in Scheitel- u. Hinterhauptgegend), **R. parietooccipit.** (der A. cerebri post. im Sulcus parietooccip. zum Okzipitalhirn), **Rr. parotidei** (»Parotisäste«, z. B. der A. tempor. superfic., des N. auriculotemp. vom Ggl. oticum mit parasympath. Fasern für die Drüse), **Rr. pectorales art. thoracoacromialis** *PNA* (Endäste für die Mm. pectorales), **Rr. perforantes art. thoracicae int.** *PNA* (im 1.–6. ICR zur Brusthaut), **Rr. pericardiaci** (»Perikardäste«, z. B. der Brustaorta für hint. Herzbeutel, des Vagus für vord. u. hint., des Phrenikus für vord. Herzbeutel), **Rr. perineales** (»Dammäste«, z. B. des N. cut. fem. post. für Haut an Oberschenkelinnenseite, unt. Gesäß u. hint. Skrotum bzw. Labia majora u. bis ans Steißbein, der Nn. perineales für seitl. Damm, Skrotum u. Harnröhre bzw. [♀] Schamlippen, Orificium urethrae ext. u. Scheideneingang), **Rr. pharyngei** (»Pharynxäste«, z. B. der A. thyreoidea inf., der A. pharyngea ascendens für obere Schlundmuskeln, Tube u. Gaumenmandel, des Ggl. cervic. sup. u. pterygopalatinum sowie der Nn. IX u. X für den Plexus pharyngeus), **Rr. pleurales** (»Pleuraäste« der Interkostalnerven für Brustfell u. thorakale Zwerchfellursprünge, des Phrenikus für mediastinale u. diaphragmale Pleura), **R. post. nervi laryngei inf.** *PNA* (»R. posticus«; unter der Pharynxschleimhaut aufsteigend, motor.-sensibel für Mm. cricoarytaenoideus u. arytaenoideus u. subglott. Kehlkopfschleimhaut), **R. post. sulci lat.** *PNA* (am Gyrus supramargin. endend), **R. profundus nervi radialis** *PNA* (im unt. Sulcus bicipit. abzweigend, spiralig im M. supinator um den Radius verlaufend für die Muskeln der Unterarmstreckseite), **R. prof. rami volaris manus n. ulnaris** *PNA* (für die Muskeln des Kleinfingerballens u. Mm. interossei, lumbric. IV u. V, adductor u. flexor pollicis brevis [Caput prof.]), **R. pubicus arteriae epigastricae inf.** (auf dem Lig. lacunare; anastomosiert mit dem R. pub. der A. obturatoria), **Rr. pulmonales systematis autonomici** *PNA* (aus den obersten 4 thorakalen Grenzstrangganglien entlang den Aa. bronch. zum Lungenhilus u. hint. Pl. pulmon. des Vagus).

Ramus renalis n. splanchnici minoris *PNA* (inkonstant, um die Niere zum Plexus ren.), **Rr. renales**

nervi vagi *PNA* (aus dem Truncus vagalis post. zus. mit dem sympath. Geflecht an der A. renalis entlang für den Pl. renalis), **R. sinister arteriae hepaticae propriae** *PNA* (an der Leberpforte eindringend, für den li. Leberlappen), **R. sin. venae portae** *PNA* (durch die Querfurche der Leber für die Lobi quadratus, caudatus u. sinister, in Vv. interlobulares aufzweigend), **R. sinus carotici nervi glossopharyngei** *PNA* (in Höhe des Ggl. cervic. inf. abzweigend; für Sinus caroticus u. Glomus caroticum; Anastomosen zum Truncus sympathicus u. N. vagus), **R. spinalis** (für RM u. RM-Häute, z. B. *PNA* die **Rr. spin. a. cervicalis ascendentis** durch die Foramina intervertebr. C_{IV-VI}, **R. spin. a. iliolumb.** durch For. intervert. L_V/S_I, **R. spin. a. intercost. post.** jeweils durch For. intervert. $Th_{III-XII}$, mit Aufzweigungen im Wirbelkanal u. Anastomosierungen auch mit der Gegenseite zu einem Geflecht, **Rr. spin. a. intercostal. supremae** durch For. intervert. Th_{I-III}, **R. spin. aa. lumbalium** durch For. intervert. L_{I-V}, ebenfalls Plexus bildend, **Rr. spin. a. sacralis lat.** durch For. sacralia pelvina in den Can. sacr., durch For. sacr. dors. zu langen Rückenmuskeln, Gluteus max. u. Haut der Kreuzbeingegend, **R. spin. a. subcostalis** durch For. intervert. $Th_{XII}-L_I$, **Rr. spin. a. vertebralis** durch For. intervert. C_{I-VII}, **Rr. spin. n. sympathici** aus jedem Grenzstrangganglion als Rr. communic. grisei u. den Spinalnerven u. mit diesen an Gefäße, glatte Muskeln u. Drüsen, **R. spin. venarum intercostalium post.** vom RM u. seinen Häuten durch das For. intervert.), **Rr. striati arteriae cerebri mediae** *PNA* (durch die Substantia perforata ant., für Corpus striatum, Capsula int. u. benachbarte Kerngebiete), **R. superficialis nervi radialis** *PNA* (zus. mit der A. rad. als Hautast für Handrücken einschl. Daumen u. Zeigefinger, Radialseite des Mittelfingers; mit R. dors. manus n. uln. anastomosierend), **R. superf. rami volaris manus nervi uln.** *PNA* (unter der Palmaraponeurose; für den M. palmaris brevis; sensible Fasern für Nn. digitorum palmares comm.; mit dem N. medianus anastomosierend), **R. superior nervi occulomotorii** (nach Eintritt in die Orbita abzweigend, über den Fasciculus opticus an Mm. recti med. u. inf. u. obliquus inf.), **R. sup. ossis pubis** *PNA* (der das For. obturatum kranial begrenzende Schambeinast, mit Pecten), **R. sympathicus ad ganglion ciliare** *PNA* (dünner, postganglionärer Faserzug des Pl. caroticus, der ohne Umschaltung zum Ggl. zieht), **R. sympath. ad ganglion submandib.** *PNA* (Faserzug des Pl. caroticus, ohne Umschaltung entlang der A. facialis zum Ggl.), **Rr. temporales arteriae cerebri mediae** *PNA* (für seitl. Schläfenhirnfläche), **Rr. tempor. a. cerebri post.** *PNA* (für Gyri temp. inf. u. med., Schläfenhirnbasis), **Rr. temp. nervi facialis** *PNA* (über das Jochbein steil nach oben für die Muskeln der Ohrmuschel u. Mm. epicranius, front., orbicul. oculi, corrugator glabellae), **R. tentorii nervi ophthalmici** *PNA* (zwischen den Tentoriumblättern verlaufend, für das Tentorium u. die Wandungen der Sinus petrosus sup., transversus u. rectus), **R. tonsillaris art. facialis** *PNA* (an der seitl. Pharynxwand zur Gaumenmandel aufsteigend; häufig aus der A. palatina asc.; bei Tonsillenhypertrophie evtl. verstärkt u. damit Blutungsquelle bei Op.), **Rr. tons. nervi glossopharingei** *PNA* (die Schleimhautäste für die Tonsillen [spez. Geflecht], Schlundenge u. benachbarten weichen Gaumen), **Rr. tracheales art. thyroideae inf.** *PNA* (klein, evtl. mit Zweigen für Bronchien), **Rr. tracheales sup. nervi laryngei recurrentis** *PNA* (in Höhe der Rekurrensschlinge abzweigend, für Luftröhrenmuskulatur u. -schleimhaut), **Rr. transversi trunci sympathici** (die die bd. Grenzstränge quer verbindenden Faserzüge), **R. tubarius art. uterinae** *PNA* (in der Mesosalpinx für den Eileiter; mit der A. ovarica anastomosierend), **R. tubarius plexus tympanici** *PNA* (aus dem N. IX für die Schleimhaut der Tuba auditiva), **R. ulnaris nervi cutanei antebrachii medialis** *PNA* (oberhalb des Ellbogens nach hinten für die oberen $2/3$ der Unterarmrückseite), **Rr. ureterici** *PNA* (der A. ductus deferentis, der Aa. ovaricae bzw. testicularis u. der A. renalis), **Rr. vasculares trunci sympathici** (von den Grenzstrangganglien längs der prävertebralen Venen für Vv. azygos u. hemiazygos u. Plexus aorticus thoracicus), **R. ventralis nervorum spinalium** *PNA* (der vord., motor.-sensible Ast der 31 RM-Nervenpaare; die thorakalen = Nn. intercostales; die anderen für die Plexus cervic., brach., lumb., sacr., pudendus u. coccygeus; s. a. Abb. »Nervi spinales«), **Rr. vestibulares arteriae labyrinthi** *PNA* (gemeinsam mit N. vestibul., für knöchernes u. häut. Labyrinth; mit R. cochleae anastomosierend), **Rr. viscerales** *BNA* (»Eingeweideäste«), **Rr. zygomatici n. facialis** *PNA* (über den Jochbogen schräg aufwärts für Mm. zygomaticus u. orbicul. oculi), **R. zygomaticotemporalis** *PNA* (des N. zygomat., für die Schläfenhaut).

Rana: (lat.) ∫ Frosch.

Rand* Syndrom: ∫ FOIX*-ALAJOUANINE* Syndrom.

Randall* Plaque (ALEXANDER R., 1883–1951, Urologe, Philadelphia): pilzförmig aus der – geschädigten – Nierenpapille ins Kelchlumen ragende intratubuläre Kalzifikation als Kondensationskern eines Harnkonkrements (= R.* Steintyp I; im Ggs. zum Mikrolithen als Typ II).

Randall* Test (LAWRENCE MERILL R., geb. 1895, Gynäkologe, Rochester/Minn.): Coldpressure-Test bei der Schwangeren zur Beurteilung der Gestosegefahr.

Randatelektase: Atelektase um einen path. Lungenhohlraum (v. a. tbk. Kaverne).

Randazzo* Syndrom: ∫ Papulosis atrophicans maligna. – **R.*-Giardina*-Lazarro* Reaktion**: (1965) Syphilis-Hauttest durch i.v. Inj. von 5 ml EVANS*-Blau-Lsg. u. anschließ. i.c. Inj. einer Suspension abgetöteter REITER* oder NICHOLS* Treponemen (u. als Kontrolle 0,1 ml NaCl-Lsg.); örtl. Blaufärbg. 5 Min. nach i.c. Inj. = »pos.« (zu verstärken durch Histamin 1:10000 s.c.).

Randektasie: *ophth* flache Vorwölbung der Hornhautperipherie im Bereich eines Arcus senilis (mit Stromadegeneration).

Rand|kantenverschiebung: *laryng* Mukosaverschiebung an den Stimmbandrändern bei Phonation als Hinweis auf Stimmbandaffektion. – **R. karies**: *dent* ∫ Sekundärkaries. – **R. körperchen**: *hämat* randständ. Chromatinkörnchen im Erythrozyten.

Randleiste: *anat* hufeisenförmig der oberen u. unt. WK-Zirkumferenz anliegende Epiphysenleiste; ab 6.–9. Lj. knorpelig (Rö.bild; stufenförm. Aussparung), etwa ab 10. Lj. ossifizierend (Schräg- u. Seitenbild: kugel. Vorwölbung; ∫ Abb.); ab 15.–17. Lj. – lumbal beginnend – mit den WK verschmelzend (etwa bis 25. Lj.). Fürs Höhenwachstum ohne Bedeutung; traumat.

Abtrennung (oder Persistenz?) der vord. R. meist ohne wesentl. Verlagerung; s. a. Abb. »Osteoporose«.

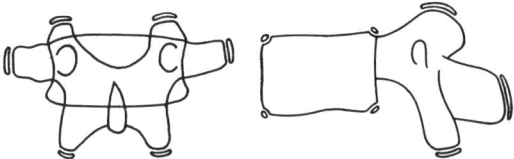

Randleisten des Wirbelkörpers u. Apophysen der Wirbelfortsätze.

Randneurose: (J. H. SCHULTZ 1919) Neurose mit Veränderungen bevorzugt der Randschichten der Persönlichkeit; häufig als Fehlsteuerung bedingter u. vegetat. Reflexe manifestiert. – vgl. Kernneurose.

Randolph* (NATHANIEL ARCHER R., 1858–1887, amerikan. Arzt) **Lösung**: Lsg. von Methylenblau u. Phloxin in Propylenglykol; mit Aq. dest. zur Leuko-Färbung. – **R.*** **Probe**: Pepton-Nachweis im – kalten, leicht angesäuerten – Urin (gelber Niederschlag) durch tropfenweise Zugabe von gesätt. KJ-Lsg. u. MILLON* Reagens.

random mating: *genet* »Zufallspaarung« i. S. der Panmixie.

Rand|phlyktäne: *ophth* subepitheliales Infiltrat am Hornhautrand bei Keratokonjunktivitis scrophulosa. – **R.psychose**: 1) am Rande der Schizophrenie einzuordnende zykloide Psychose. – 2) (KRETSCHMER) Psychose eines Konstitutionstyps im Überschneidungsbereich des pykn. u. leptosomen Kreises.

Rand|schlingennetz: *anat* Gefäßnetz für die Diffusionsernährung der – gefäßlosen – Hornhaut; teils zirkulär in der Bulbuskonjunktiva, teils zu den Ziliargefäßen der Korneoskleralgrenze gehörend. – **R.sehen**: *ophth* peripheres / Sehen. – **R.sinus**: *anat* die Lymphstraße zwischen Milzkapsel u. -rinde, mit lückenhafter, aus Retikuloendothel bestehender Wand; zur Weiterleitung der aus den Vasa afferentia zugeführten Lymphe in intermediäre Sinus. – Entsprechend auch der schmale Raum zwischen Kapsel u. Rinde des Lymphknotens.

Rand|stellung der Leukozyten: im Entzündungsbereich vermehrtes Auftreten von Granulozyten in der sonst fast zellfreien Randzone der Blutkapillaren als Effekt der pos. Chemotaxis der Erreger oder leukozytotakt. Substanzen. – **R.strom**, Plasmamantel: *angiol* im Blutkreislauf der der Gefäßwand nahe, wegen deren Benetzbarkeit rel. langsam fließende Plasmazylinder (im Unterschied zum schneller strömenden – u. erythrozytenhalt. – Axialstrom). – **R.symptom**: ein nur indirekt durch ein Krankheitsgeschehen ausgelöstes Sympt. (im Ggs. zum »Achsensyndrom«); z. B. bei progress. Paralyse die toxisch bedingte Benommenheit mit affektiver Erregung.

Rand|wulst: *path* wulstförm. osteophytäre Neubildung (Wucherung subchondralen Gefäßbindegewebes) an den Gelenkflächenrändern bei Arthrosis deformans. – **R.zacke**: *röntg* zackenförm. Osteophyt am WK-Rand bei Spondylosis def.; vgl. R.wulst. – **R.zeichen**: (MARSHALL, LING 1963) *röntg* R.verdickungen am knöchernen Becken beim PAGET* Syndrom. – **R.zone**: 1) LISSAUER* R.: *anat* / Zona terminalis (des RM). – 2) *physiol* / R.strom (der Blutsäule).

Range, R: (engl.) *statist* der »Spielraum« zwischen absolut größtem u. kleinstem Wert einer Stichprobe (abhängig vom Probenumfang).

Rangun-Fieber: / Dengue-Fieber in Hinterindien.

Ranidae: *zool* Fam. / »Frösche« [Anura].

Ranke* **Dreistadienlehre** (KARL ERNST R., 1870–1926, Internist, München): (1916) histor. Klassifikation der Tbk nach klin. u. path.-anat. Gesichtspunkten (mit Bezug zur immunol. Reaktionslage): I.) Primärkomplex; II.) Generalisation durch hämatogene Streuung (»Stadium der Allergie«); III.) isolierte Organ-Tbk (nekrotisierende u./oder fibrosierende Prozesse) mit intrakanalikulärer Ausbreitungstendenz (»Stadium der rel. Immunität«).

Ranken|aneurysma: / Aneurysma cirsoideum. – **R.angiom**: / Angioma arteriale racemosum. – **R.fibrom, -neurom**: / Fibroma plexiforme.

Rankin* **Operation** (FRED WHARTON R., geb. 1886, Chirurg, Rochester/Minn.): dreizeit., totale Kolektomie: terminale Ileostomie, Kolonresektion vom Ileum bis zum aboralen Sigma, sakroabdomin. Rektumamputation.

Ranschburg* **Hemmung** (PAUL R., geb. 1870, Neurochirurg, Budapest): (1905) sprachl. Fehlleistung (v. a. in geschriebenen Sätzen) i. S. des Zusammenziehens (Auslassens) gleichlautender Silben oder Wortteile; bei Ermüdung, als Schizophasie.

R-Antigen: *bakt* »Rauh-AG« als weniger spezif. Verlustvariante des S-AG (Mangel an Galaktosamin, Mannose, Rhamnose etc.) bei Salmonellen-Variation von der S- zur R-Form. – Ähnl. AG bei Pasteurella pseudotuberculosis.

Ranula: zyst. Geschwulst ähnlich dem Kehlsack des Frosches (»Fröschleingeschwulst«), z. B. **R. pancreatica** (an der VATER* Papille), **R. suprahyoidea** (über dem Zungenbein); i. e. S. die mit – eingedicktem – Speichel gefüllte Retentionszyste der Ausführungsgänge der Gl. subling. im Mundbodenbereich; Ther.: Marsupialisation; bei spontaner Eröffnung Rezidiv. – **unechte R.**: / BOCHDALEK* Zyste.

Ranvier* (LOUIS ANTOINE R., 1835–1922, Anatom, Lyon) **Membran**: dünne, hyaline Membran zwischen Korium u. Epidermis. – **R.*** **Plexus**: Plexus cornealis superfic., ein Nervengeflecht unter der BOWMAN* Membran. – **R.*** **(Schnür-)Ring**: (1871) an peripheren Nervenfasern der marklose Abschnitt (80–160 mm) der SCHWANN* Scheide, der die Kontinuität der Markscheide in ca. 1 mm Abstand als ringförm. Einschnürung (mit Verschmälerung des Axons) unterbricht; nach $AgNO_3$-Behandlung sich darstellend als **R.*** **Kreuz** (geschwärzter Achsenzylinder als Vertikalbalken u. quere Scheibe = **R.*** **Diskus**). – Der intraanuläre Abschnitt mit dem Markwickel einer SCHWANN* Zelle bildet das **R.*** **Segment** (auch: **R.*** **Knoten**; s. a. saltator. / Erregungsleitung). – **R.*-Merkel*** **Zellen**: / Melanoblasten der Haut.

Ranzigkeit: Ungenießbarkeit von Fetten oder fetthalt. Lebensmitteln durch Verderb, d. h. Geschmacks- u. Geruchsveränderung infolge Einwirkg. von Luft-O_2, Licht etc., bei wasserhalt. Fetten auch durch enzymat.-mikrobielle Umsetzung (Abspaltung freier Fettsäuren = Säuerung, Bildung freier oder präformierter Aldehyde, Ketone, Peroxide = »Aldehydigkeit«, »Ketonigkeit«).

Raphe: *anat* Naht als Verwachsungsstelle bilat.-symmetrischer Körperteile; z. B. (*PNA*) die **R. medullae oblongatae** u. **R. pontis** (= Fibrae horizontales; durch die Decussatio lemniscorum bedingte mediane »Nahtlinie« im verlängerten Mark bzw. in der Brücke), **R. palati** (die median-sagittale, vorn in die Papilla incisiva auslaufende blasse Schleimhautleiste am Gaumen; Vereinigung der embryonalen Gaumenfortsätze), **R. penis, R. perinei** u. **R. scroti** (mediane »Hautnaht« an der Unterseite des Penis bzw. am Damm bzw. am Hodensack; Vereinigung fetaler Genitalwülste), **R. pharyngis** (der med. Sehnenstreifen in der hint. Rachenwand; Vereinigung der bds. Schlundmuskeln), **R. pterygomandibularis** (die Mm. buccinator u. constrictor pharyngis sup. trennender Sehnenstreifen zwischen Hamulus pterygoideus u. Linea mylohyoidea der Mandibula).

Raphe|fistel: angeb. (fehlender Schluß) oder erworb. F. im Bereich einer Raphe; z. B. ↑ Fistula perinealis, Pilonidalfistel. – **R.system**: Serotonin-halt. Ganglienzellgruppe der Formatio reticul. in der Raphe pontis; Läsion verhindert orthodoxen Schlaf (mit synchronisierten langsamen Wellen im EEG).

Rapid-Plasma-Reagin(-Card)-Test, RPR(C)-Test: *serol* ↑ Plasma-Reagin-Kartentest.

Rapoport* Test: (A. R. 1960) modifiz. HOWARD* Test (ohne Messen des Harnzeitflusses) zum Nachweis einer einseitigen Nierenarterienstenose; Bestg. der Konzn. von Na u. endogenem Kreatinin im seitengetrennt entnommenen Ureterharn, die sich bei Minderdurchblutung entgegengesetzt verändern, so daß der Quotient

$$\frac{U_{Na}}{U_{Kr}}$$

(normal 0,62 bis 1,62) um mind. 75% kleiner ist als auf der gesunden Seite. Fehlermöglichkeit durch gleichzeit. parenchymatöse Nierenerkr.

Rapp*-Richardson* Test: *gyn* ↑ RICHARDSON* Test.

Rappaport*-Eichhorn* Reaktionen: *serol* zum Syphilis-Nachweis **1)** (1943) Röhrchen-Schnelltest (0,05 cm³ Serum) mit alkohol. Rinderherzextrakt + Cholesterin + Mastix-Lsg. + Scharlachrot als AG; **2)** (1951) Schnell-Mikroflockungstest mit Cardiolipin-AG (n. BROWN, REIN-BOSSAK oder KLINE).

Rapport: in der Psychother. der unmittelbare – verbale u./oder gefühlsmäß. (= affektive) – Kontakt zwischen Arzt u. Pat. in der Hypnose; nach FREUD der Prototyp der ↑ Übertragung.

Raptus: (lat. = Abreißen) *psych* plötzl. (aus der Ruhe heraus) gewaltsame Handlung gegen sich selbst oder andere als Sympt. einer psych. Störung; z. B. der **R. hystericus** (psychogener Erregungszustand; evtl. sogar mit Tötungsdelikt), **R. manicus** (nur kurzdauernde Manie), **R. melancholicus** (Erregung unvermittelt aus schwerer depressiver Hemmung heraus; oft mit Gemeingefährlichkeit, Suizid).

Rapunzel-Syndrom: (benannt nach der langhaar. Grimmschen Märchenfigur) Dünndarmileus durch Trichobezoar.

Rarefactio, Rarefizierung: *path* durch Atrophie oder Resorption bedingte Gewebsveränderung mit Abnahme v. a. von Dichte u. Gewicht, weniger des Vol.; z. B. die ↑ Osteoporose.

Raromycin: Antibiotikum aus Streptomyces albochromogenes; in vitro wirksam gegen grampos. u. -neg. Baktn., EHRLICH-Ca. u. Sarkom 180 der Maus.

RAS: **1)** **R**etikuloendothel-**a**ktivierendes **S**erum (↑ BOGOMOLEZ* Serum). – **2)** ↑ RA-Serum.

ras.: *pharmaz* rasus (»geraspelt«).

Rasahus biguttatus: Raubwanze [Reduviidae] in Mittelamerika u. südl. USA; beim Menschen heft. Hautreaktionen verursachend.

Rasanztrauma: mit bes. großer Wucht verurs. Trauma (meist mit ↑ Mehrfachverletzung, Ruptur innerer Organe), z. B. Verkehrsunfall bei hoher Geschwindigkeit, Sturz aus großer Höhe.

Rascet(t)a: *anat* die dist.-vol. Handgelenkbeugefalte.

Rasch* Zeichen (HERMANN R., geb. 1873, Arzt, Berlin): veränderte Uteruskonsistenz u. Fruchtwasser-»Ballottement« als Schwangerschaftsfrühzeichen.

Rasdolsky* Reflex (IWAN R., geb. 1890, Internist, Leningrad): »gekreuzter« ↑ Spinoadduktorenreflex.

Raserei: psych. Krankheit mit Erregung u. Angriffen auf die Umgebung.

RA-Serum: Serum eines an pcP (»rheumatoid arthritis«) Erkrankten, das den Rheuma-Faktor (»**RAS-Faktor**«) enthält.

Rash: (engl.) flücht., skarlatini-, seltener morbilliformer Hautausschlag, meist als dem spezif. Exanthem vorangehendes »Vorexanthem«; z. B. bei Masern, ECHO-Virose, Varizellen, Pocken, postvakzinalem Exanthem, Typhus abdom., Poliomyelitis, Grippe, Mumps, Meningitis, Sepsis.

Rashkind* (-Miller*) Ballonseptostomie: bei Lungenvenenfehlmündung oder Transposition der großen Arterien Erweiterung des Vorhofseptumdefektes anläßlich des diagnost. Herzkatheterismus durch Aufblasen des in den li. Vorhof eingeführten Ballonkatheters u. gewaltsames Zurückziehen.

Rasier|flechte: ↑ Sycosis u. Trichophytia (prof.) barbae. – **R.krampf**: ↑ Keirospasmus.

Rasmussen* Aneurysma (FRITZ WALDEMAR R., 1834–1877, Arzt, Kopenhagen): Arrosionsaneurysma eines Pulmonalarterienastes bei tbk. Kaverne; Hämoptyse-Gefahr.

Raspatorium: *chir* »Knochenschaber« zum Ablösen von Periost oder fest mit dem Knochen verwachsener Weichteile.

Rasse: *biol* in der Systematik die Population (u. taxonom. Untereinh.) innerhalb einer Spezies, die sich von den anderen in der rel. Häufigkeit bestimmter Allele oder chromosomaler Besonderheiten unterscheidet. – *anthrop* größere Gruppe durch erbl. Gemeinbesitz bestimmter körperl. u. geist. Beschaffenheit (»Rassenmerkmale«, z. B. Haarfarbe, Haar-, Nasen-, Lidform, Größe der Embryos u. Neugeb.) verbundener Menschen.

Rasselgeräusch, RG, **Rasseln**: **1)** *pulmon* Auskultationsphänomen über den Lungen als Nebengeräusche durch atemstrombedingte Bewegung intrabronchialer zähflüss. Massen bzw. durch Eindringen von Luft in diese (Platzen entstehender Bläschen in tieferen Luftwegen); z. T. für best. Bronchial-Lungenkrkhn. charakteristisch. Als **trockene RG** das Pfeifen, Giemen, Schnurren, Brummen (= Rhonchi sibilantes et sonori), v. a. bei Katarrh mit spärl. zähem Schleim, spast. Bronchitis, Asthma bronch., sowie langgezogene, kontinuierl. (über In- u. Exspiration andauernde) u. »musikal.« RG (verschiedene Tonhöhen); als **feuchte** oder **knackende RG** (diskontinuierl., kurz, wie Platzen einer Wasserblase) bei dünnflüss. Schleim, Blut, Eiter oder Ödemflüssigkeit, u. zwar »groß-«, »mittel-« oder »kleinblasig« in Kavernen u. zentralen bzw. in peripheren Bronchien, »klingend« (meist tonhöher, »ohrnah«) in infiltrierten Abschnitten (d. h. zus. mit Bronchialatmen), »nicht-klingend« (undeutlich, »ohrfern«) in lufthalt. Bezirken, z. B. bei Bronchitis, Bronchiektasie, oder »metallisch« (mit sehr hohen Obertönen neben tiefem Grundton) zus. mit metall. Perkussionsschall u. amphor. Atmen bei großer Kaverne oder Pneumothorax (»Geräusch des fallenden Tropfens«). – I. w. S. auch das Knister- (↑ Crepitatio indux u. redux) u. das Trachealrasseln (»**orale RG**«). – 2) *kard* systol. Rasseln als ↑ Herzgeräusch.

Rassenresistenz, -immunität: die genetisch fixierte absolute oder rel. Unempfänglichkeit bestimmter (Tier-)Rassen für best. Infektionskrankhtn.; s. a. angeb. u. fam. ↑ Immunität. – Zu unterscheiden von der **Rassendisposition**, die oft nur erworb. Resistenz infolge spezif. Durchseuchung ist, z. B. der Neger gegen Malaria, der Eingeborenen Mittelamerikas gegen Gelbfieber.

RAST: (WIDE u. M. 1966) *labor* **R**adio-**a**llergo-**s**orbent-**T**est, eine sogen. Sandwich-Technik (mit an Trägerpartikel gekoppeltem AG u. markiertem Anti-AK) der Radioimmunologie (vgl. RIA) zum Nachweis spezifischer Reagine (IgE) bei Allergie bzw. zur Identifizierung des Allergens. Modifikationen auch für Allergen-Standardisierung, Erfassung des Desensibilisierungseffektes etc.

Raster: *radiol* Blendenraster, ↑ Rasterblende. – **R.bestrahlung**: *radiol* ↑ Siebbestrahlung. – **R.blende**: *röntg* objektnahe Streustrahlenblende (Hinterblende) mit – mit Federzug, Elektromotor bewegtem – Blendenraster; z. B. ↑ BUCKY*, LYSHOLM* Blende. Unterschieden als ↑ Fein-, Feinst-, FFH-, Grob- u. Universalraster; s. a. Flach-, Muldenblende, Flächenkymographie. – **R.mikroskop**: ↑ Elektronenrastermikroskop.

Rastinon®-Test: ↑ Sulfonylharnstoff-Test.

Rate: **1)** *radiol* ↑ Dosisrate. – **2)** *nuklearmed* ↑ Impulsrate. – **3)** *physik* ↑ Zerfallsrate.

Ratemeter: (engl.) *nuklearmed* Gerät zur Messung der Impulsrate (Mittelwert) pro Zeiteinh.; liefert über einen Schreiber die Aktivitäts-Zeit-Kurve.

RA-Test: Nachweis des ↑ Rheumafaktors (im ↑ RA-Serum).

Rath* Operation: Hallux-valgus-Korrektur; nach Ablösen des M. extensor hallucis longus am Sehnenansatz fibularseit. Grundgelenk-Kapsulektomie (einschl. Sesambeine), Durchtrennen der Flexor-longus-Sehne, Schleimbeutel- u. Exotosenabtragung, Zurichten der Gelenkflächen, Redression der Zehe u. Fixieren der Flexor- u. Extensor-longus-Sehne am Grundphalanxperiost (seitl. bzw. mehr dorsal).

Rathbun* Syndrom: ↑ Hypophosphatasie.

Rathke* (MARTIN HEINR. R., 1793–1860, Anatom, Königsberg) **Bündel**: ↑ Musculi pectinati. – **R.* Tasche**: *embryol* taschenförm. Vertiefung der grübchenförm. Adenohypophysenanlage im Dachteil der ektodermalen Mundbucht. Fakultativer Bildungsort eines Kraniopharyngioms (= R.*-Erdheim* Tumor). – **R.* Zyste**: kolloidgefüllte Kammerung der Pars intermedia der Hypophyse infolge bindegeweb.-epithelialer Septierung der aus der R.* Tasche hervorgegangenen Hypophysenhöhle.

Ratin-Bazillus: Salmonella enteritidis var. DANYSZ als Vergärungsabart; seltener Enteritis-Erreger.

Rationalisierung: (E. JONES 1908) *psych* in der Psychoanalyse das logisch-vernünft. Erklären eines – an sich nur irrational begründbaren – Vorganges (z. B. von Handlungen mit triebhaftem, unbewußt bleibendem, für das Über-Ich aus moral. Gründen inakzeptablem Motiv). Kein Abwehrmechanismus, sondern Ausdruck der Suche nach plausibler Begründung für versch. Erscheinungen der Abwehr. Verstärkte R. ist obligates Sympt. der Neurose.

Ratizid: *hyg* Rodentizid (meist Kumarin-Typ) für Rattenvertilgung.

Ratlosigkeit: *path* inn. Verwirrung (Sich-den-Kopf-Zerbrechen, Gefühl der Rätselhaftigkeit etc.) des psychisch Kranken (v. a. des Schizophrenen im Krkhts.beginn) bei Hereinbrechen vieler neuer psychot. Erlebnisse. Evtl. Steigerung zu ratlos-unheiml. Angst mit plötzl. Durchbruchhandlungen (z. B. Suizid) zur Beendigung des Zustands.

Ratner* Tubus: (1961) op. in den stenosierten Ösophagus einzuführendes Rohr mit knospenförm. oberem Ende (4 durch Fäden in Faltstellung gehaltene »Blütenblätter«, die sich nach Fadenentfernen rechtwinklig einstellen u. den Tubus fixieren).

Ratnoff* Syndrom: ↑ Hagemann-Syndrom.

Ratschow* (MAX R., 1904–1964, Internist, Halle, Darmstadt) **Lagerungsprobe**: Nachweis u. Beurteilung einer arteriellen Durchblutungsstörung der unt. Extremität durch rollende Fußbewegung (1mal pro Sek.) in Rückenlage mit senkrecht erhobenen (gestützten) Beinen; bei unzureichend kompensiertem Verschluß Abblassen des Fußes, vorzeit. Ermüdung, evtl. Ischämieschmerz u. minutenlange Verzögerung der normal nach ca. 5 Sek. einsetzenden reakt. Hyperämie im anschließend abwärts gehaltenen Bein, evtl. mit bes. heftiger Nachrötung. – Auch als »**R.* Rollübungen**« zur einschläg. Ther. (2mal. Wiederholung mit zwischenzeitl. 1minüt. Aufsetzen; 3mal tgl., möglichst über Monate). – **R.* Spätödem**: im Gefolge eines »großen« Hungerödems auftret. »kleines« Ödem (nur geringer Ausdehnung); meist ohne Hypoproteinämie, mit vasoneurot. Symptn.

Ratte

Ratte, Rattus: artenreiche Nagetier-Gattung [Muridae]. Vorratsschädlinge (Allesfresser) u. Seuchenüberträger (v. a. Pest, Trichinose, murines Fleckfieber; s. a. Rattenfloh), z. B. die »Hausratte« Rattus rattus, die »Wanderratte« R. norvegicus. – Bekämpfung mit ↑ Ratiziden. – Zahlreiche Zuchtstämme als biol. u. pharmak. Versuchstiere.

Ratten|-Antidermatitis-Faktor: s. u. R.pellagra. – **R.bandwurm:** ↑ Hymenolepis diminuta. Bei Befall des Menschen unspezif. gastrointest. Beschwerden u. Diarrhö.

Rattenbiß|fieber, -krankheit, Sodoku: (WILCOX 1839) durch Rattenbiß (örtl. Entzündung mit normaler Wundheilung u. anhaltender Lymphadenitis) übertragene Infektion mit Spirillum minus. Nach Inkubation (1–3 Wo., oft ohne Prodrome) 1- bis 2täg. Fieberattacke mit Kopf-, Gelenk- u. Muskelschmerzen; 3- bis 10täg. Remissionen, Gesamtdauer 4–5 Wo. (auch 2–3 Mon.). – **atyp. R.fieber:** ↑ Erythema arthriticum epidemicum. – **R.narben:** Jargon für die nekrosebedingten Fingerkuppennarben bei der ↑ RAYNAUD* Krkht. als fast pathognomon. Zeichen einer organ. Genese.

Ratten|einheit, R. E.: im Tierversuch an der Ratte ermittelte biol. Wertzahl für Vitamine (z. B. B_1 u. B_2, ermittelt im **R.wachstumstest**) u. Hormone (z. B. Choriongonadotropin; als **R.uterus-Einh.** ca. 2 IE des Serumgonadotropin-Standards).

Rattenfloh: insbes. Xenopsylla cheopsis (»Ind. R.«) u. Nosophyllus fasciatus (»Nord. R.«) als Überträger von Pest u. Fleckfieber.

Ratten|lepra: ↑ Lepra murina. – **R.leukämie, -leukose:** v. a. experimentell durch Transplantation oder Einwkg. chem. Kanzerogene oder ionisierender Strahlen induzierte Blasten- oder chron. myeloische Leukämie; Sympte.: Hepato-Splenomegalie, evtl. Lymphome. Als Sonderform die ↑ Chloroleukämie SHAY. – **R.lungenwurm:** ↑ Angiostrongylus cantonensis.

Ratten|milbe: Ornithonyssus bacoti; geht v. a. nach größeren R.vertilgungsaktionen fakultativ auf den Menschen über (in Tropen, aber auch in Europa); ruft durch Biß sogen. **R.milbendermatitis** hervor (stark juckende papulöse Effloreszenzen, v. a. um Nabel u. an Oberschenkelinnenseite).

Ratten|ovarhyperämie-Test: biol. Schwangerschaftsnachweis durch i.p. Inj. der Harnprobe bei infantilen ♀ ♀ Ratten (Gonadotropine bewirken Hyperämie u. Blutung in die Ovarien); sehr zuverlässig. – Modifiziert von HEINZE (s.c. Inj. in die ventr. Schwanzseite: »**R.schwanztest**«).

Ratten|pellagra, R.akrodynie, R.dermatitis: schwere, bilat.-symmetr. Dermatitis (Extremitäten, um Schnauze u. Augen) der Ratte infolge Fehlens von Vit. B_6 (»R.-Antidermatitis-Faktor«) im Futter. – **R.pest:** Pest als ursprüngl. R.seuche, die dann auf den Menschen übertragen wird. – **R.tumoren:** experimentell erzeugte benigne (z. B. Fibroadenoma mammae) u. maligne Neoplasmen; i. e. S. die auf andere Ratten überimpfbaren Transplantationstumoren (in Bauchhöhle Aszites-, im Unterhautgewebe solide Form); z. B. WALKER* Karzinosarkom, FLEXNER*-JOBLING* Tumor, JENSEN* Sarkom.

Rattus: *zool* Gattungsname der ↑ Ratte.

Raubasin(in): das ↑ Rauwolfia-Alkaloid Ajmalicin.

Rauber* Zeichen: *röntg* (1944) einseit. »Konsolenbildung« an der Tibiakante bei älterem Meniskusschaden.

Raubitschek* Figur: *ophth* Strahlenfigur für die subj. Prüfung des Astigmatismus (»PASCAL*-R.* Test).

Raubwanzen: ↑ Reduviidae.

Raucedo: (lat.) Heiserkeit.

Raucher|amblyopie: tox. ↑ Amblyopie durch Nikotin. – **R.bein:** Thrombangiitis oblit. des Beines als chron. Nikotinschaden. – **R.bronchitis:** durch Tabakrauch ausgelöste oder verschlimmerte Tracheobronchitis; s. a. R.-Respirationssyndrom. – **R.gastritis:** chron. Gastritis, evtl. auch Ulkuskrankh., durch bzw. bei Nikotinabusus (mit Anstieg von Histaminspiegel u. Magensaftsekretion). – **R.herz:** durch Nikotinabusus (u. konsekut. Hypercholesterinämie) verurs. oder geförderte Koronarsklerose. – **R.krebs:** das auf die chron. Einwirkung von Tabakrauch zurückgeführte Bronchial-Ca.; als Karzinogene kommen in Frage: höhere aromat. Kw.stoffe (Typ 3,4-Benzpyren), Arsenik, radioakt. Polonium, Nickelkarbonyl, Nitrosamine. Entscheidend für das Auftreten ist das gewohnheitsmäß. akt. Inhalieren. – **R.respirationssyndrom:** chron. Pharyngo-laryngo-tracheobronchitis infolge übermäß. Tabakrauchens (v. a. Zigaretten; auch bei Passivrauchen); klin.: Husten, Heiserkeit, wenig zäher Auswurf, später Dyspnoe, trockene u. nichtklingende RG, Stenokardie (Rö.befund erst bei Komplikationen); anat.: Zilienschädigung, Epithelhyper- u. -metaplasie, Hyper- u. Dyskrinie, zunehmender Bronchialströmungswiderstand (»R.asthma«). Mögl. Folgen: obstrukt. Bronchitis-Syndrom, Lungenemphysem, Rechtsherzinsuffizienz. – **R.zunge:** Leukoplakie durch übermäß. Rauchen; Zunge rissig, mit Hypertrophie der Papillen (verdickt, weiß., warzig). – s. a. Nikotin....

Rauchfuß*: (KARL R., 1835–1915, Internist, St. Petersburg) **Dreieck:** ↑ GROCCO*-R.* Dreieck. – **R.* Schwebe(lage):** zur Ther. der isolierten WK-Kompressionsfraktur der unt. BWS/oberen LWS 6wöch. »Aufhängen« des WS-Abschnitts an einem breiten Band oder Tuch. Bewirkt schonende Aufrichtung (Reklination); anschl. meist funktionelle Ther. (nach MAGNUS u. a.).

Rauch|gase: schleimhautreizende (SO_2, Säuren, Akrolein, Formaldehyd, nitrose Gase) u. resorptiv wirkende (H_2S, Zyanverbindgn., Pyridinbasen) Gase im – v. a. CO u. CO_2 enthaltenden – Verbrennungsrauch. Vergiftungsbilder entsprechend verschieden; als **R.vergiftung** i. e. S. die einschläg. CO-Intoxikation (meist mit Bewußtseinstrübung als CO_2-Effekt).

Rauchopium, Chandu: der nach leichtem Rösten von Rohopium (weitgehende Zersetzung von Kodein, Papaverin, Narcein; Anreicherung von Morphin) mit Wasser ausgezogene, eingedickte u. über mehrere Mon. der Eigenfermentation überlassene plast. Extrakt für das Opiumrauchen.

Raucitas: (lat.) Heiserkeit.

R-auf-R-Phänomen: *kard* Koinzidenz der aus sehr später Reizbildung in einem tert. Zentrum resultierenden Kammererregung (R-Zacke) mit der nächsten regulären; die resultierende QRS-Gruppe dieses »extrasystol. Kammerkombinationsschlags« besteht aus einem recht- u. einem fehlläuf. Anteil. – **R-auf-T-Phänomen:** Koinzidenz der Kammererregung

(R-Zacke) einer sehr zeit. ventrikulären Extrasystole mit dem absteigenden T-Schenkel (vulnerable Phase) der vorhergehenden. Salvenartig gehäuft bei Myokardinfarkt (Gefahr von Kammertachykardie, -flimmern).

Rauh|-Antigen: *bakt* das ⌇R-Antigen. – **R.form,** R-Form: *bakt* typ. Kolonieform mit rauher, körn. Oberfläche u. unregelmäßig ausgezackten Rändern (z. B. bei Brucella suis; dann: »Br. para-suis«). – Selten **R.-Glatt-Dissoziation** (z. B. bei Haemophilus influenzae in Mäusepassagen).

Raum: *anat* ⌇Spatium; *physiol* ⌇Extra-, Intrazellulärraum; *embryol* ⌇intervillöser R., ⌇perionaler R.; *pulmon* toter oder schädl. R.: ⌇Totraum.

Raum|agnosie: ⌇BÁLINT* Syndrom. – **R.bewußtsein:** *physiol* ⌇Raumerleben. – **R.bild:** das beim binokularen (= steroskop.) Sehen dreidimensional wahrgenommene Objekt; s. a. Raumsehen. – **R.blindheit:** *neurol* Ausfall des visuellen Orientierungsvermögens u. des räuml. Sehens bei best. Hirnschäden. – **R.desinfektion:** die – im Rahmen der Seuchenbekämpfung gesetzlich geforderte – Entkeimung eines umschlossenen Raumes u. der darin befindl. größeren Gegenstände durch Anw. gasförmiger, versprühter oder verdampfter bakterizider Mittel u./oder durch Scheuerdesinfektion. – **R.dosis:** *radiol* integrale ⌇Energiedosis.

Raum|empfindung: *physiol* R.sinn. – **R.entwesung, -desinsektion:** Vernichtung des Kleinungeziefers in einem geschlossenen Raum durch Schwefeldämpfe, »übergift.« Gase (z. B. Zyklon-B); i. w. S. auch die Raumdurchgasung gegen Mäuse, Ratten etc. – **R.erleben:** *physiol* die Erfahrung einer dreidimensionalen Erstreckung des Wirklichkeitsfeldes; wird für »vorn-hinten« ab 4., für »oben-unten« ab 5., für »links-rechts« ab 6. Lj. auf das eigene Körperschema bezogen u. auf die Umgebung übertragen.

Raum|fahrerkrankheit: ⌇Kinetose als Auswirkung der Schwerelosigkeit; Völle- u. Druckgefühl, Beschwerden bei Kopf- u. Körperdrehbewegungen, evtl. Übelkeit, Erbrechen; s. a. Raummyopie. – **R.fahrtmedizin:** ⌇Luft- u. Raumfahrtmedizin. – **r.fordernder Prozeß:** durch Vol.zunahme Verdrängungserscheinungen bewirkender Krankheitsprozeß (Entzündung, Neoplasma) in einem fest umschlossenen Körperraum (z. B. Schädel-, Brusthöhle, Wirbelkanal).

Raum|klima: *hyg* das in einem gegen Witterungseinflüsse abgeschlossenen Raum durch Temp.profil (senkrecht möglichst nicht >3°), Oberflächentemp. der Wände sowie rel. Luftfeuchtigkeit (möglichst 40–55 %) u. -strömung (Richtung u. Geschwindigkeit) bestimmte »Klima«. – **R.myopie:** durch die Leere des Gesichtsfeldes verurs. Myopie (vermutlich infolge Akkomodationskrampfes) beim Fliegen in großen Höhen oder durch die eintön. Polargebiete; wahrsch. durch Veränderungen des O_2-Partialdrucks etc. mitbedingt. – **R.orientierung:** Wahrnehmung der eigenen Lage im Raum mit Hilfe des ⌇R.sinnes; beim Menschen bei Bewegung im dreidimensionalen Raum (Fliegen) kontrolliert durch Gesichtssinn (s. a. Raumwahrnehmung) u. Gravirezeptoren (entfällt bei Schwerelosigkeit); vgl. Raumerleben. – **R.parasitismus:** Parasitismus mit Teilschädigung des Wirtes durch Wachstum oder starke Vermehrung (Verdrängung, Verstopfung von Körperhöhlen etc.).

Raum|schwelle: *physiol* Maß des räuml. Auflösungsvermögens eines Sinnesorgans; z. B. der kleinste Abstand zweier Reizpunkte auf der Haut oder im Gesichtsfeld, der gerade noch getrennte Reiz empfinden läßt; unterschieden als simultane u. sukzessive R.s (bei gleichzeit. bzw. aufeinanderfolgender Reizapplikation). – **R.sehen:** plast. Eindruck des Gesehenen durch Fusion der bds. Netzhautbilder beim Binokularsehen; n. der NAGEL* Theorie eine erst empirisch zu erlernende Fähigkeit; s. a. Raumwahrnehmung. – **R.sinn:** Fähigkeit 1) zu räuml. Lokalisation von Sinnesempfindungen (vgl. Ortssinn); 2) zu bewußter Empfindung der Lage des Körpers im Raum oder einzelner Teile zueinander durch Zusammenwirken mehrerer Sinne; s. a. R.erleben, -wahrnehmung.

Raum|vektor: *kard* ⌇Integralvektor. – **R.wahrnehmung:** die durch das Raumsehen mögl. Entfernungs- u. Tiefenschätzung als eine der Grundfunktionen des opt. Sinnes; vgl. R.erleben.

Raupen(haar)|dermatitis: durch hauttox. Substanzen u. ⌇Gifthaare best. Lepidoptera-Larven hervorgerufene stark juckende, strichförm. Erytheme, Quaddeln u. Bläschen. – **R.iritis:** s. u. Iritis. – **R.konjunktivitis,** Conjunctivitis nodosa s. pseudotuberculosa: heft. Konjunktivitis (bzw. Ophthalmie) mit Bildung graugelber Knötchen (»Pseudotrachom«) durch eingedrungene Haare v. a. des Pinienspinners.

Raupin: das ⌇Rauwolfia-Alkaloid Sarpagin.

Rausch: 1) *psych* leichter Grad von Trunkenheit; i. w. S. jeder rasch vorübergehende Zustand einer – meist – beglückenden Erregung durch Erlebnisse oder durch ⌇Rauschgifte, z. B. Opium-, Haschisch-, Alkohol- (einschl. des pathol. R.), LSD-Rausch (⌇Rauschinhalt, -verlauf). – 2) *anästh* ⌇Rauschnarkose.

Rausch|analyse, -behandlung: *psychiatr* ⌇Psycholyse. – **R.brand:** sepsisähnl. Infektionskrkht. bei Rind u. Schaf durch Clostridium chauvoei sive feseri (»R.b.bazillus«); gashalt. Phlegmonen in Haut u. Muskulatur; Impfprophylaxe u. Serumther. möglich. – **R.brot:** durch Samen von Lolium temulentum verunreinigtes Brot (⌇Lolismus). – **R.drogen, -mittel:** rauscherzeugende Stoffe natürl. (pflanzl. u. tier. Drogen u. deren Wirkstoffe) u. synthet. Herkunft; wegen Gefahr der ⌇Suchtstoffabhängigkeit auch »Suchtmittel«, wegen der tox. Nebenwirkgn. bei mißbräuchl. Anw. auch R.gift genannt.

Rauscher* Leukämie-Virus: (1962) Oncorna-Virus, das bei Mäusen eine Retikulumzell-Leukämie erzeugt.

Rauschgift: s. u. R.drogen. – **R.delikt:** unter Wkg. von Rauschdrogen vollführte Straftat. Strafrechtl. Verantwortlichkeit u. a. vom Grad der Suchtstoffabhängigkeit (z. B. bei Beschaffungsdelikt) bestimmt. – Bei der **R.psychose** (als Folge meist chron. Genusses) können die Sympte. (Delirien o. a. psychot. Zustände, meist mit Halluzinationen) sowohl nach Entzug als auch bei fortgesetzter Einnahme auftreten.

Rausch|inhalt: die Erlebnisse während eines durch Drogen hervorgerufenen Rausches; z. B. bei LSD-Rausch v. a. opt. u. stimmungserfüllte, instinkt- u. triebgebundene Passagen; s. a. Rauschverlauf. – **R.narkose:** ⌇Chloräthylrausch. – Ähnl. Effekte mit Äther u. Divinyläther zu erreichen. – **R.pilze:** rauscherzeugende Pilze, i. e. S. einige Psilocybe-Arten u. Amanita muscaria var. mexicana. – **R.sitzung:**

psychotherap. Sitzung mit Anw. eines Halluzinogen (z. B. LSD)-Rausches.

Rauschverlauf, stagnierend-fragmentarischer: (H. LEUNER 1962) extremer Verlauf des LSD-Rausches, wobei der durch das Bewußtsein gehende Strom der Erlebnisse sich verlangsamt, bruchstückhaft wird u. schließlich ganz aufhören kann; klinisch oft als Stupor, mit Unfähigkeit zu handeln oder zu Stellungnahmen. Dagegen als »quasi-normaler R.« der szenisch-fluktuierende mit ständ. Füllung des Bewußtseins mit opt. o. a. Trugwahrnehmungen, die wie Filmszenen – von adäquaten Gefühlen begleitet – ablaufen, wobei der Betroffene zu sinngemäßen Reflexionen u. Reaktionen angeregt wird.

Rauss* Phänomen: *bakt* Eigenschaft mancher OH-Stämme von Proteus, bei 37° auf 2,5 %ig. Agar in geschlossenen Kolonien zu wachsen, jedoch bei 20–28° auf 1 %ig. Agar hauchartig zu schwärmen.

Rautek* Griff: Erste-Hilfe-Griff bei Bergung eines Bewußtlosen durch einen einzelnen Helfer: Griff von hinten unter den Oberarmen des – evtl. zuvor in sitzende Stellung gebrachten – Verletzten hindurch an einen unverletzten Unterarm, der rechtwinklig vor den Oberbauch abgewinkelt wird. – Über kurze Strecken auch als Transportgriff geeignet. – **R.* Lagerung:** einfache Seitenlagerung eines Bewußtlosen; da unstabil, heute weitgehend zugunsten der ↗ NATO-Lage verlassen.

Rautenberg-Faktor: ↗ Antigen Kp^b.

Rautengrube: ↗ Fossa rhomboidea. – **Rautenhirn:** ↗ Rhombencephalon.

Rauwolfia, Rauvolfia: nach dem Augsburger Arzt LEONHARD RAUWOLF (1540–1596) benannte Gattg. trop.-subtropischer Apozynazeen mit alkaloidhalt. Wurzel u. Wurzelrinde, z. B. die »Schlangenwurzel« R. serpentina, ferner R. tetraphylla s. canescens, R. vomitoria. Wurzeldroge, Extrakte u. Reinalkaloide (alle mit Indol-Grundgerüst, ↗ Formeln). Seit 1950 in der Schulmedizin therapeutisch angew.; Gesamtextrakt-Wirkung mit 3 pharmakol. Komponenten: Herzfrequenzminderung, zentrale Blutdruckregulierung, Sedierung (wobei ↗ Reserpin als wesentlichstes Alkaloid durch Entleerung der Noradrenalin-Speicher zugleich den Sympathikotonus senkt). – **Rauwolfin:** ↗ Ajmalin.

RAV: Rous associated virus.

Ravasini* Test (CARLO R., zeitgen. Urologe, Triest): i.v. Pyelographie als Nierenfunktionsprobe; Ausscheidung nach 8–15 Min. Hinweis auf Funktions-

Rauwolfia-Alkaloide

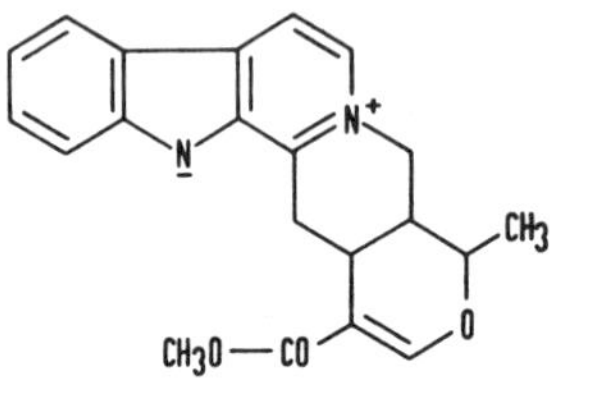

I Serpentin- oder Alstonin-Typ (starke Anhydroniumbasen)

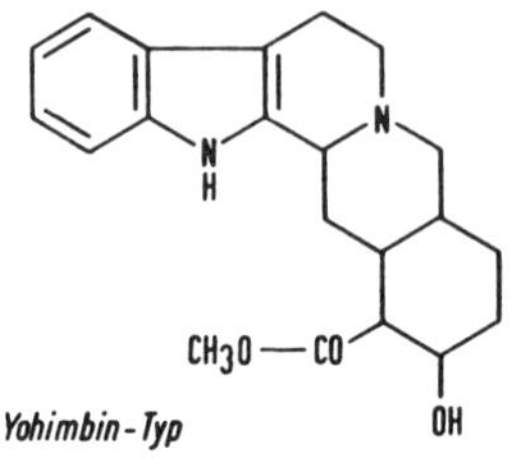

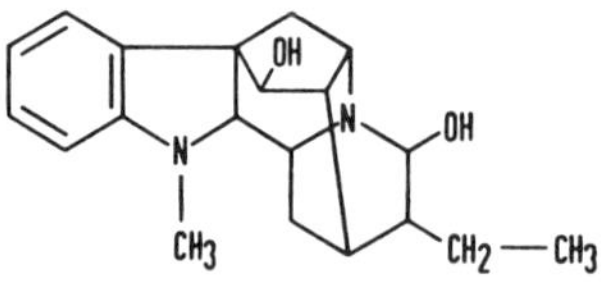

II Ajmalin- oder Rauwolfin-Typ (bas. Indolin-Alkaloide)

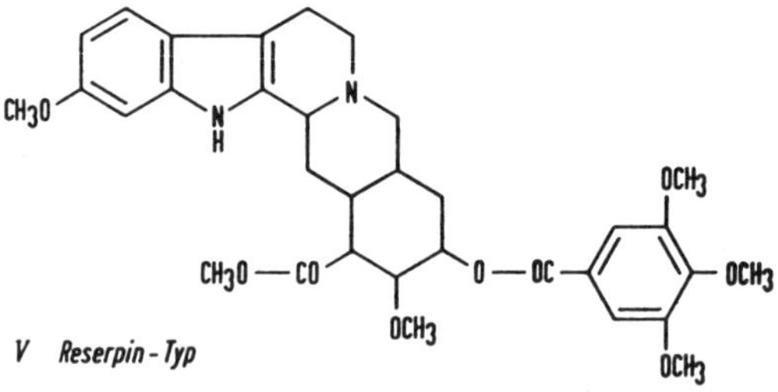

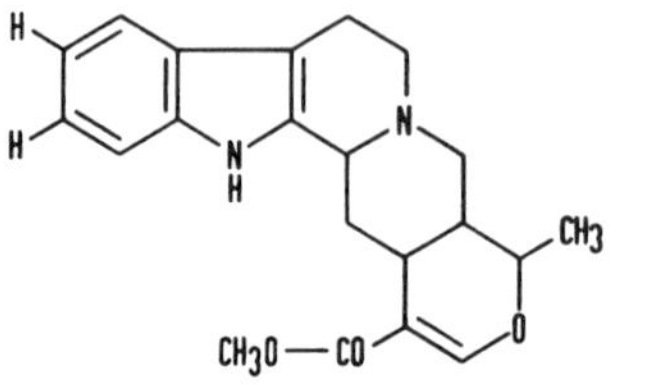

III Tetrahydroalstonin- oder Heteroyohimban-Typ (bas. tert. Indol-Alkaloide)

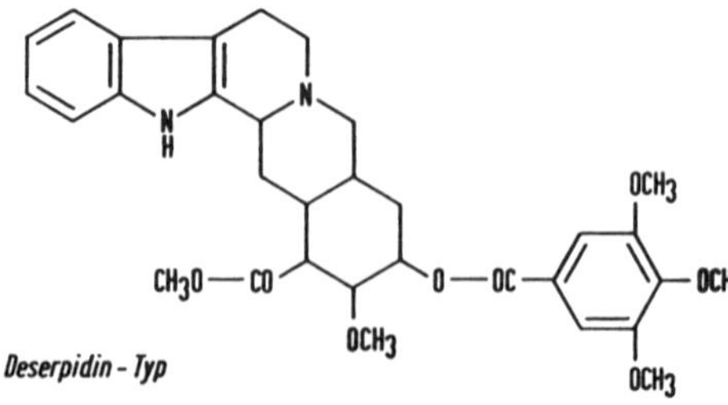

Ringbezifferung und Substitutionsstellen (—)

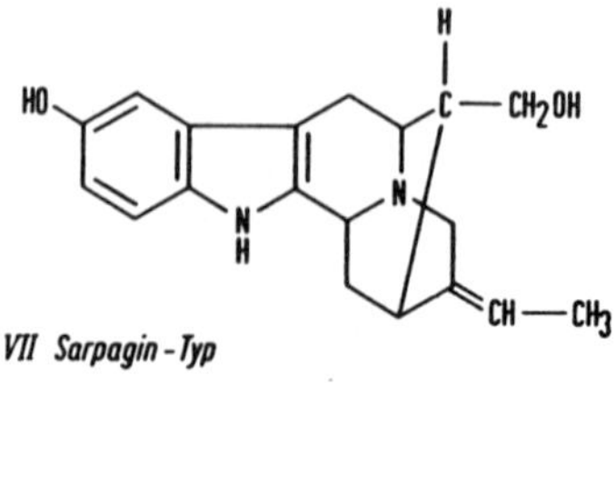

IV Yohimbin-Typ

V Reserpin-Typ

VI Deserpidin-Typ

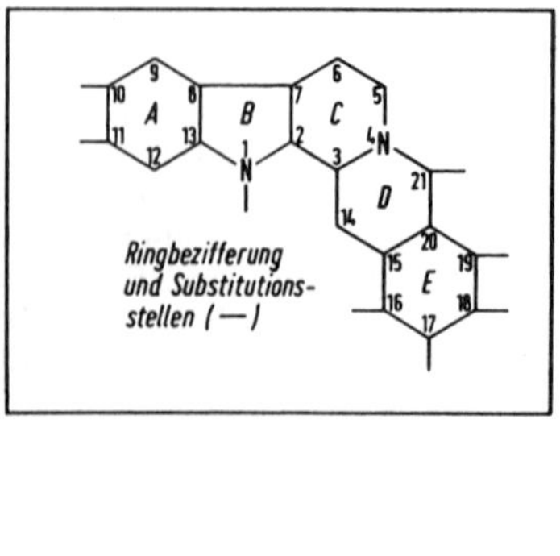

VII Sarpagin-Typ

schwäche, noch später (u. wenig intensiv) auf schwere Funktionsstörung.

Ravaut* Test (PAUL R., 1872–1934, Internist, Paris): Nachweis der Lymphopathia venerea anhand eines durch FREI AG (i.v.) ausgelösten Fieberanfalls.

Ravich* Urotensiometer: (1954) Kapillare zur Bestg. der Isostalakturie im frischen Urin; Werte abängig von spezif. Gew., bei Nephrolithiasis >69 dyn/cm erhöht.

Ravitch* Schnitt: von der Spina iliaca post. sup. ausgehende komplette Hüftgelenkumschneidung (über Leistenband, Glutäen, Trochantermassiv) als Amputationsschnitt für die Exarticulatio interilioabdominalis (= Hemipelvektomie).

Ravits* Syndrom: *derm* / GORLIN*-GOLTZ* Syndrom.

Raw* Probe: (1932) kolorimetr. Azeton-Nachweis durch Umsetzen mit o-Nitrobenzaldehyd in alkal. Lsg. (Blaufärbg. durch Indigobildung); vgl. PENZOLDT* Reaktion (1).

Rawling* Syndrom: / Flachrücken-Syndrom.

Ray* Manie (ISAAK R., 1807–1881, amerikan. Psychiater): »moralischer Defekt«, mit Fehlen höherer Wertvorstellungen.

Rayer* Krankheit (PIERRE FRANÇOIS OLIVE R., 1793–1867, Internist): / ADDISON*-GULL* Krankheit.

Rayleigh* (LORD JOHN WILLIAM R., 1842–1919, Physiker, London, Cambridge) **Anomalie**: 1) Lichtsinnstörung mit Verschiebung der max. Hellempfindlichkeit von Gelb nach Orange. – 2) / Deuteranomalie. – **R.* Gleichung** des richt. Mischungsverhältnisses von Rot (a) u. Grün (b) für die Mischfarbe Gelb (c) im NAGEL* Anomaloskop: $a \cdot L_{670} + b \cdot L_{535} = c \cdot L_{588}$. – **R.* Refraktometer**: ein Interferenzrefraktometer.

Raymond* Syndrom (FULGENCE R., 1844–1910, Neurologe, Paris): 1) Hemiplegia alternans abducens, kaud. Brückensyndrom: zentrales Pyramidenbahnsyndrom (alternierende Lähmung) infolge Läsion von Abduzenskern u. Pyramidenbahn (vor ihrer Kreuzung); mit homolat. Abduzens- u. kontralat. Hemiparese. – 2) psych. Veränderungen bei Balkenläsion: mangelnde Konzentrationsfähigkeit, bizarre Handlungen, Ausfälle des Neugedächtnisses, Persönlichkeitswandel (Gereiztheit, Unstetigkeit, Fahrlässigkeit). – 3) **R.*-Cestan* Syndrom**: oberes oder orales Brückenhaubensyndrom: zentrales Pyramidenbahnsyndrom (alternierende Lähmung) mit homolat. Abduzensausfall (Blickparese), Hemisynergie u. zerebellarer Ataxie sowie kontralat. Hemihypästhesie, meist auch -plegie; infolge Läsion zwischen Bindearmkreuzung u. Fazialiskie (FLECHSIG* u. hint. Längsbündel, Lemniscus med., Pyramidenbahn; Augenmuskelkerne u. -nerven unbeteiligt).

Raynaud* Krankheit, Gangrän (A. G. MAURICE R., 1834–1881, Internist, Paris), symmetr. Vasospasmus, sy. Gangrän: (1862) **prim.** (= echte, essentielle, idiopath.) oder **sek.** (= symptomat., auch: »**R.* Syndrom**«, »**R.* Formenkreis**«) gynäkotrope Angioneuropathie, im 1. oder »funktionellen« Stadium mit paroxysmalen, seitensymmetr. Spasmen der Digitalarterien mit initialer Blässe u. nachfolgender Zyanose u. Rötung (»3-Phasen-Ablauf«), begleitet von – evtl. stundenlangen – Parästhesien u. Schmerzen; im 2. Stadium gesteigerte Anfallsbereitschaft, Sklerödem, Nekrosen (/ Rattenbißnarben), Gangrän, Sklerodaktylie (DD: Sklerodermie!). Ätiol. der – durch exogene Faktoren (Kälte, Nässe, Vibration etc.) provozierbaren – essentiellen Form unklar; sek. Formen (nicht immer symmetr.; oft mit rel. längeren Anfällen u. häufiger Nekrosen) v. a. durch obliterierende Arteriopathien, Kollagenosen, chron. Traumatisierung, Intoxikation (As, Pb, Ergotamin etc.).

RA-Zelle: / Rhagozyt; s. a. RA.

Razemasen: die Razemisierung opt.-aktiver Substanzen (/ Razemat) bewirkende Enzyme, mit Einwirkung auf Aminosäuren, Hydroxysäuren u. KH (u. deren Derivate). Mit den / Epimerasen in einer Unterklasse zusammengefaßt.

Razemat: aus gleichen Teilen ihrer bd. enantiomeren (= optisch akt.) D- u. L-Konfigurationen zusammengesetzte optisch inakt. chem. Verbindung (Kennz.: »DL«). – Besitzt als synthet. Nachbildung eines Naturstoffs (fast stets L-Form) nur die halbe biochem., pharmakol. etc. Wirksamkeit.

razemisch: *chem* mit DL-Konfiguration (/ Razemat).

razemös, racemosus: beeren-, traubenförmig.

Rb: *chem* / **Ru**bidium.

RBE: *radiol* **r**elative **b**iological **e**ffectiveness (/ RBW).

RBF(D): / **r**enal **b**lood **f**low (**d**istribution).

RBP: / **R**etinol-**b**indendes **P**rotein.

RBV: / **R**öntgen**b**ild**v**erstärker.

RBW(-Faktor), f: *radiol* die »rel. biol. Wirksamkeit« als Unterscheidungsfaktor für Strahlenarten hinsichtl. ihres biol. Effektes. Die RBW-Dosis ist definiert durch die Beziehung: $D_{RBW} = RBW \cdot D_X$; dabei ist D_X diejen. Energiedosis, die notwendig ist, um mit der Strahlenart X unter sonst gleichen Bedingungen am gleichen biol. Objekt die gleiche biol. Wirkung zu erzielen wie mit der Energiedosis D_{RBW} der Bezugsstrahlenart (meist 200-kV-Rö- oder ^{60}Co-γ-Strahlung). – Im Strahlenschutz (Ganzkörper-Einwirkung kleiner Dosen über lange Zeiten) RBW-Faktoren international zu den Größenordnungen 1 u. 10 als »quality factors« zusammengefaßt; resultierende »Äquivalentdosis« D_q ($= q \cdot D_X$) ist in spez. Einh. / »Rem« anzugehen.

RCBF: 1) **r**egional **c**erebral **b**lood **f**low. – 2) **r**eno**c**ortical **b**lood **f**low. – **RCR**: **R**etrocardial**r**aum (/ HOLZKNECHT* Raum). – **RCT**: **R**ACE*-**C**OOMBS* **T**est (s. u. COOMBS*).

Rd: *physik* / RUTHERFORD. – **rd**: 1) / Rad. – 2) / Radiant. – **RDE**: **r**eceptor **d**estroying **e**nzyme (/ Neuraminidase). – **RD-Syndrom**: / **R**espiratory-**d**istress-Syndrom.

R.E.: **R**atten-**E**inheit. – **Re**: *chem* 1) Rhenium. – 2) / REYNOLDS* Zahl. – **RE 55(-Virus)**: Parainfluenzavirus Typ 3.

Reabsorption: / Rückresorption.

Reactio pilomotrica: / Cutis anserina.

Read* (GRANTLEY DICK=R., 1890–1959, Gynäkologe, London) **Entbindungsverfahren**: Methode zur Erzielung einer schmerzarmen »Geburt ohne Furcht« durch Aufklärung über die Geburtsvorgänge sowie Schwangerengymnastik, Entspannungsübungen, Atemtechnik etc. – **R.* Operation**: Blasenhalshebung (mittels Faszie) bei inkompletter Harninkontinenz der Frau.

Read* Flüssigkeit: *bakt* modifiz. WILSON*-BLAIR* Nährmedium (1) zur Anreicherung von Choleravibrionen aus Stuhlprobe u. Abwasser.

Read* Formel (JAY MARION R., geb. 1889, amerikan. Arzt, San Francisko): zur ungefähren Berechnung einer Grundumsatzerhöhung (in %): 0,75 x (Pulsfrequenz + [0,74 x Blutdruckamplitude]) − 72. − vgl. LÖHDE* Formel.

Readaptation: **1)** »Wiederanpassung«, z. B. als poststimulator. Adaptation, Rehabilitation. − **2)** Rückbildung eines Adaptationszustandes.

Reader* Syndrom, Sy. der Kavernosus-Loge: ↑ Gesichtsneuralgie (Trigeminusbereich) mit simultaner Miose u. leichter Ptose mit Enophthalmus (seltener mit Exophthalmus) bei Irritation der in der Wand des Sinus cavernosus gelegenen Nerven.

Reafferenzprinzip (Holst*): *physiol* (1950) hypothet. Funktionsprinzip v. a. motorischer Reaktionen: Zugleich mit dem zentralen motor. Kommando entsteht im ZNS ein Erregungsabbild (»Efferenzkopie«), während die motor. Handlung ein afferentes Erregungsmuster (»Reafferenz«) liefert; Abweichungen zwischen bd. Mustern ziehen Modifikation des motor. Kommandos nach sich; im Falle der Musterdeckung ist die Handlung abgeschlossen.

Reagens, Reagenz (Mz.: Reagentien bzw. Reagenzien): chemisch definierter Stoff, der sich mit anderen Stoffen durch eine − im allg. wahrnehmbare − Reaktion umsetzt (»reagiert«). − **R.glas**: dünnwand., röhrenförm. Gefäß (aus rel. thermoresistentem Glas) mit rundem oder kon. Boden zur Durchführung kleinerer chem. oder serol. Reaktionen (z. B. GRUBER*-WIDAL* Reaktion). − **R.papier**, Charta exploratoria: mit einem Indikator präpariertes Papier; z. B. als ↑ Teststreifen.

Reagibilität: Reaktionsfähigkeit (i. w. S. auch deren Modus, Muster etc.).

Reagine: AK der IgE-Klasse mit ausgeprägter Gewebsaffinität; verantwortl. für die Überempfindlichkeitsreaktionen (Allergie) vom Soforttyp (↑ Reaktionstypen, s. a. Tab. »Immunreaktion«). Nachweis in vivo durch Haut- u. Schleimhauttest (Skarifizierung, i.c. Inj., Ophthalmoreaktion), Allergen-Inhalation u. -Ingestion, ↑ PRAUSNITZ*-KÜSTNER* Test; in vitro durch Doppelschicht-Leukozytenagglutination (AUGUSTIN), Histamin-Bestg. in Leuko, Leukozyten-Degranulationstest.

Reaktanz: *physik* s. u. Impedanz.

Reaktion: Gegen-, Rückwirkung; *chem* die − meist durch Reaktionsgleichung darstellbare, u. U. durch **Reaktionsbeschleuniger** (↑ Katalysatoren) beeinflußbare Umsetzung zwischen chem. Stoffen (»Reaktionspartner«) unter Bildung neuer End- oder Reaktionsprodukte; u. a. als monomolekulare, bimolekulare (= R. 2. Ordng.), endo- u. exotherme, Indikator-Reaktion. − Ferner Bez. für die durch den pH-Wert definierbare saure, alkal. oder neutrale Eigenschaft (= **aktuelle R.**) einer Flüssigkeit. − *physik* Kernreaktion. − *physiol, path* Antwort des Organismus oder eines seiner Teile auf einen endo- oder exogenen körperl., seel. oder vegetat. (sympatho- oder parasympathotropen) Reiz; s. a. Reflex. Unterschieden als Allgemein- u. als ↑ Herdreaktion, ferner als ↑ ergotrope, konsensuelle, überschießende, *neurol* ↑ myasthen., myoklon., myospast., *serol* ↑ anamnest., anaphylakt., anaphylaktoide, Epikutan-, Intrakutan-R., *allerg* ↑ Früh-, Spät-R., *baln* ↑ Bade-R., hämat ↑ aregenerative, lymphat., myeloische, retikulohistiozytäre, leukäm. R. (↑ Leukämoid). − *psych* die Reizbeantwortung durch das ZNS (u. seine Funktionen), z. B. als biol. R. auf best. Stoffwechselvorgänge (einschl. der akuten exogenen Reaktionstypen BONHOEFFER), als psychol. R. die seel. Abweichungen i. S. von Kausalreaktion (K. SCHNEIDER), reakt. Abnormität (HELLPACH), »verständl. R.« (K. JASPERS) sowie die ↑ exaltative, hypochondr., hyster., paranoide, schizophrene, sensitiv-paranoische (= sensitiver Beziehungswahn), expansiv-paranoische R. (↑ Querulentenwahn) etc.

Reaktions|bildung: (S. FREUD 1905) *psych* unbewußter Abwehrmechanismus durch Bildung sozial wertvoller Verhaltensweisen u. Interessen, die einem verdrängten Triebwunsch entgegengesetzt sind; z. B. Ekel anstelle oral-sexueller Wünsche, Schamgefühl anstelle exhibitionist. Tendenzen. − **R.geschwindigkeit**: *chem* s. u. VAN'T HOFF* Regel.

Reaktions|kette: **1)** *genet* biochem. Reaktionsfolge, deren einzelne − korreliert, kaskadenförmig aufeinanderfolgende − Schritte von genabhäng. Enzymen gesteuert werden (↑ Translation, -skription). Mechanismus der Phänogenese polygen bedingter Merkmale; s. a. Genwirkkette, JACOB*-MONOD* Modell. − **2)** *chem* ↑ Kettenreaktion, exotherme Reaktion. − **R.konstellationen (Wuhrmann*-Wunderly*)**: Synopsis der charakterist. Befunde von Serumeiweiß, Serumlabilitätsproben (TAKATA*, Kephalin-, Thymol-, als »kleine R.kombination« auch Kadmiumsulfat- u. WELTMANN* Reaktion) u. Elektrophorese für die 9 wichtigsten dysproteinäm. Zustände (akute u. subakut-chron. Entzündung, Hepatitis, Leberzirrhose, Okklusionsikterus, nephrot. Syndrom, Malignom, γ-, β_1-Plasmozytom). − **R.krankheit**: Virus-Krkht., die auf der spezif. Reaktion des AG mit best. zellständ. oder freien Reaginen oder AK beruht (mit entsprechend heft., meist rel. späten Reaktionen des Organismus).

Reaktions|norm: *genet* Eigenschaft eines Genotyps, in Wechselwirkung mit best. Umweltfaktoren (Kombinationen) normalerweise best. Phänotypen zu entwickeln. − **R.psychose**: reaktive Psychose (↑ Situationspsychose, GANSER* Syndrom). − **R.syndrom**: *psych* ↑ Folie à deux. − **R.therapie**: ↑ Reiztherapie.

Reaktionstypen: **1)** *psych* **a)** akute exogene R.: ↑ Psychosyndrom BONHOEFFER. − **b)** sensible oder sensitive R.: Menschen mit überhöhter Empfindsamkeit u. Reizansprechbarkeit. − **2)** *allerg* als Typ I = Sofort-Typ (»immediate reaction«) die sich nach Sek. bis Min. manifestierende ↑ Frühreaktion (z. B. Urtikaria, Bronchialasthma, anaphylakt. Schock, Heufieber), mit reaginem IgE in Serum u. Haut, aber ohne C'; als Typ II (»zytotox. Typ«) u. III (»Arthus-Typ«) die ebenfalls humoral bedingten (mit IgG, IgM u. C'), nach Stdn. eintretenden »intermediären Typen«, v. a. bei Nahrungs-, Arzneimittelallergie bzw. bei Serumkrankh., auch als Teilmanifestation (Periarteriitis nodosa, Angiitis allergica, Erythematodes disseminatus, Sklerodermie etc.); ferner Typ IV (↑ »Spättyp«, »delayed reaction«) durch Immunzellen (T-Lymphozyten) mit C', erst nach Tagen manifest, z. B. als Transplantations-, Tumorabwehr-, Autoaggressionsreaktion, bei Tbk, best. Mykosen, CAPLAN* Syndrom, Kontaktdermatitis bzw. -ekzem; außerdem Mischtypen; s. a. Schema »Immunreaktion«, Abb. »Allergie«.

Reaktions|wärme: die bei chem. Reaktion freiwerdende oder verbrauchte Wärme (s. u. endo-, exotherm, Enthalpie, Entropie). – **R.zeit**: *physiol* Zeitspanne vom Auftreten eines Reizes bis zu seiner Beantwortung; Messung u. Aufzeichnung mit Geräten, die Licht- u./oder akust. Reize aussenden, die durch Drücken einer best. Taste zu beantworten sind (z. B. bei Fahrtauglichkeitsprüfung). – **R.zentrum**: *histol* durch Infektion oder körperfremden Stoff (z. B. Transplantatresorption) hervorgerufenes helles, kugel. Zentrum im sek. Lymphfollikel als wirksamer Teil des Abwehrapparates (Bildung von Abwehrstoffen; Phagozytose); histol.: Retikulum- u. freie Zellen (Lymphoblasten, -zyten, Makrophagen, Plasmazellen).

reaktiv: *physiol, psych* als Antwort auf einen körperl. oder seel. Reiz erfolgend (↑ Reaktion). – **R.bewegungen** des Körpers sind bei der hypokinet.-rigiden Form des extrapyramidalen Syndroms reduziert.

Reaktivierung: **1)** *therap* Wiederherstg. der Funktion, Beweglichkeit, Handlungsfähigkeit etc. eines Organismus oder Organs. – **2)** *path* erneutes »Aktiv-Werden« eines Krkhts.prozesses (z. B. Tbk.). – **3)** *physiol* Wiedererscheinen(lassen) eines erloschenen Phänomens; z. B. im EEG das erneute Auftreten des durch eine Erregung unterdrückten α-Rhythmus beim Öffnen u. Schließen der Augen. – **4)** *labor* erneutes »Positiv-Werden« einer serol. oder chem. Reaktion. – **5)** *biochem* Renaturierung von Enzymen. – **6)** *zytol* Aufhebung (Minderung) zell-letaler oder mutagener Effekte eines Agens durch Nachbehandlung mit einem oder mehreren anderen Agentien (= multiple R. = Mehrfach-R.).

Reaktivität: **1)** Reaktionsfähigkeit. – **2)** Veränderlichkeit unter dem Einfluß von Umweltfaktoren (z. B. die des EEG). – **3)** *radiol* »Strahlenempfindlichkeit« eines Gewebes.

Realangst: (S. FREUD 1926) obj. Angst vor der konkreten Wirklichkeit; wird mit Flucht, Verteidigung oder Angriff beantwortet; geht bei stärkeren Angstzuständen (z. B. Panik) evtl. völlig verloren.

Realisations|phase: *onkol* die Zeit vom Entstehen der ersten Tumorzellen (bzw. Absiedlung) bis zur klin. Manifestation. – **R.prozeß**: *onkol* s. u. Zweiphasen-Theorie.

Realitätsbewußtsein: die wache, erkennende Zuwendung an die konkrete Dingwirklichkeit; bei Psychose, Intoxikation, organ. Hirnschädigung abgeschwächt bis erloschen.

Realstrukturen: *histol* artefaktfreie, lebendecht erhaltene Strukturen eines Präp. (weitgehend nur bei elektronenmikroskop. Präparationstechnik).

Real-time-Technik: s. u. Ultraschalldiagnostik.

Reamputatio(n): *chir* ↑ Nachamputation. – **Reanastomosierung**: Wiederherstg. der temporär aufgehobenen Kontinuität eines Hohlorgans (z. B. des Darmes bei Anus praeter).

Reanimation: alle Erste-Hilfe- u. klin. Maßnahmen zur Wiederbelebung bei akutem Herz- u./oder Atemstillstand. **Kardiale R.** durch Herzmassage, Defibrillation u. Maßnahmen i. S. der Schockther.; **respirator. R.** durch künstl. ↑ Beatmung (nach Freimachen der Atemwege; manuell oder – besser – apparativ, als Mund-zu-Mund-, Mund-zu-Nase-Beatmung; in stabiler Seitenlage u., falls nicht kontraindiziert, unter Herstg. eines hirnwärts gerichteten hydrostat. Strömungsgefälles); s. a. Wiederbelebungszeit, Respiratorhirn. Nachfolgend stets definitive (ätiotrope) Maßnahmen erforderlich, optimal im spez. **Reanimationszentrum** (↑ Intensivstation). – **Reanimator**: »Wiederbeleber« (↑ Beatmungsgerät).

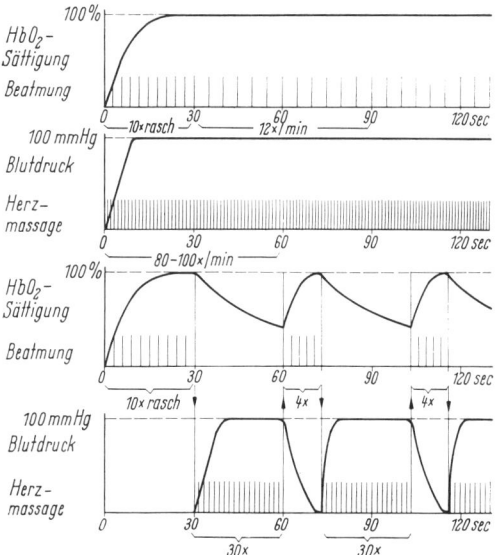

Reanimation: HbO$_2$- u. Blutdruckwerte bei Insufflationsbeatmung u. Herzmassage gleichzeitig durch 2 (↑ obere bd. Kurven) oder abwechselnd durch 1 Helfer.

Reankylose: Ankylose-Rezidiv nach mobilisierender Op. (z. B. nach Stapes-Mobilisation). – **Reapplikation (der Netzhaut)**: bei Ablatio retinae die Wiederherstg. des natürl. Zusammenhangs zwischen Sinnesepithel u. Pigmentschicht der Aderhaut; vgl. Replantation. – **Reattachment**: *dent* Wiederanwachsen der Gingiva an die Zahnhartsubstanz als Therapieziel bei Parodontopathie.

Réaumur* Skala (RENÉ-ANTOINE FERCHAULT DE R., 1683–1757, französ. Physiker u. Biologe): erste Temp.skala mit dem Eispunkt als 0-Punkt; Fundamentalabstand in 80 Grade unterteilt, so daß n° R = $^5/_4$ n° Celsius.

Reber* Sehkarte: *ophth* Bilder-Sehprobentafel für Kinder u. Analphabeten.

Rebound-Effekt, Rückpralleffekt (HOHLWEG): überschießende Gonadotropin-Produktion des HVL nach temporärer Hemmung (»Bremseffekt«) durch einschläg. Steroidhormongaben (↑ »Bremstherapie«). – Als ähnl. unerwünschter Effekt z. B. das gehäufte Auftreten von Embolien nach vorzeit. Absetzen einer Antikoagulantien-Ther. – vgl. *neurol* Rückstoß-Phänomen (2).

Rebuck* Test: (1954/55) *pharm* »Hautfenster-Methode« zur Wirkungsprüfung von Kortikoidsalben an artifiziellen Entzündgn. anhand der Makrophagenalterationen im Exsudat.

Rec.: *pharm* Recipe. – **rec.**: recens, recenter.

Récamier* (JOSEPH CLAUDE ANTHELME R., 1774–1852, Chirurg, Paris) **Kürette**: löffelförm. Uterus- (scharf u.

Récamier* Operation

stumpf) bzw. Plazenta-Kürette (stumpf, größer). – **R.* Operation**: (1829) die später (1892) von PÉAN modifiz. vaginale ↑ Hysterektomie. – **R.* Zeichen**: ↑ Hydatidenschwirren.

recens, rezent: frisch. – **recenter paratum**: *pharm* latein. Rezepturanweisung »frisch bereitet«.

Receptaculum: *anat* »Behälter« (↑ Sinus, Fossula, Cisterna); z. B. das **R. seminis** (hint. Scheidengewölbe als Auffangort des Sperma).

Receptor| competition: »Rezeptorenwettstreit«, d. h. die Konkurrenz heteroaffiner – synergistisch oder antagonistisch wirkender – Pharmaka (i. w. S. auch anderer chem. Substanzen, AK, Viren etc.) um die Besetzung biologischer Rezeptoren (wobei außer der Affinität auch die Konzentration von Bedeutung ist). – **R.-destroying enzyme**, RDE: die den Rezeptor der Erythrozyten für Influenza-Viren zerstörende ↑ Neuraminidase.

Recessus: *anat* Vertiefung, Ausbuchtung, Tasche (s. a. Sinus, Ampulla, Fossa); z. B. **Rec. camerae post.** (↑ KUHNT* Raum), **Rec. capitis** (*röntg* ↑ Abb. »Hüftarthrographie«), **Rec. cochlearis** *PNA* (Vertiefung des knöchernen Labyrinthvorhofes unterhalb des Rec. sphaericus; Eingang in die Schnecke), **Rec. colli** (*röntg* ↑ Abb. »Hüftarthrographie«), **Rec. costodiaphragmaticus** *PNA* (»Sinus phrenicocost.; der keilförm., nur bei tiefster Einatmung von der Lunge ausgefüllte Spaltraum zwischen Pleura cost. u. diaphragmatica: »Zwerchfell-Rippenwinkel«), **Rec. costomediastinalis** *PNA*: der keilförm., nur bei tiefster Einatmung von der Lunge ausgefüllte Spaltraum zwischen vord. Pleura cost. u. mediastin.), **Rec. duodenalis** *PNA* (= Rec. duodenojejunalis s. duodenomesocolicus; je eine unt. u. obere Bauchfelltasche li. von der Flexura duodenjejun. hinter der Plica duodenalis inf. bzw. sup.), **Rec. ellipticus** *PNA* (= Rec. utriculi; flache Vertiefung im Vorhof des knöchernen Labyrinths, für den Utriculus), **Rec. epitympanicus** *PNA* (= Epitympanum, Attikus; kuppelart. Ausbuchtung der oberen Paukenhöhle, in der Hammerkopf, Amboßkörper, Ligg. mallei u. incudis sup. sowie der Zugang zum Antrum mastoideum liegen), **Rec. glenoidalis** (*röntg* zirkuläre Ausbuchtung der Hüftgelenkhöhle an der Außenseite des Labrum acetabulare; bei ↑ Hüftarthrographie a.p. nur am Ober- u. Unterrand sichtbar), **Rec. ileocaecalis** *PNA* (je eine Bauchfelltasche unterhalb u. oberhalb der Ileumeinmündung ins Zäkum), **Rec. inferior omentalis** *PNA* (Ausstülpung des Vestibulum bursae omentalis nach kaudal zwischen Magen u. Pankreaskörper; führt in die Bursa, **Rec. infraorbicularis** (*röntg* ↑ Abb. »Hüftarthrographie«), **Rec. infundibuli** *PNA* (trichterförm. Ausbuchtung des III. Hirnventrikels in den Hypophysenstiel), **Rec. intersigmoideus** *PNA* (Bauchfelltasche li. vom Mesocolon sigmoideum), **Rec. lat. ventriculi quarti** *PNA* (= Rec. fossae rhomboideae; paar. lat. Ausstülpung des IV. Ventrikels handschuhfingerförmig um den Pedunculus cerebell. inf. ventralwärts; endend mit dem For. Luschkae), **Rec. lienalis** *PNA* (Bursa-oment.-Bucht zum Milzhilus), **Rec. ligamenti teretis** (*röntg* ↑ Abb. »Hüftarthrographie«), **Rec. membranae tympani** *PNA* (die 3 »Trommelfelltaschen«; vorn u. hinten zwischen der Plica malleol. ant. bzw. post. u. Trommelfell, oben als PRUSSAK* Raum zwischen Pars flaccida u. Hammerkopf u. -hals u. Amboß; bd. letzteren untereinander verbunden), **Rec. opticus** *PNA* (trichterförm. Ausbuchtung des III. Ventrikels zwischen Chiasmaplatte u. Lamina termin.), **Rec. paracolici** *PNA* (inkonst., flache Bauchfelltaschen lat. des Colon descendens), **Rec. paraduodenalis** *PNA* (Bauchfelltasche li. vom Duodenum hinter der Plica paraduoden.; Öffnung nach rechts), **Rec. parajejunalis** (»BROESIKE* Grube«), **Rec. pararectalis** (die seitl. Bereiche des DOUGLAS* Raumes), **Rec. pharyngeus** *BNA* (»ROSENMÜLLER* Rezessus«; blind endende Schleimhauttasche der Schlundwand lat.-dors. des Tubenwulstes; s. a. PERTIK* Divertikel), **Rec. pinealis** *PNA* (spitzwinkel. Bucht des III. Ventrikels in das Corpus pineale), **Rec. piriformis** *PNA* (tiefe Ausbuchtung des laryngealen Pharynx bds. zwischen Plica aryepiglottica u. Schildknorpelplatte), **Rec. pleuralis** *PNA* (die ↑ Rec. costodiaphragmaticus u. costomediastin. als Komplementärräume), **Rec. retrocaecalis** *PNA* (»TREITZ* Grube, Bauchfelltasche zwischen Blinddarm bzw. unt. Zäkokolon u. hint. Bauchwand), **Rec. retroduodenalis** *PNA* (inkonst. Bauchfelltasche zwischen oberem u. unt. Rec. duoden.), **Rec. sphaericus** *PNA* (= R. sacculi; rundl. Vertiefung vorn im Vorhof des knöchernen Innenohrs für den Sacculus), **Rec. sphenoethmoidalis** *PNA* (Vertiefung zwischen Keilbeinkörper u. oberer Nasenmuschel; mündet mit enger Schleimhautöffnung in die Keilbeinhöhle), **Rec. sup. omentalis** *PNA* (zwischen V. cava inf. u. Ösophagus aufsteigende handschuhförm., blind endende Ausbuchtung des Vestibulum bursae oment.), **Rec. supraorbicularis** (*röntg* ↑ Abb. »Hüftarthrographie«), **Rec. suprapinealis** *PNA* (kleine dors. Ausstülpung des III. Hirnventrikels zwischen Ventrikeldach u. Corpus pineale), **Rec. utriculi** (↑ Recessus ellipticus).

Rechenschwäche: *psych* Schwierigkeiten beim Erlernen einfacher Rechenvorgänge trotz vorhand. Intelligenz; Analogon zur Lese- u. Schreibschwäche (auch gemeinsames Vork.).

Rechteck(impuls)strom: farad. Strom mit steilem Anstieg u. Abfall u. dazwischen konst. Plateau; ↑ Reizstrom.

rechts...: s. a. dextr(o).... – **R.äugigkeit**: Bevorzugung des re. Auges beim Sehen. – **r.drehend**, dextrogyr, d: *chem* Eigenschaft opt.-aktiver Verbindngn., die Ebene linear polarisierten Lichts nach rechts (»im Uhrzeigersinn«) zu drehen. Symbol: (+), früher auch D-, d-. – **R.händigkeit**: schnellere u. exaktere Ausführung feinster koordinierter Bewegungen mit der re. Hand; s. a. Dexteralität.

Rechts(herz)|belastung: Widerstands- (bei Pulmonalstenose, pulmonaler Hypertonie) oder Volumenbelastung (Vorhof-, seltener Ventrikelseptumdefekt, Rezirkulationsvitium) des re. Herzens. Führt zu reakt. Hypertrophie des Ventrikelmyokards u. bei deren Versagen zu myogener ↑ R.dilatation. – **R.dekompensation, -versagen**: Erliegen der autonomen kompensator. Mechanismen des re. Ventrikels bei ↑ R.insuffizienz. – **R.dilatation**: Erweiterung des re. Ventrikels als Ausdruck der R.insuffizienz bei chron. Vol.belastung (Vorhofseptumdefekt), R.hypertrophie oder Myokardschädigung; Sympte.: hebender, im Rö.bild vergrößerter re. Ventrikel; EKG wie bei R.hyptertrophie (häufiger mit QRS-Verbreiterung). – **R.hypertrophie**: Arbeitshypertrophie des re.-ventrikulären Myokards infolge chron. Mehrbelastung bei Hypertonie im kleinen Kreislauf (schwere parenchymatöse u. chron. obstruktive Lungenerkrn., Pulmonalsklerose) oder Durchflußerhöhung (Vorhof-, Ventrikelseptumdefekt). Sympte.: evtl. hebender re. Ventrikel, betonter 2. Ton über der – auch im Rö.bild zus. mit der re. Ausflußbahn betonten – Pulmonalis, im EKG überhöhtes R in (II u.) III, aVR, V_{1-2} u. re. präkordialen Abltgn., flaches biphas. oder neg. T in (II u.) III u. V_{1-3}, ST-Senkung in II, III u. V_{1-2}. – **R.hypoplasie-Syndrom**: angeb. Unterentwicklung des re. Ventrikels, meist kombin. mit großem Vorhofseptumdefekt u. rechtsseit. Klappenanomalien. – **R.insuffizienz**: Unfähigkeit des re. Ventrikels, einen den Erfordernissen entsprech. Blutauswurf zustande zu bringen bzw. den venösen Rückfluß des großen Kreislaufs aufzunehmen; v. a. als Folge von degenerativer oder entzündl. Myo- u. Endokarderkr., angeb. Herzfehler, Koronaropathie; s. a. Abb. »Cor pulmonale«. Sympte.: Stauung im großen Kreislauf, erhöhter zentraler Venendruck, Leberstauung (bis akute Stauungsnekrose), Einflußstauung an Hals u. Armen, Ödeme (bes. an unt. Extremitäten), Aszites, Stauungsgastritis, evtl. Stauungsmilz. – **R.katheterismus**: s. u. Herzkatheterismus.

Rechtsichtigkeit: *opth* ↑ Emmetropie.

Rechts|kolitis: vorw. in Aszendens u. Transversum lokalisierte ulzerierende (meist granulomatöse) Kolitis. – **R.kunde**: *mediz* »Ärztl. Rechts- u. Berufskunde«, befaßt mit der rechtl. Regelung der ärztl. Berufsausübung u. den für den Arzt wicht. Rechtsfragen; Prüfungsfach der ärztl. Prüfung; vgl. R.medizin. – **R.kurve**: *neurol* s. u. Kolloidkurve.

Rechtslage|der Aorta: ↑ Arcus aortae dexter. – **R.typ**: ↑ Rechtspositionstyp.

Rechts-links|-Shunt: pathol. Übertritt von Blut aus dem re. ins li. Herz (i. w. S. auch aus einem venösen in ein arterielles Gefäß) als Folge einer ↑ Shunt-Umkehr; Leitsympt.: Mischungszyanose. – **R.-Störung (agnostische), R.-Blindheit**: Beeinträchtigung des Re.- u. Li.- Unterscheidung am eigenen Körper u. im Raum infolge Läsion der unt. Parietal- am Übergang zur mittl. Okzipitalwindung der dominanten Hemisphäre; z. B. beim Angularis-Syndrom.

Rechtsmedizin, Gerichtsmedizin, forens. Medizin: Fachgebiet der Medizin, das – gestützt auf chem., physik. u. biol. Methoden – befaßt ist mit Fragen u. Problemen, die zur Klärung medizinisch relevanter rechtserhebl. Tatbestände dienen. Prüfungsfach der ärztl. Prüfung. – vgl. Rechtskunde.

Rechts|obstipation: ↑ Aszendenstyp. – **R.pendeln, diastolisches**: *kard, röntg* verstärkte Pulsationen des re. Herzrandes bei hochgrad. Aortenklappeninsuffizienz (mit diastol. Re.verlagerung des re. Ventrikels durch den stärker gefüllten linken). – **R.(positions)typ**, -lagetyp: *kard* charakterist. EKG-Typ beim gesunden Kleinkind u. bei Rechtsherzhypertrophie; QRS in I u. aVL überwieg. neg., in III u. aVF überwieg. pos.; beim »**überdrehten R.typ**« (path. R.hypertrophie) QRS in I, II u. aVL neg., in III, (aVR) u. aVF pos.; s. a. Abb. »Positionstypen«.

Rechtsschenkelblock: *kard* vollständ. Leitungsunterbrechung im Verlauf des re. TAWARA* Schenkels oder eines seiner Hauptäste, mit Störung der Erregung des re. Ventrikels (verspätet über intakte Leitungssysteme oder myokardial vom rechtzeitig depolarisierten li. Ventrikel); EKG: QRS re.typisch u. >0,12 Sek., R präkordial-re. plump, oft gesplittert, ST-T gegensinig zu R, in V_{1-3} verspätete Ankunft des neg. Potentials. – s. a. WILSON* (Abb.), BAYLEY* Block (= Typ IV oder C), vgl. Rechtsverspätung.

Rechts|verschiebung: *hämat* Begr. des ARNETH* Leukozytenschemas für die rel. Vermehrung der reifen Zell- u. Kernformen im Blutbild; vgl. Linksverschiebung. – **R.versorgungstyp**: *kard* s. u. Koronararterien. – **R.verspätung, -verzögerung**: *kard* »partieller R.schenkelblock«, d. h. verzögerte – aber nicht blockierte – Erregungsleitung im re. TAWARA* Schenkel u./oder Kammermyokard, meist infolge Dilatation, Hypertrophie oder Koronaropathie. EKG von dem des R.schenkelblocks – bei fließenden Übergängen – nur durch geringere QRS-Verbreiterung (bis 0,12 sec) u. Fehlen der R-Splitterung unterschieden.

recidivans: (lat.) rezidivierend.

Recipe, Rec., Rp.: *pharm* lat. Rezepturanweisung »nimm«.

v. Recklinghausen* Apparat (HEINRICH V. R., 1867–1942, Pathophysiologe, München): ↑ Tonometer.

v. Recklinghausen* (FRIEDR. DANIEL V. R. 1833–1910, Pathologe, Königsberg, Würzburg, Straßburg) **Fleck**: ↑ Café au lait-Fleck bei Neurofibromatose. – **R.* Krankheit**: 1) ↑ Neurofibromatose. – 2) ↑ Osteodystrophia fibrosa cystica generalisata; als halbseit. Form das ↑ JAFFÉ-LICHTENSTEIN* Syndrom. – 3) v. R.*-APPELBAUM* Krankh.: idiopath. ↑ Hämochromatose.

Reclus* (PAUL R., 1847–1914, Chirurg, Paris) **Anästhesie**: »schichtweise Infiltrationsanästhesie« mit sukzessiver Inj. in die jeweils freigelegte anatom. Schicht. – **R.* Phlegmone**: ↑ Holzphlegmone. – **R.*-Mocquot* Operation**: doppelläuf. Anus praeter iliacus mit durch Hautbrücke getrennten Stomata. – **R.*(-Schimmelbusch*) Krankh.**: ↑ Mastopathia chronica cystica.

Recon: (BENZER 1957) *genet* »Rekombinations-Einh.«, das kleinste zwischen homologen Chromosomen austauschbare intragenische Struktursegment (ein einzelnes Nukleotidpaar der DNS-Doppelhelix).

Recoss* Scheibe: (1852) *ophth* drehbare Scheibe mit Serie verschiedener Linsen als Ergänzungsteil des Augenspiegels zum Ausgleich von Refraktionsfehlern des Untersuchers u. des Untersuchten (dessen Brechkraft dabei geschätzt werden kann).

Recovery: (engl.) »Erholungsphase«; *zytol* im zytogenet. Experiment die zwischen Ende einer klastogenen Einwirkung u. der Untersuchung (i. w. S. auch die völl. Aufhebung des schädl. Effektes); *radiol* die ↑»Erholung« im Intervall der fraktionierten Bestrahlung, i. e. S. die ELKIND* Erholung bei subletalem Strahlenschaden (Rückgang der durch die Vorbestrahlung erhöhten Reaktivität auf den Wert der unbestrahlten Zelle).

Recrudescence: (engl.) ↑ Rezidiv, i. e. S. das einer Malaria-Erkr. nach rel. kurzer Zeit (durch überlebende erythrozytäre Schizonten?); s. a. Rekrudeszenz, vgl. Recurrence. – **recrudescent typhus**: (engl.) BRILL* Krankheit.

Recruitment, Recrutement: (engl./frz.) 1) *otol* das Phänomen »Lautheitsausgleich« bei Schwerhörigkeit durch Haarzellschädigung: starke (überschwell.) Schallreize werden trotz erhöhter Hörschwelle ebenso

rect...

laut (oder sogar lauter: »Overrecruitment«) empfunden wie mit dem gesunden Ohr (= **pos. R.**, z. B. obligat bei MENIÈRE* Krankh., nach Schalltrauma). – Beim **neg. R.** ist die Lautheitsempfindung auch im überschwell. Bereich um den Betrag der Differenz der bds. Hörschwellen geringer (z. B. bei Schalleitungsschwerhörigkeit, Akustikus-Tumor). – Bestg. mit überschwell. (= FOWLER* Test) oder mit Geräusch-Audiometrie (= LÜSCHER* Test). – 2) *neurophysiol* ↑ Rekrutierungsphänomen. – 3) *zytol* das Wiedereintreten von G_0-Zellen (ohne Teilungsstoffwechsel) in den ↑ Zellzyklus; s. a. Abb.

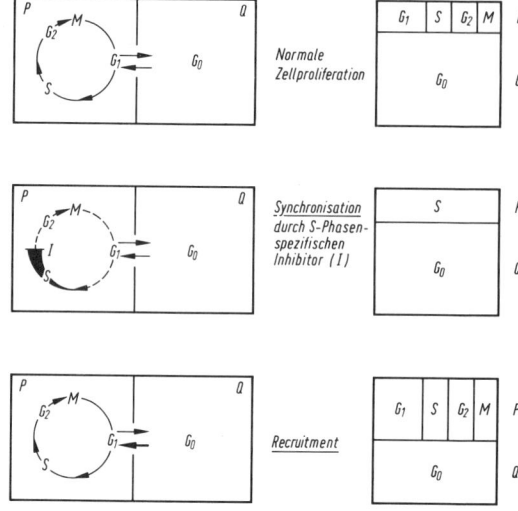

Änderung des proliferativen Verhaltens unter Zytostatika-Einwirkung.

rect(o)...: Wortteil 1) »gerade«, 2) »Rektum« (s. a. Rektal..., Rektus..., Prokt...).

rect.: *pharm* rectificatus.

rectalis: (lat.) den Enddarm (Rectum) betreffend, ↑ rektal.

rectificatissimus, rectss.: *pharm* durch wiederholte spez. Destillation von Beimengungen bes. sorgfältig gereinigt (s. a. Rektifikation). – **rectificatus, rect.**, rekt.: durch wiederholte Destillation von Beimengungen gereinigt, »rektifiziert«.

Rectum PNA, End-, Mastdarm: der das Colon sigmoideum fortsetzende (ab Höhe S_3), hinter Harnblase, Prostata u. Samenblasen bzw. Uterus u. Vagina gelegene, tänien- u. haustrienfreie, nur im obersten Abschnitt Serosabedeckte unt. Teil des Dickdarms (bis zum Anus), mit Flexura sacr. u. perinealis, Ampulla, Can. analis, Plicae transversales, Columnae u. Sinus anales (arterielle u. venöse Versorgung ↑ Abb.). – s. a. Rektum..., Rekto....

rectus: (lat.) gerade(r). – Auch Kurzbez. für ↑ Musc. rectus, z. B. **R.-oculi-Parese** (isolierte ↑ Ophthalmoplegia externa des M. r. lat. oder med. – Abduzens- bzw. Internusparese), **R.-wick** (TODD u. STATHAM 1926; »Dochtdränage« des chron. Aszites über den infrasternal abgelösten, vorn am Sakrum fixierten M. rectus abdom.).

Recuperatio: (lat.) ↑ Rekonvaleszenz.

Recurrence: (engl.) ↑ Rezidiv, i. e. S. das einer Malaria-Erkr. nach rel. langem Zeitraum (erneuter Ery-Befall durch exoerythrozytäre Formen?); vgl. Recrudescence.

recurrens: (lat.) zurücklaufend, -kehrend. – Auch Kurzbez. für Nervus re. u. Febris re. (z. B. **R. septica** als Rückfallfieber mit sept. Bild infolge Mischinfektion); s. a. Rekurrens....

recurvatus: (lat.) rückwärts gekrümmt.

red: (engl.) rot. – **r. boy:** volkstümlich für ↑ Kwashiorkor. – **R.-feed-Dermatitis:** ödematöses Erythem u. Hyperhidrosis der Finger- u. Handinnenflächen (»Lackhand«) bei Makrelenputzerinnen in den Sommermonaten (Kontaktdermatitis durch den in dieser Jahreszeit rotgefärbten Darminhalt der Fische). – **R.-moss-Dermatitis:** kleine, schmerzhafte, rasch vorübergehende Knötchen durch Einwkg. von Kristallen von Schwämmen, Pflanzen-, Seeigelstacheln, Raupenhaaren; i. w. S. auch ähnl. Bilder der Asbestdermatitis. – **R.-out:** in der Luft- u. Raumfahrt die Rotfärbung u. Einschränkung des Gesichtsfeldes (evtl. auch Bewußtseinstrübung) infolge venöser Blutstauung in Augen u. Gehirn bei neg. Beschleunigung in kaud. Richtung; vgl. Black-out. – **r. palms:** *derm* ↑ Palmarerythem.

Rede|drang: nicht unterdrückbares Bedürfnis, ständig zu sprechen; führt oft zu überstürztem Redefluß (↑ Logorrhö); u. a. akutes Sympt. der CS_2-Vergiftung. – **R.sucht:** ↑ Logomanie.

Redeker* Herd (FRANZ R., 1891–1962, Sozialhygieniker, Berlin, Bonn); (1924) das – von R.* noch als alleiniger Ausgangspunkt der Phthise angesehene – tbk. Frühinfiltrat der Lunge.

Reder* Zeichen (ALBERT RITTER R. V. SCHALLMANN, 1826–1904, Chirurg, Wien): rektaler Druckpunkt re. oberhalb der Plica transvers. bei Appendizitis.

Red-feet-Dermatitis: s. u. red.

Redia, Redie: *helminth* die 2. Larvengeneration (mit Verdauungstrakt u. ZNS) der Trematoden, hervorgegangen aus den Keimzellen der Sporozyste.

red(igatur) in pulv(erem): *pharm* latein. Rezepturanweisung »in die Pulverform zurückzubringen«.

Reditaenia taeniaeformis: *helminth* ↑ Hydatigera.

Redlich* (EMIL R., 1866–1930, Psychiater, Wien) **Zeichen:** Pupillenerweiterung mit fehlender Licht-, aber

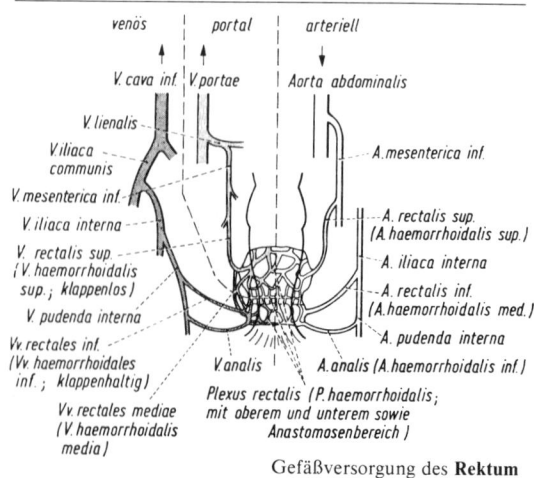

Gefäßversorgung des **Rektum**

erhaltener Konvergenzreaktion im hyster. Anfall. – **R.*(-Obersteiner*) Zone**: juxtamedulläre Durchtrittsstelle der hint. RM-Wurzel durch die Pia mater. Als rel. Enge offenbar ein Locus minoris resistentiae (hier Beginn der Hinterwurzel- u. -strangdegeneration bei Tabes dors.); vgl. NAGEOTTE* Stelle.

Red-moss-Dermatitis: s. u. red.

Redon* Drainage: Einmalgerät für kontinuierl. Saugdrainage; Vakuumflasche mit inkompressiblem Schlauch (Plastik, terminal »Augen«).

Red-out: s. u. red.

Redox-: *chem* Abk. für »Reduktion/Oxidation« (i. S. von Elektronenaufnahme/-abgabe). – **Redoxase**: ↑ Oxido-reduktase.

Redox|analyse: ↑ R.titration. – **R.enzym**: als prosthet. Gruppe an ein Protein gebundener ↑ Redoxkatalysator; s. a. Oxido-reduktasen, Flavinenzyme. – **R.farbstoff**: R.verbindung mit Farbänderung beim Übergang von der Reduktions- in die Oxidationsform (u. umgekehrt); z. B. Azurfarbstoffe (als Indikatoren), Tetrazoliumsalze (irreversibler Übergang; z. B. zum chem. u. histol. Nachweis reduzierender Substanzen u. Oxidoreduktasen). – **R.indikator**: als Indikator geeigneter R.farbstoff (z. B. Methylenblau/Leukomethylenblau), mit Farbänderung bei best. Redoxpotential oder H-Druck, z. T. auch bei pH-Änderung. – **R.katalysator**: Stoff, der Stoffe mit negativerem Potential oxidiert (bei eigener Reduktion) bzw. von Stoffen mit positiverem Potential reoxidiert wird (ausreichende Reaktionsgeschwindigkeit, wenn sein Redoxpotential zwischen denen der beteiligten Stoffe liegt); z. B. als ↑ R.enzym, -indikator. – **R.kette**: entsprechend der zunehmenden Positivität ihrer R.potentiale (↑ R.skala) in Kettenform hintereinandergeschaltete ↑ R.systeme; z. B. die ↑ Atmungskette. Bewirkt (anstelle der dir. Verbrennung des entzogenen H zu Wasser = Knallgasreaktion) eine H-Oxidation in Zwischenstufen u. Überführung des größten Teils der jeweils freiwerdenden kleineren Energiemenge durch oxidative Phosphorylierung in chem. Energie.

Redoxogramm: (H. WACHTER 1963) das nach (papier-)elektrophoret. Auftrennung der Proteinfraktionen anhand ihrer Reduktionswirkung gegenüber $KMnO_4$ (in schwefelsaurer Lsg.; Bildung proteinfixierenden Braunsteins) gewonnene Elektropherogramm (zur photometr. Abschätzung des ↑ Redoxpotentials).

Redox|potential, Elektronenübertragungspotential; durch Elektronenbewegung vom Elektronendonator zum -akzeptor im R.system erzeugte elektr. Spannung:

$$E_h = \frac{R \cdot T}{F} \cdot \ln \frac{[H^+]}{P_{H_2}}$$

(R = Gaskonst., F = FARADAY* Konstante, T = absol. Temp.). Bestg. mit R.indikatoren oder durch vergleichende Messung gegen das Potential einer normalen H_2-Elektrode (1 mol. H^+-Konz., d. h. pH = 0), das den Nullpunkt der Redoxskala angibt (in der Biochemie aber auf pH 7 bezogene Potentiale übl.: E_o'; Potentialdifferenz der H_2-Elektrode gegen pH 0 = 0,42 V); s. a. Redoxogramm. – Dir. Maß für die freie Energie einer R.reaktion; bei 1stuf. R.reaktion (Umsatz von 1 Mol Elektronen) werden pro Volt Potentialdifferenz 23 kcal entwickelt. – **R.reaktion**: die dem ↑ R.system zugrundeliegende, vom R.potential bestimmte Reaktion von Reduktions- u. Oxidationsmitteln (Elektronendonatoren u. -akzeptoren; »Oxidoreduktion«); allg. Formulierung:

$$A + H^+ \rightarrow A^+ + \tfrac{1}{2} H_2$$

(d. h. Oxidations- u. Reduktionsreaktionen sind untrennbar verbunden, da vom oxidierten Stoff abgegebene Elektronen von einem gleichzeitig reduzierten Stoff aufgenommen werden müssen). Nach Zahl der Elektronenübergänge am Molekül unterschieden als 1-, 2- usw. -stufig. – s. a. R.zyklus. – **R.skala**: Einordnung von ↑ R.systemen nach ihrem Normalpotential (E_0) oder H-Druck (rH-Wert) in eine Skala, die durch die an der H_2- bzw. O_2-Elektrode gemessenen Werte begrenzt wird (an ersterer E_0 u. rH = 0; an letzterer E_0 = 1,23 V, rh = 42; bd. Werte auf ganzer Skalenbreite gegenseitig umrechenbar). Ein System mit positiverem E_0 bzw. größerzahligem rH (d. h. größerer Elektronenaffinität) wirkt stets als Oxidationsmittel gegenüber dem mit negativerem E_0 bzw. kleinerzahligem rH. – **R.system**: System aus Oxidations- u. Reduktionsmitteln, reagierend nach dem Schema

$$\text{Reduktans} \xrightleftharpoons[\text{Reduktion}]{\text{Oxidation}} \text{Oxidans} + \text{Elektronen,}$$

wobei der Ablauf der ↑ R.reaktion vom ↑ R.potential des Systems bestimmt wird. Von biol. Bedeutung bei Energiegewinnung durch Atmung bzw. Gärung; als anorgan. Redoxsystem z. B. $Fe \leftrightarrow Fe^{2+} + 2e^-$ (Ionenbildung durch Elektronenabgabe an elektronenaffineren Stoff, z. B. Cu^{2+}), $Fe^{2+} \leftrightarrow Fe^{3+} + 1e^-$ (Ionen-Umladung); reversible Systeme (der Atmungskette; ↑ R.kette) arbeiten mit Übertragung von H ($NAD^+ \leftrightarrow NAD\text{-}H + H^+$; $FMN \leftrightarrow FMN\text{-}H_2$; Ubichinon ↔ Ubihydrochinon) oder von Elektronen (Zytochrom-$Fe^{3+} \leftrightarrow$ Zytochrom-Fe^{2+}); irreversibel u. an die Gegenwart von Dehydrogenasen gebunden sind u. a.: Pyruvat → Laktat (anaerobe Glykolyse), Azetaldehyd → Äthylalkohol (Gärung), Malat → Oxalazetat (Zitratzyklus); nur in Anwesenheit einer anderen R.verbindung reagieren z. B. Askorbinsäure/Dehydroaskorbinsäure (↑ Tab.); ferner wichtig: Zystein/Zystin.

Redoxsystem	E_o' (in V; bei pH 7)
Sauerstoffelektrode	0,81
Zytochrom a, Fe^{2+}/Fe^{3+}	0,29
Zytochrom c, Fe^{2+}/Fe^{3+}	0,26
Askorbinsäure/Dehydroaskorbinsäure	0,06
Sukzinat/Fumarat	0,02
Leukomethylenblau/Methylenblau	0,01
Malat-Oxalazetat	−0,16
Laktat/Pyruvat	−0,18
Glutathion, red./ox.	−0,24
$NADH_2$/NAD	−0,32
Wasserstoffelektrode	−0,42

Redox|titration, -analyse, Oxidimetrie: Bestg. oxidier- oder reduzierbarer Verbindgn. durch Titration mit Normal-Lsgn. oxidierender bzw. reduzierender Stoffe, z. B. $KMnO_4$ (»Manganometrie«), Jod (»Jodometrie«), Zer(IV)-salze (»Zerimetrie«), ↑ Dichromate (»Chromatometrie«), Bromate u. Jodate (»Bromato-« bzw. »Jodatometrie«). Reaktionsverlauf durch R.potentiale der Partner bestimmt; Erkennen des Äquivalenzpunktes elektrochemisch (↑ Potentiometrie), mit R.indikator oder durch Eigenindikation. – **R.verbindung**: chem. Stoff, der durch Elek-

Redox|zyklus

tronenaufnahme oder -abgabe reversibel in seine Reduktions- oder Oxidationsform übergehen kann. – **R.zyklus**: die zykl. R.reaktion; z. B. in der Magenschleimhaut im Rahmen der HCl-Sekretion wahrsch. zunächst Reduktion eines Cl$^-$-transportierenden Fe^{3+}-Komplexes durch Aufnahme eines Elektrons (aus der hiermit gekoppelten Protolyse) zu Fe^{2+} u. dadurch Zwang zu Cl$^-$-Abgabe in das Lumen; nach Reoxidation des Fe^{2+} erneute Absättigung mit Cl$^-$.

Redression: *orthop* unblut. (manuelle oder apparative) Korrektur einer Skelettdeformität (z. B. Klumpfuß, Skoliose) mit anschließ. Fixation durch Kontentivverband (oft zunächst in Überkorrektur); u. a. als **Etappen-R.** mit GOCHT* Schiene oder mit Gipsverband (durch Ausschneiden entsprech. Segmente allmähl. Umstellung), an der WS mit Gipskorsett (als Quengel- oder als Etappen-Gips: ∕ RISSER* »Localizer-Gips« bzw. »Wedging-Cast«); ferner als **modellierende R.** (allmählich kräftiger werdendes Kneten zur rupturvermeidenden Weichteildehnung) u. als **Redressement forcé** (gewaltsame Korrektur; z. B. CALOT* Verfahren bei spondylit. Gibbus, X-Beinkorrektur; vgl. Brisement forcé). – I. w. S. auch die unblut. Reposition von Knochenbrüchen oder Luxation (s. a. BÖHLER* Redressor).

Reducentia: *pharm* ∕ Abmagerungsmittel, s. a. Reduktionsdiät.

Reductio: (lat.) ∕ Atrophie.

Reduktase: reduzierendes Enzym (∕ Oxidoreduktase), i. e. S. die in der Milch (∕ Xanthinoxidase). – **17-R.-Defekt**: Störung der testikulären C$_{17}$-Hydrierung des Δ^4-Androstendion zu Testosteron infolge Enzymopathie (Mangel der entsprech. Reduktase); manifestiert als ∕ Pseudohermaphroditismus masculinus. – **R.-Test, -Probe**: 1) Pathogenitätsbestg. von Staphylococcus aureus anhand der Reduktion von Methylenblau innerhalb von 15 Min. zur Leukoform (bei apathogenen Stämmen ausnahmslos neg.); s. a. Methylenblau-Milch. – 2) analog der Milcherhitzungsnachweis (fehlende Reduktion infolge hitzebedingter Zerstörung der Xanthin-oxidase); auch mit Tetrazoliumsalzen u. a. Indikatoren durchführbar.

Reduktion: 1) *chem* ursprüngl. das »Zurückführen« eines Metalloxids in die Metallform; i. w. S. die Wegnahme von O oder Aufnahme von H (bzw. Elektronen) als Teilprozeß einer ∕ Redoxreaktion. – 2) *zytol* (WEISMANN 1887) ∕ Chromosomenreduktion. – 3) *genet* in der Phylogenese die Rückbildung eines Organs auf frühere Formen (z. B. infolge Nichtbenutzung). – 4) *chir* plast.(-kosmet.) Organverkleinerung (»Reduktionsplastik«). – Auch syn. mit ∕ Reposition.

Reduktions|atmung, intramolekulare Atmung: anaerober Abbau durch O$_2$-freisetzende Verbindgn.; s. a. Glykolyse. – **R.diät, -kost**: kalorienarme Ernährung (max. 1000 kcal, mit wenig KH, Fett, Alkohol, viel Eiweiß, Mineralstoffen, Vitaminen) zur Gewichtsreduktion, kurzzeitig auch zur DD der essentiellen Hyperlipämie; vgl. Nulldiät.

Reduktions|mißbildung: Monstrum mit Hypo- bis Aplasie von Organen. – **R.mittel**: chem. Stoff, der bei ∕ Redoxreaktion durch Elektronenabgabe den Reaktionspartner reduziert u. selbst dabei oxidiert wird.

Reduktions|plastik: *chir* s. u. Reduktion (4). – **R.probe**: chem. Nachweis von KH (z. B. Glukose) anhand der reduzierenden Eigenschaften gegenüber entsprech. Reagentien (z. B. Pikrinsäure, Ferrizyankali, Cu^{2+}). – **R.teilung**: *zytol* ∕ Meiose. – **R.zeit (des Liquor)**: die Zeitdauer, in der 0,05 mol. KMnO$_4$ vom 10fachen Vol. Liquor cerebrospin. zu gelbem Manganat reduziert wird; normal >25 Min., verkürzt bei Störungen der Blut-Liquor-Schranke, <20 Min. bei chron. Entzdg. (Syphilis, MS, Polyneuritis), Neoplasma, Barbiturat-Abusus, <5 Min. bei akuter Meningitis (aber auch bei größerer Blutbeimengung).

Redundanz: Begr. der Informationstheorie für die Menge »überflüssiger« Information. – *genet* die Kodierung derselben Aminosäure durch mehrere verschied. Codons der t-RNS infolge Übereinstimmung in einer oder 2 Basen.

Reduplikation: *zytol* Vermehrung von Zellorganellen durch Wachstum u. Teilung; i. e. S. die ident. Nachbildung ihrer genet. Strukturen (Matrizen) vor der Kernteilung durch Aufnahme von Bausteinen aus dem umgebenden Milieu (= Autoduplikationen); in der Molekulargenetik meist »Replikation« genannt. – **Reduplikationszyste**: *path* zystische Obliteration eines pathologisch als Doppel angelegten Organs.

Reduviidae: Fam. »Raubwanzen« [Heteroptera]; meist Insektenparasiten, die zuweilen auch den Menschen stechen (z. B. die »Rotwanze« Reduvius personatus). Arten der Gattgn. Triatoma, Rhodnius u. Panstrongylus übertragen ∕ Trypanosoma cruzi.

reduzierend: mit Wirkung i. S. der ∕ Reduktion; z. B. **r. Mittel** (∕ Reduktionsmittel), **r. Enzym** (∕ Reduktase), **r. Zucker** (mit Aldehyd- oder Ketogruppe in freier oder Halbazetalform, die eine Karbonylreaktion geben; s. a. Reduktionsprobe).

reduziertes Auge: *ophth* ∕ LISTING* Auge.

Reduzier|stück: *labor, anästh* Zwischenstück zur Lumenverkleinerung z. B. von Schlauchsystemen. – **R.ventil**: Druckreduzierventil am Narkosegerät.

Reece*-Turner* Einheit: (1937) biol. Maßzahl für TSH-Aktivität eines HVL-Präp., bestimmt anhand der Thyroidea-Gewichtszunahme beim Meerschweinchen.

Reed* (DOROTHY MENDENHALL R., geb. 1874, Pathologin, Baltimore) **Zelle**: ∕ STERNBERG* Riesenzelle. – **R.*-Hodgkin* Krankh.**: generalisierte ∕ Lymphogranulomatose.

Reed*-Muench* Methode: *virol* statist. Berechnung des Titers der Virus-Kontrollsuspension (ID$_{50}$, LD$_{50}$ oder TCD$_{50}$) u. des Neutralisationsindex (Verhältnis der LD$_{50}$-Titer von Virus-Kontrolle u. Virus-Serumgemisch) beim Neutralisationstest (unter Anw. der KÄRBER* Formel).

Reed*-Orr* Nährboden (WALTER R., 1851–1902, amerik. Arzt): 1) Thioglykolat-Dextrose-Gelatine-Substrat für Gasbranderreger-Kultur (u. Nachweis proteolyt. Enzyme). – 2) KH-halt. Thioglykolat-Pepton-Lsg. für Fermentationsprüfung bei Anaerobiern (Indikator: Bromthymolblau).

Reedukation: *psych* Endphase der akt. Psychoanalyse (STEKEL), in der – nach Beseitigung der pathol. Reaktionen – eine gesunde Lebensphilosophie angestrebt wird.

Reenstierna*-Ito* Reaktion: *venerol* s. u. ITO*.

Reentrance, Reentry: (engl. = Wiedereintritt) *kard* ∕ Erregungsrückkehr; s. a. Umkehr-Extrasystole

(Abb.). – Die **Reentry-Theorie** (MINES; SCHMITT u. ERLANGER; ASHMAN u. HULL 1945) erklärt die Entstehung von Extrasystolen durch Rückkehr der im betr. Herzabschnitt kreisenden Erregung (vgl. Circus-movement-Theorie).

Rees* Probe (GEORGE OWEN R., 1813–1889, Arzt, London): Albumin-Nachweis im Harn durch Fällung mit alkohol. essigsaurer Gerbsäure-Lsg.

Reese* Operation (ROBERT GRIGG R., 1866–1926, Ophthalmologe, New York): **1)** bei Glaukom Iridektomie mit konjunktivaler Deckung. – **2)** Schiel-Op. durch Vorlagerung eines – teilresezierten – geraden Augenmuskels.

Reese*(-Blodi* Krause*) Syndrom (ALGERON B. R.; FREDERICK D. B., Arlington K., Ophthalmologen, New York): (KR. 1946; R. u. B. 1950) fam.-heredit. okulozerebrales Syndrom mit multiplen – an paar. Organen bilat. – Dysgenesien (Herz, Lungen, Darm, Leber, Nieren, Genitale, Skelett); klinisch auffällig durch Augenmißbildungen (u. a. Retinadysplasie) mit Visusminderung (bis Amaurose), Lähmungen u. psych. Störungen.

Reevolution: *neurol* das »Aufwachstadium« nach einem epilept. Anfall, mit Orientierungs- u. Sprachstörungen (Echolalie, Paraphasie, Verbigeration) u. inkohärentem Denken.

Reexposition: *allerg* Wiederholung der Allergen-Exposition zur Erfolgsüberprüfung einer Desensibilisierung.

Refection: (engl. = Erholung) **1)** ⨍ Restitutio ad integrum. – **2)** bei Vit.-B-frei u. KH-reich ernährten Ratten das Verschwinden der Avitaminose-Sympte. nach Fressen ihrer eigenen Fäzes (Vit.-Synthese durch die Darmflora).

Referenzpräparate, biologische: exakt definierte Standardpräparate (AG, AK, Antibiotika, Hormone, Vit., Enzyme, Pharmaka), deren Sammlung von der *WHO* geleitet wird u. die nur in best. Instituten hergestellt u. abgegeben werden.

Refertilisierung, -sation: Wiederherstg. der männl. oder weibl. Fertilität durch Medikation (Sexualhormone) oder op. Rekanalisation von Ei- bzw. Samenleiter (z. B. Kontinuitätsresektion, Pertubation, Neoimplantation).

Refetoff*- de Wind*- de Groot* Syndrom: (1967) autosomal-rezessiv erbl. Taubheitssyndrom (Biotyp) mit angeb. oder frühkindl. bds. Innenohrschwerhörigkeit (u. evtl. Taubstummheit), Struma diffusa (mit PBJ-Zunahme, Tachykardie, allg. Hyperaktivität), Dysostosen (Pectus carinatum, Scapulae alatae, Gesichtsdysmorphie etc.) u. verzögerter Ossifikation (»stippled epiphyses«).

Reflektometrie: (KIMBEL u. M. 1954) Bestg. der Magendurchblutung anhand der – mit spez. Sonde gemessenen – Lichtreflexion der Magenwand. – **Reflektor(spiegel)**: konkaver oder – selten – planer Beleuchtungsspiegel für Untersuchung im reflektierten Licht; als Hand- (z. B. Zahn-, Augenspiegel) oder Stirn-R. (Ohrenspiegel).

reflektorisch: als Reflex ablaufend, durch Reflex bedingt; z. B. **r. Störung** (Funktionsstörung als Effekt von einem anderen – erkrankten oder verletzten – Organ ausgehender Reflexe; z. B. Schonhaltung, Reflexkontraktur).

Reflex: **1)** *opt* der von einem spiegelnden Körper zurückgeworfene Licht-Widerschein; s. a. Reflexion. – **2)** *physiol* die automat. (unmittelbare u. unwillkürl.), im allg. regelmäßig reproduzierbare neurogene Antwort eines Organgewebes (Muskel, Drüse) auf einen Reiz, dessen Perzeption (im allg. durch einen ⨍ Rezeptor) über einen ⨍ R.bogen zur ⨍ R.auslösung am Effektor (motor. Endplatte, Drüsenzelle) führt. Dient der schnellen u. optimalen Einstellung des Organismus auf die Umwelt u. dem reibungslosen Zusammenspiel der Körperteile. Unterschieden nach Reizort als **proprio-** bzw. **heterozeptiver R.** (⨍ Eigen- bzw. ⨍ Fremd-R.; s. a. dort. Abb.); nach Rezeptor als **exterozeptiver** (z. B. ⨍ Haut-, Husten-, Nies-, Korneal-, akust. Lidreflex) u. **interozeptiver = enterorezeptor. R.** (über Rezeptoren der Mukosa, Muskularis; z. B. viszeraler u. vegetat. R.); nach Verlauf des R.bogens als **direkter R.** (Reizort u. -antwort homolateral = **homonymer R.**; oder mit R.bogen über dir. Afferenzen), **kollateraler R.** (R.bogen über Kollateralen der Afferenzen; oft vom Effekt der prim. Fasern abweichend infolge antagonist. Hemmung über Kollateralen der – nur homonyme Fasern aktivierenden – Ia-Afferenzen u. über Zwischenneurone) u. **gekreuzter = diagonaler = konsensueller R.** (mit kontralat. Reizantwort; s. a. paradoxer ⨍ R.); nach beteiligtem NS als **animal.** u. als **vegetat. R.** (mit Umschaltung in ZNS oder peripheren Ggll., im allg. langsamer, auch durch Summation unterschwell. Reize auslösbar, mit Neigung zu generalis. Ausbreitung [= Wander-R.], oft als ⨍ Axon-R.; z. B. ⨍ Blasen-, Ejakulations-, Erektions-, Gefäß-, Pupillen-R. [=**vaso-** bzw. **pupillomotor. R.**]), nach Zahl der beteiligten Synapsen (s. a. R.bogen) als **monosynapt. R.** (z. B. Eigen-R.; innerhalb eines RM-Segmentes = **segmentaler R.**; s. a. H-Reflex), **oligosynapt. R.** (z. B. di- u. trisynaptisch mit 1 bzw. 2 Interneuronen, die evtl. hemmend wirken, z. B. als ⨍ RENSHAW* Hemmung) u. **polysynapt. R.** (> 3 Interneuronen, z. B. ⨍ Beuge-R.); nach dem ⨍ R.zentrum als **zentraler** u. **peripherer R.**; nach der R.antwort als **motor., sekretor.** u. **Hemmungs-R.**, als **phas.R.** (= Muskeldehnungs-R., evtl. klonisch), **tonischer R.** (ohne Adaptation der Reizantwort; ⨍ Haltungsreflex) u. **rhythm. R.** (alternierende Bewegungen auf reziproke Reize = spinale ⨍ R.automatie; *path* als alternierender ⨍ R.); nach Zahl der Effektoren als **einfacher** u. **koordinierter R.**; ferner als **angeb. u. erworbener R.** (ersterer phylogenetisch alt u. unbedingt, mit Reifung des Neostriatum verschwindend [z. B. ⨍ Brustsuch-, Greif-, Saug-, MORO*, MAGNUS* Stellreflex] oder infolge ZNS-Unreife persistierend [z. B. BABINSKI* R.]; letzterer erst mit Pyramidenbahn- u. Hirnreifung auftretend oder als bedingter R. erlernbar); als **unbedingter R.** (im allg. angeb., einfach, nicht konditioniert, mit bei gleichen Bedingungen stets gleichem Effekt) u. ⨍ **bedingter R.**; als **physiol.** u. als **pathol. R.** (R.anomalie bei organ. ZNS-Erkr., z. B. als Enthemmung phylogenetisch alter ⨍ R.synergien bei Erkr. des Pyramidensystems, als Steigerung von Eigenreflexen bei Erkr. des Tr. reticulospin., als Ausfall von Eigen- u. Fremdreflexen, als abnorme Lage- u. Stellreflexe bei EPS-Läsion; s. a. R.abschwächung, -depression, A-, Hyperreflexie). – Bes. Formen: **alliierter R.** (gemeinsamer Reflexerfolg bei Reizung zweier afferenter Nerven; Bahnungseffekt?), **alternierender R.** (spinale ⨍ R.automatie bei Querschnittslähmung, wobei jeder reflektor. Aktion eine

Reflexabschwächung

antagonist., evtl. kontralaterale folgt; s. a. R.umkehr), **epitatischer R.** (nicht unterdrückbare ton. Muskelkontraktion nach pass. Einzelbewegung oder isometr. R.zuckung; bei Chorea minor pathol. gesteigert), **klonischer R.** (als Enthemmungsphänomen nach abrupter u. anhaltender Zerrung der Ansatzsehne phas. Muskeleigen-R. mit rhythm. Aufeinanderfolge kurzer Kontraktionen u. Erschlaffungen), **myostatischer R.** (im Dienst der aufrechten Körperhaltung, z. B. ↑ Muskeldehnungs-, Hals(stell)-, Labyrinth-R., Stützreaktion; s. a. Haltungs-R.), **paradoxer R.** (Kontraktion des Antagonisten bei Versuch, einen Muskeleigen-R. auszulösen. Urs.: isolierte Tonusabschwächung des gereizten Muskels; oder Hyperreflexie des – den Reiz ebenfalls perzipierenden – Antagonisten bei Ausfall hemmender Einflüsse nach Pyramidenbahnläsion etc.; z. B. als ↑ Antikusreflex), **reziproker R.** (↑ R.umkehr), **spast. R.** (klon. oder ↑ präspast. R. bei spast. Parese infolge Pyramidenbahnläsion), **spinaler R.** (»RM-Reflex«, ohne Beteiligung höherer ZNS-Strukturen), **verlernter R.** (ohne supraspinale Kontrolle ablaufend; i. e. S. die ↑ Blasenautomatie), **viszeraler R.** (durch Reizung von Interozeptoren der Eingeweide ausgelöster ↑ vegetat. R., z. B. viszerokardial, -kutan, -viszeral). – Spez. u. path. Reflexe s. u. adjekt. Bez. (z. B. ↑ enterogastraler R.) oder Autorennamen (z. B. ↑ BABINSKI* R.).

Reflex|abschwächung, Hyporeflexie: im Vgl. zur Gegenseite oder mit Erfahrungswerten verminderte R.auslösbarkeit; z. B. bei partieller Schädigung des R.bogens, Pyramidenbahnläsion (nur Fremdreflexe), vermind. zentraler Erregbarkeit (Bewußtseinsverlust, Narkose etc.), aber auch ohne path. Bedeutung. – **R.akkommodation:** *opth* durch den mit ihr gekoppelten Konvergenzimpuls ausgelöste Nahanpassung des Auges. – **R.anomalie:** ↑ R.abschwächung, -depression, Hyper-, Areflexie; s. a. pathol. ↑ Reflex. – **R.aphasie:** ↑ Aphthongie. – **R.asthma:** Bronchialasthma durch Reizung von Endversorgungszonen sensibler Hirnnerven (z. B. in Nase, Gehörgang, Netzhaut); oft mit psych.-neurovegetat. Komponente. – **R.atelektase:** ↑ Kontraktionsatelektase. – **R.audiometrie:** ↑ Audiometrie beim Säugling anhand reflektor. Reaktionen (z. B. unwillkürl. Lidschluß) auf plötzl., ohne Distinktion perzipierte Schallreize (»R.hören«). – **R.aufhebung, gegenseitige:** Hemmung der R.auslösung infolge Mitreizung antagonistischer afferenter Nerven als Interferenzphänomen. – **R.auslösung:** Hervorrufen eines R.ablaufs durch adäquate Reizung von Rezeptoren des entsprech. R.bogens (z. B. der Muskelspindeln beim T-Reflex) oder durch elektr. Reizung der afferenten Nervenfasern (z. B. als ↑ H-Reflex). – **R.automatie:** Enthemmungsphänomen des RM, wobei kontinuierl. Reize in eine Folge automat.-rhythm. Reflexabläufe umgesetzt werden; s. a. R.stepping.

Reflex|bahn: s. u. R.bogen. – **R.bahnung:** s. u. Bahnung, R.bogen. – **R.blase:** 1) spinale R.: ↑ Blasenautomatie. – 2) intramurale R.: ↑ Blasenautonomie. – **R.bogen:** die kürzeste neuronale Verbindung, deren Erregung zum Ablauf eines Reflexes führt; besteht bei monosynapt. (Eigen-)Reflex aus Rezeptor, afferentem (= sensiblem) u. efferentem (= motor., sekretor. oder inhibitor.), am Effektor endendem Neuron als R.bahn (beim oligo- u. polysynapt. Reflex zusätzlich Interneuronen; ↑ Fremdreflex) u. dem ↑ R.zentrum (als Umschaltstelle). Von verschied. »Reglern« bah-

nend oder hemmend beeinflußt, z. B. von Pyramidenbahn, EPS, RENSHAW* Zellen (für supraspinale bzw. – präsynaptisch hemmende – spinale Beeinflussung motor. VH-Zellen als Zentrum der Muskeldehnungsreflexe), von Muskelspindeln (deren Reizschwelle von γ-Motoneuronen eingestellt wird, die über den Tr. reticulospin. aktivierende oder hemmende Impulse erhalten, ↑ Abb.). – Willkürl. ↑ Bahnung z. B. durch JENDRASSIK* Handgriff.

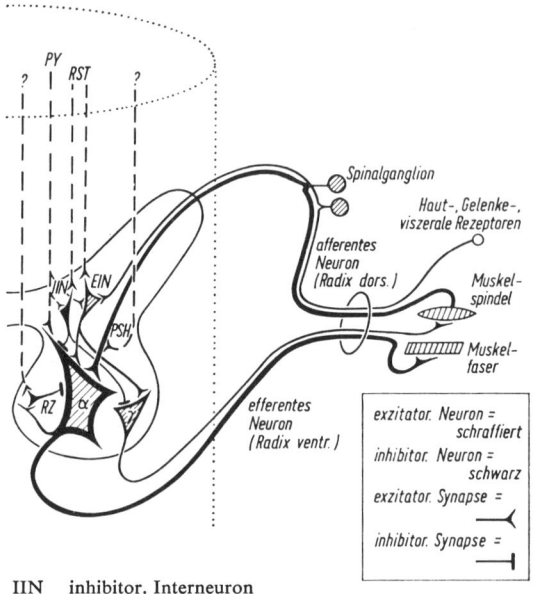

IIN inhibitor. Interneuron
EIN exzitator. Interneuron
PSH präsynapt. Hemmung.
RST Tractus reticulospinalis
PY Pyramidenbahn
RZ RENSHAW* Zelle
MS Muskelspindel
α α-Motoneuron (motor. VH-Zelle)
γ γ-Motoneuron
GS Ganglion spinale
AN afferentes Neuron (Radix dors.)
EN efferentes Neuron (Radix ventr.)

Reflex|depression: die initiale Areflexie nach vollständ. Querschnittstrennung des RM; plötzl. Ausfall der supraspinalen Erregungen bewirkt vorübergehendes Zusammenbrechen auch des spinalen Eigenapparats (»spin. Schock«); später offenbar Absinken der Reizschwelle der α-Motoneurone für afferente Erregungen. – **R.differenz:** einseit. R.anomalie als Folge einer einseit. Nervenläsion; kontra- oder homolateral (Läsion ober- bzw. unterhalb der Pyramidenbahnkreuzung). – **R.dystrophie:** sympath.-reflektorisch bedingte troph. Störungen bei Kausalgie, Brachialgie, DUPLAY*, SUDECK* Syndrom etc.

Reflex|epilepsie: E., deren Anfälle (bei anlagebedingter oder erworb. Prädisposition) durch mechan., chem., sensible, vestibuläre oder – meist – sensor. Reize der Umgebung ausgelöst werden u. nach Reizausschaltung ausbleiben; z. B. auditive, musikogene, photogene, somatosensible E.; dabei spielen emotionale Faktoren u. bedingte Reflexe eine Rolle. – **R.ermüdbarkeit:** bei wiederholter R.auslösung i. S. einer Habituation eintret. Abnahme der R.stärke u. -erregbarkeit; bes. ausgeprägt bei Komplexem, eine Hemmung einschließendem R.bogen; ferner als Ausdruck der Erschöpfbarkeit (*path* ↑ myasthen. Reaktion). – **R.erregbarkeit:** reflektor. Aktivierbarkeit von Neuronen; hoch z. B. bei geringgrad. Vordepolarisierung der potsynapt. Neuronen (leichte Überschreitbarkeit der Schwelle für Potentialbildung). – **R.erythem**: im Anschluß an roten Dermographismus durch Axonreflex ausgelöste Hyperämie der Umgebung.

Reflex|feld: ↑ reflexogene Zone; vgl. R.zone, rezeptives Feld. – **R.hammer**: zur R.auslösung benutzter langstiel. Metallhammer mit Gummikopf. – **R.hemmung**: 1) die prä- und postsynapt., i. w. S. auch die psych. ↑ Hemmung eines R., ↑ Reflexbogen. – 2) reflektorisch ausgelöster Hemmungsprozeß im ZNS. – **R.hören**: s. u. Reflexaudiometrie.

Reflexio(n), Reflektieren: 1) *physik, opt* teilweise »Rückstrahlung« einer Strahlung (Wärme-, Licht-, Rö-, Teilchen-Strahlung, aber auch elektr. u. akust. Wellen) an den Grenzflächen des Mediums, in dem sie sich ausbreitet. Als – den Brechungsgesetzen gehorchende – **reguläre** (auch: **spiegelnde, gerichtete**) **R.** an glatten Oberflächen, als **diffuse R.** (»Remission«) an rauhen Flächen, ohne bevorzugte Richtung. – 2) *psych* die subjektbezogene krit. Auseinandersetzung, bei der log. Denken u. persönl. Wertmaßstäbe die Grundlage neuer Einsichten (als Ansätze zielgerichteter Handlungen) bilden.

Reflexionsoxymetrie: photometr. Bestg. des O$_2$-Gehaltes des Blutes durch »indir. Transmissionsmessung«, d. h. durch Messen (Sonde mit Lichtquelle u. Photozelle nebeneinander) der vom durchbluteten Gewebe streureflektierten Lichtintensität; z. B. mit Fiberoptik unter Verw. monochromat. Lichtes (λ ca. 660 nm für O$_2$-gesätt., 805 nm für reduziertes Hb).

Reflex|kette: Folge mehrerer Reflexe, deren jeder den Auslösungsreiz des nächsten darstellt; z. B. Kratzreflex. – **R.kollateralen**: sensible Kollateralen der hint. RM-Säule, die eine R.ausbreitung durch Irradiation ermöglichen; s. a. kollateraler ↑ R. – **R.kontraktur**: bei chron. Schmerzzustand reflektor. Muskelhypertonie mit Kontraktur einer Extremität, oft zus. mit Paresen u. vasomotor.-troph. Störungen (BABINSKY: »physiopath. R.k.«). – **R.krampf**: tetan. oder klon. Muskelzuckungen bei Enthemmung der R.bögen, z. B. durch Strychnin (Blockade der inhibitor. RENSHAW* Zellen), Tetanustoxin, Lyssa-Viren. – Ferner der – psychogene oder extrapyramidale – **saltator. R.krampf** (= v. BAMBERGER* Krankh., »Springtic«): hüpfende, tanzende Bewegungen durch klon. Zuckungen v. a. der Wadenmuskeln, einsetzend auf Bodenberührung der Fußsohlen.

Reflex|lähmung: ↑ Hemmungslähmung. – **R.mikroskopie**: (A. WESTPHAL 1963) mikroskop. Untersuchung transparenter, durch Färbung aber reflektierender biol. Präp. im Auflicht (KÖHLER* Beleuchtungsanordnung); dabei Farbänderung der Farbstoffteilchen (Eosin z. B. grün). – **R.muster**: die charakter. Form u. zeitl. Zuordnung eines komplexen R.ablaufs. – **R.neurose**: 1) digestive R.n.: ↑ ROSENBACH* Vagusneurose. – 2) nasale R.n.: ↑ Rhinopathia nervosa.

reflexogen: 1) reflektorisch entstanden. – 2) reflexauslösend, -verstärkend; z. B. **r. Zone**: Hautbezirk oder Körperteil, dessen Reizung einen Reflex auslöst; meist mit der ↑ Reflexzone übereinstimmend; »verbreitert« (z. B. beim PSR auch das Schienbein) nur als Ausdruck verstärkter Ansprechbarkeit auf den adäquaten Reiz.

Reflexo|gramm: elektromagnet. Registrierung (z. B. mittels Elektromyographen) der Stärke u. Dauer einer reflektor. Muskelkontraktion (meist ASR). – **R.logie**: Neurophysiologie der Reflexe (Typen, Mechanismen, zentrale Verschaltung etc.). Moderne Theorien u. Erkenntnisse gehen v. a. auf I. P. PAWLOW (bedingte Reflexe) u. CH. SC. SHERRINGTON zurück (Einbeziehung der Regelungstheorie). – **R.pathie**: Reflexanomalie infolge organ. Nervenläsion.

Reflex|organ: als R.effektor fungierendes bzw. ein R.zentrum enthaltendes Organ. – **R.potential**: das elektrophysiol. Korrelat eines Reflexes; tierexperimentell z. B. als EPSP oder reflektor. Summenpotential an der Vorderwurzel ableitbar; klinisch z. B. als ↑ H-Reflex. – **R.regel** (v. Uexküll*): Im Zustand größerer Dehnung befindl. Muskeln sind leichter reflektorisch erregbar. – **R.reizrad**: (RIEDEL) Rädchen mit spitzen Nadeln, das – rotierend – durch sein Eigengew. einen reproduzierbaren Hautreiz ausübt.

Reflex|schreie: *päd* reflektor. Lautäußerungen (Affektentladungen) des Säuglings; Klangdifferenzierung (ab 5. Wo.) drückt best. Gemütsbewegungen aus. – **R.steigerung**: ↑ Hyperreflexie. – **R.stepping**: (CH. S. SHERRINGTON 1910) reflektor. Gehbewegungen beim dezerebrierten Tier; führten zur Vorstellung, daß Gehen u. Laufen nur auf spin. R.abläufen beruhen (nach moderner Anschauung ist jedoch eine zentrale Rhythmik Vorbedingung, die dann reflektorisch moduliert wird). – **R.synergie**: die reflektorische Beuge-/Strecksynergie, z. B. als spin. Automatismus nach Querschnittsläsion.

Reflex|therapie: 1) (DUBLINEAU 1937) *psych* Umziehung Verhaltensgestörter durch Bilden bedingter Reflexe (»Konditionierung«). – 2) *klin* Beeinflussung innerer Organe (z. B. Koronardurchblutung) über kutiviszerale Reflexe; ↑ Segmenttherapie, Akupunktur, Reflexzonenmassage. – **R.tod**: durch reflektor. Geschehen mitbedingter Tod, z. B. nach Schlag auf die A. carotis (über Karotissinusreflex), als Mors subita infantum; s. a. Status thymicus, Vagustod. – **R.tonus**: auf reflektor. Einflüsse zurückzuführender Muskeltonus; beim Skelettmuskel spinal bedingt, durch afferente Reize unterhalten; s. a. BRONDGEEST* Ruhetonus.

Reflex|umkehr: Umwandlung eines R.erfolges in einen gegensätzl. Endeffekt (»antagonist.«, »reziproker« R.; s. a. paradoxer ↑ Reflex), wahrsch. infolge paralleler Auslösung zentraler Erregung u. Hemmung, abhängig von Erregbarkeit der zugehör. Neuronensysteme u. Dehnungszustand der betr. Muskeln. – **R.urtikaria**: physikalisch (Druck, Kälte etc.) ausgelöste, nicht auf den Einwirkungsort beschränkte Urtikaria, evtl. mit Allg.reaktion. – **R.verlust**: ↑ Areflexie.

Reflex|zeit: Zeitraum vom Beginn des auslösenden Reizes bis zum Eintreten des Reflexerfolges; mit der Latenzzeit von Rezeptor u. Effektor, der »Leitungszeit« im afferenten u. efferenten Neuron u. der »Synapsenzeit« als Teilkomponenten. Rel. konstant bei monosynapt., variabel bei polysynapt. R.; pathol. verlängert z. B. bei Hypothyreose, Hyperkaliämie, verkürzt bei Hyperthyreose. – **R.zentrum**: für die Verschaltung des R. verantwortl. ZNS- oder Plexus-Strukturen, d. h. die Umschaltstelle vom afferenten aufs efferente Neuron als Teil des ↑ R.bogens; im RM z. B. das ↑ Centrum cilio-, ano- u. vesicospinale

Reflexzone

(↑ Defäkations-, Blasenzentrum), in der Oblongata das ↑ Atemzentrum sowie Zentren für Lidschluß, Niesen, Husten, Stimmbildung, Saugen, Kauen, Schlucken, Erbrechen, Darmsekretion, Schweißabsonderung, Körperkoordination etc.; im Darmbereich die Plexus submucosus u. myentericus.

Reflexzone: einem best. RM-Segment zugehör. Zone der Körperoberfläche, die bei Reizzuständen isosegmentaler inn. Organe reflektorisch in einen Erregungszustand gerät; meist mit der reflexogenen Zone übereinstimmend. Als **(sub)kutane R.** die ↑ HEAD* Zone, ferner **periostale R.** (s. a. VOGLER* Periostzone) u. **muskuläre R.** (s. a. MACKENZIE* Zonen), letztere mit schmerzhaftem Hypertonus (»Sperrtonus«) u. sogen. Maximalpunkten reagierend (evtl. unter Überschreitung der Segmentgrenzen), oft auch mit Myogelosen (nur selten mit Hypotonus). – Die gegen solche Alterationen gerichtete **Reflexzonenmassage** will reflektorisch die auslösenden Organe beeinflussen (s. a. Reflexther.), v. a. die Massage n. KOHLRAUSCH (rhythm. Schüttelung, Vibration oder Friktion), i. w. S. auch Bindegewebs-, Segmentmassage u. Periostbehandlung.

Reflux: (lat.) »Rückfluß« (vgl. Regurgitation); als **biliopankreat. R.** der retrograde Gallefluß in den Pankreasgang bei Papillenhindernissen; als **duodenopankreat. R.** der von Duodenalsaft in den Pankreasgang infolge Insuffizienz der Papilla duodeni (bei Neoplasma, postop.); als **duodenogastraler R.** der durch den hypotonen Pylorus, rel. häufig im Zusammenhang mit Ulcus ventriculi (wobei v. a. die Gallensalze bedeutsam sein sollen); als **gastroösophagealer R.** der von Magensaft in die Speiseröhre bei Kardiainsuffizienz (s. a. Refluxösophagitis); als **hepatojugulärer R.** der venöse Rückstrom in die - anschwellenden - Vv. jugulares nach Kompression der vergrößerten Leber als Zeichen für eine kardiale Leberstauung; als **ileoureteraler R.** der Urinrückfluß aus einer Ileumblase in den Harnleiter, als **kolopelviner R.** der aus dem Dickdarm in Harnleiter u. Nierenbecken bei Ureterosigmoidostomie (infolge Überdrucks im Kolon; ergibt evtl. Spontan-Pneumopyelogramm), als **pyelorenaler = pelvirenaler R.** (= GÜNTHER* Efflux) der Harn- bzw. KM-Übertritt aus den Nierenbecken in die angrenzende Niere, v. a. bei retrograder Pyelographie, u. zwar als ↑ Fornix-, ↑ Sinus- u. als **pyelolymphat. R.** (in Mukosa-Lymphbahnen, v. a. als Überdruckartefakt bei retrograder KM-Füllung u. bei Filariasis), **pyelointerstitieller R.** (von den Kelchenden ins Interstitium, zwischen den Pyramiden zur Konvexität, evtl. bis zur fibrösen Kapsel = **pyelokapsulärer R.**; v. a. bei Stauung u. Kathetertrauma), **pyelokalikaler R.** (Rückfluß in die Kelche bei nicht-obstruktiver Funktionsuntüchtigkeit der Kelchhalsmuskulatur, evtl. mit sek. Entleerungsstörung der Kelche; infektionsbegünstigend), **pyelotubulärer R.** (in die Tubuli via Papillenforamina; Rö.bild: büschelförm. Schatten von der Papillenspitze zur Konvexität; v. a. bei akuter Rückstauung, akuter Pyelonephritis, Nephrolithiasis, Tbk), **pyelovenöser R.** (= HINMAN* R.); in die Schleimhautvenen u. benachbarte Venensysteme; v. a. bei Kalikospasmie u. Papillitis; Rö.bild: Schatten von Kelchenden zum Nierenhilus ähnl. wie bei pyelolymphat. R.), ferner ↑ Sinus-, peripelvikales, perirenales u. periureterales Extravasat; als **uretero-ureteraler R.** bei Ureter bifidus sup. Harnrückfluß aus einem Schenkel in den anderen (u. anschließ. umgekehrt = Pendel-R. infolge Motilitätssynchronie); als **urethrodeferentialer R.** aus der Harnröhre in den Samenleiter bzw. die Samenblase (fast nur bei Genital-Tbk); als **ventrikelsystol. R.** Blutrückstrom in den Herzvorhof bei Insuffizienz einer Atrioventrikularklappe (mit systol. Refluxgeräusch); als **vesikoureteraler R.** Harnrückfluß aus der Blase in den Harnleiter (evtl. bis ins Nierenbecken = **vesikorenaler R.**; darstellbar durch ↑ R.pyelogramm), v. a. bei Schrumpf-, Aneurysmablase, neurogener Ureteritis, Mißbildung, nach Ureterozystoneostomie, oft mit typ. Refluxschmerz (Ther.: Antirefluxplastik, z. B. nach GREGOIRE).

Reflux|gastritis: s. u. duodenogastraler ↑ Reflux. – **R.ösophagitis**: Entzündung der Pars abdomin. der Speiseröhre durch Magensaftwirkung bei gastroösophagealem Reflux infolge ↑ Kardiainsuffizienz (beides als »R.krankh.« bez.); Sympte.: retrosternales Sodbrennen, saures Aufstoßen, Regurgitation; als Komplikation Ulzera, Narbenstrikturen etc. – **R.plastik**: op. Korrektur einer zu – z. B. gastroösophagealem, vesikoureteralem – Reflux führenden Schließinsuffizienz; s. a. Antirefluxplastik (Abb.). – **R.pyelogramm**: röntg Darstg. der oberen Harnwege nach Rücklauf des in die Blase applizierten KM bei vesikoureteralem Reflux (diagnostisch genutzt als sog. Rücklaufzystographie). – **R.zeit**: (BÜRGER) Zeitspanne vom Lösen einer die Hand anämisierenden Blutabsperrung (am Handgelenk) bis zum Eintritt der Handrötung zur Beurteilung der Blutumlaufzeit; normal 1–2 Sek.; bei Herz- u. Kreislaufinsuffizienz verlängert, bei Angina pectoris u. nach Herzinfarkt häufig seitendifferent.

Reformbewegung: Gesundheitsbewegung, die mit natürl. Nahrungsmitteln (»Reform-Lebensmitteln«, mit hohem Gehalt an ernährungswicht. Stoffen, günst. Zusammensetzung, bes. biol. Gewinnungsverfahren; gem. DiätVO mit den diätet. Lebensmitteln nicht ident.!) u. Lebensweisen (Freiluft, funktionelle Kleidung, Befreiung von zivilisator. Verfremdung etc.) eine Art Urzustand des menschl. Lebens schaffen will; untermauert durch Lehren von Rousseau, KNEIPP u. a.

refractus: (lat.) geteilt; z. B. ↑ Dosis refracta.

refraktär: unempfänglich, nicht beeinflußbar. – **R.periode, -phase**: bei erregbaren Membranen als **1) absolute R.phase** der Zeitraum unmittelbar nach einer Erregung, in dem die Membran infolge Inaktivierung des Na^+-Systems völlig unerregbar ist (»elektr. Refraktärität«; Membranschwelle auch mit höchster Reizintensität nicht erreichbar), zeitlich dem Aktionspotential ohne Nachpotential entsprechend (an Nervenfaser ca. 2, an Herzmuskel 200–500 msec); als **2) rel. R.phase** der einem Aktionspotential folgende Zeitraum (mit Umwandlung des Na^+-Systems in den aktivierbaren Zustand), in dem die Reizschwelle für die Auslsg. eines 2. Aktionspotentials erhöht u. die Amplitude des Potentials vermindert ist (an Nervenfasern ca. 5–10, am Herzmuskel ca. 50–100 msec).

Refraktion: *ophth* die »Brechkraft« des Auges als Verhältnis des Gesamtbrechwertes seiner opt. Teile zur Achsenlänge, ausgedrückt in Dioptrien (dpt), d. h. als Kehrwert der Entfernung des Auges vom Fernpunkt (z. B. Fernpunkt im Unendlichen = 0 dpt =

Normalsichtigkeit; 2 m vor dem Auge = –½ dpt = Myopie; 2 m hinter dem Auge = +½ dpt = Hyperopie; s. a. Abb. »Kardinalelemente«). Je nach Meßpunkt unterschieden als »Scheitel-« u. als »Hauptpunktbrechwert« (= axiale R.). Bestg. subj. mit Hilfe von Probiergläsern mit steigendem Dioptriewert († Brille[nglas-Bestg.]), obj. mit † Refraktometer oder † Skiaskop.

Refraktions|anomalie, -fehler: *ophth* † Ametropie. – **R.gesetz(e)**: † Brechungsgesetze. – **R.keratoplastik**: † Keratomyleusis. – **R.myopie**: † Brechungsmyopie. – **R.zustand**: Brechkraft des Auges in der Akkommodationsruhelage.

Refrakto|meter: opt. Instrument zur Bestg. von Brechzahlen (vgl. Scheitelbrechwertmesser für Brillengläser), u. zwar anhand des Grenzwinkels der Totalreflexion oder der Ablenkung bei streifendem Lichteinfall (z. B. nach ABBE [† dort Abb.], PULFRICH); in der Ophthalmologie zur Bestg. der † Refraktion des Auges, z. B. nach THORNER, HARTINGER, KÜHL (Prinzip: Verstellen einer auf die Netzhaut projizierten Testmarke bis zum scharfen Bild; ferner nach SCHEINER* Koinzidenzprinzip). – **R.skop**: Gerät zur Fokussierung u. Lokalisierung von Auskultationsphänomenen.

Refraktur: 1) Knochenbruchrezidiv bei zu früher Belastung. – **2) Refrakturierung**: erneutes Brechen eines in Fehlstellung verheilten Knochens zur Stellungskorrektur.

Refrigerans: *pharm* † Kühlmittel. – **Refrigeratio(n)**: Abkühlung. – **Refrigerations|lähmung**: kältebedingte Parese bei Neuritis, Muskelrheumatismus. – **R.phänomen**: † Cutis reticularis e frigore.

Refringens-Spirochäte: † Borrelia refringens.

REFSE: Russisch-Europäische † Frühjahr-Sommer-Enzephalitis.

Refsum*(-Thiébaut*) Krankheit (SIGVALD R., norweg. Arzt): (1944) seltene, autosomal-rezess. erbl. Lipoidose (Speicherung von Tetramethylhexadekansäure); mit (1. u. 2. Ljz.) zerebellarer Ataxie, atyp. Retinitis pigmentosa, Hemeralopie, Schwerhörigkeit, Polyneuropathie, Knochenanomalien, Ichthyosis, EKG-Veränderungen, Liquoreiweißvermehrung.

REG: † Rheoenzephalogramm.

Regad* Syndrom: (1932) akute u. chron. Form der Tubentorsion.

Regaud* (CLAUDE R., 1870–1940, Arzt, Paris) **Methode**: **1)** *histol* (1910) Mitochondrien-Darstg. (schwarzer Farblack) durch Fixieren mit 1%ig. Hämatoxylin-Lsg. (in Äthanol-, Wasser-Glyzerin-Gemisch), Chromierung, Färben mit formalhalt. Kaliumdichromat-Lsg. u. Beizen mit Eisenalaun. – **2)** *radiol* (1934) intrakavitäre Radium-Ther. des Kollum-Ca. mit zusätzl. Parametrien-Bestrahlg. mittels Kolpostaten. – **R.* Tumor**: das Lymphoepitheliom (»SCHMINCKE*-R.* Tumor«); i. e. S. die R.* Variante (= Überganszell- oder Transitional-Ca.) mit epithelähnlicherem Aufbau als der – mehr retikulosarkomähnl. – SCHMINCKE* Typ.

Regel: *gyn* † Regelblutung. – **R.abweichung: 1)** *kybern* im † R.kreis die Abweichung des Istwerts einer R.größe von der ihr durch die Führungsgröße vorgegebenen Norm (Sollwert). – **2)** *gyn* **R.anomalie**: s. u. † Menstruation.

Regelblutung: *gyn* † Menstruatio(n). – **erste R.**: † Menarche. – **schmerzhafte R.**: † Dysmenorrhö. – **vikariierende R.**: s. u. Blutung.

Regel|kreis: *kybern* geschlossenes (d. h. mit einem geschlossenen Informationsfluß arbeitendes), gegenüber Störungen rel. stabiles Rückkopplungssystem, bestehend aus R.strecke oder R.ort (= aufgabengemäß zu regelndes Objekt) u. dem **Regler** (= regelnde Einrichtung), der gem. einer vorgegebenen Funktion (»Führungsgröße«) über das Stellglied (»Stellgröße«) die R.strecke reguliert; eine durch deren Störung bedingte Veränderung (»Istwert«) der – konstant zu haltenden – R.größe (*biol* z. B. Körpertemp., Pupillenweite, Herzfrequenz, Blutdruck) stellt der Regler mittels Meß- u. Vergleichsglieds als Abweichung von der Führungsgröße (»Sollwert«) fest u. bestimmt danach die Stellgröße. – **Biol. R.systeme** bestehen fast stets aus mehreren miteinander in Wechselwirkung stehenden (»vermaschten«) R.kreisen. – Die **Regelung** erfolgt entweder als Festwert-R. (Führungsgröße hat konst. Sollwert) oder Programm-R. (Führungsgröße ist Funktion der Zeit [»Zeitplan-R.«] oder einer anderen physikal. Größe [»Folge-R.«]) oder Nachlauf-R. (Führungsgröße ist Funktion eines komplexen Prozesses; Voraussetzung jeder Lebensform u. der Adaptation; s. a. Kippschwingungsprinzip, Operator, kumulative † Rückkopplung, Regulation).

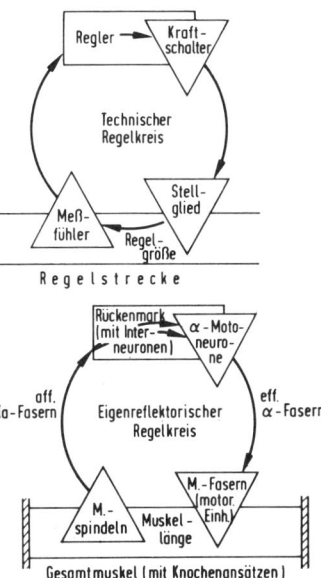

Entsprechungen zwisch dem technischen u. einem biologischen **Regelkreis**.

Regel|verzahnung: *dent* Neutralokklusion der bd. normalen Zahnreihen († Abb. S. 2058). – **R.zelle**: *histol* (JACOBI) die häufigste, gleichmäßig über die Lobuli verteilte Leberzellform mit einer best. Größenklasse (= »R.klasse«) der Kerne.

Regenbogen|(farben)sehen: † Iridopsie. – **R.haut**: † Iris.

Regenerat: das Produkt der † Regeneration.

Regeneratio(n): (lat.) *biol* Wiederbildung bzw. Ergänzung verlorengegangener Zellen, Gewebe oder Körperteile; als **physiol. R.** bei der normalen, artspezif. Erneuerung der sog. Mausergewebe; als **path. R.**

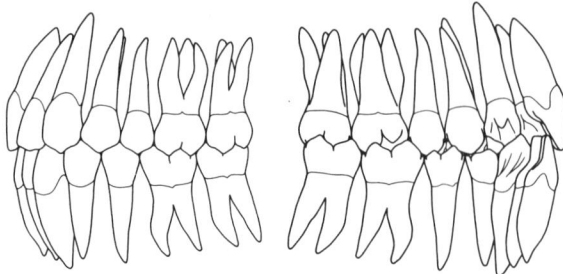

Regelverzahnung: Ansicht der linken Zahnreihen von lateral u. von medial.

nach Verlust durch Trauma oder sonst. Noxe. Fähigkeit zu R. im allg. mit fortschreit. Gewebsdifferenziertheit abnehmend, beim Menschen nur noch für best. Gewebe gegeben, z. B. Epidermis (ohne Anhangsgebilde), Mukosa, Binde-, Knochen-, Leber-, Muskelgewebe, prox. Nervenstumpf (nicht aber für Ganglienzellen, Herzmuskel, dist. Nervenstumpf). Ablauf: Ansammlung un- bzw. entdifferenzierter Zellen der Umgebung (z. B. – als **Regenerationsblastem** – pluripotente Mesenchymzellen, zugewanderte Neoblasten), Wachstum (erhöhte Mitoseaktivität), Differenzierung. – Als »**falsche**« R. die ↑ Heteromorphose; vgl. Reparation, Restitution.

Regenerations|gesetz (Weigert*): Bei Funktionsminderung oder Ausfall von Körperzellen erfolgt eine überschieß. Proliferation morphologisch u. funktionell nahestehender Zellen, die das Funktionsdefizit ausgleichen. – **R.phase**: gyn Follikelphase. – **R.stoffwechsel**: Anteil des Körperstoffwechsels an der – physiol. oder path. – Regeneration. – **R.theorie** (FISCHER-WASELS*): Manche Neoplasmen sind ein Fehlregenerat, das bei Überbeanspruchung einer Indifferenzzone durch ständ. Regeneration als Folge einer Erschöpfung des geordneten Regenerationsvermögens entsteht. – **R.zeichen**: vermehrtes Auftreten von Retikulozyten u. Normoblasten im peripheren Blut als Hinweis auf eine »überstürzte Regeneration« bei Anämie. – **R.zone**: gyn ↑ Umwandlungszone.

Regenerierung: 1) biol, path ↑ Regeneration. – 2) röntg das Rückgängigmachen der Selbsthärtung von Ionenröhren durch dosierte Gaszufuhr. – 3) in der Raumfahrt die Wiederaufbereitung der Kabinenluft u. die Wiedergewinnung von Wasser u. Nahrungsmitteln aus den Ausscheidungen (z. B. mittels Kulturen von Algen u. N-spaltenden Baktn.).

Regenstraßen: pulmon, röntg s. u. REICHMANN*.

Reger* Test: otol audiometr. Recruitment-Bestg.; Messen der Lautheitsempfindung für 2 versch., vom Krankheitsprozeß ungleich stark betroffene Frequenzen im selben Ohr.

Régime: ther Diätverordnung.

Regio(n): (lat.) Gegend; anat Körpergegend, -region; z. B. als **Regiones abdominis** PNA die durch 2 senkrechte medioklavikulare u. je eine kranial- bzw. kaudalkonvexe quere Hilfslinie begrenzten »Bauchregionen«, unpaar die Reg. epigastrica (zwischen den Rippen), umbilicalis u. pubica, paarig die Reg. hypochondriaca (lat.-oben), lateralis (Kranialgrenze am tiefsten Punkt des Rippenbogens) u. inguinalis (Leistenband als Kaudal-, Verbindungslinie der vord. ob. Darmbeinstachln als Ober-, Vertikale auf Leistenbandmitte als med. Grenze); früher (JNA) auch Reg. abdominis cran. u. med. (= Ober-, Mittelbauch) u. Reg. hypogastrica (= Unterbauch); als **Regiones capitis** PNA die Reg. frontalis, pariet., occipit., tempor. u. infratempor. (über den gleichnam. Schädelknochen bzw. der Fossa infratemp.); als **Regiones colli** PNA die Reg. sternocleidomastoidea (mit Fossa supraclavicul. minor), colli ant. (zwischen bd. Kopfnikkern; mit je 2 dreieck. Feldern oberhalb der Linie Kinn-Kopfnickermitte: Trigonum submandibul. u. Tr. caroticum), colli lat. (über der Klavikel; mit Fossa supraclavic. major), colli post. (zwischen Protuberantia occip. ext., Linea nuchae sup., Dornfortsatzlinie I–VII, Mastoid u. Akromion); als **Regiones dorsi** PNA die Reg. vertebr., sacr., scapularis, infrascapul. u. lumb. (oberhalb der Beckenkämme, begrenzt durch die hintere Axillarlinie); als **Regiones faciei** PNA die Reg. nasalis, oralis, ment., orbit., infraorbit., buccalis, zygomatica u. parotideomasseterica; als **Regiones membri inferioris** PNA die Reg. glutea, femoris, genus, cruris u. calcanea sowie Dorsum u. Planta pedis, als **Regg. membri sup.** PNA die Reg. deltoidea, brachii ant. u. post., cubiti, antebrachii ant. u. post. sowie Dorsum u. Palma manus; als **Reg. olfactoria** PNA die obere Nasenhöhle, in der die Riechnerven in die Lamina cribrosa des Siebbeines eintreten; als **Reg. olfactoria tunicae mucosae nasi** PNA der mit Riechepithel ausgestattete Teil der Nasenschleimhaut an der med. u. lat. Wand des oberen Nasenganges; als **Regiones pectoris** PNA die Reg. infraclavicul., mammaria u. axillaris; als **Reg. respiratoria** PNA der größere, mit Atemepithel ausgestattete Teil der Nasenschleimhaut unterhalb der Reg. olfactoria; als **Reg. urogenitalis** PNA (= Trigonum urogenitale = Reg. perinealis + pudend. BNA) der Teil der Reg. perinealis vor der Linea intertuber., d. h. der vord. Abschnitt des Beckenbodens, mit äuß. Genitale u. Diaphragma urogenitale.

Regio muta: neurol »stumme Hirnregion«, deren Reizung oder Läsion keine Sympte. auslöst. – **R.-postcricoidea-Karzinom**: Ca. der Pharynxwand mit Epiglottisbeteiligung; oft von PLUMMER*-VINSON* Syndrom begleitet.

regionär, regional(is): eine Körpergegend betreffend, auf sie beschränkt; z. B. **re. Anästhesie** (↑ Lokalanästhesie).

Registered trade-mark: eingetragenes Warenzeichen; Symbol: ®.

Regitin®-Test: Phäochromozytom-Nachweis anhand des systol. Blutdruckabfalls (>35 mm Hg in wenigen Min.; für etwa 20–45 Min.) nach i.v. Inj. von Phentolaminum (0,1 mg/kg).

Regler: kybern der Teil eines ↑ Regelkreises, der – als stetiger (= kontinuierl.) u. unsteter (= sprunghafter) R. – die Informationen des Meßglieds über den Istwert zum Sollwert in Beziehung setzt u. die sich hieraus ergebende Regelabweichung zur Stellgröße verarbeitet. Wichtigster biol. R. ist das Nervensystem.

regrediens, regredient: rückgängig, ↑ regressiv.

Regression: Rückbewegung, -entwicklung; 1) biol ↑ Atavismus. – 2) path ↑ Entdifferenzierung. – 3) psych Rückgang auf phylogenetisch ältere geist. Schichten bei intellektuellen Abbauprozessen (Demenz). – 4) psychoanalyt (S. FREUD) Wiederauftreten infantiler Verhaltensweisen (z. B. Fingerlutschen) als Abwehrmechanismus bei gehemmter Triebbefriedigung (z. B. in akuter Konfliktsituation) u. bei psychosexueller Entwicklungshemmung.

Regressionssyndrom, kaudales: charakterist. embryopath. (3.–12. Wo) Mißbildungssyndrom mit Agenesie, Hypo- oder Dysplasie der kaud. WS, Hypo- bis Agenesie der Femora, podaler Syndaktylie (bis Sirenenbildung) u. Verschlußstörungen des Neuralrohrs (mit neurol. Komplikationen), evtl. auch Herzfehler, Gaumenspalte, Nierenhypoplasie, Darmatresie etc.

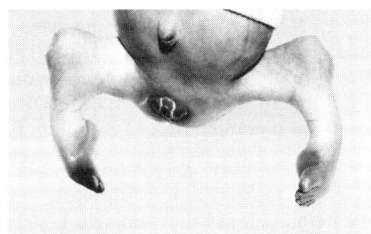
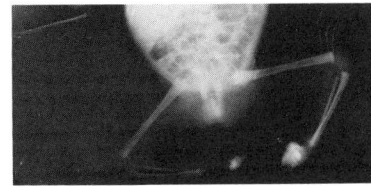

Kaudales Regressionssyndrom:
a) Nabelhernie, verkürzter Unterbauch, Gelenkkontrakturen, Kniekehlen-Pterygium, Pes equinovarus; b) WS-Aplasie ab L_1, rudimentäres Becken.

regressiv: sich zurückbildend, -entwickelnd (↑ Regression); z. B. **r. Prozeß** (Rückbildung von Funktionen, Zellen oder Geweben; meist mit Atrophie, Degeneration, Entdifferenzierung, Nekrobiose etc. gekoppelt).

Regreßpflicht: *sozialmed* durch rechtskräft. Entscheidung (KV oder Sozialgericht) bestätigter Rückforderungsanspruch gegen einen Kassenarzt zugunsten der Krankenkasse bei Verstoß gegen die »wirtschaftl. Verordnungsweise«.

regularis, regulär: (lat.) der Regel entspr., regelmäßig; z. B. **re. Antikörper** (die im AB0-System regelmäßig zu erwartenden Iso-AK).

Regulation: Steuerung eines Geschehens (auch i. S. der Kompensation); *biol* die der Anpassung an die Umwelt (Aufrechterhaltung der Homöostase) dienenden, durch Regelkreissysteme gesteuerten Funktionen, realisiert vom NS (= **nervale R.**; v. a. Vegetativum) oder von – als Regulationsstoffe dienenden – Hormonen (= **hormonale R.**, z. B. für Adaptationssyndrom, Menstruationszyklus, intermed. Stoffwechsel) u. a. humoralen Faktoren (= **humorale R.**; z. B. Enzymsysteme, pH, Stoffwechselprodukte, aktivierte Vorstufen). – *genet* Regelung der prim. Genwirkung (Transkription, Translation, Proteinbildung) durch Zusammenwirken von Regulator-Gen, Operon u. Substrat oder Endprodukt (bzw. intrazelluläre Milieufaktoren).

Regulations|ei: Ei, dessen Furchungszellen eine größere prospektive Potenz als prospektive Bedeutung besitzen, so daß Blastomeren- oder Keimbezirksausfälle bis zum Zeitpunkt der Determination kompensiert werden können. – **R.krankheit**: durch Störung eines regulierenden Systems bedingte Krankh.; i. e. S. die sich aus anhaltend übertgerter sympathiko- oder parasympathikotoner Reaktion (als Reizantwort) ergebende Homöostasestörung. – **R.pathologie**: die Bedeutung regulativer Funktionen u. deren Störungen betonende Krankheitslehre, z. B. Relationspathologie, PAWLOWs Lehre; vgl. Zellularpathologie.

Regulationsstörung: *path* ↑ R.krankheit; i. e. S. (*kard*) die R. des Kreislaufs, z. B. die **hyperdiastol.** u. **hypodiastol. R.** (DELIUS) als Störungen i. S. des Orthostase-Syndroms, mit Absinken des systol. u. kompensator. Anstieg des diastol. Blutdrucks, Pulsbeschleunigung u. vermind. Schlagvol. (»sympathikotone Reaktion«) bzw. mit Ausbleiben des kompensator. Anstiegs des diastol. Drucks u. der Schlagfrequenz (»asympathikotone Reaktion«); ferner als **hypertone R.** die Insuffizienz der Kreislaufregulation gegenüber übermäß. Tonisierung der arteriellen Strombahn oder einem Überangebot an Blut im großen Kreislauf, mit resultierender – u. erst nach Anpassung des Schlagvol. an die neuen Verhältnisse zurückgehender – arterieller Hypertonie; sowie n. SCHELLONG eine **hypodynam.** u. eine **hypotone R.** (erstere weitgehend mit der hypodiastol. übereinstimmend, v. a. bei hypophysärer oder adrenaler Störung u. Arteriosklerose; letztere mit »statisch labiler Druckregulierung«, d. h. »orthostat. Syndrom mit kapillärer Betriebsstörung«; s. a. Abb. »SCHELLONG*-Test«).

Regulations|system: *physiol* als Funktionseinh. i. S. des ↑ Regelkreises zusammenwirkende Organ(teil)e; z. B. das ↑ Hypophysen-Zwischenhirn-, ↑ Renin-Angiotensin-(Aldosteron-)System. – **R.therapie**: (F. HOFF) auf der Annahme autonomer Bestrebungen des Organismus zur Regulation von Homöostasestörungen basierende therap. Richtung, die den quant. u. qual. Arzneireiz so bemißt, daß er nur als Ergänzung dieser Regulationen wirksam wird.

Regulator: *biol* an einer ↑ Regulation beteiligter Faktor; *chem* ↑ Puffer; *genet* **Regulator-Gen**: (JACOB u. MONOD 1961) dominantes Gen, das mittels einer von ihm gebildeten Repressorsubstanz über Aktivität oder Inaktivität (Latenz) eines zugeordneten – Operons entscheidet; s. a. Abb. »Depression«.

Regulierventil: *anästh* Ventil an Narkoseapparaten zur Feinregulierung des Gasdruckes der einzelnen Kompartimente; dem ↑ Reduzierventil nachgeschaltet.

Regurgitation: »Rückströmen« (auch Rückstau; vgl. Reflux); z. B. von Blut aus den großen Arterien ins Herz bzw. aus den Herzkammern in die Vorhöfe (bei Klappeninsuffizienz; mit entsprech. systol. oder diastol »Regurgitationsgeräusch«), von Speisen aus Ösophagus-Magen- in die Mundhöhle ohne Antiperistaltik (beim Säugling als »Speien«, beim Erwachsenen bei Ösophagusdivertikel, -stenose), i. w. S. auch Speiseübertritt aus der Mundhöhle in die Nase bei Schluckstörung.

Rehabilitation: die Maßnahmen zur Wiedereingliederung sozial, psychisch oder physisch Benachteiligter (»Behinderter«) in das Berufs- u. Privatleben. Als **medizin. R.** (mit fließ. Übergängen zu ↑ Prävention u. kurativer Medizin) u. a. durch op. Minderung von Restschäden, optimale prothet., epithet. u. apparative Versorgung (u. U. auch nur interimistisch), berufsbezogene Übungsbehandlung; schließt – als **präkurative R.** – Vorsorgemaßnahmen einschl. der im Frühheilverfahren interner Erkrn. ein; erfolgt bei erfor-

Rehalation

derl. spez., ärztlich kontrollierter Nach- u. Weiterbehandlung (z. B. Wiederaufbau gestörter motor. Funktionen) optimal im dafür eingerichteten **Rehabilitationszentrum** (auch für Fortbildung, Umschulung).

Rehalation: / Rückatmung.

Rehbein* Operation (FRITZ R., geb. 1911, Kinderchirurg, Göttingen, Bremen): **1)** bei Darmatresie oder -stenose Resektion der Engstelle u. des erweiterten prästenot. Segments u. End-zu-End-Anastomosierung der inkongruenten Lumina nach trichterförm. Umgestaltung (Keilexzision) der oralen Öffnung u. Erweiterung (Inzision) der aboralen (jeweils antimesenterial; Anastomose auf Rückseite des aboralen Schenkels (»end-to-back«-Technik n. DENIS BROWNE). – **2)** bei der Duodenal- oder hohen Jejunalatresie Katheterenterostomie am abführenden Schenkel nach Trennung vom erweiterten Blindsack (Verschluß durch Knopfnahtreihe u. Resektion des atret. Abschnitts); ca. 14 Tg. später Rückverlagerung des Stoma u. End-zu-Seit- oder End-zu-End-Anastomosierung mit oraler Schlinge. – **3)** Dehnung (HEGAR* Stifte) einer membranösen Duodenalatresie nach oralseit. Querinzision. – **4)** R.*-STATE* Op.: (1963) bei HIRSCHSPRUNG* Krankh. abdomin. Resektion des engen Segments u. der erweiterten Abschnitte; einstülpende End-zu-End-Anastomose, die retroperitonealisiert wird.

Rehberg* Test (PAUL Br. R., Physiologe, Kopenhagen): (1926) die »exogene Kreatinin-Clearance« als – obsolete – Nierenfunktionsprobe.

Rehfuß* (MARTIN EMIL R., 1887–1964, Internist, Philadelphia) **Magenfunktionsprobe**: (1914) quant. Bestg. der Magensekretion (freie u. Gesamtazidität) durch fraktionierte Aushebrung nach EWALD* Probefrühstück; Darstg. als Diagramm. – **R.* Sonde**: Magen-Duodenalsonde aus Weichgummi, mit 5 cm-Markierung u. Olive; auch röntgenfähige Modelle.

Rehn* (LUDWIG R., 1849–1930, Chirurg, Frankfurt) **Haken**: rechtwinklig abgebogener stumpfer, breitfläch. Spatelhaken mit eingebogenem Rand; für Bauch-Op. – **R.* Operation**: **1)** R.*-DELORME* Op.: bei Mastdarmvorfall Entfernen der Schleimhaut u. Raffung der Muskulatur. – **2)** R.*-GERSUNY* Op.: (1894) zweizeit., erweiterte sakrale Rektumamputation mit perinealem Anus praeter. – **3)** (1896) tiefgreifende Myokardnaht bei penetrierender Herzverletzung (erstmals zur Versorgung einer Stichwunde im re. Ventrikel). – **4)** R.*-LARREY* Op.: / LARREY* Op. (2). – **5)** R.*-SCHMIEDEN* Op.: subtotale Perikardresektion (s. u. SCHMIEDEN*). – **R.*(-Durante*) Schnitt**: extrapleurale Herzbeutelfreilegung durch li.seit. kostoxiphoidale Inzision (Unterrand 7. Rippe), Längsinzision über Sternummitte u. Schrägspaltung des Sternum. – **R.* Zeichen**: Tastbarkeit des vergrößerten Thymus im Jugulum bei tiefer Inspiration u. rückgeneigtem Kopf. – **R.*-Fowler* Lagerung**: s. u. FOWLER*-MURPHY*.

Rehn* (EDUARD R., 1880-1972, Chirurg, Düsseldorf, Freiburg) **Operation**: **1)** Kutis(lappen)plastik: (1914) freie s.c. Verpflanzung von Kutislappen (epidermis- u. fettgewebsfreie Lederhaut; wird zu derber Bindegewebsplatte), z. B. als Verschluß großer Bauchpforten, Unterfütterung bei Plastik, Verstärkung von Aneurysmawandung oder Gelenkbändern. – **2)** Bolzungs-Anfrischungsarthrodese der Sprunggelenke (ähnl. dem LEXER* Verfahren). – **R.*(-Günzburg*-Raabe*) Nierenfunktionsprobe**: (1926) / Alkali-Säure-belastung.

Rehydratation: enterale oder parenterale Zufuhr von Wasser oder Salzlösungen zum Ausgleich eines Flüssigkeitsmangels.

Reibegeräusch, Reiben: Auskulationsphänomen durch Aneinanderreiben path. veränderter (Fibrinauflagerung, Tuberkel) seröser Häute, v. a. im fibrinösen Stadium der Pleuritis u. Perikarditis (»Pleura-«, »Perikardgeräusch«); bei pleuroperikardialem R. Differenzierung bd. Komponenten durch Atemanhalten (Fortfall des pleuralen R.). – Symbol im PKG: F.

Reibtest: (GRONEMEYER) *allerg* Allergenprobe (vorteilhaft vor Intrakutantest) durch Einreiben des nativen AG (8–10 Reibungen) in die volarseit. Unterarmhaut. Nur bei hohem Sensibilitätsgrad pos. (kleine urtikarielle Effloreszenzen nach 2–3, großpapulöse Quaddeln bis Plaques nach 20 Min.).

Reibung: *physiother* s. u. Massage.

Reichardt* (MARTIN R., 1873–1966, Psychiater, Würzburg, Münster) **Hirnleistungsschwäche** infolge Allg.schädigung des Gehirns durch traumatisch bedingte Durchblutungsstörung (Blutung, Ödem, Gefäßverschlüsse, Hirndruck). – **R.* Stammhirntrias**: vegetat., motor. u. psychopathol. Sympte. bei Encephalitis lethargica mit Stammhirnbeteiligung.

Reichel* (PAUL FRIEDRICH R., 1858–1934, Chirurg, Chemnitz) **Magenresektion**: / POLYA*-R.* Op. (1). – **R.*(-Jones*-Henderson*) Krankh.** (SIR ROBERT J.; MELVIN STARKEY H.): polytope / Gelenkchondromatose.

Reichensteiner Krankheit: chron. As-Vergiftung durch abwässerverunreinigtes Trinkwasser in der Umgebung der Arsenikhütten von Reichenstein (Schlesien) u. Freiberg (Sachsen); histor.

Reichert* Agar: (F. R. 1950) Nährmedium mit Glukose, Glyzerin u. defibriniertem Menschenblut; kombin. mit Eiernährböden für Mycobact.-tuberc.-Züchtung.

Reichert* (KARL BOGISLAUS R., 1811–1883, Anatom u. Physiologe, Dorpat, Berlin) **Kanal**: / Ductus reuniens. – **R.* Knorpel** *embryol* im 2. Kiemenbogen als Vorstufe von kleinem Zungenbeinhorn, Griffelfortsatz, Steigbügel u. Lig. stylohyoideum. – **R.* Membran**: *ophth* / Lamina limitans ant. der Hornhaut. – **R. Rezessus**: **1)** / Recessus cochlearis; **2)** / Rec. lat. ventriculi quarti. – **R.*-Gaupp* Theorie**: Der Steigbügel entsteht aus dem Hyal-, Hammer u. Amboß aus dem Mandibularbogen.

Reichert* Syndrom (FREDERICK LEET R., geb. 1894, Chirurg, San Francisco): (1933) Neuralgie des N. tympanicus als atyp. Variante (oder Teilsympt.) des / SICARD* Sy.; mit Tic douloureux des äuß. Gehörgangs, evtl. auch halbseit. Gesichts- u. Retroaurikularschmerz.

Reichmann* Regenstraßen (VICTOR R., 1881–1956, Internist, Bochum): im Rö.bild der Silikose etwa vertikale Strangschatten zwischen den Schwielen u. der Zwerchfellkuppel als Zeichen der Schrumpfung; mit strahl. Einziehungen der Lungenbasis u. verdickten Pleuraduplikaturen (die evtl. Kollateralgefäße u. Bronchien enthalten).

Reichmann* Syndrom (NIKOLAUS R., 1851–1918, Arzt, Warschau), Gastrosukorrhö: paroxysmal (v. a. abends, nachts) vermehrte Magensekretion mit plötzl. Erbrechen großer Saftmengen u. krampfart. Schmerzen, evtl. zu Hypochlorämie u. Azotämie führend; bei duodenal- oder pylorusnahem Magenulkus, aber auch »genuin« (als Entität umstritten).

Reichs|ärzteordnung, RÄO: durch die ↑ Bundesärzteordnung vom 2. 10. 1961 ersetzte Berufsordnung von 1935. – **R.formeln**: *pharm* s. u. Deutsche Rezeptformeln. – **R.versicherungsordnung**, RVO: die in Deutschland seit 1911 bzw. 1912 gült. VO mit Vorschriften über Kranken-, Unfall- u. Invalidenversicherung, Feststellung der Leistungen, Rechtsmittelverfahren etc.; vielfach geändert, für Kranken- u. Unfallversicherung noch heute maßgebend.

Reichstein* Substanzen (TADEUSZ R., geb. 1897, poln. Chemiker, Basel; 1950 Nobelpreis für Medizin): die aus NNR-Extrakten isolierten u. strukturmäßig aufgeklärten C_{21}-Steroide (z. B. ↑ Compound A, C etc.).

Reichweite: *radiol* Größe zur Kennz. der Anfangsenergie von Korpuskularstrahlen; als »prakt. oder extrapolierte« R. die Strecke, nach der die Teilchen im Mittel ihre ges. Energie durch Wechselwirkung mit den Atomen des Absorbermaterials verloren haben; als »therap. R.« (für Elektronenstrahlen) die Tiefe in Wasser, hinter der die Tiefendosis unter 80 % bzw. (bei < 10 MeV) unter den Anfangswert abfällt; als »mittlere R.« (für Elektronen- u. Photonenstrahlen) die Schichtdicke eines anzugebenden Materials, hinter der die Schwächungskurve auf $1/e$ ($\approx$ 37 %) des Anfangswertes abfällt.

Reid* Reaktion: Objektträger-Schnelltest (modif. LAUGHLEN* Test) auf Syphilis; mit Vollblut oder akt. Serum u. Mischung aus KAHN* Extrakt, Brillantgrün, Benzoe-Tkt. u. 5 %ig. NaCl-Lsg. als AG. Ablesen (Flockung, Klumpung) nach 5 Min. mit bloßem Auge.

Reife: *biol* ↑ Maturitas, s. a. Reifung(s...); *gyn* als **R. der Cervix uteri** deren Gewebsauflockerung u. Einstellung in die Beckenachse am Ende der Schwangerschaft (u. sub partu); *päd* als »**trüger. R.**« die funktionelle Unreife von Riesenkindern z. B. diabetischer Mütter (= Fetus dysmaturus; mit allgem. Anfälligkeit, Krampf-, Dyspnoe-, Zyanose-, Hyperbilirubinämie-Neigung, mass. postpartalem Gewichtssturz). – **R.grad**: *päd* anhand der ↑ R.zeichen feststellbarer physiol. Entwicklungsgrad des Neugeb. als Voraussetzung für das extrauterine Weiterleben ohne künstl. Maßnahmen (wobei sich aber wesentl. menschl. Verhaltensweisen wie aufrechte Körperhaltung, Wortsprache, Anfänge des techn. Denkens u. Handelns erst im 1. Lj., dem »extrauterinen Kleinkindjahr«, entwickeln); vgl. R.punkte.

Reif|ei: die befruchtungsfäh. Eizelle mit halbem Chromosomensatz.

Reifenbahre: *chir* tunnelförm. Drahtbügelgestell auf Holzleisten zum Schutz vor Bettdeckendruck u. zum druckvermeidenden Aufhängen von Eisbeuteln etc.

Reifenstein* Syndrom (EDUARD CONRAD R. jr.; 1947): erbl. männl. ↑ Pseudohermaphroditismus (mit normalen XY-Karyotyp u. normaler Steroidausscheidung) mit Hypogonadismus, Hypospadie u. Gynäkomastie; histol.: fehlende Spermienreifung (Spermatozyten 1. u. 2. Ordnung jedoch vorhanden), Tubulussklerose, Hyperplasie der LEYDIG* Zellen. Vererbung durch phänotypisch normale ♀ Überträger oder aber als X-gebundene, rezessive oder autosomal-dominante, männlich-beschränkte Anlage. – vgl. KLINEFELTER*-R.* Syndrom.

Reife|punkte: *päd* Punktsystem zur Bestg. des Gestationsalters des Neugeb. u. zur Differenzierung von Frühgeb. u. pränatal Dystrophen, meist zus. mit weiteren Parametern (Geburtsmaße, Skelettentwicklung, Nervenleitgeschwindigkeit etc.); so bewertet z. B. v. HARNACK Haut samt Anhangsgebilden, Pupillarmembran u. Ohrknorpel (max. 8 Punkte nach 38 Schwangerschafts-Wo.); FARR u. M. erfassen auch Genitale, Brustdrüse u. plantare Hautfältelung (max. 34 Punkte). – **R.speicher**: s. u. Stammzellenspeicher. – **R.störung**: *päd* Störung des normalen Reifungsvorgangs, i. e. S. die der Intrauterinentwicklung (pränatale ↑ Dystrophie, BALLANTYNE*-RUNGE* Syndrom etc.); s. a. R.grad, -punkte. – *hämat* ↑ Knochenmarkhemmung. – **R.teilung**: *zytol* ↑ Reifungsteilung.

Reife|zeichen: *päd* die Zeichen eines ausreichenden R.grades des Neugeb.; v. a. Mindest-Körperlänge (48 cm) u. -gew. (2500 g), gutentwickeltes s. c. Fettpolster, ros. Hautfarbe, auf Schultern u. Oberarme beschränkte Lanugobehaarung, die Fingerkuppen überragende Nägel, Bedeckung der kleinen Labien durch die großen bzw. abgeschlossener Hodendeszensus, Komedonen nur auf der Nase (= KÜSTNER* R.zeichen), Nabel in der Mitte zwischen Symphyse u. Proc. xiphoideus; ferner die bereits intrauterin röntgenol. nachweisbaren, v. a. ↑ Ossifikationskerne der dist. Femur-(= BECLARD* Kern; bei 95 % ab Mens IX sichtbar) u. der prox. Tibiaepiphyse (bei 80 % ab Mens X); s. a. R.punkte, Reifungsreflexe, Fetogenese, Abb. »PETRUSSA* Index«. – 2) *hämat* als Zeichen der funktionellen u. morphol. R. der Blutzellen v. a. normale Plasma-Kern-Relation u. Kernform, Ausbildung der Leukozyten-Granula, typ. Kern- u. Zytoplasmafärbbarkeit, Fehlen des Ery-Retikulums.

Reiffollikel: sprungreifer ↑ GRAAF* Follikel.

Reifung: 1) *embryol* die erbanlagengesteuerte Entwicklung bis zur Fähigkeit zur Ausübung der physiol. Funktion; z. B. die R. der Geschlechtszellen (über ↑ Meiose ablaufend), die R. der Organe u. des Gesamtorganismus als Realisierung der vorhandenen Anlagen (↑ Reife). – 2) *histol* die chem. Umsetzung (»**Reifen**«) der Bestandteile einer frisch bereiteten Färbelsg. (z. B. Hämatoxylin) in den gebrauchsfert. Zustand; meist oxidativ (u. durch **Reifungsmittel** wie H_2O_2, $KMnO_4$ zu beschleunigen). – 3) *immun* zellulär u. humoral determinierte Entwicklung u. Differenzierung der prim. (Thymus, Bursa fabricii) u. sek. lymphat. Gewebe (RES) sowie die Differenzierung von Stamm- zu Plasmazellen (humorale AK), Lymphozyten u. Makrophagen (zelluläre Immunität); verbunden mit unmittelbar postpartal einsetzendem Rückgang des maternalen Ig, rascher Zunahme des IgM u. nach Wo. beginnender Ig-G-Eigenproduktion (zunehmende Fähigkeit zur spezif. AK-Bildung).

Reifungs|block: *hämat* ↑ Knochenmarkhemmung. – **R.dissoziation**: *hämat* unterschiedl. Reifegrad von Kern u. Plasma bei Zellen der Erythro- u. Granulozytopoese im KM; z. B. bei Eisenmangelanämie nachhinkende Zytoplasmareifung roter Vorstufen, bei in-

Reifungs|hemmung

fektiös-tox. KM-Schädigung nachhinkende (oder vorauseilende) Kernreifung weißer Vorstufen. – **R.hemmung**: 1) *hämat* ↑ Knochenmarkhemmung. – 2) *psych, päd* verzögerte körperl. u. geistig-seel. Entwicklung, oft – als partielle R.hemmung – nur einzelner Teilbereiche, auch mit gleichzeit. ↑ Akzeleration anderer Bereiche (»**R.asynchronie**«), so daß, v. a. in der Pubertät, eine **R.disharmonie** resultiert (u. a. mit erhöhter vegetat. u. psych. Labilität); häufig als Urs. intrapsychischer Spannungen, z. T. Grundlage der Jugendkriminalität.

Reifungs|index: *hämat* 1) (DE WEERDT) Verhältnis der Pronormo- u. basophilen Erythroblasten zu den reifen Normoblasten. – 2) (COTTI u. VOLTA) a) Quotient aus der Zahl der ortho- u. polychromat. Ery u. der der basophilen Erythroblasten; b) Quotient aus der Zahl der Granulozyten u. der der Promyelo-, Myelo- u. Metamyelozyten; Normwert für Ery-Reihe 3,5, für myeloische 1,0. – Diesbezügl. graph. Darstg. als »**R.kurven**«. – 3) *päd* s. u. Reifepunkte. – **R.pool (der Erythro- u. Granulopoese)**: Summe aller sich nicht mehr teilenden u. sich nur – vor dem Übertritt ins periphere Blut – zur Endstufe entwickelnden (»reifenden«) hämatopoet. KM-Zellen (stab- u. segmentkern. Granulozyten, orthochromat. Normoblasten, Retikulozyten; ca. 33 %).

Reifungs|reflexe: *päd* die für die ZNS-Reife des Neu- bzw. Frühgeb. typ. (u. für die Bestg. des Gestationsalters geeigneten) Reflexe, z. B. ↑ MORO*, gekreuzter ↑ Streck-, ↑ Glabella-, ↑ Saug-, ↑ Pupillen-, Schulterzug-, ton. ↑ Halsreflex; ferner Muskeltonus u. (ton.-) myostat. Reflexe, die die kindl. Vorzugshaltung bestimmen (z. B. überwiegende Streckhaltung des sehr unreifen, Beugehaltung des reifen Neugeb.); i. w. S. auch die erst während des 1. Lj. auftret. Reflexe u. motor. Reaktionen (wie Labyrinth-Stellreflex, Stellreaktionen, LANDAU* Reaktion, Sprungbereitschaft. Verzögerung u. Persistieren sind Hinweise auf eine zerebrale Bewegungsstörung bzw. Zerebralparese). – **R.regulatoren**: *biol* für den normalen R.prozeß wesentl. Faktoren; beim Menschen außer Ernährung u. Milieu v. a. STH, Sexual- u. Schilddrüsenhormone.

Reifungs|störung: 1) *hämat* ↑ Knochenmarkhemmung, HEGGLIN* Syndrom (1). – 2) *päd* ↑ R.hemmung, -verzögerung. – **R.teilungen, Reifeteilungen**: *zytol* die bd. – die Entstehung reifer Keimzellen einleitenden – korrelierten Kernteilungen der ↑ Meiose. – **R.verzögerung**: *psych* idiopath. oder krankheitsinduzierte verlangsamte Entwicklung körperl., intellektueller u. affektiver Funktionen bei Jugendl. (»universelle Retardierung« als Ggs. zur partiellen ↑ R.hemmung).

Reihen|ableitung: *neurol* EEG bei Serienschaltung der Elektroden in Längs- oder Querreihen; zur Herdlokalisierung. – **R.knorpel**: ↑ Säulenknorpel. – **R.sprechen**: *neurol* in der Aphasie-Diagnostik Aufsagenlassen dem Sinn nach zusammengehör. Begriffsreihen wie Wochentage, Monate, Alphabet. – **R.untersuchung**: ärztl. (Pflicht-)Untersuchung nach Alter, Geschlecht, Beruf, Gefährdung etc. ausgewählter Bevölkerungsteile mit best. - prophylakt. - Zielrichtung; z. B. Röntgen-R., Krebsvorsorgeuntersuchung. – vgl. Screening. – **R.verdünnungstest**: mikrobiol. Bestg. der Konz. von Antibiotika durch Beimpfen der mit Nähr-Lsg. u. abgestuften Konzentrationen der Test-Lsg. beschickten Proberöhrchen mit geeignetem Testkeim; nach Bebrüten Vergleich der Trübungszunahme gegenüber mitlaufendem Standardröhrchen (Eichkurve); s. a. FLEMING* Methode (3).

Reil* (JOHANNES CHRISTIAN R., 1759–1813, Anatom, Halle, Berlin) **Band**: 1) ↑ Trabecula septomarginalis. – 2) **R.*** **Schleife**: ↑ Lemniscus medialis. – **R.*** **Bündel**: ↑ Fasciculus atrioventricularis. – **R.*** **Finger**: ↑ Digitus mortuus. – **R.*** **Furche, Linie**: ↑ BEAU*-R.* Furche. – **R.*** **Insel**: ↑ Insula. – **R.*** **Stabkranz***: ↑ Hirnschenkelstrahlung.

Reilhac*-Bazex*-Dupré* Syndrom: s. u. BAZEX*. . . .

Reilly* Granulationsanomalie (W. A. REILLY, französ. Arzt): (1941) s. u. ALDER*-R.*.

Reilly* Syndrom (J. R., französ. Neuropathologe), allg. Irritationssyndrom: Vasodilatation, punktförm. Hämorrhagien (z. B. diffus in der Magenmukosa nach allerg.-tox. Schock; = **R.*** **Phänomen**), Nekrosen, Thromboseneigung u. Lymphgewebshypoplasie im Versorgungsgebiet nervöser Elemente (v. a. Sympathikus) als Folge direkter Nervenreizung (z. B. intraneurale Alkohol-Inj., Kobaltsalze, Baktn.produkte, mittelstarke Faradisation) oder als Fernmanifestation bei Hirnödem, Myokardinfarkt, RES-Läsion etc.; vgl. SANARELLI*-SHWARTZMAN* Phänomen.

Reimann* Krankheit (HOBART ANSTETH R., geb. 1897, Arzt, Philadelphia); (1964; »period. Krankh.«) ↑ SIEGAL*-CATTAN*-MAMOU* Syndrom.

Reimers* (THOMAS CARL R., geb. 1901, Chirurg, Würzburg, Wuppertal) **Operation**: Harnleiter-Darmanastomosierung mit Verlagerung des mit einem Drahtring verschlossenen Ureters ins Darmlumen u. nach Einheilen Uretereröffnung durch Elektrokoagulation (Stromzufuhr an den Ring via Rektoskop). – **R.*** **Schraube**: (1951) Schenkelhalsschraube mit u. ohne Schaftplatte.

Re|implantation: *chir* »Wiedereinpflanzen« eines gewaltsam oder zu ther. Zwecken zeitweilig entfernten (z. B. pulpentoter Zahn zur extraoralen Wurzelfüllung u. Wurzelspitzenamputation) bzw. abgetrennten oder vorgelagerten Organs oder Organteils (inkorrekt: »Retransplantation«) bzw. eines kurzzeitig entnommenen Herzschrittmachers. – s. a. Replantation.

Rein* (FRIEDR. HERMANN R., 1898–1953, Physiologe, Göttingen) **Barriere**: (1924) die von mechan. u. chem. Einflüssen abhäng. elektrostat. Eigenschaft der Haut i. S. einer HELMHOLTZ* Doppelschicht mit Anordnung der neg. (»sauren«) Ladungen auf der Außen- u. der pos. (»alkal.«) auf der Innenseite der Hornschicht als wesentl. Faktor der R.* Barriere (1b). – **R.*** **Gasanalyse**: fortlaufende Bestg. des O_2- u. CO_2-Gehaltes der Atemluft anhand der Widerstandsänderung im sog. Hitzdraht-Anemometer (Prinzip: Änderung der Abkühlung bei verändertem Gasgemisch oder veränderter Gasstromgeschwindigkeit). – **R.*** **Gaswechselschreiber**: ↑ Spirometer. – **R.*** **Manometer**: s. u. HAMPEL*-Rein*. – **R.*** **(Thermo-) Stromuhr**: Gerät zur Messung der mittl. Stromstärke im uneröffneten Blutgefäß anhand der (eichbaren) Beziehung zur – mit Thermofühlern gemessenen – Temp.-differenz ober- u. unterhalb eines das strömende Blut erwärmenden Heizelementes.

Reinblau: dem Anilinblau nahe verwandte Triarylmethan-Farbstoffe, z. B. »2G«, »BSJ«.

Re|induktionstherapie (Bernhard*): in der Remissionsphase der akuten Leukämie mehrfache Wiederholung einer zytostat. Ther. in regelmäß. Intervallen u. mit demselben Zytostatikum (oder Kombination), mit dem zuvor die Voll- oder Teilremission erzielt wurde. – **Reinduration:** *venerol* ↑ Chancre redux.

reinerbig: ↑ homozygot.

Re|infarkt: erneute ischäm. Parenchymnekrose nach bereits überstandenem Infarkt; i. e. S. das – prognost. schlechtere – Rezidiv eines ↑ Myokardinfarkts. – **Re|infekt(ion):** nach Abheilen einer Erstinfektion erfolgende Neuansteckung mit dem gleichen Erreger; bei Tbk (wegen langer Heilungszeit praktisch nur im Erwachsenenalter, nach biol. Ausheilung des PK) auch als endogene R. (mit PK wie bei Erstinfektion, evtl. mit progress. Verlauf: »**Reinfektionsphthise**«).

Re|infusion: Wiedereinbringen einer körpereigenen Flüssigkeit per infusionem in den Organismus bzw. das Organ(system), z. B. nach spontanem path. Austritt (z. B. in die Bauchhöhle ausgetretenes, noch nicht geronnenes Blut bei Tubarruptur; Tropfinfusion nach Filtrieren mittels Mull-Lagen); i. w. S. – als **Retransfusion** – das Zurückführen des für extrakorporale Membranoxygenisation, Hämodialyse, Herz-Lungenmaschine etc. passager entnommenen Vollblutes, die Verabfolgung einer Erythrozytenkonserve (↑ Plasmapherese) oder eines im Zellseparator von best. Zellgruppen befreiten Blutes; als Analogon die R. von Lymphe bei der Lymphdränage.

Rein|glykosid: *pharm* Präp. mit isoliertem (»reinem«) Glykosid (z. B. Digitoxin); im Unterschied zu Droge oder Extrakt (als Gesamtwirkstoffgemisch; z. B. Digitalis).

Reinhard* Mammaplastik (WILHELM R., geb. 1905, Chirurg, Düsseldorf): Reduktionsplastik der hypertroph. Mamma; nach Verkleinerung des Drüsenkörpers Verpflanzung der Brustwarze (mit Hof) in eine schlitzförm. Inzision im oberen, mit Durchstichmethode gebildeten Hautlappen.

Reinhardt* Syndrom: (1961) ätiol. unklare, schmerzhafte Periostitis ossificans der Unterschenkel- u. Tarsalknochen mit Arthrose (bis Ankylose) der Sprung- u. Fußwurzelgelenke, Weichteilschwellung (evtl. ↑ Myositis ossificans), troph. u. zirkulator. Störungen.

Reinheitsgrad, RG: *gyn* Parameter des Scheidensekrets; RG I enthält DÖDERLEIN* Stäbchen u. Epithelien; II: zusätzlich vereinzelte Kokken, andere Stäbchen, Leuko; III: keine DÖDERLEIN* Stäbchen, reichlich Kokken, gramneg. Stäbchen, Leuko; IV (bei manchen Autoren noch III): massenhaft grampos. u. -neg. Stäbchen u. Kokken, evtl. Trichomonaden u. Candida albicans, massenhaft Leuko.

Reinhold* Test: (1962) ↑ Thymoltrübungstest.

Reinigungseinlauf: Darmspülung vor endoskop., röntg. oder chir. Eingriff.

Re|injektion: Wiedereinspritzung körpereigener Flüssigkeiten, z. B. Eigenblutinjektion, R. aspirierten Liquors im Rahmen der Lumbalanästhesie.

Reinkalorie: im Ggs. zur Rohkalorie der physiologisch nutzbare Brennwert.

Reinke* (FRIEDR. BERTHOLD R., 1862–1919, dtsch. Anatom) **Kristalle:** ↑ Kristalloidkörper. – **R.* Ödem:** meist allerg., subepitheliales Ödem der vord. ⅔ (»**R.* Raum**«) der – dadurch grau verfärbten u. verdickten – Stimmlippen; Stimme tief u. vibrierend.

Reinkultur(verfahren): *mikrobiol* Isolierung eines best. Keimtyps (»Monokultur«) aus einer gemischten Population, direkt nach Austrich oder unter Zwischenschaltung einer Anreicherungskultur.

Re|innervation: *path* Wiederherstellung der nervalen Versorgung durch ↑ Nervenregeneration; im EMG frühestens nach 4. Wo. seltene, kurze, niedr., schnell erschöpfbare, später (nach >8 Wo.) längerdauernde u. – infolge Arealverbreiterung – polyphas. Potentiale. – vgl. Neurotisation. – **Re|intervention:** *chir* Wiederholungseingriff; vgl. second look.

Reinton-Audiometrie: die – mit (»reinen«) Sinustönen durchgeführte – übl. Tonschwellenaudiometrie.

Re|intubation: *anästh* erneutes Intubieren bei respirator. Komplikationen nach Extubation. – **Re|inversion:** 1) therap. Beseitigung der Inversion eines Hohlorgans (z. B. Uterus). – 2) Rezidiv einer ↑ Inversion.

Reis*-Bücklers* Syndrom: s. u. Hornhautdystrophie.

Reis: die (sub)trop. Graminee Oryza sativa bzw. deren fett-, stärke- (Amylum Oryzae; reizlindernder Puder, indiff. Arzneibestandteil u. proteinhalt. (7 %; v. a. alkalilösl. Glutenin = Oryzenin, Albumin, Globulin; kein Gliadin!), ungeschält Vit.-B₁-reichen Körner. Verw. (auch der Mahlprodukte) u. a. für **R.diät** (Na-arme Kost bei best. Herz-Kreislauf- u. Nierenkrankhn.), meist als ↑ KEMPNER* R., ferner als Kochreis (300–400 g in Wasser oder Gemüsebrühe, auch mit Obst oder Gemüse gedünstet, evtl. als **R.kur** (5täg., später 2mal/Wo.); ferner **R.schleim** (im Wasser gequollener Reis nach Abseihen) bei Magen-Darm-Erkrn; früher auch die V. DÜRING* R.diät (1852) bei Diabetes mellitus.

Reischauer* (FRITZ R., geb. 1896, Chirurg, Essen) **Etagenbehandlung:** bei Bandscheibenprolaps segmentale Inj. von Novocain®-Periston® zum Lösen der muskulären Verspannungen, so daß der Prolaps zurückgleiten kann. – **R.* Syndrom:** ↑ Schulter-Arm-Syndrom.

Reise|diarrhö, Turista, »Montezumas Rache«: v. a. durch atyp. Kolistämme, selten durch Salmonellen, Shigellen oder Enteroviren verurs. akute Durchfallerkr. (mit Koliken, Erbrechen) bei Touristen in südl. Ländern; evtl. mit schwerer Beeinträchtigung des Allg.befindens. – **R.krankheit:** s. u. Kinetose. – **R.psychose:** (L. NILSSON 1966) während einer Auslandsreise bei prädisponierender Persönlichkeitsstruktur durch Koinzidenz von sprachl. Isolierung, Übermüdung, mangelhafter Nahrungsaufnahme, leichten Infekten etc. ausgelöste Sympt.: Angstzustände, Bewußtseinsstörungen, Gefühl des Beobachtetwerdens, Halluzinationen. Evtl. Manifestation einer Schizophrenie. – **R.trieb:** *psych* ↑ Poriomanie.

Reisfeldfieber: ↑ Batavia-Fieber, i. w. S. auch andere Leptospirosen (↑ Tab. »Leptospira«).

Reiskörper(chen): *path* ↑ Corpora oryzoidea (z. B. im **R.hygrom** eines Schleimbeutels oder einer Sehnenscheide).

Reisschälerdermatitis: als Berufsdermatose ätiol. unklares, nach 10–12 Tg. abklingendes Erythem mit Bläschenbildung nur an in Wasser tauchenden Kör-

Reisseisen* Muskeln

perstellen; oder aber langwier., erythematös-papulopustulöse Dermatitis mit leichter Impetiginisierung durch mechan. Reizwirkung der »Reisblätter« (u. a. Gräser).

Reisseisen* Muskeln (FRANZ DANIEL R., 1773–1828, Anatom, Straßburg): glatte Muskelbündel in der Wand der kleinsten Bronchien.

Reissmann* Zeichen: pulssynchrones Geräusch mit systol. Max. über dem exophthalmen Augapfel als Auskultationsphänomen bei BASEDOW* Krkht.

Reißnagelphänomen: *derm* der Unterlage fest anhaftende – infolge zentraler Hyperkeratose reißnagelförm. – Schuppen im Erythembereich eines chron. Erythematodes.

Reissner* (ERNST R., 1824–1878, Anatom, Dorpat) **Fäden, Fasern**: stark lichtbrechendes fadenförm. Gebilde im RM-Zentralkanal vieler Wirbeltiere. – **R.* Kanal**: ↑ Ductus cochlearis. – **R.* Membran**: ↑ Paries vestibul. des Ductus cochlearis; s. a. Abb. »CORTI* Organ«.

Reis|strohlunge: zum Formenkreis der ↑ Farmerlunge gehör. ↑ Toxomykose durch Einatmen von schimmelpilzhalt. Reisstrohstaub. – **R.wasserstühle**: trübwäßr. Stühle (10–20 pro Tag) bei Cholera asiatica.

Re|it.: *pharmak* ↑ Reiteretur.

Reitbahnbewegungen: *neurol* ↑ Manegebewegungen.

reitend: *path* einer Trennwand (Septum, Verzweigungssporn etc.) oben aufsitzend oder darüber gelegen, z. B. reitende ↑ Aorta, r. ↑ Embolus.

Reiter* (HANS R., 1881–1969, Hygieniker, Berlin) **Spirochäte**, Treponema forans: ([REITER 1916] BRUMPT 1922) auf künstl. Nährmedium kultivierbarer serol. (nicht aber biochem. u. morphol.) mit ↑ Treponema pallidum weitgehend übereinstimmender Treponemenstamm; Anw. für die Pallida-Reaktion (= **R.*-KBR**« = RPCF; als AG = Pallida-AG die – durch Kryolyse u. Eluieren gewinnbaren – Proteinbestandteile [»**R.*-Protein-AG**«] der Treponemen). – **R.* Syndrom**, Polyarthritis urethrica, urethro-konjunktivosynoviales Syndrom, Ruhrrheumatismus: (1916) oft im Gefolge von Harnwegs- oder Darminfektion mit unspezif. Allg.erscheingn. beginnende Erkr. mit Konjunktivitis, Polyarthritis (v. a. an Beinen, großen Gelenken, bei chron. Form auch WS) u. unspezif. Urethritis (= »**R.*-Trias**«; oft unvollständ.); ferner entzündl. Reaktion aller Schleimhäute, z. T. auch der serösen Häute u. parenchymatösen Organe, evtl. Keratose, psoriasiformes Exanthem, Iri(dozykli)tis, Nageldystrophien, »zirzinäre« Balanitis. Eine mediterrane Form beginnt mit Durchfällen (evtl. Baktn.ruhr), eine mitteleuropäische wird venerisch übertragen. Wahrsch. allerg. Geschehen in Zusammenhang mit Virus-Infekt (PLT-Gruppe? PPLO?); meist Träger des genet. Faktors HLA B 27; Beziehungen zum BAADER*, BEHÇET*, FIESSINGER*-RENDU*, FUCHS* (1) u. STEVENS*-JOHNSON* Syndrom.

Reiterbein: ↑ Genu varum. – **Reiterchen**: *ophth* einem Schichtstar gabelförmig aufsitzende multiple, kleine Linsentrübungen. – **Reiterknochen**: *path* ↑ Reitknochen.

re|iteretur, Reit.: *pharm* latein. Rezepturanweisung »es kann wiederholt werden«.

Reitgefühl: Prickeln u. Brennen an der Oberschenkelinnenseite als tox. CO_2-Effekt.

Reithosen|anästhesie: *neurol* Ausfall der Berührungsempfindung (oft auch Hypalgesie) im anogenitalen Bereich bei Prozeß im Conus medullaris. – **anästh** ↑ Sakralanästhesie, Sattelblock. – **R.bein**: ↑ Phlegmasia alba dolens. – **R.fettsucht, -lipomatose**: Fettgewebsvermehrung vom Nabel abwärts (»Breeches-Typ«) bei Lipodystrophia progressiva. – **R.nävus**: ↑ Naevus pigmentosus pilosus (proliferus) etwa mit der Lokalisation eines Reithosenbesatzes.

Reitknochen: Myositis ossificans localisata (Verkalkung von Hämatomen) im Adduktorenbereich bei Reitern. – Ggf. entschädigungspflicht. BK.

Reitmann*-Frankel* Methode: (1970) *enzym* kolorimetr. Bestg. der GOT- u. GPT-Aktivität im Serum anhand der Farbreaktion zwischen enzymatisch gebildetem Oxalazetat u. Dinitrophenylhydrazin.

Reit|therapie: Reiten als beschäftigungstherapeut. u. krankengymnast. Verfahren, z. B. bei Spastikern u. Dysmelie-Kindern (M. REICHENBACH 1950). – **R.weh**: ↑ Kniestich.

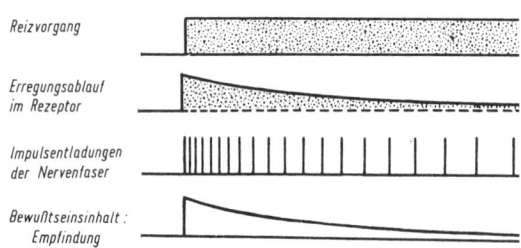

Beziehungen zwischen **Reiz** u. Empfindung (nach ADRIAN).

Reiz, Stimulus: *psych, physiol* physikal. oder chem. Zustand(sänderung) im Außenmilieu oder Körperinnern, die bei Einwirken auf erregbare Strukturen ↑ Erregung oder Erregbarkeitsänderung hervorruft (↑ Reizung, Reaktion, Reflex). Unterschieden aufgrund der spez. Empfindlichkeit der Entero- u. Exterorezeptoren als ↑ **adäquater R.** (= physiol. = funktioneller R.) u. als ↑ **inadäquater R.** (= **heteroleger = unspezif. R.**; letztere Bez. aber auch für einen R. ohne spezif. Informationscharakter für das ZNS); nach dem Entstehungsort als **no(r)motoper** u. **ektopischer = heterotoper R.** (an physiol. bzw. an atyp. Ort; i. e. S. der bei nomo- bzw. ektoper Erregungsbildung im Herzen; s. a. ↑ Reizbildung); nach Intensität als **überschwelliger** u. **unterschwell. R.** (die spezif. Reizschwelle an Rezeptor, Nervenfaser oder ZNS überschreitend u. eine überschwell. Erregung auslösend bzw. die nöt. Reizschwelle nicht erreichend); nach dem Reflexerfolg als **unbedingter R.** (in stets reproduzierbarer Weise einen best. [»unbedingten«] Reflex auslösend, z. B. Magensaftsekretion beim Einbringen von Speise) u. als **bedingter = konditionierter = konditionierender R.** (indifferenter R., der nach ausreichend häuf. Kombination mit einem unbedingten R. in der Lage ist, allein den unbedingten Reflexerfolg auszulösen; ↑ bedingter Reflex); nach Agens bzw. Energieform als akust., opt., mechan., **chem. R.** (chem. Milieu bzw. dessen Änderung, z. B. durch Hormonausschüttung, Enzymeinwirkung, Transmitterfreisetzung an Synapsen, pH-Verschiebung, Metaboliten, Pharmaka) sowie als **elektr. R.**, i. e. S. der in der ↑ Elektrodiagnostik mittels Elektroden applizierte elektr. Strom (↑ Reizstrom, Gleichstrom[reizung], Elektrotonus), der als unterschwell. Einzelreiz unwirksam ist (u. nur bei rasch wiederholter Anw. durch Summationseffekt ein Aktionspotential auslöst), ebenso bei nur langsamem »rampenförm.« Intensitätsanstieg (= **einschleichender R.**; stationäre Inaktivierung des Na$^+$-Systems), bei überschwell. Stärke u. Dauer (↑ Nutzzeit, Rheobase, Chronaxie) jedoch zu einer sich fortpflanzenden Erregung führt, s. a. elektr. ↑ Reizung. – **formativer R.**: *genet* ein zu qual. Neugestaltung bzw. zu Kernteilung führender R.; z. B. als – wahrsch. chem. – neurotroper R., der das zur Peripherie gehende Neuroblastenwachstum leitet.

Reiz|antwort: durch inn. (= autogenen) oder äuß. (= heterogenen), eine best. Zeit- u. Intensitätsschwelle überschritten habenden ↑ Reiz ausgelöste adäquate oder inadäquate, im Ausmaß von der individuellen Reaktionslage abhäng. Steigerung oder Minderung der Leistung (u. deren Regulation) von Zellen, Geweben u. Organen einschl. Zwischen- u. Grundsubstanzen, die lokal begrenzt ist oder aber best. Systeme oder den ganzen Organismus betrifft, z. B. als ↑ Rezeptorpotential, überschwell. ↑ Erregung primärer Afferenzen, ↑ Reizpotential, Reflexantwort, die aus Reizwahrnehmung resultierende bewußte Handlung. – *immun, allerg* die ↑ Immunantwort (s. a. Norm-, Hyper-, An-, Allergie, Anaphylaxie). – **R.artefakt**: bei Ableitung reizinduzierter bioelektr. Potentiale auftretende – vom Reizstrom herrührende – Störspannung.

Reiz|barkeit: 1) Irritabilität: *physiol* Elementareigenschaft von Organismen oder Geweben, Reize mit best. Reaktionen zu beantworten; s. a. Erregbarkeit, MÜLLER* Gesetz. – 2) *psych* erhöhte affektive Ansprechbarkeit mit aggressiver Impulsbereitschaft u. gespannter psych. Tonuslage; v. a. bei organ. Hirnkrankh. (einschl. hirntraumat. Wesensänderung), pseudoneurasthen. Syndrom, Epilepsie, gereizter Manie. – **R.bestrahlung**: *radiol* ↑ Röntgenreiztherapie. – **R.bildung**: *kard* ↑ Erregungsbildung durch die im Reizleitungssystem des Herzens gelegenen, an der Automatie der Erregungsbildung beteiligten autonomen **R.bildungszentren**; deren oberstes, der ↑ Sinusknoten, steuert als natürl. ↑ Schrittmacher normalerweise die Schlagfolge; die nachgeordneten sek. (= Atrioventrikularknoten) u. tert. (tiefere Abschnitte, bis zu den PURKINJE* Fasern), rel. langsamer arbeitenden treten nur bei path. Zuständen in Funktion, v. a. bei Reizbildungs- u. Überleitungsstörungen (↑ Erregungsleitungsstörung, Tab. »Herzrhythmusstörung«, Arrhythmie). – **R.blase (vegetative)**: hypertone Harnblase bei Blasen-Ca. (initial), nach endovesikaler Strahlenther., als vasoneurot. Störung etc.; später evtl. als funktionelle Schrumpfblase; s. a. Kältedysurie.

Reiz|diskrimination: *physiol* die der sogen. epikrit. Sensibilität zugehör. Fähigkeit zur Unterscheidung räumlich u. zeitlich getrennter Reize (i. w. S. auch anderer Reizqualitäten u. einschläg. Parameter). – Gegenteil: R.verschmelzung.

Reiz|effekt: ↑ R.antwort. – **isomorpher R.effekt**: ↑ KÖBNER* Phänomen. – **R.elektrode**: *elektrophysiol* die kleinere, »differente« E. (eines Elektrodenpaares), die sich wegen der rel. großen Stromdichte zur Applikation elektr. Reize eignet. – **R.empfindung**: ↑ Empfindung. – **R.erguß**: s. u. Reizknie.

Reizenstein* Steatorrhö: (1958) St. mit sklerosierender mesenterialer Lymphangitis u. Ablagerung pathol. Mukopolysaccharide in der Darmwand; im KM JOLLY* Körperchen.

Reiz|faktoren, klimatische: Klimafaktoren, die vorübergehend belastende Antwortreaktionen des Organismus (oder gar Funktionsstörungen) bewirken. Soweit zur Anpassung oder Gewöhnung führend, bei richt. Indikation u. Dosierung klimatherapeutisch nutzbar, z. B. Höhenlage (vegetat. u. endokrine Umstimmung, Hämatopoese-Anregung), Sonnenbestrahlung (v. a. UV-Wirkung; unspezif. Reiz), schneller Temp.wechsel (vegetat. Stimulierung). – **R.folgeantwort**: *physiol* ↑ Driving. – **R.formen (lymphatische)**: *hämat* TÜRK* Reizformen.

Reiz|gase: die Schleimhäute der Luftwege, in sehr hoher Konz. auch die Haut reizende G., z. B. wasserlöslich Ammoniak, Schwefeldioxid, Chlor u. Säuredämpfe, lipoidlöslich Phosgen u. nitrose G. (die evtl. nach freiem Intervall von bis zu 36 Std. ein tox. Lungenödem bewirken). Schädigungsgrad abhängig von Konz. u. Einwirkungsdauer unter Berücksichtigung eines Eliminationsfaktors. Ther.: O_2-Beatmung, Digitalisierung, Flüssigkeitskarenz, Elektrolytausgleich, Aderlaß, Azidosebekämpfung, Antibiotika. – **R.glukosurie**: neurovegetativ (zentrale Sympathikusstimulierung) bedingte Hyperglykämie u. Glukosurie, z. B. nach Hirntrauma oder -Op. (v. a. Hypothalamus u. 3. Ventrikel). – **R.griffe**: *physiother* plötzlich ansetzende, eine Tonisierung der Muskulatur bewirkende Massagegriffe (im Ggs. zu detonisierenden Grifftechniken).

Reiz|haare: *physiol* ↑ FREY* Reizhaare. – **R.halluzination**: durch krankhafte Prozesse im Bereich von sensor. Rezeptoren oder zugehör. Bahnen u. Zentren ausgelöste Halluzinationen. – **R.-Horner**: dem HORNER* Syndrom entgegengesetzte okulopupilläre Sympte. bei Irritation des Halssympathikus oder seiner postganglionären Fasern: leichter Exophthalmus, geringe Erweiterung von Lidspalte u. Pupille. – **R.husten**: hartnäck. unproduktiver H. mit Kitzelgefühl im Hals (»Kribbelhusten«) infolge Irritation der oberen Atemwege (Pharyngo-Tracheo-Bronchitis etc.). – Ähnl. Effekt bei Pleurareizung. – **R.hydrozele**: s. u. Epididymitis.

Reiz|karzinom: auf der VIRCHOW* »Irritationstheorie« basierende Bez. für ein Neoplasma (einschl. Reizpräneoplasie) auf dem Boden eines chron.-entzündl. Reizzustandes, z. B. Ulkus-, Fistelkarzinom, Skrotum-Ca der Schornsteinfeger. – Dieser aus Ersatzwachstum resultierende Prozeß gilt heute nur als kokarzinogen (da nur bei vorhandener Anlage eintretend). – **R.klima**: ↑ Belastungsklima; s. a. Reizfaktoren. – **R.knie**: rezidivierende ↑ Gonitis exsudativa (»R.erguß«) unbekannter Ätiol., evtl. mit sek. Gelenkkapselverdickung. Bei Therapieresistenz (v.a. bei Jugendl.) Kapselfensterung oder Synovektomie angezeigt. – Auch Bez. für entsprech. symptomat. Veränderungen. – **R.körpertherapie**: künstl. Provokation einer Herd- u./oder Allg.reaktion (Fieber) zur Anregung der Immunresistenz u. zur vegetat. Umstimmung (i. S. des »R.prinzips« durch günst. Beeinflussung natürlicher Regulationen; nach F. HOFF als »Regulationsprinzip« im Ggs. zur »künstl. Ther.« mit Pharmaka), spezifisch mit antibakteriellen »Seren« (z. B. Tuberkulin), unspezif. durch Inj. körpereigenen

Reiz|kolon

(z. B. Eigenblut, -harn) oder -fremden Proteins (z. B. Fremdserum, Milch), Erzeugen eines sterilen Abszesses (Terpentinöl-Inj.), Inj. fieber- oder leukozytosesteigernder Stoffe; s. a. Reiztherapie. – **R.kolon**: ↑ Colon irritabile. – **R.kost**: appetitanregende bzw. balaststoffreiche Kost.

Reiz|leitung: ↑ Erregungsleitung. – **R.leitungsfasern**: die bes. differenzierten, wenig ausgeprägte Glanzstreifen aufweisenden Herzmuskelzellen des ↑ Erregungsleitungssystems. – **R.lokalisation**: der epikrit. Sensibilität zugehör. Fähigkeit des ZNS zur richt. örtl. Zuordnung von Reizen in der Außenwelt, im Integument oder im Körperinnern; vgl. Reizdiskriminierung.

Reiz|magen, nervöser: Tonussteigerung, Hypermotilität u. Hypersekretion des Magens bei vegetat. Stigmatisierung; im Rö.- u. gastroskop. Bild grobes Faltenrelief. Disponiert für Ulcus duodeni. – **R.mahlzeit**: *röntg* bei der Magenazidprüfung der die Saftsekretion anregende ↑ Alkohol-, Koffeinprobetrunk oder Bouillonreiztrunk; bei der Cholezystographie die eine Gallenblasenkontraktion auslösende Mahlzeit (z. B. Mischung aus Ei u. Kakao). – **R.mengengesetz**: *physiol* Die Intensität einer Erregung entspricht dem Produkt aus Reizstärke u. -dauer. – Nicht allg. gültig (↑ Reizzeit-Spannungskurve). – **R.miosis**: durch Reizung der parasympath., pupillomotor. Fasern ausgelöste Miosis, z. B. im Beginn einer peripheren Okulomotoriuslähmung. – **R.mittel**: *pharm* ↑ Irritantia, Analeptika, Vesikantia. – **R.mydriasis**: Mydriasis als paradoxe Pupillenreaktion bei zu starkem Lichteinfall; ferner bei ↑ »Reiz-Horner«. – **R.nystagmus**: durch path. (oder experimentell-diagnost.) einseit. Reizung des Vestibularapparates (bzw. zugehör. Bahnen, Zentren) ausgelöster Nystagmus, im allg. mit schneller Komponente zur kranken Seite.

Reiz|perzeption: ↑ Empfindung. – **R.polyglobulie**: durch dir. Stoffeinwirkung auf das erythropoet. Gewebe bedingte tox. oder neuroendokrine Polyglobulie. Wahrsch. aber oft nur kompensativ (z. B. bei Kobalt über Gewebsanoxie u. konsekut. Erythropoetin-Hypersekretion).

Reizpotential, Evoked potential: *neurophysiol* an der Großhirnrinde bei Reizung eines Sinnesorgans oder seiner afferenten Nervenfasern registrierbare Potentialschwankungen. Initial oberflächenpos., nur über prim. sensor. Kortexgebieten ableitbare Welle mit Latenz von ca. 10 msec (= **prim. R.**; kann der funkt. Lokalisation sensor. Areale dienen); anschließend oberflächenneg. lat. Erregungsausbreitung über Assoziationsfasern, schließl. oberflächenpos., über weiten kortikalen u. subkortikalen Gebieten registrierbare Welle (Latenz 30 bis 100 msec) durch Erregungen in polysynapt. unspezif. Systemen (= diffuse sek. Antwort).

Reiz|prinzip: *therap* s. u. Reizkörpertherapie. – **R.produktgesetz**: *physiol* ↑ R.mengengesetz. – **R.punkte**: *neurol* definierte Körperoberflächenpunkte als Ort der Wahl für die monopolar-elektr. Reizung (mit min. Intensitäten) bestimmter Organe; i. e. S. die ↑ Nerven- u. Muskelreizpunkte (**»elektromotor. R.punkte«**).

Reizregel, biologische: ↑ ARNDT*-SCHULZ* Gesetz.

Reizschwelle: *physiol* der zur Auslösung einer Erregung oder Reizempfindung ausreichende Minimalwert der ↑ Reizstärke. Reziprokes – je nach Bezugssystem variierendes – Maß der ↑ Erregbarkeit (für Empfindung im allg. höher als für periphere Nervenfaser); erreicht bei hochspezialisierten Sinnesorganen fast theoret. Minimalwerte; v. a. abhängig von der Art des Reizes (adäquat/inadäquat) u. der Einwirkung (direkt/indir.). Gem. Ionentheorie der Erregung der krit. Wert des Membranpotentials (»inn. Membranschwelle«), bei dem die entgegengesetzt gepolten Netto-Ionenströme der lokalen Antwort gleich groß sind (Umschlag des Potentials). Prakt. Bedeutung in der Pharmakologie (z. B. Erhöhung durch Kokain, Ca^{2+}-Ionen, Senkung durch K^+-Ionen) u. der neurol. Diagnostik (↑ PFLÜGER* Zuckungsgesetz, Rheobase). – In der Sinnesphysiologie unterschieden als **absolute = generelle** u. als **spezif. R.** (meist höher, nicht adaptationsabhängig, d. h. mit Auslösung einer qual. nicht determinierbaren bzw. einer definierten Empfindung. – Labilität der R. (d. h. Änderung bei wiederholter Reizapplikation) u. a. als Sympt. der Tabes dors.

Reiz|serum: durch Reiben oder Quetschen von Wunden, Geschwüren etc. gewonnene Gewebsflüssigkeit; v. a. bei syphilit. Ulkus oder Papel für mikroskop. Treponemen-Nachweis. – **R.spuren**: *neurophysiol* Reste einer Reizwirkung; z. B. ↑ Engramm. – **R.stärke**: die Intensität (Energiemenge) eines Reizes, z. B. die Impulshöhe. Beziehung zur ausgelösten Erregung meist logarithmisch oder als Potenzfunktion; s. a. Reizzeit-Spannungskurve. – **R.stoffe**: *pharm* Irritantia bzw. für ↑ Reizkörperther. genutzte Pharmaka. – *toxik* ↑ Reizgase. – *biol* endogene, im Rahmen der Reizantwort regulierend in die Abwehrmechanismen eingreifende Substanzen, z. B. Properdin, best. Lipopolysaccharide, ↑ MENKIN* Stoffe.

Reizstrom: Oberbegr. für Dreieck-, Rechteck-, Sinusimpuls-, Thyratronstrom, erzeugt in elektron. **R.generatoren**. Anw. für **R.diagnostik** (↑ Elektrodiagnostik) u. **R.therapie**: Einzelimpulse oder Impulsserien zur Auslösung von Einzelzuckungen oder tetan. Kontraktionen der Skelettmuskeln, als selektive R.ther. nur der geschädigten (die infolge Verlustes der Akkomodation bei langen Dreiecksimpulsen nur geringere Stromstärken benötigen), als **R.massage** mit Serienimpulsen (TRÄBERT: »Ultrareizstrom«), die bei genügend hoher Stromstärke u. großen Elektroden zu tetan. Kontraktionen größerer Muskelgruppen führen.

Reiz|summation: *neurophysiol* ↑ Summation. – **R.syndrom**: z. B. ↑ Wurzel-, Quadranten-Syndrom; als **peritoneales R.syndrom** die durch Bauchfellbeteiligung bedingte Symptomatik bei Bauchorgan-Erkrn.: lokale oder diffuse Leibschmerzen, Bauchdeckenspannung (»brettharter« Bauch), Übelkeit, Erbrechen, Singultus, Meteorismus, Darmlähmung, Facies abdomin., flache Atmung.

Reiz|theorie: (R. VIRCHOW 1863) ↑ Irritationstheorie. s. a. Reizkarzinom, vgl. Regenerationstheorie. – **R.therapie**: therapeut. Einsatz unspezifischer (nicht auf ein best. Organ gerichteter) Reize zur allgem. Beeinflussung gestörter Regulationsvorgänge; als ↑ R.-körperther. sowie mit Medikamenten, physikal. Mitteln (Wärme, UV, Klima-, balneol. Reize, Massage, Elektrizität, Rö.strahlen), psychischen Faktoren. – **R.transportorgan**: s. u. Reizverteilungsorgan. – **R.trias** (bei Spasmophilie): s. u. STRAUSS*.

R.übertragung: *physiol* inkorrekt für die Erregungsübertragung an ↑ Synapsen.

Reizung: Setzen eines ↑ Reizes. – **Elektrische R.** (von Nerven-, Muskelfasern, Ganglienzellen) bewirkt Depolarisation der Membran mit Aktionspotentialbildung, entweder als **farad. R.** (↑ Faradisation) zur Erregbarkeitprüfung u. bei Lähmungen mit bestehender farad. Erregbarkeit oder als **galvan. R.** (Gleichstromreizung, ↑ Galvanotherapie; s. a. Entartungsreaktion), u. zwar als **direkte** oder **indir. R.** (z. B. an Muskelzelle bzw. am zugehör. motor. Nerv), evtl. als **selektive R.** nur bestimmter Fasergruppen des peripheren Nervs (dicke Fasern werden aufgrund niedr. Reizschwelle durch kleine Spannungen, mittlere u. dünne nach selektiver elektr. Blockierung der dicken erregt), auch als **tetan. R.** (↑ Reizstrommassage). – *otol* **binaurale = diotische R.** gleichzeitig an bd. Ohren mit gleichem, **dichotische R.** mit verschiedenem Schall (z. B. re. Geräusch, li. Sprache; als Sonderformen die **antiphas.** u. **heterophas. R.** mit 2. Schallvorgang »in umgekehrter Phase« bzw. mit nichtdefinierter Phasenbeziehung).

Reizungsdivisor (Kries*): s. u. Galvanotetanusschwelle.

Reiz|verschmelzung: *physiol* s. u. Reizdiskrimination. – **R.verteilungsorgan (akustisches):** (RANKE) die ↑ Perilymphe, die die im aufgenommenen Schallvorgang enthaltene Energie nach ihrer Frequenzzusammensetzung entlang der Basilarmembran (an die Sinneszellen) verteilt. – Bildet zus. mit dem »Reiz- oder Schalltransportorgan« (im Mittelohr) das akust. »Antransportorgan«.

Reizwehen: ↑ Laktationswehen.

Reizzeit: *neurophysiol* s. u. Nutzzeit. – **R.-Spannungskurve,** i/t-Kurve: geometr. Darstg. des Zusammenhangs von Reizstärke u. -dauer bei Rechteckimpuls-Reizung von Nerv (↑ Abb., n. LAUGIER) oder Muskel.

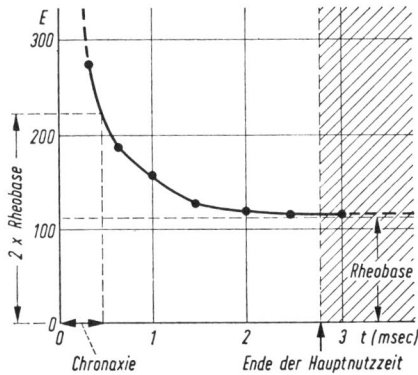

Rejektion: *path* »Abstoßung«, insbes. ↑ Transplantatabstoßung; *physiol* »Ausscheidung«.

Rekalzifizierung: Wiederherstg. des normalen Kalkgehaltes; z. B. die Wiederverkalkung des Knochengewebes als Therapieeffekt (Vit. D, Exstirpation eines Parathyreoms); oft gefolgt von **Rekalzifikationstetanie** (infolge Ca-Verarmung des Blutplasmas mit Verschiebung des Ca/P-Quotienten zugunsten der Phosphate). – *hämat* das Zusetzen von Kalzium zum zuvor von Ca-Ionen befreiten Blutserum; s. a. HOWELL* Test (zur Bestg. der **Rekalzifizierungszeit**).

Rekanalisation, -sierung: 1) *path* Wiederdurchgängigwerden eines thrombotisch verschlossenen Gefäßes durch lumenbildende Endotheleinsprossung in das organisierte Gerinnsel. – 2) *chir* **Rekanalisierungsplastik:** Wiederherstg. der Durchgängigkeit eines obliterierten Hohlorgans; z. B. an den Eileiter durch Querdurchtrennung (evtl. Stenoseresektion), Einlegen einer Bougie u. subtile End-zu-End-anastomosierung der Mukosa; am Samenleiter durch Epididymovasostomie; ferner die ↑ Thrombarteriektomie.

Rekel-Syndrom: (C. u. H. SELBACH 1953) reflektor.-ton. Streckinnervation der ges. quergestreiften Muskulatur (»Rekeln«) in Kombin. mit Gähnen als regulativer Mechanismus, um durch CO_2-Vermehrung das Atemzentrum auf eine höhere Leistungsstufe zu bringen.

Reklimatisation: Anpassungsvorgänge nach Rückkehr aus einem fremden Klima; oft wochenlang mehrphasig, evtl. mit Müdigkeit, Abgeschlagenheit, vegetat. Labilität.

Reklinations|behandlung: *orthop* funktionelle Ther. der WS-Kyphose; bei postinfektiöser oder posttraumat. Genese Ausgleich durch Lagerung in **R.gipsbett** (mit am Kyphosescheitel eingearbeitetem Hypomochlion; s. a. LORENZ* Reklinationsbett), bei schlaffem Rundrücken oder beginnender Adoleszentenkyphose durch akt. krankengymnast. Aufspannübungen oder **R.korsett** (Beckenkorb mit fixiertem Schulterbügel bzw. Bügel n. dem Hebelprinzip; auch als Mahnbandage, sogen. »Geradhalter«) u. **R.mieder;** s. a. CALOT* Verfahren. – Bei forciertem Vorgehen Ileusgefahr.

reklinativer Anfall: *neurol* ↑ Rekursiv-Anfall.

Rekombination: *genet* auf die Auflösung der elterl. Genome bei der Reduktionsteilung heterozygoter Genotypen folgende Umkombination ganzer homologer Chromosomen in der Metaphase der Meiose I (= **interchromosomale R.**) bzw. Austausch homologer (= **intrachromosomale intergenische R.,** ↑ Crossing-over) oder heterologer Chromosomenstücke (= Translokation) in der Mitose oder Interphase sowie von Nukleotidgruppen innerhalb eines Genlocus (= **intrachromosomale intragen. R.**); s. a. Recon, MENDEL* Gesetz (3).

Rekompensation: Beseitigung einer Dekompensation, d. h. Wiederherstg. einer ausreichenden Funktion durch Mobilisieren ausgleichender Kräfte.

Rekompression: *therap* bei ↑ Druckfallkrkht. die erneute Druckerhöhung durch Verbringen in eine Druckkammer (»**Rekompressionskammer** oder -schleuse«), s. a. hyperbare Oxygenation; vgl. Repression.

Rekon: *genet* ↑ Recon.

Rekonditionierung, Reconditioning: Wiedererlangen der körperl. Leistungsfähigkeit durch Leibesübungen; als therap. Ziel der »**Rekonditionsmedizin**« bzw. – bei Sportlern – nach krankheitsbedingtem Trainingsverlust.

rekonstruktive Plastik: *chir* sek. (nach Abschluß der Primärheilung) Form- oder Funktionsplastik zum Ersatz eines verlorengegangenen Körperteils.

Rekonvaleszent: Genesender. – **Rekonvaleszentenserum:** prophylaktisch u. therap. nutzbares Serum von Personen, die eine best. Infektionskrkht. (z. B.

Rekonvaleszenz

Masern, Polio) überstanden haben. – **Rekonvaleszenz**: »Genesung«, Phase vom Ende einer Krankh. (i. e. S. ihres akuten Stadiums) bis zur Wiederherstg. des früheren Gesundheitszustandes.

Rekordspritze®: Injektionsspritze mit Glaszylinder, Nickelfassung u. Nickelkolben; mit exzentr. Konus als LOEB* Spritze (leichtere hautparallele Handhabung; geringere Gefahr einer Luftinj.).

Rekrement: *biol* am Stoffwechsel unbeteiligt gebliebenes Exkrement. – **Rekrudeszenz**: erneute Intensivierung der Krankheitssympte. nach Remission (aber engl. recrudescence = Rezidiv!); vgl. Exazerbation.

Rekruitment: 1) *otol* ⁄ Recruitment. – 2) **Rekrutierung(sphänomen)**: (LIDDELL u. SHERRINGTON 1924) *physiol* Spannungszunahme des reflektorisch erregten Muskels bis zu einem Maximum infolge Aktivierung weiterer Motoneurone (»Nachschub«) bei genügend langer konst. Reizung der Afferenz; v. a. beim gekreuzten Streckreflex. Gilt analog auch für Hemmungsreize. – Ferner im EEG das Auftreten rhythm. Wellen mit zunehmender Amplitude (als typ. Reizantwort z. B. auf Flimmerlichtaktivation) infolge Aktivierung einer immer größer werdenden Zahl von gleichzeitig (»Synchronisation«) oder mit best. Phasenkoppelung entladenden Neuronen(verbänden).

Rekt...: Wortteil 1) »gerade«; 2) »Mastdarm« (s. a. Prokto...).

rektal, rectalis: zum Mastdarm (Rectum) gehörend, im oder durch den Mastdarm (s. a. Rektal...); z. B. **r. Ernährung, r. Anästhesie** (⁄ Rektalnarkose). – Als **r. Therapie** die Applikation von Medikamenten im Klysma oder Tropfeinlauf (= **R.instillation**), Suppositorium oder **R.kapsel**; Wirkung allgemein über V. cava inf. u. Systemkreislauf oder nur lokal, z. B. »Mastdarmentkeimung« mit schwer resorbierbaren Sulfonamiden u. Antibiotika. – Die **r. Untersuchung** der Mastdarmwand u. benachbarter Organe erfolgt mit dem anal eingeführten, behandschuhten oder durch Fingerling geschützten Zeigefinger oder aber instrumentell mit Prokto- oder Rektoskop, u. zwar am Knienden (evtl. Knie-Ellenbogenlage), Liegenden oder gebückt Stehenden; zur Diagnostik rektaler u. analer Prozesse, Erkr. der männl. Adnexe (insbes. Prostata, *gyn* zur Untersuchung der Parametrien, zur Kontrolle der Geburt (s. a. Rektovaginaluntersuchung). – **Rektalis**: Kurzform für A. rectalis.

Rektal|abstrich: Stuhlgewinnung mit anal eingeführtem Abstrichtupfer für Untersuchung auf pathogene Keime. – **R.gonorrhö**: gonorrhoische ⁄ Proktitis. – **R.infusion**: per anum verabfolgte Dauertropfinfusion zur Flüssigkeitszufuhr; s. a. rektale Therapie. – **R.krise**: tab. Krise mit »Pfählungsschmerzen« im After u. heft. Stuhldrang. – **R.narkose**: Allgemeinnarkose durch Klysma-Applikation eines Narkotikums (ursprünglich als Avertin®-Einlauf; obsolet); v. a. in der pädiatr. Anästhesie als Basisnarkose mit Thiobarbituraten. Entscheidender Nachteil: fehlende Steuerbarkeit. – **R.temperatur**: die mit rektal eingeführtem Thermometer gemessene – der Kerntemp. sehr nahe – Körpertemp. (normal 37,0–37,4°; ca. 0,4° höher als die schneller variierende Mundtemp.); evtl. durch abgekühltes Blut aus den Beinen verfälscht.

Rektitis: ⁄ Proktitis.

Rekto...: s. a. Prokto.... – **R.-genito-analsyndrom**: ⁄ Elephantiasis genito-anorectalis. – **R.|diaphanoskopie**: D. des Bauchraums vom Mastdarm aus mit einem rektoskopart. Leuchtrohr. Bei i.p. Flüssigkeitsansammlung schalenförm. Aufleuchten der seitl. Bauchwand u. dunkler Nabel (einschl. Umgebung), bei zyst. Geschwülsten lampionart. Aufleuchten in dunkler Umgebung. – **R.graphie**: *rönt* spez. Kontrastdarstg. des Enddarms nach Applikation eines bariumhalt., schaumbildenden Suppositoriums.

Rekto|rektostomie: op. Anastomosierung des Colon pelvinum mit dem Analkanal nach Resektion. – vgl. R.sigmoideostomie. – **R.romanoskopie**: ⁄ R.sigmoideoskopie. – **R.sakropexie**: *chir* ⁄ Proktopexie am Kreuzbein. – **R.sigmoid**: Mastdarm u. Sigmoid (als Endabschnitt des Dickdarms); s. a. Proktosigmoid.... – **R.sigmoidektomie**: das Sigmoid total oder partiell einbeziehende ⁄ Rektumamputation. – **R.sigmoid(e)oskop**: starres, röhrenförm. Instrument mit spitzennaher Beleuchtung u. Ballongebläse (für Mastdarmaufblähung); zur dir. endoskop. Inspektion von Rektum u. Sigmoid (bis ca. 30 cm; mit Fiberendoskop bis zur Sigma-Deszendensgrenze); auch für gezielte Probeexzision u. kleinere therap. Eingriffe (Verschorfung, Bougierung, Fremdkörperentfernung). – **R.sigmoid(e)ostomie**: op. Anastomosierung des aboralen Rektumstumpfes mit dem mobilisierten Sigmoid bei Kontinuitätsresektion eines Rektum-Ca. (z. B. transanal bei der abdominoperinealen Resektion n. SWENSON). – **R.skopie**: »Mastdarmspiegelung«, ⁄ Proktoskopie, R.sigmoideoskop. – **R.stase**: ⁄ Koprostase im Rektum.

rektovaginal...: Mastdarm u. Scheide betreffend (s. a. Proktokolp...); z. B. **R.fistel** (⁄ Fistula rectovaginalis), **R.untersuchung** (des inn. ♀ Genitale mit in die Vagina eingeführtem Zeige- u. ins Rektum eingeführtem Mittelfinger, v. a. zur Parametrienbeurteilung).

Rektovaginourethrokloake: *path* Atresia recti mit Kloakenbildung; Rektum als weitlum. Rektovaginalfistel in den unt. Kloakenbereich mündend.

Rekto|zele, Proktozele: infolge Schwäche des Septum rectovaginale Vordringen des DOUGLAS* Raumes (einschl. Mastdarm) entlang der Harnblase bzw. Scheide (vgl. Hernia vaginalis), mit Auseinanderdrängen der Beckenbodenmuskulatur u. Eindringen von Eingeweiden in den entstandenen Bruchsack. – Auch Bez. für den ⁄ Mastdarmbruch (= Hernia rectalis). – **R.zyst..., R.vesikal...**: ⁄ Proktozyst... – **R.zystotomie**: op. Eröffnung der Harnblase vom Mastdarm aus.

Rektum: der Mast- oder Enddarm (⁄ Rectum); s. a. Prokto..., Mastdarm.... – **R.ampulle**: *anat* ⁄ Ampulla recti. – **R.amputation**: mit Anlegen eines Anus praeter kombin. Exstirpation von Rektum u. Anus einschl. des umgebenden Beckenbindegewebes (mit Lymphbahnen- u. -knoten) als Radikal-Op. bei afternahem Mastdarm-Malignom; z. B. sakral-einzeitig (⁄ KRASKE, GOETZE), sakral-zweizeitig (SCHMIEDEN 1910; doppelläuf. Anus praeter sigmoideus u. Blindverschluß des oralen Stumpfes; sogen. hint. Einstülpungsverfahren), abdominosakral bzw. -kokzygeal einzeitig (HOCHENEGG 1888; K. H. BAUER in 2 Akten), abdominotransanal-einzeitig (BABCOCK-BACON 1945; als Kontinenzresektion mit Erhaltung des Sphinkters). Zur Mitentfernung aller tast- u. sichtbaren LK

(z. B. präsakral u. im Mesosigma) evtl. kombin. mit Sigmaresektion bzw. -exstirpation; bei supraradikaler R. auch Entfernung mitbefallener Nachbarorgane (Uterus, Scheide, Harnblase); im Extremfall ↑ Eviszeration des kleinen Beckens. – **R.atresie**: ↑ Atresia recti.

Rektum|biopsie: histol. oder enzym-histochem. Untersuchung unter Sicht entnommener R.schleimhaut. – **R.blase**: *urol* aus einem Mastdarmsegment hergestellte Ersatzblase; Einpflanzen der Ureteren in das vom Sigma getrennte u. verschlossene Rektum; Stuhlableitung durch einen Anus praeter sigmoideus bzw. das anal ausgeleitete Sigma; z. B. nach MAUCLAIRE-KÖNIG, UEBERMUTH. – **R.dilatation**: 1) **R.bougierung**: Mastdarmdehnung mit »Rektumdilatator«; s. a. Sphinkterdehnung. – 2) übermäß. Weitstellung des Mastdarms; vgl. Megakolon. – **R.duplikation**: *path* angeb., röhrenförm. oder zyst. (enterogene Zyste), evtl. als «Riesendivertikel« imponierende partielle oder totale, u. U. ins Sigma u. Deszendens reichende) Doppelbildung des Mastdarms; oft kombin. mit Fistelbildungen (zum Harntrakt, Damm, ins eigentl. Rektum).

Rektum|ektropium: partieller Prolaps der R.schleimhaut; v. a. bei Schrumpfungsprozessen, z. B. nach Exstirpation von Hämorrhoidalknoten. – **R.endometriose**: extragenitale ↑ Endometriose; vikariierende enterale Blutungen (nicht obligat), intermittierende Koliken, Obstipation u. Diarrhöen; retrovaginale u. -uterine Infiltrate; im rektoskop. Bild von roten Stippchen umgebener Tumor bei evtl. intakter Mukosa. – **R.exstirpation**: ↑ Rektumamputation. – **R.hernie**: ↑ Mastdarmbruch; vgl. Rektozele.

Rektum|karzinom, Carcinoma recti: der rel. häuf. (7% aller Ca.) »Mastdarmkrebs«; meist als polypöses, phagedän. oder schüsselförm. Adeno-Ca.; ferner als Gallertkrebs, papilläres Adenom, Szirrhus; oft aus Präkanzerose (Polyp) oder Karzinoid hervorgehend. Metastasierung lympho-, hämatogen (v. a. Leber) u. direkt implantierend. Klin. Einteilung (auch für Op.-Indikation) in 4 Stadien n. DUKE (I–IV oder A–D: Beschränkung auf Rektum, Übergreifen auf Perirektum, örtl. Metastasen, Fernmetastasen). – Das **R.karzinoid** zeigt große Neigung zu maligner Entartung (langsam wachsendes Basaliom), weniger zu Metastasierung; Prognose quoad vitam auch bei Radikalexstirpation dubiös. – **R.-Kolon-Reflex**: durch mechan. Reizung des Mastdarms auslösbare erregende oder hemmende Einflüsse auf die Kolonmuskulatur; s. a. Defäkation.

Rektum|pfeiler: *anat* das – bds. – vom Lig. cardinale dorsalwärts zum Rektum ziehende Beckenbindegewebe; mit Lig. rectosacrouterinum als med. Strang (u. als Grundlage der ↑ Plica rectouterina) u. einem lat., die Nerven u. Gefäße führenden Strang; zwischen bd. der Ureter u. lockeres Bindegewebe; s. a. Paraproctium, Abb. »Bindegewebsgrundstock«. – **R.polyp**: polypöse, evtl. blutende u. transanal prolabierende Geschwulst, auch multipel (»Polyposis«); histol.: neben metaplast. (mit unauffäll. Schleimhaut.) v. a. adenomatöse Formen (auch Fibrome, Lipome), wobei insbes. das villöse Adenom (»Zottentumor«; klin.: exsudative Enteropathie) als echte Präkanzerose gilt. – **R.prolaps**, Prolapsus recti: »Invagination« der gesamten Mastdarmwand oder nur der Mukosa ins Darmlumen bzw. durch den Anus; evtl. kombin. mit Analprolaps (= Prolapsus ani et recti); s. a. Rektozele, Rektumektropium. – Als sog. **innerer R.prolaps** die zylindr., rektorektale Mukosaeinstülpung aus dem oberen Rektum in das untere ohne transanalen Prolaps (»Obstipations-Prolaps-Syndrom«; z. T. als Vorstadium des äuß. Prolapses); klin.: Obstipation, aber auch flüss., fetthalt., evtl. blut. Stühle; tastbare Vorwölbung oberhalb der Zone haemorrhoidalis.

Rektumresektion: bei ↑ Rektumkarzinom v. a. der Gruppen A u. B (> 12 cm oberhalb des Analrings) anwendbare Teilentfernung des Mastdarms (einschl. unt. Sigmoid) als sphinktererhaltende »Kontinenzresektion«; z. B. zweizeit.-sakral (li.seit. doppelläuf. Anus praeter sigmoideus iliacus; Teilresektion des Kreuzbeins, End-zu-End-Anastomose), einzeit.-sakral (↑ DIXON* Op.), einzeit.-abdominosakral mit prim. Kontinenzanastomose (D'ALLAINE) oder mit »Blindanastomose« u. erst späterer Herstg. der Durchgängigkeit (GOETZE 1944), ferner transanoabdominal (↑ HOLLENBACH* Op.) u. einzeit.-abdominal ohne Kontinuitätsherstg. (HARTMANN).

Rektum|schistosomiasis: bevorzugte Lokalisation der ↑ Schistosomiasis intestinalis in Mastdarm u. Sigma: diffuse oder fleckförm. Hyperämie, gestielte oder flächenhafte papillomatöse Wucherungen, auch submuköse Pseudotuberkel; in Spätstadium zirrhot. Prozesse. – **R.striktur**: narb. Verengung des Mastdarms nach Strahlenther., bei chron. Infektion (z. B. Schistosomiasis). – **R.syndrom**: Schmerzzustände im unt. Mastdarm bei inn. Hämorrhoidalthrombose, Rektumabszeß, -striktur, -spasmen, Proktalgia fugax etc. – **R.zyste**: Retentionszyste der Mastdarmschleimhaut; vgl. Rektumduplikation.

Rektus: Kurzform für ↑ Musc. rectus; z. B. **R.-Adduktoren-Syndrom** (↑ PIERSON* Syndrom), **R.außenrandschnitt** (↑ LENNANDER* Kulissenschnitt), **R.diastase** (*path* Auseinanderweichen der bds. Rektusscheiden, v. a. infraumbilikal; als angeb. Fusionsdefekt z. B. bei Ompahlozele, erworben z. B. infolge Bauchdeckenschwäche bei Multipara, Narbenschwäche nach Op.), **R.randbruch** (seitl. ↑ Bauchwandhernie), **R.ruptur** (eines geraden Bauchmuskels, z. B. bei Typhus abdomin., Gravidität, durch Trauma, Überanstrengung; s. a. R.scheidenhämatom).

Rektus|plastik: plast. Op. an einem bzw. unter Verw. eines M. rectus; z. B. *ophth* des eines geraden Augenmuskels als Strabotomie, *urol* (ROCHET) das Aufsteppen eines Teils des geraden Bauchmuskels auf die aton.Blase (Rektusfixation) als Kontraktionshilfe bei Querschnittslähmung. – **R.scheide**: ↑ Vagina musculi recti abdominis. – **R.scheidenhämatom**: ↑ Bauchdeckenhämatom innerhalb der R.scheide nach traumat. R.ruptur, meist aber spontan (bei physiol. Belastung) infolge Ruptur sklerotischer epigastr. Gefäße, bei typhöser Myositis, in der Gravidität; Sympte.: einseit., schmerzhafter Bauchdeckentumor, der auch bei Anspannen der Bauchmuskeln, z. B. durch Aufsitzen, fortbesteht (= FOTHERGILL* Phänomen); evtl. Schock- u. Peritonitissympte.

Rekurarisierung: Wiederauftreten der Curare-Symptome. nach Abklingen der Wirkung des postop. zur Beendigung der Relaxation verabfolgten Pro- oder Physostigmins (das Cholinesterasehemmung u. Azetylcholinanreicherung, nicht aber Zerstörung des Curare bewirkt).

Rekurrens: Kurzform für **1)** ↑ Nervus laryngeus recurrens; **2)** Febris recurrens (↑ Rückfallfieber); z. B. **R.spirille**, **R.spirochäte** (↑ Borrelia recurrentis).

Rekurrens|lähmung: ein oder beidseit., vollständ. oder partielle (= **R.parese**) Stimmbandlähmung infolge Läsion des N. laryngeus recurrens (z. B. Durchtrennung bei Struma-Op., Druckeffekt eines Aortenaneurysma). Als komplette einseit. Form mit charakterist. »Kadaverstellung« (Stimmband unbewegl. in Mittelstellung; ↑ Abb. »Laryngoskopie«) u. heiserer Stimme, abgeschwächtem Hustenstoß (mangelnder Glottisschluß) u. inspirator. Stridor, als bds. mit Aphonie; partielle Form (Ausfall nur einzelner Muskeln) v. a. als ↑ Postikus- u. Internuslähmung.

Rekursivanfall: »reklinativer« = »retropulsiver« epilept. Anfall mit Dorsalbeugung von Kopf- u. Oberkörper. Erscheinungsform atypischer myoklon. (-astat.) Absenzen oder einer Pyknolepsie. – vgl. Propulsiv....

Rekurvation: Durchbiegen bzw. Durchgebogensein nach hinten (z. B. Genu recurvatum).

Relais|kerne: *neurophysiol* der Umschaltung nervöser Impulse auf andere Systeme dienende ZNS-Kerne; z. B. Thalamuskerne für Umschaltung afferenter Impulse auf kortikale Projektionssysteme. – **R.zellen**: »Schaltzellen« (↑ Assoziationszellen, ↑ Interneuron).

Relaparotomie: erneute Laparotomie, v. a. als Maßnahme bei frühen postop. Komplikationen (Frühileus, Nachblutung, Cholaskos) oder komplizierenden Spätfolgen (z. B. Anastomosenulkus), zur Befundkontrolle (↑ Second-look), Beseitigung eines Interimszustandes (Darmfistel, Anus praeter).

Relaps: »Rückfall« einer Krankh. nach scheinbarer oder echter Heilung (= Rezidiv).

Relaskop: (WESSELY 1920) Stereobrille mit automatisch gesteuerter Lichtquelle (parallelstrahl. Licht) für otol. Untersuchungen.

Relations|maße: *neurol* Weitenmaße des Hirnventrikelsystems als Parameter für stereotakt. Eingriffe. – **R.pathologie**: s. u. RICKER*. – **R.ple(i)otropie**: s. u. Pleiotropie.

relativ: verhältnismäßig, bedingt; z. B. **rel. biol. Wirksamkeit** (*radiol* ↑ RBW).

Relaxans: *pharm* ↑ Muskel-, Psychorelaxantien.

Relaxatio(n): »Entspannung«. **1)** *physiol* Erschlaffung kontraktiler oder dehnbarer Gewebe nach akt. oder pass. Spannungszunahme. – **2)** *path* abnorme Erschlaffung; z. B. die **R. diaphragmatica** als bis zur Aufhebung der Kontraktilität reichender Tonusverlust des Zwerchfells mit Überdehnung u. – von den intraabdominellen Druckverhältnissen abhäng. – Bewegungen i. S. der paradoxen Atmung; meist als angeb. Defektmißbildung (im Extremfall Diaphragma als Reste der Membrana pleuroperitonealis), seltener erworben (z. B. radikuläre Phrenikusschädigung). – **3)** *therap* Anw. von ↑ Muskelrelaxantien (als Narkoseadjuvans). – **4)** *psych* ↑ Entspannungstherapie.

Relaxations|druck: der intrapulmonale Druck (mit Wert »Null«) in Atemruhelage nach normaler Exspiration. – **R.kopfschmerz**: nach Sistieren einer starken psych. oder phys. Belastung episodisch oder periodisch auftret. dumpfer oder klopfender vasomotor. Kopfschmerz. – **R.theorie**: *ophth* Die Akkommodation des Auges resultiert aus der durch Anspannung des Ziliarmuskels bewirkten Erschlaffung der Zonula-Fasern (mit nachfolgender Spannungsminderung der Linsenkapsel). – **R.volumen**: *pulmon* funktionelle ↑ Residualkapazität.

Relaxin: (F. L. HISAW 1926/30) in Ovar (v. a. Gelbkörper), Uterus u. Plazenta gebildetes Proteohormon, das im Tierversuch Auflockerung des Beckengürtels (v. a. der Symphysenfuge) u. Entspannung der Beckenboden- u. Uterusmuskulatur bewirkt; beim Menschen auch wehenhemmender Effekt (z. B. bei Abortus imminens) vermutet.

Releasing-Faktor, -Hormon, RF, RH: vom Zwischenhirn (Hypothalamus) produzierte, über Nerven u. sogen. Portalkreislauf in die Hypophyse gelangende Neurohormone, die die Bildung bestimmter Hormone pos. beeinflussen (»Transmittersubstanz«, »Freigabefaktor«; vgl. Inhibiting-Faktor). Bisher nachgewiesen: ↑ Corticotropin releasing factor (= CRF, CRH), Thyrotropin-RF (= TRF, TRH), FSH-RF, LH-RF, Prolactin-RF (= PRF), MSH-RF, Gonadotropin-RF (= GRF, GRH).

Reliabilität: (engl. reliable = zuverlässig) *statist* Zuverlässigkeit einer Merkmalserfassung; Grad der Genauigkeit, mit dem ein Verfahren ein best. Merkmal mißt.

Relief|diagnostik: *röntg* Kontrastdarstg. des Schleimhautreliefs eines Hohlorgans (i. e. S. des Magen-Darmkanals). – **R.schädel**: ↑ Lückenschädel. – **R.sinn**: *ophth* die an die Intaktheit der Fusion geknüpfte Fähigkeit zu plast. Sehen, i. w. S. auch zu 3-dimensionaler Wahrnehmung nicht-plastischer Darstgn.

Reluxation: Wiederausrenkung eines Gelenks nach erfolgter Reposition; bei überdehntem Kapsel-Bandapparat, kongenit. Gelenkmißbildung, Gelenkfraktur, neuropath. Gelenkerkr.

REM: *neurophysiol* ↑ REM-Phase. – **Rem**: *radiol* (»rad equivalent mammal« oder »man«) die spez. Einh. der Äquivalentdosis (↑ RBW); 1 rem = 0,01 J/kg; vgl. Rad. – Ferner im Strahlenschutz das **man-Rem** als Größe zur Abschätzung der Strahlenbelastung einer Bevölkerungsgruppe: Produkt aus Personenzahl u. mittl. Strahlenbelastung. – **Rem.**: *pharm* ↑ Remanentia.

Remak* (ROBERT R., 1815–1865, Neurologe, Berlin) **Band, Bündel**: das Axon (↑ Neurit). – **R.* Drei-Keimblatt-Theorie**: Mesenchymale Geschwülste entstammen dem Mesoderm, epitheliale dem Ekto- oder Entoderm (nach dem **R.*-Virchow* Gesetz** Tochterzellen präexistenter Zellen: omnis cellula e cellula). – **R.* Faser**: die marklose Nervenfaser. – **R.* Ganglion**: Ggl. sinoauriculare des Sinus venosus; nimmt Fasern des Ortho- u. Parasympathikus auf. – **R.* Plexus**: ↑ Plexus submucosus. – **R.* Zeichen**: **1)** zeitl. Diskrepanz zwischen der Wahrnehmung taktiler u. therm. Reize bei Tabes dors. u. Polyneuropathie. – **2)** (ERNST J. R.) ↑ Femoralisreflex. **R.*-Bidder* Haufen**: ↑ BIDDER* Ganglion.

Remak* Kernteilung (ERNST JULIUS R., 1849–1911, Neurologe, Berlin): ↑ Amitose. – **R.* Lähmung**: ↑ Bleilähmung. – **R.* Zeichen**: ↑ Femoralisreflex.

Remanentia: *pharm* latein. Rezepturangabe »Rest«.

Remanenz: *psych* **1)** (H. TELLENBACH 1961) zwangsläuf. Zurückbleiben in den durch Gewissenhaftigkeit etc. festgelegten Grenzen u. damit hinter den Selbstansprüchen als Grundeigenschaft des Melancholikers (z. B. als schmerzlich empfundene Leistungslücke). – 2) **R.effekt**: die durch neue Impulse wiedergeweckte Erinnerung an frühere, von sensiblen oder motor. Erregungen zurückgebliebene Eindrücke.

Remedium: *pharm* Heilmittel, Arznei; z. B. **R. cardinale** (= Hauptwirkstoff einer Rezeptur), **R. heroicum** (sehr stark wirkend), **R. simplex** (»einfaches« Mittel, Rohdroge), **R. anceps** (»zweifelhaft wirkend). – Als Kurzbez. für Arzneigruppen üblich die Substantivform des Adjektivs (z. B. Rem. corrigens: »Korrigens«).

Remineralisation: Wiedereinlagerung verlorengegangener Mineralsalze in ein Körpergewebe; i. e. S. die von Kalksalzen ins Knochengewebe.

Remission: *path* vorübergehendes Nachlassen chronischer Krankheitssympte. ohne Restitutio ad integrum; bei psychiatr. Krkhtn. als »soziale R.« die eine Wiedereinordnung in Familie u./oder Beruf ermöglichende.

remittens, remittierend: zeitweilig nachlassend, mit Remission(en); s. a. Febris remittens.

Remlinger* Methode: Tollwut-Schutzimpfung mit R.* Lebendvakzine (getrocknetes, gefrorenes u. in Glyzerin gelagertes Kaninchen-RM); 4–6 Inj. tgl. über 5 Tg., mehrfache Wiederholung.

Remlinger* Zungenzeichen: erschwertes Herausstrecken der Zunge u. feiner Zungentremor bei Rikkettsiosen.

Remotio: (lat.) Entfernung (Ablösung) von der ursprüngl. Stelle, op. Abtragung; z. B. R. (= Ablatio) retinae.

REM-Phase: *physiol* phasenhaft auftret. physiol. Stadium (bis 60 Min.) des ⌐ Schlafes, charakterisiert durch rasche, ruckart. Augenbewegungen (**r**apid **e**ye **m**ovements); Kennzeichen des sog. paradoxen Schlafes (»**REM-Schlaf**«, im Gegensatz zum NREM-Schlaf).

Remyelinisierung: bei Demyelinisierungskrkhtn. die die Erholung erhaltener Axone begleitende erneute Einhüllung durch Markscheiden; auch die Markscheidenumhüllung aussprossender Axone nach Nervenläsion.

Ren *PNA*: die der Bereitung u. Ausscheidung des Harns dienende ⌐ Niere als paar. Organ paravertebral (Th$_{12}$-L$_3$) retroperitoneal (im ⌐ Nierenlager), umhüllt von der Fascia renis, Capsula adiposa u. Caps. fibrosa; mit Extremitas inf. u. sup. (»unt.« bzw. »oberer Nierenpol«), Margo lat. u. med., Hilus u. Sinus renalis; Bauanteile: Cortex (mit Columnae renales, Corpuscula u. Tubuli renis), Medulla (mit Pyramides renales) u. Hohlsystem (Calices u. Pelvis renalis, mit Übergang in Ureter); Blutversorgung durch A. u. V. renalis; nervöse Versorgung ⌐ Abb. »Nervensystem«. – *path* **Ren arcuatus** s. **concretus** s. **unguliformis**: ⌐ Hufeisenniere. – **R. elongatus**: ⌐ L-Niere (gelegentl. auch S-Form: **R. sigmoideus**). – **R. iliacus**: in der Fossa iliaca gelegene dystope Niere (i. w. S. auch die dorthin transplantierte). – **R. informis**: ⌐ Klumpenniere. – **R. lobatus**: tief u. ausgedehnt narbig gelappte ⌐ Infarktschrumpfniere. – **R. mobilis** s. **migrans**: »Wanderniere« (⌐ Nephroptose). – **R. scutulatus**: ⌐ Kuchenniere.

renal(is): zur Niere gehörend, sie betreffend, durch die Nieren bedingt (= nephrogen); z. B. **renal-tubuläre Syndrome** (⌐ tubuläre Syndr.), **r. Anämie**: sich z. T. überlagernde oder ineinander übergehende Anämieformen bei Nierenerkr., z. B. hyporegenerator. (infolge verminderter Erythropoietin-Bildung), hämolyt. (höhergrad. Azotämie), hypochrome (bei chron. Infekt, Blutungen), makro- bzw. megaloblastäre (Folsäuremangel; v. a. bei regelmäß. Hämodialyse).

renal blood flow, RBF: die aus renalem Plasmafluß unter Verw. des Hämatokrit errechenbare Nierendurchblutung. – **renal plasma flow**, RPF: »renaler Plasmadurchfluß« (⌐ PAH-Clearance).

Renalis: Kurzform für A. renalis; z. B. R.-⌐ Anzapfsyndrom.

Renaut* Körperchen (JOSEPH LOUIS R., 1844–1917, Histologe, Lyon): (1881) fahl-Alzianblau-pos., zentral hyalinhelle, zellig-fasr. Gebilde (aus kollagenen Fasern, feinen Fibrillen u. spinnenförm. Fibroblasten) im Perineuralraum peripherer Nerven bei Muskeldystrophie (nur Druckartefakt?).

Renculi: *anat* ⌐ Lobi renales. – Persistenz der beim Feten u. Kleinkind normalen Nierenlappung evtl. ins Erwachsenenalter (»fetale Nierenlappung«, »Renkulierung«) ohne path. Bedeutung.

Rendu* Syndrom (HENRY JULES LOUIS MARIE R., 1844–1902, französ. Internist): 1) R.*-OSLER*-WEBER* Sy.: s. u. OSLER*. – 2) ⌐ FIESSINGER*-R.* Syndrom.

Renghas-Vergiftung: Intoxikation durch trop. Pflanzen der Fam. Anacardiaceae; z. B. Koliken, Krämpfe, Durst, Erbrechen, evtl. Exitus let. durch Iatropha multifida; Koliken durch Samen von Iatropha gossipyfolia (»Bauchwehpflanze«); Dermatitis, Gesichtsschwellung, allg. Schwäche durch stechende Haare von Iatropha urens; Dermatitis (evtl. mit Nekrosen) durch – enteral unwirksamen – Saft von Semecarpus heterophylla (bei konjunktivalem Kontakt Erblindung); Dermatitis mit Allg.symptn. durch Saft von Gluta renghas.

Renifleur: (französ.) durch Gerüche, v. a. von Urin u. Fäzes, sexuell erregbare Person; s. a. Urolagnie.

Renin: in den epitheloiden Zellen des juxtaglomerulären Apparates produzierte (Granula), ⌐ Angiotensinogen zu -tensin umwandelnde Proteinase mit – über ⌐ Angiotensin I. u. II zustandekommender – pressor. Wirkung als Prinzip des **R.-Angiotensin-Systems**, des Regulationssystems des Salz-Wasserhaushalts u. damit eines adäquaten Plasmavol.; Steuerung des Systems wahrsch. durch die Na-Konz. im Nierentubulus (Macula densa), wobei Na-Zunahme zur Ausschüttung von Renin u. Bildung von Angiotensin führt, das seinerseits – in vasopressorisch noch unwirksamer Konz. – die Aldosteronbildung u. damit die Na-Rückresorption stimuliert.

Reninom: Begr. für die geschwulstart. autonome Renin-Überproduktion.

Renipunktur: perkutane Nierenbiopsie.

Renkulierung: s. u. Renculi.

Rennin: ⌐ Labferment.

Reno...: Wortteil »Niere«, z. B. **r.-azygo-lumbales Syndrom** (s. u. Vena azygos), **R.graphie** (⌐ Nephro-

Reno|pathie

graphie, Radioisotopennephrographie), **R.pathie** (↑ Nephropathie).

Renon*-Delille* Syndrom (LOUIS R., 1863–1922; ARTHUR D., geb. 1876; französ. Internisten): (1908) thyreo-ovarielle Insuffizienz mit Hypophysenüberfunktion u. Akromegalie; Sympte.: Hyperthyreose, Amenorrhö, Atrophie von Uterus u. äuß. Genitale, Rückbildg. sek. Geschlechtsmerkmale. – Meist tumorbedingt (eosinophiles Adenom); vgl. FALTA* Syndrom.

reno|renaler Reflex: reflektor. Mitreagieren einer Niere bei Affektion der anderen, z. B. als überspringende Olig- oder Polyurie bei Steinleiden, Trauma (s. a. reflektor. ↑ Anurie). Reflexbogen von Pyelon, Ureter oder Harnblase zum RM u. – mit oder ohne Zwischenhirnvermittlung – über den Splanchnikus zum kontralat. Nierenstiel. Ther.: Nierenstiel-, Paravertebralanästhesie. – **r.trop**: auf die Niere (aus)gerichtet, nierenwirksam.

Renoux* Probe: (1952) Bruzellen-Differenzierung anhand der charakterist. Hemmhöfe um mit Natriumdiäthyldithiokarbamat getränkte Papierblättchen.

reno|vaskulär: das Nierengefäßsystem betreffend. – **R.vasographie**: (ALKEN u. SOMMER) rönt Darstg. der Nierengefäße u. des Parenchyms nach KM-Inj. in die A. renalis der freigelegten Niere; i. w. S. jede – v. a. gezielte – Form der renalen Angiographie.

Renshaw* Zellen (BIRDSEY R., 1911–1948, Neurophysiologe): (1941/46) inhibitor. Interneurone im RM-Vorderhorn; werden kollateral von Motoaxonen aktiviert u. hemmen die Motoneurone sowie die Interneurone der antagonist. Hemmung (»rekurrente Hemmung«). Ihre Entladungsfrequenz ist bedeutsam für das Refraktärverhalten bzw. max. Impulsvermittlung konduktiler Elemente.

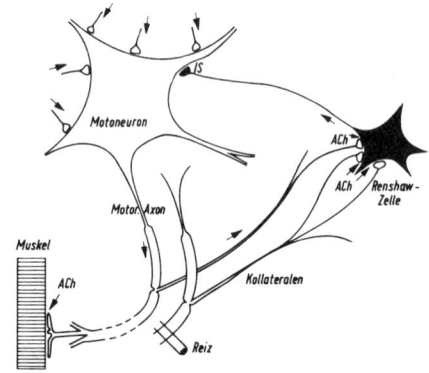

Rekurrente Hemmung durch **Renshaw* Zelle** am Motoneuron des RM-Vorderhorns (Katze).

Rentenneurose: durch hartnäck., oft demonstrativ geprägtes Streben nach einer Rente als Entschädigung für Krankh., Unfall oder Kriegsverletzung gekennzeichnete ↑ Begehrungsneurose. – Oft auf unfallbedingte Hirnschädigung aufgepfropft (schwer differenzierbar!); auch Sympt. einer tieferliegenden Neurose.

Renton* Test: auf Histidin-Nachweis im Harn basierender Schwangerschaftstest.

Renverse: (französ.) chir Umschlagen der Binde (jeweils oberer Bindenrand nach unten) bei Anlegen der Dolabra reversa; gewährleistet festen Sitz.

Reorganisation: histol Wiederherstellung bzw. Neugestaltung zugrunde gegangener anatom. Strukturen durch Zellneoplasie.

REO-Viren, **r**espiratory-**e**nteric **o**rphan viruses, Respiro-Entero-, RES-Viren, ECHO-Viren Typ 10: membranlose, hitzestabile, Äther- u. Formalin-resistente, durch Äthanol inaktivierbare RNS-Viren (⌀ 70–75 nm), mit Nukleoid, kleinem inn. Kapsid u. hochzylindr. Kapsomeren; enthalten ein Hämagglutinin (Hemmungsreaktion läßt 3 Serotypen erkennen; ferner zugehörig die ↑ Kemerovo-Gruppe); züchtbar in embroyonierten Eiern u. best. Zellkulturen (mit zytopath. Effekt, Bildung RNS-halt. zytoplasmat. Einschlüsse u. Plaques). Menschen- u. tierpathogen; nachweisbar in Fäzes u. Nasen-Rachensekret; Infektion meist inapparent oder als respirator. Syndrom (mit leichtem Fieber, Exanthemen); bei Kindern auch Hepatitis-Enzephalitis-Sympte.; rufen neutralisierende u. komplementbindende AK hervor.

Rep: radiol das »physikal. Rö.äquivalent« (**r**oentgen **e**quivalent **p**hysical) als Dosiseinheit für Korpuskularstrahlung; obsolet (durch »Rad« ersetzt). – **Rep**: pharm ↑ Repetatur.

Reparation: path Erneuerung oder Ersatz von Körpergeweben bzw. von Gewebszusammenhängen, meist durch Granulations- u. Narbengewebe (Pannus regenerativus); als **organ. R.** ferner der physiol. Ersatz »abgenutzter« Teile (Gewebe) des Organismus.

reparativ: auf ↑ Reparation abzielend; z. B. **r.** (= granulierende) **Entzündung, r. = restaurative Plastik** (prim. Beseitigung eines akzidentell- oder op.-traumat. Defektes).

Reparaturenzyme: genet i. S. der Korrektur spontaner oder induzierter Fehler eines Einzelstrangs der DNS-Doppelkette wirksame Enzyme; bewirken entweder »Ausschneiden« der Fehlstelle (»excision repair«) oder katalysieren Rekombinationsprozesse (Bildung eines unversehrten Strangs aus 2 defekten); z. B. Exo- u. Endonukleasen, DNS-Ligasen u. -Polymerasen, i. e. S. die die Wiederherstellung von Phospho-di-ester-Bindungen bewirkenden Synthetasen ATP u. NAD^+.

Repeated puncture technique: Peritonealdialyse bei terminaler Niereninsuffizienz; 1- bis 2mal wöchentlich Bauchhöhlenpunktion (Trokar) u. Einlegen eines Plastikkatheters (für Zu- u. Ableitung); vgl. TENCKHOFF* Technik.

Repellent: pharm auf Haut oder Kleidung aufzubringendes chem. Mittel zur Abwehr blutsaugender Ektoparasiten.

repens: (lat.) kriechend, zur Seite ausschlagend.

Repetatur, Rep.: pharmak latein. Rezepturanweisung »zu wiederholen« (d. h. wiederholbare Abgabe).

repetitiv: sich wiederholend.

Replantation: das op. (mikrochirurg.) Wiedervereinigen eines abgerissenen Körperteils mit dem Körper; auch die ↑ Reimplantation.

Replica-Plating-Technik: (engl.) bakt Übertragen von Baktn. aus Kolonien mittels Samtstempels auf verschied. Mangelnährböden zwecks Isolierung u. biochem. Charakterisierung von Mangel- oder Resistenzmutanten.

Replika: genet die bei der ident. Replikation der DNS neu synthetisierten Stränge. – vgl. Replikon.

Replikase, Duplikase: **1)** RNS-R.: (1963) Enzym, das in der Baktn.zelle an der als Matrize dienenden infektiösen einsträng. Virus-RNS einen komplementären Strang synthetisiert (als Matrize für die Synthese neuer Virus-RNS-Stränge). – Bei normalen RNS-Arten dagegen Replikation durch eine oder mehrere DNS-abhäng. RNS-Polymerasen. – **2)** DNS-R.: Enzyme vom Typ DNS-Polymerase, die bei der Replikation in Zusammenwirken mit DNS-Ligase neue DNS-Stränge aufbauen.

Replikation, Autoduplikation, -reproduktion: *genet* DNS-Neusynthese unter – die spezif. Nukleotidsequenz bestimmender – Beteiligung des vorgegebenen DNS-Einzel- oder Doppelstrangs (als Matrize) mit Hilfe von DNS-Polymerase u. -Ligase (bei Viren mittels ↑ Replikase); als **semikonservative R.** die bei Neusynthese der Doppelhelix (jede der bd. neuentstehenden Helices erhält einen alten u. einen neuen Strang).

Replikon, Replicon: (JACOB u. BRENNER 1963) *genet* die strukturelle »Replikationseinh.« der DNS; bei Viren u. Baktn. das Chromosom als Ganzes, bei Eukaryonten jedes DNS-Molekül eines Mitochondriums u. Chloroplasten (wogegen die Chromosomen aus zahlreichen, unterschiedlich großen Replika bestehen, die z. T. asynchron redupliziert werden).

Repolarisation: *physiol, kard* ↑ Erregungsrückbildung. – **repolarisierende Relaxantien**: inkorrekte Bez. für die – eine Depolarisation verhindernden – R. der Curare-Gruppe.

reponibel: eine ↑ Reposition zulassend.

Reposition: manuelle, instrumentelle oder apparative Rückverlagerung eines Organs oder Organteils in seine normale anatom. Lage, z. B. nach Herniation (evtl. als En-bloc- oder ↑ Massen-R.), Luxation (bei Gelingen typ. schnappendes Geräusch, ↑ GERDY* Zeichen), Fraktur (an Gliedmaßen erst nach Lösen von Muskelverkrampfungen durch Analgetika oder Anästhesie, Lagerung in Mittelstellung durch Zug u. Gegenzug, evtl. auch BÖHLER* Extension; stets mit nachfolgenden Retentionsmaßnahmen).

Repository-Behandlung: (engl. = Speicherung) *allerg* nach abgeschlossener Hyposensibilisierung Weiterverabreichung der Enddosis in großen Intervallen zur Aufrechterhaltung eines wirkungsvollen AK-Titers.

repressibel: unterdrückbar; s. a. Repressor. – **repressiv**: unterdrückend (↑ Repression).

Repression: **1)** *genet* Hemmung der Aktivität eines Operon (Transkription, Translation, Enzymbildung) durch den vom Regulator-Gen gebildeten ↑ Repressor (s. a. JACOB*-MONOD* Modell); evtl. als – viele Enzyme einer Reaktionskette betreffende – **koordinierte R.** (AMES u. GARRY 1959) durch eine die Synthese des ersten Enzyms reprimierende Substanz. – Ein analoges System hemmt die Integration des Phagengenoms in das Genom des lysogenen Wirts, bei lysogenen Baktn. die Immunität gegen Superinfektion durch homologe Phagen. – **2)** *psych* ↑ Verdrängung bzw. das bewußte Verwerfen einer beabsicht. Handlung. – **3)** *physiol* in der Luftfahrtmedizin die Rückkehr vom erniedrigten zum Normaldruck beim Abstieg (als Gegenstück zur Depression); vgl. Rekompression. – **Repressor**: *genet* Produkt des Regulator- oder R.-Gens, das durch Anlagerung an den Operorbereich eines Operons dessen Aktivierung verhindert (↑ Repression). Wird in repressiblen Systemen durch einen spezif. Effektor aktiviert, in induziblen inaktiviert (dadurch Blockierung bzw. Induzierung der m-RNS- u. Enzymbildung).

Reprise: *päd* Doppelanfall (beim Keuchhusten).

Reproduktion: **1)** *genet* ↑ Fortpflanzung, Vermehrung; i. e. S. die Neubildung von Individuen, Zellen oder Organellen durch ihresgleichen (vgl. Reduplikation); als **asexuelle, agamet.** oder **vegetative R.** die Entstehung aus einer einzelnen Zelle (= Agamogenie) oder einem best. Zellverband ohne sexuelle Vorgänge (vgl. Regeneration, Restitution); als **sexuelle R.** die unter regelmäß. Alternanz von Befruchtung (Karyogamie) u. Reduktionsteilung (mit Kernphasenwechsel »diploid/haploid«); als **parasexuelle R.** eine mit Rekombination ohne reguläre Alternanz (z. B. bei Baktn. durch virale ↑ Transduktion u. Transformation); als **subsexuelle R.** durch Keimzellbildung u. Entwicklungsauslösung in Verbindung mit Parthenogenese, ohne Alternanz. – **2)** *psych* das Abrufen u. Bewußtmachen best. Erinnerungen aus dem Gedächtnisreservoir.

Reproterol *WHO*: Trihydroxy-phenäthyl-aminopropyl-theophyllin-Derivat; Bronchospasmolytikum.

Repugnanz: (MARTINI) Oberbegr. für Immunität, Prämunition u. prim. Resistenz.

Rerouting-Technik: (BUNNELL u. MARTIN 1925) zur Wiederherstg. der Kontinuität des N. facialis dessen streckende »Verlagerung« aus dem winklig-bog. Fazialiskanal, um die Stumpfadaptation zu erleichtern. – Entsprechendes Vorgehen (U. FISCH 1970) auch bei traumat. Fazialislähmung (Pyramidenfraktur): Aufbohren des Kanals, Entfernen des Imprimats, Verkürzung des Fazialisweges (nach Klippung des N. petrosus superf. maj.).

RES: retikulo-endotheliales System.

Resazurin, Diazoresorzin: dunkelrote, grünlich schimmernde, alkalilösl. Kristalle; Indikator (pH 3,8/6,5 = orange/dunkelviolett).

Reschke* Methode (KARL R., geb. 1886, Chirurg, Greifswald, Berlin): ↑ Injektionsepithelisierung.

Rescinnaminum *WHO*, Reserpinin: ein ↑ Rauwolfia-Alkaloid; Antihypertonikum, Tranquilizer.

Resectio, Resektion: die op. Teilentfernung eines Organs; bezeichnet nach dem betr. Organ z. B. die **R. apicis dentis** (↑ Wurzelspitzen-R.), **R. gastrica s. ventriculi** (↑ Magen-R.), **R. gastrica inversa** (↑ Fundektomie), **R. intestinalis** (↑ Darm-R.); nach der angew. Methodik z. B. ↑ En-bloc-, Kontinuitäts-R., **(extra)periostale R., sub- oder aperiostale R.** (unter Mitentfernung bzw. unter Erhaltung des Periosts), **Résection à travers la gaine** (Invaginat-R. via Aszendens-Kolotomie); nach der Zielsetzung z. B. **R. zur Ausschaltung** (s. u. FINSTERER*-DRÜNER), **Kontinenz-R., osteoplast. R.** (Gelenkresektion mit sofort. Endoprothesen-Implantation); nach dem Ausmaß z. B. als **R. totalis extensa** (d. h. unter Ausdehnung auf mitbeteiligte Nachbarorgane), als (supra)radikale Op.; ferner nach dem Zugangsweg (z. B. abdominosakrale Rektum-R., transurethrale Prostata-R.), Technik (z. B. thermoelektr. R.), Erstbeschreiber (z. B. BILLROTH* Magen-R.).

Resektions|amputation: die »Hüftexartikulation« n. JORDAN-KOCHER, d. h. Hüftresektion mit anschließ. Beinamputation. – **R.anastomose**: *chir* die Anastomose bei der ↑ Kontinuitätsresektion. – **R.angulationsosteotomie**: *orthop* s. u. MILCH*. – **R.arthrodese**: Arthrodese durch Kontiguitätsresektion (Gelenkflächen) u. Knochenendenadaptation. – **R.gastritis**: chron. Gastritis im resezierten Magen (wahrsch. durch Reflux von Gallensalzen). – **R.osteotomie**: Verkürzungsosteotomie mit Knochenentnahme. – **R.perniziosa**: symptomat. perniziöse Anämie nach Magenresektion, im allg. frühestens 3 J. p. o. (je nach Vit.-B_{12}-Reserven u. evtl. fortbesteh. Intrinsic-Faktor-Produktion). – **R.prothese**: Prothese für temporären (z. B. zur Funktionssicherung, Schrumpfungsprophylaxe) oder permanenten Resektat-Ersatz (z. B. Gelenk-Endoprothese); s. a. Obturator. – **R.zystoskop, Resektoskop**: Op.-Zystoskop mit Elektroschneidgerät für Resektion im Blasenhals- u. Trigonum-Bereich.

Resensibilisierung: erneute Sensibilisierung gegenüber einem AG nach durch Hyposensibilisierung erreichter symptomfreier Toleranz.

Reserpin(um *WHO*): Hauptalkaloid in ↑ Rauwolfia (serpentina); 3,4,5-Trimethoxy-benzoesäure-estermethylreserpat; Anw. als sedierendes Psychopharmakon (weitgehend durch synthet. Neuroleptika ersetzt) u. Antihypertonikum (Aufheben des Noradrenalin-Speichervermögens postganglionärer Nervenendigung). Nebenwirkgn. (v. a. bei Überdosierung): Bradykardie, Rhinitis, Somnolenz, Halluzinationen, Hautrötung, Depressionen, Sehstörungen etc. (Ther.: Magenentleerung, Atropin, Beatmung, Plasmaexpander). – **R.-Test**: Nachweis eines Karzinoid-Syndroms anhand der durch 5 mg Reserpin i.v. ausgelösten (Serotoninverdrängung aus seinen Zellverbindungen) Sympte.: Flush (v. a. obere Körperhälfte), Darmhypermotilität, Bronchospasmen, psych. Erregung.

Reserve|blut: *kard* ↑ Restblut. – **R.kraft**: (ROSENBACH) *kard* die »Leistungsreserve« des Myokards, mit der innerhalb der Grenzen des Arbeitsstoffwechsels v. a. durch Hypertrophie erhöhte Anforderungen kompensiert werden. Nimmt im Alter, nach best. Erkrn. etc. ab; bei Überschreiten resultiert Herzinsuffizienz. – **R.luft**: *pulmon* das exspirator. ↑ Reservevolumen. – **R.räume, intrakranielle**: die bei raumforderndem Prozeß dem Gehirn zum Ausweichen zur Verfügung stehenden – insges. der Differenz zwischen Schädelkapazität u. Hirnvol. entsprechenden – »Räume« (Zisternen, Venen, Hinterhauptsloch). – **R.speicher**: s. u. Stammzellenspeicher. – **R.stoffe**: durch Speicherung (u. Polymerisation; z. B. Glukose zu ↑ Glykogen) nicht am aktuellen Metabolismus beteiligte Fette (↑ Depotfett), KH, Proteine (↑ Eiweißdepot) etc., die erst im Bedarfsfalle mobilisiert u. genutzt werden.

Reservevolumen: **1) exspirator. R.**, ERV: die über das Atemvol. hinaus max. ausatembare »Reserveluft« (vgl. Residualluft); **2) inspirator. R.**, IRV: die nach normaler Inspiration noch einatembare »Komplementärluft«. Normalwerte ca. 1200 bzw. 2500 ml, vermindert bei lungenkapazitätsmindernden Krankhn., ersteres auch bei Zwerchfellhochstand; s. a. Abb. »Lungenvolumina«.

Residenzpflicht: Pflicht des Kassenarztes, seine Sprechstunde am Arztsitz zu halten u. seine Wohnung so zu wählen, daß er für die Versorgung der Versicherten am Arztsitz zur Verfügung steht.

Residual...: Wortteil »Rest« (lat. residuum). – **R.abszeß**: umschrieb. eitr. Prozeß als Restzustand einer diffusen (z. B. pleuralen, peritonealen) Eiterung; s. a. PAGET* Abszeß. – **R.blut**: *kard* Blutvol. der Herzventrikel nach max. systol. Herzkontraktion; nicht ident. mit dem »Restblut«. – **R.epilepsie**: generalisierte oder partielle E. durch Spätfolgen einer embryopath., geburtstraumat. oder frühkindl. Hirnläsion (entzündl., traumat., vaskulär). – **R.harn**: ↑ Restharn. – **R.immunität**: nachbleibende ↑ Immunität (nach Überstehen einer Infektionskrht.). – **funktionelle R.kapazität**, FRK, FRC, exspirator. Lungenvol., Relaxationsvol.: das nach normaler Ausatmung, d. h. bei Gleichgew. zwischen elast. Lungen- u. Thoraxkräften, in der Lunge verbleibende Luftvol. (= exspirator. ↑ Reserve- + Residualvol.); s. a. Puffer-, Minimalluft, Abb. »Lungenvolumina«. – **R.körper**: *zytol* ↑ Telolysom. – **R.lähmung**: nach der Restitutionsphase einer – postapoplekt. – Lähmung zurückbleibende, defektbedingte motor. Dauerausfälle. – **R.luft** ($V_{pulm.min.}$): das nach max. Exspiration verbleibende Luftvol. der Lunge; beim Gesunden – altersabhängig – bis zu 35% des Gesamtfassungsvermögens; vermehrt v. a. bei Lungenemphysem u. – reversibel – im asthmat. Anfall; vgl. Residualkapazität, -volumen. – **R.stickstoff**: ↑ Reststickstoff. – **R.volumen**: ↑ Residualluft; als **funktionelles R.vol.** die funktionelle ↑ Residualkapazität. – **R.wahn**: unkorrigierbares Überbleibsel eines korrigierten Wahnsystems; charakteristisch, z. B. der unveränderte, für das aktuelle Erleben u. Verhalten jedoch bedeutungslose Glaube an die Richtigkeit der Wahnerlebnisse.

resilient: zur ursprüngl. Form »zurückspringend«.

Resina: natürl. pflanzl. Harz (z. B. als pharmazeut. Droge). – **Resinate**: Ester u. Salze (z. B. Harz- u. Metallseifen) der Harzsäuren. – **Resine**: Ionenaustauscher auf Kunstharzbasis; unterschieden als An- u. als Katresine (= **an-** bzw. **kation. R.**).

Resipiszenz: Wiedererlangen des Bewußtseins nach Bewußtlosigkeit.

Resistance: (engl.) Widerstand; *physiol* der bronchiale Strömungswiderstand; ist als – vom Füllungszustand der Lunge abhäng. – **totale R.** (R_T; unterteilt in in- u. exspirator. R.: T_{Ti} bzw. R_{Te}) wichtigster pathophysiol. Parameter der Atemmechanik, optimal meßbar mittels Ganzkörperplethysmographen, angegeben in

$$\frac{cm\ H_2O}{Liter/sec}$$

(Mittelwert beim Erwachsenen 1,8, Obergrenze etwa 3,5). – **R.-inducing factor**: *virol* ↑ RIF.

Resistenz: Widerstand(sfähigkeit); **1)** *immun* der durch ↑ Resistenzfaktoren genetisch fixierte absol. oder rel., im allg. keine spezif. Immunantwort auslösende Schutzmechanismus gegenüber best. Infektionserregern oder Giften (»unspezif. Immunität«); basierend auf der Phagozytose (Phagozyten-Zellulartheorie n. METSCHNIKOFF 1884; ASCHOFF* Konzeption eines RES-Schutzapparates 1914) u. der Wirkung in den Körpersäften gelöster Schutzstoffe (Humoraltheorie; z. B. Alexine als Normal-AG, Opsonine u. Properdin im Serum [bei Komplement-Mitwirkung als Immunphagozytose], Lysozyme im Drüsensekret, Inhibine im Speichel) u. physik.-chemischer Faktoren

(z. B. Haut u. Schleimhaut). Vermindert z. B. bei Kälte-, Strahlen-, Ernährungsschaden, Stoffwechselstörung. – **2)** *bakt* die rel. (in Abhängigkeit von der Verträglichkeitsgrenze) Widerstandsfähigkeit von Keimen gegen ein Antibiotikum oder Sulfonamid bei dessen zu niedr. Wirkstoffspiegel im Serum oder Gewebe (Unterschreiten der minimalen, im Agardiffusionstest bestimmbaren Hemmkonz.; s. a. Antibiogramm); neben der **phänotyp. R.** (passagere adaptative Entwicklung zellulärer Abwehrmechanismen, v. a. lyt. Enzyme) v. a. die **genotyp. R.** infolge spontaner (Mutationen) oder induzierter Entstehung (↑ Resistenzfaktor) von Resistenzallelen u. damit einer resistenten Population. R.-Mechanismen verschieden, z. B. bei Penizillinen β-Laktamasen (u. ein weiterer Mechanismus), bei Chloramphenicol ein azetylierendes Enzym, bei Tetrazyklin ein die Permeabilität der Zytoplasmamembran änderndes Protein. – **3)** *pharm* das Nichtansprechen auf best. Pharmaka. – **4)** *hämat* ↑ Erythrozytenresistenz. – **5)** *klin* der tastbare Widerstand gegenüber dem Palpationsdruck (z. B. Bauchdeckenspannung).

Resistenz|faktor: **1)** R-Faktor, RF: *genet* Erbfaktor, der seinem Träger ↑ Resistenz gegen ein best. Agens (oder Agentiengruppe) verleiht; i. e. S. die die Resistenz gegen ein best. Antibiotikum bestimmenden R-Faktoren bei Baktn., als »konjugative Plasmide« bestehend aus der oder den Resistenzdeterminanten (für Resistenzmuster u. -typ) u. dem **R.transferfaktor** (RTF), der sich Genom-unabhängig vermehrt, die Konjugation mitbewirkt u. für die (para)sexuelle Übertragung (mit Hilfe sogen. Sexualpili) des RF von Zelle zu Zelle (»infektiöse Resistenz«) verantwortlich ist. Aufnahme weiterer RF ins Genom (unter Selektionsdruck einer neuen antibiot. Ther.) führt zu **R.steigerung**; s. a. Transposon. Übertragung von Ein- oder Mehrfachresistenz zwischen verschied. Baktn.-stämmen (z. B. Koli u. Salmonellen) erfolgt durch Episomen nach unmittelbarem Zellkontakt; ferner durch ↑ Transduktion. – RF bisher gefunden bei allen Enterobacteriaceae, bei Pseudomonas aeruginosa, Pasteurella, Neisseria gonorrhoeae, Haemophilus influenzae, Staphylokokken, Streptococcus faecalis u. pyogenes. – **2)** *bakt* Maßzahl für die Bakterienresistenz, errechnet als

$$R = \frac{\text{min. Hemmkonz. des resistenten Stammes}}{\text{min. Hemmkonz. der Ausgangskultur}}. -$$

R.stufen: *bakt* Hitzeresistenzstufen der Keime; I = Ausschaltung in wenigen Min. durch Desinfektion, Pasteurisierung, Konservierung mit 100°: vegetat. Keime, Pilze (nebst Sporen), Viren, z. T. auch Staphylokokken; II = Dampfdesinfektion oder -konservierung: Milzbrandsporen (s. a. HOFFMANN* Sporen); III u. IV = 20minüt. bzw. mehrstünd. Autoklavieren bei 121°: Sporen mesophiler Saprophyten u. best. pathogener Anaerobier (z. B. Clostridien) bzw. thermophile native Erdsporen.

Resnikowa* Reaktion: (1952) Syphilis-Objektträgerschnelltest mit akt. oder inaktiviertem Serum u. alkohol., cholesterinhalt. Rinderherzextrakt als AG; makroskop. Flockung.

Resolution: *path* Rückbildung eines krankhaften Prozesses (z. B. Pneumonie) durch Auflösung, Abbau u. Resorption (Restitutio ad integrum).

Resolventia: *pharm* schleimlösende Mittel.

Resonanz: **1)** *physik* **a)** Anregung eines schwingungsfäh. akust. oder elektr. Systems durch eine seiner Eigenfrequenzen; mit Amplitudenvergrößerung bis zum Maximum (evtl. Systemzerstörung). – **b)** quantenmechan. R.: ↑ Mesomerie. – **2)** *psych* **affektive R.: a)** emotionales Mitschwingen mit den Gefühlen u. Gedanken eines anderen; krankhaft beeinträchtigt (= **R.losigkeit = affektive R.schwäche**) bei endogener Depression (u. U. als quälend empfunden), Schizophrenie (vom Kranken kaum empfunden). – **b)** das »Imitationsphänomen«, d. h. unbewußtes Nachahmen einer mim. Reaktion (z. B. des Untersuchers) ohne entspr. Gefühlsregung, v. a. bei organ. Hirnkrankh. (Zerebralsklerose etc.). – **R.hypothese (Helmholtz*):** Hörtheorie, derzufolge die Basilarmembran des CORTI* Organs aus systematisch angeordneten Resonatoren unterschiedl. Eigenfrequenz besteht, von denen jeweils diejen. durch die Schallwellen angeregt werden, deren Eigenfrequenz mit der Schallfrequenz übereinstimmt. – Durch die ↑ hydrodynam. Theorie abgelöst.

Resonator: mit best. Eigenfrequenz schwingungsfäh. Gebilde.

Resorbentia: *pharm* die Exsudatresorption fördernde Mittel. – **Resorbieren:** ↑ Resorption.

Resorption: die Aufnahme von Wasser u. gelösten Stoffe durch lebende Zellen, im allg. als akt. Transportprozeß; z. B. ↑ Darm-, ↑ Haut-R., tubulärer Transport.

Resorptions|atelektase: umschrieb. Lungenatelektase durch Resorption der Alveolar- u. Bronchialluft peripher eines Bronchusverschlusses (»Obstruktionsatelektase«). – **R.fieber:** aseptisches Fieber nach Resorption körpereigenen Proteins (z. B. Hämatom, Gewebszerfall). – **R.geschwulst:** Tumor (Zyste, Aufräumgranulom) im Zusammenhang mit resorptiven Vorgängen. – **R.ikterus:** posthepatozytärer Ikterus durch Resorption von der Leber ausgeschiedener Gallenfarbstoffe. – **R.salben:** »tiefenwirksame« Salben mit perkutan – u. entlang der Haarfollikel – aufnehmbaren Wirkstoffen (z. B. äther. Öle, Alkaloide, Hormone), häufig mit Zusatz resorptionsfördernder Substanzen. – **R.störung: 1)** intestinale R.s.: ↑ Malabsorption; i. w. S. auch die unzureichende Resorption nach Darmresektion. – **2)** R.s. der Niere: Störung des tubulären Transports. – **R.theorie (der Harnbereitung):** ↑ LUDWIG*, CUSHNY* Theorie. – **R.tuberkel:** lymphangiogene miliare Tuberkel in der Umgebung eines pulmonalen Primärherdes im Zusammenhang mit dessen Resorption.

Resorzin, Resorcinum: $C_6H_4(OH)_2$, 2wert. Phenol (1,3- oder meta-Di[hydr]oxybenzol). Therap. Anw. v. a. äußerl. in dermatol. Präpn. (bei Akne, Psoriasis etc.), als Antiseptikum (2–5%), Keratolytikum (Schälpaste; 5–40%); bei Konz. > 10% als mögl. Nebenwirkungen Dermatitis, hämolyt. Anämie, Hämoglobinämie, Zyanose, Dyspnoe. – **R.blau:** ↑ Lackmoid. – **R.fuchsin** (WEIGERT): Lsg. des beim Kochen von Fuchsin u. Resorzin-Lsg. mit $FeCl_3$-Lsg. entstehenden Niederschlags in mit HCl angesäuertem Alkohol; histol. Farbstoff, v. a. für elast. Fasern. – **R.probe:** ↑ BOAS* (2), SELIWANOW*, TOLLENS* Probe.

Resozialisierung: Rehabilitationsmaßnahmen in Richtung der sozialen Wiedereingliederung, z. B. nach einer Krankheit.

Respektanda: *klin* die bei der Diagnostik (v. a. auch in Hinblick auf »abwendbar gefährl. Verläufe«) zu berücksichtigenden Krkhtn. (z. B. die Appendizitis bei unklaren Leibschmerzen u. Erbrechen).

Respiratio(n): ↑ Atmung; s. a. Perspiratio.

Respirations|apparat: 1) *anat* ↑ Apparatus respiratorius. – 2) ↑ Beatmungsgerät. – 3) Apparat zur Bestg. des Gaswechsels (u. dadurch des Energiewechsels); als geschlossenes System zur Bestg. des O_2-Verbrauchs (Luftvol.abnahme; ↑ Spirometer) u. der CO_2-Bildung (Bindung im Absorber, nach Austreiben Spirometrie bzw. Wiegen), z. B. nach BENEDICT, KNIPPING; als offenes System zur kontinuierl. Bestg. der Atemvolumina (in Kombin. mit Gasanalyse), z. B. nach HALDANE, DOUGLAS. – **R.gasuhr**: »trockene« oder »feuchte« Gasuhr zur Messung der R.volumina (vgl. Gasstrommesser); Kernstück der – zuverlässigeren – »feuchten« ist eine 4kammer., zur Hälfte mit Wasser gefüllte Blechtrommel, die nach Lufteinlaß (über Einstromuhr) in jeweils eine der Meßkammern rotiert, so daß die Luft in die nächste Kammer gelangt, usw.; die Drehungen werden auf ein Zählwerk übertragen. – **R.kalorimeter**: Gerät zur indir. u./oder dir. Kalorimetrie anhand der im Respirationssystem ermittelten O_2-Verbrauchs- u. CO_2-Abgabewerte; z. B. der KROGH* Apparat (Kreissystem mit O_2-gefüllter, in Wasser eintauchender Spirometerglocke, Atemschläuchen mit Ein- u. Ausatemventil, CO_2-Absorber u. Kymographen) zur Grundumsatz-Bestg., berechnet als O_2-Verbrauch × 7,02 (d. h. ohne CO_2-Messung, mit willkürlich festgesetztem RQ von 0,82). – **R.krämpfe**: Anfälle von Tachypnoe (bis 180/Min.), z. B. bei Hysterie, postenzephalit. ↑ Parkinsonismus (»**extrapyramidale R.k.**«). – **R.luft**: ↑ Atemluft, i. e. S. das ↑ Atemvolumen. – **R.syndrom**: 1) ↑ Raucher-Respirationssyndrom. – 2) medikamentöses R.s.: akute, evtl. – v. a. bei vorbestehender respirator. u. Rechtsherz-Insuffizienz – letale Bronchusobstruktion (Epithelschädigung, allerg. Reaktion, pulmonale Hypertonie) als Folge zu häufiger Inhalation Suprarenin-halt. Aerosole bei Bronchialasthma u. spast. Bronchitis. – vgl. Respiratory distress. – **R.trakt**: ↑ Apparatus respiratorius. – **R.typ**: ↑ Thorakel-, Zwerchfellatmung.

Respirator: ↑ Beatmungsgerät. – **R.hirn**: Hirnautolysen u. -nekrosen bei trotz künstl. Beatmung unzureichender Hirndurchblutung (↑ Restkreislauf). – **R.lunge**: ↑ Schocklunge.

respiratorisch: die Atmung betreffend, durch sie bedingt (s. a. Atem...); z. B, **r.** ↑ Reanimation (künstl. Beatmung u. die zu ihrer Effizienz nöt. Maßnahmen), **r. Schallwechsel** (s. u. FRIEDREICH*), **r. Zeichen** (s. Abb. »Narkosezeichen«).

respiratorische Insuffizienz: die »Lungeninsuffizienz« (im Ggs. zur Ventilationsstörung) als Veränderung der respirator. Homöostase mit arterieller Hypoxämie u. mit oder ohne Hyperkapnie; n. ROSSIER unterschieden als **1) latente r. I.**: Belastungsdyspnoe u. vermind. Atemreserve (VK, AGW) bei normaler arterieller O_2-Sättigung in Ruhe; **2) manifeste r. I.** mit Leitsympt. Zyanose, ferner Störung der Gesamtventilation u. des alveolokapillären Gasaustausches, Hypoxämie in Ruhe (CO_2-Spannung erhöht, normal oder erniedrigt); entweder als Globalinsuffizienz (mit alveolärer Hypoventilation, Hyperkapnie, Hypoxämie, Polyglobulie; z. B. bei Intoxikation, zentralnervösen Noxen, Narkose, Lungenemphysem), als ↑ Partialinsuffizienz (Verteilungsstörung; mit ungleichmäß. alveol. Ventilation; bei älteren Menschen, teilobstruierten Lungen), als Insuff. durch vaskulären Kurzschluß (mit Teilausfall der alveolären Ventilation; bei Pneumonie, Atelektase, Pneumothorax etc.) oder als ↑ Diffusionsstörung durch Pneumonose oder verkürzte Kontaktzeit (bei Lungenfibrose, Pulmonalsklerose). – Klassifikation n. COURNAND: **1)** ventilator. (restriktive oder obstruktive), **2)** alveolo-respirator. Insuffizienz (Verteilungs- bzw. Diffusionsstörung). – s. a. akute ↑ Ateminsuffizienz.

respiratorischer Quotient, RQ: das Verhältnis von CO_2-Ausscheidung zu O_2-Aufnahme (in ml/Min.; Ruhenorm etwa 0,8). Bedeutsam für Beurteilung von Stoffwechselvorgängen u. Berechnung des alveolaren O_2-Druckes (mit sogen. »Alveolarformeln«); verändert sich unter Hypo- u. Hyperventilation u. unter körperl. Belastung (Anstieg) u. ist von vielfält. (ständig wechselnden, kaum erfaßbaren) Faktoren abhängig (aktueller Wert: REIN* Momentanquotient).

respiratorische Viren: die durch Kontakt- oder Tröpfcheninfektion übertragbaren pneumotropen bzw. Respirationstrakt-affinen Viren: Myxo-, Paramyxo-, Adeno- (Typ 1–7, 14, 15, 21), RS-, Picorna- (Coxsackie A, Typ 2, 4, 5, 6, 8, 10, 21–Coe; Rhinoviren) u. REO-Viren.

respiratorius: (lat.) ↑ respiratorisch.

Respiratory|-distress-Syndrom, Dyspnoe-Sy.: *päd* Oberbegr. für das klin. ↑ Membransyndrom der Früh- u. Neugeb. u. ähnl. Störungen ohne Membrannachweis (beim Säugling Bronchopneumonie, Croup, akute Epiglottis, Fremdkörperaspiration, Virusmyokarditis). – **r. syncytial virus**: ↑ RS-Viren.

Respiro|viren: ↑ Rhinoviren. – Ferner als »**R.lytic virus**« ein nicht näher definiertes Myxovirus (?), als **R.enteroviren** die ↑ REO-Viren.

Responsivität: *psych* die Fähigkeit, dem drohenden Verlust des geordneten Zusammenwirkens der Glieder durch bewußte Ausgleichsvorgänge zu begegnen.

Rest|akkommodation: *ophth* das nach Atropinisierung verbleibende (durch sympath. Fasern bedingte?) Nahanpassungsvermögen des Auges (ca. 1 dpt). – **R.alkaleszenz**: bei der fraktionierten Magenausheberung das durch Rücktitration mit n/10 HCl quant. bestimmbare »Säuredefizit« (= Basenüberschuß). **R.alkohol**: *forens* der beim Trunkenen auch nach mehrstünd. Schlaf noch im Blut vorhandene – u. wirksame – Alkohol.

Restan-Virus: in Trinidad u. Surinam von Moskitos übertragenes ARBO-Virus C; ruft Fieber, Kephal- u. Myalgien hervor.

restaurativ: *chir* ↑ reparativ.

Rest|blut(menge), endsystol. Ventrikelvolumen, ESV: das am Ende der Systole in der Herzkammer verbliebene Blutvol. (normal etwa gleich dem Schlagvol.); wird bei körperl. Belastung vom gesunden Herzen unter Zunahme des Schlagvol. u. der endsystol. Verkleinerung zusätzlich ausgeworfen, nicht jedoch vom insuffizienten (»fixiertes R.blut«); vgl. Residualblut. – **R.empyem**: abgekapseltes, von harter bindegeweb. Membran (Schwarte) umgebenes Pleuraempyem; gegen eine konserv. Ther. (Antibiotika) völlig refraktär; häufig als sogen. ↑ Empyemresthöhle. – **R.gehör**:

das v. a. durch Schalleitungsstörung (aber auch anderweitig, z. B. Presbyakusis) reduzierte Hörvermögen; z. T. apparativ oder op. korrigierbar. – **R.harn**: die bei Blasenhalshindernis, neurogener Blase, Blasenstarre, Harnröhrenstriktur etc. nach der Miktion in der Harnblase verbliebene Harnmenge; bestimmbar durch Katheterismus, i.v. Urographie (Blasenaufnahme nach Miktion), nuklearmedizinisch.

restiformis: (lat.) strangförmig; z. B. Corpus restiforme.

Restitutio(n): (lat.) Wiederherstellung; 1) *biol* ↑ Regeneration, Reparation. – 2) *genet* Wiederverbindung der Bruchenden von Chromosomen u. (Sub-)Chromatiden unter Wiederherstg. des ursprüngl. Zustands; vgl. Reunion. – 3) *path* vollständ. Wiederherstg. der ursprüngl. Verhältnisse (»Restitutio ad integrum«) durch Spontanheilung oder chir. Korrektur. – **elektr. Restitutionszyklus**: *physiol* das Sichwiedereinstellen der Ruhepermeabilitäten der Membran nach Ablauf eines Spitzenpotentials; mit uneinheitl.-komplexem Verhalten der Erregbarkeit (Überlagerung der Refraktärität durch neg. u. pos. Nachpotentiale).

Rest|kaverne: therapieresistente tbk. (Lungen-)Kaverne mit ständ. oder fakultativer Erregerausscheidung; op. Ther. angezeigt. – **R.körper**: 1) *protoz* bei Sporozoen die nicht vollständig auf die Tochterzellen verteilte zytoplasmat. Substanz. – 2) *zytol* s. u. Lysosom. – **R.kohlenstoff**, Rest-C: Sammelbegr. für die analytisch auf C bezogenen C-halt. Verbindgn. (v. a. KH, Rest-N-Substanzen) im enteiweißten Serum (normal 0,18%; mit Rest-N gleichsinnig ansteigend). – **R.kreislauf**: der bei zerebralem Kreislaufstillstand (z. B. infolge Kammerflimmerns, Hirnschwellung) fortbestehende Minimalkreislauf; Ausmaß entscheidend für Struktur- oder Basisstoffwechsel u. die Wiederbelebungsfähigkeit (s. a. Respiratorhirn).

Restless-legs (-Syndrom): (engl.) »Syndrom der unruh. Beine« (s. u. WITTMAACK*-EKBOM*).

Rest|-N: ↑ Reststickstoff. – **R.niere**: *path.* sek. ↑ Solitärniere. – **R.pulpitis**: *dent* Entzündung vitaler Zahnpulpareste im Wurzelbereich (meist nach unvollständ. Wurzelkanalfüllung).

Restraint: (engl. = Zwang) Maßnahmen zum Schutz des gewalttät. Geistesgestörten oder seiner Umgebung; z. B. Zwangshemd.

Restreduktion: Bestg. des Anteils (5–35 –50%) der Saccharoide (z. B. Ergothionein, Glutathionin) am mit Reduktionsmethoden ermittelten Blutzuckerwert (als »Gesamtreduktion«).

Restriktion: Einschränkung, Vorbehalt. – *genet* Verhinderung der Replikation bestimmter DNS-Phagen in best. Baktn.stämmen durch Degradation der Virus-DNS mittels stammspezif. Endonuklease. – **restriktiv**: einschränkend, infolge Einschränkung.

Reststickstoff, Rest-N, RN, Non Protein-Nitrogen, NPN: das Gesamt des im eiweißfreien Filtrat von Blut, Lymphe, Liquor oder Milch gemeinsam (n. KJELDAHL) nachweisbaren N; i. w. S. die damit erfaßte heterogene Gruppe meist exkretionspflichtiger organ. Substanzen (↑ Tab.). Erhöht u. a. bei eiweißreicher Kost, gesteigertem Gewebszerfall, ADDISON* Krkht., akutem Darmverschluß, Schock, Hypochlorämie, v. a. aber bei Nierenerkrn. mit Einschränkung des Glomerulusfiltrats um > 50% (z. B. Glomerulonephritis, Nierenversagen, Urämie; ↑ Schema »Azotämie«). Unterteilung in Harnstoff-N (50–95% des RN) u. Residual-N (= Nichtharnstoff-N = RN minus Harnstoff-N), zu berechnen nach PETERS u. VAN SLYKE: RN (in mg%) = 10 + (1,07 × Harnstoff-N); Harnstoff-N = (RN – 10): 1,07; Harnstoff = Harnstoff-N × 2,14. Ferner (v. a. in USA) ein sogen. **Rest-Nitrogen** (»undetermined Nitrogen«; im Blut ca. 45% des RN = 5 bis 18 mg% N), das sich nach Subtraktion aller N-Werte der chem. bekannten Substanzen (Ammoniak, Harnstoff, Harnsäure, Kreatinin, Kreatin, Aminosäuren etc.) ergibt. – Bestg. azidimetrisch als NH_3 (meist »Mikro-KJELDAHL« n. PARNAS-WAGNER), volu-, kolorimetrisch (z. B. BERTHELOT* Reaktion), mittels Diffusionszelle (Werte infolge Mitausfällung oder Adsorption von RN-Substanzen an das Proteinkoagulat reduziert). – Quotient Rest-N/Eiweiß N (Serum) = 0,03.

Hauptkomponenten des Rest-N (Normalwerte in mg N/100 ml)

	Vollblut	Plasma/Serum
Rest-N, gesamt	20–40	18–29 (40)
Residual-N	16–26	6–18
Rest-Nitrogen	5–18	–
freie Aminosäuren (Nichtprotein-A.)	4,6–6,8	3,4–5,9
Ammoniak	0,07–0,1	0,1–0,2
Ergothionein	0,03	
Glutathion	4,6	
Harnsäure	0,3–1,3	0,7–1,3
Harnstoff (»BUN« = Blood Urea Nitrogen)	8,5–15	9,6–17,6
Kreatin	1,0–1,6	–
Kreatinin		0,5–1,3
Nukleotide	4,4–7,4	–

Rest|virulenz: in Lebendimpfstoffen nach der Attenuierung verbliebene Virulenz, die das »Angehen« der Impfung ermöglicht. – **R.volumen**: 1) ↑ Restblut. – 2) ↑ Residualluft.

Resuszitation: Wiederbelebung (↑ Reanimation). – **Resusci-Anne, -Andy®**: norweg. Übungsphantom für Atemspende u. äuß. Herzmassage.

RES-Viren: die **R**espiratory-**e**nteric-orphan-Viren (↑ REO-Viren).

Resynthese: *biochem* Biosynthese i. S. eines – mit ↑ Katabolismus gekoppelten – Wiederaufbaues größerer Moleküle aus Stoffwechselprodukten (z. B. von Glykogen aus Milchsäure).

Retan* Behandlung (GEORGE MATTHEW R., geb. 1889, Pädiater, Syracuse/N. Y.): Ther. der Darminvagination beim Kinde durch vorsicht. rektale Inj. von Ba.sulfat (Rö.kontrolle) u. manuellen Lösungsversuch.

Retardation, -dierung: gegenüber dem chronolog. Alter verzögerte körperl. u./oder psych.-intellektuelle Entwicklung; z. B. bei frühkindl. Hirnschädigung, endokriner Dysfunktion; s. a. Reifungsverzögerung (= totale R.), -hemmung. – **retardieren**: verlangsamen, hemmen. – **Retardpräparat**: *pharm* ↑ Depotpräparat. – **retard(us)**, retardiert: verzögert, verspätet.

Rete: (lat.) Netz; *anat* Fasern-, Gefäß-, Nervennetz (s. a. Plexus); z. B. das als **R. epidermale** das – in der Aufsicht netzig strukturierte – Stratum basale (u. spinosum) der Haut, als **Rete mirabile** *PNA* das in den Verlauf kleiner Arterien eingeschaltete »Wundernetz« (z. B. Nierenglomerulum), das eine Verlangsamung des Blutstromes bewirkt (beide auch Rete MALPIGHI genannt), als **R. neurofibrillare** das die Nervenzelle durchziehende Netz der Neurofibrillen, als **R. testis** *PNA* (»**R. Halleri**«) das mit einschicht. kub. Epithel ausgekleidete Kanälchennetz zwischen den Tubuli seminiferi recti u. den Ductuli efferentes im Mediastinum testis (Das wahrsch. davon ausgehende multizentr., papilläre Hoden-Ca. [»Retetumor«] mit kleinen, zytoplasmaarmen, evtl. vakuolisierten Zellen, hat eine äußerst schlechte Prognose), als **Retia vasculosa** *BNA* die von mehreren miteinander anastomosierenden Blut- bzw. Lymphgefäßen gebildeten zweidimensionalen Netze (z. B. **R. venosum dors. manus** *PNA* durch die Haut sichtbar auf Handrücken u. Fingern, **R. ven. dors. pedis** *PNA* mit Abfluß über die Vv. saphena magna u. parva u. tib. ant.).

Retention: Zurückhalten, Zurückbleiben; *klin* z. B. **Retentio alvi** (»Stuhlverhaltung«, / Obstipation), **R. membranarum** (/ Eihautretention), **R. dentis** (verhinderter Zahndurchbruch, z. B. infolge Keimverlagerung, Fehlstellung der Nachbarzähne, Zahnmißbildung, bei Dysostosis cleidocran., NIELSEN*, KLIPPEL*-FEIL* Syndrom etc.; ein die Krone umgebendes »Zahnsäckchen« ist mögl. Matrix für Follikularzyste), **R. mensium** (/ Amenorrhoea spuria), **R. placentae** (/ Plazentaretention), **R. testis** (/ Hodenretention), **R. urinae** (/ Harnstauung, -sperre), als **intrauterine R.** das Verbleiben des Schwangerschaftsproduktes im Uterus (infolge mangelnder Wehenbereitschaft) nach Absterben des Feten (s. a. verhaltener / Abort, Missed labour). – *psych* Behalten von Gedächtnisinhalten. – *chir* s. u. Retentionsverband.

Retentions|abszeß: / Pseudoabszeß. – **R.dermatopathie**: krankhafte Hautveränderung als Folge einer Absonderungsstörung in normalen oder dystopen Hautdrüsen; z. B. /R.zyste der Talg- u. Schweißdrüsen, **R.atherom**, Milien, Komedonen, Dermoid- u. Pilonidalzyste. – **R.einlauf**: / Bleibeklistier. – **R.faktor**: *labor* s. u. Rf. – **R.hyperlipämie**: 1) / BÜRGER*-GRÜTZ* Syndrom. – 2) Hyperlipämie infolge verlängerter Verweildauer der Nahrungsfette im Blut (»Klärungsinsuffizienz«), v. a. bei art. Hypertonie, Diabetes mellitus, Arteriosklerose. – **R.ikterus** als Folge extra- oder intrahepat. Abflußstörung; i. e. S. der prähepat. u. der hepatozytäre (/ Tab. »Icterus«). – **R.pneumonie** durch Sekundärinfektion des gestauten Bronchialsekrets. – **R.prostatitis** infolge Verstopfung der Drüsenausführungsgänge; häuf. sek. Abszeßbildung. – **R.pyelitis**: *urol* urinogen-aszendierende Pyelonephritis bei Harnsperre u. vesikorenalem Reflux. – **R.theorie**: *immun* s. u. CHAUVEAU*. – **R.toxikose**: Autointoxikation durch retinierte Ausscheidungsprodukte; z. B. die Urämie. – **R.verband**: der die – reponierte – Knochenfraktur vor einer Dislozierung bewahrende Frakturverband; provisorisch (z. B. zur vorläuf. Ruhigstellung, als Transportverband; meist mit Schienen) oder aber als endgült. Gips-, Dauerzug- oder Transfixationsverband. – **R.zyste** infolge Verschlusses der Ausführungsgänge eines sezernierenden Organs (z. B. Speichel-, Talg-, Schleimdrüse).

retentiv: (SCHULTZ=HENCKE) *psych* »behaltenwollend« (psychoanalytisch etwa dem »anal« entsprechend, jedoch ohne libidinösen Charakter); vgl. kaptativ.

Retetumor: s. u. Rete testis.

Réthi* Operation (LEOPOLD R., 1857–1924, Laryngologe, Wien): 1) Totalexstirpation des Kehlkopfes durch T-förm. Hautschnitt zwischen Zungenbein u. Jugulum, Auslösen des Larynx von unten, Einnähen des Trachealstumpfes in die Haut, Zungenbeinresektion, Larynxentfernung durch die Rachenhöhle (Quer- oder Längsschnitt). – 2) bei bds. Stimmbandlähmung Abtrennen der Stimmbandadduktoren (nach Thyreotomie u. Spaltung der Ringknorpelplatte).

Rethrombosierung: örtl. Thrombose-Rezidiv.

reticularis, -latus: (lat.) netzförmig (s. a. retikulär).

reticulo...: Wortteil »Netz«, »netzförmig« (s. a. Retikulum..., Retikulo...), »RHS«; z. B. **Reticulosarcoma** (/ Retikulumzellsarkom), **Reticulosis** (/ Retikulose).

retikulär: netzförmig, (i. w. S.) das / RHS bzw. die / Formatio reticularis (»r. System«) betreffend; z. B. **r. Epilepsie** (primär zentrenzephale E. mit ton. Krämpfen u. vegetat. Symptn. infolge Erregung des aufsteigenden / retik. Systems u. Desynchronisierung der kortikalen Tätigkeit), **r. Hemmungszentrum** (/ MAGOUN* Zentrum), **r. Lymphogranulomatose** (bösartigste Form der L. mit bald. letalem Ausgang; fast ausschl. sarkomatös wuchernde HODGKIN* u. STERNBERG* Zellen), **r. Mark** (das KM-Stroma), **r. Schicht der Retina** (assoziative »plexiforme« Nervenfaserschichten zwischen inn. Körner- u. Ganglienzell- bzw. zwischen äuß. u. inn. Körnerschicht).

retikuläres aufsteigendes aktivierendes System: (H. W. MAGOUN) Schaltneuronensystem der / Formatio reticularis des Hirnstammes, das diffus-unspezifisch den Kortex aktiviert (EEG: Schwinden des Ruherhythmus) u. damit – gemäß MAGOUN*-MORUZZI* **Retikularis-Theorie** des Schlafes (1949) – auch die Folge von Schlaf- u. Wachzuständen reguliert; erhält über Kollateralen von allen spezif. Projektionsu. a. (sub)kortikalen Systemen Erregungszuflüsse u. wird humoral beeinflußt; ihm steht das absteigende inhibierende System dieser Formatio gegenüber.

Retikularapparat: *zytol* / GOLGI* Apparat.

Retikulin: Substanz aus Kollagen u. S-halt. Protein in Ring- u. Gitterfasern des Bindegewebes.

Retikulo(endo)thel: s. u. retikulohistiozytäres System; s. a. Retothel.... – **Retikuloendotheliom**: / Hämangioendotheliom. – **Retikuloendotheliose**: (ROHR) Sammelbegr. für Erkrn. des / RHS, z. B. Retikulom, Retikulose, Retikulosarkom(atose), als **epitheloidzell. R.** das / BESNIER*-BOECK*-SCHAUMANN*, als **maligne pulmonale R.** das / LEITNER* Syndrom; als **leukämische R.** (O. EWALD 1923; chron. Monozyten-, Haarzellen-Leukämie) eine langsam progred., meist leukämisch verlauf. Erkr. mit LK-Schwellungen, Hepato-Splenomegalie, Anämie u. Thrombozytopenie sowie Haut- u. KM-Infiltrationen (lymphozytenähnl. Zellen mit breitem, blaßgraublauem, ausgefranstem Zytoplasma: »hairy-cells«; zytochemisch charakterisiert durch die Tartrat-resistente saure Phosphatase). – Ferner als **Reticuloendotheliosis cutanea cum melanodermia** (BACCAREDA) die erythroderm. / Retikulose.

Retikulofibrose: / Osteomyelofibrose.

retikulohistiozytäres System, RHS, retotheliales oder retikuloepitheliales System, RES: (L. ASCHOFF 1924) System phagozytierender, zur Speicherung von Vitalstoffen u. partikulärem Material befähigter Kör-

Retikulozytose

retikulohistiozytäres System

	Mikrophagen	monozytäres System		retikuloendotheliales System i.e.S.			
Organ	Blut, Bindegewebe	Bindegewebe in allen Organen	Blut	ZNS	Milz, Leber, Nebennieren, Knochenmark, HVL	retikuläres Bindegewebe	
						lymphoretikuläres Gewebe in Milz, Lymphknoten, Knochenmark	lymphoepitheliales Gewebe in Thymus, Tonsillen
Zellform	neutro- u. eosinophile Granulozyten	(sessil) Histiozyten	(mobil) Makrophagen	Monozyten	Mikroglia	Sinuswandzellen (u.a. KUPFFER* Sternzellen)	Retikulumzellen	

perzellen (ursprüngl. mit Ausnahme der Mikrophagen; / Tab.). Funktionseinheit aus Retikulumzellen des retikulären Bindegewebes, den die Blut- u. Lymphsinus endothelartig auskleidenden Zellen (= Retikuloendothel) u. – gemäß späterer Erkenntnis – eigenständ. Histiozyten (wie die Makrophagen aus Monozyten hervorgehen). Wesentlich für die Beseitigung von Abfall- u. Fremdstoffen (einschl. Mikroorganismen), wobei IgG-AK u. das Komplement C'3 eine Hilfsfunktion haben (Monozyten u. Makrophagen besitzen für bd., Granulozyten nur für C' spezif. Rezeptoren u. werden durch ihre Anwesenheit aktiviert). Funktionsausfälle z. B. bei Schock, Anästhesie, Strahlenschaden.

Retikulohistiozyto(mato)se: / PAUTRIER*-WORINGER Syndrom. – Ferner als **Reticulohistiocytosis cutanea** (BACCAREDA) die melanodermat. / Kachexie (s. a. erythroderm. / Retikulose); als **multizentr. R.** eine – gynäkotrope – Systemkr. mit chron. destruierender Polyarthritis u. – oft erst später – Knötchenbildungen an Haut u. Schleimhäuten (histol.: Infiltrate aus lipoidspeichernden Histiozyten u. Riesenzellen). – vgl. Retikulosarkomatose.

Retikulolymphosarkom: malignes Non-HODGKIN-Lymphom des retikulären Gewebes; Mischzellen-Typ aus neoplast. Retikulumzellen u. Lymphozyten in spärlich ausgebildetem Gitterfasernetz, nodulär oder follikulär aufgebaut.

Retikulom: 1) (ROHR) umschrieb. reifzell., gutart. Proliferation des / Retothels, v. a. in KM, LK, Milz. – 2) lokalisiertes / PAUTRIER*-WORINGER* Syndrom.

Retikulomatose: 1) lymphoid-plasmazelluläre R.: (R. E. KAPPELER 1958) / Makroglobulinämie WALDENSTRÖM. – 2) Reticulomatosis cutanea lenta: (SÉZARY*) Hautretikulose mit hartem, unempfindl. Knötchen, das zu nußgroßem rötl.-blauem Tumor heranwächst; auch nach Exstirpation oder Bestrahlung multiple Rezidive; erst spät auch viszerale Komplikationen; vgl. erythroderm. / Retikulose.

Retikulopituizyt: (ROMEIS) s. u. Pituizyt.

Retikulo|sarkom: / Retikulumzellensarkom. – **R.-sarkomatose:** multizentr. Malignom des RHS; mit ausgedehnter Durchsetzung von LK, Leber, Milz, Lungen u. Nieren ohne klin. oder anat. Nachweisbarkeit des Primärtumors. – Als isolierte Form die nach GOTTRON (ausgehend von jugendl. retikulären Bindegewebszellen; zunächst hautbeschränkt, später metastasierend).

Retikulose: (LETTERER 1924) Sammelbegr. für Krankhn. mit Proliferation von Retikulumzellen u./oder Histiozyten; i. e. S. (LENNERT 1964) – u. im Ggs. zu den reakt. gutart. / Retikulozytosen – die malignen, system. Neoplasien retikulohistiozytärer Zellen (einschl. der Funktionsformen wie retikuläre Plasmazellen, Gewebsmastzellen), v. a. final evtl. mit **leukäm. R.** im peripheren Blut; v. a. / Retikulosarkomatose (»**histiozytäre medulläre R.**«), / Retikulumzellensarkom, eosinophiles / Granulom, / ABT*-LETTERER*-Siwe* (»**maligne** oder **infektiöse** oder **aleukäm. R.**«), / HAND*-SCHÜLLER*-CHRISTIAN*, GAUCHER*, NIEMANN*-PICK* Syndrom, Monozytenleukämie, Plasmozytom (»**plasmozytäre R.**«), als Haut-R. (mit tumorart., meist längere Zeit hautbeschränkten Proliferationen) z. B. das / PAUTRIER*-WORINGER* Syndrom (»**lipomelanot. R.**«), Urticaria pigmentosa, Retikulosarkomatose GOTTRON, Retikulomatosen, **erythroderm. R.** (SÉZARY-BACCAREDA; generalisierte kupferfarbene, schuppende Erythrodermie mit schubweisen LK-Schwellungen, evtl. in Melanodermie übergehend; s. a. melanodermat. / Kachexie), Mycosis fungoides, ferner / Mastozytose-»(**Reticulosis mastocytaria maligna Degos***«) u. LEITNER* Syndrom (»**epitheloidzell. R.**«), Histiozytom WINKELMANN-MÜLLER (»**gutart. papulöse histiozytäre R.**«), Katzenkratzkrankht. (»**gutart. R.**«). – **häm(at)ophagozytische R.:** (FARQUHAR u. CLAIREAUX 1952) der akuten Leukämie ähnl. letale Erkr. des frühen Säuglingsalters; mit Anorexie, Erbrechen, Fieber, später auch Milz-, Leber-, evtl. LK-Schwellungen (Wucherung retikulohistiozytärer Elemente), fortschreit. Anämie, Thrombozyto- u. Leukopenie (mit abnormen Monozyten); im KM-Ausstrich zahlreiche Histiozyten mit phagozytierten Ery u. Normoblasten.

retikulotrop: mit bes. Affinität zum RHS (u. dort entsprech. Reaktionen provozierend).

Retikulo|zyt, Proerythrozyt: junger Ery (kernloses Endprodukt der / Erythropoese, Ø 8 µm), in dem sich mit Supravitalfarbstoffen (Brillantkresylblau, Nilblausulfat) die sog. Substantia reticulogranulofilamentosa darstellt (u. zwar mit zunehmender Reife in Knäuel-, Netz-, vollständ. Netz- u. Körnchenform). Im Vergleich zum reifen Ery reicher an Glykolyseenzymen u. mit größerer osmot. Resistenz. Normwerte im Blut: 7–15‰ bzw. 35 000 bis 75 000/µl. – **R.zytenkrise:** krisenhafte Retikulozytose (1) als Regenerationszeichen der Erythropoese nach akuter Hämolyse, Blutungen, Vit.-B$_{12}$- oder Folsäure-Ther. einer megaloblast. Anämie. – **R.(zyto)penie:** Verminderung der Retikulozytenzahl im peripheren Blut unter den Normwert; z. B. beim / DIAMOND*-BLACKFAN* Syndrom; **akute** Form: / Erythroblastopenie. – **R.zytose: 1)** Vermehrung von R.zyten im peripheren Blut bei gesteigerter Ery-Bildung (s. a. R.zytenkrise). – **2)** (LENNERT) gutart. mesenchymale Zellwucherung i. S.

Retikulum

der Retikulose bzw. der retikulären Hyperplasie GOTTRON.

Retikulum: »kleines Netz«; *histol* kleinnetz. Struktur, z. B. das Kerngerüst, das ↑ endoplasmat. R. (als **sarkoplasmat. R.** das des Skelettmuskels.) – **R.zelle**: sternförm.-verästelte Zelle des retikulären Bindegewebes (u. damit des RES) mit Ag-imprägnierbarem, zellversteifendem oberflächl. Netzwerk aus elast. Retikulinfasern; zur Phagozytose u. Speicherung (bes. Lipide) fähig. – **R.zell(en)sarkom**, Retothelsarkom, Retikuloendotheliom: extrem seltenes (meist: B-Zell-Lymphom!), in jedem LA u. ohne Geschlechtsbevorzugung vork. Malignom, ein Non-HODGKIN-Lymphom (↑ dort. Tab.) vom histiozytären Typ mit gut oder wenig differenzierten, aber isomorphen Retikulumzellen u. umgebendem dichtem Gitterfasernetz (Weidenkätzchen-förm. Anordnung); meist auf das lymphoretikuläre Gewebe (LK, KM) beschränkt, evtl. aber frühzeit. Generalisierung (»Retikulosarkomatose«). Klin.: LK-Schwellungen, Fieberschübe, verdrängende, später infiltrativ-destruierende, evtl. exulzerierende Tumoren, schließlich Metastasierung, Anämie, Leuko- u. Thrombozytopenie.

Retina *PNA*: die – aus bd. Blättern des Augenbechers entstehende – »Netzhaut« als innerste, sehr zerreißl. Schicht des Augapfels (zwischen Glaskörper u. Choroidea, von dieser leicht ablösbar), deren größere zentrale Pars optica (bis zur Ora serrata, hier in die einschicht. Pars iridica bzw. ciliaris übergehend) die Sehfunktion vermittelt (Sinnesepithel, 1. u. teilweise auch 2. Neuron der Sehleitung). Morphol. unterteilbar in 10, funktionell in 4 (I–IV) Schichten u. in einen Assoziationsapparat (↑ Horizontal-, amakrine Zellen) zwischen inn. (einschl. deren Außenbereich) u. äuß. Körnerschicht (↑ Abb.); im Bereich der Papilla nervi optici u. der Fovea centralis mit bes. Aufbau; s. a. Sehorgan, I-Retina, retino..., Netzhaut...

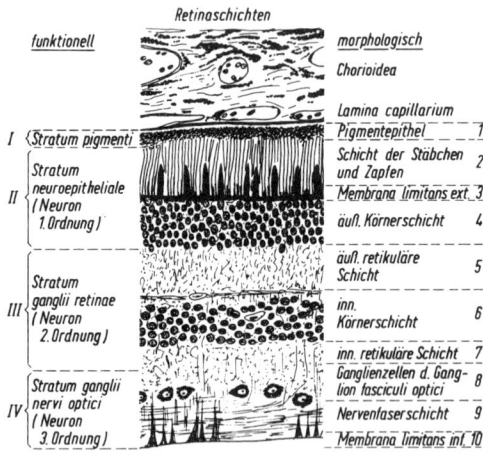

Retina|ablösung: ↑ Ablatio retinae. – **R.angiomatose**: ↑ v. HIPPEL*-LINDAU* Syndrom. – **traumat. R. angiopathie**: ↑ PURTSCHER* Syndrom.

Retinaculum: *anat* Halteband; z. B. **R. caudale cutis** *PNA* (bandförm. bindegeweb. Rest der Chorda dors. zwischen Foveola coccygea u. Os coccygis), **R. cutis** *PNA* (straffe Bindegewebsstränge zwischen Kutis u. Faszien bzw. Periost; wesentlich für Verschieblichkeit der Haut), **R. extensorum** *PNA* (queres, straffes Band über den 6 Führungskanälen der Strecksehnen am Handrücken), **R. flexorum** *PNA* (queres Band zwischen Skaphoid u. Trapezium u. zwischen Pisiforme u. Hamulus über den Beugersehen der Hohlhand), **R. musculorum extensorum inf.** *PNA* (= Lig. cruciforme *JNA*; kreuzförm. Halteband von bd. Knöcheln zum gegenüberliegenden Fußrand für die Strecksehnen des Fußes), **R. musc. extens. sup.** *PNA* (= Lig. transversum cruris *PNA*; quere Verstärkung der Fascia cruris knapp oberhalb der Knöchel als Halteband für die Strecksehnen des Fußes), **R. musc. flexorum** *PNA* (= Lig. laciniatum; straffes Halteband zwischen Innenknöchel u. Kalkaneus für die Beugesehnen des Fußes), **R. mm. peroneorum inf. u. sup.** *PNA* (Halteband zwischen Trochlea peronealis bzw. Außenknöchel u. Kalkaneusaußenfläche für die Sehnen der Mm. peronei), **R. patellae lat. u. med.** *PNA* (bds. der Kniescheibe verlaufender u. an der Tuberositas tibiae ansetzender Teil der Aponeurose des M. vastus lat. bzw. med.), **R. unguis** *PNA* (Verankerungszüge zwischen Nagelbett u. Periost des Nagelglieds), **R. uteri** (↑ Parametrium; s. a. Beckenbindegewebe).

Retina|embolie: ↑ Apoplexia retinalis; s. a. Zentralvenenthrombose. – **R.flecken**: ↑ Fundus albipunctatus u. flavimaculatus, Cotton-wool-Herde; ferner die »gefleckte Retina« (Pigmentablagerungen) bei best. Retinopathien.

retinal: die Netzhaut betreffend; z. B. **r. Dysplasie** (↑ REESE* Syndrom). – **Retinal**: (IUPAC) ↑ Vitamin-A_1-Aldehyd.

Retina|ödem: angioneurot. (oft mit Migräneerscheinungen) oder traumat. Netzhautödem (↑ BERLIN* Trübung) mit entsprech. Funktionsausfällen. – **R.pigmente** (meist Karotinoide) im Stratum pigmentosum u. in der Macula lutea.

Retinen: ↑ Vitamin-A_1-Aldehyd. – **Retinen-2**: (lt. IUPAC: »3-Dehydroretinal«) s. u. Vitamin A_1.

retiniert: zurückgehalten (↑ Retention).

Retinitis: aus Nachbargeweben (↑ Chorio-, Neuroretinitis) auf die gefäßlose Netzhaut übergreifende entzündl. Alterationen; i. w. S. jede ↑ Retinopathie. Wichtigste Formen: **R. albuminurica** als Begleitkrankh. einer Nephropathie bzw. als ↑ Retinopathia albuminurica; **R. exsudativa** mit Ödembildung u. Blutungen; evtl. gefolgt von Glaskörperverflüssigung u. »exsudat.« Netzhautablösung, z. B. beim ↑ HARADA*, KITAHARA* (= **R. centralis serosa, R. exsud. centr. Masuda***), COATS* Syndrom (= **R. exsud. ext.**), ferner als einseit. Prozeß unbekannter Ätiol. v. a. bei ♂ Jugendl., mit Blutungen u. – später – massiver Exsudation bis in die inn. Körnerschicht u. fortschreit. Ablatio; **R. haemorrhagica** (mit retinalen Blutaustritten, i. e. S. als COATS* Syndrom u. Retinopathia diabetica), **R. proliferans** (mit grau-weißgelbl. Narbensträngen u. -segeln, sek. auch zipfelförm. Netzhautabhebungen u. Rissen, z. B. diabet. oder arteriosklerot. Angiopathie, posttraumatisch infolge rezidivierender u. schlecht resorbierter Blutungen), **septische R.** (ROTH*; metastatisch bei chron. Sepsis, mit disseminierten fleckförm. Blutungen u. kleinen, weißen, scharf begrenzten Herden, im Unterschied zur sept. Ophthalmie meist nicht auf den Glaskörper übergreifend); als **sympath. R.** die Netzhautbeteiligung bei sympath. Ophthalmie; **R. syphilitica** mit diffusem Ödem, gefolgt von Pigmentverschiebungen (bei kongen. Form als »Pfeffer- u. Salz«-Fundus)

u. partieller Optikusatrophie, stets kombin. mit Aderhaut- u. Sehnervaffektion, auch staubförm. Glaskörpertrübungen.

Retino|blastom, Retin(ogli)om: seltenes, erbl., im Säuglings- oder Kleinkindalter auftret. Malignom aus embryonalen nervösen Netzhautelementen (meist perivaskulär, häufig in Rosettenform; vgl. Stephanozyten); mit »exophyt.« (subretinal) u./oder »endophyt.« (Glaskörper) Wachstum u. Neigung zu Zerfall u. Nekrotisierung; bei Vollentwicklung amaurot. Katzenauge; Metastasierung in den Schädelraum. Ther.: Enukleation. – Als »**pigmentiertes R.blastom**« das ↑ Melanoameloblastom. – **R.chorioiditis**: ↑ Chorioretinitis. – **R.dialysis**: 1) ↑ R.schisis. – 2) erbl. oder traumat. Netzhautabriß an der Ora serrata (»Orariß«, meist temporal-unten). – **R.graphie**: photograph. Netzhaut-Darstg. mit der Funduskamera.

Retinoinsäure: ↑ Vitamin-A-Säure.

Retinol(um *WHO*): internat. Bez. für ↑ Vit. A_1. – **Retinol-bindendes Protein**, RBP: (1968) Vit.-A_1-bindende Serumfraktion; Normalwert ca. 38 µg/100 ml; bei akuter infektiöser Hepatitis u. Nephropathien mit Tubulusschädigung erniedrigt.

Retinopapillitis: Neuropapillitis optica mit Beteiligung der peripapillären Netzhaut.

Retinopathie, -pathia: Oberbegr. für die nicht-entzündl. Netzhauterkrn. (die z. T. aber ↑ Retinitis genannt werden). – Zahlreiche Formen: **aktinische R.** (zentrales Ödem) als Folge starker Blendung durch Sonnenlicht, Bogenlampe etc., mit nur teilweise reversibler Makulaschädigung (d. h. zentrale oder parazentrale Gesichtsfeldausfälle; s. a. Conjunctivitis nivalis); **R. albuminurica** als Folge renaler Hypertonie, mit längl.-radiären, weißen, perimakulären Herden, Engstellung u. Kaliberschwankungen der Netzhautgefäße, GUNN* Kreuzungsphänomen, später Papillenschwellung, diffusen punkt- oder fleckförm. Blutungen, evtl. uräm. Amaurose; Vork. bei Gestosen (= **R. eclamptica** s. **gravidarum**; mit Restitutio ad integrum nach der Gravidität) u. bei Nierenerkrn. (= **R. renalis** = BRIGHT* Retinitis; v. a. bei proliferat. Glomerulonephritis, aber auch bei maligner Nephrosklerose; Prognose schlecht); **angioidstreifige R.** als tapeto-retinale Degeneration; als **R. angio-** s. **arteriosclerotica** mit ↑ Fundus angioscleroticus; als **R. angiospastica** mit Blutaustritten, herdförm. Degeneration u. Ödem infolge Druckerhöhung u. Gefäßwandschadens bei Spasmen der Netzhautgefäße; als **R. cachecticorum** diffuse fleckförm. Blutungen u. Degenerationen infolge kachekt. Gefäßschädigung; z. B. »Camp-Amblyopie« mit retrobulbärer Neuritis bei mangelernährten u. der Sonne ausgesetzten Kriegsgefangenen; **R. apoplectica** (s. u. Apoplexia); als **R. circinata** (= PICK* Retinitis; E. FUCHS 1893) arteriosklerot. oder angiospast. Makula-Alteration mit perifoveal-kranzförm. weißen Herdchen u. Kapillarblutungen; als **R. diabetica** eine Mikroangiopathie mit Punktblutungen, kleinen weißl. Degenerationsherden disseminiert am hint. Augenpol, vermehrter Venenschlängelung u. Blutaustritten (auch im Glaskörper); oft mit Gefäßsklerose u. Hypertonie kombin., sek. evtl. proliferative Veränderungen u. Netzhautablösung; als **R. disciformis** eine scheibenförm. Makuladegeneration im Senium; als **R. embolica** (durch embol. Zentralarterienverschluß) diffuses Netzhautödem mit degenerat. Veränderungen u. einzelnen Blutungen; als **R. hypertonica** mit ↑ Fundus hypertonicus bei arteriellem Hochdruck (u. meist in Abh. vom diastol. Druckwerten); bei Glomerulonephritis meist Stadium II–III (↑ Tab.); Sehverschlechterung im allg. erst im Stadium IV u. bei maligner Nephrosklerose mit Gesichtsfeldausfall; als **R. leucaemica** gelbl.-blasser Fundus u. disseminierte gelbl., rot umsäumte, mäßig prominente Leukozyteninfiltrate; als **R. pigmentosa** (VAN TRIGT 1853) eine rezessiv-geschlechtsgebundene, progred. tapeto-retinale Degeneration, von der Peripherie ausgehend, mit Knochenkörperchen-ähnl. Pigmenteinlagerungen u. Gefäßverengung; im Kindesalter Nachtblindheit, Gesichtsfeldeinschränkung u. -ausfällen (ring-, seltener sektorenförmig), später gelbl.-weißl. oder wachsfarbene Papillenabblassung u. röhrenförm. Gesichtsfeldeinengung; oft kombin. mit Taubstummheit, Farbenblindheit, geringer Intelligenz etc.; mit gleichem klin. Verlauf »sine pigmentatione«; auch tox. Form durch

Augenhintergrund bei Retinopathia hypertonica

Stadien (n. THIEL)	Gefäßsystem			Netzhautgewebe			
	Arterien	Venen	Kapillaren	Peripherie	Papille	Makula	
I *Fundus hypertonicus*	Kaliber leicht vermindert, evtl. Prallfüllung (»Kupferdrahtarterien«)	leicht vermehrte Füllung	o. B.	o. B.	o. B.	o. B.	
II	Kaliber leicht vermindert, unregelmäßig; vermehrte Reflexe	leicht vermehrte Füllung, gering geschlängelt	peripapillär sichtbar	einzelne Blutungen u. graue Degenerationsherde	o. B.	o. B.	
III *Retinopathia hypertonica i. e. S.*	Kaliber mäßig vermindert, unregelmäßig; Rosenkranz-ähnl. Einschnürung; unregelmäß. Reflexe	mäß. Füllung, stärker geschlängelt	peripapillär ektatisch	Gruppenblutungen, graue u. Cotton-wool-Herde	unscharf begrenzt, leicht prominent	Sternfigur	
IV	Kaliber stark vermindert, sehr unregelmäßig; »Silberdrahtarterien«	mäß. Füllung, stark geschlängelt; GUNN* Phänomen	peripapillär stark ektatisch	zahlreiche Gruppen u. Einzelblutungen, Cotton-wool-Herde	stark verwaschen u. prominent, mit Blutungen u. Ödem	Sternfigur	

Phenothiazine u. Chloroquin; **R. myopica** (s. u. Chorioiditis); als **R. praematurorum** die retrolentale ↑ Fibroplasie; als **R. pseudonephritica** die ↑ LEBER* Retinitis; als **R. punctata albescens** eine hereditäre, progred. tapetoretinale Degeneration, peripher beginnend, mit kleinen hellglänzenden Herdchen, Pigmentverschiebungen, engen Gefäßen u. retinaler Sehnervenatrophie (DD: angeb., stationärer Fundus albipunctatus cum hemeralopia); **R. sklopetaria** nach tangentialem Bulbustrauma, mit – erst nach Resorption der Glaskörperblutung erkennbaren – Narben- u. Pigmentflecken; **R. stellata** (nach Contusio bulbi, infektiös-tox. Gefäßschädigung, arteriellen u. venösen Gefäßverschlüssen) mit ausgeprägtem Ödem, Blutungen u. Exsudaten, Schwellung u. unscharfer Begrenzung der Papille, Sternfigur der Makula u. Fundusbild wie bei renaler R.

Retinoschisis: lamelläre Spaltbildung der Netzhaut; z. B. als **idiopath. juvenile R.** (1932; X-chromosomal-rezessiv erbl., zyst. Makuladegeneration mit Spaltung im temp.-unt. Quadraten), als dominant erbl. »hyaloideoretinale Degeneration WAGNER« (weißl., äquatorial mit der Netzhaut verbundene Glaskörper-»Segel«; meist auch Cataracta complicata), als senile Veränderung.

Retinose: nicht-entzündl. Erkr. der Netzhaut (↑ Retinopathie).

Retinoskopie: ↑ Skiaskopie.

Retinsäure: (IUPAC) ↑ Vitamin-A$_1$-Säure. – Salz: Retinoat.

Retortamonas: Gattung birnenförmiger, 2geißl. Flagellaten [Bodonidae, Protomonadida]; z. B. **R. intestinalis** (mit spitz ausgezogenem Hinterende) als Dickdarmparasit des Menschen (Trophozoiten u. Zysten in Fäzes; wahrsch. apathogen), **R. sinensis** (ersterem sehr ähnl.) bei Durchfällen gefunden (wahrsch. aber apathogen).

Retothel: (RÖSSLE) die Gesamtheit der Retikumzellen (»R.zellen«) des lymphat. Gewebes. – **R.sarkom, Retotheliom**: ↑ Retikulumzellsarkom. – **R.-Typ**: Metastasierungstyp maligner Tumoren (v. a. myeloische u. lymphat. Leukämie, Sympathogoniom, Retikulosarkom), die zeitig ins RES metastasieren (nach Passieren des Lungen- u. Leberfilters). – **retotheliales System**: ↑ retikulohistiozytäres System.

Retractio: ↑ Retraktion. – **retraktil**: schrumpfungs-, retraktionsfähig. – **Retraktiometrie**: *serol* genormte Bestg. der Retraktionsleistung von Nativvenenblut nach der Gerinnung mit Hilfe eines **Retrakti(l)ometers** (FONIO 1921; Messung von Retraktions-Vol., -Zeit, -Spannung oder der Länge des Gerinnsels; s. a. Retraktionstest n. FONIO).

Retraktion: *physiol, path* das Sichzurückziehen (Schrumpfen) eines Organs oder Gewebes (vgl. Rétrécissement), z. B. des Augapfels (= R. bulbi, ↑ STILLING*-TÜRK*-DUANE* Syndrom), der Lunge (s. u. Lungenkollaps), der Palmaraponeurose (↑ DUPUYTREN* Kontraktur), des Zahnfleischrandes (»**parodontale R.**«). – **R. des Blutgerinnsels**: als 3. Phase der Blutgerinnung die Verkleinerung des Gerinnsels als akt. Plättchenleistung (gering auch durch Alteration der Fibrinvernetzung, d. h. Polymerisation); dabei Auspressen von Serum, evtl. Ablösung des Gerinnsels von der Gefäßwand (wesentl. für die ↑ Rekanalisation; aber Emboliegefahr!). Beeinflußt durch den ↑ Retraktionsfaktor; mangelhafte R. ferner bei Minderzahl oder Funktionsstörung der Thrombozyten. – **R. der Uterusmuskulatur**: das Bestehenbleiben der innigeren Verflechtung der Myometriumfasern nach Kontraktionsende (ohne Tonusvermehrung) als wesentl. Faktor für die Anpassung des Uteruswand an intrapartale Hohlraumveränderung u. für die Blutstillung (v. a. an der Plazentahaftstelle) post partum.

Retraktionsfaktor: *hämat* die ↑ Retraktion des Blutgerinnsels beeinflussender Faktor. Fördernd («Pro-R.«) wirkt v. a. Thrombin (auch Schlangengift-Thrombin), im thrombinfreien System auch Adrenalin, Noradrenalin u. Kollagen (durch Förderung des Plättchenstoffwechsels); hemmend (»Anti-R.«) z. B. Antithrombin, im thrombinfreien System auch Inhibitoren des Plättchenstoffwechsels.

Retraktions|mesenteritis: ↑ Panniculitis mesenterica. – **R.ring, -furche**: *geburtsh* ↑ BANDL* Kontraktionsring. – **R.spannung**: *hämat* bei der ↑ Retraktiometrie bestimmte Kraft, mit der ein genormtes Gerinnsel (in genormtem Glas) nach Thrombingerinnung kleine Schrotkügelchen hochzuziehen vermag.

Retraktions|test (Fonio*): *hämat* quant. ↑ Retraktiometrie anhand der Länge eines retrahierten Gerinnsels nach Rekalzifizierung von Zitratplasma. – **R.volumen**: *hämat* bei der Blutgerinnung in vitro das nach Entfernen des Gerinnsels verbleibende Serum-Vol. (normal 48–54% des Blutvol.). Bestg. n. ZAHN mit 5 ml Nativvenenblut in paraffiniertem Zentrifugenröhrchen (nach 6stünd. Stehen Entfernen des Blutgerinnsels u. Abzentrifugieren der restl. Ery). – **R.zeit**: *hämat* die Zeit von der Gewinnung von Nativvenenblut bis zum Beginn der Gerinnselretraktion. Bestg. durch Aufsetzen eines Kapillarblutstropfens auf ein mit Rizinusöl gefülltes Uhrglasschälchen (HIRSCHBOEK) oder Röhrchen (MATIS) u. Messen der Zeit bis zum Absetzen eines feinen Serumringes.

Retransfusion: 1) ↑ Reinfusion von Blut(bestandteilen). – 2) wiederholte Bluttransfusion.

Retransplantation: Exzision eines Transplantates beim Empfänger u. Rückverpflanzung in den ursprüngl. Spender; vgl. Reimplantation.

Rétrécissement: Schrumpfung (s. a. Retraktion); z. B. **R. thoracique** (ICR-Verschmälerung, Schultersenkung, Mediastinalverlagerung u. Lungendehnungsverlust auf der Seite einer ausgedehnten Pleuraverschwartung), **R. péricolique pelvien** (↑ KÜSS* Syndrom), **R. mitral pur** (↑ DUROZIEZ* Syndrom).

retro...: (lat.) Wortteil »zurück«, »rückwärts«, »rückwärtig«; s. a. post(ero)....

retro|aktiv: rückwirkend, zurückreichend (auch i. S. von retrograd). – **R.anteroamnesie**: gleichzeit. antero- u. retrograde Amnesie. – **r.aurikulär**: hinter der Ohrmuschel.

Retrobradykinin: (1962–64) synthet. Isomere u. Analoge des Bradykinins mit z. T. oder völlig umgedrehter Aminosäuresequenz; als Kinin-Antimetaboliten.

retrobulbär, -bulbaris: hinter dem Augapfel; z. B. **r. Anästhesie** (Leitungsanästhesie durch infiltrierende Inj. in den Retroorbitalraum vom inn. u. äuß. Lidwinkel aus; bei Glaukomanfall, für Augen-Op.). – **R.neuritis**, Neuritis optica retrobulbaris: Entzündung des Sehnervabschnittes zwischen Bulbus u. Chiasma;

meist als Neuritis retrobulb. axialis (bevorzugt des papillomakulären Bündels) oder als N. r. interstitialis peripherica (bei basaler Meningitis von den Optikusscheiden auf den Nerv fortgeleitet; mit konzentr. Gesichtsfeldeinengung, später flächenhafter Papillenabblassung). Im akuten Stadium Zentralkotom (später verkleinert u. in parazentrale Skotome zerfallend); ophthalmoskop. Befund oft neg. (später evtl. temporale Abblassung der Papille). Angeb. bei LEBER* Syndrom, erworb. v. a. bei MS, Alkohol-, Tabakvergiftung, durch Ovulationshemmer(?). – s. a. myelopt. ↑ Neuropathie.

retro|c(a)ecalis: hinter dem Zäkum gelegen, retrozäkal. – **r.cervicalis**: dorsal der Cervix uteri. – **R.collis (spasmodicus)**: doppelseit. Torticollis spasticus mit Rückwärtsbeugung des Kopfes. – **R.deviation**: Abweichung von der Normalrichtung nach hinten.

Retro|fektion: *helminth* rektale Aufwärtswanderung von Wurmlarven aus im Analring abgelegten Eiern; z. B. bei Enterobius vermicularis; vgl. aber R.infektion. – **R.fixation**: *gyn* Verwachsung des Uterus mit der rückwärt. Beckenwand in Form der ↑ R.flexio oder -versio fixata; z. B. nach Parametritis post., Adnexitis, DOUGLAS-Abszeß, bei Endometriosis retrocervic., Extrauteringravidität. Klin.: Aufrichtungsschmerz; Ther.: intraabdomin. Lagekorrektur (Antefixations-Op.), z. B. nach ↑ DOLÉRIS, BALDY(-WEBSTER, FRANKE). – **R.fixatio colli uteri**: op. Anheftung des Gebärmutterhalsteils an der Scheidenhinterwand bei ↑ R.flexio uteri.

Retroflexio: Rückwärtsbeugung; i. e. S. *(gyn)* die der Gebärmutter (= **R. uteri**) mit winkl. Abknickung des Corpus gegen die Cervix nach hinten, entweder als **R. mobilis** (bimanuell oder durch Anhaken der Portio u. intravaginales Anheben aufrichtbare »belanglose« Lageanomalie bei Hypotonie, Asthenie, post partum) oder als **R. fixata** (↑ Retrofixation). Bei – im allg. seltener – Schwangerschaft meist spontane Aufrichtung bis zu 10.–11. Wo., sonst Ther. angezeigt: Lagerung in Bauch- oder Knie-Ellenbogenlage, Einlegen eines HODGE* Pessars (Rückfall des graviden Uterus nach der 18. Wo. nicht mehr möglich), bei Adhäsionen (Gefahr von Abort oder ↑ Incarceratio uteri) Laparotomie mit Antefixation. – **R.versio**: s. u. Retroversioflexio.

retroflexus: (lat.) zurückgebogen, rückläufig.

retroganglionäre Neurotomie: (SPILLER, FRAZIER 1901) bei Trigeminusneuralgie op. Durchtrennung der sensiblen Anteile v. a. des 2. u. 3. Astes prox. des Ggl. trigeminale (temporal-extraduraler Zugang).

Retrognathie: ↑ Brachygnathie.

retrograd: 1) zeitl. oder örtlich zurückliegend; 2) von hinten her; z. B. **r. Flushing** (↑ LERMAN*-MILLER*-LUND* Methode), **r. Katheterismus** (z. B. der Harnröhre von der suprapubisch eröffneten Harnblase aus), **r. Optik** (= Rückblickoptik).

retrogressiv: ↑ regressiv; *genet* atavistisch.

Retroinfektion: *venerol* ↑ Pingpong-Infektion; vgl. Retrofektion.

retrokardial: hinter dem Herzen gelegen; z. B. der **R.raum** (»RCR«; ↑ HOLZKNECHT* Raum).

Retrokatheterismus: *urol* s. u. retrograd.

retrokaval: hinter einer Hohlvene gelegen; z. B. der **r. Ureter** (bei Persistenz der V. cardin. post. mit Fehlentwicklung der unt. Hohlvene), nach medial verzogen u. eingeengt (Hydronephrose), so daß meist op. Korrektur (Ureterdurchtrennung u. präkavale Wiedervereinigung) angezeigt.

retrokochlear: funktionell jenseits der Ohrschnecke (d. h. im 8. Hirnnerv bzw. in der Hörbahn).

retrokolisch: hinter dem Kolon; z. B. **r. ↑ Gastroenterostomie** (hinter dem Querkolon).

Retrokursivanfall: epilept. Anfall mit unwillkürl. Gehbewegungen nach rückwärts.

retro|labyrinthär: funktionell jenseits des Innenohrlabyrinths (s. a. retrokochlear). – **r.lental, -kristallin**: hinter der ↑ Augenlinse (Lens cristallina). – **r.malleolär**: hinter dem Fußknöchel. – **r.mammalis, r.mammär**: dorsal der Brustdrüse. – **r.mandibulär**: an der Mandibula-Rückseite. – **r.maxillar(is)**: an der Maxilla-Rückseite; z. B. der **R.maxillärraum** (vorn vom Tuber maxillae, hinten von den Mm. pterygoidei, seitlich von M. masseter u. Jochbogen begrenzt; mögl. Ausbreitungsgebiet der vom oberen Weisheitszahn u. 2. Molaren ausgeh. Entzündungen).

retronasal(is): hinter der Nase, im Nasenrachen; z. B. **R.raum** (= Pars nasalis pharyngis), **R.katarrh** (= Rhinopharyngitis).

retro|okulär, -ocularis: ↑ retrobulbär. – **R.okklusion**: *dent* ↑ Distalbiß.

retroparotideal(is): hinter der Parotis; z. B. das **r. Syndrom** (↑ VILLARET* Sy.).

retro|pelvikal, -pelvin: in der Beckenrückwand. – **R.peristaltik**: den Propulsivbewegungen entgegengesetzt ablaufende Peristaltik, entweder als physiol. ↑ Antiperistaltik (z. B. bei Pendelbewegungen des Dünndarms) oder path. bei Passagehindernis (z. B. als JONAS* Sympt. bei Pylorospasmus).

retroperitoneal(is): hinter dem Bauchfell, d. h. im **R.raum** (= Spatium retroperitoneale) gelegen; z. B. **r. Fibrose** (↑ ORMOND* Syndrom), **r. Pneumabdomen** (↑ Pneumoretroperitoneum).

retropharyngeal(is), -gicus: hinter dem Pharynx, d. h. im **R.raum** (= Spatium retropharyngeum) gelegen.

retroplazentar: hinter der Plazenta gelegen. – **R.blut**: aus zerreißenden Uteroplazentargefäßen während u. nach der Plazenta-Lsg. austretendes (u. abfließendes) mütterl. Blut, auch als retropl. ↑ Hämatom. Wird in Form der Plasmafraktionen therapeutisch genutzt (s. a. Plazentablutung).

Retropneumoperitoneum: *röntg* ↑ Pneumoretroperitoneum.

Retropositio(n): Rückwärtsverlagerung; z. B. *enterol* die **R. coli** (↑ CHILAIDITI* Syndrom), *gyn* **R. uteri** (Gesamtverlagerung der Gebärmutter in Richtung Kreuzbein bei normalem Korpus-Zervix-Winkel).

retropubicus, -pubisch: hinter dem Schambein; z. B. der **r. Winkel** (↑ Angulus subpubicus).

Retropulsion: *neurol* Nachhintenfallen beim Versuch, das Rückwärtsgehen plötzlich abzubrechen (Verlust der Fähigkeit zu raschem Ausgleich von Verlagerungen des Körperschwerpunktes); v. a. bei Parkinsonismus (ähnl. wie Pro- u. Lateropulsion). – **retropulsiv**: rückwärtstreibend, in Form von ↑ Retropulsion; z. B. **r. Peristaltik** (↑ Retroperistaltik), **R.anfall** (epilept. Anfall mit Zurückbeugen von Kopf u. Rumpf; auch

Retropulsiv|-petit-mal

als **R.-petit-mal** = RPM = hyperton. Absenz, mit Rumpfüberstreckung infolge Zunahme des Haltungstonus).

Retro|spondylolisthesis: dorsalwärts gerichtete ↑ Spondylolisthesis infolge Bandscheibendegeneration (meist an LW bei Hyperlordose). – **R.stalsis:** ↑ Retroperistaltik.

retrosternal(is): hinter dem Brustbein, i. e. S. im **R.raum** (*röntg* der exspiratorisch fast aufgehobene, inspirator. bis > 3 cm tiefe Mediastinalraum zwischen Herz u. Sternum; bei Lungenemphysem vermindert, bei retrosternaler Struma, Thymusvergrößerung etc. eingeengt); z. B. der dumpfe bis krampfart. **R.schmerz** als Sympt. der Stenokardie.

retrotonsillär, -tonsillaris: hinter der (Gaumen-) Tonsille gelegen; z. B. **r. Abszeß** (↑ Peritonsillarabszeß). – **Retrotorsion:** Torsion mit Dorsalwärts-Komponente (z. B. am Schenkelhals).

retrotympanal: hinter dem Cavum tympani gelegen; z. B. **r. Räume** (↑ Antrum u. Cellulae mastoideae).

retrourethral(is): an der Unterseite der ♂ Harnröhre gelegen (= suburethral).

retrouterin: hinter dem Uterus gelegen; z. B. **r. Raum** (= Douglas* Raum).

retro|vaginaler Raum: *ophth* in der Augenhöhle hinter der ↑ Vagina bulbi (Tenon* Kapsel). – **R.vakzine:** Pustelinhalt von Kälbern, denen Pustelinhalt von Erstimpflingen (Kindern) inokuliert wurde, als »Animpfstoff« für die Gewinnung von Pockenlymphe.

Retroversio: Rückwärtsneigung eines Organs; i. e. S. die **R. uteri,** das Dorsalabkippen der Gebärmutter bei annähernd gestrecktem Korpus-Zervix-Winkel, entweder als – reponible – **R. mobilis** oder als **R. fixata** (meist kombin. mit ↑ Retroflexio = **Retroversioflexio**).

Retrozession: *epidem* bei längerem Fehlen best. Erreger von Kinderkrankhtn. das »Ausweichen« der Erstinfektionen in höhere LA; vgl. Präzession.

Retrusion: *dent* sagitt. »Rücklage« der Zähne (koronal oder alveolär) bzw. Kiefer i. S. einer Annäherung an die Tuber-Ebene. – Als therapeut. »Retrudieren« die aus funktionellen u. ästhet. Gründen vorgenommene leichte R. eines Zahnersatzes.

Rett* Syndrom (Andreas R., Pädiater, Wien): (1966) erbl. (gynäkotrope), progred., diffuse hirnatroph. Erkr. mit Schädigung des peripheren Neurons. Erstmanifestation etwa im 9. Mon.: motor.-stat. u. seel.-geist. Retardierung, Gangataxie, Muskelhypertonie, Hyperreflexie, Bewegungsstereotypie, Alalie, Hypo- bis Amimie, Anfallsneigung, Oligophrenie; primär Hyperammoniämie.

Rettgerella: *bakt* Gattung der Enterobacteriaceae. – Nach Bergey die Species Proteus rettgeri.

Rettungs|gerät: 1) Bergungs- u. Transportgerät für Verunglückte bzw. Erkrankte (z. B. R.boot, -ring, ↑ Akja; i. e. S. das Gasschutzgerät für R.mannschaften (»Lufttaucher«, O_2-Kreislaufgerät, Preßluftatmer) bzw. für Untertagebelegschaften (»Fluchtgerät«, z. B. CO-Selbstretter). – **2)** Gerät für die respirator. ↑ Reanimation.

Retusche: *chir* plast. Korrektur einer Verschlechterung des Op.-Resultats.

Retzius* (Anders Adolf R., 1796–1860, Anatom, Lund) **Band:** lat. Schenkel der Kreuzbänder des Kniegelenks. – **R.* Raum:** ↑ Spatium retropubicum. – **R.* Scheide:** ↑ Key*-R.* Fibrillenscheide. – **R.* Streifen:** die durch den Verkaltungsrhythmus bedingten »Anbaulinien« im Zahnschmelz; vgl. Schreger* Streifen. – **R.* Venen:** Anastomosen zwischen Pfortaderästen in Darm u. Mesenterium u. Ästen der unt. Hohlvene.

Reubold* Flecken: ↑ Koplik* Flecken.

reuniens: (lat.) verbindend. – **Reunion:** (Darlington u. Upcott 1941) *zytol* Wiederverbindung der Bruchenden von Chromosomen oder (Sub-)Chromatiden in veränderter Anordnung; vgl. Restitution. Vermutl. Entstehungsmodus von Chromosomenaberrationen.

Reuss* Formel (August R., geb. 1879, Pädiater, Wien): zur annähernden Bestg. des Eiweißgehaltes (E) in Ex- u. Transsudaten anhand des spezif. Gewichts (s):

$$E(\%) = \frac{3}{8}(s - 1000) - 2{,}8.$$

Revakzination: Wiederholungsimpfung zur Auffrischung der Immunität (↑ Booster-Effekt); i. e. S. die Zweitimpfung gegen Pocken.

Revaskularisation: 1) *path* Einsprossen von Kapillaren in ein vorübergehend nicht durchblutetes (z. B. infarziertes) Gewebe. – **2)** *chir* koronarchirurg. Eingriff zur Verbesserung der Blutzufuhr in einem mangelhaft versorgten Myokardbereich durch Einpflanzen eines geeigneten Gefäßes (z. B. Mammarikaimplantation nach ↑ Vineberg) oder durch Anheften eines gut blutversorgten Organs (↑ Kardioomentopexie, -pneumopexie).

Reverdin* Nadel (Auguste R. u. Sohn Albert, 1848–1908 bzw. 1881–1929, Chirurgen, Genf): gestielte atraumat. Nadel mit spitzennahem Schlitz (für die Fadenaufnahme) u. Längskehlung; Anw. z. B. als Herniennadel.

Reverdin* Plastik (Jacques-Louis R., 1842–1908, Chirurg, Genf): (1869) autologe ↑ Hauttransplantation (zur Deckung sauberer, gut granulierender Hautdefekte) in Form zahlreicher kleiner, rundl., oberflächlich entnommener Epidermisläppchen (»**R.* Läppchen**«, die Bildung entsprechend zahlreicher Epithelinseln anregend). – Als **R.*-Halsted* Plastik** mit Läppchen aus Epidermis u. Lederhaut.

reversibel: umkehrbar; *chem* in bd. Richtungen ablaufend; *klin* mit Restitutio ad integrum ausheilend.

Reversion: Umkehr(ung) eines Vorganges oder einer Entwicklung; z. B. *bakt* die – meist nur teilweise – Rückkehr aus einer veränderten Wuchsform in die ursprüngliche (z. B. R- in S-Form); *psychoanalyt* die Rückwendung eines aus dem Es stammenden, gegen ein äuß. Objekt gerichteten Triebes gegen die eigene Person (z. B. als Narzißmus, Masochismus); *serol* das Umschlagen einer diagnost.-immunol. Reaktion von »pos.« in »neg.«; vgl. Inversion. – *chir* ↑ Renverse.

Revilliod* Zeichen (Léon R., 1835–1919, Internist, Genf): fehlender Lidschluß auf der Seite einer peripheren Fazialislähmung.

Revitalisierung: Wiederherstellen der normalen Vitalität (z. B. bei vorzeit. Alterung, nach Krankh.) durch roborierende u. rehabilitierende Maßnahmen. – **Revivikation:** *chir* ↑ Anfrischen.

Revolution, Revolutio cordis: *physiol* ↑ Herzzyklus.

Revulsio: die entlastende »Ableitung« von Blut u. Gewebssäften aus erkrankten Organen oder Körperteilen durch Hyperämie anderer Körperabschnitte; z. B. durch örtl. Anw. ↑ ableitender Mittel (= **Revulsiva**) oder durch Aderlaß, Blutegel etc.

Reye*(-Morgan*-Baral*) Syndrom, White-liver-disease: (R. K. D. REYE u. M. 1963) akutes, meist letales, ↑ hepatozerebrales Syndrom v. a. des späten Säuglings- u. des Kleinkindalters; einige Tage bis 3 Wo. nach fieberhaftem Infekt des Respirationstraktes Hyperpyrexie, schweres Erbrechen (z. T. auch Hämatin), in Koma übergehender Stupor mit ton.-klon. Krämpfen, Hyperpnoe, flücht. Exanthem u. Hepatomegalie; Azidose, Hypoglykämie, Rest-N-Erhöhung, Hypernatriämie, Anstieg der Leber-Trans-aminasen; nach scheinbarer Erholung Delir; anat.: Hirnödem, periportale Verfettung u. Nekrosen der (»weißen«) Leber (evtl. auch Nieren, Pankreas, Myokard). Ätiol. ungeklärt (Virusinfekt? Intoxikation durch pilzhalt. Nahrung?).

Reye*-Sheehan* Syndrom: (E. REYE 1928) s. u. SIMMONDS*.

de Reynier*-Nager* Syndrom: s. u. NAGER*.

Reynold* Linien: Leukonychia striata nach Arsenvergiftung.

Reynolds* Zahl (OSBORNE R., 1842–1912, Physiker, Belfast), **Re(-Zahl):** (1883) Kennzahl für reibungsbehaftete Strömungsvorgänge, errechnet aus Strömungsgeschwindigkeit (c), Radius des Rohrlumens (r), Dichte (ρ) u. Viskosität (η) der Flüssigkeit:

$$Re = \frac{c \cdot 2r \cdot \rho}{\eta}.$$

In der Kreislaufphysiologie (Normalwerte um 2000) wichtig u. a. für die Berechnung von Turbulenzen.

Rezedenz: *genet* Zurücktreten der Wirkung des Plasmons gegenüber der des Genoms oder umgekehrt; vgl. Rezessivität. – Gegensatz: Antezedenz.

rezent, recens: gegenwärtig; *anthrop* gegenwärtig lebend (im Ggs. zu fossil); *pharm* frisch bereitet (»recenter paratum«).

Rezept: urkundlich rechtsgült., schriftl. Anweisung eines – hierfür haftenden – approbierten Arztes zur Ausführung bestimmter diagnost./therapeut. Maßnahmen (z. B. Brillenanpassung, Massagen, Laboruntersuchgn.), insbes. aber an Apotheken zur Abgabe eines Arzneimittels; letztere untergliedert in ↑ In-, Prae-, Subscriptio u. Signatur (vom Apotheker auf das Medikamentengefäß zu übertragen), dazu Name, Adresse, evtl. Geburtsdatum des Pat. (als Betäubungsmittel-R. unter Beachtung der bes. gesetzl. Vorschriften).

rezeptiv: aufnehmend, über einen ↑ Rezeptor reagierend. – **rezeptives Feld:** in der Elektrophysiologie der Hautsinne u. des Auges die periphere Fläche, von der aus ein einzelnes sensibles Axon adäquat (über zugehör. Rezeptoren) erregt werden kann; analog auch für sensible Neuronen höherer Ordnung, die aufgrund neuronaler Konvergenz vom r. F. aus erregt u./oder gehemmt werden.

Rezeptom: ↑ Chemodektom (im Chemorezeptoren enthaltenden Glomus caroticum).

Rezeptor: *biol* die für best. Reize empfindl. »Empfangseinrichtung« einer Zelle oder eines Organs, z. B. Chemo-, Photo-, Thermo-, Presso-, Baro-, Osmo-, akust., taktiler, Schmerz-R.); mit nach Sitz u. Reizart verschied. Aufbau. Grundsätzlich unterschieden als Entero- (= ↑ Intero-) u. Exterorezeptor. I. e. S. (»**sensor. R.**«) die – zur Bildung von ↑ R.potentialen befähigte – ↑ Sinneszelle; i. w. S. auch das Sinnesorgan (»**R.organ**«) sowie Strukturen, an denen körpereigene Stoffe (z. B. Hormone, Überträgerstoffe) angreifen bzw. über die (gemäß **R.theorie** als Reaktionspartner) best. Pharmaka wie Adrenalin u. Azetylcholin zur Wirkung kommen (z. B. ↑ Alpha-, Beta- u. – hypothetisch – Gamma-R.). – *immun* die für das Zustandekommen einer AG-AK-Reaktion notwend. ↑ determinante Gruppe des AG. Ihr übereinstimmendes Vork. bei verschied. Spezies (»**R.gemeinschaft**«) ist z. B. Grundlage der ↑ WEIL*-FELIX* Reaktion. – Auch histor. Bez. für die Seitenkette der ↑ EHRLICH* Theorie.

rezeptorischer Nerv: afferenter Nerv (↑ Afferenz).

Rezeptorpotential: reizbedingte ↑ Depolarisation der Membran eines Rezeptors, die bei Erreichen des Schwellenwerts ein ↑ Aktionspotential auslöst; lokal begrenzt u. nach Reizgröße abstufbar; beruht auf simultaner Permeabilitätszunahme für Na^+, K^+ u. Cl^-.

Rezeptur: 1) die »receptualiter« (d. h. nach Rezept) erfolgende Anfertigung eines Arzneimittels in der Apotheke. – 2) der der Arzneimittelherstg. (»Rezeptieren«) dienende Teil der Apothekenoffizin.

rezessiv: zurücktretend, überdeckt. – **Rezessivität:** (MENDEL 1865) *genet* das »Zurücktreten« eines Allels (»rezessives Gen«) gegenüber dem Partner; i. w. S. auch das Ausbleiben einer phänotyp. Manifestation als Auswirkung der Defizienz oder Deletion eines Lokus. – Gegenteil: ↑ Dominanz; vgl. Rezedenz.

Rezidiv: »Rückfall« einer Krankh., i. e. S. ihr Wiederauftreten nach völl. Abheilung; z. B. das Tumor-R. nach zunächst erfolgreicher Op. oder Strahlenther., das Stein-R. nach Abgang oder op. Entfernung vermeintlich aller Konkremente. Als R. nach Infektionskrkht. evtl. nur in Form des Exanthems, z. B. die syphilit. **R.roseola** im 1. bis 2. J. nach der Infektion, zunächst symmetr., dann zunehmend gruppiert u. mit spärlicheren, aber größeren Einzelherden u. deutl. Aussparung der Stellen des abgeheilten Erstlingsexanthems (dadurch Ringbildung).

reziprok: wechselseitig, umgekehrt.

Rezirkulations|peritonealdialyse: P., bei der das zurückfließ. Dialysat an einer Dialysemembran regeneriert u. in die Bauchhöhle zurückgepumpt wird;. rel. geringer Proteinverlust. – **R.vitium:** *kard* Klappeninsuffizienz mit Regurgitation.

RF: *serol* 1) ↑ Rheumafaktor. – 2) *endokrin* ↑ Releasing factor. – 3) *bakt, genet* ↑ Resistenzfaktor. – 4) *labor* ↑ Rf(2).

Rf: 1) *chem* Rutherfordium. – 2) R_f, RF(-Wert): (für engl. ratio, front) in der Papierchromatographie der Quotient aus den Laufstrecken von Substanz u. Lösungsmittelfront (als h-R_f = 100facher Rf); Relation der Laufstrecken entspricht dem Substanz-charakterist. Retentionsfaktor (resultierend aus Substanzreibung u. Lösungsmittelpolarität).

R-Faktor: **1)** *immun* Rh_0-Faktor (↑ Rhesus-System). – **2)** *genet, bakt* ↑ Resistenzfaktor.

R-Form: *bakt* **R**auhform.

RG: *klin* ↑ **R**asselgeräusch (1).

RGB-System: *ophth* trichromat. System zur Darstg. von Farben durch Mischen der Primärfarben **R**ot, **G**rün u. **B**lau in einem Testfeld, dessen 1 Hälfte die Testfarbe enthält, während in der anderen die Mischung der Spektralfarben erfolgt. Beschreibung der Farben durch Meßzahlen (Mengen an Primärfarben, die für die subjektiv ident. Mischung benötigt werden) oder mit Hilfe der 3 Variablen der Mischung von Weiß u. einer monochromat. Farbe.

RGT-Regel: **R**eaktions**g**eschwindigkeits-**T**emperatur-Regel (↑ VAN'T HOFF* Regel).

RH: **R**eleasing-**H**ormon (↑ Releasing factor).

Rh: **1)** *chem* **Rh**odium. – **2)** *serol* das Antigen Rh (= D) des ↑ Rhesus-Systems. – **rh', rh''**: Partialantigene des ↑ Rhesus-Systems.

rH, r_H (-Wert): der für eine ↑ Redoxreaktion charakterist. (am einfachsten mit Redoxindikatoren meßbare u. aus dem ↑ Redoxpotential E_h errechenbare) Wasserstoffdruck einer Lsg.; Maß der Reduktionskraft, ausgedrückt als neg. dekad. Logarithmus des H_2-Partialdrucks in atm. – Begrenzung der rH- oder ↑ Redoxskala durch die H_2- (H_2-Gas von 1 atm Druck, rH = O) u. die O_2-Elektrode (H_2-Druck 10^{-42} atm, rH = 42); Werte mit zunehmender Oxidationswirkung (bzw. abnehmender Reduktion) steigend u. umgekehrt. Lsgn. mit rH > 25 (z. B. Permanganat) meist oxidierend, < 15 (z. B. Titan [III]-Lsg.) reduzierend.

Rhabditidae: *helminth* Nematoden-Fam. [Rhabditoidea], u. a. mit den Gattgn. Diploscapter, Strongyloides u. **Rhabditis** (z. B. Larven von Rh. niellyi in Hautwunden, von Rh. pellio in Körperhöhlen; Rh. stercoralis = Strongyloides st.). – **rhabditiforme Larve**: nicht invasionsfäh., freilebende Nematodenlarve, die sich – als 1. Stadium aus dem Ei schlüpfend – über mehrere Häutungen zur invasionsfäh. filariformen Larve entwickelt (schlanker u. ohne Mundöffnung); z. B. bei Ancylostoma duodenale.

rhabdo...: Wortteil »Stäbchen«, »Streifen«, »quergestreifter Muskel«.

Rhabdo|myolyse: Myolyse quergestreifter Muskelfasern; s. a. Crushsyndrom, Myoglobinurie. – **Rh.myom**: ↑ Myom der quergestreiften Muskulatur; i. e. S. das ↑ Myoblastenmyom (= ABRIKOSSOFF* Tumor = **Rh.myoma granulocellulare**). – **Rh.(myo)sarkom**: Myosarkom der quergestreiften Muskulatur; als **Rh.sarkom der Niere** (BIRCH=HIRSCHFELD) der ↑ WILMS* Tumor; s. a. Abb.

Rhabdonema intestinale: ↑ Strongyloides stercoralis.

Rhabdo|sphinkter: Schließmuskel aus quergestreifter Muskulatur (Sphincter ani ext. u. urethrae). – **Rh.viren**: Gruppe stäbchen- bzw. geschoßförm. Viren, z. T. mit inn. Helix; darunter als humanpathogene das Tollwut-, Marburg-(Rhabdovirus simiae) u. Piry-Virus. – **Rh.zyt**: der stabförm. Leukozyt.

rhachi(o)...: Wortteil »Wirbelsäule«, »Rückenmark«; z. B. **Rh.anästhesie** (Leitungsanästhesie durch Inj. des Anästhetikums an RM-Strukturen; s. u. Spinal-, Lumbal-, Kauda- u. Epiduralanästhesie),

Rh.algie, Rh.dynie (WS-, Rückenschmerz, bei Gicht v. a. der kleinen WS-Gelenke: »Rhachisagra«), **Rh.myelitis** (↑ Myelitis [2]), **Rh.pagus** (symmetr. Doppelmißbildung mit thorakozervikaler Rücken-zu-Rücken-Verwachsung bei gemeinsamer WS), **Rh.paralyse, Rh.parese** (↑ Spinalparalyse), **Rh.pathie** (Erkr. der RM), **rh.peritoneale Dränage** (↑ Lumboperitoneostomie), **rh.ureterale Dränage** (↑ HEILE*-MATSON* Op.), **Rh.zele** (↑ Myelozele).

Rhachi(o)tomie: **1)** *geburtsh* bei verschleppter Querlage zerstückelnde Op. (WS- u. Weichteildurchtrennung) mit dem Rhachiotom, einem Kranioklast-ähnl. Instrument mit innerer – in den Körper einzuführender – schneidender Branche u. protektivem äuß. Blatt (zwischen Kindeskörper u. Uteruswand). – **2)** *orthop* ↑ Kolumnotomie.

R(h)achischisis: Hemmungsmißbildung der WS mit Spaltbildung der Wirbelbögen (= Rh. post.), seltener der Wirbelkörper (= Rh. ant.); als **Rh. partialis** (= Merorhachischisis) nur im Lumbal-, seltener im Zervikalabschnitt (häufig mit Meningo[myelo]zele), als **Rh. totalis** (»Holorhachischisis«) nicht lebensfähig.

Rhachitis: ↑ Rachitis.

Rhagade, Rhagas, Hautschrunde: mikrotraumat., linearer Riß (Fissur; ohne Gewebsverlust) in entzündlich oder hyperkeratot. veränderter Haut, insbes. in der Umgebung natürl. Körperöffnungen; s. a. Abb. »Effloreszenzen«.

...rhagie: Wortteil »Ausfließen« (i. e. S. als Folge eines Ein- oder Zerreißens).

R(h)agozyten, RA-Zellen: (1963) v. a. in rheumat.-entzündl. Gelenkergüssen vork. phagozytäre Segmentkernige, Mono- oder Histiozyten, charakterisiert durch überwiegend helle, rundl. Körnchen von wechselnder chem. Zusammensetzung im (peripheren) Zytoplasma; enthalten u. a. AK-Komplexe (bei pcP aus dem Rheumafaktor entstehende 22-S-Globuline).

Rhamnit: bei Reduktion von Rhamnose gebildeter 5wert. Alkohol.

Rhamnose, Isodulzit: $C_6H_{12}O_5$; v. a. pflanzl. 6-Desoxyzucker (Typ Methyl-aldo-pentose; α- u. β-Form, li.- bzw. re.drehend). Vork. in Glykosiden (»Rhamnoside«, z. B. Strophanthin, Rutin; s. a. Flavonoide)

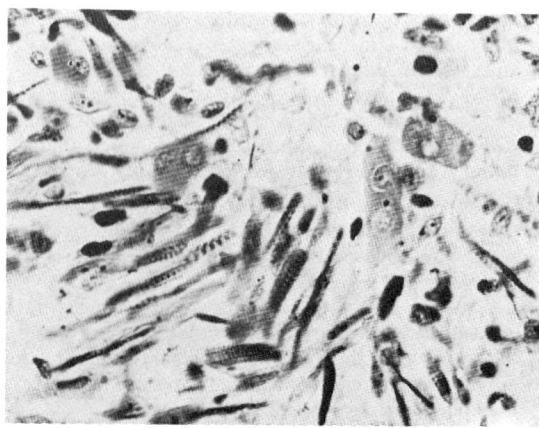

Rhabdomyosarkom (160fach): mehrkernige Rhabdomyoblasten, neugebildete quergestreifte Muskelfasern.

u. in immunogenen mikrobiellen Polysacchariden; gelegentl. im Harn (alimentär). Anw. als Baktn.-Nährsubstrat, Azeton-Reagens. – Ketoform: **Rhamnulose**.

Rhamnus: Gattung europ.-asiatischer u. amerik.-afrikan. Holzgewächse [Rhamnaceae]; z. B. **Rh. catharticus** (»Kreuzdorn«; Anw. der Emodin-halt. Rinde als Laxans, der unreifen »Gelbbeeren« u. reifen Frucht als Laxans, Diuretikum, Blutreinigungsmittel; s. aber Kreuzdorn-Syndrom), **Rh. frangula** (»Faulbaum«; Anw. der Emodin-halt. Rinde u. der Frucht als Laxans; Frischrinde erregt Erbrechen).

R(h)aphania: durch Samen von Raphanus rhaphanistrum (»Hederich«; als Getreidebeimengung) verurs. Gliedmaßenkrämpfe. – Auch weniger korrekt für ↑ Ergotismus u. Pellagra (»**Rh. maisidica**«).

-rhaphie: Wortteil »chirurg. Naht«, insbes. auch Raffnaht (↑ Raffung) bzw. entspr. »Operation« (z. B. Herniorrhaphie).

Rhenchus: ↑ Rasselgeräusch (↑ Rhonchi). – **Rhenchospasmus**: ↑ Schnarchkrampf.

rheo...: Wortteil »Fließen«, »Strömung«.

Rheo|base: (LAPICQUE) die minimale Stromintensität (»Schwellenstromstärke«), die bei langer Impulsdauer (300 ms, also praktisch als Gleichstrom) ein Gewebe gerade noch zu erregen vermag; s. a. Abb. »Reizzeit-Spannungskurve«; vgl. Chronaxie. – **Rh. enzephalographie**, REG: Messen u. Registrieren der pulssynchronen Schwankungen der elektr. Leitfähigkeit am Schädel (↑ Rh.graphie); zur Untersuchung der Gehirndurchblutung, Erfassung der Gesamt-Impedanz des Schädels. – **Rh.graphie**, Rh.angio-, -sphygmographie: apparatives Verfahren (z. T. mit Aufzeichnung einer Differentialkurve) zur Abschätzung der Durchgängigkeit großer u. mittl. Arterien (an Extremitäten, Schädel; ↑ Rh.enzephalographie) anhand der sich mit der Gefäßfüllung, also pulssynchron ändernden elektr. Leitfähigkeit für hochfrequente Wechselströme. – Früher als **Rh.kardiographie** auch zur zeitl. Bestg. der Zyklusphasen; vgl. Rh.plethysmographie. – **Rh.logie**: die »Fließlehre« von der Mechanik (Verformung, Reibung, Fließen) kontinuierlicher, d. h. nicht ganz fester u. nicht ganz flüss. Stoffe, z. B. des – gerinnbaren u. viskositätsvariablen, in den Kapillaren u. U. zur Stase kommenden (↑ Sludge) – Blutes.

Rheomacrodex®: *pharm* ein ↑ Dextranpräparat.

Rheo|meter: Apparat zur Bestg. des Fließvermögens des Blutes. – **Rh.pexie**: s. u. Viskosität. – **Rh.plethysmographie (Burch*)** zur Bestg. der peripheren Durchblutung u. Gefäßreagibilität anhand der Ein- u. Ausstromvolumina u. -geschwindigkeiten (u. deren Differenzen) an Finger. – **Rh.tron**: ↑ Elektronenschleuder. – **Rh.tropismus**: strömungsinduzierte u. von der Strömungsrichtung abhäng. Bewegung mobiler Organismen (oder ihrer Teile). – Bei sessilen Organismen die entsprech. **Rh.taxis**.

Rhesasthenie: berufsbedingte Phonasthenie.

Rhese*(-Goalwin*) Orbitaaufnahme: *röntg* (1924) (Feinstfokus-)Aufnahme des For. opticum bei aufliegendem Nasenrücken u. Orbitarand (Kopf ca. 45° zur homolat. Seite gedreht).

Rhesus(affe): Macaca rhesus, südasiat. Hundsaffe [Cercopithecidae]. – Labortier, dessen Ery nach i.v. Applikation bei Meerschweinchen u. Kaninchen AK-Bildung hervorrufen (führte zur Aufdeckung des ↑ Rhesus-Systems des Menschen).

Rh(esus)|-Agglutinine: komplette, agglutinierende ↑ Rhesus-AK; im allg. schon in frühen Immunisierungsstadien auftretend (jedoch nur niedr. Titer; Sera mit bes. hohem Titer als Testsera für Rh-Bestg.); serol. Verhalten wie die Isoagglutinine Anti-A u. -B. – **Rh.-Antigene**: die durch 3 allele Genpaare determinierten, aus Partial-AG zusammengesetzten komplexen Agglutinogene des ↑ Rhesus-Systems. – **Rh.-Antikörper**: die nur nach Immunisierung durch Rh-Antigene entstehenden Immun-AK des Rh-Systems; entweder als ↑ Rhesusagglutinine oder als monovalente Glutinine (v. a. bei ↑ Rh.-Erythroblastose). Nachweis durch Objektträgermethode mit Rh-pos. u. Rh-neg. Ery der Blutgruppe 0 (da meist monovalent, Aufschwemmung der Test-Ery in eiweißhalt. Milieu oder geeigneter Konglutinin-Lsg. empfehlenswert). – **Rh.-Antisera** (zur Bestg. des Rh-Faktors) stammen entweder von mit Rhesusaffen-Ery immunisierten Meerschweinchen (= spezif. Anti-D-Serum; agglutiniert nur D enthaltende Ery u. ausnahmsweise Rh-neg. fetale Ery) oder – als »Rhesus-Serum« – von Männern, die sich freiwillig einer Sensibilisierung unterzogen (Verw. als Immunglobulin zur Desensibilisierung), auch von durch mehrere Schwangerschaften oder Bluttransfusionen Immunisierten (keine reinen Anti-D-Sera; können auch Anti-C, -E, -cD, -CDE, -c u. -e enthalten). – **Rh.-Erythroblastose**: schwere E. infolge Rh-Inkompatibilität; angeb. (↑ Morbus haemolyticus neonatorum) oder durch Transfusion erworben.

Rh(esus)-Faktor: (LANDSTEINER u. WIENER 1940) erbl. Blutgruppeneigenschaft (»Rh-pos.«, »Rh«; bei 95% aller weißen Menschen u. 100%ig bei Chinesen), nachweisbar anhand der Agglutination durch ↑ Rhesusantiseren. Rh-neg. Personen (»rh«) sind im Falle der Rh-Sensibilisierung (Schwangerschaft, Bluttransfusion) zur Bildung von Rh-AK befähigt (mit evtl. resultierendem ↑ Morbus haemolyticus neonatorum bzw. entsprech. ↑ Transfusionsschaden). Bestg. mit agglutinierenden (z. B. ↑ Rh-Objektträgertest; Kontrolle durch 0/Rh-pos. u. 0/Rh-neg. Ery, mit u. ohne Testserum) oder mit konglutinierenden Testsera (Rh.-Schnelltest; Ery in Supplement-Milieu; Kontrolle auf Pseudoagglutination ohne Serumzusatz).

Rh(esus)|-Inkompatibilität: Unverträglichkeit bezügl. des ↑ Rh-Faktors zwischen Blutempfänger u. -spender bzw. Schwangerer u. Leibesfrucht; führt zu ↑ Rh-Antikörper-Bildung. – **Rh.-Konglutinationsreaktion**: Nachweis blockierender Rh-Antikörper im Plasma oder Serum anhand der Konglutination der mit Rh-Glutininen »beladenen« Rh-pos. Ery infolge Adsorption der als Supplement eingesetzten Konglutinine (X-Protein); als Objektträgertest mit Inkubation bei 40–50° (»Wärmeschnelltest«); evtl. unter Einsatz eines beheizten, langsam schaukelnden Beobachtungskästchens: »RH-Schaukel«) oder in feuchter Kammer. – **Rh.-Konstellation**: das von 3 Allelenpaaren bestimmte Gen-Muster u. die daraus resultierende Blutgruppeneigenschaft im ↑ Rhesus-System (↑ Tab. »Rhesus-Nomenklatur«).

Rh(esus)|-Objektträgertest: Bestg. des Rh-Faktors durch Einrühren von 1 Tr. Testserum (mit kompletten AK) in 1 Tr. 5%ig. Ery-Suspension; 30 u. 60 Min.

Rhesus|-Röhrchentest

Rhesus-Nomenklatur (häufigste Typen)

	Faktoren n. WIENER: RH_0, rh', rh'', hr', hr'';				n. FISHER-RACE: D, C, E, c, e.			
Faktorenkombination (»Terzett«) n. FISHER-RACE	cDe	CDe	cDE	CDE	cde	Cde	cdE	CdE
Gen n. WIENER	R^0	R^1	R^2	R^z	r	r'	r''	r^y
korrespond. Agglutinogen	Rh_0	Rh_1	Rh_2	Rh_z	rh	rh'	rh''	rhy
Genprodukt am Ery enthält:	Rh_0hr'hr''	Rh_0rh'hr''	Rh_0hr'rh''	Rh_0rh'rh''	hr'hr''	rh'hr''	hr'rh''	rh'rh''
Häufigkeit (%)	1.95	54.1 84.5	14.2	14.3	13.9	0.92	0.6	0.01
mögl. Gen-Kombinationen (Genotyp = Phänotyp)	R^0R^0 R^0r	R^1R^1 R^1r R^1r' R^1R^0 R^0r'	R^2R^2 R^2r R^1r'' R^2R^0 R^0r''	R^1R^2 R^1r'' R^2r'	r r	r'r' r'r	r''r'' r''r	r'r''

nach Inkubation in feuchter Kammer (37°) Prüfung auf Agglutination (langsames Kippen u. Rotieren). — **Rh.-Röhrchen(zentrifugier)test**: Bestg. des Rh-Faktors anhand der — nach Inkubation u. Zentrifugieren im Reagenzglas erkennbaren — Agglutination einer Ery-Suspension durch zugesetztes Testserum (mit kompletten AK). — **Rh.-Sensibilisierung**: durch Transfusion oder diaplazentare Einschwemmung Rh-positiver Ery in eine Rh-neg. Person bedingte Sensibilisierung (mit Bildung entsprechender AK). Prophylaxe mit / Anti-D-Immunglobulin.

Rh(esus)|-System: (1940) das durch die erbl. / Rhesus-Faktoren gesteuerte System der Blutkörpercheneigenschaften »Rhesus«. — Die Nomenklatur (/ Tab.) ergibt sich aus der FISHER*-RACE* 3-Gen-Theorie (3 Paare gekoppelter alleler Gene, darunter das amorphe Gen »d«, an 3 benachbarten Loci des gleichen Chromosomenpaares) bzw. der WIENER* 1-Gen-Theorie (1 Serie miltipler alleler Gene an 1 Ort des Chromosomenpaares); sie berücksichtigt die zu je 2 eine »Dublette« bildenden Partialantigene mit den aus ihnen resultierenden 8 häuf. AG-Kombinationen (cDe, CDe, cDE, CDE u. cde, Cde, cdE, CdE; bzw. R_0, R_1, R_2, R_z u. r, r', r'', r^y), aber auch seltenere wie C^wDe (etwa 1,29%), zusammengesetzte AG wie CD (= G), Übergangsformen zu Defekttypen wie D(C)(e) sowie Defekttypen wie -D- bzw. $\bar{\bar{R}}^0$. — Weitere Vererbungsmodelle (z. T. mit eigener Nomenklatur) von HELMBOLD (1959), von LAUER (1964), HIRSCHFELD (1973). Für die Antigene neuerdings die Nomenklatur von ROSENFIELD (z. B. Rh1 – Rh6 für D, C, E, c, e, f/ce u. Ce, Rh 22 für CE, Rh 27 für cE). — Als **Rh.-Untergruppen** ursprünglich die sich aus den 6 Partialantigenen des Rh-Systems ergebenden 8 Kombinationsmöglichkeiten mit insges. 36 Genotypen (inzwischen in Anbetracht der 30 bekannten AG zahlenmäßig nicht mehr überschaubar).

Rheum: *botan, pharm* die Spezies »Rhabarber« [Polygonaceae]. Therap. Anw. des – v. a. Anthrachinon-Derivate wie Emodin, Frangulaemodin, Rhapontizin enthaltenden – Wurzelstocks (Rhizoma Rhei) als Laxans. Bei Genuß großer Mengen (bes. als Kompott) evtl. Intoxikation (Oxalate u. Anthrachinon-Glykoside) mit Gastroenteritis, Bluterbrechen, Diarrhö, im Extremfall Nierenschaden.

Rheuma: Kurzform für / Rheumatismus.

Rheuma(-Agglutinations)faktor, RF: (WAALER 1940) bei pcP (hier erstmals nachgewiesen; bei signifikanter Steigerung als typisch geltend), aber auch bei Kollagenosen, Leberleiden, Syphilis, Tbk, Leukämie u. beim Gesunden vork., mit γG-Globulin reagierendes (Paraphänomen der path. Immunreaktion) Anti-Gammaglobulin (unterschieden als $γ_M$-, $γ_G$- u. $γ_A$-Globulin-RF). — Nachweis durch / Rheumatest; Reaktion zwischen RF u. γG im Latexfixations- bzw. Hämagglutinationstest wird durch Serumproteine gehemmt (»RF-Inhibitoren«, im Normalserum je ein hitzestabiler im γ-1 u. im $α_2$-Bereich).

Rheuma|knötchen: das ASCHOFF* Knötchen (v. a. im Bindegewebe des Herzens) als typ. Veränderung beim Streptokokken-Rheumatismus: nach fibrinoider Verquellung der kollagenen Fasern Einlagerung von Bindegewebszellen, die schließl. »verblühen«, so daß eine spindelförm. Narbe restiert. — s. a. MEYNET* Knötchen; vgl. rheumat. Granulom (»**Rh.knoten**«). — **Rh.masse**: bei pcP synoviale Wucherungen im lockeren Bindegewebe zwischen Gelenkinnerem u. fibröser Kapsel. Evtl. Synovektomie indiziert. — **Rh.psychose**: sympton. Ps. vom akuten exogenen Reaktionstyp bei Rheumatismus cerebralis; klinisch oft einer endogenen Psychose sehr ähnlich.

Rheumatest: Agglutinations- u. Flockungsteste (mit – auch tannierten – Schaf-Ery oder Rh-pos. Human-Ery bzw. Latex- oder Bentonit-Partikeln als Indikator u. verschied. Globulin-Präparationen als Reaktanten) zum Nachweis des / Rheumafaktors (u. Prüfung der immunol. Aktivität), z. B. / WAALER*-ROSE*, Latex-Fixations- (n. SINGER u. PLOTZ als Tropfentest), pass. Hämagglutinations-, WALLER* Test. Bei rheumat. Fieber stets neg., jedoch für pcP nicht spezifisch. — I. w. S. (inkorrekt) auch der Nachweis des C-reaktiven Proteins (z. B. Kapillar-Präzipitation n. ANDERSON u. McCARTY, Latex-Agglutinationstest, zweidimensionale Doppeldiffusion n. OUCHTERLONY) u. die Bestg. des Antistreptolysin-Titers; s. a. MESTER* Reaktion.

Rheumatikerseren: AK-halt. Seren von Kranken mit akt. pcP (mit pos. WAALER*-ROSE* Test) als »Reagens« zur Gm-Testung (Präzipitation sensibilisierter – mit inkomplettem Anti-Rh-Serum beladener – Ery). Enthalten ein präzipitierendes Prinzip gegen γ-Globulin; als Ersatz für COOMBS*-Serum geeignet.

rheumatisch: mit »reißenden« Gelenk- u./oder Weichteilschmerzen einhergehend, den / Rheumatismus (i. e. S.) betreffend; z. B. **rh. Formenkreis** (/ Rheumatismus), **rh. Granulom** (der typ. »Rheumaknoten« der pcP, das ASCHOFF*-GEIPEL* Knötchen, mit zentraler, von dichter Histiozyten-Palisade umgebener Nekrose). — **rheumat. Fieber**: akut-fieberhafte, wenige Wo. dauernde, meist auf die großen Gelenke beschränkte Polyarthritis nach Infektion (insbes. obere Luftwege, Rachenring) mit β-hämolysierenden Streptokokken der Gruppe A als Folge einer Immunreaktion auf deren Toxine; häufig mit Herzbeteiligung (v. a. Endo-, seltener Myo-, Perikarditis), evtl. ↑ Abdominalsyndrom; erhebl. Rezidivneigung, als seltene – gynäkotrope – Komplikation eine Chorea minor (s. a. Rheumatismus cerebralis). Typ. serol. Befunde: erhöhte ASL-, Antihyaluronidase-, Antistreptokinase-Titer.

Rheumatismus: symptomatol. Gruppenbegr. (ohne diagnost. Wertigkeit) für »schmerzhafte u. funktionsbeeinträchtigende Zustände des Muskel-Skelettsystems unter Einschluß der sie begleitenden oder auch isoliert auftretenden Vorgänge an anderen »Organsystemen«. Die einschläg. Krkhtn. sind 1972 von der Dtsch. Ges. für Rheumatologie systematisch in eine »Klassifikation der Erkrn. des Bewegungsapparates« eingeordnet worden; daneben aber andere Einteilungen (↑ Tab. nach E.-M. LEMMEL); s. a. Gelenk-, Muskelrheumatismus, rheumat. Fieber (= **Rh. acutus verus**), JACCOUD* Arthritis (= **Rh. fibrosus**), PONCET* Rheumatismus (= **Rh. tuberculosus**), Arthritis gonorrhoica (= **Rh. gonorrhoicus**), Kollagenosen (»rheumat. Erkrn. i. e. S.«). – Unterschieden werden v. a. der **entzündl. Rh.** an Gelenken u. Weichteilen, u. zwar idiopath. oder infektiös oder aber als **allerg. Rh.**, d. h. als para- u. postinfektiöses Rheumatoid (symptomat. Arthritis) vom infektionsallerg. Typ bei Baktn.-, Virus-, Protozoon- oder Wurminfekten bzw. – i. e. S. – als echte, durch Fremdeiweiß provozierte Allergie, im allg. mit Narbenbildung ausgeheilt; z. B. als primär chron. ↑ (Poly-)Arthritis (die »rheumatoide Arthritis« des engl. u. amerikan. Schrifttums), als ↑ FELTY*, STILL* Syndrom, Synovialitis, rheumat. Fieber (= Streptokokkengranulomatose), Spondylarthritis, Pannikulitis, Myositis, Tendinitis, Tendovaginitis, Bursitis; u. der **degenerative Rh.**, d. s. Arthrosen u. Arthropathien ohne u. mit entzündl. Komponente, Spondylarthrosen, Tendopathien, Pannikulose. – Bes. Formen: **biliärer Rh.** (chron.-rheumat. Gelenkentzündung bei Cholezystitis, -lithiasis oder hepatobiliärer Affektion als Infektionsherd oder Urs. einer Stoffwechselstörung), **Rh. cerebralis** (akute ↑ Rheumapsychose oder aber protrahierte Psychose mit Stupor u. Schläfrigkeit, evtl. auch Halluzinationen u. Delirien bei rheumat. Fieber, als Spätmanifestation die Chorea minor, ferner Psychosen u. Krampfanfälle

Die wichtigsten „rheumatischen" Erkrankungen (nach E.-M. LEMMEL)

A. Erkrankungen des rheumat. Formenkreises i.e.S. „Kollagenosen"
  1. rheumatoide Arthritis
  2. Lupus erythematodes disseminatus
  3. SJÖGREN* Syndrom
  4. „mixed connective tissue disease"
  5. Spondylarthritis ankylopoetica (BECHTEREW* Krankh.)
  6. REITER* Syndrom
  7. Panarteriitis
  8. Sklerodermie
  9. Polymyositis u.a.

B. Infektarthritis

C. Begleitarthritis
  1. bei Infektgeschehen (z.B. rheumat. Fieber)
  3. bei internistischen Erkrankungen
  3. bei Stoffwechsel- oder endokrinen Erkrankungen
  4. bei Tumoren
  5. bei Allergien u.a.

D. degenerative Gelenkerkrankungen (Arthrosen)

E. Arthritis psoriatica

beim Erythematodes, apoplekt. Sympte. bei Panarteriitis nodosa, zerebrale Durchblutungsstörungen bei Arteriitis temp. u. Aortenbogensyndrom, Enzephalopathie bei WEGENER* Granulomatose), **Rh. nodosus** (i. e. S. die pcP mit MEYNET* Knoten), **palindromischer Rh.** (= »intermittierender Rh.« = HENCH*-ROSENBERG* Syndrom; sehr variabler Verlauf mit stunden- bis monatelangen Arthritis-Sympt. ohne Fieber u. ohne Leukozytose; jeweils nur mono-, höchstens oligoartikulär oder als Pararthritis bei insges. polyartikulärem Befall; oft Übergang in pcP, selten langsame oder plötzl. Ausheilung), **Rh. scarlatinosus** (symptomat. Arthritis als akutes Rheumatoid bei Scharlach, mit gleichen Bildern wie bei anderen bakteriellen, viralen, parasit. Erkrn.), **traumat. Rh.** (degenerat. u./oder entzündl. Gelenkveränderungen infolge Makro- oder Mikrotraumatisierung mit »rheumat.« Sympt.), **viszeraler Rh.** (isolierte rheumat. Affektion oder rheumat. Begleitsymptomatik an inn. Organen, v. a. am Herzen, beim rheumat. Fieber, ferner bei chron. Polyarthritis, STILL* Syndrom, Erythematodes u. a. Kollagenosen). – **Rh.frühschaden**: (KLINGE) Ödem u. Infiltrat sowie fibrinoide Degeneration (mit Ausgang in ASCHOFF* Knötchen) als zeit. Rh.manifestation im Tonsillenbereich.

rheumatoid: rheumaähnlich, (im Engl.) rheumatisch; z. B. **rh. Arthritis** (A. B. GARROD 1859; = primär chron. ↑ Polyarthritis), **rh. Faktor** (PIKE 1949; = Rheumafaktor). – **Rheumatoid**: älterer Begr. für nicht zum rheumat. Formenkreis gehörende symptomat. Erkrn. mit rheumat. Erscheinungen, v. a. anaphylaktoide Arthritiden bei Serum- u. Infektionskrankhtn.

Rheumatose: chron. rheumat. Erkrankung.

Rhexis: (griech.) Zerreißen, Riß, insbes. der einer – vorgeschädigten – Gefäßwand mit Blutung (= **Rh.blutung** = Haemorrhagia per rhexin); s. a. Karyorrhexis.

Rh-Faktor: ↑ Rhesusfaktor. – **Rh-Fieber**: ↑ Ostafrika-Fieber (übertragen durch **Rh**ipicephalus-Spezies; auch **Rh**odesien-Fieber genannt).

rhin(o)...: Wortteil »Nase«; s. a. Nasal..., Nasen..., Naso....

Rhinallergose: allerg. Reaktion in Nasen-, Rachenraum u. NNH auf Inhalations-, seltener auf Gastrointestinalallergene.

rH-Indikator: ↑ rH, Redoxindikator.

Rhin|elkos(e): Nasen(eingangs)ulkus. – **Rh.encephalon** *BNA*, Pallium inf.: das »Riechhirn«, bestehend aus Bulbus u. Tractus olfactorius, Striae olfactoriae, Area subcallosa, Gyrus paratermin., Substantia perforata ant., Limen insulae u. Hippokampusformationen; s. a. limb. System. – **Rh.enchysis**: ↑ Nasenspülung, Applikation von Nasentropfen.

rhinenzephal: das ↑ Rhinencephalon betreffend; z. B. **rh. Epilepsie** (= partielle E. mit Anfallserregung im Riechhirn; s. a. limb. u. Temporallappen-Epilepsie). – **Rhinenzephalie**: ↑ Rhinozephalie.

Rhinitis: Nasenschleimhautentzündung; als **akute Rh.** im allg. der Virus-»Schnupfen« (↑ Coryza), evtl. die ↑ Rhinopathia allergica; als **chron. Rh.** eine Gruppe ätiologisch, path.-anat. u. klin. sehr unterschiedl. Erkrn.: **Rh. atrophica(ns)** mit Schleimhautmetaplasie u. -atrophie; als »simplex« ohne Fötor,

Rhinitis

z. B. Op.folge aufgrund reduzierter »kavernöser Struktur«; als »foetida« die ↗ Ozaena, oft mit Riechepithelbeteiligung u. essentieller Anämie, durch die Art des Fötor von der **Rh. syphilitica** (s. u. Coryza) u. der **Rh. luposa** (↗ Nasen-Tbk) abzugrenzen; **Rh. hypertrophica(ns)** s. **hyperplastica** mit - u. U. ballonförm. oder maulbeerförm. - Schleimhauthypertrophie, zähem Sekret, erschwerter Luftpassage (einschl. respirator. Anosmie), evtl. auch behindertem Tränenabfluß u. Tubenverschluß; ferner **Rh. dyscrinica** (als hormonal bedingte Störung der Nasensekretbildung u. -zusammensetzung), **Rh. fibrinosa** (mit Fibrinbelägen; oft staphylo- oder streptogen, auch nach Nasen-Op.), **Rh. mutilans** (z. B. bei ↗ Nasen-Tbk, Syphilis); **Rh. nervosa** s. **vasomotorica** (s. u. Rhinopathia), **Rh. pollinosa** (↗ Heuschnupfen, Rhinopathia allergica), **Rh. pseudomembranacea** (↗ Nasendiphtherie), **Rh. scrofulosa** (↗ Nasen-Tbk), **Rh. sicca simplex** (mit ausgeprägter Trockenheit u. klümpchenförm. Sekretborken, aber ohne Epithel- u. Skelettatrophie; auch posttraumat. als **Rh. sicca ant.**: ↗ Xerorrhinie).

rhino-: Wortteil »Nase« (s. a. naso..., Nasen..., Rhin...); z. B. **Rh.antritis** (Kombin. von Rhinitis u. Sinusitis maxill.).

rhino|basale Fraktur: Schädelbasisfraktur mit Beteiligung des pneumat. Systems der NNH; als lokalisierter Typ mit Einbeziehung der Crista galli, Lamina cribrosa; oder als Mittelgesichtsfraktur mit Abriß an der Schädelbasis; ferner - als ausgedehnte rh. F. - an Stirn-, Siebbein-, Keilbeinhöhle; als lateroorbitale mit Stirnhöhlen- u. Orbitaldachbruch. - **Rh.blennorrhö**: 1) Kombin. von Rhinitis u. Blennorrhö. - 2) Eiterabsonderung aus der Nase. - **Rh.bronchitis**: rhinopharyngeales Hilussyndrom; als **spast. R.bronchitis** das mit Rhinopathia vasomotorica kombin. Asthma bronchiale.

Rhino|cladium: *mykol* ↗ Sporothrix. - **Rh.dymie**: *path* Duplicitas sup. in Form der teilweisen oder völl. Verdoppelung der Nase (geringster Grad der Diprosopie); bei medianer Vereinigung: »Doggennase«.

Rhin|oestrus: Fliegen-Gattung [Oestridae]; Larven Nasen-Rachen-Parasiten von Huftieren; erste Larven der »Nasenfliege« des Pferdes (R. purpureus s. nasalis) zuweilen im Konjunktivalsack u. Nasen-Rachenraum des Menschen (Myiasis-Erreger).

rhinogen: von der - erkrankten - Nase ausgehend.

Rhinokleisis: Verlegung der Nasenwege.

Rhinolalie, Näseln: näselnder Beiklang der Sprache; als **Rhinolalia aperta** (»offenes Näseln« = Rhinophasie) bei mangelndem Verschluß des hint. Nasenausgangs (z. B. bei Gaumenspalte, Gaumensegellähmung), als **Rh. clausa** (»geschlossenes Näseln«) infolge Einengung des Nasenlumens (z. B. bei Polypen, adenoiden Vegetationen; aber auch als falsche Sprechgewohnheit: **Rh. functionalis**); als **Rh. mixta** (»gemischtes Näseln«) bei gestörter Gaumensegelbeweglichkeit, d. h. ungenügender Schließung u. Öffnung des Epipharynx.

Rhino|lith: ↗ Nasenstein. - **Rh.logie**: Nasenheilkunde. - **Rh.meiose**: *chir* s. u. Rhinoplastik. - **Rh.metrie**: Messung der Durchgängigkeit der Nase, direkt als - vord. oder hint. - **Rh.manometrie**, indirekt z. B. mit der GLATZEL* Hauchplatte (s. a. Nasenblasversuch).

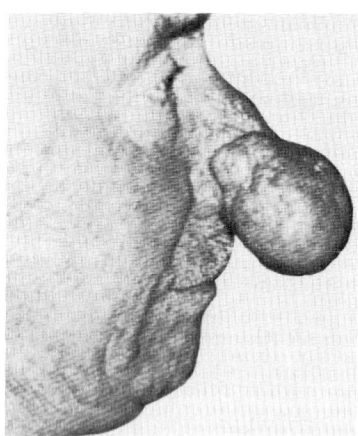

Rhinophym bei Rosazea.

Rhino|myiasis: »Madenkrankht. der Nase« (einschl. NNH) durch örtl. Entwicklung von Fliegenlarven, bes. bei geschwür. Prozessen, v. a. in den Tropen; bei intensivem Befall evtl. Mutilierung, Meningitis. - I. w. S. auch die Anwesenheit von Fliegen in der Nase als Fremdkörper. - **Rh.mykose**: Pilzerkr. der Nase; als prim. Rh.mykose z. B. die Parakokzidioidomykose, ↗ R.sporidiose, Kokzidioidomykose; ferner sek. Pilzansiedlung bei chron., evtl. ulzerierender Entzündung.

Rhinopathie: Oberbegr. für die nicht-entzündl. Krankhtn. der Nase (i. w. S. aber auch für ↗ Rhinitis); z. B. die **Rh.pathia vasomotori(c)a** s. **pathergica**, als konstitutionell bedingter »nervöser Schnupfen« mit Saison-unabhäng., überschießenden vasomotor. Reaktionen der Schleimhaut u. der Schwellkörper infolge Überempfindlichkeit gegen äuß. u. inn. Reize: anfallsweise zyanot. Hyperämie mit Niesanfällen, Jucken, Brennen, Verlegung der Nase sowie - oft abundante - Absonderung wässerigen Schleims (»Hydrorrhoea nasalis«); als **Rh. allergica** häufig saisongebunden (s. a. Heuschnupfen).

rhinopharyngeales Hilussyndrom, Rhinobronchitis: Rhin(osinus)itis mit Pharyngolaryngitis u. gleichzeit. oder allmählich (auch lympho-hämatogen) deszendierender Bronchitis; v. a. bei Kindern, oft nur subklinisch (Husten, geringes Fieber). Im Rö.bild uni- oder bilat. Hilusverdichtung u./oder -vergrößerung (»Infektionshilus«) mit radiär-streif. Zeichnungsvermehrung.

Rhinopharyngitis: Entzündung des Nasenrachens bzw. von Nase u. Rachen (akut erstere als ↗ Angina retronasalis, letztere als akuter Schnupfen). - **Rh. mutilans**: *trop* ↗ Gangosa.

Rhinopharyngo|skopie: Spiegeluntersuchung des Nasenrachens; entweder indirekt bei der Rhinoscopia post. mit Hilfe des Nasenrachenspiegels; oder aber direkt nach Anheben des Gaumensegels mittels Spatel (n. LINDT). - **Rh.zele**: 1) in den Nasenrachen vordringende basale Enzephalo(meningo)zele. - 2) Aerozele des Rhinopharynx.

Rhino|pharynx: ↗ Pars nasalis pharyngis. - **Rh.phasie, Rh.phonie**: ↗ Rhinolalia aperta. - **Rh.phykomykose**: v. a. in Afrika u. Südamerika vork. Rhinitis (einschl. NNH) durch Entomophora coronata u. Rhizopus; mit örtl. Schwellungen u. sahnefarb., Muskeln, Faszien u. Schädelknochen infiltrierenden Granulomen, mit Gaumensegel-, Wangen-, Lippenbeteiligung. – **Rh.phym**: »Knollennase«, glanduläre Form durch Talgdrüsenhyperplasie (Nase von normaler Farbe), fibroangiomatöse Form durch Fibrose, Gefäßerweiterungen, Begleitentzündung (Nase dunkelblaurot; v. a. bei Rosazea, ↑ Abb.). – **Rh.plastik**: Korrektur einer Mißbildung oder erworb. Deformität der Nase, z. B. als Verkleinerung (Rh.meiose), Neubildung (↑ Indische u. Italien. Methode), Nasenflügelplastik, Septumkorrektur.

Rhinopsie: Strabismus convergens (»zur Nase hin«).

Rhino|reaktion, -test: *allerg* Expositions- bzw. Provokationstest an der Nasenschleimhaut, um durch Reproduktion des klin. Syndroms einer allerg. Reaktion der oberen Luftwege eine aktuelle, manifeste Sensibilisierung von einer noch apathogenen abzugrenzen. – **Rh.rrhagie**: starkes Nasenbluten (↑ Epistaxis). – **Rh.rrhö**: 1) heft. Sekretabsonderung aus der Nase. – 2) nasale ↑ Liquorrhö.

Rhino|salpingitis: Rhinitis mit Beteiligung der Tuba auditiva. – **Rh.schisis**: ↑ Nasenspalte. – **Rh.sklerom**: (HEBRA 1870) durch Klebsiella rhinoscleromatis (Tröpfcheninfektion? wenig ansteckend) hervorgerufene (z. T. endem.), deformierende granulomatöse Erkr. der Mukosa von Nase, Mund u. oberem Respirationstrakt, initial mit flächenhafter Infiltration, dann Granulome (mit RUSSELL* Körperchen u. MIKULICZ* Zellen), Mukosasklerose, Bronchialobstruktion (u. – meist letale – Pneumonie). – **Rh.skoliose**: ↑ Schiefnase.

Rhinoskopie: Spiegeluntersuchung der Nasenhöhle; als **Rhinoscopia ant.** mit ins Nasenloch eingeführtem Spekulum (bei tieferem Vordringen mit Spezialspekulum als **Rh. media**); oder als **Rh. post.** (= Epipharyngo- = Postrhinoskopie) vom Nasenrachen aus (u. einschl. dessen Inspektion).

Rhino|sporidiose: v. a. in Ceylon u. Indien vork. Nasenaffektion durch den Phykomyzeten Rhinosporidium seeberi s. equi s. kinealyi (traumat. Implantation? Tröpfcheninfektion?), mit tief-granulomatösen, polypösen Schleimhautverändgn., evtl. mit Ausbreitung in Pharynx u. Bronchialsystem u. inn. Organe; s. a. Tab. »Mykosen«. – **Rh.test**: *allerg* ↑ Rh.reaktion – **Rh.trichie**: äuß. Behaartheit der Nase.

Rhino|vakzine: Impfstoff (meist attenuierte Keime) für die endonasale ↑ Immunisierung. – **Rh.viren**: ursprüngl. Bez. für die sogen. Salisbury-Stämme (»Pedigree«-Stämme der Common-Cold-Viren u. gewisse ECHO-Viren Typ 28). – Neuerdings als Gruppe der ↑ Picorna-Viren die ERC- u. Enterovirus-ähnl. Viren umfassend; Erreger von Atemwegserkrn., verbreitet durch Tröpfcheninfektion; unterschieden werden H- u. M-Stämme (je nach Züchtbarkeit auf embryonalem Gewebe des Menschen oder auch des Affen [engl. human bzw. monkey]). – **Rh.zephalie**: *path* Mißbildung mit teilweiser oder vollständ. rüsselart. Verschmelzung der Nase mit einer der Augenanlagen.

Rhipicephalus: Schildzecken-Gattung [Ixodidae]; darunter wicht. Krankheitsüberträger, z. B. Rh. sanguineus (Rickettsia rickettsii, conori u. sibirica), Rh. appendiculatus, capensis u. evertsi (Theileria parva), Rh. sanguineus (Babesia equi).

Rhiz...: Wortteil »Wurzel«; s. a. Radik(ulo)....

Rhizarthrose: Arthrose eines »Wurzelgelenks« der Extremitäten (Hüft- u. Schultergelenk) bzw. eines Hand- oder Fußwurzelgelenks (einschl. Finger- u. Zehengrundgelenke).

Rhizobium: *bakt* Gattung der Fam. Rhizobiaceae; gram-neg., streng aerobe, bodensaprophytäre Stäbchen; »Knöllchen-Baktn.« der Wurzelhaare von Leguminosen (als deren zur N_2-Reduktion befähigte Symbionten).

Rhizom(a), Wurzelstock: *botan, pharm* der rel. dicke, verzweigte unterird. Erdsproß ausdauernder Kräuter; wegen Wirkstoffreichtums häufig als – getrocknete – Droge therapeut. genutzt.

rhizo|melisch: die Wurzelgelenke (vgl. Rhizarthrose) bzw. -regionen der Extremitäten betreffend. – **Rh.mer**: (SHERRINGTON) das von einer RM-Hinterwurzel versorgte – wenig scharf begrenzte – Hautsegment. – **Rh.mucor**: *mykol* ↑ Rhizopus; s. a. Phykomykose. – **Rh.neuron**: Neuron einer Spinalnervenwurzel; i. e. S. das ↑ Motoneuron.

Rhizo|poda: die »Wurzelfüßler« (= »Wechseltierchen«) als Unterklasse der Sarcodina (↑ Protozoen-Systematik); u. a. mit den Ordngn. Amoebida (mit ↑ Entamoeba histolytica) u. Foraminiferida. – **Rh.pterin**: aus Kulturen von Rhizopus nigricans gewonnener Wuchsstoff für **Streptococcus lactis R** (»SLR-Faktor«); ein Pteridin-Derivat der Folsäure-Gruppe. – **Rh.pus**, Rh.mucor: *mykol* Zygosporen bildende u. wurzelähnl. Hafthyphen (»**Rhizoide**«) tragende ↑ Phykomyzeten-Gattung; Erreger von Mukormykosen (s. a. Tab. »Mykosen«).

Rhizotomie: ↑ Radikulotomie. – Als **chem. Rh.** ferner die selektive Blockade der dors. Spinalwurzel (»**Rhizotomia post.**«) durch örtl. Inj. eines Leitungsblockers (z. B. Phenolglyzerin-Lsg.).

Rho: 1) *radiol* (WIEDEROE) Einh. für die Ladungsdichte in Luft; 1 ρ = 1 esE pro cm^3 Luft unter Normalbedingungen. – 2) *neurol* ↑ Rho-Wellen.

Rhodamin|-Farbstoffe: Gruppe roter, fluoreszierender Farbstoffe vom Xanthen-Typ; Anw. u. a. als Vitalfarbstoffe, z. B. **Rh. B extra** (Reagens auf Sb, Wolframate u. Blut in Fäzes; zur Vitalfärbung von Fettsubstanz u. Zytoplasma), **Rh. 6 G** (= Brillantrosa, Rosamin).

Rhodan-: s. u. Thiozyanat. – **Rh.wasserstoffsäure**: Thiozyansäure. – **Rh.zahl**: 1) *chem* als fettanalyt. Kennzahl für ungesätt. Fettsäuren (Rhodan-anlagernde konjugierte Doppelbindungen) die von 100 Tln. Fett gebundenen Tle. Rhodan (berechnet als Jod, da jodometrisch erfaßt). – 2) s. u. Thiozyanat-Methode.

Rhodesien-Fieber: ↑ Ostafrika-Fieber.

Rhodeus amarus s. sericeus: *botan* Bitterling.

Rhodo|cephalus: (CORDA 1837) ↑ Penicillium. – **Rh.myces erubescens**: ↑ Rhodotorula kochii. – **Rh.mycetin**: (1951) Antibiotikum aus Streptomyces griseus; Indikator (Chinon-Struktur; sauer/bas. = rot/blau).

Rhod|onychie: die natürl. Röte des Finger- u. Zehennagels im Nagelbettbereich (außer Lunula). – **Rh.opsin**: der für das Dämmerungssehen benötigte »Sehpurpur« der Netzhautstäbchen, bestehend aus Protein (Opsin bzw. Skotopsin) u. Neoretinin$_1$b (Stereoisomeres des all-*trans*-Retinin = Vit.-A-Aldehyd) oder

Rhodotorula

Neoretinin$_2$b (11 cis-Form des Vit.-A$_2$-Aldehyds). Gruppe aus 4 spektral ansprechbaren Sehfarbstoffen mit optim. Absorptionsmax. bei 502 nm (entspr. der größten Helligkeitsempfindung bei Dämmerungssehen); bei Lichteinwirkung Bleichung des Farbstoffs (über »Sehorange« u. »-gelb« zu »-weiß«) mit Änderung der Retinin-Konfiguration u. damit der Proteinbindung (dadurch Auslösung des nervösen Impulses); im Dunkeln durch Umkehr des chem. Prozesses regenerierend. – s. a. WALD* Zyklus.

Rhodotorula: (HARRISON 1928) mykol Gattung der ↑ Cryptococcaceae, sog. »rote Hefen« (Karotinoid-Pigmente); mit charakterist. Fehlen jegl. Zuckerfermentation, jedoch mit Zuckerassimilation (in artspezif. Spektrum); z. T. mit Pseudomyzelbildung (↑ Abb. »Hefen«). Typ-Spezies: **Rh. glutinis** (= Cryptococcus = Saccharomyces = Torulopsis gl., Torula suganii), ein Haut- u. Schleimhautsaprophyt; ferner **Rh. mucilaginosa** (bei Bronchus-, Lungen- u. Hautprozessen; s. a. Tab. »Mykosen«), **Rh. pulcherrima** (= Candida pu.), **Rh. rubra** (bei ulzerösen Hauterkrn., Diarrhöen, Harnwegsinfekten), **Rh. kochii** u. **salmonea** (Magen- u. Lungensaprophyten), **Rh. mitis** (bei Dermatomykosen), **Rh. rosea** (bei Trichophytie).

Rhodozyt: ↑ Erythrozyt.

-rhoe, -rhö: Suffix »Fließen«, »Fluß«.

Rhombencephalon PNA, Epencephalon: das – aus dem hinteren der 3 Hirnbläschen hervorgehende – »Rautenhirn« (vom oberen Ponsrand bis zum 1. Spinalnervenpaar), unterteilt in Myel- u. Metencephalon; durchsetzt vom zur Fossa rhomboidea erweiterten RM-Zentralkanal mit Anschluß an das Ventrikelsystem (über den Aquädukt) u. die äuß. Liquorräume. – **Rhombenzephalitis**: vorw. im Rautenhirn lokalisierte Enzephalitis; z. B. als **retroolivare Rh.** mit Kleinhirnsymptn. (v. a. Vertigo), Hirnnervenbeteiligung, evtl. Pyramidenbahnsymptn. u. Sensibilitätsausfällen.

rhomboide(u)s: (lat.) rautenförm. – **Rhombus, sakraler**: ↑ MICHAELIS* Raute.

Rhonchi: ↑ Rasselgeräusche; als **Rh. sibilantes** oder als **Rh. sonores** (d. h. pfeifende, giemende bzw. brummende, schnurrende RG).

Rhopästhesie: Gefühl des Endlos-Sinkens.

Rhopheozytose: (POLICARD u. BESSIS 1958) der Pinozytose-art. Vorgang zellulärer Ferritin-Ablagerung in Form granulierter Vakuolen.

R-Hormon: ↑ Releasing-Hormon.

Rhotazismus, Schnarren: partielles Stammeln mit Aussprachestörung des stimmhaften »r« (griech.: rho).

Rho-Wellen: im EEG Serien kleiner, steilpos. (»lambdoider«) Wellen über der Okzipitalregion bei Schläfrigkeit u. leichtem Schlaf (kurze Episoden evtl. auch in mittl. Schlafstadien); im Unterschied zu den Lambda-Wellen des Wachzustandes.

RHS: ↑ retikulohistiozytäres System.

Rhus: botan Gattung »Sumach« [Anacardiaceae]. Zweig-, Wurzelrinde, Blätter u. Samen reich an äther. u. fettem Öl, Harz, Wachs u. Gerbstoffen; Anw. als Antidysenterikum u. Diuretikum (Rh. aromatica), bei Enteritis u. Schwermetallvergiftung, äußerl. bei Hauterkrn. u. Verbrennungen (Rh. coronaria u. Rh. cotinus). – Einige Arten (z. B. Rh. acuminata, Rh. toxicodendron) jetzt zur Gattung ↑ Toxicodendron.

Rhusiopathia (suis): Schweinerotlauf (↑ Erysipeloid).

Rhynchobdellodea: helminth »Rüsselegel« als Überfam. der ↑ Hirudinea.

Rhyp(o)...: Wortteil »Schmutz«; z. B. **Rhypo|phagie** (↑ Koprophagie), **Rh.phobie** (↑ Mysophobie), **Rh.stomaturie** (Ausscheidung harnpflicht. Substanzen über die Speicheldrüsen).

Rhythmik: biol der rhythm. Charakter bzw. charakterist. ↑ Rhythmus eines Prozesses; i. e. S. die endogene oder Biorhythmik: im Erbgut begründete (für best. Taxa charakterist.), zellulär oder zentral gesteuerte Periodizität biol. Vorgänge mit – evolutiv bedingter – Frequenzanpassung an den Rhythmus der sich ändernden Umweltfaktoren, v. a. an den Tag-Nacht-Rhythmus (beim Menschen z. B. die 24-Std.-Rhythmik, ↑ zirkadianer Rhythmus). Ferner nicht umweltgesteuerte Rhythmen, z. B. Ovulationszyklus, Wachstumsschübe. Diskrepanz zwischen willkürlich veränderter u. natürl. Rh. (beim Menschen z. B. durch Wechsel von Tag- u. Nacharbeit, interkontinentale Luftreise) kann zu physiol. Störungen, evtl. zu manifesten Erkrn. führen (»↑ Dysrhythmie«).

Rhythmus: mehrmal.-period. Wiederholung gleichart. Abschnitte in einem Vorgang; biol als **exogener Rh.** ein durch Zeitgeber der Umwelt u. Umgebung (Sonne, Mond, Lichtintensität, Klima, Temp.; s. a. zirkadianer Rh.), als **endogener Rh.** (»inn. Uhr«; s. a. Rhythmik) gebunden an die Fähigkeit biol. Strukturen zu zeitlich sich wiederholenden Abläufen, begründet z. B. im elementaren Membranaufbau der Zelle (»Schrittmachereigenschaft«) oder in der Art der synapt. Verschaltung.

Rhythmus|methode: gyn ↑ KNAUS*-OGINO* Methode. – **Rh.störung**: kard ↑ Herzrhythmusstörung. – **Rh.transformation**: (WEDENSKI) bei der Parabiose eines Nervs die Reduktion des an der parabiot. Stelle (motor. Endplatte o. a. Synapse) eintreffenden Reiz- bzw. Erregungsrhythmus; Maß der »funktionellen Beweglichkeit« der erregbaren Struktur.

Rhytidektomie: ↑ Face lifting. – **Rhytidose: 1)** Faltenbildung der Haut infolge Turgorverminderung; auch als »Runzelkrankh.« i. S. der ↑ Progerie. – **2)** Kornea-Runzelung als präfinales Zeichen.

RIA: (BERSON u. YALOW 1952–59) »**R**adioimmunoassay«, eine höchst spezif. u. empfindl. radioimmunol. Methode zur quant. Bestg. kleinster Mengen (ng-Bereich) antigen wirkender oder als Hapten geeigneter Substanzen (Hormone, Enzyme, Serumproteine, Vitamine, Tumor-, HB$_s$-AG, Pharmaka, AMP, DNS u. a. m.); sogen. Sättigungs-, Bindungs- oder ↑ Displacementanalyse mittels AG-AK-Reaktion, d. h. nach ausreichender Inkubation anhand der »kompetitiven« (quasi dem Massenwirkungsgesetz folgenden) Bindung des zu bestimmenden (nicht markierten) u. des ident. radioaktiv-markierten AG (meist ^{125}J) durch den – mittels Tierimmunisierung gewonnenen – spezif. AK (bd. letztere in konst. Mengen, AK im Unterschuß!), so daß die Strahlungsaktivität der aus der Lösung abgetrennten AG-AK-Komplexe (bzw. des Rückstandes) ein Maß für die gesuchte Konz. des AG ist (↑ Schema). Neben dieser einfachen Technik (z. T. mit immobilisiertem, d. h. kovalent an eine Matrix gekoppelten AK [↑Immunadsorbens], z. B. Radio-immunosorbent-assay oder -test = RISA, RIST) weitere, v. a. in der Trennmethodik differierende (z. B. Agglutination, Adsorption, Ionenaustausch, Fällung, Zentrifugieren; s. a. Spin-immunoassay), ferner als nicht-kompetitive »Doppel-AK-Technik« die sogen. ↑Sandwich-Methode, auch solche zur Bestg. des AK (z. B. ↑RAST). Für einfache Durchführung spez. »Kits« im Handel (z. B. T_3-, T_4-RIA).

Schema des **Radio-immuno-assay** (nach H. G. ECKERT).

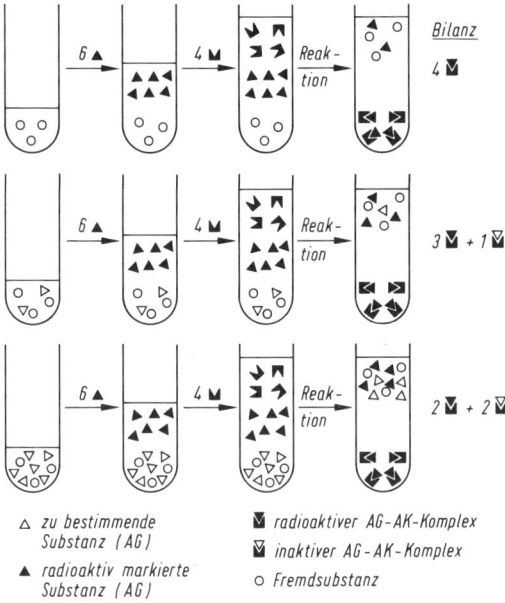

△ zu bestimmende Substanz (AG)
▲ radioaktiv markierte Substanz (AG)
◩ spezif. Antikörper (AK)
◆ radioaktiver AG-AK-Komplex
◇ inaktiver AG-AK-Komplex
○ Fremdsubstanz

Ri^a: ↑Antigen Ri^a; s. a. MNSs-System.

RI-Agents: (engl.: **r**espiratory **i**llness) ↑Adenoviren.

Riba* Operation: (1952) plast. Orchidektomie; nach subkapsulärer »Hodenausräumung« Implantation einer kosmet. Kunststoff-Endothese.

Ribbert* Tumortheorie (MORITZ WILH. HUGO R., 1855–1920, Pathologe, Zürich, Marburg, Göttingen, Bonn): (1911) Weiterentwicklung der ↑COHNHEIM* Keimversprengungstheorie, derzufolge auch postnatal (z. B. bei chron. Entzündung) verlagerte Zellen Ausgangspunkt eines Neoplasmas sein können.

Ribbing* Syndrom (SEVED R., geb. 1902, Röntgenologe, Uppsala: 1) MÜLLER*-R.*-CLÉMENT* Sy., Mikroepiphysen-Krankh.: (1937) fam. epiphysäre, enchondrale ↑Dysostose, nur ausnahmsweise mit disproportioniertem Minderwuchs; kleine, deformierte Epiphysenkerne (nach W. MÜLLER mit 3 Typen am prox. Femur: a) muldenförm. Defekt, b) niedere, scharf begrenzte Epiphyse, c) Mikroepiphyse), osteomalaz. Veränderungen; im Laufe der Kindheit uncharakterist. Schmerzen u. Steifigkeit (v. a. Hüfte, Knie, WS), evtl. Hypothyreose. – 2) heredit. multiple Diaphysensklerose: (1949) ätiol. unklare, fam. gehäufte Erkr. (2. bis 3. Ljz.) mit wechselnden Beinschmerzen als einzigem klin. Sympt.; diaphysenbeschränkte, z. T. symmetr., homogene Kortikalisverdickung der langen Beinknochen ohne Periostbeteiligung, keine Spontanfrakturen; Prognose günstig.

Ribeiro* Operation: Nephropexie unter Verw. eines bandförm. Hautlappens (»Hängematte«).

Ribémont*-Bong* Säge: *geburtsh* Modell einer Dekapitationssäge.

Ribera* Methode: »Auswickeln« des Beines rumpfwärts mittels elast. Binde zur Herbeiführung einer Blutleere.

Ribodesose: ↑Desoxy-D-ribose.

Riboflavin(um *WHO*): ↑Vitamin B_2. – **R.mangel**: ↑Ariboflavinose-Syndrom.

Ribonuklease, RN-ase: Sammelbez. für RNS-spaltende Phosphodiester-hydrolasen (Typ: Endonukleasen). 1) R. I, alkal. oder Pankres-R.: spaltet RNS in 3'-Position eines Pyrimidinnukleotid-Restes (durch Heparin hemmbar); spektrophotometr. Bestg. (KUNITZ) anhand der Spaltung von zykl. Zytidin-2',3'-phosphat (auch zur Heparin-Bestg.); Serumwerte bei progr. Muskeldystrophie, Leukosen u. Pankreas-Erkrn. erhöht. – 2) R. II, pflanzl. oder E.-coli-R.: mit zusätzl. Einwkg. auf Purinnukleotide. – **R.test**: *histochem* ↑BRACHET*-BOIVIN* Test.

Ribonukleid: Ribose-halt. ↑Nukleoproteid.

Ribonukleinsäure, Acidum ribonucleinicum, RNS, RNA: in mehreren biol. Abwandlgn. mit gleicher Grundstruktur in allen Zellen vork. Nukleinsäure (↑dort. Formel), deren Nukleotid-Bausteine durch in 3',5'-Stellung mit Phosphorsäure veresterte Ribose-Moleküle kettenförmig zu hochmolek. Polyribonukleotiden verknüpft sind; enthält (N-glykosidisch an Ribose gebunden) die Basen Adenin, Guanin u. Zytosin sowie – anstelle des Thymin der DNS – Urazil. Wichtigste Funktion: Regelung der ↑Eiweißbiosynthese nach dem Schema: DNS → RNS → Protein (s. a. Ribosomen, genet. ↑Kode, Schema »UDPG-Metabolismus«). Nach biol. Funktion unterschieden als ↑messenger- oder Matrizen- (= m-), transfer- (= t- oder s- [soluble]) u. in ribosomale (= r-) RNS (Hauptanteil der zytoplasmat. RNS, für pos. Genkontrolle?); stellt - einsträngig, selten doppelsträngig (z. B. in Reo-Viren) - das genet. Material von Viren dar; ist bei den meisten Organismen einsträngig ein prim. Genprodukt (basenkomplementär entlang des DNS-Stranges sequenzgleich synthetisiert) bzw. als m- u. r-RNS genet. Endprodukt. – Histochem. Nachweis (evtl. zus. mit DNS) mit Methylgrün-Pyronin, Gallozyanin-Chromalaun, Akridinorange, ferner mit Ribonuklease (↑BRACHET*-BOIVIN* Test). – **R.granula**: ↑Ribosomen. – **R.viren**: ↑RNS-Viren.

Ribonukleoproteid, -protein: die v. a. im Ribosom (»R.partikel«) vork. Verbindungskomplexe aus Protein u. niedermol. Basen.

Ribonukleo|sid: Ribose-halt. ↑Nukleosid, z. B. Adenosin, Guanosin. – **R.tid**: Ribose-halt. ↑Nukleotid, z. B. AMP, UMP; s. a. Schema »Nukleinsäuren«.

Ribose, Rib., R: $C_5H_{10}O_5$; in D-Form natürlich verbreitete Pentose (Aldopentose-Typ, Furanoseform, ↑Formel); $[\alpha]_D^{20}$ $-20°$, nicht vergärbar, Baustein zahlr. Naturstoffe (v. a. RNS, Vitamine, Koenzyme), wesentl. Glied v. a. des Intermediärstoffwechsels (↑Schema); einige synthet. Derivate (z. B. Riboazaurazil, Pyrazomycin, Isoprinosin) viruzid oder zytostatisch. Nachweis durch Reduktionsproben (ungenau), nach Umsetzung zu Furfurol kolorimetrisch (z. B. Reaktion mit BIAL* Reagens n. DISCHE u.

Ribose|phosphat

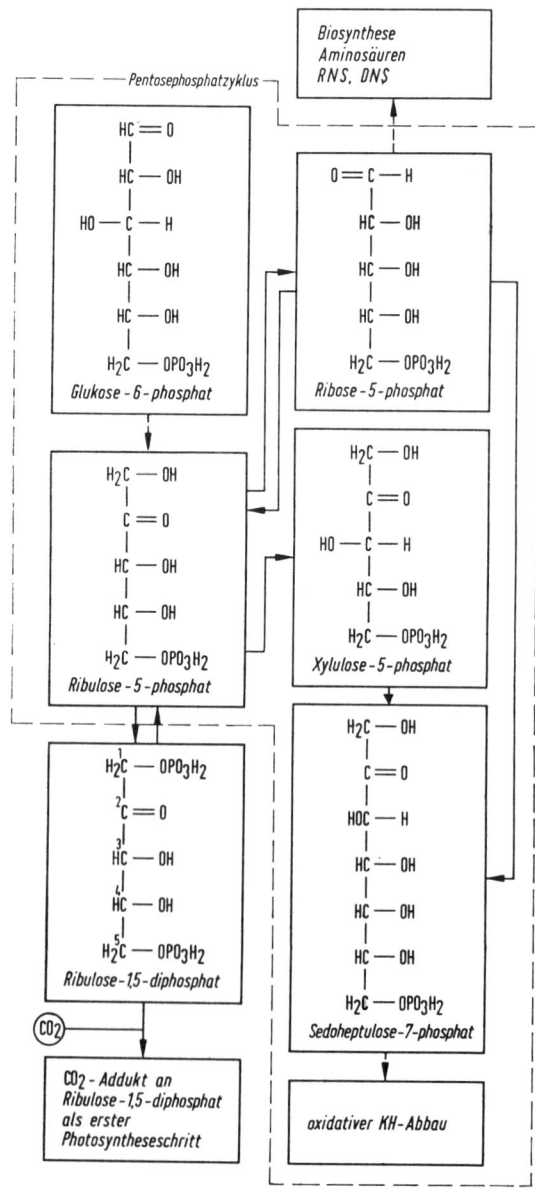

SCHWARZ), dir. spektrophotometrisch, enzymatisch mit Ribokinase. – Die Differenzierung DNS/RNS der FEULGEN* Reaktion beruht auf Desoxy-R. (= pos.) bzw. R. (= neg.). – **R.phosphat**: intermediär vork. Phosphorsäureester der R. (↑ Schema); u. zwar als **R.-1-phosphat** (= R-1-P, ein Nukleosid-Spaltprodukt), **R.-5-phosphat** (= R-5-P; Phosphorylierungsprodukt der Ribokinase im Pentosephosphat-Zyklus; Vorstufe von Ribose-5-phosphat-1-pyrophosphat = PRPP, einem Zwischenprod. der Biosynthese von Nukleotiden, Purinen, Tryptophan, Histidin) u. als **R.-1,5-diphosphat** (Zwischenprod. bei R-1-P zu R-5-P).

Ribosid: glykosid. Verbindung mit Ribose als KH-Anteil; z. B. die Pyrimidin- u. Purin-riboside (»Ribonukleoside«) Uridin, Adenosin, Guanosin u. Zytidin als RNS-Bestandteile; s. a. Schema »Nukleinsäuren«.

ribosomale RNS: s. u. Ribonukleinsäure.

Ribosomen, PALADE* Granula: (ROBERTS 1958) *zytol* bei allen Organismen in Vielzahl (bis 10^5 pro Zelle) vorhandene, elektronenmikroskop. kleine, rundl. bis ellipsoide Zellpartikeln (150–250 Å) als Ort der Einweißbiosynthese (Anlagerung von t-RNS an die Kodons der m-RNS u. Verknüpfung der aktivierten Aminosäuren); den Membranen des endoplasmat. Retikulums angelagert (= gebundene R.; v. a. für Bildung von »Sekretproteinen«, wie Verdauungsenzymen, Immunglobulin) oder frei im Zytoplasma (evtl. aggregiert als Polysomen; ohne Verbindung zum endoplasmat. Retikulum; v. a. »zelleigene« Proteine); enthalten bas. (Ribosomen-)Proteine, niedermolekulare Basen sowie v. a. RNS. Nach Vork. u. Größe 2 Hauptklassen: 80S-R. in eukaryot., 70S-R. in prokaryot. Zellen (u. in Plastiden u. einem Teil der Mitochondrien), bd. in Mg^{++}-armem Milieu in Untereinheiten dissoziierend (60S- u. 40S-bzw. 50S-u. 30S-Einhn., die sich unter Bildung einer Furche vereinigen, durch die dann offenbar die m-RNS während der Proteinbiosynthese gleitet), bei völl. Mg-Entzug in Ribonukleotidkerne zerfallend (↑ «Core-Partikeln«; funktionslos; jedoch Reassoziation möglich). – Ihre r-RNS abwechselnd doppelsträngig helikal u. nichthelikal angeordnet; bei ↑ subzellulärer Fraktionierung eine nieder- u. eine – größere – hochmolek. Fraktion.

Ribot* Gesetz (THÉODULE ARMAND R., 1839–1916, französ. Psychiater): Der Gedächtnisabbau (im Alter, bei hirnorgan. Erkr.) erfolgt in umgekehrter Reihenfolge wie der Aufbau: jüngste Engramme werden zuerst, älteste zuletzt gelöscht, die Zerstörung geht vom Komplexen zum Einfachen u. vom Ungeübten zum Eingeübten.

Ribulose, Riboketose, Ru: das 2-Keto-Derivat (»Ketopentose«) der ↑ Ribose; Vork. als R.-5-phosphat (= Ru-5-P) im KH-Stoffwechsel, als R.-1,5-diphosphat (= Ru-1,5-P_2) beim 1. Schritt der Photosynthese (↑ Schema »Ribosestoffwechsel«).

RIC: *elektromed* Rechteck-Impuls-Charakteristik.

Ricard* Operation (ALFRED LOUIS R., geb. 1858, französ. Chirurg): 1) endo- oder extravesikale Reimplantation des dilatierten Ureters in die Harnblase. – 2) R.*-CHEVRIER* Op.: vertikale hint. GE mit zuführendem Schenkel (extrem kurz) an der kleinen u. abführendem an der großen Kurvatur.

Ricci*-Cacchi* Syndrom: ↑ Schwammniere.

Richards*-Rundle* Syndrom: (1959) autosomal-rezessiv erbl.(?), fam., zerebellare Heredoataxie mit Atrophie der dist. Arm- (v. a. kleine Handmuskeln) u. Beinmuskulatur, kombin. mit Taubheit, hypogonadotropem Hypogonadismus u. dementivem Abbau.

Richardson* Zeichen (SIR BENJAMIN WARD R., 1828–1896, Hygieniker, London): venöse Stauung distal einer am Arm angelegten Staubinde als Lebenszeichen.

Richardson*-Rapp* Test (GARWOOD C. R., GUSTAV WILH. R., amerikan. Ärzte): (1952) pränatale Vorausbestg. des Geschlechtes durch Nachweis einer farbgebenden Substanz (androgenes Hormon?) im Speichel der Schwangeren (bei ♂ stärker pos.).

Richer* Operation: (1935) 1) bei stat. Harnblaseninkontinenz der Frau a) Sphinkterplastik aus M. rectus abdom., b) vaginale Zirkulärnaht der hint. Harnröhre über einen Katheter. – 2) Durchtrennung der Nn. hypogastrici u. pelvici bds. des Mastdarms (über dem Beckenboden) zur Harnblasendenervierung (bei unstillbaren Schmerzen); Blase nicht völlig empfindungslos (Harndrang über N. pudendus erhalten), Peniserektion gestört oder aufgehoben.

Riches* Methode (ERIC WILLIAM R., geb. 1897, Chirurg, London): Einbringen eines selbsthaltenden Harnblasenkatheters durch die Bauchdecken (Mitte Nabel/Symphyse) über ein mit scharfem Messer armiertes Führungsrohr.

Richet* Aneurysma (DIDIER DOMINIQUE ALFRED R., 1816–1891, Chirurg, Paris): fusiformes ↑ Aneurysma.

Richet* (CHARLES ROBERT R., 1850–1935, Physiologe, Paris; 1913 Nobelpreis f. Medizin) **Phänomen**: Überempfindlichkeitsreaktion i. S. der ↑ Anaphylaxie. – **R.* Theorie** der Anaphylaxie-Genese: auf Inj. artfremden Eiweißes (»Anaphylaktogen«) entsteht ein spezif. AK (»anaphylakt. Reaktionskörper« = Toxogenin), der nach Reinjektion in einer Komplement-abhäng. AG-AK-Reaktion das Anaphylatoxin (= Apotoxin) freisetzt; obsolet. – **R.*-Toulouse* Therapie**: salzarme Diät u. Bromide (kleine Dosen) als Epilepsie-Behandlung.

Richmond* Krone (CASSIUS M. R., 1835–1902, amerik. Zahnarzt): (1880) Stiftkrone aus Porzellan- oder Kunststoff-Facette u. Rückenplatte, getragen von einer die präparierte Zahnwurzel abdeckenden, mit dem Stift fest verbundenen Metallkappe (»R.* Kappe«, als Kariesprophylaxe).

Richner*-Hanhart* Syndrom: (1938) einfach-rezessiv erbl., schmerzhafte, zirkumskripte, auf Finger- u. Zehenkuppen beschränkte Palmoplantarkeratose (ohne Hyperhidrosis); mit Oligophrenie, Minderwuchs u. eigentüml. Kornea-Dystrophie (als Spätmanifestation).

Richter* (AUGUST GOTTLIEB R., 1742–1812, Chirurg, Göttingen) **Hernie**: (1785) ↑ Hernia incompleta. – **R.* Linie**: s. u. MONRO*-R.*.

Richter* Krankheit (INA MAY R., geb. 1885, Ärztin, Santa Barbara/Cal.): (1918) ↑ Kältehämagglutinationskrankheit.

Richtungs|hören: die »akust. Ortsbestg.« beim ↑ binauralen Hören anhand der lat. Abweichung der Schallquelle von der Sagittalebene des Schädels; basiert auf dem entfernungsbedingt an bd. Ohren unterschiedl. Schalleffekt (am abgewandten Ohr verspätet, phasenverschoben u. mit geringerer Intensität; v. a. die zeitl. Differenz wird als Richtungseindruck verarbeitet); beim menschl. Gehör als Minimum die Verspätung um $30 \cdot 10^{-6}$ Sek. (= 1 cm Wegunterschied = 3° Abweichung). – **R.sehen**: beim ↑ binokularen Sehen die Lokalisierung des Objektes im Raum. Erklärbar mit einem fiktiven »Mittelauge« (↑ Doppelauge), das bd. Netzhäute enthält, deren korrespondierende Punkte sich decken u. in dem die Sehrichtungen beider Augen zu einer einzigen zusammenfallen.

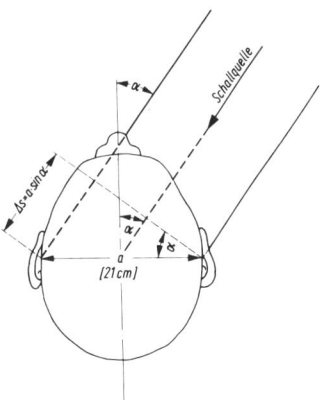

Geometrie des **Richtungshörens** (nach KAPAL).

Ricinus communis: trop. Holzgewächse [Euphorbiaceae]. Samen (Semen Ricini, »Kastorsamen«) öl- u. fettreich, durch ↑ Rizin- u. Riziningehalt toxisch (DL ab 10 Samen; s. a. Rizinismus; Anw. des Samenöls (Ol. Ricini s. Castoris s. Palmae christi, »Rizinusöl«; ca. 85% Rizinalsäureglyzeride, ferner Öl- u. Linolsäure) als Laxans (kaltgepreßtes Öl; s. a. Rizinolsäure), Einreibemittel u. Kosmetikum.

Rick*-Hausamen* Methode: *enzym* »kinet. Methode« der Aktivitätsbestg. von alkal. Phosphatase (Spaltung von p-Nitrophenylphosphat).

Ricker* Relationspathologie (GUSTAV R., 1870–1948, Pathologe, Magdeburg): (1905) Jedes Krankheitsgeschehen steht in enger Beziehung zum NS, indem periphere Reize intensitätsabhängig. Veränderungen an der terminalen Strombahn bewirken, woraus über den örtl. Kreislauf im angrenzenden Gewebe weitere path. Abläufe resultieren (s. a. SPERANSKI* ↑ Neuralpathologie). Die Gesetzmäßigkeit der abgestuften terminal-vasalen Veränderungen faßt das **R.* Stufengesetz** (1924) zusammen: bei schwachen Reizen Gefäßerweiterung mit Blutfülle (Erregung der Dilatatoren; Konstriktoren bleiben erregbar; bei mittl. Reizen Vasokonstriktion mit Strömungsver-

Rickettsia

langsamung von kleineren Arterien, Kapillaren u. Venen (Erregung von Konstriktoren); bei stärkeren Reizen nach vorübergeh. Erweiterung Gefäßlähmung (Prästase, Stase; Konstriktorenerregbarkeit völlig aufgehoben).

Rickettsia, Dermacentroxenus: Gruppe nicht-filtrierbarer, gramneg., unbewegl., geißel- u. sporenloser meist pleomorpher Mikroorganismen (kokkoid, stäbchen-, tönnchen-, hantelförm.), bestehend aus Zytoplasma mit Zellmembran u. Kernäquivalenten; nach BERGEY (1957) als Gattg. der Fam. Rickettsiaceae [/ Rickettsiales] eingestuft. Vermehrung durch intrazelluläre Zwei- oder Querteilung; färber. Darstellung n. GIEMSA; Züchtung nur auf lebendem Gewebe (Ei-, Dottersack-, Gewebekultur; Ausnahme: R. quintana); Nachweis im Tierversuch (Maus, Meerschweinchen, s. a. NEILL*-MOOSER* Reaktion); sehr empfindl. gegen Hitze, Feuchtigkeit u. Desinfektionsmittel (aber rel. resistent gegen Kälte u. Trockenheit); Zellparasiten im Intestinaltrakt von Arthropoden (v. a. Läuse, Flöhe, Zecken, Milben), meist intrazytoplasmatisch, bei Milben auch in den Eiern (»germinative« Übertragung), selten frei im Darmlumen, bis auf R. prowazeki ohne Schädigung des Wirts. Erreger typhusähnl. Erkrn. (/ Rickettsiose) bei Vertebraten; z. B. **R. akari** (morphol. u. serol. der R. rickettsii u. R. conorii sehr ähnl.; Erreger der / Rickettsienpocken; Reservoir: Maus, Ratte; Übertrager: Milbe Allodermanyssus sanguineus), **R. australis** (morphol. der R. prowazeki ähnl., AG-Gemeinschaft mit Proteus OX$_{19}$ u. OX$_2$; Erreger des Austral. / Zeckenbißfiebers = Queenslandfieber 2; Reservoir: Wildnager), **R. burneti(i)** (/ Coxiella burnetii), **R. conori(i)** s. **blanci** (morphol., serol. u. immunol. mit R. rickettsii eng verwandt, so daß Kreuzimmunität im Tierversuch, gemeinsamer AG-Faktor mit Proteus OX$_{19}$ u. OX$_2$; Erreger eines / Boutonneuse-Fiebers; Reservoir: Hunde, Übertrager: Zecken), **R. mooseri** (/ R. typhi), **R. prowazeki(i)** s. **kairo** s. **exanthematotyphi** (DA ROCHA-LIMA 1916; sehr klein, rundl.-ellipsoid-stäbchenförm., intrazellulär paarweise oder in Ketten gelagert; antigenverwandt mit R. typhi [vollständ. Kreuzimmunität bei Meerschweinchen]; gemeinsamer AG-Faktor mit Proteus OX$_{19}$, d. h. pos. WEIL*-FELIX* Reaktion; Isolierung, Identifizierung u. Differenzierung im Tierversuch, neg. NEILL*-MOOSER* Reaktion, Nachweis spezif. Toxine im Neutralisationstest; pathogen für Menschen, Affen, Meerschweinchen, Menschen- u. Tierläuse, Erreger des klass. epidem. / Fleckfiebers; Erregerreservoir wahrsch. nur Mensch; Übertrager: v. a. Kleider-, aber auch Kopf-, Filz-, Tierläuse; Infektionskette: Mensch → Laus → Mensch; bei der Laus nach – stets letaler – Aufnahme des nur während der Fieberphase infektiösen Blutes Befall der Magenmukosazellen, Ausscheidung mit dem Kot, infektiös also nur getrockneter Läusekot [in Kälte bis zu mehreren J.] u. zerdrückte Läuse, nicht jedoch der Läusebiß), **R. qintana** s. **wolhynica** s. **pediculi** (stäbchenförm., nur extrazellulär auf dem Magenepithel der Laus u. nur auf künstl., bluthalt. Nährböden wachsend, nicht auf übl. Labortiere übertragbar; keine AG-Gemeinschaft mit Proteus X; Erreger des / Wohlhyn. Fiebers; Reservoir: Mensch; Übertrager: Kopf- u. Kleiderlaus), **R. rickettsi(i)** s. **brasiliensis** (paarweise intrazellulär gelagerte, toxinbildende Stäbchen, antigenverwandt mit R. conorii, ahari u. sibirica, partielle AG-Gemeinschaft mit Proteus OX$_{19}$ u. OX$_2$, differenzierbar durch KBR; Erreger des / Felsengebirgsfleckfiebers, mit langem Immunschutz; Reservoir: kleine Wildnager; Übertrager: Schildzecken), **R. sibirica** (morphol. u. immunol. mit R. conorii verwandt [Kreuzimmunität beim Meerschweinchen], AG-Gemeinschaft mit Proteus OX$_{19}$, pos. NEILL*-MOOSER* Reaktion, Vermehrung v. a. intranukleär; Erreger des Sibir. / Zeckenbißfiebers; Reservoir: kleine Wildnager; Übertrager: Zecken), **R. trachomatis** (/ Chlamydia tr.), **R. tsutsugamushi** s. **akamushi** s. **orientalis** s. **metgawi** (große, meist plumpe, intrazellulär gelegene, bei Feuchte sehr empfindl., toxinbildende Stäbchen; zahlreiche immunol. Varianten; partielle AG-Gemeinschaft mit Proteus OX-K, kein ausgeprägter Immunschutz; Wachstum nur auf Dottersack-, Gewebekultur; Nachweis durch WEIL*-FELIX* Reaktion u. Tierversuch [nach i.p. Inokulation bei der Maus tödl. Peritonitis]; pathogen für Mensch, Affe, Hamster, Ratte u. Maus; Erreger des / Tsutsugamushi-Fiebers; Reservoir: v. a. Ratte, Maus; Übertrager: Laufmilbe Thrombicula akamushi [deren parasitierende Larven auch im Ovar infiziert sind, so daß »germinative« Übertragung auf die nächste Generation]), **R. typhi** s. **murina** s. **mooseri** (morphol. u. serol. der R. prowazeki sehr verwandt, differenzierbar anhand niedrigerer Titer der WEIL*-FELIX* Reaktion u. durch pos. NEILL*-MOOSER* Reaktion; pathogen für Mensch, Affe, Meerschweinchen, Kaninchen, Ratte u. Maus; Erreger des murinen, endem. / Fleckfiebers; Reservoir: v. a. Ratte; Übertrager: Rattenfloh Xenopsylla cheopis u. Hundefloh; Infektionsmodus wie bei R. prowazekii, jedoch ohne Schaden für den Flohwirt, der damit Dauerausscheider wird).

Rickettsiales: *bakt* nach BERGEY Ordnung der Kl. Microtatobiotes; mit den Fam. Rickettsiaceae (Gattungen / Rickettsia u. Coxiella), Chlamydiaceae, Bartonellaceae u. Anaplasmataceae; überwiegend intrazellulär parasitierend, nicht filtrierbar, gramneg., nur auf Lebendkultur wachsend.

Rickettsien: / Rickettsia. – **R.antigene**: neben dem artspezif. Körper (= O-)AG u. dem gruppenspezif., lösl. Membran-AG (Proteine u. KH; bei einigen Arten eng verwandt, so daß Kreuzimmunität) v. a. das – antigenisch wirksame – **R.toxin** (Endotoxin) als bedingender Faktor der path. Veränderungen beim Warmblüter, nachweisbar durch Neutralisationstest oder im Tierversuch (Substrat aus Dottersackkultur oder infizierter Mäuselunge für Mäuse in wenigen Stdn. letal). – Auf der Verwandtschaft (Identität?) einer AG-Komponente (z. B. bei R. prowazekii) mit einem O-AG geißelloser Proteus-X-Stämme beruht die / WEIL*-FELIX* Reaktion. – **R.pocken**, Pockenfleckfieber, ROSS* Rickettsiosis (varicelliformis); seit 1946 bekannte gutart. Infektionskrkht. durch / Rickettsia akari. Nach Inkubationszeit von 10–24 Tg. Papel-, später Bläschen-, dann Schorfbildung an der Milbenbißstelle u. regionäre LK-Schwellung; 1 Wo. später generalisiertes papulo-vesikuläres Exanthem (ausgenommen Hand- u. Fußsohlen) mit Fieber, Allg.-Symptn.; Diagnose: KBR, R.-Agglutination (mit Dottersackkultur-Suspension u. Pat.serum), Tierversuch (Erregernachweis im Peritonealexsudat von Mäusen nach i.p. Applikation von Pat.blut).

Rickettsiosen: durch / Rickettsia-Arten hervorgerufene (en- oder epidem.) Infektionskrkhtn. (/ Tab.).

Die Rickettsiosen des Menschen   n. REPLOH-OTTE

Krankheitsbezeichnung	Vorkommen	Erreger	Überträger
klassisches epidem. Fleckfieber	kühlere Zone aller Kontinente (außer Australien)	R. prowazekii	Läuse, v. a. Kleiderläuse
murines endem. Fleckfieber	trop. u. subtrop. Zone aller Kontinente	R. typhi	Rattenflöhe, gelegentlich Kleiderläuse
Wolhynisches Fieber	Ost- u. Südosteuropa (in bd. Weltkriegen), Mexiko	R. quintana	Läuse, v. a. Kleiderläuse
Felsengebirgsfleckfieber	Kanada, USA, Mexiko, Panama, Brasilien, Kolumbien	R. rickettsii	Schildzecken (Dermacentor, Amblyomma, Rhipicephalus)
Sibirisches Zeckenbißfieber	Zentral- u. Südostsibirien	R. sibirica	Schildzecken (Dermacentor, Haemaphysalis)
Boutonneuse-Fieber	Mittelmeerländer, Afrika, Indien	R. conorii	Schildzecken (Rhipicephalus, Amblyomma, Haemaphysalis)
Queensland Zeckenbißfieber	Nord- u. Südqueensland	R. australis	wahrsch. Schildzecken (Ixodes)
Q-Fieber	kosmopolitisch	R. burneti	Haustiere (aerogene Infektion durch Ex- u. Sekrete), selten Zeckenfäzes
Rickettsienpocken	Großstädte an der Ostküste der USA u. in der UdSSR	R. akari	blutsaugende Milben (Allodermanyssus sanguineus) von Hausmäusen
Tsutsugamushi-Fieber	Süd- u. Ostasien, Nordaustralien	R. tsutsugamushi	Larven von Laufmilben (Trombicula)

Als Prophylaxe: Überträgerbekämpfung v. a. aber Schutzimpfung mit inaktivierten Erregern (aus Dottersackkultur oder aus Därmen infizierter Läuse oder aus infizierten Mäuselungen; Impfschutz ca. 1 J.).

Rickettsoide: körn., Chlamydia trachomatis enthaltende Zelleinschlüsse bei Trachom.

Rickham* Liquorreservoir: (1944) Behältnis für bei Hydrozephalus aus dem Ventrikelsystem mittels Katheters abgeleiteten Liquor, subgaleatisch implantiert in ein re.-seit. parietookzipit. Bohrloch. Wird perkutan - u. durch die abdeckende Silikongummikappe - punktiert oder aber zwischen Ventrikelkatheter u. Pumpe des (SPITZ*)-HOLTER* Systems eingeschaltet; gestattet Arzneimittelapplikation u. Systemspülung.

Ricord* Spekulum (PHILIPPE R., 1800–1889, Chirurg, Paris): **1)** rillenförm. Mastdarmspekulum. – **2)** selbsthaltendes Scheidenspekulum (»Entenschnabel«).

Rictus lupinus: (lat.) ↑ Wolfsrachen; s. a. Riktus.

RID: ↑ **R**adio**i**mmuno**d**iffusion.

Rida-Virus: wahrsch. identisch mit ↑ Scrapie-Virus.

Riddoch* (GEORGE R., 1888–1947, brit. Neurologe) **Reflex**: (1918) bei totaler Querschnittslähmung durch Hautreizung unterhalb der RM-Läsion auslösbarer Massenbeugereflex (spinaler Automatismus): bds. Fluchtreflex mit Anziehen der Beine u. Kontraktion der Bauchmuskeln (mit Blasen- u. Mastdarmentleerung) sowie Piloarrektionen u. Schweißausbruch im paret. Gebiet. – **R.* Syndrom**: (1935) bei homonymer Hemianopsie im Restgesichtsfeld peripherwärts graduell zunehmende Wahrnehmungsstörung, so daß im Halbseitenfeld auftauchende Objekte nicht exakt lokalisiert werden (kaum bewußt, da über zentrales Sehen weitgehend kompensiert).

Ridell* Syndrom: (1947) ↑ Korundschmelzerlunge.

Ridley* Sinus, Venenkranz (HUMPHREY R., 1653–1708, Anatom, London): ↑ Sinus cavernosus.

Ridley* Syndrom: paroxysmale kardiale ↑ Dyspnoe mit Lungenödem.

Riebeling* Reaktion (CARL R., 1900–61, Psychiater, Hamburg): ↑ Salzsäure-Kollargol-Reaktion.

Riech|bahn: die multineuronale afferente Bahn des ↑ Geruchssinnes; 1. Neuron: R.zellen (Rezeptoren) der Regio olfactoria u. deren Neuriten (= Nn. olfactorii, »**R.fäden**«), die zum Bulbus olfactorius (»**R.kolben**«) ziehen u. die ↑ Glomeruli olfactorii (»**R.knäuel**«) bilden; 2. Neuron: die mit Dendriten an den Glomeruli olfactorii beteiligten ↑ Mitralzellen u. deren Neuriten, als Tractus olfactorius u. dann als Stria olfactoria med. zur Area subcallosa u. als Stria lat. zum Nucl. amygdalae oder zu den Area praepiriformis u. periamygdaloidea (»prim. olfaktor. Rinde«); 3. Neuron: von dort zur Area entorhinalis im vord. Gyrus parahippocampalis (»sek. olfaktor. Rinde«); von dort weitere Neurone zum ↑ limb. Kortex. – **R.dreieck**: ↑ Trigonum olfactorium. – **R.epithel**: das mehrzeil., prismat., von Riech-, Stütz- u. Ersatzzellen gebildete Epithel der Regio olfactoria der Nase; überragt von kolb. Verdickungen (»R.kegel«) der apikalen Enden der Riechzellen; bedeckt von der glasklaren Membrana olfactoria.

Riechert*-Mundinger* Zielgerät (TRAUGOTT R., geb. 1905; FRITZ M., geb. 1924, Neurochirurgen, Freiburg): (1954/55) Zielgerät für die stereotakt. Eingriffe an subkortikalen Hirnarealen: Grundring mit halbbogenförm., um die Interaurikularachse schwenkbarem Zielbügel u. auf dem Bügel gleitend verstellbarem Halter für die vielseitig verstellbare Nadelelektrode (mit Anschlagsperre als Tiefenregulation). Vor Anw. Simulation der Zielpunkteinstellung am Phantom.

Riech|fäden: Fila olfactoria (↑ Nervi olfactorii; s. a. R.bahn). – **R.feld**: **1)** anat ↑ Regio olfact. tunicae mucosae. – **2)** physiol Area olfactoria (↑ Geruchsfeld). – **R.haar**: ↑ Cilia olfactoria. – **R.hirn**: ↑ Rhinencephalon; vgl. R.zentrum. – **R.kegel**: s. u. R.epithel. – **R.lappen**: ↑ Lobus olfactorius. – **R.mittel**: therap. natürl. u. synthet. Stoffe als über das Geruchsorgan wirkende Analeptika; i. w. S. die ↑ R.-stoffe zur Prüfung des Geruchssinnes. – **R.organ**: ↑ Geruchsorgan.

Riech|plakode(n): embryol paar. ellipt. Ektodermverdickung bds. ventrolat. am Stirnfortsatz als Anlage der prim. Nasenhöhlen; Weiterentwicklung zur »**R.platte**« u. durch Randwulstung zur nach unten

Riech|prüfung

offenen **R.grube** (bd. teilen den Stirnfortsatz in den medianen u. die bd. lat. Nasenfortsätze), die dann durch Einreißen der hint. Epithelmauer zum mundhöhlenwärts offenen R.schlauch = prim. Nasenhöhle wird. – **R.prüfung**: Bestg. der unspezif. u. spez. / Riechschwelle; i. w. S. die qual. Prüfung für jedes Nasenloch; als **gustator. R.prüfung** die durch Einbringen des Duftstoffes mittels Flüssigkeit in die Mundhöhle. – **R.rinde**: / Riechsphäre.

Riechschwellenwerte für den menschl. Geruchssinn

Riechstoff	spezif. Schwelle (ng/cm³ Luft)
Äthyläther	0,75
Essigsäure	0,1
n-Buttersäure	0,001
künstl. Moschus	0,001
Vanillin	0,00018
Skatol	0,00035
α-Jonon	0,00005
Merkaptan	0,0000435

Riech|schärfe: Empfindlichkeit des Geruchssinnes für einen best. (Stoff-)Geruch; gemessen mit dem Olfaktometer, ausgedrückt in Olfakt; s. a. Riechschwelle. – **R.schlauch, -sack**: embryol s. u. Riechplakode. – **R.schleimhaut**: die Mukosa der Regio olfactoria der Nase, mit / Riechepithel u. Lamina propria, Nn. olfactorii u. Glld. olfactoriae. – **R.schwelle**: die eben noch zu einer Geruchsempfindung führende Mindestkonz. eines Duftstoffes in Luft (/ Tab.). Individuell (u. bei den Tierarten) verschieden, beim einzelnen Individuum sehr konstant, (prä)menstruell evtl. erniedrigt, durch Adaptation erhöht. Bestg. mittels Olfaktometers. – **R.spalte**: das obere Ende des Meatus nasi comm.; s. a. CHARLIN* Syndrom. **R.sphäre, kortikale**, psychoosmatisches Zentrum, zentrales **R.zentrum**: die sensor. Großhirnrindenbezirke für bewußte Geruchswahrnehmung (sogen. tert. Geruchszentrum = Ende der R.bahn). – **R.stoffe**, Olfactoria: natürl. u. synthet. Stoffe mit »stinkendem« oder »duftendem« Eigengeruch (letztere als »wohlriechende R.stoffe« = Odoramenta). Einteilung n. ZWAARDEMAKER (für Geruchsprüfung) in solche mit äther., aromat., balsam., lauchart., brenzl., widerl., brechenerregendem oder ekelhaftem, Moschus- u. Kapryl-Geruch sowie in – zusätzlich den Trigeminus reizende – »scharfe« R.stoffe (Ammoniak, Ameisensäure, Chlor, Formaldehyd, Pyridin). – vgl. Schmeckstoffe.

Riech|zelle: Sinneszelle (Geruchsrezeptor) der R.schleimhaut als 1. Neuron der / R.bahn; reicht von der Lamina propria bis zur Oberfläche des / R.epithels; ihr apikaler Fortsatz (mit R.kegel u. -härchen) überragt die Epitheloberfläche; ihr Neurit zieht als Filum olfactorium durch die Siebbeinplatte. – **R.zentrum**: / Geruchszentrum (i. e. S. nur das tertiäre); s. a. Riechbahn, R.sphäre.

Rieckenberg* Reaktion, Plättchenprobe (HEINR. R., 1885–1963, Pulmonologe, Hannover, Berlin): bei Trypanosomen- oder Spirochäteninfektion Nachweis spezif. AK (»Thrombozytobarine«) anhand des »Immunadhärenzphänomens« (= **R.* Beladungsphänomen**), d. h. anhand der Beladung des zus. mit Meerschweinchenblut u. Na-Zitrat-Lsg. der Serumprobe zugesetzten homologen Erregers mit Thrombozyten. Streng spezif., Komplement-abhäng.; geeignet auch zur Keim- u. Typendifferenzierung.

Riecker* Test: Provokation (u. Nachweis) einer Rhinitis vasomotorica im Intervall durch Pinselung der Nasenmuscheln mit Histamin-Lsg. (1 : 1000).

Riedel* (BERNH. MORITZ KARL LUDWIG R., 1846–1916, Chirurg, Jena) **Inzision**: transrektaler linearer Bauchdeckenschnitt. – **R.* Leberlappen, Fortsatz**: (1888) der der Gallenblase vorgelagerte zungenförm. Fortsatz des re., seltener des li. Leberlappens (evtl. fettig degeneriert) als Folge des Zugs der vergrößerten (Stein-)Gallenblase (auch angeb. Form?). – **R.* Operation**: 1) laterolat. Choledochoduodenostomie bei papillärem Abflußhindernis. – 2) bei chron. Sinusitis Stirnhöhlenverödung durch Vorderwand- u. Bodenabtragung. – **R.* Struma**: (1896) chron., unspezif. Strumitis (als Terminalstadium der DE QUERVAIN* Thyreoiditis?) v. a. bei ♀ ♀ im 5. Ljz., mit – meist bds. – Ausbildung einer »eisenharten«, oft mit der Umgebung verwachsenen u. druckempfindl. Struma (diffuse Vermehrung des intra- u. interlobulären Bindegewebes, zahlreiche Lymphozyten u. Plasmazellen); klin.: Atemnot, Schluckbeschwerden, Heiserkeit; im Spätstadium Hypothyreose. Ther.: Op.

Rieder* (HERMANN R., 1858–1932, Internist, Röntgenologe, München) **Lymphozyt**: atyp. L. mit tief eingebuchtetem (hufeisenförm.), evtl. zweigeteiltem großem Kern u. rel. breitem, hellblauem Zytoplasma. Charakterist. Substrat der »**R.-Zell(en)-Leukämie**« (Sonderform der chron. lymphat. Leukämie), vereinzelt aber auch beim Gesunden (u. passager bei anderen Erkrn.). – **R.* Magen**: / Angelhakenform des Magens. – **R.* Mahlzeit**: (1904) / Bariumbrei als Kontrastmahlzeit. – **R.* Syndrom**: / Tornisterlähmung.

Riegel* (FRANZ R., 1843–1904, Internist, Köln, Gießen) **Magenpulver**: spasmolyt. Antazidum aus Natr. bicarb., Magn. usta, Bismut. subnitric., Extr. Rhei u. 0,6% Extr. Belladonnae. – **R.* Puls**: exspirator. Kleinerwerden des Arterienpulses. – **R* Symptom**: / Hippus. – **R.*(-Leube*) Mahlzeit**: Probekost (Rindfleischsuppe, 200 g Beefsteak, 50 g Kartoffelbrei, 1 Brötchen, 1 Glas Wasser) für die fraktionierte Untersuchung der Magensaftsekretion (u. -verdauung).

Riegelsymptom, -zeichen: 1) röntg. (A. FRÄNKEL 1926) Sistieren der Magenperistaltik (v. a. an kleiner Kurvatur) im Bereich eines chron. Ulkus (infolge Ödems, Fibrose). – 2) orthop (PERLÈS) Bewegungsblock bei Koxarthrose.

Rieger* Syndrom (HERWIG R., geb. 1898, Ophthalmologe, Linz, Wien), Embryotoxon corneae post.: angeb. mesodermaler Dysgenesie-Komplex des Auges mit Persistenz embryonaler Zustände an Hornhaut (ringförm. Auflagerung an der Hinterfläche, »Membrana corneoscleralis persistens«), Kammerwinkel (hyaline Verdickungen im Bereich des SCHWALBE* Grenzringes, Glaukom disponierend), Iris (schlitzförmig entrundete Pupille, Hypoplasie, Dehiszenz, evtl. Lochbildung) u. Linse (Ektopie oder Cataracta congenita); evtl. auch Limbusdermoid, Refraktionsanomalien, Kolobome, Anodontie.

Riegler* Nachweis (EMANUEL R., 1854–1929, Pharmakologe, Jassy): 1) von Albumosen anhand der Farbreaktion (gelb- bis blutrot) im kalten, alkal. Harn auf Zusatz von p-Diazonitranilin-Lsg. (= **R.* Salizylsäurereagens**); 2) von Azetessigsäure anhand der Farbreaktion (rosa; ca. 30 Min.) im schwefelsauren

Harn nach Zusatz von 6%ig. wäßr. Jodsäure-Lsg. (1 + 1); 3) von Formaldehyd in Milch analog der Harnzuckerprobe; 4) von Gallenfarbstoffen im Harn anhand der Farbreaktion (analog Albumosennachweis) im mit Äthanol 1 + 1 versetzten Chloroformauszug; 5) von Harnzucker (Glukose) durch Aufkochen des alkal., mit Phenylhydrazin u. Na-azetat (= **R.* Harnzuckerreagens**) versetzten Harns (Rötung); analog auch als Milchzucker-Nachweis; 6) von Nitrat anhand der Farbreaktion (rosa bis dunkelroter Ring) der salzsauren, Nitrit-halt. Lösg. beim Schütteln mit wenig kristall. Naphthionsäure u. Überschichten mit NH_4OH (auch mit wäßr. Lsg. des Na-Salzes der Säure u. β-Naphthol oder entspr. trockenem Reagensgemisch); 7) von Blutfarbstoffen mit wäßr. Lsg. von NaOH u. Hydrazinsulfat (= **R.* Reagenz**), mit 96%ig. Äthanol versetzt u. filtriert (photometrisch erfaßbare purpurrote Färbung durch Hb, Oxy-Hb, Blut, Hämatin, Hämochromogene). – Ferner von R.* angegeben das Eiweiß u. Pepton fällende Asaprol®-Reagens (mit 2-Hydroxynaphthalinsulfonsäure).

Riehl* (GUSTAV R., 1855–1943, österr. Dermatologe) **Keratose**: / Polykeratosis congenita. – **R.* Melanose**: (1917) / Kriegsmelanose.

van Riemsdijk* Indikator (MARGARETHA VAN R., geb. 1888, Bakteriologin, Amsterdam): (1922) mit 10%ig. Glukose-Lsg. u. n-NaOH versetzte Methylenblau-Lsg. als O_2-Indikator bei Anaerobier-Züchtung (O_2-Entzug bewirkt reversible Leukobasenbildung).

Rienhoff* Operation (WILLIAM FRANCIS R., geb. 1894, Chirurg, Baltimore): 1) (1933) Pneumonektomie mit Hauptbronchusverschluß (Einzelknopfnähte) nach Spalten der bd. letzten Knorpelringe. – 2) Hepatika-Ligatur bei zirrhosebedingter portaler Hypertension.

Ries* Operation (EMIL R., 1865–1939, Gynäkologe, Chicago): (1895) / WERTHEIM* Operation.

Riesen...: *path* s. a. Makro..., Mega....

Riesen|chromosom: bes. großes Chr. mit zahlreichen, parallel-bandförmig angeordneten Chromomeren im Ruhekern der Speicheldrüsen von Insekten (z. B. Drosophila); bes. geeignet für die genet. Analyse. – **R.darmegel**: / Fasciolopsis buski.

Riesenfalten: bes. grobe Faltenbildung der Magenschleimhaut (v. a. an großer Kurvatur); meist bei Oberflächengastritis (normale Schleimhautdicke), selten echte Hyperplasie (im allg. ohne Entzündung), z. B. bei MÉNÉTRIER (»**R.gastropathie**«) u. ZOLLINGER*-ELLISON* Syndrom.

Riesen|follikel: hyperplast. Lymphfollikel; s. a. BRILL*-SYMMERS* Syndrom. – **R.gliazelle**: übergroße, zytoplasmareiche Gliazelle, oft mit Fortsätzen; Kern meist chromatinreich u. mit kernkörperähnl. Partikeln; im Zelleib evtl. krümeliges Pigment; v. a. beim WILSON* Syndrom. – **R.granulationen (der Leukozyten)**: / CHEDIAK*-HIGASHI* Anomalie. – **R.harnblase**: / Megazystis.

Riesen|kern: *zytol* abnorm großer, aber normal gestalteter polyploider Zellkern (als Folge wiederholter Endomitose), evtl. randständig (z. B. in Zytomegalie-Zelle). – **R.kind**: Neugeb. mit Geburtsgew. über > 4500 g; rel. häufig bei Diabetes mellitus der Mutter. – **R.kystom**: gut- oder bösart. Ovarialkystom mit Gew. > 5 kg (bis 30 kg!).

Riesen|leberegel: / Fasciola gigantica. – **R.leukozyt**: bes. großer jugendl. neutrophiler Granulozyt bei Zell- u. Kernreifungsstörung (amitot. Teilung) infolge Vit.-B_{12}- u. Folsäuremangels (perniziöse Anämie), entweder als **R.stabkerniger** (breiter, hufeisenförm. Kern; auch bei Leukämie) oder als **R.metamyelozyt** (sehr großer, aber normal bohnenförm. Kern).

Riesen|magnet: *ophth* (HAAB 1892) sehr großer u. starker, schwenkbarer / Augenmagnet; Modelle nach VOLKSMANN, SCHUMANN, u. a., ferner der Innenpolmagnet. – **R.mitochondrien**: *path* s. u. pleokoniale / Myopathie. – **R.nematode.**, **R.palisadenwurm**: / Dioctophyma renale. – **R.pyramidenzelle**: *hist* / BETZ* Riesenzelle.

Riesenwuchs, Gigantismus, Hypersomie: die normale Körpergröße erheblich überschreitender / Hochwuchs; i. w. S. auch das übermäß. Längenwachstum von Körperteilen, z. B. der halbseit. oder **partielle R.** bei KLIPPEL*-TRENAUNAY*-WEBER*, CURTIS* Syndrom I, Akromegalie; s. a. Großwuchs. – Als **primordialer** oder **essentieller R.** der – meist fam. – proportionierte infolge genet. bedingter Knochenwachstumssteigerung bei sonst normaler Entwicklung; als **hypophysärer R.** der infolge übermäß. STH-Produktion durch ein eosinophiles HVL-Adenom, bei pubertärem Beginn, d. h. vor Epiphysenschluß, als genereller R. mit extrem langen Extremitäten, ries. Füßen, langem u. schlankem Rumpf, bis 25.–30. Lj. anhaltend (Epiphysenfugenpersistenz), allmähl. mit auch Akromegalie am Kopf; bei Beginn nach Epiphysenschluß nur als / Akromegalie. Hormonal bedingt ferner der **eunuchoide R.** nach präpuberaler Kastration oder bei Hypogonadismus (disproportioniert, mit Überwiegen der Oberlänge) u. der **vorübergehende R.** (3.–10. Lj.) beim konnat. AGS. Als **zerebraler R.** ein v. a. bei Hydrozephalus int. vork. (ungeklärte Genese) proportionierter, mit charakterist. Physiognomie (hohe, gewölbte Stirn, breite Nasenwurzel) u. geist. Retardierung.

Riesenzelle: *histol* bes. große Zelle mit mehreren, meist unförm. u. gelappten Kernen als Folge einer Zellteilungsstörung (Verschmelzung oder – häufiger – amitot. Teilung); Ausdruck gesteigerten Zellstoffwechsels (DNS-Synthese); z. B. / LANGHANS*, STERNBERG*, TOUTON*, Fremdkörper-, Masern-R. (u. a. bei Masern-Appendizitis); auch als Krebszelle, als Megakaryozyt bei Leukämie (s. a. Riesenzelltumor); vgl. Riesenkern.

Riesenzell(en)|-Arteriitis: / Arteriitis temporalis. – **R.-Einschlußkrankheit**: / Zytomegalie-Syndrom. – **R.-Granuloarteriitis**: / WEGENER*-KLINGER*-CHURG* Syndrom. – **R.granulom**: / Epulis gigantocellularis. – **R.hepatitis**: Virushepatitis beim / Zytomegalie-Syndrom (nach diaplazentarer Infektion gegen Schwangerschaftsende); mit typ. Zytomegalie-Zellen (Riesenkern, intraplasmat. Einschlußkörperchen). – **R.leukämie**: / Megakaryozytenleukämie. – **R.myokarditis**: Typ FIEDLER der idiopath. Myokarditis; zahlreiche interstitielle Granulome mit Riesenzellen. – **R.pneumonie (interstitielle)**: / HECHT* Pneumonie. – **R.sarkom**: gigantozelluläres Sarkom; s. a. R.tumor. – **R.thyreoiditis**: / DE QUERVAIN* Thyreoiditis. – **R.tumor**: Resorptions- bzw. Granulationsgeschwulst mit vielkern. Riesenzellen (z. B. Epulis gigantocellularis), oft mit Hämosiderin- (/ brauner Tumor; s. a. Osteoklastom) oder Lipoideinlagerung

(↑ Xanthom): fälschlich als R.sarkom oder -myelom bezeichnet. – I. w. S. auch das ↑ Carcinoma u. Sarcoma gigantocellulare.

Riesman(n)* (DAVID R., 1867–1940, Internist, Philadelphia) **Myokardschaden**: ↑ Myokardose. – **R.* Pneumonie**: die chron., unspezif. Bronchopneumonie. – **R.* Zeichen**: 1) ↑ KRAUSE*-HEINE*(-UTHOFF*) Symptom. – 2) hebender Herzspitzenstoß bei Aorteninsuffizienz; Nachweis durch »transdigitale Auskultation« (Stethoskop auf rechtwinkl. gebeugtem Finger).

Rieth*-D-H-S-Diagnostik (HANS R., geb. 1914, Dermatologe, Hamburg): mykol. Differenzierung von Dermatophyten, Hefen u. Schimmelpilzen als Erreger von Hauterkrn. anhand der Griseofulvin-Wirkung auf die nach Probeabstrich angelegte Kultur.

Rietti*-Greppi*-Micheli* Syndrom: ↑ Thalassaemia minor.

Rieux* Hernie: ↑ Hernia recussus retrocaecalis.

RIF: *virol* **R**esistance **i**nducing **f**actor, ein Leukovirus (mit Serotypen A u. B), das als ↑ Helfervirus die Vermehrung des genetisch inkompletten ROUS* Sarkomvirus ermöglicht; kongenit. Infektion bei Küken bewirkt Resistenz gegen RSV. – vgl. ROUS*-assoziiertes Virus.

Ri^a-Faktor: ↑ Antigen Ri^a; s. a. MNSs-System.

Rifamycinum *WHO*: Antibiotikum (Ansamycin-Struktur) aus Streptomyces mediterraneus; wirksam v. a. gegen Mycobact. tuberculosis. – Als halbsynthet. Derivat z. B. **Rifampicinum** (»R. AMP«).

Rifttalfieber: (1930) in Afrika (u. a. am kenian. Rift-Fluß) von Stechmücken übertragene epidem., enzoot., meist letale Hepatitis (akute gelbe Leberatrophie, Nekrosen) der Wiederkäuer durch das gleichnam. ARBO-Virus (ohne serol. Gruppenzugehörigkeit; für Menschen nur endotheliotrop; auch außerhalb des Organismus, v. a. gefriergetrocknet, lange überlebend; Reservoir: Wildnager). Bei gelegentl. Übertragung auf Menschen (v. a. Tierärzte, Hirten) als akute, gutart. Erkr. (5–10 täg. Inkubation) mit hohem Fieber, Kopf-, Gelenk-, Bauchschmerzen, starkem Krkhts.gefühl; komplikationslose Heilung nach 3–5 Tg.; Diagnose durch Tierversuch, Gewebekultur, Neutralisationstest, KBR.

Riga* Aphthen (ANTONIO R., geb. 1900, Arzt, Neapel): s. u. Aphthen.

Righting-Reflex: als frühkindl. Stützreflex ein »Aufrichtreflex«, d. h. bei Berührung der Fußsohle in ganzer Länge durch eine Unterlage Streckung des Beines u. kontralat. Hüft- u. Kniebeugung.

Right-ovarian-vein-syndrome: das ↑ Ureter-Ovarica-Syndrom.

rigid(e): starr, unnachgiebig (↑ Rigidität, Rigor).

Rigidität: 1) *psych* durch erhöhte Energie, größere Aktivität u. Mangel an rascher Umstellungsfähigkeit charakterisierte psych. Eigenschaft; mit Starrheit im Denken oder Festhalten an der Aufgabe etc. als mögl. Neg.- bzw. Pos.-Auswirkung. Weitgehend ident. mit »Sthenie« (P. JANET). – 2) *path* als **Rigiditas dors. myopathica** die »muskuläre Rückensteife« bei Myositis ossificans. – 3) *neurol* ↑ Rigor; vgl. Spastizität (s. a. dortige Tab.).

Rigor: *neurol* zerebral gesteigerter Grundtonus der Skelettmuskulatur mit charakterist. Steifigkeit bzw. Starre bei pass. Bewegung (»wächserner«, »teigiger«, nicht federnder Widerstand, oft ↑ NEGRO* Zahnradphänomen), u. zwar Antagonisten u. Synergisten gleichermaßen betreffend; v. a. bei Erkrn. des EPS (sogen. hyperton.-hypokinet. Gruppe, z. B. Paralysis agitans), mit umgruppierter Anordnung von Einheitspotentialen im Ruhe-EMG (»R.aktivität«). – vgl. Spastik (bei Pyramidenbahnläsion), s.a. Tab. »Spastizität«. – **R. mortis**: ↑ Totenstarre. – **R. nervorum**: ↑ Tetanus.

RIHSA: **R**adio-**i**odinated **h**uman **s**erum **a**lbumin (s. u. Seroalbuminum).

Rikoschettschuß: *forens* Prellschuß.

Riktus: Krampf der mim. Muskulatur mit einem dem Lachen ähnl. Gesichtsausdruck, z. B. als ↑ Risus sardonicus; s. a. Rictus.

Rilass* Dilatator: *gyn* dem HEGAR* Stift ähnl. Uterusdilatator mit Längsperforation (vermeidet Lufteinpressen ins Cavum uteri).

Riley*-Day* Syndrom, fam. Dysautonomie: (CONRAD M. R., RICHARD L. D., 1949) v. a. bei Juden fam. vork. hereditärkonstitutionelle Anomalie mit veget. Dysfunktionen bereits im Kleinkindalter: fehlende oder mangelhafte Tränensekretion, psychogene scharf begrenzte Erytheme, Hyperhidrosis, Hyp- bis Analgesie, Sialorrhö, psych. Labilität (bis Affektinkontinenz), Störung der Bewegungskoordination, passagere Hypertonia nach Emotion, schweres Orthostase-Syndrom mit Tendenz zu Synkopen; seltener period. Erbrechen, Krampfanfälle. Histol.: evtl. Destruktionsherde in Formatio reticul., Hypothalamus- u. Kleinhirnbahnen, Medulla oblong. u. RM. – **R.*-Shwachman* Syndrom**: (1943) seltene (erbl.?) diaphysäre Pachyostose mit Myopathie (allg. Muskelschwäche, Gehstörungen, Fußkloni); wahrsch. ident. mit CAMURATI*-ENGELMANN* Sy.

Riley*-Smith* Syndrom: (H. D. RILEY, W. R. SMITH 1960) seltene, autosomal rezessiv erbl. (?) Phakomatose mit Makrozephalie (ohne Hydrozephalus), Pseudopapillitis vascul. u. multiplen Hämangiomen, ohne neurol. Ausfälle.

Rille*-Comèl* Syndrom (JOHANN HEINR. R., dtsch. Dermatologe; M. C., Dermatologe, Pisa): (1922 bzw. 1949): »Ichthyosis linearis circumflexa«; seltene, frühneonatal manifeste ichthyosiforme Dermatose unbekannter Ätiogenese (selbständ. autosomal-rezess. Genodermatose? Sonderform der Ichthyosis vulg. oder Erytheodermia ichthyosiformis?); pityriasiforme Hautschuppung, mit Umwandlung in landkartenart. serpiginöse u. polyzykl., violett- bis schwarzbraune, oft rinnenart. Keratosen auf roter Unterlage (v. a. an seltener gewaschenen Körperpartien), mit Rezidiven in abgeheilten Partien; ferner palmoplantare Hyperhidrose. Histol.: Epidermishypertrophie mit Papillomatose, Stratum corneum mit mehreren Hornschichten. – s. a. NETHERTON* Syndrom.

Rillensonde: *chir* ↑ Führungshohlsonde.

Rilliet* Punkte: für Mumps typ. Druckschmerzpunkte (noch vor Drüsenschwellung) am Kiefergelenk, hinter dem Kieferwinkel, unterhalb des Warzenfortsatzes u. in Gegend der Gl. submandibul.

Rima: *anat* Spalte, Ritze; z. B. **Rima ani** s. **clunium** (↑ Crena), **R. glottidis** *PNA* s. **vocalis** (die Stimmritze; begrenzt durch Plicae u. Procc. vocales u. Cartilagines arytaenoideae; unterteilt in Pars intercartilaginea u. P. intermembranacea), **Rima oris** *PNA* (die von den Lippen begrenzte »Mundspalte«), **R. palpebrarum** (die ↑ Lidspalte), **R. pudendi** *PNA* s. **vulvae** (die von den Labia majora pudendi begrenzte »Schamspalte«), **R. vestibuli laryngis** *PNA* (begrenzt von bd. Taschenfalten, als Verbindung zwischen Vestibulum u. Ventriculus).

Rimbaud*-Chardonneau* Zeichen (LOUIS R., 1877–1967, Pathologe, Montpellier): variable Pulsamplitude als Hinweis auf leichte Herzinsuffizienz.

Rimocidin: (Polyen-)Antibiotikum aus Streptomyces rimorus; wirksam gegen Pilze u. Protozoen.

RIN: ↑ Radioisotopennephrographie.

Rinde: *anat, pharm* ↑ Cortex, Kortex, Kortik(o)...

Rinden|architektonik: *anat* ↑ Zyto-, Angio- u. Myeloarchitektonik der Hirnrinde; s. a. Hirnrindenkarte. – **R.ataxie**: zerebrale ↑ Ataxie. – **R.blindheit**: Amaurose infolge bds. Läsion der Sehrinde (Okzipitalhirn) oder der Sehbahn zentral der Corpora geniculata lat.); ohne Pupillenstörungen; vgl. optische ↑ Agnosie. – **R.epilepsie**: ↑ Epilepsia corticalis. – **R.feld, -zentrum**: ↑ Hirnrindenfeld, s. a. Kortex, Aerea. – **R.(fixations)nystagmus**: Einstellungsnystagmus bei Läsion des front. Adversivfeldes (basal im Gyrus front. medius), sogen. BARTELS*Nystagmus. – **R.follikel**: Folliculus lymphaticus der kortikalen Zone des LK, mit ↑ Keimzentren (Bildungsstätte AK-produzierender B-Lymphozyten). – **R.grau**: ↑ Substantia grisea der Hirnrinde. – **R.ischämie**: Blutleere einer Organrinde, i. e. S. die renale R.-ischämie bei ↑ Schockniere. – **R.person**: *psychol* die Schicht des bewußten Erlebens (im Ggs. zur Tiefenperson). – **R.prellungsherd (Spatz*)**: umschrieb. Hirnrindenläsion nach ↑ Contusio cerebri. – **R.resektion**: *neurochir* FOERSTER*-PENFIELD* Op. – **R.star**: *ophth* ↑ Cataracta corticalis. – **R.taubheit**: infolge bds. Läsion des (prim.) Hörzentrums. – **R.zelle**: Nervenzelle der Groß- oder Kleinhirnrinde, z. B. Pyramidenzelle bzw. PURKINJE* Zelle.

Rinder|bandwurm: ↑ Taenia saginata. – **R.finne**: ↑ Cysticercus bovis. – **R.galle**: *pharm* ↑ Fel Tauri. – **R.herzextrakt**: *serol* wegen des Lipoidgehaltes für den serol. Syphilis-Nachweis (Reagine) als AG verw. alkohol. Extrakt (mit Zusätzen wie Cholesterin, Tolubalsam; z. B. MEINICKE* (II), KAHN* Extrakt; s. a. Cardiolipin. – **R.serum**: Normalserum vom Rind. Medizin. Anw. (1:10 mit physiol. NaCl-Lsg. verdünnt) zur Testung auf Anaphylaxie u. Allergie im Intrakutan- u. Ophthalmotest; als Boviserin zur oralen Eiweißther.; erstarrt u. mit Glyzerinzusatz für die Mycobact.-tuberculosis-Kultur. – In durch Immunisierung gewonnenen Antiseren lösen sich Immunpräzipitate nur bei AG-, nicht aber bei AK-Überschuß.

Rinder|tuberkulose: die – vorw. chron. – »Perlsucht« der Rinder (mit Erregerausscheidung in Sputum u. Milch) durch ↑ Mycobact. bovis; übertragbar auf andere Tierarten u. Menschen (in der BRD seit 1961 getilgt; jährl. Kontrolle durch Tuberkulinprobe; infizierte Tiere werden auf staatl. Anordnung getötet). – **R.zellenhämolysin-Test**: (J. K. MASON 1951) Mononukleose-Nachweis anhand der mit Titer 1:4 im Serum vorhandenen Hämolysine gegen Rinder-Ery (Komplement-Zusatz erforderl., aber keine AK-Absorption wie bei PAUL*-BUNNELL* Reaktion).

Rindfleisch* (GEORG EDUARD R., 1836–1908, Pathologe, Zürich, Bonn, Würzburg) **Falte**: die Umschlagstelle des Perikards am Aortenabgang. – **R.* Zelle**: ↑ Typhuszelle.

Rindfleisch* Operation: radikale Op. bei Beinvarizen; 3–6 spiralförm. Hautschnitte (»Ringelschnitte«) bis zur Faszie mit Durchtrennung der erweiterten Gefäße (doppelte Unterbindung). Gefahr des Lymphödems.

Ring: *anat* ↑ Anulus; *gyn* ↑ Ringpessar; *chem* ↑ Ringverbindung.

Ring|band: *anat* ↑ Ligamentum anulare. – **R.bandschiene**: (K. GREVE) Kieferbruchschiene aus äuß. u. inn. Drahtbogen, die an je 2 auf Prämolar bzw. Molar aufzementierte Ringbänder angelötet sind.

Ring|biopsie, Konusbiopsie: Exzisionsbiopsie an der Portio vaginalis rund um den äuß. MM (flache Stufenserienschnitte) zur Frühdiagnose des Kollum-Ca.; zugunsten der Konisation verlassen. – **R.blase**: *urol* ↑ SCHEELE* Operation. – **R.blutung**: Purpura cerebri (meist tox.-infektiös) mit perivasaler Blutablagerung u. Ausbildung eines »Hofes« aus gequollenem (u. nekrot.) Hirngewebe zwischen Gefäßwand u. Ery-Saum; vgl. Kugelblutung. – **R.chromosom**: durch 2 Brüche (meist je 1 in bd. Armen; während der Mitose oder Meiose, spontan oder durch Mutagene) u. Neuverknüpfung der prox. Bruchflächen zum Ring geschlossenes – meist zentr. – Chromosom; im allg. zu Mißbildungssyndromen führend (z. B. als R. 4, 6, 8, 13, 18). – Ferner das zirkuläre Chromosom der Bakt. u. Viren. – **R.desobliterator**: ↑ Ringstripper. – **R.diffusion**: *immun* ↑ MANCINI* Methode.

Ringel|haar: *derm* ↑ Pili anulati. – **R.platten**: *derm* ↑ Granuloma anulare. – **R.röteln**: ↑ Erythema infectiosum (acutum). – **R.schnitt**: s. u. RINDFLEISCH* Operation. – **R.schuß**: *forens* ↑ Konturschuß. – **R.würmer**: ↑ Anneliden.

Ringer* Lösung (SIDNEY R., 1835–1910): isotone (»physiol.«) Salz-Lsg. als Nährmedium für Frischgewebe sowie zur Infusion bei Hypovolämie (kurze Verweildauer!); für Warmblüter aus NaCl 0,8, KCl 0,02, $CaCl_2$ 0,02, $NaHCO_3$ 0,1, Aq. dest. ad 100. – Zahlreiche Modifikationen, für experim. Zwecke z. B. Krebs*-R.* Lsg. (4 Varianten, ↑ Tab.), **R.*-Tyrode* Lsg.** (NaCl, KCl, $CaCl_2$, $MgCl_2$, Glukose, NaH_2PO_4 u. $NaHCO_3$ in variabler Konz.) u. ↑ **Locke*-R.* Lsg.**; für Infusionen R.* Lsg. USP (NaCl 8,6, KCl 0,3, $CaCl_2$ 0,33, Aq. dest. ad 1000), **R.*-Laktat-Lsg.** (NaCl 6,0, Na-Laktat 3,05, KCl 0,4, $CaCl_2$ 0,2, $MgCl_2$ 0,2, Aq. dest. ad 1000), **R.*-Traubenzucker-Lsg.** (0,05 bis 0,2%; z. B. bei Pilzvergiftung).

	NaCl 0,9%	KCl 1,15%	$CaCl_2$ 1,22%	KH_2PO_4 2,11%	$MgSO_4 \cdot 7H_2O$ 3,82%	$NaHCO_3$ 1,30%	Phosphat 0,1 molar
1)	100	4	–	1	1	–	21
2)	100	4	3	1	1	21	–
3)	100	4	3	–	1	–	20
4)	94	4	3	1	1	14	13

Ringer|ohr: typ. Verunstaltung der Ohrmuschel bei Ringkämpfern infolge wiederholter Othämatome (Knorpelfraktur, Hautverschiebung gegen das Peri-

Ringer|spondylose

chondrium). – Eine ebenfalls häuf. **R.spondylose** beruht wahrsch. auf Bandscheibenschädigung.

Ring|fasern: *histol* faßreifenartig zirkulär verlaufende Retikulinfaserfortsätze auf der Oberfläche der Milzsinuswände. – **R.finger-Pollizisation**: op. Daumenersatz durch den 4. Finger (an neurovaskulärem Stiel) unter Rotation in Oppositionsstellung. – **R.formen:** 1) *protozool* siegelringförm. Trophozoiten der erythrozytären Phase der Malariaplasmodien. – 2) *hämat* ↑ Anulozyten. – **R.fraktur**: ↑ Beckenringbruch; s. a. MALGAIGNE* Fraktur.

Ring|kaverne: *röntg* dünnwand., respiratorisch größenvariable tbk. Lungenkaverne (nach Sequestration eines Herdes); bei bronchialem Ventilverschluß evtl. überbläht, bei Pneumothorax kollabierend. – **R.-knorpel**: ↑ Cartilago cricoidea; s. a. Kriko... – **R.körper**: *hämat* ↑ CABOT*-SCHLEIP* Ringe. – **R.kolpokleisis**: *gyn* ↑ Kolpokleisis durch Resektion eines zirkulären Scheidenhautstreifens u. Vernähen der Wundfläche. – **R.kürette**: *gyn* Uteruskürette mit scharfkant. Metallring. – *chir* ↑ Ringstripper. – **R.messer**: *chir* ↑ Adenotom.

Ring|pessar: ringförm. Scheidenpessar (meist Kunststoff) für Uterusprolaps (Abstützung am Beckenboden). – **R.plazenta**: Anomalie der menschl. Plazenta mit funktionsfäh. Gewebe nur an der Peripherie (während das Zentrum von gefäßdurchzogenen Eihäuten gebildet wird). – **R.präzipitation**: ↑ R.-test. – **R.probe**: *labor* ↑ HELLER* Probe (3).

Ring|schatten: *röntg* im Lungenbild weichteildichter, ringförm. Schatten (mit hellem Zentrum) als Abbild einer Kaverne, Lungenzyste, bullösen Emphysemblase. – vgl. En-face-Nische. – **R.skotom**, Scotoma anulare: ringförm. ↑ Skotom bei funktionsfäh. Netzhautmitte; klein u. perizentral v. a. bei Mangelamblyopie (Beriberi, Hungerdystrophie), groß u. unregelmäßig bei Pigmentdegeneration. Klin.: Morsezeichen-Phänomen (gerade Linien erscheinen zwei- oder mehrmals unterbrochen), in der Ferne Wahrnehmung nur sehr kleiner u. großer Sehzeichen (da mittelgroße im funktionslosen Areal abgebildet). – **R.stripper**, -kürette, -sonde: im Winkel von 135° an hoch flexibler Sonde befestigter stumpfer Metallring für die halboffene (= indir., »blinde«) Endarteriektomie bzw. Trombophlebektomie (»**R.stripping**«, »R.desobliteration«); Ring wird mit spiralförm. Schub eingeführt).

Ring|test, R.präzipitation: *immunol* einfachster Nachweis präzipitierender AK durch Überschichten einer AG-Lsg. im Reagenzglas mit dem Antiserum, wobei an der Grenze ein Trübungsring (präzipitierte Immunkomplexe) entsteht. – vgl. MANCINI* Methode (= R.diffusion). – **R.tod**: im Boxsport Knockout mit unmittelbarer Todesfolge, meist »Karotissinustod« oder – nach Kinnhaken – infolge Ponsvenen-Ruptur mit subduralem Hämatom. – **R.verbindung**: *chem* zyklische (karbo-, iso-, heterozykl.) Verbindung, s. a. Aromate. – **R.wallkarzinom**: (KNOTHE 1942) schüsselförmig exulzeriertes Magen-Ca. (meist im Antrum), mit breitem Randwall u. flacher zentraler Vertiefung (↑ Abb. »Magenkarzinom«).

Ringworm, Ringwurm(krankheit): *derm* ↑ Epidermophytie. – **trop. R.**: ↑ Tinea circinata.

Rinman* Zeichen: vom Nabel ausgehende Strangzeichnung in der Frühschwangerschaft.

Rinne* Versuch (HEINR. T. ADOLF R., 1819–1868, Psychiater, Hildesheim): Differenzierung von Schalleitungs- u. Schallempfindungsstörung durch Bestg. des Hörens bei Knochen- u. bei Luftleitung (d. h. a^1-Stimmgabel dem Warzenfortsatz aufsitzend bzw. vor dem Gehörgang). Bei Mittelohrschwerhörigkeit »negativ« (Knochenleitung länger als Luftleitung); bei Innenohrschwerhörigkeit »positiv« (Luftleitung empfindlicher u. protrahierter als Knochenleitung; aber bd. Leitungsarten verkürzt); s. a. BEZOLD* Trias, vgl. LERMOYEZ*-HAUTANT* Versuch (»**falscher Rinne**«).

Rinnen|phänomen: *urol* ↑ SCHRAMM* Zeichen. – **R.sonde**: *chir* ↑ Führungshohlsonde. – **R.spekulum**: quergewölbtes hint. Scheidenspekulum (z. B. nach NEUGEBAUER).

Rio-Bravo-Fieber: v. a. in Kalifornien u. Texas vork. Enzephalitis durch ein ARBO-Virus B.

Riolan* (JEAN R., 1580–1657, Anatom, Paris) **Anastomose**: inkonst., ortho- u. retrograd durchströmbare Kollateralverbindung zwischen den Aa. mesentericae sup. u. inf. (vgl. R.* Bogen). – **R.* Bogen**: der vom Mesocolon transversum gebildete Bogen; i. w. S. auch die darin marginal verlaufende Gefäßarkade als Verbdg. zwischen li. Ast der A. colica media u. der A. col. sin. (vgl. R.* Anastomose). – **R.* Muskel**: als »Musculus ciliaris« der palpebrale Teil des M. orbicul. oculi in den hint. Kanten der Augenlider (deren Anliegen am Augapfel er bewirkt). – **R.* Knochen**: Schaltknochen zwischen Os occipit. u. Pars petrosa des Schläfenbeins. – **R.* Strauß**: die am Proc. styloideus entspring. Muskeln u. Bänder.

Ripault* Pupillenzeichen (LOUIS HENRY ANTOINE R., 1807–1856, Arzt, Dijon): (1841) durch Druck auf den Augapfel bewirkte Pupillenentrundung (die beim Toten irreversibel ist).

Rippe: ↑ Costa.

Rippen|anomalien: Form- oder numer. Anomalien der Rippen; z. B. ↑ Hals-, Gabel-, Loch-, Spaltrippe, SRB* Anomalie, intrathorakale Rippe (ins Lungengewebe drängend), Lendenrippe. – **R.atmung**: ↑ Thorakalatmung.

Rippenbogen: ↑ Arcus costalis. – **R.aufklappung**: ↑ MARWEDEL* Schnitt. – **R.-Bauchdecken-, R.periostreflex**: ↑ Bauchdeckenreflex. – **R.randschnitt**: Bauchdeckenschnitt parallel zum Rippenbogen (Schrägdurchtrennung der schrägen u. geraden Bauchmuskulatur) für Eingriffe im Oberbauch; re. als KOCHER* Schnitt (↑ Abb. Bauchdeckenschnitte), auch als ↑ Kulissenschnitt n. USADEL.

Rippen|bruch: ↑ R.fraktur. – **R.buckel**: bei skoliot. BWS-Torsion durch Rückdrehung der Rippenursprünge bedingte Vorwölbung des Brustkorbes (mit Verbreiterung der ICR), u. zwar an der Skoliosekonvexität als hinterer, auf der Gegenseite als vord. R.buckel; op. korrigierbar; vgl. Lendenwulst.

Rippen|fell: ↑ Pleura costalis; s. a. Pleuritis. – **R.fraktur**: Quer- oder Schrägfraktur (evtl. mit starker Fragmentaufsplitterung oder mit Stufenbildung) durch dir. Trauma oder indirekt bei Thoraxkompression, oft als Serienfraktur; meist an mittl. Rippen (da obere durch Schultergürtel geschützt, untere flexibel). Komplikationen: Blutung, Lungenanspießung (mit Pneumothorax; evtl. Hautemphysem, v. a. bei Serien- u. Stückbrüchen Verlust der Thoraxwandstabilität

(»mobiler Brustwandlappen«) mit Gefahr der respirator. Insuffizienz (paradoxe Atmung). Ther.: Ruhigstellung durch Heftpflasterverband (Cingulum) oder unelast. R.bruchgürtel; bei Serienfraktur evtl. Überdruckbeatmung.

Rippen|gleiten: Gleiten des freien Endes der 11. Rippe über die 10. beim Rumpfbeugen; mit Periostschmerz (im Epigastrium empfunden); vgl. CYRIAX* Syndrom. – **R.karies**: s. u. Rippentuberkulose. – **R.knorpelsyndrom**: ↑ TIETZE*, CYRIAX* Syndrom, Rippengleiten. – **R.kontraktor**: *chir* s. u. Rippensperrer. – **R.luxation**: im Kostovertebralgelenk meist artefiziell bei intrathorakalem Eingriff, an der Knorpel-Knochengrenze traumatisch, mit tastbarer Stufenbildung. – **R.osteomyelitis**: umschrieb., oft im knorpel. Teil lokalisierte tuberkulöse O. (kalter Abszeß) oder bei Typhus abdom.; häufig mit Fistelbildung. Ther.: Tuberkulostatika bzw. Antibiotika, evtl. Resektion. –

Rippen|randschnitt: 1) ↑ R.bogenrandschnitt. – 2) ↑ CLUTE*-ALBRIGHT* Inzision. – **R.raspatorium**: Instrument mit abgewinkeltem bogenförm. – das Rippenprofil umgreifendem-scharfkant. Endteil zur Periostablösung vor der Resektion; z. B. nach DOYEN. – **R.resektion**, Kostektomie: subperiostale Resektion (nach Periostablösung) unter Belassen des ges. Weichteilmantels, d. h. bei geschlossener Pleurahöhle u. intakten Interkostalgefäßen u. -nerven; v. a. für Thorakoplastik, Thorakotomie, Nieren- oder Nebennieren-Op.

Rippen|-Schlüsselbein-Syndrom: ↑ Kostoklavikular-Syndrom. – **R.span**: einer Rippe entnommener ↑ Knochenspan für Verriegelungsarthrodese, Defektpseudarthrosen-Op., Rhinoplastik (CARTER* Op.) etc. – **R.sperrer, -retraktor**: Instrument (2 Krallen oder plattenförm. Greifarme, Abstand über Zahnstange oder Schneckengewinde variierbar) für die permanente intraop. Spreizung eines ICR. – Ähnlich der Rippenkontraktor zur Adaptation der Rippen bei Thoraxverschluß.

Rippen|tuberkulose: per contiguitatem oder continuitatem, seltener hämatogen entstandene Tbk einzelner oder mehrerer Rippen(knorpel), z. B. als R.karies (osteomyelit. Form). – **R.usur**: v. a. durch – pulsierenden – Druck (Aneurysma, PANCOAST* Tumor) entstandene Arrosion einer oder mehrerer Rippen. – **R.zwischenraum**: ↑ Spatium intercostale.

Rippstein* Gerät: (1956) *röntg* verstellbares Schienensystem zur Lagerung für Aufnahmen der koxalen Femurenden (90° Hüftbeugung, 160° Abduktion, mittl. Rotation).

RISA: *nuklearmed* 1) **R**adiojod-**S**erum**a**lbumin (s. u. Seroalbuminum). – 2) **R**adio-**i**mmuno-**s**orbent-**a**ssay (s. u. RIA).

Risiko|faktor: aus Eigen- u. Fam.-Anamnese zu eruierender Faktor, der für das Individuum ein bes. Gesundheitsrisiko darstellt; z. B. Hypertonie, Übergew., Bewegungsarmut, psychosozialer Streß, Erbleiden, Diabetes mellitus. – **R.geburt** (BICKENBACH) Geburt, bei der Anamnese, Schwangerschafts- oder Geburtsverlauf Hinweise auf eine erhöhte Gefährdung von Mutter u./oder Kind ergeben; z. B. bei später Primipara nach früheren op. Eingriffen am Uterus, bei Diabetes mellitus, Mißbildung, Schwangerschaftsblutung, Querlage, 24-stünd. Blasensprung ohne Wehen; erhöhtes Risiko nur für die Frucht bei Partus immaturus, chron. Plazentainsuffizienz, übertragener Schwangerschaft, Rh-Inkompatibilität. Erfordert kontinuierl. u. intensive Überwachung (z. B. Amnioskopie), Entbindung in Fachabtlg., Beschränkung der Geburtsdauer, evtl. vorzeit. Geburtseinleitung etc. – **R.kind**: (THEOPOLD) Neugeb. mit allgemeinbedrohl. oder für eine Neugeborenenerkr. typ. oder verdächt. Sympt. (z. B. Atmungsstörung, Zyanose, Icterus praecox u. gravis, Blutungen, Ödeme, Geburtsverletzung, Erbrechen, Krämpfe, Fieber, Infektionen) oder aber mit belastenden Faktoren wie Geburtsgew. < 2500 oder > 4500 g, Frühgeburt, Übertragung, Mehrling (v. a. nachgeborener), Geburtskomplikationen, Hydramnion, Toxikose, Diabetes mellitus, Blutgruppenunverträglichkeit, fam. Stoffwechselerkr., Mißbildungen.

Risley* Prisma (SAMUEL DOTY R., 1845–1920, Ophthalmologe, Philadelphia): Umkehrprisma für die Diagnostik von Augenmuskelanomalien.

risorius: (lat.) zum Lachen dienend.

Risquez* Zeichen (FRANCISCO R., 1856–1941, venezolan. Pathologe): freies Hb im Blutserum bei Malaria.

Riß: *path* ↑ Fissur. – **R.bruch, -fraktur**: *chir* ↑ Knochenfissur.

Risser* (JOSEPH CHARLES R., geb. 1882, Chirurg, New York) **Lokalizer-Verfahren**: (1953) rein konservat. oder aber vor u. nach einer korrigierenden Spondylodese angewandtes Quengelverfahren zur etappenweisen Redression einer Skoliose: in Extension (an Kopf u. Becken) dorsolat. Druck auf den Rippenbukkel bzw. Lendenwulst mittels einer mit dem Extensionstisch freibeweglich verbundenen Stange über eine gepolsterte Filz-Gips-Pelotte (»Lokalizer«); nach Derotation u. Ins-Lot-Stellen Gipskorsett (»Lokalizer-Gips«) vom Hinterkopf bis zur Symphyse (evtl. mit weiteren Korrekturen durch seitl. »Keilen« des Gipses). Pat. aufsteh- u. schulfähig. – **R.* Zeichen**: *röntg* Entwicklungsgrad der Darmbeinepiphyse als Parameter des Ossifikationsalters (volle Fusion mit dem Os ilium etwa bei Abschluß des WS-Wachstums).

Rissmann* (PAUL R., 1867–1932, Gynäkologe, Hamburg) **Handgriff**: *geburtsh* Kompression der Bauchaorta (evtl. mit spez. Aortenkompressorium) zur Stillung einer aton. Nachgeburtsblutung. – **R.* Schema**: Standardther. der Eklampsie mit Morphin u. Luminal.

Rißwunde: durch spitzen oder scharfen Gegenstand hervorgerufene Weichteilwunde mit gezackten Rändern; häufig infiziert; oft als Rißquetschwunde (Ränder blutunterlaufen, Abschürfungen, evtl. Beteiligung innerer Organe).

RIST: *nuklearmed* **R**adio-**i**mmuno-**s**orbent-**T**est (s. u. RIA; vgl. RAST).

Ristella: Gattungsname der PRÉVOT* Nomenklatur (1938) für unbewegl. Bacteroides-Arten (z. T. auch als Eggerthella klassifiziert; »R.-Eggerthella-Gruppe«).

Ristocetinum *WHO*: Antibiotikum (A + B) aus Nocardia lurida; wirksam v. a. gegen grampos. Baktn.; als Nebenwirkung Venenreizung, Rash, passagere Neutropenie.

Risus sardonicus

Risus sardonicus, Facies tetanica: Kontraktur der mim. Muskulatur bei Tetanus mit Verziehen der Mundwinkel nach außen zu einem »teufl.« Grinsen; stets mit Trismus verbunden.

Ritgen* Handgriff (FERD. AUGUST MARIA VON R., 1787–1867, Chirurg, Gießen): (1855) *geburtsh* »Hinterdammgriff« (zwischen Anus u. Steißbeinspitze), mit dem der durchschneidende Kopf herausgeleitet wird (Dammschutz u. beschleunigte Entwicklung); modifiziert von OHLSHAUSEN (ein Finger im Rektum, um den kindl. Kopf hinauszuschieben) u. FEHLING.

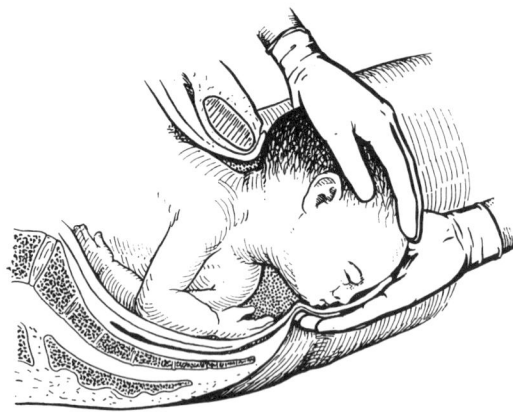

Ritgen* Handgriff (Anus-abdeckender Tupfer nicht gezeichnet).

(de) Ritis* Quotient (F. DE R., Hepatologe, Neapel): (1955/57) Qu. aus der GOT- u. GPT-Aktivität; normal etwa 1,0; oft erhöht bei akuter Hepatitis, erniedrigt bei Herzinfarkt, Leberzirrhose (nicht beweisend).

Ritodrinum *WHO*: 2-(p-Hydroxy-phenäthylamino)-1-(p-hydroxyphenyl)-propanol; Uterusrelaxans.

Ritter* Dermatitis (GOTTFR. RITTER V. RITTERSHAIN, 1820–1883, Pädiater, Prag): / Dermatitis exfoliativa infantum.

Ritter* Nervenstumpfversorgung (K. R., Chirurg, Posen): als Neuromprophylaxe keilförm. Exzision des Nervenendes u. perineurale Naht bzw. Einschneidung durch eine doppelt ligierte Arterie oder Vene.

Ritter* (JOHANN WILH. R., 1796–1810, Pharmazeut u. Physiol., München) **Tetanus**: bei indir. u. dir. Muskelreizung während u. nach dem Abschalten des Gleichstromes an der Anode auftretende tetan. Kontraktion (durch Polarisationsströme?). – **R.*-Rollet* Phänomen**: (1805; ALEXANDER RO. 1876) bei gleichstarker elektr. Reizung motorischer Nervenstämme das Reagieren der Beuger u. Adduktoren vor den Streckern u. Abduktoren. – **R.*-Valli* Gesetz**: Trennung eines Nervs von seinem Zentrum bewirkt erhöhte Erregbarkeit u. Leitfähigkeit; später langsames Erlöschen seiner Funktion (beides zunächst zentral, dann zur Peripherie hin fortschreitend).

Ritterlingsvergiftung: gastrointestinale Intoxikation durch Rohverzehr des »(Tiger-)Ritterlings« Tricholoma.

Rittershain* Krankheit: / Dermatitis exfoliativa infantum.

Ritztest: Scratsch-Test (/ Kratztest).

Riu* Färbung (C. H. R., Hämatologe, Taiwan): (1956) verbesserte ROMANOWSKY* Färbung von Blut-, Exsudat- u. Tumorzellen im Ausstrich unter Verw. von 2 Lsgn. (A mit Eosingelb u. Methylenblau in absol. Methanol; B mit Methylenblau, Azur I, KH_2PO_4 u. $Na_2HPO_4 \cdot 12 H_2O$ in Aq. dest.). Bild ähnl. dem der – langsameren – PAPPENHEIM* Färbung.

RIVA: s. u. RIVA-Stenose.

Rivalta* Probe (FABIO R., 1863–1959, Pathologe, Bologna): (1895) DD von Trans- u. Exsudat durch Einbringen eines Tropfens des Punktats in verdünnte Essigsäure; bei Transsudat vollständ. Lsg., bei Exsudat Bildung eines Trübungsschleiers (»R.* Eiweißkörper«, saures Mukoproteid. – vgl. MORITZ* Probe.

Rivanol®-Fällung: (JOREJSI u. SMETANA 1954) Isolierung von γ-Globulinen (u. Transferrin), die bei Zusatz von Aecthacridinum lacticum zu Blutplasma als einz. Proteine gelöst bleiben.

Riva=Rocci* Apparat (SCIPIONE R.=R., 1863–1937, Internist, Pavia): (1896) das klass. Gerät (Quecksilbermanometer an aufblasbarer Armmanschette) für die unblut. (indir.) Blutdruckmessung.

Rivas* Methode (DAMOSO R., geb. 1874, Arzt, Nicaragua): modifiz. TELEMANN* Methode (Stuhluntersuchung auf Wurmeier) mit 5%ig. Essigsäure statt HCl.

RIVA-Stenose: die – oft isoliert vork. – Stenose (bis Verlegung) des **R**amus **i**nterventricularis **a**nt. der li. Koronararterie.

Rivero*-Carvallo* Phänomen: Beschleunigung der intrathorakalen Blutströmung während der Inspiration (als Grundlage des Auftretens bzw. der Intensivierung der typ. Schallphänomene der Trikuspidalstenose; diastol. Intervall-, präsystol. Crescendogeräusch).

Riviere* Zeichen (CLIVE R., 1872–1929, Arzt, London): (1921) Klopfschallverkürzung über den Dornfortsätzen ThV-VII bei akt. Hilus- u. Lungen-Tbk; nicht pathognomonisch.

Rivinus* (AUGUSTUS QUIRINUS R. oder BACHMANN, 1652–1723, Anatom u. Botaniker, Leipzig) **Drüse**: / Glandula sublingualis. – **R.* Membran**: / Pars flaccida des Trommelfells.

RI-Viren: (engl.: respiratory illness) / Adenoviren.

Rivoir* Operation: Nephropexie mittels »Hängematte« aus Sehnen-Muskelstück des Psoas minor.

Rivolta* Krankheit (SEBASTIANO R., 1832–1893, Tierarzt, Pisa): / Aktinomykose.

Rivus lacrimalis *PNA*: der Tränenkanal, die Rinne zwischen Lidrändern u. Augapfel bei Lidschluß.

Rixford* Krankheit (EMMET R., geb. 1865, Chirurg, San Francisco): Nordamerikan. / Blastomykose.

Rizin, Ricin: hochtox. Phytohämagglutinin (Toxalbumin) in Samen von ca. 20 / Ricinus-Arten. Gibt als »aspezif. Lektin« pos. Immunodiffusionsreaktion mit den Blutgruppen-AG A, B, H u. Le^a sowie mit Pneumokokkenpolysaccharid Typ XIV; auftrennbar in Toxin u. Agglutinin (»Rizinusallergen« n. CORWIN, 1961). – **Rizinismus**: Vergiftung durch Rizin bzw. Rizinussamen; mit hämorrhag. Gastroenteritis, Nephritis, hämolyt. Anämie, Albumin-Hämoglobinurie, fett. Leberdegeneration. – **Rizinolsäure**, Acidum ricinolicum: 12-Hydroxyölsäure; ungesätt. C_{18}-Fettsäure in pflanzl. Glyzeriden (z. B. als Triglyzerid Rizinolein); laxatives Wirkprinzip in Rizinusöl. – **Rizinusöl**: Oleum Ricini (s. u. Ricinus).

Rizolipasum *WHO*: pflanzl. Lipase aus einer Rhizopus-arrhizus-Varietät; Anw. als Verdauungsenzym.

R-Kolonie: *bakt* ↑ Rauhform.

RKM: **R**öntgen**k**ontrast**m**ittel.

RI: ↑ Röntgenliter. – **R/L**: *radiol* die frei in Luft gemessene Dosis in Röntgen. – **R.-L.-Shunt**: *kard* ↑ Rechts-links-Shunt.

RM: ↑ Rückenmark. – **Rm**: 1) ↑ Antigen Rm. – 2) R_m: (engl.: **r**elative **m**obility) Quotient aus den Wanderungsstrecken einer Substanz u. einer Bezugssubstanz (bei Elektrophorese).

RN: Rest-N (↑ Reststickstoff). – **Rn**: *chem* ↑ Radon.

RNA: (engl.) **r**ibo**n**ucleic **a**cid (↑ Ribonukleinsäure). – **RNA-Viren**: ↑ RNS-Viren. – **RN-ase**: ↑ Ribonuklease.

RNP: **R**ibo**n**ukleo**p**roteid (in Ribosomen).

RNS: ↑ Ribonukleinsäure. – **RNS-Granula**: ↑ Ribosomen. – **RNS-Kode**: *genet* der durch die Struktur der verschied. transfer-RNS bedingte Zusammenhang zwischen den verschied. Basentripletts der m-RNS u. den ihnen zugeordneten Aminosäuren der Gen-abhäng. Proteine; s. a. genet. ↑ Kode, Eiweißbiosynthese. – **RNS-Polymerase**: ↑ Transkriptase (für die DNS-abhäng. RNS-Synthese). – **RNS-Replikase, -Synthetase**: in durch RNS-Viren infizierten Zellen vork. Polymerase, die an der einsträng. Virus-RNS als Matrize die Bildung eines matrizenkomplementären Minusstrangs katalysiert, an dem – als Matrize – dann ein der Virus-RNS gleicher Plusstrang synthetisiert wird (= RNS-abhäng. RNS-Synthese = replikative Form). – vgl. reverse ↑ Transkriptase (für RNS-gesteuerte DNS-Synthese).

RNS-Viren: ↑ Viren mit 1sträng. RNS (nur REO-Viren 2strängig) als genet. Material (messenger-Funktion; nur ROUS* Sarkomvirus genetisch inkomplett); ↑ Schema.

RNU: **R**uhe**n**üchtern**u**msatz (= Grundumsatz).

R/O: *radiol* die frei an der Objektoberfläche gemessene Dosis in Röntgen.

Roaf* Theorie (HERB. ELDON R., geb. 1881, Physiologe, London): (1927) Der Farbempfindung liegen 3 auf verschied. Spektralbereiche ansprechende Rezeptor-Typen zugrunde; obsolet (↑ Dreifarbentheorie).

Robben|fängerkrankheit: Mon- oder Panarthritis der Finger (v. a. li.) durch Infektion mit nicht näher definiertem Diplokokkus (im Fell u. Organen der Robbe) via kleine Hautverletzungen. – **R.gliedrigkeit, -hand**: *path* ↑ Phokomelie.

Robbins* Test: *diabet* ↑ CARTER*-ROBBINS* Test.

Robert* Band (CÉSAR ALPHONSE R., 1801–1862, Chirurg, Paris): Ligamentum menisci fibularis.

Robert* Becken (HEINR. LUDW. FERD. R., 1814–1878, Gynäkologe, Wiesbaden): das ankylot. ↑ Becken.

Robert* Operation: bei Kollum-Ca. abdomin., radikale Kolpohysterektomie mit extraperitonealer Dissektion der Becken-LK.

Robert-Koch-Institut: 1891 in Berlin als »Institut für Infektionskrankhn.« gegründet (mit R. K.* als erstem Direktor); seit 1952 Teil des Bundesgesundheitsamtes.

Derzeitige Klassifikation der human- u. tierpathogenen **RNS-Viren** (n. MELNICK 1969)

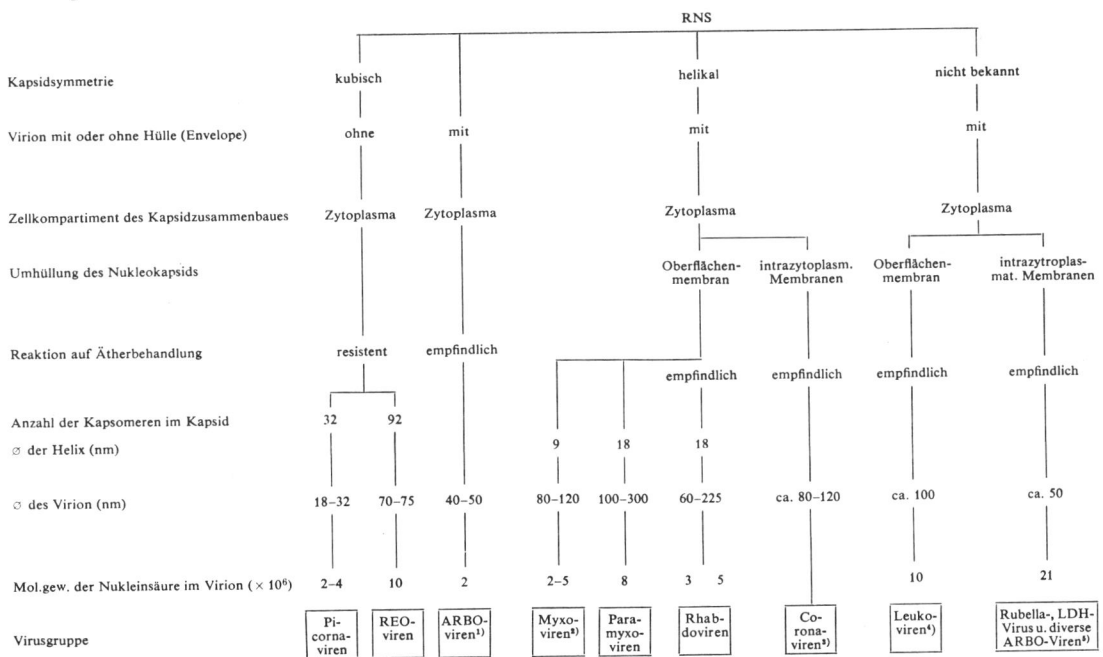

1) da in wicht. physikal. u. biochem. Eigenschaften (Mol.-gew. der RNS $2-10 \cdot 10^6$) recht unterschiedl., definitiv wahrsch. verschiedenen Gruppen zuzuordnen.
2) das Mäusepneumonie-Virus mit Nukleokapsid-Helix-ø von 12–15 nm steht zwischen Myxo- u. Paramyxoviren.
3) Gruppe mit charakterist. Oberflächenprojektionen, darunter neu entdeckte humanpathogene Respirationstrakt-Viren, das Virus der infektiösen Bronchitis der Hühner u. das Mäusehepatitis-Virus.
4) die Erreger der Leukämieerkrankungen bei Tieren (Geflügel, Mäuse) u. das Mäusehepatitis-Virus.
5) außer Röteln- u. Laktatdehydrogenase-Virus der Maus ARBO-Viren der Encephalovirus-Gruppe (FENNER), z. B. Semliki-Forest-, Japan-B-, WEE-, Chicungunya-Virus.

Roberts* (SIR WILLIAM R., 1830–1899, Internist, London) **Eiweißprobe**: Trübungsreaktion beim 1+1-Vermischen von eiweiß- oder peptonhalt. Harn mit salzsaurer gesätt. NaCl-Lsg. Ferner halbquant. Bestg. nach der (R.*-STOLNIKOW*-) ∫ BRANDBERG* Methode. – **R.* Glukosenachweis**: Harnspindelung vor u. nach Gärprobe u. Errechnen des %-Glukosegehalts aus der Abnahme des spezif. Gew. (je 0,001 = 0,230%).

Robertson* Pupillenzeichen: s. u. ARGYLL ROBERTSON*.

Robertson* Translokation: beim fam. DOWN* Syndrom nachgewiesene Translokationstypen 1) 46, XX oder XY, D-t ($D_q G_q$) +, 2) 46, XX oder XY, G-t ($G_q G_q$) +.

Robertson* Zeichen (WILLIAM EGBERT R., 1869–1956, Internist, Philadelphia): **1)** rötl., makulopapulöse Hautefflorescenzen an den Armen bei Myokarddegeneration. – **2)** fibrilläre präkardiale Pektoraliszuckungen präfinal bei Kardiopathie. – **3)** Ausbleiben der Pupillenerweiterung bei Druck auf angeblich schmerzhafte Stellen als Hinweis auf Simulation. – **4)** in Rückenlage palpable Flankenfülle u. -spannung bei Aszites.

Robertson*-Kihara* Syndrom: ∫ Hyperreninismus.

Robertson*-Reid* Standard: (WILLIAM E. R. 1952) Normal-Grundumsatzwerte (∫ Tab.).

Alter	kcal/m²/h ♂	kcal/m²/h ♀	Alter	kcal/m²/h ♂	kcal/m²/h ♀
4	57,9	53,9	17	39,7	35,3
5	56,3	53,0	18	39,2	34,9
6	54,2	51,8	19	38,8	34,5
7	52,1	50,2	20	38,4	34,3
8	50,1	48,4	25	37,1	34,0
9	48,2	46,4	30	36,4	34,1
10	46,6	44,3	35	35,9	33,5
11	45,1	42,4	40	35,5	32,6
12	43,8	40,6	45	34,1	32,2
13	42,7	39,1	50	33,8	31,9
14	41,8	37,8	55	33,4	31,6
15	41,0	36,8	60	33,1	31,3
16	40,3	36,0	65	32,7	31,0

Robin* Koeffizient (EDUARD CHARLES ROBERT R., 1847–1928, Internist, Paris): Verhältnis des Harnstoff-N zum Gesamt-N im Urin; normal 0,83, bei Lebererkrn. u. Azidose erniedrigt.

Robin* (CHARLES PHILIPPE R., 1821–1885, Histologe, Paris) **Kristalle**: ∫ CHARCOT*-LEYDEN* Kristalle. – **R.* Raum**: anat ∫ VIRCHOW*-R.* Raum.

Robin* Operation (J. L. R., französ. Chirurg): **1)** Korrektur des zu kurzen oder unbewegl. Gaumensegels durch gestielte Pharynxlappen. – **2)** zweizeit. Pharyngo-Hemilaryngektomie (bei streng einseit. Malignom) mit En-bloc-Ausräumung der Halslymphknoten u. sek. Wiederaufbau der Organe.

(Pierre) Robin* Syndrom (PIERRE R., 1867–1950, Stomatologe, Paris): (1923) frühfetale Hemmungsmißbildung des Mund-Kiefer-Zungenbereiches, sogen. Kieferbogen-Syndrom mit UK-Hypoplasie (Mikrogenie) u. -spalte, med. Gaumenspalte, Mikroglossie u. Glossoptose; klin.: röchelnde Mundatmung, erschwerte Nahrungsaufnahme, Brechneigung, evtl. lebensbedrohl. Asphyxien (Aspiration, Glottisverschluß, Verfangen der Zunge in der Gaumenspalte).

Robinow*-Silverman*-Smith* Syndrom (MEINHARD R., Pädiater, Yellow Springs/Ohio; FREDERIC N. SI. u. HUGO D. SM., Pädiater, Cincinnati): (1969) autosomal-dominant erbl. Biotyp der enchondralen Dysostose: disproportionierter Minderwuchs, Brachymelie, Hypertelorismus, überweite Lidspalten, plumpe Nase mit tiefem Sattel, vorspringende Stirn, OK-Hypoplasie, Zahndysplasien, Genitalhypoplasie (normale Fertilität!).

Robinson* Ester (ROBERT R., 1883–1941, engl. Biochemiker): ∫ Glukose-6-phosphat.

Robinson* Kreis: (FRED B. R. 1903) Gefäßkreis durch Anastomosen der Aa. uterina u. ovarica mit der A. iliaca comm. u. der Aorta abdomin.

Robinson* Reflex: frühkindl., in der 2. Hälfte des 1. Lj. normalerweise erlöschender »ton. Hand-Fuß-Greifreflex«, indem jeder die Handinnenfläche bzw. Fußsohle berührende Gegenstand fest umschlossen wird.

Robinson* Therapie (WILLIAM R., geb. 1890, Entomologe, Washington): (1934) artifizielle Myiasis zur Behandlung infizierter Wunden.

Robinson=Cohen* Tafel: *ophth* der SNELLEN* Fächerfigur ähnl. Tafel für die subj. Astigmatismus-Prüfung.

Robinson*-Miller*-Bensimon* Syndrom (GEOFFREY C. R. u. JOSEPH R. B., Pädiater; JAMES R. M., Biologe; alle in Vancouver): (1962) autosomal-dominant erbl. Biotyp der Ektodermaldysplasie, mit Nageldystrophie, partieller Anodontie, Tonnenzähnen, Innenohrtaubheit, Hyperhidrosis, evtl. Poly- u. partieller Syndaktilie.

Robinson*-Power*-Kepler* Test: *endokrin* s. u. KEPLER*.

Robles* Krankheit (RODOLFO R., 1878–1939, Arzt, Quezaltenango/Guatemala): ∫ Onchozerkose.

Roborantia: *pharm* Kräftigungs-, Stärkungsmittel. – **roborieren**: kräftigen, stärken.

Robson* Clearance: modif. Inulin-Clearance mit einmal. Inj. von 50–100 ml einer 10%ig. Lsg.

Robson* Lagerung, Punkt etc.: s. u. ∫ MAYO=ROBSON*.

Roc(c)ella: *botan* Gattung von Meeres-Flechten, aus denen Farbstoffe (z. B. Orseille, Lackmus) u. gering antibiotisch wirksame Substanzen wie **Roc(c)elsäure** (**Roccelin**) gewonnen werden.

Roch* Probe: (1891) empfindl. Eiweiß-Nachweis im Harn: (Trübung oder flock. Niederschlag) durch Zusatz von kristall. Sulfosalizylsäure (u. Umschütteln).

Rochalimea quintana: ∫ Rickettsia quintana.

Roche* Zeichen: palpator. Abgrenzbarkeit von Hoden u. Nebenhoden bei Epididymitis (nicht aber bei Hodentorsion).

Rochen: Knorpelfisch-Ordnung mit z. T. für den Menschen gefährl. Arten (tox., bewehrt mit Stachel, elektr. Organen etc.). Nach Stich des – evtl. in der Wunde abbrechenden – Stachels örtl. Entzündung, Nekrosen, Tetanusgefahr.

Rocher* Zeichen: **1)** das sog. »Schlüsselzeichen« (Torsionsprüfung am gestreckten Bein in Rückenlage) bei Koxarthrose. – **2)** ∫ ABADIE*-R.* Zeichen.

Rocher*-Sheldon* Syndrom: (H. L. R. 1913, SH. 1932) ↗ Arthrogryposis multiplex congenita.

Rochester* Zeichen: Unfähigkeit, bei Blickhebung einen leichten Lidschluß beizubehalten (Zurückbleiben des Unterlids) als Hinweis auf Fazialisparese.

Rochet* Operation: Durchtrennen der Detrusor-Nerven des Ggl. hypogastricum als ↗ Blasendenervierung.

Rochon=Duvigneaud* (ANDRÉ R.=D., 1863–1952, Ophthalmologe, Paris) **Sinus**: ↗ Sinus venosus sclerae. – **R.=D.* Trabekel**: ↗ Trabeculum corneosclerale.

Rockerath* Syndrom: (1950) heredit. Osteoonychodysplasie i. S. des ↗ TURNER*-KIESER* Syndroms.

Rocket-Immunoelektrophorese: (engl. = Rakete; C.-B. LAURELL 1967) quant. Bestg. eines einzelnen Proteins in einem Eiweißgemisch durch Nebeneinander-Elektrophoretisieren der zu vergleichenden Proben in einem das monospezif. Antiserum enthaltenden Agarose-Gel; Länge der entstehenden – raketenförm. – Präzipitate erlaubt Quantifizierung (Vergleich mit Standard-Präzipitat).

Rockwell* Härte: Materialhärte, bestimmt als Eindringtiefe eines Diamantkegels bzw. (für weichere Stoffe) einer gehärteten Stahlkugel unter der Zusatzlast von 140 bzw. 90 kp.

Rocky Mountains spotted fever: ↗ Felsengebirgsfleckfieber.

Rodatest®: Gerät zur Prüfung der Sehschärfe (z. B. beim amtl. Sehtest für Verkehrsteilnehmer), wobei mit optisch getrennten Augen eine Testplatte mit 12 Ziffern (für ungefähre Sehschärfen 0,3, 0,5, 0,7 u. 1,0) gelesen werden muß.

rodens: (lat.) nagend, fressend.

Rodentiosen: durch Nagetiere (Säuger-Ordnung Rodentia) übertragene Infektionskrankheiten. – **Rodentizid**: auf Nagetiere (Ratten, Mäuse etc.) toxisch u. letal wirkendes Bekämpfungsmittel (»Rattengift«), v. a. Kumarin-Derivate, Meerzwiebel-Glykoside, Zinkphosphid, Thallium-Präp.

Rodentolepis straminea: *helminth* ↗ Hymenolepis nana.

Rodet* Zeichen: *psych* ↗ Nygmatomanie.

Rodino* Operation: Ersatzmagen durch Y-Anastomosierung des Ösophagus mit einer durch Umschlagen um 180° gedoppelten u. Seit-zu-Seit-anastomosierten Jejunumschlinge.

Rodman* Operation (WILLIAM LOUIS R., 1858–1916, Chirurg, Philadelphia): 1) Magenresektion n. BILLROTH II mit retrokol. Gastrojejunostomie (1. Schlinge). – 2) (1908) radikale Mastektomie bei Mamma-Ca.

Rodopsin: ↗ Rhodopsin.

Rö-: ↗ Röntgen....

Röcheln: exspirator. Dyspnoe mit keuchender Atmung u. lauten, trockenen bronchialen u. trachealen RG; v. a. im Asthma-bronch.-Anfall; bei Lungenödem etc. als »Distanz-R.«.

Roeder* Behandlung, »Roedern« (HEINR. R., 1866–1918, Arzt, Dortmund): »Absaugung« der Gaumentonsillen.

Roeder* Schlinge: *gyn* s. u. YOON* Ring.

Roederer* (JOHANN GEORG R., 1727–1763, Geburtshelfer, Göttingen) **Ekchymosen**: in Perikard u. Pleura beim Neugeb. als Folge prämaturer Atembewegungen. – **R.* Kopfeinstellung**: *geburtsh* Nackenbeugung schon in der Beckeneingangsebene, so daß kleine Fontanelle hier bereits Führungspunkt; abnorme Einstellung, v. a. bei allg.-verengtem Becken.

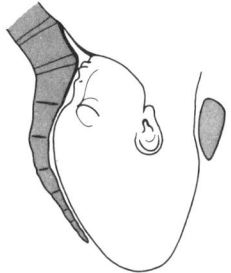

Roederer*-Hallé* Syndrom: Bewegungseinschränkung infolge Hautsklerose u. Muskelrigidität (mit Verkürzung).

Roehl* Randkörperchen (WILHELM R., 1881–1929, Arzt, Elberfeld), Corpora marginalia: meist einzeln u. randständig vork. lichtbrechende, mit Vitalfarbstoffen (z. B. Methylviolett), nicht jedoch nach GIEMSA anfärbbare Gebilde im Ery; Entstehung unklar, keine pathognom. Bedeutung.

Röhrchentest: 1) *bakt* ↗ Resistenz-Bestg. in Röhrchenkulturen anhand der Wachstumshemmung nach Antibiotikum-Zugabe in versch. Konz. – 2) *immun* (OUDIN 1946) AG- bzw. AK-Nachweis durch Überschichten Antiserum-haltigen Agars (in einem Röhrchen) mit der AG-Lsg.; durch einfache Diffusion Bildung von Präzipitatbanden (bei optimalem AG-AK-Verhältnis); vgl. OAKLEY*-FULTHORPE* Methode. – 3) *serol* (LANDSTEINER 1940) Nachweis einer Rh-Positivität durch Sedimentbildung von Ery nach Zugabe von Anti-Rh-Serum; mehrfach modifiziert (↗ Rhesus-Röhrchentest).

Röhre: *physik* ↗ Elektronen-, Röntgenröhre.

Röhren|abszeß: in Richtung des geringsten Widerstandes röhrenförmig ausgedehnter Abszeß (z. B. in benachbarten Weichteilen bei Knochen-Tbk.). – **R.atmen**: bronchiales ↗ Atmen.

Röhren|fenster: *röntg* ↗ Strahlenaustrittsfenster. – **R.fistel**: mit Granulationsgewebe ausgekleidete ↗ Fistel. – **R.fokus**: *röntg* ↗ Brennfleck. – **R.gesichtsfeld**: konzentrisch eingeengtes G. bei degenerat. Netzhauterkr. (v. a. Pigmentdegeneration). – **R.knochen**: ↗ Os longum.

Röhren|spannung, Anodenspannung: elektr. Spannung zwischen Anode u. Kathode der Glühkathodenröhre. Beeinflußt bei Rö.röhren sowohl Qualität (Härte) als auch Quantität (Ausgangsleistung) der Strahlung. – **R.spekulum**: *gyn* zylinderförm. Scheidenspekulum, v. a. für Portioinspektion; z. B. nach FERGUSSON. – **R.strom**, Anodenstrom: Elektronenstrom von der Kathode zur Anode einer Elektronenröhre. Bei ↗ Rö.röhren ist die Strahlenmenge (Ausgangsleistung) dem R. direkt proportional.

Röhrlinge: *botan* die Pilzgattung ↗ Boletus.

Römer* Behandlung: (CARL R., 1930) Atropin-Medikation bei postenzephalit. PARKINSON* Syndrom (insbes. gegen parasympath. Reizsymptome wie Salbengesicht etc.).

Römer* (PAUL R., 1873–1937, Ophthalmologe, Bonn) **Serum**: Pneumokokken-Antiserum zur Behandlung des Ulcus corneae serpens u. der fibrinösen Pneumonie. – **R.* Theorie**: ophth Der graue Star wird durch über Ziliarepithelläsionen in die Linse gelangende Toxine aus dem Humor aquosus ausgelöst.

Römer* Versuch (PAUL HEINR. R., 1876–1916, Hygieniker, Greifswald, Halle/S.): **1)** i.c. Tuberkulin-Inj. beim tbk. Meerschweinchen; führt zu örtl. Bildung einer zentral hämorrhag. Papel (»Kokarden-Reaktion«). – **2)** (1909) Nachweis der Toxinbildung durch Corynebact. diphtheriae anhand örtl. Infiltration, Rötung u. Nekrose 24 Std. nach i.c. Inj. (Meerschweinchen, Kaninchen) einer Reinkultur-Abschwemmung; nach 3 Tg. typ. Kokarden-Phänomen; vgl. NEISSER* Versuch.

Römer*-Willen* Bandage: orthop seitl. Knieführungsschiene (bei Wackelknie) mit doppeltem Zahnsegment u. 2 pelottenart. vord. Metallspangen sowie Gegenpelotte, Kniekehlriemen u. Spannbügel.

Roemheld* (-Tecklenburg*-Ceconi*) Syndrom (LUDWIG R., 1871–1938, Internist, Gundelsheim), gastrokardialer Symptomenkomplex: (1912) bei intestinalen Erkrn. mit Oberbauchmeteorismus (Zwerchfellhochstand u. Herzverlagerung) durch gastrokoronaren Reflex ausgelöste funktionelle Herz-Kreislaufbeschwerden (neben den abdomin. Symptn. des Grundleidens): li.-thorakale, evtl. in die li. Schulter ausstrahlende Beklemmung bis Schmerzen (bis Angina-pectoris-Anfall), paroxysmale Dyspnoe, Schweißausbruch, Tachykardie, Extrasystolie, Blutdruckabfall; im EKG nur geringfüg. oder keine Veränderungen.

Römisches Fieber: / Malaria. – **Röm. Kamille**: Anthemis nobilis. – **Römisch-irisches Bad**: s. u. Bad.

Rönne* Sprung (HENNING K. T. R., geb. 1878, Ophthalmologe, Kopenhagen): ophth keilförm. nasaler Gesichtsfeldausfall bei beginnendem Glaukom.

Röntgen* Strahlen (WILH. CONRAD R., 1845–1923, Physiker, Würzburg, München; Entdecker [1895] der – später nach ihm benannten – X-Strahlen; 1901 Nobelpreis für Physik): / Röntgenstrahlen (s. a. Strahlen..., Radio...).

Röntgen, R: radiol die Einh. der Ionendosis: 1 R = $2{,}58 \cdot 10^{-4}$ C/kg. – 1928 in Stockholm erstmals als »internat. R.« (Kurzzeichen: r) definiert unter Bezug auf die erzeugte Leitfähigkeit einer definierten Luftmenge (1 esE bei Sättigungsstrom); 1937 in Chicago erweitert u. abgeändert: Rö.- oder γ-Strahlenmenge, die je 0,001293 g Luft zu einer solchen Sekundärelektronenemission in Luft befähigt, daß die damit verbundene Ladungsmenge beiderlei Vorzeichens je 1 esE beträgt. – Seit Einführung von Energiedosis u. Rad (Kopenhagen 1953) im engl. Schrifttum R nur noch als Größe »exposure« (auf Photonenstrahlen u. dabei auf 3 MeV, seit 1971 [ICRU] auf »einige MeV« beschränkt), die der Standard-Gleichgew.-Ionendosis (ebenfalls mit Einh. R) entspricht.

Röntgenäquivalent: **1)** biol. R.: / Rem (s. a. RBW). – **2)** physikal. R.: / Rep.

Röntgen|anlage: die für die Erzeugung u. Anw. der R.strahlen notwend. techn. Einrichtung, bestehend aus / R.röhre mit Schutzhaube, **R.apparat** (elektr. Teile zum Betrieb der R.röhre, i. e. S. der Hochspannungserzeuger für die Röhren- u. Ventilheizung, i. w. S. auch Schaltpult, Hochspannungskabel zwischen Apparat u. Röhre, Öltrennschalter) u. / R.gerät; ferner Strahlenschutzmittel u. Dunkelkammer mit Zubehör. – **R.aufnahme**: das auf spez. photograph. Film oder Papier mittels R.strahlen erzeugte »Schattenbild« (= umgewandeltes Strahlungsrelief) z. B. eines Organs oder Körperteils, wobei der / Bildkontrast, abhängig von Belichtungsdauer u. Strahlenqualität (/ Weich-, Hartstrahltechnik) ebenso wie Gesamtheiligkeit, Homogenität des Untergrundes, Bildschärfe u. Objektgröße entscheidend für die Detailerkennbarkeit ist. Anfertigung erfolgt unter – im allg. normierter – Lagerung des Pat. u. Röhreneinstellrichtung, ohne oder mit KM-Anw. (= Leeraufnahme bzw. Kontrastuntersuchung), ohne oder mit Sichtleitung (= Übersichts-, Zielaufnahme), evtl. auch in mehreren Ebenen (meist als Sagittal- u. Frontal-, ferner Tangential-, Schrägaufnahme u. a. m.); s. a. Fern-, R.farb-, Schichtaufnahme, Direktvergrößerung, Xeroradiographie (Abb.). – Gilt als Dokument mit gesetzl. Aufbewahrungspflicht von 10 Jahren (einschl. Angabe techn. Daten).

Röntgenbestrahlung: / Strahlentherapie mit Rö.-strahlen; s. a. Bestrahlung, Nah-, Fern-, Nach-, präoperative Bestrahlung.

Röntgenbild: s. u. Röntgenaufnahme; s. a. positiv, negativ. – **R.speicher**: Vorrichtung, die die Hochfrequenz eines elektronisch erfaßten Leuchtschirmbildes (auch einer ganzen Durchleuchtungsszene) aufnimmt, speichert u. bei Bedarf wiedergibt. Als Magnetband- (mit Möglichkeit der sofort. Bildwiedergabe zur Qualitätskontrolle) oder Plattenspeicher (mit Einrichtung für Zeitdehnung u. -raffung). – **R.verstärker, -wandler**: elektron. Bildverstärker für die Rö.-Durchleuchtung u. Schirmbildphotographie oder als Teil einer / Fernsehkette (beides zur Einsparung von Dosis bzw. Adaptationszeit). Primärleuchtschirm (als Photokathode in einer Hochvakuumröhre) liefert ein dem Helligkeitsrelief entspr. Elektronenrelief, dessen Teilchen beschleunigt (hohe Gleichspannung) u. fokussiert werden (elektron. Optik), so daß auf dem Sekundärschirm ein umgekehrtes u. verkleinertes, aber 100- bis 1000fach helleres Bild entsteht, das dann beidäugig mittels umkehrender u. auf Normal vergrößernder Optik betrachtet wird.

Röntgen|brille: / Adaptationsbrille. – **R.dermatitis**: / Radiodermatitis. – **R.desensibilisierung (Holthusen*)**: / Sauerstoffeffekt. – **R.diagnostik**: D. mit Hilfe von Rö.strahlen anhand von / Rö.aufnahmen u./oder -durchleuchtung. Als **R.funktionsdiagnostik** für Abläufe an inn. Organen (z. B. Magen-Darmpassage, Pyeloskopie); s. a. Funktionsröntgenologie, R.kinematographie, -schirmbildverfahren, -stereographie. – **R.dosis**: / Dosis, Dosiseinheiten, Dosimeter. – **R.durchleuchtung**, Radioskopie: Beobachtung mittels Rö.strahlen sichtbar gemachter inn. Organe (evtl. nach KM-Applikation) oder Skelettabschnitte am Leuchtschirm (evtl. mit / R.bildverstärker oder über / R.fernsehkette).

Röntgen-Einheit: / Röntgen.

Roentgen equivalent man: / Rem; vgl. Rep.

Röntgen|erythem: s. u. Früherythem, Hauptreaktion, Radiodermatitis. – **R.dosis**: / Hauterythemdosis.

röntgenfähig: 1) für Rö.diagnostik geeignet. – 2) ↑ röntgenpositiv.

Röntgen|farbaufnahme: statt in Grauschattierungen in verschied. Farbwerten gehaltenes R.bild, gewonnen durch Übereinanderdecken zweier mit verschied. Strahlenhärte angefertigter u. unterschiedlich eingefärbter Bilder oder durch chem. Umwandlung der Schwärzungswerte an der fert. Aufnahme. – **R.fernsehen**: rö.diagnost. Technik, bei der das Leuchtschirmbild eines ↑ R.bildverstärkers von einer Fernsehkamera übernommen u. nach Verstärkung auf einen Sichtschirm übertragen wird (↑ Abb. »Fernsehkette«). Vorteile: große Bildhelligkeit (keine Dunkeladaptation) u. starker Kontrast bei rel. geringer Strahlenbelastung, Dokumentation auf R.bildspeicher. – **R.film**: ein- oder beidseitig (»Doppelschichtfilm«) mit einer für Rö.strahlen u. Fluoreszenzlicht empfindl. Emulsion begossener Film (Trägerfolie meist blau), bds. mit dünner Schutzschicht aus gehärteter Gelatine. Genormte Formate (↑ Tab.). – **R.filter**: s.u. Filter. – **R.fraktur**: s. u. Osteoradionekrose. – **R.frühreaktion**: ↑ Früherythem; i.w.S. (als Ggs. zur Spätreaktion) auch einschl. ↑ Hauptreaktion; s.a. Blasen-Darmfrühreaktion, Radiodermatitis. – **R.funktionsdiagnostik**: s. u. R.diagnostik.

	Format	dtsche Maße (in cm)	amerik. Maße (in Zoll)
Folienfilm	Groß-	40 × 40 35,6 × 35,6 30 × 30	14 × 17 14 × 14 12 × 15
	Mittel-	20 × 40 15 × 40 24 × 30	10 × 12
mit u. ohne Folien	Klein-	13 × 18 18 × 24 9 × 12	5 × 7 8 × 10
Spezialpackung	Zahn-	2 × 3 3 × 4	
	Augen-	3,2 × 4,2	

Röntgenfilmformate

Röntgen|generator: der Hochspannungserzeuger in einem ↑ R.apparat. – **R.gerät**: der der techn. Strahlenapplikation dienende Teil einer therap. (»Bestrahlungsgerät«) oder diagnost. ↑ R.anlage, bestehend aus Röhrenstativ mit Halterung der Röhrenhaube, Lagerungstisch, evtl. Kassettenstativ (für Aufnahmen im Sitzen oder Stehen), ferner Blenden (↑ Hinter-, Vorder-, Streustrahlenblende), Einstell- (Zentrierstab, Lichtvisier) u. Fixierungshilfen.

Röntgen|haut: Spätfolge der Hautschädigung durch Rö.strahlen (↑ Strahlenschaden): Teleangiektasien, Atrophie (auch der Talg- u. Schweißdrüsen), Sklerosierung, Pigmentanomalien, Haarverlust, später Hyperkeratose u. Ulzerationen; evtl. maligne Entartung. – I. w. S. auch die Hautalterationen bei ↑ COCKAYNE*, ROTHMUND*, THOMSON*, WAGNER*-UNVERRICHT* Syndrom. – **R.identifikation**: *forens* Personenidentifikation anhand röntgenologisch feststellbarer morpholog. Eigentümlichkeiten (v. a. des Skeletts). – **R.intoxikation**: s. u. Strahlenschaden, -kater. – **R.ischiometer**: (M. E. MÜLLER 1956) lineal-art. Meßgerät für die Bildanalyse des Hüftgelenks.

Röntgen|karzinom: Strahlenkarzinom (s. u. Strahlenkanzerogenese). – **R.kastration**: ↑ Strahlenkastration. – **R.kater**: ↑ Strahlenkater. – **R.kaustik**: *radiol, derm* R.-Oberflächentherapie (Nahbestrahlung) mit hoher Einzeldosis bei Hautneoplasma; bezweckt Provokation einer starken Hautreaktion (Epithelitis exsudativa; infolge geringer Eindringtiefe im allg. ohne Narbenbildung).

Röntgenkinematographie: Technik der röntgenol. Funktionsdiagnostik mit sehr schneller Aufnahmefolge; entweder als **indir. R.** (Photographie des Leuchtschirmbildes mittels Filmkamera; vorteilhaft unter Verw. eines Rö.bildverstärkers) oder als **direkte R.** (auf großformat., schnell wechselnden Rö.film mit Folienverstärkung); mit oder ohne Durchleuchtungskontrolle; für sehr schnelle Vorgänge als Blitz-K. (Prinzip der Hochfrequenz-K).

Rönten|kontaktaufnahme: ↑ Kontaktaufnahme. – **R.kontrastmittel, RKM**: ↑ Kontrastmittel. – **R.kymographie**: ↑ Elektro-, Flächen-, Stufenkymographie.

Röntgenliter: *radiol* ältere Einh. der sog. Raumdosis (Produkt aus Ionendosis u. dem diese Dosis aufnehmenden Vol.). – Konkurriert mit Gramm-Röntgen (1 gR = 87 erg = 0,87 · 10^{-5} J). – Durchgesetzt haben sich jedoch nur – zus. mit der Integraldosis (als Produkt aus Energiedosis u. Masse) – die SI-Einh. Joule u. das »Rad-kilogramm« (1 rd kg = 0,01 J).

röntgennegativ: ohne Kontrasteffekt (»Schatten«) im Rö.bild.

Röntgeno|gramm: ↑ Röntgenbild. – **R.graphie**: Rö.-diagnostik mit Anfertigung von Aufnahmen. – **R.logie**: diagnost. u. therap. Anw. von Rö.strahlen; i. w. S. die medizin. ↑ Radiologie; s. a. Facharzt für Radiologie. **R.metrie**: 1) Dosimetrie bei Anw. von Rö.strahlen. – 2) Radiometrie (1). – **R.skopie**: ↑ Röntgendurchleuchtung.

Röntgenoptik: die der Abb. des durchstrahlten Objekts zugrundeliegenden Gesetzmäßigkeiten der geometr. Optik, im wesentl. die der einfachen Zentralprojektion. Schärfe u. Größenrichtigkeit des Rö.bildes sind um so besser, je kleiner u. je weiter objektfern der Brennfleck u. je näher das Objekt an der Bildebene.

Röntgen|papier: einseitig mit einer für Rö.strahlen u. Fluoreszenzlicht empfindl. Emulsion beschichtetes photograph. Papier; im allg. geringer empfindlich als der R.film. – **R.pelvimetrie**: geburtshilflich-diagnost. Messung der ↑ Beckendurchmesser anhand von R.aufnahmen. Zugunsten der Ultraschall-Diagnostik weitgehend verlassen. – **r.positiv**: im R.bild einen Kontrastschatten gebend.

Röntgenquadratzentimeter: die Einheit Rcm^2 des Flächendosisprodukts.

Röntgen|reihenuntersuchung: bei größeren Bevölkerungsteilen in regelmäß. Abständen durchgeführte Vorsorgeuntersuchung der Thoraxorgane (meist als Schirmbild) zur Erfassung von Tbk, Ca. u. Pneumokoniosen, evtl. auch kardiovaskulären Veränderungen. – **R.reiztherapie**: Anw. rel. niedriger R.-Dosen (»Schwachbestrahlung«) zur Anregung der unspezif. Abwehr (durch radiogene Abbaustoffe); v. a. als ↑ Entzündungsbestrahlung u. bei neuroendokrinen Regulationsstörungen (Einwirkg. auf Terminalretikulum in der Haut, Grenzstrang, periarterielle Geflech-

Röntgenröhre

te, vegetat. Zwischenhirnzentren etc.). – **R.röhre**: spez. Elektronenröhre zur Erzeugung von ↑ Rö.strahlen; hochevakuiert, mit Glühkathode u. WEHNELT* Zylinder zur Emission bzw. elektrostat. Fokussierung der Elektronenstrahlen, die an der Anode (= Antikathode; aus hochschmelzendem Metall hoher OZ, z. B. Wolfram; s. a. Fest-, Drehanode) im sogen. Brennfleck abgebremst werden (Ausgangspunkt der Rö.strahlen). Intensität u. Härte der Strahlung durch Stärke des Heizstromes (u. Temp. des Glühfadens) bzw. angelegte Röhrenspannung getrennt regelbar. – s. a. Röhren....

Röntgen|schirmbildverfahren: Diagnostikverfahren (v. a. für ↑ R.reihenuntersuchung), bei dem das auf einem Spezialleuchtschirm dargestellte R.bild mit einer lichtstarken Kamera photographiert wird (Kleinbild- oder Mittelformat). Auswertung als Projektionsbild oder bei Lupenbetrachtung (durchfallendes Licht). – **R.schutz**: ↑ Strahlenschutz. – **R.schwiele**: bindegeweb. Induration (i. e. S. der Haut) am Ort einer R.bestrahlung. – **R.sensibilität**: ↑ Strahlensensibilität. – **R.spätschaden**: s. u. Strahlenschaden.

Röntgenstereo|graphie: dreidimensionale Darstg. eines Objektes durch Anfertigen zweier Aufnahmen mit seitlich parallelverschobenem Zentralstrahl bei unveränderter Film- u. Objektstellung; Auswertung mit spez. Betrachtungsgerät; v. a. zur Lokalisation von Fremdkörpern. – vgl. Rö.steroskopie, Rö.tiefenlot. – **R.metrie**: ↑ Radiometrie (v. a. des Beckens) am – virtuellen – stereoskop. Bild. – **R.skopie**: Rö.-durchleuchtung mit dreidimensional erscheinendem Schirmbild.

Röntgenstrahlen: (W. C. RÖNTGEN 1895) kurzwell., in der ↑ Rö.röhre (hochenergetisch auch im Beta- oder Synchrotron) erzeugte elektromagnet. Wellenstrahlung (anschließend an UV; ↑ Tab. »elektromagnet. Spektrum«), deren Qualität durch die Betriebsspannungswerte der Röhre definiert wird (↑ Tab. »Härte«; unterste Grenze z. Z. ca. 20 eV = 60 nm, oberste ca. 20 GeV = 0,06 fm; üblich für medizin. Diagnostik 20–150 kV, für Ther. ca. 10–300 kV). Im Unterschied zum kontinuierl. Bremsspektrum ist das diskrete charakterist. Spektrum vom Anodenmaterial abhängig (obere Grenze ca. 100 keV). Sehr weiche (= langwell.) R. bereits von Luft merklich absorbiert; mit zunehmender Energie (u. abnehmender Wellenlänge) nimmt das Durchdringungsvermögen zu (u. die – durch Dichte u. OZ des Materials bestimmte – Absorption ab). Nachweis anhand von Filmschwärzung, Gas-Ionisation, Fluoreszenz (Leuchtschirm); s. a. Dosimetrie. Eigenschaften grundsätzl. denen des sichtbaren Lichts ähnl. (daher: »Rö.licht«), jedoch wegen des Brechungsindex < 1 keine eigentl. Lichtoptik.

Röntgensyndrom: 1) Gruppe spezifischer (evtl. pathognomon.) Rö-Symptome. – 2) ↑ Strahlensyndrom nach Rö.therapie.

Röntgen|therapie: Strahlenther. mit Rö.strahlen verschiedener Qualität (↑ Tab. »Härte«); als ↑ Grenzstrahlen-, Oberflächen-, Halbtiefen- u. Tiefenther. – **R.tiefenlot**: (BÜCHNER 1952) auf der radiomert. Aufnahme oder bei einschläg. Durchleuchtung mitabzubildende »Tiefenlotskala«, deren – auf 2 Bildern mit verschiedenen Röhren- bzw. Leuchtschirmeinstellung ermittelter – parallaxen-ident. Wert (0-Punkt in der

Tisch- oder Hautebene) den cm-Abstand des Objekts von der Bezugsebene angibt. – **R.topographie**: anat.-topograph. FK- bzw. Herdlokalisation anhand von R.aufnahmen (mit oder ohne mitphotographierten Vergleichsmaßstab), z. B. durch Transversalschichtung, Radiometrie, R.tiefenlotung.

Röntgen|vergrößerung: ↑ Direktvergrößerung, Mikroradiographie. – **R.wert**: Dosisleistung einer R.röhre frei Luft in 50 cm Abstand.

Roeren* Operation: Dreharthrodese des Knie- bzw. oberen Sprunggelenks mit um 90° in die Querachse gedrehten Bolzen aus den Gelenkenden.

Röser* Formel zur Berechnung des Hörverlustes für Töne aus einem Tonschwellenaudiogramm (v. a. bei Kindern):

$$HvT = \frac{3\, Hv_{min} + 2\, Hv_2 + Hv_{max}}{6}$$

(Hv_{max} = größter, Hv_2 = zweitgrößter, Hv_{min} = kleinster Hörverlust auf den 3 Frequenzen).

Roesler* Zeichen: röntg (1928) Rippenusuren (durch dilatierte Interkostalvenen) bei der Aortenisthmusstenose.

Rössle* Syndrom (ROBERT R., 1876–1956, Pathologe, Berlin): 1) exogener Minderwuchs: (1923) ätiol. unklare Gonadendysgenesie (↑ dort Schema) mit Kleinwuchs u. überlangen Extremitäten, jedoch ohne weitere Mißbildungen (später oft Osteoporose). – 2) R.* Lipoproteinose: (1938) ↑ URBACH*-WIETHE* Syndr.

Rössler* Methode: unblut. Form der op.-tuberkulostat. ↑ Herdtherapie der Wirbel-Tbk.

Röstprodukte, -stoffe: beim Rösten, Braten u. Bakken von Lebensmitteln durch therm. Ab- u. Umbau nativer Inhaltsstoffe entstehende, meist aromatisierende, geschmacksverbessernde u. appetitanregende Substanzen, z. B. Dextrine u. Karamel aus KH, Histonbasen, Amine aus Proteinen.

Röteln, Rubeola, Rubella: durch das **R.-Virus** (RNS-Virus der Rubellagruppe) verursachte, lebenslange stabile Immunität hinterlassende exanthemat. Infektionskrankh. v. a. der Kinder u. Jugendl. (2/3 der Erkrn. im 5. u. 14. Lj., seltener vor 6. Mon.; Durchseuchung bis zum 20. Lj. 80%), in dichtbesiedelten Gebieten auch endemisch (5- bis 10jähr. Epidemiegipfel). Nach dir. Kontakt- oder Tröpfcheninfektion (Eintrittspforte: oberer Respirationstrakt, evtl. Konjunktiven) u. Inkubationszeit von 16–18 (14–21) Tg. sowie uncharakterist., evtl. katarrhal. Prodromalstadium (1–2 Tg.) Exanthemstadium (3–4 Tg.) mit retroaurikulär beginnenden generalisierten, feinfleck.-hellroten, seltener masern- oder scharlachart. (= Rubeola morbillosa bzw. scarlatinosa) Hauterscheingn. (evtl. schubweise; auch flüchtig u. unspezif., s. a. FORCHHEIMER* Zeichen) u. charakterist. nuchalen u. okzipit. LK-Schwellungen; Temp. normal oder subfebril, ab 4. Tg. Leukopenie mit rel. Lymphozytose u. Plasmazellen (etwa 1/3 der Erkrn. aber klinisch stumm!). Prognose im allg. günstig; nur vereinzelt leichte Hepatitis (v. a. bei angeb. R.) oder Enzephalitis (»Meningoencephalitis rubeolosa« bei oder kurz nach Exanthemausbruch; entweder perivenöse Herdenzephalitis der weißen Substanz mit ton. Krämpfen u. Bewußtlosigkeit; oder E. der grauen Substanz mit Ganglienzerstörung; Letalität bis 20%). Prognostisch ungünstig die **kon-** oder **pränatalen R.**, d. h. die – frühembryonal von der erkrankten Mutter diaplazentar erworbene – **R.embryo(feto)pathie** (= GREGG* Syndrom), mit vom Infektionszeitpunkt abhäng. Symptn.; als charakterist. Trias Herzmißbildungen, Innenohrschwerhörigkeit u. Glaukom, ferner Hornhauttrübung, Hepato-Splenomegalie, thrombozytopen. Purpura u. geist. Retardierung (bis Debilität; **progr. R.-Leukoenzephalitis** als Slow-virus-Inf.?). – Diagnose durch KBR (pos. Titer kurz nach Exanthemausbruch für ca. 8 Mon.), Neutralisationstest (Max. 3. Wo.) u. Hämagglutinationshemmungstest (Titer 1:16 beweisend für Immunität). – Schutzimpfung mit **R.-Vakzine** (lyophil getrockneter Lebendimpfstoff aus attenuierten, auf Gewebekulturen gezüchteten HPV-Stämmen; Anw. einmalig s.c., gut verträglich) bei Mädchen vor dem Gestationsalter u. bei geschlechtsreifen Frauen mit neg. Hämagglutinationshemmungsreaktion (unter hormonaler Antikonzeption!), um im Falle der Schwangerschaft eine R.-Embryopathie zu verhüten. Pass. Immunisierung mit **R.-Immunglobulin** (aus menschl. Blut mit hohem Rubella-AK-Gehalt) zur R.-Prophylaxe bei Schwangeren mit R.-Kontakt im 1. Trimenon u. Verhütung von Komplikationen bei Erkr.

Roger* (HENRI LOUIS R., 1809–1891, Internist, Paris) **Symptom**: subnormale Körpertemp. präfinal bei Meningitis tuberculosa. – **R.*-Syndrom**: (1879) isolierter Ventrikelseptumdefekt als angeb. Hemmungsmißbildung des Herzens; azyanot. Herzfehler (↗ dort. Synopsis) ohne typ. Herzdeformierung u. mit normaler Lungendurchblutung u. indifferentem EKG (bei hochsitzendem Defekt ↗ KATZ*-WACHTEL* Sympt.); klin.: Schwirren über 3. u. 4. ICR li. parasternal, holosystol. Preßstrahlgeräusch (»**R.* Geräusch**«); keine deutl. Trennung von Dextro- u. Lävogramm (Li.-re.-Shunt); Leistungsfähigkeit nicht wesentl. herabgesetzt.

Roger*-Solieri* Operation: abdomin. Schnittentbindung mit Uterusexstirpation vor Extraktion des Feten.

Rogers* Behandlung (SIR LEONHARD R., 1868–1962, brit. Tropenarzt): bei Cholera i.v. Inj. hypertoner NaCl-Lsg. zur Bekämpfung von Dehydratation u. Salzverlust.

Rohfaser, Holzfaser: *diät* die im Lebensmittel als Rückstand nach Einwirken heißer verdünnter Säuren u. Alkalien erfaßbaren unverdaul. KH, v. a. Zellulose u. deren Derivate (Pektin, Lignin). Eine **R.-reiche Kost** soll beim Säugling u. Kleinkind enterit. Stühle abbinden; s. a. Pausennahrung, Karottenschleim-, HEISLER*-MORO* Diät.

Roh|kalorie: der durch dir. ↗ Kalorimetrie bestimmte physikal. Brennwert (im Ggs. zum physiol.). – **R.kost**: Kostform aus – frischen – pflanzl. Nahrungsmitteln (Gemüse, Obst, Getreide), hergestellt ohne Hitzeanw. durch Zerkleinern; meist ohne NaCl-Zusatz, evtl. angereichert mit Milchprodukten; reich an Vitaminen, Ballaststoffen, Kalium; kalorien-, fett- u. eiweißarm. Therap. Anw. als Zusatz-, vorübergehend als Reduktionskost sowie bei Obstipation.

Rohlederer* Operation (OTTO R., geb. 1908, Orthopäde, Berlin): bei angeb. Hüftluxation Verlagerung des Psoasansatzes auf die Vorder-Außenseite des Femur zum Ausgleich der übermäß. Schenkelhalsantetorsion durch vermehrte Einwärtsführung des Oberschenkels.

Rohprotein, Roheiweiß: aus dem analytisch ermittelten (meist n. KJELDAHL) N-Gehalt durch Multiplikation mit dem KJELDAHL* Faktor (= 6,25) errechnete Eiweißmenge in biol. Stoffen etc.

Rohr* Fibrin(oid) (KARL R., 1863–1930, Gynäkologe, Bern): (1889) der unmittelbar dem intervillösen Raum angrenzende obere Fibrinstreifen der Plazenta.

Rohr* (KAREL R., 1900–1959, schweizer. Hämatologe) **Agranulozytose**: (1936) A. mit hyperplast. Reaktion des KM (Überwiegen der Promyelo- u. Myelozyten); Prognose nicht unbedingt infaust. – **R.* System**: ↗ retikulohistiozytäres System. – Von **R.*** ferner (1960) die lymphoid-plasmazellulär-mastozytäre Hyperplasie (bei Panmyelopathien) als interstitielle Myelitis aufgefaßt.

Rohrer* (FRITZ R., 1888–1926, Physiologe, Zürich) **Index**: ↗ Index der Körperfülle. – **R.*-Kahlstorf* Formel**: *kard* (1919/1932) Formel zur rechner. Ermittlung des Herzvol. aus den orthodiographisch gewonnenen Herzmaßen: V = 0,63 · Fa · l_{max} (Fa = Herzfläche, l_{max} = größte lineare Tiefe). – Von MUSSHOFF-REINDELL für die Fernaufnahme modifiziert (s. u. Herzvolumen).

Rohr|schlitznagel: *chir* ↗ HERZOG* Nagel. – **R.strömungsgeräusch**: *kard* ↗ Herzgeräusch bei Unebenheiten oder abrupter Erweiterung des Strombettes.

Rohrzucker: ↗ Saccharose. – **R.diät**: nach 2- bis 3täg. Fasten steigende Gaben von 10%ig. Saccharose-Lsg. bei akutem Darmkatarrh. – **R.fieber**: ↗ Cane fever.

Rohsaft, Muttersaft: Preßsaft aus frischem Gemüse u. Obst oder schwach angegorenen Früchten; zur Herstg. von Fruchtsaftgetränken, für die **R.kur** (E. HEUN; 3 × tägl. ¼ l, evtl. mit Zusatz von Mandelmus u. Bienenhonig, als Regenerationsdiät).

ROI-Technik: *nuklearmed* Funktions-Szintigraphie mit elektron. Einblendung der »regions of interest« (um spezif. Zeit-Aktivitätskurven zu gewinnen).

Rokitansky* (CARL FRH. VON R., 1804–1878, Pathologe, Wien) **Becken**: ↗ Spondylolisthesebecken. – **R.* Divertikel**: Traktionsdivertikel der Speiseröhre (fast stets an Vorderwand in Höhe der Tracheabifurkation) bei Bronchiallymphknoten-Tbk. – **R.* Hernie**: ↗ Darmschleimhautbruch. – **R.* Krankheit**: 1) ↗ Pyeloureteritis cystica. – 2) akute gelbe ↗ Leberdystrophie (als R.*-FRERICHS* Krkht. ein sehr schnell letaler prim. Icterus gravis unbekannter Ätiol.). – **R.* Niere**: Amyloidniere (↗ Amyloidose). – **R.* Theorie**: Bei Mitralstenose tritt infolge der Stauungshyperämie der Lunge rel. selten eine Lungen-Tbk auf. – **R.* Trias**: angeb. Herzvitium mit Pulmonalstenose, subaortalem Ventrikelseptumdefekt u. Dextroposition der Aorta. – **R.* Syndrom**: 1) R.*-ABBOTT* Sy.: Ostium-primum-Persistenz (↗ Vorhofseptumdefekt vom Sekundum-Typ) mit gespaltener Cuspis ant. der Mitralklappe. – 2) ↗ MAYER*-R.*-KÜSTER* Sy. – **R.* Sinus**: ↗ ASCHOFF*-R.* Sinus.

Rolando* (LUIGI R., 1773–1831, Arzt, Anatom, Turin) **Fissur, Furche**: ↗ Sulcus centralis (dem entsprechend im ↗ KRÖNLEIN* Schema die Linea obliqua = **R.*-Linie**, mit Anfang u. Ende des Sulcus an den **R.*-Punkten**: oberer in Mitte zwischen Glabella u. Condylus occip., unterer etwa 6 cm oberhalb des Präaurale). – **R.* Lappen**: Operculum front., frontopariet. u. temporale. – **R.* Strang**: ↗ Funiculus cuneatus. – **R.* Substanz**: ↗ Substantia gelatinosa. –

Rolando* Zone

R.* Zone: ↑ Area praecentralis. – **R.*-Silvio* Fraktur**: extraartikuläre Fraktur (meist Y-förm. oder schräg) der Basis des Metakarpale I, ohne Luxation im Daumengrundgelenk.

Rolitetracyclinum *WHO*: N-Pyrrolidino-methyl-tetrazyklin; Antibiotikum (z. B. Reverin ®).

Rolland* Operation: retropub. Raffung der Blasenhalsvorderwand bei ♀ Harninkontinenz.

Rollappen: *chir* durch Vernähen der parallelen Wandränder zu einer geschlossenen zweifüß. Rolle (Rundstiel-Lappen, in »Korbhenkelform«) umgebildeter langer Brückenlappen für gestielte Hauttransplantation; entnommen parallel zu Hautfalten u. -linien u. in Richtung der versorgenden Arterie (z. B. aus seitl. Bauchwand, seitl. Hals). Im Lappen entwickelt sich ein dessen Trophik auch nach Durchtrennen eines der Fußpunkte sichernder »privater« Kreislauf (2–4 Wo.), wodurch die Verpflanzung des anderen Endes auf die zu deckende Lücke (u. dort Entfaltung) oder – nicht entfaltet – auf eine Zwischenstation ermöglicht wird (= Wanderlappen).

Rollbewegung: Drehbewegung um die sagitt. bzw. Längsachse; z. B. die »Rollung« des Auges (↑ Dextro-, Lävozykloversion, Zyklovergenz; s. a. rotatorischer ↑ Nystagmus, Torsionswinkel, FICK* Achsen), die R. des ganzen Körpers als Zwangsbewegung bei Mittel- u. Kleinhirnerkrankungen.

Rolle: 1) *anat* ↑ Trochlea. – 2) *orthop* niedr. Kugelsegment am orthopäd. Schuh (als Absatz-, Ballen-, Zehen-R.) zur besseren »Abwicklung« des Fußes. – 3) *elektromed* akt. Elektrode in Form einer Rolle für die farad. Reizstrombehandlung der Haut. – 4) **heiße R.**: (MAMMELE) Wärmether. mit mehreren, zu einer Rolle zusammengewickelten, mit kochendem Wasser getränkten u. in ein Abdecktuch eingehüllten Frottierhandtüchern als Auflage (z. B. Leber-, Kreuzbein-R.).

Rollenbildung: *hämat* ↑ Geldrollenagglutination.

Rollen|plastik: s. u. KRAATZ* – **R.pinzette**: rollenarmierte Pinzette zum Ausquetschen von Trachomkörnern (z. B. nach KNAPP). – **R.pumpe**: ↑ DE BAKEY* Pumpe.

Rollenzug: zur medikomechan. Ther. verwendeter, über Rollen laufender Gewichtszug (z. B. am Lochstabextensionsgerät) mit variabler Zughöhe u. Richtung; v. a. für die Extensionsther. von Frakturen.

Roller* Kern (CHRISTIAN FRIEDR. WILH. R., 1802–1878, Psychiater, Heidelberg): ↑ Nucleus vestibularis inf.

Roller-coaster-Effekt: *kard* ↑ Berg- u. Talbahn-Syndrom.

Rollerröhrchen: *histol* s. u. GEY* Methode.

Rolleston* Regel (SIR HUMPHREY R., 1862–1944, Internist, London, Cambridge): Der systol. Blutdruck (in mm Hg) des Erwachsenen soll 100 + $1/2$ Anzahl der Lj. betragen u. 100 + Anzahl der Lj. nicht überschreiten.

Rollet* Schanker (JOSEPH PIERRE MARTIN R., 1824–1894, französ. Chirurg): ↑ Chancre mixte.

Rollett* (ALEXANDER R., 1834–1903, Histologe, Physiologe, Graz) **Phänomen**: s. u. RITTER*-R.*. – **R.* Zellen**: ↑ Belegzellen.

Roll|gelenk: *anat* ↑ Ginglymus. – **R.hügel**: *anat* ↑ Trochanter.

Rollier* Behandlung (AUGUSTE R., 1874–1954, Pulmologe, Leysin/Schweiz): (1904) histor. Heliother. der Knochen- u. Gelenk-Tbk durch Liegekuren im Hochgebirge mit schrittweise gesteigerter Bestrahlungsdauer u. -ausdehnung (Füße bis Ganzkörper).

Rollkur: *gastrol* perorale Einnahme einer adstringierenden Lsg. u. anschließend langsames Sichdrehen des Liegenden um die Körperlängsachse (mit etwa 5minüt. Rücken-, Linkslage usw.); z. B. bei pept. Ulkus.

Rollmann* Verfahren: *opt* ↑ Farbensstereoskopie (1).

Roll-over-Test: Blutdruckmessung bei der liegenden Graviden nach 15minüt. Linksseitenlage u. 5 Min. nach Einnahme der Rückenlage; gilt als pos. bei Zunahme um mind. 20 mm Hg. Neg. Ausfall spricht gegen spätere Entwicklung einer Schwangerschaftshypertonie. – vgl. Rückenlage-Schock-Syndrom.

Roll|pinzette: ↑ Rollenpinzette. – **R.röhrchenkultivation**: *histol* s. u. GEY*. – **R.übung**: *angiol* s. u. RATSCHOW*. – **Rollung**: *ophth* ↑ Rollbewegung.

Rollzeichen: (JOYEUX) Torsionseinschränkung (am gestreckten Bein, in Rückenlage) im Hüftgelenk bei Koxarthrose.

Roman*-Delluc* Reaktion: (1900) modifiz. SCHLESINGER* Probe auf Urobilin im Harn; grüner Ring beim Versetzen des Chloroformauszugs aus salzsaurem Harn mit dem 2fachen Vol. einer $1^0/_{00}$ig. Zinkazetat-Lsg.

Romaña* Zeichen (CECILIO R., brasilian. Arzt): (1935) einseit. Konjunktivitis mit Oberlidschwellung (durch Stich von Triatoma) als Zeichen einer frischen CHAGAS* Krankh.; oft kombin. mit Dakryozystitis (= MAZZA*-BENITEZ* Zeichen).

Romano...: der Wortteil »Colon sigmoideum« (= Sigma romanum); s. a. Sigmoideo....

Romano*-Ward* Syndrom: (1963 bzw. 1964) autosomal-dominant erbl., funktionelle, synkopale Herzstörung mit QT-Verlängerung; entspricht weitgehend einem JERVELL*-LANGE=NIELSEN* Sy. ohne Taubheit.

Romanowsky* (DIMITRI LEONIDOW R., 1861–1921, Internist, Leningrad) **Effekt**: in länger stehender (»gereifter«) alkal. Methylenblau-Lsg. das Auftreten metachromer Farbstoffe (z. B. NOCHT* Rot, geeignet für den Nachweis von Blutparasiten); fehlt bei MAY*-GRÜNWALD* Färbung. – **R.* Färbung**: (1890) panopt. Färbung von Blutausstrichen (zur Darstg. von Blutparasiten) mit methanol. Methylenblau-Azur-Eosin-Lsg.; heute nur noch als ↑ GIEMSA*-R.* Färbung; s. a. LEISHMAN* Färbung. – Ferner eine polychrome Färbung von Blut- u. KM-Ausstrichen mit **R.*-Reuter* Reagens** ($NaHCO_3$ enthaltende Methylenblau-Lsg. mit Zusatz von Eosin-Lsg., Alkohol u. Anilin).

Romberg* (MORITZ HEINR. V. R., 1795–1873, Internist u. Pathologe, Berlin) **Spasmus**: Krampf der Kaumuskulatur. – **R.* Syndrom**: 1) ↑ Tabes dors. – 2) **R.* Trophoneurose, R.*-Parry* Sy.** (1846) ↑ Hemiatrophia facialis progressiva. – 3) **R.*-Paessler* Sy.**: Hypotonie, Tachykardie, Meteorismus u. evtl. Kreislaufkollaps infolge Blutgefäßerweiterung im Splanchnikusbereich. – 4) ↑ HOWSHIP*-R.* Sy. – 5) **R.*-Cavaré* Sy.**: ↑ WESTPHAL* Syndrom (1). – **R.* Ver-**

such: Gleichgew.- u. Tiefensibilitätsprüfung durch Aufrechtstehenlassen mit geschlossenen Füßen unter beidseit. Lidschluß; Schwanken u. Fallneigung (= pos. **R.* Zeichen, Phänomen**) sprechen für vestibul. u./oder zerebrale Störung. – Modifiz. als GOLDBERG* Test (1).

Romeis* Färbung (BENNO R., geb. 1888, Histologe, München): *histol* **1)** (1929) Neutralfett-Darstg. (orangerot) im Gefrierschnitt mit äthanol. Lsg. von Sudan III (Sudanrot, -orange, -gelb). – **2)** (1940) Lipofuszin-Darstg. (blau) mit polychromem Methylenblau.

Romieu*-Blanchetière* Methode: (1931) *histochem* Tryptophan-Nachweis (rötl.-violett) im formalin- oder alkoholfixierten Schnitt mit Orthophosphorsäure.

Rommel*-Grimmel* Belastung (OTTO R., 1870–1944, Pädiater, Berlin, München): s. u. Galaktosetoleranztest.

Rommelaere* Splenomegalie (GUILLAUME A. V. R., 1836–1916, Internist, Brüssel): ↑ Milzvenenthrombose-Syndrom.

Romunde-Faktor: *serol* ↑ Antigen Rm.

Rona*-Takahashi*-Györgyi* Formel: die 1923 von G.* durch Vereinigung des LOEB* Quotienten (Ionen-Regulierung der Nerv-Muskel-Erregbarkeit im Verhältnis [Na + K] / [Ca + Mg], normal = 27,6) u. der R.*-T.* Formel (1913; Relation zwischen Erregbarkeit u. Ca-Ionisation entspr. Ca^{2+} = $k \cdot [H^+/HCO_3^-]$) entwickelte ↑ SZENT=GYÖRGYI* Formel.

Ronchese* Methode (ANGE R., 1882–1967, Pharmazeut, Paris): (Tbk-Baktn.-Anreicherung durch Unterschichten des mit Soda-Alkohol verflüssigten Sputums mit Azeton (Baktn. im Azetonhäutchen).

Ronchi* Theorie: Die Nachtmyopie beruht auf der bei max. Pupillenerweiterung verstärkten sphär. u. chromat. Aberration, dem PURKINJE* Phänomen u. einer Deformierung der Linse (zentrale Partien vorgewölbt, da periphere durch die Iris zurückgedrängt).

Ronidazolum *WHO*: (1-Methyl-5-nitroimidazol-2-yl)-methylkarbamat; Chemotherapeutikum gegen Protozoen.

Rooming-in: (engl.) gemeinsame Unterbringung von Mutter u. Kind im Krankenhaus, v. a. auf Wochenstationen (u. U. mit Stillen nach Bedarf) u. in pädiatr. Abtlgn. (»Einzimmerprogramm«); zur Vermeidung von psych. Hospitalismus.

Rooting-Reflex: (engl. root = ausgraben) das reflektor. ↑ Brustsuchen.

Roque* Syndrom: (1869) linksseit. Mydriasis (reflektor. über Centrum ciliospinale) bei Endocarditis serosa.

Roques* Syndrom: (1949) Sklerose der Lungen- u. Herzgefäße (mit entspr. Organinsuffizienz) beim älteren Menschen.

Rorschach* (Formdeute-)Test (HERMANN R., 1884–1922, Psychiater, Herisau/Schweiz): (1921) projektiver Test durch Deutenlassen von 10 ein- u. mehrfarb., symmetr. »Klecksographien«. Die formale, dynam. u. inhaltl. Gestaltverarbeitung der sinnfreien Zufallsformen läßt Rückschlüsse auf Grundleitlinien des intellektuellen, emotionalen u. sozialen Persönlichkeitsverhaltens sowie auf seel. Störkomplexe zu.

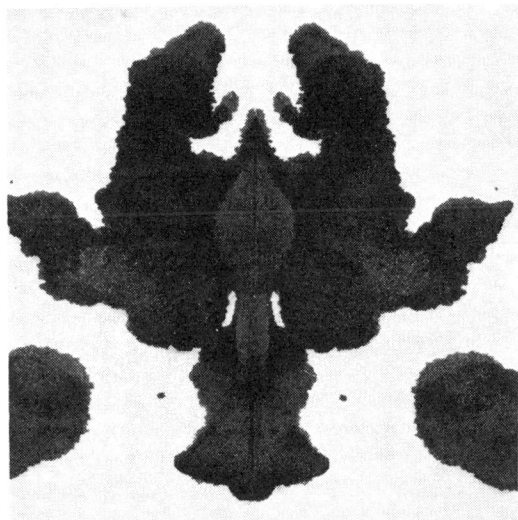

Testbild für **Rorschach* Test**

Rosa saltans: *derm* ↑ Urticaria.

Rosacea, Acne rosacea: polypathogenet. (Gefäßnervenlabilität, seborrhoische Konstitution, fokaler Infekt, Polyglobulie, seltener Leber-, Magen-, Darmstörungen), etwa im 5. Ljz. manifest werdende Erkr. der Gesichtshaut (histol.: tuberkuloides Granulationsgewebe) mit fleck. Rötung, kleinlamellärer Schuppung, Teleangiektasien u. a. – unterschiedl. – Alterationen u. Effloreszenzen (z. B. als R. papulosa, pustulosa, erythematosa, hypertrophicans, lupoides); bevorzugt an Stirn, Wangen, Kinn u. Nase (v. a. bei ♂ ♂, evtl. mit Rhinophymbildung). – s. a. Rosazea...

rosaceus: (lat.) rosenfarbig. – **Rosakrankheit**: ↑ FEER* Krankheit (mit rotzyanot. Akren).

Rosanilin(-hydrochlorid): basisches ↑ Fuchsin.

Rosanov* Operation: totale Gastrektomie mit Ösophagoduodenostomie über Y-förm. Jejunuminterposition.

Rosazea: *derm* ↑ Rosacea. – **r.-artige Dermatitis, Pseudo-R.**: Auftreten braunroter Papeln mit gelbl. Spitze in den zentralen Gesichtspartien, v. a. bei hautempfindl. Frauen vor der Menopause; Ätiol. unbekannt. – **R.keratitis**: *ophth* als R.-Komplikation eine polymorphe K. mit subepithelialen weiß-gelbl. Infiltraten (mit charakterist. hellroter Gefäßeinsprossung) oder limbusnahen Hornhautulzera (mit roten Gefäßsprossen); evtl. Ulcus-rodens-ähnl., schubweise fortschreitend bis zur völl. narb. Trübung. – **R.tuberkulid**: rosazeaähnl. ↑ Tuberkulid.

Rose: *derm* **1)** ↑ Erysipel. – **2) falsche R.**: ↑ Erysipeloid. – **3) R. von Bagdad**: ↑ Hautleishmaniase im Irak.

Rose bengal(e), Bengalrosa (ZB), -rot: Tetrajod-tetrachlor-fluoreszein (↑ Formel); grünl.-braunes Pulver, wasserlösl. (kirsch- bis bläul.-rot). Anw. *bakt* zur Färbung (n. ONO) von Recurrens-Spirochäten im formalinfixierten Blutausstrich (vgl. aber Bengalrosa [1]!); *laborklin* als **R.-b.-Probe** (DELPRAT, KERR) durch i.v. Inj. von 1,5 mg Körpergew. u. 40 Min. p. i. vergleichende Plasmauntersuchung (makroskop. Rosafärbung bei Leberschaden). – s. a. Roseum bengalense....

Rose bengal(e)
(bei Roseum bengalense natricum ^{131}J: ^{131}J statt J, Na statt K)

Rose* (EDMUND R., 1836–1914, Chirurg, Berlin) **Herz:** / Kropfherz (2). – **R.* Syndrom:** / Tetanus facialis.

Rose* Lagerung: (FRANK ACHTERLY R., 1873–1935, Laryngologe, London): Kopfhängelage (Dorsalflexion) für Eingriffe an Gaumen, Retropharynx u. OK u. für best. Untersuchgn. (z. B. Lagenystagmus).

Rose* Reaktion: 1) / Biuretreaktion. – 2) / WAALER*-ROSE* Test. – 3) / EXTON*-ROSE* Reaktion.

Rosen* Operation: Stapesmobilisation bei ankylosebedingter Schwerhörigkeit. Bei otosklerot. Taubheit evtl. zusätzl. Erweiterung der Fenestra vestibuli.

Rosen*(-Castleman*-Liebow*) Syndrom: (1958) / Alveolarproteinose.

Rosenader: / Vena saphena.

Rosenbach* (OTTOMAR R., 1851–1907, Internist, Berlin) **Gesetz:** 1) Bei Unterbrechung der motor. Nervenbahn tritt eine Lähmung zuerst der Extensoren, dann der Flexoren ein. – 2) **R.*-Semon* Gesetz** (SIR FELIX S., 1849–1921, Laryngologe, London): Bei peripherer motor. Vagus- bzw. Rekurrensschädigung kommt es zunächst zur Teil-, d. h. Postikuslähmung (Ausfall der Stimmbandadduktoren erst nach der der Abduktoren, Paramedianstellung der Stimmbänder geht allmählich in Intermediärstellung über. Nach Strumektomie aber oft umgekehrtes Verhalten!). – **R.* Krankheit:** / HEBERDEN* Arthritis. – **R.* Probe:** 1) **Gallenfarbstoff-Nachweis** anhand der Grünfärbung ikter. Harns auf Zutropfen von **R.* Reagens** (5%ige wäßr. Chromsäure-Lsg.; auch als Filterpapierprobe sowie zum Eiweiß-Nachweis als modif. GMELIN* Probe). – 2) **Glukose-Nachweis** anhand braunorangeroter Färbung des kalten, angesäuerten u. aufgekochten Harns bei Anw. der LEGAL* Probe. – 3) **Indirubin-** u. **Indikan-Nachweis** anhand der Purpurfärbung (»burgunderrote Reaktion«) des erhitzten Harns (einschl. Schaum) bei HNO$_3$-Zugabe. – 4) (1880) Nachweis der paroxysmalen Kältehämoglobinurie durch 15- bis 30minüt. kaltes Fußbad. – 5) Prüfung der / Äugigkeit durch Fixierenlassen eines Objekts in 2–3 m Entfernung, das durch einen Finger (oder Bleistift) in Armlänge-Entfernung abgedeckt wird, so daß sich bei abwechselndem Schließen der Augen das Ausgehen der »Visierlinie« vom re. oder li. Auge erweist. – **R.* Syndrom:** (1879) »Vagus-Neurose«, ein paroxysmaler intestinaler u. kardialer Beschwerdenkomplex (mit Dyspnoe) i. S. der neurovegetat. Dystonie. – **R.* Zeichen:** 1) Bauchdeckenareflexie bei MS, Hemiplegie etc. – 2) Lidflattern bei Augenschluß als Sympt. der BASEDOW* Krankheit; unsicher.

Rosenbach* Krankheit (ANTON JULIUS FRIEDR. R., 1842–1923, Chirurg, Göttingen): / Erysipeloid. – s. a. bei OTTOMAR R.*

Rosenberg* Syndrom: 1) **R.*-Chutorian* Sy.:** / TAYLOR*-R.* Sy. – 2) **R.*-Hench* Syndrom** (EDWARD F. R., Chicago; PHILIP S. H., Rochester/Minn.): palindrom. / Rheumatismus. – 3) (LEON L. R.) / ROWLEY*-R.* Syndrom.

Rosenfeld* Diät, Kartoffeltage (GEORG R., geb. 1861, Internist, Breslau): salzlos gekochte Kartoffeln (1 kg, mit 0,5 l Flüssigkeit) als diureseförderne Diät bei hydrop. Herzinsuffizienz; im allg. 3 Tg. lang.

Rosenfeld* Syndrom: (1949) paraneoplast. paroxysmale Hypoglykämie bei Pseudomyxoma peritonei; ohne Erhöhung des Insulinspiegels im Blut.

Rosenheim* Linie (THEODOR R., geb. 1861, Internist, Berlin): größter diagonaler Durchmesser der Perkussionsfigur des Magens.

Rosenkranz: 1) **rachit. R.:** knopfförm. Auftreibungen (Osteophyten) der Knorpel-Knochengrenzen der Rippen bei florider Rachitis; ähnlich aber auch bei Skorbut, MÖLLER*-BARLOW* Krkht. (mit bajonettförm. Abknickung), Zöliakie, Chondrodystrophie (z. B. Typ MORQUIO). – 2) **syphilit. R.:** in Reihe angeordnete inguinale LK-Schwellungen eines syphilit. PK. – 3) **tuberkulöser R.:** s. u. Epididymitis. – **R.nagel:** derm / Pachyonychie mit hervortretenden Hornpunkten. – **R.ösophagus:** / BÁRSONY* Pseudodivertikel.

Rosenmüller* (JOHANN CHRISTIAN R., 1771–1820, Chirurg u. Anatom, Leipzig) **Drüse:** 1) / Glandula lacrimalis inf. (die Pars palpebralis der Drüse). – 2) ein Lymphknoten in der Lacuna vasorum zwischen V. femoralis u. Lig. lacunare. – **R.* Grube:** / Recessus pharyngeus; s. a. PERTIK* Divertikel. – **R.* Organ:** / Epoophoron.

Rosenow* Kalbshirnbrühe: Glukose-halt. Nährbouillon mit ANDRADE* Indikator, Kalbshirn u. Marmorstückchen; zur Züchtung anspruchsvoller Keime (z. B. Streptokokken, mikroaerophile Baktn.).

Rosenthal* (FRIEDR. CHRISTIAN R., 1780–1829, Anatom u. Physiologe, Greifswald) **Ader:** / Vena basalis. – **R.* Kanal:** / Canalis spiralis cochleae.

Rosenthal* Faktor (R. L. R., zeitgen. amerikan. Arzt): serol der / Faktor XI der Blutgerinnung. – Als **R.*-Krankheit** eine Blutungsdiathese infolge Fehlens bzw. Minderaktivität des für die Entstehung des »activation product« notwend. Plasmafaktors XIi (= PTA C), eines plasmat. Koagulationsfaktors (fälschlich: »R.* Plasmathrombokinase«), der für die Entstehung des Faktors Xa (eine Serinproteinase) notwendig ist.

Rosenthal* Fasern (ISIDOR R., 1836–1915, Physiologe, Erlangen): bei der sogen. **R.* Degeneration** des Spongioblastoms aus den faser. Zellfortsätzen hervorgehende wurst- bis keulenförm., mit Eisenhämatoxylin wie Markscheiden anfärbbare Gebilde.

Rosenthal* Methode (LAZAR R., geb. 1874, Bakteriologe, Brooklyn): immun / Multipunktur.

Rosenthal* Operation (WOLFGANG R., geb. 1882–1971, Kieferchirurg, Leipzig, Berlin): eine / Pharyngoplastik bei Gaumenspalte.

Rosenthal* Syndrom (CURT R., Neurologe, Breslau): 1) »kataplekt.-halluzinator. Angstsyndrom« in Form von Wachanfällen mit – meist opt. oder szen. – Halluzinationen mit starkem Realitätscharakter; v. a. bei Narkolepsie, selten bei Schizophrenie. – **2)** ↑ MELKERSSON*-R.* Syndrom.

Rosenthal* Syphilisreaktion: (1933) Kombin. von Mikroflockungstest u. FULTON*-DEMBELL* Methode auf Objektträger.

Rosenthal* Test: ↑ Disk-tine-Tuberkulintest.

Rosenzweig* Frustrationstest (PAUL R., amerikan. Psychologe), Picture-Frustration-, PF-Test: (1945/49) Test zur Feststellung der sozialen Anpassung u. der Frustrationstoleranz. Proband hat sich die Antworten auszudenken, die die eine von 2 zeichnerisch dargestellten Personen auf verärgernde Bemerkungen der anderen macht.

Roseola: *derm* Primäreffloreszenz in Form hellroter, stecknadelkopf- bis pfenniggroßer, nicht juckender, auf Fingerdruck abblassender, manchmal abschilfernder, mehr oder weniger flücht. Flecke (evtl. – als **R. urticata** – auch kalottenartig hervortretend) mit perivaskulärer u. subpapillärer seröser Durchtränkung u. Infiltration; idiopathisch oder – häufiger – symptomatisch als **R. cholerica** (bei Cholera, v. a. Choleratyphoid), **R. epidemica** (= Röteln), **R. febrilis** (bei Malaria), **R. infantum** (= Exanthema subitum), **R. squamosa Fournier*** (↑ Pityriasis rosea), **R. typhosa** (bei Typhus abdomin. am 7.–10. Tg., v. a. am Rumpf), **R. vaccinica** (= postvakzinales ↑ Exanthem), **R. variolosa** (= Pockenerythem). – Als spezif. Form die **R. syphilitica** in der 6.–9. Wo. (durch hämatogene Erregeraussaat), makulös, symmetrisch v. a. an Stamm, Streckseiten der Extremitäten u. im Gesicht; ferner als **tertiärsyphilit. R.** asymmetr. Gruppen blaßdunkelroter, auf Druck gelbl. Flecken als seltene Abart des oberflächl. Knotensyphilids an Rumpf u./oder Extremitäten; u. als **R. tardiva** die 5-10 J. nach Infektion erstmals am Rumpf symmetrisch auftret. halbmond- bis ringförm., blaßrötl. Einzelherde mit braunrotem, evtl. schuppendem Rand u. unveränderter Mitte, die auf spezif. Behandlung rasch verschwinden.

Roseolsäure: (1962) Stoffwechselprodukt eines Streptomyces-Stammes; Indikator (sauer/alkal. = rot/blau).

Roser* (WILHELM R., 1817–1888, Chirurg, Marburg) **Löffel:** kleiner, doppelend. Ohrlöffel mit stumpfer »Schlinge« bzw. stumpfem Häkchen. – **R.* Nadel:** Unterbindungsnadel in Form einer hakenförm. Rillensonde (modifiz. Aneurysmanadel). – **R.* Operation:** bei Phimose dorsale Spaltung u. Interposition eines dreieck., aus den inn. Präputialblatt gebildeten »R.* Läppchens« in den Wundwinkel des äuß. Blattes. – **R.* Zyste:** ↑ Enterozyste. – **R.*-Braun* Zeichen:** ↑ BRAUN* Zeichen. – **R.*-König* Mundsperrer** (FRANZ K.): arretierbares zangenart. Spreizinstrument (bei Schließen der Griffe öffnen sich die abgewinkelten Branchen) zum Überwinden einer Kieferklemme u. Offenhalten des Mundes bei langdauerndem oralem Eingriff. – **R.*-Nélaton* Linie** (AUGUSTE N.): Verbindungslinie zwischen Spina iliaca ant. sup. u. Tuber ossis ischii, in der bei Seitenlage u. gebeugtem Oberschenkel normalerweise der Trochanter major liegt (nicht aber bei Coxa valga u. vara, Hüftluxation etc.).

Rosette: 1) *histol* radiär zu einem winz. Hohlraum gelagerte Zellen als Wachstumseigenart best. Hirntumo-

ren (s. a. Abb. »Neurom«); ähnl. beim ↑ JAKOB*-CREUTZFELDT* Syndrom. – **2)** *ophth* s. u. Stephanozyten. – **3)** *urol* rosettenförm. Kristallisation der Harnsäure im Harnsediment bei harnsaurer Diathese. – **4)** *immun* s. u. ↑ Rosettenphänomen, -test.

Rosetten|hemmtest: in-vitro-Bestg. der Wirksamkeit von Antilymphozytensera anhand ihres blockierenden Effektes auf den R.test (2). – **R.phänomen:** bei Lupus erythematodes im Blut u. Sternalmark durch den LE-Faktor ausgelöste rosettenförm. Ansammlung v. a. neutrophiler Leukozyten um eine amorphe Masse (depolymerisierte Kernsubstanzen, als LE-Phänomen), die dann phagozytiert wird; s. a. R.test. – **R.plastik:** ↑ PATCH* Operation. – **R.star:** *ophth* rosettenförm. Trübung der vord. Linsenrinde, meist nach Contusio bulbi (»traumat. Spätrosette«).

Rosetten|test: *immun* auf der Interaktion zwischen einer – kernhalt. – Zentralzelle (mit Oberflächenrezeptoren) u. – mind. 4 – sich r.artig anlagernden Zielzellen (mit Indikatorfunktion, meist Ery oder Latexpartikeln) beruhender Nachweis 1) von AK-produzierenden B-Lymphozyten (deren membrangebundene AK Ery binden, die vorher mit dem die Lymphozyten sensibilisierenden AG beladen worden sind: »AG-spezif. Rosette«); 2) von T-Lymphozyten (die natürlicherweise ohne AK-Beteiligung Schaf-Ery mittels spezif. Rezeptoren binden: »SRBC-Rosette« = **s**hepp **r**ed **b**lood **c**ells-R.; stabiler nach Neuraminidase-Vorbehandlung; v. a. für Verlaufskontrolle bei einschläg. Immundefekten; s. a. R.-Hemmtest); 3) von B-Lympho-Subpopulationen, Monozyten u. Makrophagen (deren IgG-Rezeptor die IgG-AK eines gegen Ery gerichteten Antiserums bindet, so daß sekundär eine r.förm. Bindung hinzugefügter Ery erfolgt; als »C-« oder »EAC [= **E**rythrozyten-**A**K-**K**omplement]-Rosette« oder aber ohne Komplement: »EA-« oder »Fc-Rosette«). – s. a. Abb. »OUCHTERLONY* Technik«.

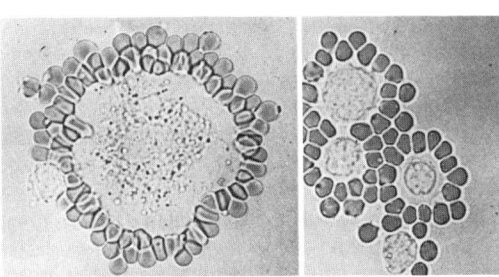

Rosettenbildung bei Lymphogranulomatose:
a) EAC-Rosette an maligner Zelle;
b) Neuraminidase-Rosetten an Lymphozyten.

Roseum bengalense natricum (^{131}J) *WHO:* ↑ Radiojod-Rose bengale (Formel).

Rosin* Probe (HEINR. R., 1863–1934, Internist, Berlin): empfindl. Gallenfarbstoff-Nachweis (Grünfärbung) durch Zusatz verdünnter Jodtinktur zum ikter. Harn.

Roskam* Syndrom (JACQUES R., geb. 1890, Internist u. Pathologe, Lüttich): seltene Angiopathie mit Haut- u. Schleimhautblutungen, pos. RUMPEL*-LEEDE* Phänomen u. verlängerter Blutungszeit.

Roske*-Caffey*-de Toni* Syndrom (GEORG R., Pädiater, Heidelberg): ↑ CAFFEY*-SILVERMAN* Syndrom.

Rosner* Reflex (RUDOLF R., Neurologe, Zagreb): (1935) Variante des / TRÖMNER* Reflexes, ausgelöst durch simultanes Beklopfen aller Finger.

p-Rosolsäure, Acidum rosolicum: 4',4''-Dihydroxyfuchson (»Aurin«). I. w. S. auch dessen Mischung mit den teilmethylierten Derivaten (einschl. Phenylrot u. gelbem Korallin), angew. als Indikator (0,5%ige Lsg.; pH 6,9/8,0 = orange/violettrot) sowie n. PAPPENHEIM (1898) zur Differenzierung der Tbk-Baktn. (rot; nach Karbolfuchsin-Vorfärbung) gegen andere säurefeste Stäbchen (z. B. Smegmabazillen = blau).

Ross* (SIR RONALD R., 1857–1932, Tropenmediziner, Liverpool, London; 1902 Nobelpreis für Medizin »für Arbeiten über Malaria«) **Index**: / Milzindex. – **R.* Körper**: *protozool* dunkle, chitinisierte Oozystenreste im Darm malariainfizierter Mücken (im allg. erst nach Freiwerden der Sporozoiten). – **R.* Rikkettsiose**: / Rickettsienpocken. – Von R.* auch der / dicke Tropfen angegeben.

Ross* Katheter: Mehrzweckkatheter für Angiographie, intrakardiale Druckmessung u. transseptalen Herzkatheterismus (nach Punktion der Vorhofscheidewand mit ca. 70 cm langer Spezialnadel = **R.*-Brockenbrough* Technik**).

Ross* Schnitt: (D. E. R. 1950) »hoher Abdominalschnitt« entlang den Rippenbögen mit Durchtrennung beider Mm. recti.

Ross* Syndrom (ALEXANDER R., Neurologe, Indianapolis): (1958) »progress., selektive sudomotor. Degeneration«, mit Pupillotonie u. Reflexstörungen an den unt. Extremitäten (i. S. des ADIE* Syndroms), später auch segmentärer Hypo- oder Anhidrosis.

Ross*-(Jones*) Globulintest (SIR GEORGE WILLIAM R., 1841–1931, Arzt, Toronto): / NONNE*-APPELT* Reaktion.

Rossbach* Krankheit (MICHAEL JOSEF R., 1842–1899, Pharmako- u. Pathologe, Jena): / Gastroxynsis.

Rosselli*-Gulienetti* Syndrom: (1961) autosomalrezessiv erbl. Ektodermaldysplasie mit Oligophrenie, Cheilognathopalatoschisis, Hypotrichose, Nageldysplasie u. allg. Hypohidrose.

Rossi* Operation (FERDINANDO R., Chirurg, Padua): (1928) thorakale Sympathektomie mit Resektion der Nn. splanchnici.

Rossi* Syndrom (ETTORE R., Pädiater, Bern): (1947) Kombin. von / BONNEVIE*-ULLRICH* Sy. (v. a. asymmetr. Pterygien an den Extremitäten u. / Arthrygryposis multiplex.

Rossier* Syndrom: osteomalaz. Dystrophie bei extremer Frühgeburt.

Rossier* Test (PAUL H. R., 1899–1976, Internist, Zürich): quant. Bestg. der funktionell-spast. Komponente einer chron. Bronchialerkr. anhand der Änderung von VK, Atemgrenz- u. -stoßwert nach i.m. Adrenalingabe (1 mg).

Rossolimo* Reflex (GRIGORIY IWANOWITSCH R., 1860–1928, Neurologe, Moskau): **1)** R.* Fingerzeichen: / TRÖMNER* Reflex. – **2)** / Plantarmuskelreflex.

Ross-River-Virus: ARBO-Virus A in Australien; wahrsch. Erreger einer Polyarthritis.

Rost* (GEORG ALEXANDER R., 1877–1970, Dermatologe, Bonn, Freiburg, Berlin) **Ekzematoid**: / Ekzematoid. – **R.* Phänomen**: Persistenz funktionstüchtiger Schweißdrüsen nach Rö.bestrahlung der Achselhöhle wegen Hyperhidrosis (»Phänomen der fleckweisen Strahlenwirkung«).

Rost*-Mitsuda* Test (ERNEST REINHOLD R., geb. 1872, brit. Epidemiologe, Indien): / Lepromin-Reaktion.

Rostan* Asthma (LÉON LOUIS R., 1790–1866, französ. Arzt): (1817) Asthma cardiale bei Linksherzinsuffizienz.

Rostellum: (lat. = kleiner Schnabel, Rüssel) *helminth* / Rostrum.

rost|farbenes Sputum: durch Ery u. Hb verfärbter Auswurf (insbes. bei lobärer Pneumonie ab 2. Tg.). – **R.hof**: *ophth* / Hornhautsiderose.

rostral(is): **1)** zu einem / Rostrum gehörend. – **2)** kopfwärts bzw. zum Vorderende des Körpers hin bzw. (am Kopf) mundwärts gelegen.

Rostrum: (lat. = Schnabel) **1)** *anat* schnabelförm. Organteil; z. B. (*PNA*) **R. corporis callosi** (der mit dem Septum pellucidum verbundene »Balkenschnabel«), **R. sphenoidale** (das frei auslaufende unt. Ende der Crista sphenoidalis). – **2)** *helminth* Rostellum: der vorstreckbare zentrale Teil des Bandwurmkopfes; meist mit 1 oder mehreren Hakenkränzen versehen. – **3)** *entom* Stechrüssel mancher Wanzengruppen.

Rotameter: (KÜPPERS 1908) »trockener« Durchströmungsmesser in Form eines graduierten Glasrohrs mit darin im Gasstrom schwebend-rotierendem kegelförm. Schwimmer; z. B. als Gasstromzähler an Narkosegeräten.

Rotanda®-Spritze: Injektionsspritze, bei der durch Drehen des Stempels ein Dreiwegehahn-Mechanismus betätigt wird (für getrennte Aspiration, Injektion u. Spülung).

Rotation: Drehung eines Körpers um eine wirkl. oder gedachte Achse (vgl. Torsion); z. B. *geburtsh* als / Fruchtdrehung (s. a. Rotationsfacillimum), *embryol* als / Herzrotation, / Darmdrehung, *ophth* als Rollung (/ Rollbewegung); s. a. Dreh(ungs)....

Rotations|bestrahlung: *radiol* den ganzen Körperumfang für die Einstrahlung nutzende / Bewegungsbestrahlung, bei der der stehende oder sitzende Pat. um die Drehpodest- bzw. -stuhlachse rotiert (Strahlenquelle feststehend); Nachteil: ständ. Durchleuchtungskontrolle u. Einstellungskorrektur notwendig. – I. w. S. auch die / Pendelbestrahlung (insbes. die mit großem Pendelwinkel). – **R.empfindung**: Wahrnehmung einer Winkelbeschleunigung als Funktion der Sinneszellen des Vestibularapparates (/ Beschleunigungsempfindung), basierend auf der Auslenkung der Cupula durch eine bei Rotation eintret. Remanenzströmung der Endolymphe, die zu Umbiegung der Zilien u. damit zu De- bzw. Repolarisation der Sinneszellen führt (je nach Strömungsrichtung).

Rotations|fazillimum: *geburtsh* Begr. der Geburtsmechanik für die kindl. HWS, in deren Bereich die ausgiebigste Rotation der Frucht erfolgt. – **R.fraktur**: / Drehungsbruch. – **R.gelenk**: *anat* / Drehgelenk. – **R.krampf**: Spasmus rotatorius.

Rotations|lappen: *chir* Hauttransplantat, das bei Anw. um seine Basis oder einen Stiel »geschwenkt« wird; z. B. zur Defektdeckung im Gesicht (/ ESSER* Plastik). – **R.methode**: *chir* KOCHER* Reposition. –

R.nystagmus: rotator. ⁄ Nystagmus. – **R.osteotomie**: ⁄ Drehosteotomie.

Rotations|schichtgerät: *röntg* Tomograph, bei dem der – stehende oder sitzende – Pat. u. der Film gleichsinnig u. synchron um die Körper- bzw. Stativachse gedreht werden, während die Röhre fest steht (mit Zentralstrahl auf Kassettenmitte). – **R.schmerz**: durch Rotation ausgelöster Gelenkschmerz; i. e. S. der durch belastete oder unbelastete Drehung im Kniegelenk ausgelöste bei Meniskusschaden (⁄ KONJETZNY*-STEINMANN* Zeichen).

Rotations|thrombelastographie (Jürgens*): *serol* als globale Plättchenfunktionsprobe ⁄ HOWELL* Test mit Zitratblut vor u. nach dessen genormter Rotation im Rundkolben (bewirkt Adhäsion, Agglomeration u. partielle Desintegration der Plättchen u. Aktivierung des Faktor XII, dadurch im Thrombelastogramm verkürzte r-Zeit u. um 40–50% erhöhter mε-Wert). – **R.trauma**: durch Zug- u. Scherkräfte einer Körperrotation verurs. Hirntrauma (infolge »Zurückbleibens« des Gehirns bei Schädelbeschleunigung); v. a. radiärsymmetr. Läsionen entlang der Mittellinie mit Hirnnerven- (v. a. Okulomotorius) u. Gefäßabrissen (u. a. Ponsvenen; subdurale u. subarachnoidale Blutungen). – vgl. Translationstrauma.

Rotationszentrum (des Augapfels): der in der geometr. Achse ca. 1,3 mm hinter dem geometr. Mittelpunkt (oft leicht nasal verlagert) gelegene Drehpunkt der ⁄ Augenbewegungen.

Rotator: Kurzform für ⁄ Musc. rotator. – **Rotatorenmanschette**: die aus den Mm. subscapularis, supra- u. infraspinatus u. teres minor bestehende Muskelmanschette des Oberarms.

rotatorisch, rotatorius: mit Dreh(beweg)ungen einhergehend.

Rotaviren: ⁄ REO-Viren mit doppelschal. Kapsid mit Radspeichenstruktur. Erstmals nachgewiesen 1973 in Australien in der Darmmukosa von Kindern mit akuter abakterieller Gastroenteritis (»**R.-Dyspepsie**«; vorw. im 6.–12. Mon., meist blander Verlauf; bei Erwachsenen Durchseuchung von ca. 85%).

Rotblindheit, Anerythropsie, Protanop(s)ie: Farbenfehlsichtigkeit (Dichromasie) mit Störung der Rot- (farbloser Abschnitt bei 486 nm) u. geringer der Grünempfindung. Vererbung rezessiv-geschlechtsgebunden.

Rotenon: Wirkstoff der für Insektizid-Herstg. u. als Pfeilgift verw. (sub)trop. Leguminose Derris elliptica; MAK 5 mg/m^3.

roter Fingerhut: ⁄ Digitalis purpurea. – **ro. Fleck**: *gyn* ⁄ Erythroplakia portionis. – **ro. Hund**: ⁄ Miliaria rubra. – **ro. Infarkt**: ⁄ ZAHN* (hämorrhag.) Infarkt. – **ro. Kern**: *anat* ⁄ Nucleus ruber. – **ro. Thrombus**: ⁄ Gerinnungsthrombus.

Rotes Kreuz, RK: Symbol (rotes gleichschenkl. Kreuz in weißem Feld), Schutzzeichen u. Name der von HENRY DUNANT begründeten Organisation (⁄ Genfer Konvention, Internationales Komitee vom Roten Kreuz), deren Friedensarbeit durch die »Liga der R.-K.-Gesellschaften« (Sitz: Genf) wahrgenommen wird. – Als entspr. Symbole der **Rote Löwe (mit der Roten Sonne)** im Iran, **Rote Halbmond** in der Türkei u. den mohammedan. Teilen der UdSSR, **Rote Davidstern** in Israel.

Rot|finne: *derm* ⁄ Rosacea. – **rotfreies Licht**, VOGT* Licht: (1919) grüngefiltertes Licht für die Ophthalmoskopie (Nervenfaserzeichnung u. Makulagelb deutlicher).

Rot-Grün-Blindheit, Daltonismus: angeb. Farbensinnstörung (graduell verschieden) für Rot u. Grün, die »unbunt«, d. h. als Grautöne gesehen werden (Gelb u. Blau aber farbig). Vererbung rezessiv-geschlechtsgebunden (bei ca. 4% der ♂ ♂).

Roth* Flecke (MORITZ VON R., 1839–1914, Pathologe, Basel): disseminierte weißl. Fleckchen mit hämorrhag. Umrandung in der Nervenfaserschicht der Retina (v. a. peripapillär) bei Septikämie.

Roth* (WLADIMIR KARLOWICZ R., 1844–1916, Pathologe, Moskau) **Krankheit**: sept. ⁄ Retinitis. – **R.*-Bielschowsky* Syndrom** (ALFRED B.): (1901/02) internukleäre Ophthalmoplegie infolge Läsion im Basalganglien- oder Tektumbereich; mit Unfähigkeit zu willkürl. seitl. Augenbewegungen (labyrinthogene u. Adduktion bei Anstrengung zur Konvergenz erhalten), Verlust des Blick- u. Fixationsreflexes, Ausfall der schnellen Phase zur kranken Seite bei induziertem Nystagmus, Deviation bei therm. Labyrinthreizung; evtl. neurol. Ausfälle.

Roth*-Bockus* Syndrom: »Syndrom der großen Magenblase« (weitgehend ident. mit ⁄ ROEMHELD* Syndrom).

Roth*-Kvale* Test: (1945) ⁄ Histamintest (2).

Rothaarigkeit: ⁄ Erythrismus, Rutilismus (1).

Rothenspieler* Zeichen: 1) Fehlen der normalen konkavseit. Sakrospinalis-Erschlaffung bei seitl. WS-Biegung als Hinweis auf homolat.-örtl. Prozeß (z. B. Lumbago). – 2) Schmerzverstärkung (evtl. Ausstrahlen ins Bein) bei seitl. Abbiegen der WS zur kranken Seite (nicht aber zur gesunden) als Hinweis auf Ischias-Syndrom.

Rothera* Probe (ARTHUR CECIL H. R., 1880–1915, Biochemiker, Melbourne): Azeton- u. Azetessigsäure-Nachweis im Harn durch Zusetzen von festem $(NH_4)_2SO_4$, wäßr. Natriumnitroprussid-Lsg. u. konz. NH_4OH-Lsg.; bei Schütteln Violettfärbung.

Rothmann*-Makai* Syndrom (MAX R., Arzt, Berlin; ENDRE M., Chirurg, Budapest): (1894 bzw. 1928) symmetr.-herdförm. s.c. »Spontanpannikulitis« dystropher Kinder an Stamm u. Extremitäten. Morphol. mit dem ⁄ PFEIFER*-WEBER*-CHRISTIAN* Syndrom (1894 von R.* beschrieben) weitgehend identisch.

Rothmund*(-Werner*) Syndrom (AUGUST J. V. R., 1830–1906, Ophthalmologe, München), Walsertal-Krankht.: heredofam. (ätiol. unklare), im 1. Lj. erkennbare atroph.-teleangiektat. Dermatose (Marmorierung) des Gesichts (anfangs partiell) u. der Ohrhelix, später auch an Extremitäten (mit Übergang von Rot zu Gelb u. Ähnlichkeit mit Striae: »Röntgenhaut«), ferner Katarakt (4.–6. Lj.), frühzeit. Ergrauen, Glatzenbildung, Nageldystrophien, Mikrodontie, häufig genitaler Infantilismus, juvenile Arteriosklerose, epi- u. metaphysär-dysostot. Minderwuchs.

Rothschild* Zeichen: Fehlen des lat. Augenbrauendrittels bei Hypothyreoidismus.

Rotkreuz: 1) *toxik* ein hautwirksames Kampfgift (»Nesselstoff«). – 2) ⁄ Rotes Kreuz.

Rotlauf

Rotlauf: *derm* **1)** ⌐ Erysipel. – **2)** Schweine-R.: ⌐ Erysipeloid. – **R.-Endokarditis**: schwere Verlaufsform des septikäm. Erysipeloids mit Endokardbeteiligung.

Rotlicht-Behandlung: lokale (Glüh-)Lichtapplikation mit vorgeschaltetem Rotfilter (400–760 nm). Wärmeentwicklung geringer als bei »weißem« Licht, jedoch größere Eindringtiefe. Anw. bei Neuralgie, Neuritis, Otitis, Sinusitis, Ekzem etc.

Rotor* Syndrom (ARTURO B. R., Internist, Manila): (1948) fam. Ikterus mit Bilirubinausscheidungsstörung ähnl. dem DUBIN*-JOHNSON* Syndrom, jedoch mit unauffäll. Cholezystogramm u. Leberbiopsiebefund.

Rotschwäche, Protanomalie: rezessiv-geschlechtsgebundene ⌐ Farbenfehlsichtigkeit im Rot-Grün-Bereich mit Überwiegen der Rotstörung. – **relative Rotsichtigkeit**: ⌐ Deuteranomalie. – **Rotsehen**: ⌐ Erythropsie.

Rotter* (JOSEF R., 1857–1924, Chirurg, München, Berlin) **Kolopexie**: Rektosigmoideopexie an der Iliakalmuskulatur unter Bildung einer ovalären Bauchfelltasche. – **R.* Lagerung**: Rechtsseitenlagerung nach Op. einer perforierten Appendix. – **R.*(Lymph-)-Knoten**: Frühmetastasen des Mamma-Ca. zwischen bd. Pektoralmuskeln u. im Bereich der Serratus- u. Obliquus-ext.-Faszien (nach WANKE nur der »interpektorale Strang«). – **R.* Operation**: 1) Radikal-Op. der Mamma mit Ausräumen der Axilla u. Entfernen weiterer regionärer LK. – 2) Zuggurtung der Kniescheibe (bei Pseudarthrose) durch Aufsteppen eines gestielten Quadrizepssehnenlappens auf das Lig. patellae. – **R.* Schnitt**: zur typ. Herzfreilegung Fensterung der Thoraxwand durch Bildung eines Weichteil-Knochenlappens (mit 4. u. 5. Rippe) u. dessen Umschlagen.

Rotter* Punkt (H. R., Internist, Budapest): rektal druckempfindl. Punkt der Mastdarmvorderwand bei pelviner Appendizitis.

Rotter* Verband (HANS R., Arzt, Salzburg): »Druckpolstergehverband« für die Ther. des Ulcus cruris, mit ausmodellierter Bandage (Massageeffekt beim Gehen).

Rotter*-Erb* Syndrom (WOLFGANG R., geb. 1910, Pathologe, Frankfurt/M.; WERNER E.): angeb., ätiol. unklare Osteochondro-desmodysplasie mit Minderwuchs, multiplen (Sub-)Luxationen, Beugekontrakturen, Flügelfellbildung, Epiphysendys- u. -aplasien, Mißbildung innerer Organe, multiplen Skelettdeformitäten (Hände, Füße, WS, Schädel).

Rottlerin: 1) Emodin in Aloe; 2) Chroman (α-Pyran-Derivat in Kamala; anthelminth. Wirkstoffe.

Rotula: (lat.) kleine Rolle, Scheibe; *anat* z. B. **Ro.** (= Trochlea) **humeri**; *pharm* pastillenähnl., mit äther. Öl etc. getränktes Zuckerplätzchen. – **R.pexie**: Kniescheibenfesselung bei habit. Luxation.

rotundus: (lat.) rund.

Rot-Weiß-Reaktion: *derm* roter ⌐ Dermographismus mit weißem Hof; s. a. LEWIS* Trias.

Rotz: *vet* ⌐ Malleus (2). – **enzoot. R.**: ⌐ Lymphangitis epizootica. – **R.-Antigen**: Actinobac.-mallei-Aufschwemmung zum Nachweis agglutinierender, präzipitierender oder komplementbindender AK in vitro durch R.-Agglutinationsprobe (»Rotz-WIDAL«), **R.präzipitation** (Überschichtung des verdächt. Serums mit AG oder einem lösl. Polysaccharid-AG-Extrakt [SAKAMOTO 1930]; nur bei frischen Fällen pos.), Komplementablenkungs-Hämagglutinin-Probe oder **R.-KBR** (frühestens ab Ende der 2. Wo. für die Dauer der Erkr. pos., auch in chron. Fällen). – **R.-Kutantest**: s. u. Mallein. – **R.pneumonie**: Lungenbefall bei ⌐ Malleus (»Lungenrotz«). – **R.pustel**: pustulöse Umwandlung des typ. papulösen PA (ca. markstückgroße entzündl. Rötung u. Schwellung mit Lymphangitis).

Rouget* Endplatten (ANTOINE D. R., gest. 1867, französ. Physiologe): mit den motor. Nerven verbundene kleine zelluläre Elemente im Sarkolemm.

Rouget* Zellen (CHARLES MARIE B. R., 1824–1904, Anatom, Montpellier): ⌐ Adventitiazellen.

rough particles: (engl. = rauh) *zytol* Ribosomen-besetzte Anteile des endoplasmat. Retikulums (⌐ Ergastoplasma).

Rougnon* Krankheit (NICOLAS FRANÇOIS R. DE MAGNY, Chirurg, Besançon): ⌐ Angina pectoris.

Rouhier* Operation: bei Uterusprolaps vaginale Kolpohysterektomie mit Vesikopexie an der vord. Rektumwand.

Rouquier* Syndrom: »homolat. Labyrinthsyndrom«, etwa der MENIÈRE* Krkht. (1) entsprechend.

Rourke* Methode: (M. DOROTHY R. 1930) Korrektur des BKS-Ergebnisses durch Berücksichtigung des Blutzellvolumens.

Rous*, Francis Peyton (1879–1970, Pathologe, New York; 1966 Nobelpreis für Medizin) **Lösung**: *serol* tert. Natriumzitrat- u. Glukose-Lsg. (mit Aqua dest.) als Erythrozyten-Stabilisator. – **R.* (Sarkom-)Virus**, RSV: das »Hühnersarkomvirus«; Leukovirus mit Serotypen A (Stamm 1 u. Mill-Hill = MH-Stamm) u. B (Stamm 2 u. Harris- = HA-Stamm) u. Typ C (CARR-ZILBER- u. Prag-[CZ- bzw. PR-]Stamm), das bei Geflügel Leukämie, Sarkome oder Adenokarzinome hervorruft. – **Rous*-assoziiertes Virus**, RAV: Leukovirus mit Serotypen A u. B; ⌐ Helfervirus, dessen Anwesenheit die Replikation des RSV in best. Zellsystemen ermöglicht; vgl. RIF.

Roussak* Syndrom: Syndrom der funktionellen ⌐ Bauchauftreibung.

Roussel* Serum (THÉOPHILE R., 1816–1903, französ. Arzt): 5%ige wäßr. Natriumphosphat-Lsg.

Roussy* (GUSTAVE R., 1874–1948, französ. Pathologe) **Syndrom**: 1) R.*-CORNIL* Sy.: (L. CORNIL; 1919) nicht-fam. Neuritis hypertrophicans des Erwachsenen; mit intermittierenden sensiblen u. vegetat., dann auch motor. Störungen an Händen u. Füßen (Muskelatrophien); später spast. Blasen-Darmlähmungen, Impotenz; Liquoreiweiß evtl. vermehrt. – 2) R.*-LÉVY* Sy.: heredit. areflektor. Dysstasie. – **R.*-Cornil* Zeichen**: beim Ischias-Syndrom durch Vor- oder Seitwärtsbeugen des Rumpfes ausgelöste Ischialgie u. Unterschenkelflexion auf der kranken Seite.

Roux* Färbung (PIERRE PAUL EMILE R., 1853–1933, Bakteriologe, Paris): Darstg. bakterieller Granula mit **R.* Blau** (frische Mischung aus 1%iger Lsg. von Dahliaviolett bzw. Methylengrün in 10%ig. Alkohol = R.* Tinktur I u. II).

Roux* Haken (PHILIBERT JOSEPH R., 1780–1854, Chirurg, Paris): an bd. Enden gebogener breitfläch., stumpfer Bauchdeckenhaken (Wundhaken).

Roux* Operation (CÉSAR R., 1857–1934, Chirurg, Lausanne): **1) R.* Anastomose**: (1897) Gastroenterostomia ypsiloniformis (d. h. mit zusätzl. Jejuno-jejunostomie der ausgeschalteten mit der GE-Schlinge, dadurch Y-Form = **R.* Schlinge**; ↑ Y-Anastomose, Abb. »BRAUN* Anastomose«). – **2)** hohe ventr. Gastropexie bei Gastroptose. – **3) R.*-Picot* Op.**: obere partielle ↑ Thorakoplastik. – **4) R.*-Berger* Op.**: ↑ Halsdissektion mit Inzision entlang dem Kopfnikker (= R.*-B.* Inzision, auch für Hemithyreoidektomie). – **5) R.*-Lexer*-Wullstein* Op.**: rektrokolantethorakale Jejuno-dermato-ösophagoplastik, d. h. Interposition einer ausgeschalteten (laterolat. Jejuno-jejunostomie), durch einen Mesokolonschlitz geführten Jejunumschlinge zwischen einen mit dem oralen Ösophagusstumpf anastomosierten Hautschlauch u. den Magen. Ähnl. antekol. Verfahren als BIRCHER*-R.*-LEXER* Op. (mit End-zu-End-Darmanastomose). – **R.* Zeichen**: 1) verminderte Prominenz des Trochantermassivs bei Hüftpfannenfraktur mit zentraler Luxation. – 2) örtl. Palpationsbefund der »weichen Röhre« bei eitr. Appendizitis.

Roux* Theorie (WILHELM R., 1850–1924, Anatom, Breslau, Innsbruck): *embryol* Jede Zelle des Zweizellenstadiums besitzt noch die prospektive Potenz der Selbstdifferenzierung zu einem vollständ. Embryo.

Rovighi* Zeichen (ALBERTO R., 1856–1919, Pathologe, Modena, Bologna): ↑ Hydatidenschwirren.

Roviralta* Syndrom (EMILIO R.=ASTOUL, Kinderchirurg, Barcelona), phrenikopylor. Syndrom: (1946) meist sofort post partum auftret. hypertroph. Pylorusstenose u. Hiatushernie (Magenektopie); ohne freies Intervall heft., spast. Erbrechen (oft mit Hämatin), Schluckstörungen, okkultes Blut im Stuhl; im Rö.bild: Refluxösophagitis, Kardiahochstand, Magenentleerungsstörung (als mögl. Palliativeingriff: Pyloromyotomie).

Rovsing* (THORKILD R., 1862–1927, Chirurg, Kopenhagen) **Operation**: 1) ant. Gastroplikatur, kombin. mit ventraler Gastropexie. – 2) mehrfache Punktion der polyzyst. Niere. – **R.* Symptom**: ↑ s. u. Appendizitiszeichen (1). – **R.* Syndrom**: bei Hufeisenniere durch Gefäßkompression bedingter Nabelschmerz (verstärkt bei Dorsalflexion der LWS).

Rowbotham* Anästhesie (EDGAR STANLEY R., brit. Chirurg): die 1920/21 zus. mit MAGILL eingeführte ↑ Intubationsnarkose.

Rowe* Diät: Eliminationsdiät bei alimentärer Allergie.

Rowe*(-Thalhimer*) Reaktion: (1951) modifiz. MIDDLEBROOK*-DUBOS* Hämagglutinationsreaktion (mit Human-Ery) auf Tbk.

Rowland* Krankheit (RUSSELL STURGIS R., 1874–1938, Arzt, Detroit): ↑ Xanthomatosis.

Rowley* Syndrom (PETER T. R., Pädiater, Palo Alto/Calif.): 1) (1969) fam.-erbl. (autosomal-dominant?) Schalleitungs- u. -empfindungsschwerhörigkeit (erstere meist dominierend), kombin. mit Präaurikular- u. lat. Halsfisteln (alles meist bds.), evtl. Ohrmuscheldysplasien, Kieferhypoplasie. – **2) R.*-Rosenberg* Syndrom**: (1961) fam.-erbl. Tubulopathie (Rückresorptionsstörung für fast alle Aminosäuren bei normalen Serumspiegeln); klin.: Wachstumsverzögerung, Subkutanfett- u. Muskelschwund (Kollagenzunahme) u. diffuse Muskelverfettung), rezidivierende pulmonale Infekte, Atelektasen, chron. Cor pulmonale; Prognose schlecht.

Roy* Syndrom: 1) **R.*(-JUTRAS*) Sy.**: (1936) dienzephal-hypophysär bedingte (?) Sonderform des TOURAINE*-SOLENTE*-GOLÉ* Sy. (Pachydermoperiostose); mit Hypertrophie u. Faltung der Lid- (sek. Ptosis, Konjunktivitis u. Wimpernverlust) u. Gesichtshaut (Cutis verticis gyrata) u. generalisierter hyperplast. Knochendystrophie (ossifizierende Periostose; vergrößerte Stirnhöhlen). – 2) ↑ SCRIVER*-GOLDBLOOM*-ROY* Sy.

Royer* Laparoskop: FOURES* Laparoskop mit 2 Wechseloptiken (davon 1 zur dir. laparoskop. Punktion des Choledochus für Cholangiographie = R.* Technik).

Royle* Operation (NORMAN DAWSON R., gest. 1944, austral. Chirurg): 1) Daumen-Oppositionsplastik mit Zügel aus Flexor-superf.-Sehne. – 2) lumb., retroperitoneale Sympathektomie mit hakenförm. Inzision paravertebrospinal u. entlang der Crista iliaca.

Rp: *pharm* ↑ Recipe.

RP: 1) *serol* ↑ REITER* Protein; z. B. **RPCF** = REITER* Protein Complement Fixation (↑ Pallida-Reaktion). – 2) *biochem* Ribosephosphat; auch **R-1-P** (= Ribose-1-phosphat), **R-5-P** etc.

RPF: renal plasma flow. – **RPL**: Radiophotolumineszenz.

RPR: ↑ Radiusperiostreflex. – **RPRC-Test**: Rapid-Plasma-Reagin-Card Test (↑ Plasma-Reagin-Kartentest).

RQ: ↑ respiratorischer Quotient.

Rr: *anat* Rami (s. u. Ramus). – **RR**: Symbol für den – mit dem ↑ Riva=Rocci* Apparat gemessenen – Blutdruck.

rRNS: ribosomale ↑ Ribonukleinsäure.

RRU: ↑ Röntgenreihenuntersuchung.

Rs: *labor* ↑ R_s. – **R.s.**: *pharm* Rezepturanweisung »renovetur semel« (»1mal erneuern«).

RSA: Respiratory syncytial agent (↑ RS-Virus).

RSB: *kard* ↑ Rechtsschenkelblock.

R-S-Dissoziation: (engl.: rough-smooth) *bakt* Rauh-Glatt-Dissoziation (↑ Rauhform; vgl. R-Antigen).

RSH-Syndrom: Kurzbez. (nach den Vornamen-Initialen der ersten 3 Pat.) für das ↑ SMITH*-LEMLI*-OPITZ* Syndrom.

RSSE: Russian spring summer encephalitis (s. u. Frühjahr-Sommer-).

RST: im EKG der Abschnitt vom Beginn der R- bis zum Ende der T-Zacke.

R-Stämme: *bakt* ↑ Rauhform, R-Antigen.

RSV: ↑ Rous* Sarkom-Virus. – **RS-Virus**: Respiratory Syncytial Virus; erstmals bei an Rhinitis erkrankten Schimpansen isoliertes Virus (»Chimpanzee coryza agent«, CCA); in Gewebekulturen mit zytopath. Effekt, d. h. Bildung großer synzytialer Massen wachsend (»Respiratory syncytial agent«; RSA); wahrsch. Haupterreger von Erkältungskrankhtn. des Kleinkindalters.

18-R-Syndrom: strukturelle Chromosomenaberration i. S. einer Ringbildung nach Deletionen an bd. Armen eines Chromosoms 18. Phänotyp: Kombin. von Fehlbildungen, wie sie bei Defizienzen am langen u. am kurzen Arm vorkommen, vereinzelt auch geist. Retardierung u. Fehlen des Immunglobulins A. – Analog ein **13-R-Syndrom**.

RT 23: die Charge 23 des **R**enset-**T**uberkulin des Kopenhagener Staatl. Serum-Instituts als WHO-Referenzpräparat. – **RT**: *genet* ∤ Reduktionsteilung.

RTA: renale tubuläre ∤ Azidose. – **RTB**: ^{131}J-Radiotoluidinblau für die Gallenszintigraphhie. – **RTF**: ∤ **R**esistenz-**T**ransfer-**F**aktor. – **RTL**: ∤ **R**adio**t**hermo**l**uminiszenz.

Ru: *chem* ∤ **Ru**thenium.

Rubazonsäure: nach Einnahme von Aminopyrin im Harn auftret. rotes Stoffwechselprodukt.

Rubedo: (lat.) Hautrötung (s. a. Rubeosis). – **Rubefacientia**: *pharm* »rötende« Hautreizmittel (als Hyperämika).

Rubella: ∤ Röteln. – **R.-Gruppe** der RNS-Viren umfaßt (nach MELNICK) außer dem Röteln-Virus das LDH-Virus der Maus, Semliki-, Japanese-B-, WEE- u. Chikungunya-Virus (die 4 letzteren bislang den ARBO- bzw. Enzephaloviren zugerechnet).

Ruben* Ventil: die Rückatmung von Ausatemluft verhinderndes Feder- oder Magnetventil an Narkose- (offenes System) u. Beatmungsgeräten.

Rubeola: **1)** ∤ Röteln. – **2)** (im engl. Sprachraum) ∤ Masern. – **3) R. scarlatinosa**: ∤ DUKES*-FILATOW* Krankheit.

rubeolaris, rubeolosus: (lat.) die Röteln betreffend.

Rubeose, -osis: Rötung, i. e. S. Hautrötung (s. a. Rubor), z. B. als **R. faciei** die Dauerröte des Gesichts (bes. Stirn u. Wangen) als konstitutionelles Stigma sowie bei Polyglobulie, Hypertonie, akuter Pankreatitis, Diabetes mellitus (= **R. diabetica**; seltener an den Extremitäten; v. a. bei schlecht eingestellten jugendl. Diabetikern infolge Verminderung des Kapillartonus); als **R. iridis** die vermehrte Füllung u. Schlängelung (z. T. auch Neubildung) der Irisgefäße bei Glaukom oder – meist – als Komplikation einer fortgeschritt. **R. retinae diabetica** (»Wundernetz« der Retinagefäße, meist begleitet von Netzhaut- u. Glaskörperblutungen; v. a. bei Jugendl. als Zeichen für malignen Verlauf der diabet. Angiopathie).

ruber: (lat.) rot. – **Ruber**: Kurzform für Nucleus ruber; z. B. **unt. Ruber-Syndrom** (∤ BENEDIKT*, CLAUDE* Sy.), **oberes R.-Sy.** (∤ NOTHNAGEL* Sy.).

Ruberythrinsäure: Alizaringlykosid in der »Krappwurzel« von Rubia tinctorum (die u. a. als Antidiarrhoikum, Diuretikum u. äußerl. Wundmittel angewendet wird).

Rubidium, Rb: Alkalimetall mit OZ 37, Atomgew. 85,47. Von den künstl. Isotopen (β-Strahler) wird ^{81}Rb zur Ery-Markierung für Milzszintigraphie angewendet, ^{86}Rb zur In-vitro-Bestg. von Herzglykosiden im Blut.

rubiginosus, rubiginös: rostfarben.

Rubin* (ISADOR CLINTON R., 1883–1958, Gynäkologe, New York) **Methode**: ∤ Pertubation durch zervikale Gasinsufflation. – **R.* Operation**: (1948) Op.technik der ∤ Sigmablase.

Rubinikterus: Ikterus mit rötl. Ton, meist hepatozellulär; s. a. BRUGSCH* Reaktion 1 (Hautreaktion).

Rubino* Reaktion: (1927) *serol* Lepra-Nachweis anhand von Agglutination u. Sedimentierung formalinisierter Schaf-Ery durch inaktiviertes Pat.serum. Bei Hautlepra in 70–90% pos.

Rubinstein*-Taybi* Syndrom (JACK H. R., Pädiater, Cincinnati; HOOSHANG T., Röntgenologe, Indianapolis): (1962/63) Abartungen u. Störungen i. S. der Kieferbogen-Okulodental-Syndrome (v. a. kraniomandibulofaziale Dysmorphie, charakterist. Fazies, ∤ Abb.), Oligophrenie u. Extremitätenmißbildungen (v. a. Verkürzung u. Verplumpung der Daumen- u. Großzehenphalangen), evtl. Kombin. mit Mißbildungen innerer Organe, Kryptorchismus, Haltungsschwäche etc. – Wahrsch. mit ∤ SILVER*-RUSSELL* Sy. nahe verwandt; keine fam. Häufung.

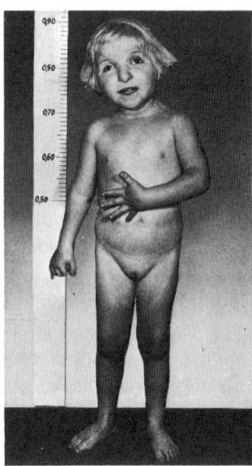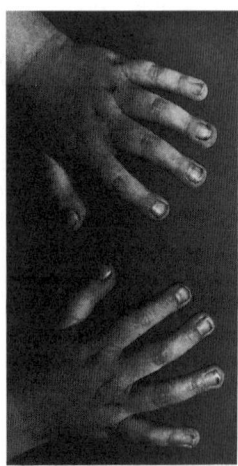

Rubner* (MAX R., 1854–1932, Hygieniker, Berlin) **Gesetz**: *physiol* isodynam. ∤ Äquivalent. – **R.* Reaktion: 1)** CO-Nachweis im Blut anhand der Rotfärbung (statt braun) beim Schütteln mit dem 4- bis 5fachen Vol. Bleiessig. – **2)** Nachweis von Glukose, Glukuronsäure u. Laktose anhand des nach Zusetzen von Bleizucker u. NH$_4$OH u. Erwärmen auftret. roten Niederschlags, der sich bei weiterer NH$_4$OH-Zugabe ziegelrot auflöst u. erneut kirsch- bis kupferrot ausfällt. – **R.* Regel**: *physiol* ∤ Oberflächenregel.

Rubor: (lat.) Röte, i. e. S. die auf Gewebshyperämie beruhende Hautrötung (vgl. Rubeosis); meist entzündlich (als solche eines der Kardinalsympt. der Entzündung), aber auch als **R. alcoholicus** (Gesichtsröte des chron. Alkoholikers), **R. angioneuroticus** (»essentielle Kopfröte«).

Rubredoxin: Pigmentgruppe mikrobieller (z. B. in Clostridium, Pseudomonas) 1- u. 2-Fe-S-Proteine (bis 60 Aminosäuren pro Mol.) mit Fe in typ. Merkaptid--koordinativer Bindung, nicht-säurelabilem S u. typ. Redoxpotential; bewirken v. a. intermediäre Elektronenübertragung.

rubri..., rubro...: Wortteil »rot« (s. a. erythro...), »Nucleus ruber«; z. B. das **rubrospinale System** (der ∤ Tractus rubrospin. als Teil des EPS; i. w. S. einschl. seiner subkortikalen u. zerebellaren Afferenzen: **rubrospinozerebellares System**).

Rubrum: (lat.) Rot; z. B. *chem* **R. optimum** (= Karmin), **R. congoense** (= Kongorot), **R. scarlatinum** (= Scharlachrot). – **R.-Gruppe**: *mykol* ∤ Trichophyton rubrum.

Rucker* Zeichen: der Periphlebitis retinae ähnl. Veränderungen bei Polysklerose.

Ruck|krampf: ↑ 1) Blitz-Nick-Salaam-Krämpfe. – 2) myoklon. ↑ Epilepsie. – **R.nystagmus**: N. mit schneller u. langsamer Komponente (im Unterschied zum undulierenden N.).

Rucksack|lähmung: Thoracicus-longus-Parese durch Druckeffekt eines Rucksacks; klin.: Scapula alata; vgl. Tornisterlähmung. – **R.sella**: (SCHIFFER 1951) Sella turcica mit rel. Hochstand des Daches der – großen, überpneumatisierten – Keilbeinhöhle u. Vorwölbung des Sulcus chiasmatis u. des Tuberculum sellae. Oft vergesellschaftet mit Epilepsie, Demenz u. Pseudopsychopathie (nach basaler Meningoenzephalitis in der Kindheit). – **R.verband**: die Schultern nach hinten ziehender Trikotschlauch-Zugverband mit sich dorsal kreuzenden Achtergängen; zur Entlastung der Bruchenden bei Schlüsselbeinfraktur.

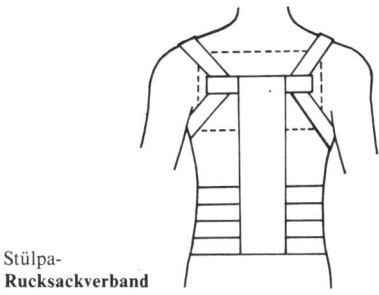

Stülpa-Rucksackverband

Ruc(ti)tatio, Ructus: (lat.) ↑ Aufstoßen; z. B. der – oft Std. bis Tg. anhaltende – **R. hystericus**.

Rud* Syndrom: (1927) dem ↑ SJÖGREN*-LARSSON* Sy. ähnl. (ident.?) Symptn.komplex mit Riesen- oder Zwergwuchs, Genitalhypoplasie, perniziosiformer Anämie.

Ruddock* Laparoskop (JOHN CARROL R., geb. 1891, Arzt, Los Angeles): L. mit Schräg-vorwärts-Optik; auch als Photo-L. verwendbar.

Ruder|bad: abhärtendes Bad (von 34° auf 20° absinkend) in flacher Badewanne unter 5minüt. Hin- u. Her-Rutschen durch Zug an einem Zügel u./oder Abstoßen mit den Beinen. – **R.blattrippe**: im vord. u. seitl. Abschnitt verbreiterte Rippe, v. a. beim PFAUNDLER*-HURLER* Syndrom.

Rudererfurunkel: sekundär infiziertes Sakraldermoid bei Ruderern.

Rudiment: *path* ↑ Rudimentärorgan. – **rudimentär**: verkümmert, nicht voll ausgeprägt, unvollendet (z. B. **ru. Handlung** = Initialhandlung).

Rudimentär|anfall: *neurol* ein sich in Initialsymptn. erschöpfender oder nicht die gewohnte Ablaufsfolge u. Stärke der Sympte. erreichender epilept. Anfall. – **R.infarkt**: s. u. Myokardinfarkt. – **R.organ**: unvollständig entwickeltes Organ, i. e. S. auch das nach embryonaler oder fetaler Funktionstüchtigkeit rückgebildete; beim Menschen z. B. als phylogenet. Reminiszenz der Wurmfortsatz, Ductus thyreoglossus-Reste, Lig. arteriosum, Chorda vesico-umbilicalis.

Rudler* Laparotomie: thorako-abdominale L., beginnend mit Thorakotomie im Bett der 5. Rippe.

Rüben|fuß: Elephantiasis des Beins mit sek. Hautpapeln u. -wucherungen. – **R.stecker-, -zieherneuritis**: Drucklähmung des N. peroneus durch die Biceps-femoris-Sehne (am Fibulaköpfchen) bei langdauerndem Knien. Ggf. entschädigungspflichtig. BK. – **R.zucker**: ↑ Saccharose.

Rück|ansteckung: ↑ Pingpong-Infektion. – **R.atmer**: geschlossenes Atemsystem mit steuerbarer O_2-Zufuhr u. CO_2- u. H_2O-Elimination.

Rück|atmung, Rebreathing: In- u. Exspiration aus einem bzw. in ein geschlossenes Respirationssystem; Prinzip der ↑ R.atmungssysteme. – Diagnost. Anw. z. B. als **R.atmungsversuch** (mit DOUGLAS* Sack oder Plastiktüte) zur Bestg. der alveolären CO_2-Spannung (der sich die im Luftbehältnis allmählich angleicht) bzw. – einseitig – zur präop. Abschätzung (mittels Bronchospirometrie) der Funktionstüchtigkeit der Restlunge; therap. Anw. beim DACOSTA* Syndrom (Ausbleiben der Hyperventilationshypokapnie u. -alkalose durch die zusätzl. CO_2-R.atmung demonstriert dem Pat. die falsche Atemtechnik als Urs. seiner Beschwerden). – **R.atmungssystem**: *anästh* Narkosesystem, bei dem die Ausatmungsluft nach Passage des Absorbers u. ergänzender Zufuhr von O_2 u. Narkosegasen bzw. -dämpfen erneut eingeatmet wird; ↑ Kreis-, Pendelatmungssystem.

Rück|bildung: *physiol* ↑ Involution. – **R.bildungsalter**: LA, in dem die physiol. Involution eines best. Organs oder (i. e. S.) die alterungsbedingte Involution ganzer Organsysteme einsetzt (u. damit auch krit. Alter für die Manifestation von ↑ Involutionspsychosen). – **R.biß**: ↑ Distalbiß. – **R.blickoptik**: opt. System eines Endoskops (z. B. mit PECHAN* Prisma), das die Betrachtung des Organinnern entgegen der Einführungsrichtung ermöglicht.

Rücken: *anat* ↑ Dorsum. – **R.linie**: ↑ Dornfortsatzlinie, Linea mediana. – **R.lage-Schocksyndrom**: ↑ Kava-Kompressionssyndrom in der Gravidität, mit arterieller Hypotonie infolge verminderten Schlagvol. u. vasovagaler Reflexe.

Rückenmark, Medulla spinalis *PNA*: der im Canalis spinalis gelegene, kranial (unterhalb der Pyramidenkreuzung) in die Medulla oblongata (»**verlängertes R.**«) übergehende Teil des ZNS; queroval- bis rundstabförmig, an 2 Stellen verdickt (↑ Intumescentia cervic. u. lumb.), kaudal konisch in das Filum terminale (»R.endfaden«) auslaufend; durchzogen vom – z. T. obliterierten – Canalis centr. (mit Ventriculus termin.), bedeckt von den spinalen Meningen; mit tiefer ventraler Medianspalte u. je 2 lat. u. 1 dors. flachen Furche (↑ Fissura mediana, Sulcus lat. post., S. intermed. post., S. medianus post.). Aufgebaut aus Substantia grisea (im Zentrum) u. alba; das an Ganglienzellen (u. Gefäßen) reiche, marklose Fasern u. Fortsätze enthaltende RM-Grau bildet auf der Schnittfläche eine Schmetterlingsfigur (mit ↑ Cornu ant., lat. u. post.); die weißen Anteile gebildet von den Leitungsbahnen (↑ Tractus; s. a. Abb.) der Funiculi ant., lat. u. post. (= Vorder-, Seiten-, Hinterstrang). Entläßt im Zervikal-, Thorakal-, Lumbal- u. Sakralabschnitt segmental die motor. (u. parasympath.-sympath.) vord. Wurzelfäden u. nimmt entsprech. sensible (aus den Spinalganglien) hintere auf (bd. Wurzeln vereinigen sich jenseits des Spinalganglions zum gemischten peripheren Nerv); s. a. Rückenmarksegment, Abb. »Nervensystem«. – **akutes R.**: klin. Begr. für (per)akute u. dringlich kausalgenet. ab-

Rückenmarksabszeß

Rückenmarksquerschnitt

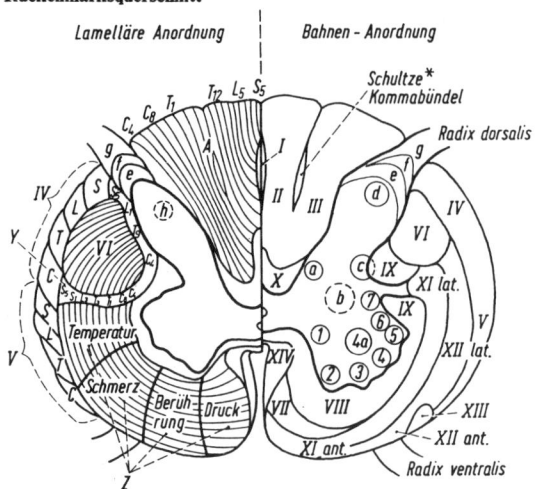

C, L, S, T: zervikale, lumbale, sakrale bzw. thorakale Rückenmarksegmentbahnen.

Hinterstrang;
A Bahnen des lemniskalen Systems
(epikrit. oder gnost. Sensibilität: Berührung, Raumsinn, Bewegung, Vibration, Druck)
 I Fasc. septomarginalis
 II Fasc. gracilis (GOLL)
 III Fasc. cuneatus (BURDACH)

Vorderseitenstrang:
IV	Tr. spinocerebellaris post. (FLECHSIG)
V	Tr. spinocerebellaris ant. (GOWERS)
VI	Tr. corticospinalis (pyramidalis) lat.
VII	Tr. corticospinalis (pyramidalis) ant.
VIII	Fasc. proprius ant. ⎫
IX	Fasc. proprius lat. ⎬ Grundbündel
X	Fasc. proprius post. ⎭
XI ant. ⎫	Tr. rubro-thalamo-tecto- vestibulo-reticulospin.
XI lat. ⎭	ant. bzw. lat.
XII ant. ⎫	Tr. spinothalamicus et
XII lat. ⎭	spinotectalis ant. bzw. lat.
XIII	Tr. olivospinalis u. spinoolivaris (HELLWEG* Dreikantenbahn)
XIV	Tr. longit. med.
Z	afferente Bahnen (protopath. Sensibilität; geordnet nach Sinnesqualitäten)
Y	Vasokonstriktorenbahnen (entsprechend a, b, c)

Graue Substanz + Hinterwurzel:
Kerne für
1, 2 dorsale Rumpfmuskeln
3 ventrale Rumpfmuskeln
4 Rumpf- bzw. Gürtelmuskeln
4a Gürtel- bzw. Extremitätenmuskeln
5 Oberarm- bzw. Oberschenkelmuskeln
6 Unterarm- bzw. Unterschenkelmuskeln
7 Hand- bzw. Fußmuskeln

a Nucl. dorsalis (STILLING*-CLARKE* Säule)
b Nucl. intermediomedialis (unsicher abgrenzbar, parasympath. Wurzelzellen)
c Nucl. intermediolat. (sympath. Wurzelzellen)
d Nucl. centr. columnae post. (magnocellularis)
e Nucl. substantiae gelationosae (parvicellularis)
f Nucl. apicalis columnae (magnocellularis; Zona spongiosa)
g Zona termin. mit Fasc. terminalis
h Fasc. intercolumnaris post.

zuklärende Funktionsstörung des RM; Leitsympt.: motor. Lähmungen, Sensibilitätsausfälle, Reflexstörungen vom Querschnittstyp (Höhe der Läsion aus den radikulären sensiblen u. motor. Ausfällen u. dem Reflexmuster bestimmbar); s. a. BROWN=SÉQUARD* Lähmung.

Rückenmark(s)|abszeß: eitr. / Myelitis (2) durch hämato- oder lymphogene bakterielle Metastasierung; bevorzugt in der – vaskulär dichter versorgten – grauen Substanz, oft durch Konfluieren röhrenförmig; foudroyante Sympte., evtl. »akutes / RM«. – **R.anästhesie**: / Spinalanästhesie, Rückenmarksblock, Rhachi(o)anästhesie. – **R.atrophie**: Verschmälerung u. Konsistenzerhöhung des – sich graugelb verfärbenden – RM infolge Gliose; v. a. bei Systemerkrn. wie FRIEDREICH* Ataxie (= erbl. spinale Ataxie).

Rückenmark(s)|bahnen: / Tractus u. Abb. »Rückenmark«; s. a. Interneuronen (als spinale Assoziationsbahnen). – **R.blase**: / Blasenautomatie, -autonomie. – **R.blockade**: *anästh* Unterbrechung der konduktilen Funktion von RM-Bahnen bzw. Spinalwurzeln; z. B. als / Lumbal-, Periduralanästhesie. – vgl. Liquorblock. – **R.blutung**: / Hämatomyelie.

Rückenmark(s)|degeneration: i. e. S. die degenerat. Systemerkn. des RM wie myatroph. / Lateralsklerose, / FRIEDREICH* Heredoataxie, tuberöse / Hirnsklerose. – **R.entzündung**: / Myelitis (2). – **R.erschütterung**: / Commotio spinalis. – **R.erweichung**: / Myelomalazie. – **R.freilegung**: *chir* Laminektomie; s. a. Vertebrotomie. – **R.grau**: die Substantia grisea des / Rückenmarks.

Rückenmark(s)|häute: Oberbegr. für / Dura mater spinalis (= »harte RM-Haut«) sowie spinale Pia mater u. Arachnoidea (= »weiche RM-Häute«); s. a. Meningitis spinalis. – **R.hinken**: (DÉJERINE 1908) durch Ischämie im Bereich der vord. Spinalarterie (nach einer best. Gehstrecke) bedingte »Beinschwäche« mit Parästhesien, gesteigerten Eigenreflexen, spast. Zehenzeichen u. Urininkontinenz; nach Ruhepause verschwindend. Evtl. prämonitor. Sympt. einer Myelomalazie.

Rückenmark(s)|kanal: 1) / Canalis vertebralis. – 2) / Canalis centralis. – **R.kompression**: die akute (Trauma, Ödem, Bandscheibenvorfall) oder chron. (epiduraler Abszeß, Tumor, Osteophyt) Pressung u. Quetschung des RM (vgl. Compressio cerebri); klin.: segmentale Ausfälle, meist Lähmungen. – **R.kontusion**: / Contusio medullae spinalis; s. a. RM-Nekrose. – **R.lähmung**: / Lähmung (spinale), BROWN=SÉQUARD* Syndrom.

Rückenmark(s)mißbildungen: / Meningo(myelo)zele, Myeloschisis; als **dysraph. R.** (mit blastomatösem Einschlag) ferner / Syringomyelie, -bulbie; s. a. Phakomatosen.

Rückenmark(s)nekrose, anämische: Untergang mangeldurchbluteten RM-Gewebes; als dir. oder indir. Traumafolge (z. B. im 1. Stadium nach Kontusion bzw. als Markscheidenzerfall nach traumatisch bedingter Anämie, z. B. bei Spätapoplexie), als angiodysgenet., nekrotisierende Myelopathie (/ FOIX*-ALAJOUANINE* Krkht.). – **R.nerven**: / Nervi spinales. – **R.prolaps**: Austreten von RM-Gewebe aus dem Canalis vertebr. bei Rhachischisis. – **R.reflex**: spinaler / Reflex.

Rückenmark(s)|schwindsucht: / Tabes dorsalis. – **R.segmente**, Myelomeren: auf der Metamerie der Dermatome basierende fiktive Abschnitte des RM (8 zervikale, 12 thorakale, je 5 lumbale u. sakrale, 1 kokzygealer) als für die sensible (»Rhizomer«, das Spinalganglion inbegriffen), vegetat. u. motor. Innervation der zugehör. meso- u. ektodermalen Segmente (über Fasern der gemischten peripheren Nerven) zuständ. Einheiten. – **R.spalte**: 1) *anat* / Fissura mediana. – 2) *path* / Myeloschisis. – **R.syphilis**: spezif.

RM-Prozeß bei angeb. (Früh- oder Spät-) bzw. erworb. Syphilis (s. a. Neurosyphilis); meist als Meningomyelitis (von den RM-Häuten ausgehende Infiltration, mit submiliaren Gummen), seltener in Form intramedullärer käs. Gummen; oft gefolgt von – vaskulär bedingten – örtl. Myelomalazieherden sowie system. oder unsystem. Degenerationserscheinungen der Leitungsbahnen. – s. a. Tabes dorsalis (als quartäre Syphilis).

Rückenmark(s)tumoren: die intra- u. extraduralen u. intra- u. extramedullären, meist langsam wachsenden prim. u. sek. Neoplasmen des RM u. der zugehör. Strukturen (/ Tab.). Diagnose anhand der neurol. Symptomatik (Sensibilitätsstörungen, Lähmungen, Para-, Tetraplegie, BROWN=SÉQUARD-Typ) einschl. der Befunde von Höhediagnostik, Lumbal- u. Subokzipitalpunktion, Myelographie.

Rückenmarks- u. Wirbelsäulentumoren

Tumorart	Tumorsitz	bevorzugtes Alter
	Rückenmark	
Meningiom (Endotheliom)	extramedullär/intradural (selten extradural), im mittleren Thorakalbereich etwas bevorzugt, selten multilokulär	6. u. 7. Ljz., häufiger bei ♀
Neurinom	extramedullär/intra- u. extradural, nicht selten multilokulär (bei Neurofibromatosis)	5. u. 6. Ljz.
Gliome Glioblastom (sehr selten)	intramedullär (v.a. Substantia griseae), oft stiftförmig	2. bis 4. Ljz.
Astrozytom (sehr selten)	lär intramedullär	
Spongioblastom	intramedullär, z,T. stiftförmig	
Ependymom (als häufigstes RM-Gliom)	intramedullär (vorwiegend oberer Markbereich), z.T. stiftförmig; extramedullär im Kaudabereich (ausgehend vom Filum terminale)	
Lipom, Epidermoid, Dermoid, (Cholesteatom)	extramedullär/intra- u. extradural	
Angioblastom (HIPPEL*-LINDAU* Syndrom) Angioma racemosum	intra- u. extramedullär	4. bis 6. Ljz.
	Wirbelsäule (einschl. Epiduralraum)	
Sarkom, Osteom, Chondrom, Riesenzelltumor, Hämangiom, Myelom, leukäm. Infiltrat, Lymphgranulom; Malignommetastasen	extradural, z.T. als Sanduhrgeschwulst	

Rückenmark(s)|varizen: / FOIX*-ALAJOUANINE* Syndrom. – **R.wurzeln**: die Spinalwurzeln (/ Radix ventr. u. dors.), i. w. S. einschl. der / Fila radicularia; s. a. Wurzelsyndrom, Radikul..., Rhizo.... – **R.zentren**: die im RM lokalisierten ZNS-Zentren, i. e. S. die des Sakralmarks für Ejakulation, Erektion, Defäkation u. Miktion; s. a. Abb. »Nervensystem«.

Rücken|muskeln: s. u. Rumpfmuskulatur. – **R.phänomen (Oppenheim*)**: durch Perkussion der Lendenmuskulatur provozierbare krampfart. Lendenlordose bei Meningitis. – **R.reflex**: 1) / Rückgratreflex. – 2) durch Rückenbestreichen auslösbare Kontraktion der Rückenstrecker beim Neugeb. (u. beim kitzl. Erwachsenen).

Rücken|saite: *embryol* die / Chorda dorsalis. – **R.schmerz**, Dorsalgie: von der thorakalen WS (= spondylo-, vertebragener R.; s. a. Rhachialgie) oder den R.weichteilen ausgehende oder dorthin projizierte Schmerzen; oft haltungs- oder bewegungsabhängig, z. T. in benachbarte Regionen ausstrahlend u. Statik u. WS-Stabilität u. -Motilität beeinträchtigend. Vork. bei prim. Erkr. der R.strukturen, bei Allg.erkr., aber auch psychogen; s. a. Kreuzschmerzen. – **R.segmente**: die den RM-Segmenten zugeordneten Rückendermatome (/ Abb. »HEAD* Zonen«) einschl. WS- u. Muskelsegmenten; z. T. auf Schultern u. Arme bzw. Beckenkamm übergreifend. – **R.zeigeversuch**: / PANSE* Zeigeversuch.

Rück|entwicklung: *path* / Regression. – **R.fall**: *path* Relaps; s. a. Rezidiv.

Rückfallfieber, Febris recurrens: Infektionskrankh. durch / Borrelia-Arten, übertragen von Läusen (z. B. von Pediculus hominis Borr. recurrentis als Erreger des **epidem. Europäischen R.** = »Läuse-R.«) oder von Zecken (v. a. Ornithodorus-Arten; **endem. »Zecken-R.«** z. B. das in Mittelafrika durch Borr. duttoni). Klin.: wiederholte (bis 10) plötzl. Fieberschübe u. fieberfreie Intervalle, im allg. begleitet von Spleno-, seltener von Hepatomegalie, fleckförm. Haut- u. Schleimhautblutungen (Kolon), Arthralgien, Myalgien, evtl. Pneumonie, Nephritis, Kollapsneigung, ZNS-Symptn. (Meningismus, Fazialislähmung), Iritis, Iridozyklitis. Erregernachweis im Blut während des Fieberschubs (Dunkelfeld, Farbpräp.; auch Tierversuch). – Weitere endem., an typ. Tierreservoire gebundene Formen: **Nordafrikan.** = **Span. R.** durch Borr. hispanica (ähnl. dem Läuse-R., aber Intervalle kürzer, Verlauf leichter, Komplikationen seltener), **Südamerikan. R.** durch B. venezuelensis, **Texan.** = **Nordamerik.** = **Kanad. R.** durch B. turicatae, hermsii bzw. parkeri, **Asiat.** = **Pers.** = **Kaukas. R.** durch B. usbekistana, persica bzw. caucasica (oft – evtl. tödl. – ZNS-Komplikationen), **Indisches R.** durch B. parkeri.

Rückfall|reaktion: Wiederaufflammen einer örtl. Tuberkulin-Reaktion bei erneuter i.c. Applikation. – **R.rheumatismus**: palindromer / Rheumatismus. – **R.syndrom, affektiv-antriebsmäßiges**: beim Schizophrenen das »Wiederaufleben« psychotischer Sympte. ohne neue produktive Krankheitszeichen (Wahn, Sinnestäuschungen etc.). Entspricht der / Hyperphase (GRUHLE).

Rückfluß: *path* / Reflux. – **R.ileitis**, Backwash-Il.: Beteiligung des Ileum terminale bei der Colitis ulcerosa; im Unterschied zur Enteritis regionalis ohne Ileozäkalklappenstenose.

Rückfuß: Sammelbegr. für Sprung- u. Fersenbein.

Rückgrat: / Wirbelsäule, Columna vertebralis. – **R.reflex**: / GALANT* Reflex (3), Rückenphänomen.

Rückinfektion / Pingpong-Infektion.

Rückkoppelung, -regulation, Feedback(-Mechanismus): *biol* zur Beschreibung biol. Regulationsvorgänge herangezogener Begr. der Regelungstechnik für eine Schaltung, in der ein Teil der Ausgangsgröße mit der Eingangsgröße verrechnet wird; bei Addition (»**pos. R.**«) ist das System mit hoher Verstärkung instabil; bei Subtraktion (»**neg. R.**«; im Nervensystem

Rücklauferbrechen

= Hemmung) ist es mit geringer Verstärkung stabil; s. a. Regelkreis, Endprodukthemmung.

Rücklauf|erbrechen: stagnationsbedingtes Erbrechen bei Dünn- u. Dickdarmileus, evtl. als Koterbrechen. – **R.katheter**: *urol* Blasenspülkatheter, z. B. (n. FROHMÜLLER) als dreiläuf. Kombination von MERCIER*, FOLEY* u. Durchspülkatheter (in den USA »Hämaturiekatheter«, mit NÉLATON* Krümmung). – **R.zystographie**: *röntg* Darstg. der Harnblase nach Katheterfüllung mit verdünntem KM zur Diagnostik eines vesikoureteralen Refluxes (s. a. Refluxpyelogramm); halbstündl. Aufnahmen, mind. über 2 Std. (»Verzögerungszystographie«).

Rückprall: 1) *endokrin* ↑ Rebound-Effekt. – 2) *path* ↑ Contre-coup.

Rückresorption, Reabsorption: erneute Resorption bereits ausgeschiedener Substanzen, z. B. der Verdauungssäfte im Darm (z. B. Galle; ↑ enterohepat. Kreislauf); i. e. S. die »**tubuläre R.**« von Teilelementen des Primärharns in den Harnkanälchen (ca. 99%), die außer Glukose (↑ Glukose-R.), natürl. Aminosäuren, Phosphaten (als »akt.«, d. h. enzymatisch begünstigte Rückdiffusion) u. Salzen (als vorwiegend »pass.« R.) v. a. das Wasser betrifft, s. a. tubuläre Rückresorption.

Rückschlag: 1) *genet* ↑ Atavismus. – 2) *endokrin* ↑ Rebound-Effekt. – 3) *path* ↑ Relaps, Rezidiv. – 4) *neurol* ↑ Rückstoßphänomen (2).

Rückstauungs|kongestion: ↑ Hyperämie infolge Rückstauung des Blutes; venös als Stauungshyperämie (z. B. bei Einflußstauung); arteriell v. a. nach an der Körperoberfläche angreifenden Reizen, die zu reakt. Kontraktion peripherer Gefäße u. kollateraler Hyperämie zentraler Kreislaufbereiche führen (»reakt. Wallung«). – **R.nephrographie**: Ausscheidungsurographie mit Ureterenkompression (in Höhe der Sakroiliakalgelenke) zwecks besserer Kontrastfüllung des Becken-Kelchsystems. – **R.niere**: sek. Hydronephrose durch Harnrückstau in die Niere. Bei längerem Bestehen Parenchymschwund (erst Mark-, dann Rindenanteile) u. Funktionsstörung. – **R.theorie**: *ophth* Die pilzförm. Stauungspapille bei raumforderndem Hirnprozeß beruht auf in die Zwischenräume des Sehnervs übergreifender Liquordruckerhöhung u. dadurch bedingter Zentralvenenstauung. – **R.welle**: im Jugularvenen-Phlebogramm bei kardialer Rückstauung auftret. Buckelbildung im c-x-Abschnitt (↑ Abb. »Jugularispuls«).

Rückstichnaht, rückläuf. Naht: blutstillende chir. Naht (z. B. vertikale Einzelnaht, horizontale fortlaufende Matratzennaht) mit jeweils neuem Einstich zwischen Ein- u. Ausstich der vorangehenden Nahtschlinge.

Rückstoßphänomen: 1) ↑ Rebound-Effekt. – 2) bei plötzl. Aufheben eines gegen die intendierte Bewegung gerichteten pass. Widerstandes eintret. »Zurückzucken« (nach ganz kurzer, anfängl. Bewegung in Richtung der ursprüngl. Intention) als Ausdruck des intakten Agonisten-Antagonisten-Synergismus. Fehlt bei gleichseit. Kleinhirnerkr. (intendierte Bewegung wird ungehemmt weit ausholend fortgesetzt: »fehlendes« oder »pos. R.«).

Rück|streufaktor, R.streuungskoeffizient: *radiol* Quotient aus Oberflächen- u. Einfallsdosis; stets > 1. – **R.streuung**: *radiol* rückläuf. Streuung energiereicher Strahlung im bestrahlten Objekt; in der Strahlenther. die von tieferliegenden Geweben zur Haut rückgestreute Strahlung (↑ Streuzusatz).

Rückverlagerung(soperation): 1) *chir* Zurückverlagern eines temporär vor oder in die Bauchdecken verlagerten Organs in die Bauchhöhle (z. B. Beseitigung eines temporären Anus praeter). – 2) *ophth* die Rückwärtsverlagerung der Ansätze von äuß. Augenmuskeln zur Korrektur des Strabismus.

Rückwärtsversagen: *kard* Herzinsuffizienz mit Auswirkungen entgegen der Blutstromrichtung (d. h. vor dem Herzen); s. a. Backward-failure-Theorie.

Rückziehreflex: ↑ Fluchtreflex.

Rüdinger* Dreieck (NIKOLAUS R., 1832–1896, Anatom, München): 1) ↑ Trigonum caroticum. – 2) ↑ Trigonum olfactorium.

Rührseligkeit: gesteigerte Ansprechbarkeit auf Traurigkeit auslösende affektive Reize (mit einschläg. Affektäußerungen); v. a. bei Zerebralsklerose, organ. Hirnerkr., abnormer Persönlichkeitsstruktur (z. T. lustvoll erlebt, künstlich herbeigeführt).

Rüssel|lippe: *path* ↑ Makroch(e)ilie. – **R.schere**: *chir* Schere mit rüsselförm. Verlängerung einer Branche (zur intraluminären Führung bei Eröffnung von Hohlorganen).

Rüttelschmerz: bei pass. Prüfung der Dornfortsatzbeweglichkeit (Rütteln nach Umfassen mit mehreren Fingern) auftret. Schmerz als Hinweis auf krankhaften Prozeß im zugehör. Bewegungssegment (v. a. Bandscheibendegeneration).

Rüttin* Doppelspülung: *otol* ↑ bikalorische Spülung.

Ruffato* Syndrom: (1960) Verdickung der Röhrenknochenepiphysen u. kon. Deformierung der Finger- u. Zehenphalangen (seltener auch der Matakarpalia u. -tarsalia) bei enchondraler Dysostose.

Ruffier* Index: Herzleistungsindex nach der Formel:

$$\frac{(P' + P'') - 2(70-p)}{10}$$

(P', P'' = Pulsfrequenz nach 30 Kniebeugen bzw. 1 Min. später; p = Differenz zwischen 70 [als Norm] u. dem Ruhepulswert des Probanden). Bei kardialer Leistungsschwäche Werte > 10.

Ruffini* Endorgane, Körper(chen) (ANGELO R., 1864–1929, Histo- u. Physiologe, Siena): aus Bindegewebe u. einem Geflecht von Neurofibrillen (mit variköse Anschwellungen) besteh. kolbenförm. Nervenendkörperchen in der Leder- u. Unterhaut; vermittelt Wärmeempfindung.

Rufinismus: *anthrop* ↑ Erythrismus; s. a. Rutilismus.

Rugae: (lat.) Falten, Runzeln; z. B. **R. gastricae** s. **ventriculi** (↑ Plicae villosae), **R. iridis** (s. u. Plicae), **R. palatinae** (s. u. Plicae), **R. vaginales** *PNA* (die queren Falten der Vaginalschleimhaut; bilden die ↑ Columnae rugarum).

Ruge* Zeichen (CARL RUGE, 1846–1926, Gynäkologe, Berlin): (1885) Schrägstand des Uterus (Neigung zur entgegengesetzten Seite) bei interstitieller Tubargravidität.

Rugektomie: op. Entfernung einer Haut-Weichteilfalte als plast.-kosmet. Eingriff.

Ruggeri* Reflex (RUGGERO R., geb. 1905, Arzt, Bologna): durch max. Konvergenz der Augen provozierte Pulsbeschleunigung bei Sympathikotonie.

Rugger-jersey spine: das für prim. Hyperparathyreoidismus typ. Seitenbild des WK mit bandförm. Verdichtung der deckplattennahen Spongiosa u. Rarefizierung des Zentrums (wie ein Rugbyspieler-Jersey).

Rugitus: ↑ Borborygmus.

Ruhe|angina: kard bei vollständ. körperl. Ruhe u. ohne vorausgegangene psych. Alteration auftretende, meist heft. Angina pectoris (allg. mehrere Attacken; oft mit Wiederholung zu best. Tageszeiten). Intensität infolge Kollateralenbildung allmählich abnehmend. – **R.atmung**: das AMV (Atemzugvol. · Frequenz/Min.) im Zustand körperl. u. geist.-seel. Ruhe (mit Verhältnis der Ex- u. Inspirationszeit von ca. 1.0/1.0–1,5). Funktion v. a. des Energieumsatzes u. der Totraumventilation; normal ca. 6–10 l/Min., bei Stoffwechselsteigerung u. Totraumvergrößerung zunehmend.

Ruhe|dehnungskurve: physiol graph. Darstg. der Länge-Spannung-Beziehungen (exponentieller Anstieg) bei pass. Dehnung nicht erregter, kontraktiler Strukturen (↑ Abb. »Längen-Spannungs-Diagramm«). Erlaubt Aussagen über Elastizitätsmodul, Dehnbarkeit u. evtl. visköse Widerstände; determiniert die Ausgangslage von Muskelkontraktionen. – vgl. Druck-Volumen-Diagramm. – **R.durchblutung**: die v. a. vom Basistonus der peripheren Gefäße u. der Zahl der parallelgeschalteten Präkapillaren abhäng. Blutdurchströmung eines Körperabschnitts im Ruhezustand (ermittelt z. B. durch ^{133}Xe-Muskelclearance, Venenverschlußplethysmographie). Angabe in ml/100 cm^3 Gewebe/Min. (z. B. an der Wade 1–3, mit Seitenunterschieden vom max. 15–20%); vergrößert bei einseitig herabgesetztem peripherem Widerstand (z. B. a.-v. Fistel). – **R.dyspnoe**: bereits im Ruhezustand über das Mehrfache der Norm geleistete Atemarbeit, im allg. als Atemnot empfunden (↑ Dyspnoe), evtl. als Orthopnoe; bei kardialer (v. a. Li.insuffizienz mit Rückstau im Pulmonalkreislauf) u. respirator. Insuffizienz, bei Alteration des Atemzentrums.

Ruhe|elektrokardiogramm: im Zustand völl. körperl. Ruhe geschriebenes ↑ EKG (vgl. Belastungs-EKG). – **R.härte**: geburtsh Uterustonus in der Wehenpause. – **R.haltung**: Haltung eines Körperteils in der funktionellen Mittellage zwischen den antagonist. motor. Kräften; orthop ↑ Neutral-Null-Methode. – **R.herzzeitvolumen**: die bei körperl. Ruhe pro Min. vom Herzen geförderte Blutmenge; beim Menschen 80–100 ml pro kg Körpergew. (mit Individualschwankungen je nach O$_2$-Verbrauch). Bei a.-v.-Fistel kompensatorisch gesteigert (aber nur bis Shuntvol. vom max. 20% des R.).

Ruhe|insuffizienz: kard bereits bei körperl. Ruhe manifeste Herzinsuffizienz; i. w. S. auch die Herzleistungsminderung mit durch Ruhe nicht ausgleichbarem belastungsbedingtem zirkulator. Defizit. – **R.kapazität**: pulmon ↑ Residualluft.

Ruhekern: zytol nicht in Teilung begriffener Zellkern; i. e. S. der einer fertig differenzierten u. sich nicht mehr teilenden Zelle (funktionell im allg. als »Arbeitskern«, mit RNS- u. Proteinsynthese u. biochem. Funktionen). – **R.gifte**: Substanzen (z. B. Loste, Alkylsulfonsäureester, Hydrazin-Derivate), die v. a. am Chromatin des R.s angreifen u. (ähnl. wie ionisierende Strahlen, daher: »Radiomimetika«) Mutationen, Chromosomenaberrationen, Pyknose etc. mit häufig Zell-letaler oder Mitose-störender Wirkung hervorrufen; vgl. Mitose-, Spindelgifte.

Ruhe|kultur: 1) nach Angehen (1täg. Bebrütung) im Kühlschrank aufbewahrte – nicht wachsende – Stichkultur (Suspensionskultur) für Mikrobizidie-Prüfung. – 2) in flüss. Medium gezüchtete u. hierbei weder geschüttelte (vgl. Schüttelkultur) noch gerührte oder belüftete Bakt.kultur (»Fermenter-Kultur«). – **R.kur**: Liegekur (z. B. ↑ Freiluftbehandlung).

Ruhelage ↑ R.haltung; ophth als rel. **R. des Auges** (BIELSCHOWSKY) die Stellung der Augäpfel bei Fehlen aller Reize u. nervösen Einflüsse.

Ruhe|(membran)potential, Bestandspotential: an erregbaren biol. Membranen im unerregten Zustand meßbare Potentialdifferenz (50–90 mV) zwischen Membraninnen- u. -außenseite; basiert auf Unterschieden der intra- u. extrazellulären Ionen-Konz. bei ungleichen Membranpermeabilitäten (v. a. hohe K$^+$-Permeabilität). – s. a. GOLDMAN* Gleichung. – **R.minutenvolumen**: kard s. u. R.herzzeitvolumen.

Ruhe-Nüchtern|sekret: im Zustand körperl. Ruhe gewonnenes Nüchternsekret (s. a. Basalsekretion). – **R.umsatz**, RNU: ↑ Grundumsatz.

Ruhe|packung: baln Ganzpackung mit – meist vorgewärmtem – Leinenlaken u. Wolldecke im Anschluß an ein Überwärmungsbad. – **R.phase**: 1) bakt, mykol an die ↑ log-Phase anschließende stationäre Wachstumsphase einer Kultur mit charakterist. Konstanz von Gesamt- u. Lebendkeimzahl; evtl. gefolgt von weiteren, flacheren log-Phasen (adaptative Nutzbarmachung bisher nicht verwerteter Nährbodenbestandteile); übergehend in die Absterbephase (mit kontinuierl. Abnahme der Lebendkeimzahl bis zum Tode aller Organismen). – 2) genet prämitot. **R.phase**: ↑ Interphase. – **R.punkt des Auges**: ↑ Fernpunkt.

Ruhereflux: urol vesikorenaler Reflux außerhalb einer Miktion; wahrsch. infolge Hypo- bzw. Atonie der Blasenmuskulatur; z. B. bei Megazystis, Megaloureter, Schrumpfblase; erhöhte Gefahr der aufsteigenden Infektion.

Ruhe|schmerz: bereits im R.zustand auftret. Schmerzen, z. B. als Nüchternschmerz, R.angina, Extremitäten-R.schmerz im LERICHE*-Stadium III der peripheren Durchblutungsstörung, Dehnungsschmerz bei venöser Stauung (bd. letzteren mitbedingt durch Anhäufung von Stoffwechselschlacken infolge verstärkter anaerober Glykolyse; s. a. Brachialgia paraesthetica nocturna, Erythralgie, Akroparästhesien. – **R.speichel**: das Nüchternsekret der endo- u. exothelialen Mundspeicheldrüsen, alkalisch, mit Kat- u. Anionen (Ca, K, Na, Mg bzw. Cl, -HPO$_4$, Rhodan), abgeschilferten Leuko, Speichelkörnchen (als Lysozymträger), Mikroorganismen, Blutgruppensubstanz (beim Sekretor), Enzymen (Ptyalin, Hydrolasen, Desmolasen) u. Kallikrein. – **R.steife**: orthop ↑ Inaktivitätssteife. – **R.stoffwechsel**: ↑ Grundumsatz. **R.strom**: neurophysiol im unerregten Zustand über die Membran erregbarer Zellen fließender Ionenstrom (v. a. K$^+$); vgl. Verletzungspotential, – strom. – **R.strom des Auges**: ↑ Bestandsstrom.

Ruhetätigkeit

Ruhe|tätigkeit: *neurophysiol* die Grundaktivität im EEG des Menschen im Zustand geist. Entspannung u. körperl. Ruhe bei geschlossenen Augen; mit Dominanz eines α-Rhythmus, aus dem sich generalisiert oder lokalisiert Veränderungen abheben. – **R.tonus**: *physiol* 1) Muskeltonus im Ruhezustand, d. h. der der pass. Dehnung entgegenwirkende Widerstand des unerregten Muskels; *geburtsh* der Uterustonus außerhalb der Wehen. – 2) der etwa dem Grundstoffwechsel entsprech. Funktionszustand eines Körperorgans oder -gewebes. – **R.tremor, -zittern**: jeder nur im Zustand der Ruhe vork., bei willkürl. Innervation aber schwindende Tremor (im allg. extrapyramidaler Genese, z. B. bei Parkinsonismus). – **R.umsatz**: ↑ Grundumsatz; i. e. S. der Energieumsatz bei körperl. Ruhe ohne Erfülltsein der übr. GU-Bedingungen.

Ruhigstellung: *orthop* ↑ Immobilisation.

Ruhr: Sammelbez. für heft. Entzündungserscheinungen im Darmbereich (v. a. Dickdarm), mit Bauchschmerzen, Koliken, Tenesmen, (massenhaften) schleimig-blut. Durchfällen u. Fieber; i. e. S. die ↑ Amöben- u. die ↑ Bakterienruhr (d. h. Infektion durch die **R.amöbe** ↑ Entamoeba histolytica bzw. die **R.bakterien** ↑ Shigella dysenteriae u. schmitzii bei der echten, Sh. sonnei bei der ↑ E-Ruhr u. »giftarme« Shigella-Gruppen bei leichter verlaufender »Paradysenterie« (↑ Sh. flexneri). **R.-Impfstoff**: polyvalenter I. zur akt. Schutzimpfung gegen Baktn.ruhr; entweder »Ruhr-Totvakzine« aus hitzeabgetöteten Shig. dysenteriae u. sonnei sowie Sh. schmitzii u. flexneri Typ I u. Y, mit Zusatz von Formoltoxoid (schwache immunisator. Wirkung); oder – als Weiterentwicklung – das gereinigte u. konzentrierte Shiga-Toxoid mit Lysaten einzelner Shigella-Arten u. Al(OH)$_3$ als Adjuvans sowie die flüss. perorale Vakzine mit abgetöteten Keimen (Impfreaktionen entfallen, Mehrfachanw. mögl., bes. für Kinder geeignet). – Schluckimpfstoffe mit lebenden attenuierten Keimen sind in Entwicklung. – **R.rheumatismus, -rheumatoid**: »dysenter. Arthropathie« (symptomat. Arthritis oder REITER* Syndrom) im Gefolge der Bakterienruhr.

Ruiter* Syndrom (M. R., Dermatologe, Groningen): 1) (1953) wahrsch. allerg. (oder infektallerg. oder autosensibilitätsbedingtes?), rezidivierendes papulös-hämorrhag. Exanthem, mit flachen, polymorphen, Urtikaria-ähnl. Knötchen (massiert im Knie-, Ellenbogenbereich) mit blut., varizelenähnl. Bläschen u. Narbenbildung. – 2) **R.*-Pompen*-Wyers* Sy.**: (1939/47) seltene, fam. Abart des FABRY* Sy. mit zusätzl. Linksherzvergrößerung, arterieller Hypertonie, chron. Unterschenkelödem, Protein-, Erythrozyturie.

Rukavina* Syndrom: (1956) autosomal-dominant erbl. amyloide ↑ Polyneuropathie (sogen. Indiana-Typ), mit Sympt. des Karpaltunnel-Syndroms u. sklerodermieart. Hautverändergn. an den Armen; Erstmanifestation meist im 3.–4. Ljz., langsame Progredienz.

Ruktus, Ruktation: ↑ Aufstoßen. – **R.stimme**: vom Laryngektomierten erlernbare tiefe u. rauhe Stimme, erzeugt durch willkürl., stoßweises Pressen verschluckter Luft durch den kontrahierten oberen Ösophagus (u. anschließ. Artikulation im Mund).

Rumel* Klemme: Arterien- u. Präparierklemme mit über den Steckschluß gebogenen Branchen (↑ Abb.; 5 verschied. Biegungsgrade).

Rumel*-Belmont* Tourniquet: flexibles Instrument zur Aufnahme u. zum Spannen des Nahtgutes für die nach der Mitralkomissurotomie nöt. Tabaksbeutelnaht (um den Finger des Operateurs).

Rumex: *botan* Gattung »Ampfer« [Polygonaceae]; *therap*. Anw. finden z. B. von R. acetosa (»Sauerampfer«; Oxalsäure, Flavonoide, Vit. C) die Blätter als Blutreinigungsmittel, von R. confertus der Wurzelauszug als Antihypertonicum, von R. crispus u. R. patientia die Wurzel für homöopath. Tct.

Rumfits: (engl.) durch Alkoholgenuß ausgelöste epilept. Anfälle; s. a. Alkoholepilepsie.

Rumination, Ruminieren: 1) Meryzismus, Wiederkäuen: *päd, psych* Motilitätsneurose des Magens mit – willkürlich induziertem (z. B. durch rinnenförm. Zungenstellung bei offenem Mund) – Hochwürgen = Regurgitieren, erneutem Durchkauen u. Verschlucken von Mageninhalt als lustbetonter Vorgang (ohne Nausea). Vork. bei in der Pflege vernachlässigten, psychisch abnormen Säuglingen u. Kleinkindern, bei Hysterikern. – 2) psych R.: ständ. Wiederkehr der gleichen Gedanken; i. w. S. die Meditation. – **Ruminantenhaube**: *päd* fest anliegende, den UK an den OK fixierende Haube (oder Kopfverband) zur Behandlung der Rumination beim Säugling.

Rummo* Krankheit (GAETANO R., 1852–1917, Internist, Palermo, Neapel): 1) (1898) ↑ Kardioptose. – 2) **R.*-Ferranini* Krht.**: ↑ Gerodermia genitodystrophica.

Rumor: (lat.) Geräusch; z. B. **R. confricationis** (↑ Reibegeräusch), **R. poculi fessi** (↑ Bruit de pot fêlé), **R. venosus** (↑ Nonnensausen).

Rumpel*-Leede* Test (THEODOR R., 1862–1923, Chirurg, Hamburg; STOCKBRIDGE CARL L., geb. 1882, Arzt, Seattle): zur groborientierenden Bestg. der Kapillarresistenz 10- bis 15minüt. max. venöse Stauung (mit noch tastbarem Radialispuls) oberhalb des Ellenbogens; bei Kapillarfragilität Auftreten zahlreicher punktförm. Blutungen in der Ellenbeuge (= R.*-L.* Phänomen = GROCCO*-FRUGONI* Zeichen).

Rumpeln, diastolisches: *kard* s. u. Katzenschnurren.

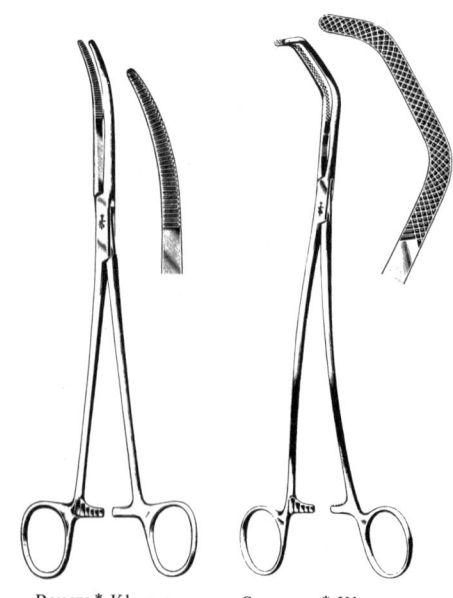

RUMEL* Klemme   SATINSKY* Klemme

Rumpf* Zeichen: *klin* s. u. MANNKOPF*-R.*.

Rumpf, Truncus *PNA*: der Körperstamm (ohne Hals, Kopf u. Gliedmaßen). – **R.apparat**: *orthop* stützender oder entlastender Apparat für den Körperstamm; als Rahmenkorsett oder Mieder bzw. als entlastendes Korsett (»**R.lederapparat**«). – **R.ataxie (zerebelläre)**: vorw. die Haltungsinnervation betr. / Ataxie mit Rumpfschwanken beim Sitzen, Stehen u. Gehen (u. Falltendenz beim ROMBERG* Versuch); bei basalen u. medialen Kleinhirnprozessen.

Rumpf|beatmung: künstl. Beatmung durch rhythm. Thoraxkompressionen, manuell (n. SCHÄFER, SILVESTER, HOLGER-NIELSEN) oder – besser – mittels Respirators. – **R.darm**: *embryol* die Darmanlage aboral des Kopf- oder Kiemendarms, d. h. Vorder- (Ösophagus u. Magen bis zur Leberanlage = R.darm i. e. S.), Mittel- (im wesentl. Dünndarm) u. Enddarm (im wesentl. Dickdarm; mit Anschluß an Afterbucht). – **R.fülle**: somatometr. Index nach der Formel:

$$\frac{\text{Brustbreite} \cdot \text{Brusttiefe} \cdot \text{vordere Rumpflänge}}{1000}.$$

Rumpf|geburt: *geburtsh* die auf die Kopf- bzw. Steißentwicklung folgende Geburt des Rumpfes, wobei die Schulterbreite etwa die gleichen Stadien der Formübereinstimmung mit dem Geburtskanal (einschl. Biegungsfazillimum) durchläuft wie der vorangegangene Teil: im Beckeneingang schräg oder quer, am Kanalknie Drehung in Längsstellung, Durchtritt mit schamfugenseit. Schulter voraus. – **R.-Gipsverband**: den Rumpf in ganzer Länge oder teilw. umgebender, am Becken abgestützter zirkulärer Gips, als Gipsmieder (zur Ruhigstellung oder Entlastung einzelner WS-Abschnitte) oder in Verbindung mit Arm- oder Beingips (z. B. als / Beckengips).

Rumpfhautbasaliome: *derm* multiple / Basaliome (ARNDT).

Rumpf(wand)muskulatur: die durch Fusion der / Myotome entstandene, plurisegmental innervierte autochthone Muskulatur des Stammes. Als Rückenmuskulatur (s. a. Musculus erector spinae) mit in ihren tiefen Anteilen noch z. T. erkennbarer segmentaler Gliederung u. mit oberflächl. langen Systemen, als ventr. R. (aus Myotomanteilen vor den Querfortsätzen u. den Ligg. intertransversaria) nur im Interkostalbereich segmental gegliedert, abdominal lange Platten, zervikal u. lumbal Stränge bildend. Innerviert von den Rr. dorsales bzw. ventr. der Spinalnerven.

Rumpfzölom: *embryol* vom Mesoderm gebildeter Hohlraum im Rumpfbereich (Brust bis Becken); später in Perikard-, Pleura-, Peritonealhöhle unterteilt.

Rundatelektase: *röntg* / Walzenatelektase.

Rundbiß: die – individuell verschied. –, auch von der Nahrungskonsistenz etc. abhäng. physiol. »Zirkumduktionsbewegung« des UK bei der Kautätigkeit (neben – ebenfalls 3- bis 4phas. – Hack- u. Reibebißbewegungen).

Rundherd: *röntg* rundl., gut begrenzter, homogendichter Lungenschatten mit Ø bis zu mehreren cm; ätiologisch vieldeutig (Tbk, Tumor, Zyste, abgekapselter Pleuraerguß etc.), zu differenzieren durch Aufnahmen in mehreren Ebenen, Schichtuntersuchung, Verlaufskontrolle etc.; vgl. Rundinfiltrat. – **R.silikose (Bohlig*)**: atyp. Erscheinungsform der Silikose mit Herden von bis zu 5 cm Ø (unspezif. Granulom mit hyalinisiertem Kollagen; oft nekrotisch, mit Lymphozyten-, Plasmazellenmantel); häufig beim CAPLAN*-COLINET* Syndrom, aber auch ohne Polyarthritis (die sich jedoch verspätet manifestieren kann).

Rund|infiltrat: *röntg* rundl., meist weniger scharf begrenzte infiltratdichte Lungenverschattung; Ätiol. vieldeutig, z. B. tbk. Frühinfiltrat, Bronchopneumonie, LÖFFLER* Infiltrat. – **R.kaverne**: / Ringkaverne. – **R.köpfigkeit, -schädeligkeit**: / Brachyzephalie, -kranie.

Rundles*-Falls* Syndrom: (1946) X-chromosomal erbl. (♀ als Konvektor), mikrozytäre, hypochrome, hämolyt. Anämie mit Polychromasie, Targetzellen u. Splenomegalie; osmot. Ery-Resistenz vermindert.

Rund|muskel: / Musculus teres. – **R.nagel**: *chir* stark gebogener Marknagel, z. B. der / LEZIUS* Nagel (für pertrochantäre Fraktur), / RUSH* Pin.

Rundrücken: vermehrte BWS-Kyphosierung infolge muskulärer Insuffizienz (Haltungsschwäche), die mit zunehmender Muskelkontraktur (= Haltungsfehler) fixiert wird; meist infolge berufs- oder sportbedingter Zwangshaltung Jugendlicher, aber auch fam.-konstitut. Formen; s. a. Alterskyphose, SCHEUERMANN* Krkht. (»**juveniler R.**«).

Rund|schatten: *röntg* / Rundherd, -infiltrat. – **R.stiellappen**: *chir* / Rollappen. – **R.würmer**: / Nemathelminthes.

Rundzell(en)sarkom: sehr bösart. Sa. mit kleinen rundl. Zellen (hoher Grad von Gewebsunreife); histogenetisch als Retikulo-, Lympho-Sa., Plasmozytom etc. einzuordnen. – **undifferenziertes R.** des Knochens: / EWING* Sarkom.

Runeberg* Formel (JOHAN WILHELM R., 1843–1918, Internist, Helsinki) zur Berechnung des Eiweißgehalts in Trans- u. Exsudaten: E = $^3/_8$ (spez. Gew. – 1000) 2,73 bzw. 2,88.

Run-in: (engl. = »Zustrom«) *angiol* der – behinderte oder freie – Blutstrom vom Herzen in einem arteriellen Gefäßabschnitt. – Analog der **Run-off** aus einem Gefäßgebiet in die Peripherie (i. w. S. auch deren Aufnahmekapazität, ohne exakte quant. Aussage).

Runström* Aufnahme: (1933) *röntg* 4 verschied. Einstelltechniken für die Felsenbein-Darstg. (auch als Vergrößerungs- u. Schichtaufnahmen): I u. II Modifikationen der / SCHÜLLER*, III der / STENVERS* Aufnahme, IV als axiale Schädelaufnahme.

Runt-Krankheit: (engl. runt = kleinstes Tier eines Wurfs; BURNET, MEDAWER u. M. 1952) letaler Kümmerwuchs als Graft-versus-host-Reaktion immunologisch unreifer Jungtiere auf die Inj. von Immunzellen (aus Milz, LK, KM) erwachsener Spendertiere eines genetisch abweichenden Stammes der gleichen Spezies. Wegen / Immuntoleranz u. fehlender Abwehr erfolgt ungehinderte Vermehrung dieser Zellen u. eine bis zur Erschöpfung beider Immunsysteme laufende Reaktion (Spättyp) mit den Transplantations-AG des Wirtes, dadurch Zerstörung von Wirtszellen, hochgrad. Infektionsanfälligkeit, Wachstumsstörungen, dünnes strupp. Fell, Anämie, Milz- u. LK-Schwellungen, Lymphozytopenie, Durchfälle. – Vork. auch nach materno-fetalem Zellübertritt.

Runzeln: zunächst ausgleichbare, später persistent vermehrte Fältelung der Haut infolge nachlassender Elastizität; s. a. Rhytidose.

Rupia

Rupia, Crusta ostracea: *derm* dicke, evtl. protuberierende, infolge intermittierender Exsudation u. peripherer Ausdehnung austernschalenartig geschichtete Kruste; z. B. bei ulzerierender sek. Lues maligna (= R. syphilitica), Psoriasis vulg. (selten).

Ruppe* Krankheit: im 1. Lj. beginnende progred. Deformierung u. Sklerosierung der Kiefer (Osteodystrophia fibrosa localisata?).

Ruptur(a): spontane oder traumat. (evtl. zweizeit.) Gewebs- oder Organzerreißung; z. B. ∕ Sehnen-, Leber-, ∕ Darm-, Milz-, Uterus-, Ösophagus-R., Muskel-, Dammriß. – **R.aneurysma**: ∕ Aneurysma spurium.

Rush: (engl. = Jagen, Andrang) **1)** peristaltic rush: Serie schneller peristalt. Wellen. – **2)** flücht. Blutandrang (i. S. des Flush); vgl. aber Rash. – **R.-desensitization**: (FREEMAN) allerg. »Schnelldesensibilisierung« mit bes. kurzen (z. B. 2stünd.) Injektionsintervallen; Potenzierungsgefahr!

Rush* Pin, Nagel (LESLIE VAUGHAN R., geb. 1905, Chirurg, Meridian/Mass.), Rushpin: dünner, federnder Rundstahlnagel (Federstab mit abgeschrägter Spitze u. endständ. Haken) für die intramedulläre Fixierung von Knochenbrüchen durch Nutzung der elast. Eigenspannung des Nagels (sogen. »dynam. 3-Punkt-Osteosynthese«).

Rusk* Syndrom: **1)** ∕ NEEL*-R.* Sy. – **2)** diffuse Rindensklerose (RUSK-NIXON): ∕ ALPERS* Syndrom.

Russell* Agar (FREDERICK FULLER R., 1870–1960, Bakteriologe, Auburn/N. Y.): »Zwei-Zucker-Agar« als modifiz. ENDO* Agar (Fleischextrakt-Agar mit Laktose u. Dextrose, Phenolrot u. ANDRADE* Indikator) für TPE-Diagnostik.

Russell* Syndrom (ALEXANDER R., brit. Pädiater): **1)** ∕ SILVER*-R.* Sy. – **2)** (1951) dienzephales Abmagerungssyndrom des Säuglings u. Kleinkindes bei raumforderndem Hypothalamus-Tumor: Erbrechen (ohne sonst. Magen-Darmsympte.), völl. Fettgewebsverlust, später (z. T. diskret) Hyperkinesien, Nystagmus, Tremor, Ataxie, Pyramidenzeichen, Optikusatrophie, vegetat. Sympte. (Blutdruckschwankungen, Tachykardie, Hypoglykämie).

Russell*(-Krukenberg*) Körperchen (WILLIAM R., 1852–1940, Internist, Edinburgh), fuchsin bodies: (1889) azidophile Einschlüsse in degenerierenden Plasmazellen, z. B. bei Rhinosklerom, in Neoplasmen (hier fälschlich für Krebserreger gehalten).

Russische Frühjahr-Sommer-Enzephalitis: s. u. Frühjahr...; vgl. Russ. ∕ Herbstenzephalitis. – **Russ. intermittierendes Fieber**: ∕ Wolhynisches Fieber.

Ruß: braun- bis tiefschwarzer, pulverförm. Rückstand aus der unvollständ. Verbrennung oder therm. Aufspaltung organ. Substanz; kettenartig aggregierte C-Mikrokristalle mit adsorptiv gebundenen luftfremden Stoffen (u. a. Karzinogene). – **R.krebs**: bei mehrjähr. – berufl. – Umgang mit R. vork. Hautkrebs, wahrsch. durch Kombinationswirkung von Licht u. chem. Noxen; entschädigungspflicht. BK wie Pechkrebs. – **R.lunge**: herdförm. Anthrakofibrose (mit Pigmentablagerung, dystelektat. Emphysem) nach langdauernder Inhalation von Rußstaub (erzeugt aus kristallinem Anthrazen, SiO_2-haltig). – **R.warze**: Hyperkeratose am Hodensack nach langjähr. Kaminkehrerarbeit; evtl. zu verhornendem Plattenepithel-Ca. entartend (»Schornsteinfegerkrebs«; gleiche Form auch bei Ölraffinerie-Arbeitern).

Russo* Reaktion: Farbreaktion (grün) des Harns bei Zusatz von 1‰ig wäßriger Methylenblau-Lösung (4 Tr. pro 5 ml); pos. bei Typhus abdom., Masern, Pocken u. Tbk.

Russula emetica: »kirschroter Speitäubling« [Agaricaceae], mit characterist. brennend-scharfem Geschmack; Giftpilz (Leberverfettung, Ikterus, Blutungen, Nephritis, Hirnödem).

Rust* Hernie: ∕ Hernia obturatoria zwischen M. obturatorius ext. u. Membrana obturatoria.

Rust* Krankheit (JOHANN NEPOMUK R., 1775–1840, Chirurg, Olmütz, Krakau, Berlin): »Malum (vertebrale) suboccipitale« als Folge destruierender Prozesse der oberen HWS (i. e. S. das Okziput einbeziehende Tbk; rheumat., syphilit. u. metastat. Formen auch als **R.* Syndrom** bezeichnet); mit Nackensteife, -schmerzen, -schwellung, reflektor. Abstützen des Kopfes bei Lagewechsel (= **R.* Zeichen**), Neuralgien der Hirnnerven V u. XII, Zungenatrophie, Tachykardie (Vaguslähmung).

v. Rustizky* Krankheit: multiples ∕ Plasmozytom.

Ruthenium, Ru: Metall der Platingruppe; als ^{103}Ru u. ^{106}Ru in Fall-out bei Kernspaltung. – **R.rot**: $RuCl_3$; Mikroskopierfarbstoff (ammoniakal. Lsg.) zur Pektin- u. Glykogen-Darstg.

Rutherford: (1946) *radiol* nach dem Physiker SIR ERNEST R. (1871–1937, Manchester, Cambridge; 1908 Nobelpreis für Chemie; s. a. BOHR*-R.* Modell) benannte – nicht allg. anerkannte – Einh. für die Aktivität einer radioakt. Substanz: 1 rd = Aktivität von 10^6 Zerfallsakten/Sek.; 1 Ci = $3{,}7 \cdot 10^4$ rd.

Rutherfurd* Syndrom (MARGARET E. R., Zahnärztin, Manchester): (1931) fam. Biotyp des okulodentalen Syndroms, mit angeb. Hornhautdystrophie (oberflächl. Schichten; Visusminderung), fibromart. Gingivalhyperplasie im Bereich der fehlenden Zähne, evtl. geist. Retardierung (bis Schwachsinn).

Rutilismus: **1)** rezessiv-erbl. »Rothaarigkeit«, wobei die rote Vorstufe des braunen Pigments sich nicht weiterentwickelt; vgl. Erythrismus. – **2)** Neigung zum Erröten.

Rutin: ∕ Rutosidum; darin enthalten das Rhamnose-Glukose-Disacharid **Rutinose**.

Rutkowski* Methode: Kardiaersatz durch die tubulär transformierte, distal gestielte große Magenkurvatur (sub- oder epidiaphragmal mit dem Ösophagus anastomosiert; Resektionsöffnung des Magens blind verschlossen). – Ähnl. Technik nach LORTAT=JACOB.

Rutosidum WHO, Rutin: pflanzl. Querzetinrhamnoglukosid (u. a. in Ruta-Spezies), ein Bioflavonoid (∕ »Flavonoide«); therap. Anw. bei vermind. Kapillarresistenz.

Ruttan*(-Hardisty*) Test (ROBERT FULFORD R., 1856–1930, Arzt, Montreal): (1912) Nachweis okkulten Blutes anhand der Blaufärbung der gelösten Probe durch o-Toluidin (4%ig in Eisessig) u. H_2O_2 (je 1 ml).

Ruttin* Phänomen (ERICH R., 1880–1940, Otologe, Wien): normaler Ausfall der kalor. u. Drehprüfung u. normales Hörvermögen bei kompensierter Labyrinthitis.

R-Variante: *bakt* ↑ Rauhform.

RVF: **R**ift-**V**alley-**F**ieber (↑ Rifttalfieber).

RVO: **R**eichs**v**ersicherungs**o**rdnung.

Rx: *labor* ↑ R_x.

Ryanodin: Alkaloid im Holz von Ryania speciosa [Flacourtiaceae]; tox. für Säuger (irreversible Kontraktur der Atem- u. Herzmuskulatur); Anw. als Insektizid (Fraß- u. Kontaktgift).

Rydygier* Operation (Ludwig Ritter v. R., 1850–1920, Chirurg, Lemberg, Gdingen): (1904) 2 Modifikationen der Billroth* II-Magenresektion mit retro- bzw. antekol. termino-terminaler Gastrojejunostomie (Prinzip der Y-Anastomose). – Von R.* auch sakrale Rektumresektion bei Ca. angegeben.

Rye-Klassifikation: 1965 in Rye (Dänemark) aufgestellte Klassifikation der ↑ Lymphogranulomatose (mit 4 Stadien).

Ryerson* Operation (Edwin Warner R., geb. 1872, Chirurg, Chicago): (1923) sogen. ↑ »Tripel-Arthrodese« der Fußwurzel.

Ryle* Sonde (John Alfred R., 1882–1950, Internist, London, Cambridge, Oxford): graduierte Duodenalsonde (Weichgummi) mit olivenförmig verbreitertem Kopf (Metallkern) u. 4 subterminalen Löchern.

R-Zacke: im EKG die 1. pos. Zacke der Kammeranfangsschwankung (↑ QRS-Komplex). Bei Ausschlaggröße < 0,5 mV mit »r« bezeichnet.

r-Zeit: s. u. Thrombelastogramm.

S

S.: Kurzzeichen für *anat* Sutura, Sakralwirbel, -segment 1–5 ($S_{1,2...}$, S I, II...); *chem* Sulfur; *biochem* SVEDBERG*-Einheit; *ophth* Sehschärfe; *kard* ↑ S-Zacke, Austreibungszeit des Herzens; *serol* ↑ Antigen S (s. a. MNSs-System). – **s**: *anat* sinister, sinu...; *chem* symmetr. Isomer; *physik* Sekunde; *radiol* Halbwertschichtdicke; *serol* ↑ Antigen s (s. a. MNSs-System); *bakt* glatt (engl.: smooth; ↑ Glattform); *pharm* signa, solve, sume, semis.

Σ,σ: griech. Buchstabe ↑ Sigma.

s.: 1) sive, seu (lat. = oder). – 2) siehe!

S^u: (WIENER u. M. 1953) am Genort für S (↑ MNSs-System) postuliertes Allel, mit dem für einen S^u-S^u-Typ die fehlende Reaktion mit Anti-S u. Anti-s u. die Bildung von Anti-U erklärt werden.

Sa.: 1) *path* Sarkom. – 2) Sa *chem* (amerikan.) **Samarium**.

sa-: *kard* sinuaurikulär; z. B. Sa-Block.

s.a.: 1) secundum artem (lat. = kunstgerecht). – 2) siehe auch!

Saalmann-Lampe®: UV-Strahler mit sehr hoher Dosisleistung im Bereich 320 nm; für die ↑ Photo(chemo)therapie.

Saathoff* Reaktion (LÜBHARD S., 1877 – 1929, Arzt, Oberstdorf): Fettnachweis im Stuhl durch Erwärmen der zerriebenen Stuhlprobe in Sudan-Lsg. (Gelb-Rotfärbung der Fettkügelchen).

Sabadillessig: ↑ Acetum Sabadillae.

Sabanejew*: ↑ SSABANEJEW*.

Sabathie* Zeichen: Dilatation (u. Stase) einer oder beider Jugularvenen bei Aortenvitium.

Sabin* (ALBERT BRUCE S., geb. 1901, Bakteriologe, New York) **Impfung**: Polio-Schluckimpfung mit ↑ S.*-KOPROWSKI*-Lebendimpfstoff. – **S.*-Feldman* Syndrom**, Pseudo-Toxoplasmose: (1949) ätiol. unklare, angeb. Toxoplasmose-Trias (Hydro- oder Mikrozephalie, Chorioretinitis, intrakranielle Verkalkungen, letztere zunächst meist fehlend, bei neg. S.*-F.* Test, neg. KBR u. neg. Parasiten-Nachweis. – **S.*-F.* Test**: »Serofarbtest« zum Nachweis der ↑ Toxoplasmose anhand der verhinderten Färbung lebender gezüchteter Toxoplasmen mit alkal. Methylenblau-Lsg. bei Anwesenheit des spezif. thermostabilen AK (im Zusammenwirken mit einem unspezif. thermolabilen, nicht mit Komplement ident. Serumfaktor: »Aktivator«). Als Titer gilt die Serumverdünnung, in der 50 von 100 Erregern ungefärbt sind; 1 : 256 spricht für akute Toxoplasmose, 1 : 4 für Durchseuchung; Titeranstieg für Erkr. beweisend. – **S.* (-Koprowski*) Poliomyelitis Impfstoff**: trivalenter Lebendimpfstoff aus künstlich durch Passagen in Wirtssystemen abgeschwächten Viren der Typen I, II u. III für die orale aktive Polio-Schluckimpfung; bewirkt Virusvermehrung im Darmtrakt u. AK-Bildung ohne Krankheitssympte., evtl. mit Virusausscheidung über mehrere Wo. (gefahrlos!). Grundimmunisierung durch 2mal. Gabe im Abstand von 6–8 Wo.; 1. Auffrischung nach 1, weitere im Abstand von 4 Jahren. – Als **S.*-Tschumakow* Impfstoff** eine vorw. in der UdSSR verw. Modifikation. – **S.*-Olitzky* Neutralisationstest**: (PETER K. O.; 1937) »Kaninchen-Rückenhauttest« zum Nachweis von Toxoplasmose-AK; Inj. eines Gemisches von Probandenserum u. Toxoplasma-Aufschwemmung; abhängig vom »Neutralisationseffekt« der AK nach 3–4 Tg. örtl. Rötung u. Schwellung, am 6.-7. Tg. zentrale Nekrose.

Sabinismus: Vergiftung mit Sabina-Öl (äther. Öl aus Juniperus sabina; meist bei Anw. als Abtreibungsmittel): Erbrechen, Koliken, Krämpfe, Bewußtlosigkeit, Lähmung des Atem- u. Kreislaufzentrums.

Sabouraud* (RAYMOND JAQUES ADRIAN S., 1864–1938, Dermatologe, Paris) **Nährboden**: Glukose- (bzw. Maltose)-Pepton-Bouillon zur Züchtung von Pilzen u. Hefen; mit Zusatz von 2% Agar-Agar auch als Glukose-Pepton-Agar (abzufüllen in Schrägröhren); ohne KH-Zusatz als Konservierungsnährboden. – **S.* Syndrom**: 1) S.*-PRIEUR*-TRÉNEL*, Monilethrix-Syndrom: meist regelmäßig-dominant erbl., im 2.–6. Lj. beginnende bds. Linsentrübung u. Spindelhaarbildung, evtl. auch Keratitis an Kopf, Achsel, Mons veneris, seltener am ganzen Körper. – 2) ↑ Angulus infectiosus oris. – 3) ↑ GRUBY*-S.* Krankh. – **S.* Zähne**: obere 1. Molaren mit Schmelzmißbildungen bei konnat. Syphilis.

Sabouraudites: *mykol* anderer Gattungsname für Microsporum- (z. B. Sab. gallinae) u. Trichophyton-Arten (z. B. Sab. violaceum).

Sabra-Dermatitis: (arab. Sabbara = Frucht von Opuntia ficus indica) Skabies-ähnl. Kontaktdermatitis durch stachel. Kaktusfeigen, v. a. bei Erntearbeitern.

Sabrazes* Probe: (JEAN EMILE S., 1867–1943, Pathologe, Bordeaux): Atemanhaltezeit (nach normaler Inspiration, Nase verschlossen, in Rückenlage) als Azidose-Parameter (bei <15 Sek. leichte, bei <10 Sek. schwere Azidose).

Sabulum: (lat. = Sand) ↑ Acervulus.

Saburra: (lat. = Ballast) Überladen des Magens mit Speise(resten).

Sacch.: ↑ Saccharose, Saccharum.

Saccharase: β-Fruktofuranosidase. – **S.(-Isomaltase)-Mangel**: ↑ Saccharoseintoleranz-Syndrom.

Saccharat: Salz bzw. salzart. Ca^{2+}- oder Sr^{2+}-Verbindung der ↑ Saccharose.

Saccharide: ↗ Kohlenhydrate; s. a. Mono-, Disaccharid usw.

Saccharimeter, Saccharometer: Gerät (z. B. nach BENDIX) zur Bestg. des Zuckergehalts einer Lsg.; vorw. auch als Polarimeter; s. a. EINHORN* Gärungsröhrchen.

Saccharin, Glusidum, o-Benzoesäuresulfimid: (1879) synthet. Süßstoff mit ca. 300–500facher Süßkraft von Saccharose; Anw. v. a. als lösl. Na-Salz (= S.-Na, Saccharinum solubile, »Kristallose«). – **S.-Methode**: klin. Kreislaufzeit-Bestg. durch i.v. Inj. von 2 ml Na-saccharinat; Arm-Zunge-Zeit (bis zu süßer Geschmacksempfindung) normal 9–16 Sek.

Saccharocoria: Abneigung gegen Zucker.

Saccharomyces: *mykol* Askomyzeten-Gattung, z. B. S. cerevisiae s. pulmonalis s. sake (Erreger von Erkr. an Haut, Schleimhaut, Nägeln, Verdauungstrakt); z. T. anderen Gattungen zugeordnet, z. B. S. albicans, kefir, krusei (s. u. Candida), S. neoformans (↗ Cryptococcus), S. ruber (↗ Rhodotorula); – *pharm* S. medicinalis s. siccum: ↗ Faex medicinalis.

Saccharo|mykose: inkorrekte Bez. für Erkrn. durch pathogene Hefen verschiedenster Gattungen. – **S.myzeten**: Fam. echter Hefen [Hemiaskomyzeten]; mit technisch wicht. Arten (z. B. für alkohol. Gärung, Fett-, Eiweiß- u. Wirkstoffbildung).

Saccharose, Saccharum (album), Rüben-, Rohrzucker: pflanzl. Disaccharid aus je 1 Mol. D-Glukose u. D-Fruktose (Typ Glukofruktosid, ↗ Formel); leicht wasserlösl. Nahrungsmittel (410 Kal./100 g) mit reinsüßem Geschmack (*pharm* Geschmackskorrigens, Trägersubstanz), grob (= Kandiszucker) bis feinkristallin; F. ca. 170° (darüber Karamelisierung); optisch rechtsdrehend (α_D^{20} + 66,5°), nach hydrolyt. oder enzymat. (Hefe-Invertase) Spaltung in Glukose (α_D^{20} + 52,5°) u. Fruktose (α_D^{20} – 92,5°) linksdrehender Invertzucker (mit α_D^{20} – 20°); s. a. Schema ↗ UDPG-Metabolismus. Bildet als schwache Säure mit Metallionen Saccharate; mit Hefe vergärbar; bei Reduktionsproben negativ.

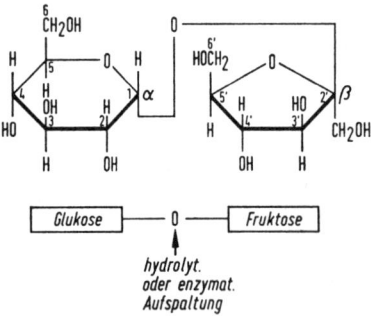

Saccharose

α-D-Glukopyranosido-β-D-fruktofuranosid

Saccharose|-Belastung: (STEINITZ) Leberfunktionsprobe durch orale Gabe von 100 g S. u. anschließ. CO_2-Bestg. in der Ausatemluft (bei Parenchymschaden auf >15 Min. verzögerter Anstieg infolge vermind. Milchsäurebildung). – **S.-Intoleranz (-Syndrom)**: (1960) autosomal-dominant (?) erbl. Enzymopathie mit prim. Saccharase-Insuffizienz im Darm u. Unmöglichkeit, S. zu invertieren u. zu resorbieren: Zuckerunverträglichkeit, klinisch manifest als chron. Durchfälle nach Abstillen bei Zugabe von Disacchariden zur Nahrung; kein Blutzuckeranstieg nach Belastung, meist keine Saccharosurie (vgl. MONCRIEFF* Syndrom), im Erw.alter meist Sympt.freiheit. – Häufiger als autosomal erbl., kombin. **S.-Isomaltose-Malabsorption** mit Insuffizienz der Enzyme Saccharase u. Isomaltase (u. enteraler Intoleranz gegenüber Stärke u. Maltose-Dextrin-Gemischen); Diagnose: Biopsie der Dünndarmschleimhaut. – s. a. Disaccharid-Malabsorptionssyndrom, Stärkeintoleranz.

Saccarosurie: Ausscheidung größerer Saccharose-Mengen im Urin, z. B. nach reichl. Zuckerzufuhr, bei Säuglingsdyspepsie, bei MONCRIEFF* Syndrom.

Saccharum: 1) *botan* (sub)trop. Gattungen »Zuckerrohr« [Gramineae]. – 2) *pharmaz* Sammelbez. u. Rezepturname für »Zucker« (i. e. S. ↗ Saccharose) sowie für einige süßschmeckende Metallsalze (z. B. **S. acernum s. canadense** (= Ahornzucker), **S. album** (gereinigte, kleinkörn.-kristalline Handelsform der Saccharose), **S. amylaceum s. uvarum** (»Traubenzucker«, ↗ Glukose), **S. invertum** (↗ Invertzucker), **S. lactis** (»Milchzucker«, ↗ Laktose).

sacciformis: (lat.) sackförmig. – **saccularis**: zu einem Säckchen gehörend.

Sacculus: (lat.) kleiner Sack, Säckchen, *PNA* das rundl., mit einem Sinnesfeld ausgestattete Bläschen (Ø 2 – 3 mm) im Innenohr mit der Macula labyrinthi, ferner *anat* **Sacculi alveolares** *PNA* (die erweiterten Blindenden der Ductuli alveolares), **Ss. coli** (↗ Haustren), **S. comm. s. semiovalis** (↗ Utriculus), **S. dentis** (↗ Zahnsäckchen), **S. ductus lactiferi** (↗ Sinus lactiferi), **S. laryngis** *PNA* (kleiner, nach oben gerichteter Blindsack des MORGAGNI* Ventrikels).

Saccus: (lat.) Sack, sackförm. Hohlraum (s. a. Cavum), *anat* z. B. **S. abdominalis** (↗ Zölom), **S. amniochorialis** (↗ Fruchtblase), **S. cardialis** (↗ Pericardium), **S. conjunctivae** *PNA* (»Bindehautsack«, der Spaltraum zwischen Conjunctiva palpebralis u. C. bulbi, am oberen u. unt. Ende mit Fornix sup. bzw. inf.), **S. digestorius** (FORSSELL 1913; Sammelbegr. für Fornix, Corpus u. Sinus ventriculi), **S. endolymphaticus** *PNA* (ca. 1 cm langer, 5–8 mm breiter Blindsack des Ductus endolymphaticus an der Hinterwand des Felsenbeins), **S. hernialis** (*chir* ↗ Bruchsack), **S. lacrimalis** *PNA* (der »Tränensack« in der Fossa lacrim., in den die Tränenkanälchen einmünden; mit kuppelförm. Fornix, unten in den Ductus nasolacrim. übergehend), **S. lacteus** (↗ Cisterna chyli). – **S.drainage**: Lymphableitung aus dem Saccus endolymphaticus.

sacer: (lat.) heilig.

Sacharow* Milch-Agar: (1938) Nähragar mit Zusatz von sterilisierter Milch; spez. für die Peroxidase-Reaktion bei Meningokokken etc. mittels Paraphenyldiamin u. H_2O_2 (Braun- bis Schwarzfärbung der Kolonien).

Sachs* Krankheit: ↗ TAY*-SACHS* Syndrom.

Sachs* Probe (HENRY B. S., Gynäkologe, New York): Prüfung der Plazenta auf Vollständigkeit durch Schwimmprobe (bei Unvollständigkeit einseit. Absinken).

Sachs* Reaktion (HANS S., 1877–1945, Serologe, Heidelberg): **1)** S.*-GEORGI* R.: ↗ Lentochol-R. – **2)** S.*-WITEBSKI* R.: ↗ Citochol-R.

Sachsse* Probe: (GEORGE ROBERT S., 1840–1895, dt. Chemiker): Glukose-Nachweis (schwarzes Präzipitat) mit wäßr. Lsg. aus Quecksilberjodid, Jodkalium u. Kaliumhydroxid (»S.* Lsg.«; n. HEINRICH mit geringerer KOH-Menge).

Sack*-Barabas* Syndrom: (1936 bzw. 1967) Typ IV des ⌐ EHLERS*-DANLOS* Syndroms.

Sack|lunge: Lunge mit kongenit. oder erworb. großräum. Zystenbildung (meist dünnwand., als Ballonzyste; oft multipel, s. a. Zysten-, Wabenlunge). – **S.methode**: *physiol* ⌐ DOUGLAS*-HALDANE* Umsatzbestimmung. – **S.niere**: Niere mit sackförmig ausgeweitetem Hohlsystem (⌐ Hydro-, Hämatonephrose).

Sacks*-Hermann*-Aguilar* Syndrom (O. W. S., CHRISTIAN H. jr., MARY A.; Ärzte, Los Angeles): wahrsch. autosomal erbl., erst im Erw.alter manifeste Stoffwechselstörung (Pathomechanismus ungeklärt) mit photogener Myoklonus-Epilepsie, progred. bds. Innenohrschwerhörigkeit, Diabetes mellitus, chron. Nephropathie, frühzeit. seniler Demenz u. weiteren progred. zerebralen Degenerationszeichen; Hyperglykoproteid- u. -mukoproteinämie, meist Hyperleuzin-, -valin- u. -alaninurie.

Sacks*-Libman* Syndrom (BENJAMIN S., geb. 1896, Arzt, New York): ⌐ Endokarditis LIBMAN*-SACKS*.

sacralis: (lat. = heilig) *anat* zum Kreuzbein (Os sacrum) bzw. zur Kreuzbeingegend gehörend; s. a. Sakral....

sacro-anterior: *geburtsh* mit bei Beckenendlage normaler Drehung des kindl. Kreuzbeins gegen die mütterl. Symphyse (im Ggs. zu **sacro-posterior** als »verkehrte Drehung«).

Sacroiliitis: Arthritis sacroiliaca. – **S. ossificans circumscripta**: ⌐ Ostitis condensans.

Sacrum: Kurzform für ⌐ Os sacrum; s. a. Sakr.... – **S. acutum, S. arcuatum**: (R. SCHERB 1928) »Spitz-« bzw. »Bogensakrum«, d. h. Kreuzbein mit annähernd rechtwinkl. Angulus sacrolumb., gerad-horizontaler Stellung der oberen ⅔ u. rel. scharfem Übergang zum letzten ⅓ bzw. mit gleichmäß. dorsalkonvexer Wölbung u. nur wenig verkleinertem Angulus sacrolumb. (bei tiefer Lendenlordose).

Sadismus: (R. V. KRAFFT=EBING, benannt nach dem schriftsteller. Werk des Marquis de Sade, 1740–1814) »Quälsucht« als sexuelle Perversion mit Bindung der Befriedigung an Mißhandlung u. Demütigung des Partners (Extrem: Töten u. Zerstückelung der Leiche); als **»komplizierter S.«** nicht nur mit Lustgewinn, sondern auch mit Angst- u. Ekelempfindung; auch als **Sadomasochismus** (gleichzeit. Wunsch nach Beherrschung u. Unterwerfung). Psychoanalyt. Bedeutung: Abwehr von Kastrationsängsten. – I. w. S. (S. FREUD) auch die Ausübung von Gewalt ohne sexuelle Befriedigung (evtl. auch mit Lustgewinn); als »prim. S.« der Todestrieb.

Säbel|bein: Genu varum. – **S.hiebsklerodermie**: unter tiefer Rinnenbildung (»S.hiebnarbe«) paramedian von der Augenbraue in den behaarten Kopf ziehende bandförm. Sklerodermie mit Knochenatrophie.

Säbelscheiden|tibia: ⌐ Platyknemie. – **S.trachea**: (SIMMONDS) durch Strumadruck abgeplattete Luftröhre; klin.: typ. Stridor (s. a. KOCHER* Test).

Säftelehre: *histor* ⌐ Humoralpathologie, Krasenlehre.

Säge|geräusch: *kard* rauhes präsystol. Geräusch über dem Herzen bei Mitralstenose. – **S.muskel**: ⌐ Musculus serratus.

Saegesser* (MAX S., geb. 1902, Chirurg, Bern) **Methode**: Unterbindung der A. hepatica u. Anastomosierung des leberseit. Stumpfes mit der Pfortader bei Pfortaderhypertonie. – **S.* Zeichen**: s. u. Phrenikusdruckpunkt.

Saemisch* (EDWIN THEODOR S., 1833–1909, Ophthalmologe, Bonn) **Operation**, GUTHRIE*-S.* Op.: Entlastungskeratotomie bei drohender Perforation eines fortgeschritt. Ulcus corneae; hinterläßt störende lineare Narbe. – **S.* Ulcus**: ⌐ Hypopyonkeratitis.

Saenger* (MAX S., 1853–1903, Gynäkologe, Prag) **Fleck**: ⌐ Macula gonorrhoica. **S.* Operation**: abdomin. Schnittentbindung mit Eröffnung des vor die Bauchdecken gewälzten Uterus u. Rückverlagerung nach Extraktion; s. a. GOTTSCHALK*-PORTES* Op.

Saenger* Zeichen (ALFRED S., 1860–1921, Neurologe, Hamburg): vorübergeh. Wiederauftreten des erloschenen photop. Pupillenreflexes nach kurzer Abdunklung des Auges bei Neurosyphillis (nicht aber bei Tabes dors.).

Sängerknötchen: ⌐ Nodulus vocalis.

Saethre*-Chotzen* Dyszephalie: ⌐ CHOTZEN* Syndrom.

Sättigung: 1) *chem, phys* ⌐ Absättigung. – 2) *opt* Empfindungsqualität des Farbensehens (neben Farbton u. -helligkeit), beruhend auf der Zusammensetzung der Farbe aus Spektralanteil u. Weiß (je größer der erstere, desto höher die S.). – 3) *biol* Gefühl des Sattseins (⌐ Sättigungszentrum).

Sättigungs|dosis: 1) *pharm* die zu voller Wirkung führende Menge eines Pharmakons (z. B. Digitalis); vgl. Erhaltungsdosis. – 2) *radiol* bei Aufsättigungsbestrahlung die dem Erholungsvermögen der Haut angepaßten fallenden Dosen bis zum Erreichen der Tumordosis. – **S.index (der Erythrozyten)**, mean corpuscular haemoglobin concentration, MCHC: der mittl. Hb-Gehalt des einzelnen Ery., berechnet als:

$$\frac{\text{Hb in g}/100\,\text{ml} \times 100}{\text{Ery.-Vol. (Hämatokritwert)}};$$

normal 34 (bei 16 g% Hb u. Hkt 47). – **S.test**: *endokrin* ⌐ HAMOLSKY* Test. – **S.wert**: vom Nährwert unabhängig. mengenbezogener Effekt eines Nahrungsmittels i. S. der Erzielung eines S.gefühls; abhängig v. a. von der anregenden Wirkung auf die Säure- u. Sekretproduktion im Magen (u. damit von der Verweildauer). – **S.zentrum**: neuronale Strukturen im ventromed. Hypothalamus, die – wahrsch. über vorüberg. Hemmung des Hungerzentrums – die Nahrungsaufnahme des Organismus regulieren. Reizung bewirkt Unterbrechen der Nahrungsaufnahme; Zerstörung führt zu Hyperphagie u. hypothalam. Fettsucht.

Säuerling: ⌐ kohlensaure Quelle. – **säuernde Kost**: eiweißreiche Diät zur Erzielung saurer Harnwerte; evtl. als ⌐ Schaukeldiät.

Säufer: Alkoholiker (⌐ Trinker, Trunkenheit...). – **S.delir, -wahnsinn**: ⌐ Alkoholhalluzinose. – **S.leber**: ⌐ Alkoholleber.

säugen: ⌐ stillen. – **Säuger, Säugetiere**: Mammalia.

Säugling, Baby: das Kind von der Geburt bis zum Ende des 1. Lj. (⌐ Säuglingsalter).

Säuglingsalter

Säuglings|alter: das 1. Lj. des Kindes als entscheidende Entwicklungsphase; Charakteristika: intensives körperl. Wachstum, ZNS-Reifung, immunol. Reifung (↑ S.immunität), Bindung an Bezugsperson, Disposition für best. Krkhtn. u. Krkhts.verläufe (mit Sonderstellung für Neugeborenenalter u. 1. Trimenon). – Als normales Gewichtswachstum gilt Verdoppelung des Geburtsgew. nach ca. 6, Verdreifachung nach ca. 12 Mon. (Sollgew. = Geburtsgew. + [a × Zahl der Lebensmon.], wobei a im 1. Halbjahr 600, im 2. 500 beträgt; s. a. Tab. »Körpergew.« [mit Längenangaben]). – Statomotor. u. geist. Entwicklung (s. a. Tab.): im 2. Mon. Kopfheben in Bauchlage, Lächeln; im 3. Kopfdrehen nach Schallrichtung, Fixieren von Gegenständen, Erkennen der Mutter usw.; im 4./5. akt. Ergreifen von Gegenständen, Aufrechthalten u. freies Bewegen des Kopfes, in Bauchlage Stützen auf gestreckte Arme; im 6./7. freies Sitzen mit seitl. Abstützen, Stehbereitschaft; im 8./10. Knien, Kriechen, Aufrichten zum Stehen, im 10./12. Gehversuche; ab 2. Halbj. Silbenbildung, Spielen mit Gegenständen, im 3. Trimenon Nachsprechen häufig gehörter Wörter, Ende des 1. Lj. Begreifen von Wörtern, Ausführung einfacher Handlungen auf Aufforderung.

	Tage	Monate
	1 2 3	1 2 3 4 5 6 7 8 9 10 11 12 13 14
Automatische Reaktion		
Schluckreflex		
Saugreflex (abhängig v.d. Art d. Nahrungsaufnahme)		
Suchreflex		
Magnetreaktion		
Schreitreflex		
BAUER-Reaktion		
Placing-Reaktion		
GALANT-Reflex (3)		
MORO-Reflex (1. und 2. Phase)		
Greifreflex palmar		
Greifreflex plantar		
Glabellareflex		
Puppenaugenphänomen (3)		
Nackenreflex, asymmetrischer tonischer		
Labyrinthreflex, tonischer (in Bauchlage)		
Halsreflex, tonischer		
Seitlagereaktion		
Labyrinthstellreflex		
Stellreaktionen Kopf auf den Körper – Körper auf den Körper Beginn des Aufrichtens zum Sitzen Drehen – beginnende Rotation		
LANDAU-Reflex		
Kopfheben aus Rückenlage		
Gleichgewichtsreaktionen Bauchlage		
Rückenlage		
im Sitzen mit Abstützen nach vorn		
im Sitzen mit Abstützen zur Seite		
im Sitzen mit Abstützen nach hinten		
Sprungbereitschaft		
Stehen ohne Gleichgewicht		
Stehen mit Gleichgewicht		
Gleichgewicht (im Vierfüßlerstand)		
Gehen ohne Gleichgewicht		
Gehen mit Gleichgewicht		

Säuglings|anämie: als typ. Anämien des Säuglingsalters v. a. fetale ↑ Erythroblastose, Früh- u. Neugeborenen-, alimentäre, Eisenmangel-, aplast., BENJAMIN*, ECKLING*, GERBASI* (»pseudoperniziöse«), Trimenon-, Ziegenmilch-, Infektanämie. – **S.asphyxie**: ↑ Asphyxie, fetale u. postnatale, Asphyxia neonatorum, livida u. pallida. – **S.atrophie**, Pädatrophie: extreme ↑ S.-dystrophie; mit Schwund des Gesichtsfettpolsters (insbes. BICHAT* Wangenfett), Hautfältelung, Tabaksbeutelgesäß, Greisengesicht, Hypothermie, grauzyanot. Akren, oberflächl. Atmung, kleinem, langsamem Puls, Reaktionslosigkeit (insbes. auch gegenüber Infekten; »Vita minima«), Ödemneigung, Wachstumsstillstand; bei Erreichen der Dekomposition akute Lebensgefahr.

Säuglings|beriberi: meist mit Herzbeteiligung (bis völl. Insuffizienz), Laryngospasmen u. Ödembildung einhergehende, häufig tödl. Beriberi infolge vermind. oder fehlenden Thiamin-Gehalts der Muttermilch (Mutter oft ohne Krankheitszeichen). Bei Milchwechsel Schwinden der Sympte. in wenigen Tagen. – **S.bronchiolitis**: v. a. durch RS-Viren bedingte, aber auch bei Masern u. Keuchhusten vork. schwere u. oft letale B. des Säuglings.

Säuglingsdiabetes, transitorischer, passagerer neonataler Pseudodiabetes: vorübergeh., Ende der 1. oder in der 2. Wo. auftret. Diabetes mell. bei pränatal dystrophen Neugeb. (2 : 1 Gynäkotropie); mit Hyperglykämie (bis 2300 mg/100 ml), Glukosurie, Exsikkose (trotz reichl. Flüssigkeitszufuhr), selten Ketonurie. Wahrsch. Hypoplasie des Inselapparats infolge intrauteriner Hypoglykämie bei gestörter plazentarer Glukosediffusion. – Vereinzelt später echter Diabetes; kurzzeit. Insulin-Ther. mit kleinen Mengen (1–6 E tägl.) umstritten.

Säuglings|diphtherie: v. a. als ↑ Nabel- u. Nasendiphtherie. – **S.dyspepsie**: ↑ S.enteritis. – **S.dystrophie**, Atrepsie: chron. Ansatzstörung des Säuglings; mit fließendem Übergang zur ↑ S.atrophie; v. a. infolge Fehlernährung (↑ Mehl-, Milchnährschaden), chron. Infekte (Syphilis, Tbk.), Malabsorption, Konstitutionsanomalien (einschl. Enzymopathien). Sympte.: Gewichtsverlust (»Minus-Dystrophie«) mit Fettschwund an Rumpf u. Extremitäten (bei zunächst fortschreit. Längenwachstum), Toleranzschwäche, paradoxe Reaktionen, Hydrolabilität, Infektanfälligkeit. Ther. kausal, ferner Energieeinsparung (Wärmezufuhr), Heilnahrung, Expositions- u. Dispositionsprophylaxe (Gammaglobulin). – s. a. Dekomposition, Plusdystrophie.

Säuglings|eklampsie: ↑ Neugeborenenkrämpfe, -tetanie. – **S.ekzem**: konstitutionelles, sich jenseits des 1. Trimenon manifestierendes Ekzem (mit Beziehung zur allerg. Diathese); als nässendes krustöses Gesichts- u. Kopf- oder als trockenes disseminiertes Ekzem, auch kombiniert. Gefahr komplizierender pyogener oder Virus-Infekte (↑ Ekzema vaccinatum u. herpeticatum); mit Ende des S.alters heilend oder aber Übergang in ↑ Neurodermitis. Ther.: Lokalbehandlung, Infektionsschutz, Ausschaltung nachgewiesener Nahrungsallergene, keine Über- oder Unterernährung (eiweißarme Diät gefährlich, cave Milchentzug!), Kochsalz-Einschränkung (Molke). – Auch weniger korrekte Bez. für das akute seborrhoische Ekzem (mittl. Gesichtspartien), Kontaktekzeme (z. B. Windelekzem), Hautmykosen.

Säuglingsenteritis, -dyspepsie: akute Ernährungsstörung des Säuglings mit häuf. u. durchfäll. Stühlen (meist Gärungs-, seltener Fäulnisdiarrhö), Inappetenz, Unruhe, Glossitis margin., Erbrechen, Meteorismus, subfebrilen Temp., Gewichts- u. Turgorverlust; Gefahr von Mineralverlusten, Exsikkose, Azidose u. Übergang in Intoxikation. Urs.: Ernährungsfehler (v. a. Toleranzüberschreitung), Infektionen (u. a. durch Dyspepsie-Koli); ferner – als **parenterale S.** – bei Otitis, Mastoiditis, Harnweginfektion, Pflegefehler, Malabsorption (Nahrungsmittelintoleranz). Ther.: Teepause, Einstelldiät, Heilnahrung, Flüssigkeitszufuhr (evtl. i.v.), ggf. Antibiotika. – s. a. Abstilldyspepsie.

Säuglings|epilepsie: epilept. Anfallsleiden im Säuglingsalter (v. a. Blitz-Nick-Salaam-, ↑ Neugeborenenkrämpfe). – **S.erbrechen**: ↑ Neugeborenenerbrechen, Pylorusstenose. – **S.ernährung**: den Besonderheiten der Verdauung im 1. Lj. Rechnung tragende, durch Deckung des tägl. Kal.bedarfs (110–120/kg Körpergew. im 1. bis zu 70–80/kg im 4. Trimenon) ein optimales Gedeihen gewährleistende Ernährung; physiol. v. a. beim jungen Säugling mit Muttermilch; nach Abstillen als künstl. Ernährung mit Kuhmilchmischungen (meist Fertigpräp.) u. notwend. Beikost (↑ Säuglingsnahrung).

Säuglings|gewicht: s. u. Säugling. – **S.glatze**: ↑ Alopecia neonatorum. – **S.heilnahrung**: ↑ Heilnahrung. **S.hypoglykämie**: ↑ Neugeborenenhypoglykämie.

Säuglings|immunität: die bes. Immunitätslage im 1. Lj.; beim Neugeb. (einschl. Frühgeburt) Leihimmunität durch die plazentagäng. AK vom IgG-Typ (bei termingerechter Geburt 1–1,3 g/100 ml; enterale Aufnahme von Immunglobulinen unwesentlich). Eigenbildung von IgM-AK sehr zeitig, die der IgG-AK frühestens in der 3.–4. Wo. (Syntheserate des Erwachs. wird erst im 3.–4. Lj., für IgA erst nach 10. Lj. erreicht); IgM-Nachweis bei Neugeb. ist Hinweis auf intrauterine Infektion. Bildung zellständiger AK vom Spätreaktionstyp (z. B. nach BCG-Impfung) schon bei sehr jungen Säuglingen. – **S.intoxikation**, S.toxikose: schwere akute Ernährungsstörung bei ↑ Säuglingsenteritis mit lebensbedrohl. Stoffwechselkatastrophe: Trübung des Sensoriums (bis zu Coma dyspepticum), Exsikkose (mit Hämokonzentration, Hyperproteinämie), metabol. Azidose (mit entspr. Atmung), hohem Fieber, Olig- bis Anurie, Leukozytose (mit Linksverschiebung), Gewichtssturz, oft Fettsklerem, tox. Lebervergrößerung; ferner Hypokaliämie, Protein-, Leuko- u. Erythrozyt-, Zylindrurie; im Rö.-bild Lungenüberblähung, Exsikkoseherz. Ther.: i.v. Rehydratation, Remineralisation, Antibiotika, Azidosepufferung, Nahrung wie bei S.enteritis; s. a. Encephaloenteritis acuta.

Säuglings|kachexie: ↑ Säuglingsatrophie. – **S.koxitis**: eitr. Koxitis als Folge einer Ostitis der prox. Femurepiphyse oder als eigenständ. Erkr. (»septic hip«); mit Zerstörung des Oberschenkelkopfes, Gelenkkapselüberdehnung (Rö.bild: Gelenkspalt erweitert) u. – ohne rechtzeit. Drainage – Distensionsluxation. – **S.krämpfe**: ↑ Neugeborenenkrämpfe; s. a. Säuglingsepilepsie. – **S.listeriose**: ↑ Neugeborenenlisteriose.

Säuglings|nahrung: jede neben Muttermilch zur ↑ S.ernährung geeignete künstl. Nahrung; v. a. als **S.milch** Marken-, Vorzugs-, pasteurisierte Trink-, Trocken-, Kondensmilch, die, soweit nicht Fertignahrung, durch Verdünnen (Eiweißreduktion) u. Anreicherung mit Zucker u. einem 2. KH zuzubereiten ist; ferner als Beikost Säfte, Gemüse, Obst, Fleisch, Milchbrei etc., auch in konservierter Form u. als Trockenpräp.; s. a. Heilnahrung.

Säuglings|osteomatose: solitäre oder aggregierte, harte, rundl., durchscheinende, tief in der Haut liegende Kalkknötchen; Ätiol. unbekannt. – **S.otitis**: seröse bis eitr. Otitis media als häuf. Erkr. des Säuglingsalters, begünstigt durch Fortleitung von Epipharynx-Rachenmandel-Infektionen über die kurze u. rel. weite Ohrtrompete; mit hohem, remittierendem Fieber, Unruhe, Ohrzwang, Inappetenz, Meningismus, Erbrechen; evtl. nur diskrete Sympte. u. spontane Trommelfellperforation; Komplikationen: Antritis-Mastoiditis (evtl. okkult, ohne vorangegangene Otitissympt.), Zygomatizitis, Meningitis, Sinusthrombose (mit otit. Hydrozephalus).

Säuglings|parkinsonismus: ↑ ZAPPERT* Syndrom. – **S.phthise**: ↑ Säuglingstuberkulose. – **S.reflexe**: ↑ Tab. »Säuglingsalter«.

Säuglings|schnupfen: v. a. durch Viren bedingte Rhin(opharyng)itis mit stärkeren Allgemein- als Lokalsympt. (erschwerte Nasenatmung mit Trinkschwierigkeiten); oft auf Mittelohr oder tiefere Luftwege übergreifend. Bei blut. Schnupfen DD Syphilis, Di, Fremdkörper. – **S.sepsis**: Sammelbegr. für ↑ Neugeborenen-, Nabelsepsis, nephrogene u. a. Sepsisformen, wie sie wegen der immunol. Besonderheiten des 1. Lj. infolge Infektgeneralisierung bes. häufig sind; oft mit eitr. Meningitis. – **S.skoliose**: Haltungsanomalie mit Thoraxdeformität infolge dauernder einseit. Schräglagerung; nicht völlig ausgleichbar, oft nur röntgenol. faßbar u. ohne Formveränderungen der Wirbel, mit Rippenbuckel u. Schräglagehüfte. Abzugrenzen von der konnat. Skoliose mit Wirbel- oder Rippenmißbildungen. – **S.skorbut**: ↑ MÖLLER*-BARLOW* Krankheit.

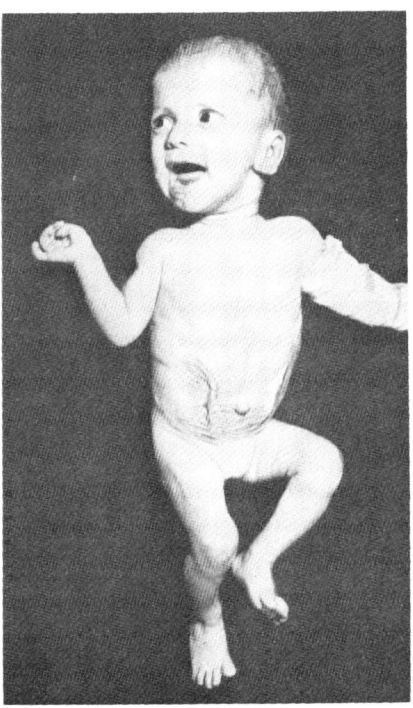

Säuglingsintoxikation, Coma dyspepticum: »stehende« Hautfalten, »verlorener« Blick.

Säuglingssterblichkeit, Erstjahres-St.: Zahl der innerhalb der ersten 12 Mon. Sterbenden, bezogen auf 1000 (oder 100) Lebendgeborene der gleichen Zeitspanne (meist Kalenderjahr) u. des gleichen Lebensraumes. In der BRD (Düsseldorf 1973) perinatale St. 2,7%, Totgeburtlichkeit 7‰, neonatale (2.–7. Tg.) einschl. Nachsterblichkeit (2.–12. Mo.) 11,8‰.

Säuglings|tod, plötzlicher: ↑ Mors subita infantum. – **S.toxikose**: ↑ S.intoxikation; als **akute hyperpyret. S.toxikose** die ↑ Encephaloenteritis acuta. – **S.toxoplasmose**: angeb. ↑ Toxoplasmose. – **S.tuberkulose**: die seltene, zur Frühgeneralisation (einschl. Meningitis) neigende Tbk. des 1. Lj., z. B. als verkäsende (evtl. kavernöse) Lungenphthise.

Säulen|bein: unförmig verdickte untere Extremität, z. B. bei Fettsucht, Elephantiasis, MARIE*-BAMBERGER* Syndrom. – **S.chromatographie**: v. a. präparative ↑ Chromatographie mit Führung der gelösten Probe durch eine mit einem Adsorptionsmittel gefüllte Säule; dort Aufteilung je nach deren Adsorptionsgrad. – **S.knorpel**: in der Wachstumszone der langen Röhrenknochen vork. hyaliner Knorpel mit in Wachstumsrichtung parallelreihenförmig angeordneten Knorpelzellen; Umwandlung der v. a. markhöhlennahen Zellen in große blas. Räume, zwischen denen die enchondrale ↑ Ossifikation erfolgt.

Säure: ionogen gebundene H-Atome enthaltende Verbindung, aus der in wäßr. Lsg. H-Ionen abdissoziieren (↑ Dissoziation) u. saure Reaktion bewirken; s. a. Acidum. H-Atome unter Bildung von Salzen durch Metallatome ersetzbar (»einbasig« oder »einwertig« bei Ersatz von 1 H, »zwei-« u. »mehrbasig« bei 2 u. mehr H); s. a. Azidität (aktuelle u. gebundene).

Säure|äquivalent: *biochem* im Säure-Basen-Gleichgew. das Äquivalent an Säuren bzw. sauren Valenzen zur Menge der bas. Valenzen. Die dem Metabolismus entstammenden überschüss. sauren Äquivalente werden – zwecks Erhaltung der pH-Konstanz – v. a. renal im Austausch gegen anorgan. Basen u. unter Bikarbonat-Rückresorption eliminiert (↑ Azidogenese). – **S.-Alkoholresistenz**: *bakt* Eigenschaft von Mykobaktn., nach Färbung mit bas. Fuchsin (in Wärme) einer Entfärbung durch verdünnte Mineralsäure u. Alkohol zu widerstehen; Prinzip der ZIEHL*-NEELSEN* Färbung. – **S.amide**: Verbindgn. der allg. Formel $R-NH_2$ (R meist ein alipath.-organ. Säurerest). – **S.anhydrid**: ↑ Anhydride.

Säurebakterien: Mikroorganismen, die durch alkohol. (Hefen u. Baktn.), Milchsäure- (Milchsäurebaktn.), Propionsäure-(Propionibaktn.), Ameisensäure- (Enterobakteriazeen), Buttersäuregärung (Clostridien) oder Methanbildung (Methanbaktn.) Energie gewinnen (Übertragung von anaerob abgespaltenem H auf organ. H-Akzeptoren).

Säure-Base(n)-Gleichgewicht, -Haushalt: *biochem* die lebensnotwend. Konstanz bzw. Konstanthaltung der schwach alkal. Reaktion (ca. pH 7,36) der Gewebeflüssigkeiten als zentralem Reaktionsmilieu des Stoffwechsels. Erfolgt unter wesentl. Beteiligung von Puffersystemen (v.a. Karbonat/Bikarbonat; s. a. Alkalireserve). Regulierung des Säurehydridanteils ($H_2CO_3 \leftrightarrow H_2O + CO_2$) v. a. pulmonal durch CO_2-Abgabe, des Basenanteils (HCO_3^-) renal; bei ↑ Basenüberschuß Alkalose, bei Säureüberschuß Azidose. Quant. Darst. der Blut-pH-Regulation als ↑ HENDERSON* Gleichung; s. a. ASTRUP* Methode.

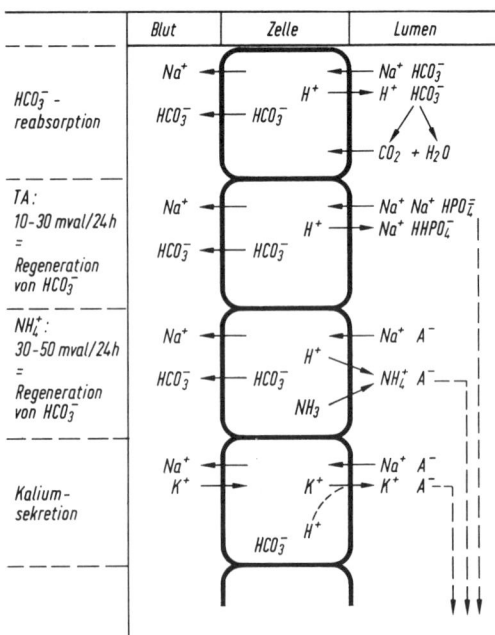

Renale Regulation des **Säure-Basenhaushaltes** (n. PITTS). Zusammenhang zwischen Säureelimination (TA = titrierbare Azidität) u. tubulärer Kaliumsekretion.

Säure|belastung: s. u. Bikarbonatbelastung; s. a. Alkali-Säurebelastung. – **S.bestimmung**: *gastrol* s. u. Azidität. – **S.bindungsvermögen**: *physiol* CO_2-Bindungsvermögen (↑ Alkalireserve).

Säure|defizit: *gastrol* ↑ Restalkaleszenz. – **S.farbstoffe**: Gruppe gut wasserlösl. saurer organ. (z. B. Azo-, Nitro-, Pyrazolon-) Farbstoffe; für histol. Zwecke v. a. Säurefuchsin (= Fuchsin S oder Rubin S, das Di-Na-Salz des Trisulforosanilin). – **S.festigkeit**: ↑ Säureresistenz.

Säure|grad: ↑ Azidität. – **S.hydrolyse**: *biochem* hydrolyt. Aufschluß mittels Säure, z. B. zur Aminosäurenfreisetzung aus Peptidketten, zur Spaltung von Nukleinsäuren (in Purin-, Pyrimidinbasen, Zucker u. Phosphorsäure).

Säure|kontraktur: Muskelkontraktur infolge vermehrter Bildung u. vermind. Abbaus von Milchsäure unter anaeroben Verhältnissen u. bei ungenügendem ATP-Vorrat; z. B. als Totenstarre. – **S.locker**: ↑ Säurewecker.

Säure|mantel der Haut (Marchionini*): die durch Hautsekrete (insbes. Schweiß) u. wasserlösl. Inhaltsstoffe der Hornschicht bewirkte schwach saure Reaktion der Hautoberfläche (je nach Region pH 4–7). – **S.messung**: Azidimetrie. – **S.milch**: *päd* mit schwachen organ. Säuren (Milch-, Zitronensäure) versetzte Vollmilch oder Milchverdünnung als Säuglingsnahrung.

Säurenekrose: *dent* **1)** durch der Atemluft beigemengte Dämpfe anorganischer oder organ. Säuren bedingte berufl. Zahnschäden (nach mehrmonat. oder jahrelanger Exposition): hochgrad. Schmelzentkalkung, Brüchigwerden der oberen Schneidezähne, offener Biß. – **2)** die v. a. bei Konditoren u. Süßwaren-

Arbeitern vork. »Zuckerbäckerkaries« durch Gärungsprozesse in der Mundhöhle infolge der gleichzeit. Einwirkung von Mehl, Zucker u. Hefe: ausgedehnte oberflächl. Zahnhalsdefekte mit Ausbreitung auf die Labialflächen; entschädigungspflichtig. BK.

Säure|reflex: (PAWLOW) Stimulation der Pankreassekretion durch intraduodenale HCl-Applikation. – **S.resistenz, -festigkeit:** 1) *bakt* s. u. säurefeste ↑ Bakterien, s. a. Säure-Alkohol-Resistenz. – 2) *hämat* chem. Resistenz der Ery gegenüber Säuren (bei pH 5,0 im Normalblut beginnende, bei pH 4,6–4,4 vollständ. ↑ Hämolyse); herabgesetzt bei nächtl. Hämoglobinurie (aber normale mechan. u. osmot. Resistenz), s. a. HAM* Test. – 3) *pharm* ↑ S.stabilität. – **S.rest:** *chem* die nach Dissoziation ionogen gebundener H-Atome verbleibende Gruppe einer Verbindung (z. B. NO_3^- als Salpetersäurerest).

Säure|schutzmantel: ↑ S.mantel. – **S.stabilität:** *pharm* Nichtbeeinträchtigung der Strukturfestigkeit (u. damit der Wirksamkeit) von Arzneistoffen (v. a. Penizillinen) durch sauere Körperflüssigkeiten. – **S.starre:** 1) ↑ Säurekontraktur. – 2) mangelnde Fähigkeit der Niere zu diurnal-rhythm. Änderung des Harn-pH, d. h. konst. Ausscheidung eines stark sauren Harns; charakteristisch z. B. bei Uratsteindiathese. – **S.therapie:** (KARPFF) therap. Anw. organischer Säuren, z. B. als Säure(schaum)bad (Ameisen-, Essig- u. Milchsäure) bei best. Hautkrankhtn., als Inhalations-Lsg. (Ameisen-, Essig- u. Salzsäure) bei Luftwegskatarrhen, zur ↑ Litholyse.

Säure|verätzung: durch Kontakteinwirkung (auch inhalativ) von – v. a. anorgan. – Säuren bewirkte, im allg. tiefe Koagulationsnekrose mit Hyperämie, Hämatinbildung u. charakterist. Ätzschorf (bei HNO_3 orangegelb, HCl graugelb bis schwärzlich, H_2SO_4 rotbraun bis schwarz); v. a. an Lippen, Mund, Speiseröhre u. Magen, z. B. bei unachtsamem Pipettieren, Suizidversuch, Verwechslung mit Getränken. Klin.: heft. Schmerzen u. Hämatemesis; häufig Exitus let. in 1–3 Std., sonst Gefahr der Perforation u. Aspirationspneumonie. Ther.: peroral Milch u. Eiweiß mit Magnesia usta, Schock- u. Schmerzbekämpfung, Antibiotika, zur Stenosenprophylaxe Glukokortikoide; bei Hautschaden gelförm. Al-Hydroxid-Puffer als Salbe. – Bei oraler Applikation oft gleichzeit. **S.vergiftung**, abhängig v. a. von Füllungszustand des Magens u. Art der Säure: Azidose, Hämolyse, Leber-, Nierenschädigung, hämorrhag. Diathese, Lungenödem, Schock, Atemlähmung, Herzstillstand oder -rhythmusstörungen, Krämpfe. Ther.: Trinkenlassen von Milch oder Wasser mit rohem Ei, Schmerz- u. Azidosebekämpfung, Schockprophylaxe; evtl. Hämodialyse.

Säure|wecker, -locker: 1) *gastrol* die Magensäureproduktion stimulierende Substanzen, z. B. Gewürze, Koffein, Alkohol, Histamin, Pentagastrin, gebratene Speisen. – 2) *bakt* Reinkultur von Milchsäure-Baktn. zur Herst. von Sauermilchprodukten aus sterilisierter oder pasteurisierter Milch (deren natürl. Säuerung unterbunden ist). – **S.zahl,** SZ: fettanalyt. Kennzahl für den Gehalt an freien Säuren pro 1 g Fett; angegeben als mg KOH-Verbrauch bei der azidimetr. Titration gegen Phenolphthalein; beträgt für Gänse- 0,6, Rinder- 0,5–1, Schweinefett 1,2. – vgl. Jodzahl.

Safar* Orotubus (PETER S., geb. 1924, Anästhesist, Pittsburgh): (1959) Metall- oder Plastikkanüle in S-Form (wie 2 verbundene Oropharyngealtuben) für die Mund-zu-Mund-Beatmung.

Safranin: roter Azinfarbstoff für bakt. Färbungen (z. B. OLT* Kapselfärbung, GRAM* Gegenfärbung, NEISSER* u. CASTAÑEDA* Färbung). – Ferner das Farbstoffgemisch **Safranin A** oder **O** als Redox-Indikator sowie für Kernfärbg., GRAM* Gegenfärbg., FLEMMING* Dreifachfärbung etc.

Safranleber: Fettleber (bei Ikterus) mit goldgelber Färbung der Azini (v. a. zentral).

Safrol: 1-Allyl-3,4-methylendihydroxybenzol im Kampfer- u. Sassafrasöl; mikroskop. Aufhellungsmittel.

Saft|fasten: Fastendiät mit Verabfolgung von 1 l frisch gepreßtem Obst- u. Gemüsesaft in 4–5 Portionen ohne weitere Beikost; kalorienarm, K-, Ca- u. Vit.-reich, frei von Eiweiß, Fett u. Ballaststoffen. Als »S.tag« zwischen Normalkost oder als »S.kur«; v. a. bei Fettsucht, kardialen Ödemen.

Saft|hand: ↑ Tatzenhand. – **S.kanälchen:** *histol* (HOLMGREN) s. u. GOLGI* Apparat.

Saf-T-Spirale: *gyn* ↑ Abb. »Intrauterinpessar«.

sagittal(is): (lat.) »in Pfeilrichtung«, *anat* posteroanterior, dorsoventral (u. umgekehrt, ↑ Sagittalebene); z. B. **s. Rö.-Aufnahme** (mit a.p. bzw. p.a. Strahlengang), **s. Bogengang** (= Canalis semicircularis post.).

Sagittal|ebene: Ebene in der Körperlängsachse streng von hinten nach vorn bzw. umgekehrt (d. h. senkrecht zur ↑ Frontalebene). Teilt als **Median-S.ebene** den Körper in 2 etwa spiegelbild. Hälften. – **S.typ:** *kard* extremer Steiltyp des Herzens (Abb. ↑ »Positionstypen«), v. a. bei Lungenemphysem; EKG: durchweg kleine Amplituden in den Extremitäten-Abltgn.

Sagomilz: s. u. Amyloidose.

Sagrotan®: Seifenlsg. mit Chlorkresol u. Chlorxylenol zur Desinfektion.

Sagyama-Virus, Sagiyama-V.: hämagglutinierendes ARBO-Virus A in Japan; antigenverwandt mit Semlikiwald-, Chikungunya-Virus. Infektion beim Menschen latent (ansteigender AK-Titer).

Saha* Methode: Schultereinrenkung durch Zug am seitlich elevierten u. vorgehaltenen (165° bzw. 45°) u. leicht außenrotierten Oberarm.

Saharabeule: ↑ Hautleishmaniase in Nordafrika.

Sahli* (HERMANN S., 1856–1933, Internist, Bern) **Einheit:** die ursprüngl. Hb-Einheit der S.* Hämoglobinometer-Skala. – **S.* Hämoglobinometer:** Instrument zur kolorimetr. Bestg. des Hb-Gehalts einer Blutprobe (0,2 ml); bestehend aus einem die Farbvergleichs-Lsg. enthaltenden Röhrchen (»Standard«) u. einem 2. (»S.* Röhrchen«) mit Skaleneinteilung (in % Hb). Das Hb wird durch 1/10 n HCl in salzsaures Hämatin übergeführt u. – bis zum Erreichen des Standardfarbwertes – mit Wasser verdünnt. – **S.* Scheinanämie:** ↑ Pseudoanaemia spastica. – **S.* Test:** 1) ↑ Desmoidprobe. – 2) ↑ Glutoidprobe. – **S.* Ton:** pfeifendes Darmgeräusch bei hochgrad. Dünndarmstenose.

Saigon-Cho-Lon-Fieber: in Südvietnam endemisches murines Fleckfieber.

Saint* Syndrom, Trias (CHARLES FREDERICK MORRIS S., Chirurg, Kapstadt): gleichzeit. Vork. von axialer

Saint-Louis-Enzephalitis

Hiatushernie, Cholelithiasis u. Kolondivertikulose (nur zufäll. Zusammentreffen?).

Saint-Louis-Enzephalitis: die 1933 erstmals als selbständ. Einheit erkannte »Amerikan. Enzephalitis« durch das in USA, Panama u. Trinidad vork. gleichnam. ARBO-Virus B (St. Louis-Komplex), übertragen von Moskitos.

Sainton* Syndrom: ↑ Dysostosis cleidocranialis.

Saisonkrankheit: in best. Jahreszeiten gehäuft auftret. Krankh. (↑ Schema), z. T. durch saisonale Gegebenheiten (Lichtmangel, Hitze, Vitaminmangel, Verbreitung der Überträger etc.) bedingt.

Saisonkrankheiten der nördl. gemäßigten Zone (nach B. DE RUDDER)

Juni	Juli	Aug.	Sept.	Okt.	Nov.	Dez.	Jan.	Febr.	März	April	Mai	Juni
	sommerl. Brechdurchfall der Säuglinge		Hepatitis epidemica			Rachitis						
Verringerung der ♂-Übersterblichkeit bei Säuglingen				akute Leukosen beim Erwachsenen								
akute Darmkatarrhe, Dysenterie, Typhus abdom., Paratyphus					akutes Glaukom							
					rheumatisches Fieber							
						Anginen						
Leptospirosen						Ulcus ventriculi et duodeni						
	Poliomyelitis					Herz- und Kreislaufkrankheiten						
	Myalgia acuta epidemica						Scharlach					
							Diphtherie					
	„Sommermeningitis"						Zerebrospinalmeningitis					
	Virusenzephalitis mit Insektenübertragung						unspezif. Vaginalfluor					
							Bronchopneumonie					
	Diplobazillenkonjunktivitis						Pneumokokken-Konjunktivitis					
	Trichomonadenfluor						kruppöse Pneumonie					
	glanduläre Hyperplasie des Endometriums						Ekzemtod					
	menstruelle Tempoanomalien						Spasmophilie/Tetanie					
							Chorea minor					
							Mumps					
							Pylorospasmus					
							Ekzem, Psoriasis					
							Meningitis tbc., Miliartuberkulose					
							Hämoptoe					
							Erythema nodosum Conjunctivitis scrofulosa					
								Erythema exsudativum				
								Serumkrankheit, Basedow* Krankh.				
								Malaria tertiana				

Saitengalvanometer: aus einem zwischen den Polen eines starken Magneten ausgespannten sehr dünnen, durch Metallüberzug leitend gemachten Faden bestehendes hochempfindl. Galvanometer, z. B. als »EINTHOVEN* G.« für die Elektrokardiographie.

S-AK: ein ↑ Influenza-Antikörper.

sakkadiert: ruckartig, unterbrochen; z. B. sakk. Atmen.

Sakk(ul)otomie: ↑ Labyrinthotomie.

Sakkulus-Symptom: *röntg* im Halsteil deutlich erweiterte Gallenblase, z. T. mit zirkulärer Einschnürung.

sakral, Sakral...: *anat* das Kreuzbein (Os sacrum) bzw. die Kreuzbeingegend oder den Kreuzbeinabschnitt des RM betreffend; z. B. **S.after:** (= Anus praeter-naturalis sacralis), **S.anästhesie** (↑ Kauda-, Epiduralanästhesie; s. a. Abb. »Anästhesie«), **s.autonomes System** (s. u. Sakralmark), **S.dermoid** (↑ Pilonidalzyste), **S.fleck** (↑ Mongolenfleck).

Sakralgie: Schmerzen in der Kreuzbeingegend, z. B. infolge Kompression der Nn. clunium recurrentes in den Sakrallöchern, bei WS-Sakralisation, posttraumat. Hämatom, Affektion der Iliosakralgelenke (bei Tbk oft als Sakrokoxalgie, d. h. mit Schmerzhaftigkeit auch des Hüftgelenks).

Sakralisation: angeb. WS-Assimilationsanomalie im Kreuzbeinbereich; i. e. S. die – komplette oder inkomplette (= asymmetr.) – Assimilation des 5. LWK (= obere S., sogen. Kranialvariante), i. w. S. auch die des 1. Steißwirbels (= unt. S., sogen. Kaudalvariante); s. a. Assimilationswirbel, -becken. Klinisch meist stumm; schmerzhafte WS-Insuffizienz (»Sacralisation douloureuse«) nur bei Asymmetrie u./oder stat. Überlastung (Trauma, Gravidität, Übergew.).

Sakral|mark: die Pars sacr. des RM. Die hier befindl. sakralen (u. oberen kokzygealen) Abschnitte des parasympath. Nervensystems garantieren als **sakralautonomes System** auch bei Querschnittslähmung die Autonomie der Beckenorgane (via Nn. pelvici u. Plexus hypogastricus inf.). – **S.parasit, -teratom:** tumorförm. (zyst. oder solide) parasitäre Doppelbildung im Kreuzbeinbereich; meist formloser Körper mit einzelnen erkennbaren Details. – **S.tumor:** Meningomyelozele etc. bei sakraler Spina bifida.

Sakrektomie: op. Entfernung des Kreuzbeins.

Sakrodynie: ↑ Sakralgie.

Sakro|iliakalgelenk: ↑ Articulatio sacroiliaca; s. a. Iliosakralgelenk... – **S.kokzygealzyste:** s. u. Kreuzsteißbeinfistel; ↑ Pilonidalzyste. – **S.koxalgie:** s. u. Sakralgie.

Sakrolisthesis: ↑ Spondylolisthesis mit Verschiebung des Kreuzbeins gegen den letzten LW nach vorn.

Sakrum: ↑ Os sacrum; s. a. Kreuzbein..., Sakral..., Sacrum.

Saktosalpinx: sackförm. erweiterter, ampullärendig verschlossener Eileiter, gefüllt mit serösem Sekret, Blut oder Eiter (= Hydro-, Hämato-, Pyosalpinx).

s. a. l.: *pharm* latein. Rezepturanweisung »secundum artis leges« (»nach den Regeln der Kunst«).

Sal: (lat.) Salz; *pharm* z. B. **Sal Carolinum factitium s. purgans** (künstl., dem natürl. Karlsbader Sprudelsalz nachgebildetes laxierendes Salzgemisch aus Kalium- u. Natriumsulfat, NaCl, NaHCO), **Sal catharticum** (↑ Magnesium sulfuricum), **Sal cath. Glauberi** (↑ Natrium sulfuricum), **Sal commune s. culinare** (↑ Natrium chloratum crudum), **Sal marinum** (= Meersalz).

Salaam-Krampf: *päd* ↑ Blitz-Nick-Salaam-Krampf. – **Salaam-Tic,** Spasmus nutans (pro parte): langsame, rhythm. Kopfbewegungen nach vorn-unten mit kompensator. Rumpfbewegungen in gleicher Richtung (Erhaltung des Gleichgew.), ohne oder mit Streckbewegung der Arme, mit Nystagmus. In Serien (20–30) bei Oligophrenen, bes. im Sitzen; kein Zusammenhang mit Blitz-Nick-Salaam-Krämpfen.

Salacitas: (lat.) gesteigerter ↑ Geschlechtstrieb, ↑ Priapismus.

Salamandergift: tox. Verbindgn. im schleim. Sekret der Hinterkopf- u. Rückendrüsen von Salamandra-Spezies; Haupttoxine (Typ Steroidalkaloide) sind Derivate des Karbinolamin- u. des Oxazolidin-Systems (v. a. Samandarin; Atropin-resistent, mit etwa 1/3 Strychnin-Toxizität; auch lokalanästhetisch).

Salazosulfapyridinum *WHO*: Salizylazosulfapyridin; Sulfonamid-Chemotherapeutikum (schwer resorbierbar).

Salbe: *pharmaz* streichfäh., zwischen 0° u. 45° plastisch verformbare Zubereitung von in einer Salbengrundlage (»Vehikel«) feinverteilt eingearbeiteten Wirkstoffen zur lokalen arznei. oder kosmet. Anw. (Einreiben oder Auftragen) an Haut oder Schleimhäuten. Unterschieden nach Wirkungsweise (Deck-, Kühl-, Resorptionssalbe etc.), nach galen. Form (Emulsions-, Suspensions-S. etc.; Oberbegr. sowohl für wasserfreie als auch i. w. S. für die wasserhalt. »Krems« u. die puderhalt. »Pasten«); ferner nach dem Vehikel als **hydrophobe S.** (mit fettart. Grundlage, z. B. Paraffin-KW-stoffe, Triglyzeride; kaum Wasser aufnehmend) u. **hydrophile S.** (mit noch anderen, Emulgator-halt. u./oder wasserlösl. Grundlagen). Latein.: ↑ Unguentum. – Als **Salbengrundlage** (»Basis«) geeignet v. a. Kw.-stoffe (v. a. Vaseline), Lipogele (Glyzeride, Fette, Wachse), Hydro-Gele (z. B. Bentonite, Kasein, Gelatine, Stärke, Pektine, Cellulose- u. Alginsäure-Derivate, einwert. Seifen), Polyäthylenglykol-Gelee, Silikongele; daneben zahlreiche spezif. Vehikel z. B. für Antibiotika, Augensalben etc.

Salbei: *botan* ↑ Salvia officinalis.

Salben|akne: durch unreine Vaseline als Salbengrundlage (neuerdings auch durch Begleitstoffe) hervorgerufene Akne; meist mit Komedonen beginnend. – **S.gesicht**: Glänzen der Gesichtshaut infolge vermehrter Talgabsonderung; bei Seborrhoea oleosa, Parkinsonismus, nach Enzephalitis. – **S.stuhl**: weicher, fettglänzender Stuhl bei Steatorrhö.

Salbutamolum *WHO*: α-[(tert. Butylamino)-methyl]-4-hydroxy-m-xylen-α-α'-diol; Bronchospasmolytikum.

S-ALD: Serumaldolase.

Saldino*-Noonan* Syndrom: (1972) autosomal-rezess. (?) erbl., bereits bei Geburt manifester Biotyp der Osteochondrodysplasie, mit mikromelem Zwergwuchs, langem, kranialwärts stark verengtem, bewegungsgemindertem Thorax (»asphyxierende Thoraxdystrophie«; vgl. MAJEWSKI* Sy.), spondylo-metaphysärer u. Beckendysplasie, Hexadaktylie, Mißbildung innerer Organe.

Sale* Zeichen (LLEWELLYN S., geb. 1881, Chirurg, St. Louis): (1918) Einschränkung der Zwerchfellbeweglichkeit (vermind. Atemgeräusch) auf der Seite eines entzündl. Bauchprozesses.

Salep-Schleim, Mucilago Salep: mit heißem Wasser angerührte Orchideen-Wurzelknollen (z. B. Tubera Salep); Anw. als Antidiarrhoikum u. als Vehikel für schleimhautreizende Arzneimittel.

Salic(yl)...: s. a. Saliz(yl)... . – **Salicylamidum** *WHO*: o-Hydroxybenzamid; Analgetikum, Antirheumatikum; s. a. Salizylamid-o-essigsäure.

Saligenin, -genol: ↑ Salizylalkohol.

Salimbeni* Kammer (ALESSANDRO S., 1867–1942, ital. Mikrobiologe): Objektträger mit Hohlschliff u. Mikrometernetz als Zählkammer für Partikeln in einer Suspension (z. B. Keimzahl-Best.).

Saling* (ERICH, S., geb. 1925, Gynäkologe, Berlin) **Methode**: *päd* ↑ Nabelarterien-Methode (der Austauschtransfusion). – **S.* Nadel**: Injektionsnadel für die transvaginale Pudendus-Anästhesie; die Spitze der mit Ring am Endglied des palpierenden Fingers fixierten Kanüle liegt richtig, sobald die Fingerkuppe die Spina ossis ischii tastet. – **S.* Schema**: modifiz. APGAR* Index; als Kriterien: Füllungszustand der Nabelschnur, Hautfarbe, Atmung, Muskeltonus u. Bewegungen (bei optimal lebensfrischem Kind = 12 Punkte) sowie – in einem Nebenschema – das zeitl. Eintreten von erstem Atemzug, erstem Schrei, regelmäß. Atmung u. Hautrötung (optimal 4 Punkte); ferner zur Beurteilung des Gesamtzustands die pH-Werte des Fetal- (letzte Analyse) u. des Nabelschnurarterienbluts.

salinisch: salzhaltig, i. e. S. Na- oder Mg-Sulfat-haltig; z. B. **s. Wässer** (= Glaubersalzwässer), **s. Abführmittel** (mit kristall. Na-, evtl. auch Mg-sulfat).

Saliromanie: »Besudelungssucht« als sexuelle Reaktion auf Liebesversagen.

Salisbury*-Melvin* Zeichen: ↑ prämortales Funduszeichen.

Salisbury-Stämme: die 1960/62 von TYRRELL u. M. in S. bei Gewebekultur-Experimenten gewonnenen ↑ Rhinoviren.

Saliuretikum: *pharm* ↑ Saluretikum.

Saliva *PNA*: der ↑ Speichel. – **salivalis, -varis**: den Speichel betreffend. – **Salivantia**: *pharm* ↑ Sialagoga.

salivary gland virus: ↑ Zytomegalie-Virus.

Salivation: Speichelsekretion, i. w. S. auch die krankhaft vermehrte (↑ Sialorrhö). – **salivatorius, -torisch**: die Speichelsekretion betreffend.

Salivitis: ↑ Speicheldrüsenentzündung; z. B. **S. epidemica** (↑ Mumps).

Salivo|lith: ↑ Speichelstein. – **s.-sudoripares Syndrom**, DUPUY* Syndrom: (1816) Gesichtsinnervationsstörung infolge unilat. (entzündl. oder op.-traumat.) Läsion der Endigungen der Nn. auriculotemp., auricul. magnus u. facialis; mit – oft durch Essen ausgelöstem – blitzart. Erröten, lokaler Hyperhidrose u. brennendem Schmerz.

Salix: *botan* Gattg. »Weiden« [Salicaceae]; Gerbstoff- u. Salizin-halt. Rinde (u. Blätter) als volksmed. Rheumamittel.

Saliz...: s. a. Salic...

Salizyl: ↑ Acidum salicylicum; s. a. Salizylat..., Salicyl..., Salazo... – **S.alkohol**: 2-Hydroxybenzylalkohol; Antirheumatikum. – **S.amid-o-essigsäure**: Anw. der Na- u. Diäthylamin-Salze als Antirheumatika. – **S.anilid**: N-Phenylsalizylamid; Fungistatikum.

Salizylat: Salz der Salizylsäure (latein. salicylicus). – **S.bad**: rheumatherapeut. Bad mit Zusätzen organ. Salizylsäure-Derivate. – **S.exanthem**: seltene allerg. Dermatitis nach Einnahme von Salizylsäure-Verbdgn. (Zusammenhang mit LYELL* Syndrom?). – **S.-Test**: (LEHMANN 1946) Nachweis der Virulenz von Tbk-Baktn. anhand einer O_2-Stoffwechselsteigerung (in WARBURG* Apparatur) nach Zusatz von Na-salizylat.

Salizylazasulfapyridin: ↑ Salazosulfapyridin.

Salizylbad: ↑ Salizylatbad.

Salizylismus: chron. Abusus Salizyl-halt. Medikamente, evtl. mit Symptn. der Salizylsäurevergiftung.

Salizylöl: *derm* Salizylsäure-halt. fette Öle mit keratolyt. Wirkung.

Salizylsäure

Salizylsäure: ↑ Acidum salicylicum. – **S.-äthylester**, Aether salicylatus: $C_6H_4(OH)\cdot COO\cdot C_2H_5$; aromatisch riechende Flüssigkeit; Anw. u. a. als Einreibung. – **S.amid**: ↑ Salicylamidum. – **S.pflaster**: keratolytisch wirkendes Pflaster (für Hornhaut, Hühneraugen). – **S.-phenylester**: ↑ Phenylum salicylicum.

Salizyl(säure)vergiftung: Intoxikation durch S. oder deren Salze (z. B. bei der – umstrittenen – Rheuma-Ther. mit fast tox. Dosen): Ohrensausen, Schwerhörigkeit (»**Salizyltaubheit**«), Schweißausbruch, evtl. delirante Zustände, Bewußtlosigkeit, Tod durch Kreislaufversagen oder Atemlähmung; ferner Azidose, Ketose, Neigung zu Hämorrhagien. Ther.: Magenspülung, alkal. Diurese (Infusion einer isoton. Lsg. von Na-bikarbonat, Na-laktat oder Glukose), Tris-Puffer (3,6%ig; als Infusion); evtl. Hämodialyse.

Salizylsulfonsäure: ↑ Acidum sulfosalicylicum.

Salk* Impfstoff (JONES E. S., geb. 1914, Bakteriologe, Pittsburgh): (1953) parenteral anzuwendender Adsorbat-Impfstoff mit irreversibel Formaldehyd-inaktiviertem Polio-Virus (Typen I, II u. III) aus prim. Affennieren-Zellkulturen; zur akt. Immunisierung gegen Poliomyelitis (2mal. i.m. Inj. von je 0,5 ml im Abstand von 4 – 6 Wo.; 3. Inj. frühestens nach 7 Mon.).

Salkowski* Reaktion (ERNST LEOPOLD S., 1844–1923, physiol. Chemiker, Berlin): Sterin-Nachweis durch Unterschichten der in Chloroform gelösten Probe mit konz. H_2SO_4; bei Cholesterin purpurrot (u. Säureschicht grünl. fluoreszierend), bei Stigmasterin orange, bei Sitosterin rot; bei Ergosterin umgekehrt (Chloroform farblos, H_2SO_4 tiefrot).

Salleras*-Zarate* Syndrom: kongenit. Augenmuskellähmung mit Myopie, Pupillenanomalien u. (fakultativ) weiteren Fehlbildungen des Auges.

Salmiak: 1) ↑ Ammonium chloratum. – 2) **S.geist**: ↑ Liquor Ammonii caustici.

Salmin: ↑ Protamin im Lachssperma.

Salmon* Zeichen (UDALL JULES S., geb. 1904, Gynäkologe, New York): (1939) einseit. (evtl. kontralat.) Pupillenerweiterung, oft zus. mit supraskapulärem Schulterschmerz, als Hinweis auf rupturierte Extrauteringravidität.

Salmonella: (D. E. SALMON 1886; LIGNIÈRES 1900): Baktn.-Gattg. [Salmonelleae] der Enterobacteriaceae, mit zahlreichen Typen (auch als »Typhus-Paratyphus-Enteritis- = TPE-Gruppe« bezeichnet); meist bewegl., peritrich begeißelte, oft plumpe, sporenlose, aerobe, fakultativ anaerobe, gramneg. Kurzstäbchen, die Gelatine nicht verflüssigen, kein Indol produzieren, Glukose, Mannit, Maltose u. Sorbit spalten (Säure-, Gasbildung), nicht aber Laktose u. Saccharose (außer Varianten von S. paratyphi B, typhimurium, newington u. horsham) u. Harnstoff, die Nitrate zu Nitriten reduzieren, mit neg. KCN- u. VOGES*-PROSKAUER*, aber pos. Methylrot-Reaktion. Wachstum auf Agar als Glatt-, Rauh-, Flatter- u. Übergangsformen, u. U. mit Schleimwall. Sämtlich pathogen für Mensch u./oder Tier (Typhus, Paratyphus, Enteritis, teils durch Endo-, teils durch Ektotoxine); Differenzierung durch TPE-Diagnostik (↑ Schema), ferner (v. a. epidemiologisch wichtig!) Feindiagnostik der Serotypen (über 1000, ↑ Tab.): alle besitzen ein O(= Körper-)AG u. H (= Geißel)-AG mit verschied. Partialantigenen (das H-AG unterteilbar in eine spezif. 1. u. eine unspezif. 2. Phase: »diphasisch«), einige Stämme außerdem ein Vi (= Virulenz)-AG, die eine Charakterisierung der Typen in einer AG-Formel nach dem KAUFFMANN*-WHITE* Schema erlauben (O-AG initial als arab. Ziffern, spezif. H-AG als kleine latein. Buchstaben, unspezif. H-AG als arab. Ziffern am Ende; Gruppen mit gemeinsamen O-AG zusammengefaßt durch Bez. mit großem Buchstaben). Diagnostik: serol. mittels ↑ Salmonella-Seren, Lysotypie; bakt. durch Anreicherung auf Selektivnährböden (z. B. KAUFFMANN* Nährboden), mittels Differenzierungsnährböden (↑ Ammon-HOTTINGER* Reihe, ENDO* Agar, PREUSS* Nährboden); s. a. TPE-Diagnostik (einschl. Schema). – Wichtigste Typen: **S. arizonae**, gelegentl. bei akuter Gastroenteritis isoliert; als Reservoir Kaltblüter, Geflügel, Säugetiere. – **S. cholerae-suis**, Bac. paratyphosus B u. C, Pasteurella salmoni (SMITH 1894) Darmkommensale des Schweins, bei Resistenzschwäche pathogen (v. a. als Sekundärinfektion mit Bakteriämie bei Schweinepest); durch infiziertes Fleisch auch alimentäre Infektion des Menschen (paratyphöse Gastroenteritis). – **S. enteritidis**, Bac. s. Bact. ent. s. gaertner s. essen s. mulheim s. jena, Klebsiella ent.: (GÄRTNER 1888) ubiquitär im Darm von Rindern, Nagern, Enten (auch deren Eiern) u. Menschen; Erreger des Kälberparaty-

Wichtigste serol. Salmonella-Typen mit AG-Formel

Name	Gruppe	O-Antigen	H-Antigen 1. Phase	2. Phase
S. abortoequina	B	4, 12	–	e, n, x
S. abortusovis	B	4, 12	c	1, 6
S. adelaide	O	35	f, g	
S. anatum	E_1	3, 10	e, h	1, 6
S. bareilly	C_1	6, 7	y	1, 5
S. blockley	C_2	6, 8	k	1, 5
S. bovis morbificans	C_2	6, 8	r	1, 5
S. braenderup	C_1	6, 7	e, h	e, n, z_{15}
S. brandenburg	B	1, 4, 12	l, v	e, n, z_{15}
S. bredeney	B	1, 4, 12, 27	l, v	1, 7
S. chester	B	4, 5, 12	e, h	e, n, x
S. cholerae suis	C_1	6, 7	c	1, 5
S. derby	B	1, 4, 5, 12	f, g	–
S. dublin	D_1	1, 9, 12	g, p	
S. edinburg	C_1	6, 7	b	1, 5
S. emek	C_3	(8), 20	g, m, s	–
S. enteritidis	D_1	1, 9, 12	g, m	
S. gallinarum	D_1	1, 9, 12	–	–
S. give	E_1	3, 10	l, v	1, 7
S. heidelberg	B	1, 4, 5, 12	r	1, 2
S. hirschfeldii	C_1	6, 7, Vi	c	1, 5
S. infantis	C_1	6, 7	r	1, 5
S. java	B	1, 4, 5, 12	b	1, 2
S. javiana	D_1	1, 9, 12	1, z_{28}	1, 5
S. kentucky	C_3	(8), 20	i	z_6
S. kottbus	C_2	6, 8	e, h	1, 5
S. manchester	C_2	6, 8	l, v	1, 7
S. manhattan	C_2	6, 8	d	1, 5
S. meleagridis	E_1	3, 10	e, h	l, w
S. mission	C_1	6, 7	d	1, 5
S. montevideo	C_1	6, 7	g, m, s	–
S. muenchen	C_2	6, 8	d	1, 2
S. newington	E_2	3, 15	e, h	1, 6
S. newport	C_2	6, 8	e, h	1, 2
S. oranienburg	C_1	6, 7	m, t	–
S. panama	D_1	1, 9, 12	l, v	1, 5
S. paratyphi-A	A	1, 2, 12	a	–
S. reading	B	4, 5, 12	e, h	1, 5
S. saint paul	B	1, 4, 5, 12	e, h	1, 2
S. san diego	B	4, 5, 12	e, h	e, n, z_{15}
S. schottmuelleri	B	1, 4, 5, 12	b	1, 5
S. schwarzengrund	B	1, 4, 12, 27	d	1, 7
S. senftenberg	E_4	1, 3, 19	g, s, t	–
S. stanley	B	1, 4, 5, 12	d	1, 2
S. tennessee	C_1	6, 7	z_{29}	–
S. thompson	C_1	6, 7	k	1, 5
S. typhi	D	9, 12, Vi	d	
S. typhimurium	B	1, 4, 5, 12	i	1, 2
S. worthington	G_2	1, 13, 23	z	l, w

phus u. einer akuten Gastroenteritis des Menschen; übertragen durch infizierte Futter- oder Lebensmittel (als akute Fleisch- oder Lebensmittelvergiftung) oder durch Kontakt mit Dauerausscheidern (beim Menschen selten). – **S. ent. Breslau**: ↑ S. typhimurium. – **S. hirschfeldii** s. **paratyphi C**: (WELDIN 1927) nur humanpathogen, Erreger einer akuten leichteren Gastroenteritis (»Paratyphus C«, übertragen durch kontaminierte Lebensmittel oder Wasser). – **S. paratyphi**: 1) S. p. A, Bac. p. A: (KAYSER 1902) nur humanpathogen; Erreger der schweren Verlaufsform der paratyphösen Gastroenteritis (»Paratyphus A«), übertragen durch Kontakt u. kontaminierte Lebensmittel oder Wasser. – 2) S. p. B: ↑ Salmonella schottmuelleri. – 3) S. p. C: ↑ Salmonella hirschfeldii. – **S. schottmuelleri** s. paratyphi B, Bac. bremensis febris gastricae s. paratyphi alcaligenes: (WINSLOW u. M. 1919) in Mitteleuropa häufig nur humanpathogen, Erreger des Paratyphus B; übertragen durch Kontakt, kontaminierte Lebensmittel oder Wasser, Fliegenkot. – **S. typhimurium**, S. enteritidis Breslau, Breslau-Bazillus: (LOEFFLER 1892) Erreger einer – meist tödl. – fieberhaften Darminfektion bei Säugetieren u. Geflügel (durch Kontakt) u. der Salmonellen-Enteritis des Menschen (durch kontaminierte Lebensmittel). – **S. typhosa, S. typhi**, Bac. s. Eberthella typhi, Vibrio typhosus: (ZOPF 1884) v. a. in gemäßigten u. subtrop. Zonen weitverbreitet, nur humanpathogen, Erreger des Typhus abdomin.; übertragen durch Lebensmittel, Wasser, Fliegenkot u. Kontakt (3–5% aller Erkrankten bleiben Dauerausscheider).

Salmonella|-Serum: diagn. Serum für die Gruppen- u. Spezies-Bestg.: 1) komplexe OH-Sera für die Röhrchen-Agglutinationstechnik (selten angew.); 2) polyvalente absorbierte Sera für die Voruntersuchung kulturell verdächt. Keime (Objektträgertechnik); 3) Faktorensera für die Spezies-Bestg. (Objektträgertechnik, Methode der Wahl). – **S.-Shigella-Agar**, S-S-Agar: Nährboden (aus Nähragar, Laktose, Gallensalzen, Natriumzitrat u. -thiosulfat, Ferrizitrat, Brillantgrün u. Neutralrot als Indikator) zur Salmonellen- u. Shigellen-Anreicherung (Koli, Proteus u. grampos. Baktn. stark wachstumsgehemmt); Salmonellen u. Shigellen in farblosen, Laktosespalter in trübrosa Kolonien.

Salmonelleae: Stamm (Tribus) der Fam. Enterobacteriaceae, mit den Gattgn. Salmonella u. Shigella.

Salmonellen|enteritis: durch v. a. bei Tieren vork. Salmonella-Arten (v. a. S. typhimurium = Breslau-Baz., S. cholerae-suis, S. enteritidis = GÄRTNER* Baz.) verurs. akute »Lebensmittelvergiftung« (z. T. als »Paratyphus« bez.); nach 12–24 Std. Fieber mit Schüttelfrost, Übelkeit u. Erbrechen, heft. wäßr. Diarrhöen; nach 2–3 Tg. abklingend, aber auch Entwicklung einer Sepsis mit typhoidem Bild möglich. – **S.meningitis**: meist metastat.-eitr. M. bei ↑ Salmonellose.

Salmonellose: z. T. wirtspezif. Befall von Tier u. Mensch mit ↑ Salmonellen, evtl. ohne Krkhts.-Symptome (auch als temporäres oder Dauerausscheidertum; anzeigepflichtig!). Manifeste Erkr. des Menschen durch Ekto- u. Endotoxine als zykl., septikäm. Allg. infektion mit Darmbeteiligung (↑ Typhus abdomin., Paratyphus), u. U. mit sek.-metastat. sept. Lokalherden in den darmnahen Organen (Appendizitis, Cholezystitis, Peritonitis, Salpingitis etc.) oder mit umschrieb. Abszeßbildung andernorts oder aber nur als akute ↑ Salmonellenenteritis mit Endotoxin-Wirkungen auf den Gesamtorganismus. s. a. KIEL* Theorie. – Infektionsmodus: Kontakt (auch über kontaminierte Kleinlebewesen), Nahrungsmittelinfektion.

Salol®: ↑ Phenylum salicylicum; s. a. EWALD* Probe.

salopriv: durch Salzverlust bedingt (↑ Exsikkose).

Salpeter: ↑ Kalium nitricum. – **S.papier**: ↑ Charta nitrata.

Salpetersäure: ↑ Acidum nitricum. – **S.-Eiweißprobe**: ↑ HELLER* Probe (2). – **S.glyzerinester**: ↑ Nitroglycerinum.

salpetrige Säure: ↑ Acidum nitrosum.

salping(o): Wortteil »Ohrtrompete« (Tuba auditiva) bzw. »Eileiter« (Tuba uterina); s. a. Tuben...

Salping|ektomie: op. Eileiterentfernung mit Exzision aus dem Uterus, möglichst unter Erhaltung des Ovars, bei auch bds. Extrauteringravidität. – **S.emphraxis**: Verstopfung einer Tube, i. e. S. die des Eileiters (↑ Salpingitis profluens).

Salpingitis: Entzündung des Eileiters (meist aszendierend, selten per continuitatem vom Peritoneum aus; s. a. Abb. »Adnexitis«), akut als S. catarrhalis, haemorrhagica oder purulenta oder aber chronisch (u. oft therapieresistent); im ganzen Tubenlumen oder herdförmig (= S. follicularis) oder nur in best. Abschnitten (Pars uterina, P. isthmica), nur in der Mukosa oder in sämtl. Wandschichten (= S. interstitialis), evtl. als S. hypertrophica, S. nodularis (s. a. Endometriosis tubae), auch mit Cholesterinablagerung (= S. xanthomatosa). Je nach Urs. als **S. postabortiva, S. puerperalis, S. tuberculosa** (oft hämatogen oder peritoneal deszendierend; sek. evtl. mit spezif. Endometritis); als bes. Form die **S. profluens** mit Verschluß des abdominalen u. Ventilstenose des uterinen Endes, Sekretstauung u. zeitweil. massiver Sekretentleerung (= Hydrops tubae profluens). – vgl. *otol* Syringitis (↑ Tuben...).

Salpingo|cyesis, -kyesis: ↑ Graviditas tubarica. – **S.gastroösophagoplastik**: (BECK, JIANO, ALPERN) plast. Ösophagusersatz durch antiperistalt. Interposition eines Schlauches aus der großen Magenkurvatur. – **S.graphie**: *röntg* Kontrast-Darst. der Eileiter; s. u. Hysterosalpingographie – **S.lysis**: *gyn* op. Lösung perisalpingit. Adhäsionen, insbes. am Tubentrichter. – I. w. S. auch das Lösen innerer Eileiterverklebungen durch Persufflation.

Salpingo|-Oophorektomie, -Ovariektomie: op. Entfernung von Eileiter u. Eierstock. – **S.-Oophoritis, -Ovaritis, -Oothecitis**: gleichzeit. ↑ Salpingitis u. Oophoritis, meist von ersterer ausgehend.

Salpingo|pexie: op. Fixation des Eileiters (meist des abdomin. Endes am weitesten möglich nahe dem Eierstock) als Fertilitäts-Op. (Optimierung der Eiwanderung in der Tube). – **S.pharyngitis**: Pharyngitis mit Beteiligung der Ohrtrompete. – **S.plastik**: gynäk. plast. Op. bei Eileiterverschluß, z. B. ↑ Salpingostomatoplastik, -uterostomie. – **S.rrhaphie**: Eileiternaht, -verschluß. – **S.skop**: zystoskopähnl. Instrument mit dist. Beleuchtung zur Untersuchung des Nasenrachenraums u. der Tubenwinkel. – **S.stenochoria**: Stenose der Ohrtrompete.

Salpingostomatoplastik

Salpingostomato|plastik, -stomie: *gyn* plast. Op. bei abdomin. Tubenverschluß; nach Eröffnung des Tubenendes (= **S.tomie**) Fixieren der ausgekrempelten Ränder an der Tubenaußenwand (atraumat. Naht), zur Prophylaxe innerer Adhäsionen evtl. ergänzt durch temporäre Schienung (Ausleitung zur Scheide), postop. Kortison-Kuren u. mehrfache Pertubation. – Modifik.: Tubenlängsspaltung vom abdomin. Ende her u. auskrempelnde Nähte. – s. a. Tuben...

Salpingo|tomie: op. Eröffnung eines Eileiters; z. B. bei Tubargravidität zum Ausräumen des Eies. – **S.uterostomie,** Hysterosalpingostomie: als S.plastik am uterinen Tubenende (bei intaktem abdomin. Ostium) Implantation der durch Resektion der Stenose eröffneten Tube in den Uterus als Refertilisations-Op., z. B. nach HALBAN*.

Salpinx: (lat. = Horn, Trompete) 1) ∤ Tuba uterina. – 2) ∤ Tuba auditiva.

Salt*-Lamy* Krankheit: (1960 bzw. 61) ∤ Abetalipoprotein-Syndrom.

saltans: (lat.) springend. – **Saltation:** ∤ Mutation. – **saltatorisch, saltatorius:** sprunghaft, überspringend; z. B. sa. ∤ Erregungsleitung, **sa. Reflexkrampf** (V. BAMBERGER; tanzende Bewegungen infolge Bein-Myoklonien, ausgelöst durch Bodenkontakt der Fußsohlen; Ätiol. unklar).

Salter* Operation: (1961) supraazetabuläre horizontale Beckenosteotomie (modif. CHIARI* Op.) zur Kippung einer steilen Flachpfanne (samt Scham- u. Sitzbein) um die Symphyse nach außen-vorn-unten.

Salt-losing-Nephritis: renales ∤ Salzverlustsyndrom.

Salubrität: gesunder Zustand des Organismus.

Salurese: renale Ausscheidung der – durch ihre Blutkonz. osmotisch wirksamen – Salze in Form ihrer Elektrolyte; s. a. Diurese. – **Saluretika:** *pharm* Salurese bewirkende Diuretika.

Salus* (Kreuzungs-)Zeichen (ROBERT S., geb. 1877, Ophthalmologe, Prag): bogenförm. Abdrängung einer Netzhautvene an der Kreuzung mit einer darunter gelegenen wandverdickten Arterie bei Fundus hypertonicus (vgl. GUNN* Kreuzungsphänomen).

Salus* Pessar (HUGO S., 1866–1929, Gynäkologe, Prag): kontrazeptives Okklusivpessar (sogen. Portiokappe) aus Silber.

Salus aegroti suprema lex: (lat.) Das Wohl des Kranken ist oberstes Gebot (für den Arzt).

salutatorius: nach Art einer Grußbewegung (bei best. Tic- u. Chorea-Formen). – **Salutierzeichen:** (E. RAKONITZ 1961) niederfrequenter Tremor bei einer Salutierbewegung als Frühsympt. des Parkinsonismus.

Salvarsan®: 1) Alt-S.: ∤ Arsphenamin. – 2) Neo-S.: ∤ Neoarsphenamin. – Als gelegentl. Komplikationen bei Anw.: **S.agrunulozytose** (infolge tox. KM-Schädigung), **S.allergie** (nicht-tox. Reaktion mit Erythrodermien, neurotox. Kapillar- u. Blutschäden; **S.dermatitis, -exanthem** (nach anfängl. guter Verträglichkeit ab 5.–9. Tg. makulöse, urtikarielle oder lichenoide Hautreaktion mit leichten Allg.erscheinungen, aber auch exsudative u. bullöse Veränderungen mit Übergang in Erythrodermie u. schwere sept. Zustände), **S.enzephalopathie** (Hirnschaden durch AG-AK-Reaktion u. tox. Wirkung; 1–3 Tg. nach Inj. Kopfschmerzen, Übelkeit u. Unruhe, oft rasch gefolgt von Bewußtlosigkeit u. generalisierten Krämpfen mit variablen EPS-Störungen, evtl. auch Lähmungen wie bei Querschnittsmyelitis, Hirnnervenausfälle, spast. Paresen; oft letal), **S.ikterus** (allerg.-toxisch nach der 2.–3. Inj.; ferner als »späthepatit. Form« eine Inokulationshepatitis), **S.neuritis** (Polyneuropathie mit Parästhesien, motor. Störungen, Druckschmerz der Nervenstämme v. a. der Bein-, seltener der Hirnnerven; toxisch? allergisch?).

Salvenextrasystolie: Serie aufeinanderfolgender tachykarder ∤ Extrasystolen, die einen regelmäß. Herzrhythmus oder auch eine absolute Arrhythmie unterbricht; ferner die **gutart. ventrikuläre S.** (GALLAVARDIN) als harmlose, nur sekundenlange Form beim Jugendlichen.

Salvia: *botan* Gattung »Salbei« [Labiatae]. Anw. finden u. a. Blätter von S. officinalis (bis 2,5% äther. Öl) bei innerl. u. äußerl. Entzündgn. (v. a. der Atemwege), das äther. Öl auch als Adstringens u. Antihydrotikum.

Salvini*-Zilli* Methode: motor. Rehabilitation des Apoplektikers mit Schwerpunkt auf der Einübung einer spez. Handbewegung, auf die er sich in entspannter Lage zunächst intensiv konzentriert u. die er dann unter bewußter Unterdrückung der Spastizität auszuführen versucht. Allmähl. Steigerung durch Einbeziehen immer weiterer Muskelgruppen.

Salvioli* (G. S., zeitgen. Pädiater, Bologna) **Impfstoff:** Trockenvakzine aus hitzeabgetöteten Mykobaktn. für die Tbk-Diagnostik; s. a. VDS-Test. – **S.* Syndrom,** Osteopathia familiaris endocrinica: (1948) seltene Osteodystrophie (Atrophie, Porose, Kortikalisverdickung) mit komplexen endokrinen u. zentralnervösen Störungen; klin.: Knochenschmerzen, Wachstumsstörung, Spontanfrakturen mit Deformitätsheilung, Muskelhypotonie u. -atrophie (bei normaler nervöser Erregbarkeit), Choreoathetose, Rigor, Verhaltensstörungen, normokalziäm. Hypophosphatämie, unauffäll. Kreatininstoffwechsel. Prognose schlecht.

Salyi* Körperchen: Einschlußkörperchen im Zytoplasma von Epidermiszellen beim Ekthyma contagiosum.

Salyrgan®: obsol. Hg-Diuretikum (Mersalylum).

Salz, Sal: *chem* heteropolare, anorgan. (z. B. NaCl, NH_4Cl) oder organ. (z. B. Na-Azetat = CH_3COONa), meist gut wasserlösl. (bei gleichzeit. elektrolyt. Dissoziation) Verbindung mit einem aus Kationen (Metall-, Halbmetall- oder Komplexionen) u. Anionen (Nichtmetall-, Halbmetall- oder Komplexionen) bestehendem Kristallgitter; unterschieden als neutrales = normales S. (ohne ionisierbares Säure-H oder Basen-OH, z. B. Na_2SO_4), saures = Hydrogen-S. (aus 2- u. mehrbas. Säuren mit ionisierbarem H, z. B. $KHSO_4$ = Kaliumhydrogen- oder bisulfat) u. bas. = Hydroxid- bzw. Oxid-S. (aus mehrsäur. Basen mit ionisierbarem OH, z. B. Al[OH][$CH_3COOH]_2$ = bas. Al.azetat); ferner als einfaches (je 1 Kat- u. Anion), Doppel- (z. B. $KNaCO_3$) Tripel-S. etc.; i. e. S. das ∤ Kochsalz; s. a. ∤ Mineral-, Elektrolyt-, Salzhaushalt, Salzmangelsyndrom, -vergiftung.

Salz|agglutinine: die kompletten = bivalenten, in NaCl-Lsg. agglutinierenden AK, die – ebenso wie die ∤ Glutinine – beim Menschen erst nach Sensibilisierung auftreten. – **S.agar:** Nähragar mit NaCl-Zusatz;

Selektivnährboden für halophile u. salztolerante Mikroorganismen (z. B. Kochsalz-Mannit-Agar für Staphylococcus aureus). – **S.bad**: ⁄ Kochsalz-, Solebad. – **S.belastung**: (DIECKMANN) *geburtsh* langsame Infusion von 1000 ml einer 2,5%ig. NaCl-Lsg. u. Bestg. der Na-Konz. in den bd. nächsten Harn-Stundenportionen: bei latenter Gestose < 144, bei essentieller Hypertonie 144–220, bei normaler Gravidität > 220 mval. – **S.diurese**: ⁄ Salurese. – **S.effekt**: Beeinflussung des Verhaltens schwacher Elektrolyte in Lsg. durch die Ionen eines starken Elektrolyten, v. a. der Salze; z. B. das »Aussalzen« von Proteinen; s. a. HOFMEISTER* Reihen, Fraktionierung.

Salzer* Operation (FRITZ ADOLF S., geb. 1858, Chirurg, Utrecht): krurale Schenkelhernien-Op.; Bruchpfortenverschluß durch Pektineusfixation am Leistenband.

Salz|fieber: ⁄ Durstfieber. – **S.fleck**: *derm* rundes, scharf begrenztes, wenig gesättigt rotes, kleieförmig schuppendes Seborrhoid an Stirn, Wange oder Brust. – **S.fluß, -flechte**, Flexus salinus: *derm* ⁄ Ekzema madidans, i. e. S. die flächenhaft nässende Stauungsdermatose der Unterschenkel. – **S.fraß**: Eiterung bei Packerinnen salzkonservierter Heringe. – **s.freie Kost**: an allen Salzen (einschl. NaCl) arme Kost, wobei max. 2500 mg/Tag als leichte, max. 500 mg als strenge NaCl-Einschränkung gelten.

Salz|haushalt: *biol* ⁄ Elektrolyt-, Wasser-Elektrolythaushalt, Mineralstoffwechsel. – **S.hunger**: Kochsalzmangel; s. a. Salzmangelsyndrom.

Salzlobotomie: (P. GUTTERMANN u. H. A. SHENIKIN 1967) Infiltration des Stirnhirnmarks (durch hochfrontales Bohrloch in der Kranznahtebene) mit 0,9%ig. NaCl-Lsg. bei unbeeinflußbaren Schmerzen (Effekt der Leukotomie). Gefahr des reakt. (unkontrollierbaren) Hirnödems; kurze Wirkungsdauer.

Salzman* Test: ⁄ Thrombozytenretentionstest.

Salzmangelsyndrom, (Verlust-)Hyponatriämie-Sy.: durch NaCl-Verlust bedingte Störung des Mineralhaushalts; mit Exsikkose, Kopfschmerzen, Kollapsneigung u. Schwindel, Übelkeit u. Erbrechen, Adynamie, Muskelkrämpfen (evtl. als chloroprive Tetanie) u. -schmerzhaftigkeit, Olig- (mit Hyponatriurie) bis Anurie, evtl. Urämie (mit Rest-N-Erhöhung v. a. durch Harnstoff-N). Vork. bei anhaltendem Erbrechen oder Diarrhöen, Rückresorptionsstörung der Niere, Gallefistel, ausgedehnter Exsudation, Polyurie (als akutes hypochlorām. Nierensyndrom = SCHRÖDER* Sy., Folge massiver therap. Diurese bei Stauungsinsuffizienz); ferner als Salzlustnephritis u. adrenogenit. Salzverlustsyndrom.

Salzmann* Korneadegeneration (MAXIMILIAN S., 1862–1934, Ophthalmologe, Graz): s. u. Hornhautdystrophie.

Salz|ödem: *päd* durch nutritive Hypernatriämie bedingte Ödeme beim kardial u. renal gesunden Säugling. – **S.plasma** (BORDET-GENGOU 1905, E. WÖHLISCH 1941) durch Zusatz eines Ca-fällenden Mittels (z. B. MgSO$_4$, NaCl) ungerinnbar gemachtes u. bei Rekalzifizierung nicht gerinnendes Blutplasma (in dem die Ery sedimentieren); Gerinnung erst nach Zusatz hochaktiver Thrombokinase. Anw. für den Thrombin- u. Thrombokinase-Nachweis.

Salzsäure: ⁄ Acidum hydrochloricum. – **freie u. gebundene S.**: *gastrol*: s. u. Azidität. – Nachweis bzw. Best. der HCl im Magensaft z. B. nach EWALD, COHN-MEHRING, durch intragastrale pH-Messung mittels eingeführter Elektroden oder Radiosonde (z. B. Heidelberger Kapsel = intragastrale pH-Telemetrie); ferner indir. Sekretionsnachweis anhand der renalen Elimination von Indikatorfarbstoffen, die sich bei einem best. pH im Magen auflösen. – **S.bildner**: ⁄ Belegzellen. – **S.defizit**: Mangel an HCl im Magensaft; i. e. S. diejen. Menge an $^1/_{10}$n Salzsäure, die dem Magensaft zugesetzt werden muß, um – bei Anwesenheit von p-Dimethylaminoazobenzol – einen Umschlag in Lachsfarben zu erzielen. – **S.hämatin**: unter HCl-Einwirkung aus Hb gebildetes salzsaures Hämatin (⁄ TEICHMANN* Kristalle). – **S.-Kollargol-Reaktion**: (RIEBELING) ⁄ Kolloidreaktion im Liquor, basierend auf dessen Schutzfunktion gegenüber der fällenden Wirkung verdünnter HCl auf eine Kollargol-Lsg.; bei einschläg. path. Prozessen Rechtsverschiebung (evtl. Verschwinden) der Kurve im Bereich der sogen. Schutzzone.

Salz|speicherungssyndrom, zerebrales: bei ZNS-Erkrn. vork. hypertone Hydratation (interstitielles Ödem) ohne faßbare Störung des Wasserhaushalts. – **S.stauungssyndrom**, Hypernatriämie-Sy.: erhöhte Na-Cl-Serumwerte als Folge reinen Wassermangels (durch fehlende Aufnahme oder überschießende Abgabe; »Wassermangelexsikkose«) oder vermind. NaCl-Ausscheidung (bei Nieren-, Herzinsuffizienz, Leberzirrhose, Nephrose, ACTH- oder Kortison-Ther.). Sympte.: Unruhe, Übererregbarkeit der Muskulatur, Hypertonie mit Schwindel u. Erbrechen, Somnolenz, Haut- u. Schleimhautexsikkose (Haut gerötet, heiß), Fieber, Ödeme, kongestives Herzversagen. – **S.stich**: durch Stichtrauma im Boden des 4. Ventrikels ausgelöste Salurese.

Salz- u. Wasserretentionssyndrom: renales ⁄ Ödem.

Salzvergiftung: 1) ⁄ Salzstauungssyndrom. – 2) Intoxikation infolge übermäß. oraler NaCl-Zufuhr; mit Trockenheit im Schlund, Durchfällen, Erbrechen, Durst, Polyurie, allg. Prostration (nach Aufnahme extremer NaCl-Mengen um 500 g); evtl. letaler Ausgang infolge Herz- u. Atmungsstörungen, allg. Lähmung. – Ähnl. Sympte. auch nach i.v. Gaben von physiol. NaCl-Lsg., dann evtl. mit Glykosurie, CHEYNE*-STOKES* Atmung, Fieber, Somnolenz.

Salzverlustsyndrom: 1) renales S., Salzverlustnephritis: »salzverlierende Nephropathie« (nach Analgetika-Abusus, chron. Pyelonephritis, Zystenniere, Hydronephrose) mit Mineralokortikoid-resistenter Einschränkung der Resorptionskapazität der Tubuli v. a. für K u. Na; dadurch erhebl. Salzverluste (mit Symptn. des ⁄ Salzmangelsyndroms). Zur Vermeidung von Vol.mangel u. von Hypokali- u. Hyponatriämie-bedingten funktionellen Störungen Substitution erforderlich. – s. a. THORN* Syndrom (= **S. mit Addisonismus**). – 2) adrenogenitales S. (DEBRÉ-FIBIGER), Pseudopylorospasmus: AGS-Form beim Neugeb. durch Ausfall der Mineralokortikoid-Bildung infolge kompletten C_{21}-Hydroxylase-Mangels; neben androgenen Zeichen lebensbedrohl. Salzmangelkrisen mit Erbrechen, Durchfall, Exsikkose, Hyponatri- u. Hyperkaliämie (infolge mangelhafter Na-Rückresorption), Hypernatriurie; 17-Ketosteroide erhöht.

Salzwasser|eiterung, Salzbeule: Pyodermie an Händen und Handgelenken bei Hochseefischern durch

Scheuerwirkung des Ölzeugs u. Einwirkung von Salzwasser u. Fischleim; vgl. Salzfraß. – **S.rotlauf**: Erysipeloid bei Fischern u. Fischhändlern, meist nach Verletzung an Stachelfischen.

SAM: *kard* »systolic anterior movement« der Spitze des vord. Mitralsegels als Phänomen der hypertrophen Kardiomyopathien mit Obstruktion.

Samarium, Sm.: 2- u. 3wert. Seltenerdmetall mit Atomgew. 150,35 u. OZ 62. Natürl. Isotope z. T. α-, künstl. γ-Strahler. Anw. (in Salzform) in IR-absorbierendem Glas, als Katalysator.

Sambesifieber: / Trypanosomiasis im südl. Afrika.

Sambucus: *botan* Gattg. »Holunder« [Caprifoliaceae]. Anw. finden von S. canadensis die Früchte als Laxans, von S. nigra (»dtsch. Flieder«) die Blüten (äther. Öl, Glykoside) als Diaphoretikum, Diuretikum u. Gurgelmittel, die Früchte (organ. Säuren, Gerbstoffe, Vitamine) als Laxans, Diuretikum, Erkältungsmittel, die Rinde (Gerbstoff, Harz, Glykoside) als Emetikum, Diuretikum, Diaphoretikum.

Same(n): *botan, pharmaz* / Semen; *anat* / Sperma (s. a. Spermio...).

Samen|abgang: / Spermatorrhö; s. a. Ejaculatio. – **S.bank**: klin. Einrichtung (v. a. der Veterinärmedizin) zur Konservierung (durch Tieffrieren) von Sperma für eine spätere künstl. Insemination. – **S.bildung**: *anat* / Spermatogenese. – **S.bläschen, -blase**: / Vesicula seminalis; s. a. Spermatozyst..., Vesikul....

Samenblasen|aplasie: angeb. Fehlen der Vesiculae seminales, meist kombin. mit Aplasie der Samenleiter. Diagnose: Fehlen von Fruktose im Sperma, neg. Vesikulogramm. – **S.fistel**: traumat. oder entzündl. (meist tbk.) Fistel von der Vesicula semin. in Harnblase oder Rektum (oder Damm, Ischiorektalgegend). – **S.gang**: / Ductus excretorius. – **S.katheterung**: Einführung eines mandrinlosen Ureterkatheters mittels S.-Urethroskops (mit spez. Schaft- u. Schnabelteil) in den Ductus ejaculatorius bzw. an die Vesicula semin.; zur Spülung u./oder Kontrast-Darst. der Samenblase. – Modifiziertes Vorgehen bei Samenleiterkatheterung. – **S.kolik, -neuralgie**: / Colica spermatica. – **S.sekret**: farb- u. geruchlose, zähflüss., Fruktose- u. Eiweiß-halt. Absonderung der Vesiculae semin., die den Spermien als (nutritives?) Medium dient u. in der sich außerdem polyedr. Epithelien, einzelne Leuko u. / LALLEMAND*-TROUSSEAU* Körper finden. Fruktosegehalt (180–340 mg%) bei ZNS-Störungen u. chron. Spermatozystitis erniedrigt, bei Aplasie der Drüse oder der Ausführungsgänge fehlend. – **S.stein**: Phosphat- oder Kalziumkarbonatkonkrement, meist infolge Spermatozystitis. Sympte.: Dysurie, schmerzhafte Ejakulationen, in Hoden u. Penis ausstrahlende Koliken; s. a. Samenstein. – **S.test**: Bestg. der Gonadotropin-Konz. einer Lsg. (z. B. als biol. Schwangerschaftstest) anhand der Gewichtszunahme der S. bei Ratten nach 5täg. Inj. von je 0,2 ml der Probe. – Ähnl. Prinzip für Androgen-Bestg. (nach BUTENANDT: 1 E = mittelstarke Wachstumswirkung auf Drüsenepithel = Stufe 3 von 5 möglichen). – **S.tuberkulose**: die tbk. / Spermatozystitis, meist zus. mit Prostatitis als Teilerscheinung einer Urogenital-Tbk (bes. bei gleichseit. Nebenhodenaffektion). Symptomarm beginnend: meist indolente Induration mit Schweregefühl im Afterbereich, Hämo-

spermie; evtl. pos. Spermakultur; im Vesikulogramm fehlende Füllung (bei dargestellter Samenleiterampulle) oder Defektfüllung, bei Perforation oder kaltem Abszeß extravesikulärer flammenförm. Kontrastschatten. – **S.tumor**: als seltene Neoplasie ein Karzinom (meist Adeno-Ca.) oder Myom. – **S.urethroskop**: s. u. S.katheterung. – **S.zyste**: selten, meist angeb. Retentionszyste.

Samen|bruch: / Spermatozele. – **S.entleerung, -erguß**: / Ejaculatio, Pollution. – **S.epithel**: das mehrschicht. Epithel der Hodenkanälchen; mit SERTOLI* Stützzellen u. samenbildenden Keimzellen, v. a. Spermatogonien (»S.mutterzellen«) u. -zyten, Spermatiden u. Spermien. – **S.faden**: / Spermium. – **S.flüssigkeit**: / Sperma. – **S.fluß**: / Spermatorrhö. – **S.gang**: / Ductus deferens. – **S.hügel**: / Colliculus semin. – **S.kanälchen**: / Tubuli seminiferi contorti; i. w. S. auch die Ductuli efferentes testis. – **S.kristalle**: / BOETTCHER* Kristalle.

Samenleiter: / Ductus deferens. – **S.durchtrennung**: / Vasotomie. – **S.-Nebenhoden(kopf)plastik**: / Epididymovasostomie. – **S.resektion**: / Vasoresektion. – **S.sondierung**: s. u. Samenblasenkatheterung. – **S.unterbindung**: / Vasoligatur.

Samen|plasma: der flüss., als Spermienvehikel dienende Teil des Sperma, ein Gemisch der Sekrete von Prostata, Samenbläschen u. COWPER* Drüsen (auch von Nebenhoden, Samenleiterampulle). Enthält 3–8 spezif. AG-Fraktionen. – **S.speicher**: *anat* / Epididymis (als Hauptspeicher deren Cauda). – **S.spender**: freiwill. Spender von Sperma für künstl. Inseminationen. Spender u. Empfänger sollen sich aus psychol. Gründen möglichst nicht kennen.

Samen|ständer: *histol* die SERTOLI* Zelle als Träger der Spermatiden. – **S.stein**: in Samenwegen oder Prostata gelegenes geschichtetes Konkrement (Cholesterin, Lezithin, Chloride, Phosphate, Spermin); möglicherweise mit / Samenblasenstein ident.; s. a. BOETTCHER* Kristalle.

Samenstrang: / Funiculus spermaticus. – **S.entzündung**: / Funiculitis. – **S.filariasis**: obstruktiver Befall mit Fadenwürmern; klin.: chron. Funikulitis, nicht-dellenbildendes Samenstrangödem, oft auch Hydrozele. – **S.hernie**: / Hernia vaginalis funicularis. – **S.hydrozele, S.zyste**: / Hydrocele funiculi spermatici. – **S.neuralgie**: / Neuralgia spermatica. – **S.torsion**: Längsverdrehung des S. bei Hodentorsion; klin.: örtl. u. peritoneale Schmerzen, erhebl. venöse Stase u. arterielle Zirkulationsstörung. – **S.tumoren**: als gutart. »Funiculus-spermaticus-Tumor« v. a. Fibrom, Lipom, Leiomyom; als bösartig Chondro-, Fibro-, Lipo-, Leiomyo- u. Myxosarkom (klin. wie Hodensarkom). – **S.unterbindung**: Massenligatur (Durchstechung) bei Orchidektomie.

Samen|übertragung: / Insemination. – **S.wege**: Sammelbegr. für Tubuli seminiferi, Ductuli efferentes, Ductus epididymidis, deferens u. ejaculatorius, Urethra. – **S.zelle**: / Spermie (einschl. unreifer Vorstufen). – **S.zyste**: / Spermatozele.

Samman*-White* Syndrom: / Syndrom der gelben Fingernägel.

Sammelbecken des Stoffwechsels: 1) / Metabolic pool. – 2) »Zwischenverbindung« im Intermediärstoffwechsel, z. B. Acetyl-CoA (Verbindung zu Zitratzyklus, Fettaufbau, Isoprenoiden), NADH u.

Sammel|glas, -linse: *opt* ↑ Konvexlinse. – **S.harn:** über einen best. Zeitraum (z. B. 3-, 24-Std.-Harn) oder bis zum Erreichen einer best. Menge angesammelter Urin eines Probanden. – **S.rohre, -kanälchen:** die an das Verbindungsstück des Nephrons anschließ. Nierenkanälchen, die sich in Mark u. Rinde zu Bündeln zusammenschließen u. als »große S.r.« an den Nierenpapillen ins Hohlsystem einmünden.

Sammel|schiene, OFFNER*-GOLDMAN* Elektrode: EEG-Begr. (analog. der WILSON* Schiene beim EKG) für die durch Zusammenschalten aller angelegten Elektroden über hohe Widerstände erreichte ↑ Bezugselektrode. – **S.spiegel:** *opt* ↑ Konkavspiegel. – **S.trieb:** krankhafte Neigung, Gegenstände ohne Rücksicht auf ihre Brauchbarkeit einzusammeln u. aufzuheben (die aber dann vergessen bzw. nicht vermißt werden); v. a. bei tieferen Schwachsinnsformen, ALZHEIMER*, PICK* Krankh., Involutionsdepression.

Samoa-Pocken, Sanaga-Pocken: ↑ Alastrim.

Sampson* Zyste (JOHAN ALBERTSON S., 1873–1946, Gynäkologe, Albany/N.Y.): ↑ Schokoladenzyste.

Samuels* Zeichen (SAUL SIMON S., geb. 1895, Chirurg, New York): plantare Ischämie als Frühsympt. einer Thrombangiitis obliterans.

sanabilis, sanabel: (lat.) heilbar.

Sanarelli* (GIUSEPPE S., 1864–1940, Serologe, Rom) **Myxom:** virusbedingte, auf Menschen übertragbare Kaninchen-Myxomatose in Südamerika. – **S.*-Shwartzman* Reaktion:** (GREGORY SH., 1896–1965, Serologe, New York), generalisiertes SH.* Phänomen: (1916/1928): beim Kaninchen je nach Applikationsort (i. c. oder i. v.) einer ersten Inj. eines Bakterienkulturfiltrats (als präparative Allergendosis) als Antwort des Makroorganismus auf eine 12–72 Std. später i.v. verabfolgte Gabe von Endotoxin der gleichen gramneg. Erreger (z. B. Kulturfiltrat von Salmonella typhi) erfolgende örtl. bzw. allg. Hypersensibilitätsreaktion (der Gefäßendothelien) in Form einer hämorrhag. Nekrose bzw. einer hämorrh. Diathese (Koagulopathie, Thrombopenie, -pathie) mit Bildung von Nekrosen (typ. in Nierenrinde), Thromben u. Zellinfiltraten. Vork. des – unbehandelt zum Tode führenden – Phänomens auch beim Menschen (»menschl. S.*-SHW.*-Äquivalent«) im Rahmen einschlägiger Infektionen (z. B. mit E. coli).

Sanarelli* Serum (J. S., Arzt, Montevideo): antiinfektiöses Serum (Pferd) zur Prophylaxe u. Ther. des Gelbfiebers.

Sanatio(n): 1) (lat.) Heilung; z. B. **S.per primam** u. **secundam intentionem** (= Primär- bzw. Sekundärheilung), **S. spontanea nosocomialis** (»Spontanheilung« als psychogener Effekt nach Krankenhausaufnahme, sog. SIEMENS* Phänomen). – 2) *hyg* inkorrekt für ↑ Sanitation.

Sanatorium: unter (fach)ärztl. Leitung stehende, meist einer spez. Zielsetzung gemäß ausgestattete stationäre Einrichtung zur Behandlung u. Betreuung Genesender oder chronisch Kranker, häufig unter Nutzung natürlich vorhandener klimat., hydrotherapeut. etc. Heilmittel.

de Sanctis*-Cacchione* Syndrom (CARLO DE S., ALDO C., italien. Psychiater): (1932) erbl. (?) neurokutanes Syndrom mit Entwicklungsstörung des Hypophysen-Zwischenhirnsystems, mit Xeroderma pigmentosum u. komplexen ZNS-Ausfällen; angeb. Schwachsinn, abnorme Lichtempfindlichkeit der Haut, Minderwuchs, Hypoplasie der Geschlechtsorgane, FRIEDREICH* Sy.

Sandale: *orthop* Innenschuh.

Sandalenfurche, -lücke: markante plantare Furche bzw. verbreiterter Zwischenraum zwischen 1. u. 2. Zehe beim DOWN* bzw. LAMY*-MAROTEAUX* Syndrom.

Sandbad: *physiother* ↑ Psammotherapie mit Teil- (z. B. Extremitäten) oder Ganzanwendung (nach Abdecken empfindlicher Körperteile) von auf 40–50° erwärmtem Sand (in dicker Schicht) für ca. 30–60 Min.; bei rheumat., Nierenerkrn. etc.

Sandel(holz)öl: Oleum Santali (s. u. Santalum)

Sander* Illusion: opt. Täuschung, indem von 2 gleichlangen, von den Nebenwinkeln zweier aneinandergrenzender Parallelogramme ausgehende Diagonalen die des kleineren Parallelogramms viel kürzer erscheint. – **S.* Krankheit:** ↑ Keratoconjunctivitis epidemica. – **S.* Pupilloskop:** Hornhautmikroskop mit verstellbarem Graukeil zur Bestg. der Pupillenreaktion bei abgestufter Beleuchtung.

Sanders* Zeichen (JAMES S., 1777–1843, engl. Arzt), HEIM*-KREYSIG* Zeichen: pulssynchrone epigastr. Einziehungen bei Perikardadhäsionen.

Sanderson* Polster: (1911) papillenartig in die Schilddrüsenfollikel ragende epitheliale Formation (↑ Abb.) als Bildungsstätte neuer Follikel. Vermehrtes Vork. v. a. in diffuser follikulärer Struma (als Ausdruck von Hyperplasie u. -sekretion).

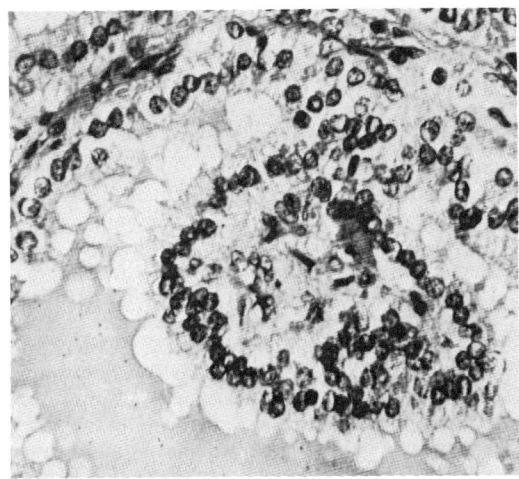

Sand|flecken: *urol* sandkornart. Veränderungen (inkrustierte Erreger) der Harnblasenmukosa bei Schistosomiasis. – **S.fliegen, -mücken:** ↑ Phlebotomus; s. a. ↑ Pappatacifieber. – **S.floh:** ↑ Tunga penetrans.

Sandford* Operation: Hepatoenterostomie mit Teilresektion des li. Leberlappens u. Anastomosierung des isolierten li. Gallengangs mit einer Jejunumschlinge.

Sand|geschwulst: ↑ Psammom. – **S.körperchen:** *path* ↑ Psammomkugeln.

Sandhoff*(-Jatzkewitz*) Syndrom: (1968) biochem. Variante der infantilen amaurot. Idiotie TAY-SACHS als Störung (»S.*-Typ«) des Sphingolipidstoffwechsels (↑ dort. Tab.) mit viszeraler Speicherung des Nierenglobosids Zeramid-Glukose-Galaktose-N-Azetylglukosamin.

Sandifer* Syndrom: (1964) Tic-art. Nacken-Kopf-Torsionsspasmen bei Hiatushernie; mindern offenbar die hernienbedingten Schluck- u. Verdauungsbeschwerden.

Sandmeyer* Diabetes (WILHELM S., geb. 1863, Internist, Hamburg, Berlin): leichter Diabetes mell. nach subtotaler (>90%) Pankreatektomie.

Sandor* Euglobulin I$_1$: (1960) bei Leberschaden im Blutserum vermehrt vork. Globulinfraktion (immunelektrophoretisch; Sediment aus Ig G, Ig M u. Hämopexin); bewirkt den pos. Ausfall der Kephalin-Cholesterin-Probe n. HANGER.

Sandoz* Reflex (GEORGES S., 1861–1917, Gerichtsmediziner, Neuchâtel): Extension der Hand bei Beklopfen des dist. Radiusendes.

Sandrock* Probe: unspezif. Nachweis einer Angiopathie anhand der verzögerten bis fehlenden reakt. Hyperämie nach Hautreibung. – Auch indir. Hinweis auf Thrombosenneigung.

Sandsackatmung: (M. HOCHREIN) Atemgymnastik i. S. einer muskeltrainierenden Intensivierung der Bauchatmung (u. Begünstigung des abdomin. venösen Rückflusses) durch inspirator. Anhebenlassen eines dem Bauch des rücklings Liegenden aufgelegten 5–10 kg schweren Sandsacks.

Sand|steinsilikose: Pneumokoniose durch Einatmen des bes. silikosogenen Staubes von S.stein (Sedimentgestein aus verkitteten Quarzkörnern). – **S.strahlerlunge**: Silikose durch als Strahlmittel verw. Quarz- oder Natursand (45–90% Quarzgehalt; heute weitgehend durch Stahlkies, Glasbruch etc. ersetzt).

Sandström* Drüsen (IVAR VICTOR S., 1852–1889, Anatom, Uppsala): ↑ Glandulae parathyroideae.

Sandtherapie: ↑ Psammotherapie; s. a. Sandbad.

Sanduhr|bulbus: röntg durch Narbenzug (chron. Ulcus) zirkulär eingeengter Bulbus duodenei. – **S.gallenblase**: s. a. Abb. »Gallenblasenanomalien«. – **S.geräusch**: kard Diabolo-förm. PKG eines Aortenklappengeräuschs mit p. m. im 2. ICR re. u. über der Herzspitze. – **S.geschwulst**: durch zirkuläre Einengung bedingte Wuchsform eines Tumors, z. B. das teils intraorbitale, teils intrakranielle Sehnerv-Spongioblastom, die sogen. Flaschenhalstumoren spinaler Meningen (Meningiom, Neurinom) mit intra- u. extraduralem Wachstum bei Einengung durch das Intervertebralloch; s. a. Zwerchsack... . – **S.(harn)blase**: angeb. inkomplette Trennung des Blasenlumens (durch eine quere Einschnürung) in 2 übereinander liegende, miteinander kommunizierende Hohlräume. – **S.magen**: Magendeformität mit etwa in Magenmitte gelegener Einengung; bei akutem Ulkus durch spast. Kontraktion der gegenüberliegenden Wand (»Ulkusfinger«), bei chron.-rezidivierendem durch Narbenzug. Ähnl. Bild evtl. auch bei Neoplasien! – **S.phänomen**: geburtsh Sanduhrform des Fruchtsacks infolge einer durch Minderwertigkeit des Zervixgewebes (vorausgegangene Geburten, Abort) bedingten Vorwölbung des unt. Eipols in den gedehnten Zervikalkanal, evtl. bis vor den äuß. MM. Gefahr des vorzeit. Blasensprungs. – **S.stenose**: kurze, konzentr. (narb.) Stenosierung eines Hohlorgans (z. B. Ösophagus) mit rel. Weitstellung des prä- u. poststenot. Abschnitts; s. a. Sanduhrmagen.

Sandwich|anastomose: chir (HILAROWICZ 1931) Kontinuitätsplastik nach Gastrektomie; termino-termin. Vereinigung des abführenden Schenkels der obersten Jejunumschlinge mit dem Ösophagus u. Seit-zu-Seit-Anastomosierung mit dem blind verschlossenen u. parallelangelagerten zuführenden Schenkel derart, daß nur Gallen-Duodenalsaft in den abführenden übertreten kann (aber nicht Ingesta umgekehrt). – Als **S.-Sehnenanastomose** die ↑ ISELIN* Op. (5). – **S.methode**: immun die »Doppel-AK-Technik« z. B. der ↑ Immunfluoreszenz u. der Radioimmuno-Analysen (s. u. RIA, RAST), indem der Probe außer dem – meist immobilisierten – spezif. AK bzw. AG ein markierter Anti-AK zugesetzt wird, so daß ein Dreier-Komplex zur Auswertung kommt. Vorteile: u. a. höhere Spezifität, Verstärkereffekt.

Sandwith* Zunge (FLEMING M. S., 1863–1918, engl. Tropenarzt): glottit. Zungenatrophie bei Pellagra.

Sanfelice* Gemisch (FRANCESCO S., geb. 1861, Hygieniker, Messina, Modena, Bari): (1899) histol »Jodhämatoxylin«, ein Farbreagens aus alkohol. Hämatoxylin mit Alaun- u. (nach mehrtäg. Reifung im Licht u. Filtration) Jodtinktur-Zusatz.

Sanfilippo* Syndrom (SYLVESTER J. S., amerikan. Pädiater), Oligophrenia polydystrophica: (1963) autosomal-rezess. erbl. Mukopolysaccharidose (Typ III) mit Heparansulfaturie als einzigem path. Harnbefund. Klinisch der v. PFAUNDLER*-HURLER* Krkht.

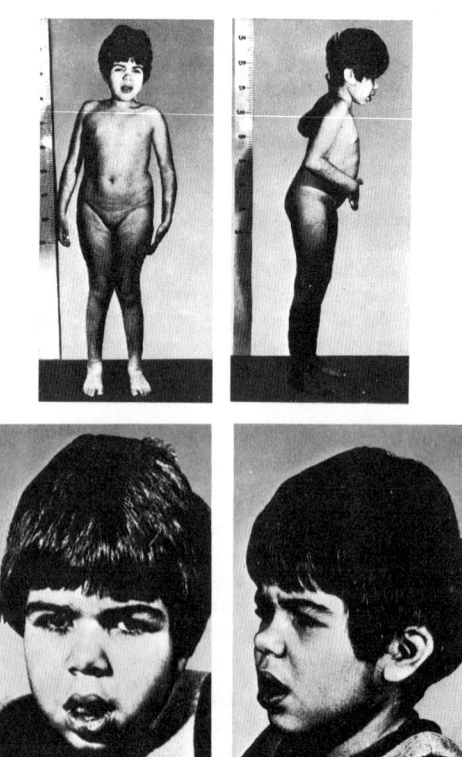

Sanfilippo* Syndrom: plumper, großer Körperbau, typische Fazies (wenig ausgeprägte »Gargoylfratze«).

ähnl., jedoch schwächer ausgebildete Skelettveränderungen, keine Hornhauttrübungen; schwerer geist. Abbau.

San-Francisco-Pneumonie-Virus, SF$_4$-Virus: (1941) Virus der PLT-Gruppe, Erreger einer interstitiellen Pneumonie.

Sanger* Methode (FREDERICK S., geb. 1918, Biochemiker, Cambridge; 1958 Nobelpreis für Chemie): analyt. Differenzierung N-endständ. Aminosäuren von Rinderfibrinogen u. -fibrin mittels Fluordinitrobenzol (»FDNB-Methode«).

(Sanger) Brown*: ↑ Brown*.

sangui(no)...: Wortteil »Blut«; z. B. **sangui|colus** (= im Blut lebend, Blutschmarotzer), **s.faciens** (blutbildend), **s.ferus** (= blutführend), **s.vor** (= blutsaugend).

Sanguinarin: bakterizides Alkaloid aus versch. Papaverazeen, v. a. Sanguinaria canadensis (Anw. wie andere Wurzelalkaloide als Expektorans, Emetikum u. Purgans).

Sanguinatio: (lat.) Blutung. – **sanguineus**: blutig. – **sanguinolent**: bluthaltig.

sanguinisches Temperament: der »leicht blutig schwingende« Pol als eines der 4 Hippokrat. Temperamente; gekennzeichnet durch gesteigerte Erregbarkeit (mit raschem Abfall der Erregung), schnelles Reagieren, Heiterkeit u. Lebhaftigkeit, aber auch Gereiztheit u. Ruhelosigkeit.

Sanguis *PNA*: ↑ Blut. – **sanguivor**: s. u. sangui...

Sanierung: 1) *hyg* ↑ Assanierung. – 2) ↑ Herdtherapie. – 3) unspezif. örtl. Go-Prophylaxe nach suspektem Geschlechtsverkehr.

Sanies: (lat. = verdorb. Blut) dünner, putrider Eiter (»Jauche«).

Sanitärkordon: »Seuchenschutz-Sperrgürtel«, die behördl. Absperr- u. Überwachungsmaßnahmen um ein von einer quarantänepflicht. Krankheit betroffenes Gebiet.

Sanitäter: für den Einsatz im zivilen oder militär. Sanitätsdienst mit Schwerpunkt in der Ersten Hilfe ausgebildete Person.

Sanitäts|kontrollstelle: *hyg* ↑ Quarantänestation. – **S.personal**: ärztl. Pflege- u. Hilfspersonal sowie ausschließl. in der Verwaltung von Sanitätseinrichtungen eingesetztes Personal, das den Schutz des I. u. II. Genfer Abkommens genießt. Gleichgestellt ist unter best. Voraussetzungen auch Personal der Rot-Kreuz-Gesellschaften. – **S.polizei**: Gesundheitspolizei. – **S.schleuse**: *arbeitsmed* Raum zur ärztl. Behandlung Druckluftkranker durch Rekompression. – **S.schlitten**: ↑ Akja.

Sanitation, Sanitazing: *hyg* gezielte Entkeimung, die – über die ↑ Desinfektion hinaus – auch eine möglichst intensive Verminderung der Saprophyten, fakultativ pathogener Keime etc. anstrebt.

San-Joaquin-(Valley-)Fieber: ↑ Kokzidioidomykose in der kaliforn. Sierra Nevada.

Sankey* Krankheit: (1914) hypochrome Anämie mit rezidivierender Thrombose. Enge Beziehung zum LIAN*-SIGUIER*-WELTI* Sy.

Sankt: s. a. Saint, San, Santa. – **St.-Antonius-Feuer**: ↑ Ergotismus. – **St.-Georg-Methode**: im gleichnam. Hamburger Krankenhaus entwickelte Arthroseplastiken mit Implantation von Gelenk-Totalprothesen. – **St.-Jobst-Krankheit**: ↑ Lepra (benannt nach dem heil. Jodokus). – **St.-Laurentius-Feuer**: ↑ Ergotismus. – **St.-Thomas-Bein**: Madurafuß, ↑ Myzetom. – **St.-Valentin-Krankheit**: ↑ Epilepsie.

Sansom* Zeichen (ARTHUR ERNEST S., 1838–1907, Arzt, London): **1)** Dämpfung im 2. u. 3. ICR bei Perikarderguß. – **2)** über dem geschlossenen Mund auskultierbares rhythm. Herzgeräusch bei Aneurysma der thorakalen Aorta.

Santalum: »Sandelbaum« [Santalaceae]. Holz des S. album (Südostindien) enthält äther. Öl (reich an Santalol, einem Gemisch von Sesquiterpenalkoholen) u. Harz, die als innerl. u. äußerl. Antiseptika angew. werden.

S-Antigen: **1)** *virol* lösl. (engl. soluble) AG-Komponente bei Myxo- u. Paramyxoviren (↑ Influenzaantigene). – **2)** *serol* Antigen S.

S-Antikörper: Serumkrankheits-AK (wie sie bei der Krankh. selbst enstehen, aber auch bei mit Pferdeserum behandelten Personen durch ein Hetero-AG induziert werden).

Santo* Reaktion: *serol* s. u. Trockenblutreaktion.

Santoni* Zeichen: bei Perkussion einer Zyste über einem anderen Teil dieser Zyste auskultierbarer kurzer Brummton (nicht bei Hydatiden; vgl. Hydatidenschwirren).

Santonin(um): natürlich in Artemisia-Spezies vork. Hexahydronaphthalin-Derivat; wirksam gegen Askariden. Als Therapeutikum aber obsolet, da häufig Intoxikation (»Santoninismus«): Gelbsehen, Schwindel, Erbrechen, Krämpfe, Bewußtlosigkeit. (Ther.: salin. Abführmittel, Brechmittel, Diuretika; evtl. künstl. Beatmung).

Santorini* (GIOVANNI DOMENICO S., 1681–1737, Anatom, Pisa u. Venedig) **Gang**: ↑ Ductus pancreaticus accessorius. – **S.* Karunkel**: ↑ Papilla duodeni. – **S.* Knorpel**: ↑ Cartilago corniculata.

(dos) Santos* Methode (REYNALDO D. S., 1880–1970, Chirurg, London): s. u. Endarteriektomie.

Santy* Kanüle: gebogene Aspirationskanüle mit abnehmbarem siebart. Saugkopf. – **S.* Operation**: **1)** abdominosakrale Rektumresektion mit Erhaltung des Sphincter ani. – **2)** S.*-BALLIVET* Op.: einzeit., kombiniert (rechts-)thorakale u. abdominale, transpleurale Ösophagusresektion. – **3)** S.*-DUROUX* Op.: rekonstruktive Plastik einer atret. Papilla duodeni durch Konisation u. anschließ. Fixation des Duodenums an das Pankreas im Gebiet der Vereinigung von Ductus choledochus u. pancreaticus; stets mit Entlastungscholezystektomie. – **4)** S.*-MARION*-TERMET* Op.: Verschluß eines ASD durch Einstülpen der re. Vorhofwand ohne Herzeröffnung.

SAO: Schweizer. Arbeitsgemeinschaft »Osteosynthese« (s. u. Druckosteosynthese).

São Paulo-Fleckfieber: ↑ Felsengebirgsfleckfieber.

Saphena: Kurzform für V. saphena; z. B. **juxtafemorale S.ligatur** (der Saphena magna etwa 3 QF unterhalb des Leistenbandes, kurz vor Einmündung in die Femoralis; bei S.varizen evtl. mit Stripping oder Verödung kombin.). – **S.-Methode**: (ARNOLD u. ALFORD) *päd* ↑ Austauschtransfusion beim Neugeb.

Saphenektomie

über einen in die freigelegte, dicht unter dem Leistenband eröffnete Saphena magna bis zur V. iliaca comm. bzw. V. cava caud. eingeführten Katheter; v. a. bei nicht mögl. Nabelvenenkatheterismus (z. B. bei Spätaustausch); in der Modifik. n. WIENER u. WECHSLER mit Ausfuhr über die freigelegte Arteria radialis.

Saphenektomie: Phlebektomie im Saphena-Bereich.

saphenus: (lat.) verborgen; z. B. Nervus sa.

Sapo: *pharmaz* (lat.) Sammelbez. für / »Seifen« u. seifenähnl. Produkte, z. B. **Sapo animalis s. domesticus** (die für Waschzwecke übl. harte Natronseife mit mind. 60% Fettsäuren), **S. camphoratus** (mit 5% Kampfer), **S. jalapinus** (»Jalapenseife«, Mischung aus S. medicinalis u. Resina Jalapae als Pillenmasse für Pil. Jalapae), **S. kalinus s. mollis** (Kali[schmier]seife aus Leinöl, Kalilauge u. Äthanol; als **S. k. venalis s. mollis viridus s. unguinosus** die »grüne« oder »schwarze« Seife, innerl. als Laxans, äußerl. bei Hauterkrn.), **S. medicinalis s. medicatus s. durus** (wasserhalt., harte, weiße, nicht ranzige »medizin. Seife« aus NaOH, Schweinefett, Olivenöl, Äthanol, Kochsalz u. Soda; Anw. innerl. als Laxans, äußerl. als Zahnpulver u. bei Hauterkrn.), **S. Picis liquidae RF** (dermatol. »Pech-«, »Teerseife« mit Pix liq., S. kalinus venalis, Äthanol u. Wasser), **S. viridis** (= grüne Schmierseife).

Sapogenine: die Aglykone der Saponine, meist Steroidverbindgn. (/ Tab. »Digitalisglykoside«).

Saponaria officinalis: *botan* »Seifenkraut« [Caryophyllaceae]; Anw. der saponinreichen »roten Seifenwurzel« als Expektorans, Dermatikum, Reinigungsmittel, volksmed. Laxans, Diuretikum u. Cholagogum.

Saponi|fikation: die – als »Verseifung« der Leichenfette angesehene – Bildung von / Adipocire. – **S.ment**: *pharm* flüss. Liniment oder Seife mit Wirkstoffzusätzen.

Saponin: in Pflanzen vork. Gruppe N-freier Glykoside mit zahlr. therap. genutzten Wirkstoffen (z. B. in Digitalis); nach dem Aglykon / Sapogenin unterschieden als Steroid- u. Triterpen-S. (letzteres seltener). Stark grenzflächenakt. Verbindgn., die u. a. mit Sterinen schwer lösl. Additionsprodukte bilden (hämolysierende Wirkung). – **S.anämie**: durch S. hervorgerufene Hämolyse mit gleichzeit. Erythropoese-Störung. – **S.resistenz**: / Erythrozytenresistenz gegen hämolyt. Wkg. der Saponine; bei perniziöser Anämie z. B. deutlicher herabgesetzt als die osmot. Resistenz.

Saporimetrie, Gustometrie: »Geschmacksmessung« anhand der geringsten schmeckbaren Menge einer Substanz; vgl. Geschmacksprüfung.

Sapo|toxinismus, S.ninismus: durch Saponin bzw. **S.toxin** (bes. tox. Saponin im Samen von Agrostemma githago, in Paris quadrifolia etc.) hervorgerufene akute Gastroenteritis, später (nach Resorption) Kopfschmerzen, Nausea, Schwindel, Miosis, evtl. Saponin-Anämie.

Sappey* (MARIE PHILIBERT CONSTANT S., 1810–1896, Anatom, Paris) **Drüsen**: kleine Talgdrüsen der Augenwimpern. – **S.*Fasern**: glatte Muskelfasern in den zur Periorbita ziehenden Faszienbändchen. – **S.* Nerv**: / Nervus mylohyoideus. – **S.* System**: Netz kleiner akzessor. Blutgefäße auf Leber u. Gallenblase bei Zirrhose. – **S.*Venen**: / Venae parumbilicales.

sapphische Liebe, Sapphismus: weibl. Homosexualität (benannt nach der griech. Dichterin Sappho, um ca. 600 v. Chr. auf Lesbos).

Saprämie: / Toxinämie durch Fäulnisprodukte; i. e. S. die / Koprämie; i. w. S. (inkorrekt) Septikämie durch Saprobaktn.

Sapro|bakterien: heterotrophe Fäulnis- u. Gärungsbaktn. – **S.bien, -bionten**: »Fäulnisbewohner«, in verwesenden organ. Stoffen lebende u. sich von diesen ernährenden Pflanzen (»S.phyten«) oder Tiere (»S.zoen«); z. B. an Abwasserorganismen je nach Menge der dort vorhand. organ. Substanz: »Oligo-«, »Meso-«, »Poly-S.bien«, auch Indikatororganismen für den Verunreinigungsgrad fließender u. stehender Gewässer (z. B. **S.dinium dentatum**, eine Ciliophora-Art für polysaprobe Gewässer).

saprogen: 1) fäulniserregend. – 2) bei Fäulnis entstehend.

Sapro|kokken: saprophytär lebende Kokken. – **S.myces**: Gattung der / Paramycetes. – Als Typspezies S. (= Mycoplasma) laidlawi, ein Abwassersaprophyt u. Experimentalobjekt. – **S.mykose**: / S.-phytie. – **S.phagen**: Tiere (v. a. Insekten), die sich von verwesten tier. oder pflanzl. Stoffen ernähren (»Zoo-« bzw. »Phyto-S.phagen«); s. a. S.zoen.

sapro|phytär, -phytisch: als **S.phyt**, d. h. als pflanzl. / S.biont (obligat oder fakultativ allotroph) lebend. – **S.phytie**: 1) *derm* S.mykose: histor. Bez. für Pilzbefall oberster Schichten der Haut (z. B. Erythrasma) oder des Haares (z. B. Trichomycosis palmellina, Piedra nigra). – 2) *biol* **S.phytismus**: Lebensweise der S.phyten.

Sapro|typhus: Typhus malignus. – **S.zoen, -zoiten**: tier. / Saprobien (obligat oder fakultativ allotroph) z. B. manche Protozoen.

SAQRS: EKG-Kurzbez. für die räuml. elektr. Herzachse.

Sarafoff* Operation: Zirkumzision des Afters zur Behebung eines Rektumprolapses durch die nachfolgende Narbenbildung.

Sarbó* Zeichen (ARTHUR VON S., geb. 1867, Neurologe, Budapest): Analgesie im Peroneusbereich u. Bewegungsataxie als gelegentl. Frühsympt. bei Tabes dorsalis.

Sarcina, Sarzine: (latein. = Gepäckstück der röm. Soldaten) Gattung grampos., meist unbewegl., z. T. pigmentbildender, aerober bis streng anaerober Kokken [Micrococcaceae]; teilen sich in Sarcin-Form (regelmäß.-kub. Paket von 8, 16, 32 usw. Kokken durch Teilung in 3 Ebenen); saprophytisch oder freilebend, gelegentl. parasitär; im allg. apathogen; z. B. **S. lutea** (apathogen, gelbes Pigment bildend, gelegentl. Hautsaprophyt). – **S. septica s. tetragena** (/ Gaffkya tetragena), **S. ureae s. urinae** (apathogene Art der Untergattung Urosarcina; auch einzeln oder paarig, durch lange Geißel bewegl., bildet Endosporen, wandelt Harnstoff in Ammoniumkarbonat um; isoliert u. a. aus Urin), **S. ventriculi s. beijerincki** (= Zymosarcina ve.; groß, mikroaerophil bis anaerob; in Erbrochenem isoliert, z. T. bei Ulcus duodeni; ruft durch Säurebildung evtl. Gasgastritis hervor; zeitweilig zum Magen-Ca. in Beziehung gebracht).

Sarcinomyces: Schimmelpilz-Gattung [Moniliaceae]; gelegentl. Saphrophyt in Hautprozessen (z. B. **S. inkin** bei Ekzema marginatum).

sarco...: s. a. sarko...

Sarcocystis: Sporozoen-Gattung mit wirtwechselnden Arten v. a. bei Säugern u. Mensch; agame, sichelförm. Vermehrungsstadien (»Zoite«, 12–16 μm) in Zellen der quergestreiften Muskulatur (in sogen. MIESCHER* Schläuchen); alle Stadien der Gamo- u. Sporogonie im Darm anderer Wirte (nach Aufnahme zystenhalt. Fleisches), Endprodukt der Gamogonie (2 Sporozysten mit je 4 Sporozoiten enthaltende Oozyste) im Kot nachweisbar. Mensch ist Wirt agamer Stadien (**S. lindemanni**) oder geschlechtl. Vermehrungsstadien (Gamo- mit Sporogonie) im Dick- u. Dünndarmepithel (z. B. **S. fusiformis** u. **S. miescheriana**, die bis 1972 als 1 Art Isospora hominis galten; ⌐ Sarkosporidiose); s. a. Sarkotoxin.

Sarcodina: Rhizopoden, Foraminiferen, Heliozoen u. Radiolarien umfassende Protozoen-Klasse.

sarcoides: (lat.) sarkomähnlich (⌐ Sarkoid). – **Sarcoidosis:** ⌐ BESNIER*-BOECK*-SCHAUMANN* Krankheit.

Sarco|lemma: *histol* ⌐ Sarkolemm. – **S.lysinum** *WHO*: D,L-Form von Melphalanum; Zytostatikum.

Sarcoma, Sarcomatosis: ⌐ Sarkom, Sarkomatose. – **sarcomatosus, -todes:** ⌐ sarkomatös.

Sarcophaginae: Unterfam. »Fleischfliegen« der Calliphoridae mit den Gattgn. Wohlfahrtia u. Sarcophaga. Larven einiger Arten ⌐ Myiasis-Erreger.

Sarcopodium: saprophyt. Schimmelpilz-Gattung [Dematiaceae]. – **S. fuscum** als Abszeßparasit.

Sarcopsyllosis: in den warmen Ländern vork. Parasitose durch den Sandfloh Tunga s. **Sarcopsylla penetrans;** befruchtetes ♀ dringt in die Haut ein u. gibt später Eier nach außen ab (dadurch v. a. an Stellen mit dicker Hornschicht starke Entzündungserscheinungen).

Sarcoptes: *entom* Gattg. »Krätze-«, »Räudemilben« [Sarcoptidae]; darunter **S. scabiei s. hominis** (Erreger der ⌐ Skabies beim Menschen) u. **S. suis, S. equi, S. canis, S. anacanthos** (Räudeerreger bei Schwein, Pferd, Hund bzw. Ratte, Goldhamster; gelegentl. auf den Menschen übertragen, hier aber bald zugrundegehend); s. a. Creeping eruption, vgl. Knemidokoptes-Räude.

Sarcosis: 1) multiple sarkoide Tumoren. – 2) sarkomatöse Entartung eines ganzen Organs, z. B. die **S. bulbi** als exulzerierender Augapfeltumor.

Sarcosporidia: einzell. Parasiten [Sporozoa], mit der einz. Gattg. ⌐ Sarcocystis.

sardonisches Lachen: ⌐ Risus sardonicus.

Sarg|deckelkristalle: die typ. Kristalle von phosphorsaurer Ammoniakmagnesia (NH_4MgPO_4, Tripelphosphat) im Harn bei ammoniakal. Gärung (s. a. Tab. »Harnsalze«). – **S.geburt,** Leichengeburt: Geburt eines – meist toten – Kindes nach dem Tod der Mutter; Ausstoßung erfolgt durch Uteruskontraktion infolge Leichenstarre, später durch Fäulnisgase.

Saridonismus: chron. Abusus des euphorisierenden Schmerz- u. Fiebermittels Saridon® (Propyphenazon + Phenazetin + Koffein); macht evtl. rauschart. Zustände, Reizbarkeit, mürr. Verstimmung u. Affektlabilität; bei Entzug u. U. epileptiforme Anfälle.

Sarin: Methylphosphorsäure-fluor-isopropylester; ein Nerven-Kampfstoff (Phosphorsäureester).

Sarkin: ⌐ Hypoxanthin.

sarko...: Wortteil »Fleisch«, »Muskel«, »Mesenchym« (s. a. sarco...); z. B. **Sarko|adenom** (= Adenosarkom), **S.blast** (= Myoblast), **S.glia** (S.plasma an der motor. Endplatte). – **S.hydrozele:** Konglomerat (fleischart. Konsistenz) aus einer Hydrozele mit organisiertem Inhalt u. dem geschwollenen Hoden u. Nebenhoden bei chron.-hämorrhag. Entzündung der Hodenhüllen oder nach örtl. Trauma.

Sarkoid: einem Sarkom ähnl. Neoplasie; z. B. BOECK*, DARIER*-ROUSSY*, SPIEGLER*-FENDT* S., BÄFVERSTEDT* Syndrom (»multiples S.«). – **Sarkoidose:** ⌐ BESNIER*-BOECK*-SCHAUMANN*-Krankh.

Sarko|lemm: der das Muskelfaser-Plasmalemm unmittelbar umhüllende Bindegewebsschlauch (aus Basalmembran u. Retikulinfasern). – **S.lyse:** Histolyse von Muskelgewebe.

Sarkom, Sarcoma, Sa.: maligne (lokal destruierende, hämatogen metastasierende) mesenchymale Geschwulst, ausgehend von Organstroma, Weichteil-, Stütz- u. neurogenem Gewebe; mit rund-, spindel- (= **Sa. fusocellulare**) u. polymorphzell. Aufbau. Histogenetisch (⌐ Tab. »Neoplasmen«) unterschieden nach dem überwiegend nachgeahmten Mesenchymabkömmling als ⌐ Retikulumzellen, ⌐ Fibro- (= **Sa. fibroplasticum**) bei gefleckteart. Anordnung der Bündel als **faszikuläres Sa.**), ⌐ Myxo- (= **Sa. mucosum s. myxomatodes**), ⌐ Chondro- (= **Sa. chondroides s. chondroplasticum s. cartilaginosum**), ⌐ Myo- (= **Sa. myocellulare;** als Sonderform des Rhabdomyo-Sa. das **Sa. botryoides:** »Trauben-Sa.« aus spindel. Zellen in Haufen oder Strängen; v. a. bei Kindern u. Jugendl. im Urogenitaltrakt), ⌐ Osteo- (s. a. osteogenes u. osteolyt. ⌐ Sa., Osteoid-, Osteochondro-, EWING* Sarkom), ⌐ Lipo- (= **Sa. adiposum s. lipomatodes**), ⌐ Lympho-Sa. (= **Sa. lymphadenoides s. lymphaticum**); ferner (s. a. unter dem Organnamen) **Sa. ameloblasticum** (»Amelosarkom« als maligne Form des Adamantinoms), **angioblast. Sa., Sa. carcinomatodes** (»Karzinomsarkom«; z. B. das endometriale Sa. als Schleimhaut-Sa. des Uterus), **Sa.gigantocellulare** (⌐ »Riesenzell-Sa.«), **Sa. leucocyticum** (⌐ Leukosarkom), **(lymph)-angioplast. Sa.** (⌐ STEWART*-TREVES*-Syndrom), **Sa. melanoticum** (⌐ Melanosarkom), **retikuloendotheliales Sa.** (⌐ Retikulumzellen-Sa.), **Sa. rhabdomyoblasticum** (⌐ Rhabdomyosarkom), **weißes Sa.** (⌐ Leukosarkom). – Auch – z. T. histor. – Bez. für andersart. Malignome, z. B. **Sa. deciduocellulare** (Chorionepitheliom), **Sa. endotheliomatosum** (⌐ Endotheliom), **Sa. gliocellulare s. gliosum** (⌐ Glioblastom).

Sarcoma multiplex cutaneum gummatodes, FUNK*-HYDE* Typ: fusozellulärer Typ des Fibrosarkoms der Haut mit zentraler myxomatoider Erweichung; v. a. am Rumpf hellgelbl. bis rote, erweichende, nach Entleerung zusammenfallende Knoten.

Sarkom, neurogenes: die mesodermalen Malignome des ZNS; n. ZÜLCH als 1) diffuse Sarkomatose der Meningen (»maligne Meningiomatose«), 2) diffuse Gefäßsarkomatose (malignes ⌐ Hämangioperizytom), 3) monstrozellulärer Typ des Hämangio-Sa. (mit bes. großen Zellen, an Hirngefäßen), 4) umschrieb. Arachnoidal-Sa. des Kleinhirns, 5) Fibrosarkom der Dura mater.

Sarkom, osteogenes

Sarkom, osteogenes oder osteoplastisches: das stets monost.-monotope »Osteosarkom« als häufigstes primärmalignes Knochenneoplasma, ferner seine sek. Form (jenseits des 50. Lj.) durch Entartung einer Ostitis def.; v. a. in Meta-, seltener Diaphysen, bevorzugt mit medullärer u. subperiostaler Ausbreitung; polymorph (meist Spindel-, seltener Riesen-, nie Rundzellen) u. mit Ausdifferenzierung der Interzellularsubstanz zu hyalinen, osteoiden, knorpl., schleim. oder knöchernen Massen (vorw. Faserknochen); häuf. pulmonale Frühmetastasierung (Kava-Typ). Die seltene par- oder periostale Form (»osteogenes juxtakortikales Sa. JAFFÉ«; v. a. Femur, Humerus, Tibia) im allg. deutlich weniger bösartig. – Im Rö.bild 5 Hauptvarianten: peripher u. zentral osteolyt. Typ (Deformierung gering, weichteildichter Knochendefekt), osteosklerot. Typ (dichte oder lamelläre Knochenneubildung), strahl. Variante (mit typ. Spikulabildung), diaphysärer Typ (zwiebelschalenart.; später Destruktion). – **osteolytisches oder -klastisches Sa.**: *histol* dem osteogenen ähnl., rarefizierendes Osteosarkom ohne wesentl. Knochenneoplasie.

sarkomatös, sarcomatodes, sarcomatosus: in Form eines Sarkoms, sarkomartig, ein Sa. betreffend.

Sarkomatose: ausgebreitete bis generalisierte (metastasierende) Form des Sarkoms; z. B. **Sarcomatosis cutis** (↑ BÄFVERSTEDT* Syndrom), ↑ KAPOSI* Sy.

Sarkomer: Abschnitt (u. Grundeinh.) der Myofibrille zwischen 2 Z-Streifen, bestehend aus 2 I-Streifen-Hälften u. dem dazwischenliegenden A-Streifen.

Sarkomvirus: ein Sarkom erzeugendes onkogenes Virus, z. B. das ↑ ROUS* S.

Sarkomycin A: 2-Methylen-3-oxozyklopentankarbonsäure; zytostat. Antibiotikum aus Streptomyces erythrochromogenes.

Sarko|plasma das Protoplasma der Muskelfaser, in das die Myofibrillen eingebettet sind. – **s.plasmatisches Retikulum**: dem agranulären endoplasmat. Retikulum entsprech. Bestandteil der Skelettmuskelfaser; parallel zu den Myofibrillen ausgebreitetes Kanälchensystem, quer dazu engmasch. anastomot. Netze sowie (zwischen A- u. I-Streifen) sogen. terminale Zisternen, die paarweise mit den dazwischenliegenden S.lemmkanälchen (»T-Tubuli«) eine Triade bilden (transversales T-System). Dient offenbar der Übertragung der nervösen Erregung des S.lemms auf die Myofibrillen u. dem Nährstofftransport. – Im Herzmuskel nur einfach-netzig (ohne terminale Zisternen u. Triaden).

Sarko|sin: Methylglyzin; aus Muskel extrahierbare N-Methylaminosäure, Zwischenprodukt beim Abbau von Cholin zu Serin; Anw. u. a. in Zahnputzmitteln. – **S.somen**: Granula im Protoplasma der quergestreiften Muskelfaser; als Mitochondrien angesehen (teils Fixierungsartefakte?). – **S.sporidiose**: Infektion mit ↑ Sarcocystis lindemanni; wahrsch. durch Genuß zystenhaltigen Fleisches (evtl. durch blutsaugende Insekten?). Parasiten gelangen aus dem Darmepithel über den Blutstrom in die Muskulatur, wo sich enzystieren (septierte Zyste mit feinem hyalinem Wall; in den Kammern sichelförm. Sporen). Nur selten klin. Erscheinungen: uncharakt. Fieberschübe, initiale allg. LK-Schwellung u. Eosinophilie, Durchfälle, Polymyositis; Diagnose: histol. (↑ MIESCHER* Schläuche), Immunfluoreszenz, KBR. – **S.style**,

KÖLLIKER* Säule: das die Muskelfaser aufbauende Myofibrillenbündel.

Sarko|toxin, -zystin: für viele Vertebraten hochtox. Sarcocystitis-Exotoxin. – **S.zele**, Hernia carnosa: Hoden- oder Nebenhodengeschwulst entzündlicher oder neoplast. Genese (z. B. Elephantiasis, Tbk, Ca.).

Sarmentus-Glykoside: im Samen von Strophanthus sarmentosus; je nach Aglykon unterschieden in Sarmentogenin- (Cardenolide, mit **Sarmentose** als KH), Sarverogenin- u. Sarmutogenin-Gl. (z. B. **Sarmutosid**) sowie noch nicht aufgeklärte Verbindgn. (z. T. herzwirksame **Sarmentoside** einschl. Ouabain).

Sarnoff* Methode: (1948) transkutane elektr. Reizung des N. phrenicus zur künstl. Beatmung.

Sarothamnus scoparius, Cytisus sc.: *botan* »Besenginster« [Leguminosae]; Anw. des alkaloidhalt. (u. a. Spartein, Sarothamnin) Krautes als Diuretikum, Kardiotonikum, wehenförderndes Mittel.

Sarpagin: ↑ Formeln u. Tab. »Rauwolfia«.

Sarracin: spasmolyt. Alkaloid aus Senecio-Spec.

Sarsaparill(a)wurzel: *botan* Smilax utilis.

Sartenbeule: Hautleishmaniase in Usbekistan.

sartorius: (lat.) zum Schneidern dienlich. – Kurzform für ↑ Musc. sartorius.

Sarzine: *bakt* ↑ Sarcina. – **Sarzinurie**: Ausscheidung von (apathogener) Sarcina im Urin.

SASP: ↑ Salazosulfapyridin.

Sassafras officinale: *botan* »Fenchelholzbaum« [Laurazeae]; Anw. des Wurzelholzes (Lignum s. Radix sassafras; bis 2% äther. Öl, Gerb- u. Harzstoffe) als Diuretikum, Blutreinigungsmittel.

Sassaroli* Zeichen: (1955) *neurol* Erweiterung des Sulcus corporis callosi im Pneumenzephalogramm (oft kombin. mit fehlender Ventrikelfüllung) als Hinweis auf Mittellinienprozeß (v. a. Gliom).

sat.: *pharm* ↑ saturatio bzw. saturatus.

SAT: 1) *kard* räuml. T-Achse in der Vektorkardiographie. – 2) **SAT-Chromosom**: Chromosom mit einem ↑ Satelliten distal einer – anscheinend – feulgen.-neg. (»sine acido thymonucleinico«) sek. Nukleolarkonstriktion; an der Einschnürung oft ein Nukleolus (»Nukleolarchromosom«).

SATA: sarcoma-associated tumor antigen.

Satellit: 1) Trabant: (NAVASHIN 1912) *zytol* endständig mit dem prox. Teil eines Chromosomenarmes (↑ SAT-Chromosom) über eine Nukleolarkonstriktion verbundenes Chromosomensegment charakteristischer Größe. – 2) *histol* ↑ Mantelzelle.

Satelliten|form: *derm* s. u. korymbiform. – **S.herde**: *ophth* um einen größeren Herd konzentrisch angeordnete kleinere, gleichart. Netzhautherde, z. B. bei rezidivierender Retinochorioiditis im Rahmen der erworb. Toxoplasmose. – **S.metastasen**: multiple Metastasen in unmittelbarer Umgebung des Primärtumors, häufig z. B. beim malignen Melanom der Haut. – **S.phänomen, -wachstum**: *bakt* 1) ↑ Ammenwachstum. – 2) Bildung von Höfen aus sek. Wildzellkolonien um resistente Mutanten in einem Antimetaboliten-halt. Nährmedium; Folge einer Überproduktion best. Endprodukt-Metaboliten durch die Mutanten, die zur Verdrängung der Antimetaboliten im Nährmedium führt u. darin vorhandenen

Wildtypzellen das Wachstum ermöglicht. – **S.technik**: *radiol* »total lymphatic irradiation« (bei Lymphogranulomatose) mit Großfeldern unter Benutzung sogen. **S.blenden** (»Mantel« + »umgekehrtes Y«, bei weitgehender Schonung lebenswichtiger Organe; ↑ Abb.). – **S.virus**, Subvirus: defektes Virus (mit mangelnder genet. Information für best. Proteinsynthese), das zur Replikation die Gegenwart eines – nicht unbedingt verwandten – »Helfervirus« benötigt. – **S.zelle**: *histol* ↑ Mantelzelle.

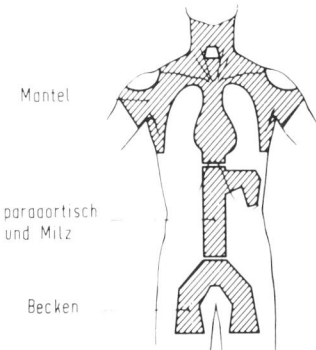

Bestrahlungsfelder bei **Satellitentechnik** (auch »einteilig« mit Erfassung nur des Milzstieles).

Satellitismus: *bakt* Satellitenwachstum in der Symbiosekultur.

Satinsky* Klemme: Modell einer Vena-cava-Anastomosen- bzw. ↑ Aurikel- u. Koarktationsklemme (↑ Abb. »RUMEL* Klemme«). – **S.* Pinzette**: atraumat. Gefäßpinzette.

Sato* Peroxidasereaktion (AKIRA S., geb. 1886, Pädiater, Japan): (1926) Nachweis der vom Promyelozytenstadium an in allen Zellen der Granulopoese vorhandenen Körnelung (blaugrau bis -schwarz; Kerne rotgelb) durch Überschichten luftgetrockneter Ausstriche mit wäßr. $CuSO_4$-Lsg. (30 Sek.) u. H_2O_2-halt. wäßr. Benzidin-Lsg. u. Nachfärben mit Safranin.

Sattel|block(anästhesie): tiefe Spinalanästhesie (Blockierung der RM-Segmente $S_{[3]4-5}$) mit Empfindungsausfall etwa in »Reithosenform«; Anw. in der Geburtshilfe, bei perianalen Eingriffen. – **S.embolie**: reitender ↑ Embolus an der Aortenbifurkation; behindert Blutzufuhr in bd. Beine (Wärme- u. Sensibilitätsgrenze der Haut meist zwischen Leistenbeuge u. Patella); bei Totalokklusion lebensbedrohlich.

Sattel|gelenk: *anat* ↑ Articulatio sellaris. – **S.haken**: *chir* ↑ FRITSCH* Instrumente (1). – **S.kopf**: *path* ↑ Klinozephalie. – **S.nase**, Rhinolordose: Einsenkung der Nasenwurzel infolge Dysplasie des knöchernen Nasengerüsts; bei Ektodermalsyndrom (z. B. ROTHMUND* Syndr.), nach entzündl. Destruktion (z. B. konnat. Syphilis).

Sattler* (HUBERT S., 1844–1928, Ophthalmologe, Gießen, Erlangen, Prag, Leipzig) **Drüsen**: ↑ Glandulae ciliares. – **S.* Schicht**: 1) ↑ Lamina vasculosa choroideae. – 2) Bindegewebsschicht zwischen Lamina vasculosa u. L. choroidocapillaris. – **S.* Schleier**: *ophth* durch örtl. O_2-Mangel (z. B. Druck der Haftschale) bedingtes – reversibles – Ödem des Korneaepithels (in schweren Fällen auch der angrenz. Stromaschichten); klin.: »Nebelsehen«.

saturatus: [lat.] gesättigt. – **Saturatio(n)**: *pharm* kohlensäurehalt. Arzneimischung, »Brausemischung«.

saturnin(us): (lat.) ↑ Blei (»Saturnus«) betreffend, durch Blei bedingt. – **Saturn(ial)ismus**: ↑ Bleivergiftung.

Satyriasis, Satyrismus, Gynäkomanie: (nach dem griech. Waldgott Satyr) krankhaft gesteigerter heterosexueller Geschlechtstrieb beim ♂ (Gegenstück zur ↑ Nymphomanie); evtl. Sympt. einer Neurose oder organ. Hirnerkr.; s. a. Hyperaphrodisie. – **Satyrohr**: abstehendes, kleines (evtl. läppchenloses) Ohr mit »Satyrspitze« am höchsten vord. Ohrmuschelpunkt; z. B. bei Ektodermaldysplasie.

Satzergänzungstest: *psych* projektives Verfahren zur Erhellung seelischer Strukturen u. Konflikte; auf best. Problemkreise zielende Satzanfänge sind zu vervollständigen.

Sauberwerden: *päd* das Nicht-Einkoten als erste dem Kleinkind abverlangte Leistung (Ende der oralen u. Beginn der analen Phase). Bleibt, da nicht anlagebedingt, bei mangelndem Training aus. Zu strenge Erziehung bewirkt oft (neurot.) Obstipation u. Koprophilie.

Saubohne: ↑ Vicia faba. – **Saubohnenkrätze**: ↑ Acarodermatitis urticarioides.

Saucerisation: (französ.) Muldenbildung im Knochen bei op. Ausräumung eines chron.-osteomyelit. Herdes.

sauer, acidus: *chem* mit pH < 7,0 (↑ Säure), von saurem Geschmack.

Sauer* Schienenverband (CARL S., 1835–1892, Zahnarzt, Berlin): Drahtschiene für UK-Fraktur, vestibulär mit Drahtligaturen an den Zähnen zu fixieren; evtl. mit schiefer Ebene im Seitenzahnbereich (zur UK-Führung in die richt. Bißebene).

Sauer* Vakzine (LOUIS WENDLIN S., geb. 1885, Pädiater, Evanston/Ill.): (1933) aus mehreren Bordetella-pertussis-Stämmen hergestellter Impfstoff für die Keuchhusten-Schutzimpfung.

Sauerbruch* (FERDINAND S., 1875–1951, Chirurg, Marburg, Zürich, München, Berlin) **Armprothese**: (1915) willkürlich bewegl. Greif-Kunstarm für leichte Handarbeit, mit Kraftübertragung (Seilzüge) aus dem **S.* Stumpf** (kineplast. Amputationsstumpf mit durch Hautepithel ausgekleideten Muskelkanälen u. darin eingesetzten Elfenbein- oder Metallstiften). Modifiziert durch Kombin. mit HÜFNER* Hand. – **S.* Druckdifferenzverfahren**: (1904) histor. älteste Methode zur Vermeidung des Lungenkollapses bei intrathorakalem Eingriff; Pat. befindet sich – zus. mit den Operateuren – vom Hals abwärts in einer Unterdruckkammer (7–10 mm Hg Differenz; »S.* Kammer«), atmet aber unter atmosphär. Druck. – **S.* Operation**: 1) Gastroplicatio: manschettenförm. Fixierung des Magens an die Speiseröhre als Anastomosensicherung nach Ösophagogastrostomie; s. a. Fundoplicatio. – 2) Mediastinotomia ant. longitudin. sup. dextra. – 3) Pericardiotomia ant. longitudin. simplex: Herzfreilegung durch Bildung eines li. gestielten Türflügellappens unter Entnahme des 4. u. 5. Rippenknorpels u. extrapleurale Fensterung des Herzbeutels. – 4) Pericardiotomia transversa: LARREY* Perikardiotomie mit bis in den 5. ICR erweitertem sterno-xiphoidalem Schnitt u. Teilresektion des 6. u. 7. Rippenknorpels. – 5) Thorakoplastik durch

Sauerbruch*-Gerson* Diät

mehrzeit. paravertebrale Rippenresektion (1–10 oder 11) zur irreversiblen Kollapsther. der Lungen-Tbk mit starren Kavernen, bei Emphysemresthöhle. – **6)** Umkipp-Plastik: nach Femur-Entfernung (z. B. bei osteoplast. Sarkom) Umkippen der Tibia in die Oberschenkelweichteile u. Einpflanzen in die Hüftgelenkpfanne, so daß ein prothesengerechter Oberschenkelstumpf resultiert. – **S.*-Herrmannsdorfer*-Gerson* Diät**: die von ↑ G.* inaugurierte, dann v. a. von HE. modifizierte u. von SA.* angewendete Tbk-Diät.

Sauer|brunnen: ↑ kohlensaure Quelle. – **S.milch**: durch das kolloid ausfallende Kasein zur Gerinnung gebrachte Vollmilch als Folge spontaner (Laktobaz.) oder künstl. Gärung (↑ Azidophilus-Milch) oder aber künstlicher Säuerung (mit Milch- oder Zitronensäure: »Säuremilch«, bei Kühle u. Dunkelheit 2 Tg. haltbar, dann Trennung von Kasein u. Molke). Wegen Milchsäuregehalts u. leichter Verdaulichkeit hochwert. Diätmittel, v. a. für Säuglinge (z. B. Citretten®-Milch).

Sauerstoff, Oxygenium, O: farb-, geruch- u. geschmackloses Gas mit OZ 8 u. Atomgew. 15,9994 (99,7587% ^{16}O, 0,2039% ^{18}O, 0,03748% ^{17}O); zweiwertig; verflüssigt (hellblau) bei –182,97°, erstarrend bei –218,78°; wenig lösl. in Wasser. Normalerweise bimolekular (»O_2«), unter UV-Einwirkg. u. bei chem. Reaktionen als monomolekularer oder **atomarer S.** (»O«); ferner trimolekular (»O_3«) als ↑ Ozon. Natürl. Vork. frei (in der Atmosphäre bis 100 km Höhe, im Wasser u. allen Lebewesen) u. gebunden (Salze, Minerale, Wasser); reagiert mit den meisten Elementen (außer z. B. Edelgasen) unter exothermen Erscheinungen (Brennen etc.) mit Bildg. von Oxiden, Säuren etc.; daneben »stille Oxidation« (z. B. Rostbildung, biolog. Reaktionen). Lebenswicht. Energielieferant der meisten Stoffwechselabläufe (»S.zyklus«; s. a. biol. ↑ Oxidation). Gewinnung durch Luftverflüssigung u. Elektrolyse, aus $KMnO_4$, MnO_2 etc. (im Augenblick des Entstehens als **naszierender S.** bez.). Aufbewahrung in blau markierten Stahlflaschen bei ca. 150 atü. – Bestg. mit Gasgerät (paramagnet. Prinzip), gaschromatographisch, durch Absorption (alkal. Pyrogallol-, schwefelsaure Chrom.[II]-sulfat-Lsg.), Umsetzung mit elementarem P etc.

Sauerstoffäquivalent: **1)** kalor. S.: ↑ Sauerstoffwärmewert. – **2)** volumetr. S.: ↑ Sauerstoffpuls.

Sauerstoff|aktivierung: *biol* bei molekularem O_2 die Ermöglichung der Reaktionsfähigkeit mit anderen Molekülen bzw. der Aufnahmefähigkeit für Elektronen (oder H) durch aktivierende Enzyme (Oxidasen, Oxygenasen, Hydroxylasen; z. B. in der Atmungskette durch die Zytochromoxidase). – **S.apparat, -gerät**: mit O_2-Flasche ausgerüstetes Atemgerät; ermöglicht durch dosierten O_2-Zusatz zur Atemluft auch unter anomalen Bedingungen eine – natürl. oder künstl. – physiol Atmung; z. B. Höhenatemgerät, S.schutzgerät (nach dem Prinzip des Kreislaufgeräts); s. a. S.atmung. – **s.armes Luftgemisch**: Atemluft mit dosiertem N_2-Zusatz u. entsprech. erniedrigtem O_2-Partialdruck; Anw. z. B. für flugmedizin. Untersuchungen (Demonstration der Höhenkrankheit). – **S.atmung**: Einatmen künstlich O_2-angereicherter Atemluft oder von reinem S.; z. B. in der Luftfahrt (mittels Höhenatemgerät), bei ↑ S.behandlung. Gefahr der ↑ S.vergiftung. – Evtl. als O_2-Überdruckatmung (z. B. im Tauchretter); s. a. ↑ hyperbare Oxygenation.

Sauerstoffaufnahme: die bei normaler Respiration von der Größe des HMV abhäng. alveoläre O_2-Aufnahme; mit der Leistungsminderung des Herzens abnehmend (Verkleinerung des sogen. Erholungsquotienten); als **Brutto-S.** die je Atemzug oder je Min. inhalierte – u. größtenteils wieder ausgeatmete – Menge (ca. 21% des Atemzug- bzw. Atemminutenvol.); als **Netto-S.** die pro Zeiteinh. (meist Min.) aufgenommene Menge: Produkt aus Differenz der O_2-Konz. in Ein- u. Ausatemluft u. aus AZV (s. a. Sauerstoffpuls); als **max. S.** die ↑ Sauerstoffkapazität (1). – Normaler O_2-Bedarf des Erwachs. pro Min. unter Ruhebedingungen ca. 250–300 ml., bei schwerer körperl. Arbeit das Zehnfache u. mehr.

Sauerstoff|ausnutzung: **1)** *physiol* die aus 1 l Atemluft entnommene O_2-Menge (vgl. S.aufnahme); in Ruhe normal 30–45 ml. Abhängig von der Funktionstüchtigkeit von Lungen, Herz u. Blut. – **2) S.ausschöpfung**: ↑ S.utilisation.

Sauerstoff|bad: warmes (Sprudel-)Bad, bei dem O_2 aus der Flasche über einen Verteilerrost dem Wasser zugeleitet oder aus Badezusätzen (H_2O_2 + Katalysator) chemisch freigesetzt wird. Bewirkt Blutdrucksenkung u. Pulsverlangsamung. – **S.behandlung**: therapeut. ↑ S.atmung (mit ↑ S.apparat, -haube, -brille, -zelt) bei akuter oder chron. Hypoxämie respiratorischer, kardial-zirkulator. (Herzinfarkt, Schock), anäm. oder tox. Genese (CO, CO_2, Leuchtgas, Rauch etc.); s. a. hyperbare Oxygenation. Bei Hypoxämie mit alveolärer Hypoventilation oder herabgesetzter Gesamtventilation (z. B. in Narkose) wegen Gefahr der S.vergiftung nur vorsichtig (bis 40% O_2) u. intermittierend. – s. a. S.insufflation, hämatogene ↑ Oxidationstherapie.

Sauerstoff|bindungskurve: ↑ S.dissoziationskurve. – **S.blutwäsche**: hämatogene ↑ Oxidationstherapie. – **S.brille**: Brillengestell mit in die Nasenlöcher einzuführender O_2-Leitung für die ↑ S.behandlung.

Sauerstoffdefizit: **1)** das bei Arbeitsbelastung hinter dem Bedarf der Muskulatur zurückbleibende arterielle O_2-Angebot; führt zu anaerober Glykolyse u. ↑ Sauerstoffschuld. – **2) respirator. oder spirograph. S.**: (UHLENBRUCK) die unter ansteigender ergometr. Belastung (in Watt) nach Überschreiten der physiolog. bzw. der durch kardiorespirator. Insuffizienz (= **kardiopulmonales S.**) bedingten Toleranzgrenze auftretende – spirometrisch ermittelte – Differenz zwischen der O_2-Aufnahme bei Luft- u. der bei O_2-Atmung (O_2-Mehraufnahme aus reinem O_2 = **arterielles S.**); ist mit > 100 ml/Min. im steady state pathol.; gilt als kaschiert (KNIPPING) oder kompensiert (ZORN), solange bei niedr. Belastung die Arbeitsatmung nach Umschalten auf O_2 um > 20% abnimmt; s. a. S.versuch.

Sauerstoff|differenz, arteriovenöse: Differenz des O_2-Gehaltes im arteriellen u. venösen Blut (etwa 20 bzw. 15 Vol.%), die den an die Gewebe abgegebenen 5 Vol% entspricht. Steigt unter Belastung infolge verstärkter O_2-Ausnutzung des Kapillarblutes an (da Herzzeitvol. nicht dem O_2-Mehrbedarf entsprechend zunimmt. – **S.dissoziationskurve**, O_2-Bindungskurve: graph. Darst. (↑ Abb.) der Beziehung zwischen O_2-Partialdruck (pO_2) der Alveolarluft u. %-Anteil des Oxyhämoglobins (O_2-Hb) am Gesamt-Hb; beeinfluß von Temp., pH, P_{CO_2} u. Elektrolytgehalt des Blutes bzw. des Hb. – Der flache Verlauf bei alveolärem Druck besagt, daß auch große Schwankungen des Luft-O_2 die O_2-Aufnahme nur gering beeinflussen; der steile Verlauf in den Geweben bedeutet nur geringgrad. O_2-Druckabfall auch bei großer O_2-Abgabe.

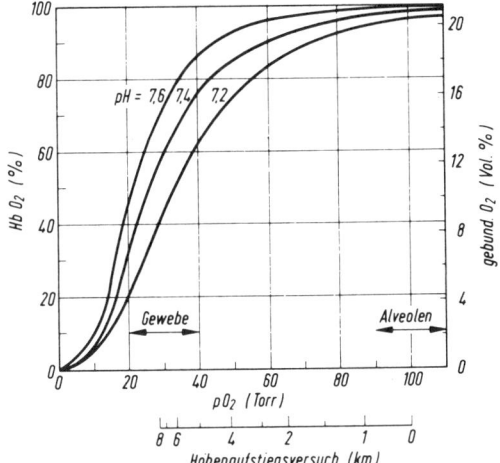

Sauerstoff|effekt: *radiol* (THODAY u. RIED 1947) bei Einwirkung ionisierender Strahlen (außer α-Strahlen u. Neutronen) auf ein biol. System die Abhängigkeit der Schädigung vom O_2-Druck im Gewebe. Meßbar als »Radiosensitivität« von Chromosomen (Aberrationshäufigkeit unter verschied. O_2-Drücken). In der Rö.ther. »HOLTHUSEN* Effekt« genannt. – **S.elektrode:** die chemisch inerte Elektrode eines galvan. Elements, an der gasförm. O_2 durch Elektronenaufnahme reduziert wird. Bei Verbindung mit einer Wasserstoffelektrode erfolgt eine der Knallgasreaktion entsprech. Energiefreisetzung bzw. resultiert eine Potentialdifferenz von 1,2 V. Anw. als Bezugselektrode in der elektrochem. Potentialmessung; s. a. rH-Wert.

Sauerstoff|gefälle: Abnahme der O_2-Partialdrücke zwischen Außenluft u. Körperzellen von 160 auf 20 mm Hg (Alveolarluft 100, arterielles Blut 98–92, venöses Blut 45 mmHg). – **S.gerät:** ↑ S.apparat. – **S.hämoglobin:** ↑ Oxyhämoglobin. – **S.haube:** am Hals abschließende Plexiglashaube für die Beatmung mit angefeuchtetem O_2 bei Pneumonie, zyanot. Herzfehlern etc.

Sauerstoffinsaturation: die Differenz zwischen O_2-Kapazität u. aktuellem O_2-Gehalt des Blutes als Parameter für die noch mögl. O_2-Bindungsfähigkeit des in 100 ml Blut enthaltenen Hb (z. B. im lungenvenösen Blut noch 0,5 bis 1 g reduziertes Hb für ca. 1 Vol.% Blut. – **S.insufflation:** 1) O_2-Zuleitung (ohne Überdruck) mittels Katheters in tiefere Luftwege während einer örtl. Endoskopie (in induzierter Apnoe); s. a. Insufflationsnarkose. – 2) (LEMAIRE 1947) i.a. oder s.c. O_2-Inj. (mit spez. Gerät) bei peripheren Durchblutungsstörungen; führt zu langanhaltender reakt. Muskel- u. Hauthyperämie (Wirkung umstritten); evtl. zu kombinieren mit Vasodilatantien-Medikation. Komplikationen: Gasembolie, Thrombose. – Ferner die – apparative – i.v. Insufflation nach REGELSBERGER (↑ Oxyvenierung).

Sauerstoffkapazität: 1) das im ges. Körper zur Verfügung stehende O_2 (beim Erwachs. ca. 1,5 l; reicht bei 50%ig. Verwertbarkeit u. Bedarf von ca. 250 ml/Min. für ca. 3 Min.). – 2) max. O_2-Aufnahmefähigkeit des arteriellen Blutes; normal 19,5–20,5 Vol.%. – 3) spezif. S. des Hb: O_2-Aufnahmefähigkeit pro g Hb; beträgt bei P_{O_2} von 150 mm Hg u. Temp. von 15° 1,34 ml.

Sauerstofflunge: ↑ Schocklunge.

Sauerstoffmangel: ↑ Hypoxämie, Hypoxie. – **S.embryopathie:** v. a. das ZNS betreffende E. infolge mütterl. Hypoxämie bzw. partieller Lösung oder Infarzierung der Plazenta; i. w. S. auch die Fetogenesestörung (mit pränataler Dystrophie) als Folge der durch die O_2-Sparschaltung des fetalen Kreislaufs bedingten prim. metabol. Azidose. – **S.krankheit:** durch plötzliche O_2-Mangelatmung (<12 Vol.% bei Normalluftdruck) ausgelöste Sympte.: bei 10 Vol.% Hyperventilation, Steigerung von HMV u. Blutdruck, Hypoglykämie, evtl. Zyanose; bei 8 Vol.% Unbehagen, Konzentrationsstörungen, Euphorie, bei 7 Vol.% Dyspnoe, Nausea, Bewußtlosigkeit, bei 4,5 Vol.% hochgrad. Dyspnoe, bei 3 Vol.% bald. Erstickungstod (s. a. Höhenkrankheit, -tod). – Ferner die chron. Hypoxypathie (mit kompensierten Höhenanpassungs-Symptn.) bei längerem Aufenthalt oberhalb 3000 m. – **S.test:** *kard* 1) ↑ Hypoxietest. – 2) ↑ MASTER* Test in Unterdruckkammer.

Sauerstoffmaske: Atemmaske für die S.atmung.

Sauerstoff|partialdruck, pO_2, PO_2: die »O_2-Spannung« in einem Gasgemisch bzw. Körpergewebe (s. a. S.gefälle). – Sollwert-Errechnung des alveolären PO_2:

$$(P_{atm} - 47) \cdot 0{,}2093 - \frac{P_{CO_2}}{RQ} + \frac{P_{CO_2} \cdot 0{,}2093 \cdot (1 - RQ)}{RQ};$$

beträgt beim Gesunden etwa 100 Torr (altersabhängig); ist bei Aufenthalt in größeren Höhen, Verteilungs- u. Diffusionsstörungen vermindert; s. a. S.reserve. – **S.puls,** volumetr. O_2-Äquivalent: die pro Herzrevolution aufgenommene O_2-Menge, errechnet als Quotient aus O_2-Aufnahme (ml/Min) u. Pulsfrequenz; normal ca. 4,0 ml (abhängig von Schlagvol., Gesamt-Hb, peripherer O_2-Ausnutzung). Parameter für Leistungsbreite u. -anpassung von Herz u. Kreislauf; beträgt als »**max. S.puls**« (höchster unter Belastung erreichbarer Wert) beim Gesunden 14–18, bei Herzinsuffizienten nur um 10–12.

Sauerstoffreserve: (BENDIXEN u. M. 1965) Differenz zwischen normalem O_2-Gehalt des venösen Blutes, das ein best. Gewebe verläßt, u. dem beim krit. O_2-Partialdruck (bei dessen Unterschreiten keine O_2-Aufnahme ins Gewebe mehr erfolgt.).

Sauerstoff|sättigung, arterielle: %-Anteil des Oxy-Hb am Gesamt-Hb (s. a. S.dissoziationskurve); normal 95–97%. – **S.schuld:** O_2-Mehrverbrauch in der Erholungsphase nach einer Muskelarbeit mit O_2-Defizit; dient dem Abbau anaerober Intermediärprodukte (v. a. Milchsäure); ist stets größer als das ursprüngl. Defizit, da Wirkungsgrad des anaeroben Stoffwechsels nur ca. 50% des aeroben. – **S.schutzgerät:** s. u. S.apparat.

Sauerstoff|sparschaltung: *embryol* (SALING 1965) Minderdurchblutung der fetal nicht lebensnotwend. Organe (Extremitäten, Lungen, Darm, Nieren) zugunsten der Hirn-, Herz- u. Plazentadurchblutung, als

Sauerstoff|sprung

Adaption an eine – v. a. chron. – intrauterine Hypoxie (z. B. bei Toxikose, Übertragung). Gefahr der prim. metabol. Azidose durch Milchsäure-Überproduktion. – **S.sprung**: bei der Blutgasanalyse mittels Herzkatheterismus der »Sprung« des O_2-Partialdrucks zwischen re. u. li. Herzen; normal 50/92 mm Hg, bei path. Shunts charakteristisch verändert.

Sauerstoff|transport: s. u. Hämoglobin. – **S.utilisation**: die von Organ zu Organ u. mit der Intensität der Organfunktion differierende Ausschöpfung des arteriellen O_2-Angebots; errechnet als Quotient aus O_2-Verbrauch u. -Angebot bzw. aus a.-v. O_2-Differenz u. arteriellem O_2-Wert:

$$\frac{(C_a - C_v)}{C_a}.$$

– vgl. S.ausnutzung.

Sauerstoff|verbrauch: Nettowert der ⸗ S.aufnahme. – **S.verbrauchskoeffizienz**: Quotient aus aufgenommener O_2-Menge (ml/min.) u. AMV. Normalerweise bei Belastung ansteigend, da die Lungendurchblutung stärker ansteigt als die Ventilation; erniedrigt bei Störungen des Säure-Basen-Gleichgew., angeb. Herzfehlern mit begrenztem Pulmonalisauswurf, Herzinsuffizienz mit vermind. Lungendurchblutung. – **S.vergiftung**, O_2-Toxikose, -Krankh.: die Folgen kontinuierl. Einatmung eines Gasgemischs mit >60% O_2-Gehalt (v. a. bei O_2-Überdruck-Atmung) oder von Druckluft >5 atü; durch zu hohen PO_2 bedingt zunächst Blässe, Schweißausbruch; später Übelkeit, Schwindelgefühl, Herz- u. Kreislaufstörungen, bronchit. Sympte. (Abnahme der LAS-Aktivität), Muskelzuckungen, psych. Störungen, Halluzinationen; schließl. generalisierte Krämpfe, Bewußtlosigkeit, Tod. Wahrsch. CO_2-Intoxikation (Mangel an reduz. Hb als Blutpuffer für CO_2-Transport) mit Coma hyperkapnicum; auch oxidationsbedingte Hemmung von SH-halt. Enzymen des Zitronensäurezyklus. – s. a. retrokristalline ⸗ Fibroplasie (2). – **S.versuch**: (ROSSIER u. WIESINGER) reine O_2-Atmung über 15 Min. zur DD zwischen pulmonal u. kardial bedingter Zyanose (erstere wird erheblich verringert oder beseitigt). – Auch zur Bestg. des respirator. ⸗ S.defizits (dessen Zunahme unter O_2 für eine latente respirator. Insuffizienz spricht).

Sauerstoffwärmewert, kalor. O_2-Äquivalent: die beim Umsatz von $1 l\ O_2$ bzw. bei Bildung von $1 l\ CO_2$ im Körper entstehende Wärme; abhängig von der Art des verbrannten Stoffes (⸗ Tab.); für CO_2 stärker schwankend als für O_2.

Stoff	Wärmewert (kcal)	
(1 g)	$1 l\ O_2$	$1 l\ CO_2$
Eiweiß	4,82	5,579
Fett	4,686	6,629
Kohlenhydrat	5,047	5,047

Sauerstoff|zehrung des Blutes: (MORAWITZ) der O_2-Verbrauch einer luftabgeschlossenen Blutmenge durch die Atmung der Blutzellen (kernhalt. Leuko-, aber auch junge Erythrozyten); normal 4–5% (unter CO_2-Bildung). – **S.zelt** für die O_2-Behandlung bei akuter Atemnot; Zeltkonstruktion aus durchsicht. Kunststoff-Folie (über dem Krankenbett), in die O_2 eingeleitet wird; meist mit Kühlventilator u. Aerosolapparat (für Luftbefeuchtung, evtl. Medikationen). – **S.zentrale**: Raum im Krankenhaus, von dem aus O_2 (u. a. Gase) aus Flaschenbatterien über ein Verteilernetz zu den Verbrauchsstellen (Op.-Säle, Krankenzimmer, Intensiv-, Frühgeborenenstation) geleitet wird; mit automat. Schaltung (bei Absinken des Drucks unter Soll-Wert).

Saugakt: *päd* der unwillkürlich ablaufende Vorgang der Nahrungsaufnahme beim Brust- u. Flaschenkind. Das Fassen der Brustwarze (nebst Warzenhof) bzw. des Flaschensaugers mit den Lippen löst ⸗ Saugreflex aus; Weitertransport der Milch durch Schluckreflex (ausgelöst bei Nahrungsberührung von Zungengrund, Gaumenbögen u. hint. Rachenwand).

Saug|behandlung: diagnost.-therap. örtl. Anw. von Unterdruck mittels Schröpfkopf, Vakuumpumpe, Flaschenaspirator etc. für ⸗ S.biopsie, -dränage, -druckmassage etc.; i. e. S. (BIER u. KLAPP 1905) die therap. Anw. der ⸗ S.glocke über einem entzündl. Prozeß (v. a. bei Furunkel, Mastitis) zur Erzeugung einer lokalen Gewebshyperämie. – **S.biopsie**: Biopsie mit Materialentnahme über Absaugkatheter, Sonde, Kanüle etc. durch Aspiration (mittels Spritze, Biopsiepumpe etc.); i. e. S. die blinde oder unter Rö.- bzw. Gastroskopsicht vorgenommene Magen-Darmschleimhaut-Entnahme mit der Biopsiesonde (nach HENNING-HEINKEL, MAHLO, CROSBY-KUGLER u. a.).

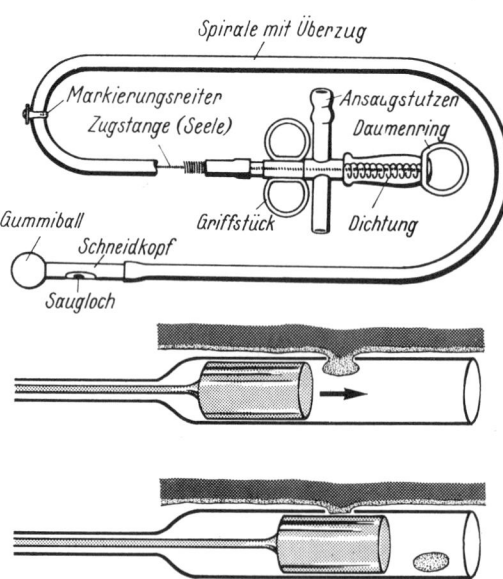

»Blinde« **Saugbiopsie** der Magenschleimhaut. Am Sondenende Hohlzylinder mit seitl. Fenster u. gleitendem Messer.

Saug|dränage: akt. Dränage eines freien Exsudats durch – luftdichte – Ableitung in ein Unterdrucksystem (⸗ Flaschenaspirator, evakuiertes Glasgefäß etc.) oder über einen an eine Pumpe angeschlossenen Schlauch; z. B. als ⸗ BUELAU*, HARTERT*-PERTHES*, MONALDI*, REDON*, WANGENSTEEN* Dränage. – **S.-Druckmassage**: apparative Massage eines luftdicht umschlossenen Körperteils (bei peripherer Durchblutungsstörung) durch wechselweise Anw. von Unter- u. Überdruck (50 bzw. 22 mm Hg für 10 bzw. 5 Min.). – I. w. S. auch die entsprech. künstl. Beatmung (z. B. mit Biomotor.). – **S.elektrode**: E. in Hohlnapfform, die auf der Haut durch Unterdruck (Ballonabsaugung) haftet; v. a. für EKG-Brustwand-Abltg.

Saugen: physiol. ↑ Saugakt, -reflex.

Sauger: chir ↑ Absauggerät. – **S.impression:** dent (sub)epitheliale Drucknekrose durch den Gummisauger oder die Saugkammer einer herausnehmbaren OK-Prothese; evtl. bis zur Perforation des harten Gaumens.

Saug|geschwür (des Säuglings): ↑ BEDNAR* Aphthe. – **S.glocke:** (BIER 1905) mit Gummiballon (bzw. S.spritze, Pumpe) luftdicht verbundene glattrand. Glas-, Metall- oder Gummi-Halbkugel, in der sich nach Aufsetzen auf die Körperoberfläche ein variabler Unterdruck herstellen läßt; zur ↑ S.behandlung. Modifikationen als Milchpumpe, Kapillarresistometer, Vakuumextraktor. – **S.hütchen:** gyn ↑ Brustwarzenhütchen. – **S.kürettage:** (NOWAK) bes. schonende Abrasio uteri (für Diagnostik, Schwangerschaftsabbruch, Abortausräumung) durch Absaugen des Gewebes mit spez., an eine Saugpumpe angeschlossene Hohlkürette.

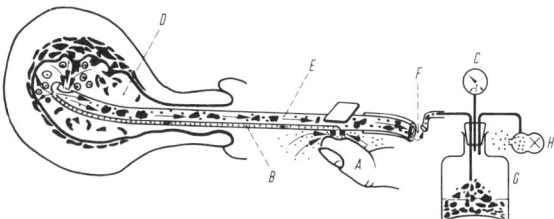

Bifilare **Saugkürette** n. SEMM.
Finger (A) steuert den Luftstrom in das vom Motor (H) erzeugte Vakuum (über Absaugschlauch F) u. damit das Ausmaß der Kürettage.

Saugmann* Kanüle (CHRISTIAN S., 1864–1923, dän. Arzt): dünne Hohlnadel (mit Spitzenöffnung u. Mandrin) für künstl. Pneumothorax u. Kavernenpunktion. Modif. mit verstellbarem Reiter u. Schraube zur Fixierung an der Haut.

Saug|maske: ↑ KUHN* Maske. – **S.massage:** Massage mittels auf die Haut aufgesetzter Saugglocke, die auch kreisend herzwärts verschoben werden kann (»gleitende S.m.«). – s. a. Saug-Druckmassage. – **S.napf:** zool v. a. bei Band- u. Saugwürmern hohlnapf-, gruben-, schalen- oder scheibenförm., häufig mit Haken oder Zähnchen besetztes, auch gestieltes Haftorgan (mit Muskelring für Unterdruck); s. a. Bothridium, Bothrium, Acetabulum (2). – **S.prothese:** orthop ↑ Haftprothese.

Saug|reflex: auf einem Trieb beruhender, durch Berühren der Lippen oder Zungenspitze auslösbarer oraler Automatismus des jungen Säuglings (s. a. Einstellmechanismus, S.akt): die Mundhöhle verschließendes Anpressen des Zungengrundes an den harten Gaumen, Kontraktion der Mundbodenmuskulatur mit Senken des UK (Unterdruck, Sog). Setzt mit der ersten Nahrungsaufnahme ein (bereits ab 33. Gestationswoche nachweisbar); bleibt beim Brustkind im allg. etwas länger bestehen als beim Flaschenkind (jenseits des 1. Halbjahres als »Freßreflex« stets pathol.!). – **S.rohr:** chir v. a. intraop. (Darmentleerung, Blut-, Exsudataspiration) angewandtes Gerät, z. B. nach AUBERT, BRÜCKE, FINSTERER.

Saug|schwäche: päd mangelhafte Saugbewegungen oder fehlerhafter Saugreflex, v. a. beim frühgeb. oder perinatal hirngeschädigten Säugling. Sondenernährung notwendig. – **S.versuch:** kard ↑ MÜLLER* Atemversuch. – **S.würmer:** ↑ Trematoda.

Sauhler* Test: ↑ Heparintoleranztest.

Saum: anat ↑ Limbus. – **S.epithel:** dent das – verhornte – Epithel des Zahnfleischrandes; sichtbarer Teil (»äuß. S.e.«) durch hohen Papillarkörper mit dem Bindegewebe verzapft; inn. S.e. niedriger, mit der Zahnoberfläche verwachsen, gegen das Bindegewebe glatt abgegrenzt; s. a. Abb. »Parodontium«. – **S.zelle:** 1) Zottenepithelzelle des Mitteldarms mit senkrecht gestreiftem Oberflächensaum aus submikroskopisch feinen Zytoplasma-Stäbchen (»Mikrovilli«, 1–4 µm, Ø 0,1 µm), so daß die Zelloberfläche etwa 14fach vergrößert ist. – 2) Zylinderepithelzelle des Enddarms mit Oberflächensaum aus sehr feinen Zytoplasma-Härchen.

Sauna, finnisches Bad: in holzausgekleidetem Raum verabfolgte Badebehandlung mit Heißluft (60–90°) u. Dampf (durch Aufgießen von Wasser auf heiße Ofensteine), der die Schweißverdunstung verhindert u. einen profusen Schweißausbruch bewirkt. Dauer 10–15 Min. (evt. mit Birkenreiser-Klopfmassage), danach Abkühlung in Freibad, Kaltwasser oder Schnee; 2- bis 4mal. Wiederholung der Prozedur. Anw. zur Abhärtung u. Leistungssteigerung, bei Erkrn. des Bewegungsapparates, vegetat. Kreislaufstörungen.

Saunders* (EDWARD WATT S., Arzt, St. Louis) **Krankheit:** Säuglingsdyspepsie infolge zu hohen KH-Anteils in der künstl. Nahrung. – **S.* Zeichen:** die »Mund-Hand-Synkinesie« der Kinder, d. h. reflektor. Strecken u. Spreizen der Finger beim weiten Öffnen des Mundes.

Sauriasis: die »Krokodil-« oder »Alligatorhaut« bei ↑ Ichthyosis hystrix.

Sausarismus: Lähmung bzw. Trockenheit der Zunge.

Sauton* Nährmedium: flüss., synthet. Medium zur Züchtung von Mycobact. tuberculosis; wäßr. Lösung von Asparagin, Zitronensäure, Dikaliumphosphat, Magnesiumsulfat, Eisenammonium-Zitrat u. Glyzerin; mit 1,4% Agar als **S.* Agar;** s. a. GOTTSACKER*-S.* Substrat.

Sauvineau* Lähmung: (CHARLES S., geb. 1862, französ. Ophthalmologe): externe ↑ Ophthalmoplegie mit Parese des M. rectus int. des einen u. Spasmus des M. rectus ext. des anderen Auges.

Savage* Muskel (THOMAS S., 1839–1907, Anatom, Birmingham): 1) M. obturatococcygeus: die hintersten Fasern des M. levator ani (von der Spina ischiadica zum Steißbein). – 2) M. pubococcygeus: der vord. Teil des M. levator ani.

Savariaud* Zeichen (MAURICE S., geb. 1870, Chirurg, Paris): bei der angeb. Hüftluxation Zunahme der rel. Beinverkürzung auf der kranken Seite beim Aufrichten aus der Rückenlage zum Sitzen.

SAVE-System®: Rettungs-Notarzt-Fahrzeug, bestehend aus dem SAVE-Container (mit sämtl. für **s**chnelle **a**mbulante **v**orklinische **E**rstversorgung benötigten Einrichtungen) u. dem Transporter-Chassis (mit mechanisch u. hydraulisch zu betätigenden Stützfüßen).

Savill* Krankheit: (THOMAS DIXON S., 1856–1910, Neurologe, London): (1891) epidem. Dermatitis exfoliativa, v. a. in Obdachlosenasylen u. Pflegeheimen;

SA-Virus

exsudative oder trockene Form, zunächst an Kopf u. Armen, später generalisiert (mit LK-Schwellungen), Haar- u. Nageldystrophien; große Rezidivneigung der Primärefloreszenezen (Ekzem- bzw. Pityriasis--rubra-ähnlich).

SA-Virus: Parainfluenzavirus Typ 5 (nach anderen Autoren Typ 4). – **SA 8-Virus**: Simian-Associated Virus, ein bei Affen Lähmungen hervorrufendes Herpes-Virus (nicht-klassifiziert).

Sawah-Dermatitis: (»bewässertes Reisfeld«) in Malaya durch Schistosoma- oder Ankylostomum-Larven hervorgerufene Dermatitis bei Reisfeldarbeitern u. als Badedermatitis.

Saxitonin: hitzestabiles, durch in Muscheln (Nordsee, Pazifik) lebende Dinoflagellaten erzeugtes Gift, das Lähmungen hervorruft.

Saxkoebing: Serotyp der / Leptospira interrogans.

Say*-Gerald* Syndrom: Kombin. von Polydaktylie mit einseit. Speichen- oder Schienbein- u. bds. Ellen- oder Wadenbeinverdoppelung, Analatresie, Halb-, Block- u. Spaltwirbelbildung, Gedeih- u. Wachstumsstörung. Erbl. Entwicklungshemmung der Chorda dors.?

Sayk* Methode: (JOHANNES S., geb. 1923, Neurologe, Rostock): Zählung der zellulären Liquorelemente nach schonender Gewinnung in einer spez. Sedimentierkammer (in Gummitubus, mit eingeschobenem Objektträger u. aufgestülptem Halteglas). – s. a. Liquorsediment.

Sayre* (LEWIS ALBERT S., 1820–1901, Chirurg, New York) **Korsett**: in Hängelage (Selbstsuspension) anmodelliertes, abnehmbares, korrigierendes Gipskorsett zur Ther. der WS-Skoliose. – **S.* Verband**: 3tour. Heftpflasterstreifen-Verband über Schultern u. angewinkelten Unterarm ähnl. dem DESAULT* Verband.

Sb: chem / Antimon (»Stibium«). – **sb**: physik / Stilb.

SBE: subakute bakterielle / Endokarditis. – **SBE-Virus**: Erreger (PLT-Gruppe) der sporad. bovinen Enzephalomyelitis.

SBF: small bowel factor, der Diarrhöen bewirkende »Dünndarmfaktor« beim VERNER*-MORRISON* Syndrom (wahrsch. ident. mit GIP oder Cholezystokinin-ähnl. Substanz).

SBR: Schaf-Blutkörperchenagglutinations-Reaktion (/ BOYDEN*, WAALER*-ROSE* Test).

sbt.: subtilis (latein. = fein).

Sc: chem Scandium. – **s.c.**: subcutaneus, -kutan.

Scabies: derm die »Krätze« (/ Skabies).

scabiosus, skabiös: (lat.) mit Skabies behaftet, durch Krätze (Räude) bedingt, Skabies-artig.

Scabrities unguium: / Pachyonychie. – **Sc.ung. syphilitica**: (FOURNIER) / Onychia sicca.

Scadding* Syndrom: diffuse interstitielle Lungenfibrose.

Scaevolismus: nach dem altröm. Helden C. M. Scaevola benannte Linkshändigkeit durch Selbstverstümmelung der re. Hand.

Scala: (lat.) Treppe, Leiter, Skala: z. B. anat **Sc. media** (= Ductus cochlearis), **Sc. tympani** PNA (= Sc. inf. cochleae; der perilymphat. Gang in der Ohrschnecke unterhalb von Lamina spiralis ossea u. L. basilaris), **Sc. vestibuli** PNA (= Sc. ant. cochleae; der perilymphat. Gang in der Ohrschnecke oberhalb von Lamina spiralis ossea u. Ductus cochl.; / Abb. »Auris int.«, »CORTI* Organ«).

Scalded-skin-Syndrom: (engl. = verbrühte Haut) LYELL* Syndrom, / Epidermolysis acuta toxica KORTING.

scalenus: (lat.) schief, ungleichseitig, dreieckig. – Auch Kurzform für / Musc. sc. (s. a. Skalenus...).

Scalloping: röntg hint. WK-»Ausbogung« durch dors. Spondylose bei Akromegalie.

Scan: (engl. = zeilenmäßig abtasten) nuklearmed / Scanning; i. e. S. eine best. szintigraph. Technik oder das einzelne Szintigramm (best. Einstellung) im Rahmen eines Untersuchungsprogramms. – Ferner A- u. B-Scan als typ. Ultraschall-Diagnostik-Methoden.

Scanner: radiol Gerät zur punktförm. Aufnahme von Meßdaten; i. e. S. das / Szintigraphiegerät mit beweglichem Detektor. – **Scanning**: systemat. Abtasten eines Informationsträgers, z. B. nuklearmed eines mit Isotopen markierten Organs mittels Szintillationszählers (/ Szintigraphie, Scan).

Scanzoni* Manöver: (FRIEDR. WILH. SC., 1821–1891, Gynäkologe, Prag, Würzburg) geburtsh bei verkehrt rotierter Hinterhauptshaltung Entwicklung durch zweimal. schräges Anlegen einer beckenkrummen Zange (»Sc.* Zange«) am Kopf, Drehung je um 90° u. Extraktion.

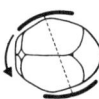

Scapha PNA, Fossa navicularis auris, F. helicis: die Rinne zwischen Helix u. Anthelix an der Rückseite der Ohrmuschel.

scaphoide(u)s: (lat.) kahnförmig. – **Scaphoid**: Kurzbezeichnung für Os scaphoideum (s. a. Skapho...).

Scapula PNA, Skapula: das »Schulterblatt« als 3seit. (Margo sup., med. u. lat.; Angulus inf., med. u. lat.) platter Knochen mit Facies costalis (mit Fossa subscapul., Lineae muscul.) u. dorsalis (Spina scapulae, Fossa supra- u. infraspinata), Proc. coracoideus u. Gelenkpfanne für den Humeruskopf (/ Articulatio humeri). Teil des Schultergürtels; knöcherner Urspr. u. Ansatz für die Schultergelenk-Muskeln: Mm. infra- u. supraspinatus, subscapularis, pectoralis minor, coracobrach., biceps (Caput breve). – s. a. Skapula(r)..., Schulterblatt.... – **Sc. alata**: flügelart. Abstehen des Schulterblatts (ein- oder bds.) bei Lähmung des M. serratus ant. u. – in geringerem Ausmaß – des M. trapezius; i. w. S. auch die ähnl. Stellung bei WS- bzw. Thoraxdeformitäten. – **Sc. elevata**: / SPRENGEL* Deformität. – **Sc. scaphoidea**: kahnförm. Einbuchtung des med. Schulterblattrandes; meist ohne klin. Bedeutung.

scapularis: (lat.) zum Schulterblatt (Scapula) gehörend. – **Scapularium**: chir über die Schulter zu hängendes breites Tragband (Anw. wie / Mitella).

Scapus: (lat.) Stock, anat Schaft; z. B. **Sc. penis** (= Corpus pe.), **Sc. pili** PNA (/ Haarschaft).

Scarabiasis: / Skarabiose. – **Scarbitia**: Hautrauhigkeit, Schuppung.

Scarff* Operation, Ventriculostomia ant.: (J. E. Sc., B. Stookey 1936) bei Hydrocephalus occlusus Eröffnung des III. Ventrikels nach frontal-basal in die Cisterna chiasmatis.

Scarlatina: ↑ Scharlach. – **Scarlatinella**: ↑ Skarlatinoid.

Scarpa* (Antonio Sc., 1752–1832, Anatom u. Chirurg, Modena) **Dreieck**: ↑ Trigonum femorale. – **Sc.* Faszie**: ↑ Fascia cremasterica. – **Sc.* Flüssigkeit**: ↑ Endolymphe. – **Sc.* Staphylom**: ↑ Staphyloma posticum.

Scat...: Wortteil »Fäzes«. – **Scat.**: pharm ↑ Scatula.

Scatchard* Formel zur Berechnung des onkot. Drucks von Plasma oder Serum:

$$p(\text{in mm Hg}) = c \cdot \frac{268\,(1 - 0{,}68 \cdot g)}{1 - (0{,}4 + 0{,}9 \cdot pH) \cdot c}$$

(c = Eiweißgehalt in g/cm^3; g = Quotient aus Globulin- u. Gesamteiweißwert; als Blut-pH im allg. 7,4).

Scatula, Scat.: (lat.) *pharmaz* Schachtel, Packung.

Scedosporium (apio)spermium: *mykol* ↑ Allescheria boydii.

Sceleton, -tum, -tus: (lat.) ↑ Skelett.

Scelus: *virol* nach F. O. Holmes Gattung der Borreliotaceae; z. B. **S. marmorans** (= Ektromelie-Virus), **S. suillum** (= Herpesvirus suis), **S. recurrens** (= Herpes-simplex-Virus).

Sceno-Test: (Gernhild v. Staabs 1939/43) *psych* auf der szen. Anordnung standartisierten Spielmaterials (biegsame Figuren, Pflanzen, Hausrat, Fahrzeuge, Symbolfiguren etc.) basierender projektiver Test zur Erfassung von unbewußter Problematik u. charakterol. Struktur. Bes. für Diagnostik kindl. Verhaltensstörungen, aber auch zur Spieltherapie geeignet.

Schaaff* Mosaik: *ophth* pseudoisochromat. Karte mit Mischfarben zur Prüfung des Farbensehens.

Schaben: *zool* ↑ Blattaria.

Schablone: Vorlage (s. a. Matrize), herkömml. Form; *medizin* Symptomenmuster, z. B. die orale Sch. des – auch triebhaften – Enthemmungssyndroms bei Gesamthirnstörung (↑ Klüver*-Bucy* Syndrom).

Schachepilepsie: Auftreten epileptischer Anfälle beim Schachspieler, wahrsch. ausgelöst durch langdauernde Konzentrierung auf ein kleines Blickfeld u. Veränderungen der affektiven Spannung.

Schachtelton: langdauernder lauter u./oder tympanit. Klopfschall über Lungenemphysem u. Gasansammlung in Weichteilen (z. B. Gasbrand).

Schachtverhältnis: *röntg* bei Rasterblenden das Verhältnis des Abstandes zur Höhe der Lamellen als Maß der Durchlässigkeit für Streustrahlung.

Schade* Hypothese (Heinr. Karl Wilh. Sch., geb. 1876, physiol. Chemiker, München): Der venöse Reflux wird – bei gemeinsamer Gefäßscheide – durch den Arterienpuls gefördert.

Schadstoffe: ↑ Gifte.

Schädel, Cranium: das knöcherne Skelett des Kopfes, unterteilt in Hirn- (↑ Cranium cerebrale; einschl. Schädelbasis) u. Gesichtsschädel (↑ Cranium viscerale). Ersatzknochen sind: Os occipit. (außer Os interpariet.), sphenoidale (außer Lamina med. u. Proc. alaris), ethmoidale u. hyoideum, Conchae, Pars petrosa ossis temp. u. Gehörknöchelchen; Belegknochen: Os interpariet., parietale, front., nasale u. lacrimale, Squama ossis temp., Vomer.

Schädelauskultation: Auskultation (v. a. an Schläfe, Glabella, Warzenfortsatz) intrakranieller Strömungsgeräusche (bei a.-v. Mißbildung, Aneurysma, Karotis-Sinus-cavernosus-Fistel etc.) bzw. zum Hirnschädel fortgeleiteter extrakranieller Stenosegeräusche.

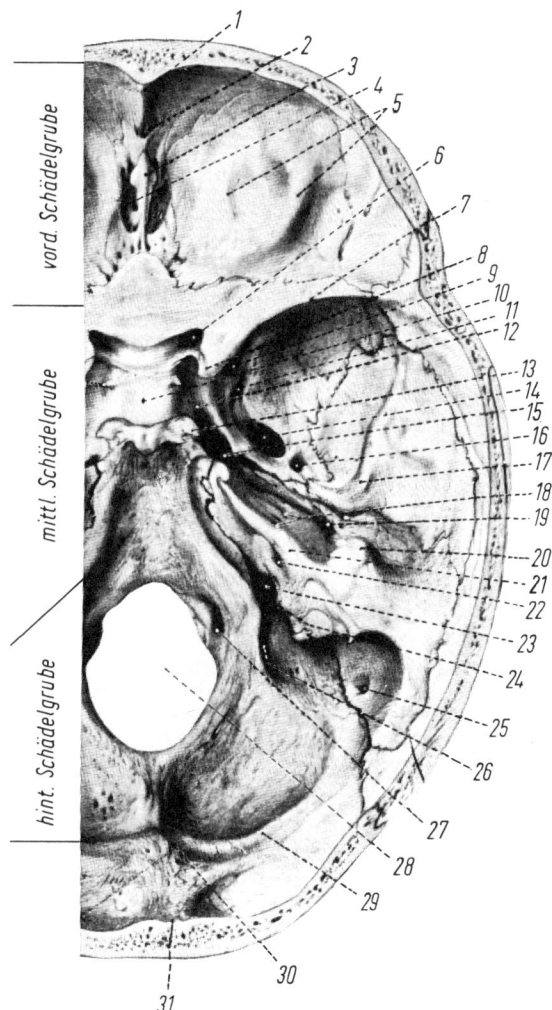

Schädelbasis (rechte Hälfte) von oben:
1 = Crista front., 2 = For. caecum, 3 = Crista galli, 4 = Lamina cribrosa, 5 = Impressiones digitatae, 6 = Canalis opticus, 7 = Ala minor, 8 = Proc. clinoideus ant., 9 = Fissura orbit. sup., 10 = Sella turcica, 11 = For. rotundum, 12 = Sulcus caroticus, 13 = Dorsum sellae, 14 = For. ovale, 15 = For. lacerum, 16 = For. spinosum, 17 = Sulcus arteriosus, 18, 19 = Sulcus n. petrosi majoris bzw. minoris, 20 = Eminentia arcuata, 21 = Pars petrosa ossis temp., 22 = Porus acusticus int., 23 = For. jugulare, 24 = Proc. intrajugul., 25 = For. mastoideum, 26 = Sulcus sinus sigmoidei, 27 = Canalis hypoglossi, 28 = For. magnum, 29 = Sulcus sinus transversi, 30 = Protuberantia occipit. int., 31 = Sulcus sinus sagitt. sup.

Schädelbasisfraktur: auf die ↑ Basis cranii beschränkte oder – häufiger – diese einbeziehende ↑ Schädelfraktur; im allg. mit typ. Bruchlinienmuster: in der vord. Schädelgrube (= frontobasale Fraktur) meist Längsfraktur durch die Siebbeinzellen (s. a. rhi-

schädelbezügliches Modell

nobasale Fraktur) oder Querfraktur über die Orbitadächer, evtl. mit erhebl. Dislokation; im Mittelabschnitt Fraktur in der Fossa temp. sowie Längs- u./oder Querbruch des Felsenbeins (= otobasale Fr.), in der hint. Grube oft das For. occipit. einbeziehend (als Sonderform ein das Foramen umgebender Ringbruch). Sympte. (indir.): Sugillationen (im lockeren Bindegewebe der benachbarten Haut oder Schleimhaut vordringendes ↑ Brillen-, Monokel- u. Mastoidhämatom, ↑ Hämatotympanon), Blutung aus Mund, Nase oder Ohr, ↑ Liquorrhö u./oder Hirnbreiaustritt aus Ohr oder Nase (»offene Fraktur«), Hirnnervenlähmungen (sofort).

schädel|bezügliches Modell: *kieferorth* unter Beachtung der Gebiß-Schädel-Korrelation hergestelltes Modell zur Lagebeurteilung der Zahnreihen (im Ggs. zum kieferbezügl. Gebißebenen-Modell). – **Sch.bohrer**: *chir* ↑ Trepan. – **Sch.bruch**: ↑ Sch.fraktur.

Schädeldach, -decke, -kalotte: ↑ Calvaria; s. a. Kalotten.... – **Sch.fraktur**: ↑ Schädelfraktur im Bereich der Kalotte, u. zwar als Impressions-, Stern-, lineare, Ring- oder regellose Trümmerfraktur; einhergehend mit Weichteilschwellung, Kopfschwartenverletzung; auch intrakranieller Blutung, evtl. Hirndruck; s. a. wachsende ↑ Fraktur, Pneumatozele. – **Sch.osteomyelitis**: hämatogen (v. a. von NNH) oder traumat.; mit nur unvollständ. Sequestrierung u. nachfolgender Vernarbung; evtl. aufs Gehirn übergreifend Meningitis, Abszeß.

Schädeldysostose: kraniomandibulofaziale ↑ Dysmorphie.

Schädel|ebenen: der räuml. Orientierung des Schädels bzw. am Schädel dienende Ebenen, z. B. Ohr-Augen(= Deutsche Horizontale), Median-sagittal-, Subzerebral-Ebene. – **Sch.einstellgerät**: *röntg* Hilfsgerät für Schädel- u. hirnangiograph. Aufnahmen in reproduzierbaren Positionen, z. B. LYSHOLM*, Elema-Gerät. – **Sch.erweichung**: *päd* ↑ Kraniotabes.

Schädel|fraktur, Fractura cranii: F. im Bereich des Kopfskeletts, i. e. S. die des Hirnschädels als ↑ Sch.dach- oder Sch.basisfraktur; s. a. Mittelgesichts-, Kieferfraktur. Entweder dir. Biegungs- oder Impressions- oder aber indir. Berstungsfraktur (evtl. von der Kalotte zur Basis irradiierend), unterschieden als Nahtsprengung (bei noch elast. Schädel des Jugendl.), einfache Fissur (v. a. basal), Fraktur ohne Dislokation, Komminutiv-, Splitter-, TEEVAN*, Lochfraktur (meist mit Eindringen von Knochensplittern in den Schädelinnenraum, v. a. bei Schußverletzung), jeweils mit oder ohne Hirnverletzung (↑ Schädel-Hirntrauma). Im Kindesalter häufig als »wachsende ↑ Fraktur«.

Schädelgrube: ↑ Fossa cranii. – s. a. Syndrom der hint. Schädelgrube.

Schädel|-Hirntrauma: durch Gewalteinwirkung auf den Kopf bedingte Verletzung von Kopfschwarte, Sch.skelett (↑ Sch.fraktur) u. Hirn oder aber nur des Hirns (bei intakter äuß. Bedeckung), wobei als Kriterium für »offen« die zerstörte Dura gilt (mit Austritt von Liquor u./oder Hirnsubstanz, bei frontobasaler Fraktur auch ohne Integumentverletzung). Für stumpfes = gedecktes Hirntrauma 3 Schweregrade: I) flücht. obj. Sympte. bis zum 3.–4. Tag (↑ Commotio cerebri); II) Ausfälle, die sich bis zur 3. Wo. zurückbilden (↑ Contusio); III) Sympte. über die 3. Wo. hinaus, evtl. ständig (↑ Contusio, Laceratio). – **Sch.höhle**: ↑ Cavum cranii.

Schädel|innendruck: ↑ Hirndruck. – **Sch.kapazität**: *anthrop* Rauminhalt des Cavum cranii; am Lebenden zu ermitteln durch Berechnung aus best. Schädelmaßen (z. B. nach WELCKER aus Horizontalumfang u. Längen-Breitenindex, nach LEE-PEARSON aus größter Kopflänge u. -breite u. Ohrhöhe). Einteilung in olig-, eu- u. aristenzephal; Normalwerte beim Menschen 900–2000 cm^3. – **Sch.knochenlücke**: s. u. Schädeltrepanation.

Schädel|lage: *geburtsh* ↑ Kopflage (Abb.!), u. zwar als ↑ Hinterhaupts-, Scheitel-, Vorderhaupts-, Stirn- oder Gesichtslage. – **Sch.nähte**: die z. T. stark gewundenen Zwischenräume zwischen den Sch.knochen, die beim Menschen z. Zt. der Geburt noch sehr weit sind (↑ Fonticulus ant. u. post) u. sich erst im 2.–5. Ljz. schließen (Reihenfolge bei ♀ u. ♂ unterschiedl.; bei vorzeit. Schluß ↑ Kraniostenose). – Außer den physiol. (s. u. Sutura) auch überzähl. Nähte, z. B. bei ausbleibender Verschmelzung der Knochenkerne des Os occipit., bei Vorhandensein eines Interparietale.

Schädel|perkussion zum Nachweis von Knochenveränderungen, z. B. Nahtdehiszenz bei gesteigertem Hirndruck im Kindesalter (↑ Bruit de pot fêlé, MAC-EWEN* Zeichen). – **Sch.punktion** (des Cavum cranii) durch ein künstl. Bohrloch oder die noch offene Fontanelle; als Ventrikel- (Druckentlastung, Liquorgewinnung, KM- oder Medikamentapplikation), Abszeß- (Eiterentleerung, Medikamenteninstillation), Hämatom- oder auch ↑ Hirnpunktion, zur Sinusographie.

Schädelschußverletzung: Geschoßeinwirkung auf Schädel u. evtl. Hirn, letztere u. a. indirekt durch die begleitende Seitenstoß- u. Sprengwirkung auf die ges. Schädelkapsel u. deren Inhalt; als Impressions-, Segmental-, inn. Prell-, Durch- oder Steckschuß mit Dura-Hirnverletzung oder nur als äuß. Prellschuß (tangentiale Einwirkung) mit Kopfschwarten-, evtl. auch Knochenverletzung (Rinnenschuß) bei intakter Dura, u. U. mit Hirnläsion durch Kontusion. Typisch für erstere die sogen. »Splitterpyramide« aus mitgerissenen Knochenpartikeln; dagegen bei der – meist suizidalen – Sch. mittels Bolzenschußgerätes Impression eines kalibergroßen Knochenstücks bis zum tiefsten Eindringpunkt.

Schädel|topographie: *neurochir* ↑ KRÖNLEIN* Schema. – **Sch.transillumination**: Diaphanoskopie des Kopfes (Flüssigkeitsräume leuchten auf); v. a. beim Säugling (starke Kaltlichtquelle temporal, parietal oder auf großer Fontanelle) zum Nachweis von subduralen Ergüssen, Hydrozephalus etc.

Schädeltrepanation: Eröffnung des Schädelbinnenraumes für einen extra- oder intraduralen Eingriff; als **osteoplast. Sch.** (Knochendeckel bleibt als – postop. wieder einzufügender u. voll deckender – Haut-Muskel-Knochenlappen mit Weichteilen in Verbindung) oder als **osteoklast. Sch.** (örtl. Knochenzerstückelung, postop. Abdeckung nur mit Muskel u. Galea: sogen. Schädelknochenlücke).

Schädel|tympanie: *neurol* ↑ MACEWEN* Zeichen. – **Sch.zeichen**: *geburtsh* als Rö-Zeichen des intrauterinen Fruchttodes Stufenbildung der Scheitelbeine, ↑ Klingelbeutelform des Schädels, Halo-Effekt (»Heiligenschein«, Spaltbildung zwischen Kopfschwarte u. Schädelknochen, frühestens 24 Std. post mortem), ↑ SPALDING* Zeichen. – **Sch.zertrümmerung**: geburtsh ↑ Basiotripsie.

Schädelzeichen

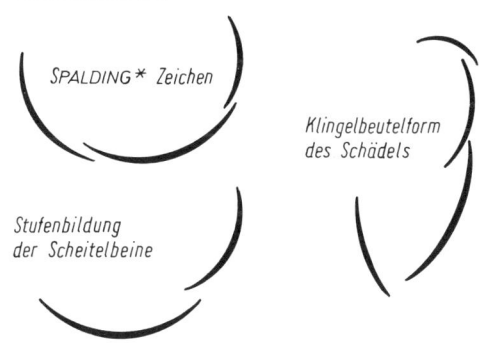

SPALDING* Zeichen
Klingelbeutelform des Schädels
Stufenbildung der Scheitelbeine

Schädigung, genetische: irreversible, pathogene Veränderung der genet. Strukturen (DNS, Chromosomen, extranukleäre Erbträger) oder des genet. Systems (Genom, Genotyp) durch Mutation, Verlust oder disharmon. Rekombination, entweder im Soma (z. T. mitotisch vermehrungsfähig, dann meist zu Mosaikbildung führend) oder in Keimbahn bzw. generativen Geweben (z. T. sterilisierend, z. T. über Reifeteilungen an Nachkommen vererbbar). – **Schädigungstypen, exogene**: psych ↑ Psychosyndrom BONHOEFFER.

schädlicher Raum: physiol das Drittel des Atemzugvol. (bzw. die von ihm eingenommenen zuführenden Atemwege), das nicht in den Alveolarraum gelangt; obwohl nicht nennenswert am Gasaustausch beteiligt, wichtig für Reinigung, Anfeuchtung u. Erwärmung der Einatmungsluft.

Schädlingsbekämpfung mit physikal. (Hitze, Leim, Fallen), chem. (↑ Pestizide), ökolog. (Veränderung von Biotop oder Biozönose), biolog. (Einsatz natürlicher Feinde oder Parasiten) oder genet. Methoden (z. B. Freilassung steriler Männchen), auch kombin. (»integriert«). Soll möglichst selektiv sein, d. h. nur auf die Schädlinge wirken. Einschläg. berufsverknüpfte Intoxikationen sind entschädigungspflicht. Berufskrankheiten.

Schäfer*, Sir Edward: s. u. SCHAFER*.

Schaefer* Reizgerät (HANS SCH., geb. 1906, Physiologe, Heidelberg): mit Elektronenstrahl-Oszillograph u. Einrichtung zur photograph. Registrierung der Aktionspotentiale kombiniertes Reizgerät.

Schäfer* (-Siemens*) Syndrom, kongenit. Hyperzytodermose SIEMENS-SCHÄFER-TOURAINE: (1925) autosomal-dominant-erbl. (Androtropie), konnat. Verhornungsstörung im Rahmen des Pachyonychie-Syndroms (JADASSOHN-LEWANDOWSKY); mit schwielenart. Palmoplantarkeratose, Hyperhidrose, Leukokeratose der Mundschleimhaut, disseminierter follikulärer Hyperkeratose der übr. Körperhaut, Hypotrichosis areata, allg. Entwicklungs- u. Sehstörungen.

Schäffer* Färbung (JEAN SCH., 1861–1921, Dermatologe, Breslau): (1898) Gonokokkenfärbungen (schwarzblau) mit Gemisch aus alkohol. Karbolfuchsin, 1%ig. Äthylendiamin- u. einigen Tr. wäßr. Methylenblau-Lsg.

Schäffer* Probe: (1901) Milcherhitzungsprobe; Bläuung roher Milch (10 ml) mit 0,2%ig. H_2O_2 (1 Tr.) u. 2%ig. Phenylendiamin (2 Tr.).

Schäffer* Reflex (MAX SCH., 1852–1923, Neurologe, Berlin, Bremen): (1899) bei spast. Lähmung Dorsalflexion der Zehen bei Zusammendrücken der Achillessehne (mittl. Drittel).

Schälblattern, -blasen(ausschlag): ↑ Pemphigoid der Neugeborenen.

Schälen: derm Ablösung der Hornschicht der Haut in größeren Fetzen (z. B. nach Scharlach, tox. Exanthem) oder aber künstlich durch Aufbringen von **Schälmitteln** (↑ Keratolytika) in Pasten-, Salben-, Tinkturform, z. B. als **Schälkur** bei Akne, Rosazea, Chloasma etc.

Schäl|flechte: ↑ Erythrodermia desquamativa. – **Sch.knötchen**: ↑ Strophulus (infantum). – **Sch.rötelsucht**: ↑ Dermatitis exfoliativa generalisata.

Schärpengeräusch: kard von der Herzspitze bis in den 1. bzw. 2. ICR re. parasternal hörbares Systolikum.

Schaf|blattern: ↑ Varizellen. – **Sch.blutkörperchen-Agglutinationsreaktion**, SBR: ↑ WAALER*-ROSE*-Reaktion. – **Sch.drehkrankheit, -enzephalitis**: 1) ↑ Louping ill. – 2) s. u. Coenurus cerebralis.

Schafer* Methode (SIR EDWARD ALBERT SHARPEY SCH., 1850–1935, Physiologe, Edinburgh): künstl. Beatmung durch rhythm. Kompression der unt. Thoraxpartien mit den flach aufgelegten Händen.

Schaffer* Methode (JOSEF SCH., geb. 1861, Histo- u. Embryologe, Graz, Wien): differente Anfärbung muköser Zellen mit Muzikarmin, Thionin oder Toluidinblau, mukoider Zellen mit Anilinblau oder BEST* Karmin.

Schaffer* Syndrom (KARL SCH., ungar. Neurologe): ↑ TAY*-SACHS* Syndrom.

Schaffer* Zisterne: ampulläre Erweiterung eines Ösophagusdrüsen-Sammelkanals.

Schaf|haut: embryol ↑ Amnion. – **Sch.kotstuhl**: in Form von Kügelchen abgesetzter Stuhl bei chron. Obstipation, Colon spasticum etc. – **Sch.leberegel**: ↑ Fasciola hepatica. – **Sch.pocken**: vet ↑ Ekthyma contagiosum, hervorgerufen durch das gleichn. Virus der Paravaccinia-Gruppe (das intraplasmat. Einschlußkörperchen = BORREL* Körper bildet). – **Sch.septikämie, -rotz**: vet akute Pasteurellose (Pasteurella multocida, P. haemolytica) bei resistenzgeminderten, v. a. jungen Schafen u. Ziegen.

Schaft: anat Diaphyse langer Röhrenknochen; s. a. Scapus.

Schajna* Probe: Indikan-Nachweis im Harn anhand Blaufärbg. nach Zusatz von HCl, Überschichten mit H_2O_2 u. vorsicht. Vermischen auf 2–3 cm Tiefe.

Schalen|atelektase: pulmon ↑ Mantelatelektase. – **Sch.bestrahlung**: radiol (BECKER, WEITZEL) Pendelbestrahlung nach Mammaamputation derart, daß der gleichseit. Thoraxmantel einschl. Axillar-, Klavikular-, Retro- u. Parasternal-LK eine etwa homogene Dosis erhält. – **Sch.katarakt**: ↑ Cataracta zonularis. – **Sch.kern**: anat ↑ Putamen. – **Sch.pessar**: gyn Scheidenpessar in Form einer flachen runden Schale mit zentraler Öffnung; Anw. bei Vaginal- u. Uterusprolaps.

Schalenstein

Schalen|stein: zusammengesetztes Harnwegskonkrement (meist bei chron. Infekt) mit prim. Kern (v. a. Harnsäure) u. zwiebelschalenförm. Auflagerungen von Harnsäure oder Oxalat oder phosphorsaurem Kalk (je nachdem, ob Harn sauer, neutral oder alkal.); s. a. Abb. »Gallenkonkremente«. – **Sch.temperatur**: *physiol* die Temp. der Körperschale, i. e. S. die Hauttemperatur. Ist infolge Wärmeabgabe stets niedriger als die ↑ Kerntemperatur. – **Sch.zähne**: (RUSHTON u. M. 1954) rein mesodermale Zahnmißbildung mit völl. Aplasie des Dentins bei normalem Schmelzmantel.

Schall: mechan. Schwingungen im Frequenzbereich des menschl. Hörens (ca. 16–20 000 Hz), die sich in gasförm. (»Luftschall«), aber auch in flüssig. u. elast. festen Medien (»Körperschall«) als longitudin. Wellen ausbreiten (Ausbreitungsgeschwindigkeit in Luft bei 0° 332, in Wasser 1,485, in Stahl 5,1 m/sec). Körperschall kann akust. Empfindungen auch über Knochenleitung hervorrufen u. als Haut- oder Organreiz empfunden werden (↑ Fühlschwelle). – *diagnost* Klopfschall (↑ Perkussion).

Schallabsorption: der von der Zusammensetzung des Ausbreitungsmediums abhäng. u. meist in Wärme umgesetzte Energieverlust (Amplitudenabnahme) einer Schallwelle, bedingt durch Irreversibilitäten infolge Viskosität, Wärmeleitung, Diffusion, Relaxationserscheinungen. Nutzung z. B. bei der quant. Registrierung des CO_2-Gehalts der Ausatemluft (nach Wasserentzug Leitung über einen Schallgeber u. Schallmessung mit Piezokristall-Mikrophon).

Schallbilder-Theorie: ↑ EWALD* Hörtheorie.

Schall|druck: *physik, physiol* der »Sch.wechseldruck« im Ausbreitungsmedium als Folge der Teilchenschwingungen; wird – als Luft-Sch.druck von den als **Sch.drucktransformatoren** wirkenden Gliedern der Sch.kette (Sch.leitungsapparat) auf das etwa 22fache verstärkt (v. a. durch die Differenz der wirksamen Flächen von Trommelfell u. Steigbügelplatte); gleichzeit. Anpassung der Sch.impedanz der Luft an die der Perilymphe, wodurch die sonst fast vollständ. Reflexion der Schallenergie am ovalen Fenster wesentlich vermindert wird (ergibt z. B. mit 0,0003 μbar bei 2000 Hz gerade noch eine Hörempfindung); höchster Sch.druck an der Fühlschwelle 10^3 bis 10^4 μbar. – Als dessen zeitl. Mittelwert der **Sch.strahlungsdruck**: beträgt z. B. im ↑ Ultraschall-Bereich mehrere 10^3 μbar.

Schalleistung: *physik* die von einer Schallquelle pro Sek. in den Raum ausgestrahlte Energie in Watt (bei menschl. Stimme bis $2 \cdot 10^{-3}$, Unterhaltungssprache ca. $7 \cdot 10^{-6}$).

Schalleitungs|apparat: *physiol* die der Zuleitung des Luftschalls an das Innenohr dienenden Strukturen: Ohrmuschel, äuß. Gehörgang, **Sch.kette** (Trommelfell u. Gehörknöchelchen nebst Muskeln), ovales u. rundes Fenster, Peri- u. Endolymphe. – **Sch.block**: *otol* Verlust der Sch.funktion des Mittelohrs (Sch. komponente > 50 dB), z. B. bei Gehörgangsatresie, Oto-, Tympanosklerose, Adhäsivprozeß. Schallzufuhr zum Innenohr nur noch über ↑ Knochenleitung. – **Sch.komponente**: *otol* Differenz (in dB) zwischen den über Luft- u. den über Knochenleitung gemessenen Tonschwellenwerten als Parameter für den Mittelohranteil einer Schwerhörigkeit. Gegenstück: Schallempfindungskomponente (Hörverlust der Knochenleitung, entspricht dem Grad der Innenohrschwerhörigkeit). – **Sch.plastik**: op. Wiederherstg. der Schalleitung (bei noch ausreichender Innenohrleistung); z. B. als Stapedolyse, Krurotomie, Platin-, Stapedektomie, Tympanoplastik, Fensterungs-Op. – **Sch.schwerhörigkeit**: die »konduktive Schw.« infolge path. Veränderungen am Sch.apparat (einschl. Flüssigkeitsansammlung u. Druckdifferenz zwischen Mittelohr u. Gehörgang); i. e. S. mit der Mittelohrschwerhörigkeit identisch (↑ Sch.block). Im Audiogramm herabgesetzte Luftleitung bei normaler (für tiefe Töne sogar heraufgesetzter) Knochenleitung, Hörverlust bes. für die tiefen Töne (d. h. unt. Tongrenze erhöht); RINNE* Versuch auf der kranken Seite neg.; beim WEBER* Versuch Lateralisierung ins kranke Ohr. Ther.: Sch.plastik.

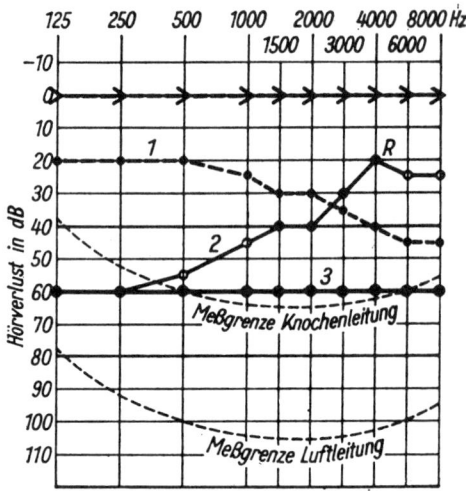

Audiogramm bei **Schalleitungsschwerhörigkeit**: 1 Dämpfungstyp; 2 elastische Versteifung; 3 Kombin. von 1 u. 2. – R = Resonanzpunkt.

Schallempfindungs|apparat: die Sinneszellen des ↑ CORTI* Organs, der Hörnerv. u. der ↑ schallperzipierende Apparat. – ↑ Sch.komponente: s. u. Schalleitungskomponente. – **Sch.schwerhörigkeit**: ↑ Innenohrschwerhörigkeit.

Schall|kopf: der Impulsgeber des Ultraschall-Geräts (bei Diagnostikgeräten meist mit Empfängerteil kombin. – **Sch.impedanz**: ↑ Schallwiderstand.

Schall|pegel: der 20fache Zehnerlogarithmus des Verhältnisses zweier Sch.drücke

$$\Lambda = 20 \log_{10} \frac{P_i}{P_0},$$

angegeben in dB; entspricht für Sch.messungen mit Bezugsdruck $P_0 = 2 \cdot 10^{-4}$ μbar der Hörschwelle (s. a. Lärmmessung, Phon). Als VDI-Richtwert gelten 90 dB (A), die als jahrelange Lärmeinwirkung gehörschädigend wirken können. – **sch.perzipierender Apparat**: der akust. Kortex (nebst Assoziationsbahnen) als der für Perzeption u. Apperzeption des Schalls zuständ. Teil des Sch.empfindungsapparates. – **Sch.protektion (Wullstein*)**: in der hörverbessernden Chirurgie die op. Abschirmung des runden Fensters gegen Sch.wellen durch Lappenplastik (Tympanoplastik Typ IV), um bei fehlender Sch.leitungskette eine bessere – für bd. Fenster differierende – Energieübertragung auf die Perilymphe zu erreichen.

Schallreflex: durch akust. Reiz ausgelöste reflektor. Kopfwendung, Zusammenzucken, Abwehr etc.

Schall|schädigung: ⁄ Lärmschädigung. – **Sch.-schnelle**: s. u. Sch.widerstand. – **Sch.sonde**: Diagnostikgerät zur dir. Übertragung von Sch.schwingungen auf Teile des Sch.leitungsapparates (z. B. Steigbügelkopf); n. POHLMANN, THULLEN, ZÖLLNER (elektroakust.) u. a. – **Sch.stärke, -intensität**: die in der Zeiteinh. durch eine zur Ausbreitungsrichtung senkrechte Einheitsfläche strömende Sch.energie

$$J = 2\pi^2 \cdot \rho \cdot \upsilon \cdot \nu^2 \cdot A^2$$

(ρ Dichte des Mediums, υ Sch.geschwindigkeit, ν Sch.frequenz, A = Sch.amplitude). Im max. Empfindlichkeitsbereich (ca. 2 000 Hz) sind 10^{-16} W/cm^{-2} gerade noch wahrnehmbar, 10^{-4} W/cm^{-2} gerade noch erträglich. – **Sch.strahlungsdruck**: s. u. Schalldruck.

Schall|transportorgan: s. u. Reizverteilungsorgan; s. a. Sch.leitungsapparat. – **Sch.trauma**: ⁄ Lärmschädigung, -syndrom. – **Sch.wechsel**: *pulmon* ⁄ BIERMER* Zeichen. – **Sch.widerstand**, Impedanz: analog dem OHM* Gesetz gebildeter Quotient aus Sch.druck P u. Sch.schnelle U:

$$U: \frac{P}{U} = \varrho \cdot v$$

(ρ Dichte des Mediums, v Schallgeschwindigkeit). Einheit: akustisches Ohm (= 1 cm^2 · g · sec^{-1} bzw. 1 µbar · sec/cm).

Schaltenbrand* (GEORGES SCH., geb. 1897, Neurologe, Würzburg) **Reflex**: ⁄ Sprungbereitschaft. – **Sch.* Syndrom**: ⁄ FRIEDMANN* Syndrom.

Schalt|kern: Nervenkern aus ⁄ Assoziationszellen. – **Sch.knochen**: akzessor. Knochen oder path. Verknöcherung (meist Diskus- bzw. Kapselverknöcherung); i. e. S. die ⁄ Ossa suturarum. – **Sch.knorpel**: ⁄ Discus, Meniscus articularis. – **Sch.lamellen**: im lamellären Knochen ohne Beziehung zu Blutgefäßen zwischen Osteonen unregelmäßig angeordnete Lamellen. – **Sch.neuron**: ⁄ Assoziationszelle, Interneuron.

Schalt|stück: *histol* 1) der an das Endstück anschließende sehr dünne Abschnitt des Ausführungsgangsystems der großen Speicheldrüsen (Pankreas, Parotis); mit platten bis kub., einschicht. Epithel. – 2) alte Bez. für den Tubulus contortus II der Niere (⁄ Abb. »Tubulusfunktionen«); berührt mit seinem kernreichen Abschnitt (Macula densa) den Gefäßpol des zugehör. Glomerulus. – **Sch.tag**: *diät* in die Normalkost bzw. Diät eingeschalteter »Karenztag« mit kalorisch stark reduzierter Kost (bei reichl. Mineralstoff- u. Vitaminzufuhr), z. B. als Obst-, Saftfasttag. Bewirkt v. a. Umstellung bzw. Entlastung des Stoffwechsels.

Schaltvenen: 1) BAUMGARTEN* Sch.: in den – im Lig. teres hepatis gelegenen – Stumpf der V. umbilic. einmündende Vv. paraumbilicales. – 2) Sch. der Leber: ⁄ Venae sublobulares.

Schaltzelle: 1) ⁄ Assoziationszelle, Interneuron. – 2) Nierenzellen mit fein gekörntem Protoplasma, zahlreichen Mitochondrien u. zack. Fortsätzen zwischen den Epithelzellen der Sammelrohre (bes. distal).

Schamaun* Operation: intrahepat., laterolat. biliodigestive Anastomose zwischen einem – cholangiographisch lokalisierten u. durch kleine Keilresektion der Leber dargestellten – intrahepat. Gallengang u. einer Y-förm. ausgeschalteten Jejunumschlinge.

Schambändchen: ⁄ Frenulum labiorum pudendi.

Schambein: ⁄ Os pubis. – **Sch.höcker**: ⁄ Tuberculum pubicum. – **Sch.schnitt, -spaltung**: ⁄ Hebeosteotomie. – **Sch.sehnenreflex**: (PURVES STEWART 1937) durch Schlag gegen das Os pubis ausgelöster ⁄ Bauchdeckenreflex. – **Sch.winkel**: ⁄ Angulus subpubicus.

Schamberg* Dermatose (JAY FRANK SCH., 1870-1934, Dermatologe, Philadelphia): 1) Acarodermatitis urticarioides. – 2) SCH.* Krankh.: (1901) »progress. Pigmentdermatose« mit braunroten, nicht erhabenen, aus kleinsten Punktblutungen konfluierten Flecken an den Unterschenkeln; Form der hyperg. Purpura pigmentosa progress., meist infolge Vaskulitis u. Hämosiderinspeicherung nach Einnahme von Adalin.

Scham|berg: ⁄ Mons pubis. – **Sch.bogen**: ⁄ Arcus pubis. – **Sch.fuge**: ⁄ Symphysis pubica. – **Sch.fugenreflex**: ⁄ BRUDZINSKY* Symphysenzeichen, Genitoabdominalreflex. – **Sch.gegend**: ⁄ Regio pubica.

Scham|haare, Pubes s. Crines pubis: mehr isoliert stehende kräft., gekräuselte Terminalhaare am Mons pubis u. äuß. Genitale, in deren Haarfollikel oft apokrine Drüsen einmünden. Sch.behaarung bei ♀ nach oben horizontal begrenzt, bei ♂ in die Bauchbehaarung übergehend. – **Sch.hügel**: ⁄ Mons pubis.

Scham|laus: ⁄ Phthirus pubis. – **Sch.lippe**: ⁄ Labium majus bzw. minus pudendi. – **Sch.spalte**: ⁄ Rima pudendi.

Schanker: prim. Geschwür; z. B. der **harte Sch.** (= Ulcus durum = HUNTER*-RICORD* Sch. = syphilit. Primäraffekt; bei nekrot. Zerfall u. peripherem Fortschreiten mit Bildung einer austernschalenart. Kruste als »**phagedän. Sch.**«), der **weiche Sch.** (Primärläsion als Ulcus molle (= NISBET* Sch.), der **lymphogranulomatöse Sch.** (= Lymphopathia venerea), der **tuberkulöse Sch.** (geschwür. Primärherd an Haut oder Schleimhaut).

schankriform, chancriformis: schankerartig. – **schankrös**: mit Schanker behaftet, durch Sch. bedingt.

Schanz* (ALFRED SCH., 1868-1931, Orthopäde, Dresden) **Schraube**: rostfreie Stahlschraube (⌀ 4 mm) zur Fixation nach subtrochantärer tiefer Keilosteotomie (als Teil der **Sch.* Op.**, einer modifiz. BAEYER*-LORENZ* Bifurkations-Op. mit breiterer Abstützung). – **Sch.* Krankheit**: 1) ⁄ SCHEUERMANN* Krankh. – 2) tramat. ⁄ Achillotendinitis. – **Sch.* Methode**: geschlossene Reposition des luxierten Hüftkopfes über den hint. Pfannenrand. – **Sch.* Verband**: 1) »Halskrawatte« aus mehreren, mit Binden (zuletzt Gipsbinde) fixierten Wattelagen; zur Entlastung u. Ruhigstellung der HWS nach Trauma, bei Osteochondrose. – 2) fester Heftpflasterverband mit Betonung des Fußgewölbes bei Plattfuß u. nach Mittelfußfraktur.

Schapiro* Zeichen (HEINRICH SCH., 1852-1901, Internist, Petersburg): Fehlen der rel. Bradykardie in Ruhelage als Hinweis auf Myokardschaden.

Scharbock: ⁄ Skorbut.

Schardinger* Dextrine: s. u. Dextrin. – **Sch.* Enzym**: (1902) ⁄ Xanthin-Oxidase. – **Sch.* Probe**:

scharf

Milcherhitzungsnachweis anhand des Nichtentfärbens von Formaldehyd-halt. Methylenblau-Lsg.

scharf: *chir* **1)** mit Schneide, Spitze oder Zähnchen versehen (z. B. Pinzette). – **2)** durch Schneiden (mit Messer oder Schere) vorgehend. Als **Sch.diathermie** oder **Sch.schnitt** die ↑ Elektrotomie. – Gegenteil: stumpf.

Scharfer* Reflex: ↑ GORDON* Reflex (4).

Scharfstoffe: *pharmak* ↑ Acria.

Scharlach: **1)** *chem* Rubrum scarlatinum: fettlösl. (»Biebricher Sch.«; z. B. für Fettfärbung) oder wasserlösl. Azofarbstoff, z. B. »Sch. GN«, Lebensmittelfarbstoff E 125. – **2)** *path* Scarlatina: akute, v. a. in der kalten Jahreszeit vork. Infektionskrankh. v. a. des Kindesalters (selten jenseits 40 Lj.) durch β-hämolysierende Streptokokken der Gruppe A (selten C; ↑ Str. pyogenes). Ansteckung: Tröpfchen-, Kontakt-, evtl. auch Nahrungsmittelinfektion über Rachenring, Haut- u. Schleimhautverletzungen (Wund-Sch., z. B. als **puerperaler Sch.**); wichtigste Infektionsquellen: klinisch gesunde Keimträger u. Krankenhaus-Entlassene (»Heimkehrfälle«). Nach Inkubation von 2–8 (3–5) Tg. die Invasionsphase mit fieberhafter Lokalerkr. (im allg. als Angina scarlatinosa: tiefrote Rachenschleimhaut, geschwollene Gaumenmandeln mit lakunären Belägen, »Himbeerzunge«, regionär LK-Schwellung, häufig initial Schüttelfrost, Erbrechen, Schluckschmerzen; 1–4 Tg. später die Eruptionsphase mit dem charakterist. **Sch.exanthem** (nicht juckende, dicht stehende, hirsekorn- bis stecknadelkopfgroße, intensiv himbeer- bis flammend purpurrote Flecken mit Rauhigkeit der Haut, evtl. als »**Sch.friesel**« = **Scarlatina miliaris s. varioloides**; bei tox. Form infolge Vasomotorenlähmung livid: »**blauer Sch.**«) am ganzen Körper, v. a. an Stamm u. Schenkeldreieck, bei typ. Freibleiben des Kinn-Munddreiecks (= periorale Blässe der Scarlatinosa«), ferner Enanthem, Mundwinkelrhagaden, Schwellung der Hals-LK; danach Reinigung der anfangs grau-weiß belegten Zunge, die dadurch deutlicher zur »Erdbeerzunge« wird; Ende der 2. Wo. kleieförm., an Handinnen- u. Fußsohlenflächen groblamellöse Hautschuppung (evtl. mit Spätexanthem) u. FEER* Nagellinien. Als Frühkomplikationen: Otitis media, Lymphadenitis colli, **Sch.typhoid**, frühes Rezidiv bzw. heterotyp. Neuinfektion, Zweitkrankht. (v. a. Di, Varizellen, Masern); 3–4 Wo. nach sympt. freiem Intervall evtl. 2. Erkr. (z. B. infolge ungenügender AK-Bildung bei Penizillin-Frühbehandlung), entweder als Rezidiv des Initialkomplexes oder als Spätkomplikation (Rheumatoid, Endokarditis, Myokarditis, interstitielle Nephritis, hämorrhag. Glomerulonephritis, Purpura, evtl. mit Hautnekrosen). – Diagnose: RUMPEL*-LEEDE* Phänomen, DICK* Reaktion, SCHULTZ*-CHARLTON* Auslöschphänomen, neutrophile Leukozytose mit Linksverschiebung u. Eosinophilie, leicht erhöhte Bilirubinwerte, Urobilinogenurie, pos. Diazoreaktion, Subikterus, weißer Dermographismus, Streptokokken im Rachenabstrich, pos. Antistreptolysintest. – Ther.: symptomatisch u. Penizillin (dann Isolierung nur bis zum 1. neg. Rachenabstrich). Durch Erkr. erworbene Immunität im allg. gut, bei Frühbehandlg. etwas vermindert. – Anzeigepflicht für Erkr. u. Todesfälle. – Als bes. Formen: **Scarlatina angiosa** FOTHERGILL (mit bes. heft. Rachensympt.), **Sc. fulminans s.**

septica (maligne, tox. Form mit plötzl. Hyperpyrexie, Erbrechen, Durchfällen, Krämpfen, Delirien, Haut-Schleimhautblutungen, evtl. ohne vorhergeh. Exanthem; bei sept. Form nekrotisierende Angina, Bakteriämie, Metastasen; tox. Herzschädigung mit extremer Tachykardie u. Arrhythmie, Kreislauf-Kollaps, evtl. Exitus), **Sc. gastrica** (mit gastrointestinalen Komplikationen), **Sc. levis s. levigata s. mitigata** (»ambulator Scharlach«), »**Scarlatinella**« (geringe Angina, flücht. Exanthem, diskretes Enanthem; evtl. Komplikationen), **Sc. levissima** (nur aus Umgebungserkrn. diagnostizierbar), **Sc. papulosa** (knötchenförm. Effloreszenzen an Haarfollikeln), **Sc. petechialis s. haemorrhagica** (Haut- u. Schleimhautblutungen bis zur Purpura fulminans), **Sc. pruriginosa s. urticata** (papulös, juckend, evtl. als Sc. variegata), **Sc. puerperalis** (im Bereich der traumatisierten Geburtswege), **Sc. rheumatica** (mit anschl. Rheumatoid; aber auch Bez. für Dengue-Fieber), **Sc. sine angina** (z. B. Wund-, Verbrennungs-Sch.), **Sc. sine exanthemate s. eruptione = Sc. latens s. mitigata** (ohne Exanthem; Rachenabstrich pos.; Schuppung), **Sc. traumatica** (= Wundscharlach), **Sc. typhosa** (mit Bewußtseinsstörung, Verwirrtheit), **Sc. urticata s. variegata** (mit atyp. z. B. morbilliformem oder polymorphem Exanthem).

Scharlach|angina: s. u. Scharlach (2). – **Sch.diphteroid**: ↑ Diphteria scarlatinosa. – **Scharlachrot**: Scharlach (1).

Scharlach|serum: von immunisierten Pferden stammendes antitox. Serum zur Ther. des tox. Scharlachs u. zur Durchführung des Auslöschphänomens. – **Sch.toxin**: in der Kultur von hämolyt. A-Streptokokken nachgewiesenes hitzestabiles Toxin bzw. Toxallergen (ätiol. Faktor des Scharlachs?); diagnostisch verwendet im DICK* Test. – **Sch.zunge**: ↑ Erdbeerzunge; s. a. Scharlach.

Scharnier|bruch: die ganze Schädelbasis durchsetzende klaffende Fraktur, meist quer durch Sella u. Felsenbein. – **Sch.gelenk**: *anat* ↑ Ginglymus. – **Sch.leber**: *path* ↑ Kippleber.

Scharpie: *pharm* ↑ Charpie.

Schartenspuren: *forens* typ., eine Identifizierung des Tatwerkzeuges ermöglichende Knochendefekte.

Schatten: *röntg* der stark geschwärzte Bereich eines Filmnegativs; s. a. Verschattung. – *ophth* ↑ entopt. Erscheinungen. – *hämat* ↑ Blutkörperchenschatten. – *bakt* ↑ Ghosts.

Schatten|aussparung: *röntg* ↑ Füllungsdefekt. – **Sch.effekt**: die durch eine Mittelelektrode bedingte Beeinflussung der Anzeige einer Ionisationskammer. – **Sch.probe, -test**: *ophth* ↑ Skiaskopie. – **Sch.schreibung**: Registrierung von Meßgrößen durch Abbildg. des »Zeigers« (z. B. Metallsaite des EINTHOVEN* Galvanometers) als Sch.bild auf fortlaufend bewegtem photosensiblem Material; vgl. Lichtpunktbeschreibung.

Schatz* (CHRISTIAN FRIEDR. SCH., 1841–1920, Gynäkologe, Rostock) **Operation**: Hebung des Uterus durch Kürzen der Ligg. rotunda. – **Sch.* Pessar**: (1877) »Trichterpessar« zur Ther. der Incontinentia urinae bei leichtem Vaginalprolaps. – **Sch.*-Hoehne* Dilatator** (OTTMAR H.): Zervixdilatator mit mehreren Branchen.

Schatzki* Ring (RICHARD SCH., geb. 1901, Röntgenologe, Boston): (1953) ringförm. Einengung am Übergang der Ösophagus- in die Magenschleimhaut bei ösophagogastr. Hiatushernie; Folge der chron. Refluxösophagitis (Zerreißen der Muscularis mucosae, lymphozytäre Infiltration, Gefäßneubildung u. narb. Fibrose). Bei Restlumen < 12 mm Ø häufig Dysphagie (= **Sch.*-Garry* Syndrom**).

Schau|alter: *päd psych*. Entwicklungsphase (Differenzierung der höheren Sinne) des Säuglings (um 2. Mon.): kognitive Regungen, manifestiert v. a. durch richt. Einstellen der Augen u. Lächeln beim Anblick bekannter Personen. – **Sch.anfall**: *neurol* ↑ Blickkrampf.

Schaudinn* Spirochäte (FRITZ RICH. SCH., 1871–1909, Zoologe, Berlin, Hamburg): ↑ Treponema pallidum.

Schaufensterbeine, -krankheit: ↑ Claudicatio intermittens (mit Zwang zum Stehenbleiben u. Schaufenster ansehen).

Schaukel|bett: die sogen. dän. Wippe (für ↑ EVE* Kippbeatmung). – **Sch.bewegung des Zwerchfells**: ↑ KIENBÖCK* Zeichen. – **Sch.bruch**: bruchsackloser ↑ Gleitbruch. – **Sch.diät**: Kostform, bei der einige Tage stark säuernde (Getreideprodukte, Käse, Fleisch, Leber, Nüsse etc.), danach ebensolange alkalisierende Speisen (Kartoffeln, Kraut, Äpfel, Birnen, Milch etc.) gegeben werden; z. B. bei Harnwegsinfektion, azidot. Zuständen.

Schaukel|einlauf: »Hebe-Senk-Einlauf« (↑ Hebereinlauf). – **Sch.fuß**: *orthop* Form des ↑ Knick-Plattfußes. – **Sch.medikation**: alternierende Anw. pH-beeinflussender Pharmaka zur Unterstützung einer Sch.diät. – Ferner die der Resistenzentwicklung entgegenwirkende langzeitig-alternierende Anw. von jeweils nur einer Antibiotika-Gruppe. – **Sch.nystagmus**: vertikaler N. mit entgegengesetztem Ausschlag der Augen. – Als Übergangsform der dissoziierte ↑ Nystagmus mit ungleichen Schwingungsbahnen beider Augen.

Schaukel|schmerz: *angiol* ↑ DUCUING* Zeichen. – **Sch.therapie**: 1) ↑ Sch.diät, Sch.medikation. – 2) Schaukeln im Sch.stuhl als Phlebitisprophylaxe in der Rekonvaleszenz. – **Sch.zeichen**: *ophth* s. u. WARTENBERG*.

Schau|krampf: *neurol* ↑ Blickkrampf. – **Sch.lust**: *psych* ↑ Voyeurismus.

Schaum: kolloidales System mit oberflächenakt. Flüssigkeit als Dispergens u. Gas als disperser Phase. Als **fester Sch.** (»Sch.stoff«) z. B. Sch.gummi (aus Latex), -glas, -kunststoff.

Schaumann* Körper(chen) (JÖRGEN NILSEN SCH., 1879–1953, Dermatologe, Stockholm): (SCHÜPPEL 1871; SCHA. 1917) rundl., lamellär geschichtete, in UR-Licht gut erkennbare Einschlußkörper (8–300 µm parazentral in LANGHANS* Riesenzellen; nach Zelluntergang auch frei im Gewebe); darstellbar mit Hämatoxylin-Eosin-, VAN GIESON* (blau) bzw. GIEMSA* Färbung (grünl.). Genese unklar; Vork. bei BOECK* Sarkoidose, Tbk, WHIPPLE* Syndrom, Silikose u. a.

Schaum|bad: Vollbad, hergestellt durch Einblasen von Luft (Sprudelanlage) in heißes (60°), mit sch.erzeugendem Extrakt versetztes Wasser (dessen Spiegel unterhalb eines hölzernen Sitzrostes liegt). Bewirkt Hyperthermie ohne hydrostat. Effekt. – **Sch.organ**: postmortal infolge Fäulnis durch gasbildende Erreger schaumartig verändertes Körperorgan, z. B. **Sch.leber** (Emphysema hepatis). – **Sch.oxygenator**, bubble oxygenator: Dispersions-O. nach dem Prinzip der Oberflächenvergrößerung durch Sch.bildung (Einblasen von O_2 in das in einem Steigrohr sich sammelnde venöse Blut) arbeitender ↑ Oxygenator. Wegen Gefahr der Mikrogasembolie anschließ. Entschaumung des Blutes erforderlich.

Schaum|pilz: *forens* aus Luft, eiweißhalt. Sekret u. – bei Ertrinkungstod – Wasser bestehendes Schaumgebilde vor Mund u. Nase (nach einiger Zeit krümelig eintrocknend) als Zeichen einer vitalen Reaktion auf eine Störung von Atmung u. Gasaustausch; z. B. bei Lungenödem (rosig), nach Erwürgen, Ertrinken. – **Sch.probe**: *forens* Blutnachweis anhand der weißl. Schaumbildung (Oxydasereaktion) nach Aufbringen von H_2O_2.

Schaum|verödung: *angiol* ↑ Air-block-Technik. – **Sch.virus**: ↑ Minia-Virus. – **Sch.zelle**: (VIRCHOW) große phagozytäre, Bktn.haufen u. Lipoidtröpfchen enthaltende Zelle in lepröesen Granulationsgeschwülsten, aber auch bei HAND*-SCHÜLLER*-CHRISTIAN*, NIEMANN*-PICK*-WHIPPLE* Krankh., nach antibiot. Therapie (z. B. gehäuft als Befund bei der chron.-proliferativen, z. T. interstitiellen **Sch.zellenpneumonie**).

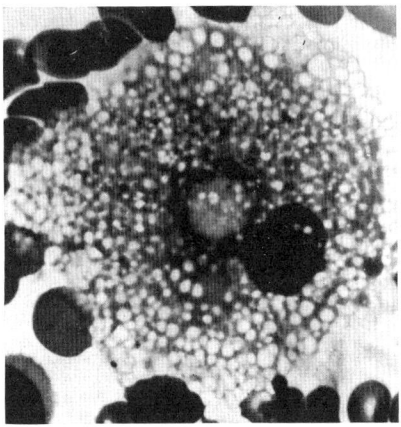

Typische **Schaumzelle** (Cholesterinspeicherung) im Knochenmark bei HAND*-SCHÜLLER*-CHRISTIAN* Krankheit.

Schauta* Operation (FRIEDRICH SCH., 1848–1919, Gynäkologe, Innsbruck, Prag, Wien): 1) SCH.*-STOECKEL* Op., SCHUCHARDT*-SCH.* Op.: vaginale Uterus-Totalexstirpation; von ALFRED I. AMREICH modifiziert u. erweitert. – 2) SCH.*-WERTHEIM* (-WATKINS*) Op.: Interpositio uteri vesicovagin. bei Uterusprolaps.

Scheck|ekzem: durch allergene Chemikalien in sogen. »Sicherheits«-Bankschecks (bei denen die Anw. von Tintenentfernern das Wort »ungültig« sichtbar werden läßt) ausgelöstes Ekzem. – **Sch.haut**: *derm* ↑ Vitiligo (als scheckige Haut).

Schede* (FRANZ SCH., 1882–1976, Orthopäde, München, Leipzig, Oldenburg) **Liegebrett**: mit Löchern u. einstellbaren Gurten u. Pelotten versehenes Brett für die redressierende Skoliosebehandlung. – **Sch.* Osteotomie**: ↑ Krückstockosteotomie. – **Sch.* Rad**:

Schede* Suspension

Laufrad mit breitem Sitz zur Nachbehandlung der bds. angeb. Hüftluxation; gestattet die Bewegung des Hüftgelenks ohne Belastung u. vermeidet durch seitl. Sicherung die Adduktion u. stärkere Flexion. – **Sch.* Suspension**: vertikale Extensionsbehandlung des Oberschenkelschaftbruchs beim Kleinkind; Zugansatz an fußsohlenparallelem Holzbrettchen, das in einen an Außen- u. Innenseite des Unterschenkels befestigten, den Fuß einschl. Knöchel steigbügelartig umfassenden Heftpflasterstreifen eingeklebt ist. – Von SCH.* ferner Op.techniken bei Fußdeformitäten.

Schede* (MAX SCH., 1844–1902, Chirurg, Bonn) **Operation**: 1) bei Restempyem mit adhäsiver Pleuritis Thorako-Pleurektomie (Brustwandresektion unter Erhaltung der Haut). – 2) bei Empyem-Resthöhle intrapleurale Thorakoplastik durch Entfernen der entsprech. Rippen u. Fixierung des Haut-Muskellappens an die viszerale Pleura. – 3) multiple perkutane Umstechung von Unterschenkelvarizen. – **Sch.* Schwebe**: Vorrichtung (Gurte, z. T. gefedert, an Gittergestell befestigt) zur schwerelosen Aufhängung des Körpers oder von Körperteilen über einem Behandlungstisch für die Durchführung passiver u. akt. Übungen bei schweren Lähmungszuständen (z. B. nach Poliomyelitis, Querschnittslähmung) u. zur Nachbehandlung nach Bandscheiben-Op.

Scheele* Operation (KARL SCH., 1884–1966, Urologe, Halle/Salle, Frankfurt/M.), Dünndarm-Ringplastik: (1933) plast. Erweiterung einer – v. a. tbk. – Schrumpfblase durch ein ausgeschaltetes, mit der Blase im Scheitelbereich vereinigtes Ileumsegment; meist kombin. mit Dekortikation n. COUVELAIRE. Anw. auch bei nervaler Blasenstörung.

Scheer* Reaktion: (1919) serol. Syphilisreaktion mit physiol. NaCl-Lsg., inaktiviertem Serum u. SACHS*-GEORGI*-AG-Verdünnung; nach Belassen in Leukozytenpipette (2 Stdn., 37°) u. dann in geschlossenem Blockschälchen (20 Stdn., Zimmertemp.) Lupenablesung.

van der Scheer* Krankheit (ALLARD V. D. SCH., 1864–1938, niederländ. Tropenarzt): ↑ Dengue-Fieber.

Scheibe* Symptom (ARNO SCH., geb. 1864, Otologe, München, Erlangen): bei Extraduralabszeß das Sistieren des klopfenden Schmerzes als Hinweis auf Durchbruch in die Schädelhöhle.

Scheiben|keratitis: ↑ Keratitis disciformis. – **Sch.meniskus**, Meniscus disciformis: als runde, an der Oberfläche unregelmäß. Knorpelscheibe mißgebildeter (meist lat.) Kniegelenksmeniskus; klin.: gestörte Gelenkfunktion mit typ. »Schnellen« oder »Schnappen«; selten Einklemmung.

Scheibenoxygenator: in Form eines viele parallele Stahlplatten u. ein zentrales Rohrgestänge (für Blutzu- u. -ableitung sowie O_2-Zufuhr) enthaltenden Stahlzylinders, in dem das aus den Hohlvenen abgeleitete venöse Blut, der Schwerkraft folgend, absinkt, von den rotierenden Scheiben zu einem Film ausgezogen u. mit O_2 beladen wird, um dann durch Rollenpumpen in die iliakalen Gefäße (unter Passage eines Wärmeregulators u. eines Filters) befördert zu werden.

Scheiben|rose: ↑ Erythema exsudativum multiforme. – **Sch.zelle**: hämat ↑ Leptozyt; vgl. Targetzelle (»Schießscheibenzelle«).

Scheibler* Reagens: Alkaloide u. Eiweiß-fällende Lsg., hergestellt durch Kochen von Na-wolframat mit 85%ig. Phosphorsäure u. Wasser am Rückflußkühler.

Scheide: ↑ Vagina; i. e. S. die weibl. Scheide (= Va. muliebris; s. a. Kolpo..., Vaginal...). – **künstl.Sch.**: gyn bei Aplasie plastisch hergestellte kopulationsfäh. Vagina (v. a. als Sigma- u. Derma-, seltener als Rektum-, Dickdarm-, Dünndarm-, Eihaut-Sch.).

Scheidegger* Mikromethode: (J. J. SCH., 1955) qual. Objektträger-Immunoelektrophorese (Doppeldiffusion der durch Zonenelektrophorese aufgetrennten AG u. des Immunserums); v. a. zur Bestg. der Zahl der präzipitierenden Systeme u. der elektrophoret. Mobilität der AG geeignet.

	Histologie	Zytologie
	Stratum corneum („Superfizialschicht")	Superfizialzellen
	„Verformungs-" oder „Verdichtungszone"	
	Strat. spinosum superf. („Intermediärschicht")	Intermediärzellen
	Strat. spinosum prof. („Parabasalschicht")	Parabasalzellen
	Stratum cylindricum („Basalschicht")	Basalzellen

Scheidenabstrich: Schichten u. Zellen des Vaginalepithels.

Scheiden|abstrich: gyn der Vagina mittels Öse, Stäbchen oder Spatel entnommener Abstrich zur Gewinnung von Zellmaterial für zytohormonale Funktionsdiagnostik, für Krebs-Fährtensuche (besser von Zervixkanal oder Portiooberfläche), zur Beurteilung der Scheidenflora bei Infektion. – **Sch.adventitia**, Membrana externa vaginae: das dichte kollagene Bindegewebe um die weibl. Scheide (diese an Harnblase, Harnröhre u. Enddarm fixierend). – **Sch.aplasie**: Fehlen der weibl. Scheide als Hemmungsmißbildung (Ausbleiben des Durchbruchs der MÜLLER* Gänge in den Sinus urogenitalis). – **Sch.atresie**: Fehlen eines Vaginallumens; als angeb. – evtl. der Aplasie gleichwert. – Hemmungsmißbildung (v. a. oberes Drittel) infolge Ausbleibens der zentralen Zelleinschmelzung des MÜLLER* Ganges; oder aber sek. nach stenosierender u. nekrotisierender Entzündung. – **Sch.ausfluß**: ↑ Fluor vaginalis. – **Sch.bakterien**: s. u. Sch.flora.

Scheiden|-Dammfistel: im Dammbereich mündende Vaginalfistel; meist nach sek. Heilung einer Episiotomie oder eines Dammrisses. – **Sch.-Dammriß**: s. u. Dammriß. – **Sch.-Dammschnitt**: von der Vagina bis in den Damm reichende Inzision; als ↑ Episiotomie oder bei gyn. Op. (z. B. SCHUCHARDT* Schnitt = **Sch.-Beckenboden-Dammschnitt**); s. a. Kolpotomie. – **Sch.diaphragma**: gyn ↑ Diaphragmapessar.

Scheiden|eingang: ↑ Ostium vaginae. – **Sch.entzündung**: ↑ Kolpitis. – **Sch.epithel**: das mehrschicht., unverhornte Pflasterepithel der Vaginalschleimhaut; beim Neugeb. zunächst sehr hoch, bis zur Pubertät niedr., bei der Erwachsenen unter Hormoneinflüssen u. mechan. Belastungen wieder stärker, v. a. in den tiefen Schichten mit reichlich Glykogen; ↑ Abb. S. 2164. – **Sch.exstirpation**: ↑ Kolpektomie.

Scheiden|-Faust-Handgriff: *geburtsh* ↑ HAMILTON* Methode. – **Sch.fissur**: 1) angeb. Spaltbildung mit vollständ. oder teilw. Fehlen der Sch.hinterwand u. des Septum urethrovaginale, evtl. mit Urethraspalt. – 2) ↑ Sch.riß. – **Sch.fistel**: Mastdarm-, Blasen- oder Harnröhren-Sch.fistel als Folge der Druckwirkung eingepreßter Kindsteile, eines intrapartalen Einrisses oder einer örtl. Strahlenther.; s. a. Fistula rectovaginalis usw. – **Sch.fixation**: op. Fixierung der Vagina an das Sakrum oder Lig. sacrotuberosum bei Prolaps (im allg. nur bei Fehlen des Uterus). – **Sch.flora**: die weitgehend vom – ovarial gesteuerten – Glykogengehalt des Sch.epithels abhäng. natürl. Baktn.flora der Vagina: bis zur Pubertät (alkal. Milieu) überwiegend Staphylo- u. Streptokokken sowie koliforme u. diphtheroide Bazillen; mit Pubertätsbeginn (Glykogenablagerung auf der Vaginaloberfläche; saures Milieu) Lactobac. acidophilus (DÖDERLEIN* Baz.) als aerober Leitkeim. – **Sch.fortsatz**: ↑ Processus vaginalis peritonei.

Scheiden|gewölbe: ↑ Fornix vaginae. – **Sch.gonorrhö**: meist nur passagere (z. B. während der Gravidität, im Kindesalter) gonorrhoische Kolpitis.

Scheiden|kanal: ↑ Canalis vaginalis. – **Sch.katarrh**: verstärkte vaginale Transsudation während der Schwangerschaft oder im Zyklusablauf (»Desquamationskatarrh«). – **Sch.krampf**: ↑ Vaginismus.

Scheidenmykose: Ansiedlung pathogener Pilze in der Vagina; am häufigsten als Candidosis (oft nur diskrete Sympte., evtl. eitr. Ausfluß, Brennen, Jucken, Dysurie). Ferner Befall mit Leptothrix (evtl. nur harmloser Parasit; häufiger bei Schwangeren), Aspergillus fumigatus (Fluor, grauweiße, Knötchen), Hefen (v. a. bei hohem Glykogengehalt).

Scheiden|pessar: ↑ Pessar, Okklusiv-, Diaphragmapessar. – **Sch.plastik**: ↑ Kolpoplastik. – **Sch.prolaps**, Prolapsus vaginae: stärkster Grad der Scheidensenkung; Scheide vor der Vulva liegend, traktionsbedingte Kaudalverlagerung der Harnblase, meist auch des Uterus (↑ Zystozele, Uterusprolaps).

Scheiden|ring: ↑ Ringpessar; auch ↑ Diaphragmapessar (mit Metallring). – **Sch.riß**, Kolporrhexis: geburtstraum. Einriß der Vaginalschleimhaut, meist bei ausgedehntem ↑ Dammriß (bds. der Columna rugarum post.), auch bei Mißverhältnis zwischen vorliegendem Kindsteil u. Becken (quer im hinteren Sch.gewölbe; Mechanismus wie bei Uterusruptur). Ferner als Kohabitationsverletzung im Sch.eingang oder -gewölbe (evtl. perforierend).

Scheiden|schnitt: ↑ Kolpotomie; s. a. Kolpozöliotomie, Scheidendammschnitt. – **Sch.sekret**: ↑ Scheidentranssudat. – **Sch.senkung**: ↑ Descensus vaginae. – **Sch.septum**: ↑ Vagina septa u. subsepta. – **Sch.spekulum**: *gyn* Instrument (Glas, Hartgummi, Porzellan, Metall) zur Entfaltung der Vagina für Inspektion (einschl. Portio) u. kleine Eingriffe (bei größeren Op. auch als Sch.halter); spatelförmig (u. paarweise gebraucht, d. h. mit vord. u. hint. Blatt; gerade oder löffelförmig, evtl. S-förmig gekrümmt, mit winklig ansetzendem festem Stiel oder auswechselbarem Haltegriff, hint. Blatt evtl. durch Zuggewicht »selbsthaltend«); oder als selbsthaltendes Röhrenspekulum oder spreizbarer, evtl. schraubengesperrter »Entenschnabel« (n. COLLIN, CUSCO). – **Sch.spülung**: Einbringen von Flüssigkeiten mittels Ballonspritze oder Irrigator in die Vagina; zur Reinigung, Applikation gelöster Medikamente. – **Sch.stumpfrezidiv**: Tumorrezidiv am Vaginalstumpf nach Uterusexstirpation wegen (Kollum-)Ca.

Scheiden|tamponade: sehr fest (u. daher in Narkose) auszuführende T. bei vaginaler Blutung (Trauma oder postop.); wegen Gefahr der Keimaszension zeitlich zu begrenzen. – **Sch.transsudat**: das als sogen. »Vaginalsekret« der drüsenlosen Sch.wand entstammende Transsudat; normal nur in geringer Menge (vermehrt bei Orgasmus), mit Beimengung von Zervixsekret u. abgeschilferten Vaginalepithelien. Zusammensetzung zyklusabhängig; normalerweise DÖDERLEIN* Milchsäurebaktn. enthaltend (für physiol. Selbstreinigungsmechanismus); bei bakterieller Kolpitis, Sch.mykose oder Parasitenbefall evtl. beträchtlich vermehrt u. eitrig oder jauchig.

Scheidentumoren: *gyn* prim. u. sek. (z. B. fortschreit. Kollum-Ca., Fernmetastase) Neoplasmen der Vagina; gutartig v. a. Fibrome, Myome, Fibromyome, Adenome, Zysten der MÜLLER* Gänge (u. a. posttraumatisch u. bei Endometriose), bösartig Sarkom, Melanom, prim. Vaginal- (vielfach mit kraterförm. Ulkus, knotig oder exophytisch) u. Chorion-Ca.

Scheiden|verengung: 1) *path* ↑ Vaginalstenose. – 2) *chir* ↑ Kolpokleisis. – **Sch.vorfall**: ↑ Scheidenprolaps. – **Sch.vorhof**: ↑ Vestibulum vaginae; mit Glandulae vestibulares. – **Sch.zeichen**: als vaginale Schwangerschaftszeichen Weitstellung, livide Verfärbung (auch von Vulva u. Portio), samtart. Auflockerung der Mukosa.

Scheidewand: *anat* Septum. – **Sch.katheter**: *urol* K. mit intraluminaler Trennwand, i. e. S. der ↑ BOEMINGHAUS* Katheter.

Scheie* (HAROLD G. SCH., geb. 1909, Ophthalmologe, Pittsburgh) **Klassifikation**: (1953) graduelle Einteilung des Fundus hypertonicus nach dem Zustand der Netzhautgefäße u. dem Bestehen von Blutungen u. degenerat. Herden. – **Sch.* Syndrom**: s. u. ULLRICH*-SCHEIE*.

Schein...: s. a. Pseudo....

Schein|amenorrhö: durch Retention des Menstrualbluts (mit konsekut. Hämatometra bzw. -kolpos) vorgetäuschte A. bei Zervix- oder Vaginalatresie. – Ferner die Pseudoamenorrhö bei medikamentöser Kontrazeption. – **Sch.amnesie**: ↑ Paramnesie. – **Sch.anämie**: durch Blässe etc. vorgetäuschte Anämie, z. B. vasospast. ↑ Pseudoanämie. – **Sch.aneurysma**: ↑ Phantomaneurysma. – **Sch.arznei, -präparat**: ↑ Placebo. – **Sch.bekanntschaft**: *psych* ↑ Déjà-vu-Erlebnis.

Scheiner* Versuch (CHRISTOPHORUS SCH., 1575–1650, Pater, Naturforscher, Wien, Neisse): »Doppelblindversuch« zur Bestg. der Akkomodationsbreite, indem durch eine **Sch.* Blende** (zwei < 1 mm große Löcher im Abstand von 3–5 mm) ein senkrechter schwarzer Faden fixiert wird, der nur dann einfach erscheint, wenn der Kreuzungspunkt der durch bd. Blendenöffnungen ins Auge eintretenden Lichtbündel auf der Netzhaut, der Faden also im Nahpunkt liegt. –

Scheinfraktur

Auf diesem Versuch basiert ein von SCH. angegebenes Optometer zur Nah- u. Fernpunktbestimmung.

Schein|fraktur: *röntg* durch Projektion natürlicher Körperspalten etc. vorgetäuschte Frakturlinie. Klärung durch Aufnahme mit anderem Strahlengang. – **Sch.leitfähigkeit**: die Wärmeleitfähigkeit der durchbluteten Haut (im Unterschied zur konduktiven der undurchbluteten), die in Abhängigkeit von der Durchblutungsgröße erheblich schwankt (z. B. bei Vasokonstriktion absinkt).

Schein|myopie: ↑ Akkommodationskrampf. – **Sch.-progenie**: ↑ Brachygnathie. – **Sch.reduktion, -reposition**: *chir* ↑ Massenreposition.

Scheinschwangerschaft, Pseudokyesis: 1) eingebildete Schw.: psychogenes (v. a. bei prädisponierten Personen mit unerfülltem Kinderwunsch) »Syndrom der funktionellen ↑ Bauchauftreibung« mit Symptn. ähnl. wie bei Gravidität: Amenorrhö, Gewichtszunahme, Größenzunahme des Abdomens (Meteorismus, Bauchdeckenatonie), subj. Erscheinungen. – Ähnl. Symptomatik aber auch bei Hirntumor, Chorionepitheliom etc. – 2) Amenorrhö durch mehrmonat. Hormongaben zur Provokation eines ↑ Rebound-Effekts.

Schein|tätigkeit: *psych* period.-kurzzeit., einer best. berufl. Tätigkeit gleichende Aktivität bei Demenz (v. a. ALZHEIMER* Krankh.). – **Sch.tod**: komatöser Zustand mit Bewußtlosigkeit, Areflexie, Atonie u. scheinbarem Fehlen von Atmung u. Puls; beim Neugeb. – je nach Zyanose oder deren Fehlen – als **blauer** oder als **weißer Sch.tod** (= Asphyxia livida bzw. pallida) bezeichnet. Die bestehende minimale Ventilation u. Herztätigkeit (Puls bei seltenen Kammerkontraktionen oder Kammerflimmern nicht tastbar) reicht zur Aufrechterhaltung des Strukturumsatzes der Ganglienzellen aus, so daß bei Einsetzen spontaner oder künstl. Atmung (in Abhängigkeit von der Dauer der Überlebens- u. Wiederbelebungszeit) Restitutio möglich. – s. a. Anabiose.

Schein|zwitter: ↑ Pseudohermaphrodit. – **Sch.zylinder**: *urol* ↑ Zylindroid.

Scheitel: Vertex.

Scheitelbein: ↑ Os parietale. – **Sch.einstellung**: *geburtsh* ↑ Asynklitismus. – **Sch.lage, Scheitellage**: *geburtsh* die indifferente »Mittelscheitelhaltung« des kindl. Kopfes bei Eintritt ins kleine Becken, wobei die Mitte zwischen kleiner u. großer Fontanelle – mit dort. Kopfgeschwulst – führt (Abb. »Kopflagen«). Entwicklung erfolgt nach Modus der Deflexionshaltung (als deren geringster Grad).

Scheitelbrechwert: *ophth* opt. Brechkraft (in dpt) eines Brillenglases; bestimmbar mit **Sch.messer** (opt. System, in dessen Strahlengang das Glas eingebracht u. dessen Optik so lange verstellt wird, bis eine Testfigur scharf abgebildet wird; Wert auf Skala abzulesen).

Scheitel|hirn: ↑ Lobus parietalis; s. a. Parietalhirn…. – **Sch.höhe**: *anthrop* 1) die Körperlänge; 2) der **Sch.punkt** (↑ Vertex). – **Sch.lage**: *geburtsh* ↑ Sch.beinlage. – **Sch.lappen**: ↑ Lobus parietalis. – **Sch.naht**: ↑ Sutura sagittalis.

Scheitel-Steißbeinlänge: Abstand zwischen Scheitel u. Steiß; Parameter für das Alter des Embryo.

Scheitel|wert: *physik* ↑ Amplitude. – **Sch.wirbel**: der Wirbel am Scheitelpunkt einer WS-Krümmung (insbes. Skoliose); s. a. FERGUSON* Methode.

Schellacksteine: bei Politurtrinkern (Schreiner, Möbelpolierer, v. a. in Haftanstalten) durch Ausfällung u. Konglomeration gelöster Harze (Schellack, Kopa etc.) im Magen entstehende – bis faustgroße – Konkremente. – Schellack kann als Allergen wirken.

Schelley* Test: (1961) Allergie-Nachweis unt. Verw. eines Leukozyten-Konzentrats (Kaninchenblut), dessen Basophile (als Histaminträger) im mit Neutralrot gefärbten Ausstrich bei Zugabe von Probandenserum u. des fragl. AG durch AG-AK-Reaktion verändert bzw. zerstört werden. – **Sch.* Zeichen**: Sagokorn-ähnl. Eruptionen an Gaumen u. Lippen bei grippalem Infekt.

Schellong* Diagramm: (G. SCH. 1960) D. mit Lebensalter u. Serumbilirubinwerten als Indikationshilfe für Blutaustausch bei Hyperbilirubinämie des Neugeb. (Rh- u. AB0-Unverträglichkeit).

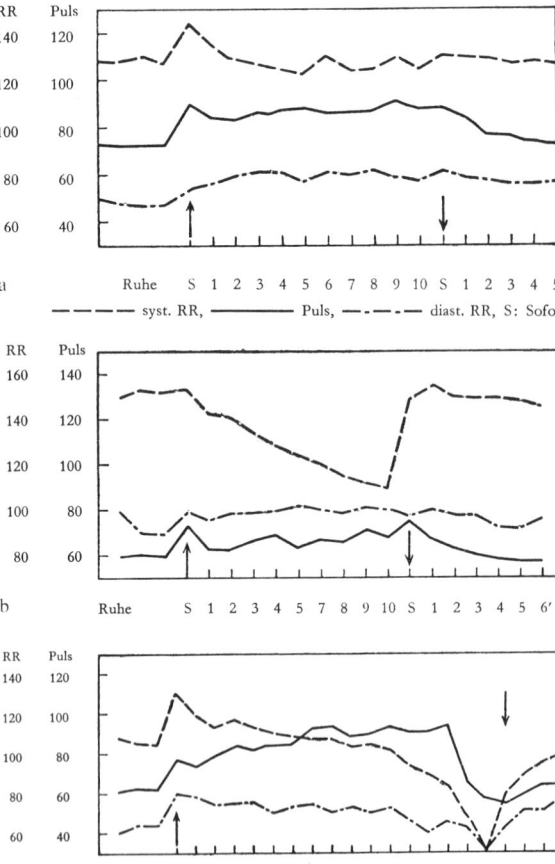

Schellong* Test I: a) normaler Kurvenverlauf; b) hypotone Regulationsstörung; c) hypodyname Regulationsstörung.

Schellong* Test: (FRIEDR. SCH., 1891–1953, Internist, Heidelberg, Prag, Münster): hämodynam. Funktionstest (z. B. zur DD einer ↑ Regulationsstörung) anhand der durch dosierte Belastung ausgelösten Puls- u. Blutdruckveränderung im Vgl. zu in Horizontallage (10 Min.) gewonnenen Mittelwerten. **Schellong I**: Stehbelastung (10 Min. in entspannter Haltung); beim

Gesunden leichte Pulsfrequenzzunahme bei anfangs gleichbleibenden oder passager leicht absinkenden systol. u. gleichbleibenden bzw. leicht ansteigenden diastol. Werten (max. 15 bzw. < 10 mm Hg); **Schellong II**: Treppensteigen (25 Stufen, 2mal auf u. ab); Anstieg des systol. RR (sofort, um 30–80 mm Hg) bei gleichbleibenden oder leicht absinkenden diastol. Werten, Zunahme der Pulsfrequenz um 20–30 (nicht über 100/Min.), der Atemfrequenz um 4–6; Normalisierung nach max. 2 Min. (im Liegen). Evtl. ergänzt durch Kontrolle des QRS-Verhaltens unter dosierter Belastung (= **Schellong III**; normal: deutl. QRS-Verkürzung). – s. a. Abb.

Schenck* Krankheit (BENJAMIN ROBINSON SCH., 1872–1920, amerik. Gynäkologe): Sporotrichose.

Schenkel: *anat* 1) ↑ Crus (s. a. Krural..., Femur..., Femoral(is)...); z. B. **Sch.arterie** (↑ Arteria femoralis), **Sch.band** (↑ Ligamentum inguinale), **Sch.beuge** (↑ Leistenbeuge), **Sch.dreieck** (↑ Trigonum femorale), **Sch.faszie** (↑ Fascia lata), **Sch.kopf** (↑ Caput femoris; s. a. Hüftkopf...), **Sch.nerv** (↑ Nervus femoralis), **Sch.ring** (↑ Anulus femoralis). – 2) *angiol* ↑ arterieller ↑ venöser Schenkel; s. a. Abb. »Niederdrucksystem«. – 3) *kard* ↑ TAWARA* Schenkel. – 4) der zu- oder abführende Teil einer Darmschlinge an GE, Anus praeter.

Schenkelblock: *kard* Verzögerung oder partielle bis vollständ. Hemmung der Erregungsleitung in einem der TAWARA* Schenkel des HIS* Bündels (↑ Rechts-, Links-Sch.), wobei der zugehör. Ventrikel indirekt über das Kammerseptum erregt wird (QRS > 0,11 Sek. verbreitert u. deformiert); s. a. Hemi-, trifaszikulärer Block. – **divergierender Sch.**: Links-Sch. im Extremitäten- u. gleichzeitig Rechts-Sch. im Brustwand-EKG; bei spitzennahem Septuminfarkt. – **doppelseit. Sch.**: Blockierung in bd. HIS* Schenkeln; im EKG totaler AV-Block u. tert. Kammerautomatie (die Erregungsleitung über vom TAWARA* Knoten oder HIS* Bündel abzweigende spezif. Muskelfasern in die Septummuskulatur: »hohe Verbindungen«). – **intermittierender Sch.**: kurzfrist. Auftreten eines Sch.bildes im EKG; meist pathol.

Schenkel|geschwulst, weiße: ↑ Phlegmasia alba. – **Sch.guß**: wie der Kniguß beginnende KNEIPP* Anw. (↑ Guß) mit Wasserstrahlführung bis zur Hüft- bzw. Leistengegend; als **erweiterter Sch.g.** (»Unterguß«) mit Applikation in Lenden- u. Bauchgegend. – **Sch.haken**, Steißhaken: *geburtsh* bei Beckenendlage (beim toten Kind) zu Beginn der Extraktion in die vord. Schenkelbeuge einzuführender Metallhaken.

Schenkelhals: *anat* ↑ Collum femoris; s. a. Coxa vara, valga. – **Sch.aufnahme**: *röntg* ↑ JOHANNSSON*, LAUENSTEIN* Aufnahme. – **Sch.bolzung**: Knochenspaneinführung in das koxale Femurende zur Anregung der Hüftkopfregeneration, z. B. bei PERTHES* Krkht., Pseudarthrose. – **Sch.fraktur**: die v. a. bei alten Menschen (Altersosteoporose) u. bevorzugt bei ♀♀ vork., oft durch nur kleines Trauma (u. den begleitenden heft. Beckengürtelmuskelzug) bewirkte Fraktur des Collum femoris; i. e. S. (bei ca. 10%) die in dessen zentralem u. mittl. intrakapsulärem Teil (= **med. bzw. intermediäre Sch.fraktur**); als extrakapsuläre die – evtl. bis an die Trochanteren reichende – **lat. Sch.fraktur**. Erstere als – oft eingekeilte – Abduktions- oder Valgusfraktur (Abduktions-, evtl. leichte Außenrotationsstellung, u. U. bei erhaltener – schmerzhafter – akt. Beweglichkeit) oder als Adduktions- oder Varusfraktur (klaffender Spalt, Trochanterhochstand mit Beinverkürzung, Außenrotation, Aufhebung der akt. u. pass. Beweglichkeit in Hüft- u. Kniegelenk); letztere mit ausgeprägterem Hämatom, Krepitation, Sympt. der ↑ Adduktionsfraktur. Komplikationen (z. T. Ther.-bedingt): troph. Störung im Kopffragment, Nagelbruch, Pneumonie, (Fett-)Embolie, Thrombose, Pseudarthrose. Ther.: konservativ a) Dauerextension (Nagelextension mit etwa 1/10 des Körpergew., zunächst an Tibiatuberosität, danach, den Knie-Bandapparat entlastend, an dist. Femur; evtl. nur Heftpflaster- oder Stülpazug); b) Brustkorb-Becken-Bein-Gips (WHITMAN); oder aber ↑ Sch.nagelung u./oder -verschraubung (Rö-Kontrolle).

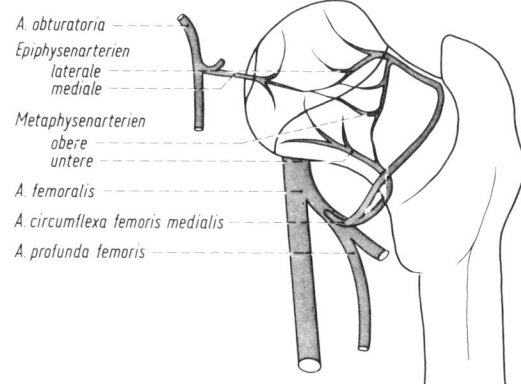

Gefäßversorgung des **Schenkelhalses** u. -kopfes.

Schenkelhals|nagelung: Nagelosteosynthese der ↑ Sch.fraktur. Meist als perkutane (»geschlossene«) extraartikuläre Sch.n (DELBET) über vorgetriebenen Führungsdraht (Rö.-Bildverstärker-Kontrolle, bei Aufnahmen JESCHKE* Drahtnetz) mit typ. **Sch.nagel** (z. B. ↑ SMITH-PETERSEN; evtl. kombin. mit Schaftplatte n. MCLAUGHLIN; ferner Laschengleitnagel n. PUGH, Schaftplattennagel n. JEWETT). Bei Pseudarthrose auch als offene Sch.n (subtrochantäre Keilosteotomie, Laschennagel); bei sogen. lat. Fraktur evtl. nicht nagelförm. Schrauben (DEYERLE) u. zugehör. Fixationsplatte. – **Sch.pseudarthrose**: Komplikation einer Sch.fraktur, oft als Folge gestörter Knochentrophik nach Gefäßläsion (evtl. mit Hüftkopfnekrose); unterschieden als straffe u. bewegl. Sch.pseudarthrose, Sch.nekrose, Sch.pseudarthrose mit Hüftkopfnekrose. Sympte.: Beinverkürzung, Trochanterhochstand, pos. TRENDELENBURG* Zeichen. Ther. operativ: ↑ Sch.nagelung, auch Doppelnagelung mit Arthrodese (= Schenkelhals-Beckennagelung, z. B. nach K. H. BAUER), PAUWELS* Umlagerungsosteotomie, Knochentransplantation, evtl. Hüftkopfexstirpation u. Einstellen des peripheren Fragments in die Pfanne (n. ALBEE, WHITMAN; COLONNA), Hüftgelenkplastik (mit Endoprothese). – **Sch.-Schaftwinkel**: *orthop* ↑ CD-Winkel.

Schenkel|hernie: ein oder beidseit. (re. > li.), durch die Lacuna vasorum (medial der V. femor.) in Richtung ROSENMÜLLER* Drüse unter der Lamina cribrosa im Sch.kanal vordringende Eingeweidehernie mit Bruchpforte, gebildet von Leistenband, horizontalem Schambeinast, Femoralgefäßscheide u. Lig. lacunare.

Schenkel|hernien-Syndrom

Ferner atyp. Formen (/ Hernia femoralis); oft kombin. mit Inguinalhernie. Rel. große Inkarzerationsneigung; bei latenter Hernie evtl. nur **Sch.hernien-Syndrom** durch Irritation des N. femoralis in der Lacuna musculorum: PSR-Abschwächung, Hyperalgesie (Rr. cutanei ant.), in den Oberschenkel ausstrahlender Schmerz, Druckschmerz in der Sch.beuge. – Ther.: Radikal-Op. mit kruralem (vom Oberschenkel her; z. B. FABRICIUS-v.FREY) oder inguinalem Vorgehen (z. B. LOTHEISEN-FÖDERL, ZIMMERMANN). – **Sch.hoden**: s. u. Hodenektopie.

Schenkelkopf / Caput femoris. – **Sch.prothese**: Endoprothese n. CHARNLEY, JUDET, THOMPSON, MOORE u. a.; evtl. nur Teil einer Totalendoprothese.

Schenkel|-Rumpfbeugungsphänomen: (BABINSKI 1897) bei Hemiplegie abnorme Mitbewegung der gelähmten Seite (Beugung des Rumpfes gegen das Becken, Anheben der Ferse) beim Versuch, sich aus der Rückenlage aufzurichten. Pyramidenbahnzeichen (fehlt bei schlaffer Lähmung). – **Sch.schall**: völlig gedämpfter (»leerer«), kurzer, hoher Klopfschall. – **Sch.sporn**: kompakte Knochenspange an der kaud. Spongiosa des Collum femoris.

Schepelmann* Zeichen (EMIL SCH., geb. 1879, Chirurg, Hamborn): (1911) Steigerung von Thoraxschmerzen bei Kopfneigen zur gesunden Seite (vermehrte Pleuraspannung) oder aber bei Liegen auf der kranken Seite (Kompression der Interkostalnerven) als DD-Hinweis auf Pleuritis bzw. Interkostalneuralgie.

Schepens* Operation: (1957) *ophthal* bei Netzhautablösung lamelläre Skleraresektion oder reihenförm. Diathermiekoagulationen u. Versenken eines – evtl. zirkulär um den Bulbus verlaufenden – Polyäthylenröhrchens in die so entstandene Delle.

Scherbak* Spekulum: mit einem Gewicht belastbares zweiteil. (Blatt + Griff mit Schraubschluß u. Öse), rinnenförm. hint. Scheidenspekulum.

Schere: *chir* Schneid- u. Einschneidinstrument, dessen 2 Messer durch Schraube, Stift oder Steckschluß vereinigt sind; gerade oder gebogen bzw. aufgebogen, spitz oder rund (»stumpf«) oder geknöpft endend. Zahlreiche Modelle, z. B. als Episiotomie- (kniegebogen, kurz, stumpf), Dura- (schlank, kurz, gerade, gebogen oder aufgebogen, geknöpft oder stumpf), Rippen- (Prinzip: Stanze, Hebel- bzw. Gartenschere, Guillotine), Ligatur- oder Faden- (gerade oder gebogen, spitz oder stumpf, z. T. mit spitzennaher Vertiefung in einer Schneide), Gips- (Prinzip: Gartenschere bzw. Stanze; kräftig [knie]gebogen, stumpf oder geknöpft, teils mit gezahnter Schneide; ziehender Schnitt; Rücken z. T. durch sogen. Führungsschuh verstärkt; z. T. mit Übersetzung), Verband- u. Verbandstoff-Sch. (stumpf oder stumpf/geknöpft; gerade, [knie]gebogen, z. T. mit gezahnter Schneide); auch Spezialausführungen (z. B. flexibel für Endoskopie).

Scheren|biß: scherenart. Aneinandervorbeibeißen von oberen u. unt. Zähnen bei fehlender okklusaler Abstützung. – **Sch.diszission**: *ophth* Durchtrennen einer stark entwickelten Nachstarplatte mit der WEKKER* Schere. – **Sch.gang**: Gangstörung mit Adduktion u. Überkreuzen der Beine (kurze Schritte, Drehung des Körpers um das Standbein) infolge Adduktorenspasmus; bei Diplegie, LITTLE* Krkht. – **Sch.schlag**: *chir* Durchtrennen oder Perforieren eines strangförm. oder membranösen Gebildes mittels Schere.

Scherer* Syndrom: / BOGAERT*-SCHERER*.

Schereschewsky* (JAKOB SCH., geb. 1884, Moskau, Berlin) **Färbung**: GIEMSA* Färbung des Treponema pallidum. – **Sch.* Nährboden**: erwärmtes halbstarres Pferdeserum für die Züchtung von Treponema pallidum.

Scher|kräfte: in entgegengesetzt-parallelen Richtungen einwirkende »Schubkräfte«. Pathomechanismus der sogen. Abscherfraktur. – **Sch.(pilz)flechte**: *derm* / Trichophytie.

Scher(ungs)spannung: v. a. an Grenzflächen infolge Einwirkung entgegengesetzt-parallel ansetzender Kräfte wirksam werdende »Schubspannung«. Bedeutsam z. B. an Gefäßwänden (hier abhängig von Reibung, d. h. Viskosität des Blutes, u. Geschwindigkeitsgefälle; führt, obwohl größtenteils vom Endothel abgefangen, zu elast. Deformierung der Wand) sowie als pathogenet. Faktor von Abscherfrakturen (in neutraler Zone des einer biegenden Kraft ausgesetzten Knochens zwischen konkavseit. Druck- u. konvexseit. Zugspannung).

Schetismus: / Sigmatismus des Lautes »Sch«.

Scheuer|desinfektion: sogen. Naßreinigung von Fußboden u. Gebrauchs- u. Einrichtungsgegenständen durch Abreiben mit geeigneter Desinfektionslsg. (Chloramin, Alkylkresole, Formalin); evtl. nach vorher. Besprühen. – **Sch.ekzem (Keller*)**: chron.-ekzematöse Hautreaktion an Stellen, die einem dauernden Scheuerreiz ausgesetzt sind. – **Sch.frauenknie**: / Bursitis praepatellaris.

Scheuermann* Krankheit, Syndrom (HOLGER WERFEL SCH., 1877–1960, Röntgenologe, Kopenhagen), Osteochondritis def. juven. dorsi, Adoleszentenkyphose, (juveniler Rundrücken, SCHANZ* Krankh.: ätiol. unklare, wahrsch. erbl., androtrope, sich im 11.–13. Lj. manifestierende WS-Erkr. mit fixierter Kyphose (/ dort. Abb.) u. geringer Skoliose der BWS (seltener auch der LWS) als Endeffekt; 4 klass. Rö-Zeichen: ventr. Erniedrigung der WK, unregelmäßig, aber scharf konturierte Abschlußplatten, SCHMORL* Knorpelknötchen (allein nicht pathognomon.!), ventr. Verlängerung der WK (selten). – Im floriden Stadium Rückenschmerzen, Haltungsverfall, Einschränkung der WS-Beweglichkeit; nach Wachstumsabschluß u. U. zunehmend (Insuffizienz der Rückenmuskulatur, Überlastung der benachbarten WS-Abschnitte). Ther.: Entlastung, Dehnungs- u. Lagerungsbehandlg., evtl. Spondylodese.

Scheuklappen|blindheit, -empfindung: bitemporale / Hemianopsie. – **Sch.syndrom**: *psych* Einengung (u. Verlangsamung) des Reaktionsvermögens als Ausdruck eines Sichverschließens vor unangenehmen Streß-Situationen bei Gefangenen, um zu überleben.

Scheuthauer*-Marie*-Sainton* Syndrom (GUSTAV SCH., 1832 – 1894, dtsch. Chirurg): / Dysostosis cleidocranialis.

Scheven*-Müller* Methode: BKS-Mikromethode mit Zitratblut (4:1) unter Verw. eines 15 mm langen, graduierten Kapillarrohrs (Ø 1 mm); Ablesen nach 1 u. 2 Std. (weitgehende Übereinstimmung mit WESTERGREN-Werten).

Schiassi* Operation (BENEDETTO SCH., ital. Chirurg): **1)** portokavale Anastomosierung über Gefäße des großen Netzes. – **2)** präperitoneale Omentopexie. – **3)** Sklerother. von Varizen durch Inj. eines Jod-Präp.

Schicht: *anat* ↑ Lamina, Stratum. – **hohe Sch.:** *bakt* ↑ Hochschichtagar.

Schicht(aufnahme)verfahren: *röntg* die »Tomographie« als Oberbegr. für die auf scharfe (verwischungsfreie) Abbildung jeweils einer gewünschten Objektschicht abzielenden Aufnahmetechniken (mit Verwischen aller davor u. dahinter liegenden Schichten; s. a. Schichtdicke), u. zwar durch gekoppelt-gegenläuf. Kreis- (= Tomographie i. e. S.) oder Parallel-Geradeausbewegung (Planigraphie) von Röhre u. Kassette mit gemeinsamer »Drehachse« in der scharf abzubildenden Schicht oder durch gleichsinn. Drehbewegung von Objekt u. Kassette bei stehender Röhre (= Stratigraphie). – Bei Verw. spez. Simultan-Schichtkassetten (mit abgestimmten Verstärkerfolien-Kombinationen zwischen den übereinander gelagerten Filmen) simultane Mehrfachschichtung möglich. Ferner Verfahren mit 2dimensionaler Verwischung (Polytom etc.); s. a. Computer-, Horizontal-, Simultantomographie, Longitudinal-, Transversalschichtung, Abb. »Pantomograph«. – I. w. S. auch die Echotomographie (↑ Ultraschalldiagnostik).

Schicht|bestrahlung: *radiol* die sogen. »Hautther.« in der dermatol. Strahlenther. (mit wirksamen Dosen bis max. 3 cm Tiefe (im Unterschied zur »Oberhautther.«). – **Sch.dialysator:** Hämodialysator mit flachen, durch Cellophanfolien getrennten Blut- u. Spülwasserkammern. Da zahlreiche Ein- u. Auslaufkanäle, rel. große Gefahr der Gerinnselbildung. – **Sch.dicke: 1)** *röntg* bei Tomographie die Dicke der scharf abgebildeten Objektschichten (mit Unschärfe unterhalb der allg. Bildunschärfe), abhängig von den Abstandsverhältnissen Fokus-Objektschicht (bzw. Drehpunktebene) u. Objektschicht-Bildschicht sowie v. a. vom **Sch.winkel** (je größer, desto dünner). – **2) krit. Sch.dicke:** (O. WARBURG 1926) *physiol* die eine örtl. Stoffwechselstörung noch vermeidende max. Sch. eines Körpergewebes zwischen 2 ernährenden Oberflächen. Bei bradytrophen Geweben rel. niedrig (z. B. Wand peripherer Arterien ca. 0,5 mm).

Schichtenlehre der Psychoanalyse: (S. FREUD) Denkmodell einer vertikalen 3-Schichtung des Psychischen beim Erwachsenen: das »Es« u. das »Über-Ich« (als Repräsentant der Triebschicht bzw. der von Autoritätspersonen übernommenen moral. Normen) u. das in der Gegenwart agierende »Ich« (zwischen »Es« u. »Über-Ich«). Diese – in gewissem Umfang selbständ. – Schichten haben lebhafte Wechselbeziehungen, u. a. eine »moral.« Zensur des Über-Ich über das Es (demnach Interpretation von Neurosen als Konflikte zwischen triebhaften Ansprüchen des Es u. Verboten des Über-Ich).

Schicht|infarkt: *kard* ↑ Außenschicht-, Innenschicht-Infarkt. – **Sch.konkrement:** ↑ Schalenstein. – **Sch.naht:** *chir* schichtweiser Wundverschluß. – **Sch.neurose:** (J. H. SCHULTZ) aus unbewältigten inn. Konflikten entsteh. abnorme seel. Entwicklung, die tiefere Schichten der Persönlichkeit in Mitleidenschaft zieht u. meist zu funktionellen Körperstörungen führt; Sympte. im Unterschied zur Kernneurose allg. augenfälliger (Hysterie, Phobien, Zwänge) u. durch Psychother. gut beeinflußbar. – **Sch.star:** ↑ Cataracta zonularis. – **Sch.stein:** ↑ Schalenstein.

Schichtung: 1) *klin* Schichtenbildung in einer Körperflüssigkeit; z. B. natürl. Sch. (3–4) des Sputums bei Bronchiektasie, Sch. des Harns beim Stehenlassen oder Zentrifugieren (mit Bodensatz [↑ Harnsediment] u. einem – infolge unterschiedl. Konz. der Einzelkomponenten wie Eiter u. Ery evtl. inhomogenen – Überstand. – **2)** *röntg* **a)** Anfertigung von Schichtaufnahmen. – **b) Schichtungseffekt:** beim Cholezystogramm am Stehenden die Unterschichtung der eingedickten Blasengalle durch die Kontrastgalle.

Schick* (BÉLA SCH., 1877–1967, Pädiater, Wien, New York) **Probe:** *serol* i.c. Applikation (U.arm-Volarseite) eines Toxin-halt. Kulturfiltrats von Corynebact. diphtheriae zum Nachweis einer Di-Immunität (Vorliegen zirkulierender AK) anhand des Ausbleibens der typ. Hautreaktion (umschrieb. Rötung u. Papel mit ⌀ > 1 cm nach 24–36 Std., max. am 4. bis 7. Tag). – **Sch.* Syndrom:** idiopath. (angeb.) ↑ Hypoproteinämie.

Schickele* Symptomenkomplex: *geburtsh* zervikale ↑ Dystokie infolge des Circulus vitiosus aus dissoziierter Aktion von Korpus- u. Zervixmuskulatur, Schmerz u. Weheninffektivität.

Schicksalsanalyse (Szondi*): Aufdeckung der inn. Beziehungen zwischen Persönlichkeitsstruktur u. Schicksalseigenheit (»ausgewählt« durch das »fam. Unbewußte« bzw. dessen Einfluß auf Freund- u. Partnerschaften, Beruf, Krankhtn. etc.); zur tiefenpsychol. Ther. (Heilung des »wahlkranken« Menschen).

Schiebegang: *orthop* Gangstörung (kleine, schiebende, Erschütterungen vermeidende Schritte) bei Hüft-Lendenstreckstelfe (fixierte Lordose).

Schieberpinzette: durch Sperriegel (»Schieber«) in Schlußstellung arretierbare Pinzette, z. B. die BERGMANN* u. FRICKE* Unterbindungspinzette.

Schieck* Iritis (FRANZ SCH., 1871–1946, Ophthalmologe, Königsberg, Halle, Würzburg): proliferative, sehr chron. verlaufende Iritis (meist Tbk.).

Schiefferdecker* (PAUL SCH., 1849–1931, Anatom, Bonn) **Diskus:** ↑ RANVIER* Diskus. – **Sch.* Theorie:** Das Zusammenspiel der Körpergewebe erfolgt i. S. einer humoralen Symbiose, indem die in einem Gewebe entstehenden Metaboliten die anderen Gewebe in einem best. Sinne beeinflussen.

Schiefhals, Torticollis, Caput obstipum s. distortum, Collum obstipum: angeb. oder erworb., evtl. von Gesichts- u. Schädelasymmetrie (↑ Gesichtsskoliose) begleitete Schräghaltung des Kopfes. Als **kongenit. Sch.** neben der ossären Form ↑ KLIPPEL*-FEIL* Syndrom) v. a. der **muskuläre Sch.** als meist. angeb. Fehlbildung des M. sternocleidomastoideus (auffallend oft bei Beckenendlagen, nach geburtstraumat. Muskelriß u. hämatombedingter »Kopfnicker-Geschwulst«), mit typ. Neigung des Kopfes zur kranken, des Kinns zur gesunden Seite, verkürztem Muskel sowie – nach 5 bis 10 J. – Schädelasymmetrie u. HWS-Skoliose. – Bes. Formen: **akuter Sch.** (schmerzhafte Kontraktur der lat. u. dors. Halsmuskeln bei zervikaler ↑ Spondylose, traumat. Subluxation), **atlanto-epistrophealer Sch.** (↑ GRISEL* Dislokation), **aurikulärer Sch.** (Irritation des Sternokleidomastoideus bei Otitis media; ferner **vestibulärer oder labyrinthärer Sch.** bei Otitis int.), **kutaner Sch.** (Hautnarbenzug, v. a. nach Verbrennung), **mentaler Sch.** (bei psychogenem Tic; Kopf zur Schulter geneigt), **okulärer Sch.** (reflektor. Kompensation von Augendeviationen; mit u. ohne Re-

Schiefhals, rheumatischer

fraktionsanomalien; auch bei Nystagmus), **rheumat. Sch.** (reflektor. oder durch Einklemmung von Kapselzotten in den Kopfgelenken), **spast.** = **dystoner** = **neurogener Sch.** (Nacken- u. Halsmuskel-begrenzte Torsionsdystonie, sogen. Tic rotatoir; erbl. oder postenzephalitisch bzw. nach Hypoxämie). Daneben auch mikrotraumat. Formen durch berufsbedingte Zwangshaltung.

Schief|kopf: ↑ Plagiozephalie. – **Sch.lage**, Schräglage: *geburtsh* anomale Fruchtlage, bei der die kindl. Körperachse die mütterl. im spitzen Winkel schneidet; bedingt durch Schwierigkeiten bei der Zentrierung des vorliegenden Kindesteils am Beckeneingang, aber auch durch Formanomalie des Uterus (mit seitl. Abdrängung der großen Teile). – **Sch.nase**: lat. Abweichen des knöchernen oder knorpel. Nasengerüsts, evtl. mit gleichseit. Septumdeviation (»**totale Sch.nase**«). – **Sch.wuchs**: ↑ Skoliose.

Schiel|amblyopie, Amblyopia ex nonusu: auf protrahiertem Nichtgebrauch des ↑ Schielauges basierende Amblyopie (zentral-nervöse Unterdrückung des störenden Doppelbildes). – **Sch.auge**: das bei Fernblick von der normalen Parallelstellung abweichende (»schielende«) Auge. – **Sch.brille**: Korrektionsbrille (↑ Exklusions-, Okklusionsbrille) für Strabismus-Ther.

Schielen: ↑ Strabismus. – **latentes Sch.**: ↑ Heterophorie. – **scheinbares Sch.**: Abweichen eines normalsicht. Auges von der Parallelstellung infolge Differenz zwischen anatom. u. opt. Achse.

Schiel|häkchen: feiner, einzink., (recht)winklig abgebogener stumpfer Haken zum Fassen der Augenmuskelansätze bei Schiel-Op. – **Sch.kapsel**: an Stelle des Brillenglases eingesetzte Metall- oder mittels Saugnapfes an der Brillenglasrückseite befestigte Gummi-Okklusionskapsel (»**Sch.kalotte**«) zur Ther. der Schielamblyopie, d. h. bei akt. Pleoptik zur partiellen, inversen Okklusion des amblyopen Auges in der übungsfreien Zeit, bei pass. Pleoptik zur totalen Abdeckung des gesunden führenden Auges; vgl. Okklusions-, Exklusionsbrille. – **Sch.operation**: op. Behebung einer zum Schielen führenden Stellungsanomalie eines Auges u. Normalisierung seiner Exkursionsfähigkeit; unterschieden als muskelschwächende u. -verstärkende Op. (Verlagerung des Ansatzpunktes nach hinten u. Verkürzung der Abrollstrecke bzw. umgekehrt).

Schielwinkel, Deviationswinkel: Winkel zwischen den Gesichtslinien des gesunden u. des Schielauges bei Fernblick; **subj. Sch.** zwischen Foveolarstrahl des fixierenden Auges u. dessen Korrespondenten (von der korrespondierenden extrafoveolären Netzhautstelle des schielenden Auges durch den Fixierpunkt), als **obj. Sch.** zwischen bd. Foveolarstrahlen (Differenz bd. Winkel ist bei disharmonisch anomaler Korrespondenz der sogen. Anomaliewinkel, entspricht bei harmonisch anomaler dem obj. Sch.); **prim. Sch.** zwischen Fixierlinie des gesunden u. Foveolarstrahl des paralyt. Auges, **sek. Sch.** zwischen Fixierlinie des paralyt. u. Foveolarstrahl des gesunden Auges (nur bei Inkomitanz infolge Überaktion erheblich größer als der prim.). Best. z. B. mit MADDOX* Kreuz, JAVAL* Perimeter, Prismen-Synoptophor (hier subj. Sch. = binokulärer visueller Projektionswinkel).

Schienbein: ↑ Tibia. – **Sch.beinschmerz**: sogen. Gamaschenschmerz als charakterist. Sympt. des Wolhyn. Fiebers; teils toxisch, teils periostitisch (s. a. Dolores osteocopi). – **Sch.syndrom (vorderes)**: ↑ Tibialis--ant.-Syndrom.

Schiene: 1) *chir, orthop* Stab, Band, Gestänge, rinnenförm. Schale etc. (aus Holz, Metall, Plastik, Gips etc., neuerdings auch aufblasbare Modelle), als – evtl. zusätzlich gepolstertes (Watte, Schaumstoff, Walkleder), auch anmodelliertes – Hilfsmittel zur Lagerung (Ruhigstellung, evtl. stellungskorrigierende Fixierung) bzw. Entlastung von Extremitäten(abschnitten) sowie zur Kraftübertragung auf best. Skelettpunkte; s. a. Schienenverband. Bezeichnet nach Erstbeschreiber (z. B. BRAUN*, BÖHLER*, CRAMER*, THOMAS*, VOLKMANN* Sch.), Verwendungszweck (z. B. Abduktions-, Korrektur-Sch.), Krankh. (z. B. Klumpfuß-, Radialis-Sch.), Anwendungszeit (z. B. Nacht-Sch.) etc. – Ferner die der ↑ Schienung dienenden Osteosynthese-Mittel. – 2) *urol* ↑ Schienenkatheter.

Schienen|apparat: der Frakturreposition oder -retention dienende verstellbare Apparatur (z. B. BÖHLER* Schraubenzugapparat, KLAPP* Repositionsgerät). I. e. S. (*orthop*) der **Sch.hülsenapparat** als aus Walklederhülse u. seitl. Sch.teilen bestehender, nach Maß gefertigter, die Gliedmaßen unter Berücksichtigung funktioneller Gesichtspunkte umfassender mechan. Stützapparat; z. B. das ↑ v. HESSING* Korsett. Für das Bein evtl. in Kombin. mit orthopäd. (Sch.-)Schuh, z. B. zur Spitzfußkorrektur. – **Sch.immunität**: (DOERR) Begr. der experiment. Virologie für die sek. örtl. I. zwischen Applikations- u. Wirkungsort. – **Sch.katheter**, Schienungsrohr: *urol* in die ableitenden Harnwege (Nierenbecken u./oder Ureter) zur Abflußsicherung eingelegter weicher K., meist geschlitzter PFLAUMER* Katheter (mit hufeisenförm. Querschnitt) oder Kunststoffrohr; v. a. nach kontinuitätstrennender oder beeinträchtigender Op. wie Lithotomie, BOARI*, Nierenbecken-, Ileozystoplastik, Harnleiter-Blasenanastomose, Neozysto-, Nephrostomie, Nierenteilresektion, Pyelo(litho)tomie; s. a. Schienung.

Schienen|strangsymptome: bei der Bronchoskopie geleiseartig erscheinende Schleimhautfaltenwulstung der Trachea (Paries membranaceus) u. großen Bronchien infolge chron. Bronchitits. – **Sch.verband**: unter Verw. einer ↑ Schiene angelegter Verband. – *dent* Fixierverband bei Kieferbrüchen; extraoral z. B. mit Schraubplatten, Pin-Fixation, perkutaner Osteosynthese (HOFFMANN), Circumferential wiring (BJÖRN; Prothese oder eigens angefertigte Pelotte, durch Drahtumschlingung fest mit UK-Körper verbunden), bei OK- u. Mittelgesichtsfraktur mit i.c. Drahtnähten gegen Kopfkappe oder gegen Jochbogen bzw. Orbitarand (Bohrlöcher); intraoral mit Drahtschiene (z. B. nach ↑ SCHLAMPP); s. a. Tab. »Parodontoseschienen«, Drahtösenverband.

Schienung: 1) *chir, orthop* **a)** Fixierung von Knochenfragmenten; indir. durch ↑ Schienen (möglichst unter Ruhigstellung bd. Nachbargelenke); direkt durch intramedulläre Bohrdrähte (»**inn. Sch.**« PRATT) oder Marknägel bzw. anschraubbare Metallplatten; s. a. Fixateur externe, *dent* Schienenverband. I. w. S. die »inn. Sch.« der Thoraxwand nach Rippenserienbruch durch Überdruckbeatmung (PEEP). – **b)** op. Versteifung eines WS-Abschnitts durch intra- (n. ALBEE) oder paraspinös (n. LANGE) eingesetzte Knochenspäne. – 2) Einlegen eins ↑ Schienenkatheters bzw. ↑ Schienungsdräns. – **3)** *allerg* Komplettierung eines Haptens zum Vollantigen durch Probandenserum.

Schienungs|drän: ↑ Schienenkatheter (bzw. andersart. Drän) für ableitende Hohlorgansysteme. – **Sch.rohr**: ↑ Schienenkatheter.

Schierling, gefleckter: *botan* ↑ Conium maculatum. Vergiftung (auch durch »Wasserschierling« Cicuta virosa) s. u. Coniismus u. Cicutismus.

Schießknochen: Myositis ossificans circumscripta im M. deltoideus oder pectoralis als Folge chron. Rückstoßtraumen.

Schießscheibenzellen: ↑ Targetzellen. – **Sch.anämie**: ↑ Thalassämie.

Schiff* Reagens (HUGO SCH., 1834–1915, dtsch. Biochemiker, Florenz): in Aqua dest. gelöstes bas. Fuchsin mit Zusatz von Na-bisulfit u. n-HCl (mit Tierkohle durchgeschüttelt u. filtriert) zum histochem. Nachweis freier Aldehydgruppen im Gewebe (bildet z. B. mit Glykogen oder Mukopolysacchariden roten Farbstoffkomplex); s. a. FEULGEN*, PAS-Reaktion.

Schiffbein: *anat* ↑ Os scaphoideum.

Schifferknoten: *chir* Nahtknoten (↑ Abb. »Knoten«) in Form von 2 übereinander geknoteten Grundknoten (mit Seite an Seite in den Knoten eintretenden bd. Fädenenden), wobei – im Ggs. zum Weiberknoten – dasselbe Fadenende jedesmal unter bzw. über das andere geführt wird.

Schifferli* Methode: (1951) Blutalkohol-Bestg. durch katalyt. Dehydratisierung des Äthanols zu Äthylen u. dessen Überführung (mit Brom) in Äthylenbromid (anschl. jodometr. Bestg. des Br-Überschusses); unzuverlässig.

Schiffrin*-Baehr* Krankheit: ↑ MOSCHCOWITZ* Syndrom.

Schiffs|fieber: ↑ Gelbfieber. – **Sch.typhus**: ↑ Fleckfieber.

Schilddrüse: Glandula thyroidea: die aus dem entodermalen Schlunddarmboden-Epithel (2. u. 3., evtl. auch 4. Kiementasche) hervorgehende endokrine Drüse, die zunächst über den ↑ Ductus thyroglossus mit dem Mutterboden in Verbindung steht u. nach ihrem – evtl. mit Bildung akzessor. Drüsen (z. B. im Zungengrund; als isolierter Lobus pyramidalis) einhergehenden – Deszensus vor der kran. Trachea liegt; umgeben von einer die Epithelkörperchen miteinschließenden Kapsel. Sehr kapillarreiches Organ mit zahlreichen kolloidhalt. Bläschen (↑ Folliculi glandulae thyroideae); Bildungs- u. Inkretionsort der ↑ Schilddrüsenhormone sowie des für deren Aufbau u. intraglandulären Transport wicht. Thyreoglobulins; in parafollikulären Zellen ferner Bildung von ↑ Kalzitonin.

Schilddrüsen|adenom: vom Follikelepithel abgeleitetes gutart. Neoplasma; als makro- u. mikrofollikulärer (= fetaler) u. solidtrabekulärer (= embryonaler) Typ u. als HÜRTHLE-Zellen-Adenom. Papilläre Formen klinisch stets als Ca. gedeutet; mikrofollikuläre häufig auch histol. nicht von Ca. abgrenzbar (»metastasierendes Adenom«); s. a. Adenoma toxicum, Sch.karzinom. – **Sch.agenesie**: ↑ Athyreosis congenita. – **Sch.antikörper**: AK gegen strukturell verändertes u. damit zum AG gewordenes, ins Blut penetriertes Sch.gewebe, die durch AG-AK-Reaktion zu erneuter Schädigung von Sch.gewebe u. zur Destruktion der Schilddrüse i. S. der Autoaggression führen; z. B. bei ↑ HASHIMOTO* Thyreoiditis. – **Sch.atrophie**: Verkleinerung des Organs mit Reduktion des akt. Parenchyms (= einfache Atrophie), evtl. bei gleichzeit. Bindegewebsvermehrung (= Sklerose); im Alter, als Druckatrophie bei Adenom, sklerosierende Form bei hypophysärer Störung.

Schilddrüsen|blockade: die einer ^{131}J- oder ^{75}Se-Szintigraphie benachbarter Organe vorangestellte Absättigung der Jodavidität der Schilddrüse (Gaben von LUGOL* Lsg.) oder Hemmung der Hormonsynthese (durch T_3). – **Sch.ektopie**: Lageanomalie infolge Störung des Deszensus. Auch Bez. für akzessor. Drüsen im Verlauf des Ductus thyroglossus (intrathorakal, in Kehlkopf, Trachea, Perikard, Kammerseptum etc.) u. für den isolierten Lobus pyramid., die oft erst bei Massenzunahme erkennbar sind; s. a. Struma. – **Sch.entzündung**: ↑ Thyreoiditis.

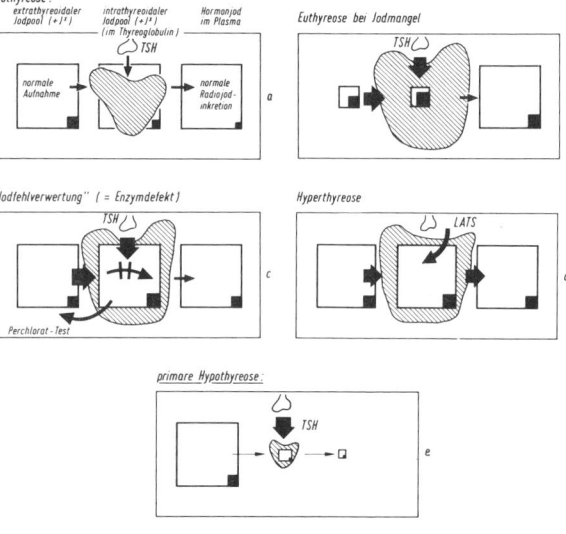

Radiojod-Funktionsstudium bei Schilddrüsenerkrankungen (schwarzes Rechteck stellt strahlenden Anteil dar).

Schilddrüsen|funktionsprüfungen: Prüfung der inkretor. Leistung anhand des Verhaltens des Jod-Stoffwechsels u. der durch die Sch.hormone gesteuerten Stoffwechselvorgänge: **1)** Bestg. der Sch.hormone im Blut: Thyroxin, T_3, PBI, BEI; **2)** Bestg. von Aufnahme u. Umsatz radioaktiven Jods in der Schilddrüse (↑ Radiojodtest, Jodidphase, -clearance, Abb.); **3)** Bestg. der freien T_3-Bindungskapazität (↑ HAMOLSKY* Test). **4)** Bestg. unspezif. Parameter: Cholesterin, Grundumsatz, Achillessehnenreflexzeit etc.; **5)** als Funktionstests i. e. S.: TSH- u. TRH-Stimulations-, T_3-Suppressionstest. – **Sch.geräusch**: über der Thyroidea auskultierbares systol.-diastol., kontinuierl., spindelförm. Geräusch infolge verstärkter Vaskularisation bei BASEDOW-, basedowifizierter oder nodös-tox. Struma, ohne Hyperthyreosezeichen auch bei hypothyreoter Struma diffusa nach Thyreostatikum-Überdosierung. u. bei HASHIMOTO* Struma. – **Sch.gewitter**: *klin* ↑ BASEDOW* Krise.

Schilddrüsenhormone: die O_2-Verbrauch u. Wärmeproduktion, über KH-, Eiweiß- u. Fettstoffwechsel auch Wachstum u. körperliche Entwicklung steu-

Schilddrüsenhyperplasie

ernden u. ZNS- u. Muskelaktivität, Mesenchymfunktion (mittelbare Förderung der Entzündungsreaktion) u. Wasserhaushalt beeinflussenden Hormone L-Trijod-Thyronin (= T_3) u. L-Thyroxin (= T_4), deren Bildung u. Ausschüttung unter Kontrolle (neg. Feedback-Mechanismus) durch Hypothalamus (TRH) u. Hypophyse (TSH) erfolgt: Aus im Dünndarm resorbiertem u. von der Schilddrüse gerafftem Jodid u. Tyrosin werden, enzymgesteuert, die inakt. Vorstufen Mono- u. Dijodtyrosin synthetisiert, die zu T_4 bzw. T_3 kondensieren u. nach Passage der Mikrovilli in der Depotform J-/ Thyreoglobulin im Kolloid lagern, um bei Bedarf als akt. Hormone ins Blut abgegeben zu werden, mit dem sie, an thyroxinbindendes Globulin (TBG) u. – geringer – Präalbumin (TBPA) gekoppelt (allein schwer wasserlöslich), zum Wirkungsort (v. a. Mitochondrien) gelangen (/ Schema »Jodstoffwechsel«); tgl. Umsatz beim Gesunden ca. 80 µg T_4 u. 30 µg T_3.

Schilddrüsenhyperplasie: unter TSH-Einwirkung eintretende Vergrößerung der Drüse durch Zellneubildung; unter Kapillarhyperämie zunächst Höhen- u. Zellvolumenzunahme des Epithels, dann – durch Mitosen – Bildung von SANDERSON* Epithelpolstern u. -papillen (sogen. »Reliefbildung«) sowie von soliden Zellnestern u. kleinen Follikeln; ergibt / Struma bzw. (lokalisiert) Adenome. – Ferner die **kompensierende Sch.** nach subtotaler Strumektomie.

Schilddrüseninsuffizienz: / Hypothyreose; s. a. Athyreose.

Schilddrüsenkarzinom: von den Follikelzellen ausgehendes Ca.; Formen: **papilläres Sch.** (bei jungen Frauen, oft nach lokaler Strahlenther.; langsam wachsend, in Hals-LK metastasierend) oder **follikuläres u. trabekuläres Sch.** (jenseits des 40 Lj.; hohe Gewebsreife, J-speichernd; oft nicht von Adenom abzugrenzen), **anaplast. Sch.** (jenseits des 60. Lj.; stark verwildert, kaum oder nicht J-speichernd, mit schnellem lokalem Wachstum u. frühzeit. Metastasierung – wie die bd. vorhergenannten – v. a. hämatogen in Lunge u. Knochen); ferner, von parafollikulären, Kalzitonin produzierenden Zellen ausgehend, das **medulläre Sch.** mit Amyloidstruma. – s. a. Schilddrüsenkrebs.

Schilddrüsen|knoten: / heißer u. kalter Knoten, / Struma colloides. – **Sch.kolloid:** in den Follikeln gespeicherte kolloidale, chromophile (randständig chromophobe) Masse mit Jod, KH, Nukleinsäuren, Kalzium, Fetten u. Thyreoglobulin; Reservedepot für / Sch.hormone. – **Sch.krebs:** Sammelbegr. für das / Sch.karzinom u. weitere »bösart. Tumoren« (»Struma maligna« n. WALTHARD): malignes Adenom (= metastasierendes Adenom WEGELIN; nur bei Metastasen-Nachweis diagnostizierbar), großzell., metastasierendes Adenom (»Sch.onkozytom«; / HÜRTHLE*-Zell-Adenom), / Sch.papillom u. Adenom mit wasserhellen Zellen.

Schilddrüsen|-Oberschenkel-Quotient: *radiol* Quotient aus den 2 Std. nach Radiojod-Gabe ermittelten Aktivitäten über Thyreoidea u. Oberschenkel als Parameter der Jodavidität der Drüse. – **Sch.papillom:** papilläres epitheliales Neoplasma mit invasivem Wachstum (Kapselinfiltration) u. frühzeit. LK-Metastasen; histol. nicht von Ca. abzugrenzen (bes. im amerikan. Schrifttum daher als papilläres Karzinom diagnostiziert).

Schilddrüsen|stoffwechsel: s. u. Jodstoffwechsel (Abb.). – **Sch.-Suppressionstest:** / T_3-Suppressionstest. – **Sch.szintigraphie:** Photo-, Stylo- oder Kolorszintigraphie nach Gabe von ^{131}J oder ^{99m}Tc zur Lokalisations-, bedingt auch zur Funktionsdiagnostik. Das die Jodavidität widerspiegelnde Szintigramm zeigt im Normalfall eine gleichmäß. Aktivitätsverteilung, bei sogen. / heißen u. / kalten Knoten örtl. Aktivitätssteigerungen bzw. -ausfälle.

Schilddrüsen|tuberkulose: seltene, jedoch bei Miliar-Tbk fast regelmäßig vork. Organ-Tbk; klinisch oft mit STARLINGER* Syndrom. Entweder produktiv (mit – z. T. verkäsenden – inter- oder intrafollikulären Knötchen, evtl. lympho- oder plasmozytären Infiltraten) oder aber verkäsend, u. U. ganze Lappen zerstörend, auch mit – retro-ösophagealem – Senkungsabszeß; als Sonderform die abszedierende, evtl. weitgehend zerstörende Sch.t. mit akuter Symptomatik. – **Sch.überfunktion:** / Hyperthyreose, / heißer Knoten. – **Sch.unterfunktion:** / Hypothyreose, / kalter Knoten.

Schilder*(-Foix*-Heubner*) Krankheit (PAUL FERDINAND SCH., 1886–1940, Neurologe, Wien, New York): zentrolobuläre, symmetr., intrazerebrale Sklerose als Form der diffusen Hirnsklerose.

Schildknorpel: / Cartilago thyroidea.

Schildkröten|ei-Tumor: (F. PEYSER 1941) eiförm., entzündl. Geschwulst als örtl. Reaktion auf eine intragluteale Chinin-Inj.; verkalkend, evtl. abszedierend. – **Sch.rückenzunge:** s. u. Zungensyphilis. – **Sch.verband:** / Testudo.

Schild|niere: *path* / Kuchenniere. – **Sch.thorax:** seltene, Herz-Kreislauf- u. Lungenfunktion nicht beeinträchtigende Thoraxfehlform: schildförm. Abflachung der vord. Partie, meist mit Minderung des sagitt. ∅ u. Längsstreckung; v. a. beim Leptosomen. – **Sch.zecken:** / Ixodidae.

Schilfrohr|Krankheit: bei Sch.schneidern, Korbflechtern, Isolierern, Zellulosearbeitern etc. vork. Erkr. durch Umgang mit Schilf aus feuchtwarmen Mittelmeergebieten (Arundo donax), z. T. vermutlich als allerg.-tox. Effekt von Schimmelpilzen: erythematös-vesikuläre Dermatitis (bes. Gesicht, Hals, Arme), evtl. Respirationstrakt-Sympte., auch Fieber, Albuminurie, psychomotor. Erregung, ton.-klon. Krämpfe, psychot. Bilder.

Schiller* Jodprobe (WALTER SCH., 1887–1960, Gynäkologe u. Pathologe, Wien, Chicago): Nachweis von Epithelanomalien an der Portio durch Auftupfen von LUGOL* Lsg.: gesundes (normal glykogenhalt.) Epithel tief dunkelbraun, krankhaft verändertes u. Epitheldefekte ungefärbt (»jodnegativ«). Älteste Methode der Fährtensuche bei Kollum-Ca. (von SCH. bereits 1934 histol. Untersuchung abgeschabten verdächt. Portioepithels empfohlen). – Von FASSKE u. MORGENROTH auch für die Mundhöhle angegeben.

Schilling* (VIKTOR SCH., 1883–1960, Hämatologe, Berlin, Rostock) **Färbung:** *hämat* Supravitalfärbung durch Ausstreichen eines Blutstropfens auf einen mit 0,5%ig. Brillant-Kresylblau, Nilblau oder Sudan vorbehandelten Objektträger u. Einlegen in eine feuchte Kammer (3–10 Min.), nach Lufttrocknung evtl. Nachfärben nach PAPPENHEIM, GIEMSA; Retikulozyten u. Innenkörperchen bes. gut dargestellt. **Sch.*-Halbmond(körper):** / Achromoretikulozyt. –

Sch.* Index: ↗ Kernverschiebungsindex. – **Sch.* Leukozytenformel**: Aufstellung der %-Anteile der einzelnen Leuko-Formen im Differentialblutbild. – **Sch.* Zählkammer** zur Zählung von Leuko u. Ery; entweder mit Einheitsnetz oder mit Kreuznetz: 9 1-mm-Quadrate mit 25er-Teilung, davon das zentrale u. die 4 seitenangrenzenden mit je 3 Kleinquadratreihen mit 4-Rechteck-Teilung u. dazwischen je 2 mit 16-Kleinstquadrat-Teilung.

Schilling* Test (ROBERT F. SCH., geb. 1919, amerikan. Arzt), Radio-Vit.-B_{12}-Resorptionstest, Urinexkretionstest, UET: (1956) Nachweis des Fehlens des Intrinsic-Faktors (d. h. der »echten« perniziösen Anämie) anhand der 24-Std.-Harn-Radioaktivität nach oraler Gabe eines biosynthetisch ^{58}Co-markierten Vit.-B_{12}-Präp. (2 µg) u. 2 Std. danach einer s.c. Inj. inaktiven Vitamins (1000 µg). Ausscheidung von > 8% Radio-B_{12} spricht gegen, von < 4% für enterale B_{12}-Resorptionsstörung, Normalisierung letzterer Werte (3–4 Tg. später) bei Kombin. der Testdosen mit gleichzeit. Gabe von Intrinsic-Faktor (30 mg) für eine Perniziosa.

Schimmelbusch* (CURT SCH., 1860-1895, Chirurg, Berlin) **Kanüle**: ↗ Schornsteinkanüle. – **Sch.* Maske**: Gesichtsmaske (Wulstrahmen, 2 aufklappbare Bügel für Narkosetuch) für die Inhalationsnarkose (im offenen System) mit tropfbaren Narkotika. – **Sch.* Trommel**: vernickelter Blechbehälter mit Schiebeklappenverschluß für die Dampfsterilisation von Verbandmaterial.

Schimmelpenning*-Feuerstein*-Mims* Syndrom: (SCH. 1957, F. et al. 1962) seltene, fam.-erbl. (?) Neuroektodermaldysplasie mit multiplen, im Alter dunkler werdenden Naevi (u. a. Naevus sebaceus linearis), BNS-Krämpfen (später oft spast. Hemiparese), geist. Retardierung.

Schimmelpilze: ubiquitäre, im allg. saprophyt., bei feuchter Wärme gut gedeihende Pilze versch. Gattungen, deren Myzel den Nährboden in Form eines watte- bis mehlart., weißen oder farb. Rasens bedeckt oder in Strängen durchzieht. Von ihnen gebildete Fermente verändern z. T. Lebensmittel u. führen evtl. zu deren Verderb (Bildung schlecht riechender u. schmeckender Stoffe); Verzehr kann zu tox. Erkrn. führen, z. B. bei Claviceps purpura (Secale-Alkaloide) zum Ergotismus, bei Aspergillus flavus (Aflatoxine) zu Lebernekrose; auch sind parasitäres Wachstum u. Pathogenität möglich (»Schimmelmykosen«, v. a. bei geschwächten oder vorgeschädigten Personen; ↗ Tab. »Mykosen«); gelegentlich auch Allergien gegen Sch. u. deren Stoffwechselprodukte (z. B. Schimmelkäse-, Bier-, Penicillinallergie). – Metaboliten bestimmter Sch. als Antibiotika wirksam (z. B. Penicillin).

Schindler* Krankheit: (RUDOLF SCH., 1888–1968, Chirurg, München, Chicago, Los Angeles): Gastritis polyposa. – Von SCH.* 1932 auch halbflexibles Gastroskop mit Lichteinspiegelung über ein Linsensystem angegeben.

Schinkenmilz: *path* ↗ Amyloidose-Milz mit diffusen hellrot-transparenten Einlagerungen in der Pulpa.

Schinnen: *derm* kleieförm., wie Tannennadeln abfallende Kopfschuppen.

Schinzinger* Methode: »triphas. Rotationsmethode« zur Einrenkung der luxierten Schulter (außer bei Luxatio axillaris u. retroglenoidalis): Adduktion des Armes bis an oder vor die Brust u. – bei rechtwinkl. Beugung im Ellenbogengelenk – erst Auswärts-, dann Einwärtsrotation.

Schiötz* Tonometer (HJALMAR SCH., 1850–1927, Ophthalmologe, Oslo): »Impressionstonometer« (↗ Tonometer) mit frei spielendem, mit einem best. Gewicht belastbaren Stift; Druckwerte an Skala ablesbar.

Schipperfraktur, -krankheit, Schleuderbruch, SCHMITT*-Syndrom: (BOURGOGNON 1875) Ermüdungsbruch von Dornfortsätzen (meist C 7 u. Th 1) infolge Überlastung der ansetzenden Rückenmuskulatur, z. B. bei ungewohnten Erdarbeiten; akuter Abriß mit plötzl. Schmerz u. Krepitation; chron. Fraktur mit tagelangen Prodromi (rheumatoide Beschwerden im Hals-Schulterbereich). – Ggf. entschädigungsplicht. BK.

Schirmbild: ↗ Röntgenschirmbildverfahren.

Schirmer* Syndrom: (R. SCH. 1860) oligosymptomat. ↗ STURGE*-WEBER*-Syndrom mit Gesichtsnävus, Glaukom, Hydrophthalmus.

Schirmer* Test (OTTO WILH. AUGUST SCH., 1864–1917, Ophthalmologe, Greifswald, New York): (1896) Prüfung der Tränensekretion durch Einlegen eines schmalen Filterpapierstreifens in den unt. Bindehautsack nahe dem Tränenpünktchen; normal pro Min. 2-3 mm Befeuchtung.

...schisis: Wortteil »Spalte«.

schisto...: Wortteil »gespalten« (s. a. schizo...); z. B. **Schistocoelia** (= Bauchspalte), **Sch.cormus** (Mißbildung mit Rumpfspalte), **Sch.cystis** (= Blasenekstrophie), **Sch.melie** (↗ Spalthand, -fuß), **Sch.prosopie** (= Gesichtsspalte). **Sch.mikrozytose**: *hämat* kombin. Vork. von Schisto- u. Mikrozyten.

Schistose: (engl. schist = Schiefer) benigne Pneumokoniose durch Einatmen von Schieferstaub.

Schistosoma: 1) *path* ↗ Schizosoma. – 2) *helminth* Bilharzia, Pärchenegel: (BILHARZ 1851) (sub)trop. Saugwürmer [Schistosomatidae]; 6–20 mm lang, 1–2 mm breit (♂; ♀ fadenförmig, liegt während der Kopulation im Can. gynaecophorus ♂), schuppenbedeckt u. mit je 2 Saugnäpfen an Kopf u. Körperende. Artspezif. Zwischenwirte: Süßwasserschnecken. Eiablage in die Blutkapillaren des Wirtes, der sie im Stuhl oder Harn ausscheidet (Zyklus ↗ Abb.); Erreger der ↗ Schistosomiasis, z. B. **Sch. bovis** (bei Rindern u. Schafen in Teilen Afrikas; Eier mit 2 polständ. Spornen; evtl. auch Blasenaffektion beim Menschen), **Sch. capense** (= Distomum cap.; Unterart von Sch. haematobium; in Afrika Blasenaffektion des Menschen mit nur geringer Neigung zur Blasenhalsfibrose u. ohne Hoden-Nebenhoden-Befall), **Sch. haematobium** (= Distomum s. Thecosoma h., Bilharzia haematobia s. magna; BILHARZ 1852; der »Blasenpärchenegel« des Menschen; Eier oval mit endständ. Sporn; Zwischenwirt: Bulinus truncatus; Erreger von Blasen- u. Darmschistosomiasis in Afrika, Nahost u. Mittelmeerländern; adulte Würmer u. Eier v. a. in den Venen des Pfortaderkreislaufs; bes. in Ägypten auch Lungenbeteiligung i. S. einer sek. Pulmonalsklerose: »Ägypt. AYERZA* Krankh.«), **Sch. indicum** (wahrsch. Unterart von Sch. haematobium bei Rindern in Indien; Infektion des Menschen möglich), **Sch. intercalatum** (Eier mit 2 wenig ausgeprägten

Schistosoma japonicum

polständ. Spornen; Zwischenwirt: Bulinus africanus; Erreger einer milden Darm- u. Leberschistosomiasis ohne pulmonale Sympte. in Kongo u. Nigeria), **Sch. japonicum** (Eier oval, mit rudimentärem seitl. Sporn, ebenso wie die Würmer in Darmvenen vork.; Zwischenwirt: Oncomelania-Arten; Erreger der ↑ Schistosomiasis japonica), **Sch. mansoni** (Eier oval, mit seitl. Sporn in der unt. Hälfte; Zwischenwirte in Afrika Australorbis u. Tropicorbis, in Südamerika Biomphalaria; Erreger intestinaler Schistosomiasis bei Mensch u. Säugern [in Afrika Affen als Reservoir], mit erhöhter Infektionsgefahr bei hoher Wassertemp., d. h. in Inlandseen Afrikas Okt. – Ende Jan., im Nilgebiet Febr.–Juni; adulte Würmer u. Eier bes. in Dickdarm- u. Lebervenen), **Sch. matheei** (bei Rind, Schaf, Ziege, Wild, v. a. in Südrhodesien auch beim Menschen, oft gemeinsam mit Sch. haematobium).

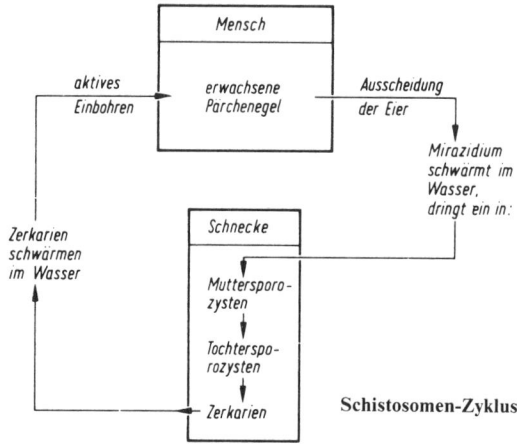

Schistosomen-Zyklus

Schisto|somatidae: Fam. »Adernegel« [Digenea, Trematodes]; getrennt-geschlechtl., endoparasit. Würmer. Wichtigste menschenpathogene Gattungen: Schistosoma, Trichobilharzia. – **Sch.somatium:** Trematodengattung bei kleineren Nagern; im Wasser lebende Zerkarien evtl. Erreger von Dermatitis beim Menschen. – **Sch.somazid, -mizid:** spezif. gegen Schistosomen wirksames Chemotherapeutikum, v. a. Antimon(III)-Präp.

Schistosomendermatitis: durch Zerkarien human- u. tierpathogener Schistosomen bei der Hautpenetration hervorgerufene mechan. Läsionen sowie durch sezernierte Substanz verurs., bei stark juckendes papulöses Exanthem; bei ↑ Schistosoma japonicum oft mit Allg.erscheinungen (↑ Katayama-Krkht.); bei allerg. Genese mit mehr urtikariellem Charakter. Vork. als sogen. Bade-, Schwimmer-, Pflanzer-, Kuli-Dermatitis.

Schistosomiasis, Bilharziose: durch Schistosoma-Arten hervorgerufene Erkr.; Infektion erfolgt durch via Haut (↑ Schistosomendermatitis) oder Schleimhaut (v. a. bei Trinken verseuchten Wassers) eindringende Zerkarien, die sich im Pfortadersystem zu adulten Würmern entwickeln u. eine arttyp. Erkr. best. Organe, gelegentlich auch Allergie (↑ Katayama-Krkht.) hervorrufen. Wichtigste Formen: **Sch. intestinalis** durch Schistosoma mansoni, sogen. »Darm-Sch.« mit Wurmansiedlung v. a. im Dickdarm (bevorzugt: Mastdarm); path.-anat.: Mukosaverdikkung (evtl. mit papillomatöser oder ulzeröser Komponente) bzw. Papillomatose u. Zäkumpolypen sowie perikol. Tumoren (mit Gefahr maligner Entartung, Intussuszeption); Ausscheidung der Eier mit den Fäzes; klin.: ↑ Schistosomendermatitis (bes. bei Europäern als Katayama-Krkht.), Hepato-Splenomegalie (später Pfortaderhypertonie mit Folgeerscheinungen), Diarrhöen; im Finalstadium Darmstenosen (obturierende Tumoren), Exitus meist infolge pulmonaler Hypertonie. – **Sch. japonica s. asiatica** durch Schistosoma japonicum; mit 3 Stadien: ↑ Katayama-Krkht., dann Abmagerung, dysenter. Sympte., Hepato-Splenomegalie mit Pfortaderhypertonie u. Anämie, Husten (durch frisch einwandernde Wurmeier u. allerg.); nach 3–5 J. Finalstadium mit Leber- u. Milzfibrose, Aszites, Extremitätenödemen. Häufig Eiablagerung im Gehirn (Erblindung, JACKSON* Epilepsie); Tod meist infolge Kachexie oder Sekundärinfektion. – **Sch. pulmonalis**, »Lungenbilharziose« durch Schistosoma mansoni u. haematobium; mit Endarteriitis u. Pseudotuberkelbildung (um Eier), Nekrosen der Lungenarteriolen (evtl. auch deren Obstruktion), hepatolienalen Prozessen wie bei Mansoni-Infektion, deren klin. Sympte. durch Dyspnoe, Präkordial- u. Herzbeschwerden, pulmonale Hypertension u. schließlich Cor pulmonale mit charakterist. Zyanose ergänzt werden. – **Sch. urogenitalis**, die »Blasenbilharziose« durch Schistosoma haematobium, mit Wurmabsiedlung in der Harnblase (Entzündung, z. T. granulomatös u. polypös); klin.: Tenesmen, Hämaturie, Konkrementbildung, Ureterdilatation, Hydronephrose, evtl. maligne Entartung (Blasenkrebs); im Nilgebiet »Ägypt. Hämaturie« genannt; s. a. Wurmeier. – Ther.: Praciquantel WHO.

Schisto|zyt: *hämat* infolge mechan. Läsion abnorm bizarrer Erythrozyt; v. a. bei mechan. Hämolyse (künstl. Herzklappe, Marschhämoglobinurie). – **Sch.-zephalie:** ↑ Kranioschisis.

schizo...: Wortteil »Spalt«, »gespalten« (s. a. schisto...), »Schizophrenie«; z. B. **Sch.blepharie** (↑ Lidkolobom), **Sch.cephalus** (↑ Kranioschisis), **Sch.gnatie** (↑ Kieferspalte). – **Sch.gonie:** Teilungsmodus bei Protisten (z. B. Sporozoen, Kokzidien) durch rasch aufeinanderfolgende Kernteilungen (Bildung vielkern. Zellen) u. nachfolg. Zerfall (unter Plasmazerklüftung) zu einkern. »Fortpflanzungszellen«; s. a. Schizont.

schizoid: (E. KRETSCHMER 1921) der Schizophrenie ähnlich; mit Persönlichkeitseigenschaften (v. a. bei Leptosomen) wie Ungeselligkeit, Autismus, Introvertiertheit, Affektivitätsambivalenz, Verbergen starker affektiver Vorgänge (bei tiefer gemütsmäß. Ansprechbarkeit), Zurückziehen von der Realität (als Schutz vor der Außenwelt), zum Abstrakten neigendes Denken, Neigung zu unvorhergesehenen verbalen Aggressionen; bei starker Ausprägung dieser Eigenschaften als »sch. Temperament« oder »sch. Persönlichkeit« bezeichnet. – vgl. schizothym.

Schizoidie: (E. KRETSCHMER) das Gesamt der schizoiden Wesenszüge eines schizoiden Psychopathen.

Schizo|manie: pseudoneurotische ↑ Schizophrenie. – **Sch.mimetikum:** ↑ Halluzinogen. – **Sch.motorik:** ↑ Katatonie. – **Sch.mycetes**, Spaltpilze: die sich durch Spaltung vermehrenden Mikroorganismen, i. e. S. die Bakterien.

Schizonoia: der durch Diskrepanz zwischen bewußt gesuchten Zielen u. unbewußten Handlungen (Folge affektiven Zurückbleibens) bedingte Basisprozeß für den Entwicklungsstillstand u. die psych. Regression bei der Kindheitsneurose.

Schizont: vielkern. (↑ Schizogonie), durch schnell aufeinanderfolgende Mitosen ohne Plasmateilung entstehende Zelle bei Sporozoen (insbes. Malariaplasmodien) als agames Entwicklungsstadium im Ery oder Gewebe (z. B. Leber). – Der **reife Sch.** mit bereits bestehender Teilung von Kern u. Plasma (Kenntlichwerden der einzelnen Merozoiten); s. a. Schema »Malariazyklus«.

Schizonto|lyse: »Auflösung« von Plasmodien-Schizonten durch nach den Fieberanfällen im Serum auftretende lyt. (Immun-)Körper. – **Sch.zid:** ↑ Malariamittel mit Wirksamkeit allein gegen die im Blut vorhandenen Schizonten (u. damit gegen die akuten Erscheinungen; nicht aber prophylaktisch u. nur wenig gegen Rezidive!) Da Resistenzentwicklungen, gilt als einziges wirksames Sch.zid neuerdings wieder das Chinin.

Schiz|onychie: *derm* Aufsplittern oder Einreißen der freien Nagelenden bei Myxödem u. als Folge stark austrocknender u. entfettender Mittel.

Schizo|path: Persönlichkeit mit stark ausgeprägten ↑ schizoiden Eigenschaften, bei der eine organ. Hirnerkr. eine schizophrene Symptomatik (aber keine Sch.phrenie!) auslösen kann. – **Sch.ph(r)asie:** (E. BLEULER) »Sprachverwirrtheit« durch Verbigeration, Neologismen u. Agrammatismus bei rel. geringer Beeinträchtigung der übr. seel. Leistung.

schizophren: 1) zwiespältig, innerlich zerrissen, als Sympt. einer Schizophrenie auftretend; z. B. **sch. Affekt** (dem Bewußtseinsinhalt nicht adäquat), **sch. Erlebnis** (Wahn- u. Beeinflussungserlebnisse bei Schizophrenie. – 2) an ↑ Schizophrenie leidend.

schizophrene Demenz: (MAEDER 1910) die scheinbare Verblödung des Schizophrenen, d. h. der Nichtgebrauch der erhaltenen Intelligenz infolge Denk- u. a. Störungen. – Auch synonym mit schizophrenem ↑ Defektzustand (s. a. schizophr. Verödung). – Als **sch. Frühdemenz** (GLAUS 1936) die Verflechtung von schizophrener Symptomatik u. Schwachsinn (oligophrener Denkstörung) beim Kinde; DD: Dementia infant. u. praecocissima, echte Schizophrenie. – **sch. Reaktion:** 1) abnorme Erlebsnisreaktion mit schizophrener oder schizophrenieähnl. Symptomatik bei neurot. Fehlentwicklung, evtl. mit Flucht in eine – schizoaffektive – Psychose. – 2) (LANGFELD 1939) Psychose mit typ. Schizophrenie-Sympt. im Anschluß an ein seelisch belastendes Erlebnis bei nicht schizoidem Typ u. guter sozialer Anpassung der präpsychot. Persönlichkeit. – 3) (amerikan. Nomenklatur 1952) die akute Schizophrenie. – **sch. Syndrom:** die typ. – aus unterschiedl. Interaktion psychischer u. somat. Faktoren hervorgehende – Symptomatik bei Erkrn. des schizophrenen Formenkreises (↑ Schema nach G. BENEDETTI). – **sch. Verödung:** im Endstadium der chron. Schizophrenie Verlöschen des affektiven Mitschwingens u. Fehlen subjektiver Werterlebnisse bzw. (als »Versandung«) das Verlöschen v. a. der lebenserhaltenden Kräfte u. der Spontaneität.

Schizophrenie, Spaltungsirresein: (BLEULER 1911) Psychose mit charakterist. Verlust des Strukturzusammenhangs der Persönlichkeit u. Spaltung von Denken, Affekt u. Erleben (einschl. des Zusammenhangs ihrer Komponenten), wahrsch. auf einer Interaktion psychischer u. somat. Faktoren beruhend (↑ Schema »schizophrenes Syndrom«). Ätiogenese unbekannt; Vork. ausgesprochen fam.; Auftreten meist zwischen 20. u. 40. Lj., entweder akut oder chron., mit Stillstand (auf jeder Stufe) oder Remission, jedoch meist ohne Restitutio ad integrum (↑ Defektzustand, schizophrene Verödung). Nach Erkrankungsalter, Verlauf u. führenden Symptn. unterschieden als hebephrene, katatone u. paranoide Sch. sowie als Schizophrenia simplex. Diagnosestellung aus den sogen. Primärsymptn. (Halluzinationen, Ich-, Impuls-, Denkstörung, prim. Wahnideen), n. SCHNEIDER aus Sympt. 1. Ranges (Hören von Stimmen [Rede u. Gegenrede; als Begleitung eigenen Tuns], leibl. u. gedankl. Beeinflussungserlebnissen, Spaltung im affektiven, gedankl. u. Willensbereich) u. den – evtl. vorhandenen – 2. Ranges (übr. Sinnestäuschungen, Wahneinfällen, Depressionen, Gefühlsverarmung), n. BLEULER aus Grund- (Zerfahrenheit, Parathymie, Ambivalenz, Autismus, Depersonalisation) u. akzessor. Symptn. (Sinnestäuschung, Wahnideen, Katatonie, Schizophasie, funktionelle Gedächtnisstörung). Dabei kann die **symptomat. Sch.** als exogene Psychose die weitgehend gleichen Erscheinungen zeigen (↑ Schema). – Ther. (je nach Zustandsbild, Alter etc.) v. a. mit Psychopharmaka (aber auch Elektrokrampf, Insulinkoma) in Kombin. mit Psychother. (Arbeits-, Beschäftigungs-, Soziother.) u. Psychoanalyse. – Wichtigste Formen: **ambulatorische oder pseudoneurot. Sch.** (G. ZILBOORG 1956) mit gutart. Verlauf u. guter psychotherapeut. Ansprechbarkeit; **atyp. Sch.** (A. BOSTROEM 1938) mit ungewöhnl. Sympt. u. Verlauf (z. B. period. ↑ Sch.), nicht immer zum Defekt führend; **katatone Sch.** sehr akut unter dem Bilde der ↑ Katatonie, als katatoner Sperrungs- oder Erregungszustand (mit schubweisem Verlauf u. Remission oder stufenweise zunehmendem Defekt), aber auch mehr chron. Formen (schleichender Beginn, langsame Fortentwicklung); Sympte. z. T. situa-

---

somatogen
- symptomat. Schizophrenie (bei hirnorgan. Prozessen wie Enzephalitis, Paralyse, Epilepsie)
- akuter exogener Reaktionstypus mit schizophrener Symptomatologie
- schizophrenieähnl. Intoxikationspsychosen (manche Alkoholhalluzinationen, Weckamin- u. LSD-Psychosen, »Modellpsychosen«)
- der Schizophrenie zum Verwechseln ähnl. endokrine Psychosyndrome
- genuine Schizophrenien { Kern- u. Randschizophrenie, ohne spezif. körperl. Sympte. u. ohne umschriebene psychogene Auslösung; vorwiegend genet. Faktoren u. lebensgeschichtl. Belastungen
- pseudoneurot. Schizophrenien
- Emotionspsychosen
- reaktive Schizophrenien

psychogen

Schizophrenie, latente

tionsgebunden (u. soziotherapeutisch beeinflußbar), Wahn u. Halluzination ganz zurücktretend. – Als **latente Sch.** (E. BLEULER) die klinisch – nocht – nicht manifeste schizophrene Anlage, evtl. mit »nervösen Beschwerden«. – **paranoide Sch.**: 1) die Dementia paranoides (»Paranoid KRAEPELIN«) als häufigste Sch.form, mit Vorherrschen von Verfolgungs- u. Größenwahn u. Halluzinationen bei geringerer Beeinträchtigung der intellektuellen Fähigkeiten (einschl. Urteilsfähigkeit außerhalb des Wahnbereichs) u. der Gefühlsansprechbarkeit (Kranke evtl. sozial gut eingeordnet bleibend); Beginn im allg. Ende des 2. u. Anfang des 3. Ljz.; Sympte. oft jahrelang unverändert; als Sonderformen die **expansive Sch.** (deutlich manifester Größenwahn), **hypochondr. Sch.** (mit grotesken hypochondr. Sensationen u. vorw. akust. Halluzinationen) u. **konfabulator. Sch.** (Ausspinnen phantast. Geschichten mit stets wechselndem Inhalt). – 2) (KLEIST-LEONHARD) ⁄ Paraphrenie (3). – **periodische Sch.**: (P. POLONIO 1954) atyp. Form, beginnend – evtl. nach somat. Erkr., aufwühlendem Erlebnis – mit leichter Verwirrtheit, mangelhafter Orientierung u. Denkstörungen (Inkohärenz); nach wen. Monaten abklingend; Dauer durch Elektrokrampfbehandlung stark verkürzbar; Persönlichkeitsdefekt evtl. weniger ausgeprägt als sonst. – Als **phonemische Sch.** die progressive ⁄ Halluzinose. – **pseudoneurot. oder pseudoschizophrene Sch.**, Grenzpsychose, Schizose: (P. H. HOCH, W. POLATIN 1964) bei neurot. Struktur kurze psychot. Episoden (»Mikropsychosen«) mit »uferloser« psychosomat. Symptomatik: Verstimmung, Apathie, Charakterstörung, Negativismus, Zwangsgedanken, Wahn, Hypochondrie, Depersonalisationserscheinungen; Sympte. im Unterschied zur Neurose nicht rationalisiert, trotz guter verbaler Intelligenz Mangel an freier Assoziation. – Als **Schizophrenia s. Dementia simplex** (E. BLEULER) die sympt.-arme, auf Grundsympte. (Dissoziation des Denkens u. affektive Verblödung) beschränkte Form. – Als **verbalhalluzinator. Sch.** die progressive ⁄ Halluzinose. – Die **verworrene Sch.** (K. KLEIST) mit Überwiegen von schwerer Schizophasie u. Denkstörung (Verworrenheit), während Wahn- u. Sinnestäuschungen zurücktreten. – Die **zönästhet. oder leibhypochondr. Sch.** (G. HUBER 1957) mit prim., nicht körperlich begründeten abnormen Leibgefühlen wie Taubheits-, Steifigkeits- u. Fremdheitsgefühl, Gefühl plötzlicher motor. Schwäche, »Wandergefühlen«, Bewegungs-, Druck-, Zuggefühlen im Körperinnern; im Pneumenzephalogramm hirnstammnahe Atrophie mit Erweiterung des 3. Ventrikels.

Schizose: pseudoneurot. ⁄ Schizophrenie.

Schizosoma: Mißgeburt mit Bauchspalte (mit Eventration) u. Fehlen oder Unterentwicklung der Beine.

schizo|thym: mit introvertiertem, feinsinn. Wesen (⁄ Schizothymie), zur Schizophrenie disponiert; vgl. schizoid. Als **sch.thyme Reaktion** eine Schizophrenie-ähnl. Psychose direkt im Anschluß an heft. Gemütsbewegung; meist mit Defekt heilend. – **Sch.thymie**: (E. KRETSCHMER) noch normale Denk- u. Temperamentseigenart v. a. bei Leptosomen: weltfremdabstrakt u. idealistisch, überempfindlich u. gefühlsabweisend kühl, konzentrativ eingeengt u. dynamisch gespannt, kontaktarm u. introversiv; Psychomotilität mit den Polen „Rigidität« (Ausdauer, Prinzipientreue, Fanatismus) u. »Elastizität« (Wendigkeit etc.).

Schizo|trichia: *derm* Aufsplitterung oder Längsspaltung des Haarschafts bei Trichoptilosis u. Trichorrhexis nodosa. – **Sch.trypanum cruzi**: ⁄ Trypanosoma cruzi.

Schlaaff* Methode: (1937) Angabe einer Gelenkbewegung mit ihren Frontal-, Sagittal- u. Rotationskomponenten; s. a. Neutral-Null-Methode.

Schlachthausfieber: ⁄ Q-Fieber.

schlackenarme Diät: an Ballaststoffen arme – u. damit rel. reizlose – Kost, d. h. ohne Hülsenfrüchte, Kohl, Wurzelgemüse, Beerenfrüchte etc., (wobei Vitamine u. Mineralstoffe durch Obst- u. Gemüsesäfte zugeführt werden); v. a. bei Magen-Darm-Erkrn. – Gegenteil: die die Darmperistaltik anregende Schlakkendiät, z. B. Rohkost aus Gemüse u. Obst, grobe Schrotbrote, Hülsenfrüchte, Kartoffeln.

Schläfen: *anat* ⁄ Tempora. – **Sch.abszeß**: Abszeß im Spatium interfasciale temp., fortgeleitet von Prozessen an OK-Zähnen, in Flügelgaumengrube etc.; initial als Schläfenödem (Infiltrat). Wegen Meningitis-, Osteomyelitis- u. Thrombophlebitis-Gefahr breite Inzision u. Drainage angezeigt. – vgl. Sch.lappenabszeß.

Schläfenbein: ⁄ Os temporale. – **Sch.aufnahme**: *röntg* ⁄ MAYER*, RUNSTRÖM*, SCHÜLLER*, STENVERS* Aufnahme.

Schläfenlappen, -hirn: ⁄ Lobus temporalis cerebri; s. a. Temporallappen.... – **Sch.-Pick***: ⁄ PICK* Krankh. (1) mit bevorzugtem oder ausschließl. Befall des Temporallappens. Klin.: sensor. Aphasie mit frühzeit. Störung des dem aktuellen Denken entspringenden Sprechens (Nachsprechen noch gut möglich); später stereotype Wiederholungen, evtl. eigenart. Erschlaffungsanfälle. – **Sch.abszeß**: metastat. Hirnabszeß bei Schläfenbeinosteomyelitis; mit Hirndrucksteigerung, Herdsymptn. (je nach Lokalisation), starker Störung des Allg.befindens.

Schläfen|phlegmone: Gesichtsphlegmone mit brettharter Weichteilschwellung u./oder umschrieb. Einschmelzungen u. Nekrosen hinter dem Masseter bis an den **Sch.muskel** (⁄ Musc. temporalis). Frühzeit. Inzision angezeigt (vgl. Sch.abszeß); Gefahr der narb. Kieferklemme.

Schlägelhand: verbreiterte Hand mit verdickten Fingern bei Akromegalie.

Schlaf: im allg. auf dem endogenen Tag-Nacht-Rhythmus des ZNS beruhender phasenhafter, durch das ⁄ Schlafzentrum kontrollierter akt. Erholungsvorgang (Restitution der Stoffwechselvorgänge im Gehirn) in entspannter Ruhelage, gekennzeichnet durch Bewußtseinsänderung u. vegetat. Umstellung (trophotrope-vagotone Reaktionslage): Bradykardie, Kreislauf- u. Muskelhypotonie, reduzierte Ansprechbarkeit des Atemzentrums (mit leichter respirator. Azidose); an äuß. Kriterien ferner: Induktion durch bedingte Reflexe (z. B. Einnahme der Schlafhaltung am geeigneten Ort), Erhaltenbleiben einer gewissen Wahrnehmungsbereitschaft gegenüber der Umwelt, jederzeit. Erweckbarkeit durch geeignete Reize (⁄ Weckeffekt). – Stadien-Einteilung nach elektrophysiol. Kriterien: dem W- (= Wachheit) oder A-Stadium (im EEG 8–12/sec-α-Aktivität u. unterlagerte niedr., langsamere Wellen verschiedener Frequenzbereiche) folgt das Stadium 1 (= Einschlaf-, Schläfrigkeits-, B-Stadium) mit rel. niedr., langsamer Tätigkeit verschied. Frequenzbereiche ohne rasche

Augenbewegungen, dann 2 (= leichter Sch. = C-Stadium): mit zusätzl. spindel. 12–14/sec-Wellen (↑ Abb.) u. K-Komplexen, dann 3 (= mittl. Sch. = D-Stadium) mit mäß. Anteilen hoher, langsamer Aktivität, dann 4 (= tiefer Schlaf = E-Stadium) mit großen Anteilen hoher, langsamer Aktivität. Ferner unterschieden der REM-Schlaf (= Stadium V = Traumstadium; EEG wie bei 1) mit episod., raschen Augenbewegungen (»rapid eye movements«) u. niedr. elektromyograph. Aktivität (diese – auch »paradox«, »dissoziiert«, »desynchronisiert« genannten – REM-Stadien mit wesentlich vermind. Weckbarkeit u. Muskeltonisierung sind z. T. das physiol. Korrelat der Träume u. bilden mit den anderen Stadien Zyklen von ca. 90 Min. Dauer (mit 4- bis 5mal. Wiederholung im normalen Nachtschlaf) u. machen beim Neugeb. ca. 60% der Schlafzeit aus (gegenüber 20% beim Erwachs.); ihnen werden die Stadien 2–4 als »orthodoxer« = »slow-wave« = »non-REM« = NREM-Schlaf gegenübergestellt (3 u. 4 mit erhöhter Wahrnehmungsbereitschaft für äuß. Reize; biol. Schutzmechanismus?). – **Sch.bedarf** im Laufe des Lebens abnehmend: beim Säugling 12 kurzfrist. Schübe ohne regelmäß. Tag-Nacht-Rhythmus; bis 18. Mon. 12 Std. nachts u. 1½ – 2 Std. mittags; mit 14–16 J. 8½ Std.; Erwachsene entweder Kurzschläfer mit 5–6 Std. u. größter Schlaftiefe nach dem Einschlafen oder Langschläfer mit 8–9 Std. u. größerer Schlaftiefe gegen Morgen. – Ferner der **künstl. Sch.** durch Medikamente (Hypnotika), Hypnose oder Einwirkung elektrischen Stromes, s. u. Schlaftherapie, Hibernation.

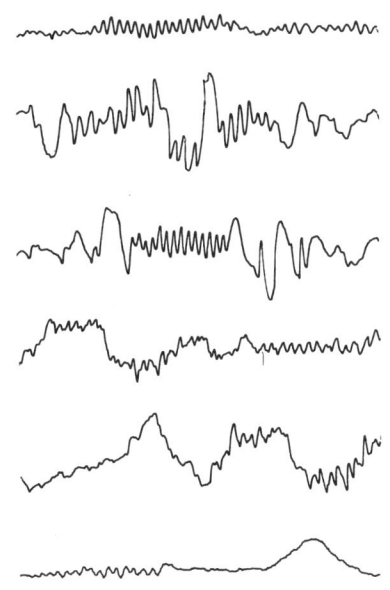

EEG-Formen im Schlafspindelfrequenzbereich (11 – 15 Hz).

Schlaf|anfall (imperativer): plötzlich u. unwiderstehlich eintret. natürl., durch Weckreiz sofort unterbrechbarer Schlaf; typ. Sympt. der Narkolepsie, ferner bei Pickwickier-, KLEINE*-LEVIN* Syndrom. – **Sch.entzug:** (W. SCHULTE, TOELLE, PFLUG 1971) ther. Vorenthalten eines Nachtschlafes zur – vorübergehenden oder endgült. Beendigung einer endogen--depressiven Phase. – Ferner verkürzter Nachtschlaf als Maßnahme zur Gewichtsreduktion. – **Sch.epilepsie:** ↑ Epilepsia nocturna. – Als bes. Form der **ambulator. epilept. Sch.automatismus** mit koordinierten Gehbewegungen (»epilept. Somnambulismus«).

Schlaffhaut: Chalodermie.

Schlaf|grippe: ↑ Encephalitis epidemica. – **Sch.hormon:** aglanduläres Lokalhormon des Gehirns, offenbar Produkt hypnogener Zonen bei Sch.eintritt (bei Sch.entzug vermehrt). Wahrsch. in Liquor u. Blut übergehender peptidart. Stoff (n. MONIER u. M.: »Faktor Delta«), der wie andere Transmitter-Substanzen an der Sch.-Wach-Regulation beteiligt ist (↑ Sch.zentrum). – **Sch.inversion:** krankhafte Umkehr der übl. Sch.-Wach-Folge, d. h. nächtl. Sch.losigkeit u. Schlafen am Tage; z. B. bei Encephalitis lethargica, Zerebralsklerose.

Schlafkrankheit: 1) Europ. Sch.: ↑ Encephalitis epidemica. – 2) Afrikan. Sch.: ↑ Trypanosomiasis.

Schlaf|kur: s. u. Sch.therapie. – **Sch.lähmung:** 1) »Sch.drucklähmung« durch unbemerkte mechan. Druckeinwirkung während des Schlafens (z. B. Radialisparese durch Druck des Kopfes auf den Oberarm); bes. bei Vorschädigung durch Sch.mittel- oder Alkoholabusus. – 2) ↑ Sch.paralyse. – **Sch.losigkeit, Agrypnie:** durch organ. oder psych. Krankh. bedingte oder aber psychogene (bei Konfliktsituation etc.) Störung des Schlafes, unterschieden als Ein- u. Durchschlafstörung. – **Sch.miosis:** Pupillenverengung im tiefen Schlaf (u. im Koma) infolge Tonusminderung des Sympathikus (u. damit Überwiegen des Sphincter pupillae).

Schlafmittel: ↑ Hypnotika. – **Sch.intoxikation:** Barbituratvergiftung. – **Sch.mißbrauch:** chron. Anw. von Hypnotika bei nur geringfüg. oder gar nicht bestehender Schlaflosigkeit. – **Sch.psychose:** psychot. Symptomatik bei plötzl. Entzug eines über längere Zeit in hohen Dosen genommenen Hypnotikums: Delirien, Wahn, opt. u. akust. Halluzinationen, starke Angst, völl. Schlaflosigkeit. – **Sch.sucht:** ↑ Barbituratsucht.

Schlaf|paralyse: weitgehende Erschlaffung der Körpermuskulatur im Schlaf oder Halbschlaf, die nach teilweisem Erwachen für kurze Zeit als einz. Sch.sympt. bestehenbleibt. – vgl. Schlaflähmung (1), Wachanfall.

Schlaf|spindeln: ↑ Sigma-Spindeln; s. a. Abb. »Schlaf«. – **Sch.stellung der Augen:** ↑ BELL* Phänomen. – **Sch.sucht:** ↑ Hypersomnie. – **period. Sch.sucht:** ↑ KLEINE*-LEVIN* Syndrom.

Schlaf|therapie: Behandlung psychischer (z. B. endogene Depression), aber auch körperl. Erkrn. (v. a. Erschöpfungszustände) mit künstl., d. h. medikamentös (↑ Hibernation) oder elektrisch (↑ Elektroschlaf) induziertem Schlaf, meist als Sch.kur (n. KLAESI 1921). – **Sch.trunkenheit:** bei plötzl. Erwachen auftret. Zustand zwischen Schlafen u. Wachen: trunkenheitsähnl., torkel. Gang, Bewußtseinseinengung, Schwäche der Willenskontrolle, Vorherrschen traumart. Vorstellungen, Kontakt zur Außenwelt noch unvollständig (sinnlose oder Straftaten möglich!); evtl. hypnagoge Halluzinationen. – **Sch.-Wach-:** s. u. Sch.zentrum. – **Sch.wandeln:** ↑ Somnambulismus.

Schlaf|zentrum: neuronale Strukturen im hint. Hypothalamus u. in retikulären Kernen des Thalamus (Wand des III. Ventrikels), die über Einflüsse auf das aktivierende System der Formatio reticul. (=

Schlagader

Sch.-Wach-Zentrum) den – beim Menschen im allg. an den Tag-Nacht-Wechsel gebundenen – **Sch.-Wach-Rhythmus** steuern (Serotonin als Überträgerstoff?, s. a. Schlafhormon); bei krankhafter Störung abnorme Wachheit, abnorme Sch.sucht oder ⌐ Sch.inversion.

Schlag|ader: ⌐ Arteria. – **Sch.anfall**: ⌐ Apoplexia cerebri.

Schlagenhaufer* Syndrom: 1) ⌐ GAUCHER* Krankheit (2). – 2) ⌐ MARIE*-BAMBERGER* Syndrom.

Schlag|feld: *ophth, neurol* ⌐ Abb. »Nystagmus. – **Sch.schatten**: (THIEL) *ophth* der bei schräg einfallendem Licht vom Pupillenrand der Iris geworfene, die Pupille schwarz erscheinenlassende Schatten, der bei Linsentrübung jedoch nur als schmaler (an der Seite der Lichtquelle) Saum auftritt (um so breiter, je weiter die Trübung zur hint. Linsenkapsel hin gelegen).

Schlagvolumen: *kard* ⌐ Herzschlagvolumen. – Bestg. des systol. Auswurfvol. des li. Ventrikels erfolgt entweder ballistographisch (umstritten) oder aber physikal.-sphygmograph.-rechnerisch mit pulsdynam. Größen: Differenz aus endsystol. (P_e) u. diastol. Druck (P_d), Aortenquerschnitt (Q), Diastolen- (D), Systolen- (S) u. Pulsdauer (T), Pulswellengeschwindigkeit (c), Blutdichte (ρ); das hämodynamisch begründete Verhältnis des systol. Speicher- u. Abflußvol. erlaubt, daraus das ges. Schlagvol. (V_s) zu errechnen (nach E. WETTERER, basierend auf O. FRANK bzw. BROEMSER-RANKE):

$$V_s = Q \cdot T \cdot \frac{S}{D} \cdot \frac{P_e - P_d}{\rho \cdot c} -$$

Sch.hochdruck: ⌐ Minutenvolumenhochdruck (mit rel. großer Amplitude) infolge erhöhten Schlagvol., v. a. bei Aorteninsuffizienz (Blutrückfluß aus dem Windkesselsystem in li. Ventrikel). – **Sch.reserve**: ⌐ Restblut.

Schlamm: *baln* ⌐ Peloid, Schlick. – **Sch.fieber**: ⌐ Feldfieber (1).

Schlampp* Schiene: Drahtschiene (Doppel-T-Profil) mit Perforationen (für Ligaturen) als Teil eines Systems (zu vervollständigen durch aufschiebbare Haken u. Leitebenen) zur Versorgung von Kieferfrakturen.

Schlange* Zeichen: (HANS SCHL., 1856–1922, Chirurg, Hannover): vermehrte Peristaltikgeräusche (oberhalb einer Darmstenose) als Zeichen des beginnenden Ileus.

Schlangen|biß: 2 dicht nebeneinanderstehende, durch die Giftzähne der Giftschlangen (⌐ dort. Tab.) hervorgerufene »Stichwunden« (mit bald auftret. hämorrhag. Entzündung der Umgebung) als Eintrittspforte des eiweißhalt. Sekrets der Giftdrüsen, das je nach der Hauptwirkkomponente (v. a. neurotox., hämolyt., thrombin-, bradykininähnl., esterolyt., enzymhemmend) unterschiedl. Allg.infoxikation bewirkt (therap. Anw. best. **Sch.gifte** z. B. bei rheumat. Erkrn.). Nöt. Sofortmaßnahmen: Umschnüren der Extremität oberhalb der Bißstelle; dann Umschneidung u. Umspritzen mit 1‰ $KMnO_4$ oder 1% H_2O_2; möglichst frühe Inj. von Giftschlangen-Antiserum (»**Sch.serum**«).

Schlatter* (CARL SCHL., 1864–1934, Chirurg, Zürich) **Krankheit**: s. u. OSGOOD*-SCHL. – **Schl.* Operation**: erste (1897) totale Gastrektomie mit End-zu-Seit-Ösophagojejunostomie.

Schlauch|klemme: bogenförm.-überkreuzte elast. Metallspange oder Federzylinder mit Zangenmaul (n. MOHR bzw. ULRICH) zum Abklemmen von Schlauchleitungen. – **Sch.lähmung**: durch Anlegen eines Stauschlauchs bewirkte ischäm. Lähmung. – **Sch.mull**: Verbandmull in Form eines dehnbaren Schlauchs (verschied. ∅) für – mittels spez. Applikatoren – schnell anzulegende u. gut sitzende (anschmiegsame) Verbände; in Kombin. mit Zugringen auch für Extensionsverband.

Schlauch|pilze: ⌐ Ascomycetes. – **Sch.resektion (des Magens)**: ⌐ Treppenresektion. – **Sch.stethoskop**: Membran- oder Trichterstethoskop mit Schallübertragung durch 2 – am Ende mit Oliven versehene – »Hörschläuche«. – **Sch.welle**: *physiol* s. u. Puls. – **Sch.würmer**: ⌐ Nemathelminthes.

Schleich* Anästhesie: (KARL LUDWIG SCHL., 1859–1922, Chirurg, Berlin): die 1892 von SCHL. u. P. RECLUS erstmals durchgeführte ⌐ Infiltrationsanästhesie.

Schleicher* (IRENE HOCHREIN=SCHL., geb. 1915. Internistin, Ludwigshafen) **Atemzähltest**: (1959) Herz-Lungen-Funktionsprüfung anhand der Zahl der benötigten Atemzüge während des Zählens von 21 bis 80 nach tiefer Inspiration im Sitzen. Normal 2–6 Inspirationen (> 20 beweisend für Insuffizienz). – **Schl.* Syndrom**: (1958) zirkulator. ⌐ Entlastungssyndrom.

Schleiersenkung: *hämat* BKS mit unscharfer Begrenzung zwischen Erythrozyten- u. Plasmasäule infolge rel. langsameren Sedimentierens der – spezifisch leichteren – jungen Ery (Retikulozyten); bei allen Retikulozytosen, weniger deutl. auch bei hochgrad. Leukozytosen, Dys- u. Paraproteinämien (⌐ Schlierentest).

Schleife: *anat* ⌐ Lemniscus; *kard* s. u. ⌐ Vektorkardiogramm. – **Schleifen**: *derm* ⌐ Dermabrasion.

Schleifen|muster: *forens* Typus der Hautleisten der Fingerbeere; unterschieden als einfache, Muschel-, Hauben- u. Doppelschleife. – **Sch.oszillograph**: ⌐ Spiegeloszillograph. – **Sch.pessar**: schleifenförm. Intrauterinpessar (⌐ dort. Abb.) aus Silk oder Kunststoff, z. B. nach LIPPES, PUST, BIRNBERG.

Schleiferlunge, -krankheit, -asthma: ⌐ Metallschleiferlunge; s. a. Metallosis pulmonum, Hartmetallunge.

Schleiftherapie: *derm* ⌐ Dermabrasion.

Schleim, Mucus: *anat, path* beim Menschen das vorw. aus Muzin zusammengesetzte kolloid-viskőse Produkt mesenchymaler Zellen (z. B. Gallertgewebe des Nabelstrangs), das Exkret muköser (v. a. Mundhöhle) u. intraepithelialer Drüsen u. der Becherzellen (in der Mukosa von Magen-Darmtrakt, Gallen-, Harnblase, Atemwegen) sowie die ⌐ Synovia. Als path. Sch.bildung die schleim. Umwandlung der mesenchymalen Grundsubstanz von Kollagenfasern u. Knorpelgewebe (mukoide ⌐ Degeneration, ⌐ Myxom, Chondro-, Fibromyxom), die übermäß. Sch.exkretion aus einschläg. oder aus reversibel (als Reizeffekt, z. B. Respirations-, Verdauungstrakt) oder irreversibel (z. B. Carcinoma mucoides) zu Schleimbildnern umgewandelten Zellen; veränderte Zusammensetzung u./oder

Viskosität bei system. Schleimhauterkrn. (z. B. Mukoviszidose); Einschränkung der Sch.bildung (z. B. Atrophie, Exsikkose) hat evtl. schwere Funktionsstörungen zur Folge. – *bakt* ↗ Schleimkapsel.

Schleimabkochung: durchgeseihte, freies Muzin u. a. Proteine u. Polysaccharide enthaltende Abkochung von geschrotetem, gequetschtem oder Vollkorngetreide. Verw. als Schondiät (bei Durchfall, als Säuglingsnahrung; schleimhautberuhigend u. gärungswidrig).

Schleimbeutel: ↗ Bursa synovialis. – **Sch.entzündung**: ↗ Bursitis.

Schleim|drüse: muköse ↗ Drüse; s. a. MIKULICZ*, SJÖGREN* Syndrom. – **Sch.-Eiterstraße**: *rhinol* Entzündungssekret in Bandform im mittl. Nasengang (aus NNH, ↗ Sinusitis) oder an der hint. Rachenwand (aus Nase, Epipharynx). – **Sch.fäden (im Harn)**: ↗ Harnfilamente.

Schleimhaut, Mukosa: die die Hohlorgane auskleidende ↗ Tunica mucosa; bestehend aus unverhorntem, ein- oder mehrschicht., niedrig- oder hochprismat. Epithel (an Haut/Schleimhaut-Grenze als ↗ Übergangsepithel) u. bindegeweb. Lamina propria (im Magen-Darmtrakt zwischen letzterer u. Submukosa noch die Lamina muscularis mucosae). Enthält endoepitheliale Drüsen u. Becherzellen, deren Schleim die Oberfläche als Film bedeckt, sie gleitfähig macht, vor mechan., therm. u. chem. Reizen schützt, u. der durch seine Bewegung zur natürl. Köperöffnung hin (als Peristaltik- bzw. Flimmereffekt) sowie durch Gehalt an Lysozymen einen antimikrobiellen Effekt für Fremdkeime hat; ↗ Schleimhautschranke.

Schleimhaut|abstoßung: *gyn* Endometrium-Desquamation im ovariellen Zyklus, bei Abbruchblutung. – **Sch.anästhesie**: ↗ Oberflächenanästhesie. – **Sch.-atrophie**: zum Rückgang der Schleimbildung, ggf. auch der resorptiven Leistung führende Atrophie des Schleimhautepithels; v.a. als Strahlenspätschaden. – **Sch.blutung** entweder aus der Sch.oberfläche (z. B. bei Trauma, Erosion, hämorrhag. Entzündung) oder in die Tunica mucosa; diffus bei hämorrhagischer Diathese.

Schleimhaut|erysipel: als E. der Mundhöhle mit schweren (u. U. lebensgefährl.), hochfieberhaften Allg.erscheinungen, düsterrotem (»lackiertem«), scharf begrenztem Erythem mit flammenförm. Ausläufern; primär z. B. nach Tonsillektomie (evtl. auf Tuba auditiva u. äuß. Haut übergreifend), sek. bei Gesichtserysipel. – Seltener an Konjunktiven, Nase, Genitale, Anus. – **Sch.falten**: die mehr oder weniger tief in das Lumen ragenden Plicae mucosae (v. a. im Magen-Darmtrakt); dadurch Vergrößerung der Epitheloberfläche u. Resorptionsbegünstigung; s. a. Faltenrelief. – **Sch.filarie**: ↗ Gongylonema.

Schleimhaut|hyperplasie: übermäß. Proliferation, häufig mit stark ödematös aufgelockertem u. kleinzellig infiltriertem Stroma; entweder umschrieben (z. B. als Polyp) oder mehr diffus (z. B. Endometriose, glandulär-zyst. Hyperplasie). – **Sch.karzinom**: vom Sch.epithel ausgehendes Malignom. – **Sch.leishmaniase**: ↗ Haut-Schleimhautleishmaniase. – Sch.befall auch bei Kala-Azar in fortgeschritt. Stadien u. als Post-Kala-Azar-Leishmanid (frambösiforme Wucherungen an Lippen, Gesicht). – **Sch.lippe**: die mit einer Halbschleimhaut bedeckte freie Lippe des Menschen.

Schleimhaut|pemphigoid (benignes), Syndroma muco-oculo-epitheliale SCHRECK: seltene, äußerst chron., ätiol. unklare Erkr. mit Blasen, Erosionen u. Narben an Conjunctiva tarsi u. bulbi (= Pemphigus ocularis; evtl. mit Synechien, Bindehautsackverödung, Xerose u. Trichiasis bis zur Erblindung), seltener im Mund u. an anderen (Halb-)Schleimhäuten (Genitale, Ösophagus) sowie an behaartem Kopf u. Körperhaut; ohne Allg.erscheinungen u. Kachexie. – **Sch.pigmentation**: ↗ PEUTZ*-JEGHERS* Syndrom. – **Sch.polyp**: ↗ Polyp. – **Sch.probe**: *allerg* Ermittlung einer Sensibilisierung durch Aufbringen des Allergens auf eine (Halb-)Sch., z. B. als Konjunktival-, Inhalationstest. – **Sch.prolaps**: aus den Organlumen oder durch die Organwand, z. B. Analprolaps bzw. falsche Divertikel des Digestionstrakts (↗ Dickdarm-, ZENKER* Divertikel).

Schleimhaut|reflex: ↗ Korneal-, Blinzel-, Gaumen-, Würgrefelx. – **Sch.relief**: ↗ Faltenrelief. – **Sch.-schranke**: Begr. für die von der Mukosa verhinderte Rückdiffusion von H-Ionen im Magen; bei Zerstörung (z. B. durch Aspirin, Alkohol, Gallensäuren) evtl. Geschwürbildung. – **Sch.syphilid**: das sehr infektiöse, sich als Epitheltrübung (»Plaques opalines«), dunkelrote Papel oder Erosion manifestierende ↗ Syphilid der Schleimhäute im Sekundärstadium. – Ferner eine vielgestalt. Form der Tertiärperiode mit stärkeren Infiltrationen u./oder Ulzerationen (z. B. Glossitis interstitialis luetica, Gl. gummosa superf. u. prof.). – **Sch.tuberkulose**: s. u. Nasen-, Kehlkopf-, Magen-Darm-Tbk. Bei offener Tbk (u. Resistenzminderung) an sichtbaren Schleimhäuten (v. a. Lippen, Mund, After) evtl. als polyzykl., schmerzhafte Substanzdefekte mit unterminierten, mit Knötchen besetzten Rändern.

schleimig: in Schleimform, mit Schleimbildung; z. B. schl. (= mukoide) ↗ Degeneration, **schl. Mittel** (*pharm* ↗ Mucilaginosa).

Schleim|kapsel: *bakt* Auflagerung stark wasserhalt. Schleims auf der Baktn.wand; als Makrokapsel aus Polysacchariden oder -peptiden (z. B. bei Diplococcus pneumoniae bzw. Bac. anthracis); als Mikrokapsel (mit O-Spezifität) u. Schleimscheide aus Heteropolysacchariden. Kein Art-Merkmal, da u. a. von Kultivierungsbedingungen abhängig; kann z. B. pathogene Baktn. gegen Phagozytose resistent machen. Bedingt Wachstum in ↗ Glattform (= S-Form; Wechsel zur Rauhform möglich). Nachweis durch Kapselfärbung oder durch Immuntest (mit spezif. Kapsel-AK u. Phasenkontrast-Untersuchung). – **Sch.körperchen**: »glasige« Kügelchen aus schleimumhüllten, gequollenen Epithelien u. Leukozyten im Bronchialsekret bei Bronchitis catarrhalis. – **Sch.kolik**: spast. Kontraktionen des Dickdarms mit Schleimabgang bei Colica mucosa. – **Sch.kolonie**: *bakt* ↗ M-Form; vgl. Schleimwall. – **Sch.krebs**: ↗ Carcinoma mucoides.

Schleim|pfropf: *gyn* s. u. KRISTELLER*. – **Sch.pilze**: ↗ Myxomyzeten.

Schleim|säure, Muzinsäure: HOOC · $(CHOH)_4$ · COOH, Tetrahydroxyadipinsäure; hergestellt (z. B. für Brausepulver) durch Oxidation von Milchzucker u. a. KH; natürl. Bildung (schleim. Trübung) bei Grauschimmelbefall von Wein. – **Sch.(speichel)granulom**: Eosinophilen- u. Mastzellen-reiches Fremdkörpergranulom um eine Schleimansammlung nach mechan. oder entzündl. Sprengung einer ↗ Mukozele;

Schleim|stoffe

bläulich-transparentes, schmerzhaftes Bläschen oder mittelhartes Knötchen, das sich nach Eröffnung immer wieder regeneriert (totale Exstirpation erforderl.). – **Sch.stoffe**: s. u. Schleim, Mukoid (2), Mucilaginosum. – **Sch.suppe**: ↑ Schleimabkochung.

Schleim|wall: *bakt* M-Antigen enthaltende Sch.umrandung einer Baktn.kolonie; bes. ausgeprägt (u. typ-spezif.) bei Salmonella paratyphi B. – **Sch.zelle**: ↑ Becherzelle. – **Sch.zylinder**: *urol* ↑ Zylindroid aus Muzin; ohne sichere pathognomon. Bedeutung. – **Sch.zyste**: ↑ Mukozele, Gallenblasenhydrops.

Schlemm* Kanal (FRIEDR. SCHL., 1795–1859, Anatom, Berlin): ↑ Sinus venosus sclerae.

Schlempe-Agar: *bakt* Nähragar mit Zusatz von Sojaschrot u. Schlempe (Maischerückstand der Spiritusgewinnung; alkohol- u. stärkefrei, jedoch Proteine, Fette, Vitamine u. Mineralstoffe enthaltend); zur Züchtung von Bac. subtilis u. Gewinnung von Sporen-Suspensionen.

Schlenz* Bad (MARIA SCHL., österr. Naturheilkundige, Camberg/Taunus): ↑ Überwärmungsbad.

Schlepper|(substanz), Träger(substanz), Carrier: Stoff, der, selbst ohne eigenen (therap.) Effekt, anderen Stoffen nach molekularer Bindung als Vehikel u. »Sorptionsvermittler« dient (u. deren Penetration, Permeation oder Resorption ermöglicht u. fördert); z. B. lipoidlös. Stoffe als ↑ Gleitschiene (durch die Haut) für nichtlipoidlösl., Eiweiße oder Kolloide, die das Hapten durch Molekularbindung zum immunogenen Voll-AG machen. – **Sch.theorie**: (H. SACHS 1928) Die Aktivierung der Haptene zum Voll-AG erfolgt durch physikal. oder chem. Bindung an eine körperfremde – u. daher antigene – Schleppersubstanz, die sie zu den AK-produzierenden Zellen »schleppt« u. so zum Voll-AG werden läßt.

Schlesinger* Phänomen, Tetaniezeichen (HERMANN SCHL., 1868–1934, Internist, Wien): ↑ Beinphänomen (1).

Schlesinger* Probe (WILH. SCHL., 1869–1947, Internist, Wien): (1903) Routinenachweis von Urobilin (u. Sterkobilin; bei oxidativer Vorbehandlung mit LUGOL* Lsg. auch von Urobilinogen anhand des mit 10%ig. absolutäthanol. Zinkazetat-Lsg. ää gebildeten, bes. deutlich im Filtrat vor dunklem Hintergrund sichtbaren, grün fluoreszierenden Zn-Additionsprodukts (λ_{max} bei Urobilin 521, 637, 601 u. 551 nm, bei Sterkobilin 638 u. 520 nm). Empfindl., aber durch Miterfassen von Porphyrinen, Biliviolinen u. -purpurinen, Phylloerythrinogen, Ribo- u. Acriflavin, Sulfonamiden, Hexamethylentetramin etc. rel. unspezif. Differenzierung des Sterkobilins durch die **persistierende Sch.* Reaktion** n. STICH (Fortbestehen der Fluoreszenz nach Kochen mit H_2O_2); Eliminierung reaktionshemmender Stoffe (v. a. bei Ikterus) durch vorher. Bilirubin-Ausfällung.

Schlesinger* Syndrom (BERNARD SCHL., geb. 1896, Pädiater, London): chron. idiopath. ↑ Hyperkalziämie.

Schleuder|ataxie: A. mit bes. ausfahrenden Bewegungen; bei Neozerebellum-Erkrn., Tabes dors. – **Sch.griff**: sogen. ungezielter Griff der manuellen Ther. zur WS-Deblockierung. – **Sch.ton**: *kard* Protodiastolikum im Bereich einer Accretio pericardii. – **Sch.trauma**: typ. »Peitschenhiebmechanismus« (schnelles Zurück- u. pass. Vorschleudern von Rumpf u. Kopf) beim Auffahrunfall (v. a. bei Insassen des angefahrenen Wagens); extreme Extension u. Flexion der WS führt zu WK-Distorsionen, -Frakturen, Bänderrissen, evtl. auch Quetschung von Spinalwurzeln (v. a. C_2 u. C_3), Vertebralarterie, Halsmark oder sogar Schädel-Hirnverletzung (↑ Mediansyndrom); klin. Sympte. häufig erst einige Stdn. nach dem Unfall. – s. a. Schipperkrankheit. – **Sch.verband**: ↑ Funda.

Schleuse: *klin* best. Raumanordnung als einz. Zu- u. Ausgang für eine (Krankenhaus-)Funktionseinheit, um hier zweckmäßige Kontrollen bzw. Maßnahmen (z. B. Desinfektion) vornehmen zu können; z. B. u. a. als Personen-Sch. vor Sterilabfüllräumen, Infektionsabtlgn., Op.-Trakt, Intensivstationen etc.; ferner Dunkelkammer- u. Kassetten-Sch. im Rö.betrieb, ↑ Rekompressions-Sch.

Schlick: Meeresschlamm als v. a. Quarz, saure Feldspate, Tonerde-Kieselsäuregele u. a. organ. Bestandteile enthaltender Heilschlamm (Peloid) mit großem Wärmeabgabevermögen; therap. Anw. in Form von Bädern (max. 42°) u. Packungen (45°–50°) v. a. bei Erkr. des Bewegungsapparats, peripheren Kreislaufstörgn., Hauterkrn. (außer Dermatomykosen). – **Sch.krankheit**, Wattkrankh.: Fußgangrän bei im Wattenmeer Arbeitenden.

Schlicks: ↑ Singultus.

Schliephake* (ERWIN SCHL., 1894–1945, Internist, Jena, Würzburg) **Elektrode**: »Luftabstandselektrode« für die Kurzwellenther. im Kondensatorfeld; Metallscheibe mit bedeckender Schale aus Glas o. a. Isoliermaterial, so daß sich ein gewünschter Elektroden-Haut-Abstand einstellen läßt. – **Schl.* Versuch**: (1953) ↑ Hypophysendurchflutung.

Schlieren|mikroskopie: (J. MEYER=ARENDT 1957/1958) der Interferenzmikroskopie ähnl. Verfahren zur Bestg. von Brechungsindex, Konz. u. Trockenmasse, indem in die Kondensorbrennebene des übl. Mikroskops ein lichtdurchläss. Streifen u. parallel dazu zwischen Objektiv u. Okular ein Transmissionsgitter (z. B. n. RONCHI) gebracht wird. – **Sch.test**: Nachweis kleinerer (u. damit sehr viel langsamer als die Ery-Agglomerate sinkender) Plasmakonglomerate durch das Phänomen der ↑ Schleiersenkung; bei sehr hoher Senkungsbeschleunigung unspezif. Hinweis auf hochgrad. Proteinveränderung.

Schließmuskel: ↑ Musculus sphincter, Sphinkter...

Schließungs|dauertetanus: ↑ Kathodenschließungstetanus. – **Sch.zuckung**: ↑ Kathodenschließungszuckung.

Schliff(präparat): *histol* ↑ Dünnschliff.

Schlingbeschwerde(n): ↑ Dysphagie.

Schlinge: 1) *anat* ↑ Darmschlinge. – 2) *chir* Faden- oder Drahtschlinge als extrahierender, abtragender oder ausräumender Teil eines Instruments (i. w. S. auch das Instrument selbst); z. B. elektr. Sch. (für chir. ↑ Diathermie), ↑ ZEISS*, STAEHLER* Sch. (als **Schlingenkatheter**). – 3) *orthop* ↑ GLISSON* Schlinge. – 4) *kieferorth* Drahtschlaufe an akt. Platte, Aktivator etc. zum Verschieben einzelner Zähne oder Zahngruppen.

Schlingen|operation: 1) plast. Sphinkterersatz durch Bildg. einer Muskelschlinge (z. B. ↑ Grazilisplastik). – 2) Steinextraktion mit ZEISS* oder STAEHLER* Schlinge. – **Sch.syndrom**: ↑ Blind loop, Syndrom der abführenden Sch., Syndrom der zuführenden Sch.

Schlingkrampf: ↑ Schlundkrampf.

Schlirf* (KARL SCHL., 1895–1960, Bakteriologe, Oldenburg) **Färbung**: *bakt* nach Vorfärben mit Methylviolett-Methylenblau-Lsg. u. Einwirkenlassen von LUGOL* Lsg. Differenzieren mit Alkohol u. Gegenfärben mit Phenol-Methylgrün-Pyronin-Lsg.; grampos. Baktn. schwarz, gramneg. rot. – **Schl.* Titration**: auf unterschiedl. Spaltung von Glukose, Galaktose u. Stärke basierende Typendifferenzierung von Corynebact. diphteriae. – **Schl.*-Seidenstücker* Nährboden**: durch Wismutammoniumzitrat modifiz. Wismutsulfit-Agar n. WILSON-BLAIR zum Nachweis von Typhus-Baktn. u. für TPE-Diagnostik.

Schlittenprothese: zweiteil. Kniegelenk-Totalendoprothese mit als Kufe bzw. Gleitfläche gearbeiteten Artikulationsflächen.

Schlitz|auge: *päd* die durch Epikanthus bzw. Mongolenfalte verschmälerte Lidspalte. – **Sch.brille**: stenopäische ↑ Brille. – **Sch.poren**: schlitzförm. Öffnungen zwischen den Podozyten-Füßchen.

Schlör* Jodprobe: (1952) Schwangerschaftsnachweis durch Versetzen des angesäuerten Harns mit einigen Tr. Jodtinktur u. vorsicht. Erhitzen; bei flücht. Umschlag von Cognac- in Himbeerfarbe »pos.«.

Schlösser* Injektion (CARL SCHL., 1857–1925, Ophthalmologe, München): intraneurale Alkohol-Inj. (»Alkoholblockade«) bei Neuralgie.

Schloffer* (HERMANN SCHL., 1868–1937, Chirurg, Innsbruck, Prag) **Operation**: 1) ↑ Kanaloperation. – 2) 3zeit. Kolonresektion (suprastenot. Anus praeter, Kontinuitätsresektion, Kunstafterbeseitigung). – 3) bei Phimose dors. Spaltung bd. Vorhautblätter (durch Schrägschnitte jeweils in entgegengesetzter Richtung) u. lineare Naht der Ränder der so entstandenen rautenförm. Wunde. – 4) transnasale transsphenoidale Hypophysektomie. – 5) Harnblasenplastik mit Ureter-Implantation in das ausgeschaltete Rektum u. Anastomose der Dickdarmblase mit der Harnblase bzw. deren Fehlanlage (bei Blasenekstrophie). – **Schl.* Tumor**: (1908) chron.-entzündl. postop. Bauchdeckentumor (Proliferationsgeschwulst, meist Talkumgranulom).

Schlomka* Typenindex: (1936) *kard* Quotient aus der Differenz der Ober-Unterlänge-Differenzen in den EKG-Abltgn. I u. III u. aus der max. QRS-Gesamthöhe in I oder III als Parameter des Positionstyps. Mit zunehmendem Alter ansteigend (ca. −0,05 im 20., +0,8 im 80. Lj.).

Schloß: *geburtsh* Zangenschloß (↑ Junctura); *chir* Steck- oder Schraubenschluß einer Klemme, Zange.

Schlossmann* Syndrom (ABRAHAM SCHL., amerikan. Ophthalmologe): ↑ POSNER* Syndrom (2).

Schlottergelenk, Wackelgelenk: abnorm lockeres Gelenk mit fehlendem Gelenkschluß; bedingt durch Überdehnung des Gelenkkapsel- u. Bandapparats (chron.-rezidiv. Erguß, Verletzung), angeb. oder – meist – erworb. (traumat., entzündl., neoplast. Gelenkendenzerstörung; postresektiv) Knochenveränderung, als **neurogenes Sch.** durch Lähmungen (= **paralyt. Sch.**, z. B. bei Poliomyelitis) oder im Rahmen einer neuropath. Arthropathie (z. B. bei Tabes dors.); v. a. als »**Schlotter|knie**« (auch idiopath. bei allg. Bindegewebsschwäche), »**Sch.fuß**« (Instabilität aller Fußgelenke infolge Lähmung der Unterschenkelmuskulatur).

Schlotter|iris: Iridodonesis (s. u. Irisschlottern). – **Sch.linse**: *ophth* ↑ Linsenschlottern (bei bestehender Cataracta senilis hypermatura als **Sch.star**). – **Sch.meniskus**: aus seiner Verankerung herausgerissener – sonst gesunder – Kniegelenkmeniskus.

Schluckakt, Schlucken: der teils willkürl. (Phase I), teils unwillkürl. Vorgang (II u. III) zur Beförderung flüss. u. fester Nahrung (u. des Speichels) aus der Mundhöhle in den Magen. I: nach Mundschluß u. Aufeinanderpressen der Kiefer Verschieben der Speise rachenwärts durch Zungendruck an den harten Gaumen, nachfolgend Auslösen des ↑ Schluckreflexes (u. Ingangsetzen der weiteren Phasen); II: »Einspritzen« bzw. »Einschleudern« via Pharynx in die Speiseröhre durch Mundbodenkontraktion, Gaumensegelhebung, Vorwulstung der oberen hint. Rachenwand, Verschluß des Nasenrachenraumes (oberer Schlundschnürer) u. Kehlkopfhebung u. -verschluß (Epiglottis); III: peristalt. Kontraktion der Ösophagusmuskulatur, Austreibung in den Magen.

Schluck|auf: ↑ Singultus. – **Sch.beschwerden**: ↑ Dysphagie. – **Sch.impfung**: akt. Immunisierung durch perorales Einbringen von Lebendimpfstoff (»**Sch.impfstoff**«, »Oralvakzine«) in den Verdauungstrakt zur Auslösung humoraler, in den Epithelien des Magen-Darmtrakts auch zellständ. AK-Bildung (wie bei natürl. Infektion); z. B. gegen Typhus abdomin., Bakterienruhr, Poliomyelitis (n. SABIN).

Schluck|lähmung, -parese: Ausfall einzelner oder aller am ↑ Sch.akt beteiligten Gaumen-, Schlund-, Kehlkopf- u. Speiseröhrenmuskeln. Klin.: »Verschlucken« mit Fehlleitung von Speisen (beim tief Bewußtlosen bzw. Narkotisierten ohne Sch.reflex evtl. auch Blut, Erbrochenes) in Nase oder Lunge (Gefahr von Erstickung, Aspirationspneumonie), Kau-, Phonations- u. Sprachstörungen. Vork. bei Di (Gaumensegellähmung), Tetanus, Lyssa, Vergiftung (z. B. Arsen), zentraler u. peripherer Nervenerkr. (Bulbärparalyse, Syringomyelie, apoplekt. Insult, MS, Neuritis). Beginn häufig als **Sch.krampf** (= ↑ Schlundkrampf). – **Sch.pneumonie**: ↑ Aspirationspneumonie.

Schluck|reflex: durch Berühren von Gaumenbögen (↑ Gaumenreflex), Zungengrund u. hint. Rachenwand (Schleimhautrezeptoren des N. glossopharyngeus) auslösbarer, in den ↑ Sch.akt integrierter polysynapt. Fremdreflex (Afferenzen über Nervi IX u. X zum »Sch.zentrum« der Medulla oblong. in Gegend des Nucl. ambiguus; Efferenzen über V, IX, X u. XII zu Muskeln von Mundhöhle, Rachen, Kehlkopf u. Speiseröhre, deren koordinierte Leistung als Reflexerfolg die unwillkürl. Phasen II u. III des Sch.aktes bildet). – **Sch.störung**: ↑ Dysphagie. – **Sch.vakzine**: s. u. ↑ Sch.impfung.

Schlüsselbein: ↑ Clavicula; s. a. Klavikula(r)... – **Sch.arterie**: ↑ Arteria subclavia. – **Sch.atmung**: ↑ Hecheln. – **Sch.durchtrennung**: *geburtsh* ↑ Kleidotomie. Ferner die temporäre Teilresektion zur Freilegung des Pl. brachialis. – **Sch.grube**: ↑ Fossa supraclavicularis.

Schlüssel|erlebnis: bes. intensives Erlebnis als Ausgangspunkt einer abnormen seel. Entwicklung (z. B. Paranoia). – **Sch.reiz**: *psych* spezif. Reizkombination, die eine instinktiv festgelegte Verhaltensfolge auslöst. – **Sch.zeichen**: 1) ↑ Leitsymptom. – 2) *orthop*

Schlüssel|zelle

Rocher* Zeichen (bei Koxarthrose). – **Sch.zelle**: (H. L. Gardener, C. D. Dukes 1955) mit dichtem Baktn.-rasen bedeckte, ungefärbt wie granuliert erscheinende abgeschilferte Scheidenepithelzelle als Schlüsselsympt. bei Hämophilus-Kolpitis.

Schlummerzellen, Mumienzellen: histiogene Zellen, die nach der – umstrittenen – Grawitz* **Sch.lehre** unfärbbar im Gewebe liegen u. erst bei Entzündung aktiviert (u. damit sichtbar) werden.

Schlund: ↑ Pharynx; s. a. Rachen..., Kiemen.... – **Sch.enge**: ↑ Isthmus faucium. – **Sch.kopf**: die Pars sup. des ↑ Pharynx. – **Sch.krampf**, Schluckkrampf, Pharyngismus: »Pharyngospasmus« der Sch.muskulatur im Versorgungsbereich des Glossopharyngeus, mit – evtl. schmerzhafter – Dysphagie u. ↑ Globusgefühl; psychogen (hyster. Reaktion) oder infolge entzündl.- tox. Nervenschädigung (z. B. bei Lyssa, Tetanus, EPS-Erkr., Retropharyngealabszeß, Ösophagus-Ca.). Bei längerem Bestehen (u. organ. Urs.) häufig Übergang in Sch.lähmung (↑ Schlucklähmung).

Schlund|muskeln: die Muskeln des Rachenraumes; i. e. S. die an der Bildung der hint. u. seitl. Rachenwand beteiligten **Sch.schnürer** (↑ Mm. constrictores pharyngis) u. **Sch.heber** (Mm. stylo-, palato-, salpingo-pharyngeus); i. w. S. auch die Muskeln in weichem Gaumen, Gaumensegel u. -bögen (Mm. palati et faucium), Kehlkopf u. Speiseröhre (soweit am Schluckakt beteiligt).

Schlund|parasit: *path* ↑ Epignathus. – **Sch.ring**: *anat* ↑ lymphat. Rachenring Waldeyer. – **Sch.sonde**: 1) Bougie für Ösophagusdehnung. – 2) zur Diagnostik oder Sondenernährung durch Mund oder Nase u. Schlund in den Magen bzw. Darm einzulegende, im allg. dünne (Weichgummi-)Sonde.

Schlundtaschen, inn. Kiemenfurchen: *embryol* die 5 von den 6 Kiemenbögen begrenzten bilateral-symmetr. seitl. Ausbuchtungen des Kopfdarms als entodermales Pendant der äuß. Kiemenfurchen (von denen sie beim Menschen durch eine Membran getrennt bleiben). In den dors. Anteilen der ersten 4 Entwicklung sogen. epibranchialer Plakoden (über Ganglien der Hirnnerven V, VII, IX u. X; insges. 9–11 Ursegmente; an der Bildung der Kiemenbogennerven beteiligt). 1. Tasche wird zur Ohrtrompete (einschl. deren Ostium u. prim. Cavum tympani), 2. liefert die Tonsillenbucht (mit Gaumenmandel), aus der 3.-5. gehen – nach Verlust des Taschencharakters – die branchiogenen Organe hervor (unt. Epithelkörperchen u. Thymus bzw. obere Epithelkörperchen bzw. Ultimobranchialkörper).

Schlupfnaht: *chir* Nahttechnik zur Versenkung von Organstümpfen (z. B. n. Appendektomie); Knopfnahtreihe mit Bildung von 2 – durch die Nähte zu vereinigenden – Lippen, unter die der Stumpf schlupft.

Schluß|biß: *dent* die Neutralokklusion mit max. Höcker-Fissurenbiß (Regelverzahnung). – **Sch.desinfektion**: nach Überstehen einer ansteckenden Krankh. bzw. nach Wohnungswechsel des Erkrankten gemäß Bundesseuchengesetz durchzuführende Scheuer-, Raum-, Luft- u./oder Instrumentendesinfektion. – **Sch.leiste**: *histol* v. a. bei hochprismat. Epithelzellen nahe der freien Oberfläche vork. spez. interzelluläre Haftstruktur; lichtmikroskopisch als umschrieb. Membranverdickung bzw. – in der Aufsicht – als »Gitter zwischen Epithelien« (»Sch.leistennetz«); elektronenmikroskopisch 3 Strukturen in typ. Reihenfolge: ↑ Zonula occludens, Zonula adhaerens u. Macula adhaerens (↑ Desmosom). – Die Sch.leiste zwischen glatten Muskelzellen dient der Impulsleitung.

schmal...: ↑ lepto....

Schmalhausen* Regel: (1928/31) Zelldifferenzierung bedeutet zunehmende Einschränkung der Zellvermehrung.

Schmalkaldener Schleiferlunge: Pneumokoniose noch unklarer Ätiol. (Siderosilikose?) bei Metallschleifern in Südwestthüringen; s. a. Schleiferlunge.

Schmal|kiefer: dysgnath. Kieferform mit zu geringem transversalem Abstand der seitl. Alveolarfortsätze. – **Sch.stand**: *dent* Engstand der Zähne bei Schmalkiefer.

Schmarotzer: ↑ Parasit; s. a. parasit. ↑ Bakterien.

Schmauchhöhle: *forens* bei absol. Nahschuß die durch Explosionsgase entstehende, verbrannte u. unverbrannte Pulverreste enthaltende höhlenförm. Auftreibung der Haut über einem Knochen.

Schmecken: ↑ Geschmack, Geschmackssinn, -prüfung, -zentrum (= **Schmecksphäre**).

Schmecker: Mensch mit der genetisch (autosomaldominant) fixierten Fähigkeit, PTC als bitter zu empfinden. – PTC-Test häufig Methode der Vaterschaftsbestimmung (bei »Sch.mutter« mit »Sch.kind« scheidet »Nichtschmecker« als Vater aus).

Schmeckstoff: wasser- oder speichellösl., im allg. niedermolekularer Stoff, der bei Aufbringen auf die Zunge zu einer Geschmacksempfindung führt. Dabei selten »reiner Geschmack« in den 4 Grundqualitäten (süß, sauer, salzig, bitter), sondern mehr komplexe Empfindung (infolge zusätzl. inäquater Wirkung auch auf Schmerz-, Temp.-, v. a. Geruchssinn; z. B. Nichtschmecken bei verstopfter Nase, »scharfer« Geschmack durch Mitreizung der Schmerznerven, Wärmeempfindung bei Alkohol, Kälteempfindung bei Menthol). Geschmacksqualität abhängig von Konz. (↑ Tab.) u. Einwirkungszeit des Sch. u. Größe der gereizten Fläche. – vgl. Riechstoffe.

Schmeckstoff	Qualität	Geschmacksschwelle (Konz. in g/l H_2O)
Saccharin	süß	0,001
Salzsäure	sauer	0,01
NaCl	salzig	1,0
Chinin	bitter	0,004

Schmelz: ↑ Zahnschmelz; s. a. Enamel..., Adamantino.... – **Sch.aplasie**: *dent* Fehlen des Zahnschmelzes; z. B. als Amelogenesis hypoplastica hereditaria. – **Sch.bildner**: *histol* ↑ Adamantoblast. – **Sch.defekt**: Entwicklungs- oder Mineralisationsstörung des ↑ Zahnschmelzes, oberflächlich (Grübchen, Ringe) bei ↑ Schmelzhypo- u. -aplasie, tiefer gelegene z. B. als weißl.-gelbl.-opake Flecken bei Dentalfluorose.

Schmelzen: isothermer Übergang eines Stoffes vom festen in den flüss. Aggregatzustand (die sich im Gleichgew. befinden); bei reinen kristallinen Stoffen gekennzeichnet durch den Schmelzpunkt (= Fließpunkt = F.; ident. mit der Erstarrungstemp.).

Schmelzerstar: ↑ Cataracta calorica.

Schmelz|faser: *dent* ↑ Prismata adamantina. – **Sch.hypoplasie**: *dent* grübchen- u. ringförm. Sch.defekt (v. a. an Schneidezähnen u. 1. Molaren) als bleibende Folge einer erworb. (infektiösen, rachit., malnutritiven etc.) oder erbl. Entwicklungs- u. Mineralisationsstörung (↑ Amelogenesis). – **Sch.organ**, Schmelz-, Zahnglocke: *embryol* aus der ↑ Zahnleiste hervorgehende, glockenförm., der Sch.bildung (u. Formgebung) dienendes ektodermales Gebilde (insges. 20, entsprechend der Zahl der Milchzähne), bestehend aus inn. u. äuß. **Sch.epithel** (Adamantoblasten im Bereich der späteren Zahnkrone bzw. kub. Zellen als Grenzschicht) u. dazwischenliegender **Sch.pulpa** (sternförm., netzartig miteinander verbundene Epithelzellen unbekannter Funktion). Bleibt nach Zahndurchbruch als Cuticula dentis rudimentär erhalten.

Schmelz|punkt: s. u. Schmelzen. – **Sch.schnitt**: *chir* (V. SEEMEN*) ↑ Elektrotomie. – **Sch.tabletten**: Sublingualtabletten (tablettiert mit leichtlösl. Hilfsstoffen. – **Sch.tropfen**: *dent* ↑ Enamelom.

Schmerz* Klammer (HERMANN SCHM., geb. 1880, Chirurg, Graz): *chir* beidendig mit scharfem Zahn versehene Metallklammer als Vorläufer des ↑ Extensionsbügels.

Schmerz: im allg. durch Erregung von ↑ Sch.rezeptoren hervorgerufene, häufig unter Beteiligung weiterer Sinne (v. a. Druck-, Temp.sinn) zustandekommende, über verschied. Bahnen vermittelte komplexe Sinnesempfindung (mit starker affektiver Komponente, s. a. Sch.perzeption); unterschieden als körperliche **Sch.empfindung** u. als **Sch.erlebnis** (= psych. Komponente des Schmerzes; scharfe Trennung nicht möglich); je nach Qualität als klopfend (= pulsrhythmisch, v. a. bei eitr. Entzündung), bohrend, lanzinierend, als »hell« u. stechend (↑ Tiefenschmerz). Biol. Alarmsignal mit Schutzfunktion, jedoch ab einer gewissen Stärke stets mit vegetat. Nebenwirkungen (Hautblässe, RR-Abfall bis zum Kollaps, Schweißabsonderung etc.) gekoppelt. Bes. Formen: **fortgeleiteter Sch.** mit Ausbreitung innerhalb des Versorgungsgebietes des betr. sensiblen oder gemischten Nervs; **funikulärer Sch.** häufig brennender u. mit Hyperpathie einhergehender Spontanschmerz bei Schädigung der spinalen Schmerzleitungsbahn (Tractus spinothalamicus), mit Ausdehnung über größere Körperbezirke entsprech. der Größe des Strangschadens; **ischäm. Sch.** infolge Mangeldurchblutung, durch Bewegung u. Wärme verstärkt, durch Ruhe u. Kälte gemindert (an der Extremität auch durch Hochlagerung bzw. Hängenlassen); **osteokoper Sch.**, sehr heft. nächtl. Knochenschmerz an Tibia u. Schädel bei Syphilis; **phlebogener Sch.** insbes. bei tiefen Phlebektasien, v. a. im Stehen bei fehlender »Muskelpumpe«; als **viszeraler Sch.** der von einem inn. Organ ausgehende »Eingeweideschmerz«, meist einseit., dumpf, allmähl. auftretend u. diffus, d. h. schwer lokalisierbar, bei großer Intensität mit vegetat. Symptn. wie Blässe, Schwitzen, RR-Schwankungen, Kollaps u. Angstgefühlen einhergehend; ausgelöst v. a. durch Gefäßspasmen, Ischämie, Organkapseldehnung; vermittelt über das vegetative (inkorrekt = »**vegetat. Sch.**«) u. das animal. System sowie über spez. sympath. »Schmerzfasern«; im RM häufig Erregungsübertragung auf Hautnerven desselben Segments (vis-

zerokutaner Reflex, mit Hyperalgesie der ↑ HEAD* Zone = **übertragener** oder **projizierter Sch.**) oder auf Afferenzen anderer inn. Organe (viszeroviszeraler Reflex; s. a. protopathisch, Präkordial-, Thalamus-Sch.).

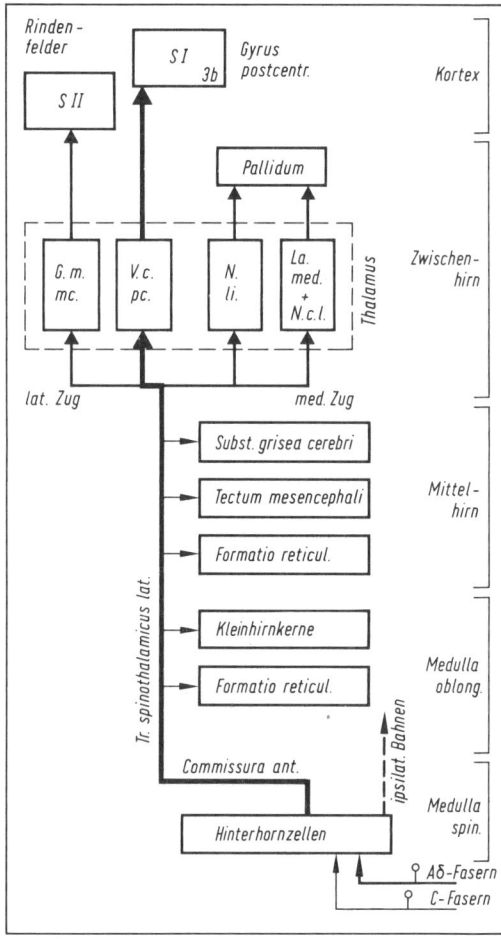

Zentrale **Schmerzbahnen** u. an der Schmerzleitung u. -verarbeitung beteiligte Hirnsysteme: G. m. mc. = Corpus geniculatum med. magnocellulare; V. c. pc. = Nucl. ventrocaud. parvocellularis; N. li. = Nucl. limitans; La. med. = Lamina medialis; N. c. l. = Nucl. centr. lat.; S I = prim.-sensibles Feld in der Area 3 b; S II = sek.-sensibles Feld in der Oberwand des Sulcus lat.

Schmerz|armut: ↑ Hyp-, Analgesie. – **Sch.asymbolie**: Störung der Sch.wahrnehmung i. S. der Asymbolie bei Läsion des unt. Parietallappens; Sch.reiz wird zwar empfunden u. löst vegetat., nicht jedoch zweckmäß. Abwehrreaktion aus, da seine biol. Bedeutung nicht verstanden wird. – **Sch.aura**: der – häufig neuralg. – Schmerz zu Beginn des epilept. Anfalls. – **Sch.ausschaltung**: ↑ Anästhesie, Analgesie, Denervierung.

Schmerz|bestrahlung: *radiol* Strahlenther. mit Kleinstdosen zur örtl. Schmerzlinderung (s. a. Entzündungsbestrahlung), im wesentl. auf regulierender Beeinflussung des Vegetativums beruhend; i. w. S. auch die Palliativbestrahlg. eines schmerzerzeugenden Neoplasmas. – **Sch.empfindlichkeit**: die Fähigkeit des Organismus, auf Reizung der Sch.rezeptoren mit einer – von Art u. Dauer des Reizes, sensibler Versor-

Schmerz|empfindung

gung des Organs u. psych. Grundsituation abhäng. u. individuell unterschiedl. – **Sch.empfindung** zu reagieren. – s. a. Schmerz, Hyper-, Hypalgie, Hyperpathie. – **Sch.hinken**: durch örtl. Schmerzen bedingte einseitig kürzere Beinbelastung (zur Sch.vermeidung).

Schmerz|lähmung: durch starke, zu absol. Ruhigstellung (Schonhaltung?) zwingende Muskel-, Knochen-, Gelenk- oder Nervenschmerzen bedingte Pseudoparalyse einer Extremität, z. B. bei MÖLLER*-BARLOW* Krkht., Polyarthritis. – **Sch.lokalisation**: Ortsbest. eines Schmerzes innerhalb des Körperschemas einschl. der Differenzierung als übertragener, fortgeleiteter oder lokaler Oberflächen-, Tiefen- oder Eingeweideschmerz. – **Sch.losigkeit**: ƒ Analgie.

Schmerz|mittel, sch.lindernde Mittel: *pharm* ƒ Analgetika. – **Sch.perzeption**: die an kortikale u. subkortikale Strukturen (Formatio reticul., Nucl. ventr. thalami, Hippocampus) gebundene »Integration des Schmerzes« (Eindringen der Sch.impulse ins Bewußtsein u. deren Identifizierung u. affektive Färbung). – **Sch.punkte**: oberflächl. ƒ Sch.rezeptoren (freie Nervenendigungen) in der Haut, deren Erregung zu spontaner stechend-»heller« Sch.empfindung (»Oberflächen-Sch.«) führt; häufig mit den sogen. ƒ Nervendruckpunkten ident., ferner in Kornea u. hint. Rachenwand. – s. a. WEIHE* Sch.punkte.

Schmerz|reiz: der für Sch.rezeptoren adäquate (mechan., therm., chem. oder elektr.) Reiz, der eine Sch.empfindung auslöst, indem er das Gewebe direkt oder via Stoffwechsel schädigt (letzten Endes also immer chemischer Natur ist). – **Sch.rezeptor**: auf Sch.reize ansprechender, eine Sch.empfindung (Tiefen-, Oberflächen-, Eingeweideschmerz) auslösender sensor. Rezeptor (Nozirezeptor, meist freie Nervenendigung) in ƒ Sch.punkten u. inn. Organen. – **Sch.schwelle**: die für die Auslösung einer Sch.empfindung nöt. Mindestintensität eines ƒ Sch.reizes, abhängig von der psych. Sch.bereitschaft u. für die versch. Reizqualitäten unterschiedl. (für akust. Reize z. B. 120–130 Phon). – **Sch.sinn**: s. u. Schmerz. – **Sch.zone**: ƒ Zona algetica.

Schmetterlings|figur: 1) *anat* das Bild der grauen Substanz (mit Vorder- u. Hinterhörnern) im RM-Querschnitt. – 2) *derm* bilat.-symmetr. Hautaffektion an Jochbogen u. Wangen mit schmaler Verbindung über den Nasenrücken, v. a. bei Lupus erythematodes chronicus (»Sch.flechte«, »-lupus«; ƒ Abb. »Lupus«) u. Gesichtsrose. – 3) *röntg* typ. bds.-symmetr. Verschattung bei zentralem Lungenödem. – **Sch.glio(blasto)m**: vord. doppelseit. Glioblastom des Balkens in etwa symmetr. Ausbreitung in der Radiatio corporis callosi (im Frontalschnitt Sch.form). – **Sch.hämatom**: sich bds. der Raphe etwa symmetrisch ausbreitendes Dammhämatom bei Harnröhrenverletzung des ♂ im Bulbus-cavernosus-Bereich (Pfählung, Beckenfraktur etc.). – **Sch.wirbel**: angeb. Spaltwirbel, bestehend aus 2 medial höhengeminderten »seitl. Halbwirbeln« (»seitl. Keilwirbel«); evtl. mit entspr. Teilvergrößerung der benachbarten WK; lat. Kanten evtl. die Nachbarwirbel überragend; evtl. kombin. mit Spina bifida.

Schmid* Operation (HANS HERMANN SCHM., 1884–1963, Gynäkologe, Rostock): Bildung einer funktionsfähigen Dickdarmscheide (meist als Sigmascheide).

Schmid* Syndrom (FRANZ SCHM., geb. 1920, Pädiater, Heidelberg, Aschaffenburg): **1)** (1949) ƒ Dysostosis enchondralis metaphysaria Typ SCHMID. – **2)** progress. ƒ Lungendystrophie.

Schmid*-Gussenbauer* Linie: Abflachung des unt. Frontzahnbogens (Effekt der Zungenbeinmuskeln) als Rachitis-Merkmal.

Schmidel*: ƒ SCHMIEDEL*.

Schmidt* Anästhesie: (HELMUT SCHM., geb. 1895, Chirurg, Remscheid): (1938) »begrenzte Lumbalanästhesie« mit fraktioniert verabfolgter (leicht hyperbarer) Pantocain-Lsg.; schneller Wirkungseintritt, 2–3 Std. anhaltend.

Schmidt* Keratitis (ROLF SCHM., Ophthalmologe, Freiburg/Br.): (1933) Keratoconjunctivitis herpetica mit streifenförm. Hornhautefflorenszenzen.

Schmidt* Reaktion: s. u. Ephedrin.

Schmidt* Syndrom: **1)** (ADOLF SCHM., 1865–1918, Internist, Bonn, Dresden, Halle): (1892) Hemiplegia alternans (ƒ JACKSON*, AVELLIS* Syndrom). – **2)** (MARTIN BENNO SCHM. 1863–1949, Pathologe, Göttingen) biglanduläres oder thyreosuprarenales Syndrom: (1926) prim. NN-Insuffizienz (Atrophie) ohne Hypophysenstörung mit sek. Schilddrüsenunterfunktion (Atrophie u. Hypoplasie, lymphozytäre Infiltration), sogen. thyreosuprarenaler Typ des FALTA* Sy.; klin.: Haut-Schleimhautpigmentation, Adynamie, arterielle Hypotension, Hauttrockenheit, Anorexie, Amenorrhö, Impotenz; erhöhte Na-, erniedrigte K-Werte im Serum, vermind. 17-Ketosteroid-Ausscheidung im Harn, Ätiol. unklar.

Schmidt* Zeichen (RUDOLF SCHM., 1873–1945, Internist, Prag), BITTORF* Zeichen: bei tiefer Inspiration rasche einseit. Kontraktion oberer Rectus-abdom.-Anteile als Hinweis auf gleichseit. Pleuritis diaphragmatica.

Schmidt*-Lantermann* Einkerbungen, Spalten (HENRY D. SCHM., 1823–1888, Anatom, New Orleans; A. J. L., amerikan. Anatom): (1877) die Markscheide der peripheren Nervenfaser schräg umlaufende zytoplasmahalt. »Einschnitte«; elektronenmikroskopisch als Membranerweiterung der SCHWANN* Zellen erkannt.

Schmidt* (-Strasburger*) Probekost (ADOLF SCHM.; JULIUS STR., 1871–1934, Internist, Frankfurt/M.): (1903) zur Prüfung der Gesamtverdauungsleistung über 3–5 Tg. zu verabreichende standardisierte Kost (5 Mahlzeiten) mit Milch, Brötchen, Butter, weichen Eiern, Haferschleim- oder Mehlsuppe, gehacktem, leicht angebratenem magerem Rindfleisch, Kartoffelbrei; dann Stuhluntersuchung (bei Pankreasinsuffizienz z. B. unverdaute Fleischfasern, Stärkekörner, Neutralfett etc. als pathol. Bestandteile). – In der Modifik. von KASHIWADO Kalbsthymus-Mahlzeit (bei Pankreasinsuffizienz) mit Stuhluntersuchung auf unverdaute Zellkerne.

Schmiedekrampf: Spasmus der Oberarm- u. Schultermuskulatur (mit deren ton. Anspannung beim Heben des Daumens) als Beschäftigungsneurose.

Schmi(e)del* Anastomose (KASIMIR CHRISTOPH SCHM., 1716–1792, Anatom, Erlangen): anomale portokavale Anastomose, z. B. zwischen V. azygos u. Vv. coronariae ventriculi.

Schmieden* (VICTOR SCHM., 1874–1946, Chirurg, Bonn, Berlin, Halle, Frankfurt/M.) **Naht**: *chir* bei Magen-Darmanastomosierung Durchstechen der Darmwand nur von der Schleimhautseite her mit Einstülpung der bauchfellüberzogenen Außenschichten. – **Schm.* Operation**: 1) (1918) klass. extrapleurale Perikardektomie nach Parasternalschnitt li. mit Verlängerungen im 1. u. 5. ICR. – 2) treppenförm. Magenresektion nach BILLROTH I mit annähernd gleich weitem Magenausgangs- u. Duodenallumen. – 3) Leistenbruch-Op. mit Medianverlagerung von Samenstrang u. inn. Leistenring mittels Durchzugs des temporär aus dem Skrotum gelösten, vorgezogenen Hodens medial des natürl. Leistenrings durch einen Schlitz im M. obl. abdom. int.; Leistenkanalverschluß durch BASSINI* Naht ohne oder mit Fasziendoppelung. – **Schm.* Syndrom**: »transpylor. Prolaps« von Magenschleimhaut in den Zwölffingerdarm; im Rö.bild bei totalem Prolaps pilz- oder fallschirmförm. Füllungsdefekt, bei partiellem nur zentrale oder lat. »Lakune« an der Bulbusbasis.

Schmiemann* Symptom (ROLF SCHM., geb. 1909, Gynäkologe, Kettwig/Ruhr): *geburtsh* 1) **Schm.* Wendehals**: Torsion der kindl. HWS als – stets unsicheres – Rö-Sympt. des intrauterinen Fruchttodes. – 2) ƒ Knochensalat.

Schmier|blutung, Spotting: *gyn* schwache, die Wäsche nur leicht beschmierende, uterine Blutung, insbes. als Zwischen- oder Zusatzblutung infolge rel. Hormonmangels. – **Sch.infektion**: Kontaktinfektion durch Verschmieren keimhalt. Materials aus der Umgebung auf den Körper oder von einem Körperherd (oder -öffnung) auf einen anderen Körperteil. – **Sch.kur**: *venerol* histor. Syphilisther. durch Einreiben der in 4–6 Abschnitte unterteilten Körperoberfläche mit Hg-Salben in festem Turnus.

Schmier|öldermatitis: ƒ Vaselinoderm (chron.-ekzematöse, evtl. pigmentierte Hautentzündung, sogen. Ölkrätze) als Unverträglichkeitsreaktion an Kontaktstellen mit Schmieröl (bzw. ölgetränkten Kleidern). – Ferner Talgdrüsenretentionszysten mit schwarzem Propf im Ausführungsgang (= Ölakne); s. a. Mineralölkrebs. – **Sch.seife**: ƒ Sapo kalinus venalis.

Schmincke*(-Regaud*) Tumor (ALEXANDER SCHM., 1877–1953, Pathologe, Heidelberg): ƒ Lymphoepitheliom.

Schmirgelstaublunge: ƒ Korundschleifersilikose; s. a. Schleiferlunge.

Schmitt* Krankheit: (1941) ƒ Schipperfraktur.

Schmitz* (KARL EITEL FRIEDR. SCHM., geb. 1889, Bakteriologe, Greifswald) **Agar**: durch Agar-Zusatz u. geringere Fleisch- u. Lebermengen modifizierte Pepsin-Trypsin-Verdauungsbrühe nach v.VITÉZ (für TPE-Diagnostik). – **Schm.* Bakterien, Bazillen**: ƒ Shigella schmitzii.

Schmorl* (CHRISTIAN GEORG SCHM., 1861–1932, Pathologe, Dresden) **Bazillus**: ƒ Sphaerophorus necrophorus. – **Schm.* (Knorpel-)Knötchen**: Prolaps von – später verknorpelndem u. verkalkendem (u. dann erst im Rö.bild nachweisbarem) – Bandscheibengewebe durch eine angeb. oder erworb. Lücke der knorp. Deckplatte in die Wirbelspongiosa (v. a. an früheren Gefäßdurchtrittsstellen u. Chorda-dors.-Bereichen); im Rö.bild scharf begrenzter Knochendefekt mit osteosklerot. Hof, Vork. v. a. bei oder im Anschluß an SCHEUERMANN* Krkht. (dann meist vorn); auch nach entzündl. u. neoplast. Prozeß, Trauma.

Schmutz|angst: ƒ Mysophobie. – **Sch.infektion**: ƒ Schmierinfektion. – **Sch.pyorrhö**: durch mangelhafte Mundhygiene bedingte, nach Beseitigung der Zahnbeläge verschwindende Gingivitis. – **Sch.ring**: *forens* der die Einschußöffnung umgebende »**Sch.saum**« (vom Geschoßmantel abgestreiftes Waffenöl, Pulverschmauch, Blei, Zündsatzbestandteile). – **Sch.tatauierung, -tätowierung**: punkt- oder streifenförm., blauschwarze Hautverfärbung durch in Korium oder Subkutis eingelagerten Straßenschmutz, Asphalt, Teer etc. nach Schürfverletzung.

Schnabel* Atrophie (ISIDOR SCHN., 1842–1908, Ophthalmologe, Wien): ƒ Optikuskaverne.

Schnabelbecken, Pelvis rostrata: bei Osteomalazie durch das Gew. des Körpers unregelmäßig verengtes Becken mit vorspringender Symphyse u. nach vorn abgeknicktem Sakrum. Absolutes Geburtshindernis.

Schnallenbildung: *mykol* in der Paarkernphase der Asko- u. Basidiomyzeten entstehender Auswuchs, der sich zurückkrümmt u. wieder mit der ursprüngl. Hyphe verschmilzt. Darin teilt sich einer der Kerne (der andere in der Hyphe).

Schnapp|atmung: krampfhaftes, tiefes Nach-Luft-Schnappen (inspirator. Mundöffnen mit Mundboden- u. Nasenflügelbeteiligung) als path., eine Apnoe oder minimale, irreguläre Atmung unregelmäßig unterbrechender Atemtyp, ein primitiver, wahrsch. von Automatiezentren in der Formatio reticul. gesteuerter Rhythmus (der normalerweise von Pons- u. Medulla-oblongata-Impulsen überlagert ist); v. a. in der Agonie, bei extrem unreifen Frühgeb., Grey-Syndrom, Asphyxie, medullopontiner Krise. – Physiol. beim Neugeb. auslösbar durch gezieltes Anblasen (z. B. mit Schlauch) der Oralregion, gefolgt vom Stillstand der Atmung, die dann mit einer Schluckbewegung wieder einsetzt (»**Sch.-Schluckreflex**«).

Schnapp|daumen: s. u. schnellender ƒ Finger. – **Schn.hüfte**: schnappende ƒ Hüfte, ƒ ORTOLANI* Phänomen. – **Sch.öhr**: *chir* ƒ Federöhr.

Schnarchen: während des Schlafens bei Mundatmung durch stoßweise Schwingungen des schlaff herunterhängenden Gaumensegels entstehendes Geräusch, wenn infolge Tonusverlusts der Kiefer- u. Zungenmuskulatur der UK nach unten u. die Zunge nach hinten gesunken ist u. die Atemwege einengt (sogen. Hindernis-Sch., v. a. bei gestörter Nasenatmung, Trunkenheit etc.); ferner als Gewohnheitsbildung (»gemeines Sch.«), als »hyster.« **Schnarchkrampf** (Rhonchospasmus), beim Säugling u. Kleinkind auch infolge krampfhafter Fältelung der Plicae aryepiglotticae (Ther.: op. Abtragung).

Schnauzenreflex (Wartenberg*): das jenseits des 1. Lj. bei Läsion des Stirnhirns u. kortikobulbärer Bahnen (z. B. bei amyotroph. Lateralsklerose, Pseudobulbärparalyse, Zerebralsklerose, Idiotie) durch Beklopfen der Lippen (v. a. Oberlippe) auslösbare, auf den M. orbicularis oris erweiterte ƒ Schnutenphänomen.

Schnauzkrampf (Kahlbaum*): rüsselart. Vorschieben der Lippen als Bizarrerie bei Katatonie. – Ähnl. Phänomen (echt spastisch) bei Tetanie.

Schnecke

Schnecke(n): **1)** *zool* Klasse Gastropoda der Weichtiere (Mollusca), getrenntgeschlechtl. oder zwittrig; als Süßwasserschnecken (z. B. Bulinus, Biomphalaria) artspezif. Zwischenwirte der Schistosomen; Giftschnecken der Südsee (v. a. Conus, Cancellaria, Terebra) mit Kanalzähnen im Rüssel. – **2)** *biochem* ↑ Helix (2). – **3)** *anat* Inneohrschnecke: ↑ Cochlea. – **Sch.spindel**: ↑ Modiolus. – **Sch.fenster**: ↑ Fenestra cochleae. – **Sch.gang**: ↑ Ductus cochlearis. – **Sch.kuppel**: ↑ Cupula cochleae. – **Sch.loch**: ↑ Helicotrema. – **Sch.windung**: ↑ Canalis spiralis. – **Sch.treppe**: ↑ Scala cochleae.

Schneckenspurdegeneration: (BIETTI) *ophth* girlandenförm., periphere, oberflächl. Trübung der Kornea (wahrsch. geringe kalkige Degeneration).

Schneeballknirschen: *klin* charakterist. Palpationsphänomen an **1)** Gelenken (bei fibrösem oder blut. Erguß), **2)** Prostata (multiple Abszesse um Konkremente), **3)** bei Hygrom, **4)** bei Hautemphysem.

Schneeberger Lungenkrankheit: bei Bergleuten des Uranbergbaues des Erzgebirges gehäuft beobachtete Kombin. von Silikose (auch Silikotuberkulose) u. Lungenkrebs (meist Plattenepithel-Ca.), wahrsch. infolge Dauereinwirkung von Radiumemanation (im allg. nach etwa 10jähr. Grubenarbeit). – Ähnlich die St. Joachimsthaler Lungenkrankh.

Schnee|blindheit: die ↑ Conjunctivitis nivalis. – **Sch.brille**: i. e. S. eine stenopäische Brille mit horizontalgeschlitzten Metallscheiben zum Schutz vor übermäß. Lichteinfall (u. Eis- u. Steinsplittern).

Schneeflocken|katarakt: ↑ Cataracta diabetica. – **Sch.lunge**: (BITTORF-KUZNITZKY) pulmonale Sonderform der BOECK* Sarkoidose. – **Sch.phänomen**: *pulmon* ↑ Sch.gestöberlunge.

Schnee|gestöberlunge: *röntg* dichte, unscharf-grobnoduläre Lungenverschattung bei Pneumokoniose durch quarzarmen Mischstaub; typisch für Stadium II der Silikose; vgl. Schrotkornlunge. – **Sch.kuppe**: *röntg* umschrieb. Osteosklerose der Humerus- bzw. Femurkopfkonvexität bei chron. Druckluftschaden.

Schnee|mannherz: charakterist. Herzkonfiguration bei Lungenvenentransposition (↑ Abb. »Herzfehler« Nr. 10). – **Sch.ophthalmie**: ↑ Conjunctivitis nivalis. – **Sch.treten**: *physiother* Barfußlaufen in frischem Schnee für mehrere Sek. mit sofort anschließendem Bekleiden der Füße im warmen Raum.

Schneeweiß* Reaktion (HORST-ULRICH SCHN., geb. 1923, Serologe, Berlin): (1954/55) durch Verw. eines Trockenblut-Hämolysats modifiz. Syphilis-Flokkungsreaktionen (Citochol-, MKR II-, VDRL-Reaktion).

Schneewittchentod: die mit Gesichtsrötung einhergehende letale CO-Vergiftung.

Schneidelektrode: *chir* ↑ Diathermieschlinge.

Schneider* Membran (CONRAD VIKTOR SCHN., 1614–1680, Anatom, Wittenberg): »Membrana mucosa nasi«, i. e. S. die Riechschleimhaut. Davon ausgehend das **Schn.*-Papillom, Schn.*-Karzinom**.

Schneider* Operation: *chir* bei Colitis ulcerosa mit Kolon- u. Rektumpolyposis einzeit. Koloproktektomie u. ileoanale Anastomose, kombin. mit temporärer prox. Ileostomie (4–8 Wo., genutzt für Training des Haltevermögens des analen Schenkels durch kleine Retentionseinläufe).

Schneider* Syndrom: **1)** (L. CH. SCHN.) *geburtsh* Verbrauchskoagulopathie bei vorzeit. Plazenta-Lsg.; infolge Einpressens thromboplast. Materials in die intervillösen Räume u. damit in den mütterl. Kreislauf Fibrinausfällung (Verstopfung der terminalen Strombahn) u. dadurch Hypokoagulabilität bzw. hämorrhag. Diathese (Fibrinogen- u. Plättchenmangel). Klin.: Zyanose, Atemnot, Kreislaufinsuffizienz, Nierenversagen. – **2)** (GRAFE u. SCHN.) sek., hyperplast.-porot. Osteoperiostose i. S. des MARIE*-BAMBERGER* Syndroms. – **3)** Schn.*-Fischer*Sy. (WILH. SCHN., geb. 1910, HERBERT F., geb. 1919, Dermatologen, Tübingen): Caput medusae in der Leistenbeuge sowie Beinödem u. Siderosklerose der Fesseln als charakterist. Folgesympt. der venösen Abflußstörung im Beckenbereich.

Schneider* Test: **1)** Schn.*-Cureton* Test (EDWARD CHRISTIAN SCHN., geb. 1874, Physiologe, Connecticut): (1920) Bestg. der Kreislaufleistungsfähigkeit anhand eines Index aus Ruhe- (a) u. Belastungspuls (b) u. Rückkehrzeit zur Ausgangslage (c, in Sek.): 390 – 1,407 · a – 0,825 · b – 0,502 · c. Höchste Werte bei akt. Sportlern u. Schwerarbeitern – **2)** (L. CH. SCH.). Gerinnungstest anhand der Gerinnselbildung in mit physiol. NaCl-Lsg. verdünntem venösem Nativblut (1:1, 1:10, 1:100, 1:200, 1:400 etc., insges. 9 Gläser). Bei Fibrinogenmangel keine Gerinnung ab 1:400.

Schneidermuskel: ↑ Musculus sartorius.

Schneidezähne: Dentes incisivi: die vordersten bd. Zähne jedes Quadranten im Milch- u. Dauergebiß.

Schneidschlinge: *chir* ↑ Diathermieschlinge.

Schnek* Konsolenradius: (F. SCHN., 1931) *orthop* volarseit. Vorspringen des dist. Radiusendes als Abortivform der MADELUNG* Deformität.

Schnell|cholezyst(angi)ographie: *röntg* bereits 3–5 Std. nach Applikation der doppelten Dosis eines rasch resorbierbaren u. schnell u. konzentriert eliminierbaren KM (z. B. Natrii iopodas) erfolgende Darst. der Gallenwege (evtl. sogar beim nicht vorbereiteten Pat.). – Ferner die Schnellmethode n. ANTONOCCI mit etwa gleichzeit. Gabe von Insulin (u. zuvor von 40%iger Glukose-Lsg.). – **Sch.desensibilisierung** (Hansen*): tgl. Inj. des Allergens (bis zum Auftreten stärkerer Lokalreaktionen) als verspätete präsaisonale Pollendesensibilisierung sowie bei mittlerem Sensibilisierungsgrad. – **Sch.digitalisierung**: v. a. bei Herzinsuffizienz mit Tachyarrhythmie u. Pulsdefizit indizierte hohe Digitalis-Dosen innerhalb 24–48 Std.; als Indikator für **Sch.sättigung** gilt die (im allg. auch zur Beseitigung des Pulsdefizits führende) Verlangsamung der Schlagfrequenz auf 70–80/Min.

schnellend: s. u. Finger, Hüfte; s. a. Knie, federndes.

Schnell|entbindung: artifiziell beschleunigte E., z. B. durch Zervixdehnung (↑ DELMAS* Verfahren), medikamentös mittels »Perfusion Toulousienne« (GUILHEM u. M. 1960): in der Eröffnungsperiode i.v. Gabe eines Narkotikums u. Dauertropfinfusion eines Wehenmittels, dadurch schnelle, eine digitale Nachdehnung erlaubende Erschlaffung des MM, so daß z. B. sofort. Vakuumextraktion möglich. – **Sch.färbung**: gegenüber normalen Färbeverfahren beschleunigte Methoden, z. B. durch Erhöhung der Färbetemp. oder Farbstoffkonz.; oft mit Einschränkung der Spezifität u. für Dauerpräparate ungeeignet; z. B. für Blutausstrich n. GIEMSA, WRIGHT, V. BOROVICZENY, für

Schnellschnitte mit angewärmtem Hämalaun u. polychromem Methylenblau.

Schnell|kreuzprobe: *serol* unvollständige ⸌ Kreuzprobe mit Prüfung nur des Empfängerserums gegen Spender-Ery. – **Sch.kultur**: *bakt* orientierendes Verfahren (Ablesung z. T. bereits nach wenigen Std.) zur raschen Sicherung einer Verdachtsdiagnose, z. B ⸌ FOLGER* Sch.k. bei Diphtherie. Absicherung durch übl. Methoden empfehlenswert.

Schnell|schnitt: *histol, path* vereinfachte techn. Bearbeitung eines Gewebeexzitats für die schnelle mikroskop. Diagnosestellung (z. B. intra operationem), meist als Schnellgefrierschnitt (aus unfixiertem Gewebe mittels Gefriermikrotoms in Tiefkühlkammer). – **Sch.senkung**: ⸌ BSR mit kürzeren Ablesezeiten (z. B. 5 u. 10 bzw. 10 u. 20 Min.), z. B. WESTERGREN* Methode mit Schrägstellg. der Röhrchen um 30° (E. FORSTER 1935) oder 17° (D. MATLIEFF 1961). Ergebnisse von den WESTERGREN-Werten z. T. erheblich abweichend u. nicht allg. anerkannt. – **Sch.syndrom**: (SOULHIER u. VILETTE) schnellende Bewegung im Handgelenk als Folge traumat. Zerreißung des Kapselbandapparates (Sturz auf gebeugte Hand) mit Subluxation der 2. gegen die 1. Handwurzelreihe.

Schnell|teste: *labormed* im Zeit- u. Reagensverbrauch rationelle, zumeist genormte (»optimierte«) Harn- u. Serumteste mit speziell präparierten Teststreifen, -pulvern, -lösgn. oder -tabletten (zur dir. Anw. oder für Reagensbereitung auf kolorimetr.-chem. oder -enzymat. Basis, qualitativ oder auch (semi)quant. auswertbar (Farbvergleichsskala, Standardserum). – **Sch.transfusion**: v. a. im Rahmen der Schockbekämpfung durch Überdruck beschleunigte (ca. 100 ml/Min.), meist auch massive Bluttransfusion (evtl. mehrere Konserven), auch intraarteriell oder retrograd-intraaortal. Geschwindigkeitsdosierung optimal anhand des (zentralen) Venendrucks; Kompensation der hohen Zitratzufuhr (Konservenblut) durch zusätzl. Kalziumgaben, evtl. Blutstabilisierung durch Kationenaustauscher; Gefahr der Rechtsherzüberlastung erst bei >100 ml/kg Körpergew./Stunde.

Schnepper: *labor* ⸌ FRANCKE* Nadel.

Schniefen: schnaubende Nasenatmung infolge Enge der Nasenwege; beim Neugeb. pathognomon. für kongenit. Syphilis (= Coryza syphilitica) u. beim Säugling für PYLE* Syndrom.

Schnitt: ⸌ Inzision, Sectio, Schnittpräparat.

Schnittentbindung: Sectio (caesarea): das Herausholen des Schwangerschaftsprodukts unter op. Eröffnung des Fruchtraumes (Hysterotomie) im allg. mit abdominalem Zugang (mediane ⸌ Laparotomie); ursprüngl. (»klass. Kaiserschnitt«) als **korporale Sch.** intraperitoneal durch Längs- oder (FRITSCH) Querinzision des Gebärmutterkörpers; heute meist als **suprazervikale Sch.** (intraperitoneale Querinzision des unt. Uterinsegments oder – nach Wegschieben der Harnblase – extraperitoneale Längsinzision: Sectio caesarea intra- bzw. extraperitonealis supracervicalis); ferner als Sectio caesarea vaginalis (= vord. Kolpotomie; im allg. für Interruptio bis Mens III), ⸌ PORRO*-VEIT*, ⸌ GOTTSCHALK*-PORTES* Operation. Indikation: unüberwindbares Geburtshindernis, Gefahren im Bereich der weichen Geburtswege (v. a. Kollum-Ca., Placenta praevia, schwere Infektion), Gefahr für Mutter bzw. Kind (v. a. Eklampsie, vorzeit. Plazenta-Lsg., drohende Uterusruptur, Herzvitien bzw. Nabelschnurvorfall, intrauterine Asphyxie). – **Schnittentbindungsbecken**: hochgradig verengtes Becken (Conjugata vera 7,5–6 cm; Verengung III. Grades) als Indikation zur Sectio caesarea. Als »absol. Sch.« das mit Conjugata vera <6 cm (IV. Grades; Indikation auch bei totem Kind, da übl. Embryotomie vaginal nicht möglich).

Schnitt|färbung: *histol* Kontrastfärbung des Sch.präparats (im Ggs. zur Blockfärbung). – **Sch.impfung**: (Pocken-)Schutzimpfung mit Impflanzette. – **Sch.präparat**: *histol* mit spez. Mikrotom angefertigter dünner Schnitt eines biol. Gewebes nach Härten durch Gefrieren oder Einbettung in Paraffin etc.; Endprodukt der histol. Technik für die Untersuchung mit Licht- oder Elektronenmikroskop.

Schnitt|veraschung: *histochem* s. u. Aschenbild. – **Sch.verletzung, -wunde**: durch schneidenden Gegenstand herbeigeführte, glattwand., in Abhängigkeit von Gewebsspannung u. Spaltrichtung klaffende Wunde (bei begleitender stumpfer Gewalt mit gequetschten Rändern); oft kompliziert durch Mitverletzung von Sehnen, Muskeln, Gefäßen; Heilungstendenz meist gut.

Schnitzler* Metastasen (JULIUS SCHN., 1865–1939, Chirurg, Wien): Abtropfmetastasen im DOUGLAS-Raum bei Magen-Ca.

Schnüffeln: 1) rasch aufeinanderfolgende kurze, oberflächl. Inspirationen durch die Nase zur Verbesserung der Geruchswahrnehmung (Luftstromleitung zum Riechepithel). – 2) ⸌ Schniefen. – 3) *toxik* s. u. Schnüffler.

Schnüffel|krankheit, -sucht: Glue sniffing (s. u. Schnüffler). – **Sch.stellung (Hügin*)**: der MAGILL* Sniffing-air-Position entsprech. Kopfhaltung für die orale endotracheale Intubation, mit Anteflexion der HWS durch Unterlegen einer flachen Nackenrolle, so daß Pharynx- u. Trachealachse annähernd eine Gerade bilden (Abstand Zahnreihe/Kehlkopfeingang optimal kurz). – **Sch.versuch**: *röntg* s. u. HITZENBERGER*.

Schnüffler: gewohnheitsmäßig die euphorisierend wirkenden Lösungsmitteldämpfe (Azeton, Toluol, Chloroform, Alkohol) aus best. Klebstoffen inhalierende – meist jugendl. – Person. Beim »Quartal-Schn.« Gefahr von Spätschäden an Leber, Niere, KM; z. T. schwere soziale Auswirkungen.

Schnür|furche: *geburtsh* s. u. amniot. – Quetschmarke (bis Nekrose) an inkarzerierten oder strangulierten Eingeweiden. – **Sch.phänomen**: ⸌ RUMPEL*-LEEDE* Phänomen. – **Sch.plastik**: *chir* »Verschnüren« einer Bruchpforte durch »lebende Naht« mit freiem Faszien- (z. B. n. GALLIE, BRÜCKE) oder mit Kutisstreifen, z. B. als **Sch.senkelplastik** n. KNÖFLER u. MATTING (1974) bei großer Bauchwandhernie (Sch.adaptierung der Rektusränder durch breiten Oberschenkel-Kutisstreifen; modifiz. LEZIUS* Op.), als ⸌ REHN* Kutisplastik. – *embryol* ⸌ SPEMANN* Versuch. – **Sch.ring**: *histol* s. u. RANVIER*. – **Sch.senkelnaht**: BUNNELL* Naht (3); s. a. Sch.plastik.

Schnupfen: ⸌ Coryza; s. a. Rhinitis, Rhinopathia, Common cold. – **Sch.virus**: ⸌ Common cold virus; s. a. Rhino-, REO-, Myxoviren.

Schnupf|phänomen-Versuch: 1) s. u. Mediastinalpendeln. – 2) ⸌ HITZENBERGER* Schnupfversuch. –

Sch.puder, -pulver: *pharm* tabakfreie Zubereitung aus feingemahlenen Drogen als Niesmittel.

Schnupftabak|grube: *anat* ↑ Fossula radialis. – **Sch.prostata**: *urol* Pr. mit dunkelgefärbten Corpora amylacea in gestauten Drüsenschläuchen.

Schnupftuchhandgriff: *geburtsh* ↑ WERTH* Handgriff.

Schnurphlebitis: ↑ MONDOR* Krankheit.

Schnurren: 1) ↑ Rhonchi sonores. – 2) ↑ Katzenschnurren.

Schnutenphänomen: Elevation der Oberlippe u. Mundwinkel im Rahmen des reflektor. Brustsuchens beim Säugling (bis 3. Mon. physiol.); auslösbar auch durch Beklopfen von Oberlippe oder Nasenflügel (reflektor. Kontraktion des Levator labii sup. u. anguli oris); s. a. Schnauzenreflex.

Schober* Methode (PAUL SCH., Arzt, Wildbad, Stuttgart) (1937) zur Objektivierung einer Bewegungseinschränkung der LWS markierendes Aufsetzen des re. Daumens auf die Dornfortsatzspitze des 5. LW (Medianpunkt der Querverbindungslinie der MICHAELIS* Raute) u. des Zeigefingers auf einen Spinalpunkt etwa handbreit oberhalb am Aufrechtstehenden u. nachfolgendes max. Rumpfbeugenlassen, wobei sich normalerweise der Abstand bd. Punkte um 4–6 cm = 2–3 QF vergrößert. So festgestellte Bewegungshemmung infolge BECHTEREW* Krkht. meist mit bilat. Lumbalmuskelkontraktur kombin. (= **Sch.* Zeichen**).

Schober* Pfütze (KARL LUDWIG SCH., geb. 1912, Chirurg, Halle): *röntg* ↑ Abrodilpfütze.

Schober* Theorie (HERBERT SCH., 1905–1975, Physiker, u. Physiologe, München): Die Nachtmyopie ist im wesentl. Auswirkung einer Dauerakkommodation infolge des Bestrebens, Objekte bei geringen Leuchtdichten zu erkennen.

Schock: Erschütterung, erschütterungsbedingtes Versagen; i. e. S. das – z. T. auch als »Kollaps« bezeichnete – makrozirkulatorisch beginnende u. zu Störungen der Mikrozirkulation u. deren Folgen führende globale, komplexe Kreislaufversagen infolge Mißverhältnisses zwischen Herzzeitvol. u. aktuellem Durchströmungsbedarf der Organe bzw. ihrer Teilkreisläufe, entscheidend bestimmt von tonusabhäng. Kapazität des Gefäßsystems, Herzleistung u. Blutvol. (↑ Schema). Unterschieden als prim. (reflektor., v. a. neurogener) u. als sek. Sch. (z. B. nach Blutverlust), nach Schwere (Stadium) als latent, kompensiert, dekompensiert u. refraktär bzw. als Spannungs-, Entspannungs- u. paralyt. Kollaps. Führt bei entsprech. Dauer u. Ineffizienz der kompensator. Mechanismen über die resultierende Hypoxie zur Umstellung auf anaerobe Glykolyse, zu Azidose (weitere Steigerung der Dysregulation), Transmineralisation (Hyperkaliämie, Na- u. Wasserverlagerung in die Zelle), Mangel an energiereichen Phosphatverbindgn., Veränderungen am Gerinnungssystem (Sludge, Thrombo- u. Leuko-Aggregation in kleinen Gefäßen; evtl. Verbrauchskoagulopathie), Zunahme der Blutviskosität durch Hämokonz. u. Albuminabwanderung. Die als Intensivther. durchgeführten symptomat. u. ätiotropen Gegenmaßnahmen richten sich nach klin. u. Laborwerten (Blutdruck, Pulsfrequenz, EKG, Hauttemp., Temp.gradient Körperkern/-schale, Venenfüllung, Nagelbettfarbe, Diurese, Blutgaswerte, Gerinnungsstatus, Hämatokrit, Blutvol., Elektrolyte) u. sind ausgerichtet auf schnelle Normalisierung von Atmung, intravasalem Blutvol. (v. a. durch Zufuhr von Blut oder Blutderivaten oder durch ↑ Kolloidther.) u. Blutviskosität sowie auf die Sicherung von Myokardleistung (bzw. HZV), periphere Durchblutung (einschl. Behebung der – evtl. fixierten – Zentralisation des Kreislaufs), Säure-Basen- u. Elektrolytgleichgew. u. Energiezufuhr. – Schwerestadien des Sch.-Kollapsyndroms (n. DUESBERG-SCHROEDER): **1) kompensierter Sch.**, die Anfangsstadien (»Spannungskollaps«; mit Kreislaufzentralisation) des – v. a. hypovoläm. – Sch., mit Tachykardie (um 100/Min.) u. erhöhtem diastol. u. um 100 mm Hg liegendem systol. Blutdruck (kleine Amplitude); **2) dekompensierter Sch.**, mit metabolisch bedingter Vagotonie (nach Versagen der sympathikotonen Regulationen), d. h. Weitstellung des Gefäßsystems (»Entspannungskollaps«) u. Versacken großer Blutvolumina in Niederspannungsbereiche (v. a. Splanchnikusgebiet); wird unbehandelt irreparabel u. damit letal; **3) paralyt. = refraktärer = irreversibler Sch.** als Endstadium des nicht oder nicht rechtzeitig behandelten Sch., mit Dissoziation der Kreislaufregulation i. S. einer progred. zentralen – arteriellen u. venösen – Vasokonstriktion u. einer peripheren paralyt., auf eine prim. Konstriktion folgenden Gefäßweitstellung, mit unbeeinflußbarem Absinken des systol. Blutdrucks <80 mm Hg, Steigerung der Tachykardie >140/Min. u. zum Exitus letalis führender Dysmetabolie. Ferner der – auf einem Komplex unterschwelliger Mangelzustände basierende – **protrahierte Sch.**, schleichend einsetzend (»kriechender« Sch.) u. länger fortbestehend (als **latenter Sch.** mit anfangs nur diskreter klin. Manifestation); i. w. S. auch der schwere, trotz rechtzeit. Ther. nicht schnell genug unter Kontrolle zu bringende Sch. mit großer Gefahr hämodynam. u. sek.-metabol. Schäden (v. a. an Nieren, Myokard, Hirn). – Wichtigste (ätiopathogenet. etc.) Formen: **allerg.** oder **anaphylakt. Sch.** (↑ Anaphylaxie), **apoplekt. Sch.** (neurogen durch zentralnervöses Versagen der Kreislaufregulation bei zerebralem oder spinalem Insult; HZV normal, evtl. sogar erhöht), **elektr. Sch.** (im Zusammenhang mit einem Elektrotrauma, mit Kammerflimmern, -flattern, Stenokardie etc. u. Schädigung von Kreislaufzentren; vgl. aber Elektrokrampfther.), **endokriner Sch.** (bei hormonaler Störung mit entspech. spezif. Symptomatik; z. B. hypovoläm. Sch. im diabet. Koma infolge renalen Flüssigkeitsverlusts u. azidot. Herzleistungsschwäche, hypovoläm. u. kardiogener Sch. bei Hyper-

Pathogenese des Schocks   n. H. KREUZER

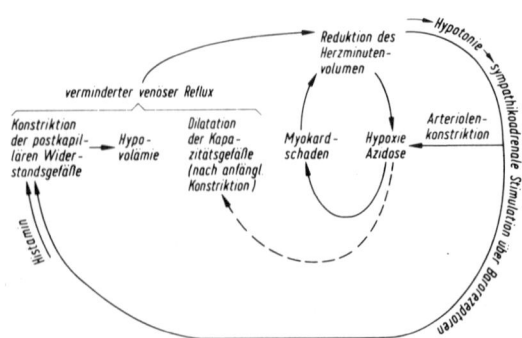

parathyreoidismus), **febriler Sch.** (durch infektiös--tox. Steigerung der Körpertemp., mit Kapillarschädigung u. Vasomotorenlähmung; im Extremfall, v. a. bei spätem Eingreifen, meist refraktär), **hämorrhag. oder anämischer Sch.** (hypovoläm. Sch. nach akutem, passivem oder chron.-rezidivierendem Blutverlust), **hypoglykäm. Sch.** (↗ hypoglykäm. Anfall; s. a. HARRIS* Syndrom, Insulinschock), **hypothermischer Sch.** als Unterkühlungsfolge nach initialer Vasokonstriktion (paralyt. Vasodilatation mit Blutversacken in Niederdruckbereiche), **hypovolämischer Sch.** (»Volumenmangelkollaps« nach Blut- oder Flüssigkeitsverlust, mit vermind. venösem Rückstrom u. absinkendem HZV i. S. der ↗ CANNON* Notfallsreaktion; zunächst kompensiert durch adrenerg. Vasokonstriktion [»Spannungskollaps«] mit Steigerung des peripheren Widerstandes, transkapillärem Flüssigkeitseinstrom u. Tachykardie; klin.: kühle, trockene, blasse Haut, Durst, Oligurie, Adynamie; später Kapillarschäden durch Plasmaextravasation, Organläsionen durch schocktyp. Metabolismus, evtl. sek. Intensivierung zu dekompensiertem Sch.), **kardialer oder kardiovaskulärer Sch.** (infolge stark erniedrigtem HZV i. S. des forward failure bei akutem Herzversagen; als bes. Form bei Lungenembolie: arterioläre Widerstandserhöhung im kleinen, reflektor.-entlastende Hypotonie im großen Kreislauf), **neurogener Sch.** (durch nozizeptive Reflexe ausgelöster Vagus-Parasympathikus-Reizung bei schmerzhaftem Trauma, Verbrennung, Lungenembolie sowie nach dir. Schädigung spinaler Zentren durch Apoplex, Entzündung, Einwirkung von Novocain. Neurogene Komponenten aber auch bei anderen Sch.-Formen), **orthostat. Sch.** (akuter Kreislaufkollaps beim Aufrechtstehen; Blutversacken in Niederdruckbereiche), **posthämorrhag. Sch.** (= hämorrhag. Sch.; als bes. Form beim Neugeb. [Novak 1953] infolge plazentarer Blutung bei Placenta praevia, Insertio velamentosa etc.; klin.: Asphyxie, Blässe, Bradykardie; postpartale Bluttransfusion wirksam), **psychischer Sch.** (Reaktion auf ein plötzl., überwältigendes Erlebnis, entweder als emotionelles Syndrom oder als Emotionsstupor, begleitet von veget. Symptn.; bei stärkerer Wirkung auch als echter Sch. ähnl. dem primär--neurogenen), **renaler Sch.** (STAEHLER 1959; ausgelöst durch retrograde KM-Auffüllung einer stummen Hydronephrose; vgl. Schockniere), **sept. Sch.** (= bakteriotox. Sch., v. a. durch Endotoxine gramneg. Erreger; mit Erniedrigung von HZV u. arteriellem Mitteldruck u. Erhöhung des peripheren Widerstandes, Hyperfibrinolyse, Verbrauchskoagulopathie; der seltene Exotoxin-Sch. durch grampos. Erreger oft mit Hypotonie u. normalem HZV), **spinaler Sch.** (Zustand erloschener Eigentätigkeit des RM unmittelbar nach schwerem örtl. Trauma: Verlust von Sensibilität, Willkürmotorik, Eigen- u. Fremdreflexen, physiol. Muskeltonus u. aller spinal-reflektor. vegetat. Regulationen, ferner Sympte. des neurogenen Sch.; Verhalten des RM-Abschnitts kaudal der Schädigung zunächst wie bei Zerstörung), **traumat. Sch.** (nach äuß. Gewalteinwirkung, v. a. nach Polytraumatisierung; komplexes Geschehen mit Symptn. des hämorrhag. u. neurogenen Sch. u. mit psychogenen Komponenten; in der 1. Phase Kreislaufzentralisation; simultanes Einsetzen des Renin-Angiotensin-Mechanismus mit vermehrter Aldosteronsekretion führt, gefördert durch Azidose u. gesteigerte ADH- u. ACTH-Ausschüttung, zu Na$^+$- u. Wasserretention; s. a. Histaminschock), **vasogener Sch.** (ausgelöst durch Läsion oder tox. Schädigung des Vasomotorenzentrums, aber auch als psycho- oder neurogener Sch., mit Mißverhältnis zwischen HZV u. peripherer Durchblutung bei – zunächst – erhaltener Mikrozirkulation. I. w. S. auch ein durch prim. Einwirkung auf das Gefäßsystem zustandekommender – z. B. bakteriotox. Sch.).

Schockaert*-Delrue* Methode: (1938) elektrometr. (Chinhydron-Elektrode) Best. des Scheiden-pH.

Schockanurie: zunächst nur funktionelle (Vasokonstriktion), nerval (Sympathikotonus) u. humoral (Katecholamine, Renin-Angiotensin-Mechanismus) gesteuerte Leistungsminderung der ↗ Schockniere; evtl. mit einer 2., organisch bedingten Phase (mikrozirkulator.-metabol. Parenchymveränderungen).

Schock|basedow: ↗ Schreckbasedow. – **Sch.behandlung:** 1) *psychiatr* überfallart. Stören (»Schocken«) des humoralen u. neuroveget. Gleichgew. als Ther. bestimmter Formen der Schizophrenie, der endogenen Depression u. symptomat. u. epilept. Psychosen; ursprüngl. als Kaltwasserschocken, später als Cardiazol®-, Insulin-, Amphetamin-, Elektroschock. – 2) therap. Bekämpfung des Schocks, vgl. Sch.prophylaxe. – **Sch.blase**: Blasenatonie (mit Harnverhaltung) bei spinalem ↗ Schock.

Schock|fragment: (HANSEN) *allerg* im Ggs. zur generalisierten allerg. Schockreaktion nur auf ein Organsystem) begrenzt auftretende allerg. Sympte. (mit Lokalisation entsprech. der ↗ HANSEN* Kontaktregel). – **Sch.index**: (ALLGÖWER-BURRI 1967) Quotient aus Pulszahl u. systol. Druck als orientierender Parameter für das Vol.defizit im Schock. Normalwert 0,5; mit zunehmendem Blutverlust auf 1 u. mehr ansteigend (= kompensierter bzw. dekompensierter Sch.). – **Sch.krankheit**: die Allgemeinalteration des Organismus im Rahmen des Schock-Geschehens.

Schock|lagerung: stabile Seitenlagerung mit leichter Kopftieflage bei Vorliegen eines Schocks (insbes. beim Bewußtlosen). – **Sch.leber**: Zustand der Leber im Schock als Folge der zirkulator. Hypoxie (begleitet von Druckanstieg im Pfortader- u. Mesenterialbereich) u. der resultierenden örtl. anat. Verändergn. (v. a. zentrale Leberzellverfettung bis -nekrosen) u. Stoffwechselstörungen: Glykogenverarmung (adrenalin- u. glukokortikoidbedingt); Zunahme bzw. – bei Anoxibiose (mit Laktatazidose) – Abnahme der Glukoneogenese sowie Rückgang von Bilirubinkonjugation, Aminosäuren-Abbau, Harnstoffbildung (Ammoniakzunahme), Prothrombin-, Fibrinogen-, Proteinsynthese, Ferritin-Abbau, Bildung energiereicher Phosphate, Enzym- u. RES-Aktivität (dadurch stärkere Wirkung im Darm gebildeter Endotoxine). – **Sch.leukopenie**: L. durch Versagen der sympathikotonen Regulationen im Schock; bei anaphylakt. Sch. evtl. Leukozytensturz infolge peripherer Immunagranulozytose u. KM-Depression; s. a. hämoklas. Krise. – Ferner Leukopenie bei zum Schock führender Hämorrhagie. – **Sch.lunge**: die schockbedingten morphol. u. funktionellen Lungenveränderungen (z. T. als bedrohl. Späterscheinungen): initial Hypomikrozirkulation (bei kardiogenem Sch. auch Hypoxie); dann peribronchiales u. perivaskuläres Ödem, Blutaustritt in die Alveolen, interstitielle Fibrose, alveoläre Hyalinisierung, Atelektase (Paralysierung des Surfactant-Faktors) mit sek. Pneumonie; v. a. bei

Schockniere

Gefäßverschlüssen auch Vergrößerung des Totraums, Reduzierung der Compliance u. Steigerung des Gefäßwiderstands; konsekutiv kardiorespirator. Insuffizienz. Ther.: u. a. längerdauernde assistierte oder – besser – kontrollierte Beatmung.

Schockniere: »Niere im Schock« als akute Niereninsuffizienz, bedingt durch Durchströmungsminderung (Folge der die Hypovolämie kompensierenden Zentralisation des Kreislaufs; begünstigt durch die bei systol. Druck < 80 mm Hg eintret. Ausschaltung der Autoregulation des Nierenkreislaufs), Hämokonzentration, Hypoxie, evtl. auch tox. Noxen (Eiweißzerfallsprodukte, Myo-, Hämoglobin; s. a. Crush). Bei längerem Bestehen Azidose (Azotämie) u. strukturelle Veränderungen wie interstitielles Ödem (Nierenglaukom), Tubulorrhexis, akute Tubulusnekrose; klin.: Anurie, danach polyur. Phase, Erythrozyt-, Leuk-, Zylindrurie.

Schock|organ: *allerg* der Ort der allerg. Reaktion; bei zirkulierenden AK von der AG-Lokalisation, bei fixiertem AK von deren Fixierungsort bestimmt. – **Sch.prophylaxe**: Maßnahmen zur gezielten Ausschaltung schockgefährdender Faktoren bei Eingriffen oder Krankhn., z. B. präop. Herz-Kreislauf- u. Stoffwechsel-Stabilisierung, optimale Narkoseapplikation u. Op.lagerung, die Alteration empfindlicher Strukturen vermeidendes Operieren, kontinuierl. Substitution von Blutverlusten, Maßnahmen zur Aufrechterhaltung eines adäquaten HZV.

Schock|syndrom: die – von Ätiol., Schwere etc. abhäng. – Gesamtsymptomatik des ⌐ Schocks. – **Sch.tod**: 1) Tod im dekompensierten Schock. – 2) plötzl. Tod infolge extremer Reizung des vegetat. NS (z. B. Schlag auf den Solarplexus); sehr selten. – 3) ⌐ Bolustod.

Schoemaker* (JAN SCH., 1871–1940, Chirurg, Den Haag) **Linie**: Gerade durch die Spitze des Trochanter major u. die Spina iliaca ant. sup.; kreuzt die Medianlinie bei normalem Trochanterstand etwa in Nabelhöhe, bei Trochanterhochstand unterhalb des Nabels (= **Sch.*** **Zeichen**). – **Sch.*** **Operation**: (1911) modifiz. BILLROTH-I-Magenresektion mit totaler (bogenförm.) Exzision der kleinen Kurvatur.

Schoen* **Brücke**: (HANS HERBERT SCH., 1887–1975, Radiologe, Dresden, Karlsruhe): *röntg* insbes. für die Arthrographie angegebene Kniebrücke.

Schoen*-Glover*-Labiner* **Test**: (1965) Serodiagnostik des Plasmozytoms anhand eines sofort entstehenden weißl. Niederschlags nach Zusatz von HCl zum Probandenscrum.

Schön*-Hagemann* **Fettklärtest**: (HARALD SCH., FRANZ H., Internisten, Erlangen): (1962) *nuklearmed* Untersuchung des Fettklärvermögens anhand der Blutplasma-Aktivitäten 2, 4, 6, 8, 10 u. 24 Std. nach Gabe einer ^{131}J-markierten Emulsion von Speiseöl mit 1%ig. CM-Zellulose (oder markierten Trioleins) u. »kalter« Emulsion. Kriterien der Gesamtaktivität (= GA) u. der rel. Fettaktivität (= TCA) sind: Gipfelbereich (normal zwischen 1,25 u. 2,5 bzw. 0,6 u. 1,2%/1000 ml Plasma), Klärzahl (Quotient aus TCA-Gipfel u. 4-Std.-danach-Wert), Abbauzahl (Quotient aus GA- u. TCA-Gipfel), 24-Std.-Wert (normal bis 0,5 bzw. 0,25%/1000 ml Plasma). – **Sch.*-Zeller*** **Bestimmung**: (1962) photometr. Erfassung der Gesamt-Esterfettsäuren (EFS) im Serum als Suchreaktion auf Fettstoffwechsel- u. Fetttransportstörungen; basierend auf rotvioletter Farbreaktion (BAUER u. HIRSCH) zwischen Fe^{3+}-halt. Reagens u. den mit Hydroxylamin zu Hydroxamsäuren umgesetzten EFS im Isopropanol-enteiweißten u. alkalisierten Serum.

Schönborn*(-Rosenthal*) Operation (KARL SCH., 1840–1906, Chirurg, Königsberg, Würzburg; WOLFG. R.): op. Korrektur der Gaumensegelspalte durch Einpflanzen eines unterhalb der Rachentonsille entnommenen, kaudal gestielten (zweischicht.) Pharynxlappens u. seitl. Entlastungsschnitte am weichen Gaumen.

Schöner*-Heilmeyer* **Erythroblastose**: chron. ⌐ Erythrämie.

Schoenlein* **Nephritis** (JOHANN LUKAS SCH., 1793–1864, Internist, Würzburg, Zürich, Berlin): die sich durch Hämaturie u. mäß. Albuminurie manifestierende Nierenbeteiligung bei der anaphylaktoiden ⌐ Purpura (= **Sch.*-Henoch*** **Syndrom**).

Schoenocaulon officinale, Sabadilla officinalis: Liliazee des trop. Amerika; Anw. der alkaloidhalt. (v. a. Cevadin = Veratrin) tox. »Sabadill-« oder »Läusesamen« in antineuralg. Salben, als Auszug gegen Kopfläuse.

Schokoladen|agar: Agar mit Zusatz von defibriniertem Blut (7–10%; dadurch braun; s. a. Kochblutagar); als »**Sch.platte**« v. a. zur Züchtung von Neisseria, Brucella, Histoplasma capsulatum. – **Sch.migräne**: bei manchen Personen nach Sch.verzehr auftret. Migräne infolge ungenügender oxidativer Desaminierung des enthaltenen Phenyläthylamins durch MAO-B (deren Mangel in Thrombozyten nachweisbar ist). – **Sch.zyste**, Teerzyste: Ovarialzyste mit blutig-eingedicktem, aus zykl. Hämatomen stammendem Inhalt; v. a. bei Endometriosis ext.

Scholander* **Analyse**: sehr empfindl. apparative O_2 u. CO_2-Bestg.; Prinzip: Kontakt der betreff. Absorptions-Lsgn. mit den Gasen in der Reaktionskammer bewirkt Vol.abnahme (angezeigt durch Indikatortropfen in Kapillare), die durch Hg kompensiert wird (benötigte Hg-Menge gibt absorbiertes Gasvol. an).

Scholderer*-Brauch* **Armbad**: modifiz. HAUFFE* Teilbad am Liegenden unter Verw. einer elektrisch beheizten Thermowanne.

Scholle: *histol* 1) abgeschilferte verhornte Pflasterepithelzelle im Scheidenabstrich bei Nagern z. Zt. der Ovulation (»Schollenstadium«) u. als Kriterium einschlägiger biol. »Schollenteste«. – 2) **chromatophile Sch.**: ⌐ NISSL* Scholle.

Schollenzelle: 1) ⌐ Krikokaryozyt. – 2) ⌐ Scholle (1).

schollig-myeliniger Zerfall: als Schlußphase der Nekrobiose Auflösung des myelinig entarteten u. tropfig entmischten Zytoplasmas unter Tröpfchen-Körnchenbildung (dazwischen Myelin).

Scholte* **Syndrom**: (1931) ⌐ Karzinoid-Syndrom.

Scholz* **Syndrom** (WILLIBALD SCH., 1889–1971, Neurologe, Tübingen, Leipzig, München): 1) rezessiv-erbl., als infantile, juvenile u. adulte Form vork. »subakute fam. diffuse Hirnsklerose« (Typ SCH.-HENNEBERG-BIELSCHOWSKY) mit Proliferation insuffizienter Glia, Myelinuntergang, Sulfatidablagerung (⌐ Mukosulfatidose) in ZNS, peripheren Nerven u. Nieren. Klin.: Pes valgus, allg. Muskelhypotonie, später progred. spast. Tetraparese bis -plegie mit Kontrakturen, Sprachverfall (Skandieren), Gehörstörung, Schluckbeschwerden, Pyramidenzeichen, bräunl. Hautpigmentierung, Liquoreiweißerhöhung, charakterist. Sulfatidflecken im Harnchromogramm; tödl. Ausgang in wenigen Jahren; s. a. GREENFIELD* Syndrom. – 2) Sch.*-Mansielidis* Myelopathie: ↑ FOIX*-ALAJOUANINE* Sy.

Schonatmung: unbewußte oder bewußte, uni- oder bilat. Hypoventilation mit vermind. Thoraxexkursionen (oft mit ausgleichender Bauchatmung) zur Vermeidung pleuraler oder diaphragmaler Schmerzen.

Schonenberg* Syndrom: (1954) Minderwuchs, kongenit. Herzvitium u. bds. Lidptose.

Schon|haltung: der Entlastung dienende anomale Haltung des Körpers oder eines Körperteils bei örtl. Schmerzen; z. B. Skoliose oder verstärkte Kyphose oder Lordose bei WS-Erkr., Anziehen der Beine im Liegen bei Unterbauch-Erkr. – **Sch.klima:** von belastenden u. schädigenden Faktoren (Schwüle, starke Temp.schwankungen, Luftverunreinigungen, verringerter O_2-Partialdruck) freies Klima; v. a. in Mittelgebirgen. – **Sch.kost:** die Verdauungsorgane schonende, d. h. chem.-therm. u. physikal. Reizung weitgehend vermeidende Kost; v. a. bei pept. Ulkus, Gastritis, Leber-Gallen-, Pankreas- u. Darmerkrn. als leicht resorbierbare, aber vollwert. Nahrung (mit ausreichendem Kalorien-, Mineralstoff- u. Vit.gehalt) ohne das erkrankte Organ bes. belastende Nährstoffanteile (z. B. bei Leber- u. Gallenerkr. Fetteinschränkung).

Schorf: nekrot., der Haut oder Mukosa fest aufsitzende Kruste (mit ursachenabhäng. Farbe) als Folge umschriebenen Gewebstodes, z. B. bei Verätzung, Gangrän; s. a. Blutschorf. – **Sch.schnitt:** ↑ Elektrotomie. – **Sch.sucht:** ↑ Dermatitis dysmenorrhoica.

Schornsteinfeger|knie: berufsbedingte ↑ Bursitis praepatellaris. – **Sch.krebs:** berufsbedingtes Hodensack-Ca. (s. u. Rußwarze).

Schornsteinkanüle: dreischenkl. Tracheotomiekanüle zur Behandlung der Tracheastenose; T-förmig (n. DUPUIS, SCHMIEDEN) oder mit flexiblem Schenkel auf der übl. Krümmung (SCHIMMELBUSCH).

Schoßfugenrand: *geburtsh* der Oberrand der Symphyse als Orientierungspunkt für die ↑ Conjugata anatomica bzw. die Beckeneingangsebene (= **obere Sch.ebene**; vgl. Beckenweite).

Schott* Behandlung (AUGUST u. THEODOR SCH., 1839–1886 bzw. 1852–1921, Balneologen, Bad Nauheim): systemat. Anw. von CO_2-Bädern, Widerstandsgymnastik u. Terrainkuren beim Herzkranken.

Schottmüller* (HUGO SCH., 1867–1936, Internist u. Bakteriologe, Hamburg) **Bakterien:** 1) ↑ Salmonella schottmuelleri (Erreger des »Paratyphus B« = **Sch.*Krankh.**). – 2) ↑ Streptococcus viridans.

Schräg|agarkultur: *bakt* Kultivierungsverfahren im Reagenzglas, dessen flüss. Inhalt sich bei Schräglage verfestigt hat (»Sch.agarröhrchen«; mit vergrößerter Nährbodenoberfläche). – **Sch.aufnahme:** *röntg* Aufnahme mit schiefer Zentralprojektion, d. h. mit spitzwinklig zur Bildebene einfallendem Zielstrahl (Winkel anzugeben!). – Inkorrekt auch Bez. für die rechtwinkl. Projektion im schrägen Durchmesser. – **Sch.durchmesser:** *gyn* ↑ Diameter obliqua; *röntg* schräger ↑ Durchmesser. – **Sch.fraktur:** Biegungsbruch mit schräg zur Knochenachse verlaufender Frakturlinie (↑ Abb. »Frakturen«); als bes. Form der ↑ Flötenschnabelbruch.

Schräg|lage: *geburtsh* ↑ Schieflage; auch Kurzbez. für Kopfschräglage (mit Abweichen des noch hochstehenden Kopfes gegen eine Darmbeinschaufel bei engem Becken; Korrekturversuch: Lagerung auf die Seite der Kopfabweichung. – **Sch.tubus:** *radiol* offener oder geschlossener T. mit abgeschrägtem Ende für die Nahbestrahlung (z. B. intravaginal mit Körperhöhlenrohr). – **Sch.wirbel:** bei WS-Skoliose der ober- bzw. unterhalb des Scheitelwirbels gelegene Wirbel mit geneigten u. – infolge unterschiedl. Druckwirkg. der bd. WS-Abschnitte – gegeneinander verdrehten Abschlußplatten.

Schramm* Rinnen-, Sphinkterphänomen, Zeichen (CARL SCHR., Urologe, Dortmund): zystokop. Befund bei intramuraler Reflexblase (Tabes dors., Myelitis etc.): feintrabekuläre Zeichnung mit Rinnenbildung vom Trigonum zur hint. Harnröhre (»Klaffen des inn. Blasenmundes«, so daß mit Normalzystokop Colliculus seminalis u. bd. Ureterostien simultan überschaubar).

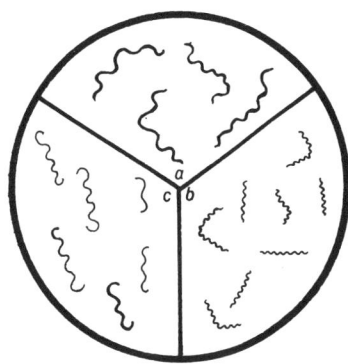

Schraubenbakterien:
a) Borrelia, b) Treponema, c) Leptospira.

Schrauben|bakterien: ↑ Spirillaceae. – **Sch.bruch, -fraktur:** 1) ↑ Drehungsbruch. – 2) Brechen einer Knochenschraube. – **Sch.gang:** schraubenförm. Bindentour (↑ Dolabra). – **Sch.zugapparat:** *chir* längenverstellbare, mit Schrauben festzustellende Röhrenkonstruktion für die Extensionsbehandlung, z. B. nach BÖHLER; s. a. KLAPP* Repositionsgerät.

Schraub(en)zwinge: *chir* Instrument (2 auf einer Schraubenspindel verstell- u. feststellbare Pelotten) zum Aneinanderpressen von Knochenfragmenten.

Schreck: Erleben eines durch plötzl. Bedrohung oder starken Sinnesreiz (z. B. Blitz, Knall) ausgelösten Affektzustandes; mit – überraschungsbedingter – Unfähigkeit, Gegen- oder Schutzvorkehrungen zu treffen, evtl. mit passagerer Lahmlegung psych. Funktionen (keine adäquate Verarbeitung oder Abreagieren; Gefahr der Neuroseentwicklung).

Schreck|amenorrhö: durch Schrecksituation ausgelöste psychogene A. – **Sch.aphasie:** emotionale Sprachlähmung durch Schreckerlebnis. – **Sch.basedow:** (EICHHOFF) durch psych. Trauma, bes. bei Prädisposition, ausgelöste BASEDOW* Krkht. (d. h. Fixierung der für Schrecksituationen physiol. Schilddrüsenüberfunktion); s. a. Schreckthyreotoxikose. – **Sch.blitz,** Weckblitz: nur bei Disponierten im Halb-

Schreck|blutung

schlaf durch plötzl. akust. Reiz auslösbare blitzart. Trugbilder (synästhet. opt.-akust. Erlebnis durch inadäquate Aktivierung opt. Hirnareale). – **Sch.blutung:** *gyn* durch Schreckerlebnis ausgelöste anovulator. Blutung (auch im Klimakterium).

Schreck|lähmung, -starre: ↑ Kataplexie. – **Sch.neurose:** ↑ KRAEPELIN* Syndrom. – **Sch.reaktion:** seel. u. vegetat. Reaktion auf ein Schreckerlebnis, meist ohne Beteiligung der rationalen Persönlichkeitsanteile. Sympte. sehr ähnl. denen des psych. Schocks; im allg. voll reversibel. – **Sch.thyreotoxikose** als momentane Folge psychisch bedingter Anpeitschung der Schilddrüsensekretion, z. B. beim Kaninchen durch Frettierung auslösbar (schnelle Ausschwemmung des ges. Follikelinhalts); s. a. Schreckbasedow.

Schreger*(-Hunter*) Streifen (CHRISTIAN HEINR. THEODOR SCHR., 1768–1833, dän. Anatom, Wittenberg, Halle; JOHN H.): im Zahnschmelz die dem Verkalkungsrhythmus entsprech. Streifung (durch Verwindung der Schmelzprismen).

Schrei, erster: *geburtsh* der im Anschluß an den 1. Atemzug ausgestoßene, der Alveolenentfaltung u. der gesteigerten Blutzufuhr in den Lungenkreislauf dienende Schrei des Neugeb.; erfolgt evtl. bereits intrauterin (= Vagitus uterinus). – **Sch.atmung:** *päd* (SALING 1965) der für die Lungenentfaltung optimale Atemtypus des Neugeb. mit rhythm., kräft. Inspirium u. folgendem exspirator. Schrei (aber auch normale Spontanatmung mit einzelnen Schreiexspirien).

Schreiben: s. u. Spontanschreiben.

Schreiber* (JULIUS SCHR., 1848–1932, Internist, Königsberg) **Dilatator:** gerade Öseophagusbougie mit Innenbohrung u. dosiert mit Wasser auffüllbarem – beim Zurückziehen bougierendem – Gummiballon. – **Schr.* Handgriff:** *neurol* bei Prüfung des PSR u. ASR an die Reflexbahnung begünstigendes Reiben der Oberschenkelinnenseite bzw. des Fußes.

Schreiber* Operation: (1968) zervikale lymphovenöse Anastomosierung zur Behandlung der zirrhosebedingten Pfortaderhypertonie, z. B. bei therapierefraktärem Aszites, bei Undurchführbarkeit der portokavalen Anastomose.

Schreib...: s. a. Grapho... . – **Sch.handstellung:** »Sch.haltung der Hand« als Tetaniezeichen (wie Pfötchenstellung). – **Sch.krampf:** spast. (Hand-Fingerbeuger), auch tremorart., neuralg. oder paret. (»**Sch.lähmung**«, meist chron.) Zustände, die den Gebrauch eines Schreibgeräts be- oder verhindern; selten organisch, meist Sympt. einer Beschäftigungsneurose.

Schreib|schwäche: Schwierigkeiten beim Erlernen der Orthographie (trotz vorhandener Intelligenz) infolge Schwäche bis Unfähigkeit, Wörter in einzelne Buchstaben zu zerlegen; im allg. mit Legasthenie kombin. (= **Sch.-Leseschwäche** = Lese-Rechtschreibschwäche) u. nach Erlernen des Lesens fortbestehend; auch mit Rechenschwäche verbunden. Neuerdings z. T. auf angeb. Störung des Gleichgewichtssinnes zurückgeführt. – **Sch.störung:** organisch (Lähmung der peripheren Nervenbahnen, Schädigung der kortikalen Steuerungszentren) oder psychisch bedingte (mangelnde Übung als visomotor. Koordinationsfähigkeit, ↑ Sch.krampf) Störung der schreibmotor. Ausdrucksfähigkeit, u. a. als **Sch.stammeln** (Lautauslassung, -verwechslung, -verstümmelung), Agraphie, Mikro-, Makrographie.

Schreibzentrum: für den kortikal koordinierten Vorgang des Schreibens zuständ. ZNS-Strukturen, v. a. Pallidum u. Striatum sowie der Gyrus angularis (dominierend beim Erlernen u. im Greisenalter). – Von anderen Autoren den Hand- und Fingerzentren zugeordnet (als GORDINIER* Zentrum in der kontralat. prämotor. Hirnrinde).

Schrei|knötchen: beim Kleinkind infolge dispositioneller Stimmschwäche, Milieuschadens, Adenoiden etc. vork. umschrieb. chron.-entzündl. Ödem von Plattenepithel u. Submukosa beider Stimmbänder (v. a. Grenze zum vord. Drittel) mit konsekut. Heiserkeit. – **Sch.krämpfe:** 1) Sch.anfall: lautes u. unvernünft. Schreien als Reaktion auf ein Erlebnis oder als Ausdruck von aktuellen Konfliktsituation. – 2) respirator. ↑ Affektkrämpfe. – **Sch.leukozytose:** L. mit rel. Lymphopenie beim Säugling u. Kleinkind nach heft., konvulsivem Schreien (Folge gesteigerter Muskeltätigkeit?).

Schreiner* Kristalle: (1870) kristallines Spermin im Sperma; s. a. BOETTCHER* Kristalle.

Schreischwäche: kraftloses Schreien des Neugeb. nach schwerer Geburtsbelastung oder als Sympt. einer erbl.-angeb. Krankh. (z. B. PRADER*-WILLI* Syndrom; vgl. Katzenschreisyndrom).

Schreitreflex: *päd* beim aufrecht gehaltenen Säugling durch Aufdrücken der Fußsohle auf die Unterlage ausgelöste Beugung dieses Beines bei gleichzeit. Streckung des anderen, das sich dann nach Bodenberührung wiederum beugt usw. (»marche automatique«).

Schreus* Schleifgerät (HANS-THEO SCHR., 1892–1970, dtsch. Dermatologe): hochtour. Elektromotor (30–35000 UpM) mit flexibler Antriebswelle u. luftgekühltem Ansatzstück für Schmirgelscheibe, Fräse oder Bürste; zum Schleifen (Fräsen) von Pigmentmälern, Tätowierungen, (hyper)keratot. oder narb. Veränderungen etc.

Schridde* (HERMANN SCHR., geb. 1875, Pathologe, Freiburg, Dortmund) **Granula:** ALTMANN*-SCHR.* Granula (i. e. S. nur die diesen ähnl., aber kleineren in Plasmazellen u. Lymphozyten). – **Schr.* Krankheit, Syndrom:** (1910) ↑ Hydrops congenitus universalis.

Schrift|blindheit (isolierte): durch linksseit. Okzipitalhirnläsion bedingte »reine Alexie« (Niederschreiben gehörter Texte, nicht aber das Kopieren von Schriftstücken möglich). – **Sch.verlust:** *neurol* ↑ A-graphie.

Schrijver*-Bernhard* Reflex (D. SCHR., Psychiater, Apeldoorn; HEINRICH B., Neurologe, Berlin): (1922 bzw. 1923) »Fernreflex der Zehenbeuger« bei Beklopfen der Unterschenkelvorderseite (evtl. auch Oberschenkel); bei EPS-Erkrn.

Schrimpf* Operation: (1954) bei Hängebauch gürtel- oder doppelkeilförm. Haut-Subkutanfett-Exzision zu den Darmbeinkämmen mit abschließ. Bildung eines künstl. Nabels.

Schrittmacher: 1) *physiol* nervales Steuerungszentrum rhythmisch wiederkehrender Funktionen, z. B. ↑ Sch.-neurone. – 2) *kard* ↑ Herzschrittmacher. Als »wandernder Sch.« die Verschiebung des Reizbildungszentrums innerhalb des Sinusknotens, i. w. S.

auch zwischen Sinus- u. TAWARA* Knoten; im EKG rhythmisch wiederkehrende Veränderung der P-Welle. – 3) *allerg* das prim. Allergen, das durch die ausgelöste AG-AK-Reaktion die Schutzwallwirkung der Haut u. Schleimhäute stört; ermöglicht zusätzl. Eindringen großer Molekülfraktionen in den Körper. – 4) *biochem* über intermediäre Reaktionsfolgen verteilte, durch sogen. »Sch.enzyme« meist irreversible Umbauschritte als den Gesamtablauf durch stationäre Aktivierung oder Hemmung bedarfsgerecht beeinflussende Kontrollstellen; z. B. die Phosphokinase-Reaktion beim KH-Abbau im EMBDEN*-MEYERHOF* Zyklus.

Schrittmacher|-EKG: *kard* das je nach Typ des künstl. ∤ Herzschrittmachers unterschiedl. EKG, mit den herzeigenen Aktionsströmen vorangehenden elektr. Potentialen u. künstl. – von der Elektrodenlage abhäng. – Heterotopie (typisch: Linksschenkelblock-Bild bei rechtsintraventrikulärer Stimulierung u. umgekehrt); bei frequenzstabilem Sch. Parasystolie (Überschneidung mit herzeigenem Rhythmus). – **Sch.implantation**: *chir* Einpflanzen des Impulsgebers des künstl. Schr. in eine »Tasche« innerhalb der Rektusscheide (vor oder hinter dem Muskel) oder subfaszial, -pektoral oder -mammär in der vord. Brustwand; gleichzeit Verlegen der Sch.sonde zum Herzen (transvenös oder epi-myokardial).

Schrittmacher|krankheit: Krankh., die eine weitere Krkht. auslöst oder heftiger verlaufen läßt. – **Sch.neurone**: Nervenzellen mit spontanen rhythm. Membrandepolarisationen u. der Fähigkeit, über fortgeleitete Aktionspotentiale abhängigen Strukturen ihren Rhythmus aufzuzwingen; v. a. der Sinusknoten des Herzens sowie Hirnstammneurone für Atmung u. Schlaf-Wach-Rhythmus (?).

Schroeder* Fasern (JACOB LUDWIG CONRAD SCHR. VAN DER KOLK, 1797–1862, Anatom, Utrecht): an der Formatio reticul. der Medulla oblong. beteiligte Fasern.

Schröder* (KARL LUDWIG ERNST SCHR., 1838–1887, Gynäkologe, Berlin) **Instrumente**: 1) langstiel. gebogener Zervixdilatator in 6 Stärken (4–9 mm). – 2) sperrbare Portiofaßzange (Kugelzange) mit hakenförm. Greifspitzen. – 3) Uteruskürette mit geradem Stiel u. vollem, scharfem Löffel (»Uteruslöffel«; fest oder biegsam, 6 Größen). – 4) Absauger für die Atemwege des Neugeborenen. – **Schr.* Ring**: *geburtsh* ∤ BANDL* Kontraktionsring. – **Schr.* Zeichen**: Ansteigen des schmal, kantig u. hart gewordenen Fundus uteri 1–2 QF über Nabelhöhe (meist rechtswärts) als Lösungszeichen der Plazenta.

Schröder* Krankheit (ROBERT SCHR., 1884–1959, Gynäkologe, Rostock, Kiel, Leipzig): Hyperplasie des Endometriums mit Metrorrhagien (wahrsch. infolge Gonadotropin-Defizits).

Schroeder* Syndrom (HENRY A. SCHR., zeitgen. Arzt, St. Louis): Gewichtszunahme, arterielle Hypertonie u. hochgradig vermind. Salzgehalt des Schweißes bei Hyperadrenalismus.

Schröder* Treppe: *ophth* Figur aus parallelen, stufenförmig von der oberen zur gegenüberliegenden unteren Parallelogrammecke verlaufenden Linien. Betrachtung ruft sogen. opt. Täuschung hervor (Eindruck einer von oben gesehenen Treppe wechselt mit dem einer von unten gesehenen und umgekehrt).

Schröder*-Duesberg* Einteilung (WILHELM SCHR., geb. 1911, Physiologe, Marburg; RICHARD D., 1903–1968, Internist, München, Frankfurt/M., Mainz): Stadien des ∤ Schocks.

Schröer* Plattensatz: (1944) als Nährboden-Kombination für die Di-Diagnostik (»**Schr.***-**Bierkowski* Verfahren**«, 1948) Tellurit-Blut-Glyzerin- (»Wachstumsplatte«), Pepton-Glyzerin- (»Wuchsformplatte«; zur DD von Gravis-, Mitis- u. Intermedius-Typen), Dextrose-Saccharose-Chinablau- (Prüfung der Zuckervergärung; zur DD innerhalb der Gattung Corynebact.) u. Blut-Glyzerin-Agar (Hämolyseprüfung).

Schrön* (OTTO V. SCHR., 1837–1917, dtsch. Pathologe, Neapel) **Granula**: ∤ MUCH* Granula. – **Schr.* Korn**: Vakuole (Nucleolinus) im Nucleolus von Nervenzellen.

Schröpfen, Hämospasie: *therap* mittels Schröpfkopfes (Glas- oder Gummiglocke mit - dosierbarem – Unterdruck, »künstl. Blutegel«) bewirktes Blutansaugen in die Haut in Form blutiger Imbibition oder - nach Skarifikation – mit Blutabfluß (= trockenes bzw. blut. Sch.). Anw. über erkrankten Organen als Umstimmungs- (über kutiviszerale Reflexe) bzw. Ableitungstherapie.

Schröpfkopf: s. u. Schröpfen. – **Sch.probe**: *derm* trockenes Schröpfen zur Betonung der morphol. Merkmale (insbes. auch hämorrhag. Tendenzen) eines Exanthems.

Schroetter* (LEOPOLD RITTER V. SCHR.-KRISTELLI, 1837–1908, Internist u. Laryngologe, Wien) **Chorea**: Chorea laryngis (hyperkinet. Phonationsstörung). – **Schr.*(-Paget*) Syndrom**: akute ∤ Achselvenensperre.

Schroth* Kur (JOHANN SCHR., 1800–1856, Landwirt und Naturheilkundler, Niederlindewiese/Schlesien): 4- bis 6wöch. Abmagerungskur in Form strenger Dursttage (als Nahrung nur altbackene Brötchen u. Wasserbrei von Reis, Grieß, Hafermehl oder Graupen, mit etwas Butter, Salz u. Zitronensaft), alle 3 Tg. unterbrochen von einem kleinen oder großen Trinktag (0,5 bzw. 1,25 l leichter Rotwein); ferner feuchtkalte Ganzpackungen. Angreifende Umstimmungsther. bei Fettsucht, Rheumatismus etc.; heute durch reichl. Vit.-Zufuhr modifiziert (Vollkornschrotbrot, Fruchtsäfte usw.).

Schrot|kornlunge: *röntg* Lungenbild mit miliar-disseminierten rundl., etwa gleichgroßen kalkharten Schatten; bei Miliar-Tbk, Mykose, Microlithiasis alveol., v. a. im Stadium II der Silikose bei Sandsteinhauern. – **Sch.kugelbrust**: *gyn* ∤ Mastopathia chronica cystica. – **Sch.schußbild**: Rö-Bild des Knochens bei Plasmozytom.

Schrumpfblase: *urol* verkleinerte, starrwand. Harnblase als Endzustand chron. Entzündung oder bei neurogener Fehlregulation; Fibrose der Muskulatur, dadurch unvollständ. Kontraktion, vesiko-ureteraler Reflux: verminderte Kapazität, Pollakisurie mit Strangurie, Vorblasenbildung, Restharn, Ischuria paradoxa. Als Ther. bei **tbk.-entzündl. Sch.** plast. Op. (Ileumringblase oder Teilresektion mit Ringblase), bei **neurogener Sch.** (= hyperton. neurogene ∤ Blasenstarre) Elektroschnitt u. Teilresektion, bei **funktioneller Sch.** (infolge vegetat. Störung) Spinalanästhesie, evtl. Neurotomie, bei ∤ Aneurysmablase Teil-

Schrumpfgallenblase

resektion mit Uretero-ileo-zystoplastik (sogen. Siphonblase).

Schrumpf|gallenblase: schwiel. Schrumpfung (Skleratrophie) der Gallenblasenwand mit Organverkleinerung als Endzustand chron.-rezidivierender Entzündg.; evtl. als ↑ Porzellangallenblase. – **Sch.leber**: ↑ Leberzirrhose. – **Sch.magen**: ↑ Linitis plastica.

Schrumpfniere, Nephrozirrhose: Verkleinerung der Niere durch (zirkulatorisch bedingten) Parenchymschwund oder Parenchymerkr.; als **prim. oder genuine Sch.** infolge Arterio(lo)sklerose (↑ Nephrosklerose), als **sek. Sch.** im Endstadium einer akuten oder chron. Glomerulo- oder Pyelonephritis (s. a. Narbenniere). Klin.: nach langer symptomenarmer Periode bei Doppelseitigkeit langsame Entwicklung eines Urämie-Syndroms, bei Einseitigkeit keine Insuffizienzerscheinungen.

Schrumpfung: *path* ↑ Atrophie, Cirrhosis, Involution.

Schrunde: ↑ Rhagade.

Schub: *psych* akuter Krankheitsprozeß, der eine dauerhafte Veränderung herbeiführt (im Ggs. zur rückbildungsfäh. ↑ Episode u. ↑ Phase); z. B. bei schizophrenen Psychosen stufenförmig in ungleichmäß. Sprüngen fortschreitend (insbes. katatone Formen), jeder Schub mit stürm., wieder abklingenden Erscheinungen, die einen jeweils tieferen schizophrenen Defekt hinterlassen.

Schubert* Gesetz (PAUL SCH., 1849–1905, Ophthalmologe, Breslau, Nürnberg): Bei seitl. Kopfneigung erfolgt gesetzmäßig eine kompensator. Augenrollung.

Schubert* Kolpoplastik (GOTTHARD SCH., 1875–1939, Gynäkologe, Beuthen): *gyn* ↑ Mastdarmscheide.

Schubert* Test (KURT SCH., 1903–1977, Otologe, Bonn): Bestg. der Adaptationsfähigkeit der Hörschwelle bei Dauertonstimulation; mit automat. Registrierung von Schwellenniveau, Hördauer u. Tonschrittgröße (wobei Proband selbst das neue Niveau einstellt). Notwendigkeit mehrfacher Intensitätssteigerung (jeweils 5 dB) zum Erreichen einer – normalen – Hörzeit von 1 Min. spricht für retrokochleare Hörstörung.

Schub|ladenphänomen: abnorme Verschiebbarkeit der Tibia gegenüber dem Femur am Sitzenden bei gebeugtem Unterschenkel als Hinweis auf Kreuzbandriß. – **Sch.stoß**: dir. repositive Manipulation der Chiropraktik bei »Kippung« eines oberen BW; die gestörten Segmente werden wie Dachziegel gegeneinander zurechtgeschoben.

Schuchardt* Operation (KARL AUGUST SCH., 1856–1901, Chirurg, Breslau, Stettin): (1893) erweiterte vaginale Uterusexstirpation (mit Levatorschnitt) bei Kollum-Ca.

Schüffner* (WILHELM SCH., 1867–1949, dtsch. Tropenarzt, Sumatra, Amsterdam) **Pseudotyphus**: (1909) ↑ Tsutsugamushi-Fieber. – **Sch.* Tüpfelung**: bei GIEMSA*-ROMANOWSKI* Färbung hervortretende diffuse, feine, rötl. Granulierung der von Plasmodium vivax oder ovale befallenen Ery.

Schüller* (KARL HEINR. ANTON LUDWIG MAX SCH., 1843–1907, Chirurg, Greifswald, Berlin) **Arthritis**: entzündl. Wucherung der Synovialzotten. – **Sch.* Drüsen**: die Gll. urethrales bei ♀. – **Sch.* Gänge**: ↑ Ductus paraurethrales. – **Sch.* Methode**: künstl. Beatmung durch rhythm. Anheben des Thorax mit den unter den Rippenbögen eingehakten Fingern.

Schüller* (ARTHUR A. SCH., 1874–1958, Neurologe, Wien, Melbourne) **Aufnahme**: *röntg* Felsenbeinaufnahme (v. a. Warzenfortsatzzellen, Kiefergelenk) am

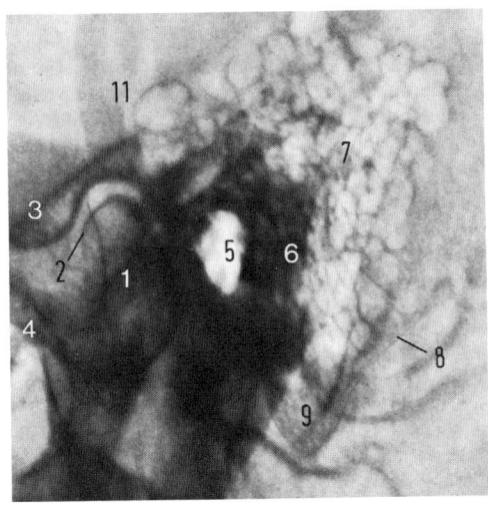

Warzenfortsatz-Aufnahme nach SCHÜLLER; normale Pneumatisation.
1 Proc. condylaris; 2 Kiefergelenkspalt; 3 Tuberc. articul.; 4 Keilbeinhöhlen; 5 Meatus acust. int.; 6 Labyrinthkern; 7 hint. Felsenbeinkontur; 8 hint. u. unt. Begrenzung des pneumat. Systems; 9 Warzenfortsatzspitze; 11 Ohrmuschel (nach vorn geklappt).

Liegenden, Sagittalebene des Kopfes parallel zum Film, Zentralstrahl mit 20–25° Neigung nach kaudal durch die filmnahe Gehörgangsöffnung (als »flache« SCH.* A. mit 15° = RUNSTRÖM I, als »steile« mit 35° = RUNSTRÖM II). – **Sch.* Krankheit**: s. u. HAND*-SCH.*. – **Sch.* Zeichen**: bei organisch bedingter Hemiplegie das Gehen mit Körperdrehung in Richtung der affizierten Seite, bei funktioneller in entgegengesetzter Richtung.

Schüppel* Lymphom: granulierende, rein epitheloidzell. Lymphknoten-Tbk.

Schürenberg* Syndrom: s. u. AXENFELD*-SCH.*.

Schürf|ring: *forens* ↑ Brandsaum (als Einschußzeichen). – **Sch.wunde**: oberflächl., punktförmig blutende u. nässende Hautläsion (Freilegung der Lederhaut) durch tangentiale mechan. Einwirkung; s. a. Abschürfung.

Schürzentamponade: *gyn* ↑ MIKULICZ* Tampon.

Schuette* Hitz(e)waben: *forens* thermisch bedingte kleine Hohlraumbildungen im Strommarkenbereich.

Schüttelfrost: mit Zittern am ganzen Körper (einschl. Zähneklappern) einhergehendes, oft mit Kontraktion der Mm. arrectores pilorum (»Gänsehaut«) beginnendes Kältegefühl. Geht meist einem raschen Körpertemp.-Anstieg voraus, den es durch verminderte Wärmeabgabe (Drosselung der Hautdurchblutung) u. überschießende Wärmebildung (isometr. Muskelkontraktionen) bewirkt, wozu wiederum die Kälteempfindung (Hauttemp. infolge Mangeldurchblutung gegenüber Kerntemp. rel. niedrig) den Anstoß gibt.

Schüttel|geräusch: *klin* ↑ Plätschergeräusch. – **Sch.krampf**: ↑ Ballismus. – **Sch.krankheit**: 1)

↑ Kuru-Kuru. – **2)** Schüttellähmung: ↑ Paralysis agitans. – **Sch.kultur**: *bakt* Kultivierungsverfahren für Aerobier; das flüss. Nährmedium wird des besseren O$_2$-Transfers wegen auf Sch.tischen umgewälzt.

Schüttel|massage: s. u. KOHLRAUSCH*. – **Sch.mixtur**: *pharm* ↑ Lotio. – **Sch.neurose**: nichtorgan. **Sch.tremor** (grobes Zittern, bei Anrühren des Anfangserlebnisses oft verstärkt) im Anschluß an ein Angsterlebnis.

Schüttel|versuch (Wagener*): *otol* bei der klass. Hörprüfung Vertäubung des nicht geprüften Ohres durch gehörgangverschließenden Fingerdruck auf den Tragus mit schüttelnden Bewegungen (Druckschwankungen, die als Geräusch wahrgenommen werden). – **Sch.wehen**: *geburtsh* bes. heft. Austreibungswehen mit **Sch.kontraktionen** des ges. Körpermuskulatur; s. a. Dolores conquassantes.

Schütz* Bündel: ↑ Fasciculus longitudinalis dors.

Schütz*-Heubner* Krankheit: ↑ Zöliakie.

Schützengraben|fieber: ↑ Wolhynisches Fieber. – **Sch.fuß**: ↑ Trench-foot; s. a. Immersions-Kälte-Nässeschaden. – **Sch.nephritis**: ↑ Feldnephritis.

Schuh|form des Herzens: ↑ Aortenherz. – **Sch.macherknochen**: Myositis ossificans circumscripta in der Streckmuskulatur des Oberschenkels infolge chron. Traumatisierung beim sogen. Anklopfen des Oberleders; vgl. Anklopferkrankheit. – s. a. Schuster....

Schuhknecht* Operation: (1960) bei Otosklerose Stapedektomie u. Steigbügelersatz durch einen Fettpfropf mit am Incus verankertem Tantaldraht.

Schuld|depression: endogene Depression mit stark im Vordergrund stehenden Schuldgefühlen u. Selbstvorwürfen. – **Sch.fähigkeit**: *jur* Fähigkeit eines Täters, das Unrecht der Tat einzusehen und den Willen dieser Einsicht gemäß zu bestimmen. Ohne Schuld handelt, wer bei Begehung der Tat wegen krankhafter seelischer Störung, tiefgreifender Bewußtseinsstörung, Schwachsinns oder anderer schwerer seel. Abartigkeit unfähig ist, das Unrecht der Tat einzusehen u. nach dieser Einsicht zu handeln (in der BRD § 20 StGB n.F., verminderte Schuldfähigkeit § 21).

Schulkonjunktivitis: der in staub. Räumen mit trokkener Luft bes. häuf. Follikularkatarrh der Bindehäute.

Schulmedizin: Begr. für die Lehren u. Praktiken derjenigen Medizinschulen, die die weit überwiegend anerkannten Regeln der ärztl. Wissenschaft vertreten (im Ggs. zur Außenseitermedizin); z. T. mit der Allopathie identifiziert (im Ggs. zur Homöopathie).

Schul|myopie: im Laufe der Schuljahre eintret. Kurzsichtigkeit, bedingt durch Zusammenwirken von Naharbeit, wachstumsbedingten Augenveränderungen u. erbl. Faktoren. – **Sch.skoliose**: anlagebedingte, bei Schulkindern sich unter den bes. Belastungen (v. a. Sitzschiefhaltung, einseit. Tragen der Schultasche) manifestierende WS-Verbiegung.

Schulte* Entlastungssituation (WALTER SCH., 1910–1972, Psychiater, Tübingen): plötzl. Wegfall einer gewohnten übermäß. psych.-körperl. Belastung (z. B. mit Urlaubsbeginn) als krankheitsfördernde Gefährdungssituation.

Schulter: das epaulettenförm. seitl. Massiv des Sch.gürtels, geprägt durch die von Clavicula u. Spina scapulae mit Acromion gebildete, ca. 5 cm starke Knochenplatte u. die eine etwa halbkugel. Kontur formenden Mm. deltoideus u. trapezius. – vgl. Axilla. – **angeb. hohe Sch.**: ↑ SPRENGEL* Deformität; s. a. lose Schultern.

Schulterabduktionsschiene: Schiene zur Oberarmlagerung in Abduktionsstellung (im allg. in Vor- u. Seithebung von ca. 45°), v. a. zur Prophylaxe der adhäsionsbedingten Schultersteife (in ungünst. Gelenkstellung). Als gleichschenkelig-triangulär zurechtgebogene CRAMER* Schiene mit zusätzl. Teil für Unterarmlagerung; ferner zahlreiche handelsübl. Konstruktionen.

Schulter-Arm-|Lähmung: obere ↑ Armplexuslähmung. – **Sch.-A.-Syndrom**, Sch.-Hand-, STEINBROKKER* Sy.: Sammelbegr. für von der Sch.gegend in Arm u. Hand ausstrahlende Reiz- oder Ausfallserscheinungen zervikaler Nervenwurzeln (infolge Bandscheibenschadens, Spondylitis, Wirbelmetastase etc.; s. a. Zervikobrachialsyndrom). Klin.: segmentale Schmerzen, Parästhesien u. Muskelatrophien, Fingerdurchblutungsstörungen (auch troph. Ulzerationen, später auch Beugekontrakturen u. Subluxationen im Handbereich); gelegentl. auch Parese einer Zwerchfellhälfte.

Schulterblatt: ↑ Scapula. – **Sch.exstirpation**, Skapulektomie: Totalentfernung der Skapula mit anschl. Fixation des Humerus an die Klavikula u. Vernähen der Mm. trapezius u. deltoideus. – **Sch.fixation**, Skapulopexie: op. Anheftung der Skapula an Rippen oder Dornfortsätze bei Serratus-, Trapeziuslähmung (vgl. Scapula alata) u. SPRENGEL* Deformität. – **Sch.fraktur** im Körper- oder (häufiger) im Halsteil (Gefahr der Pseudarthrose) oder als Absprengung von Pfannenrand (bei Schulterluxation), Akromion (v. a. durch dir. Stoß; Pseudarthrose-Gefahr!) oder Proc. coracoideus. – **Sch.hochstand**: kongenital als ↑ SPRENGEL* Deformität; ferner bei Armplexuslähmung. – **Sch.krachen**: schmerzhaftes Knarren bei Schulterbewegung infolge Reibens von Muskelsträngen in veränderten Gleitlagern (chron.-entzündl. Fibrinablagerung, Schleimbeutel-, Skelettalteration). – **Sch.verrenkung**: ↑ Luxatio acromioclavicularis.

Schulter|breite: *geburtsh* s. u. Geburtsobjekt. – **Sch.dysplasie**: angeb. (nicht erbl., aber fam. gehäufte) uni- oder bilat. Skapulafehlbildung (evtl. mit angeb. Sch.luxation, auch Halsrippen, Phokomelien etc.). Klin.: Asymmetrie der Schulterbreite, evtl. schmerzhafte Bewegungseinschränkung; Pfannen-, seltener auch Humeruskopf abgeflacht, evtl. Pendelluxation (d. h. Pfannenkontakt nur bei herabhängendem Arm). – **Sch.eckgelenk**: ↑ Articulatio acromioclavicularis. – **Sch.entwicklung**: *geburtsh* s. u. Armlösung. – **Sch.exartikulation**: ↑ DUPUYTREN* Operation (2).

Schultergelenk: ↑ Articulatio humeri. – **Sch.arthrose**, Omarthrose: degenerat. Veränderungen der Gelenkstrukturen, im allg. mit starker Beteiligung periartikulärer Gleitgewebe (vgl. Periarthritis humeroscapularis). – **Sch.entzündung**: Omarthritis. – Eitr. Sch.e. als Höhlenempyem (auf Synovialis u. Knorpel beschränkt) oder als Kapselphlegmone; Ther.: Punktion, Antibiotika, Ruhigstellung, u. U. Gelenkeröffnung u. Resektion. – **Sch.luxation**: Luxatio humeri als akzidentiell traumat. Geschehen oder aber habituell (im allg. nach vorn, selten nach unten-hin-

Schultergelenk|resektion

ten) bei angeb. Pfannendysplasie, posttraumat. Pfannenrandabflachung u. als sogen. willkürl. Sch.l. (die aber auch auf dem bes. Vermögen, einzelne Muskeln zu innervieren u. Antagonisten gleichzeitig erschlaffen zu lassen beruhen kann); vgl. Schulterschnappen. – Bedarf als traumat. Sch.l. v. a. wegen Gefahr von Drucklähmung, Ischämie u. Nearthrosenbildung der bald. Reposition (z. B. nach HIPPOKRATES, COOPER, KOCHER, RIEDEL, SCHINZINGER); bei habitueller Form oft Op. erforderl. (z. B. nach BANKART, PUTTI-PLATT, ZIEROLD). – **Sch.resektion**: op. Entfernung von Humeruskopf u. erkrankten Pfannenanteilen zwecks Arthrodese (z. B. bei Knochen-Tbk); im allg. von vorn (n. LANGENBECK), selten von hinten (v. a. als Teilresektion, z. B. nach KOCHER).

Schultergürtel: ↑ Cingulum membri superioris. – **Sch.form, -typ**: *neurol* die meist zwischen 7. u. 30. Lj. beginnende Form der ↑ Dystrophia musculorum progr. mit initialer Beteiligung der Schultern (»Scapula alata«), seltener des Gesichts, u. späterem Übergreifen auf Rumpf, Beckengürtel u. Beine; auch nach jahrzehntenlangem Verlauf im allg. nur mit mittelgrad. Lähmungen. – **Sch.verband**: ↑ Stella dorsi, Rucksackverband bei Klavikulafraktur, ↑ DESAULT*, VELPEAU* Verband.

Schulter|höhe: *anat* ↑ Acromion. – *anthrop* Höhe des re. Akromion über dem Boden beim Stehenden. – **Sch.kappe**: *orthop* schulterumfassender Teil einer Oberarmprothese oder -orthese. – **Sch.lage**: *geburtsh* Querlage mit einer Schulter als führendem Punkt. – **Sch.reiben**: 1) ↑ Schulterblattkrachen. – 2) fühlbares, evtl. schmerzhaftes Reiben bei Schultergelenkbewegung infolge Arthrose oder Periarthritis.

Schulter|schnappen: *orthop* plötzl. Hemmung einer Armbewegung, die erst nach einem »Schnapp«-Phänomen fortgesetzt werden kann. Urs. extraartikulär, z. B. Deltoideuslücke (in der sich bei best. Armstellung der Trochanter major verfängt), vergrößerte Bursa subacromialis (die am Akromion hängenbleibt). – **Sch.steife, schmerzhafte**: ↑ Periarthritis humeroscapularis. – **Sch.tragbinde**: ↑ Scapularium. – **Sch.umfang**: *geburtsh* s. u. Geburtsobjekt.

Schultz* (WERNER SCH., 1878–1947, Hämatologe, Berlin) **Angina, Syndrom**: ↑ Angina agranulocytotica. – **Sch.*-Charlton* (Auslösch-)Phänomen** (WILLI CH., geb. 1889, Arzt, Berlin): innerhalb von 12–24 Std. erfolgende Rückbildung eines frischen Scharlachexanthems im Bereich einer s.c. Inj. von 0,1–0,2 ml Scharlachrekonvaleszenten-Serum.

Schultz* Training (JOHANNES HEINR. SCH., 1884–1870, Psychotherapeut, Jena, Berlin): *psych* ↑ autogenes Training.

Schultz*-Dale* Versuch (WILLIAM HENRY SCH., 1873–1947, Physiologe, London; SIR HENRY HALLET D.): (1910/1913) tierexper. Nachweis einer – akt. oder pass. – Anaphylaxie am isolierten Uterus- oder Darmstreifen (meist Meerschweinchen) anhand der Kontraktion nach Zugabe des sensibilisierenden AG zur Nährflüssigkeit (Reaktion des AG mit an den Mastzellen sitzenden zytophilen AK, Histaminfreisetzung).

Schultz=Hencke* Analyse (HARALD SCH.=H., 1892–1953, Psychiater, Berlin): ↑ Neopsychoanalyse.

Schultze* Bündel, Komma (MAXIMILIAN JOH. SIGISMUND SCH., 1825–1874, Anatom, Bonn): ↑ Fasciculus semilunaris.

Schultze* (BERNHARD SIGISMUND SCH., 1827–1919, Gynäkologe, Jena) **Dilatator**: scherenartig spreizbarer Zervixdilatator. – **Sch.* Mechanismus, Modus**: häufigster Plazenta-Lösungs- u. -Austrittsmechanismus: Ablösung im Zentrum mit retroplazentarem Hämatom, das dort die fetale Seite becherartig vorstülpt, so daß der Nabelschnuransatz vorangeht; s. a. Abb., vgl. DUNCAN* Modus. – **Sch.* Schwingungen**: künstl. Beatmung des asphykt. Neugeb. durch rhythm. vertikales Schwingen des beidhändig am Schultergürtel gefaßten Kindes, so daß im höchsten Punkt der Schwingung durch Flexion des Unterkörpers eine Art Bauchpresse erfolgt; obsolet (Gefahr innerer Blutungen).

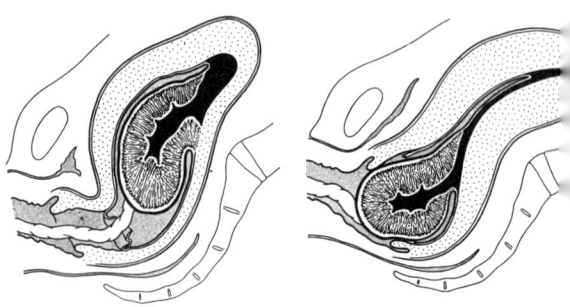

Lösung der Plazenta nach **Schultze*** Modus I u. II.

Schultze* Oxidase-Peroxidase-Färbung (WALTER HANS G. SCH., 1880–1964, Pathologe, Göttingen): *hämat* α-Naphthol-Oxidase- (= **Sch.*-Winkler* Reaktion**) bzw. Benzidin-Peroxidase-Reaktion für Blutausstriche; positiv reagieren Granula von Eosino-, Baso-, Neutrophilen u. eines Teils der Mono, neg. die von Blasten, Lymphozyten, Plasmazellen u. Plättchen.

Schultze* (FRIEDR. SCH., 1848–1934, Internist, Heidelberg, Bonn) **Syndrom**: (1883) Akroparästhesien bei Frauen in der Menopause; s. a. Menopause-Syndrom. – **Sch.* Zungenphänomen**: örtl. langdauernde Dellenbildung nach Zungenperkussion als Tetaniezeichen.

Schultze*-Hardy* Regel (ERNST SCH., 1860–1912, schweizer. Physiologe; LOUIS PHILLIPE ALFRED H.): Die zur Koagulation führende Instabilität eines lyophoben Sols wird durch Elektrolyt-Zugabe vergrößert; der Effekt ist mit doppelt u. dreifach geladenen Ionen proportional größer. – Gilt nicht für lyophile Sole.

Schulz* Kapillare: perlschnurförm. Glaskapillare zur Bestg. der Blutgerinnungszeit, indem ab 3 Min. nach Blutaufnahme jede Min. eine Perle abgesägt u. in Wasser geschüttelt wird: Rotfärbung = keine Gerinnung, Flockenbildung = beginnende Gerinnung (normal nach 5–9 Min.), festes Koagulum = komplette Gerinnung (normal bis 20 Min.).

Schulz*-Arndt* Gesetz: *pharm* s. u. ARNDT*-SCHULZ*.

Schumacher* Kochprobe (JOSEPH SCH., geb. 1885, Bakteriologe, Berlin): schneller Gonokokken-Nachweis durch 2minüt. Einlegen des hitzefixierten Eiter-Direktausstrichs in kochendes Wasser (Nukleoproteidhydrolyse) u. anschl. Fuchsin- bzw. Methylenblau-Färbung; pos. bei nur im Hydrolyse-Präp. sichtbaren Kokken.

Schumm* Probe, Reaktion (OTTO SCH., 1874–1958, Chemiker, Hamburg): 1) ↑ Benzidinprobe. – 2) ↑ NONNE*-APELT* Reaktion.

Schummerung: (H. H. BERG) *röntg* das unregelmäß.-flock. Beschlagbild bei Gastritis infolge partieller Sedimentierung des Kontrastbreis auf einem starken Schleimbelag.

Schunkelreaktion: bei pass. seitl. Rumpfneigung als Haltungsreflex eintretendes Strecken des homolat. Standbeins u. Anheben des kontralat. Fußes. Fehlt auf der Seite einer einseit. Kleinhirnläsion.

Schuppe: ↑ Squama; *derm* s. a. Schuppung, Abb. »Effloreszenzen«. – **schuppende Seborrhö (des Neugeb.)**: ↑ Erythrodermia ichthyosiformis.

Schuppen|flechte, -krankheit: ↑ Psoriasis. – **Sch.index (Ungureanu*, Shuie*)**: *entom* die für die Bestg. der Anopheles-Arten wicht. Schuppenzahl auf dem Flügelgeäder. – **Sch.kruste**, Crusta lamellosa: mit serösem oder blut. Exsudat vermischte, eingetrocknete Hautschuppen (z. B. beim nässenden oder impetiginisierten Ekzem). – **Sch.naht**: *anat* ↑ Sutura squamosa. – **Sch.ringwurm**: *derm* ↑ Tinea imbricata. – **Sch.röschen**: *derm* ↑ Pityriasis rosea. – **Sch.zellen**: *otol* bis in die angrenzende Pars squamosa des Schläfenbeins reichende Cellulae mastoideae.

Schuppli* Syndrom (RUDOLF SCH., Dermatologe, Basel), Leukonycholysis paradentotica: (1963) v. a. bei ♀♀ vork., schubweise ablaufende schwere Nageldystrophie (Weißwerden, Verdünnung, Ablösung) u. Parodontose (Lockerung, auch Ausfall v. a. der Schneidezähne); leicht erhöhte BSG, gering herabgesetzte Serumeisenwerte.

Schuppung, Desquamatio: *derm* makroskop. Auftreten u. Abstoßung von Hautschuppen verschiedener Farbe u. Form (s. a. Desquamatio): kleie- (= pityriasiformis = furfuracea), plättchen- (= psoriasiformis), häutchen- (= kutikulär), blätter- (= klein-, großlamellös), lappenförmig (= membranös), schälend (= exfoliativ), hornig (= keratot.), körnig (= granulös), halskrausenartig (»Collerette«) oder festsitzend (= follikular). Fettige Sch. (infolge vermehrter Talgsekretion) v. a. bei Seborrhö des behaarten Kopfes. **Latente Sch.**: durchsicht. u. fest aufliegende, nur nach Reiben oder Kratzen sichtbare Schuppen (↑ Radiergummi-, Kerzenspan-Phänomen) z. B. bei Pityriasis versicolor u. beginnender Psoriasis vulg.

Schuppungserythem: während der Schuppung auftret. Spätexanthem bei Scharlach.

Schußverletzung: durch (Spreng-)Geschoß hervorgerufene Verletzung; bei Handfeuerwaffe mit Einschuß (s. a. Nahschußzeichen) u. Schußkanal (geradlinig, evtl. aber durch Knochen abgelenkt; im Knochen konusförmig, mit Weiterwerden in Schußrichtung; evtl. Fremdkörper, bei Nahschuß auch Pulverrückstände enthaltend; bei frischer Verletzung Blutungen der Umgebung), evtl. auch Ausschuß (außer bei Nahschuß u. bei geringer Durchschlagskraft [hier schlitzförmig] größer als Einschuß). Unterschieden als Prellschuß (s.c. Hämatom, keine Hautwunde), Prallschuß (»Aufschläger«, »Rikoschettschuß«; meist mit Abschürfung u. s.c. Blutung), Querschläger, Tangential-, Kontur-, Steck- u. Durchschuß. – Als **Schußfraktur** meist Trümmer-, z. B. Schmetterlingsbruch.

Schuster*-Pineas* Phänomen: ↑ Zwangsgreifen.

Schuster|brust: etwa faustgroße Brustbeineindellung als Berufsstigma durch Andrücken des Schuhleistens schon während der Lehrzeit. Ähnl. Deformierungen als »Schneider-«, »Töpferbrust«. – vgl. Schumacherknochen. – **Sch.krampf**: intermittierende (schmerzhaft-ton.) Spasmen der Arm-Schultermuskulatur infolge Überbeanspruchung bei Schuhmachern (u. Schneidern). – **Sch.span**: dünnes, biegsames Furnierholz zur Verstärkung von Gipsverbänden.

Schuttzyste: *path* ↑ Geröllzyste.

Schutz|blockierung: *kard* ↑ Parasystolie. – **Sch.einheit**, SE: (PRIGGE 1930) *immun* obsoletes Maß für die antigene Wirksamkeit von Toxoiden u. bakteriellen Impfstoffen (heute in IE angegeben). – **Sch.fermente**: ↑ ABDERHALDEN* Abwehrfermente. – **Sch.hemmung**: zerebrale Schutzmaßnahme des Organismus gegen Überbeanspruchung, wie sie nach I.P. PAWLOW z. B. im Schlaf eintritt, aber auch bei schwerer Erkr., deren Verlauf u. U. dadurch günstig beeinflußt wird (Prinzip der Schlafther.).

Schutz|impfung: ↑ Impfung. – **Sch.koeffizient**, C: *radiol* Quotient aus der Dicke eines Bleifilters u. der gleichstark schwächenden eines Schutzstoffes als Maßzahl für diesen Stoff; vgl. Bleigleichwert. – **Sch.körper, -stoff**: *immun* ↑ Antikörper. – **Sch.kolloid**: die Stabilität kolloidaler Systeme fördernder Stoff in kolloidaler Verteilung, z. B. Gelatine. – **Sch.pocken**: die durch die Schutzimpfung beim Menschen erzeugten Kuhpocken (Vaccinia).

Schutzreflex: dem Schutz des Körpers gegen schädl. Reize dienender Reflex; z. B. Blinzel- (= **okulärer Sch.**), BEZOLD*-JARISCH* Reflex (= **kardialer Sch.**).

Schutz|salbe gegen physikal. oder chem. Noxen; z. B. stark fetthaltige gegen Austrocknung, silikonhalt. gegen mechan. Schäden, mit UV-absorbierenden Zusätzen als Sonnenschutz; ferner solche mit differenten Arzneimitteln (Kortison, Antibiotika, -mykotika etc.). – **Sch.serum**: ↑ Immunserum.

Schutzversuch: *immun* 1) pass. Sch.: Prüfung der antigenen Wirksamkeit von Impfstoffen durch Versuchstier-Impfung u. nachfolgende Toxin- bzw. Baktn.-Belastung (im Vergleich zu Standardimpfstoff). Herstg. der Korrelation zur Wirksamkeit beim Menschen durch Feldversuch; vgl. Neutralisationstest. – 2) akt. Sch.: Prüfung der immunogenen Eigenschaft einer Substanz durch Verimpfung an ein geeignetes Tierkollektiv u. spätere Belastung desselben wie beim pass. Versuch.

Schwabach* Versuch (DAGOBERT SCHW., 1846–1920, Otologe, Berlin): (1886) DD der Schwerhörigkeit durch Bestg. der Hördauer für eine dem Warzenfortsatz aufgesetzte Stimmgabel (Knochenleitung). Im Vergleich zum Untersucher »verkürzter« = »neg. SCHWABACH« spricht für Schallempfindungs-, »verlängerter« = »pos.« für Schalleitungsstörung.

Schwach|bestrahlung: *radiol* ↑ Röntgenreiztherapie. – **Sch.reizprüfung**: *otol* s. u. kalorische Prüfung. – **Sch.sichtigkeit**: ↑ Amblyopie.

Schwachsinn: ↑ Oligophrenie (soweit angeb. oder früh erworben), Demenz (später erworben); s. a. Moral insanity, Intelligenzquotient, vgl. Idiotie. – **Metabol. Sch.** im Zusammenhang mit erbl. ↑ Enzymopathie z. B. bei Ahornsirupkrankh., Phenylketon-, Argininsukzinurie, Galaktosämie, HARTNUP-, LOWE* Sy., Glyzinose, Fruktoseintoleranz-, WILSON*, CRIGLER*-

Schwachstrom

NAJJAR* Sy., Vit.-B_6-Mangel, Abetalipoprotein-Sy., Zystathionurie, Histidinämie, Zitrullinurie, Hyperammonämie, Prolinurie, Tryptophanabbaustörung mit Autismus, T-Substanz-, COCHRANE*, LAHEY*-BRAY* Sy., Homozystinurie, Lipidose- u. Mukopolysaccharidose-Sy., best. Formen des Diabetes insipidus, Hydroxyprolin-, Karnosinämie, RETT*, LESCH*-NYHAN*, ALLAN*, DOWN* (»mongolider«, »trisomal-dysmorpher Sch.«), MENKES* Sy., Methionin-Malabsorptions-, SMITH*-STRANG*, SANFILIPPO* Sy., amaurot. Idiotie.

Schwachstrom: elektr. Strom niedriger Stärke u. Spannung (meist < 24 V); u. a. für Elektrother. u. -diagnostik.

Schwäche: / Asthenie, Adynamie, Insuffizienz, Prostration, Erschöpfung, Psychasthenie. – **hyperästhetisch-emotionaler Sch.zustand:** (K. BONHOEFFER 1910) pseudoneurasthen. Syndrom im Gefolge einer akuten exogenen Psychose oder einer schweren körperl. Erkr.: Schwächegefühl, erhöhte Ermüdbarkeit, vermind. Ausdauer, Merk- u. Konzentrationsschwäche, Überempfindlichkeit gegen Sinnesreize u. seel. Einwirkungen, laun. Reizbarkeit, Affektinkontinenz, beunruhigende Träume, Illusionen etc.

Schwächung: *physik* Abnahme einer Strahlungsintensität bzw. -energie bei Durchgang durch Materie infolge Absorption (Umwandlung in stoffgebundene Energie) u. Streuung; sie ist abhängig von Dichte u. Zusammensetzung der durchstrahlten Materie u. von der Strahlenenergie (Wellenlänge) u. dient auch zu Charakterisierung der Strahlung (»Sch.analyse«). – Angabe des **Schwächungs|vermögens** für ionisierende Strahlung (durch Photo- u. COMPTON-Absorption, Paarbildung u. Streuung) entweder als Massenabsorptionskoeffizient μ/ρ (μ = **linearer Sch.koeffizient**, ρ = Dichte des Mediums), als **atomarer Sch.koeffizient**

$$\mu_A = \frac{\mu}{\rho} \cdot \frac{A}{L}$$

(d.h. Sch.k. pro Atom der durchstrahlten Materie; A = Atomgew., L = LOSCHMIDT* Zahl) oder als **Sch.koeffizient pro Elektron**

$$\mu_e = \frac{\mu}{\rho} \cdot \frac{A}{L \cdot Z}$$

(Z = Kernladungszahl).

Schwämmchen: *path* Soor (/ Candidosis).

Schwärmplatte: (SVEN GARD 1937) Nähragar mit Antiserum-Zusatz (Endkonz. 1 : 10 000) zur Salmonellen-Differenzierung. Typen-unspezif. Anti-H-Serum unterdrückt durch Lähmung des Geißelapparats das Schwärmen (d. h. Bildung eines dünnen Bakterienfilms) der Salmonellen, läßt aber Keime, deren Geißeln spezif. H-AG enthalten, schwärmen; weitere Differenzierung durch Agglutinierung der ausgeschwärmten Randkolonien u. mit spezif. Anti-H-Sera; s. a. TPE-Diagnostik, Lähmungsreaktion.

Schwärzung: *röntg* quant. Angabe des »Belichtungseffektes« an einer entwickelten photograph. Schicht: S = $\log_{10} I_0/I$ (I, I_0 = Intensität des durchgehenden bzw. auffallenden Lichtes; I_0/I = Opazität; I/I_0 = Transparenz). – Die graph. Darstg. dieses Effektes unter verschied. Belichtungen ist im linear ansteigenden Mittelstück (»Gammawert«) Maß für den sogen. Kontrast der betr. Emulsion.

Schwalbe* (GUSTAV ALBERT SCHW., 1844–1916, Anatom, Leipzig, Jena, Königsberg, Straßburg) **Fissur:** / Fissura choroidea. – **Sch.* Flexur:** Flexura marginalis ureteris. – **Sch.* Foramen:** / Bursa pharyngea. – **Sch.* Grenzring:** *ophth* als »hint. Gr.« (Lig. anulare) die dichte Masse zirkulär angeordneter Sklera-Fasern in Höhe des Limbus corneae (zwischen hint. Teil des Sinus venosus sclerae u. vord. Ansatz des M. ciliaris, am Netzwerk des Angulus iridocornealis endend); als »vord. Gr.« (= SCH.* Ring i. e. S.) ein zirkulär angeordnetes Bündel kollagener u. elast. Fasern nahe der Korneahinterfläche am Ansatz der Lamina limitans post., beteiligt am Aufbau des Trabeculum corneosclerale (u. als feine, weiße Linie ein gonioskop. Kennzeichen). – **Sch.* Kern:** / Nucleus vestibularis medialis. – **Sch.* Körperchen:** / Caliculus gustatorius. – **Sch.* Raum:** / Spatia intervaginalis n. optici. – **Sch.* Windung: 1)** ein unterer-seitl. Gyrus occipit. – **2)** Gyrus marginalis int. (= Fascia dentata cerebri).

Schwalbe*-Ziehen*-Oppenheim* Syndrom: / Torsionsdystonie.

Schwalm* Test (HORST WILH. GOTTLIEB SCHW., geb. 1904, Gynäkologe, Mainz): (1952) / Kollapstest.

Schwamm|biopsie: (GLADSTONE 1948) B. mit – endoskop. – Zellmaterialgewinnung durch Aufsaugen einer Flüssigkeit oder Absaugen einer Oberfläche mit einem Gelatine- oder Zelluloseschwämmchen (aus dem nach Fixierung u. Paraffineinbettung Schnitte angefertigt werden). – **Sch.dränage:** (PEIPER) *neurochir* / Gummischwammdränage.

Schwammniere: *path* feinporige Zystenniere, als **medulläre Sch.** die / Markschwammniere, als **angeb. fam. Sch.** das RICCI*-CACCHI* Syndrom.

Schwanenhalsdeformität: sogen. »M-Deformität- eines Langfingers (Überstreckung im Mittel-, Beugung im Endgelenk) infolge palmarer Subluxation im Grundgelenk, Kontraktur der Mm. interossei, Funktionseinschränkung der oberfläch. Beugersehnen u. fibröser Blockbildung des dislozierten Streckapparates; v. a. bei chron. Polyarthritis, aber auch bei infantiler Zerebralparese u. a.

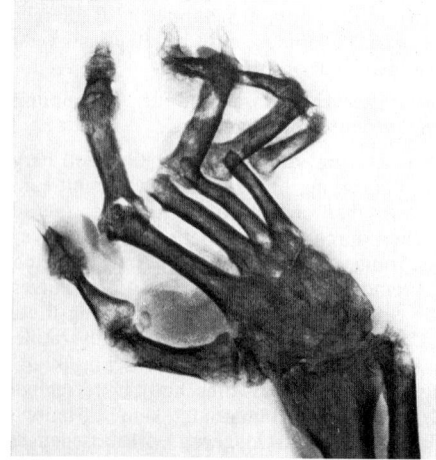

Schwanenhalsdeformität der Finger II – V bei chronischer Polyarthritis.

Schwangeren|gymnastik: krankengymnast. Übungen zur Geburtsvorbereitung; entstauende Lagerungen,

Atem- u. Haltungsübungen, Dehnstellung für Bekkenboden u. unt. Rückenpartie, Preß- u. Entspannungsübungen; ferner »Sch.schwimmen« im Warmwasserbecken. – **Sch.listeriose**: L. in den letzten Wochen der Gravidität, evtl. akut-septisch, mit Gefahr der diaplazentaren Infektion der Frucht (u. resultierender Schädigung, evtl. auch Tot- oder Frühgeburt). – **Sch.vorsorgeuntersuchung**: von der Sozialversicherung gewährte Präventivmaßnahme, u. zwar in den ersten 7 Mon. je 1, in den letzten Mon. je 2. Neben Erhebung der persönl. Geburten-, Schwangerschafts- u. ggf. Krankheitsanamnese Allg.untersuchung, bei der bes. auf Blutdruck (über 135/85 suspekt), Urinbefund (Eiweiß, Zucker) u. Körpergew. (Ödem!) zuachten ist, ferner Bestg. von Blutgruppe, Rh-Konstellation u. best. AK (z. B. Röteln), schließl. spez. Schwangerschaftsbefund. – Auch Sch.beratung.

Schwangerschaft, Gravidität: der Zeitraum zwischen Besamung (Imprägnation) u. Entbindung, beim Menschen 273–281 Tg.; s. a. Geburt, Abort, Frühgeburt. Im Augenblick der Eiimplantation (↑ Nidation) Persistieren der Gelbkörperfunktion (↑ Corpus luteum graviditatis) sowie – v. a. vom Ei (insbes. Trophoblast) gesteuerte – Mehrproduktion von Östrogenen, Gestagenen (mütterl. u. chorional) u. Choriongonadotropin (HCG in Blut u. Harn als Schwangerschaftsnachweis; hypophysäre Gonadotropinproduktion fast sistierend), unter deren Einfluß genitale (Decidua graviditatis, Graviditätsamenorrhö) u. allg. Veränderungen i. S. der Erzielung höchster Funktion als Voraussetzung für ein optimales Wachstum der Frucht einsetzen: Sukkulenz, Auflockerung u. – bes. durch Follikelhormon stimuliert – echtes Zellwachstum v. a. mesenchymaler Gewebe (z. B. in Uterus, Mammae), Weitstellung der Vagina mit Blut- u. Lymphgefäßvermehrung, Zunahme von Transsudation, Resorptionsfähigkeit u. – stärker saurem – Sekret, Verdickung der samtart.-lividen Schleimhaut, vermehrte Dehnbarkeit von Damm u. Beckenboden, Hypertrophie des Sphincter ani; ferner: Kranialverschiebung der Adnexe, Parametrien u. Harnblase, Hypotonie u. Dilatation der Ureteren (verzögerte Harnentleerung), Streckung der Urethra; Höhertreten des Ileozäkum u. Kolon (im letzten Trimenon Transversum auf dem Uterus reitend), Darmtonusminderung (verlangsamte Peristaltik, evtl. Obstipation), Abnahme der Magenazidität, evtl. auch des Intrinsic-Faktors, gastroösophagealer Reflux, Gallenblasenhypotonie (häufig Sphincter-Oddi-Hypertonie u. Gallenstauung); zunehmender Zwerchfellhochstand mit Kostalatmung, Einschränkung von Lungenbelüftung u. VK, AMV-Steigerung; Hypertrophie des – zuletzt querliegenden – Herzens mit erhöhtem Minuten- u. Schlagvol., akzidentellen Geräuschen, akzentuiertem P_2, evtl. leichter Belastungsinsuffizienz; Venektasien (bes. an unt. Extremitäten), Neigung zu Angiospasmen, Ödembereitschaft (vermehrte Kapillarpermeabilität u. Wasserbindungsfähigkeit des Gewebes, vermind. kolloidosmot. Druck; evtl. mit Übergang in eklampt. Sympt.-komplex); Scheinanämie (Gesamtblutmenge v. a. durch Plasmazunahme um ca. 1 l vermehrt), verstärkte Blutmauserung, Leukozytose in der 2. Hälfte Thrombozytose mit Hyperthrombinämie; erhöhte BSG; Zunahme von Cholesterin, Bilirubin, K, Na, Mg, Cl, J u. P (bei geringer Abnahme von Ca infolge Kalkbedarfs der Frucht), ferner von Östrogenen (plazentare De-novo-Synthese u. aus Dehydroepiandrosteron der fetalen oder mütterl. NNR), Progesteron (aus mütterl. Cholesterin; vom Trophoblasten), thyreo-, parathyreo- u. kortikotropem Hormon, Melanotropin, HCG, HPL, PBI, T_3 u. T_4; Hautsukkulenz, Striae, Hyperpigmentierung (↑ Linea fusca, Chloasma uterinum); Weitstellung der Beckengelenke, Zunahme von Bauchumfang (max. um 100 cm) u. Körpergew. (um ca. 18–20%). – **eingebildete Sch.**: ↑ Scheinschwangerschaft.

Schwangerschafts...: s. a. Graviditäts..., Schwangeren....

Schwangerschafts|abbruch, Interruptio graviditatis: die – grundsätzlich unter Strafe gestellte (↑ Abtreibung) – artifizielle Unterbrechung einer Schwangerschaft, i. e. S. die lege artis durchgeführte, wie sie in der BRD gem. novelliertem § 218 StGB (15. Strafrechtsänderungsgesetz v. 18. 5. 76) bei Wunsch der Graviden nach Indikationsstellung durch eine Gutachterkommission (ohne Beteiligung des ausführenden Arztes) u. nach einschläg. Beratung der Schwangeren durch eine autorisierte Person in den ersten 12 bzw. (bei kindl. Indikation) 22 Wochen statthaft ist; als Indikationen gelten: 1) die »medizin.« (einschl. der psychiatr.), 2) die »kriminolog.« (früher: ethische), 3) die »kindl.« (früher: eugenisch), 4) die »psychosozialen«, »sozialmedizin.« oder »Notlage-I.« (Eingriffe in den ersten 13 Tg. sowie die Anw. von Intrauterinpessaren u. der Pille-danach sind vom Gesetz nicht betroffen). – **Sch.akne**: Graviditätsdermatose (v. a. 2. Hälfte) mit typ. Sympt. der Akne. – **Sch.akromegaloid**: reversibler Akromegaloidismus der Schwangeren infolge dysregulativ vermehrter Hormonproduktion der eosinophilen HVL-Zellen. – **Sch.anämie**: physiol. die Pseudoanämie infolge Blutplasmazunahme (Ery <3,5 Mio, Hb <70%); pathol. die mikrozytäre siderop. A., die – durch Vit.-B_{12}- oder Folsäuremangel bedingte – Megaloblastenanämie (»Sch.perniziosa«); ferner als Blutungsanämie.

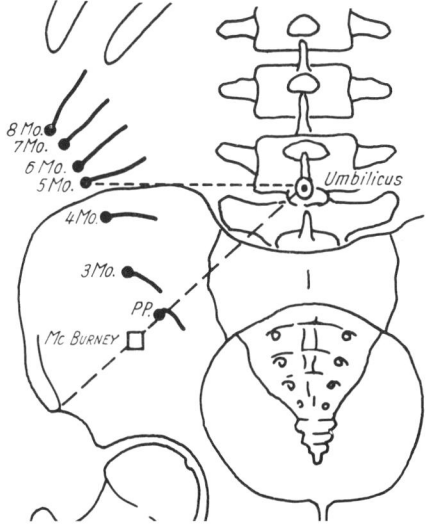

Schwangerschaftsappendizitis: Verlagerung des Wurmfortsatzes während der Schwangerschaft. PP. = Primärposition.

Schwangerschafts|berechnung: ↑ NAEGELE* Regel. – **Sch.beschwerden**: im 1. Drittel: Übelkeit, Speichelfluß, Erbrechen, Schwindel, Ohnmachtsanfälle (vgl. Frühgestose); im letzten Drittel solche durch me-

Schwangerschafts|blutung

chan. Belastung oder infolge ⌐ Spätgestose. – **Sch.blutung**: path. uterine Blutung während der Gravidität; in der Frühgravidität z. B. bei (drohendem) Abort, Extrauteringravidität, als Randsinusblutung, bei Kollum-Ca.; später bei Placenta praevia, vorzeit. Plazenta-Lsg.

Schwangerschafts|depression: während der Gravidität auftretende u. post partum wieder abklingende psych. (endogene oder exogen bedingte) Depression; u. U. mit erhebl. Suizidneigung. – **Sch.diabetes**: 1) ⌐ Graviditätsglukosurie. – 2) echter Diabetes mellitus in der Gravidität. – **Sch.epilepsie**: zerebrale Anfälle verschied. Ätiol., die v. a. oder ausschließl. während einer Gravidität auftreten; bei epilept. Prädisposition als Erstmanifestation infolge endokriner Stoffwechselumstellung oder als symptomat. Epilepsie nach Aktivierung eines zerebralen Schadens. – Ferner durch endogene Intoxikationen (z. B. Gestose) gegen Ende der Schwangerschaft oder unter der Geburt verursachte metabol. oder Gelegenheitskrämpfe. – **Sch.erbrechen**: leichtes, v. a. morgendl. Erbrechen in den ersten 3 Schwangerschaftsmon.; im allg. ohne Krankheitswert; erst bei Fortdauer oder Unstillbarkeit pathol. (⌐ Hyperemesis gravidarum).

Schwangerschafts|hydrops: ⌐ Hydrops gravidarum. – **Sch.hypertonie**: arterielle Hypertonie (RR 140/90; meist mit Ödem u. Proteinurie) als Sympt. der Spätgestose. – **Sch.hypotonie**, uterokardiovaskuläres Syndrom: (R. HANSEN 1942) orthostat. Blutdruckabfall (um 30–40 mm Hg) bei Schwangeren; mit vermind. HMV u. Pulsbeschleunigung, evtl. Kollaps; in der Frühschwangerschaft oft mit Muskelhypotonie kombiniert. Folge veränderter Druckverhältnisse zwischen Brust- u. Bauchraum u. des Blutversackens in die Unterleibsorgane. – **Sch.ikterus**: ⌐ Graviditätsikterus. – **Sch.ileus**: während der Gravidität (50% im letzten Drittel) auftretender Adhäsionsileus oder Volvulus; begünstigt durch Größenzunahme des Uterus u. Tonusverlust der glatten Muskulatur.

Schwangerschafts|karies: durch erhöhte Azidität des Mundmilieus (bes. bei Hyperemesis), Gingivitis gravidarum u. Verminderung der Speichelenzyme begünstigte Zahnkaries der Schwangeren. – **Sch.kropf**: graviditätsbedingte Kolloidstruma; im allg. post partum reversibel – **Sch.mutation**: ⌐ Laryngopathia gravidarum. – **Sch.myokardiopathie**: 2 ätiol. unklare Herzerkrn.: 1) in der 1. Hälfte als sogen. »Schwangerschaftsherz« eine Linkshypertrophie mit Rhythmusstörungen, Linksinsuffizienz, evtl. auch Leberfunktionsstörung, z. T. kompliziert durch Lungenthrombose, Pyelonephrose; hohe Digitalis-Empfindlichkeit; vielfach letal; path.-anat.: Herz schlaff, blaß, groß, mit Endokardfibrose, Nekrosen, Mitochondrienschäden, Enzymmangel (Sukzindehydrogenase, Zytochromoxidase). – 2) in der 2. Hälfte, häufiger im Puerperium das MEADOWS* Syndrom, mit Dilatation, Insuffizienz, Galopprhythmus, evtl. letal; path.-anat.: schlaffes, weiches Myokard mit wandständ. Thromben, Nekrosen.

Schwangerschafts|narben: ⌐ Striae gravidarum. – **Sch.niere**: jede Nierenerkr. im Zusammenhang mit der Schwangerschaft; i. e. S. die renale Funktionsstörung als leichte Form der Spätgestose, mit geringer Albumin-, Zylindrurie, aber normalem Rest-N, evtl. übergehend in eine glomeruläre »**Sch.nephropathie**« mit Zytoplasmavermehrung in Endothel-, Schwellung der Mesangiumzellen, evtl. Fibrinaggregaten in Endothelien u. Basalmembran; klin.: im Serum Fibrinspaltprodukte, Harnsäure- u. Kreatinin-Vermehrung; Arteriolenspasmen der Retina, evtl. Entwicklung eines eklampt. Symptn.komplexes. – s. a. Sch.pyelonephritis.

Schwangerschafts|pigmentierung: ⌐ Chloasma uterinum, Linea fusca. – **Sch.produkt**: Sammelbegr. für Frucht (Blastozyste, Embryo bzw. Fetus) u. Plazenta (mit Eihäuten u. Fruchtwasser). – **Sch.proteine**: im Schwangerenserum durch Immundiffusion oder Gelelektrophorese nachweisbare Proteine nicht-fetaler Genese; hierunter SP 1 (MG 120 000) mit einer max. Serumkonz. von 10–25 mg%. – **Sch.psychose**: endogene oder symptomat. Psychose der Graviden, im allg. von sehr langer Dauer u. ungünst. Verlauf. – **Sch.pyelonephritis**: P. auf der Basis graviditätsbedingter Tonus- u. Motilitätsabnahme der ableitenden Harnwege. – in der Spätschwangerschaft – auf mechan. Stauung durch den vergrößerten Uterus; s. a. Sch.niere.

Schwangerschafts|reaktion: 1) physiol. Reaktion des Neugeb. auf diaplazentar übertretende mütterl. Hormone: Brustdrüsenschwellung u. Laktation (Hexenmilch) durch Östrogene u. LTH bei bd. Geschlechtern; bei ♀ außerdem postnatale Entzugsblutungen. – 2) ⌐ Sch.test. – **Sch.streifen**: ⌐ Striae gravidarum. – **Sch.syndrom, prädiabetisches**: s. u. Prädiabetes.

Schwangerschaftstest: 1) Nachweis des mit Beginn der Schwangerschaft im Urin ausgeschiedenen HCG, u. zwar biologisch durch Inj. von Probandinnenharn in Versuchstiere wie Maus, Kröte, Frosch etc. u. Prüfung eintretender einschläg. Veränderungen (z. B. nach ASCHHEIM-ZONDEK, DROUHA, DELFS, EBERSON, FRANK-FOLDBERGER, FRIEDMAN-LAPHAM, GALLI=MAININI, HOGBEN, REIPRICH) oder aber (jetzt fast ausschließl.) immunol. anhand einer AG-AK-Reaktion des HCG mit dem Harn zugesetztem Anti-HCG-Serum (als Schnelltest – mit handelsübl. Präp. – bereits nach 1–2 Min.) – 2) Verabreichen eines Östrogen-Gestagen-Präp. (z. B. nach SCHWARTZ) zum Nachweis einer Gravidität: bei Hormonstörungen, nicht jedoch bei Gravidität, nach ca. 6 Tg. Abbruchblutung (falsch pos. Ergebnisse bei Scheinschwangerschaft, Blasenmole, Chorionepitheliom, Gelbkörperpersistenz u. länger als 6 Mon. bestehender Amenorrhö); obsolet.

Schwangerschafts|toxikose: ⌐ Gestose. **Sch.unterbrechung**: ⌐ Sch.abbruch, Abtreibung. – **Sch.verhütung**: ⌐ Konzeptionsverhütung. – **Sch.wehen**: schmerzhafte, nicht zur MM-Eröffnung führende Uteruskontraktionen während der Gravidität.

Schwangerschafts|zeichen: als **unsichere**: Ausbleiben der Menses, Brechreiz, Erbrechen, Auflockerung u. erstes Wachstum des Uterus, Portio- u. Scheidenlividität, Größenzunahme u. Spannungsgefühl der Mammae, fragl. Kindsbewegungen, auf unspezif. Stoffwechselveränderungen beruhende Reaktionen in Harn u. Blut; als **wahrscheinliche**: pos. biol. oder immunol. ⌐ Sch.teste (98% Sicherheit), die – auf Muskulaturauflockerung u. Hyperämie basierenden – Uterus- (nach ⌐ GAUSS, HEGAR, HOLZAPFEL, OSIANDER, PINARD, NOBLER, PISKATSCHEK, LÖNNE u. a.) u. Vaginazeichen (Lividität u. Aufrauhung der Scheidenoberfläche), die zunehmende Vergrößerung des Uterus

(↑ Fundusstand); als **sichere** nur der obj. Nachweis von Kindsteilen u. -bewegungen, kindl. Herzaktion u. kindl. Skelett (Rö.bild).

Schwangerschafts|zellen: 1) (PAPANICOLAOU) große, glykogengefüllte Zellen im verstärkten (20–30 Lagen) Scheidenepithel der Schwangeren; s. a. Navikularzellen. – 2) Eta-Zellen: in der 2. Schwangerschaftshälfte wahrsch. aus ↑ Gamma-Zellen hervorgehende Sonderform azidophiler HVL-Zellen (groß, hell, lichter Kern, Vakuolen, orangerote Granula), die, in Haufen u. Strängen gruppiert, zur Vergrößerung der Drüse führen u. sich post partum wieder zu chromophoben rückverwandeln; LTH-Bildner?

Schwankschwindel: vestibulärer oder unsystem. Schwindel mit Empfinden unbestimmter Schwankbewegungen der Umgebung (diffuse Störung der räuml. Vorstellung).

Schwann* (FRIEDR. TH. SCHW., 1810–1882, Anatom, Lüttich) **Scheide:** ↑ Neurolemm. – **Schw.* Zelle:** platte Zelle des Neurolemms mit flachem, spindelförm. Kern, deren Zytoplasma der äuß. Myeloberfläche eng anliegt u. deren Plasmalemm ein- oder mehrschichtig einen Axonabschnitt röhrenförmig umgibt u. die Markscheide bildet.

Schwann* Syndrom (JADWIGA SCHW., poln. Dermatologin): (1963) unregelmäß.-dominant erbl. Palmoplantarkeratose mit angeb. Innenohrtaubstummheit, Leukonychie, Lichen pilaris, Hypertrichose, plantarer Hyperhidrosis, Spitzgaumen, Zahnstellungsanomalien, Parodontopathie, evtl. DUPUYTREN* Kontraktur u. Syndaktylie.

Schwann(ogli)om: von SCHWANN* Zellen ausgehendes Neurinom.

Schwanz|darmbucht: *embryol* ↑ Afterbucht. – **Sch.-faden:** *histol* das kurze, aus Zentralfaden u. Plasmalemm bestehende Endstück des Spermiums. – **Sch.gerinnsel:** fortschreitender Thrombus mit weißem Kopfteil (Ort der ersten Abscheidung), geschichtetem Mittelstück u. frisch angelagertem, rein rotem Endstück (»Sch.teil«). – **Sch.kern:** *anat* Nucleus caudatus.

Schwanz|larve: *entom* Cercaria. – **Sch.lurche,** Ordnung »Urodela« der Amphibien. Ihr Hautdrüsensekret enthält z. T. Krämpfe u. Atemlähmung auslösende Gifte (Samandarin, -daron, -daridin etc.) sowie lokale Reizung u. Hämolyse bewirkende eiweißart. Stoffe. – **Sch.wirbel:** ↑ Vertebra coccygea.

Schwarte: *path* breitfläch. Schwiele; i. e. S. die Pleuraschwarte.

Schwartz* Magenfunktionsprobe: (GOTTWALD SCHW.) *röntg* orale Gabe einer mit Bismut. carbon. u. neutralem Pepsin (4 + 0,25) gefüllten magenlösl. Arzneikapsel, 5 Std. später Rö-kontrolle (bei Anazidität noch umschrieb. KM-Schatten).

Schwartz* Test (CHARLES EDOUARD SCHW., 1852–1925, französ. Chirurg): »Undulationsversuch« zum Nachweis des fehlenden Klappenschlusses bei Beinvarikose; ein am Stehenden auf den peripheren Venenabschnitt ausgeführter Stoß wird gegen den Blutstrom geleitet u. distal fühlbar.

Schwartz*-Bartter* Syndrom (WILLIAM B. SCHW., Kardiologe, Boston; FREDERIC C. B., Endokrinologe, Bethesda/Maryland): (1957) wahrsch. durch Ausscheidung Vasopressin-ähnl. Substanzen (i. S. einer Parakrinie) ausgelöste Hyponatri- u. Hypokaliämie (mit Alkalose u. Hypoosmolarität des Serums), Hyperkali- u. Hypernatriurie u. Ödembildung sowie stark verminderte (bis fehlende) Aldosteron- u. vermehrter 17-Ketosteroid-Ausscheidung im Harn als paraneoplast. Syndrom (v. a. bei kleinzell. Lungen-Ca., auch Hirntumor) sowie bei Enzephalitis, bulbärer Poliomyelitis, GUILLAIN*-BARRÉ* Syndrom.

Schwartz*-Jampel* Syndrom: (OSCAR SCHW., ROBERT J. 1962) rezessiv-erbl., proportionierter Minder- oder Zwergwuchs mit kraniofazialer Dysmorphie, Pectus carinatum, thorakolumb. Lordose, Kyphoskoliose, diffuser Myopathie (mäß. Atrophie u. fett. Degeneration bei erhaltener Querstreifung).

Schwartz*-McNeil* Gonokokkennachweis: KBR mit Autolysat aus verschied. Neisseria-gonorrhoeae-Stämmen.

Schwartz*(-Schoolman*) Leukämievirus: (1957) aus spontanem Lymphoblastom einer Maus gewonnenes Virus (∅ 98,5 nm), das bei Verimpfung innerh. 3 Wo. eine lymphat. Leukämie mit Lymphomen, Hepato-Splenomegalie u. Metastasen (Mesenterium, Urogenitaltrakt) hervorruft.

Schwartze* (HERMANN SCHW., 1837–1910, Otologe, Halle) **Operation:** Radikalop. des Mittelohrs mit Antrotomie u. – nach Ablösen des häut. Gehörgangs – Abtragen der hint. Gehörgangswand. – **Schw.* Zeichen:** durch das Trommelfell hindurch erkennbare Rötung der – hyperäm. – med. Paukenhöhlenwand bei Otosklerose.

Schwarz* Reaktion: 1) (KARL LEONHARD SCHW., 1824–1890, dtsch. Chemiker) Sulfonal-Nachweis anhand des Merkaptangeruchs beim Erhitzen. – 2) SCHW.*-WATSON* Porphobilinogen-Nachweis: s. u. WATSON*-SCHWARZ*.

Schwarz* Vakzine: (A. J. F. SCHW.) Masern-Lebendvakzine aus attenuiertem Masernvirus (= **Schw.* Virus,** stärker attenuierte Variante des Edmonston-Stammes).

Schwarz* Zeichen: *angiol* ↑ MCPHEETERS* Zeichen.

schwarzes Fieber: ↑ Kala-Azar. – **sch. Fleck:** *ophth* ↑ FUCHS* Fleck. – **sch. Haarknötchenkrankheit:** ↑ Piedra nigra. – **sch. Haarzunge:** ↑ Lingua villosa nigra. – **sch. Kern:** *anat* ↑ Substantia nigra. – **sch. Ruhr:** ↑ Melaena neonatorum vera. – **Sch. Salbe:** Unguentum Argenti nitrici compositum. – **sch. Star:** *ophth* ↑ Amaurose. – **sch. System:** s. u. Substantia nigra. – **sch. Tod:** ↑ Pest. – **Sch. Witwe:** *entom* s. u. Latrodektismus. – **sch. Zyanose:** tiefdunkle Z., z. B. bei Pulmonalsklerose.

Schwarzempfindung: *ophth* auf dem Zusammenwirken von Lichtmangel u. Kontrast beruhende Farbempfindung »schwarz« (als »tiefschwarz«, wenn von gut beleuchteter grauer oder weißer Fläche begrenzt. Bei längerem Dunkelaufenthalt entsteht die Empfindung »dunkelgrau« (sogen. ↑ Eigenlicht der Netzhaut).

Schwarzenbach* Handgriff: *geburtsh* in der Wehenpause diagnost. Tasten des am Beckenboden stehenden Kopfes vom Damm her (bei Seitenlage der Kreißenden); vgl. FEHLING* Handgriff.

Schwarzlicht: das ↑ Ultraviolett A; Anw. z. B. bei der ↑ Photochemother. der Psoriasis.

Schwarzschild* Exponent (KARL SCHW., 1873–1916, Astronom, Göttingen): Exponent p zur Korrektur des BUNSEN*-ROSCOE* Gesetzes (wonach die Schwärzung S einer photograph. Schicht nur vom Produkt J · t abhängt u. nicht von Belichtungsintensität u. -zeit als Einzelgrößen). Liegt für die Emulsionen zwischen 0,8 u. 1,1, ist aber auch von belichtender Wellenlänge u. Entwicklungsbedingungen abhängig.

Schwarz|sehen: *kard* ↑ Blackout. – **Sch.sucht**: *derm* ↑ Melanodermitis toxica.

Schwarz|wasserfieber, Febris biliosa et haemoglobinurica: schwere, oft tödl. Krankh. mit intravaskulärer Hämolyse u. Hämoglobinurie im Zusammenhang mit Malaria tropica; klin.: plötzl. Beginn mit Schmerzen in Lenden-, Leber- u. Milzgegend, hohem Fieber, starkem Erbrechen, Kräfteverfall; häufig Anurie (nach 2 Tg. Gefahr des Exitus). Wahrsch. Folge einer Sensibilisierung durch Malariamittel (v. a. Chinin), insbes. bei mangelhafter Prophylaxe; Erkr. von Eingeborenen aber auch bei Herausgerissenwerden aus der gewohnten Umgebung u. dadurch Störung der durch Re- u. Superinfektionen erworbenen Immunität. – **Sch.wucherhaut**: *derm* ↑ Acanthosis nigricans.

Schwebe|läufer: *orthop* »Laufübungsgerät« mit an Kinn u. Achseln angreifenden, Kopf u. Schultern entlastenden Elevationszügen u. einer aus federnd gelagerten Holzstöpseln bestehenden Lauffläche; zur Ther. vertebragener Störungen. – **Sch.laryngoskopie, -autoskopie**: (KILLIAN 1911) dir. L. in Rückenlage bei »schwebendem«, d. h. über das Tischende hinausragendem u. am eingeführten Kehlkopfspatel aufgehängtem Kopf (von Hilfskraft oder verstellbarer Platte unterstützt), wobei der Spatel gelenkig an einem an Op.-Tisch angebrachten Galgen fixiert ist. – **Sch.reaktion (Peiper*)**: *päd.* s. u. PEIPER* Reflex (4).

Schweb|stoffe: in einem Gas (↑ Aerosol) oder einer Flüssigkeit feinstverteilte, nur langsam oder gar nicht sedimentierende flüss. oder feste Partikeln (z. B. Staub). – **Sch.stoffbad**: Voll- oder Teilbad mit Zusatz von Moorextrakten in Form vorwiegend schwebfähiger Teilchen (»Moorsuspensionsbad«).

Schwebung: *akust* sek. Klangempfindung bei gleichzeit. Einwirkung zweier Töne benachbarter Frequenzen: rhythm. An- u. Abschwellen der Lautstärke, u. zwar mit einer der Differenz beider Tonfrequenzen entsprechenden Frequenz.

Schwedenpille: *gyn* ↑ Postkonzeptionspille.

Schwedische|Gymnastik: ↑ LING* Gymnastik. – **Sch.-Westküste-Enzephalitis**: (1946) endemisch durch Zecken übertragene hämorrhag. Virus-Leukoenzephalitis mit Inkubationszeit von 4–7 Tg. u. Letalität um 20%. Erreger mit dem der Frühjahrs-Sommer-Enzephalitis u. des Louping-ill antigenverwandt.

Schwefel, Sulfur, S: nichtmetall. Element der Chalkogen-Gruppe, mit Atomgew. 32,066; Isotope $^{32-36}$S, davon ^{35}S radioakt. (β-Strahler mit HWZ 87 d; nuklearmedizin. Anw. für Stoffwechselstudien, Tumordiagnostik, Selektivbestrahlung der Gelenke). Als rhomb. Sch. hellgelbes, in CS_2 (wenig in Äthanol, nicht in Wasser) lösl. Kristallpulver, das, bes. nach Erwärmen, mit zahlr. Metallen u. Nichtmetallen 2-, 4- u. 6wertig reagiert. Anw. u. a. zur Herstg. von Sulfiten, H_2SO_4, Kunst- u. Farbstoffen, Arzneimitteln (Fungizide, Bakterizide). Vork. in zahlr. biogenen Stoffen als Sulfat-, -SH-Gruppe, -S-Brücke (Aminosäuren, Peptide, Proteohormone), im menschl. Körper ca. 150 g (ausreichend zugeführt durch Nahrung, ausgeschieden v. a. als Sulfat, insbes. im Harn, z. T. auch in Fäzes). – *therap* Anw. von Sulfur depuratum (»**gewaschener**«, »**sublimierter**« Sch.) u. Sulfur praecipitatum (»**gefällter Sch.**«, Sch.milch, Lac Sulfuris) als mildes Laxans, unspezif. Reiztherapeutikum (in öl., Protein- oder Glyzerin-Lsg. i.m.; auch Globuli, Leberschutzmittel (gebundener Sch. in Aminosäuren); von Sulfur sublimatum (venale s. crudum; As_2S_3-halt.) äußerl. als Krätzemittel (z. T. in Mischpräp.) sowie in vielfält. Form (Bad, Lotio, Paste, Pinselung, Puder, Salbe, Seife etc.) bei anderen Hautkrankhtn. (bis zu 5% S keratoplast.-antiphlogistisch wirksam). Als Komplikation, v. a. bei Kindern, evtl. Intoxikation (s. u. Sch.wasserstoff); s. a. Thio….

Schwefeläther: s. u. Äther. – **Sch.geist**: ↑ Spiritus aethereus.

Schwefel|bad: Teil- oder Vollbad mit natürl. Sch.wasser oder mit schwefelversetztem Badewasser (Zusatz v. a. kolloidalen Schwefels); bei rheumat. Erkrn. (unspezif. Reizwirkung), Hautkrankhtn., Durchblutungsstörungen (keratolyt. bzw. hyperämisierender Effekt). – **Sch.bleiprobe**: Nachweis von organisch gebundenem S (i. w. S. auch von H_2S als S^{2-}) mit Bleiazetat-Lsg. oder -Papier (Bildung schwarzen Bleisulfids). – **Sch.Blüte**: ↑ Sulfur sublimatum.

Schwefeldioxid: SO_2; stechend riechendes, farbloses, in Wasser unter Bildg. von H_2SO_3 (schwefl. Säure) leichtlösl. Gas, entstehend beim Verbrennen von S u. Rösten S-halt. Erze; chemisch sehr reagibel (Bleich-, Reduktionsmittel), in flüss. Form genutzt in der Kälteindustrie. Biol. aggressiv (Pflanzengift; als Desinfektions-, Entwesungs- u. Ungeziefermittel: »Schwefeln«); *toxik* MAK 13 mg/m^3 = 5 ppm, MIK 0,75, Geruchsschwelle 0,3–1 ppm; Wasser mit >0,5 g SO_2/l giftig; reizt u. schädigt Haut (z. B. Urtikaria), Schleimhäute (Bronchitis, Pneumonie), führt zu Bewußtseinsstörungen (ggf. anzeigepflicht. BK); Gegenmittel: Inhalieren von Wasserdampf, 0,3- bis 1%ig. Natriumbikarbonat-Lsg. oder O_2; Wärme, Ruhe, evtl. Augenspülungen.

Schwefelkohlenstoff, Carboneum sulfuratum; das Kohlen(stoff)disulfid CS_2; leicht flücht., brennbare, nach faulem Rettich riechende Flüssigkeit (Dämpfe schwerer als Luft; Kp. 46°), infolge elektrostat. Aufladung leicht explosibel (Bildg. von CO_2 u. SO_2 bei CS_2-Bränden); wasserunlösl. (wassergefährdendes!) Lösemittel für Fette, Öle, Gummi, Viskosefasern etc., Bodendesinfektions-, Unkraut- u. Schädlingsbekämpfungsmittel; *toxik* bei Einatmung (MAK 30 mg/m^3 = 10 ppm; Geruchsschwelle 1–2 ppm) u. Hautpermeation hochtoxisch (infolge Lipoidlösungsvermögens) v. a. für Nervenzellen, Leber, Nieren u. Herzmuskel (als den v. a. retinierenden Geweben); Ausscheidung rel. rasch (u. nur während Exposition) in der Atemluft, sehr langsam in Harn (v. a. als anorgan. Sulfat), Stuhl, Schweiß. Bei akuter Vergiftung (neben evtl. Hautläsionen): Euphorie, Erregung, Speichelfluß, Benommenheit, Bewußtlosigkeit bis Koma, Atemstillstand, als Spätfolgen epileptiforme Krämpfe, Reizbarkeit, Schlaflosigkeit, Merkschwäche, Sehstörungen (Hornhautläsion); bei subakuter Intoxikation (Stirn-)Kopfschmerzen, Erregung, Schlaflosigkeit, Müdigkeit, Inappetenz (Ther.: Magenspülung bzw. O$_2$-Beatmung, Blutcholesterin-senkende Diät, Vitamine, Kortison-Präp.); bei chron. Form vielgestalt. Bild v. a. infolge zerebraler, polyneurit. u. hormoneller Störungen, auch als »sulfokarbotox. Spätsyndrom« (mit vorzeit. Arteriosklerose, bes. zerebral); ggf. anzeigepflicht. BK.

Schwefelmilch: *chem* ↑ Sulfur praecipitatum.

Schwefeln: Anw. von SO$_2$ oder Kaliumpyrosulfat-Lsg. als Konservierungs- u. Bleichmittel für Trockenobst, Getränkebehälter (v. a. Weinfässer; gesetzl. Einschränkungen!) etc.; Anw. von S als landwirtschaftl. Insektizid.

Schwefel|säure: ↑ Acidum sulfuricum.

Schwefel|wässer: *baln* natürl. Heilquellen mit > 1 mg titrierbarem S (v. a. Hydrogensulfid, frei gelöster H$_2$S, Polysulfide) pro kg Wasser; auch als **Sch.therme;** vgl. ↑ Sulfatwässer. – **Sch.wasserstoff,** Hydrogenium sulfuratum: H$_2$S; farbloses, brennbares (in Luft-Gemisch explosibel), hochtox., kräftig nach faulen Eiern riechendes (Geruchsschwelle 0,1 ppm), gering wasserlösl. (aber wassergefährdendes!) Gas in Erdgasen u. Sch.quellen, als Fäulnis- u. Stoffwechselprodukt in Aborten u. Kläranlagen (»Kloaken-«, »Latrinengas«), in Darmgasen; ferner gebunden als Sulfid, Hydro-, Polysulfid. Stark reduzierend u. mit Halogenen heftig reagierend; Anw. u. a. als analyt. Reagens (Fällungsmittel für Metall-Ionen), Rodentizid; *toxik* MAK 15 mg/m^3 = 10 ppm; reizt Kornea (Keratitis superf. punctata) u. Atemwegsschleimhäute, schädigt das NS (Pathomechanismus nicht geklärt); akute Vergiftung mit Kopfschmerzen, Schwindel, evtl. Sulfhämoglobinurie; bei hoher Konz. meist tödl. (apolekt. Form; Atemlähmung, Kreislaufversagen); als chron. Form bestritten; ggf. anzeigepflicht. BK.

schweflige Säure: ↑ Acidum sulfurosum.

Schweifkern: *anat* ↑ Nucleus caudatus.

Schweige|pflicht: die Verpflichtung für Ärzte, Zahnärzte, Apotheker u. ärztl. Hilfspersonal (gem. § 300 StGB u. standesrechtl. Vorschriften) zur Verschwiegenheit über alles ihnen bei Ausübung ihres Berufes Bekanntgewordene. – **Sch.sucht:** ↑ Mutismus.

Schweine|bandwurm: ↑ Taenia solium. – **Sch.finne:** ↑ Cysticercus cellulosae. – **Sch.hüterkrankheit:** ↑ Leptospirosis pomona. – **Sch.influenza:** s. u. Haemophilus suis. – **Sch.rotlauf:** ↑ Erysipeloid. – **Sch.spulwurm:** ↑ Ascaris lumbricoides suis.

Schweinfurter Grün: Kupferarsenitazetat; gift. u. daher für gewerbl. Nutzung (Malerfarbe, Holzkonservierungsmittel, Insektizide) verbotenes Cu-Doppelsalz: Cu(CH$_3$COO)$_2$ + 3 Cu(AsO$_2$)$_2$.

Schweiß: Sudor: das farblose, charakteristisch riechende, hypotone Sekret der ek- u. apokrinen Schweißdrüsen mit 99% Wasser sowie NaCl, K, N, Bikarbonat, Phosphat, Sulfat u. Spuren von Harnstoff, Harnsäure, flücht. Fettsäuren (Ameisen-, Butter-, Caprylsäure) u. Cholesterin; pH 4,2–7,0, spezif. Gew. 1001–1006. Die der Regulierung der Körpertemp. dienende Sekretion ist – außer von Anstrengung, Nahrungsaufnahme, Aufregung etc. – v. a. abhängig von der Wärmebelastung; wird vegetativ gesteuert (v. a. sympathisch, an Gesichtshaut auch parasympathisch) über Zentren in Zwischenhirn, verlängertem Mark u. Seitenhorngrau des RM (u. ist evtl. auch kortikal beeinflußt bzw. koordiniert, z. B. bei Angstschweiß). Na-Gehalt bei Mukoviszidose (↑ SHWACHMAN* Test) u. NNR-Unterfunktion erhöht, bei prim. Hyperaldosteronismus erniedrigt; s. a. An-, Dys-, Hyper-, Para-, Chromhidrosis. – Lokale Gewinnung zu diagnost. Zwecken n. GIBSON u. COOKE (1959) durch Pilokarpin-Iontophorese u. Auffangen auf Filterpapier. – **Sch.bläschen:** ↑ Miliaria.

Schweißdrüsen: ↑ Glandulae sudoriferae, als MOLL* Sch.drüsen die ↑ Gll. ciliares. – **Sch.abszeß:** abszedierende Hidradenitis suppurativa; i. e. S. als Axillarabszeß des Erwachsenen; beim Säugling meist tiefliegender Abszeß an Nacken, Rücken, Gesäß. – **Sch.adenom:** ↑ Hidradenom; s. a. Porosyringom. – **Sch.entzündung:** ↑ Hidradenitis. – **Sch.friesel:** ↑ Miliaria. – **Sch.furunkel:** ↑ Hidradenitis suppurativa. – **Sch.karzinom,** Carcinoma hidroglandulare: metastasierendes Malignom apo- u. ekkriner Hautdrüsen; i. e. S. das muzinöse Haut-Ca. (vorw. im 6. u. 7. Ljz. an Kopf u. Stamm; gekammert u. mit schleimart., leicht basophilen Massen u. mit soliden, duktalen oder spiral. epithelialen Zellverbänden); ferner entartete ekkrine Akrospirome u. chondroide Syringome. – **Sch.nävus:** Kombination von Syringocystadenoma papilliferum u. Naevus sebaceus; selten. – **Sch.nase:** ↑ Granulosis rubra nasi.

Schweißer|asthma: ↑ Gießfieber mit betonter Bronchial-Symptomatik bei Schweißern. – Selten als echtes Asthma bronchiale infolge inhalativer Einwirkung von Azetylen als »Schrittmacher einer echten Sensibilisierung« (i. S. der isotox. Idiosynkrasie). – **Sch.lunge:** Eisenstaublunge bei Elektroschweißern. – Einschläg. Silikatosen umstritten. – **Sch.ophthalmie:** Keratoconjunctivitis (↑ Keratitis) photoelectrica nach Schweißen mit ungenügendem Augenschutz. – **Sch.polyglobulie:** tox. Polyglobulie durch chron. CO-Vergiftung beim Schweißen.

Schweiß|fieber, -friesel: ↑ Miliaria, Sudor anglicus. – **Sch.mittel, sch.hemmende Mittel:** ↑ Anthidrotika. – **Sch.probe, -versuch:** ↑ SHWACHMAN*, MINOR* Test. – **Sch.sekretion:** s. u. Schweiß. – **sch.treibende Mittel:** ↑ Diaphoretika. – **Sch.urtikaria:** kleinurtikarielle Hautreaktion auf den eigenen Schweiß. – **Sch.zyste:** ↑ Hidradenoma cysticum.

Schweizer* Reagens (MATTHIAS EDUARD SCHW., 1818 bis 1860, Chemiker, Zürich): Gemisch aus CuSO$_4$, Aq. dest., 10%iger Kalilauge u. 20%ig. Ammoniak zur Zellulose-Auflösung (durch entstandenes Kupritetraminhydroxid).

Schweizerische Agammaglobulinämie: der autosomal-rezessiv erbl. »Schweizer Typ« des AK-Mangelsyndroms als Unterform der Thymus-Alymphoplasie mit komplettem Immundefekt (Lymphopenie, Fehlen aller Immunglobuline, Hypoplasie des lymphozytären Systems); Exitus let. in den ersten Lebenswochen.

Schweizerkäsegehirn: Gehirn mit vielen postmortal durch bazilläre Gasbildung entstandenen Hohlräumen.

Schwelldarre: *derm* ↑ Scleroedema adultorum.

Schwelle: *physiol* ↑ Reiz-, ↑ Unterschiedsschwelle.

Schwellen|audiometrie: ↑ Hörschwellenaudiometrie. – **Sch.empfindung:** *physiol* die durch den ↑ Sch.reiz ausgelöste, gerade eben bemerkbare Empfindung (Empfindungsintensität oberhalb davon reizstärkeabhängig; s. a. STEVENS* Potenzfunktion). –

Schwellen|konzentration

Sch.konzentration: *physiol* geringste Konz. eines Stoffes, die gerade noch zu einer meßbaren biol. Reaktion o. ä. führt. – **Sch.perkussion**: ↑ Sch.wertperkussion. – **Sch.prüfung**: *physiol* Ermittlung der Sch.werte für Sinneswahrnehmungen.

Schwellenreiz: *neurophysiol* der geringste Reiz, der gerade noch eine Empfindung oder einen Reflex auszulösen vermag (↑ Reizschwelle). – **Sch.therapie**: (F. HOFF) Medikation (v. a. unspezif. Stoffe) in Dosierungen, die am Krankheitsherd eine gerade noch nachweisbare (evtl. nur subj.) Reaktion hervorrufen.

Schwellen|schwundtest: (CARHART) audiometr. Bestg. der Hörermüdung, die als pathol. gilt, wenn ein anfangs mit Schwellenlautstärke gegebener Prüfton wegen Ansteigens der Lautstärkeschwelle laufend verstärkt werden muß. – vgl. SCHUBERT* Test. – **Sch.stoff**: *biochem* Stoff, der erst bei Überschreiten eines best. Sch.wertes im Blut renal ausgeschieden wird.

Schwellenwert: ↑ Reiz-, Hör-, Nierenschwelle. – **elektr. Sch.**: geringste Stromstärke oder Spannung, die eine noch eben wahrnehmbare Reaktion auslöst; s. a. Dreieck-Impuls. – **Sch.dosis**: *radiol* kleinste Strahlendosis mit gerade noch nachweisbarer biol. Wirkung. – **Sch.perkussion**: (WEIL) mit einem Orthoplessimeter durchgeführte sehr leise Perkussion (z. B. über Lungenspitzen, zur Feststellg. der rel. Herzdämpfung); s. a. GOLDSCHEIDER* Perkussion. – **Sch.schwerhörigkeit**: retrokochleare Störung mit erhöhter Hörschwelle, bei der die normal wahrgenommenen Töne als bes. unangenehm empfunden werden. – **Sch.vestibulometrie**: (MONTANDON u. DITTRICH 1954) »rotator. Schwellenwerttest« mit dosierter Reizung der horizontalen Bogengänge durch adäquate Winkelbeschleunigung (Drehtisch) u. automat. Registrierung des ausgelösten Nystagmus.

Schwellkörper: *anat* ↑ Corpus cavernosum. – **Sch.entzündung**: ↑ Kavernitis. – **Sch.schwielen**: ↑ Induratio penis plastica.

Schwellstrom: *baln* Reizstrom mit Impulsserien (ca. 50/Sek.) an- u. abschwellender Stärke; wirkt tetanisierend auf die Skelettmuskulatur.

Schwellung: umschrieb. Massenzunahme eines Körperorgans oder -gewebes infolge Entzündung, Hydrops Neoplasie etc.; s. a. Tumor. – Als sog. **markige Sch.** die der PEYER* Plaques (u. des übr. lymphat. Systems) als Anfangsstadium (1.–2. Wo.) des Typhus abdomin.; Plaques überragen die Darmmukosa beetartig (dadurch KM-ähnl. Bild). – Als **trübe Sch.** (VIRCHOW) die Veränderungen der parenchymatösen Organe im Rahmen der hydrop. ↑ Degeneration (bei Infektion, Entzündung, Intoxikation; anfangs reversibel).

Schweninger* Kur (ERNST SCHW., 1850–1924, Naturheilarzt u. Dermatologe, Berlin): streng individualisierendes Fettsucht-Regime mit hydrotherap. u. diätet. Maßnahmen. – s. a. HAUFFE*-SCH.* Teilbäder.

Schwenklappenplastik: *chir* Hautdefektdeckung mit gestieltem, meist rechteck. (Länge max. das 1,5fache der basalen Breite), aus der Umgebung eingeschwenktem Vollhautlappen. Deckung der Entnahmestelle meist durch Spalthauttransplantat.

schwerer Wasserstoff: ↑ Deuterium.

Schwere|gefühl: durch Störung der vegetat. u. motor. (v. a. Pyramidenbahn) Innervation bedingte »Gliederschwere«, z. B. bei Myelitits. Ähnl. Empfinden bei peripherer Mangeldurchblutung u. im hypnoiden Zustand (auch als Realisationsziel des autogenen Trainings). – **Sch.losigkeit**: von der Einwirkung von Beschleunigungs-, Gravitations- u. a. Kräften freier Zustand; z. B. im nichtbeschleunigten Raumfahrzeug bei einer Kreisbahn um die Erde (Aufhebung der Schwer- durch die Zentrifugalkraft); kurzfristig auch beim aerodynam. Flug auf parabol. Bahn.

Schwererziehbarkeit: geringe erzieher. Beeinflußbarkeit eines Kindes in best. Lebensphasen (Trotzalter, Pubertät), aufgrund abnormer Charakteranlagen oder eines bes. lebhaften Temperaments, beim mäßiggrad. KRAMER*-POLLNOW* Syndrom, infolge seel. Störungen etc.

Schwer|fälligkeit: *psych* Langsamkeit im Denken, Situationserfassen u. anforderungsgerechten Reagieren als bes. Temperamentseigenschaft (v. a. des Phlegmatikers), meist kombin. mit verlangsamter affektiver Erregung. Ferner die **Sch.besinnlichkeit** bei Bewußtseinstrübung etc.

Schwerhörigkeit: konduktive oder perzeptive Hörstörung (= ↑ Schalleitungs- bzw. Schallempfindungs-Sch.), erstere z. T. durch hörverbessernde Op., letztere v. a. durch Hörapparat korrigierbar. – Beim Hörgestörten durch plötzl. Ortswechsel oder Ausfall weiterer Sinne (z. B. Augen-Op.) Gefahr paranoider Reaktionen (»primitive Beziehungsreaktion«), evtl. mit Erregungszuständen.

	normal	Innenohr-Schwerhör.	Mittelohr-Schwerhör.
Umgangssprache	> 8 m	7 m	1 1/2 m
Flüstersprache	> 8 m	1/2 m	1/2 m
Knochenleitung	normal	verkürzt	verlängert
Rinne* Versuch	positiv	positiv	negativ
Weber* Versuch	keine Lateralisation	zur gesunden Seite	zur kranken Seite
obere Tongrenze	c_5 = 4096 Hz	c_3 = 1024 Hz	c_5 = 4096 Hz
untere Tongrenze	16 Hz	16 Hz	64 Hz

Schwerketten-, Schwere-Ketten-Krankheit: *hämat* ↑ FRANKLIN* Syndrom.

Schwerkraft|-Plazentographie: *röntg* (REID 1949) Pl. an der Stehenden (mit Leibesfrucht im untersten Abschnitt des Amnionsackes). – **Sch.reflexe (Peiper*)**: im 1. Lj. reifende R., die die Ausrichtung des Körpers nach der Erdgravitation ermöglichen (als Voraussetzung für aufrechte Haltung u. freien Gang); führend der sogen. Labyrinthstellreflex auf den Kopf (in dessen Gefolge Kettenreflexe Rumpf u. Extremitäten in eine Gleichgewichtslage bringen).

Schwermetalle: Metalle mit Dichte > 5; z. B. Pb, Fe, Cu, Zn, Sn, Ni, Cr, Wo, Mo, Cd, Co, U, V, Hg, Ag, Au, Pt sowie die Halbmetalle As, Sb u. Te. – Vermehrte Resorption bestimmter Sch. ist gefolgt von saumförm., durch ihre Farbe pathognomon. Einlagerungen im Zahnfleisch (»**Schwermetall|saum**«), z. B. als Blei- (blauschwarz), Quecksilber- (graublau), Zink- (bläul.-weiß), Wismut- (schiefergrau), Eisen- (braunschwarz), Kupfer- (grünl. oder purpurn), Silbersaum (grau); ferner Kadmiumsaum (gelb-ocker) als Ablagerung auf den Zähnen. – **Sch.vergiftung**: tox. Schädigung durch Pb, Cu, Fe, Bi oder Hg (v. a. durch deren lösl. Salze); vor der Resorption als Verätzung des Verdauungstraktes, danach in Form von Organschäden (bes. Herz- u. Kapillaren, z. T. nur ablagerungsbedingt) u. begünstigt durch die langsame Ausscheidung (Kumulationsgefahr) über Dickdarm u. Nieren (Nierengifte!). – Ni, Co, Cr u. Hg können nach Koppelung mit Proteinen als Voll-AG wirken u. einen sogen. **Sch.schock** auslösen.

Schwer|mut: ↑ Depression (endogene). – **Sch.punkt**: derjen. Punkt eines starren Körpers, in dem dieser gelagert werden muß, um – bei Einwirkung nur der Sch.kraft – in jeder Lage im Gleichgew. zu sein. – Liegt beim menschl. Körper bei bequemem Stehen vor dem 3. SW u. etwas hinter der queren Hüftachse; das durch ihn gefällte Schwerelot verläuft etwa 1 cm vor den Querachsen der Knie- u. Sprunggelenke, beim Gehen dicht medial der Standbeinsohle.

Schwerspat: Barium sulfuricum (s. u. Bariumbrei). – **Sch.lunge**: ↑ Barytosis pulmonum.

Schwertfortsatz: ↑ Processus xiphoideus; s. a. Xiphoid....

Schwerverletzter: Pat. mit Mehrfachverletzung an Extremitäten (Knochen, Muskeln, Nerven, Gefäße), Rumpf (offene oder geschlossene Thorax- u./oder Bauchverletzung mit Läsion parenchymatöser Organe) u./oder Schädel (evtl. einschl. Hirn) u. mit – zumindest drohendem – ↑ Schock, die in der Gesamtheit einen lebensbedrohl. Zustand bedingen. Bergung u. Transport des »Polytraumatisierten« (↑ Mehrfachverletzung) nur unter strenger Beachtung der für Schockzustände (u. Bewußtlosigkeit) geltenden Regeln, wobei Maßnahmen der kardiozirkulator. u. respirator. Reanimation u. Schockbekämpfung gegenüber der Wundversorgung etc. Vorrang haben.

Schwester: ↑ Krankenschwester.

Schwesterchromatiden: *zytol* die bd. aus der Duplikation eines Chromosoms hervorgehenden Chromatiden (»**Schwesterstränge**«). – **Sch.-Reunion, -Rekombination**: Fusion von Sch.fragmenten, u. zwar von zentrischen (= sister union proximal = SUp bzw. non union distal = NUd), azentr. (SUd bzw. NUp) oder von solchen bd. Art (= SUpd); Modus 1 u. 3 führen zur Entstehung dizentr. Chromosomen.

Schwickerath* Koagulation: s. u. MEYER=SCHW.*

Schwiegk* Entlastungsreflex (HERBERT SCHW., geb. 1906, Internist, Marburg, München): ↑ Lungenentlastungsreflex.

Schwiele: *path* derbe, mehr oder minder flächenhafte bindegeweb. Narbe (z. B. Herzmuskel-Sch.); i. e. S. (*derm*) die aus einer chron.-traumat. Dermatitis resultierende Narbe mit Hyperkeratose (»Horn-Sch.«), bei Hinzutreten einer Entzündung mit Blasenbildung unter der verdickten Epidermis, bei Infektion mit subepidermalem **Schwielenabszeß**.

Schwielen|ekzem: ↑ Ekzema tyloticum UNNA. – **Sch.haut**: Cutis callosa (↑ Hornschwiele). – **Sch.herz**: von ↑ Herzmuskelschwielen durchsetztes Myokard bei Myodegeneratio cordis; s. a. Endomyokardfibrose. – **kindl. Sch.herz**: ↑ Fibroelastosis endocardica, FIEDLER* Myokarditis. – **Sch.kopfschmerz**: ↑ Cephalea nodularis. – **Sch.panaritium**: *chir* die Finger einbeziehender Schw.abszeß der Hand.

Schwimmbad|granulom: dem Lupus vulg. ähnl., linear angeordnete, evtl. zentral schuppende u. atrophisierende, gelegentl. auch exulzerierende indolente Granulome als Folge (mikro-)traumatischer, durch Mycobact. balnei u. marinum infizierter Hautläsionen; gelegentl. epidemieartig. – **Sch.konjunktivitis**: die Einschlußkörperchen-K. der Erwachs. (= Paratrachom = Conjunctivitis epidemica), hervorgerufen durch Chlamydia trachomatis; akut-eitrig, mit papillärer Hypertrophie u. Lymphfollikelvergrößerung; meist ohne Hornhautbeteiligung. – **Sch.meningoenzephalitis**: durch Wasser- u. Bodenamöben der Limaxgruppe hervorgerufene M., beginnend mit Rhinopharyngitis (Luftwege-Infektion im Schwimmbad), die hämatogen oder über Riechnerven aszendiert. Perakute Form durch Naegleria-Arten, subakute durch Harmanella; Diagnosensicherung durch Amöbennachweis (evtl. Kultur) im Liquor, Rachenabstrich.

Schwimmerkrätze: juckende ↑ Badedermatitis, hervorgerufen entweder durch – von Wasservögeln verschleppte – Zerkarienlarven (»Zerkarien-«, »Schistosomendermatitis«) oder durch Schwämme, Quallen, Mollusken u. die sogen. Seelaus. Meist harmlos, bei Kontaktmeidung spontan heilend.

Schwimm|haut: *anat* ↑ Plica interdigitalis; i. e. S. (*path*) die distalwärts vergrößerte Zwischenfingerfalte als Minimalform der häut. Syndaktylie. – **Sch.hosennävus**: Naevus pigmentosus pilosus der Gesäß- u. Genitalregion (evtl. auf Extremitäten u. höhere Rumpfabschnitte übergreifend). Evtl. familiär u. kombin. mit disseminierten kleinen, behaarten u. unbehaarten Nävuszellnävi bzw. Lentigines; auch Teilsympt. der Melanosis TOURAINE. – **Sch.probe**: *forens* ↑ Lungenschwimmprobe.

Schwindausschlag: ↑ Schwindfinnen.

Schwindel, Vertigo: *neurol* Gleichgewichtsstörung infolge Inkongruenz der vestibulären u. der somatosensiblen u. opt. Empfindungen; einhergehend mit Angst- bis Vernichtungsgefühl, vegetat. Symptn. (Erbrechen, Übelkeit, Schweißausbruch, Tachykardie, Kollaps), evtl. auch Nystagmus; ferner begleitet – v. a. bei system. Sch. – von falschen Bewegungsempfindungen u. Lateralpulsion oder aber – v. a. bei unsystem. Sch. – von Unsicherheits-, Schwäche- oder Trunkenheitsgefühl. Unterschieden nach dem Ort des auslösenden Prozesses (s. a. Vertigo) z. B. als **okulärer** (bei Refraktionsstörgn.; oft mit Kopfschmerzen) u. **zerebellärer Sch.** (mit ↑ Kleinhirnzeichen; beide = **unsystem. Sch.**), v. a. aber als **labyrinthärer**

Schema des **Vestibularisschwindels** (n. FRENZEL).

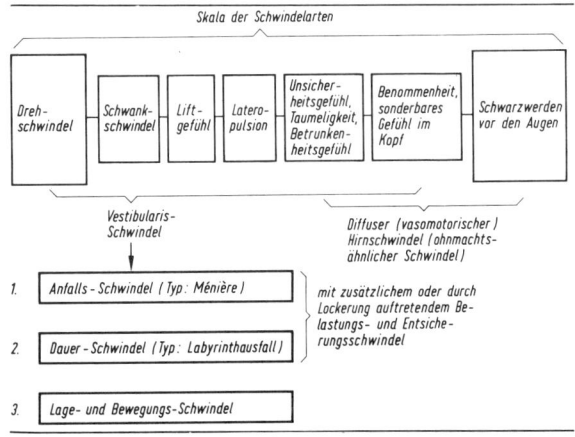

Schwindel

oder **vestibulärer Sch.** (↑ »Labyrinth-Sch.«), d. h. als **system. Sch.** infolge Affektion des Ohrlabyrinths (= **zentraler Sch.**) oder der zugehör. Bahnen u. Zentren (= **peripherer Sch.**) durch Entzündung, Intoxikation (Alkohol, Streptomyzin etc.), Tumor oder Trauma, manifestiert als ↑ Dreh- u. Schwank-Sch. (bei Bogengangsaffektion), Lift-, Schaukel-Sch. (Otolithen), als ↑ Lageschwindel, bei MENIÈRE* Syndrom als Anfalls- oder als Dauer-Sch. (einseit. Ausfall); der periphere aufzufassen als – fast stets einseit. – »gerichtete«, zu Drehschwindel zur gesunden Seite führende Fehlinformation, der zentrale als »umgerichtete«, zu Schwankschwindel führende Verfälschung beidseit. Informationen. Bes. Formen: **kalor. Sch.** (schwerer Allg.-Schw., v. a. bei starkem Kaltreiz), **galvan. Sch.** (Dreh-Sch. bei Gleichstromreizung des Vestibularapparates).

Schwindel|anfall: 1) der im Ggs. zum Dauerschwindel (bei Labyrinthausfall) zeitlich begrenzte Sch., z. B. bei MENIÈRE* Krankh., als **epilept. Sch.a.** (partieller Anfall mit oder nur in Form von echten Schwindelgefühlen, v. a. als Drehschwindel; Unterscheidung von vertiginösen Illusionen oder Halluzinationen wie Empfindung freien Falls, Liftgefühl etc. oft nicht möglich). – 2) inkorrekte Bez. für Anfälle der sogen. vertiginösen oder vestibulären Reflexepilepsie. – **Sch.aura**: Sch.gefühl als Initialerscheinung eines partiellen epilept. Anfalls, der anschließend generalisiert oder in einen partiellen Anfall mit komplexen Erscheinungen übergeht (»epilept. Temporallappenanfall mit Sch.aura«).

Schwind|finnen, -flechte, -geschwür, -knötchen, -knollen, -pocken: *derm* histor. Bez. für verschied. Formen der Haut-Tbk (u. Tuberkulide), die sich heute nicht mehr mit Sicherheit zuordnen lassen. – **Sch.sucht**: mit Kachexie einhergehende ↑ Lungen-Tbk (insbes. die Phthisis florida oder gallopicans); im Terminalstadium oft mit zart-rötl.-bläul. Wangenverfärbung (»**Sch.suchtrose**«).

Schwindung: Volumenminderung eines Werkstoffes beim Trocknen, Brennen oder Abkühlen.

Schwing|stärke: *arbeitsmed* Intensität der durch Erschütterung hervorgerufenen mechan. Schwingungen eines Arbeitsgerätes, insbes. solche, deren Wellenlänge die Größe des Gerätes übersteigt, so daß dieses im ganzen mitschwingt (Resonanz); s. a. Vibration. – Sehr stark spürbare mechan. Schwingungen (z. B. am Arbeitsplatz, dosiert mit Sch.tisch) führen – in Abhängigkeit von der Stärke – zu Veränderungen biologischer Abläufe (v. a. Stoffwechselsteigerung, Pulsfrequenz- u. Ventilationserhöhung, Temp.- u. Blutdrucksenkung, Sehschärfenminderung, Veränderungen von Reflektorik, elektr. Hautkapazität u. elektr. Hautwiderstand; ferner subj. Mißempfindungen.

Schwingung: *physik* zeitlich period. Änderung eines Gleichgew.; unterschieden als gedämpfte (bei energieverzehrendem Widerstand) u. als harmon. Sch. (rücktreibende Kraft proportional der Entfernung aus der Ruhelage, daher ↑ Sinus-Sch.). – vgl. Welle.

Schwingungs|bad, Schallbad: (H. WOERNER 1950) Methode der Hörschallther. mit Übertragung von Schallenergie auf das Wasser einer Badewanne u. damit auf den Badenden. – **Sch.breite, -weite**: *physik* Amplitude. – **Sch.ebene**: *opt* die Ebene, in der linear polarisiertes Licht schwingt u. sich ausbreitet. – **Sch.zahl**: ↑ Frequenz.

Schwirren: *klin* Vibrationen als palpator. Phänomen über Arterien; diskret u. lokalisiert bei arteriellem, intensiv bei a.-v. oder zirsoidem Aneurysma.

Schwitzen: ↑ Hidrosis; s. a. Schweiß. – **Schwitz|kur**: Herbeiführung einer verstärkten Schweißsekretion, entweder durch Wärmezufuhr als **Sch.bad**, u. zwar als Heißluft- (Sauna, Heißluftkasten), Dampf- (= russ.-türk. Bad) oder Wasserbad (Überwärmung im Voll- oder Teilbad), oder durch inn. Erwärmung (Diathermie) oder Hemmung der Wärmeabgabe (Trockenpackung, Schaumbad). – Als medikamentöse Form das Pilokarpin-Sch.bad n. POLLITZER (mit Pilokarpin, Azetylsalizylsäure u. Lindenblütentee).

Schwüle: subj. Empfindung belastender, schweißtreibender Hitze (↑ Temperaturäquivalent), wie sie bei reakt. Schweißnässe an mind. 70% der Hautoberfläche auftritt. Meist hervorgerufen durch einen atmosphär. Zustand (Zusammenwirken von Luftfeuchte u. -temp.), der die Körperentwärmung durch Schweißverdunstung behindert. – Überwärmung bzw. Wärmestauung führen zu subj. Unbehagen, Schlafstörungen, Erregungszuständen, Kreislaufstörungen etc. bis zum Hitzschlag.

Schwund: *path* ↑ Atrophie. – **Sch.phänomen**: *serol* ↑ Adherence-Disappearance-Phenomenon, NELSON* Test.

Schwungbein, Schwingbein: das in der **Schwungphase** des Gehens zunächst durch die Großzehe nach hinten abgestoßene (dabei Beckenkippung nach vorn, Beugung im Kniegelenk), dann mit leichter Adduktion u. Innenrotation vorschwingende (unter Aufhebung der die Beckenkippung u. die leichte Körpervorlage ausgleichenden Lordose) u. mit der Ferse aufsetzende Bein; vgl. Spielbein.

Schwurhand: *neurol* Fehlstellung der Hand bei mittl.-oberer Medianuslähmung, mit Totalausfall der Zeigefinger- u. Partialausfall der Mittelfingerflexion u. Fehlen der Daumenopposition (»Affenhand«). – vgl. Predigerhand.

Schwyzer* Operation Y-V-Plastik am – stenosierten – Ureterabgang.

sciatic hook: (engl. = »Ischias-Haken«) in das Intervertebralloch ragender LW-Osteophyt als Hinweis auf ältere Bandscheibenhernie bei entsprech. Ischias-Symptomatik.

Scilla: *botan* Gattg. »Meerzwiebeln«. – Insbes. **Sc** (s. Urginea) **maritima** von medizin. u. allg. Bedeutung wegen ihres Gehaltes an Glykosiden: als Digitaloide verwendbare Bufatrienolide (eng verwandt mit Helleborus-Glykosiden u. Krötengift), gering kumulierend u. mit guter diuret. Wirksamkeit; als »weiße Varietät« die Scillarenin-Glykoside (insbes. Scillaren A = Transvaalin, Glukoscillaren A u. Proscillaridin A) sowie Scillaglaucosidin u. Scilliglaucosid (= Scillaren F), als rote Varietät v. a. Scillirosid (wirkt auch rodentizid). Bei Überdosierung Intoxikation (»Scillismus«) ähnl. der mit Strophanthin: v. a. gastrointestinale Sympt. (Brechdurchfall), Nierenreizung (Hämaturie), Herzschwäche, evtl. Exitus letal. (Ther. wie bei Digitalis-Intoxikation).

Scimitar-Syndrom: (türk. = Krummsäbel; CHASSINAT, COOPER 1836) auf erbl. (?) Persistenz von Verbindungen zwischen den Abkömmlingen des embryonalen Vorderdarmplexus beruhende anomale Einmündung der re. Lungenvenen in die untere Hohlvene (hämodynamisch einem isolierten ASD mit Li.-re.-Shunt entsprechend), kombin. mit Dextrokardie u. Hypoplasie der – von einem Ast der Bauchaorta versorgten – re. Lungen; klin.: Belastungsdyspnoe, Neigung zu Respirationstraktinfekten, evtl. Psychomotor. Retardierung; im Rö.bild bandförm., re.-parakardiale Verschattung (»Krummsäbel«) vom Hilus zum Herz-Zwerchfellwinkel bei erweiterter li. Pulmonalarterie, aber normaler Lungendurchblutung u. Herzform; im EKG Rechtstyp, evtl. Re.schenkelblock.

Scint...: s. a. Szint.... – **Scintillatio**: (lat.) *ophth* Photom in Gestalt von Funken. – **scintillans**: (lat.) funkelnd, szintillierend.

scirrhosus: (lat.) derb, verhärtet, szirrhös. – **Scirrhus**: ⁄ Skirrhus.

Sclavo* Serum (ACHILLE SC., 1861–1930, Bakteriologe, Siena, Rom): Hammel-Immunserum zur Ther. des Milzbrandes.

scler...: Wortteil »hart«, »derb«; s. a. skler(o)....

Sclera PNA, Sklera: die von der Eintrittsstelle des Sehnervs (dort als »Area cribrosa« durchlöchert, mit Schrägkanälen für Gefäße) bis zur Kornea reichende, am Sulcus sclerae in die – falzartig umfaßte – Kornea übergehende »Lederhaut« des Auges als Teil der Tunica fibrosa oculi; weißbläulich (durch die Konjunktiva schimmernd), mit fester, kollagenbindegeweb. Substantia propria (durch intraokulären Druck gespannt), außen bedeckt von der Lamina episcleralis, innen von der Lamina fusca; am hint. Augenpol mit der TENON* Kapsel verbunden. – s. a. Sklera(l)....

Sclerema: *derm* ⁄ Sklerem.

Sclerosis: ⁄ Sklerose; z. B. **Scl. arterialis** (= Arteriosklerose), **Scl. aurium** (= Otosklerose), **Scl. cerebralis** (= Zerebralsklerose), **Scl. initialis** (= Ulcus durum als PA), **Scl. multiplex** (= Encephalomyelitis disseminata).

sclerosans: (lat.) verhärtend, mit Sklerose einhergehend, sklerosierend. – **sclerosus**: verhärtet, sklerosiert. – **scleroticans**: zu Sklerose führend.

Sclerotium: *mykol* 1) obsol. Gattungsname, z. B. **Scl. beigelianum** (= Geotrichum beigeli). – 2) Dauerform eines Pilzmyzels, z. B. **Scl. clavus** (= Secale cornutum) von Claviceps purpurea.

Scol...: s. a. Skol....

Scolex: 1) *helminth* der Kopf der Zestoden; Träger des Haftapparates (als Saugnäpfe bei Taenia, als Bothridien bei Diphyllobothrium), oft auch noch eines Hakens auf dem Rostrum; ⁄ Abb., s. a. Abb. »Taenia«. – 2) *anat* ⁄ Appendix vermiformis

Scoliosis: ⁄ Skoliose. – **Sc. capitis**: ⁄ Schiefhals.

Scopolamin(um), Hyoscin(um): L-6,7-Epoxytropintropat, ein Solanazeen-Alkaloid (in Datura metel, Hyoscyamus niger, Scopolia carniolica u. a.). Therap. Anw. v. a. des Hydrobromids (ED oral u. s.c. 0,1–0,5 mg, max. ED 1 mg, max. TD 3 mg) als atropinähnl. ZNS-wirksames Anticholinergikum, psychiatr. Sedativum, Antiparkinsonikum, Mydriatikum u. gegen Kinetosen; Anw. der Salze der quart. N-Derivate (Sc.-N-butyl-, -N-methyl-bromid u. -nitrat, Sc.-N.-oxid) als – v. a. parasympath. wirksame – Spasmolytika u. Sekretionshemmer. *toxik* ⁄ Atropinvergiftung, Skopolaminpsychose.

Scopophilia: *psych* ⁄ Voyeurismus. – **Scopophobia**: ⁄ Skoptophobie.

Scopulari|opsidosis: ⁄ Mykose durch Fadenpilze der Gattung Sc.opsis (Ketten rauher Konidien bildende Fungi imperfecti), meist als Onycho- u. oberflächl. Hautmykose (aber auch an inn. Organen, mit erweichenden Gummen u. Fisteln entlang der Lymphbahnen). Lokale Prozesse sprechen evtl. auf Antimykotika an; bei Generalisierung Prognose dubiös. – **Sc.opsis americana**: ⁄ Coccidioides immitis.

Score: (engl.) anhand eines einschläg. Punktekatalogs (»Scoring sheet« etc.) errechnete Bewertungsziffer.

Scorpiones, Scorpionidae: Ordng. »Skorpione« der Spinnentiere (Arachnida), mit 6 Fam. u. ca. 600 (sub-)trop. Arten; mit Giftstachel am Hinterende ausgestattete Insektenfresser (Nachttiere), die in der Abwehr auch Menschen stechen (bei best. Arten wie Androctonus, Leiurus, Centruroides, Tityus, Buthus, Buthacus u. Parabuthus heft. Lokalreaktion, durch neurotox. Komponente auch schwere Allg.sympte., evtl. mit tödl. Ausgang).

scoto...: Wortteil »Finsternis«, »Dunkelheit«; s. a. Skot(o).... – **Sc.phobin**: bei Ratten mit antrainierter Angst vor Dunkelheit aus dem Gehirn isoliertes »gedächtnisübertragendes« Peptid (Pentadekapeptid), das dieses an sich unnatürl. Verhalten auf nichttrainierte Ratten oder Mäuse überträgt. – **Scotopsin**: neben Opsin am Sehvorgang beteiligtes Protein.

Scott* Syndrom: s. u. STRACHAN*-SCOTT*.

Scott=Wilson* Reagens: (1911) wäßr. $Hg(CN)_2$-Lsg. mit Zusatz von NaOH- u. $AgNO_3$-Lsg.; für die nephelometr. Azetonkörper-Bestg. n. FOLIN-DENIS.

Scoville* Operation (WILLIAM BEECHER SC., zeitgen. Neurochirurg, New Haven): (1949) *psychochir* bei Schizophrenie Unterschneidung best. Hirnrindenareale (»Undercutting«; Trennung der grauen Substanz vom Marklager), v. a. des Frontallappens, zur Unterbrechung von Projektionsbahnen vom Thalamus zum Stirnhirn.

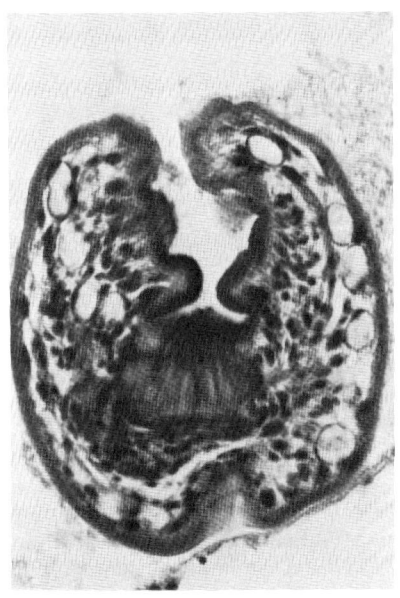

Scolex in der Brutkapsel von Echinococcus hydatidosus, noch mit eingestülptem Hakenkranz.

Scrapie

Scrapie: *vet* in England u. Schottland vork., fortschreit. Entmarkungsenzephalomyelitis (»Traberkrankh.«) bei Schafen u. Ziegen, hervorgerufen durch das nicht-klassifizierte gleichnam. Virus (weitgehend thermo- u. chemoresistent, nur schwach antigen; wahrsch. sehr kleiner Nukleinsäurekern mit starkem Polysaccharidmantel); 1936 als erste / Slow-virus-Infektion transmittiert. Klin.: Juckreiz (bis zu Automutilation führend), Tremor, Koordinationsstörungen, Lähmungen.

Scratch-Test: (engl. = ritzen) / Kratztest.

Screen oxygenator: / Gitteroxygenator (s. u. GIBBON*).

Screening: 1) *pharm* auf best. stoffl., biol., pharmakol. etc. Kriterien ausgerichteter orientierender »Siebtest« zum Herausfinden zweckgeeigneter Verbindungen, Mikroorganismen etc. aus großen Untersuchungsreihen etc., z. B. von Pharmaka aus Syntheseserien, von Antibiotika-bildenden Keimen aus Erdproben. – 2) *sozialmed* / Vorfelddiagnostik (z. B. Reihenuntersuchung) anhand definierter Kriterien.

Screws: (engl. = »Schrauben«) die ziehend-bohrenden Gliederschmerzen der Druckfallkrankh. (i. w. S. die / Caisson-Krankh. selbst); vgl. Bends, Moutons. – **Screw-Worm**: *entom* amerikan. Bez. für den Myiasis-Erreger / Callitroga.

Scriba* Tabelle (JULIUS SCR., 1866–1937, Apotheker, Reinheim/Hessen): *pharm* Zusammenstellung der stark wirkenden (rezeptpflicht.) Arzneimittel samt einschläg. Abgabe-VO u. -Gesetzen.

Scribner*Shunt: (1959) künstl. a.-v. Dauer-Shunt für den Anschluß an einen Hämodialysator; 2 s.c. in die A. radialis u. eine benachbarte Unterarmvene zu implantierende elast. Schläuche (Silikonkautschuk, mit Teflon-Spitze), deren freie Enden im Dialyse-Intervall durch ein Kupplungsstück kurzgeschlossen werden; / Abb. »CIMINO* Shunt«.

Scriver* Versuch: *hämat* / Sichelzell-Test.

Scriver*-Goldbloom*-Roy* Syndrom: Störung des Aminosäuren-Stoffwechsels mit Hypophosphatämie, Hyperglyzin-, Glyzylprolin- u. Glykosurie sowie renaler Rachitis.

Scrobiculus cordis *BNA*: (lat. = Herzgrübchen) / Fossa epigastrica.

Scroful…: / Skroful….

Scrotum *PNA*: Hodensack (/ Skrotum). – **scrotalis**: den Hodensack betreffend; s. a. Skrotal….

Scrub-typhus: (engl. = kratzen) / Tsutsugamushi-Fieber.

SC-Syndrom: (J. HERRMANN u. M. 1969; Akronym n. den Fam.namen der bd. erstbeobachteten Fälle) autosomal-rezess. fam. erbl. Störung i. S. der symmetr. Dysmelie oder Phokomelie mit Beugekontrakturen, Gesichtsdysmorphie mit Naevus flammeus bei Mikrobrachyzephalie, Minderwuchs.

Scubby mouth virus: das Virus der kontagiösen Pustulardermatitis, ein Pockenvirus der Paravaccinia-Untergruppe.

Scudder* Technik: in den USA gebr. PAPPENHEIM*-UNNA* Färbung mit wässeriger statt alkohol. Lsg.

scutulatus: (lat.) schildförmig. – **Scutulum**, **Scutulatio**: (lat. = Schildchen) / Favusskutulum. – **Scutum**: (lat.) Schild; *anat* z. B. **Sc. cordis s. thoracis** (= Sternum).

Scybala: / Skybala.

SD: 1) *statist* / Standard**d**eviation. – 2) *kard* Systolen**d**auer.

SD-Antigene: die »serologisch **d**efinierbaren« Histokompatibilitätsantigene; vgl. LD-Antigene.

SDH: Sorbit**d**ehydrogenase (s. u. Idit-). – **SDW**: / spezifisch- **d**ynam. Wirkung.

SE: *immun* / Schutzeinheit.

(Seabright-)Bantam-Syndrom: von ALBRIGHT in Hinblick auf die Pseudoendokrinopathie bei der Bantam-Hühnerrasse geprägte Bez. für das / MARTIN*-ALBRIGHT* Syndrom.

Sea-gull-Geräusch, »Möwenschrei«: (1828) *kard* lautes musikal. Geräusch bei Aorteninsuffizienz mit Klappenläsion (z. B. Perforation, Ruptur, Verkalkung).

S.E.A.S.: sympath.-ergotrop-**a**drenerg. System.

Seat-belt-Syndrom: / Sicherheitsgurt-Syndrom.

SEA-Test: **S**chaf-**E**rythrozyten-**A**gglutinations-Test (z. B. PAUL*-BUNNELL*, WAALER*-ROSE* Test).

sebaceus: (lat.) talgartig, talgig, Talg absondernd (= **sebiferus**). – **Sebazinsäure**: eine äther- u. äthanollösl. C_{10}-Dikarbonsäure; Anw. für Leberfunktionsprobe (Prüfung des hepat. Oxidationsvermögens).

Sebestyén* Operation: extrapleurale Auslösung einer breitfläch. Pleuraadhäsion (nach Teilresektion der Rippe) unter Sichtkontrolle mit spez. Thorakoskop (90°-Winkeloptik, spitzennaher Hebel zum orientierenden Anheben von Adhäsionssträngen etc.).

Sébileau* (PIERRE S., 1860–1953, Anatom u. Laryngologe, Paris) **Höhle**: Vertiefung im Mundboden zwischen Zunge u. Glandula sublingualis. – **S.* Operation**: 1) Vereinigung bd. Stirnhöhlen zur sicheren Sekretdränage bei rezidivierender u. fistelnder Sinusitis. – 2) Teilresektion des Kehlkopfes unter weitgehender Schonung der Schlundmuskulatur (»ökonom. Laryngektomie«); nur bei streng begrenztem Prozeß. – **S.* Zeichen**: bei Hodenschwellung die Möglichkeit, die Tunica vagin. abzuheben, als Zeichen für eine Hämatozele.

Sebolith: Konkrement in Talgdrüse oder Atherom.

Seborrhö, Seborrhagie, Steatorrhö: (FUCHS 1860) übermäß. Entwicklung des Fettmantels der Oberhaut (/ Hautfett) als Sympt. einer erbl. Hautkonstitution (Status seborrhoicus), u. zwar insbes. an Vorderkopf, Nasolabialfalten, Augenlidern, Glabella, Nacken, Axilla, über Sternummitte, in der Rima ani, an der Innenseite von Oberarmen u. -schenkeln; talgdrüsenlose Handteller u. Fußsohlen stets frei); prädisponierender Faktor (v. a. bei konstitutioneller Hyperkeratose) für – oft mit der S. irrtümlich gleichgesetzte! – Hauterkrn. des seborrhoischen Formenkreises wie Akne vulg. u. conglobata, seborrhoisches Ekzem. – Ferner: **Seborrhoea adiposa s. oleosa s. squamosa s. universalis neonatorum** (kongenit. / Kollodiumhaut), **S. capillitii** (/ Gneis), **S. capitis** (Ekzema seborrhoicum UNNA der behaarten Kopfhaut; als **S. c. sicca** die / Pityriasis capitis), **S. cerea** (/ Vernix caseosa), **S. congestiva** (/ Lupus erythematodes chronicus), **S. corporis s. praesternalis et interscapularis Duhring*** (/ Dermatitis mediothoracica

UNNA), **S. desquamativa neonatorum** (angeb. ichthyosiforme hyperkerat. ⁄ Erythrodermie), **S. ekzemaformis Crocker*** (⁄ Ekzema seborrhoicum UNNA), **S. infectiosa** (⁄ Candida-Mykid), **S. sicca s. furfuraceae s. squamosa** (die auf Parakeratose beruhende, an Prädilektionsstellen der seborrhoischen Diathese auftret. ⁄ Pityriasis sicca).

Seborrhoid: ⁄ Ekzema seborrhoicum; i. w. S. auch das pityriasiforme Ekzematid; z. B. als **Brocq* S.** das ⁄ Ekzematid DARIER, als **figuriertes S.** die ⁄ Dermatitis mediothoracica, als **folliculäres** oder **peripiläres S.** die sogen. Primäreffloreszenzen des seborrhoischen Ekzems, d. s. sehr kleine, perifollikuläre, dünnlamellös-fettig schuppende, evtl. ring- oder girlandenförmig angeordnete (»figuriertes f. S.«), bei akuter Entstehung leicht papulöse u. fein schuppenborkig bedeckter Fleckchen.

sebor|rhoides, -rhoicus, -rhoisch: 1) mit gesteigerter Talgproduktion; 2) die Seborrhö betreffend.

Sebo|(rrho)stase: erbl. Konstitutionsanomalie i. S. der vermind. Entwicklung des – die Haut geschmeidig haltenden u. das Eindringen von Mikroben hindernden – Fettmantels der Oberhaut (verringerte Absonderung der Hautlipide). Prädisponiert zu Ichthyosis u. endogenem Ekzem. – **s.trop**: mit aktivierender Wirkung auf Talgdrüsen (z. B. Progesteron, Hypophysenhormone). – **S.zystomatose**: (GUNTHER) ⁄ Steatomatosis.

Sebum, Sevum: (lat.) Talg; z. B. *anat* der Hauttalg (S. cutaneum *BNA*), Augenlidtalg (S. palpebrale *BNA*; das den Lidrand fettende Sekret der MEIBOM* Drüsen); *pharm* **S. bovinum s. tauricum s. taurinum** (= Rindertalg), **S. ovile** (= Adeps ovilus; Hammel-, Bocks- oder Schöpsentalg). – **S.warze**: 1) ⁄ Alterswarze. – 2) ⁄ Molluscum contagiosum.

sec: Sekunde.

Secale: 1) *botan* Pflanzengattung »Roggen« [Gramineae]. – 2) *pharm* **S. cornutum**: »Mutterkorn«, »Kriebelkorn«, die v. a. auf Roggen(blüten) parasitär vork., alkaloidreiche Dauerform des Pilzes Claviceps purpureae; therap. Anw. als Extractum secalis cornuti u. in Form der Reinalkaloide Ergocornin, -cristin, -kryptin, Ergotamin (samt Dihydro-Derivaten), Ergometrin (u. Methyl-Derivat Ergin); *toxik* ⁄ Ergotismus.

Secbutabarbitalum *WHO*: 5-Äthyl-5-sek.-butylbarbitursäure; Sedativum u. Hypnotikum.

Secessio, Secessus: (lat.) Ablösung, Sichabsondern; z. B. **S. epiphysis** (= Epiphysenlösung), **S. involuntaria s. inscia** (= Enuresis, Enkopresis).

Sechs...: s. a. Hexa... – **Sechserstenose, -typ**: (DOERR) die mittl. (»duktale«) Form der Aortenkoarktation im Bereiche des aus dem li. Pulmonalisbogen (Teil der 6. Kiemenbogenarterie) hervorgehenden Ductus arteriosus.

Sechs|hakenlarve, Onkosphäre: *zool* die mit 6 Haken versehene (bei Diphyllobothrium latum bewimperte) kugelförm. Larve de 1. Entwicklungsstadiums von Zestoden. Entwickelt sich zur Finne (bei Cysticercus; ⁄ Taenia), zum Coenurus (Multiceps), zur Hydatide (Echinococcus granulosus) oder zum Prozerkoid (Diphyllobothrium). – **S.jahrmolar**: der – meist im 6./7. Lj. als erster durchbrechende – permanente 1. Molar.

Sechs|-Minuten-Test: (ANDERSON) Prüfung der Insulinempfindlichkeit des Diabetikers durch i.v. Inj. (nüchtern) von 3 E glukagonfreien Insulins u. Blutzucker-Kontrolle nach 2, 4 u. 6 Min.; bei Empfindlichkeit Absinken um 6–26% (evtl. nach kurzem reakt. Anstieg); bei Insulinresistenz nur geringe Reaktion, evtl. Anstieg. – **S.-N-Flagge**: von Schiffen beim Anlaufen eines Hafens zu setzende Flagge, wenn die aufgrund der »Internationalen Gesundheitsvorschriften« von der Hafenbehörde gestellten 6 seuchenhygien. Fragen verneint werden können (sonst Q [= Quarantäne]-Flagge).

Sechste Krankheit: ⁄ Exanthema subitum.

Sechster| Punkt: *kard* die 5 klass. Punkte der Herzauskultation ergänzender Punkt im 4. oder 5. ICR li., 1 QF parasternal für die optimale Erfassung des Mitralöffnungstones bei Mitralstenose (sehr zeitig, durch den Blutstrom hervorgerufen bei Anspannung der Klappensegel; Abstand zum 2. HT orientiert über Schwere der Stenose). – **S.-Tag-Krankheit**: ⁄ Frühgeborenenikterus.

Seckel* Vogelkopfzwerg, S.*-Virchow* Syndrom: (1960) erbl. Mißbildungskomplex mit primordialem proportioniertem Minderwuchs u. – prämatur-kraniostenot. – »Vogelkopf«-Mikrozephalie (mit Hypertelorismus, Papageienschnabelnase, fliehender Stirn- u. Kinnpartie durch OK- u. UK-Hypoplasie, Epikanthus, leichtem Exophthalmus, tiefsitzenden Ohren, Spitzgaumen, Hypodontie u. Schmelzhypoplasie); ferner Klumpfuß, Sandalenlücke, Zehensyndaktylie, Daumenhypo- bis -aplasie, bds. kongenit. Hüftluxation, Sternumaplasie, Leber-, Nieren- u. Genitalhypoplasie.

Seclusio pupillae: (lat. = Pupillenverschluß) Verklebungen des hint. Pupillarsaumes mit der Linsenkapsel; dadurch Unterbrechung des Flüssigkeitsaustausches zwischen bd. Augenkammern, sek. Steigerung des Augeninnendrucks u. napfkuchenförm. Vorwölbung der Iris.

Seco...: *chem* Präfix zur Kennz. einer Ringöffnung bei Steroiden. – **Secobarbital** *WHO*: 5-Allyl-5-(1-methyl-butyl)-barbitursäure; Hypnotikum.

Secondary response: *immun* die auf dem Vorliegen von – beim 1. AG-Kontakt entstanden – Gedächtniszellen basierende schnellere Zweitantwort bei erneutem Kontakt mit dem betreffenden AG; s. a. Second-set, vgl. Primärantwort.

Seconde ligne de défense (Lefèvre*): das beim Auskühlungsversuch zwischen 37 u. 30° zu beobachtende stufenweise Absinken der Körperkerntemp. (Auswirkung einer restl. Temp.-Regelung i. S. des Stabilisierungsversuchs auf dem jeweil. Niveau).

Second|-look-Operation: (WANGENSTEEN 1949) nach anscheinend radikaler Ca.-Op. (im ursprüngl. Sinne am Magen) planmäßig, d. h. auch ohne greifbaren Verdacht vorgenommene Relaparotomie zum Ausschluß evtl. inzwischen sichtbar gewordener regionaler LK-Metastasen (als Indikator für weitere therapeut. Maßnahmen). – **S.-messenger-System**: ⁄ Schema »AMP«. – **S.-set-phenomenon, -Reaktion**: *immun* die beschleunigte Abstoßung eines vom gleichen Spender stammenden Zweittransplantates (»second set«) als Ausdruck der von immunkompetenten Zellen schneller als bei der Erstimplantation gebildeten spezif. AK gegen das Transplantat. – s. a.

Second-wind-Phänomen

Secondary response, White-graft reaction. – **S.-wind-Phänomen**: (K. F. WENCKEBACH 1924) die bei koronarer Mangeldurchblutung zu beobachtende »2. Luft«, d. h. sek. Anpassung des Koronarkreislaufs u. Schwinden der bereits unter mäß. Belastung aufgetretenen Atemnot. – Ähnl. Phänomen bei sportl. Dauerleistung nach Überwindung des sogen. toten Punktes: Nachlassen von Schweregefühl, Muskelsteifheit, Atemnot, Herzklopfen, Müdigkeit. Physiol. Mechanismen unbekannt.

Secousse: (französ. = Zuckung) ↑ Myoklonus.

Secretan*(-Vuliet*) Krankheit: (HENRI FRANÇOIS S., 1856 – 1916, Arzt, Genf, Lausanne): hartes traumat. ↑ Ödem.

Secretio: (lat.) Absonderung, ↑ Sekretion. – **secretorius**: absondernd, ↑ sekretorisch. – **Secretum**: Absonderung, ↑ Sekret.

Sectio: (lat.) *chir, gyn* Schnitt, Inzision; z. B. **S. abdominalis** (= Bauchdeckenschnitt; aber auch abdominale S. caesarea), **S. alta s. suprapubica** (*urol* »hoher Blasenschnitt«, Eröffnung der – zuvor aufgefüllten – Harnblase durch suprasymphysären Mittelschnitt = S. a. mediana, bei Zweiteingriff u. zu erwartenden Verwachsungen auch als paramediane S. a. lat. nach FORSSMANN; bei Blasenstein, -blutung etc., für Urethrotomia post.; nach dem italien. Chirurgen MARIANO SANTO [16. Jh.] auch **S. Mariana** genannt), **S. lateralis** (= Lithotomia urethroprostatica; *urol* histor. Steinschnitt vom Damm seitlich der Harnröhre u. Vorsteherdrüse aus), **S. mediana sive urethralis** (*urol* perineale Harnröhrenöffnung als Harnblasenzugang für Fremdkörper- oder Steinentfernung, zur Enukleation eines Prostataadenoms; vgl. Urethrotomia externa), **S. perinealis s. profunda** (*urol* Blasensteinschnitt vom Damm her – im Ggs. zur S. alta), **S. circularis** (= Zirkelschnitt); i. e. S. Kurzbez. für die **Sectio caesarea** (↑ Schnittentbindung), den sogen. »Kaiserschnitt« (falsche Übersetzung, da abgeleitet von lat. caedere = schneiden) einschl. der **S. parva** als einzeit. abdomin. oder vaginale Entleerung des frühgraviden Uterus. – *path* Leichenöffnung, Sektion (= **S. anatomica s. cadaveris**), als **S. legalis** die gerichtlich angeordnete Obduktion – *anat* Gewebs-, Organschnitt, z. B. **S. serialis** (= Serienschnitt) sowie die gem. *PNA* standardisierten ZNS-Querschnitte durch das ZNS (Sectiones cerebelli, hypothalami, medullae oblongatae etc.).

secundarius: (lat.) sekundär.

Secundina: (lat.) die nachfolgende (2.) Gewebeschicht; z. B. **S. uteri** (= Decidua), **Secundinae** (= Nachgeburt). – **Secundipara**: ↑ Zweitgebärende; s. a. Sekundigravida.

secundum artem, sec. artis leges, s. a. bzw. s. a. l.: *pharm* latein. Rezepturanweisung »nach den Regeln der Kunst«. – s. a. Sekundum....

Sedan* Methode: *ophth* Nachweis einer latenten Diplopie (infolge gestörter Augenmuskelfunktion) durch den sogen. Nachbildversuch mit Prismabrille; der funktionsschwache Muskel ermüdet im Bemühen um Kompensation schneller; nach Entfernung des Prismas bleibt das Doppeltsehen bestehen.

sedativ: beruhigend (↑ Sedierung). – **Sedativa, Sedativhypnotika**: (PARACELSUS) *pharm* die den Allgemeinanästhetika analog, aber länger wirkenden »Beruhigungsmittel« (Angriffspunkt beider v. a. die Formatio reticul.), mit generalisierter ZNS-Hemmwirkung (hohe Dosen narkotisch; additive Wirkungssteigerung durch Alkoholgenuß). Anw. zur Sedation, Anxiolyse, als Hypnotikum, Antidepressivum, Antikonvulsivum, Schlafmittel für präop. Medikation, zur Hemmung postsynapt. Reflexe (z. B. Mephenesin, Methocarbamol, Chlorzoxazon). Einteilung nach Struktur: Monoureide (Carbromal), Diureide = Barbiturate, Piperindion-Derivate (»nichtbarbiturathalt. S.«: Glutethimid, Methyprylon), Karbamat (Urethane) u. Dikarbamate (Ethin-, Meprobamat), Benzodiazepine (Chlordiazepoxid, D; Ox-, Med-, Nitr-azepam), Chinazolinon-Derivate (Methaqualon), Alkohole, Bromide, Äther, Kw.stoffe, Ester u. Ketone (Par-, Azetaldehyd, tox. Lösemittel); nach Wirkungsdauer: »ultrakurz« (nur für Prämedikation, z. B. Thiopental, Hexobarbital, Methohexital), »kurz« (Pento-, Secobarbital, Chloralhydrat, Paraldehyd, Nitrazepam), »mittellang« (Amo-, Heptabarbital, Meprobamat, Glutethimid, Diazepam), »lang« (Phenobarbital, Chlordiazepoxid, Oxazepam, Bromide). Nebenwirkungen: Müdigkeit, eingeschränkte Motorik u. Urteilsfähigkeit, »Hang-over« (Antidota: Pentetrazol, Bemegrid), chron. Toxizität, Mißbrauch, Gewöhnung.

Unterschiedl. Wirkung von Sedativhypnotika (I) u. Neuroleptika (II)

I (z.B. Barbiturate, Meprobamat, Alkohol)	II (z.B. Phenothiazine, Reserpin)
bei steigender Dosierung	antipsychot. Wirkung
Anxiolyse	leichte Erweckbarkeit
Sedation	extrapyramidale Symptome
Ataxie	Parkinsonismus
Erregung, Verwirrung,	Dystonie
Enthemmung	Krämpfe
Anästhesie	Wirkungen am autonomen NS
Atmungs- u. Kreislaufdepression (bis Tod)	(atropinähnlich, sympatholytisch)
bei chronischer Gabe	
antikonvulsive Wirkung	
psychische u. physische Abhängigkeit	
Relaxation der Skelettmuskulatur	
Toleranzentwicklung	

Seddon* Skala (HERBERT JOHN S., geb. 1903, brit. Neurologe): *neurol* für vergleichbare klin. Kontrolle definierte Grad-Einteilung 1) der Muskelkraftentfaltung (»Kräfteskala«, 1943): 0 = keine Kontraktion, 1 = Spur sichtbarer Kontraktion ohne Bewegungseffekt, 2 = Bewegungseffekt bei Ausschaltung der Schwerkraft, 3 = akt. Bewegung gegen Schwerkraft, 4 = auch gegen Widerstand, 5 = normale Muskelleistung; 2) der subj. Sensibilität (»Sensibilitätsskala«, zus. mit NICHOLSON 1957): 0 = keine Sensibilität, 1 = Schmerzempfindung in der Autonomzone, 2 = Spuren oberflächlicher Sensibilität, 2+ = wie 2, aber persistierender Überreaktion, 3 = Oberflächen- u. Tiefensensibilität ohne Überreaktion, 3+ = Fähigkeit zur 2-Punkt-Diskriminierung; 4 = normale Sensibilität.

Sedes: (lat.) Sitz, Stuhl; z. B. **S. morbi** (= Krankheitsort), **S. cruentae** (= Blutstühle).

Sedierung: Beruhigung (i. e. S. durch ↑ Sedativa).

Sediment: 1) Niederschlag (Bodensatz) in einer Flüssigkeit, bestehend aus vorher in Suspension oder in

Harnsediment: amorphe und kristalline Bestandteile

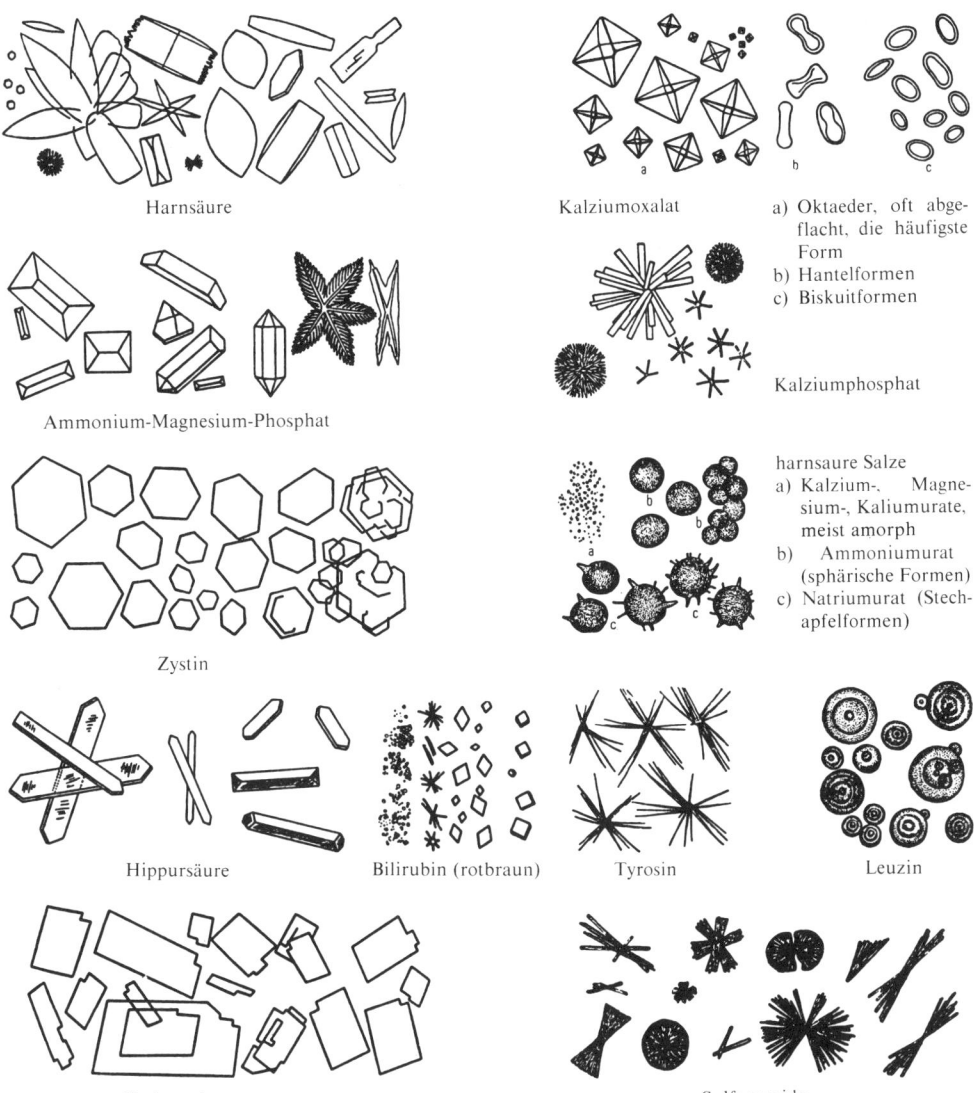

echter Lösung befindl. Teilchen (↑ Sedimentation) – Auch Kurzbez. für ↑ Harnsediment (↑ Abb.). – **2)** *hyg* ↑ Fall-out.

Sedimentation, -tierung: Sichabsetzen der in Gasen (↑ Fall-out) oder Flüssigkeiten (↑ Sediment) enthaltenen Schwebeteilchen infolge Einwirkung der Schwerkraft (evtl. künstlich gefördert durch Zentrifugieren); diagnost. Anw. z. B. in Form der BSR, Harnsedimentuntersuchung, Sedimentationsanalyse.

Sedimentations|analyse, Sedimetrie: Bestg. der Teilchengröße (u. des Mol.-Gew.) von festen, in einem flüss. Medium dispergierten Partikeln (1–100 μm) anhand von Fallzeit u. -geschwindigkeit; für biol. Substanzen (z. B. Proteine) v. a. mittels Ultrazentrifugierung (s. a. SVEDBERG* Einh.), für primär trockene Stoffe (Pulver, Stäube, Granulate) als »Korngrößenbestg.« (z. B. mittels Sedimentationswaage, Photosedimentometer, Zentrifuge, Elektronenmikroskop, Ultrazentrifuge). – **S.konstante**: stoffspezif. Kennzahl sedimentierender Partikeln; ↑ SVEDBERG* Einheit. – **S.reaktion**: *serol* s. u. RUBINO*.

Sedimentepithelien: *urol* Epithelien aus Niere u. ableitenden Harnwegen im Harnsediment; bei vermehrtem Vork. (v. a. als Übergangsepithelien) Sympt. von Harnwegsentzdg. u. a. Desquamationsvorgängen.

sedimentieren: sich absetzen (↑ Sedimentation).

Sedimentin: *hämat* die die Ery-Sedimentierung (BKS) pos. beeinflussenden Serumbestandteile.

Sedimentstein: *urol* im stagnierenden Harn infolge pH-Verschiebung (mit rel. Übersättigung der kristallinen Lsg.) u. entzündungsbedingten Mangels an stabilisierenden Schutzkolloiden aus Mikrokristallen durch ständ. Substratapposition entstehendes Konkrement.

Sedimentum: (lat.) ↑ Sediment. – **S. dentale**: ↑ Zahnstein. – **S. lateritium**: ↑ Ziegelmehlsediment.

Sedimenturie: anhaltende Ausscheidung eines Harns mit kristallinem Sediment (i. e. S. trotz normaler Flüs-

Sedoheptulose

sigkeitszufuhr u. einer entsprech. Kost); v. a. bei fokalem Infekt, Harnwegserkr.

Sedoheptulose: intermediär (Pentosephosphat-Zyklus) aus Ribose-5-phosphat u. akt. Glykolaldehyd gebildeter C_7-Ketozucker; wird durch Transaldolase-Reaktion mit Glyzerin-3-phosphat zu Erythrose-4-phosphat u. Fruktose-6-phosphat umgesetzt.

Seeanemonengift: das γ-Butyrobetain enthaltende Actinocongestin (das außer in Actinia equina auch in faulendem Pferdefleisch vorkommt).

Seebad: Badeort an oder in unmittelbarer Nähe der Meeresküste, der die Bedingungen des Heilbades nur z. T. erfüllt; vgl. Seeheilbad.

Seebarbenvergiftung: im Juni–August auf Hawaii nach Verzehr von Seebarben (Mugil cephalus Linnaeus, Neomyxus chaptalii etc.), evtl. auch von Ruder- (Kyphosus cinerascens) u. Doktorfischen (Acanthurus sandvicensis) vork. Intoxikation (thermostabiles Gift unbekannter Struktur): Benommenheit, Schwindel, Ataxie, Halluzinationen, Depression, Muskelschwäche, Erbrechen, evtl. Diarrhö, Lähmungen.

Seeblase: *zool* Physalia physalis (eine Quelle).

Seeblaue-Histiozyten-Syndrom: (SILVERSTEIN u. M. 1970) Auftreten von Histiozyten (∅ ca. 20 μm, v. a. in KM u. Milz) mit zahlreichen oder einzelnen, nach WRIGHT* oder GIEMSA* Färbung blaugrünen Granula (Mukopolysaccharid-ähnl. Substanzen); im allg. gutart. Verlauf (mit Hepato-Splenomegalie, Thrombozytopenie, Pupura), selten Leberzirrhose.

Seed: (engl. = Samenkorn) *radiol* sehr kleines (2,5 mm lang, 0,8 mm ∅) Radioisotopen-Präp. (z. B. ^{192}Ir, ^{60}Co, ^{198}Au) für die – meist permanente – interstitielle Anw.; im allg. ein vor oder nach der Aktivierung (Reaktor) entsprechend konfektioniertes Drahtstück in Nylonröhrchen oder Goldkapillare oder mit Platinüberzug (v. a. zur β-Abfilterung). Gezielte Implantation z. B. mit spez. »Pistole«.

SEEG: / Stereoelektroenzephalogramm.

Seeheilbad: / Kurort an oder in unmittelbarer Nähe der Meeresküste mit Schwerpunkt in der Anw. des Meerwassers u. Küstenklimas (/ Seeklima), evtl. der Schlick- u. Sandbehandlung. Heilanzeigen: Atemwegs-, allerg., chron. rheumat. Erkrn., Diathesen (Adipositas, Hyperthyreose, Herderkrn., Schlaflosigkeit), nicht fixierte Blutdruckstörungen; für Kinder auch vegetat. Dystonie, extrapulmon. Tbk, Bronchialasthma (nur Nordsee), asthmoide Bronchitis, Erschöpfungszustände.

Seehundflosse: dachziegelart. Aufeinanderliegen der in den Grundgelenken ulnar-deviierten Finger als Handdeformität bei chron. Polyarthritis.

Seeigel: / Echinoidea.

Seeklima: »Meeresküstenklima« als Reizklima mit vorw. therm. (Wechsel der Lufttemp., Luftbewegung), aktin. (vermehrte Sonneneinstrahlung infolge Reflexion an Meer u. Sand, Weite des Horizonts) u. Aerosol-bedingten Reizfaktoren; einwirkend v. a. auf Wärmeregulation (Abhärtung), Haut (Roborierung), Atemwege (Vergrößerung der VK) u. Vegetativum (Beruhigung, Normotropie).

Seekrankheit, Naupathie, Nausea marina: durch das Schaukeln des Schiffes bei bewegter See verurs. / Kinetose.

Seele: / Psyche.

Seelemann* Test (MARTIN S., 1899–1977, Tierarzt, Kiel): (1948) biochem. Gruppendifferenzierung der Streptokokken anhand des Verhaltens auf Blutagar, Wachstums in Lackmusmilch bei 10 u. 45°, Wachstums in Methylenblaumilch, Verhaltens in Lackmusmilch bei 37° u. der Äskulinspaltung.

Seelen|anästhesie: / Astereognosie. – **S.blindheit**: opt. / Agnosie. – **S.lähmung**: 1) (NOTHNAGEL) L. infolge Verlustes der Erinnerungsbilder für Bewegungen einer Körperhälfte oder Extremität. – 2) (BRUNS) L. infolge mangelnder Impulse aus dem Temporallappen bei intakten motor. Zentren, so daß Bewegungen auf Befehl noch möglich sind. – 3) **S.lähmung des Schauens**: / BALINT* Syndrom. – **S.taubheit**: akust. / Agnosie.

Seeligmüller* (OTTO LUDWIG GUSTAV ADOLPH S., 1837–1912, Neurologe, Halle) **Neuralgie** des N. auriculotemp. bds. bei Syphilis, mit von Ohr zu Ohr über den Scheitel ziehenden Schmerzen. – **S.* Zeichen**: Mydriasis auf der Seite einer Gesichtsneuralgie.

seelisch: die / Psyche betreffend (s. a. psychisch).

Seemann* Syndrom: Entwicklungsstörung des Kleinhirns mit Ataxie, Gleichgewichtsstörung, verspätetem Stehen- u. Gehenlernen, verzögerter Sprachentwicklung.

Seemanns|haut: Dermatitis actinica chronica (v. a. Gesicht, Nacken) als Folge jahrelanger, intensiver UV-Exposition. Entartet evtl. zum **S.krebs** (meist Spinaliom).

von Seemen* Operation (HANS V. S., 1898–1972, Chirurg, Greifswald, München): bei DUPUYTREN* Kontraktur Deckung des Hohlhanddefektes nach Entfernen der veränderten Haut u. Palmaraponeurose mit zentral gestieltem Verschiebelappen aus dem uln. Handrücken.

Seemöwengeräusch: *kard* / Sea-gull-Geräusch.

Seemüller* Phänomen: (1943) paradoxes serol. Phänomen (»gift. Serum wird durch Zusatz von Gift ungiftig«) bei Meerschweinchen, denen ein von Kaninchen gewonnenes spezif. Hämagglutinin injiziert wurde: Während bei gleichzeit. Inj. eines ausgewogenen Gemisches von homologen Di.-Toxin-Antitoxin eine Hämolyse ausbleibt, erfolgt bei Überschreiten des Toxin-Grenzwertes Di.-Tod, bei Unterschreiten oder Inj. allein von Antitoxin Hämolyse-Tod.

Seeschlangen-Antiserum: handelsübl. Präp. gegen das neurotox. Gift (Paresen 1 Std. nach Verletzung) von Enhydrina schistosa.

SEG: Sonoenzephalographie (s. u. Echo...).

Segel: *anat* / Cuspis, Velum. – **S.klappe**: / Valvula tricuspidalis bzw. mitralis. – **S.zeichen (des Thymus)**: *röntg* / TORELLI* Schatten.

Séglas* Typ (JULES ERNEST S., 1856–1939, Psychiater, Paris): Wahnkrankh. mit psychomotor. Erregung.

Segment: *biol* durch eine wirkl. oder gedachte Grenze abgesetzter Teil eines Organismus oder Organs; s. a. Segmentum, / aganglionäres, / medulläres S. (vgl. Segmentum interanulare).

segmental, -är: ein (RM-)Segment betreffend; z. B. **se. Hyperhidrosis** (/ ROSS* Syndrom), **se. mesenzephale Lähmung** (/ BENEDIKT* Sy.).

Segmenta renalia

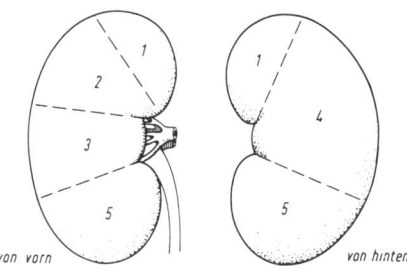

1) Segmentum sup., 2) Segm. ant. sup., 3) Segm. ant. inf., 4) Segm. post., 5) Segm. inf.

Segment|anästhesie: ↑ Epiduralanästhesie. – **S.atelektase**: segmentbeschränkte Lungenatelektase infolge Stenose oder Verlegung des zugehör. Segmentbronchus (häufig als Tumorsympt.).

Segmentation, -tierung: *biol* Unterteilung in Segmente, z. B. physiol. als Metamerie, bei der Kernteilung (s. a. neutrophiler ↑ Granulozyt). – **Segmentationsbewegungen**: *enterol* rhythm., ringförm., den Ort wechselnde segmentäre Kontraktionen von Ileum u. Kolon, ausgelöst durch den Füllungsdruck, v. a. der Inhaltsdurchmischung u. Verbesserung der Resorptionsbedingungen (gering auch der Propulsion) dienend.

Segment|austausch: *genet* ↑ Crossing-over. – **S.-bronchus**: ↑ Bronchus segmentalis. – **S.degeneration, periaxiale** oder **-axonale**: auf best. Abschnitte der Nervenfaser beschränkte diskontinuierl. Entmarkung (»Markscheidenzerfall« STRANSKY) bei best. Formen von Polyneuritis u. Polyneuropathie (insbes. Beriberi u. Bleivergiftung). – Analoge ZNS-Alteration mit konzentr. Entmarkungsherden bei MS u. Leukoenzephalopathie (BALÓ* Krankh.). – **S.diagnostik**: *neurol* ↑ Höhendiagnostik. – **S.hilus**: der »tert. Hilus« eines Lungensegmentes.

Segmentierung: ↑ Segmentation.

Segment|kennmuskel: (SCHLIACK) von nur einer spinalen Wurzel, d. h. monosegmental innervierter Muskel (meist im Zentrum eines Myotoms), der bei Schädigung dieses Segments als einziger voll ausfällt. – **S.kerniger**: neutrophiler ↑ Granulozyt. – **S.kolitis (ischämische)**: nekrotisierende Entzündung eines Kolonabschnitts im Versorgungsgrenzbereich zweier Arterien (z. B. zwischen Aa. mesenterica sup. u. inf., d. h. in Deszendens u. Sigma).

Segment|massage: klass. Massage im Innervationsbereich des einem erkrankten inn. Organ zugehör. RM-Segment, v. a. bei Knotenbildung im Integument (Hartspann, Muskelrheuma); s. a. Reflexzonenmassage. – **S.resektion**: ↑ Lungensegmentresektion. – **S.syndrom**: *pulmon* auf ein Segment beschränkter entzündl.-atelektat. Lungenprozeß; i. e. S. das Mittellappensyndrom.

Segment|therapie: in dem einem erkrankten inn. Organ zugehör. Kutansegment angreifende Reizther., z. B. Auslösung eines kutiviszeralen Reflexes durch Wärme-, Kälte-, Ultraschall-Anw., Reflexzonenmassage etc., oder aber dortige Unterbrechung eines pathogenet. Reflexkreises durch i.c. Quaddel (evtl. mit anästhesierender Lsg.), Hautemphysem, Akupunktur. – **S.tuberkulose**: vorw. durch endobronchiale Ausbreitung (je nach Sitz des Initialherdes hilifugal oder -petal) entstehende Tbk eines Lungensegments als erste Stufe der Organphthise.

Segmentum: (latein.) Abschnitt, ↑ Segment; z. B. *(PNA)* die **Segmenta ant. u. post.** des re., **Ss. lat. u. med. hepatis** des li. Leberlappens; die den Versorgungsbereichen der Nierenarterie entsprech. **Segmenta renalia** (↑ Abb.); u. die über je einen zugehör. ↑ Bronchus segmentalis belüfteten u. – als »Bronchialeinh.« (BOYDEN) – nicht direkt miteinander in Verbindung stehenden – **Segmenta bronchopulmonalia** der Lunge (= Lobuli pulmonis; pyramidenförmig, mit hilusnaher Spitze; versorgt von den intersegmentär verlaufenden Aa. u. Vv. bronchiales sowie von je einem Ast des Truncus u. der V. pulmon.; ↑ Abb.). – Ferner: **S. mesoblasticum s. mesodermale s. primitivum s. primordiale** (*embryol* ↑ Somit), **S. musculare** (*embryol* ↑ Myotom), **S. neurale** (*embryol* Neuromer), als **S. pubicum** u. **S. sacrale** der Teil des Beckenbodens zwischen Symphyse u. Scheidenvorderwand bzw. zwischen Kreuzbein u. Scheidenhinterwand, als **S. spinale** das ↑ Rückenmarksegment.

Segmenta bronchopulmonalia n. H. FENEIS
(jeweils von lateral gesehen)

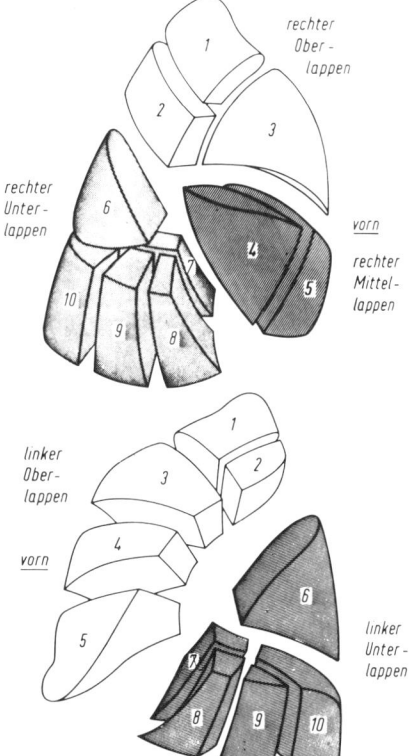

1) Segmentum apicale. – 2) Segm. post. (li. Lunge: 1 + 2 = Segm. apicobasale). – 3) Segm. ant. – 4) re.: Segm. lat.; li.: Segm. lingulare sup. – 5) re.: Segm. mediale; li.: Segm. lingulare inf. – 6) Segm. apicale (sup.). – 7) Segm. basale med. (li. inkonstant). – 8) Segm. basale ant. – 9) Segm. basale lat. – 10) Segm. basale post.

Ségond* Operation (PAUL FERD. S., 1851–1912, Chirurg, Paris): **1)** vaginale Hysterektomie nach Abtrennen der unt. Ligg. lata, Amputation des Kollum u. Ausschneiden eines Konus aus der Vorderwand bzw. nach medianer Hemisektion. – **2)** transvaginale Entfernung eines Uterusmyoms durch Keilexzision.

Segregation: (Auf-)Spaltung, Auftrennung; *genet* Trennung homologer Chromosomen bzw. Gene in der Nachkommenschaft eines heterozygoten Genotyps (Bastard) u. Verteilung auf verschied. Gameten, Zellen oder Individuen aufgrund der Chromosomenverteilung in der Meiose; Grundvorgang der 2. MENDEL* Regel. – Als **somatische** S. die 1) nicht-mendelist. Trennung heterozygot vorliegender Allele infolge irregulärer Verteilung der Chromosomen in einer gestörten somat. Mitose, 2) inäquale Verteilung extrachromosomaler, genetisch verschiedener idioplasmat. Organellen (z. B. Mitochondrien) mit dem Effekt der Chimärenbildung. – **Segregator**: *urol* Instrument (doppelläuf. Katheter mit die Blasenhälften trennender Gummimembran) zur separaten Gewinnung des Urins beider Nieren; obsolet.

Seguin* Symptom (EDOUARD S., 1812–1880, Psychiater, Paris, Portsmouth, New York): unwillkürl. Muskelkontraktion als Vorzeichen eines epilept. Anfalls.

Ségura* Operation: Keilbeinhöhlen-Op. nach submuköser Resektion des Nasenseptums. In der Neurochirurgie gebr. Zugangsweg für die transsphenoidale Hypophysektomie (HARDY, BURIAN).

Sehachse: 1) / Axis opticus. – 2) / Gesichtslinie. – Bestg. mit MADDOX* Kreuz, Synoptophor oder Perimeterbogen; Abweichung von der Blicklinie (Fixierpunkt-Augendrehpunkt) normal 4–70° nach hintentemporal u. ca. 3° nach unten.

Sehbahn: die nervöse Verbindung vom Sinnesepithel der Netzhaut zum opt. Kortex (/ Abb.). – **S.dysgenesie**: / BEAUVIEUX* Krankheit.

Sehbahn nach M. CLARA

Retina (1-3. Neuron)
Fasc. opticus
Chiasma opt.
Ggl. ciliare
Radix optica hypothalamica
Tract. opticus
N. oculomotorius
3. Ventrikel
Nucl. commiss. post.
Nucl. tegmenti
Tract. geniculo-tectalis
Corp. geniculat. lat.
Nucl. accessorii n. oculomotorii
Radix optica bas.
Nucl. bas. tract. optici
Formatio reticularis
Radiatio opt.
Thalamus
Pulvinar thalami (Reflexzentrum)
Pupillenzentrum
Corpus geniculatum lat. (4. Neuron = subkortikales prim. Sehzentr.)
Corpora quadrigemina
Sulcus calcarinus
Area peristriata = tert.
Area parastriata = sek.
Area striata = prim.
opt. Kortex

Seh|ding, Sichtziel, -marke: *ophth* mit dem Gesichtssinn – abhängig von Beleuchtung, Sichtweite u. Auflösungsvermögen des Sehorgans – wahrgenommener Gegenstand der Außenwelt. – **S.feld**: *ophth* / Gesichtsfeld.

Sehen: die Wahrnehmung von Gegenständen mit dem Gesichtssinn als Binokular- oder nur monokulares S. (ohne sterischen Tiefeneindruck), auch als **alternierendes S.**, d. h. wechselseit. Fixieren des Objekts (bei alternierendem Schielen, kongenit. Abduzensparese; i. w. S. auch das wechselweise Darbieten von Fixationsobjekten bei der Binokularschulung). – Im allg. als **foveales = direktes = zentrales = makulares S.** über den Netzhautbereich der Fovea centr. als Stelle der höchsten Empfindlichkeit u. des besten Auflösungsvermögens, wobei bei Normalsichtigkeit Objekte scharf wahrgenommen werden; seltener (z. B. bei Strabismus mit Amblyopie, bei Alteration von Fovea centralis oder Sehnerv) als **exzentr. = extrafoveales S.**; ferner **indir.** oder **peripheres S.** unter Heranziehen der ges. Netzhaut, das die räuml. Orientierung u. das stereoskop. Sehen ermöglicht (bes. wichtig bei Dämmerungssehen etc., wobei die Funktion der Netzhautmitte herabgesetzt ist); **körperl. = räuml. = stereoskop. S.** (= Stereopsis, »Tiefensehen«), die beidäug., dreidimensionale Gesichtsempfindung (sogen. binokulares Einfachsehen) bei Abbildung auf disparaten Netzhautstellen in unmittelbarer Nähe korrespondierender Netzhautpunkte, wobei insbes. querdisparate Bilder für den räuml. Eindruck ausschlaggebend sind (eine monokulare Stereopsis basiert auf der Beobachtung parallakt. Bewegungen u. von Licht u. Schatten); als **skotopisches S.** das / Dämmerungssehen (in mesop. Helligkeitsbereichen **mesop. S.** genannt); als **photopisches S.** das bei Beleuchtung > 100 asb (also = Tagessehen); das **stenopäische S.** mit entsprech. Brille oder einer Micro-pupil-lens (z. B. bei Aphakie, irregulärem Astigmatismus).

Sehepithel: die Stäbchen- u. Zapfenzellen der Retina.

Seh|fehler: jede Abweichung von der normalen Funktion oder Brechkraft eines oder beider Augen – **S.feld**: / Gesichtsfeld. – Als **somat. S.feld** (HERING) die der Gesichtsempfindung dienenden nervalen Teile des inn. Auges sowie Sehnerv, -zentren, -strahlung u. -rinde.

Seh|gelb: s. u. Rhodopsin. – **S.gleichgewicht**: / Orthophorie. – **S.grube**: 1) / Fovea centralis – 2) *embryol* Vertiefung in der frühembryonalen Augenanlage (sogen. **S.platte** am rostr. Ende der Neuralrinne), aus der – nach Schluß der Rinne – die prim. Augenblase hervorgeht, deren Hohlraum (Ventriculus opticus = **S.kammer**) mit dem Ventrikelraum des Vorderhirnbläschens kommuniziert.

Seh|hilfe: opt. oder mechan. Vorrichtung zur Verbesserung der nicht ausreichenden S.leistung der Augen; z. B. Brille, Kontaktlinsen, Lupe, Prisma, Blende, Filterglas u. entsprech. opt. Systeme. – **S.hügel**: *anat* / Thalamus. – **S.kammer**: *embryol* s. u. S.grube.

Seh|lappen: *anat* / Lobus occipit. cerebri. – **S.leistung**: die / S.schärfe ohne Brillenkorrektur (Visus naturalis sine correctione, »Rohvisus«). – **S.leiter (Monoyer*)**: *ophth* Nahseprobe zur Bestg. der Sehschärfe; mit 10 Schriftzeilen, deren Größe in arithmet. Progression zunimmt (jeweils mit Angabe des Abstands, mit dem sie vom normalsicht. Auge noch gelesen wird). – **S.loch**: *anat* / Pupille.

Sehne: 1) Tendo *PNA*: das die Insertion des Skelettmuskels herstellende u. der Übertragung des Muskelzuges dienende Stützgewebe, bestehend aus Sehnenzellen (/ Flügelzelle) u. -fasern (kollagene, im entspannten Zustand leicht gewellte, parallel gelagerte Fasern von jeweil. Sehnenlänge) sowie – an der Oberfläche u. zwischen den zu Bündeln u. Bündelngruppen zusammengefaßten Fasern – / Peritendineum (»Sehnenhaut«) u. Interzellularsubstanz. Meist als in Muskelzugrichtung verlaufende Zug-S., seltener als – über ein Hypomochlion ziehende – Gleit-S.; s. a. Tendo (...), Teno.... – 2) an glatten Muskeln oder einzelnen glatten Muskelzellen die sogen. elast. S., d. s. von den die Muskelzelle umhüllenden Gitterfasern ausgehende, im kollagenen Bindegewebe inserierende elast. Fasern.

Sehnen|bogen: / Arcus tendineus. – **S.entzündung:** / Tendinitis. – **S.fäden:** *anat* / Chordae tendineae. – **S.fesselung:** *chir* / Tenodese. – **S.fleck:** *kard* / Macula tendinea. – **S.gleitgewebe:** / Paratenonium. – **S.haube:** *anat* / Galea aponeurotica. – **S.haut:** s. u. Sehne. – **S.hüpfen, -schnellen:** *orthop* s. u. schnellender / Finger, schnappende / Hüfte.

Sehnen|kanal: / S.tunnel. – **S.knarren:** das trockene, knarrende Geräusch bei / Tendovaginitis crepitans. – **S.knochen:** path. Sehnenverknöcherung (v. a. am Sehnen-Knochen- u. Muskel-Sehnen-Übergang) bei Tendovaginitis ossificans oder nach (Mikro-)Traumatisierung; i. w. S. auch die / Sesambeine. – **S.knötchen:** knötchenförm. Sehnenverdickung an den Fingerbeugern. Urs. des schnellenden / Fingers. – **S.kontraktur:** S.verkürzung infolge narb. oder sonst. Schrumpfung (desmogene Muskelkontraktur). – **S.kreuzung:** / Chiasma tendinum.

Sehnen|luxation: path. Verlagerung einer Sehne durch starke Gewalteinwirkung mit Zerreißung der fixierenden Strukturen (z. B. Bandapparat); auch habituell (z. B. bei / Patellaluxation) u. als sogen. Knopflochluxation. – **S.naht:** Vereinigung zweier Sehnen(stümpfe) durch Seiden- oder dünne Stahldrahtnaht mit drehrunder, gewebsschonender Nadel als End-zu-End- (z. B. FRIEDRICH*, Zick-zack-, Ausziehdrahtnaht; / Abb. »BUNNELL* Naht«) oder als End-zu-Seit- oder Seit-zu-Seit-Anastomose (v. a. bei totaler aufsteigender oder partieller absteigender / S.verpflanzung); i. w. S. auch S.fixation am Knochen; vgl. Tenodese.

Sehnen|pfeifen: *kard* pfeifendes Systolikum über dem Herzen durch das Anspannen sehnenartiger Herzbeutelverwachsungen. – **S.pfropfung:** *chir* s. u. S.verkürzung. – **S.plastik:** / S.transplantation, -verkürzung, -verlängerung, -T-Operation, Seidenfädenplastik.

Sehnen|reflex: Muskelreflex mit Schlag auf die Sehne als auslösendem Reiz; z. B. ASR, PSR. – **S.rolle** *anat* / Trochlea muscularis. – **S.ruptur:** Zerreißung einer – meist degenerativ vorgeschädigten – Sehne (v. a. Bizeps-, Achillessehne) bei plötzl. übergroßer Belastung oder ruckart. Muskelkontraktion.

Sehnen|scheide, Vagina tendinis: doppelwand. Gleitröhre mit schleim. Flüssigkeit zwischen Innen- u. Außenhaut (Vagina synovialis bzw. fibrosa) zur Verminderung der Reibung an exponierten S.abschnitten.

Sehnenscheiden|entzündung: / Tendovaginitis. – **S.panaritium:** / Panaritium tendinosum. – **S.phlegmone:** diffus-fortschreit. eitr. / Tendovaginitis; i. e. S. die / V-Phlegmone. – **S.zotten:** zott. Wucherungen der Vagina synovialis bei chron. (v. a. tbk.) Tendovaginitis.

Sehnen|schwirren: leichtes / S.knarren bei kleinen akt. oder pass. Bewegungen; s. a. QUINQUAUD* Zeichen. – **S.spindel (Golgi*),** S.rezeptor: spindelförm. Organ des Muskelsinnes (i. S. der / Muskelspindel), bestehend aus Sehnenfasern u. darüber ausgebreiteten Endfasern eines sensiblen Nervenästchens. – **S.stripper:** *chir* hohlsondenart. Instrument mit schrägem Schlitz am vord. Ende zur op. Lösg. peritendinöser Verwachsungen. – **S.schnellen:** / S.hüpfen.

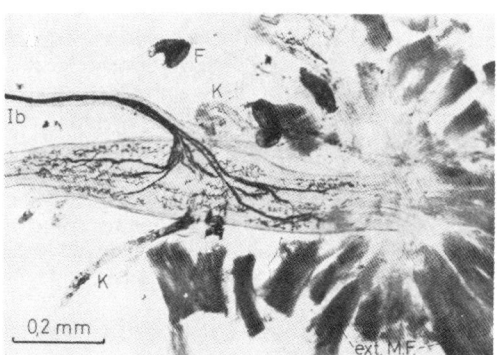

Sehnenspindel, innerviert von Ib-Faser.
F = Fett; K = Kapillare; ext. M.F. = extrafusale Muskelfasern.

Sehnen|-T-Operation: Wiederherstg. der Daumenadduktion (u. des Karpal- u. Metakarpalgewölbes) durch freies S.transplantat quer durch die Hohlhand (zwischen Daumengrundgliedbasis u. Metakarpale V), dessen Mitte dann mit einer Flexor-digitorum-superf.-Sehne verbunden wird. – **S.transplantation:** Überbrückung größerer Sehnendefekte oder Verlängerung einer Sehne mit Griffelschachtel- (für dicke Sehnen) oder freiem Transplantat (für dünne Sehnen); letzteres als Auto- (möglichst einschl. Peritendineum; End-zu-End-Vereinigung), bei dicken Sehnen auch als Faszientransplantat; hetero- u. alloplast. S. nur in Ausnahmefällen. – **S.tunnel,** S.kanal: bänder- u. knochenbegrenzter, evtl. in Fächer unterteilter Durchtrittskanal für Sehnen, z. B. der / Canalis carpi (s. a. Karpaltunnel...).

Sehnen|verkalkung: dystroph.-degenerativ bedingte mikro- bis makroskop. Kalkeinlagerung in eine Sehne; z. B. bei Periarthritis humeroscapularis. – **S.verknöcherung:** *path* / S.knochen. – **S.verkürzung:** *chir* op. Längenminderung einer nach Muskellähmung, Überdehnung (fehlerhafte Ruhigstellung) etc. zu langen Sehne durch Raffung, Schlingenbildung oder (nach / Tenotomie, mit Stufenschnitt) Entfernen des Materialüberschusses u. Verflechten der Stümpfe oder Einpfropfen eines Stumpfes in den anderen (= S.pfropfung; s. u. PULVERTAFT*). – Als Gegenstück die **S.verlängerung** einer nach (eitr.) Entzündg. oder längerer Ruhigstellung (in falscher Position) verkürzten Sehne, konservativ durch / Quengelung oder aber durch / Tenotomie oder / S.transplantation. – **S.verpflanzung:** / S.transplantation. Als **auf-** oder **absteigende S.v.** die Fixierung der – vom Muskel abgetrennten – Ansatzsehne eines gelähmten Muskels auf die – am natürl. Ort verbleibende – eines

Sehnenzelle

intakten bzw. der abgetrennten eines intakten auf die eines gelähmten (evtl. als Neoinsertion am Ansatzpunkt derselben).

Sehnen|zelle: *histol* ↑ Flügelzelle. – **S.zerrung**: ruckart. oder (wiederholt-)langsame Sehnenüberdehnung; meist mit peritendinöser Ödem-, evtl. auch Hämatombildung; klin.: örtl. Schmerz, Schwellung, Funktionsstörung; bei Ruhigstellung meist Restitutio ad integrum.

Sehnerv: ↑ Nervus opticus; s. a. Optikus.... – **S.papille, -scheibe**: ↑ Papilla nervi optici. – **Sehnervenkreuzung**: ↑ Chiasma opticum (s. a. Chiasma...).

Sehorgan: das dem Gesichtssinn dienende Organsystem mit (durchweg paarig) Bulbus oculi, N. opticus, Sehbahn u. opt. Kortex (= Organum visus); i. w. S. auch die Hilfsorgane des Auges (= Organa oculi accessoria): Brauen, Lider, Tränenorgane, Bindehaut, Augenmuskeln, Corpus adiposum orbitae.

Sehprobe: auf einer »S.(proben)tafel« oder als Projektion dargebotene Folge von Ziffern, Buchstaben oder Zeichen abnehmender Größe (↑ Sehzeichen) zur Bestg. der Sehschärfe (= **S.prüfung**) anhand der Entfernung, aus der die Zeichen erkannt werden; z. B. nach HESS (= internat. S.), SNELLEN (↑ dort. Abb.). – **S.purpur**: ↑ Rhodopsin.

Seh|raum: *ophth* der subj. Raum der opt. Wahrnehmung; mit einem imaginären Deckauge (Mitte zwischen bd. Augen) als Ausgangspunkt u. den Koordinatenebenen »Augenhorizont« (Horizontale, die bei Geradeausblick oben u. unten trennt), »Medianebene« (senkrecht durchs Deckauge, rechts/links trennend) u. »Frontalhauptebene« (vorn/hinten). – **S.rinde**: *anat* Großhirnkortex im Bereich des Sulcus calcarinus (»Kalkarinarinde«; s. a. Area striata) als sek. ↑ S.zentrum, d. h. zentrale Repräsentanz des S.vorgangs, deren Reizung Farb- u. Lichtempfindung auslöst. Einseit. Ausfall führt zu kontralat., homonymer Hemianopsie, bilat. Ausfall zu opt. ↑ Agnosie. – vgl. Area para- u. peristriata. – **S.rot**: ↑ Rhodopsin.

Sehrt* Kompression (ERNST S., geb. 1879, Chirurg, Freiburg): Aortenkompression (gegen die WS) mit einer etwa in Nabelhöhe angesetzten großen Schraubenklemme (S.* Klemme); obsolet.

Sehschärfe: Visus: Fähigkeit zur Unterscheidung von Einzelheiten im Gesichtsfeld als Grundfunktion des Auges (abhängig v. a. von Netzhautstruktur, brechenden Medien, Lichtstärke, Kontrastfunktion, Blendung, Pupillenweite, Umweltfaktoren); am größten im Bereich der Fovea centr. (= zentrale S.), geringer in der Netzhautperipherie (= periphere S.); als normal gilt ein zentrales Minimum visibile von 1 Bogenminute. Bestg. – für jedes Auge einzeln – mit Hilfe von ↑ Sehproben in 5–6 m Entfernung (Ausschluß der Akkomodationsimpulse); Angabe bei internat. Tafel (HESS) als Dezimalbruch von 0,1 – 1,5, bei SNELLEN* Tafel als d/D (d, D = Entfernung, in der die Sehzeichen erkannt wurden bzw. hätten erkannt werden müssen, da Balkenbreite der Optotypen = 1 Bogenmin.). – vgl. Sehleistung, -vermögen.

Seh|schule: 1) augenärztlich geleitetes Institut, in dem schielende oder sehschwache Kinder vor u. nach der Schiel-Op. durch Orthoptist(inn)en ple- u. orthoptischen Übungen unterzogen werden. – 2) Institut zur Anw. der BATES* Methode. – **S.schwäche**: ↑ Amblyopie. – **S.schwelle**: *ophth* ↑ Minimum perceptibile. – **S.schwindel**: Schwindelgefühl infolge Doppeltsehens (v. a. bei Augenmuskellähmung, erworbener hochgrad. Anisometropie).

Seh|sphäre: die – durch Kommissurenfasern im hint. Balkenbereich miteinander verbundenen – kortikalen Sehzentren beider Hemisphären (Areae para-, peristriata u. striata); s. a. S.rinde. – **S.stoff, S.substanz**: ↑ Rhodopsin. – **S.strahlung**: *anat* ↑ Radiatio optica. – **S.strang**: *anat* ↑ Tractus opticus.

Seh|tafel: *ophth* ↑ S.probe. – **S.test**: Prüfung der S.schärfe; i. e. S. die obligate Untersuchung des S.vermögens zur Feststellung der Verkehrstauglichkeit nach den Richtlinien der Dtsch. Ophthalmolog. Ges. (1961). – **S.übung**: s. u. Orthoptik.

Seh|verlust: S.kraftminderung (bis Erblindung) eines oder bd. Augen (s. a. Amaurose). – **S.vermögen**: ↑ S.schärfe (i. w. S. einschl. Gesichtsfeldgröße, Farbensehfähigkeit u. Adaptationsvermögen). – **S.weite**: die geringste Entfernung, auf die das Auge ohne Schwierigkeiten akkommodieren kann; bei Normalsichtigkeit ca. 25 cm.

Seh|zeichen, Optotypen: Buchstaben, Zahlen oder Figuren auf den der S.schärfenbestg. dienenden ↑ S.proben; ihre Strichstärke (= 1/5 der Typengröße) ist so bemessen, daß sie in der für Visus 1 vorgesehenen Reihe dem Auge unter einem Winkel von 1 Bogenmin. erscheint; Visusangabe erfolgt bei der übl. Prüfentfernung von 6 m (20 Fuß) durch einen Bruch mit Nenner 6 (bzw. 20). Wichtigste Optotypen: der unterbrochene LANDOLT* Ring, der SNELLEN* Haken (s. a. dort. Abb.), das Schachbrett n. GOLDMANN (1934), die Buchstaben n. MONOYES, die Oktogone der ISO (1954).

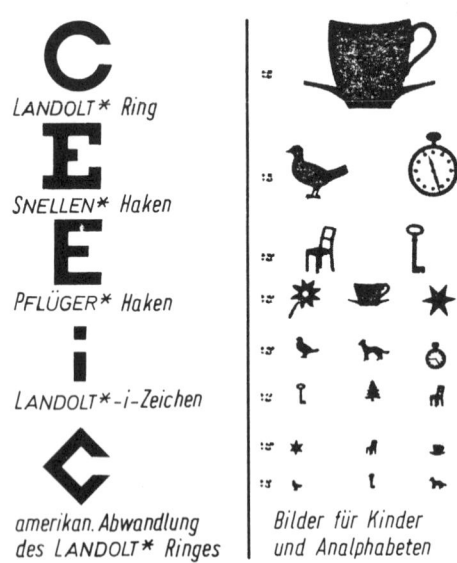

Sehzentrum: als Umschaltstellen der Sehbahn 1) das **subkortikale (prim.) S.** im Corpus geniculatum lat., 2) das **kortikale S.** (↑ Sehrinde), 3) die Reflexzentren im Pulvinar thalami u. in den vord. Zweihügeln; s. a. Pupillenzentrum, Abb. »Sehbahn«.

Seide: *chir* aus Naturseide oder synthet. Seide (thermoplast. Polyamid) hergestelltes, sehr festes Garn (»drelliert« oder »geflochten«) verschiedener Stärke als nicht-resorbierbares Nahtmaterial (steril in Flüssigkeit aufbewahrt) v. a. für Haut-, Nerven-, Sehnennaht; s. a. Silkworm, Seiden....

Seidel* (ERICH S., 1882–1946, Ophthalmologe, Jena) **Fluoreszeinprobe**: *ophth* Prüfung der freien Fistulation einer Op.narbe am Auge durch Einträufeln 2%iger Fluoreszein-Kalium-Lsg. in den Bindehautsack (am Defekt grünl. Fluoreszenz). – **S.* Zeichen**: ↑ BJERRUM* Zeichen.

Seiden|allergie: v. a. bei S.webern vork. allerg. Asthma bronchiale, verurs. durch das im Rohseidenstaub enthaltene Serizin. – **S.darm**: *chir* ↑ Silkworm. – **S.fädenplastik**: (F. LANGE) aus mehreren zusammengedrehten (»S.zopf«) oder einem einzelnen dicken S.faden hergestellte künstl. Sehne zur Defektüberbrückung, Sehnenverlängerung oder Kraftübertragung vom gesunden auf einen gelähmten Muskel sowie als Bandersatz (z. B. am Kniegelenk). – **S.fibroin**: der von Serizin (»S.leim«) umhüllte Hauptbestandteil natürlicher Seide; stark adsorbierend (daher Anw. in Pudern etc.). – **S.gespinstkatheter**: aus Seide gesponnener Harnröhren-, Blasen- oder Harnleiterkatheter.

Seiden|raupen-Krankheit: erythematös-vesikuläre Dermatitis an Händen u. Vorderarmen als Berufsdermatose bei S.spinnerinnen u. Kokonwicklerinnen.

Seidlitz* Pulver: Pulvis aerophorus laxans.

Seidlmayer* Syndrom (HUBERT S., 1910–1965, Pädiater, Kempten): ↑ Kokardenpurpura.

Seife: Sammelbez. für – als Wasch-, Desinfektions-, Reinigungsmittel geeignete – salzart. Verbindgn. zwischen Säuren (Fett-, Harz-, Gallen-, Sulfonsäuren etc.) u. bas. Komponenten (Alkalien, Amine, Ammoniumbasen, Metalle; s. a. Invert-, Metallseifen, Netzmittel); i. e. S. die durch »Verseifung« von Fetten mit Alkali gebildeten wasserlösl. K- u. Na-Salze höherer Fettsäuren (↑ Sapo).

Seifen|abort: durch vaginale Inj. von Seifen-Lsg. in den Uterus bewirkter krimineller Abort. Bei Übertritt der Lsg. in die Bauchhöhle Adnexitis, Pelvi-, evtl. sogar diffuse Peritonitis, bei Eintritt in die Blutbahn allg. Intoxikation (Hämolyse, Hämiglobin-Bildung, tox. Leber- u. Nierenschädigung, Störung des Elektrolythaushalts, Schocksymptomatik etc.). – **S.bad**: Voll- oder Teilbad mit Zusatz von Kern- oder Schmierseife (ca. 2,5 g/l) oder Spir. saponatus kal.; bei Hautkrankhtn., Eiterung etc. – **S.blasenbild**: die Knochenstruktur bei Knochenzysten, Plasmozytom.

Seifen|erythem: erythematöse Dermatitis durch längere Zeit auf die Haut einwirkende Seife (allerg.?), meist erst als Summationseffekt durch weitere Kontaktstoffe. – **S.klistier**: Klysma mit Seifenwasser als Abführ- u. Reinigungsmaßnahme. Bei Schmierseife Gefahr der Darmnekrose. – **S.nadeln, -schollen**: *enterol* bei Fettresorptionsstörung mit dem Stuhl ausgeschiedene nadelförm. Kristalle bzw. unregelmäßige Schollen aus fettsaurem Kalk (↑ Kalkseifenstuhl). – **S.stuhl**: ↑ Kalkseifenstuhl. – **S.vergiftung**: s. u. Seifenabort.

Seiffert* Agar: (GUSTAV S. 1942) Galle-Zitrat-Laktose-Agar zur Isolierung von TPE-Erregern.

Seiffert* Operation (ALFRED S., 1883–1960, Chirurg u. Laryngologe, Breslau, Berlin, Kiel): 1) (1925) bei Ösophagusdivertikel endoskop. (Stützendoskop, selbsthaltendes Autoskop) »Schwellendurchtrennung«, indem die wulstförm. Querlippe am unt. Rand der Divertikelmündung mit Schere oder Glühschlinge etwa 2 cm tief inzidiert wird. – 2) bei einseit. Stimmbandlähmung Spanimplantation in das gelähmte Band von kleinem Schildknorpelfenster aus. – 3) Totalexstirpation des Kehlkopfes von seitl. Längsschnitt aus, mit suprajugulärem Einnähen des Trachealstumpfes in die Haut.

Seiffert* Siphonblase: (L. S. 1935) *urol* Ersatzblase durch Ureteroileostomie mit Ausleiten des aboralen Schlingenendes im re. Hypogastrium (↑ Abb. S. 566).

Seigman*-Kilby*-Syndrom: »Osteopetrosis mit multiplen epiphysealen Dysplasien« (Minderwuchs, großer Kopf mit vorstehenden Augen, breite u. kurze Finger u. Zehen).

Seignettesalz: Kalim-Natrium tartaricum.

Seiler* Knorpel (KARL S., 1849–1904, Laryngologe, Philadelphia): kleines, bei ♀♀ rel. stärker entwickeltes Knorpelelement im Proc. vocalis des Aryknorpels.

Seiler* Reaktion: *serol* (1945) Modifikation des RAPPAPORT*-EICHHORN*-Röhrchentests (auf Syphilis) als Mikroschnellmethode; mikroskop. Ablesung sofort oder innerh. 24 Std.

Seiltänzergang: 1) *path* schmalspur. Gang mit leicht gebeugten Knien, z. B. bei Spondylolisthesis. – 2) *diagnost* Gehen mit willkürl. Vorsetzen eines Fußes direkt vor den andern, evtl. bei geschlossenen Augen, zur Prüfung der Bewegungskoordination.

Seip*-Lawrence* Syndrom (MARTIN S., Pädiater, Oslo): (1959) »S.*-L.*-Typ der Lipodystrophie« als wahrsch. autosomal-rezessiv erbl. dienzephales Sy. mit akromegalem Gigantismus, s.c. Lipodystrophie, Fettleber, vorzeit. Ossifikation, Hypertrichose u. – später – meist benignem, insulinresistentem Diabetes; Enzephalogramm: Erweiterung des III. Ventrikels u. der Cisterna cerebellomedullaris. – Möglicherweise mit BERARDINELLI* Sy. identisch.

Seis(m)ästhesie: Wahrnehmung von Vibrationen.

Seismotherapie: 1) ↑ Vibrationsmassage. – 2) ↑ Elektrokrampftherapie.

Seitbiß: *dent* 1) die bei lat. Bißlage entstehende seitenverschiedene Okklusion. – 2) Seitbißbewegung: die physiol. Lateralverschiebung des UK beim Kauakt. – **S.stellung**: die nach einer Seitbißbewegung des UK eingenommene »lat. Okklusion«, je nach Bewegungsausmaß mit unterschiedl. Verzahnungsbildern der Seitenzahnreihen; zusätzl. beeinflußt von der Asymmetrie der Bewegung (Arbeits- bzw. Balanceseite), bei künstl. Zahnreihen (bes. totale Prothesen) von der Seitenzahnaufstellung.

Seitelberger* Syndrom (FRANZ S., geb. 1916, Neurologe, Wien): infantile neuroaxonale ↑ Dystrophie.

Seitenband|plastik: bei Schlotterknie infolge Läsion eines Lig. collaterale op. Kranialverlagerung des oberen Bandansatzes (samt einem Knochenstück) mit Bohrkanalverankerung (kräft. Seidennaht); evtl. Bandverstärkung durch V-förm. Faszienlappen. Bei minderwert. Bandapparat Ersatz durch 4fäd. Seidenband (evtl. ebenfalls faszienverstärkt). – **S.schaden**: funktionsbeeinträchtigende Schädigung eines Kollateralbandes (klin.: Schlottergelenk), oft bei konstitutionell bedingter oder erworb. Minderwertigkeit; i. e. S. die am Kniegelenk infolge Rachitis (mit Genu

Seitenfontanelle

recurvatum), Lähmung oder Trauma (meist Sportverletzung, v. a. bei Fußball, Skilauf); s. a. Schlotterknie.

Seiten|fontanelle: ↑ Fonticulus postero- u. anterolateralis. – **S.horn**: *anat* ↑ Cornu lat. substantiae griseae. – **S.infarkt**, Lateralinfarkt: *kard* Myokardinfarkt der seitl. Wand des li. Ventrikels, häufig auf Vorder- oder Hinterwand übergreifend (mit entsprech. Symptn.); EKG: W-Form des QRS-Komplexes, v. a. in I u. II, V_6 u. NEHB* Abltgn. D u. A. – **S.kettentheorie**: *serol* s. u. EHRLICH*.

Seitenlage(rung): am bewußtlosen Unfallverletzten als Aspirationsprophylaxe herbeizuführende S.lage; als **instabile S.** die ↑ RAUTEK|, als **stabile S.** die ↑ Nato-Lagerung. – *chir* ↑ SIMS* Lagerung.

Seiten|säule: *anat* ↑ Columna lat. medullae spin. – **S.stechen**: bei Jugendl. oft anfallsweise bei raschem Gehen oder ungewohnter sportl. Betätigung auftretende – u. mit Ende der körperl. Belastung sistierende – stechende Schmerzen hinter dem li. Rippenbogen, hervorgerufen durch hypoxiebedingtes Zusammenziehen der Milzkapsel (zwecks Ausschüttung des Milzdepots zur Vergrößerung des Blutvol.). Ähnl. Vorgang re. an der Leber seltener.

Seitenstrang: *anat* 1) der Lymphstrang bds. in der Plica salpingopalatina. Entzündung der Stränge mit Schwellung der Rachenwand-Lymphfollikel als Teilerscheinung oder als Sonderform der Angina (= Angina lat. = **S.angina**, **S.pharyngitis**; v. a. bei Tonsillektomierten). – 2) ↑ Funiculus lat. medullae spinalis. – **S.-Kleinhirnbahn**: ↑ Tractus spinocerebellaris. – **S.sklerose**: myatrophe ↑ Lateralsklerose.

Seiten|ventrikel: ↑ Ventriculus lateralis. – **S.wendereflex**: ↑ GALANT* Reflex (3). – **S.zähne**: ↑ Dentes molares, praemolares.

Seitigkeit: der – nicht krankheitsbedingte – bevorzugte Gebrauch von Organen oder Extremitäten einer Körperseite, z. B. Rechts-, Linksäugigkeit, -händigkeit.

Seitlagereaktion: *physiol* Gleichgewichtsreaktion (bereits im Säuglingsalter), mit der sich der Kopf nach seitl. Kippen des Körpers aus der Vertikalen in die Horizontale wieder im Raum einstellt, wobei die obenliegenden Extremitäten gestreckt, die unten liegenden gebeugt werden. Bei pass. Kopfsenken fällt der Körper zusammen.

seitoffener Biß: *dent* fehlende Okklusion im Seitenzahnbereich bei Kieferasymmetrie.

Seitz-Filter: Handelsname von Bakterienfiltern (z. B. Asbest-, EK-Filter).

Seitz* Zeichen (EUGEN S., 1817–1899, Internist, Gießen): langsam abschwellendes, rauhes exspirator. Geräusch über einer Lungenkaverne.

Seit-zu-End-Anastomose: »lateroterminale A.« zwischen einem seitl. Stoma des oralen u. der endständ. Lumenöffnung des aboralen Organ(stumpf)es; z. B. ROUX* Y-Anastomose. – **Seit-zu-Seit-Anastomose**: »laterolat. A.« zwischen seitl. Stomata von Hohlorganen, z. B. BRAUN* Anastomose zweier Jejunumschlingen; i. w. S. auch das seitl. Aneinandernähen von Sehnen, Nerven, etc.

Sejroe-Fieber: anikter. Leptospirose (Feldfieber) in Dänemark u. Norddeutschland durch den Serotyp Sejroe der Hebdomadis-Gruppe. Diagnose durch Typ-spezif. Serum.

sejunctus: (lat.) abgesondert, getrennt.

Sekale: ↑ Secale cornutum.

Seki* Methoden: *histol* (1937) Gewebeeinbettung in methylalkohol. Lsg. von Zelloidin. – Ferner (1938) Modifikationen der HEIDENHAIN* Eisenhämatoxylin- (Zusatz von Karbolsäure) u. der ALTMANN* Färbung (Lösen des Säurefuchsins in Karbolsäure-Lsg.) sowie Verw. von Alkohol-Chloroform-Eisessig als Härtungsgemisch.

Seklusion: *ophth* ↑ Seclusio pupillae.

Sekret: das Produkt der ↑ Sekretion, das Abgesonderte (z. B. Wundsekret), i. e. S. das von Drüsen oder drüsenähnl. Zellen abgesonderte Produkt (↑ Inkret, Exkret). – **S.granula**: in der ruhenden Drüsenzelle in großer Zahl vorhandene körn. S.gebilde, die mit einsetzender Sekretion verbraucht werden; v. a. in Speicheldrüsen, Magenschleimhaut (nur Hauptzellen), exkretor. Pankreas.

Sekretin: (BAYLISS u. STARLING 1902) Peptidhormon in der Duodenalschleimhaut (↑ S-Zellen), das, bei Eintreffen des sauren Mageninhalts in die Blutbahn freigesetzt, die Pankreassekretion (Saft, Elektrolyte) stimuliert u. den Blutzuckerspiegel senkt. Biol. Meßwerte (anhand der Bauchspeichelsekretion) n. IVY (Hund), HAMMARSTEN (Katze), BURN (Katze, Pankreasfistel). – Das rohe S.-Präp. enthält v. a. Pankreozym; Anw. zur Pankreasfunktionsprüfung, z. B. als **S.-Pankreozymin-Test** (s. u. Bikarbonatsekretionsphase).

Sekretion, Secretio: die auf Sekretionsarbeit spezialisierter Organzellen (↑ Drüse) beruhende »Absonderung« biologisch wicht. Stoffe (Hormone, Enzyme, Geruchsstoffe, Elektrolyte), u. zwar als **inn. (= endokrine) S.** direkt in Blut-, Lymphbahn oder Liquor, als **äuß. (= exokrine) S.** über Ausführungsgänge an die Körperoberfläche oder in Hohlorgane. – I. w. S. auch die »Exkretion« von Stoffwechselendprodukten in gelöster Form (Harn, Fäzes, Schweiß).

Sekretions|arbeit: s. u. Sekretion. – **S.druck**: der während der Sekretion erheblich ansteigende Druck in den Ausführungsgängen exkretorischer Drüsen (Gallengänge ca. 20 cm, Speicheldrüsen 300 cm H_2O).

Sekret(ions)enzyme: unterschiedlich definierte Enzymgruppe; n. BUCHER u. RICHTERICH (1958) unter den Serumenzymen (↑ dort. Schema) eine in Organen (v. a. Leber) intrazellulär synthetisierte, ins Plasma sezernierte, für dessen Funktion katalytisch bedeutungslose, weil erst am Wirkungsort akt. Gruppe, z. B. Pankreas- u. Parotis-α-amylase, Pepsinogen; Art u. Menge auswertbar für DD. – vgl. Exkretions-, Zellenzyme.

Sekretionshormon: die Sekretion eines best. Organs anregendes Hormon, z. B. – als Gewebshormon – das ↑ Sekretin.

Sekretionsphase: 1) *gyn* ↑ Lutealphase. – 2) *enterol* Phase der gesteigerten Magensaftproduktion; als **kephal. S.** ausgelöst durch opt., olfaktive, osm. Kortexreize u. mit vagaler Reizübertragung, als **gastrale S.** durch Dehnungsreiz im Antrum mit konsekut. Gastrin-Freisetzung.

Sekretions|schleimhaut: *gyn* das in der Gelbkörperphase typisch veränderte Endometrium mit Stromaödem u. Glykogeneinlagerung in die Epithelzellen. – **S.starre**: *nephrol* ↑ Isosthenurie. – **S.theorie**: *nephrol* ↑ CUSHNY* Theorie.

Sekreto|dermatose, Sekretionsdermatose (TOMMASOLI*): ↑ Serodermatose. – **S.lytika, -motorika**: *pharm* s. u. Expektorantia.

Sekretor: *serol* Ausscheider (↑ Ausscheider-Nichtausscheider-System). – **sekretorisch**: Sekretion betreffend, sezernierend; z. B. **se. Nerv** (die Sekretion beeinflussender vegetat. Nerv; vgl. Neurosekretion).

Sekret|rohr: *histol* ↑ Speichelrohr. – **S.verhaltung**: durch Stenose oder Verschluß des Ausführungsganges bedingte Retention des Sekrets einer exkretor. Drüse; s. a. Retentionszyste.

Sektion: *path* ↑ Obduktion; vgl. *chir* Sectio. – **Sektio-Syndrom**: das bei schnittentbundenen Neugeb. rel. häufige – ätiol. ungeklärte – Membransyndrom bzw. eine Trinkschwäche.

Sektions|schnitt der Niere: der Längsaufklappung dienender Op.-Schnitt bei Korallenstein. – **S.warzen**: ↑ Tuberculosis cutis verrucosa als Schmierinfektion nach handschuhlosem Obduzieren.

Sektorbildung: *bat, mykol* bei vom Zentrum zur Peripherie hin wachsenden Kolonien sektorförm. Wuchsbild eines durch Mutation oder Saltation erzeugten neuen Typs.

sekundär, secundarius, sek.: nachfolgend, abhängig, zweitrangig, im 2. Stadium (vgl. primär); s. a. Begleit..., Deuter(o)..., Folge..., Neben..., Sekundär...; z. B. **sek. Anämie** (= symptomat. A.), **sekundär fokalisierte Epilepsie** (in deren langfrist. Verlauf zu den generalisierten Anfällen partielle hinzutreten oder die generalisierten ersetzen; meist vom Temporallappen-Typ, s. a. Temporalisation). – *chem* (Symbol: s-) adj. Bez. a) für durch Neutralisation von 2 OH-Gruppen einer mehrbas. Säure entstandene anorgan. Salze, z. B. $K_2H\ PO_4$; b) für organ. Verbindgn. mit zentralem C- oder N-Atom, an dem 2 H durch organ. Radikale ersetzt sind, z. B. sek. Alkohol-Typ = R_2CH-OH.

Sekundär|angst: *kard* das Angstgefühl nach Abklingen der akuten Phase eines Herzinfarkts; oft mit depressiven oder phob. Zügen. – **S.antwort**: *immun* ↑ Secondary response. – **S.behaarung**: ↑ Terminalhaar. – **S.blende**: *röntg* ↑ Hinterblende.

Sekundär|dentin: nach Abschluß der normalen Dentinogenese infolge andauernder oder wiederholter chem., mechan. oder therm. Reize zusätzlich im – dadurch eingeengten – Pulpenkavum gebildetes »Ersatz-« oder »Schutzdentin«, mit je nach Reizart u. -dauer unterschiedl. Struktur (I., II. bzw. III. Ordnung). – **S.effekt**: *pharm* ↑ Nebenwirkung. – **S.effloreszenz**: *derm* s. u. ↑ Effloreszenz.

Sekundärelektronen: aus einem Atom(verband) als Folge der Wechselwirkung zwischen Primärstrahlung u. durchstrahlter Materie freigesetzte Elektronen, z. B. die der Rö- u. Gamma-Strahlen (↑ Sekundärstrahlen), auf denen deren biol.-therap. Wirkung beruht. – **S.vervielfacher**: Multiplier, Verstärker für schwache Elektronenströme, basierend auf der Auslösung von Sekundärelektronen an geeignet beschichteten (Alkalimetalloxide) Metallflächen. Mehrere solcher Schichten, mit geeigneter Fokussierung in Hochvakuumröhren eingebaut, ergeben Systeme mit – verzerrungsfreier ! – Stromverstärkung bis ca. 10^8 (z. B. als Bestandteil von Szintillationssonden).

Sekundär|empfindung: die in ein anderes Sinnesgebiet umgesetzte Empfindung; i. w. S. auch die Synästhesie. – **S.follikel**: 1) ↑ Folliculi ovarii secundarii. – 2) **S.knötchen, sek. Lymphfollikel**: die mit Keimzentrum ausgestatteten Follikel eines Lymphknotens. – **S.glaukom**: s. u. Glaukom. – **S.haar**: ↑ Terminalhaar. – **S.harn**: s. u. Harnbereitung.

Sekundär|heilung, mittelbare Heilung, Sanatio per secundam (intentionem): die – im Ggs. zur Primärheilung – verzögerte ↑ Wundheilung mit Bildung von Granulationsgewebe, evtl. auch Eiterung; v. a. bei offener Wundfläche oder tieferem Wundtrichter infizierter u. chirurgisch nicht versorgter Wunden. – **S.herd**: ↑ Metastase. – In der Herdlehre der »Fernwirkung« eines Primärherdes entstandene »Folgeherd« mit eigener Fokus-Wirkung.

Sekundär|infektion: I. eines bereits infizierten Organismus mit einem 2. anderen Erreger (u. U. durch die Erstinfektion gebahnt); vgl. Re-, Superinfektion. – **S.infiltrat**: *pulmon* im sub-postprim. Stadium der Lungen-Tbk durch bronchogene Exazerbation aus nekrot. Spitzenherden hervorgehendes umschrieb. Infiltrat; z. T. mit ASSMANN* Frühinfiltrat identisch.

Sekundär|karies: *dent* an bereits bearbeiteten Zahnflächen erneut auftret. Karies; als Rezidiv oder als sek. Randkaries (neues Geschehen im Grenzbereich bereits behandelter Partien). – **S.kaverne**: *pulmon* ↑ Frühkaverne. – **S.knötchen**: *anat* ↑ S.follikel (2). – **S.krankheit**: die zu einer schon bestehenden neu hinzutretende Krkht., ohne oder mit ursächl. Zusammenhang mit der primären.

Sekundär|naht: *chir* sek. ↑ Naht. – **S.phänomen**: *immun* ↑ Second set reaction. – **S.stellung**: *ophth* jede von der Primärstellung abweichende Stellung der Augen.

Sekundärstrahlen: durch eine Primärstrahlung (meist gleicher Art) infolge Wechselwirkung mit der Materie ausgelöste Strahlung; z. B. die von Rö.strahlen in der Materie ausgelösten als wieder in Strahlung zurückverwandelter Anteil der absorbierten Primärstrahlenenergie, wobei Elektronenstrahlen (durch Photo-, COMPTON* Effekt, Paarbildung) u. sek. Rö.strahlen mit niedrigerer Quantenenergie (als COMPTON-, Fluoreszenzstrahlung) auftreten. – **S.blende**: ↑ Streustrahlenblende.

Sekundär|strom: ↑ Induktionsstrom. – **S.struktur der Polypeptide**: s. u. Eiweiß. – **S.symptom**: aus einem Folgezustand des eigentl. Krankheitsprozesses resultierendes Sympt. (einschl. Arzneimittel-Nebenwirkgn.). – **S.syphilis**: das 2. Stadium der ↑ Syphilis.

Sekundär|thrombus: proximal oder distal an einen gefäßverschließenden Embolus angelagerter, mit der Stagnationsdauer wachsender – u. evtl. Kollateralenmündungen verschließender – Thrombus. – **S.tumor**: Rezidiv oder Metastase eines prim. Neoplasmas.

Sekunde: Zeiteinh. (Kurzzeichen: s, sec., ″), zunächst definiert als $1/60$ einer Min. u. damit $1/86400$ eines mittl. Sonnentages, 1967 international als das 9.192.631.770fache der Periodendauer der am Übergang zwischen den bd. Hyperfeinstrukturniveaus des Grundzustandes von ^{133}Cs-Atomen entsprechenden Strahlung. – **reziproke S.**, s^-: Einh. der Radioaktivi-

Sekundenbiopsie

tät (↑ BECQUEREL), i. w. S. auch der Frequenz (↑ HERTZ).

Sekunden|biopsie: s. u. MENGHINI* Nadel. – **S.herztod**: s. u. Herztod, reflektor. – **S.kapazität**: max. ↑ Atemsekundenvolumen. – **S.phänomen**: s. u. HUNEKE*. – **S.schwindel**: Lagerungsschwindel (als Drehschwindel) von meist <20 Sek. Dauer. – **S.volumen**: *kard* das vom Herzen in 1 Sek. ausgeworfene Blutvol.; vgl. Herzminutenvolumen.

Sekundi|para: *gyn* ↑ Zweitgebärende. – **S.gravida**: die zum 2. Male Schwangere.

Sekundumdefekt: *kard* der Ostium-secundum-Typ des ↑ Vorhofseptumdefekts.

Selacholeinsäure: ↑ Nervonsäure.

Selbst...: s. a. Self-. – **S.befriedigung**: Ipsation, ↑ Onanie. – **S.beschädigung**: *psych* Verletzung bis Verstümmelung des eigenen Körpers ohne selbstmörder. Absicht; z. B. als Ausdruck einer Haftpsychose, v. a. aber bei Psychopathie u. – in gröbster Form – bei Schizophrenie, schwerer endogener Depression (hier auch als Selbstbestrafung), Angstpsychose u. progress. Paralyse; s. a. Scaevolismus. – **S.differenzierung**: *biol* s. u. Differenzierung.

Selbst|einrenkung: *orthop* 1) gewaltlose S.: die dynam.-funktionelle Ther. der angeb. Dysplasia coxae luxans mittels PAVLIK* Hüftriemenbandage (ab 2. Lebenswo., d. h. vor Eintreten der Adduktorenspastizität). – 2) ↑ ISELIN* Schultereinrenkung. – **S.entspannung, konzentrative**: (J. H. SCHULTZ) autosuggestive Beeinflussung unwillkürlicher Körperfunktionen, ↑ autogenes Training. – **S.entwicklung**: *geburtsh* Spontanentwicklung bei Querlage kleiner, unreifer – meist toter – Früchte, indem durch Wehen Teile des abnorm verformten Körpers an bereits ins Becken eingetretenen unter extremer Verbiegung der WS vorbeigeschoben werden; v. a. als ↑ DOUGLAS*, DENMAN* S.entwicklung, Partus conduplicato corpore (↑ Abb.); vgl. S.wendung.

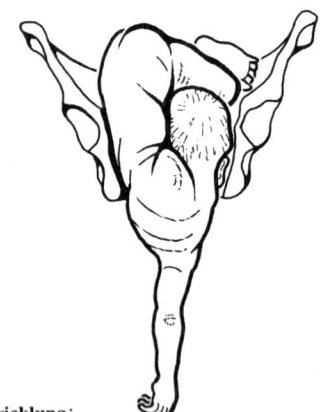

Selbstentwicklung: Geburt »conduplicato corpore« (nach W. STOECKEL).

Selbst|gefährdung: *psych* bei psychisch Kranken oder Süchtigen vork. Gefahr der Selbsttötung u. Selbstverstümmelung; begründet Unterbringung in psychiatr. Krankenhaus. – **S.gefühl**: 1) das sich ab 2. Lj. entwickelnde Bewußtsein seiner selbst, das unreflektierte Gefühl der dauernden Identität mit sich selbst. Gestört v. a. bei Schizophrenie. – 2) das Selbstbewußtsein.

Selbst|hemmungsbewegungen: *physiother* unter großer Konzentration gegen leichten Widerstand langsam auszuführende heilgymnast. Bewegungen zum Training der Feininnervation. – **S.innervationsbehandlung**: (R. POELCHEN 1940) *chir* akt. Muskeltraining zur Frühmobilisation geschlossener Knochenbrüche u. -verrenkungen; s. a. POELCHEN* Methode. – **S.interferenz**: *virol* Bildung eines als unspezif. Hemmfaktor gegen das eingedrungene Virus wirksamen Interferons durch die Wirtszelle (im Ggs. zur Fremdinterferenz auch gegen nicht homologe Viren; z. B. bei Myxovireninfektion auch gegen ARBO- u. Enteroviren). – s. a. Virusinterferenz.

selbstisch: autistisch (↑ Autismus).

Selbst|kannibalismus: (BANSI) s. u. Hungeratrophie. – **S.kritik**: *psych* kritisch distanzierende Betrachtung des eigenen Verhaltens u. Handelns. Mangelhaft ausgebildet bei intellektueller Minderbegabung, hirnorgan. Abbau, Infantilität, hochgrad. Labilität u. psychot. Erkrn. – **S.liebe**: ↑ Narzißmus.

Selbstmord: ↑ Suizid. – **S.chantage**: (D'HEUCQUEVILLE) Androhung des Suizids mit dem Ziel des unbewußten oder (halb)bewußten »Erpressens« (z. B. Verlängerung des Klinikaufenthaltes).

Selbstmutilation: ↑ Selbstverstümmelung.

Selbstreduplikation, identische: *virol* die stets intrazellulär unter Nutzung lebenden Substrats der Wirtszelle erfolgende, von der Nukleinsäure des Virus gesteuerte Synthese neuer Virionen; vgl. Autoduplikation, Replikation.

Selbstreinigung: 1) *hyg* »biol. S. des Wassers« (Beseitigung von v. a. organ. Verunreinigungen) in Flüssen, Seen oder Kläranlagen durch natürl. Vorgänge (mit voller Wirksamkeit erst bei genügender Verdünnung) wie Sedimentierung, Mineralisierung, Oxidation, Fäulnis durch tier. u. pflanzl. Kleinstlebewesen (die schließlich durch Protozoen, Phagen, Pilz-Wirkstoffe u. Sonneneinstrahlung vernichtet werden). – 2) *pulmon* s. u. mukoziliare Funktion.

Selbst|retter: kleines, leichtes Atemschutzgerät bei Gasgefahr (z. B. im Untertagebau); z. B. »CO-Filter-S.r.«, von der Außenluft unabhäng. »Regenerationsgerät« (mit Flaschen- oder chemisch gebundenem O_2 zum Schutz auch vor O_2-Mangel); s. a. Fluchtgerät. – **S.rettungszeit**: (H. v. DIRINGSHOFEN) luftfahrtmed. Begr. für die (im Höhenlageversuch ermittelte) Zeitspanne vom Absetzen der O_2-Atmung bis zum Eintritt hypoxäm. Störungen, die ein sinnvolles Handeln zur Beseitigung dieser Störungen nicht mehr erwarten lassen; vgl. ↑ Zeitreserve (STRUGHOLD).

Selbstschutz|reflex: in der PAWLOW* Lehre der bei kurzzeitig wiederholter Einwirkung eines bedingten Reizes reflektorisch – durch vom isoliert gereizten Zentrum ausgehende Hemmungsimpulse – ausgelöste Zustand allgemeiner Schutzhemmung (Schlaf). – Nach BIERMANN ist auch der hypnot. Schlaf ein solcher bedingt-reflektor. Hemmungszustand. – **S.röhre**: *rönt* Rö.röhre, bei der alle Strahlung außerhalb des Nutzstrahlenbündels unterdrückt wird (bei modernen Röhren durch die Schutzhaube).

Selbst|steuerung: 1) *physiol* s. u. Atemregulation, -zentrum, Kreislaufregulation. – 2) *biochem* »S.steuerung des Stoffwechsels«, ausgerichtet auf bedarfsgerechte Lieferung von Endprodukten bzw. die Erhaltung einer station. Konz. bestimmter Metaboliten;

funktioniert u. a. über Beeinflussung der Reaktionsgeschwindigkeit (»Schrittmacherenzyme«, »Schlüsselmetaboliten« wie z. B. ADP bei Kontrolle der Atmung durch die Mitochondrien), Kompartimentierung der Zelle (verschied. Konz. in den Zellgebieten mit versch. Funktion), Feedback-Mechanismen, Induktion der Biosynthese von Protein, Nukleinsäuren u. Enzymen durch Wechsel des Angebots der Ausgangssubstrate, hormonale Steuerung. – **S.steuerungsanalgesie**: *anäst* 1) v. a. in der Geburtshilfe (späte Eröffnungs-, Austrittsperiode) gebr. »bedarfsgerechte Schmerzausschaltung« durch etwa 5- bis 6mal. Trichloräthylen-Inhalation zu Beginn jeder Wehe, bis mit Schwinden des Bewußtseins die von der Gebärenden selbst gehaltene Narkosemaske vom Gesicht gleitet. – 2) patient control: Lachgas-Anästhesie unter akt. Mitarbeit des Pat., bei (Wieder-)Auftreten von Schmerzen sich mit einem in die Gaszuleitung zwischengeschalteten Ball Narkosegemisch zupumpt; v. a. für zahnärztl. Eingriffe.

Selbstthromboplastin-Prothrombinzeit, STPT: die Prothrombinkomplex-Bestg. unter Verw. körpereigenen Thromboplastins (gewonnen durch Induktion der Hämolyse in einer Oxalat-Vollblutprobe); nach Versetzen von 10 Plasmaproben (innerhalb 2–30 Min.) mit dem Hämolysat Bestg. des Auftretens des 1. Fibrinfadens. Vorteil: Fortfall der bei Verw. artfremder u. organverschiedener Thrombokinase-Chargen notwend. Standardisierung.

Selbsttötung: ↑ Suizid

selbstunsicher: s. u. Psychopath.

Selbst|verdauung: *path* Nekrotisierung infolge Zerstörung des normalen Gewebs- bzw. Organgefüges durch Einwirkung organeigener, nicht an den physiol. Wirkort abgeleiteter Verdauungsenzyme; z. B. die stauungsbedingte akute Pankreasnekrose. – s. a. Autolyse. – **S.vergiftung**: ↑ Autointoxikation. – **S.verstümmelung**: gewaltsames Abtrennen von Körperteilen als Extrem der ↑ S.beschädigung. – **S.versuch**: die freiwill. Erst-Anw. einer bisher nicht erprobten Ther.-Methode (Medikament, Apparat, Eingriff) durch den Arzt selbst, auch das Sich-Unterziehen einer best. Belastung etc. zur Bestätigung einer wissenschaftl. Hypothese bzw. zur Erforschung biologischer Mechanismen.

Selbstwendung, Versio spontanea: *geburtsh* spontane Längseinstellung einer vorher quergelegenen Frucht durch die Wehenkraft in den letzten Schwangerschaftswochen oder sub partu (vor oder nach Blasensprung).

Selcherhand: durch Hitze u. chem. Reize (Kolophonium, Salze u. a.) verurs. diffuse Hohlhandverschwielung mit Gelbfärbung der Haut u. Dyschromie der Nägel als Berufsstigma.

Seldinger* Methode, Technik: (1953) *röntg* für die Aortographie entwickelte – aber auch sonst anwendbare – retrograde Gefäßkatheterisierung durch perkutane Punktion einer größeren Extremitätenarterie mittels Doppelkanüle u. Einführen eines elast. Spiraldrahtführers, über den nach Entfernen der Kanüle ein rö.pos. Katheter unter Durchleuchtungskontrolle bis in die Aorta vorgeschoben wird, evtl. gezielt bis in einen ihrer Äste (für selektive Arteriographie); ↑ Abb.

Selektion: Auswahl, Auslese. – *genet* Prozeß, der in einer Population den rel. Anteil verschiedener Genotypen auf Grund unterschiedl. Überlebens- u./oder Reproduktionsrate bestimmt; i. e. S. die **natürl. S.** innerhalb eines ökologisch definierten Areals durch Förderung oder Hemmung der Vitalität oder Fertilität best. Genotypen, die im Laufe von Generationen zu einer optimalen, genetisch gesicherten Anpassung führt; s. a. Selektionstheorie (1). – **Selektionismus**: *genet* die v. a. von den Darwinisten vertretene (von anderen als spekulativ abgelehnte) Tendenz, Selektionsprinzip u. -modelle auf möglichst viele biol. Erscheinungen anzuwenden u. die Selektion als allein richtendes Prinzip in der Evolution zu postulieren.

Selektions|druck: *genet* Intensität der Selektion, gemessen an der Änderung der Frequenz selektionsempfindlicher Gene oder Genkombinationen pro Generation. – **S.kost**: Diät i. S. der gezielt-einseit. Vermeidung von KH, Fetten oder Proteinen; *allerg* ↑ Eliminationsdiät. – **S.prinzip**: *genet* Deutung des Übergangs einer heterogenen in eine ±-homogene Vielzahl von Einheiten als Effekt der Förderung der den Bedingungen von vornherein besser »angepaßten« oder durch diese Bedingungen momentan begünstigten Anteile (i. e. S. einer Population bzw. eines Körpers bzw. einer Zelle). – **S.theorie**: 1) *genet* die v. a. von DARWIN begründete Theorie, derzufolge die Anpassungsphänomene – als bes. beweiskräft. Zeichen einer Evolution – auf die Auslese der vitalsten u. fertilsten Individuen aus einer genetisch heterogenen Population im »Kampf ums Dasein« zurückzuführen seien (s. a. Darwinismus). – 2) *immun* die BURNET* »Clonal-selection-Theorie«, derzufolge die Spezifität der AK – als Produkt immunkompetenter Mesenchymzellen – genetisch vorbestimmt ist, dem AG also nur eine selektive Stimulierung bestimmter Zellstämme (»Klone«) zukommt. Die hierfür nöt. Fähigk. des Körpers, zwischen »selbst« u. »nicht selbst« zu unterscheiden, wird in der Embryonalperiode ausgebildet (Vernichtung von Zellstämmen mit gegen körpereigene AG gerichteter Spezifität in ihrer sensitiven Phase durch Reaktion mit den AG). Nur bei mutationsbedingter Entstehung von »forbidden clones« werden AK gegen körpereigene Proteine (Auto-AK) gebildet. – Korreliert mit der – die EHRLICH* Seitenkettentheorie wieder betonenden – JERNE* S.hypothese (1955) einer Auswahl der natürlich vorhandenen AK durch das AG, die dann als Reproduktionsmuster dienen, bei wiederholtem AG-Kontakt mit stets erneuter Auslese der meistspezifischen.

selektiv: abgetrennt, in Auswahl, auswählend; z. B. **s. Ablagerung** (z. B. von Radionukliden oder Stoff-

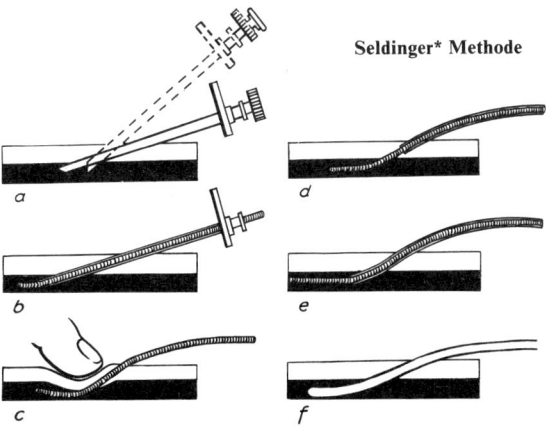

Seldinger* Methode

Selektivnährboden

wechselprodukten in best. Körpergeweben), s. **Angiographie** (z. B. der Koronargefäße, Aortenäste, als ↑ Etagenaortographie), s. **Bronchographie** (einzelner Lappen oder Segmentbronchi), s. **Block** (z. B. chem. ↑ Rhizotomie).

Selektiv|nährboden: *bakt* aufgrund der Zusammensetzung u. des pH das Wachstum bestimmter Arten oder Gruppen fördernder – u. gleichzeitig das anderer, störender Arten unterdrückender – Nährboden; z. B. für die TPE- (selektiv wirksam Farbstoffe u. oberflächenakt. Substanzen) u. Cholera-Diagnostik (selektiv pH 9,0). – **S.pneumothorax**: künstl. P., bei dem nur krankhaft veränderte Lungenanteile infolge Resorptions- oder Kontraktionsatelektase kollabieren (begünstigt durch Gewebsveränderungen, Minderdurchblutung, veget. Tonusverlust etc.), während gesunde oder nur wenig betroffene infolge erhaltener Elastizität kaum zusammenfallen; z. B. beim kranialwärts »eingehenden« Pneu. Bei längerem Bestehen Gefahr bronchogener Infektion u. vikariierender Überdehnung (bis Hypertrophie) der gesunden Lungenteile. – Diesem analog der op. **S.kollaps** (Teilplastik etc.) bei Tbk mit dem Ziel, möglichst wenig gesundes Lungengewebe auszuschalten.

Selen: Se: Halbmetallelement der Chalkogen-Gruppe, mit Atomgew. 78,96 u. OZ 34; 2-, 4- u. 6wertig, natürl. Isotope $^{74,76-78,80,82}$Se. Chem. Verhalten ähnl. wie S (bildet Se-oxid, -säure, -wasserstoff, **Selenide** etc.). – Anw. *therap* als Antiseborrhoikum (Se-Disulfid = Se S$_2$, rötl. Pulver mit schwachem Knoblauchgeruch), *bakt* als Nährbodenbestandteil (↑ Selenit), *nuklearmed* für Pankreas- u. Epithelkörperchenszintigraphie (v. a. ^{75}Se als Na-selenit u. Selenomethionin; γ-Strahler, 0,27 MeV, HWZ 127 d). – Für höhere Tiere lebenswicht. Spurenelement (bei Mangel Wachstumsverzögerung, Resorptionssterilität, Totgeburten, v. a. bei Schwein u. Schaf); wird von einigen Pflanzen spezif. angereichert, die dann als Viehfutter krankmachen (»blind staggers«, »alkali disease«, ↑ Lokoismus); *toxik* wirkt als Enzymgift (ähnlich wie Pb), beim Menschen ab ca. 5 mg/kg Nahrung u. 0,5 mg/l Wasser bzw. Milch; kleine Mengen während der Dentition kariesfördernd (Störung der Proteinbiosynthese im Zahnschmelz); MAK (Staub, Dampf) 0,1 mg/m^3 bzw. 0,2 mg H$_2$Se/m^3 = 0,05 ppm; Aufnahme durch Inhalation, perkutan u. enteral; Ausscheidung v. a. in Harn u. Fäzes, weniger in Schweiß u. Atemluft (Knoblauchgeruch durch Dimethylselen); bei akuter Vergiftung Reizerscheinungen an Augen u. Luftwegen (evtl. Bronchopneumonie, Lungenödem), Dermatitis, u. zwar oft erst nach 8–12 Std. (jedoch bei H$_2$Se-Einatmung sofort schwerste Reizung der Luftwege); bei chron. enteraler Intoxikation Störung des Intermediärstoffwechsels mit Porphyrinurie, Knoblauchgeruch, Haarausfall (Ersatz des Zystin-S durch Se), Leber-, Nieren-, Magen- Darm-, Myokardschädigung, sek. Anämie (Ther.: Magenspülung, Milchtrinken, Haut-/Augenspülung mit 10%ig. Na-Thiosulfat-Lsg., Diuretika, eiweißreiche Diät, Vit. C, Plasmaexpander).

Seleniasis: ↑ Somnambulismus (= Lunatismus).

Selenit: Salz der selenigen Säure (H$_2$SeO$_3$; techn. Chemikalie); Anw. *bakt* in GUTHOF* Indikatorplatte, ↑ LEIFSON* Brühe (Natriumbiselenit), als halbfestes **S.-Brillantgrün-Substrat** (WASSEN) für TPE-Diagnostik u. zum Nachweis von Geißel-AG, als **S.-Laktose-Lsg.** zur TPE-Anreicherung u. -Isolierung aus Fäzes, Urin etc. (Wachstum von Escherichia u. Aerobacter für ca. 24 Std. gehemmt; durch Reduktion zu Se Rotfärbung).

Seleno|methioninum (^{75}Se) *WHO*: *nuklearmed* s. u. Selen. – **S.zystathionin**: tox. Naturstoff in den Nüssen (»Coco demono«) des mittelamerikan. Baumes Lecythis ollaria; erzeugt Brechreiz, Schwindel, Durchfall, Verlust der Kopf- u. Körperbehaarung. – Ein **S.zystein** ist tox. Prinzip als Viehfutter verwendeter Astragalus-Arten.

Selen|säure, Acidum selenicum: H$_2$SeO$_4$; tox. Oxidationsmittel (MAK 0,18 mg/m^3). – Salze: Selenate. – **S.sulfid**: SeS; in CS$_2$ lösl., giftig (MAK 0,14 mg/m^3). – **S.wasserstoff**: H$_2$Se; knoblauchähnlich riechendes, in Cs$_2$ lösl. Gas, toxisch (MAK 0,2 mg/m^3 = 0,05 ppm).

Self-assembly: *virol* Modus der Virusmorphopoese, indem die in der Wirtszelle replizierte Virusnukleinsäure u. die (unter Kontrolle von Regelkreisen der Strukturgene) de-novo-synthetisierten Proteine sich durch spontane Aggregation der einzelnen Bestandteile zum Viruspartikel vereinigen. Wird bei komplizierteren Viren (z. B. T-Phagen) durch den – faktorenabhäng. – Zusammenbau der Einzelteile ergänzt (Morhopoese 2. Ordnung).

Self-demanded| schedule: (engl.) die v. a. in den USA propagierte – für die Mutter recht anspruchsvolle – »Selbstregulierung« der Tageseinteilung des Säuglings durch dessen Nahrungs- (»**s.-d. feeding**«) u. Ruhebedürfnis. Im Kindesalter fortgeführt als freies Austobenlassen ohne eingreifende Erziehung, um keine psych. Hemmungen entstehen zu lassen.

Selig* Operation (RUDOLF S., geb. 1886, Orthopäde, Heidelberg, Stettin): intrapelvine, extraperitoneale Durchtrennung des N. obturatorius bei Hüftadduktorenspasmen; vgl. STOFFEL* Operation.

Seliger* Syndrom: *geburtsh* Hypopituitarismus (»Hypophysenschock«) mit sek. Amenorrhö u. Diabetes insipidus (bd. für ca. 3–12 Mo.) nach schwerer Entbindung mit manueller Plazentalösung.

Seligmann* Einheit: enzymat. Meßzahl für alkal. Phosphatase; 1 E. ~ Freisetzung von 10 mg β-Naphthol aus Naphthylphosphat durch 100 ml Probelsg. pro Std.

Seliwanow* Probe (FJODOR FJODOROWITSCH S., geb. 1859, Chemiker, Odessa): (1887) Nachweis von Ketosen (z. B. Fruktose) anhand der tiefroten Färbung, später auch Fällung (in Äthanol lösl.) beim Kochen der stark salzsauren (12% HCl) Probe-Lsg. mit wenig festem Resorzin (n. TOLLENS auch mit Naphthoresorzin: tief purpurviolett; n. MARTIN quant. Fruktose-Bestg. mit Diphenylamin: tiefblau; s. a. BORCHARDT* Lävuloseprobe.

Sella turcica *PNA*: der die Hypophyse enthaltende »Türkensattel« des Keilbeinkörpers (über dem Sinus sphenoidalis); begrenzt vorn vom paar. Proc. clinoideus ant. bzw. (am Boden, vor der Fossa hypophysialis) vom unpaaren Tuberculum sellae, seitl.-vorn von den bd. inkonst. Proc. clinoidei medii, hinten vom Dorsum sellae mit den bd. Proc. clinoidei post.; s. a. Abb. »Schädelbasis«.

Sella|atrophie: Strukturatrophie (Entkalkung) der Sella turcica (v. a. Klinoidfortsätze, S.boden, Dorsum) als Folge anhaltenden dir. Druckes eines expansiv wachsenden Hypophysentumors (dann evtl. mit Destruktion) oder aber als indir. Effekt der durch Groß- oder Kleinhirntumor bedingten Liquor-Blutstauung (III. Ventrikel, Cisterna chiasmatis, Sinus cavernosus). Fließ. Übergänge zur S.exkavation. – **S.brücke**: s. u. Ligamenta interclinoidea, s. a. Abb. – **S.eingang**: *röntg* im Seitenbild der Schädelbasis die »Öffnung« zwischen den vord. u. den hint. Proc. clinoidei (in Höhe des Diaphragma sellae). – **S.exkavation**: Erweiterung der Sella turcica (einschl. Eingang; z. T. ballonförm., oft nur Senkung des Bodens) als Tumoreffekt (s. u. S.atrophie; soweit indirekt, spricht flache Exkavation für frontalen, tiefe für okzipitalen Tumor); häufig mit Atrophie, Destruktion oder reakt. Hyperostose kombin.

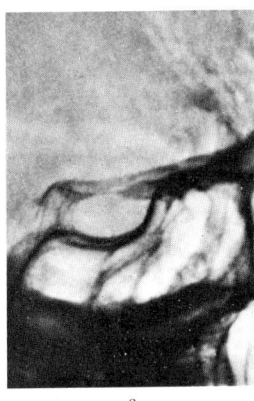 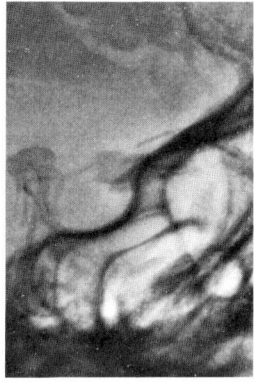

a b

Sellabrücke (Bild b: RAAB* Variante).

Sellards* Probe (ANDREW WATSON S., 1884–1942, Arzt, Boston): / Bikarbonatbelastung. – Ferner Säurebelastung (NH₄Cl) als Nierenfunktionsprobe.

sellar(is), sellär: die Sella turcica betreffend.

Sellek Azzi*- del Frade* Reaktion: (1935) modifiz. Mikro-MEINECKE*-II-Reaktion.

Sellers* Färbung: *bakt* Darstg. von NEGRI* Körperchen (kirschrot mit blauer Innenstruktur) im frischen Quetschpräp. des Ammonshorns durch Eintauchen in die aus 2 Stammlsgn. (Methylenblau bzw. bas. Fuchsin in azetonfreiem Alkohol) frisch bereitete Farblösung.

Sellheim* (HUGO S., 1871–1936, Gynäkologe, Düsseldorf, Tübingen, Halle, Leipzig) **Handgriff**: *geburtsh* die äuß. Beckenmessung ergänzende »manuelle Abformung« des Schambeinbogens (Schwangere in Steiß-Rückenlage, Beine an den Leib gezogen) mit den maximal abduzierten Daumen so, daß deren ulnare Ränder den unteren Scham- u. den Sitzbeinästen fest anliegen. – **S.* Katheter**: starrer, leicht S-förm. Spülkatheter (mit seitl. Augen u. subtermin., spitzenwärts gerichtetem Konus) als Teil des sogen. Tubenschneuzers sowie für die gyn. Laparo- u. Kuldoskopie. – **S.* Methode**: *geburtsh* 1) / Spekulumentbindung. – 2) Lösung des hochgeschlagenen Arms durch »stopfende« Drehung des Kindes um die Längsachse; vgl. BRINDEAU* Methode. – **S.* Operation**: 1) bei Hohlwarze Eversion der Mamille nach Umschneiden der Areola. – 2) (1908) extraperitoneale abdomin. Schnittentbindung. – 3) »Kaiserschnitt mit Uterus-Bauchdeckenfistel« bei sept. Metritis; zunächst Nahtvereinigung des parietalen, nach Uterusspaltung auch des viszeralen Peritoneums u. der Wundränder des entleerten Uterus mit dem freien Hautrand; in 2. Sitzung Uterusverschluß u. -rückverlagerung; – **S.* Theorie (des Geburtsmechanismus)**: / Gesetz des geringsten Zwanges. – **S.* Tubenschneuzer**: mit Ballon bzw. Spritze versehener S.* Katheter für die Tubendurchblasung (Prüfung der Durchgängigkeit anhand auskultierbarer Bläschengeräusche); von SCHULTZE u. a. modifiziert. – **S.* Zeichen**: *gyn* Verdickung u. Verkürzung, evtl. auch Schmerzhaftigkeit des re. Lig. sacrouterinum als Appendizitiszeichen (bei Fehlen von Sympt. einer Adnexitis oder Extrauteringravidität).

(Holmes) Sellors* (T. H. S., zeitgenöss. engl. Chirurg) **Klemme**: modifiz. CRAFOORD* Bronchus- bzw. Herzohr-/Koarktationsklemme; elastisch, leicht gebogen, längsgerieft, mit Steckschluß, sperrbar. – **(H.) S.* Operation**: (1951) einzeit. Vorgehen bei Kardia-Ösophagus-Ca.: abdomino-rechtsthorakale (mediane obere Laparotomie, dorsolat. Thorakotomie) Fundektomie mit Resektion der dist. Speiseröhre, Ösophagusersatz durch den schlauchförmig vernähten, nach Pylorusplastik in die re. Thoraxhöhle gezogenen u. an der Pleura fixierten Restmagen u. (Refluxprophylaxe) terminolat. Ösophagogastrostomie aboral des neuen »Fundus«. – Linksthorakale abdomino-zervikale Modifikationen u. a. nach NISSEN.

seltene Erden, Lanthaniden: Gruppe von 14 chemisch sehr ähnl. metall. Elementen mit OZ 58–71 (Cer/Lutetium); darunter Lanthan u. Neodym, deren Verbdgn. als Langzeit-Antikoagulantien angew. werden.

Selter*- Swift*- Feer* Krankheit (PAUL S., 1866 bis 1941, Pädiater, Solingen): / FEER* Krankheit.

Selye* (HANS S., geb. 1907, österr. Biochemiker u. Experimentalchirurg, Montreal) **Schocktheorie**: Das Schockgeschehen ist Teil eines Adaptationssyndroms mit Versagen der NN-Funktion u. weiterer Regulationsmechanismen (einschl. Kreislauf). – **S.*Syndrom**: / Adaptationssyndrom.

SEM: *statist* Standard error of the mean (= mittl. Standardabweichung).

Semantik: *medizin* / Semiotik. – **semantisch**: den Bedeutungsinhalt betreffend; z. B. s. Aphasie (= totale sensor. A.), s. Demenz (CLECKLEY 1942; Fehlen einer gefühlsmäß., vom Werterleben her bestimmten Resonanz auf an sich bekannte Begriffe, z. B. bei manchen Psychopathen auf Liebe, Stolz, Beschämung etc.).

Semaranga: *bakt* Serogruppe der / Leptospira.

Semb* Operation (CARL S., Chirurg, Oslo): (1937) extrafasziale Apikolyse der Lunge, meist mit zusätzl. Thorakoplastik (Totalresektion der 1. evtl. 2., Teilresektion der 3., 4. u. evtl. weiterer Rippen samt Periost), ausgehend von Trapezius-schonendem medialkonvexem Paravertebralschnitt.

Semen: (lat.) Samen; *pharmaz* als getrocknete Droge verw. Früchte (u. Teile) von Heil-, Gewürz- u. Duftpflanzen, z. B. **S. Lini** (= Leinsamen), **S. Papaveris** (= Mohnsamen). – *androl* / Sperma; als **S. plurium s. impersonale** Mischsperma mehrerer – dadurch anonymer – Spender, wie es in einschläg. Zentren ge-

Semen|urie

sammelt u. eingefroren wird. – **S.urie**: ↗ Spermaturie.

Semerau* Neurose: ↗ CURTIUS* Syndrom (II).

semi...: Wortteil »halb«, »teilweise«; s. a. hemi..., halb...; z. B. **s.aerob** (= mikroaerophil).

Semi|allelie: *genet* das gegenseit. Verhältnis zweier ortsgleicher Loci auf homologen Chromosomen, von denen jeder sich in einem anderen Teil seiner Nukleotidkette vom Partner unterscheidet. – Von Pseudoallelie kaum abzugrenzen. – **S.articulatio**: ↗ Amphiarthrose. – **S.azetal**: Halbazetal (s. u. Azetal).

Semicanalis: *anat* Halbkanal, Rinne (↗ Sulcus); z. B. **S. musculi tensoris tympani** *PNA* (oberer Teil des Can. musculotubarius, Urspr. des M. tensor tympani), **S. tubae auditivae** *PNA* (= S. t. pharyngotympanicae *JNA*; unt. Teil des Can. musculotubarius = Pars ossea der Ohrtrompete).

Semi|castratio: ↗ Semikastration. – **s.circularis**: (lat.) halbkreisförmig. – **s.coctus infans**: (HEBRA) das wie verbrüht aussehende (»halbgekochte«) Neugeb. mit syphilit. Pemphigus.

Semidecussatio: *anat* Halbkreuzung; z. B. **S. nervi optici** (↗ Chiasma opticum), **S. pyramidalis** (Halbkreuzung der Pyramidenbahn).

Semi|delir: prädelirianter Zustand mit wechselnd heft. psychomotor. Unruhe (Spreiztremor etc.), Schweißneigung, vorübergeh. Orientierungsstörungen, opt. u. akust. Halluzinationen. – **s.direkt**: nahezu direkt (*kard* s. u. Ableitung). – **S.dominanz**: *genet* »unvollständ. Dominanz« (Phänotyp der Heterozygoten nicht genau gleich dem des Dominant-Homozygoten). – **S.horizontallage**: *kard* Lagetyp des Herzens mit der EKG-Charakteristik: aVL ähnlich V_6, kleine QRS-Ausschläge in aVF.

Semi|karbazid, Aminoharnstoff: $H_2N\text{-}CO\text{-}NH\text{-}NH_2$; hygroskop., thermostabile Kristalle; Reagens auf Aldehyde u. Ketone (Bildung spezifischer Semikarbazone). – **S.kastration**: einseit. Hoden-Nebenhodenentfernung, z. B. bei Tumor, Tbk. eitr. Entzündung. – **S.koma(tose)**: Koma-ähnl. Bewußtseinsverlust mit Reagieren auf Schmerzreize. – **s.konservativ**: *chir* teilweise erhaltend. – **S.kretinismus**: schwächere Form des K. mit noch ausreichender Sprachfähigkeit u. Körperbeherrschung.

semi|lateral(is): halbseitig. – **S.lente-Insulin**: allein aufgrund retardiert lösl. Kristallform protrahiert wirksame Insulin-Suspension; Wirkungseintritt nach ca. 1½, Optimum nach 4–8, Dauer ca. 12 Std. – **S.letalfaktoren**: *genet* durch Mutation entstandene Allele, die bei mind. 50%, nicht aber bei allen Trägern der wirksamen Anzahl (2 bei Rezessivität, 1 bei Dominanz) unter normalen Bedingungen Tod vor Erreichen des Fortpflanzungsalters bewirken (vgl. Letalfaktoren).

semilunar(is): (lat.) halbmondförmig; z. B. **Semilunar|falte** (↗ Plicae transversales recti), **S.klappe** (↗ Valvula semil.). – **Semilunare**: Kurzform für Os semilunare (= lunatum); z. B. **S.luxation** (↗ KIENBÖCK* Dislokation).

Semi|malignität: (ZOLLINGER) beschränkte Bösartigkeit eines ↗ Neoplasma; i. w. S. auch die fakultative Malignität. – **s.membranaceus** *JNA*, **-membranosus** *PNA*: (lat.) zur Hälfte membranös. Auch Kurzform für Musc. s.membr. (z. B. ↗ S.tendinosus-s.membr.-Reflex). – **S.metachromasie**: sich nur in geringen Farbdifferenzen äußernde bzw. nur unter best. Umständen auftret. ↗ Metachromasie.

Semina: (lat.) die Samen (↗ Semen). – **seminalis**: (lat.) das Sperma betreffend. – **Seminalplasmin**: stark antibiotisch wirksames (alle Baktn. u. Hefen; Angriffspunkt: RNS-polymerase) Protein in der Samenflüssigkeit von Mensch u. Säugern. Hält Sperma steril, schützt ♀ Genitale vor Infektion.

Semination: *gyn* ↗ Insemination; *path* Aussaat. – **seminifer**: (lat.) samenführend. – **Seminurie**: ↗ Spermaturie.

Seminom: (CHEVASSU 1909) häufigste Form der germinativen Hodenmalignome (↗ Tab. »Hodentumoren«), unterschieden als reines u. als anaplast. S.; histol.: Stränge oder Nester (= trabekulärer bzw. medullärer Typ) locker gefügter polymorpher, meist runder Zellen mit aufgelockertem Kern. – Als Sonderform das erst jenseits des 4. Ljz. vork. **spermatozytäre S.** (= atyp. Spermatozytom), mit intrakanalikulärem Wachstum, großen Zellen u. vereinzelten lymphoiden u. mehrkern. Riesenzellen, ohne Stromalymphozyten u. granulomatöse Reaktion, vorw. in die paraortalen LK metastasierend. – Ther.: sofort. Op., Strahlenther. der Lymphwege.

Semiologie: ↗ Symptomatologie; s. a. Semiotik (3).

Semiotik: »Zeichenlehre« 1) vom Bedeutungsinhalt einzelner Wörter (s. a. semantisch), 2) von den auf einer falschen Interpretation natürlicher Zeichen (z. B. Sprache) beruhenden Kommunikationsstörungen, 3) *medizin* von der Bedeutung der einzelnen Sympte. für eine ätiol. oder syndromale Einheit (z. T. mit Symptomatologie synonym).

semipermeabel: halb-, d. h. nur für best. Stoffe oder nur in einer Richtung durchlässig (s. a. Permeabilität); z. B. als **s. Membran** die Oberflächenhaut (Plasmalemm) des Zytoplasmas, die nur für best. gelöste Substanzen, nicht aber für Kolloide (außer bei Zytopempsis) durchgängig ist; s. a. Dialyse, Osmose, akt. ↗ Transport, DONNAN* Verteilung.

semis: *pharm* latein. Rezepturanweisung »halb«.

Semi|sideration: *neurol* ↗ Hemiplegie. – **S.spinalis**: Kurzform für ↗ Musc. semispinalis.

semit|tendineus *BNA*, **-tendinosus** *PNA*: (lat.) zur Hälfte sehnig. – Auch Kurzform für ↗ Musc. s.tend.; z. B. **S.tend.-S.membranosus-Reflex** (physiol. Kontraktion der bd. Kniebeuger, ausgelöst durch Schlag auf einen quer über ihre Sehnen gelegten Finger bei leicht gebeugtem Knie).

Semi|vertikallage: *kard* Lagetyp des Herzens mit der EKG-Charakteristik: Ähnlichkeit des aVF mit V_6, kleine QRS-Ausschläge in aVL. – **S.zystinurie**: der Zystinurie ähnl. Aminoazidurie mit vermehrter Ausscheidung nur von Lysin.

Semliki-Wald-Fieber, Kumba-Fieber: Infektionskrankh. in Ostafrika durch aus Aedes abnormalis isolierte – Semliki-Forest-Virus (SFV; ARBO-Virus mit zytolyt. Effekt in Gewebekulturen); bei weißen Mäusen als Virämie u. Enzephalitis, beim Menschen nur als latente, evtl. als fieberhafter Infekt imponierende Erkr. (AK erstmals nachgewiesen in Uganda, später auch in Malaya, Borneo, Indien, Südafrika, Brasilien); bei Affen, Meerschweinchen, Kaninchen nach intrazerebraler Virus-Applikation ZNS-Reaktionen.

Semmelweis* Verfahren (IGNAZ PHILIPP S., 1818–1865, Gynäkologe, Wien, Ofen): (1847) Waschung der Hände in einer Desinfektions-Lsg. (ursprüngl.: Chlorkalk) vor der Untersuchung einer Gebärenden als antisept. Maßnahme zur Prophylaxe des – bis dahin mit hoher Morbidität (u. Letalität) belasteten – Puerperalfiebers (»Retter der Mütter«).

Semon* (SIR FELIX S., 1849–1921, Laryngologe, London) **Zeichen**: eingeschränkte Stimmbandbeweglichkeit als Hinweis auf Kehlkopf-Ca. – **S.*-Rosenbach* Gesetz**: neurol s. u. ROSENBACH* (2).

Semper*-Hirsch* Krankheit: Kobaltmangelanämie (beim Menschen bisher nicht nachgewiesen).

Semple* Behandlung (SIR DAVID S., 1856–1937, brit. Militärarzt u. Bakteriologe): postinfektionelle Tollwut-Prophylaxe durch s.c. Inj. von **S.* Vakzine** (Virus fixe enthaltende 5%ige Gehirnsuspension; durch Phenol nahezu vollständig inaktiviert), je 2 ml 7- bis 16mal im Abstand von 24 Std.

Sena* Gerät: Exophthalmometer mit einem der Kornea aufzusetzenden »Fühler«.

Senator*-Banti* Syndrom (HERMANN S., 1834–1911, dtsch. Arzt): (1901) ↑ BANTI* Krankheit.

Sendai-Virus, Parainfluenzavirus 1, Hämadsorptionsvirus Typ 2 (»HA 2«), Hemagglutinating Virus of Japan (»HVJ«): in Sendai/Japan isoliertes, außer für Maus u. Schwein auch für den Menschen pathogenes Virus (Infekt des Respirationstraktes; beim Kinde mit Krupp); bewirkt durch Neuraminidase-Aktivität Hämagglutination, in der Kultur Fusion von Zellen (auch verschiedener Spezies) zu Hybridzellen.

Sendroy* (JULIUS S., geb. 1900, amerikan. Biochemiker) **Chloridprobe**: indir. jodometr. Cl⁻-Bestg. im eiweißfreien Blut-, Plasma- oder Serumfiltrat; Ausfällen als AgCl mit überschüss. $AgJO_3$ (Cl-äquivalente Freisetzung von JO_3^-), KJ-Zusatz zum Filtrat (JO_3-äquivalente Freisetzung von J), Thiosulfat-Titration des freien J. – **S.* Lösung**, SF-Lsg.: frisch zu mischende Lsgn. I u. II (Kaliumferrizyanid u. Saponin bzw. konz. Milchsäure) für die VAN SLYKE* O_2-Messung in Vollblut bzw. für die **S.* Methode** (manometr. Bestg. der O_2-Kapazität arteriellen Blutes im VAN SLYKE* Apparat).

Senear*-Usher* Syndrom: ↑ Pemphigus seborrhoicus.

Senecio: botan Spezies »Kreuzkraut« der Kompositen; (volks)medizin. u. homöopath. Anw. als Emmenagogum, Diuretikum, Styptikum u. Antihypertonikum wegen Gehalts an **S.-Alkaloiden** (wie sie auch in Boraginazeen u. Leguminosen vork.; z. T. toxisch oder kanzerogen, mit Pyrrolizidin-Ringstruktur); s. a. Senezismus. – In S.-Arten auch das antidysmenorrhoisch wirksame Pyrrolizidin-Derivat **Seneciphyllin**.

Senekjie* Medium (HARRY S., amerikan. Parasitologe): Leishmanien-Trypanosomen-Nährboden mit Agar, defibriniertem Kaninchenblut u. LOCKE* Lsg.

Sénèque* Operation (JEAN S., 1890–1968, Chirurg, Marseille, Paris): **1)** Resektion einer Halsrippe oder eines hyperplast. Querfortsatzes C_7 mit Schnitt am Hinterrand des M. sternocleidomastoideus. – **2)** Resektion des li. Leberlappens unter Mitnahme der Lobi caudatus u. quadratus.

Seneszenz: das Altern, i. w. S. auch die alternsbedingten (»**seneszenten**«) Veränderungen.

Senezismus: in Südafrika vork. Vergiftung durch die in Crotalaria- u. Senecio-Arten enthaltenen hepatotox. Substanzen (nach Genuß kontaminierten Brotmehls); Sympte.: Erbrechen, Leibschmerzen, evtl. Aszites, Lebervergrößerung. – Mögl. Zusammenhang mit der sogen. »Jamaikan. Leberverschlußkrankh.« durch den – ebenfalls Senecio enthaltenden – »Buschtee«.

Senf: pharm a) gelber, weißer oder engl. S.: ↑ Sinapis alba; b) schwarzer S.: Brassica nigra. – **S.bad**: hyperämisierendes (kutiviszeral-reflektor.?) Fuß- oder Unterschenkelbad mit Zusatz von 3–4 Eßlöffel **Senfmehl** (gemahlene Senfkörner, in warmem Wasser verrührt) oder nach Ausdrücken eines Beutels mit Senfteig (heiß angerührtes S.mehl) im Badewasser. Bei Eintritt von Hautrötung u. -brennen Abwaschen mit warmem Wasser.

Senff* Operation: Pankreaskopfresektion unter Schonung des Duodenums, indem nur die Pankreas-Äste der A. pancreaticoduodenalis ligiert werden.

Senfgas: ↑ Dichlordiäthylsulfid.

Senf|öl: **1)** äther. oder Allyl-S.öl, Oleum Sinapis artificiale: scharf riechende, zu Tränen reizende, unverdünnt sehr tox., auch synthetisierbare Flüssigkeit; Hauptwirkstoff des Senfsamens (Semen Sinapis von Brassica nigra), an das Glykosid Sinigrin gebunden u. in Wasser rasch enzymat. freigesetzt; Anw. als Rubefaciens (auch in Form des **S.spiritus** = Spiritus Sinapis; ca. 2%ige äthanol. Allylsenföl-Lsg.). – **2)** fettes **S.öl**: fettes Öl der Samen von Brassica nigra u. Sinapis alba. – **S.glukoside**: Hauptwirkstoffe der äther. Kruziferenöle (Brassica-, Cheiranthus-, Tropaeolum-Nasturtium-, Sinapis-Arten etc.); glykosid. Isothiozyanate, hydrolytisch zerfallend in Aglukon (z. B. Allylsenföl), H_2S u. KH (meist Glukose); z. B. Sinigrin, Glukocheirolin, Progoitrin (s. a. Brassica-Faktoren), Sinalbin.

Senf|papier, -pflaster: ↑ Charta sinapisata. – **S.wikkel, -packung**: baln hyperämisierende Anwendung (kutiviszeral-reflektor.?) mit einem mit S.mehl oder -öl (in heißem Wasser verrührt) getränkten – u. danach ausgewrungenen – Einschlagtuch, das nach Rötungseintritt zu entfernen ist (nachfolgend Abwaschen mit warmem Wasser); z. B. als HEUBNER* S.wickel bei kindl. Bronchiolitis.

Sengstaken*-Blakemore* Sonde: s. u. BLAKEMORE*.

senil(is): (lat.) greisenhaft, im Greisenalter auftretend, altersbedingt; s. a. Alters..., Gero(nt)..., Greisen...; z. B. **se. Osteoporose** (↑ Involutions-O.), **se. Nanismus** (↑ Progeria infantum), **se. Psychose** (↑ Alterspsychose), **se. Reflex** (ophth »Scheinkatarakt«, ↑ Altersreflex), **se. Tabulierung** (ophth unregelmäß.-polygonale Täfelung des Augenfundus infolge altersbedingten Schwundes der Aderhautkapillaren, so daß das – von sklerosierten Aderhautgefäßen unterbrochene – Pigmentepithel sichtbar wird). – **senile freckles**: (engl.) Alterspigmentflecken (oft i. S. der DUBREUILH*-HUTCHINSON* Krankh.).

Senilismus: vorzeit. greisenhaftes Aussehen (↑ Progerie), ↑ Vergreisung. – **Senilitas**: **1)** ↑ Senium. – **2)** Senilismus. – **S. cutis**: ↑ Altershaut, i. e. S. die vor dem 4. Ljz.: ↑ Chalodermie, Gerodermia genitodystrophica (= **Senilismus Rummo*-Ferranini***). – S.

Senium

praecox: ∕ Progerie. – **Senium**: das individuell sehr verschieden beginnende, durch Rückbildung körperlicher u. geist. Fähigkeiten gekennzeichnete »Greisenalter« (s. a. Geront...).

Senka-benbue: afrikan. Bez. für ∕ Ainhum.

Senkbiß: *dent* tiefer Biß bei Fehlen der Seitenzähne.

C^5-Senke: *otol* ∕ CARHART* Senke.

Senkelnaht: *chir* ∕ Abb. »BUNNELL* Nähte«.

Senkerlähmung: *ophth* externe ∕ Ophthalmoplegie mit Ausfall der den Augapfel senkenden Mm. rectus inf. bzw. obliquus sup.

Senk|fuß: ∕ Plattfuß, Senk-Spreizfuß. – **S.kasten**: *arbeitsmed* ∕ Caisson. – **S.niere**: ∕ Nephroptose. – **S.-Spreizfuß**: Sonderform des Pes planus, bei der sowohl das vord. Quergewölbe (= Spreizfuß), als auch bd. Längsgewölbe des Fußes abgeflacht sind; meist ohne nennenswerte Knickfuß-Komponente.

Senkung: 1) *labormed* ∕ Blutkörperchensenkungsreaktion. – 2) *path* ∕ Ptose von Eingeweiden (z. B. Gastro-, Nephroptose), i. e. S. (*gyn*) die der Scheide (∕ Descensus vaginae; s. a. Senkungswehen).

Senkungsabszeß: im Knochen (z. B. Wirbel, Mastoidfortsatz) entstehender u. durch Eigenschwere der Eitermasse in präformierten Bahnen (Muskellogen) absinkender, evtl. entfernt vom Bildungsort an die Körperoberfläche durchbrechender A.; unspezif.-osteomyelitisch (z. B. ∕ BEZOLD* Mastoiditis) oder spezif., meist tbk. (»kalter« A.), am häufigsten bei Wirbel-Tbk (meist prävertebraler Senkungsweg entlang der Psoasfaszie oder längs der Mm. quadratus lumborum bzw. piriformis, evtl. noch der Adduktoren). Ther.: Herdausräumung, bei Tbk operativ-tuberkulostat. ∕ Herdther. (evtl. FRÜND* Gipsplombe, ORELL* Methode).

Senkungs|blocker: die BSR hemmende Substanzen, z. B. best. Tuberkulostatika, Steroide, körpereigene Inhibitoren. – **S.gefühl**: bes. bei körperl. Anstrengung auftretende Empfindung des Tiefertretens u. Abwärtsdrückens inn. Organe, z. B. in der Gravidität, bei Descensus uteri. – **S.geschwindigkeit**: s. u. Blutkörperchensenkung. – **S.hyperämie**: ∕ Hypostase. – **S.reaktion**, SR: s. u. Blutkörperchensenkung. – **S.wehen**: *geburtsh* nur leicht schmerzhafte Kontraktionen der Uterusmuskulatur im 10. Schwangerschaftsmonat, die das Kind in den Beckeneingang »senken« (Fundus uteri dadurch etwas tiefer).

Senn* Operation (EMANUEL-JOHN S.): KADER* Magenfistel mit Fixation der durch eine Stichinzision eingeführten Sonde an die Magenschleimhaut.

Sennesblätter(tee): Folia Sennae (∕ Sennoside).

Sennetsu: (japan. = Drüsenfieber) infektiöse Mononukleose in Westjapan, wahrsch. viraler Genese (nach MISAO u. KOBAJASHI eine Rickettsiose).

Senning* Operation (ÅKE S., zeitgen. schwed. Chirurg, Zürich): 1) Aortenklappenersatz durch biol. Material (aus Fascia lata) bei induziertem Herzstillstand (unter Anw. einer Herz-Lungen-Maschine, z. B. der S.* Pumpe). – 2) S.*-Johannson* Op.: Modifik. der BRUNNER* Trichterbrust-Op.

Sennoside: Anthraglykoside A u. B in Folia Sennae; dickdarmwirksam laxierend.

Senologie: (französ. sein = Mamma) die medizin. Lehre von den weibl. Brüsten.

Senopie: ∕ Alterssichtigkeit.

Senorans* Apparat: Pumpe (Magenschlauch mit Gummiballon) für die asept. Magensaftentnahme.

Sensatio(n): Empfindung, Sinn, *psych* erlebnisstarker Eindruck; z. B. **Sensatio articularis** (= Gelenksinn), **S. communis** (E. H. WEBER 1846; = Zönästhesie), **S. dermalis** (= Hautsinn), **S. ext. s. objectiva**, **S. int. s. subjectiva** (durch äuß. bzw. inn. Reize ausgelöste Empfdg.), **S. pilomotorica** (∕ Cutis anserina), **S. reflectorica** (übertragener ∕ Schmerz), **S. tactilis** (= Tastsinn).

Sensenbrenner* Syndrom: (1975) autosomal-rezess. (?) erbl. ∕ Ektodermaldysplasie mit Dolichozephalie, Zahndysplasien, Hypotrichose (mit Pigmentmangel), rhizomel. Gliedmaßenverkürzung (v. a. Arme), Brachy- u. Syndaktylie, Gelenküberstreckbarkeit.

sensibilis, sensibel: (lat.) empfindlich, Empfindungen leitend, die ∕ Sensibilität betreffend; z. B. **s.** (= sensitiver) ∕ **Beziehungswahn, s. Leitungsbahn** (s. u. Nerv), **s. Phasen** (*genet* »empfind.« Entwicklungsphasen eines Organismus; Zeitpunkt potentieller phänogenet. Beeinflußbarkeit durch best. Erb- oder Umweltfaktoren; s. a. Modifikationsperiode).

Sensibilisator: 1) *serol* a) körperfremde Substanz (AG, kupplungsfäh. niedermolekulare Verbdg. etc.), die nach Applikation und Kontakt eine allg. oder organbegrenzte Überempfindlichkeit bewirkt. – b) BORDET* S.: ∕ Ambozeptor. – 2) *opt* Farbstoff, der in seinem spez. Sensibilisierungsbereich durch Übertragung absorbierter Lichtenergie auf eine reaktionsfäh. Substanz einen photochem. Prozeß auslöst; s. a. Photosensibilisierung.

sensibilisiertes Virus: Mischung aus attenuierten Viren u. spezif. Hyperimmunserum für die Simultanimpfung.

Sensibilisierung: 1) *immun* Erzeugung einer ∕ Überempfindlichkeit durch Applikation oder Kontakt mit einem AG (bzw. einer kupplungsfäh. niedermolekularen Verbdg.) u. anschließ. AK-Bildung (i. S. der Immunantwort; mit Allergisierung teilweise identisch); i. w. S. auch die so entstandene Überempfindlichkeit (Allergie). Ferner als »**S. ohne Immunisierung**« die ohne Bildung reaktiver AK, sondern durch Auftreten von Immunzellen; s. a. Photosensibilisierung (= photodynam. S.). Erfolgt spontan (z. B. durch Berufs- oder mikrobielle AG; s. a. Infektallergie) oder künstlich (mit unphysiol. AG-Mengen; als **akt. S.** durch AG-Applikation, als **pass. S.** durch Applikation des homo- oder heterologen spezif. Antiserums oder einschläg. Immunzellen). Evtl. nur **lokalisierte S.** (auf ein Organsystem oder eine Gewebeeinheit beschränkt), auch als **gekreuzte S.** (i. S. der Kreuzimmunität durch differente AG mit gemeinsamem Allergen»kern«). Ist entweder unterschwellig (pos. AK-Nachweis, aber keine Organ- oder Allg.manifestationen; vgl. latente ∕ Allergie) oder manifest (pos. AK-Nachweis in Übereinstimmung mit anamnest. Angaben, Expositionsabhängigkeit, klin. Befunden etc.) oder retardiert (nicht mehr manifest, aber mit jederzeit auslösbarer klin. Symptomatik; vgl. anamnest. Reaktion). Als **heterogene S.** eine durch interkurrente Erkr. (z. B. Staphylokokkeninfekt) oder unspezif. Substanzen gesteigerte, bereits bekannte spezif. Überempfindlichkeit; als **zykl. S.** eine mit Übergang von akuter zur protrahierten Symptomatik u. umgekehrt in Abhängigkeit von der AG-Zufuhr (v. a. bei Nahrungsmittelallergie); als **diaplazentare S.** die kongenitale, als **inveterierte S.** die postklin. ↑ Allergie; s. a. Hyper-, Autosensibilisierung (= **auto-** oder **endogene S.**). – **2)** *neurophysiol* »**rückläuf. S.**« (MAGENDIE 1822) afferenter Nervenfasern (mit Schmerzempfindung) bei Reizung der vord. RM-Wurzel infolge Erregungsübertragung im gemeinsamen Wegestück (vor dem Spinalganglion).

Sensibilisierungsperiode: Zeitraum zwischen sensibilisierendem AG-Kontakt u. Auftreten einer für die klin. Symptomatik (bei erneuter AG-Zufuhr) ausreichenden AK-Menge.

Sensibilisinogen: in der »dualist. Theorie« der Anaphylaxie von BESREDKA (1907) postulierte Substanz im Serum, die bei AG-Zweitinj. in das Anaphylaxie--erzeugende **Sensibilisin** umgewandelt wird.

Sensibilität: *psych* Empfindlichkeit, Feinfühligkeit; *neurophysiol* die Fähigkeit des NS, adäquate Reize aufzunehmen (↑ extralemniskales u. lemniskales System) u. in Form einer Wahrnehmung oder Empfindung zu interpretieren bzw. in Eindrücke oder Gefühle umzuwandeln; i. e. S. die Oberflächen-S. (für Berührungs-, Druck-, Temp.-, Oberflächenschmerz-, Hautreize; = **exterorezeptive** oder **superfiziale S.**) u. die Tiefen-S. (für Lage-, Bewegungs-, Vibrationsempfindungen, Muskelgefühl; = **intero-** oder **propriozeptive** = **mesoblast. S.**) einschl. der Verarbeitung der entspr. Reize als bewußter oder unbewußter Reflex. Nach H. HEAD 2 Leistungsstufen: **1)** die **epikrit.** oder **gnost. S.** für die feineren Temp.- u. Berührungsempfindungen, den Bewegungs-, Stellungs- u. Kraftsinn u. das Erkennen von Formen (mit Leitung v. a. im lemniskalen System: Hinterstrang, Tractus spinocervic. lat. u. neospinothalamicus, Lemniscus med., ventrokaud. Teil der lat. Thalamuskerne, sensibler Kortex; s. a. Abb. »Rückenmark«); **2)** die ↑ **protopath. S.** (der Vitalsphäre). – **Sensibilitas vibratoria:** ↑ Pallästhesie.

Sensibilitäts|prüfung: *klin* quant.-qual. Prüfung der Berührungs- (Bestreichen der Haut mit Finger oder Wattebausch, auch in Form zu erkennender Ziffern; s. a. Reizdiskrimination), Schmerz- (Kneifen oder Nadelstich, »Spitz«-»Stumpf«-Erkennung) u. der Temp.empfindung (Eisstückchen, kalt u. warm gefülltes Reagensglas). Ausfälle bzw. Ausfallsareale geben Aufschluß über Ausdehnung u. Lokalisation von Störungen (RM-Segment, RM-Wurzel, Hirn- oder peripherer Nerv, Nervenast). – I. w. S. auch die Prüfung der Tiefensibilität, d. h. des Bewegungs- (Angabe der passiv herbeigeführten Lage eines Gliedes; beginnend an der Peripherie), Lage- (Nachführen einer Extremität in die Stellung der passiv geführten anderen) u. Vibrationsempfindens (über Knochen aufgesetzte Stimmgabel). – *ophth* ↑ Sensitometrie. – **S.störung:** s. u. Hypästhesie, -algesie, Thermhypästhesie, Hyperästhesie, -algesie, -pathie, Kausalgie, All-, Dys-, Parästhesie, dissoziierte ↑ Empfindungsstörung. Als Extrem der **S.verlust,** total oder nur partiell für Berührung (↑ Anästhesie), Schmerz (↑ Analgesie), Temp. (↑ Thermanästhesie), Lage, Bewegung, Vibration u./oder Druck infolge Unterbrechung sensibler Bahnen, u. zwar peripher (mit entsprech. Ausdehnung) bei Läsion eines sensiblen oder gemischten Nervs oder Plexus, segmental bei Läsion des RM oder einer hint. Wurzel, zerebral (evtl. halbseitig) bei Läsion an hint. Zentralwindung, oberem Scheitellappen, sensiblem Teil der Capsula int. oder Thalamushälfte oder aber psychogen.

sensitiv: *psych* feinfühlig, überempfindlich (z. B. se. ↑ Beziehungswahn, se. ↑ Herzsyndrom). – **Sensitiver:** (E. KRETSCHMER) Variante des selbstunsicheren Psychopathen, zartfühlend, empfindsam, sittlich hochstehend, mit vielen Skrupeln, starker Eindrucksfähigkeit u. herabgesetzter Fähigkeit zur Abfuhr gestauter Affekte nach außen (die dann meist durchbruchartig, plötzlich u. heftig erfolgt).

Sensito|metrie: ↑ Sensibilitätsprüfung, i. e. S. (*ophth*) die der Hornhaut (bei Trigeminusausfällen, Herpes corneae, heredit. Degeneration etc.) mittels Wattefadens, Reizhaaren (M. V. FREY), Anästhesiometers (FRANCESCHETTI), S.meters (BOBEYANS).

Senso|mobilität, -motilität: (EXNER) *physiol* das Zusammenspiel sensibler u. motor. Strukturen zur Steuerung von Bewegungsabläufen. – **s.motorisch:** sensor. u. motor. Leistungen (evtl. als Zusammenspiel: »S.motorik«) betreffend. – **S.motorium:** klin.-psychiatr. Sammelbegr. für Sensorium u. Motorik, deren Wechselbeziehungen das Erleben u. Verhalten bestimmen. – **S.paralysis:** ↑ Empfindungslähmung.

sensorialis, sensoriell: ↑ sensorisch. – **Sensorik:** die Funktion des sensor. Systems (i. w. S. die Sensibilität); inkorrekt auch für Sensorium (1).

Sensorimetabolismus: durch sensible Reize in Gang gesetzte Stoffwechselvorgänge.

sensorisch, sensorius: die Sinnesfunktion (Sensorik) bzw. das Sensorium (1) betreffend; z. B. **se. Anfall** (partieller epilept. Anfall mit einfachen oder komple-

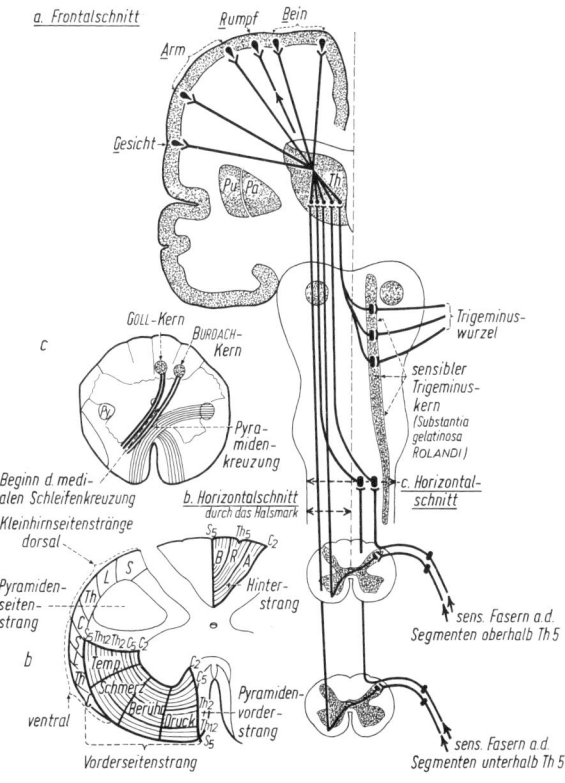

Aufsteigende **sensible Systeme** in Längs- u. Querschnitten.

sensorische Aura

xen sensor. Erscheinungen als ausschließl. oder wesentl. Kennzeichen; oft initiale **se. Aura.** – Auch inkorrekt für Reflexepilepsie), **s. Nerven** (die die Empfindungen der Sinnesorgane vermitteln), **se. Rindenzentren** (Abschnitte der Großhirnrinde für die Wahrnehmung der Sinneseindrücke; i. e. S. das Seh-, Hör-, Geruchs- u. Geschmackszentrum; s. a. sens. ↑ Sprachzentrum), **se. System** (das Gesamt der der Aufnahme, Weiterleitung u. Verarbeitung von Informationen über die Umwelt dienenden nervalen Strukturen, i. w. S. auch deren Rezeptor-, Leitungs-, Verteilungsfunktionen sowie die einfacheren [↑ Sensibilität] u. – i. e. S. – die »höheren« Empfindungen u. Wahrnehmungen, d. h. Gesichts-, Gehörs-, Geschmacks-, Geruchssinn).

Sensorium: 1) *psychiatr* das »Bewußtsein bei offenen Sinnespforten«, das bei Krankht. nicht »frei«, sondern »getrübt« sein kann (d. h. verlangsamte u. unvollkommene Wahrnehmung). – 2) das ↑ sensor. System (die »Sinneswerkzeuge«).

sensory deprivation: ↑ Deprivation. – Ferner der während des Raumfluges bestehende »Sinnesreizmangel«, d. h. Verlust der normalen Stimuli des Gleichgewichtssinnes (Gesicht, Gehör, Lagegefühl, Schwerkraft etc.) mit resultierendem Orientierungsverlust.

sensu ampliori s. latiori: (lat.) im weiteren Sinne. – **sensu strictiori**: im engeren Sinne.

Sensualität: Empfindungsvermögen der Sinnesorgane.

Sensus: (lat.) Sinn, Empfindung; z. B. **S. algoris** (= Kältesinn), **S. caloris s. thermaestheticus** (= Temp.sinn), **S. chromaticus** (= Farbensinn), **S. doloris** (= Schmerzsinn), **S. generandi** (= Fortpflanzungstrieb), **S. gustatorius** (= Geschmackssinn), **S. kinaestheticus** (= Kinästhesie), **S. labyrinthicus s. staticus** (= Gleichgewichtssinn), **S. muscularis** (= Muskelsinn), **S. olfactorius** (= Geruchssinn), **S. proprioceptivus** (= Lagesinn), **S. sextus** (»6. Sinn«, das vitale Leibgefühl), **S. spatiorum** (= Raumsinn), **S. visualis** (= Gesichtssinn).

Sen-Syndrom: epidemisch auftret. Leberzirrhose in Japan.

sentinel polyps: (engl. = Schildwache) gleichzeitig mit einem Rektum-Ca. vork., mehr oder weniger entfernt liegende adenomatöse Polypen, die ebenfalls maligne entarten.

Seo* Operation: (1942) nach totaler Gastrektomie Interposition eines einläuf., oralseitig blind verschlossenen Jejunalsegmentes, an das der Ösophagus terminolat. u. das Duodenum terminoterminal angeschlossen werden.

SEP: saure Erythrozyten- ↑ Phosphatase.

Separanda: *pharm* Arzneimittel der Tabula C des DAB; sind getrennt von den übrigen u. bes. vorsichtig aufzubewahren; Beschriftung rot auf weißem Grund. – **Separator**: Instrument 1) *dent* zum Auseinanderdrängen engstehender Zähne; 2) *ophth* zur Trennung (u. damit isolierten Wahrnehmung) der bd. Gesichtsfelder, z. B. nach RÉMY.

Sephadex®: zwischenmolekular vernetztes Dextran-Präp., das mit Wasser u. Elektrolyt-Lsgn. (für Proteine, Polysaccharide, Nukleinsäuren) oder – in alkylierender Form – mit organ. Lösgs.mitteln (für Fette) je nach Vernetzungsgrad Gele mit unterschiedl. Porengröße u. molekularem Trennvermögen (»Molekularsieb«) bildet. Anw. in der Chromatographie, Elektrophorese, als Matrix für AK-Kopplung, als Ionenaustauscher.

SE-Polyoma-Virus: das von STEWART u. EDDY (1959) nachgewiesene ↑ Polyoma-Virus.

Sepsis, septikäm. Syndrom: Sammelbegr. für Krkhts.bilder, basierend auf dem dauernden oder period. Eintreten von Erregern aus einem prim. oder sek. Körperherd in den Blutkreislauf (Septikämie) bei Ausbleiben einer normalen zykl. Allg.reaktion u. Spontanheilung auf Grund einer bes. Reaktionslage des Organismus (AK-Mangel, neg. Anergie, herabgesetzte Allg.resistenz). Vork. während einer akuten Lokalinfektion (Puerperalfieber, Osteomyelitis, Otitis media) oder im Anschluß daran (z. B. nach Angina) sowie bei chron.-örtl. Infektion (Cholezystitis, Tonsillitis, Zahngranulom) durch zufäll. Einbrechen von Keimen in die Blutbahn (häufig über benachbarte Thrombophlebitis) sowie – als **postzykl. S.** (HÖRING) – nach zykl., zu Immunität führender Infektionskrankheit. Verlauf akut (evtl. foudroyant), subakut (Endocarditis u. Cholangitis lenta) oder chronisch (meist Staphylokokken-S.); s. a. Neugeborenen-S. (= **S. ex utero**), tox. ↑ Megakolon (als Form der **intestinalen S.**), WATERHOUSE*-FRIDERICHSEN* (= **S. acutissima s. hyperergica fulminans**), WISSLER* Syndrom (= **S. allergenica s. hyperergica**). Klass. Sympte. (im Neugeb.- u. Greisenalter kaum voll ausgeprägt): Bakteriämie, intermitt. Fieber mit Schüttelfrost, »sept. Milztumor«, tox. Auswirkungen an KM (Anämie, polynukleäre Leukozytose, Hämolyse, Thrombozytopenie, Hämorrhagien), Gefäßnerven (Tachykardie, Zentralisation des Kreislaufs, Ödeme, Oligurie, evtl. Vasomotorenkollaps mit tödl. Ausgang), Verdauungstrakt (trockene, belegte Zunge, diffuse Diarrhöen), oft sept. Embolien in Haut u. inn. Organen mit Abszeßbildung. – **S. tuberculosa acutissima s. gravissima**, Typhobazillose LANDOUZY: Typhus-abdomin.-ähnlich verlaufende Tbk bei neg. Anergie, mit sept. Temp., Leukopenie, reaktionslosen Nekrosen u. histio- u. lymphozytären Granulomen im Leberpunktat; Ausgang oft tödl.

Sepso-Tinktur®: Lsg. mit 2,8% Salizylsäure u. Halogen- u. Rhodansalzen von Al, Fe, K, Na u. NH_4; äußerl. Desinfiziens.

septal(is): (lat.) ein ↑ Septum betreffend. – **S.rhythmus**: path. Herzrhythmus bei führendem Erregungszentrum unterhalb des Bündelstamms im Kammerseptum; EKG: normal breite, aber abnorm geformte Kammer-Komplexe, teilweise mit nachfolgenden P-Wellen (retrograde Vorhoferregung).

septanus: (lat.) alle 7 Tage auftretend.

Septenresorption: *dent* Schwund der Septa interalveolaria, z. B. bei Parodontopathie.

septicus: (lat.) septisch.

Septierungsstörung: *kard* ungenügende Bulbus- u./oder Trunkusseptierung als Pathogenese einer Herzmißbildung, z. B. eines hohen ventralen Ventrikeldefekts, eines aortopulmonalen Fensters (kombin. als ↑ Truncus arteriosus comm.).

Septigravida: zum 7. Male Schwangere.

Septikämie: Bakteriämie (stärkeren Ausmaßes) im Falle der ↑ Sepsis.

Sept(ik)o|pyämie: ↑ Pyämie mit sept. Krankheitsbild (Bildung von sept. Metastasen, metastat. pyäm. Abszessen). – **S.toxämie:** gleichzeit. Auftreten von Erregern u. deren Toxinen im peripheren Blut (= sept. Bakteriämie); z. B. bei Diphtheria gravis. – **S.urämie:** ↑ Urosepsis.

Septineurie: *virol* ↑ Neuroprobasie.

septisch: 1) in Form oder als Folge einer Sepsis, z. B. **s. Leukozytensturz** (initiale neutrophile Leukopenie bei Sepsis). – 2) mit Krankheitserregern kontaminiert, d. h. nicht aseptisch; z. B. **s. Operation** (Eingriff in infiziertem Gewebe, z. B. bei Weichteilabszeß; durchzuführen in einem von der asept. Op.abteilung getrennten »sept. OP« mit eigenem Instrumentarium, eigener Kleidung u. Wäsche).

Septo...: s. a. Sepotiko.... – **S.tomie:** Inzision eines Septums, i. e. S. der Nasenscheidewand (↑ Septumresektion).

Septula: (lat.) kleine Scheidewände (s.a. Septum); z. B. **S. fibrosa** (Sehnenfaserbündel in den Schwellkörpern des Penis), **S. medullae spin.** (von der grauen in die weiße Substanz des RM einstrahlende bindegeweb., gefäßhalt. Septen), **S. ossis ethmoidei** (Knochenblättchen des Siebbeinlabyrinths), **S. testis** (*PNA*; von der Tunica albuginea bis zum Mediastinum testis reichende bindegeweb. Trennwände zwischen den Hodenläppchen).

Septum: (lat.) *anat* Scheidewand. – **S. aorticopulmonale:** *embryol* als **S. ao. bulbi** die spiralig gewundene Vereinigung zweier Endokardleisten des Bulbus cordis als Vorstufe der Pars membranaceae des Ventrikelseptums (bewirkt Abgang der Aorta aus li., der Pulmonalis aus re. Ventrikel); als **S. ao. trunci, S. trunci arteriosi comm.** der gegen den Bulbus vorwachsende Sporn zwischen Abgang des 5. u. 6. Arterienbogens, der den Truncus arteriosus in Aorta u. Pulmonalis trennt. – **S. atrioventriculare** *PNA*: der Abschnitt der Pars membranacea des Ventrikelseptums zwischen re. Vorhof u. li. Kammer (oberh. des septalen Segels der Trikuspidalklappe). – **S. bronchiale:** ↑ Carina tracheae. – **S. canalis musculotubarii** *PNA*: knöcherne Scheidewand zwischen den Semicanales tubae auditivae u. m. tensoris tympani. – **S. cervicale intermedium** *PNA*: Bindegewebsseptum im Zervikalmark zwischen den Fasciculi gracilis u. cuneatus. – **S. cordis:** ↑ Septum interatriale u. interventriculare. – **S. corporum cavernosorum clitoridis** *PNA*: die unvollständ. mediane Scheidewand im Klitorisschaft. – **S. encephali:** ↑ Tentorium cerebelli. – **S. femorale** *PNA*, **Fascia cribriformis:** der Teil der Fascia lata über dem Anulus femoralis. – **S. foraminis ovalis:** die das For. ovale des Herzens postpartal kulissenartig verschließende Scheidewand (s. a. Septum primum). – **S. glandis** *PNA*: die mediane, bindegeweb. Scheidewand in der Glans penis. – **Septa interalveolaria mandibulae et maxillae** *PNA*: die knöchernen Scheidewände zwischen den Zahnfächern der Kiefer. – **Septa interalveolaria pulmonis:** Scheidewände zwischen den Lungenbläschen der Ductuli alveolares. – **S. interatriale** *PNA*: die Scheidewand zwischen re. u. li. Herzvorhof, mit ↑ Pars membranacea u. muscularis.

Septum intermusculare: Muskelgruppen trennende bindegeweb. Scheidewand; z. B. **S. i. anterius cruris** *PNA* (von der Fascia cruris ausgehend, zwischen den Extensoren u. der Peroneusgruppe des U.schenkels), **S. i. brachii lat. u. med.** *PNA* (von der Fascia brachii zur lat. bzw. med. Humeruskante zwischen volaren u. dors. Muskeln; als sehn. Ursprungsplatte für die Mm. brachioradialis, triceps u. brachialis [distal O.armmitte vom N. radialis durchzogen] bzw. Mm. pronator teres, brachialis u. triceps), **S. i. femoris lat. u. med.** *PNA* (von der Fascia lata zum Labium lat. bzw. med. der Linea aspera zwischen Mm. biceps femoris u. vastus lat. bzw. Mm. vastus med. u. Mm. sartorius u. adductores), **S. i. post. cruris** *PNA* (von der Fascia cruris zwischen Peroneusgruppe u. Flexoren).

Septum interradiculare *PNA*: knöcherne »Alveolarrippe«, zwischen den Wurzelfächern mehrwurzeliger Zähne. – **S. interventriculare** *PNA*: das »Ventrikel- oder Kammerseptum« zwischen bd. Herzkammern (mit ↑ Pars muscularis u. membranacea). – **S. linguae** *PNA*: die median-sagittale sehnenfaser. »Raphe« im Muskelkörper der Zunge. – **S. nasi** *PNA*: die Nasenhöhle in eine re. u. eine li. Hälfte teilende »Nasenscheidewand«; mit knöchernem (= S. n. osseum; oben von der Lamina perpendicul. des Siebbeins, unten vom Vomer gebildet) u. knorpel. Teil (↑ Cartilago septi nasi) u. bindegeweb. Abschnitt (↑ Pars membranacea). – **S. nuchae** (↑ Lig. nuchae). – **S. orbitale** *PNA*: die dünne, z. T. sehnig verstärkte Bindegewebsplatte vom Orbitalrand (hinter M. orbicul. oculi) zu den Lidknorpelaußenrändern, die die Augenhöhle nach vorn abdeckt. – **S. pellucidum** *PNA*: die dreieck., zweiblättr. (↑ Cavum septi pell.), dünne »durchscheinende« Platte zwischen Corpus callosum u. Fornix, die die Vorderhörner der Seitenventrikel trennt. – **S. penis** *PNA*: die von Lücken durchsetzte Scheidewand zwischen bd. Schwellkörpern.

Septum primum atriorum: *embryol* links der Sinus-venosus-Mündung als sichelförm. Falte von der dors. Vorhofswand durch die Mitte des Can. auricul. herabwachsende »prim. Vorhofscheidewand«; trennt partiell die oberen Vorhofabschnitte (↑ Foramen ovale primum), hängt als Valvula über das For. herab u. wirkt zus. mit dem S. secundum als Schlitzventil, das der Blutstrom nur zum li. Vorhof hin passieren kann. Der mit einsetzender Atmung ansteigende Druck im li. Vorhof preßt bd. Septen aneinander u. verschließt das Foramen.

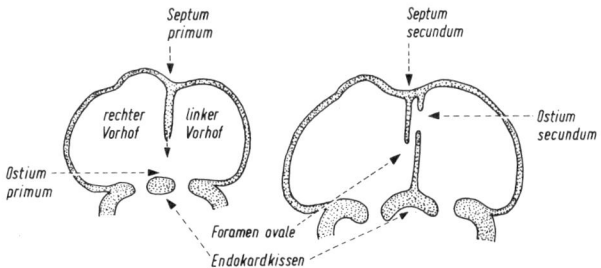

Entwicklung des **Septum primum** und **secundum** (in der 5. bzw. 6. Schwangerschaftswoche).

Septum rectovaginale *PNA*: bindegeweb. Trennschicht zwischen Mastdarm u. Scheide; Teil der Fascia pelvis. – **S. rectovesicale** *PNA*: beim ♂ die bindegeweb. Trennschicht zwischen Mastdarm u. Harnblase, in der Prostata u. Samenblasen liegen; Teil der Fascia pelvis. – **S. scroti** *PNA*: die median-sagittale

Septum secundum

bindegeweb. Scheidewand zwischen bd. Hodensackhälften (s. a. Raphe scroti); Teil der Tunica dartos.

Septum secundum atriorum: *embryol* die rechts des S. primum von der hint.-oberen Vorhofswand nach unten-vorn wachsende Scheidewand mit sichelförm. freiem Rand zum For. ovale (sec.) hin, an dessen postnatalem Verschluß sie beteiligt ist (↑ Septum primum atriorum). – **S. sinuum frontalium, sphenoidalium** *PNA*: die mediane Knochenwand zwischen bd. Stirn- bzw. Keilbeinhöhlen.

Septum transversum: *embryol* die sich zwischen Herz- u. Leberanlage einschiebende horizontale Mesenchymplatte (durchzogen von Vv. omphalomesentericae, Vv. umbilicales u. Ductus Cuvieri) als Trennwand zwischen kran. u. kaud. Leibeshöhle; mit paar. dors. Lücke (= Ductus pleuroperitonealis), die sich in der 8. Wo. schließt; gleichzeitig bds. Bildung einer frontal gestellten Falte, die zur Membrana pleurocardiaca wird, während der horizontale Teil als Membrana pleuroperitonealis den bindegeweb. Anteil des Diaphragma liefert (»prim. Zwerchfell«).

Septum|abszeß: *rhinol* Nasenscheidewandabszeß als Komplikation bei S.hämatom, Infektionskrkht., Schneidezahnwurzelprozeß, FK-Verletzung; klin.: Nasen- u. S.schwellung (prall, rot, sehr schmerzhaft), blut.-eitr. Sekretion (v. a. nach Perforation), evtl. entzündl. Allg.erscheingn.; Komplikation: Knorpelnekrose (Sattelnase!), lang anhaltende Fisteleiterung.

Septum|defekt: 1) *rhinol* Nasenscheidewanddefekt (meist postperforativ), im knorpl. Anteil (Locus Kiesselbachii) durch Trauma u. – als Ulcus rotundum simplex – nach Rhinitis sicca ant., bei Lepra, Lupus vulg. u. Tbk. (meist aufgetriebene-höcker. Ränder), bei Kokainschnupfern u. Chromarbeitern (BK!); im knöchernen Septum bei tert. Syphilis (»gestanztes« Ulkus) u. iatrogen nach submuköser S.resektion. – 2) *kard* ↑ Vorhof-, Ventrikelseptumdefekt, Cor triloculare, Truncus arteriosus comm. (= **aortopulmonaler S.defekt**). – **S.deviation**: *rhinol* erbl.-angeb. oder erworb. (Fraktur, Luxation) Verbiegung der knorpel. u./oder knöchernen Nasenscheidewand (infolge unterschiedl. Wachstums von Nasenboden u. -dach); oft mit partieller Verdickung u./oder aufgesetzten Cristae oder Spinae am – v. a. bodennahen – Übergang vom knorpel. zum knöchernen Teil. Bei größerem Ausmaß Behinderung der Nasenatmung, Beeinträchtigung des Riechvermögens, Kopfschmerzen, Katarrhanfälligkeit der Luftwege; evtl. kompensator. Schwellung der unt. Muschel der weiteren Seite. Ther.: subperichondrale Resektion (KILLIAN) oder Plastik.

Septum|fraktur: Nasenscheidewandzerreißung mit Lösung der natürl. Verbindungen, meist als Teilsympt. der ↑ Nasenfraktur. Reposition oft schwierig (bei Nichtgelingen Septumdeviation, knorpel. Schief-, Breitnase). – **S.hämatom**: *rhin* subperichondraler, seltener submuköser, meist traumat. (auch postop.) Bluterguß in der Nasenscheidewand; klin.: prall-elast. Auftreibung, behinderte Nasenatmung, Kopfschmerzen. Ther.: op. Eröffnung u. Absaugen, Tamponade (24–48 Std.). – **S.infarkt**: *kard* Herzinfarkt im Bereich der – an Leitungsbahnen reichen – Kammerscheidewand; meist unter Einbeziehung angrenzender Vorder- u./oder Hinterwandpartien (im Brustwand-EKG Überwiegen der Vorderwand-, in Extremitäten-Abltgn. der Hinterwand-Sympte.), auch als Innenschichtinfarkt. EKG: Schenkelblock-Bilder u. a. – teils maligne – Rhythmusstörungen. – **S.kreis**: (MCLEAN) dem limb. System zugehör. Funktionskreis aus Hippocampus, Gyrus hippocampi, Gyrus cinguli u. Septum pellucidum, in dem sich Meldungen vom Tractus olfactorius u. Hirnstamm vereinigen (zur Steuerung des Sexualverhaltens i. S. der Arterhaltung).

Septum|leiste, Crista septi narium: *rhinol* horizontale Leiste auf der konvexen Seite der verbogenen Nasenscheidewand (↑ S.deviation). – **S.luxation**: *rhinol* als angeb. Anomalie oder bei Nasenbeinfraktur vork. teilweises oder vollständ. Herausgleiten der vord. knorpel. Nasenscheidewand aus dem Filtrum u./oder der Medianhaltung, mit Vorspringen des unt. Randes in den betreff. Naseneingang (v. a. bei Zug an der Nase zur Gegenseite), evtl. auch Abweichen der Nasenspitze zur kranken Seite.

Septum|perforation: *rhinol* s. u. Septumdefekt. – **S.polyp**: *rhinol* bis haselnußgroßes, breit aufsitzendes, zu Kontaktblutung neigendes Fibroadenom oder teleangiektat. Granulom im vord. Abschnitt des Nasenseptums (Locus Kiesselbachii). – **S.resektion**: (KILLIAN) *rhinol* submuköse oder subperichondrale Teilentfernung der Nasenscheidewand bei S.deviation, -leiste oder -sporn. – **S.sporn**: 1) *anat* ↑ Spina nasalis ant. – 2) *path* Spinae septi (s. u. S.deviation).

septus: (lat.) getrennt, durch Trennwand geteilt, »septiert«.

seq(uenti) luce: *pharm* latein. Rezeptanweisung »am folgenden Tag«.

Sequentialmethode, -therapie: medikamentöse Ther. mit Verabfolgung der Mittel nacheinander (nicht gleichzeitig); i. e. S. die phasengerechte Konzeptionsverhütung durch ↑ Ovulationshemmer.

Sequenz: Reihenfolge; z. B. *biochem* die – mittels spaltender Enzyme u. Bestg. der entstandenen Fraktionen ermittelbare – ↑ Aminosäuren- u. Basensequenz.

Sequenz|analyse: 1) *statist* ständ. Vornahme von Signifikanzprüfungen (mit bes. System) nach Erreichen eines best. Stichprobenumfangs. – 2) *biochem* Bestg. der ↑ Sequenz. – **S.determinante**: *immun* D. eines Antigens, die die Bildung von Antideterminanten induziert, die gegen eine best. Aminosäuresequenz im Zufallsknäuel gerichtet sind u. auch mit Peptiden identischer oder ähnl. Sequenz reagieren. – **S.hypothese**: *genet* Die Aminosäurensequenz eines Proteins wird unmittelbar von der Nukleotidsequenz der m-RNS u. mittelbar von der der DNS eines Strukturgens determiniert. – **S.methode**: *therap* ↑ Sequentialmethode.

Sequenz|peptid: s. u. Polypeptid. – **S.polymere**: synthet. P. mit sich stetig wiederholender Peptidsequenz; enthalten verschied. Aminosäuren, die durch Selbstkondensation von aktivierten Di- bis Heptapeptiden erhalten werden können. Mol.gewichte liegen unter denen der synthet. Polyaminosäuren. – **S.szintigraphie**: (ANGER 1958) Kamera-Sz. zur gleichzeit. Darstg. von Morphologie (z. B. Tumordiagnostik) u. Funktion (Aktivitätsverteilung pro Zeit) eines Organs, z. B. des Gehirns (mit ^{99m}Tc), der Niere (^{131}J-o-Hippursäure, 500 µCi; normal nach 24–26 Min. ausgeschieden). Heute meist ergänzt durch quant. Analyse der Zeit-Aktivitätskurve.

Sequester, Sequestrum: *path* vom gesunden Gewebe demarkierter nekrot. Teil eines Organs (z. B. / Knochen-, Lungensequester); entweder zentral oder an der Peripherie gelegen (»Rand-S.«); als **prim. S.** völlig, als **sek. S.** nur teilweise abgestoßen u. wieder an seinen Platz zurückschiebbar, als **tert. S.** demarkiert, aber nicht abgestoßen; s. a. Nekrose, Infarkt (anämischer). – **S.lade:** *path* / Totenlade.

Sequest(e)rotomie: op. Entfernung eines (Knochen-) Sequesters.

Sequestratio(n), Sequestrierung, Dissecatio: Bildung eines Sequesters; s. a. Demarkation. – **intralobäre S.:** / Lungensequestration. – **Sequestrationskaverne:** durch Sequestrierung eines Lungenherdes entstandene (dünnwand.) Kaverne. – **Sequestrierungsmittel:** *biochem* / Chelatbildner.

Sequoiosis: Pneumokoniose nach chron. Einatmen von Sägemehlstaub des kaliforn. Mammutbaumes (Sequoia sempervirens); wahrsch. exogen-allerg. (Pilzsporen) interstitielle Pneumopathie.

Sera, Seren: s. u. Serum. – **Serangitis:** / Kavernitis.

Sérégé* Fläche: das in der Regel blutgefäß- u. gallengangsfreie Trenngewebe zwischen re. u. li. Leberlappen.

Serempion: bösart. Masern-Form in Westindien.

Seretin: Konserve aus AG-freiem Humanserum für parenteralen Blutersatz.

Sergent* Zeichen (EMILE S., 1867–1943, Internist, Paris): weißer (statt des roten) Dermographismus (»ligne blanche«) nach Fingerkuppenstrich über die Bauchhaut als Sympt. arterieller Hypotonie bei NN-Insuffizienz.

Sericin: Seidenleim (s. u. Seide). – **Sericum:** (latein.) Seide.

Serie: 1) *röntg* Aufnahme-S. eines Untersuchungsganges. – 2) *biol* systemat. Kategorie zwischen Subsectio u. Species.

Serien|aufnahmegerät: *röntg* mit Kassetten- oder Filmwechsler ausgestattetes Gerät, manuell oder elektronisch geschaltet (u. evtl. vorprogrammiert u. mit Injektionsgerät gekoppelt), für die Anfertigung von Rö.bildern derselben Körperregion in kurzen zeitl. Abständen (»Direktserien«, im Ggs. zu indirekten mittels Schirmbildphotographie); zur Darstg. schneller Funktionsabläufe, v. a. als **S.angio(kardio)-, S.bronchographie**; s. a. Röntgenbildspeicher.

Serien|fraktur: multiple, »in Reihe« erfolgte Frakturen einer Extremität bzw. benachbarter Knochen; i. e. S. die in etwa gleicher Höhe entstandenen / Rippenfrakturen als Folge einer breit angreifenden Gewalteinwirkung – **S.kassette:** *röntg* / PÄSSLER* Kassette. – Auch inkorrekte Bez. für die im Zielaufnahmegerät für mehrere Kleinformat-Aufnahmen »unterteilte« Filmkassette. – **S.schnitte:** *histol* lückenlose Reihe von Schnitten eines Präparates. Das »S.schneiden« des im Paraffinblock eingebetteten Präp. (z. B. mit spez. **S.schnittmikrotom**) erfolgt zweckmäßig unter Erhaltung einer randständ. Verbindung der Einzelschnitte (sogen. Bänderschneiden).

Serin, Ser-: $H_2C(OH)\text{-}CH(NH_2)\text{-}COOH$; α-Amino--β-hydroxypropionsäure = β-Hydroxy-alanin; im allg. als L-Form vork., technisch aus Seide (Serizin) gewinnbare Aminosäure (/ Schema); für den Menschen nicht essentiell; Dekarboxylierung zu Äthanolamin; bildet mit Homozystein das Zystathionin. Qual. Nachweis durch Biuretprobe, Papierchromatographie (Ninhydrin-Färbg.), mit Testkeimen (z. B. Lactobac. helveticus).

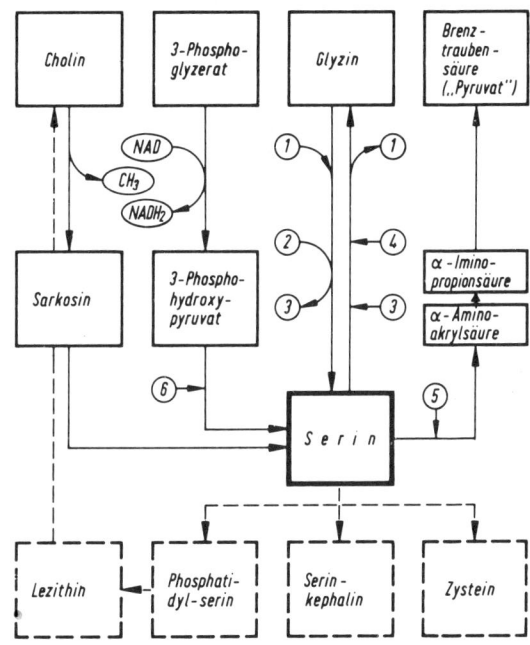

①akt. Formaldehyd (~CH_2OH). – ②Hydroxymethyl-Tetrahydrofolsäure. – ③Tetrahydrofolsäure. – ④Pyridoxalphosphat. – ⑤Serin-dehydratase. – ⑥Transaminase.

Serin|dehydratase, -deaminase: Pyridoxalphosphatprotein-Enzym, das L-Serin + H_2O zu Pyruvat, NH_3 + H_2O umsetzt. **S.dehydrogenase:** Enzym mit der Reaktion: L-Serin + H_2O + NAD^+ = 3-Hydroxypyruvat + NH_3 + H_2O. – **S.glyoxylat-aminotransferase:** Pyridoxalphosphatprotein-Enzym mit der Reaktion: L-Serin + Glyoxylat = 3-Hydroxypyruvat + Glyzin. – **S.hydroxymethyl-transferase, -aldolase:** Pyridoxalphosphat-protein-Enzym mit der Reaktion: 5,10-Methylen-tetrahydrofolat + Glyzin = Tetrahydrofolat + L-Serin (außerdem Umsetzung von Glyzin + Azetaldehyd zu L-Threonin). – **S.kephalin:** s. u. Kephalin (s. a. Schema »Serin«). – **S.pyruvat-amino-transferase:** Pyridoxalphosphatprotein-Enzym mit der Reaktion: L-Serin + Pyruvat = L-Alanin + 3-Hydroxypyruvat. – **S.sulfat-ammonia-lyase:** Enzym mit der Reaktion: L-Serin-O-sulfat + H_2O = Pyruvat + NH_3 + Sulfat.

Seriograph: *röntg* / Serienaufnahmegerät.

Serizin: / Seidenleim.

sero...: Wortteil »(Blut-)Serum«, »seröse Flüssigkeit«; s. a. Serum..., Hydro....

Seroalbuminum: / Serumalbumin. – **S. humanum iodinatum** (^{125}J, ^{131}J) *WHO*: standardisierte, Radiojod-markierte Humanserumalbumin-Lsg. (10 mg mit max. 1 mCi pro ml) als Diagnostikum zur Bestg. von Blut- u. Plasmavol., Kreislaufzeit, Herzleistung etc.

Sero|attenuierung: (DEBRÉ u. RAVINA 1923) pass. Immunisierung mit Masern-Rekonvaleszenten-Serum in einer nicht zum vollen Schutz führenden Dosie-

Sero|dermatose

rung, so daß mitigierte (attenuierte) Masern auftreten u. eine bleibende Immunität hinterlassen. – **S.dermatose**: blasenbildende u. nässende Hautkrankht. mit seröser Exsudation; z. B. Ekzema madidans, Pemphigus-Gruppe.

serös, serosus: aus Blutserum bestehend, serumartig, -haltig, eine serumart. Flüssigkeit bildend; z. B. **se. Haut** (/ Tunica serosa, Serosa...).

Serofarbtest: / SABIN*-FELDMAN* Farbtest.

serofibrinös: Serum u. Fibrin enthaltend.

serogenetisch: 1) mit ursächl. Beteiligung des Blutserums; z. B. **se. Arthritis** (= allerg. A.). – 2) die **Serogenetik** (der Blut- u. Serumgruppen) betreffend.

Serogruppe: *mikrobiol* »serol. Gruppe« von Mikroorganismen derselben Spezies oder zumindest Gattung (z. B. Leptospira, Salmonella, Streptococcus), die ein gemeinsames gruppenspezif. AG(-Muster) besitzen u. durch ein entsprech. spezif. Antiserum identifizierbar sind; s. a. S.typ, vgl. aber Serumgruppen.

Serokinaseaktivierungs-Theorie: (KÜSTER) Bei der Rheuma-Genese beruht die durch Sensibilisierung ausgelöste Gewebsschädigung auf einer durch AG-AK-Reaktion bedingten Aktivierung von Serokinase (Plasmakallikreinogen), durch die Fibrinolysin freigesetzt wird u. – infolge Proteolyse – tox. Polypeptide entstehen.

Sero|logie: Lehre von den physiol. u. pathol. Immuneigenschaften des Blutserums u. von deren Bestg. mit spez. AG-AK-Reaktionen in vitro; für die Immunpathologie, Epidemiologie, Humangenetik, forens. Medizin, Mikrobiologie etc. wicht. Teilgebiet der / Immunologie; Grundlage auch für Serumdiagnostik, -prophylaxe u. -therapie. – **s.logisch**: die / S.logie bzw. das / Blutserum betreffend, mit serol. Methoden faßbar (z. B. *mikrobiol* / S.gruppe, -typ).

Serom: pseudozyst. Sekretverhaltung im Bereich einer verschlossenen Wunde (z. B. bei Décollement, unter Op.-Naht, Narbe).

sero|mukös: serös-schleimig. – **S.mukoid**: / Mukoprotein (z. B. Glykoprotein) des Blutserums. –

s.muskuläre Naht: *chir* Organnaht mit gleichzeit. Fassen von Serosa u. Muskularis; z. B. als / LEMBERT* Naht. – **s.negativ**: mit neg. Ausfall einer Seroreaktion (bes. bei Syphilis).

Seroperikard, -peritoneum: / Hydroperikard, -peritoneum.

serophil: *bakt* Blutserum bevorzugend (sich nur in dessen Gegenwart vermehrend), z. B. **se. Zystizeten** (= PPL-Organismen).

Sero|phthisis perniciosa endemica: / Beriberi. – **S.pneumo...**: s. u. Hydropneumo.... – **s.positiv**: mit pos. Ausfall einer S.reaktion (bes. bei Syphilis); z. B. die **s.pos. nicht-syphilit.** (= pseudoluische) **Bronchopneumonie**. – **s.purulent**: (Blut-)Serum u. Eiter enthaltend.

Seroreaktion: serol. Nachweismethode (/ Serumdiagnostik), z. B. **antinukleäre S.** (zur Erfassung antinukleärer Faktoren, v.a. des LE-Faktors), / KNÜCHEL* S.; i. e. S. die einschläg. Syphilisreaktionen.

Serosa: *anat* / Tunica serosa; z. B. **S.aussaat** (Tumormetastasierung auf eine seröse Haut, z. B. die Peritonitis carcinomatosa bei Ovarialkarzinom), **S.deckzelle** (/ Mesothelzelle), **S.naht** (/ seroseröse, seromuskuläre Naht), **S.-Syndrom** (durch Bauchfellreizung bedingte Sympte. des akuten Abdomens), **S.zyste** (mit klarer Flüssigkeit gefüllte, durch Mesothelverklebung bedingte Pseudozyste, z.B. – meist multipel u. bilat. – am Eileiter).

Serose: vom Serumalbumin abstammende Albumose.

seroseröse Naht: s. u. Naht; s. a. CZERNY*-, LEMBERT*, DUPUYTREN*, EMMET* Naht.

Serositis: Entzündung einer serösen Haut (/ Peritonitis, Pleuritis, Epi-, Perikarditis, Polyserositis).

Seroskop: / Agglutinoskop.

seroso...: Wortteil »Tunica serosa« (s. u. sero...). – **serosus**: (lat.) / serös.

Serothorax: / Hydrothorax.

serotinus: (lat.) spät auftretend; z. B. Decidua serotina (»**Serotina**«).

Serotonin, Enteramin, Thrombocytin: (1948) 5-Hydroxytryptamin (»5-HT«), ein Indol-Derivat (/ Formel); bei Pflanze u. Tier (u. a. in Giftsekreten) vork. biogenes Amin, beim Menschen biosynthetisiert aus Tryptophan in ZNS, Lunge, Milz u. argentaffinen hellen Zellen der Darmmukosa (auch Leber?); Hemmung durch α-Methyl-DOPA; / Schema) u. gespeichert in Thrombozyten u. Mastzellen; Umsatzrate bei neoplast. Erkrn., v. a. Dünndarmkarzinoid, erhöht (dadurch gestörte Nikotinsäure-Bildg. mit Pellagra--ähnl. Folgen); Gewebshormon, wirksam als Neurotransmitter (Entgleisung bei Schizophrenie? Beteiligung an Schlafregelung?) i. S. der Peristaltikanregung (Ausschüttung durch Reserpin), der Vasodilatation bzw. -konstriktion (dosisabhängig) u. der Tonussteigerung im Respirationstrakt u.a.; antagonist. Verhalten gegenüber Adrenochrom; Inaktivierung u. Abbau durch Monoaminooxidasen u. Aldehydoxidasen (zu Hydroxyindolessigsäure). – Therap. Anw. i.v. bei Op.-blutung, sek. Thrombopenie, Hämorrhagie, indi-

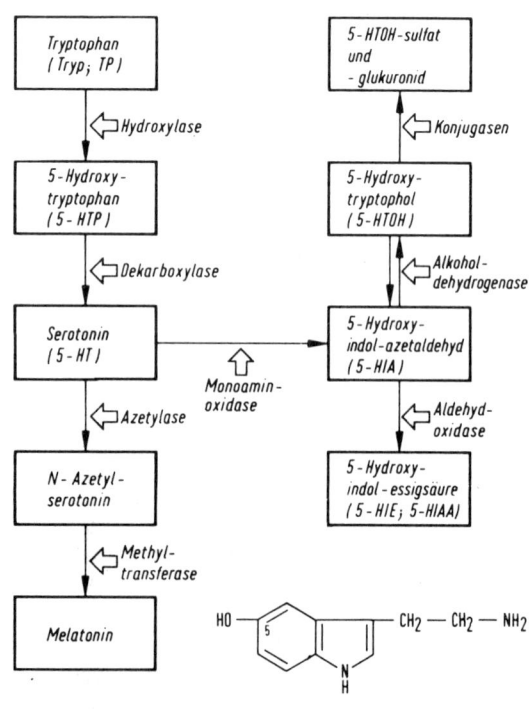

Serotonin-Stoffwechsel   *Serotonin*

rekt (vermehrte Freisetzung durch Rauwolfia-Alkaloide oder Abbauhemmung durch MAO-Hemmer) bei psych. Depression. Bei längerer Anw. Gefahr von Fibrosen (Herz, Pleura, Retroperitoneum); Antidota: Plasmaexpander, Methysergid (Wirkung dieses **S.-Antagonisten** ebenso wie die von LSD u. Cyproheptadin genutzt z. B. in der Migräne-Ther.). *analyt* Bestg. kolorimetr. (Nitrosonaphthol; Xanthydrol-HCl), fluorimetr. (o-Phthalsäurealdehyd = OPT-Methode) oder mit Ninhydrin; erhöhte Harnwerte evtl. durch Derivate, nach Obstgenuß (Banane, Walnuß, Ananas, Pflaume, Avocadofrucht, Tomate), durch intermediäre Störsubstanzen (Phenothiazine, MAO-Hemmer etc.); reduzierte Werte durch Rauwolfia-Alkaloide, Heparin, α-Methyl-DOPA. – **S.syndrom**: ↑ Karzinoid(syndrom).

Sero|toxin: ↑ Anaphylatoxin. – **S.-Toxoid-Impfung**: Simultanimpfung mit Immunserum u. Toxoidimpfstoff, v. a. gegen Tetanus. – **S.typ**: *mikrobiol* Mikroorganismen innerhalb einer Serogruppe, die anhand eines typspezif. AG-(Musters) mit Hilfe eines spezif. Antiserums identifizierbar sind. Innerhalb dieses »serol. Typs« evtl. mehrere Biotypen mit unterschiedl. Wachstumseigenschaften bzw. biochem. Merkmalen; s. a. Kulturtyp.

Sero|vakzination: Simultanimpfung mit Immunserum u. Vakzine. – **S.zele**: 1) Zyste mit seröser Flüssigkeit; vgl. Serosazyste. – 2) abgekapselter seröser Pleura- oder Peritonealerguß. – **S.zym**: (BORDET 1920) ↑ Prothrombin.

Serpedo: (lat.) ↑ Psoriasis.

serpens: (lat.) kriechend fortschreitend. – **Serpentes**: *zool* Schlangen. – **Serpentin(in)**: ↑ Tab. »Rauwolfia-Alkaloide«. – **serpentinus**: (lat.) geschlängelt. – **serpentiginosus, -nös**: schlangenartig.

Serpigo: *derm* »Flechte«, »Borkenkrätze«, randwärts fortschreit. vesikulös-pustulöse u. verkrustende Hautveränderung (z. B. impetiginisierte Skabies).

-serpine, -serpinum: *WHO*-Suffix zur Kennz. von Rauwolfia-Alkaloiden u. -Derivaten.

Serpula lacrymans, Holzschwamm: Schimmelpilz [Basidiomycetes], dessen Zerfallsprodukte oder Sporen nach Einatmen eine chron. asthmoide Bronchitis hervorrufen (»Sommerasthma«; evtl. mit Benommenheit, Schwindel u. anginösen Zuständen).

Serranidae: Fam. »Zackenbarsche«; z. T. mit Giftstacheln.

Serratia: (BIZIO 1823) Klebsiellen-Gattung [Enterobacteriaceae]; kleine, gramneg., aerobe, peritrich begeißelte, rotes Pigment (Prodigiosin) bildende, saprophytäre Stäbchen, gelegentlich aus dem Verdauungstrakt isoliert. Typspezies: **S. marcescens** (= Bact. prodigiosum, »Hostienpilz«; u. a. in Milch u. Nahrungsmitteln, apathogen, als starker O$_2$-Zehrer in der Anaerobierzüchtung verw.). Ferner **S. indica** (Rauhform von S. marcescens?; pathogen für Laboratoriumstiere), **S. piscatorum** (= Bact. ruber sardinae; aus Fischkonserven u. rotgefärbtem Eiter von Nagelgeschwüren bei Fischern etc. isoliert; apathogener Sekundärkeim mit wasserlösl. Pigment).

Serraticeps canis: *zool* Ctenocephalides canis.

serratus: (lat.) gezähnt, sägeartig. – Auch Kurzform für ↑ Musc. serratus. – **S.parese**: durch Druckschädigung des N. thoracicus longus (»Rucksacklähmung«) hervorgerufener Ausfall des M. serratus ant.; klin.: eingeschränkte Armhebung über die Horizontale, Scapula alata (in Ruhestellung Abweichen nach innen u. oben).

Serres* Drüsen (ANTOINE ETIENNE AUGUSTIN S., 1787–1868, Anatom, Paris): stecknadelkopfgroße, weiße Epithelperlen am Alveolarfortsatz des Neugeb.; Reste der embryonalen Schmelzleiste; evtl. Entwicklung zu parodontalen Zysten; vgl. BOHN* Perlen.

Sertoli* (Stütz-)Zellen (ENRICO S., 1842–1910, Physiologe, Mailand), Fußzellen: auf der Basalmembran der Tubuli contorti des Hodens fußende, im Samenepithel bis zur Kanälchenlichtung reichende Zellen mit chromatinarmem, birnenförm. Kern u. dichtem Nucleolus. Entstehen wie die Spermatozyten aus Spermatogonien, ernähren diese u. haben inkretor. Funktion; vgl. Hodenzwischenzellen. – **S.*-Zellen-Syndrom**, S.-cells only syndrome: DEL ↑ CASTILLO* Syndrom. – **S.*-Zell-Tumor**: von den Stützzellen ausgehendes gleichförmig-tubuläres Adenom des Hodens; evtl. mit LEYDIG* Zellen zwischen den Strängen (= **S.*-Leydig* Zelltumor**).

Serum: ↑ Blutserum; s. a. Tab. »Blut«, Normal-, Immun-, Hyperimmun-, Impf-, Humanserum. – Als **agglutinierendes S.** ein Agglutinine oder Agglutinoide enthaltendes ↑ Immunserum; als **anallergisches S.** ein homologes oder ↑ Fermoserum, das beim Empfänger keine Allergie hervorruft (vgl. aber Serumdyskrasie); als **antitoxisches S.**: (s. u. Immunserum) v. a. Diphtherie- u. Tetanus-Sera; als **diagnost. Sera** durch Absättigung unerwünschter AK mono- oder oligovalent gemachte Immunsera für die Serodiagnostik (Plasmaprotein-Differenzierung, Diagnostik rheumat. u. Infektionskrankhn.) bzw. AG-Differenzierung (Blutgruppen, Bakterienstämme etc.); als **hämotropes S.**, ein Hämosonine enthaltendes, als **lysierendes S.** ein Lysin-halt. Immunserum für Lysis-Tests), als **präzipitierendes S.** ein Präzipitin-halt. Immunserum für Präzipitations-Reaktionen, als **zytotox. S.** ein Immunserum gegen Gewebs- oder Blutzellen, dessen AK durch Lyse (mittels Komplement) oder Agglutination oder aber infolge Blockierung funktionell wichtiger Zellmembran-Moleküle zytotoxisch wirken, z. B. Antilymphozyten-, hämagglutininhalt. u. BOGOMOLETZ* S. (ähnl. Wirkung auch zytotox. Faktoren aus T-Lymphozyten). – **Serum factitium**: physiol. NaCl-Lsg. als »künstl. S.«; als **S. physiologicum** mit Protein-Zusatz (z. B. 3%ige Albumin-Lsg. in Phosphatpuffer).

Serum-Ac-Globulin: ↑ Faktor VI der Blutgerinnung. – »Serum-accelerator« gelegentl. auch Bez. für ↑ Faktor VII.

Serum|agar: *bakt* s. u. Serumnährböden. – **S.albumin**: das quant. weit überwiegende Protein des Blutserums mit den Eigenschaften eines Albumins (↑ Tab. »Serumproteine«); zu etwa $2/3$ Merkaptalbumin, mit 0,2% Lipiden u. 0,08% Gesamt-KH; durch Äthanol u. Ammoniumsulfat kristallisierbar. Biol. Bedeutung: Transport- (Ionen, Pigmente, Bilirubin, Medikamente, Fettsäuren im Lipidstoffwechsel) u. osmot. Funktion (Regulation des Plasmavol.), Eiweiß- u. Aminosäurenreserve für Proteinsynthese. Vermindert bei Leberzirrhose, Nephrose, heredit. Analbuminämie; s. a. Bisalbuminämie, Albumin-Globulin-Quotient. – **S.allergie**: allerg. Sofortreaktion, die (im Ggs. zur Zytoallergie) auf der Beteiligung zirkulierender humoraler AG-AK-Reaktanten beruht; konstitutionell-hereditär oder durch Immunisierung erworben (= **prim.** bzw. **sek. S.allergie**); u. U. zu S.krankh. oder -schock führend.

Serum|antigene: die mittels immunol. Methoden (AAR, Immunelektrophorese) nachweisbaren AG des Blutserums, d. s. Serumproteine u. -gruppen, höhermolekulare Lipid- u. KH-Anteile. – **S.antithrombin**: ⌁ Antithrombin III. – **S.-Antitoxintiter**: falsche Bez. für den in internat. Einheiten gemessenen Antitoxingehalt eines Serums. – **S.-α_1-Antitrypsin**, α_1-Trypsin-Inhibitor: Glykoprotein im Humanserum (normal 210–500 mg/100 ml) mit Hemmwirkung auf Trypsin u. Chymotrypsin. Aktivität erhöht bei entzündl. Prozessen, unterschiedlich vermindert bei rein- u. bei gemischterb. (mind. 3 autosomal vererbte Allomere) Fermentdefekten: hereditäre Hypo-α_1-Antitrypsinämie (mit Lungenemphysem einhergehend). – **S.|arthritis**: flücht., schubweises Rheuma-Syndrom als Teilerscheinung der S.krankh.; meist polyartikulär, im allg. ohne stärkere Entzündungszeichen.

Serum|bilirubin: primäres ⌁ Bilirubin. – **S.bouillon**: bakt s. u. S.nährböden. – **S.cholesterin-Phosphatid-Quotient**: s. u. Cholesterin. – **S.cholesterinase**: s. u. Cholinesterasen.

Serum|densitometrie: Messen der opt. Dichte (»Trübungsmessung«) des Blutserums zur Bestg. des Fettgehaltes. – **S.diagnostik**: D. (insbes. von Infektions- u. Autoaggressionskrankhtn.) durch Nachweis bestimmter – meist spezif. – Serum- u./oder Liquorbestandteile (insbes. Immunglobuline) mit physikal.-chem. (⌁ Elektrophorese, Serumlabilitätsproben etc.), v. a. aber mit immunol. in-vitro-Methoden (sogen. Seroreaktionen, auf AG-AK-Reaktionen beruhend, erkennbar an Agglutination, Präzipitation, Komplementbindung etc.); i. w. S. auch die Bestg. der Blut- u. Serumgruppen u. die ⌁ Enzymdiagnostik. – **S.diapedese**: Austritt von Blutserum in der Prästase als Pathomechanismus des entzündl. Ödems. – **S.dyskrasie**: Vorhandensein von Isoantigenen (⌁ Serumgruppen) als Urs. der plasmat. Unverträglichkeit bei Bluttransfusion; nur durch Probetransfusion (20 ml), nicht aber durch Kreuzprobe nachweisbar.

Serum|eisen-S.kupfer-Quotient: das Verhältnis des Fe- zum Cu-Spiegel; normal um 1, bei Parenchymikterus stark erhöht (durch hohen Fe-Wert), bei mechan. Ikterus erniedrigt (niedr. Fe- u. hoher Cu-Wert). – **S.eiweiß**: ⌁ S.protein. – **S.enzyme**: die im Blutserum bzw. -plasma nachweisbaren ⌁ Zell-, Sekretions- u. Exkretionsenzyme (⌁ Schema); s. a. Enzymmuster (Schema). – **S.exanthem**: rote, urtikarielle Plaques wechselnder Größe im Verlauf der Serumkrankh.; evtl. auch mehr diffus (bis zu reinem **S.erythem)**.

Serum|fällungsreaktion: ⌁ Lipoidbindungsreaktion. – **S.farbwert (Heilmeyer*)**: die photometrisch erfaßte Farbstoffkonz. des Blutserums, bedingt v. a. durch Bilirubin (80–90%) u. Karotinoide (unwichtig, da nahezu konst.). Extinktionskoeffizient bei 470 nm zwischen 0,6 u. 1,0; path. erhöht v. a. bei hepat. Ikterus, hämolyt. Anämie. – **S.festigkeit**: ⌁ Serumresistenz. – **S.fettvermehrung**: ⌁ Hyperlipidämie.

Serumglobuline: ⌁ Globulin, Immunglobuline. – Als **abnorme S.** nur unter path. Umständen auftret., elektrophoretisch im γ-Globulin-Bereich wandernde Proteine wie Rheumafaktor, Kryoglobuline, Paraproteine.

Serum|-Glutamat-oxalazetat-transaminase, S.-Glutaminsäure-Oxalessigsäure-tr.: die klinisch als ⌁ S-GOT eingeführte ⌁ Aspartat-amino-transferase. – **S.-Glutamat-pyruvat-transaminase**, S.-Glutaminsäure-Brenztraubensäure-tr.: die klinisch als ⌁ S-GPT eingeführte ⌁ Alanin-amino-transferase.

Herkunft, Abbau u. Aktivitätsveränderung von **Serumenzymen** (nach E. BUDDECKE).

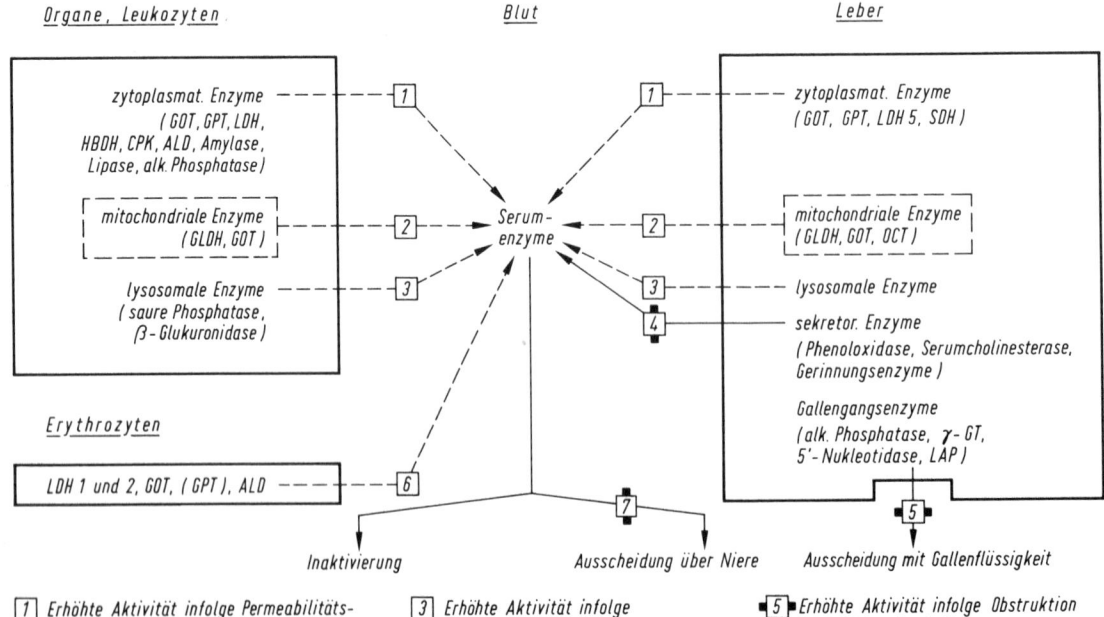

Serum|gonadotropin: ↑ Gonadotrophinum sericum. – **S.gruppen**: gruppenspezif. Komponenten des Blutserums als polymorph-autosomal erbl. Serummerkmale mit charakterist. Häufigkeitsverteilung in der Bevölkerung (wie die Blutgruppen, aber unabhängig von diesen); z. B. Gm-Faktoren, InV-, Xm-System, Gc-, Kc-, Cholinesterase- (mind. 5 Phänotypen), Lipoprotein-Gruppen (↑ Antigen Ag, Lp-System), Haptoglobine; Nachweis mittels Elektrophorese, Immundiffusion, -elektrophorese; forens. Nutzung bei Abstammungs- u. Spurenuntersuchungen. – vgl. Serogruppen.

Serumhepatitis, -ikterus: die – vorw. parenteral (als Injektionsschaden), weniger auch durch Tröpfcheninfektion übertragene – hämatogene ↑ Hepatitis (s. a. Virushepatitis). – **S.-Antigene**: ↑ SH-Antigene.

Serum|impfstoff: ↑ Impfserum. – **S.jod**: s. u. Jodstoffwechsel. – **S.konserve**: ↑ Plasmakonserve.

Serum|krankheit: (V. PIRQUET u. SCHICK 1905) nach erstmaliger, v. a. aber nach wiederholter parenteraler Zufuhr heterologen – ausnahmsweise auch homologen – Eiweißes (in prophylakt. u. Heilsera) auftret. Symptomatik, im allg. zwischen 6. u. 11. Tag p. i. (bei Sofortreaktion – auch als S.schock – innerh. 24 Std., bei Spätreaktion bis zum 35. Tag, evtl. als »Krankht. des 14. Tages«): nach evtl. Prodromalerschngn. an der Inj.stelle (Rötung, Jucken, Ödem, LK.schwellung, u. U. ARTHUS* Phänomen) plötzl. Fieber u. ↑ S.exanthem, evtl. ↑ S.arthritis, -meningitis, -nephritis (Albuminurie, Ödeme), Enteritis u. Polyserositis, 1-3-5 Tg. anhaltend. Pathogenese: humorale Immunreaktion, deren klin. Erscheinungen u. Organlokalisation durch zirkulierende AG-AK-Komplexe unter mäß. (aber nicht extremem!) AG-Überschuß ausgelöst werden; dabei spielen die Menge bereits früher gebildeter AK u. die Produktionsgeschwindigkeit u. Zirkulationsdauer der Komplexe eine wesentl. Rolle. – **S.kultur**: *bakt* Erregernachweis im Blut durch Kultivierung einer S.probe in einem geeigneten Nährmedium. Der Blutkultur unterlegen.

Serum|labilitätsprobe (SLP), **-reaktion** (SLR): klin. Untersuchungsmethode, die die Fällbarkeit (Trübung, Flockung) von S.proteinen als Parameter für deren Labilität u. damit für die S.zusammensetzung benutzen; wegen der zentralen Stellung der Leber im S.protein-Stoffwechsel vielfach auch als Leberfunktionsprüfung gewertet (aber nicht leberspezifisch!). Als wichtigste ↑ Formolgel-, Kadmiumsulfat-, MANCKE*-SOMMER*, Serumverdünnungs-, KUNKEL* (2), TAKATA* Reaktion, GROS* Probe, HANGER* Flockungs-, Thymol-Trübungstest, WELTMANN* Band; s. a. Reaktionskonstellationen. – **S.-Laktatdehydrogenase**: ↑ Laktatdehydrogenase. – **S.lip(o)ide**: die im Serum/Plasma enthaltenen Fette, Lipoide u. sonst. in Lipoidlösemitteln lösl. Verbindgn. wie Cholesterin u. a. Sterine, Phospholipide, Sphingomyelin, Kephalin, Lezithin, Fettsäuren, Neutralfette (insgesamt 0,6 g%); unterschieden als proteinfreie Lipide u. als Lipoproteine (s. a. Tab. »Blut«, Hyperlipidämie). – **S.lipoproteine**: ↑ Lipoproteine, s. a. Hyperlipoproteinämie.

Serum|meningitis: meningit. Syndrom (Kopf- u. lumb. Rückenschmerzen, Nackensteifigkeit, Fieber, evtl. Erregungszustände u. Krämpfe) im Verlauf der ↑ S.krankht.; Liquor klar, steril, mit normalen Zuckerwerten; Heilung spontan oder nach LP. –

S.nährböden: Medien mit Zusatz von Blutserum für anspruchsvollere Mikroorganismen u. Gewebezellen; als S.agar (Nähragar mit 10-40% Serum), S.bouillon (Nährbouillon mit 10% Serum) u. **S.nährlösung** (für Gewebekultur, mit 5-10% Serum, meist – fetales – Kälberserum). – **S.nephritis**: s. u. Serumkrankheit.

Serum|phosphatase: s. u. Phosphatase. – **S.prophylaxe**: vorbeugende Gabe spezif. Immunserums (pass. Immunisierung) bei Infektionsgefährdung; meist in Form einer Simultanimpfung. – **S.proteine**: die im Blutserum enthaltenen Eiweißstoffe, d. s. die Plasmaproteine mit Ausnahme des durch Defibrinierung entfernten Fibrinogens (s. a. Tab. »Plasmaproteine«); s. a. Gesamtproteine, Plasmaprotein-Fraktionierung, Immunoelektrophorese (Schema), Proteinogramm, Albumin-Globulin-Quotient. – **S.prothrombin conversion accelerator**: (engl.) ↑ Faktor VII der Blutgerinnung.

Serum|reaktion: 1) ↑ Seroreaktion. – 2) ↑ S.krankheit. – **S.resistenz**: *bakt* nach längerer Krankheitsdauer oder bei Rezidiven (z. B. Syphilis) auftret. Unempfindlichkeit mancher Erreger (»s.feste« oder »Rezidivstämme«) gegenüber dem spezif. Antiserum.

Serum|schock: schwere Form der S.krankheit (Sofortreaktion) unter dem Bilde des akuten anaphylakt. Schocks; mit fahler Zyanose, Bewußtlosigkeit, kortikalen Krampfsympt. – **S.schutzversuch**: Nachweis der spezif. Schutzkraft eines Blutserums (postinfektiös oder nach Schutzimpfung) durch Neutralisationstest; z. B. für Gelbfieber als THEILER* Test (1933; s. u. Mäuseschutzversuch); für Rickettsiosen an der Kaninchenhaut (Ausbleiben einer lokalen Entzündung durch injizierte Erreger nach AK-Neutralisation); für Di an Meerschweinchenhaut (keine örtl. Rötung durch Di-Toxin nach Antitoxin-Neutralisation).

Serum|therapie: 1) Bekämpfung von Virusinfektionen bzw. der tox. Wirkung bakterieller oder tier. Gifte durch Gaben des spezif. Immunserums in höheren Dosen, z. B. bei Di (E. V. BEHRING 1894), Botulismus, Gasödem, Masern, Milzbrand, Polio, Erysipeloid, Schlangenbiß, Tetanus. – 2) unspezif. Reizkörperther. mit homologem Serum. – 3) Infusionsbehandlung mit Plasmakonserven. – **S.titer**: s. u. Titer. – **S.transaminasen**: ↑ S-GOT, S-GPT (s. a. Schema »Serumenzyme«). – **S.typ**: die bei vorw. tubulärer Nephrose vork. Proteinurie, bei der die Proteine etwa die Zusammensetzung wie im Blutserum aufweisen.

Serum|verdünnungsreaktion, SVR, S.trübungsreaktion, Wassertest: S.labilitätsprobe durch Verdünnen des Probandenserums mit Aqua dest. (wegen CO_2-Gehalts nicht > 1:20) u. photometr. Bestg. der durch die ausfallenden Euglobuline (v. a. γ-Globuline) bedingten Trübung; Ergebnisse wie beim – empfindlicheren (u. aufwendigeren) – Thymol-Trübungstest. – Auch Bez. für ↑ RIVALTA*, SIA* Probe. – **S.viskosität, relative**: die vom Proteingehalt bestimmte V. des Blutserums, bezogen auf Wasser (= 1); normal bei 17° 1,6-2,0 (Plasma-V. bis 25% höher); erhöht bei Hyperproteinämie, bes. bei Hypergammaglobulinämie (γ-Globuline mit höchster, Albumine mit niedrigster V.); vgl. Blutviskosität.

Servo-Anaesthetizer: (BICKFORD 1950, VERZANO 1951) Zusatzgerät für Narkoseapparate, das die Applikationsgeschwindigkeit des Narkotikums unter Bezug auf die Aktionspotentiale des Gehirns steuert.

Seryl-: der Säuretest von Serin.

Sesam|beine, **-knochen**, Ossa sesamoidea *PNA*: rundl. (etwa sesamkorngroße) Verknöcherungen in Sehnen an zusätzlich seitlich belasteten Stellen, v. a. in Finger- u. Zehenbeugern (↑ Abb.), an Ellbogen (= Patella s. **Sesamum cubiti**), Kniegelenk (= Fabella = **Se. genus sup.**), in M. peroneus (= Os = **Se. peroneum**) u. tib.-ant. (= **Se. tib. ant.**; als Se. tib. bzw. fib. aber auch die S.beine in Höhe der Mittelfußköpfchen). – **S.knorpel**: ↑ Cartilago sesamoidea. – **S.öl**, Oleum Sesami: das fette Öl der Samen von ↑ Sesamum (2). Anw. wie Olivenöl, in der BRD statthafter Margarinezusatz.

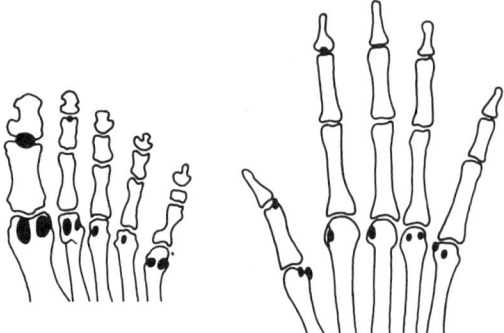

Sesamknochen (schwarz)

sesamoide(u)s: (latein.) sesamähnlich; z. B. Ossa sesamoidea (**Sesam|knochen**, ↑ S.beine).

Sesamum: 1) *anat* ↑ Sesambein. – 2) *botan* **S. indicum**: trop.-subtrop. Kulturpflanze [Pedaliaceae] mit öl- u. proteinreichen Samen (Semen Sesami).

Sesarma dehaani: (sub)trop. Strandkrabbe; 2. Zwischenwirt von Paragonimus westermanni.

Sese: *genet* Kurzzeichen für Sekretor = Ausscheider (»SeSe« bzw. »Sese«) u. Nichtausscheider (»sese«) von Blutgruppensubstanz im Speichel (s. a. Ausscheider/Nichtausscheider-System).

sesqui-: *chem* Präfix (latein. = anderthalb) zur quantit. Kennz. der Elementerelation 1 : 1,5 in einer Verbindung, z. B. Chromsesquioxid (Cr_2O_3). – **Sesquiterpene**: Terpen-Gruppe mit der allg. Formel $C_{15}H_{24}$; häufig in pflanzl. äther. Ölen.

sessil(is): (latein.) festsitzend; z. B. **sessile nodules** (engl.; breit aufsitzende knotenförm. Leukozyten-Kernanhänge; weniger geschlechtsspezif.).

Setaceum: (latein.) aus Haaren gedrehter Docht zur Wundsekretdränage; obsolet.

Setaria, Filaria: Gattg. parasit. Fadenwürmer [Filariata] bei Säugern, z. B. **S. digitata** bei Haustieren Ostasiens (Übertragung auf Menschen möglich, klin.: Enzephalomyelitis). – **Setariase**: Helminthose durch Setaria-Spezies.

Setschenow* Zentren (IWAN MICHAILOWITSCH S., 1829–1905, Neurophysiologe, Odessa, St. Petersburg, Moskau; Lehrer des I. P. PAWLOW): Hemmungszentren in RM u. Medulla oblong. für muskuläre u. viszerale Reflexe.

Seuchen: Infektionskrkhtn., für die eine Massenausbreitung (En-, Epi-, Pandemie; s. a. Hyperendemie) u. ein schwerer Verlauf charakteristisch sind. – Als **S. der Unkultur** gelten solche, die nur bei einem gewissen Maß von Unsauberkeit bodenständig werden, z. B. Fleckfieber, Ruhr, Typhus abdom., Pest, Cholera, Lepra. – Verhütung u. Bekämpfung v. a. durch den öffentl. Gesundheitsdienst (gemäß »Gesetz zur Verhütung u. Bekämpfung übertragbarer Krkhtn.« u. unter Bezug auf *WHO*-Gesundheitsordnung); wesentl. Maßnahmen: Vernichtung der Erreger-Zwischenwirte (Anopheles bei Malaria, Tse-Tse-Fliege bei Trypanosomiasis, Schnecken bei Schistosomiasis), allg. u. individuelle hygien. Maßnahmen, akt. Immunisierung, bei ausgebrochenen S. Isolieren der Erkrankten u. Krkhts.verdächtigen (s. a. Quarantäne), Desinfektion, evtl. Schutzimpfung, Seuchenherdfeststellung (möglichst auch -beseitigung), Verbot von Menschenansammlungen, Schließen von Schulen u. Kindergärten, Überwachen des Grenzverkehrs u. a. .m.

Seuchen|festigkeit: Widerstandsfähigkeit gegen S.erreger aufgrund natürl. ↑ S.resistenz oder durch erworb. Immunität. – **S.herd**: das »lokale Infektionsgebiet«, in dem 2 oder mehr Fälle einer quarantänepflicht. Krankht. durch Einschleppung oder 1 Fall ohne nachweisbare Einschleppung aufgetreten sind u. das damit als Ausgangspunkt einer Seuche anzusehen ist. – **S.resistenz, natürliche**: erbl.-konstitutionelle, artspezif. Unempfindlichkeit gegenüber Krankheitserregern mit mehr oder weniger ausgeprägter Wirtsanpassung, z. B. von Menschen gegen Schweinepestvirus.

Seufzeratmung: psychogene Dyspnoe in Form – evtl. anfallsweiser – tiefer Hyperventilation mit dem Gefühl des zwangsweisen Durchatmenmüssens; z. B. beim nervösen Atmungssyndrom.

Sevenbaum: ↑ Juniperus sabina.

Sever* Krankheit (JAMES WARREN S., 1878–1912, Chirurg, Boston): (1912) ↑ Apophysitis calcanei.

Sevum: *anat, pharm* ↑ Sebum.

Sex, Sex...: 1) (latein. [sexus]-französ.-engl.) Kurzwort bzw. Wortteil »Geschlecht«, »Sexualität«, »Erotik« (s. a. Sexual..., ↑ Geschlechts...); *genet* z. B. (engl., auch eingedeutscht) **sex chromosome** (= Gonosom), **sex determination** (= Geschlechtsbestimmung), **sex hormone** (= Geschlechtshormon). – 2) **sex**: (lat.) sechs; s. a. hexa....

Sex|chromatin: ↑ BARR* Chromatinkörper; s. a. LYON* Hypothese. – **S.duktion**: s. u. Sexpili. – **S.kontrolle**: ↑ Geschlechtsbestimmung.

sexo|gen: *psych* durch Sexualität oder aus ihr resultierende Konflikte bedingt; *genet* mit einer gonadalen Störung in Zusammenhang stehend, z. B. **s.gener Minderwuchs** (= RÖSSLE* Syndrom). – **s.trop.**: 1) mit Auswirkungen auf die Sexualität. – 2) mit Hinwendung zu einem Geschlecht (↑ Andro-, Gynäkotropie).

Sex|pili: bei Enterobaktn. unter Kontrolle des Sexualfaktors gebildete Proteinröhrchen (länger u. dicker als normale Pili) für die Kontaktherstellung bei der Konjugation von F^+- u. F^--Zellen, vielleicht auch für die Übertragung (»S.duktion«) genet. Materials (des S.faktors, eines kleinen, ringförm. DNS-Fragments der F^+- für die F^--Zelle).

Sextanerblase: Jargon für nervöse ↑ Pollakisurie (Blasenneurose), i. w. S. auch für Miktionsstörungen des Prostatikers.

Sextant: *kard* ⌐ BAYLEY*-CABRERA* Kreis.

sextanus: (latein.) am 6. Tg. auftretend.

Sextigravida, -para: zum 6. Male Schwangere bzw. Gebärende.

sexual: ⌐ sexuell; s. a. Sexual....

Sexual...: Wortteil »Geschlecht«, »Sexualität«, »Erotik«; z. B. **S.äquivalent** (geist. oder körperl., z. B. sportl. Betätigung, Flucht in die Krankht. etc. als Ausgleich für nicht mögl. sexuelle Handlungen; vgl. sexuelle Ersatzbefriedigung), **S.anomalie** (1) *genet* ⌐ Intersex; 2) *psych* ⌐ S. deviation), **S.deviation**: von der – je nach Rasse, Kulturkreis, Religion, sozialer Schicht etc. recht unterschiedl. – Norm abweichendes Sexualverhalten; bei suchtart. Fixierung als »sexuelle ⌐ Perversion«; vgl. S.psychopathie), **S.dimorphismus** (⌐ Geschlechtsdimorphismus), **S.drüsen** (⌐ Gonaden), **S.faktor** (*bakt* s. u. Sexpili), **S.hormone** (⌐ Geschlechtshormone), **S.tonika** (⌐ Aphrodisiaka), **S.trieb** (Geschlechtstrieb), **S.verkehr** (⌐ Beischlaf), **S.zelle** (⌐ Gamet).

sexualis: (lat.) ⌐ sexuell. – **Sexualität**: »Geschlechtlichkeit«; Erscheinungen, die mit genet., morphol., physiol. u. Verhaltensdifferenzierung einer Spezies in 2 – bei niederen Organismen gelegentl. auch in mehrere – Geschlechtstypen u. deren gegenseit. funktionellen Beziehungen bei der Fortpflanzung zusammenhängen. – *psych* alle mit dem Geschlechtstrieb zusammenhängenden Regungen u. Erlebnisse; i. w. S. (S. FREUD) jede Art von Lustgewinn aus erogenen Körperzonen; als **infantile S.** die normalen sexuellen Entwicklungsphasen während der Kindheit (⌐ Phasenschema der Psychoanalyse), die ersten 3 (»orale«, »anale 1 u. 2«) als »prägenitale S.«. – Ferner Bez. für psychosexuellen Infantilismus. – Als **sublimierte S.** eine sexuelle Ersatzbefriedigung außerhalb der genitalen Sphäre (vgl. Sexualäquivalent). – **Sexualitätssystem**: *biol* die genet., physiol. u. morphol. Organisation der Organismen in Zusammenhang mit Austausch u. Rekombination von Erbgut.

Sexual|krise: durch Widerspruch zwischen gesellschaftl. Stellung u. sexuellem Trieb ausgelöste Konfliktsituation. – **S.neurasthenie**: ⌐ Neurasthenia sexualis. – **S.neurose** gekennzeichnet durch Veränderungen im sexuellen Erleben u. Störungen im Funktionsablauf des Sexualaktes (u. hiervon ursächlich u. symptomatisch entscheidend bestimmt); evtl. zu S.delikten führend (»S.kriminose«). Psychogenese durch Analyse zugänglich. – s. a. Koro.

Sexual|pathologie: Zweig der Sexualwissenschaft (u. der Humanmedizin), befaßt mit den somat. u. psych. Störungen der Sexualität (insbes. suchtähnl. ⌐ S.deviationen). – **S.psychopathie**: Abwegigkeiten des S.lebens in zeitl. (frühkindl., Pubertäts-, Umbildungsphase) oder in quant. u./oder qual. Hinsicht (Anomalie von Sexualtrieb, -ziel, -objekt), v. a. Nymphomanie bzw. Satyriasis, fehlender oder mangelhafter Trieb, bes. Fälle von Homosexualität u. Transvestismus. Im wesentl. von konstitutionellen Faktoren bestimmt, nach MARCUSE keine echte Erkr. i. S. der allg. Psychopathie.

Sexual|reflexe: Reflexe (mit parasympath. u. sympath. Zentren) im Zusammenhang mit der sexuellen Erregung, v. a. ⌐ Erektions-, Ejakulationsreflex, reflektor. Sekretion der BARTHOLINI* Drüsen. – **S.stoffe**: ⌐ Gamone, Geschlechtshormone, Geschlechtsrea-

lisatoren, Termone, Vitamin E. – **S.trauma**: die Sexualsphäre betreffendes schockart. psych. oder phys. Erlebnis. Bes. beim Kinde mögl. Anlaß zu neurot. Fehlentwicklung.

Sexual|verachtungswahn: bei der sexuell unbefriedigten ♀ vork. psychogene erot. Wahnvorstellung, von allen als Prostituierte verachtet zu werden; Pathogenese: Versündigungsidee (nach vermeintl. sexual-eth. Entgleisung) wird wahnhaft umgedeutet u. erklärt. Vom Beziehungswahn unterschieden durch Nichtvorliegen einer sensitiven Persönlichkeit. – **S.wissenschaft**, Sex(u)ologie: (M. HIRSCHFELD) Forschung u. Lehre von den Formen der Sexualität u. ihren individuellen (körperl. u. geist.) u. soziol. Voraussetzungen u. Folgen; Teilgebiete: S.morphologie, -biologie, -psychologie, -hygiene, -pathologie u. -pädagogik. -**S.zelle**: ⌐ Gamet.

Sexual|zentrum: »Paarungszentrum« (⌐ Centrum genitospinale). – Ferner als sogen. **nervöses S.zentrum** (»Sex behaviour center«; HOHLWEG, JUNKERMANN 1932) ein dienzephales Zentrum im Nucl. subthalamicus med. für die Regulation der hormonalen Beziehungen zwischen HVL u. Gonaden. – **S.zyklus**: ⌐ Genitalzyklus (Abb.).

sexuell, sexualis: 1) *biol* geschlechtlich, z. B. **s.** ⌐ Fortpflanzung (Gamogenesis); 2) *psych* Sexualität betreffend (s. a. Sexual...), z. B. **s. Abirrung** (⌐ Perversion), **s. Enthaltsamkeit** (⌐ Abstinentia sexualis), **s. Inversion** (= Homosexualität), **s. Störung** (z. B. Impotenz, Ejaculatio praecox, Frigidität, Anorgasmus; i. w. S. auch die **s.** ⌐ Perversion), das **s. Beeinflussungserlebnis**: wahnhafte Überzeugung, von außen her sexuell bzw. in seinen Sexualempfindungen beeinflußt zu werden; nach K. SCHNEIDER Sympt. 1. Ranges der Schizophrenie; die **s. Ersatzbefriedigung**: Ersatz der aus äuß. (z. B. Gefängnis) oder inn. Gründen (selbstunsichere, altersveränderte Persönlichkeit, Schwachsinn) behinderten normalen geschlechtl. Befriedigung durch andersart. Sexualbetätigung wie Masturbation, homosexuelle Handlungen, Pädophilie, Sodomie u. Exhibitionismus, auch als sublimierte ⌐ Sexualität.

Sexuologie: ⌐ Sexualwissenschaft. – **Sexus**: (lat.) Geschlecht; z. B. **S. anceps** (= Pseudohermaphroditismus).

Seyderhelm* Lösung (RICHARD S., Internist, 1888–1940, Göttingen, Frankfurt/M.): kolloid. Lsg. von Kongorot u. Trypanblau für die S.* **Harnsedimentfärbung** (auf Objektträger; geschädigte u. abgestorbene Zellen dunkelblau bis dunkelrot, gesunde Zellen farblos).

Seyfarth* Retikulozytenfärbung (CARLY P. S., 1890–1950, Internist, Leipzig): (1927) zur Darstg. der Substantia granulofilamentosa (blauviolett) Ausstreichen eines Blutstropfens auf einen mit 1%ig. alkohol. Brillantkresylblau-Lsg. bedeckten (angetrocknet) Objektträger, 10minüt. Einlegen in verschlossene feuchte Kammer (Petrischale, mit Filterpapier ausgelegt), Lufttrocknen.

Sézary*(-Baccaredda*) Syndrom, Retikulose (ALBERT S., 1880–1956, Dermatologe, Paris), maligne retikuloleukäm. Erythrodermie: (1938) stark juckende, schuppende Erythrodermie mit generalisierter Schwellung hautnaher LK, evtl. auch Nagel- u. Haarveränderungen; als »intermediäre« Form der Myco-

(de) Sêze* Syndrom

sis fungoides u. chron. Lymphadenose (häufig mit leukämischem Verlauf) ein kutanes T-Zellen-Lymphom (↑ Tab. »Non-Hodgkin-Lymphome«); in Blut, KM u. Haut (Tupfpräp.) charakterist. mono- u. lymphozytoide LUTZNER* oder »S.* Zellen«: großer, eingebuchteter (»zerebriformer«) Kern, schmaler Zytoplasmasaum, evtl. mehrere Vakuolen in halsbandart. Anordnung um den Zellkern, in den Vakuolen Diastase-resistente, PAS-pos., neutrale, sich intensiv anfärbende Polysaccharide. Meist nur geringere Malignität, Ther.: Zytostatika, PUVA, Leukophorese.

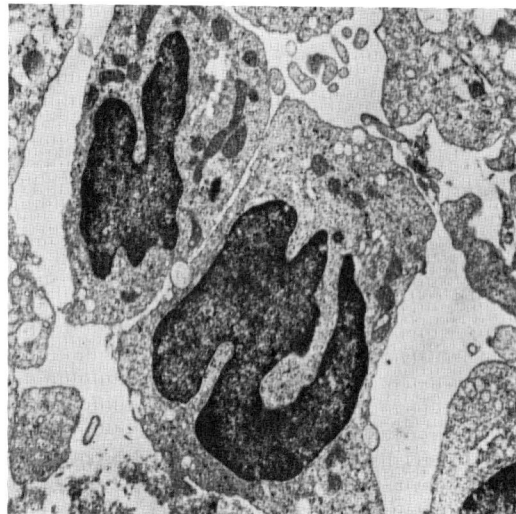

Sezary* Zelle (T-Lymphozyt mit tief eingekerbtem Kern).

de Sêze* Syndrom: Diskopathie mit Kalkeinlagerungen im Nucleus pulposus.

sezernieren: absondern (↑ Sekretion).

sezieren: eine ↑ Obduktion ausführen.

Sf, sf: *biochem* SVEDBERG* Flotationskonstante.

s.f.: *pharm* latein. Rezepturanweisung »sub finem« (»am Ende«). – **s.f.c.a.**: »sub finem coquendi adde« (»am Ende des Kochens setze hinzu«).

S-Faktor, s-Faktor: ↑ Antigen S bzw. s; s. a. Chalone.

S-Form: (engl.: **s**mooth) *bakt* ↑ Glattform.

Sforzini* Syndrom: (PAOLO S. 1955) mit Hochwuchs u. psychogenen Störungen (z. B. Stottern) einhergehender dominant-erbl. bds. Exophthalmus ohne Hyperthyreoidismus (»normometabol. E.«).

SF-Stamm: ↑ Mycoplasma pneumoniae.

SFT, SF-Test: ↑ SABIN*-FELDMAN* Test.

SF4-Virus: 1) Shipping-fever-Virus 4 (= Parainfluenzavirus Typ 3). – 2) SF_4-Virus: ↑ San-Francisco-Pneumonie-Virus.

SG: Symbol der Vektor-Kardiographie für den räuml. (»spatialen«) Ventrikelgradienten. – **Sg**: ↑ Sphygmogramm.

Sgambati* Reaktion: vorsicht. Unterschichten des Urins (Reagenzglas schräg) mit HNO_3; grau-blauer, nach Ausschütteln mit Chloroform roter Ring an der Kontaktzone spricht für Peritonitis.

S-α_2-Globulin: ↑ Slow-α_2-Globulin.

S-GOT: Serum-Glutamat-oxalazetat-transaminase (↑ Aspartat-amino-transferase); s. a. Schema »Enzymmuster«, »Serumenzyme«.

S-GPT: Serum-Glutamat-pyruvat-transaminase (↑ Alanin-amino-transferase); s. a. Schema »Enzymmuster«, »Serumenzyme«.

S.G.R.: *serol* SACHS*-GEORGI* Reaktion (↑ Lentochol-Reaktion).

SH: 1) *chem* Sulfhydryl(gruppe); s. a. SH-Enzyme, -Gruppe, -Proteinasen. – 2) *klin* ↑ Serumhepatitis; s. a. Virushepatitis, SH-Antigen. – 3) *kard* Kurzzeichen für die anatom. ↑ Herzachse.

Sham rage, Pseudowut: (P. BARD 1928) verändertes psych. Verhalten (Steigerung von Erregbarkeit, Aktivität, Angriffslust, Bewegungsdrang etc.) bei Tieren nach Reizung des zentralen Sympathikus-Areals oder Unterbrechung der Verbindungen des Hypothalamus zu höheren Zentren. – Ähnl. beim Menschen nach schwerer Hirnschädigung (Trauma, Tumor).

Shambaugh* Operation (GEORGE ELMER SH., geb. 1903, Otologe, Chicago): *otol* Bogengangsfensterung mit Enchondralisation.

Shanghai-Fieber: Pappataci-Fieber in der chines. Provinz Kiangsu.

Shank*-Hoagland* Einheit: Trübungseinh. für den Thymol-Trübungstest; 1 E ~ 2 E nach MACLAGAN.

Shank fever: (engl. = Schienbein) ↑ Wolhynisches Fieber.

SH-Antigene: die bei Serumhepatitis (↑ Virushepatitis B) nachgewiesenen AG; i. e. S. das Hepatitis-assoziierte-AG (HAA) oder Hepatitis-B-Oberflächen-AG (engl. surface, daher: HB_s-AG), als »Australia-AG« erstmals 1963 (BLUMBERG) bei einem Australiden gefunden (auf Serumlipoproteinen der α-Fraktion); ein Virus-Hüllprotein mit den – v. a. epidemiol. bedeutsamen – Subtypen adw, adr u. ayw, die eine spezif. humorale (u. zelluläre?) Immunreaktion auslösen; nachzuweisen in fast allen Körperflüssigkeiten u. Exkrementen. Verläßl. Differentialdiagnostikum für die Hepatitis B (Antigenämie vom Prodromalstadium bis zur 6.–8. Wo., ab 13. Wo. Hinweis auf chron. Verlaufsform; Anti-HB_s meist erst nach klin. Heilung, lebenslang); auch »stille« AG-Träger, ferner rel. häuf. Vork. bei Hämodialyse-Pat., DOWN* Syndrom, Leukämie, Lymphogranulomatose, Lepra, Diabetes mellitus. – Weitere Hepatitis-B-Antigene sind das HB_c-(»Core«; ↑ DANE* Partikel) u. das HB_e-AG (wahrsch. nicht virion-strukturgebunden; bereits vor Höhepunkt der Erkr. im Serum, zus. mit HB_s wichtig für Infektiosität; auch Anti-HB_e schon während Ausheilung spricht gegen Infektiosität); fraglich ferner ein δ-AG (nur in Leberzellkernen, nur bei HB_c-pos. Pat., niemals aber mit HB_c gleichzeitig).

Shapiro*-Zwarenstein* Test: *gyn* ↑ HOGBEN* Test.

Sharman* Kürette: kleine K. für Endometrium-Biopsie.

sharp wave: *neurol* ↑ steile Welle im EEG. – **Sharp--slow-wave-Komplex**: ↑ S/W-Komplex.

Sharp*-(Jaeger*) Amputation (SAMUEL S. SH., 1700–1778, Chirurg, London; MICHAEL J.): Fußamputation zwischen prox. u. mittl. Drittel der Metatarsalia (Erhaltung aller für die Fußstatik wicht. Muskelansätze).

Sharpey* Fasern (WILLIAM SH., 1802–1880, Anatom, London): von Periost u. Sehnen in die Kortikalis einstrahlende kollagene Faserbündel (in den äußersten Lamellen durch aufgelagerte Knochensubstanz fixiert); auch als Verbindungselemente der Schädelknochen.

Shashitsu: (japan.) ↑ Tsutsugamushi-Fieber.

Shattock*-Granulom (SAMUEL GEORGE SH., 1852–1924, Pathologe, London): ↑ Granuloma silicoticum.

Shaver*(-Ridell*) Syndrom: (1947) ↑ Korundschmelzerlunge.

Shaw* Operation: (1949) Fascia-lata-Ringplastik um die weibl. Harnröhre bei Blaseninkontinenz.

Shaw*-Dunn* Diabetes: ↑ Alloxandiabetes.

Shaw*-Reade* Syndrom: ↑ Osteogenesis exhausta.

Shaxby* Theorie: *ophth* Das Farbensehen beruht nicht auf der bes. Struktur der Netzhautelemente (Zapfen u. deren nervale Verbindungen), sondern auf den unterschiedl. Energien des farb. Lichtes.

Shay* Transplantationstumor: durch 20-Methylcholanthren bei Ratten induzierter Brustdrüsen- bzw. Milztumor (Adeno-Ca. vom »Gangzelltyp« bzw. Chloroleukom = Rattenleukose). – **Sh.* Ulkus**: (1945) mit hämorrhag. Erosionen kombin. Magenulkus (hohe Perforationsneigung) beim Hund nach Pylorusligatur (zur Magensaftanalyse); ähnlich bei Ratten (»SHAY* rat« als Testobjekt für antierosive Medikamente).

SHBG: **S**ex-**h**ormone **b**inding **g**lobulin, das im Blutplasma Androgene bindende Protein. – Erhöhte Androgenbindung (u. vermind. Produktion) führen zu Verschiebung des Androgen-Östrogen-Quotienten (als Parameter für Prostataadenom).

Shea* Flüssigkeit: wäßr. Lsg. von NaCl, NaHCO$_3$, KCl, CaCl$_2$ anhydr., NaH$_2$PO$_4$, MgCl$_2$, Glukose u. Heparin mit Penizillin-Zusatz für die Peritonealdialyse.

Shea*-Torp-Prothese: *otol* pilzförm., individuell modellierte poröse Polyäthylen-Pr. als Ersatz für die ges. Gehörknöchelchenkette (außer erhaltener Stapes-Bodenplatte: »**T**otal **o**ssicular **r**eplacement **p**rosthesis«) bei **Sh.* Tympanoplastik** (1958).

Sheehan* Syndrom: s. u. SIMMONDS*.

Sheep-cell test: Hämagglutinationshemmungstest mit Hammel-Ery.

Sheibe* Syndrom: Sekretpulsation bei Mittelohreiterung mit Trommelfellperforation als Hinweis auf latente Mastoiditis.

Sheldon* Syndrom: 1) ↑ FREEMAN*-SH.* Sy. – 2) (1947) ↑ Purpura necroticans. – 3) Arthrogryposis multiplex congenita. – 4) ↑ v. PFAUNDLER*-HURLER* Syndrom.

Shell-freezing: (engl.) schnelle Gefriertrocknung von Ampullengut durch Einsatz von Zentrifugalkraft (Ausbildung eines »hülsenförm.« Oberflächenfilms mit großer Verdunstungsoberfläche).

Shenton* Linie: *röntg* ↑ MÉNARD*-SHENTON*.

SH-Enzyme: Enzyme (u. Koenzyme) mit einer von freien SH-Gruppen abhäng. Aktivität. Durch sogen. SH-Gruppen-Blocker hemmbar, u. zwar reversibel (bei Oxidation zu Disulfid oder bei Merkaptidbildg.) oder irreversibel (durch Alkylierung, z. B. mit Jodazetat). Anw. der – z. T. durch fremde SH-Gruppen verfälschbaren – Hemmreaktion zur spezif. enzymat. Bestg. von Stoffen u. zum histochem. Nachweis von SH- u. S-S-halt. Strukturen (z. B. mit Ferri-ferri-zyanid, DDD).

Shepherd*(-Cloquet*-) Fraktur (FRANCIS JOHN SH., 1851–1929, Chirurg, Montreal): (1882) Fraktur des Tuberculum post. tali.

Sherlock* Syndrom: Enzephalopathie bei Ammoniämie nach portokavaler Shunt-Op.

Sherman* Einheiten (HENRY CLAPP SH., geb. 1875, Chemiker, New York): histor. Maßzahlen für Vitamine A, B$_1$, B$_2$, B-Komplex.

Sherman* Klassifikation: *bakt* auf dem biochem. Verhalten sowie den **Sh.* Kriterien** (1937; unterschiedl. Resistenzverhalten sowie Wachstum bei niedr. oder hoher Temp., auf hypertonen oder stark alkal. sowie auf Methylenblau-halt. Nährböden u. Galle-Blutagar) basierende Gruppierung der Streptokokken in pyogene Str. (= LANCEFIELD* Gruppen A, B, C, E, F, G u. H), Viridans- (ohne Gruppen-AG), Laktis- u. Enterokokken-Gruppe (= LANCEFIELD* Gruppe N bzw. D).

Sherman* Platte: *chir* Knochenplatte mit längl. oder runden Schraubenlöchern (versenkt) für die Druckplattenosteosynthese.

Sherman*-Waterston* Operation: (1957) einzeit., intrapleurale Ösophagokoloplastik nach Magen-Ösophagusresektion (max. 2/3) einschl. Netz u. Milz.

Sherren* Dreieck (JAMES SH., 1872–1945, brit. Chirurg): (1903) das Dreieck Nabel/Symphyse/re. Flanke als Ort eines Appendizitis-Schmerzpunktes.

Sherrington* Gesetz (SIR CHARLES SCOTT SH., 1857–1952, Physiologe, Oxford; 1932 Nobelpreis f. Medizin): 1) Jede dors. RM-Wurzel versorgt ein best. Dermatom (in das allerdings z. T. auch Fasern benachbarter Spinalsegmente eindringen). – 2) Jeder Muskelkontraktionsreiz geht mit einem Erschlaffungsreiz des Antagonisten einher.

SH-Gruppe: ↑ Sulfhydryl-, Thiol. – **SH-Gruppen-Blocker**: s. u. SH-Enzyme.

Shibi-Gatchaki: in Nordjapan endem. B$_2$-Avitaminose mit leichten Pellagra-Sympt. (Müdigkeit, Anal-, Genitalpruritus, Glossitis, Dermatitis, Augenstörungen).

Shielded-type injection: (engl. = beschützt; BROWN) Desensibilisierung durch zunächst s.c. Inj. eines Öl-emulgierten inakt. Extraktes als Depot, in das – als Prophylaxe zu brüsker AG-Resorption – der emulgierte akt. AG-Extrakt injiziert wird (»Eidotter-Prinzip«, »vittellinic injection«).

Shift: (engl.) Verschiebung.

Shiga* (Kruse*) Bazillus (KIYOSHI SH., 1870–1957, Bakteriologe, Tokio): ↑ Shigella dysenteriae. – Das von ihm gebildete thermolabile u. durch Trypsin zerstörbare bzw. durch Trichloressigsäure fällbare Ektotoxin (= **Sh.* Neurotoxin**) ermöglicht auf Grund seiner Antigenität die Herstg. eines antitox. Heilserums. Ein **Sh.*-Kruse* Serum** mit definiertem AK-Gehalt (u. hoher Spezifität) gegen das Ektotoxin dient zur endgült. Identifizierung (Objektträgertechnik, Agglutination) kulturell-biochemisch als Shigella

Shigella

dysenteriae erwiesener Keime; s. a. Shigella-Antikörper.

Shigella: (CASTELLANI, CHALMERS 1919) nach ihrem Entdecker K. SHIGA (1898) benannte Gattg. der Enterobacteriaceae [Eubacteriales]; ubiquitäre, gramneg., unbewegl., nicht begeißelte, sporenlose, aerobe Stäbchen, Gelatine nicht verflüssigend, KH bis zu Säure umsetzend (nur Laktose wird nicht oder nur langsam vergoren); vorw. menschenpathogen, im Intestinaltrakt lebend, Erreger der Bazillenruhr. Nach biochem. u. serol. Eigenschaften 4 Gruppen: Gruppe A (= **Sh. dysenteriae**) mit 10 serol. Typen, von denen Sh. d. 1 Endo- u. Ektotoxine bildet u. den schwersten Krankheitsverlauf verursacht (↑ Bakterienruhr), Sh. d. 2 (= Sh. schmitzii s. ambigua) sowie 3–10 (= LARGE*-SACHS* Gruppe) ein gut entwickeltes Typen-, aber nur schwaches Gruppen-AG aufweisen (Typen 1 u. 2 ferner mit K-AG, das eine O-Agglutination erst nach Kochen der Erregeraufschwemmung zuläßt; Gruppe B (= **Sh. flexneri**) mit 6 Typen u. je 1 X- u. Y-Variante, ohne Typen-AG, mit gut entwickeltem Gruppen-AG, manchmal auch K-AG; Gruppe C (= **Sh. boydii**; v. a. in Indien) mit 15 Serotypen u. gut entwickeltem Typen- u. K-AG; Gruppe D (= **Sh. sonnei**; v. a. in Europa u. Amerika) mit charakterist. Ornithindekarboxylase u. AG-Bestand je nach Wachstumsphase (Glatt- oder Rauhform). – Identifizierung (aus Rektalabstrich oder Fäzes) an-

Art – Name	Gruppenbez.	Synonyme
Shigella alcalescens (ANDREWES 1918)	Alkaleszens-Dispar	Bac., Bact., Eberthella, Proshigella alcalescens
Shigella boydii (EWING 1948)	Shigella C	
Shigella dispar (ANDREWES 1918)	Alkaleszens-Dispar	Bac., Bact., Proshigella Eberthella dispar; Bac., Castellanus, Lankoides, Shig. ceylonensis s. madampensis; Castellanus, Shig. castellani
Shigella dysenteriae (CASTELLANI, CHALMERS 1919)	Shigella A$_1$	Bac., Bact., Eberthella dysenteriae; Bac., Bact., Shig. shigae; Bac. japanicus; SHIGA*-KRUSE* Baz.
Shigella flexneri (CASTELLANI, CHALMERS 1919)	Shigella B	Bac., Bact., Eberthella flexneri s. (para)dysenteriae; Shig. paradysenteriae; FLEXNER* Baz., STRONG* Bakt.
Shigella schmitzii (LEVINE, WELDIN 1923)	Shigella A$_2$	Bac. paradysenteriae X; Bac., Bact. schmitzii; Bac. ambiguus; Bact. ambiguum; Eberthella, Shig. ambigua; SCHMITZ* Bakt.
Shigella sonnei (LEVINE 1920, WELDIN 1923)	Shigella D	Bact., Proshigella sonnei; Bac. ceylonensis A; Shig. paradysenteriae var. sonnei; Castellanus kruse-castellani; Pseudodysenterie-, KRUSE*-SONNE*, Metadysenterie-, E-Ruhr-Bakt.

hand des biochem. Verhaltens (↑ TPE-Diagnostik) u. durch serol. Prüfung (Objektträgeragglutination mit handelsübl. polyu./oder monovalenten Seren). – **Sh. alcalescens, Sh. dispar**: ↑ »Alkaleszens-Dispar-Gruppe«. – **Sh.-Antikörper**: nach Erkr. oder gezielter Immunisierung bei Mensch u. Tier auftret. spezif., vorw. agglutinierende, in seltenen Fällen (Shig. dysenteriae) antitox. Immun-AK gegen Ruhrerreger (Wirkungsspektrum innerhalb der Shigella-Gruppe übergreifend). Verwertet für Diagnostik der Ruhrerkrn. (WIDAL*-Technik) u. die Gruppen-, Typen- u. Faktoren-Identifikation der Shigellen.

Shigellose: ↑ Bakterienruhr.

Shikimisäure: $C_7H_{10}O_5$; zykl. Trihydroxy-monokarbonsäure in zahlr. Pflanzen (u. a. in Shikimi-Früchten) u. Mikroben; intermediäre Biosynthese-Vorstufe der aromat. Aminosäuren (Phenylalanin, Tyrosin).

Shimanushi-Fieber: (japan.) ↑ Tsutsugamushi-Fieber.

Shimuzu* Syndrom: *kard* ↑ Aortenbogen-Syndrom.

shin splits: (engl.) Schmerzzustände (»Schienbein-Bersten«) bei Sportlern nach übermäß. Beanspruchung der vord. Unterschenkelmuskulatur (Mißverhältnis gegenüber der kräft. hint. Gastroknemius-Soleus-Gruppe); traumat. Periostitis der Muskelansätze, Sehnenscheidenentzündung, Myositis oder Knochenverletzung, gefördert u. a. durch harte oder unelast. Hallenböden u. Laufbahnen.

Shinkyu: (japan.) Sammelbegr. für Akupunktur (»Shinjutsu«) u. Moxibustion.

Shinoware* Einheit: (1942) Maßzahl für alkal. u. saure Phosphatase (Einwirkg. auf Na-β-glyzerophosphat bei 37° u. optim. pH); 1 Sh.*E. = 1 mg P/h; 1,8 Sh.* E. = 1 BODANSKY* E.

Shipping-fever: (engl.) fiebr. Rhinopharyngobronchitis durch Parainfluenzavirus Typ 3 bei Pferd, Rind u. Schaf (v. a. bei verschifften Tieren), gelegentl. auch beim Menschen.

Shirodkar* Operation: 1) (1954) bei drohendem oder habituellem Abort submuköse, ante partum zu entfernende (Faszienstreifen- oder Faden-)Cerclage der insuffizienten Cervix uteri in Höhe des inn. MM. – 2) bei Uterusprolaps III. Grades (in jüngerem Alter) Verkürzen der Ligg. sacrouterina u. Veröden des DOUGLAS* Raumes.

Shizume*-Einheit: (1954) experim. (Froschhaut in vitro) Maßzahl für die Melanophorenhormon-Aktivität.

Shock* Standard: (1942) Grundumsatz-Normwerte für Jugendliche:

Alter	kcal/m^2/Std.	
(Jahre)	♂	♀
12	45,03	40,99
13	44,13	39,90
14	43,46	37,96
15	42,82	35,68
16	41,13	34,23
17	40,96	33,44

Shoemaker*: s. u. SCHOEMAKER*.

Shohl* Lösung: (1934) wäßr. Lsg. von Zitronensäure u. Na-Zitrat (Hydrat) zur Ther. der Azidose.

Shonetsu: (japan.) ↑ Japan. Siebentagefieber.

Shope* Virus (RICHARD EDWIN SH., 1902–1966, Mikrobiologe, New York): »Papillom-Virus«, ein Papova-Virus, das beim Kaninchen graue bis schwarze Papillome hervorruft, die nach einigen Mon. spontan degenerieren, selten auch maligne entarten. – Ferner ein »Fibrom-Virus« (Pockenvirus der Untergruppe

Myxoma) sowie (1931) das Influenzavirus suis, Typ A.

Shorr* Färbung: (1941) Differentialfärbung (zytohormonale Diagnostik) des Vaginalabstrichs mit **Sh.* Lösung** (Äthylalkohol, Biebricher Scharlach, Orange G, Fastgreen, Phosphorwolfram- u. -molybdänsäure, Eisessig): basale, parabasale, intermediäre u. oberflächl. (basophile) Epithelzellen grünblau, ausgereifte (eosinophile) rötlich; bei deutl. Östrogenwirkung reichlich eosinophile, bei mangelnder nur wenig basophile Zellen.

Short-bowel-Syndrom: Malabsorption u. einschläg. Komplikationen bei »kurzem Darm«, d. h. nach ausgedehnter Dünndarmresektion oder infolge inn. Fistelbildung mit Kurzschluß.

Short-wave hangover: »Kurzwellen-Kater« (Kopfschmerzen, depressive Verstimmung etc.) nach längerer Hochfrequenzther., gelegentlich auch nach Aufenthalt in Nähe eines Rundfunksenders.

Shoshin: (japan. = Herzschlag) akute, meist tödl. kardiovaskuläre Insuffizienz bei Beriberi.

SH-Proteinasen: SH-Enzyme der Gruppe Peptidhydrolasen; z. B. Kathepsin B, Papain, Bromelain.

Shrapnell* Membran (HENRY J. SH., 1761–1841, brit. Anatom): (1832) / Pars flaccida des Trommelfells.

Shtremel* Test: *ophth* Prüfung auf simulierte Blindheit durch langsames Kopfdrehenlassen; bei echter Amaurose gehen Augen mit, bei simulierter werden sie durch Fixation abgelenkt.

Shukowski*-(Kornilow*) Reflex: (1910) Beugung aller Zehen bei Schlag auf die Mitte der Fußsohle als path. Reflex (bes. bei Pyramidenbahnläsion).

Shumacker* Operation: (1951) Resektion der Aortenisthmusstenose mit autoplast. Defektdeckung durch Subclavia-sin.-Transplantat.

Shunt: (engl.) Nebenschluß; *path* Verlagerung der Produktion eines körpereigenen Stoffes (/ Shunt-Hyperbilirubinämie); – *kard* ein natürl. oder künstl. (op. angelegter) Nebenweg zur Überbrückung eines Blutgefäßabschnittes (s. a. Bypass) oder zur atyp. dir. Verbindung zweier Gefäßsystem(bereich)e, z. B. des Pfortader- u. Hohlvenensystems; i. e. S. der **a.-v. Shunt**, d. h. der partielle oder totale Kurzschluß zwischen arteriellem u. venösem Schenkel (= Li.-re.-Shunt; s. a. arteriovenöse / Anastomose; bei path. Druckverhältnis auch als Re.-li.-Shunt), u. zwar intra- oder extrakardial, entweder dauernd (bei kongenit. / Sh.vitien) oder nur temporär, z. B. der physiol. Re.-li.-Sh. des fetalen Kreislaufs, der artifizielle mittels Herz-Lungen-Maschine (Umgehung des Lungenkreislaufs) oder als **intraluminaler Sh.** (Kanülierung), als äuß. Umgehung, als / CIMINO* u. SCRIBNER* Shunt. Bei Änderung der Druckverhältnisse (z. B. Erhöhung des Lungenwiderstandes) evtl. mit Richtungsänderung (»Sh.-Umkehr«), bei annähernder Druckgleichheit evtl. bidirektional oder gekreuzt (jedoch meist mit Vorherrschen einer Richtung). Als bes., standardisierte Typen die op. Shunts bei Pfortaderhypertonie, z. B. **koronari(k)okavaler** (End-zu-Seit-Anastomosierung von V. coronaria ventriculi u. V. cava inf.), **mesenterikokavaler** (Seit-zu-End der V. mesenterica sup. u. V. cava inf.), **splenorenaler Sh.** (zwischen li. V. renalis u. V. lienalis, nach Milzexstirpation). – s. a. Shunt.

Shunt|blut: durch einen a.-v. Shunt bedingtes Mischblut. – **Sh.hyperbilirubinämie**: prim. extravasaler hämolyt. Ikterus infolge Überschußproduktion von Bilirubin durch Hämolyse von Ery u. deren Vorstufen im KM (»Sh.bilirubin«) oder durch dir. Synthese aus Häm u. dessen Vorstufen; klin.: kompensierter hämolyt. Ikterus mit erhöhten Werten des unkonjugierten Bilirubins u. vermehrter Urobilinausscheidung in Stuhl u. Harn; normale Hb-Werte u. Ery-Lebensdauer. Meist im mittl. LA, ohne Krankheitswert. – **Sh.operation**: therap. Herstellung eines / Shunts (z. B. bei Pfortaderhypertonie, für Hämodialyse; s. a. Bypass, Prothesenshunt) bzw. Beseitigung eines path. Shunts (z. B. bei Ductus arteriosus persistens, Ventrikel-/Vorhofseptumdefekt). – **Sh.umkehr**: s. u. Shunt.

Shunt|vitium: angeb. Herzfehler mit Kreislaufkurzschluß; mit a.-v. = Li.-re.-Shunt (vermind. Blutangebot an großen Kreislauf; blasser Infantilismus) v. a. Ventrikel- u. Vorhofseptumdefekt, Ductus art. persistens, Can. atrioventricul., aortopulmonales Fenster, Lungenvenenfehlmündung, Aortenatresie; mit venös-arteriellem = Re.-li.-Shunt (Zyanose, blauer Infantilismus) FALLOT* Tetralogie, Truncus art. comm., Transposition der großen Gefäße, gemeinsamer Ventrikel, Trikuspidalatresie, EPSTEIN* Syndrom, Hypoplasie des re. Ventrikels, fehlender Aortenbogen u. a. – **Sh.volumen**: die pro Zeiteinh. durch einen Kreislaufkurzschluß in den arteriellen bzw. venösen Schenkel übertretende Blutmenge. Berechnung nach dem FICK* Prinzip: bei Re.-li.- bzw. Li.-re.-Shunt als Differenz aus Körperzeit- u. Lungenzeitvol. (ausgedrückt in % des Körperzeitvol.) bzw. aus Lungen- u. Körperzeitvol. (in % des Lungenzeitvol.); bei **bidirektionalem Shunt**: Körperzeitvol. + Li.-re.-Shunt = Lungenzeitvol. + Re.-li.-Shunt. – In der i.v. Farbverdünnungskurve ist beim Re.-li.-Shunt die Verdünnungszeit verkürzt (Umgehung der Lungenpassage), beim Li.-re.-Shunt verlängert (Rückfluß von arterialisiertem Lungenblut ins re. Herz).

Shute* Zange: (1959) *geburtsh* »Parallelzange« mit nicht gekreuzten Blättern; paßt sich der Kopfform bes. gut an, übt rel. geringen biparietalen Druck aus.

Shwachman* (HARRY SHW., zeitgen. Pädiater, Boston/Mass.) **Syndrom**: 1) / RILEY*-SHW.* Sy. – 2) SHW.*-DIAMOND*-OSKI*-KHAW* Syndrom: (1964) exokrine Pankreasinsuffizienz (erbl. Atrophie?) in Kombin. mit KM-Hypoplasie (Reifungsstörung; mit rel. Neutropenie, evtl. Panzytopenie, Vermehrung des fetalen Hb); manifest im Säuglingsalter mit chron.-rezidivierenden Durchfällen, Gedeihstörung, Minderwuchs (geist. Entwicklung normal); Galaktosebelastung u. SHW.* Test normal. – **Shw.*(-Gham*) Test**: (1962) »Schweiß(platten)test«, grob-quant. Bestg. der NaCl-Ausscheidung im Schweiß (zur Diagnostik der / Mukoviszidose) durch Finger-, Hand- oder Fußabdruck (15 Min. nach Waschen mit entsalztem Wasser u. Trocknen an der Luft) auf eine $AgNO_3$-K_2CrO_4-Agarplatte (rotbraun, in Petrischale); bei hohem Cl^--Gehalt gelbl.-weiße Verfärbung (AgCl-Bildg.; = positiv).

Shwartzman*-Sanarelli* Phänomen: s. u. SANARELLI*.

Shy*-Drager* Syndrom: (1960) idiopath. orthostat. Hypotonie in Kombin. mit diffuser ZNS-Erkr. (Vorderhornzellen?) ähnl. dem PARKINSON* u. JAKOB*-CREUTZFELDT* Sy. u. der myatrophen Lateralsklerose;

klin.: Koordinierungsstörung, Muskelzuckungen u. -rigidität, Augenmuskel- u. Sphinkterlähmung, Impotenz, Schweißmangel.

Shy*-Magee* Krankheit: (1956) erbl., frühkindlich manifeste, nicht-progred. Myopathie (herabgesetzte Phosphorylase-Aktivität, abnorme Struktur des kontraktilen Proteins einzelner Faserbündel) mit Schwäche nur der spinal innervierten Skelettmuskeln.

S-Hyperkortizismus: (S = Sugar hormone = Glukokortikoid) ↑ CUSHING* Syndrom I.

Si: 1) chem ↑ Silizium. – 2) serol ↑ Antigen K.

si op(us) sit: pharm latein. Rezepturanweisung: »wenn notwendig«.

Sia* (Euglobulin-)Reaktion, RAY* Wassertest: (1921) ↑ Serumlabilitätsprobe zum Nachweis path. Makroglobuline (ursprüngl. für Kala-Azar-Diagnostik) anhand sekundenschneller Schleierbildung nach Zusatz von etwas Serum zu Aq. dest. (bzw. Ausflockung nach Zusatz von Blut zu kleiner Menge Aq. dest.). Fast pathognomonisch für Makroglobulinämie WALDENSTRÖM (evtl. falsch-pos. Ergebnisse durch Spurenmetalle). – vgl. Serumverdünnungsreaktion.

SIADH: ↑ Syndrom der inappropriaten **ADH**-Sekretion.

Siag(on)antritis: ↑ Sinusitis maxillaris.

Sial...: Wortteil »Speichel«; z. B. **Sialagoga** (pharm die Speichelsekretion fördernde Mittel; meist Parasympathikomimetika, z. B. Pilokarpin).

Sialidase: ↑ Neuraminidase. – **Sial(in)säure**: Gruppenbez. für N- u. O-azylierte Neuraminsäure-Derivate; natürl. Bausteine in Gangliosiden, Glykolipoiden u. -proteiden, v. a. in schleim. Sekreten der Speicheldrüsen u. des Atem-, Darm- u. Genitaltraktes, in Zellmembranen, Blutplasma (↑ Neuraminidase). Unterschieden als Schaf- (= N-Azetyl-neuraminsäure), Schweine- (= N-Glykolyl-neuraminsäure), Rinder- u. Pferde-S. (= isomere N-Azetyl-O-azetylneuraminsäuren); in Kolostrum (Mensch, Rind) ferner die **Sialyl-laktose**, in Zellwänden von E. coli das Polysaccharid Colominsäure (ein N-Azetyl-neuraminsäure-Polymer). Farbreaktionen n. EHRLICH (rot), BIAL (purpurn), DISCHE (blau-violett).

Sialismus: ↑ Sialorrhö.

Sial(o)...: Wortteil »Speichel« (latein.: Saliva; s. a. Ptyalo..., Speichel...); z. B. **S.adenitis** (Speicheldrüsenentzündung, z. B. ↑ Parotitis; als S. pseudoneoplastica der ↑ KÜTTNER* Tumor), **S.adenom** (Speicheldrüsen-, meist Parotisadenom), **S.(adeno)graphie** (röntg Darstg. der Parotis oder Submandibularis nach KM-Instillation in den Ausführungsgang; retrograd. Gangsystem, bei stärkerer Füllung auch Parenchym dargestellt), **S.adenose** (↑ Sialose), **S.aerophagie** (s. u. Sialophagie), **S.angiektasie** (Erweiterung eines Speicheldrüsenausführungsganges; z. B. durch Rückstauung bei Speichelstein), **S.angitis, -dochitis, -ductitis** (Entzündung eines Speicheldrüsenausführungsganges; oft als sek.-aszendierende Infektion bei Stenose [Speichelstein]; evtl. mit Bildung eines fibrinös-eitr. Pfropfes).

sialogen: die Speichelsekretion fördernd (als »Sialogen« ein einschlägig stimulierender Faktor des Hypothalamus).

Sialo|lithotomie: op. Entfernung eines Speichelsteines (»**S.lith**«) durch intraorale Spaltung des dist. Ausführungsgangs über einer Sonde bzw. – bei tieferem Sitz – unter Freilegung der Drüse.

Sialom: parenchymatöse Speicheldrüsengeschwulst; vgl. Synsialom.

Sialo|phagie: Speichelverschlucken bei S.rrhö; oft als **S.aerophagie** kombin. mit Aerophagie. – **s.phan**: im Speichel erscheinend.

Sialo|rrhö, Ptyalismus, Hypersalivation: krankhaft gesteigerte Speichelabsonderung; v. a. postenzephalitisch, bei Parkinsonismus, Bulbärparalyse, Schwachsinn, Vergiftung (z. B. Hg, Br, Pilokarpin, Physostigmin), örtl. Entzündung, zu Graviditätsbeginn (= S.rrhoea gravidarum, ein Frühgestose-Sympt.).

Sialose: 1) (RAUCH 1959) Sekretionsstörung (Dyschylie) aller Speicheldrüsen mit bes. ausgeprägter Beteiligung der Parotis (»Parotidose«) oder Submandibularis (»Submaxillose«), u. zwar als nichtentzündl. Parenchymerkr. i. S. einer Stoffwechsel- u. Sekretionsstörung mit rezidivierenden, indolenten, bilat. Schwellungen dieser Drüsen. Vork. bei endokriner Störung (Diabetes mellitus, v. a. Altersdiabetes; dienzephal.-hypophysärer Störung bzw. Erkr. wie ↑ APO-Syndrom, Diabetes insipidus), ferner dystroph.-metabol. (bei Hypovitaminosen, Alkoholismus) u. vegetat.-neurogene Formen; s.a. MIKULICZ*, HEERFORDT*, SJÖGREN* Syndrom, Lymphomatose. – 2) ↑ Sialorrhö.

Sialo|syrinx, -salpinx: ↑ Speichelfistel. – **S.stase**: Speichelstauung, z. B. bei Speichelstein. – **S.stenose**: Enge eines Speicheldrüsenausführungsganges, auch i. S. der Pankreasgangstenose. – **S.zele**: ↑ Speichel(drüsen)zyste.

siamesische Zwillinge: volkstüml. Bez. (nach den 1811–1874 in Siam lebenden Xiphopagen Chang u. Eng) für eine lebensfäh. ↑ Duplicitas completa.

sibilans: (lat.) pfeifend; z. B. Rhonchi sibilantes. – **Sibilanten**: »Zischlaute«, Gruppe der Spirantes.

Sibirische Enzephalitis: Russ. ↑ Frühjahr-Sommer-Enzephalitis. – **Sib. Leberegel**: ↑ Opisthorchis felineus.

Sibiromycin: zytostat. Antibiotikum aus Streptomyces sibiricum; Inhibitor der DNS-Biosynthese.

Sibson* (FRANCIS S., 1814–1876, Internist, London) **Furche**: dem Unterrand des M. pectoralis major entsprech. Furche der äuß. Brustwand. – **S.* Vorhof**: Ausbuchtung der li. Herzkammer in Höhe des Aortenostiums.

Sicard* Methode (JEAN ATHANASE S., 1872–1929, Internist, Paris): (1921; zus. mit FORESTIER) die erste Myelographie mit pos. KM (Lipiodol).

Sicard* (ANDRÉ S., geb. 1904, Chirurg, Paris) **Operation**: 1) verschied. Spondylodesen; z. B. an HWS durch Knochenspanüberbrückung, an oberer HWS (bei Densfraktur u. Atlasluxation) durch lat. Spananlagerung an die Bögen des 1.–3. HW u. Drahtfixation des Atlas an die Dornfortsätze HW 2. u. 3.; am lumbosakralen Übergang mit intraspinösem u. 2 seitlich den Bögen angelagerten (u. ins Kreuzbein eingetriebenen) Spänen oder aber von vorn (transperitoneal) mit in den WK eingefalztem Span; an LWS mit dors. Kunststoffplatte. – 2) Kolpoplastik (bei Aplasie) mit 2 perineoglutealen Hautlappen. – 3) S.*-LECA* Op.: (1954) intradurale, post. Radikotomie L 5 (oder S 1) bei therapieresistenter, nicht bandscheibenbedingter Ischialgie. – 4) S.*-DRUEZIÈRE* Op.: (1952) doppelseit. intra- oder extradurale Durchtrennung des Plexus sacrococcygealis (S₅ u. N. coccygei) bei hartnäck. Kokzygodynie. – 5) S.*-DESMAREST* Op.: extradurale Resektion zugehöriger hint. Wurzeln samt Spinalganglien bei gastr. Krisen oder Herpes-zoster-Neuralgie. – **S.*** Zeichen: verminderter oder aufgehobener Bauchdeckenreflex re. bei Appendizitis.

Sicard* Ostitis (pycnotica): (1926) diffuse oder umschrieb. Knochenverdichtung an einem oder bd. Hüftgelenken (einschl. Kapsel- u. Bänderverknöcherung) u. an den unt. LW; klin.: Lumb- u. Ischialgie (durch Druck auf WS oder Becken verstärkt).

Sicard* Syndrom: 1) (ROGER S., Neurologe, Paris) S.*-REICHERT*, For.-jugul.-Sy., Tic douloureux: (1920) prim. (vasomotorisch bedingte) oder sek. (Tumordruck, Narbenzug, Neuritis) Glossopharyngeus-Neuralgie; Sympte.: bei taktiler Reizung von Uvula, Tonsille, Zungengrund u. Epiglottis (beim Schlucken fester, v. a. aber heißer u. kalter Speisen, lautem Sprechen, intensivem Kauen u. Gähnen), messerstichart., bis zu 2 Min. dauernder, von einer »Refraktärphase« gefolgter Schmerz, von einer Gaumenbogenhälfte in Zunge, Kieferwinkel, Hals u. Ohr ausstrahlend, häufig auch trockener Reizhusten; prämonitorisch oft Taubheitsgefühl im Mund, Speichelfluß, einseit. Hypergeusie. – 2) (JEAN ATHANASE S., 1872–1929, Neurologe, Paris): **a)** ↑ BRISSAUD* S. (1). – **b)** S.*-LERMOYEZ* Sy. (MARCEL L.): angeb., ossärer Schiefhals bei einseit. Atlasassimilation. – 3) S.*-RAYNAUD* Sy.: ↑ RAYNAUD* Krankh.

siccatus: (lat.) pharm getrocknet. – **siccus**: (lat.) trocken. – **Sicca-Syndrom**: ↑ SJÖGREN* Syndrom. – **Siccazell®-Therapie**: Trockenzell-Ther. mit lyophilisierten Präpn. (organspezif. Mono- u. gemischte Polypräp.) aus Organen fetaler oder juveniler Tiere. Indikationen u. organspezif. Wirkweise umstritten (wahrsch. nur unspezif. Reizther.).

Sichel: anat ↑ Falx; embryol als Falx primitiva die einheitl. leptomeningeale Anlage von Tentorium u. Falx cerebri. – ophth **1) myop. S.**: ↑ Conus temporalis. – **2) temporale S.**: schmales halbmondförm. Feld am äuß. Rand beider Gesichtsfelder, in dem nur einäugig gesehen wird (keine Deckung mit dem der anderen Seite).

Sichel|band: anat ↑ Lig. falciforme. – **S.fuß**: orthop Pes adductus (↑ dort. Abb.); i. e. S. die angeb. (rezessiv erbl.), evtl. die Fußwurzel einbeziehende Mittelfußkontraktur (= Tarsus-Metatarsus varus s. adductus), entweder nur als Medialabweichung der Großzehe oder aber mit Vortreten der Mittelfußbasis V, erschwerter Fußabduktion, evtl. X-Stellung des Kalkaneus (u. oft mit kontraktem Knickfuß). Wesentl. Komponente des Pes equinovarus (Klumpfuß). – **S.keim**: protozool der an einem Ende deutlicher zugespitzte Sporozoit der Malariaplasmodien. – **S.zahn**: dent s. u. Zahnluxation. – **S.zell....**: ↑ Sichelzellen.... **Sichelzelle**, Drepano-, Meniskozyt: (J. B. HERRICK 1910) HbS-halt., kurzleb. (<42 Tg.), für die ↑ Sichelzellenanämie typ. Erythrozyt, der sich unter O₂-Entzug (nach minutenlanger venöser Stauung oder bei ↑ Sichelzelltest) zu einem sichelförm. Gebilde umgeformt hat (»**Sichelung**«); Nachweis auch durch Löslichkeitstest, Hb-Elektrophorese; ↑ Abb.

Sichelzell(en)|anämie, -krankheit, Drepanozytose, HbS-Krankh., HERRICK* Syndrom: vorw. bei Negroiden, aber auch im Mittelmeerraum dominant erbl.,

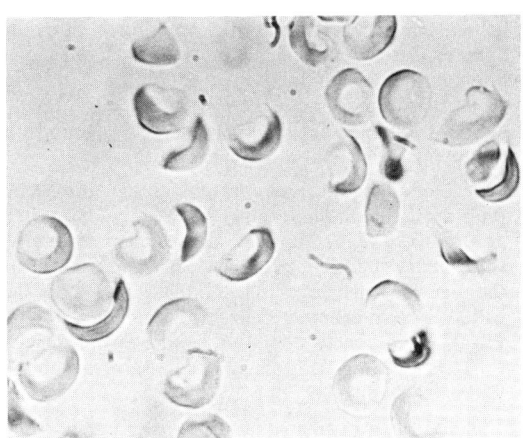

nur bei Homozygotie klinisch manifeste Hämoglobinopathie mit nur HbS enthaltenden, sich bei O₂-Mangel durch Ausfallen des HbS sichelförmig deformierenden (evtl. zerfallenden) Ery. Klin.: krisenhafte hämolyt. Anämie mit Kapillarverstopfungen (intravaskuläre S.bildung) u. Infarzierungen u. daraus resultierenden polymorphen Bildern: rheumatiform, akut-abdominal (Kolik-, Appendizitis-ähnl.), nephritisch, nerval (epileptiform, hemipleg.). Auslösung der Krisen durch O₂-Mangel (u. U. auch beim heterozygoten ↑ S.träger). – Auch in Kombin. mit anderen Hb-Anomalien, v. a. mit HbC (= **S.-Hämoglobin-C-Krankh.**; ↑ HbS-C-), HbF (↑ S.-Thalassämie), HbD (↑ S.-Hb D-Krankh.); s. a. Tab. »Hämoglobin«.

Sichelzell(en)|anlage, -heterozygotie, HbAS: s. u. S.träger. – **S.-Hämoglobin-D-Krankheit**, HbS-D-Krankh.: heredit. Hämoglobinopathie bei Simultanträgern von HbS u. HbD (↑ Tab. »Hämoglobin«); klin.: S.anämie mit Hypochromie u. Mikrozytose. – **S.thalassämie**, Mikrodrepanozyten-Krankh.: Hämoglobinopathie bei Simultanträgern von HbS, HbF u. HbA; klin.: S.anämie mit Symptn. der Thalassaemia major, minor oder minima (ja nach %-Anteil des anomalen Hb). – **S.träger**: heterozygoter Träger des **S.-Gens** (dominant erbl.), das die Verdrängung von HbA durch HbS (u. auch Malaria-Resistenz?) bewirkt, u. zwar bei Homozygotie vollständig; mit Ery, die teils HbS, teils HbA enthalten; klinisch – außer bei Hypoxie (z. B. in Höhen >2500 m) – erscheinungsfrei.

Sichel(zell)test: HbS-Nachweis in luftdicht eingeschlossenen Ery (Blut oder Ery-Aufschwemmung unter paraffinumrandetem Deckglas) anhand der Bildung von Sichelzellen bei Absinken der O₂-Spannung (Starrwerden des HbS; durch Zusatz O₂-zehrender Substanzen, z. B. Natriumdithionit, beschleunigt; bei Zutritt von O₂ reversibel). – Als SCRIVER* Versuch (Blutentnahme nach 5minüt. venöser Stauung des Fingers; sofort. Einbringen der Probe in die feuchte Kammer) bereits nach 24 Std. zu beurteilen.

Sicherheits|drain: chir s. u. Sicherungsdränage. – **S.grenze**: physiol durch die Abnahme des P_{O_2} u. die resultierende Hypoxie bedingte physiol. Höhengrenze für den Menschen: für Leistungsfähigkeit bei ca. 4000 m, für das Leben bei ca. 7000 m, unter O₂-Atmung bei ca. 12 000 m bzw. 14 000 m, unter Überdruckatmung bei ca. 16 000 m).

Sicherheitsgurt-Syndrom, seat-belt syndrome: dir. oder indir. Traumatisierung von Bauchorganen durch

Sicherungsdränage

den angelegten Sicherheitsgurt bei plötzl. Stop aus höherer Geschwindigkeit; Sympte. (sofort oder nach bis mehrtäg. freiem Intervall): abdominale (u./oder renale) Druckempfindlichkeit bis zum akuten Bauch, evtl. mit Symptn. der Pankreasruptur, Darmperforation; geringe Protein- u. Erythrozyturie.

Sicherungs|dränage: temporäre Dränage zur Sicherung des Sekretabflusses im Op.bereich. – **S.maßregel**: nach § 42 StGB vom Gericht anzuordnende Maßnahme zum Schutz der Öffentlichkeit vor straffällig gewordenen psychisch Kranken u. gefährl. Gewohnheitsverbrechern: Unterbringung in Heil- u. Pflege-, Trinkerheil- oder Entziehungsanstalt; Sicherungsverwahrung, Untersagung der Berufsausübung, Führerscheinentzug.

Sicht|weite, S.horizont: Entfernung, in der eine S.marke (»S.ziel«; = / Sehding) gerade noch erkannt werden kann; abhängig v. a. von Objekthelligkeit, Klarheit der Atmosphäre, Auflösungsvermögen der Augen, Blendungseffekten. Quant. Bestg. mit sogen. **S.messer** (z. B. lichtelektr. S.photometer; v. a. in der Flugsicherung auch als S.schreiber); mathemat. Berechnung der horizontalen S.weite aus Beleuchtungs- u. Trübungswerten (z. B. nach KOSCHMIEDER).

Sicilian Phlebotomus (or Sandfly) fever virus: Stamm der Phlebotomus-Gruppe der ARBO-Viren; Erreger des Pappatacifiebers in Süditalien (u. mittl. Osten).

Sickerblutung: flächenhaft-diffuse, nicht pulsierende arterielle u./oder venöse Blutung aus der geschädigten Endstrombahn, z. B. bei hämorrhag. Diathese.

Sick-Sinus-Syndrom, Sluggish-Sinus-Sy.: (LOWN 1967) alternierendes / Bradykardie-Tachykardie-Syndrom, i. w. S. auch die persist. Sinusbradykardie, das nicht-digitalisbedingte bradykarde Vorhofflimmern u. der Sinusstillstand (mit Ersatzrhythmus bzw. Asystolie; auch nach Elektrokonversion).

Sidbury*-Harlan*-Wittels* Syndrom: (1962) wahrsch. autosomal-rezess. erbl. Enzymopathie mit Fettstoffwechselstörung (Mangel an Acyl-CoA-dehydrogenase; Defekt beim Abbau der kurzkett. Fettsäuren?); Manifestation in den ersten Lebenstagen: eigenart., ranziger (»Fußschweiß«-)Geruch von Atemluft, Schweiß, Harn u. Blut (durch Butter- u. Hexonsäure), Anorexie, Trinkschwäche, Exsikkation, Lethargie, generalisierte Krampfanfälle, mäß. Hepatomegalie, Azidose; Tod nach wenigen Wo.

Sideramine: s. u. Siderochrome.

siderans: (lat.) plötzlich einsetzend u. stürmisch verlaufend. – **Sideratio**: **1)** sehr schneller, plötzl. Tod. – **2)** Tod durch Blitzschlag oder Sonnenstich. – **3)** Gesichtserysipel. – **4)** Elektrotherapie.

Sider(in)ämie: Eisengehalt des Blutes (Norm: 0,23 mg/100 ml); i. e. S. die Hypersiderinämie.

sidero...: Wortteil »Eisen« (s. a. Ferri..., Ferro...), z. B. **s.achrestisch** (= Eisen nicht verwertend).

Sidero|blast: Erythroblast mit Berlinerblau-pos. Einschlüssen (freie Ferritin-Granula oder S.somen) im Zytoplasma, evtl. in den Mitochondrien. Vermehrt bei Häm-Aufbaustörung, bes. bei sideroachrest. Anämie (ringförm.: »Ring-« oder BOWMAN* S.b.), hierbei S.blasten-Index (MERKER, KRAUS 1964; Quotient aus S.- u. Erythroblastenzahl) > 100 (normal 20–60).

Sidero|chrome, Ironophore: mikrobielle, den Fe(III)-transport bewirkende chemisch komplexe Faktoren (rotbraune Metaboliten), z. B. Ferrichrom, Entero- u. Mycobactin; unterschieden als Sideramine (wachstumsfördernd) u. als **S.mycine** (antibiotisch); für sämtl. (fakultativ-)aeroben Mikroben essentiell (?). – **S.dromophobie**: pathol. Furcht vor dem Benutzen der Eisenbahn. – **S.fibrose**: Organfibrose mit Fe-Ablagerung, z. B. bei Hämochromatose. – **S.monozyt**: eisenbeladener Makrophage.

Sidero|nekrose: Zellnekrose mit übermäß. Fe-Einlagerung; v. a. bei der Pigmentzirrhose der Leber. – **S.penie**: / Eisenmangel. – **s.penische Dysphagie**: / PLUMMER*-VINSON* Syndrom. – **S.pexie**: Fe-Bindung im Gewebe. – **S.phage**: / Herzfehlerzelle.

sidero|phil: mit bes. Affinität zu Eisen; bes. gut mit Fe-Verbindgn. färbbar (z.B. Zellkerne u. best. Plasmastrukturen = »s.phile Körperchen« mit Eisenhämatoxylin), im Überangebot vorhandenes Fe speichernd (z. B. best. Gewebe bei Hämochromatose, -siderose). – **S.philin**: / Transferrin. – **S.phon**: Magnet-armiertes Gerät zur Lokalisation intraokulärer eisenhalt. Fremdkörper, deren Induktionwirkung akustisch wiedergegeben wird; z. B. BERMAN*-MOORHEAD* Lokator. – vgl. S.skop. – **s.priv**: eisenarm, auf Fe-Mangel beruhend. – **s.sensitiv**: auf Fe-Gaben ansprechend. – **S.silikose**: Kombin. von Silikose u. Siderose als Mischstaublunge nach gleichzeit. oder sequentieller Exposition gegenüber entsprechenden Stäuben. Rolle des Eisenoxidstaubs für die Silikose noch ungenügend erforscht.

Siderosis, Siderose: Ablagerungen von Eisen(salzen) in Körpergeweben; generalisiert bei Fe-Überangebot oder Fe-Stoffwechsel-Störung (= **hämatogene S.**; / Hämochromatose, -siderose); lokalisiert bei äußerl. Fe-Einwirkung (= **xenogene S.**), durch Eisenstaub-Inhalation (= **S. pulmonum**, / Eisenstaublunge) oder durch Einsprengung von Fe-Partikeln: z. B. als **S. bulbi** die Einlagerung von Fe-Salzen in Augapfelgeweben bei längerem Verbleiben eines Eisensplitters im Auge (klin.: rostrote Verfärbung von Iris, Konjunktiven u. Linse = Eisenstar, Retina-Degeneration, Seh- u. Adaptationsstörungen, zunächst Nachtblindheit); als **S. cutis** die lokale Reaktion (Fibrose, Fremdkörperriesenzellen) der Haut in Form blauschwarzer oder rostfarbener Flecken auf im allg. intra- oder extrazellulär in der oberen Kutis verbleibende Fe-Staubteilchen u. -Splitter bei Schleifern, Drehern, Schmieden, Schweißern etc. (Aber auch Bez. für die Melanodermie bei Hämochromatose).

Sidero|skop: Gerät zur Lokalisation eisenhalt. Fremdkörper anhand der Magnetnadelablenkung; obsolet. – **S.somen**: aus Ferritin-halt. Vakuolen durch Verdichtung des Inhalts entstandene, von einer einfachen zytoplasmat. Membran umschlossene Granula in Retikulumzellen, Siderozyten, -blasten etc.; s. a. peribiliäre Körperchen.

Sidero|zyt, Ferrozyt: (DOMIACH, GRÜNEBERG, PEARSON 1943) in KM u. peripherem Blut vork., noch nicht voll ausgereifter Ery mit rel. großem ∅, erhöhter osmot. Resistenz u. Ferritin-Molekülen in Form von Granula (PAPPENHEIMER* Körperchen, mit Berliner Blau anfärbbar) oder gröberen / S.somen. Normwerte beim Erwachs. 0,3, beim Neugeb. 1,7%; vermehrt (»**S.zytose**«) bei Häm-Aufbaustörung, v. a. bei sideroachrest. Anämie (»S.zytenanämie«), Bleivergiftung, nach Splenektomie.

Sidewinder-Katheter: (SIMMONS u. M. 1973) torsionsstabiler Polyurethan-Katheter für die femorozerebrale Karotisangiographie (SELDINGER* Methode), wobei der Katheter nach anfängl. Intubation der li. Subklavia u. Zurückziehen des Führungsdrahtes wieder in die Aorta gleitet u. dort eine nach oben offene Schlinge bildet (wie eine Klapperschlange = Sidewinder), deren Spitze dann die Karotis intubiert.

Sidi* Syndrom: (1948) ↑ Papulosis atrophicans maligna.

SIDS: »sudden infant death syndrome« (↑ Mors subita infantum, Crib death).

Sieb: 1) *pharm* Gitter verschiedener Maschengröße zur Trennung von Drogen in grob (»concisus grossus«), mittelfeine (»concisus«) u. fein geschnittene (»minutim concisus«) bzw. (Sieb 4–6) in grob, mittelfein u. fein pulverisierte Teilchen (»Pulvis grossus«, »P. pulveratus«, »P. subitilis«). – 2) *röntg* ↑ Bestrahlungssieb; s. a. Siebbestrahlung. – 3) *chir* ↑ Instrumentensieb.

Siebbein: ↑ Os ethmoidale. – **S.höhle, -labyrinth, -zellen:** ↑ Cellulae ethmoidales; s. a. Sinusitis ethmoidalis.

Sieb|bestrahlung, Gitter-, Rasterbestrahlung: *radiol* Telether. unter Abdeckung des Hautfeldes mit einem ↑ Bestrahlungssieb, dessen Lage bei den folgenden Sitzungen streng reproduziert wird, um immer dieselben Stellen der Oberfläche zu treffen (die so höher belastbar sind, da ihre Erholungsfähigkeit mit Anteil an nichtbestrahltem Gewebe zunimmt; unbelastete »Brücken« zur Tiefe hin infolge Strahlendivergenz u. Sekundärstrahlung immer schmaler, so daß in Herdebene annähernd homogenes Feld). – Bei ultraharter Strahlung keine strenge Sieblokalisation (Lochfelder »verschmieren« in der Tiefe nur wenig). – **S.brille:** stenopäische ↑ Brille.

Siebener-Syndrom: (MAU) die 7 Sympte. der Skelettreifungshemmung bei Säuglingsskoliose: Skoliose, lumbodors. Kyphose, Schädelasymmetrie, Schiefhaltung des Kopfes, Hüftdysplasie, Beckenasymmetrie u. Fußdeformität (Klump-, Hackenfuß).

Siebenmann* Röhrchen (FRIEDR. S., 1852–1928, Otolaryngologe, Basel): abgebogene Metallkanüle für Spülung u. Instillation der Nasennebenhöhlen.

Siebentagefieber: s. u. Japanisch.

Sieb|furunkel: *derm* »Konglomeratfurunkel« durch Konfluenz benachbarter perifollikulär-entzündl. Prozesse; mit entsprech. Vielzahl eiternder Öffnungen. – **S.haut:** *gyn* ↑ Decidua. – **S.hymen:** *gyn* ↑ Hymen cribriformis. – **S.kettenverfahren:** u. a. in der Taubstummenschulung angew. Methode, indem die Sprechvorgänge nach elektr. Analyse (mittels Drosselkette) auf einer BRAUN* Röhre sichtbar gemacht werden (»elektropt. Sprachlesen«).

Siebold* Kraniotom (EDUARD KASPAR JAKOB V. S., 1801–1861, Arzt, Marburg, Göttingen): *geburtsh* scherenart. Perforatorium mit kurzen, außen geschärften Branchen. – Von S.* ferner Dekapitations-, Embryotomie- u. Nabelschnurschere angegeben.

Siebold*-Bradbury* Test: Salizylsäure-Nachweis (Violettfärbung) im Urin durch FeCl$_3$-Zusatz zum Filtrat der alkalisierten u. mit Bleinitrat-Lsg. enteiweißten Probe.

Sieb|plastik: *chir* s. u. DOUGLAS*. – **S.platte:** *anat* ↑ Lamina cribrosa. – **S.tropfen-Phänomen:** *derm* s. u. AUSPITZ*. – **S.tubus:** *radiol* Tubus mit endständ. ↑ Bestrahlungssieb.

Siebzehn-D-Impfstoff: den hühnereiadaptierten Stamm 17 D (»Asibi«) enthaltenden Gelbfieber-Lebendimpfstoff zur s.c. Impfung (u. Nachimpfung in 10jähr. Abstand).

Siebungs|effekt: *physiol* in der Kapillarwand die Abhängigkeit der Permeation großer Moleküle von der Porengröße, wobei mit steigender Molekülgröße die Zahl der Moleküle im Filtrat abnimmt. – Theoretisch fundiert durch die **S.theorie** von PAPPENHEIM (1953).

Siechtum: Zustand bei chron., zur Entkräftung führendem Krankheitsprozeß.

Siede* (WERNER S., geb. 1908, Internist, Frankfurt) **Prontosiltest:** Leberfunktionsprobe durch i.v. Inj. von Prontosil rubrum (200 mg) u. photometr. Bestg. der Ausscheidung im Harn (normal ca. 50%, bei Leberfunktionsstörung bis 100%). – **S.* Syndrom:** (1963) funktionelle ↑ Hyperbilirubinämie.

Siedentopf*-Zsigmondy* Ultramikroskop (HENRY FRIEDR. WILH. S., geb. 1872, Naturwissenschaftler, Jena; RICHARD Zs.): Dunkelfeldmikroskop mit seitl. Beleuchtung durch einen Präzisionsspalt.

Siede|punkt, Kochpunkt, Kp: *physik* Temp., bei der ein Stoff aus dem flüss. in den gasförm. Zustand übergeht; für reine Stoffe während des Siedens konstant u. stoffspezif. Kriterium, abhängig vom Luftdruck (bei geringerem Druck erniedrigt). Angabe in °C bei 760 mm Hg (für Wasser = 100°), für Gemische in von den Komponenten abhäng. Intervallen (»S.diagramm«). Wird durch Lsg. schwer flücht. Substanzen erhöht.

Siegal*-Cattan*Mamou* Syndrom, fam. Mittelmeerfieber, chron. idiopath. oder fam. rekurrierende Polyserositis: (1945, 1949) wahrsch. autosomal-rezessiv erbl., androtrope, v. a. bei sephard. Juden u. Armeniern in den ersten 15 Lj. auftret. period., oft sich über Jzhte. hinziehende Erkr. mit Anfällen (1-2 Tg.) von Fieber, Polyserositis (mit akut-abdominellen Krisen, Pleuraschmerzen, Arthralgien); anat.: periretikuläre Amyloidose der Arteriolen (mehr lokal u. langsam progredient; seltener generalisiert u. schnell unter Nierenversagen letal).

Siegbahn* Einheit (KARL MANNE GEORG S., geb. 1886, Physiker, Uppsala; 1924 Nobelpreis für Physik),

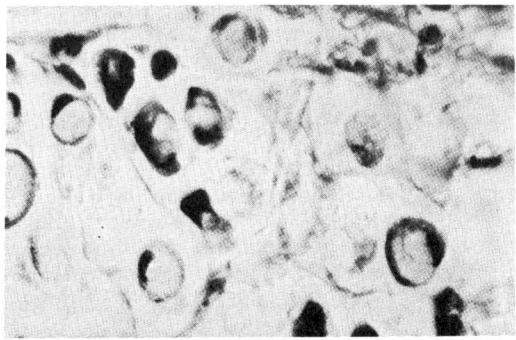

Siegelringzellen bei Gallertkarzinom.

Siegellackprobe

X-Einheit: Einh. der Wellenlänge von Rö-Strahlen (X-rays); 1 XE = $^1/_{1000}$ Å.

Siegellackprobe: *forens* Ausbleiben von Brandblasen nach Auftropfen heißen Siegellacks auf die Haut als Todeszeichen.

Siegelring|form: **1)** *protozool* ↑ Ringform. – **2)** *röntg* Bruchspaltverbreiterung mit zentraler Höhlenbildung als Zeichen drohender Pseudarthrose bei unzureichend ruhiggestellter Skaphoidfraktur. – **S.zelle**: große runde Zelle mit schleimreichem Zytoplasma u. randständ. Kern bei Gallertkrebs (v. a. des Darmes: »S.zellen-Ca.«); s. a. Abb. S. 2245.

Siegemundin* Handgriff (JUSTINE S., 1648–1705, Hebamme, Liegnitz, Berlin): (1690) *geburtsh* »gedoppelter Handgriff« zur Wendung des Kindes während der Geburt aus der Kopflage auf den Fuß; Herabholen (u. Anschlingen mit Band) eines Fußes, um Platz zu schaffen für die 2. Hand des Geburtshelfers, die dann, in den Uterus eingeführt, den Kopf direkt hochschiebt (↑ Abb.).

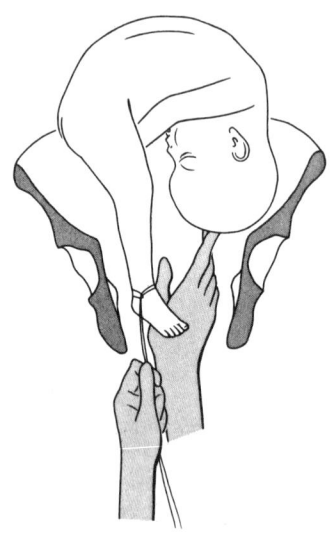

Siegert* Zeichen (FERD. S., 1865–1946, Pädiater, Köln): Verkürzung (= DUBOIS* Zeichen) u. Einwärtskrümmung (Klinodaktylie) des 5. Fingers als häuf. Sympt. beim DOWN* Syndrom.

Siegle* Trichter (EMIL S., 1833–1900, Otologe, Stuttgart): (1864) mit einem Gummiballon verbundener, an der äuß. (größeren) Öffnung mit einer Lupe abgeschlossener »pneumat.« Ohrtrichter zur Prüfung der Trommelfellbeweglichkeit.

Siegmund* Fibrinknötchen (HERBERT S., 1892–1954, Pathologe, Münster): subendotheliale, homogene Abscheidungen in Lebervenen, Lungen- u. Hautgefäßen bei hypererg. Reaktion, chron. Sepsis, Typhus abdom., Fleckfieber.

Siegrist* (AUGUST S., geb. 1865, Ophthalmologe, Basel, Bern) **Flecke**: rundl. Pigmentherde entlang sklerosierter Aderhautgefäße bei hyperton. Retinopathie. – **S.*-Hutchinson* Syndrom**: troph. Störung in Netz- u. Aderhaut etwa 1 bis 2 Wo. nach Augapfelprellung; anfangs peripapilläres Ödem, dann pigmentierte chorioretinit. Herde (»**S.* Pigmentstreifen**«).

SI-Einheiten: *physik, chem* die – seit 1978 in der BRD gesetzlich angeordneten – Maßeinheiten des mit reproduzierbaren (atom)physikal. u. techn. Größen arbeitenden Système International d'unités, aufgebaut auf den 7 Basiseinheiten Meter, Kilogramm, Ampere, Kelvin, Sekunde, Mol u. Candela (u. den Supplement-Einhn. Radiant u. Steradiant), von denen sich die meisten in den Naturwissenschaften gebr. Einhn. »kohärent« (d. h. ohne von 1 verschiedene Umrechnungsfaktoren) ableiten lassen (↑ Tab. 1), wobei dezimale Vielfache u. Teile durch entsprech. Vorsilben bezeichnet werden (↑ Tab. 2 S. 2247; s. a. Umrechnungstabelle am Ende des Bandes).

Siekert* Syndrom: ↑ Arteria-basilaris-Thrombose-Sy.

Sielaff* Sonde: eine Magen-Saugbiopsiesonde.

Sielkrankheit: Leptospirosis icterohaemorrhagica bei Kanal- u. Abwasserarbeitern (auch in Fischverwertungsbetrieben, Schlachthöfen, Laboratorien mit Rattenställen); entschädigungspflichtig. BK.

Siemens: nach WERNER V. SIEMENS (1816–1892) benannte Einh. für den elektr. Leitwert: S = 1/Ω.

Siemens* (HERM. WERNER S., 1891–1969, Dermatologe, Berlin, Leiden) **Phänomen**: ↑ Sanatio spontanea nosocomialis. – **S.* Syndrom**: **1)** Dermatitis multiformis (↑ Dermatitis herpetiformis DUHRING-BROCQ). – **2)** ↑ Epidermolysis bullosa hereditaria. – **3)** verschied. Keratosis-Formen (↑ K. extremitatum hereditaria transgrediens et progrediens Typ MLJET, K. follicularis acneiformis u. K. follicularis spinulosa decalvans). – **4)** S.*-BLOCH* Pigmentdermatose: ↑ BLOCH*-SULZBERGER* Syndrom. – **5)** S.*-CHRIST* Syndrom: ↑ Anhidrosis hypotrichotica polydysplastica. – **6)** S.*-JADASSOHN*-LEWANDOWSKI* S.: ↑ Pachyonychia congenita. – **7)** ↑ SCHÄFER* Syndrom.

Siemerling* Kern (ERNST S., 1857–1931, Neurologe, Kiel): die ventromed. Portion der Okulomotoriuskerne.

Siemiankowski* Syndrom: ↑ CURTIUS* Syndrom I.

Sierro*-Bamatter*-Franceschetti*-Klein* Syndrom: (1949) ↑ Gerodermia osteodysplastica hereditaria.

Sievert* Einheit: als Meßgröße vorgeschlagene Dosisleistung eines Radium-Präp. (1 mg, 0,5 mm Pt Filterung) in 1 cm Abstand. – Ferner »**Sievert**« (Sv) = $J \cdot kg^{-1}$ als SI-Einh. der Äquivalentdosis; 1 SV = 100 rem. – **S.* Kammer**: *radiol* abnehmbare Kondensator-Kleinkammer (Luftvol. 1 cm³ u. weniger).

Si-Faktor: *serol* ↑ Antigen K.

sig.: *pharm* ↑ signa.

Sigg* Verband: Schaumgummi-Kompressionsverband (dosierbarer Druck) beim postthrombot. Syndrom.

Siggard*-Andersen* Nomogramm: *labor* s. u. ASTRUP* Methode.

Sigma, Σ, σ, s : **1)** Symbol (σ) *physik* der Grenzflächenspannung; *statist* der Standardabweichung. – **2)** Kurzform für Sigma romanum (*anat* = Colon sigmoideum); s. a. Sigmoid....

Sigma|after: ↑ Anus praeternaturalis sigmoideus. – **S.anteposition**: Vorlagerung des betr. S.abschnitts vor die Bauchwand bei ↑ S.volvulus; nach 1–2 Tagen Abtragung u. Bildung eines Anus praeter. – **S.blase**: *urol* aus einem S.abschnitt gebildete ↑ Dickdarmblase mit end- oder (MACLEAN) seitständ. Anlagerung der Harnröhre oder aber mit kutanem (ÜBELHÖR) oder analem Auslaß (HEITZ, HOVELACQUE). 1. Sitzung:

SI-Einheiten

Meßgröße	Einheit (Kurzzeichen)	Meßgröße	Einheit (Kurzzeichen)
Länge	Meter (m)	elektr. Feldstärke	Volt durch Meter (V/m)
Fläche	Quadratmeter, Meterquadrat (m^2)	magnet. Fluß	Weber (Wb)
Volumen	Kubikmeter (m^3)	magnet. Flußdichte oder	Tesla (T)
ebener Winkel (Winkel)	Radiant (rad)	Induktion	
räuml. Winkel (Raumwinkel)	Steradiant (sr)	Induktivität	Henry (H)
Masse	Kilogramm (kg)	magnet. Feldstärke	Ampere durch Meter (A/m)
Dichte	Kilogramm durch Kubikmeter (kg/m^3)	thermodynam. Temperatur	Kelvin (K)
Zeit	Sekunde (s)		Grad Celsius (°C)
Frequenz	Hertz (Hz)	Lichtstärke	Candela (cd)
Geschwindigkeit	Meter durch Sekunde (m/s)	Leuchtdichte	Candela durch Quadratmeter (cd/m^2)
Beschleunigung	Meter durch Sekundenquadrat (m/s^2)	Lichtstrom	Lumen (lm)
Winkelgeschwindigkeit	Radiant durch Sekunde (rad/s)	Beleuchtungsstärke	Lux (lx)
Winkelbeschleunigung	Radiant durch Sekundenquadrat (rad/s^2)	Aktivität einer radioaktiven Substanz	Becquerel (Bq), reziproke Sekunde (s^{-1})
Kraft	Newton (N)	Energiedosis	Gray (Gy)
Druck, mechanische Spannung	Pascal (Pa) Bar (bar)	Äquivalentdosis	Joule durch Kilogramm (J/kg)
dynamische Viskosität	Pascalsekunde (Pa·s)	Energiedosisrate, -leistung	Gray durch Sekunde (Gy/s)
kinematische Viskosität	Quadratmeter durch Sekunde (m^2/s)	Äquivalentdosisrate, -leistung	Watt durch Kilogramm (W/kg)
Energie, Arbeit, Wärmemenge	Joule (J)	Ionendosis	Coulomb durch Kilogramm (C/kg)
Leistung, Energie, Wärmestrom	Watt (W)	Ionendosisrate, -leistung	Ampere durch Kilogramm (A/kg)
elektr. Spannung (Potentialdifferenz)	Volt (V)	Stoffmenge	Mol (mol)
		stoffmengenbezogene Masse, molare Masse	Kilogramm durch Mol (kg/mol)
elektr. Widerstand	Ohm (Ω)		
elektr. Stromstärke	Ampere (A)	Stoffmengenkonzentration, Molarität	Mol durch Kubikmeter (mol/m^3)
elektr. Leitwert	Siemens (S)		
Elektrizitätsmenge, elektr. Ladung	Coulomb (C)	Brechkraft optischer Systeme	Dioptrie (dpt)
elektrische Kapazität	Farad (F)	Radioaktivität	reziproke Sekunde (s^{-1})
elektr. Flußdichte	Coulomb durch Quadratmeter (C/m^2)	katalyt. Aktivität	Katal (kat)

Vorsätze für dezimale Vielfache und Teile von Einheiten (DIN 1301)

Vorsatz*	Kurzzeichen	Bedeutung		
Tera	T	Billionenfaches	= 10^{12}	= 1 000 000 000 000
Giga	G	Milliardenfaches	= 10^9	= 1 000 000 000
Mega	M	Millionenfaches	= 10^6	= 1 000 000
Kilo	k	Tausendfaches	= 10^3	= 1 000
Hekto	h	Hundertfaches	= 10^2	= 100
Deka	da	Zehnfaches	= 10^1	= 10
Dezi	d	Zehntel	= 10^{-1}	= 0,1
Zenti	c	Hundertstel	= 10^{-2}	= 0,01
Milli	m	Tausendstel	= 10^{-3}	= 0,001
Mikro	μ	Millionstel	= 10^{-6}	= 0,000 001
Nano	n	Milliardstel	= 10^{-9}	= 0,000 000 001
Piko	p	Billionstel	= 10^{-12}	= 0,000 000 000 001
Femto	f	Billiardstel	= 10^{-15}	= 0,000 000 000 000 001
Atto	a	Trillionstel	= 10^{-18}	= 0,000 000 000 000 000 001

* Zulässig ist jeweils nur 1 Vorsatzzeichen, das mit dem – ohne Zwischenraum nachstehenden – Einheitenzeichen ein Ganzes bildet (DIN 1301).

S.ausschaltung (unter End-zu-End-Rekto-Kolostomie mit tempor. Kunstafter) u. kutane Ausleitung des aboralen S.stumpfes (außer bei analem Auslaß), ggf. bereits Fixierung des S. an die Urethra; 2. Sitzung: Ureterenimplantation ins Sigma; 3. Sitzung: Verschluß des Kunstafters u. – ggf. – des kutanen S.auslasses u. S.anastomosierung mit der Urethra.

Sigma|faktor, σ-Faktor: eine der 4 Untereinheiten der mRNS-Polymerase (Transkriptase); beteiligt an Erkennung der Promotor-Orte (Anheftungsstellen der Polymerase) in den Operons u. am Start der Enzymreaktion. – **S.reaktion**: (DREYER, WARD) modifiz. Lentochol®-Reaktion (SACHS-GEORGI) zur Syphilisdiagnostik. – **S.resektion**: ∫ Sigmoidektomie. –

S.scheide: *gyn* künstl., aus einer ausgeschalteten S.schlinge gebildete Vagina. – **S.spindel**: *neurol* im EEG eine spindelförm. Folge rel. rascher 12–14/sec-Wellen; Kennzeichen des Stadiums 2 im Schlaf-EEG.

Sigmatismus, Lispeln: falsche Bildung u. Aussprache der S-Laute als häufigster Stammelfehler; infolge falscher Zungenlage (v. a. als **S. interdentalis**, das eigentl. Lispeln bei Kindern bis zum 6. Lj.) oder Übertiefe der Zungenrinne (u. Überstärke des Luftstroms = **S. stridulus**) oder übermäß. Rückwärtslage der Zungenspitze (= **S. palatalis**) oder durch falsche Gaumenfunktion (bei Palatoschisis, Lähmung) sowie ohne anatom. Grundlage (= Parasigmatismus).

Sigmavolvulus: häufigste Lokalisationsform des ↑ Volvulus, v. a. bei Schmalheit (Schrumpfung durch chron. Peritonitis), Erschlaffung (im Senium) oder übergroßer Mobilität des Mesosigmoids. Sigma aufgerichtet, u. U. das Transversum überlagernd.

Sigmoid: *anat* Kurzform für ↑ Colon sigmoideum (s. a. Sigma...). – **S.ektomie**: totale oder partielle Resektion des Sigmoids mit anschließ. End-zu-End-Anastomosierung (evtl. unter Mobilisation des Deszendens u. der li. Flexur).

Sigmoid(e)o|pexie: op. Anheftung des Sigmoids an die hint. u. seitl. Bauchwand bei Rektumprolaps, überlangem, hypermobilem Sigma. – **S.rektomyotomie**: (SAEGESSER) bei entzündl. Stenose der unt. Dickdarmabschnitte Längsinzision im Verlauf der – meist verdickten – freien Tänie (ohne Lumeneröffnung). – **S.rektostomie, -proktostomie**: Anastomosierung von ↑ Sigma u. ↑ Rectum; meist nach Teilresektion. – **S.skopie**: ↑ Rektosigmoidoskopie. – **S.stomie**: ↑ Anus praeternaturalis sigmoideus.

sigmoide(u)s: (lat.) S (= Sigma)-förmig, zum Colon sigmoideum gehörend. – **Sigmoiditis**: ↑ Colitis im Colon sigmoideum.

signa, sig.: *pharm* lat. Rezepturanweisung »bezeichne«, »signiere« (s. a. Signatur); z. B. sig(na) n(omine) prop(rio) oder signetur suo nomine (»beschrifte mit Eigennamen des Pat.«). – **Signa mortis**: (lat.) ↑ Todeszeichen.

Signal|symptom: bei der JACKSON* Epilepsie das die Herdlokalisation signalisierende erste Krampfgeschehen einer best. Muskelgruppe. – **S.system**: (I. P. PAWLOW) das funktionale Gesamt der bedingten Reflexe, mit dem Informationen (»Signale«) aus der Umwelt das Verhalten (Anpassung) von Tier u. Mensch entscheidend beeinflussen; unterschieden als 1. **S.system** für alle sensor. Reize bzw. für die weniger differenzierten, meist subkortikalen Funktionen u. als 2. **S.system** (nur beim Menschen), in dem das geschriebene oder gesprochene Wort als bedingter Reiz wirkt u. das den höher differenzierten, spezifisch menschl. kortikalen Funktionen dient (Träger aller auf der Sprache basierenden Denk- u. Lernprozesse).

Signatur(a): *pharm* 1) die ärztl. Rezepturanweisung auf dem Rezept bzw. ihre Wiederholung als Beschriftung (Name, Anw., Rezeptur) auf der Arzneimittel-Verpackung. – 2) Inhaltsangabe auf Standgefäßen.

Signe: (französ.) Zeichen; z. B. **S. de la chaise** (MATIGNON; durch Sich-Setzen ausgelöster After-Dickdarmschmerz bei Kolitis), **S. de décollement** (*röntg* Luftsichel in einer Echinokokkuszyste), **S. de l'ongle** (BOISSON; zu Beginn des Schüttelfrostes einsetzende schmutzig-graue Verfärbung des Nagelbettes bei intermittierendem Fieber).

signetur: *pharm* latein. Rezepturanweisung »es möge bezeichnet werden« (s. a. signa).

signifikant: bedeutsam, wesentlich; *statist* s. u. Signifikanz; *medizin* klinisch beweisend. – **Signifikanz**: *statist* »Bedeutsamkeit«; als signifikant gilt eine Differenz zwischen Prüfgröße u. deren Erwartungswert, wenn ihr rein zufäll. Zustandekommen sehr unwahrscheinlich ist. Der Grad dieser Unwahrscheinlichkeit variiert je nach Bedeutung des Nachweises, Schwierigkeit der Datenbeschaffung u.a.; sehr oft gilt ein Ergebnis als signifikant, wenn es höchstens in 1% der gleichgearteten Fälle rein zufällig zu erwarten wäre; v. a. bei biol. Untersuchungen (mit rel. geringer Versuchszahl) muß man sich auch für Abweichungen von dem, was nach der Nullhypothese anzunehmen ist, mit einem geringen S.niveau begnügen. Am gebräuchlichsten sind 95%-, 99%-, 99,9% u. (in Deutschland v. a. von KOLLER empfohlen) 99,73%-Niveau; die entgegengesetzte Wahrscheinlichkeit (5 bzw. 1 bzw. 0,1 bzw. 0,27%) wird als »Überschreitungs-« oder »Testwahrscheinlichkeit« bezeichnet.

Signorelli* Zeichen (ANGELO S., 1876–1952, Pulmonologe, Rom): Druckschmerzen zwischen Kieferköpfchen u. Warzenfortsatz bei Meningitis.

sig. n. prop.: *pharm* ↑ signa nomine proprio.

Signum: (lat.) Zeichen; z. B. S. mali ominis (= Zeichen einer schlechten Prognose), S. morbi (= Krankheitszeichen), S. mortis (= Todeszeichen).

SIH: Somatotropin-inhibitory hormone (↑ Somatostatin).

Sikkator: (NASSAUER) Pulverbläser für intravaginale Applikation.

Sikorski*-Guo* Reaktion (HELMUTH S., geb. 1914, dtsch. Arzt): modifiz. CHEDIAK*Trockenblut-Reaktion (Flockungsreaktion) auf Fließpapier.

SILA: »suppressible insulin like activity« (durch Antiseren unterdrückbar), mit immunreakt. Insulin etwa identisch.

Silben|entgleisung, -verwechslung: ↑ Paraphasie. – **S.schmieren**: verwaschene Aussprache einzelner Silben oder Buchstaben; Frühsympt. der progress. Paralyse, auch bei Schlafmittelvergiftung, im Alkoholrausch. – **S.stolpern**, Literalataxie: kortikale Dysarthrie mit Störung der Koordination des Wortes bei intakter Laut- u. Silbenbildung: Buchstaben u. Silben werden versetzt oder ausgelassen, auch innerhalb des Wortgefüges wiederholt (= verbale Perseveration); charakterist. für progress. Paralyse.

Silber, Argentum, Ag: Edelmetall mit Atomgew. 107,868 u. OZ 47; natürl. Isotope $^{107\ u.\ 109}$Ag, künstl. radioaktiv (β-Strahler) $^{104-106}$Ag, ^{108}Ag, ^{110}Ag, ^{113}Ag, ^{115}Ag; 1-, 2- u. 3wertig. Max. leitfäh., dehnbarstes aller Metalle, mit zahlr. Metallen legierbar. Anw. *ther* v. a. äußerlich (desinfizierend; oligodynam. Wirkg.) als ↑ Argentum colloidale nitricum (↑ CREDÉ* Prophylaxe) u. Arg. foliatum (s. a. Silberfolie), *histochem* für **S.aldehydmethode** (1949; DNS-Färbung mit frisch hergestelltem S.aldehyd u. Eintauchen in verdünnte NH_4OH-Lsg.; Chromosomen u. Kerne braun bis schwarz), *histol* für ↑ S.imprägnierung. Qual. Nachweis durch Ausfällung als AgCl (weiß) mit Cl^--halt. Lsgn., als Ag_2S (schwarz) mit H_2S, als Ag_2CrO_4 (rotbraun) mit Kaliumchromat-Lsg.; quant. durch Argentometrie, potentio- u. konduktometrisch. – *toxik* ↑ Argyrie, Argentumkatarrh (MAK 0,01 mg/m^3); akute Vergiftung praktisch nur durch Verschlucken von $AgNO_3$ (Höllenstein): Ätzschorf am Mund u. Rachen, Erbrechen weißer käs. Massen; Ther.: Magenspülung mit 1- bis 2%ig. NaCl-Lösung, Kohle, schleim. Getränke, Eiermilch.

Silber|amalgam: *dent* durch Trituration aus Hg u. einer Ag-Sn-Feilung hergestelltes, innerhalb weniger Std. erhärtendes Füllungsmaterial. – **S.clip**: *chir* kleine S.draht-Klammer, v. a. zum Verschließen kleinerer Arterien bei Hirn-Op. – **S.drahtarterien**: *ophth* hochgradig enggestellte u. wandverdickte (hyaline

Silber|fasern: *histol* ⌐ argyrophile Fasern. – **S.folie**: *chir, derm* dünngewalztes steriles Ag (⌐ Argentum foliatum) zur Bedeckung oberfläch. Wunden (v. a. Brandwunden); fördert Granulationsbildung (oligodynam. Ag-Wirkung), vermeidet starke Flüssigkeitsverluste durch Sekretion, ermöglicht schonenden Verbandwechsel. Neuerdings durch Al-Folie ersetzt. – **S.fuchsfieber**: durch Zuchttiere auf den Menschen übertragene Leptospirosis canicola. – **S.häutchen**: *botan* die dünne, silberglänzende, Fett u. Vit. B_1 enthaltende Samenschale des Reiskorns. Wird beim »Polieren« entfernt (daher bei einseit. Reis-Ernährung B_1-Mangel).

Silber|imprägnierung: *histol* Schwarzfärbung von argyrophilen Zellen (Nerven-, Gliazellen einschl. Fortsätzen) u. Bindegewebsfasern mit Ag-Verbindgn. (körn. Niederschlag reduzierten Silbers); z. B. nach BIELSCHOWSKY, CAJAL, GOLGI. – *bakt* Auch zur Darstg. von Treponemen, Leptospiren, Viren (nach FONTANA, TRIBONDEAU) u. Baktn.geißeln.: Fixieren mit Eisessig-Formalin-Lsg., Beizen mit Phenol-Tannin-Lsg., Imprägnieren mit ammoniakal. S.nitrat. – **S.linien**: *histol* Schwärzungsbänder zwischen den Gefäßwandzellen der terminalen Strombahn nach S.imprägnierung, wahrsch. von den bevorzugt in Nähe der Zellfugen präzipitierenden argyrophilen Granula herrührend (vgl. Kittleisten). – **S.nephropathie**: seltene tox. N. mit S.granulierung der Basalmembran von Glomeruli u. Tubuli; v. a. bei Personen, die regelmäßig mit photograph. Entwickler arbeiten.

Silbernitrat: ⌐ Argentum nitricum. – **S.agar**: s. u. SHWACHMAN* Test. – **S.lösung**: s. u. CREDÉ* Prophylaxe.

Silber|probe: *chem* Nachweis reduzierender Zucker anhand der »S.spiegel«-Bildung (oder Ag-Fällung) mit ammoniakal. $AgNO_3$-Lsg. (z. B. TOLLENS* Reagens). – **S.saum**: graue bis blauschwarze Verfärbung des Zahnfleischrandes bei **S.stomatitis** (v. a. im Molarenbereich bei Argyrie).

silent menstruation: Ausbleiben der Menses während hormonaler Kontrazeption mit sogen. Minipille. – **s. period**: *neurophysiol* »Innervationsstille«, d. h. vorübergehende Unterbrechung der ton. Entladungsfolgen von Nervenzellen (z. B. der motor. Einheiten; mit Fehlen des Muskeltonus), meist im Anschluß an eine synchronisierte Aktivitätssteigerung (z. B. Eigenreflex).

Silex* Zeichen (PAUL S., 1858–1929, Ophthalmologe, Berlin): ⌐ PARROT* Furchen.

Silfverskiöld* Syndrom (NILS S., schwed. Orthopäde), atyp. Achondroplasie, Osteochondropathie multiplex: (1925) enchondrale Dysostose auf dem Boden einer Mukopolysaccharidose, wahrsch. Variante des Typs MORQUIO mit zusätzl. Verkürzung vorwiegend der prox. Extremitätenabschnitte, Einziehung der Nasenwurzel, Gelenk- u. WS-Deformitäten.

Silicium: ⌐ Silizium.

Silikagel, Kiesel(säure)gel, akt. Kieselsäure: farblose, harte, kolloidale Kieselsäurepolymere mit unterschiedl., das Adsorptionsvermögen bestimmenden Teilchengrößen (4 mm bis Staub); Anw. z. B. in Salben, Pudern, zur Chromatographie.

Silikase, Silicase: Enzym, das die in Polysacchariden gebundene (z. B. als Brücke zur Kollagenverankerung im Bindegewebe dienende?) Kieselsäure freisetzt. – **Silikate**: Salze der Kieselsäure; grobdispers (kristallisch u. amorph; Hauptbestandteil von Quarz, Glimmer etc.), fein(= kolloidal)- u. molekulardispers; s. a. Silikatose, Silikose. – **Silikatose**: durch Silikat-halt. Feinstäube (Asbest, Talkum, Fullererde, Kaolin etc.) hervorgerufene Pneumokoniose: herdförm. Granulome, Narben u. diffuse (lineare u. retikuläre) Lungenfibrose; entschädigungspflicht. BK; s. a. Asbestose, Talkose; vgl. Silikose.

Siliko|anthrakose: ⌐ Anthrasilikose. – **S.antimonose**: seltene Mischstaubsilikose (mikronoduläre Pneumokoniose) durch Stäube mit hohem Gehalt an Antimonoxid u. nur ganz geringem an silikogenen Substanzen; v. a. bei Verhüttung von Antimonerzen; entschädigungspflicht. BK. – **S.arthritis, -arthrose**: ⌐ CAPLAN* Syndrom. – **S.desikkation**: *ophth* Trocknung (u. Aufbewahrung) von Hornhauttransplantaten durch Lagern über Silikagel.

siliko|gen: Silikose hervorrufend. – **S.granulom**: ⌐ Granuloma silicoticum. – **S.karzinom**: Narben-Ca. im Schwielenfeld einer Silikose; rel. häufig bei starken Rauchern (disponierende Rolle der Silikose für Bronchial-Ca. aber umstritten); klin.: rasche AZ-Verschlechterung, Gewichtsabnahme, Reizhusten, zunehmende Atemnot, stark erhöhte BSG; Rö-Befund oft untypisch.

Silikom: s. u. Silikose.

Silikon, Silicon: uneinheitl. organ. Verbindgn. mit Si-C-, Si-O-, Si-O-Si(»Siloxan«)-Bindungen; i. e. S. die Siloxanpolymeren (Polysiloxan), unterschieden als S.öl, -fett, -harz, ⌐ -kautschuk (»-gummi«); im allg. hydrophob, rel. indifferent, chem. stabil. – **S.bad**: *chir* (FRANK GEROW 1965) Vollbad in flüss. S. bei schwerer Verbrennung bis zur Durchführung notwendiger Hauttransplantationen (bis 5 Wo.); Prophylaxe gegen starken Flüssigkeitsverlust (durch Wundsekretion) u. Keimkontakt. – **S.embolie**: bei offener Herzchirurgie Embolie (v. a. Nieren, Gehirn) durch aus der Herz-Lungenmaschine verschleppte S.partikeln. – **S.kautschuk**: mit Peroxid zu hochelast. »Gummi« polymerisierte Polysiloxane von hoher Formkonstanz u. Abriebfestigkeit; zahnärztl. Abdruckmasse.

Silikoni(si)erung: Benetzen der Innenwand eines Glas- oder Kunststoffgefäßes mit verdünnter Silikonöl-Emulsion zur Reduzierung des Materialkontaktes u. damit der Gerinnungsneigung des einzufüllenden Blutes (Faktor-XII-Aktivierung u. Plättchenadhäsion herabgesetzt).

Silikose, Quarz-, Kiesel-, Steinstaublunge: (VISCONTI 1870, ROVIDO 1871) häufigste Pneumokoniose (mit typ., fibroplast. Gewebsumbau), hervorgerufen durch – meist berufl. – Einwirkung von lungengäng. Quarzfeinstaub (<2–3 μm; = reine S.) oder quarzhalt. Mischstaub (= modifizierte oder Mischstaub-S.). Entstehung abhängig von Staubkorngröße u. -dichte, Expositionszeit (Staubsummenwert), Quarzsorte u. -menge (evtl. auch Beimischungen) u. Disposition. Pathomechanismus umstritten (Oberflächenwirkung der Quarzkristalle auf Gewebseiweißmoleküle mit Umfunktionierung u. reakt. AK-Bildung?); anat.:

Silikosiderose

Schema für **Silverman* Index**

	0	1	2	Punkte
Atembewegung von Brust und Bauch	synchron	nur abdominell	paradox	
inspirator. interkostale Einziehungen	keine	angedeutet	ausgeprägt	
Xiphoideinziehungen	keine	angedeutet	ausgeprägt	
Mundbodenatmung	keine	vorhanden, Mund geschlossen	vorhanden, Mund offen	
exspirator. Geräusch	keines	auskultatorisch nachweisbar	Stöhnen	
	Gesamtwertung			

Eindringen nicht abgehusteter oder von Alveolarmakrophagen phagozytierter Staubkörnchen durch Alveolarepithellücken in interstitielle Lymphbahnen, peribronchiale, perivaskuläre, subpleurale (zunächst in Randsinus) u. lymphonoduläre Ablagerung, reakt. Wucherung der Histiozyten u. kollagenen Fasern mit typ. Schichtung (»**S.granulom**«; Ø 2–4 mm) u. später Hyalinisierung (»Silikom«); Progredienz durch Bildung weiterer Granulome u. deren Konfluieren (Rundherde, Konglomerate, Ballungsschwielen), starke Gewebsschrumpfung u. kompensator. Emphysem (perinodös, perinodulär, auch großflächig). Klin. (sehr unterschiedl.!): schleichender Beginn (oft jahre- bis jahrzehntelange Latenz, auch nach Wegfall der Staubexposition) mit leichter Ermüdbarkeit, Inappetenz, Gewichtsverlust; Husten, zunehmende Dyspnoe (anfangs restriktiv, später obstruktiv), Zyanose (gestörte Ventilation, Diffusion u. Perfusion); als Komplikationen chron. obstrukt. Bronchitis, Emphysem, Tbk (↑ Silikotuberkulose), Pleuritis, respirator. Insuffizienz, chron. Cor pulmonale; s. a. CAPLAN* Syndrom. Wesentl. Diagnostikum ist – neben subtiler Berufsanamnese – der Rö.befund, auf dem auch die (neben den *WHO*-Schemata von 1958 bzw. 1971) gült. 3-Stadien-Einteilung basiert: I) vermehrte Lungenzeichnung, einzelne Fleckschatten, leicht vergrößerte Hilusschatten; II) sehr zahlreiche Flecken, über bd. Lungen disseminiert; III) größere, flächenhafte Schwielen, Schrumpfungen, kleine Fleckschatten. – Bes. Formen: Rundherd-S. (»tumoröse S.«), Gittertüll-, Schneegestöber-, Schrotkornlunge (s. a. Abb. »Eierschalenhilus«) sowie die akute S. nach nur kurzer Exposition bei hochquarzhalt. Staub (u. wahrsch. auch auf Grund individueller Disposition), mit schnell-progred. Lungenveränderungen u. meist letalem Ausgang (v. a. im Tunnel- u. Stollenbau, an Sandstrahlern u. in der Putzmittelindustrie). – Prophylaxe: Verw. quarzfreien oder -armen Arbeitsgutes, Staubbekämpfung am Arbeitsplatz (z. B. Leitstaubprophylaxe), Atemschutz, werkärztl. Überwachung. Ther.: symptomatisch; Behdlg. der Komplikationen. Entschädigungspflicht. BK.

Siliko|sidero(anthrako)se: Kombin. von Silikose u. Siderose (u. Anthrakose) als Mischstaublunge. Potenzierende Pathogenität der Stäube nicht erwiesen. – **S.talkose**: Mischstaublunge durch Talkumstaub mit Quarzbeimengungen; ausgedehnte Schwielen. – **S.tuberkulose**: Lungen-Tbk als – häufigste u. gefährlichste – Komplikation einer Silikose oder koinzident mit ihr auftretend; sehr ungünst. Wechselwirkung (Einflußmechanismen auf Entstehung u. Verlauf der Tbk ungenügend geklärt). Entschädigungspflicht. BK nur bei Vorliegen einer wesentl. oder progred. Silikose u. einer akt. Tbk.

silikotisch: Silikose betreffend.

Siliqua olivae: *anat* die die Olive des verlängerten Marks zirkulär umlaufende Faserschicht (»Olivenschale«).

Siliquidreaktion: (SCHWARTZ, GRUNEWALD 1924) Serumlabilitätsprobe (Prinzip der Kolloidreaktion) durch tropfenweises Zusetzen von 0,25%ig. kolloidaler Siliquid(= SiO_2)-Lsg. zu Serum (oder Liquor) bis zum Trübungseintritt.

Silizium, Silicium, Si: Nichtmetall-Element (»Halbmetall«) mit Atomgew. 28.086 u. OZ 14; Isotope ^{28}Si, ^{29}Si u. ^{30}Si, künstlich ^{31}Si(ß-Strahler, HWZ 2,62 h; nuklearmed. Anw. bei metabol. Studien; krit. Organ: gesamter Körper); 4- u. 2wert.; sehr reagibel mit Halogenen, N, O, H (= **Silizide**) u. C (= **S.karbid** = Karborund); neben O häufigster Bestandteil der Erdkruste; biol. Spurenelement. – **S.dioxid**: das Kieselsäureanhydrid SiO_2, natürlich vork. als Quarz, Kieselgur, Sand, Kieselstaub; chem. stabil, Grundbaustein der Kieselsäure. – **S.granulom**: *derm* ↑ Granuloma silicoticum; vgl. Silikosegranulom.

Silkworm(gut), Seidendarm: (engl.) aus dem Spinnsaft der getöteten Seidenraupe geformter Faden als schwer resorbierbares chir. Nahtmaterial sowie für ↑ Intrauterinpessare.

Sillimanitlunge: Aluminose-ähnl. Mischstaublunge durch Aluminiumsilikate der Bauxitschmelze; z. B. als ↑ Korundschmelzerlunge.

Silo|füllerkrankheit, -gasvergiftung: (LOWRY u. SHUMAN 1956) bei der Mais- u. Luzerne-Silierung nach 12 Std. bis 4 Tg. vork. Stickoxid-Intoxikation. – **S.tod**, Gärtod: in Gärkellern u. in Silos (sowie in Bananen-, Kartoffel-, Tabaklagern, mit Getreide, Reis, Sojabohnen etc. gefüllten Schiffsladeräumen, v. a. bei nicht vollkommen trockener Einlagerung) vork. letale CO_2-Vergiftung.

Silting effect: (VOLKHEIMER 1964) »Versandungseffekt«, d. h. Immigration ungelöster (unlösl.) Nahrungspartikeln über Darmepithel u. Lymphsystem in die Kapillaren (↑ HERBST* Effekt), mit Mikroembolisierung u. kardialwärts gerichteter Thrombosierung; im allg. reversibel, durch lebenslange Summation (bei vermehrter Durchlässigkeit im Alter) aber evtl. zu Kapillarenverlegung führend (Pathomechanismus der sogen. Wipfeldürre des Kapillarbaumes?).

Silver*-Russell* Syndrom, Zwerg(wuchs): (HENRY K. S., geb. 1918, Pädiater, Denver): (1953; A. R. 1954) wenig geklärte Form des intrauterinen Zwergwuchses (Embryopathie in 6.–7. Wo.?); Geburtsgew. <2500 g u. Länge <38 cm; verzögerte Skelettentwicklung, großer Hirn- u. kleiner dreieck. Gesichtsschädel mit Mikrogenie u. »Haifischmaul«, Hypotrophie einer

Körperseite (einschl. Gesicht), Dysgenitalismus, disproportionierte Extremitäten, degenerat. Stigmata; Intelligenz u. stato- u. psychomotor. Entwicklung normal; bei ♀ evtl. erhöhte Gonadotropinurie, sonst keine Hormon- u. Stoffwechselstörung, keine Chromosomenaberration.

Silverman* Index zur Bewertung eines Respiratory--distress-Syndroms beim Neugeb. (⌐ Schema; Gesamtpunktzahl 10 = schwerste Dyspnoe, Therapie nötig!).

Silverman* Nadel (IRVING S., geb. 1904, Chirurg, Brooklyn): (1938) mehrfach modifizierte (VIM, FRANKLIN, FUCHS) Biopsienadel; lange, an der Spitze abgeschrägte, scharf geschliffene Hohlnadel (mit Mandrin), in die in situ eine um 2 cm längere, längsgespaltene stanzende Hohlnadel eingeschoben wird (vollständ. Abtrennung des Gewebszylinders durch Nachschieben der Außennadel).

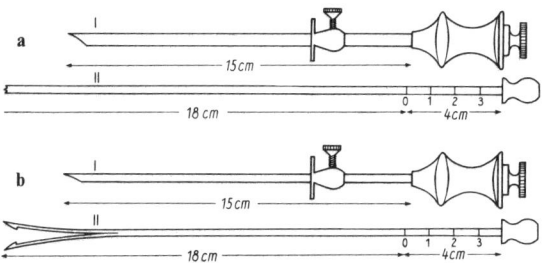

Biopsienadel (I = Außenkanüle mit Mandrin, II = Innenkanüle) **a)** nach TURKEL (Innenkanüle mit gezähntem Rand, Innen-⌀ 1,5–2 mm), **b)** nach VIM-SILVERMAN (Innen-⌀ 2 mm).

Silverman* Syndrom: **1)** (FREDERIC N. S., geb. 1917, Pädiater, New York): **a)** (1958) Entwicklungsanomalie des Brustbeins mit prämaturer Synostose der Knochenkerne; sek. oft Hühnerbrust, häufig kombin. mit angeb. Herzfehler. – **b)** (zus. mit H. C. KEMPE u. M. 1962): ⌐ Kindesmißhandlungssyndrom. – **c)** ⌐ ROBINOW*-S.*-SMITH* Syndrom. – **2)** (WILLIAM A. S.) ⌐ CAFFEY*-S.* Syndrom.

Silvester* Methode (HENRY ROBERT S., 1828–1908, Arzt, London): (1858) zur künstl. Beatmung rhythm., seitl. Thoraxkompressionen (Exspiration) durch Anpressen der über dem Ellbogen gefaßten Arme vom Kopfende des auf dem Rücken Liegenden her im Wechsel mit Hochführen des Arms über den Kopf (Inspiration).

Silvestrini* Symptom: (1904) Gynäkomastie als Folge einer hyperöstronäm. Stoffwechselstörung (z. B. bei Hoden-, NNR-Tumor, Hypophysenadenom) sowie unter Östrogen-Ther. u. bei Arbeitern in der Hormonindustrie. – **S.*-Corda* Syndrom**: (1926) Sammelbegr. für das hepato-ovarielle u. das hepatotestikuläre Syndrom.

Silvestroni*-Bianco* Syndrom: (1945) ⌐ Sichelzellen-Thalassämie.

Silvose: aus Zellulose gewonnener Traubenzucker.

Silylierung: *chem* Substitution (v. a. von OH-Gruppen) mit Si-organ. Verbindgn.

Silymarin, Silybin: Lebertherapeutikum; ein hepatotoxischen (z. B. Phalloidin-bedingten) Prozessen entgegenwirkendes Flavonol der Früchte der Marienwurzel Silybum Marianum.

Simbu-Gruppe, -Viren: Untergruppe der ARBO-Viren mit dem Akabane- (Japan), Buttonwillow (Kalifornien), Sathuperi- (Indien), Ingwavuma- u. Simbu- (Südafrika), Manzanilla- (Trinidad) u. Oropouche-Virus (Äquatorialamerika); Erreger fieberhafter Allgemeinerkn. mit Husten.

Simian: (engl.) Affen betr., bei Affen vork.; z. B. **Simian-Virus**: (Affen-Virus) ⌐ SV-Virus. – **S. associated Virus**: SA8-Virus, ein nicht klassifiz. Herpesvirus, das bei Affen Lähmungen hervorruft.

Simile: *hom* »das Ähnliche« i. S. des **Similia similibus curentur** (später abgefälscht: curantur), d. h. des ⌐ Ähnlichkeitssatzes (»**Simile-Satz**«) »Ähnliches möge (kann) durch Ähnliches geheilt werden«. – **Simillimum**: *hom* »das Ähnlichste« als Begr. für größtmögl. Übereinstimmung von Krankheits- u. Arzneibild (maximal als **S. aequale** oder **S. ison).**

Simmonds* Syndrom (MORRIS S., 1855–1925, Pathologe, Hamburg): (1913) histor. Bez. für die HVL-Insuffizienz (⌐ Hypopituitarismus) verschiedenster Ätiol., z. B. bei Zwischenhirn-, Hypophysen-Tumor u. postpartal (»SHEEHAN* Sy.«). Klin. Bild bestimmt durch die sek. Ausfälle von Schilddrüse, Nebennieren u. Gonaden, wobei die sogen. fette hypophysäre Insuffizienz LICHTWITZ überwiegt (eine **S.*Kachexie** ist selten; die ursprünglich beschriebenen Fälle waren v. a. nervöse Anorexie). – Zusammenfassend auch als S.*-REYE*-SHEEHAN* Syndrom bez.

Simmons* Agar (JAMES STEVENS S., 1890–1954, Tropenarzt, Boston): *bakt* modifiz. KOSER* Zitratnährboden für die TPE-Differenzierung; begünstigt Zitrat-pos. Keime (nicht aber E. coli).

Simolda*-Schlör* Probe: *gyn* s. u. SCHLÖR*.

Simon* Herde (GEORGE S., zeitgen. engl. Arzt): **1)** bei Lungen-Tbk ein- oder beidseit., meist hämatogene, verkalkende Spitzen(streu)herde aus der Primärperiode; stationär bleibend oder – nach langer Latenz – aus ihrer zentralen Nekrose heraus exazerbierend zur tert. progr. Lungen-Tbk. – **2)** S.*-REDECKER* Frühinfiltrat: ⌐ ASSMANN* Frühinfiltrat.

Simon* (GUSTAV S., 1824–1876, Chirurg, Rostock, Heidelberg) **Instrumente**: **1)** Spatelhaken mit langem, subterminal leicht aufgebogenem Blatt. – **2)** feiner, scharfer Ein- oder Zweizinkerhaken als Fistelhaken (sogen. Kletterhaken). – **3)** Scheidenspekulum mit hakenförmig endendem Griff u. auswechselbarem rinnenförm. Blatt. – **S.* Lage**: Rückenlage mit Abduktion der knie- u. hüftgebeugten Beine. – **S.* Operation**: **1)** S.* MARCKWALD* Op.: vaginale Kollumamputation. – **2)** ⌐ SIMS*-SIMON* Op. – **S.*-Bralez* Krankheit**: *gyn* chron.-rezidivierende Vulva-Exulzerationen unbekannter Genese. – **S.*(-Richet*) Inzision**: »vertikaler Lumbalschnitt« 3 QF neben den Dornfortsätzen vom Oberrand der 11. Rippe bis zur Spina iliaca post.; gewährt dir. Zugang zum Nierenbecken u. -gefäßstiel. – **S.* Zeichen**: Polyurie bei Hypophysenmetastasen eines Mamma-Ca.

Simon* Linien (OSKAR S., 1845–1882, dtsch. Anatom): ⌐ Hautspaltlinien.

Simon* Skala (THEODORE S.): *psych* Zusammenstellung der intellektuellen Leistungen normal entwickelter Kinder verschiedener Altersstufen als Vergleichswerte für den ⌐ BINET*-S.* Intelligenztest.

Simon* Zeichen (CHARLES E. S., 1866–1927, Pathologe, Baltimore): inspirator. Unbeweglichkeit (evtl.

Einziehung) des Nabels als Sympt. der Korrelation der Zwerchfell- u. Thoraxatmung; Frühzeichen der tbk. Meningitis. – vgl. (GUSTAV) S.* Zeichen.

Simonart* Bänder (PIERRE JOSEPH C. S., 1817–1847, Gynäkologe, Brüssel): ↑ amniot. Stränge.

Simonelli* Nierenfunktionsprobe: Jodbelastung mit anschließ. Kontrolle der J-Ausscheidung in Harn u. Speichel. Bei Nierenerkr. renale Ausscheidung verzögert oder aufgehoben.

Simons* Sphinkterometrie (IRVING S., geb. 1884, Urologe, New York): (1935) sukzedane Druckkontrolle in der hint. Urethra u. am inn. u. äuß. Blasenschließmuskel mit dem Mikrozystometer (kleiner, wassergefüllter, mit Druckregistriergerät verbundener Ballon).

Simons* Phänomen (ROBERT DAVID GEORGE PHIL. S., 1909–1966, niederländ. Dermatologe): klin. Sistieren (»dermatol. Ruhe«) eines Ekzems oder einer Psoriasis.

Simons* Syndrom (ARTHUR S., geb. 1877, Arzt, Berlin): progressive oder paradoxe Lipodystrophie: bevorzugt bei ♀ ♀ umschrieb. Fettschwund (meist der oberen Körperhälfte) bei sonst normalem oder gar vermehrtem Panniculus adiposus (v. a. als Becken-Gürteltyp), evtl. mit Otosklerose, Knochenzysten, Debilität, Störungen von Wasserhaushalt, Menses u. Vasomotorik, Hyperthyreose.

Simonsiella: (SCHMID 1922) als harmlose Mundhöhlen-Saprophyten bei Mensch u. Haustier vork. »Scheibenbaktn.« (mit schichtart. Gliederung der unbewegl. Zellfäden).

Simonson* Effekt (ERNST S., 1898–1974, Arbeitsphysiologe, Frankfurt/M.): bei anaerober Arbeit in den ersten 10 Sek. eintretende Leistungsminderung. Durch Vorschalten einer kurzen Einarbeitungs- u. Ruheperiode umgehbar.

simplex: (lat.) einfach, vereinfacht, *chem* von übl. = normaler Konzentration, *path* unkompliziert. – **Simplex-Dosimeter®**: *radiol* nur für die Dosismessung geeignetes ↑ Dosimeter (vgl. Duplex®); als Meßkopf Ionisationskammern verschied. Größe, Anzeige (in R) durch geeichtes Zählwerk.

Simpson* Lampe (WILLIAM SPEIRS S., gest. 1917, engl. Ingenieur): elektrische Lichtbogenlampe mit Wo-Mg-Elektroden; erzeugt UV-Licht (»**S.* Licht**«).

Simpson* (SIR JAMES YOUNG S., 1811–1870, Arzt, Edinburgh) **Narkose**: die 1847 erstmals anläßlich einer Entbindung (»Narcose à la reine«) angew. ↑ Chloroformnarkose. – **S.* Operation**: Uterusantefixation (im Anulus inguin. int.) mit Verkürzung der Ligg. rotunda. – **S.* Schmerzen**: durch Blutung u. Tumorwachstum bedingte wehenart. Uterusschmerzen bei fortgeschritt. Korpus-Ca. (ähnl. aber auch bei Abortus incipiens, Pyometra, submukösem Myom etc.). – **S.* Sonde**: gebogene, graduierte Sonde zur Längenmessung des Uteruskavums. – **S.* Zange**: *geburtsh* der NAEGELE* Zange ähnl. Geburtszange mit Gleitschloß, Beckenkrümmung u. vollen oder gefensterten Löffeln (= S.*-LUIKART* bzw. S.*-BRAUN* Z.).

Sims* (JAMES MARION S., 1813–1883, Gynäkologe, New York) **Instrumente**: 1) Mastdarm-Doppelspekulum mit halbröhrenförm. Branchen (voll, schmal gefenstert oder gitterförm.) u. Stellschraube. – 2) biegsame graduierte Uterussonde mit vollem, ovalärspatelförm. Griff. – 3) biegsame, scharfe oder stumpfe Uteruskürette mit vollem Griff u. außen geriefter Schlinge. – 4) Rinnenspekulum für Scheidenfistel-Op. – **S.* Lage**: 1) Knie-Ellenbogenlage zur Entfaltung der Vagina sowie zur Reposition des retroflektierten Uterus oder einer vorgefallenen Nabelschnur. – 2) stabile Li.-Seitenlage mit angezogenem u. auf das andere gelegtem re. Bein, nach hinten geschlagenem, herabhängendem li. Arm u. zur Unterlage geneigtem Rumpf. – **S.* Operation**: 1) bei Retroversio uteri Fixation der Scheidenhinterwand ans Rektum. – 2) bei Anteversio uteri mediane Inzision der Kollumhinterwand im Flexurwinkel u. aufrichtende Naht. – 3) S.*-SIMON* Op.: bei Blasen-Scheidenfistel Exzision des Fistelganges u. Verschluß von Harnblase u. Scheide mit durchgreifenden Nähten.

Sims*-Huhner* Test: (Harry M. S.) *gyn* s. u. HUHNER*.

Simtrazenum *WHO*: 1,4-Dimethyl-1,4-diphenyl-2-tetrazen; Antineoplastikum.

Simulation: bewußte u. absichtl., evtl. betrüger. Vortäuschung von – meist funktionellen – Krankheitssymptn. mit best. Zweckabsicht (z. B. Rentenbegehren); vgl. Aggravation.

Simulations|dermatitis: ↑ Dermatitis artefacta. – **S.probe**: Untersuchung zur Bestätigung bzw. zum Ausschluß einer Simulation; als Hörprüfung z. B. der BÁRÁNY* u. LOMBARD* S.versuch, die ↑ MOOS*, MARX* Probe (nach Vertauben des gesunden Ohres wird eine gestellte Frage nur vom Simulanten beantwortet). – **S.psychose**: aus den in einer best. Situation (z. B. Haft) simulierten Psychose-Symptn. infolge deren zunehmender Abspaltung von Willen u. Bewußtsein u. Weiterlaufens in unabhäng. Bahnen hervorgehende Psychose.

Simulator: mit einem Analogrechner ausgestattetes, einen physikal.-techn. Vorgang nachahmendes Gerät zur Einübung der Bewältigung vorprogrammierter krit. Situationen; z. B. *radiol* ein Rö.diagnostikgerät zur Nachahmung der Strahlungsgeometrie von Telether.-Einstellungen zwecks Ermittlung von Feldlokalisationen, Dosisverteilung etc. – **simulieren**: nachahmen (↑ Simulation).

Simulium: kosmopolit. Kriebelmücken-Gattg. [Simuliidae], deren ♀ ♀ Blutsauger sind. Obligate Überträger der Onchozerkose des Menschen; mehrere Arten Viehschädlinge (Giftwirkung des Speichels).

simultan: gleichzeitig.

Simultan|agnosie: Unvermögen, einen Gesamtvorgang trotz Erfassens aller Einzelheiten zu erkennen; assoziative Form der opt. Agnosie. – **S.färbung**: *hist* sog. »Mehrfachfärbung« durch gleichzeit. Einwirken einer Farbstoffmischung, aus der best. Gewebestrukturen jeweils eine best. Farbe annehmen; z. B. ↑ VAN GIESON* Färbung. – **S.impfung**: *serol* gleichzeit. pass. u. akt. Immunisierung, deren ersteres das schutzlose Intervall bis zum Einsetzen der AK-Produktion überbrücken soll; z. B. als Tetanusprophylaxe beim nicht aktiv Geimpften. – **S.infektion**: I., bei der gleichzeitig mit dem infektiösen Agens der spezif. AK in den Körper gelangt, z. B. bei Hepatitis-B-Übertragung durch Bluttransfusion. – **S.kontrast**: *opt* das bei gleichzeit. Eintreffen von Helligkeits- u. Farbreizen an benachbarten Netzhautstellen auftretende – Randunschärfen ausgleichende – Phänomen einer ver-

stärkten Dunkel- bzw. einer Gegenfarbempfindung (↑ Farbkontrast) in der Nachbarschaft der adäquaten Reizantwort.
Simultan|schwelle: *physiol* simultane ↑ Raumschwelle. – **S.sehen:** das Binokularsehen; i. e. S. dessen 1. Stufe, wobei die Objekte superponiert wahrgenommen werden, sich aber noch nicht neutralisieren: (Weitere Stufen: Fusion u. Stereoskopie). – **S.teilung:** *genet* Zerfallsteilung, bei der innerhalb der Mutterzelle eine Anzahl von Kernteilungen ohne Plasmateilung etwa synchron ablaufen. Anschließend Teilung dieser vorübergehend polyenergiden Mutterzelle durch Abgrenzung der umgebenden Plasmabezirke u. inn. Wandbildung; häufig bei Protisten. – **S.tomographie:** *röntg* Anfertigung mehrerer Schichtbilder (von gewünschten Schichttiefen) der gleichen Region in einem Arbeitsgang unter Verw. einer spez. Filmkassette (»Schichtkassette«); Vorteile: übereinstimmende (Bewegungs-)Phase, geringere Strahlenbelastung, Zeitersparnis.
Sinapis alba: »weißer, gelber oder engl. Senf« [Cruciferae]; Anw. der Samen (Semen Erucae, Senfkörner; bis 1% äther. Öl, mit Sinalbin) u. a. als Hautreizmittel u. bei Verdauungsstörungen. – **S. nigra:** Brassica nigra; Senfkohl, Samen wie die von S. alba angewandt. – **Sinapismus:** 1) Senföl-Vergiftung durch einschläg. Präpe. oder Speisen (Senf, Rettich, Knoblauch, Meerrettich, Zwiebeln): Übelkeit, Erbrechen, evtl. Proteinurie, Kreislaufkollaps. – 2) therap. Anw. von Senfpräparaten.
Sincalid *WHO:* synthet. Oligopeptid; löst Gallenblasenkontraktion u. – zus. mit Sekretin – Pankreassekretion aus.
Sinciput *PNA:* Vorderhaupt, vord. Kopfhälfte.
Sindbeule: ulzerierende Hautleishmaniase in Pakistan.
Sindbis-Fieber: in Ägypten, Südafrika, Australien u. Indien Erkr. des Menschen durch das bei Mücken u. Vögeln vork. gleichnam. ARBO-Virus A: kurz anhaltendes Fieber, Kopf- u. Muskelschmerzen (meist jedoch nur subklinisch). Experimentell infizierte Mäusesäuglinge sterben an Enzephalitis, Hamstersäuglinge u. Fledermäuse erkranken an nervösen Störungen.
(Sinding) Larsen*: ↑ LARSEN*.
sine: (lat.) ohne. – **sine confectione:** *pharm* latein. Rezepturanweisung »ohne Originalverpackung«.
Singer* Durstkur: rigorose Flüssigkeitsrestriktion (an 3 Tagen je 200–400, am 4. [»Durchspültag«] 1500 ml) u. salzarme Diät zur Verminderung der Bronchoblennorrhö.
Singer* Krankheit: 1) Hypnolepsie: ↑ GÉLINEAU*-WESTPHAL* Syndrom. – 2) ↑ MOSCHCOWITZ*-S.*-SYMMERS* Krankht.
Singer*-Plotz* Fixationstest: ↑ Latex-γ-Globulin-Fixationstest.
single: (engl.) einzeln; z. B. **si. atrium, si. ventricle** (↑ Cor triloculare uniatriosum bzw. biatriatum), **S.-breath-Methode** (↑ Kohlenmonoxidmethode), **S.-stage-Verfahren** (ALBREY u. SIMMONS 1960; enzymat. »Einstufen«-Nachweis inkompletter AK durch Zusatz von Papain-Lsg. mit Aktivator zum Anti-Rh-Testserum (↑ Papaintest).
Singtherapie: Gruppen-Psychother. mit gemeinsamem Gesang als bes. Element des Zusammenhalts.

singularis, singulär: (lat.) einzeln, vereinzelt, außerordentlich.
Singultus: »Schluckauf«, eine Art Schnappatmung mit unwillkürl., rascher Zwerchfellkontraktion bei exspirator. Stimmritzenschluß u. nachfolgender brüsker Inspiration, die einen hohen Ton hervorruft. Meist vorübergehend u. bedeutungslos; als permanentes Geschehen (Ther.: u. a. Novocain-Inj. in Reflexzonen) entweder abdominaler Genese (Reizung des Zwerchfells oder angrenzender Organe) oder zentralnervös (v. a. Enzephalitis; als **S. epidemicus** wahrsch. abgeschwächte gutart. Form dieser Erkr.), selten psychogen (Spasmolygmus).
SINH: Streptomyzin-**INH**.
Sinicuichi: 1) Rauschtrank aus Heimia salicifolia [Lythraceae] = Nesea syphilitica. – 2) rauscherzeugende Samen (Colorin chiquito; Pipilzontli) von Dolichos phaseoloides. – 3) betäubende (Piscidin-halt.) Wurzelrinde von Piscidia erythrina.
Sinigrin: Senfölglykosid in Samen von Brassica nigra (vgl. Senföl). Wird hydrolytisch in Senföl, Glukose u. Kaliumbisulfat gespalten.
sinister: (lat.) links, linksseitig, ungünstig; s. a. lävo…, links…, sinistro….
sinistraural: das li. Ohr betreffend, links besser hörend.
sinistro…: Wortteil »links«; z. B. **S.deviation** (= Abweichung nach links), **S.duktion** (*ophth* ↑ Lävoduktion), **S.kardie** (↑ Lävokardie), **S.(kardio)-gramm** (*röntg* ↑ Lävokardiogramm), **s.-okulär** (= linksäugig), **s.manuell** (= linkshändig), **s.pedal** (= linksfüßig, das li. Bein als Sprungbein bevorzugend), **S.posiitio(n)** (»Linkslage«, *geburtsh* s. u. Positio), **S.zyklopduktion** (*ophth* Lävozyklopduktion = Linksrollung des Bulbus, d. h. im Uhrzeigersinn; s. a. Zyklopduktion). – **S.zykloversion** (↑ Lävozykloversion; s. a. Zykloversion).
Sinistrose: (BRISSAUD 1909) ↑ Rentenneurose.
Sinkler* Phänomen (WHARTON S., 1845–1910, Neurologe, Philadelphia): *neurol* am vollständig gelähmten Bein durch kräft. pass. Großzehenbeugung auslösbare Flexion im Hüft- u. Kniegelenk.
Sinn: *physiol* auf spezif. Wahrnehmungsqualitäten ausgerichtete, mit entspr. Rezeptoren, Leitungsbahnen u. Zentren ausgestattete Form der Wahrnehmensorganisation; beim Menschen (↑ Tab.) als Geruchs-, Geschmacks- (= chem. Sinne), Gesichts-, Gehör- sowie Lage-, Tast-, Temp.-, Gleichgewichtssinn u. als ↑ Pallästhesie (s. Tab.); auch in Fern- (Gesicht, Gehör) u. Nahsinne (Leibgefühl, Sensibilität) unterteilt; s. a. Kinästhesie, Schmerz, Gleichgewichtssinn.
Sinnes|apparat: Gesamtheit der Sinnesorgane bzw. der Rezeptoren eines Sinnes. – **S.empfindung:** ↑ Empfindung. – **S.energien, spezifische:** die für ein S.organ adäquaten, zu dessen Reizung u. zur Auslösung einer Empfindung führenden Energien; s. a. MÜLLER* Gesetz (»der spezif. Sinnesenergien«). – **S.epithel:** das aus ektodermalen Sinnes- u. Stützzellen aufgebaute, durch spezif. Reize erregbare Epithel der S.organe (Geruchs-, Geschmacksorgan, Auge, Ohr); s. a. Stratum neuroepitheliale, Cristae ampullares, Organum spirale, ↑ S.schleimhaut.
Sinnes|feld, kortikales: der Wahrnehmung, Verarbeitung u. Erinnerung spezif. S.eindrücke dienendes

Feld der Großhirnrinde (= kortikale Repräsentation eines Sinnes); s. a. olfaktorischer, optischer, sensomotorischer, somatosensibler / Kortex. – **S.haare**: die freie Oberfläche bestimmter S.zellen (Haarzellen des Gleichgewichts- u. Hörorgans; Riechzellen) überragende, von einer axialen Fibrille durchzogene plasmat. Fortsätze, die der Reizrezeption dienen. – **S.modalität**: / Empfindungsmodalität; s. a. Tab. »Sinne«. – **S.organe**: / Organa sensuum; unterschieden als niedere (= nur Rezeptoren) u. höhere S. (mit vorgeschaltetem Hilfsapparat, z. B. Auge, CORTI* Organ). – In der PAWLOW* Lehre als Analysatoren bezeichnet. – **S.qualität**: / Tab. »Sinne«.

nach G. ten BRUGGENCATE

Sinnessystem Modalität	Empfindungsqualitäten	Reizqualitäten	Rezeptortyp
Gesichtssinn	Helligkeit, Dunkelheit, Farben	elektromagnet. Strahlung 4000–7000 Å	Photorezeptoren
Temperatursinn	Kälte, Wärme	elektromagnet. Strahlung 7000–9000 Å, konvektiver Wärmetransport	Thermorezeptoren
mechan. Sinn der Haut	Druck, Berührung	mechan. Rezeptorverformung durch solide Objekte oder übertragene Luftdruckänderungen	Mechanorezeptoren
Gehörsinn	Tonhöhen		
statokinet. Sinn	absolute Körperlage, Körperbeschleunigg., relat. Lage u. Bewegung v. Körperteilen u. Gelenken, Kraftempfindung		
Geruchssinn	Verschiedene Gerüche	chem. Substanzen,	
Geschmackssinn	Säure, Salz, Süße, Bitterkeit	Ionen	Chemorezeptoren
Schmerzsinn	Schmerz	gewebeschädigende Einwirkungen	Nozizeptoren

Sinnesreiz: der für das S.organ adäquate / Reiz, der nach Umwandlung (im Rezeptor) in eine Erregung die S.wahrnehmung auslöst. – **S.mangel**: sensorielle / Deprivation.

Sinnes|schleimhaut: die aus / S.epithel u. Tunica propria bestehende Mukosa der Regio olfactoria (/ Riechschleimhaut) u. der Macula sacculi u. utriculi. – **S.täuschung**: vermeintl. Wahrnehmung von etwas nicht oder in der wahrgenommenen Form nicht Vorhandenem; Oberbegr. für / Illusion, Pseudohalluzination, Halluzination. – **S.wahrnehmung**: das Bewußtwerden eines den Organismus treffenden Reizes als Ergebnis der materiellen Prozesse in einem S.feld, ausgelöst durch die vom Rezeptor dorthin gelangte Erregung.

Sinnes|zelle: *anat* für die Aufnahme adäquater (u. inadäquater) Reize u. die Umwandlung der Reizeinwirkung in eine Erregung spezialisierte Nervenzelle, wobei als / Rezeptor wirksam sind entweder das ges. Zytoplasma oder (als höher entwickelte Form) bes. »nervöse Endapparate«, z. B. Sinneshaare oder -stiftchen (/ Stäbchen-, Zapfenzellen), deren Fibrillen sich in den Neuriten fortsetzen. Als **prim. S.** ein peripher verlagertes zerebrales Neuron (z. B. Riech-, Stäbchen-, Zapfenzelle), als **sek. S.** eine von der peripheren Glia oder endo- bzw. ektodermalen Epithelien abgeleitete Zelle. Auslösungsort einer organspezif. S.empfindung, wobei derselbe Reiz an verschied. S.apparaten verschiedene – apparatspezif. – Empfindungen, verschiedene Reize am selben Apparat gleiche Empfindungen auslösen können. Erregungsleitung erfolgt über / sensor. Nerven. – **S.zentren**: *anat* / Sinnesfelder; i. w. S. auch die ihnen vorgeschalteten, als Schaltstelle (auch zu anderen Systemen) u. Verstärkerstation fungierenden subkortikalen Zentren (z. B. Corpus geniculatum lat. = prim. Sehzentrum), sowie die nachgeordneten »höheren Zentren« (die die Empfindung über die kortikale Integrierung hinaus ausgestalten; z. B. »erweiterte Sehsphäre« in Area 18/19).

sino...: Wortteil »Sinus«, »Sinusknoten« (s. a. Sinu..., Sinuso...); z. B. **S.graphie** (*röntg* NNH-Darstg. nach dir. Inj. eines wasserlösl. RKM; s. a. PROETZ* Verfahren).

Sinomenin: 4-Hydroxy-3,7-dimethoxy-17-methylmorphin-7-en-6-on, ein Menispermaceae-Alkaloid; Analgetikum, Antirheumatikum.

sino|pulmonales Syndrom, Sinubronchitis, Bronchosinusitis: subakute bis chron. NNH-Entzündung mit kanalikulär, hämato- oder lymphogen deszendierender Tracheobronchitis, Peribronchitis u./oder Bronchopneumonie; v. a. bei Kindern (meist nach Rhinitis, grippalem Infekt, Pertussis; öfter erst nach kurzer Latenz). Klin.: anhaltender, wenig ergieb. Husten (bes. nachts), subfebrile Temp., Tubenkatarrh, häufig adenoide Vegetationen; im Rö.bild Infekthili, Infiltrationen. – **S.skopie**: Endoskopie der Kieferhöhle mit dem / Sinusoskop.

sinu...: Wortteil »Sinus« (s. a. sino..., sinuso...). – **s.aortales System**: Pressorezeptorenfelder des Aortenbogens u. Sinus caroticus; mit Afferenzen über die Nn. depressor u. caroticus (X. bzw. IX. Hirnnerv) zu medullären u. hypothalam. Kreislaufzentren. Wichtigstes sympathikusdämpfendes (= depressor.) System der Kreislaufregulation.

sinuatrial(is), -aurikulär: die Übergangsregion Sinus coronarius / re. Vorhof (bzw. Herzohr), i. w. S. auch den dort gelegenen Sinusknoten betreffend; z. B. **si. Inversion** (spiegelbildlich verkehrte Anordnung der Vorhöfe bei korrigierter / Transposition der großen Gefäße), **si. System** (Faserzüge für Erregungsausbreitung von Sinusknoten zu den Vorhöfen [?], z. B. BACHMANN* Bündel).

Sinuitis: / Sinusitis. – **sinuös**: buchtig, mit Ausbuchtungen. – **sinuo...**: s. sino..., sinu(so)....

Sinus, Sinuositas: (lat.) Bucht, Tasche, *path* Fisteltasche (z. B. Pilonidalsinus), *anat* venöser Blutleiter (/ S. durae matris), lufthalt. Höhle von Skelettknochen (z. B. S. maxill.), Erweiterungen der venösen u. lymphat. Strombahn (z. B. Milz-, Lebersinus, S. venosus), taschenart. Ausbuchtungen von Organen (z. B. MORGAGNI* S. = Ventriculus laryngis) u. Körperhöhlen (z. B. S. phrenicocostalis), z. T. synonym mit Ampulla, Angulus, Bulbus, Cavum, Cisterna, Conus, Fossa, Hiatus, Incisura, Lacuna, Recessus, Rima, Sulcus, Ventriculus. – **Sinūs anales** *PNA*, Ss. rectales, MORGAGNI* Krypten: die Schleimhautnischen zwischen den Columnae anales. – **S. aortae (Valsalvae)** (*BNA*), *PNA*: die nahezu intrakardiale Ausweitung zwischen jeder der 3 Semilunarklappen

u. der Aortenwand, die gemeinsam den Bulbus aortae bilden. In vord. (= re.) u. li. S. Abgang der Koronararterien (»coronary sinus«, im Ggs. zum hinteren »noncoronary sinus«). – Ein angeb. oder – noch seltener – erworb. **S.-aortae-Aneurysma** rupturiert meist im mittl. LA, mit resultierendem aortokardialem, seltener aortopulmonalem Kurzschluß u. entsprech. akuten, evtl. dramat. Herzsymptn.: Kollaps infolge akuter Herz- u. Lungenstrombahnüberlastung, Maschinengeräusch, Pulsus altus et celer, TRAUBE* Doppelton, DUROZIEZ* Doppelgeräusch, Erregungsleitungsstörung, evtl. Herzbeuteltamponade; bei günst. Verlauf gefolgt von symptn.freiem Intervall u. erst später zunehmender Dekompensation. – **S. caroticus** *PNA*: mit Pressorezeptoren ausgestattete Lumenerweiterung an der Karotisgabel oder im Anfangsteil der Carotis int. (chir. Denervierung als Palliativ-Op. bei zerebrovaskulärer Insuffizienz infolge chron.-obliterierender Gefäßverschlüsse).

Sinus cavernosus *PNA*: schwamm. Gebilde aus erweiterten venösen Räumen u. Bindegewebssträngen bds. zwischen Felsenbeinspitze u. Fissura orbit. (auf dem großen Keilbeinflügel), miteinander verbunden über die Ss. intercavernosi (unter Bildung eines Ringes = S. circularis um die Sella); von A. carotis int. u. VI. Hirnnerv durchzogen u. mit den Hirnnerven III, IV u. V_1 in der Wandung. Bei traumat. Läsion (Schädelfraktur) oft a.-v. **S.-c. Fistel** zur A. carotis int. (im intrakavernösen Siphonabschnitt), mit einseit., pulsierendem Exophthalmus, Fistelgeräusch, Vv. ophthalmicae-Stauung. – Bei umschrieb. Prozeß am Sinus, insbes. an gemeins. Austrittsstelle der genannten Hirnnerven (v. a. an Fissura orbit. sup.) **S.-c.-Syndrom**, mit Ophthalmoplegie, Ptosis, Mydriasis, Ausfall des Kornealreflexes, bei Einbeziehung des Chiasma bzw. des Tractus opticus auch Gesichtsfeldausfälle; s. a. READER* Syndrom. – Bei **S.-c. Thrombose** (oder Phlebitis, z. B. in Zusammenhang mit Sinusitis, Perisinusitis, Meningitis, durch Übergreifen von den Vv. angularis, facialis oder ophthalmica) stets akut-lebensbedrohl. Sympte.: Fieber, Bewußtseinsänderung bis Bewußtlosigkeit, ein- oder beidseit. Stauung der V. ophthalmica mit Lidödem, Chemosis, konjunktivalen Blutungen, Retinahyperämie, Optikusneuritis, pulsierendem Exophthalmus u. retrobulbärem Ödem, S.-c.-Syndrom, Kopfschmerzen, blut. Liquor; s. a. FOIX* Syndrom.

Sinus circularis: ringförm. venöse Geflechte, z. B. um die Sella (s. u. Sinus cavernosus), um das For. occipit. magnum, im Irisbereich (= Sinus venosus sclerae) u. als Randsinus der Plazenta. – **S. coronarius** *PNA*: das ampullär erweiterte, aus dem unpaaren Teil des embryonalen ↑ S. venosus bzw. aus der embryonalen V. cava cran. hervorgegangene Sammelvene der Koronarvenen (mit Ausnahme der Vv. cordis ant. u. minimae) mit re.-atrialer Mündung zwischen unt. Hohlvene u. Trikuspidalostium. – Bei dem seltenen **S.-c.-Defekt** (ein tiefer ASD) persistiert stets die V. cava sup. sinistra. – **S. dermalis congenitalis**: in der dors. Medianlinie von der Haut in die Tiefe (evtl. bis in den Meningealbereich) gehende epithelausgekleidete Fistel infolge mangelhafter Trennung des neuralen vom epithelialen Ektoderm; evtl. mit tiefliegender Dermoidzyste endend (»Sinusdermoid«, meist als Sinus pilonidalis in der Kreuz-Steißbeinregion, seltener lumbal, okzipital; thorakozervikal). – **Ss. durae matris** *PNA*: die »Hirnsinus«, aus Durabindegewebe u. Endothel bestehende inkompressible u. klappenlose venöse Blutleiter der Dura für das vorwiegend in anteropost. Richtung aus Gehirn u. Meningen in die V. jugul. int. abfließende Blut; ↑ S. sagitt., rectus, transversus, cavernosus, petrosus, occipit., sigmoideus, sphenoparietalis. – **S. epididymidis** *PNA*: Spalte zwischen Hoden u. Nebenhoden parallel zur Längsachse dieser Organe. – **S. ethmoidalis** *PNA*: ↑ Cellulae ethmoidales. – **S. frontalis** *PNA*: die »Stirnhöhle« als fast stets paar., etwa dreieck., schleimhautausgekleidete, lufthalt. NNH unten in der Stirnbeinschuppe, von der kontralat. durch das Septum sinuum front. getrennt; vorn u. oben an Siebbeinzellen anschließend; durch die Apertura sinus front. mit dem Nasengang verbunden; ihre Wandung grenzt hinten an die vord. Schädelgrube, unten an die Orbita, vorn an die Stirn. – **S. intercavernosus**: s. u. Sinus cavernosus. – **Ss. lactiferi** *PNA*: »Milchsäckchen«, spindelförm. Erweiterungen der Milchgänge vor der Areola mammae.

Sinus lienis *PNA*: ↑ Milzsinus. – **S. longitudinalis**: ↑ Sinus sagittalis. – **S.-long.-Methode**: 1) röntg Darstg. des S. sagitt. sup. bei Thrombose nach KM-Inj. in den hochfrontal-median freigelegten bzw. intraop. freiliegenden Sinus (weitgehend verdrängt durch die risikoärmere serienangiograph. Darstg. als späte venöse Phase der zerebralen Angiographie). – 2) Austauschtransfusion beim Neugeb. mit Blutentnahme aus dem punktierten Sinus sag. sup. u. Zufuhr über eine periphere Vene; obsolet. – **S.-long.-Thrombose**: meist akute – v. a. entzündl., traumat., neoplasma- oder graviditätsbedingte – Thrombosierung des S. sagitt. sup.; mit Fieber, Kopfschmerzen, Bewußtseinsänderung, Halbseitenlähmung, blut. Liquor; Prognose sehr ernst.

Sinus mammarum: die Längsfurche zwischen bd. Brüsten. – **S. maxillaris cavi nasi** *PNA*, Antrum maxill.: die »Oberkiefer-« oder »Highmore-Höhle« als größte, paar. NNH, etwa dreieckig-pyramidenförm. (meist bilat. asymmetr.), buchtenreich, mit Flimmerepithel ausgekleidet, stets lufthaltig; Wandung grenzt an Orbita (oben), Fossae pterygopalatina u. canina (hinten bzw. vorn) u. an die Nasenhöhle (medial; Wand z. T. nur membranös), in die unterhalb der mittl. Nasenmuschel (Infundibulum ethmoidale) mit dem – ziemlich hoch gelegenen (schwier. Abfluß!) – Hiatus maxill. mündet. – **S. m. maxillae**: die knöcherne OK-Höhle. – **Ss. nasales** *JNA*: ↑ Sinus paranasales. – **S. obliquus pericardii** *PNA*: Ausbuchtung der Perikardhöhle zwischen den li. u. re. Lungenvenen u. der unt. Hohlvene. – **S. occipitalis** *PNA*, S. basilaris post.: ein unpaarer Hirnsinus vom Plexus basil. in der Falx-cerebelli-Wurzel zum Confluens sinuum.

Sinus paranasales *PNA*: die mit der Nasenhöhle offen verbundenen lufthalt., mit Schleimhaut ausgekleideten »Nasennebenhöhlen«: paarig S. ethmoidalis (↑ Cellulae ant., med. u. post.), frontalis u. maxill., unpaar S. sphenoidalis. – **S. pericranii**: *path* weicher, fluktuierender »Gefäßtumor« der Kopfschwarte, durch Emissarienvenen dir. mit einem intrakranialen Sinus verbunden. Traumat. Form meist als mittelliniennahe über den vord. Dritteln des Sinus sagitt. sup. gelegener »Blutsack«, durch äußerl. Kompression u. Lageänderung größenveränderlich. – **S. petrosus** *PNA*: der aus dem S. cavernosus kommende »Pyramidenblutleiter« der Dura, als **S. p. inf.** (= S. subpe-

Sinus phrenicocostalis

trosus) an der hint.-unt. Pyramidenkante zum For. jugulare (V. jugularis int.) verlaufend, als **S. p. sup.** (= S. superpetrosus) an der oberen Pyramidenkante zum S. sigmoideus. – **S. phrenicocostalis**: ↑ Recessus costodiaphragmaticus. – **S. phrenicomediastinalis**: der basal-mediastinale ↑ Recessus pleuralis. – **S. pilonidalis**: ein ↑ Sinus dermalis congenitalis. – **S. post. cavi tympani** *PNA*: Grübchen in der Paukenhöhlenwand zwischen Fossa incudis u. Eminentia pyramidalis. – **S. prostaticus**: 1) *PNA*: Rinne zu bd. Seiten des Colliculus seminalis, mit Mündungen der Ductuli prostatici, – 2) ↑ Utriculus prostaticus. – **Ss. rectales**: ↑ Sinus anales. – **S. rectus** *PNA*: unpaarer, den S. sagitt. inf. ab Einmündung der V. cerebri magna in Richtung Confluens sinuum fortsetzender »gerader« Hirnsinus, etwa median im Tentorium cerebelli. – **S. renalis** *PNA*: die das Nierenhohlsystem enthaltende Bucht an der Medialseite der Niere.

Sinus sagittales: die unpaaren »Sichelblutleiter«; als **S. sag. inf.** *PNA* (= S. falciformis inf. = V. longitudin. inf.) der rel. kurze hinten am Unterrand der Falx cerebri; mündet am vord. Rand des Tentorium cerebelli in den S. rectus, sammelt das Blut aus oberflächl. Balkenschichten; kommuniziert evtl. mit dem **S. sag. sup.** *PNA* (= S. falciformis major = S. longitudin. sup.), der, im Querschnitt etwa dreieckig (Spitze unten), in der Basis der Falx cerebri (von der Crista galli bis zur Protub. occipit.) verläuft, in den Confluens sinuum mündet, Blut aus oberflächl. Hirnvenen, Meningen u. Schädeldach führt u. durch Emissarienvenen mit den äuß. Schädelvenen verbunden ist; s. a. Sinus-longitudinalis-. – **S. sigmoideus** *PNA*: paar., »S-förm.« Hirnblutleiter in Fortsetzung des S. transversus im gleichnam. Sulcus auf der dem Mastoid entsprech. Schädelinnenfläche zur V. jugul. int. (s. a. Sinusknie, Bulbus venae jugularis sup.); kommuniziert über Emissarium mastoideum u. V. emissaria condylica mit okzipit. Kopfschwartenvenen des Hinterhauptes. Ist bei Ohr- u. NNH-Prozessen (u. sek. bei ↑ S.-cavernosus-Thrombose) häufig Ort einer S.thrombose oder -phlebitis (evtl. die Jugularis int. einbeziehend). – **S. sphenoidalis**: die paar., fast den ges. Keilbeinkörper einnehmende, mit Schleimhaut ausgekleidete Keilbeinhöhle (= eine NNH), deren Wandung unten das Choanen- u. Nasenrachendach bildet, oben u. hinten an die Schädelgruben grenzt u. med. die bd. Höhlen trennt; Mündung in die Nasenhöhle am Ende der mittl. Muschel (Rec. sphenoethmoidalis). – **S. sphenoparietalis** *PNA*: unter dem kleinen Keilbeinflügel zum S. cavernosus ziehender venöser Blutleiter mit Blut aus Venen der Hirnkonvexität.

Sinus tarsi *PNA*: an der Außenseite des Fußes vom Sulcus tali u. calcanei gebildete Rinne zwischen Fersenbein u. Sprungbein; Palpationsort für unteres Sprunggelenk. – **S.-ta.-Syndrom**: (O'CONNOR 1957) Residualbeschwerden nach Distorsion u. Bänderläsion der Sprunggelenke: Ruhe- u. Belastungsschmerz (v. a. bei Pro- u. Supination) im S.bereich, evtl. Ödem am Außenknöchel. Sicherung der Diagnose anhand der mehrstünd. Schmerzlinderung nach örtl. Inj. eines Lokalanästhetikums. – **S. transversus** *PNA*: der paar., bds. im gleichnam. Sulcus des Hinterhauptbeines (Basis des Tentorium cerebelli) verlaufende, weiteste venöse Hirnblutleiter, der sich in den S. sigmoideus fortsetzt u. am Übergang den S. petrosus sup. aufnimmt. Häufig Ort einer otogenen (vom S. sigmoideus) oder okzipital bedingten (Schädel-, Kopfschwarten-, Hirnhautprozeß) **S.-transv.-Thrombose**, mit Rückstauung u. Störungen im Ableitungsbereich. – **S. transv. pericardii** *PNA*: Querbucht in der Umschlagfalte des Herzbeutels zwischen Aorta u. Truncus pulmon. u. den Lungenvenen. – **S. trunci pulmonalis** *PNA*: die Ausbuchtung über jeder der 3 Pulmonalisklappen. – **S. tympani** *PNA*: inkonst. Bucht in der hint.-med. Paukenhöhlenwand zwischen Eminentia pyramidalis u. Promontorium (unterhalb des Fazialiskanals). – **S. unguis** *PNA*: die aus einer fetalen Epidermiseinsenkung am Rand des Nagelfeldes entstandene »Nageltasche« (mit Dach, Boden u. seitl. Falzwänden), aus der die Nagelplatte hervorgeht (s. a. Matrix unguis). – **S. urogenitalis** *PNA*: *embryol* der ventr., den WOLFF* bzw. MÜLLER* Gang aufnehmende Abschnitt der Kloake nach deren Unterteilung durch das Septum urorectale. Liefert bei ♂ die Harn-Samenröhre (unterhalb des Colliculus seminalis), bei ♀ das Vestibulum vaginae (u. Teil der Vagina?).

Sinus Valsalvae: ↑ Sinus aortae. – **S. venarum cavarum** *PNA*: der von der Crista termin. (embryonales Grenzgebiet zwischen Sinus venosus u. Atrium) begrenzte, aus dem re. Horn des embryonalen ↑ S. venosus hervorgegangene gemeinsame Mündungsbereich bd. Hohlvenen im re. Herzvorhof. – **S. venosus** *JNA*: venöses Blut führendes Gebilde ohne typ. Wandstruktur einer Vene; z. B. S. durae matris, **S. ven. Cruveilhieri** (= oberer S. coronarius + terminale V. cordis magna; bei Fehlbildung **S.-ven.-Defekt** hoch im Vorhofseptum, fast stets mit Mündungsanomalie der oberen oder mehrerer re. Lungenvenen) sowie der **S. ven. sclerae** *PNA* (Canalis Schlemmi *BNA*, Plex. ciliaris), der zirkulär (evtl. mit Unterbrechungen, Verdoppelungen) an der Kornea-Sklera-Grenze in der Tiefe des Iris-Hornhautwinkels (nahe FONTANA* Räumen, zwischen Lig. pectinatum u. Vv. vorticosae) verlaufende venöse »Randsinus«, der mit seinen Ausläufern durch Aufnahme von Kammerwasser eine wicht. Rolle bei der Regulierung des Augeninnendrucks spielt. – **S. ventriculi**: (FORSELL) *röntg* die unt. »Bucht« der Pars pylorica des Magens (↑ dort. Abb.).

sinusal: einen Sinus bzw. den Sinusknoten betreffend.

Sinus|arrest: *kard* Ausfall der nomotopen Reizbildung im S.knoten, z. B. bei degenerat. Veränderung, nach supraventrikulärer Tachykardie, bei Überempfindlichkeit des Karotissinusreflexes; s. a. S.knoten-Syndrom. – **S.arrhythmie**: *kard* vom S.knoten ausgehende Arrh., im EKG charakterisiert durch wechselnde P-P-Abstände (>0,16 Sek.). In regelmäß. Zyklus wiederkehrend als sogen. respirator. Arrhythmie physiol.; regellose Formen bei S.knoten-Erkr., frischem Infarkt, Myokarditis sowie medikamentös bedingt (z. B. Digitalis).

Sinus|block: *kard* sinuatrialer ↑ Block. – **S.blutung**: *chir* traumat. (Schädelfraktur) oder intraop. Blutung aus einem Durasinus (oft vorübergehend durch Knochenimprimat tamponiert u. erst bei Versorgung erkennbar). Gefahr des überstürzten Blutverlustes (S.wände nicht kontraktil) u. der Luftembolie (bes. bei erhöhter Kopflagerung). Versorgung durch plast. Verschluß (Faszie, Muskel, lyophilisierte oder Eigendura) unter sorgfält. Erhaltung des Lumens (bei Unterbindung schwerste venöse Stauung, neurol. Ausfälle, Hirnschwellung, Bewußtseinsstörung u. Tod; geringeres Risiko nur fronto-polar). Bei Ausriß von der Hirnoberfläche einmündender Venen häufig subdurales Hämatom (evtl. Versorgung durch Clips möglich). – **S.bradykardie**: B. mit Frequenz <60/Min. (evtl. bis 35/Min.) infolge Verlangsamung der S.knotenreize; beim trainierten Sportler (Vagotonie!), aber auch bei kardialen (evtl. Grundlage eines S.knoten-Syndroms) u. extrakardialen Krankhtn. (Myxödem, Ikterus, Hirndruck); oft kombin. mit Reizleitungsstörungen. – **S.-Bulbus-Jugularis-Rohr**: *otol* der gemeinsame Knochenkanal für S. sigmoideus, Bulbus venae jugul. u. V. jugul. int.; wird bei Op. der Sigmoideus-Thrombose (z. B. nach GRUNERT) in eine nach außen offene Rinne umgewandelt.

Sinus|dermoid: s. u. Sinus dermalis congenitalis. – **S.druckversuch**: *kard* s. u. Karotissinus-. – **S.-Dura-Winkel**: im Mastoid der die sogen. Winkelzellen enthaltende Abschnitt zwischen der Dura der mittl. u. hint. Schädelgruppe u. dem 1. / Sinusknie; am hint. Ende meist große CITELLI* Zelle.

Sinus|ektomie: Radikal-Op. einer NNH, insbes. der Kiefer- (CALDWELL-LUC, DENKER) u. Stirnhöhle (KILLIAN, RIEDEL; evtl. mit späterer Stirnkorrektur durch Allenthese). – **S.endothelien**: die mesenchymalen, dem RES zugehör. Endothelien der Blut- u. Lymphsinus (Sinusoide) in KM, Milz, Leber, Lymphknoten; auch als Phagozyten fungierend. – **S.extrasystole**: sinusale / Extrasystole. – **S.extravasat**: *urol* / Fornix-Sinusreflux.

sinus|förmiger Rhythmus: *neurol* regelmäß., an eine S.kurve erinnerndes EEG-Muster. – **S.histiozytose**: starke Makrophagen-Vermehrung in den LK-Sinus bei Infektion (unspezif. Lymphadenitis). – **S.hyperplasie**: Erweiterung (mit Wandverdickung) u. Vermehrung der Milzsinus als Folge protrahierter portaler Stauung.

Sinusitis: Nasennebenhöhlenentzündung, akut oder chron. (/ sinopulmonales Syndrom), uni- oder bilat., evtl. als Multi- bis Pansinusitis. Genese v. a. per continuitatem (z. B. bei Rhinitis, Osteomyelitis, Zahnwurzelprozeß), hämatogen, aus einem Hydrops e vacuo (z. B. bei Aerosinusitis) u. posttraumatisch; begünstigt durch örtl. Faktoren (Muschelhyperplasie, Septumdeviation, Nasenpolypen). Entweder serös (exsudativ) oder hyperplast.-proliferierend (= S. hyperplastica s. polyposa; mit Mukosa-Wulstung, evtl. Retentionszysten = Mukozele = S. cum dilatatione; s. a. Sinusopathie) oder aber eitrig (mit typ. Schleim-Eiterstraße, bei NNH der »1. Serie«, d. h. Stirn-, Kieferhöhle, vord. u. mittl. Siebbeinzellen, im mittl. Nasengang, bei »2. Serie« im oberen; nach Wegtupfen evtl. nachfließend; »Reservoir-Eiter«); Klin.: Rhino- bis Pyorrhö, Spontanschmerz (v. a. tagsüber; evtl. neuralgiform, ausstrahlend, bei Bücken, Niesen etc. exazerbierend), lokalisierter Druck- u. Klopfschmerz, umschrieb. Weichteilödem, Kopfschmerzen, Fieber, Allg.beschwerden; Komplikationen: Empyem, intrakranielle oder orbitale Eiterung, Weichteilabszeß, Sinusthrombose oder -phlebitis. Diagnose: Inspektion (Rhino-, Pharyngo-, evtl. Sinusoskopie), Rö.durchleuchtung u. -aufnahme. – Als **S. ethmoidalis** (»Ethmoiditis«) die der Siebbeinzellen, mit Schmerzen an der Nasenwurzel, zur med. Stirn ausstrahlend, evtl. Druck hinter den Augen (u. U. Lichtscheu u. Tränenträufeln), Druckempfindlichkeit von Tränenbein u. Lamina papyracea. Bei chron. Eiterung Ausräumung, endonasal (ggf. kombin. mit Stirnhöhlen-Op.), permaxillär (= oral-vestibulär) oder extranasal. – **S. frontalis**, die »Stirnhöhlenentzündung«, mit örtl. Schmerz, evtl. Supraorbitalneuralgie, Druckschmerz des Höhlenbodens (ob.-inn. Augenwinkel), Druck hinter dem Auge, evtl. Epiphora u. Lichtscheu. Bei chron. Eiterung Op., z. B. Spülbehandlung über BECK* Bohrung, JANSEN* Op. (2), Radikal-Op. / Sinusektomie nach RIEDER, HALLE, OGSTON-LUC u. a. – **S. maxillaris**, die »Kieferhöhlenentzündung«, mit OK- u. Wangenschmerzen, evtl. zur med. Stirn ausstrahlend, im allg. gegen Abend exazerbierend, mit Weichteilschwellung v. a. am med. Jochbogen u. Tuber maxillae. Bei chron. Eiterung op. Korrektur begünstigender örtl. Veränderungen, Spül- u. Instillationsbehandlung, Fensterung vom unt. Nasengang aus (»erweiterte Spülbehandlung«) oder Radikalop. n. CALDWELL-LUC, DENKER u. a. – **S. sphenoidalis** (= Sphenoiditis), die »Keilbeinhöhlenentzündung«, mit in Hinterhaupt u. Nacken ausstrahlenden Schmerzen, oft Polypenbildung an oberem Choanenrand, mittl. Muschel u. gegenüberliegendem Septum (SCHÄFER* Wulst); ausgeprägte Neigung zu Sinus-cavernosus-Thrombose (s. a. Sinusphlebitis) u. retrobulbärer Neuritis. Bei chron. Eiterung Punktion u. Spülbehandlung, op. Ostiumerweiterung, endo- oder extranasale Ausräumung (evtl. in Kombin. mit Stirnhöhlen-Radikal-Op.). – **Sinusite sans sinusite**: (französ.) Sinusitis-Beschwerden ohne NNH-Affektion (Vasospasmen, ausgehend vom Ggl. sphenopalatinum?), die aber nach NNH-Eröffnung verschwinden.

Sinus|katarrh: *histol* / Sinushistiozytose. – **S.knie**: *otol* die 3 Krümmungen des Sinus sigmoideus, das 1. an der Einmündung des Sinus petrosus sup., das 2. (»tiefe«) im Warzenfortsatz, das 3. am Übergang zum Bulbus venae jugularis.

Sinusknoten, Sinuaurikular-, KEITH*-FLACK* Knoten: kommaförm., von eigenem Gefäß versorgte Anhäufung spezif. Herzmuskelgewebes entlang dem Sulcus termin. (»Kopfteil« zwischen V. cava sup. u. re. Herzohr), mit subepikardial kaudalwärts (2-3 cm) ziehenden spezif. Fasern; der physiol. Schrittmacher des Herzens (»Sinuszentrum«), Ausgangspunkt der normalen »Sinuserregung« mit Frequenz etwa 70/Min. (die über der Eigenfrequenz der anderen Abschnitte des autonomen Systems liegt). – **S.-Syndrom**: krankhafte Funktion des S. mit unregelmäß. Abgabe seiner Schrittmacherimpulse; führt zu / Bradykardie-Tachykardie-Syndrom, intermittierend zum **S.arrest** mit Herzstillstand bis zum Einsetzen sek. Erregungszentren (evtl. künstl. Schrittmacher erforderlich).

Sinus|lymphozyt: mikro- u. polynukleoläre Variante des Lymphozyten (darstellbar durch Spezialfärbung n. STOCKINGER-KELLNER); bei reakt. Lymphozytose peripher vermehrt (>19-25%). – **S.nerv**: / Karotissinusnerv.

Sinusographie: *röntg* Kontrastdarstg. venöser Hirnblutleiter, i. e. S. des Sinus sagitt. sup. (/ Sinus-longitudinalis-Methode).

Sinusoide: *anat* bes. weite, mit Ausbuchtungen versehene Blutkapillaren, insbes. / Milz-, Lebersinus; s. a. Sinusendothel.

Sinuso|pathie: NNH-Erkr., i. e. S. die nicht-entzündl.; z. B. die chron. S. (ohne Intervalle, aber mit

Sinuso|skopie

Exazerbationen) auf der Basis einer Allergie (oft überlagert durch bakterielle Entzündung), mit Schleimhautödem bis -hyperplasie (Polypen, blasse, verdickte Muscheln), nur geringer Neigung zu Eiterbildung, Eosinophilie des Exsudats, evtl. als polypöse Pansinusitis, oft kombin. mit Bronchialasthma. – **S.skopie**: Kieferhöhlen-Endoskopie (zystoskopähnl. Instrument) vom unt. Nasengang aus.

Sinus|phlebitis: Phl. der Hirnblutleiter; entstanden per continuitatem (perisinuöser Abszeß, Meningitis etc.) oder über einmündende Venen (Dura-, Emissarien-, Knochenvenen des Mastoids, Vv. auditivae int., V. ophthalmica). Nach initialer ↑ S.thrombose mit dem u. gegen den Blutstrom fortschreitend; typ. örtl. u. Fernsympte., zur Sepsis führend. – **S.pleuritis**: auf die Recessus begrenzte exsudat. Pl., mit oft nur schwer nachweisbarem kleinem Erguß (v. a. dors. im Zwerchfell-Rippenwinkel); häufig als Begleitpleuritis bei Lungen-, Leber-, Gallen-, Pankreasaffektion. – **S.punktion**: *päd* beim Säugling P. des Sinus sagitt. sup. (bzw. Confluens sinuum) durch die noch offene große oder kleine Fontanelle als Notmaßnahme (bei Unausführbarkeit peripherer Venenpunktion) zur Gewinnung venösen Blutes; s. a. Sinus-longitudinalis-Methode. Gefahr der intrakraniellen Blutung u. Sinusthrombose.

Sinus|reflux: *urol* ↑ Fornix-Sinusreflux. – **S.rhythmus**: 1) der physiol., vom S.knoten gesteuerte Herzrhythmus. – 2) Koronar-S. (wahrsch. mit oberem Knotenrhythmus ident.).

Sinus|schwingung: period. Vorgang i. S. einer harmon. Schwingung um eine Gleichgewichtslage (z. B. Pendelschwingung), wobei sich eine Größe x als Funktion der Zeit (t) verändert: $x = a \cdot \sin \omega \cdot t$ (a = Amplitude, ω = Kreisfrequenz). Graph. Darstg., d. h. Proj. der gleichförm. Kreisbewegung auf eine Gerade: »**S.kurve**« (↑ Abb.). – **S.stillstand**: *kard* ↑ Sinusarrest, -knotenarrest.

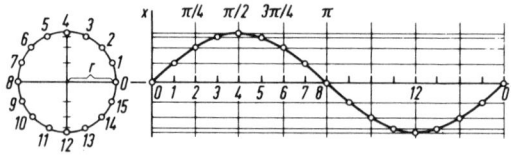

Sinusschwingung als Projektion einer gleichförmigen Kreisbewegung.

Sinus|tachykardie: vom S.knoten ausgehende T. mit Ruhefrequenz > 100/Min. (extrem bis 180); im EKG normale P-Wellen (bei Frequenzschwankung evtl. variierend), PQ u. QT verkürzt, aszendierende ST-Senkung, leichte Rechtsdrehung. Ausgelöst durch psych., konstitutionelle oder orthostat. Faktoren; ferner bei Fieber, Anämie, Hyperthyreose, Schock, Intoxikation, Erkrn. von Herzmuskel u. -klappen. – **S.thrombose**: Thr. eines venösen Hirnblutleiters (anat.: Ödeme u. Blutungen an der Rinden-Markgrenze, Erweichungen); als blande S.thr. bei postop., postpartal oder marantisch erhöhter Gerinnungsneigung, als sept. oder infektiöse S. bei eitr. Prozessen der Nachbarschaft (s. a. S.phlebitis). Klin.: Hirndruck, Krämpfe, Paresen, TOBEY*-AYER* Zeichen, Ödeme (Lid, Mastoid); bei sept. Form Fieber u. Schüttelfrost; s. a. S.-longitudin.-, S.-cavernosus-Thrombose.

Sinus|-Vorhofblock: sinuaurikulärer ↑ Block. – **S.zentrum**: s. u. S.knoten.

sinzipital: das Vorderhaupt (Sinciput) betreffend; z. B. sinz. Enzephalozele (Sinzipitozele; meist frontoethmoidal).

si op(us) sit: *pharm* latein. Rezepturanweisung »wenn nötig«.

Siphon: 1) *anat, chir* natürl. oder plast.-chir. herbeigeführte U-Form (oder ähnl.) eines Hohlorganabschnitts; z. B. der ↑ Karotis-S. (i. e. S. dessen Knie: »S.knie«), die **S.form** des Magens (↑ Angelhakenform), *urol* die **S.blase** (L. SEIFFERT 1935) als Ersatzblase aus einer isolierten, im Stehen durchhängenden Ileumschlinge mit am kran. Ende implantierten Ureteren u. Ableitung über kutane Fistel am aboralen Ende (Modifikationen n. BRICKER, BOEMINGHAUS, MAUCLAIRE-KÖNIG u. a.). – 2) *entom* Atemorgan am Hinterende best. Insektenlarven.

Siphonom: ↑ Zylindrom. – **Sipho(no)pathie**: Cholestase u. Entzündungssympte. (einschl. sek. Erscheinungen) als Folge einer siphonförm. Anomalie des Infundibulum-Kollum-Zystikusbereichs der Gallenblase (Normvariante v. a. beim Pykniker); bes. ausgeprägt bei Ausbildung hoher Schleimhautfalten oder Septen.

Siphonospora polymorpha: thermoresistente Entwicklungsform von Bact. aerogenes; verunreinigt Kulturen, wurde als »Krebserreger« beschrieben (BREHMER u. M. 1948).

Sippe: (NAEGELI 1884) *genet* Gruppe von Individuen einer Spezies mit nachweisbarem oder mit Sicherheit anzunehmendem Abstammungszusammenhang.

Sipple* Syndrom: (JOHN H. S. 1961) fam.-erbl. (meist autosomal-dominant) Polyadenomatose (Typ II der MEA) mit – meist bds. – Phäochromozytom u. medullärem Schilddrüsen-Ca. (evtl. auch Epithelkörperchen-Adenom, aber ohne Inselzell-Tumor); nicht selten kombin. mit weiteren Endokrinopathien (Diabetes, CUSHING* Sy.).

Sippy* Kur: (BERTRAM WELTON S. 1915) histor. Diätkur bei pept. Ulkus: regelmäß. Gaben von Alkali u. stündlich eines Milch-Sahne-Gemisches, ergänzt nach 2 Tg. durch weiches Ei u. Zwieback (Weißbrot); später Reis- oder Hafermehlbrei. Gefahr des Milch-Alkali-Syndroms u. der (C-)Hypovitaminose.

Siqua, Si^2: (v. PIRQUET) **Q**uadrat aus der **Si**tzhöhe des Säuglings; entspricht etwa der resorbierenden Darmfläche.

Sir.: *pharm* ↑ Sirupus.

Sirene(nbildung), Sirenomelie, Sympodie: (CL. NICAISE 1961) nach dem fischgestalt. griech. Fabelwesen genannte (»**Sirenoide**«) podale Symmelie; als Sympus apus oder Sy. monopus, d. h. ohne Füße bzw. mit deren Verschmelzung (ohne Zehen). Häufig kombin. mit Dysplasien von unt. WS, Baucheingeweiden u. Urogenitalsystem.

Siriasis: ↑ Golfstromfieber (1); i. w. S. jeder Hitzschlag u. Sonnenstich (an sogen. Hundstagen).

Sirup(us), Syrup(us): *pharmaz* konz. wäßr. Lsg. von Mono- u. Disacchariden (v. a. Saccharose; z. B. Sir. simplex s. albus als Geschmackskorrigens) sowie der damit hergestellte Frucht- u. (mit Arzneistoff- oder Extraktzusatz) Drogen-S.; z. B. Sir. Codeini (Ko-

Sisalstaub-Schäden: (J. A. SMILEY 1951) durch Inhalation von Fasernstaub der Sisal-Agave bei Herstg. von Seilen etc. hervorgerufene Atemwegserkr. mit trockenem Reizhusten. – Entspricht bei reiner Sisal-Exposition klinisch weder der Byssinose noch der chron. Bronchitis.

SISI-Test: *otol* (Short increment sensitivity index) überschwell. Tonaudiometrie mit einem 2-Min.-Dauerton (20 dB über der individuellen Hörschwelle), dann 20mal in Abständen von 5 Sek. 200-msec-Impulse um je 1 dB verstärkt. Angabe der sicher gehörten Impulse in %.

Sismo...: Wortteil »Vibration«.

Sisomicin *WHO*: Aminoglykosid-Antibiotikum aus Micromonospora inyoensis.

sistieren: aufhören, zum Aufhören bringen.

Sisto* Zeichen: anhaltendes Schreien des Säuglings als Hinweis auf konnat. Syphilis.

SIT: Stanford-Intelligenz-Test (↑ Stanford-Revision).

Site, genetischer: (engl. = Ort) 1 Nukleotidpaar bzw. Kodon als kleinste Einheit einer Mutation; Ort der sogen. Punktmutation (= Kodon-, i. w. S. auch Genmutation).

Sitieirgie: 1) völl. Nahrungsverweigerung. – 2) (SOLLIER) psychogene Anorexie.

Sit(i)o...: Wortteil »Nahrung(smittel)«; z. B. **S.logie** (Lehre von den Nahrungsmitteln), **S.manie** (↑ Bulimie), **S.phobie** (↑ Cibiophobia), **S.therapie** (Diätbehandlung), **S.toxizismus** (Vergiftung durch verdorbene Nahrung).

Sitis: (lat.) ↑ Durst.

Sitkowski* Zeichen: ein ↑ Appendizitis-Zeichen.

Sito|lipin: (UROMA 1949) AG für die Syphilisdiagnostik; mit einem Phosphatid aus Weizenkeimlingen als Kernsubstanz. – **β-S.sterin, -sterol**: pflanzl. Sterin in Weizenkeimen, Baumwollsamen; Anw. als Hypocholesterinämikum (Hemmung der enteralen Resorption des Nahrungs- u. des von der Galle ausgeschiedenen endogenen Cholesterins).

Sittala-Pocken: in Indien seit alters her von Brahmanen in Tempeln der Pockendämonin Sittala durch Übertragung (Hautschnitt) von Pockeninhalt leicht verlaufender Fälle, d. h. durch Variolation hervorgerufene Pocken.

Sitten* Zeichen: Tiefertreten der unt. Lebergrenzen bei Pleuritis (exsudativa).

Situatio: (lat.) Lage, Fruchtlage, Situs.

Situations|afferenz: die Gesamtheit der simultan das ZNS erreichenden – sensiblen u. sensor. – Afferenzen, deren Synthese die Hintergrundsituation ergibt, auf der biologisch wicht. Reize i. S. bedingter Reflexe wirksam werden. – **S.angst**, Kairophobie: in best. Situationen ziemlich regelmäßig wiederkehrende Zustände phobischer Angst. – **S.bewußtsein**: ↑ Orientierung. – **S.hyperthyreose**: rein exogener, leichter (»anklingender«) Überfunktionszustand der Schilddrüse; vgl. Schreckbasedow. – **S.hypertonie**: (TH. V. UEXKÜLL) v. a. bei vegetat. labilen Jugendl. nach phys. u. psych. Belastung auftret. arterielle Hypertonie.

Situations|naht: *chir* provisor. Fixieren von Organteilen in gewünschter Stellung; v. a. als weitausgreifende, die Wundränder adaptierende S. zur Minderung der Zugspannung bei der eigentl. Hautnaht. – **S.neurose**: aus einer best. – durch soziokulturelle Verhaltensweisen bedeutsam geprägten – Lebenssituation entstandene Neurose. – **S.phobie**: ↑ S.angst. – **S.psychose**: obsol. Begr. für eine passagere psychot. oder psychoseähnl. Störung im Zusammenhang mit affekterregender Situation oder seel. Erschütterung (u. bei Vorliegen einer Disposition i. S. der Degenerationslehre); im Unterschied zu Affektdämmerzuständen mit intakter Erinnerung an Erlebnisse während der Psychose. Prototyp: die GANSER* Psychose.

Situations|tetanie: ohne nachweisbare Beziehung zur Nebenschilddrüsenfunktion bei völlig normalem Blutkalkgehalt auftretende (allerdings auf Kalzium i.v. ansprechende) tetan. Entäußerung; z. B. bei gesunden jüngeren Frauen nach Appendektomie. – **S.therapie**: Psychother., die sich auch um eine Bereinigung der krankmachenden Situation u. um das Verhalten in solchen Situationen bemüht. – **S.thyreotoxikose**: ↑ Schreckthyreotoxikose.

Situs: (lat.) Lage, Stellung; *geburtsh* ↑ Fruchtlage; *anat* die (i. e. S. normale) Lage von Organen u. Teilen im Körper. – **S. inversus (viscerum), S. perversus s. transversus s. rarior**, Heterotaxie: spiegelbildl. Verlagerung aller Eingeweide (= S. i. totalis) oder – meist – nur der Bauch- oder der Thoraxeingeweide (= S. i. partialis) oder nur des Herzens (= S. i. cordis = Dextrokardie; s. a. Non-, Malrotation (Abb.!), KARTAGENER* Syndrom. – **S. sagittalis**: ↑ Dextroversio cordis. – **S. solitus**: korrigierte ↑ Transposition der großen Gefäße.

Sitz|angst: ↑ Akathisie. – **S.bad**: auf Becken, Gesäß u. oberste Schenkelteile beschränktes Teilbad in entspannter S.haltung, kalt (kurzes Tauchbad) z. B. bei Hämorrhoiden, warm (körperwarm beginnend, ansteigend, auch mit Zusätzen hyperämisierender Effekt) v. a. bei Erkr. der Beckenorgane. Abschließend gliedweise Waschung u. Abtrocknen des ganzen Körpers.

Sitzbein: ↑ Os ischii. – **S.fraktur**: instabile, meist tubernahe Fr. im Rahmen einer vord., vertikalen Beckenring- oder einer MALGAIGNE* Fraktur; seltener stabile isolierte Fr. des Ramus oder des Tuber (z. B. Abrißfraktur mit Kaudaldislokation durch Zug der ischiokruralen Muskeln): s. a. COHEN* Fraktur.

Sitz|buckel, -kyphose: bes. beim Sitzen auffallende lumbodors. WS-Kyphose des Säuglings u. Kleinkindes bei Rachitis, Dysostosen. Evtl. zunehmende Fixierung u. Kompensationsvorgänge an der übr. WS (z. B. Flachrücken). – **S.höcker**: *anat* ↑ Tuber ischiadicum. – **S.höhe**: *anthrop* Entfernung der Scheitelhöhe von den Sitzbeinhöckern; beim Erwachs. etwa 1/7 der Darmlänge; vgl. Siqua.

Sitz|riese: Individuum mit rel. langem Oberkörper u. kurzen Beinen (im Unterschied zum eunuchoiden Hochwuchs mit abnorm langen Beinen bei normalem Rumpf). – **S.stellung** (Albert*): *röntg* halbsitzende Stellung für die axiale Beckenaufnahme so, daß bei gleichem Abstand des Symphysenoberrandes u. des Dornfortsatzes L V vom Film die Beckeneingangsebene parallel zur Filmebene liegt. Läßt bei bekanntem Fokus-Symphysenrand- u. Film-Fokusabstand Bestg. der wahren Beckenmaße zu. – **S.zwerg**: »hypermorpher Typ« mit rel. langen Extremitäten.

sive, seu, s.: (latein.) oder.

Six-day-disease: die meist um den 6. Lebenstag letal endende Bilirubinenzephalopathie der Frühgeborenen.

Sixfield-Komplex: *derm* regelmäßig-dominant vererbte Pigmentanomalie (COCKAYNE* Syndrom?) mit 6 »Feldern«: weiße Haarlocke, Depigmentationen an Kinn (median), Nacken, Brustkorb, Abdomen u. unt. Extremitäten.

Size-lenses: (engl.) aus bes. Material gefertigte Brillengläser zum Größenausgleich bei ⁄ Aniseikonie.

Sizilien-Virus: s. u. Sicilian.

Sjöberg* Kanüle: rechtwinklig gebogene Trachealkanüle (Kautschuk) mit Abdichtungsballon (v. a. bei künstl. Beatmung).

Sjögren* Syndrom (HENDRIK SAMUEL CONRAD SJ., Ophthalmologe, Jönköping), v. MIKULICZ*-SJ.*, Sicca-Sy., Dakryosialoadenopathia atrophicans, Xerodermosteose: (1933) ätiol. unklare, v. a. bei ♀♀ (Klimakterium, Menopause, ovarielle Insuffizienz) schleichend einsetzende Insuffizienz der Drüsen mit äuß. Sekretion: Trockenheit u. Keratose der Schleimhäute (u. a. Xerostomie), Parotisvergrößerung (mit Konkrementbildung), Magensub- bis -anazidität, Schweißu. Talgdrüsenatrophie, ferner Pigmentverschiebungen, Photophobie, Kalzifikationsstörungen der Zähne, chron. Polyarthritis u. Arteriitis, subfebrile Tempn.; path. Serumlabilitätsproben, Hyperfibrinogenämie, hypochrome Anämie; auch mono- oder oligosymptomat. Formen. – vgl. MIKULICZ* Krankh. (2).

(Torsten) Sjögren* Syndrom (KARL GUSTAV TORSTEN SJ., Psychiater, Stockholm): **1)** (1935) rezess.-erbl. (auf Aminosäurenstoffwechselstörung basierende?) Kombin. von angeb. Schichtstar, Mikrophthalmus, Hydrocephalus int. u. Ventrikelfehlbildgn. mit zerebellarer Ataxie, Muskelhypotonie, Antriebsminderung, Entwicklungsverzögerung. – **2)** ⁄ MARINESCO*-SJ.* Syndrom. – **3)** SJ.*-LARSSON* Syndrom: (1957) in Schweden endem., rezessiv erbl. ichthyosiforme Erythrodermie mit Oligophrenie, Diplegie (LITTLE-Typ), Retinadegeneration, evtl. (dann als RUD* Syndrom bez.) mit Zwergwuchs, Hypogonadismus u. pseudoperniziöser Anämie; gelegentl. Krampfanfälle, Hypohidrosis, Hypodontie, Schmelzanomalien, Kyphose. – **4)** ⁄ v. GRAEFE*-SJÖGREN* Sy.

Sjöqvist* Operation (OLAF SJ., 1901–1955, Neurochirurg, Stockholm): bei Trigeminusneuralgie intramedulläre Traktotomie (des Tr. spinalis n. trigemini) nach Kraniotomie der hint. Schädelgrube.

Sjöström* Probe: (1937) perorale ⁄ Zitronensäurebelastung als Leberfunktionsprobe.

Sjövall*(-Campbell*) Operation: »Erector-trunci-Plastik«, Verankerung des M. sacrospin. mit kräft. Faszienstreifen außen am Trochanter major zum Ersatz der gelähmten kleinen Glutäalmuskeln.

Sjollema* Reagens: ammoniakal. Kupfersulfat- oder -azetat-Lsg. zum Hexosennachweis (ähnl. FEHLING* Probe).

SJP: *physiol* **s**mall **j**unction **p**otentials (s. u. Slow-fibre-System).

sk: *opt* ⁄ Skot.

Skabies, Scabies, Acarodermatitis: die durch Kontaktinfektion von Mensch zu Mensch übertragbare »Krätze« (Latenz 1–6 Wo.) durch befruchtete ♀♀ der Krätzmilbe Sarcoptes scabiei, die – in warmem Milieu – in die Hornschicht zarter Hautpartien (Fingerseiten, Handgelenksbeugen, Penis) Gänge bohren u. darin Eier ablegen (die – ebenso wie Kotballen – als dunkle Punkte erscheinen; am Ende des Ganges sogen. Milbenhügel), aus denen sich in 3–5 Tg. Larven entwickeln u. später geschlechtsreife Formen (♂ 0,2, ♀ 0,3 mm; erstere sterben nach 2 Tg., letztere nach ca. 2 Mon., in Bettwäsche nach ca. 2–3 Tg.). Leitsympt.: hochgrad. Juckreiz (bes. bei Bettwärme); Komplikationen: striemenart. Kratzeffekte, sek. Pyodermien, postskabiöses Ekzem, regionäre Lymphadenitis. – Varianten: **Sc. discreta** (Abortivform bei guter Körperpflege), **Sc. miliaris s. sicca s. papulosa** (bei schwacher Sensibilisierung), **Sc. humida s. vesiculosa** (bei starker Sensibilisierung), **Sc. nodosa** (mit disseminierten, bis erbsgroßen, braunroten, platten, juckenden Knoten als allerg. Reaktion auf Milbensubstanzen), **Sc. norvegica s. crustosa** (⁄ BOECK* Skabies). – **Sc. animalis**: die Tierräuden.

skabiös: krätzig (⁄ Skabies), räudig. – **Skabizid**: *pharm* Milben-abtötendes Antiskabiosum.

Skala: Meßzwecken dienende Einteilung (linear oder nicht linear, metrisch), graduiertes Meßfeld, gestuftes Klassifikationssystem (z. B. Duft-, Gefühlsskala); *anat* Scala.

Skalenotomie: Durchtrennung eines M. scalenus; z. B. in Ergänzung einer Phrenikusausschaltung (führt zu Abflachung der Schlüsselbeingruben, Senkung der 1. u. 2. Rippe, Ausbleiben der inspirator. Hebung der oberen Rippen).

Skalenus: ⁄ M. scalenus. – **S.biopsie**: ⁄ DANIELS* Biopsie. – **S.lücke**: dreieck. Lücke zwischen den Mm. scaleni ant. u. medius u. 1. Rippe; Durchtritt für Vasa subclavia u. Plexus brach. zur Axilla. – **S.-Lymphknoten**: die präskalen. LK als Objekt der ⁄ DANIELS* Biopsie. – **Skalenus-Syndrom**: durch mechan. Irritation (Kompression) des Plexus brach. u. der Subklaviagefäße im Bereiche der Skalenuslücke bedingte neuralg.-neurovaskuläre Schulter-, Arm-, evtl. auch HWS-Schmerzen, Hyp- oder Parästhesien der uln. Handseite (unt. Plexusreizung), Hypotonie in der A. brach., evtl. Stauung (mit Handödem) in der V. brach., später auch Parese u. Atrophie der Mm. abductor u. opponens pollicis (C7) u. der übr. kleinen Handmuskeln (C 8). Als **echtes Sk.-Sy.** (= HAVENS* Sy.) das durch HWS-Spondylarthrose (Einengung der Intervertebrallöcher bedingte reflektor. Kontraktion der Skaleni u. Einengung der Skalenuslücken; Schmerz evtl. lanzinierend; oft provozierbar durch plötzl. Kopfdrehung oder best. Armbewegung). Ferner das **schwangerschaftsbedingte Sk.-Sy.** im letzten Trimenon, das **symptomat. Sk.-Sy.** durch LK-Schwellung, Neoplasma etc., das **erweiterte** oder **Sk.-ant.-Sy.** (⁄ NAFFZIGER* Sy.).

Skalierung: *psych* Auflösung eines Vorgangs, Verhaltens etc. in Einzelelemente zur Erleichterung der quant. Beurteilung.

Skalma: vom Pferd durch Anhusten oder durch Verstäuben von Futter oder Lagerstreu auf den Menschen übertragbare Virose mit Symptn. einer schweren Grippe (Mattigkeit, Fieber, Husten, Heiserkeit, Rhinitis, Laryngitis, Schwellung u. Druckschmerz der Kieferwinkel-LK). Ggf. entschädigungspflicht. BK.

Skalp: *anat* ⌐ Epikranium (s. a. Kopfschwarten...). – **Skalpierung:** traumat. Abriß (meist Arbeitsverletzung) bzw. chir. Ablösen (bei Trepanation) der Kopfschwarte.

Skalpell: anat. oder chir. (ophthalm., dermat., otorhinol.) Messer mit feststehender, zweckmäßig geformter Klinge (ein- oder beidseit. schneidend, gebogen, spitz oder geknöpft, lanzett-, sichelförm. etc.; evtl. auswechselbar); mit gerieftem oder glattem Heft, mit geradem oder gebogenem, evtl. in der Länge verstellbarem Halsteil (zwischen Heft u. Klinge); s. a. Bistouri. Auch als Einwegmodell (Plastikhandgriff).

Skandieren: Sprachstörung in Form einer silbentrennenden (»abgehackten«), schleppenden Sprechweise. Ausdruck zentraler Koordinationsstörung, z. B. bei MS.

Skandinavische Form der ⌐ BECHTEREW* Krkht. mit prim.- oder sek.-chron. Arthritis u. Arthrose v. a. der Hüft-, Knie- u. Schultergelenke.

Skanographie: *röntg* (ALBERS=SCHÖNBERG 1905) erstes »Spaltblendenverfahren« der Radiometrie (Röhrenbewegung mit gleichbleibender Geschwindigkeit in definiertem FFA).

Skaphoid(eum): ⌐ Os scaphoideum; s. a. Navikulare... – **Skaphoiditis:** Kahnbeinentzündung, s. a. PREISER*, MÜLLER*-WEISS* Krankh. (als »Skapholisthesis« BRAILSFORD mit Pseudarthrosenbildung u. seitl. Abgleiten der bd. Fragmente).

Skaphokephalie, -zephalie, Lopho-, Sphenokephalus: »Kahn- oder Leistenschädel« als Folge prämaturer Synostose (v. a. Kraniostenose) der Sagittalnaht u. Sistieren der Breitenentwicklung des Schädels sowie bei Dysostosis multiplex. Schädel extrem schmal u. mit stark kielförm. Verjüngung des Schädeldaches gegen den Scheitel zu (= Culmen cuneiforme); vgl. Trigonozephalie.

Skapula: ⌐ Scapula; s. a. Schulterblatt.... – **S.krachen:** subskapuläre Reibegeräusche bei Vor- u. Rückwärtsbewegung der Schulter; z. B. bei kartilaginären Exostosen der kostalen Skapulafläche, bei Periarthritis humeroscapul., WS-Skoliose, habit. Schulterluxation.

Skapulalgie: Schmerzen der Schulterblattgegend; meist infolge Fibrositis von Muskel-, Sehnenansätzen.

Skapular|linie: *anat* ⌐ Linea scapularis. – **S.reflex:** reflektor. Kontraktion der Schulterblattmuskeln (Skapula-Verziehung nach medial-oben) bei örtl. Hautreizung; Reflexbogen über C_5-D_1.

Skapulektomie: ⌐ Schulterblattexstirpation. – **partielle S.:** Schulterblattresektion.

Skapulo|(o)dynie: ⌐ Skapulalgie. – **s.humeraler Reflex, S.periostreflex:** (V. BECHTEREW bzw. STEINHAUSEN) physiol. Eigenreflex mehrerer Muskeln des Schultergürtels, deren Beteiligung mit Ort u. Richtung des auf den med. Rand des Schulterblattes geführten Schlages wechselt: meist Oberarmabduktion (mit begleitender Unterarmbeugung). – vgl. Skapularreflex.

Skarabiasis, Scarabiosis: Ausscheidung reifer Skarabäen (»Mistkäfer«, v. a. Tenebrio) im Stuhl nach Aufnahme mit Larven verunreinigter Nahrung.

Skari|fikation: diagnost., präventive oder therap. Hautritzungen oder -stichelungen (meist mit spez. Skalpell = **S.fikator**; im allg. ohne Blutung), z. B. Quadrillage, HEAF* Probe, Ritz-, Kratztest, ferner für Schutzimpfung, zur Ödementlastung, als Umschneidung torpider Hautulzera.

skarlatiniform, skarlatinös: dem Scharlach(exanthem) ähnlich; adj. Bez. für Hautausschlag mit kleinen, punktförm., roten Effloreszenzen bei exantemat. Virusinfekt, Arzneimittelexanthem etc. – **Skarlatinoid:** 1) (POSPISCHILL) die Erythem-Variante der 5. Krankh. (⌐ Erythema infectiosum). – 2) ⌐ DUKES*-FILATOW* Krkht. (sogen. Pseudoscarlatina). – **Skarlatinosis:** (TRAMMER) akute, hochfieberhafte Erkr. mit Angina u. Konvulsionen; Variante des Erythema infectiosum?.

Skar-Röhrchen: modif. TROMMSDORFF* Leukozytenröhrchen; unt. verengter Teil nicht kapillär, sondern nur konisch verjüngt (leichtere Reinigung, aber ungenauere Ablesung).

Skat(o)...: Wortteil »Stuhl«, »Kot«; z. B. **Skatakratie** (= ⌐ Stuhlinkontinenz), **S.ämie** (intestinal bedingte Toxämie), **Skatologie** (Physiologie u. Pathologie der Fäzes), **S.philie** (⌐ Koprophilie; *psych* gehäufte verbale Äußerung verpönter Ausdrücke aus dem Verdauungsgeschehen), **S.skopie** (makro- u. mikroskop. Untersuchung der Fäzes).

Skatol, Skatoxyl: β-Methylindol (⌐ Formel „Indol"); darmbakterielles leicht flücht. Tryptophan-Abbauprodukt mit intensivem Fäkalgeruch; Vork. in Fäzes u. Harn (als Glukuronid oder **S.äthersulfat**); vermehrt u. a. bei Malignom, Darmerkrn. etc.; Nachw. n. CIAMICIAN-MAGNANINI, pos. Reaktion auch mit VAN DEN BERGH* u. EHRLICH* Aldehydreagens (einschl. quant.-kolorimetr. Bestg.).

Skeer* Zeichen: bds. pupillennahe Ringbildung in der Iris bei tbk. Meningitis.

Skeggs*-Leonards* Hämodialysator: (1948) Schichtdialysator (Zellophanfolien zwischen gerillten, silikonbeschichteten Kautschukplatten), der im Gegenstromverfahren arbeitet u. für mehrstünd. Dialyse geeignet ist.

Skel-, -skel: Wortteil »Schenkel«, »Bein«; z. B. **S.algie** (Beinschmerz), **S.asthenie** (Kraftlosigkeit der Beine), **S.atonie** (Gefäßhypotonie im Beinbereich, mit herabgesetzter Temp., vermind. Muskelleistung, Mißempfindungen), **brachyskel** (= kurzbeinig).

Skelerophobie: path. ⌐ Pavor nocturnus.

Skelet: ⌐ Skelett. – **skeletal pin fixation:** (engl.) Schienungsmethode bei UK-Fraktur (v. a. des zahnlosen Kiefers); die reponierten Fragmente werden perkutan mit Knochenschrauben an einem gelenk. Metallgerüst um den UK befestigt.

Skeletogenese, -genie: *embryol* die Entwicklung des knöchernen Skeletts aus Mesenchym des dors. Mesoderms bzw. Kopfektoderms (⌐ Ersatz-, Deckknochen, Chondro-, Osteocranium). Bildung des Achsenskeletts metamer um die Chorda dors. (kaud. Sklerotomteil wird zu Bandscheibe u. Bogen des aus der oberen Hälfte des nachfolgenden Sklerotoms entstehenden WK; dadurch Verbindung der Myomere benachbarter Wirbel), der Rippen u. der Massa lat. des Kreuzbeins aus Mesenchymleisten zwischen ventr. u. dors. Muskulatur, des Brustbeins aus der Sternalleiste

Skeleton

(in Höhe 2.–7. Rippe), der Extremitäten (einschl. Schulter- u. Beckengürtel) aus leistenförm. Auswüchsen der seitl. Körperwand mit Differenzierung zu Stylo- (Humerus, Femur), Zygo- (Ulna-Radius, Tibia-Fibula) u. Autopodium (Hand, Fuß).

Skeleton *PNA*: ↑ Skelett. – Als **S. membri inferioris liberi** *PNA* das Beinskelett mit Femur, Patella, Tibia, Fibula, Metatarsal-, Tarsal- u. Zehenknochen; als **S. membri sup. liberi** *PNA* das Armskelett mit Humerus, Radius, Ulna, Metakarpal-, Karpal- u. Fingerknochen (samt Sesambeinen).

Skeletotopie: Lagebeziehung eines Organs zum Skelett.

Skelet(t): *anat* das Knochengerüst, i. w. S. der pass. Bewegungsapparat (»S.system«) der höheren Wirbeltiere; beim Menschen die Schädelknochen (Ossa cranii), WS (Columna vertebr.), Brustkorb (Thorax), Arm- u. Beinskelett. Außer Stütz- u. Bewegungsfunktion wicht. Mineralspeicher (Ca, P, Mg, K, Na). – **postkraniales S.**: die Sk.abschnitte distal des Atlantookzipitalgelenks. – s. a. Skeleton.

Skelet(t)|alter: *päd* ↑ Ossifikationsalter. – **S.bilanz**: das Verhältnis von Knochenan- u. -abbau; nach Wachstumsabschluß im allg. ausgeglichen; s. a. Hyper-, Hypostose, Knochenatrophie. – **S.dysplasien**: angeb. (erblich oder als peristat. Phänokopie) system. S.mißbildungen (↑ Dysplasia), z. B. Dysrhaphie, Kranial- u. Kaudalvarianten der WS, Symmelie, Zyklopie, Palatoschisis, Dysostosis, Hemi-, Hypermelie, Poly-, Oligodaktylie, Hyper-, Hypophalangie (als Minus- bzw. Plusvarianten).

skelet(t)|freie Aufnahme: *röntg* Weichteilaufnahme ohne Überdeckung durch Knochenschatten; i. e. S. (*ophth*) die derart. Bulbusaufnahme (in 2 Ebenen). – **S.hand**: *neurol* infolge Myatrophie extrem muskelarme, dadurch knochige Hand, z. B. bei Syringomyelie. – **S.haut**: ↑ Membrana fibrosa (der Gelenke), Periost, Perichondrium.

Skelettieren: *anat* Freilegen des Skeletts durch Abtragung der Weichteile. – *chir* Durchtrennen aller Verbindgn. eines Organs zu Nachbarorganen, z. B. die Auslösung des Magens oder eines Darmsegmentes aus dem Netz bzw. Mesenterium vor der Resektion. – *gyn* **intrauterine Skelettierung**: die Mazeration der Weichteile (bakteriell-enzymat. Autolyse) bis auf den Knochen bei toten Früchten in utero.

Skelet(t)|muskulatur: die – im Dienste der Statik u. Bewegung (»Exomotorium«) stehenden – s.fixierten quergestreiften Muskeln; zusammengefaßt zu funktionellen (synergist. u. antagonist.) Gruppen, Schlingen, Ketten u. ausgestattet mit Hilfsorganen (Schleimbeutel, Sehnenscheiden). – **S.reifung**: s. u. S.alter; vgl. Skeletogenese. – **S.system**: der pass. Bewegungsapparat (Knochen nebst Gelenken u. Bändern). – **S.szintigraphie**: meist Ganzkörper-Sz. (mit spez. Scanner) nach i.v. Inj. von Radionukliden mit ossärer Speicherungstendenz (v. a. ^{99m}Tc), die sich bevorzugt im Bereich physiologischer u. path. Umbauzonen einlagern. Beim Malignom der Rö-diagnostik überlegen; beim gutart. Prozeß v. a. zur Verlaufskontrolle.

Skene* (ALEXANDER JOHNSTON CHALMERS SK., 1837–1900, Gynäkologe, Brooklyn/N.Y.) **Drüsen**: ↑ Glandulae urethrales der Frau. – **Sk.* Gänge**: ↑ Ductus paraurethrales. – **Sk.* Katheter**: Glaskatheter für die (Dauer-)Katheterung der ♀ Harnblase; sogen. »Pferdefuß«, S-gekrümmt, am vesikalen Ende hufförmig verdickt, mit mittelständ. Scheibe gegen Abrutschen in die Blase).

Sken(e)itis: Entzündung der SKENE* Gänge (Ductus paraurethrales), v. a. bei Go, chron. Zystitis.

Skenoskopie: Sondierung der SKENE* Gänge.

Skeozytose: *hämat* ↑ Linksverschiebung.

Skeptophylaxie: *allerg* nach einer subklin. anaphylakt. Reaktion für einige Stdn. bestehende Unempfindlichkeit gegenüber erneuter Allergenzufuhr, zurückzuführen auf die – durch zu geringe AG-Menge oder verzögerte Resorption bedingte – Blockade nur der Rezeptoren mit der größten Avidität. Therap. Nutzung (i. S. der Desensibilisierung) z. B. bei Nahrungsmittelallergie in Form der Mahlzeit vorangehender geringer (allmählich steigender) Allergengaben.

Skevas*-Zerfus* Krankheit: die Taucherkrankh. der Schwammtaucher (Freitaucher).

SK-Fibrinolysin: die durch Plasmin-Aktivierung fibrinolytisch wirkende Streptokinase.

Skia...: Wortteil »Schatten«, »Rö.schatten« (z. B. **Skiagraphie** = Anfertigung von Rö.aufnahmen, **S.meter** = Strahlenhärtemesser mit Filterreihe u. Messingzahlen, **S.therapie** = Rö.therapie).

Skiaskopie: *ophth* obj. Bestg. des Fernpunktes u. damit der Refraktion des Auges unter Verw. eines **Skiaskops**. Prinzip: durch einen zentral gelochten Planspiegel in das zu untersuchende Auge geworfenes parallelstrahl. Licht wird von der Netzhaut unter rotem Aufleuchten der Pupille reflektiert; bei Winkeldrehung des Spiegels erscheint in der Pupille ein Schattenreflex, der beim normal- u. weitsicht. Auge mit, beim kurzsicht. entgegen der Spiegeldrehung wandert (bei Verw. eines Hohlspiegels umgekehrt). Als ursprüngl. »stat.« oder »stabile S.« (CUIGNET 1873) mit konst. Abstand des Spiegels (z. B. 100 cm) u. mit Vorsetzen von Linsen steigender Brechkraft so lange, bis der Pupillenschatten nicht mehr wandert bzw. der Hell-Dunkel-Umschlag ohne Schattenbildung erfolgt (somit Vollkorrektur z. B. für 1 m; 1 dpt. weniger = Wert für die Ferne); als »dynam.« oder »labile« S. mit bis zum Fehlen des Schattens variierendem Untersuchungsabstand (Dpt.-Wert dieses Abstandes = Refraktion; nur für grobe Orientierung

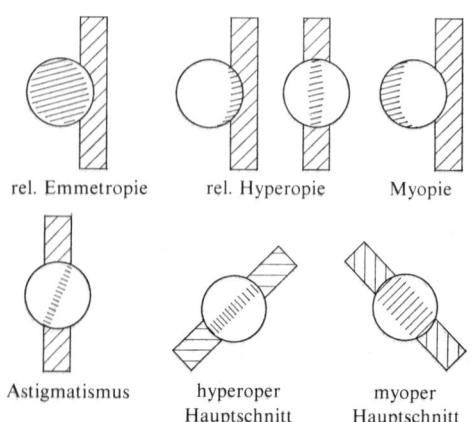

Charakterist. Lichterscheinungen in der Pupille bei **Strichskiaskopie** (schraffierter Balken = Lichtband des Skiaskops).

bei Myopie, nicht aber für Hyperopie geeignet). – s. a. Belonoskiaskopie. – Bei der sogen. **Strich-S.** ergibt ein lotrechtes, in 5 m Entfernung scharf abgebildetes Leuchtfadenbild auf dem Probandenbulbus ein Lichtband, das, horizontal herangeführt, im Pupillenbereich charakterist. Erscheinungen hervorruft (↑ Abb.).

Skia|skotom: *ophth* bei Untersuchung mit dem GOLDMANN* Perimeter auftret. Gesichtsfeldausfall bei Abfall der Leuchtdichte unter die Grenzsensibilität der Netzhaut. – Bestg. der Dauer dieses Skotoms = **S.skotometrie**. – **S.therapie**: ↑ Röntgentherapie.

Skidaumen: Läsion des Daumengrundgelenkes bei Skisturz (gewaltsame Abduktion des adduzierten u. stark gebeugten Daumens durch Hebelwirkung des Stockes). Schmerzen bei Flexion u. Abduktion; Gefahr der bleibenden Fehlstellung.

Skien-Krankheit: örtl. Bez. (Südnorwegen) für die Bornholmer Krankheit.

Skillern* Fraktur (PENN GASKELL SK. jun., geb. 1882, Chirurg, South Bend/Ind.): dist. Unterarmfraktur mit kompletter Radiusfraktur u. Infraktion (Grünholzfraktur) der Ulna.

Skinner* Kasten: (BURRHUS FREDERIC SK., geb. 1904, Psychologe, Boston) »Problemkäfig« zur Übung der Lernfähigkeit von Tieren; Konditionierung durch Erfolg-Mißerfolg-Erleben.

Skinpocken: (engl. = Haut) ↑ Melkerknoten.

Skip-lesion: (engl. = springen) bei Ileitis terminalis oral des eigentl., vor der BAUHIN* Klappe gelegenen Prozesses u. von diesem durch gesunde Bereiche getrennte Herde, meist unmittelbar an scheinbar gesundes Intermediärsegment anschließend (aber auch fern in Duodenum, Ösophagus).

Skipunkt: ↑ MOCK* Punkt.

skirrhös: ↑ scirrhosus. – **Skirrhus, Szirrhus**: *path* Karzinom von bes. harter Konsistenz infolge Überwiegens des bindegeweb. (fibrösen) Stromas (Parenchym u. U. nur in Form kleiner solider Nester); v. a. in Magen (= Linitis plastica) u. Mamma.

skler . . .: Wortteil 1) »hart«, »fibrotisch«; 2) »Sklera«.

Sklera: die Lederhaut des Auges (↑ Sclera); s. a. Skleral..., blaue Skleren.

Skleradenitis: Lymphadenitis mit Verhärtung des LK (z. B. bei syphilit. PK).

Skleragranulom: s. u. Skleritis hyperplastica.

skleral, Skleral . . .: die Sklera betreffend; z. B. **S.abszeß** (*ophth* abszedierende eitr. Skleritis), **S.band** (↑ Limbus corneae), **S.falz** (Rima corneae sclerae), **S.gefäßkranz**, **S.ring**, **S.sichel** (*anat* ↑ Circulus vasculosus n. optici), **S.lampe** (*ophth* für die Diaphanoskopie des Auges), **S.linse** (*ophth* ↑ Kontaktlinse).

Sklera(l)|perforation: *ophth* traumat. (↑ S.ruptur), seltener spontane Zerreißung der Lederhaut des Auges (v. a. subkonjunktival, limbusnahe = interkalare Perforation FRANÇOIS, v. a. juvenil-degenerativ); evtl. mit Irisvorfall u. Bildung eines sogen. Filterkissens. – **S.rigidität**: der bei der Tonometrie gemessene Widerstand der Sklera gegen die Dehnung bzw. Eindellung. – **S.rinne**: *anat* vom Trabeculum corneosclerale bedeckte, den SCHLEMM* Kanal enthaltende Rinne vor dem ↑ S.wulst. – **S.ruptur**: (stumpf)-traumat. Zerreißung der Sklera, bevorzugt an Schwachstellen (Hornhautrand, Muskelansätze); meist bogenförm., mit Vorwölbung der – dunklen – Aderhaut; s. a. S.perforation.

Sklera(l)|sporn, -wulst: der von sich durchkreuzenden Sehnen des Ziliarmuskels u. zirkulären bindegeweb. Fasern gebildete ringförm. Wulst an der Sklerainnenfläche (hinter der S.rinne). – **S.staphylom**, ↑ Staphyloma sclerae: Vorwölbung der Lederhaut an dehiszenten Partien, im Unterschied zur ↑ Sklerektasie mit Beteiligung der Uvea; v. a. nach tiefer Skleritis, perforierender Verletzung, Zyklodialyse; je nach Lokalisation als Ziliar-, Interkalar- (zwischen Limbus corneae u. Ziliarkörper) u. Äquatorialstaphylom. – **S.trepanation**: kreisförm. Ausstanzung der Sklera (mit Sklerektom), v. a. bei Glaukom-Op. (ELLIOT).

Skler|ektasie: umschrieb. Vorwölbung der Sklera ohne Uvea-Beteiligung (vgl. Skleralstaphylom), z. B. nach tiefer Skleritis (selten), weniger umschrieben bei angeb. Glaukom, Hydrophthalmie, v.a. aber bei hochgrad. Myopie (»Staphyloma posticum«, im Extremfall als echtes ↑ Staphylom). – **S.ektomie**: *ophth* op. Teilentfernung der Sklera, z. B. im Limbusbereich bei Glaukom (↑ LAGRANGE* Op.): s. a. Skleraltrepanation.

Sklerem(a): *derm* teigig-ödematöse Verdickungen u. Verhärtungen der Lederhaut (u. Unterhaut), i. w. S. auch jede karzinomatöse Induration der Haut (»Carcinus eburneus«). – Das **S. adiposum** (= Fettsklerem = Skleriasis = Skl. i. e. S.) charakterisiert durch Erstarren des s.c. Fettgewebes bei Kälte u. Nicht-Zurückbleiben einer Delle nach Fingerdruck (Gewebsaustrocknung infolge zentralbedingter Kreislaufstörung?); histol.: chron. Kutis-Subkutis-Entzündung mit produkt. Gefäßveränderungen u. Ablagerung von Neutralfettkristallen, ohne Schaumzellen; als **S. adip. neonatorum** (Extremitätenaußenseite, Gesicht, Rumpf) Signum mali ominis bei Säuglingstoxikose (vgl. Adiponecrosis subcutanea neonatorum). – Abzugrenzen vom **S. oedematosum neonatorum** (= Sklerödem SOLTMANN), einer universellen teig. Schwellung (Ödem, Bindegewebsquellung) der Kutis u. Subkutis beim dystrophen Frühgeb.; Haut anfangs gerötet, marmoriert, später – bei Ikterus neonatorum – gelblich, kalt, nur schwer abhebbar u. mit erhebl. Widerstand gegen Fingerdruck (u. nur langsamem Dellenschwund); selten spontane Rückbildung, oft bereits nach 4–5 Tg. letal.

Sklerenikterus: gelbl. Verfärbung der Skleren; meist Ikterus-Manifestation (bei Subikterus oft einzige).

Skler-iridektomie: LAGRANGE* Op., kombin. Skler- u. Iridektomie bei Glaukom.

Skleritis: meist chron., in den tiefen Schichten ablaufende u. oft von Episkleritis begleitete Entzündung der Sklera meist vor (= S. ant.), seltener hinter dem Bulbusäquator (= S. post.; mögl. Urs. des Staphyloma post. bei schwerer Myopie). Im allg. akuter Beginn mit sektorenförm., später diffuser Rötung des Auges, Dakryorrhö, Augenschmerzen; bei Kornea- u. Uvea-Beteiligung Sehstörungen; Neigung zu weiteren Komplikationen. Bes. Formen: **S. anularis** (perikorneal-zirkulär; v. a. bei Jugendl.; sehr hartnäckig, z. T. auf Limbus u. Kornea übergreifend; mit Atrophie heilend), **S. hyperplastica** (granulomatös; im Extremfall als »massives Skleragranulom«, z. T. mit tu-

Sklerochorioiditis

morart. Verdickung), **nekrotisierende S.** (mit Nekrosen u. Uveaprolaps, z. B. als Skleromalazie, als hochakute **S. nodulosa necroticans** = Nekroskleritis nodosa) sowie ulzeröse (z. B. bei WEGENER* Granulomatose, Periarteriitis nodosa) u. sulzige Formen (mit sukkulenter Schwellung von Sklera u. Lamina episcleralis, u. U. auch der Konjunktiva; oft granulomatös). – Auch mit Irisbeteiligung u. als **Sklerochorioiditis** (umschrieben, meist peripher; bei Myopia gravis verantwortlich gemacht für die atroph. Netzhaut-Aderhautveränderungen u. das Staphyloma posticum).

Sklerodaktylie: ↑ Akrosklerose der Finger u. Zehen.

Skleroderm(ie), -derm(i)a: 2 klinisch unterschiedl., histochemisch u. histol. übereinstimmende (u. nur zufällig gemeinsam vork.) Kollagenosen: 1) das **diffuse** oder **progressive S.** als ätiol. ungeklärte (zerebrale?), gynäkotrope (X-gebundene?), generalisierende Form; Beginn mit vasomotor. Störungen (v. a. RAYNAUD* Attacken), Gelenkschmerzen, teig.-ödematösen oder knot. Hautschwellungen, später straffe Atrophie, Pigmentverschiebung, elfenbeinart. Verhärtung u. Anspannung (über Knochenvorsprüngen), rattenbißart. Fingerkuppennekrosen (Akrosklerose), Amimie, Mikrostomie, Teleangiektasien; übergreifend auf Mundhöhle (Schluckbeschwerden), Ösophagus (Dysphagie, Peristaltikminderung, Stenose mit prästenot. Dilatation), Stimmbänder (Heiserkeit), Magen-Darm (Achylie), Lungen (progred. interstit. Fibrose, restriktive Ateminsuffizienz, evtl. Spontanpneu), Herz (Myokardfibrose), Nieren (meist chron. Glomerulonephritis; ausgedehnte Sklerose), Augen (Katarakt, Lidschwellung, gestörter Lidschluß) u. Muskulatur; evtl. auch Hautkalzinosis (= THIBIERGE*–WEISSENBACH* oder CRST-Syndrom: Calcinosis, RAYNAUD*-Phänomen, Sklerodaktylie, Teleangiektasien); Tod an Inanition, restriktiver Lungeninsuffizienz oder Urämie. Pathogenese: Ablagerung bes. polysaccharidreicher Mukoide u. gesteigerte Neubildung nicht ausreifender u. infolge Enzymmangels verzögert abgebauter kollagener Fasern; histol.: Koriumverbreiterung mit ödematiösen Infiltraten, Atrophie von Haarapparat u. Epithel, Gefäßatresie; laborklin.: erhöhte BSG, antinukleäre Faktoren, Chronaxie für Hautreize verlängert. – 2) als **zirkumskriptes S.** (»Scl. en plaques«) die ↑ Morphaea nebst Sonderformen, z. B. **bandförm.-anuläre S.** mit örtl. Knochenatrophie oder zirkulären, später Ainhumart. Herden u. Elephantiasis, **akute dyschrom. S.** mit Hyper-, dann Depigmentierung u. Atrophie, **noduläre S.** (DUBREUILH) mit Fingerknötchen, dann Keloid-ähnl. Knoten, evtl. in progred. Form übergehend, **Säbelhieb-S.** (»scl. en coup de sabre«) mit linearen Herden, meist im Stirnbereich. – Ferner als **S. lichenoides** der ↑ Lichen sclerosus et atrophicus, als **S. der Säuglinge** die Adiponecrosis subcutanea bzw. das Sklerema neonatorum.

Sklerödem: teig. Ödem der Haut mit mäß. bis extremer Verhärtung (keine Dellenbildung, Haut nur in groben Falten abhebbar) als Sympt. bei Unterkühlung, Kreislaufinsuffizienz u. a., meist an den unt. Extremitäten, bei Besserung des AZ langsam verschwindend: vgl. Oedema scleroticum. – Ferner als SOLTMANN* S. das ↑ Sklerema oedemantosum neonatorum. – I. e. S. das – ätiol. unklare – Sclerema oder **Scleroedema adultorum Buschke**, meist nach fieberhafter Infektionskrkht., vom Nacken über Hals, Gesicht u. Stamm auf prox. Extremitäten fortschreitend; klin.: Spannungsgefühl, Bewegungseinschränkung, Schwellung der Zunge, Druck- u. Zugschmerz der Unterlippe, selten Erytheme, Keloidbildung; histol.: Kollagenfaserauftreibung in Korium u. Subkutis, evtl. Einlagerung von Hyaluronsäure, perivaskuläre Infiltrate; laborklin.: rel. Lymphozytose, Serumglobulin u. -cholesterin vermehrt, Cu u. Fe vermindert.

sklerös, sclerosus: verhärtet, induriert.

Sklero|keratitis: *ophth* 1) Entzündung von Sklera u. Kornea. – 2) Bildung kleiner weißl. subkonjunktivaler entzündl. Knötchen der Sklera (3–5 mm vom Hornhautrand). – 3) sklerosierende ↑ Keratitis. – **S.kornea**: *ophth* nichtentzündl. Vaskularisation der Hornhaut mit späterer Narbenbildung. – **S.kornealschale**: *ophth* ↑ Kontaktlinse.

Sklerom(a): ↑ Rhinosklerom.

Sklero|malazie: 1) *ophth* nekrotisierende ↑ Skleritis; z. B. perforierende Form bei älteren pcP-Kranken mit gelbl. »Rheumaknötchen« (nur geringe Beschwerden, oft erst bei drohender oder bereits erfolgter – reizloser – Perforation erkannt). – 2) *path* Osteodystrophia deformans (↑ PAGET* Sy.). – **S.mit**: *embryol* die bei der »Neugliederung des Achsenskeletts« (2. Phase der WS-Bildung) unter Fissurbildung aus dem Sklerotom hervorgehende obere u. unt. Segmenthälfte der Wirbelanlage. Während sich die kran. durch expansives Wachstum zum WK bildet (»Expansionswirbel«), gehen aus der kaud. des jeweils höheren Sklerotoms Bandscheibe, Wirbelbogen (mit Fortsätzen) u. Rippen hervor, u. zwar unter Verknüpfung der Muskulatur zu einer Einheit (»Erector trunci«). – **S.myositis**: ↑ Myositis ossificans.

Skler|onychie: ↑ *derm* Pachyonychie. – **S.onyxis**: *ophth* op. Durchbohrung der Sklera, z. B. zwecks Glaskörperpunktion. – **S.ophthalmie**: *ophth* sklerosierende ↑ Keratitis; i. w. S. auch das resultierende scheinbare Übergreifen der Sklera auf die periphere Kornea (»S.ophthalmus«).

Sklero|perikeratitis: Keratitis mit Beteiligung von Limbus u. angrenzender Sklera; i. e. S. die sehr schmerzhafte S.p. progressiva (V. SZILLY) mit fortschreit. Ulzerierung u. Vaskularisation der Kornea u. Symptn. einer Iridozyklitis. – **S.proteine**: die durch ihre Tertiärstrukturen Fibrillen bildenden Gerüsteiweiße Kollagen, Keratin u. Elastin.

Sklerose, Sclerosis: krankhafte, z. T. system. Verhärtung von Geweben oder Organen (z. B. Arterio-, Hirn-, Phlebo-, Pulmonal-, Nephro-, Otosklerose) als Folge entzündl. oder degenerat.-dystroph., evtl. mit Abscheidung gewebsfremder Substanzen einhergehender Prozesse; histol.: Vermehrung kollagener u. retikulärer Substanzen, Faservergröberung, Homogenisierung oder Polymerisierung der Grundsubstanz (als sogen. frische S. mit zell- u. gefäßreichem Bindegewebe). Durch bindegew. Ersatz des Parenchyms evtl. zur Organvergrößerung oder -verkleinerung führend (= hyper- w. atroph. S.), durch narb. Schrumpfung auch zur Deformierung (= mutilierende S.). – Bes. Formen: **alimentäre S.** (= Fütterungsatherosklerose), **S. amyotrophica lat.** (= myatrophe ↑ Lateralsklerose), **S. anterolat.** (in Vorder-Seitenstrang, mit spast. Paraplegie), **atrophisierende S.** der Haut mit Myositis (↑ PETGES*-CLÉJAT*-JACOBI*

Syndrom), **S. cardiae** (durch Reflux[peri]ösophagitis; sek. Schrumpfungsprozesse mit Dolichomegaösophagus), **S. cerebrospinalis multiplex s. disseminata** (= MS; als **S. bulbaris** mit Sitz in der Medulla oblong.), **S. corii** (= Sklerodermie), **S. corneae** (= Keratitis xerotica), **diffuse fam. S.** Henneberg* († Scholz* Syndrom), **fam. S.** († Krabbe*, Pelizaeus*-Merzbacher* Sy.), **funikuläre S.** (s. u. Spinalerkr.), **gliöse S.** († Gliose), **S. initialis** (syphilit. † Primäraffekt), **intralobuläre S.** (diffuse interstitielle † Lungenfibrose), **konzentr. S.** († Balo* Krankh.), **kortikale laminäre S.** (system., gliöse Stammhirnsklerose elektiv der 3. Rindenschicht bei chron. Alkoholismus mit fortgeschrittener Gastritis; ähnl. der sogen. alkohol. Pseudoparalyse mit Delirien, Merkstörung, Zittern, undeutl. Sprache, Beinspastizität, Abmagerung, fortschreit. Verfall u. Exitus let. innerhalb weniger Mon.), **lobäre S.** († Ulegyrie ganzer Hirnlappen), **S. ovarii** (Eierstocksfibrose als Entzündungsfolge oder bei Altersinvolution), **perifokale S.** (schwiel. Abkapselung von tbk. Herden), **periglanduläre S.** († Sklerodermie), **präsenile S.** († Alzheimer* Krankh.), **S. spinalis post.** († Tabes dors.), **tuberöse S.** (s. u. Hirnsklerose), **S. vascularis** († Arterio-, Phlebosklerose), **zentrolobuläre symmetr. intrazerebrale S.** († Schilder* Syndrom).

Sklerosiphonie: inspirator. Knistern über der Lungenbasis bei progred. Lungenfibrose.

Sklerosteose: † Osteosklerose.

Sklero|stomie: *ophth* Sklerektomie zur Kammerwasserdränage. – **S.tenonitis**: *ophth* Entzündung von Sklera u. Tenon* Kapsel. – **S.therapie**: Induzieren einer örtl. Sklerose durch Inj. einer entzündungserregenden Substanz in hoher Konz.; z. B. zur † Varizen- u. Hämorrhoidenverödung (Inj. in oder um die Knoten; n. Blond mehrzeit. Inj. kleiner Mengen), zur Organopexie (bei Prolaps, Deszensus).

Sklerotien: *mykol* sporenbildende Dauerform von Pilzen (dichtes Geflecht dickwandiger Hyphen), z. B. Secale cornutum (Claviceps purpurea).

Sklerotika: *anat* Kurzform für Tela sclerotica († Sklera). – **sklerotisch**: verhärtet, mit † Sklerose.

Sklerotom: *embryol* die aus med. u. ventr., Mesenchym bildenden Ursegmentbereichen entstehende 1. differenzierte Wirbelanlage (metachordal gegliedert), die sich dann durch Bildung der **S.spalte** in einen kran. u. kaud. † Skleromiten teilt.

Sklero|tomie: *ophth* Inzision der Sklera; bei Zyklodialyse, Glaukom; vgl. Sklerektomie. – **S.trichie**: Struppigkeit der Haare. – **S.zyklotomie**: *ophth* Sklera-Inzision im Bereich des Ziliarkörpers.

Skoda* Geräusch, Zeichen (Joseph Sk., 1805–1881, Internist, Wien): infraklavikulärer tympanit. Klopfschall oberhalb eines Pleuraergusses (Spannungsminderung der Lunge).

Skolex: 1) *helminth* † Scolex. – **2) Skolekoid**: *anat* † Appendix vermiformis.

Skoli|oneirosis: bedrückendes Träumen.

Skoliorachitis: rachit., von einem Erweichungsherd (»Skoliosekeim«) ausgehende WS-Deformität, zunächst als Flachrücken.

Skoliose, Scoliosis: permanente seitl. Krümmung der Körperachse (z. B. † Gesichtsskoliose); i. e. S. die des Achsenskeletts (mit gleichzeit. Rotation u. Torsion) infolge asymmetr. Deformierung von WS-Komponenten; entweder kongenital (mit Halb-, Blockwirbel, Dysostosen, Sakralisation, Lumbalisation) oder aber erworben, als osteopath. (Spondylitis, Rachitis, Trauma), stat. (asymmetr. Becken, differente Beinlänge), myo- u. neuropath. (Muskeldystrophie, Lähmung [= paralyt. S.] postinfektiöser, heredodegenerat. oder geburtstraumat. Genese, reflektor.-spast. S. bei Ischialgie etc.), thoraxbedingte (zikatriziell, z. B. nach Verbrennung, Pleuraempyem, Thorakoplastik) sowie – als häufigste – die idiopath. (= essentielle, habituelle, genuine) S. mit bislang unbekannter Ät.-path. (heredodegenerativ? z. B. als Adoleszenten-Sk.) u. unbest. Prognose (häufig progredient). Zunächst im allg. reversibel (Kontraktur), später fixiert (Weichteilschrumpfung, Bandscheibenveränderungen), terminal mit WK-Kompression u. deren Folgen. – Die kongenit. stets kurzbogig, v. a. an HWS u. oberer BWS, oft kombin. mit Sprengel* Deformität oder Klippel*-Feil* Syndrom; 4 Schweregrade: **1)** geringgrad. Fixierung, **2)** leichte Torsion, **3)** ausgeprägte C- oder S-förm. Total-Sk. mit ausgeprägter Torsion bzw. mit Rippenbuckel, Lendenwulst u. Druckverformung der WK, **4)** mit schwerer Verunstaltung des Rumpfes (max. Thoraxpressung gegen das Becken) u. nahezu völl. WS-Starre, Skapulaverschiebung, Schädelasymmetrie, Beckenschiefstand etc. (als Komplikationen Schmerzen, Chondrosen, Arthrosen, Spondylosen, Funktionsbeeinträchtigung inn. Organe). – Zur Funktionsdiagnostik z. B. Rumpfvorwärtsneigen nach Markierung der Dornfortsätze, Rö.aufnahmen in Neigungs- u. Korrekturstellung. Ther. (je nach Alter, Ausmaß, Begleitsympt.) konservativ (akt.-muskelkräftigende oder pass.-redressierende Korrektur, z. B. Gipsliegeschale, † Sk.korsett) oder operativ (v. a. Spondylodese nach Korrektur).

Skoliose|becken: Asymmetrie des knöchernen Beckens, i. e. die sek. Verformung bei WS-Mehrfachskoliose im Wachstumsalter (Einbeziehung des Kreuzbeins in die zur WS-Skoliose führende Kompensation). – **S.keim**: s. u. Skoliorachitis. – **S.korsett** zur Redressivbehandlg. einer WS-Skoliose, z. B. Stütz-, Hebel- oder Extensionskorsett (letzteres v. a. als † Ducroquet*, Milwaukee-K.), ferner akt. (Verschiebung der Hauptbelastungslinie) u. korrigierenden Korsette (mit schwacher Zug- u. Druckwirkung).

Skoliosimetrie: *röntg* Messung des Skoliosewinkels α anhand der WS-Aufnahme (a.p., möglichst im Stehen) nach † Ferguson-Risser oder Lippmann-Cobb (um

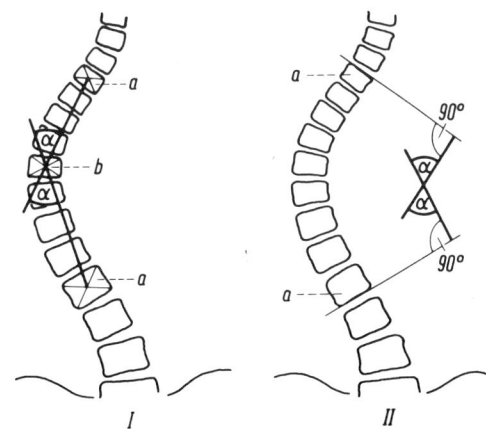

I   *II*

Skoog* Syndrom

25–30% größer; ↑ Abb. I bzw. II: a, a = »Neutralwirbel« am Ende der Krümmung; b= »Scheitelwirbel«).

Skoog* Syndrom: s. u. FORSSMAN*-SKOOG*.

...skopie: Wortteil »opt. Untersuchung«.

Skopo...: s. a. Scopo..., Skopto....

Skopolaminpsychose: psychot. Zustand durch ↑ Scopolaminum (nicht bei chron. Mißbrauch!), mit individuell verschied. Symptn.: opt. Halluzinationen, Verwirrtheit, Rededrang, Umgebungsverkennung, Inkohärenz.

Skop(t)o|lagnie: *psych* ↑ Mixoskopie. – **S.philie**: *psych* ↑ Voyeurismus. – **S.phobie**: zwanghafte Angst, dem Anblick anderer ausgesetzt zu sein; auch Angst vor Blamage u. Aufdeckung, vermeintl. Unzulänglichkeiten.

Skorbut: Vit.-C-Hypovitaminose infolge mangelnder Zufuhr von Früchten u. frischem Gemüse. Klin.: Müdigkeit, Muskelschmerzen, spontane Blutungen (Insuffizienz der Kittsubstanz des Gefäßendothels) in Muskeln, Bindegewebe, Haut (v. a. Unterschenkelstreckseite; linsen- oder hanfkorngroße, braunrote perifolliculäre Verfärbungen; später reibeisenähnl. Bild = Lichen scorbuticus, Akne scorbutica; evtl. Ulzerationen durch sek. Infektion) u. Zahnfleisch (meist auch **S.stomatitis** v. a. an Zahnfleischpapillen, evtl. Ulzera mit süßl. Foetor ex ore); ferner ziehende Schmerzen infolge subperiostaler u. intraartikulärer, -pleuraler, -perikardialer Blutungen (evtl. hämorrhag. Perikarditis, Belastungsdyspnoe); auch Hämaturie, »**S.dysenterie**« (prim. Darmmukosa-Beteiligung; auch pathogene Keimbesiedelung infolge Resistenzminderung). – **infantiler S.**: ↑ MÖLLER*-BARLOW* Krkht. – **S.osteopathie**: beim infant. S. als Leitsympt. vork. Wachstumsstörung: fehlerhafte Umwandlung des Knorpels in Knochengewebe an allen Epiphysen, begleitet von Mikrofrakturen u. Blutungen; im Rö.-bild quere Trümmerfeldzone im Diaphysenende (schaftwärts davon »helle« Linie = ↑ LEHNDORFF* Zeichen); ferner allg. Osteoporose, subperiostale (v. a. gelenknahe) Hämatome.

Skorpion: ↑ Scorpionidae. – **S.fische**: F. der Fam. Scorpaenidae; z. B. der »Drachenkopffisch«, ein Aquarien-Zierfisch mit gift. Flossenspitzen.

S-Kortikoide: (engl. sugar) ↑ Glukokortikoide.

Skot, sk: *opt* die auf das dunkeladaptierte Auge bezogene Leuchtdichte; 1 sk = 1 asb^{-3}.

Skot(o)...: Wortteil »dunkel«, »Dunkelheit«, »Schatten«; z. B. **Skotasmus** (*derm* ↑ Melanismus), **skoto|chromogen** (im Dunkeln Pigment bildend), **S.graphie** (↑ Skiagraphie), **S.(o)dynie** (Synkope mit Schwarzwerden vor den Augen), **S.skopie** (↑ Skiaskopie), **S.metrie** (Messung von Gesichtsfeldausfällen), **S.therapie** (↑ Okklusionstherapie).

Skotom, Scotoma: *ophth* umschrieb. Gesichtsfeldausfall innerhalb eines funktionsfäh. Netzhautbereichs; unterschieden als **obj.** oder **neg. S.** (v. a. bei Erkrn. von Netzhaut, opt. Leitungsbahnen u. Zentren; vom Betroffenen nicht wahrgenommen) u. **subj.** oder **pos. S.** (mit dunklem Schattenbild; durch Medientrübung, mit Ausnahme des [sub]kortikal bedingten Flimmerskotoms = **S. scintillans**), als **absol.** u. **rel. S.** (mit völl. Ausfall bzw. mit Dämpfung der Wahrnehmung, evtl. nur als Farbskotom), als **zentrales S.** (bei Retinitis, Chorioretinitis, myop. Chorioidalatrophie, Makulakolobom etc.; oft mit Farbsinnstörung, Metamorphopsie, Makro- u. Mikropsie; einseit. z. B. bei kraniobasalem oder zentralem Prozeß, bds. z. B. bei Nikotin-, Alkohol-Intoxikation), als bes. Form das ovale **zentrozäkale S.** (bis an den blinden Fleck) u. das **exzentr. S.** (parazentral an den Grenzen des Fixationspunktes = **S. anulare** = ↑ Ringskotom; aber auch peripher am Gesichtsfeldrand, mit nur geringen Beschwerden); als **physiol. S.** das durch den blinden Fleck bedingte, das bei Optikusneuritis, juxtapapillärer Chorioretinitis etc. vergrößert (= **peripapilläres S.**) u. bei fortgeschritt. Glaukom von einem Bogenskotom begleitet ist (↑ BJERRUM* Zeichen); s. a. Quadrantenhemianopsie. – *otol* **S. des Ohres**: Ausfall der Schallempfindung bei einer best. Entfernung der Schallquelle.

Skotop(s)ie: *ophth* 1) ↑ Mouches volantes. – 2) ↑ Dämmerungssehen.

skotop(t)isch: *ophth* die Dunkeladaption bzw. das Dämmerungssehen betreffend; z. B. **s. System** (die Rhodopsin-halt. Stäbchen mit nachgeschalteten neuronalen Elementen; ergänzt durch das am Dämmerungssehen = **s. Sehen** beteiligte Zäpfchen-System), **s. Untersuchung** (auf Netzhautfunktion bei niedr. Leuchtdichten, mit dem Adaptometer = **Skotoptikometer**).

Skrib...: Wortteil »Schreiben«; s. u. Graph(o)....

Skrilljevo: endem. Syphilis in Bosnien.

Skrofuloderm, Skrofeln, Scrophuloderma: s.c. Manifestationsform der postprim. Haut-Tbk, mit bis haselnußgroßen, bräunl. Infiltraten mit zentraler Kolliquation; nach Perforation (= Scr. ulcerosum) oder unter Resorption der Nekrose mit Narbenbildung heilend (»Gumma tuberculosum«); vgl. Lichen scrofulosorum. – **skrofulös, scrofulosus**: durch Skrofulose bedingt, an Skr. erkrankt. – **Skrofuloid**: Hautläsion der Skrofulose.

Skrofulose, Scrophulosis: 1) ↑ Lichen scrofulosorum. – 2) ↑ Skrofuloderm. – Im ursprüngl. Sinn die bei tbk. Kindern mit exsudativ-lymphat. (»skrofulöser«) Diathese auftret. sogen. Facies scrofulosa (»**S.gesicht**«, »**Skrofulid**«) infolge spezif. (v. a. Lymphadenitis scrofulosa) u. unspezif. Komponenten (rezidivierende Rhinitis, Adenoiditis, Keratoconjunctivitis phlyctaenulosa); häufig große Lungeninfiltrate, evtl. Knochenherde.

skrotal: den Hodensack (↑ Skrotum) betreffend, ihm ähnlich; z. B. **S.abszeß** (primär-septisch oder als Komplikation periurethraler Erkr.), **S.ekzem** (pellagroide Veränderungen bei Ariboflavinose), **S.elephantiasis** (s. u. Elephantiasis, genitoanorectalis), **S.emphysem** (örtl. Hautemphysem, posttraumat. oder durch Gasbildner), **S.fistel** (v. a. bei Durchbruch einer tbk. Epididymitis; auch nach Trauma, bei Tumor), **S.gangrän** (gangränöse Nekrosen verschiedener Genese; auch als ↑ FOURNIER* Krkht.).

Skrotal|hernie: „Hodenbruch", Herniation von Baucheingeweiden in das Skrotum; angeb. v. a. als ↑ Hernia vaginalis testis, erworben als in den Hodensack eintret. indirekte oder als bilokuläre dir. interparietale Inguinalhernie. – **S.krebs**: verhornendes Plattenepithel-Ca. der S.haut; bei Schornsteinfegern 1775 als 1. Berufskrebs beschrieben (↑ Rußwarze, -krebs), Vork. nach chron. örtl. Einwirkung von Arsen, Teerabkömmlingen, Pech, best. Kw.stoffen. – **S.ödem**: diffuse, den Penis miteinbeziehende, durch örtl. Entzündg. oder Neoplasma (nicht aber Filiariasis) bedingte Hodensackschwellung; ferner bei kardialem oder renalem allg. Ödem sowie kongenital bei Frühgeborenen.

Skrotal|phlegmone: v. a. bei eitr. Prozesen der Nachbarschaft vork. phlegmonöse Entzündung, mit Gefahr der Nekrose, Peritonitis, Sepsis. – **S.plastik**: 1) Harnröhren- oder Penisplastik unter Verw. von Hodensackhaut. – 2) Hodensackresektion (bei Tumor, Elephantiasis) mit anschließ. Defektplastik. – **S.phänomen**: / NEILL*–MOOSER* Reaktion. – **S.pneumatozele**: Gas- bzw. Lufthaltigkeit eines im Skrotum befindl. Bruchsackes. – **S.reaktion**: / STRAUS* Reaktion. – **S.reflex**: schwache Kontraktion der Tunica dartos (Skrotalhautrunzelung) auf mechan. oder hypotherme Dammreizung; vgl. Kremasterreflex.

Skrotektomie: totale Hodensackentfernung im Rahmen einer Entmannungs-Operation.

Skrotitis: Hodensackentzündung.

skrotoperineale Fistel: am Damm mündende Skrotalfistel; v. a. nach Skrotalabszeß, (unbehandelter) Nebenhoden-Tbk.

Skrotum, Scrotum *PNA*: der Hodensack, beutelart. Ausstülpung der vord. Bauchwand mit Schichtenaufbau (Haut, Unterhaut, Fascia cremasterica, M. cremaster, Fasciae spermaticae, Tunica vaginalis testis), die die Hoden, Nebenhoden u. Samenstränge samt zugehör. Gefäßen u. Nerven enthält. – **Scrotum bipartitum**: Zweiteilung des S. bei **skrotaler Hypospadie** (Fusionsdefekt der bilat. Anlage). – s. a. Skrotal....

Skrupelhaftigkeit: *psych* Übermaß an ängstl. Gewissensbedenken; oft Teilsympt. einer Zwangskrankh.

Skui guria: / Kuru-Syndrom in Neu-Guinea.

Skurrilität: eigentüml., wenig einfühlbare Komik; z. B. bei schizophrenen Zustandsbildern.

Skutulum: *derm* / Favusskutulum.

SK-Virus: dem MM-Virus (Enzephalomyelitis-Erreger) nahe verwandter Erreger fieberhafter Erkrn. (evtl. mit Lähmungen).

Skybala: »Kotballen«, eingedickter (wasserarmer) Stuhl im Dickdarm bei Obstipation u. verstärkter Peristaltik; evtl. durch die Bauchdecken tastbar (»Koprom«).

Skyrin: im Getreide vork. Antibiotikum aus Penicillium-Arten; nephro- u. hepatotoxisch.

SL: / Streptolysin. – **S.L.A.**: *geburtsh* sacro-laevo-anterior (= mit links-vorn liegendem Sakrum).

Slashing(-Syndrom): (engl.) / Selbstbeschädigung.

Slater* Faktor: (1952/55) enzymat. Kofaktor oxidativer Prozesse; mit BAL hemmbar.

Slawjanski* Membran: *gyn* bei Rückbildung des GRAAF* Follikels aus der Basalmembran der Granulosazellen entstehende stark färbbare, hyaline Haut (mit Granulosazellresten u. fibrinösem Material).

SLDH: Serum-Laktatdehydrogenase.

SLE: 1) Saint-Louis-Enzephalitis (/ Amerikan. Enz.). – 2) system. Lupus erythematodes (= viszeraler L.E.).

Slide-Test: (engl.) Objektträgertest.

slipping rib-cartilage: / CYRIAX* Syndrom.

Sloan*-Kettering*-Insitute for Cancer Research: mit Mitteln der vom Industriellen A. P. SL. jr. (u. Frau) u. vom Erfinder CHARLES FR. K. gegründeten Stiftungen 1948 eröffnetes Krebsforschungsinstitut in New York.

Slocum*-Linden* Test: (1939) *bakt* / DOLMAN*-WILSON* Test.

Slocumb* Syndrom (CHARLES H. SL., Rheumatologe, Rochester/Minn.), Kortisonentzugssyndrom, Steroid-Pseudorheumatismus: (1953) nach Beendigung einer langzeit. Steroidmedikation auftret. (meist passagere) Sympte.: erhöhte psych. Labilität (u. U. Depressionen), vermind. phys. Leistungsfähigkeit, Asomnie, Photophobie, myalg. Schmerzen (Salizylatresistent), Temp.labilität, evtl. Leukozytose, beschleunigte BSG; bei schweren Formen (mit evtl. ernster Prognose) panmesenchymale Reaktion (Rebound-Effekt?) mit NN-Insuffizienz- u. Haut-Symptn. (Erythematodes-ähnl.; auch hämorrhag., multiform-exanthematisch), Panarteriitis, Phlebitis, basalen Lungeninfiltraten, Hypertonie etc.

slope culture: (engl. = Abhang) Schrägagar-Kultur.

S-Lost: *toxik* / Dichlordiäthylsulfid.

Slow-fibre-System: (engl.) *physiol* beim Kaltblüter von γ-Fasern innervierte, sich langsam tonisch dauerkontrahierende Anteile der quergestreiften Arbeitsmuskulatur, deren Membranen keine konduktilen Eigenschaften besitzen u. die Einwirkung neuromukulärer Transmitter mit örtl., gradueller, langsam biphasisch (terminale Hyperpolarisation) abklingender Depolarisation beantworten (»small junction potentials«).

Slow-α2-Globulin: der in der Elektrophorese langsam wandernde Anteil der α_2-Globuline.

slow-reacting substances, SRS: (engl.) *serol* bei pathogenen Immunreaktionen vom Soforttyp freigesetzte, langsamer als Histamin reagierende Substanzen; (Struktur unbekannt, MG ca. 400) bewirken als Mediatorsubstanz beim Menschen Kontraktion der glatten Muskulatur (z. B. Bronchiolen). – Ursprüngl. Bez. (1956): SRSA (»... in anaphylaxis«).

Slow(-Virus)-Infektion, SVI: (B. SIGURDSSON 1954) durch »unkonventionelle Agenzien« (Viroide?) hervorgerufene übertragbare ZNS-Erkrn. mit extrem langer (Mon. bis J.) Inkubationszeit u. chron.-progred. Funktionsstörungen (meist tödl.), denen ein von der akuten Virusinfektion verschied. Prozeß zugrunde liegt. Dabei können u. a. nachgewiesene Paramyxoviren trotz exzessiv hoher neutralisierender AK-Spiegel persistieren (Hypothese: Solche sich durch / Budding vermehrende Viren, die erst beim Durchtritt durch die Zellmembran reifen, werden während des »Knospens« von den AK attackiert, wodurch es zu Komplementaktivierung u. Zytolyse kommt). SVI bisher bewiesen bei subakuter sklerosierender Panenzephalitis (»SSPE«), JAKOB*–CREUTZFELDT* Syndrom, Kuru-Kuru, Visna (Schaf), Scrapie (Schaf), Mink encephalopathy (Nerz), vermutet bei multifokalen Leukoenzephalopathien, MS, myatropher Lateralsklerose, Parkinsonismus.

SLP, SLR: / Serumlabilitätsprobe, -reaktion.

SLS: O_2-stabiles / Streptolysin.

Sluder* Neuralgie, Syndrom (GREENFIELD SL., 1865–1928, Laryngologe, St. Louis), Videanus-Neur.: Gesichtsneuralgie (mit Parasympathikus-Symptn.) infolge Entzündung des Ggl. pterygopalatinum, mit Niesreiz, kontinuierl. oder anfallsweisen Schmerzen an inn. Lidwinkel (evtl. typ. Druckschmerzpunkt, Tränenfluß), Augapfel, Nase(nwurzel), OK u. Gaumen, z. T. in Schulter u. Nacken ausstrahlend, Hypästhesie in Mund-Rachen, evtl. halbseit. Gaumensegellähmung.

Sludge-Phänomen, blood sludge: (engl. = Schlamm; M. H. KNISELY u. M. 1944) reversible Ery-Aggregation (»Geldrollen«-Bildung) mit Strömungsbehinderung des Blutes (»körn. Strömung«; vgl. PARISEUS* Phänomen) oder Gefäßverstopfung (»FÅHRAEUS* Pseudothromben«, in kleinen Gefäßen); Folge einer Abnahme der Suspensionsstabilität (u. der Viskosität; z. B. nach Verbrennung, bei Lipämie, Makroglobulinämie WALDENSTRÖM), aber auch der »vis a tergo«. Wesentl. Faktor in der Schock-Pathogenese (evtl. zu örtl. Intimaschädigung u. -ödem führend).

Sluka* Dreieck(schatten) (ERICH SL., Röntgenologe, Wien): (1912) *röntg* bei Lungen-Tbk des Kindes dem Mittelschatten aufsitzende dreieck., homogene Verschattung (Spitze peripher); wahrsch. plurifaktoriell bedingt (mediastinal-interlobäre Pleuritis, Pneumonie oder Epituberkulose im ant. UL-Segment bzw. Mittellappen).

van Slyke* Apparatur, Gasometer (DONALD DEXTER V. SL., geb. 1883, Biochemiker, New York): Gerät zur volumetr. (1917) u. manometr. (mit J. M. NEILL 1924) Analyse der Blutgase (O_2, CO_2, N_2) nach Freisetzung durch Unterdruck, Umwandlung von Hb in Met-Hb (Ferrizyanid-Lsg.) u. CO_2-Absorption (NaOH, Natr.-hyposulfit-Lsg.). Zahlreiche Abwandlungen (u. a. mikromanometr.). – Ferner angegeben: quant. **Eiweiß-Bestg.** im Serum (zus. mit R. A. PHILLIPS 1945) anhand des spez. Gew. im Vergleich mit Standard-Lsgn. von $CuSO_4$); **Harnstoff-Bestg., a)** in Blut u. Urin (zus. mit PETERS 1932) durch Kolorimetrie n. Einwirkg. von NESSLER* Reagens, **b)** (mit CULLEN 1920) durch azidimetr. Titration des mit Urease freigesetzten NH_3, **c)** volumetrisch durch Umsetzung mit HNO_2 (»**Sl.* Reagens**«) u. Erfassen des – auch von alipath. Aminen u. Aminosäuren – freigesetzten N_2 (»Stickstoff-Bestg.«); **Ketokörper-Bestg.** im Harn (mit R. FITZ 1917) durch Ausfällen als Hg-Komplex, Wiederauflösen in HCl-KJ-Lsg. u. Rücktitration des unverbrauchten KJ mit $HgCl_2$-Lsg.

Sm: 1) *chem* Samarium. – **2)** *serol* ↑ Antigen Sm.

SMA: gegen glatte (engl.: smooth) Muskulatur gerichteter AK, nachgewiesen bei chron.-aggressiver Hepatitis. – **SMAF**: specific **m**acrophage **a**rming **f**actor (s. u. Makrophagen, Tumorimmunologie).

small club: *genet* keulenförm. Kernanhangsgebilde (Geschlechtschromatin); häufiger beim ♂ u. nur bei diesem von bestätigender Bedeutung. – **small-for--date baby**: (engl.) »für sein Alter zu kleines Neugeb.« mit den Symptn. der intrauterinen Dystrophie (z. B. bei Plazentainsuffizienz). – **small junction potentials**: s. u. Slow-fibre-System.

small lobe: (engl.) *genet* Geschlechtschromatingebilde (mit 2 Verbindgn. zum übr. Chromatin) in polymorphkern. Leukozyten. – **small pore system**: (engl.) *physiol* die Kapillarwand als »Kleinporensystem« mit laminarem Durchfluß durch – theoretisch postulierte – präformierte Durchlaßöffnungen in Endothel u. Basalmembran. – **Smallpox**: (engl.) ↑ Pocken (Variola major).

Sm-Antigen: ↑ Antigen Sm.

SMDH: **S**erum-**M**ilchsäure-**d**e**h**ydrogenase.

smear: (engl.) Abstrich, Ausstrich(präparat).

Smegma: weiß-gelbl., talg. bis bröckl. Masse aus Talgdrüsensekret u. abgeschilferten Epithelien als »Vorhautschmiere« im Präputialsack bzw. (♀) als Ansammlung zwischen Klitoris u. kleinen Schamlippen. Enthält meist Mycobact. smegmatis (»**S.baktn.**«); bewirkt bei mangelnder Hygiene evtl. örtl. Entzündung; wird bei Inkrustierung durch Harnsalze zu Konkrementen (↑ Balanolith); möglicherweise kanzerogen (Penis-, Kollum-Ca.). – **S. embryonum**: ↑ Vernix caseosa.

Smegmolith: ↑ Balanolith.

Smellie* Handgriff (WILLIAM SM., 1697–1763, Gynäkologe, London): *geburtsh* s. u. VEIT*–SMELLIE*.

Smeloff*-Cutter*-Prothese®: Herzklappen-Kugelprothese mit 2 Körbchen u. rel. großem ∅ (dadurch geringerer Hämolyse-Effekt).

Sm-Faktor: *serol* ↑ Antigen Sm. – **S-M-Formenwechsel**: *bakt* Übergang der Glatt- in die Schleimform (S- bzw. M-Form); mit Bildung von Schleim-(wall)kolonien, Verlust von etwa vorhandenem H- u. Bildung von M-Antigen, Erhaltenbleiben der O-Spezifität.

Smith* (SIR GRAFTON ELLIOT SM., 1871–1937, brit. Anatom) **Area**: *anat* Corpus paraterminale (Großhirnrinde vor der Lamina termin.). – **Sm.* Bündel**, Fasciculus praecommissuralis: kommissurale Fasern durch das Septum pellucidum vor der vord. Kommissur u. der Lamina termin.

Smith* (SIR ROBERT WILLIAM SM., 1807–1873, Chirurg, Dublin) **Dislokation**: *chir* nach basal u. dorsal gerichtete D. des Metatarsale u. Cuneiforme I. – **Sm.* Fraktur**: dist. Radius-Flexionsfraktur (↑ dort. Abb.) mit volarer Dislokation des dist. Fragments (»umgekehrte COLLES* Fraktur«). Gefahr von Durchblutungsstörungen, Redislokation, Bewegungseinschränkung der Finger.

Smith* Krankheit: 1) (EUSTACE SM., 1835–1914, Pädiater, London): **a)** ↑ Colitis mucosa. – **b)** ↑ SIMONS* Syndrom. – **2)** (SIR THOMAS SM., 1833–1909, Chirurg, London): **a)** Sm.* Knochenatrophie: fam. ↑ Akroosteolyse. – **b)** metastat. entzündl. Femurkopfosteolyse beim Kinde. – **3)** (CARL HENRY SM., geb. 1895, Pädiater, New York): infektiöse ↑ Lymphozytose. – s. a. SMITH* Syndrom.

Smith* Operation: 1) (HENRY SM., 1823–1894, brit. Chirurg, Indien): **a)** Hämorrhoiden-Op. durch An- u. Abklemmen (Faßzange) u. Thermokauterisation. – **b)** Star-Op. durch Extraktion der Linse mit intakter Kapsel (»Ind. Methode«). – **2)** (RODNEY SM., Chirurg, London; 1964) plast. Hepatocholangiojejunostomie (ausgeschaltete Jejunumschlinge mit eingebundenem Katheter in den Leberhilus geführt u. fixiert, Katheter transhepatisch ausgeleitet) nach Gallengangsverletzungen oder ausgedehnter Resektion wegen Malignoms.

Smith*-Papyrus: von Edwin Sm. erworbener u. von J. H. Breasted übersetzter, auf Quellen des Alten Reiches zurückgreifender altägypt. Papyrus aus der Mitte des 2. Jt. v. Chr. (New York, Historical Society); befaßt sich ausschl. mit Chirurgie u. weist auf Verbindgn. zwischen Gehirn u. Extremitäten hin.

Smith* Pessar (ALBERT SM., geb. 1889, Gynäkologe, Dublin): Gummipessar zur Fixierung des antevertierten Uterus nach Aufrichtung.

Smith* Phänomen: (THEOBALD SM. 1904) anaphylakt. Schock des mit einem Diphtherie-Toxin-Antitoxin-Gemisch (Pferd) s.c. sensibilisierten Meerschweinchens, ausgelöst durch i.p. Inj. normalen Pferdeserums 10–15 Tg. später.

Smith* Syndrom: 1) / SM.* Krankheit (3). – 2) (JEAN SM. 1932) / Sympathogoniom Typ SMITH. – 3) ACHOR*-SM.* Sy.: (R. W. P. A. u. LUCIAN A. SM., Internisten, Rochester; 1935) / Maldigestionssyndrom i. S. einer sek. hypokaliäm. (herdförm.) Muskeldegeneration mit perniziosiformer Anämie u. Pellagra-Symptn. – 4) SM.*-LEMLI*-OPITZ Sy. (DAVID W. SM., LUCIUS L., JOHN M. O., Pädiater, Madison/Wis.): (1964) seltenes, multiples Fehlbildungssyndrom (autosomal-rezessive Neumutation?) mit Minderwuchs (bei niedr. Geburtsgew.), Ernährungsstörungen, Mikrozephalus, dysplast. Gesicht, Lidptosis, Strabismus, Epikanthus, Mikrognathie, hohem Gaumen (teilw. gespalten), Vierfingerfurche, Klino- u. Polydaktylie, hypoplast. Genitale, Kryptorchismus; meist auch Zerebralschaden, Herz- u. Magen-Darmfehlbildungen. – Nach den Vornamen der 3 ersten Pat. auch »RSH-Syndrom« genannt. – 5) **Sm.*-Strang* Sy.** (ALLAN J. SM., Biochemiker; LEONARD B. STR., Pädiater, bd. Durham): (1958) der Ahornsirup-Krankh. u. dem Methionin-Malabsorptionssyndrom ähnl. (autosomal-rezess. erbl.?) Enzymopathie mit Hypertrophie u. Degeneration der prox. Nierentubuli, diffuser Enzephalomyelopathie u. Schwachsinn; klin.: Fieber-, Ödemrezidive, retardierte Entwicklung, Harngeruch nach gebranntem Zucker, Hyperaminoazidurie, vermehrte Ausscheidung von Phenylbrenztrauben- u. -essigsäure. – 6) SM.*-THEILER*-SCHACHENMANN* Syndrom (DAVID W. SM., Pädiater, Seattle/Wash.; KARL TH. u. GERTRUD SCH., Pädiater, Zürich): (1966) fam.-erbl. Mißbildungskombin. im Gesichts-, Trachea- u. Rippenbereich, insbes. Mikrogenie, Glossoptose, Gaumendysplasien, Kieferhypoplasie, Epikanthus, Ohrmißbildungen, sowie allg. Retardierung. – 7) SM.*-LEPOUTRE* Syndrom: asept. Osteonekrose (evtl. Spaltbildung) des med. Sesambeins der Großzehe. – 8) SM.*-PATAU* Sy.: (1960) / D_1-Trisomie. – 9) SM.*-OPITZ*-JOHNSON*-MCCREADIE* Sy.: (1969) / C-Syndrom.

Smith* Zeichen: (EUSTACE SM.) pulmon / FISCHER* Zeichen.

Smith*-Dancis* Test: (1963) i.c. Inj. von 0,1–1,0 mg Histaminphosphat; bewirkt nach 5–10 Min. deutl. urtikarielle Papel mit schmerzhaftem erythematösem Hof, bei fam. Dysautonomie aber nur schmerzhaftes Knötchen ohne Hof.

Smith*-Elmes* Reaktion: (1945) serol der IDE* Flockungsreaktion ähnl. makroskop. Syphilis-Reaktion, statt mit Vollblut mit akt. oder inaktiviertem Serum.

Smith*-Fraser* Test: orale Glukose-Belastung (15%ig. Lsg., 1 g/kg) u. Blutzucker-Bestg. nach 15, 30 u. 45 Min.; bei normaler Glukoseverträglichkeit Summe der 3 Einzelwerte (»Absorptionsindex«) < 600 mg%; höhere Werte z. B. beim Dumping-Syndrom.

Smith=Petersen* (MARIUS NYGAARD SM.=P., 1886–1953, Chirurg, Boston) **Nagel**: solider Dreikantlamellennagel (Stahl) für die Schenkelhalsnagelung; modifiziert mit Führungskanal (für Bohrdraht) u. Gewindekopf für die Fixierung von Schaft-(Schrauben-)platten. – **Sm.=P.* Operation**: 1) / Muldenplastik. – 2) Kolumnotomie mit Keilresektion zweier benachbarter WK (einschl. Bandscheibe) u. anschließ. Spondylodese. – 3) Schenkelhalsnagelung mit Dreikantlamellennagel (ursprüngl. als offene Nagelung, von SVEN JOHANSSON zur geschlossenen modifiziert).

Smithwick* Operation (REGINALD HAMMERICK SM., geb. 1899, Chirurg, Boston/Mass.): 1) (1936) obere thorakale (posteriore) Sympathektomie; Grenzstrangdurchtrennung (oberer Stumpf in Seidenmanschette) unterhalb des 3. thorakalen Ggl. u. präganglionärer Denervation der Pl. brach. (intradurale Rhizotomie); v. a. bei RAYNAUD* Syndrom. – 2) (1944) 2zeit., radikale, extrapleurale lumbodors. Grenzstrangresektion (bds. 8.–9. Thorakal- bis 2.–4. Lumbal-Ggl.; zusätzl. Splanchnikusdurchtrennung) zur sympath. Denervierung der unt. Körperhälfte (einschl. Nieren, NN). – Bereits 1930 Grenzstrangausschaltung durch örtl. Alkohol-Inj. bei obliterierender Gefäßerkr.

Smitskamp* Syndrom (HENDRIK SM., geb. 1911, niederländ. Internist): brennende Extremitätenschmerzen u. Seh- u. Gleichgewichtsstörungen bei Vitaminmangel.

Smog: Kunstname (engl. **smoke** = Rauch, **fog** = Nebel) für ein luftkolloidales System mit überwiegend organ. Teilchen, entstehend bei gleichzeit. Auftreten von Industrieabgasen u. Staub u. von Nebel v. a. im Winterhalbjahr (Störung des vertikalen Luftaustauschs bei bodennaher Kaltluftschicht). Durch Gehalt an SO_2, CO u. CO_2 u. U. lebensbedrohend (Toxizitätsparameter: SO_2-Gehalt). – Die – im allg. auf eine chron. (Alters-)Bronchitis aufgepflanzte – obstruktive **Smog-Bronchiolitis** geht trotz Ther. oft erst mit Auflösung des Nebels zurück.

smoldering leukemia: (engl. = schwelend) s. u. Subleukämie.

SMON: subakute Myelooptikoneuropathie (s. u. Neuropathie).

Smooth|-Antigen: bakt das O-Antigen der normal vork. / Glatt- oder S-Form von Baktn.kolonien. – **S. particles**: Mikrosomen ohne Ribosomenbesatz.

Smulders* Methode: gyn / KNAUS*-OGINO* Methode.

Smyrinose: Pneumokoniose durch Staub von Karborund(schmirgel); vgl. Karborundsilikose.

Smyth* Test: (1957) geburtsh Prüfung der Wehenbereitschaft des Uterus (vor geburtseinleitender Blasensprengung) anhand der Ansprechbarkeit auf injizierte kleine Dosen von HHL-Präp. (Syntocinon®).

Sn: chem Kurzzeichen für / Zinn (= Stannum). – **s. n.**: 1) secundum naturam (»auf Grund der natürl. Gegebenheiten«); 2) pharm / suo nomine.

Snagg: (engl.) serum normal agglutinant; bei offensichtlich gesunden Menschen (Häufigkeit 1 : 10 000) vork. Serum mit Gm-spezif. AK.

Snapper* (ISIDORE SN., geb. 1889, Internist, Amsterdam, Peking, New York) **Reaktion**: HIJMANS VAN DEN / BERGH* Reaktion. – **Sn.* Syndrom**: generalisierte Knochenxanthomatose ohne xanthomatöse Augenveränderungen u. ohne hypophysäre Sympte.

SNDO: Standard Nomenclature of Diseases and Operations (in den USA weit verbreitet).

Sneddon*-Wilkinson* Krankheit: (1947 bzw. 1951) / Dermatitis pustulosa subcornealis.

Snegireff* Zeichen (WLADIMIR FEODOR SN., geb. 1847, russ. Gynäkologe): *geburtsh* Konsistenzwechsel des graviden Uterus bei der bimanuellen Untersuchung.

Snellen* (HERMANN SN., 1834–1908, Ophthalmologe, Utrecht) **Einheit**: *ophth* Einh. der Sehschärfe; beträgt 1, wenn bei einem Prüfabstand von 5 m die Testbildbreite = 1 u. die Höhe = 5 Winkelmin. ist; normal: 1,5–2,0 E.. – **Sn.* Haken, Sehproben**: *ophth* verschieden große, E-förm. Optotypen, deren Größe jeweils der 5fachen Strichstärke entspricht (die ihrerseits auf der normalen Netzhaut in 5 m Abstand unter einem Winkel von 1 Bogenmin. entworfen wird). – **Sn.* Operation**: *ophth* 1) periphere Iridektomie bei Glaukom. – 2) Durchtrennung der Nn. ciliares bei anhaltender Neuralgie eines amaurot. Auges. – **Sn.* Reflex**: Blutandrang im Ohr bei Reizung des N. auricul. des Pl. cervic. – **Sn.* Strahlentafel**: *ophth* halbkreisförmig (Fächerform) in Abständen von 10° angeordnete radiäre Linien als Prüfbild zur subj. Bestg. des Astigmatismus. – **Sn.* Tabellen**: Sehprobentafeln mit schwarzen Buchstaben (bzw. SN.* Haken) verschiedener Größe auf weißem Grund; mit Angabe der Distanz (60–4 m), aus der sie von einem normalsicht. Auge noch gelesen werden (/ Abb.).

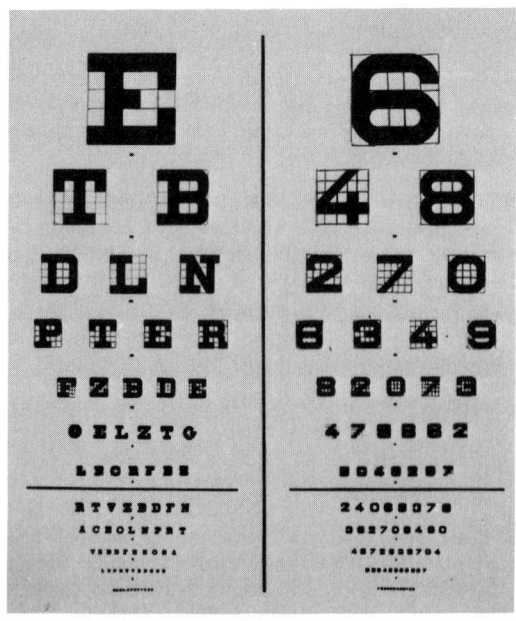

S-Niere: einseit. S-förm. Fusionsniere.

Sniffing: (engl. = Schnüffeln) s. u. Schnüffler. – **Sniff-Test**: / HITZENBERGER* Schnupfversuch.

Snow-storm-Effekt: (engl.; ALDRED 1953) *röntg* das »Schneesturm«-Bild der Lunge bei Fettembolie, mit bis haselnußgroßen, unscharfen, z. T. konfluierenden Schatten gleichmäßig über Ober- u. Untergeschosse.

Snuff-Dipper-Krebs: Mund-Gaumen-Leukoplakie oder -Ca. (mit geringen histol. Malignitätszeichen u. Metastasierungstendenz) bei Personen, die Tabakpulver- (oder -blätter)-Röllchen in das Vestibulum oris einlegen u. daran saugen.

(Harrison) Snyder* Syndrom: (1965) angeb. Zahnfleischhyperplasie, Hirsutismus, epileptiforme Anfälle u. geist. Retardierung als Komplex unklarer Genese (dienzephale Störung?).

SOA: **s**ehbedingte **o**kzipitale **A**ntwort (Evoked potential, s. u. Reizpotential).

Soave* Operation: den Muskelzylinder schonende Resektion der Rektumschleimhaut bei Sphinkterachalasie (HIRSCHSPRUNG* Krankh.).

Socin* Operation (AUGUST S., 1837–1898, Chirurg, Würzburg, Basel): 1) (1884) hint. Gastroenterostomie mit 2lumiger Anastomose. – 2) Enukleation eines Schilddrüsenknotens.

Sockel: *kieferorth* das für die Herstg. von Kiefermodellen notwend. – im sogen. **S.apparat** geformte – »Bett« für den Abdruck.

Soda: / Natrium carbonicum crudum. – **kalzinierte S.**: Na. carb. anhydricum. – **kaust. S.**: Natrium hydroxydatum.

Soda|bad: körperwarmes Vollbad mit Sodazusatz; z. B. bei Psoriasis. – **S.vergiftung**: Laugenvergiftung durch orale Aufnahme alkal. Lösungen. Ther.: reichl. Trinken unter Zusatz verdünnter Essig- oder Zitronensäure. – **S.wasser**: Natriumkarbonat-halt., schwach laugenhaft schmeckendes Mineralwasser (»alkal. Säuerling«); auch allg. Bez. für kohlensäurehalt. Wässer.

Sodbrennen, Pyrosis: Gefühl des Brennens in der Magengrube u. entlang der Speiseröhre infolge gastroösophagealen Refluxes; von Magensäureproduktion unabhängig.

SODH: **So**rbit-**d**e**h**ydrogenase, s. u. Idit-dehydrogenase.

Sodoku, Rattenbiß-, Spirillenfieber: (chines./japan. = Gift der Ratte; WILCOX 1839) Infektionskrkht. durch Spirillum minus (s. morsus muris), übertragen meist durch – im allg. unter örtl. Entzündung normal heilenden – Biß von Nagern (Ratten); v. a. in Fernost, sporadisch in Amerika u. Europa. Nach Inkubationszeit von 1–3 Wo. (– 2 Mon.) schmerzhafter PA (oft mit regionärer Lymphangitis u. -adenitis), rekurrierendes Fieber (oft ohne Prodromi; 1. Attacke meist 1–2 Tg., wechselnde Intervalle von 3–10 Tg.; über Wo. u. Monate), Muskel- u. Gelenkschmerzen, Anämie; beim Fieberanstieg makulo-papulöses Exanthem. Gesamtdauer 4–5 Wo. (auch 2 bis 3 Mon.); Prognose im allg. gut; evtl. Septikämie, Endokarditis, Bronchopneumonie.

Sodomie, Zoophilie: (nach der bibl. Stadt Sodom benannter) Sexualverkehr mit Tieren; nur selten als komplette Perversion, d. h. mit Tieren als einz. oder bevorzugtem Sexualobjekt; häufig als Sodomasochismus. Vork. bei bd. Geschlechtern, meist bei Schwachsinnigen u. Dementen.

Soederbergh* Druckreflexe (GOTTHARD S., geb. 1878, schwed. Neurologe): *neurol* durch kräft. Fingerstrich über best. Knochen-Periostbezirke auslösbare langsame Muskelkontraktionen (z. B. Beugung ulnarer Finger oder des Daumens nach Distalwärtsstreichen über Ulna bzw. Radius); bei best. extrapyramidalmotor. Erkrn.

Söderlund* Syndrom (NILS GUSTAF S., geb. 1884, Chirurg, Uppsala, Göteborg): abakterielle ↑ Pyelitis.

Sölder* Linien (FRIEDR. V. S., 1867–1943, Neurologe, Wien): die etwa konzentrisch um Mund- u. Nasenöffnung verlaufenden Begrenzungslinien (↑ Abb.) der zwiebelschalenförm. zentral-sensiblen Versorgungsbereiche des Gesichts (bzw. der entsprech. Ausfallszonen, z. B. bei Syringomyelie).

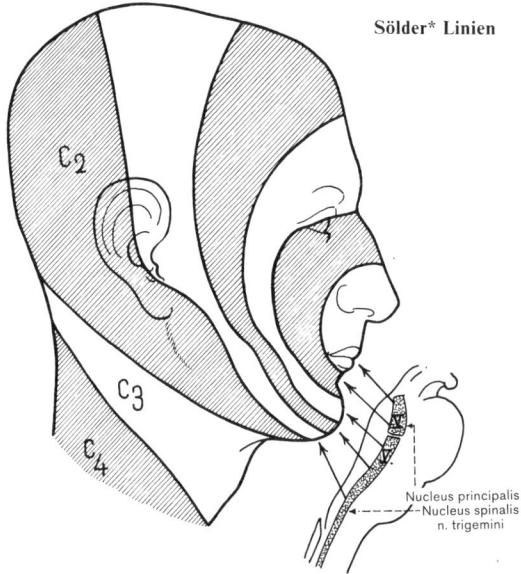

Sölder* Linien

Soemmering* (SAMUEL THOMAS V. S., 1755–1830, Anatom, Kassel, Mainz, München, Frankfurt) **Fleck**: ↑ Fovea centralis retinae. – **S.* Ganglion**: ↑ Substantia nigra. – **S.* Wulst**: *ophth* ↑ Kristallwulst.

Sørensen* (SØREN PETER LAURITZ S., 1868–1939, Biochemiker, Kopenhagen) **Methode**: vergleichende kolorimetr. pH-Bestg. mit pH-Standard-Lsgn. (1- oder 0,5-Staffelung) u. entspr. Indikatoren. – **S.* Titration**: ↑ Formoltitration.

Sofort|abnabelung: *geburtsh* A. unmittelbar nach der Geburt, ohne das Erlöschen des Nabelschnurpulses abzuwarten. – **S.adaption**: die nach Tragen einer Adaptionsbrille sehr schnell eintret. Dunkeladaption (1. Phase, auf Nichterregung der Stäbchen durch das durchgelassene Rotlicht beruhend). – **S.depot**: beim dauertrainierten Sportherzen die durch regulative Dilatation vergrößerte Restblutmenge (als sofort zur Verfügung stehende arterielle Vol.reserve im li. Herzen u. in den Lungenvenen). – **S.diastolikum**: *kard* ↑ Sofortgeräusch.

Sofort|gedächtnis: ↑ Kurzzeit-, Neugedächtnis. – **S.geräusch**: *kard* dem 1. bzw. 2. HT unmittelbar folgendes Herzgeräusch bei Klappeninsuffizienz; als Sofortsystolikum bei Mitral- (holosystol., p. m. Herzspitze, hochfrequent, gießend) u. Trikuspidalisinsuffizienz (sehr ähnl.); als Sofortdiastolikum bei Aorten- (p.m. ERB* Punkt, hochfrequent) u. Pulmonalisinsuffizienz (Decrescendo, ins Epigastrium fortgeleitet). **S.maßnahmen**: s. u. Erste Hilfe. – **S.operation**: s. u. Notfallchirurgie. – **S.reaktion**: 1) s. u. Allergie. – 2) *psych* einem Reiz unmittelbar folgende (reflektor.) Reaktionsabläufe, oft in Instinktbindung oder als bedingter Reflex.

Sofort|-Severitätsindex: (ESSELIER, JEANNERET, KOSZEWSKI) als Richtwert für den Schweregrad einer diabet. Azidose die Summe der Punktwerte (1–4) für die Kriterien Alter (20.–39., 40.–59., 60.–79. Lj., darüber), Bewußtseinszustand (Somnolenz, Reaktion auf Anruf bzw. Schmerzreize, völl. Reaktionslosigkeit), Blutzucker (200–500, bis 999, bis 1499 mg%, darüber), Komplikationen (leichte, mittelschwere, schwere, multiple schwere). Werte bis 6, 8, 10 bzw. darüber = leichter, mittelschwerer, schwerer bzw. sehr schwerer Zustand. – **S.systolikum**: *kard* s. u. S.geräusch. – **S.therapie**: wegen vitaler Indikation ohne Aufschub durchzuführende ther. Maßnahmen bei Schock, Myokardinfarkt etc. – **S.typ**: s. u. *allerg* ↑ Reaktionstypen.

soft lens: *ophth* weiche ↑ Kontaktlinse. – **Soflens®**: Akrylat-Linse (aus den USA).

Sohar* Syndrom (EZRA S., Internist, Tel Aviv): (1954) dem ALPORT* Syndrom nahestehendes Taubheitssyndrom (Erbgang ungeklärt) mit chron. Nephropathie; in der Kindheit einsetzende progred. Innenohrschwerhörigkeit (mit pos. Recruitment), Sphärophakie, Myopie (evtl. angeb. Rindenkatarakt), asthen. (»marfanoider«) Habitus; Leukozyt-, Erythrozyt-, Proteinurie, mangelhafte renale Clearance, Rest-N-Anstieg; hohe BSG.

Sohier* Verfahren: *bakt* zum raschen Di-Baktn.-Nachweis Aufbringen von Abstrichmaterial auf Nährsubstrat (koaguliertes Serum oder LOEFFLER* Nährboden), nach 4stünd. Bebrütung (Wasserbad; 37°) Ausstrich, GRAM* Färbung.

Sohl* Lösung: Acidum u. Natrium citricum u. Aq. dest. (140 + 98, ad 1000) zur sogen. Azidose-Ther. der renalen Osteodystrophie (mit renaler Insuffizienz). – Modifikation mit Natrium u. Kalium citricum (150 bzw. 50).

Sohle(nfläche): *anat* Planta pedis; s. a. Fußsohlen..., Plantar.... – **stumme S.**: s. u. Plantarreflex.

Sohlen|platte: *histol* Muskelfaseranteil der motor. Endplatte; myofibrillenfreie, an Muskelfaserkernen (»Sohlenkerne«) u. Mitochondrien reiche Sarkoplasmaansammlung unter dem Sarkolemm. – **S.reflex**: ↑ Plantarreflex; vgl. SHUKOWSKI* Reflex (= **S.-Zehenbeugereflex**). – **S.rolle**: *orthop* R. in der Sohle (Ballengegend) des orthop. Schuhes Fußamputierter; zum Ausgleich des Längenverlustes (sogen. Spitzensprengung; verbessert das Fußabwickeln). – **S.schmerz**: Plantarneuralgie, ↑ MAHLER*, ↑ PAYR* Zeichen (2). – **S.spanner**: *anat* ↑ Musculus plantaris.

Soja: *botan* die (süd)ostasiat. Leguminosen Glycine max u. Gl. soja. – **S.(bohnen)kropf**: s. u. Kropfnoxe. – **S.(bohnen)mehl**: eiweißreiches Substrat aus entölten S.bohnen; nach Entbitterung (Saponine) auch für die menschl. Ernährung geeignet; ferner Anw. als 3- bis 4%ig. sterilisierte u. filtrierte – Aufschwemmung in Leitungswasser statt Fleischwasser in bakt. Nährmedien. – **S.milch**: milchähnl. S.protein-Suspension aus naßvermahlenen S.bohnen; als Milchersatz, z. B. bei Kuhmilchallergie. – **S.nahrung**:

Soja|schlamm

Diätkost mit Schrot oder Mehl aus unbehandelten S.bohnen. – **S.schlamm**: Lezithin- u. Schleimstoffhalt. Bodensatz in gelagertem rohem S.öl; Rohstoff für die Lezithingewinnung.

Sokolow* Methode: als respirator. Reanimation beim Neugeb. rhythm. Beugung von Kopf u. Knien gegen Thorax bzw. Bauch für die Exspiration, nachfolgend Streckung für die Inspiration.

Sokolow*-Lyon* Index: kard EKG-Index für die Herzhypertrophie: bei Linkshypertrophie $S_{V1} + R_{V5} = 3,5$ mV, bei Rechtshypertr. $R_{V1} + S_{V6} = 1,05$ mV.

Sokolsky*-Bouillaud* Syndrom: ∫ rheumat. Fieber.

Sol.: chem ∫ Solutio. – **Sol**: **1)** chem Dispersionszustand von Kolloiden (Teilchengröße $10^{-5} - 10^{-7}$ cm); je nach Dispergens als Aerosol, Alkosol, Hydrosol, Organosol; vgl. Gel. – **2)** mikrobiol Rickettsien-art. Partikeln [Bartonellaceae?], die Ery-Deformierung mit konsekut. hämolyt. Urämie hervorrufen.

Solanaceae: Fam. »Nachtschattengewächse«, mit wicht. Nutz- u. Heilpflanzen (Kartoffel, Tomate, Paprika). Spezies von Solanum, Lycopersicum, Atropa, Hyoscyamus etc. enthalten tox. Alkaloide, v. a. ∫ Atropin, Hyoscyamin, Solanin u. a. Sterin-Alkaloide. – **Solanin**: tox. Alkaloid in Solanaceae-Spezies (u. a. in grünen Kartoffeln u. in Keimen alter). Bei oraler Vergiftung (»**Solanismus**«) Schleimhautreizung (Brennen im Hals, Übelkeit, Brechreiz, Brechdurchfall), nach Resorption Fieber, Atemnot, Nephritis, Bewußtlosigkeit, Krämpfe, Hirnödem, Tod durch Atemlähmung; bei parenteraler Intoxikation Hämolyse (durch Saponineigenschaft). – **Solanum**: Gattg. der Solanaceae; mit zahlr. diätetisch u. therap. genutzten Spezies; z. B. Solanum melongena »Aubergine«, S. nigrum (»schwarzer Nachtschatten«; für Solanin-Gewinnung); S. tuberosum (die »Kartoffel«), mit stärkereichen Knollen: Amylum Solani.

solar(is): **1)** sonnenförmig, z. B. Plexus solaris (»Solarplexus«). – **2)** durch Sonnenstrahlung bewirkt, z. B. Ekzema solare, **so. Irresein** (= Sonnenstich), **S.asphyxie** (= Hitzschlag). – **3)** den Plexus sol. (= coeliacus) betreffend, z. B. **S.algie** (∫ HUCHARD* Syndrom), **Solarisreflex** (durch Druck auf den Plexus – v. a. über Afferenzen in den Nn. splanchnici – ausgelöste Herzbeschleunigung, Vasokonstriktion im kleinen Kreislauf [Atemnot] u. arterieller Druckanstieg in der Peripherie; s. a. Solarplexus-Schock).

Solarisation: röntg Bildumkehr (Schwärzungsabnahme) bei starker Überbelichtung des Films, so daß das Negativ gewissermaßen zum Positiv wird. – Entsprech. Effekt auch durch zu helle Dunkelkammerbeleuchtung.

Solarium: **1)** windgeschütztes, sonnenexponiertes Areal zur Heliotherapie. – **2)** Raum mit UV-Strahlen (»Höhensonnen«) für Gruppenbestrahlung; z. B. von Bergleuten. – Neuerdings Bez. für Ganzkörperbestrahlungs-Anlagen (Metalldampflampen u. IR-Strahler als Deckengerät; mit möglichst wenig UV-C- u. möglichst viel UV-A-Anteil); Bräunung erfolgt innerhalb der übl. Expositionszeit (3–30 Min.) praktisch nur als UV-B-bewirkte Sekundärpigmentierung (deshalb neuerdings Dosierung A:B = 200:1 für Bräunung ohne Sonnenbrand).

Solarkonstante: meteor s. u. Sonnenstrahlung.

Solarplexus: ∫ Plexus coeliacus. – **S.schock**: durch stumpfes Oberbauchtrauma über den ∫ Solaris-Reflex ausgelöster Schock (z. B. als sogen. Magen-Knockout der Boxer).

Solar|therme: Salzsee, dessen NaCl-Konz. u. Temp. (durch Sonneneinstrahlung) zur Tiefe hin zunehmen; geeignet für Solebäder. – **S.therapie**: ∫ Heliotherapie.

Solayrès de Renhac* Obliquität (FRANCOIS LOUIS JOSEPH S., 1737–1772, Gynäkologe, Paris): geburtsh Einstellung des kindl. Kopfes bei Eintreten ins kleine Becken mit Diameter occipitoment. in Richtung des schrägen Beckendurchmessers.

Solbad: **1)** Solebad: Kochsalzbad mit Salzgehalt von 1,5–6 (–30)%; Hauptwirkungen: osmotisch bedingte Anregung des Hautstoffwechsels, Erhöhung des Parasympathikotonus, Beeinflussung des Vasomotorenspiels der Hautgefäße. – **2)** Heilbad mit Nutzung einer Solequelle.

Soldado-Virus: nicht gruppiertes ARBO-Virus, das in Trinidad, von Zecken übertragen, beim Menschen eine Dengue-ähnl. Erkr. hervorruft.

Soldaini* Glukoseprobe: Glukose-Nachweis durch Reduktion von alkal. Kupferkarbonat-Lsg.

Soldampfbad: Inhalationsther. mit dem beim Versieden von Salz entweichenden Dampf oder mit durch Wasserdampf erwärmtem Soldunst.

Soldatenherz: ∫ DA COSTA* Syndrom.

Sole: das Wasser einer Solequelle (Kochsalzsolquelle); auch als Bohrloch- oder Sinkwerksole durch künstl. Auslaugung unterirdischer Salzlager. – s. a. Solbad.

Solenoid: einlagige zylindr. Spule (mit vielen dicht liegenden Windungen), in deren Innerm bei Stromdurchfluß ein sehr homogenes Magnetfeld entsteht; therap. Anw. für Autokonduktion.

Solenopsis saevissima: »Feuerameise« in Südamerika u. südl. USA. Ihr schmerzhafter Stich (Blutpunkt) führt zu örtl. Nekrose (über Erythem, Blasen-, Pustelbildung); nach mehreren Stichen Schocksyndrom (bei Kindern Todesfälle).

Soleus: ∫ Musculus soleus.

Solfatare: die H_2S führenden Wasserdampfexhalationen (Temp. 90–300°) des ehemal. Vulkans Solfatara (bei Neapel); Anw. als Heilgas.

Solidago virgaurea: botan »Goldrute« [Compositae]; Anw. des Krautes (Saponine, Bitterstoffe) als Diuretikum, Asthma- u. Hautmittel.

Solidarpathologie: erstmals von ASKLEPIADES von Bithynien (1. Jh. v. Chr.) vertretene Lehre, derzufolge alle Krankhtn. auf einer fehlerhaften Beschaffenheit der festen Körperbestandteile beruhen (u. die in ihrer Zusammensetzung unveränderl. Körperflüssigkeiten nur eine pass. Rolle spielen). – vgl. Humoral-, Zellularpathologie.

solidus: (lat.) fest. – **Solidifizierung**: path Verfestigung, Erstarren eines Gewebes.

solitär, solitarius: einzeln, vereinzelt, abgesondert; z. B. **S.bündel** (∫ Tractus solitarius), **S.follikel** (∫ Folliculi lymphatici solitarii), **S.konkrement** (z. B. in Gallenblase, Nierenbecken; oft groß u. dann mit rel. wenig Beschwerden).

Solitär|niere: kongenit. »Einzelniere« infolge einseit. Nierenaplasie, meist hypertrophisch, mit weitem Becken, auch Gefäßanomalien oder Doppelureter, häufig kompliziert durch Nieren(becken)affektion. I. w. S. auch – als **sek. S.niere** – die »Restniere« nach Nephrektomie (auch meist hypertrophierend u. bes. anfällig). – **S.tuberkel**, Konglomerattuberkulom: nodöse Form der Organ-Tbk, mit phas. Wachstum u. appositioneller Verkäsung um Altherde herum u. Entwicklung eines – meist rundl. – bis apfelgroßen Gebildes (lamellärer Aufbau, Kalkzentren, zell. oder bindegeweb. Kapsel); evtl. Tumorsymptomatik. – **S.zellen**: histol ↑ MEYNERT* Zellen.

Soll|gewicht: Normalgewicht (↑ Tab. »Körpergewicht«); vgl. Idealgewicht. – **S.länge**: S.wert der Körperlänge (↑ Tab. »Körpergewicht«).

Solluxlampe®: *therap* Metallfaden-Glühlampe mit Ausstrahlung von IR- u. sichtbarem Licht; zur Erzeugung lokaler Hyperämie.

Sollwert: 1) *kybern* im ↑ Regelkreis derjen. Wert, den die Regelgröße (in Übereinstimmung mit der Führungsgröße) besitzen soll. Bei Abweichung vom S. setzt die Regelung ein (s. a. Istwert). – 2) *diagn* der an einer großen Probandenzahl gefundene, als Norm geltende statist. Mittelwert einer Größe, z. B. ↑ Sollgewicht u. -länge; oft aus anderen Meßwerten zu errechnen, z. B. **Soll-Atemgrenzwert** (= Soll-VK × 22), **Soll-AMV** (= Soll-Grundumsatz × 4,73), **Soll-VK** (S.-GU × 2,3), **Soll-Totalkapazität** (= Soll-VK × 1,32), **Soll-O$_2$-Aufnahme/Min.** (= Soll-GU + 7,07).

Solowjew* Phänomen: spast. Zwerchfellkontraktion mit Atemsperre bei Tetanie.

solubilis: (latein.) löslich. – **Solubilisierung**: Löslichmachen eines Stoffes, z. B. durch Zugabe von Lösungsvermittlern (»**Solubilisatoren**«, v. a. Detergentien, Emulgatoren), pH-Änderung, Hydrolyse. – **Solubilitätstest**: *bakt* Pneumokokken-Identifizierung anhand ihrer Auflösbarkeit (innerhalb 5 Min.) nach Zusatz von Na-Desoxycholat (in Alkohol u. Wasser) zur Bouillonkultur-Probe.

soluble: (engl.) löslich; z. B. **s. antigen** (↑ S-Antigen), **s. dressing** (fläch. Anw. flüssiger Hautmittel in Form von Spray, Lsg. etc.).

Solum: (lat.) Boden, Grund; z. B. **S. unguis** (= Matrix unguis).

Solutio, Sol.: (latein.) Lösung; 1) *pharm* S. medicinalis: Arznei-Lsg. (s. a. Aqua, Guttae, Oleum, Liquor, Mixtura sowie unter Autoren- u. Substanznamen): z. B. **Sol. anticoagulans** (= Stabilisator; i. e. S. der ACD-Stabilisator), **Sol. natrii chloridi composita** (*WHO*; = physiol. Kochsalz-Lsg.), **Sol. natrii lactatis composita** (*WHO*; = RINGER*-Laktat-Lsg.). – 2) *path* S. continuitatis: »Ablösung«, d. h. Auftrennung eines einheitl. Gewebes; z. B. **S. laminae capsulae ant.** (Abschilferung zentr. Partien der Linsenvorderkapsel durch intensive IR-Strahlung, sogen. ↑ Feuerlamelle), **S. retinae** (s. u. Ablatio).

solutus, sol.: (lat.) gelöst.

solv: *pharm* ↑ solvatur.

Solvaline®: feinstes Gewebe aus nichtsaugfäh. Polyamidfäden als wundfreundl. (nichtverklebende) Auflage zur ersten Wund- u. Transplantatabdeckung.

Solvatation, -tisierung: *chem* beim Lösungsvorgang die Bildung von **Solvaten** durch umhüllende Anlagerung von n Lösungsmittel-Molekülen (= **Solvatationshülle**, z. B. »gebundenes Wasser« in biol. Membranen) an die (»**solvatisierten**«) Partikeln des gelösten Stoffes (je nach Lösungsmittel als Hydrat, Alkoholat, Ammoniakat etc.). Stabilität u. a. abhängig von Ionenladung u. -größe (den HOFMEISTER* Reihen entsprechend, d. h. stabiler bei Kat- als bei Anionen, z. B. »Aussalzung« von Proteinen durch Entzug der Solvatationshülle). – **solvatisierende Gruppen**: polare Amino-, Karboxyl-, Sulfo-, Hydroxylgruppen etc. organ.-chemischer Verbindgn., die deren Löslichkeit in polaren Lösungsmitteln (v. a. Wasser) durch Bildung einer Solvatationshülle verstärken. – **Solvatochromie**: vom Lösungsmittel abhäng. Färbung gelöster Stoffe; nach λ-Verschiebung unterschieden als batho- u. hypsochrom. Mechanismen unbekannt.

solvatur, solve, solv.: *pharm* latein. Rezepturanweisung »ist zu lösen!«, »löse!«. – **Solvens, Solventia**: 1) *chem* Lösungsmittel. – 2) Resolventia: *pharm* »schleimlösende Mittel« (↑ Expektorantia). – **Solvolyse**: Spaltung einer chem. Verbindung durch Reaktion mit dem Lösungsmittel; z. B. Hydro-, Alkoholyse.

som-, -som: Wortteil »Körper(chen)«; z. B. **somästhetisch** (= somatosensibel), leptosom.

Soma: (griech.) der Körper, insbes. als Gegensatz bzw. Partner der Psyche (↑ Psychosomatik); *zytol* „Zellkörper" (↑ Zytosoma); – s. a. somatisch, Somato....

Soman: Methylfluorphosphansäure-pinakolyl-ester; chem. Kampfstoff (psych.-neurol. Sympte.).

Somation: (PLATE 1912) *genet* ↑ Modifikation.

somatisch: körperlich, zum Körper (Soma) gehörend bzw. ihn betreffend (Gegensatz: psychisch bzw. viszeral bzw. germinal); z. B. **so. Antigen** (↑ O-Antigen), **so.** (= animal.) ↑ **Nervensystem**.

Somatisierung: *psych* 1) Entstehung von – v. a. psychosomat. – Organerkrn. aus seel. Konflikten, u. zwar – im Ggs. zu Konversionssympt. – unter weniger präziser symbol. Beziehung des Konflikts zur Symptomatik. – 2) (J. H. SCHULTZ 1951) Hineingleiten in ein sinnenhaftes Körpererlebnis während des autogenen Trainings oder in der Hypnose.

somato...: Wortteil »Körper«, ↑ »Soma«. – **S.-agnosie**: A. für den eigenen Körper, z. B. Autotopagnosie, Rechts-Li.-Störung. – **S.blast**: embryonale Zelle, aus der durch Teilung nur somat. Zellen entstehen. – **S.gamie**: *mykol* Kopulieren vegetativer Hyphen als Befruchtungsform der Basidiomyzeten. – **s.gen**: 1) *path* physiogen: körperlich bedingt (Gegensatz: psychogen). – 2) *genet* durch Einwirkung auf das Soma vom Körper neu erworben (u. nicht vererbbar; Gegensatz: blastogen). – **S.gonie**: somat. Fortpflanzung, d. h. Entstehen von Nachkommen aus somat. Zell- (komplex)en, die embryonale Eigenschaften beibehalten bzw. wiedergewinnen (z. B. Meristem). – **S.gramm**: *päd* Kurve oder Skala mit eingetragenen Normalwerten (u. Standardabweichungen) von Länge u. Gew. für Säuglinge u. Kinder bis zur Pubertät: zur Feststellung des individuellen Längen- u. Gewichtsalters.

Somato|liberin: ↑ S.tropin-Releasing-Faktor (SRF). – **S.mammotrop(h)in**: Chorion-S.tropin (s. u. Human placentar lactogen). – **S.medin(e)**: aus Humanplasma isolierte Polypeptide (MG etwa 4000) als Vermittler der Somatotropin-Wirkung (und mit insulinart. Effekt); steigert u. a. Synthese von DNA, Kollagen u. Proteoglykanen, dadurch v. a. Längen- u. Breiten-

somatomotorisch

wachstum der Knochen (aber auch innerer Organe). Typen A, B u. C mit verschied. Gewebespezifität; C wahrsch. mit NSILA ident. – **s.motorisches System**: die für die Haltungs- u. Bewegungsmotorik verantwortl. Abschnitte des NS (v. a. motor. Kortex, pyramidales u. extrapyramidales System, Motoneurone des RM) als efferenter Teil des sensomotor. Systems. – **S.neurose**: (CARP u. STOVKIS 1953) erlebnisbedingte Gesundheitsstörung mit körperl. Manifestationen (im Unterschied zur Psychoneurose), z. B. als Konversionshysterie, Organneurose, psychosomat. Erkr. i. e. S.

Somato|pagus: *path* Doppelmißbildung mit mehr oder weniger verschmolzenen Rümpfen. – **S.phrenie**: 1) psych. Zustand, durch den körperl. Beschwerden hervorgerufen oder verschlimmert werden. – 2) depressiver Zustand mit hypochondr. Körperbeschwerden (v. a. im Klimakterium). – **S.plasma**: das Zytoplasma der somat. Zellen (im Ggs. zum Keimplasma der generativen). – **S.pleura**: *embryol* der parietale (äuß.) Abschnitt des Seitenplattenmesoderms als äuß. Blatt der Zölomwand nach Auftreten der Zölomspalte; liefert Perikard, Pleura pariet. u. Peritoneum pariet. (einschl. Proc. vaginalis); geht in die ↑ Splanchnopleura über. – **S.psyche**: (C. WERNICKE 1881) Bewußtheit des eigenen Körpers (seiner Befindlichkeit, räuml. Grenzen u. Stellung im Raume). – »**s.psych. Desorientiertheit**«: Körperillusionen u. -halluzinationen. – **S.psychologie**: die Lehre von den durch seel. Störungen bedingten körperl. Begleit- u. Folgeerscheinungen (»psychosomat. Leiden«). – **S.psychose**: 1) Geistesstörung mit vorwieg. Beeinträchtigung der Somatopsyche. – 2) Psychose bei Erkr. innerer Organe. – 3) **progress. S.psychose**: (KLEIST) chron. paranoid-hypochrondr. Schizophrenie. – **S.rezeptoren**: R. der ↑ S.sensibilität (i. w. S. einschl. Enterorezeptoren).

Somatose: durch organ. Prozeß bedingte Körperkrankht. (nach H. EY auch solche »mit psych. Symptomatologie«).

Somato|sensibilität: die »Körperempfindung«, d. h. die propriozeptive (stat. u. kinästhet.) Sensibilität im Ggs. zur exterozeptiven. Das dafür zuständ. **s.sensor. System** (Propriozeptoren, Kleinhirnseitenstrang-, Hinterstrangsystem, somatosensibler Kortex) ist afferenter Teil des sensomotor. Systems. – **s.sensor. Anfall**: Anfallsform der Epilepsia partialis mit nur oder überwiegend somästhet., nicht realen äuß. Reizen entsprech. Manifestationen; entweder als »s.s. elementarer« Anfall (= somatosensibler JACKSON* Anfall; oft in somatomotorischen, evtl. auch JACKSON* Marsch übergehend), als »s.s. halluzinator.« Anfall (neuronale Entladungen im temporo-parietalen Kortex; komplexe somästhet. Wahrnehmungen, z. B. einer überzähl. Extremität; s. a. halluzinator. ↑ Epilepsie oder als »s.s. illusionärer« Anfall (Entladung ebenfalls temporo-parietal; Verkennung des ganzen Körpers oder einzelner Teile, mit stat.- u. kinästhet. Illusionen). – **S.statin**, s.tropine (release)-inhibiting factor, SRIF: die hypophysäre Ausschüttung von Somatotropin hemmendes Tetradekapeptid aus dem Hypothalamus, das auch den Blutzuckerspiegel senkt u. die Glukagon- u. Insulin-Sekretion reduziert.

Somato|therapie: die »körperl.« Ther.methoden bei psych. Krankhtn.: (in histor. Reihenfolge) Malariather., Schlafkur, Insulinkoma, präfrontale Leukotomie, Elektrokonvulsion, Psychopharmaka. – **S.topie**: Einteilung der Körperoberfläche, z. B. in topograph. Regionen, Innervationsbezirke (Dermatome). – **S.topik**: die der rel. Lage der Körperteile entsprech. »somatotop. Gliederung« des motor. u. somatosensiblen Kortex (»Körperrepräsentation«; ↑ Abb. »Kortex«, Homunkulus).

Somatotropin, somatotropes Hormon, STH, Wachstumshormon, human growth hormone, HGH: in eosinophilen α-Zellen des HVL gebildetes lineares Peptid (beim Menschen: 188 Aminosäuren mit 2 Disulfidbrücken), dessen Ausschüttung durch S.-releasing-Faktor u. Somatostatin gesteuert wird. Unentbehrlich für das normale Längenwachstum (ferner Stimulator für Proteinsynthese, Lipolyse, Blutzuckeranstieg; u. U. sogar diabetogene u. tumorstimulierende Wirkung), wobei die eigentl. Impulse vom ↑ Somatomedin ausgehen. Bei Minderproduktion hypophysärer Zwergwuchs, bei Überproduktion Gigantismus bzw. Akromegalie. Für therap. Anw. aus Menschenhypophysen isoliert. – **S.-(release-)inhibiting-Faktor**, SRIF: ↑ S.statin. – **S.-releasing-Faktor**, SRF: die S.-Sekretion förderndes Dekapeptid aus dem ventr. med. Hypothalamus; vermehrt ausgeschüttet bei Blutzuckersenkung.

Somazelle: ↑ Körperzelle.

Somit, Ursegment, Urwirbel: *embryol* das paarig um das Neuralrohr angeordnete knötchenförm. Segment des paraxialen Mesoderms, dessen Wand (mit epitheloiden Zellen) sich zu Sklerotom, Dermatom u. Myotom differenziert. Beim Menschen 4 okzipitale, 8 zervikale, 12 thorakale, 5 lumbale, 5 sakrale, 8–10 kokzygeale Paare.

Sommer* Sektor (ALFRED RICH. S., geb. 1856, Anatom, Würzburg, Charkow, Dorpat): Teil des Pes hippocampi, der auf Mangeldurchblutung (bei Arteriosklerose, epilept. Anfall) mit Ausbildung anäm. Nekrosen u. sek. mit ↑ Ammonshornsklerose reagiert.

Sommer|asthma: saisonales Asthma bronchiale (mit Rhinitis, Konjunktivitis) z. Zt. der Blüte von Pflanzen mit Windbestäubung; Allergie gegenüber Pollen oder Sporen von Schimmelpilzen oder Basidiomyzeten; s. a. Ästivo-Autumnalkatarrh. – **S.diarrhö**: in der heißen Jahreszeit (v. a. in warmen Klimaten) bei Kindern unter 2 J. akute gastrointestinale Affektion, meist als Eintagsdurchfall ohne vorangehende wesentl. Enteritis. Offenbar infektiös, Erreger bisher unbekannt; begünstigt durch unhygien. Verhältnisse. – **S.enzephalitis**: ↑ Encephalitis japonica. – **S.-exanthem**: flücht., roseoläres Exanthem (an Gesicht, O.körper, Extremitäten), evtl. mit leichtem Luftwege-Katarrh; ECHO-Viren-Infektion?

Sommer|fieber: ↑ Pappatacifieber. – **Marokkan. S.fieber**: ↑ Boutonneuse-Fieber. – **S.gipfel**: *path* ausgeprägte Häufung der durch übermäß. Sonnenlichteinwirkung u. Wärme (u. deren dir. u. indir., z. T. unbekannte Wirkungen) bedingten Krkhtn., z. B. Lichtausschlag, Hitzschlag, S.grippe, S.diarrhö, Cholera nostras. – **S.grippe**: durch Enteroviren (Polio-, Coxsackie-, ECHO-Viren) hervorgerufene grippale Infekte mit typ. Sommergipfel.

Sommer-Herbst|fieber: ↑ Malaria tropica. – **S.-H.katarrh**: ↑ Ästivo-Autumnalkatarrh.

Sommer|jucken: Prurigo aestivalis (s. u. Lichtausschlag). – **S.konjunktivitis**: allerg. Bindehautkatarrh (ähnl. der Frühjahrskonjunktivitis) als Analogon des ↑ S.asthmas. – **S.prurigo (Hutchinson*)**: chron.-polymorpher ↑ Lichtausschlag. – **S.sprossen**: *derm* ↑ Epheliden.

somn...: Wortteil »Schlaf«; s. a. hypn(o)....

Somn|ambulismus: 1) Noktambulismus, Nacht-, Schlafwandeln: Ausführung komplexer Handlungen im Schlaf (meist im traumlosen Stadium) u. mit völl. retrograder Amnesie. Vork. gehäuft bei Vollmond (»Mondsüchtigkeit«, »Lunatismus«), v. a. auch bei Kindern u. Jugendl. (häufig verbunden mit Enuresis). – 2) **S.ambulie**: Zustand tiefer Hypnose, in dem der Hypnotisierte schlafend oder mit offenen Augen gehen kann; im allg. mit spontaner Amnesie für das in diesem Zustand Erlebte.

Somni|fera, -fika: *pharm* Schlaf bringende Mittel (↑ Hypnotika). – **S.loquie**: Sprechen im Schlaf. – **S.pathie, Somnopathie**: 1) Zustand der Schlaflosigkeit. – 2) **Somnolismus**: hypnot. Trancezustand.

somnolent: bewußtseinsgetrübt (↑ Somnolenz). – **s.-ophthalmopleg. Syndrom**, hypersomn. – oder letharg.-ophth. Sy.: bes. Verlaufsform der – insbes. epidem. – Virusenzephalitis; mit wochenlangem Schlafzwang, flücht. Okulomotorius-, Trochlearis-, Fazialis- u. Vestibularisparese, evtl. Übergang in asomn.-hyperkinet. oder Parkinson* Syndrom. Pathogenese: entzündl. Alteration des Höhlengraus des 3. Ventrikels (»Schlafsteuerungszentrum«) u. der Mittelhirnkerne. – **Somnolenz**: Benommenheit mit abnormer Schläfrigkeit als leichtere Form der Bewußtseinstrübung (vom Bewußtseinsgrad unabhäng. Störung der Schlaf-Wach-Regulation), mit – meist nicht vollständ. – Erinnerungslücke; bei akutem hirnorgan. Prozeß, Intoxikation, akuter, körperlich begründbarer Psychose etc.; vgl. Sopor, Koma. – **Somnolismus**: ↑ Somnipathie (2).

Somogyi* (Michael S., 1883–1971, Biochemiker, St. Louis) **Blutzuckerbestimmung** in der enteiweißten Probe anhand des nach KH-äquivalenter Reduktion einer alkal. CuSO$_4$-Lsg. (Cu$_2$O-Ausfällg.) mit Arsenmolybdänsäure umgesetzten CuO$_2$ (als Molybdänblau kolorimetrisch erfaßbar). – Anw. auch zur »saccharogenen« Bestg. der α-Amylase-Aktivität (↑ Tab. »Diastase«) in Serum u. Harn. – **S.* Diabetes**: bes. schwer einzustellender Diabetes mell. mit starken BZ-Schwankungen; meist hervorgerufen durch zu hohe Insulindosen (mit reakt. Hyperadrenalinämie u. Adrenalin-Hyperglykämie = **S.* Effekt**). – **S.* Einheit** der α-Amylase; 1 S.* E. (~ 1 Stärke-Jodbzw. 1,62 Glykogen-Anthron-E.) entspricht 1 mg enzymatisch (Serum, 30 Min., 40°) aus Stärke freigesetzter Glukose.

Somogyi* Pupillenreflex (Rudolf S., Ophthalmologe, Budapest): (1913) durch Erregung des R. cardiacus n. vagi bedingte Pupillenerweiterung bei tiefer Inspiration (u. Verengerung bei Exspiration).

Sona|graph: Tonfrequenzspektrometer (12 Filter, 300–3600 Hz) zur Verständigung für Gehörlose u. zum Studium der Lautbildung; Frequenzanalyse der Sprachlaute nach dem ↑ Visible-speech-Verfahren; mit Registriermöglichkeit (»S.gramm«; s. a. Voiceprint). – **S.manometer**: Gerät zur Druckmessung in der Tuba auditiva, um deren Durchgängigkeit zu prüfen (z. B. bei Tauchern u. Fliegern zur Prophylaxe von Trommelfellperforation).

Sonde, Specillum: stab- oder (halb)röhrenförm., starres oder flexibles Metall-, Gummi- oder Kunststoff-Instrument (Stärkeangabe in Beniqué, Charr) zur Einführung in Körperhohlräume für diagnost. oder therap. Zwecke (vgl. Bougie, Katheter); z. B. Ballon-, Hohl-, Knopf-, Rillen- oder Rinnen-S., Biopsie-, Dilatations-, Drainage-, Ernährungs-, Führungs-, Koagulations-, Meß-, Verweil-S., Gallenstein-, Gefäß-, Magen-, Nasen-, Ösophagus-, Uterus-, Wund-S., Roser* S. (Hohlsonde mit Unterbindungsnadel), Brock* S. (»geschulterte« S. für die Infundibulektomie) u. a. m.

Sonden|dehnung: Stenosenaufweitung mittels Dehnsonde (Dilatator, Bougie); s. a. Bougierung ohne Ende, Hacker* Methode. – **S.ernährung**: Einbringen dünnbreiiger oder flüss. Nahrung i. S. der künstl. ↑ Ernährung über eine ad hoc oral eingeführte oder als Verweilsonde genutzte (Dauersondenfütterung) Schlund-, Magen-, Duodenal- oder Jejunalsonde (evtl. mit Metallolive zwecks röntg. Kontrolle) oder via Ernährungsfistel; bei Anorexie (v. a. von Frühgeb. u. Säuglingen), Nahrungsverweigerung (z. B. zerebral Geschädigter), Schluckstörungen nach einschläg. Op. u. a. – **S.phänomen**: *derm* das Einbrechen einer scharf aufgesetzten Sonde in die Haut, z. B. bei Lupus vulg.; *gyn* s. u. Chrobak* Operation.

Sonder|art: *biol* Varietät. – **S.klima**: Mikroklima.

Sonderling: kontaktarmer, von der Gemeinschaft getrennt u. in einer eigenen Vorstellungs- u. Wertwelt lebender, die Gemeinschaft jedoch nicht störender Einzelgänger. Oft Kranker mit blande verlaufendem oder defektgeheiltem schizophrenem Prozeß oder schizoider Psychopath (= **autist. S.**).

Sondermann* Kanäle: *anat* kleine, Kammerwasser zum Sinus venosus sclerae ableitende Kanäle im Netzwerk des Angulus iridocornealis.

Sonder|nährboden: ↑ Elektiv-, Anreicherungs-, Differenzierungsnährboden. – **S.schule**: »Hilfsschule« zur heilpädagog. Unterrichtung u. Betreuung von Kindern u. Jugendl., die wegen bes. körperl., geist. oder sozialer Schwierigkeiten in der öffentl. Schule nicht genügend gefördert werden können, z. B. Blinden-, Schwerhörigen-, Körperbehindertenschule. – Ferner einem Krankenhaus etc. angeschlossene Schule zur Betreuung chron. kranker Kinder.

Sondieren, Sondierung: diagnost. Austastung unter Verw. einer Sonde. – **S. ohne Ende**: *urol* ↑ Bougierung ohne Ende, *gastr* Hacker* Methode.

Sone: die Lautheit von Schall definierender Begr., wobei ein Ton von 1000 Hz u. 40 dB (d. h. $2 \cdot 10^{-4}$ dyn/cm^2, etwa 40 Phon) 1 sone enspricht. Bei Steigerung der Schallintensität um 10 dB wird die S.-Zahl verdoppelt, bei Abnahme um 10 dB halbiert.

Sones* Technik (Mason F. S., amerikan. Kardiologe): (1960) transbrachiale Koronarangiographie mit Kinematographie nach Einführung eines Spezialkatheters (via re. A. brachialis) in die Aorta ascendens u. – unter Durchleuchtungskontrolle – selektiv in die re., dann in die li. Koronararterie.

Songo-Fieber: ↑ hämorrhag. Fieber in Korea, in der Mandschurei.

Sonitus aurium: *otol* ↑ Tinnitus aurium.

Sonne* Bazillus (Carl Olaf S., 1882–1948, Internist u. Bakteriologe, Kopenhagen): ↑ Shigella sonnei, der

Sonne* Dysenterie

Erreger der **S.*(-Kruse*) Dysenterie** (auch »E-Ruhr« genannte Bakterienruhr). Serol. Nachweis mit **Sonne*-E -Serum** (agglutinierendes Antiserum) in Objektträgertechnik.

Sonnen|bestrahlung: 1) *therap* S.bad: s. u. Heliotherapie. – 2) *path* ↑ Insolation. – 3) *hyg* die keimtötende Einwirkung von S.licht, v. a. seiner UV-, schwächer auch der blauen, violetten u. IR-Strahlen. – 4) *biochem* ↑ Photosynthese. – **S.blindheit**: ↑ Nyktalopie. – **S.blumenstar**: *ophth* strahlenkranzförm. ↑ Chalcosis lentis; durch FK-Einwirkung, bei WILSON* Syndrom. – **S.brand, -erythem**: ↑ Dermatitis solaris.

Sonnenburg* Punkt (EDUARD S., 1848–1915, Chirurg, Berlin): Appendizitis-Schmerzpunkt im Schnittpunkt der Verbindungslinie bd. Spinae iliacae ant. sup. mit dem re. lat. Rektusrand. – s. a. HAYEM*-SONNENBURG* Zeichen.

Sonnengeflecht: *anat* Plexus solaris (↑ Pl. coeliacus).

Sonnenkalb* Aufnahme: (1914) *röntg* tangentiale Mastoidaufnahme; in Bauchlage Kopfdrehung um ca. 45° zur gesunden Seite, Zentralstrahl mit hinten offenem Winkel von 15–20° zur OAE u. 35° zur Medianebene.

Sonnenretinitis: aktin. ↑ Retinopathie.

Sonnenschein* Blutnachweis (FRANZ LEOPOLD S., 1819–1879, Gerichtschemiker, Berlin): Farbreaktion nach Zusatz von PWS-Na-salz zum Filtrat verdünnten Blutes u. Abfiltrieren u. Lösen der Fällung mit NH_4OH; in der roten Lösg. tritt ein alkal. MetHb-Spektrum auf.

Sonnen|stich, Heliosis, Ictus solis: Krankheitsbild nach intensiver S.bestrahlung des Kopfes (↑ Insolation), mit Abgeschlagenheit, Kopfschmerzen, Schwindel, Übelkeit, Brechreiz, Pulsbeschleunigung, evtl. Insolationspsychose, schließlich Sopor oder Koma; bei tödl. Ausgang Purpura cerebri mit zahllosen Blutungen v. a. in die Marklager (»Insolationsenzephalitis«). – vgl. Hitzschlag. – **S.strahlung**: die von der Sonne ausgesandte elektromagnet. Strahlung mit Spektralverteilung ähnlich der eines schwarzen Körpers mit Temp. von ca. 5 800 K (↑ Abb., Kurve 1); Bestrahlungsstärke in Erdnähe etwa 1,4 kW/m² (»Solarkonstante«). Wird in der Atmosphäre reduziert gänzlich um den kurzwell. (UV-C; durch O_3-, O_2-Wirkung) u. größtenteils um langwell. Anteil (IR-B, IR-C; Absorption durch Wasserdampf, CO_2 u. Aerosol, Streuung; ↑ Kurven 2 bis 5). Durch das sogen. opt. Fenster der Atmosphäre gelangen also nur UV-A, UV-B, sichtbares Licht u. IR-A zur Erde. – **S.strahlungsmangel**: s. u. Anheliose.

Sonnenuntergangsphänomen: *päd* das Verschwinden der Kornea hinter dem Unterlid; normal bei Frühgeb.-Megazephalus, path. bei Infraversion infolge Hydrozephalus u. zerebraler Dauerschädigung jenseits der Neugeb.-Periode (Frühzeichen).

Sonnerat* Glukosenachweis: Reduktionsprobe mit alkal. komplexer $CuSO_4$-Lösung.

Sonntags|glykosurie: hyperglykäm. Glukosurie an Feiertagen infolge vermind. Muskelarbeit u. üpp. Essens. – **S.schock**: hypoglykäm. Anfall an Feiertagen infolge Änderung von Tagesrhythmus u. Kostform.

Sono|graphie: ↑ Echographie, Ultraschalldiagnostik (mittels **S.graphen** [↑ Abb.]). – s. a. Visible speech. –

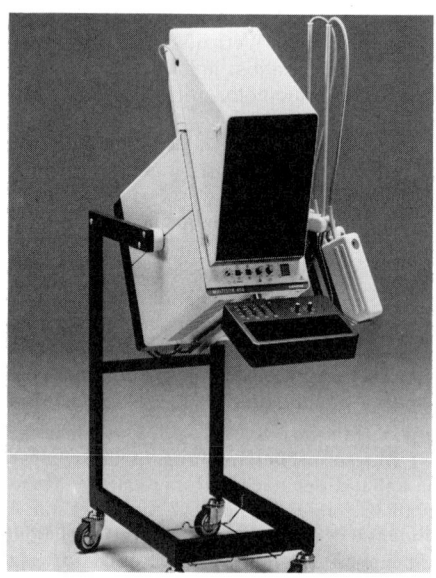

Ultraschall-Bildgerät Multison 400®.

S.lumineszenz: Aufleuchten von Gasblasen in Flüssigkeiten oder der Flüssigkeiten selbst bei Ultraschall-Einwirkung.

sonor: tönend, klingend.

SON-Test: *psych* SNIJDERS*–OOMEN* **n**ichtverbaler Intelligenztest.

Sonus postmortalis: *forens* „Leichenseufzer" durch Anstoßen einer Luftsäule an die Stimmbänder etc.

Soonawala-Pessar: ein ↑ Intrauterinpessar.

Soorpilz: ↑ Candida. – **Soor(mykose)**: ↑ Candidosis; s. a. Candida..., Mundsoor, Vulv(ovagin)itis candidomycetica.

Sophomanie: Größenwahn mit extremer Überschätzung der intellektuellen Fähigkeiten.

Sophorin: 1) das nikotinähnlich wirkende Alkaloid ↑ Zytisin (u. a. in Sophora-Spezies). – 2) ↑ Rutosidum.

Sophrologie: medizin. Forschungsrichtung, befaßt mit der Einwirkung der durch Suggestion oder kon-

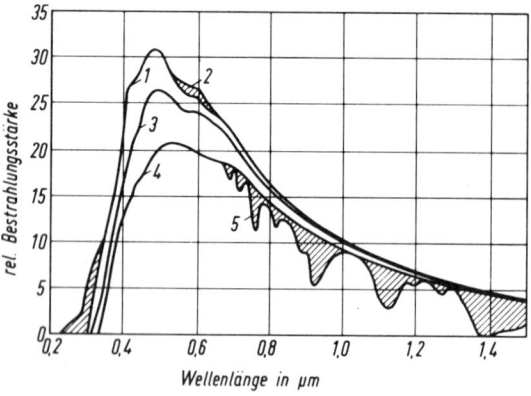

Spektrale Verteilung der direkten **Sonnenstrahlung** (nach FOITZIK u. HINZPETER): 1 extraterrestrisch; 2 nach O_3-Absorption; 3 nach RAYLEIGH-Streuung; 4 nach Aerosol-Absorption und -Streuung; 5 nach H_2O-Absorption.

zentrative Selbstentspannung herbeigeführten Bewußtseinszustände auf den Organismus.

Sopor: schwere Form der / Bewußtseinstrübung, mit kurzzeit. Orientierungsbemühen bei Anruf u. geordneten Abwehrbewegungen auf Schmerzreize, aber Unfähigkeit zu jegl. spontaner Aktion. Urs. wie bei / Somnolenz. – **Soporifaciens**: / Hypnotikum. – **soporös**: im Zustande des / Sopor.

S. op. s.: *pharm* Si opus sit.

Sorbat, Sorbend, Sorptiv: bei der / Sorption die aufgenommene (»sorbierte«) Substanz. – **Sorbens, Sorbent**, Sorptionsmittel: bei der Sorption die aufnehmende (»sorbierende«) Substanz (als Ab-, Ad-, Desorbens usw.); bei Chromatographie die stationäre Phase.

Sorbiculus cordis: epigastr. Pulsation als Sympt. der Rechtsherzinsuffizienz.

Sorbimacrogolum: Grundkörper der mit Fettsäuren veresterten »Sorbimacrogoli...«-Gruppe; / Sorbitan-(Polyäthylenglykol)$_n$-äther (mit 3 n; MG 100 oder 300: »Macrogolum«). Anw. in Haarwässern (elastizitätsmindernd); Veresterung mit 1 oder 3 Mol. Laurin-, Öl-, Palmitin- oder Stearinsäure ergibt die Mono- bzw. Trifettsäure-ester Sorbimacrogoli lauras, oleas, palmitas, stearas, trioleas u. tristearas (Wasser/Öl-Emulgatoren als Salben- u. Kremegrundlagen); s. a. Tween®.

Sorbinsäure, Acidum sorbinicum: pflanzl. (Sorbus aucuparia) 2,4-Hexadiensäure; antimykot. Konservierungsstoff für Lebensmittel.

Sorbit(ol), Glucitol: als D(-)-Sorbit ein pflanzl. [Rosaceae]Hexit: $HOCH_2-CHOH-CHOH-CHOH-CHOH-CH_2OH$; ferner techn. Herstg. aus Glukose. Anw. als Süßstoff, Glyzerinaustauschstoff, bakt. Nährbodenzusatz, zur Vit.-C-Synthese. – **S.-dehydrogenase**: s. u. Idit-dehydrogenase.

Sorbitan: aus Sorbit durch Austritt von 1 Mol. H_2O gebildete Monoanhydrosorbite (inn. Ätherbindgn.); Grundstoffe für pharmaz.-techn. Hilfsstoffe, z. B. **S.(fettsäure)ester** (s. u. Sorbimacrogolum).

Sorbose, Sorbin(ose): pflanzl. C_6-Zucker (Aldose). Verw. zur Vit.-C-Synthese.

Sorbus aucuparia, Pirus au.: »Eberesche« [Rosaceae]; Anw. der Frucht (Fructus Sorborum; Sorbose, Sorbin-, Parasorbinsäure, Vit. C) als Diuretikum u. Laxans.

Sordes: (latein.) Schmutz; (fötide) Ablagerung; z. B. **S. aurium** (/ Zerumen), **S. gastricae** (zersetzte Speisereste im Magen = Saburra), **S. oris** (/ Fuligo), **S. ulcerum** (/ Eiter).

Sørensen: s. u. SÖRENSEN.

Soresi* Zeichen (AGNELLO LOUIS S., 1877–1952, Chirurg, New York, Shamford): als Appendizitiszeichen Schmerzen am MCBURNEY* Punkt beim Husten in Rückenlage (Beine angezogen) u. gleichzeit. Druck des Untersuchers auf die re. Kolonflexur. – **S.*-Brocq*(-Rudler*-Arviset*) Operation**: inkomplette Hysterektomie unter Schonung der lat. Korpusflächen u. der Ligg. cardinalia (Erhaltung der Adnexversorgung).

Soriano* Periostitis (deformans): (1952) schubweise fortschreit. Osteosklerose ohne Entzündungszeichen; multiple, tumorart. periostale Hyperostosen, später auch porot. Knochen- u. Gelenkatrophie.

Soroche, Sorrocco: (südamerikan. = silbrig glänzendes Erz) früher auf Sb-Ausdünstungen zurückgeführte / Bergkrankh. in den Anden.

Sorption: selektive Aufnahme eines Stoffes (»Sorbat«; gelöst, gas-, dampfförm.) durch einen mit ihm in Berührung stehenden anderen (»Sorbens«); als Ab-, Ad- u. Chemosorption sowie Kapillarkondensation. – Als gegenläuf. Prozeß die Desorption.

Sorrel* Krankheit: / SCHEUERMANN* Krankh. – **S.*-Déjérine* Syndrom**: fam.-erbl., progress. Osteolyse bei Kindern u. Jugendl.; schmerzlose Destruktion an dist. Mittelhandknochen, Radius, Mittelfuß- u. Fußwurzelknochen, evtl. auch Humerus; z. T. kombin. mit kraniofazialen Mißbildungen, Gelenklockerung.

Sortier-Test, Concept-Formation-Test: (HANFMANN, KASANIN 1937) *psych* zur Untersuchung der Begriffsbildung Zuordnenlassen von Farbfiguren (»Farb-Form-T.«), Gebrauchsgegenständen (»Object-Sorting-T.«) oder farb. Wollstränge (»Wool-Sorting-T.«) unter verschied. Gesichtspunkten.

Soskin* Test (Samuel S., geb. 1904, amerikan. Internist): 1) (1940) / Prostigmintest (1). – 2) (1943) i.v. / Glukosetoleranztest.

Sotalolum *WHO*: 4-(1-Hydroxy-2-isopropylaminoäthyl)-methan-sulfonanilid; adrenerg. β-Rezeptorenblocker.

Soterozyt: / Thrombozyt.

Soto=Hall* Zeichen (RALPH S.=H., geb. 1899, Orthopäde, San Francisco): (1935) durch langsame, pass. Ventralflexion der HWS am Liegenden (Oberkörper fixiert) bewirkter, genau lokalisierbarer Schmerz am Ort einer frischen BWS-/LWS-Fraktur oder -Läsion (nicht aber bei sakroiliakaler oder Rückenweichteil-Affektion).

Sotos* Syndrom: (JUAN F. S. 1964) dienzephal-hypothalam., infantiler, akromegaloider Gigantismus (bei normalem STH-Spiegel), bereits bei oder kurz nach der Geburt manifest, mit Hauptwachstumsperiode in den ersten 4 Lj.; ferner Balkonstirn, tiefliegende Augen, antimongoloide Lidachse, Hypertelorismus, Makro- u. Progenie, hoher Gaumen, Makrokranie, mäß. Hydrocephalus int., geist. Retardierung (Ausgang in Debilität).

Sottas*-Déjérine* Syndrom (JULES S., geb. 1866, Neurologe, Paris; JOSEF I. D.): etwa der / GOMBAULT*-MALLET* Krankh. entsprech. neurogene Muskelatrophie.

Soulier* (J. P. S., geb. 1913, französ. Hämatologe) **Methoden**: 1) indir. Messung der Thrombokinasebildung anhand des während der Gerinnung verbrauchten Prothrombins. – 2) quant. Nachweis des plasmat. Antithrombins III. – 3) / Heparin-Toleranztest. – **S.* Thrombopathie**: / BERNARD*-SOULIER* Syndrom.

Soupault* Operation: 1) Jejunoösophagoduodenoplastik. – 2) **S.*-BUCAILLE* Op.**: bei Dumping-Syndrom nach Gastrektomie mit gastrojejunaler GE Wiederherstg. der Duodenalpassage durch Reimplantation einer Dünndarmschlinge in den Duodenalstumpf. – 3) **S.*-COUINAUD* Op.**: (1957) Cholangiojejunostomie mit einem li.seit. Ductus-hepaticus-

Souques* Zeichen

Ast am Boden des Sulcus der V. umbilicalis bzw. des Lig. teres (d. h. ohne Opferung von Parenchym).

Souques* (ALEXANDRE–ACHILLE S., 1860–1944, Neurologe, Paris) **Zeichen**: (1907) beim Hemiplegiker durch Emporheben der paret. Hand ausgelöste synkinet. Streck- u. Spreizbewegung der Finger (als Pyramidenbahnzeichen). – **S.*-Charcot* Syndrom**: Ꞵ Gerodermia infantilis (dystrophica). – **S.*-Chauvet* Infantilismus**: hypophysärer Ꞵ Infantilismus.

Sourdille* Operation (MAURICE LOUIS JOSEPH MARIE S., 1885–1961, Otologe, Nantes, Straßburg): (1929) Otosklerose-Op. mit Attikoantrotomie, Resektion des Hammerkopfes, Freilegung des horizontalen Bogenganges u. Bildung eines »tympanomeatalen« Hautlappens (aus dem Gehörgangsschlauch) zur Deckung der – etwa 14 Tg. später angelegten – Fenestra novovalis.

de Sousa Pereira*: s. u. PEREIRA*.

Southey* Kanüle (REGINALD S. S., 1835–1899, Internist, London): (1877) Trokar für die Ödemdränage.

Souttar* Tubus: (1924) flexibles Silberrohr als künstl. Speiseröhre.

Souza=Campos* Knötchen: Ꞵ Lepra tuberculoides.

Soxhlet* (FRANZ RITTER V. S., 1848–1926, Ernährungsforscher, München) **Extraktionsapparat**: kontinuierl. Rückflußextraktor, v. a. für Lipide. – **S.* Milchfettbestimmung**: Erfassen des aus KOH-behandelten Milchproben mit Äther ausgeschüttelten Fettanteiles durch Dichtebestg. in spez. Laktobutyrometer. – **S.* Zucker**: Nährzucker aus Maltose u. Amylose (1 + 1) mit 1,25% NaCl u. anderen mineral. Stoffen.

Soyka* Schalen (ISIDOR S., 1850–1889, Pathologe, Prag): den PETRI* Schalen ähnl. Glasbehälter (für Baktn.kultur) mit Vertiefung im Boden.

Soziabilität: Fähigkeit zu sozialer Einordnung.

sozial: die Gesellschaft (Gemeinschaft) betreffend; z. B. **s. Demenz** (Ꞵ Depravation), **s. Heilung** (Heilung einer psych. Krankh., insbes. Schizophrenie, bis zu einem die soziale Wiedereingliederung zulassenden Grad). – **s. Lächeln** (beim Säugling Ende des 3. Mon. auch durch den Anblick fremder Gesichter ausgelöstes Lächeln); s. a. Sozial…, Sozio….

Sozial|anamnese: der die sozialen Faktoren (Milieu etc.) erfassende Teil der Anamnese des psychisch Kranken. – **S.fürsorge**: Ꞵ Fürsorge. – **S.hygiene**: Oberbegr. für Sozial-, Rehabilitations-, Präventivmedizin u. öffentl. Gesundheitswesen. – Im Angelsächs. auch die Maßnahmen zur Verhütung u. Behandlung vener. Infektionen. – **S.medizin**: Wissenschaft von den durch die gesellschaftl. Umwelt bedingten Urs. von Krankh. u. Invalidität (u. vorzeit. Tod), aber auch von deren Auswirkungen auf die soziale Stellung des einzelnen oder einer Bevölkerungsgruppe; i. w. S. auch die prakt. Anw. der daraus gewonnenen Erkenntnisse; s. a. S.psychiatrie.

Sozial|psychiatrie: mit Einzelindividuen u. sozialen Gruppen befaßte Arbeitsrichtung der Psychiatrie, medizin. Soziologie, Sozialpsychologie u. Biostatistik, die sich mit der Erforschung der mögl. Bedeutung von sozialen u. kulturellen Faktoren für Ätiol. u. Dynamik geistiger Störungen befaßt. – **S.psychologie**: Teilgebiet der Ps., das sich mit den seel. Gegebenheiten u. Gesetzen der Gemeinschaftsbildung u. des mit- menschl. Verhaltens befaßt. – **S.räume**: *arbeitsmed* die gesetzlich vorgeschriebenen, der Hygiene u. dem Wohlbefinden der Beschäftigten dienenden betriebl. Einrichtungen wie Speise-, Pausen-, Umkleide-, Ruhe-, Sanitätsräume, Wasch- u. Abortanlagen.

Sozial|therapie: ärztl., pfleger. u. sozialpädagog. Maßnahmen zur Förderung der Einordnung psychisch oder geist. Kranker in das Familien- u. Berufsleben (z. B. auch im Rahmen eines resozialisierenden Strafvollzugs). – **S.versicherung**: die öffentl. Zwangsversicherung der Arbeitnehmer u. ihrer Angehörigen zur Sicherung ihrer gesundheitl. u. wirtschaftl. Daseinsgrundlage. Umfaßt Kranken-, Unfall-, Invaliden-, Alters-, Angestellten- u. Arbeitslosenversicherung. Träger der Rentenversicherung ist die Bundesversicherungsanstalt für Angestellte (BfA; Sitz in Berlin) bzw. – für Arbeiter – die gem. Landesbestgn. errichteten Versicherungsanstalten (z. B. LVA).

Soziatrik: (MORENO 1948) weniger diskreditierende Bez. für die Sozialpsychiatrie.

Sozio…: s. a. Sozial…. – **S.drama**: *psychiatr* Psychodrama unter Mitwirkung einer therapeut. Gruppe. – **S.genese**: Verursachung von Krankhtn. durch gesellschaftl. Faktoren (insbes. deren pathogenet. Rolle bei Psychosen u. abnormem psych. Verhalten). – **S.logie, medizinische**: Ꞵ Medizinsoziologie.

Sozio|pathie: abnormes Verhalten gegenüber der sozialen Umgebung (als Psychopathie); in der amerikan. Psychiatrie Oberbegr. für anti- u. dyssoziales Verhalten, Perversionen u. Drogenabhängigkeit (sofern als führende Diagnosen), in der deutschen v. a. für Kriminalität u. Vagabundieren. – I. w. S. auch das abnorme Verhalten ganzer Bevölkerungsgruppen. – **S.phobie**: bes. Abneigung gegen soziale Kontakte. – Gegensatz: **S.philie.**

Soziose: in Sozialfaktoren begründete Krankheit.

Sozojodol®(säure): Acidum sozojodolicum; s. a. Kalium dijodparaphenolsulfonicum.

SP: *biochem* **s**aure Ꞵ **P**hosphatase. – **Sp**: *biol, pharm* **Sp**ecies.

Space|-fat-Diät: (WILKINSON 1956) bei essentieller Hyperlipämie; bei streng fettfreier Kost »fetthalt. Zwischenmahlzeit« 1mal tägl. (Abendessen) oder jeden 2. Tag. – **Sp.sickness**: Ꞵ »Weltraumkrankheit« als Form der Kinetose.

Spät|ablösung: *ophth* Aderhaut- oder Netzhautablösung Wochen nach Katarakt-Op. – **Sp.abnabelung**: erst nach Übertritt des Plazentablutes in den kindl. Kreislauf (n. SALING ca. 1½–2 Min. nach isoliertem Abklemmen der Nabelschnurarterien) vorgenommene Durchtrennung der Nabelschnur (Kind muß tiefer liegen als das mütterl. Becken); erbringt Vermehrung der Gesamtblutmenge des Neugeb. um max. ⅓. – **Sp.abort**: Spontanabort zwischen 20. u. 28. Schwangerschaftswoche. **Sp.abszeß**: *chir* erst nach Heilung einer Penetrationswunde in der Tiefe entsteh. Abszeß; v. a. nach offenem Hirntrauma (abszedierende Enzephalitis um FK, in Gehirntrümmerzone). – **Sp.amnesie**: nach Dämmerzustand (z. B. path. Alkoholrausch) oder akuter Psychose erst nach Intervall eintret. Erinnerungsverlust für das in diesen Zuständen Erlebte.

Spätapoplexie: apoplektiforme Symptomatik als vaskuläre Spätfolge (evtl. nach Jahren) eines intrazerebralen Prozesses (v. a. Hämatom, = **posttraumat. Sp.** BOLLINGER). – Analog die **spinale Sp.** (bis Querschnittslähmung) nach RM-Kontusion.

Spät|blutung: mit deutl. zeitl. Intervall zum Primärgeschehen eintret. Bl. infolge sek. Gefäßschädigung, z. B. als Sp.apoplexie, splitterbedingte Arrosion; s. a. Nach(geburts)blutung. **Sp.dextrogramm**: *röntg* bei Angiokardiographie (KM-Inj. in re. Vorhof) nach der Lungenpassage erneute – schwächere – Darstg. des re. Herzens infolge Septumdefektes. Reihenfolge: bei ASD Vorhof-Ventrikel-Pulmonalis, bei kombin. VSD Vorhof u. Pulmonalis annähernd simultan, bei persistierendem Av-Kanal etwa gleichzeit. Füllung aller Herzhöhlen. – **Sp.diastolikum**: ↑ Präsystolikum. – **Sp.dumping**: ↑ postalimentäre Sp.syndrom beim Magenresezierten. – **Sp.durchseuchung**: aufgrund allg. Milieuhygienisierung erst im späteren LA erfolgende Durchseuchung der Bevölkerung; dadurch fehlende Immunität vieler Erwachsener gegen best. Infektionskrkhtn. u. erhöhtes Risiko bei Epidemien.

Spät|embolektomie: erst nach Verstreichen der für die Früh-E. geltenden 10-Std.-Grenze; angezeigt bei Fehlen irreversibler Gefäßschäden (soweit erkennbar) u. bei Ausbleiben einer Sekundärthrombose (nach rechtzeit. Heparin-Anw.; spontan bei gutem Kollateralkreislauf). – **Sp.entwickler**: Kind oder Jugendl. mit verzögerter psych. u./oder somat. Entwicklung, z. B. am Ende einer best. Entwicklungsphase, nach Beseitigung passagerer Urs. wie Malnutrition, chron. Erkr. etc.; s. a. Pubertas tarda. – **Sp.epilepsie**: ↑ Epilepsia tarda. – **Sp.erbrechen**: das erst rel. spät einsetzende Erbrechen bei paralyt. Ileus (Peritonitis), tiefsitzender Darmstenose.

Spät|erstinfektion: erst im Adoleszenten- oder frühen Erwachsenenalter erfolgende tbk. Primärinfektion; häufig inapparent; mit Neigung zu Allergien, Erythema nodosum u. hämatogener Frühstreuung, meist mit schnellerer Entwicklung von Organphthise (ohne Latenz: »geraffter Stadienablauf«). – **Sp.erythem**: *radiol* nach Rö.bestrahlung evtl. als 3. Reaktionswelle dem Haupterythem unmittelbar folgendes u. dieses oft noch übertreffendes Erythem. – **Sp.eunuchoidismus**: tardiver ↑ Eunuchoidismus. – **Sp.exanthem**: (FANCONI) erst im Spätstadium des Scharlachs (Schuppungsstadium; aber auch bei fehlender Schuppung) auftret. entzündl.-vasomotor. Hautmanifestation (makulopapulös, streif.-netzförm., grobpapulös oder pityriasiform), endo- (mit Scharlach zusammenhängend) oder exogen (z. B. Liegen auf einer best. Seite); Haut danach von rötl. Rissen durchzogen. Bei oligosymptomat. Fällen oft erst zur Diagnose führend. – **Sp.fistel**: nach Magen-Darm-Op. erst um den 5. Tag, d. h. infolge Nekrose der durch die Naht gefaßten Mukosa auftret. (v. a. Duodenal-)Fistel.

Spät|gangrän als Spätfolge einer Erfrierung (Intimaschädigung u. konsekut. progred. obliterierende Intimawucherung), v. a. bei Vorschädigung durch Arteriosklerose, Nikotinabusus etc. – **Sp.geburt**: Partus nach einer das Mittel um mind. 14 Tg. überschreit. Tragzeit. Wegen drohender Plazentainsuffizienz Geburtseinleitung angezeigt. – **Sp.generalisation**: Exazerbation einer Tbk nach weitgehender Abheilung des PK (= lymphoglanduläre endogene Reinfektion nach GHON). Streuquelle sind Reste des PK oder hämatogene Organprozesse, aus denen ein massiver Erregereinbruch in die Lymph- u./oder Blutbahn erfolgt, mit klin. Bild der Miliar-Tbk. – **Sp.gestose**: die im letzten Schwangerschaftsdrittel auftret. multifaktorielle EPH-Gestose mit Ödemen (engl. **edema**), Proteinurie u. Hypertonie, meist »aufgepfropft« auf eine vorbesteh. renale oder vaskuläre Schädigung, aber auch als transitor. oder essentielle bzw. als unklassifizierte G. (»nicht-aufgepfropfte EPH-G.«); unterschieden als mono- oder polysympt. E-, P-, H-, EP-, EH-, EPH-Gestose, als Präeklampsie (Eklampsia imminens; ohne Krämpfe) u. als ↑ Eklampsia convulsiva. – **Sp.gift**: *serol* in gelagertem Serum nach Abklingen der Frühgiftwirkung auftret. vasoakt. Substanz; nach heut. Kenntnis als depressorisch akt. Substanz (DAS) ident. mit dem Frühgift (wahrsch. Reaktionsprodukt des Anaphylatoxins).

Spät|hämolyse: in länger stehenden Blutkonserven; mit Rotfärbung der ges. Plasmasäule (bei Frühhämolyse nur oberflächennaher roter Radsaum); osmot. Resistenz der Ery herabgesetzt. – **Sp.heimkehrer-Syndrom**: alimentäres ↑ Dystrophie-Syndrom nach langer Kriegsgefangenschaft mit Mangelernährung. – **Sp.-Hurler**: ↑ ULLRICH*–SCHEIE* Syndrom. – **Sp.hypothyreose** nach Strumektomie mit euthyreotem Intervall von mind. 6 Mon.; wahrsch. Folge einer Thyreoiditis.

spätinfantil: im späten Kindesalter; z. B. **sp. amaurot. Idiotie** (↑ DOLLINGER*-BIELSCHOWSKY* Syndrom).

Spät|infektion mit Manifestation erst nach mehr oder minder langer Latenz, z. B. nach Alloarthroplastik (Prophylaxe: Antibiotikabeimengung zur Verankerungsmasse). – vgl. Späterstinfektion. – **Sp.infiltrat** bei progress. Lungen-Tbk. des Tertiärstadiums; im Unterschied zum Frühinfiltrat umschrieben u. mit ausgeprägter Neigung zur Kavernisierung (↑ Sp.kaverne).

Spät|katatonie: s. u. Spätschizophrenie. – **Sp.kaverne**: bei Lungen-Tbk des Tertiärstadiums die zunächst zartwand., rundl. Zerfallshöhle frischer Streuherde oder eines ↑ Spätinfiltrats (oder aber persistierende Frühkaverne?); häufig Entwicklung zu starrer Tertiärkaverne. – **Sp.kolitis**: mit gewisser Latenz als Komplikation nach Darmop. auftretende Enterokolitis (häufig durch Candida albicans); oft mit sek. Analveränderungen (Ekzem, Kryptitis, Papillitis). – **Sp.kollateralkreislauf**: ein sich bei akutem Gefäßverschluß über vorgebildete Anastomosen allmählich entwickelnder Umgehungskreislauf (der im Endzustand dem bei chron. Gefäßverschluß entspricht). **Sp.komplikation**: mit – erhebl. – Latenz, oft erst nach Heilung des prim. Geschehens (Krankh., Op.), auftret., z. T. aus gesetzmäßig ablaufender Reaktionsfolge resultierende Komplikation, z. B. Cor pulmonale bei chron. Lungenemphysem, Duodenalulzera u. Wasserhaushaltsstörung nach Verbrennung (hypothalamisch gesteuerte enterohepat. Regulationsstörung).

Spät|lähmung: jede sich nur langsam entwickelnde – oft unvollständ. – L., z. B. – als Druckfolge – bei Hämatom, Ödem, Granulationen, Kallus, Senkungsabszeß, Nucleus-pulposus-Hernie; i. e. S. die bei subklin. Di aus postdiphther. (Poly-)Neuropathie resultierende L. von peripheren oder – seltener – Hirnnerven (bei tox. Di auch als bulbäre Form, evtl. als LANDRY* Paralyse). – **Sp.laminektomie** (nach bereits

Spät|latenz

eingetretener Konsolidierung eines WS-Traumas, meist wegen Zunahme der Paresen durch übermäß. Kallusbildung, Narbenzug etc. – **Sp.latenz**: bei Syphilis das nur durch pos. Liquorreaktionen u. Zellvermehrung gekennzeichnete Stadium (meist ab 5. Krankheitsjahr). Signalisiert Gefahr des Auftretens einer Neurosyphilis.

Spät|menarche: erst mit dem 17. Lj. (u. später) eintretende M. bei ovarieller Insuffizienz, hypophysärer oder thyroidaler Störung, angeb. Mißbildungen, chron. Krkht. (z. B. Tbk), metabol. Störung (z. B. nach Rachitis). – **Sp.meningitis**: 1) bei Spätsyphilis des ZNS auftret. (»spätlatente«) M., meist basal u. mit Hirnnervenbeteiligung. – 2) mit evtl. jahrelangem Intervall nach Schädel-Hirntrauma auftret. eitr. M., z. B. durch Spätabszeß-Ruptur, Infektion über NNH, Schädelbasis, Mittelohr. – **Sp.metastase**: erst Jahr(zehnt)e nach dem Primärtumor klinisch manifeste Malignommetastase (auf »schlummernde Tumorzellen«, dormant cells, zurückgeführt). – **Sp.myelomalazie**: postkontusionelle M. durch zikatrizielle sek. Zirkulationsstörung. – **Sp.myopathie**: unspezif., sek., metabol. Muskeldegeneration mit Lähmung (zunehmende »Residualparesen« mit Atrophie) als Spätfolge einer paroxysmalen Lähmung.

Spät|nekrose: sek. Ischämie u. (Ödem-, hämatom-, abszeßbedingter) Gewebszerfall als indir. Spätfolge einer Gewebsläsion. – **Sp.ödem**: 1) venöses Stauungsödem beim postthrombot. Syndrom, evtl. nach jahrelangem sympt.armem Intervall. Pathogenese gleicht der des traumat. S.ödems, wie es bei Mobilisation nach längerer unfallbedingter Ruhigstellung des Beines als erstes klin. Zeichen einer interkurrenten Thrombose auftritt (ohne Zusammenhang mit SUDECK* Dystrophie). – 2) (RATSCHOW) u. U. jahrelang persistierendes Ödem nach ∤ Eiweißmangel.

Spät|periostitis: s. u. Periostitis syphilitica. – **Sp.peritonitis**: längere Zeit nach »Heilung« eines Bauchhöhlenprozesses durch ein sek. Geschehen ausgelöste Peritonitis (z. B. infolge Ruptur einer Abszeßmembran durch Adhäsionszug). – **Sp.-Perthes**: erst jenseits des 8.–12. Lj. manifeste PERTHES* Krankh.; im allg. prognostisch ungünstiger (langsamerer Verlauf, häufiger Hüftkopfdeformierung). – **Sp.phänomen**: erst nach Latenz von Min. bis (24)Stdn. eintret. ∤ HUNEKE* Phänomen. – **Sp.prognose**: die Pr. auf weite Sicht. – **Sp.proteine**: *virol* die in der Virus-infizierten Zelle während der 2. Hälfte der Latenzphase (nach vorausgegangener Bildung der Frühproteine [v. a. Enzyme]) synthetisierten, für die Virusvermehrung notwend. spezif. (Hüll-)Proteine. – Beide Synthesen von »frühen« bzw. »späten« Genen kodiert.

Spät|rachitis: ∤ Rachitis tarda. – **Sp.reaktion**: 1) *allerg* Spättyp der ∤ Allergie (∤ Reaktionstypen). – 2) *radiol* ∤ Strahlenspätwirkung. – **Sp.reflex**: ∤ Verspätungshemmung. – **Sp.reife**: ∤ Reifungshemmung, -verzögerung, Retardierung. – **thyreogene Sp.reife**: bei Schilddrüseninsuffizienz Verzögerung des Wachstums (Unter- u. Oberlänge sowie Extremitätenspannweite meist subnormal) u. der somat., sexuellen (Pubertät, Menarche; sek. u. tert. Geschlechtsmerkmale verspätet oder nur partiell), psych. u. intellektuellen Entwicklung.

Spätrezidiv erst längere Zeit nach der scheinbar abgeheilten Ersterkr., v. a. bei Mumps u. Varizellen (aber auch anderen zykl. Infektionskrkhtn.). I. w. S. auch das »zykl.« Sp. (z. B. bei Teilverlust der Immunität im Alter) infolge endo- oder exogener Reinfektion; z. B. als **endogenes Sp.** (?) bei Fleckfieber die BRILL* Krankh.

Spät|rosette: *ophth* rosettenförm. Linsentrübung nach traumat. (z. B. tief kontusioneller) Linsenfaserläsion; mit allmähl., durch neue Fasern bedingter Tiefenverlagerung der geschädigten Fasern (Lage gestattet Rückschluß auf Zeitpunkt der Bulbuskontusion). – **Sp.ruptur**: erst nach einem der Organkontusion folgenden Intervall eintret. Leber- oder Milzkapselruptur (als Folge eines prim. intraparenchymatösen Hämatoms).

Spät|schaden: *radiol* s. u. Strahlenschaden. – **Sp.schizophrenie**: erstmals zwischen 40. u. 60. Lj. auftret. Sch., meist paranoid-halluzinator. (ohne schweren Persönlichkeitszerfall), selten als Spätkatatonie (Prognose meist ungünst.). Oft bei zyklothymer Konstitution (Stimmungsschwankungen, depressive Verstimmung); daher Zugehörigkeit zur Schizophrenie umstritten (von angelsächs. Autoren z. T. als Involutionspsychose bez.). Differentialdiagnostik gegen andere Wahnerkr. dieses Alters oft schwierig. – **Sp.schmerz**: *gastroent* Magenschmerzen etwa 2–4 Std. nach Nahrungsaufnahme; v. a. bei Ulcus duodeni; vgl. Hunger-, Frühschmerz. – **Sp.schock**: »kriechender« ∤ Schock. – **Sp.sterblichkeit**: *päd* ∤ Nachsterblichkeit. – **Sp.stück**: kleine Zwischenmahlzeit zwischen Abendbrot u. Frühstück; z. B. zur Aufrechterhaltung genügend hohen Blutzuckers bei alimentären Sp.syndrom, zur Nüchternschmerzvermeidung.

Spätsyndrom: 1) diabet. Sp.: ∤ Angiopathia diabetica. – 2) ∤ postalimentäres Sp. – 3) sulfokarbotox. Sp. (s. u. Schwefel-Kohlenstoff).

Spätsyphilis: die etwa 2 J. nach Infektion auftret. spezif. Prozesse des Tertiärstadiums (Knotensyphilis, Gummen, ulzeröse Prozesse); i. w. S. auch das Quartärstadium mit progress. Paralyse u. Tabes dors. (als »Metalues«); s. a. Sp.latenz.

Spät|tetanus mit Inkubationszeit >4 Wo. (u. U. Mon. bis Jahre; Floridwerden der ruhenden Infektion durch Änderung der Immunitätslage?); meist gutartig, aber protrahiert; Vork. z. B. nach später Splitterentfernung. – **Sp.thrombose**: in einem (Prothesen-)Bypass infolge unvermeidl. Intimaschädigung (unphysiol. Hämodynamik, Schrumpfungsvorgänge) v. a. im dist. Abschnitt allmählich einsetzende Thrombosierung; evtl. völl. obliterierend, bei aortoiliakalem Bypass auch mit Thrombusaszension in die Aorta. – **Sp.toxikose**: *geburtsh* ∤ Sp.gestose. – **Sp.typ**: *immun* der zellvermittelte, erst 24–36 Std. nach AG-Kontakt manifeste Typ IV der ∤ Immunreaktion (s. a. Reaktionstypen, Allergie); je nachdem, ob intra- oder subepidermale Ödembildung (Bläschen bzw. Blase), auch als »Ekzem-« bzw. »Tuberkulin-Typ« bezeichnet.

Spät|urogramm erst 1 bis 24 Std. nach KM-Inj.; v. a. bei Verlegung u. Verdacht auf Verlaufsanomalie des Ureters. – **Sp.zeichen (Kirchhoff*)**: *geburtsh* s. u. intrauteriner Fruchttod. – **Sp.zyanose**: die – wenn überhaupt – erst sehr spät auftret. Z. beim ∤ LUTEMBACHER* Syndrom.

Spagyrik: die u. a. von dem Arzt CARL FRIEDR. ZIMPEL (1800–1878) der Elektrohomöopathie nachgebildete

Heilmethode mit Anw. von – insges. 35 – »spez. Mitteln«: »Elektrizitätsmittel« u. »spagyr. Essenzen« (Destillate aus alkoholisch vergorenen frischen Wildpflanzen mit Zusatz des veraschten Destillationsrückstands; tox. Stoffe im unverdünnten Präp. etwa wie in D4).

Spalding* Zeichen (ALFRED BAKER SP., 1874–1942, Gynäkologe, San Francisco): *geburtsh* dachziegelart. Überlagerung der Schädelknochen als Rö.sympt. des i.u. Fruchttodes; / Abb. »Schädelzeichen«.

Spallanzani* Gesetz (LAZARO ABBATO SP., 1729–1799, Naturforscher, Modena, Pavia): Eine Gewebsregeneration erfolgt bei jüngeren Individuen vollständiger als bei älteren.

Spalt: / Fissura, Spalte, Spaltraum.

Spalt|amnion: durch Auseinanderrücken der Embryonalknoten-Zellen entsteh. A. (bei den meisten Säugern einschl. Mensch). Boden der Höhle ist der Embryonalschild, Dach das Amnioepithel. – **Sp.becken**, Diastematopyelie: *path* Form der / Bauchspalte; entweder nur fehlende Vereinigung der Symphysenknochen oder aber mit Blasenektopie oder -ekstrophie (evtl. auch weitere Mißbildungen). – **Sp.bildung**: *path* Defektmißbildung durch mangelhaften Schluß einer fetalen Lücke, z. B. Spaltbecken, -hand, Hasenscharte; s. a. Dysrhaphie. – **Sp.blase**: *urol* / Blasenekstrophie. – **Sp.blende**: *radiol* (verstellbare) Blende mit spaltförm. Begrenzung des Strahlenbündels. – **Sp.brille**: stenopäische / Brille. – **Sp.bruch, -fraktur**: / Knochenfissur.

Spalte: *anat* / Fissura; auch typ. Weichteillücke (z. B. LARREY*, MORGAGNI* Sp.) sowie / Spaltbildungen.

Spalteholz* Bündel (WERNER SP., 1861–1940, Anatom, Leipzig): / Tractus tectospinalis.

Spalt|erbigkeit: Aufteilbarkeit eines scheinbar einheitl., polygen bedingten Merkmal(komplexe)s in auf die Nachkommen verteilte Einzelphäne entsprechend den MENDEL* Regeln. – **Sp.fuß**: vielfält. Defektmißbildung (Weichteilblastem u. Ektoderm), typisch z. B. als »Krebsschere« (unzureichende Ausbildung der mittleren bei wechselnder Ausbildung u. Fusion der seitl. Strahlen; im Extremfall mit tib. Defekt). Evtl. kombin. mit Spalthand. – **Sp.gesicht**: / (DE) MYER* Syndrom; s. a. Gesichtsspalte.

Spalt|hand: 1) *path* vielfält. Defektmißbildung, typisch z. B. als »Krebsschere« (s. u. Spaltfuß; im Extremfall mit rad. Defekt). Evtl. kombin. mit Spalt-

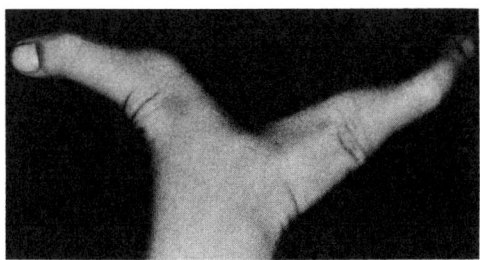

Spalthand (»Hummerschere«); mit Klinodaktylie des dreigliedrigen Daumens (Trimerie).

fuß. – 2) *chir* / Daumenersatz. – **Sp.hautlappen**: *chir* freies Hauttransplantat (/ dort. Abb.) aus Epidermis u. oberster Koriumschicht; nur geringe Schrumpfungsneigung, gute Anheilungstendenz. – **Sp.hefen**: *mykol* Hefepilze mit Vermehrung sowohl durch Sprossung wie durch Teilung.

Spalt|lampenmikroskop: *ophth* (binokulares) Hornhautmikroskop, ausgerüstet mit einer Sp.leuchte nach dem GULLSTRAND* Prinzip (sehr helles, spaltförm.-scharf begrenztes, parallelstrahl. Lichtbündel); ermöglicht bei »fokaler seitl. Beleuchtung« die genaue Untersuchung des vord. Augenabschnittes u. der brechenden Medien, mit Zusatzeinrichtung (z. B. HRUBY* Linse, Dreispiegelglas, Gonioskop) auch des hint. Glaskörpers, peripherer Netzhautpartien u. des Kammerwinkels. – **Sp.leibegel**: *helminth* / Schistosoma.

Spalt|nadel: Biopsienadel mit zangenartig längsgespaltenem, durch Verschieben der Außenhohlnadel schließbarem Spitzenteil; z. B. die SILVERMAN* Nadel. – **Sp.nagel**: *derm* Onychoschisis mit horizontaler Aufspaltung der Nagelplatte infolge mechan. Alteration oder endogener Störung (Vit.-, Eisenmangel, Hyperthyreose).

Spalt|pilze: / Bakterien, Schizomycetes. – **Sp.produkt**: s. u. Spaltung. – **Sp.raum**: *anat* im allg. mit lockerem Bindegewebe ausgefüllter Raum zwischen 2 Gewebsformationen (/ Cavum, Spatium, Loge etc.). Begünstigt rasche Ausbreitung eitriger Infektionen (z. B. als rad. u. uln. / Mittelfach die Bildung der Hohlhand- bzw. V-Phlegmone). – **Sp.schnitt**: *chir* Elektrotomie mit der Schmalseite einer Diathermieschlinge.

Spaltung: 1) *physik* Kernspaltung. – 2) *chem* Chemolyse: Auftrennung bestimmter Bindungen in Molekülen unter Bildung von Spalt- oder Abbauprodukten, z. B. bei Hydro-, Thermolyse, enzymat. S., S. glykosidischer Bindungen. – 3) *genet* / Segregation. – 4) *psych* Sp. des Bewußtseins: Trennung der Psyche in 2 voneinander unabhäng. u. sich gegenüberstehende Phänomenkomplexe (»doppeltes Bewußtsein«, »doppelte Orientierung«, »alternierendes Bewußtsein«, »alt. Persönlichkeit«). Ursprünglich wesentl. Phänomen der JANET* Hysterie-Lehre (»Unfähigkeit des Zusammenhaltens der Mannigfaltigkeit seel. Vorgänge zu einer Einheit«); nach S. FREUD die konflikt- u. verdrängungsbedingte Auftrennung der Psyche in einzelne Systeme bzw. Instanzen (Unbewußtes/Bewußtes, Es/Ich/Überich); nach E. BLEULER als »Ich-Spaltung« von zentraler Bedeutung für die Schizophrenie. – 5) *kard* Sp. der Herztöne: durch Asynchronie der tonbildenden Vorgänge bd. Herzhälften bedingtes Auseinanderweichen der Schallphänomene an den Klappen (/ Herztöne); in best. Ausmaß physiol. (<0,1 Sek. beim 1. HT; bis 0,07 Sek. beim 2. HT, inspiratorisch zunehmend; pathol. als atmungsunabhäng. (»fixierte«) S. bei Vol.differenz der Herzhälften (z. B. ASD), Reizausbreitungsstörung (z. B. gespaltener 1. HT bei Rechtsschenkelblock, linksventrikulärer Extrasystolie, Pulmonalstenose; PKG: Auseinanderweichen des Hauptsegmentes), dabei Bez. »IIa« für den 1. Teil des 2. HT = Aortenklappenschluß, »IIb« für den Pulmonalklappenschluß usw. Als bes. Form die »**umgekehrte**« Sp. des 2. HT (A_2 folgt auf P_2), z. B. bei offenem Ductus Botalli mit großem Shunt (u. entsprech. verlängerter Austreibungszeit).

Spaltungs|gärung: *biol* anaerober Abbau. – **Sp.irresein**: / Schizophrenie.

Spaltvakzine

Spaltvakzine: Impfstoff, der statt des nativen AG dessen durch (enzymat. etc.) Spaltung gewonnene immunogene Untereinheiten enthält; z. B. Masern- u. Grippe-Impfstoff mit Oberflächen-AG.

Spalt|warze, Mamilla fissa: Anomalie der Brustwarze, die gedoppelt erscheint. Kein Stillhindernis. – **Sp.wirbel**: W. mit frontaler (extrem seltene Ossifikationsstörung) oder sagittaler Spalte (infolge Chordadors.-Störung) im WK oder im Bogen-Dornfortsatzbereich (= Spina bifida ant. bzw. post.), evtl. mit Neuralrohrbeteiligung (= Meningo[myelo]zele), auch größere WS-Abschnitte in kontinuierl. Folge betreffend (↑ Rhachischisis) oder mit neuro-enteralen Kommunikationen (unterhalb D_{12}; offene oder geschlossene Mündung von Darmabschnitten). – **Sp.zunge**: *path* ↑ Glossoschisis.

Span: *chir* ↑ Knochenspan. – **Sp.anlagerung**: s. u. Onlay-Span, PHEMISTER* Op., Sp.plastik. – **Sp.arthrodese**: A. unter Verw. eines Knochenspans als intra- oder extraartikuläre Verriegelungsarthrodese; s. a. Einlege-, Onlay-Span. – **Sp.bett**: das bei Spanarthrodese oder -anlagerung für den Knochenspan präparierte Knochenbett; i. w. S. auch das Entnahmebett. – **Sp.fraktur**: Ermüdungsbruch eines – nur geringe osteogenet. Potenz besitzenden – Kortikalisspans in situ.

Spangenhöcker: druckbedingte dors. Fußrückenexostose (BUSQUET* Krkht.).

Span(i)o...: Wortteil »reduziert«; z. B. **Sp.kardie** (LANDOIS; ↑ Bradykardie), **Sp.menorrhö** (↑ Oligohypomenorrhö) **Sp.pnoe** (langsame u. tiefe Atmung, mit Dyspnoe).

Spaniopsis: *entom* »Schnepfenfliegen« [Rhagionidae]; blutsaugende Lästlinge in Australien.

Spanische| Fliege: ↑ Cantharides; s. a. Emplastrum Cantharidum. – **Sp. Grippe**: s. u. Grippe. – **Sp. Kragen**: ↑ Paraphimose. – **Sp. Pocken**: das Sekundärstadium der Syphilis. – **Sp. (-Nordafrikanisches) Rückfallfieber**: endem. Rückfallfieber (im Maghreb u. auf der Iber. Halbinsel) durch Borrelia hispanica, übertragen von der Zecke Ornithodorus erraticus (große Varietät). Klin. Charakteristika: kürzere Fieberintervalle mit jedesmal zunehmender Schwere des Krankheitsbildes, neurol. Komplikationen (Meningoenzephalitis, Fazialis- u. Augenmuskellähmungen, Neuritis optica). – Als Versuchstier dient das Meerschweinchen; Übertragung auf Ratten u. Läuse möglich.

Spanlang*-Tappeiner* Syndrom: (1927/1937) Sonderform der Pachyonychia congenita mit inselförm. (auch diffusen) Palmar-Plantarkeratosen, Kornealdystrophie, Hypotrichose u. (in)kompletter Vierfingerfurche.

Spann|bügel: *chir* Extensionshügel mit Spannvorrichtung; z. B. n. KIRSCHNER (mit Schraubvorrichtung), KLAPP (2 Spannhebel), BECK. – **Sp.dorn**: *chir* zentrale Zusatzschiene für Marknägel, zu fixieren distal (Öse) mittels Schraube am Knochen, proximal mittels Feststellschraube gegen den Nagel (kontinuierl. axialer Druck auf bd. Fragmentenden); Anw. für Kompressionsosteosynthese von Schaft-, modifiziert auch von Schenkelhalsfrakturen.

Spanner* Anastomosen (RUDOLF SP., 1895–1950, Anatom, Köln): nierenbeckennahe a.-v. Anastomosen als Vasa privata der Niere.

Spanner: 1) *anat* ↑ Musculus tensor. – 2) *psych* Voyeur.

Spannfutter: 1) ↑ Mandrin. – 2) spannbare Haltevorrichtung für den Bohrer am Bohrapparat.

Spannung: 1) *physiol* ↑ Tonus. – 2) *psych* ↑ Spannungszustand. – 3) *physik* ↑ elektr. Potential.

Spannungs|abnahme: *neurol* Amplitudenminderung im EEG; bei verringerter zerebraler Elektrogenese, bei Desynchronisation. – Gleichart. Veränderungen auch bei anderen bioelektr. Methoden (↑ Niederspannungs-EKG). – **Sp.blase**: 1) *chir* Epidermolyse im Frakturbereich infolge ödem- u. hämatombedingter Durchblutungsnot der örtl. Weichteile. – 2) *pulmon* breitbas. oder gestielte dünnwand. Ballonzyste der Lunge; bei Ventilmechanismus hervorgehend z. B. aus dünnwand. Lungenabszeß (bei Schleimhautschwellung am Pseudozysteneingang) oder aus aufgerissenem Lungengewebe (= alveoläre oder Parenchymzyste; Wandung evtl. nur aus Bindegewebe u. Pleura; bei multipler Ausbildung Bild der Blasenlunge). Gefahr des Spontanpneumothorax; vgl. Sp.zyste.

Spannungs|hydrozephalus: uni- oder bilat. H. ext. über den Großhirnhemisphären bei traumat. Hirnödem mit tentorieller ↑ Hernie. – **Sp.irresein**: ↑ Katatonie. – **Sp.klammer**: *neurophysiol* ↑ Voltage clamp. – **Sp.kollaps**: ↑ Zentralisation des Kreislaufs. – **Sp.kopfschmerz**: s. u. Kopfschmerz. – **Sp.korrosion**: *chir* durch Spannungskräfte begünstigter sek. Metallschaden (mit Strukturauflockerung, evtl. Bruch). – **Sp.linie**: *anat* 1) ↑ Hautspannungslinie. – 2) ↑ Trajektorium.

Spannungs|mediastinum: *chir* akutes Mediastinalemphysem infolge Lippenventilbildung u. inspirator. Luftansaugung bei intrathorakalem Eingriff mit Eröffnung des vord.-oberen Mediastinums. Sympte. der extraperikardialen Herztamponade. – **Sp.peritoneum (Oberst*)**: Pneumoperitoneum mit kontinuierl. Gas- bzw. Luftzustrom, z. B. nach Perforation mit Ventilmechanismus. – **Sp.pneumothorax**, Ventilpneu: bei penetrierenden bzw. die Lunge tangierenden Brustwandtraumen oder – häufiger – pleuranahem Lungenprozeß vork. offener Pneu mit lebensbedrohl. Überdruckentwicklung infolge eines Ventilmechanismus (Öffnung zur Oberfläche bzw. zu Lunge oder Bronchus im Exspirium verschlossen). Klin.: Dyspnoe u. Zyanose (Einschränkung der Atemexkursionen, Pendelluft; Totraumzunahme), Seitenschmerz, Stimmfremitus u. Atemgeräusch aufgehoben, lauter Klopfschall, verstrichene ICR, Zwerchfelltiefstand; bei Erguß »Succusio Hippocratis«; Mediastinalverdrängung, evtl. -flattern; Infektionsgefahr. Ther.: Entlastungspunktion, evtl. Dauersaugdränage oder provisor. Entlastungsventil (perforierter, bei Inspiration kollabierender Gummifingerling), u. U. Pleurodese, Thorakotomie.

Spannungs|reihe: *chem, physik* Anordnung von Elementen etc. anhand ihres zunehmenden elektr. Potentials. – **Sp.schmerz** durch intrakapsuläre bzw. intrakranielle Druckzunahme bedingte Schmerzen bei Glaukom, Stauungsleber, Hydronephrose, Hirndruck etc. – **Sp.störung, amphotone**: vegetat. Dystonie mit Simultaneität von sympath. u. parasympath. – z. T. anfallsweise in den Vordergrund tretenden – Symptn. (»Interferenz der vegetat. Rhythmik«). – **Sp.ton des Herzens**: der auf systol. Anspannung von Herzmuskel u. AV-Klappen beruhende 1. HT. – **Sp.toxikose**:

geburtsh Gestose (mit arterieller Hypertonie) infolge erhöhten intrauterinen Drucks (Hydramnion, Zwillingsschwangerschaft) mit konsekut. Plazenta-Hypoxie u. Freisetzung pressor. Substanzen.

Spannungs|übung: akt. krankengymnast. Ü. ohne Bewegungserfolg, indem – nach erfolgreicher Innervationsübung – in einer best. Ausgangsstellung der Extremität für die zunächst entspannte Muskelgruppe ein willensmäß. Konstriktionsimpuls erzielt wird. Später Steigerung durch Üben gegen manuellen Widerstand; s. a. isometr. Krafttraining. – **Sp.|zuckung**: ↑ isometr. Kontraktion. – **Sp.zustand**: *psych* Befindenszustand mit dem Gefühl innerseel. »Spannung« (ohne definierten Bezug). – **Sp.zyste**: Z. mit zunehmender Wandspannung infolge Inhaltszunahme (Expansion); i. e. S. eine Lungenzyste mit Ventilmechanismus.

Spannzange: *chir* Flachzange zum Spannen von Drähten (z. B. bei Drahtnaht, Cerclage [auch als Falzspanner]) u. Bändern.

Spano...: s. u. Spanio....

Span|plastik: Osteoplastik mit ↑ Im- oder ↑ Transplantation auto-, allo- oder xenogener ↑ Knochenspäne (z. B. bei ↑ Sp.arthrodese). – **Sp.straße**: *chir* aus verzahnend u. überlappend nebeneinandergelegten Spongiosaspänen bestehender Knochenspan-Streifen, z. B. bei Sp.versteifung der WS über mehrere Wirbel (ggf. den WS-Biegungen angepaßt); wenig tragfähig, aber ausgesprochen kalluslockend. – **Sp.verpflanzung**: s. u. Sp.plastik. – **Sp.verriegelung, -versteifung**: Arthrodese durch extra- oder intraartikuläre (»Bolzung«), gelenküberbrückender Im- oder Transplantation eines oder mehrerer Knochenspäne.

Sparganum: Finnenstadium (Plerozerkoide) der Bothriozephalen (zugehör. geschlechtsreife Tiere z. T. nicht bekannt, wahrsch. Vertebraten-Parasiten in Unterhaut, Muskeln, Bauchraum. Im als Zwischenwirt ungeeigneten Tier erfolge Einkapselung ohne Weiterentwicklung, im Darm des geeigneten Zwischenwirts Entwicklung geschlechtsreifer Würmer. – Erreger der **Sparganose** des Menschen (schmerzhafte entzündl. Haut- u. Bindehautschwellungen, evtl. akneähnl. Pusteln, Organgranulome, Elephantiasis) in Ostasien (u. sporadisch ubiquitär), v. a. durch die »Augenfinne« S. mansoni von Diphyllobothrium erinacei (oder mansoni?), 8–36 cm × 0,1–10 mm groß, flach, quergeringelt (wahrsch. mit Sp. ellipticum raillieti u. lanceolatum ident.); ferner S. proliferum; sowie Finnen von Spirometra-Arten.

Spargeldermatitis, -krätze: bei – spezifisch empfindl. – Arbeitern der Konservenindustrie vork. Hautentzündung (bis zu ausgedehnter Blasenbildung) durch eine im Spargel (Asparagus offic.) enthaltene wasser-, alkohol- u. ätherlösl., hitzebeständ. Substanz. – Gleiche Erscheinungen auch durch Bohnen.

sparing effect: *virol* ↑ Virusinterferenz zwischen Poliomyelitis- u. Coxsackie-Viren.

Sparks* Mandril: (1972) Gefäßprothese (mit Silikon-Kautschuk-Mandrin) aus 2 konzentr., grobmasch. Dacron-»Strümpfen«; zur Überbrückung (Bypass) kleinerer Arterien (z. B. Femoralis, Brachialis) u. als a.-v. Dauer-Shunt für die Hämodialyse. Einführung über mandrinarmiertes Tunnelierungsrohr, s.c. oder subfasziale Implantation, 6–8 Wo. später (nach Einheilung u. Durchwachsung mit Fibrozyten u. Narbengewebe: »autoalloplast. Prothese«) Entfernen des Mandrins u. Anastomosierung.

Spar|schaltung (des Kreislaufs): Kreislaufumstellung zur optimalen Nutzung der reduzierten Energie bei Unterernährung; Bradykardie (ohne Herzerweiterung), Hypotonie, herabgesetztes HMV bei Erhöhung des peripheren u. Senkung des elast. Widerstandes, dadurch GU-Senkung. – **Sp.schnitt**: (WACHSMUTH) *chir* Zirkelschnitt in Höhe der Weichteilwunde bei prim. (Not-)Amputation.

Sparsomycinum *WHO*: Antibiotikum aus Streptomyces sparsogenes; hemmt grampos. u. -neg. Mikroben u. versch. Tumorzellen.

sparsus: (latein.) verstreut.

Spartein(um) *WHO*, Lupinidin: schwach nikotinartig wirkendes Alkaloid aus Besenginster (Sarothamnus scoparius) u. Lupinen-Arten. Therap. Anw. von Sp. sulfuricum bei Tachykardie, supraventrikulärer Extrasystolie, Frühwehen. Als Vergiftungsbild (»**Spartismus**«) aufsteigende Lähmungen (ähnl. wie bei ↑ Coniismus); Ther.: symptomatisch, Analgetika, bei Krämpfen Barbiturate.

Spartose: (*gr* sparton = Seil) Staublunge der Flechtarbeiter.

Spasmen: s. u. Spasmus. – **Sp. der Genitalorgane** bei Vagotonie: (HEINSENIUS 1922) ↑ CURTIUS* Syndrom II. – Spasmes étagés (↑ BÁRSONY*-TESCHENDORF* Syndrom). – **Sp.theorie**: Wesentl. pathogenet. Faktoren des pept. Ulcus ventriculi sind Gefäßspasmen mit konsekut. Magenwandschädigung.

spasmisch: krampfartig, verkrampft, zu Krämpfen neigend; vgl. spastisch, spasmodisch.

Spasmodermie: ↑ Cutis anserina.

spasmodicus, spasmodisch: (latein.) krampfartig (kontrahiert), mit Krämpfen einhergehend (vgl. spasmisch, spastisch); z. B. **sp. Tic** (↑ DUBINI* Syndrom). – **Spasmodika**: *pharm* ↑ Antispasmodika.

Spasm|odynie: krampfartige Schmerzen. – **Sp.dynia cruciata**: (OPPENHEIM) beim BROWN=SÉQUARD* Syndrom homolat. spin. Spastik mit kontralat. Schmerzzuständen. – **Spasmodyspnoe**: D. infolge Zwerchfell-, Interkostal-, Bronchialmuskelspasmen.

spasmogen: 1) krampfauslösend. – 2) krampfbedingt.

Spasmo|lygmus: krampfartiger ↑ Singultus. – **Sp.lymphatismus**: (MOURIQUAND) Status thymicolymphaticus mit Spasmen (insbes. Glottiskrampf). – **Sp.lyse**: Beseitigung eines Krampfzustandes (i. e. S. im Eingeweidebereich). – **S.lytika**: *pharm* krampflösende, den glattmuskulären Tonus senkende bzw. spast. Kontraktionen lösende (»**sp.lytische**«) Pharmaka; Wirkweise neurotrop (Azetylcholin-Antagonisten, z. B. Atropin), muskulotrop (Papaverin) oder neuro-muskulotrop (synthet. Mittel); s. a. Parasympathikolytika.

Spasmo|phemie: ↑ Stottern. – **sp.phil**: zu Spasmen neigend, krampfbereit.

Spasmophilie: Form der hypokalziäm. Tetanie im Kindesalter (»Kindertetanie«), v. a. in der Rekalzifizierungsphase der ↑ Rachitis (s. a. Tetanie, rachitogene) sowie bei Nebenschilddrüseninsuffizienz u. gastrointestinalen Störungen. Klin.: tetan. Anfälle (Spasmen glatter u. quergestreifter Muskulatur, vege-

Spasmophilia idiopathica

tat. Störungen) mit – evtl. lebensbedrohl. – Laryngospasmus; interparoxysmal erhöhte mechan. u. elektr. Nerven- u. Muskelerregbarkeit, pos. CHVOSTEK*, ERB* u. TROUSSEAU* Zeichen (soweit nur diese Symptomatik: »**latente Sp.**«, »**spasmophile Diathese**«). – Als Sonderform die dominant-erbl., auf intrazellulärer Hypokalziämie beruhende, ins Erwachsenenalter fortbestehende **Spasmophilia constitutionalis idiopathica** mit normokalziäm. Tetanie, Kopfschmerzen, Parästhesien, emotionaler Übererregbarkeit, Neigung zu Schwindel u. Insomnie, metabol. Katarakt. – **Sp. genitalis**: ↑ Pelipathia vegetativa. – Ferner eine **Sp. der Harnwege** mit durch spast. Phasen gekennzeichneten Tonusschwankungen, Koliken oder Dysurie, evtl. auch Pollakisurie.

Spasmus: Verkrampfung, Krampf(anfall); i. e. S. die rel. langsame, evtl. protrahierte u. sich rhythmisch wiederholende (ton., klon. oder gemischte) Kontraktion von Muskeln oder Muskelgruppen (↑ Muskelkrampf; s. a. Spasmen, Spastik). – **Sp. accommodatorius**: ↑ Akkommodationskrampf. – **Sp. agitans**: s. u. Paralysis. – **Sp. cadavericus**: ↑ Rigor mortis. – **Sp. caninus s. cynicus**: ↑ Risus sardonicus. – **Sp. cardiacus**: ↑ Angina pectoris. – **Sp. facialis**: 1) Fazialiskrampf, Prosopospasmus: ätiol. ungeklärte ein-, seltener doppelseit., unwillkürl. u. nicht unterdrückbare, ton. oder klon. Kontraktionen der mim. Gesichtsmuskulatur des Fazialisgebietes (oft nur partiell); s. a. HELLSING* Syndrom, vgl. mastikator. ↑ Gesichtskrampf. – 2) Sp. pantomimicus: ↑ Fazialis-Tic. – **Sp. functionalis**: Beschäftigungsneurose. – **Sp. glottidis s. laryngis**: ↑ Laryngospasmus; als **Sp. g. adultorum** die ↑ Hustensynkope. – **Sp. hephaesticus**: spast. Zuckungen infolge Apoplexie gelähmter Muskeln (»posthemipleg. Chorea«); – **Sp. histrionicus**: theatral.-mim. Gesichtsmuskelkrämpfe; auch Fazialis-Tic bei Schauspielern. – **Sp. idiopathicus muscularis**: s. u. Tetanie. – **Sp. infantilis**: infantile ↑ Epilepsie; s. a. Blitz-Nick-Salaamkrämpfe; als **Sp. i. respiratorius** ↑ Affektkrämpfe. – **Sp. laryngealis**: ↑ Sp. glottidis; als **Sp. l. congenitus** der ↑ Laryngismus stridulus. – **Sp. linguae**: ↑ Aphthongie; s. a. zervikolinguomastikator. Syndrom. – **Sp. lumborum** (↑ Lumbago). – **Sp. masticatorius**: (↑ Trismus), **Sp. mimicus**: ↑ Sp. facialis (1). – **Sp. mobilis**: 1) GOWERS* Syndrom (II). – 2) (O. FOERSTER) durch pass. Dehnung ausgelöste Hypertonie eines hypo- oder normotonen Muskels bei Athetose u. ähnl. Zuständen. – 3) Sp.-m.-Phänomen: ↑ Spastik. – **Sp. myopathicus**: ↑ Myotonie. – **Sp. nictitans**: ↑ Blepharospasmus, -klonus. – **Sp. nutans**: »Nickkrampf«, bei organ. Hirnstörung (v. a. gestörte Reifung des Kopfhaltemechanismus) etwa im 4. Mo. auftret., im 2.–3. Lj. erlöschendes rhythm. Kopfnikken, meist kombin. mit uni- oder bilat. grobschläg. Nystagmus u. unkoordinierten Augenbewegungen); bei gleichzeit. Sp. rotatorius als »Wackelkopf«; s. a. Salaam-Tic. – Oft nur unspezif. Ausdruck emotionaler Störungen. – **Sp. oculi**: ↑ Nystagmus. – **Sp. palatinus**: ↑ Gaumensegelkrampf. – **Sp. perinealis**: ↑ Vaginismus. – **Sp. phonatorius**: ↑ Dysphonia spastica. – **Sp. respiratorius**: ↑ Singultus; s. a. respirator. ↑ Affektkrämpfe. – **Sp. rotatorius**: s. u. Halsmuskelkrampf; s. a. Sp. nutans. – **Sp. saltatorius**: ton.-klon. Spasmen der Beinmuskeln mit »tanzenden« Bewegungen. – **Sp. tetanicus**: 1) Emprostho-, Pleurotho- oder Opisthotonus. – 2) tetan. Muskelkontraktion. – **Sp. toxicus**: tetan. Streckkrampf bei Vergiftung (z. B. Strychnin). – **Sp. visualis**: ↑ Blickkrampf.

Spastik: regelhafte (»automatisierte«), brüske, bei Bewegungsbeschleunigung u. unter Einwirkung sensibler Reize exazerbierende Muskeltonuszunahme (v. a. Beinstrecker u. -adduktoren) bei Ausfall kortikospinaler Systeme (v. a. Pyramidenbahn; auch EPS-Anteile); nach pass. Überdehnung evtl. völlig zusammenbrechend (= Spasmus-mobilis-Phänomen); begleitet von bahneinschläg. -gesteigerten u. pathol. Reflexen u. von klon. Krämpfen. – **Spastiker**: durch zerebrale Parese, d. h. durch Läsion zentraler pyramidal- u./oder extrapyramidal-motor. Neurone geschädigte Person; i. e. S. das Kind mit Paraplegia (= LITTLE* Krankht.), Hemiplegia spastica (bilat.), bilaterale Athetose oder FOERSTER* Syndrom. – s. a. Tab.

spastisch, spasticus: krampfend, krampfartig, Spastik oder Spasmen betreffend; z. B. **sp.** ↑ **Lähmung** (s. a. Spastiker), **sp. Symptomenkomplex** (↑ Spastik), **sp.-atakt. Paraplegie** (z. B. bei funikulärer Spinalerkr.).

Differentialdiagnose der **Spastizität** und **Rigidität** nach H.-D. HENATSCH

	Klinische Spastizität (Spastik)	Klinische Rigidität (Rigor)
hauptsächlich betroffene Muskeln	Antischwerkraftmuskeln (untere Extremitäten: vorwiegend Extensoren, obere Extremitäten: vorwiegend Flexoren)	dominierend in Flexoren, jedoch fast alle Körpermuskeln betroffen (außer äuß. Augenmuskeln)
Ruhe-Innervationstonus (EMG)	bei optimal entspannter Lagerung keine Ruhe-Daueraktivität	volle Entspannung nicht möglich, bereits in Ruhe irreguläre Daueraktivität (Alpha-Hypertonus)
Widerstand gegen passive Dehnung	federnd, besonders bei rascher Dehnung; bei zu starker Dehnung „Taschenmesserphänomen"	zäh-wächsern, nur langsam überwindbar; bei progressiver Dehnung oft „Zahnradphänomen"
Aktivitätszunahme bei Dehnung (EMG)	stark geschwindigkeitsabhängig, plötzlich einschießend, salvenartig	kaum geschwindigkeitsabhängig, annähernd gleich bleibend von Anfang bis Ende der Dehnung
phasische Eigenreflexe	stark gesteigert, oft mit Nachentladungen	nicht gesteigert
Jendrassik-Handgriff	übermäßig wirksam	unwirksam oder schwach wirksam
normale Fremdreflexe	abgeschwächt	unauffällig, meist vorhanden
Babinski-Zeichen (u. äquivalente abnorme Fremdreflexe)	positiv (vorhanden), wenn Pyramidenbahn mitlädiert ist („zentrale Spastik")	fehlt (außer bei Mischformen mit „zentraler Spastik")
Willkürbewegungen, Feinmotorik	stark eingeschränkt, Feinmotorik unmöglich	Willkürbewegungen prinzipiell möglich, aber stark retardiert, „gebremst"; erschwerter Start u. Stop
Mit- und Ausdrucks-Bewegungen	Mitbewegungen abnorm vermehrt, in fortgeschrittenen Fällen „Massen-Synergien"	Mitbewegungen stark reduziert, Ausdrucksbewegungen fehlend
Agonisten-Antagonisten-Spiel	gestört durch übersteigerte reziproke Innervation	gestört durch mangelhafte reziproke Innervation
grobe Muskelkraft	häufig stark reduziert	in der Regel erhalten
häufiges Begleitsymptom	Klonus (rhythmische Eigenreflexserie)	Ruhetremor (Frequenz 4–7 Schläge/sec)

Spastizität: verstärkter muskulärer Widerstand gegen pass. Bewegungen (als Teilerscheinung der ∕ Spastik).

Spatel: Misch-, Auftrags-, Abstrich-, Weghalteinstrument, z. B. Bauchdecken-, Blasen-, Zungen-Sp., Glasspatel. – **Sp.bronchographie** (LIESE u. MERTIN) mit Applikation des Anästhetikums u. KM über einen kanalisierten Plexiglasspatel (der gleichzeitig den Zungengrund herabdrückt u. so den Schluckreflex stoppt). – **Sp.probe**: *derm* 1) Prüfung auf Verbleiben oder Verschwinden makulöser Effloreszenzen (z. B. Typhusroseolen) unter Glasspateldruck; ∕ Diaskopie. – 2) Sichtbarmachen einer Hautschuppung durch Darüberstreichen mit einem Holzspatel (z. B. bei Pityriasis versicolor, P. rosea). – **Sp.schiene**: *chir* Fingerschiene aus Aluminiumband (notfalls auch Holzspatel).

Spatenhand: große, eckige Hand bei Akromegalie oder Myxödem.

Spatiokardiographie: (LAUBBERGER) »Stereo«-Verfahren der ∕ Vektorkardiographie.

Spatium: (latein.) *anat* Raum, Zwischenraum (s. a. Cavum, Fossa, Recessus, Trigonum); als allg. Bez. z. B. **Sp. epispinale** (zwischen RM u. Pia mater), **Sp. extradurale** (∕ Cavum epidurale), **Sp. intertunicale s. perivasculare** (der VIRCHOW*-ROBIN* Lymphspalt zwischen Adventitia u. Media der Arterienraum), **Sp. leptomeningicum** (∕ Cavum subarachnoidale), **Sp. lymphaticum** (= Lymphspalte), **Sp. parauterinum** (zwischen bd. Peritonealblättern des Lig. latum), **Sp. parotideum** (= Parotisloge = Fossa retromandib.), **Sp. pelvirectale** (∕ Fossa ischiorect.), **Sp. perilenticulare** (um die Lens crystallina, von der Zonula ciliaris ausgefüllt), **Spatia perineuralia** (in den Scheiden der Hirnnervenwurzeln), **Sp. periodontale** (zwischen Zahnwurzel u. Alveolarknochen, vom Desmodont ausgefüllt), **Sp. perivasculare** (∕ VIRCHOW*-ROBIN* Raum), **Sp. praevertebrale** s. **retrocardiacum** (∕ HOLZKNECHT* Raum), **Sp. rectovesicale** (beim ♂ zwischen Rektum u. Harnblase), **Sp. retroinguinale** (∕ BOGROS* Lücke), **Sp. semilunare** (∕ TRAUBE* Raum), **Sp. subperitoneale s. subserosum pelvis** (zwischen Bauchfell u. Beckenboden; mit Bindegewebe, Gefäßen, Mastdarm, Harnblase, Prostata, Samenbläschen u. Vagina), **Sp. subtendineum** (= PARONA* Raum), **Sp. urogenitale** (= Rima pudendi), **Sp. uterovesicale** (∕ Excavatio vesico-uterina). – Ferner **Spatia anguli iridocornealis** *PNA*: kleine Spalträume im Lig. pectinatum; für Abfluß des vord. Kammerwassers in den SCHLEMM* Kanal. – **Sp. intercostale** *PNA*: der jeweils von der WS bis zum Brustbein bzw. Rippenbogen reichende bzw. offen endende, von 2 Rippen begrenzte »Zwischenrippen-« oder »Interkostal-Raum« (ICR), ausgefüllt von Mm., A., V. u. N. intercost. u. Bindegewebe. – **Spatia interglobularia** *PNA*: unverkalkte Bezirke im Dentin nahe der Zahnbeinoberfläche; s. a. CZERMAK* Räume. – **Spatia interossea metacarpi, metatarsi** *PNA*: die von den Mm. interossei palmares bzw. plantares ausgefüllten 4 »Intermetakarpal-« bzw. »Intermetatarsalräume« zwischen den Mittelhand- bzw. -fußknochen. – **Sp. intervaginale** *PNA* s. **interfasciale** (Tenoni) s. **circumbulbare** s. **subcapsulare**: der von einer lockerbindegeweb. – die Bulbusbewegungen ermöglichenden – Verschiebeschicht ausgefüllte »TENON* Raum« zwischen Sklera u. Vagina bulbi. – **Spatia intervaginalia n. optici** *PNA* s. **fasciculi optici**, Sp.

subvaginale: die den N. opticus u. die Optikusscheiden (Dura, Arachnoidea, Pia) begleitenden Lymphräume (Subdural- u. Subarachnoidalraum). – **Sp. massetericomandibulare s. submassetericum**: zwischen bukkaler UK-Fläche u. M. masseter, medial begrenzt durch den M. buccinatorius (hier Öffnung zur Wange). Ort vom unt. Weisheitszahn ausgehender Entzündung: schmerzhafte Schwellung der Massetergegend, eingeschränkte Kieferbewegung, gestörter Schlußbiß, Rötung der dist. Wangenschleimhaut; evtl. Wangenabszeß, Ausbreitung in den Retromaxillarraum. – **Sp. pararectale**: Bindegewebsraum um den Mastdarm, beim Weibe begrenzt lat. von der Beckenwand, seitl.-vorn vom Lig. cardinale uteri (dessen Wurzel), medial vom Rektumpfeiler, basal vom Beckenboden. Zugangsweg bei vaginalen Eingriffen. – **Sp. paravesicale**: der Bindegewebsraum zwischen Harnblase u. seitl. Beckenwand (∕ Blasenpfeiler); über das Spatium praevesicale mit der Gegenseite kommunizierend. – **Sp. perichoroideale** *PNA*, Sp. **suprachoroideum**: Lymphräume des Augapfels zwischen Tunica vasculosa u. Sklera. – **Sp. perilymphaticum** *PNA*: mit Perilymphe gefüllter, von Bindegewebsbälkchen durchzogener Raum zwischen knöchernem u. häut. Labyrinth (einschl. Scala tympani u. vestibuli). – **Sp. perinei prof.** *PNA* zwischen den Fasciae diaphragmatica urogenitalis inf. u. sup., ausgefüllt vom M. transversus perinei prof., Gefäßen, Nerven, Gll. bulbourethrales. – **Sp. perinei superf.** *PNA* zwischen den Fasciae superf. perinei u. diaphragmatis urogenitalis inf., ausgefüllt vom M. transversus perinei superf. u. Bulbus penis. – **Sp. pterygomandibulare** zwischen aufsteigendem UK-Ast u. M. pterygoideus med., verbunden mit Infratemporalregion, Retromaxillarraum u. Parotisloge. – Bei – abszedierender – Infektion Symptome ähnl. denen des Parapharyngealabszesses: starke Kieferklemme, evtl. leichte äuß. Schwellung u. kollat. Ödem in Parotis- oder Submandibularloge, heft. Schmerz bei Druck medial des Kieferwinkels, Schluckbeschwerden, Temp.anstieg; Gefahr der Ausbreitung in kommunizierende Logen (∕ dort. Abb.). – **Sp. rectovaginale** vorn durch die Fascia vagin., hinten durch die F. rect., kaudal (verengt) durch das Septum rectovaginale, kranial vom DOUGLAS-Peritoneum u. bds. von den – die med. Schenkel des sogen. Rektumpfeilers bildenden – Ligg. rectouterina begrenzt. – Mögl. Zugangsweg zum Rektumpfeiler bei vaginaler Op. – **Sp. retroperitoneale** *PNA*: der lockerbindegeweb. »Retroperitonealraum« zwischen dors. Peritoneum pariet. u. hint. Bauchwand (Fascia transversalis), kaudal in die extraperitonealen Räume des kleinen Beckens übergehend (nur im Bereich der Leistenbänder abgeschlossen), kranial vom Zwerchfell begrenzt (Spaltverbindungen zum Mediastinum); enthält Aorta, unt. Hohlvene, autonome Nervengeflechte, NN, Nieren u. Harnleiter, regionale LK der Bauchorgane. – **Sp. retro- s. peripharyngeale**: der spaltförm. »Retropharyngealraum« zwischen Fascia pharyngea u. Lamina praevertebr. der Halsfaszie, oben begrenzt von der Schädelbasis, unten im Mediastinum, seitl. ins Spatium parapharyngicum übergehend (aus dem oft Entzündungen einbrechen). – **Sp. retropubicum** *PNA*, **Sp. praevesicale s. praeperitoneale s. suprapubicum**: der lockerbindegeweb. »RETZIUS* Raum« zwischen Schambein u. Harnblase. – **Sp. retrorectale**: Bindegewebsraum zwischen Rektum u. Sakrum, bei ♀ seitl. durch Ligg. recto(sacro)uterina vom Para-

Spatium sublinguale

rektalspatium getrennt, vorn begrenzt durch die Fascia rect., hinten durch die Fascia sacr., kaudal durch den Übergang der Levatorfaszie in die Fascia sacr.; mit offener Verbindung zum abdomin. Retroperitonealraum. – **Sp. sublinguale**: die »Sublingualloge«, oben begrenzt durch Mundbodenschleimhaut, lat. durch den UK, unten durch den M. mylohoideus, med. (unscharf) durch die Mm. genioglossus u. -hyoideus (hier Möglichkeit des Übergreifens einer Entzündung auf die Gegenseite; klin.: Anhebung des Mundbodens). – **Sp. suprasternale**: 1) Sp. (inter)aponeuroticum s. interfasciale suprasternale: der »BURNS* Raum« zwischen Lamina superfic. u. L. praetrachealis der Halsfaszie von der Incisura jugularis sterni zum Schilddrüsenisthmus. – 2) ↑ Fossa jugularis. – **Sp. vesicovaginale**: lockerbindegeweb. Raum zwischen Harnblase u. Scheide (bzw. deren Faszien), kranial begrenzt durch das Septum supravagin., seitl. durch das festere Bindegewebe des Parazystiums u. Parakolpiums, kaudal in das S. urethrovagin. übergehend. – **Spatia zonularia** *PNA* s. apparatus suspensorii: mit der hint. Augenkammer verbundene, mit Kammerwasser gefüllte Räume (»PETIT* Kanal«) zwischen Zonula-ciliaris-Fasern.

Spatz* Syndrom (HUGO SP., 1888–1969, Neuropathologe, Berlin, München): 1) ↑ HALLERVORDEN*-SP.* Syndrom. – 2) ↑ Brückenatrophie. – **Sp.*(-Stiefler*) Reaktion** (GEORG ST., 1876–1939, Neurologe, Linz, Innsbruck): Eisen-, d. h. Hämosiderin-Nachweis im unfixierten Hirnrinden- u. Striatum-Quetschpräparat (abgespült) zur Schnelldiagnose der progr. Paralyse; nach 15minüt. Einlegen in konz. Schwefelammonium-Lsg. Schwarzfärbung des Fe-halt. Blutpigments (»Paralyseeisen«).

SPCA: (engl.) serum prothrombin conversion accelerator (↑ Faktor VII der Blutgerinnung).

SPC-Zelle: (engl.: sickleform particles containing) sichelförm.-körn., PAS-pos. Zytoplasma-Einschlüsse enthaltende Zelle bei WHIPPLE* Krankh.

Spechtschlagphänomen: (HERM. MÜLLER 1911) *kard* zu früh einsetzender 2. HT bei energet.-dynam. Herzinsuffizienz. Bei Frequenzzunahme Übergang in sogen. Kaninchenrhythmus (2. HT fehlt).

Species, Sp(ec.): 1) *biol* die ↑ »Art« als taxonom. Einheit (↑ Tab. »Systematik«). – 2) *pharm* Gemisch (v. a. Teemischung) aus ganzen oder zerkleinerten Pflanzenteilen (z. T. auch mit anderen Stoffen); z. B. Spec. antiasthmaticae, diureticae, laxantes, pectorales.

specific pathogen free, SPF: (engl.) nur mit definierten apathogenen Keimen infiziert, ansonsten bakterienfrei (i. S. des Gnotobionten).

Speck* Handkurbelgerät (KARL SP., 1828–1916, Begründer der Sport- u. Arbeitsphysiologie): (1883) im Sitzen zu bedienende Kurbel (mit variabler Reibung) als histor. Ergometer-Modell (ungeeicht).

Speck* Test: *gyn* (1948) Prüfung der Tubendurchgängigkeit durch langsame Inj. (Kanüle) von Phenolsulfophthalein-Lsg. (8 ml) in das Cavum uteri u. 30 Min. später kolorimetr. Bestg. des Farbstoffgehaltes des Katheterurins (verdünnt mit Aqua dest. ad 100 bzw. 200 ml, alkalisiert). Farbstoffausscheidung 10–5% bei Verengerung, 5–0% bei Verschluß.

Speck|bauch: ↑ Fettbauch. – **Sp.behandlung**: (E. GLANZMANN 1950) Gaben von bes. zubereiteten Speck oder Schweinefett bei best. Haut- (v. a. Ekzem) u. Mangelkrankhtn. des – auch frühen – Kindesalters i. S. der Zufuhr mehrfach ungesättigter Fettsäuren. – **Sp.entartung**: *path* ↑ Amyloidose.

Speck|gerinnsel: 1) ↑ Fibringerinnsel. – 2) **Sp.hautgerinnsel**: gelbl.(-weißes), rel. weiches, je nach Serumgehalt feuchtes oder trockenes, zäh-elast. »Leichengerinnsel«, bestehend aus geronnenem Fibrin, agglutinierten Blutplättchen u. Leukozyten; Vork. bei verzögerter, postmortaler Blutgerinnung (wobei Ery zwischenzeitlich absinken). Gegensatz: Kruorgerinnsel (dunkelrot; im Fibrinmaschenwerk Blutelemente im gleichen Verhältnis wie im strömenden Blut. – **Sp.leber, -milz, -niere**: *path* s. u. Amyloid... – **Sp.steinlunge**: ↑ Talkose. – **Sp.wurstmilz**: *path* ↑ Porphyrmilz.

spectans: (lat.) unter Sicht, zielend, gezielt.

Spectinomycinum *WHO*, Actinospectocin: Aminoglykosid-Antibiotikum aus Streptomyces spectabilis; Mittel der Wahl bei Gonorrhö.

Spector* Syndrom: (1956) das hochletale »pulmonale Syndrom der Neugeb.«, mit Atelektasen, Bronchopneumonien, blas. Emphysem, evtl. Pneumothorax, hyalinen Membranen; wahrsch. Folge funktioneller Unreife der Ventilmechanismen, dadurch Aspiration u. fehlerhafte Lungenentfaltung bei den ersten Atemzügen (sogen. Duktulusatmung).

Spector*-Willoughby* Methode: (1959) *pharm* experim.-quant. Ödembewertung anhand dosierter Bauchhautverbrennung bei Ratten.

Spectrin: (MARCHESI u. STEERS 1969) fadenförm. Protein-Aggregat des Ery-Stromas; gilt als Strukturprotein(komplex).

Speculum: (latein. = Spiegel) 1) *klin* ↑ Spekulum. – 2) *anat* »Sehnenspiegel«, z. B. **Sp. Helmontii** (↑ Centrum tendineum).

Spédatrophie: (LIÈVRE 1948) disseminierte (segmentäre) Atrophie von Haut, Subkutis (einschl. Drüsen, auch Mammae), Muskulatur u. Knochen; evtl. kombiniert mit Hemiatrophia facialis.

Speed* Operation (JAMES SPENCER SP., geb. 1890, Chirurg, Memphis/Tenn.): Ellenbogen-Arthroplastik mit Interposition eines beide Gelenkflächen bekleidenden Faszienlappens. – Ferner Fesselungs-Techniken (z. B. Ringbandplastik für Radiusköpfchen).

Speed-Teste: (engl.) *psych* v. a. arbeits- u. verkehrspsychol. Testverfahren (Reaktions-, Sortierteste etc.), bei denen die Schnelligkeit der Aufgabenlösung bzw. die Zahl gelöster Aufgaben pro Zeiteinh. gewertet wird.

speed tie: (engl.) *chir* automat. »Schnellunterbinder« für Gefäßligaturen (Stahldrahtfäden).

Speerwerfer-Ellenbogen: komplexe Schädigung des Ellbogengelenks durch die heft. Streckung (mit Pronation) beim Fortschleudern des Speeres: Distorsion des med. Kollateralbandes, Olekranonfraktur, sek. Bandverkalkung, Gelenksosteophyten.

Speiche: *anat* ↑ Radius.

Speichel, Saliva *PNA*: das geruch- u. geschmacklose, ↑ Sp.körperchen enthaltene Mischsekret der 3 großen (Parotis, Submandibularis, Sublingualis) u. zahlreichen kleinen Sp.drüsen (in Mundschleimhaut, Zungengrund), insges. 500–1500 ml/24 Std., davon ca. ¼ als dünnflüss., proteinarmer, nicht fadenziehender Parotis-Sp. (»Verdünnungs-Sp.«), ⅔ als klarer, proteinhalt., schwach fadenziehender Submandibularis-Sp., 1/20 als proteinreicher fadenziehender Sublingualis-Sp. (»Gleit-Sp.«). Hauptbestandteil Eiweiß (1,4–6,4 g/l) in Form von Schleim (bei parasympath. Reizung ab-, bei sympath. zunehmend; ca. 2,7 g Muzin/l; v. a. Mukoproteine = Sialomuzine u. Mukopolysaccharide = Fukomuzine), ferner NH_3, Harnsäure, Harnstoff (niedrig beim Säugling), Enzyme der KH-Vorverdauung (v. a. Sp.diastase = α-Amylase, wenig Maltase), kleine Mengen Folsäure u. Vit. C, anorgan. Bestandteile wie im Plasma, Elektrolyte jedoch anderer Konz. (Na^+ 10–25, K^+ 10–40, Mg^{2+} 0,6, Cl^- 10–40, HCO_3^- 2–13 mval/l, dadurch geringer, bei erhöhter Sekretionsgeschwindigkeit aber zunehmender osmot. Druck), außerdem $Ca(H-CO_3)_2$, Cu, J, P (größtenteils als Phosphat, ferner organisch als Phosphoäthanolamin, Adenosin- u. Zuckerphosphate, Phosphoglyzerinsäure bzw. Phospholipid-Spuren) u. Rhodansalze (SCN^-; bei Rauchern vermehrt). H_2O-Gehalt bis 99%, Trockensubstanz 3–8 (6) g/l; pH 5,8–7,1 (6,4), spezif. Gew. 1,002–1,012. – Funktionen: Feuchthalten der Mundhöhle, Benetzen, Durchdringen u. Schlüpfrigmachen der Speisen (bei trockenen Speisen Verdünnungs-, bei feuchteren Gleit-Sp.), Lösen der Geschmacksstoffe, Bakterizidie (↑ Sp.inhibine). Auslösung der Sekretion reflektorisch durch chem. u. mechan. (Kauakt) Mundschleimhautreizung, durch Geruchs- u. Gesichtsempfindungen, Hungergefühl u. psychogen. – Enthält bei Sekretoren die wasserlösl. Blutgruppen-AG A, P u. H. – I. w. S. auch der Bauchspeichel (↑ Pankreassaft). – s. a. Sial(o)..., Ptyal(o)....

Speichel|diastase: die α-Amylase im ↑ Speichel. – **Sp.drüsen**: die Glandulae salivales (s. a. Pancreas); i. e. S. die den ↑ Speichel bildenden der Mundhöhle: kleine schleimhautnahe Gll. labiales, buccales, linguales u. palatinae sowie – groß u. paarig – die schleimhautfernen Gll. parotis, submandibul. u. sublingualis, die rein mukösen als Produzenten von Gleit-, die rein serösen von Verdünnungsspeichel, ferner gemischte (Submandibularis, Sublingualis). Bestehend aus gegeneinander verschiebl., funktionell selbständ., zu Lobi zusammengefaßten Läppchen (mit Feinregulierung durch Reservenbildung). Sekretion erfolgt in Drüsenendstücken (↑ EBNER* Halbmonde), z. T. auch in den anschließ. Schaltstücken; Ableitung durch Speichelröhren in die extralobulären Ausführungsgänge. – Auch Ausscheidungsfunktion (z. B. Harnstoff, Harnsäure, Kreatinin u. Aminosäuren bei Nierenerkr., parenteral zugeführte Vitalfarbstoffe); s. a. Ausscheider-Nichtausscheider-System.

Speicheldrüsen|entzündung: »Sialoadenitis« einer der 3 großen Mundspeicheldrüsen (meist als ↑ Parotitis); akut v. a. postop., subakut oder chron. bei Speichelstein; an Submandibularis u. Sublingualis auch als chron. interstitielle Entzündung (↑ KÜTTNER* Tumor). – **Sp.tumoren** als echte Neoplasmen v. a. der Parotis u. Submandibularis: entweder parenchymatös-epithelial als Sialom oder Sialoadenom (histol.: Adenoma tubulare, acinocellulare u. trabeculare, Onkozytom, talgdrüsenähnl. Adenom, Cystadenoma papilliferum) bzw. (maligne) als Zylindrom, mukoepidermoides Ca., Carcinoma trabeculare u. Adenocarcinoma acinocellulare; oder rein mesenchymal als Synsialom (v. a. in Parotis), benigne das Fibrom, Chondrom u. Hämangiom, maligne das Sarkom. – Ferner der **Sp.mischtumor** der Parotis (selten der Submaxillaris), bevorzugt im 3.–7. Ljz., derb u. schmerzhaft, langsam, meist nur expansiv wachsend (maligne Entartung v. a. bei ♂), jedoch mit Rezidivneigung; histol.: verschied. epitheliale Formationen, eingebettet in mukoide, myxomatöse, chondromatöse, hyaline u. retikuläre Strukturen; z. T. als rein epitheliale Bildung angesehen: »pleomorphes Adenom« (WILLIS), »Epithelioma remanier« (REDON). – **Sp.virus**: 1) Virus der Zytomegalie-Gruppe, das bei kleinen Säugern inapparente Infektionen der Speicheldrüsen erregt. – 2) ↑ Zytomegalie-Virus.

Speichel|fistel, Sialosalpinx, -syrinx: traumat. (auch postop.) oder postulzeröse F. meist der Parotis (bzw. ihres Ausführungsganges), mit kutaner oder oraler Mündung (= äuß. bzw. inn. S.fistel, letztere auch in Gehörgang). Ther.: chem. Verödung und schichtweises Übernähen nach vorübergeh. Stillegung der Drüse durch Rö.bestrahlung. – **Sp.fluß**: Sialorrhö. – **Sp.gang**: Hauptausführungsgang einer Mundspeicheldrüse (↑ Ductus sublingualis, submandibularis, parotideus). – s. a. Sialoangiektasie, Ranula.

Speichel|inhibine: begrenzt bakterizide Substanzen im ↑ Speichel, z. B. Lysozyme; s. a. Sp.körperchen. – **Sp.kern**: *anat* ↑ Nucleus salivatorius. – **Sp.körperchen**: kugelförm. Gebilde, bestehend aus durch das Mundhöhlenepithel in den Speichel übergetretenen u. dort zerfallenen (Abgabe bakterizider Stoffe?) Granulo- u. Lymphozyten. – **Sp.kolik**: schmerzhafte Spasmen bei Sp.retention (z. B. durch eingeklemmten Sialolithen). – **Sp.mittel**: *pharm* ↑ Sialagoga. – **Sp.rohr**, Sekretrohr, PFLÜGER* Röhrchen: *histol* mittelstarker Gangabschnitt einer Sp.drüse mit einschicht., zylindr. Wandepithel u. Streifung (Mitochondrienzüge).

Speichel|stein, Ptyalo-, Sialolith: bis pfirsichkerngroßes Konkrement im Ausführungsgang einer der großen Mundspeicheldrüsen; im allg. aus Kalziumphosphat u./oder -karbonat u. Mukopolysacchariden; als Kern oft Fremdkörper. Klin.: Drüsenschwellung (bes. beim Essen), evtl. Sp.kolik. – **Sp.sturz**: paroxysmal vermehrter Sp.fluß, z. B. bei Ulcus pepticum. – **Sp.test**: *geburtsh* s. u. RICHARDSON*-RAPP*. – **Sp.zentrum**: Neuronenverbände im Boden des IV. Ventrikels als – unter Einfluß höherer Zentren stehende – Mitregulatoren der Sp.sekretion. – **Sp.zyste**: speichelgefüllte, meist vom Gangsystem ausgehende »Sialozele«; entweder angeb. Sialektasie oder branchiogene Zyste oder – meist – Retentionszyste (bei Speichelstein, als ↑ Ranula).

Speichen...: s. u. Radius.... **Sp.straße**: Gefäß-Nervenstraße (A., V. u. N. radialis) radial-volar an der Handwurzel (uln. Rand des M. brachiorad. als »Leitmuskel«).

Speicher: 1) *biol* ↑ Pool, Depot, Blut-, Eisenspeicher etc.; s. a. Athrozytose. – 2) *röntg* ↑ Röntgenbildspeicher. – 3) *kybern* Teil einer Rechenanlage, der Informationen aufnimmt, über einen belieb. Zeitraum festhält u. bei Bedarf wieder abgibt; der interne Arbeits-Sp. für das zu bearbeitende Programm u. die aktuellen Daten (= Kern-Sp.); der externe für Ablage nicht benötigter Programme u. Daten.

Speicher|defekt: *nuklearmed* umschrieb. Bezirk signifikant verminderter Aktivität im Szintigramm. – **Sp.-elektrokardiogramm**: auf Magnetband gespeicher-

Speicher|krankheit

tes Langzeit-EKG. – **Sp.krankheit, -retikulose**: ↑ Thesaurismose. – **Sp.pool der Erythro- u. Granulopoese**: die reifen, jederzeit ausschwemmbaren Blutzellen im KM (Retikulozyten, Stab- u. Segmentkernige; ca. 33% des Gesamtzellanteils); s. a. Leukozytenspeicher.

Speicherungsnephrose: degenerat. Nierenerkr. (Tubulopathie) infolge Ablagerung körpereigener (z. B. Harnsäure) oder -fremder (Arzneimittel), mit dem Primärharn ausgeschiedener Stoffe.

Speicher|volumen: *kard* der während der Systole im zentralen Windkessel gespeicherte, in der Diastole abfließende Anteil des Schlagvol. (»diastol. Abflußvol.«); wichtig für dessen pulsdynam. Bestg. – **Sp.zellen**: phagozytierende Retikulumzellen mit Speicherungsvermögen für Proteine, Fette, Glykogen, Pigmente etc.; s. a. Athrozytose. – **Sp.zirrhose**: ↑ Leberzirrhose bei Thesaurismose; mit reparator. Bindegewebsneubildung in – durch Parenchymdruck entstandenen – Stützgewebefissuren.

Speien: *päd* »Ausschütten« des jungen Säuglings als Zeichen noch mangelhaften Kardiaschlusses. – **habituelles Sp.**: s. u. Erbrechen, spastisch-hypertroph., ↑ Pylorusstenose.

Speisebrei: ↑ Chymus.

Speiser* Test (PAUL SP., geb. 1920, Serologe, Wien): (1965) modifiz. dir. COOMBS* Test unter Verw. von COOMBS-Serum in Verdünnungsreihe mit 20%ig. Ery-Aufschwemmung u. mit 1stünd. Inkubation bei 10–12°.

Speise|röhre: ↑ Oesophagus; s. a. Ösophag(o)..., Ösophagitis. – **Sp.saft**: ↑ Chylus.

Spektral|analyse (chemische): qual./quant. Ermittlung von Vork., Zusammensetzung, Bindungsdaten etc. gasförmiger, flüss. u. fester Stoffe anhand ihres – mit einem S.apparat ausgewerteten – Absorptions- oder Emissionsspektrums; s. a. Spektroskopie. – **Sp.apparat**: Gerät zur spektralen Zerlegung elektromagnet. Strahlung (z. B. weißen Lichtes in die Farbvalenzen Rot, Orange, Gelb, Grün, Violett) durch Refraktion, Beugung oder Interferenz; je nach Meßtechnik (opt., photograph., λ-Bestg.) Spektroskop, -graph bzw. -meter genannt. – Auch in Kombin. mit zusätzl. Geräten, z. B. als **Sp.kolorimeter, Sp.photometer**. – **Sp.filter**: *opt* einen Teil des Lichtspektrums aussonderndes F. (z. B. monochromat.). – **Sp.phonokardiographie**: spez. PKG-Verfahren, das die Frequenzbereiche auf der Ordinate, die Intensitäten als Schwärzungsgrade (= Grauskala) wiedergibt. – **Sp.photometer**: 1) *physik* s. u. Spektralapparat. – 2) *chem* Gerät zur Bestg. der Konz. gelöster Stoffe durch Messen der Absorption monochromatischen Lichtes (↑ Extinktionskoeffizient); s. a. Stufenphotometer.

Spektro|metrie: ↑ Spektroskopie unter Verw. eines Spektrometers als Spektralapparat. – **Sp.photokolorimeter**: Kombin. eines Spektralapparates mit einem Photokolorimeter.

Spektroskopie: Erkennung u. Kennzeichnung von Ionen, Atomen u. Molekülen (u. Verbänden) anhand der von ihnen aufgenommenen bzw. abgegebenen elektromagnet. Strahlung (als Spektrum aufgezeichnet, mit ↑ Spektralapparat meßbar; je nach Methodik als Spektro-, Kolori- u. Photometrie); i. e. S. die Spektrometrie in Form der Absorptions-, Emissions-, Streu- (= RAMAN*), Reflexions- u. Fluoreszenz- (bzw. Lumineszenz)-Sp., je nach Frequenzbereich als Rö.-, UR-, UV-, Mikro- u. Zentimeterwellen-, Elektronenspinresonanz-Sp.

Spektrum: die dargestellte Verteilung von Phänomenen in Zuordnung zu charakterist. Eigenschaften (z. B. Wellenlänge, Frequenz, therap. Wirkungsbreite); i. e. S. das elektromagnet. Sp. (↑ dort. Tab.), insbes. das »opt. Sp.« im UR-, sichtbaren u. UV-Bereich.

Spekulum: trichter-, röhren-, rinnen- oder spatelförm. Instrument (Metall, Glas, Kunststoff) ohne oder mit – festem oder auswechselbarem – Handgriff zur Inspektion von Körperhohlräumen durch Entfalten bzw. Abdrängen der Wandung; z. T. selbsthaltend, spreizbar, mit Sperrvorrichtung; s. a. Speculum. – **Sp.entbindung**: *geburtsh* (A. BAUEREISEN 1947) Geburtsbeendigung (erleichtertes Tiefertreten des Kopfes) durch wehensynchrones Wegdrücken des Dammes (Begradigung des Geburtskanals, Dehnung von MM u. Scheide) mittels eines in den Durchtrittsschlauch eingeführten flachen Scheidenspekulumblattes; z. B. bei stark vorspringendem Steißbein, Wehenschwäche, Frühgeburt (Vermeiden der Kopfverformung). – Gleicher Effekt n. SELLHEIM mit flach eingeführtem Zangenlöffel, der den Kopf über den Damm hebelt.

Speleo...: Wortteil »Höhle«, »Kaverne«; z. B. **Sp.skopie** (= Kavernoskopie; thorakoskop. Untersuchung einer peripheren Lungenkaverne), **Sp.stomie** (↑ Kavernostomie), **Sp.tomie** (Eröffnung einer Kaverne; z. B. als **chemotherap. Sp.tomie** mit anschließ. Tamponade mit einschläg. Substanzen).

Spemann* Schnürungsversuch (HANS SP., 1869–1941, Zoologe, Freiburg; 1935 Nobelpreis für Medizin »für die Entdeckung des Organisator-Effektes«, d. h. der Fähigkeit embryonalen Gewebes, ein anderes zu einer anderen Entwicklung anzuregen u. sich – im Unterschied zum bloßen Induktorgewebe – gleichzeitig selbst zu verwirklichen): *embryol* Untersuchung der prospektiven Potenz durch Blastomeren-Abschnürung in verschied. Frühstadien.

Spencer* Krankheit: epidem. ↑ Erbrechen.

Spender: Kurzform für Blut-, Gewebs-, Organspender. – **Sp.-Empfänger-Selektion**: Ermittlung der bestmögl. Übereinstimmung der Transplantations-AG als Voruntersuchung vor allogenen Organtransplantationen. – **Sp.milch**: *päd* Ammenmilch; s. a. Frauenmilch....

Spengler* Exsudat (LUCIUS SP., 1858–1923, Pulmonologe, Davos): 1) durch Reizmittel künstlich erzeugter Pleuraerguß. – 2) ↑ Ersatzexsudat.

Spengler* (CARL SP., 1860–1937, Pulmonologe, Davos) **Methode**: *chir* 1) therapeut. Pleuraverklebung bei Spannungs- oder rezidivierenden Spontanpneu. – 2) extrapleurale ↑ Thorakoplastik. – **Sp.* Splitter**: kurze säurefeste Stäbchen (evtl. zu »Körperchen« gehäuft) in tbk. Untersuchungsmaterial (v. a. Kaverneninhalt); wahrsch. Abbauprodukte der Mykobaktn.

Spens* Syndrom (THOMAS SP., 1769–1842, Arzt, Edinburgh): ↑ ADAMS*-STOKES* Krankheit.

Speranski* (ALEKSEJ DIMITRIJEWITSCH SP., 1888–1961, Pathologe, Leningrad) **Methode**: ↑ Liquorpumpe. – **Sp.* Theorie**: ↑ Neuralpathologie (2).

Sperm...: Wortteil »Samen« (Sperma); s. a. Spermato..., Spermio....

Sperma *PNA*, Semen: die milchigtrübe, gallert., schwach alkal. »Samenflüssigkeit« des Mannes, bestehend aus (etwa 9:1) ↑ Sp.plasma u. ↑ Spermien (200–300 Mio), ferner als »Begleitzellen« (ab 4% pathol.) Spermatogonien u. -zyten, SERTOLI* Zellen, Epithelzellen ableitender Wege u. Anhangsorgane, einzelnen Leukozyten. Menge des Ejakulates 3,5 bis 5 ml (nach längerer Abstinenz bis 13 ml), davon bis zu 30% aus Prostata (1. Fraktion), bis 80% aus Samenblasen (3. Fr.) u. ca. 10% (spermienhaltig) aus Nebenhoden (2. Fr.). – s. a. Saminalplasmin, Samen..., Spermien... – Als **Sp.analyse** (zur Beurteilung der Zeugungsfähigkeit des ♂) v. a. ↑ Spermatogramm, HUHNER*-SIMS* Test u. Sp.agglutination (s. u. Spermienantigene).

Sperma|-Autoantikörper: gegen körpereigene (aber kreislauffremde) ↑ Spermien-AG gerichtet, Agglutinine; Vork. bei Verschluß der ableitenden Samenwege. Nebenhoden-, Prostata-, Samenbläschenentzündung. – **Sp.kompatibilitätstest**: ↑ HUHNER*-SIMS* Test. – **Sp.konservierung** (für die homologe oder heterologe ↑ Insemination) durch Einfrieren mit flüss. Stickstoff. – **Sp.kristalle**: ↑ BOETTCHER* Kristalle. – **Sp.nachweis**: s. u. BARBERIO*, FLORENCE*. – **Sp.plasma**: das Sekret der akzessor. Geschlechtsdrüsen als Bestandteil des ↑ Sperma (ca. 9/10 des Ejakulat-Vol.). Parameter u. Zus. ↑ Tab. (n. MANN, SCHIRREN, SCHNEIDER u. M., TONUTTI u. M.; s. a. Tab. »Spermatogramm«). Wirkt bewegungsauslösend auf die Spermien u. – durch seine Alkalität – spermienschützend gegenüber dem sauren Scheidensekret; seine Fruktose (»Sp.zucker«) ist Energiequelle für die Spermienbewegung, seine Hyaluronidase, wahrschl. auch an der Auflösung des Zervix-Schleimpfropfes beteiligt, bewirkt v. a. die Ablösung u. Lockerung der eiumgebenden Kumuluszellen (ermöglicht Penetration der Spermien ins Ei); enthält zahlr. weitere Enzyme (Laktat-, Maltat-, ₉Isozitrat-dehydrogenase, Aspartat- u. Alaninaminotransferase, Kreatinkinase, Phosphatasen, Glukosidasen, Mannosidasen etc., ↑ Tab.). – vgl. Spermatoplasma.

Sperm|aster: *embryol* vom Spermium-Zentriol im Ei ausgebildete »Strahlung«.

spermaticus: (lat.) ↑ Sperma betreffend; auch Kurzform für Funiculus sp.

Sperm(at)ide: aus der 2. Reifeteilung der ↑ Spermatogenese hervorgehende Keimzelle; lumennahe im Keimepithel gelegen. Wandelt sich ohne weitere Teilung in das Spermium um (Spermiohistogenese).

Spermatika: Kurzform für ↑ Arteria spermatica.

Spermatitis: ↑ Funiculitis.

Spermato|cele: ↑ Spermatozele. – **Sp.genese**, Spermio-, Spermatozytogenese: die Reifung der Samenzellen (ab Pubertät bis ins Greisenalter) im Keimepi-

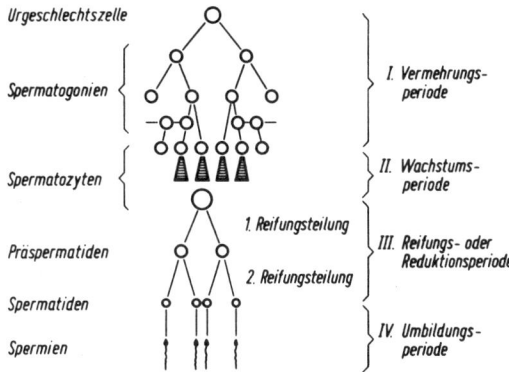

thel der Hodenkanälchen (↑ Schema). – **Sp.gonium**: basal im Keimepithel gelegene Ursprungszelle des Spermiums (insges. ca. 1000 Mio; Bildung mitotisch in der sogen. Vermehrungsphase der ↑ Sp.genese); mit rundl. Leib u. diploidem, chromatinreichem Kern. Wird nach der letzten Teilung zur Spermatozyte I. – **Sp.gramm**: Zusammenstellung bestimmter Parameter des durch Masturbation gewonnenen Ejakulats (nach mind. 5täg. Karenz): Menge (Werte < 1,5 bei Testosteronmangel), pH, Fruktosegehalt bzw. -Index (Relation zwischen Fruktoseverbrauch u. Spermienanzahl), Viskosität (10%ige Erhöhung = doppelter Fruktoseverbrauch der Spermien), DNS-Gehalt sowie Anzahl (ermittelt mit Zählkammer n. BÜRKER, METZ, THOMA-ZEISS u. a.), Basalmotilität (»Spermabeweglichkeitsfaktor«) u. Morphe der Spermien (s. a. Spermienfärbung):

Spermaplasma	
spezif. Gew.	1028 (1020–1040)
pH-Wert	7,2 (6,9–7,4)
Wasser	92 (89–94)%
Trockensubstanz (g/l)	80–130 g/l (davon 10% anorgan., 90% organ.)
Gesamteiweiß	5 g%
Albumin	6,3%
Globuline	
α-	15,9%
β-	41,1%
γ-	23,2%
»O«	12,7%
Na^+	122,7 mval/l
K^+	23 mval/l
Ca^{2+}	12,5 mval/l
Mg^{2+}	12,3 mval/l
Zn	13 mg%
Cl^-	62 mval/l
Phosphat	45 mg%
CO_2	40–60 mg%
Fruktose	200 (160–600) mg%
Zitrat	400 (100–1400) mg%
Laktat	25 mg%
Vit. C	5 mg%
Inosit	10–250 mg%
Spermidin	16,7 mg%

Normozoospermie	20 (40)–120 Mio/ml
Hypozoospermie	20–40 Mio/ml
Hyperzoospermie	120 Mio/ml
Oligozoospermie I	10–20 Mio/ml
Oligozoospermie II	< 10 Mio/ml
Krypto(zoo)spermie	< 1 Mio/ml, nur im Sediment nachweisbar
Azoospermie	nur Zellen der Spermatogenese
Aspermie	keine Zellen
Aspermatismus	kein Ejakulat
Normokinospermie	> 60% } bewegl. Spermien
Hypokinospermie	< 60 (50)%
Asthenospermie	Normozoospermie bei vermind. Motilität
Normomorphospermie	> 80 (60)% normale Formen, 2–5 (3–6)% Zellen der Spermatogenese
Teratospermie	> 40% path. Formen, > 5% Zellen der Spermatogenese

Spermatoplasma

Spermato|plasma: Protoplasma des Spermiums; vgl. Spermaplasma. – **Sp.(r)rhö**: Abfluß von Samen (evtl. nur Samenblasensekret) aus der Urethra ohne Wollustgefühl, z. B. bei Stuhlgang oder Wasserlassen (= Defäkations- bzw. Miktions-Sp.rrhö); bei chron. Adnexitis, vegetat. Dysregulation (mit Inkontinenz der Ductus ejaculatorii); vgl. Prostatorrhö, Pollution.

Spermato|zele: Retentionszyste mit spermienhalt. Flüssigkeit, meist im hodennahen Nebenhoden (seltener Hoden oder Samenstrang); evtl. gestielt, multipel oder mehrkammerig. Auch als angeb. Anomalie. – Als »**alloplast. Sp.zele**« eine – bei unmögl. Epididymovasostomie – auf den Nebenhoden aufgenähte Silikonkautschuk-Prothese, in der sich das Sekret sammelt, um nach Abpunktion zur Insemination verw. zu werden. – **Sp.zoon**: / Spermium.

Spermato|zystis: / Vesicula seminalis (s. a. Vesikulo…). – **Sp.zystektomie**: uni- oder bilat., ischiorektale, retropub. oder perineale Samenblasenextirpation (mit keilförm. Exzision der Prostata); z. B. bei Tbk, Tumor. – **Sp.zystitis**: Samenblasenentzündung, uni- oder bilat., aszendierend oder hämatogen; meist akut (z. B. bei Go; katarrhalisch, eitr., empyematös oder phlegmonös, evtl. perforierend), mit Fieber, Schmerzen (inkonstant), Dysurie, Nekro- oder Azoo-, seltener A- oder Pyospermie (u. schlechter röntgen. Darstellbarkeit); als chron. (granulierende, vegetativ-katarrhal.) Form oft asymptomat. (aber Drüse rektal tastbar). – **Sp.zystographie**: (BELFIELD 1913) röntg Darstg. der Samenblasen nach KM-Inj. in freigelegten Samenleiter. – **Sp.zystotomie**: Inzision der – ischiorektal oder perineal freigelegten – Samenblase.

Spermato|zyt(e): in der / Sp.genese (s. a. Spermiohistogenese) aus der Sp.gonie hervorgehende große Zelle mit Kern im Spirem u. spiralisierten, verkürzten Chromosomen (= Sp.zyt I. Ordnung), aus der durch die 1. Reifeteilung 2 kleine, haploide Sp.zyten II. Ordnung (= Präspermatide) hervorgehen. – **Sp.-zytom**: spermatozytäres / Seminom.

Spermaturie: Spermienbeimengung im Urin(sediment); bei Adnexentzündung, Ductus-ejaculatorius-Insuffizienz, Urethralstriktur (»Regurgitieren des Sperma«).

Spermide: / Spermatide. – **Spermidin**: natürl. Spermin-Derivat (in tier. Organen, Hefe etc.).

Spermie: / Spermium. – **Spermien-Antigene**: Spermatozoen als kreislauffremde AG; bewirken bei (tierexper.) parenteraler Applikation Bildung spezif. / Spermien-AK (»Antispermine«, Spermatoxin), woraus in vitro Präzipitation, in vivo u. U. eine Befruchtungshemmung resultiert. Physiol. bedeutsam die im Kopf- u. -Schwanzteil enthaltenen, offenbar für die Befruchtung notwend. AG. Nachweis durch Sperma-Agglutination (Bildung rosettenförm. Agglutinate mit – vom AK-Typus abhäng. – Verklebung der Spermien an den Kopf- bzw. Schwanzenden; Ausmaß der Trübung als AK-Titer). – Eine Spontanagglutination in frischem Sperma u. einfache Spermienanlagerung (= Thigmotropismus) sind unspezifisch. – **Spermien-Antikörper**: AK gegen / Spermien-AG; als Anti-Kopf-, Anti-Schwanz-, Anti-Sperma-Serum, Isospermatoxin; vgl. Sperma-Autoantikörper.

Spermien|beweglichkeit, -motilität: s. u. Spermium. – **Sp.färbung**: z. B. die Eosin-Negrosin-Färbung n. BLOM zur Differenzierung lebender Spermien (geringere Farbstoffaufnahme als die toten). – **Sp.penetrationstest**: / HUHNER*-SIMS* Test.

Spermin: / Diaminopropylputreszin; ein verbreitet vork. tier. Polymethylendiamin, v. a. im menschl. Sperma (0,5–3,5 g/l; Geruchsträger). – **Sp.kristalle**: / BOETTCHER* Kristalle.

Spermio…: s. a. Spermato…. – **Sp.histogenese**: die »Umbildungsperiode« der / Spermatogenese, in der – in enger Verbdg. mit SERTOLI* Zellen – die Umwandlung der Spermatiden in Spermien erfolgt: Streckung des Zelleibs mit exzentr. Kernverlagerung, Bildung der Kopfkappe des Kernes durch das Akrosom, der Halsknötchen durch das prox. u. der Querscheibe u. des Schlußringes durch das dist. Zentriol, des Achsenfadens durch die Querscheibe u. des Spiralfadens durch die Mitochondrien. – **Sp.zid**: / Spermizid. – **S.zyt**: / Spermatozyt. – **Sp.zytogramm**: / Spermatogramm.

Spermium, Spermatozoon, Samenfaden: die reife ♂ Keimzelle (/ Abb., s. a. Abb. »Akrosom«, »Achsenfaden«); beim Menschen 50–60 µm, langgeschwänzt u. eigenbeweglich (Motilität abhäng. von pH, Temp. u. O_2-Zufuhr; wicht. diagnost. Parameter, s. a. Spermatogramm). – Atyp. Formen mit größerem, kleinerem amorphem oder fehlendem Kopf, mit mehreren Köpfchen oder Schwänzen usw.

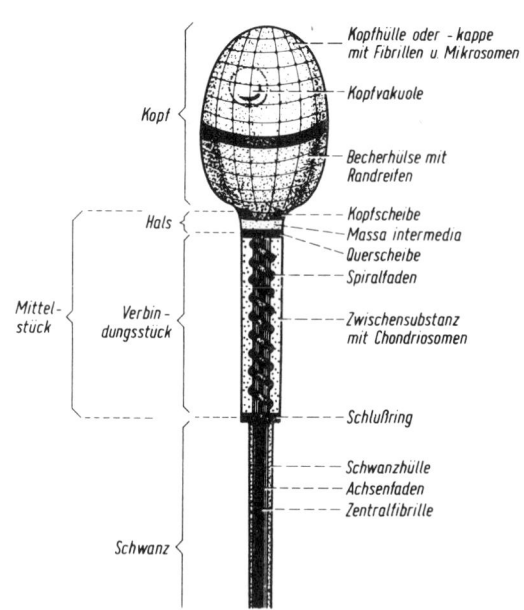

Spermium des Menschen (nach M. CLARA)

Spermizid: *pharm* Spermien abtötendes Mittel.

Spermov(i)um: die Eizelle nach Eindringen eines Spermiums.

Sperr|arterien: kleine, durch ihre dünne äuß. Ring- u. dicke inn. Längsmuskelschicht zu völl. Schluß u. dadurch zu regulierender Blutstromdrosselung zu Organen befähigte Arterien. – vgl. Drosselvene. – **Sp.biß**: Bißanomalie durch Aneinandervorbeiwachsen der sehr steil gestellten Milchschneidezähne.

Sperrer: *chir* mit Sperrvorrichtung ausgestattetes Instrument zu selbsttät. Offenhalten eines Lumens etc.;

z. B. Mund-, Lidsperrer, diverse Spekula (z. B. FRANZ* Rahmen).

Sperr|körper: *pharm* Vasokonstringens als Lokalanästhetikum-Zusatz (für Resorptionsverzögerung u. – übersichtsverbessernde – Blutleere). – **Sp.liquor:** der Liquor cerebrospin. distal einer Liquorblockade; mit den Charakteristika des NONNE*-FROIN* Syndroms (Transsudationseffekt bei Venenkompression).

Sperrschicht: *physik* dünne, schlecht leitende, nur in 1 Richtung stromdurchläss. Grenzschicht zwischen 2 Halbleiterzonen gegensätzlicher Ladung. Anw. z. B. in Sp.gleichrichtern von Rö.apparaten.

Sperr|steife: (PAYR) funktionelle, v. a. durch ein kapsuläres, muskuläres oder ossäres paraartikuläres Bewegungshindernis bedingte Gelenksperre. Zunächst durch Hindernisbeseitigung reversibel; bei längerem Bestehen Gefahr der Lötsteife. – **Sp.syndrom des Sinus jugularis:** / TOBEY*-AYER* Zeichen.

Sperrung: *psych* Schizophrenie-Sympt. in Form des Abreißens des Gedankenfadens, Entstehens von Denkpausen, evtl. längeren Versiegens des Gedankenstroms. – Ferner das Verhalten in katatonen Stupor sowie plötzl. Bewegungshemmungen durch Gegenantriebe bei Schizophrenie.

Spezial|arzt: offizielle schweizer. Bez. für / Facharzt (mit Zusatz »FMH«). – **Sp.gefäße der Hypophyse:** infundibuläre (»portale«) Arterien mit engem Kontakt zu dienzephalen Nervenfasern; Teil des sogen. / Pfortadersystem (2).

Spezialitäten: *pharmaz* Arzneispezialitäten (als gesetzlich anerkannte geführt im »Sp.register« des Bundesgesundheitsamtes).

Spezial|lamelle: *histol* / HAVERS* Lamelle. – **Sp.nährboden:** *bakt* für die Ansprüche bestimmter Mikroorganismen-Typen, -Arten oder -Gattungen bes. geeignetes bzw. auf einen spez. Verwendungszweck optimal abgestimmtes Medium (z. B. für Erstisolierung, Stammhaltung, Produktion technisch interessanter Stoffwechselprodukte, Antibiotikaprüfung); s. a. Anreicherungs-, Differenzierungs-, Elektivnährboden. – **Sp.segmente:** (DARLINGTON u. LACOUR 1938) *zytol* spezif., in der mitot. Metaphase mit bas. Kernfarbstoffen rel. schwächer färbbare Chromosomenabschnitte, manchmal rel. dünn (infolge anderer Spiralisierung).

Spezies: *biol* die / Art (s. a. Tab. »Systematik«). – **Sp.spezifität:** die für jede Organismen-Art spezif. (während der Evolution mutativ entstandene?) Primärstruktur homologer Proteine. Die Differenz dieser Spezifitäten nimmt mit der phylogenet. Entfernung der Arten zu.

Spezifikum: »spezif. Arzneimittel« mit bekannter, indikationsbezogener Wirkung.

spezifisch: arteigen, kennzeichnend (/ Spezifität), auf etwas Bestimmtes (z. B. Antigen) ausgerichtet, für eine best. Krankh. charakteristisch. – **spezifisch-dynamische Wirkung, SDW:** (RUBNER 1902) die durch Aufnahme eines Nahrungsmittels spezifisch bewirkte, etwa 12 Std. anhaltende Stoffwechselsteigerung (für Proteine ca. 30%, Fette ca. 3%, KH ca. 6% des Brennwertes bzw. ca. 8%–20% für normale Mischkost); s. a. isodynam. / Äquivalent.

Spezifität: Gesamtheit der Eigenschaften oder Merkmale, die für eine tote oder lebende Materie kennzeichnend ist u. sie von anderen unterscheidet; s. a. spezifisch.

Sphacelo|derma: / Sphakelismus. – **S.toxin:** tox. spasmod. Harz von Sphacelia segetum (/ Claviceps purpurea).

Sphäre: (griech.) Kugel; *zytol* Astrosphäre (/ Aster); *parasit* im Mückenmagen »abgekugelter Gametozyt« von Plasmodium falciparum.

sphaericus, sphärisch: (lat.) kugelig, eine Kugelform betreffend (z. B. sph. / Aberration).

Sphäridion: kugelförm. (funktionell bedingte?) Karyoplasmaverdichtung; vgl. Sphäroid.

sphäro...: Wortteil »Kugel«, »kugelig«; z. B. **Sph.kephalie** (/ Brachyzephalus), **Sph.kolloid** (kolloide Lösg. mit kugelförm. Teilchen).

sphaerocyticus: (lat.) mit Sphärozyten-Bildung einhergehend.

sphaeroid(es), -deus: (lat.) kugelartig. – **Sphäroid:** kugelähnl. Gebilde; z. B. (*bakt*; PRÉVOT) bei Actinomycetales das Verschmelzungsprodukt der heterogamen Kernmassen nach Konjugation zweier noch nicht getrennter Tochterzellen. – **Sph.gelenk:** / Articulatio sphaeroidea. – **Sph.zellkarzinom:** / Karzinoid.

Sphäro|lith: aus einem Kolloidkörperchen (rundes, kristalloides Molekülaggregat) entstehendes, radiär gestreiftes Harnkonkrement als Mikrolithen-Vorstadium. – **Sph.meter:** Instrument zur Bestg. einer sphär. Oberflächenkrümmung, z. B. am Brillenglas (heute durch Scheitelbrechwertmesser ersetzt). – **Sph.phakie, Lentiglobus:** *ophth* Kugelform der Augenlinse; angeb. oder spontan entstanden infolge Minderwertigkeit der Zonulafasern (ein- oder beidseit., meist kombin. mit Mikrophakie u. mit Linsensyndrom als Spätfolge, z. B. bei MARCHESANI* Syndrom); erworben nach Faserzerreißung durch stumpfes Bulbustrauma.

Sphaerophoracea: (PRÉVOT) Fam. der Ordng. Actinobacteriales; von BERGEY der Fam. Bacteroidaceae [Eubacteriales] zugeordnet.

Sphaerophorus, Necrobacterium: Gattung der Fam. Bacteroidaceae; gramneg., bewegl. u. unbewegl., pleomorphe, z. T. Sphäroide bildende, streng anaerobe Baktn. in Mundhöhle, Darm u. Urogenitaltrakt von Mensch u. Warmblütern; fakultativ pathogen. – Wichtigste Art: **Sph. necrophorus s. funduliformis** (= Bacteroides s. Fusiformis s. Funduliformis ne., »Baz. der Kälberdiphtherie«; bei Wachstum faulig riechend) als Erreger der Nekrobazillose der Tiere u. – selten – der **Sphärophorose** des Menschen (meist Mischinfektion, z. B. als Urogenitalaffektion, Appendizitis, Otitis, Puerperalfieber, eitr. Wundinfektion). – Ferner der **Sph.** s. Bacteroides s. Streptobac. **floccosus** (Erreger von maligner Angina mit Septikämie, Lungenabszeß, Perikarditis; auch tierpathogen), **Sph. gonidiaformans** (isoliert bei eitr. Tonsillitis), **Sph. influenzaeformis** (= Bacteroides russi; isoliert aus Perianalabszeß u. otogener Meningitis), **Sph. necroticus,** isoliert aus eitr.-nekrotisierender Appendizitis), **Sph. pyogenes** (mit Spindelformen u. Metachromasie; isoliert aus Leber- u. Lungenabszeß), **Sph. ridiculosus** (extrem pleomorph; isoliert aus eitr. Entzündung in Mund- u. Pleurahöhle, Gallenblase, Darm).

Sphäro|plast: *bakt* kugelige Degenerationsform gramnegativer Baktn.; Zellwand durch Einwirkung von Antibiotika oder – bei EDTA-Präsenz – von Lysozym strukturell modifiziert (Mureingerüst gestört; AK-Rezeptoren jedoch erhalten). – **Sph.proteine**: s. u. Eiweiß. – **Sph.trichie**: Auftreten aus nervalem Gewebe bestehender »Altersknötchen« in Haut oder Gehirnrinde (↑ Drusen). – **sph.zylindrisch**: *ophth* s. u. Zylinderlinse. – **Sph.zytose**: *hämat* Auftreten von ↑ Kugelzellen (»Sph.zyten«; s. a. Abb. »Erythrozyten«) im peripheren Blut.

Sphagiasmus: Spasmus der Halsmuskulatur, z. B. beim Grand-mal-Anfall.

Sphakel(ism)us: 1) Sphaceloderma: trockene oder feuchte Hautgangrän. – 2) chron. Osteomyelitis.

S-Phase, S-Periode: (HOWARD u. PELC 1953) Phase der Synthese der Nukleoproteine für die ident. Reduplikation der Chromosomen in der Mitose-Interphase (s. a. Zellzyklus). – Bei langsam wachsenden Baktn.: »C-Periode«.

Spheno...: Wortteil »Keil«, »keilförmig«.

Sphenoid, Sphenoidale: ↑ Os sphenoidale.

sphenoidal(is): keilförmig, das Os sphenoidale (Keilbein) betreffend; z. B. **Sph.winkel** (»Knickungswinkel der Schädelbasis«) zwischen den Geraden vom Nasion bzw. Basion zum Sphenoidale), **Sph.-Klivus-Winkel** (»LANDZERT* W.« zwischen Planum sphenoidale u. Klivusebene).

Sphenoides: *anthrop* »keilförm.« Schädel, mit parietaler Ausweitung weit hinten u. allmähl. frontaler Verschmälerung.

Sphenoiditis: ↑ Sinusitis sphenoidalis.

Sphenoido|stomie: nasale Keilbeinhöhlendränage. – **Sph.tomie**: Eröffnung (u. Ausräumung) der Keilbeinhöhle.

Spheno|kephalus, -zephalie: ↑ Skaphokephalus.

Sphenopalatinum: Kurzform für Ganglion spheno- (= pterygo)palatinum. – **Sph.-Syndrom**: ↑ SLUDER* Neuralgie.

spher...: s. u. sphaer.... – **Spheroidine**: *toxik* ↑ Tetrodotoxin.

Sphincter: »Schließmuskel«, s. a. Musculus sphincter, Sphinkter...; z. B. **Sph. antri** (Ringmuskelfasern des Magens am Übergang zum Canalis pyloricus), **Sph. choledochus** (der »BOYDEN* Sphinkter« in der Wand des Ductus choledochus als Teil des M. sphincter ampullae = **Sph. Oddi**), **Sph. ileocolicus** (den Schluß der Ileozökalklappe bewirkende, vom Gastroilealreflex gesteuerte Muskelfasern).

Sphincteritis: Entzündung eines Schließmuskels, i. e. S. die des M. sphincter ampullae (»Odditis«).

Sphinganin: (IUPAC, IUB) das neben Sphingosin in geringer Menge in den Sphingolipiden vork. Dihydrosphingosin.

Sphingo|glykolipide: die aus Ceramid u. glykosidisch gebundenem Mono- oder Oligosaccharid (evtl. mit verschied. Substituenten) bestehenden ↑ Sphingolipide: Zerebroside, Sulfatide, Globo-, Ganglio-, Hämatoside, Ceramidtrihexosid. – **Sph.lip(o)ide**: Klasse der Lipide (s. a. Phosphatide), bestehend aus Sphingosin + langkett. Fettsäure (z. B. mit 24 C), einem

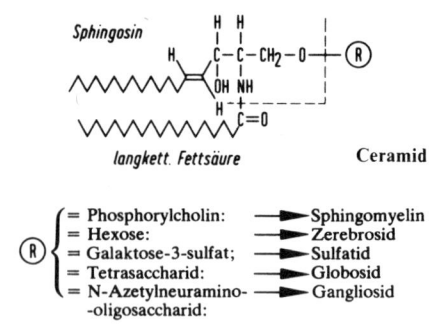

Phosphorsäurerest einer N-halt. Base oder einem Oligo- oder Monosaccharid (↑ Formel). Wichtige Zellmembranbestandteile (s. a. Neuraminsäure). – **Sph.lip(o)idosen**: heredodegenerat. Lipoidosen mit intrazellulärer Speicherung von Sphingolipid (infolge enzymopath. Abbaustörung; ↑ Schema), u. zwar bei frühinfantilem Beginn v. a. in Hirnrindenzellen (z. B. KRABBE* Syndrom I), bei späterem zunehmend peripher (bes. RES), z. T. aber mit mehreren Prädilektionsaltern, z. B. das GAUCHER* Syndrom infantil, juvenil u. adult, die amaurot. Idiotie kongenital u. frühinfantil (= NORMAN*-WOOD* bzw. TAY*-SACHS* Syndrom) u. auch – bei meist unbekannter Urs. – mit juvenilen u. adulten Fällen. – Unterschieden als 1) Glykozeramidosen: a) Gangliosidosen (↑ TAY*-SACHS*, NORMAN*-WOOD* Syndrom, neuroviszerale Lipidose), b) Oligohexosyl-Zeramidosen (↑ FABRY*, DAWSON* Sy.), c) Zerebrosidosen (↑ GAUCHER*, KRABBE* Sy. I), d) Sulfatidose (↑ SCHOLZ* Sy.); 2) Phosphorylzeramidose = S.myelinose (↑ NIEMANN*-PICK* Sy.); 3) mit Gangliosid-Ablagerung einhergeh. Mukopolysaccharidose (↑ PFAUNDLER*-HURLER* Sy.).

Sphingo|myeline, Sph.phospholipide: nach ihrem Hauptvork. in Myelinscheiden benannte Gruppe der Sphingolipide aus Ceramid u. Phosphorylcholin. Bei Abbaustörung (infolge **Sph.myelinase**-Defektes) intrazelluläre Speicherung: »**Sph.myelinose**« (↑ NIEMANN*-PICK* Syndrom).

Sphingosin: der ungesätt., langkett. Aminoalkohol trans-D-erythro-1,3-Dihydroxy-2-amino-4-oktadezen; in Form des N-Acyl-Sph. (»Ceramid«) ein Grundbaustein der ↑ Sphingolipide.

Sphinkter: Kurzform für ↑ M. sphincter (s. a. Sphincter); z. B. als **präkapillärer Sph.** die kon-

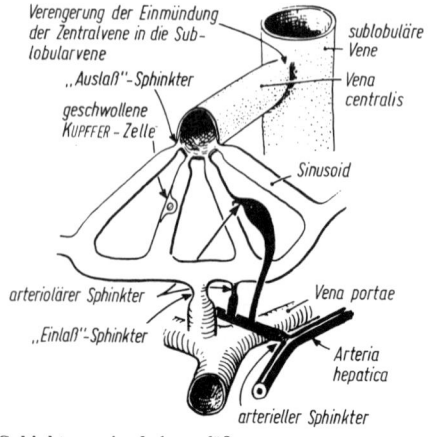

Die **Sphinkteren** der Lebergefäße.

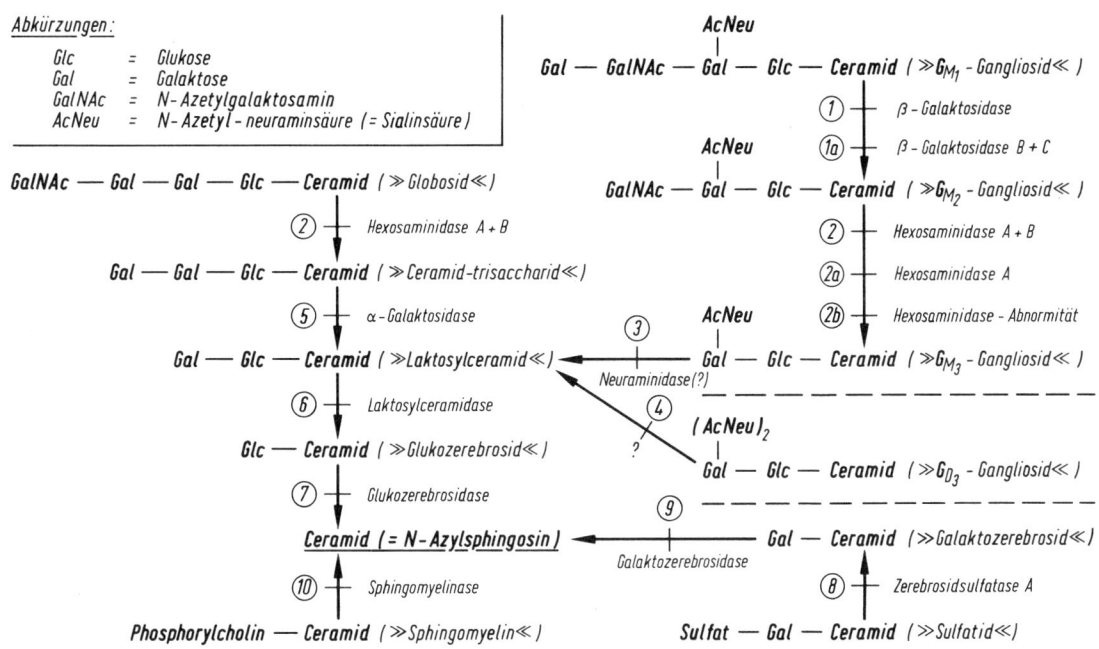

① TAY*-SACHS* Syndrom (G_{M1}-Gangliosidose), Typ 1: generalisierte Gangliodose
①a " " " " " , Typ 2: »Pseudo-HURLER« (Speicherung von Asialo-G_{M1})
② TAY*-SACHS* Syndrom (G_{M2}-Gangliosidose), Typ 1: SANDHOFF* Typ (mit Globosidspeicherung)
②a " " " " " , Typ 2: klassische Form
②b " " " " " , Typ 3: (mit Enzymaktivität bei künstl. Substrat)
③ Neuroviszerale Lipidose (G_{M3}-Gangliosidose)
④ NORMAN*-WOOD* Syndrom (G_{D3}-Gangliosidose)
⑤ FABRY* Syndrom (Trihexosyl-Zeramidase)
⑥ DAWSON* Syndrom (Laktosyl-Zeramidose)
⑦ GAUCHER* Syndrom (Glukozerebrosidose)
⑧ SCHOLZ* Syndrom (Sulfatidose)
⑨ KRABBE* Syndrom I (Galaktozerebrosidose)
⑩ NIEMANN*-PICK* Syndrom (Sphingomyelinose)

Sphingolipid-Stoffwechsel
(und Enzymdefekte)

traktilen Strukturen am end- bzw. metarteriolären Abgang einer Kapillare (»Sph.kapillare«); durch Spontanmotorik u. hohe Empfindlichkeit gegenüber örtl. metabol. Milieuänderungen wichtig für die terminale Durchblutungsregelung; ↑ Abb., s. a. Abb. »Calyx renis«.

Sphinkter|achalasie: A. eines Schließmuskels, z. B. bei Megacolon congenitum, Kardiospasmus. – **Sph.dehnung**: i. e. S. die therap. Aufdehnung des Afterschließmuskels (v. a. wegen Spastik bei Analfissur) z. B. digital (mit 2, dann 4 Fingern, in Narkose). – **Sph.ektomie**: Exzision (meist nur partiell) z. B. des Afterschließmuskels bei Fissura ani oder Megacolon congenitum (↑ SWENSON* Op.). – **S.hypertonie**: urol Hypertonie des M. sphincter vesicae infolge degenerat. ZNS- bzw. Sympathikusveränderungen (bei Myelodysplasie, Tabes dors., auch idiopath.); führt zu Hypertrophie der MERCIER* Falte, geht meist in ↑ Sph.sklerose über; vgl. Sph.achalasie, -spasmus. – **Sph.insuffizienz**: ↑ Chalasie, ↑ Harn-, Stuhlinkontinenz. – **Sph.kapillare**: s. u. Sphinkter.

Sphinktero|lyse: ophth op. Ablösung des Sphincter pupillae bei iridokornealen Synechien. – **Sph.metrie**: urol Bestg. des Öffnungsdruckes des inn. u. äuß. Harnröhrensphinkters als Blasenfunktionsprüfung, meist im Anschluß an die ↑ Zystometrie. Nach Blasenentleerung u. Katheterretraktion um ca. 3 cm (Abdichtung des inn. Harnröhrenostiums) erneute Instillation u. Messung: zunächst Druckanstieg (= Öffnungsdruck des inn. Sphinkters), dann Abfall (= Rückfluß der Flüssigkeit in die Blase), dann stärkerer Anstieg (= Öffnungsdruck des äuß. Sphinkters; normal ca. 60 mm Hg); ferner Druckmessung bei willkürl. Sphinkterkontraktion. – **Sph.skop**: ↑ Anoskop. – **Sph.tomie**: op. Durchtrennung eines Schließmuskels, i. e. S. die des Sphincter ani (evtl. kombin. mit ↑ Sphinkterektomie); s. a. Kardio-, Pyloromyotomie.

Sphinkter|phänomen: urol ↑ SCHRAMM* Phänomen. – **Sph.plastik**: chir. Wiederherstellung einer Schließmuskelfunktion, v. a. als Inkontinenzplastik. – **Sph.sklerose, -starre**: urol Starre des Blasenhalses (meist mit sek. Entzündung), v. a. beim ♂ infolge Sph.hypertonie, jedoch auch angeb. (evtl. aber erst spät manifest); klin.: Miktionsstörung mit Restharn, Konkrementbildung; zystoskopisch: Balkenblase,

Sphinkter|spasmus

Hypertrophie der Interureteralfalte (»mediane Barre«). – **Sph.spasmus:** Schließmuskelkrampf mit entsprech. Öffnungsschwierigkeiten (↑ Kardio-, Pylorospasmus); i. e. S. der Proktospasmus (↑ Anal-Syndrom); vgl. Achalasie.

Sphinxgesicht: ↑ Facies myopathica.

Sphygmo|graphie, Pulsschreibung: (E. J. MAREY 1860) Registrierung des zeitgerechten – nicht in Druckwerten eichbaren – Ablaufs pulsatorischer Druckschwankungen am uneröffneten Gefäß mittels darüber auf die Haut leicht komprimierend (Gefäßwandentspannung) aufgesetzten Fühlers, der den auf ihn übertragenen Teil des intravasalen Druckes direkt oder nach Wandlung in elektr. Signale aufschreibt (»**Sph.gramm**«). – **Sph.kardiographie:** ↑ Mechanokardiographie. – **Sph.mano-, -tensio-, -tonometrie:** das klass. Manschetten-Verfahren (RIVA=ROCCI) der indir. Blutdruckmessung. – **Sph.metrie:** indir. Bestg. des Schlagvol. des Herzens aus Pulsdruckwerten. – **Sph.plethysmographie:** Aufzeichnung der bei Sph.manometrie erfaßbaren Pulsationen als »oszillator. Methode« der indir. Blutdruckmessung.

Sphygmus, Sphyxis: (gr./latein.) Puls, Pulsation.

Sphyr...: Wortteil »Hammer« (griech.: Sphyra) i. S. des Malleus (z. B. **Sphyrektomie** = Hammerexstirpation, **Sphyrotomie** = Malleotomie), aber auch des Malleolus.

Spica: »Kornährenverband«, d. h. Bindenverband, bei dem sich die Touren im spitzen Winkel überkreuzen, z. B. bei **Sp. cervic.** im Nacken (Achtertouren um Stirn u. oberen Brustkorb), bei **Sp. coxae** auf der Vorder- oder Außenseite des Hüftgelenks (as- oder deszendierend, d. h. am Oberschenkel bzw. um das Becken beginnend), bei **Sp. manus** auf dem Handrücken (Kreistouren um das Handgelenk), bei **Sp. pedis** am Fußrücken (aszendierend oder deszendierend, d. h. mit Anfangstour an Vorfuß bzw. Knöchel).

Spicca* Reaktion: (1948) Syphillis-Schnellreaktion unter Verw. von WaR- u. KAHN* oder Citochol-AG (d. h. gleichzeit. Komplementbindung u. Flockung).

Spick|drahtosteosynthese: Knochenfragmentfixierung mittels Bohrdrahtes, nur adaptierend, im allg. nicht belastungs- u. nur selten übungsstabil. – **Sp.methode:** *radiol* s. u. Radiumtherapie.

Spiculum: (lat. = Spitze) *röntg* s. u. Spikulabildung.

Spider(-Angiom, -Nävus): ↑ Naevus araneus.

Spiegel*, Adrianus: ↑ SPIEGHEL*.

Spiegel: 1) *anat* »Sehnenspiegel« (↑ Aponeurose). – 2) *klin-chem* Substanzgehalt einer Körperflüssigkeit (eines Gewebes), z. B. Blutzucker-, Kalzium-Sp. – 3) *diagnost* ↑ Spekulum. – 4) *röntg* ↑ Flüssigkeitsspiegel (Abb.), Dünndarmspiegel.

Spiegelberg* Zeichen (OTTO SP., 1830–1881, Gynäkologe, Freiburg/Br., Königsberg, Breslau): (1871) palpator. Unverschieblichkeit der Zervixschleimhaut u. Ausbleiben der Schleimhautauflockerung unter dem Druck eines im Zervixkanal quellenden Preßschwammes als diagnost. Frühzeichen des Kollum-Ca. (bei noch intakter Schleimhaut).

Spiegelbildchen: *ophth* ↑ PURKINJE*-SANSON*.

Spiegelbild|dextrokardie: ↑ Inversionsdextrokardie. – **Sp.isomerie:** *chem* ↑ Enantiomerie.

Spiegel|entbindung: *geburtsh* ↑ Spekulumentbindung. – **Sp.fokus:** *neurol* umschrieb. paroxysmale ZNS-Funktionsstörung spiegelbild.-symmetrisch zu einem prim. Herd (meist Temporallappen); wird bei Chronizität evtl. von letzterem unabhängig. – **Sp.optik:** Abbildungssystem, das neben brechenden Elementen sphär. oder asphär. Spiegel enthält. Als lichtstarkes Kameraobjektiv u. a. für Rö.schirmbild(z. B. BOUWERS* Optik) sowie für UR- u. UV-Mikrophotographie. – **Sp.oszillograph:** Schleifen-O., dessen Meßschleife zwischen den Polen eines Dauermagneten einen Spiegel trägt, dessen Auslenkung durch ein reflektiertes Lichtbündel sichtbar bzw. registriert wird. – **Sp.probe:** *rhinol* Nachweis der Rhinolalia aperta durch Vorhalten eines kalten Spiegels vor die Nase: Beschlagen auch bei Sprechen offener Vokale.

Spiegel|schrift-Symptom: *neurol* Schreiben in Sp.schrift als führendes Herdsympt. bei Läsionen im li. Scheitellappen. – **Sp.stereoskop:** *opt, röntg* s. u. Stereoskop. – **Sp.synkinesie:** spiegelbildl.-synchrone Extremitätenbewegung, beim Säugling physiol., beim Erwachs. noch gelegentlich im Bereich der Arme (therap. Nutzung bei spast. Parese: Versuch der Provokation von Synkinesen durch Bewegung der gesunden Extremität gegen starken Widerstand).

Spiegelung: *diagnost* ↑ Endoskopie.

Spiegelzeichen: *psych* das bes. lange u./oder bes. häuf. Betrachten des eigenen Spiegelbildes bei autist. Schizophrenen (bes. im Beginn der Erkr.), evtl. mit Zertrümmerung des Spiegels.

Spieghel* Hernie (ADRIAAN VAN DEN SP., genannt SPIGELIUS, 1578–1625, fläm. Anatom u. Botaniker, Venedig, Padua): Bauchwandhernie im Bereich der **Sp.* Linie** (↑ Hernia lineae semilun.).

Spiegler* (EDUARD SP., 1860–1908, Dermatologe u. Chemiker, Wien) **Probe:** (1893) Eiweiß-Nachweis (grauweißer Ring an der Berührungsfläche) im essigsauren Urin durch Überschichten mit **Sp.* Reagens** (Sublimat, Weinsäure, NaCl, Glycerin, Aq. dest.). – **Sp.* Tumor:** Zylindrom der Haut (Endothelioma cutis); bei multiplem Auftreten am Kopf als »Turbantumor«. – **Sp.*-Fendt* Sarkoid, Sarkomatose:** pastillenartig aufsitzende blau- bis bräunlichrote, kleine bis großknot., gutart. u. strahlensensible Hautinfiltrate (lymphozytär, kernpolymorph, mitosenreich, ohne Keimzentren, mit Vorherrschen retikulärer Elemente) als Variante des BÄFVERSTEDT* Syndroms.

Spiel|audiometrie: Tonaudiometrie für Kleinkinder; die Tonreizwahrnehmung wird jeweils durch Umlagern eines Klötzchens kundgetan. – **Sp.bein:** das nicht belastete, für Bewegungen freie Bein beim Stehenden; vgl. Schwungbein.

Spielmeyer*: (WALTER SP., 1879–1935, Neurologe, München) **Färbung:** Markscheidenfärbung am Formol-fixierten Gefrierschnitt; nach ca. 6stünd. Einlegen in 2,5%ig. Eisenalaun Färben mit altem Hämatoxylin u. Nachdifferenzieren mit Eisenalaun. – Ferner Modifik. der WEIGERT* Gliafärbung (mit 96%ig. Methylviolett, absol. Alkohol u. 5%ig. Karbolwasser). – **Sp.*-Stock*-Vogt* Krankheit:** s. u. STOCK*, s. a. Zeroidlipofuszinose.

Spiel|therapie: Psychother. beim Kinde, das durch Umgang mit Puppen (z. B. ↑ Sceno-Test), Marionetten, Malutensilien etc. seine fam. Situation u. Konflikte zum Ausdruck bringen soll (Themenstellung, Interpretation u. Konfrontation durch den Therapeuten). – **Sp.uhrsymptom**: (W. MAYER=GROSS 1930) mit stets gleicher Intonation, Gestik u. Mimik hervorgebrachte, gleichlautende sprachl. Äußerungen, jeweils ausgelöst durch entsprech. situativen Reiz; bei organ. Hirnkrankht. u. schwerer Demenz (evtl. als einzige sprachl. Äußerung).

Spießkatarakt, -star: ↗ Cataracta aculeiformis.

Spike: (engl.) Spitze; 1) *neurophysiol* a) Spitzenpotential (↗ Spitze), b) spitzer Kurvenausschlag, insbes. im EEG; z. B. **Sp.(-and)-wave-, Sp.-(and-)hump-Komplex** (↗ S/W-Komplex bzw. -Variante). – 2) *virol* zackenförm. Ausbuchtung der Schleimkapsel (Envelope) bei best. Viren.

Spikulabildung: *röntg* feine, regelmäß.-strahlenförm. Knochenzacken an der Schädenkalotten-Oberfläche als reaktive Hyperostose im Bereich eines Neoplasma (Meningiom, Osteoangiom).

Spiller* (WILLIAM GIBSON SP., 1864–1940, Neurologe, Philadelphia) **Typ**: progred. Myopathie mit echter Muskelhypertrophie. – **Sp.*-Frazier* Operation**: *neurochir* s. u. FRAZIER*. – **Sp.*-Martin* Operation**: anterolat. Chordotomie (Vorderseitenstrangbahn) bei unbeeinflußbaren Bauch- oder Beinschmerzen.

Spiller: Läusenisse.

Spilom(a): ↗ Melanom. – **Spilus**: ↗ Naevus spilus.

Spin: (engl. = schnelle Drehung) *physik* »Eigendrehimpuls« als Quantenzahl, die die Rotation von Elementarteilchen u. Atomkernen beschreibt.

Spina: (lat.) Stachel, Gräte, Rückgrat (i. w. S. auch Rückenmark). – 1) *anat* dornförm. Knochen(einschl. Dornfortsatz) oder Knorpelvorsprung (s. a. Crista), z. B. **Sp. helicis** *PNA* (am Crus helicis des Ohrmuschelknorpels), **Sp. iliaca ant. inf.** *PNA* (»Darmbeinstachel« vorn am Unterrand; Urspr. des M. rectus femoris u. Lig. iliofemorale), **Sp. iliaca ant. sup.** *PNA* (am Vorderende der Crista, Ursp. des M. sartorius u. Lig. inguinale), **Sp. iliaca post. inf.** *PNA* (hinten oberhalb der Incisura ischiadica major; Urspr. der Ligg. sacro-iliaca dorsalia), **Sp. iliaca post. sup.** *PNA* (am dors. Ende der Crista iliaca; Urspr. der Ligg. sacroiliaca dors.), **Sp. ischiadica** *PNA* (der »Sitzbeinstachel« zwischen den Incisurae ischiadicae major u. minor; Urspr. des M. gemellus sup. u. Lig. sacrospinale), **Sp. mentalis** *PNA* (Gruppe kleiner Knochenhöcker median-innen am UK; obere Urspr. der Mm. geniohyoidei, untere der Mm. genioglossi), **Sp. nasalis**, Sp. n. ant. s. septi nasi (in Verlängerung der Crista nasalis basal an der Apertura piriformis; Insertionsstelle der knorpel. Nasenscheidewand), **Sp. nasalis ossis front.** *PNA* (verbunden mit den Nasenbeinen u. OK-Stirnfortsätzen), **Sp. nasalis post.** *PNA* (median-hinten auslaufende Spitze der Crista nasalis des Gaumenbeins an der Vereinigungsstelle mit dem kontralateralen), **Sp. ossis sphenoidalis** *PNA* (spitzer, hint. Teil des großen Keilbeinflügels), **Sp. scapulae** *PNA* (»Schultergräte«, der vom Margo med. seitlich ansteigende dreieck.-schmale Knochenkamm, der als Acromion endet u. die dors. Schulterblattfläche in die Fossae supra- u. infraspinata teilt), **Sp. supra meatum** *PNA* (kleine Knochenleiste der Schläfenbeinschuppe oberhalb des Porus acusticus ext. nahe der Jochbo-

genwurzel), **Sp. trochlearis** *PNA* (inkonst. kleiner Sporn am oberen-med. Orbitarand; Ursprungsort des M. obl. sup. oculi), **Sp. tympanica major u. minor** *PNA* (stachelförm. vord. bzw. hint. Ende des Anulus tympanicus). – 2) *path* **Sp. bifida**: dors. WS-Spaltbildung infolge Fusionsstörung bei der WK-Bildung (↗ Rhachischisis); i. e. S. – als **Sp. bif. occulta** – nur deren Leichtform mit zwiegespaltenem Wirbelbogen (»Hiatus spinalis connatus«; v. a. lumbosakral, evtl. multipel), ohne Fehlbildungen des RM oder seiner Häute (d. h. nicht als **Sp. bif. aperta** mit Meningomyelozystozele), oft jedoch mit Mißbildungen der Beine (v. a. Klumpfuß; s. a. Anchipodie) oder lokaler Hypertrichose; vgl. Spaltwirbel. – Ferner als **Sp. ventosa** (»Winddorn«) die diaphysäre spindelförm. Auftreibung einer oder mehrerer Finger- oder Zehenphalangen bei der rel. gutart. Form der kindl. Knochen-Tbk, *rhinol* die Spinae bei ↗ Septumdeviation.

spinal(is): (lat.) dornförmig (= spinosus), eine ↗ Spina, i. e. S. die WS bzw. das RM betreffend; z. B. **sp. Halbseitensyndrom** (↗ BROWN=SÉQUARD* Sy.), **sp. Heredoataxie** (↗ FRIEDREICH* Ataxie), **sp. Kinderlähmung** (↗ Poliomyelitis ant. acuta), **infantile sp. progr. Muskelatrophie** (↗ KUGELBERG*-WELANDER*, WERDNIG*-HOFFMANN* Sy.; s. a. Abb. »Muskelerkrn.«).

Spinalanästhesie, BIER* Lumbalanästhesie: Leitungsanästhesie mit dir. Anästhetikum-Applikation in den Subarachnoidalraum über paramediane LP, seltener als Sakralanästhesie (in Bauchlage). Unter – durch ↗ Barbotage begünstigtem – Vermischen des Mittels mit dem Liquor erfolgt dessen auf- oder absteigende Ausbreitung über verschieden viele Spinalwurzeln, abhängig von Menge, Inj.geschwindigkeit, spezif. Gew. (= iso-, hyper- bzw. hypobare Sp.), Pat.-Lagerung (z. B. Sitzen, Kopftieflage); hyperbare Lsg. sinkt ab, hypobare steigt. Innerhalb 10–15 Min. Leitungsblock (zuerst autonome Fasern, dann Bahnen für Temp., Schmerz, Berührung u. Druck, zuletzt die für Motorik u. Proprior ezeption). Sonderformen: a) **unilat. Sp.** (= Hemianalgesie bzw. -anästhesie; Inj. in Seitenlage), b) **totale Sp.** (zur künstl. Blutdrucksenkung für blutleeres Operieren; möglich aufgrund rel. Blockierbarkeit der präganglionären sympath. Fasern), c) **kontinuierl. Sp.** (W. TH. LEMMON 1940; gewünschte intraop. Anästhesietiefe durch protrahierte Inj. über subarachnoidal eingeführte Spezialkanüle bzw. Ureterkatheter. Nach Blockadehöhe unterschieden als hoher, mittl. u. tiefer Spinal- u. als Sattelblock. – Komplikationen: »postspinale« Kopfschmerzen (meist infolge Liquorhypotonie; durch Flachlagerung, QUECKENSTEDT* Versuch oder Bauchkompression zu lindern), Blutdruckabfall, neurol. Störungen (traumat. Dauerausfälle, infektiös-meningitisch, liquorhypotone Überdehnungen), Störungen an Respirations- (Atemzentrum) u. Gastrointestinaltrakt (Parasympathikotonie).

Spinal|apoplexie: ↗ Apoplexia spinalis. – **Sp.arterien-Syndrom, vorderes**, BECK* Syndrom: (1952) s. u. Arteria-spinalis-ant.-; vgl. Sp.gefäßsyndrom. – **Sp.arteriographie**: *röntg* Darstg. der RM-Gefäße nach RKM-Inj. in die A. vertebr. oder Aorta. – **Sp.block**: ↗ Sp.anästhesie. – **Sp.breite**: ↗ Distantia.

Spinal|ebene: *geburtsh* ↗ Beckenenge. – **Sp.erkrankung, funikuläre**, fu. Myelose, (PUTNAM*-)DANA* Syndrom: (SPIELMEYER) nicht-entzündl. RM-Erkr. mit

Spinalganglion

unsystem. Befall mehrerer Strangsysteme (v. a. lange Bahnen) in Form von »lückenfeldart.« Entmarkungsläsionen, Status spongiosus u. – bei Abheilung – gliöser Sklerose. Klin.: »launenhafte« Kombination neurol. Ausfälle, v. a. Parästhesien, Tiefensensibilitätsstörung, Muskelhypotonie, Erlöschen der Eigenreflexe, Pyramiden- u. Kleinhirn-Seitenstrang-Ataxie; oft auch man. oder depressive Verstimmung, amentielle oder delirante Psychose. – Meist als Komplikation der perniziösen Anämie (»Neuro-Anämie-Syndrom«), ferner als Begleiterscheinung von B_{12}-Avitaminose, Pellagra, Beriberi, Intoxikationen.

Spinal|ganglion: / Ganglion spinale. – **Sp.gefäßsyndrom, hinteres**: / FOIX*-ALAJOUANINE* Syndrom; vgl. Sp.arteriensyndrom.

Spinalgie: Druckschmerzhaftigkeit von Dornfortsätzen; s. a. PETRUSCHKY* Spinalgie.

Spinaliom: / Carcinoma spinocellulare. – **nacktpapilläres Sp.**: nicht-verhornendes Plattenepithel-Ca.

spinalis: (lat.) dornförmig, / spinal. – **Sp.-ant.-Syndrom**: / Spinalarteriensyndrom.

Spinalisation: Unterbrechung der Verbindungen zwischen Gehirn u. RM (s. u. Querschnittslähmung).

Spinal|lähmung: *neur* / Spinalparalyse. – **Sp.linie**: *geburtsh* **1)** / Distantia spinarum. – **2)** / Interspinallinie.

spinal|motorische Systeme: Gesamtheit der für die RM-Motorik nöt. Substrate: α-Motoneurone, γ-Muskelspindelschleifen, Interneurone, prim. Afferenzen; i. e. S. die Reflexbögen mit spinalem Zentrum, gesteuert von absteigenden (»supraspinalen«) pyramidalen u. extrapyramidalen Einflüssen; vgl. supraspinalmotor. Systeme. – **Sp.nerven**: / Nervi spinales.

Spinal|paralyse: Lähmung durch Ausfall spinalmotor. System-Anteile. – **spast. Sp.paralyse**, Diplegia spastica progressiva, ERB*-CHARCOT*, v. STRÜMPELL* Krankh.: (1875/76; 1886) meist hereditäre (ca. 60% rezessiv), androtrope, system. Degeneration der Ganglienzellen der motor. Hirnrinde nebst zugehör. Pyramidenbahnfasern (v. a. für unt. Extremität; evtl. auch Tr. spinocerebell. ant. u. post.); Beginn im Kindes- oder Erw.alter mit spast. Beinparesen (die langsam-progredient in Kontrakturen übergehen, z. B. Hohlfuß), gefolgt von Armparesen; evtl. Pseudobulbärparalyse. – **Sp.parasympathikus**: Sammelbez. für die Pars sacr. der parasympath. Kernreihe (/ Abb. »Rückenmark«) u. die zum Plexus hypogastricus inf. (u. Beckeneingeweiden) ziehenden Bahnen. – **Sp.-perkussion**: P. über den BW-Dornfortsätzen u. paravertebral. – **Sp.punktion**: / Lumbalpunktion.

Spinalwurzel: / Radix ventralis u. dorsalis, Radices spinales n. accessorii); s. a. Radikulo.... – **Sp.syndrom**: / Wurzelsyndrom.

Spinalzellkarzinom: / Carcinoma spinocellulare.

Spinamycin: Antibiotikum aus Streptomyces albospinus nov. spec.; hemmt Histoplasma capsulatum, Blastomyces dermatitidis, Trichophyton mentagrophytes, Candida albic. etc. sowie YOSHIDA* Sarkomzellen (in vitro).

Spinapunktion: Beckenkammpunktion.

Spin-culture (McLimans*): Gewebekultivierung unter ständ. – suspensionsfördernder – Rotation.

Spindel: **1)** *anat* **a)** / Modiolus. – **b)** / Muskelspindel. – **2)** *physiol* Aufeinanderfolge ähnlicher EEG-, PKG-Wellen mit zunehmender u. nach Erreichen eines Maximums wieder abnehmender Amplitude; s. a. Abb. »Phono-Kardiogramm«. – **3)** *zytol* **Sp.apparat**: spindelförm., achromat., komplexe Struktur im Zytoplasma (selten im Kern) am Ende der mitot. u. meiot. Prophase, ausgehend von den bd. Zentrosomen (bzw. Zentriolen); in der Metaphase von Pol zu Pol verlaufende kontinuierl. »Fasern« (Mikrotubuli) u. die Chromosomen-Zentromeren mit den Polen verbindende »Zugfasern«; in der Anaphase zusätzl. »Interzonal-Verbindgn.« zwischen den auseinanderweichenden Chromatiden. Funktion: Transport, Orientierung u. Trennung der Chromosomen bzw. Chromatiden.

Spindel|bein: diaphysär-periostot. Sp.form der U'schenkelknochen beim MARIE*-BAMBERGER* Syndrom. – **Sp.finger**: typ. Schwellung der Fingermittelgelenke bei pcP; vgl. Spina ventosa. – **Sp.geräusch**: s. u. Spindel (2). – **Sp.gifte**: *zytol* den Spindelapparat beeinflussende (d. h. die Sp.bildung verhindernde, den Bau ändernde oder die Funktion hemmende) anorgan. oder organ. chem. Agentien; v. a. oberflächenakt. Narkotika (aliphat. Alkohole, Äther, Ketone), Halogen-substituierte Substanzen (Chloroform), Tropolon-Derivate (Kolchizin); s. a. Mitosegift.

Spindel|haare: *derm* / Pili moniliformes. – **Sp.kallus**: spindelförmig überschießender chondraler Knochenkallus im Frakturbereich (im allg. mit fortschreit. Heilung wieder verschwindend). – **Sp.myotonie**: / Stiff-man-Syndrom. – **Sp.star**: *ophth* / Cataracta fusiformis. – **Sp.störung**: *zytol* strukturelle (z. B. Mehrpoligkeit) oder funktionelle Störung (Ausbleiben des Chromosomentransports) des Sp.apparats durch / Sp.gifte, Strahlen oder zelleigene Abnormität (z. B. Genmutation).

Spindelzelle: **1)** *anat* / Fibrozyt. – **2)** *path* bipolar stark verjüngte Zelle mit rel. großem, ovalem, z. T. eingedelltem u. stark färbbarem Kern; z. B. beim Spindelzell-Ca. (aus dem Stroma hervorgehend). – **Spindelzell|karzinom**: / Carcinoma fusocellulare; als **Sp.-Stachelzell-Ca.** das Spinaliom vom Sp.typ (Grad IV n. BRODERS z. B. als Strahlenkrebs). – **Sp.sarkom**: / Sarcoma fusocellulare.

Spindler*-Vasikova* Methode: ein Anreicherungs- u. Nachweisverfahren für Wurmeier in Erdproben.

Spine-Apparat: (WHITTAKER u. GRAY 1962) *histol* charakterist. Teil eines Synapsen-Typs an neokortikalen Pyramiden- u. an Hippocampus-Zellen, bestehend aus subsynapt. Säckchen u. Bändern, die Teilelemente winziger dornart. Fortsätze (»spines«) des Dendriten sind. Funktion unbekannt. – **spine-sign**: (engl. = WS-Zeichen) / Knieküßphänomen.

Spin-freezing: (engl.) Verfahren zum raschen Einfrieren von flüss. biol. Substraten in Ampullen oder hohen Glasbehältern durch schnelle Rotation des Inhalts zur Bildung eines dünnen Flüssigkeitsfilms mit großer Verdampfungsoberfläche auf der Wandung. – **Spin-Immunoassay**: *immun* / RIA zur Bestg. des Haptengehaltes einer Probe anhand des Spektrums der Elektronenspinresonanz (ESR). Während freibewegl. Marker-Moleküle (z. B. Nitroxid-Radikale) ein durch Zacken charakterisiertes ESR-Spektrum ergeben, führt die – kompetitive – Bindung der Marker an

AK zur Mobilitätsminderung, d. h. zur Spektrumverbreiterung.

Spinnbarkeit(stest): *gyn* Bestg. des Ovulationstermins anhand der Ausziehbarkeit des dann bes. dünnen, stark alkal. u. klaren Zervixschleims beim Herausziehen aus dem MM oder beim Auseinanderziehen zwischen 2 Objektträgern (Fadenbildung bis zu 8–10 cm Länge; Max. 3–4 Tg. vor Ovulation). Befundsicherung durch enzymat. Nachweis der phasenspezifisch im Schleim vork. Glukose (Glukoseoxidase-Teststäbchen: orange/blau).

Spinnen: *entom* / Araneae. – **Sp.biß**: s. u. Arachnidismus; s. a. S.gift. – **Sp.fingrigkeit**: Arachnodaktylie (/ MARFAN* Syndrom I).

Spinn(en)gewebsgerinnsel: schleierart. Fibringerinnsel in der stehenden Liquorprobe, v. a. bei tbk. Meningitis; brauchbar als Ausgangsmaterial für die bakterioskop. Direktdiagnose (Ausbreiten auf Objektträger, Lufttrocknung, ZIEHL*-NEELSEN* Färbung).

Spinnengift: tox. Stoffe im Giftdrüsensekret bestimmter Arachnida-Arten; meist Eiweißkörper mit z. T. erhebl. enzymat. Aktivitäten (Proteo- u. Hämolyse, Blutgerinng. etc.). Dagegen gerichtete mono- od. polyvalente Hyperimmunseren (Pferd) sind meist enzymatisch gereinigte Immunglobuline (flüss. oder lyophilisiert), z. B. gegen Gifte von Latrodectus (»Schwarze Witwe«), Loxosceles- (»Braune Spinnen«), Lycosa- (»Wolfsspinnen«), Phonentria-Arten (»Wanderspinnen«), Atrax- (Australien) u. Harpectirella-Seren (Südafrika) noch in Entwicklung. In der BRD Serum aus dem Butanten-Institut vorrätig.

Spinnen|haut: *anat* / Arachnoidea. – **Sp.mal, -nävus**: / Naevus araneus. – **Sp.test**, Netzbautest: *pharmak* biol. Nachweis neurotox. Wirkstoffe (auch LSD, Neuroleptika, Tranquilizer) anhand einer spezif. (u. meßbaren, nach längerer Zeit irreversiblen) Netzbaustörung bei best. Spinnenarten. – **Sp.zelle**: / Astrozyt.

Spinnerauge: Keratitis punctata superf. als Berufskrankh. der Spinnereiarbeiter durch chron. H_2S-Intoxikation.

Spinnereifieber: der Byssinose ähnl. (ident.?) Krkht. bei Arbeitern der Flachs-, Jute-, Hanf-, Baumwollindustrie; s. a. BEAL* Krankheit.

Spinner|krebs: / Baumwollspinnerkrebs. – **Sp.lippe**: chron. Cheilitis mit Lippenverdickung bei den das Garn zwischen den Lippen anfeuchtenden Handspinnerinnen. Gefahr maligner Entartung (»**Spinnerinnenkrebs**«) v. a. bei Flachs (eindringende Fasern u. Staub enthalten wahrsch. mehrere potentielle Karzinogene).

Spinnwebenhaut: *anat* / Arachnoidea; s. a. Spinnengewebs....

Spino...: Wortteil »Spina«; z. B. **sp.bulbär** (RM u. Medulla oblongata betreffend), **sp.cellularis** (spindelzellig), **sp.petal** (zum RM strebend).

Spino|adduktorenreflex: (MCCARTHY) durch Beklopfen der Spina iliaca ant. sup. ausgelöster / Adduktorenreflex; auch **gekreuzt** (RASDOLSKY). – **Sp.iliakalreflex**: durch Beklopfen der Spina iliaca ant. sup. ausgelöster Bauchdeckenreflex. – **sp.lam(in)äre Linie**: *röntg* auf der seitl. HWS-Aufnahme die der Rückwand des Wirbelkanals entsprech. Linie; erlaubt Bestg. der Wirbelstellung (leichte Biegungen normal, bajonettförm. Knickung path.). – **sp.trochantäre Linie**: / SCHOEMAKER* Linie.

spinosus: (latein.) dornförmig. – Auch Kurzform für Proc. spinosus.

Spintherismus: 1) / BENSON* Krankheit. – 2) Spintheropie: »Funkensehen« als Photopsie.

Spinulo|sin: antibiot. Benzochinon-Derivat aus Aspergillus fumigatus u. Penicillium spinulosum; wirksam gegen grampos. u. -neg. Baktn., Mykobaktn. – **Sp.sismus**: follikuläre Hyperkeratose (für etwa 3 Mon.) nach fieberhaftem Infekt mit rubeoliformem Exanthem.

Spir.: *pharm* Spiritus.

Spira* Syndrom (LEO SP., Biochemiker, London): (1928) »chron. Fluorose« durch Langzeitgenuß übermäß. fluorhalt. Wassers, mit / Dentalfluorose, Nagel- (v. a. Ausfallen, Leukonychie, Onychogrypose, BEAU* Streifen, aggregierte Grübchen, Flecken u. Streifen: »mottled nails«) u. Haardystrophie (Brüchigkeit, Alopezie), evtl. Urtikaria, seborrhoischer Dermatitis, Furunkulose, Obstipation (Flatulenz, Koliken), evtl. Stomatitis, Parästhesien, nächtl. Wadenkrämpfen, Osteosklerose.

Spiradenom, ekkrines: (KERSTING u. HELWIG 1955) noduläre / Hidradenome an Gesicht, Rumpf u. Beugeseiten der Arme, einzeln oder aggregiert, weich oder mäßig derb, hautverwachsen, auf der Unterlage verschiebl., hautfarben oder bläulich-rot bis gelbl.-bräunl. durchschimmernd, spontan sehr schmerzhaft; histol.: Differenzierung in Richtung ekkrine Schweißdrüse.

Spiral|arterien, Knäuelarterien: das Endometrium (Funktionalis) während der Gelbkörperphase spiralig u. senkrecht durchsetzende, prall gefüllte Äste der A. uterina; degenerieren im Zyklusverlauf u. werden mit der Schleimhaut abgestoßen. – **Sp.bruch, -fraktur**: *chir* / Drehungsbruch; s. a. Abb. »Fraktur«.

Spiralen: *pulmon* / CURSCHMANN* Spiralen.

Spiral|faden: *histol* im Halsteil des Spermiums spiralig den Achsenfaden umziehender Faden aus Mitochondrien. – **Sp.gelenk**: *anat* Articulatio cochlearis (z. B. Humero-ulnargelenk). – **Sp.hyphen**: spiralig gewundene H. des vegetat. Myzels bestimmter Trichophyton-Arten.

spiralis: (latein.) gewunden. – **Spiralisation**: (DARLINGTON 1932) *zytol* in Mitose- u. Meiose-Prophase zunehmende schraub. Einrollung der Chromonemata (umgekehrt in der Telophase: »Despiralisation«). Durch Umweltfaktoren induzierte Störungen bis zum völl. örtl. Fehlen, meist als unspezifisch lokalisierte Chromosomeneinschnürung in der mitot. Metaphase (bei Nuklealfärbung als achromat. Lücke: »gap«).

Spiral|nervenzelle: bipolare N. mit spiralig aufgewickelten Fortsätzen; z. B. BEALE* Zelle im Spinalganglion. – **Sp.struktur**: *genet* (PAULING u. COREY) / Helix, WATSON*-CRICK* Modell. – **Sp.verband**: *chir* Verband mit spiral., sich aber nicht deckenden Bindengängen; z. B. Dolabra ascendens u. serpens.

Spiramycin(um *WHO*), Rovamycin: (PINNERT-SINDICO u. M. 1954) Makrolid-Antibiotikum aus Streptomyces ambofaciens; Gemisch aus der Sp.-Base u. deren Azetyl u. Propionyl-Derivat (= Sp. I–III); wirksam bes. gegen grampos. Baktn.; Anw. peroral, rektal u. lokal.

Spirane: »spirozykl.« Kw.stoffe aus 2 (u. mehr) durch ein gemeinsames C-Atom verbundenen Ringen. Kennz. durch Präfix »Spiro-«.

Spirantes: 1) *pulmon* ↑ Reibegeräusche. – 2) Spiranten: *laryng* »Reibelaute« (Frikative); die an einer best. Enge des Ansatzrohres gebildeten Konsonanten F, Ch u. (als Untergruppe »Zischlaute« = Sibilanten) S. u. Sch.

Spirem: *zytol* das – oft scheinbar kontinuierl. – Geflecht aus langen, dünnen, stark gewundenen Chromosomen in der Prophase der Mitose.

Spirillaceae: *bakt* Fam. der Ordn. Pseudomonadales; einfache, spiral- oder kommaförm., gramm-neg., aerobe bis fakultativ anaerobe, im allg. bewegl. Stäbchen. Wicht. Gattungen: ↑ Vibrio, Spirillum, Paraspirillum, Myconostoc. – Ursprünglich Sammelbez. für Vibrionen, Spirillen u. Spirochäten.

Spirillen: *bakt* s. u. Spirillum. – Ursprüngl. auch Bez. für die Gattgn. Treponema u. Leptospira. – **Sp.fieber**: ↑ Sodoku.

spirilli|zid: *pharm* Spirillen abtötend. – **Sp.zidine**: Spirillum-minus-tötende AK im Serum von Rattenbißfieber-Rekonvaleszenten.

Spirillose: Erkr. durch Spirillum-Arten. – Auch obsol. Bez. für Spirochätose.

spirillotoxische Reaktion: ↑ HERXHEIMER* Reaktion.

Spirillum: *bakt* (EHRENBERG 1832) Gattung der Fam. Spirillaceae; spiralförmig, gramneg., aerob; v. a. im Wasser vorkommend. Mit Ausnahme von **Sp. minus s. muris** (= Spirochaeta sodoku s. muris) sämtlich apathogen. Typspezies **Sp. undula** (fakult. anaerob, begeißelt) in faul. Wasser. – Viele Arten inzwischen anderer Gattngn. zugeordnet (v. a. Borrelia, Vibrio).

Spiritismus: *psych* Lehre, die paranormale Erscheinungen durch übersinnl. Intelligenzen begründet.

Spirituosen: Getränke mit Alkoholgehalt > 17 Vol%. – Als **Spirituosa medicata** Arzneimittel-Lsgn. mit Weingeist als wesentl. Bestandteil, z. B. Vina medicata.

Spiritus, Sprit: allg. Bez. für Äthanol, aber auch für andere ↑ Alkohole; z. B. **Sp. absolutus** (s. u. Äthanol), **Sp. aethereus s. aethericus** (Ätherweingeist, »Hoffmannstropfen«; Gemisch aus Äther u. Äthanol 1+3; innerl. als Analeptikum), **Sp. Aetheris nitrosi s. nitri dulcis** (aus HNO_3 u. Äthanol 3 + 12 bereitet, ätherisch riechend; innerl. Vasodilatans, Anregungsmittel), **Sp. aethylicus** (Alcohol aethylicus, ↑ Äthanol), **Sp. camphoratus** (»Kampferspiritus«, in Äthanol-Wasser gelöster Kampfer; antineuralg. u. antirheumat. Einreibung), **Sp. concentratus** (s. u. Äthanol), **Sp. crinalis** (äthanol. Lsgn. diverser Wirkstoffe zur äußerl. Anw. bei Haar-, Haut-Erkrn.), **Sp. denaturatus** (vergällter Alkohol, z. B. Brennspiritus), **Sp. dilutus** (= Sp. Vini rectificatus s. tenuis; wäßr. Verdünnung von Äthanol mit 70 Vol.% = 62,4 Gew.%), **Sp. formicarum** (»Ameisenspiritus«; wäßr.-äthanol. Lsg. mit ca. 1,25% Ameisensäure, hautreizend; äußerl. Antirheumatikum, Antineuralgikum), **Spir. ligni** (↑ Methanol), **Sp. Melissae compositus** (»Karmeliter-«, Melissengeist«); wäßr.-äthanol. Lsg. mit äther. Ölen von Zitrone, Muskat, Zimt, Nelken etc.) oder mit Destillat aus aromat. Drogen wie Fol. Melissae etc.; innerl. u. äußerl. Universal- u. Hausmittel), **Sp. rectificatissimus**: (»Fein-«, »Primasprit«; durch Filtration u. Destillation bes. gereinigter Äthylalkohol, **Sp. russicus** (hautreizende Einreibung mit Fruct. Capsici in Mischung von Äthanol, Äther, Glyzerin, Wasser, Kampfer, Ammoniaklsg. u. Terpentinöl), **Sp. saponato-camphoratus** (»Kampferseifenspiritus«, »flüss. Opodeldok«; antirheumat. Liniment aus Kampfer- u. Seifenspiritus, Ammoniak-Lsg., Thymian- u. Rosmarinöl), **Sp. saponatus** (»Seifenspiritus«; äthanol. Zubereitg. aus Olivenöl u. Kalilauge; Grundstoff für Externa), **Sp. Saponis kalini** (»Kaliseifenspiritus« HEBRA; Liniment aus Äthanol u. Kaliseife 1+1), **Sp. sinapis s. rubefaciens** (»Senfspiritus«; 2%ige äthanol. Senföl-Lsg.; stark reizende Einreibung), **Sp. Vini** (↑ Äthanol), **Sp. Vini gallici** (»Franzbranntwein«, äthanol.-aromat. Einreibe- u. Körperpflegemittel), **Sp. e Vino, Sp. vini vitis** (»Weinbrand«).

Spiro*-Reaktion (KARL SP., 1867–1932, physiol. Chemiker, Straßburg, Basel): kolorimetr. NH_3- u. Harnstoffnachweis n. FOLIN in mit SJÖQUIST* Barytmischung vorbehandelten biol. Flüssigkeiten.

Spiro*-Shy*-Gonatas* Syndrom: (1966) fam., autosomal-rezess. erbl. (?), konnatal oder frühinfantil manifeste, mild progred. Muskelschwäche mit Erstmanifestation an Augen u. Gesicht, dann an Schulter, Rumpf, Beckengürtel u. Extremitäten; typ. Strukturanomalien der Muskelfasern: zentrale tubuläre Defektzone u. Kernanreicherung, atroph. bis fehlende Myofibrillen.

Spiro...: Wortteil 1) »Spirale«, 2) »Atmen, Atmung« (s. a. Respirat...). – *chem* Kennz. der ↑ Spirane.

Spirochaeta: (EHRENBERG 1833) Gattg. der Fam. Spirochaetaceae [Spirochaetales]; große, spiralig gewundene, gram-neg. (?) Organismen, v. a. im Wasser (-schlamm); sämtlich apathogen. – Viele Arten inzwischen anderen Gattgn. zugeordnet (v. a. Borrelia); ferner z. B. **Sp. febrilis** (↑ Leptospira pyrogenes), **Sp. forans** (↑ REITER* Spirochäte), **Sp. hebdomadis s. nanukayami** (↑ Leptospira heb.), **Sp. icterogenes** (↑ Leptospira icterohaemorrhagiae), **Sp. morsus muris** (↑ Spirillum minus), **Sp. obermeieri** (↑ Borrelia recurrentis), **Sp. pallida** (↑ Treponema pallidum), **Sp. pallidula** (↑ Treponema pertenue), **Sp. pertenuis** (↑ Treponema pertenue), **Sp. schaudinni** (↑ Borrelia vincenti; aber als »SCHAUDINN* Spirochäte« das ↑ Treponema pallidum).

Spirochaetales: (BUCHANAN 1918) Ordnung der Kl. Schizomycetes; schlanke, biegsame, 6–500 μm lange, spiralförm. Baktn. (mind. 1 vollständ. Windung), durch Drehung um die Längsachse u. Knickbildung beweglich. 2 Familien: **Spirochaetaceae** (mit den apathogenen Gattgn. Spirochaeta, Sapro- u. Cristispira), ↑ Treponemataceae. – s. a. Spirochäten....

Spirochäten: 1) ↑ Spirochaetales. – 2) verschied. Spirochaeta-Spezies, i. e. S. die jetzt unter ↑ Treponema eingeordneten Arten. – **Sp.-Agglutinationsreaktion**: (RÖMER u. SCHLIPKÖTER) Nachweis spezif. Treponema-pallidum-AK im Liquor u. – inaktivierten u. verdünnten – Serum durch Vermischen mit Sp.-Antigen (gereinigte, Formalin-konservierte Aufschwemmung von REITER* Spirochäten) u. Inkubieren: Fortbestehen der homogenen Trübung = neg., Klärung durch Ausflockung = pos. – vgl. TPA-Test. – **Sp.färbung**: färb. Darstg. von Baktn. der Ordng. Spirochaetales; nur nach GIEMSA, ROMANOWSKY sowie mit Viktoriablau-Methoden u. als Silberimprägnation erfolgreich. – **Sp.fieber**: das durch Spirochaeta (= Leptospira) pyrogenes hervorgerufene ⌐ Feldfieber. – **Sp.ikterus**: ikter. Erkrn. durch Spirochaeta (= Leptospira) icterohaemorrhagiae; i. e. S. die ⌐ WEIL* Krankh. – **Sp.zerfall**: s. u. HERXHEIMER*-JARISCH*.

Spirochätose: durch Baktn. der Ordng. Spirochaetales, d. h. durch Borrelia-, Leptospira- u. Treponema-Arten hervorgerufene Krkht. (⌐ Borreliose, Leptospirose, Treponematose); z. B. **Spirochaetosis arthritica** (⌐ REITER* Syndrom), **Sp. gastrica** (»Belyando-Speien« der Haustiere in Australien), **Sp. icterohaemorrhagica** (⌐ WEIL* Krkht.).

Spiro|ergometrie: ⌐ Ergospirometrie. – **Sp.graphie**: (HUTELMISON 1846; BARCROFT, BRAUER, KNIPPING) Spirometrie (offenes oder geschlossenes System) mit fortlaufender, dir. Registrierung der Ventilationsgrößen in einem Volumen-Zeit-Koordinatensystem (»**Sp.gramm**«, ⌐ Abb.). – **sp.graphisches Defizit**: bei Prüfung des Sauerstoffdefizits die im steady state beim Übergang von Luft- auf O_2-Atmung feststellbare Mehraufnahme von O_2 (ab 100 ml Kriterium für eine kardial oder pulmonal bedingte Hypoxämie).

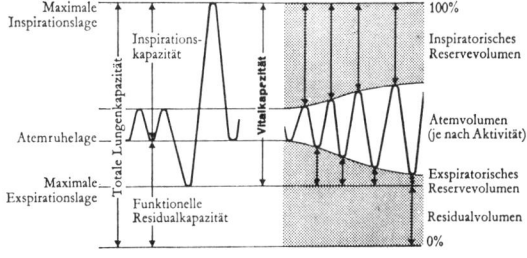

Spirogramm: Definition der Atemvolumina u. -kapazitäten (n. PAPENHEIMER).

Spiro|-Index (Lorentz*): Quotient aus Vitalkapazität (cm^3) u. Körpergröße (cm). – **Sp.lakton**: ⌐ Sp.nolactonum.

Spiro|mat®: kombin. Narkose-Beatmungsgerät (auch für respirator. Reanimation). – **Sp.meter**: Apparat zur Messung des geatmeten Gasvol. Als offenes System eine von einem Gegengew. getragene, in einem mit Wasser gefüllten Behälter hängende Metallglocke zur Aufnahme der ausgeatmeten Luft (unter allmähl. Glockenanstieg entlang einer Skala). Als geschlossenes System ein Gerät nach Art des KROGH* Apparates (mit Ventilen, Absorber u. O_2-Behälter) evtl. mit angeschlossenem Registrier- (⌐ Spirograph) u. Gasanalysegerät (Bestg. von O_2-Verbrauch u. CO_2-Bildung). – **Sp.metrie**: Bestg. der Ventilationsgrößen mittels S.meters; als Ruhe- oder als Ergo-Sp. (zur Erfassung latenter Schäden).

Spironema: *bakt* obsol. Gattungsname für Spirochaeta-, Treponema- u. Borrelia-Arten.

Spironolactonum WHO, Spirolakton: 7α-Azetylthio-3-oxo-4-androsten-17-spiro-2'-tetrahydrofuran-5'-on; Aldosteron-Antagonist, Diuretikum (erhöhte Na-Exkretion).

Spiroptera: obsol. Gattungsnahme für Fadenwürmer (jetzt: Habronema, Gongylonema, Cheilospirura, Onchocerca). – **Sp.krebs**: häufig vork. Magen-Ca. bei Ratten, das auf Einwirkung von Spiroptera neoplastica (Wirt: Küchenschabe) zurückgeführt wurde (FIBIGER 1913; die diesbezügl. experimentellen Befunde waren Anlaß für Nobelpreis 1926, konnten aber bisher nicht reproduziert werden).

Spiropulsator®: (ANDERSON, FRENCKNER, CRAFOORD) automat., druckgesteuertes Narkose-Beatmungsgerät; auf manuelle Steuerung u. künstl. Seufzeratmung (zwischenzeitl. inspirator. Druckerhöhung für einige Atemzüge) umstellbar. Nachteil: Abhängigkeit von der Compliance (Frequenzsteigerung bei Zunahme des Atemwiderstands). Durch Vorschaltung eines Assistor-Systems auch für assistierende Beatmung brauchbar (z. B. als BIRD* Respirator).

Spiro|schaudinnia: (SAMBON 1907) obsol. Gattungsname für Spirochaeta-, Borrelia-, Leptospira- u. Spirillum-Arten. – **Sp.tricha**: *protozool* Unterklasse der Ciliata. – In der Systematik von REICHENOW (1953) II. Ordng. der Euciliata (mit Unterordng. Heterotricha u. deren Fam. Balantidiidae).

Spiruroidea: *helminth* Superfam. der Ordng. Spirurida; Mundöffnung mit 2 Lippen, meist auch Kopfkapsel. Wirbeltier-, als Larven Arthropoden-Parasiten. Medizin. bedeutsam die Gattgn. Gongylonema, Physaloptera u. Thelazia. – **Spirura megastoma**: *helminth* Habronema meg.

spiss(atus): (latein.) *pharm* eingedickt. – **spissus**: dick.

Spitalwatte: (Baumwoll-)Polsterwatte für Gips- u. Schienenverbände, nicht entfettet, ungebleicht, nicht saugfähig; mindere Sorten mit Beimischung von Zell- u. Reißbaumwolle.

Spitz* Tumor: benignes juveniles ⌐ Melanom.

Spitz*-Holter* Dränage: (1952/1956) Ventrikuloaurikulostomie zur Liquorableitung bei okklusivem Hydrozephalus; nach Punktion des re. Seitenventrikels mit Spezialkatheter, dessen Anschluß an ein in eine Knochenrinne implantiertes ⌐ HOLTER* Ventil, von diesem aus Liquorableitung über einen subkutan u. in die V. facialis eingelegten Katheter in das re. Herzohr.

Spitz|anodenröhre: *röntg* Körperhöhlenrohr mit spitzkonisch zulaufender Hohlanode. Strahlung v. a. nach den Seiten. – **Sp.bauch**: *gyn* starkes Vorspringen des Bauches am Schwangerschaftsende (v. a. bei Primipara); evtl. Hinweis auf verhinderten Schädeleintritt ins Becken (bei engem Becken, Hydrozephalus etc.). – **Sp.buckel**: ⌐ Gibbus.

Spitze: 1) *anat* ⌐ Apex. – 2) *neurol* Spike: im EEG steil ansteigende u. abfallende Welle von $< 1/12$ Sek. Dauer u. mit deutl. Abhebung von der Hintergrundtätigkeit; s. a. S/W-Komplex (= Spitze/Welle-), S/W-Variante (= Spitze/Woge-Gruppe), Multi-spike-wave. – Als Sonderform »**funktionelle okzipitale Spitzen**« beim Kind (vermutlich mit Beziehung zu Reifungsvorgängen, nicht aber zu organ. Läsionen), später verschwindend, bisweilen im Zusammenhang mit Verhaltensstörungen (DD gegen Lambda-Wellen bei offenen Augen, die offenbar ein Korrelat der sakkadierenden Augenbewegungen beim visuellen Erfassen des Gesichtsfeldes sind); im späteren Kindesalter evtl. ersetzt durch »**funktionelle zentrale Spitzen**« (über der Zentralregion), ebenfalls altersabhängig, rel. oft bei spastisch Gelähmten, im allg. vor der Pubertät verschwindend.

Spitzen|abszeß: 1) A. im apikalen Lungensegment. – 2) eitr. Petrositis der Pyramidenspitze. – **Sp.dämp-**

Spitzen|divertikel

fung: Verkürzung des Perkussionsschalls über einem Lungenspitzenprozeß; Aussagewert sehr begrenzt; s. a. Schwellenwertperkussion, KRÖNIG* Schallfeld. – **Sp.divertikel:** D. des Magenfundus. – **Sp.herd: 1)** Spike-Fokus: EEG-Begr. für das örtl. Bestehen von ↑ Spikes. – **2)** *pulmon* Krankheitsherd in der Lungenspitze. – **3)** *dent* ↑ Granuloma apicale.

Spitzen|infarkt: *kard* ↑ apikaler Infarkt (s. a. Abb. »Myokardinfarkt« 3). – **Sp.kappe:** *pulmon* s. u. Sp.schwiele. – **Sp.kardiogramm:** ↑ Apexkardiogramm. – **Sp.katarrh:** *pulmon* ↑ Lungenspitzenkatarrh. – **Sp.narbenblase:** (B. FISCHER) s. u. Sp.schwiele.

Spitzen|pigmentation: ↑ Akropigmentation. – **Sp.plastik:** *chir* selektive extrapleurale bzw. -fasziale Thorakoplastik im Lungenspitzenbereich, sogen. »Obergeschoßplastik« mit Rippenresektionen (max. bis zur 5.) u. Skapulaversenkung oder Lungendach-Neoplastik (osteoplast. Thorakoplastik), evtl. auch Apikolyse. – **Sp.pleuritis:** Begleitpleuritis im Lungenspitzenbereich; oft mit abgekapseltem Restexsudat. – **Sp.potential**, Spike: *neurophysiol* bei Erregung einer konduktilen Membran der zunächst auftretende, rasch an- u. absteigende Teil des Aktionspotentials (gefolgt von langsamerem Nachpotential); Korrelat der De- u. der beginnenden Repolarisation der Membran.

Spitzen|schwiele: *pulmon* Verschwielung der Pleurakuppe, evtl. einschl. eines narb. (tbk.) Lungenspitzenprozesses (s. a. schiefrige ↑ Induration); als »S.kappe« nur schmal, arkadenförm., evtl. mit eingeschlossener Emphysemblase (»S.narbenblase«). – **Sp.stoß:** *kard* ↑ Herzspitzenstoß. – **Sp.syndrom: 1)** *otol* ↑ GRADENIGO* Sy. – **2)** *pulmon* ↑ PANCOAST* Sy. – **Sp.tuberkulose:** ↑ Lungentuberkulose in einem apikalen Lappensegment. – Als **abortive Sp.-Tbk** (BARD) eine meist diskrete, zu Induration neigende broncho- oder hämatogene Streuung des (Sub-)Primärstadiums.

Spitzer* Schema (ALEXANDER SP., 1868–1944, Anatom u. Neurologe, Wien): (1923) *kard* auf fetale Drehungsanomalien des Herzschlauches begründete Klassifikation der ↑ Transposition der großen Gefäße: **1)** partielle Tr. mit reitender Aorta, **2)** einfache Tr. (re.ventrikulärer Aortenabgang), **3)** totale Tr. (= einfache Tr. mit li.ventrikulärem Pulmonalisabgang).

Spitzfuß, Pes equinus: infolge wadenseit. Weichteilverkürzung in Plantarflexions- (oberes Sprunggelenk) u. Valgus-, seltener Varusstellung erstarrter Fuß; angeb. (Persistenz der physiol. Plantarflexionsstellung oder Folge intrauteriner Zwangshaltung) oder aber erworben, u. zwar arthrogen (Gewohnheitskontraktur, Narbenzug, Defektheilung einer Fraktur; hierbei evtl. kompensatorisch) oder – meist – neurogen (spastisch oder paralytisch infolge Flexorenübergewichts: »Lähmungs-Sp.«) Meist - v. a. bei Auftreten im Entwicklungsalter - kombin. mit weiteren Fußmißbildungen (s. a. Pes equino...). Klin.: schmerzhafter hinkender Gang, Hohlfuß, plantare Mittelfußspreizung, Valgus- oder Varusdrehung (Extrem: Auftreten mit dem Fußrücken, dadurch dors. Hyperkeratose, evtl. Schleimbeutelbildung), Dorsalflexion nur bis max. 90° (trotz Fremdhilfe u. Kniebeugung), Genu recurvatum, stat. Skoliose. Ther.: Dehnung (Quengeln, Gipsverbände), Nachtschiene, Peroneusschuh; oder aber Tenotomie, Sehnenplastik, Arthrorise. –

Sp.stellung auch Bez. für die Plantarflexion im CHOPART* Gelenk bei Hohlfuß.

Spitz|glas: kelchförm. Glasgefäß zum Auffangen von Harn, Sputum etc. – **Sp.greifstellung:** die Gebrauchsstellung der Hand zum Halten eines Federhalters oder flachen Gegenstandes (z. B. »Schlüsselgriff«), mit Dorsalflexion, Supination u. feinabgestufter Daumenopposition.

Spitzka* (EDWARD CHARLES SP., 1852–1914, Neurologe, New York) **Bündel: 1)** Fasern von der Großhirnrinde durch den Hirnschenkelfuß (Pyramidengegend) zu kontralat. Okulomotoriuskernen. – **2)** SP.*-LISSAUER* Säule: ↑ Fasciculus dorsolateralis. – **Sp.*** **Kern:** Okulomotoriusgruppe im subaquäduktalen Grau.

Spitz|-Klumpfuß: Vollbild des Klumpfußes, mit ausgeprägter Vorfußadduktion u. Spitzfußstellung (= Pes equinovarus adductus). – **Sp.knötchenflechte:** ↑ Lichen ruber acuminatus. – **Sp.kopf:** ↑ Oxycephalus (s. a. Turrizephalus). – **Sp.pocken:** ↑ Varizellen. – **Sp.sakrum:** ↑ Sacrum acutum. – **Sp.warze:** *gyn* kleine, spitze, kaum erigierbare Mamille.

Spitzy* (HANS SP., 1872–1956, Orthopäde, Wien) **aktive Einlage:** *orthop* ↑ Kugeleinlage. – **Sp.*** **Hüftreposition:** s. u. DENUCÉ*. – **Sp.*** **Operation: 1)** Hüftpfannendachplastik durch Knochenspaneinlagerung. – **2)** modif. PIROGOFF* Op. (↑ dort. Abb.) mit weitgehender Kalkaneuserhaltung (Abtragen nur des vord. Endes). – **3)** partielle absteigende Sehnenverpflanzung. – **4)** Hammerzehenkorrektur durch s.c. Tenotomie der Beugesehne am prox. Interphalangealgelenk u. der Strecksehne am Grundgelenk. – **5)** Quadrizepsplastik mit Durchzug eines Tractus-iliotib.-Streifens durch den M. vastus lat. – Ferner Methoden der Arthrodese, Hacken-, Hohlfußkorrektur.

Spivack* Operation (JULIUS LEO SP., 1889–1956, Chirurg, Chicago): (1929) »tubovalvuläre Gastrostomie«; Bildung einer kurzen, röhrenförm. Magenfistel aus gestieltem Mukosalappen (»Mukosafistel«, im Ggs. zur Serosafistel bei Kathetergastrostomie u. WITZEL* Fistel), magennahe gerafft (Ventilwirkung). – Nach gleichem Prinzip auch Zystostomie.

spl.: simplex.

splanchnicus: (latein.) die Eingeweide (**Splanchna**) bzw. den Darm betreffend.

Splanchnikektomie: Resektion des N. splanchnicus; i. e. S. die paravertebral-subdiaphragmale (unter Resektion der 10. u. 11. Rippe) bei arterieller Hypertonie, zur Diurese-Anregung (im Rahmen der Nierendenervation kombin. mit Resektion des 1. u. 2. lumb. Grenzstrangganglions). – **Splanchnikotomie:** op. Durchtrennung des N. splanchnicus.

Splanchnikus|anästhesie: (FINSTERER 1923) bds. Leitungsanästhesie des N. splanchnicus zur Ausschaltung viszeraler Schmerzempfindung; Inj. an das Ganglion coeliacum nach Punktion durch die Rückenmuskulatur (= posteriore Methode n. BRAUN) oder – bei Laparotomie – von vorn (= ant. Methode n. BRAUN-FINSTERER). – **Sp.blockade:** die paravertebrale (Th VI-VII) Leitungsanästhesie der Nn. splanchnici. – **Sp.parese:** Funktionsausfall der Nn. splanchnici (Extremfall: Bauchschock) durch lokalen Prozeß oder Trauma.

Splanchno...: Wortteil »Eingeweide« (Splanchna); z. B. **Sp.dymie** (*path* Doppelbildung innerer Organe),

Sp.(o)dynie (Eingeweideschmerz), **Sp.graphie** (1) *anat* Beschreibung, 2) *röntg* Kontrastdarstellung von Eingeweiden), **Sp.kranium** (das ↑ Cranium viscerale im Dienste der Atmung u. Nahrungsaufnahme), **Sp.lith** (↑ Kotstein), **Sp.logia** (*PNA* die Lehre von den Eingeweiden), **Sp.megalie** (angeb. Hyperplasie von Eingeweiden), **Sp.mikrie** (angeb. Hypoplasie von Eingeweiden), **Sp.pleura** (*embryol* das sich mit dem Entoderm verbindende viszerale Mesodermblatt für Bindegewebe u. glatte Muskulatur der Eingeweide), **Sp.ptose** (↑ Enteroptose; s. a. GLENARD* Test), **Sp.staxis** (okkulte Eingeweideblutung), **Sp.tomie** (1) Schnitteröffnung eines inn. Organs; 2) Anatomie der Eingeweide), **Sp.trib** (Darmquetschklemme), **Sp.zele** (Baucheingeweidebruch), **Sp.zöl** (*embryol* das Cavum pleuro-pericardiaco-peritoneale im Ggs. zum Exozölom; s. a. Zölom). – s. a. Entero..., Viszero....

Splay: (engl. = Schräge) der gekrümmte Teil einer Titrationskurve. Er ist z. B. für Glukose im Harn (nach i.v. Glukose-Infusion) um so kleiner, je niedriger der max. Schwellenwert u. je einheitlicher (bezügl. Länge) die Tubuli.

Splen: (griech.) ↑ Milz. – Auch Wortteil »Milz« (s. a. Lieno...), z. B. **Sp.adenom** (↑ Splenom), **Sp.algie** (Milzschmerz; meist Kapseldehnungsschmerz), **Sp.auxe** (Milzvergrößerung; ↑ Milztumor, Splenomegalie), **Sp.ektasie** (↑ Splenomegalie), **Sp.ektomie** (Milzexstirpation bei splenomegalen Krankhtn., nach Milzruptur, für splenorenalen Shunt), **Sp.ektopie** (Lageanomalie der Milz, als ↑ Lien mobilis, bei Eventration, Omphalozele, auch in den retroperitonealen Raum; s. a. Polysplenie).

Splendore*-Almeida* Krankheit: ↑ Parakokzidoidomykose.

splenial: 1) das Splenium corporis callosi betreffend. – 2) den M. splenius betreffend. – vgl. splenisch.

splenicus: (lat.) zur Milz gehörend (= lienalis).

Splenika: 1) *anat* Kurzform für Arteria splenica (↑ A. lienalis). – 2) **Splenetika:** *pharm* histor. Bez. (»Milzarzneien«) für Drogen, Präp. etc. zur Ther. von Milz-Erkrn. – **Splenisation:** *path* in Farbe u. Konsistenz milzähnl. Beschaffenheit der Lunge, z. B. bei hypostat. Pneumonie.

splenisch: die Milz (Splen) betreffend; vgl. splenial.

Splenitis: »Milzentzündung«; akut (meist parainfektiös) unter dem Bilde des entzündl. Milztumors (»akute hyperäm.-hyperplast. Splenomegalie«), bei eitr. Embolie evtl. mit – multipler – Abszeßbildung (= Sp. apostematosa s. purulenta); chronisch (z. B. bei Malaria) als vorwieg. hyperplast. Splenomegalie (durch Retikulinfaservermehrung: »produktive Sp.«), mit Organverhärtung (s. a. Splenom). – Spezif. Formen granulomatös (z. B. bei Syphilis, Tbk), produktiv, käsig-degenerativ (Blastomykosen) oder mit splenoportaler Reaktion (Schistosomiasis). – Ferner die **Sp. spodogenosa** durch Ablagerung phagozytierter Substanzen (z. B. Hämosiderin, Malariapigment) in der – vergrößerten – Milz.

Splenium: 1) *pharm* Pflaster(streifen), Kompresse; z. B. **Sp. oblongum** (»Longuette«), **Sp. gradatum, Sp. fissum, Sp. quadratum** (sich nach oben verbreiternd bzw. geschlitzt bzw. viereckig). – 2) *anat* Wulst; i. e. S. das **Sp. corporis callosi** *PNA*, der »Balken-wulst« (das verdickte, eingerollte hint. Ende des Hirnbalkens).

splenius: (lat.) einem Pflasterstreifen ähnlich. – Auch Kurzform für Musc. splenius.

splenogen: durch die Milz bedingt, ausgelöst; z. B. **sp. Anämie** (↑ Hypersplenismus).

Spleno|graphie: *röntg* Darstg. der Milz nach i.v. Inj. eines sich in der Milz anreichernden KM; s. u. Splenoporto-, Lienalis-Arteriographie. – **Sp.hepato...:** ↑ Hepatospleno..., Hepatolien.... – **Sp.kleisis:** Fixation der Milz an die Bauchwand zwecks Anregung eines Kollateralabflusses bei portalem Hochdruck. Gleiches erstrebte die obsolete Omentopexie an die Milz. – **Sp.lymphoma:** ↑ Splenom.

Splenom: (SCHRIDDE) meist solitärer, nicht abgekapselter Knoten aus Milzgewebe mit Follikeln, Sinus u./oder Bindegewebe (= folliküläre bzw. pulpöse bzw. fibröse Form). – Als **Splenadenoma** i. e. S. die Hyperplasie des lymphat. Gewebes der weißen Pulpa (»**Splenolymphoma**«), i. w. S. auch die der roten Pulpa bei akuter u. in der 1. Phase der chron. Splenitis sowie der Retikulinfasern in späteren Phasen (zur Fibradenie führend).

Spleno|malazie: Milz»erweichung« (z. B. bei Malaria). – **Sp.manometrie:** Bestg. des Milz-Binnendruckes; im allg. direkt nach perkutaner Punktion (anläßlich der Splenoportographie). Normwerte 70–120, bei atroph. u. hypertroph. Leberzirrhose 160–200 bzw. 300–400, bei Pfortaderthrombose > 400 mm H$_2$O.

Splenomegalie: akute oder chron. Milzvergrößerung (»Milztumor«) als Sympt. autochthoner u. system. Neoplasmen, bei Zirkulationsstörung (↑ BANTI* Syndrom), Stoffwechselerkrn. (↑ Thesaurismosen), Polycythaemia vera, Systemerkrn. blutbildender Organe (Leukosen, Retikulosen, Granulomatosen, Lymphogranulomatose, KM-Insuffizienz), Anämien u. Blutungsübeln, Splenitis, Infektionskrkhtn. etc.; z. B. die **Splenomegalia fibro-adenica** (↑ Fibroadenie), **Sp. fibrocongestiva** (s. u. MICHELI*-RAVENNA*), **Sp. haemolytica** (= bei hämolyt. Ikterus), **Sp. infantum** (bei ↑ Ziegenmilchanämie), **kongestive Sp.** (hyperämiebedingt, i. e. S. bei Milzvenenthrombose), **myeloische** oder **myelophthis. Sp.** (bei Osteomyelosklerose, myeloischer Metaplasie), **Sp. neutropenica** (bei hypersplen. Agranalozytose; therap. Erfolge durch Splenektomie), **Sp. phlebitica** (s. u. HOUCKE*), **prim. idiopath. = großzell. lipoide Sp.** (↑ GAUCHER* Krankh.), **Sp. sclerogranulomatosa s. sclerosiderotica** (↑ GAMNA*-NANTA* Krkht.), **siderot. Sp.** (mit Eisen-Ablagerung, ↑ GAMNA*-GANDY* Körperchen), **Sp. spodogenosa** (»spodogener Milztumor« durch Anhäufung von Erytrümmern), **Sp. thrombophlebitica** (↑ CAUCHOIS*-EPPINGER*-FRUGONI* Sy.), **trop. Sp.** (bei ↑ Kala-Azar, i. w. S. auch bei anderen, z. T. ätiol. unklaren trop. Infektionskrankhtn.); s. a. BANTI*-VAQUEZ*-AUBERTIN* Sp.

splenopathisch: mit einer Milzerkr. (»**Splenopathie**«) zusammenhängend; z. B. **sp.** ↑ **Knochenmarkhemmung** (bei Hypersplenismus, BANTI* Syndrom), **sp. Thrombopenie** (z. B. bei Leberzirrhose, Leukämie; v. a. infolge Plättchensequestrierung in der vergrößerten Milz).

Spleno|pexie: op. Befestigung der Milz an die Bauchwand, z. B. in präparierte parietal-peritoneale

Spleno|phlebitis

Tasche bei Splenoptose; vgl. Splenokleisis (2). – **Sp.phlebitis**: Phl. venöser Milzgefäße; s. a. HOUCKE* Sp.megalie. – **Sp.pneumonie**: ⌐ GRANCHER* Krankheit.

spleno|portale Syndrome mit Sp.megalie: Sammelbegr. für BANTI* Krankh., Milzvenenthrombose u. sp.megale Leberzirrhose. – **Sp.portographie**: (BOULVIN u. M., LEGER u. M. 1951) röntg Darstg. der lieno-portalen Strombahn (Milzvene, Pfortader mit intrahepat. Aufzweigungen) nach – im allg. perkutaner – KM-Inj. (Kanüle, dann flexibler Katheter; 50–60 ml in 3–5 Sek.) in die Milz, möglichst in Narkose, evtl. unter laparoskop. Sicht, mit Probe-Inj. zur Lagekontrolle. Programmierte Bildserie (ca. 20 Aufnahmen/15 Sek.): Portohepatogramm nach ca. 3–4 Sek. (»Milz-Leber-Zeit«), Hepatogramm (»Parenchymphase«) ab 10 Sek.; evtl. Vv.-hepaticae-Füllung nach 15–20 Sek.; s. a. Portographie. Komplikationen: Blutung, Milzruptur, tox. KM-Wirkung (bei dystoper Inj.). – Als indir. Methoden die venöse Phase nach hoher abdomin. Aortographie u. nach selektiver Zöliaka- oder Mesenterica-sup.-Angiographie; vgl. Lienalis-Arteriographie. – **Sp.ptose**: Absinken der abnorm bewegl. Milz (»Lien mobilis«) in den Bauchraum; v. a. bei allg. Enteroptose als »Wandermilz« (bei extremer Beweglichkeit: »Pendelmilz«).

spleno|renale Anastomose: *chir* s. u. Shunt. – **Sp.rrhagie**: Milzblutung, i. e. S. die in die freie Bauchhöhle bei prim. ⌐ Milzruptur (dagegen intrakapsuläre Blutung in der 1. Phase der typ. zweizeit. Ruptur). – **Sp.siderosis granulomatosa**: ⌐ GAMNA*-NANTA* Splenomegalie.

Splenosis: posttraumat. ⌐ Polysplenie.

Spleno|therapie: Ther. mit Milzextrakten. – **Sp.tomie**: Inzision der Milz. – **Sp.zyt**: (TÜRK) ⌐ Monozyt.

Spléno-typhoïde: (französ.) Typhus abdomin. mit rekurrierenden Fieberschüben u. ausgeprägter Splenomegalie.

Splinter-Blutung: (engl. = Splitter) durch Mikrotrauma ausgelöste punkt- oder strichförm., subunguale Blutung bei bakterieller Endokarditis, Psoariasis vulg., Ekzem, Onychomykose (bes. nach Griseofulvin-Ther.).

Split-course-Methoden: (engl.) »diskontinuierl.« (Strahlen-)Ther. mit systemat. Einschaltung von Behandlungspausen.

Splitter| (säurefeste): (C. SPENGLER) *bakt* Zerfallsprodukte von Tbk-Baktn. (⌐ Kokkothrix). – **Sp.bruch**: *chir* Kommunitivfraktur mit Bildung zahlreicher Knochensplitter (bis zur völl. Zermalmung einzelner Fragmente). – **Sp.sucher**: ⌐ Fremdkörpersuchgerät. – **Sp.theorie**: Interpretation der – nicht säurefesten, ursprünglich (1907) für Übergangsformen von Mycobact. tuberculosis gehaltenen – MUCH* Granula als »Baktn.-splitter« (d. h. Degenerationsprodukte bzw. Mitochondrien mit hoher oxidoreduktiver Aktivität).

Splitting: (engl.) *kard* »Spaltung« der Herztöne.

Splugie: engl. Schwarzmarktname für die Pulverform von Stramonium als Rauschmittel (Schnupfmittel, Getränk). Suchtbild: örtl. u. zeitl. Desorientiertheit, paranoide Angst- u. Zwangszustände (gesteigert durch Kombin. mit LSD).

Spodiomyelitis: ⌐ Poliomyelitis.

spodo|gen: auf Anhäufung von Stoffwechselschlakken, Zelltrümmern etc. beruhend. – **Sp.gramm**: *histotechn* ⌐ Aschenbild.

spondee: (engl.) zweisilb., auf bd. Silben gleich betontes Wort (z. B. weekend). Anw. als Prüfwort in der Sprechaudiometrie.

Spondweni-Fieber: akute fieberhafte (Labor-)Infektion in Südafrika, Nigeria u. Mozambique durch das gleichnam., von Culex-Arten übertragene ARBO-Virus B (hämagglutinierend); mit Kopf- u. Allg.-schmerzen, Schwindel, Schwäche, Übelkeit, Nasenbluten.

Spondyl...: Wortteil »Wirbel«; s. a. Vertebra(l)....

Spondylarthritis: Entzündung der kleinen Wirbelgelenke; i. e. S. die (polymorphe) **Sp. ankylopoetica** (= BECHTEREW* Krankh.) als chron.-entzündl. wahrsch. rheumat. (Variante der pcP?), extrem androtrope Erkr. der WS- (einschl. Bandapparat) u. WS-nahen Gelenke mit progred. Verknöcherung. Initial (3./4. Ljz.) uncharakterist. »polyarthrit.« Beschwerden, Bewegungs- u. Erschütterungsempfindlichkeit der WS, ischialgiformen u. Kreuzbeinschmerzen (pos. MENNEL* Zeichen), evtl. auch Iritis; nach 2- bis 10jähr. Latenz lumbodorsal einsetzende (zunächst »funktionelle«, dann oft knöchern-irreversible) WSu. Thoraxversteifung (durch Ankylosierung der Inter- u. Kostovertebralgelenke u. Verknöcherung der Längsbänder u. Anuli fibrosi), mit typ. Rundrücken-Haltung (⌐ Flèche) u. schmerzhafter, allmählich erliegender Brustatmung; häufig Myo- u. Endokarditis. Rö.bild (s. a. Abb. »Wirbelsäule«): entzündl. Degeneration der Iliosakralgelenke (»Pelvispondylitis ankylosans«; evtl. auch der Symphysen-u. Manubriosternalsynchondrose), später der kleinen Wirbelgelenke; Kastenform (»squaring«) der porot. WK, Überbrückung der – kaum erniedrigten – Zwischenwirbelräume durch Syndesmophyten der Ligg. interspinalia u. flava (»Bambusstab«, »fläm. Säule«, »dreifache Schiene«). – Ther.: antirheumatisch, Strahlenther. (Rö., örtl. Isotopen), Physio- u. Badether. (Sole, Schwefel-Moor). – Typ. Verlaufsformen: **1)** »ossäre«, schmerzarm, mit Beteiligung großer Körpergelenke (= Typ STRÜMPELL-MARIE); **2)** »entzündl. (-ossäre)«, mit Synovitis beginnend, mit schubweisem Verlauf (»WS-Rheumatismus«); **3)** Mischformen (am häufigsten); **4)** »Skandinav. Form« (als prim.- oder sek.-chron. Polyarthritis).

Spondylarthropathia deformans: **1)** chron.-degenerat., deformierende WS-Erkr., im Ggs. zur Spondylosis def. mit Beteiligung auch der kleinen Wirbelgelenke. – **2)** ⌐ Spondylose. – **Sp. cervicalis**: ⌐ Zervikalspondylose. – **Sp. interspinalis**: ⌐ BAASTRUP* Syndrom.

Spondylarthrose: ⌐ Spondylose, Spondylarthropathie.

Spondylitis: bakteriell (spezif. oder unspezif.), mykotisch oder – selten – parasitär bedingte Wirbelostitis oder -osteomyelitis; mit Nekrotisierung der Herde, Wirbeldeformierung (Keil-, Blockwirbel), reakt. Osteosklerose (evtl. Randwulst-, Spangenbildung), Abszedierung, u. U. auch mit – neurol. Sympt. (seitens RM oder Spinalnervenwurzeln). – Auch weniger korrekte Bez. für ⌐ Spondylarthritis, Spondylose, Spondylophatie. – Zahlreiche Formen: **Sp. actino-**

mycotica als Kontinuitätsinfektion von Nachbarorganen, seltener hämatogen; Knochen »wurmstichig«; in der Umgebung typ. brettharte Weichteilinfiltrate, evtl. Einschmelzungen. – **Sp. brucellosa** hämatogen einige Wo. nach Brucella-Infektion; bevorzugt an kleinen Wirbelgelenken u. Bandscheiben (v. a. LWS u. iliosakral), mit heft. Rhachialgie, WS-Steifheit, neurol. Symptn., von Myositis u. Arthritiden begleitet; später Zerstörung von Bandscheiben, Deckplatten u. WK-Vorderflächen, Gelenkdestruktion. – **Sp. cervicalis** im HWS-Bereich, meist Tbk; als Sonderform das Malum suboccipitale. – **Sp. osteomyelitica** hämatogen, v. a. in Bogenteil samt Fortsätzen; akut mit Abszedierungstendenz (evtl. Durchbruch in Nachbarorgane, Querschnittslähmung), Destruktion (evtl. Gibbus), Übergreifen auf Nachbarwirbel u. Streuung; auch subakut bis chron., mit Sklerosierung (»Elfenbeinwirbel«), Randwulst- u. Blockwirbelbildung. – **Sp. purulenta**, die infektiös-metastat. Form durch banale Eitererreger oder im Anschluß an eine Infektionskrkh. wie Typhus (meist 2 benachbarte WK einschl. Zwischenscheibe; v. a. an thorakolumbalem u. lumbosakr. Übergang; oft Blockwirbelbildung) u. Paratyphus, Bruzellose, Gonorrhö (hämatogen, auch postgonorrhoisch; akute Formen oft mit Progredienz in die Nachbarschaft, chronische mit Destruktionen, reakt. Periostreaktionen, Spangen-, Blockwirbelbildung). – Als **Sp. superficialis** die rel. oberflächl., von spezif. Abszessen oder Periostitiden ausgehende Wirbel-Tbk; mit »anteriorer Form« zwischen dem Lig. longitudinale ant. u. dem Wirbelkörper (wiederum mit Bildung isolierter Abszesse) u. post. Form zwischen hint. Längsband u. Wirbel, oft mit Kompressionsmyelitis. – **Sp. syphilitica** im Stadium III, gummös u. zu Einschmelzung führend (Sequestration, Zusammensintern, evtl. RM-Kompression); bei Heilung reakt. Sklerose. – **Sp. tuberculosa**, die »Wirbel-Tbk«, lymphogen oder – meist – hämatogen (Histobazillose im 2. Stadium), aus multiplen miliaren (v. a. ventralen u. deckplattennahen Herden hervorgehend; exsudat.-verkäsende oder produktive Organ-Tbk mit destruktiven (lakunären oder sequestrierenden) u. reparativen (osteosklerot.) Prozessen; im allg. mit diffuser Osteoporose (Frühzeichen!), Bildung von Keil-, Blockwirbeln, kalten Abszessen (oft als verkalkender Senkungsabszeß, z. T. mit inguinaler, glutealer, mediastinaler etc. Fistelbildung), durch perifokales Ödem auch zu Wurzel- oder RM-Kompression (Radikulitis, Querschnittslähmung), seltener zu Pachymeningitis ext. oder Arachnitis führend; mit unklaren örtl. u. Allg.-Symptn. einsetzend (u. a. Schonhaltung, Muskelverspannungen); später neurol. Symptomatik (radikuläre Tiefenhyperalgesie u. Thermanalgesie, Lähmungen) infolge Destruktion von Zwischenwirbelscheiben u. WK- u. WS-Deformierung (Extrem: typ. Gibbus); im Rö.bild ferner: asymmetr. Bandscheibenverschmälerung, sek. Verkalkungen, reakt. Osteosklerose (evtl. »Elfenbeinwirbel«) u. Randwulstbildung, oft spindelförm. paravertebrale Verschattung (Weichteilbeteiligung, Senkungsabszeß); s. a. Sp. superficialis. Ther.: stat. Entlastung (Gipsbett, -korsett, Halskrawatte, HESSING* Korsett), lokale u. allg. Chemother., evtl. Herdausräumung u. Plombierung (operativ-tuberkulostat. ↑ Herdtherapie, s. a. ORELL* Methode), Spondylodese.

Spondylitis|korsett: starres, luftdurchläss., rumpfumfassendes Korsett zur Entlastung der spondylit. WS-Abschnitte. Auch als »Sp.-Suspensionskorsett« (zur Hebung der gibbusbedingten Brustkorbsenkung); s. a. HESSING* Korsett.

Spondylo|chondrose: 1) ↑ Osteochondrosis intervertebralis. – 2) ↑ GÜNSEL* Syndrom. – **Sp.dese**: op. WS-Versteifung, v. a. bei tbk. Spondylitis, paralyt. u. fortschreit. Skoliose, best. Schmerzzuständen (v. a. ↑ Spondylolisthesis), nach Wirbelfraktur. Ausführung mit Knochenspänen (intra- oder paraspinös), durch Verschraubung der Iliosakralgelenke, ventrale überbrückende Spanversteifung (nach partieller oder totaler Bandscheibenausräumung), Versteifung der kleinen Gelenke (HIBBS), WK-Klammerung etc.; s. a. Kolumnotomie, MOORE* Span. – **Sp.diszitis**: bakterielle oder abakt. Entzündung des Bandscheibengewebes einschl. der angrenzenden WK-Abschlußplatten.

spondylogen: von WK oder WS ausgehend (s. a. vertebragen).

Spondylolisthesis, Wirbelgleiten: ventr. Abgleiten eines WK (meist 5. LW) infolge angeb. oder erworb. (schleichende Fraktur), ein- oder beidseit., evtl. progred. Spaltbildung im interartikulären Abschnitt des Bogenteils (»Spondylolyse«); führt zu Bandscheibendegeneration, Sklerose, Arthropathie angrenzender Gelenke. Sympte.: stat. Beschwerden, evtl. Lumbago,

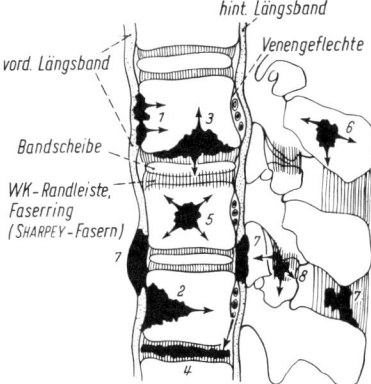

Lokalisationsformen der **Spondylitis tuberculosa**: 1) Sp. tbc. ant. superf. (Osteoperiostitis tbc.), 2) Sp. tbc. ant. prof., 3) Sp. tbc. subperiostalis, 4) prim. u. sek. Bandscheiben-Tbk, 5) Wirbelkörper-Tbk, 6) Sp. tbc. post., 7) Tbk des Bandapparates, 8) Tbk der kleinen Wirbelgelenke.

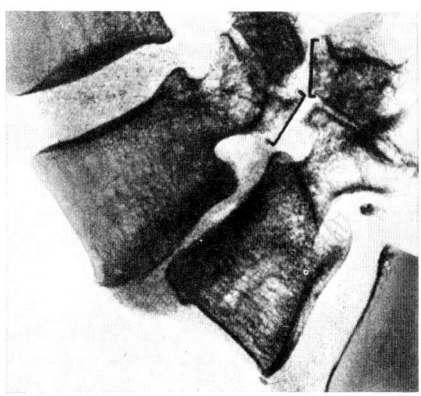

Spondylolisthesis des 4 LW (Skelettpräparat). Interartikulärer Bogenspalt (»Spondylolyse«) markiert; sekundäre Osteochondrose L 4/5.

Spondylolisthesis|becken

WS-Steife mit Steilstellung des Kreuzbeins, scheinbar verstärkter Lendenlordose (Wulstbildung durch verspannten Erector trunci) sek. Vertiefung der Lumbodorsalrinne) sowie abgeflachter Thorakalkyphose, leichte Vorneigung des O'körpers (evtl. Taillenfalten), Vorragen des zugehör. Dornfortsatzes, Stauchungs- u. Klopfschmerz der WS, evtl. spinale oder radikuläre neurol. Störungen. Ther.: konservativ (WS-Stützung), evtl. Spondylodese. – **Sp.becken**, ROKITANSKY*, KILIAN*, Prager Becken: bei Wirbelgleiten des 5. LW durch den abgeglittenen, im Extremfall vor dem Promontorium liegenden WK geradverengtes Becken (IV.–V. Grades); Beckeneingang dachart. überdeckt (»Pelvis obtecta«), meist stark reduzierte Beckenneigung.

Spondylo|lyse: 1) Spaltbildung in der Interartikularportion des Wirbelbogens (s. a. Abb. »Spondylolisthesis«). – 2) Lösung des Zusammenhalts zweier Wirbel. – **Sp.malazie**: / Spondylopathia osteomalacica. – **traumat. Sp.malazie**: / KÜMMELL*-VERNEUIL* Syndrom. – **Sp.myelitis**: Spondylitis mit RM-Beteiligung bzw. in Kombin. mit Myelitis.

Spondylopathie: Wirbel- bzw. WS-Erkr., i. e. S. eine degenerative; s. a. Spondylarthropathie, Spondylose. – Als **Spondylopathia coeliaca** die osteomalaz. u. porot. Wirbelerweichung bei Zöliakie u. Erwachsenen-Sprue, zu Wachstumsstörungen, Skoliosen, Kyphoskoliosen führend. – Als **Sp.** (s. Spondylosis) **deformans** ein von geschädigten Bandscheiben auf die Deck- bzw. Grundplatte u. Randleisten benachbarter Wirbel übergreifender degenerat. Prozeß (»Spondylochondrose«); mit sek. Randwulst (vorn, später auch seitl.) u. subchondral initiierter Spangen- u. Spornbildung; klin.: eingeschränkte WS-Beweglichkeit, evtl. Bewegungsgeräusche, Zwangshaltungen, Rückenmuskelverspannungen, evtl. Radikulitis (durch osteophytäre Stenosierung). – **Sp. leucaemica** (bei myeloischer u. lymphat. Leukämie) mit der Trias: Osteoporose (evtl. WK-Zusammenbrüche), periostale Knochenappositionen (evtl. »Elfenbeinwirbel«), rheumat. Gelenkbeschwerden; Bandscheiben intakt, eher ballonisiert. – **Sp. lymphogranulomatosa** (bei HODGKIN* Krkht.) bevorzugt zervikal u. lumbal, sehr schmerzhaft; als Frühmanifestation v. a. diffuse oder herdförm. Spongiosadestruktionen mit reakt. Knochenneubildung (evtl. »Elfenbeinwirbel«); ferner Gibbus- u. Skoliosebildung, Schiefhals, neurol. Komplikationen. – **Sp. osteomalacica** stoffwechselbedingt z. B. bei Spätrachitis, Hunger- u. Mangelernährung, im Klimakterium; schmerzhaft, mit WK- u. WS-Deformierung (v. a. Kyphose; evtl. Gibbus), Beckendeformität (Kreuzbeinkippung), Rumpfverkürzung, Glockenthorax; Osteoidbildung vermehrt, meist auch Osteoporose. – Als **Sp. traumatica** die umstrittene Spondylosis def. nach stumpfem WS-Trauma sowie das / KÜMMELL*-VERNEUILL* Syndrom.

Spondylo|ptosis: Sp.listhesis mit erhebl. WK-Abgleiten. – **S.schisis**: / Spaltwirbel.

Spondylosis, -ose: / Spondylopathie; i. e. S. deren rein degenerat. Form, als Prototyp die **Sp. deformans** (/ Spondylopathia def.). Ferner: **Sp. ankylopoetica** (s. u. Spondylarthritis), **Sp. cervicalis** (»Zervikal-Sp.«; häufig als **Sp. uncovertebralis**, d. h. mit Veränderungen v. a. an den Unkovertebralgelenken, sek. osteophytärer Einengung der Intervertebrallöcher u. Radikuloneuritis i. S. des Schulter-Arm-Syndroms oder der Zervikalmigräne), **Sp. chondromalacica** (/ GÜNSEL* Syndrom), **Sp. hyperostotica** (OTT; bei best. Stoffwechselerkrn. wie Diabetes mell., Gicht etc. Verknöcherung der Sehnen-, Bänder- u. Muskelansätze: »Zuckerguß-WS«, oft mit Enostosis front.).

Spondylo|therapie: (AUBOURG, ABRAMS) Behandlung vertebragener Krankhtn. durch Chiropraktik. – **Sp.tomie**: 1) *geburtsh* / Rhachiotomie. – 2) *chir, orthop* / Kolumno-, Vertebrotomie.

Spondylus: (latein.) Wirbel, / Vertebra.

Spongiae, Poriferae: *zool* Klasse »Schwämme«, festsitzende primitive Mehrzeller in Süß- u. Seewasser; ihr skelettbildendes Gerüsteiweiß (»**Spongin**«) ist reich an Brom, Jod, Kalk, Kieselsäure (Anw. v. a. in der Homöopathie).

Spongio...: Wortteil »Schwamm«, »schwammig«, »Glia« (als Füllgewebe zwischen nervösen ZNS-Elementen); z. B. **Sp.blast** (/ Glioblast), **Sp.blastose** (Gliawucherung; zentral-zirkumskript als tuberöse / Hirnsklerose), **Sp.blastom** (= Gliomyxom, Oligodendrocytoma fusicellulare): rel. häuf., faserreiches Neoplasma aus fusiformen, bipolaren, Glioblastenähnl. Zellen in paralleler Anordnung (»Fischzüge«, »Ströme«); mit Neigung zu regressiver Verschleimung (»Myxosarkom«), Gefäßhyalinisierung, Zystenbildung (v. a. zerebellär); oft als – in die Umgebung infiltrierendes – Optikusgliom (auch Chiasma), ferner in Großhirnhemisphären, Kleinhirnwurm u. -hemisphären (»Kleinhirnastrozytom«), RM (»Stiftgliom«). Trotz rein infiltrierenden Wachstums u. rel. langen Verlaufs von der Lage her »maligne«. – **Sp.blastoma multiforme**: s. u. Glioblastoma.

spongiös, spongiosus, spongioticus: schwammig, schwammartig (/ Spongiose), z. B. **frühinfantile diffuse sp. Dystrophie** (/ CANAVAN* Syndrom), **sp. lentikuläre Poliodystrophie** (BARGETON-FARKAS; mit extrapyramidalen Hyperkinesen, Krämpfen u. psychomotor. Störungen einhergehender Status spongiosus in Striatum, Hirnrinde, Pallidum, Substantia nigra, Nucl. subthalamicus).

Spongioplasma: das feinfäd., deutlich basophile Proteingerüst junger Blutzellen. – Auch syn. mit Zytoretikulum.

Spongiosa: 1) / Substantia spongiosa. – 2) / Decidua spongiosa (»**Sp. decidualis**«).

Spongiosa|auffüllung: kalluslockende freie Transplantation auto- oder allogener Sp.späne bzw. -bröckel zur Plombierung einer Knochenhöhle (»Sp.plombe«; s. a. operativ-tuberkulostat. / Herdtherapie) oder zur Ausfüllung eines – angefrischten – Pseudarthrosespaltes (n. MATTI). – **Sp.feder**: *chir* für die MAATZ* Federosteosynthese spongiöser Knochenfragmente entwickelte elast. Schraubenfeder (korkziehertig gewundener Stahldraht mit rundem Schraubenkopf), die durch einen Bohrkanal im oberflächl. Fragment in das dist. Fragment eingeführt wird. – **Sp.riegel**: *chir* kalluslockendes kortikalisfreies Knochentransplantat (kleines Stückchen oder großer Verblockungsspan) aus mittelgrober Spongiosa (meist xenogen, aber auch aus Beckenkamm etc.).

Spongio(sa)sklerose: Substanzvermehrung u. Verhärtung der Knochenspongiosa i. S. der / Osteosklerose.

Spongiose, -osis: *path* schwammig-poröse Struktur eines Organs, z. B. des Gehirns (= Status spongiosus, spongiöse Dystrophie). – *derm* Als **spongoider Zustand Unna*** ein interzelluläres Ödem des Stratum spinosum mit Erweiterung der Interzellularspalten (bis zu spongiot. Bläschen) bei Hautentzündung, insbes. Ekzem. – *ophth* Als **Sp. chorioideae** die hochgrad. Erweiterung der Aderhautgefäße als Komplikation bei bulbuseröffnender Op. – **Spongiosierung:** *path* porös-schwammart. Umbau eines Körpergewebes (↑ Spongiose). – **spongiosus:** (lat.) schwammig (↑ spongiös).

Spongio|zyt: 1) Gliozyt (↑ Gliazelle). – 2) lipoidreiche Zelle (z. B. NNR-Zelle) nach Extraktion der Lipoide, d. h. mit wab.-schwamm. Zelleib. – **Sp.zytom:** ↑ Astrozytom I. Grades; mit fibrillärem u. protoplasmat. Typ.

Spongium: (latein.) *anat* schwamm. Gebilde; z. B. Sp. anguli iridocornealis JNA (= Lig. pectinatum).

spontan(eus): von selbst, unwillkürlich, ohne äuß. Urs. oder Einwirkung entstehend (s. a. Auto..., Selbst...); z. B. **sp. Hyperinsulinismus** (↑ HARRIS* Sy.), **sp. Lipogranulomatose** (↑ ROTHMANN*-MAKAI* Sy.).

Spontan|abort: nicht artifiziell herbeigeführte Fehlgeburt (bei >3mal. Vork. als »habituell« bez.); v. a. bei organ. oder funktioneller Genitalerkr. oder -störung (Uterushypoplasie, -mißbildungen, -myomatose, Zervixinsuffizienz, Corpus-luteum-, Plazentarinsuffizienz), extragenitalen Endokrinopathien (Thyreotoxikose, NN-Erkrn.), schweren allg. Erkrn., psych. oder phys. Trauma, seitens des Kindes v. a. bei genet. oder sek.-exogener Schädigung des Embryo. – **Sp.agglomeration:** *hämat* die z. B. bereits im plättchenhalt. Zitratplasma ohne Zusatz eines Agglomerans (z. B. Kollagenfibrillen, Adrenalin, ADP) allein durch Rühren ausgelöste Thrombozytenagglomeration. – **Sp.agglutination:** *bakt* unspezif. Verklumpung von Organismen der Rauhform vieler Baktn. im Elektrolytmilieu (physiol. NaCl-Lsg.) ohne Anwesenheit von AK oder anderen höhermolekularen Substanzen (dagegen homogene Suspensionen in Aq. dest. oder 0,2–0,4%ig. NaCl-Lsg. im allg. stabil). – **Sp.aktivität:** ↑ Sp.erregung. – **Sp.allergie:** ↑ Atopie, Idiosynkrasie. – **Sp.antikörper:** s. u. Sp.seren. – **Sp.atmung:** die selbständ. A. unter Kontrolle der eigenen Atemregulation (i. e. S. *anästh* als Antonym zur künstl. Beatmung).

Spontan|bewegungen: unwillkürl. motor. Aktionen, z. B. ↑ faszikuläre Zuckungen bei Reizung extramedullärer Bahnen, die typ. Armbewegungen (OPPENHEIM) bei Tabes dors. – **Sp.blutung:** äuß. oder inn. Bl. ohne erkennbaren Anlaß; z. B. bei überdosierter Antikoagulationsther., als spontane ↑ Subarachnoidalblutung.

Spontaneität: *psych* Fähigkeit zu phys. u./oder psych. aktiver Betätigung aus eigenem (inn.) Antrieb. Gesteigert bei Manie, eingeschränkt im Stupor.

Spontan|entladung: s. u. Sp.potentiale. – **Sp.erregung, Sp.aktivität:** *physiol* Entladungen u./oder unterschwell. Erregbarkeitssteigerung von Nervenzellen ohne erkennbaren äuß. Anlaß u. aus nicht unmittelbar erkennbaren Quellen des ZNS; wahrsch. auf neuronalen Schrittmachermechanismen oder generalisierten neuronalen Aktivitäten beruhend. Im EEG als »Hintergrundaktivität«; s. a. Spontanpotentiale. – **Sp.fibrinolyse:** rasche F. in geronnenem zusatzlosem (Venen-)Blut, z. B. als Ausdruck einer Hyperfibrinolyse infolge vorausgegangener intravasaler Gerinnung (»disseminated intravascular coagulation« = DIC; s. a. Verbrauchskoagulopathie), ferner durch vermehrte Ausschüttung von Plasminogen-Aktivatoren bei Lungen-, Prostata-, Pankreas-Op., bei hämolyt. Krankhtn., Streptokinase-Zufuhr. Bestg. z. B. nach SCHULZ-KNOBLOCH. – **Sp.fraktur:** bei physiol. Skelettbelastung eintretende path. ↑ Fraktur; s. a. Osteoradionekrose.

Spontan|gangrän: 1) *derm* Sp.ulzeration. – 2) akute ↑ Gangrän der äuß. Genitalien. – **Sp.geburt:** die physiol. Geburt (ohne medikamentöse oder mechan. Einleitung u. Unterstützung). – **Sp.gerinnungszeit:** die je nach Herkunft (Arterie, Vene, Kapillaren) u. Menge des Blutes, Art des Testbehälters etc. variierende G. von Nativblut (i. e. S. die nach LEE-WHITE bestimmte).

Spontan|hämolyse: 1) allein durch das Altern der Ery (Membranveränderungen) bedingte H. in Blutkonserven. – 2) H. durch Spontansera. – **Sp.heilung:** »Selbstheilung« auf Grund natürl. immunol. u. reparativer Potenzen, d. h. nicht als Folge therapeut. Maßnahmen; z. B. Rückbildung eines Neoplasma (trophisch oder immunol. bedingt), eines bei Geburt offenen Proc. vaginalis peritonei (»Sp.obliteration«), eines Sp.pneumothorax (adhäsionsbedingter Verschluß der Perforationsöffnung); s. a. Sanatio spontanea nosocomialis.

Spontan|hypoglykämie, S.schock: H. infolge Glukosemangels aufgrund exzessiven Verbrauchs (z. B. starke Muskelarbeit), mangelhafter Bereitstellung (z. B. Hungerzustand), übermäßigen Verlustes (Gravidität u. Laktation, bei Leber-, Darmkrkht.) etc.; bes. ausgeprägt bei insulinproduzierendem Tumor (↑ HARRIS* Syndrom), großem Sarkom, Hypophysen-, NNR-Insuffizienz, Glykogenmangel- u. -speicherkrankhtn.; auch als Nebenwirkung von Medikamenten, nach Alkoholabusus, als postabsorptive ↑ Hypoglykämie (postprandial bzw. bei Dumping-Syndrom), im Frühstadium des Diabetes mellitus (sowie bei unvorhergesehen mangelhafter KH-Abdeckung der übl. Insulin- oder Antidiabetika-Dosis), im Neugeborenen- u. Kindesalter bei (renalen) Ketosen, Fruktose-, Galaktoseintoleranz, Ahornsirup-Krkht., als sogen. leuzinempfindl. Hypoglykämie.

Spontan|keloid: ohne erkennbare (mikrotraumat.?) Urs. entstandenes K. (häufig in Brustwandmitte). – **Sp.koma:** v. a. durch – unerkannte – endogene Stoffwechselentgleisung bedingter komatöser Zustand (z. B. als BASEDOW-Koma). – **Sp.lachen:** ohne adäquaten Reiz einsetzendes L., meist als path. ↑ Lachanfall. – **Sp.luxation:** die bei physiol. Inanspruchnahme auftretende »path.« bzw. »idiopath.« L. – **Sp.lyse:** ↑ Sp.hämolyse, -fibrinolyse.

Spontan|obliteration: s. u. Sp.heilung. – **Sp.nystagmus:** bereits in Ruhestellung (Fernblick) auftret. N.; v. a. bei Störungen in Vestibularorgan, Auge, zentralen Leitungsbahnen (z. B. med. Längsbündelanteile als Verbindung zwischen Vestibularapparat u. Augenmuskelkernen) u. einschläg. peripheren Nervenabschnitten, ferner bei Trunkenheit (forens. verwertbar, wenn im Nüchternzustand nicht nachweisbar). Exakte Untersuchung mittels FRENZEL* Brille.

Spontan|pannikulitis: ↑ Pfeifer*-Christian*-Weber*, Rothmann*-Makai* Syndrom. – **Sp.perforation**: ohne eigentl. (bzw. bekannten) Anlaß eintretende Magen-Darmperforation bei Vorbestehen von Ulkuskrankht., Malignom, Megakolon etc.; z. T. als Kortikosteroid-Effekt. – **Sp.plastik**: bei Tbk spontan entstehender – therapeutisch unerwünschter – Fibrothorax. – **Sp.pneu(mothorax)**: der ohne oder mit Auslösungsmoment (Bauchpresse, Lastenheben etc.) – oft unter dramat. Symptn. – entstehende, stets mit dem Bronchialbaum kommunizierende Pneu. Als **idiopath. Sp.pneu** ohne a priori bekannte Urs. (oft jedoch pleuranahe Emphysemblase oder Lungenzyste); als **symptomat. Sp.pneu** bei Lungenabszeß, Bronchiektasen, pneumon. oder tbk. Parenchymschaden, Überblähung (Asthma bronchiale, Pertussis). Oft mit Spontanheilung, selten chron.-rezidivierend; Komplikationen: Spannungs-, Hämatopneu (selten), exsudat. Pleuritis, Pleuraempyem. Ther.: entlastende Punktion, evtl. Einsetzen eines spannungsverhindernden Ventils, intermittierende oder Dauerabsaugung, Dränage, Induzieren von Adhäsionen; bei Chronizität Thorakotomie mit Fistelverschluß (ggf. Resektion erkrankter Organpartien). – **Sp.potential**: bereits bei entspanntem Muskel auftretende, der Muskelzelle oder motor. Einheit entstammende path. – z. T. pathognomon. – Biopotentiale im EMG (z. B. Fibrillationspotentiale als »**Sp.schauer**«). – Entsprech. Sp.entladungen im EEG als ↑ Spitzen, steile oder langsame Wellen.

Spontan|-Quick: Jargon für die Thrombokinase- u. Thromboplastinzeit (Quick-Zeit) bei Zusatz von Thrombokinase zu Nativblut. Von diagnost. Wert z. B. bei Polyglobulie. – **Sp.remission**: nicht als Ther.-Effekt eintret. R. einer chron. Krkht. – **Sp.ruptur**: ohne erkennbare äuß. Einwirkung eintret. Organ- oder Gefäßruptur, z. B. der Milz (bei Sepsis, Malaria, Typhus), von Ösophagusvarizen.

Spontan|schock: ↑ Spontanhypoglykämie. – **Sp.-schreiben**: das aus eigenem Willen realisierte Umsetzen von Denkinhalten (inn. Sprache) in die Schriftsprache (im Unterschied zum Diktat- oder Abschreiben); setzt außer der Intaktheit der vord. Zentralwindung (motor. Exekutivapparat) auch die der transkortikalen Verbindgn. zwischen Hörsphäre u. motor. Sprachzentrum voraus. Störungen: verbale Paragraphien bei transkortikaler sensor. ↑ Aphasie, Dys- u. Paragraphien durch fehlerhafte Bewegungsmuster bei der motor. Aphasie; s. a. Agraphie. – **Sp.seren**: Sera mit natürl. Gehalt (ohne nachweisbare Immunisierung) an best. agglutinierenden Antisubstanzen (z. B. Anti-D, -E, -C als Spontan-AK des Rh-Systems). – **Sp.sprache**: die nach eigenem Willen u. Entwurf realisierte sprachl. Wiedergabe von Denkinhalten (im Unterschied zum Reaktiv-, Nach-, Reihensprechen, Sprachautomatismen): nach Bildung eines vorsprachl. Konzeptes (sogen. Sprachantrieb) dessen innersprachl. Formung (»Verbalisieren«) u. dann Realisierung mittels der Sprechorgane u. unter Verw. der Sprachmuster des motor. Sprachzentrums (bei kontrollierender Mitwirkung des sensor. Sprachzentrums). Gestört bei amnest. (Verlust des Sinnverständnisses) u. kortikal-motor. Aphasie (Ausfall der Bewegungsmuster), frontopontiner Dysarthrie (Fehlen des Sprechantriebs), Apraxie der Sprechhandlung (Ausfall der motor. Realisatoren).

Spontan|thrombus: ohne erkennbare Gefäßwandläsion oder Störung der Blutzirkulation entstehender Thr.; meist bei Hyperkoagulabilität. – **Sp.transfusion**: 1) *geburtsh* bei Spätabnabelung das – durch Uteruskontraktionen geförderte – Einfließen plazentaren Blutes (50–100 ml) via Nabelschnurvenen in den Kreislauf des Neugeborenen. – 2) ↑ Autoinfusion. – **Sp.tumoren**: die ohne nachweisbare Urs. auftret. Neoplasmen (großenteils wohl durch Umweltkarzinogene). – **Sp.verformung (Witt*)**: ohne erkennbare Traumatisierung erfolgende akute (↑ Sp.fraktur) oder schleichende Verformung eines WK oder Extremitätenknochens auf Grund endokriner, neoplast. (metastat.) oder alimentärer Strukturminderung.

spoon nails: (engl.) Löffelnägel (↑ Koilonychie).

sporadisch: nur gelegentlich u. vereinzelt vorkommend; z. B. **sp. Hämophilie** (↑ Bernuth* Syndrom), **sp. Krankheit** (im Ggs. zur epi- u. endem. Krkht. u. zum Einzelfall).

Sporangie, -angium: *mykol* Zelle, in der durch Mitosen oder Meiose **Sporangiosporen** (Mito- bzw. Meiosporen) gebildet werden: »Mito-«, »Meiosporangie«; Fruchtbehälter von Pilzen.

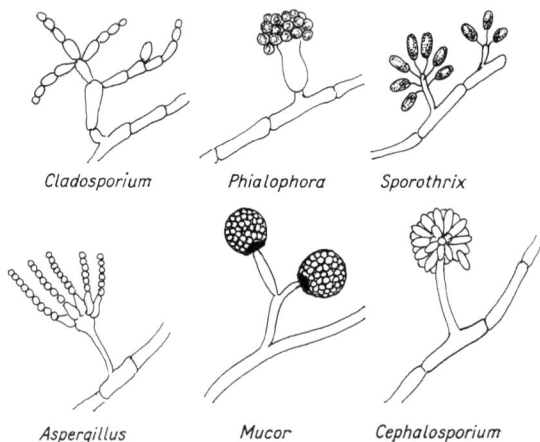

Konidiophoren- u. Sporangienformen.

Sporen: 1) der geschlechtl. Vermehrung dienende, intrazellulär oder durch Abschnürung nach außen entstandene, aus Sporangien entstammende rel. derbwand. Zellen der Eukaryonten; meist einkernig, unbeweglich oder durch Geißeln etc. beweglich (= Aplano- bzw. Zoosporen). – Bei perfekten u. imperfekten Pilzen als **sexuelle** bzw. **asexuelle Sp.** (s. a. Asko-, Basidiosporen, Konidien, Aleurio-, Oo-Sp.). – 2) aus vegetat. Zellen durch derbwand. Umhüllung hervorgehende Zellen der Protokaryonten (z. B. Baktn.), u. zwar als **deformierende** oder als **nicht-deformierende Sp.** (z. B. Clostridium bzw. Bacillus). – 3) *protozool, helminth* ↑ Sporozyste.

Sporen|bildner: *bakt* Baktn., die unter ungünst. Umweltbedingungen (nur außerhalb lebender Organismen) Dauersporen bilden (Auskeimung erst nach Ruhepause). Als **aerobe Sp.bildner** z. B. Milzbranderreger u. apathogene Arten, als **anaerobe** v. a. Clostridium tetani, perfringens, septicum, histolyticum u. sporogenes sowie apathogene Bodenbaktn. – **Sp.färbung**: *bakt* nur unter Hitzeeinwirkung (Aufkochen) mögl. Darstg. von Endosporen (mit nachfolg. Ent- u. Gegenfärbung der vegetat. Formen); z. B.

nach DORNER (Karbolfuchsin u. Methylenblau; rot, Baktn.körper blau), MÖLLER (Oxypyrentrisulfosäure u. Akridinorange nach Chromsäurebeizung; blau/braun), RACKETTE (Malachitgrün u. Eosin; grün/rosa).

Sporen|probe: *hyg* Prüfung der Abtötungskraft erhitzten Wasserdampfes unter Verw. sporenhalt. Materials (z. B. Sp.erde) als Testobjekt. Die bei gegebenen Hitzegraden zur absolut sicheren Abtötung notwend. Zeit wird in praxi aus Sicherheitsgründen um ca. 50% erhöht. – Eine **Sp.suspension** charakteristischer Testkeime in physiol. NaCl-Lsg. dient nach Einsaat in Standardnährböden der quant. Wirksamkeitsbestg. von Antibiotika. – **Sp.tierchen:** *protozool* ↑ Sporozoa. – **Sp.zellen:** (SMITH, LONERGAN u. STERLING 1964) atyp. Erythrozyten (sporenähnl., an Akanthozyten erinnernd) bei hämolyt. Anämie im Zusammenhang mit Leberzirrhose (klinisch ähnlich dem ZIEVE* Syndrom). Gleiche Formen auch in vitro nach Mischen normaler Ery mit dem Plasma des Kranken.

Sporidiose: *protozool* durch **Sporidien** (Sporenphase gewisser Sporozoen) hervorgerufene Krankh.; i. e. S. die ↑ Sarkosporidiose.

Sporn: 1) *anat* spitzer Knochenvorsprung, z. B. Kalkaneussporn; auch ↑ Osteophyt. – 2) *chir* beim doppelläuf. Kunstafter mesenterialseitig zwischen bd. Lumina gelegene Darmwandvorwölbung. Wird bei Beseitung des Anus praeter schrittweise mit spez. Quetschklemme (»**Sp.quetsche**«, »Anastomosenquetsche«) durchquetscht, so daß zunehmend Darminhalt aus der zuführenden in die abführende Schlinge übertritt.

Sporoblast: *protozool* ↑ Sporont.

Sporobolo|myces: Gattung imperfekter Hefen; Saprophyten, aber auch aus mykot. Prozessen (»**Sp.mykose**«, z. B. Madurafuß) als vermeintl. Erreger isoliert.

sporo|gen: 1) Sporen bildend. – 2) aus Sporen entstanden, durch sie hervorgerufen. – **Sp.gonie:** *protozool* als Vermehrungsweise der 1., agamen Sporozoen-Generation (z. B. Oozysten von Kokzidien, Sporozysten von Hämosporidien) eine period., multiple Teilung unter Ausbildung der propagativen Sp.zoiten.

Sporont: *protozool* 1) zur ↑ Sporogonie fäh. Stadium bei Babesien, Myxosporidien. – 2) ↑ Sporozoit (inkorrekt). – **Sporontozid:** *pharm* die Sporogonie der Plasmodien im Oozystenstadium unterbrechendes Malariamittel.

Sporo|phor(e): *mykol* Myzelelement für die asexuelle Sporulation. – **Sp.statin:** ↑ Griseofulvin.

Sporothrix: (LINK 1824) Gattung Konidien-bildender grampos., imperfekter Fadenpilze (heute meist anderen Gattgn. zugeordnet); i. e. S. **Sp. schenckii** (= **Sporotrichum asteroides** s. **councilmanni** s. **gougerotii** = Rhinocladium sche.), der meist von Pflanzen auf Tier u. Mensch übertragene Erreger der ↑ Sporotrichose; im Gewebe hefeart., bei Zimmertemp. schimmelartig.

Sporo|trichin: AG aus Sp.thrix schenckii zur Kutantestung (für Sp.trichose wenig spezif. Spätreaktion 48 Std. nach i.c. Inj. 1 : 2 000). – **Sp.trichose:** kosmopolit. (v. a. Amerika), chron., lokalisierte oder disseminierte Mykose (v. a. kutan-epidermal, seltener inn. Organe) durch Sp.thrix schenckii. An Hautläsion nach ca. 4 Wo. Primärherd (Pustel, Knoten oder Ulkus) mit aufsteigender Lymphangitis u. -adenitis (»PK«; indolent, z. T. einschmelzend), im Genitalbereich evtl. myzetomähnl. Riesenschanker. Vom Primärherd(rest) evtl. hämatogene Streuung (v. a. Knochen, Eingeweide; = sek. Sp.trichose, mit ernsterer Prognose). Erregernachweis kulturell (z. B. SABOURAUD* Glukose-Agar), zuverlässiger am Rattenschwanz (Sproßzellen im Eiter u. »Zigarrenformen« im Gewebe zwar typisch, können aber fehlen); Kutantestung mit ↑ Sp.trichin. – **Sp.trichum** ↑ Sp.thrix.

Sporozoa, Sporozoen: (LEUKARDT 1879) Klasse parasit. Protozoen; mit der medizinisch wicht. Ordng. Coccidia (Unterordnungen: Haemosporidia u. Toxoplasmidia, mit Gattgn. Plasmodium, Toxoplasma, Sarcocystis u. Isospora).

Sporozoiten: die infektiösen »Sichelkeime« der Kokzidien als Produkt der Sporogonie. Infektionsmodus: entweder orale Aufnahme von Oo- bzw. Sporozysten (z. B. bei Toxoplasma, Sarcocystis, Isospora); oder Einbringen ins Blut des (Vertebraten-)Wirtes mit dem Speichel der infizierten Mücke (z. B. Anopheles; ↑ Malariazyklus). – **Sp.-Index:** %-Zahl der ♀♀ Anophelen (in einem Standardfang), die – bei Sektion innerhalb von 24 Std. – in ihren Speicheldrüsen Sporozoiten aufweisen; ein Malaria-Index.

Sporozyste: 1) *protozool* Spore: bei Coccidia das 2–8 Sporozoiten enthaltende Entwicklungsstadium in der Oozyste. Infektiöse Oo- u. Sporozysten von Toxoplasma u. Sarcocystis bzw. von Isospora hominis werden bei Mensch u. Vertebraten mit dem Kot ausgeschieden. – 2) *helminth* im Zwischenwirt (meist Schnecke) aus dem Miracidium hervorgehender »Keimschlauch« als Larvenstadium von Trematoden.

Sport|albuminurie: bei anstrengender sportl. Betätigung auftret. regulator. oder lordot., aber auch durch Unterkühlung bedingte (Schwimmen, Wasserball) u. dann evtl. renale Albuminurie; vgl. S.hämoglobinurie. – **Sp.arzt:** approb. Arzt mit spez. Kenntnissen von Sportarten, -unfällen, -schäden etc.; betreut z. B. Sportvereine, -schulen, -institute. Anerkenng. mit **Sp.arzt-Diplom** vom Dtsch. **Sp.ärztebund**; Berechtigung zur Zusatzbez. »Sp.medizin« durch die Landesärztekammer. – **Sp.fraktur:** durch Sp.trauma entstand., z. T. für die Sp.art typ. Knochenbruch, z. B. der Knöchel bei Skiläufern, von Kahnbein u. Radius bei Hochspringern u. Turnern, von WS u. Klavikula bei Stabhochspringern, des Humerus (Spiralfraktur, Tuberkulumabriß) bei Speerwerfern, der U'schenkelknochen (Torsionsfraktur, Knöchelbruch) bei Fußballspielern.

Sport|hämoglobinurie beruht auf Hämolyse infolge renal-vaskulärer Blutstagnation bei lumb. Hyperlordosierung, z. T. (Langstreckenlauf, schwer belasteten Disziplinen), aber auch auf Pathomechanismen der Marschhämoglobinurie. – **Sp.herz:** das dilatierte, meist auch hypertrophierte Herz des trainierten Ausdauersportlers (s. a. regulative ↑ Dilatation): Zunahme von Kapillarisierung, Myoglobingehalt u. Vol. (>1000 ccm; Schlag- u. Min.vol., aber auch Restblut – als Reserve – erhöht), Vagotonie (Ruhebradykardie bis <40/Min., Hypotonie mit kleiner Blutdruckamplitude), verkürzte Erholungsphase (meist

Sport|hypoglykämie

innerhalb 1 Min. Rückkehr zu Ausgangswerten); im Rö.bild allg. Herzvergrößerung, evtl. mit betontem li. Vorhof u. verstrichener Taille. EKG: PQ an oberer Normgrenze (gelegentl. > 0,2 Sek.), P-Abflachung. – **Sp.hypoglykämie**: Effort-Hypoglykämie (bis zum hypoglykäm. Schock) bei Ausübung leistungsintensiven Sports.

Sport|knie: degenerat. Gelenkprozesse (v. a. Meniskopathien) als Folge chron. Überlastung u. (Mikro-)Traumatisierung bei Fußball, Skilauf etc. – **Sp.medizin**: interdisziplinärer Zweig der theoret. (Forschung u. Lehre) u. prakt. Medizin (Sp.arzt, sp.ärztl. Untersuchungsstelle). Erforscht u. a. Auswirkungen sportlicher Betätigung auf den gesunden, kranken u. genesenden Organismus, woraus sich (über den Sp.bereich hinaus) präventive, therap. u. rehabilitative Erkenntnisse u. Verfahren ergeben.

Sporula: (lat.) ↑ Spore. – **Sporulation**: Sporenbildung.

spotting: *gyn* engl. Bez. für die intermenstruelle ↑ Schmierblutung (meist Durchbruchblutung).

Sprach|antrieb: s. u. Spontansprache. – **Sp.audiometrie**: s. u. Sprech....

Sprache: 1) das der Wiedergabe von Denkinhalten dienende System (↑ Spontansprache, LICHTHEIM*-WERNICKE* Schema, Sprechen, Artikulation). – Als **inn. Sp.** (ohne hörbare Lautproduktion) die im ↑ Sp.feld erfolgenden Prozesse der innerl. Vergegenwärtigung eines Wortes vor Umsetzen des Gedanklichen in das Sprachliche bzw. des Akustischen in ein Sinnesverständnis. – 2) Als Sprachstörung bzw. -eigenheit z. B. **skandierende Sp.** (↑ Bulbärsprache), **dysarthr. Sp.** (↑ Dysarthrie), **näselnde Sp.** (↑ Rhinolalie), **polternde Sp.** (»Battarismus«, ↑ Tachylalie).

Sprachetasten: bei Taubstummen das – trainierbare – taktile Wahrnehmen von Reizen, die aus den von einem Mikrophon aufgenommenen hörbaren Frequenzen transkribiert sind.

Sprach|fehler: ↑ Dysarthrie, Dysglossie; i. w. S. auch die ↑ Dys- u. Aphasien. – **Sp.feld**: die Großhirnbezirke im Dienste von Sp.bildung u. -verständnis (BROCA* u. WERNICKE* Sp.zentrum u. angrenzende Bereiche der REIL* Insula u. des Parietal- u. Okzipitallappens), deren intakte Synergie Voraussetzung für die inn. ↑ Sprache ist; s. a. Sp.zentren. – **Sp.gehör**: das – am Sp.verständnis gemessene – Hörvermögen für Wörter u. Sätze als Komplexe aus Klängen u. Geräuschen (v. a. mittlerer u. tiefer Frequenzen). Setzt Klangperzeption u. Intaktheit der Apperzeption voraus. Maß: die Hörweite für Flüster- (v. a. Zahlwörter; normal mind. 6 m, max. 20–25 m) u. Umgangssprache; s. a. Sprechaudiometrie.

Sprach|heilkunde: Logopädie; s. a. Phoniatrie. – **Sp.hemmung**: Fehlen des Sp.antriebs, z. B. als Stottern, als Manifestation einer Erwartungsneurose, als iktale epilept. Erscheinung (Unfähigkeit, ein einzelnes Wort zu sprechen trotz Intaktheit der inn. Sprache; ausgelöst v. a. durch neuronale Entladung in der unteren Zentralregion). – **Sp.lähmung**: ↑ Alalie (s. a. Laloplegie, Aphasie, Anarthrie); als emotionale akute Form z. B. die Schreckaphasie. – **Sp.lesen**: ↑ Lippenablesen, Visible speech.

Sprach|muskeln: die der Artikulation dienenden, durch das Phonationszentrum (Formatio reticul.) koordinierten, gemäß Bewegungsmustern des motor. Sp.zentrums funktionierenden, kinästhetisch u. akustisch (Rückmeldung) kontrollierten Muskeln in Lippen, Zunge, Gaumen, Schlund u. Kehlkopf. – **Sp.organ**: die Gesamtheit der Zentren für ↑ Sprache u. ↑ Sprechen. Als Ausführungsorgane die zentrale u. periphere Sp.sphäre; letztere bestehend aus Atem- (Zwerchfell, Lunge, Luftröhre), Stimm- (Kehlkopf, Stimmbänder) u. – i. e. S. – Artikulationsapparat (Mund-, Nasenhöhle, Lippen, Zunge, Zähne, Gaumen, Gaumensegel; für Klangfarbe u. – labiale, labiodentale etc. – Sp.lautbildung).

Sprach|pädagoge: ↑ Logopäde. – **Sp.rückkopplung, verzögerte**: ↑ LEE* Phänomen. – **Sp.scheu**: psychogene Sp.störung (↑ Alalia mentalis), i. w. S. auch Sp.hemmung u. Sp.verlust (z. B. als Logophobie bei Erwartungsneurose, als elektiver Mutismus oder Aphonie infolge Gemütshemmung). – **Sp.sphäre**: s. u. Sp.organ.

Sprachstörungen: Störungen der Sprachbildung, Aussprache; als Syntax- (= Dysgrammatismus), Wort- (= Dysphasie), Artikulations- oder Sprech- (= Dysarthrie, -glossie), Ton- oder Stimmstörung (= Dysphonie). Urs.: 1) periphere Störung am Sprechorgan (führt zu Dys-, Rhinolalie, Dys-, Rhinoglossie), 2) Gehörleiden (Taubstummen-, Schwerhörigensprache), 3) zentrale Störung a) zerebrale Entwicklungshemmung (Alalia prolongata, Hörstummheit, akust. Agnosie, Stammeln, Schnarren, Lispeln, Dysgrammatismus, Lese-Schreibschwäche), b) zerebrale Erkr. (Dyslogie, Dysphasie, zentrale Dysarthrien), c) konstitutionelle Neuropathie (Stottern, Poltern, Logasthenie), d) Logoneurose (Logophobie, neurot. Mutismus, neurot. Aphonie), e) Psychose (psychot. Dyslogie = Dysphrasie). – Ferner: **amnest.-dysphat. Sp.** (bei Gyrus-angul.-nahem temporalem Prozeß; v. a. Namen u. Bezeichnungen können nicht spontan benannt werden), **expressiv-dysphat. = produktive Sp.** (motor. Aphasie, Alexie u. Agraphie bei rel. intaktem Sprachverständnis; typ. die verbale ↑ Aphasie HEAD), **operkulär-artikulator. Sp.** (bei uni- oder bilat. Erkr. des Operkulum einschl. zugehör. Subkortex; Anarthrie ohne Aphasie- u. Agraphie-Sympte.), **peripher-impressive Sp.** (audiogene Dyslalie; schwerste Form bei Gehörlosigkeit), **rezeptiv-dysphat. impressive Sp.** (Ausfälle im sensor. Teil des Sprachapparates; sensor. Aphasie mit literalen, verbalen oder grammat. bzw. syntakt. Fehlleistungen beim Sprechen, Lesen, Schreiben), **semant.-dysphat. Sp.** (bei Gyrus-supramarg.-Prozeß; Unfähigkeit, die spez. Bedeutung von Bildern u. Mitteilungen zu erfassen).

Sprach|taubheit: akust. ↑ Agnosie. Als »reine« Form die subkortikale sensor. ↑ Aphasie. – **Sp.test**: s. u. Sp.gehör. – Als **Freiburger Sp.test** (HAHLBROCK) die ↑ Sprechaudiometrie unter Verw. phonetisch ausgeglichener Gruppen von Zahlwörtern u. einsilb. Hauptwörtern. – **Sp.übungsbehandlung**: Maßnahmen zur Beseitigung fehlerhafter Lautbildung, z. B. bei organisch bedingter Dyslalie (infolge Kiefer-, Zahnstellungsanomalie etc.). Ziel: Erlernen einer völlig neuen Lautbildung durch neue Zungenstellung; meist kombin. mit Phonationsübungen, ggf. auch mit kausaltherapeut. Maßnahmen; s. a. Logopädie.

Sprach|verlust: s. u. Sp.scheu. – **Sp.verständnis**, Lalognosis: Fähigkeit des Begreifens korrekter sprachl.

Äußerungen. Beginn etwa im 3. Vierteljahr (Assoziierung von Umweltdingen u. als zugehörig erkannten Sprachelementen; Verarbeitung optischer u. akust. Eindrücke). – **Sp.verwirrtheit:** (KRAEPELIN) / Schizophrasie. – **Sp.werkzeuge:** / Sprachorgan.

Sprach|zentren: für die Intaktheit der Sprache zuständ. Hirnrindenbereiche; 1) akust. = sensor. = **hint. Sp.zentrum,** das WERNICKE* Zentrum in den Gyri temp. transversi u. sup.; »Erinnerungszentrum« für gehörte Wörter u. Wortklänge (ermöglicht deren Erkennen u. das Sichvorstellen der Erinnerungsbilder; bei Läsion sensor. Aphasie). – **2) motor. Sp.zentrum,** das BROCA* Zentrum in Nachbarschaft des R. ascendens des Sulcus lat. im Gyrus front. inf. (vor dem Kopfteil des Gyrus praecentr.) meist der dominanten Hemisphäre; Koordinationszentrum für die Sprechmuskeln (für deren – bei der Laut[folge]bildung von der vord. Zentralwindung realisierte – Bewegungsmuster). – **3) opt. Sp.zentrum,** die Areae peri- u. parastriata (19 u. 18 n. BRODMANN); zuständig für Lesen (Schriftsprache) u. optisch fundierte Gedankengänge (einschl. opt. Denkens, Ortsgedächtnisses, Farbenerfassens bzw. Ortssinns u. opt. Aufmerksamkeit). – **Sp.zerfall:** Veränderung der inhaltl. u. grammatikal. Struktur sprachlicher Äußerungen bei Schizophrenie; Sprache für den Gesunden unverständlich u. uneinfühlbar (s. a. Schizophrasie).

Spranger*(-Wiedemann*) Krankheit: (1964/66) / Dysplasia spondyloepiphysaria congenita.

Spratt* Operation (CHARLES NELSON SP., geb. 1874, Ophthalmologe, Minneapolis): *ophth* 1) Enucleatio bulbi mit Einlagerung einer Paraffinplombe in den Bindehautsack. – 2) Starextraktion via Lappenschnitt. – 3) Lappenschnitt u. Iridektomie bei Glaukom.

Spray: künstlich erzeugter Flüssigkeitsnebel, i. e. S. der mit Partikeln $20 \cdot 10^{-4}$ cm (d. h. größer als beim Aerosol, sich daher bald absetzend). Auch Bez. für die Spraydose (Atomiseur etc.). – Best. Treibgase werden als Rauschmittel mißbraucht. Schädl. Wirkgn. bei einschläg. Inhalationsthr. sind im allg. Überdosierungseffekt des Pharmakons (z. B. Adrenalin); evtl. auch Fremdkörperreaktion der Lunge auf kosmet. Sprays. Eine intranasale Sp.-Impfung z. B. gegen Grippe erprobt.

Spreading|-Effekt: (engl.) Veränderung der Schrankenwirksamkeit des Bindegewebes (einschl. der dadurch begünstigten »Ausbreitung« von Partikeln oder gelösten Stoffen) infolge Umwandlung des Gel-Zustandes der Grundsubstanz in den Sol-Zustand durch enzymat. Wirkung auf Mukopolysaccharide, v. a. als Effekt bakterieller Hyaluronidase (dem wichtigsten **Sp.-Faktor,** auch Diffusions- oder DURAN-REYNALS* Faktor genannt).

Sprech...: s. a. Sprach..., Logo.... – **Sp.anfall:** kortikaler Anfall (bei Herd im BROCA* Sprachzentrum) in Form zwanghaften Sprechens (Wiederholung von Satzteilen u. Wörtern »wie bei einer defekten Schallplatte«); Bewußtsein klar. – **Sp.apraxie:** reine motor. / Aphasie. – **Sp.audiometrie,** Sprach-A.: von den akust. Eigenschaften des Raumes unabhäng. apparative Audiometrie mit Prüfung des Sprachverständnisses für best. – nach Frequenzspektren geordnete – Prüfwörter einer mit verschied. Lautstärke dargebotenen Sprache. Verständnis im Normalfall von 0 (bei 15 dB) auf praktisch 100% ansteigend: im **Sp.audiogramm** (Ordinate mit %-Zahl richtiger Antworten, Abszisse mit Intensität in dB) steile Sinuskurve; bei Schalleitungsstörung in Bereich höherer Intensitäten verschoben, bei Schallempfindungsstörung abgeflacht (evtl. ohne den 100%-Wert zu erreichen).

Sprechen: die durch / Sprachzentren u. / Sprachorgane (s. a. Artikulation) realisierte Sprechhandlung als express. Teil der / Sprache (s. a. LICHTHEIM-WERNICKE* Schema). Je nach Beteiligung der Partialaktionen unterschieden als Spontan-, Reaktiv- u. Nachsprechen (= mutatives Sp.; an Intaktheit der Hörrinde u. deren Assoziation mit dem motor. Zentrum geknüpft; bei parietookzipit. Läsion rostral des Gyrus angul. beeinträchtigt: »Nachsprechaphasie«), ferner Reihensprechen u. **Sprech|automatismen** (nicht dem Willen unterworfen; z. B. im Traum, bei seel. Ausnahmezuständen); s. a. Logorrhö, Tachyphrasie, Bradylalie, verbale psychomotor. / Halluzination (= **inn. Sp.automatismen).**

Sprech|hilfe: dem Laryngektomierten das Sprechen (z. B. nach Art einer Telefonstimme) ermöglichender Apparat. – **Sp.kanüle:** Tracheostomiekanüle mit Klappventil zur Leitung des exspirator. Luftstroms in Richtung Kehlkopf (Phonation). – **Sp.störung:** / Dysarthrie, -glossie. – **Sp.taubheit:** akust. / Aphasie.

Spreiz|bandage: *orthop* bei angeb. Prä- u. Subluxation der Hüfte für dynam.-funktionelle Prophylaxe u. Ther. angew. B., die eine best. Gelenkbeweglichkeit zuläßt (dadurch Förderung der Gelenkentwicklung in physiol. Lage); z. B. PAWLIK* Hüftriemenbandage (/ dort. Abb.), FREJKA* Kissen, BECKER* Höschen. – **Sp.behandlung:** *orthop* konservat. – gelenkentlastende – Ther. (u. Prophylaxe) der angeb. Hüftluxation mit / Sp.bandagen oder **Sp.gips** (/ LORENZ*, LANGE* Stellung); auch zur Retention nach op. Einrenkung.

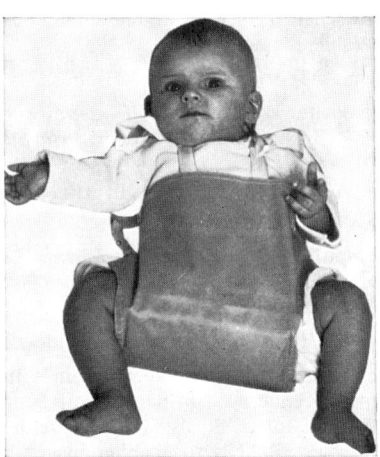

Spreizhöschen nach BECKER. Sperreinlage verhindert Strecken u. Adduktion des O'schenkels.

Spreizfuß, Pes transversoplanus: Fußdeformität mit Einsinken des Mittelfuß-Quergewölbes (im Extremfall Plantavorwölbung mit Schwiele), meist als Teilkomponente des Platt- oder des Ballonhohlfußes; oft schmerzhaft (/ MORTON*-DUDLEY* Krankht.). Ther.: **Sp.einlage** oder **-bandage,** evtl. Op.

Spreiz|handgriff: *geburtsh* orientierender Handgriff (bis Mens VII) zur Bestg. der Distantia spinarum: bei

Spreiz|katheter

der Spina iliaca ant. sup. aufgesetztem Daumen erreicht der 5. Finger die kontralat. Spina nur, wenn Distanz verkürzt (Spreizweite der männl. Hand 23–24 cm). – **Sp.katheter**: *urol* Harnröhrenkatheter zur Aufdehnung mittels zwischengeschalteter aufblasbarer Ballons (n. DOURMASHKIN, FOLEY) oder spreizbarer zangenförm. Arme. – **Sp.kissen**: *orthop* straffes K. zur Retention der Beine in Spreizstellung bei der angeb. Hüftluxation; z. B. nach PUTTI, FREJKA. – **Sp.phänomen**: *neurol* reflektor. Spreizung der Zehen (i. e. S. ohne Dorsalflexion) beim BABINSKI* Phänomen bzw. GORDON* u. OPPENHEIM* Reflex.

Sprengel* (OTTO KARL SPR., 1852–1915, Chirurg, Dresden, Braunschweig) **Bauchdeckenschnitt: 1)** SPR.*-MCBURNEY* Schnitt: / Wechselschnitt für Appendektomie. – **2)** HEUSSNER*-SPR.* Schnitt: Querinzision in Oberbauchmitte; bei Bedarf seitl. Erweiterung (gemäß den von SPR.* aufgestellten Grundsätzen über die möglichst schonende Durchtrennung der seitl. Bauchwand) durch Spaltung der schrägen Muskeln in Faserrichtung. – **Spr.* Deformität**, EULENBURG*-SPR.* Syndrom: (1863/1891) der erbl.-fam. (rezessiv-autosomal?), meist einseit., »angeb. Schulterblatthochstand«, mit typ. Flügelstellung (»winging«) der verkleinerten, supraspinal meist nach ventral umgebogenen (»Scapula scaphoidea«), manchmal mit der HWS fest verbundenen Skapula; ferner Verkürzung u. degenerat. Veränderung der Schulterblattmuskeln, BWS-Skoliose, evtl. HWS-Anomalien. Klin.: scheinbare Halsverkürzung, Anteflexionshaltung des Kopfes, starke Innenrotation des Armes (mit akt. u. pass. Elevationshemmung über 90° hinaus).

Sprengstoffekzem: gewerbl. Kontaktekzem beim Umgang mit Benzolderivaten wie Trinitromethylanilin (»Tetryl«), Dinitrochlorbenzol (»Tropföl«), Trinitrotoluol (»Trotyl«) u. a.

Sprengung: 1) *orthop* am orthopäd. Schuh die Differenz zwischen Fersen- u. Ballenhöhe. – **2)** *neurol, chir* / Nahtsprengung.

springende Mydriasis: *neurol* / Hippus.

Spring|seuche: *vet* / Louping ill. – **Sp.tic**: *neurol* saltator. / Reflexkrampf. – **Sp.wurm**: *helminth* / Enterobius vermicularis.

Sprinz*-Dubin* Syndrom: (1954) s. u. DUBIN*-JOHNSON*.

Spritzampulle: *pharm* spritzfert. Einweg-Injektionsspritze, in der Trockenwirkstoff u. Lösungsmittel bis zum Gebrauch getrennt sind.

Spritze: 1) / Injektionsspritze. – **2)** / Injektion.

Spritzen|abszeß: A. durch die bei einer Inj. eingeschleppten Keime, v. a. in der – wenig keimresistenten – Muskulatur (z. B. als Glutealabszeß). Multiple s.c. Abszesse z. B. bei Drogenabhängigen. – **Sp.cholangiographie**: (HESS 1961) Ch. nach dir. KM-Inj. in die extrahepat. Gallenwege u. unter Verzicht auf die manometr. Kontrolle; v. a. intraoperativ via Zystikusstumpf, postop. über ein noch liegendes T-Drain. – **Sp.hepatitis**: Virushepatitis B durch injektionsbedingte Erregerinkorporation. Prophylaxe: Heißluftsterilisation. – **Sp.zeichen**: kleiner hämorrhag. Hof 24 Std. nach Einstich in die Haut als Zeichen für Brüchigkeit der Hautkapillaren.

Spritzpistolenverletzung: v. a. berufstraumat. (Lackierer, Maler) Eindringen der unter hohem Druck stehenden Farben oder Chemikalien in tiefere Gewebsschichten; klin.: punktförm. Eintrittspforte mit örtl. Ischämie, Druckschmerz u. Schwellung, später tox. Gewebsreaktion (bis Gangrän), evtl. Granulombildung. Ther.: frühzeit. op. FK-Entfernung.

Sprossenwand: *orthop* Gerät der schwed. Heilgymnastik (»Ribstol«) in Form einer wandparallel befestigten breiten Leiter mit kräft. runden Sprossen in 10 cm Abstand; für Haltungs- u. Geschmeidigkeitsübungen.

Sproß|formmykosen: durch **Sp.pilze** (sich asexuell durch »Sprossung« vermehrende imperfekte Hefen u. hefeähnl. Pilze) hervorgerufene / Mykosen, mit Bildung von Sproßformen in der parasitären Phase (im Gewebe): die 3 Blastomykosen GILCHRIST* Krankht. (durch Blastomyces dermatitidis), Parakokzidioidose (Paracoccidioides brasiliensis) u. Keloid-Blastomykose (Loboa loboi), die Kryptokokkose (Cryptococcus neoformans) u. Sporobolomykose (Sporobolomyces-Arten), i. w. S. auch (z. T. ohne nachweisbare Sproßformen) Sporotrichose (Sporothrix schenckii) u. Histoplasmose (Histoplasma capsulatum).

Sproß|myzel: *mykol* das durch / Sprossung entstehende Pseudomyzel, indem Sproßzellen nach Streckung in Form eines Fadens weiterwachsen, dem wiederum – Seitenfäden bildende – **Sp.zellen** entsprossen.

Sprossung: 1) *mykol* die für Sproßpilze typ. asexuelle Vermehrung durch Bildung seitl. Auswüchse (»Knospen«, »Sprossen«), aus denen der Mutterzelle gleichende »Sproßzellen« hervorgehen (s. a. Sproßmyzel). – **2)** *path* **kapilläre Sp.**: die durch Einsprossen von Randgefäßen erfolgende »Kapillarisierung«, z. B. eines Granulationsgewebes.

Sproull* Symptom: *röntg* Lumeneinengung u. segmentäre Wandstarre bei Ileitis termin.

Sprudler: *anästh* / Äthersprudler.

Sprue, idiopath. Steatorrhö: chron., z. T. ätiol. unklare Krankh. mit Fettdiarrhö, Anämie u. Abmagerung als Hauptsymptn. u. einer Enteropathie mit Resorptionsstörung für Fett (bei intakter Pankreasfunktion), Glukose, Protein, fett- u. wasserlösl. Vit. u. sogar Wasser als pathogenet. Schwerpunkt (anat.: Atrophie der Dünndarmzotten, lympho-plasmazelluläre Schleimhautinfiltrate, atroph. Gastritis); ferner Muskelschwund, Ödemneigung, Pigmentierung (v. a. an lichtexponierten Stellen, aber auch an Skrotum u. Unterschenkeln), Haarausfall, Meteorismus, Hypokaliämie-Zeichen, Hypovitaminosen (v. a. Nachtblindheit, Hypoprothrombinämie). Unterschieden als offenbar Gluten-induzierte »**einheim. Sp.**« (einschl. / Zöliakie) mit Vit. B_{12}-Resorptionsstörung; u. als **trop. Sp.** (z. B. in Indien, Indonesien, Puerto Rico) mit schwerem Folsäure- u. Vit.-B_{12}-Mangel u. hochgrad. megaloblast. Anämie (u. funikulärer Myelose: »Sp.-Perniziosae«), die im Ggs. zur einheim. Sp. nicht auf gliadinfreie Diät (»**Sp.diät**«), sondern auf Folsäurezufuhr anspricht. – Ferner – als »**Sp.-Syndrom**« (mit ähnl. Symptn.) – die Pankreo- u. symptomat. Steatorrhö, das ANDERSEN*, WHIPPLE* u. Folsäuremangel-Syndrom.

Sprung|bein: *anat* / Talus. – **Sp.bereitschaft**: der sogen. SCHALTENBRAND* Reflex bei vertikaler Progressivbeschleunigung; nachweisbar ab 6. Mon. am durch Umfassen der Taille freischwebend in Bauchlage gehaltenen Säugling: bei raschem Senken des

Kopfes Vorstrecken der Arme, Öffnen der Hände, Abstützen u. Übernehmen des Körpergewichts. Bleibt lebenslang erhalten (u. bedingt später z. B. beim Stürzen die typ. Radiusfraktur, Ellenbogensubluxation u. Klavikulafraktur); Fehlen, Abschwächung u. Asymmetrie sind pathol.; vgl. LANDAU* u. Stellreflexe.

Sprunggelenk: die / Articulationes subtalaris, talocalcaneonavicul. u. talocrur. als »**hinteres**« bzw. »**vorderes**« (bd. zus.: »**unteres**«) bzw. »**oberes Sp.**«. – **Sp.arthrodese** (maximal als / Triplearthrodese) ist angezeigt v. a. bei schwerer Arthrose, Lähmung, Schlottergelenk, Deformität; z. B. als Anfrischungs-, extra- oder intraartikuläre Span- (»Verriegelung«)? Bolzungsarthrodese, durch Drehosteotomie (Knochenwürfel aus Tibia u. Talus, um 90° gedreht u. mit den Gelenkflächenanteilen ins Entnahmebett); Methoden nach M. LANGE, HOHMANN, LORTHIOIR, BIESALSKI, LEXER-(REHN), EHALT, PITZEN.

Spucken: *päd* Ausschütten; s. a. habituelles / Erbrechen, Pylorusstenose.

Spül|dehnung: *urol* sichtverbesserndes Entfalten der hint. Harnröhre durch kräft. Wasserstrom aus dem Zystourethroskop. – **Sp.dränage**: *chir* D. mit intermittierenden Spülungen zum Offenhalten des Dränageweges (aber auch zur Pharmaka-Applikation, Partikelausspülung); z. B. als Blasendränage nach Prostatektomie, bei Verweilsondenbehandlung des Ileus; s. a. Litholapaxie, geteilte / Ileostomie (sogen. **Sp.fistel**). – **Sp.klistier**: / Reinigungseinlauf.

Spülung: 1) *therap* Aus- bzw. Durchspülen von Hohlorganen, z. B. Bronchiallavage, Magen-, Darm-, Blasenspülung. – 2) *neurol* **kalt- u. warmkalor. Sp.** zur / kalorischen Prüfung.

Spülzystoskop: einfachste Form des / Zystoskops (nur für Spülen, Füllen u. Entleeren der Blase sowie orientierende Inspektion).

Spürdosis: *nuklearmed* / Tracer-Dosis.

Spulen|feld(methode): *physik-therap* Applikationsform der Hochfrequenzther., indem durch Spulen (koaxial aneinanderliegende Schleifen eines Leiters in Reihenschaltung) geeigneter Abmessung ein magnet. Wechselfeld erzeugt u. auf eine Körperpartie konzentriert wird; bewirkt Erwärmung durch Wirbelströme im leitfäh. Körpergewebe. – **Sp.niere**, Coil-kidney: Hämodialysator mit Dialysespule (um einen Kunststoffkern gewickelter Zellophanschlauch); einspulig (»single coil«, »Minicoil«) oder als Zwillingsmodell (/ KOLFF*-WATSCHINGER* Niere). – **Spulwurm**: / Ascaris.

Spur, mnemische: *psych* / Engramm.

Spuren|analyse: *chem* qual. u. quant. Erfassung in Mengen $<1:10^3$ vorkommender anorgan. u. organ. Stoffe (evtl. erst nach Anreicherung durch Extraktion etc.) mit physikal. (Flammenphotometrie, Kolorimetrie, Aktivierungsanalyse, Polarographie, IR-, UV- u. Fluoreszenzspektroskopie, Rö-Emissionsspektrographie, Gaschromatographie), biol. (Versuchstier, isoliertes Organ), mikrobiol. oder enzymat. Verfahren; vgl. Mikroanalyse. – **Sp.diagnostik**: *forens* Identifizierung kleinster Gewebereste durch serol.-zytol. Bestg. von Spezies, Geschlecht, Blutgruppe, Gewebsalter etc.

Spuren|elemente, -stoffe: 1) *biol* Mikro-, Oligo-, mikronutritive Elemente: spezifisch in geringerer Konz.

Bioelemente (Haupt- u. Spurenelemente)

höhere Pflanzen		Mensch u. Säugetier
* C		C
* O		O
* H		H
N	Haupt- oder	N
P	Makroelemente	P
K		K
Ca		Ca
Mg		Mg
S		S
---		Na
Fe		Fe
B		F
Cl	Spuren- oder	Cl
Cu	Mikroelemente	Cu
Mn		Co
Mo		J
Zn		Mn
		Mo
		Zn

*) in jeder organ. Masse vork. Element

als Fe (d. h. mit 0,1–0,001%) artspezifisch vork. anorgan. Bioelemente, die als akzidentell (z. B. Ag, Al, Au, Ba, Bi, Cd, Cr, Ni, Pb, Sn, Ti, V) oder als essentiell gelten (z. B. Cr, Co, Cu, F, Fe, J, Mn, Mo, Se, Zn, v. a. als Bestandteile von Enzymen, Chromoproteinen, Hormonen; s. a. Tab. »Mineralbedarf«). – 2) *baln* in einer Mineralquelle die neben den charakterisierenden Elementen (z. B. S, Fe, J) in ganz geringen Mengen (<1 mg/l) in ionisierter u. resorptionsfäh. Form enthaltenen Elemente (die i. S. der Transmineralisation wirksam u. evtl. für den balneol. Effekt wesentlich sind). – **Sp.reflex**: erst einige Sek. oder Min. nach Reizende (»kurzer« bzw. »langer Sp.r.«) – u. nach erfolgter unbedingter Reaktion – durch die noch vorhandene Erregung (»Reizspur«) ausgelöster bedingter Reflex.

spurius: (lat.) falsch, unecht.

Spurway*-Eddowes* Syndrom: s. u. EDDOWES*.

Spurzeichnen: *psych* Test für psychomotor. Leistung, indem eine doppellin. Figur mit Bleistift schnell ohne Randberührung zu durchfahren ist.

Sputum: »Auswurf«, das – meist alkal. – Sekret der Atemwegsschleimhäute mit Beimischung zellulärer Elemente (v. a. Leuko, Epithelien, Speichel, Nahrungsresten, Staub u. Rauchteilchen, evtl. auch Mikroorganismen, Blut u. Eiter etc.). – Diagnost. Kriterien: **a)** Menge (z. B. bis mehrere l bei destruierendem Lungenprozeß, Bronchiektasie); **b)** Farbe, z. B. rostbraun (= **Sp. rubiginosum**; durch Blutanschoppung, v. a. initial bei Lobärpneumonie), rosa oder rötl. (= **Sp. cruentum** s. **rubrum**, / »Erdbeergelee-Sp.«), rein blutig (= **Sp. sanguinolentum**; bei Hämoptoe), zitronen- bis safrangelb (= **Sp. croceum**; durch Eiter, z. B. im Lösungsstadium der Lobärpneumonie), semmelbraun (Blut + Eiter), gelblich (= **Sp. icterium**; durch Gallenfarbstoffe), schwarz (bei Kohlearbeitern); **c)** Konsistenz, z. B. dünnflüssig, serös-schleim. (= **Sp. pituitosum**; z. B. bei seröser Bronchitis), eitrig-schleim. (= **Sp. coctum**; z. B. bei Bronchopneumonie), zäh-glasig (= **Sp. crudum**; z. B. Bronchialasthma, spast. Bronchitis), lufthalt.-schaum. (v. a. bei Lungenödem; s. a. LESIEUR*-PRIVEY* Zeichen); **d)** Form (je nach Gehalt an geformten Gebilden), z. B. mit linsenförmig geballten Eiterbeimengungen (= **Sp. globosum** s. **globulare**; mit

Sputum nummulare

Schleimumhüllung der »Linsen« als **Sp. nummulare s. rotundum**; häufig bei Tbk), »perlenartig« mit zähklebr. sagokornart. Gebilden bzw. mit zylinderförm. Fibrinausgüssen (= **Sp. fibrinosum**; bei Bronchitis plastica); **e)** Schichtung (bei längerem Stehen im Spitzglas; = **Sp. fundum petens**, u. zwar als Zwei- u. Dreischicht-Sp.); **f)** Geruch, z. B. faulig durch starke Eiterbeimischung (= **Sp. putridum s. foetidum**; v. a. bei Lungengangrän oder -absZeß, Bronchiektasie). Weitere Differenzierung durch mikroskop. Untersuchung (evtl. nach Vorbereitung mit MULDER* Verfahren, Färbung n. ZIEHL-NEELSEN, GIEMSA, GRAM u. a.) auf Zellen, elast. Fasern, Fibringerinnsel, CURSCHMANN* Spiralen, Kristalle (Oxalate, Tripelphosphate, Fettsäurenadeln, Cholesterin, Hämosiderin, CHARCOT*-LEYDEN* Kristalle), DITTRICH* Pfröpfe, Mikroorganismen (ggf. ergänzt durch – auch für Resistenzbestg. zu nutzende – Kultur, Tierversuch), Parasiten (Eiter, Larven, Zysten, Skolizes etc.).

Sputum|flocken: die nach ↑ MULDER* Behandlung übrigbleibenden geformten, färbbaren Auswurfbestandteile. – **Sp.kern:** der mikrobielle Anteil eines tbk. Sputums, bestehend aus Mykobaktn. u. in der Lunge beigemischten Symbionten (Hefen, Sarzinen). – **Sp.konversion:** »Negativwerden« eines zuvor Tbk-Sputums als Chemother.-Effekt.

s.q.: *pharm* latein. Rezepturanweisung »sufficiens quantitas« (»in ausreichender Menge«).

Squalen: ungesätt. azykl. Dihydroterpen-Derivat; natürlich vork. Kw.stoff u. a. in Hautfett, Säugerleber, Leberöl der Haifische; biosynthet. Ausgangsverbindung für Sterine.

Squama, Schuppe: **1)** *derm* »Hautschuppe«, ein sich infolge Störung der ↑ Desquamatio insensibilis ablösendes Plättchen aus zusammenhängenden Hornzellen; bei Proliferations-, Retentionskeratose; s. a. Abb. »Effloreszenzen«, Hyperkeratose. – **2)** *anat* schuppenförmig-flacher Knochenteil; z. B. (*PNA*) **S. frontalis** (die »Stirnbeinschuppe«, beim Neugeb. noch aus 2 durch die ↑ Sutura front. getrennten Hälften, beim Erw. unpaar; außen mit Arcus superciliares, Tubera frontalia, innen mit Crista front., Sulcus sinus sagitt. sup. u. For. caecum, in der ↑ Sutura coronalis mit den Scheitelbeinen verzahnt), **S. occipitalis** (die unpaare »Hinterhauptschuppe« hinter dem For. magnum; außen mit Protuberantia bzw. Crista ext. u. Lineae nuchae, innen mit Protuberantia u. Crista int., Sulcus sinus sagitt. sup. u. transversus, Fossae cerebellares u. cerebrales; in der Sutura lambdoidea mit den Scheitelbeinen u. Warzenfortsätzen verzahnt); s. a. Pars squamosa ossis temporalis.

squamalis: (lat.) zu einer Schuppe (Squama) gehörend. – **squamatus:** mit Schuppe(n) versehen. – **squameus, squamös:** schuppig, reich an Schuppen. – **squamosus:** schuppig, schuppenförmig. – **Squamosis:** Abschilferung; z. B. **S. latens** (↑ Desquamatio insensibilis).

Squaring: (engl. = Viereckigmachen) *röntg* Umwandlung eines WK in die sogen. Kastenform bei SCHEUERMANN* u. BECHTEREW* Krankht.

squarrosus: (lat.) borkig.

Squatting: (engl.) die »Hockstellung« der Kinder mit FALLOT* Syndrom.

Squeeze: (engl.) »Pressung« als einer der Schmerztypen bei der Druckfallkrankht. – **Squeezing:** (MASTERS u. JOHNSON) die Ejaculatio praecox verzögerndes »Abquetschen« (mit Daumen u. Zeigefinger) des Penis in Höhe der Kranzfurche oder – n. GUILLERM – an der Peniswurzel.

Squire* Phänomen: (1904) paradoxes Pupillenphänomen (Mydriasis bei kräft. Rückwärtsbeugen des Kopfes, Miosis bei Vorwärtsbeugen) als Frühzeichen einer (basilären) Meningitis.

squirting papillae: (engl. = spritzend) *derm* wiederholter, sehr plötzl. Austritt weißer Blutzellen (»Exozytose«) aus erweiterten u. geschlängelten Papillargefäßen der Haut als kapillarmikroskop. Frühzeichen einer Psoriasis u. best. Ekzemformen.

SR: *labor* **S**enkungs**r**eaktion. – **Sr:** *chem* ↑ **Str**ontium.

Srb* Anomalie: (1862) ventr. knöcherne Brücke zwischen der verkürzten 1. u. der 2. Rippe.

SRBC-Rosette: *immun* s. u. Rosettentest.

SRD: (engl.) specific radiation dose.

S-R-Formenwechsel: *bakt* der vom H-O- u. V-W-Formenwechsel unabhängig. Übergang der morphologisch typ. Glatt- = **S**-Form (mit vollem O-Antigen: »SO«) in die typ. **R**(auh)-Form mit Verlust des O oder Übergang in das R-AG (»Ro« jedoch ohne Änderung des H-AG). Als evtl. Intermediärformen: So(Glattform ohne O-AG, sogen. serol. Rauhform) u. RO-Stämme (Rauhform mit komplettem O-AG). – Bei Übergang vom O- zum R-AG (»o«-Form) nach KAUFFMANN gelegentlich ein Zwischen-AG T auftretend (T_1 bei Salmonella paratyphi B u. typhimurium, T_2 bei S. bareilly).

SRIF: (engl.) **s**omatotropine **r**elease-**i**nhibiting **f**actor (↑ Somatostatin).

sRNA, sRNS: (engl. soluble) ↑ transfer-RNS; s. a. Ribonuklein-, Nukleinsäure.

S-romanum: *anat* ↑ Colon sigmoideum.

SRS: *serol* ↑ slow-reacting substance(s). – **SR-Stamm:** SCHMIDT*-RUPIN* Stamm des ROUS* Sarkomvirus.

Ssabanejew* Amputation: Modifik. der CARDEN* Oberschenkelamputation; der stumpfabdeckende Weichteillappen wird mit einem Tibiaspan (statt Patella) verstärkt.

SS-Agar: Salmonella-Shigella-Agar.

SSC-Test: (engl.: **s**ensitized **s**heep **c**ell) pass. Hämagglutinationstest mit sensibilisierten Schaferythrozyten; s. u. indir. ↑ Hämagglutination.

SSL: *geburtsh* **S**cheitel-**S**teiß-**L**änge. – **SSLE, SSPE:** subakute sklerosierende Leuko- bzw. Panenzephalitis (↑ Encephalitis maligna, s. a. Panenzephalitis).

SSM: *derm* **s**uperfiziell **s**preitendes ↑ **M**elanom.

s.s.n.: *pharm* **s**ignetur **s**uo **n**omine.

Ssp: *biol* **S**ub**sp**ezies (= Unterart; ↑ Tab. »Systematik«).

SSS: 1) *bakt* **s**pecific **s**oluble **s**ubstance (Pneumokokken-Kapselpolysaccharide). – **2) SS-Syndrom: a)** salivosudoripares Syndrom. – **b)** *kard* **S**ick-**s**inus-**S**yndrom.

Ss-System: (WALSH u. MONTGOMERY 1947) *serol* durch das Vork. (»S«) bzw. das Fehlen (»s«) des Faktors S charakterisiertes Blutgruppensystem, kombinant vererbt durch die allelomorphen Gene S u. s (Genotypen: SS, Ss, ss; Phänotypen: S, Ss, s). Wahrsch. enge Beziehungen zum Mn-System (Theorie der gekoppelten Gene n. SANGER u. RACE; multiple Allelie gem. Vier-Gene-Theorie n. WIENER; Partialantigen von M bzw. N ?; ↑ MNSs-System).

S-Streptokokken: serol. Gruppe β-hämolysierender Streptokokken (↑ LANCEFIELD* Einteilung); s. a. Streptolysin. Besitzen als typenspezif. Zellwand-Polysaccharid die **S-Substanz** (durch Säurehydrolyse oder Formamid vom Nukleoproteid der P-Substanz lösbar).

s.s.v.: *pharm* sub signo veneni (»mit Giftzeichen«).

SSV, SSVO: *radiol* Strahlenschutzverordnung.

S_1-Syndrom: LWS-Syndrom der 1. Sakralwurzel (↑ Tab. »Ischiassyndrom«).

ST: *kard* ↑ S-T-Strecke.

Staabs* Sceno-Test: ↑ Sceno-Test.

Stabanode: *radiol* die stabförm. Anode eines Körperhöhlenrohrs.

stabil: beständig, feststehend (z. B. **st. Osteosynthese** als Marknagelung, nach AO-System, mittels Fixateur externe); *chem* sich nicht leicht zersetzend.

Stabilisation: *pharm* Haltbarmachen unbeständ. Arzneizubereitungen (Schaum, Emulsion) durch Stabilisatoren; i. e. S. die Erhaltung des genuinen Zustands eines biol. Materials durch Verhindern enzymatischer Umsetzungen (»Enzymsterilisation«). – **Stabilisationsblocker:** *pharm* die Depolarisation subsynaptischer Membranen verhindernder Wirkstoff (z. B. Curare). – **Stabilisator:** 1) *röntg* am Rö.apparat (halb-)automat. Spannungsregler für die Röhrenheizung. – 2) *pharm* Mittel für die ↑ Stabilisation von Arzneizubereitungen. – 3) *hämat* gerinnungshemmende Flüssigkeit zur Konservierung von Blut bei weitgehender Erhaltung der natürl. physikal., chem., biol. u. morphol. Eigenschaften; z. B ↑ ACD-Stabilisator.

Stabilität: Beständigkeit (↑ stabil). – *genet* **genotyp. St.:** fehlende oder nur geringe genetisch bedingte Variabilität einer Eigenschaft oder Merkmalskombination.

Stabkernige: *hämat* stabkern. ↑ Granulozyt.

Stabkranz: *anat* ↑ Corona radiata. – **St. des Thalamus:** ↑ Fasciculi thalamocorticales.

stable factor: (engl.) ↑ Faktor VII der Blutgerinnung. – **St.-f.-Mangel:** ↑ Hypoprokonvertinämie.

Stabsichtigkeit: *ophth* ↑ Astigmatismus.

Stachel: *anat* ↑ Spina. – **St.becken:** *gyn* ↑ Exostosebecken.

Stachel|beerkrankheit: ↑ Trombidiose durch die Larven der an St.beerbüschen sitzenden Milbe Trombicula autumnalis. – **St.drahtkrankheit:** (A. L. VISCHER 1918) in bd. Weltkriegen v. a. bei initiativreichen Gefangenen beobachtetes psych. Syndrom: Heimweh, gedrückte Stimmung, autist. Zurückgezogenheit, Apathie, Geräuschempfindlichkeit, Gedächtnis- u. Konzentrationsstörungen etc.

Stachel|flechte: *derm* Pityriasis rubra pilaris. – **St.schweinmensch:** *derm* der an Ichthyosis hystrix gravior Leidende. – **St.warze:** papillomatöse Verruca dura (häufig Alterswarze, Keratoma senile). – **St.zelle:** polygonale, rings mit stachelförm. Zytoplasma-

fortsätzen u. Desmosomen versehene Zelle des ↑ Stratum spinosum (»St.zellschicht«). – **St.zell(en)-krebs:** ↑ Carcinoma spinocellulare.

Stacke* Operation (LUDWIG ST., 1859–1918, Otologe, Erfurt): Radikalop. des Mittelohres mit Abtragen der lat. Kuppelraumwand von innen nach außen; plast. Auskleidung der Operationshöhle mit 2 dreieck. (nach oben bzw. unten geschlagen; = STACKE I) oder einem größeren Lappen (nach unten geschlagen; = STACKE II) aus dem Gehörgangsschlauch.

STADA®: **Sta**ndesorganisation **d**eutscher **A**potheker; zentrales Spezialitäten-Unternehmen (Sitz: Dortelweil), dessen Präparate von den Mitgliedern nach einheitl. Rezepturen hergestellt werden können.

Stadienbestimmung: *onkol* ↑ Staging.

Stadium: begrenzter Abschnitt im Laufe einer Entwicklung, z. B. einer Krankh. (s. a. Phase, Periode); z. B. **St. acmes s. staseos** (↑ Akme), **St. criseos** (↑ Krise, Fieberkrise), **St. algidum** (↑ Cholera algida), **amphiboles St.** (bei Typhus abdom.), **St. incubationis** (↑ Inkubationszeit), **St. contagii s. prodromale** (↑ Prodromalstadium), **St. convalescentiae** (↑ Rekonvaleszenz), **St. eruptionis s. floritionis** (mit Auftreten von Effloreszenzen), **St. madidans** (mit Nässen), **St. suppurationis** (mit Eiterung bzw. Vereiterung, z. B. der Bläschen bei Varizellen). – Als Narkosestadien I–IV **St. analgeticum, St. excitationis, St. chirurgicum** u. **St. asphycticum**; als Stadien der Fieberentwicklung **St. incrementi s. augmenti** (= Fieberanstieg) u. **St. decrementi s. defervescentiale** (= Fieberabfall); als Endometrium-Stadien des Menstruationszyklus **St. praemenstruale** (↑ Prämenstruum), **St. desquamativum** (↑ Menstruation), **St. postmenstruale** (frühes ↑ Proliferations-St.), **St. progestationis** (beginnende Gelbkörperphase; Höhepunkt des Aufbaus: max. Drüsenschlängelung, intraepitheliale Glykogenanlagerung, Pseudodeziduazellen u. stärkere Gewebsdurchfeuchtung) u. **St. secretionis** (↑ Luteaphase). – Ferner als **innerkrit. St.** das Wochen bis Jahre dauernde symptomfreie Intervall zwischen den Gichtanfällen (meist mit erhöhten Serumharnsäurewerten), als **St. der latenten Reizung** (HELMHOLTZ) das Intervall zwischen Muskelreizung u. Kontraktionsbeginn.

Stäbchen: 1) *histol* ↑ Stäbchenzellen. – 2) *bakt* stäbchenförm. Baktn. (z. B. Brevibacteriaceae, Bacillaceae, Bacteroidaceae, i. e. S. die ↑ Bazillen. – 3) *pharm* Bacilli medicati.

Stäbchen|epithel: Epithel mit ↑ Mikrovilli. – **St.perkussion:** (HEUBNER, LEICHT) indir. Methode durch Beklopfen des aufgelegten nichtmetall. Plessimeterstäbchens mit einem zweiten Stäbchen (oder Hammer) bei gleichzeit. Auskultation neben der Perkussionsstelle; zum Nachweis von Metallklang über größeren lufthalt. Lungenhohlräumen. – **St.zelle:** das häufigere Sehelement des Neuroepithels (»St.- u. **Zapfenschicht«**) der menschl. Retina (ca. 120 Mio., im Zentrum dichter stehend als in der Peripherie), das das Dämmerungssehen ermöglicht. Zelle von Pigmentepithel bis in die äuß. Körnerschicht reichend, wobei der größere »St.«-Abschnitt (bis zur Membrana limitans ext.; 40–60 × 1–3 μm; Innenglied mit längsparallel angeordneten Mitochondrien; Außenglied mit geschichteten, scheibenförm. Membranen u. engen, Sehpurpur enthaltenden Spalträumen) durch kleinere, sehr feine »**St.fasern**« mit dem in der äuß.

Stäbe

Körnerschicht gelegenen Zellkörper (mit eiförm. Kern) verbunden ist, von dem dünne, knopfförmig endende Axone ausgehen, die mit Dendriten von jeweils 2–3 bipolaren Zellen der Körnerschicht Synapsen eingehen.

Stäbe: *hämat* stabkern. / Granulozyten.

Staehelin* (RUDOLF ST., 1875–1943, Internist, Basel) **Syndrom**: 1) / TIETZE* Syndrom. – 2) ST.* Zwischenhirnsyndrom: dranghafte / Hyperkinese. – **St.*Test**: *kard* groborientierende Herzfunktionsprüfung anhand der Pulsfrequenz bei normalem Gehen (starke Frequenzzunahme spricht für beginnende Insuffizienz).

Staehler* (WERNER ST., geb. 1908, Urologe, Tübingen) **Katheter**: 1) (1942) Harnröhren-Verweilkatheter (Plastik, Rüschelit®) mit kurzer, angehobener, schnabelförm. Spitze, weitem Lumen u. 2 Öffnungen. – 2) »Schlingenkatheter« zum Einfangen von Ureterkonkrementen. – **St.*Nierenspülung** zwecks intrapelviner Chemolitholyse (via Ureterkatheter oder transrenales Nierenrohr) mit Lsg. aus Acid. citric., Ammon. citric. u. Aq. dest. (70 + 30, ad 1000,0). – **St.*Operation**: 1) bei Azoospermie (mit Fehlen der Spermien im Nebenhodenkopf) Epididymovasostomie u. zusätzl. Anastomosierung von Nebenhoden u. Hoden. – 2) zweizeit. Anlage einer endständ. Ileumblase mit urethralem Auslaß (voll kontinent). – 3) bei sehr hoher Insertion des Ureters FOLEY* Nierenbeckenplastik mit bds. bogenförm. Resektion der Beckenwand in W-Form (»W-Plastik«). – **St.* Syndrom**: vegetat. / Urogenitalsyndrom.

Stähli* Linie (JEAN ST., Ophthalmologe, Zürich), HUDSON* Linie: 1–2 mm lange, horizontal-bogenförm., hellbraune bis gelbl.-grünl. Linie etwa in Hornhautmitte (Lidspaltenbereich); altersdegenerativer Riß der BOWMAN* Membran mit sek. Epithelveränderungen (durch in Tränenflüssigkeit gelöstes bas. Hämatin gefärbt?).

Stärke: / Amylum (s. a. Amylo...); als **tier. St.** das / Glykogen.

Stärke|binde, Steifgaze-, Blaubinde: (UNNA) mit Reis- oder Kartoffelstärke imprägnierte Mullbinde, die – in lauwarmem Wasser erweicht – sich der Körperoberfläche bes. gut anpaßt u. nach Trocknung einen leichten Stützverband abgibt. Wegen Abdichtung u. Härte stets über Mullverband anzulegen. – **St.block-Elektrophorese**: präparative Zonenelektrophorese in einem St.körnchenblock als Träger; einfache Trennmethode für Proteine. – **St.dyspepsie**: Gärungsdyspepsie bei übermäß. Angebot st.haltiger Nahrungsmittel oder infolge einschläg. Enzymmangels. – **St.gel**: mit einem Azeton-HCl-Gemisch hydrolysierte Stärke; geeignet als Träger bei der analyt. Zonenelektrophorese (»St.gel-Elektrophorese«) u. für Nährböden. – **St.gummi**: / Dextrin. – **St.intoleranz**, Saccharidintoleranz: Unverträglichkeit stärkehalt. Nahrung beim fam. Pankreasdiastase-Mangel (komplexer Disaccharidasen-Mangel; klin.: Säuglingsatrophie) u. bei Mukoviszidose. – **St.-Jod-Einheit**: auf die / Jod-St.reaktion bezogene Wertzahl für α-Amylase (z. B. n. WOHLGEMUTH, SOMOGYI); s. a. Tab. »Diastase«.

Stärke|toleranztest: s. u. ALTHAUSEN*-UYEYAMA*. – **St.verdauung**: digestive Aufspaltung der Stärke, zunächst durch das Ptyalin des Speichels in Dextrine u. Maltose, dann v. a. durch die Amylase u. Maltase des Pankreas in Glukose. – **St.zucker**: / D-Glukose.

Stäube: s. u. Staub, Fein-, Grobstaub.

Stäupchen: volkstümlich für die infantile / Epilepsie.

Stafseth* Agar: Leber-Agar mit Viktoriablau oder Gentianaviolett; zur selektiven Brucella-Züchtung.

Staging: (engl. = in Stadien einteilen) Einstufung eines Malignoms in path. Stadien (»P-Stadien«; / Abb.) anhand seiner kontinuierl. Ausbreitung innerhalb des Organs u. in die Nachbarorgane.

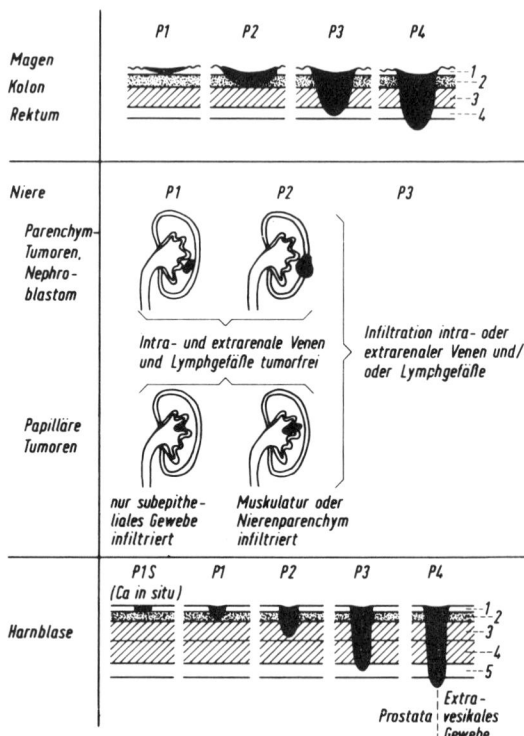

Stagnant-loop-Syndrom: (engl.) vielfält. Malabsorptionssympte. (v. a. infolge gestörter Baktn.flora) bei Dünndarmanomalien mit Stagnieren des Darminhalts (z. B. nach Anastomosierung, bei Divertikulose).

Stagnation: Stillstand; *path* z. B. Stase des Blutes (/ Hämostase, RICKER* Stufengesetz, Stagnationshypoxie), des Darminhaltes (/ Ileus), der Galle (/ Cholestase).

Stagnations|entzündung: Wandentzündung eines Hohlorgans als (un)mittelbare Folge der Stagnation seines Inhalts; i. e. S. die des Darmes durch Gärungs- oder Fäulnisprozesse in Blindsäcken (v. a. nach Zu-End-Anastomosierung). – **St.hypoxie**: O₂-Mangel eines infolge Hämostase minderversorgten Organs; s. a. Ausschöpfungszyanose, vgl. Rückstauungskongestion. – **St.thrombose**: roter Gerinnungsthrombus als Folge verlangsamter Blutzirkulation bei Herzinsuffizienz oder örtl. Gefäßstörung.

Stago|skopie: *medizin* Betrachtung (u. Vergleich) eingetrockneter Tropfen biol. Flüssigkeiten, in denen sich je nach kolloidaler Struktur rhythmisch gegliederte, etwa den LIESEGANG* Ringen entsprech. Figuren ausbilden. Serum u. Liquor sollen bei best. Krankhtn. unterschiedl. – z. T. krankheitsspezif. **St.gramme** ergeben.

Stahl: Fe-C-Legierung mit 1,7% C; mit Mn, Ni, Co, Cr, Mo, W, V, Cu, Si, B, Al, S, P etc. zu Spezialstählen legierbar (bei >5% Zusätzen: »Edelstahl«). – **St.bad:** Heilbad mit / Eisenquelle.

Stahr* Lymphdrüse (HERMANN ST., 1868–1947, Pathologe, Danzig): LK im Bereich der A. facialis.

Stains-all: (engl. = »färbt alles«; A. C. PEACOCK 1969) *histol* Universalfarbstoff (Proteine rot, DNS blau, RNS lila, Polysaccharide blau) mit starkem J-Band-Effekt (Chromosomenfärbung).

Stainton* Syndrom: / CAPDEPONT* Zahndysplasie.

Staitinodermie: / Skleroedema adultorum.

Stajano* Syndrom: / FITZ=HUGH*-CURTIS* Syndrom.

Stakkato-Husten: / Hustenparoxysmus.

Stalagmometer: »Tröpfchenzähler« zur Ermittlung der Tropfenzahl pro Vol.-Einh. Flüssigkeit u. damit indirekt der Tropfengröße u. Oberflächenspannung.

Stalaktitenkultur: *bakt* im flüss. Nährmedium stalaktitenähnlich herabhängende Kultur (z. B. Bact. pestis in durch Öltropfen bedeckter Nährlsg.).

Stalder* Test: s. u. / NAEGELI*-DE QUERVAIN*.

Stamey* Test: (1961) modifiz. / HOWARD* Test auf einseit. Nierenarterienstenose; Vasopressin- u. Harnstoff-Gabe (in NaCl-Lsg.) bewirkt verstärkte Ausscheidungs- u. Konzentrationsdifferenz beider Nieren für Inulin, PAH u. Kreatinin; vgl. RAPOPORT* Test.

Stamm* Gastrostomie (MARTIN ST., 1847–1918, Chirurg, Cleveland): / KADER* Gastrostomie.

Stamm: 1) *anat* / Truncus, i. S. von Körperstamm (= Rumpf mit Hals, i. w. S. einschl. Kopf); aber auch von / Gefäß-, Hirn-, Nervenstamm. – 2) *botan, zool* Phylum (/ Tab. »Systematik«). – 3) *genet* / Klon; s. a. Virus-, Bakterien=St.

Stamm|ataxie: Schaukeln des Rumpfes in allen Körperhaltungen (einschl. Sitzen), z. B. beim Kleinhirnunterwurm-Syndrom. – **St.bronchus:** / Bronchus principalis.

Stammeln: / Dyslalie.

Stammfettsucht: Adipositas des Körperstamms bei rel. schlanken Extremitäten; v. a. beim CUSHING* Syndrom.

Stammganglien (basale): / Basalganglien. – **St.system:** / extrapyramidalmotorisches System.

Stammhirn: / Hirnstamm. – **St.enzephalopathie:** / WERNICKE* Enzephalopathie. – **St.syndrom:** Symptomatik bei entzündl., neoplast. oder traumat. Hirnstammläsion: Persönlichkeitsveränderungen (gesteigerte Affektivität, gereizte ängstl. Verstimmung, vermind. Initiative, evtl. schwere Charakter- u. Wesensänderung), epileptiforme Anfälle, Störung von Schlaf-Wachrhythmus, Vasomotorik (Blutdrucklabilität, Orthostase-Syndrom, paroxysmale Tachykardie, Hyperhidrose) u. Wasserhaushalt (Diabetes insipidus, Nykturie, Reizpolyurie), Erlöschen von Libido u. Potenz, path. Adrenalinreaktion (Starretyp, Hyperleukozytose), Haarausfall, Fettsucht, Hirnnervenausfälle, sensibles Thalamus-Syndrom, extrapyramidalmotor. Sympte.

Stamm|impfstoff, -lymphe, -vakzine: durch Verreiben mit NaCl-Lsg. u. Glyzerin aus der Rohlymphe (von Kälbern) hergestelltes Impfstoff-Konzentrat als Ausgangsprodukt für den Endimpfstoff (durch Verdünnung u. Lagerungsabschwächung). – **St.(kulturen)sammlung:** lebende Reinkulturen von Mikroorganismen; auch als lyophilgetrocknete Kultur oder als sogen. Sporenkonserve. Medizinisch wicht. Stämme z. B. bei der American Type Culture Collection (ATCC).

Stamm|lappen: *anat* / Insula. – **St.lösung:** *histotechn* vorrätig gehaltene konzentrierte u. haltbare (meist alkohol.) Farbstoff-Lsg. zur Herstg. der – verdünnten – Färbelösungen. – **St.spezifität:** *mikrobiol* die spezif. antigenen Eigenschaften eines Baktn.- bzw. Virusstamms (oder -typs).

Stammvenen: die venösen Hauptstämme zum Herzen, d. s. obere u. unt. Hohlvene u. Lungenvenen; i. w. S. auch die V. portae u. die großen epifaszialen Sammelvenen der unt. Extremität (Vv. saphena magna u. parva). – **St.insuffizienz:** Klappeninsuffizienz der Vv. saphenae bei Varikose der unt. Extremität; führt zur Stromumkehr im Stehen (»paradoxer Kreislauf« s. a. TRENDELENBURG* Zeichen).

Stammzellen: *hämat* / Blutstammzellen; s. a. Abb. »Hämopoese«. – **St.leukämie:** die undifferenzierte akute Leukämie, bei der im peripheren Blut noch nicht in granulo-, mono- u. lymphozytäre Formen differenzierte Zellen auftreten. – **St.speicher:** *hämat* der für das homöostat. Gleichgew. zwischen Zellproduktion u. -abbau zuständ., durch unbegrenzte Regenerationspotenz ausgezeichnete Zellspeicher »Knochenmark« als Gesamtorgan; enthält etwa 50% der aus der St.teilung resultierenden Zellen in weiterhin undifferenzierter Form, während die restlichen in Vorstufen ihrer Reihe (lympho-, granulo-, monozytär) erstmals differenziert sind (weitere Differenzierung im Produktionsspeicher; danach – im Reifungsspeicher – ohne weitere Teilungen Vorbereitung auf Blutgängigkeit, die im Reservespeicher abgewartet wird). – **St.pool (der Granulozyten):** s. u. intravaskulär.

-stan-: *WHO*-Kennsilbe für androgene Steroide.

Standard: Normalmaß (z. B. eines Kostplanes), Mittelwert (z. B. in der Statistik), Vergleichsmaß bzw. -substrat (z. B. / St.lösung), *hämat* Farb-St. (s. u. SAHLI* Hämoglobinometer), *radiol* / Primärstandard.

Standard|ableitungen: *kard* die bipolaren Extremitätenabltgn. des St.-EKG. – **St.abweichung, -deviation,** SD: *statist* die Quadratwurzel der Varianz als gebräuchlichstes Streuungsmaß für Verteilungen (sogen. »mittl. quadrat. Abweichung« der Einzelwerte vom Mittelwert). Ist bei Normalverteilung die Abszisse des Wendepunktes. – **St.antitoxin:** / St.impfstoff.

Standard|bedingungen, STPD (Standard temperature and pressure, dry): die Normbedingungen für Gasstoffwechseluntersuchungen (bzw. für die entspr. Gasvolumina): 0° C, 760 Torr, Trockenheit; vgl. ATPS, BTPS. – **St.bikarbonat:** *biochem* / Alkalireserve. – **St.dosimeter:** *radiol* / Primärstandarddosimeter. – **St.-Exercise-Test:** Kreislaufregulationsprüfung anhand des Verhaltens von Atmung, O_2-Aufnahme, Pulsfrequenz u. Blutgaswerten unter standardisierter Belastung.

Standardimpfstoff, Test-, St.antitoxin: lyophilisiertes, in Vakuumröhrchen eingeschmolzenes, kühl gelagertes, stabiles Impfstoff(oder Serum)-Präp. für die

Standard|-Ionendosis 2316

Wertbemessung gleichart. Impfstoffe bzw. Seren (best. Menge als »Schutzeinh.«, meist als 1 I.E. definiert). – **St.-Ionendosis**: *radiol* die ↑ Gleichgewicht-Ionendosis (J_s) für den Fall, daß die Ionisationskammer nur von Photonen einheitlicher Richtung getroffen wird (im Unterschied zur – um wenige % abweichenden – Kammer-Ionendosis).

Standard|lösung: *labor* Bezugs- oder Vergleichs-Lsg. (Reagens, Farblösg.) mit exakt definiertem Gehalt, z. B. für Maßanalyse (↑ Normalität), Kolorimetrie, Pharmazie (Präp. mit bekanntem Wirkstoffgehalt oder Wirkg.), klin. Chemie (↑ Referenzpräparat). – **St.methode**: nach festgelegtem Prinzip u. mit gleichen Hilfsmitteln durchzuführendes u. allg. leicht reproduzierbares diagnost. oder therap. Verfahren. – **St.präparat**: ↑ Standardlösung, -impfstoff.

Standard|reflex: s. u. Stützreaktion. – **St.serum**: s. u. St.impfstoff. – **St.temperatur**: Temp. von 0° bzw. 20° C als übl. Norm (z. B. der ↑ St.bedingungen). – **St.test**: *allerg* diagnost. Epikutanprobe mit einem Sortiment einschläg., die Expositionsmöglichkeiten des Probanden berücksichtigender St.allergene; z. B. die sogen. große Allergenprobe (HANSEN).

Standbein: beim Stehenden das das Körpergew. tragende Bein (im Unterschied zum Spielbein); vgl. Stützbein.

Stand-by-pacemaker: *kard* »R-getriggerter« ↑ Demand-Schrittmacher; die von R-Wellen ausgelösten Impulse fallen in die absol. Refraktärzeit u. bleiben deshalb bei Auftreten einer Eigenaktion ineffektiv (keine Konkurrenz zwischen 2 Rhythmen).

Standortvarietät: *biol* ↑ Variation.

Stanford-Revision: (LOUIS MADISON TERMAN u. MAUD A. MERRIL 1937) an der Stanford-Universität (USA) durchgeführte Standardisierung des BINET*-SIMON* Intelligenztests.

Stanger* Bad (Gebrüder JOHAN JAKOB ST., 1843–1909, u. HEINRICH, geb. 1854, Gerbermeister in Ulm): elektr. Vollbad (Mineralwässer, evtl. mit Zusatz von Pflanzenextrakten, v. a. Gerbstoffen; 36–37°) in einer Holzwanne mit großen Kohleelektroden in den Seitenwänden (oder Steingutwanne mit am Fuß- u. Kopfende aufgehängten, durch Holzrippen »isolierten« Metallelektroden u. bewegl. Elektroden für Rücken, Bauch u. Beine, so daß eine variable Quer- u. Längsdurchströmung des Körpers mit Gleichstrom erfolgen kann. Indikationen: rheumat. Erkrn., polyneurit. u. apoplekt. Lähmungen.

Stanley-Bazillus: die im gleichnam. engl. Ort 1917 bei einer Lebensmittelvergiftung isolierte Salmonella stanley.

Stannate: Reaktionsprodukt von Zinndioxid mit 1- oder 2wert. Metalloxiden u. -hydroxiden. – **Stanni-, Stanno-**: Kennsilben für Verbindgn. mit 4- bzw. 2wert. Zinn. – **Stanniol**: ↑ Stannum foliatum.

Stannius* Versuch (HERMANN FRIEDRICH ST., 1808–1883, Physiologe, Rostock): (1852) dreiteil. Grundversuch (Fadenligaturen) zur Demonstration der Erregungsbildung u. -leitung im Froschherzen: I. Ligatur schnürt Sinusknoten vom übr. Herzen ab u. bringt es zum Stillstand; II. umschnürt die Vorhof-Kammergrenze u. aktiviert den Av-Knoten; III. trennt die – von spezif. Muskelgewebe freie – Herzspitze ab, die keine Spontankontraktionen zeigt.

Stanno-: s.u. Stanni-. – **Stannose**: ↑ Zinnstaublunge.

Stannum: (lat.) *chem* ↑ Zinn. – **St.-Ammonium chloratum**: »Pinksalz«. – **St. foliatum**: »Stanniol«, 0,007–0,13 mm starke Zinnfolie, kleine Mengen Pb, Cu, Ni u. Fe enthaltend. – **St. oxydatum**: Zinn(IV)-oxid.

Stanzololum *WHO*: ↑ Androstanazol.

Stansfeld*-Webb* Verfahren: (1953) im frisch gelassenen, unzentrifugierten u. gut aufgeschüttelten Harn Auszählung (NEUBAUER* Kammer) der geformten Bestandteile. Bei > 5 Ery oder Leuko/1 ml Verdacht auf Harnwegsinfekt. – vgl. ADDIS* Sediment.

Stansly* Leukämievirus: (1961) im zellfreien Extrakt von EHRLICH* Aszitestzelltumor enthaltenes überimpfbares Mäuseleukämie-Virus, das bei der Babymaus nach 6–8 Mon. ein HODGKIN-ähnl. Retikulumzellsarkom mit retikulärer u. lymphat. Leukämie erzeugt.

Stanton* Krankheit (SIR THOMAS AMBROSE ST., 1875–1930, Arzt, London): (1921) ↑ Melioidose.

Stanze: *medizin* Kurzbez. für Knochenstanze, Punchgerät, Stanznadel.

Stanz|elektrode, -gerät: *urol* ↑ Punchgerät. – **St.figur**: *forens* der in die Haut eingestanzte Abdruck der Laufmündung beim absol. Nahschuß; wichtig für die Identifizierung der Waffe. – **St.kanüle, -nadel**: für die **St.biopsie** (»Punchbiopsie«) entwickelte, möglichst dünnwand. Kanüle mit leicht außenkonvexer, scharf geschliffener Spitze u. herausnehmbarer Stopsonde (Begrenzung des St.zylinders u. Verhinderung des Ansaugens); s. a. SILVERMAN* Nadel. – **St.resektion**: *urol* ↑ Cold-punch, Cautery-punch.

Stapedektomie: *otol* bei Stapesankylose die op. Entfernung des Steigbügels (nach Lösen im Amboß-Steigbügelgelenk u. Frakturierung bd. Schenkel) einschl. Fußplatte (↑ Platinektomie); anschließend Stapesplastik. – s. a. Krurotomie.

Stapediotenotomie: Durchtrennung der Stapedius-Sehne (meist) anläßlich der Stapedektomie.

Stapedius: ↑ Musc. stapedius. – **St.knacken**: obj. Ohrgeräusch durch Tic-art. St.kontraktionen. – **St.reflex**: die durch akust. Reize ausgelöste St.kontraktion, die den Steigbügel aus der Mittellage zieht u. damit eine Einschränkung der Schwingungsamplitude bewirkt (Lärmselbstschutz). Klinisch genutzt für Impedanzmessung, Funktionsnachweis bei Tympanoplastik.

Stapedolyse: ↑ Stapesmobilisation.

Stapes: 1) *PNA*: der »Steigbügel«; das kleinste, aus Kopf, 2 Schenkeln u. Fußplatte besteh. Gehörknöchelchen; mit dem Amboß gelenkig, mit dem ovalen Fenster durch ein Band verbunden. – 2) *chir* »Steigbügelverband« (↑ Spica pedis).

Stapes|ankylose: path. Fixation der Steigbügelfußplatte im ovalen Fenster bei Oto- (knöchern; vord. Fensteranteil) oder bei Paukensklerose (fibrös, direkt im Fensterniveau); als funktionelle Form mit Versteifung der ges. Gehörknöchelchenkette); klin.: Schalleitungsschwerhörigkeit. – **St.mobilisation**, Stapedolyse: (ROSEN 1953) hörverbesserndes Wiederbeweglichmachen des knöchern ankylosierten St.; entweder beidschenklig (»bikrual«, Dauererfolg nur selten, oft Frakturierung) oder einschenklig (»monokrural«; nur bei geringgrad. Verwachsungen mögl.). – **St.plastik**: nach op. Entfernung des Steigbügels Wiederherstg. der Gehörkette durch entsprech. Knorpel-, Knochen-, Kunststoffpartikel (↑ Columella-Effekt) oder Fettpfropf (SCHUHKNECHT* Op.) u. Abdekken des ovalen Fensters mit Bindegewebe, Gelatineschwamm oder Venenwand.

Staphyl...: Wortteil 1) »Gaumenzäpfchen« (griech. = staphyle; s. a. Zäpfchen...), z. B. **St.hämatom** (↑ Uvulahämatom, Gaumensegelblutung); 2) »Staphylom«; z. B. **St.ektomie** (a) *ophth* Resektion eines Hornhautstaphyloms bzw. eines vord. Augensegments; b) *laryng* ↑ Uvulektomie).

Staphylinus: Kurzform für Musc. staphylinus (»Zäpfchenmuskel«); **St. ext.** = M. tensor veli palatini; **St. int.** = M. levator veli palatini; **St. medius** = M. uvulae.

Staphylo...: Wortteil 1) »traubenförmig« (z. B. Staphylococcus), 2) »Staphylokokken«, 3) »Gaumenzäpfchen«.

Staphylococcus: (ROSENBACH 1884) Gattg. der Fam. Micrococcaceae; aerobe, grampos., unbewegl., unregelmäß.-traubenförm. Haufen bildende (»Traubenkokkus«), kugelförm. Kokken (⌀ ca. 1 nm) mit den bd. Arten St. aureus u. St. epidermidis; bilden auf gewöhnl. Nährböden bei 37° runde, feucht glänzende, platte Kolonien (oft mit gelbem Pigment); häufig hämolysierend (»**St. haemolyticus**«); tolerant gegen Hitze, Austrocknung, Salze; unterschiedlich empfindlich gegen Sulfonamide u. Antibiotika (auch resistente Mutanten; u. U. adaptativ Penicillinase-Bildung). Zahlreiche Varianten bezügl. kultureller Eigenschaften, Pathogenität, Resistenz sowie Enzymausstattung: als extrazelluläre Substanzen Staphylokinase, Hämolysine, Enterotoxine, P.V.-Leukozidin, Koagulase (bei allen menschenpath. Arten), ferner eine Hyaluronidase (»Spreading-Faktor«) u. Proteinase. Diagnostik: Ausstrich-Präp. u. Kultur (Blutagar), zusätzl. Lysotypie, Koagulase-Test. – **St. aureus s. pyogenes s. pemphigi neonatorum** (Micrococcus aur. s. pyog.) bildet goldgelbe Kolonien (bei den Varianten **St. aurantiacus** apfelsinenfarben, **St. citreus** zitronenfarben), besitzt komplexes Exotoxin (hämolyt., dermonekrot. u. letal wirkende Faktoren sowie Koagulase); häufigster Erreger von Pyodermien (↑ Staphylodermie), ferner des infektiösen Hospitalismus (durch Antibiotika-resistente Stämme), einer nekrotisierenden intramuralen Tracheobronchitis (Tröpfcheninfektion), der ↑ Staphylokokkenenteritis (durch kontaminierte Absonderungen u. Nahrungsmittel). – **St. epidermidis s. albus**: Haut- u. Schleimhautsaprophyt, der sich aber neuerdings als Epidemieerreger (mit tödl. Septikämien) u. – bei steigender Virulenz – als höchst Antibiotika-resistent (außer Cephalosporin) erweist. – Auch veralteter Gattungsname für verschied. Peptococcus- u. Micrococcus-Arten, Gaffkya tetragena, Veillonella parvula (= **St. aerogenes s. minimus**). – **St. erysipelatos** histor. Name für St. pyogenes.

Staphylodermia, -dermie: Hautaffektion durch Staphylokokken, im allg. als Pyodermie (Infektion meist via Talg- u. Schweißdrüsenausführungsgänge), als **St. follicularis prof. necrotica Jadassohn*** der ↑ Furunkel, als **St. sudipara suppurativa** die ↑ Hidradenitis suppurativa; i. e. S. die oberflächl. Formen, **St. superficialis** (= Impetigo), v. a. die follikuläre **St. superf. follicul. Bockhart*** (= [Peri-]Folliculitis [staphylogenes] superf. = Ostiofolliculitis = Periporitis staphylogenes = Impetigo BOCKHART*) mit stecknadelkopfgroßen, prall mit gelbl. Eiter gefüllten – subkornealen – Pusteln mit schmalem rotem Hof, von einem Haar durchbohrt). Ferner: **St. superf. bullosa manuum** (= staphylogene ↑ Bulla rodens), **St. superf. bull. neonatorum et infantum s. disseminata** (= Impetigo bull.), bei Neugeb. u. älteren Kindern (s. a. Pemphigoid) auf – evtl. leicht geröteter – Haut (nicht palmar oder plantar) rasch oder in Schüben aufschießende, z. T. pralle, sich peripher ausdehnende u. konfluierende, sich eintrübende Blasen (Hypopyon-Form), die nach 1–6 Wo. platzen oder abgerieben werden (polymorphe Auflagerungen mit flottierenden Epithelsäumen, Krusten über nässendem Grund, rasch epithelisierend; Prognose meist günstig). – Als bes. Formen: **St. superf. circinata s. anulata s. gyrata s. serpiginosa** (= Impetigo contagiosa gyrata s. figurata), ring-, bogen- oder girlandenförmig fortschreitende Herde mit schmalem, hellrotem, blas. oder erosiv-krustösem, aufgeworfenem Rand u. braunrotem, evtl. pityriasiform schuppendem Zentrum; **St. superf. diffusa exfoliativa** (↑ Dermatitis exfoliativa RITTER VON RITTERSHAIN).

staphylo|gen(es): durch St.kokken bedingt. – **St.hämie**: Bakteriämie mit St.kokken. – **St.hämolysin**: Protein-Exotoxin von Staph. aureus; als α-Hämolysin mit hämolyt. Aktivität bes. an Kaninchen-Ery u. starker zytotox. Wirkung auf die glatte Gefäßmuskulatur; als β-Hämolysin Schaf-, nicht aber Kaninchen-Ery lysierend; ferner γ- u. δ-Hämolysine.

Staphylo|kinase, St.lysin: (MUCH) das Profibrinolysin von Mensch (u. Hund, Katze, Kaninchen, Meerschweinchen), nicht aber von Ratte, Rind, Pferd u. Schaf aktivierendes bzw. in Plasmin umwandelndes Staphylokokken-Enzym. – **St.koagulase**: rel. thermostabiles Enzym pathogener Staphylokokken-Stämme; bewirkt in Gegenwart des – in menschl. u. tier. Plasmen enthaltenen – thermolabilen Coagulase Reacting Factor (CRF) die Umwandlung von Fibrinogen in Fibrin; wandelt – unter Oxykumarin-Einwirkung in der Leber gebildetes – Dysprothrombin in sogen. St.koagulase-Thrombin um.

Staphylokokken: ↑ Staphylococcus. – **St.angina**: Angina mit schmutzig-bräunl., zähklebr. Tonsillenbelägen; häufig als – therapieresistente – Hospitalinfektion. – **St.-Antitoxin**: Ig aus dem Blut von Rindern nach deren Immunisierung mit St.-α-Hämolysin u. P.V.-Leukozidin. Anw. (meist i.v.) bei schwerer, tox. St.infektion. – Bildung spezifischer AK aber auch gegen die übr. St.-Antigene (Exotoxin, Leukozidin, Koagulase). – **St.bronchitis**: s. u. Staphylococcus. – **St.-Clumping-Test**: Klumpung best. St.stämme mit Fibrinogen u. dessen großmolekularen Abbauprodukten (FSP X, FS-Y) als Sympt. gesteigerter Fibrinolyse (bei Verbrauchskoagulopathien).

Staphylokokken|enteritis: Enteritis durch lösl., thermostabiles Enterotoxin bes. von Staph. aureus; meist als Nahrungsmittelvergiftung durch Schweine-, Rind-, Geflügelfleisch, Pasteten (meldepflichtig!); auch iatrogen (medikamentöse Zerstörung der physiol. Darmflora i. S. der Amikrobiosis intestinalis). Nach 3–5 Std. Latenz Übelkeit, Erbrechen, Durchfall, Meteorismus; später Darmulzerationen, evtl. ↑ St.toxikose; Dauer bis 96 Std.; Enterotoxin-Nachweis

Staphylokokken|meningitis

durch / DOLMAN* Test. – **St.meningitis**: von staphylogener Ohr-, Nasenrachen- oder NNH-Infektion fortgeleitete – hoch letale – Meningitis. – **St.pneumonie**: meist durch – penizillinresistenten – Staph. aureus hervorgerufene, prim. oder sek. (v. a. nach Grippe), meist atyp. (auch hämorrhag.-nekrotisierende), foudroyante Pneumonie v. a. bei Säuglingen u. Kleinkindern; mit remittierendem Fieber, Pleuraschmerzen, evtl. Abszedierung, exsudat. Pleuritis, rund-, groß- oder kleinherdig, multipel, mit stark wechselndem Rö.bild.

Staphylokokken|scharlach: Scharlachsymptomatik bei Infektion durch Koagulase-pos. hämolyt. St.; oft kombin. mit Balanitis, Durchfall, Erbrechen. – **St.sepsis**: meist von Kopfhaut-Infektion (v. a. Staph. aureus) ausgehende Sepsis, evtl. mit / Streptokokkentoxikose. Offenbar Zusammenhang mit örtl. Thrombosen (u. sek.-metastat. Thromboembolien) als Effekt der St.koagulase. – **St.toxikose**: tox., oft lebensbedrohl. Verlaufsform der St.infektion (meist Staph. aureus), mit ZNS-Sympt. (Unruhe, Apathie, Delir, Koma), Kreislaufversagen (blaßgraue Haut u. Tachykardie oft als Frühzeichen; plötzl. Schock, Tachypnoe), starkem Meteorismus, evtl. Erbrechen u. Durchfall; präfinal paralyt. Ileus; beim jungen Säugling oft Hypothermie. – **St.uveitis**: / BEHÇET* Krankheit. – **St.vakzine**: standardisierte Suspension inaktivierter oder abgetöteter St. (verschied. Stämme). Therap. Anw. v. a. bei chron. Infekt (meist s.c. Injn. mit steigenden Dosen) als abwehrstimulierender Reiz. Autovakzine offenbar »spezifischer« wirksam als die handelsübl. polyvalente. – Ähnlich Anw. einschlägiger Toxoide (z. B. n. RAMON).

Staphylo|kokkose: örtl. oder Allg.erkr. durch Staphylokokken. – **St.lysin**: / Staphylokinase.

Staphylom(a): *ophth* am Ort einer entzündl. oder traumat., dem Augeninnendruck nachgebenden Verdünnung umschrieb. Vorwölbung der Kornea mit Beteiligung der Uvea ant. (= Hornhaut-St.; s. a. Keratokonus = **St. conicum**) oder aber der Sklera u. der Uvea post. (= Skleral-St. = **St. sclerae**, unterschieden nach Lokalisation als Äquatorial-, Interkalar- u. Ziliar-St., nach Aussehen als **St. an(n)ulare** (»Ring-St.«) u. **St. racemosum** (mit starker Schlängelung vorderer Skleralgefäße). – **St. posticum**: / Sklerektasie; als **St. post. verum** die glockenförm. Aussackung des birnförmig dilatierten hint. Augenpoles mit max. Verlängerung der Bulbusachse (Extrem der myop. Bulbusdehnung).

Staphylo|mykose: / Staphylokokkose. – **St.plastik**: plast. Op. am weichen Gaumen, i. e. S. an der gespaltenen Uvula (als Minimalform der Gaumenspalte). – **St.ptosis**: Herabhängen der Uvula (bei Überlänge, Lähmung). – **St.(r)rhaphie**: Naht des weichen Gaumens (einschließl. Uvula). – **St.schisis**: Spalte des weichen Gaumens im Uvulabereich. – **St.tomie**: 1) *ophth* Inzision eines Staphyloms. – 2) *laryng* Resektion der Uvula. – **St.toxin**: Sammelbegr. für die St.kokkentoxine; i. e. S. das im DOLMAN*-WILSON* Test nachzuweisende neurotrope Exotoxin von Staph. aureus. – **St.urano(r)rhaphie**: op. Verschluß einer bis in die Uvula reichenden Palatoschisis.

Star: 1) (mhd. star = starr) *ophth* volkstüml. Bez. für verschied. Augenkrankhtn.; als **grauer St.** die / Cataracta (= Katarakt), als **grüner St.** das / Glaucoma, als **weißer St.** das / Leukom (1), als **schwarzer St.** die / Cataracta nigra (u. die / Amaurose). – 2) *psych* (engl. = Stern, Bühnengröße) der verweichlichte, psychoakt. Typ des ichhaften Kindes; in starker Ausprägung als neurot. Fehlhaltung.

Star|brille, -gläser: Brille (oder Kontaktlinsen) von etwa + 12 (10–13) dpt zur Korrektur der Aphakie nach Star-Op. – **St.extraktion**: / Linsenextraktion (s. a. St.operation).

Starck* Dilatator: Dehnsonde mit reusenförm., federndem Spreizmechanismus für Ösophagus u. Kardia.

Stargardt* (KARL BRUNO ST., 1875–1927, Ophthalmologe, Bonn, Marburg) **Syndrom**: (1909) rezessiv--erbl., fam. juvenile Makuladegeneration, mit bilat. (oft asymmetr.) Zerfall des Zapfenapparates im Foveabereich u. sek. Optikusatrophie; zunächst (frühes Kindesalter) Licht- u. Farbensinnstörungen, schließlich bds. Zentralskotom; evtl. kombin. mit Aniridie, Albinismus, Oligophrenie. – **St.* Zelleinschlüsse**: basophile Einschlüsse (Paratrachomviren) bei der Neugeb.-Konjunktivitis.

Stark* Syphilisreaktion: (1951) Objektträger-Trockenblut-Flockungstest mit Cardiolipin als AG.

Starkreizprüfung (Bárány*): *neurol* s. u. kalorisch.

Starkstromunfall: s. u. elektrischer Unfall.

Starling* (ERNEST HENRY ST., 1866–1927, Physiologe, London) **Herz**: (1912) / Herz-Lungenpräparat (1). – **St.* Hormon**: / Sekretin (dessen Nachweis BAYLISS u. ST. 1902 zur Prägung des Begriffs »Hormon« veranlaßte). – **St.* Kurve**: *kard* dem / FRANK*-ST.* Gesetz (»St.* Herzgesetz«) entsprech. graph. Beziehung zwischen Druck-Vol.arbeit u. enddiastol. Ventrikelfüllung (/ Abb.). Wichtig zur Beurteilung der Arbeitskapazität des Herzens.

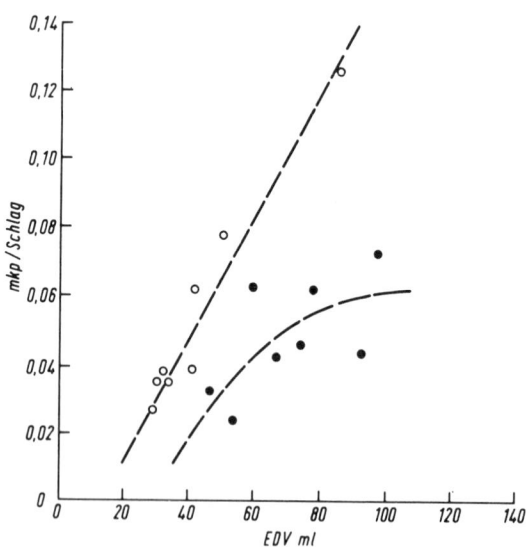

Druck-Vol.-Arbeiten in Abhängigkeit vom enddiastol. Vol. (EDV) beim normalen (o) und hypodynamen (●) Herzen.

Starlinger* vegetativ-endokrines Syndrom: passagere Hyperthyreose-Sympte. zu Beginn einer Schilddrüsen-Tbk (tox. Reizung).

Star|oligophrenie: *päd* Schwachsinn in Kombin. mit Cataracta membranacea (u. evtl. weiteren okulären u. extraokulären Anomalien). – **St.operation**: *ophth* op.

Beseitigung einer getrübten Linse (↑ Katarakt). Als histor. Methode die ↑ Depressio (Reclinatio) cataractae; von der Arab. Medizin eingeführt, die noch heute geübte Discissio mit nachfolgender Starextraktion; als moderne Verfahren: ↑ Linsenextraktion, u. zwar extrakapsulär (bevorzugt beim Jugendl., wegen der noch widerstandsfäh. Fasern der Zonula ciliaris u. der bis zum 3. Ljz. festen Verbindung zwischen hint. Linsenpol u. Glaskörper; Nachteil: Nachstar) oder intrakapsulär (meist beim Altersstar), sowie die ↑ Discissio cataractae (Starspaltung; beim Nachstar). Dringlich bei intraokulärer Drucksteigerung (Cataracta intumescens); zunächst stets unilat.; Korrektur der Aphakie durch Starbrille.

Starr*-Edwards* Prothese (1961) Kugelventil-Prothese für Mitral- u. Aortenklappe; s. a. Abb. »Herzklappenprothese«.

Starre: 1) Steifheit des Körpers oder seiner Teile, u. zwar muskulär (↑ Muskelstarre; s. a. Toten-, Hitzestarre sowie Myositis ossificans, Stiff-man-Syndrom), nerval-reflektorisch (↑ Muskelhypertonie, Rigor, Rigidität, Spastik; s. a. Enthirnungsstarre), artikulär (↑ Arthrogryposis, Gelenksteife), integumentär (↑ Sklerodermia diffusa) oder psychisch bedingt (↑ Katalepsie, Katatonie); i. w. S. auch die ↑ Hypokinesen (z. B. extrapyramidal bedingt die **rigorfreie St.** BOSTROEM). – 2) *psych* mangelnde Beweglichkeit u. Elastizität des Denkens (Starrsinn, Perseveration etc.).

Starr|krampf: ↑ Tetanus. – **St.sinn**: ↑ Rigidität (1), v. a. als Altersstarrsinn. – **St.sucht**: *psychiatr* ↑ Katalepsie.

Starstich: *ophth* ↑ Depressio cataractae.

Starter|kodon: *genet* die – in dieser Funktion bisher nur bei Baktn. gefundenen – Kodons A-U-G (= Adenosin-Uridin-Guanosin) u. G-U-G nahe dem Ende der Matrizen-RNS, die die Translation am Ribosom durch Bindung einer mit F-Met (= an NH_2-Gruppe formyliertes Methionin) beladenen Transfer-RNS (Initiator- = **St.-t-RNS**) einleiten. – vgl. Terminator-Kodon. – **St.lösung**: *therap* die Nierenfunktion stimulierende salzarme u. kaliumfreie Lsg. zur Infusion bei traumat. Schock, Coma diabeticum etc.; z. B. isoton. Glukose-Lsg. (bei Diabetes Lävulose), Natriumlaktat-NaCl-Lsg. (2 : 1). – **St.protein**: Chloramphenikol-empfindl. Pr., das bei Baktn. durch Bindung an den Operator die DNS-Replikation einleitet.

Startling-Phänomen: (engl. = überraschend) *päd* ↑ MORO* Reflex.

Startschmerz: nach längerer Ruhe (v. a. morgens) auftret., nur wenige Min. anhaltende Hüftschmerzen als Frühsympt. der Koxarthrose.

Stase, Stasis: *path* Stillstand eines Flüssigkeitsstromes (s. a. Stauung), v. a. des Blutstromes (↑ Hämostase; s. a. Stagnations...); ferner die Cholo-, Galakto-, Kopro-, Lochio-, Lympho-, Sekreto-, Sialostase.

Stasimorphie: Formabweichung oder Deformität eines Organs infolge Wachstumsstillstands.

Staso|basophobie: (DEBOVE 1893) neurot. ↑ Astasie-Abasie-Syndrom. – **St.phobie**: Astasie infolge der neurot. Überzeugung, nicht stehen zu können.

Stassanisation, -sieren: (H. STASSANO) therm. Sterilisierungsverfahren für Milch (14 Sek. bei 75° in vernickelter Kupferröhre).

Staßfurter Salz: Salz mariner Herkunft (bis 90% NaCl; ferner KCl, $MgCl_2$); Anw. als Badesalz.

Stat, St: obsol. Einh. der Radioaktivität von Radon (Menge, die bei vollständ. Ausnutzung ihrer α-Strahlung durch Luftionisation einen Sättigungsstrom von 1 esE unterhält); 1 St = $3,64 \cdot 10^{-7}$ Ci.

stat.: Abk. für **1)** *physik* (elektro)statisch; **2)** *pharm* statim (latein. = sofort).

Statham* Element: Widerstandsmanometer, das – in Verbindung mit einem Registrierelement – v. a. zur kontinuierl. dir. Messung des Blut- u. Liquordrucks verwendet wird.

Stathmokinese: (A. P. DUSTIN 1938) *zytol* durch Spindelgifte induzierbare Mitose-Arretierung im Metaphasezustand der Chromosomen ohne Anordnung in einer Äquatorialplatte; führt meist zur Bildung eines tetraploiden Restitutionskerns, evtl. auch tetraploiden Gewebes.

staticus: (lat.) das Gleichgewichtsverhalten (»Statik«) betreffend. – **St.**: Kurzform für N. staticus.

Statidensigraphie: *röntg* s. u. Densigraphie.

...statin: *endokrin* Suffix für die ↑ Inhibiting-Faktoren des Hypothalamus; z. B. ↑ Somatostatin.

Station: räuml. u. funktionell-fachl. Krankenhaus-Einheit (im allg. als Untereinh. einer Abtlg.), i. e. S. die Bettenstation (im Ggs. zur Ambulanz); als »geboxte« St. eine mit Gliederung in Boxen.

stationär: **1)** eine Krankenhausstation betreffend; z. B. **st.** Aufnahme, Behandlung. – **2)** unverändert bleibend; z. B. **st. Phase** (*bakt* ↑ Ruhephase).

statisch: die Statik bzw. das Gleichgewicht(sverhalten) betreffend, auf das Stehen bezogen (im Ggs. zu dynamisch); z. B. **st. Anfall** (»static seizure«; = astat. = aton. epilept. Anfall), **st. Elektrizität** (die ruhende elektr. Ladungen), **st. Organ** (↑ Vestibularorgan), **st. Reflex** (↑ Haltungs-, Stellreflexe), **st.** (= saltator.) ↑ **Reflexkrampf**, **st. Sinn** (↑ Gleichgewichtssinn).

Statistik: zahlenmäß. Erfassen von Massenvorgängen (= Beobachtungseinheiten, die einem Oberbegr. genügen) u. deren Analyse, um – unabhängig von den Zufallseinflüssen bei Einzelbeobachtung – Regelhaftigkeiten zu erkennen. Als **deskriptive St.** mit numer. u. graph. Verfahren zur prägnanten Beschreibung von Massenerscheinungen, z. B. durch Mittelwert, Standardabweichung; als **analyt. St.** die modellmäß. Anw. der Wahrscheinlichkeitsrechnung auf empir. Sachverhalte zur verallgemeinerungsfäh. Schätzung von Parametern, Prüfung von Hypothesen. Anw. u. a. in öffentl. Gesundheitswesen, Epidemiologie, Genetik, Diagnostik etc.

Stativ: stabiler Ständer; z. B. *radiol* das Röhrenstativ (als Säulen- oder als Decken-St.).

stato...: Wortteil »Statik«, »Gleichgewicht(ssinn)«; z. B. **st.acusticus** (lat. = Gleichgewicht u. Gehör betreffend). – **Statoakustikus**: Kurzform für N. statoacusticus (= N. vestibulocochlearis), z. B. **St.neurinom** (↑ Akustikustumor).

Statoconia *PNA*, Otoconia *BNA*, Oto-, Statolithen: in der Macula sacculi u. utriculi mehrschichtig in die Membrana statoconiorum eingelagerte (bis 15 µm große) Kalkkristalle, die durch Druck (Schwerkraft) auf die Sinneszellen zur Perzeption der Richtung u.

statokinetisch

Größe von Beschleunigungen (einschl. der Erdbeschleunigung) beitragen u. damit die Regulation von Körperhaltung u. -stellung ermöglichen (↑ vestibuläre u. ↑ statokinet. Reflexe).

statokinetische Reflexe: vestibuläre »Statolithenreflexe«, die bei Beschleunigung – nicht jedoch bei gleichmäß. Bewegung – des Körpers im Raum für Ausgleichsbewegungen sorgen; lineare oder Progressivbeschleunigung führt v. a. bei vertikalen Reizen zu Progressivreaktionen (Lift-, Sprungbereitschaftsreaktion), rotator. oder Winkelbeschleunigung bei horizontalen Reizen zu entspr. Dreh- (Nystagmus, Drehung von Kopf u. Körper), bei vertikalen v. a. zu Kippreaktionen. Reflexbogen: Vestibularorgan – Brückenhaube (Nuclei vestibul. u. tegmenti pontis) – Fasciculus longitud. med., Tr. vestibulo- u. reticulospin. – Hirnnerven III u. VI (für die Augen).

Statokonien, -lithen: ↑ Statoconia.

Statolon: *therap* aus Penicillium stoloniferum gewonnener RNS-Phage (Parasit des Schimmelpilzes); Anw. als Interferon-Induktor zur Virusprophylaxe.

stato-opto-sensibles Syndrom: meist traumatisch (Kleinhirn-, Stirnhirn-, Labyrinthläsion) bedingte einseit. Gleichgewichtsstörung mit Lageschwindel, kinästhet. (Bewegungs-, Schriftataxie, Körperschiefhaltung zur Läsionsseite), monokulär-opt. (Schiefsehen, evtl. opt. Koordinationsschwindel, Gesichtsfeldeinengung, Makro- oder Mikropie; seltener Teleopie, gestörte Farbenwahrnehmung) u. sensiblen Störungen (unilat. Mikro- oder Makrostereognosie); oft Affektlabilität u. Gereiztheit, vorübergeh. EKG-Veränderungen.

Statotonus: der der Gleichgewichtserhaltung beim Gehen u. Stehen dienende labyrinth- u. kleinhirngesteuerte Tonus der Rumpf-, Gliedmaßen- u. Augenmuskeln.

Status: (latein.) Zustand, Entwicklungsphase, Konstitution, ↑ Habitus, Serie von Anfällen (bzw. Daueranfall), ↑ Symptomenkomplex, ↑ Syndrom; z. B. **St. anginosus** (langdauernde Stenokardie), **St. appoplecticus** (s. u. Habitus), **St. convulsivus** (↑ St. epilepticus), **St. cribrosus** (*path* ↑ État criblé), **St. degenerativus amstelodamensis** (CORNELIA DE ↑ LANGE* Syndrom), **St. desintegrationis** (↑ lakunäres Syndrom; auch »Schwelle zum Tode«), **St. dysrhaphicus** (↑ Dysrhaphie), **St. embryocardius** (↑ Embryokardie 1), **St. hypoplasticus** (↑ Hypoplasie, Habitus hypoplasticus), **St. lacunaris s. lacunosus** (↑ lakunäres Syndrom), **St. lymphaticus** (lymphat. ↑ Diathese, ↑ St. thymicus), **St. mamillaris** (↑ État mamelonné), **St. pycnolepticus** (↑ Petit-mal-Status), **St. refractorius** (↑ Refraktärperiode).

Status arthriticus: gastrointestinale u. nervöse Störungen vor dem Gichtanfall. – **St. asthmaticus**: dichte Folge von Anfällen oder ein lang andauernder Anfall bei Bronchialasthma; evtl. als lebensbedrohl. Komplikation mit extremer Symptomatik. Atemgeräusch abschnittsweise aufgehoben (infolge Verstopfung der Bronchien; hochgrad. Hyper- u. Dyskrinie pathogenetisch bedeutsam).

Status dysmyelinisatus: (C. u. O. VOGT) durch frühkindl. exogene Störung (Kernikterus, Asphyxie etc.) bedingte Palliumdegeneration mit Demyelinisierung; klin.: extrapyramidales Syndrom mit fortschreit. allg. Rigidität, athetot. Bewegungen. – **St. dysvascularis**: 1) ↑ OSLER* Syndrom (1). – 2) (BOHNENKAMP) erbl. Venenwandschwäche mit resultierender Varikosis u. häuf. Hämatombildung.

Status epilepticus: (CALMEIL 1824) Serie epileptischer Anfälle mit nur kurzen Intervallen (ohne Erreichen des Ausgangsverhaltens); meist ausgelöst durch akuten Infekt, Alkoholgenuß, Schlaf- oder Medikamentenentzug. **1) St. e. generalisatus** mit Krämpfen, zwischen denen das Bewußtsein nicht wiedererlangt wird (lebensbedrohl. Hirnschwellung, evtl. bleibende Demenz), entweder tonisch, klon., ton.-klon. (= Grand-mal-Status) oder myoklonisch oder aber ohne Krämpfe (= Petit-mal-Status); **2) St. hemiepilepticus** mit nur halbseit. Anfällen, häufig auch nachfolgender Hemiplegie (z. T. Verbindung zu partieller Narbenepilepsie); **3) St. e. partialis** als somatomotor. Form (↑ JACKSON-Status), im Intervall evtl. mit Persistenz lokalisierter Myoklonien (s. a. Epilepsia partialis continua), als psychomotor. Form mit Temporallappenanfällen, meist einem Verwirrtheitszustand mit Automatismen entsprechend (evtl. zu Poriomanie führend).

Status hemicranius: Stdn. bis Tage anhaltende Migräne. – **St. idem**: »unveränderter (klin.) Befund«. – **St. laxus**: s. u. Wundheilung. – **St. marmoratus**: ↑ VOGT* Syndrom (1).

Status nascens s. nascendi: *chem* der »Zustand des Geborenwerdens« (des Freiwerdens eines Elementes oder einer Verbindung im Verlauf einer chem. Reaktion); meist mit erhöhter Reaktionsfähigkeit.

Status paralyticus: gehäufte epileptiforme Anfälle bei progress. Paralyse. – **St. praesens**: der gegenwärt. klin. Befund. – **St. punctosus** *derm* als Form des akuten Ekzems, zahlreiche punktförm., epidermale Defekte infolge Erosion von Bläschen (»Ekzembrunnen«, »-poren«).

Status seborrhoicus, seborrhoische Diathese: die konstitutionell bedingte übermäß. Sekretion von Hauttalg (v. a. an Prädilektionsstellen), ↑ Seborrhö. – **St. sebostaticus**: konstitutionelle ↑ Sebostase (mit stumpfem Aussehen der Haut). – **St. spongiosus**: *path* zyst. Hohlraumbildungen im Gehirn infolge schnellen, ausgedehnten Parenchymzerfalls (v. a. als Ödemnekrose), mit dem die gliöse Defektheilung nicht Schritt halten kann. – vgl. Spongiose. – **St. strictus**: s. u. Wundheilung.

Status thym(icolymphat)icus, Thymolymphatismus: Hyperplasie von Thymus u. lymphat. Apparat bei – meist pastösen u. hypotonen – Säuglingen u. Kleinkindern. Früher als Urs. für den plötzl. »Thymustod« angesehen (↑ Mors subita infantum). – **St. typhosus** s. nervosus, Febris nervosa stupida: Stupor u. extreme Adynamie (Amimie, Extremitätenschlaffheit) bei schwerem Verlauf des Typhus abdom. (aber auch von Fleckfieber, Paratyphus etc.). – **St. vertiginosus**: prolongierter Schwindelanfall oder wiederholte (meist labyrinthäre) Schwindelattacken. – **St. varicosus**: konstitutionell bedingte Phlebektasien in mehreren Körperregionen.

Stau: *path* ↑ Stauung.

Staub* (HANS ST., 1890–1967, Pharmakologe u. Internist, Basel) **Effekt**: (1921) das 3phas. Verhalten des Blutzuckerspiegels im Glukosetoleranztest (z. B. mit 50 g Glukose beim Nüchternen): a) nach 30–40 Min. kurzdauernder Anstieg auf 150–200 mg% (= physiol. alimentäre Hyperglykämie); b) nach 1 bis 2 Std. kurzdauernder Abfall unter den Nüchternwert (= gegenregulator. Hypoglykämie infolge überschüss. Insulinausschüttung; = pos. St.* E.); c) nach ca. 3–4 Std. Rückkehr zum Nüchternwert. Bei vermind. Glukosetoleranz (Diabetes mellitus) Wert b > a (= neg. St.* E.). – **St.*-Traugott* Versuch** (Karl Tr., geb. 1885, Internist, Frankfurt): (1920/21) »Glukose-Doppelbelastung« als durch eine 2. orale Glukosezufuhr (nach 90 Min., in Phase b des St.* Effektes) verfeinerter Toleranztest. Ergibt auch beim latenten u. Prädiabetiker einen erneuten Blutzuckeranstieg (mind. so stark wie nach der 1. Glukosegabe).

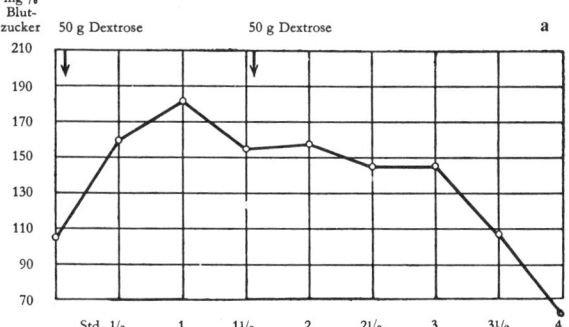

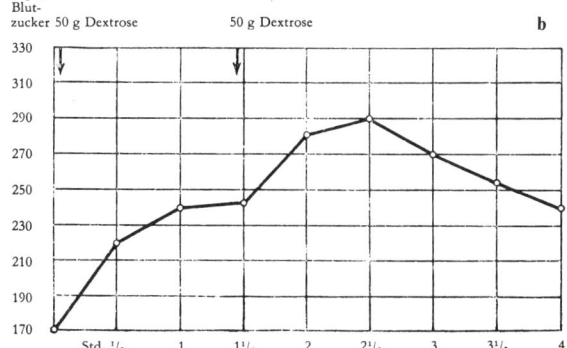

Traubenzucker-Doppelbelastung:
a) Normalverhalten, b) Negativer Staub-Effekt bei Diabetes mellitus.

Staub: Gemisch von Feststoffteilchen (∅ ca. 20 nm – 0,5 mm; als Fein-, Grobstaub) mit Gasen (z. B. atmosphär. Luft), das sich – wie Nebel – als quasistabiles disperses System, z. T. wie ein Kolloid verhält (vgl. Aerosol). Partikeln im allg. nur im Lichtstrahl auf dunklem Grunde erkennbar (Tyndall* Phänomen). Vork. als mineral. Grundstaub (in der Atmosphäre stets vorhanden), Pollen- u. Sporenstaub (während der pflanzl. Vegetationsperiode), Industriestaub (Ruß u. Flugasche, Kohle-, Zement-, Eisenoxid-, Karbidpartikel), Hausstaub (Milbenstaub, Pilzsporen, Bettfedernteile, Mehl u. a. m.). Teilchen (< 10^{-3} mm) durch die respirator. Schleimhäute resorbierbar (größere werden ausgestoßen). – s. a. MAK, MIK, Smog.

Staub|allergie: Kontakt- (z. B. Ekzem, Bronchialasthma) bzw. Inhalationsallergie (z. B. Heuschnupfen, Asthma) v. a. gegen Haus-, Blüten- (Pollen-, DDT-) u. Industriestaub (Cr, Ni, Hg, As etc.). – **St.eier**: *helminth* vom After des Wirtes abgefallene, an St.teilchen fixierte Oxyuren-Eier; in kühler, feuchter Luft mind. 2–3 Wo. infektionstüchtig (dadurch auch trotz guter hygien. Verhältnisse Massenbefall möglich).

Staubinde: zur Blutstauung in den Extremitäten benutzte elast. Binde.

Staub|infektion: Kontakt- bzw. Inhalationsinfektion durch an Luftstaubpartikeln gebundene Keime. – **St.inhalationskrankheit, St.lunge(nkrankh.)**: ↑ Pneumokoniose. – **St.krankheit**: ↑ Koniose. Als **St.speicherkrankheit** exogene Thesaurismosen mit einfacher Gewebsspeicherung inkorporierter (z. T. durch Ablösung wieder ausscheidbarer) Stäube; z. B. die benignen Pneumokoniosen (Barytose, Siderose, Talkose, Rußlunge, Zinnoxidlunge etc.); ferner komplexe Formen mit zusätzl. Speicherung endogener Stoffe (z. B. Hämosiderin[abkömmlinge]), z. B. die Talkose. – **St.zellen**: ↑ Alveolarphagozyten.

Stauch*-Kopp* Syphilisreaktion: (1966) modifiz. Cardiolipin-Flockungsreaktion mit an pass. Trägern gebundenem AG (dadurch besser erkennbare Klumpung, erhöhte Empfindlichkeit).

Stauchung: *med* Kompression des Körpers bzw. eines Körperteils in der Längsrichtung; i. w. S. (»Verstauchung«) die Distorsion.

Stauchungs|form: (M. Holzmann) *kard* diphasisch deformiertes, schenkelblockart. EKG des absterbenden Herzens, mit verbreitertem QRS bei normaler QT-Dauer. – **St.fraktur**: die stauchungsbedingte ↑ Kompressionsfraktur.

Staudrucktheorie: (F. Meyer) Bei der Herzinsuffizienz ist die vermehrte Füllung u. Druckerhöhung im venösen Schenkel zunächst nicht nur eine pass., unzweckmäß. Auswirkung des Strömungshindernisses »Herz«, sondern eine zweckmäß. Blutverlagerung zur venösen Seite (die den für die optimale Herzfüllung notwend. Fülldruck schafft).

Stauffer* Syndrom: (1961) paraneoplast., nach Tumorexstirpation z. T. verschwindende Störungen der Leberfunktion bei Nierentumoren (z. B. Hypernephrom): Verlängerung der Prothrombinzeit, Erhöhung der alkal.-Phosphatase-Werte, vermehrte BSP-Retention, Dysproteinämie (Hypalbuminämie mit Zunahme der α_2-Globuline), Hepatomegalie.

Staupe|körperchen, -körnchen: oxyphile Einschlußkörperchen (im Unterschied zu Negri* Körperchen ohne basophile Innenstruktur) im Zytoplasma der ZNS-Ganglienzellen sowie in Epithelzellen fast aller Organe des vom Staupevirus befallenen Tieres. – **St.virus**: (Carre 1905) pantropes, zum Befall fast aller Organe u. Zellsysteme befähigtes Virus der Paramyxogruppe (0,1 μm ∅). Erreger der Staupe v. a. beim Hund, Nerz, Frettchen u. Waschbär (nicht aber bei Rotfuchs, Katze, Mensch).

Stauroplegie: ↑ Hemiplegia cruciata.

Stauung: **1)** artifizielle (Stauschlauch, -manschette) mechan. Hemmung des venösen Rückflusses ohne simultane Beeinträchtigung des arteriellen Zuflusses (vgl. Blutleere). – **2)** *path* durch Strömungsminderung infolge Hindernisses (Stenose, Verschluß) oder Gefäßektasie (Varizen, Darmatonie, Megakolon etc.) oder mangelnde vis a tergo (z. B. Herzinsuffizienz) verurs. Retention (Volumenvermehrung) u. Stase eines Flüssigkeitsstromes, z. B. als Blut- (venös bei Herzinsuffizienz, Leberzirrhose etc., als sogen. pass. oder Stauungshyperämie, bei ↑ Achselvenensperre;

Stauungsaszites

arteriell bei Gefäßstenose, Embolie), als Lymph-, Liquor- (↑ Liquorblockade), Kammerwasser- (↑ Augendruck), Harn-, Kot-, Galle-, Sekretstauung (z. B. Wundsekret, Lochien, Milch, Speichel).

Stauungs|aszites: transsudativer A. bei Stauung im Pfortaderkreislauf. – **St.atrophie**: der Parenchymschwund infolge chron. venöser Stauung (z. B. ↑ Stauungsleber, -papille). – **St.blutung**: Blutaustritt aus kleinen Gefäßen (meist petechial) infolge venöser Stauung, auch bei plötzl. Druckerhöhung in großen Venen (z. B. traumat. Brustkorbquetschung). – **St.bronchitis**: chron. Br. im Gefolge einer ↑ St.lunge, mit blutüberfüllter, blauroter Schleimhaut, seröser, evtl. hämorrhag. Transsudation u. Exsudation in Bronchien u. Alveolen; klin.: Sympte. des Asthma cardiale; im Rö.bild etwa seitensymmetrisch vergröberte u. vermehrte Streifenzeichnung (bes. basal) u. Hilusverdichtung.

Stauungs|dermatose, -ekzem: atroph. D. mit punktförm. Blutungen (evtl. Nekrosen, Ulzerationen) infolge chron. venöser Stauung (bei Herzinsuffizienz, Varikose); s. a. Ekzema varicosum. – **St.entzündung**: inkorrekte Bez. für die auf pass. Hyperämie beruhenden u. mit vermehrter Schleimproduktion einhergeh. Schleimhautschwellungen (v. a. St.gastritis, -bronchitis) durch pass. Hyperämie; i. e. S. die dabei infolge erhöhter Infektbereitschaft auftret. mikrobielle Entzündung. – **St.fibrose**, St.induration, -sklerose: bei chron. venöser Stauung hypoxiebedingte Organfibrose (Leber, Lunge, Milz) durch Umwandlung der Retikulin- in dichte kollagene Fasern.

Stauungs|gallenblase: ↑ Gallenblasenhydrops; s. a. St.steine. – **St.gastritis**: pass. Hyperämie der Magenschleimhaut bei Herzinsuffizienz, mit Symptn. der Gastritis (u. des ROEMHELD* Syndroms), erschwerter Resorption u. Peristaltik. – **St.hydrops**: transsudativer H. in Körperhöhlen (Aszites, Pleuraerguß) u. interstitiellem Gewebe (↑ St.ödem) bei Herzinsuffizienz. – **St.hypertonie**: bei Herzinsuffizienz vork. geringgrad. (kaum > 12 mm Hg) Blutdruckerhöhung, gedeutet als Folge der über das Kapillarbett auf das arterielle Gebiet fortgeleiteten venösen »Hochdruckstauung«. – **St.ikterus**: 1) Verschlußikterus mit ↑ Cholestase. – 2) hepat. Ikterus bei St.leber. – **St.induration**: ↑ St.fibrose. – **St.insuffizienz**: *kard* dekompensierte Rechtsherzinsuffizienz als Folge einer Linksherzinsuffizienz; mit Hypokinese, reduziertem Auswurfvol., verlängerter Kreislaufzeit.

Stauungs|kopfschmerz: K. infolge 1) Sekretstauung bei Sinusitis oder Otitis media, 2) Hirndrucksteigerung durch Liquorstauung, 3) Vasomotorenstörung mit Gefäßdilatation u. pass. Hyperämie (z. B. »Migraine rouge«, HORTON* Syndrom). – **St.leber**: die Leberveränderungen infolge chron. Stauung bei Abflußbehinderung des Blutes aus der Leber (Rechtsherzinsuffizienz, Kompression oder Thrombose der Vv. hepaticae); im akuten Stadium (blut. Anschoppung) blaurote Verfärbung u. Vergrößerung des Organs, evtl. hypox. zentrolobuläre Nekrosen; im chron. Stadium (zyanot. Atrophie) zusätzlich Epithelienatrophie, oft auch -verfettung (in Läppchenzentren bzw. -peripherie: »Muskatnußleber«) u. ↑ st.straßen; später St.fibrose mit - atroph. u. nekrot. – Organverkleinerung u. Epithelienersatz durch Bindegewebswucherung; als Endzustand St.zirrhose. – **St.lunge**: die Lungenveränderungen bei chron. Stauung im kleinen Kreislauf (Linksherzinsuffizienz, Mitralstenose, Pericarditis constrictiva, ausgedehnte Lungenvenenthrombose): Prallfüllung der Kapillaren mit Membranverdickung (rote Induration), Hämorrhagien, Hämosiderinablagerung, Herzfehlerzellen, Stauungsfibrose (»braune Induration«); klin.: Stauungsbronchitis (mit Gefahr der hypostat. Pneumonie), Hypoxämie (O_2-Diffusionsstörung).

Stauungs|mastitis: intrakanalikuläre (parenchymatöse) M. infolge der durch Milchstauung begünstigten Infektion offener Milchgänge. – **St.milz**: durch chron. Stauung bedingte Splenomegalie bei Abflußbehinderung des Blutes aus der Milz (Herzinsuffizienz, Leberzirrhose mit Pfortaderstauung), oft mit St.fibrose; anat.: Schnittfläche dunkelblau-, später braunrot (Hämosiderin), Wandverdickung der blutüberfüllten ektat. Sinus. – **St.nekrose**: hypoxiebedingte Koagulationsnekrose als Folge chron. venöser Stauung, z. B. bei ↑ St.leber, ↑ St.dermatose (Gefahr der Gangrän). – **St.niere**: 1) die durch venöse Druckerhöhung mit pass. Hyperämie (v. a. bei Herzinsuffizienz, Nierenvenenthrombose) vergrößerte Niere mit blauroter, evtl. leicht verfetteter Rinde u. dunkelblauroten Markkegeln; strotzend mit Ery gefüllte Glomeruli werden v. a. für Proteine durchlässig (»St.albuminurie«; s. a. St.urin). – 2) die »Harnstauungsniere« (↑ Hydronephrose).

Stauungsödem: mechan. transsudatives Ödem bei venöser (kardial oder lokal) u./oder Lymphstauung (↑ Lymphödem); s. a. Oedema scleroticum. – **sporad. solitäres lymphogenes St.**: ↑ NONNE*-MILROY*-MEIGE* Syndrom.

Stauungs|papille: (A. v. GRAEFE) *ophth* pilzförm. Vorwölbung u. Verbreiterung sowie glas. Trübung der Optikuspapille, begleitet von Prallfüllung u. hochgrad. Schlängelung der Netzhautvenen (stellenweise durch Ödem verdeckt) u. Verengung der Arterien, streif. peripapillären Blutungen u. weißl. Herden; s. a. Abb. »KENNEDY* Syndrom«. Meist Sympt. intrakranieller Drucksteigerung (DD: Optikusneuritis); Pathogenese umstritten: Lymphrückstauung im Sehnerv (BEHR)? Liquoreindringen in die mit dem Subarachnoidalraum zusammenhängenden Sehnervenscheiden (Transporttheorie n. SCHIECK, SCHMIDT u. MANZ)? via Vena ophthalmica in die Papille fortgesetzte Blutstauung im Sinus cavernosus, die sich über die V. ophthalmica bis in die Papille fortsetzt (v. GRAEFE)? – Nach Druckentlastung schnelle Rückbildung; bei längerem Bestehen Gefahr der Optikusatrophie. – **St.pneumonie**: hypostat. Pn. bei ↑ St.lunge.

Stauungs|sklerose: ↑ Stauungsfibrose. – **St.steine**: Pigmentsteine infolge Bilirubinausfällung bei länger bestehender Cholestase (mit Gallenblasenhydrops). – **St.straßen**: (KALK) *hepat* mehrere Läppchenzentren (als Ausgangspunkte des Zellunterganges) miteinander verbindende, die Läppchengrenzen zwischen je 2 intakten GLISSON* Dreiecken durchbrechende »Straßen« hypoxiebedingter Epithelatrophien u. -nekrosen bei ↑ St.leber. – **St.test**: *angiol* ↑ GÖTHLIN*, RUMPEL*-LEEDE* Test. – **St.therapie**: venöse Stauung zur Erzielung einer heilungsfördernden pass. Hyperämie bei chron. Entzündung, Kallusverzögerung u. a.; s. a. BIER* Stauung. – **St.urin**: 1) der farbstoffreiche, protein- u. erythrozytenhalt. »hochgestellte« Harn bei St.niere. – 2) im Hydropyelon u. Hydroureter gestauter Urin. – **St.zirrhose**: *hepat* ↑ Cirrhose cardiaque; s. a. St.leber.

Stavitsky* Test: indir. Hämagglutinationstest unter Verw. Tanninsäure-gegerbter Ery.

Staxis: langsames Tröpfeln, tropfenweise Hämorrhagie (vgl. Epistaxis).

STD: sexual transmitted disease (s. u. venerisch).

Steady state: (engl.) / Fließgleichgewicht. – **relatives Steady state**: / Ergostase.

Steakhouse-Syndrom: die – schmerzhafte – Bolusobstruktion der Speiseröhre mit konsekut. Aphagie.

Steal-Effekt: (engl. = stehlen) bei / Anzapfsyndrom (Versorgung eines durchblutungsgestörten Körperabschnitts über Kollateralen aus einem anderen arteriellen Versorgungsbereich) die bei Mehrbedarf des kompensativ versorgten Organs deutlich werdende Mangeldurchblutung des kompensierenden infolge Stromumkehr. Vork. nur bei organ. Stenose oder Verschluß einer Hauptarterie (z. B. des Subklaviaabgangs, / Subclavian-Steal-Syndrom). – Auch Bez. für entsprech. pharmak. Effekte bei Durchblutungsstörungen (/ Borrowing-Lending-Phänomen). – Als **Invers-St.-E.** die trotz St.-E. anhaltende Mangeldurchblutung im »Mehrbedarfsorgan«; wird rö.diagnostisch genutzt bei Hirntumoren, deren Gefäße eine durch induzierte Hypokapnie oder Kreislaufhypertonie bedingte Engstellung nicht mitmachen (u. so für ausreichende Blutfülle sorgen).

Steapsin, Steaptose: Triacylglyzerin-lipase (/ Lipase).

Stearat: Salz der Stearinsäure. – **St.creme**: nichtfettendes Stearin(säure)-halt. Externum (Typ Öl-in-Wasser-Emulsion) als Matt-, Trocken-, Tagescreme, mattierende oder Vanishingcreme.

Stearin: 1) festes Gemisch aus Triglyzeriden der Stearin-, Palmitin-, Myristin- u. Ölsäure. – 2) / Acidum stearinicum (»**St.säure**«).

Stearrhö: / Steatorrhö.

Stearyl-, Stearinalkohol: *pharm* $C_{17}H_{35}CH_2OH$; Stabilisator in Salben u. Cremes.

Steatitlunge: / Talkose.

Steat(o)...: Wortteil »Fett«, »Talg«; z. B. **Steatidrose** (Absonderung fetthalt. Schweißes), **Steatitis** (Fettgewebsentzündung, / Pannikulitis), **Steatoblast** (die sich in eine / Fettzelle umwandelnde Mesenchymzelle in Fettorganen), **Steatolyse** (/ Lipolyse), **Steatom(a)** (/ Lipom; i. w. S. jede fetthalt. Geschwulst, z. B. Cholesteatom; s. a. Steatomatosis), **Steato|mastie** (/ Fettbrust), **St.merie** (zonale / Adipositas, i. e. S. die gluteale = Fettsteiß = **St.pygie** u. die femorale = **St.trochanterie**), **St.nekrose** (/ Fettgewebsnekrose).

Steatom(at)osis, Steatocystoma multiplex (PRINGLE), Sebozystomatose (GUNTHER): (BOSELINI 1898) kongenit., vermehrt im 12.–18. Lj. auftret., bis haselnußgroße multiple Talgretentionszysten (v. a. am Skrotum) infolge Verschlusses der Drüsenausführungsgänge durch Keratin. – vgl. GARDNER* Syndrom.

Stea(to)rrhö: 1) *derm* / Seborrhö. – 2) *enterol* Fettdurchfall: vermehrte Fettausscheidung mit dem Stuhl (Butter-, Fett-, Pankreas-, Salbenstuhl) infolge Maldigestion (Lipasemangel), z. B. bei Mukoviszidose (»**kongenit. St.**«) u. Achylia pancreatica, infolge Malabsorption bei Sprue, REIZENSTEIN* St., Zöliakie (»**idiopath. St.**«). – Als **Steatorrhoea arthroperi-**

cardiaca das WHIPPLE*, als **infantile idiopath. St.** das HERTER*-HEUBNER* Syndrom.

Steatosis: »Verfettung«; 1) fett. Degeneration (z. B. St. hepatis = Fettleber); 2) krankhafte / Adipositas.

Steato|zele: 1) / Fettgewebsbruch. – 2) / Liparozele. – **St.zystom**: falsches / Atherom.

Stechapfel: / Datura stramonium. Intoxikation durch Blätter oder Samen (z. B. im Asthmatee) mit dem klin. Bild der / Atropinvergiftung. – **St.form**: 1) Kristallform (gelbbraune Kugeln mit zack. Spitzen) des Ammoniumurats im Harnsediment (Bakteriurie infolge ammoniakal. Harngärung). – 2) Akantho-, Krenozyt, Echinosis, burr cell: vielzack. Deformation (»Morgensternform«) des durch Wasserentzug geschrumpften Erythrozyten.

Stecher* Nomenklatur: *röntg* N. für den Strahlengang am Liegenden (»c« = cubitans) oder Stehenden (»s« = stans), mit den Positionen:

1 = dorso-ventral	5 = ventrodorsal
2 = li.dorsal-re.ventral	6 = re.ventral-li.dorsal
3 = li.-re.	7 = re.-li.
4 = li.ventral-re.dorsal	8 = re.dorsal-li.ventral

Stech|fliegen: *entom* Stomoxyinae. – **St.mücken**: *entom* / Culicidae. – **St.zyklus**: *anat* bei St.mücken die regelmäß. Aktivitätsschwankungen des Blutsaugens während einer Tag-Nacht-Periode.

Steck|becken: Bettschüssel. – **St.schuß**: Schußverletzung mit im Körper steckengebliebenem Geschoß (d. h. ohne Ausschuß); erhöhte Gefahr der Anaerobier-Infektion.

(Graham) Steell* Geräusch (GR. ST., 1851–1942, Internist, Manchester): frühdiastol. Decrescendo-Geräusch im 2–3 ICR li. parasternal bei rel. Pulmonalinsuffizienz.

Steenhuis* Aufnahme (DIRK JOHANNES ST., 1887–1954, Radiologe, Leiden): okzipitofront. Schädelaufnahme (Kinn u. Nase aufliegend, Zentralstrahl senkrecht auf Kassette), etwa dem sagitt. Felsenbeinvergleich n. SCHÜLLER entsprechend.

Steffen* Test (CARL ST., geb. 1918, Immunologe, Wien): Antiglobulin-Konsumptionstest.

Stegomyia calopus s. fasciata: / Aëdes aegypti.

Steh|anode: *röntg* / Festanode. – **St.aufmännchen-Anfall**: *neurol* der prostrative epilept. Anfall bei Kindern, die dabei nach dem Hinstürzen sofort Bewußtsein u. Muskeltonus wiedererlangen u. sich erheben. – **St.-EKG** (Kienle*): Belastungs-EKG, abgeleitet sofort nach dem Aufstehen aus der Ruhelage u. dann in best. Zeitabständen (meist 10 Min.). – **St.feldbestrahlung**: *radiol* Strahlenther. mit während der Sitzung unverändertem Bestrahlungsfeld u. -winkel, d. h. bei feststehender Strahlenquelle; z. B. als / Kreuzfeuermethode. – vgl. Bewegungsbestrahlung.

Stehlsucht: / Kleptomanie.

Steh|pyelogramm, -urogramm: *röntg* 1) Veratmungsurogramm (bei tiefster In-, Exspiration) am Stehenden zur Diagnostik einer Nephroptose. – 2) im Stehen angefertigtes Ablaufpyelogramm. – **St.riese**: Mensch mit rel. kurzem Oberkörper u. langen Beinen, der im Stehen erheblich größer erscheint als im Sitzen (»Sitzzwerg«); vgl. Sitzriese. – **St.unfähigkeit**: / Astasie. – **St.versuch**: Kreislaufbelastungsprobe

Steidele* Syndrom

unter orthostat. Bedingungen, z. B. ↑ BICKENBACH*, SCHELLONG* Test (I).

Steidele* Syndrom (RAPHAEL JOHANN ST., 1737–1823, Chirurg, Wien): Aortenbogenanomalie mit vollständ. Unterbrechung, ↑ Fünferstenose.

Steife: 1) *path* ↑ Starre (s. a. Stiff-man-Syndrom). – 2) *orthop* ↑ Sperr-, Lötsteife. – 3) **Steifheit**: *psych* starres Festhalten des Schizophrenen an einzelnen Gedankengängen, meist als Perseveration. – 4) **Steifung**: ↑ Darmsteifung.

Steigbügel: *anat* ↑ Stapes. – **St.schnitt**: *chir* ↑ Fischmaulschnitt. – **St.verband**: *chir* ↑ Spica pedis.

Steigeversuch: ↑ BÖHLAU* Methode.

Steigner* Syphilisreaktion: (1954) modifiz. Cardiolipin-Mikroflockungsreaktion mit je 1 Öse inakt. Serum u. VDRL-Antigen-Verdünnung auf Objektträger; nach 12mal. Hin- u. Herdrehen makroskop. Beurteilung.

Steigreaktion: *neurol* ↑ Placing-Reaktion.

steile Welle, sharp wave: *neurol* EEG-Welle mit Dauer von 70–200 msec, steilem Anstieg (bei unterschiedl. Amplitude), deutl. Gipfelbildung u. – im allg. – neg. Hauptkomponente.

Steil|abfall: *otol* in der Tonaudiometrie Hörkurvenverlauf mit Knick steil nach unten. Meist bei Innenohrschwerhörigkeit mit Hörstörung nur für hohe Frequenzen. – **St.biß**: Bißform bei Steilstellung der oberen u. unt. Frontzähne, meist verbunden mit tiefem Biß.

Steil|heitsbedarf: *neurophysiol* Eigenschaft erregbarer Gewebe, nur bei spezifisch schnellem Erreichen des Schwellenwertes mit einer Erregung zu reagieren. Fehlende St.heit hat kontinuierl. Anstieg der Schwelle zur Folge (u. evtl. Zerstörung des Gewebes). – **St.herz**: ↑ Emphysemherz; i. w. S. auch der **St.typ** als EKG-Lagetyp mit steiler elektr. Achse (zwischen + 90° u. + 60°); höchste R-Zacke in Abltg. II, zweithöchste in III, QRS in I u. AVL biphasisch, in II, III u. AVF pos., (↑ Abb. »Positionstypen«). Untertypen R_I u. RS_I nur mit kleiner R-Zacke bzw. mit kleiner R- u. S-Zacke in Abltg. I. Vork. v. a. beim Astheniker u. bei Lungenemphysem.

Stein* Antigen: AG zum serol. Nachweis von Rückfallfieber mittels KBR.

Stein* Gynäkographie: *röntg* Kombin. von Hysterosalpingographie (Lipiodol) u. Pneumoperitoneum zur gleichzeit. Darstg. der inn. u. äuß. Konturen der weibl. Beckenorgane.

Stein* Kur (ARTHUR ST., geb. 1877, Gynäkologe, Heidelberg, New York): (1917) Geburtseinleitung (nur noch gelegentl. bei infiziertem »Abortus im Gange«) durch Rizinusöl-Gabe (1–2 Eßlöffel), heißes Bad (nicht bei Fieber) u. – sofort nach Rizinuswirkung – Klysma sowie Inj. von 1½ V. E. Oxytocin oder Hypophysin (letztere alle 20 Min. 3- bis 5mal wiederholt); evtl. zusätzlich Chinin oder Strychnin. – vgl. HENKEL* Schema.

Stein* Test (STANISLAW ALEXANDER FEODOROWITSCH v. ST., geb. 1855, russ. Otologe): (1892) einbeiniges Stehen mit geschlossenen Augen; bei Labyrinth-Erkr. nicht möglich.

Stein*-Leventhal* Syndrom (IRVING FREILER ST., geb. 1887; MICHAEL LEO L., geb. 1901; Gynäkologen, Chicago): (1935) dominant (autosomal?)-erbl. Syndrom mit Vergrößerung u. kleinzyst. Degeneration der Ovarien (weißlich verdickte Kapsel, Hyperthekose, Fehlen von Corpora lutea), prim. oder sek. Oligo- oder Amenorrhö u. Sterilität sowie Hirsutismus, Fettsucht, Hypogenitalismus; vermehrte ICSH-Ausschüttung, ovarielle Dyskrinie; 17-Ketosteroide normal oder leicht erhöht; Überempfindlichkeit gegen Gonadotropine. Ther.: Keilexzision der Ovarien (Reduktion des androgenbildenden Gewebes, ermöglicht Gravidität).

Stein: *path* ↑ Konkrement; s. a. Litho.... – **St.absauggerät**: Katheter mit Aspirator oder Evakuator zum Entfernen von Harnkonkrementen ohne (z. B. n. THOMPSON) oder unter zystoskop. Sicht (z. B. »Evakuationszystoskop« n. MORGENSTERN, STAEHLER* Steinknack-Sauggerät).

Steinach* Methode (EUGEN ST., 1861–1944, Physiologe, Prag, Wien): (1920) Unterbindung der Samenstränge (↑ NIEHANS* Op.) u. Überpflanzung von Affenhoden zur »Verjüngung« des menschl. Organismus (wohl nur Erotisierung des alternden Menschen).

Stein|anurie: postrenale Anurie infolge steinbedingter – bds. – Harnwegsverlegung; reflektorisch auch bei St.kolik. – **St.auflösung**: ↑ Harnsteinauflösung, Chemolitholyse.

Steinberg*-Speiser* Phänomen, Anti-Gm-Mechanismus: (1963) der Immuntoleranz-Hypothese widersprechende AK-Bildung des kindl. Organismus gegen diaplazentar übertragenes Ig G nach dessen Abbau (etwa im 6.–30. Mon.), u. zwar gegen die mütterl. Gm-Faktoren (soweit kindesfremde Gruppe).

Steinbildungskrise, akute: *urol* das – meist kurzzeit. – Auftreten von Kolloidkörperchen im Harn (sogen. Stabilitätskrise), aus denen sich bei Vorliegen weiterer Noxen (z. B. Entzündung) Sphäro- u. Mikrolithen als Vorstufen größerer Konkremente entwickeln können.

Steinbrinck* Granulationsanomalie: (1948) *hämat* ↑ CHEDIAK*-HIGASHI* Anomalie.

Steinbrocker* Syndrom: (1947) ↑ Schulter-Arm-Syndrom.

Steindiathese: ↑ Diathesis calculosa; s. a. Arthritismus, Nephrolithiasis, Tab. »Harnsalze«.

Steindler* Operation (ARTHUR ST., 1878–1959, österr. Orthopäde, Iowa City): 1) bei Ellbogengelenk-Tbk extraartikuläre Verriegelungsarthrodese (Tibiaspan als schraubenfixierter Bolzen) in etwa 100°-Beugestellung. – 2) (1930) bei Medianusparese Ersatz des gelähmten Opponens pollicis durch zentral gestielte Abspaltung der rad. Sehnenhälfte des Flexor pollicis longus, die s.c. an die dors. Daumengrundphalanx geführt wird.

Steineinklemmung: Inkarzeration eines wandernden Konkrementes in den ableitenden Harn- oder Gallenwegen bzw. im Drüsenausführungsgang; meist mit Koliken, Stauungserscheinungen u. – später evtl. stenosierend vernarbenden – Schleimhautverletzungen. Bei Lokalisation in Pankreasgang oder Duodenalpapille Gefahr der hämorrhag. Pankreasnekrose.

Steiner* Syndrom (GABRIEL ST., geb. 1883, Psychiater, Heidelberg): Kombin. von CURTIUS* Syndrom I u. Schizophrenie.

Steiner*-Lusbaugh* Syndrom: (1909) ↑ Karzinoidsyndrom.

Steinert* Krankheit: s. u. CURSCHMANN*-STEINERT*.

Stein|fänger: *urol* Zangeninstrument mit löffelförm. Branchen zur Extraktion von Konkrementen (oder Trümmern) aus den Harnwegen. – **St.gallenblase**: ↑ Cholelithiasis. – **St.hauerlunge**: ↑ Silikose in der Steinbruch- u. Steinbearbeitungsindustrie. – **St.kind**: *geburtsh* ↑ Lithopädion.

Steinkohlenteer: Pix lithanthracis. – **St.lösung**: Liquor Carbonis detergens.

Stein|kolik: konkrementbedingte ↑ Kolik, z. B. ↑ Gallen-, Harnleiter-, Nierenkolik; s. a. St.einklemmung. – **St.krankheit, -leiden**: ↑ Lithiasis. – **St.krebs (Carnot*)**: mit Lithiasis vergesellschafteter Harnblasenkrebs; s. a. Gallenblasenkarzinom. – **St.krise**: 1) ↑ St.bildungskrise. – 2) krisenhafte St.kolik. – **St.löser, -lockerer**: *urol* katheterförm. Instrument zum Lockern u. Auffangen bzw. Erfassen von Ureterkonkrementen; außer GIONGO* Spirale, ZEISS* Schlingensonde u. STAEHLER* Schlingenkatheter obsolet.

Steinmann* (FRITZ ST., 1872–1932, Chirurg, Bern) **Meniskuszeichen**: 1) »STEINMANN I«: ↑ KONJETZNY*-ST.* Symptom. – »ST. II«: bei Meniskusverletzung das mit zunehmender U'schenkelbeugung eintretende Dorsalwandern (in Richtung Kniekehle) des Druckempfindlichkeitsmaximums. – **St.* Nagelextension**: (1907) Extensionsbehandlung von Frakturen unter Verw. von **St.*Nägeln** u. des zugehör. Extensionsbügels (↑ Abb.).

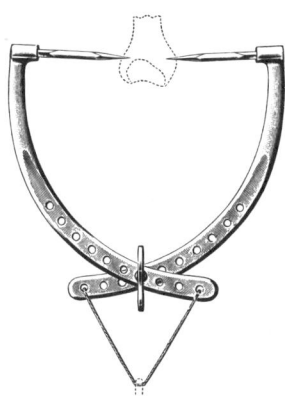

Stein|mole: *geburtsh* ↑ Lithopädion. – **St.nest**: *urol* Ansammlung von Harnkonkrementen in einer präformierten Höhle (z. B. Nierenkelch, Blasendivertikel); oder im Parenchym als sogen. Nierenpol-Nest; s. a. RANDALL* Plaque. – **St.niere**: ↑ Lithonephrose. – **St.operation**: *urol* ↑ Lithotomie.

Stein|pocken: 1) ↑ Vaccinia atrophica. – 2) ↑ Melkerknoten. – **St.prophylaxe**: *urol* die v. a. diätet. Maßnahmen bei Urolithiasis. – **St.pyonephrose**: durch Nierenbecken-Ureterkonkremente bedingte Pyonephrose; bei Ausgußstein evtl. mit Epithelmetaplasie (Leukoplakie; Gefahr der Entartung zum Plattenepithel-Ca.).

Steinschnitt: *urol* ↑ Lithotomie; s. a. Sectio alta, mediana u. lateralis. – **St.lage**: *chir* Rückenlage (Becken am Vorderrand des Op.tisches) mit in Knie- u. Hüftgelenk stark gebeugten u. leicht abduzierten Beinen (an Beinhalter fixiert) als ideale Lagerung für Eingriffe an Damm, Rektum u. Vagina.

Stein|sonde, -sucher: Knopfsonde zur Hohlorganaustastung auf Konkremente, z. B. Gallensteinsonde. – **St.staublunge**: ↑ Silikose.

Steinthal* Klassifizierung (KARL ST., geb. 1859, Chirurg, Heidelberg): (1908/1912) Stadieneinteilung des Mamma-Ca.: I = lokal begrenzt, II = in die Umgebung infiltrierend, III = Beteiligung regionaler LK, IV = allg. Metastasierung (Heilungsaussicht für I–III ca. 75, 30 bzw. 15%).

Stein|trägerlähmung: Berufslähmung durch chron. li.seit. Druckschädigung des N. axillaris mit Beteiligung der Nn. dors. scapulae u. thoracicus longus. – Außerdem durch das einseit. Tragen der Mulde Gefahr der WS-Skoliose. – **St.zertrümmerung**: ↑ Lithotripsie.

Steironothie: obligate Sterilität der Artbastarde infolge Fehlens einer erfolgreichen Spermiogenese.

Steißbein: ↑ Os coccygis; s. a. Kokzygo.... – **St.fistel**: Fistula coccygealis. – **St.fraktur**: akzidentell v. a. infolge Sturzes auf das Gesäß, meist mit Dislokation des dist. Fragments nach ventral; klin.: starke Sitzschmerzen, evtl. in Kokzygodynie übergehend. – Ferner die geburtsh.-artifizielle basisnahe Dorsalfrakturierung des ankylotisch nach vorn abgewinkelten, als Geburtshindernis wirkenden St. (nach Fassen zus. mit den Weichteilen des Hinterdammes zwischen Vagina oder Rektum u. Crena ani). – **St.luxation**: traumat. Trennung der knorpel. Kreuz-Steißbeinverbindung durch Sturz auf das Gesäß. Beschwerden wie bei Fraktur.

Steiß|drüse: ↑ Glomus coccygeum. – **St.fleck**: ↑ Mongolenfleck. – **St.-Fußlage**: *geburtsh* Beckenendlage, bei der die – in Knie- u. Hüftgelenk angewinkelten – Beine vor dem kindl. Bauch liegen, so daß neben dem Steiß ein oder bd. Füße vorangehen (»**unvollkommen**« bzw. »**vollkommen**«; bei letzterer bessere Weichteildehnung, dadurch günstiger für nachfolgenden Kopf). – **St.geburt**: Geburt bei ↑ Steißlage des Kindes. – **St.geschwulst**: *geburtsh* ↑ Geburtsgeschwulst am vorangehenden Steiß. – **St.haken**: (KÜSTNER) stumpfer, in die kindl. Hüftbeuge einzusetzender »Geburtshaken« zur Extraktion bei St.lage (u. nur bei toter Frucht).

Steißlage: *geburtsh* Beckenendlage mit vorangehendem Steiß; als **einfache** oder **reine St.** (Beine im Knie gestreckt, an der Bauchseite nach oben geschlagen: »extended legs«) oder als **gedoppelte St.** (↑ St.fußlage); je nach Position des kindl. Rückens als li. u. re **hintere** bzw. **vordere St.**, ferner als re. oder li. **quere** = seitl. **St.** (Rücken seitlich; nur oberhalb des BE oder auf dem BB möglich). Zur Vermeidung einer Risikogeburt äuß. Wendung am Ende des 8. Mon. angezeigt.

Steiß|nerv: ↑ Nervus coccygeus. – **St.schmerz**: ↑ Kokzygodynie. – **St.teratom**: ↑ Sakralparasit.

Stella: (latein.) Stern; *anat* sternförm. Gebilde, z. B. **St. lentis ant.** u. **post.** *JNA* (= vord. bzw. hint. ↑ Linsennahtsystem); *chir* sternförm. Verband, u. zwar als **St. dorsi** u. **St. pectoris** (= Rücken- bzw. Bruststernverband; sogen. Kornährenverband, mit auf- oder absteigenden Achtertouren um bd. Schultern unter Kreuzung auf Rücken bzw. Brust).

Stellantchasmus: *helminth* ↑ Diorchitrema.

Stellatum: Kurzform für Ggl. stellatum (↑ Ggl. cervicothoracicum). – **St.anästhesie, -blockade**: Inj. eines Lokalanästhetikums (meist 0,5–1 %ig. Novocain) in oder an das Ggl. zur Unterbrechung der vegetat. Bahnen zu den Wurzeln C 6–D 1, d. h. Ausschaltung des kran.-brach. Sympathikus; führt homolat. zu Horner* Syndrom, Vasomotorenlähmung (Hautrötung u. -wärme) u. fazial-brachialer Anhidrosis. Technik nach de Sousa Pereira: am Liegenden (oder Halbsitzenden) Inj. von vorn zwischen Ringknorpel u. zur Seite gedrängtem Sternocleidomastoideus bzw. Karotis; Gefahren: Inj. in A. vertebralis, hohe Spinal- oder Epiduralanästhesie, Ösophagus-, Pleuraperforation (Pneumothorax), Rekurrens-, Phrenikusparese.

stellatus: (latein.) sternförmig.

Stellektomie: op. Entfernung des Ggl. cervicothoracicum (= stellatum).

Stell|glied: *kybern* im Regelsystem das am Anfang der Regelstrecke eingreifende Ausführungsorgan, das auf – letztlich vom Sensor stammende – Signale antwortet u. die **St.größe** unmittelbar beeinflußt; im menschl. Organismus z. B. Iris-, Brustkorbmuskeln, Zwerchfell.

Stellite: gegossene Hartlegierungen aus Karbidbildnern (Cr, W, Mo) u. Co mit höherem C-Anteil; unterschieden als Fe-freie, Fe-halt. (= ferrit.) u. austenit. Stellite.

Stellknorpel: ↑ Cartilago arytaenoidea. – **St.luxation** meist akzidentell traumatisch, oft nur einseitig; Sympte.: örtl. Schwellung, Hämatom, evtl. endolaryngeale Narbe u. permanent anomale Stellung (z. B. Absinken nach vorn) u. Phonationsstörungen (z. T. kompensierbar).

Stellreaktionen, -reflexe: die im wesentl. mittelhirnabhäng. Reflexe, die – als komplexe Leistung von Kortex, Zerebellum u. Striatopallidum – Kopf u. Körper aus jeder Fehlposition in eine Normalposition im Raum zurückbringen; unterschieden als Körper-, Labyrinth-, Hals- u. opt. St. (s. a. Magnus* St., Gamper* Reflex). Afferenzen aus Vestibularorgan, somat. Sensibilität u. opt. System; Steuerung z. B. der Hals-St. durch Ponshaube u. Nucl. ruber, der **opt. St.** durch Pulvinar thalami (bzw. vord. Zweihügel); als Leitungsbahn v. a. das hint. Längsbündel.

Stellulae: (latein.) Sternchen; z. B. *klin* **St. palmares** (unregelmäß. Fleckchen an Handinnenflächen bei Scharlach, tbk. Meningitis, auch als vegetat. Stigma), *anat* **St. Winslowii** (die sternförm. Wurzeln der Vv. vorticosae in der Lamina choriocapill.).

Stellung: *geburtsh* Positio: die Lagebeziehung des kindl. Rückens (bei Querlage die des Kopfes) zur li. oder zur re. Gebärmutterinnenwand (= I. bzw. II. Position). Von manchen Schulen mit »Lage« (= Situs = Verhältnis der Längsachsen von Kind u. Uterus) überschneidend definiert: z. B. li. Längslage = li. Lage = Rücken li.; bei Rücken vorn oder hinten als »I. dorsoant.« bzw. »I. dorsopost. Lage« = I a bzw. I b bezeichnet).

Stellungs|anomalie: 1) *geburtsh* ↑ Lageanomalie (vgl. Stellung). – 2) *orthop* atyp. Dauerstellung einer Extremität. – 3) *dent* **St.fehler** (↑ Falschstand). – **St.isomerie**: Strukturisomerie; s. a. Isomerie.

Stellwag* Phänomen, Symptom, Zeichen (Karl St. v. Carion, 1823–1904, Ophthalmologe, Wien): seltener Lidschlag als klass. Sympt. der Basedow* Krankheit.

Stellwehen: *geburtsh* Wehen zu Geburtsbeginn (meist mit Eintritt des Kopfes ins kleine Becken einsetzend: »Eintrittswehen«), die die zunächst noch labile Lage u. Stellung des Kindes durch straffere Tonisierung der Uteruswand festlegen.

Steltzer* Index: (1966) »Ponderal-Index« zur Beurteilung von Übergewicht; berechnet als Quotient aus Körpergröße u. Körpergewicht.

Stelze, Stelzbein, -fuß: *orthop* als einfachste Form der Beinprothese ein dem Oberschenkelstumpf angepaßter, stahlschienenverstärkter Walklederköcher mit geradem Holzstab u. Gummihülse oder Rolle an der Auftrittsfläche.

stem line: (engl. = Stammlinie; 1953) in Geweben mit unterschiedlichen Chromosomenzahlen (z. B. Neoplasma) die Zelldeszendenz mit der häufigsten Zahl; Symbol: s.

Stemm|hinken: s. u. Pendelhinken. – **St.punkt**: *anat* ↑ Hypomochlion.

Stempeltechnik: 1) *bakt* Replica-Plating-Technik. – 2) mit Impfstempel durchgeführte Impfung oder Kutantestung.

Stender* Gangliolyse: *chir* s. u. Tarnhøj*.

Stengel*-Wolbach* Sklerose (Alfred St. sen., geb. 1868, Internist, Pennsylvania; Simeon Burt W., geb. 1880, Pathologe, Boston): Retikulose mit Bildung miliarer epitheloidzell. Knötchen in Lungen, LK, Milz, Leber u. Nieren; histol.: histiozytäre Riesenzellen mit interzellulären Retikulumfasern, in hyalinen Fibrosen sogen. W.* Asteroide, auch Schaumann* Körper.

Stenger* Versuch (Hans-Heinr. St., geb. 1914, Otologe, Göttingen): *otol* Prüfung auf simulierte einseit. Taubheit oder Schwerhörigkeit (verbesserte Bloch* Methode). Prinzip: Schall, der bd. Ohren mit verschied. Lautstärke trifft, wird subjektiv nur auf der »lauteren« Seite wahrgenommen. Bringt man nach Bestg. der Hörweite des »guten« Ohres eine 2., lautere Stimmgabel der gleichen Schwingungszahl nahe an das andere Ohr, dann wird die »gute« Hörweite nur bei Simulation kleiner.

steno...: Wortteil »eng«, »schmal«, »Verengung«; z. B. **St.choria** (Einengung eines Ostiums, Kanals), **st.halyn** (*biol* mit nur geringem Spielraum für den Salzgehalt des Milieus), **St.kardie** (↑ Angina pectoris), **St.korie** (↑ Miosis), **St.krotaphie** (Schmalheit der oberen Gesichtspartie infolge vertiefter Schläfengruben), **St.metopie** (rel. Schmalheit der Stirn), **St.mycteria** (Enge der Nasenlöcher).

Stenon* (Nicolaus Stenonius oder Steno, auch Niels Stensen, 1638–1686, Anatom, Kopenhagen, Florenz, Münster, Hamburg u. a.) **Gang**: ↑ Ductus parotideus. – **St.* Versuch**: (1667) Unterbindung der Bauchaorta; führt zu Lähmung der unt. Gliedmaßen.

stenopäisch: *ophth* mit schmalem Sehschlitz; z. B. **st.** ↑ **Brille, st. Iridektomie** (zur Visusverbesserung).

stenosans: (lat.) einengend.

Stenose, Stenosis: angeb. oder erworb. dauerhafte Einengung eines Kanals oder Ostiums infolge Strangbildungen, Verwachsungen, Narbenzug etc.; z. B. Magen-, Darm-, Klappen-, Gefäßstenose. Fließende Übergänge zu Atresie, Striktur, Obturation, Obstriktion, Okklusion.

Stenoseatmung: reflektorisch (über Nn. phrenicus u. vagus) erschwerte, d. h. verstärkte u./oder verlängerte Ein- u./oder Ausatmung infolge partieller oder totaler Einengung der oberen Luftwege, mit Sympt. je nach Art der Enge (z. B. elastisch-ventilart. bei Chondromalazie, starr bei infiltrativem Tracheal- oder Bronchialwandprozeß; s. a. Bronchostenose). Bes. stark ausgeprägt bei **exspirator. St.**: schwere Dyspnoe (Asthma), Zyanose, exspirat. Stenosegeräusche; Atemmittellage u. funktionelle Residualkapazität erhöht, bronchiale Strömungsgeschwindigkeit vermindert, Alveolardruck ansteigend, respiratorische Insuffizienz.

Stenose|geräusch: 1) *pulmon* bei St.atmung durch in- u./oder exspirator. Schwirren im stenosierten Abschnitt bedingtes Atemgeräusch; z. B. bei Fremdkörper zunächst vorwiegend inspiratorisch, bei Tiefertreten des FK evtl. abgeschwächt oder aufgehoben; bei Komplikation auch RG. – 2) *kard* das – meist pathognomon. – Herzgeräusch bei Klappenstenose (u. kombin. Vitium); s. a. St.schwirren. – **St.husten**: bellender Husten (meist mit Stridor) bei Tracheal- u. Laryngealstenose. – **St.index**: *kard* Quotient aus dem Gradienten der systol. Mitteldrücke u. dem systolisch das Ostium passierenden Blutvol. als Index für die Schwere einer Herzklappenstenose (Wert steigt mit zunehmender Stenose). – **St.kanüle**: / BERMAN* Rohr (für Ösophagus), Schornsteinkanüle (für Trachea). – **St.kopfschmerz**: *otol* K. infolge Sekretstauung in Nase u. NNH (u. Folgen).

Stenose|peristaltik: intensive, u. U. bis zur Kolik gesteigerte P. bei Passagebehinderung; falls erfolglos, evtl. in Lähmung übergehend. I. e. S. die im Verdauungstrakt, am Magen als heft., langsame, von Magenmitte nach unten-re. ziehende Wellen (z. B. bei Pylorusstenose des Säuglings, Magenausgangs-Ca.; s. a. Magensteifung); am Darm eher beschleunigt, teils flach, teils – v. a. bei mechan. Hindernis – vertieft, evtl. auch antiperistaltisch (bei angeb. oder erworb. Strängen, Knickbildungen, Obturation, Kompression), oft als Frühsympt. eines mechan. Ileus (evtl. gefolgt von Atonie). – **St.schwirren**: *kard* mit einem St.geräusch kombinierte tastbare Vibrationen der Brustwand. – **St.syndrom, pelvines**: *angiol* / SCHNEIDER*-FISCHER* Syndrom. – **St.wetter**: eine das Auftreten von Kehlkopf-Krupp begünstigende Wetterlage (v. a. Kaltlufteinbruch, Okklusion).

Steno|stomie: *path* Verengung des Mundes, meist i. S. der Mikrostomie. – **St.thorax**: abnorm schmaler Brustkorb.

stenotherm: *biol* mit nur geringem Spielraum für die Außentemperatur. – Gegensatz: eurytherm. – **stenotisch**: verengt, durch Stenose hervorgerufen.

Stenotypistinnen-Krankheit: als Folge langdauernder Muskelhalteleistung gedeutetes Schulter-Arm-Syndrom. Da häufig doch endogene, u. a. konstitutionelle Faktoren wesentlich mitbeeinflußt, Anerkennung als BK in der Regel nicht gerechtfertigt.

steno|xen: s. u. Parasit (1). – **St.zephalie**: / Kraniostenose.

Stensen*: / STENON*.

Stenstrom* Wanderplastik: Hautdefektdeckung mit einem brückenartig hinübergeschlagenen – zunächst mit der Wundfläche nach außen gekehrtem – Wanderlappen aus der Nachbarschaft.

Stents(masse): (1860) nach dem Londoner Zahnarzt CHARLES STENT benanntes erstes thermoplast. Material (Harz, Wachs, Talkum u. Farbstoff) für die Abformung von Kiefer u. Zähnen.

Stenvers* Aufnahme (HENDRIK WILLEM ST., geb. 1889, Neurologe, Utrecht): (1928) *röntg* Felsenbeinaufnahme in Bauchlage bei um ca. 45° gedrehtem Kopf (Nasenrücken u. Orbitarand der kranken Seite aufliegend, Zentralstrahl 12–15° kopfwärts); s. a. WULLSTEIN* Aufnahme (»steile St.* Aufnahme«).

Stephanini* Krankheit: »AHG-deficiency«, die klass. / Hämophilie.

Stephanopsie: *ophth* Wahrnehmung gefärbter Ringe um Lichtquellen als Streuungseffekt von Inhomogenitäten in den brechenden Medien des Auges.

Stephanozyten: *ophth* die meist rosettenförmig angeordneten unreifen Netzhautzellelemente, aus denen sich ein Retinoblastom aufbaut.

Stephen*-Slater* Ventil (CHARLES R. ST., Anästhesist, Dallas/Tex.): (1951) tubusnahes Zwischenstück (Rückatmung verhindernde 2-Klappen-Konstruktion) im offenen System für die Intubationsnarkose beim Kinde. – Bedingte Verw. auch für Überdruckbeatmung (Zuhalten des Ausatemventils).

Stephenson* Zyklus (WILLIAM ST., 1837–1919, Gynäkologe, Aberdeen): der / Menstruationszyklus.

Stephes* Linie: *röntg* die Gerade zwischen Symphysenhinterfläche u. Kreuzbeinspitze als Hilfslinie bei der Typ-Bestg. der Atresia ani anhand der Lage der Luftblase bei WANGENSTEEN*-WICE* Technik.

Stepp* Probe (WILHELM ST., 1882–1963, Internist, Jena, Breslau, München): Prüfung der Entleerungsfunktion der Gallenblase durch intraduodenale Gabe von Pepton-Lsg.

Steppenfieber: / Junin-Fieber.

Steppergang, Hahnentritt: Gangbild bei Peroneuslähmung: abnorm hohes – das Schleifen des herabhängenden Fußes verhinderndes – Heben des gelähmten Schwungbeins, das zuerst mit der Fußspitze, dann mit der Ferse aufgesetzt wird.

Steppnaht: *chir* / Rückstichnaht.

Step|-sign: (engl.) *röntg* das projektionsbedingte »Stufenzeichen« am Karpometakarpalgelenk I, das häufig als (Sub-)Luxation fehlgedeutet wird. – **St.-test**: *kard* 1) / MASTER* Test. – 2) **St.-up-test**: / Harvard-Test. – **St.-up-Methode**: *gyn* Zweiphasenmethode der Kontrazeption (s. u. Ovulationshemmer).

Steran, Zyklopentano-perhydrophenanthren: *chem* 4 gliedr. Ringsystem; Grundstruktur der / Steroide.

Sterben: das Erlöschen der Lebensvorgänge infolge Desintegration der wicht. biol. Funktionssysteme; s. a. Hirntod, Tod.

Sterbe|hilfe: / Euthanasie. – **St.|tafel**: *statist* in der allg. Bevölkerungsstatistik (u. Versicherungswesen) Tab. mit statistisch ermittelter – nach Geschlecht u. allen Altersstufen gegliederter – Darstg. der 1) Sterbewahrscheinlichkeit des Alters x, 2) Überlebenswahrscheinlichkeit des Alters x, 3) Zahl der zwischen x u. x + 1 Gestorbenen, 4) Summe der noch zu verleben-

Sterbe|ziffer

den Jahre für alle Einheiten des betr. Lebensablaufs, 5) Lebenserwartung der Angehörigen jedes Alters. – Als »**abgekürzte St.tafel**« nur für ausgewählte Lebensjahre. – **St.ziffer, -rate**: *statist* ∕ Mortalität.

Sterblichkeit: 1) in der Demographie die Bevölkerungsverluste durch Tod in der Zeiteinheit. – 2) weniger korrekt für Sterbeziffer (∕ Mortalität). z. B. endogene u. exogene St. (d. h. konstitutionell oder altersbedingt bzw. als Folge von Krankheit, Unfall etc.), fetoinfantile St. (∕ Fetal-, Säuglings-St.), geburtsnahe St. (∕ Perinatal-St.), Trihemeral-St. (am 1.–3. Lebenstag).

Sterco...: Wortteil »Stuhl«, »Kot« (lat. stercora); s. a. Kopro..., Sterko.... – **stercoralis**: Stuhl betreffend, im Stuhl vorkommend; s. a. Sterkoral....

stereo...: Wortteil »hart«, »räumlich«.

Stereo|ästhesie: die für die ∕ St.gnosie nöt., auf der Kombin. von epikrit. u. Tiefensensibilität basierende komplexe Qualität der Sensibilität (Ausfall: St.anästhesie). Prüfung z. B. mit dem dynam. **St.ästhesiometer** nach PIÉRON (Serie eiförmiger u. kugeliger Gebilde). – **St.agnosie**: ∕ Astereognosie; vgl. Stereognosie. – **St.amaurose**: völl. Fehlen des räuml. Sehens. – **St.amblyopie**: partieller Ausfall des räuml. Sehens. – **St.anästhesie**: s. u. St.ästhesie; vgl. St.agnosie. – **St.aufnahme**: s. u. Röntgenstereographie.

Stereo|binokel: (PL. STUMPF) *röntg* binokulares Betrachtungsgerät für St.aufnahmen. – **St.deviation**: *ophth* ∕ HERTWIG*-MAGENDIE* Syndrom. – **St.dymus**: *path* ∕ Duplicitas symmetros; i. e. S. der Sternodymus.

Stereo|effekt (Pulfrich*): *opt* scheinbare räuml. Wahrnehmung bei monokularer Abschwächung der Lichtintensität (mit einseit. Verzögerung der Reizauslösung u. Verschmelzung der resultierenden Doppelbilder); s. a. PULFRICH* Effekt. – **St.|elektroenzephalographie**, SEEG: simultane dir. Abltg. von mehreren kortikalen u. subkortikalen Hirnregionen mittels operativ eingebrachter (u. leicht wieder entfernbarer) Tiefenelektroden; v. a. vor stereotakt. Eingriff (dessen Indikation evtl. dadurch fundiert wird). – vgl. Tiefen-EEG. – **St.enzephalotom**: Gerät für stereotakt. Eingriffe am Gehirn (= **St.enzephalotomie**).

Stereo|gnosie: die Fähigkeit zum Erkennen von Form, Konsistenz u. Wesen eines Gegenstandes durch allein. Betasten (bei geschlossenen Augen); Funktion postzentraler Parietallappenareale (∕ Stereoästhesie). – Ausfall: ∕ St.agnosie. – **St.grammetrie**: *röntg* Radiometrie am virtuellen räuml. Bild (bei Betrachtung von St.aufnahmen, z. B. mittels HASSELWANDER* Skiagraphen). – Bei Verw. von Lichtmarken als »**St.photogrammetrie**«. – **St.graphie**: ∕ Röntgenstereographie.

Stereo|hemidysmetrese: mit Dysmegalopsie kombin. einseit. Störung des taktilen Größenbestimmungsvermögens. – **St.hypästhesie**: leichtere Form der ∕ St.anästhesie. – **St.isomerie**: die auf stereochem. Kriterien bezogene »Raumisomerie« von – strukturgleichen – chem. Stoffen; als geometr. (cis-trans-, Allo-), Spiegelbild- (= opt. Enantio-), Dia- (auch: Epimerie) u. Rotations- (= Konformations-, Konstellations-) Isomerie. – **St.lupe**: ∕ Binokularlupe.

Stereo|metrie: 1) *opt* Objektivierung der Tiefenwahrnehmung mit Hilfe eines **St.meters** (binokulares opt. Gerät zum Ausmessen von St.bildern). – 2) *röntg* ∕ St.grammetrie. – **St.mikroskop**: M. mit 2 völlig getrennten opt. Systemen; durch Neigung der bd. Okularen zugeführten Strahlengänge gegeneinander entsteht ein stereoskop. Bild. Anw. als Präparier-, Operationsmikroskop. – **st.phonische Auskultation**: simultane A. zweier Orte unter Verw. eines Schlauchstethoskops, dessen bd. Schläuche mit je einem Hörtrichter versehen sind. – **St.plasma**: 1) das Gesamtzytoplasma der Zelle (im Unterschied zum Idio- u. Trophoplasma als seinen Bestandteilen. – 2) die festen Zytoplasmabestandteile.

Stereopsis: stereoskop. ∕ Sehen.

Stereo|röntgenographie: ∕ Röntgenstereographie. – **St.skop**: opt. Gerät (Linsen- oder Spiegelsystem) für die **St.skopie**, d. h. die Betrachtung eines perspektivisch angefertigten, den bd. Augen getrennt dargebotenen Halbbildpaares zur Erzielung eines räuml. Bildeindrucks. – **st.skopisch**: räumlich gesehen, räumlich sehend.

stereotaktische Hirnoperation: gezielte therm., chem. oder mechan. Ausschaltung subkortikaler Strukturen (Kerngebiete, Bahnen) über kleine Trepanationsöffnungen mit Hilfe eines spez. Zielgerätes (s. u. RIECHERT*-MUNDINGER*), auf das die Daten des Zielpunktes (ermittelt aus Pneumenzephalogrammen u. – unter individueller Korrektur – am Hirnmodell bzw. -atlas) übertragen werden. Anw. bei EPS-Störungen, v. a. bei PARKINSON* Syndrom (∕ Pallido-, Thalamo-, Subthalamotomie; Akinesie nicht behebbar) u. best. Hyperkinesien (Eingriff an Pallidum, Thalamus, inn. Kapsel; Beseitigung der Torsionsdystonie, weniger der athetot. Sympte.), bei Ther.-Resistenz von Schmerzzuständen (Nucl. ventrocaud. parvocellul. thalami), psychomotor. Epilepsie (Fornix, Mandelkern) u. der endogenen Psychose (Nucl. dorsomed. thalami; rel. geringer Effekt). – I. w. S. auch die Ausschaltung nicht-subkortikaler Strukturen (z. B. Elektrokoagulation des Ggl. semilunare) sowie die Implantation von Radionukliden in die Hypophyse.

Stereo|taxis: 1) St.taxie: *neurochir* das koordinierte röntgenol.-neurochir. Vorgehen bei ∕ stereotakt. Op. – 2) Thigmotaxis: *biol* gerichtete Ortsbewegung frei lebender Organismen auf Grund von Berührungsreizen (analog der **St.tropismus** sessiler Organismen). – **St.typien**: *psychiatr* die Sprach- (∕ Verbigeration), ∕ Haltungs- u. Bewegungsstereotypien bei katatoner Schizophrenie u. bei angeb., postphlogist. u. arteriosklerot. Demenz. – **St.typisierung**: *physiol* in der PAWLOW* Lehre die Ausbildung eines »dynam. St.typs«, d. h. einer wiederkehrenden gleichförm. Aufeinanderfolge von Vorgängen als Reaktion auf in konst. zeitl. Folge gesetzte Gruppen von Reizen. Grundlage aller Lernprozesse.

Stereo|vektorgraphie: *kard* ∕ Vektorkardiographie. – **St.zilien**: nicht-eigenbewegl. ∕ Mikrovilli (»Steifwimpern«), z. B. des Nebenhodengangepithels, der Haarzellen des Vestibularisapparates (∕ Abb. S. 2329).

Sterigma: *mykol* ∕ Phialide.

Sterigm(at)ocystis: *mykol* Gattung der Ascomycetes; z. B. **St. nidulans var. nicollei** isoliert bei Maduramykose.

steril: 1) *hyg* keimfrei (∕ Asepsis, Sterilisation). – 2) *biol* unfruchtbar (∕ Sterilität 2).

Sterilfiltration: *hyg* Sterilisation von Luft oder Lsgn. durch Mikroorganismen-Abtrennung mit heißluft- oder dampfsterilisierten Filtern.

Sterilisatio magna: ↑ Therapia magna sterilisans.

Sterilisation: 1) *hyg* Beseitigung aller kontaminierenden Mikroorganismen (einschl. Sporen) mit physikal. Verfahren: **a)** fraktionierte St. sporenträchtigen Gutes (»Tyndallisieren«) durch 30minüt. Erhitzen im strömenden Dampf auf 100° an 2–3 aufeinanderfolgenden Tagen (dazwischen Bebrütung, um Sporenauskeimung u. -vernichtung zu erreichen); **b)** Dampf-(druck)-St. (mind. 120°, mind. 20 Min.) v. a. von Instrumenten, Spritzen, Verbandstoffen, thermostabilen Lsgn., Nährmedien; auch als Hochkurz- u. Blitz-St.; **c)** Heißluft-St. (180°, mind. 30 Min.), v. a. von Instrumenten, Metall- u. Glasgeräten, Fetten, Ölen, thermostabilen Pulvern (erzielt Pyrogenfreiheit); **d)** Strahlen- oder Kalt-St. von hitzeempfindl. Sterilisiergut; **e)** ↑ Sterilfiltration (thermolabiler Lsgn.); **f)** i. w. S. auch die Äthylenoxidbegasung (als chem. Desinfektionsverfahren; s. a. Kaltsterilisation) sowie *pharm* die asept. Zubereitung (s. a. Sterilitätsprüfung). – 2) *gyn, androl* Unfruchtbarmachung (s. u. artifizielle ↑ Sterilität).

Sterilisations|apparat, Sterilisator: *hyg* für die Sterilisation (1) geeigneter Dampftopf, Autoklav, Heißluft(= Trocken)- oder Dampfsterilisator (die bd. letzteren gem. DAB alle 2 J. sowie nach größeren Reparaturen zu überprüfen!). In seiner **St.kammer** wird mittels spez. Ventilanordnung die schwerere Luft durch den gesättigten Dampf verdrängt, der so auf das **St.gut** einwirken kann. Als für die Abtötung von Keimen u. Sporen notwend. **St.zeit** gilt: bei gespanntem Wasserdampf (120°) etwa 15–20 Min., bei Heißluft (120°) für vegetat. Keime 20–30 Min. bzw. (160°) ca. 8 Min., für Sporen ca. 120 Min. bzw. 30–90 Min.

Sterilisieren, -sierung: ↑ Sterilisation (1 u. 2).

Sterilität: 1) *hyg* Keimfreiheit i. S. der ↑ Asepsis (s. a. Sterilisation). – 2) *biol*»Unfruchtbarkeit«, partielle oder vollständ., temporäre oder permanente Unfähigkeit zur Fortpflanzung infolge Ausfalls oder Störung der Gametenbildung oder aber Unmöglichkeit der Begattung oder Gametenvereinigung (= Impotentia coeundi bzw. concipiendi) oder aber Störung der Austragung der Frucht (= I. gestandi); s. a. Schema S. 2330. Bei der ♀ je nach Ort der prim. Urs. als **ovarielle St.** (bei Anovulation, Atypie der Zyklusphasen, Intersexualität, Fehl- oder Mißbildung, als Entzündungsfolge), **tubare St.** (v. a. – adhäsionsbedingte – Eileitermotilitätsstörung, Lumenverlegung), **uterine St.** (Endometrium-Anomalien oder -Erkrn., Adhäsionen, path. Zervixfaktor), **vaginale St.** (Kolpitis mit pH-Verschiebung, Mißbildung) u. **extragenitale St.** (z. B. psychogen bei Frigidität, Lageranemorrhö); **temporäre** oder **fakultative St.** artifiziell (durch Kontrazeptiva) oder physiol. als **absolute St.** (anovulatorisch vor der Menarche = **infantile St.** sowie während der Gravidität u. in der Stillperiode = Laktations-St.) oder als **relative St.** (zwischen 1.–7. u. 17.–28. Zyklustag; ferner die pubertäre, da gelegentl. durch atyp. Ovulation unterbrochen). Impotentia coeundi u. generandi v. a. infolge angeb. Mißbildung oder traumat. Deformität, schwerer Allg. erkr., Intoxikation, Entzündung, hohen Alters. – Bes. Formen (bei bd. Geschlechtern): **chromosomale St.** z. B. bei Genom-Inkongruenzen zwischen bd. Elternformen eines Bastards (irreguläres Verhalten der Chromosomen), **genische St.** als Folge von Genmutationen mit resultierender Defektbildung der Geschlechtsorgane einschl. der Gametenreifung, **interspezif. St.** bei Paarung zwischen Artbastarden (Lebensunfähigkeit der Zygote bzw. Nichteintreten der Zygotenbildung). – Ferner die **artifizielle St.** durch Kastration, Tuben- bzw. Samenleiterligatur oder -resektion, bei ♀ ferner durch Rö.-Menolyse, Ovulationshemmer; s. a. Unfruchtbarmachung.

Sterilitäts|operation: s. u. Refertilisation; bei der ♀ z. B. ↑ Salpingolyse, -stomie, -stomatoplastik, beim ♂-Vasovasostomie. – **St.prüfung**: bakt. Stichproben-Untersuchung zum Nachweis bestehender Sterilität bei insbes. parenteral anwendbaren – Medikamenten, Naht-, Verbandmaterial, Instrumenten, immunol. Diagnostika; ↑ Sporenprobe.

Sterine: zu den Steroiden zählende natürl. Steran-Derivate (polyzykl., hydroaromatisch, mit 27–29 C-Atomen u. OH-Gruppe an C_3; veresterbar); physiol. den Lipoiden zugeordnet. Vork. als Myko- (z. B. Ergosterin), Phyto- (z. B. β-Sitosterin) u. Zoo-St. (v. a. Cholesterin, ferner als »Steroid«-Baustein in NNR- u. Sexualhormonen, Digitaloiden, Saponinen, Bufadienoliden, Gallensäuren, Vit.-D-Gruppe, Steroidalkaloiden etc.; Biosynthese s. u. Cholesterin).

Sterko...: Wortteil »Kot«, »Stuhl«; s. a. Fäko..., Kopro....

Sterkobilin: (1871) braunes Abbauprodukt (Tetrapyrrol) des ↑ Bilirubin; Hauptfarbstoff der Fäzes (100 bis 200 mg/Tag), physiol. Urobilin-Begleitpigment. Nachweis (zus. mit Urobilin, Bilirubin etc.) durch SCHLESINGER* Probe (jedoch Pentdyopent-Reaktion neg.!); s. a. Tab. »Gallenfarbstoffe«. – Als dessen

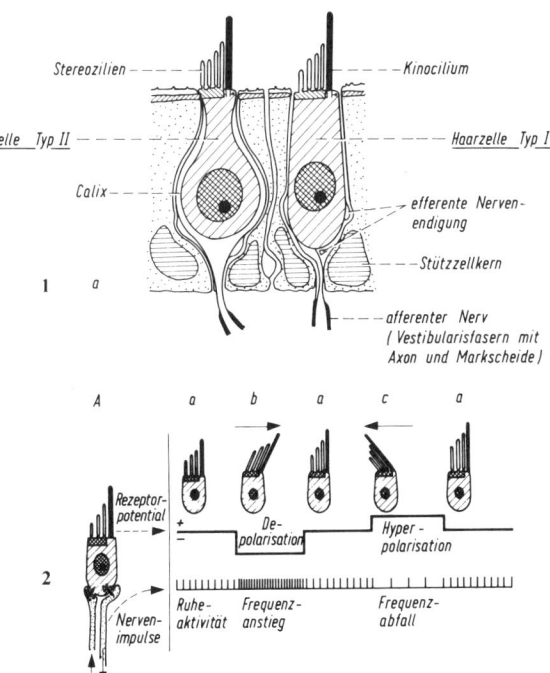

Haarzellen des Vestibularisapparates (mit **Stereozilien**):
1) Struktur der Typen I u. II (n. WERSÄLL); 2) Erregung u. Hemmung bei verschieden gerichteter Reizung (n. FLOCK).

Sterkobilinogen

Diagnostikschema bei Sterilität

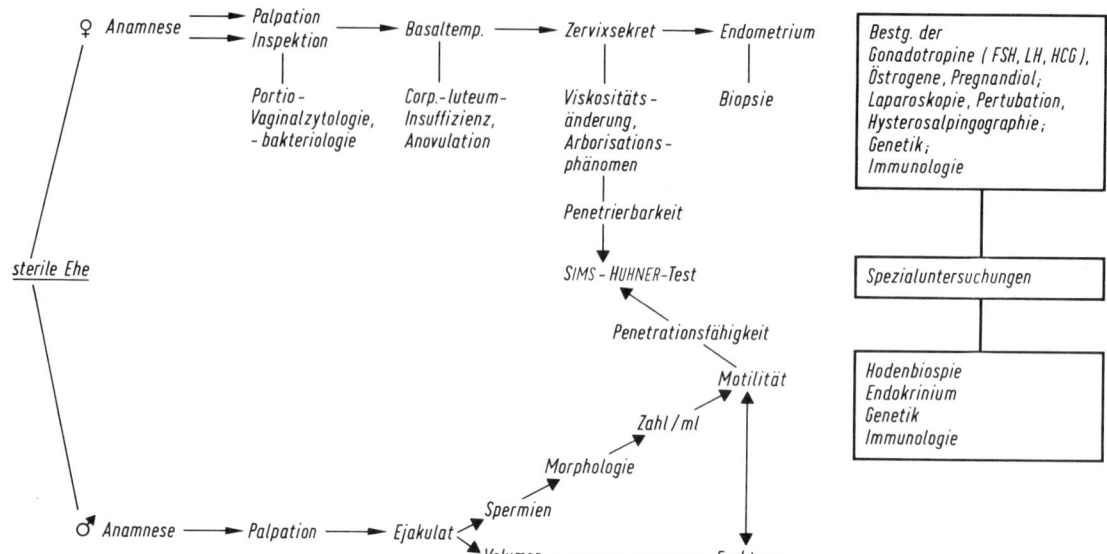

farbloses Chromogen das – im Dickdarm unter Baktn.einwirkung entstehende – **Sterkobilinogen**; vermehrt renal ausgeschieden (»**St.urie**«) bei Leberzellschaden u. verstärktem Bilirubin-Anfall.

Sterkolith: ↑ Kotstein.

sterkoral, stercoralis: kotig, die Fäzes betreffend. – **St.|abszeß**: aus durch Kotballen oder -steine bedingten Darmwandnekrosen nach Infektion hervorgehender Abszeß; Gefahr der Perforation. – **St.diarrhö**: heft. Durchfälle (mit Koliken) infolge Kotballenreizung der Darmwand; im Wechsel mit hartnäck., schmerzloser Obstipation (z. T. unklarer Genese). – **St.tumor**: durch gestaute Kotmassen bedingte palpable Massenzunahme im Dickdarmbereich. – **St.ulkus**: Druckgeschwür der Darmwand im Zusammenhang mit Kotsteinbildung (bei allg. Koprostase oder in Blindsack, Divertikel).

Sterles* Zeichen: vermehrte Pulsation der Herzgegend bei raumforderndem intrathorakalem Tumor.

Sterling=Okuniewski* Zeichen: Unfähigkeit, die Zunge auf Aufforderung herauszustrecken, als Frühsympt. der Hirnbeteiligung bei klass. Fleckfieber.

Stern* Bouillon: (WILHELM ST. 1916) Fuchsin-Natriumsulfit-KH-Glyzerin-Bouillon (»flüss. ENDO* Nährboden«) für die Fermentationsprüfung der TPE-Gruppe, insbes. für die Salmonellen-Differenzierung (»**St.* Glyzerin-Test**«; violette Farbe der zunächst farblosen Nährlsg. durch Trimethyl-glykol-Bildung = pos., leicht rosa = neg.).

Stern* Lage (HEINR. ST., 1868–1918, Internist, New York): *kard* Rückenlage mit herabhängendem Kopf zur Verdeutlichung der Auskultationsphänomene bei Trikuspidalinsuffizienz.

Stern* Syndrom: (G. W. ST.) ↑ Arthrogryposis multiplex.

Stern* Syphilisreaktion: (MARGARETE ST. 1909) modifiz. WaR mit nur 2,5%ig. Ery-Suspension, stärker verdünntem AG u. größerer Ambozeptormenge.

sternal, sternalis: das Brustbein (Sternum) betreffend. – **St.fraktur**: praktisch nur beim Erwachs. vork. F. nach örtl. Stoß oder Druck (z. B. durch PKW-Lenksäule, Kinndruck bei WS-Hyperflexion), bei WS-Hyperextension oder als Ermüdungsbruch (bei schweren Hustenanfällen etc.). Meist Querfraktur an der Manubrium-Korpus-Grenze (mit Dislokation des unt. Fragments vor das obere), seltener an der Xiphoidgrenze (eigentlich eine Luxation). Gefahr der Verletzung von Thoraxorganen.

Sternalgie: Brustbeinschmerz; oft nur projiziert (z. B. bei Angina pectoris).

Sternal|linie: *anat* Linea sternalis. – **St.punktion**: (ARINKIN 1922) perkutaner Einstich (Lokalanästhesie) mit spez. Punktionsnadel (kräftig, kurzgeschliffen, mit geschliffenem Mandrin u. verstellbarer Arretierplatte) in den Markraum des Brustbeins (Höhe 2.–3. ICR). Technik der KM-Gewinnung (Aspirieren des meist bröckl. – Punktats; evtl. erst nach »**St.spülung**« mit steriler physiol. NaCl-Lsg.) für die biopt. (↑ Hämatomyelogramm) u. bakt. Untersuchung oder für die KM-Transplantation; ferner zur Bluttransfusion (bei mäßig ausgebildeten oder schlecht gefüllten Venen, z. B. im Schock). – **St.reflex**, CHODZKO* Reflex: ein- oder beidseit. Kontraktion verschiedener Armmuskeln auf Beklopfen des Manubrium sterni (Axialreflex infolge Brustkorberschütterung); pos. bei 10% der Gesunden u. bei ca. 30% der Pyramidenbahngeschädigten. – **St.synostose, prämature**: ↑ SILVERMAN* Syndrom. – **St.transfusion**: s. u. St.punktion.

Sternberg* (CARL ST., 1872–1935, Pathologe, Wien) **Geräusch**: das Reibegeräusch bei Pericarditis epistenocardica. – **St.* Krankheit**: 1) ST.*-PALTAUF* Krkht.: maligne ↑ Lymphogranulomatose. – 2) Leukosarcomatosis cutis. – 3) ↑ Pseudotabes gliomatosa. – **St.*-Priesel* Knötchen**: ↑ Tumorettengeschwulst. – **St.*(-Reed*) Riesenzelle** (DOROTHY R.): *path* für die Lymphogranulomatose charakterist. (= ST.*-R.* Zeichen) zwei- u. mehrkernige Riesenzelle

(Kerne unregelmäßig verteilt, oft zentral), die aus der HODGKIN-Zelle durch Mitose ohne Plasmadurchschnürung entsteht. – **St.* Zeichen: 1)** s. u. ST.* Riesenzelle. – **2)** Druckschmerzhaftigkeit der Schultergürtelmuskulatur bei Pleuritis. – **3) Daumenzeichen:** bei Arachnodaktylie Herausragen des eingeschlagenen Daumens über die uln. Handkante (s. a. Abb. »MORTON* Syndrom«).

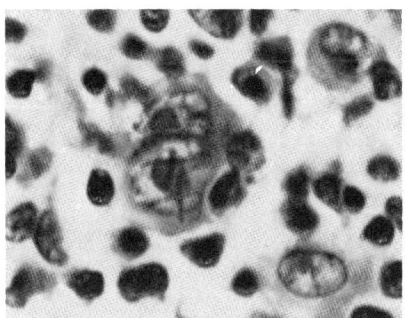

Sternberg* Riesenzelle bei gemischtzelliger Lymphogranulomatose.

Sternchen(figuren, -male): *derm* ⌐ Naevus araneus.

Sterne*-Impfstoff: (1939) gut verträgl. Milzbrandvakzine (avirulent) aus dem Stamm STERNE.

Stern|figur der Makula: *ophth* Radiärstreifung um die Fovea centr. (sichtbar werdende Nervenfasern) nach Zerstörung von Retinaneuronen als Folge von vaskulärer Schädigung bei arterieller Hypertonie, Diabetes mell. etc. – **St.formen:** *hämat* ⌐ Stechapfelformen, burr cells. – **St.fraktur:** *chir* Trümmerbruch platter Knochen (z. B. Schußbruch der Patella) mit radiär vom Läsionsort ausgehenden Frakturlinien. – **St.gang:** *neurol* ⌐ Kompaßgang.

Sternheimer*(-Malbin*) Zellen (RICHARD ST., Arzt, Chicago): (1951) Glitzerzellen; auffallend große u. transparente ⌐ Leukozyten im Harnsediment, erkennbar im Ausstrich (Kerne hellblau) nach Zusatz von 2–3 Tr. alkohol. Gentianaviolett-Safranin-Lsg. (= **St.*-M.* Zelltest:** ab 10 % beweisend für Pyelonephritis; aber auch bei Nierengesunden nachgewiesen!).

Sternhimmel|zellen: *path* Makrophagen der LK-Keimzentren; im Ggs. zu den dunkleren Germinoblasten u. -zyten mit hellem Zytoplasma u. chromatinarmem Kern. Vork. bei unspezif. LK-Hyperplasie u. beim BURKITT* Lymphom (»St.lymphom«, ⌐ Abb.).

sterno|cleidomastoideus: *anat* Brust- u. Schlüsselbein u. Warzenfortsatz betreffend; s. a. St.kleido.... – **St.dymus, -pagus:** ⌐ Thorakopagus mit Verwachsung im Brustbeinbereich; evtl. nur als ⌐ Xiphopagus oder aber als **St.omphalodymus** (bis zum Nabel zusammenhängend). – **St.gramm:** Myelogramm aus Sternalpunktat. – **St.klavikulargelenk:** ⌐ Articulatio sternoclavicularis.

Sternokleidomastoideus: ⌐ Musc. sternocleidomastoideus; z. B. **St.hämatom** (⌐ Kopfnickergeschwulst), **St.reflex** (DUENSING* Reflex im Bereich des Muskels einschl. behaarter Kopfhaut u. Nacken).

Sterno|schisis: angeb. Spalte des Brustbeins als Thorakoschisis-Form; Fissur komplett (= Sternum bifidum) oder nur kranial bzw. kaudal. Oft kombin. mit Zwerchfell- u. Perikarddefekt, Omphalozele, Nabelbruch, Rektusdiastase etc.; Gynäkotropie. – DD: Lochsternum infolge verzögerter Sternumverknöcherung bei bes. stark ausgeprägtem Gefäßbündel. – **St.tomie:** *chir* op. Längs- oder Querdurchtrennung des Brustbeins für Op. im vord. Mediastinum, Korrektur der Trichterbrust.

Stern|star: *ophth* ⌐ Cataracta suturalis. – **St.test:** *bakt* Bestg. der Antibiotika-Empfindlichkeit unter Verw. eines sternförm., an den Spitzen jeweils mit 1 best. Antibiotikum beladenen Mehrfachträgers, der auf die beimpfte Agarplatte verbracht wird.

Sternum *PNA*: das aus Manubrium, Corpus u. Proc. xiphoideus bestehende platte, schwertförm. »Brustbein« als medianer vord. Knochen des Thorax; mit Incisurae jugularis (oben), clavicularis (für ⌐ Articulatio sternoclavicul.) u. costales (für ⌐ Articul. sternocostalis mit 1.–7. Rippe). Formvarianten: **St. bicornutum** (mit Episternalknochen bds. am oberen Manubriumrand), **St. bifidum** (komplette mediane **St.spalte,** s. a. Sternoschisis; oft kombin. mit Ektopie cordis), **St. multipartitum** (infolge Fusionsstörung der Knochenkerne); s. a. Sternal... – **St.-Rippenanomalie:** s. u. SRB*.

Sternu(t)atio: (lat.) das Niesen; **St. convulsiva:** ⌐ Nieskrampf. – **Sternutatoria, -tamenta:** *pharm* Niesmittel.

Stern|verband: *chir* ⌐ Stella. – **St.zelle: 1)** ⌐ Astrozyt. – **2)** ⌐ KUPFFER* St.zelle.

Steroid: s. u. Steroide. – **St.ämie:** (vermehrter Gehalt des Blutes an ⌐ Steroidhormonen), **St.akne** (Kortison...), **St.arthropathie** (s. u. Kortison...).

Steroid|diabetes: bei bestehender Disposition sich unter St.-Medikation manifestierender Diabetes mell., basierend auf der Kortikoid-bedingten Anhebung der Blutzuckerwerte u. der individuell vermind. Insulinreserve (s. a. metasteroidaler ⌐ Diabetes). I. w. S. auch der – durch Insulinresistenz u. neg. Stoffwechselbilanz gekennzeichnete – Diabetes beim CUSHING* Syndrom. – **St.entzugssyndrom, St.(pseudo)rheumatismus:** ⌐ SLOCUMB* Syndrom; maligne Form, mit Fieberschüben Ausdruck panmesenchymaler Reaktion. – **St.glykoside:** pflanzl. Wirkstoffe vom Digitalis-Typ. – **St.hormone:** hormonell wirksame Steran-

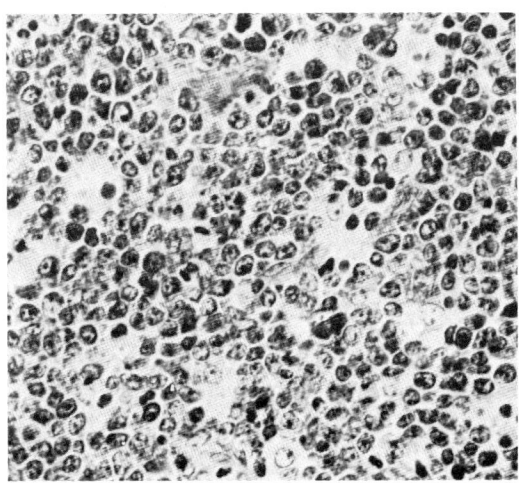

Sternhimmelzellen beim BURKITT* Lymphom.

Steroide

derivate; i. e. S. die NNR- u. Sexualhormone (s. a. Kortikosteroide).

Steroide: Stoffklasse mit dem Grundgerüst des Sterans (↑ Formel), darunter zahlreiche Naturstoffe wie Sterine, Gallensäuren, NNR- u. Sexualhormone, D-Vitamine, Krötengifte (Bufodienolide), Sapogenine u. Herzglykoside (↑ Tab. »Digitalis«), Pheromone (Ekdyson); ferner Bestandteil der **Steroid-Alkaloide** in Lilia- u. Solanazeen (z. B. Veratrum, Solanum). – Benennung mit Trivialnamen (nach Herkunft, Vork., Wirkung) oder aber als Derivat des chem. Grundgerüsts unter Einbeziehung stereochem. Merkmale, z. B. Konformation der Ringe oder Substitution (trans = α, cis = β; bezogen auf CH_3- an C_{10}), auch nach Anzahl der C-Atome, z. B. C_{17}- (Grundkörper: Gonan), C_{18}- (Östran; natürl. Östrogene), C_{19}- (Androstan; alle natürl. Androgene), C_{21}- (Pregnan; Kortikosteroide), C_{24}- (Cholan; Gallensäure), C_{27}-St. (Cholestan; viele Sterine). – Auch Kurzbez. für die ↑ Kortikosteroide (als deren Antagonisten die **pyrogenen St.** wirksam sind; ↑ Steroidfieber).

Steroid-Grundgerüst (Zyklopentano-perhydrophenanthren = Steran)

Steroidfieber, Ätiocholanolon-Syndrom: period. Fieberzustände durch endogene pyrogene Steroide mit 3α-Hydroxy-5β-Konfiguration (z. B. Testosteron, Östrogene) oder deren Metaboliten (z. B. Ätiocholanolon). »AGS-Typ« (beim **a**dreno**g**enitalen **S**yndrom) mit passagerer BKS-Beschleunigung u. Ätiocholanolon-Anstieg, durch Kortikosteroid-Medikation zu verhindern. »Typ des fam. Mittelmeerfiebers« (Ätiocholanolon-Anstieg) beim SIEGAL*-CATTAN*-MAMOU* Syndrom; »idiopath.« u. »sek. Typ« ohne AGS-Sympte., letzterer z. B. bei NN-Neoplasma, Lebergranulom.

Steroid|kardiopathie: hypokaliäm. Myokardödem mit Vakuolenbildung, Fasernekrosen u. -schwund nach massiver Kortikosteroid-Medikation. – **St.narkose**: nicht steuerbare ↑ Basisnarkose ohne Exzitationsstadium durch i.v. Applikation des Steroid-Derivats Hydroxydion; erhöhte Thrombosegefahr. – **St.-osteoporose**: O. bei Überproduktion (CUSHING* Syndrom) bzw. Langzeitmedikation von Glukokortikoiden (Hemmung des Knochenmatrixaufbaues, vermind. Mineralsalzeinbau); s. a. Kortisonismus. – **St.pankreatitis**: durch Kortison-Medikation induzierte chron. (klein-zyst.) P. – **St.provokationstest**: (1958) Prüfung des Ther.erfolges bei Pyelonephritis anhand der Leukozyturie nach i.v. Gabe von 50 mg Prednisolon (bei fortbesteh. Infektion deutl. Leuko-Anstieg). – **St.psychosyndrom**: ↑ Kortisonpsychose. – **St.rheumatismus**: ↑ St.entzugssyndrom; s. a. Pseudorheumatismus.

Steroid|sepsis: Septikämie nach Prednisolon-Medikation (Depression der Entzündungsreaktion). –

St.striae: Hautstriae wie beim CUSHING* Syndrom nach Langzeitmedikation von Kortikosteroiden (v. a. Kortison). – **St.therapie**: Medikation von Kortikosteroiden als antiphlogist., antirheumat., antiallerg. u. immunsuppressive oder aber als Substitutionsther. – **St.ulkus**: pept. Geschwür (wie ausgestanzt, meist im Antrum) bei oder nach hochdosierter Langzeitmedikation von Kortikosteroiden (»exogenes Stress-Ulcus« infolge Stimulation der Magensaftproduktion, vermind. Zellregeneration); mit atyp. Sympt., Perforationsgefahr.

Stertor: röchelnde (stertoröse) Atmung durch tracheobronchiale Schleimansammlung.

Stertz* Zwischenhirnsyndrom (G. ST., 1878–1954, Psychiater, Kiel, München): die bei dienzephaler Läsion neben den einschläg. neurol. Sympt. (inkl. Schlafstörungen) auftretenden psych. Störungen (teilw. reversibel): Mangel an Spontanantrieb, Euphorie, Apathie, Moria, Denkträgheit, Gedächtnisschwäche (ähnl. dem KORSAKOW* Syndrom).

Stetho|graphie: 1) Registrieren der Atembewegungen des Thorax. – 2) ↑ Phonokardiographie. – **St.menia**: *gyn* vikariierende Menstruationsblutung im Bronchialsystem.

Stethoskop: (LAËNNEC 1819) Instrument für die auskultator. Untersuchung (Schallphänomene) von Organtätigkeiten; ursprüngl. als Holz-St. (»Hörrohr«) in einteil. (mit großem objektseit. Trichter; modifiziert noch gebr. in der Geburtshilfe) oder zweiteil. Ausführung (Muschel mit aufsteckbarem, am Ende trichterförm. Rohr). Heute meist als binaural verwendbares Schlauch-St., u. zwar als Glocken-St. oder als flach-trommelförm. Membran-St. (v. a. hohe Frequenzen optimierend; am sogen. Doppel-St. beide Trichtertypen, jeweils mit 2 olivenarmierten Schläuchen, evtl. an binauralem Bügel). Spezialausführungen zum Anschluß an registrierende Apparatur (z. B. für PKG, Tonbandgerät oder elektroakust. Verstärker (»Stethophon«; ermöglicht gleichzeit. Auskultation durch mehrere); neuerdings elektron. Modelle mit naturgetreuer Tonwiedergabe (getrennte Mikrophone für hohe u. tiefe Töne, Lautstärkeregler, Tonselektion etc.); s. a. Phonendoskopie.

Steuerung: *kybern* die – im Ggs. zur Regelung – einsinn., rückwirkungsfreie (d. h. keine neg. Rückkopplung auslösende) Signalübertragung. – Als physiol. Zentrum z. B. das **hypothalam. Steuerungsareal** (im oralen u. kaud. Hypothalamus) für trophotrop.-endophylakt. bzw. ergotrope Funktionen (peripher vertreten durch Parasympathikus bzw. Sympathikus).

Stevens* (GEORGE THOMAS ST., 1832–1921, Physiologe u. Ophthalmologe, New York) **Operation**: *ophth* partielle Tenotomie oder rhombenförm. Myektomie an den Augenmuskeln als Schiel-Op. – **St.* Test**: *ophth* Heterophorie-Bestg. mit Hilfe des **St.* Phorometers**.

Stevens* Potenzfunktion: *physiol* psychophys. Formel (in Abänderung des FECHNER* Gesetzes) für die Beziehung der subj. Empfindungsintensität zum Außenweltreiz: $\Psi = k \cdot$ (Reiz- minus Schwellenstärke)^n; dabei ist k ein Proportionalfaktor, n ein modalitätsspezif. Koeffizient (zwischen 0,33 u. 3,5).

Stevens*-Davis* Effekt: *physiol* akust. Sensationen (»elektrophon. Effekt«) bei Durchleitung von Wechselstrom bestimmter Frequenz u. Stärke via Gehörgang durch den Kopf.

Stevens*-Johnson* Syndrom (ALBERT MASON ST., 1884–1945; FRANK CRAIG J., 1894–1934; amerikan. Pädiater), Erythema exsudativum majus s. bullosum: (1922) entzündl.-allerg. Haut-Schleimhauterkr. mit Febris continua u. Symptn. der Allg.infektion, schwerer Konjunktivitis (4.–5. Tag), evtl. auch (perforativer) Hornhautulzeration u. Cheilostomatitis (beide mit Pseudomembranen), ferner Vulvovaginitis bzw. Balanitis, evtl. Bronchitis u. atyp. Pneumonie; stets makulo-vesikulöses bis bullöses Exanthem (Rumpf, Hand- u. Fußsohlen meist frei). Ätiol. ungeklärt; enge Beziehungen zum FUCHS* (I), BAADER* u. FIESSINGER*-RENDU* Sy.; schwere Verlaufsform des Erythema exsudativum multiforme?.

Stewardessenkrankheit: ƒ Rosazea-art. Dermatitis.

Stewart* Test: (1967) Hämagglutinationshemmtest zur Röteln-Diagnostik.

Stewart* Tumor: »mukoepidermoides Ca.« (v. a. der Parotis), gekennzeichnet durch gleichzeit. Vorhandensein von schleimhautproduzierenden u. Pflasterepithelzellen (mit Überwiegen letzterer zunehmende Metastasierungsneigung).

Stewart* Typ (DOUGLAS HUNT ST., 1860–1930, Chirurg, New York): der LEWIS*-CLOUSTON*-ST.*-KRABBE* Typ der Hyperostosis front. int. (= ST.*-GREEG*-MOREL* = ST.*-MORGAGNI* Syndrom), mit Fettsucht u. psych. Störungen.

Stewart*-Gregersen* Methode: *physiol* Bestg. des Plasmavol. mit Chikago-Blau 6 B als Indikator.

Stewart*-Hamilton* Methode: *physiol* Ermittlung des Herzzeitvol. (»St.*-H.* Volumen«) anhand der photometrisch während der 1. Umlaufzeit im arteriellen Schenkel bestimmten Konz. eines in definierter Menge verabfolgten Farbstoffes (Konz.kurven gestatten Bestg. der mittl. Kreislaufzeit).

Stewart*-Holmes* Zeichen (SIR JAMES PURVES ST., 1869–1949, Neurologe, London; SIR GORDON MORGAN H.): ƒ Rückstoßphänomen (2).

Stewart*(-Mac Bride*) Granulom, Syndrom (FRED W. ST., zeitgen. Pathologe, New York): ƒ Granuloma gangraenescens.

Stewart-Prower Faktor: (TELFER, DENSON u. WRIGHT 1956) ƒ Faktor X der Blutgerinnung (benannt nach den bd. ersten Pat., bei denen der Nachweis gelang).

Stewart*-Treves* Syndrom: (1948) multiple (sub-)kutane Lymphangiosarkome 5–20 J. nach Mammaamputation wegen Ca.; zunächst als makulopapulöse Effloreszenzen mit Neigung zu Exulzeration; später Konfluenz u. generalisierte Metastasierung.

St^a-Faktor: ƒ Antigen St^a.

STH: somatotropes Hormon.

S-Thalassämie: Thalassämie mit Hb-S-Vork.

S-T-Hebung: *kard* s. u. S-T-Strecke.

Sthenie: Kraft, Kraftfülle. – **sthenisch**: vollkräftig, energisch, zäh-beharrlich, *psychiatr* (E. KRETSCHMER) mit »Gefühl der Überlegenheit, der freud. Kraft, des Beherrschens u. Handelns«; z. B. **st. Krankht.** (mit gesteigerter Erregbarkeit u. ohne Schwäche der Reaktionen), **st. Typus** (Konstitutionstyp mit fanat. Zähigkeit, rücksichtslos-offensiver Art u. schroffhochmüt., überspannten Selbstgefühlen; n. KRETSCHMER aber auch mit überempfindlicher Verletzbarkeit: »asthen. Stachel im sthen. Empfinden«).

Stibium, Sb: ƒ Antimon. – **Stibi(ali)smus**: Vergiftung durch Antimon (Stibium), z. B. nach hohen Dosen Sb-halt. Arzneimittel (Pentasulfid, Trioxid, Brechweinstein etc.), nach Einatmen von SbH$_3$ (= Antimon-Wasserstoff = **Stibin**), nach Lebensmittelgenuß aus Tongefäßen mit Sb-halt. Glasur; klin.: Übelkeit, Erbrechen, Reiswasserstühle, verlangsamte, unregelmäß. Atmung, evtl. Tod nach mehreren Stdn. (Antidot: BAL). – **Stibol**: ungesättigter Fünfring mit Sb als Heteroatom; gesättigte Form: **Stibolan**. – **Stiboniumsalz**: Salz (Verbindung) mit 4bind. Sb. – **Stibonsäure**: organ. Säure mit 5bind. Antimon. – **Stibophen**: Antimon-bisbrenzkatechin-disulfonsaures Na; älteres Schistosomiasis-Chemotherapeutikum.

Stich* Reaktion (WALTER ST., geb. 1921, Internist, München): (1961) Bestg. der δ-Aminolävulinsäure im Harn als – empfindlichsten – Indikator der Bleiintoxikation.

Stichdränage: *chir* Dränage einer tiefen Wundhöhle durch Gegeninzision am tiefsten Punkt.

Stichelung: *chir* multiple kleinste (evtl. elektrokaust.) Stichinzisionen, z. B. zur Eröffnung multipler Zysten, zur Hyperämie-Anregung um torpide Hautulzera.

Stich|inzision: *chir* kleine, mit der Skalpellspitze ausgeführte I., z. B. für Drän-Ein- bzw. -Ausleitung, vor Beckenkammpunktion, geschlossener Marknagelung, als ƒ Stichelung. – **St.kanal**: *chir* der mit einem Stichinstrument, i. e. S. der mit einer chir. Nadel in das Gewebe gebohrte Kanal; letzterer kleinlumig u. rel. glattwandig bei Anw. der atraumat. Nahttechnik (an Gefäßen, Nerven etc.), optimal ohne Kommunikation mit Organlumina (Infektions-, Blutungsgefahr). – **St.kultur**: *bakt* Anaerobierkultur durch Einbringen der Erreger in eine hohe Schicht verfestigten Nährbodens mittels Impfnadel. Entwicklung streng anaerober Keime nur im unt. Kanalteil, semiaerober weiter oben (langsames Nachdiffundieren von O$_2$).

Stichprobe: **1)** *statist* nach den Regeln der Statistik ausgewählter Teil einer Gesamtheit, mit dem auf die Verhältnisse in der Gesamtheit geschlossen werden soll. Als **geschichtete** oder **stratifizierte** St. quotenmäßig aus einem gruppierten Material entnommen (gute Annäherung an die im Gesamt herrschenden, die zu erhebenden Tatsachen beeinflussenden Verhältnisse). Als **repräsentative** St. mit einer bezügl. aller oder gewisser Merkmale möglichst ähnl. Struktur wie die Gesamtheit; im allg. nur durch Zufallsauswahl zu erreichen (»Zufalls-St.«). – **2)** *hämat* ƒ KOCH-HESS.

Stich|test: *allerg* ƒ Pricktest. – **St.urtikaria**: U. nach Insektenstich (v. a. Cimices, Culex pipiens, »Prozessionsraupe« Gastropacha processionae). – **St.wunde**, Vulnus punctum: schmale, der Tiefe wegen im allg. schlecht überschaubare, meist glattrand. Wunde (u. U. aber gequetschte Ränder; Ausstichwunde meist uncharakteristisch) nach Nadel- oder Messerstich oder penetrierendem Stoß (Horn, Stock, Pfahl etc.). Komplikationen v. a. durch in der Tiefe zurückgebliebene FK, Penetration von Hohlorganen, Keimeinschleppung; s. a. Pfählungsverletzung.

Sticker* Krankheit (GEORG ST., 1860–1960, Internist u. Medizinhistoriker, Köln, Gießen, Münster, Würzburg): ƒ Erythema infectiosum acutum.

Stickfluß

Stick|fluß: ↑ Lungenödem. – **St.gas**: Stickstoff; i. w. S. auch andere erstickend wirkende Gase wie CO, CO_2, nitrose Gase. – **St.husten**: ↑ Keuchhusten.

Stickiness: (engl.; BEADLE 1932) *zytol* durch ionisierende Strahlen, best. Chemikalien oder Kälteschock verurs. gegenseit. – endständ. oder multiple anderweitige – Adhäsion (»Klebrigkeit«) der Chromosomen oder Chromatiden mit resultierenden Trennungs- u. Verteilungsstörungen in der Mitose oder Meiose. – **Sticking-Phänomen**: (ALLISON 1955) »Kleben« der Leuko(v. a. Granulo)zyten aneinander u. am Gefäßendothel. Erleichtert z. B. die Auswanderung aus dem strömenden Blut am Entzündungsort.

Stickl* Reaktion (HELMUT ST., geb. 1926, Pädiater u. Mikrobiologe, München): ↑ Leukozytolyse-Reaktion.

Stickler* Syndrom: (MAYO 1897; G. B. ST. 1965) autosomal-dominant erbl., arthro-ophthalmopath. Symptn.komplex (wahrsch. infolge – enzymopen.? – Bindegewebsdefektes): hochgrad. angeb. Myopie mit degenerat. Netzhautverändergn. (oft spontane Ablösung, Erblindung, Katarakt, Phthisis bulbi), später (meist 3.–4. Ljz.) fortschreit. Arthropathie (bes. Hüft-, Knie-, Sprunggelenke), Innenohrschwerhörigkeit, evtl. Spondylopathie, Kieferspalte.

Stick|oxid, -oxyd: das »Stickstoffmonoxid« NO; reagibles, farbloses ↑ nitroses Gas, das mit O_2 ↑ Stickstoffdioxid bildet; i. w. S. auch die übr. nitrosen Gase. *toxik* Einatmen bewirkt Hämiglobin-Bildung u. Gefäßdilatation (mit Hypotonie, Schwindel, Benommenheit, Bewußtlosigkeit); bei kürzerer Exposition schnelle Erholung, bei längerer Exitus. – **St.oxydul**: ↑ Distickstoffoxid; s. a. *anästh* Lachgas... , *physiol* ↑ KETY*-SCHMIDT* Methode. – **St.oxyhämoglobin**: die nur in vitro u. bei O_2-Abwesenheit vork. Hb-Stickoxid-Verbindung HbNO (in vivo nicht möglich, da NO + O_2 sofort NO_2 bilden, gefolgt von Hämiglobin-Bildung).

Stickstoff, Nitrogenium, N: farb-, geruch- u. geschmackloses, reaktionsträges Gas mit Atomgew. 14.0067 (leichter als Luft) u. OZ 7; 3- u. 5- (u. 1-, 2- u. 4-)wertig; krit. Temp. –147,1°, krit. Druck 33,5 atm (= flüss. N_2; aufbewahrt in grünen Stahlflaschen mit 150 atü). – Natürl. Isotope ^{14}N (99,635%) u. ^{15}N (0,365%); als künstl. Radioisotop ^{13}N (»schweres N«, mit β^+-Zerfall, HWZ 10 min; Anw. als Indikator bei Untersuchgn. des Atemgasaustauschs). – Natürl. Vork. frei (»molekularer Distickstoff« N_2) zu 78,09 Vol.-% in der Atmosphäre (= 755,1 g/kg Luft) sowie anorgan. u. organisch gebunden in pflanzl. u. tier. Eiweiß (stets 3wertig; etwa 3 Gew.-% des menschl. Organismus, d. h. ca. 2,1 kg). Essentielles, durch Pflanzen u. Baktn. assimiliertes (u. mit N-halt. Lebensmitteln aufgenommenes) Element, das nach Metabolisierung in lösl. Verbindgn. (Harnstoff, Harnsäure etc.) ausgeschieden wird (u. nach Zersetzung wieder als N_2 verfügbar ist; tägl. Eiweißabbau (ca. 120 g; ergibt etwa 18 g N; davon ca. 13 im Harn u. 1,3 in Fäzes) u. tägl. Zufuhr ergeben ↑ St.bilanz. – Verw. als Schutz- u. Füllgas (z. B. N_2 als schnell diffundierendes neg. Rö-KM), Ausgangsstoff für zahlr. Derivate u. Salze (Ammoniakgewinnung aus der Luft n. HABER-BOSCH). – Nachweis z. B. durch van SLYKE* Gasanalyse, KJELDAHL* Methode.

Stickstoffausscheidung: s. u. Stickstoff. – Als **epikrit. St.** die vermehrte renale bei Infektionskrankhtn. nach Fieberabfall (z. T. infolge Retention von Eiweißabbauprodukten während des Fiebers, z. T. infolge vermehrten Abbaus; s. a. Rest-N); als **minimale St.** die der Abnutzungsquote u. damit dem ↑ Eiweißminimum entsprechende.

Stickstoff|bakterien: stickstoffbindende ↑ Bakterien. – **St.bedarf**: s. u. Eiweißminimum. – **St.bilanz**: Differenz zwischen aufgenommenem Protein-N u. dem v. a. in Harn u. Stuhl abgegebenen Harnstoff-N; vielfältig beeinflußt, z. B. direkt durch Quantität u. Qualität der Eiweiß- u. Kalorienzufuhr u. Hormone (pos. wirksam die anabolen wie Androgen, Östrogen, Insulin, Somatotropin, negativ die katabolen wie Kortisol, Thyroxin, Progesterol), indirekt – meist neg. – durch Infekt, chron. Erkr., Verbrennung, Streß; s. a. Schema »Azotämie«.

Stickstoff|detektor: *sportmed* für das gaschromatograph. Screening auf Doping-Mittel gebr. Version des thermo-ionischen Detektors, der die Signale N-haltiger Verbindgn. verstärkt u. die von C-Verbindgn. unterdrückt. – **St.diabetes**: ↑ Diabetes azoticus. – **St.dioxid**: NO_2; rotbraunes, stechend riechendes ↑ »nitroses Gas«, das in Wasser HNO_3 u. HNO_2 bildet; stark toxisch (Atemwege), MAK 9 mg/m^3 = 5 ppm. – **St.embolie**: E. durch N_2-Bläschen infolge Denitrogenisation bei ↑ Druckfallkrankht.

Stickstoff|gleichgewicht: Übereinstimmung von N-Einfuhr u. -Ausscheidung in der ↑ St.bilanz. – Als **endogenes St.g.** (FOLIN) das der Abnutzungsquote (↑ Eiweißminimum) entsprechende.

Stickstoff|inhalation: *psych* »Kurznarkose« (↑ St.-narkose) durch Einatmenlassen von N_2 als abgeschwächte Schockbehandlung bei leichterer Depression; nach kurzer Bewußtlosigkeit (Anoxie des Gehirns) schnelle Aufhellung der Stimmungslage. – **St.lost**: ↑ Chlormethinum. – **St.monoxid**: ↑ Stickoxid. – **St.narkose**: durch das vermehrte N_2-Angebot bei erhöhtem Luftdruck (z. B. Senkkasten, Taucherglocke, bei Tieftauchen) bedingte, auf ein Übergangsstadium mit Euphorie (»pressure happiness«; ↑ Tiefenrausch) folgende Bewußtlosigkeit (bei 5 atü beginnend, bei 11 atü Vollnarkose); s. a. *therap* ↑ St.inhalation. – **St.oxydul**: ↑ Distickstoffoxid. – **St.rausch**: ↑ Tiefenrausch. – **St.trichlorid**: NCl_3; stechend riechendes, stark tox. (Schleimhäute, Augen) Öl. – **St.wasserstoffsäure**: NH_3; explosible, stark tox. (Schleimhäute) Flüssigkeit. – Salze: Azide. – **St.-Yperit**: ↑ Trichlormethinum.

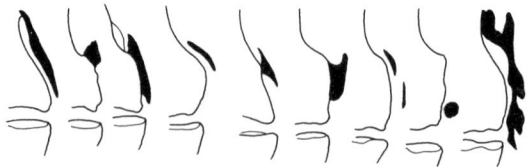

Röntgenbild-Skizzen verschiedener Formen des **Stieda* Pellegrini* Schattens** (n. JONAS).

Stieda*-Pellegrini*-Köhler* Schatten, Syndrom (ALFRED ST., 1869–1945, Chirurg, Königsberg; AGOSTO P.; ALBAN K.): (1908 bzw. 1905) *röntg* sichelförm. Verkalkungs- oder – bei Periostausriß – Knochenschatten in den Weichteilen am med. Femurepikondylus (im allg. frühestens 3 Wo. nach Riß im Sehnenansatz des Mm. adductor magnus oder M. gracilis oder im Lig. collat. med. bzw. nach Kniegelenktrauma; evtl. sofort nach Knochenausriß: »St.*

Fraktur«). Klin.: druckschmerzhafte, verschiebl. örtl. Verhärtung; evtl. Funktionseinschränkung, schnelle Ermüdbarkeit.

»Stieglitz«: *arbeitsmed* s. u. Vogelaugen.

Stiel: *anat* ↑ Pedunculus, s. a. Gefäß-, Nierenstiel etc.

Stiel|drehung: *path* Torsion des Gefäßstieles eines Organs oder Tumors, z. B. des Samenstrangs (↑ Hodentorsion), einer Appendix testis, eines Uterusmyoms oder eines Ovarialtumors (v. a. bei infolge ihrer Größe aus dem kleinen Becken herausgewachsener Zyste; s. a. KÜSTNER* Gesetz). Bewirkt Stauung, bei längerem Bestehen Nekrose; klin.: peritoneale Reizerscheinungen, evtl. akutes Abdomen. – **St.effekt**: *physik* auf Mitbestrahlung des sogen. Kammerstieles basierende zu hohe Anzeige bei Messung ionisierender Strahlung. – **St.endoprothese**: *orthop* i. e. S. die Kopf-Hals-Prothese des Femur mit stielähnl., teilweise den Schenkelhals ersetzendem Stift (z. B. JUDET* Prothese). – **St.knollen**: *derm* ↑ Granuloma pediculatum. – **St.lappen**: *chir* gestielter ↑ Lappen.

Stiel|strahlung: *röntg* die nicht vom Brennfleck ausgehende, sondern durch Sekundärelektronen am Anodenstiel erzeugte Rö.strahlung, die die Röhre in belieb. Richtung verläßt. – **St.tubus**: *röntg* zylindr.-(kon.) T. aus strahlenabsorbierendem Material, der als Randblende u. Distanzhalter (u. Zielhilfe) dient. – **St.tupfer**: *chir* in einer sperrbaren Pinzette oder einer Kornzange fixierter Mulltupfer. – **St.warze**: gestieltes ↑ Molluscum simplex.

Stierhornform (des Magens): (HOLZKNECHT) *röntg* der beim Stehenden hoch u. quer liegende Magen (unt. Pol bei L2) mit weitgehend verstrichenem Angulus u. mehr nach vorn gerichteter großer Kurvatur; v. a. bei gedrungenem Habitus.

Stierlin* Zeichen (EDUARD ST., 1878–1919, Chirurg u. Röntgenologe, Zürich, München): *röntg* Leerbleiben des Zäkums nach peroraler oder rektaler KM-Applikation infolge Spasmus bei entzündl. Ileozäkalprozeß (insbes. Tbk).

Stiernystagmus: beim »Stieren« auf ein bewegtes, schwarz-weiß-geflecktes Feld auftretender optokinet. (subkortikaler) Nystagmus.

Stieve* Fixierung (HERMANN ST., 1886–1952, Anatom, München, Berlin): *histol* Gewebefixation mit **1)** »Tripiform« (Pikrin- u. Trichloressigsäure; Formol), **2)** ST.*Lsg. (Formol, Eisessig, gesättigte wäßr. Sublimat-Lsg.).

Stifel* Figur (MICHAEL ST., 1487–1567, Mathematiker, Jena): *ophth* schwarze Scheibe mit zentralem weißen Punkt zum Nachweis des blinden Flecks.

Stiff|-hand-Syndrom: (engl. = steif) ↑ LUNDBAEK* Sy. – **St.-neck fever**: ↑ Dengue-Fieber (mit – meist frühzeit. – Nackensteife). – **St.-man-Syndrom**, progress. fluktuierende Muskelrigidität, MOERSCH*-WOLTMAN* Sy.: (1956) androtrope, ät.path. ungeklärte Erkr. mit langsam zunehmender Rumpf- u. Extremitätensteife u. anfallsweisen tetaniformen, sehr schmerzhaften Muskelspasmen; als Folgeerscheinungen Frakturen u. Luxationen, Kontrakturen. WS-Kyphose oder -Lordose.

Stift|gliom, -gliose: *path* spinaler ↑ Gliastift. – **St.krone, -zahn**: *dent* mit einem Stift im aufbereiteten Wurzelkanal verankerte künstl. Zahnkrone. – **St.platte**: *radiol* der sogen. »Pilz« (Kombin. von Röhren- u. Plattenfilter für Zervikalkanal bzw. vor die Portio) zur Radiumther. des Kollum-Ca.

Stiftkronen

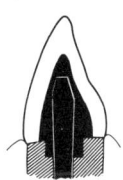
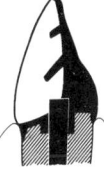
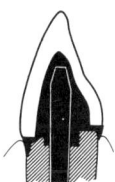
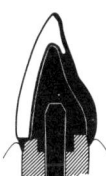

Stiftaufbau mit Mantelkrone | Ringstiftkrone mit Kunststoffverblendung | Ringstiftkappe mit Mantelkrone | Stiftaufbau mit Verblendkrone

Stigma: Punkt, Mal (Kenn-)Zeichen; *medizin* für eine best. Erkr. (z. B. Hysterie, Neurasthenie, neuroveget. Dystonie), Konstitution (z. B. ↑ STILLER* Syndrom), Beanspruchung (Berufsstigma) etc. typ. Zeichen; z. B. **St. folliculi** (ischäm. Fleck am oberen Pol des sprungreifen Ovarialfollikels), **St. hereditatis**: (↑ Degenerationsmerkmal), **Stigmata nigra** (punktförm. blauschwarze Pulvereinsprengungen bei rel. Nahschuß), **Stigmata ventriculi** (BENECKI; Petechien u. Erosionen in der Magenschleimhaut). – *psych* an Händen u. Füßen spontan oder während einer Analyse auftret. erythematöse, urtikarielle, blas., hämorrhag., evtl. geschwür. Hautveränderungen i. S. der Wundmale Christi (»**Stigmatodermie**«), psychoanalytisch als Neurose-Sympt. angesehen.

Stigmasterin: (WINDAUS 1906) aus Physostigma venenosum isoliertes Phytosterin; für techn. Steroidsynthesen.

Stigmatisation: das Auftreten bzw. Bestehen von Stigmata (einschl. der sogen. »Wundmale«).

Stigmato|dermie: s. u. Stigma. – **St.meter**: *ophth* Gerät zur Bestg. des Astigmatismus, indem das Licht einer punktförm. Quelle durch ein Deckglas ins Auge reflektiert u. die Bewegungen des Fundusreflexes beobachtet werden (= »**St.metrie**«).

-stigminum: Kennsilbe für Stoffe mit Anticholinesterase-Wirkung.

Stigmometrie: *ophth* ↑ Stigmatometrie. – **St.tafeln**: ↑ FRIDENBERG* Tafel.

Stilb, sb; ältere Einh. der ↑ Leuchtdichte.

Stilbamidinum *WHO*: 4,4'-Diamidino-stilben; Chemotherapeutikum (bei Plasmazellenleukämie, Trypanosomiasis, Leishmaniase).

Stilben, Bibenzyliden, Toluylen: *trans*-1,2-Diphenyläthen, $C_6H_5 \cdot CH = CH \cdot C_6H_5$; ungesätt. Kw.stoff, Grundsubstanz für synthet. Östrogene (z. B. **Stilböstrol=Stilbolum**; s. u. Diaethylstilboestrolum) u. **St.farbstoffe** (direktfärbende Disazoderivate).

Stiles*-Crawford* Effekt: (1933) die bei Durchtritt durch die Pupille in Nähe der opt. Achse rel. stärkere Leuchtwirkung eines Lichtstrahls (wahrsch. weil randständ., in die Makula schräg eintretende Strahlen dort vermehrt in Streulicht verwandelt werden).

Stilett: *chir* Op.messer mit spitzer, bds. geschliffener Schneide. – **St.mandrin** mit dolchförmig geschliffener Spitze (z. B. für Bauchdeckenpunktion zur Peritonealdialyse).

Still* (SIR GEORGE FREDERIC ST., 1868–1941, Pädiater, London) **Geräusch**: häufigstes akzidentelles Herzge-

Still* Syndrom

räusch bei Kindern u. Jugendl.; proto- bis protomesosystolisch, musikal., mit p. m. präkordial (2.-3. ICR) bis prästernal. – **St.*(-Chauffard*) Syndrom**: (1897) »Polyarthritis chronica juvenilis lymphonodulopathica et leucocytotica« als kindl. Sonderform der pcP mit starker viszeraler Beteiligung: Milz-, Leber-, LK-Schwellung, Karditis, Exantheme, Serositis, Anämie, (period.) Fieber; bei schleichendem Beginn (meist 2.–4. Lj.) zunächst an kleinen, v. a. den Fingergelenken (mit symmetr., spindelförm. Schwellung: »St.* Hand«), später auch an Knie-, Fuß- u. Handgelenken, mit leukozytärem Erguß; schubweiser Verlauf (Remissionen), evtl. Wachstumsstillstand der Extremitäten. Fließende Übergänge zur pcP.

Still* System: (ANDREW T. ST., 1874) *therap* ↑ Osteopathie.

Stillamblyopie: ↑ Laktationsneuritis.

Stille* Bohrer: handbetriebener (Kurbelwelle) Bohrapparat für Knochenchirurgie.

Stille, elektrische: »hirnelektr. Inaktivität« als EEG-Befund, wenn auch bei Maximalverstärkung zerebrale bioelektr. Phänomene nicht erkennbar sind. Zus. mit anderen Kriterien Sympt. des ↑ Hirntodes beim Kranken in Reanimation nach Komaeintritt mit Erlöschen der vegetat. Funktionen.

Stillen: die natürl., 18–24 Std. post partum beginnende Ernährung des Säuglings durch Anlegen an die Brust (in den ersten Wochen im allg. 5mal täglich in 4stündl. Folge, später 4mal; s. a. Self-demanded schedule), wobei jedesmal für mind. 15 Min. möglichst nur eine Brust gereicht u. vollständig entleert werden soll; s. a. Stillzeit, Laktations.... – **Still|fähigkeit** abhängig von Brustdrüsenentwicklung u. -funktion, Zustand der Brustwarze, Stillwillen (Vollstillfähigkeit, Deckung des ab 10.Tg. stark ansteigenden Bedarfs, in Mitteleuropa bei nur etwa 50–60% der Mütter. – **St.hindernisse** sind v. a. Hypogalaktie (»St.schwäche«), Flach- oder Hohlwarzen (dabei möglichst Abpumpen der Milch u. Verfüttern mit der Flasche), Mastitis, Tbk (Gefahr der peroralen u. Tröpfcheninfektion), lebensbedrohl. Infekt, Malignom, dekompensierter Herzfehler, Psychose, von seiten des Kindes Saugschwäche (v. a. bei Unreife), Rhinopharyngitis, Mißbildung im Verdauungs- u. Respirationstrakt, geburtstraumat. Hirnschädigung. – **St.hygiene** (Händedesinfektion, Reinigung u. Pflege der Brustwarzen vor u. nach der Mahlzeit etc.) erfolgt v. a. als Mastitisprophylaxe.

Stiller* Syndrom (BERTHOLD ST., 1837–1922, Internist, Budapest), Habitus phthisicus: (1907) »Asthenia univers. congenita« als Konstitutionsanomalie mit hochgeschossenem, schmalbrüst. u. langhals. Körperbau, fluktuierender 10. Rippe (= Kostalstigma = »St.* Zeichen«), Hypoplasie u. Schlaffheit von Muskeln, Bändern u. Sehnen, blasser Haut; evtl. WS-Buckel, Plattfüße, Enteroptose u. weitere Folgen der – mesenchymalen – Gewebsschwäche.

Stillicidium: (latein.) Tröpfeln; z. B. **St. lacrimarum** (↑ Epiphora), **St. narium** (↑ Coryza), **St. urinae** (↑ Harntröpfeln).

Stilling* (Farb-)Tafel (JAKOB ST., 1842–1915, Ophthalmologe, Straßburg): *ophth* ↑ pseudoisochromat. Tafeln.

Stilling* (BENEDIKT ST., 1810–1879, Anatom u. Chirurg, Kassel) **Kern: 1)** ↑ Nucleus ruber. – **2)** ↑ Nucleus dors. (u. sacralis) des RM. – **St.*(-Clarke*) Säule**: ↑ Nucleus dorsalis (mit CL.* oder St.*Zellen).

Stilling*-Türk*-Duane* (Refraktions-)Syndrom (JAKOB ST., S. TÜRK, ALEXANDER D.): (1887, 1896, 1905) *ophth* autosomal-dominant erbl. (gynäkotrope) Lähmung der geraden Augenmuskeln (häufig nur li.), mit Bulbusretraktion, Lidspaltenverengung bei Adduktion, evtl. leichtem Innenschielen in Ruhestellung, oft auch Mikrokornea, kongenit. Katarakt, Retinitis pigmentosa, Optikusatrophie sowie Mißbildungen an Gesicht, Zähnen, Ohren u. WS (Spaltbildung, Dysrhaphie-Syndrom).

Stillman* Technik: (PAUL R. ST., 1932) »Vibrationstechnik« des Zähneputzens – u. der parodontalen Massage – mit schräg (Borsten 45° apikalwärts) an der Grenze der bewegl. zur unbewegl. Gingiva aufgesetzter u. mesiodistal rüttelnder Zahnbürste.

Stillstandatelektase: (FLEISCHNER) ↑ Kompressionsatelektase.

Still|schwäche, -unfähigkeit: s. u. Stillen. – **St.wehen**: durch den Saugreiz beim Stillen ausgelöste Uteruskontraktionen (Nachwehen). – **St.zeit: 1)** der Termin des Stillens im Rahmen eines Zeitplanes (z. B. 5- bzw. 4mal tgl. nach KELLER-CZERNY). – **2)** die nach dem Mutterschutzgesetz einer berufstät. Mutter auf ihr Verlangen zum Stillen des Kindes freizugebende Zeit (ohne Verdienstausfall), mind. tgl. 2mal ½ oder 1mal 1 Std.

Stimmapparat: der zur Erzeugung der ↑ Stimme (ähnl. wie in einer Zungenpfeife) benutzte Atemapparat: Zwerchfell, Lungen, Trachea u. Thorax (als Windkessel, Trachealzug, Stimmstütze), Larynx mit »Einhängeapparat« u. Glottis (zur Vibrato- u. Tonerzeugung) sowie das sogen. Ansatzrohr (Pharynx, Mund- u. Nasenhöhle; als Resonator u. Artikulationsapparat).

Stimmband: ↑ Lig. vocale; s. a. Lig. vestibulare (»**falsches St.**«), Plica vocalis (klin »St.«). – **St.apoplexie**: ↑ Epilepsia laryngealis. – **St.entzündung**: ↑ Chorditis. – **St.geschwür**: ↑ JACKSON* Ulkus. – **St.hämatom, spontanes** (apoplektiforme Blutung in die Stimmlippe bei plötzl. Überanstrengung der Stimme oder »idiopathisch«; mit unter heft. Schmerz auftret. Heiserkeit bis Aphonie). – **St.knötchen**: ↑ Nodulus vocalis; s. a. Schreiknötchen. – **St.lähmung, -parese**: s. u. Kehlkopf-, Adduktoren-, Internus-, Postikus-, Rekurrenslähmung; s. a. Abb. »Laryngoskopie«. – **St.ödem**: ↑ REINKE* Ödem. – **St.schwäche**: ↑ Phonasthenie.

Stimmbruch, Mutatio(n): der ca. 3–6(–12) Mon. dauernde physiol. Stimmwechsel während der Pubertät aufgrund der Massen- u. Längenzunahme von Kehlkopf u. Stimmlippen (bei ♂ bis 1 cm, ♀ ca. 3–4 mm); mit Sinken der Stimmhöhe um 1 Oktave bzw. (♀) Terz. – **St.störung** endokrin (persistierende ↑ Knabenstimme; perverse, verzögerte oder verfrühte Mutation, durch Kehlkopfasymmetrie oder rein funktionell (z. B. ↑ Mutationsfistelstimme, -baß).

Stimme: die mit Hilfe des Stimmapparates (↑ Phonationsbewegung) erzeugte Lautäußerung, mit obertonreichem Primärklang durch Stimmlippenschwingung (wahrsch. Wirbelbildung) u. dem eigentl. Stimmklang durch Schwingungsanregung des Kehlkopfsystems (Vibrato) u. Resonanzverstärkung im Ansatzrohr; als Sprech-St. mit dauernd wechselnden Frequenzen, als

Die menschliche Stimme

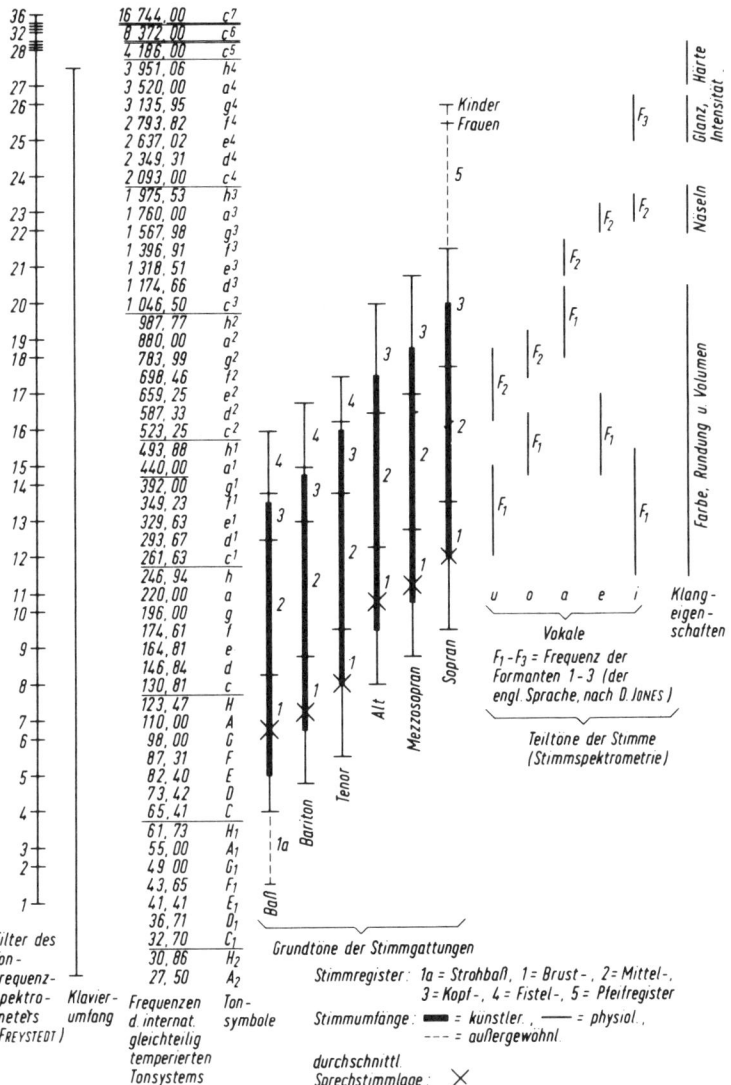

Sing-St. mit langzeit. Halten einzelner Töne. Normale Sprechstimmlage im mittl. Brustregister, normaler Stimmumfang 1½–2, beim ausgebildeten Sänger bis 3 Oktaven (Brust-, Mittel-, Kopf- u. Fistelregister); s. a. Flüsterstimme. – **eunuchoide St.**: hohe Fistelstimme infolge Ausbleibens der Mutation bei Eunuchoidismus; vgl. Mutationsfistel-, Eunuchenstimme. – **innere St.**, Endophasie: *psych* geist. Repräsentation eines nicht ausgesprochenen Gedankens in Worten der eigenen Stimme; evtl. bes. lebhaft u. als (pseudo-)halluzinator. Phänomen ins Bewußtsein tretend.

Stimmenhören: *psych* akust. Halluzination in Form normaler oder unpersönlich wirkender, evtl. gar aus dem eigenen Innern kommender Stimmen, wobei der Betroffene meist glaubt, Mithörer von etwas über im Gesprochenem zu sein. Gilt, soweit mit Rede u. Gegenrede, als Sympt. 1. Ranges der Schizophrenie.

Stimm|fehler: fehlerhafter Stimmklang, z. B. Nasalität; vgl. Dysphonie. – **St.fremitus**, Vokal-, Hustenfremitus, Fr. pectoralis: bronchogene Fortleitung u. Übertragung von Sprechlauten niedriger Schwingungszahl (z. B. tief gesprochenes »99«) auf die Thoraxwand als tast- u. hörbares Vibrieren; bei Pneumothorax, Pleuraerguß u. -schwarte herabgesetzt, bei Lungeninfiltration verstärkt.

Stimmgabel|prüfung: *otol* Prüfung der Funktionsfähigkeit des menschl. Ohres mittels einer Serie von Stimmgabeln verschiedener Frequenz (d. h. mit reinen Sinustönen definierter Tonhöhe) als klass. Hörprüfung zur Feststellung von Hörlücken u. oberer Hörgrenze; ferner **St.versuch** zur Erfassung von Labyrinthschäden (↑ CORRADI*, STENGER* Versuch); s. a. RINNE*, SCHWABACH*, WEBER* Versuch.

Stimm|gymnastik: *laryng* Üben von Teilvorgängen der Stimmgebung (getrennt oder zusammen), evtl. unterstützt durch tonfrequente elektr. Vibrationen. Indiziert nach Abklingen örtlicher Reizerscheinungen, nach Op. von Sängerknötchen, nach Chorditis etc.; s. a. Logopädie. – **St.kraftverfahren**: *pulmon* Atem- u. Stimmübungen als Hyperämie-Ther. bei Lungen-Tbk. – **St.lippe**, **-falte**: ↑ Plica vocalis; s. a. Plica vestibul. (»**falsche St.lippe**«), Stimmband.... – Wird bilat. bei der Phonation durch Anblasen aus dem Windkessel in Schwingungen versetzt (fortlau-

Stimm|losigkeit

fender, stroboskopisch nachweisbarer Abrollvorgang mit Auseinanderdrängen zuerst der unt. Anteile, dann der oberen bei gleichzeit. Schließungsbeginn der unteren. – **St.losigkeit**: ↑ Aphonie.

Stimm|ritze: ↑ Rima glottidis. – **St.ritzenkrampf**: ↑ Laryngospasmus. – **St.|schwäche**: ↑ Phonasthenie. – **St.spektrographie**: Sichtbarmachen der Frequenzen eines St.klangs mittels BRAUN* Röhre. – Ferner die Darstg. nicht-konstanter Lautvorgänge mittels Sonagraphen (»Visible speech«, »Voiceprint«). – **St.störung**: ↑ Dysphonie; vgl. St.fehler. – **St.therapeut**: 1) ↑ Logopäde. – 2) Phoniater. – **St.umfang**: s. u. Stimme.

Stimmung: *psych* protrahierter Gefühlszustand im Zusammenhang mit der somat. u. psych. Gesamtverfassung, der allen übr. Erlebnisinhalten eine bes. Färbung verleiht; z. B. Traurigkeit/Fröhlichkeit, Gereiztheit/Ausgeglichenheit. – vgl. Affekt.

Stimmungs|labilität: (SIEFERT) *psych* unstetes, rasches, schwer beherrschbares Wechseln der Stimmung in Abhängigkeit von Denkinhalten oder Gesprächsthemen, insbes. der Wechsel zwischen normaler Stimmungslage (oder Lachen) u. Weinen; v. a. bei diffuser organ. Hirnschädigung u. als angeb. Charaktervariante (»stimmungslabiler Psychopath«). – **St.psychopath**: ↑ Thymopath. – **St.psychose**: (K. KLEIST) ↑ Phasophrenie.

Stimmwechsel: ↑ Stimmbruch.

Stimson* Methode (LEWIS ATTERBURG ST., 1844–1917, Chirurg, New York): **1)** Selbsteinrenkung (nach vorn-unten) des luxierten Oberarms durch ein am Arm des erhöht auf dem Bauch Liegenden angebrachtes Gewicht. – **2)** ST.*-DESHANELIDZE* Hüfteinrenkung: Reposition der traumat. Hüftluxation in Bauchlage bei herabhängendem Bein, auf dessen gebeugten Unterschenkel der Reponierende mit seinem Knie einen – den Oberschenkelzug verstärkenden – Druck ausübt.

Stimson* Spirochäte: ↑ Leptospira icterohaemorrhagiae.

Stimulantia: *pharm* ↑ Analeptika; s. a. Psychotonika, Halluzinogene. – Bei sücht. Abhängigkeit (insbes. von Weckaminen) evtl. psychot. Zustandsbilder.

Stimulation: (lat.) ↑ Reizung, Anregung, ↑ Erregung; z. B. **dichoptische St.** (WOODWORTH; simultane Reizung korrespondierender Netzhautstellen durch Projektion verschiedener Bilder), **gepaarte St.** (*kard* ↑ Paired stimulation), **kinet. St.** (*ophth* Aufmerksamkeitsweckung durch Bewegen eines Objektes in der Gesichtsfeldperipherie; angew. in der Orthoptik am Phoropter zur Ther. einer anomalen Korrespondenz), **photische St.** (↑ Flimmerlichtaktivation).

stimulieren: reizen, anregen. – **Stimulus**: (lat.) ↑ Reiz.

Stink|nase: *rhinol* ↑ Ozaena. – **St.schweiß**: *derm* ↑ Bromhidrosis.

Stintzing* (RODERICH ST., 1854–1933, Internist, Jena) **Apparat**: Aspirator für Pleuraergüsse. – **St.* Tabellen**: Normalwerte für die elektr. ↑ Erregbarkeit(sprüfung) von Nerven u. Muskeln (↑ Tab.).

Stipa: *botan* »Federgras« [Gramineae], mit z. T. allergenen Blütenpollen. – **Stipites**: *pharmaz* therapeutisch genutzte pflanzl. Stiele, Stengel, Sprosse etc.; i. w. S. auch in Stielform zubereitete Drogen, z. B. **Stipes laminariae** (↑ Laminariastift).

Stippchen: *derm* akut-entzündl., von einem Halo umgebenes kleinstes Knötchen. – *laryng* fleckförm. Beläge bei Angina follicularis. – **St.gallenblase**: knötchenförm. Cholesterinester-Ablagerungen in der Gallenblasenwand bei Cholesteatose.

stippled epiphysis: (engl. = getüpfelt) ↑ Chondrodystrophia calcificans congenita. – **st. skin**: ↑ Erythrosis interfollicul. colli MIESCHER.

Stirn: ↑ Frons. – **viereck. St.**: ↑ Caput quadratum. – **St.band der Venus**: *venerol* ↑ Corona Veneris.

Stirnbein: ↑ Os frontale. – **»gefährl. St.«**: *rhinol* St. mit median in die asymmetrisch gelegene Stirnhöhle hineinragendem Knochengrat, hinter dem häufig eine Duraduplikatur liegt. – **St.höhle**: ↑ Sinus frontalis. – **St.kamm**: bei Skapozephalie der – evtl. bis zur Glabella reichende – sagitt. Knochenkamm (»Carina«) außen an der Stelle der embryonalen Sutura front. – **St.schuppe**: *anat* ↑ Squama frontalis.

Stirn|bogen, brauner: Linea fusca (2). – **St.breite**: *anthrop* als »größte St.« die geradlin. Entfernung zwischen bd. Coronalia, als »kleinste St.« (Diameter front. minimus) die zwischen bd. Frontotemporalia. – **St.fontanelle**: ↑ Fonticulus anterior. – **St.fortsatz**: ↑ Processus front. (maxillae bzw. ossis zygomatici). – **St.glatze**: 1) *anat* ↑ Glabella. – 2) *derm* Alopecia s. Calvities front.: auf die St.region beschränkte Alopecia praematura oder seborrhoica; obligates Sympt. des CURSCHMANN*-BATTEN*-STEINERT* Syndroms. – Ferner – als Alopecia front. neonatorum – eine konnatale oder in den ersten Wochen (v. a. bei Frühgeburt) vorübergehend auftret. frontopariet. Glatze im Rahmen des physiol. Haarwechsels (Ersatz des Erstdurch das Zwischenhaarkleid).

Stirnhirn: ↑ Lobus front. cerebri. – **St.abszeß**: meist rhinogener A. im Lobus front.; klin.: Schlafsucht, Benommenheit, Pulsverlangsamung, Stauungspapille sowie für Hirnabszeß typ. Liquorveränderungen. – **St.abulie**: bei Schädigung der St.konvexität die Unfähigkeit zum Fassen von Willensentschlüssen, sowie Teilnahms- u. Interesselosigkeit; Teilsympt. des ↑ Konvexitätssyndroms. – **St.akinesie**: Bewegungsverarmung, Fehlen der Eigenerregbarkeit bei erhaltener Fremderregbarkeit sowie Greifautomatismen der Hände (evtl. auch des Mundes = Zwangsschnappen) in Kombin. mit allg. Antriebsmangel als Folge einer Unterbrechung frontothalam. Bahnen (Wegfall des Stirnhirneinflusses auf die Stammganglien); Teilerscheinung des ↑ St.syndroms. – **St.ausschaltung**: *chir* ↑ Leukotomie. – **St.hernie, intranasale**: Herniation des St. in eine Stirnhöhle, z. B. – selten – bei Okklusionshydrozephalus (u. entspr. Knochendefekt), als Komplikation einer Fraktur. – **St.-Pick***: ↑ PICK* Krankh. mit bevorzugtem oder ausschließl. Befall des Stirnlappens; klin.: Antriebsmangel, bei Fortschrei-

Erregbarkeitswerte (in mA)			
N. musculocutan.	0,28 – 0,05 (0,17)	M. trapezius	1,6 / 12
N. accessorius	0,44 – 0,10 (0,27)	M. deltoideus	1,2 – 2,0 / 12
N. ulnaris I	0,9 – 0,2 (0,55)	M. pectoralis major	0,4 / 6
N. medianus	1,5 – 0,3 (0,9)	M. pectoralis minor	0,1 – 2,5 / 6
R. margin. mandib.	1,4 – 0,5 (0,95)	M. serratus ant.	1,0 – 8,5 / 12
N. femoralis	1,7 – 0,4 (1,05)	M. brachioradialis	1,1 – 1,7 / 3
N. fibularis	2,0 – 0,2 (1,1)	M. extensor digitorum	0,6 – 3,0 / 3
R. zygomat. n. fac.	2,0 – 0,8 (1,4)	M. extensor carpi rad.	0,8 / 3
R. front. n. front.	2,0 – 0,9 (1,45)	M. extensor pollicis br.	1,5 – 3,5 / 3
N. tibialis	2,5 – 1,0 (1,45)	M. pronator teres	2,5 – 2,8 / 3
N. ulnaris II	2,6 – 0,6 (1,6)	M. flexor digit. superf.	0,3 – 1,5 / 3
N. facialis	2,5 – 1,0 (1,75)	M. flexor carpi uln.	0,9 – 2,9 / 3
N. radialis	2,7 – 0,9 (1,8)	M. abductor digiti V	2,5 / 3
		M. rectus femoris	1,6 – 6,0 / 20
		M. vastus tib.	0,3 – 1,3 / 20
Stintzing* Tabellen		M. tib. ant.	1,8 – 5,0 / 12

Elektrodenfläche (in cm²)

ten völl. Erlöschen spontaner Willens- u. sprachl. Äußerungen. – **St.syndrom**: die psych. u. neurol. Störungen bei St.läsion (Trauma, Tumor, umschrieb. Erkr.); je nach Ort der Schädigung unterschieden als ↑ Orbitalhirn- u. ↑ Konvexitätssyndrom (bei größerer Ausdehnung kombiniertes Bild).

Stirn|höcker: *anat* ↑ Tuber frontale. – **St.höhle**: ↑ Sinus frontalis.

Stirnhöhlen|entzündung: ↑ Sinusitis frontalis. – **St.-Radikaloperation, -verödung**: op. Entfernung der erkrankten Schleimhaut der St. (meist auch der gleichseit. Siebbeinzellen) u. Schaffung eines breiten Abflusses zur Nasenhöhle (Dauerdränage). – **St.spülung**: diagnost. oder therap. (auf Sekretabsaugung folgende) Sp. mit isotoner NaCl-Lsg. (evtl. Antibiotika-Zusatz) über eine vom mittl. Nasengang durch die Apertur eingeführte **St.sonde** (S-förmig gekrümmte stumpfe Hohlsonde).

Stirn|kopfschmerz: front. Kopfschmerz, meist infolge Reizung (v. a. Kältereiz) der freien Nervenendigungen in der Gesichtshaut oder in Mund-, Rachen- oder NNH-Schleimhaut (bei Sinusitis front. v. a. morgens; spontane Besserung im Laufe des Tages u. nach Wärmeapplikation). – **St.lage**: *geburtsh* ↑ Deflexionslage mit Glabella als Führungspunkt (Stemmpunkt OK); s. a. Abb. »Kopflagen«. Bedingt sehr langwier. Geburtsverlauf, daher Indikation zur Schnittentbindung. – **St.lampe**: an einem Stirnreif schwenkbar befestigte Lampe für Augen- u. HNO-Untersuchungen. – **St.lappen**: ↑ Lobus frontalis cerebri; s. a. St.hirn.... – **St.naht**: *anat* ↑ Sutura frontalis.

Stirn|reflektor, -spiegel: an einem Stirnreif befestigter, zentral durchbohrter (∅ 1–1,5 cm) Konkavspiegel (∅ 10 cm) mit 15 cm Brennweite, der das Licht einer neben dem Pat. stehenden Lichtquelle reflektiert u. konzentriert u. so das Untersuchungsgebiet (Gehörgang, Nasenhöhle, Rachen etc). annähernd parallel zum Sehstrahl des Beobachters (also auch in der Tiefe) intensiv beleuchtet; vgl. Augenspiegel. – **St.reflex**: (OVEREND) ↑ Orbicularis-oculi-Reflex. – **St.-windungen**: ↑ Gyri frontales.

St. Louis-Enzephalitis: die ↑ »Amerikan. Enzephalitis«, eine ARBO-Virus-B-Infektion, übertragen durch Culex-Arten; v. a. in höherem LA prognostisch ernst. – 1933 erstmals epidemisch in St. Louis (jetzt endemisch).

STNR: *päd* symmetr.-ton. Nackenreflex (s. u. Halsstellreflex).

stochastisch: *statist* zufallsabhängig; z. B. **st. System** (mit nur Wahrscheinlichkeitscharakter des Zusammenhangs seiner Einzelelemente).

Stock*-Spielmeyer*-Vogt* Syndrom (WOLFGANG ST., 1874–1956, Ophthalmologe, Jena, Tübingen; WALTER SP.; HEINRICH V.), BATTEN*-MAYOU* Sy., zerebromakuläre Dystrophie: (V. 1905, SP. 1908) jugendl. Form der fam. amaurot. Idiotie (↑ Zeroidlipofuszinose), beginnend im 6.–10. Lj.: progred. Optikusatrophie (Erblindung), tapetoretinale Degeneration (ohne typ. Makula-Befund), Verfall der intellektuellen Leistungen u. der Sprache, Spastik, Krampfneigung, affektive Störungen; präfinal Demenz, Kachexie, spast. Tetraplegie; Tod nach 10 J. u. mehr.

v. Stockert* (FRANZ GÜNTHER RITTER V. ST., Kinderpsychiater, 1899–1967, Wien, Halle, Frankfurt) **Einschlafphänomen**: durch angestrengtes Fixieren (aber auch Augenschluß oder Aufwärtsrollen der Bulbi) ausgelöste, Sek. dauernde Blickkrämpfe u. narkolept. Zustände; bei akuter epidem. u. Fleckfieberenzephalitis, Barbitursäurevergiftung. – **St.* Symptom**: taktile Dysfunktion i. S. der Metamorphotaxie, wobei in der Hand zunächst richtig empfundener Gegenstand plötzlich als verändert empfunden wird (z. B. Kugel als abgeplattet); bei Herdprozeß in der li. Hemisphäre; oft zus. mit déjà-vu-Erlebnis, Metamorphopsie, Störung der Gestalterfassung.

Stockholmer Methode: *radiol* (J. HEYMAN, O. RENTERWALL, S. BENNER 1929) am Radiumhemmet in Stockholm entwickelte Radiumther. des Uterus-Ca. als Packmethode mit ei- oder plattenförm. Trägern (»Stockholmer Platte«) im Uteruskavum u./oder Zervixkanal (max. 4000 mgeh in 2 Sitzungen mit 3wöch. Abstand); zusätzlich einzeit. vaginale Applikation (1000–2250 mgeh).

Stockmann* Penisklemme: Federklemme zur Kompression von Penisschaft u. Urethra, z. B. zwecks Retention eines instillierten Arznei- oder Kontrastmittels.

Stockschnupfen: akute oder chron. Behinderung der Nasenatmung mit auffäll. Mundatmung u. nasaler Sprache (»St.sprache« = Rhinolalia clausa).

Stock|stütze: *orthop* Unterarmkrücke. – **St.tuchzeichen**: *gyn* ↑ PSCHYREMBEL* Schwangerschaftszeichen.

Stoddard* Kreuzgriff: Mobilisationstechnik bei Iliosakralblockierung; am Bauchliegenden federnder Druck mit der einen Handwurzel an der Spina iliaca post. sup., mit der anderen an der Kreuzbeinspitze.

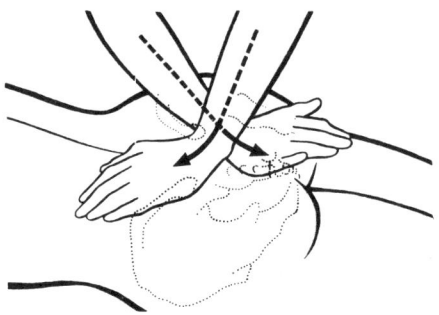

Stodtmeister* Typ (RUDOLF ST., geb. 1908, Internist, Heidelberg): *hämat* s. u. PELGER*-HUET* Kernanomalie.

Stöchiometrie: Berechnung definierter Verbindgn. bei chemischer Stoffumsetzung anhand von Reaktionsgleichung u. Äquivalentgewichten (s. a. DALTON* Gesetz [1]).

Stoeckel* (WALTER ST., 1871–1961, Gynäkologe, Marburg, Kiel, Leipzig, Berlin) **Operation**: *gyn* 1) ↑ GOEBELL*-ST.*-FRANGENHEIM* Op. – 2) ↑ SCHUCHARDT*(-SCHAUTA*) Operation. – **St.* Syndrom**: Weitstellung der Hohlorgane mit glatter Muskulatur (Progesteron-Effekt) in der Gravidität.

Stöhr* Terminalretikulum (PHILIPP ST. jun., geb. 1891, Anatom, Bonn): ↑ BOEKE* Grundplexus.

Stölzner* Syndrom: ↑ Erythema palmare et plantare hereditarium.

Störareal, -feld: *path* ↑ Belastungsfeld.

Stoerck* Blenorrhö (KARL ST., 1832–1899, Laryngologe, Wien): (1874) chron.-entzündl., eitr., später trockene Affektion der oberen Luftwege (z. T. wohl i. S. des Rhino- u. Laryngoskleroms).

Störgröße: im Regelkreis die durch ihr Einwirken den Regelungsvorgang auslösende Größe.

Större*-Döring* Syndrom: ∕ Quadrantensyndrom.

Stör|strahler: *radiol* Gerät (Anlage, Vorrichtung), in dem unerwünscht Rö.strahlen erzeugt werden; z. B. Fernsehgerät, Elektronenmikroskop. – **St.strahlung**: *radiol* die unerwünschte ionisierende Strahlung außerhalb des Nutzstrahlenkegels, bestehend aus neben dem Strahlenaustrittsfenster durchgelassener Primär- sowie aus Sekundär- u. evtl. Tertiärstrahlung.

Störungssyndrom, psychoreakt.: ∕ Brain-fag-Syndrom.

Stoffel* Operation (ADOLF ST., 1880–1937, Orthopäde, Mannheim), »Stoffelung«: bei Skelettmuskelspastik oder -kontraktur partielle Resektion der – nach Freilegen elektrodiagnostisch identifizierten – motor. Nervenäste in etwa ½ bis ⅔ ihres Querschnitts (bewirkt partielle schlaffe Lähmung u. damit Abschwächung des Spasmus).

Stoffregen* Hustenmaschine (JÜRGEN ST., geb. 1925, Anästhesist, Göttingen, Hagen): Tussomat® (∕ Hustenpistole).

Stoffwechsel, Metabolismus: das Gesamt der lebensnotwend. biochem. Vorgänge beim Auf-, Um- u. Abbau des Organismus bzw. beim Austausch von Stoffen zwischen Organismus u. Umwelt; nach dem Zweck als Bau-, Energie- u. Betriebs-St. unterschieden. Zentrales Organ der – meist über mehrere Zwischenstufen ablaufenden – (∕ Intermediär-St.) – Stoffumsetzungen ist die Leber; als wesentl. Katalysatoren wirken innerhalb u. außerhalb der Zelle Enzyme u. Hormone. Die vegetativ-hormonelle Steuerung der Teil-St. erfolgt nach dem Prinzip der Selbststeuerung mit dem Ziel einer Homöostase u. der Erhaltung des inn. Milieus. – s. a. Eiweiß-, Fett-, Kohlenhydrat-St.

Stoffwechsel|anomalie: s. u. St.krankheit. – **St.apparat**: A. zur Untersuchung eines Teilstoffwechsels, insbes. des Grundumsatzes. – **St.bilanz**: s. u. Bilanz. – **St.diät**: Kostform zum gezielten Ausgleich einer St.entgleisung; z. B. mit Beschränkung der Ketokörper-Bildner bei Diabetes mell. bzw. der Harnsäurebildner bei Gicht, mit betonter NaCl- u. vermind. K-Zufuhr beim ADDISON* Syndrom, mit Elimination nicht regelrecht abbaufäh. Stoffe bei Enzymopathien. – **St.formel** zur Berechnung des Grundumsatzes, z. B. n. BOOTHBY, GALE, READ. – **St.gift**: als (Enzym-)Inhibitor definierter St.abläufe wirksame chem. Substanz, mit Effektivität meist durch Inaktivierung von Enzymen (Anlagerung an die Wirkgruppe, kompetitive Hemmung) oder durch Störung der inn. oder äuß. Atmung (∕ Atmungsgifte, Entkoppler). – **St.gleichgewicht**: ∕ Homöostase (1). – **St.insuffizienz**: ∕ Hypometabolismus.

Stoffwechselkrankheit: Störung des Gesamt- (z. B. bei Fett- u. Magersucht, Dystrophie) oder eines Teil-St. (einschl. der renalen intermediären Mechanismen u. des Transports) mit Bildung quantitiv oder qual. abnormer Intermediärprodukte sowie das daraus resultierende Krankheitsbild; i. e. S. die hereditären – u. konstitutionellen – St.anomalien (∕ Enzymopathie) mit vorwiegend funktionellen oder vorw. morphol. Defekten. – **St.krise**: krit. (meist durch zusätzl. Belastung ausgelöste) Verschlechterung einer nicht intakten St.situation; z. B. als ADDISON*, BASEDOW* Krise, Elektrolytkoma, ∕ hypoglykäm. Anfall. – **St.produkt**: ∕ Metabolit, ∕ Intermediärprodukt (= **St.zwischenprodukt**). – **St.psychose**: psych. Krankht. im Rahmen einer St.krankheit. – **St.störung**: s. u. St.krankheit.

Stoker* Gesetz (WILLIAM ST., 1773–1848, ir. Arzt); Die Senkungsgeschwindigkeit der Teilchen in einer Aufschwemmung ist proportional dem Quadrat ihrer Radien.

Stokes: *physik* nach dem Physiker SIR GEORGE GABRIEL ST. (1819–1903, Cambridge) benannte inkohärente Einh. der kinemat. Viskosität; 1 St. = 1 cm^2/s.

Stokes* (WILLIAM ST., 1804–1878, Internist, Dublin) **Anfälle**: ∕ ADAMS*–STOKES* Krankheit. – **St.* Atmung**: period. ∕ Atmung. – **St.* Krankheit**: 1) ∕ ADAMS*-ST.* Krkht. – 2) ∕ BASEDOW* Krkht. – **St.* Zeichen**: 1) lebhafte Pulsation im Abdomen re. des Nabels bei akuter Enteritis. – 2) deutl. Abschwächung des 1. HT bei Fieber als Hinweis auf Alkoholgenuß.

Stokes* Kragen (SIR WILLIAM ST., 1839–1900, Chirurg, Dublin): Dickenzunahme des Halses mit Ödem u. hervortretenden Venen (auch an Gesicht u. Armen) bei oberer ∕ Einflußstauung. – **St.* Operation**: 1) Exartikulation im Hüftgelenk. – 2) ∕ GRITTI* Amputation.

Stokes* (SIR GEORGE GABRIEL ST.) **Linse**: »Zylinderkompensator« (zylindr. Konkav- u. Konvexlinse mit gleichem Brennpunktabstand) zur Bestg. des Augenastigmatismus. – **St.* Regel**: Die Wellenlänge des Lumineszenzlichtes ist stets größer als die der anregenden Strahlung.

Stokes* Reagens (WILLIAM ROYAL ST., 1870–1930, Pathologe, Baltimore): wäßr. Lsg. von Eisensulfat u. Weinsäure (vor Gebrauch Zugabe von Ammoniumhydroxid bis zur Lsg. des entstehenden Niederschlages) zur Reduktion des Oxy-Hb zwecks Unterscheidung von CO-Hb bei der Spektraluntersuchung.

Stokvis*-Talma* Syndrom: (1902) wahrsch. auf enteraler Nitritresorption aus Trinkwasser (»Brunnenwassermethämoglobinurie«) oder nitrithalt. Baktn.-Stoffwechselprodukten beruhende chron. Met- oder Sulfhämoglobinurie v. a. bei Kleinkindern, mit ausgeprägter braun-blauer (»enterogener«) Zyanose, Durchfällen, herabgesetztem Allg.befinden; bei längerer Erkr. Trommelschlegelfinger.

Stoliditas: (lat.) Dummheit, Schwachsinn.

Stollenkur: Liegekur in einem Erdstollen, dessen Luft bes. Heilfaktoren aufweist (Heilgas, rel. hohe Temp. u. Feuchtigkeit).

Stolone: *mykol* unterird. Verzweigungen des Myzels, die die Büschel der Sporangienträger verbinden: z. B. bei Rhizopus (»Wurzelschimmel«).

Stolpern der kindlichen Herztöne: vorübergehende Arrhythmie unter der Geburt, im allg. mit Frequenzsteigerung.

Stoltz* Operation (JOSEPH ALEXIS ST., 1803–1896, Gynäkologe, Straßburg, Nancy): *gyn* bei vaginaler Zystozele Teilresektion der vord. Scheidenwand u. seitl. Tabaksbeutelnaht.

Stoma: (griech.) Mund, Rachen (s. a. Stomat...); *path* die Fistelmündung; *chir* die künstl. geschaffene Öffnung eines Hohlorgans (i. S. der »...stomie« bzw. Anastomosierung), z. B. Anus praeter, Tracheostoma; *gyn* ↑ Muttermund; *histol* die – umstrittenen – mikroskopisch kleinen Öffnungen zwischen den Epi- bzw. Mesothelzellen an freien Oberflächen v. a. der serösen Häute, durch die Lymphe u. Wanderzellen durchtreten; *helminth* Saugnapf bei Trematoden.

stomach...: Wortteil »Magen« (Stomachus).

stomachal: den Magen (Stomachus) betreffend. – **Stomachika:** *pharm* »Magenmittel« als Oberbegr. für Antazida, Amara, Karminativa, Anorektika etc. – **Stomachus:** (lat.) Magen z. B. *path* St. bilocularis (↑ Sanduhrmagen).

Stomad(a)eum: *embryol* die ektodermale Mundbucht der Mundanlage.

Stomakake, -kaze: ↑ Stomatitis ulcerosa.

Stomatitis: Entzündung der Mundschleimhaut, meist nur katarrhalisch (**St. simplex**) mit Rötung, Schwellung, evtl. auch Blutungen, Belägen, Hypersalivation, erschwerter Nahrungsaufnahme (s. a. Gingivitis, Aphthen, PLAUT*-VINCENT* Angina); entweder als selbstständ. bakterielle, mykot. oder virale Erkr. (oft von einer Gingivitis ausgehend) oder aber als Erstmanifestation oder Begleitreaktion einer Haut (z. B. **St. exanthematica** bei Lichen ruber planus, Erythematodes, Psoriasis), Stoffwechsel- (z. B. **St. diabetica**, v. a. als Gingivitis mit Gefahr der »Alveolarpyorrhö«; stets mit Foetor ex ore), Infektions- (Masern, Typhus, Pneumonie, Sepsis, REITER* Krankh. etc.) oder Blutkrankh. (Leukämie, Agranulozytose), Lebensmittel- oder Metallvergiftung, z. B. als **St. mercurialis** (Initialsympt. der chron. bzw. Sekundärsympt. der akuten Hg-Vergiftung; mit Sialorrhö, Zahnausfall, evtl. Quecksilbersaum, Fötor, KUSSMAUL* Lackrachen, evtl. auch aphthenart. Nekrosen), als **St. saturnina** (entzündl., z. T. destruktive Parodontopathie ohne Bleisaum bei Bleiarbeitern infolge allgem. metabol. u. – via Speicheldrüsen – örtl. Pb-Wirkung; veränderte Mundhöhlenflora mit stark proteolyt. Eigenschaften), als **St. bismutica** (↑ Wismutsaum); ferner infolge lokaler Reizung (Zahnstein, Prothese), erbl. bei zykl. ↑ Neutropenie. – Bes. Formen: **St. angularis s. rhagadiformis** (↑ Angulus infectiosus), **St. aphthobullosa s. epidemica s. epizootica** (↑ Maul- u. Klauenseuche), **St. aphthosa s. aphthophyta** (mit aphthenförm. Eruptionen, z. B. bei Angina herpetica, Maul- u. Klauenseuche), **St. electrogalvanica** (↑ Elektrogalvanismus), **St. follicularis s. herpetica** (↑ Angina herpetica, Gingivostomatitis), **St. gangraenosa s. necroticans** (↑ Noma), **St. hyphomycetica s. mycotica** (Mundschleimhautmykose, i. e. S. der ↑ Mundsoor = **St. oidica**), **St. intertropica s. tropica** (bei trop. ↑ Sprue), **St. maculofibrinosa** (↑ BEDNAR* Aphthen), **St. pustulosa contagiosa** (↑ Ekthyma contagiosum), **St. syphilitica** (im Tertiärstadium; erythematös oder papulös), **St. ulcero(membrano)sa** (»Stomakake«: mit tiefen, membranbelegten, progred. Geschwüren, intensivem Foetor ex ore, Hypersalivation, regionalen LK-Schwellungen; z. B. bei PLAUT*-VINCENT* Krankh., Leukämie, Agranulozytose, Sepsis), **St. vesiculosa s. infectiosa specifica** (unter grippaler Symptomatik gelegentl. auch beim Menschen vork., gutart. akute Rhabdovirus-Infektion der Rinder, Pferde u. Maultiere, übertragen als Tröpfcheninfektion u. durch blutsaugende Insekten).

stomato...: Wortteil »Mund(höhle)«; z. B. **st.gen** (von der Mundhöhle ausgehend), **St.lalie** (↑ Rhinolalia clausa), **St.logie** (Lehre von den Erkrn. der Mundhöhle), **St.menorrhagie** (*gyn* vikariierende Mensesblutung aus der Mundschleimhaut), **St.mycosis** (↑ Stomatitis mycotica), **St.pathie** (Erkr. der Mundhöhle), **St.plastik** (plast. Op. an einem Stoma, z. B. Mundplastik, Discisio cervicis), **St.rrhagie** (Blutung aus dem Munde), **St.schisis** (↑ Lippen-[Gaumen]spalte), **St.skop** (Lupenmikroskop zur zytol. Diagnostik an der Mundschleimhaut).

Stomato|zyt: (1961) anomaler Ery mit tassenförm. Deformierung im Feuchtpräparat u. mundförm. zentraler Einbuchtung (Hb-freie Zone?) im gefärbten Ausstrich. Bei konstitutioneller **St.zytose** hämolytische, gegenüber Splenektomie refraktäre Anämie.

...stomie: *chir* Suffix »op. Herstellen einer Öffnung an einem Hohlorgan« (i. S. der Anastomosierung oder nach außen).

Stomoxydinae: blutsaugende »Stechfliegen« [Muscidae], mit den Gattgn. Haematobia, Lyperosia, Stomoxys; darunter **Stomoxys calcitrans** als weltweite Blutsauger an Haustieren, auch gelegentl. Lästlinge des Menschen (u. beteiligt an der Übertragung von Trypanosomiasis, Milzbrand, Rotlauf u. Bruzellose).

Stone* Operation (HARVEY BRINTON ST., geb. 1882, Chirurg, Baltimore): bei Analinsuffizienz Implantation zweier Fascia-lata-Streifen, die bds. am Gluteus max. fixiert werden.

Stookey* Reflex (BYRON POLK ST., 1887–1966, Neurochirurg, New York): durch Schlag auf die Kniekehlensehnen des halbgebeugten Beines als Tiefenreflex ausgelöste weitere Flexion.

Stopes* Pessar (MARIE CARMICHAEL ST., 1880–1958, brit. Paläobotaniker, Pionier der Geburtenkontrolle): *gyn* kontrazeptives ↑ Okklusivpessar.

Stopfen: *geburtsh* bei Steißlage nach Lösung des 1. Armes vorzunehmendes stopfendes Bewegen des bd.händig am Brustkorb umfaßten Kindes in Richtung Scheide unter 180°-Drehung von Rumpf, Hals u. Kopf, um die 2. Schulter in die – für die Armlösung günst. – kreuzbeinseit. Position zu bringen.

Stop-flow-Methode: (R. L. MALVIN u. M. 1958) im Tierversuch zeitweises Unterbrechen der Diurese (z. B. Abklemmen des freigelegten Ureters) u. fraktioniertes Auffangen des Urins zur Prüfung der biochem. Vorgänge in den einzelnen Nephronabschnitten (z. B. um den Wirkungsmechanismus von Diuretika zu erkennen).

Stopf|mittel: *pharm* ↑ Antidiarrhoika. – **St.rohr:** nach Anus- u. Rektum-Op. in den Mastdarm einzuführendes fingerdickes, gazeumwickeltes Gummirohr für den Abgang von Winden.

Stopp: 1) *röntg* Abbruch der KM-Füllung eines Hohlorgans als Hinweis auf Stenose bzw. Verschluß. – 2) *neurol* s. u. NONNE*-FROIN* Syndrom (»Stopp-Sy. des Liquors«).

Stoppel|ausschlag, -blattern: Ecthyma simplex an den Unterschenkeln nach Mikroverletzungen beim Gehen ohne Strümpfe über Stoppelfelder. – **St.fieber:** ↑ Bornholmer Krankheit.

Storch* Milchprobe (KARL ST., 1851–1907, Chemiker, Wien): kolorimetr. Milcherhitzungsnachweis durch Peroxidaseprobe mit p-Phenylendiamin u. BaO_2.

Storchen|beine: bds. Fuß- u. Unterschenkelatrophie, z. B. bei CHARCOT*-MARIE* Syndrom; vgl. Streichholzbeine. – **St.biß**: *derm* / Naevus UNNA.

Storey*-Laforet* Dränage: (1953) Saugdränage der Pleurahöhle mit Zwischenschaltung zweier zusätzl. Flaschen für pos. bzw. neg. Druckausgleich.

Storm* Kammer (WILHELM ST. VAN LEEUWEN, 1882–1933, Pharmakologe, Leiden): / allergenfreie Kammer.

Storti* Test: (1956) »Leukozytensenkungstest«, analog der BSR mit in Plasma suspendierter Leuko-Aufschwemmung; mittl., nach der KATZ* Formel berechnete Sedimentierungsgeschwindigkeit ca. 13 mm· (bei Leber-Ca., Lymphogranulomatose etc. erhöht).

Stoß: *pharmak* Jargon für St.therapie. – **St.dosis**: *pharm* hohe – etwa der Sättigungsdosis entsprechende – Anfangsdosis einer Medikation (z. B. Antibiotika, Vitamine, Digitaloide) zur schnellen Erzielung einer optimalen Wirkstoffkonz. im Blut. – **St.phänomen**: (FOIX, THÉVENARD) durch leichten Stoß gegen die Thoraxvorderwand des gelockert Stehenden ausgelöste Kontraktion des Quadrizeps u. Extension der Zehen (Abheben vom Boden). Verzögert oder herabgesetzt bei Muskeltonusstörungen (z. B. PARKINSON* Syndrom). – **St.prophylaxe, -therapie**: medikamentöse Prophylaxe bzw. Ther. mit / St.dosen; z. B. Rachitisprophylaxe mit Vit. D.

Stoßstangenfraktur: durch dir. Aufprall der PKW-Stoßstange (meist von vorn) verurs. U'schenkelfraktur (meist in typ. Höhe), oft mit größeren Haut- u. Weichteilverletzgn.; typ. »Zebrastreifen«-Verletzung.

Stottern, Ischophonie, Balbuties, Dysarthria syllabaris, Spasmo-, Dysphemie, Psellismus: intermittierende (v. a. bei Flüstern u. Singen fehlende) Sprachstörung infolge mangelhafter Koordination von Atmung, Stimmgebung, Artikulation u. Denken i. S. einer Ausdrucksneurose: ton. u. klon. Störung der Lautbildung (Wiederholen einiger, Nichtaussprechenkönnen anderer Silben), unzweckmäß. Atembewegungen, Mitbewegungen des Gesichts, Ausweichbewegungen von Rumpf u. Extremitäten, Parakinesen; vgl. Poltern. Ätiol. vielschichtig (Erbfaktoren u. Konstitution, auch Umweltbedingungen, emotionelle Belastung, frühkindl. Hirnschaden); Androtropie. Auftreten zwischen 4. u. 7. Lj., häufig mit zunehmendem Alter verschwindend. Ther.: logopädisch u./oder psychotherapeut., evtl. in sogen. Sprachheilschule. – Als **hyster. St.** des beim Erwachsenen nach heft. Gemütsbewegung oder bei psychogener Aphonie plötzlich auftret. »Pseudo-St.« (auffallend gleichförm., langsame Wiederholung von Silben, Wörtern u. Wortreihen); als **physiol. St.** (»Non-fluency«) die normale sprachl. Unfertigkeit des Kleinkindes mit Silben- oder Wortwiederholungen infolge Diskrepanz zwischen Artikulation u. Denkschnelligkeit.

Stout*-Murray* Syndrom: / Hämangioperizytom.

Stowers* Lichen: / Lichen sclerosus et atrophicus.

STP: spezif. Tränenprotein. – **STPD**: *physiol* s. u. Standardbedingungen. – **STPT**: Selbstthromboplastin-Prothrombinzeit (engl.: time).

Strab(ism)o|meter: Vorrichtung zum Messen des Schielwinkels, z. B. MADDOX* Kreuz, Synoptophor. – **St.skop**: *ophth* / Orthoptoskop. – **St.tom**: spez. Messer zur Durchtrennung von Augenmuskeln bei der Schiel-Op. (»**Strabotomie**«).

Strabismus: das »Schielen« als kombin. sensomotor. okuläre Störung mit der Unfähigkeit, die Blicklinien beider Augen auf den gleichen Punkt zu richten (d. h. Deviation eines Auges); i. e. S. der / St. concomitans; s. a. Heterophorie (=**St. latens**), Lähmungsschielen (= **St. paralyticus**), Schielen..... – Wichtigste Formen: **St. accommodativus**: bei höhergrad. Hyperopie Einwärtsschielen infolge – ausgleichender – übermäß. Akkommodation (u. damit Konvergenz). – **St. ex anopsia**: die Schielstellung (meist nach außen-oben) des erblindeten Auges. – **St. concomitans**, Heterotropie: das sich meist im 3.–4. Lj. manifestierende »Begleitschielen« (mit gleichbleibendem Schielwinkel in allen Blickrichtungen) als sensomotor. Anpassungssyndrom des immaturen opt. Systems an eine angeb., oft heredit. (unregelmäßig-dominante) Koordinationsstörung im Verein mit zentraler Fusionsschwäche u. – meist – Refraktionsanomalien, oft begünstigt durch äuß. Faktoren (Infektionskrankh., psych. Belastung etc.); infolge der sich entwickelnden anomalen Netzhautkorrespondenz ohne Wahrnehmung von Doppelbildern (DD: Lähmungsschielen, / Tab.). Im allg. als horizont. Einwärtsschielen (= **St. convergens s. internus** = Esotropie) mit Abweichen des – meist hyperopen, oft astigmat. – Auges nach innen (Konvergenz der Blicklinien); seltener als – v. a. durch Fusionsmangel bedingtes – Auswärtsschielen (= **St. divergens s. externus** = Exotropie) mit Abweichen des – meist myopen – Auges nach außen (Divergenz der Blicklinien), u. zwar bei intakter retinaler Korrespondenz u. ohne Amblyopie, oft mit alternierender Fixation u. Suppression der Bildanteile des nicht fixierenden Auges, das in Schielstellung geht; nur sehr selten als »**fixierter**« St. (= **St. conc. constans s. monocularis s. unilat.**) mit konst. Fixation des einen Auges. Bei frühzeit. Behebung der Schielamblyopie durch Okklusion (Schielbrille, -kapsel, Verband) u. orthopt. Übungen oder durch Op. (vor Schulalter!) Prognose gut (im Ggs. zu der der Amblyopia ex anopsia). – **St. deorsumvergens s. descendens**: das »Abwärtsschielen« als Form des St. verticalis. – **St. dynamicus** mit wechselndem Schielwinkel; durch Binokularschulung überwindbar. – **St. intermittens s. periodicus** nur zeitweilig (z. B. bei Ermüdung, Aufregung) auftretend; als **zykl. St.** mit regelmäß. Intervallen. – **kinetischer St.** nur passager infolge Reizung eines Augenmuskelkernes. – **kongenitaler** (= **physiol.**) St. beim Neugeb. (4–6 Wo.) infolge noch mangelhafter Ausbildung des Fixationszentrums. – **St. mechanicus**: Schielstellung eines Auges durch path. Zug- oder Druckeinwirkung auf den Bulbus durch Narben, bei Orbitadefekt, raumforderndem intraorbitalem Prozeß. – **St. muscularis**: St. infolge anomaler Stärke oder Insertion eines Augenmuskels. – **St. non-concomitans**: das – durch wechselnden Schielwinkel (Inkonkomitanz) gekennzeichnete – / Lähmungsschielen (= **St. paralyticus**). – **St. rotatoricus**: / Zyklotropie. – **scheinbarer St.: 1**) durch Divergenz der Hornhautzentren vorgetäuschte Schielstellung der Augen (binokuläres Sehen intakt); bei einäug. Betrachten eines ca. 30 cm entfernten Gegenstandes auf alternierendes Zudecken u. Freilassen keine korrigierende Nacheinstellung. – 2) ↑ Pseudostrabismus mongolicus. – **St. spasmodicus s. spasticus** bei Augenmuskelspasmen; s. a. Nystagmus. – **St. surso-adductorius**: das ein- oder beidseit. »Schrägschielen« (bes. deutlich beim Blick zur Nase) als Form des St. convergens; mit Höherstehen des adduzierten (= Typ BIELSCHOWSKY), seltener des abduzierten Auges (= Typ OHM), meist infolge Überfunktion des M. obliquus sup.; evtl. begleitet von gleichseit. chron. Torticollis. – Ferner – selten – als »schräger St. divergens«. – **St. sursumvergens s. ascendens**, das »Aufwärtsschielen« als Form des St. verticalis. – **St. verticalis**, Hypertropie: das »Höhenschielen« nach Schiel-Op., bei Parese des M. obliquus sup. etc., oft kombin. mit horizont. Schielen; als »assoziierte« Form mit Abweichen des nicht fixierenden Auges nach oben oder unten bei unverändertem vertikalem Schielwinkel; als »dissoziierte« mit wechselndem Winkel.

Differentialdiagnose Begleit-/Lähmungsschielen
n. FRANCESCHETTI u. BLUM

	Strabismus concomitans	Strabismus paralyticus
Schielstellung	erst im 3.–4. Lj.	von Geburt an
Schielwinkel bei wechselnder Blickrichtung	konstant	wechselnd
prim. u. sek. Schielwinkel	gleich groß	sekundär größer
Blickfeld	normal	eingeschränkt
Doppelbilder	fehlen; evtl. paradox nach Op.	vorhanden; evtl. später unterdrückt
Kopfhaltung	normal	meist kompensator. Kopfhaltung

Strabo...: Wortteil »Schielen«; s. a. Strabismo....

Strachan*-Scott* Syndrom (WILLIAM HENRY STR., 1857–1921, brit. Arzt; HENRY HAROLD SC., 1874–1956, amerikan. Arzt): (1887/1918) in den (Sub-)Tropen v. a. in der Regenzeit bei Eingeborenen auftret. (u. nach der Reisernte allg. verschwindende) floride Ariboflavinose mit Eiweißmangelerscheinungen. **Straehly*(-Gullich*) Methode**: (1958) Dünndarm-Saugdränage nach Ileus-Op. (Entlastung der dilatierten prästenot. Schlinge) mittels intraop. in hohe Jejunostomie eingelegter – durch die Bauchdecke ausgeleiteter u. am Peritoneum fixierter – MILLER*-ABBOTT* Sonde.

Straffungsoperation: *chir* ↑ Face lifting.

Strahl: 1) *physik* im Querschnitt begrenzter Energietransport mit bestimmter Richtung (mathemat. dargestellt als Vektor), wobei der Quer-⌀ im Verhältnis zur Transportstrecke klein ist; als Energieträger wirken zusammenhängende Materie (Flüssigkeits-, Gasstrahl) oder diskrete Teilchen (α-, β-Teilchen, Neutronen etc.); s. a. Strahlung, Strahlen..., Radio..., Photo.... – 2) *anat* der sich aus dem dist. Anteil der Extremitätenknospe entwickelnde radiale u. uln. bzw. tibiale u. fibul. Skelettanteil des Armes oder Beines (im Hand- u. Fußbereich durch »Binnenstrahlen« ergänzt). Auch Sammelbez. für je 1 Finger oder Zehe u. zugehör. Mittelhand- bzw. -fußknochen.

Strahl|defekt: *path* Extremitätenmißbildung mit Fehlen eines oder mehrerer Strahlen. – **St.dusche**: therap. Dusche mit scharfem Strahl, bei deren Anw. mechan. Effekte an der Haut überwiegen; s. a. Blitzguß, vgl. Unterwassermassage.

Strahlen: ↑ Strahl, Strahlung; s. a. Bestrahlungs..., Radio..., Photo....

Strahlen|abort: *gyn* Fehlgeburt infolge Einwirkung ionisierender Strahlen. Risiko bes. hoch in 1. u. 2. Schwangerschaftswoche; dir. Abtötung des befruchteten Eies, u. U. schon bei diagnost. Dosen (< 20 rd.). – **St.art**: *physik* Begr. zur Unterscheidung von Photonen- u. den verschied. Korpuskularstrahlen. – **St.austrittsfenster**: *radiol* Öffnung im Schutzgehäuse eines Strahlers, durch die die Strahlen austreten u. deren Form, Größe u. Distanz zur Quelle den max. Nutzstrahlenbereich bestimmen.

Strahlen|belastung: *radiol* die nachteil. Folgen betonende Bez. für die ↑ St.exposition des Menschen. – **St.biologie**: *radiol* die Wissenschaft von den biol. Wirkungen ionisierender Strahlen; neben allg. Grundlagenforschung von prakt.-medizin. Bedeutung für St.schutz u. -therapie. – **St.blocker**: *radiol* St.schutzsubstanz (z. B. Glutathion), die, zum Zeitpunkt der Exposition im reagierenden System bereits vorhanden, direkt in die Primärprozesse der St.schädigung eingreift (Inaktivierung der reaktionsfäh. Radikale, Blockade der Energieleistung etc.). – **St.bündel**: *opt* von einer St.quelle ausgehende divergente oder (praktisch) parallele Lichtstrahlen, die zur opt. Abbildung beitragen. – *radiol* ↑ Nutzstrahlenbereich.

Strahlen|chemie: 1) Radiochemie. – 2) die chem. Folgeprozesse der Wechselwirkung zwischen ionisierenden Strahlen u. Materie. Biologisch bedeutsam v. a. Reaktionen der ↑ Primärprodukte mit Makromolekülen (DNS, Membranproteinen etc.). – **St.dermatitis**: ↑ Radiodermatitis; s. a. Dermatitis actinica u. solaris, Lichtdermatitis, -dermatose. – **St.detektor**: *radiol* Substanz oder System für Nachweis oder Messung ionisierender Strahlen, z. B. photograph. oder fluoreszierende Schicht (Film bzw. Leuchtschirm), Ionisationskammer, Zählrohr, Thermolumineszenzdetektor, Szintillationszähler. – **St.dosimeter**: *radiol* ↑ Dosimeter. – **St.dosis**: *radiol* ↑ Dosis; s. a. Tab. »Personendosis«, »Strahlungsfeld«.

Strahlen|einheiten: *physik* ↑ Tab. »Strahlungsfeld«. – **St.elektivität**: *radiol* die – bei geeigneter Wahl der Bestrahlungsparameter – gegenüber normalem Gewebe bevorzugte Schädigung der Tumorzellen. – **St.embryopathie**: Embryopathie (↑ dort. Tab.) infolge Einwirkung ionisierender Strahlen auf den graviden Uterus während der sensitiven Phase des

Mittlere genet. Strahlenexposition in der BRD 1977
(nach einer Zusammenstellung des Bundesges.amtes)

natürliche Strahlenexposition	ca. 110 mrem/a
1. kosmische Strahlung	ca. 30 mrem/a
2. terrestrische Strahlung	ca. 50 mrem/a
3. inkorporierte Stoffe (v. a. ^{222}Rn, ^{40}K, ^{14}C)	ca. 30 mrem/a
zivilisatorische Strahlenexposition	*ca. 60 mrem/a*
1. medizin. Anw. (Rö.diagnostik, Strahlenther., Nuklearmedizin)	ca. 50 mrem/a
2. Atombombenversuche (»Fallout«)	< 1 mrem/a
3. techn. Anw. (Strahlenquellen, Industrieprodukte, Störstrahler)	< 2 mrem/a
4. berufl. Strahlenexposition	< 1 mrem/a
5. friedl. Nutzung der Kernenergie	< 1 mrem/a

Strahlen|enteritis

Keimlings. Eine teratogene Schwellendosis nicht bekannt; Mißbildungen v. a. am Hirn (meist Mikrozephalie). – **St.enteritis**: *radiol* ↑ Darmfrüh-, -spätreaktion. – **St.exposition**: *radiol* Zustand oder Vorgang, bei dem Substanzen oder Organismen (partiell oder in toto, einzeln oder in Gruppen) ionisierender Strahlung ausgesetzt sind, u. zwar 1) dem natürl. Strahlenpegel (außer der körpereigenen die Umgebungsstrahlung mit den Hauptkomponenten kosm. u. terrestr. ↑ Strahlung; s. a. dort. Abb.), 2) bei ungewollter oder unvermeidbarer berufl. Exposition, 3) bei beabsichtigter Einwirkung auf Personen (Diagnostik, Ther.) oder Stoffe (↑ Radiochemie).

Strahlenfeld: *physik* ↑ Strahlungsfeld; *radiol* ↑ Bestrahlungsfeld. – **St.methode** der Energieübertragung bei Ultrahochfrequenz u. Mikrowellenther.: der Körper befindet sich im Nah- bzw. Fernfeld eines elektromagnet. Richtstrahlers; Ausbreitung u. Fortpflanzung der Schwingungen erfolgen so, daß elektr. u. magnet. Vektor gekoppelt sind. Ermöglicht Bündelung u. Fokussierung.

Strahlen|fibrose: *radiol* Bestrahlungsfibrose: i. e. S. die – meist auf den Expositionsbereich beschränkte – Lungenfibrose nach örtl. Strahlenther., abhängig außer von Gesamt- u. Einzeldosen, Feldgröße u. Fraktionierung von Individualfaktoren (Alter, Vorschädigung etc.); entwickelt sich aus der frühen exsudat. Phase (↑ Strahlenpneumonitis) oder erst nach Mon. bis Jahren. – **St.fortsatz**: *anat* ↑ Processus ciliaris. – **St.gang**: *röntg* Richtung, in der ionisierende Strahlen – standardmäßig – zur Anw. kommen; s. a. STECHER* Nomenklatur. – **St.genetik**: *radiol* Zweig der St.biologie bzw. Genetik, befaßt mit den Wirkungen ionisierender Strahlen auf das Erbgut, v. a. mit den mutagenen (↑ St.mutation) u. sonstigen, das Keimepithel verändernden Primäreffekten (z. B. Mitoseverzögerung etc.); s. a. St.zytologie.

Strahlen|härte: *radiol* ↑ Härte (3). – **St.heilkunde**: ↑ Radiologie. – **St.hygiene**: *radiol* Oberbegr. für Feststellung sowie Maßnahmen zum Erkennen u. Beurteilen von biol. Strahlenwirkungen beim Menschen, administrative u. organisator. Strahlenschutzmaßnahmen sowie allg. Grundsätze zur Indikation für die Anw. ionisierender Strahlen. – **St.hypophysektomie**: *radiol* ↑ Hypophysenausschaltung durch ^{198}Au- oder ^{90}Y-Implantation oder mit Protonenstrahlen. – **St.intoxikation**: *radiol* ↑ St.kater, -reaktion, -syndrom.

Strahlen|kachexie: *radiol* verzögerte Erholung mit (subklinisch-)kachekt. Bild als Spätfolge einer Ganzkörperbestrahlung mit subletalen Dosen. – Auch Bez. für die akuten einschläg. Veränderungen beim schweren ↑ St.syndrom. – **St.kanzerogenese**: Malignombildung als – rel. seltene – Spätfolge beruflicher oder therap. Einwirkung von ionisierenden (Minimaldosis offenbar nicht gegeben; erhöhtes Risiko bei Ganzkörperbestrahlg.), i. w. S. auch UV-Strahlen. Meist auf dem Boden einer örtl. chron. Gewebsschädigung, wohl infolge fehlerhafter Regeneration (als weitere Pathomechanismen diskutiert: Mutationen, vorzeit. Gewebsalterung, Umstimmung des Organismus etc.). – **St.kastration**: *radiol* prophylakt. oder therap. Ausschaltung der Ovarialfunktion durch perkutane (Rö-)Bestrahlung oder intrauterine γ-Strahler-Applikation; s. a. Kastrationsdosis, Radiummenolyse. Im allg. nur im (prä)klimakter. Alter (z. B. bei Mamma-Ca. mit rel. hohen Dosen zur Unterbindung der Hormonproduktion; mit geringeren Dosen zwecks Dauermenolyse) u. nach histozytol. Ausschluß einer malignen Genitalerkr.

Strahlen|katarakt: *ophth* Linsentrübung infolge örtl. Einwirkung ionisierender Strahlung, im allg. mit Latenz von 3–5 J. allmähl. einsetzend; krit. Dosen: (200–)400–500 rd, für schnelle Neutronen eine RBW von 30. Als Prophylaxe bei therap. Bestrahlung Abdecken des Augen mit Strahlenschutzprothese (Bleikalotte); als Arbeitsschutz Brille mit stark bleihalt. Gläsern. – **St.kater**: *radiol* die bereits wenige Stdn. nach Ganzkörperbestrahlung mit 50 rd oder im Verlauf einer Strahlenther. auftret. leichteste Form (Initialstadium) des ↑ St.syndroms: Inappetenz, Übelkeit, Kopfschmerzen, Abgeschlagenheit, Unlust, evtl. Temp.steigerung, Erregungszustände, Reizbarkeit, Diarrhö; oft auch symptomlos (nur Lymphopenie mit – rel. oder absol. – Leukozytose). Prophylaxe u. Ther.: NNR-Hormone, Vit.-B-Komplex, Antihistaminika. – **St.kaustik**: *radiol* Funktionsausschaltung eines Gewebes durch örtl. Einwirkung ionisierender Strahlen (z. B. St.hypophysektomie). – **St.körper**: *anat* ↑ Corpus ciliare. – **St.krankheit**: ↑ Strahlenkater, -syndrom. – **St.kranz**: *anat* ↑ Corona ciliaris; *zytol* ↑ Aster. – **St.kürettage**: ↑ Radiummenolyse; ähnl. Effekt mit ^{90}Sr-imprägniertem Gummibläschen. – **St.kunde, medizinische**: ↑ Radiologie.

Strahlen|menolyse: prophylakt. oder therap. Unterbindung der Menstruationsblutungen durch Ausschalten des Endometrium- oder aber (i. w. S.) der Ovarialfunktion mit strahlentherap. Mitteln (↑ Radio-, Radiummenolyse, Strahlenkürettage). – **St.monitor**: *radiol* Strahlungsmeßgerät, das bei Erreichen von vorgegebener Ortsdosis(leistung), Personendosis, Impulsrate oder -zahl ein akust. oder opt. Warnsignal gibt. – **St.mutation**: durch ionisierende (aber auch UV- u. längerwell.) Strahlung hervorgerufene M. (insbes. Chromosomenaberration); i. w. S. auch der resultierende Genotyp. »Verdopplungsdosis« des spontanen Risikos: 10–100 rd.

Strahlen|nekrose: ↑ Radionekrose, ↑ Osteoradionekrose. – Bei sehr hohen Dosen tierexperimentell auch am Hirn nachgewiesen als Frühnekrose (Stdn. bis Tg. nach > 20 000 R) mit Chromatolyse, Vakuolisierung, Pyknose u. Neuronophagie, als Spätnekrose mit v. a. anäm. Erweichung mit nur geringer Gefäß- u. Gliareaktion u. eosinophilen Koagulationsnekrosen. – **St.nephropathie**: akute (»radiogene«) Nephritis als seltene Spätfolge (nach Mon.) örtlicher Strahlenther.; klin.: Rest-N-Erhöhung, Anämie, Hypertonie, Hyposthenurie; Mortalität 25–42%. Auch chron. Form mit größerer Latenz (ca. 2 J.), weniger ausgeprägten Befunden u. rel. günst. Prognose. Bei hohen Dosen evtl. nach rel. kurzer Latenz »Bestrahlungsnephrofibrose« mit schweren Funktionsstörungen, meist aber ohne Hypertonie. – **St.ophthalmie**: ↑ Keratitis u. Conjunctivitis photoelectrica u. actinica.

Strahlen|pathologie: Teilgebiet der P., befaßt – v. a. experimentell – mit der Wirkung ionisierender Strahlen auf menschl. u. tier. Gewebe u. Organe. – **St.pegel**: s. u. Strahlenexposition. – **St.physik**: die Ph. der Wellen- u. Korpuskularstrahlen, insbes. befaßt mit den naturwissenschaftl. Grundlagen für deren Erzeugung (einschl. radioakt. Strahlenquellen u. Kernprozesse), mit deren Eigenschaften u. Wechselwirkungen mit Materie u. der industriellen u. medizin. Nutzung (»radiol. Physik«). – **St.pilz**: *mykol ↑* Actinomyces. – **St.pneumonie, -pneumonitis**: radiogene, d. h. 2–4–12 Wo. nach örtl. Einwirkung ionisierender Strahlen (in therap. Dosen) eintret. zelluläre u. serofibrinöse Exsudation ins – v. a. interstitielle – Lungengewebe (Rö.bild: flächenhafte oder fleckförm., milchglasart. Verschattung); oft auch Bronchial-, Alveolarepithelschäden, evtl. Pleurabeteiligung. Meist nur subklin. Bild (oder asthmoide Bronchitis) für Stdn. bis Monate; voll reversibel, aber auch Übergang in Strahlenfibrose. – **St.proktitis**: s. u. Darmfrüh-, -spätreaktion. – **St.protektor**: *radiol ↑* St.schutzsubstanz, insbes. die auch bei Applikation nach St.einwirkung wirksame, z. B. Antibiotika, Organextrakte (v. a. Milz), Methionin; vgl. St.blocker. – I. w. S. jede Vorrichtung zum *↑* St.schutz.

Strahlen|qualität: *radiol* die unterschiedl. Ionisationsdichte (u. damit auch RBW) der einzelnen Strahlungen (locker ionisierend z. B. Gamma- u. Rö.-strahlen, dicht ionisierend z. B. Neutronen), quantifiziert als LET (= linear energy tranfer). – I. e. S. (Photonenstrahlung) die »St.härte« als Begr. zur Unterscheidung des Energiebereichs u. damit des Durchdringungsvermögens (*↑* Härte, Halbwertschicht). – **St.quelle**: *radiol* der Ausgangsort (z. B. Röhrenbrennfleck, Radionuklid) einer Photonen- oder Korpuskularstrahlung. Gilt als »punktförmig«, wenn die räuml. Ausdehnung im Verhältnis zur Empfängerdistanz vernachlässigt werden kann.

Strahlen|reaktion: *radiol* die komplexe R. (als Ergebnis physikalischer, chem. u. biol. Einzelvorgänge) des lebenden Organismus auf ionisierende Strahlen (*↑* St.wirkung), abhängig vom biol. Objekt u. physikal. Bedingungen. Sofortreaktionen v. a. an Strukturen mit hoher Membranlabilität (d. h. mit vorw. automat. Erregungs- u. Bewegungsabläufen); s. a. Blasen-, Darmfrüh-, -spätreaktion, Radiodermatitis. – **St.relief, -bild**: *radiol* die Verteilung der Dosis(leistung) auf einer nach Durchsetzung des Objektes von der Strahlung getroffenen Fläche; Grundlage der Abb. auf einem Bildauffänger (Leuchtschirm, Film, röntgenopt. Übertragungssystem). – **St.resistenz**: *radiol* rel. Unempfindlichkeit (z. B. eines Körpergewebes, Neoplasmas) gegen ionisierende Strahlen; s. a. St.sensibilität.

Strahlen|schaden: *radiol* Folgeschäden der Strahlenther., als **dir. St.sch.** die des akuten *↑* St.syndroms, als **indirekter** die Spätfolgen, u. zwar sowohl die – z. T. unvermeidl., im Interesse des kurativen Erfolges aber in Kauf zu nehmenden – örtlichen wie St.fibrose, -spätreaktion, -nekrose als auch die – mit sehr geringer Wahrscheinlichkeit auftretenden – Mißbildungen, Malignome (einschl. Leukämie), aplast. Anämie, Katarakt etc., wobei z. T. endogen-kumulierende u. exogen-kombinierende Faktoren eine Rolle spielen.

Strahlenschutz: alle Voraussetzungen u. Maßnahmen zum Schutz von Einzelpersonen (Pat., Personal) u. der Allgemeinheit vor Schäden an Leben, Gesundheit u. Sachgütern durch die Wirkung ionisierender Strahlung. In der BRD für den Bereich Medizin geregelt v. a. durch die Röntgen- u. *↑* St.verordnung; angestrebt durch gerätetechn. **St.vorrichtungen** (z. B. Schutzgehäuse für Strahler, Blenden, Tubusse, Filter), dosisbegrenzende oder -anzeigende Vorrichtungen, bautechn. **St.vorkehrungen** (ortsfeste Schutzwände), Tresore, Warnvorrichtungen), organisator. **St.maßnahmen** (Aufenthalts- u. Tätigkeitsverbote u. -beschränkungen), ortsfeste u. veränderl. **St.zubehör** (z. B. St.schirme, Arbeitstische), **St.kleidung** (Mäntel, Schürzen, Handschuhe, Gonadenabdeckung), für den Umgang mit radioakt. Stoffen Transportbehälter, Greifwerkzeuge, Masken, Einmalhandschuhe u. a. m.; s. a. Tab. »Personendosis«. – **chem. St.**: s. u. St.substanzen. – Als **St.bereiche** (für die wegen Gefahr erhöhter Exposition best. Schutzmaßnahmen u. Verhaltensweisen vorgeschrieben sind) werden unterschieden: **A)** »Kontrollbereich« (streng abzugrenzen u. zu kennzeichnen: da Gefahr einer Ganzkörperdosis von > 1,5 rem bei 40stünd. Wochenaufenthalt, außer von Pat. nur von ausgebildetem oder einschlägig belehrtem Personal zu betreten), **B)** »Überwachungsbereich« (mit Schutzmaßnahmen gegen eine Jahresdosis von > 1,5 rem auch bei Daueraufenthalt), **C)** »Schutzzone« (strahlenquellennaher Teil des Kontrollbereiches; mit Vorkehrungen gegen das Überschreiten der angegebenen Ortsdosisleistung).

Strahlenschutz|dosimeter: v. a. Film- (»St.plakette«) u. Stabdosimeter (z. B. Füllhalterdosimeter) zur Bestg. der Personendosis bzw. Ortsdosis(leistung). – **St.gläser**: *ophth* Brillengläser mit bes. Absorptionsfähigkeit für best. Photonenstrahlen (als Prophylaktikum gegen Strahlenkatarakt). – **St.prothese**: *radiol* unter die Lider zu schiebende Bleikalotte für den Schutz des Auges bei Strahlenther. im Kopfbereich. – **St.substanzen**: Chemikalien, die, vor oder nach der Bestrahlung appliziert (*↑* Strahlenblocker, -protektor), die Strahlenempfindlichkeit von Zellen, Organen oder Organismen vermindern (»chem. Strahlenschutz«), u. zwar – z. B. bei Mitteln mit Sulfhydrilgruppen – durch Reaktion mit den prim. Radiolyseprodukten oder durch Förderung intrazellulärer u. gewebl. Reparationsprozesse. – I. w. S. auch solche, die die Ausscheidung inkorporierter Radionuklide beschleunigen (= Dekorporierungsther.), indem sie sie in ausscheidungsfäh. Komplexe überführen (z. B. niedermolekulare Komplexbildner, lösl. Ionenaustauscher), oder aber die bereits in die organ. Struktur eingebauten Nuklide durch Stoffwechselprozesse eliminieren (»Mobilisierungsther.«). – Ferner alle die Strahlenreaktion mildernden Therapeutika. – **St.verordnung**, StrlSchV, SSVO: die auf dem Atomgesetz (1960) basierenden, durch die Röntgenverordnung sowie Richtlinien u. Normen ergänzten Verordnungen zur Regelung des Strahlenschutzes; 1. SSVO 1960 (Neufassung 1965), 2. SSVO 1964.

Strahlen|sensibilisierung: *radiol* artifizielle Steigerung der Strahlenempfindlichkeit eines Körpergewebes (von prakt. Bedeutung v. a. in der Strahlenther. maligner Tumoren); angeregt durch Erhöhung der örtl. O_2-Spannung (»O_2-Überdruck-Strahlenther.«; auch nach Bestrahlung wirksam), Applikation von sogen. **St.sensibilisatoren** (entweder wie O_2 durch Elektron-Affinität auf Primärprozesse wirkend oder intrazelluläre Reparaturmechanismen hemmend; z. B. Actinomycin D, 5-Bromdesoxyuridin). – **St.-sensibilität**: *radiol* Eigenschaft chemischer u. biol. Substrate, unter Einwirkung energiereicher Strahlen charakteristisch zu reagieren. I. e. S. die unterschiedl. Empfindlichkeit der verschied. Körperzellen, Zellsysteme u. -funktionen gegenüber ionisierender Strah-

Strahlenspätwirkung

lung. Für das einzelne Organ definiert durch die Toleranzdosis, die den klinisch relevanten Effekt mit einer Wahrscheinlichkeit von < 5% hervorruft; abhängig v. a. von bestrahltem Vol. u. Fraktionierung. – In der prakt. Radiologie (unter Vernachlässigung der zytoletalen, nur für die Spätfolgen entscheidenden Wirkungen) müßte die Reihenfolge der St. etwa lauten: Gonaden, Nieren, Lunge, Leber, ZNS, Darm, Haut, Knochen.

Strahlen|spätwirkung: radiol die nach Ablauf der (sub-)akuten St.wirkungen (»Frühschaden«; evtl. auch ohne deren Manifestation!) u. im allg. erst mehrere Mon. nach Strahleninsult auftret. v. a. degenerat., atroph., nekrot. u. fibrosierenden, meist irreversiblen (↑ St.schaden) u. oft progred. Prozesse wie (Osteo-)Radionekrose, St.fibrose, -nekrose, -ulkus, Blasen-, Darmspätreaktion, Radiodermatitis. Wesentl., dosis- u. erfolglimitierender Faktor in der Strahlenther. der Malignome. – **St.stein**: urol Schichtkonkrement mit radiärer Anordnung der verschiedenen Schichten; vgl. Schalenstein. – **St.sterilisation**: 1) hygien ↑ Kaltsterilisation. – 2) radiol ↑ St.-kastration. – **St.strumitis**: radiol die im allg. bald u. folgenlos abklingenden Entzündungs-Sympte. der Thyroidea als fast obligate Begleitreaktion der int. Radiojod-Ther.: eine ähnl. »St.thyreoiditis« auch bei örtl. Bestrahlung.

Strahlen|syndrom, Bestrahlungssyndrom, St.krankh.: radiol die nach Einwirkung ionisierender Strahlen auf den Organismus auftret. Sympte. (abhängig von individuellen Faktoren sowie Strahlendosis u. deren zeitl. Verteilung, Ort des Strahleninsults); v. a. die allg.-tox. St.reaktion in Form des ↑ St.katers nach therapeut. Dosen insbes. auf den Bauch- u. Brustraum. – I. e. S. das **akute St.s.** nach Ganzkörperexposition mit >50 rd, z. B. beim **St.unfall** (v. a. bei Produktion u. Anw. radioaktiver Stoffe) u. als Kernwaffenschaden (zusätzlich zu den Schäden durch Detonationsdruckwelle u. Licht- u. Hitzestrahlung α-, β- u. γ-Strahlen-Insult; akut beim radioakt. Blitz bzw. Neutronenschauer, ferner als ↑ Fall-out; Totalgrößen der Strahlung bei Nominalbombe ↑ Tab.). Sympte. abhängig von Strahlenart u. Dosis: bis 50 rd keine Sympte. u. Restitutio ad integrum bei 200–500 rd nach initialem ↑ St.kater u. – mehrtäg. – symptomfreiem Intervall Hauptphase (über mehrere Wo.) mit akuten Zelluntergängen, Proliferationsstörungen an Darmtrakt u. KM: Leuko- u. Thrombopenie, Erythropoese-Störung (bis 200 rd Erholung wahrsch., bis 500 rd noch möglich), petechiale Blutungen, Infektneigung, akute Diarrhö, Exsikkose, Schock; bei 500–3000 rd Tod nach 1–2 Wo., bei >3000 rd (ZNS-Schäden, Herz-Kreislaufversagen, gastro-intestinale Insuffizienz, Panmyelophthise) in 3 Tg., bei > 10 000 rd sofort oder in wenigen Stdn.

Zeit	MCi	Zeit	MCi
1 Min.	8,2·10⁵	1 Monat	2,3
1 Std.	6,0·10³	1 Jahr	0,11
1 Tag	133	10 Jahre	0,8·10
1 Woche	13	100 Jahre	0,6·10⁻³

Strahlentherapie: die therap. Anw. ionisierender Strahlen (s. a. Bestrahlung); prinzipiell unterschieden als **interne St.** (interstitiell u. intrakavitär oder aber metabolisch mit Radionukliden); u. als **externe St.** (Röntgenther., bis 200 kV »konventionell«; Megavolt-Ther. mit ¹³⁷Cs, ⁶⁰Co, schnellen Elektronen, Neutronen, Protonen, π-Mesonen etc.), durchgeführt als ↑ Oberflächen- (s. a. Kontakt-, Nahbestrahlung), ↑ Halbtiefen- u. ↑ Tiefenther., u. zwar von Stehfeldern aus oder als Bewegungsbestrahlung. Anw. aller Formen v. a. kurativ oder palliativ bei Malignomen (»Tumordosen«), oft kombiniert mit Chemother. (Zytostatika etc.) u. chir. Eingriff (↑ Vor- u. Nachbestrahlung). – Selten als »Schwachbestrahlung« bei benignen Erkrn. (z. B. ↑ Röntgenreizther.). – I. w. S. auch die Mikrowellen-, Wärmestrahlen-, IR-, Licht- u. UV-Therapie.

Strahlen|thyreoidektomie: radiol die »Radioresektion« der Schilddrüse (s. u. Radiojodtherapie). – **St.thyreoiditis**: radiol s. u. St.strumitis. – **St.tod**: s. u. St.syndrom. – **St.ulkus**: radiol nach örtl. St.ther. als Spätschaden, nur bei St.unfall mit übergroßen Dosen sehr bald auftret. Haut- (↑ Radiodermatitis) oder Schleimhautulzeration (↑ Blasen-, Darmspätreaktion). – **St.unfall**: s. u. St.syndrom.

Strahlen|wirkung: radiol die »dir.« u. »indir.« Wirkung ionisierender Strahlen durch Absorption von deren Energie durch biologisch wicht. Makromoleküle (z. B. DNS, Membranproteine) bzw. durch Reaktion der Radiolyseprodukte des Wassers mit solchen Molekülen (↑ Primärreaktion). – **St.zystitis**: ↑ Blasenfrüh-, Blasenspätreaktion. – **St.zytologie**: Lehre von den Wirkungen ionisierender Strahlen auf die Zelle (reversible Mitosehemmung bei < 100 rd bis zum akuten Zelltod bei > 10 000 rd). Für die biologisch wicht. Effekte (St.syndrom, -spätfolgen) ist v. a. die irreversible Hemmung der Proliferationsfähigkeit bedeutsam (LD₅₀ menschlicher Zellen bei 100–200 rd).

Strahler: das strahlende Nuklid (↑ Alpha-, Beta-, Gammastrahler [Tab.]; i. w. S. auch andere Strahlungsquellen (z. B. Rö.röhre) einschl. Schutzgehäuse.

Kosmische u. terrestrische Strahlung (nach O. Huber)

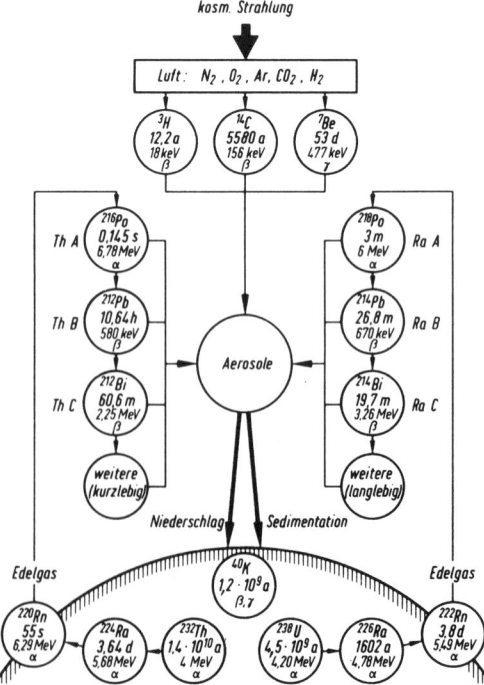

Strahlung: *physik* das Phänomen ↑ »Strahlen« insbes. in Hinblick auf deren Wechselwirkung mit Materie, d. h. auf Abgabe oder Transport (bzw. Ausbreitung), a) von Energie in Form von elektromagnet. (= Quanten- oder Photonen-St.; ↑ Tab. »elektromagnet. Spektrum«) oder von Materiewellen (= Schall- oder Dichtewellen), b) von schnell bewegten Elementarteilchen (= Teilchen- oder Korpuskular-St.). Als **natürl. St.** die **terrestr. St.** (↑ Abb.) u. die **kosm. St.**, höchstenergetisch (bis 10^{18} eV; ca. 90% Protonen) aus dem Weltraum einfallend, mit minimalem Anteil als Sonnenstrahlung, aber einschl. der in der Lufthülle der Erde ausgelösten Sekundär- u. Tertiärprozesse (Elektronen, Positronen, Neutronen, Protonen, Photonen, Mesonen), von denen aber nur ein kleiner Teil die Erdoberfläche erreicht (max. Intensität in 18–20 km Höhe; als Urs. der Spontanmutationen diskutiert; s. a. Grundstrahlung, VAN ALLEN* Strahlungsgürtel. – Wird als monochromatisch oder -energetisch bezeichnet, wenn sie aus Wellen nur einer Fre-

Strahlungsfeld- u. Dosisgrößen n. HÜBNER u. JAEGER

Name (engl.)	Formelzeichen	Dimension	SI-Einheit	gebräuchl. Einheit	Kurzzeichen u. Gleichung
auf das Material übertragene Energie, Integraldosis (*integral absorbed dose*)	W_D	$L^2 M T^{-2}$	J	Gramm · Rad	1 g rd = 10^{-5} J
Energiedosis (*absorbed dose*)	D	$L^2 T^{-2}$	J kg^{-1}	Rad	1 rd = 10^{-2} J kg^{-1}
Energiedosisleistung (*absorbed dose rate*)	$\dot{D}$	$L^2 T^{-3}$	W kg^{-1}	Rad/Sekunde	1 rd s^{-1} = 10^{-2} W kg^{-1}
Kerma (*kerma*)	K	$L^2 T^{-2}$	J kg^{-1}	Rad	1 rd = 10^{-2} J kg^{-1}
Kermaleistung (*kerma rate*)	$\dot{K}$	$L^2 T^{-3}$	W kg^{-1}	Rad/Sekunde	1 rd s^{-1} = 10^{-2} W kg^{-1}
Ionendosis (*exposure*)	J	$M^{-1} T I$	C kg^{-1}	Röntgen	1 R = $2{,}58 \cdot 10^{-4}$ C kg^{-1}
Ionendosisleistung (*exposure rate*)	$\dot{J}$	$M^{-1} I$	A kg^{-1}	Röntgen/Sekunde	1 R s^{-1} = $2{,}58 \cdot 10^{-4}$ A kg^{-1}
Äquivalentdosis (*equivalent dose*)	D_q	$L^2 T^{-2}$	J kg^{-1}	Rem	1 rem = 10^{-2} J kg^{-1}
spezif. γ-Strahlenkonstante Dosisleistungskonstante	Γ	$L^2 M^{-1} T I$	C m^2 kg^{-1}	Röntgen · Quadratmeter / Stunde · Curie	1 R m^2 h^{-1} Ci^{-1} = $1{,}937 \cdot 10^{-18}$ C m^2 kg^{-1}
spezif. γ-Strahlenkonstante für Radium	Γ_{Ra}	$L^2 M^{-2} I$	A m^2 kg^{-2}	Röntgen · Quadratmeter / Stunde · Gramm	1 R m^2 h^{-1} g^{-1} = $7{,}17 \cdot 10^{-5}$ A m^2 kg^{-2}
Aktivität	A	T^{-1}	s^{-1}	Curie	1 Ci = $3{,}7 \cdot 10^{10}$ s^{-1}
spezif. Aktivität	a	$T^{-1} M^{-1}$	s^{-1} kg^{-1}	Curie/Gramm	1 Ci/g = $3{,}7 \cdot 10^{13}$ s^{-1} kg^{-1}
Aktivitätskonzentration	c_A	$T^{-1} L^{-3}$	s^{-1} m^{-3}	Curie/Kubikzentimeter	1 Ci/cm^3 = $3{,}7 \cdot 10^{16}$ s^{-1} m^{-3}
Flächendosisprodukt	G	$L^2 M^{-1} T I$	C m^2 kg^{-1}	Röntgen · Quadratzentimeter	1 R cm^2 = $2{,}58 \cdot 10^{-8}$ C m^2 kg^{-1}
lineares Energieübertragungsvermögen (*linear energy transfer, LET*)	L	$L M T^{-2}$	J m^{-1}	Kiloelektronvolt/Mikrometer	1 keV μm^{-1} = $1{,}602 \cdot 10^{-10}$ J m^{-1}
(lineares) Bremsvermögen (*linear stopping power*)	S	$L M T^{-2}$	J m^{-1}	Megaelektronvolt/Zentimeter	1 MeV cm^{-1} = $1{,}602 \cdot 10^{-11}$ J m^{-1}
Massenbremsvermögen (*mass-stopping power*)	S/ρ	$L^4 T^{-2}$	J m^2 kg^{-1}	Megaelektronvolt · Quadratzentimeter/Gramm	1 MeV cm^2 g^{-1} = $1{,}602 \cdot 10^{-14}$ J m^2 kg^{-1}
(linearer) Schwächungskoeffizient	μ	L^{-1}	m^{-1}	1/Zentimeter	1 cm^{-1} = 10^2 m^{-1}
Massenschwächungskoeffizient	μ/ρ	$L^2 M^{-1}$	m^2 kg^{-1}	Quadratzentimeter/Gramm	1 cm^2 g^{-1} = 10^{-1} m^2 kg^{-1}

Abk.: **L** = Länge, **M** = Masse, **T** = Zeit, **I** = Stromstärke; **J** = Joule, **W** = Watt, **C** = Coulomb, **A** = Ampere.

Strahlung, charakteristische

quenz bzw. aus Teilchen mit einheitl. Energie besteht. – **charakterist. St.**: ↑ Eigenstrahlung, s. a. charakterist. Rö.strahlung.

Strahlungs|dichte: *physik* die auf den Raumwinkel 1 bezogene Energieflußdichte einer Strahlung; Einh.: $W \cdot m^{-2} \cdot sr^{-1}$. – **St.einfang**: *physik* E. eines Teilchens (Elektron, Neutron etc.) durch einen Atomkern mit Aussendung eines γ-Quants; z. B. der K-Einfang. – **St.energie**: *physik* 1) das Integral der St.leistung über ein gegebenes Zeitintervall; oder die auf eine belieb. Fläche in belieb. Zeit einfallende Energie; Einheit: $W \cdot s$. – 2) die Energie einer Strahlung (angegeben in keV, MeV etc.) als Kennzeichen der Strahlenqualität.

Strahlungs|feld: *physik* ein von Strahlung erfülltes Vol. (Vakuum, Luft, Materie), gekennzeichnet durch die **St.(feld)größen** (↑ Tab.). – **St.gürtel der Erde**: s. u. VAN ALLEN*. – **St.intensität**: *physik* 1) St.leistung pro Raumwinkel; Einh.: $W \cdot sr^{-1}$. – 2) die Energieflußdichte im St.feld; Einh.: $W \cdot m^{-2}$. – **St.klima**: *meteor* Intensität u. Zeitabhängigkeit der die auf der Erde lebenden Organismen beeinflussenden kosm., Rö-, UV-, Licht-, IR- u. Hochfrequenzstrahlung (wobei die im sogen. opt. Fenster der Atmosphäre durchgelassenen UV-, Licht- u. IR-Strahlen den größten Energieumsatz aufweisen). – s. a. St.summe. – **St.leistung**: von einer St.quelle pro Zeiteinh. emittierte Energie; Einh.: Watt.

Strahlungs|spektrum: *physik* graph. Darstg. der spektralen Zusammensetzung einer heterogenen Strahlung (z. B. die kontinuierl. Spektren von Licht, Rö.bremsstrahlung, β-Strahlen). Als Abszisse werden Wellenlänge, Frequenz oder Energie aufgetragen, als Ordinate Energiefluß, Intensität oder Teilchenzahl; s. a. Tab. »elektromagnet. Spektrum«. – **St.summe**: *meteor* Aufsummierung der Globalstrahlung (Sonnen- u. Himmelstrahlung oder nur Spektralbereiche) über Tage, Jahreszeiten etc. zur Kennz. des ↑ St.klimas. – **St.wärme**: ↑ Wärmestrahlung.

Strahlzystoskop: (F. MAY) geradschaft. Op.zystoskop, aus dem die Spülflüssigkeit im Strahl austritt u. mit dem ohne Entfernen der Optik gespült werden kann.

Straight-line-Defekt: (LICH, MAURER 1921) *urol* das zystograph. Bild der hypo- oder aton. Harnblase bei RM-Erkrn. (z. B. Tabes dors.), die sich fünfeckig mit rel. breiter »geradlin.« Funduskontur darstellt.

Strain-ga(u)ge-Manometer: (engl. = Druckmaß) Elektromanometer mit Widerstandswandler; z. B. für Arteriolendruckmessung.

Stramonium: *hom* Tct. aus Frischkraut bzw. (»Str. e seminibus«) aus reifen Samen von – antiasthmat. Wirkstoffe enthaltenden – Datura stramonium; s. a. Splugie.

Strandin: (H. FOLCH et alii 1951) Gangliosid-Fraktion aus Hirnrinde.

Strang: *anat* ↑ Funiculus, ↑ Tractus; *path* strangförm., bindegeweb., meist entzündl. Adhäsion (s. a. Bride), aber auch anomale Gebilde wie Rudimente embryonaler Organe, atret. Darmsegmente, langgestreckte Gefäßstiele; s. a. amniot. Stränge. – **St.kaverne**: in tbk. Indurationsfeldern durch St.bildungen eingeengte, spaltförm. Kaverne.

Strangulatio(n): Abschnürung eines Organs oder Organteiles (u. damit Unterbindung der Blutzufuhr)

durch einen Strang; z. B. **St. intestini** (↑ Strangulationsileus), **St. herniae** (↑ Hernia incarcerata). – *forens* die Karotisabschnürung beim Erhängen, Erdrosseln, Erwürgen.

Strangulations|ileus: I. infolge Abschnürung eines Darmabschnittes durch Stränge (meist entzündl. Narbenzüge; z. B. nach Laparotomie, Peritonitis). Die entstdn. präastentot. Vol.zunahme (v. a. durch Gasansammlung; s. a. WAHL* Zeichen) bewirkt eine zusätzl. Drosselung der Gefäße u. damit eine frühzeit. Infarzierung u. Nekrose (Sympte. s. u. Ileus). – **St.marke, -streifen**: *forens* die nach Erhängen oder Erdrosseln an der Haut des Halses zurückbleibenden Spuren des Tatwerkzeuges, am stärksten ausgeprägt an der dem Knoten oder der Aufhängevorrichtung entgegengesetzten Seite in Form einer Hautabschürfung, die hell- u. später dunkelbraun eintrocknet (bei mehreren Strangtouren sogen. Zwischenkämme; darin nachweisbare Blutung gilt als Zeichen für vitale Reaktion). – **St.psychose**: akute traumat. Ödempsychose als Folge einer kurzdauernden Strangulation (bei mißglücktem Erhängungs- oder Erdrosselungsversuch).

Strangurie: schmerzhafte, mit Harndrang verbundene, oft nur tröpfelnde Miktion (»Harnzwang«), v. a. bei Entzündung der Harnröhre u. -blase (bei Blasenulkus erst terminal bzw. postmiktionell).

Stransky*-Regala* Syndrom: (1942) kongenit., fam., hämolyt., mikrozytäre Anämie (v. a. bei Eingeborenen der Philippinen), mit Erythroblasthämie, Ikterus, Milztumor u. Urobiligenurie. Ät.path. unbekannt.

Strasburger* - Hawkins* - Eldridge* Syndrom: (1965) autosomal-dominant erbl., in den ersten Lebensmon. einsetzende Leitungsschwerhörigkeit, kombin. mit Symphalangismus (bes. 5. Strahl; oft auch Talonavikular-, Metatarsotarsalsynostose, Klumpfuß, Brachydaktylie) u. Strabismus convergens.

Straßburger* Transparenzprobe: ↑ Schädeltransillumination.

Straßen(wut)virus: das »Virus des rues« im RM eines tollwutkranken Straßenhundes, das PASTEUR 1882–1884 durch Kaninchenpassagen erstmals zum Virus fixe für seine erfolgreichen Tollwut-Impfversuche umwandelte; s. a. Waldvirus.

Strassmann* (PAUL FERD. STR., 1866–1938, Gynäkologe, Berlin) **Operation**: bei Uterus duplex Vereinigung beider »Hörner« durch Ausschneiden des medianen Septums. – **Str.* (Telegraphen-)Zeichen**: *geburtsh* Übertragung von Klopfimpulsen von den mütterl. Bauchdecken über Uterus u. Plazenta auf die bereits geborene Nabelschnur als Zeichen für noch nicht erfolgte Plazentalösung.

Stratford-Virus: in Australien von Moskitos übertragenes ARBO-Virus B; Enzephalitis-Erreger.

strati|form(is): schichtförmig, geschichtet. – **St.graphie**: *röntg* (VALLEBONA, BOZETTI) ↑ Schichtaufnahmeverfahren mit stillstehender Röhre bei gleichsinn. Drehung von Objekt u. Film (mit getrennten Drehachsen); scharf dargestellt wird diejen. Objektebene, die die Drehachse enthält u. unverändert parallel zur Kassettenebene verläuft. – vgl. Tomographie.

Stratosphäre: die Schicht der Erdatmosphäre oberhalb der Troposphäre (in etwa 50 km Höhe); mit einer höhenunabhäng. Temp. von −50 bis −60°.

Stratum: (lat.) Decke, Schicht, *anat* flache Zellage (s. a. Lamina, Tela). – **St. basale**: 1) *PNA*, St. cylindricum *PNA*, St.germinativum Malpighii *BNA*: die zus. mit dem St. spinosum der Zellvermehrung dienende Grundschicht der Epidermis aus hohen zylindr. Basalzellen u. Melanozyten. Verflechtung der zytoplasmat. Fortsätze der Basalzellen mit Retikulumzellen des oberen Koriums bedingt die feste Epidermishaftung am Korium. – 2) *gyn* die dem Myometrium anliegende schmale, die zykl. Veränderungen nicht oder nur minimal mitmachende Endometriumschicht, die bei der menstruellen Abstoßung erhalten bleibt u. Ausgangsmaterial für die neuerl. Proliferation ist. – **St. cerebrale** *PNA*: der aus dem inn. Augenbecherblatt hervorgeh. Teil der Netzhaut; entspr. den 3 Neuronen unterteilt in ∫ St. ganglionare retinae u. nervi optici, St. neuroepitheliale. – **St. circulare** *PNA*: 1) die inn. Ringmuskelschicht des Dünn- u. Dickdarms. – 2) die inn. kollagene Ringfaserschicht des Trommelfells. – 3) die inn. (u. stärkste) Ringmuskelschicht des Magens. – **St. compactum**: *gyn* ∫ Decidua compacta. – **St. corneum** *PNA*: 1) die oberste, nur aus verhornten Zellen (Hornschuppen) bestehende, in ihren obersten Lagen (= **St. disjunctum**) ständig abschilfernde »Hornschicht« der Epidermis. Ihre fest mit dem St. lucidum verhafteten Teile werden mit diesem gemeinsam **St. conjunctum** genannt. – 2) die aus verhornten Zellen (Hornschuppen) bestehende Schicht der Nagelplatte. – **St. cutaneum** *PNA*: die Fortsetzung der Haut des äuß. Gehörganges auf das Trommelfell; sehr dünne, haar- u. drüsenlose Lederhaut mit Epidermis. – **St. cylindricum** *PNA*: ∫ St. basale (1). – **St. fibrosum**: 1) St. f. capsulae articularis: ∫ Membrana fibrosa. – 2) Korium u. Tela subcutanea als die bindegeweb. Anteile der Haut. – 3) die kollagene Bindegewebsschicht (Radiär- u. Ringfasern) des Trommelfells. – **St. functionale endometrii**: *gyn* ∫ Funktionalis. – **St. ganglionare** *PNA*: Teile des St. cerebrale der Retina: 1) St. g. nervi optici mit den das 3. Glied der Neuronenkette bildenden multipolaren Ganglienzellen, deren Neuriten sich in der Optikusfaserschicht sammeln u. sich an der Papilla n. optici zum Sehnerv zusammenschließen; 2) St. g. retinae mit den das 2. Neuron bildenden bipolaren Ganglienzellen (sowie multipolaren Horizontal- u. amakrinen Zellen). – **St. germinativum**: 1) St. g. Malpighii: ∫ Stratum basale. – 2) *PNA* die Keimschicht des Nagelbettepithels. – **St. granulosum**: 1) *PNA*, St. ferrugineum *JNA*: die an das Mark angrenzende »inn. Körnerschicht« der Kleinhirnrinde, mit multipolaren Nervenzellen (kleine u. große Körnerzellen), Glomerula cerebellaria u. Gliazellen. – 2) LANGERHANS* Granulosaschicht; dem Stratum spinosum aufliegende, durch Keratohyalingranula körnig erscheinende Epidermisschicht (regional verschieden stark, am inn. Präputialblatt fehlend; bei path. Verhornung vermindert oder verstärkt). – 3) **St. gr. ovarii** *PNA*, St. proligerum: das vielschicht., polygonale Epithel (»Granulosa«) der Sekundär- u. Tertiärfollikel, das die Eizelle umschl. – **St. griseum**: 1) **St. g. colliculi sup.** *PNA*: in die bd. oberen Vierhügel eingelagerte graue Substanz mit großen Nervenzellen u. Schaltneuronen. – 2) **St. g. centrale**: ∫ Substantia grisea centr. – **St. longitudinale**: 1) *PNA* die äuß. Längsmuskelschicht des Dünn- u. Dickdarms (einschl. Rektum). – 2) die äuß. v. a. an den Kurvaturen ausgebildete – Längsmuskelschicht des Magens. – **St. lucidum** *PNA*: die stark lichtbrechende »Glanzschicht« der Oberhaut zwischen St. corneum u. granulosum, in der sich die Keratohyalin-Körner zu Eleidin verflüssigen. – **St. Malpighii**: ∫ St. basale epidermis. – **St. medullare**: die markreichen Faserschichten des ob. Vierhügelgebiets; als St. m. superf. s. opticum mit afferenten Fasern des Tr. retino- u. efferenten des Tr. corticotectalis; als St. m. medium mit Längsfasern des Tr. spinotectalis bzw. (efferent) tectothalamicus; als St. m. prof. mit Efferenzen aus dem St. griseum. – **St. moleculare** *PNA*, St. cinereum s. plexiforme: die äuß., dicke, nervenzellarme, dendriten- u. neuritenreiche Schicht der Kleinhirnrinde mit den sogen. Stern- u. Korbzellen. – **St. mucosum** *PNA*: das einschicht. Plattenepithel mit dünner, gefäß- u. nervenführender Bindegewebsschicht auf der Innenseite des Trommelfells. – **St. neuroepitheliale**: die Stäbchen- u. Zapfenschicht als Teil des St. cerebrale der Retina. – **St. papillare corii** *PNA*: ∫ Corpus papillare. – **St. pigmenti** *PNA*: das äuß. Blatt der Retina; als niedr., einschicht., pigmentreiches Epithel der mittl. Augenhaut aufliegend (von der Papille bis zum Pupillenrand), unterteilt in St. p. corporis ciliaris (auf der freien Oberfläche des Glaskörpers), **St. p. iridis** (auf der Hinterfläche der Regenbogenhaut) u. **St. p. retinae** (zwischen Pars optica retinae u. Choroidea). – **St. radiatum** *PNA*: die äuß., radiäre Faserschicht des Trommelfells. – **St. reticulare (corii)**: ∫ Corpus reticulare. – **St. spinosum** *PNA*: St. dentatum: die dem St. basale aufliegende »Stachelzellschicht« der Epidermis: mehrere Schichten polygonaler, mit Desmosomen versehener Zellen, deren unterste (»St. parabasale«) der Zellvermehrung dient. – **St. spongiosum**: *gyn* ∫ Decidua spongiosa. – **St. submucosum**: ∫ Lamina muscularis mucosae. – **St. zonale** *PNA*: die die Ventrikelfläche des Thalamus bedeckende dünne, weiße »Gürtelschicht« aus markhalt. Nervenfasern.

Straub* (HERMANN STR., geb. 1882, Internist, München, Halle, Greifswald, Göttingen) **Herz**: isoliertes Froschherz, das gegen den Flüssigkeitsdruck einer von der Aorta aus in den Ventrikel geschobenen u. dort fixierten, am aortalen Ende trichterförmig erweiterten, mit Nährlösung gefüllten **Str.* Kanüle** schlägt (wobei das in die Kanüle gepumpte Schlagvol. in der Diastole wieder in die Kammer zurücksinkt). – **Str.* Gesetz**: s. u. FRANK*-STARLING*.

Straus* (ISIDOR ST., 1845–1896, Internist, Pathologe, Paris) **Reaktion**: *bakt* (1889) beim Meerschweinchen nach i.p. Inj. von Rotz-Erreger enthaltendem Material Orchitis mit Fixierung des geschwollenen Hodens im Skrotum (»**Str.* Phänomen**«). – Technik auch für Milzbrandnachweis u. Reinzüchtung der Erreger geeignet. – vgl. NEILL*-MOOSER* Reaktion. – **Str.* Zeichen**: das verzögerte Auftreten der Schweißsekretion auf der von einer Fazialisparese betroffenen Körperseite als prognostisch ungünst. Zeichen.

Strauß* (HERMANN ST., 1868–1944, Internist, Berlin) **Chloridbestimmung** im Harn mittels Chloridometers (graduiertes Röhrchen), das bis zur Marke A mit MARTIUS*-LÜTKE* Lsg. ($AgNO_3$ + HNO_3 + Ferrum sulf. oxyd. sol. + Rhodamonium) u. bis zur Marke U mit Harn gefüllt wird; unter gleichmäß. Mischen tropfenweiser Zusatz von Rhodanid bis zur Konstanz der roten Farbe. – **Str.* Flügelkanüle**: mit abgerundet-schildförm. Griffplatte versehene kräft. (Venen-)Punktionskanüle. – **Str.* Penisklemme**: elast. Harnröhrenklemme mit 2 auf Druck spreizbaren

Strauß* Probe

kurzen, zungenförm. Branchen. – **Str.* Probe**: **1)** Fettprobe: vermehrte orale Fettzufuhr zur Bestätigung eines chylösen Aszites anhand seines ansteigenden Fettgehalts. – **2)** ↑ Korinthenprobe. – **3)** (1901) ↑ Fruktosetoleranztest. – **4)** Nierenfunktionsprobe: (1913) Applikation von 1 g Fluoreszein-Na. u. Beobachtung des Harns auf Fluoreszenz (normal nach 10–20 Min. für 35–40 Std.; bei Nierenstörung verzögert). – **Str.* Reiztrias**: Druckschmerzhaftigkeit des Pylorusgebietes sowie Hypersekretion u. Hypermotilität des Magens bei Spasmophilie. – **Str.* Rektoskop**: mit Lichtträger (netzbetrieben), Obturator, Verschlußkappe u. Doppelballongebläse ausgestattetes (typ.) Modell.

streak: (engl.) **1)** *ophth* ↑ angioide Netzhautstreifen. – **2)** streifenförm. Keimdrüsenrudiment bei Hermaphroditismus.

Streblodaktylie: abnorme Beugefähigkeit der Finger. – Bei **fam. St.** auch ↑ Schwanenhalsdeformität der Finger sowie hochsitzende Patella, Kleinwuchs, Aminoazidurie.

Strebung: der psych. Antrieb des Menschen. – Als Terminus dem Synonym »Trieb« vorzuziehen, da dieses oft mit neg. Werturteil behaftet.

Streck: *chir* Jargon für **St.apparat** (↑ Extensionsapparat). – **St.behandlung: 1)** *chir* ↑ Extension (2). – **2) subaquale St.beh.**: ↑ Gewichtsbad. – **St.bett**: *orthop, chir* ↑ Extensionsbett.

Strecker: Kurzbez. für Streckmuskeln (↑ Musc. extensor); z. B. **St.loge** (s. u. Tibialis-ant.-Syndrom), **St.schwäche** (i. e. S. die der Unterarmstrecker: v. a. der Arbeitshand, als Spätsympt. einer Bleivergiftung), **St.tonus** (*physiol* z. B. der der Schwerkraft entgegenwirkende Grundtonus der Beinstrecker u. autochthonen Rückenmuskulatur, mit Impulszentren in Kleinhirn u. Hirnstamm; s. a. Haltungs-, Stellreflexe).

Streck|haltung: *geburtsh* ↑ Deflexionshaltung. – **St.hemmung** *orthop* die subnormale Begrenzung der Extension eines Gliedes (im Kniegelenk z. B. als Sympt. der Meniskusläsion). – **St.kontraktur**: *orthop* Verkrampfung der Streckmuskeln mit subtotalem Ausfall der Beugefähigkeit im betreff. Gelenk; »desmogen« nach langer Ruhigstellung im Gipsverband, als »neurogen« bei Ausfall der beugenden Antagonisten. – **St.krampf**: *neurol* Spasmen der St.muskulatur; i. e. S. die des Körperstammes in Form des Optisthotonus, u. U. »generalisiert« (einschl. Arm- u. Beinstreckern), z. B. bei Läsion am Kleinhirnwurm, nach Kleinhirnexstirpation (sogen. ton. Mittelhirnanfall); ferner als generalisierter »ton.« epilept. Anfall (im EEG meist Desynchronisation oder rekrutierter epilept. Rhythmus) mit bilat.-symmetr. ton.(-klon.) Krämpfen der Haltungsmuskulatur mit Überwiegen der Extensoren. – Evtl. kombin. mit extrapyramidalen Bewegungskomponenten.

Streck|mittel: *pharm* indifferenter Zusatzstoff. – **St.muskel**: ↑ Musculus extensor; s. a. Strecker.... – **St.phasen**: *päd* Wachstumsperioden mit Überwiegen des Längenwachstums gegenüber der Gewichtszunahme: die 1. im 5.–7. Lj. (4–6 cm/J.), die 2., raschere, im 11.–15. Lj. (bei Pubertas tarda später; bis 12 cm/J.). – Gegenteil: Fülleperioden.

Streck|reflex: *neurol* **1)** ↑ Muskeldehnungsreflex. – **2)** »St.synergie« als spinaler Automatismus (bei Pyramidenbahnläsion, Querschnittslähmung) in Form von **St.reaktionen** des Beines u. Fußes auf verschiedenste entero- u. exterozeptive Reize. Auch als 2. Phase des biphasisch ablaufenden path. Beugereflexes (s. a. Stützreaktion); sowie als »**gekreuzter St.**« mit Extension des kontralat. bei gleichzeit. Flexion des ipsilat. Beines.

Streck|sehnenausriß: i. e. S. der Ausriß der Fingerstrecksehnen an der Endgliedbasis, oft mit kleiner knöcherner Kantenabsprengung. Ther.: Gipsverband in Hyperextensionsstellung oder transartikuläre Drahtfixation. – **St.seite**: *anat* Seite einer Gliedmaße, auf der die Streckmuskeln liegen. – **St.steife**: *orthop* ↑ Ankylose in Streckstellung, z. B. als Endzustand einer ↑ St.kontraktur (s. a. Kniegelenksteife). – **St.-synergie**: St.reflex (2).

Streckung: *physiol* ↑ Extension (1); *chir, orthop* ↑ Extension (2); *päd* ↑ Streckphase.

Streck|verband: *chir* ↑ Extensionsverband. – **St.zeichen** (**Léri***): *orthop* durch pass. Überstrecken (in Bauchlage) des kniegebeugten Beins ausgelöster Schmerz im degenerativ erkrankten Hüftgelenk.

Streichholz|bein: gleichmäßig dünnes Bein bei ausgeprägter Wadenmuskelatrophie (i. e. S. bei Klumpfuß). – **St.schachtel-Dermatitis**: örtl. ekzematöse Hautreaktion bei Überempfindlichkeit gegen das Phosphorsulfid in St.reibeflächen, v. a. an der O'schenkelstreckseite (durch St.schachtel in der Hosentasche). – **St.test**: dem Kerzenversuch (VOLHARD) ähnl. grobe Lungenfunktionsprüfung durch Ausblasenlassen eines brennenden St. aus 15 cm Entfernung (ohne die Lippen zu spitzen); gelingt nicht bei vermind. Sekundenkapazität.

Streichmassage: leichte Form der Massage, ausgeführt als »**Streichung**« (»Strich«) mit der Handfläche oder den flach aufsetzenden Fingerspitzen stets in gleicher Richtung u. unter geringer Hautverschiebung. Wirkt örtlich hyperämisierend (als intensivere »Ausstreichung« auch den Abtransport gestauter Metaboliten mechanisch begünstigend?) u. dämpfend auf das Vegetativum.

Streidinger* Test: *ophth* Sehschärfenprüfung mit Sehproben aus Punkten verschiedener Größe.

Streifen: **1)** *anat* ↑ Striae. – **2)** *histol* H-, I-, N-Streifen der ↑ Myofibrille. – **3)** *derm* MEES* Nagelstreifen, ↑ Leukonychia striata. – **4)** *chir* **a)** Gazestreifen (z. B. für Kapillardrainage); **b)** streifenförm. Transplantat (»Streifen-Patch«; ↑ Streifenplastik). – **5)** *ophth* ↑ angioide Netzhautstreifen. – **6)** *röntg* St.zeichnung (s. u. Lungenzeichnung).

Streifen|abszesse: *urol* fächerförm. Nierenabszesse bei akuter eitr.-aszendierender (Pyelo-)Nephritis; im Schnittbild »radiäre Streifung« von der Rinde zur Papille bzw. zum Fornix. – **St.atelektase**: ↑ Plattenatelektase. – **St.hügel, -körper**: *anat* ↑ Corpus striatum; s. a. Striatum..., stri(at)o....

Streifen|perkussion: *pulmon* kaudokran. P. jeweils einer Lunge in einem streifenförm. Areal: zum Vergleich bei bds. Lungenprozeß. – **St.plastik**: *chir* lumenerweiternde Gefäßplastik durch Einpflanzen eines ovalären, autologen freien Venen- oder Arterienwand- oder eines synthet. Gewebsstreifens. – **St.pneumonie**: Bronchopneumonie mit streifenförm. Infiltratschatten; i. e. S. (*päd*) die dystelektat. paravertebrale Pneumonie ENGEL (als zonenförm. Dystelektase mit oder ohne Pneumonie; meist im re. Ober-

oder li. Unterlappen; v. a. bei ernährungsgestörten Säuglingen).

Streifen|tamponade: Wundtamponade mit Gazestreifen; zur Kapillardränage, Blutstillung, Spreizung der Wundränder. – **St.test**: *bakt, pharm* Agar-Diffusionstest (1) mit Antibiotikum-getränktem Filterpapierstreifen (u. strichförm. Beimpfung; ↑ Strichtest).

Streph|enopodie, St.exopodie: Pes varus bzw. valgus (= Klump- bzw. Knickfuß).

Strepho|lexie: Lesen von re. nach links infolge ↑ St.-symbolie; mit sinnlos anmutenden Lesefehlern. – **St.podie**: Fehlform u. -funktion des Fußes, i. e. S. die bei Tabes dors., unterschieden als dystroph. (= tab. Arthropathie) u. als dystone Form (Gang mit Spitzfußstellung infolge amyotroph. Störung des Tonusgleichgew.); vgl. Strephenopodie. – **St.symbolie**: mangelhafte Re.-li.-Orientierungsfähigkeit, mit seitenverkehrter Wahrnehmung (»wie im Spiegel«) von Gegenständen u. Schriftzeichen (z. B. wird p als q gelesen: s. a. St.lexie). Nach ORTON durch nicht ausreichende Hemisphärendominanz bedingt.

Strepitus: (lat.) Lärm, Getöse, *klin* Geräusch; z. B. **St. coriaceus** (↑ BRIGHT* Knarren), **St. uterinus** (↑ Uteringeräusch).

Strepsitän: *zytol* das Stadium der 1. meiot. Teilung zwischen Pachytän u. Diakinese, in dem die 4 Chromatiden jedes Chromosomenpaars umeinander gewunden sind (»**Strepsinema**«).

Streptidin: zykl. Diguanido-hexanol-Derivat, ein Baustein des ↑ Streptomyzin.

strepto...: Wortteil 1) »(kettenförmig) gewunden«; 2) »Streptokokken«.

Streptobacillus: Gattung der Fam. Bacteroidaceae [Eubacteriales]; fakultativ anaerobe, gram-neg., polymorphe (kurz oder lang; Ketten, Fäden), Sphäroide aufweisende unbewegl. Stäbchen; für Säugetiere u. Menschen pathogen. – Einige neuerdings den Gattgn. Haemophilus, Pasteurella, Sphaerophorus u. a. zugewiesen. – **St. moniliformis** (= Haverhillia mon., Actinomyces s. Nocardia muris, Streptothrix muris--ratti), der Erreger des atyp. Rattenbißfiebers (»Haverhill-Fieber«).

Strepto|bacteriaceae, -bakterien: ↑ Lactobacillaceae. – **St.bacterium**-Arten jetzt größtenteils der Gattung Lactobacillus zugeordnet.

Streptobazillen: ↑ Streptobacillus. – **St.-Vakzine**: Aufschwemmung abgetöteter Kulturen von Streptobac. (= ↑ Haemophilus) ducreyi für den Intradermaltest auf Ulcus molle (s. a. ITO*-REENSTIERNA* Reaktion).

Strepto|cin: Antibiotikum aus Streptomyces griseinus: schwach wirksam gegen grampos. Baktn. u. Mykobaktn., stärker gegen Trichomonaden. – **St.cocceae**: Tribus der Fam. Lactobacillaceae [Eubacteriales]; fakultativ bis streng anaerobe (auch mikroaerophile), grampos., in Paaren oder Ketten gelagerte Kokken, heterotroph; z. T. pathogen. Gattungen: Strepto-, Peptostrepto-, Diplococcus.

Streptococcus: Gattg. des ↑ Tribus Streptococcaceae; grampos., mikroaerophile bis anaerobe, unbewegl., einzeln oder paarweise bis kettenförmig angeordnete, im allg. unbekapselte, rundl. oder ovale, selten längl. Kokken; vergären KH zu Milchsäure (starke Säuerung), reduzieren nicht Nitrate, Katalase-neg.. Natürl. Bewohner von Schleimhäuten, vergärenden Fruchtsäften u. Sauermilchprodukten (industriell genutzt für Streptokinase-Gewinnung); einige Arten hochpathogen. Typspezies: St. pyogenes; s. a. Streptokokkenklassifizierung, LANCEFIELD* Einteilung; weitere taxonom. Gruppierung (SHERMAN) nach physiol. Gesichtspunkten (insbes. Temp.optimum): 1) Pyogenes-Gruppe: St. pyogenes, equisimilis, zooepidemicus, equi, dysgalactiae, sanguis, pneumoniae, anginosus, agalactiae; 2) Viridans-Gruppe: St. acidominimus, salivarius, mitis, bovis, equinus, thermophilus, uberis; 3) Enterococcus-Gruppe: St. faecalis, faecium, avium, uberis; 4) Lactis-Gruppe: St. lactis, cremoris. – Neuerdings von Bedeutung Karies-erzeugende Typen (Stellung zwischen Enterococcus- u. Lactis-Gruppe) mit St. mutans als Typkeim (nach BRUTTHALL 5 Serotypen a, b, c, d, e, letzterer mit LANCEFIELD E gekreuzt reagierend). – Wicht. Arten: **St. agalactiae** (St. nocardi s. mastitidis), α- u. γ-hämolysierend, nicht fibrinolyt. [LANCEFIELD-Gruppe B], Erreger von Mundhöhlen-, Rachen-, Urogenitalinfektion, Sepsis u. »gelbem Galt« der Kühe. – **St. anginosus**, der sogen. »kleine β-hämolyt. St.« aus der Pyogenes-Gruppe [F u. G]; kurze Ketten, gelegentl. Haufen; aus Rachen, NNH u. Vagina isoliert, z. T. pathogen; s. a. Streptokokken-MG-Agglutinationsreaktion. – **St. equisimilis s. humanus**, der »menschl. St. C«, aerob bis fakultativ anaerob; isoliert aus oberen Luftwegen, Vagina, bei Kindbettfieber. – **St. faecalis** (St. proteiformis s. ovalis), fakultativ anaerob, ovoid, längl., anhämolyt. [Enterococcus-Gruppe, D]; aus menschl. Stuhl isoliert, mehrere Sero- u. Subserotypen, 3 Subspezies (faecalis, liquefaciens u. zymoge-

	β-Hämolyse	Gelatineverflüssigung
S. faecalis	–	–
S. durans	+	–
S. liquefaciens	–	+
S. zymogenes	+	+

nes); nachgewiesen bei Harnwegsinfektion, subakuter Endokarditis, Lebensmittelvergiftung. – **St. faecium s. durans** [D], vom St. faecalis unterschieden durch Tellurit-Empfindlichkeit, α-Hämolyse, Vergärung von Arabinose u. Nichtvergärung von Sorbit; natürl. Dickdarmbewohner, gelegentl. an Infektionen beteiligt (Peritonitis, Appendizitis, Cholezystitis, Endocarditis lenta). – **St. hollandicus** (MIGULA 1900) Unterart der Lactis-Gruppe, sogen. »Organismus der langen Wei«. – **St. lactis** (Bac. acidi lactici s. lacticus), längl. bis ovoid; Paare oder kurze Ketten; α- u. γ-hämolyt., apathogen [Lactis-Gruppe bzw. N]; bildet durch Gärung Milchsäure, in der Käseindustrie verwendet. – **St. lanceolatus**: ↑ Diplococcus pneumoniae. – **St. liquefaciens** (St. apis s. gracilis), Subspezies von St. faecalis, durch Züchtungsmerkmale (Milchgerinnsel-, Gelatine-Verflüssigung) abgrenzbar. – **St. mitior s. mitis s. viridans**, fakultativ anaerob, teils α-hämolyt. (auf Blutagar grünl. Zone), teils indifferent [Viridans-Gruppe, nach LANCEFIELD nicht klassifizierbar]; Saprophyt der menschl. Mundhöhle, Erreger von Zahnaffektionen, Thrombophlebitis, Meningitis, subakuter Endokarditis. – **St. ovalis**: ↑ St. faecalis. – **St. parvulus (non liquefaciens)**, anaerob, γ-hämolyt., apathogen; Saprophyt der

Streptococcus pneumoniae

Atemwege. – **St. pneumoniae** (CHESTER 1901): gült. Name des ↑ Diplococcus pneumoniae. – **St. putridus**: s. u. Peptostreptococcus. – **St. pyogenes (humanus)** (St. beta s. erysipelatos s. longus s. pathogenes s. haemolyticus s. scarlatinae, Diplo- s. Micrococcus erysipelatos s. scarlatinae), aerob bis fakultativ anaerob, grampos.; in Paaren oder regelmäß. Ketten; unbewegl., unbekapselt (außer in muköser Phase), β-hämolyt. [A u. C; letzterer auch tierpathogen], Strepto- u. Fibrinolysin bildend; nachgewiesen in der Mundhöhle, Erreger von Anginen, Septikämie, Erysipel, Scharlach, Otitis media einschl. Folgekrankhtn. (Rheuma, Nephritis). – **St. salivarius** (St. cardioarthritidis), fakultativ anaerob, anhämolyt. [Viridans-Gruppe; n. LANCEFIELD nicht klassifizierbar]; in Mund u. Rachen, Darminhalt. – **St. sanguis**, β-, selten α-hämolyt. [Pyogenes-Gruppe bzw. H]; Saprophyt im menschl. Pharynx, isoliert von Herzklappen bei subakuter Endokarditis (pathogen?). – **St. viridans**: (SCHOTTMÜLLER 1903) ↑ St. mitis. – **St. zymogenes**: β-hämolyt. Subspezies von St. faecalis, isoliert bei Endokarditis.

Streptodermia, -dermie: durch Streptokokken hervorgerufene Pyodermie, z. B. ↑ Angulus infectiosus, Ekthyma, Impetigo, **St. bullosa s. vesiculosa superf.** (»Umlauf«, »Tourniole«; ↑ Bulla rodens), vegetierende Pyodermie (= **St. nodularis dermohypodermica**), Erysipel (= **St. cutanea lymphatica**).

Streptodornase: aus Streptococcus haemolyticus gewonnene Desoxyribonuklease I; Anw. wie ↑ Streptokinase. – Gegen St. gerichtete AK nach Streptokokkenkontakt im Serum nachweisbar.

Streptokinase, -kinasum *WHO*: (CHRISTENSEN 1954) Koenzym aus Kulturen von Streptococcus haemolyticus, das Plasminogen in Plasmin umwandelt; fibrinolytisch wirksam, entsprechend therapeutisch genutzt. (1 IE ~ Aktivität von 2,99 µg des internat. St.-Streptodornase-Standardpräp.). Da AG-Eigenschaften, nach – meist unbekanntem – Streptokokkenkontakt „Anti-St." im Serum nachweisbar (n. CHRISTENSEN normal bis 300 E/ml, nach Infektionen u. St.-Ther. erhöht); deren Aktivitätsbestg. (= **St.resistenz-** oder **-toleranztest**; zur Entscheidung, ob eine Streptokinase-Thrombolysierung möglich u. welche Erstdosis nötig ist) erfolgt durch Gerinnenlassen (gleiche Thrombin-Mengen) der mit steigenden Streptokinase-Dosen versetzten Plasmaproben; die innerhalb 10 Min. Thrombolyse bewirkende Dosis wird – zur Umrechnung auf den intra- u. extravasalen Verteilungsraum – mit 8 000 multipliziert.

Streptokokken: ↑ Streptococcus. – **St.agglutination**: 1) A. lebender oder thermisch abgetöteter (= L- bzw. O-Agglutination) hämolytischer St. durch AK im Serum pcP-Kranker (bei 70–80% pos.); s. a. St.-MG-Agglutination. – 2) Bestg. (Nachweis) von Tu. R-Antigenen in St.-Extrakten mittels spezif. agglutinierender Antiseren. – **St.angina**: meist durch hämolysierende St. der Gruppe A (aber auch C u. G) hervorgerufene Tonsillitis mit Nasopharynxbeteiligung, v. a. bei Kindern u. Jugendl.; klin.: Fieber, Schwellung der vord. Hals-LK, später evtl. Glomerulonephritis, Erythema nodosum, rheumat. Fieber.

Streptokokken|bronchitis: streptogene Pfropfbronchitis bei Virusinfekt. – **St.granulomatose**: von FASSBENDER vorgeschlagene Bez. des ↑ rheumat. Fiebers. – **St.hepatitis**: entweder als zentrolobuläre hepatozelluläre Degeneration oder als portal-periportale Entzündung (z. B. bei Cholestase infolge Lenta-Cholangitis). – **St.infektion**: vor allem an Haut (↑ Strepto-, Pyodermie, Wundinfektion), Dünndarm (auch als Lebensmittelvergiftung, meist durch Gruppe D, mit mehrstünd. Diarrhöen), Gallenblase, Peritoneum, Wurmfortsatz, Pharynx, Mittelohr, Meningen, Tonsillen, Endokard (s. a. St.bronchitis, -granulomatose, -meningitis, -angina, -pneumonie), aber auch als Erkr. des Gesamtorganismus (Sepsis, Scharlach, Osteomyelitis, rheumat Fieber).

Streptokokken|-Klassifizierung: Einteilung 1) (BROWN 1919) nach dem Vermögen der Kolonien, auf Blutagar einen Hämolysehof hervorzurufen: α-hämolyt. St. (partielle Lyse; Typspezies St. salivarius), β-hämolyt. St. (totale Lyse; Typspezies: St. pyogenes), γ-hämolyt. St. (keine Lyse; Typspezies: St. faecalis). – 2) (LANCEFIELD 1933–41) der β-hämolyt. St. anhand gruppenspezif. Präzipitation (mit KH-halt. C-Antigenen, gewonnen durch Aufschluß n. FULLER u. LANCEFIELD), u. zwar in die Serogruppen A–S (↑ Tab. »LANCEFIELD* Einteilung«). Erreger der meisten Humaninfektionen in Gruppe A, die sich inzwischen in >50 A-Typen differenzieren läßt (v. a. anhand von M-, T- u. R-AG sowie P-AG, Teichonsäuren, pyrogenem Endotoxin); für diese Gruppe pathogenetisch wichtig ferner extrazelluläre, serologisch faßbare Produkte wie erythrogenes Toxin (A, B, C; wirksam bei Scharlacherythem), leukozytotox. Streptolysin S u. O (Kardiotoxizität? rheumat. Fieber?), NADase (leukozytentox.), Streptokinase, DNase, Hyaluronidase, Proteinasen). – 3) (SHERMAN) nach Wachstumsverhalten (s. u. Streptococcus).

Streptokokken|mastitis: *vet* gelber ↑ Galt. – **St.meningitis**: Zusammenhang mit streptogener Infektion von Nasen-Rachenraum, Orbita, Gesicht (Nasenfurunkel), Mittelohr, auch nach Schädel- u. Wirbelverletzung mit Beteiligung des Subduralraumes. – **St.-MG-Agglutinationsreaktion**: Nachweis von AK gegen Mycoplasma pneumoniae anhand der Agglutination von ↑ Streptococcus anginosus (»MG« benannt nach einem McGinnis, aus dessen Lunge er erstmals isoliert wurde) durch das Probandenserum; wahrsch. auf AG-Gemeinschaft beruhend (ähnl. wie WEIL*-FELIX* Reaktion).

Streptokokken|pneumonie: sek., akute, hochfieberhafte, atyp., evtl. eitr.-hämorrhag. P. durch hämolysierende Streptokokken (Gruppe D, sogen. Enterokokken), häufig nach Virusvorschädigung. Rö.bild: multiple, grobfleck.-konfluierende Verschattungen; evtl. (eitr.) Pleuraerguß. – **St.rheumatismus**: neuere Bez. des ↑ rheumat. Fiebers (als immunol. Reaktion auf best. St.toxine bei entsprech. Prädisposition). – **St.sepsis** durch direkt eingedrungene hochvirulente (Obduktions-, Op.verletzung) oder von Herden u. infizierten Thromben in genügender Zahl in die Blutbahn gelangte Erreger (v. a. bei reduzierter Widerstandskraft); Metastasierung v. a. in Gelenke u. Lungen, evtl. auch Endokarditis; bes. foudroyant als puerperale Sepsis. – **St.toxine**: s. u. St.-Klassifizierung. – **St.variationen**: *bakt* wechselndes Bild der St.kolonie als mukoide (»M«), glatt-glänzende (»S«, von engl. **smooth**) u. rauhe (»R«, von engl. **rough**, bd. letzteren ohne M-Antigen) sowie als Zwerg-Kolonie. M-S-R-Wechsel geht mit Virulenzminderung einher.

Streptolysin, SL: die v. a. von β-hämolyt. Streptokokken gebildeten zytolyt. Exotoxine: 1) das O_2-empfindl. **St. »O«** (engl. oxygen-labile) der LANCEFIELD-Gruppen A, C u. G (insbes. deren humanpathogener Stämme) als hitzelabiles, kardio- u. zytotox. u. hämolysierendes Protein (mit bislang ungeklärter pathogenet. Bedeutung für das rheumat. Fieber). Induziert als AG die Bildung spezifischer AK mit antihämolyt. Wirkung; 1 IE »Anti-St. O« bindet 5×10^4–10^5 hämolyt. Dosen/mg N (»St.-N«); Nachweis bzw. quant. Bestg. des AK im Serum (normal bis 200, path. bis 500 IE/ml) dient als **St.-O-Test** zur Diagnose bzw. Kontrolle auch subklinischer Streptokokken-Infektionen (v. a. rheumat. Fieber, pcP, rheumat. Karditis, Glomerulonephritis). – 2) das in serumhalt. Kulturen gebildete O_2-stabile **St. »S«** (= SLS; S = »Serum« u. »stabil«); die Hämolysezonen auf Blutagar bewirkendes, nicht immunogenes Lipoprotein.

Streptomikrodaktylie: Dauerbeugekontraktur des Kleinfingers.

Streptomyces: (WAKSMAN u. HENRICI 1943) aerobe Strahlenpilzgattung [Streptomycetaceae] mit ausgeprägtem Myzel u. langen Sporenketten (v. a. im Luftmyzel bei Fehlen von Sporangien); v. a. Bodensaprophyten, einige Arten human- u. tierpathogen (↑ Streptomykose, Tab. »Mykosen«), zahlreiche als Antibiotikabildner (s. a. Makrolid). Wichtigste Arten (in der russ. Systematik meist als Actinomyces, wenige als Nocardia eingeordnet): **St. abikoensis** (Japan) bildet das viruswirksame Abikoviromycin, das Antibiotikum Viomycin u. ein Fungistatikum. – **St. albulus** bildet u. a. die Antibiotika Nystatin u. Cycloheximid (gegen Krebszellen wirksam). – **St. albus** ist Prototyp der Gattung St., sehr verbreitet (zahlreiche Varietäten u. Untervarietäten); bildet u. a. das hämolyt. Streptokokken lysierende Actinomycetin. – **St. antibioticus s. achromogenes** bildet das Actinomycin-Gemisch A, B u. I (erstes kristallin gewonnenes St.-Antibiotikum!), ihm zugehör. oder eng verwandte Stämme weitere Antibiotika, darunter Oleandomycin u. Phagocidin. – **St. aurantiacus** bildet Actinomycin C (Aurantin). – **St. aureofaciens** (mit zahlreichen natürl. u. induzierten Varietäten) bildet u. a. die Antibiotika Chlor- (= Aureomycin), Bromtetracyclin, Tetracyclin u. Quatrimycine. – **St. bruneogriseus** bildet das – v. a. gegen Staphylococcus aureus wirksame – Albocyclin. – **St. caespitosus** (Japan) bildet das Antibiotikum u. Zytostatikum Mitomycin. – **St. californicus s. purpureus** (Kalifornien) bildet das Antibiotikum Viomycin. – **St. capreolus** bildet das Tuberkulostatikum Capreomycin. – **St. carcinostaticus** bildet das Zytostatikum Carcinostatin. – **St. cellulosae** bildet das Fungichromin u. Actinomycin. – **St. chrysomallus**, ein St. griseus, bildet das Actinomycin C u. Nonactin (gewisse Stämme ferner das Fungistatikum Cycloheximid). – **St. erythraeus** (Hawai, Kalifornien; z. B. als Varietät des Actinomyces ruber angesehen) bildet die Erythromycine A, B u. C. – **St. feofaciens** (= St. aureofaciens in Kalifornien) bildet Tetracyclin. – **St. flaveolus** (Kalifornien) bildet Actinomycin (Gemisch A), Flaveolin u. Luteomycin. – **St. fradiae** (UdSSR) bildet Neomycin B, Fradicin u. Actinomycin. – **St. garyphalus**, ein St. lavandulae, dessen Stämme D-Cycloserin bilden. – **St. griseinus**, ein St. griseus, der die Antibiotika Grisein (ähnl. dem Albo- u. Sideromycin) u. Streptocin bildet. – **St. griseoflavus** bildet Novobiocin (Griseoflavin), Grisamin, Actinomycin, Antibiotikum 4. – **St. griseolus**, ein St. olivaceus, der die Antibiotika Phagomycin, Fermicidin, Anisomycin, Oxytetracyclin u. Griseomycin bildet. – **St. griseus**, aus Erd- u. Schlammproben isoliert; seine Stämme (oder nahestehende?) bilden die Antibiotika Actinomycin (C u. X), Amicetin, Antimycine, Candicidine A, B u. C, Chromomycine, Cycloheximid, Etamycin, Eurotin, Griseoviridin, Grizin, Holomycin, Mannosidostreptomycin, Novobiocin, Phagolessin, Pseudostreptomycin, Rhodomycetin. Streptocin, Streptomycin u. die Streptovinacine, als Varietät spiralis ferner das Aspartocin, als Varietät farinosus die Streptoline u. Streptothricin, als Varietät purpureus (= St. californicus) das Viomycin. Die Grisein produzierenden Stämme wurden in getrennter Spezies zusammengefaßt. – **St. horton** wurde in Eiter bei Parotitis nachgewiesen. – **St. kanamyceticus** (Japan) bildet Kanamycin (A u. B). – **St. kitasatoensis** (Japan) bildet u. a. Leucomycin A u. B. – **St. lavandulae** s. lavendulae (mit vielen Stämmen u. Varietäten) bildet u. a. die Antibiotika D-Cycloserin, Etamycin. – **St. lincolnensis** bildet das bakterio-, fungi- u. virustat. Antibiotikum Lincomycin. – **St. madurae** (= Actinomyces brumptii s. indica, Streptothrix madurae), häufig in Afrika aus Myzetomen mit weißen Drusen isoliert, wächst als weiß-rosa Kolonie. – **St. niveus** (USA; mit St. griseoflavus verwandt) bildet Novobiocin (= Streptonivicin). – **St. odorifer** (= Streptothrix odorifera) aus dem Sputum bei chron. Bronchitis isoliert (wahrsch. Verunreinigung). – **St. omiyaensis**, ein St. olivaceus (Japan), der Chloramphenicol bildet. – **St. parvus** (= Nocardia parva) bildet Actinomycin (Gemisch A). – **St. pelletieri** (= Micrococcus s. Oospora pell., Nocardia africana s. genesii) in Afrika aus Myzetom mit roten Drusen isoliert; wächst als korallenrote Kultur. – **St. reticuli** bildet dem Eurocidin u. Netropsin nahestehende Antibiotika, gewisse Stämme auch Neomycin, die Varietät latumcidicus Abikoviromycin, die Varietät aquamyceticus Cellocidin (= Aquamycin). – **St. rimosus** bildet Oxytetracyclin, 2-Acetyl-2-decarboxamido-oxytetracyclin u. Rimocidin, die Varietät paromomycinus Paromomycin u. Streptimidon. – **St. roseochromogenes s. roseus** (mit verschied. Stämmen) bildet die Antibiotika D-Cycloserin, Novomycin, Roseomycin, Roseothricine, Streptomycin u. a. sowie dem Streptothricin nahestehende Substanzen. – **St. rubescens**, ein St. reticuli, bildet das viruzide Abikoviromycin. – **St. somaliensis** (Indiella s. Indiellopsis som., Nocardia convoluta) v. a. in Afrika aus Myzetom mit gelben Drusen isoliert. – **St. variabilis** bildet Streptovarycinum. – **St. venezuelae** (St. phaeochromogenes var. chloromyceticus) bildet Chloramphenicol. – **St. violaceoniger** bildet die Antibiotika Amphotericine, Asco-, Blast-, Camphomycin, Oxytetracyclin u. a. m. – **St. viridifaciens** bildet Ayfactin u. Tetracyclin (bzw. Chlortetracyclin). – **St. viridoflavus** bildet das fungizide Candidin. – **St. willmorei** bei Leberaktinomykose isoliert.

Strepto|mycetaceae: *mykol* Fam. der Strahlenpilze [Actinomycetales], mit echtem Myzel u. Sporenketten. Zahlreiche Gattungen, z. B. Streptomyces, Waksmania, Micromono-, Micropoly-, Thermomono- u. Actinomonospora. – **St.mycinum** WHO: ↑ Streptomyzin. – **St.mykose**: durch – aerobe (!) – Strahlenpilze der Gattung Streptomyces hervorgerufene »Pseudomykose« (gem. KRASSILNIKOW-Systematik z. T. als

Strepto|myzeten

Aktonomykose bez.), deren Bild dem der Hautaktinomykose u. -nokardiose sehr ähnlich ist: Eiterungen, Fistelgänge, nicht selten Myzetome; s. a. Tab. »Mykosen«. – **St.myzeten**: ↑ St.mycetaceae.

Streptomyzin, Streptomycinum *WHO*: (S. A. WAKSMAN u. M. 1943/44) von Streptomyces-griseus-Stämmen produziertes Aminoglykosid-Antibiotikum, v. a. als **St. A** (unter den Begleitstoffen auch **St. B**; ↑ Abb.). Ebenso wie Dihydro-St. wirksam (durch Hemmung der ribosomalen Proteinsynthese) gegen gramneg. Baktn., Kokken u. bes. Mykobaktn. (v. a. Tbk-Baktn.; Einsatz aber durch Breitspektrum-Antibiotika wesentl. eingeschränkt, nur noch Kombinationsther. der Tbk u. der subakuten bakteriellen Endokarditis); rascher, die Keimvermehrung sofort hemmender Wirkungseintritt, je nach Konz. bakteriostatisch oder bakterizid (nur an extrazellulären Keimen), durch Oxidations- u. Reduktionsmittel etc. z. T. aufgehoben. Anw. (i.v., i.m. u. s.c.) als Sulfat, Pantothenat, Trihydrochlorid-Kalziumchlorid-Doppelsalz); 1 g St.base entspricht ca. 10^6 antibiot. Einhtn.; Nebenwirkungen (bei Ausscheidungsstörung verstärkt): selektive Neurotoxizität für das Gleichgewichts- u. Hörorgan (durch Dihydro-St. irreversible Kochleariszschäden bis Taubheit!); tolerierte TD ca. 1 g, Gesamtdosis ca. 30 g (bzw. 20 g Dihydro-St.); schnelle Resistenzsteigerung (einfache Kreuzresistenz gegen Kanamycin-Neomycin-Gruppe) durch One-step-Mutation (»**St.-Typ**« der Resistenzentwicklung), bei Kombin. mit INH oder PAS verzögert. – **St.allergie**: system. (anaphylakt. Schock, Erythematodes) oder organfixierte Überempfindlichkeitsreaktion, letztere häufig (meist berufsbedingt) an der Haut (bes. an exponierten Stellen) polymorph (Erythem bis vesikulöse Eruptionen).

Strepto|niazidum *WHO*: eine INH-St.myzin-Verbindung; Tuberkulostatikum (i.v.). – **St.nigrin**, Rufocromomycin: Hemmstoff für die DNS-Biosynthese. – **St.nivicin**: ↑ Novobiocinum. – **St.phagen**: St.kokken-Bakteriophagen; beschrieben bisher für die serol. Gruppen A, C u. E. – **St.podie**: ↑ Strephopodie. – **St.reaktion (Levaditi*-Fanconi*)**: s.c. Inj. einer Aufschwemmung abgetöteter St.kokken in NaCl-Lsg.; bewirkt normalerweise Hautrötung u. -infiltration (nicht während einer St.kokkeninfektion bis zur Rekonvaleszenz; unspezifisch).

Streptose: ↑ Formel »Streptomyzine«.

Streptosoma: Mißgeburt mit WS-Torsion (Beine nach vorn) u. medianer Gastro- u. Thorakoschisis (mit Eventration).

Strepto|t(h)richose: obsol. Bez. für Erkr. durch Strahlenpilze (Actinomyces, Nocardia, Streptomyces); s. a. Streptothrix. – **St.thricin, -trycin**: (1942 WAKSMAN u. M.) Antibiotikum aus Streptomyces lavendulae u. a. Arten; wirksam gegen grampos. u. -neg. Baktn., Mykobaktn. u. Pilze. Ferner **St.thricin B u. B II** als aus Streptomyces fradiae isoliertes Neomycin C bzw. B. – In der UdSSR Gruppenbez. (»**St.thricine**«) auch für Streptolin, Phytobacteriomycin C u. D, Grisemin D, Polymycin A u. B etc. – **St.thrix, -trichon, -trichum**: *bakt, mykol* veralteter Gattungsname; neue Einordnung unter ↑ Actinomyces, St.myces, Nocardia, St.bacillus u. Madurella.

Strepto|varicinum *WHO*: Antibiotikum (mehrere Komponenten) aus St.myces variabilis; Hemmstoff der RNS-Biosynthese; wirksam v. a. gegen Mycobact.

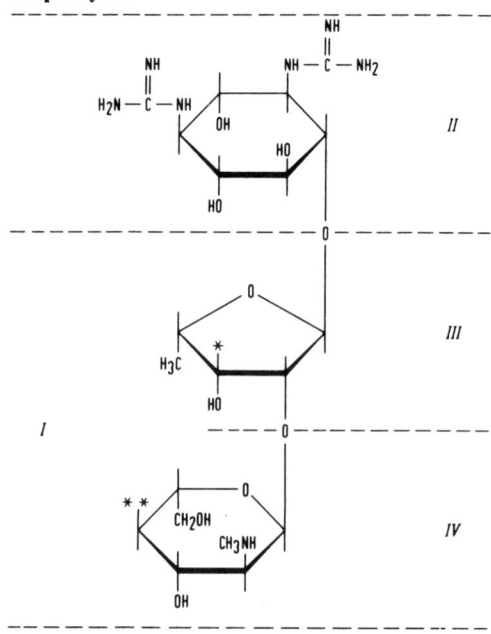

Streptomyzine

I	Streptobiosamin
II	Streptidin
III	Streptose
IV	N-Methyl-L-glukosamin
*	—CHO : Streptomyzin A und B
*	—CH$_2$OH : Dihydrostreptomyzin
**	HO— : Streptomyzin A
**	: Streptomyzin B (= Mannosidostreptomyzin)

Str. A: $C_{21}H_{39}N_7O_{12}$; Str. B: $C_{27}H_{49}N_7O_{17}$

tubercul. – **St.vitacin**: Antibiotikum-Gemisch (A u. B) aus Streptomyces griseus; Hydroxyderivate des Actidion (Zykloheximid); im Tierversuch kanzerostatisch. – **St.zocinum** *WHO*: 2-Desoxy-2-(3-methyl-3-nitroso-ureido)-D-glukopyranose; Antineoplastikum.

Stress, Streß: (engl. = Anstrengung, Druck; SELYE) jede Verletzung der Integrität des Organismus, i. e. S. die abnorme Belastung vorwiegend der vegetat. Funktionen, die ein ↑ Adaptationssyndrom (»**St.-syndrom**«) auszulösen vermag. – *psych* bes. belastendes Erlebnis (einschl. Konfliktsituation, Leistungsdruck), das zu abnormer seel. Reaktion führt (d. h. das psych. Trauma in seiner älteren u. engsten Bedeutung u. mit best. psych. Erscheinungen als dir. Folge); als »Stress of life« die nahezu ständ. psych. Belastungen des tägl. Lebens. – Auch weniger korrekt für St.situation, ↑ Stressor. – **St.eosinopenie**: E. in der Abwehrphase des Adaptationssyndroms; Folge des Hyperkortisolismus.

Stressful interview: (engl.) durch provozierende Fragen (zur biograph. Anamnese etc.) »belastendes Gespräch« mit dem Pat., um vegetat. Fehlfunktionen (z. B. labilen Hochdruck) aufzudecken.

Streß|inkontinenz: *urol* Harnträufeln (oder Abgang im Strahl) als Folge einer Steigerung des intraabdomin. Druckes bei mangelhafter Blasenverschlußfunktion (v.a . Insuffizienz des Blasenbodenstütz- u. -halteapparates, auch begünstigende organ. Anomalien). Vork. v. a. bei älteren Frauen, u. zwar bei Husten, Niesen, körperl. Anstrengung (= 1. Grad), bei Gehen, Laufen, stat. Belastung (= 2. Grad) oder aber bereits in Ruhe (= 3. Grad = absol. Inkontinenz). – **St.leukozytose**: Erhöhung der Leukozahl im peripheren Blut nach körperl. Belastung oder in psych. Streßsituationen (Angst, Erregung); wahrsch. durch Verschiebungen vom marginalen zum strömenden Leukozytenpool. – **St.lymphozyt**: nach Streß im peripheren Blut auftret. großer L. mit breitem – hellem oder basophilem – Zytoplasmasaum (= Typ II bzw. III); spricht im Ggs. zum kleinen (zytoplasmaarmen) L. weniger auf die lymphozytopen. Wirkung von Kortison (Kortisol) an u. reagiert auf Adrenalin-Inj. mit numer. Zunahme.

Stressor: (SEYLE) Streß-auslösender Faktor.

Streß|polyglobulie: die ⌐ Pseudopolyglobulie im St.syndrom. – **St.reaktion**: durch Streß ausgelöste Reizbeantwortungssituation, i. e. S. die Alarmreaktion des Adaptationssyndroms. Als **emotionale St.reaktion** die ⌐ Katastrophenreaktion. – **St.tod**: Exitus let. bei Adaptationssyndrom infolge Erschöpfung der kompensierenden Regulationen. – **St.ulkus**: *gastrol* ⌐ Krisenulkus; s. a. Steroidulkus.

Streu|herd: *path* s. u. Streuung (2). – **St.licht**: diffuses Licht; s. a. TYNDALL* Effekt. – **St.puder** Diapasma: P. in trockener, streubarer Form. – **St.strahlung**: aus ihrer ursprüngl. Richtung abgelenkte Strahlen; s. a. Streuung, Streuzusatz, Rückstreuung. – **St.strahlenblende**: *radiol* »objektnahe« Rasterblende (sogen. Vorderblende, zwischen Objekt u. Film) zur Unterdrückung von St.strahlung im Interesse einer besseren Bildqualität.

Streuung: 1) *physik* Änderung der räuml. Verteilung einer – gerichteten – Strahlung durch teilweise Ablenkung an einer Oberfläche (= Reflexion) bzw. – für ionisierende Strahlen – beim Durchgang durch Materie; letztere entweder ohne Energieverlust als sogen. **klass. St.** (= THOMSON*-RAYLEIGH* St.; geht wie die Licht-St. von fest im Atom gebundenen Elektronen aus u. überwiegt bei weicher Primärstrahlung) oder aber mit Energieverlust als Quanten- oder COMPTON* Streuung (⌐ COMPTON* Effekt); s. a. Streustrahlung, Rückstreuung. – 2) *path* von einem infektiösen Herd (»Streuherd«) ausgehende Erregeraussaat innerhalb des Organs oder in andere Organe; s. a. Metastase, Generalisierung, aktiver ⌐ Herd. – 3) *statist* **Streuungsmaß**: jede Kennziffer, die Aufschluß über die Größe der in einem Zahlenvorrat auftretenden Differenzen gibt; z. B. die mittl. quadrat. Abweichung u. die Varianz.

Streuungs|rheumatoid: bei Infektionskrankht. im Rahmen der Abwehrvorgänge auftretende Gelenkerscheinungen, z. B. Scharlach-, Tbk-Rheumatoid – **St.tuberkulose**: sich durch hämato- u. bronchogene Streuung auf weitere Lungenabschnitte ausbreitende Tbk; i. w. S. auch die generalisierte.

Streuzusatz(dosis), SZD: *radiol* der Betrag, um den sich eine frei in Luft gemessene Dosis auf Grund der im bestrahlten Objekt entstehenden Streustrahlung erhöht. Abhängig von Energie der Primärstrahlung, Feldgröße, durchstrahlter Materie.

S-T-R-Formenwechsel: *bakt* s. u. S-R-.

Stria: Streifen; *anat, derm* streifenförm. Organstruktur bzw. Hautveränderung. – **Striae cutis (atrophicae), St. distensae s. albicantes**: *derm* parallele, leicht gewellte, anfangs etwas erhabene, bläul.- bis braunrote Streifenbildungen der Haut, die mit depigmentierter Atrophie abheilen. Physiol. während Pubertät (v. a. ♀) u. Schwangerschaft (»**St. gravidarum**«), in der 2. Hälfte bei ca. 70%; ferner bei Fettsucht (»**St. obesitatis**«), CUSHING* Syndrom (bläul.-rötlich: »St. lividae«), Hyperlipämie (mit Lipoideinlagerung), nach längerer Medikation von ACTH, Glukokortikosteroiden, Thiosemikarbazonen u. INH, u. zwar v. a. an Brüsten, unt. Stamm, Oberschenkeln. Wahrsch. Kortikosteroid-Effekt, s. a. neurogene ⌐ Striae. – **St. longitudinalis corporis callosi** *PNA*: Längsstreifen aus markhalt. Nervenfasern auf der dors. Balkenfläche; als St. l. lat. paarig paramedian, vom Gyrus cinguli verdeckt (»**St. [ob]tecta**«), dorsal in die Gyri fasciolaris u. dentatus des Hippocampus übergehend; als St. l. med. median, vorn in den Gyrus subcallosus, hinten in den Gyrus fasciolaris übergehend. – **St. malle(ol)aris** *PNA*: vom Umbo zur Prominentia mallearis aufsteigende weiße Streifen an der Außenseite des Trommelfells (durchscheinender Hammergriff). – **Striae medullares**: »Markstreifen«; 1) St. m. corticis renis *JNA*: ⌐ Pars radiata. – 2) Stria m. thalami *PNA*: zum Trigonum habenulae ziehender weißer Streifen an der dorsomed. Fläche, an dem die Tela choroidea des III. Ventrikels ansetzt. – 3) St. m. ventriculi quarti *PNA*: vom Nucl. cochlearis dors. über die Area vestibularis am Boden des IV. Ventrikels ziehende Hörnervfasern (»**St.acusticae**«), die sich im Sulcus medianus in das Rautenhirn einsenken u. der lat. Schleife anschließen. – **St. meningiticae**: als Streifen angeordnete Petechien (v. m. a. nach Kratzen) infolge gesteigerter Irritabilität der Kapillaren bei Meningitis u. Hirnprozessen. – **neurogene Striae**: *derm* die etwa 3 Wo. nach hint. spinaler ⌐ Radikulotomie (z. B. bei Laminektomie) im zugehör. Hautbereich auftretende ⌐ St. distensae. – **Striae olfactoriae**: die 3 aus dem Tr. olfacotrius an dessen Ende hervorgehenden, das Trigonum olfactorium bildenden »Riechstreifen«: die lat., eigentl. St. olfactoria *PNA* dringt in den Sulcus lat. ein, zieht zur Rinde des Gyrus parahippocamp. u. bildet das Limen insulae; die St. o. media aus dem Gyrus paratermin., breitet sich auf dem Balken als Indusium griseum aus, setzt sich am hint. Balkenende frei als Gyrus fasciolaris u. dentatus fort u. endet im Hippocampus; zwischen bd. die St. o. intermedia. – **Striae patellares**: *derm* St. distensae quer über der Patella nach schwerer Infektionskrankht. (z. B. Typhus) u. im Zusammenhang mit Beugekontraktur. – **St. terminalis** *PNA*, halbkreisförm. Streifen markhaltiger Nervenfasern als Bedeckung der V. thalamostriata. – **St. vascularis** *PNA*: gewulsteter, kapillarendurchsetzter Epithelstreifen an der Außenwand des Ductus cochlearis (⌐ Abb. »CORTI* Organ«).

striär: gestreift (= striatus), in Form von ⌐ Striae; (i. w. S.) das Corpus striatum betreffend, z. B. **st. Hypertonie** (d. i. Rigor ohne Tremor), **st. Syndrom** (als neostriäres das ⌐ Striatum-Sy., als paläostriäres das Pallidum-Sy. ⌐ Parkinsonismus), **st. System**

striato...

(das Striatum, i. w. S. einschl. Pallidum.: / pallidostriäres System).

striato...: Wortteil „Corpus striatum" (s. a. Striatum..., strio..., striär).

Striatum: *anat* / Corpus striatum. – **St.apoplexie**: Sonderform der Apoplexie bei Blutung der A. cerebri media, mit Enzephalomalazie des Striatum u. der inn. Kapsel, aber weitgehender Verschonung der Hirnrinde. – **St.syndrom**, neostriäres oder Striato-Kaudatus-Sy.: extrapyramidales Sy. infolge Schädigung des Neostriatum; mit Hyperkinesen (Athetose, Chorea, Torsionsspasmen) verschiedener Lokalisation (gemäß der somatotop. Gliederung des Striatum), ferner Tremor, Hemiballismus, evtl. weiteren Symptn. seitens der – oft mitbeteiligten – basalen Ganglien.

striatus: (lat.) gestreift.

Strich: *physiother* Element der / Streichmassage (z. B. Beckenkamm-, Glutäus-, Trochanter-St.). – **diagnost. St.**: lineäre Hautreizung zur Beurteilung von Dermographismus (»vasomotor. St.phänomen«), Unterhautzellgewebe u. Muskulatur.

Strich|abrasio, -kürettage: lineärer Kürettagestrich an der Uterusvorder- oder -hinterwand mit spez. (schmaler) **St.kürette** zur Gewinnung eines Schleimhautstreifens für die histol. Diagnostik (i. S. der **St.biopsie**); v. a. zur Kontrolle des Ovarialhormon-Effektes am Endometrium (Bestätigung oder Ausschluß eines ovulator. Zyklus); ungeeignet für Malignomdiagnostik (Vollkürettage!).

Strich|fokus: *röntg* der in Diagnostikröhren übl. rechteck.-läng Fokus, der durch die 71°-Neigung des Anodenspiegels gegen den Elektronenstrahl als optisch wirksamer Brennfleck auf ein – um 2/3 kleineres – Quadrat verkürzt wird. Vorteil: rel. große Belastungsfläche. – **St.gang, -laufen**: *neurol* das Gehen auf einer geraden Linie zur Prüfung der Kleinhirnataxie. – **St.gruppen-Test**: *radiol* Prüfung des Auflösungsvermögens radiologischer Bildsysteme anhand der Abb. dünner, in Gruppen angeordneter Streifen aus absorbierendem Material.

Strich|kultur: *bakt* durch strichförm. Abstreifen des Untersuchungsgutes auf ein festes Nährsubstrat eingeleitete K.; vgl. Ausstrich. – **St.scanning**: *nuklearmed* mit St.marken arbeitendes Szintigraphie-Verfahren; s. a. Styloszintigramm. – **St.test**: *bakt, pharm* zur Prüfung der Antibiotika-Empfindlichkeit bzw. -Konz. Agar-Diffusionstest in einer / St.kultur, deren Striche (evtl. mit verschied. Baktn.-stämmen) im allg. radial um das Testobjekt (z. B. mit dem Antibiotikum getränktes Papier) angeordnet sind.

Strich-körper: *anat* Corpus restiforme (/ Pedunculus cerebell. inf.).

Strickland* Typen: endoskop.-histol. Gastritis-Typen: A (bei perniziöser Anämie) als isolierte Korpus-Gastritis mit morphol. intakter Antrummukosa; B (bei allen übr. Gastritisformen) mit isolierten Verändergn. im Antrumbereich oder diffusen verschiedener Intensität.

Strictura, Striktur: *path* hochgrad. Einschnürung eines röhrenförm. Hohlorgans (vgl. Stenose; s. a. unter dem Organnamen); permanent infolge organ. Veränderungen der Wand oder der Nachbargewebe (= **St. organica**), z. B. entzündlich (= **St. conges-** tiva s. inflammatoria) oder neoplast. durch Infiltration, Strang- u. Narbenbildung (= **St. cicatricalis**) oder nur passager-funktionell als Spasmus (= **St. contractilis s. functionalis s. spasmodica**; z. B. nach instrumentellem Eingriff, als hyster. Konversionssyndrom, z. B. an der Speiseröhre). Entweder weitgehend gleichmäßig (= **St. simplex**; evtl. ringförmig = **St. anularis**) oder unregelmäßig-gewunden (= **St. irregularis s. tortuosa**); evtl. zum auch instrumentell nicht passierbaren Verschluß exazerbierend (= **St. impermeabilis**). – **St. uteri**: *geburtsh* / BANDL* Kontraktionsring.

Stridor: pfeifendes Atemgeräusch (vgl. Stertor); vorw. inspiratorisch bei Stenose der oberen Luftwege (als **St. laryngealis** bei Laryngismus, Laryngospasmus, Pseudokrupp u. Krupp, als **St. trachealis** bei Luftröhrenstenose), vorw. exspiratorisch als **St. bronchialis** (v. a. bei Asthma), gemischt z. B. als **St. thymicus** (bei Status thymolymphaticus). – **St. congenitus**: der juchzende, rasselnde inspirator. St. beim Neugeb. u. jungen Säugling infolge Kollapses der noch weichen Epiglottis oder infolge Ansaugens der Aryknorpel in den Kehlkopfeingang (max. meist im 2.–3.[–8.] Mon., bis zum 3. Lj. spontan verschwindend), ferner bei Glossoptose (z. B. ROBIN* Syndrom), Entwicklungsanomalien des Kehlkopfes, örtl. Gefäßanomalien (Dysphagia lusoria) etc. – **St. dentium**: »Zähneknirschen« (/ Bruxomanie). – **St. serraticus**: das »Sägegeräusch« beim Atmen durch eine Trachealkanüle (»Kanülenatmen«).

stridorös, stridulös: in Form eines Stridors.

Strieme: / Sugillation. – **Striktur**: / Strictura.

String-sign: *röntg* »Bandzeichen«, der unregelmäßig-gestreckt-starre KM-Faden als Rö.bild der ausgedehnten Darmstenose v. a. bei Enteritis region. (s. a. KANTOR* Zeichen), Colitis ulcerosa, Dünndarmkarzinoid.

strio...: Wortteil »Streifen«, »Striatum« (s. a. striato...). – **st.nigrale Degeneration**: (ADAMS, VAN BOGAERT, VAN DER EECKEN 1964) Striatum-Pallidum-Atrophie (enzephalographisch nachweisbar) u. erhebl. Ganglienzellverlust mit reakt. Gliose in Putamen, Nucl. caudatus u. Substantia nigra; klin.: progred., PARKINSON* Syndrom, letal. – **st.pallidär**: Corpus striatum u. Globus pallidus betreffend: z. B. **st.pall. Symptomenkomplex** (s. u. extrapyramidal, s. a. Striatum-Syndrom), **st.pall. System** (s. u. pallidostriär). – **st.zerebellär**: Corpus striatum u. Cerebellum betreffend (= extrapyramidal).

Stripping: (engl. strip = schmaler Streifen) scharf oder stumpf »ausschälende« Op. unter Einsatz eines **Strippers** (s. u. Faszien-, Sehnen-, Ring-, Venenstripper), z. B. Endarteri-, Thrombophlebektomie (»Ring-St.«), Sehnen- u. Faszien-St. (zur Transplantatgewinnung etc.), als Phlebexhairese (/ Venenstripping, MAYO* Op.).

StrlSchV: *radiol* / Strahlenschutzverordnung.

Strobila: Proglottiden-Kette des Bandwurms.

Strobili: (lat. = Zapfen) *pharm* zapfenförm. Pflanzenteile als Drogen, z. B. St. Lupuli (»Hopfenzapfen«, von Humulus lupulus).

Strobilocercus fasciolaris: Finne von Hydatigera taeniaeformis; entwickelt sich in der Leber von Ratten u. Mäusen zu einer Zyste (mit Wurm), von der bei ca. 25% eine sarkomatöse Neoplasie ausgeht.

Stroboskop: Gerät, z. B. rotierende Lochscheibe, Gasentladungsröhre (»Elektronen-St.«; Blitzfrequenz max. 1000 Hz), Hochvakuum-Röntgenblitzröhre (»Rö.St.«; ca. 200 Hz), mit dem durch period., kurze Belichtungen sehr schnelle period. Bewegungen auf Grund des ∫ stroboskop. Effektes sichtbar gemacht werden (»**Stroboskopie**«); auch für Flimmerlichtaktivierung verwendbar. – Prinzip auch der – ebenfalls für Bewegungsanalysen gebr. – Hochgeschwindigkeitskamera (Bildfrequenz 4000/Sek.; verlangsamte Bildvorführung mit z. B. 16/Sek.);. – **stroboskopischer Effekt:** opt. Bewegungstäuschung, wobei eine period. Bewegung (z. B. Drehung eines Rades) bei period.-blitzart. Beleuchtung eine scheinbar veränderte Geschwindigkeit aufweist: bei synchroner Blitzfrequenz Eindruck des Stillstandes, bei etwas schnellerer der einer langsamen Rückwärtsbewegung, bei etwas langsamerer der einer langsamen Vorwärtsbewegung.

Strobuli: *pharmaz* ∫ Strobili.

Strömchentheorie (der Erregungsleitung): s. u. HERMANN*.

Strömung: *physik* Bewegung einer Flüssigkeit oder eines Gases; nach dem Verhalten der Stromlinien unterschieden als laminar u. turbulent, nach der zeitl. Veränderlichkeit als stationär u. als instationär (z. B. die Blutströmung, als deren Sonderform die »**pendelnde St.**« bei Venenklappeninsuffizienz, d. h. exspiratorisch herzwärts, inspirator. zur Peripherie). – Messung *hämat* mit ∫ Stromuhr, -pendel, Ultraschall-Flowmeter.

Strömungs|geräusche: 1) vasale St.g.: ∫ HITZENBERGER*, Gefäßgeräusch. – 2) kardiale St.g.: s. u. Herz-, Einstromgeräusch. – **St.index:** *pulmon* der Quotient aus dem gemessenen AGW u. seinem aus der VK errechneten u. mit Faktor k (von Atemfrequenz abhängig, z. B. bei 30/Min. = 24) multiplizierten Sollwert. Werte wesentlich < 1 bedeuten einen erhöhten endobronchialen Strömungswiderstand. – **St.kalorimeter:** von fast körperwarmem Wasser durchströmte Meßkammer, die an das auf seine Durchblutung zu untersuchende Gewebe (z. B. Magenschleimhaut) herangebracht wird; die vom Wasser aufgenommene Wärmemenge (cal · cm^{-2} · sek^{-1}) entspricht der Wärmetransportleistung des strömenden Blutes u. ist damit der ateriellen Durchblutung weitgehend proportional (HENSEL).

Strömungs|puls: *kard* ∫ Strompuls. – **St.theorie:** *otol* Die stat. Empfindungen beruhen auf Endolympheströmungen, die zur Reizung der labyrinthären Rezeptoren (Macula sacculi u. utriculi, Crista ampullaris) führen. – s. a. MACH*-BREUER* Theorie. – **St.volumenmessung:** ∫ Plethysmographie. – **St.widerstand,** R: *physiol* ∫ Gefäß-, ∫ Bronchialwiderstand (s. a. Atemwiderstand, Resistance, vlg. Compliance, Elastance). Beide entsprechen dem Quotienten aus der Druckdifferenz dP des strömenden Körpers u. dem dadurch erzeugten Durchflußvol. V; nach dem POISEUILLE* Gesetz ergibt er sich aus Länge l u. Radius r des zu durchströmenden Rohres, Viskosität η des strömenden Körpers u. einer Konstanten:

$$R = \frac{1 \cdot 8}{r^4 \cdot \pi} \cdot \eta = \frac{dP}{V}$$

Stroganow* Schema (WASSILIJ WASSILIJEWITSCH STR., 1857–1938, Gynäkologe, Leningrad): (1909) histor. Ther. der Eklampsie mit Morphium u. Chloralhydrat (d. h. Kombin. von Sedativum u. Spasmoanalgetikum).

Stroh|drescher-Krankheit: (J. H. SALISBURY 1862) Abgeschlagenheit, Nausea, leichtes Fieber u. Rachenkatarrh nach Drescharbeiten; wahrsch. eine Pneumokoniose i. S. der Drescherlunge. – **St.feuerdiabetes:** der alimentäre Diabetes (mit bedeutungsloser, schnell abklingender Glukosurie). – **St.mattendermatitis:** Acarodermatitis durch im Stroh lebende Milben.

Strom: *physik* gerichtete Bewegung (s. a. Strömung) kleiner Teilchen (Elektronen, Ionen, Moleküle); i. e. S. der ∫ elektr. St. (s. a. diadynam., farad., galvan., galvanofarad., neofarad., tetanisierender St.), *physiol* ∫ Aktionsstrom (s. a. Erregungsleitung, Elektrotonus).

Stroma *PNA: anat* das interstitielle Bindegewebe eines Organs, z. B. das St. corneae (∫ Substantia propria), **St. glandulae thyreoideae** *PNA* (grobfaserig zwischen den Follikeln), **St. iridis** *PNA* (∫ Irisstroma), **St. ovarii** *PNA* (in der Rinde locker u. grobfaserig, im Mark dicht, feinfaserig, zellreich), **St. vitreum** *PNA* (das »Glaskörpergerüst« des Auges in Form eines gliösen Fäserchengespinstes). – *hämat* (ROLLETT) die membranöse Gerüstsubstanz der Ery, sogen. Stroma-Proteine (»**Stromatin**«), die nach Hämolyse übrigbleiben (durch Zentrifugation gewinnbar). – *path* der vom gefäßführenden Bindegewebe der Region gebildete u. keine Geschwulsteigenschaft besitzende Anteil eines Neoplasma; bestimmt die Konsistenz des Tumors (bei bes. starker Entwicklung: »Skirrhus«).

Stroma|arrosion, frühe: *gyn* Wachstumsform des Oberflächen-Ca., v. a. an der Portio: chron. Erosionen des Epithels mit begleitender St.entzündung begünstigen eine frühe, diskontinuierl. Infiltration entdifferenzierter (pluripotenter) Basalzellen des Regenerationsepithels in das Stroma (»Erosions-Ca.«). Entspricht – wie die netzige Infiltration – einem Mikrokarzinom (= Stadium I a) mit kurzer Latenzzeit; vgl. St.invasion. – **St.endometriose:** *gyn* Übergreifen endometrialen Stromas auf das Myometrium, seltener auch auf die Serosa; häufig als ∫ St.sarkom gewertet (»Sarcoma of low grade malignancy«). – **St.invasion:** das noch kontinuierl. infiltrierende zapfenförm. Vorwachsen bzw. bereits diskontinuierl. tropfig-plumpe Einwachsen eines Oberflächen-Ca. (z. B. an der Portio) in das darunterliegende Stroma (= **beginnende** bzw. **frühe St.invasion**); entspricht prognostisch noch dem ∫ Carcinoma in situ (= Stadium 0) bzw. bereits einem Mikrokarzinom mit langer Latenzzeit (= Ia; bei anderen Autoren beide synonym i. S. des Stadium 0). – **St.sarkom:** das solide (⌀ >3 cm), diffus das Myometrium infiltrierende »endometriale Sa.«, das feingeweblich zwar den St.zellen des Endometrium entspricht, von manchen Autoren aber vom Gefäßsystem abgeleitet wird (»Angioblastom«); durch Gefäßinvasion, Metastasierung u. zahlreiche Mitosen von der St.endometriose abzugrenzen.

Stroma|tin: *hämat* s. u. Stroma. – **St.zelle:** ∫ Bindegewebszelle. – **Stromatose:** ∫ Stromaendometriose.

Strom|bahn, terminale: *physiol* ∫ Endstrombahn. – **St.dichte:** *physik* in einer Strömung das Verhältnis der pro Zeiteinheit durch den Querschnitt strömenden Masse d*m* zur Querschnittfläche d*a*; es ist Produkt aus Dichte ρ u. Geschwindigkeit w gleich: dm/da = ρ·w. In der Elektrophysik der Vektor, der die Richtung des Stromes u. damit der pos. Ladungen hat; seine Größe ist gleich dem Quotienten aus Stromstärke u. Querschnittfläche des Leiters.

Stromeyer* (GEORG FRIEDR. LUDWIG STR., 1804–1876, Chirurg, Hannover) **Achillotomie**: (1833) von 2 Stichinzisionen aus vorgenommene Achillotomie. Lateral ansatznahe, medial um 10 cm höher Halbierung der Sehne, gleitendes Verschieben der Stümpfe auf die gewünschte Länge (ohne abschließende Naht). – **Str.* Kephalohämatozele**: mit venösen Durasinus kommunizierendes subperiostales Kephalohämaton (beim Pressen größer werdend). – **Str.* Strabotomie**: die nach Techniken der Myo- u. Tenotomie konzipierte op. Behandlung des schielenden Auges (erstmals erfolgreich praktiziert 1839 von CH. F. DIEFFENBACH); Grundprinzip der meisten modernen Schiel-Op.

Strom|kapillare: kontinuierlich-rasch blutdurchströmte Kapillare. – **St.linienphänomen**: *röntg* bei ↑ Splenoportographie durch Beimischung KM-freien Blutes aus der V. mesenterica sup. bedingte längl. Aufhellungen im Kontrastbild des Pfortaderstammes als Zeichen ungehinderten Abflusses. – **St.marke**: beim elektr. Unfall an der Ein- u. Austrittsstelle des Stromes entstehende Nekrose mit bräunlich verkrusteter oder auch verkohlter Haut u. meist wallart. Rand. Läßt evtl. aus Form u. Metallablagerungen auf die Art des stromführenden Körpers schließen. – s. a. Blitzfigur. – **St.pendel**: *physiol* in den Blutstrom eingebrachtes elast. P., dessen Auslenkung ein der Strömungsgeschwindigkeit proportionales Meßsignal gibt; s. a. Flowmeter. – **St.puls**: *physiol* die durch den Blutauswurf des Herzens in der Aorta erzeugte Zunahme der Blutströmung, die eine Pulswelle im Arteriensystem bewirkt; gemessen mittels Stromuhr.

Stromschleifen: *physiol* die schleifenförm. Ausbreitung eines elektr. Stromes im biol. Objekt (z. B. menschl. Körper) bei Zuleitung von einer Elektrode zur anderen, sowie zur Ableitung von Bioelektrizität erzeugenden Gewebe zur Abnahmeelektrode. Die Zahl der St. pro Querschnittsflächeneinheit bestimmt die Stromdichte.

Stromuhr: Gerät zur Messung der Blutströmung am eröffneten (↑ LUDWIG* St.) oder uneröffneten Gefäß (↑ REIN* Thermo-St.).

Strom|unfall: ↑ elektr. Unfall. – **St.zeitvolumen**: *physiol* pro Zeiteinh. durch den Gesamt- oder einen Organkreislauf fließende – mittels Flowmeter meßbare – Blutmenge.

Strong* Bazillus (RICHARD PEARSON STR., 1872–1948, Bakteriologe, Manila, Cambridge/Mass.): Pasteurella-pestis-Stamm mit abgeschwächter Virulenz; Ausgangsmaterial für die KOLLE*-ST.* Vakzine. – Von STR. auch **Choleravakzine** aus Vibrio-Nukleoproteinen angegeben.

Strongylata: *helminth* Unterordnung der Rhabditida [Nematodes], medizinisch wicht. Überfamilien Strongyloidea, Meta- u. Trichostrongyloidea. – **Strongyliasis**: ↑ Strongylose. – **Strongylidae**: Fam. »Palisadenwürmer« (neben Ancylostomatidae, Syngamidae u. a.) der Überfam. **Strongyloidea** [Strongylata]. Medizinisch wichtig die Gattgn. Oesophagostomum, Strongylus u. Ternidens.

Strongyloides: Nematoden-Gattung der Fam. **Strongyloididae** [Superfam. Rhabditoidea] mit 2 getrennten Entwicklungszyklen: parasit. Zyklus der schlanken, parthenogenet. ♀♀ (= strongyloider Typ) u. freilebender (= saprozoischer) Zyklus mit bd. Geschlechtern (♂ viel kürzer u. gedrungener). – Einzige humanparasit. Art (auch bei Hund u. Katze; andererseits zooparasit. Arten auch beim Menschen; Larven als Erreger von Creeping eruption). **St. stercoralis** (= Anguillula ste., Rhabdonema intestin., »Kotälchen«, »Zwergfadenwurm«) als trop., aber auch in warmen Bergwerken Europas vork. Dünndarmparasit. Zyklus: filariforme Larve durchbohrt die (Fuß-) Haut, gelangt über Lungen (Blutweg), Trachea u. Ösophagus ins Jejunum, wo sie sich zum reifen ♀ (2,2 mm) entwickelt, aus dessen Eiern (s. a. Wurmeier) bald rhabditiforme Larven ausschlüpfen (im Duodenalsaft u. Stuhl nachweisbar), die über 2 Häutungen zu infektiösen filariformen Larven werden, u. zwar außerhalb des Körpers oder aber im Darm (mit Endo-Autoinvasion durch die Darmschleimhaut) oder perianal in Kotresten (Exo-Autoinvasion durch die Afterhaut). Beide Autoinfektionen (daneben auch freilebender Zyklus) bedingen die außerordentl. Hartnäckigkeit der Strongyloidosis (Anguillulosis), wie sie in Europa v. a. bei Berg- u. Tunnelarbeitern vorkommt (anzeigepflicht. BK): Larvenbefall von Haut (Creeping eruption) u. Lungen (Asthma verminosum, mit flücht. Infiltraten, in schweren Fällen Pleuritis), Wurmbefall des Darmes mit Bauchschmerzen, blut. Diarrhöen (»Cochinchina-Diarrhö«), Abmagerung, neurasthen. Erscheinungen, Bluteosinophilie; evtl. tödlicher Ausgang. Diagnose: mikroskop. Larven-Nachweis im Kot.

Strongyloplasma: alter Gattungsname für Viren; z. B. **St. hominis** (↑ Molluscum-contagiosum-Virus), **St. variolae** (↑ Variola-Virus).

Strongylus: Nematoden-Gattung der Fam. Strongylidae; Parasiten (»**Strongylosis**«) von Pferden u. a. Huftieren, nicht aber des Menschen. – Großenteils veralteter Name für Haemonchus, Metastrongylus, Strongyloides, Oesophagostomum, Graphidium, Muellerius, Ostertagia, Mecistocirrus, Ancylostoma. – **St. gigas s. renalis**: ↑ Dioctophyma renale.

Strontium (metallicum), Sr: Erdalkalimetall mit Atomgew. 87,62, OZ 38; 2wert.; natürl. Isotope: ^{84}Sr, ^{86}Sr, ^{87}Sr u. (größter Anteil) ^{88}Sr; Radioisotope: ^{85}Sr (γ-Strahler, HWZ 64 d; zu stabilem ^{85}Rb zerfallend), ^{87m}Sr (Tochternuklid von ^{87}Y; γ, HWZ 2,8 h; beide früher für Knochenszintigraphie), ^{98}Sr (β, HWZ 51,5 d; max. zuläss. Körperkonz. 4 μCi, krit. Organ: Knochen), ^{90}Sr (β, HWZ 28 a; beide für Strahlenther. bei Haut-, Augen-, Knochenmalignom). – *therap* kleine i.v. Gaben erhöhen Tonus, große erzeugen Apnoe (evtl. Herzstillstand); hebt bronchodilatator. Wirkung von Mg^{2+} auf, wirkt, in kleinen Mengen mit Trinkwasser u. Lebensmitteln zugeführt, antikariös; »konkurriert« als rel. inertes Sr^{2+} mit dem Ca^{2+} (allerdings bei geringerer Darmresorption u. Plasmabindg., schnellerer Harnexkretion u. – unter ausreichender Ca-Zufuhr – schlechterer Knocheneinlagerung), wird deshalb als »Ca-Schlepper« zur Remineralisierung angew. (gelangt aber auch als ^{90}Sr-Fallout nach Kernwaffenexplosion über Pflanzen, Pflanzenfresser u. tier. Produkte [v.a. Milch] in den menschl. Organismus u. wird im Knochen abgelagert; evtl. mit kanzerogener Wirkung!). Bei chron. Zufuhr Fluorose-ähnl. Bild (»**St.rachitis**«).

g-Strophanthidin, Ouabagenin: herzwirksames Aglykon des g-Strophanthins (↑ Formel). – Analog das k-Strophanthidin (Convallatoxigenin).

g - Strophanthidin (Ouabagenin)

k - Strophanthidin (Cymarigenin, Convallatoxigenin)

17 β - Stellung (herzwirksames Strophanthus-glykosid) — enzymat. Isomerisierung → *17 α - Stellung (herzunwirksames Allo-glykosid)*

Strophanthin: i. e. S. das **g-Stroph.** oder **g-Strophanthosid** (auch: Gratus-Str., Ouabain[osid]) als g-Strophanthidin-3-L-rhamnosid, ein Herzglykosid aus Samen von Strophanthus gratus u. Holz von Acocanthera-Arten (v. a. Ac. ouabaio); therap. Anw. (im allg. i.v.) bei Herzinsuffizienz (s. a. Strophanthus-Glykoside). Kumuliert mit Digitalis u. führt dann – wie auch bei Überdosierung – zum **Strophanthinismus** mit Erbrechen, Tachykardie, Atemnot, u. U. Herztod (20–40 Min.). Wirkungseintritt nach ca. 1 Std., tgl. Wirkungsverlust ca. 40%. – Ferner **e-Stroph.** (= Emicymarin), ein Periplogenin-D-digitalosid in Strophanthus-Arten; **h-Stroph.**, ein Glykosid-Gemisch aus Samen von Strophanthus hispidus. – **k-Stroph.** (= Kombé-Str.), ein Glykosid-Gemisch aus den Samen von Strophanthus kombé, Castilloa elastica cerv. u. Apocynum Cannabium; mit wechselnden Anteilen von k-Str. α, β u. γ (= Cymarin = Strophanthidin-D-cymarosid bzw. Strophanthidin-strophanthobiosid bzw. k-Strophanthosid).

Strophantho|biose: der glykosidisch gebundene KH-Anteil (D-Cymarose-β-D-Glukose) von k-Strophanthin β. – **St.triose**: eine Triose (D-Cymarose u. je 1 Mol. β- u. α-D-Glukose) als glykosidisch gebundener KH-Anteil von k-Strophanthin γ.

Strophanthosid(um): 1) Str. G, g-Str.: ↑ g-Strophanthin. – 2) Str. K, k-Str.: ↑ k-Strophanthin γ.

Strophanthus|-Glykoside: zu den Sterin-glykosiden zählende Cardenolid-glykoside (4 Aglykon-Typen) in den Samen von **St.-Arten** (Apocynaceae im trop. Afrika u. Asien); je nach hauptsächl. Aglykon 5 Gruppen: Ouabagenin (= g-Strophanthidin; in Str. gratus), (k-)Strophanthidin/-thidol (Str. hispidus, kombé u. a.), Sarmentogenin (Str. sarmentosus u. a.), Gitoxi-/Corotoxigenin sowie Periplo-, Uzari- u. Desaro-, Digitoxi-genin. Therap. Anw. v. a. des ↑ Strophanthin g u. k, deren – an die 17β-Konfiguration gebundene – Herzwirksamkeit bei längerem Lagern der Samen durch enzymat. Umlagerung verlorengeht (17α-Konfiguration; Bildung herzunwirksamer »Alloglykoside«).

Strophozephalus: Mißgeburt mit Schädel- u. Gesichtsfehlbildgn. (Otozephalie u. Zyklopie).

Strophulus (infantum), Strofulus, Lichen simplex acutus (VIDAL) s. urticatus (BATEMAN), Prurigo simplex acuta s. infantum, Urticaria papulosa infantum: »Juckpöckchen«, papulöse Dermatose des Kleinkindes (ab 6 Mon.) bes. an Stamm u. Extremitätenstreckseiten als Nahrungsmittelallergose. Plötzlich aufschießende juckende (= **St. pruriginosus**) Papeln mit rotem Hof, deren Spitzen sich in derbe, tiefsitzende Bläschen mit klarem Inhalt umwandeln können (= **St. vesiculosus s. varicellosus**, v. a. bei Kindern mit exsudativer Diathese); größere Blasen gelegentlich an Fußsohlen, Unterschenkeln, Handgelenkbeugeseiten (= **St. bullosus**); Dauer der – evtl. sehr dicht stehenden (= **St. confertus**) – Effloreszenzen bis zu 2 Wo.; durch Kratzen häufig Sekundärinfektion (= **St. impetiginosus**). – **St. albus**: ↑ Milium.

StrSchV: *radiol* ↑ Strahlenschutzverordnung.

Strudelvenen: ↑ Venae vorticosae.

Strudolimie: (ZIOLKO) »Spatzenappetit«, Hyporexie.

Strübing* Anämie: (1882) ↑ MARCHIAFAVA*-MICHELI* Anämie.

v. Strümpell* (ADOLF GUSTAV GOTTFR. V. STR., 1853–1925, Internist, Wien, Leipzig) **Krankheit, Syndrom**: 1) hyperton.-hyperkinet. Sy.: ↑ amyostat. Syndrom. – 2) ↑ BECHTEREW* Krankh. (s. a. Spondylarthritis ankylopoetica). – 3) V. STR.*-ERB*-CHARCOT* Sy.: spast. ↑ Spinalparalyse. – 4) V. STR.*-LEICHTENSTERN* Enzephalitis (OTTO MICHAEL L.): ↑ Encephalitis acuta haemorrhagica. – 5) V. STR.*-WESTPHAL* Sklerose (KARL FRIEDRICH OTTO W.): ↑ Pseudosklerose (2). – **Str.* Zeichen**: (1899) Pyramidenbahnzeichen beim spast. Syndrom; als **Tibialisphänomen** die ton. Adduktion, Dorsalflexion u. Supination des Fußes, evtl. auch Dorsalflexion der Großzehe (»**Zehenphänomen**«) bei akt. Kniebeugung gegen Widerstand (Synkinesie infolge Mitinnervation des M. tib. ant.); als **Radialisphänomen** die Dorsalflexion der Hand bei Volarflexion der Finger; als **Pronationsphänomen** die Pronation der Hand bei Armbeugung.

Strughold* Zeitreserve (HUBERTUS STR., geb. 1898, Physiologe, Berlin, Texas): ↑ Selbstrettungszeit.

Struktur|atrophie: *path* s. u. Knochenatrophie. – **St.bild**: mikroskop. Bild, in dem ungefärbte Strukturen durch Lichtbrechung, Absorption, Phasenverschiebung (Phasenkontrast) oder mittels Elektronenstrahls (↑ Elektronenmikroskop sichtbar gemacht werden. – **St.einheit**: *zytol* ↑ Kompartiment. – **St.erhaltungszeit**: *path* die Zeit vom Beginn einer Ischämie bis zum St.zerfall (d. h. Erlöschen der Wiederbelebungsfähigkeit). – **St.formel**: *chem* die – im Unterschied zur Brutto- oder Summenformel – die einzelnen Elemente u. ihre Verbindung untereinander aufzeigende graph. Darstg. der Zusammensetzung u. Konstitution einer chem. Verbindung. – **St.gen**: s. u. JACOB*-MONOD* Modell.

Strukturierung: *psych* die spontane Zusammenfügung (Organisation) einzelner wahrgenommener Elemente zu einer Gestalt als Voraussetzung für das Erkennen. Bei Nachlassen der St. (Bewußtseinstrübung, Amentie etc.) kommt es zum Gestaltzerfall mit Erkennungsstörungen u. Fehldeutungen.

Struktur|myopthie: Sammelbegr. für kongenit. Myopathien mit – nur elektronenmikroskopisch u. histochemisch sicher nachweisbaren – strukturellen Anomalien der Muskulatur; z. B. SHY*-MAGIE* (= Central core disease), SPIRO*-SHY*-GONATAS* Syndrom, mitochondriale, sarkotubuläre u. Nemalin-Myopathie. – **St.neurose**: ↑ Kerneurose. – **St.proteine**: wasserunlösl. Pr. unbekannter Funktion, isoliert v. a. aus Mitochondrien u. Ery-Membranen. Ihre Neigung zu Aggregation u. Komplexbildung begründet die Hypothese, daß sie die Grundlage der Membran-Proteinstruktur bilden, an die die Membranenzyme, Transport- u. Rezeptorproteine gebunden sind. – **St.umsatz**: *physiol* Anteil des Energieumsatzes des Organismus oder einzelner Organe, der zur Erhaltung der Zellstruktur notwendig ist u. bei dessen Unterschreiten Zelltod eintritt. Beträgt z. B. im Gehirn etwa 20% des Bereitschaftsumsatzes. – s. a. Erhaltungsstoffwechsel.

Struma, Kropf: allg. Bez. für eine Vergrößerung der Schilddrüse (auch der aberrierenden), die sporadisch oder endemisch auftritt bei Jodmangel (Jodfehlverwertung), durch strumigene Substanzen, bei erhöhtem Hormonbedarf, in der Pubertät (= **St. juvenilis**, ↑ Adoleszentenstruma) u. Schwangerschaft, bei Lichtmangel u. in Streßsituationen (Infektionskrankhtn., Kälteeinwirkung, Angsterleben), ferner bei Entzündung (↑ Strumitis, RIEDEL* St., QUERVAIN* Thyreoiditis) u. als malignes Wachstum (↑ Schilddrüsenkarzinom). Als **euthyreote St.** (mit normaler Funktion) sporadisch oder endemisch bei vermehrter Thyreotropin-Sekretion, infolge Schilddrüsenhormonmangels parenchymatös oder kolloidal (Ther.: Schilddrüsenhormone; bei Kompressionserscheinungen Strumektomie); als **hypothyreote St.** (mit Unterfunktion; ↑ Hypothyreose, Kropfkretinismus) v. a. als Jodmangel- u. Jodfehlverwertungs-St., durch strumigene Substanzen, nach Strumitis u. als St. maligna; als **hyperthyreote St.** (↑ Hyperthyreose) diffus oder knotig. Je nach ^{131}J- u. ^{99m}Tc-Speicherung eingestuft als ↑ heiß, warm, kühl u. kalt (s. a. St.knoten; als »jodavide« gelten v. a. auch Basedow-, Jodmangel-St.). – Größeneinteilung (Stadien) I a: solitärer Knoten bei normaler Organgröße; I b: bei Reklination des Kopfes tastbare diffuse St.; II: deutl. sichtbar bei normaler Kopfhaltung; III: sehr groß, z. T. intrathorakal u. mit örtl. mechan. Komplikationen wie Tracheomalazie (Stridor, evtl. Kropftod), Dysphagie, Einflußstauung, Struma varicosa, Rekurrensparese, HORNER* Symptomenkomplex, Kropfherz. – Ther.:

medikamentös (je nach Funktion Jod, Glandula thyroidea siccata, Schilddrüsenextrakt, -hormon, Thyreostatika; als Prophylaxe jodiertes Kochsalz), Strahlenther. (Röntgen, Radiojod), Resektion. – Häufigste Formen: **St. aberrans** einer akzessor. Drüse, meist als Zungengrund-St. (= **St. baseos linguae** am For. caecum linguae; da oft einziges Schilddrüsengewebe, cave Exstirpation!), aber auch mediastinal, intratracheal, retroviszeral hinter den Halseingeweiden, entweder als »echter« (von der Hauptdrüse völlig getrennter) oder als »falscher Nebenkropf« (durch Bindegewebsbrücke verbunden, beim Schluckakt mitgehend). – Auch Bez. für Metastasen eines Schilddrüsen-Ca. in Halslymphknoten. – **alimentäre St., St. cibaria**: ↑ Jodmangelstruma bzw. St. durch strumigene Nahrungsbestandteile (v. a. Brassica-Faktoren). – **St. basedowiana**: die prim. BASEDOW-Struma (parenchymatosa et vasculosa). – **St. basedowificata**: die sek. ↑ BASEDOW-St. – **blande St.**: nicht-entzündl., nicht-maligne u. euthyreotisch. – **St. colloides s. colloidalis**: große, weiche »Gallert-« oder »Kolloid-St.«, mit vergrößerten, prall gefüllten Follikeln (Epithel abgeplattet); diffus oder knotig, infolge Kolloidstauung aus der St. parenchymatosa hervorge-

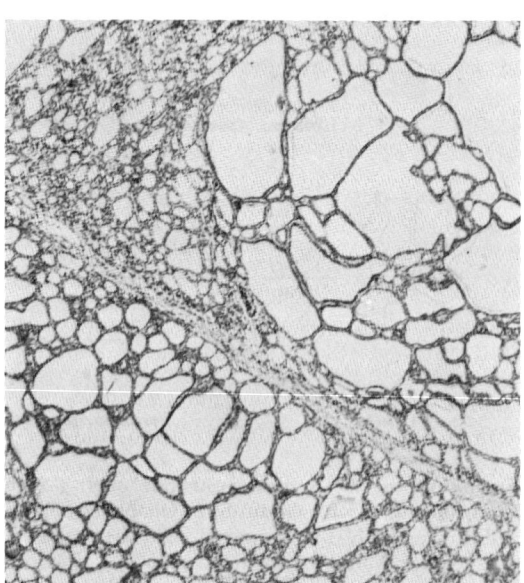

Kolloidstruma mit knotiger Hyperplasie. Proliferation kolloidgefüllter Makrofollikel.

hend; zunächst mit kleinen, später größeren Follikeln (= **St. micro-** bzw. **macrofollicularis**), die evtl. zu großen Hohlräumen konfluieren (= **St. cystica**, Balg-, Zystenkropf: mit dünnflüss. oder infolge wiederholter Blutungen dickflüss. u. braunrotem »Kautschukkolloid«). – **St. connata s. congenita**: angeb. St. diffusa (»Neugeb.-St.«) infolge Jodmangels der Mutter oder nach Thyreostatika-Medikation während der Schwangerschaft; Gefahr der Geburtsbehinderung, evtl. Stridor congenitus. – Ther.: Schilddrüsenhormone, in bedrohl. Fällen Teilresektion. – **St. diffusa**: gleichmäß. hyperplast. St. parenchymatosa oder colloides ohne umschrieb. Knoten. – **eisenharte St.**: ↑ RIEDEL* Struma. – **endemische St.**: ↑ Jodmangelstruma bei mehr als 10% der Bevölkerung eines Gebietes (vermutl. bei vorbestehender Enzymopathie der Hormonbildung); in Europa v. a. in Alpen- u. Pyrenäenregionen. – **St. endothoracica s.**

intrathoracalis s. subretrosternalis: vom Hals in das vord.-obere Mediastinum vorgewachsener »Tauchkropf«; s. a. St. mediastinalis. – **endo- oder intratracheale St.**: St. aberrans als dors. oder lat. in das oberste Tracheallumen vorspringender halbkugel. submuköser Tumor; klin.: Dyspnoe, Dysphonie. – **St. exophthalmica**: BASEDOW-St. mit Exophthalmus. – **St. fibrosa**: ↑ St. nodosa, ↑ RIEDEL* Struma. – **St. granulomatosa**: ↑ QUERVAIN* Thyreoiditis. – **großzellige kleinalveoläre St**: ↑ LANGHANS* Struma; s. a. HÜRTHLE*-Zell-Adenom. – **iatrogene St.** nach hochdosierter Medikation von Thyreostatika, nach strumigenen Pharmaka (Sulfonamide, Phenylbutazon, Sulfonylharnstoffe), verdeckt jod-halt. Medikamenten (z. B. Antidiarrhoika). – **St. inflammatoria**: ↑ Strumitis; s. a. RIEDEL* Struma (= **St. lignosa**). – **St. lymphomatosa**: ↑ HASHIMOTO* Thyreoiditis. – **St. maligna**: ↑ Schilddrüsenkrebs. – **St. mediastinalis**: St. endothoracica im Mediastinalraum, mit schmaler Verbindung zur Halsstruma oder als echte St. aberrans; meist prä- (vor der Trachea), seltener retro- (zwischen Trachea u. Ösophagus) oder lateroviszeral (Trachea verdrängt); mit Luft- u. Speiseröhrenkompression. – **St. nodosa s. gangliosa**: »Balg-«, »Knotenkropf« als häufigste euthyreote St. parenchymatosa oder colloides: meist multiple, bindegewebig abgegrenzte Hyperplasien unterschiedl. Größe; evtl. mit Wucherung des Stroma- oder Kapsel-Bindegewebes (»fibröses Adenom«) u. dessen hyaliner Umwandlung oder Verkalkung (= **St. calculosa**); s. a. Strumaknoten. – **St. parenchymatosa**: rel. feste, im allg. euthyreote St. (diffusa oder nodosa) durch Wucherung der Drüsenepithelien (↑ Schilddrüsenhyperplasie), deren Stränge (= **St. trabecularis**) zu Schläuchen (= **St. tubularis**) werden u. schließlich einzelne, geschlossene kolloidarme Mikrofollikel bilden; Vork. v. a. in Lebensphasen mit erhöhtem Schilddrüsenhormonbedarf (z. B. Adoleszenz); evtl. allmähl. Übergang in Kolloid-Form. – **St. postbranchialis**: ↑ GETZOWA* Struma (ident. mit Onkozytom, HÜRTHLE*-Zell-Tumor, großzell. Adenom WEGELIN u. LANGHANS* Struma = **wuchernde St.**). – **St. pyramidalis**: aus dem Lobus pyramidalis hervorgehend. – **St. retrosternalis**: ↑ Struma endothoracica. – **sporadische St.**: meist endogene St. (Jodfehlverwertung, Schwangerschaft, Klimakterium, Streß), aber auch durch strumigene Substanzen. – **St. toxica**: BASEDOW-Struma; s. a. BASEDOW*, PLUMMER* Krankheit. – **St. vasculosa**: übermäßig vaskulierte St., meist als Zeichen einer Überfunktion: evtl. mit hochgradig erweiterten (= **St. aneurysmatica**) u. pulsierenden Gefäßen (= **St. pulsans**); mit gestauten Venen (= **St. varicosa**) bei Jugularvenenkompression. Auch histor. Bez. für nicht-thyreogene Halsverdickungen (z. B. **St. adiposa**: ↑ MADELUNG* Fetthals) u. für »kropfförm.« Tumoren in Prostata (**St. colli vesicae**: ↑ Prostatahypertrophie), Niere (**St. lipomatodes aberrata renis, St. renalis** Apitz*, **St. suprarenalis cystica haemorrhagica**: ↑ Hypernephrom), NN (**St. adrenalis** = NNM-Tumor), **St. suprarenalis** VIRCHOW = NNR-Adenom), Hypophyse (**St. pituitaria** = ↑ Hypophysenadenom), Eierstock **St. ovarii** [R. BOTTLIN 1889, L. PICK 1902], als Teratom oder Adeno-Ca. mit echtem hormonproduzierendem Schilddrüsengewebe [evtl. Hyperthyreoidismus], meist im 5. Ljz., symptomenlos, aber auch mit lokalen u. Gastrointestinalbeschwerden, Aszites, Hydrothorax).

Struma|felder: (KINCAID-SMITH 1955) als mikroskop. Bild der Schrumpfniere Gruppen degenerativer, dicht aneinandergelagerter, mittelweiter Tubuli mit hochgradig abgeflachtem Epithel u. stark eosinophilen, homogenen, kolloidähnl. Massen im Lumen. – **St.knoten**: umschrieb. Hyperplasie der euthyreoten ↑ Struma nodosa; i. w. S. das knotenförm. Schilddrüsenadenom oder -karzinom. Nach der szintigraph. Jodavidität unterschieden als »heißer« (Überfunktion, z. B. Adenoma toxicum, PLUMMER* Krankh.), »warmer« (Normalfunktion), »kühler« (Unterfunktion) oder »kalter Knoten« (ohne endokrine Funktion, häufig maligne).

Strumaresektion, Strumektomie: die partielle bis – meist – subtotale (¾-)Resektion der vergrößerten Schilddrüse; bei Rezidivstruma als Enukleationsresektion, bei akutem Kompressionssyndrom (Notoperation) als Enukleation; evtl. als »funktionskrit. St.« (W. HEIM 1958) nach Radiojodtest u. Photoszintigraphie (d. h. Bestg. der zu resezierenden Gewebsmenge u. des Resektionsortes). Totalresektion (Ektomie i. e. S.) nur bei Struma maligna; s. a. Radioresektion.

strumigene Substanzen: z. T. als Thyreostatika verw. Substanzen, die über eine Verminderung der Schilddrüsenhormon-Sekretion zu vermehrter TSH-Produktion u. damit zur Schilddrüsenhyperplasie führen (»alimentäre« bzw. »iatrogene« Struma): 1) Inhibitoren des Jodid-Transports ins Epithel, z. B. Rhodanid, zyanogene Glykoside (in Wirsingkohl, Weißklee, Kreuzblütern etc.); 2) Inhibitoren des Jod-Einbaus bei der Hormonsynthese, z. B. Thionamide, Thioharnstoff, Thiourazil, Thioglykoside (v. a. Brassica-Faktoren in den Samen von Kohl u. Raps etc.); 3) um das Jod konkurrierende Stoffe wie Sulfonamide, Sulfonylharnstoffe, Phenylbutazon, Resorzin; 4) Jodide u. jodhalt. Medikamente (die in therap. Dosen die Synthese u. Sekretion der Hormone vorübergehend hemmen).

strumpipriv: durch Strumaentfernung bedingt; vgl. thyreopriv.

Strumitis: Entzündung in einem – bereits bestehenden – Kropf; weniger korrekt auch Bez. für ↑ Thyreoiditis (insbes. für die chron., rel. häufig zu erhebl. Schilddrüsenvergrößerung führende); z. B. **St. fibrosa** (↑ RIEDEL* Struma), **St. tuberculosa** (↑ Schilddrüsentuberkulose).

strumös, strumosus: in Form einer Struma, geschwollen (z. B. Bubo strumosus), skrofulös.

Strumpf|ekzem: Kontaktdermatitis bei Überempfindlichkeit gegen einschläg. Farbstoffe. – **St.frostschaden**: ↑ Erythrocyanosis crurum puellarum. – **St.haltergürtel-Syndrom**: venöse u. Lymphstauung in den unt. Extremitäten (ödematöse Schwellung der Fuß- u. Knöchelgegend) durch zu engen Hüftgürtel.

Strunsky* Zeichen (MAX ST., 1833–1890, orthopäd. Chirurg, New York): Schmerzhaftigkeit einer plötzl., pass. Zehenflexion als Hinweis auf krankhaften Prozeß des vord. Fußgewölbes.

Struvit: mineral. Mg-Ammonium-Phosphat; u. a. Bestandteil von Darmkonkrementen (Divertikelsteine).

Strychnin-N-oxid: ein antihypotonisch wirksames Strychnin-Derivat; Anw. u. a. bei Kreislaufinsuffizienz, Muskelatonie.

Strychninisation

Strychninisation: Langzeitther. mit kleinen Strychnin-Dosen.

Strychnin(um): tox., den Muskeltonus steigerndes Alkaloid (↑ Formel) aus Strychnos nux-vomica und ignatii (auch synthetisch zugängl.). Therap. Anw. peroral u. s.c. als Analeptikum, Stimulans, Stomachikum u. Tonikum (obsolet), bei Barbituratvergiftung, Lähmungen, Myokarditis. *toxik* MAK 0,15 mg/m^3; Vergiftung (**Strychninismus**) meist bei Überdosierung (dann als Reflexkrampfgift wirkend; gezielter Einsatz zur Schadtierbekämpfung): allg. Übererregbarkeit mit Verschärfung der Sinnesfunktionen (v. a. Sehen u. Hören), Ziehen u. Steifigkeit in Kau- u. Nackenmuskeln, Unruhe, Schreckhaftigkeit, Zittern, klon., später tetan. Krampfanfälle bei erhaltenem Bewußtsein; Tod durch Ersticken (Zwerchfellkrampf) oder Erschöpfung; Gegenmaßnahmen: Erbrechen, künstl. Beatmung (O_2), Dauernarkose mit Barbituraten, Valium® (kein Morphium!), vorsicht. Magenspülung mit 10%ig. $KMnO_4$-Lsg. u. Kohle, ggf. Bronchialtoilette, Flüssigkeitszufuhr (Infusion).

Strychnos: trop. Holzgewächse [Loganiaceae] mit tox., alkaloidhalt. (Brucin, Strychnin, Kurare) Samen u. Pflanzenteilen; v. a. **St. ignatii** (Samen: Semen Ignatii, »Ignatiusbohnen«; Tonikum u. Migränemittel), **St. nux vomica** (Samen: Semen Strychni, »Krähenaugen«, »Brechnüsse«, mit je >1% Strychnin u. Brucin), **St. toxifera** (liefert Kalebassen-Curare).

Stryker* Rahmen: Extensionsgerät zur ambulanten Behandlung der kindl. Oberschenkelfraktur.

Stryker*-Halbeisen* Syndrom: (1945) bei komplexem Vit.-B-Mangel (mit Magensub- oder -anazidität) makrozytäre Anämie u. fleckförm. oder diffuse, später konfluierende trockene, vesikulöse oder squamöse Erythrodermie an Hals, Gesicht u. Brust (nach Verschwinden der Bläschen Hautödem).

StSchVO: *radiol* ↑ Strahlenschutzverordnung.

S-T-Strecke, -Segment: *kard* der – im allg. in der isoelektr. Linie verlaufende – EKG-Abschnitt zwischen S- u. T-Zacke (s. a. dort. Abb.), der der Gesamterregung der Herzkammern entspricht. – **S-T-Hebung** (über die 0-Linie) als monophas. Deformierung (»Sattelform«) bei frischem Myokardinfarkt (s. a. dort. Abb.) u. Perikarditis, als gering bogenförm.-erhöhter Abgang bei vegetat. Labilität, Erschöpfungszustand, Links- (in I u. II) u. Rechtspositionstyp (in II u. III). – **S-T-Senkung** mit oder ohne gesenktem Abgang (gemessen an PQ-Strecke), horizontalgestreckt, muldenförmig-konkav oder abwärtsgerichtet u. leicht konvex (häufig auch »Mischform«) ist in geringfüg. Ausmaß (bis 0,1 mV) noch physiol. (Jugend, vegetat. Labilität, Tachykardie); path. Grade (I = 0,1–0,9 mV, II = 1,0–1,9 mV, III > 2,0 mV, jeweils in 1 oder mehreren Abltgn.) v. a. bei O_2-Mangel (Koronarinsuffizienz, akute Anämie, Höhenatmung), Endo-Myokarditis, Digitalis- u. Chinidin-Intoxikation; s. a. Abb.

Stuart*-Bras* Syndrom, Jamaikan. oder Ägypt. Lebervenenverschlußkrankh.: (H. WURM 1939) akute Lumenverlegung der kleinsten Lebervenen als wahrsch. phytotox. Effekt (z. B. sogen. Buschtee mit Senecio, Crotalaria); Sympte.: Leberschmerzen u. -vergrößerung (kein Ikterus!), Bauchauftreibung mit Aszites u. Obstipation, Hypergammaglobulinämie, path. Serumlabilitätsproben; Coma hepaticum oder Restitution in 4–6 Wo., evtl. Übergang in Leberzirrhose. Diagnose durch Leberbiopsie (akutes Stadium mit »Blutseen« im Läppchenzentrum, subendothelialem Ödem, Retikulinfaservermehrung der kleinen Venen).

Stuart(-Prower)-Faktor: ↑ Faktor X der Blutgerinnung. – Beim sehr seltenen, autosomal-rezessiv erbl. »Faktor-X-Defizit« (= **St.-P.-Krankheit oder -Defekt**) Hämophilie-ähnl. Krankheitsbild: Blutungen nach leichten Traumen, lebensbedrohl. Menses, abnorm lange Gerinnungs-, Prothrombin- u. Thromboplastinzeiten (bei Heterozygoten in 50% manifest; bei Asymptomatik Defektnachweis durch spezif. Faktorenanalyse).

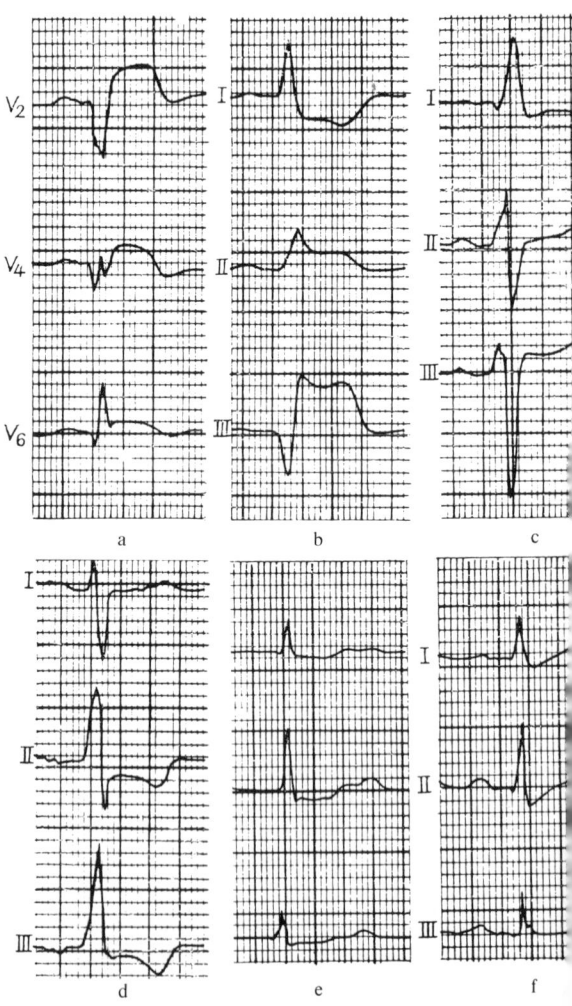

Characterist. Veränderungen der **S-T-Strecke**: a) Vorderwandinfarkt (Stadium I), b) Hinterwandinfarkt (Stadium I), c) Linksherzhypertrophie (älterer Infarkt?), d) Rechtsherzhypertrophie, e) Koronarinsuffizienz, Glykosideffekt, tox. oder entzündl. Myokardschädigung, f) Sympathikotonie, Hyperthyreose.

Stubenfliege: ↑ Musca domestica.

Studdiford* Operation: (1915) Faszienumschlingung des Blasenhalses bei inkompletter Harninkontinenz der Frau.

Stück|ausfall: *genet* Chromosomenaberration durch Verlust des azentr., terminalen oder interkalaren Fragments bei Chromosomen- oder Chromatidenbrüchen, im molekularen Bereich entsprech. Defekt in der DNS-Nukleotidkette. – **St.austausch**: *genet* durch spontane oder induzierte Prozesse verurs. (nicht-)reziproker Austausch von Stücken zwischen Chromatiden oder Chromosomen (ausgenommen das Crossing-over). – **St.fraktur**: *chir* F. mit Bildung großer Fragmente (auch über die ganze Diaphysenbreite) unter Erhalt der physiol. Knochenkontur; ↑ Abb. »Fraktur«, vgl. Trümmerfraktur. – **St.imprägnation**: *histol* ↑ Blockimprägnation.

Stühmer* Krankheit (ALFRED ST., 1885–1937, Dermatologe, Freiburg): ↑ Balanitis xerotica.

Stülpverband: mit spez. Applikatoren anzulegender elast. Trikotschlauch (Fertigware mit versch. Breiten u. Längen) als fester u. faltenloser Überzug (oder Unterlage für weiteren Verband), v. a. an Kopf u. Gliedmaßen insbes. Fingern.

Stuertz* Stränge (CARL ADOLF ERNST ST., geb. 1870, Arzt, Köln): *röntg* verbreitete u. verdichtete Strangzeichnung (Lymphangitis) vom Hilus ins Oberfeld bei Lungen-Tbk.

Stürtzenbecher*(-Herzer*) Tubus: (1955) Endotrachealtubus mit über die Spitze hinausreichendem doppellum. Bronchusblocker.

Stütz|apparat: *orthop* der Führung von Gelenken u. Stützung von Körperteilen, insbes. der Stabilisierung gelähmter Gliedmaßen dienende Konstruktion in Form seitlicher Verstrebungen (Metall-, Holz- oder Kunststoffschienen, Lederhülsen). – **St.autoskopie**: (A. SEIFFERT 1927) Laryngoskopie bei op. Eingriff unter Verw. eines spez. **St.autoskops** (in Narkose oder Oberflächenanästhesie unter Dorsalflexion des Kopfes in Rückenlage eingeführt), wobei ein Mundsperrer (zwischen Zunge u. Epiglottis fixierendem Zungenspatel u. den oberen Schneidezähnen anliegender Zahnplatte) die Weite der Mundöffnung reguliert, während eine der Brust aufsitzende Pelotte über eine arretierbar-gelenk. Verbindung das Gerät (nebst angeschlossener KIRSTEIN* Lampe) stützt. – **St.bein**: *physiol* das während eines – mit dem ↑ Schwungbein ausgeführten – Schrittes den Körper tragende Bein; vgl. Standbein.

Stütz|gerüst: *anat* ↑ Sustentaculum. – **St.gewebe**: *histol* ein Stützfunktion ausübendes G. (mit interzellulärer Gerüstsubstanz), z. B. interstitielles Bindegewebe, Knorpel-, Knochengewebe; s. a. St.zellen. – **St.hülse**: *orthop* gefütterte, evtl. metallverstärkte, schnür- oder schnallbare Ober- u. Unterarm-Lederhülse als Ellenbogengelenkstütze u. -schutz (bei chron. Arthritis, unausgeheilter Fraktur etc.). – **St.korsett**: Stoffmieder (doppelter Drell; meist vord. Schnürung) mit eingenähtem Stahlgerüst (Hüftbügel u. Rückenstangen), evtl. mit Armstützen, zur Abstützung u. Ruhigstellung der WS; s. a. St.mieder.

Stütz|membran: *bakt* s. u. Bakterienzellwand. – **St.mieder**: *orthop* durch starre oder halbstarre Elemente verstärktes M. bei WS-Insuffizienz oder Bindegewebsschwäche; s. a. St.korsett. – **St.motorik**: der von Elementen des pyramidalen u. extrapyramidalen Systems gebildete Funktionskomplex der Haltungs- u. Stellreflexe (»ereismat. System«) als Fundament der zielgerichteten motor. Aktionen. – **St.osteotomie**: ↑ v. BAEYER*-LORENZ* Operation.

Stützreaktion (Magnus*): Reflexsynergien bei Läsionen von Klein-, Stirn- oder (seltener) Schläfenhirn; als »**pos. St.**« die durch pass. Dorsalflexion der Hand bzw. des Fußes (oder Druck auf die Fußsohle) ausgelöste Tonuserhöhung der Strecker (»Strecksynergie«, »-reaktion«, sogen. Verlängerungsreflex) mit Extension des Armes (»Gegenhalten«) bzw. Beines (u. Plantarflexion des Fußes = Standreflex); als »**neg. St.**« die durch pass. Fingerbeugung bzw. Plantarflexion des Fußes (oder schmerzhaften Fußsohlenreiz) ausgelöste Tonuserhöhung der Beuger (»Beugesynergie«, »-reaktion«, sogen. Verkürzungsreflex) mit Armbeugung (als LÉRI* Zeichen noch physiol.!) bzw. Dorsalflexion der Zehen u. Beinbeugung (= Fluchtreflex).

Stütz|substanz: *histol* ↑ Gerüstsubstanz. – **St.verband**: *chir* ↑ Kontentivverband. – **St.zahn**: *dent* natürl. Z. als Prothesenträger (z. B. Brückenpfeiler, Klammerzahn für abgestützte Teilprothese). – **St.zellen**: *histol* im Hoden die ↑ SERTOLI*, in den Sinnesepithelien die ↑ MÜLLER* (Retina) u. ↑ HENSEN* St.zellen (Organum spirale) sowie die in Crista ampull., Macula sacculi u. utriculi, Riechepithel, Geschmacksknospen.

Stufen|arteriographie: (H. BÜCHNER) *röntg* Modifik. der – mit strahlenundurchläss. Mehrschlitzraster arbeitenden – Angiokymographie durch Verw. eines teildurchläss. Rasters, so daß ein ununterbrochenes Gefäßkontrastbild resultiert mit Schwärzungsstufen, die eine zeitl. Analyse ermöglichen. – **St.atrophie (Weski*)**: *dent* bei Parodontose die ungleichmäß., im Rö.bild als »Stufe« imponierende A. der bukkalen u. lingualen bzw. palatinalen Alveolenwand. – **St.bildung** (der Schädelknochen): *röntg, geburtsh* ↑ Abb. »Schädelzeichen«. – **St.biß**: *dent* Bißform bei ca. 50 % der Neugeb., mit neg. »Stufe« in sagitt. Richtung zwischen OK- u. UK-Alveolarfortsatz, je nach Neigung des ersteren als gerader, mittl. u. steiler St. unterschieden.

Stufen|gesetz: *path* s. u. RICKER*. – **St.krone**: *dent* auf einen stufenförmig präparierten Zahnhals aufgesetzte Teil- oder Vollkrone. – **St.kymographie**: Röntgen-K. unter Verw. eines feststehenden Mehrschlitzrasters, gegen das der Film während der Exposition um den Schlitzabstand verschoben wird, so daß in jedem Rasterfeld nur die Lateral- u. Medialbewegungen eines einz. Punktes der Organkontur (z. B. Herz) dargestellt werden, während die dazwischenliegenden Zonen »tot« sind (die Organkontur also scheinbare Stufen zum jeweils nächsten Rasterfeld zeigt u. das Umgebungsbild verwischt ist); vgl. Flächenkymographie. – **St.leiter-Symptom**: *röntg* stufenförm. Verschiebung der HWK gegeneinander als charakterist. (?) Befund bei der pcP Jugendlicher.

Stufen|oszillogramm: s. u. Formoszillogramm, s. a. Oszillotonograph. – **St.photometer**: visuelles Ph. (Absolutkolorimeter) mit 2 getrennten Strahlen (Nitratlampen), die nach Durchlaufen der Versuchs- bzw. der Leerlösung (mit je einer Blende) u. eines auswechselbaren Filters (»Filterphotometer«) einem gemeinsamen Okular zugeführt werden, in dem 2

Stufenschädel

Bildhälften erkennbar sind. Das zum Ausgleich des Helligkeitsunterschiedes erforderl. Abblenden des Leerlösungs-Strahls entspricht der Lichtabsorption durch die Probe u. damit deren Stoffkonzentration. Bekanntestes Modell: PULFRICH* Photometer.

Stufen|schädel, Bathrozephalus: Brachykephalie mit stufenförm. Hinterhauptschuppe (meist auch Nahtknochen in der Sutura lambdoidea). – **St.test**: *kard* ↑ HETTINGER*-RODAHL*, MASTER*, HUGH JONES*, Kletter-Test. – **St.zystogramm**: *röntg* Z. mit Dreifachexposition (jeweils nach Inj. steigender KM-Mengen) in die entleerte Harnblase; zur Beurteilung der Wandbeschaffenheit (starre Partien v. a. bei Tumor, Tbk).

Stuffy-nose-Syndrom: (engl. = verstopfte Nase) Schnupfen beim Frühgeb., von Baktn. u. Viren gemeinsam erregt (z. B. Staphylococcus aureus u. Adenoviren; additiver Effekt? veränderte örtl. Abwehr?); vgl. cloud baby.

Stuhl: *physiol* ↑ Fäzes; z. B. **achol. St.** (↑ Acholie), **blut. St.** (↑ Blutstuhl), **eitr. St.** (»Pyofäzie«), **grüner St.** (durch Biliverdin, z. B. beim Neugeb.), **voluminöser St.** (= großer, massiger St.; bei Malabsorption, meist als Fäulnis- oder Gärungsstuhl), ↑ **zerfahrener St.**; s. a. Fett-, Erbssuppen-, Reiswasser-, Teerstuhl, Steatorrhö, Kot..., Kopro....

Stuhl|ausstrich: s. u. St.untersuchung. – **St.drang (schmerzhafter)**: ↑ Tenesmus alvi. – **St.erbrechen**: ↑ Koterbrechen (»Miserere«). – **St.inkontinenz**, Incontinentia alvi: angeb. (z. B. bei Myelomeningozele) oder erworb. (z. B. örtl. oder spinales Trauma) Unvermögen der willkürl. St.retention in der Mastdarmampulle, partiell oder total (bei Innervationsschwäche bzw. Sphinkterzerreißung). – Als **paradoxe St.ink.** der unregelmäß. Abgang meist kleiner Stuhlmengen bei max. Rektosigmoidfüllung infolge unkoordinierter Dauerkontraktion des Sphincter ani (»Superinkontinenz«), z. B. bei kongenit. Megakolon, schmerzhafter Analfissur; vgl. Enkopresis, Diarrhoea paradoxa.

Stuhl|kristalle: im St.ausstrich mikroskopisch nachweisbare Fettsäure- u. Fettseifenkristalle, Tripel-, Dikalzium-, Trimagnesiumphosphat, Kalziumkarbonat, -sulfat, oxalsaurer Kalk, Cholesterin, Hämatoidin u. Bilirubin, selten auch Leuzin u. Tyrosin (s. a. Tab. »Harnsalze«). – **St.trägheit**: ↑ Obstipation. – **St.untersuchung**: makroskop. (s. u. Fäzes), mikroskop. (im **St.ausstrich**, d. h. Suspension in NaCl-Lsg.; z. B. auf Protozoen-, Wurmeier) oder chem. Untersuchung v. a. auf Blut (↑ Benzidinprobe), Gallenfarbstoffe (↑ SCHLESINGER*, EHRLICH* Probe), Gallensäuren (↑ PETTENKOFER* Reaktion), Gesamt-N (↑ KJELDAHL* Verfahren), Fettgehalt (s. u. Fett, Stuhlkristalle), KH-Menge (↑ Gärungsprobe), Trypsin (↑ KNIASKOFF* Methode; evtl. nach SCHMIDT* Probekost). – **St.zäpfchen**: *pharm* ↑ Suppositorium. – **St.zwang**: ↑ Tenesmus alvi.

stumm: adj. Bez. für die Funktionslosigkeit des Sprechorgans (↑ Stummheit), i. w. S. auch anderer Organe (z. B. stumme ↑ Niere); auch i. S. von asymptomatisch (z. B. **st. Infektion, st. Infarkt**), wirkungslos (z. B. **st. Arzneimittel** = ↑ Placebo). – **st. Hirnregion**: v. a. Stirn- u. Schläfenlappenbezirk, dessen Läsion keine Herdsympte. hervorruft (u. dessen Funktion daher häufig weitgehend unbekannt ist). – »**st. Sohle**«, KINO* Reflex: einseit. Fehlen des Plantarreflexes als Forme fruste des BABINSKI* Reflexes (bei leichter Pyramidenbahn- oder gleichzeit. pyramidaler u. extrapyramidaler Läsion).

Stummel|fingrigkeit: ↑ Perodaktylie. – **St.gliedrigkeit**: ↑ Peromelie. – **St.rippe**: hypoplast. (meist 12.) Rippe.

Stummheit, Mutitas: das Unvermögen, Sprachlaute hervorzubringen; als ↑ Anarthrie oder als ↑ Aphonie infolge Taubheit (↑ Taubstummheit), zentraler Entwicklungsstörung (↑ Hörstummheit, Alalie), zerebraler Läsion (↑ Aphasie) u. a.; ferner als psychogener neurot. u. psychot. Mutismus.

Stumpf: *chir* das Ende eines Organs oder einer Extremität nach Durchtrennung bzw. ↑ Amputation (s. a. Kineplastik). – **St.appendizitis**: nach unvollständ. Abtragung des Wurmfortsatzes u. ungenügender Einstülpung erneut auftretende A. – **St.gastritis**: G. im »Restmagen« nach Teilresektion.

Stumpf|heit: *psych* Mangel an Empfindsamkeit des Gemüts, Grobheit des Gefühlslebens; vgl. Stupidität (»**St.sinnigkeit**«).

Stumpf|karzinom: Malignom an einem Organstumpf (z. B. Magen, Zervix). – **St.neurom**: ↑ Amputationsneurom. – **St.osteomyelitis**: meist auf örtl. Infektion beruhende O. im Amputationsstumpf; häufig sequestrierend (»Kronensequester«). – **St.randknoten**: ↑ Prothesenrandknoten. – **St.schmerz**: Sch. im Amputationsstumpf (als Neuralgie, Kausalgie, Phantomschmerz) infolge Nervenläsion, Neuritis, Amputationsneuroms. – **St.versorgung**: *chir* operative V. eines Organstumpfes (z. B. des Duodenum nach Magenresektion), eines Extremitätenstumpfes nach Amputation oder Exartikulation (mit Gefäßunterbindung, möglichst hoher Durchtrennung der Nerven u. deren Vernähung in Form einer Schlinge, Vereinigung der Faszien, Vernähung der Sehnenenden an Kapselbänder oder untereinander, Wundnaht, Dränage, Verband).

24-Stunden-Harn: der im Laufe eines Tages anfallende Sammelharn eines Pat. – **24-Stdn.-Rhythmus**: ↑ zirkadianer Rhythmus.

Stundenverschiebung: *flugmed* ↑ Zeitverschiebung.

Stupidität: Mangel an Intelligenz u. geist. Beweglichkeit. – Auch histor. Bez. für Zustände mit Schwäche der intellektuellen Fähigkeiten, soweit nicht zu Demenz, Schwachsinn oder Melancholie gerechnet u. als heilbar angesehen (d. s. depressiver u. katatoner ↑ Stupor, epilept. u. posttraumat. ↑ Dämmerzustände).

Stupor: (latein. = Erstarrung, Betäubung) 1) Zustand mit Fehlen körperl. u./oder psych. Aktivität bei wachem Bewußtsein infolge Antriebsverlustes: Amimie, Aspontaneität (auch völl. Regungslosigkeit = **anerg. St.**), evtl. Negativismus u. Mutismus, Nichtreagieren auf Außenreize u. Kontaktversuche, Einkoten u. Einnässen. Vork. bei gehemmter ↑ Depression als **depressiver St.** (bei endogener ↑ Depression; evtl. in plötzl. Erregungszustand mit Selbsttötung übergehend) oder als **manischer St.** (Mischzustand mit manisch gehobener Grundstimmung u. ideenflücht. Denken, manifestiert u. a. durch Lächeln ohne erkennbaren Grund, Vorsichhinsprechen, Sich-herausputzen, alles ohne Zeichen von Erregung), bei Schizophrenie als **gespannter St.** (↑ Katatonie) oder als **negativist. St.** (mit ausgeprägtem Negativismus

u. undurchdringl. Abschließung), ferner als abnorme Erlebnisreaktion, als **episod.** oder **period. St.** im Rahmen des hepatozerebralen Syndroms, als epilept. St. (einschl. des stuporösen epilept. Verwirrtheitszustandes), Emotions-St. (= **affektiver, emotioneller** oder **psychogener St.**), als Katalepsie (= **St. vigilans**), Mutismus, Trance (= **letharg. St.**). – 2) Bewußtlosigkeit aus organ. Urs., z. B. als schwerste Form des aspontanen Durchgangssyndroms, mit Unfähigkeit zu einfachsten Denkvollzügen u. Handlungen. – 3) Taubheitsgefühl (Parästhesien).

stuporös: im Zustand des Stupors.

Stuprum: (lat.) illegaler Geschlechtsverkehr, z. B. **St. violentum** (= Notzucht).

Sturge*-Weber*(-Dimitri*-Krabbe*) Syndrom (WILLIAM ALLEN ST., 1850–1919; FREDERICK PARKES W., 1863–1962, brit. Ärzte), kongenit. Neuroektodermaldysplasie, Neuroangiomatosis encephalofacialis: unregelmäßig-dominant oder rezessiv erbl. (auch Trisomie beobachtet) angiomatöse Mißbildungen im Trigeminus-Innervationsbereich an Gesicht u. Meningen (»neurokutanes Syndrom«); meist halbseit. Naevus flammeus (oft nur in V_1) mit homolat. Glaukom (u. Buphthalmus) u. chorioidealer u. leptomeningealer Angiomatose (letztere mit Atrophie u. Verkalkung der anliegenden Hirnabschnitte: im Rö.bild charakterist. geschlängelte Doppellinien) sowie mit kontralat. – oder generalisierten – Krampfanfällen, evtl. Hemiparese, Oligophrenie. Auch oligosymptomat. Formen (nur okulokutan, -enzephal, enzephalokutan).

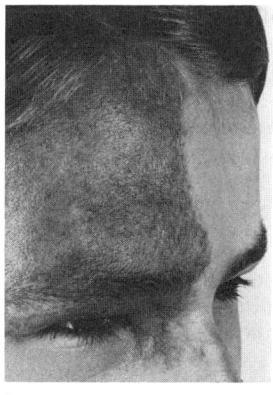 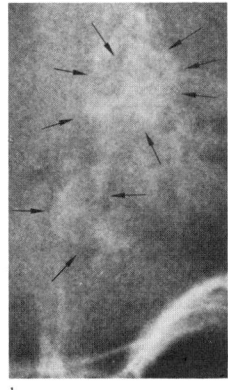

a   b

Sturge*-Weber* Syndrom:
a) Naevus flammeus der re. Gesichtshälfte (1. Trigeminusast).
b) Charakterist. Verkalkungsschatten in der gleichseit. Hirnhälfte.

Sturmdorf*-Bonney* Plastik (ARNOLD ST., 1861–1934, Gynäkologe): (1916) Portioplastik mit Defektdeckung durch Ansäumen (spez. Nahttechnik) der Vaginalschleimhaut in Nähe des inn. MM.

Sturz|anfall: epilept. Anfall mit kurzzeit. (meist nur Sek.bruchteile) Verlust des Haltungstonus, wobei der Betroffene zu Boden geht (evtl. Verletzung) oder nur sein Kopf vorübergehend auf die Brust sinkt (»Epilepsia nutans«); im EEG langsame Polyspike-Wave-Komplexe. – **St.entleerung**: *enterol* ⁄ Dumpingsyndrom. – **St.geburt**: *geburtsh* extreme Schnellgeburt (als Austreibungsperiode oft nur eine Wehe), meist mit Auf-den-Boden-Fallen des überraschend austretenden Kindes. – I. w. S. (dauerunabhängig) jede Geburt, bei der das Kind infolge ungünst. Stellung der Mutter »stürzt« (v. a. bei Verkennung der Wehen als Stuhldrang, bei Geheimhaltungsversuch); evtl. mit Nabelschnurriß (der selten zum Verbluten führt, da sich die Blutgefäße nach dem 1. Atemzug meist selbst schließen) u. mit – v. a. forensisch bedeutsamer – intrakranieller Blutung etc.: vgl. überstürzte ⁄ Geburt.

Stutenserum-Gonadotropin: ⁄ Gonadotrophinum sericum.

Stuttgarter Hundeseuche: ⁄ Leptospirosis canicola.

Stylet: engl. u. französ. Bez. für Sondiernadel, Mandrin; vgl. Stilett. – **Styli**: *pharm* s. u. Stylus.

stylo...: Wortteil »Säule«, »Pfeiler«, »Griffel«, »Proc. styloideus«. – **St.hyoideus**: ⁄ Musc. st.hyoideus.

Styloid: ⁄ Proc. styloideus. – **St.syndrom**: durch prim. Atypie (Überlänge, Abknickung) des Proc. styloideus des Schläfenbeins, Verknöcherung des Lig. stylohyoideum oder örtl. entzündl. Prozesse verurs. Neuralgie-Symptomatik (bei in der lat. Pharynxwand tastbarer Resistenz): dumpfe, beim Schlucken verstärkte Schmerzen der lat. Rachen- u. hint. Zungenregion mit Ausstrahlung in Hals u. Ohr, Fremdkörpergefühl im Rachen mit Räusper- u. Leerschluckzwang. – **styloides, -ideus**: (lat.) griffelförmig. – **Styloiditis**: Insertionstendopathie (v. a. bei Näherinnen) infolge Überbeanspruchung des rad. oder uln. Proc. styloideus. – s. a. MÜLLER* Syndrom 1 (= **St. ulnae aseptica necroticans**).

Stylo|stixis: ⁄ Akupunktur. – **St.szintigramm**: »Strich-Sz.« mit Impulsregistrierung durch Strichmarken (1/Impuls) in räuml. Zuordnung, so daß ein aus vielen Strichen zusammengesetztes Bild des Organs entsteht.

Stylus (medicatus), Bacillus med., Cereolus: stiftförm. Arznei(träger), z. B. **St. causticus** (»Ätzstift«, z. B. als Argentum nitricum), **St. Mentholi** (als Migränestift).

Stymatosis: mit Harnröhrenblutung einhergeh. Priapismus.

Stypsis: 1) Blutstillung. – 2) Konstriktion. – 3) Obstipation. – **Styptika**: 1) Hämostyptika (Blutstillungsmittel). – 2) Adstringentia. – 3) Antidiarrhoika.

Stypven-Zeit: Gerinnungszeit unter Ersatz von Gewebsthrombokinase durch Stypven® (Gift der Kettenviper; wandelt Prothrombin in Thrombin um) in Kephalin-Lsg.; im Unterschied zur QUICK-Zeit in erster Linie abhängig von der Konz. der Faktoren V u. X (weniger auch von II, ohne Kephalin auch von Lipidgehalt) u. unabhängig von Faktor VII. Bei Konstanthalten von II u. V (Zugabe SEITZ-filtrierten Rinderplasmas) zur quant. Bestg. von Faktor X geeignet.

Styrax: (sub)trop. Holzgewächse [Styracaceae], die Harze u. Balsame (z. B. Benzoe) liefern. – Auch Kurzbez. für Balsamum styracis liquidum.

Styrol, Vinylbenzol: C_6H_5–CH=CH_2; ungesätt. aromat. Kw.-stoff, Grundstoff für Polystyrol u. Riechstoffe. In höherer Konz. Haut, Schleimhaut, Vegetativum u. Labyrinthsystem reizend (lt. BKVO nicht entschädigungspflichtig, da kein Benzolhomologes); MAK 420 mg/m^3 = 100 ppm, bei einmal. Einwirkg. 1000 mg/m^3.

SU-: *chem* Sulfanilyl-. – **SU-NH-:** ⚕ Sulfanilamino-. – **SU-NH₂:** ⚕ Sulfanilamid.

S.U.A.-Probe: *nephrol* Säure-Umschlag-Alkali-Probe (s. u. Alkali-Säure-Belastung).

sub: (lat.) Präposition bzw. Präfix »unter«, »unterhalb« (s. a. infra...), »weniger«, »niedriger« (s. a. hypo...), »mäßig«, »fast«; z. B. **sub finem vitae** (»am Lebensende«), **sub signo veneni** (= s. s. v.; *pharm* »mit der Signatur: Gift«), **sub partu** (»unter der Geburt«).

subacromialis: unterhalb des Akromion. – **subacutus, -akut:** mit nur schwach ausgeprägten Symptn. des akuten Bildes. – **subanserinus:** unter dem Pes anserinus. – **subaortal:** unterhalb der Aorta; z. B. die **Subaortenstenose** (= subvalvuläre ⚕ Aortenstenose).

subaqual: unter Wasser; z. B. die **su. Blutungszeit** (Bestg. am leicht gestauten, in ein mit Aqua dest. von 20° gefülltes Becherglas eingehängten Ohrläppchen; Normwert 2–5 Min.), das **su.** ⚕ Darmbad.

subarachnoidal|(is): unter der Arachnoidea. – **S.block:** Liquorblock infolge Verklebung der weichen Hirnhäute. – **S.blutung:** leptomeningeale Spontanblutung (sogen. Meningealapoplexie) meist bei atraumat. Aneurysmaruptur extrazerebraler Arterien, seltener infolge Diapedese (spinale Form: ⚕ Hämatorrhachis), ferner traumatisch bei Kontusionsherden der Hirnrinde oder Schädelbasisfraktur (Gefahr des zisternalen Liquorblocks). – **S.flüssigkeit:** der Liquor cerebrospin. im S.raum (⚕ Cavum subarachnoidale). – **S.zyste:** umschrieb. (Sub-)-Arachnoiditis mit Adhäsionsbildungen. – **Subarachnoiditis:** entzündl. Prozeß im Cavum subarachnoidale.

subareolär, -lar: unter der Areola mammae.

Subathizonum *WHO*, Polyteben: p-Äthylsulfonylbenzaldehyd-thiosemikarbazon; Tuberkulostatikum.

subaural: unterhalb des Ohres. – **subaxillär, -lar:** unter(halb) der Axilla; z. B. **su. Leitungsanästhesie** (periphere Form der Armplexusanästhesie). – **Subazidität:** vermind. Azidität des Magensaftes, d. h. Mangel an freier HCl bei subnormaler bis gesteigerter Gesamtsekretion.

subcaecalis, subzäkal: 1) aboral der Zäkalklappe. – 2) unter dem Zäkum (= retrozäkal). – **subcallosus:** unter dem Corpus callosum. – **subcapsularis:** unter(halb) einer Gelenkkapsel, der Capsula int. etc. – **subcerebellaris:** unterhalb des Kleinhirns (u. zwar topographisch u. funktionell). – **subcerebralis:** unterhalb des Großhirns (u. zwar topographisch u. funktionell).

subchondral(is): unter dem Knorpel. – **subchordal:** unter(halb) der Chorda dors. bzw. des Stimmbandes (Chorda vocalis). – **subchorial(is):** unter dem Chorion; z. B. als **su. Raum** der unseptierte Blutraum der Plazenta unter der Chorionplatte. – **subchronisch:** mit überwiegend chron., aber wenig ausgeprägtem Krankheitsbild u. Verlauf.

Subclassis: *biol* Unterklasse (⚕ Tab. »Systematik«).

subclavius, subclavicularis: unter dem Schlüsselbein. – **Subclavian-steal-Syndrom:** ⚕ Anzapfsyndrom der Arteria subclavia.

Subconjunctivitis juxtacornealis: Randphlyktäne. – **subcornealis:** (latein.) unter der Kornea bzw. dem Stratum corneum. – **Subcortex:** *anat* s. u. subkortikal. – **subcranialis:** unterhalb des Schädels, schädelnahe. – **subcutaneus, s. c.:** ⚕ subkutan.

Subdelir(um), Abortivdelir: sich nicht voll entwickelndes Delirium tremens; s. a. Prädelirium.

Subdelta-Wellen: EEG-Wellen mit einer Frequenz von 1/Sek.

subdental: unter einem Zahn bzw. unterhalb des Dens axis. – **subdermal(is):** unter der Haut. – **subdiaphragmal, -maticus, -matisch:** unter einer Scheidewand (Diaphragma), i. e. S. unterhalb des Zwerchfells (⚕ subphrenisch). – **Subdivisio:** *biol* Unterabteilung (⚕ Tab. »Systematik«).

subdorsal: unterhalb des Rückens (d. h. lumbosakral).

subdural|(is): unter der Dura mater, im Subduralraum (⚕ Cavum subdurale). – **S.empyem:** meist infiziertes Hämatom: Gefahr von Meningitis, Enzephalitis u. Hirnabszeß, daher vollständ. Ausräumung unter Antibiotika-Schutz indiziert. – **Subdurographie:** *röntg* Kontrast-Darstg. des Cavum subdurale nach subokzipitaler Lufteinbringung (zuvor Liquordruckminderung durch LP) oder im Rahmen einer ⚕ Pneumenzephalographie.

Subego: *psych* »Unter-Ich« als Inbegriff aller triebhaft-instinktiven Verhaltensimpulse.

Suberose: (lat. suber = Kork) ⚕ Korkstaublunge.

Suberythemdosis: bei der UV-Ther. die Dosis knapp unterhalb der Erythemschwelle.

Subfamilia: *biol* ⚕ Tab. »Systematik«. – **subfaszial:** unter einer Faszie. – **subfebril:** leicht fieberhaft (mit axillärer Temp. < 38°). – **Subfertilität:** vermind. Fruchtbarkeit; beim ♂ gekennzeichnet durch Oligozoospermie I.

Subforma: *biol* ⚕ Tab. »Systematik«. – **Subfornikalorgan:** *anat* als Ventrikelwandverdickung imponierendes, ependymbedecktes, ca. stecknadelkopfgroßes Organ (in gefäßreiche Glia eingelagerte Nervenzellen) unbekannter Funktion an der Unterfläche der Fornix cerebri (Übergang Corpus/Columnae); über Ependymkanälchen mit dem Ventrikelsystem verbunden. – **subfrontal:** unter dem Stirnlappen oder einer Stirnwindung, unterhalb der Stirn (Frons).

Subgenus: *biol* ⚕ Tab. »Systematik«. – **subgerminal:** *embryol* unter der Keimscheibe. – **subgingival:** unter dem Zahnfleisch. – **subglobal:** nahezu vollständig; z. B. die **Subglobalmethode** der Gesamtgerinnungszeit-Bestg. – **Subglossitis diphtheroides:** ⚕ Aphthen RIGA. – **subglottisch:** unter(halb) der Stimmritze.

Subhämophilie: hämophiler Zustand bei Verminderung der Faktor-VIII-Aktivität auf 15–35% der Norm; mit vorw. posttraumat. (postop.), nur selten intraartikulären Blutungen. – **subhepaticus, -hepatisch:** unter der Leber. – **subhyaloid:** unter der Membrana hyaloidea des Glaskörpers.

Subiculum: (lat.) Unterlage; *anat* z. B. das **S. cornu Ammonis** (⚕ Gyrus parahippocampalis), **S. promontorii** *PNA* (in der Paukenhöhle vom Promontorium nach dorsal ziehender Knochenwulst. Grenze zwischen Fossa fenestrae cochleae u. Sinus tympani).

subikterisch: leicht ikterisch, d. h. mit nur geringer Gelbfärbung der sichtbaren Schleimhäute (meist nur der Skleren). – **Subileus:** nicht voll ausgeprägter Ileus, d. h. Darmmotilitätsstörung ohne Zeichen des

Passagestops; meist als Frühstadium eines Ileus (= Präileus). – **Subinfektion**: »milde Infektion« mit nur geringen klin. Sympt.; auch latente bzw. stumme I. – **subinguinal(is)**: unterhalb des Leistenbandes bzw. der Leistenregion. – **subintradermale Injektion**: i.c. Inj. ohne Quaddelbildung. – **Subinvolution**: unvollkommene Rückbildung eines vorübergehend vergrößerten bzw. sich im Laufe der Ontogenese (auch postnatal) physiol. verkleinernden Organs (z. B. Thymus, Gebärmutter post partum).

Subjekt|homoerotik: H. eines gegengeschlechtlich Empfindenden (im Ggs. zur Objekt-H. des geschlechtsgerecht Empfindenden). – **S.zentrismus**: (R. BILZ) objektiv unangemessenes Erleben neutraler Ereignisse, als ob sie auf das eigene Ich bezogen wären.

subjektiv: zum Subjekt gehörend, im Subjekt begründet, nur für das Subjekt vorhanden (auch i. S. von »persönlich«, »parteiisch«, »unsachlich«).

subkapital: unterhalb eines Gelenkkopfes (Caput).

Subklavia: Kurzform für A. u. V. subclavia. – **S.-Aneurysma**: i. e. S. das im Bereich der Skalenuslücke durch poststenot. Dilatation infolge extravasaler Stenosierung (bei Halsrippe, Skalenussyndrom, »thoracic outlet syndrome«, kostoklavikulärer Zwinge = Kostoklavikular-Syndrom); Komplikationen: periphere Embolisation, Thrombosierung, Ruptur. – **S.-Anzapf-, -Entzugs-, -Steal-Syndrom**: s. u. Anzapfsyndrom. – **S.-Arteriitis**: polyätiol. A. meist einschl. des Truncus brachiocephalicus (mit Übergreifen auf die Karotis), häufig zum Aortenbogensyndrom führend. – **S.-Arteriographie** v. a. zur Darstg. der aus ihr entspringenden A. vertebralis (u. der extrakranialen Karotis): KM-Einbringung über dir. Punktion medial des vord. Skalenus in der Supra- oder Infraklavikulargrube oder mit SELDINGER* Technik von der A. brach., axill. oder femoralis aus. Optimale Darstg. bei gleichzeit. Kompression der Armarterie. – **S.-Punktion**: 1) S.-Arteriographie. – 2) supraklavikuläre Punktion der V. subclavia am med. oder lat. Rand des M. scalenus ant. (n. YAFFA bzw. AUBANIAC) mit Einführen der Kanülenspitze in das Lumen der V. brachiocephalica; v. a. für Infusionsther. bei Kollaps peripherer Venen (Indikation wie für Kava-Katheter), für zentrale Venendruckmessung.

subklavikular, -lär: unter dem Schlüsselbein; z. B. **S.geräusch** (in Höhe der Klavikula über der A. subclavia; gießend bei Subklavia-Aneurysma, fortgeleitet bei Vitium cordis).

Subklavius: Kurzform für M. u. N. subclavius.

subklinisch: mit nur geringer, kaum erkennbarer klin. Symptomatik. – **subkollateral**: distal eines Kollateralkreislaufs. – **Subkoma**: nicht voll ausgeprägtes Koma, Präkoma.

subkonjunktival: unter der Bindehaut des Auges; z. B. die **S.anästhesie** (Schmerzausschaltung durch Einspritzung eines Lokalanästhetikums unter die Konjunktiva bei Hornhauterosion, limbusnahem FK, Bindehaut-Op.), **su. Abszeß** (meist als Komplikation bei Septikämie, örtl. Verletzung, einwachsenden Zilien). – **Subkonjunktivitis**: ↑ Tenonitis.

Subkorakoid-Pektoralis-minor-Syndrom: ↑ Hyperabduktionssyndrom.

subkortikal: unter einem ↑ Cortex, i. e. S. unter der Hirnrinde (d. h. im »**Subkortex**«); z. B. die **su. Pa-** raplegie (↑ BINSWANGER* Demenz), der **su. Anfall**: partieller epilept. Anfall (meist mit versiven oder vegetat. Sympt.), dessen Urspr. im Striatum, Thalamus, Sub- u. Hypothalamus oder paraventrikulär vermutet wird (Erkenntnisse reichen bisher nicht aus, um die »**su. Epilepsie**« als bes. Einheit zu definieren). – **Subkortikographie**: EEG-Abltg. von subkortikalen Strukturen mittels operativ eingebrachter Tiefen- bzw. spez. Verweilelektroden, meist als Stereo-EEG.

subkritisch: unterhalb eines krit. Punktes, sich noch nicht als Krise äußernd. – **Subkultur**: durch Abimpfen des Materials einer Ausgangskultur auf ein frisches Medium angelegte Mikroben- oder Gewebekultur.

subkutan, subcutaneus, s.c.: unter der Haut, in der **Subkutis** (= Tela subcutanea); z. B. das **s.c. Emphysem** (↑ Hautemphysem), die **s.c. Operation** (unter Verzicht auf Freilegung des Organs, d. h. von nur kleiner Inzision aus). – Auch i. S. von perkutan, z. B. **S.naht** (zur Vereinigung der Subkutis der Wundränder; im allg. mit gut resorbierbarem Nahtmaterial u. – zwecks Voradaptierung – mit viel Gewebe fassenden Nadeln), **S.test** (allerg technisch falsche – u. gefährliche – Intrakutanprobe, bei der das Allergen in die Subkutis appliziert wird).

sublaryngeal: unterhalb des Kehlkopfes. – **Sublatio**: (latein.) Entfernen, Dislokation; z. B. **S. cataractae** (s. u. Suppressio), **S. retinae** (s. u. Ablatio). – **subletal**: beinahe tödlich. – **Subleukämie**: akute Leukämie mit nur wenigen Leukozellen im peripheren Blut bei meist (sub)normalen Leuko-Zahlen. Fließende Übergänge zur aleukäm. Form; häufig Frühstadium einer »smoldering leukemia« (mit wenig akutem Beginn als Anämie, Leukopenie etc., über Mon. bis Jahre »schwelend«; meist erst spät im Markbild erkannt).

Sublimat|(um): ↑ Hydrargyrum bichloratum. – **S.ekzem**: Kontaktdermatitis (oft kleinpustulös) infolge verstärkter Reaktionsbereitschaft gegen $HgCl_2$ oder metall. Hg. – **S.fixierung**: histol v. a. hämatologischer Präpe. z. B. mit heißer alkohol. S.-Lsg. (vor der GIEMSA* Färbung) oder mit S.formol (HEIDENHAIN* Fixierungsgemisch). – **S.fuchsin-Reaktion**: die – auf der Titration mit fuchsinhalt., sodaalkal. S.-Lsg. (Bildung von Hg-Oxid) basierende – ↑ TAKATA*-ARA* Reaktion. – **S.nephrose, -niere**: nephrot. Syndrom durch organ. Hg-Salze (Diuretika) oder anorgan. Hg-Verbindungen (z. B. in Salben, Pudern); histol.: Quellung der Tubulusepithelien (v. a. Tubuli contorti) mit Rindenödem u. Kompression der intertubulären Kapillaren (Drosselung der Blutzirkulation); klin.: zunehmende Niereninsuffizienz, Ödeme, Leukozyt-, Protein- u. Zylindrurie (s. a. Kalknephrose). – **S.pastillen**: s. u. Hydrargyrum bichloratum. – **S.probe, -reaktion**: z. B. auf Albuminurie (↑ SPIEGLER* Probe), auf Gallenfarbstoffe im Stuhl n. SCHMITT (24 Std. nach Zusatz konzentrierter S.-Lsg. zur fein zerriebenen Stuhlprobe bei Bilirubin Grünfärbung, bei Sterko- u. Urobilin Rotfärbung), auf Liquoreiweißvermehrung die ↑ WEICHBRODT* Reaktion, als Serumlabilitätsprobe die ↑ TAKATA*-ARA* Reaktion u. die **S.titration** (mit 0,1 %ig. $HgCl_2$-Lsg., wobei die auftret. Trübung nach der Lesbarkeit einer Schriftprobe durch das Reagenzglas beurteilt wird; Titerwerte >1,0, 1,0–1,25 u. 1,25–1,40 entsprechen den TAKATA-Werten + + +, + + bzw. +; >1,40 gilt als

Sublimat|vergiftung

pathol.). – **S.vergiftung**: die ↑ Quecksilbervergiftung durch HgCl$_2$ (DL minima 0,2–1,0 g); nach oraler Aufnahme meist akute Form.

Sublimierung: 1) **Sublimation**: *physik, chem* dir. Verdampfung (ohne flüss. Aggregatzustand) eines »flücht.« – festen Stoffes (z. B. NH$_4$Cl, HgCl$_2$) mit nachfolgender Wiederverfestigung. – 2) *psych* (S. FREUD) unbewußte Umwandlung sexueller Triebenergie in eine auf – psychisch verwandte – soziale oder künstlerisch oder wissenschaftlich kreative Ziele gerichtete Aktivität. Im Ggs. zum reinen Abwehrvorgang verhilft hierbei das Ich zu äuß. Aktion u. Triebabfuhr.

subliminal: unterschwellig. – **sublimis**: hoch, erhaben.

sublingual|(is): unter der Zunge; z. B. **S.tabletten** mit Wirkstoffresorption durch die Munschleimhaut. – **Sublinguitis**: Entzündung der Gl. sublingualis.

sublobar, -lobulär: 1) unter einem Lobus bzw. Lobulus. – 2) nicht den ganzen Lobus bzw. Lobulus erfassend.

subluxans: i. S. der ↑ Subluxation verändert. – **Subluxatio(n)**: unvollständ. Luxation, d. h. mit noch teilweise in Kontakt stehenden Gelenkflächen; z. B. als **S. coxae** i. e. S. die ↑ Coxa valga luxans, als **spontane volare** S. die ↑ MADELUNG* Deformität, ferner die **S. lentis** (bei nur partieller Zerstörung des Halteapparates der Augenlinse), die **S. des Radiusköpfchens** (bes. bei Läsion des Ringbandes als Luxatio radii peranularis GOYRAND; häufig bei Kleinkindern durch abrupten Zug am proniert gestreckten Arm) sowie die **S. des Kiefergelenks** (traumatisch, iatrogen bei HNO-, zahnärztl. Eingriff, Intubation, akzidentell z. B. durch Gähnen), wobei der Proc. articularis entweder vor dem Diskus liegt (unbehindertes Öffnen, aber unvollständ. Schließen der Zahnreihen) oder aber dahinter (behinderte Mundöffnung; bei einseit. S. Abweichen des UK zur kranken Seite, bei bds. S. offener Biß). – Nicht selten als **Subluxationsfraktur** (meist Absprengung oder Ausriß; s. a. Luxationsfraktur).

submalleolar: distal eines Knöchels. – **submandibular|(is), submandibulär**: unterhalb des UK; z.B. der **s. Abszeß** in der sogen. **S.loge**, dem Spatium submandibulare (für die Gl. submand.), vorn verbunden mit dem Spatium sublinguale, durch den M. mylohyoideus unterteilt in eine unt. u. eine obere Nische, erstere vorn begrenzt durch den vord. Digastrikusbauch, lat. durch die Fascia colli, medial u. oben durch Mandibula u. M. mylohyoideus, letztere dorsal durch die orale Pharynxwand, lat. durch die Mm. hyoglossus u. styloglossus. – **submarginal**: in Nähe eines Randes. – **submaxillar|(is), submaxillär**: 1) unterhalb des OK (Maxilla). – 2) den UK (»Submaxilla«) betreffend; z. B. die **S.drüse** (= Gl. submandibul.), **S.loge** (↑ Submandibularloge).

submedian: nahe der Mitte(llinie). – **submeningeal**: unter oder nahe den Meningen. – **submental|(is)**: unter dem Kinn; z. B. die **S.loge** (Spatium submentale) kaudal des M. mylohyoideus zwischen den vord. Biventerbäuchen als gelegentl. Sitz eines – von unt. Frontzähnen ausgehenden – **S.abszesses** (klin.: schmerzhafte Vorwölbung unter dem Kinn; Gefahr der Per-continuitatem-Ausbreitung zur Sublingual- u. Submandibularloge).

Submersion: Untertauchen (bzw. Untergetauchtsein) in eine Flüssigkeit. – **Submerskultur**: *mikrobiol* sogen. Tiefenkultur (z. B Antibiotika-produzierender Pilze), mit Wachstum in der gesamten Tiefe des Nährsubstrats; s. a. Gewebekultur.

Submikromethoden: *chem* analyt. Verfahren für Substanzmengen unter 10^{-5} mg; z. B. Röntgenspektrographie, Fluoreszenzmethoden, Neutronenaktivierung, Massenspektrographie. – **Submikronen**: ultramikroskop. Teilchen (0,2 µm bis 5 nm), insbes. in kolloidalen Lsgn.; vgl. Amikronen. – **submikroskopisch**: mit dem Lichtmikroskop nicht sichtbar bzw. mit dem Ultramikroskop sichtbar. – **submiliar**: kleiner als ein Hirsekorn (Milium); z. B. die »**Submiliaris**« als feinstfleck. Lungenverschattung.

Submodalität: Untergliederung einer Empfindungsmodalität; z. B. Wärme u. Kälte als S. der Temp.empfindung, Rosa-, Dunkelrot als S. von Rot. – **submoderiert**: nur teilweise moderiert; z. B. **su. Viren** (wirken in einem Zellsystem zytozid, lassen in einem anderen die Wirtszelle überleben). – **submucosus, -mukös**: unter der Schleimhaut, in der **Submukosa** (↑ Tela submucosa), z. B. **su. Resektion** des Septumknorpels (mit spez. **Submukosamesser**).

subnarkotisch: schwach narkotisch. – **subneural**: unter einem Nerv; z. B. als **su. Apparat** (COUTEAUX 1958) der motor. Endplatte die stäbchenart. Struktur am endplattenseit. Teil der Membran, die das Axoplasma der nervösen Aufzweigungen vom Sarkoplasma trennt (oder nur Faltung der Membran?) u. Sitz der Azetylcholinesterase ist.

suboccipitalis, -okzipital: unterhalb des Hinterhauptes (Occiput). – **Subokzipital|punktion**: die »Zisternenpunktion« zwischen Hinterhauptschuppe u. Dornfortsatz des 2. HW (bei nach vorn geneigtem Kopf) durch die Membrana atlanto-occipit. in die Ci-

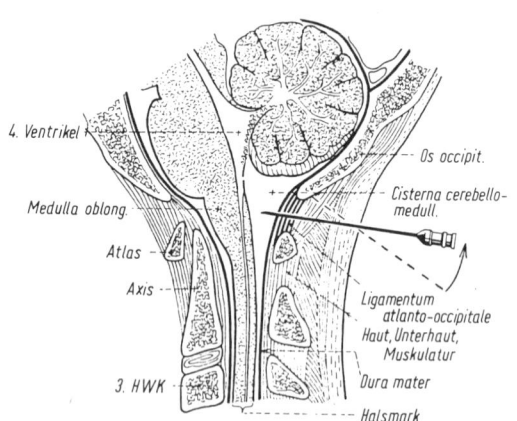

4. Ventrikel
Medulla oblong.
Atlas
Axis
3. HWK
Os occipit.
Cisterna cerebellomedull.
Ligamentum atlanto-occipitale
Haut, Unterhaut, Muskulatur
Dura mater
Halsmark

sterna cerebellomedull.; direkt oder nach Vortasten über den Rand des For. occipit. magnum (Prüfung der richt. Lage durch Aspiration: in der Zisterne Unterdruck); zur Liquorgewinnung, für Pneumenzephalo- u. Myelographie. Kontraindikation: hohe Stauungspapille, raumfordernder Prozeß in der hint. Schädelgrube (Gefahr der Hernia tentorialis). Als **S.stich** i. e. S. mit Freilegung u. Fensterung (ANTON-SCHMIEDEN) bzw. Inzision (WESTENHOEFFER 1905) der Atlanto-okzipitalmembran. – **S.tuberkulose**: ↑ Spondylitis cervicalis.

Subordinationschronaxie: (LAPICQUE) die Chronaxie der mit dem ZNS verbundenen, von ihm funktionell abhäng. Nervenfaser (im Ggs. zur konstanten »Konstitutionschronaxie« des isolierten Gewebes). – **Subordo:** *biol* Unterordnung (↑ Tab. »Systematik«).

subpapilläres Netz: das aus dem tiefen s.c. Gefäßnetz hervorgehende engmasch. arteriovenöse Rete cutaneum im Stratum vasculosum der Haut, von dem aus Kapilläräste in die Papillen aufsteigen.

subparietal(is): unter dem Scheitelbein (Os parietale) bzw. Scheitellappen (Lobus pariet.). – **subpatellar|(is):** hinter der Kniescheibe (im Unterschied zu infrapatellar = unterhalb). – **subpektoral:** unter den Mm. pectorales; z. B. die **S.phlegmone** nach traumatogener Keimeinschleppung oder nach Fortleitung aus dem Hals- oder Thoraxbereich, mit hohem Fieber, Ödem, Infiltrat am freien Pektoralisrand (evtl. fluktuierend) u. Bewegungseinschränkung des Armes.

subperiostal: unter der Knochenhaut; z. B. **su. Resorption** (↑ Abb. »Hyperparathyreoidismus); **su. Spananlagerung** (s. u. PHEMISTER*). – **subperitoneal:** unter dem Bauchfell (= extra- bzw. prä- bzw. retroperitoneal).

subphrenisch: unterhalb des Zwerchfells (= subdiaphragmatisch). – **Subphylum:** *biol* Unterstamm (↑ Tab. »Systematik«).

Subplantigradie: Gehen mit unvollständ. Aufsetzen der Fußsohle. – **subplazental:** die Decidua basalis (»Subplazenta«) betreffend. – **subpleural(is):** unter (d. h. außerhalb) der Pleura.

subprimär: unmittelbar an ein Primärgeschehen (z. B. PK) anschließend. – **subpubisch:** unter dem Schambein, perineal. – **Subpulmonalstenose:** infundibuläre ↑ Pulmonalstenose. – **subpyramidal:** 1) unter(halb) einer Pyramis. – 2) peripher der Pyramidenbahn.

subrenal(is): 1) unter(halb) der Niere. – 2) (funktionell) distal des Nephron.

Subsaltus: (lat.) Zuckung, Tic; z. B. als **S. clonus s. tendinum** das »Muskelzucken« oder »Sehnenhüpfen« bei hohem Fieber (v. a. Typhus abdom.), Kachexie, in der Agonie. – **Subschall:** ↑ Infraschall. – **Subscriptio:** *pharm* auf Rezepten die Anweisung für Zubereitung, Abgabe oder Anwendung der Arznei.

Subsepsis: schleichend verlaufende Sepsis; z. B. als **S. allergica** das ↑ WISSLER*-FANCONI* Syndrom. – **subseptus:** durch ein Septum nur unvollständig unterteilt. – **subserös:** unter einer ↑ Tunica serosa, in der **Subserosa** (Tela subserosa). – **Subsidiärzonen:** *neurol* s. u. FOERSTER*. – **subsigmoidal:** unter dem bzw. (funktionell) aboral vom Colon sigmoideum.

subskapulär: unter(halb) der Skapula. – **Subskapularis:** Kurzform für M., N. u. A. subscapularis. – **subsklerotisch:** nur unvollständig sklerosiert, mit ↑ Präsklerose.

Subspecies, -spezies, Subsp., Ssp.: *biol* die »Unterart« als taxonom. Kategorie (oberhalb der Varietas; ↑ Tab. »Systematik«) für eine Populationsgruppe innerhalb des Variations- u. Verbreitungsbereichs einer Art, ausgezeichnet durch ihre geograph. u. phänotyp. Beschränkung sowie ihren spezif. Gen-Pool. – **subspinal:** unterhalb einer Spina. – **subspinosus:** unter einer Spina, unterhalb eines Proc. spinosus.

Substantia: Bestand, Stoff (s. a. Substanz), *anat* Struktur oder Areal von bes. Aussehen oder einheitl. Funktion; z. B. **S. adamantina** (↑ Zahnschmelz), **S. eburnea** (↑ Dentin), **S. haemolytica** (↑ Alexin), **S. hyalina s. interfi(bril)laris s. interspongioplastica s. opaca** (↑ Grundzytoplasma), **S. intercellularis** (↑ Interzellularsubstanz), **S. metachromatica granularis** (↑ HEINZ* Körperchen), **S. metaplastica** (= zytoplasmat. Einschlüsse), **S. molecularis** (↑ NISSL* Schollen), **S. ossea dentis** (↑ Cementum), **S. vasculosa lienis** (= Milzpulpa), **S. vasculosa renis** (= Nierenrinde). – Ferner (*PNA*) **S. alba:** die aus markhalt. Nervenfasern bestehende »weiße Substanz« des ZNS; als S. a. cerebelli das ↑ Corpus medullare u. die ↑ Laminae medullares, als S. a. cerebri das Marklager (↑ Centrum semiovale) u. die Assoziations-, Kommissuren- u. Projektionssysteme, als S. a. medullae spin. der ↑ Vorderseiten- u. Hinterstrang des RM. – **S. compacta:** 1) ↑ S. corticalis des Knochens. – 2) s. u. Funktionalis des Endometriums. – **S. corticalis** »Rindenschicht« (↑ Cortex); i. e. S. die die Substantia spongiosa umgebende u. vom Periost bedeckte »Kortikalis« oder »Kompakta« der Röhrenknochendiaphyse, bestehend aus den bd. General-, den HAVERS* u. den Schaltlamellen. – **S. gelatinosa:** 1) S. g. Rolandi s. dors.: der im Hals-, Lenden- u. Kreuzmark bes. gut entwickelte, der Hintersäule angelagerte Teil der grauen RM-Substanz vorwiegend aus Gliazellen (daher hell u. glasig erscheinend). – 2) S. g. centr.: die gelatinöse Substanz in der Umgebung des RM-Zentralkanals, bestehend aus Gliafasern, Ausläufern der Ependymzellen, Glia-Langstrahler-, Kommissuren- u. Strangzellen. – **S. glandularis prostatae:** der Drüsenkörper der Prostata bestehend aus vielen, in glattes Muskelgewebe (= **S. muscularis**) eingebetteten tubuloalveolären Einzeldrüsen. – **S. grisea:** die nur nerven- u. ganglienzellhalt. »graue Substanz« des ZNS; im RM als ↑ Columnae griseae einschl. der S. intermedia centr. u. lat.; im Gehirn (»Hirngrau«) als ↑ Cortex cerebri, C. cerebelli u. »graue Kerne« (Hirnnervenkerne, Thalamus, Striatum). – **S. g. centralis:** 1) ↑ S. intermedia centr. – 2) die graue Substanz um den Aquaeductus cerebri. – **S. intermedia (grisea):** die »graue Substanz« des RM in der Umgebung seines Zentralkanals (= S. i. centr.) bzw. zwischen Vorder- u. Hinterhorn (= S. i. lat.; bestehend aus Columna lat. mit Seitenhorn u. sympath. Nucl. intermediolat. u. aus parasympath. Nucl. intermediomedialis). – **S. lentis:** die von der Linsenkapsel umhüllte »Substanz« der Augenlinse aus Linsenepithel u. -fasern (letztere bilden Cortex u. Nucleus). – **S. nigra:** der paar., im Querschnitt sichelförm. graue Kern zwischen Haube u. Fuß des Mittelhirns, mit melanin- u. eisenhalt. Nervenzellen (dadurch »schwarz« bzw. »braun« = fusca). Teil des EPS, der, verbunden mit Großhirn, Pallidum, Nucl. ruber, Colliculus sup., Lemniscus med. u. lat., seine motor. Effizienz über den Tr. rubrospin. auf die Vorderhornzellen des RM überträgt. – Die in der dors. Zona compacta gelegenen Nervenzellen bilden mit den melaninhalt. der Nuclei ruber, paramedianus u. linearis suboculomotorius der Oblongata das sogen. schwarze System, das bei postenzephalit. Parkinsonismus allmählich insgesamt erkrankt (bei genuiner Paralysis agitans nur Degeneration der Subst. nigra). – **S. perforata:** 1) S. p. ant., Area olfactoria *JNA*: der von zahlreichen Ästchen der A. cerebri media durchbohrte Teil der basalen Riechrinde dorsal vom Trigonum olfactorium. –

Substantia propria

2) S. p. post.: der von Ästchen der A. cerebri post. durchbohrte Boden der Fossa interpeduncul. – **S. propria**: die Grund- oder Hauptschicht eines membranart. Organteiles; z. B. **S. p. corneae** aus parallel zur Hornhautoberfläche verlaufenden, in Mukopolysaccharid-halt. Grundsubstanz gelagerten kollagenen Faserplatten (lichtdurchläss., gefäßfrei, reich an sensiblen Nervenfasern); u. die **S. p. sclerae** aus mehrfach geschichteten u. durchflochtenen Lagen kollagener Fasern, denen feine elast. Fasern aufgelagert sind. – **S. reticularis**: 1) ↑ Formatio reticul. – 2) die netzart., z. T. nur aus weißer Substanz (quer- u. längsverlaufende Fasern), z. T. überwiegend aus grauer bestehenden Areale der Medulla oblong. – **S. reticulofilamentosa**: *zytol* Zellstruktur aus zytoplasmat. Netzfäden u. granulären Klümpchen; z. B. in Retikulozyten (durch Vitalfärbg. mit Toluidin-, Brillantkresylblau darstellbar). – **S. spongiosa ossis** *PNA*: das schwammartig aus dünnen Knochenbälkchen aufgebaute Innere (»Spongiosa«) des Knochens, mit Markräumen zwischen den Bälkchen.

substantiell: 1) stofflich. – 2) wesentlich. – **substantiver Farbstoff**: ↑ Direktfarbstoff.

Substanz: 1) *anat* ↑ Substantia. – 2) *zytol, biochem* Stoff; z. B. **antagonist. S.** (↑ Antagonist), **chromat. S.** (↑ Chromatin), **interferierende S.** (↑ Interferon), **isotrope S.** (s. u. Isotropie), **präventive S.** (↑ Ambozeptor), **tigroide S.** (↑ NISSL* Schollen); ferner als »S. DS« das ↑ Serotonin u. als »S. P« 1) eine der REICHSTEIN* Substanzen (s. u. Compound), 2) ein in Dünndarmmuskulatur u. Gehirn nachgewiesenes Kinin-art., darmerregendes, blutdrucksenkendes u. sialagoges Peptid, das auch als Transmitter sensor. Neurone wirksam ist (Modulator? schmerzerzeugende Substanz?). – 3) *bakt* die ↑ P-Substanz; *serol* die Substanzen A, B, Le etc. (s. u. Blutgruppe bzw. Antigen). – **gewebeäquivalente S.**: *radiol* natürl. (z. B. Wasser, Kork, Triolein) oder künstl. S. (z. B. Plexiglas), die in ihrer atomaren Zusammensetzung u. Dichte einem best. Körpergewebe so ähnlich ist, daß sie als »Phantomsubstanz« bei Bestrahlung die annähernd gleiche Dosisverteilung liefert (»Gewebeäquivalenz«).

Substanz|analyse: (OESER u. KROKOWSKI) *röntg* Schätzung des Hydroxylapatit-Gehaltes des Knochens anhand der unterschiedl. Schwärzungseffekte in Weich- u. Hartstrahlaufnahmen. – **S.verlust**: *path* ↑ Atrophie.

Substituens: *pharm* Ersatz-, Austauschmittel. Surrogat. – **Substitution**: Ersatz; 1) *chem* in Verbindgn. der Austausch bestimmter Atome, Gruppen oder Ionen gegen andere (»**Substituenten**«). – 2) *path* räuml. S.: ↑ Regeneration, Metaplasie. – 3) *psych* (S. FREUD) »Ersatzbildung« für eine verdrängte Vorstellung in Form eines Sympts. (z. B. Lapsus linguae), die – als symbol. Darstg. des Verdrängten – Teilbefriedigung bringt.

Substitutions|pneumothorax: künstl. Pneu nach Pneumonektomie, um eine zwangsweise Medianstellung des Mediastinums zu erreichen. – **S.therapie**: künstl. Zufuhr dem Körper normalerweise durch Organleistungen zur Verfügung stehender Substanzen bei Organinsuffizienz oder -ausfall, z. B. von Insulin bei Diabetes mellitus, von Kortikoiden bei NNR-Insuffizienz; i. w. S. auch der Flüssigkeitsersatz (Vol.- oder Blutersatz) zur Rehydratation.

Substrat: Grundlage, Substanz als Träger eines best. chem., physiol. oder pathol. Vorganges bzw. (*biochem*) als von einem Enzym umzusetzende Verbindung (i. w. S. auch das Koenzym); *mikrobiol* ↑ Nährboden. – **S.induktion**: *physiol* die – hormonunabhäng. – I. eines metabol. Geschehens durch Metaboliten, indem sie als alloster. Effektoren von Schlüsselenzymen wirksam werden (z. B. schnell resorbierte Mono- u. Disaccharide als Stimulatoren der Fettsäuresynthese). – **S.kettenphosphorylierung**: die enzymat. ↑ Phosphorylierung organ. Verbindngn. ohne Mitwirkung der mitochondrialen ↑ Atmungskette. – **S.konkurrenz**: die K. um einen biol. Stoff, Reaktionsteilnehmer etc., z. B. als Grundlage der kompetitiven ↑ Hemmung. – **S.phase**: *path* die 1. (»entzündl.«) Phase der ↑ Wundheilung von der Latenzphase bis zur Kapillarsprossung u. Retikulumbildung.

Subsultus: ↑ Subsaltus. – **subsuperior**: zweitoberst.

subtalar(is): unterhalb des Talus. – **subtegumental**: im Subtegumentum (Tela subcutanea). – **subtemporal**: unter(halb) der Schläfe, unter dem Schläfenlappen (z. B. als su. Dekompressionstrepanation die ↑ CUSHING* Op. 1). – **subtendineus**: unter einer Sehne. – **Subtetanie**: latente Tetanie, z. B. die Spasmolytika-resistente, jedoch auf AT-10 ansprechende Dyskinesie der ableitenden Harnwege.

Subthalamotomie: *neurochir* stereotakt. Op. (bei PARKINSON* Syndrom) mit Zielpunkt im **Subthalamus** (= Hypothalamus: FOREL* Feld, Zona incerta). – **subtil(is)**: (lat.) fein, zart, genau. – **Subtilis**: Kurzbez. für Bac. subtilis. – **subtotal**: nahezu vollständig. – **Subtoxikose**: ↑ Prätoxikose.

Subtraktion: *physiol* vom ZNS unbewußt vollzogene Wertekorrektur einer Sinnesorganleistung zum Ausgleich positionsbedingter Abweichungen. – **Subtraktions|effekt**: *röntg* im Rö.bild die »aufhellende« Wirkung eines stärker strahlendurchläss. Objektabschnittes (z. B. Trachea) auf überlagerte, an sich schattendichte Strukturen (z. B. B. WS). – **S.methode**: (ZIEDSES DES PLANTES) *röntg* »totaler Kontrastausgleich« durch Zur-Deckung-Bringen eines Rö.bildes mit dem Positiv eines fast ident. Bildes (z. B. nach KM-Applikation), so daß in einer Kopie dieser Kombination der gemeinsame Informationsgehalt praktisch ausgelöscht u. nur das Abweichende (z. B. der KM-Schatten) dargestellt ist. – Andere, nicht total subtrahierende Verfahren (LEGRÉ-PADOVANI-SALOMON; HOLMAN; WALLMAN u. WICKBOM 1964) arbeiten mit von der Bilddichte elektronisch gesteuertem Blitzlicht (»elektron. Maske«); s. a. Logetronic.

Subtribus: *biol* ↑ Tab. »Systematik«. – **subtrochantär, -trochanter**: unterhalb eines Trochanter bzw. der Linea intertrochanterica. – **Subtrode**: *kard* s.c. einzulegende hochflexible EKG-Elektrode, v. a. zur automat. Langzeitüberwachung von (unruh.) Herzkranken.

subungual(is): unter einem Finger- oder Zehennagel; z. B. **su. Fibromatose** (↑ KÖNEN* Tumor), **su. Hämatom** (traumat.; evtl. zu Nagelablösung führend).

subvaginal(is): unter einer Scheide. – **subvalvulär**: unterhalb (= stromaufwärts vor) einer Klappe. – **Subvarietas**: Subvarietät (↑ Tab. »Systematik«). – **Subvirus**: ↑ Satellitenvirus; vgl. Viroid. – **subvisibel**: ultravisibel, ↑ submikroskopisch.

Suby* Lösung: »Solutio G« zur in-situ-Chemolitholyse von Blasen- u. Nierensteinen; 3,3%ige wäßr. Zitronensäure-Lsg. mit Zusatz von MgO u. Na_2CO_3.

subzellulär: die Zellbestandteile betreffend; z. B. als **su. Fraktionierung** (↑ Schema) die Auftrennung des durch Zellzerkleinerung (mittels Homogenisators) gewonnenen Homogenats nach Schwere (durch differentielle Zentrifugierung) u. Dichte (»Dichtegradienten-Zentrifugierung«), d. h. in Kerne (am schwersten) u. Ribosomen (am leichtesten; bd. infolge hohen Nukleinsäuregehaltes mit größter u. einander ähnl. Dichte), Zellmembranen u. Lysosomen (hoher Lipidgehalt; geringste Dichte), Membranen des endoplasmat. Retikulums (höherer Proteinanteil) u. Mitochondrien (mittl. Dichte). Identifizierung durch elektronenmikroskop. u. chem.-quant. Analyse der Organellen anhand sogen. Marker (Leitenzyme u. typ. Baustoffe). – vgl. Zellfraktionierung.

succ...: s. a. sukk..., sukz.... – **succedaneus**: (lat.) nachfolgend. – **succenturiatus**: (lat.) untergeordnet.

Succisa pratensis, Scabiosa succisa, Teufelsabbiß: euro-asiat. Blütenpflanze [Dipsacaceae]; Anw. von Wurzel u. Kraut (Glykosid, Scabiosid sowie Saponine) als Expektorans, Diuretikum, Haut- u. Gurgelmittel.

Succuba, Succubus: Alpdrücken (bzw. der es verursachende Dämon).

Succus: Saft (korrekt: Sucus); *anat* z. B. **S. entericus, S. gastricus, S. pancreaticus, S. prostaticus** (= Darm-, Magen-, Pankreassaft bzw. Prostatasekret); *pharmaz* Preß- oder Mazerationssaft (auch eingedickt: **S. inspissatus**) aus tier. u. pflanz. Rohstoffen, z. B. **S. Liquiritiae** (»Lakritzen-«, »Bären-«, »Süßholzsaft« aus ↑ Glycyrrhiza glabra), **S. thebaicus** (↑ Opium).

Succussio: (lat.) Erschütterung; *diagn* äußeres Beklopfen eines Hohlorgans zum Nachweis seiner Flüssigkeits- u. Gasfüllung anhand des auftret. Plätschergeräusch (z. B. die **S. Hippocratis** bei Seropneumothorax); – s. a. Sukkussionsschmerz.

Such|diät, -kost: diagnost. D. (nach einleitender Teepause u. subaqualen Darmbädern) bei intestinaler Allergose; Grundlage ist eine allergenfreie Kost, der in Abständen von Tagen allergenverdächt. Nahrungsmittel hinzugefügt werden (bis zur Manifestation allerg. Erscheinungen). – **S.diagnostik**: systemat. Absuchen des Pat. nach best. Erkrn. wegen alarmierender, aber wenig charakterist. Sympte. (z. B. Krebsverdacht wegen Abmagerung); zunächst unter Anw. grob-orientierender Methoden (↑ Suchtest, Vorfelddiagnostik); vgl. Zieldiagnostik. – **S.nadel**: ↑ Pfadfindernadel.

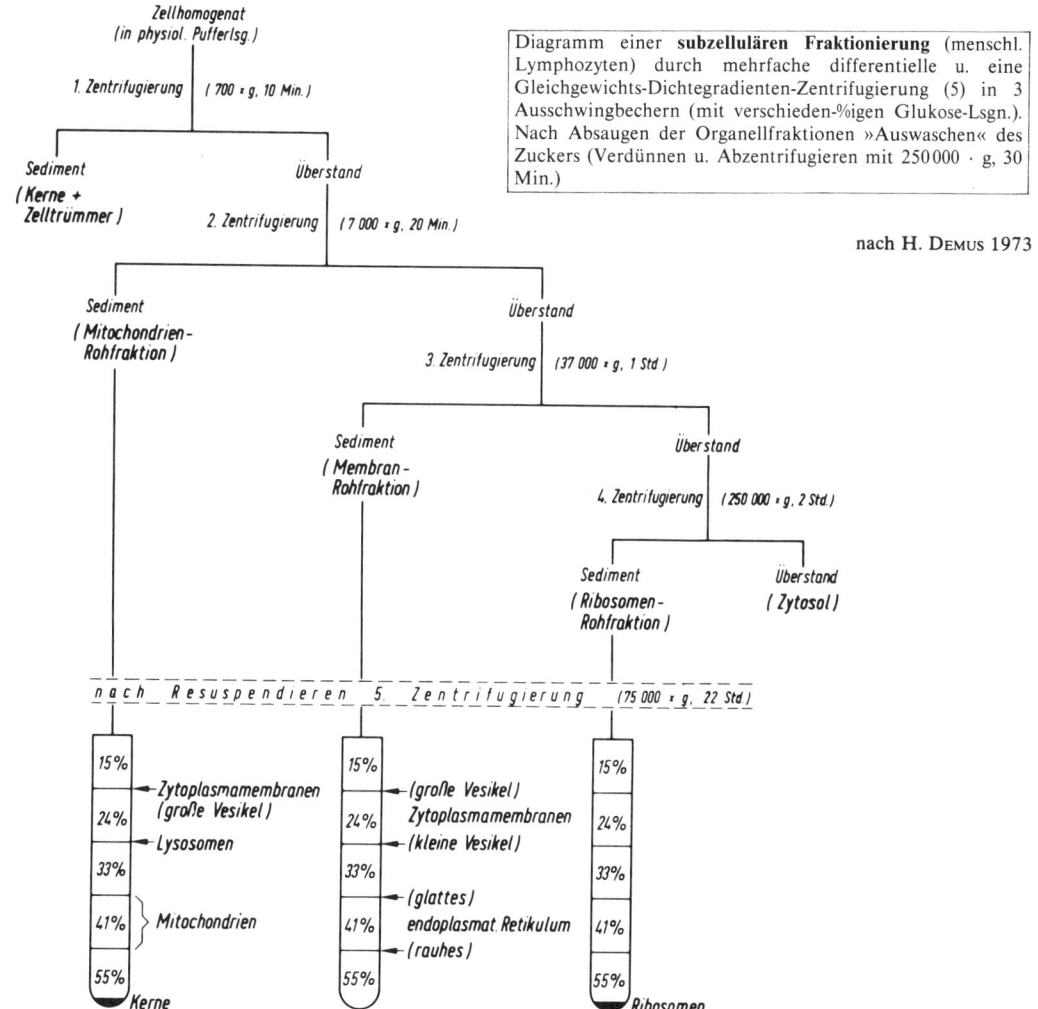

Diagramm einer **subzellulären Fraktionierung** (menschl. Lymphozyten) durch mehrfache differentielle u. eine Gleichgewichts-Dichtegradienten-Zentrifugierung (5) in 3 Ausschwingbechern (mit verschieden-%igen Glukose-Lsgn.). Nach Absaugen der Organellfraktionen »Auswaschen« des Zuckers (Verdünnen u. Abzentrifugieren mit 250000 · g, 30 Min.)

nach H. DEMUS 1973

Sucht

Sucht: das mehr pass., zwanghafte Angewiesensein auf die Befriedigung eines Triebes ungeachtet des Verlustes eines geordneten Selbstwert- u. Umweltbezuges; neben entsprech. Nikotinabusus u. Triebentartungen v. a. der chron. Alkoholmißbrauch sowie die körperl. u. psych. Drogen- oder **S.stoffabhängigkeit** (/ Arzneimittelsucht, Toxikomanie), i. w. S. auch der daraus resultierende Zustand periodischer oder chron. Intoxikation, der für Individuum u. Gemeinschaft schädlich ist (s. a. Tab. »Drogenterminologie«); typ. Merkmale: übermächt. Wunsch nach Beschaffung des Suchtmittels, Tendenz zur Dosissteigerung, Auftreten eines Entziehungssyndroms. Zwischen Sucht u. Gewöhnung gibt es fließende Übergänge; lt. WHO (1964) sind »Drug dependence« u. »Drug abuse« (/ Arzneimittelmißbrauch, Doping) zu unterscheiden. Als – gesetzlich z.T. den BTM gleichgestellte – **S.mittel** gelten außer den BTM Morphinomimetika, Schlafmittel (auch Nichtbarbiturate), Psychotonika, Cannabis (Marihuana) u. LSD; ihre (fast) gemeinsame u. kennzeichnende Wirkung sind Euphorie u. Bewußtseinsänderung. Gem. WHO 6 Abhängigkeitstypen (mit z. T. charakterist. Intoxikations- u. Entzugssyndromen): Morphin- oder Opiat-, Barbiturat-/ Alkohol-, Amphetamin- Khat-, Kokain-, Cannabis- u. Halluzinogen-Typ. – **S.gefährdung** (Disposition) besteht potentiell für alle Menschen; bes. gefährdet sind solche, die bereits normalerweise Charaktereigenschaften u. Neigungen zeigen, die sonst erst im Laufe der Sucht hervortreten (»Entkernung der Persönlichkeit«), ferner Psychopathen u. Neurotiker, sowie Personen mit berufl. Zugang zu Suchtmitteln. – **S.kranker**: / Süchtiger.

Such|test: möglichst unaufwend. klin. Test, der im Rahmen der Such- bzw. Vorfelddiagnostik groborientierend bestimmte Krankheitskategorien ausschließt oder wahrscheinlich macht (z. B. BSR, Serumlabilitätsproben) oder aber bei gezielter Diagnostik eine Fragestellung richtungsweisend einengt (z. B. orale Glukosebelastung), u. U. auch bereits ein pathognomon. Ergebnis liefert (z. B. Eisenchlorid-Windeltest). – *allerg* (HANSEN) kutane Allergenprobe, die – im Ggs. zum Bestätigungstest – alle vorhandenen Sensibilisierungen nachweisen will. – **S.trieb**: *päd* reflektor. / Brustsuchen.

Sucquet*-Hoyer* (J. P. S., 1840–1870, Anatom, Paris; HEINR. FRIEDR. H., 1834–1907, Histologe, Warschau) **Anastomosen, Kanäle**: periphere a.-v. Anastomosen bes. an Händen u. Füßen. – **S.*-H.* (-Grosser*) Organ**: / Glomusorgan.

Sucrosuria: / Saccharosurie; s.a. MONCRIEFF*-WILKINSON* Syndrom.

Suctio: (lat.) Saugen, / Suktion.

Sucus: (lat.) korrekte Schreibweise für Succus.

Suda(bad): sub aquales / Darmbad.

Sudamina: *derm* / Miliaria (cristallina).

Sudan|blindheit: *trop* Onchozerkose mit schweren Augenläsionen infolge Korneabefalls durch Mikrofilarien. – **S.farbstoffe**: fettfärbende, wasserunlösl. Mono- u. Disazofarbstoffe für histol. u. Vitalfärbung (nach Verfüttern); z. B. Sudan II (m-Xylol-azo-β-naphthol), III (Amino-azotoluol-azo-β-naphthol), IV (/ Biebricher Scharlach). Eine **Sudanophilie** zeigen z. B. lipidhalt. Gewebe u. sogen. **sudanophile Leukozyten** (mit path. Fettgehalt). – **S.probe** (Nu-

mers*): *geburtsh* Fruchtwasser-Nachweis (Blasensprung) durch Objektträger-Färbung der Probe mit alkohol. Sudan II-Lsg. (fett. Bestandteile wie fetales Talgdrüsensekret, Amnionepithelien etc. färben sich an).

Sudatio(n): / Hidrosis. – **Suda(to)rium**: / Schwitzbad.

sudden deafness: akuter / Hörsturz.

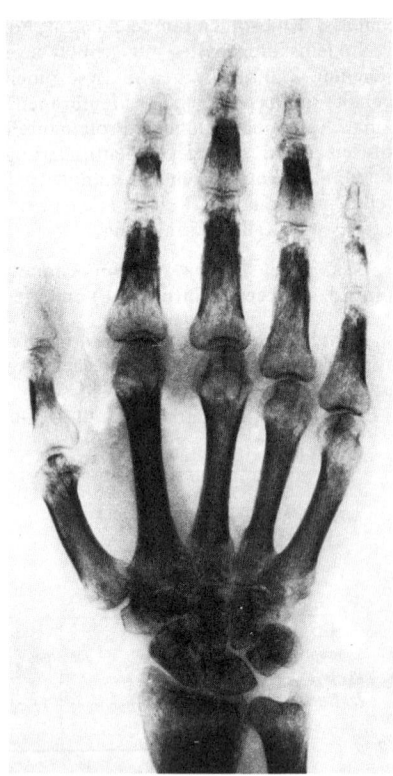

Sudeck* Dystrophie der Hand (nach Kahnbeinfraktur); Stadium I mit »fleckiger Atrophie«.

Sudeck* (PAUL HERMANN MARTIN S., 1866–1945, Chirurg, Hamburg) **Atrophie, Dystrophie, Syndrom**, LÉRICHE*, KIENBÖCK* Sy.: (1900) reakt., neurovaskulär bedingte, in 3 Stadien ablaufende Weichteil- u. Knochenveränderungen (»sympath. Reflexdystrophie«) der dist. Extremität nach Trauma (v. a. Fraktur), Entzündung, Nervenläsion, aber auch nach Myokardinfarkt, Mamma-Radikalop., Hirnprozeß (»zentrogener SUDECK«); ausnahmsweise auch kontralateral. Akutes Stadium (»SUDECK I«): Weichteilödem, Hauthyperthermie, Gelenkschwellung, Bewegungsschmerz, Hyperhidrose; im Rö.Bild (ab 3. Wo.) grobfleck. Entschattung (überstürzter Knochenumbau mit Ausweitung der HAVERS* Kanäle). Im Stadium der Dystrophie (»S. II«) »kalte Zyanose« u. – meist – »Glanzhaut«, Nageldystrophie, derbes Weichteil- u. Gelenkkapselödem (zunehmende Steifigkeit), Muskelschwund mit Tonus- u. Erregbarkeitsverlust, spontane Druckschmerzhaftigkeit der Knochen; Rö.bild (6. bis 8. Wo.): zunehmend streif.-strähn. Entschattung (Spongiosaschwund). Im Stadium der Atrophie (»S. III«, nach 3 bis 4 Mon.) Ödemrückbildung, Hautatrophie, Schrumpfung der Gelenkkapseln (evtl. Versteifung), Muskelatrophie, Nachlassen der Schmerzen; Rö.bild: gleichmäß.-diffuse Entschattung mit bleistiftart. Zeichnung der Kompakta (»hypertrophierende Atrophie«). Pathogenese: neuralreflektor. Durchblutungsänderung (1. u. 2. Stadium); örtl. Stoffwechselstörungen, lokaler Verlust von Isotonie, Isoionie u. Eukolloidität (2.–3. Stadium). – **S.* Operation**: 1) sakrale Rektopexie bei Mastdarmvorfall. – 2) **S.* Plastik**: bei Radialislähmung Verpflanzen der Flexor-carpi-uln.-Sehne auf die der Mm. extensor digitorum comm. u. pollicis longus. – **S.* Punkt**: die Anastomose der kaud. Arkade der A. sigmoidea mit der A. rect. sup. (deren Ligatur unterhalb dieses Punktes zur Gangrän des oberen Rektum führt).

sudo...: Wortteil »Schweiß« (s. a. sudoro...); z. B. **S.keratosis** (Verhornung der Schweißdrüsenausführungsgänge, z. B. bei Lichen spinulosus, FOX*-FORDYCE* Krankh.), **s.motorisch** (die Schweißproduktion anregend; z. B. als **progress. s.motor. Degeneration** das / ROSS* Syndrom).

Sudor *PNA*: Schweiß; z. B. der **S. anglicus** (*histor* »engl. Schweiß«, im Mittelalter mit schweren Allg.erscheingn., hohem Fieber etc. einhergeh. Milaria cristallina u. rubra mit ernster Prognose), **S. cruentus s. sanguinis** (/ Haemhidrosis), **S. nocturnus** (/ Nachtschweiß), **S. nudorum** (emotionell-bedingt axilläre Hyper-, evtl. Bromhidrose bei Aufforderung zum Entkleiden), **S. urinosus** (urinös riechender Schweiß bei / Urhidrosis).

Sudoratio(n): / Schweiß(absonderung). – **Sudoresis, Sudorrhö**: / Hyperhidrose.

sudori|ferus: (lat.) schweißtreibend, -erzeugend (= **s. parus**) – **S.fera, S.fika**: *pharm* / Diaphoretika.

Sudo(ro)graphie: grobe Darstg. des Schweißdrüsenmusters (einschl. Funktion) der Hand, indem diese im verdunkelten Raum auf eine photograph. Schicht gelegt wird, so daß die übertragenen Fett- u. Schweißtröpfchen später die Einwirkung des Entwicklers verhindern; evtl. kombin. mit Rö-Aufnahme des Handskeletts (= **Sudoradiogramm**).

Süchtiger: der an einer Sucht(stoffabhängigkeit) Leidende (»Suchtkranker«, »Toxikomane«). – **Süchtigkeit**: die sücht. Fehlhaltung der Persönlichkeit, die Sucht(krankh.); i. e. S. das – evtl. stark impulsive – Verlangen nach dem Suchtmittel.

Südamerikanische Blastomykose: / Parakokzidioidomykose. – **Sü. Leishmaniase**: eine / Haut-Schleimhautleishmaniase; s. a. Uta. – **Sü. Trypanosomiasis**: / CHAGAS* Krankheit.

süß: s. u. Geschmacksqualität; s. a. Tab. »Sinne«.

Suessenguth*-Kline* Test: (1947) *serol* Trichinellose-Nachweis (Objektträger-Flockungstest, 0,05 ml Serum) mit einem an Cholesterinkristalle gebundenen alkal. Extrakt getrockneter Trichinella-Larven als AG (1 Tr. Emulsion). – Auch als Schnelltest zur Untersuchung von Schweineseren.

Süß|holz: / Glycyrrhiza glabra. – **S.stoff**: synthet. S.mittel mit höherer S.kraft als Saccharose, aber ohne deren Nährwert (gesetzlich zugelassen): Saccharin, Dulcin, Natrium-, Kalziumzyklamat. Bes. Forderungen bestehen bei Anw. in diätet. Lebens- (z. B. auch Xylit als Zuckeraustauschstoff) u. in Arzneimitteln (u. a. Deklarationszwang bei Dulcin). Gesteigerte S.kraft haben **S.stoffgemische** (»Paarlinge«, z. B. Saccharin + Dulcin).

sufficiens quantitas, s. q.: *pharm* latein. Rezepturanweisung »genügende Menge«.

Sufficientia, Suffizienz: die ausreichende Funktion eines Organ(system)s; vgl. Insuffizienz.

Suffimentum: *pharm* / Räuchermittel.

Suffocatio, Suffokation: / Erstickung. – **suffodiens**: (lat.) unterminierend. – **Suffusion**: Austritt von Blut(serum) oder Lymphe ins Gewebe; i. e. S. die flächenhafte Blutung ohne scharfe Begrenzung (vgl. Sugillation).

Suggestion: ursprüngl. (JAMES BRAID 1853) die Verbalbeeinflussung in der / Hypnose; nach BECHTEREW die unkrit. Übernahme von Gedanken, Gefühlen, Vorstellungen u. Wahrnehmungen unter Umgehung von Willen u. Bewußtsein, nach KRETSCHMER die unmittelbar reizmäßig erfolgende Übertragung von Empfindungen, Vorstellungen u. bes. Willensantrieben, nach FREUD die Wiederbelebung infantiler Objektbezüge (wobei das Verhältnis zwischen Suggestor u. Suggerend etwa dem zwischen Eltern u. Kind entspricht). Ausgelöst entweder durch eine fremde Person oder von der eigenen Psyche (= Hetero- bzw. Auto-S.); betrifft entweder eine Einzelperson oder eine Gruppe (= Massenindoktion). – Die **Suggestibilität** ist abnorm stark bei sensitiv-asthen. u. Ich-schwacher Persönlichkeit, ferner als massenpsychol. Effekt; zu steigern durch **Suggestivreize** (z. B. emotional tief beeindruckende Wort-, Klangreize).

Suggestions|mittel: *pharm* / Placebo. – **S.therapie** körperlicher u. seel. Störungen (z. B. Konzentrations-, Schlafstörungen, Gehemmtheit, Tics, Stottern) in Form von Hypnose, Protreptik, autogenem Training etc. – **S.tod**: pschychogener / Tod.

Sugillatio(n): 1) flächenhafte Blutung ins Gewebe (v. a. Haut); von geringerer Ausdehnung als die / Suffusion. – 2) / Totenfleck.

sui generis: (latein.) »von eigener Art«.

Suipestifer-Bakterium: / Salmonella cholerae-suis.

Suizid, Suicidium, Freitod, Selbsttötung: die absichtl. – in ca. 75% vorher angedrohte – Vernichtung des eigenen Lebens durch Vergiften (v. a. Schlafmittel u. a. Medikamente, Gas), Erhängen, Ertränken, Erschießen, Öffnen der Pulsadern, Sturz aus Fenstern u. von Brücken, Überfahrenlassen etc.; Vork. bei allen Psychosen (bes. endogene Depression), überwiegend aber bei Geistesgesunden (als Endpunkt einer abnormen seel. Entwicklung); **S.tendenz** im Alter deutlich zunehmend. – Beim **erweiterten S.** (»Mitnahmeselbstmord«, v. a. bei endogener Depression) geht dem bereits beschlossenen S. die Tötung anderer (meist Ehepartner, Kinder) voraus. – Die **Suizidalität** (»S.neigung«, »-gefahr«) ist wichtigstes Kriterium für Behandlungsmaßnahmen, insbes. für die Entscheidung, ob Klinikaufnahme notwendig ist (zur **S.prophylaxe**, wie sie bei Menschen, bei denen aus S.gedanken, -träumen oder -phantasien oder aus einem Versuch eine Selbsttötungsgefahr abzuleiten ist, auch sonst durch ärztl. u. gesellschaftl. Maßnahmen erfolgen kann, z. B. in Form von Lebensmüdenbetreuung, Telephonseelsorge). – Der **S.versuch**, d. h. die unvollendete bzw. erfolglos gebliebene Selbsttötung, wird nicht selten wiederholt; insbes. der sogen. **reakt. S.v.** (als einfühlbare Reaktion auf eine vom Suizidanten nicht zu verarbeitende Situation) ist oft von vornherein auf Mißlingen angelegt (einkalkuliertes Überleben an der Wahl des Suizidmittels bereits erkennbar).

Suker* Zeichen: Unfähigkeit des Fixierens von Gegenständen bei extremem Seitwärtsblick; v. a. bei BASEDOW-Exophthalmus.

sukku...: Wortteil »Saft« (Succus; s. u. suku...).

Sukkussionsschmerz: durch Erschütterung (↑ Succussio) des Körpers ausgelöster Schmerz.

Sukrose: *chem* ↑ Saccharose.

Suktion, Suctio: Saugen; *ophth* Absaugen der durch grauen Star veränderten Linse mittels Spritze; *chir* ↑ Schröpfen.

Sukulenz: »Saftreichtum«, insb. des »**sukulenten**« Gewebes bei ödematöser Durchtränkung. – **Sukurrhö**: vermehrte (Magen-)Saftproduktion.

sukzedan: nacheinander erfolgend, nachfolgend; z. B. **S.färbung** (= Sukzessivfärbung; Mehrfachfärbung durch nacheinander einwirkende, jeweils nur eine Gewebsstruktur anfärbende Farblösgn.), **S.infiltrat** (= Sukzessivinfiltrat: *pulmon* mit gleicher oder anderer Lokalisation rezidivierendes – eosinophiles – Lungeninfiltrat), **S.teilung** (*zytol* rasch aufeinanderfolgende Zweiteilungen von Zellen ohne zwischengeschaltete Ruhe- oder Wachstumsphasen).

sukzessiv: nachfolgend (sukzedan); z. B. **S.blendung** (*ophth* nach Beseitigung der Blendquelle fortbestehende Blendwirkung in Form von Nachbildern, Ermüdungserscheinungen u. Lokaladaptation), **S.kontrast** (= Nachkontrast; *ophth* Veränderungen der Helligkeits- oder Farbempfindung bei aufeinanderfolgender Reizung identischer Netzstellen, sich manifestierend als Nachbilder entgegengesetzter Helligkeit in ähnl. oder in der Gegenfarbe [bei Blick ins Dunkle bzw. auf eine weiße Wand]), **S.schanker** (↑ Abklatschschanker).

Sukzin-: *chem* Präfix für Bernsteinsäure-Derivate.

Sukzinat: Salz der Bernsteinsäure. – **S.-dehydrogenase**, Bernsteinsäure-, Succino-dehydrogenase: ein Sukzinat-dehydrierendes, eng mit der Atmungskette verbundenes Flavoproteid-Enzym mit der Reaktion: Sukzinat + Akzeptor = Fumarat + reduz. Akzeptor; Mitochondrien-spezifisch; bei Infektionen Aktivität in Zellen u. Blut meßbar verändert; s. a. Abb. »Dünndarmepithel«.

Sukzino(di)nitril: $NC-CH_2-CH_2-CN$; Tonikum u. ext. Antipruriginosum.

Sukzinyl-: der Bernsteinsäure-Rest $-CO-CH_2-CH_2-CO-$. – **S.argininurie**: ↑ Arginin(o)-sukzinurie. – **S.cholin**: ↑ Suxamethoniumchlorid. – **S.koenzym A**: wicht. Flavoproteinkoenzym (↑ Schema Porphyrin-Biosynthese). – **S.-CoA-synthetase**: GDP bzw. ADP bildendes Enzym mit der Reaktion: GTP bzw. ATP + Sukzinat + CoA = GDP bzw. ADP + Orthophosphat + Sukzinyl-CoA. – **S.methionin**: α-Sukzinylamino-γ-methyl-thio-buttersäure; Lebertherapeutikum. – **S.-phenetidin-natrium**: p-Äthoxyphenyl-sukzinaminsäure; Analgetikum, Antipyretikum.

Sul: *serol* seltenes AG des MNSs-Systems.

Sula* Nährmedium: *bakt* serumfreie Modifik. der ↑ KIRCHNER* Substrate mit Zusatz von Alanin, Zystein u. Malachitgrün; zur Züchtung von Mycobact. tuberculosis.

Sulbentinum *WHO*, Dibenzthion: 3,5-Dibenzylhexahydro-1,3,5-thiadiazin-2-thion; Antimykotikum.

Sulcus: (latein.) *anat* Furche, Rinne; z. B. **S. ampullaris** *PNA* quer an der Konvexität der häut. Bogengangsampullen; mit dem Ampullennerv, der von hier in die Crista ampull. eindringt. – **S. arteriae occipitalis** *PNA* in der Pars mastoidea des Schläfenbeins medial der Incisura mastoidea. – **S. arteriae subclaviae** *PNA* auf der 1. Rippe hinter dem Tuberc. m. scaleni ant. – **S. arteriae temporalis mediae** *PNA* an der Außenfläche der Pars squamosa des Schläfenbeins nahe dem Porus acusticus ext. – **S. arteriae vertebralis** *PNA* auf dem hint. Atlasbogen hinter dem Atlantookzipitalgelenk. – **Sulci arteriosi** *PNA* an der Schädelinnenwand für die Meningealarterien. – **S. basilaris pontis** *PNA* median auf der dors. Fläche der Brücke, breit, darin die A. basil. – **S. bicipitalis lat. s. rad.** *PNA*, die »seitl. Bizepsrinne«, darin V. cephalica u. N. cutaneus antebrachii lat. – **S. bicipit. med. s. uln.** *PNA*, die »inn. Bizepsrinne«, darin V. basilica u. N. cutaneus antebrachii med. – **S. calcarinus** *PNA* (Fissura calcarina *BNA*), der tiefe Großhirnspalt zwischen Cuneus u. Gyrus occipitotemp. med., der spitzwinklig in den S. parietooccipit. einmündet (s. a. Kalkarina...). – **S. caroticus** *PNA* S-förmig an der Seitenfläche des Keilbeinkörpers von hinten-unten nach vorn-oben; für die A. carotis int. – **S. carpi** *PNA*, die »Hohlhandrinne« zwischen den Eminentiae uln. u. rad., überspannt vom Lig. carpi transv.; Bett der langen Fingerbeugesehen (s. a. Canalis carpi, Karpaltunnel...). – **S. centralis cerebri** *PNA* (= Fissura centr., ROLANDO* Fissur), die »Zentralfurche« an der Großhirnoberfläche als Grenze zwischen Stirn- u. Scheitellappen (Gyrus prae- bzw. post-centr.). – **S. centralis insulae** *PNA* verzweigt zwischen dem Gyrus longus u. den Gyri breves. – **Sulci cerebri** *PNA* (Fissurae cer.), die die Großhirnhemisphären in Lappen u. Windungen gliedernden »Hirnfurchen«. – **S. chiasmatis** vorn im Keilbeinkörper (vor den Tuberc. sellae) quer die Canales optici verbindende Knochenrinne für die chiasmanahen Optikusabschnitte (»Fascic. opticus«). – **S. cinguli** *PNA* (= S. fornicatus), die »Gürtelfurche« zwischen Gyrus cinguli u. Gyrus front. med. – **S. circularis insulae** *PNA* (= S. limitans), die die Insel umgrenzende kreisförm. Großhirnfurche. – **S. collateralis (cerebri)** *PNA* (= Fissura tentorialis), die bis an den Okzipitallappen reichende Furche zwischen den Gyri parahippocampalis u. occipitotemp. med. – **S. coronarius** *PNA*, die »Kranzfurche« des Herzens an der Vorhof-Kammergrenze, darin die bd. Koronararterien. – **S. corporis callosi** *PNA* (= S. marginalis) zwischen Indusium griseum des Balkens u. Gyrus cinguli. – **S. costae** *PNA* an der Innenseite des Rippenkörpers für A., V. u. N. intercostalis. – **S. cubitalis lat.** in der Ellenbeuge sicht- u. tastbar zwischen Mm. biceps u. brachioradialis, darin N. cut. antebrachii rad., V. cephalica u. – in der Tiefe – N. rad. – **S. cubit. med.** nur in halber Beugestellung sichtbar zwischen med. Bizepssehne u. med. Epicondylus (als Fortsetzung des S. bicip. med.), darin V. basilica, N. cut. antebr. uln., Nodi lymph. cubit. superf. u. – unter der Faszie – A. brachialis (hier evtl. schon in A. uln. u. A. rad. geteilt) u. N. medianus. – **Sulci cutis** *PNA* (= Ss. intercristales), die die Hautfelderung ausmachenden schmalen Furchen. – **S. frontalis inf.** (= BROCA* Fissur) zwischen der mittl. u. unt. Stirnhirnwindung. – **S. front. sup.** zwischen oberer u. mittl. Stirnhirnwindung. – **S. front. transversus**: ↑ S. praecentralis. – **S. glottideus**: ↑ S. medianus linguae. – **S. glutaeus** *PNA* (= S. infra nates), die quere, den Oberschenkel gegen das Gesäß abgrenzende »Gesäßfurche«, bedingt durch ein von der Glutäalfaszie bogenförmig zum Tuber ischiadicum ziehendes starkes, kollagenes Faserbündel. – **S. hippocampi** *PNA*, die Fortsetzung des S. cinguli um den Balkenwulst nach vorn zwischen den Gyri parahippocampalis u. dentatus bis zum Uncus hippocampi. – **S. hypothalamicus** *PNA*, die bogenförm. Furche unterhalb des Thalamus an den Seitenwänden des III. Ventrikels vom For. interventriculare zum Aquaeductus cerebri. – **S. infraorbitalis** *PNA* im Orbitaboden zwischen Fissura orbit. inf. u. Can. infraorbit., darin A., V. u. N. infraorbit. – **S. inguinalis**, die äußerl. »Leistenfurche« über dem Lig. inguinale. – **S. intermedius post.** *PNA*, die flache RM-Furche zwischen den Ss. medianus post. u. lat. post.; Grenze zwischen Fasciculi gracilis u. cuneatus. – **S. intertubercularis** *PNA* (= Semicanalis humeri) am Humerus zwischen den Tubercula majus u. minus, für die Sehne des langen Bizepskopfes. – **S. interventricularis** *PNA*, die dem Kammerseptum entsprech. Längsfurche des Herzens, vorn (= S. i. ant.) für R. interventricul. ant. der li. Kranzarterie u. V. cordis magna, hinten (= S. i. post.) für R. interventricul. post. der re. Kranzarterie u. V. cordis media. – **S. intraparietalis** *PNA* inkonstant in der Dorsalfläche des Scheitellappens zwischen den Lobuli sup. u. inf. – **S. lacrimalis** *PNA* senkrecht in der Orbitafläche des Tränenbeins, zus. mit dem **S. lacr. maxillae** (in der Facies nasal. des Proc. front.) die Fossa sacci lacrim. u. damit den Beginn des Tränennasenkanals bildend. – **S. lateralis ant. medullae oblongatae** *PNA* ventrolat. zwischen Pyramide u. Olive; Austrittsstelle der Hypoglossuswurzeln. – **S. lat. cerebri** *PNA*, die tiefe »SYLVIUS* Furche« zwischen Schläfen-, Stirn- u. Scheitellappen, mit Rr. ant., ascendens u. post., – **S. lat. colliculi seminalis** (= Sinus prostaticus *PNA*) längs in der Pars prostatica der Harnröhre bds. des Samenhügels; Mündungsort der Ductuli prostatici. – **S. lat. post. medullae oblongatae** *PNA* dorsolat. zwischen Funiculi cuneatus u. gracilis; Austrittsort der Wurzeln der Hirnnerven IX, X u. XI. Setzt sich fort als **S. lat. post. medullae spinalis** *PNA*, der Eintrittsort der hint. RM-Wurzeln. – **S. lunatus** *PNA* inkonst. auf der Hirnkonvexität nahe dem Okzipitalpol; wellenförm. vord. Begrenzung der Sehrinde. – **S. malleolaris** *PNA* an der Hinterfläche des Fußinnenknöchels; Gleitrinne für die Sehnen der Mm. tib. post. u. flexor digitorum longus. – **S. malleoli fibulae** *JNA* an der Rückseite des Fußaußenknöchels; Gleitrinne für die Sehnen der Wadenbeinmuskeln. – **S. matricis unguis**, der »Nagelfalz« zwischen seitl. Nagelrand u. Nagelwall. – **S. medialis cruris cerebri** *PNA* (= S. mesencephali med.) in der med. Fläche des Hirnschenkels (Grenze gegen die Haube); Austrittsort der Okulomotoriusfasern. – **S. medianus fossae rhomboideae** *PNA* (Längsrinne in der Mitte der Rautengrube). – **S. medianus linguae** *PNA* (= S. glottideus), die seichte Längsfurche in der Mitte des Zungenrückens (dem Septum linguae entsprechend). – **S. medianus post. medullae oblongatae** *PNA* (= Fissura mediana post.), die hint.-mediane, nach oben durch den Obex abgeschlossene Längsfurche; als deren Fortsetzung der **S. medianus post. medullae spinalis** *PNA* zwischen bd. Hintersträngen (dem Septum medianum dors. entsprechend). – **S. mentolabialis** *PNA* die Kinn-Lippenfurche. – **S. musculi**: Furche für Skelettmuskelsehnen (s. u. S. tendinis). – **S. nasolabialis** *PNA* die ↑ Nasolabialfalte. – **S. nervi petrosi majoris** *PNA* an der Vorderfläche des Keilbeins vom Hiatus vom gleichnam. Kanals zum For. lacerum. – **S. n. petr. minoris** *PNA* an der Vorderseite des Keilbeins vom Hiatus des gleichnam. Kanals zum For. ovale. – **S. nervi radialis** *PNA* an der Rückseite der Humerusdiaphyse spiralig von innen nach außen absteigend. – **S. nervi spinalis** *PNA* auf der oberen Querfortsatzfläche des 3.–7. BW. – **S. nervi ulnaris** *PNA* an der Rückseite des Epicondylus med. humeri; lat. Wand des sogen. ↑ Kubitaltunnels. – **S. obturatorius ossis pubis** *PNA* an der Unterfläche des oberen Schambeinastes (For. obturatum); für N., A. u. V. obturatoria. – **S. occipitalis transversus** *PNA* (= S. extremus), die Fortsetzung des S. interparietalis auf den Okzipitallappen. – **S. occipitotemporalis** *PNA* an der Schläfenlappenbasis zwischen den Gyri occipitotemp. med. u. lat. – **S. olfactorius** (= S. rectus) an der Unterseite des Stirnlappens; für den Tr. olfactorius. – **Sulci orbitales** *PNA* (= Ss. cruciati) an der Stirnlappenunterseite zwischen den Gyri orbitales. – **Sulci palatini** *PNA* sagittal an der lat. Unterseite des harten Gaumens; für Gaumenäste von A. palatina u. N. palatinus major. – **S. palatinus major** *PNA* an der hint. Maxillakante, beteiligt am gleichnam. Kanal (zus. mit den Ss. pterygopalatini des Gaumen- (im perpendikulären Teil) u. des Keilbeins (Vorderfläche des Proc. pterygoideus). – **Sulci paracolici** *PNA*: inkonst. flache Bauchfellnischen (Recessus) seitl. des Colon descendens. – **S. parieto-occipitalis**, die tiefe Grenzfurche zwischen Scheitel- u. Hinterhauptlappen vor dem Cuneus. – **S. postcentralis** *PNA* (= S. postrolandicus), die hint. Grenzfurche des gleichnam. Gyrus. – **S. praecentralis** *PNA*, die vord. Grenzfurche des gleichnam. Gyrus. – **S. promontorii** *PNA*, die verzweigte »JACOBSON* Furche« auf dem Promontorium der Paukenhöhle, für den Plexus tympanicus. – **S. pterygopalatinus**: s. u. Sulcus palatinus major. – **S. pulmonalis** *PNA*, die breite, dorsalkonvexe Thoraxausbuchtung beidseits der WS für die Lungen. – **S. sclerae** *PNA* (= S. coronarius corneae), die durch die rel. stärkere Krümmung der Kornea bedingte seichte Ringfurche zwischen Horn- u. Lederhaut. – **S. sinus petrosi inf.** *PNA* (= S. petrosus inf.) in der Synchondrosis petrooccipit. (je als Halbrinne) u. in der Pars basil. des Hinterhauptbeines (seitl. des Clivus). – **S. sinus petrosi sup.** *PNA* (= S. petrosus sup.) auf der Felsenbeinkante (im Ansatz des Kleinhirnzeltes). – **S. sinus sagittalis sup.** *PNA* (= Sulcus sagitt.) median (unpaar) im hint. Stirnbein, paramedian (paarig) im Scheitelbein u. oben im Hinterhauptbein (median, unpaar) bis zur Protuberantia occip. int. – **S. sinus sigmoidei** *PNA* (= S. sigmoideus) an der Innenseite von Scheitel-, Hinterhaupt- u. Schläfenbein (nahe Angulus mastoideus bzw. Pars lat., um den Proc. jugularis bzw. Unterkante der hint. Felsenbeinfläche) bis zum For. jugulare. – **S. sinus transversi** *PNA* (= S. transversus) im Hinterhauptbein von der Protuberantia occipit. nach lateral. – **S. spiralis ext.** *PNA* längs in der Membrana spiralis (Ductus cochlearis) zwischen Prominentia spiralis u. Organum spirale. – **S. spiralis int.** *PNA* längs in der Membrana spiralis (unter der Membrana tecto-

Sulcus subparietalis

ria) zwischen den Labia limbi vestibul. u. tympanicum. – **S. subparietalis** *PNA* an der med. Fläche des Scheitellappens zwischen Gyrus cinguli u. Praecuneus. – **S. temporalis inf.** *PNA* (= CLEVENGER* Fissur) an der basalen Fläche des Schläfenlappens zwischen den Gyri temp. inf. u. occipitotemp. lat. – **S. temp. sup.** *PNA* (= Fissura parallela) an der lat. Fläche des Schläfenlappens zwischen den Gyri temp. sup. u. medius. – **Sulci temp. transversi** *PNA* zwischen den Querwindungen des Schläfenlappens. – **S. tendinis m. flexoris hallucis longi** *PNA* (= Incisura calcanei) an der med. Fersenbeinfläche unterhalb des Sustentaculum tali. – **S. tend. m. flexoris hallucis longi** *PNA* (= Incisura tali) zwischen den Tubercula lat. u. med. des Proc. post. tali. – **S. tend. mm. peronaeorum** *PNA* an der lat. Fersenbeinfläche hinter u. unter dem Proc. trochlearis. – **S. tend. m. peronaei longi** *PNA* überknorpelt an der Plantarfläche des Würfelbeins. – **S. terminalis cordis** *PNA*, die dem Verlauf der Crista termin. entsprech. Furche an der Außenseite des embryonalen Herzens, mit der sich der Sinus venosus vom re. Vorhof absetzt; späteres Mündungsgebiet der Hohlvenen. – **S. termin. linguae** *PNA*, die V-förm. Grenzfurche (»V linguae«) auf dem Zungenrücken vom For. caecum bds. schräg nach vorn hinter den Papillae vallatae (Grenze von Zungenkörper u. -wurzel). – **S. tympanicus** *PNA*, die feine, zirkuläre »SPALTEHOLZ* Furche« im inn. Ende des knöch. Gehörganges, in der das Trommelfell befestigt ist. – **S. venae cavae** *PNA* (= Fossa v. cavae caud.) in der Facies diaphragmatica der Leber zwischen den Lobi caudatus u. dexter. – **S. venae cavae cran.** *JNA* in der ob. med. Fläche der re. Lunge. – **S. venae subclaviae** *PNA* in der 1. Rippe vor dem Tuberc. m. scaleni. – **S. venae umbilic.** *PNA*, die der späteren Fissura lig. teretis entsprech. peritoneale Furche an der viszeralen Unterfläche der embryonalen Leber. – **Sulci venosi** *PNA* inkonst. in der Innenwand der Schädelknochen für die Meningealvenen.

Sulfa-: *WHO*-Präfix für Sulfonamid-Chemotherapeutika (»Sulfa-Präp.« = Sulfonamid); s. a. Sulfanilamino-, Sulfanilyl-. – In den **S.-Additionspräparaten** (z. B. Sulfamerazin + Sulfaproxylin) summieren sich die Komponenten (bei geringerem Anteil als in Monopräp.) zu einem erhöhten chemotherap. Effekt u. einem breiteren antibiot. Wirkspektrum, z. B. Sulfamerazin.

Sulfacarbamid(um) *WHO*, Sulfa(nil)harnstoff, Thiocarbamid(um): p-Aminophenyl-sulfonyl-harnstoff; Chemotherapeutikum (z. B. Euvernil®).

Sulfacetamid(um) *WHO*, Sulfanil(yl)acetamid, Sulfazetimid: p-Aminobenzolsulfonylazetamid; Chemotherapeutikum (v. a. ophthalmologisch).

Sulfa|diazin(um) *WHO*, S.pyrimidin: 2-Sulfa(nilamido)pyrimidin; Chemotherapeutikum. – **S.dicramid** *WHO*: N^1-(3,3-Dimethylakryloyl)-sulfanilamid; Chemotherapeutikum. – **S.dimethoxin(um)** *WHO*: (2,6-Dimethoxypyrimid-4-yl)-sulfanilamid; Chemotherapeutikum. – **S.dimidin(um)** *WHO*, S.dimerazin, -met(haz)in; 4,6-Dimethyl-2-sulfanilamidopyrimidin; Chemotherapeutikum.

Sulfa|ethidol(um) *WHO*, SETD: 2-Äthyl-5-sulfanilamido-1,3,4-thiadiazol; Chemotherapeutikum. – **S.furazol(um)** *WHO*, Sulfisoxazol: 3,4-Dimethyl-5-sulfanilamidoisoxazol; Chemotherapeutikum. –

S.guanidin(um) *WHO*, Sulfamidin: 1-Sulfanilylguanidin; Chemotherapeutikum. – **S.guanol** *WHO*: N^1-[4,5-Dimethyl-oxazol-2-yl)-amidino]-sulfanilamid; Chemotherapeutikum. – **S.harnstoff**: ↗ Sulfacarbamidum.

Sulfalox(in)säure *WHO*: N-Methylol-4-phthalylaminobenzol-1-sulfonylharnstoff; Chemotherapeutikum.

Sulfa|merazinum *WHO*, S.(mono)methyldiazin: 4-Methyl-2-sulfanilamidopyrimidin; Chemotherapeutikum. – **S.methizol** *WHO*: 2-(4-Aminobenzolsulfonamido)-2-methyl-1,3,4-thiadiazol; Chemotherapeutikum. – **S.methoxazol** *WHO*: 3-(4-Aminobenzolsulfon-amido)-5-methyl-isoxazol; Chemotherapeutikum (meist in Mischung mit Trimethoprim als Cotrimoxazol).

Sulfa|met(h)oxydiazin *WHO*: Methoxy-2-sulfanilamidopyrimidin; Chemotherapeutikum. – **S.methoxypyrazin**: das Chemotherapeutikum Sulfalen *WHO*. – **S.(methoxy)pyridazin** *WHO*: 3-Methoxy-6-sulfanil-amido-pyridazin; Chemotherapeutikum.

Sulfamid: 1) ↗ Sulfanilamid. – 2) (französ.) ↗ Sulfonamid. – **Sulfamidin**: ↗ Sulfaguanidin.

Sulfamido-: 1) Sulf(o)amino-: die Gruppierung -NH-SO$_3$H. – 2) Kurzform für Sulfanilamido-. – **S.chrysoidin** *WHO*, Prontosil I (rubrum): 2',4'-Diaminoazobenzol-4-sulfonamid; ein Chemotherapeutikum.

Sulfamoxolum *WHO*: 4,5-Dimethyl-2-sulfanilamido-oxazol; Chemotherapeutikum.

Sulfan: heteroaliphat. Verbindung mit S statt C.

Sulfanil|amid(um) *WHO*, Sulfamid, -amin, SU-NH$_2$: p-Aminobenzolsulfonamid; Chemotherapeutikum. – **S.amino-**, Sulf(anil)amido-, SU-NH-, Sulfa-: die Gruppierung H$_2$N· C$_6$H$_4$ – SO$_2$ – NH—. – **S.harnstoff**: ↗ Sulfacarbamidum. – **S.säure**: ↗ Acidum sulfanilicum. – **S.thiocarbamidum**: ↗ Sulfathio-urea.

Sulfanilyl-, Sulfa-, SU-: der Sulfanilsäure-Rest H$_2$N· C$_6$H$_4$–SO$_2$. – **S.urea**: ↗ Sulfacarbamidum.

Sulfa|perinum *WHO*, Isosulfamerazin: 5-Methylsulfanil-amidopyrimidin; ein Chemotherapeutikum. – **S.phenazolum** *WHO*: 1-Phenyl-5-sulfanilamidopyrazol; Chemotherapeutikum. – **S.proxylinum** *WHO*: p-Isopropoxy-N-sulfanilylbenzamid; Chemotherapeutikum. – **S.pyridazin**: ↗ Sulfamethoxypyridazinum. – **S.pyrimidin**: ↗ Sulfadiazin.

Sulfarsphenaminum *WHO*: 3,3'-Bis-(sulfomethylamino)-p-arsenophenol; Chemotherapeutikum.

Sulfat: Salz der (2bas.) Schwefelsäure; unterschieden als neutrales = normales = **sek. S.**: [Me(II)SO$_4$] bzw. SO$_4^{2+}$; u. als saures = **prim. S.** (»Bisulfat«): [Me(I)HSO$_4$] bzw. HSO$_4^+$. – **S.ester**, auch Estersulfat, Äther-, Estersäuren genannt (s. u. gepaarte Säuren, Ätherschwefelsäuren).

Sulfatase: Enzym, das u. a. beim Abbau der Sulfatide an der Abspaltung des esterartig gebundenen Sulfatrestes von der Galaktose mitwirkt (↗ Mukosulfatidose); s.a. Arylsulfatase.

Sulfa|thiazolum *WHO*, -thiodiazol: 2-Sulfanilamido-thiazol; Chemotherapeutikum. – **S.thio-urea** *WHO*, **-harnstoff, -carbamidum**: Sulfanilylthioharnstoff; Chemotherapeutikum.

Sulfatid: Sphingoglykolipoid der allgem. Struktur: Ceramid (= N-Azylsphingosin)-KH (Galaktose)-

-Schwefelsäurerest; s. a. Sphingolipide (Formel, Stoffwechselschema). Vork. in grauer u. weißer Hirnsubstanz; vermehrte Ablagerung v. a. in den sogen. **S.speicherzellen** (ballonförmig aufgetriebene Ganglienzellen) bei der metachromat. Leukodystrophie (= »**Sulfatid[lipid]ose**« = ↑ Mukosulfatidose, s. a. SCHOLZ*; AUSTIN*; GREENFIELD* Syndrom).

Sulfatierung, Sulfatation: *chem* Einführen eines Sulfat-Restes (-SO$_3$H) unter Entstehung eines Schwefelsäureesters. – **Sulfation factor**: (engl.) Serumfaktor, der in vitro den Einbau von – radioakt. – Schwefel (Sulfat) in Knorpel beschleunigt. Ist bei Akromegalie, Diabetes mellitus u. in der Gravidität vermehrt, fehlt beim Hypophysektomierten (tritt aber unter Somatotropin-Medikation wieder auf).

Sulfat|kristalle: *urol* in Rosetten- oder Tafelform ausfallende CaSO$_4$-Prismen (dünn, farblos, in reichl. Wasser lösl., in Säuren u. Ammoniak unlösl.) als sehr seltenes Sediment in stark saurem Harn, bes. bei Kindern. – **S.test**: (YANT u. M. 1936) *arbeitsmed* Bestg. des organ. u. anorgan. S im Harn spätestens 2 Std. nach Benzol-Exposition als Kriterium für eine tox. Schädigung (normal 80% anorgan. S; Werte <75% oder Rückgang um >15% Gefährdungshinweis). – **S.wässer**: »sulfat. Quellen« mit mind. 20% der Anionen als Na- (= Glaubersalzwässer), Mg- (= Bitterwässer), Ca- (= Kalziumsulfatwässer) oder – seltener – Fe-Sulfat (↑ Vitriolquelle).

Sulfensäuren: Verbindgn. der allg. Formel R–S–OH.

Sulfhämoglobin, Verdoglobin S: ein grünl., inakt. Hb-Derivat (keine Hb-S-Verbindung!) als Produkt einer irreversiblen oxidativen Aufspaltung des Häm bei Einwirkung von H$_2$S u. O$_2$ (oder H$_2$O$_2$). – Vork. einer **S.ämie** (meist kombin. mit Methämoglobinämie) nach H$_2$S-Intoxikation sowie – meist – als Folge einer Langzeitmedikation (bzw. Abusus) Phenazetin--haltiger Analgetika (Sensibilisierung der Ery? Resorption von intestinalem H$_2$S?) oder von Sulfonamiden, bes. beim chronischen Obstipierten. Klin.: als Leitsympt. schiefergraue bis schmutzigbräunl.-violette (zunächst »falsche«) Zynanose, ferner geringgrad. hämolyt. Anämie, Hypoxämie; Prognose ungünstig (S.bildung irreversibel). Ther.: u. U. Austauschtransfusion.

Sulfhydrat: ↑ Sulfid. – **S.-Reaktion**: *chem* Nachweis der SH-Gruppe, z. B. durch Schwefelbleiprobe (dabei Miterfassung organischer –S–-Bindungen, z. B. in Proteinen). – **Sulfhydrismus**: Intoxikation mit H$_2$S.

Sulfhydryl-: die Gruppe –SH (s. a. Thiol-, Merkapto-, SH-). – **S.körper**: SH- u. S-haltige organ. Verbindgn., v. a. Aminosäuren wie Zystein, Zystin, Glutathion.

Sulfide: Verbindgn. von 2wert. S mit Metallen, Nichtmetallen, Komplexen u. organ. Radikalen (↑ Thio-); i. e. S. die Metall- u. NH$_4$-Salze von H$_2$S; unterschieden als prim. oder Hydrogen-S. (= Me[I]HS) u. als neutrale, sek. oder normale S. (Me[I]$_2$S). Zerfallen bei Hitzeeinwirkung (»Rösten«) u. bei Ansäuern der wäßr. Lsg. unter H$_2$S-Bildung. – **Sulfidierung**: *chem* Einführen von S in eine chem. Verbindung unter Bildg. von –SH- u. –S–-Bindungen.

Sulfin: inn. Anydrid von **S.säuren** (R-SO$_2$H), mit der allgem. Formel R=C=SO; z. B. **S.pyrazonum** *WHO*: 1,2-Diphenyl-4-[2-(phenylsulfinyl)-äthyl]-3,5--pyrazolidindion; Antiarthritikum, Urikosurikum, Antithrombotikum (ähnl. wie ASS).

Sulfisomidin(um) *WHO*: p-Aminobenzolsulfonamido-2,4-dimethyl-pyrimidin; Chemotherapeutikum.

Sulfisoxazol: ↑ Sulfafurazol.

Sulfit: Salz der schwefl. Säure (H$_2$SO$_3$). – **S.oxidase**: Enzym (Hämoprotein) mit der Reaktion: Sulfit + O$_2$ + H$_2$O = Sulfat + H$_2$O. – Bei Enzymdefekt ↑ Sulfozysteinurie. – **S.-Testpapier**: mit Na-nitroprussid, Zn^{2+} u. K$_4$Fe(CN)$_6$ getränktes Reagenspapier zum S.nachweis im Harn (Rötung) z. B. bei Sulfozysteinurie.

Sulfo|bromphthalein: ↑ Bromsulfalein. – **S.cidin**: (1957) Antibiotikum aus Streptomyces-Stamm; viruzid-bakterizid (ähnl. Actinomycin D); toxisch. – **S.gaiacol** *WHO*: Guajakolsulfonsäure (K-Salz); Expektorans. – **S.hydrogenismus**: ↑ Schwefelwasserstoff-Vergiftung. – **S.karbonismus**: ↑ Schwefelkohlenstoff-Vergiftung; s. a. Vasculopathia sulfocarbonica.

Sulfon: S(VI)-organ. Verbindg. der allg. Formel R$_1$–R$_2$–SO$_2$; z. B. Sulfonal.

Sulfonal(um),-nalon: Diäthyl-sulfondimethylmethan, (C$_2$H$_5$SO$_2$)$_2$C(CH$_3$)$_2$; obsol. Hypnotikum, infolge geringer Elimination kumulativ-toxisch (»**Sulfonalismus**«, mit Polyneuritis u. allerg. Reaktionen).

Sulfonamide: durch die Gruppe –SO$_2$–NH$_2$ gekennzeichnete Amide der Sulfonsäuren; als einfachstes das p-Aminobenzol-sulfonamid (= Sulfanilamid). Wegen ihrer bakteriostat. Eigenschaften (↑ Tab. Antibiotika) v. a. als Chemotherapeutika angew. (aber auch als orale ↑ Antidiabetika, Diuretika, Karboanhydrase-Hemmer), u. zwar unterschieden als **kurzwirkende S.** (für Stoßther.; z. B. Sulfa-carbamid, -ethidol, Sulfisomidin), **S. mit verzögerter Exkretion** (= Mittel- u. Langzeit-S., z. B. Sulfa-moxol, -phenazol, -perin, -methoxydiazin, -methoxypyridazin), **S. mit erschwerter Resorption** (z. B. Sulfaguanidin); auch kombin. (↑ »Sulfa-Additionspräpe.«). Anw. peroral, i.v. u. lokal v. a. bei bakteriellen Infektionen der Atem-, Harn- u. Gallenwege, des Darmtrakts, Meningokokkenmeningitis. Prim. u. sek. Resistenz mögl.; Nebenwirkungen s. unten (keine Kombination mit Hexamethylentetramin!); Kontraindikationen (außer Allergie, Säuglingsalter unter 3 Mon., Greisenalter, letzte Schwangerschaftswoche): Nieren-, schwere Leber- u. Herzinsuffizienz, Hb-Anomalien, Glukose-6-phosphat-dehydrogenase-, Gluta-

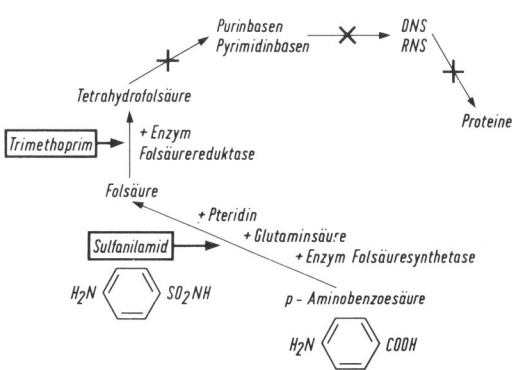

Wirkungsmechanismus von **Sulfonamiden** (und von Trimethoprim).

Sulfonamidanämie

thionreduktase-, Folsäure-Mangel. Bei Disponierten evtl. schon nach erstmal. Gabe v. a. von S. mit Tendenz zur Proteinbindung allerg. Sofort- (z. B. »S.purpura«) oder Spätreaktion (Fieber u. Schüttelfrost wie bei Serumkrankh.).

Sulfonamid|anämie: hämolyt. Anämie bei S.-Medikation; entweder enzymopen. Form (bei Glukose-6-phosphat-dehydrogenase-Mangel der Ery) oder COOMBS-pos. immunhämolyt. Form (Sulfonamid als Halb-AG wirkend). Da v. a. Sulfanilamid, Sulfapyridin u. -thiazol Met-Hb-Bildner, kann es zur tox. Methämoglobinämie kommen (bes. bei Säuglingen). – Als seltene Nebenwirkung eine Agranulozytose. – **S.grieß, -sand**: nach hochdosierter S.-Medikation bei ungenügender Flüssigkeitszufuhr vork. weißl., krümel. Konglomerate in den ableitenden Harnwegen (s. a. S.niere), nachweisbar im Sediment des sauren Harns (neben Ery u. Leuko). Bei Sitz im Harnleiter evtl. plötzl. »S.anurie«. – **S.niere, -nephropathie**: akutes nephrot. Syndrom (evtl. aber auch interstitielle ↑ Nephritis u. Tubulusnekrosen) infolge Auskristallisierung von S. in BOWMAN* Kapsel u. Nierentubuli; klin.: Hämaturie, Olig- bis Anurie, Blutdruck- u. Rest-N-Anstieg, Albumin-, Zylindrurie. – **S.purpura**: s. u. Sulfonamide. – **S.zyanose**: livid-graue Hautverfärbung durch Methämoglobinämie (evtl. auch ↑ Sulfhämoglobinämie) nach S.-Medikation.

Sulfonat: Salz (u. Ester) von Sulfonsäuren.

Sulfonierung: *chem* Bildung von **Sulfo(n)säuren** (organ. Verbindgn. der allg. Formel $R-SO_3H$) durch Einführen der Sulfogruppe in organ. Verbindgn.

Sulfonyl-: die Gruppe $-SO_2-$ in organ. Verbindgn.; vgl. Sulfuryl-. – **S.harnstoff**: Trivialbez. für orale ↑ Antidiabetika mit einer sogen. »S.-Struktur« $R_1-C_6H_4 \cdot SO_2 \cdot NH-CO \cdot NH-R_2$ (z. B. Carbut-, Tolbutamid). – **S.-Test**: (FAJANS u. CONN) i.v. Inj. von Tolbutamid (30 mg/kg) zur Testung der inkretor. Pankreasfunktion; bei prim. Hyperinsulinismus Absinken des Blutzuckers um ca. 63% (gegenüber 43% beim Gesunden) u. zwar langanhaltend. – Anw. auch (»UNGER*-MADISON* Test«) in der Diabetes-mellitus-Diagnostik (Blutzuckerabfall um < 20% des Nüchternwertes nach 20 Min. oder um < 30% nach 30 Min. gilt als beweisend).

Sulfophosphovanillin-Reaktion: *labor* (ZÖLLNER u. KIRSCH 1962) Farbtest mit Schwefelsäure-Phosphorsäure-Vanillin-Reagens (Testpackung) zur quant. Bestg. der Gesamtlipide im Serum.

Sulforaphen: glukosid. »Senföl«-Derivat mit antibiot. Wirkung in Samen von Raphanus sativus.

Sulforidazinum *WHO*: ein Phenothiazin-Derivat; Neuroleptikum.

Sulfosalizyl|-Probe: *urol* ↑ ROCH* Probe. – **S.säure**: ↑ Acidum sulfosalicylicum.

Sulfotepp, TEDP: Tetraäthyl-dithio-pyrophosphat; Insektizid u. Räuchermittel; tox. ↑ Phosphorsäureester (s. a. Alkylphosphate, Azetylcholinesterase-Hemmer).

Sulfoxid: organische Verbindgn. der allg. Formel $(R_1 \cdot R_2)S=O$. – **Sulfoxidation**: biol.-oxidativer Abbau S-haltiger Substanzen, z. B. bei der Biotransformation von Arzneimitteln ($-S-$ zu $-SO-$). – **Sulfoxysmus**: Schwefelsäure-Vergiftung.

Sulfo|zyan: Rhodanwasserstoffsäure. – **S.zysteinurie**: (LASTER u. M. 1967) der Homozystinurie verwandte angeb. Enzymopathie (Sulfitoxidase-Mangel?) mit vermehrter renaler Exkretion von S-Sulfo-L-zystein, Sulfit u. Thiosulfat u. verminderter von anorgan. Sulfaten; klin.: Linsenektopie, Schwachsinn.

Sulfur: (latein.) ↑ Schwefel. – **S. depuratum**: gereinigter, arsenfreier S (= gewaschene Schwefelblüte); mildes Laxans; Bestandteil des KURELLA* Brustpulvers. – **S. praecipitatum**: gefällter arsenfreier S; in fein verteilter Form als »Schwefelmilch«. – **S. sublimatum**: »Schwefelblüte«; fein kristalline Form des S.

sulfuricus: latein. Attribut »schwefelsauer« (für Sulfate). – **Sulfurikation**: mikrobielle Verwertung (Oxidation) von Schwefel u. S-Verbindgn. durch die sogen. sulfurizierenden Baktn. (**»Sulfurikanten«**).

Sulfuryl-: die Gruppe $-SO_2-$ in anorgan. Verbindgn.

Sulindac *WHO*: 5-Fluor-2-methyl-1-[4-(methylsulfinyl)-benzyliden]-inden-3-essigsäure; Antirheumatikum, Analgetikum.

Sulkowitch* Probe (HIRSH WOLF S., geb. 1906, Urologe, Boston): grob-quant. Ca^{2+}-Bestg. im filtrierten Harn (5 ml) durch Zutropfen von S.*-Reagens (Oxalsäure, Ammoniumoxalat, Eisessig, Aqua dest.): deutl. Trübung (Ausfällen von Ca-Oxalat) bei Normo-, milch. Trübung (evtl. Bodensatz) bei Hyper-, keine Trübung bei Hypokalziämie. – Als BARNEY*-S.*-FENNEL* Probe mit nephelometr. Bestg. der Trübung.

Sullivan* Reaktion (MICHAEL XAVIER S., geb. 1875, amerikan. Arzt u. Biochemiker): kolorimetr. Bestg. von Zystein/Zystin im Harn anhand der Färbung mit 1,2-Naphthochinon-4-sulfonsäure-Na-salz; auch in Protein nach Hydrolyse mit $TiCl_3$-HCl-Lsg.

Sulpiridum *WHO*: N-(1-Äthyl-2-pyrrolidinylmethyl)-2-methoxy-5-sulfamoylbenzamid; Spasmolytikum, Antiemetikum, Psychotropikum.

Sultiam *WHO*: 4-(Tetrahydro-2H-1,2-thiazin-2-yl)-benzol-sulfon-amid-dioxid; Antikonvulsivum, Antiepileptikum.

Sulzberger* (MARION BALDUR* S., geb. 1895, Dermatologe, New York) **Syndrom**: *derm* 1) s. u. BLOCH*-S.* – 2) S.*-Garbe* Sy.: ↑ Dermatosis exsudativa discoides et lichenoides chronica. – **S.*-Chase* Phänomen**: (1939) beim Versuchstier Verhinderung einer kutanen Spätreaktion gegenüber chemisch definierten Haptenen durch deren vorher. Verfütterung (oder sonst. Einbringen); Ausdruck einer erworbenen Immuntoleranz.

Sumach: *botan* Bez. für Rhus-Arten; z. B. **Gift-S.** für Toxicodendron quercifolium u. T. vernix (bd. rufen u. a. eine Kontaktdermatitis hervor).

Sumatra-Milbenfieber: ↑ Tsutsugamushi-Fieber.

sume, sumendus: *pharm* latein. Rezepturanweisung »nimm« bzw. »zu nehmen«.

Summation: 1) *neurophysiol* Reizsummation: zeitl. (= sukzessive) oder räuml. (= simultane) Summierung mehrerer unter- oder überschwell. Einzelerregungen an nervalen Funktionselementen, die einen Effekt (Impuls, Reflex) herbeiführt, wie er durch den Einzelreiz nicht hervorgerufen wird. – 2) *pharmak* der synergist. Effekt mehrerer Pharmaka (»algebraische

Summe der Einzelwirkstoffreaktionen«); vgl. Potenzierung.

Summations|effekt: FRANKE* Effekt: im übl. Rö.bild eines 3dimensionalen Objektes die additive Absorptionswirkung schattengebender Teilelemente, die Gestalterkennbarkeit beeinträchtigend oder aber begünstigend; s. a. Superpositionseffekt. – **S.galopp**: *kard* Galopprhythmus bei Tachykardie, so daß der präsystol. u. der protodiastol. Extraton zusammenfallen. – **S.gift**: *pharmakol* Wirkstoff, der – im Ggs. zum Konzentrationsgift (mit auch bei mehrmal. Gabe reversiblem, mengenabhäng. Effekt am Wirkort) – eine irreversible, nach der Eliminierung weiterbestehende Wirkung auslöst, mit der sich i. S. einer echten Kumulation in Abhängigkeit von »c« (= Konz., Menge) u. »t« (= Einwirkzeit) die Effekte weiterer Gaben toxisch summieren; als »c·t-Gifte« i. e. S. gelten die bevorzugt t-abhäng. (über genetisch informierte DNS wirkenden) chem. Mutagene u. Kanzerogene sowie UV- u. ionisierende Strahlen.

Summen|formel, Brutto-, Analysenformel: *chem* schriftl. Wiedergabe der qual. u. quant. Zusammensetzung einer Verbindung durch einfache Aufzählung der Elemente in Symbolform (z. B. C_2H_6O = Äthanol), im allg. in der Reihenfolge: C, H, dann alle anderen alphabetisch. – vgl. Strukturformel. – **S.vektor**: *kard* ↑ Integralvektor.

Summitates: *pharm* Blatt- u. Zweigspitzen.

Summ|phänomen: *röntg* s. u. Hustenphänomen. – **S.verfahren**: *pulmon* s. u. HOFBAUER*.

Sumner* Test (JAMES BATCHELLER S., 1887–1955, Biochemiker, Ithaca/N.Y.; Nobelpreis für Chemie 1946): (1921) Harnzucker-Nachweis durch Kochen des mit 3,5-Dinitrosalizylsäure-Lsg. (= **S.* Reagens**) versetzten Harns u. Vergleich der Farbänderung mit Standard-Glukose-Lsgn.

Sumpf|fieber: 1) ↑ Malaria. – 2) ↑ Feldfieber (1). – **S.gas**: Methan, meist Methan-CO_2-Gemisch (etwa wie Bio-, Klärgas).

suo nomine, s. n.: *pharm* latein. Rezepturanweisung »mit seinem Namen«.

SUP: (TRONNIER) *derm* selektive Ultraviolett- Phototherapie« mit Wellenlängen 292–335 nm bei rel. großem UVA-Anteil; therap. Anw. etwa wie (z.T. auch zus. mit) ↑ PUVA.

super...: (lat.) Präfix »oben«, »oberhalb«, »über ... hinaus«; s. a. hyper..., supra....

Super|antigen: AG, das durch Aufnahme in Makrophagen eine verstärkte Immunogenität erhalten hat. – **S.azidität**: ↑ Hyperazidität.

superciliaris: zur Augenbraue (**Supercilium**) gehörend.

Super|coil: (engl.) *virol* bei der DNS-Isolierung aus best. Viren, Mitochondrien etc. durch den krassen Milieuwechsel entstehende »Superknäuel«-Form des – zuvor wahrsch. entspannten – DNS-Ringes. – **S.-Coombs*-Test**: ↑ COOMBS* Test mit Zwischenschaltung eines Globulinmoleküls u. nochmal. Zugabe der im COOMBS-Serum enthaltenen Antihumanglobulin-AK; zum Nachweis von Kryptagglutinoiden u. von AK III. Ordnung (deren Kleinheit für Brückenbildung u. Agglutination eine Verlängerung der »Kette« erfordert: »Brücken-C.*-Test«).

Super-Ego: (lat.) ↑ Über-Ich.

Super|fecundatio: »Überschwängerung«, d. h. Nachempfängnis durch Befruchtung zweier Eizellen derselben Ovulationsperiode mit Samen aus verschied. Begattungsakten. Vork. bei polygamen multiparen Säugetieren; beim Menschen nicht bewiesen; vgl. Supefetatio. – **S.females**: (engl.; »Überweibchen«) die ♀ ♀ Intersextypen mit überzähl. X-Chromosom; ↑ 3-X-Syndrom, Tab. »Intersex«. – **S.fetatio**, S.imprägnation, -konzeption: »Überbefruchtung«, d. h. Nachempfängnis durch Befruchtung mehrerer Eier aus verschied. Ovulationsperioden (Aufpfropfung einer 2. Schwangerschaft auf eine bestehende); physiol. bei einigen Tieren; beim Menschen nicht sicher bewiesen; vgl. Superfecundatio.

super|ficialis: (lat.) oberflächlich, oberflächennah. – **S.ficies**: (lat.) *anat* Oberfläche (↑ Facies).

Super|imprägnation: ↑ S.fetatio. – **S.infektion**: erneute I. mit demselben Erreger bei noch bestehendem Erstinfekt u. noch unvollständ. Immunität; vgl. Re-, Sekundärinfektion.

superior: (lat.) der höhere, obere.

Super|kontinenz: übermäß. Harn- bzw. Stuhlkontinenz; i. e. S. letztere infolge überstarker Kontraktion des Sphincter ani int. (z. B. bei Schmerzhaftigkeit der Defäkation durch Fissurulkus) oder Achalasia ani (bei kongenit. oder idiopath. Megakolon). – **S.konzeption**: ↑ S.fetatio.

Super|maskulinität: ↑ XYY-Syndrom (»Übermännchen«); s. a. Tab. »Intersex«. – **S.orthikon**: Fernseh-Aufnahmeröhre (z. B. für Rö-Diagnostik) mit rel. geringer Trägheit, hoher Lichtempfindlichkeit u. gutem Auflösungsvermögen. – **S.ovulation**: im selben Zyklus erfolgende 2. O. einige Zeit nach der ersten, zyklusgerechten; s.a. Superfecundatio. – **S.oxid, -oxyd**: obsol. Bez. für Hyper- u. ↑ Peroxide. – Das **S.oxid-Anion** O_2^- wird im Stoffwechsel (als Einleitung der Peroxidation phagozytierter Substrate) enzymatisch oder durch Spontanreaktion zu H_2O_2 reduziert, das dann mit 2. H_2O_2-Molekül das hochakt. Hydroxylradikal OH^- bildet.

Super|position: Über(einander)lagerung; z. B. *neurophysiol* die S.p. zweier oder mehrerer Muskelzuckungen (u. damit Vergrößerung der Hubhöhe) infolge Summation von Reizen, deren zeitl. Abstand geringer ist als die Dauer der Einzelzuckung. – **S.positionseffekt** *röntg* die Auswirkungen einer gegenseit. Überlagerung von Objektelementen im übl. Summationsbild (↑ Summations-, Subtraktionseffekt). Dadurch vorgetäuschte Befunde sind durch fließende Durchleuchtung, Aufnahmen in anderer Ebene u. Tomographie zu klären.

Super-Rh: (WIENER) auch mit inkomplettem Anti-D-Serum nachweisbares Antigen Rh (= D) bei Ausbildung eines bes. starken D-Rezeptors (–D–, D=, Rh_0).

Superstitution: überreichl. therap. Substitution; evtl. mit Nebenwirkungen (z. B. Hypervitaminose).

Super|volttherapie: *radiol* s. u. Megavolt-. – **s.vulnerable Phase**: *kard* s. u. vulnerabel. – **S.weibchen**: ↑ Superfemales.

SUPHEPA: **Su**kzinyl-L-**phe**nyl-alanin-**p**-nitro-**a**nilid; zur Aktivitätsbestg. von Chymotrypsin im Stuhl (Diagnostik der exokrinen Pankreasinsuffizienz).

Supinatio(n): Drehbewegung des U'arms (Speiche um die Elle), so daß die Handfläche nach oben kommt; als Analogon am Fuß das – mit Adduktion verbundene – Heben des inn. Fußrandes. – vgl. Pronation.

Supinations|fraktur: (LAUGE=HANSEN) typ. Knöchelfraktur bei Gewalteinwirkung auf den in max. Supination fixierten Fuß, entweder als **S.-Eversionsfraktur** durch Drehung um die Unterschenkelachse (4 Schweregrade: Zerreißung des Lig. tibiofibulare ant., Schrägfraktur der Fibula, Subluxation des Talus mit Abscheren eines VOLKMANN* Dreiecks, Luxation des Talus mit Abbruch des Innenknöchels); oder als **S.-Adduktionsfraktur**, d. h. reine Abknickfraktur des oberen Sprunggelenks (2 Schweregrade: Abriß der Bandverbindungen des Außenknöchels zu Kalkaneus u. Talus sowie schalenförm. Abriß und Querfraktur der Knöchelspitze, senkrechte Abscherung des Innenknöchels). ↘**S.kontraktur**: *orthop* die für Knick-Senk-Spreizfuß typ. K. des Vorfußes in S.stellung; s. a. Pes postice valgus. – **S.reflex**: ↑ Radiusperiostreflex. – **S.symptom**: *chir* ↑ YERGASON* Zeichen.

Supinator: ↑ Musc. supinator. – **S.loge, -tunnel**: der Spaltraum zwischen der oberflächl. u. der tiefen Schicht des M. supinator, in dem der R. prof. des N. rad. verläuft. – Bei entzündl., neoplast., traumatogener (Ulna- oder Radiusfraktur) etc. Einengung kommt es zur Schädigung des Nervs (ebenso durch Mikrotraumatisierung beim häufig pro- u. supinierenden Klavier-, Tennisspieler, Dirigenten, Barmixer) mit dissoziierter Armlähmung vom prox. Unterarmtyp (»**S.tunnel-Syndrom**«): progrediente Streckschwäche des 5. Fingers im Grundgelenk, später auch des Daumens u. der übr. Finger bis zur völl. Extensorenlähmung; keine Sensibilitäts- u. Supinationsstörung.

Supine-hypotensive-Syndrom: (engl.; MENGERT u. M. 1953) arterielle »Hypotension bei Rückenlage« (u. bei Kopftieflage) der hochschwangeren Frau.

Supp.: *pharm* ↑ Suppositorium.

supplementärmotorischer Anfall: partieller, oft sehr komplexer epilept. Anfall durch neuronale Entladung (oder Läsion) in der gleichnam. Region (Steuerungszentrum für best. komplexe motor. Abläufe, in der mesialen Stirnhemisphäre gelegen); mit Kontraversion von Augen u. Kopf, Flexion, Abduktion u. Elevation des kontralat. Armes, evtl. Extension der ipsilat. Extremitäten, oft auch rhythm. Extremitätenbewegungen, iterativer Vokalisation oder Palilalie.

Supplement|-Antikörper: inkompletter AK, der nur in Gegenwart eines Konglutinationsmittels (»**Supplement**«) Ery zur Konglutination bringt. – **S.test**: *serol* ↑ Kolloidtest.

Suppositorium, Supp.: *pharmaz* Arzneibereitung in »Zäpfchen«-Form (kegel-, walzen-, eiförmig; evtl. hohl = Glumae suppositoriae) zum Einführen in Körperöffnungen (im allg. rektal oder vaginal); als »S. pro infantibus« (Säuglingszäpfchen) mit entspr. kleinerer Arzneidosis. Herstg. aus hydrophiler oder -phober, Formstabilität gewährender, bei Körpertemp. erweichender u. – resorptionsfördernd – zerfließender **Suppositorienmasse** (Kakaobutter, Polyäthylenglykole, Seifengele, Glyzeringelatine, Fette), evtl. mit Zusatz von Stabilisatoren etc.

Suppressio(n): (latein.) Herunterdrücken, Unterdrückung. – *genet* Reversion eines mutanten zum ursprüngl. Phänotyp durch 2. Mutation (»Suppressor-Mutation«) im selben oder in einem anderen Genlocus (= intra- bzw. intergenische S.); simuliert echte Rückmutation. – **S. cataractae**: histor. Star-Op. durch Luxieren der getrübten Linse mittels Starnadel nach hinten-unten in den Glaskörper (Gefahr des Sekundärglaukoms). – **S. mensium**: *therap* vorübergeh. Unterdrückung der Menstrualblutung durch Hormongaben.

Suppressionstest: *endokrin* DD der normalen, regulierbaren von der – v. a. durch hormonakt. Tumor verursachten – path., autonomen Funktion einer endokrinen Drüse anhand der Hemmbarkeit durch exogene Zufuhr des Hormons (z. B. Dexamethason für die NN, Trijodthyronin für die Schilddrüse, ↑ T_3-Suppressionstest).

Suppressivtherapie: Ther., die die klin. Erscheinungen kurzfristig oder dauernd unterdrückt.

Suppressor|feld: schmales »Streifenfeld« (Area 4s, frontal von 4γ u. 4a) der Area praecentr., dessen Reizung beim Affen nach ca. 10minüt. Latenz langanhaltende Herabsetzung der Erregbarkeit der übr. Area praecentr. bewirkt, während die Ausschaltung zu Spasmen der Extremitätenmuskulatur führt. Beim Menschen ähnl. S.-Funktion wahrsch. von 4a wahrgenommen. – **S.gen**: (BRIDGES 1932) ein die phänotyp. Manifestierung anderer, nicht aller Gene unterdrückendes Gen. – **S.zelle**: *immun* s. u. T-Lymphozyten.

Suppuratio(n): (lat.) ↑ Eiterung. – **suppurativ**: eitrig. – **Suppurantia**: *pharm* die Eiterung ableitende bzw. die Einschmelzung des Herdes fördernde Mittel.

supra...: (latein.) Präfix »oberhalb«, »oben«, »oral« (im Ggs. zu aboral); s. a. super..., epi....

supraapikaler Infarkt: *kard* spitzennaher Myokardinfarkt mit EKG-Veränderungen in I–III ähnl. denen des Vorderwand-Spitzeninfarkts, jedoch mit tiefem Q oder R-Verlust in $V_{2,3}$ u. pos. R in V_4.

suprabifurkationale Extrasystole: Bündelstammextrasystole (ausgelöst oberhalb der Teilung des HIS* Bündels).

supra|clavicularis: oberhalb des Schlüsselbeins; s. a. s.klavikulär. – **s.cochlearis, -kochleär**: funktionell oberhalb der Hörschnecke (= retrokochleär). – **s.condylaris, -kondylär**: oberhalb eines Kondylus (z. B. su. ↑ Humerus- bzw. Femurfraktur). – **s.coracoideus**: oberhalb des Proc. coracoideus der Skapula. – **s.cotyloideus**: oberhalb der (Hüft-)Gelenkpfanne; vgl. supraglenoidal.

supra|diaphragmaticus: oberhalb des Zwerchfells (= epiphrenisch). – **S.duktion**: Aufwärtswendung; i. e. S. die des Auges um eine front. Achse bei Blickhebung (= Elevation). – **s.dural(is)**: über der Dura mater (= epidural).

supra|glenoidal(is): oberhalb der (Schulter-)Gelenkpfanne. – **s.glotticus, -glottisch**: über der Stimmritze; z. B. s.glott. Larynxödem (= Epiglottitis phlegmonosa oedematiens).

suprahepatisch: oberhalb der Leber (v. a. funktionell: = posthepatisch).

suprainguinal(is): oberhalb des Leistenbandes; z. B. die s. Leistenfalte des Säuglings.

supra|kardial: oberhalb 1) der Kardia, 2) des Herzens. – **s.klavikulär, -lar**: oberhalb des Schlüsselbeins, z. B. **S.anästhesie** (s. u. KUHLENKAMPFF*), **S.punkt** (↑ ERB* Punkt). – **s.kochleär**: ↑ s.cochlearis. – **s.kondylär**: ↑ s.condylaris. – **S.kristadefekt**: *kard* Reizleitungsstörung des Herzens oberhalb der Crista supraventicul., z. B. als s.ventrikuläre Extrasystole, atrioventrikuläre oder (sinu)atriale Leitungsstörung.

supra|malleolaris, -lär: oberhalb eines (Fuß-)Knöchels. – **s.maximal**: über dem Maximum; z. B. *neurophysiol* die **s.max. Reizstärke** (die größer ist als zur Erreichung der max. Antwort notwendig). – **s.normal**: oberhalb der Norm; z. B. s.normale ↑ Erregungsleitung. – **s.nuclearis, -nukleär**: funktionell oberhalb eines ZNS-Kerns.

Supra|okklusion: *dent* vertikale Okklusionsstörung, bei der Zähne oder Zahngruppen über die Kauebene hinausreichen (z. B. bei Tiefbiß). – **s.opticus**: funktionell oberhalb des Nervus bzw. Tractus opticus.

supraorbital(is): oberhalb der Orbita; z. B. **S.punkt** (*neurol* Druckpunkt an der Austrittsstelle des N. s.orbit. aus dem gleichnam. Foramen; druckempfindlich u. a. bei **S.neuralgie**; s. a. Trigeminusneuralgie), **S.reflex** (↑ Orbicularis-oculi-Reflex).

supra|piriformis: oberhalb des M. piriformis. – **s.pubicus**: oberhalb des Schambein(bogen)s; z. B. **s.pubische Sectio** (= Sectio alta). – **s.pyramidal(is)**: oberhalb einer Pyramide (i. e. S. oberhalb der des verlängerten Marks).

supra|radikaler Eingriff: *chir* Malignom-Op., bei der außer dem Tumor u. den nächsten regionalen LK weitere LK-Gruppen, evtl. auch benachbarte Organ(teil)e entfernt werden; z. B. Mastektomie mit Ausräumung parasternaler u. supraklavikulärer LK, Gastrektomie mit Resektion von Pankreasschwanz u. Querkolon. – **s.renal(is)**: 1) oberhalb der Niere, auch funktionell i. S. von pränatal. – 2) die Nebenniere (Glandula s.renalis) betreffend; z. B. **s.renales Syndrom** (= CUSHING* Sy.), **S.renalektomie** (↑ Adrenalektomie); – **S.renin**® (↑ Adrenalin).

Supraschall: ↑ Ultraschall.

supraspinal|(is): 1) über den Dornfortsätzen (Proc. spin.) – 2) oberhalb (auch funktionell) des RM (Medulla spin.); z. B. das **s.motor. System**, dem von übergeordneten Hirnstrukturen Impulse zufließen u. das v. a. die Körpermotorik mit den afferenten Erregungen der Sinnesorgane u. mit anderen somat. u. vegetat. Funktionen des Gehirns abstimmt, Willkürbewegungen ermöglicht u. Bewegungskomponenten zu zielgerichteten Handlungen zusammenfaßt; unterteilt in extrapyramidalmotor. u. pyramidales System u. motor. Assoziationssystem (↑ Assoziationsfelder); vgl. spinalmotor. System.

supraspinatus: über der Spina scapulae; auch Kurzform für Musc. s. (früher: M. supra spinam); z. B. als **S.syndrom** (= BOSWORTH* Sy.; CODMAN 1934) die Symptomatik bei i(n)kompletter Ruptur der – meist ansatznahen – Sehnenplatte des Musc. su. infolge posttraumat., degenerat. (oft zus. mit HWS-Osteochondrose) oder entzündl. Veränderungen von Sehne, Schultergelenkskapsel, Schleimbeutel u./oder Oberarmkopf: plötzl. örtl. (krampfart.) Schmerz, in den Deltoideus ausstrahlend, evtl. nach 6 bis 12 Std. wiederholt; bei vollständ. Ruptur sogen. »arm-drop« (akt. Abduktion aufgehoben, passive fast schmerzfrei möglich), keine Spontanbewegungen; im Rö.bild Verkalkungen, Exostosen, Osteochondritiszeichen.

Supra|sterin: isomere UV-Bestrahlungsprodukte (I u. II) des Ergosterins ohne antirachit. Wirkung. – **s.sternal(is)**: oberhalb des Brustbeins. – **S.sternale**: *anthrop* somatometr. Punkt median in der Incisura jugularis sterni.

suprasymphysär: oberhalb der (Becken-)Symphyse; z. B. **su. Faszienquerschnitt** (s. u. PFANNENSTIEL*).

supraumbilicalis, -umbilikal: über dem Nabel, oberhalb des Nabels; z. B. **S.hernie** (↑ Hernia paraumbilicalis).

supra|vaginal(is): oberhalb der Scheide; z. B. die s.-vag. ↑ Uterusamputation. – **s.valvulär**: oberhalb einer Klappe; z. B. s.valv. ↑ Aortenstenose. – **s.ventricularis, -ventrikulär**: über einem Ventrikel, i. e. S. funktionell oberhalb der Herzkammer; z. B. s.ventr. ↑ Tachykardie. – **s.vesicalis, -vesikal**: oberhalb (auch funktionell) der Gallenblase bzw. (i. e. S.) Harnblase.

supravital: überlebend, über den Tod hinaus (z. B. als adj. Bez. für die nach Lösen aus einem Organismus oder Zellverband noch lebende Zelle, deren mikroskop. »S.bild« sich von dem nach Fixierung u. a. durch Fehlen der Nukleolenmembran u. sehr zarte Kernmembran unterscheidet). – **S.färbung**: tierexperimentelles Einbringen eines Farbstoffs in die nach Tötung leergespülten Blutgefäße; ferner – als Trokkenfarbschicht-Methode – die F. des frischen Blutstropfens bzw. Harnsediments (s. a. STERNHEIMER*-MALBIN* Färbung). – **su. Reaktion**: *forens* die nach dem Individualtod (↑ Hirntod) noch festzustellenden Reaktionen der überlebenden Zellen einiger Gewebe, von denen insbes. die muskulären für die genauere Todeszeit-Bestg. wichtig sind (↑ Tab.); Pupillen reagieren auf Parasympathiko- u. Sympathikomimetika bis ca. 11 Std., Schweißdrüsen auf Adrenalin (s.c.) bis zu 30 Std. p. m.; ferner bestehen Herztätigkeit (mit heterotoper Reizbildung) bis ca. 30 Min., Gerinnungsfähigkeit des Blutes bis zu 12 Std., Flimmertätigkeit des Tracheaepithels bis zu 48 Std., Beweglichkeit der Spermien bis zu mehreren Tagen p. m.

Supravitale Muskelreaktionen (Stdn. post mortem)

		+++	++	+
Augenlider	(elektr.)	1 1/4	2 1/4	4 1/2
Mund	(elektr.)	1	1 1/4	3 3/4
Hand	(elektr.)	3/4	1 1/4	3 1/4
Muskelwulst	(mechan.)	–	2 1/4	4 1/4
ZSAZKO* Sehnenphänomen	(elektr.)			1 1/2

Suprematie: »Überordnung«; z. B. die **funktionelle S.** der Großhirnrinde, Hypophyse etc. i. S. der Koordination, Assoziation u. Regulation anderer Organe.

Suprofenum WHO: p-2-Thenoylhydratropasäure; Analgetikum.

Sura PNA: (lat.) die Wade. – **sural(is)**: (lat.) die Wade bzw. den Wadenmuskel (M. triceps surae) betreffend; z. B. **Suralreflex** (= ASR). – Auch Kurzform für N. suralis.

Suraminum

Suraminum natricum *WHO*: m,m'-Ureylen-bis-[8-(m-benzamido)-p-toluamido-naphthalin-1,3,5-trisulfonsäure]; trypanozides Chemotherapeutikum (1921 gegen Schlafkrankh. eingeführt).

Surditas: (lat.) Taubheit; z. B. **S. psychica** (= Seelentaubheit = akust. / Agnosie), **S. verbalis** (= Worttaubheit = reine sensor. / Aphasie). – **surdokardiales Syndrom**: / JERVELL*-LANGE=NIELSEN*-Syndrom. – **Surdomutitas**: / Taubstummheit.

Surfactant-Faktor: v. a. in den Pneumozyten der Lungenalveolen gebildetes Phospholipid (Lezithin--haltig, an Globulin gebunden), das als grenzflächenakt. Substanz die Alveolaroberflächenspannung verringert u. so Atelektasen verhindert (»Antiatelektasefaktor«). Fehlen bewirkt bei Neugeb. Lungenödem u. wahrsch. auch das / Membran-Syndrom; »S.-Verlust« von pathogenet. Bedeutung für die Schocklunge.

Surra: (hindustan. = verdorben) *vet* v. a. in Ostasien u. Afrika schwere Erkr. der Kamele, Pferde, Rinder, Schafe etc. durch Trypanosoma evansi; übertragen von Bremsen, Fliegen u. Stechmücken (keine biol. Entwicklung der Erreger im Vektor).

Surrogat: Ersatzstoff, -mittel (meist i. S. des Minderwertigen).

Surveillance: (engl.) Überwachung; i. e. S. die »**immunological s.**« als physiol. Verhinderung von Tumorwachstum durch das Immunsystem (v. a. T- u. B-Lymphozyten u. von letzteren produzierte AK; s. a. / Tumorimmunologie).

Susa-Gemisch: *histol* / HEIDENHAIN* Fixierungsgemische (2).

Susi* Test: (1963) *päd* / GUTHRIE* Hemmtest.

Suspended-heart-Syndrom: (engl. = hängendes Herz) / EVANS*-LLOYD=THOMAS* Syndrom.

Suspensio(n): Aufhängen, Schwebenmachen. – *forens* / Erhängen. – *chem* Aufschwemmung mikroskopisch kleiner, fester bzw. nicht-lösl. Partikeln in einem Lösungsmittel; Form der Dispersion. – *bakt, zytol* Aufschwemmung einer Mikroorganismen- oder Zellkultur zwecks Färbung (»**Suspensionspräp.**«) oder Exposition (z. B. zur Wirksamkeitsprüfung von Desinfektionsmitteln). – *orthop therap.* Hochlagerung des Körpers oder eines Körperabschnitts durch Aufhängen am Kopf oder unter den Achseln zur WS-Entlastung (z. B. mittels / DUCROQUET* Korsett); ferner Bein-Entlastung durch **Suspensionsschiene** (z. B. nach THOMAS). – *chir* »schwebendes Aufhängen« eines Organs; z. B. *urol* die **Suspensionsplastik** der weibl. Urethra bei Harninkontinenz mit freitransplantiertem Faszienstreifen oder monofilem Nylonnetz (ZÖDLER), *gyn* die Antefixations-Op. mit »schwebender Fixierung« an den Ligg. rotunda. – Als natürl. S. die der Augenlinse durch die Zonula ciliaris.

Suspensorium: (lat.) Aufhängebeutel, -mittel; z. B. *anat* das **S. hepatis** (= Lig. falciforme), **S. testis** (= M. cremaster); *chir* beutelförm. Verband zum Anheben u. Stützen (Ruhigstellen) herabhängender Körperteile, i. e. S. das **S. scroti** (Verband oder gewebter, bandarmierter Beutel passender Größe).

Sustentaculum: (lat.) Stütze; z. B. *anat* das **S. talare s. tali** *PNA* (= Proc. lat. calcanei), die »Talusstütze« medial am Fersenbein (mit Facies articul. tali media u. Sulcus calcanei).

Susurrus: (lat.) das Sausen, Murmeln (z. B. als Auskultationsbefund über Aneurysmen). – **S. aurium**: / Tinnitus.

Sutherland* Syndrom: (1966) bei partiellem 17α-Hydroxylase-Mangel mit vermind. Kortisol-Produktion reaktiv vermehrte ACTH-Ausschüttung u. funktioneller Hyperaldosteronismus.

Sutter-Faktor: / Antigen Js^a.

Sutton* Krankheit: / Leukoderma acquisitum. – **S.*-Gull* Krankheit**: / Arteriosklerose. – **S.* Phänomen**: s. u. Halonävus.

Sutur(a): (lat.) Naht. **1)** *chir* das Vernähen von Geweben (/ Naht); z. B. **S. clavata s. intercissa s. nodosa** (= Knopfnaht), **2)** *anat* »Knochennaht« zwischen Schädelknochen; entweder als »echte« Naht (**S. vera**) mit Ineinandergreifen der gezackten (= **S. serrata s. dentata s. pinnata**) oder glatten Ränder (= **S. plana**), auch in Form der **S. limosa** (»Saumnaht« mit abgeschrägten Flächen); oder als »falsche« (= **S. notha s. mendosa s. spuria**) ohne Verzahnung der – rauhen – Ränder; als bes. enge u. unbewegl. Form die Harmonia *BNA* (= **S. laevis** *JNA*); z. B. (*PNA*) **S. coronalis** (= S. coronaria *JNA* s. arcualis s. frontopariet.; die »Kranznaht« zwischen Stirn- u. Scheitelbeinen), **S. ethmoideomaxillaris** (zwischen Lamina orbit. des Siebbeins u. Facies orbit. der Maxilla in der lat. Orbitawand), **S. frontalis s. metopica** (= S. mediofront.; die normalerweise zwischen dem 2. u. 8. Lj. vollständig verknöchernde »Stirnnaht« zwischen re. u. li. Stirnbeinhälfte; als **S. front. persistens** erst ab 3. Ljz., bei ♀♀ noch später verknöchernd), **S. frontoethmoidalis** (zwischen Facies int. des Stirn- u. Lamina cribrosa des Siebbeins), **S. frontolacrimalis** (zwischen Stirn- u. Tränenbein in der med. Orbitawand), **S. frontomaxillaris** (zwischen OK-Stirnfortsatz u. Stirnbein in der med. Orbitawand, seitl. vom Nasenbein), **S. frontonasalis** (kurz, zwischen Stirn- u. Nasenbein), **S. frontozygomatica** (zwischen Proc. front. des Joch- u. Proc. zygomaticus des Stirnbeins in der lat. Orbitawand), **S. incisiva** (= S. praemaxill. = GOETHE* Naht; beim Embryo quer vom For. incisivum zum Eckzahn zwischen Os incisivum u. Proc. palatinus der Maxilla), **S. intermaxillaris** *PNA* (median zwischen den Alveolarfortsätzen der OK-Hälften), **S. internasalis** (zwischen bd. Nasenbeinen auf dem knöchernen Nasenrücken), **S. lambdoidea** (= S. occipit[oparietal]alis die »Lambdanaht« zwischen der Squama occipit. u. den Scheitelbeinen), **S. nasomaxillaris** (zwischen Nasenbein u. OK-Stirnfortsatz), **S. occipitomastoidea** *PNA* (= S. mastoideosquamalis s. mamillaris; zwischen Hinterhauptschuppe u. Warzenfortsatz als Fortsetzung der Lambdanaht bis zum For. jugulare), **S. palatina mediana** (der Raphe palati im Verlauf entsprechend median zwischen bd. Gaumenbeinen), **S. palato-ethmoidalis** (zwischen Proc. orbit. des Gaumen- u. Lamina orbit. des Siebbeins in der hint. Orbitawand), **S. parietomastoidea** (zwischen hint. Scheitelbein u. Warzenfortsatz), **S. sagittalis** (= S. parietalis s. bis. interparietalis s. longitudinalis; die »Pfeil-« oder »Scheitelnaht« median zwischen den bd. Scheitelbeinen), **S. spheno-ethmoidalis** (kurz, zwischen kleinem Keilbeinflügel u. Lamina cribrosa des Siebbeins im Schädelinnern; sich nach lat. fortsetzend als S. sphenoorbit.), **S. sphenofrontalis** *PNA* (zwischen großem Keilbeinflügel u. Stirnbein in der Seitenwand von Schädel u. Orbita), **S. sphenoparietalis** (zwischen großem Keilbeinflügel u. Angulus sphenoidalis des Scheitelbeins; Fortsetzung der S. sphenofront. jenseits der Kranznaht), **S. sphenosquamosa** (zwischen großem Keilbeinflügel u. Schläfenbeinschuppe), **S. squamomastoidea** (zwischen Schläfenbeinschuppe u. Warzenfortsatz; frühzeitig verknöchernd), **S. squamosa** (die »Schuppennaht« zwischen Scheitelbein u. der Schläfenbeinschuppe). – s. a. Nahtsynostose, Kraniostenose; vgl. Raphe (= **S. cutanea**).

suturalis: eine Naht (Sutura) betreffend.

Suxamethoniumchlorid WHO, Sukzinyl(di)cholin: Bernsteinsäure-bis-cholinester-chlorid; Muskelrelaxans.

Suzman* Zeichen: (zus. mit CAMPBELL 1947) bes. bei gebeugtem Rumpf (Arme hängend) sichtbare Arterienpulsationen an Rücken- u. Thoraxseitenpartien als Hinweis auf Aortenisthmusstenose (mit Kollateralkreislauf über die Interkostalarterien).

S. V.: *pharm* Spiritus Vini; als »S. V. r.« (= rectificatus) bzw. »S. V. t.« (tenuis). – **s. v.**: *pharm* sine vitro (Rezepturanweisung: »ohne Glas«). – **SV**: *virol* Simian-Virus (↑ SV-Virus).

S-Variante: *bakt* Smooth-Form (↑ Glattform).

Svartz*-Schlossman* Reaktion (NANNA SV. u. KARL SCHL., zeitgen. Ärzte, Stockholm): empfindlichere Modifik. des WAALER*-ROSE* Tests (auf Rheumafaktor), indem zuvor aus dem Probandenserum mit Hilfe eines gewaschenen Hammelery-Sediments die auch unvorbehandelte Ery agglutinierenden Heterohämagglutinine entfernt werden.

Svedberg* Methode (THEODOR SV., 1884–1971, Chemiker, Uppsala; 1926 Nobelpreis für Chemie): (1923/24) Bestimmung der MG hochmolekularer Stoffe (v. a. Proteine) anhand ihrer durch Ultrazentrifugierung unter best. Bedingungen ermittelten ↑ Sedimentationskonstante σ oder s (bzw. Flotationskonstante s_f oder sf bei Stoffen geringerer Dichte als der des Dispersionsmittels), angegeben in **Sv.-Einheiten** (1 S = 10^{-13} sec; Proteine im allg. 1–100 S); errechnet mit der **Sv.* Formel**:

$$MG = \frac{R \cdot T}{D(1 - \rho_L/\rho_P)} \cdot \sigma$$

(R Gaskonst., T absol. Temp., D Diffusionskonst., ρ_L, ρ_P Dichte des Lösungsmittels bzw. des gelösten Proteins).

(Sven) Gard* Platte: *bakt* ↑ Schwärmplatte.

(Sven) Johansson*: s. u. JOHANSSON*.

SV-Virus: das Simian-Virus (59 Typen, u. zwar Adeno-, Picorna, Paramyxo-Viren, z. T. nicht klassiziert). – Experimentell von Interesse v. a. das – häufig in Primärkulturen aus Rhesusaffen-Nierenzellen nachzuweisende – SV 40 = »Vacuolating Virus« der Papova-Gruppe; vermag normale Hamsterzellen in vivo u. vitro in maligne zu transformieren: als »helper virus« bei der Vermehrung von Adenoviren bedeutsam dadurch, daß diese (v. a. Typ 7) nach Passage von mit SV 40 infizierten Kulturen bzw. Versuchstieren genet. Material von SV 40 enthalten können (»Hybride«; besser: »gemischte Viria«), das aber von Adenovirus-Kapsid eingeschlossen ist (»Transkapsidation«; weder SV-40-Kapsid-AG noch infektiöses SV 40 nachzuweisen).

SVW-Virus: ↑ Enzephalomyokarditis-Virus.

Sw^a, Swann-Antigen: ↑ Antigen Sw^a.

Swaarts* (-Conant*) Färbung: (1953) *mykol* Pilznachweis bei Aktinomykose im Nativpräp. durch Aufhellen mit Kalilauge u. – nach gründl. Waschen – Färben mit Laktophenol-Methylenblau-Lsg.

Swahn* Färbung: selektive F. der Serumlipide auf Papierstreifen (nach elektrophoret. Auftrennung von Heparin-Plasma) mit alkohol. Sudanschwarz-B-Lsg.; Auswertung photometrisch.

Swan* Operation: Verschluß eines Vorhofseptumdefektes durch Herzohreinstülpung.

Swan* Syndrom (KENNETH C. Sw., amerikan. Ophthalmologe, Oregon): (1947/48) »Syndrom des blinden Flecks«, ein akkommodativ-dynam. Einwärtsschielen (Strabismus concomitans, Winkel 10–20°) mit normaler Netzhautkorrespondenz, aber sek. Schielamblyopie (»Hemmungsskotom unter Einbeziehung des blinden Flecks«; nur monokulares Sehen).

Swan*-Ganz* Katheter: (1970) doppellumiger Ballonkatheter (110 cm) zur Blockade kleiner Lungenarterien zwecks Messung des Lungenkapillardruckes. Wird – nach Einführung in die V. basilica, subclavia oder femoralis u. partieller Entfaltung – durch das Herz in den Lungenkreislauf fortgeschwemmt (»Einschwemmkatheter«), wo er dann nach Ballonentlüftung u. Freigabe des blockierten Gefäßes die Druckmessung ermöglicht.

Sweep-check: (engl. = Ausmaßbestimmung) *otol* Verfahren für tonaudiometr. Reihenuntersuchung: der Prüfton wird mit einer für Normalhörende sicher überschwell. Intensität kontinuierlich von den niedr. zu den hohen Frequenzen gleitend dargeboten; der Prüfling hat zu signalisieren, wie lange er den Ton hört.

Sweet* Methode, Operation: *chir* (R. H. Sw.) **1)** posterolat. Thorakotomie in Halbseiten-Kopftieflage; Inzision von der Knorpel-Knochengrenze der 4. (5.) Rippe zur hint. Axillarlinie (Spaltung des Pektoralis in Faserrichtung, des Latissimus dorsi quer), evtl. subperiostale Rippenresektion. – **2)** (1944) bei Trichterbrust Mobilisierung der Einziehung durch quere Sternotomie (oberhalb) u. Rippenknorpelresektion, dann Fixieren der angehobenen Brustwand durch untergelegte Rippe. – **3)** (1951) bei Refluxösophagitis linksseit., hohe, transpleurale Ösophagusresektion mit dreischicht. End-zu-End-Anastomisierung des Stumpfes mit dem hochgezogenen Magen (Vorderwand; Anastomoseneinhüllung durch Magenwand). – **4)** luftdichte Interkostaldränage der Pleurahöhle mit einem an ein Saugsystem angeschlossenen – die Inzisionswunde tamponierenden – Ballonkatheter.

Sweet* Syndrom: (1964) »akute febrile neutrophile Dermatose«, eine reaktiv-allerg., hochfieberhafte Allg.erkr. (v. a. bei ♀♀ ab 4. Ljz.) mit Leukozytose u. – nach ca. 1 Wo. – dunkelrotem papulösem Exanthem (druckschmerzhaft, auch Plaques, selten Bläschen u. Pusteln); nur geringe Störung des Allg. befindens.

Sweet* Verfahren (WILLIAM MERRICK SW., 1860–1926, amerikan. Ophthalmologe): *röntg* Lokalisierung eines intraokulären oder -orbitalen FK anhand der parallakt. Verschiebung gegenüber 2 auf die Lider aufgelegten Metallmarken.

Swenson* Operation (ORVAR SW., geb. 1909, Chirurg, Boston/Mass.): abdominoperineale Rektosigmoidektomie bei Megacolon congen.; Anastomose vor dem After, nachdem der verschlossene dist. Darmstumpf ausgestülpt u. inzidiert u. der prox. Stumpf durch diese Inzision »durchgezogen« wurde; abschließend Rückverlagerung.

Swift* Krankheit (H. Sw., Arzt, Adelaide): (1914; »Erythroedema«) / FEER* Krankheit.

S/W-Komplex: »Spitze/Welle-Komplex« im EEG, bestehend aus einer raschen, steilen ($<1/12$ Sek.) u. einer langsamen Welle ($1/5$ bis $1/2$ Sek.); Ausdruck abnormer Erregungsausbreitung (meist bei zerebraler, mit epilept. Anfällen verbundener Störung). – Als Abart die **S/W-Variante** (sogen. »Spitze/Woge-Gruppe«) mit bes. langsamer u. träger, evtl. doppelgipfel. Welle von >0.5 Sek. Dauer.

Swyer* Syndrom: (1955) isolierte (»reine«) Form der Gonadendysgenesie (/ dort. Schema), mit normaler Körpergröße u. ohne zusätzl. Mißbildungen; meist chromatinpos. (XX) u. erst im Pubertätsalter erkennbar: prim. Amenorrhö u. Sterilität, genitaler Infantilismus, 17-Ketosteroide normal oder erniedrigt, FSH-Ausscheidung stark vermehrt.

Swyer*-James* Syndrom: (1952) *röntg* die »einseitig helle Lunge« bei zyst. Emphysem nach rezidivierender örtl. Entzündung (evtl. auf der Grundlage einer Lungenmißbildg. oder Pulmonalis-Hypoplasie = BRET* Syndrom); klin.: Minutenvol. u. VK vermindert, Residualvol. vermehrt; inspirator. Verlagerung der stärker transparenten Lunge zur gesunden Seite.

Sychnurie: / Pollakisurie.

Sycosis, Sykosis: chron. Entzündg. der Haarfollikel (/ Folliculitis); i. e. S. die an den Barthaaren, u. zwar als **S. barbae non parasitaria** (= S. simplex s. coccogenica = Folliculitis superf. staphylo- bzw. streptogenes) u. als **S. b. parasitaria** (= S. hyphogenes s. hyphomycetica s. trichophytia = Trichophytia prof. barbae; am Kinn als **S. mentagra** s. mentis); als seltene Form die **S. microsporica** (durch Microsporon canis; Grünfluoreszenz im WOOD-Licht). Ferner: **S. capillitii** (/ Akne conglobata), **S. framboesiformis** (/ Akne scleroticans nuchae), **S. lupoides** BROCQ (/ Akne conglobata, Akne lupoides).

Sydenham* (THOMAS S., 1624–1689, Arzt, London) **Chorea**: / Chorea minor. – **S.* Hämaturie**: H. durch Nierensteine.

Sykoma (contagiosum): *derm* / Condyloma.

Sykose: 1) *chem* / Saccharin. – 2) *derm* / Sycosis.

syllabaris: (lat.) Silben betreffend.

Sylvest* Syndrom (EJNAR O. S. S., 1880–1931, Arzt, Kopenhagen): / Bornholmer Krankheit.

Sylvius* (FRANCISCUS S. DE LA BOË, 1614–1672, niederländ. Anatom) **Aquädukt**: / Aquaeductus cerebri. – **S.* Arterie**: / Arteria cerebri media; ihre als **S.*-Gefäßgruppe** bez. Aufzweigungen mit Pars insularis (»Inselarterien«; aufsteigend vom Limen insulae: Aa. orbitofront., praecentr., centr., pariet. ant. u. post., gyri angularis) u. Pars opercularis (aus aszendenten frontopariet. Ästen hervorgehend, zunächst kaudal u. temporal um das Operculum, danach entlang der Stirn-Scheitelhirnfurche zur Oberfläche aufsteigend u. mit der A. cerebri ant. anastomosierend) sind angiographisch wichtig durch charakterist. Veränderung des Aufzweigungsbildes bei raumfordernden Prozessen). – **S.* Furche**: / Sulcus lateralis cerebri.

sym-: Präfix »mit« (s. a. syn....).

Symbantopathie: (KRAEPELIN) durch einen »Schicksalsschlag« verursachte psychogene Störung (z. B. traumat. u. Schreckneurose).

Symbiose: dauerhaftes Zusammenleben verschiedenartiger – einander speziell angepaßter – Lebewesen (»**Symbionten**«) zum gegenseit. Nutzen. – Gegenteil: Antibiose. – **S.kultur, -verfahren**: *bakt* / Ammenwachstum.

symbio(n)tisch: i. S. der / Symbiose zusammenlebend; s. a. sy. / Psychose.

Symblepharose: *optht* 1) **Symblepharon**: Verwachsung von Conjunctiva bulbi u. tarsi, meist mit narb. Verkürzung der Übergangsfalte(n); Vork. nach Bindehautverätzungen u. -verbrennungen, Schleimhauterkr. – 2) Zusammenwachsen der Augenlider, meist i. S. der / Blepharophimose.

Symbol: 1) *physik, chem* »Kurzzeichen« für eine Größe, Maßeinheit, Element etc. (z. B. Ω = Ohm, Br = Brom). – 2) *psych* einen inn. Sinngehalt des Lebens repräsentierendes Zeichen (Gegenstand), i. w. S. auch das Symbolisierte selbst; in der Psychiatrie (insbes. Psychoanalyse) auch die allegorisch-bildl. Darstg. eines abstrakten Begriffes. Wesentl. Element der Traumsymbolik FREUDs; ferner können Sympte. (/ Konversionssymptom) u. Handlungen (/ »S.handlung«) S.charakter haben (Bedeutung dem Bewußtsein jedoch verschlossen; das Symbolisierte ist unbewußt bzw. verdrängt; Zahl der symbolisierten Inhalte rel. klein, der dafür auftretenden Symbole sehr groß); s. a. Symbolisation.

Symbol|agnosie: Unfähigkeit, den Bedeutungsinhalt von Symbolen zu erkennen; als **akust. S.a.** z. B. Ton- u. Worttaubheit, als **opt. S.a.** Alexie, Notenblindheit, Verlust der Gebärdendeutung; vgl. Asymbolie. – **S.bewußtsein**: *psych* das Verständnis für den Symbolwert, d. h. für die Zusammengehörigkeit von sprachl., schriftl., mim. etc. Symbolen u. best. Inhalten; setzt normal im 5. Viertelj. in der logisch-begriffl. Phase der Sprachentwicklung ein, in der die Nennfunktion der Wörter erkannt wird (»Intellektualisierung der Sprache«). – **S.drama**: (HANSCARL LEUNER) psychotherapeut. Methode, die seel. Fehlhaltungen über eine akt. Auseinandersetzung mit einschläg. – in Hypnose oder autogenem Training angeregten – S.gestalten abzubauen sucht (durch **S.wandel**, evtl. auch als Katharsis). – **S.handlung**: *psych* nicht dem scheinbaren Effekt dienende, sondern unbewußt einen Komplex psychischer Begebenheiten repräsentierende Handlung, z. B. Reiben an der Nase (als masturbator. S.).

Symbolisation, -sierung: Begr. der Psychoanalyse für den unbewußt bleibenden Vorgang der Übertragung emotionaler Bewertungen von einem Objekt auf ein anderes (wodurch ein verdrängter Wunsch ein gewisses Maß an – verkleideter – Befriedigung erlangen kann). Zwischen Symbol u. Symbolisiertem besteht eine Ähnlichkeitsbeziehung (»assoziative Verwandtschaft«), die jedoch so unauffällig ist, daß sie vom bewußten Ich übersehen wird.

Symbolophobie: zwanghafte Angstvorstellung, bei der einem gewöhnl. Vorgang eine symbolhafte Bedeutung beigemessen wird (z. B. Ankündigung eines Unglücks).

Symbrachydaktylie: akzidentelle oder erbl. Kombin. von Brachy- u. Syndaktylie; meist Hypoplasie der Mittelphalanx (= Brachymesophalangie), aber auch Assimilationshyperphalangie der basalen bei Fehlen der Mittelphalanx (= Synektrodaktylie). Evtl. mit weiteren Mißbildungen (z. B. des Brustkorbes) kombiniert.

Syme* Aputation (JAMES S., 1799–1870, Chirurg, Edinburgh): Fußamputation im oberen Sprunggelenk mit Kürzung von Fibula u. Tibia (oberhalb Malleolen) u. Stumpfdeckung durch die Fersenweichteile.

Symetinum *WHO*: p,p'-(Äthylendioxy)-bis-(n-hexyl-N-methylbenzylamin); Amöbizid.

Symmelie, Sym(m)elus, Sympodie, Sympus: Mißbildung mit mehr oder minder vollständ. medianer Verschmelzung der unt. Extremitäten (u. schweren Entwicklungsstörungen des Urogenitalapparats); i. e. S. der ⌘ Sympus dipus.

Symmers* Syndrom (DOUGLAS S., 1879–1952, amerikan. Pathologe): **1)** (1952) ätiol. unklare (allerg.?), chron. Erkr. mit Lymphombildung (mit Hämosiderin-Ablagerung) in Achselhöhle u. Leiste, Erythrodermie oder lichenoider Dermatitis (ekzemart. Effloreszenzen oder chron. Pyodermie), Pruritus, Alopezie, evtl. Splenomegalie, Anämie, retikulärer KM-Hyperplasie; Neigung zu Remissionen, Kachexie, sarkomatöser Entartung. – **2)** ⌘ BRILL*-S. Sy. – **3)** ⌘ BROWN*-S.* Krankh. – **4)** ⌘ MOSCHCOWITZ* Sy.

symmetrisch, symmetricus: gleichmäßig, ebenmäßig; z. B. **sy. Gangrän der Gliedmaßen** (⌘ RAYNAUD* Krankh.), **sy.-ton.** ⌘ **Halsstellreflex.**

Symonds* Syndrom: (1931) Otitis media mit Hirndruck, Netzhautblutung, Papillenödem, Abduzenslähmung.

Symparalysis: *ophth* konjugierte Augenmuskellähmung (s. u. assoziierte ⌘ Augenabweichung).

Sympasma: *pharm* ⌘ Rubefaciens.

Sympathalgie: *neurol* auf Irritation des Sympathikus beruhende atyp. neuralg. oder Kopfschmerzen.

Sympathektomie: partielle, subtotale oder aber totale (d. h. den ganzen zervikalen oder thorakalen Abschnitt einbeziehende) Grenzstrangresektion, v. a. bei best. Hypertonieformen u. arteriell-vasomotor. u. sudomotor. Störungen (u. im allg. erst nach probator. ⌘ Sympathikusblockade); s. a. SMITHWICK* Op. – Ferner die ⌘ LERICHE* Op. als periarterielle S. (u. als deren Sonderform die perikoronäre S. zur Beseitigung infarktbedingter Herzschmerzen; n. MERCIER=FAUTEUX in Kombin. mit partieller Ligatur des Sinus venosus); s. a. Sympathikotomie, Stellatumexstirpation, vgl. Sympathikotripsie. – I. w. S. die **pharmakol. S.** durch Sympathikolytika-Medikation oder in Form der Leitungsanästhesie (Grenzstranglockade), z. B. als **immunol. S.**

sympathetisch: 1) auf »Sympathie« beruhend, geheimkräftig; z. B. die **sy. Kur** (mit therap. Anw. des Besprechens u. von Amuletten oder Gegenständen, die mit der betr. Krkht. in myst. Zusammenhang gebracht werden). – **2)** ⌘ sympathisch (2).

Sympathicus: ⌘ Sympathikus.

Sympathielehre: der »Broussaisismus« als Lehre von der Ausbreitung einer Krankh. durch Vermittlung (»Sympathie«) des NS von einem – evtl. unerkannten – Irritationsort auf den ganzen Körper.

Sympathiko...: s. a. Sympathikus..., Sympatho....

sympathiko|gen: vom Sympathikus ausgehend. – **S.gonie:** *embryol* ⌘ Sympathoblast. – **S.lyse:** Unterbrechung bzw. Aufhebung der Sympathikuswirkung; s. a. S.lytika.

Sympathikolytika: *pharmak* Substanzen, die durch Besetzung der Adrenalin- u. Noradrenalin-Rezeptoren die »sympathomimet.« (adrenerge) Wirkung auf die Effektorzellen selektiv hemmen (daher auch: »Adrenolytika«); s. a. Alpha-, Beta-Rezeptorenblok-

Organ	Sympathikomimetika	Sympathikolytika		
		α-Blocker	β-Blocker[1]	Kombination
Herz				
Kontraktionskraft	Erhöhung	–	+	
Frequenz	Erhöhung	–	+	
Extrasystolen, heterotope Reizbildung	Förderung	+ (unspezif.?)	+ (unspezif.?)	
arterielle Gefäße im Skelettmuskel	durch kleine Adrenalin-Dosen: Erweiterung;	–	+	
	durch höhere Dosen: Verengung	+	–	
in den meisten Organen	Verengung	+	–	
Pupillen	Erweiterung	(+)	(+)	+
Bronchien	Erweiterung	–	+	
Darm	leichte Erschlaffung	(+)	(+)	+
Uterus		–	+	
Ratte,	Erschlaffung			
nicht-schwangere Katze	Erschlaffung			
andere Labortiere	Kontraktion	+	–	
O_2-Verbrauch	Erhöhung		+	
nicht-veresterte Fettsäuren im Blut	Erhöhung	(+)?	+	

[1] neuerdings (LANDS et alii, 1964) werden $β_1$- u. $β_2$-Rezeptoren unterschieden, u. zwar anhand der stärksten Herz-(Frequenz, Leistung) u. Lipolyse-Stimulierung u. Dünndarmhemmung bzw. der stärksten Broncho- u. Vasodilatation, Uterushemmung u. Zwerchfellanregung (Ratte).

Sympathikomimetika

ker; vgl. Antiadrenergika. Nach dem Ort der Hemmung unterschieden als α- u. als β-S. (R.P. AHLQUIST 1948; auch: »α-«, »β-Blocker«); zu ersteren gehören Dihydro-Secale-alkaloide (s. a. CCK-Substanzen), Tolazolin, Phentolamin, Azapetin, Dibenamin, Phenoxybenzamin, Piperoxan u. a., zu letzteren Dichlorisoproterenol, Propanolol, Oxyprenolol, Alprenolol, INPEA, Hydroxybutamin, Practolol u. Pindolol; s.a. Tab. S. 2385, vgl. Synapsengifte.

Sympathikomimetika: *pharmak* Substanzen, die wie die »adrenergen« Überträgerstoffe Adrenalin/Noradrenalin an den postganglionären Sympathikusendigungen u. – z. B. Dopamin – an entsprech. Strukturen des ZNS wirken, indem sie entweder als »**dir. S.**« mit den Rezeptoren reagieren oder als »**indir. S.**« extrazellulär in den Stoffwechsel der Überträgersubstanzen eingreifen (Auf- u. Abbau, Gewebespeicherung bzw. Speicherungshemmung z. B. durch Reserpin, Freisetzg. aus Nervenenden z. B. durch Ephedrin). Effekt unterschiedl. (/ Tab S.2385): bronchoylt. (z. B. Isoproterenol), vasokonstriktor. (z. B. Ephedrin, Pholedrin), vasodilatator. (durch vorwiegende Erregung der β-Rezeptoren; z. B. Bamethan, Buphenin; auch tokolytisch), zentralerregend (z. B. Amphetamin); abhängig auch von Aufnahme u. Verteilung, von Organspezifität, Übertragungsort, Rezeptor (/ Alpha-, Beta-Rezeptoren, vgl. Sympathikolytika), Mitwirkg. von Enzymen u./oder deren Inhibitoren (s. Monoaminoxidase[hemmer]).

Sympathikopathie, Sympathikose: auf Dysfunktion des Sympathikus beruhende Krankh.; z. B. die **abdominale S.** (TADDEI 1932) mit chron.-funktionellen Unterleibsschmerzen i. S. der Pelvipathia vegetativa. – s. a. Sympathose.

Sympathiko|tomie: *neurochir* op. Durchtrennung des Sympathikus; z. B. die – ein HORNER* Syndrom vermeidende – **antethorakale S.tomie** (im oberen Brustteil des Grenzstranges) bei einschläg. Armprozessen; s. a. KUX* Operation. – Auch synonym mit / Sympathektomie. – **S.tonie**: (EPPINGER) dauerhafte Verschiebung des vegetat. Gleichgew. i. S. einer erhöhten Erregbarkeit des sympath. Systems (meist im Rahmen der vegetat. Labilität); Sympte.: Mydriasis, Tachykardie, erhöhte vasomotor. Erregbarkeit, Hyperhidroseneigung, vermind. Magen-Darmperistaltik, Subazidität, Neigung zu Eingeweideptose etc.; EKG: flücht. P-pulmonale. – **S.tonus**: der – anhaltende – Spannungszustand des sympath. Systems. – Im Klinikjargon auch syn. mit S.tonie. – **S.tripsie**: *chir* therap. Zerstörung eines sympath. Nervs, Ganglions oder Plexus durch Quetschung, Alkohol-Inj. (»Diaphtherese«; obsolet) oder Koagulation.

sympathikovasaler Anfall: *neurol* epileptiformer Anfall, bei gesteigerter Funktion ergotroper Steuerungssysteme ausgelöst durch unspezif. Reize. – s. a. sympathikovasale / Krise.

Sympathikus: die / Pars sympathica des autonomen NS; s. a. Sympathiko..., Sympath(o)....

Sympathikus|blockade: entweder als Ausschaltung des ges. peripheren Anteils durch **S.blocker** (/ Sympathiko-, Adrenolytika, Ganglienblocker) oder als örtl. Blockade von Teilstrukturen (z. B. Stellatum-, Grenzstrang-, periarterielle Blockade); s. a. Paravertebralanästhesie. – **S.diaphtherese**: s u. Sympathikotripsie. – **S.heterochromie**: *ophth* die bei Status dysraphicus vork. H. der Iris als Begleitsympt. eines –

evtl. mit Zyklitis einhergehenden (/ FUCHS* Heterochromie) – HORNER* Syndroms.

Sympathikus|-Katecholamin-System: das aus den im Sympathikus zum NNM verlaufenden stimulierenden Bahnen u. der Katecholamin-Wirkung (mit hemmendem Effekt auf den Hypothalamus) bestehende neurohumorale Regelsystem, in das mit Sympathiko- bzw. Adrenolytika eingegriffen werden kann. Ist wahrsch. über den Hypothalamus auch an der ACTH-Regulation beteiligt (mit Rückwirkung via Cortisol auf den HVL). – **S.lähmung**: akzidenteller (z. B. traumat.) Ausfall oder artifizielle Ausschaltung von Teilen des sympath. NS, z. B. des – mit dem Centrum ciliospinale in Verbindung stehenden – Ggl. cervicothoracicum (»Stellatum«) mit konsekut. HORNER* Syndrom u. S.ausfall im Armbereich.

Sympathikus|speichel, Saliva sympathetica: der auf S.reizung von der Gl. submandib. abgesonderte Speichel mit reichl. Muzingehalt.

Sympathikus|syndrom: Symptomatik bei Irritation definierter Abschnitte des Halssympathikus: **1)** als **hint. S.sy.** (Reizung des A.-vertebr.-Plexus) das / BARRÉ*-LIÉOU* Sy., **2)** als **zervik. S.sy.** (Reizung des Halssympathikus bei HWS Erkr.) das / Schulter-Arm-Syndrom mit Globusgefühl u. BARRÉ-LIÉOU-Symptomatik. – **3)** als **S.reizsyndrom** das ein dem echten allerg. (»extrinsic«) Asthma sehr ähnl. Krankheitsbild, das u. a. auf path. Reaktivität β-adrenerger oder cholinerger Bronchialrezeptoren beruht (»intrinsic asthma«, »i. allergy«). – **4)** das / PETIT* Syndrom (als Gegenstück zum HORNER* Komplex [/ dort. Abb.]). – **S.tumoren**: von S.geweben (einschl. SCHWANN* Zellen u. Glia) ausgehende Neoplasmen in Grenzstrang, Paraganglien u. NNM, v.a. als Ganglioneuroma simplex, Ganglioneuroblastoma immaturum s. imperfectum, Sympathogoniom bzw. -blastom, Ganglio(glio)neurom u. Gliom.

Sympathin: (W. B. CANNON 1929) die adrenergen Überträgerstoffe als **S. A** das Adrenalin, als **S. B** das Noradrenalin.

sympathisch, sympathicus: **1)** *psych* mitempfindend, gleichgestimmt. – **2) sympathetisch**: *path* miterkrankend, z. B. **s. Psychose** (als Begleiterscheinung einer körperl. Krankht.). – **3)** *neurol* den Sympathikus, d. h. das **s. Nervensystem** (auch: »s.-ergotrop-adrenergisches System«) betreffend, z. B. **s. Hypertonie** (vegetat. Funktionswandel mit Senkung des Sympathikus-Reizschwelle), **s. Ptose** (*ophth* meist einseit. Lidsenkung durch Ausfall des – sympathisch innervierten – M. tarsalis sup.; s. a. HORNER* Syndrom).

sympathisierendes Auge: *ophth* bei der sympath. Ophthalmie das primär verletzte Auge (im Ggs. zum – sekundär erkrankten – **sympathisierten Auge**).

sympatho...: s. a. sympathiko...

Sympathoblasten: Vorstufen der sympath. Ganglienzellen (in Neuralleiste, intermediärem RM-Grau), die entlang den Spinalnervenwurzeln auswandern u. den Sympathikus (Grenzstrang mit Ganglien, sympath. Paraganglien) u. – als Chromaffinoblasten – das NNM bilden; s. a. Sympathogonie u. Schema.

Sympatho|blastom(a), -goniom: *path* aus S.blasten hervorgehendes, hormonal inakt. Malignom (Medulloblastom) des sympath. Systems (inkl. NNM); mit pränataler Metastasierung v. a. in die Leber (= PEP-

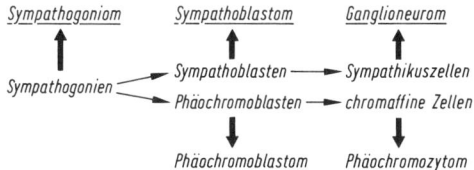

PER* Typ; klin.: Hepatomegalie, Anasarka, Skrotalödem, Anämie, Fieberschüben) u. postnataler v. a. ins Skelett (= endokranialer Typ, / HUTCHISON* Syndr.); ferner ein s.c. SMITH* Typ mit bis hühnereigroßen Knoten im s.c. Fettgewebe u. – spät – Knochen- u. Eingeweidemetastasen, evtl. Sekundärglaukom; s. a. Abb. »Neurom«. Vork.: meist im Säuglings- u. Kindesalter; Prognose auch bei frühzeit. chir.-radiol.-zytostat. Ther. schlecht. – **S.gonie**: die Sympathikus-Stammzelle, aus der / Sympatho- u. Phäochromoblasten hervorgehen (s. a. Schema). – Auch synonym mit S.blast.

Sympathose: Krankht., deren Sympte. auf einer Sympathikusstörung beruhen (vgl. Sympathikopathie); z. B. die **arterielle S.** der unteren Extremität (DESCHAMPS 1952; im Ggs. zur Endagiitis oblit. trotz Ruheschmerzen u. Claudicatio intermittens ohne Thromboseneigung, mit unauffäll. Oszillometrie-Werten).

symperitoneal(is): 2 Peritonealabschnitte vereinigend.

Sympexion: durch Konglobation entstandenes Konkrement, z. B. Corpus amylaceum der Prostata.

Symphalangismus: 1) Symphalangie: Verschmelzung von Finger- bzw. Zehenphalangen meist desselben Strahls (als Ankylose), aber auch benachbarter Finger oder Zehen (als ossäre Syndaktylie); oft mit Brachydaktylie. – **2)** seltene, autosomal-dominant vererbte Verschmelzung der Finger- u./oder Zehenphalangen v. a. im prox. Interphalangealgelenk; evtl. kombin. mit Hypophalangismus, Kleinheit der Nägel (außer Daumen u. großer Zehe), Plattfuß, Fuß- u. Handwurzelsynostosen, Fehlen der Brustmuskeln, Strabismus, Taubheit. – **Symphalangus**: *path* Träger einer Symphalangie.

Symphonallaxis: Sprachstörung mit Vertauschen einzelner Konsonanten.

symphyogenetisch: von Erbfaktoren u. Milieu geprägt.

Symphyse: *anat* / Symphysis.

Symphysen|bruch, -fraktur: Fraktur im Bereiche einer ossifizierten Symphyse, z. B. der (ab 1.–2. Lj. verknöcherten) UK-Symphyse oder der Synchondrosis sterni; vgl. S.ruptur. – **S.dehiszenz**, Symphysiolyse: *geburtsh* im letzten Trimenon vork., die physiol. / S.dehnung überschreit. Lockerung der Beckensymphyse; mit örtl. Schwellung, Schmerzhaftigkeit (v. a. bei Belastung der Bauchdeckenmuskeln u. Adduktoren) u. abnormer Beweglichkeit (auf Rö-Belastungsaufnahme > 4–5 mm); vgl. S.schaden. – **S.dehnung**: *geburtsh* die physiol. (hormonal bewirkte) Auflockerung u. Dehnung der Verstärkungsbänder der Schambeinfuge (meist bei gleichzeit. Auflockerung der Iliosakralfugen) in der Schwangerschaft; mit stat. Beschwerden im Becken- u. LWS-Kreuzbeinbereich u. Gehbehinderung. Spontane Rückbildung in den ersten Wochen post partum. – vgl. S.dehiszenz.

Symphysen|lösung: *geburtsh* / S.dehiszenz.– **S.-pendeln**: *geburtsh* / KNEBEL* Verfahren. – **S.ruptur**: die v. a. bei / Beckenringbruch, aber auch unter der Geburt (bei Mißverhältnis zwischen kindl. Kopf u. mütterl. Becken, spontan oder bei hoher Zange) vork. Zerreißung der Schambeinsymphyse. Führt zu Instabilität des Beckens; Ther.: RAUCHFUSS* Schwebelage.

Symphysen|schaden: *geburtsh* die path. gesteigerte S.dehnung; »funktionell« bei Zwillingsschwangerschaft, Hydramnion, Beckenhypoplasie, Bindegewebsschwäche etc.; seltener die geburtstraumat. oder iatrogene Form (s. a. S.dehiszenz). – **S.schmerzsyndrom**: die aus der physiol. S.dehnung, v. a. aber aus einem S.schaden resultierenden örtl. Schmerzen (beim Gehen u. Stehen) während der Gravidität u./oder post partum. – **S.sprengung: 1)** / S.ruptur. – **2)** / Symphyseotomie. – **S.stufe**: tastbare u. röntgenol. darstellbare Stufenbildung an der Schambeinsymphyse bei S.lockerung bzw. -ruptur. – **S.zeichen**: *physiol* s. u. / BRUDZINSKY*.

Symphyseo|lyse: / Symphysendehnung. – **S.(r)rhaphie**: op. Vereinigung der gesprengten Schambeinsymphyse. – **S.tomie**: *geburtsh* Spaltung des Symphysenknorpels als beckenerweiternde Op.; obsolet (durch Schnittentbindung ersetzt).

symphysial(is): eine Symphyse betreffend. – **Symphysio...**: / Symphyseo.... – **Symphysion**: somatometr. Punkt median am Oberrand der Schambeinsymphyse.

Symphysis: Verwachsung; **1)** *anat* Verbindung zweier Knochen durch Faserknorpel (= **S. cartilaginea**, im Ggs. zur »Bandhaft« = **S. ligamentosa** = Junctura fibrosa u. zur / Syssarcosis = **S. muscularis**); z. B. die **S. mandibulae s. menti** als bindegeweb., im 1.–2. Lj. verknöchernde Verbindung beider UK-hälften, die **S. sacroiliaca** (s. u. Articulatio); i. e. S. die **S. pubica** *PNA*, die Becken- oder Schambeinsymphyse als Faserknorpelscheibe (mit seitl. hyalinknorpel. Auflagerung u. zentralem, synoviahalt. Hohlraum), die die bd. Ossa pubica vorn-median verbindet. – **2)** *path* / Concretio.

Symphysitis: Entzündg. im Bereich einer Symphyse, i. e. S. der Beckensymphyse. – **Symphysop(s)ie**: *path* / Zyklopie. – **Symphysoskelie**: *path* / Sirenenbildung.

Symplasma: 1) / Plasmodium (1). – **2)** Gewebe ohne Zellstruktur, z. B. in der Plazenta die vielkern. Plasmamassen aus verschmolzenen untergegangenen Uterusepithelien.

Symplex: rel. locker u. ohne chem. Bindung vereinigte biol. Stoffgruppen (z. B. Proteine + Lipide).

Sympodie: / Sirenenbildung; s. a. Symmelie.

Sympsychalgie: / Kausalgie mit typ. Exazerbation durch psych. Einflüsse (Emotionen etc.).

Symptom(a): Zeichen; *medizin* sicht-, tast-, hörbares oder anderswie (z. B. chemisch, radiol., elektrophysikal.) feststellbares »Krankheitszeichen«; unterschieden als **subj**. u. **obj. S.** (vom Pat. selbst bzw. vom Untersucher festgestellt), als **characterist**. (= bestimmendes, kardinales, pathognomon. oder typ., d. h. direkt auf eine best. Gesundheitsstörung hinweisendes) u. **uncharakterist. S.** (z. B. Appetitlosigkeit, Durst, Schwäche, Schwitzen), *psych* als **hetero-** u. / **homonomes S.**, als **S. 1. u. 2. Ranges** (K. SCHNEIDER; s. u.

Symptom des abgehobenen Kopfes

Schizophrenie). – **S. des abgehobenen Kopfes:** *psych* protrahiertes Hochhalten des Kopfes in Rückenlage, das sich bei Gegendruck noch intensiviert; Vork. v. a. bei Schizophrenie (nach KLEIST ein ↑ »Gegenhalten«); **S. der massiven Koagulation, S. des Sperrliquors:** ↑ FROIN* Symptom.

Symptomatik: 1) das Gesamt der aus einem Krankheitsprozeß resultierenden – charakterist. – Symptome. – **2)** ↑ Symptomatologie.

symptomatisch: 1) Symptome betreffend, auf Sympte. ausgerichtet, z. B. **s. Mittel** (= **Symptomatikum** = ↑ Palliativum). – **2)** für eine best. Krankh. kennzeichnend (= pathognomon.). – **3)** als Sympt. – u. nicht als eigenständ. Krankheitsgeschehen – auftretend; z. B. **s. Gestose** (s. u. Aufpfropfgestose).

Symptomato|genese: Entstehung (u. Weiterentwicklung) der Sympte.; in der Psychoanalyse die »Symptombildung« (S. FREUD) bei Neurosen als Ergebnis eines psych. Prozesses (Ersatz-/Reaktionsbildung oder Kompromiß für ein verdrängtes Erlebnis). – **S.logie**, Semio-, Phänomenologie: Lehre von den – für eine definierte Krankh. charakterist. u. deren Diagnose ermöglichenden – Zeichen u. Erscheinungen; s. a. Semiotik. – I. w. S. auch die (klin.) Symptomatik eines Krankheitsgeschehens. – **s.lytisch**: auf Rückbildung von Symptn. gerichtet, Sympte. lindernd.

Symptomenkomplex: ein typ. Krankheitsbild manifestierende Gruppe (z. B. als Trias) von Symptn., i. e. S. bei unbekannter Ätiogenese (s. a. Syndrom); z. B. **amnest. S.** (↑ KORSAKOW* Syndrom), **amyostat. S.** (↑ PARKINSON* Sy.), **aton.-astat. S.** (↑ FOERSTER* Sy.), **gastrokardialer S.** (↑ ROEMHELD* Sy.), **kardiorespirator.-tetaniformer S.** (↑ DA COSTA* Sy.), **karotaler S.** (↑ FORSSMAN*-SKOOG* Syndrom), **postinfektiöser meningozerebellarer S.** (↑ ZAPPERT* Sy.), **spast.-aton. S.** (neurozirkulator. ↑ Dystonie).

Symptom(en)wandel: Begr. v. a. der Psychosomatik für die bei veränderter psych. Situation (z. B. Krieg, Existenzsorgen etc.) eintret. Änderung der Symptomatik eines sogen. funktionellen Syndroms (v. a. auf emotionaler Grundlage; etwa als Organbeschwerden), aber auch eines neurotisch bedingten demonstrativ-hyster. Bildes (in Richtung vegetat.-dystones, depressives oder introversiv-neurot. Bild). – vgl. Syndromablösung.

Symptom|provokation, gezielte: (K. HEINRICH 1960) *psychiatr* Provozieren schizophrener Sympte. durch Antidepressiva (MAO-Hemmer), um bei noch wenig ausgeprägter Erkr. die Diagnose anhand der vorübergehend auftret. Wahnphänomene u. Sinnestäuschungen zu sichern. – **S.verstärkung, psychogene**: s. u. Überlagerung.

Sympus: Mißgeburt mit Symmelie; als **S. apus** (ohne Füße; diese evtl. nur als kon. Stummel = Sirenomelie), **S. dipus** (mit rudimentären Füßen, Sohlen vorn), **S. monopus** (= Uromelus; nur 1 Fußrudiment).

Syms* Traktor (PARKER S., 1860–1933, Chirurg, New York): *chir* (1901) die perineale Prostatektomie erleichternder Blasen-Ballonkatheter, mit dem die Prostata aus der Tiefe der Wunde gezogen wird.

syn...: Präfix »mit«, »zusammen«, »verbunden«; s. a. sym..., sys....

Synacthen®-Kurztest: NNR-Funktionsprüfung im Verlauf einer Glukokortikoid-Ther. anhand der Serumwerte der 11-Hydroxykortikoide vor u. nach Inj. von $\beta^{1\text{-}24}$-Kortikotropin (Tetracosactidum *WHO*); der normalerweise kräft. Wertanstieg ist bei langzeit. u. hochdosierten Kortikoid-Gaben (u. regulativ reduzierter endogener Hormonproduktion) stark verringert.

Synadelphus: *path* monozephale Doppelmißbildung mit 1 Körper u. 8. Gliedmaßen.

Synärese, -airese: *chem* Entquellung eines Lyogels, mit Umwandlung der dispersen Phase in eine hochviskose Masse (oft unter Beibehaltung der Gesamtform) unter Abscheidung des Dispergens als Flüssigkeit; pH-abhängig, durch Wärme u. Konz. verstärkt. Vork. bei längerem Stehen (»Altern«) solcher kolloidaler Systeme; sehr ähnl. Vorgang bei der Glaskörperverflüssigung u. der Blutgerinnselretraktion.

Synästh(es)algie: bei ↑ Kausalgie im geschädigten Areal (aber auch außerhalb) durch taktile u. therm. Reize auslösbare Schmerzanfälle mit Ausstrahlung in nicht betroffene – evtl. sogar kontralat. – Körperareale (z. B. als ↑ Syncheirie). – **synästhetisch**: in Form einer **Synästhesie** (↑ Begleitempfindung); z. B. **sy. Halluzination** (simultan, multisensorisch).

Synago|nismus: gemeinsames Wirken, ↑ Synergismus. – **S.therapie**: *radiol* ↑ Kreuzfeuermethode.

Synalbumin: (VALANCE=OWEN u. M.) humoraler Insulin-Antagonist in der Albuminfraktion des Plasmas; verhält sich im Versuch weitgehend wie an Albumin gebundene B-Ketten des Insulinmoleküls. Vermehrt bei den idiopath. Diabetesformen, u. a. auch nach Myokardinfarkt, wenn erst später ein Diabetes manifest wird. – **Synalgie**: Schmerzmitempfindung fern vom Krankheitsherd; vgl. Synästhalgie. – **Synanastomosis**: Anastomose zwischen mehr als 2 Gefäßen, Nerven etc.

Synanceja-Vergiftung: Intoxikation durch das neuro- u. hämatotox. Sekret aus den Giftstacheln von Synanceja horrida (»Stonefish«; Skorpionfische der ind.-austral. Ozeane); starker örtl. Schmerz, Zyanose u. Schwellung, Herz- u. Kreislaufschwäche, Schwindel, Krämpfe, Ohnmacht, evtl. Exitus.

Synanthema: *derm* Gruppe von Papeln.

synanthrop: *biol* adj. Bez. für die sogen. »Siedlungsfolger« (die im vom Menschen umgestalteten Lebensraum verbesserte Lebensbedingungen finden).

Synaphymenitis: ↑ Conjunctivitis.

Synapse, -sis: (SHERRINGTON 1906) *neurophysiol* die durch Struktur (kolb., ringförm. oder andersart. Endkörperchen mit Mitochondrien u. Transmitter-halt. Bläschen, durch **Synapsenspalt** von der gegenüberliegenden Zell- bzw. Dendritenmembran getrennt; ↑ Abb., s. a. Spine-Apparat) u. Funktionsweise für die – stets nur unidirektionale (u. evtl. blockierbare) – Aktivitätsübertragung spezialisierte u. für die integrative ZNS-Tätigkeit u. die Bildung räuml.-zeitl. Erregungsmuster fundamentale Kontaktstelle zwischen Nervenzellen (Dendrit oder Zelleib einerseits, Neurit andererseits) bzw. – als **neuroglanduläre S.** – zwischen Nerven- u. Drüsenzellen (in innersekretor. Organen zwischen vegetat. Nervenendigungen u. Plasmalemm) oder – als **neuromuskuläre S.** zwischen Nerven- u. Muskelzellen (s. a. motor. ↑ Endplatte, Abb.

»Erregungsübertragung«). Beim Menschen (im Unterschied zur **elektr. S.** mancher Tierarten) nur als sogen. **chem. S.** (adrenerg. bzw. cholinerg. S.). Die Erregungsübertragung resultiert aus der durch den freigesetzten Transmitter (s. a. Synapsenerregung) hervorgerufenen Permeabilitätsänderung für Ionen an der postsynapt. Membran (Ionenstrom, s. a. Erregungsleitung). Nach der Wirkung unterschieden als Erregungs- u. als Hemmungs-S. (je nach Transmitter-bewirkter De- bzw. Hyperpolarisation). Die postsynapt. Antwort erfolgt mit meßbarer Latenz. – Spez. Form bei Wirbellosen: **axon-axonale S.** (zwischen 2 Axonen). – s. a. Synapsis.

Synapse n. H. CASPERS

Synapsen|erregung: die durch Spitzenentladungen (»Spikes«) der Neuronen (bei neuroneuronalen S. nur nach Spikes-Summation) u. Transmitter-Freisetzung ausgelösten biochem. u. bioelektr. Vorgänge, die zur Bildung des S.stromes führen; an der chem. Synapse als Ionenstrom (s. a. Endplattenströme), der zur Bildung des Aktionspotentials führt (überschwell. Erregung; s. a. ↑ EPSP, ↑ IPSP, bzw. als bioelektr. Strom (bisher nur bei den sogen. MAUTHNER* Zellen der Fische nachgewiesen). – **S.gifte**: die Erregungsübertragung an der Synapse störende Stoffe, wirksam durch Hemmung a) der cholin- bzw. adrenergen Rezeptoren (kompetitiv oder depolarisierend; z. B. α- u. β-Rezeptorenblocker, Atropin, Curare, Ganglienblocker), b) der Transmitter-abbauenden Enzyme (z. B. Azetylcholinesterase-Inhibitoren), c) der Transmitter-Speicherung der synapt. Vesikel (z. B. Reserpin). – **S.vesikel**: *histol* die submikroskop. »synapt. Bläschen« im Axoplasma des termin. Axons, die durch supraliminale Spitzenpotentiale zur Ausschüttung ihres Inhalts (Transmitter) in den S.spalt veranlaßt werden. – **S.widerstand**: der durch die ↑ Alles- oder Nichts-Funktion der S. gegebene Widerstand gegen den Durchgang von Erregungen. Kommt bei Reflexen v. a. in der grauen RM-Substanz zum Tragen u. ist – den Widerstand an den Endplatten übertreffend – für die Reflexzeit maßgebend.

Synapsis: 1) *anat* ↑ Synapse. – 2) *genet* ↑ Chromosomenkonjugation (mit Bildung des sogen. **Synaptinemalkomplexes**). – Auch weniger korrekte Bez. für die ↑ Synizese. – **synaptisch**: zur Synapse gehörend, an ihr erfolgend; z. B. **sy. Potential** (s. u. Potentialschwankung).

synapto|lytisch, s.plegisch: die Synapsenfunktion hemmend (= gangliplegisch). – **s.trop**: auf Synapsen einwirkend; z. B. **s.tr. Pharmaka** (↑ Ganglienblocker).

Synarthrosis *PNA, JNA*: ↑ Junctura fibrosa.

Syncanthus: *ophth* ↑ Ankyloblepharon. – **Synch(e)ilie**: angeb. oder (selten) posttraumat. Verwachsung der Lippen. – **Synch(e)irie**: *neurol* Sensibilitätsstörung, bei der ein einseitig an der Hand applizierter Schmerzreiz symmetrisch auch an der anderen empfunden wird; vgl. Synästhesalgie.

Synchisis: *ophth* **1) S. corporis vitrei**: Glaskörperverflüssigung; mit subjektiv (↑ Mouches volantes) u. obj. sichtbarem Schweben der Gelteilchen (Mukopolysaccharide) wie »Schneetreiben« (= **S. alba s. nivea** = BENSON* Krankht.) oder »Danziger Goldwasser« (= **S. scintillans**; durch Einlagerung von flachen, winkeligen Cholesterinkristallen weißl.-glänzende Flokken); nachweisbar mit Ophthalmoskop u. Spaltlampe; das Sehvermögen nicht wesentlich störend. – **2)** binokuläre ↑ Fusion.

Syncholikum: *pharm* chem. Substanz, die mit der Galle ausgeschieden wird. (»**Syncholie**«).

Synchondrose, -drosis *JNA, BNA*: die »Knorpelhaft« (↑ Junctura cartilaginea); z. B. **S. epiphyseos** (↑ Cartilago bzw. Linea epiphysialis), **S. intervertebralis** (s. u. Discus), **S. intraoccipit. ant. u. post.** *PNA* (paarig zwischen Pars basil. u. Partes lat. bzw. zwischen Partes lat. u. Squama des Hinterhauptbeins; bd. nach dem 2. Lj. verknöchert), **S. (manubrio)sternalis** *PNA* (zwischen Manubrium u. Corpus sterni, am Angulus Ludovici), **S. petroccipit.** PNA (zwischen Pars basil. des Hinterhaupt- u. Pars petrosa des Schläfenbeins, Fortsetzung des For. jugulare nach vorn-medial), **S. pubica** (s. u. Symphysis), **S. sacroiliaca** (s. u. Articulatio), **S. sphenooccipit.** *PNA* (zwischen Pars basil. des Hinterhauptbeines u. Keilbeinkörper; verknöchert um das 20. Lj.). **S. sphenopetrosa** (die gleichnam. Fissur ausfüllend), **S. xiphosternalis** *PNA* (zwischen Brustbeinkörper u. Schwertfortsatz). – **S.becken**: ↑ Exostosebecken mit Knorpelauswüchsen im Bereich von Symphyse u./oder Iliosakralgelenken.

synchron: gleichzeitig (↑ Synchronie). – **S.defibrillation**: *kard* ↑ Elektrokonversion. – **Synchronie, -nismus**: Gleichzeitigkeit; z. B. *physiol* die der Entladungsvorgänge von Neuronen oder – im EEG – die identischer Wellenformen über verschiedenen Hirnregionen.

Synchronisation: **1)** ↑ Synchronie. – **2)** *genet, zytol* **a)** Abstimmung des Bildungs- u. Funktionsablaufs des Spindelapparats mit dem Formwechsel der Chromosomen, die zur gleichzeit. u. -gerichteten Bewegung aller Chromosomen in Mitose u. Meiose führt. Störbar u. a. durch Strahlen, Chemikalien, Temp.änderung. – **b)** natürl. oder künstlich erzwungener gleich-

Synchronkultur

zeit. Eintritt vieler Zellen eines Gewebes (s. a. Synchronisationsther.) oder einer Zellkultur (»**Synchronkultur**«) in die Mitose oder ihr Verbleiben in best. Mitosephasen. – **3)** *neurophysiol* das gleichzeit. Eintreten zuvor asynchroner neuronaler Entladungen, im EEG meist mit Amplitudenzunahme u. Frequenzminderung verbunden (↑ Rekrutierungsphänomen). – **4)** *radiol* **a)** mit der Strahlenexposition gleichzeit. Verabfolgung geeigneter Pharmaka oder O$_2$-Anw. als strahlensensibilisierende Maßnahme. – **b)** s. u. Synchronisationstherapie.

Synchronisations|phänomen: *kard* s. u. Accrochage. – **S.therapie**: moderne Tumorther., indem der Zellzyklus zwischen 2 Mitosen gestoppt (z. B. durch Vincristin oder Vinblastin) u. damit der Zyklus auch aller Tumorzellen synchronisiert wird, so daß ein anschließend verabfolgtes, spezifisch die nächste Zellphase blockierendes Zytostatikum mit rel. niedr. u. zeitl. begrenzter Dosierung eine möglichst große Zahl von Tumorzellen blockiert; s. a. Abb. »Recruitment«. – Nach gleichem Prinzip auch **synchronisierte Strahlenther.** der Malignome.

Synchrotron: *physik* Kreisbeschleuniger (Prinzip: Betatron + Zyklotron) mit konst. Radius der Teilchenbahn; im Linearbeschleuniger vorbeschleunigte Teilchen werden in das ringförm. Vakuumrohr »eingelenkt« u. darin fokussiert u. extrem beschleunigt (mittels magnet. bzw. elektr. Felder); Endenergien bis 10^{12} eV. Die dabei zwangsläufig auftret. hochenerget. Bremsstrahlung wird als »**S.strahlung**« bezeichnet. – **Synchrozyklotron** (für schwere Teilchen): ↑ Zyklotron.

Synchysis: *ophth* ↑ Synchisis. – **Syncretio**: ↑ Concretio.

Syndaktylie: kutane, fibröse oder ossäre Verwachsung von Fingern oder Zehen. Als schwerste Form die sogen. Löffelhand; ferner die **akrokephale S.** beim APERT* Syndrom (↑ Akrozephalosyndaktylie), die **uln. S. mit Polydaktylie** beim GRUBER* Syndrom.

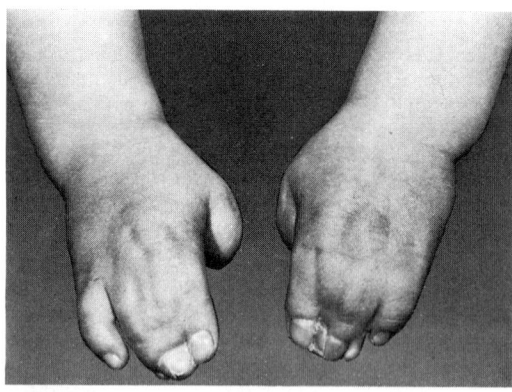

Syndaktylie (»Löffelhände«) beim APERT* Syndrom.

Syndektomie: *ophth* ↑ Periektomie. – **Syndese**: *genet* ↑ Chromosomenkonjugation; vgl. Asynapsis (= Asyndese).

Syndesm(o): Wortteil (Gelenk-)Band bzw. Konjunktiva (bd. als **Syndesma**, ersteres auch als **Syndesmos** bez.); z. B. **Syndesmektomie** (Ligamentexzision; vgl. Syndektomie), **Syndesmologie** *PNA* (»Bänderlehre«).

Syndesmitis: **1)** Entzündung eines (Gelenk-)Bandapparates, z. B. die **S. metatarsea** als Mittelfußüberlastungsschaden mit Fußschwellung (= »Marschtumor«, »Fußgeschwulst«). – **2)** *ophth* ↑ Conjunctivitis.

Syndesmo|pexie: op. Befestigung eines Gelenkbandes nach Ausriß oder – als Bandverpflanzung – zur Verstärkung eines Bandapparates. – **S.phyt**: system. Bandossifikation an (Halb-)Gelenken; i. e. S. die bei der ↑ BECHTEREW* Krankht., die – in der Vielzahl u. gemeinsam mit den chondrogenen Ossifikationen – zur Gelenkversteifung führt.

Syndesmosis *PNA*: die »Bandhaft« (↑ Junctura fibrosa); z. B. die **S. tibiofibul.** *PNA* (die im allg. gelenkhöhlenfreie, durch die Ligg. tibiofibul. ant. u. post. verstärkte Verbindung der dist. Schien- u. Wadenbeinenden; falls mit Ausläufer der Talokruralgelenkhöhle: »Articulatio«), **S. tympanostapedea** *PNA* (Befestigung der Steigbügelplatte durch das Lig. anulare stapedis am Knochenrand der Fenestra vestibuli).

Syndrom: sich stets mit etwa der gleichen klin. Symptomatik (»Symptomenmuster«) manifestierendes Krankheitsbild mit unbekannter, vieldeutiger, plurikausaler (polyätiol. u. -pathogenet.) oder nur teilweise bekannter Ätiogenese (»Syndromogenese«); nach Erkenntnisstand unterschieden als »**ätiol. S.**« u. »**pathogenet. S.**« (nur Urs. bzw. Pathogenese bekannt) u. als **morphol. S.**« (nur klin.-phänomenol. Fakten bekannt; = Symptomenkomplex). Meist benannt nach den Autoren (= Eponym), nach Ätiol. (z. B. Bestrahlungs-S.), Pathogenese (z. B. Salzverlust-S.), Hauptsympt. (z. B. Autismus-S.), path.-anat. Hauptbefund (z. B. Hirnsklerose-S.) etc.; ferner volkssprachl. Bezeichnungen (z. B. Kwashiorkor-S.) oder aber Akronym (aus den Initialen mehrerer Sympte.; z. B. EMG = **E**xomphalos-**M**akroglossie-S.). I. w. S. auch Bez. für eine diagnost. Zeichengruppe.

Syndrom| der abführenden Schlinge: Funktionsbehinderung in der abführenden Schlinge nach BILLROTH-II-Magenresektion; infolge inn. Hernie (z. B. zwischen G.E. u. BRAUN* Anastomose), tiefsitzender Jejunalgeschwüre, Torsionen etc.; Leitsympt.: Erbrechen von Speisen u. gallehalt. Darminhalt p. c. mit sofort. Beschwerdefreiheit. – **S. der alveolären Hypoventilation**: ↑ Undine-Syndrom. – **S. der Arteria…**: s. u. Arteria. – **partielles S. der A. vertebrospin. post.**: ↑ OPALSKI* Syndrom. – **S. des aufgeplatzten Knöchels**: beim varikösen Symptomenkomplex (Beinveneninsuffizienz) chron., torpides bzw. rezidivierendes Ulcus cruris mit Schwellung u. Induration am Innenknöchel, Venektasien u. Pigmentation.

Syndrom| der Beckenringlockerung: statisch bedingt, mit sek. WS-Osteochondrose u. Skoliose. 3 Phasen: LWS-Phase mit Hartspann, HWS-Phase mit Schwindel (evtl. Synkopen), HWS-BWS-Phase mit Schulter-Arm-Syndrom, Angina pectoris, asthmoider Dyspnoe, Dysphagie u. Obstipation. – **S. der bläulichen Lähmung**: (NICOLSKI 1906) ↑ Dermatitis lividinosa et gangraenosa gluteatis. – **S. der blauen Skleren**: s. u. blau. – **S. der blauen Windeln**: s. u. blau. – **S. des blinden Flecks**: *ophth* s. u. SWAN*. – **S. der blinden Schlinge**: ↑ Blind-loop-Syndrom. – **S. der blutleeren Arterien**: auf periadventitieller (posttraumat., anthrakot., idiopath.) Strangulation des Truncus brachiocephal. beruhendes Durchströmungsdefizit v. a. im Subklavia- u. Axillarisbereich (Schwinden des Radialispulses), oft mit arter. Hypertonie. – vgl. Aortenbogensyndrom. – **S. der braunen Windeln**: / Alkaptonurie. – **S. der brennenden Füße**: / Burning-feet. – **S. der Bulbusretraktion**: / STILLING*-TÜRK*-DUANE* Syndrom.

Syndrom der drolligen Figuren: / Whimsy syndrome.

Syndrom| der eingedickten Galle, Inspissated-bile-, Gallenpfropf-, LADD*-GROSS* Sy.: verlängerter Ikterus des Neugeb. infolge Abflußbehinderung durch das bei Icterus gravis vermehrt anfallende Bilirubin (Bildung von Gallethromben; auch Ödem der Gallekapillaren). Zunahme des dir. Bilirubins, Bilirubinurie, entfärbte Stühle (im Ggs. zur Gallengangsatresie anfangs gefärbt). – **S. der erhöhten Blutserumviskosität**: (H. A. REIMANN 1932) meist mit WALDENSTRÖM-Makroglobulinämie, seltener mit multiplem Myelom vergesellschaftete Dysproteinämie (Verschiebung von Ig M nach Ig G); klin. (offenbar mit individueller Schwelle): Schleim- u. Netzhautblutungen, Sehverlust, Ataxie, Parästhesien, Doppelsehen, Gangstörung.

Syndrom des 50. Tages: / GLANZMANN*-SALAND* Sy.

Syndrom| der gelben Fingernägel: (P. D. SAMMAN u. W. F. WHITE 1964) angeb. Hypoplasie der peripheren Lymphgefäße mit sek. Lymphangiofibrose u. Lymphödem v. a. der Beine (weniger Arme, evtl. Gesicht), begleitet von chron. Hydrothorax (nichtentzündl.), Stauungsbronchitis u. troph. Störung der – durch sek. Mykose verfärbten – Nägel (»yellow nails«). – **S. des geraden Rückens**: (RAWLINGS 1961) angeb. Fehlen der physiol. BWS-Kyphose; verkleinerter a. p.-Durchmesser des Thorax mit Pseudokardiomegalie u. systol. Herzgeräuschen. – **S. des geschlagenen Kindes**: / Battered-child-Syndrom. – **S. der Guyon* Loge**: / Ulnartunnel-Syndrom.

Syndrom der hinteren Schädelgrube: evtl. intermittierende zerebellare Symptomatik (Kopfschmerzanfälle, Nackensteifigkeit, Erbrechen, Ataxie, Nystagmus, Adiadochokinese, Augenmuskellähmung, Schluckstörungen etc.) infolge Liquorzirkulationsstörungen bei Arachnitis adhaesiva oder Arachnoidalzysten im Bereich der basalen Zisternen.

Syndrom| der inappropriaten ADH-Sekretion, SIADH: überschießende ADH-Produktion, idiopathisch oder bei Malignom (v. a. Bronchial-Ca.) oder Hyponatriämie-Zuständen (ADDISON* Krkht., Myxödem, HVL-, Herzinsuffizienz, Leberzirrhose); mit massiver Osmolaritätssteigerung des Urins (über die des Plasmas hinaus), dadurch Salzverlust (trotz Hyponatriämie) u. Hyperhydratation (im allg. ohne Ödeme); beim Wasserversuch keine Urinverdünnung. – **S. des Isthmus temporalis**: bei – hirndruckbedingter – Einklemmung des med. Schläfenlappens (Gyrus parahippocampalis) in den Tentoriumschlitz homolat. Pupillenerweiterung u. -lähmung, kontralat. Halbseitenlähmung, Bewußtlosigkeit.

Syndrom| der Kaudalverschiebung des Hirnstammes: (JAN JIROUT 1959) bei supratentoriellem Neoplasma oder Subduralhämatom mit konsekut. – evtl. durch Hernia tonsill. komplizierter – axialer Verschiebung des oberen RM nach unten-hinten (DD: bei temporo-okzipit. Tumor quere Hirnstammquetschung!) Hinterkopfschmerz, Nackensteifigkeit, pos. KERNIG* u. BABINSKI* Zeichen, Kleinhirnsympte.; im Rö.bild Erweiterung der vord. spinalen Subarachnoidalräume, RM-Verlagerung. – **S. des kleinen Magens**: / Dumping-Sy.

Syndrom der linken Flexur: röntg ausgeprägter Kolonmeteorismus in Gegend der Milzflexur, mit Zwerchfellhochstand, Herzverdrängung u. Symptn. des ROEMHELD* Komplexes.

Syndrom des Minimalhirnschadens, Minimal cerebral palsy (MCP): perinataler oder auf Intoxikation, Ernährungsstörung, Mikrotraumatisierung etc. beruhender / Hirnschaden ohne massive äußerlich erkennbare Veränderungen (Gang u. grobe Motorik der Hände normal), jedoch mit neurologisch faßbaren Symptn. wie Haltungsschwierigkeiten, Gleichgewichtsstörungen; kann, da oft unerkannt (zunächst unauffäll. Entwicklung), zu Verhaltensstörungen, Hyperkinesen u. ereth. Hyperaktivität, retardierter Konzentrations- u. Lernfähigkeit, Aggressions- u. Exhibitionszuständen, gesteigerter Reflexerregbarkeit, Störung der Augenmuskelfunktion u. der Re.-li.-Diskrimination u. a. führen.

Syndrom des pfeifenden Mundes: / FREEMAN*-SHELDON* Sy.

Syndrom| der 1. Rippe: / Kostoklavikular-Syndrom. – **S. der roten Handflächen**: s. u. Palmarerythem.

Syndrom| des sprechenden Magens: (EDWARDS 1968) bei aufrechter Haltung offenbar durch (bes. ausgieb.?) respirator. Verschiebungen der Magenblase (v. a. bei großem Magen u. vermehrtem Kardiatonus) verurs. sehr laute, gurgelnde Magengeräusche; evtl. willkürlich produzier- u. unterdrückbar. – **S. der steifen Hand**: / LUNDBAEK* Syndrom. – **S. der steifen Lunge**: / Schocklunge.

Sydroma| sympathicum cervicale posterior: / BARRÉ*-LIÉOU* Syndrom. – **S. trisymptomaticum**: / GOUGEROT* Sy. (1).

Syndrom der tanzenden Augen: / KINSBOURNE* Sy.

Syndrom| der überbeweglichen Zunge: / MANZO* Syndrom. – **S. der unruhigen Beine**: / WITTMAACK*-EKBOM* Syndrom.

Syndrom| der verbrühten Haut: (G. KORTING) / Epidermolysis acuta toxica. – **S. der verlängerten Febricula**: (M. FERRARI 1966) mit Lymphozytose u. Hypergammaglobulinämie einhergeh. protrahierter »grippaler« Zustand bei Jugendl.: Abgeschlagenheit u. abendl. subfebrile Temp., evtl. Erythem, Halslymphknotenschwellung, Bindehautkatarrh. – **S. des vermehrten diastolischen Aortenabflusses**: / Aortenanzapf-Sy. (2). – **S. der verstopften Gallenwege**: / Hongkong-Cholangiohepatitis, vgl. S. der / Hepatikusgabel. – **S. des 1. Viszeralbogens**: / Dysostosis mandibulofacialis.

Syndrom der zuführenden Schlinge: (BUSTOS) die nach BILLROTH-II-Magenresektion von der zuführenden Duodenalschlinge ausgehenden – z. T. op. technisch bedingten – Beschwerden durch Spasmen, Atonie, entzündl. Stenose (»Afferentitis«), Ulzerierungen, Narbenschrumpfung, Stauung (bei antekol. GE ohne BRAUN* Anastomose); postzenal leichtes bis kopiöses gall. Erbrechen, Spannungsgefühl, Malabsorption, im Extremfall Ulzera, Ruptur. Ther.: Umwandlungs-Op. – Typen / Abb. S. 2392.

Syndromablösung

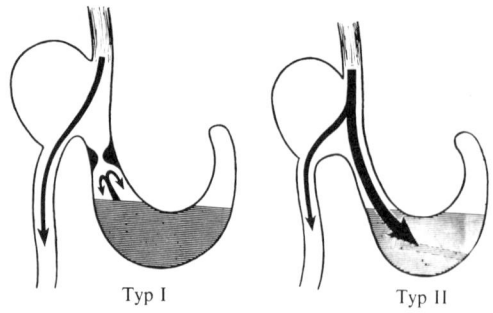

Typ I   Typ II

Syndrom der zuführenden Schlinge: Typ I bei fehlangelegter Anastomose mit bevorzugter Füllung der zuführenden Schlinge; Typ II bei Abflußbehinderung aus der zuführenden Schlinge.

Syndromablösung, -shift: (GROEN, BASTIAANS, VAN DER VALK 1957) das gelegentlich (z. B. bei unzureichender Ther.) vork. Wechseln eines Krankheitsbildes (Verschiebung der symptomat. Ausdrucksfelder; vgl. Symptomenwandel). 4 Formen: **1)** somatopsych. Wechsel (z. B. Magengeschwür zur Depression, Hysterie), **2)** psychosomat. Wechsel (umgekehrt), **3)** Wechsel in ein anderes psychopathol. Feld (z. B. vom neurot. zum psychot.), **4)** Wechsel in eine andere psychosomat. Form (z. B. Asthma zum Magengeschwür).

Syndrom(at)ologie: Lehre von den klin. Syndromen; interdisziplinäres Teilgebiet der klin. Nosologie.

Synechie: fibröse Verklebung zweier normalerweise getrennter Gewebsschichten (s. a. Adhäsion), auch therap.-artifiziell; z. B. **1)** *ophth* die sogen. Adhärenz (bei Iridozyklitis infolge Fibrinausschwitzung) zwischen Irisvorderfläche u. Hornhaut bzw. Irishinterfläche u. Linsenkapsel (= **Synechia ant.** bzw. **post.**), letztere evtl. ringförmig (= **S. anularis s. circularis**) oder als **totale S.** die Kammerwasserströmung blokkierend. – Ferner die **S. der Lider** (= Symblepharon). – **2)** *rhinol* die v. a. endonasal-postop. Adhärenz zwischen Nasenmuschel(n) u. Septum. – **3)** *laryng* die op. **velopharyngeale S.** bei Gaumenspalte zur plast. Verkleinerung des Pharynx durch gestielten Pharynxwandlappen auf die nasale Gaumensegelseite. – **4)** *gyn* **S. der Uteruswände**, v. a. bei Organphthise, nach korrosiver oder kolliquativer Endometritis, nach zu tiefgreifender Kürettage (= **traumat. intrauterine S.** = ASHERMAN*-FRITSCH* Syndrom), aber auch kongenital. – Ferner die **S. vulvae** (postinflammator. oder -traumat. Briden zwischen den Labien). – **5)** *kard* ↑ Pericarditis adhaesiva.

Synechiotomie: ↑ Iridolyse.

Synephrin: 1-(4-Hydroxyphenyl)-2-methylaminoäthanol (z. B. Tartrat); Sympathikomimetikum (z. B. Sympatol®).

Synergide: *histol* differente strukturelle Elemente, die als Einheit komplexe Funktionen erfüllen (z. B. in Endstrombahn, Nephron).

Synergie: Mitarbeit, harmon. Zusammenwirken (z. B. von Muskeln); s. a. Reflexsynergie, Synergismus. – Gegenteil: Dyssynergie (= Ataxie). – **S.-schreibversuch**: (J. SAYK 1964) Kleinhirnfunktionsprüfung anhand der bei wiederholtem Schreiben einer »3« (mit u. ohne Sicht, mit re. u. li. Hand spiegelbildlich) auftret. Größendifferenzen. Der mit Formel errechnete Summenwert liegt bei Kleinhirnerkrn. zwischen 11,1 u. 26,7.

synergisch: harmonisch zusammenwirkend (↑ Synergie); vgl. synergistisch.

Synergismus: **1)** *pharmaz* die sich ↑ additiv oder überadditiv (↑ Potenzierung) gegenseitig unterstützende Wirkung mehrerer Arzneimittel. – **2)** *biol* das Zusammenwirken von Organismen i. S. der gegenseit. Förderung; auch gemeinsame Bildung u. Verwertung von Substanzen (z. B. Metaboliten).

Synergist: **1)** *pharm* i. S. des – überadditiven – ↑ Synergismus wirkendes Arzneimittel, Hormon etc. – **2)** *physiol* i. S. der ↑ Synergie wirkendes Organ. – **synergistisch**: i. S. des ↑ Synergismus (i. w. S. auch der Synergie) zusammen wirkend.

Syngamie: Vereinigung des ♂ u. ♀ Gameten bei der Befruchtung unter Bildung einer Zygote.

syngen(etisch), isolog: artgleich u. genetisch identisch (z. B. eineiige Zwillinge) bzw. von einem so beschaffenen Spender stammend (s. u. Transplantation).

Syngnathie: Entwicklungsanomalie beider Kiefer in Form von Strangverbindungen; oft mit Kiefer-Gaumenspalte kombiniert.

Synhärese, -hairese: *chem* ↑ Synärese.

Synizese: **1)** *genet* Chromosomenverklumpung in der frühen Prophase der 1. meiot. Teilung; wahrsch. Folge leichter Zellschädigung (Fixierungsartefakt?). – **2)** *ophth* das Pupillenspiel behindernder Prozeß, z. B. Irissynechien, Seclusio pupillae.

Synkainogenese: *biol* simultane Entwicklung (Größenzunahme) fetaler Organe.

Synkanthus: *ophth* ↑ Ankyloblepharon.

synkardiale Massage: (M. FUCHS 1945) pulssynchrone manuelle oder apparative (R-Zacken-gesteuert, mittels Manschette) Druckmassage einer Extremität zur mechan. Pulswellenverstärkung (Verbesserung der kapillären Zirkulation, Förderung des venösen Rückflusses bei peripheren Durchblutungsstörungen).

Synkaryon: *genet* **1)** der aus der Vereinigung von ♂ u. ♀ Gametenkern hervorgeh. Zygotenkern (beim Tier: »Furchungskern«). – **2)** abnormes Verschmelzungsprodukt haploider oder diploider Kerne somatischer Zellen nach teilungsstörender Einwirkung (z. B. Lipide), Infektion (best. Viren u. Mycobaktn.), exper. Kernimplantation; s. a. Polykaryozytosis.

Synkarzino|gen: selbst nicht karzinogene chem. Substanz, die die Wirksamkeit unterschwellig vorhandener Karzinogene (z. B. Kw.stoffe, Krotonöl, Tween) fördert; sogen. »Promoter« in der 2. Karzinogenese-Phase. – **S.genese**: Zusammenwirken mehrerer – meist chem. – karzinogener Faktoren bei der ↑ Karzinogenese (s. a. Synkarzinogen). Zustandekommen nur bei gleicher Organotropie u. bei simultaner oder sukzedaner Einwirkung (Wirkung additiv). – **S.kolyse**: die simultane Anw. mehrerer karzinokolyt. Stoffe mit unterschiedl. Angriffspunkten.

Synkinese: *physiol* ↑ Mitbewegung. – **Synklitismus**, synklit. Achseneinstellung: *geburtsh* die normale (»achsengerechte«) Einstellung des kindl. Kopfes bei Schädellagen beim Eintritt ins kleine Becken (oder kurz danach) derart, daß die Pfeilnaht beim physiol. Querstand in der Mitte zwischen Symphyse u. Promontorium (d. h. in der Führungslinie) liegt. – vgl. Asynklitismus.

synkopal: im Zusammenhang mit oder in Form einer ↑Synkope; z. B. **sy. Syndrom** (DELIUS; bei organ. Herz- u. Kreislaufleiden infolge plötzl. Änderung von Blutdruck, Auswurfvol. u. Frequenz eintret. Neigung zu orthostat. Kollaps u. a. – sekundär synkopalen – Symptn.).

Synkope: anfallsartig einsetzende, kurzdauernde Bewußtlosigkeit infolge Minderdurchblutung des Gehirns (vgl. Ohnmacht), im Unterschied zum epilept. Anfall meist ohne motor. Entäußerungen u. polymorpher; Vork. bei Herzinsuffizienz, Kollapsneigung, als Schocksympt., v. a. aber bei zerebralen Vasopathien. – I. w. S. auch Anfälle anderer Genese (z. B. bei RAYNAUD* Krankh.). – Als **konvulsive S.** eine durch schwere u. anhaltende Ischämie verursachte, mit dem Bewußtseinsverlust folgendem, bis 10 Sek. dauerndem ton. Krampf, evtl. auch einigen Myokloni (Dezerebrationsanfall). Vork. in jedem LA möglich (Abgrenzung von epilept. Anfällen dringend geboten). – Als **pressorische S.** die bei Pseudo-Rechtsherzinsuffizienz durch Preßdruckversuch (tiefes Absinken des arteriellen Drucks) ausgelöste; harmlos. – Als **vagovasale S.** ein synkopaler, durch zentrale Vagus-Wkg. ausgelöster, evtl. CHEYNE*-STOKES* Anfall, z. B. bei Erstickungsgefahr (Höhenkollaps), nach dir. Hirnschädigung, aber auch vom Karotis-Sinus ausgehend oder kardial bedingt (dann evtl. als DUESBERG* Entspannungskollaps, ohne vorher. Kreislaufzentralisation.

synochal: kontinuierlich, konfluierend. – **Synökie**, **Synözie**: ↑Bisexualität. – **synonym**, **Synonym**: gleichbedeutend bzw. Terminus gleicher Bedeutung.

Synophrys: zusammengewachsene Augenbrauen. – **Synophthalmie**, **Synopsie**: *path* partielles bis vollständ. Ausbleiben der Trennung der embryonalen Augenanlage, im Extremfall als ↑Zyklopie.

Synopto|phor, -skop: *ophth* Stereoskop zur Untersuchung der mot. u. sensor. Koordination der Augen; mit Möglichkeit der horizontalen, vertikalen u. rotator. Verstellung, seitenverkehrten Darbietung u. abwechselnden Beleuchtung der Bilder (bei obj. Kontrolle der Augenstellung). Unentbehrlich für die Orthoptik; ermöglicht qual. Beurteilung des Binokularsehens, Prüfung der Fusionsbreite, Messung des subj. u. obj. Schielwinkels, Ermittlung der Netzhautkorrespondenz u. a. m. – Ähnlich (Prinzip des Haploskops) das **S.meter** (↑ Abb.)

Synoptometer

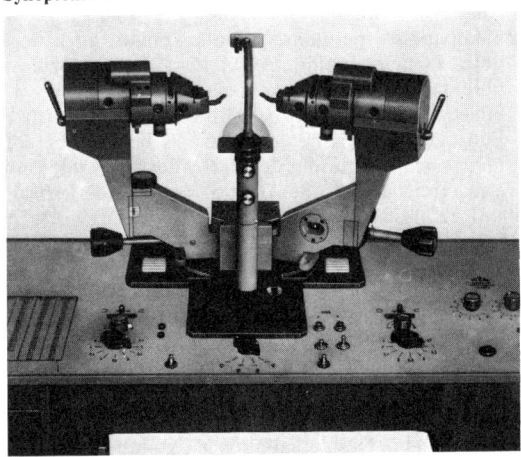

Synorchidie: Fusion beider Hoden zu einer einz. Masse, intraskrotal oder bei abdomin. Kryptorchismus.

Synosternus pallidus: *entom* der – pestepidemiol. interessante – westafrikan. Rattenfloh.

Synostose: knöcherne Verwachsung benachbarter Knochen; physiol. (»Knochenhaft«, **Synostosis PNA** bei Becken- u. Schädelknochen (s. a. Nahtsynostose); pathol. als kongenit. (erbl.) Mißbildung, z. B. ↑Symphalangie, ↑Syndaktylie, **radioulnare S.** (Hemmungsmißbildung, meist im prox. Drittel, dann nicht selten mit Verbiegung, Verlängerung oder Luxation des Radiusköpfchens; evtl. dominant-erbl.), **S. cleidocranialis** (↑ KLIPPEL*-FEIL* Syndrom) oder als **Synosteophytose** (Bildung einer Knochenbrücke); erworben als **posttraumat. S.** (↑ Ankylose; auch extraartikulär durch Brückenkallus). – **prämature S.**: vorzeit. knöcherne Verschmelzung z. B. von Sternumabschnitten (↑ SILVERMAN* Sy.) oder Schädelknochen (↑ Kraniostenose; u. a. als **S. tribasilaris** von Schläfen-, Keil- u. Hinterhauptbein im Bereich der Schädelbasis). – **S.assimilation**: s. u. Wirbelassimilation.

Synotie: *path* ↑ Otokephalie.

Synovektomie: ↑ Arthrectomia synovialis; s. a. Synovialisfensterung.

Synovia PNA: die von der **Synovialhaut** (Membrana synovialis) der Gelenkkapsel gebildete, klare, schleimhalt., fadenziehende »**Synovialflüssigkeit**« (»Gelenkschmiere«). – **synovial|(is)**: die Synovia bzw. die Membrana synovialis (»**Synovialis**«) betreffend. – **S.hernie**: Prolaps der S.haut, durch die bindegeweb. Gelenkkapsel (z. B. am Knie als ↑ BAKER* Zyste).

Synovialitis, Synov(i)itis: unspezif. oder spezif. (z. B. **S. fungosa** = ↑Gelenkfungus) Entzündung der Membrana synovialis im Rahmen einer Arthritis; akut oder aber chron. (Membranverdickung, Zottenhyperplasie = **S. hyperplastica** bzw. **dendritica** s. **villosa**; am Kniegelenk als ↑ BRODIE* Krkht.). Primär als Arthro-S. (z. B. akute rheumat. Erkr., Rheumatoid, sympathisierende Arthritis), sek. bei Osteoarthritis; mit serösem (s. a. CLUTTON* Krkht.), serofibrinösem, hämorrhag. oder eitr. Erguß, d. h. als Hydr-, Häm- oder Pyarthros (**S. purulenta** = Gelenkempyem, oft osteogen, von dia- oder epiphysärem Herd ausgehend; auch spezif.-käsige Form; v. a. bei putrider Form erhöhte Gefahr von Kapselphlegmone, paraartikulärer Abszedierung, Sepsis, Knorpel- u. Knochendestruktion, Panarthritis; evtl. überschießende reparative Vorgänge). Weitere Formen: **S. gelatinosa** (chron. S. mit Kapselverdickung u. mäß. seröser Exsudation), **S. pigmentosa villoso-nodularis**: (G. SIMON 1865; ätiol. unklar, v. a. bei jungen ♂ ♂; monoartikulär am Kniegelenk, mit schleichender zott. Synovialiswucherung; langsam progredient, meist schmerzlos, mit tastbaren Knötchen, Gelenkschwellung, rezidivierendem, gelbbraunem oder blut.-serösem Erguß, Bewegungseinschränkung, evtl. allmähl. Zerstörungen des Knorpels, u. U. auch des Knochens), **S. sicca** (vorwieg. fibrinös, mit Reibegeräuschen; auch bei Tendovaginitis); **S. tuberculosa**: die – lympho- oder hämatogene – »primär synoviale Form der Gelenk-Tbk«, entweder als »reine« Form bei Miliar-Tbk, PONCET* Rheumatismus, als Fungus-Vorstadium (Hydrops serofibrinosus mit gelbgrünl., trübem, serofibrinösem Exsudat) oder als ↑ Gelenk-

Synovialom

fungus; ferner die sek. Synovialisbeteiligung bei der prim.-ossären Gelenk-Tbk, mit ausgeprägter Neigung zu Verkäsung. – I. w. S. auch die Synovialisentzündung in Sehnenscheiden (= **S. tendinosa s. vaginalis** = Tenosynovialitis = ╱ Tendovaginitis) u. Schleimbeuteln (╱ Bursitis).

Synovi(al)om: vom Gelenkweichteilmesenchym (v. a. Membrana synovialis) ausgeh. dimorphes Malignom mit überwiegend rund- oder spindelzell. bindegewebigen oder aber epithelialen (= adenoiden) Anteilen, auch Mischformen; mit ausgeprägter Metastasierungsneigung zuweilen auch – v. a. bei vernachlässigtem Rezidiv – foudroyantem Verlauf (»malignes S.«; frühzeitig maligne Form: »**Synovialsarkom**«).

Synovial|scheide: ╱ Vagina synovialis. – **S.zotten**: ╱ Villi synoviales. – **S.zyste**: ╱ Hygrom.

Synoviorthese: (DELBARRE) radiol »Normalisierung der Synovialis« bei chron. Entzündung durch intraartikuläre Inj. von Radionukliden. – **Synovitis**: ╱ Synovialitis.

Synpsychalgie: psychogene Schmerzauslösung bei Kausalgie; s. a. Synästhesalgie.

Synsialitis: mesenchymogene Tränen- u. Speicheldrüsen-»Entzündung« als Begleitsympt. systemischer Erkrn. wie SJÖGREN*, HEERFORDT*, MELKERSSON*-ROSENTHAL* Syndrom. – **Synsialom**: Speicheldrüsengeschwulst mesenchymalen Ursprungs; vgl. Sialom.

Syntaxis: (griech. = Zusammenstellung) 1) **Syntax**: anat Gelenk (╱ Articulatio). – 2) physiol das harmon. Zusammenspiel von Bewegungskomponenten; vgl. Ataxie.

Synthase: allgem. Bez. für ein Enzym, das eine Synthese katalysiert (vgl. Synthetase = ╱ Ligase); z. B. Prostaglandin-S. (eine Oxygenase).

Synthese: Zusammenfügen; 1) chem »künstl.« (in vitro) Aufbau einer Verbindung; vgl. Biosynthese (= **natürl.** oder **In-vivo-S.**; s. a. S.kette). – 2) chir ╱ Osteosynthese.

Synthese|gas: ╱ Generator-, Wassergas. – **S.kette, gengesteuerte**: biochem aus reaktionskinet. Gründen in einer best. zeitl. Folge ablaufende Synthesenprozesse, deren einzelne Reaktionen durch Gen-programmierte Enzyme ausgelöst u. gesteuert werden u. vom sogen. Präkursor über Zwischenprodukte zum – multifaktoriell kontrollierten – Endprodukt führen; s. a. JACOB*-MONOD* Modell, komplementäre Polygenie.

Synthe(t)ase: enzym ╱ Ligase; vgl. Synthase.

synthetische Diät: ursprüngl. für Astronauten entwickelte, von Ballaststoffen freie »**bilancierte sy. Diät**« (= BSD) aus Aminosäuren, KH, essentiellen Fettsäuren, Vitaminen u. Mineralien. Therap. Anw. v. a. bei gestörter Nahrungsaufnahme u. Verdauung; bewirkt, da rasch u. weitgehend resorbiert, durch Minderangebot an Nährsubstrat eine quant. u. qual. Veränderung der Darmflora.

synthym: 1) in der Stimmungslage ausgeglichen (= synton), von einheitl. Affektivität (»**Synthymie**«); z. B. die **s. Temperamentstypen** (mit Eigenschaften zwsichen schizo- u. zyklothym). – 2) einer Grundstimmung entsprechend, z. B. die s. Wahnformen.

Syntocinon-Test: geburtsh einfacher Oxytozin-Test mit 0,03 V.E. des vollsynthet. Präp. i.v.; Wehennachweis mit Tokograph.

synton: in gefühlsmäß. Harmonie mit der mitmenschl. Umwelt (»**Syntonie**«); s. a. synthym. – Auch i. S. von »zyklothym«, »extravertiert« gebraucht. – **regressive Syntonisierung**: Persönlichkeitsänderung (Triebhaftigkeit, Haltlosigkeit, Euphorie etc.) mit Störung der zwischenmenschl. Beziehungen beim hirnlokalen Psychosyndrom (bes. nach Leukotomie). – **Syntonotherapie**: dent »Straffungsther.« des Zahnfleisches bei Parodontose.

Syntopie: Lagebeziehungen eines Organs zu den Nachbarorganen. – **Syntripsis**: chir 1) ╱ Komminutivfraktur. – 2) ╱ Verkürzungsosteotomie. – **Syntropie**: path über die statist. Wahrscheinlichkeit hinausgehende Häufigkeit des Zusammentreffens zweier Krankheiten.

synulo...: Wortteil »Narbe«; z. B. **S.dynie** (= Narbenschmerz), **S.sis** (= Narbenbildung), **S.tikum** (= Narbenbildung förderndes Mittel), **s.tisch** (Narbenbildung begünstigend, zur Vernarbung neigend).

Synurie: (TH. BRUGSCH) Fremdstoffausscheidung im Harn.

Synzephalus: path Kraniopagus; i. e. S. die janizephalen Formen der autositären Duplicitas inf. mit weitgeh. Vereinigung der oberen Körperpartien einschl. des Schädels (»Doppelschädel«) u. Doppelbildung unterhalb des Nabels. – **Synzyte**: polyploide bzw. mehrkern. Riesenzelle.

synzytial: eine ╱ Synzyte bzw. ein ╱ Synzytium betreffend. – **S.viren**: s. u. Viren. – **Synzytiom**: aus Synzytialzellen hervorgegangenes Neoplasma; **malignes S.**: ╱ Chorionepitheliom. – **Synzytiotrophoblast**: an der Plazenta die aus dem Zytotrophoblasten hervorgehende synzytiale Außenschicht des Zottenepithels. – **Synzytium**: vielkern. Zytoplasmamasse ohne Zellgrenzen, entstanden durch Verschmelzung von Zellen (z. B. bei Bildung des Synzytiotrophoblasten u. von Riesenzellen); vgl. Synkaryon, Polykaryozyt.

Syphacia obvelata: helminth Nematoden-Spezies [Oxyuridae], Parasiten von Nagern, selten des Menschen (häufigere Laborinfektionen?); asymmetr.-ovale Eier werden in Afterregion abgesetzt.

Syphilelcosis: der exulzerierte syphilit. PA.

Syphilid: veraltete (aber gebr.) Bez. für die – hochinfektiösen – Exantheme der Syphilis II: nicht juckend, mit LK-Beteiligung, evtl. schubweise auftretend (= Erstlings- bzw. Rezidivexanthem), narbenlos abheilend; mono-, oligo-, meist polymorph; z. B. anulär (ringförm. Bomben-S.), akneiform (= follikulär, kleinpapulös, peripilär, granulär, miliar, auch lichenoid: Lichen syphiliticus), bullös (= Pemphigus syphiliticus beim konnatal-syphilit. Säugling; bis kirschgroße, subepidermale Blasen an Handtellern u. Fußsohlen, auf Unterarme bzw. -schenkel übergreifend, nach Zerstörung der Blasendecke als nässende, erregerreiche Erosionen, erosiv (»nässende Papeln«, evtl. zu breiten Kondylomen auswachsend), korymbiform (»**Syphilide en bouquet**«, »**S. en corymbe**« = Bomben-S.), lentikulär (linsengroße Papeln), makulös (╱ Roseola) oder makulopapulös (z. T. stärker infiltriert, evtl. später rein papulös), nodös oder nodulös (Erythema-nodosum-artig; schmerzlos, gegen Haut- u. Unterhaut verschiebl., leicht ulzerierend, meist mit reichl. Aussaat lentikulärer Papeln), papillomatös (etwas wuchernd; mit deutl. Basisinfiltrat, v. a. symmetr. an Nasolabialfalten u. Mundwinkeln), papulös (als Rezidivexanthem; kalottenförm. u. scharf umschrieben, rel. derb, auf Sondendruck schmerzhaft, rosa- bis braunrot; exanthemat. Aussaat an Stamm, Handtellern u. Fußsohlen = Syphilis palmaris et plantaris, ferner an Gesicht u. behaartem Kopf; auch papulonodös = Knoten-S., p.-pustulös = Ekthyma syphiliticum, p.-squamös mit feinen, lamellenförm. Schuppen bzw. Schuppenkrause = BIETT* Collerette), pigmentiert (↗ Syphiloderma pigmentosum, Leukoderma syphiliticum), psoriasiform (stärker schuppend, papulös, derb infiltriert, »greifbar«, v. a. an Handtellern u. Fußsohlen), pustulös (varizelli- bzw. varioliform umgewandeltes papulöses S. mit zentralem, eintrübendem Bläschen oder aber prim. Pustel; später eintrocknend = pustulös-krustös; als bes. tiefe Effloreszenz: »Variola syphilitica«, »Span. Pocken«), ulzerös (geschwürig zerfallendes papulöses S. = papuloulzeröses S.; oder aber frühulzeröses S.; bd. als »maligne« bezeichnet), seborrhoisches S. (unregelmäßig-zirzinär, papulös, mit warz. oder verkrusteter Oberfläche; an seborrhoisch prädestinierten Körperstellen, z. B. als »Corona veneris«; an Schleimhäuten als Plaques muqueuses). - I. w. S. (inkorrekt) auch Bez. für tuberöse u. gummöse Granulationsgeschwülste des III. Stadiums (↗ Syphilom).

Syphilido|logie: ↗ Syphilologie. - **S.manie, -phobie**: s. u. Syphilo....

Syphilidophthalmie: spezif.-syphilit. Alterationen des Augapfels, z. B. Keratitis parenchymatosa, Uveitis, Neuritis nervi optici.

Syphilis, Lues (venerea), harter Schanker: chron. Infektionskrankht. durch Treponema pallidum, übertragen fast stets unmittelbar beim Geschlechtskontakt, aber auch bei Bluttransfusion, Verletzung etc. sowie diaplazentar (= angeb. Sy.). Im allg. mit charkterist. Stadien: bei exogener Infektion nach Inkubationszeit von 3 Wo. das Primärstadium (= **Sy. I**); Bildung des Ulcus durum als ↗ Primäraffekt am Infektionsort u. nachfolgend (3-5 Wo.) auf dem Lymphwege (mit Lymphangitis u. -adenitis syphilitica = »indolenter ↗ Bubo«) Eindringen der Erreger in die Blutbahn; nach zunächst unspezif. Allg.erschngn. (sogen. Eruptionsstadium, z. B. Dolores osteocopi nocturni, vegetat. Sympte.) Beginn des Sekundärstadiums (= **Sy. II**; zus. mit Sy. I = »Früh-Sy.«): Reaktion des inzwischen hypererg. Organismus in Form der ↗ Syphilide, unregelmäßig auch mit Alterationen an Organen (z. B. Keratitis, Iritis, Hepatitis, Vaskulitiden, Lungen-, Herzaffektionen; auch ZNS, ↗ Neurosyphilis); nach Verschwinden dieses Erstlingsexanthems (etwa 4-6 Wo.) u. evtl. Rezidivexantheme klinisch stummes Stadium (= **Sy. latens**; jedoch pos. Sy.-Reaktionen, v. a. im Liquor; als latente Früh-Sy. des ZNS mit neg. Seroreaktionen), gefolgt nach 5-10-20 J. vom Tertiärstadium (= **Sy. III**): Syphilome, große Papeln u. ulzerierende Prozesse an Haut (z. B. tubero-serpigino-ulzeröse »Syphilide«) u. Schleimhäuten (z. B. Glossitis) sowie die sonst. Organ- oder Viszeral-Sy. (gummöse u. interstitielle Entzünd., Perivaskulitis etc.) v. a. an parenchymatösen Organen (z. B. Leber), Herz-Kreislauf-System (= kardiovaskuläre Sy., v. a. Mesaortitis), ZNS (↗ Neurosyphilis) u. Skelett (Ostitis, Periostitis). Schließlich (bis 30 J. nach Erstinfektion) das quartäre Stadium (= **Sy. IV**) mit Tabes dors. u. progress. Paralyse (auch als Sy. cerebrospinalis = Neurosyphilis, obsolet auch als Meta- u. Para-Sy. bez.; zus. mit Stadium III auch als Spät-Sy.). -

Diagnose: stadiumgemäßer klin. Befund, mikroskop. Erregernachweis (Dunkelfeld) im Reizserum des PA, Serodiagnostik (↗ Syphilisreaktionen; FTA ab 4., WaR ab 6., TPI ab 9. Wo pos.); im III. Stadium ferner pos. Jodkaliprobe + histol. Befund (PE). - Prophylaxe: Kondom, postkoital treponemazide Salben (meist Hg-haltig), evtl. Vorsorgekur. - Ther.: Hg, KJ, Salvarsan, Wismut, seit 1943 Penizillin, bei Unverträglichkeit Tetrazykline, Chloromyzetin, Erythromyzin; Komplikationen: allerg. (v. a. auf Penizillin) u. HERXHEIMER* Reaktion. - **angeborene Sy.**: 1) (i. e. S.) **Sy. connata s. congenita s. ingenita**: die »Fetopathia syphilitica« infolge diaplazentarer Infektion durch die syphilit. Mutter nach dem 4. Mon.; führt bei unbehandelter Mutter in etwa 30% zu Spätabort oder Totgeburt (meist 7.-8. Mon.; mit Organverändgn. des Stadium II u. III), sonst zu Früh- u. Mangelgeburt; postnatale Manifestation: **a)** Säuglings-Sy. (2.-12. Wo. bis 2. Lj.): makulopapulöses Exanthem, Pemphigus syphiliticus, flächenhafte Infiltrate an Körperöffnungen (am Mund evtl. als Stillhindernis; nach Einriß ↗ PARROT* Furchen), Handtellern u. Fußsohlen (syphilit. Glanzhaut), Paronychie, Alopezie, Condylomata lata, blutig-schleim. Rhinitis (Coryza syphilitica, später Sattelnase); als Viszeral-Sy. mit Hepatosplenomegalie (»Feuersteinleber«), interstitieller Pneumonie (Pneumonia alba), Nephropathie (Herdnephritis, Nephrose), Myokarditis; ferner Osteochondritis u. Periostitis (bes. Tibia; später PARROT* Pseudoparalyse), basale Meningitis (Hydrozephalus int.). - **b)** Spätmanifestation (nach 2. Lj.; Reaktivierung einer nicht oder unzureichend behandelten Säuglings-Sy. = **Sy. connata tarda**): HUTCHINSON* Trias (Keratitis, Innenohrschwerhörigkeit, Zahnveränderungen = H.* Zähne), Periostosen (Säbelscheidentibia, Caput quadratum oder natiforme, Olympierstirn, Sattelnase, Gonitis; ferner Neuro-Sy. mit Endarteriitis u. Thrombose der Hirngefäße, Chorioretinitis, Optikusatrophie, selten Demenz (bis zu juveniler Paralyse). Ferner Anämie, Ikterus, milchkaffeefarbenes Hautkolorit, Gedeihstörungen (Dystrophie). Als schwerste Form die **Sy. congen. haemorrhagica s. visceralis gravis** mit ries. Lebertumor u. Blutungsübel (Thrombopenie, Minuskoagulopathie), evtl. lebensbedrohl. Blutungen. - Diagnose: Seroreaktionen (v. a. MKR) im Nabelvenenblut (Beachte vorübergehendes Titerabsinken nach Abbau der mütterl. AK vor ausreichender Eigenproduktion!), Erregernachweis. Ther.: Penizillin; Prophylaxe: pränatale Penizillinkur der Mutter vor 16. Wo. u. im letzten Drittel. - 2) (i. w. S.) die unter der Geburt erworbene Sy. connata mit - oft verborgenen - PA (von [1] terminologisch nicht streng unterschieden). - Bes. Formen: **Sy. décapitée**: (französ.) bereits im Anfangsstadium durch intensive Ther. kupierte Sy. - **endemische Sy.**: in einigen Ländern Europas, Afrikas u. Asiens meist schon im Kindesalter extragenital übertragene Sy., mit Symptn. ausschließlich des Stadien II u. III an Haut, Schleimhaut u. Knochen. - **Sy. extragenitalis s. paragenitalis**: Sy. mit Lokalisation des PA nicht im Genitalbereich (evtl. als nichtvener. Sy.). - **Sy. maligna**: galoppierende (klinisch schwer verlaufende, evtl. lebensbedrohl.) Sy. II bei dekrepiten Personen; evtl. Fieber, geschwür. Zerfall der Syphilide mit Bildg. dicker, austernschalenart. Beläge (= Rupia syphilitica); ohne generalisierte LK-Schwellung; evtl. auch neg. Seroreaktionen; auf Penizillin prompt ansprechend. - **Sy. maritalis**: »Ping-Pong-Syphilis«

Syphilis, nichtvenerische

beim nicht gleichzeitig behandelten Ehepartner. – **nichtvenerische Sy.**: die nicht durch den Geschlechtsakt (im weitesten Sinne) übertragene »Sy. insontium« (»der Unschuldigen«; im Ggs. zur »Sy. pravorum« »der Verworfenen«); z. B. die **Sy. d'emblée** (»von vornherein«, d. h. nach unmittelbarer, v. a. transfusionsbedingter Infektion, ohne PA u. mit Stadium II oder gar III beginnend), die Infektion gesunder Säuglinge durch infizierte Personen, die **Sy. technica** (Berufsschanker bei Ärzten, Schwestern etc. durch Kontakt mit infektiösem Material; früher auch bei Glasmachern durch gemeinsamen Gebrauch der Glasmacherpfeife, bei Webern durch's »Schiffchenküssen«; nichtberufl. mittelbare Infektion auch über Abortbrille etc.), die **Sy. vaccinata** (durch Pockenimpfung). – **Sy. occulta** mit diskreten Sympt. (meist Stadium II). – **Sy. tardiva**: 1) Sy. connata tarda. – 2) die Spätsyphilis (insbes. Stadium III).

Syphilis|-Antikörper: 1) »Reagine« als für Sy. charakterist., aber nicht spezif. Lipoid-AK; Grundlage der ∫ S.-Reaktionen. – 2) die spezif. Treponemen-AK, u. zwar immobilisierende (Nachweis im NELSON* Test), agglutinierende (Spirochäten-Agglutination) u. komplementbindende (Pallida-Reaktion). – **S.halluzinose**: progress. Paralyse mit Halluzinationen (z. B. bei Malariakur).

Syphilis-Reaktionen: *serol* außer der klass. ∫ WaR (mit Komplementbindung u. hämolyt. System) zahlreiche mit Spirochäten-halt. Organextrakten oder wäßr. oder alkohol. Lipoid-halt. Extrakten gesunder Organe bzw. mit Spirochäten-Suspensionen (∫ REITER* Stamm) als AG arbeitende Flockungs- u. Trübungsreaktionen (Röhrchen-, Plattenteste), z. B. ∫ MEINICKE II-Klärungs- (MKR), KAHN* Flockungs-, Citochol-, Lentochol-, Cardiolipin- (einschl. Mikroflockungs-R. = VDRL-Test, auch als Schnelltest), Pallida-Reaktion (modif. auch als REITER-Protein-Complement-Fixations- = RPCF-Test), S.-Kartenschnelltest (Mikroflockungstest analog dem entspr. Blutgruppentest); ferner ∫ NELSON* Test (TPI), Treponema-pallidum-Immunadhärenz- (TPIA; = Haft- u. Schwundphänomen = ∫ Adherence-Disappearance-Phenomenon), Tr.-pall.-Agglutinations- (TPA), Fluoreszenz-Treponemen-AK-Test (FTA) sowie CHEDIAK* Trockenblutreaktion, (ORTEGA) IRENA*=GORVI* Reaktion u. a. m. – I. w. S. auch die einschläg. Liquorreaktionen (∫ Tab. »Liquorsyndrome«, Siliquid-Methode, Ballungs-, BOERNER*-LUKENS*, BORDET*-GENGOU*-WASSERMANN* Reaktion) u. Kutanteste (mit örtl. allerg. Reaktion, z. B. Luetin-, RANDAZZO*-GIARDINA*-LAZARRO* Reaktion).

Syphilis|spirochäte: ∫ Treponema pallidum; s. a. NICHOLS* Stamm. – **S.test**: ∫ S.reaktion. – **S.zacke**: li. verlagerte mitteltiefe Fällungszacke in ∫ Kolloidkurven; nicht pathognomonisch.

syphiliticus: durch Syphilis bedingt.

Syphiloderm(a): die syphilit. Hauterscheinungen (∫ Syphilid, Syphilom) einschl. der nach Syphilidabheilung auftretenden – meist passageren – Pigmentzunahme (= **Sy. pigmentosum**); i. w. S. auch der oft gleichzeit. Pigmentschwund (∫ Leukoderma syphiliticum).

syphilogen: durch Syphilis bedingt. – **syphiloid**: syphilis-ähnlich; z. B. das »**Syphiloid**« als abgeschwächte Form der endem. Syphilis (Ottawa-Krankh., Radesyge etc.), das **posterosive Sy.** (∫ Dermatitis ammoniacalis).

Syphilologie: die Lehre von der Syphilis (Pathologie, Diagnostik, Ther.).

Syphilom(a): die charakterist. Granulationsgeschwulst der tert. Syphilis, als ∫ Gumma syphiliticum u. als »tuberös(es-serpiginöses-ulzerös)es Syphilid« der Haut u. Schleimhäute. – Bes. Formen: **S. chancriforme** (LELOIR; am Orte des PA u. diesem ähnlich, meist im Sulcus coronarius), **zylindriformes S.** (wie ein »Ladestock« an der Harnröhrenmündung), **anorektales S.** (zu Striktur führende »Mastdarm-Spätsyphilis«).

Syphilonychia: Nagelveränderungen (mit u. ohne Paronychie) der Syphilis II: scheinbare Nagelplattensprünge (»Onyxis craquelé«), Onychoschisis, Pachyonychie (= **S. sicca**), Helkonychie (= **S. exulcerans**).

Syphilophobie: hypochondr. oder zwanghafte Angst, an Syphilis zu leiden oder sich anzustecken. Oft einz. Sympt. einer Depression. – **Syphilose**: durch Syphilis bedingte Erkr.

Syphon: ∫ Siphon. – **Syrigmus**: pfeifendes Ohrgeräusch.

Syring...: Wortteil »Röhre«, »Tube«, »Drüsenausführungsgang«, »Schweißdrüse«; z. B. **S.adenitis** (∫ Hidradenitis; als S.a. suppurativa tropicalis die ∫ Miliaria pustulosa), **S.adenom** (∫ Hidradenoma), **S.ektomie** (Exzision eines Fistelganges).

Syringitis: Entzündung der Tuba auditiva.

Syringo|bulbie: der ∫ S.myelie entsprech. Prozeß in Medulla oblong., Brücke u./oder Mittelhirn; mit bulbären Sympt.: typ. dissoziierte Empfindungsstörung (meist Trigeminusbereich), atroph. Paresen (Abduzens, Akzessorius, Fazialis, d. h. Zungen-, Gaumensegel-, Kehlkopfmuskulatur), Nystagmus, seltener zentralvegetat. Störungen. – vgl. S.enzephalie. – **S.cystadenoma**: ∫ Hidradenoma cysticum. – **S.enzephalie**: der ∫ S.myelie entsprech. Prozeß im Gehirn (z. B. ∫ S.-bulbie); auch kombin. mit einschläg. RM-Prozessen (= **S.enzephalomyelie**). – **S.hamartoma anulare**: s. u. Syringom.

Syringom(a): bis glasstecknadelkopfgroßes, gut abgegrenztes, halbkugelig protuberierendes, weißl. hautfarbenes oder gelbl. Knötchen am Augenlid oder Stamm als Fehlanlage der Ausführungsgänge apokriner Schweißdrüsen; einzeln oder gruppiert (ringförm. u. verhornend bei Syringohamartoma anulare), bei ♀ ♀ evtl. auch eruptiv u. disseminiert (= Hidradenoma eruptivum; gutart. naevoide Tumoren, symmetr. am Rumpf; evtl. in Schüben) **S. circinosum** kirschgroß, spontan-involutiv zentral eingesenkt. – Ferner das **chondroide S.**, der an ein pleomorphes Adenom der Speicheldrüsen erinnernde »Mischtumor der Haut« bei ♂ ♂ um das 20. Lj.; benigne, ganz selten entartend.

Syringo|myelie: Mißbildungskrankh. des RM mit blastomatösem Einschlag als Folge der Dysrhaphie (Morphogenesestörung des Neuralrohres); Zerstörung von RM-Gewebe mit Ausbildung langgestreckter Höhlen- u. Spaltbildungen im Grau (auf Hinterhornbasis, später Seiten- u. Vorderhörner übergreifend) u. Gliawucherung Beginn (mittl. LA) meist im Hals- u. Brustmark, selten im Hirnstamm (∫ S.bulbie) oder lumbosakral; Sympte.: dissoziierte Empfindungsstörung (Aufhebung von Schmerz- u. Temp.-empfindung bei weitgehend erhaltener Tast- u. Tiefensensibilität), schlaffe u. atroph. Paresen, umschrieb. Störungen der vegetat. Innervation (z. B. HORNER* Syndrom), dystroph., evtl. mutilierende Veränderungen an Weichteilen u. Skelett (↑ MORVAN* Syndrom); später Pyramidenbahnsympte. u. spast. Paresen (v. a. an unt. Extremitäten); extrem chron. Verlauf (evtl. jahrelanger Stillstand). – Gelegentl. Variante mit Überwiegen der Gliawucherung, ohne wesentl. Höhlenbildung (»hyperplast.« oder »Stiftgliose«). – **S.myelozele**: M. mit Beteiligung des Zentralkanals.

Syringo|plastik: op. Verschluß einer Fistel. – **S.spora**: *mykol* neue Bez. für einige ↑ Candida-Arten. – **S.tom, -tomie**: Fistelmesser bzw. -spaltung. – **S.zystom**: ↑ Hidradenoma cysticum.

Syrinx: 1) *anat* röhrenförm. Organ (i. e. S. die Tuba auditiva). – 2) *pathol* Fistel.

Syrupus: (lat.) ↑ Sirup. – **Sysoma**: *path* Duplicitas superior.

Syspasie: Sprechunfähigkeit infolge Muskelverkrampfung.

Syssarcosis: muskuläre Verbindung zweier Skelettabschnitte (z. B. Hyoid u. UK durch M. digastricus).

System(a): zweckmäßig Zusammengesetztes, ein geordnetes Ganzes von Dingen, Vorgängen, Gedankeninhalten etc. (einschl. der Beziehungen zwischen den Einzelkomponenten); i. w. S. auch das Prinzip dieser Zusammenstellung (s. a. Systematik). – *anat, physiol* funktionelle Einheit von Organen (*JNA*; ↑ Apparatus *PNA*) oder strukturellen Elementen (z. B. ↑ adrenerg., cholinerg., chromaffines, extralemniskales, extrapyramidal- u. fusi-motor., fibrinolyt., hämatopoet. [↑ Hämopoese], limb., pallidostriäres, retikulohistiozytäres, schwarzes S. [s. u. Substantia nigra]); i.w.S. auch der Gesamtorganismus, der »Körper« (z. B. **S.kreislauf** = Körperkreislauf). – *anästh* ↑ Narkosesystem.

Système internationale (d'unités): s. u. SI-Einheiten.

Systema lymphaticum *PNA*: Sammelbegr. für die diffusen lympath. Gewebe (Lymphozyten in Bindegewebe, Schleimhäuten, Drüsen), die solitären u. aggregierten Lymphfollikeln der Gewebe, die lymphat. Organe mit ihren lymphoretikulären (Milz, LK, KM) bzw. -epithelialen Geweben (Tonsillen, Thymus) sowie die Lymphkapillaren, -gefäße u. -stämme. – **S. musculorum** *JNA*: die Muskeln u. ihre Hilfsorgane (= Myologia *PNA*). – **S. nervosum** *PNA*: das ↑ Nervensystem. – **S. vasorum** *JNA*: die arteriellen u. venösen Gefäße einschl. des Herzens u. das lymphat. System (= Angiologia *PNA*).

Systematik: die nach wissenschaftl. Prinzipien vorgenommene Einteilung von Phänomenen, Dingen, Lebewesen etc. – Ferner Zweig der Biologie, befaßt mit einer sinnvollen vergleichenden Ordnung der Organismen; Ergebnis ist eine Hierarchie von Taxa verschiedener Wertigkeit (↑ Tab.), Ziel eine Ordnung, die die auf best. morphol., biochem., serol. etc. Merkmal(skombination)en beruhende taxonom. Einteilung als Ausdruck abgestufter genet. Verwandtschaft, d. h. als »natürl. System« aufzufassen erlaubt. – **Systematisation**: *path* die Ausweitung eines örtl. Krankheitsgeschehens auf das ges. Organsystem, i. w. S. auch auf den Gesamtorganismus (= Generalisation); vgl. Systemerkrankung. – **systematisch**: 1) eine ↑ Systematik betreffend, einem System folgend. – 2) ein Organsystem (= »systemisch«) oder den Gesamtorganismus betreffend; z. B. s. Atrophie (↑ Systematrophie). – **systematisiert**: *path* ↑ systemisch, generalisiert; s. aber systematisierter ↑ Wahn.

System|atrophie, -degeneration: A. eines Organsystems; z. B. die des ZNS (SPATZ), als Oberbegr. für auf best. Areale u. Bahnen – unabhäng. von der Gefäßversorgung – beschränkte Krkhts.bilder: PICK* Krankh. (1), HUNTINGTON* Chorea, Paralysis agi-

Systematische Hierarchie der Organismen (mit Namensbeispielen)

		Eukaryonten		Protokaryonten	
Reich (Regnum)		Tiere	Pflanzen		
Unterreich (Subregnum)		Metazoa		Schizophyta	
Abteilung (Divisio)		Eumetazoa	Spermatophyta	Scotobacteria	
Unterabtlg. (Subdiv.)		Bilateralia	Angiospermae	–	
Stamm (Phylum)		Chordata	–	–	
Unterstamm (Subphyl.)		Vertebrata	–	–	
[Kreis]		[Vertebrata]	–	–	
Klasse (Classis)		Mammalia	Dicotyledoneae	Bacteria	
Unterklasse (Subcl.)		Placentalia	Dialypetalae	–	
Ordnung (Ordo)		Primates	Rhoeadales	Eubacteriales	
Unterordng. (Subordo)		Anthropoidea	–	–	
Familie (Familia)		Anthropomorphidae	Papaveraceae	Enterobacteriaceae	
Unterfamilie (Subf.)		Homininae	Papaveroideae	–	
Tribus (Tribus)		Euhominini	Papavereae	Escherichieae	
Subtribus		–	(...inae)	–	
Gattung (Genus)		Homo	Papaver	Salmonella	
Untergattung (Subg.)		–	–	–	
Sektion (Sectio)		–	Mecones	» I «	
Untersektion (Subs.)		–	–	–	
Art (Species)		Homo sapiens	Papaver somniferum	Salmonella typhimurium	
Unterart (Subsp.)		H. s. sapiens	–	–	
Varietät (Varietas)		Europide	P. s. var. genuinum	–	
Subvarietät (Subv.)		–	–	–	
Form (Forma)		–	–	–	
Unterform (Subforma)		–	–	–	

Maßgebende Regelwerke: Internat. Code der Botan. Nomenklatur (ICBN), Internat. Regeln für die Zoolog. Nomenklatur, BERGEY's Manual of Determinative Bacteriology.

System|atrophie

tans, spast. Spinalparalyse, nukleare Muskelatrophie (Vorderhornganglienzellen), myatrophe Lateralsklerose (motor. Vorderhornganglienzellen u. Pyramidenbahnen), FRIEDREICH* Ataxie (Hinterstränge, Kleinhirnseitenstränge, Pyramidenbahnen), neurale Muskelatrophie (Hinterstränge). – **S.atrophie des Kleinhirns**: ↑ THOMAS* Syndrom. – **S.blutdruck**: der von der Auswurfleistung des Herzens u. dem peripheren Gefäßwiderstand (Koronarien, Gehirn, Nieren, Darm-Pfortadersystem, Haut, Muskulatur) bestimmte Blutdruck im Körperkreislauf (»S.kreislauf«); in den kapazitiven Gefäßen nur langsam, in den Widerstandsgefäßen (ab Arteriolen) steil absinkend: Mittelwerte in Aorta 100, Arteriolen 60, Kapillaren 30, Hohlvenen 10 mm Hg. – **S.erkrankung**: Krankh., deren Prozesse (Störungen) auf ein best. Organ- (z. B. Skelett, Blut) oder Stoffwechselsystem (z. B. bei Enzymdefekt) ausgedehnt bzw. auf dieses beschränkt sind (z. B. als **S.vaskulitis** u. a. die Periarteriitis nodosa, als **S.mykose** die Blastomykose; *allerg* ↑ S.reaktion); i. e. S. die entsprech. Erkrn. des NS (↑ S.atrophie).

System|hyperplasie, myeloide: s. u. extramedulläre ↑ Blutbildung. – **S.insektizid**: nach Resorption durch die Pflanze vom Zellsaft aus wirkendes Insektizid. – **S.kreislauf**: ↑ Körperkreislauf.

systemisch: ein Organsystem, i. w. S. den Gesamtorganismus betreffend; z. B. **s. Krankheit** (↑ Systemerkr.).

System|reaktion: *allerg* simultanes oder sukzedanes Reagieren eines Organsystems, z. B. die Pollenallergie des ges. Respirationstraktes (mit Rhinopathie, Sinusitis, Tracheitis, asthmoider Bronchitis, Bronchialasthma). – **S.steife**: *orthop* s. u. **Gelenksteife**. – **S.streß**: (FORTIER) mittelbar durch in die Blutbahn eingeschwemmte oder abgegebene Metaboliten (z. B. bei Op. an endokrinen Organen, großen Eingriffen in Körperhöhlen) ausgelöster Streß (im Ggs. zum neurotropen, mit initialer ACTH-Ausschüttung durch prim. ZNS-Exzitation). – **S.tumoren**: Neoplasmen des gleichen Gewebes, die multizentrisch gleichzeitig oder hintereinander in verschied. Organen auftreten (z. B. bei der generalisierten Neurofibromatose). – **S.vaskulitis**: s. u. S.erkrankung.

Systole: die sich rhythmisch (jeweils nach der ↑ Diastole) wiederholende Kontraktion eines Hohlorgans; i. e. S. die dem Blutauswurf (Schlagvol.) dienende S. des Herzens, abhängig vom Füllungszustand u. – bezügl. Dauer – von der Frequenz, u. zwar als Vorhof- u. als – nachfolgende – Kammer-S. (mit Anspannungs- u. Austreibungsphase, ↑ Herzzyklus). – **Systolia alternans**: *kard* ↑ Hemisystolie. – **kompensator. S.** im Anschluß an eine kompensator. ↑ Pause nach Extrasystole; Intensität um so größer, je länger die Pause u. je kleiner die ES. – **elektr. S.**: *kard* ↑ Erregungsdauer.

Systolenvibration (Bard*): während des 1. HT bes. deutl. Herzspitzenstoß bei Mitralstemose. – **systolisch**: während der (Herz-)Systole; z. B. sy. ↑ Herzgeräusch (»**Systolikum**«).

Systox®, Demeton: Systeminsektizid (Typ Cholinesterase-Hemmer); Gemisch isomerer Phosphorsäureester; hautpermeabel, MAK 0,1 mg/m^3 = 0,01 ppm.

Syzygie: *path* Fusion von Organen ohne Verlust ihrer Identität. – **Syzygium**: **1)** *mikrobiol* wahrsch. durch Fusion larvaler Parasiten entstandener Mikroorganismus. – **2)** *genet* ↑ Zygote.

Szabó Zeichen: bei Ischialgie im Versorgungsgebiet des Nervs oder – meist – nur eines Hautastes (z. B. am Malleolus ext.) nachweisbare Hypästhesie für verschied. Qualitäten.

S-Zacke: im EKG die 2. neg. Zacke nach dem PQ-Intervall, d. h. die 1. neg. Zacke (>0,5 mV) des QRS-Komplexes im Anschluß an die pos. R-Zacke (↑ Abb. »Elektrokardiogramm«). – Mit »S'« u. »S"« werden weitere solche Zacken bezeichnet, mit »s« eine von <0,5 mV.

S-Zahl: *chem* ↑ SVEDBERG*-Einheit.

SZD: *radiol* ↑ Streuzusatzdosis.

Szelerophobie: Angstkomplex mit dem Inhalt eines drohenden Verbrechens.

S-Zellen: **1)** die das ↑ Sekretin bildenden Z. des Duodenum (Epithelzellen der Villi?). – **2)** (BAUCHINGER u. HUG 1966) Z. mit nur strukturellen Chromosomen- u./oder Chromatid-Aberrationen; S_1-Typ: nur Bruchstücke oder Bruchstückverluste ohne erkennbare Umbauten; S_2-Typ: strukturelle Umbauten, mit oder ohne nachweisbare Bruchstücke u. Verluste; s. a. X_1-, X_2-, U-Zellen.

Szenotest: ↑ Sceno-Test.

Szent=Györgyi* (ALBERT SZ.=G. VON NAGYRAPOLT, geb. 1893, Biochemiker, Szeged/Ungarn; 1937 Nobelpreis für Medizin) **Quotient, Formel**: die Relation der Serumelektrolyte

$$\frac{K^+ \cdot HCO_3^- \cdot HPO_4^{2-}}{Ca^{2+} \cdot Mg^{2+} \cdot H} (= k)$$

als Kriterium der neuromuskulären Erregbarkeit (die mit der Größe des Zählers ansteigt u. mit der des Nenners abfällt); s. a. RONA*-TAKAHASHI* Formel. – **Sz.=G.* Reaktion**: Vit.-C-Nachweis anhand der Bläuung der Probe mit FeSO$_4$-Lsg. u. Entfärbung mit Na-thiosulfat-Lösung. – **Sz.=G.*-Krebs* Zyklus**: ↑ Zitratzyklus.

Szidat* Regel (LOTHAR SZ., geb. 1892, Parasitologe, Buenos Aires): *biol* Die Organisationshöhe stetiger Parasiten erlaubt Schlüsse auf das stammesgeschichtl. Alter der Wirte; vgl. TIMMERMANN* Regel.

Szinti|gramm: das bei der ↑ Sz.graphie gewonnene Aktivitäten-Verteilungsbild. – **Sz.graph**: ↑ Szintiscanner.

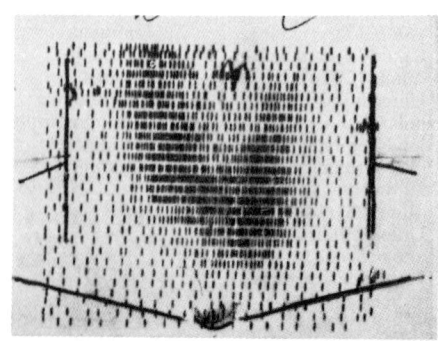

Strichszintigramm der Schilddrüse bei euthyreoter Struma.

Szintigraphie, Scanning: *nuklearmed* zweidimensionale, intensitätsproportionale Darstg. der selekt. Verteilung eines (γ-)Strahlers im Objekt (z. B. Papierstreifen bei Radiochromatographie), i. e. S. im lebenden Organ(ismus) nach Inkorporation des Radionuklids. Die Abbildung erfolgt am einfachsten durch einen sich zeilenförmig über dem Meßobjekt bewegenden Szintillationszähler (»Scanner«; mit Kollimator), der im synchron über ein Registrierpapier geführten Schreibkopf gemäß vorzuwählender Impulsrate eine Strichmarkierung auslöst, so daß ein der Aktivitätsverteilung entsprech. Strichebild entsteht (= Styloszintigramm; ferner ↑ Photo-, Farb-Sz.); s. a. Computer-Sz., ROI-Technik. Anw. zur Lokalisations- u. Funktionsdiagnostik (z. B. mit ↑ Szintillationskamera) v. a. an Schilddrüse, Leber, Niere, Lunge, Milz, Pankreas, Gehirn, Knochen, Kreislauf.

Szintillation: im **Szintillationskristall** (der Teilchen oder Quanten nach Absorption in Lichtblitze = Photoquanten umsetzt) durch Auftreffen eines energiereichen Teilchens oder γ-Quants hervorgerufene fast punktförm. Lumineszenz von sehr kurzer Dauer (10^{-6} Sek. u. kürzer).

Szintillations|dosimeter: *radiol* Dosis(leistungs)messer, in dem die strahleninduzierte Lichtemission organischer oder anorgan. Phosphore nach Umwandlung (Photomultiplier) als elektr. Ladung bzw. Strom gemessen wird. – **Sz.kamera**: (H. O. ANGER 1958) »Gamma-Kamera«, ein Szintigraphiegerät mit stehendem Detektor (u. mit Parallelloch-Kollimator u. mit mehreren kleinen oder einem großfläch. Sz.kristall), in der die ↑ Szintillationen nach Umsetzung in Stromstöße (durch die in Kreisfläch. angeordneten Photomultiplier) u. Filterung (Impulshöhenanalysator) auf einem Oszillographen ortsgetreu dargestellt u. photographisch zum »Szintiphoto« aufsummiert oder aber auf Magnetband gespeichert werden. Ermöglicht Aufzeichnung in rascher Bildfolge, d. h. Erfassung von Aktivitätsänderungen über die Zeit (Aktivitäts-Zeit-Kurve: z. B. als sogen. dynam. Sequenzszintigraphie). – **Sz.spektrometer**: ↑ Sz.zähler, dessen hohe Zählgeschwindigkeit u. zeitl. Auflösungsvermögen eine Diskriminierung der Quanten bzw. Teilchen nach Art u. Energie ermöglicht (sogen. Energiespektrum; beim Mehrkanal-Modell als Simultanbild auf Sichtgerät). – **Sz.zähler**: Gerät zum Nachweis u. Messen ionisierender Strahlung; besteht aus Sz.kristall (bzw. Szintillator), nachgeschaltetem Photomultiplier (Umwandlung der Photoquanten in Stromstöße) u. elektron. Zählgerät. Anw. – kollimiert – als Detektor oder Teil einer Szintigraphie-Anlage. – s. a. Flüssigkeitsszintillationszähler.

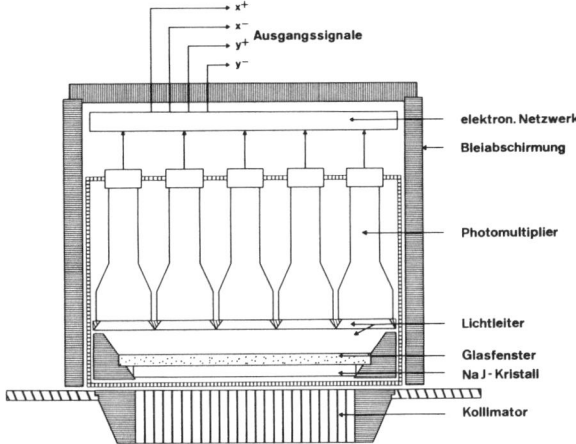

Detektorkopf einer **Szintillationskamera** (ANGER* Kamera).

Szintillator: 1) ↑ Szintillationszähler. – 2) für Teilchen- bzw. Quantenzählung verw. Leuchtstoff (fluoreszierende organ. Substanz, z. B. BBOT, PBBO); wird im Flüssigkeitszählrohr (für β-, Elektronenstrahlung) zus. mit dem radioakt. Substrat gelöst suspendiert.

Szintiscanner: Szintigraphie-Anlage mit zeilenförmig abtastendem u. registrierendem Zähler.

Szirmai* Angiomyograph (ENDRE Sz., geb. 1922, Internist, Budapest, Stuttgart): Weiterentwicklung des Myotonometers zur Momentanbestg. von Tonus u. Kontraktion der Skelett- u. Uterusmuskulatur u. zusätzlich des Kapillartonus; außer zur Beurteilung von Gewebs-, Nerven-, Gelenkfunktion auch zur Feststellung des intrauterinen Fruchttodes (ab 130. Tag).

Szirrhus: *path* ↑ Skirrhus.

Szontagh* Pessar (BODOG FELIX Sz., 1859–1929, Pädiater, Budapest): ↑ Abb. »Intrauterinpessare«.

T

T: Kurzzeichen für *anat* Tuberculum; *chem* Tritium; *kard* T-Zacke; *ophth* Augendruck; *genet* Translokation, telozentr. Chromosom (↑ Tab. »Karyogramm«); *immunol* Transplantation (z. B. T-Antigen); *physik* absol. Temp., Torr., Tera (= 10^{12}faches). – **t**: *anat* temporal; *biochem* transfer (z. B. t-RNS); *physik* Zeit, Tonne; *genet* akrozentr. Chromosom, Translokation (↑ Tab. »Karyogramm«, »Karyotyp«).

T ½: *physik* ↑ Halbwertszeit. – **T₃**: ↑ Trijodthyronin (s. a. T₃-RIA, T₃-Test). – **T₄**: Tetrajodthyronin (↑ Thyroxin; s. a. T₄-Test). – **T_A, T_a**: *angiol* Ta-Welle. – **T_D**: *physiol* Luftvol. des ↑ Totraums.

T en dôme: (französ.) im EKG das der angehobenen S-T-Strecke aufsitzende T (»Domkuppelform«) infolge örtl. Hyperpolarisation (Verletzungsstrom) v. a. bei frischem Myokardinfarkt.

Ta: 1) ↑ Tantal. – 2) *kard* ↑ Ta-Welle. – **TA**: ↑ Transaldolase.

TAA: **t**umor-**a**ssociated-**a**ntigen; mit Lymphozyten-Elektrophorese-Mobilitätstest nachweisbares Oberflächen-AG.

Taarnhøj* Operation: s. u. Tarnhøj*.

T.A.B.(-Impfstoff): Typhus-Paratyphus (A u. B)-Impfstoff; s. a. T.A.B.C. usw.

Tabacosis pulmonum: ↑ Tabakstaublunge.

Tabak: ↑ Nicotiana tabacum; s. a. Lobelia inflata (»Tabacco indiano«), Nikotin, Raucher.... – **T. allergie**: Inhalationsallergie gegen T.rauch. – **T. amblyopie**: ↑ Amblyopia nicotinica.

Tabak|blasen: *neurol* bei Bewußtlosigkeit Aufblähen der Wangen während jeder Exspiration (infolge schlaff geschlossener Lippen) als schweres Hirnschädigungssympt.; evtl. einseitig betont bei frischem Schlaganfall auf der gelähmten Seite. – **T.leukokeratose**: ↑ Leukokeratosis nicotinica. – **T.lunge**: ↑ T.-staublunge. – **T.mosaikvirus**, TMV, Nikotiana-Virus 1: (IWANOWSKY 1892) RNS-Virus (6-kant. Stäbchen, 28000 × 150 Å; schraubenförm. RNS-Molekül). Erreger der Mosaik- bzw. Blattflecken-Krankh. an Tabak u. a. Solanazeen; übertragen durch Blattläuse.

Tabakose: ↑ Tabakstaublunge.

Tabakrauch: s. u. Raucherschäden, -krebs, Nikotin-, Tabakvergiftung.

Tabaksbeutel|gesäß: das längsgefaltete Gesäß (Unterhautfettgewebsschwund) dystropher Säuglinge. – **T.mund**: Mikrostomie mit radiär ausstrahlenden Falten, z. B. bei progress. Sklerodermie, angeb. Syphilis (PARROT* Furchen). – **T.naht**: *chir* Kreis- oder Schnürnaht um einen Organstumpf, der durch deren Raffung versenkt wird; z. B. bei Appendektomie, Scheidenplastik (GERSUNY* Naht), Zystotomie (HRYNTSCHAK* Naht).

Tabak|(staub)lunge, Tabacosis pulmonum: nicht allg. anerkannte Pneumokoniose (Tabakstaub führt auch mit Quarzbeimengung nur zu unspezif.-chron. Entzündung) mit bräunl.-scholl. Pigmentablagerungen (nicht sicher als Tabakstaub identifiziert). – Sichere Pathogenität des Tabakstaubs nur bei Verunreinigung mit Pilzsporen (Blastomykose der Tabakarbeiter), durch Giftwirkung des Nikotins u. bei Tabakallergie, wahrsch. aber auch durch Milbengehalt, mineral. Verunreinigungen, Oxalate der Drüsenhaare des Tabakblatts (mechan. Reizung). – **T.vergiftung**: akute Intoxikation als ↑ Nikotinvergiftung, chronische zusätzlich durch Pyridin-Basen, CO u. andere Rauchbestandteile; s. a. Raucherschäden, Amblyopia nicotinica.

Tabanidae: *entom* Fam. »Bremsen« [Brachycera]; Larvenentwicklung in feuchtem Erdreich, am Rande stehender Gewässer; ♀ läst. Blutsauger u. Krankheitsüberträger bei Mensch u. Säugetier. Wicht. Gattgn.: Haematopota, Chrysops, **Tabanus** (Überträger von Trypanosoma evansi, equinum, congolense u. vivax).

Tabardillo-Fieber: (span. = kurzer roter Mantel) der »mexikan. Typhus« (»Matlazahuatl«), ein in Mittelamerika endem. murines Fleckfieber.

Tabatière: (französ. = Schnupftabaksdose) *anat* ↑ Fossula radialis.

T.A.B.C.: *immun* Kombin. von T.A.B.- u. Paratyphus-C-Impfstoff. – Analog ein **T.A.B.-Cholera-** u. **T.A.B.D.T.-Impfstoff** (mit Diphterie- u. Tetanus-Toxoid).

Tabellae: (lat.) *pharmaz* ↑ Tabletten.

Tabes: Auszehrung, Schwindsucht, z. B. **T. mesaraica** s. **mesenterica** (kindl. Mesenterial-LK-Tbk mit schwerer Kachexie u. kolikart. Leibschmerzen; i. e. S. die ↑ T. dorsalis u. ähnl. neurol. Krankheitsbilder, z. B. **erbl. T.** (= FRIEDREICH* Ataxie), (Pseudo-)**T. diabetica** (↑ Polyneuropathie), **T. dors. spastica** (symptomat. – oft syphilit. – Form der spast. Spinalparalyse).

Tabes dorsalis, Leucomyelitis post. chron., RM-schwindsucht: (ROMBERG 1840, DUCHENNE 1858) Treponemen-bedingte Entzündung der RM-Hinterwurzeln (s. a. REDLICH* Zone, NAGEOTTE* Stelle) mit sek., auch prim.-zentripetaler, im allg. lumbal (= T. inf.), ausnahmsweise zervikal oder thorakal beginnender (= T. sup.) Degeneration der Hinterstränge, (zunächst der GOLL*, später der BURDACH* Stränge) als Folge einer Syphilis, u. zwar als quartäres Stadium 4–30 J. nach Erstinfektion oder aber als Spätstadium einer konnat. Syphilis (= **juvenile T.**, frühestens im

Tabes

8. Lj. = **T. infantum**); oft als / Taboparalyse. Frühsympte.: lanzinierende Schmerzen, Verlust der Eigenreflexe (zunächst an Beinen = ERB*-WESTPHAL* Zeichen) mit Muskelhypotonie, Störung von Tiefensensibilität u. Vibrationsempfinden, spinaler Ataxie (»Hinterstrang-Syndrom«); später reflektor. Pupillenstarre (/ ARGYLL ROBERTSON* Zeichen), Augenmuskellähmungen, Optikusatrophie, Sensibilitäts-(/ HITZIG* Zonen, Bulbussymptom) u. Blasenstörungen (»Tabikerblase«: zunehmende Retentio urinae u. Blasenatonie als Folge der Sensibilitätsstörung), seltener schmerzhafte »tab. Krisen« an inn. Organen (= **T. dolorosa**; mit motor. u. sekretor. Erscheinungen) u. troph. Störungen (Malum perforans, Arthropathia tabica: »**T.gelenk**«); s. a. T.psychose. Evtl. atyp., d. h. oligosymptomat. oder aber galoppierende Form (= **T. acutissima**), auch spontaner Prozeßstillstand (= **T. peracta**). Syphilis-Reaktionen zu 70% sero-, zu 60% liquorpos.; im Liquor außerdem Rundzell- (bis 50/3 Zellen) u. Gammaglobulin-Vermehrung (Linkszacke in der Kolloidkurve). Ther.: Penizillin. – Sonderformen: **amaurot. T.** (frühzeit. progred. Optikusatrophie, Erblindung nach 1–2 J.), **polyarthropath. T.** (Vorherrschen neuropath. Gelenkveränderungen), **T. pseudosyringomyelica** (mit dystroph. Deformierung des Großzehen-Strahls u. bohrenden Schmerzen im Mittelfuß), **T. coni termin.** (als sehr seltene tiefste Form der T. inf. mit Blasen-, Mastdarm- u. Genital-, evtl. örtl. Sensibilitätsstörungen u. mit tab. Krisen).

Tabespsychose, PIERRET*-ROUGIER* Syndrom: psychot. Bilder beim Tabiker (meist halluzinator. Verfolgungswahn, seltener manisch oder depressiv gefärbt), entweder als / Taboparalyse oder als unabhäng. Psychose (zerebrale Arteriosklerose, Schizophrenie etc.).

Tabeszenz: Auszehrung, / Marasmus.

tabeticus, tabisch: die Tabes dors. betreffend; z. B. **tab. / Krise.**

Tabikerblase: s. u. Tabes dorsalis.

Tabletten: Tab(u)lettae, Tabulae (compressae), Compressi: *pharm* aus pulverförm. (granulierten) Wirk- u. Hilfsstoffen in einheitl. Dosierung zu Diskus-, Zylinder-, Ei-, Kugel-, Stäbchen- oder Würfelform gepreßte, mechanisch haltbare u. lagerfäh. Arzneiform; ohne oder mit äuß. Überzug (lösl. bei best. pH-Wert); evtl. mit differenzierter inn. Struktur (z. B. mehrschichtig als Retard- oder Schicht-T.), Bruchrillen, Färbung, spezif. Hilfsstoffen zur Erleichterung bzw. Verzögerung von Zerfall u. Resorption (z. B. Binde-, Füll- oder Streck-, Gleit- oder Fließregulierungs-, Spreng- u. Gegensprengmittel wie Schleime, KH, Talkum, Stärke, Öle, Wachse, Salze von Fettsäuren, Quellstoffe, Peroxide). – Sonderformen: Brause-T., sterile T. (zur Bereitg. von Inj.-Lsg.), Reagens-T. (für Schnelltest), (Sub-)Lingual-, Bukkal(»Lutsch-T.«) u. Kau-T., Vaginal- u. Urethral-T., Implantations-T., Augen-T. (in Bindehautsack); vgl. Dragées, Pastillen, Bacilli, Capsulae, Globuli, Rotulae, Trochisci.

Tablettentest: *pharmaz* Agar-Diffusionstest zur Wirksamkeitsprüfung von Sulfonamiden u. Antibiotika (als Tabletten verschiedener Konz. auf Baktn.--beimpfte Glukoseagar-Platten plaziert).

Tabo|paralyse: *neurol* Kombin. von / Tabes dors. u. progress. Paralyse, meist durch Hinzutreten der letzteren zur jahrelang bestehenden Tabes. Unbehandelt mit im Vgl. zur reinen Paralyse protrahiertem Verlauf; s. a. GUILLAIN*-THAON* Syndrom. – **T.phobie**: krankhafte Angst, an Tabes dors. (bzw. Metasyphilis) zu erkranken.

Tabo-Schema: *ophth* 1928 vom Techn. Ausschuß für Brillenoptik vorgeschlagenes, vom Ophthalmologenkongreß in Amsterdam (daher auch: »Oka-Schema«) international akzeptiertes Achsenschema für Zylindergläser, bei dem an bd. Augen die Winkelgrade im oberen Halbkreis vom Untersucher aus gesehen von re. (= 0°) nach li. (= 180°) gezählt werden.

Tabula: (lat.) Brett, Tafel, Liste. – *pharmaz* 1) **T. compressa**: / Tablette. – 2) die Tab. A, B u. C als Vorschriften für toxizitätsabhäng. Einteilung, Aufbewahrung u. äuß. Kennzeichnung der Arzneistoffe in Apotheken: A = »gewöhnl. Substanzen« (schwarze Schrift auf weißem Grund), B = Gifte = Venena (z. B. Alkaloide, Arsen etc.; unter Verschluß aufzubewahren; weiß auf schwarz), C = Separanda (von allen andern getrennt, bes. vorsichtig aufzubewahren; rot auf weiß). – 3) *anat* **T. ext., T. int.** (der Schädeldecke; s. u. Lamina.

Tabuletta: / Tablette. – **T. obducta**: / Dragée.

Tabun: organ. Phosphorsäureester als flüss. Kampfstoff (Typ »Nervengas«).

Tacaribe-Gruppe: nahe verwandte, nur durch den Plaque-Neutralisationstest differenzierbare ARBO-Viren in Südamerika: Ampari-, Junin-, Machupo-, Tacaribe-Virus; z. T. Erreger hämorrhag. Fiebers (letzteres auf Trinidad von Moskitos übertragen).

Taches: (französ.) Flecken; z. B. **T. bleues** (/ Melanodermia pediculorum), **T. cérébrales** (/ TROUSSEAU* Flecken), **T. laiteuses** (L. RANVIER 1875; *anat* / Milchflecken), **T. noires** (PIÉRI u. BRUGEAS; schwarze Primärläsionen bei Rickettsiosen, z. B. Boutonneuse-, Queensland-, Tsutsugamushi-Fieber), **T. vierges** (*bakt* Löcher im Bakterienrasen durch Bakteriophagie).

Tachistoskop: Gerät zur Kurzdarbietung (Sekundenbruchteile) optischer Reize (Ziffern, Bilder etc.) für die Testung von Aufmerksamkeitsdichte u. Beobachtungsgabe (Schnelligkeit, Überwiegen von Form-, Farbwahrnehmung usw.).

Tachograph: Geschwindigkeitsmesser (»Tachometer«) mit Registriereinrichtung; z. B. als / Pneumo-T., Hämo-T. (u. a. als Flammen-T.).

T-Achse: *kard* Gesamtvektor der T-Zacken im Oberflächen-EKG; z. B. li.gerichtet bei höchstem T_I u. neg. T_{III}.

tachy...: Wortteil »schnell«, z. B. **T.kinese** (= erhöhte Reagibilität), **T.phemie** (/ Poltern).

Tachy|arrhythmie: *kard* die schnelle Form der absol. / Arrhythmie. – **T.athetose**: *neurol* / Akathisie (mit schnellen athetot. Bewegungen). – **T.genese**: *embryol* durch Auslassen von Entwicklungsstadien abgekürzte Ontogenese.

Tachykardie, Herzjagen: Beschleunigung der Herzfrequenz auf > 100/Min.; durch vermehrte ortho(/ Sinus-T.) oder heterotope Reizbildung; letztere als **supraventrikuläre T.** (Reiz von oberhalb des HIS* Bündels), als gekoppelte oder gehäufte Extrasystolie, u. zwar als **nodale, infra- oder supranodale T.** (/ Knotenrhythmus), **alternierende Bradykardie-T.** beim »Sick-sinus«-Syndrom, Vorhofflatter- u. -flimmer-T. sowie T. bei WPW-Syndrom; oder als **ventrikuläre T.** (↑ Kammerflattern, -flimmern, gehäufte ↑ Extrasystolie, Abb. »Erregungsrückkehr«). – **Permanente T.** (regelmäß. Sinus-T.) bei vegetat. Dystonie, GORLIN*, Orthostase-Syndrom, schweren Allg.- u. Herzerkrn. **Paroxysmale T.** (»anfallsweises Herzjagen«; mit 150–220/Min über Min. bis Tage u. plötzl. Umschlagen in normale Frequenz) als »essentieller« Typ BOUVERET-HOFFMANN u. als »extrasystol.« Typ ↑ GALLAVARDIN (bd. wahrsch. nur – graduell unterschiedl. – Extrasystolien mit plötzl. Anfall bzw. häufigeren Salven u. mit supraventrikulärer bzw. ventrikulärer Reizbildung; s. a. ROSENBACH* Syndrom). Ther.: Anfallskupierung bei supraventrikul. Form durch Vagusreizung (Bulbus-, Karotissinusdruckversuch), Digitalis, β-Rezeptorenblocker, Chinidin, Verapamil, evtl. Elektrodefibrillation; bei ventrikulärer T. Lidocain, Ajmalin, Elektrodefibrillation. – Als Sonderform die ventrikuläre T. mit alternierendem Reizbildungszentrum (»wechselnder Kammerkomplex«: **bidirektionale T.**), bei der die bd. Zentren kurz nacheinander die Kammermuskulatur aktivieren (s. a. myoirritativ).

Tachy|lalie: beschleunigtes Sprechtempo bei zentralnervös bedingter Dysarthrie (z. B. bei organ. Hirnerkr., Manie). – **T.phagie:** hast. Essen mit Herunterschlingen der Speisen; häuf. Urs. einer Dyspepsie. – **T.phlogistie:** s. u. Pyrexaltest. – **T.phrasie:** *neurol* progred. Beschleunigung des Sprechtempos, in leisem Gemurmel endend; Zeichen der Propulsionstendenz bei extrapyramidaler Dysarthrie. – **T.phylaxie:** *pharm* zunehmende Wirkungsabschwächung eines Pharmakons bei wiederholter Gabe in kurzen Abständen; v. a. bei indir. Sympathikomimetika (infolge Erschöpfung der Noradrenalin-Speicher); vgl. Skeptophylaxie, Tachysynethie. – **T.pnoe:** gesteigerte Atemfrequenz durch Stimulierung des Atemzentrums bei erhöhtem O_2-Bedarf (körperl. Belastung, Fieber etc.), erniedrigtem O_2-Angebot (Hypoxämie) oder psych. Erregung.

Tachy(r)|rhythmie: ↑ T.kardie. – **T.rhythmiker:** Psychopath mit lebhaftem Temperament u. Motorik; gutgelaunt, dysphorisch oder stimmungslabil, wendig u. kontaktfreudig bis zu leerer Betriebsamkeit.

Tachy|sterin, -sterol: UV-Bestrahlungsprodukt des Ergosterins (↑ Dihydrotachysterolum). – **T.synethie:** ungewöhnlich schnelle Gewöhnung an ein tox. Heilmittel (v. a. Organextrakt); vgl. T.phylaxie. – **T.systolie:** ↑ T.kardie durch Extrasystolen. – **t.trophes Gewebe:** Körpergewebe mit schneller metabol. Assimilation (»T.trophismus«) u. guter Durchblutung; z. B. die Muskulatur.

Tacrinum *WHO*: 9-Amino-1,2,3,4-tetrahydro-akridin; Curare-Antagonist.

Tactus: (lat.) ↑ Tastsinn; s. a. taktil.

Tada* Syndrom: (1963) angeb. Tryptophanurie mit Zwergwuchs, geist. Retardierung, Pellagra-ähnl. Lichtempfindlichkeit, zerebellarer Ataxie, Intentionstremor; Harn Indikan- u. Indolessigsäure-frei. Ätiogenese unklar.

Taenia: 1) *anat* bandart. Formation (s. a. Filum, Ligamentum, Stria); z. B. *(PNA)* als **T. choroidea** die lat. Anheftungslinie des Pl. choroideus ventriculi lat. am Thalamus, zum Unterhorn hin mit der Stria termin. zusammenfließend, an der Spitze des Hinterhorns in die Stria termin. übergehend; als **Taeniae coli** die 3 aus glatter Längsmuskulatur bestehenden Längsstreifen am Kolon: die **T. libera** sichtbar am As- u. Deszendens vorn, am Transversum unten, die **T. mesocolica** u. **T. omentalis** an der Rückseite, am Transversum als Anheftungslinie des Mesocolon bzw. Omentum majus; als **T. fornicis** die med. Anheftungslinie des Pl. choroideus ventriculi lat. an Fornix u. Fimbria hippocampi (»**T. fimbriae**«), an der Hinterhornspitze in die T. choroidea übergehend; als **T. thalami** die lat. Anheftungslinie des Pl. choroideus ventriculi tertii am Thalamus längs der Stria medull.; als **T. ventriculi quarti** (= T. rhombencephali) die Abrißlinie der Tela choroidea bzw. des unt. Rautengrubendaches im 4. Ventrikel, vom Obex her den Rec. lat. umsäumend u. dem Pedunculus flocculi u. Velum medull. post. bis zum Nodulus des Kleinhirns folgend. – **2)** *helminth* Bandwurm-Gattung [Taeniidae] mit Saugnäpfen am Scolex u. oft gut entwickeltem, mehrere Haken tragendem Rostrum; Larvenform (↑ Cysticercus) Parasiten von Mensch u. Säugetieren (s. a. Zystizerkose, Tab. »Bandwurm-Arten« sowie die z. T. jetzt gült. Termini ↑ Diphyllobothrium, Dipylidium, Echinococcus, Hydatigera, Hymenolepis, Macracanthorhynchus, Multiceps, Raillietina). Wichtigste Arten: **T. saginata** (T. inermis s. lata s. mediocanellata), der nur im Darm des Menschen geschlechtsreif werdende u. solitär lebende »Rinder-(finnen)bandwurm«, 4–12 m lang; birnenförm. Scolex ohne Rostrum u. Hakenkränze (»unbewaffnet«), jedoch mit 4 Saugnäpfen; erste retroskolikale Glieder breiter als lang; reife Proglottiden (länger als breit) verlassen den Darm aktiv; die bei Zerfall der Glieder freiwerdenden Eier entwickeln sich im Rinderdarm zur Sechshakenlarve (durchdringt die Darmschleimhaut, gelangt mit dem Blutstrom in die Muskulatur u. wird zum ↑ Cysticercus bovis); nach Genuß infizierten – rohen oder unzureichend gekochten – Fleisches wird der Finnenbalg im menschl. Darm verdaut: Scolex stülpt sich aus, setzt sich fest, wächst in 2–3 Mon. zu geschlechtsreifem Wurm; s. a. Wurmeier. – **T. solium** (T. armata humana s. dentata s. pellucida s. tenella s. vulg.), der nur im Darm des Menschen geschlechtsreif werdende »Schweine(finnen)bandwurm«, mehrere m lang; kugelförm. Scolex mit 4 Saugnäpfen, Rostrum mit doppeltem Hakenkranz; reife Proglottiden (etwa doppelt so lang wie breit) werden einzeln oder zu mehreren mit dem Stuhl ausgeschieden; daraus freiwerdende Eier entwickeln sich im Schwein zum ↑ Cysticercus cellulosae, der sich in der Muskulatur einkapselt; weitere Entwicklung wie bei T. saginata. Zystizerken können sich nach Genuß reifer Eier (seltener durch Selbstinfektion) auch in Organen des Menschen entwickeln (bei T. saginata nur ausnahmsweise; ↑ Zystizerkose). – Weitere Arten: **T. cervi:** (Hund u. Fuchs; Fin-

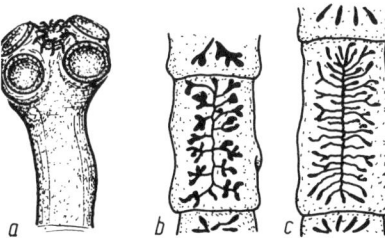

a) u. b) Scolex u. Glied von **Taenia solium**, c) Glied von **Taenia saginata**.

Taenia

ne: Cysticercus cervi), **T. hydatigena s. marginata** (bei Fleischfressern; Finne: Cysticercus tenuicollis), **T. ovis** (beim Hund; Finne: Cysticercus ovis), **T. pisiformis** (bei Hunden u. wildlebenden Karnivoren; Finne: Cysticercus pisiformis).

Taeniarhynchus saginatus: ↑ Taenia saginata.

Taeniasis, Täniose: Befall mit Bandwürmern der Gattung Taenia; 1) als **intestinale T.** der Darmbefall durch adulte Würmer; häufig unbemerkt; Sympte.: Völlegefühl, Bauchschmerzen, Abmagerung, Verstopfung oder Durchfall, Übelkeit, Aufstoßen u. Erbrechen, Inappetenz oder Heißhunger; bei Kindern auch zerebrale Intoxikation (Kopfschmerzen, epileptiforme Krämpfe, choreat. Störungen); häufig Bluteosinophilie, evtl. Anämie. Ther.: Bandwurmmittel. – 2) als **somat. T.** der Gewebsbefall durch Finnen (↑ Coenurosis, Echinokokkose, Zystizerkose).

Taenicida, Taenifuga: *pharmaz* abtötende bzw. vertreibende Bandwurmmittel. – **Tänie**: ↑ Taenia. – **Taeniidae**: Bandwurm-Fam. [Cyclophyllidea], gekennzeichnet durch Rostrum mit doppeltem Hakenkranz, wechselständ. Geschlechtsöffnungen, innen gelegenen Uterus. Wicht. Gattungen: Echinococcus, Multiceps, Taenia.

Täniophobie: krankhafte Angst vor Bandwürmern.

Taeniorhynchus: *entom* ↑ Mansonia. – vgl. Taeniarhynchus.

Taenzer* Krankheit (PAUL RUDOLF T., 1858–1919, Dermatologe, Bremen): ↑ Ulerythema ophryogenes.

Tänzerinnen|gang, Spitzentänzergang: Gehen in Spitzfußstellung (s. a. Steppergang); bei Skorbut (schmerzhafte Hämatome in der Beinmuskulatur) mit gebeugten Knien, bei Manganvergiftung steif- u. breitbeinig (nur Fersen werden abgehoben). – **T.krampf**: 1) Spasmen in den Großzehenbeugern, -ab- u. -adduktoren beim Spitzentanz. – 2) Beschäftigungskrampf der Wadenmuskulatur von Tänzer(inne)n.

Tätowierung, Tatauierung: artifizielles Einbringen von Farbstoffen (Tusche, Ruß, Chromoxid = grün, Zinnober = rot) in die Lederhaut mittels Nadeln. – Auch entsprech. traumat. Affektionen durch Pulverschmauch, Teer, Schmutzpartikel.

Täuschung: *physiol* ↑ Sinnestäuschung.

T.A.F.: 1) Tuberkulin, Albumose-frei. – 2) ↑ Tumor-Angiogenese-Faktor.

Tafel|kokken: *bakt* ↑ Gaffkya. – **T.wasser**: ↑ Mineralwasser.

Tag, biologischer: der entsprechend den Wendezeiten des ↑ zirkadianen Rhythmus gegenüber dem Kalendertag (»Sonnentag«) um 3 Std. verschobene physiol. Tagesablauf mit sympathikotoner Vormittags- u. vagotoner Nachmittagsphase (3^{00}–15^{00} bzw. 15^{00}–3^{00} Uhr). Die Verschiebung um ⅛ der Dauer ist ein Analogon zu der des biol. Jahres (Wendezeiten Mitte Februar u. Mitte August).

Tagangst, Pavor diurnus: Angstzustände i. S. des Pavor nocturnus beim Kleinkind während des Mittagschlafes. – **Tagblindheit**: ↑ Nykteralopie.

Tages|dosis, TD: *pharmak* die Arzneidosis pro Tag. – **T.klinik**: psychiatr. Krankenhaus, in dem nicht voll rehabilitierte Kranke (mit geordnetem Wohnmilieu) lediglich tagsüber aufgenommen u. behandelt werden. – Evtl. in Kombin. mit Nachtklinik (zur Kosteneinsparung). – **T.profil(kurve)**: *labormed* kurvenmäß. Darstg. des Konz.- oder Wirkspiegels eines Stoffes (z. B. Ion, Hormon, Enzymaktivität) in einer Körperflüssigkeit im Verlauf von 24 Std.; i. e. S. das T.p. des Blutzuckerspiegels beim Diabetiker (mit 3–24 Bestgn.).

Tages|rhythmus: ↑ zirkadianer Rhythmus. – **T.-schwankung**: die Differenz zwischen Minimum und Max. einer biol. Regelgröße (z. B. Blutzucker, Körpertemp.) im Verlaufe des biol. ↑ Tages (vgl. T.profil). – *psych* die ↑ zirkadiane Schwankung des Symptn.bildes einer Psychose (depressive Zustände z. B. abends häufig geringer als morgens; abends evtl. manische Sympte.; mögl. Anzeichen für Beginn oder nahendes Ende einer endogenen Depression). – **T.sehen**: photopisches ↑ Sehen.

T-Agglutinin: ↑ THOMSEN* Agglutinin; s. a. HÜBENER*-FRIEDENREICH*-THOMSEN* Phänomen.

Taglarven-Filarie: *helminth* ↑ Loa Loa.

Tagliacozza* Plastik (GASPARE T., 1546–1599, Chirurg, Bologna): die ↑ »Italien. Methode« der Rhinoplastik.

Tag-Nacht-Rhythmus: ↑ zirkadianer Rhythmus.

Tagträume(reien): »Wachträume« als lebhafte Phantasien, in denen sich realist., idealist. u. phantast. Vorstellungen mischen; mit Wünschen in unverhüllter Form (nicht symbolisch verkleidet wie im Nachttraum).

Tahyňa-Virus: (1959) in der ČSSR (u. andernorts) vork. ARBO-Virus der California-Enzephalitis-Gruppe; Vektor: Aedes vexans u. caspius (Reservoir Hasen u. Kaninchen?); ruft beim Menschen Fieber hervor.

Taiga-(Zecken-)Meningoenzephalitis: Russische ↑ Frühjahr-Sommer-Enzephalitis bei Waldarbeitern Sibiriens.

Taillefer* Falte (LOUIS AUGUSTE H. T., 1802–1868, französ. Arzt): Schleimhautfalte etwa in der Mitte des Tränennasenganges.

Taillendreieck: *anthrop* das von Thorax- u. Beckenseitenkontur u. herabhängendem Arm eingeschlossene Dreieck.

Tait* Methode: *ophth* stabile Skiaskopie aus 33 cm Entfernung unter Verw. einer Linse von + 3 dpt.

Tait* Operation (ROBERT LAWSON T., 1845–1899, Chirurg, Birmingham): Schenkelhernien-Op. mit abdomin. Zugang (»Herniolaparotomie«).

Taka-Diastase: (benannt nach dem japan.-amerikan. Chemiker JOKICHI TAKAMINE, 1854–1922, dem Entdecker des Adrenalins) saure Aspergillus-proteinase, Aspergillopeptidase A; wie die Trypsinogenkinase mit breitem Spektrum wirkendes Enzymgemisch aus Aspergillus oryzae. – s. a. Tab. Diastase.

Takahara* Krankheit: (1947/51) ↑ Akatalasämie.

Takahashi* Reaktion: (1962) Tbk-Serotest anhand der Agglutination mit Mykobaktn.-Phosphatiden sensibilisierter Kaolin-Teilchen.

Takamatsu* Phosphatasenachweis: (1939) s. u. GOMORI* (1).

Takamine*: s. u. Taka-Diastase.

Takaoka* Respirator (K. T., brasilian. Anästhesist): Narkose-Beatmungsgerät (sehr ähnl. dem Spiropulsator®), bei dem das Gasgemisch als Antriebsgas für den druckgesteuerten – extrem nach dem Low-flow arbeitenden – Respirator dient; ermöglicht niedrigste Atemfrequenzen (6–8/Min.).

Takata*-Ara* (-Jezler*) Reaktion (MAKI T., geb. 1892, Pathologe, Kobe; KIYOSHI A., geb. 1894, Psychiater, Tokio; ADOLF J.): (1925) Serumlabilitätsprobe anhand der bei Globulinvermehrung zunehmenden Ausflockung einer aus Sublimat-Lsg. u. Na_2CO_3 bei Anwesenheit eines Schutzkolloids (Albumin) entstehenden kolloidalen Hg-Oxid-Lsg.; nach Beschicken von 9 Röhrchen einer Serumverdünnungsreihe (1 : 2 bis 1 : 512; im 1. Röhrchen je 1,0 ml Serum u. physiol. NaCl-Lsg.) mit 0,25 ml 10%ig. Na_2CO_3-Lsg. + 0,3 ml **T.* Reagens** (0,5%ige Sublimat-Lsg. u. 0,02%ige neutrale Fuchsin-Lsg. āā); 24 Std. Inkubation (Zimmertemp.), dann Auswertung: »pos.« bei Flockung in mind. 3 aufeinanderfolgenden Röhrchen, spätestens in Röhrchen 5 (1 : 32), u. zwar als +++ (starke Flockung, überstehende Flüssigkeit klar), ++ (deutl. Flockung, Flüssigkeit noch getrübt) oder + (wahrnehmbare Flockung, Flüssigkeit stark getrübt). – vgl. MANCKE*-SOMMER* Reaktion. – **T.*-Sasaki* Blutzuckerbestimmung** (TAKAOKI S., geb. 1878, physiol. Chemiker, Kioto, Tokio): Mikromethode mit Oxidation der Glukose durch Perjodsäure zu einem Aldehyd, der nach Zerstörung der überschüss. Perjodsäure mit Natriumsulfit (im Überschuß) u. Alkalisierung $HgCl_2$ zu metall. Hg reduziert (photometr. Bestg.).

de Takats* Test (GEZA DE T., geb. 1892, Chirurg, Chicago): (1943) ↑ Heparintoleranztest in vivo.

Takayasu* Krankheit (MICHISHIGE T., geb. 1872, japan. Arzt): ↑ Aortenbogen-Syndrom.

taktil, tactilis: den Tastsinn betreffend (= haptil): z. B. **t. Halluzinose** (↑ Dermatozoenwahn).

Taktlosigkeit: fehlende Rücksicht auf die Gefühle anderer; als Konstitutionsmerkmal (Gemütsarmut) oder aber path. infolge affektiver Enthemmung (Alkoholismus, Frontalhirnprozeß, progress. Paralyse, Manie) oder fehlender Einsicht (Demenz, Schizophrenie).

Talalgie: »Sprungbeinschmerz« als Form des Fersenschmerzes bei rheumat. Tendoperiostose (Flexor hallucis longus), BECHTEREW* Krankh., Gicht u. a.

Talantropie: ↑ Nystagmus.

talaris: (lat.) zum Sprungbein gehörend.

Talbot* (Plateau-)Gesetz (WILLIAM HENRY FOX T., 1800–1877, engl. Physiker): *ophth* Als kontinuierlich empfundene hochfrequent-period. Lichtblitze werden in der durchschnittl. Intensität der Einzelimpulse wahrgenommen.

Talbot*-Benedict* Tabellen (FRITZ BRADLEY T., geb. 1878, Arzt, Boston): *physiol* s. u. BENEDICT.

Talcage: (französ.) therap. Induzieren von Serosaadhäsionen durch Einbringen von Talkum.

Talcum (venetum), span. Kreide, Speckstein: wasserhalt. Mg-Silikat; fettig, in Wasser u. verd. Säuren unlösl.; pharmaz. Anw. als Pudergrundlage (nicht Wundpuder!), Tablettenhilfsstoff. – s. a. Talk...

tales, tal: *pharm* latein. Rezepturanweisung »solche«.

Talfan-Virus: *vet* ↑ Teschen-Virus.

Talfieber: ↑ Kokzidioidomykose.

Talg: ↑ Sebum. – **T.fluß**: *derm* ↑ Seborrhö.

Talgdrüsen: ↑ Glandulae sebaceae. – **T.adenom**: ↑ Adenoma sebaceum. – **T.entzündung**: ↑ Akne. – **T.hyperplasie, seniler T.nävus**: isoliert stehendes, gelbl., evtl. zentral genabeltes Knötchen; bevorzugt an der Stirn älterer Menschen u. nach INH, Kortikosteroiden. – **T.karzinom**: »Carcinoma sebaceum«, z. T. aus differenzierten Talgzellen; selten, v. a. an Gll. tarsales u. ceruminosae. – **T.konkrement**: ↑ Sebolith. – **T.nävus**: ↑ Naevus sebaceus; s. a. T.hyperplasie. – **T.(retentions)zyste, Talgzyste**: falsches ↑ Atherom.

Talipes: Fußdeformierung; z. B. **T. arcuatus** (= Klauenhohlfuß); i. e. S. der ↑ Klumpfuß. – **Talipomanus**: ↑ Klumphand.

Talk: Talcum; s. a. Talk...

Talkose: bei langdauerndem Einatmen von Talkstaub vork. Mischstaublunge (aufgefaßt teils als exogene Speicherungskrankh., teils als Silikatose); morphol. Bild uneinheitl. je nach Staubzusammensetzung: noduläre Form mit FK-Reaktion in Form zellreicher Talkgranulome u. Umwandlung in zellarme, fibrohyaline Knötchen (s. a. T.körperchen); daneben Fibrose durch Begleitmineralien (Quarz, Asbest); auf Pleura, Perikard u. Zwerchfell evtl. kalkdichte Verschwielungen (»Talkplaques«). – **T.körperchen**: opake, licht- bis dunkelbraune Kristallite in Alveolen u. septalem Bindegewebe, umhüllt von Eiweißpräzipitaten (ähnl. den Asbestosekörperchen); für die T. pathognomon. (aber nicht obligat).

Talkum: ↑ Talcum; s. a. Talk.... – **T.granulome**: tuberkuloide Granulome bei ↑ Talkose, aber auch um bei Op. in die Wunde gelangtes Talkum (vom eingepuderten Gummihandschuh des Operateurs); oft mit Hämosiderinablagerungen.

Tallquist* Skala (THEODOR WALDEMAR T., 1871–1927, Internist, Helsinki): Skala verschiedener Rotstufen, etwa der Blutfarbe bei Hb-Gehalt von 10–100% entsprechend (jeweils 10% Anstieg); zum Farbvergleich mit auf Filtrierpapier gebrachtem – eingetrocknetem – Blut.

Talma* (SAPE T., 1847–1918, Chirurg, Utrecht) **Syndrom**: (1892) myoton. Krankheitsbild im Anschluß an verschied. Primärerkrn. (»Myotonia acquisita«? Spätmanifestation der Myotonia congenita bzw. dystrophica?); evtl. ausheilend. – **T.*(-Drummond*-Morison*-Chiazzi*) Operation**: (1898) bei Ösophagusvarizen u. Aszites infolge Leberzirrhose Omentopexie an der Rektusmuskulatur i. S. eines portokavalen Shunt.

Talo...: Wortteil »Sprungbein« (Talus); z. B. **T.kruralgelenk** (s. u. Articulatio).

Talpa: (lat. = Maulwurf) Atherom am behaarten Kopf.

Talus PNA: das »Sprungbein«; der proximalste Fußwurzelknochen, gelenkig verbunden mit Tibia u. Fibula, mit Kalkaneus u. Navikulare (= Articulatio talocruralis bzw. talocalcaneo-navicularis); unterteilt in Corpus, Caput, Collum, Trochlea, Proc. lat. u. post. (mit Tuberculum med. u. lat.). – Ferner inkonstant ein **T. accessorius** an der Innenseite u. ein **T. secundarius** an der Außenseite des unt. Sprunggelenks

Talus|fraktur

(↑ Abb. »Fußwurzelknochen«). – **T.fraktur**: Stauchungs-, Biegungs- oder Abscherfraktur (oft kombin. mit Luxation) des Proc. post. (meist mit Kalkaneusfraktur), des Collum (bei starker Dorsalbeugung im oberen Sprunggelenk Abschälung durch vord. Tibiakante), des Caput (z. B. bei Luxatio pedis sub talo), des Proc. lat. (bei senkrechtem Sturz auf den pronierten Fuß; niemals isoliert) oder des Corpus (z. B. in der Sagittalebene bei gleichzeit. Supinationsfraktur der Malleolen). – **T.luxation** im ob. Sprunggelenk, mit teilweiser bis vollständ. Ausrenkung des Sprungbeins nach hinten oder vorn (infolge max. Plantar- bzw. Dorsalflexion des Fußes unter Zug, evtl. mit Aussprengung eines entspr. ↑ VOLKMANN* Dreiecks) oder aber – stets mit Malleolarfraktur – zur Seite (infolge extremer Pro- oder Supination), u. zwar nach fibular bei Pronationsfraktur (Abriß des med. u. Biegungsbruch des lat. Knöchels), nach tibial bei Supinationsfraktur (Abriß des lat. u. Abscherung des med. Knöchels). Als angeb. Form das ↑ VOLKMANN* Syndrom I.

Tamao* Syphilisreaktion: ↑ IDE* Flockungsreaktion.

Tamburinton: *kard* scharfes, paukendes Aortensegment des 2. HT; bei Aorteninsuffizienz als Hinweis auf syphilit. Genese.

Tamoxifenum *WHO*: 2-[p-(1,2-Diphenyl-buten-1-yl)-phenoxy]-N,N-dimethyläthylamin; Antineoplastikum (v. a. palliativ bei Mamma-Ca.).

Tampon: (französ.) Watte- oder Gazebausch bzw. -streifen zur ↑ Tamponade. – **lebender T.**: *chir* meist aus der Op.-Gegend stammendes autoplast. Material (Muskel, Omentum u. a.) zur Nahtsicherung bzw. Blutstillung an parenchymatösen Organen.

Tamponade: *therap* Ausfüllen einer Körperhöhle (einschl. Wundhöhlen) oder eines Hohlorgans mit Tampons zur Blutstillung (aber auch zwecks Dränage, Pharmaka-Applikation etc.); s. a. Ballontamponade. – vgl. *path* Herztamponade. – **Tamponator**: Instrument zum Einbringen eines Tampons, z. B. als **Tamponführer** (s. a. BELLOCQ* T.).

Tampon|kanüle: *laryng* s. u. ↑ TRENDELENBURG*. – **T.-synchronous-Test**: *gyn* ↑ Blue-tampon-Methode.

Tamus communis: »Schmer-«, »Feuerwurz« [Dioscoraceae]; enthält u. a. Saponine, Alkaloide. Bei Vergiftung durch (Johannisbeeren-ähnl.) reife Beeren: Erbrechen, Herzarrhythmien, Kollpasneigung, rote Hautflecken, Apathie, Koma.

Tanapocken: in Afrika fieberhafte Erkr. mit pockenähnl. Hauterscheinungen am Oberkörper, hervorgerufen durch ein mit dem ↑ Yaba (-Affentumor-)Virus serol. verwandtes Pockenvirus (durch Mansonia-Mücken vom Affen übertragen).

Tanasoglu* Test: (1953) transduodenale ↑ Bromsulfaleinprobe.

Tandem|-crossed-Immunoelektrophorese: zweidimensionale »gekreuzte« (2. Lauf in AK-halt. Gel senkrecht zum 1.) Elektrophorese zweier zu vergleichender AG-Mischungen, eingebracht in 2 Startlöcher angemessener Distanz. Von den resultierenden Immunpräzipitaten fusionieren diejen. zu Doppel- »Peaks« entsprechender Distanz, die von in bd. Proben ident. AG gebildet werden. – **T.-Satelliten**: *zytol* 2 unmittelbar aufeinanderfolgende S., untereinander u. mit dem Chromosomenarm durch feine, achromat. Fibrille verbunden.

Tanderil®-Parotitis: auf Überempfindlichkeit gegen Oxyphenbutazon beruhende bds. Parotisschwellung (lymphozytäre Infiltration), mit Fieber, Leukozytose u. Thrombozytopenie.

Tangentenskala: *ophth* ↑ MADDOX* Kreuz.

Tangential|aufnahme: *röntg* A. mit Zentralstrahl tangential zur Oberfläche des Objekts. – **T.bestrahlung**: *radiol* Strahlenther.-Technik, bei der der Strahlenkegel (mit rel. großem Feld) den Körper tangential trifft u. nur einen oberflächl. Sektor durchstrahlt (rel. geringe Raumdosis). Ursprüngl. von Stehfeldern aus, jedoch zu tangentialer Pendel- bzw. Rotationsbestrahlung weiterentwickelt. – **T.effekt**: *röntg* bei der T.aufnahme Kontrastverstärkung der tangential getroffenen Hohlorganwand.

Tangential|fasern: 1) im Großhirn als Seitenästchen der Radiärfasern horizontal verlaufende markhalt. Nervenfasern, die der flächenhaften Ausbreitung der nervösen Erregung in der Rinde dienen; unterschieden als feinkalibr. »Grundfasern« u. gröbere »Einzelfasern«. Dichter gefügte Geflechte (7 Schichten mit Unterschichten, ↑ Tab. »Kortex«) weisen konst. Lagebeziehungen zu den Ganglienzell-Schichten des NISSL* Bildes auf. – 2) T. der Kleinhirnrinde: der Plexus infraganglionaris (unterhalb der PURKINJE* Zellen) als Grenze zur Körnerschicht. – 3) (EBNER*) ↑ Dentinfibrillen. – **T.schuß**: Verletzung durch tangential auftreffendes Geschoß; Wunde oberflächlich (= Streifschuß), hohlrinnenförmig (= Binnenschuß) oder tunnelartig (= Haarseilschuß).

Tanger-Fieber: in Nordafrika endem. Infektionskrankh. mit ulzerierender Angina, Gastroenteritis, Keratitis, Neuralgien.

Tanghinia: Glykosid-halt. trop.-afrikan. Blütenpflanzen [Apocynaceae]; Samen von T. venenifera s. madagascariensis enthalten tox. Cardenolidglykoside (v. a. vom Azetylthevetin- u. Digitoxigenin-Typ).

Tangier-Krankheit, fam. An-alpha-lipoproteinämie: 1961 auf der Insel T. (amerikan. Ostküste) entdeckte, autosomal-rezessiv erbl. Störung des Cholesterin- u. Lipoproteinhaushaltes: sehr niedr. HDL-Werte im Plasma (Fehlen der α- u. Prä-β-Bande in der Lipoprotein-Elektrophorese), Ablagerung veresterten Cholesterins in den Makrophagen (Xanthomzellen), Hypertriglyzeridämie mit Chylomikronenvermehrung, Verminderung des Serum-Cholesterins (bei normalem Anteil veresterten Cholesterins), Hyperplasie des lymphat. Apparates (mit großen, von Sternhimmelzellen durchsetzten Keimzentren).

Tankbeatmung: künstl. Beatmung nach dem Prinzip der eisernen Lunge (»Tanklunge«, »-respirator«).

Tannat: Salz der Tanninsäure.

Tanner* Operation (ERNEST KETCHUM T., geb. 1876, Chirurg, Brooklyn): totale quere Magendurchtrennung als Not-Op. bei blutenden Ösophagusvarizen.

Tannin(säure): ↑ Acidum tannicum; s. a. Tanninum. – **T.beize**: *bakt* Mischung von Tannin mit Chromsäure (für Geißelfärbung) oder Phenol (Spirochätenfärbung). – **T.-Vorbehandlung**: *histol* Fixierung der – mit der DNS verbundenen – bas. Histone des Zellkerns mit Tannin zur Verhinderung des Austausches gegen bas. Farbstoffe; z. B. als »inverse Tinktion« der Stärke, bei WALLRAFF* Methode.

Tanning: (engl.; M. GROB) dreiphas. Behandlungsmethode (2%ige Merbromin-, 5%ige Tannin-, 10% AgNO$_3$-Lsg.) von Brandwunden.

Tanninum: ↑ Acidum tannicum. – **T. albuminatum**: gehärtete Eiweiß-Gerbsäure-Verbindung; Antidiarrhoikum, Darmadstringens.

Tansini* Zeichen (IGINIO T., 1855–1943, Chirurg, Modena, Palermo, Pavia): bei Pylorus-Ca. Prominenz des Bauches infolge Darm-Metastasen.

Tantal, Ta: 5- sowie 2-, 3- u. 4wert. Schwermetallelement der Vanadin-Gruppe, mit OZ 73, Atomgew. 180,948. Natürl. Isotope ^{181}Ta u. ^{180}Ta (radioaktiv; HWZ ca. 2 × 10^{12}a), künstl. (β-Strahler) ^{176}Ta, ^{177}Ta, ^{178}Ta, ^{179}Ta, ^{185}Ta u. ^{182}Ta (letzteres mit HWZ 112 d; therap. Anw. für Moulagen-Bestrahlg. u. in Drahtform für Spickung sowie in Hohlorganen, z. B. Harnblase). – Legierungsbestandteil von Chrom-Nikkel-Stählen (u. a. für chir. u. zahnärztl. Instrumente); ferner Anw. als **T.gaze** (feinmasch. Ta-Drahtnetz zur plast. Deckung von Bauchwandbrüchen; wird von den Körpergeweben durchwachsen) u. **T.platte** (für Knochenchir.). – *toxik* Oxid reizt Atemorgane (s. a. Hartmetallunge); MAK 5 mg/m^3.

T-Antigen: 1) *immun* ↑ Transplantationsantigen. – 2) *serol* s. u. THOMSEN* Rezeptor. – 3) (KAUFFMANN) *bakt* s. u. S-R-Formenwechsel; – 4) ↑ Tumorantigene.

Tanton* Fraktur: beidseit. ↑ MALGAIGNE* Fraktur.

Tanzen der Beine: pulssynchrone Bewegungen der übergeschlagenen Beine bei Aorteninsuffizienz. – **T. der Patella**: tanzende ↑ Patella.

Tanz|sucht: ↑ Choreomanie, Tarentismus (= **italien. T.krankheit**). – **T.krampf**: Chorea saltatoria (vgl. Tänzer...).

Tap epilepsy: (engl.) »Kontaktepilepsie« mit Anfallsauslösung durch plötzl., unvermutete Berührung (z. B. leichter Schlag); s. a. Reflexepilepsie.

Tape-Test: (engl. = Klebestreifen) ↑ WOLF* Test.

Tapetum *JNA*: »Teppich«, Decke; z. B. **T. nigrum s. oculi** (= Stratum pigmenti retinae); s. a. **tapetoretinale** ↑ **Degeneration**.

Tapeziernagelphänomen: *derm* s. u. Reißnagel....

TAPHA: 4-Thiaheptan-1,7-dioyl-bis-isopropyl-hydrazin; ein MAOH.

Tapho...: Wortteil »Grab«, »Begräbnis«; z. B. **T.phobie** (krankhafte Angst, scheintot begraben zu werden), **T.philie** (abnormer Hang zu Gräbern, Friedhöfen; meist Neurose-Sympt.).

Tapia* (ANTONIO GARCIA T., 1875–1950, Laryngologe, Madrid) **Laryngektomie**: totale Kehlkopfstirpation mit GLUCK-SOERENSEN-Technik; Absetzen erfolgt von kranial nach kaudal. – **T.* Syndrom**: (1905) einseit., partielle oder totale, (infra)nukleare Lähmung der unt. Hirnnerven (meist X – XII) infolge Läsion an der kaud. Oblongata bzw. Schädelbasis (For.-jugulare-Syndrom); Sympte.: homolat. Parese von Gaumensegel, Pharynx, Larynx, Zunge, Mm. sternocleidomastoideus u. trapezius; vgl. Halbbasis-Syndrom.

Tapirlippe: rüsselförm. Lippenschwellung, z. B. beim MELKERSSON*-ROSENTHAL* Syndrom (↑ dort. Abb.), als Pseudohypertrophie bei progred. Muskeldystrophie.

Tapotement: (französ.) *physiother* ↑ Klopfung.

Tapping: (engl.; WHIPPLE 1914) der sogen. »Tip-Test« zur Ermittlung des psychomotor. Eigentempos, indem eine Taste in angenehm erscheinendem gleichbleibendem Rhythmus anzuschlagen ist.

TAPVD: **t**otal-**a**nomale **P**ulmonal**v**enen**d**ränage (als Form der ↑ Lungenvenentransposition).

Tar* Zeichen (ALOIS T., geb. 1886, Arzt, Budapest): bei Lungeninfiltration u. Pleuraverwachsung ein Abweichen des – normalerweise übereinstimmenden – Zwerchfellstandes in Bauchlage bei mittl. Exspiration von dem im Stehen bei tiefer Exspiration.

Tarantel: *entom* s. u. Lycosa; s. a. Tarantula (1). – **T.tanz**: ↑ Tarentismus.

Taranto* Operation: *gyn* vord. Kolporrhaphie mit Nahtfixierung des freien Endes eines an der Unterseite von Urethra u. Trigonum vesicae haftenden medianen Faszienlappens im Spatium vesicouterinum.

Tarantula: *zool* die durchweg gift. Arten der Gattg. ↑ Lycosa; i. w. S. auch die – ebenfalls tox. – Arten der Fam. Dipluridae, Theraphosidae u. Barychelidae (alle Subordo Orthognatha), unterteilt in »kleine« u. in »große T.« (Actinopus, Atrax, Trechona, Harpactirella, Grammostolinae, Theraphosinae). – **Tarantulismus**: die Sympte. nach tox. Biß von Spinnen (↑ Arachnidismus), insbes. von ↑ Lycosa-Arten (»Lycosismus«); vgl. Tarentismus.

Tarassovi: *bakt* Serogruppe der ↑ Leptospira.

Taraxacum: *botan* Blütenpflanzen-Gattung [Compositae]; darunter **T. officinale** (»Löwenzahn«), dessen Frischsaft zur sogen. Frühjahrskur, die Wurzel (Bitterstoff, Taraxaxin, Wachs- u. Harzanteile, KH) als Choleretikum, Bitter- u. Magenmittel u. Diuretikum Anw. finden.

Taraxein: (HEATH 1955) Protein im Serum akut Schizophrener, das i.v. bei Affe u. Mensch Verhaltens- u. EEG-Änderungen bewirkt. – **Taraxis**: 1) Sehstörung nach Ophthalmie. – 2) ↑ Conjunctivitis.

Tarchanow* Hautreflex (IWAN ROMANOWITSCH T., 1848–1908, Physiologe, St. Petersburg): (1890) s. u. psychogalvanischer Reflex.

Tardieu* Flecken (AMBROISE AUGUSTE T., 1818–1879, Gerichtsmediziner, Paris): ↑ BAYARD* Ekchymosen.

tardus, tardivus: (latein.) langsam, spät, verspätet; z. B. **Tardivepidemie** (s. u. Epidemie).

T-Areal: *immun* ↑ thymusabhängiges Areal.

Tarentismus, (hyster.) **Tarantismus**: nach der Stadt Tarent (oder der Tarantel?) benannte Choreomanie, indem sich der von einer – meist ungift.(!) – Tarantel (↑ Lycosa, Tarantula) Gestochene – zus. mit seiner Wohngemeinschaft – einem durch Musik stimulierten Heiltanz (Urspr. der Tarantella!) bis zur Erschöpfung hingibt, um nach anschließ. Erholungsschlaf u. -mahl dem drohenden Wahnsinn entgangen zu sein. Rituell determinierte Massenhysterie, die wahrsch. auf ähnl., bereits im Mittelalter geübte Extrembelastungen zur Abwendung eines ↑ Latrodektismus zurückgeht. – **Tarentula**: ↑ Lycosa (»Tarantel«).

Target: (engl.) *physik* beim Teilchenbeschleuniger die ruhende »Zielscheibe« (Metall, Flüssigkeit, Gas,

Targetdrüsen

Kunststoff), deren Atomkerne dem prim. Teilchenstrahl als Streuzentrum dienen (u. die bei einschläg. Ther.-Anlagen als »Antikathode« Quelle der ultraharten Rö.strahlen ist).

Target|drüsen: endokrine Drüsen, die best. Hormonen als Angriffspunkt dienen (u. für die Realisation ihrer Wirkung nötig sind); z. B. Schilddrüse, Gonaden u. NN als Effektorgane der glandotropen Hypophysenhormone, die Hypophyse als Zielort der Releasing-Faktoren; i. w. S. auch das hypophysär-dienzephale System als Zielorgan der Erfolgsorgane im Rahmen des Feedback. – **T.symptome**: (engl., FREYHAM 1959) die leicht unterscheidbaren, für eine neurolept. Ther. zunächst u. in erster Linie (u. U. unabhängig von nosolog. Einheit etc.) maßgebenden »Zielsympte.« einer Psychose. – **T.theorie**: *radiol* ⌐ Treffertheorie. – **T.zelle**: 1) Schießscheiben-, Kokardenzelle, Leptozyt: Ery mit abnormer Farbstoffverteilung (Hb-dichtes Zentrum, Hb-arme Randzone) u. erhöhter osmot. Resistenz. Vork. v. a. bei Thalassämie (z. B. »Target oval cell syndrome« als Sonderform der Thalassaemia minor mit ellipt. Ery), aber auch bei tox.-hämolyt. Anämien, ZIEVE* Syndrom, anderen Hämoglobinopathien, schwerer Eisenmangelanämie, sogen. LCAT-Defekt. – 2) »Zielzelle«, Endform einer zellulären Entwicklungsreihe (z. B. der Hämopoese).

Tarichatoxin: mit Tetrodotoxin ident. Gift von Taricha-Spezies (z. B. des Wassermolchs T. torosa).

Tarin* (PIERRE T., 1725–1761, Anatom, Paris) **Foramen**: ⌐ Hiatus canalis nervi petrosi minoris. – **T.* Grube, Spatium**: ⌐ Fossa interpeduncularis.

Tarnhøj*(-Stender*) Operation, (PAUL T., dän. Neurochirurg; ARIST ST., 1903–1975, Neurochirurg, Breslau, Berlin): (1952) bei Trigeminusneuralgie Dekompression des Ggl. semilunare u. der über die Felsenbeinkante ziehenden Trigeminuswurzel durch Schlitzen der Durascheide bis zum freien Tentoriumrand u. Durchtrennen des Sinus petrosus superfic. – 1953/54 von ST. modifiziert: stumpfe »Gangliolyse« von der Dura aus (ohne Arachnoidea-Eröffnung u. ohne Liquorverlust).

Tarnier* Zange (ETIENNE STEPHANE T., 1828–1897, Gynäkologe, Paris): *geburtsh* Achsenzugzange mit Angriffspunkt an den Zangenlöffeln, so daß auch bei hoher Zange Zug in der Geburtsachse möglich.

Tarnopolsky* Zeichen: bei Koxarthrose das Sichabstützen in Bauchlage mit Thorax u. Knie.

Tarnow*-Kulenkampff* Syndrom (GERD T., geb. 1929, Neurologe, Kiel; CASPAR K., geb. 1921, Neurologe, Düsseldorf, Köln): (1956) ⌐ zerviko-linguo-mastikatorisches Syndrom.

Tarozzi* Bouillon (GIULIO T., geb. 1868, Physiologe, Modena, Bologna): *bakt* Kaninchen- oder Meerschweinchen-Leberbouillon (als Kochfleisch-Nährboden). Nach dem Autoklavieren schnell abzukühlen u. sofort zu beimpfen.

Tarpeia: älterer Name (nach der Römerin, die einst die Sabiner in die Burg Roms einließ) der Influenza-Viren A, B, D u. suis (»T.α, β, γ bzw. suis«) u. des Common-cold-Virus (»T. premens«).

Tarsalgie: Schmerzen in der Fußwurzel.

tarsal(is), tarseus: (lat.) die Fußwurzel (Tarsus) bzw. die Augenlidplatte (Tarsus palpebrae) betreffend; z. B. **Tarsal|drüsen** (⌐ Gll. tarsales), **T.knochen** (= **Tarsalia**, ⌐ Ossa tarsi).

Tarsaltunnel: der vom Retinaculum musculorum flexorum überdachte Durchtrittskanal für den N. tib. post. am Fußinnenknöchel. Ein örtl. Kompressionsschaden des Nervs führt zum MORTON* oder **T.-Syndrom**: (1876, KECK 1962) örtl. Schmerzen (auch typ. Druckschmerz hinter dem Malleolus), Parästhesien, später sensible u. motor. Ausfälle. Ther.: Druckentlastung, Spaltung des Retinaculum, op. Neurolyse. Ggf. entschädigungspflichtig. BK.

Tarsektomie: 1) Resektion von Fußwurzelknochen; z. B. die lat. T. (VELPEAU 1839) als Keilresektion des dist. Tarsus bei Klumpfuß. – 2) Resektion des Lidknorpels.

tarseus: (lat.) ⌐ tarsalis.

Tarsitani* Zange: *geburtsh* Zange mit nichtkreuzenden, durch ein bewegl. Schloß zusammengehaltenen Löffeln.

Tarsitis: Entzündung des Lidknorpels, i. w. S. auch von Lidhaut u. -rändern (⌐ Blepharitis). – **T. periglandularis**: ⌐ Canaliculitis tarsi.

tarso...: Wortteil »Tarsus« (= Fußwurzel bzw. Augenlidplatte); z. B. **T.klasie** (therap. Zertrümmerung der Fußwurzelknochen bei Fußdeformität), **T.malazie** (Chondromalazie des Lidknorpels), **T.metatarsalgelenke** (⌐ Articulationes tarsometatarseae), **t.phalangealer Reflex** (⌐ v. BECHTEREW* MENDEL* Reflex), **T.plastik** (*orthop* Fußwurzel- bzw. *ophth* ⌐ Blepharoplastik), **T.ptose** (Senkung der Fußwurzel, z. B. bei Pes planus), **T.(r)rhaphie** (*ophth* Blepharo(r)rhaphie: Nahtvereinigung von Ober- u. Unterlid zwecks Verkleinerung oder temporären Verschlusses der Lidspalte; als **totale T.rhaphie** bei schweren Entzündungsprozessen des vord. Auges), **T.tomie** (op. Freilegung der Fußwurzelknochen bzw. Durchtrennung des Lidknorpels).

Tarsus: 1) T. palpebrae *PNA*: der »Lidknorpel«, die straffe, halbmondförm., biegsame Bindegewebsplatte im Ober- u. Unterlid, vom temp. Augenwinkel bis nahe an den Tränenpunkt; an den Kommissuren mit den Ligg. palpebralia nas. u. temp. am med. bzw. lat. Orbitalrand angeheftet (wobei die Bänder als Septum orbitale zum Periost des Stirn- bzw. Jochbeins ziehen). – 2) **T. (sceleti membri inf. liberi)** *PNA*: die aus einer prox. (Talus, Calcaneus) u. einer dist. Knochenreihe (Cuboideum, Cuneiforme I–III) u. dem eingeschobenen Naviculare bestehende »Fußwurzel« zwischen oberem Sprunggelenk u. Mittelfuß.

Tartarus: histor. Bez. (PARACELSUS) für Kalium bitaricum crudum (»T. depuratus«). – **T. natronatus**: Kalium-Natrium tartaricum. – **T. stibiatus**: ⌐ Antimonyl-Kaliumtartrat.

Tartrat: Salz der 2bas. Weinsäure, entweder als neutrales oder als saures T. (1 freie Säuregruppe).

Tartronsäure: Hydroxymalonsäure, HOOC · CH(OH) · COOH. – Salze: Tartronate.

Tart-Zelle: (nach einem Pat. benannter) unspezif. Phagozyt im KM: glatt konturiert, mit 2 sich unterschiedlich anfärbenden Nukleolen u. erhaltenem Chromatinnetz, meist in einer Retikulumzelle liegend; Vork. bei Lupus erythematodes (mit der LE-Zelle nicht ident.!) u. schweren konsumierenden Erkrn.

Tarzan-Typus: dem MORQUIO* Syndrom verwandter Kleinwuchs infolge WS-Fehlbildung (WK u. Bandscheiben verschmälert, Spaltbildungen), häufig kombin. mit hohem, schmalem Becken, Antetorsion des Femurhalses, athlet. Körperbau (oft gute Turner).

TASA: tumor-associated surface antigen.

Taschenabszeß: *dent* von einer Zahnfleischtasche ausgehender Parodontalabszeß.

Taschenband: ↑ Ligamentum vestibulare. – **T.muskel:** ↑ Musc. thyreoarytaenoideus. – **T.stimme:** ↑ Dysphonia plicae ventricularis.

Taschen|falte: ↑ Plica vestibularis. – **T.klappe:** ↑ Valvula semilunaris. – **T.kürettage:** *dent* bei Parodontose Entfernen des Granulationsgewebes u. des inn. Saumepithels aus der Zahnfleischtasche (sowie Zementanfrischung).

Taschenmesser|phänomen: *neurol* 1) an der spastisch gelähmten Extremität beim pass. Beugeversuch die nach anfängl. federndem Widerstand plötzlich – infolge einer Art »Verlängerungsreaktion« des Muskels – mögl. Flexion des Gliedes. – 2) abnorme Beugefähigkeit (z. B. Knie) infolge Muskelhypotonie u. Bändererschlaffung u. -überdehnbarkeit (Indolenz); z. B. bei Tabes dors. – **T.position:** Rückenlage mit hochgehaltenen Beinen zwecks Vergrößerung des venösen Volumenangebotes i. S. der Autotransfusion.

Taschkent-Geschwür: ↑ Hautleishmaniase in Usbekistan.

Tasikinesie: (SICARD 1923) unstillbares, von der Körperlage unabhäng. Bedürfnis, sich ständig zu bewegen; v. a. als Nebenwirkung von Neuroleptika.

Tasis: Federosteosynthese (nach ↑ MAATZ).

Tast|anästhesie: Hyp- bis Anästhesie für taktile Reize; wegen Kreuzung der vermittelnden Fasern in verschied. RM-Ebenen bei halbseit. RM-Läsion auf der verletzten Seite niemals vollständig. – **T.ballen:** ↑ Toruli tactiles. – **T.blindheit, -lähmung:** ↑ Astereognosie. – **T.empfindung:** ↑ Berührungsempfindung.

Tasterzirkel 1) *gyn* Beckenzirkel. – 2) *neurol* ↑ Ästhesiometer.

Tast|halluzination: hapt. ↑ Halluzination. – **T.körperchen:** ↑ Corpuscula tactus. – **T.lähmung:** ↑ Tastanästhesie; **perzeptive T.lähmung:** s. u. Astereognosie. – **T.leisten:** beim Menschen das von den Cristae cutis (jeweils 2 zu einer Leiste zusammengefügte Kutispapillen-Reihen) gebildete »Hautleistensystem«; bes. deutlich ausgebildet (u. mit vielen T.körperchen versehen) an der Volarseite der Finger- u. Zehenendglieder, an Handinnenfläche u. Fußsohle. Gestattet aufgrund seiner genetisch determinierten individuellen »Muster« die Identifizierung von Einzelpersonen (↑ Daktyloskopie).

Tast|massage (Ruhmann*): der Reflexzonenmassage zuzurechnende Fingerkuppenkreismassage tastbarer rheumat. Knötchen, Muskelverspannungen etc. – **T.papillen:** ↑ Papillae corii. – **T.perkussion:** s. u. EBSTEIN*. – **T.polster:** ↑ Fingerbeere. – **T.rezeptor:** Berührungsrezeptor; ↑ Corpuscula tactus.

Tast|sinn, Tactus: ↑ Berührungssinn; i. e. S. der Teil des sensiblen Systems für die durch Abtasten gewonnenen Berührungsempfindungen (»T.empfindungen«). – **T.störungen** (= Parapsis) s. u. Hyper-, Hyp-, Anästhesie, Astereognosie. – **T.strahlung:** *anat* die ZNS-Bahnen der epikrit. Sensibilität. – **T.zentrum:** ↑ Körperfühlsphäre.

TAT: 1) (engl.) Thematic Apperception Test (Apperzeptionstest). – **2)** ↑ Tetanusantitoxin.

TATA: tumor-associated transplantation antigen.

Tatauierung: ↑ Tätowierung.

Tatendrang, krankhafter: s. u. Hyperbulie.

TA-Test: Thyreo-Autopräzipitin-Test.

Tatum*, Edward Lawrie: geb. 1909, Biochemiker, New York; 1958 zus. mit G. W. BEADLE u J. LEDERBERG Nobelpreis für Medizin »für ihre Entdeckung, daß die Gene wirksam werden, indem sie bestimmte chem. Vorgänge regulieren«.

Tatzenhand: die ödematöse, livid-kalte Hand (»Safthand«), v. a. bei Syringomyelie.

Taubblindheit: Fehlen des Hör- u. Sehvermögens (mit Orientierungsvermögen nur durch den Tastsinn). Bei frühzeit. Auftreten fehlt auch die artikulierte Sprache (= Taubstummblindheit).

Tauben|krätze: bes. nachts stark juckendes urtikarielles, folliculäres oder ekzematoides Exanthem an Stamm u. Extremitäten durch – z. T. auch in Wohnungen eindringende – Vogelmilben oder -zecken (z. B. Dermanyssus avium, Argas reflexus). – **T.züchterlunge:** auf allerg. Alveolitis beruhende interstitielle Pneumonie (mit Übergang in Lungenfibrose), beginnend ca. 4–6 Std. nach Inhalation von im T.kot enthaltenen – u. auch im T.blut nachweisbaren – AG, die die Bildung präzipitierender AK (Ig G) i. S. der ARTHUS* Reaktion auslösen. Klin.: hohes Fieber, Husten, Dyspnoe (bei kleinnodulärer u. retikulärer Lungenzeichnungsvermehrung); führt zu Cor pulmonale, kardiorespirator. Insuffizienz. – Von anderen Autoren als Aspergillose beschrieben; vgl. Vogelhalterkrankheit.

Taubheit, Surditas, Kophosis: ein- oder halbseit. »Gehörlosigkeit«; als **absol.** T. für alle Schallreize, als **prakt.** T. mit Hörverlust für laute Umgangssprache bei noch vorhandener Wahrnehmung einzelner Töne u. Geräusche (> 70 dB). Bei angeb. oder bis zum 6.–8. Lj. erworb. bds. Form kombin. mit Fehlen der artikulierten Lautsprache (↑ Taubstummheit). **Angeb.** T. entweder vererbt (s. a. Tab. »Taubheitssyndrome«, Hyperurikämie-T.-Ataxie-Sy.) oder intrauterin akquiriert (v. a. konnat. Syphilis, Röteln-Embryopathie, Rh-Inkompatibilität mit Kernikterus, Labyrinthitis); **erworb.** T. (Innenohrschaden) Folge von (Meningokokken-)Meningitis, Enzephalitits, Scharlach, Masern, Tbk u. Infekt.-Krkhtn., Osteomyelitis, Mittelohr-Erkrn., Otosklerose, (Baro-)Trauma u.a. (als absol. T. stets mit Innenohr- oder Hörnervbeteiligung); s. a. Lärmschwerhörigkeit, Hörsturz, Presbyakusis, Hörlücke (= **partielle** T.). Ferner die **psychogene** T. (s. u. Hörstörung) ohne organ. Befund bei Konversionsneurose.

Taubheit-Ohrmuscheldysplasie-Syndrom, MENGEL*-KONIGSMARK*-BERLIN*-McKUSICK* Sy.: (1969) autosomal-rezessiv erbl. Schalleitungstaubheit mit bds. Mikrotie, Mißbildung der Gehörknöchelchen, Gesichtsdysplasie (mongoloide Lidachse, leichter Hypertelorismus), Oligophrenie (psychomotor. Retardierung), Kleinwuchs, Kryptorchismus, systol. Herzgeräusch (bei normalem EKG u. Rö.befund).

Taubstummensprache

Taubstummensprache: vom ABBÉ DE L'EPÉE im 18. Jh. aufgebaute Gebärdensprache (Verständigung nur zwischen darin Geschulten möglich); heute weitgehend durch eine – meist monotone u. modulationslose – Lautsprache ersetzt (S. HEINICKE, Leipzig 1778), die durch Abseh- u. Artikulationsunterricht (anhand getasteter Vibrationen = BARCZY* Methode) vermittelt wird.

Hereditäre Taubheitssyndrome

mit äuß. Augenmißbildgn.

FOURMAN*-FOURMAN* S.	I
ESCHER*-HIRT* S.	S
WILDERVANCK* S. III	S

mit Ohrmuscheldysplasie — S

FÁRÁ*-CHLUPAČKOVA*-HŘÍVNÁKOVÁ* S.	S
ROWLEY* S.	I+S

mit Ektodermaldysplasie

KLEIN*-WAARDENBURG* S.	I
TIETZ* S.	I
CAPUTE*-RIMOIN*-KONIGSMARK* S.	I
WOOLF*-DOLOWITZ*-ALDOUS* S.	I
ZIPRKOWSKI* S.	I
KONIGSMARK*-HOLLANDER*-BERLIN* S.	I
HELWEG*-LARSEN* S.	I
NOCKEMANN* S.	I
BJÖRNSTAD* S.	I
ZELIG*-FEINMESSER* S.	I
ROBINSON*-MILLER*-BENSIMON* S.	I
SCHWANN* S.	I
TOMMASI*-JEUNE*-FREYCON*-NIVELON* S.	I
FORNEY*-ROBINSON*-PASCOE* S.	S

mit Skelettanomalien

STRASBURGER*-HAWKINS*-ELDRIDGE* S.	S
Dysostosis mandibulofacialis	I
otopalatodigitales S.	S
CARRARO* S.	S
CAMURATI*-ENGELMANN* S.	I
PYLE* S.	S
WILDERVANCK* S. I u. II	I
FRANÇOIS* S. III	S
WILDERVANCK*-BERNDORFER* S.	I

mit anderen Mißbildungen

PENDRED* S.	I
REFETOFF*-de WIND*-de GROOT* S.	I
FORNEY*-ROBINSON*-PASCOE* S.	S

mit Nervenstörungen

TURNER*-GARDNER* S.	I
bei sensor. Polyradikuloneuropathie	I
SACKS*-HERRMANN*-AGUILAR* S.	I
Zehen-Fingergelenkpolster-S.	I
TOMMASI*-JEUNE*-FREYCON*-NIVELON* S.	I
TAYLOR*-ROSENBERG* S.	I
v. GRAEFE*-SJÖGREN* S.	I

mit Augenstörungen

MARSHALL* S.	I
FLYNN*-AIRD* S.	I
OHLSSON* S.	I
USHER* S.	I
REFSUM* S.	I
ALSTRÖM*-HALLGREEN* S.	I
BARJON*-LESTRADET*-LABAUGE* S.	I
TAYLOR*-ROSENBERG* S.	I
DIALLINAS*-AMALRIC* S.	I
NORRIE*-WARBURG* S.	I
Arthro-Ophthalmopathie-S.	I

mit Nierenstörungen

Nephropathie-Taubheits-S.	I
MUCKLE*-WELLS* S.	I
WINTER*-KOHN*-MELLMAN*-WAGNER* S.	S
SOHAR* S.	I
OHLSSON* S.	I

mit Herzstörungen

JERVELL*-LANGE=NIELSEN* S.	I
FORNEY*-ROBINSON*-PASCOE* S.	S
TOMMASI*-JEUNE*-FREYCON*-NIVELON* S.	I

I = Innenohr-, S = Schalleitungsschwerhörigkeit

Taubstumm|heit, Mutisurditas, Surdomutitas: Ausbleiben oder Verlernen (nur vor dem 6.–8. Lj.; = sek. Stummheit) der artikulierten Lautsprache infolge Taubheit bei intaktem Sprachorgan. – **T.blindheit**: s. u. Taubblindheit.

Tauchbad: *baln* durch die Dauer (Sek. bis einige Min.) in der Reizstärke abstufbares kaltes Vollbad (mit u. ohne Reibungen, Bürstungen etc.); häufig als Abschluß überwärmender Prozeduren zur Anregung von Kreislauf, Atmung u. Stoffwechsel.

Taucher|kammer: / Druckkammer. – **T.krankheit**: beim Taucher sofort oder Std. nach zu raschem Auftauchen einsetzende Sympte. i. S. der / Druckfallkrankh., z. B. **T.flöhe** (Jucken), **T.lähmung** = **T.schlag** (Bein- u. Harnblasenparesen); ggf. entschädigungspflicht. BK. – Als **T.unfälle** v. a. die infolge Mißachtung der Auftauchregeln vork. Dekompressionsschäden i. S. der / Druckfallkrankh. sowie Lungenüberdehnung, Pneumothorax, Mediastinalemphysem, Luftembolie; ferner das / Blaukommen (durch sogen. Taucherstutz), die otol. / Barotraumen, der / Tiefenrausch (= **T.rausch**), die (sub)-akute Oxydose (durch erhöhten O_2-Partialdruck; u. U. rasch tödl.) u. Hypoxie; evtl. Tod durch Unterkühlung, Ertrinken, Ersticken; sowie das »**T.veilchen**« als harmlose Blutaustritte (durch rel. Unterdruck) an Augenlidern, Bindehäuten u. übr. Gesicht bei Verw. einer T.brille ohne Druckausgleich.

Tauch|kropf: bei tiefer Inspiration in die obere Thoraxapertur »eintauchende« – u. evtl. intermittierende Schluck- u. Atembeschwerden verursachende – / Struma (nodosa). – **T.reflex**: durch Eintauchen des Gesichts in kaltes Wasser (2°) ausgelöster Vagusreflex: periphere Vasokonstriktion, starker Abfall von HMV u. Pulsfrequenz (»T.bradykardie«, nach ca. 10 Sek.), evtl. Blutdruckerhöhung; bei gestörtem Reflex Gefahr des Sekundenherztodes. Klin. Nutzung z. B. zum Überführen einer paroxysmalen supraventrikulären Tachykardie in einen Sinusrhythmus (kontraindiziert bei Anfälligkeit für Kammerflimmern oder -tachykardie!).

Taufliege: / Drosophila melanogaster.

Taumelkrankheit: / Lolismus.

Tau-Phänomen, GELB*(-BENUSSI*) Ph.: *physiol* die scheinbare Annäherung räumlicher an zeitl. Verhältnisse als opt. Täuschung; werden z. B. im Dunkeln 3 gleichweit voneinander entfernte Lichtpunkte in ungleich schneller Folge dargeboten, so erscheinen die zeitlich näher beieinanderliegenden auch räumlich näher.

Taurin: 2-Aminoäthansulfonsäure, $H_2N \cdot CH_2 \cdot CH_2 \cdot SO_3H$; Abbauprodukt des Zysteins, v. a. als Konjugationspartner »gepaarter / Gallensäuren«: außer Glykochol- u. -desoxycholsäure die **Taurocholsäure** (Anw. als Cholagogum, Antidot bei Digitalisvergiftung, Nährbodenzusatz).

Taussig* Syndrom (HELEN BROOKE T., geb. 1898, Kinderärztin, Baltimore): **1)** angeb. zyanot. Herzfehler (/ dort. Tab.) mit Vorhof- u. Ventrikelseptumdefekt, Transposition der Aorta, »reitender« Pulmonalis; normale Herzkonfiguration, Systolikum mit p. m.

im 2.-3. ICR li. parasternal; – **2)** T.*-BING* Sy. (RICHARD J. B.): (1949) angeb. zyanot. Herzfehler (↑ dort. Tab.) mit Transposition der Aorta, Linkslage der Pulmonalis, hochsitzendem VSD u. Hypertrophie des re. Ventrikels; mit Meso- oder Holosystolikum (p. m. 3.-4. ICR li. parasternal) u. EKG-Symptn. der Re.überlastung; starker Re.-li.-Shunt bedingt Gleichheit von Körper- u. Lungenkreislaufzeit u. simultane Füllung von Aorta u. Pulmonalis bei Angiokardiographie; im Rö.bild starke Erweiterung von Pulmonalbogen u. Lungenarterien. – **3)** T.*-SNELLEN*-ALBERS* Sy.: (1947) »komplette ↑ Lungenvenentransposition« mit Einmündung aller Lungenvenen in die V. brachiocephalica sin. u. Kommunikation beider Vorhöfe; klin.: Belastungszyanose, uncharakterist. Auskultationsbefund, P. dextrocardiale, Re.-schenkelblock mit Re.überlastung; Körperkreislaufzeit durch ASD verkürzt; Farbstoffverdünnung durch Li.-re.-Shunt verzögert; Rö-bild: »Schneemann«-Herz (↑ Tab. »Herzfehler«); infolge Re.herzinsuffizienz (Lungenödem) oft früher Exitus.

tauto...: Wortteil »ein- u. dasselbe«, »kongruent«; z. B. **t.morph** (= gestaltlich übereinstimmend).

Tauto|logie: *psych* mehrfache Umschreibung des gleichen Sachverhaltes als Ausdruck einer Sprachstörung (treffender Ausdruck nicht verfügbar). – **T.merie**: *chem* Isomerie bei organ. Verbindgn., indem sich durch sogen. Prototropie (intramolekulare Protonenwanderung mit reversibler Umlagerung bestimmter Bindungen) ein in echtem Reaktionsgleichgew. stehendes Isomerenpaar bildet (z. B. Keto-Enol-T.). Erfolgt in vivo als enzymat. Reaktion durch Isomerasen (»T.merasen«).

Tautreten: Barfußgehen auf taufeuchter Wiese als – kreislaufanregende – KNEIPP* Anwendung.

Tautropfen-Phänomen: *derm* s. u. AUSPITZ*.

Tavel* Operation (ERNST T., 1858–1912, Chirurg, Bern): (1906) Gastrostomie mit Ausleitung via interponiertes Ileumsegment.

Tawara* (SUNAO T., Pathologe, Tokio, Marburg) **Knoten**: ↑ Atrioventrikularknoten. – **T.* Schenkel**: das Crus dextrum bzw. sinistrum des ↑ Fasciculus atrioventricul. (= **T.*-His* Bündel**); s. a. Schenkelblock.

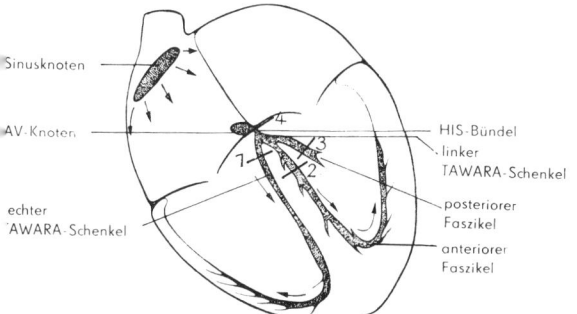

Tawara* Schenkel u. einschläg. Blockbilder:
unifaszikulär: 1 Rechtsschenkelblock (RSB)
2 linksanteriorer Block (LAH)
3 linksposteriorer Block (LPH)
bifaszikulär: 2 + 3 kompletter Linksschenkelblock
1 + 2 RSB + LAH
1 + 3 RSB + LPH
trifaskulär: 1 + 2 + 3 } totaler AV-Block
4

Ta-, T$_a$-, TA-Welle: *kard* im EKG die – im allg. im QRS-Komplex verborgene – Repolarisationsschwankung der Vorhöfe; außer bei Ösophagus-Abltg. evtl. im path. EKG sichtbar (z. B. bei Av-Block, blockierter Vorhofextrasystole).

Taxie: der geordnete Ablauf willkürlicher Bewegungen (als Ggs. zur Ataxie). – vgl. Taxis.

Taxin: **1)** tox. Alkaloid-Gemisch aus Nadeln u. Samen der Eibe (**Taxus baccata**); stärker herzwirksam als Fol. Digitalis; bei Intoxikation (Erbrechen, Diarrhö, Kreislaufkollaps, Atemlähmung, Krämpfe, Koma) symptomat. Ther.: Kohle, Magenspülung, künstl. Atmung, O$_2$, evtl. Barbiturate. – **2)** (MENKIN) ↑ Leukotaxin.

Taxis: (*pl* Taxien) **1)** bei freibewegl. Protozoen, Spermatozoen, kleinen Metazoen durch spezif. Reiz ausgelöste akt., gerichtete Bewegung (zum Reiz hin = pos., vom Reiz weg = neg., quer zur Reizrichtung = transversal); s. a. Chemo-, Phototaxis; vgl. Tropismus. – **2)** *chir* ↑ Reposition.

Taxon: (*pl* Taxa): *biol* durch best. Abgrenzung, Stellung u. Rangstufe im System (↑ Systematik) charakterisierte, mit vereinbartem Namen bezeichnete Gruppe phänotypisch ähnlicher u./oder genotypisch verwandter Organismen. – **Taxonomie, -logie**: *biol* der mit Beschreibung, Benennung u. Klassifizieren der Organismen befaßte Teil der Systematik (s. a. dort. Tab.!). Benennung höherer Taxa nur traditionell festgelegt, von Familie abwärts internat. geregelt (für Zoologie London 1958; für Botanik Utrecht 1966).

Tay* Fleck (WARREN T.): kirschroter Fleck in der Makula des Auges beim ↑ TAY*-SACHS* Syndrom.

Tay*-Sachs* (-Schaffer*-Knigdon*) Syndrom (WARREN T., 1843–1927, Ophthalmologe, London; BERNARD SA., 1858–1944, Neurologe, New York): (1881 bzw. 1898) infantile (in den ersten Lmon., selten pränatal beginnende) Form der amaurot. Idiotie (sogen. G$_{M1}$- bzw. G$_{M2}$-Gangliosidose, ↑ Schema »Sphingolipid-Stoffwechsel«); nach zunächst normaler statomotor. u. psych. Entwicklung progred. Amblyopie (bis Amaurose), dementiver Verfall (bis Idiotie), Muskelhypotonie (später Spastik), reflektor. Schreckhaftigkeit (Kreuzigungshaltung), ton.-klon. Krämpfe, extrapyramidale Sympte.; am Augenhintergrund kirschroter Fleck (**T.* Fleck**) um die Fovea centr. (umgeben von weiß-grauer Verfärbung), progred. Sehnervenatrophie (tapetoretinale Degeneration); Exitus nach 2–3 Jahren.

Taybi* Syndrom: **1)** ↑ otopalatodigitales Sy. – **2)** ↑ RUBINSTEIN*-TAYBI* Sy.

Taylor* (SIR FREDERIC T., 1847–1920, Internist, London) **Diät**: Gemisch von Eiweiß, Zucker u. Olivenöl als Probekost vor der Urinuntersuchung auf Chlorid. – **T.* Reaktion**: **1)** modifiz. LEGAL* Probe (Überschichten mit NH$_4$OH) zum Azeton-Nachweis (hellrote Färbg.). – **2)** (WALTER FREEMAN T., geb. 1891, Biochemiker, Dallas/Tex.) modifiz. Guajak-Reaktion für Blutnachweis.

Taylor* Naht (CHARLES TAYETTE T., 1827–1899, Chirurg, New York): *gyn* Drahtnaht des Zervixstumpfes nach Amputation.

Taylor* Syndrom: **1)** (H. C. T. jun. 1949) ↑ Pelipathia vegetativa. – **2)** (R. WILLIAM T., 1842–1908, Derma-

Tb

tologe, London): (1876) **a)** ↑ Akrodermatitis chronica atrophicans; **b)** idiopath. diffuse Hautatrophie. − 3) Immunhemmkörperhämophilie. − 4) T.*-ROSENBERG*-CHUTORIAN* Syndrom (JAMES T., geb. 1859, Neurologe, London): (1912; N. R. u. A. CH. 1967) autosomal-dominant (selten rezessiv-geschlechtsgebunden) erbl., progred., neurale, periphere Muskelatrophie, kombin. mit Optikusatrophie u. neuraler Taubheit; klin.: bds. Innenohrschwerhörigkeit (frühkindl.; daher meist auch Stummheit), retardierte psychomotor. Entwicklung (aber normale Intelligenz), ab etwa 3.–5. Lj. Ataxie mit progred. Atrophie der Bein-, später auch der Armmuskulatur, ab etwa 20. Lj. progred. Optikusatrophie. − 5) (E. W. T. 1915) autosomal-dominant, seltener -rezessiv erbl. okulopharyngeale Muskeldystrophie mit Manifestation im 5. Ljz.; wenig progred. Lidptose u. Ophthalmoplegia externa, Dysphagie (mit Aspirationspneumonien), Phonationsschwäche, myopath. Fazies; evtl. Beteiligung der Schulter- u. Beckengürtelmuskeln.

Tb: 1) *chem* Terbium. − 2) *path* ↑ Tuberkulose.

TB: 1) **TbB**: **T**u**b**erkulosebakterium (↑ Mycobact. tuberculosis). − 2) *pharmaz* Symbol für verschied. Tuberkulostatika; z. B. TB I/698 = Thioacetazonum, II = p-Methoxybenzaldehydthiosemikarbazon, III/1374 = Subathizonum, V = 1-(p-Azetylaminobenzyl)-thiosemikarbazid.

TBA: **T**hyroxin-**b**indendes **A**lbumin, s. u. Thyroxin.

Tbc: Tuberculosis. − **tbc.**: tuberculosus.

TBE-Komplex: (engl. **t**ick **b**orne **e**ncephalitis) die ARBO-Viren der Gruppe B, die, durch Zeckenbiß übertragen, fieberhafte Erkrn. mit enzephalit. Erscheinungen hervorrufen, z. B. der Typ KFD das ↑ Kyanasurwald-Fieber, Typ Omsk das ↑ Omsker Fieber, Typ FSME die ↑ Frühjahr-Sommerenzephalitis.

TBG: 1) **T**hyroxin-**b**indendes **G**lobulin. − 2) **T**estosteron-**b**indendes **G**lobulin.

T-Binde: T-förm. Binde für Unterleibsverbände.

TBK: **T**hyroxin-**B**indungs**k**apazität.

Tbk: ↑ Tuberkulose. − **tbk.**: ↑ tuberkulös. − **Tbk-Coombs* Test**: ↑ JONES*-HINSON* Reaktion.

Tbl.: *pharm* Tablette(n).

TBP, TBPA: **T**hyroxin-**b**indendes **P**lasmaprotein bzw. Präalbumin.

TBR: **T**rocken**b**lut**r**eaktion.

Tc: ↑ Technetium. − **TCA**: ↑ **T**richloressigsäure (engl. **a**cid); z. B. **TCA-Technik** (Enteiweißung mit TCA).

TCC$_0$: (engl.; BROUHA u. M.) »**T**otal **c**ardiac **c**ost above zero«, die Gesamtpulssumme (mit Frequenzen über dem Ruhepuls) als Maß für die Gesamtbelastung des Herzens während einer Arbeit.

TCCA-Virus: (FRALEY u. ELLIOT 1971) »**T**ransitional-**c**ell **c**ancer-**a**ssociated virus«; animales RNS-Tumorvirus, das in vitro Säugerzellen zu malignem Wachstum transformiert (u. mehrfach in papillomatösen Tumoren nachgewiesen wurde).

TCE-Methode: s. u. Phosphat.

TCID$_{50}$: (engl.) *mikrobiol* »**T**issue **c**ulture **i**nfectious **d**osis$_{50}$«, die Menge eines infektiösen Erregers, die in 50% der infizierten Zellkulturen Zeichen der Infektion hervorruft.

TCM: 1) **T**issue **c**ulture **m**edium; Nährflüssigkeit (mit Aminosäuren u. Vitaminen) für Zell- oder Gewebekultur. − 2) ↑ Tetracylin-Mustard.

TCT: Thyreocalcitonin (↑ Kalzitonin). − **Tct.**: Tinctura.

TD: 1) *radiol* ↑ **T**iefen**d**osis. − 2) *parm* ↑ **T**ages**d**osis.

T-Drän: *chir* Weichgummi-Drän mit T-förmig gestaltetem Ende; i. e. S. das ↑ KEHR* Drän.

Te: ↑ Tellur. − **TE**: 1) **T**uberkulin-**E**inheit. − 2) ↑ **T**onsillektomie.

TEA(B): (engl.) **T**etra**ä**thyl**a**mmonium(**b**romid; s. u. Tetryl…). − Durch TEAB in Min. ausgelöster paroxysmaler Blutdruckanstieg ist Hinweis auf ein Phäochromozytom.

Teakholz-Ekzem: vulg. Ekzem, evtl. mit Schleimhaut-Sympt., bei Teakholz-Arbeitern; als Allergene wirken im Staub vorh. Naphthochinon-Derivate.

Tear-drop-Fraktur: HWS-Fraktur (durch ↑ Peitschenhieb-Mechanismus) mit Verlagerung des »tränenförm.« vord. WK-Unterrandes nach ventral u. des hinteren nach dorsal in den Spinalkanal (klin.: Vorderhornläsion).

T-Ebene: *gyn* Terminalebene (= untere ↑ Beckeneingangsebene).

TEBK: *biochem* s. u. Transferrin.

Technetat: Salz einer Technetiumsäure.

Technetium, Tc (Masurium, Ma): radioakt., nur künstl. darstellbares, 7- sowie 4- u. 6wert. Schwermetallelement mit OZ 43. Isotope: $^{92-102}$Tc, ^{104}Tc, ^{105}Tc, ^{107}Tc (alle β-, ^{97}Tc γ-Strahler); nuklearmedizin. Anw. findet der Generator-erzeugte (Mutternuklid: ^{99}Mo) reine γ-Strahler ^{99m}Tc (0,14 MeV; zerfällt mit HWZ 6 h zum äußerst langleb. β-Strahler ^{99}Tc), u. zwar als Pertechnetat (Fluat) für Hirn-, Magen-, Schild- u. Speicheldrüsen-, als Fe-Komplex für Nieren-, als Schwefelkolloid für Leber-, Milz-, KM(RES)-, als Poly- oder Pyrophosphat für Knochen-, als Serumalbumin für Herz-Aorta-, Plazenta-, in Makroaggregat- u. Mikrosphären-Form für Lungen- u. Angioszintigraphie, ferner − als Ery-Markierung − zur Blut-(Zirkulation, Vol.) u. Milzdiagnostik.

Techno…: Wortteil »Beruf«, »Arbeit«; z. B. **T.pathie** (↑ Berufskrankheit), **T.psychologie** (Arbeitspsychologie).

tectorius: als Dach (Tectorium) dienend.

Tectum: (lat. = Dach) *anat* dachartige Hirnstruktur; z. B. **T. mesencephali** *PNA* (»Mittelhirndach; der Teil des Mesenzephalons dorsal einer Frontalebene durch den Aquaeductus cerebri); **T. pontis** (↑ Pars dorsalis pontis).

Tedeschi* Phänomen (ETTORE T., Pathologe, Turin): (1903) path. (neurosyphilit.?) Pupillenreaktion auf Licht: Verengung mit nachfolg. Erweiterung trotz anhaltender Belichtung.

TEDP: **T**etra**ä**thyl**d**ithio**p**yrophosphat, das tox. »Sulfo-TEPP« [(CC$_2$H$_5$O)$_2$PS]$_2$·O; MAK 0,2 mg/m^3 = 0,015 ppm; Gefahr der Hautresorption.

Tee: mit siedendem Wasser hergestellter Aufguß aus − getrockneten − Pflanzenteilen; auch Bez. für die einschläg. Drogen (↑ Species); i. e. S. die bes. aufbereiteten Blätter (»grüner« bzw. »schwarzer Tee«) der zahlreichen Sorten von Camellia sinensis (u. das daraus bereitete Getränk).

Teepause: Säuglingsdiät bei akuter (Gastro-)Enteritis; 12(bis max. 24)stünd. Nahrungskarenz mit Verabreichung nur von Fenchel-, Kamillen- oder schwarzem Tee zur Deckung des Flüssigkeitsbedarfs (Zusatz von 5% Traubenzucker u. physiol. NaCl- oder RINGER-Lsg. zur Prophylaxe von Hungerazidose u. Salzverlust). – Beim Erwachsenen (gleiche Indikation) **Teefasten** genannt.

Teer: flüssigfestes Destillationsprodukt aus Brennstoffen, z. B. Steinkohlen-, Braunkohlen-, Holz-, Torf-, Schiefer- u. Öltеer; v. a. die bd. ersteren wicht. Lieferanten von Ausgangsprodukten für Farb-, Kunststoffe, Pharmazeutika (s. a. Pix), Pflanzenschutz-, Lösemittel etc., z. B. von Benzol u. Homologen, Naphthalin, Anthrazen, Benzpyrenen, Kw.stoffen, Azeton, Anilin. – Tox. Auswirkungen abhängig von Inhaltsstoffen (darunter Karzinogene, deren meiste erst bei ca. 250° freiwerden) sowie von der Form des Kontaktes: bei Hautkontakt akute u. chron. Dermatitiden, evtl. Erytheme, Lichtdermatosen (Photosensibilisierung), ∫ Teerhaut, evtl. -krebs; durch Teerdämpfe Reizung von Augenbindehaut u. oberen Luftwegen sowie Allg.sympte. (Kopfschmerzen, Appetitlosigkeit, Gewichtsabnahme, Magen-Darmstörungen); ggf. entschädigungspflicht. BK.

Teer|akanthom: ∫ T.warze. – **T.akne**, Akne picea: schwarze Komedonen (Teerfinnen), Papeln, Pusteln (mit Neigung zur Furunkelbildung) u. flächenhafte Hautpigmentationen nach Behandlung mit T.-Präpn., v. a. aber als BK. – **T.bad** mit gelösten sulfonierten oder mit emulgierten teerhalt. Zusätzen (neben Fertigpräpn. z. B. T.gelatine, -spiritus), v. a. bei endogenem Ekzem. – **T.ekzem:** tox. oder idiosynkras. Exazerbation (Rötung bis Blasenbildung) einer – ekzematösen – Hautaffektion durch Aufbringen von Teer. – **T.exanthem:** ∫ T.-Sonnendermatitis.

Teer|haut: *derm* Oberbegr. für Hautveränderungen durch längeren Teer-Kontakt: ∫ T.akne, -melanose, -warzen; spontan zurückgehend, evtl. aber krebsig entartend (∫ Teerkrebs). Am Skrotum als entschädigungspflicht. BK bei Schornsteinfegern, Teer- u. Paraffinarbeitern, an Gesicht u. Nacken bei Straßenarbeitern. – **T.krebs:** (häufigster) Berufskrebs als Folge langjähr. u. intensiven Umgangs mit Teer, Kohle, Pech, Ruß u. ihren Produkten. Anerkannte Lokalisationen: Haut, Skrotum, Lippe, Larynx, Lunge, u. U. Harnblase; ggf. entschädigungspflicht. BK (gem. 7. BKVO nur Hautkrebs u. Vorstadien, v. a. Teerwarze, u. zwar auch durch »ähnl. Stoffe« wie best. Erdwachse, Asphalte, Masut, Mineral-, Schmier- u. Bohröle, die bei 300° u. mehr sieden). Kanzerogenität experim. nachgewiesen 1917 durch YAMAGIWA u. M. (T.pinselung der enthaarten Rückenhaut der Maus).

Teer|leukämie: ∫ MALLORY* Leukämie. – **T.melanose:** retikuläre oder diffuse Braunfärbung der Haut an lichtexponierten Stellen nach langdauerndem Kontakt mit Teer(produkten) oder Schwerölen (Brikett-, Gasfabrikation), evtl. kombin. mit T.akne u. -warzen; entschädigungspflicht. BK. – **T.papillom:** ∫ T.warze. – **T.pinselung:** *derm* dünnschicht. Auftragen mit Benzol-Azeton-Äthanol verflüssigten Holzoder Steinkohlenteers auf die Haut; v. a. als sogen. 2. Stufe der differenten externen Ekzembehandlung u. bei Psoriasis vulg.

Teer|-Sonnendermatitis: akute Dermatitis mit Rötung, Ödem u. Bläschenbildung (= **T.exanthem**), später auch Ekzematisation, Pigmentation u. Lichenifikation nach normaler Sonnenexposition der durch längeren Kontakt mit Teer (Anthrazen, Benzpyren) oder teerhalt. Schutzmitteln (Karbolineum) sensibilisierten Haut, z. B. bei T.arbeitern. – **T.stuhl, t.farbener Stuhl:** ∫ Melaena; s. a. Blutstuhl.

Teer|warze, -akanthom, -papillom: linsen- bis bohnengroße, kalottenförm., derbe, evtl. schmutzigbraune Epidermiswucherung nach längerem Kontakt mit Teer(produkten); histol.: Hyperkeratose, unregelmäßig verzweigte Akanthose, Zellunruhe, evtl. Dyskeratose u. BOWEN-ähnl. Kernatypien. – **T.zyste:** *path* ∫ Schokoladenzyste.

Teesortiererlunge: inhalative pulmonale Berufsallergose durch pilzverunreinigten Teestaub (sek.-allerg. Reaktion i. S. der Farmerlunge).

Teevan* Schädelfraktur (WILLIAM FREDERIC T., 1834–1887, Chirurg, London): Kalottenfraktur mit Einbruch u. Splitterung nur der Tabula int.

Teflon®: Polytetrafluoräthylen, ein Thermoplast; medizin. Verw. z. B. als **T.fell** (»Filz«; für Gefäßnahtsicherung), **T.-Piston** (Stapesersatz).

TEG: ∫ Thrombelastogramm.

Tegmen: (lat.) *anat* Decke, Dach (vgl. Tegmentum, Tectum); z. B. das **T. tympani** *PNA* (= **T. antri**; ∫ Paries tegmentalis cavi tympani) u. – i. e. S. – das **T. ventriculi quarti** *PNA* (gebildet vom Velum medull. inf. u. sup., Pedunculi cerebell. sup., Nodulus cerebelli u. Tela choroidea).

tegmental(is): (lat.) ein ∫ Tegmen betreffend.

Tegmentum: (lat.) Decke, Dach (vgl. Tegmen, Tectum); i. e. S. *(PNA)* die »Hirnschenkelhaube«, der oberhalb des Crus cerebri zwischen Substantia nigra u. Tectum mesencephali gelegene Haubenteil des Mittelhirns, sowie das **T. rhombencephali**, der die Medulla oblong. hinter den Oliven mittelhirnwärts fortsetzende älteste Teil des Rautenhirns (oberer Bodenabschnitt der Rautengrube). – **T.bahn:** ∫ Tractus tegmentalis.

Teichmann* (LUDWIG CARL T.=STAWIARSKI, 1823–1895, Anatom, Göttingen, Krakau) **Kristalle:** *forens* die beim Nachweis von – auch alten u. in Wasser nicht lösl. – Blutspuren durch Versetzen des Materials (auf Objektträger) mit Eisessig u. Erhitzen entstehenden braunen Hämin-Kristalle (in Ammoniak u. Laugen lösl.), je nach Tierart von unterschiedl. Form (stäbchen-, hanfkorn-, weberschiffchen-, paragraphenförm.; bei Menschenblut schmale, rhomb. Täfelchen) u. Größe. – **T.* Plexus:** die Lymphgefäßnetze der Magenwand.

Teichopsie, Teichoskopie: Flimmerskotom mit zakkig begrenztem Gesichtsfeldausfall.

Teicho(n)-, Teichoinsäure: Gruppe bakterieller, polymerer Zellwandbausteine (mit AG-Eigenschaften) vom Polyribitolphosphat-Typ (aus Polyalkohol u. Phosphorsäure); z. T. an freien OH-Gruppen glykosid. oder Estergruppen tragend, mit Muropeptiden vernetzt.

T-Eigenschaft: *serol* Eigenschaft des Anti-T, Nonsekretor-Speichel zu präzipitieren.

Teil: *geburtsh* ∫ Kindsteil. – **Teil...:** s. a. Partial....

Teilbad: Eintauchen nur eines Körperteils in ein Bademedium, z. B. ↑ Arm-, Fuß-, Sitzbad.

Teilchen: ↑ Korpuskel, Partikel, Elementarteilchen (Tab.). – **T.beschleuniger**: ↑ Elektronen-, Linearbeschl., Betatron, Synchro-, Zyklotron. – **T.strahlung**: ↑ Korpuskularstrahlung; s. a. Strahlung, Strahlentherapie.

Teil|dosis: *radiol* Einzel-D. bei fraktionierter Bestrahlung; s. a. Fraktionierungsfaktor. – **T.hibernation**: *anästh* künstl. ↑ H. durch lokale Unterkühlung (Eisbeutel auf Leber, Herz, Oberschenkel) bis zum Absinken der Körpertemp. auf max. 34°; vgl. Vollhibernation.

Teilkörper|bestrahlung: *radiol* B. größerer Körperabschnitte (»Großfeld-Methode«) aus > 1 m Distanz mit rel. kleinen Dosen; v. a. bei ausgedehnten Tumormetastasen (bei nicht mehr mögl. gezielter B.). – **T.dosis**: *radiol* ↑ Tab. »Personendosis«. – **T.theorie**: *biol* s. u. HEIDENHAIN*.

Teil|packung: s. u. Packung, Auflage, Wickel. – **T.-Pelger**: *hämat* die heterozygote Form der ↑ PELGER*-HUET* Kernanomalie. – **T.pneu(mothorax)**: Pneu mit nur teilweisem Lungenkollaps (infolge von Pleuraadhäsionen); als therap. Pneu evtl. angestrebt (s. a. Selektivpneumothorax). – **T.prothese**: *dent* herausnehmbare P. für die Versorgung eines Lückengebisses, die mit ihren Sätteln auf der Schleimhaut aufliegt u. Kontakt mit dem Restgebiß hat.

Teil|regenerat, funktionelles: *orthop* (PAYR 1934) fibröse Lötsteife mit – durch die funktionelle Belastung – gelockertem »Weichlot«, d. h. mit gewisser Gelenkbeweglichkeit. – **T.resektion**: auf einen rel. kleinen Organabschnitt (z. B. Nierenpol, aganglionäres Dickdarmsegment, Magenfundus) beschränkte R. – **T.schlaf**: ↑ Hypnose.

Teilum* Tumor: embryonales ↑ Teratom.

Teilung: *zytol* ↑ Zellteilung, s. a. Meiose, Mitose, Amitose, Furchung, Äquationsteilung; *protozool* ↑ Schizogonie (= **multiple T.**).

Teilungs|gift: Mitosegift, das die der Kernteilung folgende Plasma- bzw. Zellteilung hemmt oder verhindert; z. B. Podophyllin, Stickstoff-Lost. – Auch Bez. für Spindel- u. Treffergifte. – **T.pool der Erythro- u. Granulopoese**: Summe aller noch teilungsfäh. Myeloblasten (ca. 33%; d. s. Promyelo-, Myelozyten, Proerythro-, Makroblasten, basophile u. polychromat. Normoblasten). – **Te|in**: ↑ Coffeinum.

Teint: Hautfarbe; z. B. der **T. bilieux** als mattgelbe Verfärbung von Gesicht (Skleren frei!), Handflächen u. Fußsohlen beim GILBERT*-LEREBOULLET* Syndrom.

Tektonik: *biol* der genetisch determinierte Organismus-Bauplan, die Anordnung der Körperteile u. Organe um gedachte Körperachsen u. Symmetrieebenen.

Tela: (lat.) Gewebe; 1) *pharm* Verbandstoff, i. e. S. Verbandmull (= **T. depurata s. hydrophila s. medicata**), auch als gestärkter (= **T. parata**, z. B. Stärkebinde) oder antiseptisch imprägnierter Mull (= **T. impraegnata**, z. B. **T. Hydrargyri bichlorati, T. carbolisata, T. Jodoformii**), ferner **T. adhaesiva** (= Collemplastrum). – 2) *anat* Gewebsschicht; z. B. **T. adiposa** (s. u. Tela subcutanea), **T. cellulosa** (= Zellgewebe), **T. conjunctiva** (= Bindegewebe), **T. elastica s. flava** (= elast. Bindegewebe), **T. epithelialis** (↑ Epithel), **T. maltharis** (= »lockeres« Bindegewebe). I. e. S. *(PNA)* die **T. choroidea**, die epitheliale Lamelle mit gefäßreicher, der Pia zugehör. Bindegewebsplatte, als Abdeckung der medianen Hirnventrikel, deren Adergeflechte bildend; als T. ch. ventriculi tertii s. prosencephali dreieckig über dem III. Ventrikel unter dem Fornix; als T. ch. ventriculi quarti s. rhombencephali über dem IV. Ventrikel unter dem Velum medull. inf., mit Aperturae med. u. lat. – **T. subcutanea**: (= Subkutis = Hypoderm) das an das Stratum reticulare des Korium anschließende »Unterhautgewebe« als lockeres Binde- u. läppchenartig angeordnetes Fettgewebe, von Retinacula cutis durchsetzt, VATER*-PACINI* Körperchen enthaltend; s. a. Panniculus adiposus. – **T. submucosa**: die Bindegewebsschicht unter der Tunica mucosa der Eingeweide; im Pharynx auf der Lamina muscul. mucosae, mit mukösen Drüsen; im weiteren Verdauungstrakt zwischen Muscularis mucosae u. Muscularis, mit Gefäßen u. Nerven, im Ösophagus auch mit Drüsen; ebenso in Trachea u. Bronchien (mit gemischten Drüsen) u. Harnblase. – **T. subserosa**: die meist dünne Bindegewebsschicht unter dem Epithel des Peritoneums, dieses mit der Leibeswand (retroperitoneal als Fascia subperitonealis) bzw. dem umhüllten Organ verknüpfend.

Tel|ästhesie: ↑ Telepathie. – **T.arche**: ↑ Thelarche.

tele...: Wortteil »fern«, »am Ende«; z. B. **t.angiectaticus, -ectodes, -ektatisch** (in Form der ↑ Teleangiektasie).

Tel(e)angiektasie: Erweiterung der Endstrombahngefäße (Arteriolen, arterieller u. venöser Kapillarschenkel); i. e. S. die der Hautgefäße, essentiell z. B. im Gesicht (feinste »Gefäßreiser« symmetr. an Wangen, evtl. schon beim Kleinkind, als Sippenmerkmal), als **symptomat. T.** (verschied. Formen; meist blaurot) bei Basaliom, Rosazea, Hautatrophien, Poikilodermien, nach Kortison-Medikation, bei Hepatopathien, BLOOM*-TORRE*-MACHACEK*, ROTMUND*-THOMSEN*, WERNER*, Karzinoid-Syndrom; ferner die **Teleangiectasia aranea** (= Angioma arachnoideum), **T. disseminata hepatis** (s. u. Peliosis), **T. follicularis anulata** (↑ MAJOCCHI* Purpura), **T. hereditaria haemorrhagica** = fam. essentielle T. (↑ OSLER* Syndrom), **T. macularis eruptiva perstans** (klein- bis großfleck., z. T. netzart., an Stamm u. Extremitäten als Sonderform der Urticaria pigmentosa des Erwachsenen), **T. verrucosa** (↑ Angiokeratom), **zephalo- u. zerebellookulokutane T.** (= **T.-Ataxie-Syndrom**, ↑ LOUIS=BAR* Syndrom [Abb.!]). – **T. lymphatica**: ↑ Lymphangiektasie.

Tel(e)|angi(i)tis: Entzündung der Endstrombahngefäße. – **T.angio|pathie**: ↑ Kapillaropathie. – **T.angiothrombopathie**: hämorrhag. Diathese infolge Kapillarwand- u. Thrombozytenstörung.

Tele|aufnahme: *röntg* ↑ Fernaufnahme. – **T.curietherapie**: *radiol* ↑ T.gammatherapie.

telediastolisch: spätdiastolisch (= präsystolisch).

Tele-EKG: biotelemetrisch angefertigtes EKG.

Telefon-EEG: als drahtgebundene Biotelemetrie gewonnenes EEG. – **Telefonistenlähmung**: Ulnaris-Druckschädigung durch das berufsübl. Aufstützen der Ellenbogen; entschädigungspflicht. BK.

Telegammatherapie: *radiol* Teletether. (50–80 cm) mit einem künstl. γ-Strahler (v. a. ^{60}Co, ^{137}Cs: »Telekobalt«, Telezäsium«) als Strahlenquelle (∅ 1–3 cm,

Aktivitäten bis 10 000 Ci), untergebracht im sogen. »Strahlerkopf« (Schutzgehäuse mit Abschirmung, Quellenträger u. -kapsel, Verschlußeinrichtung, verstellbaren Blenden) einer Gammabestrahlungsanlage (meist für Bewegungsbestrahlung). Vorteile gegenüber konventioneller Rö.ther.: höhere rel. Tiefendosis, ↑ Aufbaueffekt (Hautschonung), gleichmäß. Absorption in Knochen u. Weichteilen, geringe seitl. Streustrahlung.

Tele|gonie: (WEISSMANN 1892) »Keiminfektion«, die angebl. Nachwirkung des Samens aus einer früheren Konzeption auf den Phänotyp (u./oder Genotyp) später gezeugter Kinder (z. B. aus 2. Ehe). – **T.grammstil**: *psych* Verkürzung u. Vereinfachung der sprachl. Äußerungen (z. B. »Trinken haben«) bei motor. Aphasie mit erhaltenen Sprachresten u. bei Schizophrenie. – **T.graphenzeichen**: *geburtsh* s. u. STRASSMANN*.

Telehämostase: im Unterschied zur Topohämostase die nicht-örtl. Bekämpfung einer Blutung(sbereitschaft) durch Mittel (»**Telehämostatika**«) u. Maßnahmen, die die Hämostasepotenzen des Blutes u. der Gefäße allg. steigern, z. B. Frischbluttransfusion, Substitution von Prokoagulationsfaktoren, angiotrope (gefäßabdichtende, vasokonstriktor. oder antihypertone) Pharmaka, ggf. auch Antidote gegen hämorrhagisch wirkende Gifte, uterokontraktile Mittel, Hormon-Präp., Splenektomie.

Telekobalt(therapie): s. u. Telegammatherapie.

Telemann* Verfahren: zur Anreicherung von Wurmeiern Aufschwemmen einer kleinen Kotportion in halbverdünnter HCl u. – nach Zusatz von Äther (1 + 1) – Verrühren zu homogener Emulsion, die dann durch feinmasch. Drahtgaze oder doppelt gelegten Mull in ein Zentrifugenröhrchen gegossen u. 1 Min. zentrifugiert wird: Wurmeier in der untersten der sich bildenden 4 Schichten (gelbl. Ätherzone, Detrituspfropf, Salzsäurezone, Bodensatz).

Tele|metrie: s. u. Biotelemetrie. – **T.neurit**: s. u. Telodendrien. – **T.neuron**: (WALDEYER) ↑ Nervenendigung.

Telencephalon *PNA*: das aus dem Vorderhirnbläschen (s. u. Prosencephalon) nach dessen Teilung hervorgeh. »Endhirn«, bestehend aus Großhirn (bd. Hemisphären, Balken, Lamina termin., Kommissuren), Corpus striatum u. Riechhirn. Nimmt, oben u. seitlich Hirnstamm u. Kleinhirn abdeckend, die ges. Schädelhöhle ein (bis auf hint. Schädelgrube). – **Telenzephalisation**: die allmähl. Entwicklung u. funktionelle Reifung des ↑ Telencephalon, wobei das Einsetzen von Willkürbewegungen den Übergang vom »Thalamuswesen« kennzeichnet.

Teleo|kinese: *physiol* zweckgerichteter Bewegungsablauf (»Zielmotorik«) als Funktion der Großhirnrinde, gewährleistet durch das charakterist. sowie durch das – gleichzeitig mobilisierte, Tonusverteilung u. geeignete Ausgangslage sichernde – »ereismat.« Bewegungsmuster u. die opt. Kontrolle. – **T.logie**: in der Biologie die Lehre von der Zielstrebigkeit als Wesenszug des Lebens, von der Zweckmäßigkeit der Lebenserscheinungen.

Tele|opsie: Sehstörung, bei der die Gegenstände entfernter (u. damit kleiner) erscheinen; vgl. Mikropsie. – **T.pathie**: Begr. der Parapsychologie für die – bisher unbewiesene – außersinnl. Wahrnehmung von Gedanken u. Gefühlen eines anderen Menschen. *psychiatr* Ein **T.pathiegefühl** findet sich häufig als Erklärungswahn bei Denkstörungen Schizophrener. – **T.phalanx**: ↑ Phalanx distalis. – **T.radiumtherapie**: s. u. Radiumkanone.

Telergie: 1) ↑ Automatismus. – 2) *psych*. Beeinflussung aus größerer Entfernung.

Tele|röntgenographie: Rö.diagnostik mit großem Fokus-Film-Abstand; s. a. Fernaufnahme. – **T.röntgentherapie**: Rö.ther. mit FHA > 1 m, meist als Teilkörper(= Großfeld)- oder ↑ Ganzkörperbestrahlung; vgl. T.gammatherapie.

telescoped sediment: (engl.) Harnsediment mit Elementen von 3 – üblicherweise zeitlich getrennt auftretenden – Nephritis-Stadien: Ery- u. Ery-Zylinder (entspr. der akuten Phase), Eiweiß, hyaline Zylinder u. Fettkristalle (nephrot. Syndrom), Wachs- u. a. sehr breite Zylinder (chron. Stadien mit Tubulusdilatation u. viszeraler Angiitis); Vork. v. a. bei system. Lupus erythematodes, Periarteriitis nodosa. – **telescoping subluxation**: *chir* meist bilat.-symmetr. LW-Subluxation, bei der sich – unter Verkürzung der WS – kranialer Gelenkfortsatz u. nächsthöhere Querfortsatzwurzel berühren (dadurch auf dem a.p.-Bild teilweise Überlagerung u. Subtraktionseffekt in Form einer rundl. Aufhellung).

Teleskop|-Bohrdrahtstütze: ausziehbares Führungsinstrument (ineinanderpassende Rohrteile u. Spannfutter) für KIRSCHNER* Drähte. – **T.finger**: *path* ↑ Fernrohrfinger. – **T.gipsverband**: *orthop* 2teil. Extensionsgips zur Hüftkopfentlastung bei PERTHES* Krankh.: Oberschenkelgips (mit Fersenzug u. Gleitrollen), der im gleichseit. Schenkelteil einer Gipshose (leichte Spreizstellung) gleitet. – **T.naht**: *chir* Anastomosennaht zwischen lumendifferenten Abschnitten eines röhrenförm. Hohlorgans nach teleskopart. Einschieben des oralen (= prox.) in den – weiteren – aboralen (= peripheren) Teil; z. B. bei HAIGHT* Op. der kongent. Ösophagusatresie. – **T.zeichen**: *orthop* das n. COLONNA am zweifach gebeugten, n. COLEMAN am gestreckten Bein (bei max. Beugung des kontralat. gegen die Bauchdecken) nachzuweisende ↑ Glissement der Hüfte.

tele|systolisch: ↑ endsystolisch. – **T.visionismus**: ↑ Fernsehsucht. – **T.zäsium(therapie)**: s. u. Telegammatherapie. – **T.zeptoren**: *physiol* Rezeptoren eines sensor. Organs, die auf Fernreize ansprechen, z. B. die Sinneszellen des Auges, die Haarzellen des CORTI* Organs, die Osmorezeptoren.

Tellais* Zeichen: *ophth* s. u. JELLINEK*.

Tellerprobe: makroskop., auf charakterist. Partikeln gerichtete Untersuchung einer diarrhoischen Stuhlprobe in einer weiß emaillierten Schüssel (oder aber auf einer durchsicht. oder mattierten Glasplatte bei durch- bzw. aufscheinendem Licht).

Tellur, Te: Halbmetallelement der Chalkogen-Gruppe mit Atomgew. 127,60 u. OZ 52; F. 449,5° (gelber Dampf). Anw. *techn* in Legierungen (höhere Korrosionsfestigkeit u. Leitfähigkeit), als Glas- u. Keramikfarbstoff (blau-braun), Katalysator, Halbleiter (Pb-tellurid), *mediz* als ↑ T.dioxid, *bakt* in ↑ Tellurit-Nährboden. In größeren Mengen tox. (MAK 0,1 mg/m^3); Vergiftungsbild ähnl. dem durch Selen [nach Aufnahme in Dampf- oder Staubform jedoch wochenlang auffäll. Knoblauchgeruch des Atems u.

Tellur|dioxid

der Haut durch Methyltellurid = Te $(CH_3)_2$; ferner Hypohidrose, Xerodermie, Schwarzfärbung der Mundschleimhaut; Ther.: O_2-Beatmung]. – Nachweis: Te färbt Bunsenflamme außen fahlblau, innen grün. – **T.dioxid, -(IV)-oxid**: TeO_2; als 2,5%ige Emulsion gegen Kopfschuppen.

Telluride: Salze des Tellurwasserstoffs, aber auch Verbindgn. wie $TeNa_2$, $Te(CH_3)_2$ = Dimethyltellurid. – **Tellurit-Nährboden**: *bakt* K_2TeO_3-halt. Nährboden zur Züchtung u. Differenzierung von Corynebact. diphtheriae (dessen Wachstum – im Ggs. zur Hemmung der Begleitbaktn. – gefördert wird; dabei Reduktion des Tellurits zu metall. Te., d. h. Schwarzfärbung des Mediums); auch als Blut-Tellurit-SH-Agar (mit Zystinzusatz) zur Typendifferenzierung: Gravistyp mit rauher Oberfläche in Gänseblümchenform, Mitistyp mit rund-konfluierenden glatten, Intermediustyp mit grauen, zentral eingedellten Kolonien. – Bekannte Substrate n. CLAUBERG, DOUGLAS, HERRMANN, HILL. – **Tellurwasserstoff**: TeH_2; unangenehm riech. Gas; zerfällt in feuchtem Milieu (Schleimhäute) zu schwarzem elementarem Te; schleimhautreizend, allgemein toxisch (nach Inhalation Kopfschmerzen, Übelkeit, Müdigkeit, Schwindel, Atem- u. Kreislaufstörungen). – Salze: Telluride.

Telodendrien, Endbäumchen: die feinen Endverzweigungen des Achsenzylinders (als Teleneuriten) u. der Dendriten.

Telogen: 1) T.phase: *derm* »End-« oder »Ruhephase« des Haarzyklus mit dem **T.haar** (↑ Kolbenhaar). – Vermehrter Haarausfall in diesem Stadium (**»telogenes Effluvium«**) passager z. B. bei Infektionskrankhtn., nach Op., Partus, als Strahlenwirkung. – **2)** *genet* das in Telomeren lokalisierte, im Ggs. zu anderen Genen konstitutionell unipolare »Endgen«. – **3)** *chem* s. u. Telomerisation.

Telo|lemma: der zweifache, vom Sarkolemm der Muskelfaser u. von der Endoneuralscheide der Nervenfaser gebildete Überzug der motor. Endplatte. – **t.lezithal**: mit Dotteranhäufung am vegetat. Eipol (bei anisolezithalen Eiern). – **T.lysom**: das intrazelluläre Endprodukt (Residualkörper) des Abbaus phagozytierter Partikeln oder geschädigter Zellbestandteile.

Telo|mer: *zytol* der natürl. terminale Strukturabschnitt an bd. Chromosomenenden, bestehend aus 1 bis mehreren, eng benachbarten Chromomeren mit irregulär gefaltetem Chromatin. Nicht mit der prox. Bruchstelle eines Chromosoms durch Translokation oder Inversion verknüpfbar. – **T.merisation**: *chem* der Polymerisation analoge Reaktion bei organ. Verbindgn. (»Taxogene«, v. a. Halogen-Kw.stoffe), die unter dem Einfluß eines Katalysators (»T.gen«) zu höhermolekul. Verbindgn. (»T.mere«) zusammentreten. – **T.phase**: (HEIDENHAIN 1894) *zytol* »Endphase« der mitot. u. meiot. Kernteilung (↑ Abb. »Meiose«), in der die Chromatidgruppen an die Pole befördert u. von einer neugebildeten Kernwand umschlossen werden. – **T.reduplikation**: (HSU u. MOORHEAD 1956) *zytol* Bildung eines autoploiden Fusionskerns durch Vereinigung der Tochterkerne einer Mitose oder Meiose im Anschluß an die T.phase.

Telo|sporidia: Unterklasse der ↑ Sporozoa; mit den Ordnungen ↑ Coccidia u. Gregarinida. – **T.tismus**: vollständ. Erektion des Penis. – **t.zentrisch**: *zytol* adj.

Bez. für ein Chromosom oder Chromatid mit terminalem Zentromer.

TEM: Triäthylenmelamin (↑ Tretamin).

Temazepanum: *WHO*: ein Benzodiazepin-Derivat; Antikonvulsivum.

Temin, Howard: geb. 1935, Onkologe, Madison/Wis; 1975 Nobelpreis für Medizin (zus. mit D. BALTIMORE u. R. DULBECCO) für Entdeckungen über die Interaktion der ↑ Tumorviren mit der Erbmasse der Zelle. – s. a. reverse ↑ Transkriptase.

Temperament: konstitutionsgebundene, individuelle Eigenart der Reaktionen im Gefühls-, Willens- u. Triebleben. Nach der HIPPOKRATES* Säftelehre 4 Temperamente: Sanguiniker, Melancholiker, Choleriker, Phlegmatiker. Nach E. KRETSCHMER 3 bestimmten Körperbautypen zugeordnete Gruppen: **1)** Zyklothymiker (mit pykn. Körperbau; a) hypomanisch, b) synton, c) schwerblüt.); **2)** Schizothymiker (leptosom; a) hyperästhet., b) Mittellage, c) anästhet.); **3)** Visköser (athlet.).

Temperantia: *pharm* »innerlich kühlende Arzneien« (↑ Sedativa).

Temperatur: *physik* der kinet. Energiezustand der Moleküle als intensive, bei thermodyn. Prozessen vom »Weg« unabhäng. therm. Zustandsgröße, die sich – im Ggs. zur inn. Energie u. Entropie – bei Zerlegung eines ausgeglichenen u. abgeschlossenen Systems nicht ändert. Die gäng. **T.skalen** n. CELSIUS, FAHRENHEIT u. RÉAUMUR basieren auf Festpunkten (Eis- bzw. Dampfpunkt des Wassers), die n. KELVIN (= absol. thermodyn. Skala mit Größensymbol L u. SI-Einh. »Kelvin« = K) auf dem streng linearen Zusammenhang von Druck-Massendichte-Quotient u. Temp. idealer Gase. – *med* ↑ Körper-, Basaltemperatur, Fieber, T.empfindung, -reiz. – **effektive T.**: *hyg* die dem Behaglichkeitsklima entsprech. Raum-Temp., ermittelt aus dem gesteigerten Energieumsatz u. den physikal. Klimadaten. – **kritische T.**: *physiol* die von Ruheumsatz u. Isolationskraft der Körperschale abhäng. Höhe der Außentemp., unterhalb der es bei unveränderter Wärmebildung zur Auskühlung kommt (= **untere kr. T.**). Dem Abfall der Körpertemp. auf diese Werte wirken entgegen die Vasokon-

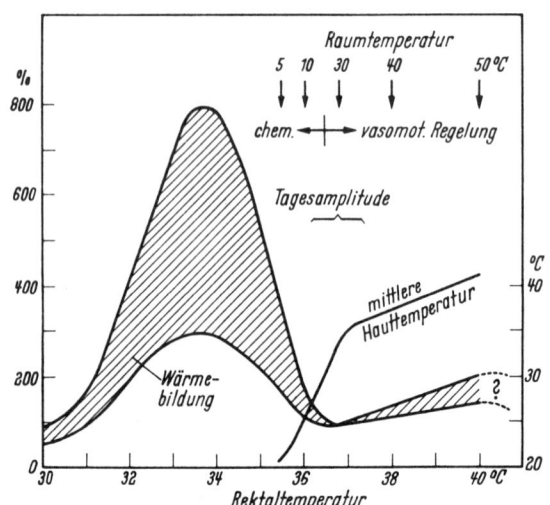

Beziehung zwischen O_2-Aufnahme, mittlerer Hauttemperatur u. Kerntemperatur.

striktion (Absinken der Wärmedurchgangszahl) u. eine – ab Erreichen der krit. Raumtemp. von 20° linear ansteigende – Umsatzsteigerung. – Als **obere kr. T.** gilt die, von der ab Kerntemp. (bei warmer Umgebungstemp.) u. Umsatzrate gemeinsam ansteigen.

Temperatur|äquivalent: Rechengröße zur Charakterisierung des Wärmeinhalts feuchter Luft unter Berücksichtigung der Kondensationswärme. Die Äquivalenttemp. t_{Ae} dient in der Bioklimatologie als Schwülemaß, angenähert berechnet nach der Formel: t_{Ae} = Lufttemp. + 2 · Dampfdruck (in Torr.). Schwüleempfindung etwa ab t_{Ae} 48°. – **T.empfindung**: Wahrnehmung der von Thermorezeptoren erfaßten T.reize als Leistung des Wärmesinns; bei konst. Einwirkung infolge Adaptation erlöschend. Bei kleinfläch. Reizen (mit sogen. Thermoden) abhängig von der Steilheit der T.änderung (Minimum je nach Ausgangstemp.; bei >40° u. <20° auch nach T.ausgleich langanhaltende Warm- bzw. Kaltempfindung). – Als paradoxe Kälteempfindung evtl. bedingt durch die ab 45° erfolgende Entladung der oberhalb 38–40° stummen Kälterezeptoren. Hitzeempfindung beruht auf simultaner Erregung von Kälte- u. Wärmerezeptoren. – Gestört v. a. bei Läsion der Leitungsbahnen (Tr. dorsolat. LISSAUER → Substantia gelatinosa → vord. Kommissur → kontralat. Tr. spinothalamicus einschl. der sich anschließenden Elemente aus dem Nucl. tractus termin.) oder des sensor. Kortex; s. a. Thermanästhesie.

Temperaturfühler: mit elektr. bzw. elektron. Mitteln arbeitendes Temp.meßgerät; als ∫ Elektrothermometer z. B. zur Messung der Körpertemp. (auch berührungsfrei arbeitende »Temp.sonden«) u. zur Bestg. der örtl. Durchblutung (Einstich- oder Oberflächensonde, in inn. Organe via Blutbahn einführbare Thermoleitsonde); s. a. Thermographie. – Als »**physiol. T.**« die ∫ Thermorezeptoren.

Temperatur|gefälle: *physiol* als »**radiales**« T.gef. die Differenz zwischen der Körperkern- u. der – niedrigeren – Oberflächentemp., die einen nach außen gerichteten Wärmestrom (als Konvektion u. Konduktion) bedingt: T.gradient zentral zwischen Körperkern u. Schale flach, jenseits der Muskulatur steiler, an der Haut-Außenwelt-Grenze (s. a. T.grenzschicht) am steilsten. Trägheitsfreie Kontrolle des Wärmeaustausches z. B. mittels Gradienten-Kalorimeters. – Als »**axiales**« T.gef. das zwischen prox. u. dist. Extremität. – **T.gradient**: Maß für räuml. (*meteor* v. a. vertikale) T.unterschiede. Bei Unterschreitung des sogen. **adiabat. T.grad.** (1° pro 100 m Höhe in trockener bzw. 0,6° in feuchter Luft) liegt stabile Schichtung vor (s. a. Inversion) mit Neigung zur Anreicherung eingebrachter Luftbeimengungen (Dunst, Smog). – *physiol* ∫ T.gefälle. – **T.grenzschicht**: *physiol* an der Haut-Außenwelt-Grenze die Schicht des umgebenden Mediums (an den Extremitäten u. unter Einfluß einer Luft- bzw. Wasserströmung mit deren Intensität an Dicke abnehmend), in der senkrecht zur Körperoberfläche ein T.gefälle besteht u. konduktiver Wärmetransport erfolgt (z. B. Perspiratio sensibilis u. insensibilis). – Jenseits davon konvektiver Wärmetransport.

Temperatur|labilität: *pathophysiol* auf unzureichender Thermoregulation basierende erhöhte Empfindlichkeit gegenüber Außentemp.änderungen; bei unzureichender Kompensation mit resultierender Hyperpyrexie bzw. Kälteschädigung. Vork. beim Frühgeb. (unterstützt durch mangelndes Fettpolster u. Unfähigkeit zum Kältezittern) u. bei Läsionen der T.zentren. – **T.punkte**: *physiol* ∫ Kälte-, Wärmepunkte.

Temperatur|regel: VAN'T ∫ HOFF* Regel. – **T.regulation**: *physiol* ∫ Wärmeregulation. – **T.reiz**: *physiol* für Thermorezeptoren (u. thermosensible ZNS-Strukturen) adäquater, eine T.empfindung auslösender (»therm.«) Reiz; seine variablen Größen sind (n. GILLMANN): a) Art (kälter oder wärmer als die Indifferenztemp. von 32,5°), b) thermophysikal. Besonderheiten des Kontaktmediums (Wärmeleitvermögen etc.), c) Intensität (Unterschied zur Indifferenztemp., abhängig von Wärmeleit- u. -regulationsfähigkeit des Körpers), d) Dauer (wichtig für Gegenregulation), e) Verlaufsform (langsam, schnell), f) Ort (v. a. Größe der Kontaktfläche), g) Wechsel (beansprucht die Regulationsvorgänge viel stärker als der Einzelreiz). Die noch wahrnehmbare Änderungsgeschwindigkeit der Temp. ist um so kleiner, je wärmer bzw. kälter die Haut ist (Reizschwelle parallel mit Hauttemp. abnehmend), u. beträgt bei 20° u. 40° Null. – **T.rezeptor**: *physiol* ∫ Thermorezeptor.

Temperatur|sinn: ∫ Wärmesinn. – **T.sonde**: s. u. T.fühler. – **T.strahlung**: *physik* s. u. Wärmestrahlung. – **T.umkehr**: *meteor* s. u. Inversion.

temperent: mäßigend, ordnend; z. B. **t. Phagen** (s. u. Bakteriophagen).

Tempest* Lappen: *chir* gekreuzter Hautlappen (distal, prox. oder lat. gestielt) von der Streckseite des Nachbarfingers zur Defektdeckung über Sehnen, Gelenken u. Knochen.

Template-DNS: (engl. = Schablone) *genet* DNS-Makromolekül als Matrize für die Synthese eines komplementären DNS-Strangs bei der Replikation bzw. eines oder mehrerer RNS-Stränge bei der Transkription.

Tempoanomalien: *gyn* zeit. Unregelmäßigkeiten der Menses (zu früh, zu spät oder regellos). Häufigste Urs.: hormonale Störungen, v. a. anovulator. Zyklus.

Tempora: *PNA*: die »Schläfen«, die seitl. Kopfpartien zwischen Stirn u. Ohr.

temporär: zeitlich begrenzt, vorübergehend; z. B. **t. Kastration** (vorübergehende Ausschaltung inkretor. Ovarialfunktion u. damit der Follikelreifung, z. B. durch Ovulationshemmer), **t. Schienung** (gelockerter Zähne bei marginaler Parodontopathie).

temporal: schläfenseitig (z. B. t. ∫ Abblassung), die Schläfen (Tempora) bzw. das Schläfenhirn (∫ Lobus temp.) betreffend.

Temporalhirn: ∫ Lobus temporalis; s. a. Operculum temporale, Temporallappen....

temporalis: (lat.) schläfenseitig. – Auch Kurzform für A., V., N. u. M. temp.; z. B. **T.symptom** *chir* suprazygomat. Schwellung des M. temp. infolge Thrombophlebitis oberfläch. Temporalvenen (bei Hals- oder Oropharynxphlegmone).

Temporalisation einer Epilepsie: im langfrist. Verlauf einer E. das Auftreten von Temporallappen-Anfällen (zusätzlich zu generalisierten oder sie ersetzend).

Temporallappen: ∫ Lobus temporalis cerebri. – **T.-Absenz**: nicht-konvulsiver, partieller T.-Anfall

Temporallappen-Epilepsie

mit Minderung bis Verlust der höheren psych. Leistungen (vgl. ↑ psychomotorischer Anfall). Wegen Beschränkung des Begr. »Absenz« auf die kurzen Bewußtseinsverluste beim generalisierten Anfall auch »temp. Pseudoabsenz« genannt. – **T.-Epilepsie**, temporale oder psychomotor. E.: partielle E. mit Lokalisation der neuronalen Entladung im Lobus temp. (oder Teilen davon); als bes. Form die Epilepsia temp. ant. aus dem vord. Schläfenhirnpol. Zeitigt neben elementaren sensor. (auditor., olfaktiven, gustator.) u. motor. (versiven, aphat.) Anfällen auch solche mit halluzinator. oder psychomotor. Symptn. (»automat. Anfall«; Bez. »**T.anfall**« für die letzteren ohne Lokalisationsnachweis ist inkorrekt). – **T.-Syndrom**: die für Prozesse (Tumor, Trauma, entzündl. oder vaskuläre Störung) im Schläfenhirn typ. neurol. u. psychopathol. Sympte. wie akust., olfaktor., gustator. u. opt. Halluzinationen, homonyme Hemianopsie (evtl. nur Quadrantenhemianopsie), Herdanfälle (»Unzinatuskrisen«) u. – bei Betroffensein der domin. Hemisphäre – sensor. Aphasie; s. a. KLÜVER*-BUCY* Syndrom.

Temporalloge: der von den 2 Blättern der Temporalis-Faszie begrenzte, nach unten offene, keilförm. Raum, in dem der M. temp. liegt; Verbindung zu den Fossae infratemp. u. pterygopalatina.

Temporary threshold shift, TTS: *otol* »zeitweil. Schwellenverschiebung«, eine sich nach Ende der Lärmexposition wieder zurückbildende Hörminderung.

temporo...: Wortteil »Schläfen« (Tempora); z. B. **t.basale Fraktur** (Schädelbasisfraktur im Bereiche basaler Schläfenbeinanteile; s. a. otobasal, **t.mandibul. Syndrom** (s. u. COSTEN*), **t.maxill. Gelenk** (s. u. Articulatio).

Temps pariétal: (französ.) die »Wandphase« als 1., durch die Gefäßendothelläsion ausgelöster Abschnitt der Hämostase: mit mechan. (reflektor. Gefäßkontraktion), biochem. (Freisetzung inaktiven Gewebethromboplastins) u. physiko-chem. Phänomenen (Adhäsion der Thrombozyten, Neutralisation der Antithromboplastine, Aktivierung des Faktors XII).

Tempus: (lat.) *anat* Schläfe (↑ Tempora).

Temulenz: taumelnder Gang als Effekt berauschender u. gift. Substanzen.

Temulin: Alkaloid in Lolium temulentum; s. a. Lolismus (= **Temulismus**).

Tenalgia crepitans: s. u. Tendovaginitis.

Tenazität: 1) *psych* Fähigkeit, die Aufmerksamkeit ständig auf einen Gegenstand zu richten; i. w. S. die geist. Spannkraft. – Verlust v. a. bei Stirnhirnsyndrom, zerebraler Arteriosklerose. – 2) Widerstandsfähigkeit (z. B. von Mikroorganismen) gegen Temp., Chemikalien, Strahlung.

Tenckhoff* Technik: Dauerimplantation eines Bauchhöhlenkatheters für die peritoneale Dialyse.

Tendenzblutung: (H.-J. PRILL 1964) *gyn* Menorrhagie als »unbewußt beabsichtigter« Ausdruck eines innerseel. Konfliktes, z. B. als sexuelle Abwehrreaktion gegen unerwünschten Geschlechtsverkehr.

Tendines: (lat.) die Sehnen (s. u. Tendo). – **tendineus**: (lat.) sehnig, eine Sehne betreffend.

Tendinitis, Tenositis: die Entzündung des eigentl. Sehnengewebes (im Unterschied zur – nicht durchweg streng unterschiedenen – ↑ Tendovaginitis); führt zu degenerat. Veränderungen der Sehnenfasern, evtl. zu Nekrose u. Kalkeinlagerung (= **T. calcarea**). – Evtl. – als **T. plastica** – mit reakt., spindelförm. Sehnenauftreibung (evtl. zu Bewegungsbehinderungen führend; z. B. schnellender Finger) oder mit Knötchenbildg. (= **T. callosa nodosa**; s. a. Tendofascitis calcarea rheumatica); als **T. ossificans** ein der Fibrositis zugehör. Endzustand (oft im Sehnenansatz) mit Verknöcherung.

tend(in)ogen): von einer Sehne ausgehend. – **Tendinose**: ↑ Tendopathie. – **tendinosus, tendinös**: (lat.) 1) sehnen(faser)reich; 2) eine Sehne (Tendo) betreffend.

Tendo: (lat.) Sehne; z. B. **T. calcaneus** *BNA* s. **musculi tricipitis surae** *PNA* (die am Tuber calcanei ansetzende ↑ »Achillessehne«), **T. crico-oesophageus** *PNA* (sehn. Anheftung von Längsmuskelfasern der Speiseröhre an der hint. Ringknorpelplatte), **T. conjunctivus** (↑ Falx inguinalis). – s. a. Teno....

Tendodynie: Schmerzhaftigkeit einer Sehne.

Tendofascitis calcarea rheumatica: bei Weichteilrheumatismus v. a. in Sehnen- u. Faszienansätzen auftret., später verkalkende Rheumaknötchen (»Sehnen-«, »Faszienknötchen«). – **T.lyse**: Adhäsiolyse an einer Sehne zur Wiederherstg. ihrer Gleitfunktion. – **T.myalgie**: Muskel-Sehnenschmerzen; z. B. als **T.myalgia psoriatica** (bei therapieresistenter Psoriasis) im Gebiet der Hauterscheinungen, mit leichter Muskelatrophie, evtl. auch Arthropathie. – **T.myopathie, -myose**: akute oder chron. funktionelle Muskelstörung (ohne faßbares Substrat) mit T.myalgie. – **T.pathie**, (Insertions-)Ligamentopathie, Myotendinose: degenerat., mit Knochenhautreizung einhergehende (»T.periostose«) Bindegewebserkr. im Sehnen(ansatz)bereich; primär v. a. bei übermäß. Beanspruchung, sek. bei Fokaltoxikose, Spondyl(arthr)ose etc.; Leitsympt.: bewegungs- u. belastungsabhäng. örtl. u. ausstrahlende Schmerzen. Häufigste Lokalisationsformen: ↑ Epikondylitis humeri (rad. u. uln.), Styloiditis rad., Achillodynie, Periarthritis humeroscapularis. Ggf. entschädigungspflichtig. BK.

Tendovaginitis, -synovitis: die akute oder chron. Sehnenscheidenentzündung, serös, fibrinös (evtl. villös, adhäsiv), eitrig (an Fingern = Panaritium tendinosum), auch phlegmonös oder nekrotisierend, stets mit schmerzhaften funktionellen Störungen; vgl. Peritendinitis (an scheidenlosen Sehnen). Unspezif. u. nichtinfektiöse Formen v. a. infolge berufl. oder sportl. Überlastung (meist akut) sowie posttraumat. (z. B. **hypertroph. T.** GUBLER oft beim SUDECK* Syndrom); häufig als **T. crepitans** (= Synovitis sicca; mit fibrinöser Entzdg. auch des Peritenoniums u. characterist. Reibegeräusch) oder als **T. stenosans** (z. B. QUERVAIN* Krankh. des langen Abduktors u. kurzen Extensors des Daumens; v. a. auf mechan. Grundlage, mit Schnapp-Phänomen). Spezif. Formen bei Tbk (fungös, fibrinös-exsudativ, als sogen. Reiskörperhygrom, kalter Abszeß), Gonorrhö (eitrig, oft granulomatös), Syphilis (Hydrops oder Gummen). – Ferner als Weichteilrheumatismus (akut oder chron., bei Kindern oft mit schmerzhaften Knötchen in Flexoren- u. Extensorensehnen = Rheumatismus nodosus infantum; s. a. Tendofascitis calcarea rheumatica) sowie bei anderen Kollagenosen u. Stoffwechselerkrn. (Amyloidose, Gicht, Ochronose). – Als Inokulations-T. (bei Veterinären, Tierpflegern, Melkern etc.) sowie als akuter oder chron. Überlastungsschaden ggf. anzeigepflicht. BK.

Tenebrio molitor: *entom* ↑ Molitor (1).

Tenemycin: Breitbandantibiotikum (mehrere Wirkstoffe), wirksam v. a. gegen gramneg. Baktn.

Tenesmus: anhaltender schmerzhaft-spast. Stuhl- bzw. Harndrang; ersterer (= **T. alvi, T. ani**) als Schließmuskelkrampf bei – v. a. ampullärer – Mastdarmaffektion; letzterer (= **T. vesicae**) als nur zu geringer Harnentleerung führender Blasendauerschmerz bei Zystitis, Blasen-Tbk oder -Ca., Prostataerkr. etc.

Tenia: *anat, helminth* ↑ Taenia.

Tennis|bein: s.c. Einriß des M. triceps surae beim – unzureichend trainierten – Tennisspieler durch ruckart. Aufrichten auf den Vorfuß (Hochaufschlag) oder durch plötzl. Rückwärtslaufen; klin.: Instabilität des Fußes, örtl. Schwellung (Hämatom), Rigidität der Wadenmuskulatur. Gleichart. Verletzung bei Skiläufern, Tänzern, Akrobaten. – **T.ballimpression:** traumat. Schädelkalottenfraktur beim Säugling in Form einer – reversiblen – Eindellung (wie beim Tischtennisball) ohne Duraverletzung (aber mit Contusio cerebri). – **T.ellenbogen:** ↑ Epicondylitis humeri lat. (u./oder örtl. Neuralgie) am Ellenbogen des Schlagarmes als typ. Sportschaden infolge mechan. Überbeanspruchung (falsche Rückhandtechnik mit Überlastung des rel. kleinen Urspr. der brachiorad. Muskelgruppe); evtl. mitbedingt durch Fokusfernwirkung u. HWS-Veränderungen; s. a. MILLS* Zeichen.

Tennisschläger|daumen: Daumenendgliedverbreiterung ähnl. dem Trommelschlegelfinger bei syphilit. Periostitis (Lues connata tarda). – **T.verband:** *chir* Drahtextensionsverband, bei dem ein an Hand u. Unterarm fixierter schlägerförm. Metallbogen als Widerlager für die Zugdrähte dient.

teno...: Wortteil »Sehne« (**tenon**); s. a. tedo....

Tenodese: *orthop* op. Sehnenfixierung am Knochen zur Einschränkung bis Aufhebung der einschläg. Gelenkbeweglichkeit (bei Lähmung).

Tenon* (JACQUES RENÉ T., 1724–1816, Ophthalmologe, Paris) **Faszie, Kapsel:** ↑ Vagina bulbi. – **T.* Raum:** ↑ Spatium intervaginale.

Tenonektomie: Teilexzision einer Sehne zu deren Verkürzung, z. B. *ophth* als Schiel-Op.

Tenonitis: Entzündung der TENON* Kapsel (u. angrenzender Bindegewebsschichten). – Als **T. anterior** (v. GRAEFE) die ↑ Episkleritis partialis fugax.

Tenonto...: Wortteil »Sehne« (↑ Tendo...); z. B. **T.graphie, -logie** als (deskriptive) Lehre von den Sehnen.

Tenoperiostose: Insertions-↑ Tendopathie.

Tenopexie: *orthop* op. Fixierung einer Sehne an einer anderen (= tendinöse T.; ↑ Sehnentransplantation), am Periost (= periostale T.) oder in einem Knochenkanal (= ossäre T.); vgl. Tenodese.

Teno|plikator: *orthop* zangenart. Instrument zur faltenden Verkürzung (u. Nahtfixierung) von Sehnen. – **T.rezeptoren:** *anat* die an Sehnen gelegenen freien Nervenendigungen sowie die ↑ Sehnenspindeln als Rezeptoren der Tiefensensibilität. – **T.(r)rhaphie:** ↑ Sehnennaht.

Tenostosie: Verknöcherung einer Sehne (Endzustand der ossifizierenden Tendinitis).

Teno|synovektomie: Resektion der Vagina synovialis einer Sehne, i. w. S. der ges. Sehnenscheide. – **T.synovitis:** ↑ Tendovaginitis.

Tenotomie: *orthop* die geschlossene (= s. c.) oder offene, im allg. der Verlängerung dienende op. Durchtrennung einer Sehne, entweder als quere T. oder als Z-förmige (Hauptschnitt in der Quer- oder Längsebene; diesem aufgesetzt ant. u. post. bzw. med. u. lat. Zusatzschnitte; s. a. Griffelschachtelplastik); meist mit spez. **Tenotom** (gerade, lanzett-, sichelförmig oder gebogen).

Tensid: grenzflächenaktive Substanz; s. a. Detergentien.

Tensilon®-Test: Verifizierung einer Myasthenia gravis pseudoparalytica anhand der sofort., im EMG faßbaren Aufhebung der myasthen. Reaktion nach langsamer i.v. Gabe des Cholinesterasehemmers Edrophonium (auch als Ther.).

Tensio(n): Spannung, Druck (s. a. Tonus, Tono...). – **Tens(i)ographie:** die – laufende – Registrierung des Blutdruckes; z. B. elektronisch mittels Polygraphen im Rahmen der postop. Intensivpflege. – **Tensionskopfschmerz:** Spannungskopfschmerz.

Tensor: »Spanner«, Kurzform für ↑ Musc. tensor. – **T.-fasciae-latae-Reflex:** ↑ BRISSAUD* Reflex.

tensus: (lat.) gespannt.

Tentamen: (lat.) Versuch, Probe, Vorexamen; z. B. **T. suicidii** (↑ Suizidversuch).

Tentigo: (lat.) Brunst, *med* abnorme Wollust, Geilheit, i. w. S. auch die dadurch bedingte oder gekennzeichnete Krankht., z. B. **T. prava** (= Nymphomanie), **T. venerea** (= Syphilis), **T. veretri** (= Satyriasis).

tentoriell: das Tentorium cerebelli betreffend.

Tentoriographie: *röntg* Darstg. des Tentorium cerebelli (als Luftstreifen unterhalb) im Rahmen der Pneumoenzephalographie.

Tentorium: (lat.) Zelt; *anat* zeltförm. Gebilde, i. e. S. das **T. cerebelli** PNA, die zwischen Okzipitalhirnbasis u. dors. Kleinhirnfläche quer ausgespannte Duraplatte (befestigt an oberen Pyramidenkanten u. Sulci transversi) mit der ↑ Incisura tentorii (↑ »T.schlitz«). – **T.blutung:** supra- u./oder infratentorielle Hirnblutung nach Einriß des T. cerebelli (i. w. S. auch der Falx cerebri), insbes. als Geburtskomplikation (v. a. bei Frühgeb., zu schneller Zangenextraktion des Kopfes); bei großer Ausdehnung meist letal. – **T.riß:** v. a. geburtstraumat. Einriß eines oder beider Blätter des T. cerebelli mit ↑ T.blutung u. nachfolg. tentorieller Hernie bzw. Druckkonus (Druck auf Hirnstamm). – **T.schlitz:** ↑ Incisura tentorii. Einklemmung mediobasaler Hirnteile (meist Uncus des Temporallappens) darin (= tentorielle ↑ Hernie) infolge Hirndruckes führt zum Mittelhirnsyndrom: Bewußtseinsstörung, ein- oder doppelseit. Pupillenerweiterung bis Lichtstarre, Muskelstreckkrämpfe bis -starre, Temp.-regulationsstörung, Atemlähmung; anat.: Verquellung der Zisternen (v. a. Cisterna ambiens), Verlagerung von Hirnteilen in die Zisternen, Kompression des N. oculomotorius (Schnürfuchen), venöse Abflußbehinderung.

Tenuazonsäure

Tenuazonsäure: Butyl-4-hydroxy-3-pyrrolin-2-on; Antibiotikum aus dem Fadenpilz Alternaria tenuis u. a. Stämmen; Antineoplastikum, Virustatikum.

tenuis: (lat.) dünn. – **Tenuis**: *laryng* stimmloser Verschlußlaut.

T-Enzym: ↑ Neuraminidase.

Teonanacatl: (mexikan. = »Fleisch der Götter«) die halluzinogenen Pilze der Gattung Psilocybe.

TEP: **1)** TEPF, TEPP: ↑ Tetraäthyl**p**yro**p**hosphat. – **2)** **T**otal**e**ndo**p**rothese. – **TEPA**: **T**riä**t**hylen**p**hosphor**a**mid.

Tephromyelitis: ↑ Poliomyelitis (anterior).

Tepidarium: der »Warmraum« des altröm. Dampfbades.

ter in die, t. i. d.: *pharm* latein. Rezepturanweisung »3mal täglich«. – **ter.**: *pharm* Rezepturanweisung »terendo« (»durch Reiben herzustellen«).

Tera...: **1)** Präfix (Kurzzeichen: T) bei Maßeinheiten mit der Bedeutung des 10^{12}fachen. – **2)** Wortteil »Mißbildung«; s. a. Terata, terato....

Terasaki* Test: (1964) *immun* standardisierter Lymphozytentoxizitätstest; auf sogen. Mikroplatten (»T.* Platten«) werden Lympho des potentiellen Transplatatspenders zus. mit HLA-Gruppen-spezif. AK inkubiert u. ihre Reaktion (Zytolyse nach Komplement-Zusatz; daher auch: »zytolyt. KBR«) mikroskopisch abgelesen. Vergleich mit dem Verhalten der Empfänger-Lympho bei analoger Testung gibt groborientierenden Hinweis auf die Überlebenschance eines Transplantats.

Terata: (griech.) die Mißbildungen; z. B. die **T. anadidyma** u. **T. katadidyma** (= ↑ Duplicitas incompleta mit Verdoppelung nur der oberen bzw. unt. Körperhälfte).

terato...: Wortteil »Mißbildung«. – **T.blastom(a)**: *path* Malignom i. S. der teratoiden Mischgeschwulst (im Unterschied zum Teratom u. zu dessen »embryonaler« Form aus völlig unreifen Gewebsstrukturen bestehend); s. a. T.karzinom.

teratogen(etisch): Mißbildungen erzeugend; z. B. die **t. Determinationsphase** der Onto- bzw. Organogenese (meist kurze Phase, in der das betr. Organ bzw. seine Anlage gegen best. endo- oder exogene Schädlichkeiten bes. empfindlich ist u. mit Entwicklungsablenkung in – für den Zeitpunkt charakterist. – Richtung einer typ. Mißbildung reagiert; s. a. Schema »Embryopathie«. Als die Entstehung von Mißbildungen (»Teratogenese«) induzierende oder deren Häufigkeit steigernde »**t. Noxen**« sind für den Menschen bekannt: ionisierende Strahlen, best. chem. Stoffe, O_2-Mangel, Hyperthermie, best. Viren. Prüfung derart. Effekte erfolgt z. B. am frischen befruchteten Hühnerei als sogen. **teratolog. Grundversuch.**

teratoid: *path* einem Teratom ähnlich, teratomartig. – **Teratoid**: das embryonale ↑ Teratom, gekennzeichnet durch Vorwiegen unreifer, auf embryonaler Stufe verbliebener Körperteile, häufig maligne entartet; vgl. Teratoblastom.

Terato|karzinom: *path* aus Geweben mehrerer Keimblätter bestehendes malignes Teratom der Keimdrüsen (v. a. des Hodens). – Gem. UICC: Carcinoma embryonale = Teratoblastoma malignum = bösart. Mischtumor oder Teratom. – **T.logie**: die Lehre von den Mißbildungen, i. e. S. von den während der Embryogenese durch peristat. Faktoren verursachten, nicht-erbl. (= äuß. u./oder inn. Gestaltungsanomalien; s. a. t.gene Determinationsphase).

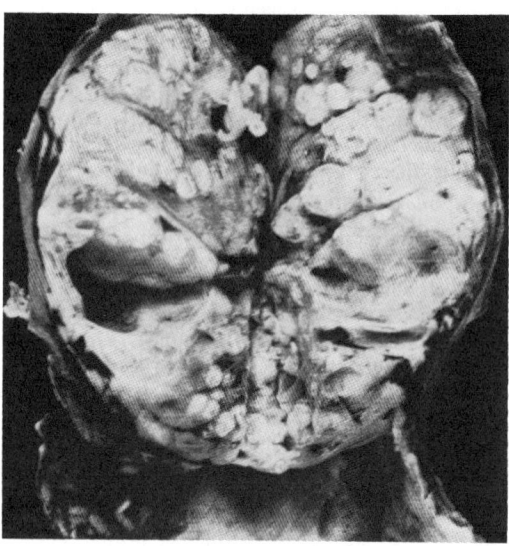

Schnittfläche eines differenzierten **Teratoms**: zahlreiche Zysten mit wäßriger u. visköser Flüssigkeit u. mit Horn- u. Talgmassen.

Teratom(a), Wundergeschwulst: in Keimdrüsen, an Körperpolen (z. B. Sakral-, Kopf-T.) u. in Leibeshöhlen (Zölom-T.) vork. komplizierte Mischgeschwulst mit körperl. Aufbau, wobei Gewebe u. Strukturen eine höhere oder niedrigere Reife aufweisen: als **adultes = reifes T.** gutartig (in Analogie zur asymmetr. Doppelmißbildung auch »parasitär«, wegen der dem Autositen entsprech. Organreife »koätan« = gleichaltrig genannt); als **embryonales T.** (z. T. undifferenziertes Keimgewebe enthaltend) das zur Malignität neigende (Extremform: ↑ Teratoblastom), mit den Grundtypen »polyzyst. Blastom« (Abkömmlinge aller 3 Keimblätter: »histol. Potpourri«) u. »**großzyst. T.«** (bizarre Nachahmungen des Organismus; z. B. »komplizierte Dermoidzyste« des Ovars, Sakraldermoid; je nach Reifegrad der Organausbildung u. -ordnung auch als Embryom = echtes T. bzw. als Embryoid bez.; s. a. Abb. »Dermoid«); als **hysterogenet. T.** hervorgegangen aus nach der Gastrulation entstandenen Blastomkeimen, im Aufbau meist weniger kompliziert; als – höchst kompliziertes – **proterogenet. T.** entstanden vor der Gastrulation aus Ei-wertigen Keimen.

Terato|pagus: Doppelmißbildung mit etwa achsenparalleler Anordnung der fast vollständig entwickelten Individualteile. – **T.spermie**: Pathomorphospermie (↑ Tab. Spermatogramm).

Terbutalinum *WHO*: 1-(3,5-Dihydroxyphenyl)-2-(tert. butylamino)-äthanol; Bronchospasmolytikum.

Terebinthina: »Terpentin«, der erstarrte, aromat. Harzsaft von Pinus-Arten; auftrennbar in Terpentinöl u. Colophonium. Anw. für Pflaster u. Salben; toxisch (↑ Terpenismus).

terebrans: (lat.) durchdringend. – **teres**: (lat.) (glatt)-rund.

Tergum: (lat.) Rücken; s. a. vis a tergo.

terminal(is): die Grenze (s. a. Final...) bzw. das Ende betreffend, endgültig; z. B. **t. Strombahn** (↑ Endstrombahn).

Terminal|anästhesie: die auf Ausschaltung der freien Nervenendigungen in Haut u. Schleimhäuten gerichteten Lokalanästhesie-Methoden. – **T.atmung**: die Endphase der Zellatmung, in der über eine Redoxsystem-Kette H-Ionen an den Zytochromoxidasen-Komplex (»**T.oxidase**«) herangebracht u. durch ihn in einer Knallgasreaktion mit O_2 zu Wasser vereinigt werden. – **T.ebene**: *geburtsh* Grenzebene zwischen großem u. kleinem Becken, bestimmt durch Linea termin., Promontorium u. oberen Symphysenrand. – vgl. Beckeneingangsebene. – **T.gebiete**: *anat* erst ab 2. Lmon. markreif werdende Gehirnareale (Assoziationsfelder). – **T.geflecht**: *histol* ↑ T.retikulum. – **T.haar**: das endgültig ausgereifte Körper-, Borsten- u. Langhaar des Dauerhaarkleides, das sich beim Menschen von der Pubertät bis ins 5. Ljz. entwickelt.

Terminalis: Kurzform für V. termin. (= V. thalamostriata).

Terminal|körperchen: ↑ Corpuscula nervosa terminalia. – **T.kolonie**: *protozool* das Endstadium der Entwicklung von Toxoplasma gondii: Wirtszelle als Pseudozyste (Terminalzyste) mit Toxoplasma-Tochterzellen angefüllt, die nach Zellruptur erneut invadieren. – **T.okklusion**: *dent* Schlußbißstellung. – **T.oxidase**: s. u. T.atmung. – **T.retikulum**: das – elektronenmikroskopisch nicht bestätigte – periphere Endnetz des Sympathikus. – **T.schlaf**: *psych* einen krankhaften psych. Zustand (z. B. epilept. Anfall, pathol. Rausch) abschließender natürl. Schlaf (Min. bis Stdn.), aus dem der Kranke erholt oder aber mit einem Gefühl des Zerschlagenseins erwacht.

Terminatio: (lat.) Begrenzung, Endigung. – **Terminationes nervorum liberae** *PNA*: freie ↑ Nervenendigungen. – **Termination**: *genet* ↑ Determination. – **Terminatorkodonen**: *genet* Nonsense-Kodonen der RNS, denen keine transfer-RNS zugeordnet ist, an denen daher die gerichtete Synthese nach der Transkription des letzten vorangegangenen Kodons abbricht. Bisher bekannte einschläg. Triplets: UAG (»amber«), UAA (»ochre«), UGA (»opal«).

termino|lateral: *chir* ↑ End-zu-Seit. – **T.logie**: 1) das in den einzelnen Wissenschaften gebr., nach linguist. Prinzipien entwickelte Benennungssystem mit definierten Begriffen (»**Termini**«, »Nomina«). – 2) die lexikal. Zusammenfassung der Termini einer Fachsprache. – **t.terminal**: *chir* ↑ End-zu-End.

Terminus: (lat.) Grenze, Ende, klar umrissener Begr., Fachausdruck (= T. technicus, t.t.).

Termiten|-Infektion: (REYNOLDS 1963) gastrointestinales Auftreten von T.larven (aus verschluckten Eiern von Isoptera), evtl. mit krampfart. Leibschmerzen u. Durchfällen (nach Larvenabgang spontan abklingend). – **T.-Vitamin, Termitin**: Vitamin T, ↑ Karnitin.

Termone: *biol* Wirkstoffe der Gameten niederer Organismen (R. KUHN u. M. 1939), die als Andro- bzw. Gynotermone je nach Überwiegen die Geschlechtlichkeit des Kopulationsproduktes phänotypisch bestimmen.

Ternidens deminutus: Hakenwurm-ähnl., 6–9 mm großer, blutsaugender ↑ Nematode [Strongyloidea]; Dickdarmparasit von Affen (Afrika, Indien), häufig auch des Menschen (Infektion durch larvenverseuchte Lebensmittel; bei starkem Befall Sympt. des Hakenwurm-Befalls).

Terpene: natürlich vork. ungesätt. Kw.stoffe mit Isopren-Grundeinheiten, hiernach unterschieden als Mono-, Di-, Tri-, Tetra-T. u. als hochpolymere Isoprene (z. B. im Kautschuk). Ferner zykl. T. (z. B. Menthan, Limonen) in äther. Ölen, Terpentin etc. –

Terpenismus: Intoxikation durch Inhalation bzw. Hautresorption oder überdosierte Inj. von Terpentinöl (MAK 560 mg/m^3 = 1000 ppm): gastrointestinale (nur nach oraler Aufnahme), renale (Olig-, Hämaturie) u. ZNS-Sympte. (Unruhe, Rausch, Schwindel, Exzitation, Ataxie, Kreislauf- u. Atemdepression; evtl. Koma); typ. Veilchengeruch von Harn u. Atemluft. Ther.: Magenspülung, Brechmittel, Na.sulfat, Schock- u. Nephritis-Behandlg.

Terpentin: ↑ Terebinthina. – **T.öl**. (↑ Oleum Terebinthinae) findet experiment. u. therap. (Resistenzanregung) Anw. durch Induktion von **T.abszessen** (abakterielle Einschmelzung nach i.m. oder s.c. Inj.; bei Überdosis Gefahr des ↑ Terpenismus). – Im Öl nach längerer Lagerung gebildete Autooxidationsprodukte der Kw.stoffe sind – ebenso wie aus T. synthetisch hergestellte Terpenepoxide – potentielle Allergene; **T.allergie** v. a. berufsbedingt nach inhalativer oder durch Kontakt erfolgender Sensibilisierung, nach letzterer (durch Ölfarben, Schuhcremes, Bohnerwachs) v. a. als **T.ekzem** (wahrsch. durch d-α-Pinen u. 3-Karen; evtl. Gruppenallergie gegen andere äther. Öle).

Terpinhydrat: schwach bittere, äthanol- u. wasserlösl. Kristalle; Sekretolytikum.

Terra: (lat.) Erde; z. B. *pharmaz* **T. sigillata** (in Münzenform geprägte Bolus alba, flava oder rubra; histor. Antidotum u. Regulans), **T. silicea s. infusorium** (»Diatomeen-« oder »Kieselerde«, amorphes SiO_2 sowie Oxide verschiedener Metalle u. Alkalimetalle; gereinigt für Puder u. Pillenmassen, als Filtermaterial; s. a. Kieselgursilikose).

Terrain|kur: dosierte Spaziergänge auf ausgewählten Übungswegen als akt. Bewegungsther. gemäß ärztl. Verordnung (Steigungen, Dauer etc.). – **T.versuch**: ↑ Feldversuch.

Terrassenfraktur: inkomplette Lochfraktur des Schädeldachs mit nur einseit. Stufenbildung.

Terrien*-Veil* okuläre Hypertension: (1929) ↑ POSNER*-SCHLOSSMAN* Syndrom.

Terrier* (LOUIS F. T., 1837–1908, Chirurg, Paris) **Operation**: *gyn* Ventrofixation des Uterus. – **T.*-Courvoisier* Syndrom**: ↑ BARD*-PIC* Syndrom.

Terror nocturnus: *psych* ↑ Pavor nocturnus.

Terry*-Report: unter Vorsitz des Surgeon-General der US-amerikan. Gesundheitsbehörde LUTHER M. T. durchgeführte retrospektive statist.-epidemiol. Erhebung über Zusammenhänge zwischen Tabakrauchen u. Herz-Kreislauf- u. Atemwegserkrn., die u. a. eine vermehrte Sterblichkeit der Raucher an Lungenkrebs u. Koronaropathien ergab.

Terry* Syndrom: (1942) die retrokristalline ↑ Fibroplasie (2).

Terson* (ALFRED T., 1838–1925, Ophthalmologe, Toulouse) **Operation**: (1922) der LAGRANGE* Op.

Terson* Syndrom

ähnl. Sklero-Iridektomie bei Glaukom. – **T.* Syndrom**: »hämorrhag. okulozerebrales Sy.«, mit Glaskörperblutungen im dir. Anschluß an eine spontane Subarachnoidalblutung.

tertiär, tert.: an 3. Stelle, als 3. Geschehen; z. B. **t. Amputation** (Stumpfherrichtung nach Abklingen einer auf eine Nachamputation folgenden Entzündung), **t. Automatie** (des Herzens; ausgehend von PURKINJE* Fasern als t. Erregungsbildungszentren), **T.bild** (*ophth* ↑ HESS* Nachbild), **T.follikel** (↑ GRAAF* Follikel), **T.stadium** (z. B. Syphilis III); s. a. Tertiär.... – *chem* Kennz. organischer Verbindgn., die 3 mit C verbundene C- oder N-Atome enthalten (z. B. tert. Alkohole, Amine), sowie anorganischer Salze mehrbasiger Säuren (z. B. tert. Na. phosphat).

Tertiär|kaverne: s. u. Spätkaverne. Oft starr u. entrundet, therapeutisch schwer beeinflußbar. – **T.knötchen**: *immun* s. u. thymusabhängige Areale. – **T.stellung der Augen**: *ophth* Verrollung der Bulbi um eine sagitt. Achse (mit horizontaler u. vertikaler Ablenkung aus der Primärstellung). – **T.struktur**: *biochem* s. u. Eiweißstruktur.

tertian(us): dritter, an jedem 3. Tag auftretend. – **Tertiana**: Kurzform für Febris tertiana. ↑ Malaria tertiana, z. B. **T. benigna** (als im allg. gutart. Form), **T. duplicata** (hervorgerufen durch 2 Erregergenerationen, daher mit tägl. Fieberanfällen), **T. comitata s. maligna s. perniciosa** (↑ Malaria tropica), **T. simplex** (durch nur eine Erregergeneration, daher Fieberanfälle mit 24stünd. Intervall).

Terti|gravida: zum 3. Male Schwangere. – **T.para**: Drittgebärende.

tertius: (lat.) dritter.

Tesa®-Film-Methode: (BREDE) *päd* mikroskop. Oxyureneier-Nachweis an einem morgens der ungewaschenen Aftergegend kurz aufgeklebten Zellophanstreifen.

Teschendorf*-Warner* Aufnahme (WERNER T., zeitgen. Radiologe, Köln): *röntg* sagitt. LWS-Normalaufnahme in Rückenlage unter Zug – durch am Kopfende stehenden Gehilfen – an den gespreizten u. angewinkelten Beinen derart, daß sich Becken u. gestreckte LWS vom Tisch abheben.

Teschen-Virus: das nach der Stadt Teschen (Děšín; ČSSR) benannte Picorna-Virus der ansteckenden Schweinelähmung (»**Teschener Lähme**«).

Tesla: *physik* n. NICOLA TE. benannte SI-Einheit der magnet. Induktion bzw. Polarisation; 1 T = 1 Wb/m².

Tesla* Ströme (NICOLA T., 1857–1943, kroat.-amerikan. Physiker): elektr. Wechselströme hoher Spannung (mehrere Mio Volt) u. so hoher Frequenz, daß keine meßbare biol. Reizung entsteht u. die Energie nur unwesentlich in Wärme umgewandelt wird. Früher therapeutisch angew. (»**Teslaisation**«, s. u. Arsonvalisation).

Tesserulata: latein. Bez. (»Quaderförmige«) für die ↑ Pockenviren.

Test: (engl.) Probe, Nachweismethode. – **test(i)..., testo...**: Wortteil »Hoden« (↑ Testis).

Testacid®-Belastung: *hepat* ↑ FELIX*-TESKE* Probe.

Test|antigene: heterologe (Extrakte aus Gräserpollen, Insekten, Textilien usw.) oder homologe AG (z. B. Serum-AG) zum Nachweis spezifischer AK in vivo (Kutanprobe etc.) oder in vitro (Immundiffusion, RAST etc.). – **T.antitoxin**: s. u. Standardimpfstoff. – **T.bakterien**: s. u. T.organismen. – **T.erythrozyten**: konservierte u. gewaschene Ery für in-vitro-Teste, v. a. für COOMBS* u. Rosetten-Test sowie – mit bekannter Gruppen-, evtl. auch Faktorenzugehörigkeit – zur Blutgruppenbestg. (anhand der Serumeigenschaften).

Testes: die Hoden (↑ Testis).

Testgiftdosis: empirisch ermittelte Dosis, die beim Versuchstier oder in einem definierten biol. System (z. B. Gewebekultur) eine spezif. Giftwirkung hervorruft. Die vollständ. oder teilweise Aufhebung dieser Wirkung dient zur Beurteilung der Wirksamkeit neutralisierender Substanzen u. als Diagnostikum (z. B. DICK*, SCHICK* Test).

testicularis: (lat.) den Hoden betreffend.

Testikel, Testiculus: ↑ Testis. – **testikulär**: den Hoden (Testis) betreffend, z. B. **t. Dysgenesie** (↑ KLINEFELTER*- REIFENSTEIN*-ALBRIGHT*, GORDAN*-OVERSTREET* Syndrom = partielle Testisdysgenesie). – **Testikularis**: Kurzform für A. testicularis.

Testis, Didymus, Orchis, Testikel: *PNA* der in der Genitalleiste (hint. Bauchwand) aus Urgeschlechts- u. Mesenchymzellen entstandene, später im Skrotum gelegene paar. Hoden; als tubulöse ♂ Keimdrüse (Vol. 15–25 ml, Gew. 20–30 g) mit Tunica albuginea, Septula, Tubuli seminiferi recti u. contorti (Ort der Spermienreifung: generative Hodenfunktion), Rete testis, Ductuli efferentes u. Stroma (in dessen – temperaturunempfindl. – LEYDIG* Zellen die Androgene gebildet werden, v. a. Testosteron: inkretor. Hodenfunktion). Regelrechte Entwicklung der Kanälchen u. die Spermiogenese sind an eine best., vom Skrotum regulierte Temp. (unterhalb der Kerntemp.) geknüpft; bei Temp.erhöhung (z. B. Kryptorchismus, nach Grenzstrangresektion) evtl. Infertilität; s. a. Hoden.... – **T. femineus s. muliebris**: ↑ Ovarium. – **T. inguinalis**: ↑ Leistenhoden. – **T. mobilis**: ↑ Pendelhoden. – **T. redux**: nahe der Skrotalwurzel gelegener Hoden.

Testo|doxin: dem Adreno-, Rub- u. Putida-redoxin verwandtes 2Fe-S-Protein in Säugerhoden u. -nebenniere; Elektronenüberträger für an der Hydroxylierung u. Seitenkettenspaltung von Steroiden teilnehmende Oxygenasen. – **T.lactonum** *WHO*: 17a-Oxa-D-homoandrosta-1,4-dion-3,17-dion; Antineoplastikum.

Testorganismen, -keime: Mikroorganismen von definierter Herkunft u. Eigenschaften (z. B. aus Stammkulturensammlung) als biol. Material für spezif. Nachweis- u. Eignungsproben, z. B. zur Ermittlung antibiot. Eigenschaften, Prüfung der Effektivität von Sterilisation u. Desinfektion (meist »Erdsporen«). – I. w. S. auch die »Versuchstiere« aus Zuchtstämmen zur Wirkprüfung bakterieller Toxine, zur Anzucht von Viren etc.

Testosteron(um *WHO*): $C_{19}H_{28}O_2$; natürl. ♂ Geschlechtshormon (↑ dort Abb.), maximal androgen wirksames C_{19}-Steroidhormon (↑ Formel). ACTH- u. Gonadotropin-gesteuerte Bildung (♀ 1–2 mg, ♂ 4–14 mg/24 Std.; wicht. Vorstufe: Progesteron) im Hoden (LEYDIG* Zellen) u. Ovar, in NNR u. Leber

Testosteron
(Δ^4-Androsten-17β-ol-3-on)

(Inaktivierung von Plasmakortikoiden); Plasmawerte (ca. ⅔ spezifisch an β-Globulin gebunden) bei ♂ bis zur Pubertät ansteigend auf ca. 0,6 µg/100 ml, bei ♀ 0,1 mg/100 ml (mit Zyklusschwankungen u. Anstieg bei Gravidität); Hauptexkretion im Harn (auch Abbauprodukte: Androsteron, Ätiocholanolon, Dehydroepiandrosteron) als Glukuronid- bzw. Sulfatkonjugate (Gesamt-T. 25–90 bzw. [♀] 3–14 µg/24 Std.). Zelluläre Wirkform ist das aus dem freien T. nach Eintritt in die Erfolgszelle durch Einwirkung der 5α-T.-reduktase gebildete 5α-Dihydro-T. (»DHT«); die physiol. Hauptfunktion (Entwicklung der prim. u. sek. Geschlechtsmerkmale, der ♂ Libido u. Aktivität) schließt eine anabole Wirkung auf den Protein-Stoffwechsel ein (N-Retention, Förderung der Eiweißbiosynthese), die – verstärkt durch Strukturabwandlung (v. a. bei synthet. Derivaten) – auch therapeutisch genutzt wird (↑ Anabolika). Anw. peroral (schwach), parenteral u. rektal bei Androgenmangel, peripherer Durchblutungsstörung, Malignom (♀), Kräfteverfall etc.; Präp. je nach Salzform rasch bis protrahiert wirkend. – Wertbestg. biol. (z. B. Kapaunenkamm, Samenblasentest), chem.-kolorimetrisch, chromatographisch. – T.-Antagonisten: Östrogene als natürl. Regulatoren des hormonellen Androgenhaushalts; i. e. S. die synthet. Steroide mit spezif. antiandrogener Wirkung (Hemmung der Androgenbiosynthese bzw. -funktion durch Blockade der Komplexbildung zwischen DHT u. spezif., zellulärem Rezeptor), z. B. Cyproteron, Benorteron.

Testovarium: *path* s. u. Ovotestis.

Test|papier: ↑ Teststreifen. – **T.reiz**, Prüfreiz: *physiol* Reiz(folge) zur Bestg. der Erregbarkeit oder Reizschwelle eines Gewebes; meist im Anschluß an konditionierenden Reiz. – **T.serum**: *hämat* Blutgruppen-Testserum. – **T.streifen**: *labormed* mit einem Reaktionsmedium imprägnierter Zellulose- oder Kunststoffstreifen für Schnellteste; s. a. Reagenspapier.

Testudo: im Achtergang u. dachziegelartig angelegter »Schildkrötenverband« am rechtwinklig gebeugten Gelenk (z. B. T. cubiti, T. genus). Beginn der Bindentouren in Gelenkmitte (= **T. reversa**) oder ober- u. unterhalb (= **T. inversa**). – **T. calcanei**: Fersendeckverband.

Testwörter: *psych* schwierig auszusprechende Wörter u. Sätze zur Prüfung des Artikulationsvermögens; z. B. »Elektrizitätswerksdirektor«.

TET: Triäthylenmelamin (↑ Tretaminum).

Tetania, Tetanie: (L. CORVISART 1852) bei ätiol. vielfält. (↑Tab.) Verschiebung des SZENT=GYÖRGYI* Quotienten zugunsten des Zählers (rel. Erhöhung der Serumkonzentration von K^+, Bikarbonat oder Hydrogenphosphat; bzw. rel. Erniedrigung von Ca^{2+}, Mg^{2+} oder H^+) auftret. Syndrom neuromuskulärer Übererregbarkeit; als **latente T.** mit Leistungsminderung, Sensibilitätsstörungen, uncharakterist. – nach Hyperventilation u. zu akuter Verschiebung der genannten Ionen führenden Belastung auch charakterist., als Anfall imponierenden – Verkrampfungserscheinungen (auch glatter Muskulatur), rheumatoiden, migränoiden, stenokard. u./oder asthmatoiden Sympt.; als **manifeste T.** in Form des tetan. Anfalls: meist nach Prodromalerscheinungen (z. B. Parästhesien) symmetrisch einsetzender schmerzhafter, ton. Muskelkrampf mit Karpopedalspasmen (Pfötchen- bzw. Geburtshelferstellung der Hände, Equinovarusstellung der Füße), ↑ Fischmaul (»**T.gesicht**«), evtl. Erbrechen, Asthma; nach Min. bis Stdn. Abklingen der Kontrakturen in der umgekehrten Reihenfolge ihres Auftretens. Bei protrahierter T. oft troph. Störungen an ektodermalen Geweben, v. a. Nägelbrüchigkeit, Zahnrillen, ↑ Cataracta tetanica (»**T.star**«). – Als **T. neonatorum** die ↑ Neugeb.-T., als **T. infantum** (= rachitogene T.) die ↑ Spasmophilie. Diagnose: CHVOSTEK*, TROUSSEAU*, ERB* Zeichen, Fibularis-, SCHULTZE* Zungenphänomen, Hyperventilationsversuch, EMG (Spontanentladungen), EKG (verlängertes QT, niedr. R u. T), Ionogramm (selten Hypokalziämie mit Blut-Ca <9 mg% = <4,5 mval/l, meist normokalziäm. Formen). – Ther.: Kalzium i.v. (im Anfall) oder oral, Kausalther.

Tetanische Krankheitsbilder des Erwachsenen (nach G. KNAPPE)

Form, Name	Ätiogenese, Begleiterscheinungen
I. hypokalzämische Tetanien	
1. parathyreogene T.	postop. (1–3 Tg. nach Epithelkörperchen-Entfernung = parathyreoprive T.); oder idiopath. Hypoparathyreoidismus
2. Rekalzifizierungs-T.	Ca-Avidität nach op. Entfernung eines Epithelkörperchenadenoms
3. enterogene u. prim. Kalzium-Mangel-T.	schwere Ca-Resorptionsstörung oder -Mangelernährung
4. toxisch bedingte T.	chem. Bindung des Blut-Ca durch Oxalate, Fluoride, Zitratinfusion etc.
5. renal bedingte T.	Hyperphosphatämie infolge Niereninsuffizienz
6. bei Pseudohypoparathyreoidismus	genet. Defekt; häufig bei Brachymetakarpie u. -tarsie, Minderwuchs
II. normokalzämische Tetanien	
1. idiopath. T.	häufig bei Neurasthenikern u. Psychopathen („Pseudo-T." mit Anfällen in best. psych. Situationen; trotz Normokalziämie durch Ca-Inj. kupierbar)
2. Hyperventilations-T.	respirator. Alkalose (verminderte Ca-Ionisierung)
3. bei Infektionskrankhtn. u. Arzneimittelvergiftg.	v.a. Guanidin, Adrenalin, Coffein, Morphin
4. zerebral bedingte T.	Läsion (Trauma, Tumor Enzephalitis) bestimmter Hypothalamusstrukturen
5. Magnesiummangel-T.	extreme Mg-Verarmung des Organismus
6. Magen-T., chloriprive T.	Hypochlorämie u. Alkalose nach Erbrechen (z.B. Pylorusstenose)
7. Gravidität-T.	Hyperemesis, Gestose

tetaniform: Tetanus- bzw. Tetanie-artig. – **Tetanika**: Wirkstoffe, die tetaniforme Krämpfe auslösen; z. B. Strychnin, Pikrotoxin.

tetanisch, tetanicus: Tetanie bzw. Tetanus (1 u. 2) betreffend; z. B. **t. Anfall** (s. u. Tetanie), **t. Muskelkontraktion**: »physiol. Tetanus«, die durch rhythmisch aufeinanderfolgende Aktionspotentiale der Zellmembranen (nach Motoneuronenentladungen oder elektr. Reizen) ausgelöste Muskelverkürzung

tetanisierender Strom

mit einer Kraftentwicklung über der der Einzelzuckung. Beruht auf der Grundeigenschaft des kontraktilen Apparats, bei rasch aufeinanderfolgenden Erregungen seine Kraft zu erhöhen (Superposition der Einzelzuckungen). Erfolgt als »vollständ. oder glatter« (z. B. bei den Willkürbewegungen) oder als »unvollständ. oder großzack.« Tetanus (mit unterscheidbaren superponierten Einzelzuckungen); Verschmelzungsfrequenz bei langsamen Muskeln ca. 20, bei raschen 50 Hz.

tetanisierender Strom: elektr. Stromform (z. B. neofarad. Strom), deren Anw. am Muskel oder motor. Nerv den Muskel mit einer derart. Intensität u. Frequenz erregt, daß eine ↑ tetan. Dauerkontraktion zustandekommt (»Tetanisierung«). – **Tetanismus**: bei jungen Kindern vork. langdauernde Muskelhypertonie wie beim Tetanus (jedoch nicht durch Clostridium tetani hervorgerufen). – **tetanoid**: Tetanie- bzw. Tetanus-artig.

Tetano|lysin: s. u. Tetanustoxin. – **T.phobie**: die Angst des Tetanikers vor dem Auftreten eines Anfalls. Führt oft durch Hyperventilation zum psychogenen tetan. Anfall. – **T.spasmin**: s. u. Tetanustoxin. – **T.toxin**: ↑ Tetanustoxin.

Tetanus: 1) die physiol. oder pathol. ↑ tetan. Muskelkontraktion; z. B. der **T. artificialis s. toxicus** durch Strychnin, der **T. uteri** (Dauerkontraktion) durch pausenlose Wehen bei unüberwindl. Geburtshindernis oder bei Wehenmittelüberdosierung (s. a. BANDL* Kontraktionsring). – 2) *path* der durch Clostridium tetani (das in Wunden große Mengen Toxin freisetzt) hervorgerufene »Starrkrampf«: nach Inkubationszeit von 4–21 Tgn. n. unbest. Prodromalerscheinungen (Müdigkeit, Inappetenz) schmerzhafte ton. Krämpfe der quergestreiften Muskulatur (Reflexerregbarkeitssteigerung durch Tetanospasmin), meist beginnend in der Kaumuskulatur (↑ Trismus, Risus sardonicus), auf Nacken u. Stamm, weniger auch Extremitäten übergreifend (meist Opistho-, selten Pleurotho-, Emprostho- oder Orthotonus); zwischendurch auch klon. Anfälle (mit an Tollwut erinnernden Zwerchfell- u. Schlingkrämpfen); ferner Allg.sympte. u. vegetat. Syndrom (Fieber, Tachypnoe, Tachykardie, evtl. Myokardinfarkt, paralyt. Ileus). Verlauf meist akut (evtl. foudroyant, mit Erstickungstod in wen. Tagen durch Krampf der Atemmuskulatur; aber auch schleichend (»chron. T.«), mit anhaltenden ton. Kontraktionen (auch Kontrakturen; aber auch Pausen = **T. intermittens**) u. rel. guter Prognose. Diagnose der larvierten Form durch EMG (bei Fremdreflex verkürzte Innervationsstille = silent period). Letalität (früher 90%) durch Schutz- u. Simultanimpfung wesentlich verringert, aber auch durch moderne Ther. (Valium, Kurarisierung, Respiratorbeatmung; bei vegetat. Syndrom β-Rezeptorenblocker). – Bes. Formen: **T. bulbaris** (mit Schluckbeschwerden u. Schlingkrämpfen [= **dysphag.** oder **hydrophober T.**] infolge Befalls einschlägiger Hirnnerven), **T. capitis s. cephalicus** (»Kopftetanus« überwiegend der Kau- u. Gesichtsmuskulatur), **T. facialis** (ROSE* Syndrom; mit Fazialisparese = **T. paralyticus** auf der Verletzungsseite u. kontralat. Gesichtskrämpfen), **T. splanchnicus** (v. a. Dysphagie u. Dyspnoe), **zerebraler T.** (BÉRARD u. LEMIERRE; mit Meningitis-Zeichen oder schwerem, akutem Delirium). – Als bes. Entstehungsformen die **chirurg. oder postop. T.** (mit Manifestation erst nach einem Eingriff; entweder hervorgerufen durch infiziertes Katgut oder aber Exazerbation einer ruhenden Infektion, z. B. bei Fremdkörperentfernung), der **T. neonatorum** (»Neugeb.-T.« infolge Nabelinfektion; nach Allg.-Sympt. wie Unruhe u. Trinkunlust typ. Krämpfe, meist letaler Ausgang), der **T. puerperalis** (nach kriminellem Abort, selten auch nach geburtshilf. Eingriff).

Tetanus|-Antitoxin: nach Kontakt mit T.toxin oder -toxoid im Serum auftret. Ig mit spezif. Neutralisationsvermögen. Nachweis in vivo oder vitro (tierexper. Neutralisations- bzw. Flockungsreaktion). Als I. E. gilt die in 0,03384 mg des internat. Standards (lyophilisiert) enthaltene Bindungsaktivität. – **T.bazillus**: ↑ Clostridium tetani.

Tetanus|-Formoltoxoid: durch Einwirkung von Formaldehyd u. Wärme (Anatoxin-Bildung) entgiftetes T.toxin (Kulturfiltrat) mit antigenen, aber ohne tox. Eigenschaften; zur akt. Immunisierung von Tieren zwecks Gewinnung von T.serum, zur Schutzimpfung (Tetanol®, Tetatoxoid®) u. zur Hyperimmunisierung von Menschen zwecks Gewinnung hochwert. Seren für die Herstg. homologer T.-Immunglobuline (z. B. Tetagam®). – **T.-Impfstoff**: s. u. T.-Formoltoxoid, T.prophylaxe; vgl. T.-Serum. – **T.prophylaxe**: Schutzimpfung (akt. Immunisierung mit Adsorbat-Impfstoff, auch als Kombinationsimpfung) mit regelmäß. Auffrischimpfungen. Bei Verletzung nicht oder unvollständig geimpfter Personen Simultanimpfung (an verschied. Körperstellen!) auch mit – sofortschützendem – T.-Serum bzw. -Immunglobulin (möglichst allogen).

Tetanus|serum: Antitoxin-halt. Serum von aktiv immunisierten Pferden, Rindern oder Schafen, das noch nicht zellulär gebundenes T.toxin spezifisch neutralisiert. Zur Vermeidung von Sensibilisierung u. Serumkrankh. als Fermoserum. – **T.toxin**: thermolabiles Exotoxin (Protein) des Clostridium tetani; zusammengesetzt aus Tetanospasmin (neurotrop) u. -lysin (hämotoxisch). Gewinnung – für Herstg. von T.toxoid – aus Kulturfiltraten; in getrockneter Form haltbar, in flüssiger bei längerer Aufbewahrung oder unter Formalin- u. Wärmeeinwirkung in die – entgiftete – Toxoidform übergehend. – **T.toxoid, T.vakzine**: ↑ T.-Formoltoxoid.

Tetartanopsie: 1) homonyme ↑ Quadrantenanopsie, – 2) (G. E. MÜLLER) seltene Farbensinnstörung, bei der im sonst normalen Spektrum je ein Farbwert im Gelb u. Blau als Weiß wahrgenommen wird u. nicht unterschieden werden kann.

TETD: Tetraäthylthiuramdisulfid (↑ Disulfiramum).

tetra-: Präfix »vier(fach)«; s. a. quadr(i).... – **Tetra**: *chem* Kurzbez. für ↑ T.chlorkohlenstoff.

Tetraäthyl|ammoniumbromid: ↑ Tetrylammoniumbromid; s. a. TEAB-Test. – **T.pyrophosphat**, TEP(F), TEPP, Tetrastigmin: Pyrophosphorsäuretetraäthylester, $[(C_2H_5O)_2PO]_2O$; korrosive Flüssigkeit. Anw. u. a. bei Myasthenia gravis, bei Glaukom, als Insektizid. Toxisch (s. u. Azetylcholinvergiftung, Azetylcholinesterase-Hemmer, MAK 0,005 ppm = 0,05 mg/m^3 (hautpermeabel!).

Tetrabrachius: *path* Mißbildung mit 4 Armen.

Tetrabrom|äthan: ↑ Azetylentetrabromid. – **T.phenolphthalein-disulfonsäure**: als Di-Natriumsalz das ↑ Bromsulfalein. – **T.tyronin**: s. u. Bromhormon.

Tetra|cainum *WHO*, Amethocain: Butylaminobenzoesäure-dimethylamino-äthylester; als HCl-Salz wasserlösl.; Oberflächen- u. Leitungsanästhetikum (z. B. Pantocain®). – **T.chilomastix bengalensis**: *protozool* ↑ Chilomastix mesnili. – **T.chirus**: *path* Mißbildung mit 4 Händen.

Tetrachlor|äthan: ↑ Azetylentetrachlorid. – **T.äthylen**: ↑ Äthylentetrachlorid. – **T.kohlenstoff, -methan**, Carboneum tetrachloratum: CCl$_4$; flücht., narkotisch wirkende, chloroformähnlich riechende Flüssigkeit. MAK 65 mg/m^3 = 10 ppm (90 Torr, 20°); Vergiftung inhalativ oder nach Hautresorption: Kopfschmerz, Benommenheit, Erbrechen; bei chron. Intoxikation Leber-, Nierenschaden; auch Hautschäden (durch Ablösung des Hautfettes).

Tetracoccus: *bakt* ↑ »Tetradenkokken«, z. B. **T. intracellularis** (↑ Neisseria meningitidis), **T. septicus** (↑ Gaffkya tetragena).

Tetracosactidum *WHO*: synthet. β$^{1-24}$-Kortikotropin; depotwirksam (z. B. Synacthen®).

Tetracyclin(um) *WHO* ↑ Tetrazyklin. – **T.-Mustard**, TCM: N-[N,N-Bis-(β-chloräthyl)-aminomethyl]-tetrazyklin; Zytostatikum.

Tetrade: 1) *genet* »Chromatiden-T.«, die 4 Chromatiden eines homologen Chromosomenpaars in der Pro- bis Metaphase der 1. meiot. Teilung; s. a. Bivalent. – 2) *bakt* die Vierer-Gruppe (Vermehrungsteilung in 2 Ebenen) der sogen. **Tetradenkokken** (Gattungen Pedio-, Plano-, Micro-, Aero- u. Peptococcus); s. a. Tetracoccus.

Tetraen-Antibiotika: Antimykotika mit 4 konjugierten (»Tetra-en«) Doppelbindungen; z. B. Fumagillin, Nystatin.

tetragen: *mikrobiol* Vierergruppen bildend (↑ Tetrade).

5,6,7,8-Tetrahydro|folsäure, -pteroylglutaminsäure, THF(A), FolH$_4$, FH$_4$: biol. wirksame Form der ↑ Folsäure, »Koenzym F« des Transfers von C$_1$-Einheiten (»aktivierte Ameisensäure« = Formyl-FolH$_4$; s. a. Einkohlenstoffreste). Tägl. Exkretion im Harn 2–24, in Fäzes bis 500 μg/Tg; bei ungenüg. Vit.-C-Zufuhr T.f.-Mangel. – **T.furan**, THF, Diäthylenoxid: C$_4$H$_8$O; flücht., azetonähnlich riechende, explosible Flüssigkeit, mit narkot. Wirkung, haut- u. schleimhautreizend; MAK 200 ppm = 590 mg/m^3 (150 Torr, 20°). – **T.homofolsäure**, THHP: Folsäure-Antagonist; wirksam gegen Malariaplasmodien. – **T.naphthalin**, Tetralin: Terpentinölersatz, Abbeiz- u. Ungeziefermittel; atemwegsreizend, leicht narkotisch wirkend. (Grünfärbung des Harns.)

Tetra|hymena: Ziliat [Hymenostomata] mit undulierender Membran an der Mundgrube; Abwasserparasit (bedeutsam für die Wasserbeurteilung). – **T.jodthyronin**: ↑ Thyroxin.

Tetra|lin: ↑ Tetrahydronaphthalin. – **T.logie**: durch 4 Symptome charakterisiertes Syndrom, z. B. die FALLOT* T.

Tetramastie: Polymastie mit 2 akzessor. Mammae.

tetramer: vierteilig.

Tetramethyl|blei: Pb(CH$_3$)$_4$; Antiklopfmittel; hautpermeabel, MAK (als Pb) 0,01 ppm = 0,075 mg/m^3. – **T.diarsin**: ↑ Kakodyl. – s. a. Tetramin.

3,3-Tetramethylenglutarsäure: Aldose-reduktase-Hemmstoff; u. a. für tierexperim. Erforschung der diabet. Neuropathie. – **2,6,10,14-Tetramethylpentadekansäure**: Abbauprodukt (α-Oxidation) der ↑ Phytansäure.

Tetramethyl|thioharnstoff: (H$_3$C)$_2$N-CS-N(CH$_3$)$_2$; Thyreostatikum. – **T.thiuramdisulfid**: ↑ Thiramum.

Tetramin: 1) Tetramethylammoniumhydroxid: tox. Prinzip in Seeanemonen u. Meeresschnecken der Gattgn. Neptunea u. Conus; Kurare-ähnlich wirksam. – 2) α-Vinyl-1-aziridinäthanol; Zytostatikum.

Tetramitus mesnili: *protozool* s. u. Chilomastix.

Tetranitro|methan: C(NO$_2$)$_4$; starkes Oxidationsmittel (mit Toluol, Nitrobenzol u. -toluol sowie bei Stoß u. Schlag hochexplosibel); schweres Reizgift für Haut, Augen, Nasenschleimhäute, Lunge (Ödem, Infiltrate), MAK 1 ppm = 8 mg/m^3. – **T.methylanilin**: ↑ Tetryl.

Tetranopsie: *ophth* ↑ Quadrantenhemianopsie.

Tetraodon-Vergiftung: ↑ Fugu-Vergiftung.

Tetra|parese: Lähmung aller 4 Extremitäten. – **T.peptid**: Peptid aus 4 Aminosäuren. – **T.phokomelie**: Ph. aller 4 Extremitäten. – Als APPELT*-GERKEN*-LENZ* Syndrom (1966) seltener (fam.?) Mißbildungskomplex zus. mit Lippen-Kiefer-Gaumenspalte, Exophthalmus, Lidkolobom, Hypertelorismus, antimongoloider Lidachsenstellung, verkleinerter Lidspalte, Klitorishypertrophie. – **T.plegie**, Quadri-, Quadruplegie: vollständ. Lähmung aller 4 Extremitäten. – **T.ploidie**: *zytol genet.* Konstitution von 4 haploiden, genetisch gleichen (= Auto-T.p.) oder verschiedenen Chromosomensätzen (= Allo-T.p.); Symbol: 4n. – **T.pus**: Mißbildung mit 4 Füßen.

Tetra|saccharid: KH aus 4 Monose-Molekülen. – **T.scelus**: Doppelmißbildung mit 4 Beinen. – **T.somie**: (BLAKESLEE 1921) *zytol* Karyotyp oder Zelle oder Organismus, der zusätzlich zu einem diploiden Chromosomensatz 2 überzähl. Exemplare eines Chromosoms enthält (Symbol : 2n + 2). – **T.spastik**: Sp. aller 4 Extremitäten. – **T.stichiasis**: abnorme Anordnung der Augenwimpern in je 2 Reihen.

Tetrathionat|-Medien: *bakt* Anreicherungsnährmedien für die TPE-Diagnostik. Als T.-Bouillon, T.-Nährlösung (Nährbouillon mit Natriumthiosulfat-Lsg. u. Jod-Jodkalium-Lsg. u. Zusatz von CaCO$_3$; auch zusätzl. mit Brillantgrün u. Rindergalle).

Tetrathyridium: *helminth* Invasionslarve (Finne) der Bandwurm-Gattung Mesocestoides.

Tetravakzine: Kombinationsvakzine mit 4 Komponenten; z. B. T.A.B.-Cholera-Impfstoff.

Tetra-X-Syndrom: ↑ 4-X-Syndrom.

Tetrazol(ium): CH$_2$N$_4$: 5gliedrige, heterozykl. Verbindung; Grundstoff von Wirkstoffen u. Reagentien, z. B. der quart. »T.salze« Neotetrazolium (»T.purpur«) u. Triphenyltetrazoliumchlorid als Reagentien auf reduzierende biol. Verbindgn., das letztere im **T.test** (SIMMONS u. WILLIAMS 1962) zum Nachweis bakterieller Harnwegsinfekte anhand der Reduktion (im Urin) zu hellrot leuchtendem Triphenylformazan. – Auch Kurzbez. für ↑ Triphenyltetrazoliumchlorid.

Tetrazyklin: das aus Streptomyces-Arten isolierte natürl. Breitbandantibiotikum Tetracyclinum *WHO* u. seine Derivate (↑ Formel); peroral bakteriostatisch (i.v. anfangs auch bakterizid) wirksam gegen grampos. u. -neg. Erreger, insbes. bei Darm- (außer Typhus) u.

Tetrazyklin|nephropathie

Tetrazykline				
	②	⑤	⑥	⑦
Tetracyclinum WHO	$-NH_2$	$-H_2$	$-CH_3, -OH$	$-H$
Chlortetracyclinum WHO	$-NH_2$	$-H_2$	$-CH_3, -OH$	$-Cl$
Demeclocyclinum WHO	$-NH_2$	$-H_2$	$-OH, -H$	$-Cl$
Doxycyclinum WHO	$-NH_2$	$-OH, -H$	$-CH_3, -H$	$-H$
Methacyclinum WHO	$-NH_2$	$-OH, -H$	$=CH_2$	$-H$
Minocyclinum WHO	$-NH_2$	$-H_2$	$-H_2$	$-N(CH_3)_2$
Oxytetracyclinum WHO	$-NH_2$	$-OH, -H$	$-CH_3, -OH$	$-H$
Rolitetracyclinum WHO	$-NH$ | CH_2 | Pyrrolidin-Rest	$-H_2$	$-CH_3, -OH$	$-H$

Harnwegsinfektion, Bronchitis, prim.-atyp. Pneumonie, Ornithose, Q-, Fleckfieber, Bruzellosen, Syphilis (bei Penizillin-Unverträglichkeit); einige Derivate auch antineoplastisch (z. B. ↑ Tetracyclin-Mustard). Zwischen den einzelnen T.-Arten Kreuzresistenz; Nebenwirkungen: Erbrechen, Übelkeit, evtl. Schleimhautaffektionen, Geschmacks-, Leberstörung (bei zu hoher Dosierung), ↑ T.nephropathie, ↑ Xanthodontie (»**T.verfärbung**« der Zähne); Kontraindikation: außer oben genannten Nebenwirkungen v. a. Digitalismedikation, Myasthenia gravis. Applikation peroral, i.v., i.m., i.a., lokal. – **T.nephropathie**: tox. N. (Tubulusnekrosen, Hämosiderose, Desquamation von Epithelzellen u. Regenerationsherden) durch T.-Zerfallsprodukte (bei zu langer oder unsachgemäßer Lagerung); klin.: reversibles DE TONI*-DEBRÉ*-FANCONI* Syndrom, Proteinurie (mit BENCE=JONES* Eiweißkörpern), flücht. Hyperglykämie, makulopapulöse Effloreszenzen. – Bei präexistentem Nierenschaden auch durch intaktes T. (v. a. bei Überdosierung) beschleunigte Entwicklung in Richtung Urämie (durch Blockade der Proteinsynthese u. Anregung des Proteinmetabolismus).

Tetrazyklin-Fluoreszenz-Test: (KLINGER-KATZ, 1961) unspezif. Krebstest (v.a. Magen-Ca.) anhand der Anreicherung von T. im Neoplasma 1–2 Tg. nach Verabreichen von 3–5 g (in 3–5 Tgn.); nach Magenspülung, Einstellen der Spülflüssigkeit auf pH 7,4 u. Zentrifugieren Beurteilung des getrockneten Sedimentausstrichs im UV-Licht (intensive goldgelbe Fluoreszenz = pos.).

Tetrode: Elektronenröhre mit 4 Elektroden (Kathode, Anode, Steuerungs- u. Hilfselektrode).

Tetrodontidae, Vierzähner, Kugelfische: trop. Knochenfische mit bestacheltem Körper; enthalten in Haut, Eingeweiden u. Rogen das zur ↑ Fugu-Vergiftung führende **Tetrodotoxin** (= Fugutoxin; blockiert Na^+-Einstrom während der Nerven- u. Muskelerregung; identisch mit dem Wassermolch-Gift Tarichatoxin), das sich durch Kochen u. Kochwassererneuerung weitgehend entfernen läßt. Wichtigste Gattung: Tetr(a)odon (= Spheroides).

Tetrosen: Gruppe der C_4-Zucker; z. B. als Keto-T. = **Tetrulose** die Erythrulose, als Aldo-T. die Erythrose u. Threose.

Tetryl, Tetranitromethylanilin: 2,4,6-Trinitrophenylmethylnitramin; Sprengstoff, der als Staub eine Dermatitis (ggf. entschädigungspflicht. BK) u. reversible Reizerscheinungen an den oberen Luftwegen hervorruft (evtl. auch Sympte. der Nitro- u. Dinitrobenzol-Vergiftung); MAK 1,5 mg/m³. – **T.ammoniumbromid** WHO, TEAB, Tetramon: Tetraäthylammoniumbromid; Ganglienblocker.

Tetryzolinum: DL-2-(1,2,3,4-Tetrahydro-1-naphthyl)-2-imidazolin; Vasokonstriktor, Sympathikomimetikum.

Teufel* Gehbänkchen: vierfüß., hölzerne Handstütze als Gehhilfe nach längerer Immobilisierung.

Teufelsgriff: volkstüml. Bez. für die thorakale Form der ↑ Bornholmer Krankh.

Teutschländer* Syndrom (OTTO T., 1874–1950, Pathologe, Heidelberg): (1935) konstitution., wahrsch. dienzephalhormonal bedingte Lipoid-Thesaurismose mit Cholesterinspeicherung in gelenknahen Muskeln, Schleimbeuteln, Sehnen-(scheiden) u. Periost (= Stadium I), Kalkeinlagerung in die Muskelfasern (= II), örtl. Gewebszerfall u. Bildung reaktiver Riesenzellgranulome vom Fremdkörper-Typ (= III). Neben diesem muskulär-hygromatösen Typ auch ein subkutaner Typ (prim. Sitz im Panniculus adiposus). – Sympte.: schubweise u. etwa symmetrisch auftret. schmerzhafte, derbe, nach Einschmelzen fluktuierende Tumoren u. diffusplattenförm. Kalzinosen, Lipoidablagerung mit Granulombildung in Muskelfaszien u. serösen Häuten (u. sek. Verkalkung). Im Einschmelzungsstadium Fieber; häufig zusätzl. Stoffwechselstörungen (Hypercholesterinämie), Muskeldystrophie, Osteoporose, Sklerodermie.

Texasfieber: ↑ Felsengebirgsfleckfieber. – Als **T. des Rindes** eine Piroplasmose (Babesiose).

Textilekzem: allerg. Ekzem durch Reste des zum Stärken der Zellulosefaser benutzten Formaldehyds (v. a. infolge Formalin-Herauslösung beim Schwitzen).

Textor* Resektion: Totalresektion des Kniegelenks nach Eröffnung mit dem **T.* Kniegelenkschnitt** (U-förm., die Kondylen über die Tuberositas tibiae verbindend).

Textur: Gewebe, Geflecht, Gefüge.

Tey* Test: Prüfung der Kapillarresistenz durch Blutstauung (bei Kapillarfragilität Petechien).

T-Form: *bakt* s. u. S-R-Formenwechsel.

T-Fraktur: s. u. Y-Fraktur.

TG, T.G.: **1)** Trockengewicht (*↑* Trockensubstanz [1]); **2)** *↑* Triglyzeride.

TGA: *kard* Transposition der großen Arterien; als d-TGA u. als l-TGA (= korrigierte Form).

T-Globulin: *serol* *↑* T-Komponente. – **TGT**: Thromboplastin-generation-Test (s. u. BIGGS*).

Th: **1)** *chem* *↑* Thorium. – **2)** *klin* *↑* Therapie. – **3)** thorakales (= dorsales) Segment (= $Th_{1-12} = D_{1-12}$).

Thailandfieber: ein hämorrhag. *↑* Dengue-Fieber.

Thalamencephalon *PNA*: das Zwischenhirn ohne Hypothalamus, d. s. Thalamus, Meta- u. Epithalamus.

thalamicus: (lat.) den *↑* Thalamus betreffend.

thalamo|retikuläres Projektionssystem: *physiol* *↑* Arousal system. – **Th.tomie**: stereotakt. Elektrokoagulation **1)** der Nuclei ventr. posterolat. (HASSLER) u. limitans thalami (Endigung bzw. Kollateralen des Tr. spinothalamicus) bei schweren Thalamus-, Phantomschmerzen etc. (als Nebeneffekte: kontralat. Analgesie, Thermanästhesie u. Hypästhesie für andere Reizqualitäten); **2)** des Nucl. ventr. anterolat. (motor. Relaiskern des Thalamus mit Afferenzen aus Pallidum u. Substantia nigra) beim PARKINSON* Syndrom.

Thalamus *PNA*, Th. opticus, Sehhügel: die paar., große, graue, zyto- u. myeloarchitektonisch gegliederte, durch 2 fast vertikale Marklamellen (Lamina medull. ext. u. int.) in Kerngruppen unterteilte u. sich basal zum *↑* Pulvinar thalami verbreiternde Kernmasse bds. des 3. Ventrikels (hinten bedeckt vom Stratum zonale), den seitlich u. vorn austretenden *↑* Fasciculi thalamocorticales (»Th.strahlung«). Lateral zwischen Capsula int. u. Lamina medull. ext. der Nucl. reticul.; zwischen Lamina medull. ext. u. int. die lat. Kerne in vord. u. hint. Reihe (Nuclei ventr. ant., lat. u. post. sowie geniculatus med. u. lat. bzw. hinten – Nuclei lat. dors. u. post., pulvinares; in der Lamina medull. int. die Nuclei med. centr. (= centromedianus) u. parafascicul., zwischen den Blättern der sich – rostral Y-förmig – teilenden Lamina int. der Nucl. ant., ventrikelwärts dann die Kerne der Mittellinie u. der Nucl. medialis. – Subkortikale Sammelstelle für die Sinnessysteme (außer Geruchssinn) mit Umschaltung zur Großhirnrinde (»Tor zum Bewußtsein«); funktionell 3 Kern-Kategorien: **1)** mit vorw. subkortik. Verbindg. (SC-Kerne) u. nur diffuser, unspezif. Projektion zum Kortex v. a. die intralaminären u. Mittellinien-Kerne sowie der Nucl. reticul. mit zerebellaren u. spinalen sensor. Afferenzen u. Efferenzen zum Striatum, von hier über thalam. Relaiskerne zur Rinde. Niederfrequente elektr. Reizung führt zur Recruiting-, höherfrequente zur Arousal-reaction; bei Zerstörung apallisches Syndrom. – **2)** Assoziationskerne mit vielen reziproken Verbindg. zu Assoziationsarealen des Kortex (nur wenige zum Subkortex): die Nuclei pulvinares (einschl. Nucl. lat. post.), der Nucl. med. (projiziert massiv zum Assoziationskortex des Frontalhirns; Ausschaltung, z. B. durch Leukotomie, führt zur Thalamusdemenz), Nuclei ant. u. lat. dors. sowie Mittellinienkerne u. Nuclei habenulae als Teile des limb. System (Schaltkette: Hippocampus → Fornix → Corpus mamillare → Fasciculus mamillothalamicus → Th. *↑* Gyrus cinguli); anatom. Substrat für emotionale u. Trieberregungen. – **3)** spezif. Relaiskerne für die großen afferenten Bahnsysteme, über distinkte thalamokortikale Fasersysteme in Verbindung mit prim. Rindenarealen (dir. Punkt-für-Punkt-Projektion): Nucl. ventr. posterolat. Schaltkern für Lemniscus med. (»Th.schleife«) u. Tr. spinothalamici lat. u. ant. (Sensibilität von Extremitäten u. Rumpf), Nucl. ventr. posteromed. für sek. Trigeminusfasern (Gesichtssensibilität; mit ersteren zus. somatotopisch in Homunculus-Anordnung) u. gustator. Fasern, Nuclei geniculati für Hör- bzw. Sehbahn, Nucl. ventr. ant. u. lat. motor. Schaltkerne (ebenfalls Homunculus-Anordnung) mit Afferenzen aus Pallidum u. Substantia nigra (bd. über Fascic. thalamicus) u. Efferenzen zum (prä)-motor. Kortex (Kernreizung führt zum Parkinsonismus, der andererseits durch Ausschaltung der Afferenzen gebessert wird). – s. a. Paläothalamus.

Thalamus|demenz: affektstumpfes u. initiativloses Verhalten bei Läsion des Nucl. med. thalami (s. u. Thalamus); psychopathol. vom front. Konvexitätssyndrom nicht zu unterscheiden. – **Th.hand**: bei Th.läsion athetot. Fehlhaltung der Hand mit Pronation des Unterarmes, Beugung in Hand- u. Fingergrundgelenken, Überstreckung in den Interphalangealgelenken.

Thalamus|schleife: s. u. Thalamus. – **Th.schmerz**: umschriebene hemilat. Schmerzen bei Läsion oder elektr. Reizung des kontralat. Nucl. ventr. post. (mit überlagerndem Nucl. lat. post.) = Nucl. ventrocaud. parvocellulares HASSLER, »Schmerzkern«), in dem die Fasern der Tr. spinothalamici lat. u. ant. (Schmerz- u. Temp.leitung) enden. – **Th.starre**: *exper* Enthirnungsstarre nach hoher Mittelhirndurchschneidung (rostral der Nuclei rubri; »Th.tier«). – **Th.stiel**: *anat* *↑* Pedunculus thalami. – **Th.strahlung, -stabkranz**: Radiatio thalamica (*↑* Fasciculi thalamocorticales). – **Th.-Syndrom**: *↑* DÉJERINE*-ROUSSY* Sy.; vgl. pseudothalam. Syndrom.

Thalamus-Theorie der Emotionen: (W.B. CANNON, P. BARD) Im Zwischenhirn lokalis. Empfindungs- u. Verhaltensmuster, deren Realisierung sonst durch den Kortex unterdrückt wird, werden bei Wahrnehmung besonderer, affekterregender Situationen aktiviert (wodurch sowohl die Erfolgsorgane in Tätigkeit gesetzt als auch Angst, Wut etc. ausgelöst werden).

Thalassaemia, -ämie: (WHIPPLE u. BRADFORD 1936) erbl. Hämoglobinopathien mit Synthesestörung einer der Polypeptidketten-Arten des Hb (mit resultierender hypochromer, eisenrefraktärer, hämolyt. Anämie): bei der häufigeren »klass.« β-Th. mit Synthesehemmung der β-Ketten u. Hervortreten der normalen Nebenhämoglobine Hb A_2 ($\alpha_2\delta_2$) u. Hb F ($\alpha_2\gamma_2$), bei der prognostisch ungünstigeren α-Th. mit Bildung von β- u. γ-Ketten im Überschuß u. mit Tetrameren einer Kettenart, nämlich Hb H (β4) oder Hb Barts (γ_4). Charakteristika: Hyperhämolyse mit (Sub-)Ikterus u. verkürzter Ery-Lebensdauer, »Mittelmeerländ. Blutbild« (Mikrozytose, Hypo- u. Dyschromie, FI < 1,0, Targetzellen, Poikilozytose, Zellfragmentierung), erhöhte osmot. Maximalresistenz der Ery bei vergrößerter Resistenzbreite. – Formen: **1)** **Th. major**, COOLEY*(-LEE*) Anämie: (1925) homozygote, schwere β-Th. mit Überproduktion von Hb F

Thalassaemia minor

(während homozygote α-Form meist zum intrauterinen Tod oder konnat. Hydrops gravis führt), oft schon im frühen Kindesalter schleichend beginnend u. evtl. früh letal; mit Erythroblastose (Megalo- u. Paraerythroblasten, Retikulose, basophile Punktierung), Leukozytose (oft hochgrad. Li.verschiebung; Knochenauftreibung), »hämat.« Infantilismus, Minderwuchs, Hepatosplenomegalie, Turm- oder Rundschädel (Rö.-bild: »Bürstenschädel«) mit »Mongolen-«, »Negergesicht« (s. a. Hämoglobin E-Thalassämie). – **2) Th. minor**: (RIETTI 1925) heterozygote, leichte β-Th., meist mit Überproduktion von Hb A$_2$; nur zeitweil. u. geringer Subikterus, mäß. Hepato-Splenomegalie, typ. Blutbild (mikrozytäre hypochrome Ery, evtl. basophil punktiert; peripher keine Erythroblasten, aber Blastenwucherung im Mark); meist keine gröberen Skelettveränderungen. – Als Sonderformen das Target-oval-cell- (s. u. Targetzellen) u. das ∕ FANCONI*-PATRASSI* Syndrom. – **3) Th. minima**: ∕ Sichelzellen-Th.

Thalasso|phobie: Angst vor Seefahrt u. Meer. – **Th. therapie**: kurmäß. Anw. von Seebädern oder Seeklima.

Thalhimer*(-Rowe*) Reaktion: (1951) modifiz. (Objektträgertest) ∕ MIDDLEBROOK*-DUBOS* Hämagglutinationsreaktion auf Tbk mit Hühner- oder Enten-Ery.

Thalidomid|-Embryopathie: (W. LENZ 1963) durch Einnahme von α-Phthalimidoglutarimid (obsol. Sedativum u. Hypnotikum, insbes. das Contergan®) während der Frühschwangerschaft verurs. »Dys- oder Phokomelie-Syndrom des Neugeb.« durch Enzymhemmung (mit Phänokopie je nach Zeitpunkt der Medikation; ∕ Tab. »Embryopathie«). – **Th.-Polyneuritis** (1961) nach langdauernder Medikation v. a. bei stoffwechselkranken Frauen; mit akralen Parästhesien, brennenden Schmerzen, Blässe u. Kältegefühl, evtl. Paresen.

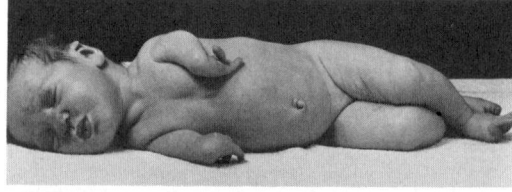

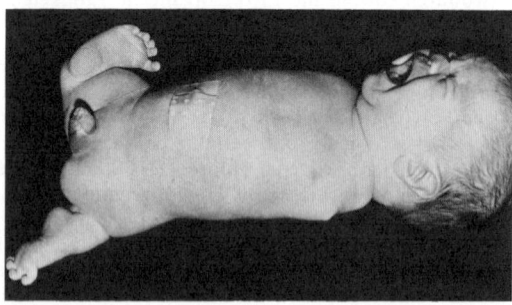

Dysmelien bei Neugeborenen mit **Thalidomid-Embryopathie** (WIEDEMANN*-LENZ* Syndrom).

Thallium, Tl: Schwermetallelement der Bor-Aluminium-Gruppe mit Atomgew. 204,37 u. OZ 81; 1- u. 3wertig. Zahlreiche Isotope, darunter β- u. γ-Strahler (∕ Schema »radioaktiver Zerfall«); ^{201}Tl mit HWZ 73 h für Myokardszintigraphie). Anw. ferner als Nagergift, chem. Reagens, Indikator, Photohalbleiter. Nachweis: grüne Flammenfärbg. (λ_{max} 5351 Å), quant. als Jodid oder Chromat. – In allen Verbindgn. giftig (»**Thalliotoxikose**«): bereits durch wenige mg (DL < 1 g) akutes Syndrom mit bronchialen u. gastrointestinalen Reizerscheinungen, Fieber, Tachykardie, Hypertonie, Lungenödem, Polyneuritis, zentralmotor. Störungen (Lähmungen), Leber- u. Nierenschädigung, pseudorheumat. Gelenkschmerzen u. -schwellungen; als Spätfolgen MEES* Streifen (∕ Leukonychia striata), Katarakt, Alopezie (typ. »**Th.haar**« mit spitzer, kegelförm. Wurzel u. umgebender schwarzer Pigmentansammlung; im allg. reversibel), psych. Veränderungen (Demenz). Ther.: v. a. Magenspülung, Abführmittel, Antidotum Thallii Heyl® [mit Eisen-(III)-hexazyanoferrat]. – Bei chron. Vergiftung (MAK für lösl. Verbindgn. 0,1 mg/m^3) Speicherung ähnl. Pb (Nachweis in Blut u. Harn): Appetitlosigkeit, Gewichtsverlust, Sehstörungen, Nervenschmerzen, Haarausfall, Stoffwechselstörungen; ggf. entschädigungspflichtig. BK.

Thallophyta: *botan* die nicht in Wurzeln, Stamm u. Blätter differenzierten (sondern einen ungegliederten **Thallus** aufweisenden) »Lagerpflanzen«: Schizomyzeten, Pilze, Flechten, Algen.

THAM: ∕ Trometamolum (sogen. »Tris-Puffer«).

Thanato|genese: (H. BAUR) der Vorgang des Sterbens, d. h. die nur mittelbar mit der eigentl. Todesurs. zusammenhängenden, schrittweise auftret. Störungen lebensnotwendiger Funktionskreise (Atmung, Kreislauf, Wasser-Elektrolythaushalt etc.). – **th.gnomisch, -gnostisch**: den nahenden Tod kennzeichnend. – **Th.phobie**: zwanghafte Angst vor dem Tode. – **th.phor(isch)**: tödlich, todbringend, z. B. th.phor. ∕ Zwergwuchs.

Thanatopsie: »Leichenschau«, Obduktion. – **Thanatos**: (griech.) Tod; in der dualist. Trieblehre S. FREUDS der Todestrieb.

Thaumatropie: (gr. thauma = Wunder) Metamorphose eines Gewebes.

Thayer*-Doisy* Einheit: s. u. Vitamin K.

Thayer*-Martin* Medium: (1966) selekt. Transportmedium für Neisseria gonorrhoeae u. meningitidis; Phosphatgepufferter Agar mit Spezialpepton, Stärke u. Hb sowie Begleitflora-hemmenden Antibiotika u. Proteus-hemmendem Trimethoprimlaktat.

Thaysen* Krankheit (THORWALD EINAR HESS TH., 1883–1936, Arzt, Kopenhagen): 1) umschrieb. Induration des Corpus cavernosum penis. – 2) **Th.*-Gee* Krankh.**: ∕ Zöliakie.

THD: *pharm* Tageshöchstdosis.

Thea chinensis s. sinensis: *botan* Camellia sinensis; s. a. Theophyllin.

Thebaconum WHO: Azetyldihydrokodeinon; Analgetikum (BTM), Antitussivum (z. B. Acedicon®).

Thebaicum: ∕ Opium. – **Thebainum**, Paramorphin: ein Opiumalkaloid mit Strychnin-ähnl. Krampfwirkung. – **Thebaismus**: ∕ Opiatvergiftung.

Thebesius* Klappe (ADAM CHRISTIAN TH., 1686–1732, Anatom, Hirschberg): ∕ Valvula sinus coronarii.

Theca: *anat* Hülle, Kapsel; i. e. S. die **Th. folliculi** PNA, die einfache Bindegewebshülle der Sekundärfollikel: beim Tertiärfollikel differenziert in eine lokkere, faserarme, zell- u. gefäßreiche Tunica int. u. eine dichte, faserreiche Tunica ext. (auch: »Th. int.« bzw. »Th. ext.«); die Th.-int.-Zellen werden bei Follikelatresie zu epitheloiden, Östradiol-bildenden Zellen; mit der Gelbkörperbildung erfolgt Umwandlung zu ↑ Theka-Luteinzellen. – s. aber intrathekal (2).

Theelinum: ↑ Östron. – **Theelol**: ↑ Östriol.

Theiler* Krankheit (MAX. TH., 1899–1972, Tropenmediziner, New York; 1951 Nobelpreis für Medizin »für die Erforschung der Gelbfiebers«): (1941) die Mäuseenzephalomyelitis durch das Poliovirus muris (= **Th.* Virus**; ein Picornavirus). – **Theileria**: Babesien-ähnl., stäbchen- oder scheibenförm. Blutamöben-Gattung (mit end- bzw. randständ. Kern); Parasiten in Ery- u. in Lymphozyten (in denen sie sich durch Zweiteilung vermehren). Übertragung durch Zecken; Erreger der **Theileriose** (= Piroplasmose) der Säuger.

Theilgaard* Test: *otol* audiometr. Prüfung der Ermüdbarkeit des Ohres, indem nach Belastung mit einem reinen Ton die Schwellenerhöhung im Frequenzbereich oberhalb des Ermüdungstones gemessen wird.

Theimich* Zeichen: *neurol* durch Berühren der Gegend des M. orbicul. oris auslösbares Vorstülpen der Lippen bei zentraler motor. Lähmung.

The|in: ↑ Coffeinum (in Camellia s. Thea sinensis).

Theka: ↑ Theca. – **Th.-Granulosazelltumor**: meist einseit., feminisierende Ovarialgeschwulst mit Granulosa- u. Th.zellen-Komponente des reifen Follikels. Biologie u. Dignität entspr. dem Granulosazell-Tumor. – **Th.-Luteinzellen**: aus Bindegewebszellen der ↑ Theca folliculi (»Th.zellen«) entstandene Luteinzellen; bilden zus. mit Granulosa-Luteinzellen den Gelbkörper. – **Th.zelltumor**, **Thekom**, LOEFFLER*-PRIESEL* Tumor: seltene, evtl. hormonbildende (meist Follikelhormon), von Thekazellen abzuleitende Ovarialgeschwulst mit fibromatösem Bau u. lipoidreichen Zellen; meist einseit., oft sehr groß, selten maligne entartend.

Thelalgie: Schmerzhaftigkeit der Brustwarzen.

Thelamonopathie: Erkr. im Säuglingsalter.

Thelarche: der Beginn der ♀ Brustentwicklung in der Pubertät um das 11. Lj., etwa 2 J. vor der Menarche. Zunächst »Knospe« u. »Knospenbrust«, meist auf einer Seite (li.) früher u. rascher. – Als **prämature Th.** evtl. ohne andere Zeichen der Pubertas praecox (u. dann ohne Krankheitswert) wahrsch. infolge transitor. Östrogenproduktion.

Thelazia: Nematoden-Gattung [Spiruroidea, Thelaziidae]; Parasiten (10–15 mm) der Ausführungsgänge der Tränendrüsen bei Säugetieren, gelegentl. auch beim Menschen (**»Thelaziasis ocularis«**).

Thelerethismus, Thelotismus: Erektion der Brustwarze (durch Kontraktion von Muskelfasern). – **Thelion**: die Brustwarzenmitte als somatometr. Punkt (nicht bei Descensus mammae). – **Thelitis**: ↑ Brustwarzenentzündung. – **Thelorrhagie**: Brustwarzenblutung.

Thely|blast, -karyon: der weibl. ↑ Pronukleus (»Eikern«). – **Th.tokie, -gonie**: (v. SIEBOLD 1871) Parthenogenese mit nur ♀ Nachkommen; vgl. Arrhenotokie.

ThEm: Thoriumemanation (s. u. Thoron).

Themann* Nährboden: (1944) Ferrichlorid-Sulfit-Gelatine mit Humanserum für die orientierende Schnellkultur von Gasbranderregern (Sulfitreduktion, Schwarzfärbung durch FeS).

Thenalidinum *WHO*: 1-Methyl-4-[N-(2-thenyl)-anilino]-piperidin; Antihistaminikum.

Thenar *PNA*: der von den Mm. abductor brevis, opponens, flexor brevis u. adductor pollicis gebildete »Daumenballen«; rad. Greifpolster der Hand (vgl. Hypothenar). – **Th.raum**: spaltförm. Faszienloge zwischen den Daumenadduktoren (einschl. Interosseus I) u. bedeckender Faszie; begrenzt radial vom Flexor pollicis brevis u. longus, ulnar von der Fascia interossea palm. am Metakarpale III, proximal vom Retinaculum flexorum, distal von der tiefen 1. Zwischenfingerfaszie. Wird bei eitrig. Prozessen an Daumen u. Zeigefinger evtl. fortgeleitet infiziert. – Auch Bez. für sämtl. Faszienlogen zwischen den Th.muskeln.

Thenoyl-: *chem* der Thiophen-2-karbonsäure-Rest. – **Th.trifluorazeton**, TTA: hygroskop. Kristalle. Anw. als selektives Extraktionsmittel für anorgan. Ionen aus organ. Lösemitteln, als Enzyminhibitor (z. B. für mikrosomale $NADH_2$-oxido-reduktasen); toxisch.

Theobaldia: *entom* Culiseta (s. u. Culicidae).

Theobroma cacao: die »Kakaopflanze« [Sterculiaceae]; s. a. Oleum Cacao, Theobromin.

Theobromin(um): 3,7-Dimethylxanthin; Purin-Derivat in Kakaobohnen (bis 1,8%) u. -schalen. Wirkt – milder als Koffein – diuretisch u. kardiotonisch; Anw. als lösl. Na- oder Ca-benzoat, -salizylat, -azetat u. als Misch- oder Komplexverbdg. mit weiteren Salzen.

Theodor* Zeichen: system. Schwellung der peripheren Lymphknoten bei Röteln.

Theodrenalinum *WHO*: Theophyllin-Adrenalin-Verbindung; Kreislaufanaleptikum.

Theomanie: »religiöses Irresein«, Psychose mit Wahninhalten religiöser Natur.

Theophyllin(um): 1,3-Dimethylxanthin; Purin-Derivat in den Blättern des Teestrauchs (Camellia s. Thea sinensis). Therap. Anw. v. a. als lösl. Na-glyzinat, -azetat (= **Th. Natricum et Natrii acetas**), als Verbdg. mit Äthylendiamin (z. B. Aminophyllin®), Mono- u. Diäthanolamin, Ephedrin (= **Th. ephedrinum**; vgl. Theodrenalinum) u. in Mischpräpn. (mit Herzglykosiden, Hg-Substanzen), u. zwar als Diuretikum, Kardiakum, Atmungsanaleptikum, Broncholytikum.

Theorell* Apparatur (AXEL HUGO THEODOR TH., geb. 1903, Biochemiker, Stockholm; 1955 Nobelpreis für Medizin »für Entdeckungen über Natur u. Wirkungsweise der Oxidationsenzyme«): Elektrophoreseapparat zur Trennung u. Reinigung von Proteinen.

Ther.: ↑ Therapie. – **Therapeut**: eine Heilbehandlung ausführende Person; behandelnder Arzt; ferner der Physio-, Psycho-, Beschäftigungstherapeut.

Therapeutic Community: in der Sozialpsychiatrie eine der sozialen Wiedereingliederung dienende »therapeut. Gemeinschaft«, in der Patienten, Pflegepersonal u. Ärzte (max. 100 Personen, damit jeder jeden kennt) zusammen leben u. arbeiten (meist in einem psychiatr. Krankenhaus). Methode: regelmäß. (tägl.) Zusammenkünfte, Analyse der Gruppendyna-

Therapeutik

mik, Verteilung der Gruppenrollen so, daß die Pat. eine akt. Partnerschaftsfunktion im therap. Prozeß innehaben.

Therapeutik: Lehre von der Krankenbehandlung. – **Therapeutikum**: Arzneimittel, Therapieanlage. – **therapeutisch**: die Krankenbehandlung betreffend, der Heilung dienend; z. B. *pharm* **th. Dosis** (↑ Dosis therapeutica), **th. Breite**, **th. Index**: das die Anwendbarkeit eines Medikaments begründende Dosis-Wirkungs–Verhältnis, im allg. als Relation der nebenwirkungsfreien Maximal- zur noch wirksamen Minimaldosis; formuliert z. B. als »therap. Quotient« D_{50}/ED_{50} (Ther.eignung nur bei Wert >1).

Theraphosinae: Unterfam. der Vogelspinnen [Aviculariidae]; mit gift. Arten, darunter die bis 9 cm große Theraphosa leblondi in Mittel- u. Südamerika.

Therapie: Maßnahmen zur Heilung einer Krankh. (s. a. Behandlung); als **ätiotrope** oder **kausale Th.** auf Beseitigung der Ursachen u. Auslösungsmomente abzielend (z. B. Substitutionsther.), als **symptomat. Th.** nur Krankheitserscheinungen bekämpfend (s. a. Palliativbehandlung), als **spezif. Th.** gezielt, als **unspezif. Th.** nur allg. heilungsfördernd, als **konservative Th.** ohne Op., v. a. medikamentös, als **operative Th.** durch chir. Eingriff; ferner ↑ Strahlen-, Ernährungs- (↑ Diät), ↑ Funktionsther., **heterohormonale Th.** (s. u. Hormonther.), ↑ **physikal. Th.**, **pneumat. Th.** (↑ Pneumo-, Atemtherapie), **manuelle Th.** (↑ Chiropraktik), **intermittierende Th.** (mit behandlungsfreien »Pausen«), **mehrgleis. Th.** (s. a. Polypragmasie) u. a. m.; s. a. Allo-, Homöopathie. – **Therapia magna curans s. sterilisans**: (P. EHRLICH 1910) die durch einmal. Gabe eines Chemotherapeutikums zur völl. Heilung der (Infektions-)Krankh. führende Ther. (als von der modernen Antibiotika-Ther. in best. Fällen erreichtes Wunschziel). – **Th. oeconomica**: wirtschaftl. Gesichtspunkte (z. B. in der Wahl der Medikamente) berücksichtigende Th., nach § 182 RVO als Pflicht der Kassenärzte (↑ wirtschaftliche Verordnungsweise).

Therapieresistenz: Nichtansprechen einer Krankh. auf eine Behandlung, s. a. Resistenz.

Theriakum: Antidot gegen Gifte.

Theridiidae: *entom* Kugelspinnen (0,2–1,0 cm); ca. 1300 Arten, darunter ↑ Latrodectus.

therm. . . : Wortteil »Wärme«, »Temperatur«; z. B. **Th. aerotherapie** (Anw. von Heißluft), **Th. ästhesie** (↑ Temperaturempfindung; meßbar z. B. mittels **Th. ästhesiometers**).

Thermal|bad: 1) Bad in natürl. Th.wasser. – 2) Kurort mit Th.quelle.

Thermalgesie: durch extrem hohen oder tiefen Temp.reiz (der auch Tast- u. Schmerzrezeptoren erregt) ausgelöste Schmerzempfindung; vgl. Thermalgie (↑ Kausalgie), -hyperalgesie.

Thermal|quelle, -wasser: natürl. Heilquelle mit ständ. Wassertemp. von $>20°$; s. a. Akratotherme. – **Th. reaktion**: ↑ Badereaktion; vgl. therm. ↑ Badeeffekt. – **Th. sole**: warme ↑ Kochsalzquelle.

Therm|anästhesie: Verlust oder Herabsetzung (»Th.-hypästhesie«) der Temp.empfindung, in leichteren Fällen nur als ungenügende Empfindung von Temp.differenzen; meist infolge Läsion der Tr. spinothalamicus oder der vord. grauen Kommissur, verbunden mit Störung auch der – in gleichen Bahnen verlaufenden — Schmerzempfindung (»**Th. analgesie**«), bei spinalem (Syringo-, Hämatomyelie) oder extraspinalem Prozeß (Tumor, tbk. Meningitis); s. a. dissoziierte ↑ Empfindungsstörung.

Therme: Thermalquelle; i. w. S. auch die Einrichtung zu deren therap. Nutzung.

Thermhyper|ästhesie, -algesie: erhöhte Empfindlichkeit für Wärmereize, oft mit Schmerzempfindung.

thermisch: die Wärme bzw. Temp. betreffend, durch Wärme bzw. Temp.änderung bedingt.

thermo . . . : Wortteil »Wärme«, »Temperatur«.

Thermo|bacterium: älterer Gattungsname für thermophile Lactobac.-Arten mit Wachstumsoptimum weit über 40°. – **Th. cyclops**: Gattung der – ca. 1 mm großen – »Ruderfußkrebse« [Cyclopidae, Copepoda]; Zwischenwirte für Dracunculus.

Thermode: kleinfläch. Reizgerät (nach Art des Thermästhesiometers) zur Feststellung von Kalt- u. Warmpunkten der Haut.

Thermo|diagnostik: ↑ Thermographie, -topographie. – **Th. dilution**: (LUTHY) die »Kälteverdünnungsmethode" zur Bestg. des HMV durch Einbringen abgekühlter RINGER* Lsg. (9°) als Indikator in die Blutbahn (»Inj. im Schuß«).

thermoelektrisch: Wärme u. Elektrizität betreffend; z. B. der **th. Effekt** (Auftreten einer elektromotor. Kraft an der Grenzfläche zweier Metalle mit verschied. Temp.); das **th. Element** (»Thermoelement«) ein auf dem th. Effekt beruhendes Temp.meßinstrument (»Meßwandler«; Bereich etwa $-200°$ bis $+3000°$) aus 2 miteinander verlöteten metall. Leitern (»Thermopaar«, z. B. Ni-Cr/Ni), wobei die eine Lötstelle einer konst. Temp., die andere der zu messenden ausgesetzt wird.

thermogen: wärmebedingt bzw. Wärme erzeugend; z. B. der **th. Effekt** der Gestagene (d. h. die – anhand der ↑ Basaltemp. meßbare – Anhebung des Körpertemp.niveaus).

Thermographie: Abbildung der Wärmestrahlung eines Objektes; in der medizin. Diagnostik die Darstg. der von den Wärmefeldern der Körperoberfläche ausgehenden IR-Impulse, die mit einem spez. Detektor aufgenommen u., elektronisch verstärkt, entweder direkt abgelesen oder als »Wärmebild« (Grau-Schwarz-Tönung) auf einen Fernsehschirm (»Thermovision«) oder einer photograph. Platte (»Thermophotographie«) aufgezeichnet werden (erfaßt Temp.-unterschiede bis 0,08°). Ausstrahlung über s.c. Tumoren (v. a. der Mamma), entzündl. Prozessen u. venöser Stauung vermehrt, über arterieller Minderdurchblutung herabgesetzt (daher für Kontrolle der Vasodilatantien-Wirkung geeignet). – Ferner – als weniger kostspiel. Vorfeldmethode – die Platten-Th. (TRICOIRE*); s. a. Thermotopographie.

Thermo|kaustik: Verschorfen oder Durchtrennen von Körpergeweben durch Hitze- (↑ Elektrochirurgie), i. w. S. auch durch Kälteanwendg. (↑ Kryochirurgie). – **Th. kauterisation**: Geweberverschorfung mit dem Thermo-, z. B. Galvanokauter. – **Th. koagulation**: s. u. Elektrokoagulation.

thermo|labil: 1) in seiner Temp. unbeständig (d. h. nicht th.stabil). – 2) gegen Hitze empfindlich (d. h. nicht th.resistent). – **Th. laryngoskop**: elektrisch beheizbarer, nicht beschlagender Kehlkopfspiegel. – **Th.leitsonde**: s. u. Th.sonde. – **Th.lyse**: *chem* Dissoziation einer Verbindung infolge Temp.erhöhung; evtl. reversibel. – *physiol* die Wärmeabgabe des Körpers.

Thermo|meter: Gerät zur Temp.messung (»Th.metrie«); i. e. S. das sogen. Berührungs-Th.meter (im Ggs. zum Strahlungs-Th.meter = Pyrometer), prinzipiell unterschieden als Ausdehnungs- (z. B. Quecksilber-, Alkohol-), Dampfspannungs- oder Tensions-, Gas-, Widerstands- u. Halbleiter-Th.meter sowie als Th.element (s. a. Th.sonde). – **Th.modulation**: *kard* modifiz. Th.dilutionsmethode zur Feststellung eines a.-v. Shunts anhand des raschen Temp.abfalls der in die Aorta eingebrachten RINGER* Lsg. – **Th.morphose**: *biol* durch Temp.änderung bewirkte Gestaltänderung.

Thermo|paar: s. u. th.elektrisch. – **Th.palpation**: Auflegen von Handfläche oder -rücken auf den Körper des Pat. zur groben Bestg. der Körpertemp. – **Th.penetration**: ⌇ Diathermie. – **th.phil**: wärmeliebend; z. B. **th.phile Bakterien** (»**Th.phile**«), die in Temp. von 40-60° leben. – **Th.phor**: Behältnis (z. B. Gummibeutel, starres Gefäß), das, mit heißem Wasser oder einer nach Wasserzugabe Wärme erzeugenden Substanz gefüllt, die Wärme längere Zeit hält. – **Th.photographie**: s. u. Th.graphie.

Thermo|plaste: die beliebig oft thermisch erweich- u. verformbaren Plaste, meist Polyvinyle, -olefine u. -amide. – **Th.plegie**: ⌇ Hitzschlag. – **Th.präzipitation**: Präzipitationsreaktion, die nur mit einer gekochten Suspension der zu untersuchenden Gewebepartikeln oder Bakterienkultur eintritt; z. B. die AsCOLI* Reaktion auf Milzbrand. – **Th.proteine**: Oberbegr. für Kryo- (⌇ Kryoglobulin, -fibrinogen) u. Pyroproteine (letztere, erst bei Temp. >45° ausfallend, machen keine Krankheitssympte.; Vork. gelegentlich bei Plasmozytom u. als BENCE=JONES Eiweiß).

Thermo|radiotherapie: kombin. Wärme- (Rotlicht, Diathermie, Mikrowellen etc.) u. Strahlenther., simultan (z. B. n. KEATING=HART) oder in unmittelbarer Folge, mit Kleinst- (i.S. der Rö.reizther.) oder mit Tumordosen (Hyperthermie hemmt Repairmechanismen); Auswirkung der Wärme auch quant.–verstärkend. – **Th.regulation**: *physiol* ⌇ Wärmeregulation. – **Th.regulator**: *physik* ⌇ Thermostat.

Thermorezeptoren: *physiol* Rezeptoren, für die die Temp. u. deren Änderung adäquate Reize sind; v. a. spezif. Warm- u. Kaltrezeptoren in Haut u. Schleimhäuten (»**periphere Th.**«; z. B. ⌇ RUFFINI* Endorgane bzw. ⌇ Corpuscula bulboidea); ferner (»**inn. Th.**«) thermosensible ZNS-Strukturen als Temp.fühler für Änderungen der Bluttemp. (u. als Regelzentren für Signale der peripheren Th.).

Thermo|säule, -batterie: Meßaggregat aus mehreren Th.elementen. – **Th.sensibilität**: 1) die Fähigkeit des Organismus, Temperaturreize aufzunehmen (⌇ Temperaturempfindung). – **2)** übermäß. Empfindlichkeit gegenüber Wärme(reizen).

Thermosgefäß: innen verspiegeltes Vakuum-Mantelgefäß, das die Temp. des Inhaltes längere Zeit auf gleicher Höhe hält; z. B. DEWAR* Gefäß.

Thermo|skop: Differentialthermometer zur Messung kleiner Temp.schwankungen. – **Th.skriptor**: Direktschreiber (z. B. für EKG) mit erhitzter Nadel (u. Spezialpapier). – **Th.sonde**: Einstich- oder Oberflächensonde sowie Leitsonde zur Verw. als ⌇ Temp.fühler. – **Th.sphäre**: oberste Schicht der Atmosphäre ab 80–100 km Höhe (oberhalb der Mesosphäre); bei 2–3000 km in die Exosphäre übergehend.

thermo|stabil: in seiner Temp. beständig; gegen hohe Temp. widerstandsfähig (= th.resistent; s. a. Hitzestabilitäts...). – **th.statisch**: auf einer best. Temp. verharrend. – **Th.stat**: automat. Temp.regler zu Konstanthaltung der Temp. in einem Raum oder Wärmegerät; meist Th.element, das bei Über- oder Unterschreiten der gewünschten Temp. die Heizquelle ab- bzw. einschaltet. – **Th.stromuhr**: *physiol* s. u. REIN*.

Thermo|taxis: hin- oder abwendende Reaktion (= »pos.« bzw. »neg.«) frei beweglicher Organismen auf Temp.reize. – Analog der **Th.tropismus** sessiler Organismen.

Thermothyrin: eine Schilddrüsenhormongruppe, mit Th. A. als »Kühl-« u. Th. B als »Sommerhormon« (nur während der warmen Jahreszeit im Blut von Mensch u. Tier nachgewiesen).

thermo|tolerant: wärmeunempfindlich. – **Th.topographie**: Darstg. der Wärmefelder der Haut (s. a. Th.graphie) unter Verw. flüssiger Kristalle (v. a. Cholesterinester mit verschied. Fettsäuren) als Temp.indikatoren (bei 35° rot, 37° grün, 39° blau). – **Th.vision**: s. u. Th.graphie.

Theromorphie: 1) geistig-körperl. Unfertigkeit oder Unreife auf einem tier.-kindl. Niveau. – 2) tierähnl. Aussehen durch Mißbildung; s. a. Atavismus.

Thersites-Komplex, Quasimodo-Ko.: (H. STUTTE 1957) nach dem häßlichsten Mann im griech. Heer vor Troja geprägter Begr. für die zwanghafte Vorstellung, wegen eines geringfüg. Körperfehlers von allen Menschen als häßlich angesehen zu werden; typ. Konfliktfaktor der jugendl. Reifungsphase, der zu massiver Abreaktion gestauter Affekte, aber auch zu kriminellen Handlungen führen kann.

Thesaurierung: übermäß. innergewebl. Anreicherung von Substanzen, z. B. von Glykogen in der Leberzelle, von Mineralsalzen im Knochen. – Als *path.* Th. die **Thesaurismose**, die durch Stoffwechselstörung bedingte »Speicherkrankh.« mit Anhäufung von Stoffwechselprodukten in Körpersäften, Organen oder best. Zellen; z. B. Amyloidose, Glykogenose, Hämosiderose, Lipidose, Mukopolysaccharidose, Sphingolipoidose.

Theta, ϑ, Θ: der 8. Buchstabe des griech. Alphabets. – **Th.-Aktivität**: im EEG Wellenfolgen mit Frequenz von 4 bis <8/sec (s. a. Th.-Welle); im Kindesalter als »**Th.-Grundrhythmus**« *physiol*; bes. Th.rhythmen bei Personen mit Charakter- u. Verhaltensstörung. Lokalisiertes Auftreten (»τ-Fokus«) als Vorstufe eines δ-Fokus (z. B. bei langsam wachsendem Hirntumor, v. a. Meningiom) oder bei dessen Rückbildung; häufig mit Übergang in fokale Dysrhythmie. – **Th.-Antigen**: Alloantigen der T-Lymphozyten (⌇ Tab. »Lymphozyten«). – **Th.-Welle**, ϑ-Welle: sogen. »Zwischenwelle« des EEG mit Dauer von 125-250 msec; s. a. Th.-Aktivität.

Theutidae: trop. Lederfische mit Giftstacheln an der Rückenflosse (Verletzung sehr schmerzhaft).

Thévenard* Syndrom (ANDRÉ TH., französ. Neuropathologe): (1942) wahrsch. dominant-erbl. (andro-

Thevetin

trope), im frühen Erw.alter beginnende Akropathia ulceromutilans, mit »troph.« Malum perforans der Fußsohle, später Geschwüren u. Osteolysen an Zehen u. Unterschenkeln, evtl. auch Händen.

Thevetin: natürl. Herzglykosid vom Cardenolid-Typ, bestehend aus Thevetigenin (= Digitoxigenin)-L-Thevetose u. 2 Mol. Glukose in Tanghinia-, Cerbera- u. Thevetia-Arten (v. a. in der Apozynazee »gelber Oleander«) vork. Peroral rasch, kurz u. nicht kumulierend wirksam; Anw. bes. bei Digitalis- u. Strophanthin-Unverträglichkeit.

Thia-: *chem* Präfix für organ. Verbindgn. mit S als Heteroatom anstelle von C; z. B. Th.butazid (↑ Butizid).

Thiadrin: 3,4-Dimethyl-2-imino-5-phenyl-1,3-thiazolidin (Salzform); Antitussivum.

Thiämie: vermehrter S-Gehalt des Blutes (> 40 mg pro 100 ml).

Thiamazolum *WHO*: 1-Methyl-2-merkaptoimidazol. Thyreostatikum (z. B. Favistan®).

Thiamin(um): ↑ Vitamin B_1. – **Th.-Antagonisten**: ↑ Oxythiamin, Pyrithiamin, Thiaminase. – **Th.mangel**: ↑ Beriberi.

Thiaminase: 1) Th. I, **Thiamin-pyridinylase**: Enzym mit der Reaktion: Thiamine + Pyridin (oder andere Basen oder Thiol-Verbindgn.) = Heteropyrithiamin + 4-Methyl-5-(2'-phosphoäthyl)-thiazol. – 2) Th. II, **Thiamin-hydrolase**: Enzym mit der Reaktion: Vit. B_1 + H_2O = 2-Methyl-4-amino-5-hydroxymethylpyrimidin + 4-Methyl-5-(2'-hydroxyäthyl)-thiazol.

Thiamin|diphosphat-kinase: Enzym mit der Reaktion: ATP + Thiamindiphosphat = ADP + Thiamintriphosphat. – **Th.(pyrophospho)kinase**: Enzym mit der Reaktion: ATP + Thiamin = AMP + Th.diphosphat. – **Th.pyrophosphat, -diphosphat**, Aneurinpyrophosphat, TPP, ThPP, APP: der Pyrophosphorsäureester des Vit. B_1 (↑ dort. Formel); fungiert als prosthet. Gruppe bzw. Koenzym einschlägiger Enzyme (z. B. der Pyruvat-dekarboxylase: »Kokarboxylase«) u. bildet mit deren Substraten akt. Aldehyde: s. a. Vitamin B_1, Transketolase.

Thiamphenicolum *WHO*: dem Chloramphenikol analoges Antibiotikum (mit Methylsulfonyl-Gruppe).

Thiara: Schnecken in Süß- u. Brackwasser; 1. Zwischenwirt (Sporozysten, Redien) menschen- und tierparasitärer Trematoden wie Para-, Metagonimus.

Thiazide: Sammelbez. für Benzothiadiazin-Derivate als Na^+- u. Cl^--Rückresorption hemmende Saluretika. – **Thiazine**: 6gliedr. Heterozyklen mit N u. S; Ausgangsstoffe für Arzneimittel u. Farbstoffe (z. B. Methylen-, Toluidinblau). – **Thiazol**: 5gliedr. heterozykl. Substanz mit N u. S im Ring (3-Azathiophen); Grundsubstanz für Farbstoffe, Arzneimittel etc.; hydriert (»**Thiazolin**«, »**-zolidin**«) in Naturstoffen wie Vit. B_1, Penizillin.

Thibenzazolin: 2-Merkaptobenzimidazol-1,3-dimethylol; Thyreostatikum.

Thibierge*-Weissenbach* Syndrom (GEORGES TH., 1856–1926, Dermatologe, Paris; R. J.W.): (1911) metabol., interstitielle Kalzinose (v. a. in Fingerbeeren, periartikulär an Extremitäten, periarteriell) bei progred. Sklerodermie.

Thieffry*- Shurtleff* Syndrom: (1958 bzw. 1964) wahrsch. autosomal-dominant erbl., fam., progred. »karpotarsale Osteolyse mit Nephropathie« (vgl. TORG* Sy.); Beginn im Kindesalter, im 2.–3. Ljz. Azotämie, Hypertension, final Nierenversagen. Histol.: Ersatz von Knorpel u. Knochen durch fibröses Fettgewebe, Hyalinisierung der Glomeruli, von der BOWMAN* Kapsel ausgehende Gefäßneubildung.

Thiel* (HANS JÜRGEN TH., zeitgen. Ophthalmologe, Kiel) **Operation**: nach Bulbusenukleation Implantation einer Polyviol-Plombe zwecks Bildung eines bewegl. Stumpfes für das Kunstauge. – **Th.*-Behnke* Syndrom** (HORST B., geb. 1925, Humangenetiker, Kiel, Lübeck): (1967) dominant erbl., doppelseit., subepitheliale, wabenart. Hornhautdystrophie; beginnend im Kindesalter mit schmerzhaften Erosionen, Konjunktividiten u. Blepharospasmen, etwa im 2. Ljz. voll ausgebildet (Sehvermögen herabgesetzt), ab 5. Ljz. keine Beschwerden mehr.

Thiele* Zeichen (WILHELM TH., Gynäkologe, Alzey): (1954) milchglasart. Hornhauttrübung beim hirntraumatisch geschädigten Neugeb.

Thiemann*(-Fleischner*) Syndrom: (H. TH., 1909; F. FL. 1923) juvenile bds. Epiphyseopathie an 2–3 Fingermittel- oder -endphalangen (meist III u. IV) u./oder am Großzehengrundgelenk u. 1. Metatarsale. Ausheilung spontan mit Epiphysenschluß; betroffene Phalanx oft im Wachstum zurückbleibend.

Thieme* Querbruch: s. u. DUVERNEY*-TH.*.

Thier*-Weyers* Syndrom (CARL JÖRG TH., Ophthalmologe, Aachen; HELMUT W.): (1958) ↑ okulovertebrales Syndrom.

Thiermann* Operation (EDMUND TH., 1904–1966, Urologe, Erlangen): 1) sakrale Prostatektomie (nach Steißbeinresektion) mit Enukleation unter Abtrennung der Harnröhre vom Blasenhals (keine Nahtvereinigung!) u. mit 3 sogen. Logen-Rückstichnähten. – 2) sakrokokzygeale Durchtrennung der Nn. hypogastrici u. pelvici zur Blasendenervierung.

Thiersch* (KARL TH., 1822–1895, Chirurg, Erlangen, Leipzig) **Lappen**: (1886) Epidermis-Korium-Lappen für freie Hauttransplantation (↑ dort. Abb.). – **Th.* Ring**: Drahtcerclage des Anus in Höhe des Sphinkters bei schwerem kindl. Rektumprolaps.

Thiery* Syphilisreaktion: Modifik. der GUO* Reaktion, bei der das in Fließpapier aufgesaugte Blut 6 Mon. reaktionsfähig bleibt.

Thiethylperazinum *WHO*: 2-Äthylthio-10-[3-(4-methyl-1-piperazinyl)-propyl]-phenothiazin; Antiemetikum, Antivertiginosum (z. B. Torecan®).

Thigmotaxis: *biol* ↑ Stereotaxis (2).

Thim* Lösung: (1921) *bakt* Karbolgentianaviolett- u. alkohol. Methylenblau-Lsg. für Gonokokkenfärbung.

Thinner-Sucht: (engl. = Verdünnungsmittel) sücht. Inhalieren rauscherzeugender Lösungs- oder Reinigungsmittel, z. B. als Glue-sniffing, Trichloräthylen-Sucht.

Thio-: *chem* Präfix für Verbdgn. etc., in denen ein O- gegen ein S-Atom ausgewechselt wurde; vgl. Thia-, Sulf..., Merkapto-.

Thio|äther: Äther-Analoge mit – S – anstelle von – O –. – **Th.alkohol**: ↑ Merkaptan.

Thiobacteriaceae: (JANKE 1924) sulfurizierende Wasser- u. Bodenbaktn. [Pseudomonadales] mit freien Schwefelgranula inner- oder außerhalb der stäbchenförm. Zelle.

Thiobarbiturate, -barbitursäuren: Barbitursäure-Analoge mit Ersatz von O durch S in der 2-Stellung; meist (Ultra-)Kurznarkotika (↑ Formeln »Barbiturate«). – **2-Thiobarbitursäure**, Malonylthioharnstoff: alkalisch lösl. Sorbinsäure-Reagens; zum Aldehyd-Nachweis (Erkennung der Fettranzigkeit). – **Thiobutabarbital**: die 5-Äthyl-5-(1-methylpropyl)-2-thiobarbitursäure, als Na-Salz; Kurz- u. Basisnarkotikum (z. B. Inactin®).

Thiochrom: Oxidationsprodukt von Vit. B_1; in alkal. Lsg. blau fluoreszierend.

Thioctsäure: ↑ Liponsäure (1).

Thio|ester: *chem* Ester, deren Alkoholgruppe ersetzt ist durch eine Verbindung mit S-OH-Gruppe (z. B. Koenzym A). – **Th.furon**: ↑ Th.phen. – **Th.genese**: *biochem* Bildung schwefelhalt. Stoffwechselprodukte (z. B. Methionin in der Leber).

Thioglykolat|-Nährmedium: *bakt* BREWER* Substrat (Hefeextrakt, pankreat. Kaseinpepton, Dextrose, NaCl, L-Zystin, Agar, Na-thioglykolat als reduzierende Substanz, Resazurin als Redoxindikator) zur Züchtung anaerober, mikroaerophiler u. – in der obersten, durch oxidiertes Resazurin rotgefärbten Schicht – auch aerober Baktn.; da organ. Hg-Verbindgn. (z. B. Merthiolat, als Konservierungsmittel bei Impfstoffen) neutralisierend, auch Standardmedium für Sterilitätsprüfung. – Ferner ein **Th.-Serum-Substrat** (mit Methylenblau als Redoxindiaktor u. Humanserum) zur Kultur von Lactobac. vaginalis.

Thio|glykolsäure, Acidum thioglycolicum: HS · CH_2 · COOH; ätzende, leicht oxidable Flüssigkeit. Anw. des Ca-Na- u. Ammoniumsalzes als Epilatorium (u. Dauerwellmittel); bewirkt u. U. akute u. chron. Hautschädigung, evtl. allerg. Kontaktekzem; bei Inhalation oder Resorption großer Dosen Atemnot, Schwächeanfall, Krämpfe. – **Th.guanin**: ↑ Tioguanin. – **Th.harnstoff**, Sulfokarbamid: H_2N-CS-NH_2; kanzerogene Chemikalie; vgl. Th.uracilum.

Thiokinase: ↑ Acyl-CoA-synthetase. – **thioklastisch**: S-halt. Verbdgn. am S spaltend. – **Thiokt(an)säure**: ↑ Liponsäure (1).

Thiol: 1) die SH-Gruppe; z. B. **Th.-Enzyme** (↑ SH-Enzyme; s. a. SH-Proteinasen, Sulfhydryl-). – 2) Thioalkohol (↑ Merkaptan); Salz: **Thiolat**. – **thiolopriv**: mit blockierten oder fehlenden Thiol-Gruppen (s. a. SH-Gruppen-Blocker); z. B. als **th. Effekt** die Blockierung von Thiol-Gruppen durch Metalle oder organische Verbdgn. infolge Bildung komplexer Verbdgn.; führt zu schweren Störungen des Zellstoffwechsels.

Thio|medan: 5,5-Dimethyl-2,4-dithiohydantoin(= DMDTH); Antiepileptikum. – **Th.milchsäure**: 2-Merkaptopropionsäure; Kaltdauerwellmittel.

Thionin, LAUTH* Violett: bas. Farbstoff mit Redox-Eigenschaften (blau/farblos); z. B. für **Th.-Pikrinsäure-Doppelfärbung** (V. LESZCYNSKI, KINDBORG) von Gonokokken (braun, übr. Baktn. rot) als Antidot gegen MetHb-bildende Stoffe (CO, Leuchtgas, Nitrou. Amidoverbdgn.)

Thio|pege: *baln* Schwefelquelle. – **Th.pental-Natrium** *WHO*, Pentothiobarbitalum: Na-Salz der 5-Äthyl-5-methylbutyl-2-thiobarbitursäure; Ultrakurznarkotikum. – **Th.phen**, -furan: C_4H_4S (S-heterozykl. Fünfring); brennbar; Lösemittel, organ. Grundchemikalie. – **Th.phosphorsäureester**: in Struktur, Toxizität u. Anw. den Phosphorsäureestern analoge organ. Verbdgn. – **Th.pneumokoniose**: Einlagerung gelben, elementaren (d. h. ungift.) Schwefels im Lungeninterstitium, mit rel. gutart. fibröser Fremdkörperreaktion u. nur geringen Rö-zeichen. – **Th.propazatum** *WHO*: Piperazinylalkylphenothiazin-Derivat; Neuroleptikum. – **Th.properazinum** *WHO*, -perazin: ein Phenolthiazin; Neuroleptikum, Antiemetikum.

Thio|rhodaceae: die in schlamm. Böden u. Gewässern vork. photosynthetisierenden »Purpurbaktn.« [Pseudomonadales], die H_2S (oder organ. Substanzen) als H-Donator benutzen, S-Körnchen stapeln u. Pigmente produzieren. – **Th.ridazinum** *WHO*: 2-Methylthio-10-[2-(1-methyl-2-piperidyl)-äthyl]- phenothiazin; Neuroleptikum (z. B. Melleril®).

Thio|säuren: *chem* anorgan. Säuren, abgeleitet von entspr. Sauerstoffsäuren durch Ersatz des O durch S; z. B. die **Th.schwefelsäure** (Acidum thiosulfuricum) $H_2S_2O_3$, in Salzform (**Th.sulfat**) z. B. als Antidot bei Hg-, Nitrit-, As-, J-, Zyanid-Vergiftung. – **Th.semikarbazone**: aromat. Aldehyd-Derivate des **Th.semikarbazids** der allg. Formel R=N-NH-CS-NH_2; klass. Tuberkulostatika. – **Th.serin**: ↑ Zystein. – **Th.sulfat**: Salz der Th.schwefelsäure.

Thiosurie, desoxidative: (NÖCKER 1949) erhöhte Ausscheidung von Neutral-Schwefel nach Belastung mit S-halt. Aminosäuren; Hinweis auf Leberfunktionsstörung (gestörte Oxidation der Sulfate).

Thiotepa *WHO*: Triäthylenthiophosphorsäuretriamid; alkylierender Wirkstoff, Zytostatikum.

Thiouracilum, -urazil: 2-Merkapto-4-hydroxypyrimidin; Thyreostatikum (u. Grundsubstanz für weitere Thyreostatika): verhindert (durch Blockierung der Zellperoxidase?) die organ. Bindung des akkumulierten J u. die Kopplungsreaktion von Mono- u. Dijodthyrosin zu Trijodthyronin u. Thyroxin. – Gleiche Wkg. zeigen auch andere Stoffe mit »S = C – N =«-Gruppe wie Thioharnstoff u. Merkaptoimidazol. Bei Überdosierung oder berufl. Umgang Gefahr des Hypothyreoidismus u. der Kanzerogenese (in Schilddrüse, Leber). – **Th.urea**: ↑ Th.harnstoff.

Thiozyanat, Rhodanid: Salz der Thiozyan- oder Rhodanwasserstoffsäure; allg. Formel: Me(SCN). – **T.-Methode**: groborientierende quant. Bestg. des Gewebswassers anhand der sogen. Rhodanzahl, d. h. der – als %-Wert des Körpergew. (in kg) angegebenen – EZF (in l), errechnet unter Berücksichtigung der Harnausscheidung aus der Th.-Konz. im Blut 24 Std. nach Nüchterngabe von 500 mg per os; Normalwert 30–34, erhöht bei Ödemen, erniedrigt bei lipophiler Dystrophie, hypophysärer Fettsucht etc.

Thiram(um *WHO*), Tetramethylthiuramdisulfid, TMTD: $[(CH_3)_2N \cdot CS]_2S_2$; bakteri- u. fungizider Wirkstoff; MAK 5 mg/m^3. – vgl. Disulfiram.

Third-look-Operation: (engl. = 3. Blick) nach Malignom-Op. die 2. Relaparotomie (s. a. Second-look-Op.) zur Kontrolle regionaler LK-Metastasen.

Thixotropie: reversibler Übergang kolloidaler Systeme unter Einwirkung mechan. Kräfte aus dem Gel- in den Solzustand (u. umgekehrt).

Thlipsencephalus: Mißbildung mit unvollständ. Schädel, meist fehlendem Schädeldach.

Thoma* (RICHARD TH., 1847–1923, Pathologe, Heidelberg, Dorpat, Magdeburg) **Gesetze**: (1893) 1) Das Flächenwachstum der Gefäßwand ist abhängig von der Strömungsgeschwindigkeit des Blutes.– 2) Das Dickenwachstum der Gefäßwand ist abhängig von der Wandspannung, die ihrerseits vom Ø der Gefäßlichtung u. vom Blutdruck bestimmt wird. – **Th.*-Zeiss*-Kammer** (Fa. Carl Z., Jena): von ERNST ABBE errechnete Zählkammer für Blutkörperchen; Bodenfläche eingeteilt in $^1\!/_{400}$ mm²-Quadrate, von denen jedes bei einer Höhe von 0,1 mm einem Vol. von $^1\!/_{4000}$ mm³ entspricht; je 16 Quadrate sind zu einem Gruppenquadrat zusammengefaßt. Nach Beschickung über eine mittl. Rille u. Auflegen eines Deckgläschens werden für Ery mind. 80 kleine Quadrate, für Leuko 6–7 Gruppenquadrate ausgezählt. – Modifik. von BÜRKER, TÜRCK, NEUBAUER u. a.

Thomas* Handgriff (HUGH OWEN TH., 1834–1891, brit. Orthopäde): zum Nachweis einer Beugekontraktur des Hüftgelenks max. pass. Beugung der gesunden Hüfte des auf dem Rücken Liegenden; dadurch Ausgleich der kompensator. Lendenlordose u. ggf. Abheben des kranken Beins von der Unterlage (»**Th.* Zeichen**«).

Thomas* Pessar (THEODORE GAILLARD TH., 1831–1903, Gynäkologe, New York): S-förm. Ringpessar mit verstärktem hint. Bügel; bei Retroflexio uteri.

Thomas* Schiene: 1) (HUGH O. TH.) BRUNS* Sch.: einfacher Schienen-Schellenapparat mit Tubersitz (so daß Gehen bei entlastetem Bein möglich ist); z. B. bei PERTHES* Krankh. – 2) (F. BRYAN TH.) Suspensions-, Radialisschiene: schalenförm. dors. U.armschiene mit Federstahlaufhängung für Hohlhand (Querstück) u. Daumen (Schlinge); bei Radialislähmung.

Thomas* (ANDRÉ TH., 1867–1963, Neurologe, Paris) **Syndrom**: (1905) 1) prim. system. Kleinhirnrindenatrophie (v. a. Paläozerebellum), insbes. der PURKINJE* Zellen. Beginn im höheren LA mit stat. u. lokomotor. Ataxie vom zerebellaren Typ, Störung von Sprache u. Feinmotorik, evtl. spast. Zehenzeichen; im Spätstadium wächserne Tonussteigerung. Ät.-path.: vorzeit. Kleinhirnalterung (erbl. Abiotrophie? Folge exogener – tox., postinfektiöser, hormonaler, metabol. – Einflüsse?). – 2) DÉJERINE*-TH.* Syndrom: ƒ olivopontozerebellare Atrophie. – 3) adrenogenitales ƒ Salzverlustsyndrom. – **Th.*Zeichen**: 1) Fehlen des pilomotor. Reflexes an einer Körperseite oder in einem Segment bei Läsion vegetat. Fasern. – 2) örtl. Hyperästhesie nach Nervennaht. – 3) ƒ Rückstoßphänomen (2). – 4) bei Kneifen in den Trapezius Gänsehautbildung in Höhe einer RM-Querschnittsläsion. – 5) s. u. Femoralisneuralgie – vgl. TH.* Handgriff.

Thomas* Tafel (SIR JAMES WILLIAM TUDOR TH., geb. 1893, Ophthalmologe, Cardiff): drehbare Testfigur (Kreuz aus 3fachen Linien) zur subj. Astigmatismus-Bestimmung.

Thomas(schlacken)mehl|-Vergiftung: Intoxikation nach Inhalation gemahlener Thomasschlacke (bas. Pulver aus Phosphaten, Silikaten, Ca-, Fe- u. Mg-Oxiden als Düngemittel); wahrsch. bedingt durch Beimengungen von Vanadiumpentoxid (u. auch durch andere physikal., chemisch-tox. oder infektiöse Faktoren?). Klin.: nach intensiver Staubbelastung akute Bronchitis, Broncho- oder kruppöse Pneumonie (»**Th.-Pneumonie**«; auch mit Abzeßbildung u. Begleitpleuritis, Übergang in chron. karnifizierende u. granulomatöse Form), evtl. Lungenfibrose. Prognose ernst (hohe Mortalität durch Staubprophylaxe gemindert); Ther.: Breitbandantibiotika. Ggf. entschädigungspflichtig. BK.

Thomassen* Glaukomprobe: Tonometer-Belastung (25 g) des Bulbus; bei Glaukom bleibt physiol. Absinken auf Normalwerte innerhalb von 30 Min. aus.

Thomayer* Zeichen (JOSEF TH., 1853–1927, Internist, Prag): umschrieb. li.seit. Aszites (infolge Re.verlagerung des Darmes durch Mesenterialschrumpfung) als Hinweis auf fibröse tbk. Peritonitis.

Thommen* Postulate für die Erzeugung einer Pollinosis durch Pflanzen: 1) sensibilisierende Substanz in den Pollen, 2) anemophile Pollenverbreitung (bei entomophiler Verbreitung nur durch dir. Pflanze-Mensch-Kontakt), 3) ausreichende Pollenmenge, 4) geringes Pollengew., 5) weite Verbreitung der Pflanzenart. – In Europa v. a. bei Graminazeen erfüllt.

Thompson* Blocker, Tubus: Endotrachealtubus mit aufblasbarer Gummimanschette für die Beatmung bei blockiertem Hauptbronchus.

Thompson* Kreise (SILVANUS PHILLIPS TH., 1851–1916, brit. Arzt): *ophth* rotierende Testfigur (ähnl. der PLATEAU* Spirale) zur Erzeugung von Bewegungsnachbildern.

Thompson* Linie (THEOPHILUS TH., 1807–1860, Arzt, London): Rötung des Zahnfleischrandes bei Lungen-Tbk.

Thompson* Operation: 1) (JAMES EDWIN TH., 1863–1927, Chirurg, Texas) bei Stenokardie extrapleurales Einbringen von Talkumpuder in den Herzbeutel zwecks Adhäsionsbildung u. dadurch Revaskularisierung des Myokards. – 2) (G. J. TH. 1936) bei Sphinkterstarre der Harnblase transurethrale, partielle Elektroresektion des Blasenhalses.

Thompson* Prothese: *orthop* Hüft-Endoprothese mit rel. langem Stahlstift.

Thompson* Resektoskop (GERSHOM TH., geb. 1901, Urologe, Rochester): (1935) *urol* modif. BUMPUS* Resektionsgerät für Blasenhalsadenom (Coldpunch unter Sicht, Koagulationselektrode für Blutungen, Spülvorrichtung).

Thompson*-Nelson*-Grobelny* Syndrom: Mukopolysaccharidose Typ VII, mit 6- bis 10fach erhöhter Ausscheidung im Harn (40–60% Chondroitin-4-sulfat, kleinere Mengen Heparan- u. Dermatansulfat); Manifestation (2.–3. Lj.) mit Beugekontrakturen, pithekoider Körperhaltung, Wachstumsverzögerung, Hepato-Splenomegalie, Hornhauttrübungen; röntg. Veränderungen leichter als beim v. PFAUNDLER*-HURLER* Sy. (»**Th.*Syndrom**«), kein Gargoylismus, IQ im unt. Normbereich.

Thoms* Aufnahme: *röntg* (1929) radiometr. Beckenaufnahme mit nachträglich einprojiziertem Maßstab (für dir. Ablesung). – **Th.* Pelvimeter**: (1922) *gyn* ein Beckenausgangszirkel.

Thomsen* (OLUF TH., 1878–1940, Bakteriologe, Kopenhagen) **Agglutinin**, T-Agglutinin: (1926) AK in normalem menschl. u. versch. tier. Seren, der mit T-Rezeptor reagiert u. die Ery agglutiniert (»**Th.*** **Agglutination«**). Titer meist niedrig; Vork. auch bei kongenit. Agammaglobulinämie. – **Th.*** **Antigen, Rezeptor**, T-Antigen, T-Rezeptor: (1926) durch Vorbehandlg. mit Neuraminidase an Ery »freigelegtes« heterophiles Kryptantigen (= Myxovirus-Rezeptor?), das mit den TH.* Agglutininen reagiert u. zum HÜBENER*-FRIEDENREICH*-TH.* Phänomen (»Panagglutination«) führt.

Thomsen* (WILH. TH., 1901–1974, Orthopäde, Bad Homburg, Frankfurt/M.) **Gipsverband**: Gehgips mit hölzerner Gehrolle. – **Th.*** **Schiene**: Nachtschiene zur Korrektur der Hallux valgus; gepolsteter, das Großzehengrundgelenk medial, das Endgelenk lat. umfassender Metallbügel (mit Lasche am Rist zu befestigen). – **Th.*** **Zeichen**: 1) (1959) elektrisierender Beinschmerz bis zur Ischiaswurzel bei »Anzupfen« des Nervs in der Kniekehle (wo er bei leichter Hüft- u. Kniebeugung u. Dorsalflexion des Fußes hervortritt) als Zeichen für echte Neuritis ischiadica; auch gekreuzt auslösbar. – 2) (1935) schmerzlose pass., jedoch sehr schmerzhafte akt. Beugung im Ellbogengelenk bei Epicondylitis humeri (mit Beteiligung des M. extensor digitorum).

Thomsen*(-Westphal*) Syndrom (ASMUS JULIUS THOMAS TH., 1815–1876, Arzt, Kappeln), Myotonia congenita hypertrophica: (v. LEYDEN 1866, TH. 1876) dominant-erbl., bereits neonatal manifeste Myotonie, gefolgt von Muskelhypertrophie (athlet. Habitus); Frühzeichen: Krampfzustände des M. orbicul. oculi, »stillstehende« Gesichtszüge bis zum Weinen, pos. GRAEFE* Zeichen, Saugschwierigkeiten; später abnorme Muskelhypertonie (u. damit Hemmung des Bewegungsablaufs) nach kräft. Willkürbewegung, durch phys. u. psych. Streß verstärkt.

Thomson* Effekt (WILLIAM TH., späterer LORD ↑ KELVIN OF LARGS): 1) galvanoelektr. TH.* E.: Änderung des elektr. Widerstandes eines Leiters bei Einbringen in ein Magnetfeld (praktisch genutzt bei mechanoelektr. Wandlern, indem z. B. eine an einer druckaufnehmenden Membran befestigte Metallspule druckadäquat ins Magnetfeld gedrückt wird. – 2) thermoelektr. TH.* E.: bei Fließen eines Gleichstroms im homogenen Leiter mit Temp.gefälle die Erzeugung bzw. Vernichtung von Wärme (»Th.* W.«) proportional zu Stromstärke u. Temp.gefälle. – 3) JOULE*-TH.* Effekt: Temp.änderung bei adiabat. Entspannung realer Gase.

Thomson* Komplex (ALLEN TH., 1809–1884, Anatom, Glasgow): ↑ Dysostosis mandibulofacialis.

Thomson* Syndrom (MATTHEW SIDNEY TH., geb. 1894, Dermatologe, London), Poikilodermia congenita s. atrophicans famil.: (1929) rezessiv erbl., gynäkotrope Gesichtsdysplasie (»Dreiecksgesicht«, hohe breite Stirn, Hypertelorismus) mit – in den ersten Lebensmon. beginnender – buntscheck. Hautatrophie (mit engmasch. Teleangiektasien) u. – davon unabhäng. – Hyperpigmentierung unter Freilassung des Stammes. – vgl. ROTHMUND* Sy.

Thomson* Test (WILLIAM TH., 1833–1907, Ophthalmologe, Philadelphia): Farbensinnprüfung mit durchleuchteten Farbgläsern (»Laternentest«).

Thomson* Zeichen (FREDERIC HILLAND TH., 1867–1938, Arzt, London): päd ↑ PASTIA* Zeichen.

Thomsen=Walker* Operation (SIR JOHN WILLIAM TH.=W., 1870–1937, Urologe, London): suprapub. transvesikale Prostatektomie.

thoracalis, thoracicus: (lat.) zum Brustkorb (Thorax) gehörend; s. a. thorakal. – **Thoracicus-longus-Lähmung**: ↑ Serratusparese.– **Thoracica**: ↑ Arteria thoracica.

Thoradelphus, -didymus: s. u. Thorako....

Thoraeus* Filter (ROBERT TH., zeitgen. schwed. Röntgenologe): radiol in der konventionellen Rö-Ther. verw. Filterkombin. (0,4 mm Sn, 0,25 mm Cu, 1 mm Al) zur Erzielung einer harten Strahlung bei rel. geringer Schwächung.

thorakal: den Brustkorb (Thorax) oder -raum oder den Brustabschnitt des RM betreffend.

Thorak|algie: ↑ Thorakodynie.

Thorakal|atmung: die durch Heben u. Senken der Rippen bewirkte äuß. ↑ Atmung; Inspiration durch Mm. intercostales (evtl. auch auxilliäre Atemmuskeln), Exspiration durch elast. Kräfte von elast. Thorax; vgl. Zwerchfellatmung. – **Th.ganglien**: ↑ Ganglia thoracica. – **Th.mark**: ↑ Pars thoracica medullae spin. – **Th.nerven**: ↑ Nervi thoracici. – **Th.niere**: ↑ Diaphragmaniere. – **Th.segmente**: die »Dorsalsegmente« des RM mit den 12 Spinalnervenpaaren Th I–XII, i. w. S. auch die zugehör. HEAD* u. MAC KENZIE* Zonen. – **Th.syndrom**: durch Fehlbelastung (z. B. bei Fehlhaltung anderer WS-Abschnitte), Osteochondrose oder Bandscheibenprolaps bedingte fixierte Fehlstellung eines oder mehrerer BW; klin.: dumpfer WS-Schmerz, Steifheitsgefühl, Bewegungseinschränkung, Druckschmerz an Dornfortsätzen, segmentaler Muskelspasmus, Hartspann, s.c. Ödem, Sensibilitätsstörung, evtl. ausstrahlende Schmerzen i. S. der Interkostalneuralgie. – **Th.wirbel**: ↑ Vertebrae thoracicae.

thorako...: Wortteil »Brustkorb« (Thorax).

thorakoabdominal: Brustkorb u. Bauch(höhle) betreffend; z. B. **th. Methode** (chir Op. mit Vorgehen durch die Brust- in die Bauchhöhle. – Gegensatz: abdomino-thorakale Thorakolaparotomie), **Th.reflex** (durch Hautreizung im Thorakalbereich auslösbare Bauchmuskelkontraktion i. S. des Bauchhautreflexes), **th. Syndrom** (Bauchsympte. bei endothorakaler Erkr. u. umgekehrt).

Thorako|azephalus: path s. u. Thorakopagus. – **Th.bronchotomie**: Br. nach vorausgegangener Thorakotomie. – **Th.delphus**: oberhalb des Nabels verwachsene Doppelmißbildung (1 Kopf, 2 Arme, 4 Beine). – **Th.didymus**: path s. u. Th.pagus.

Thorak|odynie, Thorakalgie: Schmerzen im Brustkorb; s.a. Interkostalneuralgie, Pleurodynie.

Thorako|gastroschisis: ↑ Th.zöloschisis. – **Th.graphie**: 1) dir. graph. Aufzeichnung der respirator. Thoraxdynamik; s. a. Thorako-, Pneumometrie, Pneumatogramm. – 2) ↑ Lungenszintigraphie. – **Th.kaustik**: 1) (JACOBAEUS) thorakoskop. (Diathermie-)Kauterisation den Lungenkollaps verhindernder oleurastränge zwecks Komplettierung eines therap. Pneumothorax. – 2) endothorakale Sympathektomie.

Thorako|laparotomie: durch Laparotomie ergänzte Th.tomie; z. B. – als typ. thorakoabdomin. Zweihöhlen-Op. zur Revision u. Versorgung transdiaphragmaler Bauchverletzung, bei totaler Gastrektomie. – **Th.lyse:** ein- oder beidseit. parasternale Rippenknorpelresektion (1–5 cm), v. a. bei Thoraxstarre infolge Chondropathie (mit sek. Lungenemphysem), als Palliativ-Op. (mit Sternumresektion) bei Panzerherz. – **Th.melus:** *path* s. u. Th.pagus. – **Th.metrie,** Stethometrie: Messung des in- u. exspirator. Thoraxumfanges.

Thorako|pagus, Synthorax: *path* Duplicitas incompleta (↑ dort. Abb.) mit Verwachsung am ventr(olat). Thorax; autositär (= Th.didymus; evtl. nur an Brustbein oder Schwertfortsatz verwachsen = Sterno- bzw. Xiphopagus; s. a. siames. Zwillinge) oder aber asymmetr.-parasitär (am Thorax des Autositen), wobei der Parasit evtl. nur aus angedeutetem Kopf u. Gliedmaßen besteht (= Th.zephalus) oder nur aus einem überzähl. Arm oder Bein (= Th.melus, = Th.papus tribrachius bzw. tripus) oder kopflos ist (= Th.azephalus).

Thorakoplastik: (H. QUINCKE, C. SPENGLER 1888) op. Entknochung der Thoraxwand durch Resektion von 1–7–11 Rippen (u. damit partielle Verkleinerung des Brustraumes: »Teilplastik«); entweder extrapleural-paravetebral (subperiostale Rippenresektion bei Erhaltung der Weichteile; s. a. SAUERBRUCH* Op. [5], BRAUER* Op., Pfeilerresektion) oder intrapleural mit Entfernung von Weichteilen u. Pleuraschwarte (SCHEDE), evtl. unter Erhaltung der Interkostalmuskulatur (HELLER); ferner als **osteoplast. Th.** mit stufenweiser Resektion hinterer Rippenpartien u. Fixierung der verbleibenden Teile an den nächsttieferen intakten Rippen (V. C. BJÖRK 1954; GALE) oder mit Verlagerung der vorn u. hinten durchtrennten Rippen mitsamt Nerven u. Gefäßen in den Thoraxraum (R. C. BROCK 1955); außerdem Minimalplastiken, z. B. die ↑ Apikolyse (SEMB, GALE, GRAF). Indikation: v. a. doppelseit., kleinkavernös-zirrhot. Oberlappen-Tbk älterer Menschen bei kontraindizierter Lungenresektion, Pleuraempyem mit Resthöhle, zur Einengung der Pleurahöhle nach Oberlappenresektion oder Pneumektomie. Folgenschwerer Eingriff (kosmet. Entstellung, stat. u. kardiorespirator. Spätschäden); vgl. Thorakolyse.

Thorako|pneumotomie: ↑ Thorakotomie mit anschließ. Pneumotomie; zur FK-Entfernung, Abszeßdränage. – **th.pulmonaler Reflex (Abrams*):** reflektor. Bronchusdilatation bei mechan. Brustwand- oder Pleurareizung, u. U. mit scheinbarer Lungenkontraktion. – **Th.schisis:** angeb., ventral-mediane »Brustspalte« (fehlende oder unvollständ. Verschmelzung der paar. Sternalleisten); evtl. kombin. mit Brustwandhernie.

Thorako|skop: Endoskop (mit Trokarhülse u. dist. Optik mit verschiedenen Winkeln) zur dir. oder indir. Inspektion des Pleuraraumes (↑ Th.skopie); als Zusatzgeräte Thermokauter, Klippzange etc. für therap. oder diagnost. Maßnahmen unter Sichtkontrolle. Je nach System Beleuchtung u. elektr. Schlinge von 1 oder 2 Einstichstellen einzuführen (heute meist Kaltlicht-Fiberglasoptik u. 1-Punkt-Bedienung).– **Th.skopie:** (JACOBAEUS 1907) Endoskopie des Pleuraraumes u. der Lungenoberfläche; früher v. a. zwecks Th.kaustik; heute u. a. zur ätiol. Klärung eines Spontanpneu (evtl. Fistelverschorfung), Inspektion einer Op.höhle, Tumordiagnostik (Zangen- u. Nadelbiopsie), Sympathikus-, Vagus-, Phrenikusdurchtrennung. Ausführung in Lokalanästhesie oder Vollnarkose, falls nötig nach Anlegen eines artifiziellen Pneus (außer bei Pleurarest- oder Op.höhle, Spontan-, Sero-, Hämo-Pneu); Gewebsentnahme direkt oder durch benachbarte Inzision; s. a. Mediastinoskopie.

Thorako|stomie: op. Anlegen einer Öffnung in der Thoraxwand, z. B. für Pleuradränage. – **Th.tomie:** op. Eröffnung des Thorax durch Interkostalschnitt, evtl. mit Rippenresektion. – **Th.xiphopagus:** ↑ Xiphopagus. – **Th.zentese:** Punktion der Brusthöhle; i. e. S. die Pleurapunktion. – **Th.zephalus:** s. u. Thorakopagus. – **Th.zöloschisis:** angeb. Kombin. von ↑ Th.schisis u. Bauchspalte.

Thorax: 1) *PNA* der das ↑ Cavum thoracis umschließende, einen stumpfen, sagittal abgeplatteten Kegel bildende, federnd-bewegl. »Brustkorb« aus 12 BW, 12 Rippenpaaren u. Sternum (nebst verbindenden Bändern u. Gelenken); mit Vorder- (= Pectus) u. Hinterwand (= Dorsum), 2 Seitenwänden u. oberer u. unterer ↑ Apertur (letztere durch das Diaphragma abgeschlossen). Beim Neugeb. u. jungen Kind mit kleinem Quer- u. rel. großem Sagittal-∅, geringer Rippenneigung u. engen Interkostalräumen; beim Erwachs. großer Quer-∅ u. stärkere Rippenneigung (die Inspiration begünstigend), beim ♀ kürzer u. weiter als beim ♂. – Als Deformitäten z. B. der **T. en bateau** (in den ob. Partien kahnförmig eingezogen; z. B. bei Syringomyelie, Dysrhaphie), **Th. emphysematicus** (↑ Faß-Th.; als **faßförm. Th.** aber auch der bei athlet. Konstitution, mit querliegendem Herzen, Stierhornmagen, Makrosplanchnie), **Th. excavatus** (↑ Trichterbrust), **Th. paralyticus** (schmal, flach, lang; bei asthen. Konstitution; mit Tropfenherz, steilem Langmagen, Mikrosplanchnie), **Th. piriformis** (»Birnen-Th.«), **Th. pyramidalis** (↑ Hühnerbrust), **Th. en sablier** (↑ Glocken-, Schild-Th.). – **2)** *entomol* der Brustabschnitt des Insektenkörpers.

Thorax|atmung: ↑ Thorakalatmung. – **Th.breite:** größte seitl. Rippenausladung. – **Th.deformierungen:** s. u. Thorax. – **Th.diadem:** *chir* Kopf(Stirnring)-Hals-Rumpf-Gipsverband zur Kopfruhigstellung nach Schiefhals-, HWS-Op., HWS-Trauma. – **Th.dilatation, -starre:** in Inspirationsstellung fixierter Brustkorb infolge (nichtseniler) Degeneration der Rippenknorpel; nach FREUND wesentl. pathogenet. Faktor des Lungenemphysems. – **Th.dystrophie, asphyxierende:** Oberbegr. für ↑ Dystrophie JEUNE, MAJEWSKI*, SALDINO*-NOONAN*, ELLIS-VAN CREVELD* Syndrom, i. w. S. auch das SMITH*-THEILER*-SCHACHENMANN* Sy. – **Th.elastizität:** s. u. Compliance. – **Th.empyem:** Oberbegr. für Mediastinal-, Pleuraempyem (einschl. Resthöhle), Pyopneumothorax, auch Eiteransammlung im »Leerraum« nach Lob- oder Pneumonektomie.

Thorax|kompression: 1) ↑ Compressio thoracis; s. a. traumat. Asphyxiesyndrom. – **2)** rhythm. Druckausübung auf das unt. Sternumdrittel am Liegenden als Maßnahme der künstl. Beatmung; s. a. Herzmassage. – **3)** Druck auf die seitl. Rippen zur Auslösung eines für Spondylitis ankylopoetica typischen BWS-Schmerzes. – **Th.länge:** geradlin. Entfernung der Klavikel vom Unterrand der 10. Rippe in der Medioklavikularlinie. – **Th.magen:** der mit einer Hiatushernie in den Brustraum verlagerte Magen. – **Th.punktion**: ↑ Pleura-, Lungen-, Herz-, Perikardpunktion.

Thorax|schleudern: bei Concretio pericardii in der Diastole sichtbarer Herzspitzenstoß. – **Th.schrumpfung, -retraktion**: einseit. Umfangverkleinerung (Exspirationsstellung) des Brustkorbes mit ICR-Verschmälerung u. Schulterabsenkung, später Atemmuskelatrophie, BWS-Skoliose (Konkavität zur kranken Seite), Lungenfunktionsstörung (kompensator. Überdehnung der Gegenseite), Neigung zu Bronchitis, Bronchiektasen, kardialer Insuffizienz; v. a. als Folge von Pleuraschwarten, Fibrothorax, chron. Pleuraempyem oder Pneumothorax, Pneumonektomie, Lungenatelektase.

Thorax|spalte: *path* ↑ Thorakoschisis. – **Th.starre**: knöcherne Fixation des Brustkorbs (mit oder ohne Lungenüberdehnung) infolge Versteifung von Rippen(knorpeln), Rippen-Wirbel- u. -Sternumgelenken; altersbedingt, bei mangelndem Training, nach Serienrippenfraktur, Thorakoplastik, Myositis ossificans, bei Lungenfibrose; s. a. Th.dilatation, Th.schrumpfung. Komplikationen: vermind. Zwerchfellatmung, obstrukt. Atmungsstörungen, respirat. u. kardiale Insuffizienz. – **Th.syndrom**: ↑ Thorakalsyndrom. – **apikales Th.syndr.**: ↑ PANCOAST* Syndrom.

Thoraxtiefe: geradlin. Entfernung des vordersten Punktes des Sternumunterrandes vom hintersten Punkt des BW derselben Horizontalebene.

Thorazika: Kurzform für Arteria thoracica.

(Thore) Brandt*: s. u. BRANDT*.

Thorek* Operation (MAX TH., 1880–1960, ungar. Chirurg, Chicago): transpleurale Ösophagektomie mit zervikaler Ausleitung u. Gastrostomie.

Thorel* Bündel (CHRISTIAN TH., 1868–1935, Arzt, Nürnberg): spezif. Muskelfaserbündel des Herzens, das – um die Mündung der unt. Hohlvene ziehend – den Sinus- mit dem Av-Knoten verbindet.

Thorington* (JAMES TH., Ophthalmologe, Philadelphia) **Prisma**: *ophth* Doppelprisma (Basen gegeneinander, durch planparallele Platte getrennt), das eine punktförm. Lichtquelle dreifach abbildet; zur Bestg. der Fusionsbreite. – **Th.* Tafel**: *ophth* schwarze Sehprobentafel mit gelben got. Buchstaben, in 33 cm Abstand unter einem Gesichtswinkel von 4 Bogenmin. zu sehen; zur Prüfung des binokularen Nahsehens (= **Th.* Test**).

Thorium, Th: radioakt. Schwermetallelement der Aktinidengruppe mit Atomgew. 232,038 u. OZ 90. Zahlreiche Isotope (^{223}Th bis ^{235}Th; s. a. Schema »radioaktiver Zerfall«); in der Zerfallsreihe u. a. das strahlentherapeutisch (als Salbe, Lack, alkohol. Lsg., Spicknadel) bei Ekzem, Psoriasis, Hämangiom u. Hauttumoren angew. Th X (= ^{224}Ra; α- u. γ-Strahler; HWZ 3,64 d). – **Th.emanation**: ↑ Thoron. – **Th.(IV)-oxid**: ThO$_2$; verwendet u. a. als Glühkathodenmaterial (F. 3050°), früher auch als Rö-KM (↑ Thorotrast).

thoriumvulnerabler Faktor, TVF: (ALEXANDER) durch Seltene Erden (Th, Nd, La, Ce) inaktivierbarer, an BaSO$_4$ adsorbierbarer Eiweißkörper in Plasma u. Serum, nötig (?) für die schnelle Bildung des endogenen Prothrombinumwandlungsfaktors; auf seiner Inaktivierung beruht möglicherweise die gerinnungshemmende u. thromboseverhindernde Wirkung der Salze Seltener Erden.

Thorling* Hydrophorese: (1963) Papierchromatographie (Wasser als Fließmittel, Bromphenolblau-Färbung) zum Nachweis pathologischer Plasmaproteine (10 µl Serum, 75 Min.): Makroglobulin bleibt stark gefärbt am Start, Plasmozytom-Paraprotein als farbschwächere Bande in Laufrichtung.

Thormälen* Probe (JOHANN TH., 1877–1910, dtsch. Arzt): Melanin-Nachweis im Harn (intensiv blaugrün) durch Versetzen mit Nitroprussidnatrium u. KOH u. Übersäuern mit konz. Essigsäure.

Thorn* Handgriff (WILHELM TH., 1857–1913, Gynäkologe, Magdeburg): *geburtsh* Umwandlung einer Deflexions- in eine Flexionslage durch Wegschieben des Gesichts u. Herunterholen des Hinterhauptes mit der inn. Hand, während die äuß. auf die kindl. Brust drückt u. eine Assistenzhand den Steiß zur Brustseite zieht.

Thorn* (GEORGE WIDMER TH., Endokrinologe, Baltimore) **Syndrom**: (1944) als »Pseudo-Addisonismus« bzw. Kombin. von rel. NN-Insuffizienz u. Salzverlustnephritis als Folge einer chron. Nephropathie (v. a. Tubulusstörung), seltener nach übermäß. Alkalizufuhr bei Magen-Duodenalulkus. – **Th.* Test**, ACTH-Eosinophilen-Test: (1948) NNR-Funktionstest, basierend auf der Bestg. der Eosinophilenzahl vor u. nach i.m. Gabe von 25 mg ACTH; normal Abfall um mind. 50% (= pos. Test), abgeschwächt bis fehlend bei prim. oder sek. NNR-Insuffizienz (auch evtl. bei Hypothyreose, Nephrose). Modifikationen u. a. nach KARK (20 mg ACTH als i.v. Dauertropf), als 48-Std.-Test (10 mg i.m. alle 6 Std.), nach WEISBEKKER (40 IE Depot-ACTH; nur bei prim. Insuffizienz neg.!); s. a. CHRISTY*-TH.* Test.

Thorner* Augenspiegel (WALTER TH., 1874–1948, Ophthalmologe, Berlin): reflexfreies Ophthalmoskop mit umgekehrtem Bild; dem Auge aufzusetzender (Weichgummimuschel am Objektiv) Tubus mit roter Fixationsmarke im Innern u. Okular, durch dessen Scharfeinstellung (Netzhautbild bis 10fach vergrößert) auch die Brechkraft des Auges bestimmt werden kann.

Thornton* Krankheit (JOHN KNOWSLEY TH., 1845–1904, Chirurg, London): chron. eitr. Entzündung der Bursa pharyngea mit Zystenbildung u. Nasopharyngealstenose.

Thoron, Thoriumemanation, Tn, ThEm: das 1899 als erstes Radon-Isotop entdeckte ^{220}Rn (HWZ 54,5 s); s. a. Schema »radioakt. Zerfall«. – **Thorotrast**®: (RADT u. OKA 1929) *röntg* stabilisierte 25%ige ThO$_2$-Lsg. in einem Schutzkolloid als – histor. KM mit selekt. Speicherung in Leber, Milz u. LK. Da keine Ausscheidung u. Gewebe lebenslang der α-Strahlung (Reichweite 30–50 µm) ausgesetzt, mit Latenz von 8–18 J. Spätschäden (»**Thorothrastose**«): örtl. Granulome (»**Thorotrastom**«) mit aplast. Anämie u. Thrombozytopenie, evtl. entartend (maligne Form des Leichtketten-Plasmozytoms), ferner Lähmungen an Darm, Blase u. unt. Extremitäten.

Thorson*-Biörck* Syndrom (AKE TH., GUNNAR B., schwed. Ärzte): (1952) ↑ Karzinoidsyndrom.

Thorybometer: Lärmmeßgerät, das die Phon-Zahl in der Zeiteinh. mißt (1 **Thoryb** = 1 Phon/Min.).

Thost*-Unna* Syndrom: (1880/1883) ↗ Keratosis palmoplantaris diffusa circumscripta.

THP: ↗ thrombohämorrhag. Phänomen. – **ThPP**: ↗ Thiaminpyrophosphat.

threo-: *chem* Präfix zur Kennz. einer von der Threose abgeleiteten Konfiguration.

Threone: (SEEGERS 1954) Aktivität durch Reaktion des Faktors VIII mit dem Thrombozytenfaktor (Zwischenprodukt der Xa-Bildung im gereinigten System), die zus. mit den Faktoren IV, V u. VII die Umwandlung von Prothrombin zu Thrombin bewirkt.

Threonin, Thr: $H_3C\text{-}CHOH\text{-}CH(NH_2)\text{-}COOH$; δ-Amino-β-hydroxybuttersäure (»β-Methylserin«); natürl. essentielle Aminosäure (L-Form), Zwischenprodukt – frei u. gebunden (v. a. Myosin, Hb, Phospho- u. Glykoproteide) – im Methionin-Stoffwechsel (s. a. Schema »Homoserin«). Werte im Plasma 12–30 mg/l, Leukozyten 3400 µmol/kg, Serum-Präalbumin >9 g/100 g Protein, in Kuhmilch ca. 1,7 g/l, Muttermilch ca. 0,5 g/l; Harnexkretion bis 30 mg/24 Std.; Abbau (durch Thr.dehydratase) zu δ-Ketobuttersäure oder (Thr.aldolase) zu Glyzerin + Essigsäure oder (L-Thr.-3-dehydrogenase) zu Aminoazeton. Nachweis chromatographisch, enzymatisch, mikrobiol. (Streptococcus faecalis, Leuconostoc mesenteroides). Ther. Anw. bei Eiweißmangel u. Unterernährung (tägl. bis 1 g). – **Th.synthase**: Pyridoxalphosphat-protein-Enzym mit der Reaktion: o-Phosphohomoserin + H_2O = Threonin + Orthophosphat.

Threose: $HOC\cdot CHOH\cdot CHOH\cdot CH_2OH$; in D- u. L-Form natürlich vork. C_4-Aldose.

Thripse: kleine Insekten [Thysanoptera] in Florida u. Hawaii; Pflanzenschädlinge, die gelegentl. auch am Menschen saugen (kleine Papeln mit Hof u. zentralem Blutpunkt).

Thrix: Haar; s. a. trich(o)..., Pili.

Throckmorton* Reflex (TOM BENTLEY TH., geb. 1885, Neurologe, Philadelphia): (1911) bei Pyramidenbahnläsion Fuß- u. Zehen-Dorsalflexion auf Beklopfen des Fußrückens medial der Extensor-hallucis-Sehne. Variante des BABINSKI* Reflexes.

thromb...: Wortteil »Blutgerinnsel« (Thrombus), »Blutplättchen« (Thrombozyt).

Thrombagglutination: Zusammenballung von Thrombozyten durch AK (bzw. AG-AK-Komplex); vgl. Agglomeration.

Thrombangi(i)tis: Entzündung einer arteriellen (↗ Thrombarteriitis; s. a. Arteriitis) oder venösen Gefäßwand (↗ Thrombophlebitis) mit örtl. Thrombusbildung als Urs. oder als Folge (evtl. ausgehend in bindegeweb. Proliferation mit Narbenbildung: »**Th. hyperplastica s. proliferans**«; auch mit Gefäßverschluß = **Th. obliterans** = ↗ Endangiitis oblit.)

Thromb|arteriektomie: (LERICHE) Resektion eines thrombotisch verschlossenen Arterienabschnitts (mit Strombahnrestitution durch Venentransplantat oder Kunststoffprothese). – Auch synonym mit Th.endarteriektomie. – **Thrombarteriitis**: s. u. Thrombangiitis; i. e. S. die **Th. obliterans** (s. u. Endangiitis), z. B. als Th. obl. subclaviae (↗ Aortenbogensyndrom), Th. obl. der Lungenarterien (↗ Arteriopathia pulmonalis).

Thrombasthenie, hereditäre, GLANZMANN*-NAEGELI* TH., Purpura thrombasthenica: (GL. 1918) autosomal-rezessiv erbl., angeb. hämorrhag. Diathese infolge Minderwertigkeit (Membranstrukturfehler u./oder Enzymdefekt) der Blutplättchen (Störung der Agglomeration durch ADP u. Thrombin, mangelhafte Retraktionsinduktion); Typ I mit vermind., Typ II mit normalem ATP-Gehalt. Sympte.: Haut- u. Schleimhautblutungen, verlängerte Blutungszeit, kein Milztumor. – Neuerdings beobachtet eine Th.-Form mit weitgehend normaler Retraktion (»Thromb-oligasthenie«). Vork. symptomatischer Formen (bei Leukämie, Polyzythämie, Osteomyelitis etc.) mit gleichem Pathomechanismus ungewiß.

Thrombektomie: op. Thrombusentfernung nach Gefäßeröffnung; s. a. Endarteri-, Thrombarteri-, Phlebothrombektomie.

Thrombelasto|graphie: (HARTERT) quant. u. qual. Bestg. (u. Dokumentation des Gerinnungsablaufs einschl. der Fibrinolyse) mit Hilfe eines **Th.graphen**, einer gleichmäßig temperierten Stahlküvette, in der es nach Einfüllen von Nativvenenblut (oder rekalzifiziertem Inhibitorblut oder -plasma bzw. Fibrinogen + Thrombin) unter langsamer, motorbetriebener Drehung durch das sich verfestigende Fibrin zu einer Verbindg. zwischen einem frei hineinragenden Stift u. der Küvettenwand kommt u. damit auch zur Drehung des Stiftes, die mit einem spiegelreflektierten Lichtstrahl photographisch als spindelförm. Kurve (»**Th.gramm**«) aufgezeichnet wird, aus der Gerinnungseintritts-, Gerinnselbildungszeit (r, k_1) u. Thrombusfestigkeit (mε) zu ersehen sind. Auch zur Erfassung best. Thrombozytopathien geeignet. – s. a. Rotationsthrombelastographie.

Thromb|embolie: Embolie durch einen in den Kreislauf verschleppten Thrombus (oder Thrombusteile, die zum »Kern« eines sek. Thrombus werden können), mit von der Embolusgröße sowie von der Weite u. Funktion des verstopften Gefäßes u. vom Zustand des Gesamtkreislaufs abhäng. Folgen; bei infiziertem Thrombus evtl. Metastasenbildung. Vork. v. a. als Komplikation tiefer Thrombophlebitis oder Phlebothrombose (meist ↗ Lungenembolie) oder bei Endokartis oder Herzinfarkt (mit Herzohr- oder Klappenthrombus bzw. Stützthrombus; Emboli in arterielle Peripherie, z. B. Gehirn). – **Th.endarteriektomie**: ↗ Endarteriektomie. – **Th.endarteriitis**: s. u. Th.arteriitis. – **Th.endokarditis**: ↗ Endokarditis (s. a. dort. Abb.) mit Thrombenbildung (v. a. auf Herzklappen); Gefahr der peripheren Th.embolie.

Thromben|fänger: (DALE) Instrument zur intravasalen Th.entfernung. – **Th.sauger**: flexible Hohlsonde zum intravasalen An- u. Absaugen von Thromben.

Thrombin, Fibrinogenase, Faktor II a: zu Beginn der 2. Phase der ↗ Blutgerinnung aus dem inaktiven Präkursor ↗ Prothrombin in Präsenz der Faktoren IV, Va bzw. VI (Aktivierung; koautokatalyt. Th.-Effekt) durch den Faktor Xa entstehende akt. Serinproteinase, die außer Peptiden auch Amide u. L-Argininester hydrolysiert. Nimmt eine Schlüsselstellung in der Blutgerinnung ein; Hauptfunktion ist das Katalysieren der Umwandlung von Fibrinogen in Fibrin, indem die »**Th.aktivität**« durch Lösen von Arginin-Lysin-Bindungen im Fibrinogen 2 bzw. 5 ↗ Fibrinopeptide abspaltet (»**Th.-Fibrinogen-Reaktion**«; die entsteh. Fibrinmonomeren polymerisieren autokatalytisch zum Fibrinnetz, das durch XIII a unter Bildung kovalenter Bindungen u. Ammoniakabspaltung fest wird); ferner z. B. Förderung der Thromboplastin-Bildg., Aktivierung anderer Plasmafaktoren, Thrombozytolyse. Abbau (s. u. Thrombinämie) meßbar durch wiederholte Bestg. der Restaktivität im geronnenen Blut bzw. im Serum (s. a. LENGGENHAGER* Test). – Gewinnung v. a. aus Rinderplasma; therap. Anw. als Hämostyptikum oral (v. a. bei Magen-Darmblutung) u. lokal (Lsg., Suspension, Puder, Stäbchen, Streifen), auch in Kombinat.-Präpn.; standardisiert nach N.I.H.-Einheiten (s. a. LENGGENHAGER* Test, Iowa-Einheit). – Von LANDABURU u. SEEGERS (1957) als **Thr. C** (= **c**lotting) u. **Thr. E** (= **e**sterase) unterschieden.

Thrombin|ämie: bei rascher In-vasis-Aktivierung von Prothrombin (durch Einströmen oder i.v. Inj. von Gewebsthrombokinase) oder von Faktor Xa zeitweise vermehrter Gehalt des Blutes an Thrombin, das sonst durch Antithrombin III u. δ_2-Makroglobulin (?) sowie Bindung an Fibrin (»Antithrombin I«) rasch inaktiviert bzw. eliminiert wird. – **Th.generation accelerator**: nicht sicher definierte Aktivität, die im BIGGS* Test die Bildung von Faktor Xa beschleunigt. – **Th.generationstest**: Messung der Th.-Aktivität, die bei genormter Plättchenzahl oder aber plättchenfrei unter genormten Bedingungen nach Rekalzifizierung von Inhibitor-Plasma entsteht, durch wiederholtes Austesten an Standard-Fibrinogen. Ergibt Spiegelbild der Koagulabilität.

Thrombin|-Heparin-Toleranztest: modifiz. Heparintoleranztest zur Erfassung der Heparinwirkung in der 2. Phase der Blutgerinnung. – **Th.inhibitor**: 1) ASTRUP* Th.i.: (1943) ↑ Antithrombin II. – 2) (i. e. S.) ↑ Antithrombin III. – 3) s. u. Antikoagulantien. – **Th.zeit**, Antithrombinzeit: Gerinnungszeit eines Zitrat- oder Oxalatplasmas nach Zugabe einer genormten Menge Thrombin. Wicht. klin. Kontroll-Parameter bei Heparin- u. thrombolyt. Ther. (da durch Heparin u. Heparinoide bzw. durch Fibrin[ogen]-Abbauprodukte verlängert).

Thrombo|angiitis, -arteriitis: s.u. Thromb... . – **th.dynamische Phase**: die 3. u. 4. Phase (= Nachphase) der ↑ Blutgerinnung. – **Th.endo...**: ↑ Thrombendo... .

Thrombo|gen: ↑ Faktor V. – **Th.genese**: Entstehung eines Thrombus. – **th.gene Reaktion**: aus physikochem. u. physiol. Reaktionen zwischen implantierten Fremdstoffen u. dem Gerinnungssystem resultierende Thrombenbildung, z. B. an künstl. Herzklappen. Wird durch das das Implantat überwachsende Bindegewebe (v. a. an Gefäßprothesen) allmählich reduziert. – **Th.glutin**: (HARTERT) von Th.zyten abgegebener, im Blutgerinnsel Fibrin aufweichender (u. die Retraktion begünstigender) Faktor; nicht gesichert. – **Th.gramm**: ↑ Gerinnungsstatus.

thrombohämorrhagisches Phänomen, THP: (SELYE 1964) tierexperimentell durch system. Applikation bestimmter Sensibilisatoren (z. B. Metalle, Polysaccharide) hervorgerufene Diathese, die sich durch lokal oder systemisch applizierte Provokatoren (z. B. Katecholamine) in örtl. bzw. viszeralen Mikrothrombosen u. Hämorrhagien (ähnl. dem SANARELLI*-SHWARTZMAN* Phänomen) manifestiert.

Thrombo|katalysin: (LENGGENHAGER) ↑ Faktor VIII. – **Th.kinase**: Thromboplastin; s. a. Blut-, Gewebsthrombokinase. – **Th.kinase-Regenerationstest**: ↑ BIGGS* Test. – **Th.kinin**: (LENGGENHAGER 1946) ↑ Faktor Xa.

Thromb|oligasthenie: s. u. Thrombasthenie.

Thrombo|lymphangi(i)tis: bakteriell-tox. oder allerg. L. mit Bildung von – evtl. obliterierenden – Lymphgerinnseln. – **Th.lyse**: 1) *path* s. u. Fibrinolyse, Thrombus. – 2) *therap* ↑ Fibrinolysether. als enzymat. Proteolyse eines – frischen oder alten, nicht organisierten – Thrombus in situ (v. a. bei Gefäßverschluß) durch intravasale Infusion eines Plasminogen-Aktivators (z. B. Strepto-, Urokinase), der nach Diffusion in den Thrombus diesen auflöst (als Nebeneffekt entsteht eine passagere, bis zur Normalisierung des Plasminogenspiegels anhaltende Hypo- oder Afibrinogenämie). Nachbehandlung mit Antikoagulantien. – **Th.lysin, -lytika**: ↑ Fibrinolysin, -lytika.

Thrombo|pathie: ↑ Thrombozytopathie. – **Th.pathifikantien**: ↑ Th.zytenaggregationshemmer. – **Th.penie**: ↑ Th.zytopenie; s. a. thrombopen. ↑ Index. – **Th.pherese**: ↑ Th.zytopherese. – **Th.philie**: ↑ Koagulopathie mit überwieg. Thrombosetendenz. – **essentielle Th.philie**: ↑ NYGAARD*-BROWN* Syndrom. – **Th.philisierung**: die Entwicklung einer – erworb. – Th.philie (s. a. Schema »Koagulopathien«), z. B. im Rahmen einer DIC, Fibrinmonomerämie (= partielle Blutserifizierung; s. a. Verbrauchskoagulopathie). – **Th.phlebektomie**: ↑ Phlebothrombektomie.

Thrombophlebitis: fast stets als Zweitkrankh. auftret. ↑ Phlebitis infolge oder mit intravasaler Thrombenbildung. Als **Th. superf.** meist lokal begrenzt (s. aber Phlebitis migrans) u. Folge einer örtl. Stase (v. a. an Beinen bei variköser Symptn.komplex = **Th. varicosa**) bzw. einer örtl. Reizung (z. B. am Arm postinjektionell, bei infektiöser Integumenterkr.), im allg. ohne Gefahr einer Embolie oder eines postphlebit. Syndroms; klin.: druckschmerzhafte, mit der Haut verschiebl., strangförm. Verdickung (u. weitere klass. Entzündungszeichen). Ther.: Kompressionsverband ohne Ruhigstellung, evtl. Antiphlogistika. – Als **Th. prof.** (= Phlebothrombose) v. a. in den tiefen, großen Bein- u. Beckenvenen (s. a. Beckenvenenthrombose) meist nicht infektiös, sondern Folge verlangsamter Blutzirkulation u./oder erhöhter Koagulabilität bei Herz-Kreislauferkr., Hypertonie, aktuer oder chron. Infektionskrankh., postoperativ oder postpartal (= **Th. uterina puerperalis**), ungewohnter Daueranstrengung (↑ Thrombose par effort) etc.; Verlauf hochakut. (= Phlegmasia caerulea dolens), akut (Beginn innerhalb weniger Std. oder Tg.) oder subakut; meist bei Bettlägerigen u. meist oligo- bis fast

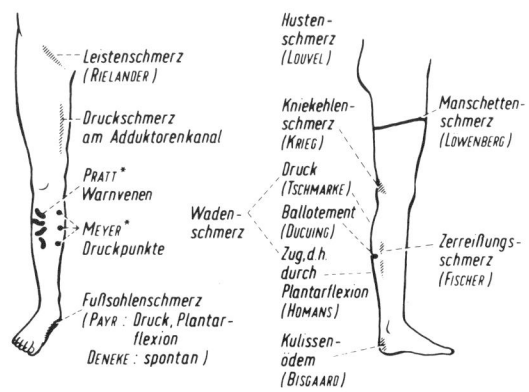

Thrombophlebitis umbilicalis

asymptomatisch, mit Manifestation erst bei Mobilisation oder durch Auftreten einer Lungenembolie. Charakterist. Symptomen-Trias: Ödem, Zyanose, Schmerz (↑ Abb.), bes. ausgeprägt beim Stehen u. bei Belastung; Komplikationen: Embolie, postphlebit. Syndrom, Rezidive, Sepsis (durch bakteriell infizierten Thrombus, z. B. bei Tonsillitis, Abort). Ther.: Ruhigstellung, Fibrinolytika, chir. Behandlung (z. B. Entleerung des sogen. intravariкösen Hämatoms durch Stichinzision), Kompressionsverband. – Bes. Lokalisationsformen: **Th. renalis** (↑ Nierenvenenthrombose), **Th. hepatica** (der V. hepatica als ↑ BUDD*-CHIARI* Syndrom; oder der Pfortader, fortgeleitet z. B. bei **Th. umbilicalis**, einer stets eitr. Omphalophlebitis, v. a. nach protrahiertem Nabelvenenkatheterismus, mit Gefahr von Pfortaderstenose, Leberabszeßbildung, BANTI* Syndrom).

Thromboplastin, -kinase: **1)** die ↑ Blutthrombokinase (= Faktor Xa); **2)** die Lipid-Eiweißsubstanz ↑ Gewebsthrombokinase. – Vermehre Th.-Aktivität im Blut (»**Th.ämie**«) nach traumat. Quetschung Th.-reicher Körpergewebe (z. B. Lunge, Plazenta); wird nach Bindung an Antithrombokinase rasch über das RES eliminiert. – Mangel an Th. (= Thromboplastinopenie) s. u. Hypothromboplastinämie. – Bildungsstörung des Faktors Xa z. B. bei der klass. ↑ Hämophilie A, bei mangelhafter Thrombozytenfaktor-3-Abgabe (↑ Thrombozytopathie), durch Inhibitoren der Faktor-VIII- oder -IX-Aktivität, infolge Dysplasie oder Verminderung des Faktors IX, Fehlens des Faktors XII.

Thromboplastin|generation accelerator: hypothet. Aktivität (β-Globulin), die im BIGGS* Test die Thromboplastin-Bildung beschleunigt; bei Atherosklerose u. a. nachgewiesen. – **Th.-Kofaktor**: ↑ Faktor V. – **Th.(re)generationstest**, TGT: ↑ BIGGS* Test. – **Th.zeit**: ↑ QUICK* Zeit. – Die **partielle Th.zeit** (PTT) erfaßt mit dem endogegen Gerinnungsablauf die Plasmafaktoren I, II, V, VIII-XII; wird ermittelt, indem außer Ca^{2+} ein Äquivalent des Plättchenfaktors 3 beigegeben wird (↑ Kephalin-Gerinnungszeit), u. beträgt methodenabhängig 25–60 (35–45) Sek.

Thromboplastinogen: ↑ Faktor VIII. – **Th.-Aktivitätstest**: ↑ QUICK* Test. – **Thromboplastinopenie**: ↑ Hypothromboplastinämie, s. a. Thromboplastin.

Thrombo|poese: 1) ↑ Th.zytopoese. – **2)** Bildung eines Thrombus.

Thrombose: die bei Störung der Funktionsharmonie Blut/Gefäßwand/Zirkulation zustandekommende intravitale Thrombusbildung im Kreislaufsystem, wobei für die arterielle Th. vorwiegend vasale, für die venöse v. a. hämat. u. zirkulator. Faktoren maßgebend sind. Prädilektionsstellen: Herzklappen (s. a. Endocarditis verrucosa), -ohren (oft Kugelthrombus) u. li. Herzspitze, prox. Koronarien, basale Hirngefäße, A. mesenterica (»Claudicatio abdominalis«) u. Beinarterien sowie Venen der Beine u. des Beckens (s. a. Thrombophlebitis), des Mastdarms (»Hämorrhoidalthrombose«) u. des Armes (z. B. iatrogen nach Inj., Infusion). Häufig postop. (u. postpartal), meist an tiefen Beinvenen, evtl. kompliziert durch ↑ Thrombembolie (z. B. Lungenembolie; s. a. Infarkt). Begünstigende Faktoren (»**Th.bereitschaft**«): als hämatische die Thrombophilie (s. a. Tab. »Koagulopathie«) u. die vergrößerte Zahl u. Aggregationsfähigkeit der Plättchen, als zirkulator. v. a. die (Prä-) Stase, generalisiert z. B. bei Herzinsuffizienz, Hypothyreose, Schock, Bettlägerigkeit (v. a. als **marant. Th.**) langdauerndem Stillsitzen z. B. »Fluggast-Th.«), örtlich bei extra- oder intravasaler Stenosierung (z. B. Kompression, entzündl. oder atherosklerot. Wandauflagerungen) oder Intimaschädigung (z. B. Risse infolge ungewohnter übermäß. Anstrengung: »**Th. par effort**«). – Ferner **angonale Th.** (RIBBERT 1916; = postmortales Speckgerinnsel), **blaue Th.** (↑ Phlegmasia caerulea dolens), **intravillöse Th.** (↑ Plazentarinfarkt), **springende Th.** (↑ Phlebitis migrans), **Hepatika-Th.** (↑ BUDD*-CHIARI* Syndrom). – Prophylaxe (d. h. Verhinderung der intravasalen Blutgerinnung zur falschen Zeit u. am falschen Ort bei gefährdeten Personen) durch unspezif. Maßnahmen wie – z. B. präop. bzw. antepartale – Regulierung von Wasser- u. Salzhaushalt, Kreislauffunktion u. Hämatokritwerten, Venentonisierung, Kompressionsverbände der Beine, postop. Sofort- oder Frühaufstehen (erste 24 Stdn.); spezifisch durch Kontrollen des Gerinnungsmechanismus u. evtl. Medikation von Antikoagulantien u. Antithrombotika 2. Ordnung, durch Beachtung prämonitor. Thrombosezeichen (↑ Abb. »Thrombophlebitis«).

Thrombo|sthenin: dem Aktomyosin ähnl. Eiweißkörper in Th.zyten, der, als ATP-ase wirkend, an der viskösen Metamorphose der Plättchen u. der Retraktion des Gerinnselns beteiligt ist. – **Th.test**: s. u. OWREN*.

thrombotisch: Thromben(bildung) betreffend; z. B. **th. Embolie** (↑ Thrombembolie), **th.-thrombozytopenische Purpura** (↑ MOSCHCOWITZ* Syndrom).

Thromboxan: biochem ↑ Abb. »Prostaglandine«.

Thrombozyten, Blutplättchen: (ZIMMERMANN 1846, HAYEM 1881, BIZZORERO 1882) kleine (∅ 1–4 μm), von Megakaryozyten des KM abstammende (s. a. Thrombozytopoese) korpuskuläre Blutelemente aus Hyalo- u. Granulomer; im Nativblut als Gruppe grünlich glänzender Körnchen (»Zirkulationsform«), im gefärbten Kapillarblut-Ausstrich mit unregelmäßig gezackten Rändern oder spießeart. Fortsätzen. Normale Zahl 150.–380.000/ml (in Zitratblut 2–5% weniger als in Komplexon-Venenblut; Zählung n. Kokain-Methode von FEISSLY-LÜDIN oder Modifik.); Regulierung durch die Milz (nach ca. 9 Tagen Phagozytose oder Zerfall; bei Milzexstirpation Zunahme, s. a. Thrombozytenkrise). Mit wesentl. Funktion bei der ↑ Blutgerinnung durch Fähigkeit zur Adsorption aller Plasma-Faktoren sowie durch Gehalt an gerinnungsakt. Sekretionsprodukten (↑ Th.faktoren); der bei Berührung mit einer rauhen Oberfläche erfolgende Austritt des Plättchenfaktors 3 (unter Zerfall des Hyalomers, Agglomeration u. visköser Metamorphose) leitet die Vorphase der Gerinnung ein.

Thrombozyten|agglomerationsfaktor: ↑ v. WILLEBRAND* Faktor (Faktor-VIII-Antigen); mit geringer Wirksamkeit auch das Fibrinogen. – **Th.agglutinationstest**: (MIESCHER) Nachweis kompletter ↑ Thrombozyten-AK durch – oft unspezif. – Agglutinationsreaktion mit hitzeinaktiviertem Probandenserum u. isologen Th. der Gruppe 0/Rh-neg.; s. a. Th.-COOMBS*-Test. – **Th.-agglutinierender Faktor**, TAF: (MASON, LE ROY 1960) nicht dialysabler, nicht an Mineralsalze adsorbierbarer thermolabiler Faktor (Globulin) im Plasma, der bei Präsenz 2wert. Kationen die Plättchen-Agglutination in vitro fördert. –

Th.aggregationshemmer: die Plättchenfunktion störende Antaggregantien (»Thrombopathifikantien«), z. B. Azetylsalizylsäure (therap. Anw. bei arterieller u. venöser Thromboseneigung).

Thrombozyten|-Antifibrinolysin: (R. MARX 1954, JOHNSON, SCHNEIDER) endogener, Fibrinolysin-neutralisierender ↑ Th.faktor. – **Th.-Antikörper**: AK gegen die AG auf oder in der Th.zellmembran; mit denen der Ery-Systeme (z. B. AB0 u. Rh) z. T. übereinstimmend, einige gleichzeitig gegen Leuko gerichtet (v. a. HL-A). Nachweis: als A- u. B-Iso-AK durch Agglutinin-Absorptions-, als zellspezif. Iso-AK (nach wiederholter Bluttransfusion) durch Agglutinations- u. Antiglobulin-Konsumptions-, als zellspezif. Auto-AK (bei Immunothrombozytopenie) durch Antiglobulin-Konsumptionstest. – **Th.ausbreitungstest**: (R. MARX u. M. 1955/57; modifiziert von BREDDIN u. a.) sehr empfindl. Plättchen-Funktionstest anhand ihrer Fähigkeit, sich auf »blutfremden Oberflächen« (z. B. Glas, Zaponlack, Silikon) auszubreiten (wodurch in vasis bei Endothelverlust oder Gefäßplastik eine Aktivierung des Gerinnungssystems verhindert wird); der mit plättchenhalt. Zitratplasma überschichtete Objektträger wird nach 30 Min. durch Spülen oder Aufhängen in physiol. NaCl-Zitrat-Lsg. von den schwereren Zellen gereinigt; danach Formol-Fixierung, Oxidation ($KMNO_4$) u. Färbung (1 : 5 verdünnte GIEMSA* Lsg., 60 Min.). Gestörte Ausbreitung bei Thrombozytopathien, Niereninsuffizienz, Lebererkrn., nach best. Pharmaka.

Thrombozyten|-Coombs* Test: Nachweis inkompletter Th.-AK anhand der – phasenkontrastmikroskopisch erkennbaren – ↑ Th.agglutination: »direkt« nach Zusatz von COOMBS* Serum in steigenden Verdünnungen zum Th.-angereicherten Serum; »indir.« (bei bes. starker Thrombozytopenie), durch Beladen normaler Th. mit dem nach spontaner Blutgerinnung gewonnenen Serum. Durch Thrombinspuren u. Prothrombinreste im Serum unsicher.

Thrombozyten|faktoren: gerinnungswirksame Endosekretionsprodukte der Plättchen sowie im adsorbierten Plasmamantel enthaltene Gerinnungsfaktoren: **a)** Faktor 1 (adsorbierter Plasma-Faktor V) unterstützt die Umwandlung von Prothrombin in Thrombin; **b)** Faktor 2 (endogen) Thrombin-ähnl., akzeleriert Umwandlung von Fibrinogen in Fibrin; **c)** Faktor 3 (endogen), sogen. Th.-Lipidfaktor, in der Vorphase mit den Faktoren VIII, IX, X, XI u. Ca-Ionen an der Bildung von Faktor Xa beteiligt; **d)** Faktor 4 (JÜRGENS; endogen) Heparin-neutralisierend; **e)** ↑ Clottable factor (»**Th.fibrinogen**«; endo- u. exogen); **f)** Retraktozym (obsolet); **g)** Th.-Antifibrinolysin; **h)** Th.-Vasokonstriktor (wahrsch. ident. mit Serotonin); **i)** Th.-histamin; **k)** Th.-Vasodepressor (Vork. umstritten); ferner Enzyme wie Hyaluronidase, saure Phosphatase, Azetylcholinesterase, Histaminase, Katalase, Kollagenase.

Thrombozyten|kofaktor I, II: ↑ Faktor VIII bzw. IX. – Die quant. Einphasen-Bestg. von VIII (molekulardysplastisch bei Hämophilie A) u. IX (fehlend oder dysplast. bei Hämophilie B) erfolgt in einem Reaktionssystem aus Hämophilie-A- bzw. -B-Plasma, Probandenserum u. Chloroform-Hirnextrakt durch Bestg. der Gerinnungszeit nach Rekalzifikation. – **Th.konserve, -konzentrat**: s. u. Th.substitution. – **Th.krise**: passagere reakt. Thrombozytose mit nachfolgender Ery-Zunahme; z. B. nach Blutverlust, Op. (v. a. Splenektomie), bei perniziöser Anämie (zus. mit Retikulozytenkrise). Auch Bez. für krisenhaften ↑ Th.sturz.

Thrombozyten|-Metamorphose: die lichtmikroskopisch sichtbare Plättchenverquellung bei Thrombin-Einwirkung; i. w. S. die mit Phasen- u. Raster-Elektronenmikroskop an den aus der Blutbahn genommenen Plättchen zu beobachtende Quellung, Pseudopodienbildung, Ausbreitung (s. a. Th.ausbreitungstest, viskõse ↑ Metamorphose). – **Th.resistenzbestimmung**: **1)** Th.zählung im Ausstrich eines mit OLEF* Lsg. (Na-metaphosphat, NaCl, Dextrose, Aq. dest.) gemischten Blutstropfens sofort u. nach 8stünd. Inkubation in feuchter Kammer; normal numer. Verringerung um 20–50%; Werte < 10% bei erhöhter, > 60% bei erniedrigter Resistenz. – **2)** (JÜRGENS) Bestg. des Prothrombin-Verbrauchs nach Zentrifugieren von Nativblut im silikonisierten u. nichtsilikonisierten Röhrchen; bei vermehrter Resistenz im ersteren um > 10% höhere Prothrombinwerte (in letzterem höherer Verbrauch, da die Resistenz durchbrochen u. Plättchenfaktor 3 freigesetzt wurde). – **Th.retentionstest**: Bestg. der Th.adhäsion u. -agglomeration (zus. = »Retention«; angegeben in %) im Nativ- (SALZMAN) oder Inhibitorblut durch Zählen vor u. nach Passage eines Filters (z. B. Glasperlen, n. HELLEM) unter definierten Bedingungen. Pathol. verändert evtl. bei v. WILLEBRAND*-JÜRGENS* Syndrom, best. Arzneimittel-Thrombopathien.

Thrombozyten|-Senkungsreaktion: **1)** Makromethode: bei der WESTERGREEN* BSR nach Absinken der Ery Beobachtung des Klarwerdens der Plasmasäule, d. h. des Absinkens der – zunächst suspensionsstabilen – Plättchen zu genormter Zeit (im allg. n. 24 Std.). – **2)** Mikromethode (MARX u. IROM): Beschicken von 10 mit Zaponlack überzogenen NEUBAUER* Zählkammern mit frischem, plättchenhalt. Zitratplasma u. Zählen der am Lack klebenden Th. in genormten Zeitabständen (etwa alle 5–10 Min.); Darstg. der Sedimentation als Kurve. – **Th.sturz**: plötzl. Absinken der Th.zahl mit klin. Symptn. der hämorrhag. Diathese, v. a. bei Arznei- u. Nahrungsmittelallergosen sowie bei Verbrauchskoagulopathien, MOSCHCOWITZ* Syndrom, Kugelzellanämie-Krisen, Vergiftungen (z. B. Benzol). – **Th.substitution**: nach schwerer, durch (aplast.) Thrombozytopenie bedingter Blutung Transfusion vitaler Th. (spätestens 2–4 Std. nach Entnahme; evtl. Funktionsschwäche aber in vasis teilweise reversibel) als Th.-konzentrat (Aufschwemmung in leicht angesäuertem Medium) oder als Th.-angereichertes Plasma (qualit. dem Konzentrat überlegen; cave Hypervolämie!). Bei wiederholter Transfusion Gefahr der Immunisierung (v. a. durch HL-A; daher zuvor möglichst AG-Typisierung).

Thrombozyten|thrombus: ↑ Abscheidungsthrombus. – **Th.-Vasodepressor, -Vasokonstriktor**: s. u. Th.faktoren.

Thrombozythämie: prim. oder sek. Hämoblastose (↑ Tab.: letztere v. a. bei Leukämien, Polycythaemia vera) mit starker Plättchenvermehrung (> 1 Mio pro mm^3); i. e. S. als essentielle = idiopath. = prim. = hämorrhag. Th. das ↑ MORTENSEN* Syndrom. – Nach MARX »Doppeldiathese« für Thrombosierung u. Blutungen.

Thrombozytin: ↗ Serotonin.

Thrombozyto|barin: (KRITSCHEWSKI u. BRUSSIN 1926) bei Borreliose, Leptospirose u. Trypanosomiasis im Serum vork. thermostabiler AK, der das RIECKENBERG* Phänomen bewirkt. – **Th.klasie**: der (physiol.) Abbau der ↗ Thrombozyten. – **Th.lyse**: Auflösung der ↗ Thrombozyten, z. B. in der Milz (nach KAZNELSON wesentl. Faktor der essentiellen Th.penie). – **Th.lysin**: ↗ Faktor VIII.

Thrombo(zyto)pathie: Sammelbegr. für die erbl.-angeb. oder erworb., quant. (s. a. Thrombozythämie, -zytopenie, -zystensturz) u. – i. e. S. – qual. Veränderungen der Blutplättchen (s. u. Thrombasthenie). Im amerikan. Sprachgebr. »platelet disorder« begrenzt auf funktionelle Störungen, insbes. die sogen. Release(= Freisetzungs)-Störung der Plättchenfaktoren 3 u. 4. Einschläg. Koagulopathien ↗ Tab.

thrombozytäre Koagulopathien

I)
Thrombozytopenien (Minus-Koagulopathien)

    a) angeb.: WISKOTT*-ALDRICH* Syndrom
        kongenit. hypoplast. Thrombozytopenie
        FANCONI* Syndrom
    b) erworb.: amegakaryozytäre Formen (bei
        Panzytopenien)
        megakaryozytäre Formen:
        Immunthrombozytopenie
        WERLHOF* Syndrom
        EVANS* Syndrom
        post- u. parainfektiöse Thrombozytopenie.

II)
Thrombozytopathien (Minus-Koagulopathien)
    a) angeb.: Thrombasthenie GLANZMANN*-NAEGELI*
        v. WILLEBRAND*-JÜRGENS* Syndrom
        makrothrombozytäre Thrombozytopathie
        HEGGLIN* Syndrom (1)
    b) erworb.: bei Niereninsuffizienz, Paraproteinosen.

III)
prim. u. sek. Thrombozythämien (Minus- u. Pluskoagulopathien)
        als eigenständ. myeloproliferative Erkr.;
        symptomatisch bei Leukosen,
        Osteomyelosklerose,
        Polyzythämie.

IV)
reaktive Thrombozytosen (meist Plus-Koagulopathien)
        z. B. nach Blutungen oder Splenektomie bei
        Blutnormalen.

Thrombo(zyto)penie: ↗ Thrombozytopathie mit Verminderung der Plättchenzahl (< 150000) im peripheren Blut 1) infolge Bildungsstörung im KM (= hypo- oder aplast. Th.) bei Mangel an Megakaryozyten (angeb. oder erworb. [z. B. Benzolvergiftung] **amegakaryozytäre Th.**; evtl. in Panmyelophthise übergehend; kein Splenektomie-Effekt) oder bei fehlender Plättchenbildung aus Megakaryozyten (z. B. KASABACH*-MERRITT* Syndrom); **2)** infolge vermind. Lebensdauer als **zytoklast. Th.**, durch antithrombozytäre Auto- oder Immun-AK oder direkt toxisch (s. a. Thrombozytensturz) bei fetaler Verbrauchskoagulopathie. – Als erbl.-angeb. **aplast. Th.** selten (↗ FANCONI* Anämie, HEGGLIN*, WISKOTT*-ALDRICH* Syndrom), als erworbene häufig u. meist Sympt. einer Panmyelopathie oder -phthise oder Folge einer tox. Schädigung durch Infektion oder chem. (Arzneimittel, Gifte) oder physikal. Noxe (Strahlen). – I. e. S. die **idiopath. oder essentielle Th. (Werlhof*)** (= idiopath. thrombozytopen. Purpura = ITP) als chron., evtl. in – auch akuten – Schüben verlaufende Autoimmun-Krkht. (gynäkotrop; Beginn meist vor 25. Lj.) durch antithrombozytären Faktor (bei Neugeb.-Form diaplazentar übergetreten), eine zytoklast. Th. mit Plättchenzahl – auch im beschwerdefreien Intervall – < 80 000/ml (wegen vorzeit. Alterung in der – meist vergrößerten – Milz vermehrt abgebaut; reaktiv verstärkte Megakaryozyten-Bildung im KM); klin.: Purpura an Haut u. Schleimhäuten (v. a. Magen-, Urogenitaltrakt), sek. hypochrome Anämie. – Auch **symptomat. Th.** (meist passagere zytoklast. Form, mit gleichen Symptn.) infolge AG-AK Reaktion (Plättchenaggregation; an Anwesenheit von Komplement gebunden) oder aber direkt toxisch bedingt; v. a. nach best. Medikation (evtl. als Allergie), Bluttransfusionen, bei Infektions-, Immunkrankhtn. (Erythematodes visceralis, EVANS* Syndrom etc.), Verbrauchskoagulopathien, Splenomegalie; selten amegakaryozytäre Formen (z. B. bei Benzolvergiftung). – **tropische Th.**: »Onyalai«, eine akute fieberhafte Th. (20.–30.000/ml) v. a. jugendlicher Afrikaner, mit starker Abgeschlagenheit, Hämorrhagien (Haut, Schleimhäute, Serosa; häufig hämorrhag. Pneumonie, Hämaturie, Melaena); Blutungszeit verlängert, Gerinnungszeit normal. Ätiol. unbekannt, Prognose ernst. – Sogen. **Th.syndrome**: **1)** kongenit. Th., LANDOLT*, TÖNZ* Sy.: (GREENWALD u. SHERMAN 1929) Kombin. einer hypoplast. Th. mit multiplen Skelettmißbildungen (Radiusaplasie, Klumphand, evtl. Ulna-, Humerus-, Klavikel-, Skapula-Hypoplasie), oft auch Oligophrenie, Gaumenspalte, Hufeisenniere, Herz- u. a. mesodermalen Mißbildungen; früher Exitus. – **2) Th.-Hämangiom-Syndrom**: ↗ KASABACH*-MERRITT* Syndrom. – **3) hämorrhag. Th.**: ↗ MORTENSEN* Sy.

Thrombozyto|pherese: Plasmapherese, bei der aus dem Blut nur die Plättchen entnommen werden (mittels Zellseparators; anschl. Reinfusion des »Restblutes«); v. a. zur Gewinnung HLA-kompatibler Thrombozyten (für Substitution). – **Th.poese**: die Blutplättchenbildung im KM aus den Megakaryozyten, in deren Plasma zahlreiche verschmelzende, Membranen bildende Bläschen auftreten, die so die Zelle in »Territorien« gliedern, durch deren Ablösung die Plättchen entstehen (um über die Markkapillaren in den Kreislauf zu gelangen).

Thrombozytose: beim Blutnormalen die reakt. Vermehrung der Blutplättchen nach Blutung, Op., Splenektomie (z. B. wegen Milzruptur) etc.; vgl. Thrombozythämie.

Thrombus: im Kreislaufsystem intravital unter bes. Voraussetzungen (↗ Thrombose) entstehender »Blutpfropf«, in Arterien meist wand- (»Parietal-Th.«), in Venen oft primär klappen-, im Herzen wand- oder kappenständig. Zunächst Bildung des sogen. **Th.kopfes** (= »weißer«, »grauer« **Th.** = »Abscheidungs-Th.«) durch wandnahe lamellenförm. Adhäsion u. Aggregation der – i. S. der viskösen Metamorphose veränderten – Blutplättchen mit zwischengelagerten Leuko u. (nach ca. 30 Min.) einem Fibringespinst (»Fibrin-Th.«); Aggregationskern evtl. aus Zelltrümmern, Baktn. (= »spodogener« bzw. »sept. Th.«); dann – stasebedingt – stromaufwärts Ansetzen eines **Th.schwanzes** aus Fibringespinst u. eingelagerten Ery- u. Leuko (= »roter Th.« = »Ge-

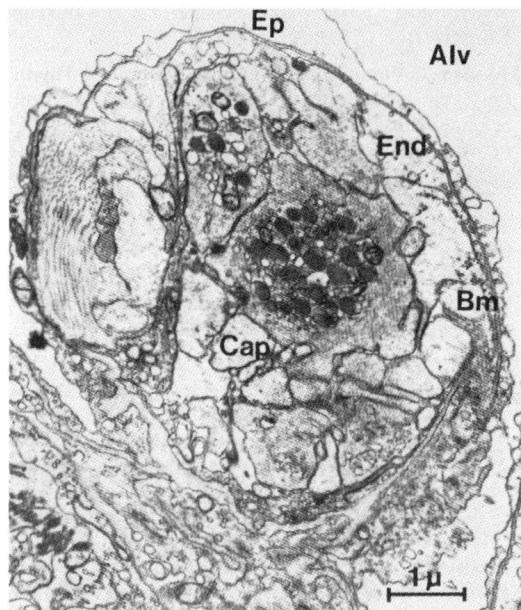

Thrombozytenthrombus in Lungenkapillare; Stadium der Agglutination (Plättchen dicht aneinander, vielgestaltig, mit zentral gelagertem Granulomer). End = Kapillarendothel, Ep = Alveolarepithel.

rinnungs-Th.«, v. .a. in Venen oft größer als der Kopf); evtl. fortschreitendes Längenwachstum durch Apposition neuer Gerinnsel (»**prolongierter**« oder »**appositioneller Th.**«), bei erhaltenem Teillumen (v. a. in Venen) auch in Stromrichtung (»**fortgesetzter Th.**«). In größeren Venen evtl. mehrere Kopfteile, die sich sekundär durch Schwanzteile verbinden (»**gemischter Th.**«; bis 40 cm lang, evtl. obturierend); s. a. Thrombembolie. – Durch Hyalinisierung kleinerer venöser Thromben evtl. elast. Kugeln, die verkalken oder verknöchern (»Phlebolith«). Größere Thromben werden durch Granulationsgewebe »organisiert«, meist mit Rekanalisation des Gefäßes u. Wandnarbe (»**kanalisierter Th.**«); bei starkem Leuko-Gehalt evtl. fermentative, asept. Erweichung (↑ Thrombolyse) mit schneller Rekanalisation. – s. a. Gallen-, Lymphthrombus. – **Th.bildungszeit**: (im Rahmen der ↑ Thrombelastographie) normal ca. 6 Min.

Thuja occidentalis: *botan* »Lebensbaum« [Cupressaceae]; Anw. finden (auch von anderen Spezies) die Zweigspitzen (»Summitates Thujae«; äther. Öl, Quercitrin, Bitterstoffe) als äußerl. Reizmittel u. das äther. Öl (»Oleum Thujae«; Thujon u. zahlr. Terpene). – **Thujon**: tox. Inhaltsstoffe von Thuja u. Artemisia absinthium (↑ Absinthvergiftung).

Thulesius* Test: (O. TH. 1972) klin. Differenzierung des orthostat. Syndroms durch Vergleich der Puls- u. Blutdruckwerte im Liegen mit denen nach 7 Min. Stehen (↑ Tab.).

Reaktions- form	Pulsfre- quenz	Blutdruck systol.	diastol.
hyperton	+	+	+
sympathikoton	+	−	0
asympathikoton	0(−)	−	−
vasovagal	−	−	−

(+ erhöht; − erniedrigt; 0 unverändert)

Thulium, Tm: Schwermetallelement der Lanthanidengruppe mit Atomgew. 168,934 u. OZ 69. Anw. des radioakt. ^{170}Tm (γ-Strahler; HWZ 129 d) als Strahlenquelle in tragbaren Durchleuchtungsgeräten.

Thurau* Hypothese (KLAUS TH., geb. 1928, Physiologe, München): Das akute Nierenversagen beruht auf Verminderung des Glomerulusfiltrats infolge Renin-Freisetzung aus dem juxtaglomerulären Apparat (gesteuert vom transtubulären Na-Gradienten im Macula-densa-Bereich) u. konsek. Konstriktion der Vasa afferentia.

(Thure) Brandt*: s. u. BRANDT*.

Thybon®: Liothyronin; s. a. Trijodthyronin ....

thym...: Wortteil 1) »Thymus«; 2) »Gemüt«.

Thym|ektomie: Exstirpation des Thymus; z. B. bei Thymom, bei < 1 J. bestehender Myasthenia gravis. Hat Entleerung der thymusabhäng. Areale, evtl. AK-Mangel-Syndrom zur Folge. – **Th.eretika**: *pharm* (W. JANZARIK 1959) Gruppe von Monoamino-oxidase-Hemmern mit psychisch aktivierender u. hemmungslösender Wirkung. – **Th.ergasie**: *psych* körperlich fundierte Stimmungsverschiebung (etwa i. S. der Affektpsychose).

Thymian: *botan* ↑ Thymus (2); i. e. S. Thymus vulg. als Droge. – **Th.kampfer, -säure**: ↑ Thymol.

Thymic protein, TP: (1953) ein Thymushormon (↑ dort. Tab.), Aktivator der Cu- u. P-Einlagerung in den Knochen, der Lympho- u. Erythropoese, des Eisen-, Nukleinsäure- u. Proteinstoffwechsels.

thymicus: (lat.) den Thymus betreffend; s. a. thymisch.

Thymidin, Desoxythymidin (dThd), Thymosin: ein Thyminnukleosid; Zellkernbestandteil; s. a. Tab. »Nukleoside«, Schema »Pyrimidin«. – **Th.phosphate**, Desoxy-Th.: Phosphorsäureester des T. (↑ Nukleotide). Das Triphosphat ist die Vorstufe der entspr. Polynukleotide; s. a. Schema ↑ UDPG-Metabolismus.

Thymin: 1) (KOSSEL u. NEUMANN 1893) Thy: 2,6-Dihydroxy-5-methylpyrimidin = 5-Methyluracil; eine natürl. »Pyrimidinbase« der (Desoxyribo-)Nukleinsäuren; Biosynthese über Orotsäure (↑ Schema »Pyrimidine«); Abbau via Leber zu β-Methyl-β-alanin; s. a. Thymidin (= **Th.desoxyribosid**), Th.dimer. – 2) (GOLDSTEIN 1968) ein inhibitor., die neuromuskuläre Übertragung hemmendes ↑ Thymushormon; vermehrt bei Myasthenia gravis, Autoimmunthymitis. – **Th.dimer**, TT: Doppelmolekül (Zyklobutanring) aus 2 benachbarten Thyminmolekülen (in der DNS); gebildet z. B. bei Einwirkung von UV (Mesoform-Bildung), ionisierender Strahlung, Radiomimetika.

Thyminose: (1930) ↑ β-2-Desoxy-D-ribose.

thymisch: den Thymus betreffend, durch den Th. bedingt (= thymogen); z. B. **th. Tracheostenose** (s. u. Thymushyperplasie). – **Thymitis**: fortgeleitete oder hämatogene Entzündung des Thymus.

Thymo|(ana)leptika, -plegika: *pharmak* der Psychopharmaka-Gruppe zugehör. Antidepressiva mit vorw. stimmungsaufhellender (»**thymo-analept.**«) Wirkung. – **Th.blastom**: *path* ↑ Thymom. – **Th.eretika**: Hemmungen lösende Pharmaka (↑ Thymoanaleptika).

thymogen: 1) vom Thymus ausgehend. – 2) durch Gemütsbewegung veranlaßt.

Thymol

Thymol, Thymiankampfer, Acidum thymicum: 3-Hydroxy-4-isopropyltoluol; lösl. in NaOH, Äthanol, Äther, Chloroform, flüchtig mit Wasserdampf; natürl. Vork. in äther. Ölen. Therap. Anw. als Antiseptikum, Antimykotikum. – **Th.blau:** Thymolsulfo(n)phthalein, ein Fuchsonsulfon-Säure-Derivat; Säure-Basen-Indikator (0,04%ige Lsg.; bei pH 1,2–2,8 rot/gelb, bei 8–9,6 gelb/blau).

Thymo|lepsie: gehobene Stimmung. – **th.leptisch:** stimmungsaufhellend (s. a. Th.analeptika). – **Th.lipom:** (S. YAMANOI 1921) seltener Thymustumor, entweder echtes Lipom oder involutionsbedingte Fettgewebshyperplasie. Keine immunol., endokrinol., hämatol. etc. Sympte.; evtl. Verdrängungserscheinungen im oberen Mediastinum: s. a. Thymom.

Thymol|phthalein: ein Phenolphthalein-Analoges; Säure-Basen-Indikator (pH 9,4–10,6 farblos/blau). – **Th.sulfo(n)phthalein:** ↑ Thymolblau. – **Th.(trübungs)test, -flockungstest:** (MAC LAGAN 1944) »Serumlabilitätsprobe« anhand der – photometrisch bestimmten – Trübung bzw. Flockung (NEEFE 1946) einer Thymol-Lsg. (pH 7,8) durch Probandenserum; angegeben in MAC LAGAN*-Einhn. (in Relation zu einem Trübungsstandard; 0 – 4 E. normal). »Pos.« bei Vermehrung der β- u. γ-Globuline u. der β-Lipoproteine (z. B. bei akuter u. chron. Hepatitis, tox. Leberschaden).

thymo|lymphaticus: den Thymus u. weitere lymphat. Organe betreffend; s. a. Status th.lymphaticus. – **Th.lysin:** gegen Thymuszuellen gerichteter AK.

Thymom(a), Thymoblastom(a): seltenes (alle Altersklassen), klinisch stets malignes prim. Thymus-Neoplasma (im vord. Mediastinum, selten als Rundherd in der Lunge) aus klein- (sarkomähnl.) oder großzell. Plattenepithelzellen (= **Th. [lympho]cellulare**) oder aus Spindelzellen (= **Th. fusicellulare**); evtl. immunpathogene Reaktion auslösend oder fördernd, z. B. in Kombin. mit Hypo- oder Agammaglobulinämie als GOOD* Syndrom (mit Insuffizienz der humoralen Immunmechanismen). – Ebenfalls selten das ↑ Thymolipom.

Thymonukleinsäure: ↑ Desoxyribonukleinsäure.

Thymo|pathie: 1) Abnormität des Gefühllebens. Als **Th.path** (= Stimmungspsychopath) eine stimmungslabile (hyperthyme, depressive) Persönlichkeit. – **2)** ↑ manisch-depressive Psychose. – **Th.plegika:** pharmak ↑ Th.leptika. – **th.priv:** nach Entfernung oder bei Funktionsausfall des Thymus. – **Th.psyche:** (E. STRANSKY) die affektive, Gefühle u. Emotionen umfassende Seite der menschl. Psyche.

Thymose: Stadium des Kindesalters mit Vorherrschen affektiver Vorstellungen; gefolgt vom Stadium der Eidese.

Thymo|sin: 1) (1966) ein ↑ Thymushormon, das die Vorstufen der T-Lymphozyten zur Reifung anregt u. so deren Zahl steigert (Nachweis mit ↑ Rosettentest). – **2)** ↑ Thymidin. – **Th.sterin:** (1970) ein inhibitor. ↑ Thymushormon; Steroid, das Tumorwachstum in vitro u. in vivo hemmt u. biol. Strahlenschutz bietet.

thymo|tisch: 1) den Thymus, **2)** die Thymose betreffend. – **Th.toxin: 1)** ein inhibitor. ↑ Thymushormon (das die Myasthenia gravis verschlimmert). – **2)** ↑ Th.lysin. – **th.trop: 1)** auf das Gemüt, **2)** auf das thy.lymphat. System ausgerichtet; z. B. **th.trope Konstitution** (↑ Status thymicus).

Thymozyt: Vorstufe des T-Lymphozyten im ↑ Thymus (aus eingewanderten KM-Stammzellen), gekennzeichnet durch Mitosereichtum sowie (als Folge der vermutlich durch humorale Faktoren des Thymusepithels induzierten Immunkompetenz) Oberflächen-AG = »TL-Allo-AG« (bei der Maus: Ly-A, -B u. -C, TL, Theta; durch spezif. Immunsera nachweisbar [zwecks Differenzierung gegen andere Lympho]; gehen bei Entwicklung zum T-Lymphozyten z. T. zugunsten der Immunglobuline – als Antigenrezeptoren – verloren ebenso wie die H2-Transplantations-AG).

Thymus: 1) (*PNA*) die aus der 3. Schlundtasche hervorgehende, zunächst paar., später unpaare, zweilapp. (Lobus dexter u. sin.) entodermal-mesenchymale u. lymphoepitheliale Thymusdrüse (»Bries«; im klass. Altertum als Sitz des Gemüts angesehen) hinter dem Manubrium sterni im vord. Mediastinum. Bis Pubertätsbeginn wachsend, dann allmähl. Umwandlung in einen Fettgewebskörper (bis auf Reste); gelegentl. Persistenz wahrsch. infolge Unterfunktion von Keimdrüsen u. NNR; akzidentelle, reversible Involution evtl. bei schwerer Krankh., Hunger u. Avitaminose; path. Atrophie bei NNR-Überfunktion. Makroskopisch: zusammenhängender Markbaum (Lobuli vortäuschend), umgeben von der Rinde (u. zarter Bindegewebskapsel); beide mit entodermalem Retikulum als Grundgerüst, das im Mark Phagozytosebereitschaft zeigt u. in seinen Interzellularräumen massenhaft kleine Lymphozyten enthält (↑ »Thymozyten«, die nach Auswanderung als T-Lymphozyten die ↑ thymusabhäng. Areale in Milz, LK etc. aufbauen u. Träger der zellulären Immunität sind) sowie die aus den Retikulumzellen hervorgehenden ↑ HASSALL* Körperchen; s. a. Tab. »Th.hormone«. – Gelegentl. ringförmig (»**Th. anulare**«) u. die obere Hohlvene einschnürend. – **2)** botan »Thymian« oder »Quendel« [Labiatae]. Anw. des Krautes (äther. Öl, Bitter- u. Gerbstoffe) als Magen-, Keuchhusten-, Rheuma-, Nervenmittel, Aromatikum, Badezusatz, des äther. Öls (p-Cymol, Thymol etc.) in Husten- u. Einreibemitteln (Rubefaziens).

Thymus (humoral) factor: s. u. Thymushormone.

Thymus-abhängie Areale, T-Areale: die von T-Lymphozyten besiedelten – pyroninophilen – Zonen der peripheren lymphat. Organe, v. a. die parakortikale Zone der LK (»Tertiärknötchen«, zwischen Rinde u. Mark), die periarterioläre Scheide der Milzfollikel, das Innere der PEYER* Plaques. Nach Thymektomie u.

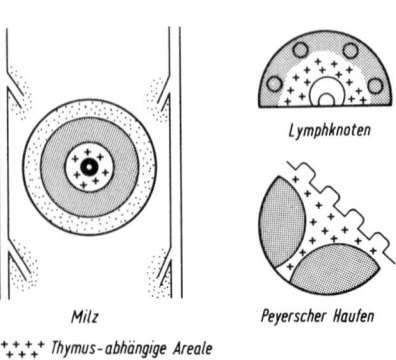

Milz

Lymphknoten

Peyerscher Haufen

++++ Thymus-abhängige Areale

░░░ Bursa-abhängige Areale

Ductus-thoracicus-Dränage selektives Verschwinden der T-Lymphozyten (»**thymusabhäng. Lympho**«), nach Thymus-Reimplantation Wiederauftreten in 2–4 Wochen. – vgl. Bursaabhäng. Areale (der ↑ B-Lymphozyten).

Thymus|alymphoplasie: (GITLIN 1963) geschlechtsgebunden-rezessiv (♂) erbl. Th.hypoplasie mit Mangel an T-Lympho. u. Immunglobulinen (Insuffizienz der humoralen u. zellulären Immunität); klin.: starke Infektanfälligkeit; Prognose ungünstig. – **Th.aplasie**, Syndrom des 3. u. 4. Kiemenbogens, DI GEORGE* Syndrom: (BÖTTIGER-WERNSTEDT 1927; DI G. 1965) androtrope Thymus- u. Nebenschilddrüsenaplasie, evtl. kombin. mit Fehlen des Schilddrüsenisthmus, doppeltem Aortenbogen, branchiogenen Zysten, Rachenspalten (↑ Schema »Kiemenbogen«). Klin.: progred. Lymphopenie mit Fehlen der T-Lympho. (u. der thymusabhäng. Areale): u. dadurch Ausfall der zellulären Immunität (Immunglobuline meist normal); frühkindl. prim. Hypoparathyreoidismus mit hypokalziäm., von Hyperphosphatämie begleiteter Tetanie, wäßr. Durchfälle, Nephrokalzinose, Hypomagnesie u. -kaliämie, hypochlorām. Azidose; unbeeinflußbar, stets letal. – vgl. Th.hypoplasie. – **Th.exstirpation**: ↑ Thymektomie.

Thymus|hormone: die aus Thymus isolierten, u. a. die Lymphopoese u. AK-Bildung aktivierenden oder inhibierenden Hormone (↑ Tab.). – Darunter das **homöostat. Th.hormon** (= HTH; COMSA), das antagonistisch den kortikotropen Effekt des HVL u. synergistisch das Wachstumshormon beeinflußt; u. der **Thymus humoral factor** (= THF; TRAININ 1967), der aufgrund seines niedr. MG die Zellwand durchdringt. – **Th.hyperplasie**: idiopath., evtl. konnat. Th.vergrößerung in den ersten Lmon. (max. bis 2. Lj.); im Rö-Bild meist pelerinenförm. Schatten auf der Herzfigur mit zipfelig-abstehenden unt. Rändern (s. a. Glockenthymus). Klin.: evtl. konnataler Stridor (»thym. Trachealstenose«), Asthma thymicum (nicht aber Urs. des sog. Thymustodes!). Ther.: kurzdauernde Kortisongaben. – Bei gleichzeit. Überfunktion: »PENDE* Syndrom« (s. u. Th.syndrom). – **Th.hypoplasie**: meist erbl. Entwicklungshemmung; infolge mangelhafter Ausbildung der lymphozytären Elemente insuffiziente zelluläre, evtl. auch gestörte humorale Immunität (Exitus meist schon in den ersten Lmon. durch interkurrente Infekte). Bekannteste Formen: retikuläre Dysgenesie, Schweizerische Agammaglobulinämie, Thymusalymphoplasie (GITLIN), NEZELOF*-ALLIBONE*, LOUIS=BAR*, WISKOTT*-ALDRICH* Syndrom. – vgl. Th.aplasie.

Thymus|lymphozyt: ↑ Thymozyt, T-Lymphozyt, Tab. »Lymphozythen«. – **Th.nukleinsäure**: ↑ Desoxyribonukleinsäure. – **Th.persistenz**: s. u. Thymus. –

Thymushormone   nach T. D. LUCKEY

	LSH$_r$	LSH$_h$	Thymosin	HTH	THF	TP	CaC	TSA	\multicolumn{3}{c	}{die sogen. Inhibitoren}
									Thymin	Thymo-toxin	Thymo-sterin
Reinheitsgrad	+++	++	+++	+	–	–	+	+	++	++	++
chem. Aufbau	Protein	Protein	Protein	Peptid	Peptid	Peptid	Protein	Protein	proteinartig		Steroid
Molekulargewicht	80 000	17 000	12 600	2 000	<1 000	1 000	200 000	70 000	6 000	7 000	400
Hitzebeständigkeit	+	–	+	+	+	+		–	+	+	+
Vorkommen in Thymus (pro g)	10 µg	25 µg	15 µg	3 mg	+	+	+	+	15 µg	+	+
Milz	±	1/10	–	+ → –			+				
Lymphknoten		1/50	–	+ → –	–		–				
Serum			–	+ → –	+ → –						
Urin				+ –							
Verhindern von Lymphozytenzerstörung			+	+							
Lymphopoese	+	+	+		+		+			↓	
Antitumorwirkung							+	+			+
AK-Produktion	+	+	–	+	+				↓		+
Abstoßung von Hauttransplantaten			+	+	+						
Lymphozyten-Granulozyten-Index	↑	↑									
Vermittlung zellulärer Reaktionen			+	+							
Transplantat-Wirt-Reaktion				+							

LSH = lymphozytenstimulierendes Hormon (LSH$_h$ = hitzelabil, LSH$_r$ = hitzestabil)
HTH = homöostatisches Thymushormon
THF = Thymus-Humoralfaktor
TP = Thymusprotein
CaC = hypokalziämische Komponente
TSA = thymusspezifisches Antigen

thymus|spezifisch

th.spezifisches Antigen, TSA: (TALLBERG u. M. 1966) ein inhibitor. ↑ Th.hormon; ist vermindert oder fehlt bei lymphatischer Leukämie u. beim BURKITT* Lymphom.

Thymus|syndrom: die durch Hyper-, Hypo-, Aplasie oder Dysfunktion bedingte Symptomatik; s. a. Status thymicus. – I. e. S. das PENDE* Sy. (1928) bei Hyperplasie u. Überfunktion (»Hyperthymismus«); mit Adipositas, Hypogenitalismus, körperl. u. geist. Retardierung, Dyspnoe, anfallsweiser zyanot. Asphyxie (durch Mediastinaleinengung). – **Th.tod**: die früher auf Th.hyperplasie (s. a. Status thymicus) zurückgeführte ↑ Mors subita im Säuglings-u. Kleinkindalter. – **Th.zyste**: ↑ BEDNAR* Zyste.

thyreo...: Wortteil 1) »Schilddrüse« (Gl. thyroidea), 2) »Schildknorpel« (Cartilago thyroidea).

thyreo|aktiv: die Schilddrüse stimulierend. – **Th.albumin**: s. u. Th.proteine. – **Th.aplasie**: ↑ Athyreosis congenita. – **Th.chondrotomie**: *laryng* ↑ Thyreotomie.

thyreogen: durch die Schilddrüse oder ihre Hormone verursacht; z. B. **th. Osteopathie** (s. u. hypo- u. hyperthyreot. ↑ Ost.).

Thyreoglobulin: 1) (A. OSWALD 1899) ein Schilddrüsenprotein; *therap* ↑ Thyroglobulinum. – 2) spezif. Hauptbestandteil des Schilddrüsenkolloids (↑ Schilddrüsenhormone, s. a. Schema »Jodstoffwechsel«), sogen. Depotform der Hormone T_3 u. T_4; enthält außer zahlreichen reakt. Tyrosylresten etwa 90% des proteingebundenen »organ. Jods«; wird bei Bedarf in der Zelle (nach Endozytose) durch lysosomale Proteasen u. Peptidasen hydrolysiert zu jodierten Aminosäuren, von denen die J-Tyrosine dejodiert, die J-Thyronine ins Blut abgegeben werden. – Abnorme Struktur bewirkt Sekretion abnormer Jodproteine u. damit ↑ Jodfehlverwertung.

thyreoglossus: Schilddrüse u. Zunge betreffend; z. B. **Th.fistel, -zyste** (= med. ↑ Halsfistel, -zyste).

thyreohyoideus: Schildknorpel u. Zungenbein betreffend; auch Kurzform für Musculus thyreoh.

Thyr(e)oidea: Kurzform für Glandula thyroidea. – **Th. sicca**, Gll. thyroideae siccatae: *pharm* Pulver aus getrockneten Schilddrüsen (Rind, Schaf); enthält Jod u. sämtl. Schilddrüsenwirkstoffe in natürl. Bindung; Anw. zur Substitutionsther. bei Hypothyreosen. – **Th.-stimulierendes Hormon**: ↑ Thyreotropin.

Thyr(e)oidektomie: teilweise oder vollständ. op. Entfernung der Schilddrüse; vgl. Strumaresektion.

thyreoide(u)s, thyroideus *PNA*: schildförmig, zur Schilddrüse (Gl. thyroidea) bzw. zum Schildknorpel (Cartilago th.) gehörend. – **Thyreoideum, -dinum**: *pharm* ↑ Thyroidea. – **Thyr(e)oidismus**: ↑ Hyperthyreose.

Thyr(e)oiditis: Entzündung der Schilddrüse. Akut oder subakut u. nicht-eitrig die **granulomatöse, pseudotuberkulöse** oder **sklerosierende Th.** (↑ DE QUERVAIN* Th.) u. die unspezif., **epidem. Th.** (nach Infekt der oberen Luftwege; mit Fieber, Mattigkeit, meist irreversibler Knotenbildung, jedoch ohne Funktionsstörung), eitrig (»**Th. purulenta**«) die meist hämatogene bei Staphylo- oder Streptokokkeninfekt; chronisch die unspezif. **eisenharte Th.** (↑ RIEDEL* Struma). Ferner: Auto-AK-bedingte lymphozytäre **Immun-Th.** (↑ HASHIMOTO* Th.), **atroph.**

Th. (mit hochgrad. Parenchymschwund, s. u. SCHMIDT* Syndrom 2), **parasitäre Th.** (z. B. bei CHAGAS* Krankh.) u. die ↑ Schilddrüsen-Tbk.

Thyreo|kalzitonin: das beim Menschen in den C-Zellen der Schilddrüse gebildete ↑ Kalzitonin. – **Th.kardiopathie**: Herzaffektion bei – evtl. larvierter – Hyperthyreose; digitalisrefraktäre Tachykardie, häufig auch absol. Arrhythmie; s. a. Kropfherz.

thyreo|-ovarielle Insuffizienz: ↑ RENON*-DELILLE* Syndrom. – **Th.pexie**: op. Lösung einer intrathorakalen Struma mit anschl. Fixation in der Halsregion. – **th.priv(us)**: durch Verlust oder Funktionsausfall der Schilddrüse bedingt. – **Th.proteine**: das komplex zusammengesetzte, erstmals von LANGENDORFF (1889) als »Kolloid« beschriebene Schilddrüseneiweiß mit Th.globulin als Hauptkomponente. – Ältere Namen: **Th.nukleoalbumin, -globulin**.

Thyreosarkom: seltenes, hochmalignes mesenchymales Neoplasma der Schilddrüse: geweblich vorw. Hämangioendotheliom oder Fibrosarkom.

Thyreo|se: nicht-entzündl. Schilddrüsenerkrankung. – **Th.statika**: *pharm* die Biosynthese u./oder die Sekretion der ↑ Schilddrüsenhormone (s. a. Schema »Jodstoffwechsel«) hemmende Substanzen; d. s. außer den Hormonen selbst Jodide, Lithiumkarbonat (antithyreotrop wirksam), anorgan. Anionen (v. a. Perchlorate, Fluoride, Thiozyanate = Rhodanide) als sogen. Jodinations- oder Transporthemmer (Jodaufnahmehemmung durch kompetitive Jodverdrängung), schwefelhalt. Substanzen (v. a. Thionamide wie Propylthiouracil, Methimazol u. Carbimazol) als sogen. Jodisations- oder Synthesehemmer (Jodeinbauhemmung), ferner Radiojod (Gewebszerstörung), Secale u. Reserpin (als Hormon-Antagonisten).

thyreostimulating hormone, TSH: ↑ Thyreotropin.

Thyreo|tomie: *laryng* Spaltung des Schildknorpels in der Medianlinie als Zugang für Kehlkopfeingriffe; evtl. als Krikothyreotomie oder (z. B. bei übergreifendem Ca.) als sogen. **erweiterte Th.tomie** (SAINT-CLAIR = THOMPSEN) mit Teilresektion des Knorpels. – **Th.toxämie**: erhöhter Blutspiegel der Schilddrüsenhormone, z. B. bei BASEDOW* Krise. – **Th.toxikose**: ↑ BASEDOW* Krankheit. – **th.toxisch**: durch Schilddrüsenüberfunktion bedingt, i. S. der Thyreotoxikose; z. B. **th.tox. Krise** (= BASEDOW-Krise).

thyreotrop: die Schilddrüse(nfunktion) stimulierend; z. B. das **th. Hormon** (↑ Thyreotropin).

Thyreotropin, Thyrotrophinum *WHO*, thyreotropes Hormon (TTH) thyreostimulating hormone (TSH): glandotropes Hormon (Glykoprotein) des HVL, das die Funktion der Schilddrüse steuert (v. a. Hormonbiosynthese; s. a. Schilddrüsenhormone) u. ihr Wachstum stimuliert; s. a. TSH-RIA, TSH-Test. – **Th.-releasing-Faktor** (TRF), **Th.rel.-Hormon** (TRH): Peptidhormon des Hypothalamus, das die Th.ausschüttung des HVL reguliert (indem es die Kapazität des Feedback-Mechanimus moduliert?); s. a. TRH-....

Thyro...: s. a. Thyreo.... – **Th.globulinum** *WHO*: aus Schweineschilddrüsen isolierte u. fraktionierte, hormonell wirksame, jodhalt. Substanz; vgl. Thyreoglobulin. – **th.ideus** *PNA*: ↑ thyreoideus; s. a. Thyreoidea. – **Th.liberin**: ↑ Thyreotropin releasing factor.

Thyro|nin: die nicht-jodierte Grundverbindung (Aminosäure) für die Schilddrüsenhormone T_3 u. T_4; s. a. Schema »Jodstoffwechsel«. – **Th.propionsäure**: 3,5,3'-Trijodthyronin (»T_3«); ein Schilddrüsenhormon. – **Th.trophinum** WHO: ↑ Thyreotropin.

Thyroxin(um WHO), T_4: (E. C. KENDALL 1915) 3,5,3'5'-Tetrajod-thyronin; neben Trijodthyronin (= T_3) das natürl., nur in L-Form (↑ Levothyroxin) wirksame Hauptthormon der Schilddrüse (Biosynthese etc. s. u. Jodstoffwechsel, Schilddrüsenhormone). Extrathyreoidaler Vorrat 500–800 µg; tgl. Abbau 80–100 µg, biol. HWZ 6–10 d; im Blut überwiegend proteingebunden, u. zwar an die als Vehikelproteine wirksamen Plasmaproteine »Th.-bindendes« α-Globulin, Präalbumin u. Albumin (= TBG, TBPA bzw. TBA; zwar größte Bindungskapazität des TBPA, aber größere Affinität [ca. 70%] zum TBG); Bindung wesentl. für den – rel. geringen – Anteil an freiem, d. h. an biol. verfügbarem Thyroxin, zu ermitteln z. B. mit dem ETR(= effective thyroxinbinding ratio)-Test, der von extrathyreoidalen Faktoren (hormonelle Kontrazeptiva, Gravidität, Hypoproteinämie etc.) weitgehend unabhängig ist (Normalwerte 0,86–1,12; < = Hypo-, > = Hyperthyreose). Inaktivierung nach Sulfatveresterung u. Glukuronidierung (Leber); Exkretion im Harn im allg. als J^-, in Fäzes als T_4. – Biol. u. diagnost. Bewertung s. u. Jod-131, Radiojodtest, PBI, Thyreotropin. – Therap. Anw. (aus tier. Drüsen, halb- u. vollsynthet.) peroral u. i. m. bei Hypothyreose, Struma, Wachstums- u. Entwicklungsstörungen etc. – **Th.ämie**: erhöhter Th.spiegel im Blut bei Hyperthyreose. – **Th.phase**: die »Hormonphase« im ↑ Radiojodtest.

Thysanotrix: derm 1) »Pinselhaar«, d. s. 10–15 durch eine gemeinsame Hornschicht zusammengehaltene, aus einem keratot. Follikel austret. Härchen als Formanomalie an Stamm, Gesicht u. Beugeseiten der Extremitäten. – 2) Ichthyosis thysanotrichica: ↑ Trichostasis spinulosa.

Ti: chem ↑ Titan. – biochem ↑ Trypsin-Inhibitor.

Tiabendazolum WHO: 2-(4-Thiazolyl)-benzimidazol: Anthelminthikum. – **Tiapridum** WHO: N-[2-(Diäthylamino)-äthyl]-5-(methylsulfonyl)-o-anisamid; Psychopharmakon.

TIB: ophth ↑ TURVILLE* Infinity-balance.

Tibia PNA: anat das Schienbein; unterteilt in den prox., Kapitell-art. **T.kopf** (mit Condylus lat. u. med., Eminentia intercondyl. u. Kniegelenkfläche), das Corpus u. ein dist., zangenförm. Endstück (mit Malleolus med.). – Als Formanomalien **T. antecurvata** (vorn-konvexe Verbiegung), **T. recurvata** (vorn-konkav, v. a. im oberen Drittel, sogen. Säbelbein; bei enchondraler ↑ Dysostose, nach Rachitis, Ostitis fibrosa cystitica, Trauma; klin.: charakterist. Vorspringen der Femurkondylen am gebeugten, Vertiefung unterhalb der Kondylen am gestreckten Bein [»Bajonettform«], stat. Störungen; evtl. op. Korrektur), **T. vara** (↑ BLOUNT*-BARBER* Sy.).

Tibia|defekt: angeb. teilweises bis völl. Fehlen des Schienbeins; oft kombin. mit Zehenverdoppelung, Fußknochendefekten. – **T.fraktur**: ↑ Tibiakopf-, Knöchel-, Unterschenkelfraktur. – Als seltene Formen die Abrißfraktur des hint. oder vord. Höckers der Eminentia intercondyl. oder der Tuberositas; ferner (bei Kindern u. Jugendl.) die prox. oder dist. Epiphysenlösung, letztere oft mit supramalleolärer Grünholzfraktur der Fibula.

Tibiakopf|fraktur: F. im oberen Tibiadrittel, mit ins Kniegelenk reichendem Frakturspalt; als mono- oder bikondylärer Spaltbruch ohne Dislokation (letzterer u. U. diakondylär, d. h. mit T- oder Y-förm. Spalt zwischen bd. Kondylen) oder als lat. oder – seltener – med. Depressionsfraktur mit Absinken des abgetrennten Kondylus oder aber als Trümmerbruch mit Impression eines Kondylus oder der interkondylären Gelenkfläche in den Schaft. Klin.: Hämarthros, Instabilität, Funktionsaufhebung des Kniegelenks, evtl. Meniskusabriß u. -interposition. Ther.: konserv. (Drahtextension, Schraubenzugapparat), u. U. Arthrotomie (Beseitigung von Meniskusinterposotion oder Fragmentimpression u. Osteosynthese (z. B. mit ANDREESEN* Schraube). – I. w. S. auch die quere oder schräge infrakondyläre T.f., häufig als Y- oder T-Fraktur, stets ohne Fragmenteinkeilung u. Subluxation. – **T.plastik**: orthop Rekonstruktionsplastik, z. B. unter Verw. des med. Femurkondylus (KLAPP); i. w. S. auch die Wiederherstg. einer adäquaten Gelenkfläche bei mit Stufenbildung geheilter T.fraktur, z. B. durch Anheben des durch Osteotomie gelösten Fragmentes (»T.aufrichtung«).

tibial(is): anat 1) das Schienbein betreffend. – 2) tibiaseitig, an der med. Seite des Beines. – **Tibiale externum**: ↑ Os tib. ext. – **Tibialis**: Kurzbez. für Musc., N. u. A. tibialis.

Tibialis|-anterior-Reflex, -Zeichen: antagonist. ↑ Antikusreflex. – **T.-ant.-Syndrom**: akute Ischämie der Fuß- u. Zehenstrecker infolge (sub)akuter Obstruktion der Aa. poplitea oder tib. ant. im Bereich der Kniekehle bzw. vord. »T.loge« (»Streckerloge«, begrenzt von Tibia, Membrana interossea u. Fascia cruris ant.); oft nach phys. Anstrengung (»Marschgangrän«) mit Zunahme der Muskelvolumina u. konsekut. Drosselung der Blut- u. Lymphzirkulation. Klin.: streckseit. U'schenkel-, Fußrückenschmerz, örtl. Rötung u. Schwellung, Hypästhesie der 1. u. 2. Zehe (N. peroneus prof.), abgeschwächter Dorsalispedis-Puls, Muskelverhärtung, Extensionshemmung, evtl. Kontrakturen, Nekrosen. – **T.lähmung**: Ausfall des N. tib. mit Lähmung der versorgten Muskelgruppen u. plantarer Sensibilitätsstörung (einschl. Zehen). Bei Läsion im Kniekehlenbereich Ausfall aller Waden- u. Sohlenmuskeln (einschl. Mm. interossei): Aufhebung der akt. Plantarflexion von Fuß u. Zehen, Unfähigkeit zu Zehenstand u. normalem Abrollen des Fußes, Erlöschen des ASR, evtl. Extensorenkontraktur mit Hackenfuß. Bei höherer Läsion ferner Lähmung der Kniebeuger; bei Läsion unterhalb des Abganges der Wadenmuskeläste isolierte Sohlenmuskellähmung. – **T.phänomen**: ↑ STRÜMPELL* Zeichen (1). – **T.-posterior-Reflex**, TPR: durch Beklopfen der Sehne des M. tib. post. oberhalb des Malleolus med. auslösbare Zuckung des Muskels mit Vorspringen der Sehne u. kurzer Einwärtsbewegung des Fußes; inkonst. Eigenreflex (Umschaltung in L 5, zwischen ASR u. PSR). Bei Pyramidenbahnläsion oberhalb des Reflexbogens gesteigert, bei Läsion in Bogenhöhe abgeschwächt bis erloschen; nur Seitendifferenzen klinisch verwertbar (z. B. als Ischiaszeichen).

Tibia|myxödem: ↑ Myxoedema circumscriptum praetibiale. – **T.plateau**: orthop die – am Stehenden

tibiofemoral

horizontalebene, nur von der Eminentia intercondyl. unterbrochene – prox. Gelenkfläche der Tibia. – Fehlformen (z. B. nach Trauma, bei pcP) korrigierbar u. a. durch eine **T.plateauprothese** (eine Endoprothese; evtl. nur als Hemiarthroplastik): vgl. T.kopfplastik.

tibiofemoral: Tibia u. Femur betreffend; z. B. das **T.gelenk** (↑ Articulatio genu), der **hint. t. Reflex** (s. u. Semitendinosus-Semimembranosus-).

Tic: unregelmäßig repetitive, unwillentl. u. zwecklose, jedoch bewußtwerdende rasche, abrupt einsetzende, von Willkürbewegungen unabhäng. Bewegungsfolge (Zuckung) in Muskel oder Muskelgruppen, oft während des Schlafens verschwindend; meist an sichtbaren Körperpartien u. Ausdrucksbewegungen imitierend, z. B. Blinzelkrampf, Lippenbeißen, Fazialis- (s. a. Spasmus facialis, HELLSING* Syndrom), Räusper-, Husten-(»unfruchtbares Husten«), Sprachtic (entstellende Störung von Lautbildung u. Sprachfluß). Häufig mit deutl. Androtropie bei Kindern (ab 5. Lj.) u. in der Pubertät, u. U. bis ins hohe Alter anhaltend, z. T. ohne Ther. verschwindend, evtl. mit Intensitätswechsel oder auf andere Gebiete übergreifend. Meist psychogen (Konfliktdarstg. mit Entladung von Affekt- u. Triebspannungen), seltener organisch (z. B. zerebralsklerot., postenzephalit.), so u. a. der **striäre T.** (extrapyramidale Hyperkinesie bei Striatumherden; durch psych. Erregung provozierbar) als die Willkürbewegungen erschwerender Gesichts- u. Kopftic, der Schultern, Nacken u. Extremitäten miterfaßt; evtl. im Rahmen eines »Tic-Syndroms«, z. B. TOURETTE* (»**Tic convulsif**«, »Tic général«, »Tic impulsif«), SICARD* (»**Tic douloureux**«), DUBINI* Syndrom (»**spasmod. Tic**«); s. a. saltator. ↑ Reflexkrampf (»Tic saltatoire«).

Tick: 1) ↑ Tic. – **T.-Krankh.**: ↑ TOURETTE* Syndrom. – 2) (engl.) Zecke; z. B. **T.-borne encephalitis** (↑ Zeckenenzephalitis).

Tick-Tack-Rhythmus: kard ↑ Embryokardie (2).

t.i.d.: *pharm* latein. Rezeptanweisung »ter in die« (»3mal tgl.«).

Tidaldrainage: »Ebbe-u.-Flut«-Dauerdrainage der Harnblase mit einem Spülsystem, das die alternierende Füllung (über Tropfkugel) u. Entleerung (mild wirkendes Hebersystem) ermöglicht, u. zwar zwecks Infektionsprophylaxe u. -bekämpfung oder als Blasentraining (im Automatie-Stadium neurogener Blasenstörungen; Prinzip: regelmäßig erzwungener Wechsel in Nachahmung der normalen Blasenfunktion).

Tidy* Phlebitis (SIR HENRY LETHEBY T., 1877–1960, Arzt, London): nicht-thrombosierende, in Schüben nach distal wandernde (Peri-)Phlebitis.

Tièche* (MAX T., 1878–1938, Dermatologe, Zürich). – **Nävus**: ↑ Naevus caeruleus. – **T.*Reaktion**: allerg. Hautreaktion wenige Stdn. nach Pocken-Wiederimpfung in Form einer zirkumskripten Rötung um die Impfstelle (blaßt nach etwa 24 Std. ab). – Diagnost. Anw. als Inj. auf 80° erhitzten Pocken-Verdachtsmaterials in vakzinierte Personen. – **Tiedmann* Syndrom**: ↑ arteriomesenterialer Duodenalverschluß.

tief: 1) profundus; 2) kaudal; 3) aboral; s. a. Batho..., Bathy.... – **tiefer Sitz der Plazenta**: *geburtsh* leichtester Grad der Placenta praevia, mit Insertion im unt. Uteruskavum, ohne den inn. MM zu erreichen.

Tief|druckpneumothorax: *path therap.* Pneu mit noch »neg.« Druckwerten, d. h. mit nur mäß. Lungenkollaps. Da komplikationsarm, Methode der Wahl (= »Entspannungspneu« i. e. S.). – **T.ebenenkrankheit**: bei Bergbewohnern bei Aufenthalt in der T.ebene bzw. an der Meeresküste auftret. Sympte., v. a. vermehrter Ery-Abbau, vermind. Retikulozytenzahl, Bradykardie, Hypotonie (QRS-Verbreiterung im EKG), allg. Schwäche, verstärkte Infektanfälligkeit.

Tiefen|blende: *radiol* fokusnahes Blendensystem aus mehreren hintereinandergeschalteten, koordiniert bewegl. Doppelschlitzblenden, das auch extrafokale Strahlung absorbiert; meist als Lichtvisierblende.

Tiefendosis: *radiol* die mit sogen. **T.-Tabelle** errechnete oder am Ort gemessene, im allg. (z. B. als **T.kurve**; ↑ Abb.) für den Zentralstrahl angegebene Dosis in einer best. Tiefe des durchstrahlten Objektes, abhängig u. a. von Strahlenart u. -qualität, Quelle-Objekt-Abstand, Feldgröße u. -form sowie vom absorbierenden Material. Wichtig für die Berechnung der räuml. Dosisverteilung; meist angegeben als »**rel. T.**« (bezogen auf den Maximalwert; s. a. Abb. »Nahbestrahlung«).

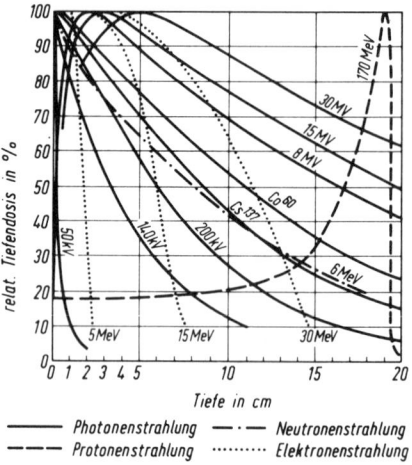

— Photonenstrahlung   — · — Neutronenstrahlung
— — — Protonenstrahlung   ········· Elektronenstrahlung

Tiefen|elektrode: steifer, isolierter, nicht-oxidierender Draht zur Einführung in tiefere Körpergewebe zwecks Ableitung bioelektr. Potentiale bzw. zwecks selektiver elektr. Reizung. – **T.-EEG**: ↑ Subkortikographie.

Tiefen|hyperalgesie: Hyperalgesie bzw. -ästhenie in der MACKENZIE* Zone (Bindegewebe, Muskeln, Periost), evtl. bis in Nachbarsegmente, auch kontralat.; vgl. Tiefenschmerz. – **T.parästhesien**: die T.sensibilität betreffende P. (z. B. Empfinden eines hochflorigen Teppichbodens beim Gehen über Steinpflaster); u. a. bei Thalidomid-Polyneuritis. – **T.psychologie**: Forschungsrichtung, die die Bedeutung vorbewußter seel. Gegebenheiten u. der unbewußten Tiefenschichten der Persönlichkeit für das Seelenleben u. Verhalten zu erkennen sucht. Sammelbegr. für v. a. auf FREUD, JUNG, ADLER u. STEKEL zurückgehende psychotherapeut. u. -analyt. Richtungen (auch für die von der ursprüngl. FREUD* Lehre erheblich abweichenden).

Tiefenrausch: einem Alkoholrausch ähnl. Erscheinungen beim Tieftauchen (ab ca. 50 m; bei körperl. Arbeit bereits früher); mit Euphorie, Störung von Denk- u. Konzentrationsvermögen, Urteilsfähigkeit u. Gedächtnis, unkorrdinierten u. unkontrollierten Bewegungen; schließl. Bewußtlosigkeit u. Tod. Pathomechanismus weitgehend ungeklärt (Erhöhung des CO_2- u./oder N_2-Partialdrucks durch hohen Luftdruck, d. h. eine Art Stickstoffnarkose? Ähnl. Erscheinungen aber auch bei Verw. von He oder H).

Tiefen|schärfe: *opt* beim beidäug. Sehen das Auflösungsvermögen in die Tiefe (kleinste noch wahrnehmbare Entfernung zwischen 2 Objekten in Richtung der opt. Achse). – In der Photographie die »Schärfentiefe« (d. h. Tiefenausdehnung des Objektraumes ohne Abbildungsunschärfe). – **T.schmerz**: *neurol* der im allg. diffuse, als dumpf empfundene Sch. in tieferen Strukturen (vgl. T.hyperalgesie), oft kombin. mit vegetat. Sympt., u. meist ohne Assoziation zu einem auslösenden Reiz. Gleicht weitgehend dem – durch spinale Interneurone in HEAD* Zonen übertragenen – Eingeweideschmerz (s. u. protopathisch). – **T.sehen**: stereoskop. ↑ Sehen. – **T.sensibilität**: der Gelenklage- u. Bewegungssinn; als spezif. Rezeptoren die auf stat. u. dynam. Reize reagierenden RUFFINI* Körperchen in Gelenkkapseln, GOLGI* Gelenkbandrezeptoren (reine Lagerezeptoren) u. freie Nervenendigungen; s. a. Abb. »Gleichgewichtssinn«.

Tiefen|therapie: *radiol* Strahlenther. in oberflächenferneren Körpergeweben; i. e. S. die Rö-T. mit wirksamen Herddosen in 3 cm Tiefe; s. a. Halbtiefenther. – **T.-wirkung**: *pharm derm* Wirkung eines Externum auf tiefere Hautschichten (z. B. Lederhaut) durch Eindringen u. Haften (s. a. Hautpermeation, -resorption); abhängig vom Vehikel; verstärkt z. B. durch Okklusionsverband. – *physiother* s. u. Badeeffekt, Hochfrequenzther.

Tief|paßfilter: *arbeitsmed* Gehörschutz in Form kritisch gedämpfter Resonatoren (in den Gehörgang einzuführen oder über das Ohr zu stülpen), die nur den Lärm im Frequenzbereich 2 000–10 000 Hz um etwa 25–40 dB dämpfen, während die Sprachverständlichkeit voll gewahrt bleibt (soweit Lärm kontinuierlich u. Verdeckungsgrad > 60 dB). – **T.pendeln**: *geburtsh* s. u. KNEBEL*. – **T.potenz**: *hom* Verdünnungen bis etwa D 6; vgl. Hochpotenz.

Tiefschlaf: das tiefe, traumlose Stadium 4 des ↑ Schlafes mit weitgehend reduzierter Rindenaktivität; im EEG Überwiegen sehr langsamer Wellen, evtl. – als Ausdruck von Weckversuchen des aufsteigenden Retikularsystems auf äuß. Sinnesreize hin – unterbrochen durch K-Komplexe.

Tiegel* Kontraktur: ↑ idiomuskuläre Kontraktion.

Tiegel* (MAX T., geb. 1877, Chirurg, Trier) **Methode**: (1936) bei Rippenserienbrüchen Thoraxstabilisierung mittels über den Verletzungsbereich hinaus dem Thorax anmodellierter, durch Heftpflaster gesicherter Gipsplatte. – **T.* Ventil**: Entlastungsventil für die provisor. Punktion des Spannungspneumothorax; ein dem Ansatzstück der Punktionskanüle luftdicht aufgesetzter, an der Spitze geschlitzter Fingerling, durch den bei Exspiration Luft entweicht, während er im Inspirium (Unterdruck) kollabiert u. das Eindringen von Luft verhindert (bes. dichter Schluß unter Wasser).

Tiemann* Katheter (Instrumentenmacher, New York): *urol* v. a. bei schwer durchgäng. Harnröhre (z. B. Blasenhalshindernis) zweckmäß. Blasenkatheter (Seidengespinst, Gummi, Kunststoff) mit leicht aufgebogenem u. geknöpftem vollem Leitschnabel (Auge konkavseitig vor der Abwinklung).

Tiemoniumjodid *WHO*: 4-[3-Hydroxy-3-phenyl-3-(2-thienyl)-propyl]-4- methylmorpholiniumjodid; Spasmolytikum, Analgetikum.

Tien* Test: *psych* ↑ OIT (= Organic integrity test).

Tier|allergene: Inhalations-, Kontakt-, Injektions- oder Nahrungs-Allergene tierischer Herkunft, z. B. Federn, Haare, Wolle, Epithelien, Serizin (Leimsubstanz des natürl. Seidenfadens), Serumeiweiß, Milch, Fisch, Eiklar. Bewirken gelegentlich, z. T. berufsbedingt, einen Sensibilisierungszustand mit – oft schon durch mittelbaren Kontakt auslösbaren – allerg. bzw. anaphylakt. Reaktionen (»T.allergie«).

Tier|favus: animaler Favus; s. a. Favus murium. – **T.fellnävus**: s. u. Naevus pigmentosus. – I. w. S. auch der echte, flächenhafte Haarnävus. – **T.gartenlähmung**: *neurol* ↑ Parklähmung (in Berlin). – **T.kohle**: *pharm* ↑ Carbo animalis. – **T.malaria**: ↑ Babesiose; i. e. S. das Texasfieber der Rinder.

Tier|paratyphosen: septikäm., paratyphöse Erkrn. durch Salmonella-Arten mit natürl. Standort bei Tieren; Gelegentl. als »Gastroenteritis« auch beim Menschen auftretend, z. B. Kälberparatyphus (durch Salmonella dublin, Sa. enteritidis, Sa. typhi-murium = Breslau-Baz.), Ferkel- oder Schweine- (Sa. typhi-suis), Mäusetyphus (Sa. typhi-murium). – **T.passagen**: *mikrobiol* mehrfache künstl. Übertragung von Krankheitserregern von Tier zu Tier zwecks Kultivierung, evtl. auch zur Virulenzänderung (v. a. Attenuierung). – **t.pathogen**: bei (Versuchs-, Haus-, Nutz-, Wild-) Tieren Krankhtn. verursachend. – **T.pocken**: durch Pockenviren hervorgerufene Pockenerkr. bei Tieren, z. B. Kuh-, Affenpocken durch Untergruppe Vaccinia, Ziegen-, Schafpocken u. Lumpy skin der Rinder durch Paravaccinia.

Tier|räude, Scabies animalis: die bei verschied. Warmblütern durch Milben hervorgerufenen juckenden Dermatosen (z. T. auf den Menschen übertragbar). – **T.seren**: Immunseren tierischen Ursprungs (v. a. Pferd, Rind, Hammel). Für den Menschen antigen (bei wiederholter Applikation Sensibilisierung u. allerg. oder anaphylakt. Reaktionen). – I. w. S. auch die gegen die Spezies gerichteten Antiseren (als Testseren). – **T.seuchen**, Viehseuchen: übertragbare T.krankhn. (Infektions- u. Invasionskrkhtn.); mit unterschiedl. örtl. Ausbreitung (En-, Epi-, Panzootie) u. Gefährlichkeit. Verhütung u. Bekämpfung obliegt dem staatl. Veterinärwesen u. ist im Viehseuchengesetz verankert; z. T. anzeigepflichtig.

Tierversuch: wisserschaftl. Versuch an lebenden Tieren (↑ Versuchstier), z. B. zur Erforschung von physiol. u. pathol. Vorgängen, zum Nachweis von Infektionskrankhtn. (z. B. Inokulationstest), zur Erprobung von Heilmitteln u. -methoden; zulässig nur unter Beachtung des Tierschutzgesetzes: s. a. Vivisektion.

Tietz* Syndrom (WALTER T., US-amerikan. Pädiater): (1960) mit Augenbrauenhypoplasie, Innenohrtaubheit (Taubstummheit), Nystagmus u. Photophobie kombin. totaler Albinismus; autosomal-dominant erbl.,

Tietze*Syndrom

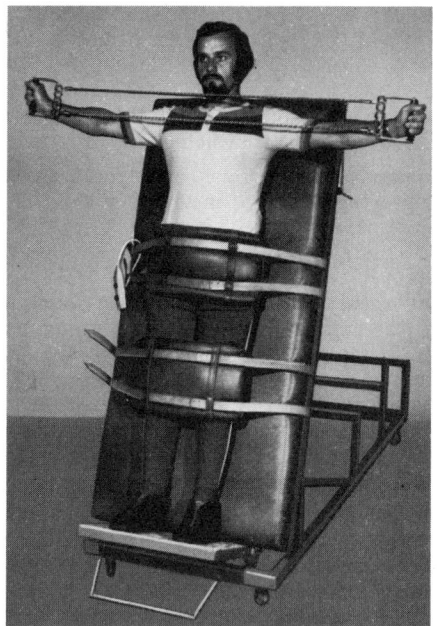

Stehtraining des Querschnittsgelähmten im **Tilt-table**. Gleichzeitig Krafttraining der Schulter-Armmuskeln mit dem Expander.

mit absol. Penetranz (jedoch auch Fälle mit rezessivgonosomalem Erbgang vermutet).

Tietze* Syndrom (ALEXANDER T., 1864–1927, Chirurg, Breslau): (1921) synchondrosennahe Überlastungs- oder Ermüdungs(mikro)frakturen der oberen Rippen (Dauerfraktur mit Pseudarthrosenbildung? durch Stoffwechselstörungen bedingte Osteoporose?); klin.: parasternale, spontan u. bei Druck oder Belastung schmerzhafte Rippenauftreibungen.

Tifencillinum *WHO*: Phenylthiomethylpenizillin.

Tiffeneau* Test (ROBERT T., französ. Arzt, Paris): (1947) ↑ Atemstoßtest.

Tiger(fell)herz: *path* gelbl. Fleckung der Herzkammerinnenwand (einschl. Papillarmuskeln) bei fett. Degeneration v. a. des subendokardialen Myokards.

Tigroid(schollen, -substanz): ↑ NISSL* Schollen.

Tigrolyse: *histol* ↑ Chromatolyse.

Tilia: *botan* Gattung »Linden« [Tiliaceae]; Anw. der »Lindenblüten« (Flores Tiliae; äther. Öl, Schleim, Bitterstoffe, KH, Flavonglykoside) als Diaphoretikum, Diuretikum, Expektorans.

Tilidinum *WHO*: DL-trans-2-Dimethylamino-1-phenyl-3-zyklohexan-trans-karbonsäureäthylester; Analgetikum.

Tillaux* (PAUL JULES T., 1834–1904, Chirurg, Paris) **Fraktur**: bimalleolärer Knöchelbruch i. S. der Pronationsfraktur. – **T.* Zeichen**: nach Adduktion des Armes verminderte Verschieblichkeit eines in den M. pectoralis einwachsenden Mamma-Ca. – **T.*(-Phocas*) Krankheit**: ↑ Mastopathia chronica cystica.

Tilling*-Wernicke* Syndrom (WERNER T., geb. 1923, Internist, Mainz; CARL W.): ↑ Pseudoophthalmoplegie.

Tilmey* Lappen (FREDERICK T., geb. 1875, Neurologe, New York): ↑ Hypophysentrichterlappen.

Tilt-table: (engl.) selbsttätig elektrohydraulisch steuerbarer »Kipptisch« für das Stehtraining Querschnittsgelähmter (↑ Abb.).

Timbo: Fischfang- u. Pfeilgift pflanzlicher Herkunft (Sapindazeen) in Mittel- u. Südamerika.

Time-motion-Betrieb, M-mode: Methode der ↑ Ultraschalldiagnostik, bei der sich auf Grund zeitlich konstanter Verschiebung des Elektronenstrahls längs der Y-Achse die Echos von in Richtung Schallbündel bewegten Grenzflächen in Sinusform darstellen (Auswertung nach photograph. Fixierung oder Bildspeicherung).

Timme* Syndrom (WALTER T., 1874–1956, Neuro-Endokrinologe, New York): ↑ Akromikrie.

Timmermann* Regel (GÜNTER T., 1908–1979, Zoologe, Hamburg): Die stammesgeschichtliche Entwicklungshöhe der Parasiten geht mit der der Wirte parallel.

Timmermanns* Prothesen (FRANZ DONATUS T., geb. 1899, Chirurg, Hoyerswerda, Berlin u. Kiel): *orthop* die ersten alloplast. Endoprothesen, 1940–1944 Plexiglas-Hüftkopfprothesen (ab 1951 als Schrägkopf-Pr.), 1946 Ellenbogengelenk- u. Tibiatotal-Pr., ab 1952 mit Edelstahlüberkappung.

Timololum *WHO*: Morpholino-thiadiazol-Derivat; β-Rezeptorenblocker.

Timosis: *psych* ↑ Depression.

Timothee-Bazillus: das erstmals vom Alfalfa-Gras Phleum pratense (engl.: timothy grass) isolierte – saprophyt., säurefeste – Mycobact. phlei, das z. B. an Blasinstrumenten mit dem Tbk.-Bakt. verwechselt wurde (»Trompeten-Bakt.«).

Tinctura, Tinct.: ↑ Tinktur.

Tindall*-Beazle* Test: modifiz. ↑ Bromsulfalein-Test.

Tinea: *derm* ursprünglich Bez. für krustöse Erkrn. der Kopfhaut u. der Haare (z. B. T. pellada = Alopecia areata, T. polonica = Weichselzopf), später auch der übr. Haut. Neuerdings (GÖTZ) neutraler, ätiol. nicht präjudizierender Begr. für chron., mehr ekzemart., in Schüben verlaufende oberflächl., nosoparasitäre Dermatophytosen (früher: Epidermophytie), z. B. als **T. favosa** s. vera s. ficosa s. maligna der ↑ Favus, **T. profunda** die tiefe ↑ Trichophytie (s. a. Kerion), **T. inguinalis** das ↑ Ekzema marginatum HEBRA, **T. tarsi** die mykot. ↑ Blepharitis. – Im engl. Sprachraum auch Bez. für oberflächl. Trichophytie (z. B. T. tropicalis s. versicolor = Pityriasis ve.) u. alle Dermatophytosen (auch der Anhangsgebilde, z. B. T. unguium = Onychomykose). – **T. albigena**, Khi-Huen: Handteller-, Fußsohlen-Depigmentierung bei Trichophyton-Befall; in Südostasien. – **T. amiantacea (Alibert*)**, Asbestgrind: flächenhafte, trockenasbestart. Schuppen der Kopfhaut (evtl. mit Hautatrophie), die Haare eng umkleidend; Extremform einer Pityriasis capitis?. – **T. capitis**: oberflächl., nichtphlegmas. Dermatomykosen des Kopfes durch Trichophyton (= T. c. trichophytica bzw. favosa) oder Mikrosporon-Arten (= T. c. microsporica); evtl. auf die Wimpern beschränkt (= **T. ciliorum**). – **T. corporis**: Dermatophytose, von den großen Hautfalten auf die lanugobehaarte Haut übergreifend; großbogig (»**T. circinata**«), bläulich rot u. nur diskret schuppend oder ausgesprochen randbetont, auch landkartenförm. (wie Ekzema marginatum). – **T. decalvans**: ↑ Alopezia areata. – **T. furfuracea**: der »kleieart. trockene Kopfgrind«. – **T. granulomatosa nodularis cruris**, PAXTON* Krankh.: chron., juckende, kaum prominierende blaurote Knötchen an den dist. U'schenkel-Außenseiten, einzeln, gruppiert oder gyriert stehend, follikulär gebunden, evtl. mit krausenartig schuppendem Rand u. internodulärem Erythem; Erreger: Trichophyton rubrum, Tr. mentagrophytes, ausnahmsweise Epidermophyton floccosum. – **T. imbricata s. intersecta**, Scaly ringworm: stark jukkende, bräunl., sich konzentrisch oder polyzykl. ausbreitende, vom Zentrum aus rezidivierende, ziegelartig schuppende Ringfiguren an Stamm u. Extremitäten als trop. Trichophytie (Tr. concentricum). – **T. intertriginosa**: Dermatophytose in den Zehen- u. Hautfalten, mit weißl., evtl. großlamellös schuppender Epithelmazeration auf feuchtem, rotem Grund; evtl. Rhagadenbildung (früher: »intertriginöse Epidermophytie«). – **T. lactea**: ↑ Milchschorf. – **T. manuum**: vesikulös(-dyshidrot.)-intertriginöse oder squamös-hyperkeratot. Dermatophytose der Hände. – Analog die **T. pedis** (z. B. als »Athleten-«, »Sportlerfuß«). – **T. nigra**: (sub)trop. Dermatomykose in Form schwarzer bis schiefergrauer, gering schuppender, rundl., z. T. konfluierender, sich sehr langsam ausdehnender Flecken an Händen, Hals u. Rumpf; Erreger: Cladosporium mansoni (= asiat. Form) bzw. Cl. werneckii (= amerikan. Form).

Tinel* (JULES T., 1879–1952, Neurochirurg, Paris) **Syndrom**: ↑ Karpaltunnel-Syndrom mit Parästhesien im Medianus-Gebiet. – **T.* Zeichen**: s. u. HOFFMANN*-T.*

Tine-Test: ↑ Disk-tine-Tuberkulintest.

tingieren, tingibel: anfärben bzw. anfärbbar.

Tinidazolum WHO: 1-(2-Äthylsulfonyläthyl)-2-methyl-5-nitroimidazol; Trichomonazid.

Tinktion: histol Färbung, Verfärbung.

Tinktur, Tinctura, Tinct., Tct.: flüss. Auszug pflanzlicher oder tier. Drogen (s. a. Elixier); pharmaz leicht dosierbare, bei Lichtschutz rel. haltbare, flüss. Arzneiform; lt. DAB ein aus zerkleinerter Droge durch Perkolation oder Mazeration im indifferenten Gefäß mit Äthanol, Äther oder Mischungen beider hergestellter Auszug (ggf. mit Zusätzen) oder aber die äthanol. Lösg. eines Trockenextraktes. Kennz. durch Alkoholzahl, Extraktgehalt, Dichte, Tropfenzahl, Wirk- u. Inhaltsstoffe etc.; Bez. mit Drogen- (z. B. Tct. Digitalis), Anwendungs- (z. B. Tct. haemostyptica) oder Autorennamen (z. B. Tct. Eccardi); s. a. Jodtinktur.

Tinna: derm ↑ Pinta.

Tinnitus aurium, Ohrensausen, Ohrgeräusche: störende, ton- oder geräuschart., endogene Schallempfindung, entweder als Wahrnehmung ohrnaher physiol. oder path. Muskel- u. Gelenkgeräusche, von Sekretknistern, Vibrationen etc. oder aber – i. e. S. – als rein subj. Empfindung (Brummen, Rauschen, Klingen, Pfeifen) infolge inadäquater Rezeptorenreizung. Vork. v. a. bei gestörter Schalleitung (Zerumen, Otitis, Otosklerose); evtl. pulsierend) bzw. bei Erkrn. von Innenohr, Hörnerv oder -zentren (meist hochfrequent), arterieller Hyper- u. Hypotonie.

Tinten|löscherfuß: Form des ↑ Knick-Plattfußes. – **T.stiftnekrose**: fortschreit., oft sek.infizierte chem. Nekrose am Ort einer ↑ Kopierstiftverletzung. Erfordert Exzision weit im Gesunden.

Tintling, Tintenpilz: ↑ Coprinus. – **T.vergiftung**: ↑ Azetaldehyd-Syndrom.

T-Inversion: im EKG die dem Hauptaktionspotential entgegengesetzte T-Zacke; gilt prinzipiell als pathol.

T_3-in-vitro-Test: endokrin s. u. T_3-Test.

Tiocarlidum WHO, DATC: 4,4'-Diisoamyloxy-thiokarbanilid; Antileprotikum, Tuberkulostatikum. – **Tioguaninum** WHO, Thioguanin: 2-Aminopurin-6-thiol; Antineoplastikum. – **Tiomesteronum** WHO: 17β-Hydroxy-1-α, 7α-diazetat; Anabolikum. – **Tiotixenum** WHO, Thiotixen: N,N-Dimethyl-|9-[3-(4-methyl-1-piperazinyl)-propyliden]-thioxanthen-2-sulfonamid; Neuroleptikum. – **Tioxolonum** WHO, HBT: 6-Hydroxy-1,3-benzoxathiol-2-on; Antiseborrhoikum.

Tip: (engl. = Spitze, Endstück) urol kon. Ansatzstück mit zentraler Bohrung zum Lumenausgleich zwischen Injektionsspritze u. Ureterkatheter etc. – **Tip-Okklusion**: röntg s. u. Zöliakographie.

Tiroler Zirrhose: (SCHULER 1942) endem. Leberzirrhose des Säuglings mit schwerem, oft tödl. Verlauf; Ätiol. unbekannt.

Tischlerasthma: berufl. Inhalationsallergie gegen Schleifstaub v. a. ausländischer Hölzer, aber auch geger Politur, Beize etc.; oft nur Reizbronchitis.

Tiselius* Apparatur (ARNE WILHELM KAURIN T., 1902–1971, Biochemiker, Uppsala; 1948 Nobelpreis für Chemie): (1937) U-förm., Puffer-gefüllte Küvette mit je 1 Elektrode in bd. Schenkeln; zur »trägerfreien« Elektrophorese von Proteinen, derer Wanderung im elektr. Feld anhand ihrer Lichtbrechung beobachtet wird.

Tissue matching: (engl. = Gewebsvergleich) immun s. u. Matching, Histokompatibilitätstestung, TERASAKI* Test.

TIT: 1) ↑ Trijodthyronin. – 2) Treponema-pallidum-Immobilisierungstest (↑ NELSON* Test).

Titan(ium), Ti: ein Leichtmetallelement mit Atomgew. 47,90 u. OZ 22; 4-, 3- u. 2wertig. – toxik Die in Glas- u. Keramikindustrie verw. Oxide (MAK für TiO_2-Feinstaub 8 mg/m^3) sind als pathogenet. Faktor einer Lungenfibrose (i. S. der Hartmetallunge) umstritten. – Reines TiO_2 = **T.dioxid** (in H_2O, verdünnten Säuren u. Laugen unlösl.; mit hoher Deckkraft: »T.weiß«) findet Anw. als indifferenter Farbstoff u. a. für Lebensmittel, Puder, Kosmetika, Dragees u. Kapseln sowie als Zigarrenpuder; die technisch gebr. **T.-chloride** (v. a. $TiCl_4$, weniger $TiCl_3$) wirken haut- u. schleimhautreizend (evtl. Lungenödem, Schock, Krämpfe, Anurie, ZNS-, Leber- u. Nierenschäden). – **Titanokoniose**: die – im allg. harmlose – »Pneumokoniose« bei chron. Inhalation von Titanstaub.

Titer: 1) chem in der Maßanalyse der – in Val oder »Normalität« angegebene – Gehalt der Maßlösung an gelöstem Reagens. – 2) serol diejen. AG- oder AK-Menge, die mit dem Reaktionspartner noch eine deutlich pos. Reaktion (Präzipitation, Agglutination, KB, Neutralisation etc.) zeigt; im allg. ausgedrückt als »Verdünnungsstufe« der titrierten Substanz (oder deren Kehrwert); der »mittl. T.« (bei Untersuchung mehrerer Proben) wird als geometr. Mittelwert angegeben. Die als **T.verlaufskurve** bez. graph. Darstg.

Titer|verlust

des sich ändernden Serum-AK-Titers im Verlauf einer Erkr. (einschl. Rekonvaleszenz) ist von prognost. Bedeutung. – Auch inkorrekte Bez. für den in Einheiten gemessenen AK-Gehalt von Seren. – **3)** *virol* Gehalt einer Virus-Suspension an infektiösen Partikeln pro ml; im allg. ausgedrückt als neg. (wenn auf die Verdünnung bezogen) oder als pos. Logarithmus zur Basis 10. – **T.verlust: 1)** *serol* Rückgang des AK-Gehaltes von In-vitro-Seren (als Folge von Alterung, Temp.einwirkung etc.). – **2)** *virol* fortschreitender Aktivitätsverlust eines infektiösen Virus.

Titillatus: Kitzelgefühl (als Resultat der **Titillatio**, der leichtesten Form des mechan. Reizes).

Titmus-Test®: Prüfung des räuml. Sehens für die Nähe (v. a. bei Kindern) mittels Polarisationsbrille u. Stereo-Tafeln (Fliege, ABC-Tiere, Ringfiguren); Aussagewert umstritten.

Titration, Titrieren: quant. Bestg. eines in einem Medium (Lsg., Organ etc.) enthaltenen chem. oder biol. Stoffes; i. e. S. die ↑ Maßanalyse (= **Titrationsanalyse, Titrimetrie**; s. a. Potentiometrie).

Titubatio: (lat.) Schwanken.

Tityus: Skorpion-Gattung [Tityinae] in Mittel- u. Südamerika; als giftigste (Stich oft tödlich) T. serrulatus (Brasilien), T. baliensis, T. trinitatis (Trinidad), T. trivitatus.

Tixier* Syndrom (LÉON T., geb. 1877, Pädiater, Paris): akutes hämorrhag. Krankheitsbild bei Kindern, mit Ikterus, Hämoglobinurie, Anämie.

-tizidum: WHO-Suffix für Chlorothiazid-Diuretika.

Tj^a: das Antigen Tj^a des P-Systems (1955 bei einer wegen Tumors operierten Frau namens Jay entdeckt).

Tjivedej-Stamm: auf Java von einer Ratte isolierter, für die Impfstoffherstg. attenuierter Yersinia-Stamm, s. a. OTTEN* Impfstoff.

TK: 1) Totalkapazität; **2)** Transketolase; **3)** Thiokinase.

T-Keime: die das THOMSEN* Phänomen bewirkenden ↑ FRIEDENREICH* Baktn. – **T-Klemme**: *urol* Faßzange (für Prostatakapsel) mit leicht abgewinkelten T-förm. Branchen. – **T-Komponente**, Globulin T: (VAN DER SCHEER u. M. 1941) *serol* hochmolekulares Hexamer des γ-Globulins, ein sogen. schwerer oder »Pferdetyp«-AK (wahrsch. Ig G-Subtyp); erscheint zwischen β- u. γ-Globulin im Elektrophorese-Diagramm des Pferdeserums nach Hyperimmunisierung.

TKP: ↑ Trikresylphosphat.

Tl: ↑ Thallium.

Tlacotalpan-Virus: von Zecken übertragenes ARBO-Virus der Bunyamwera-Gruppe in Westafrika.

TLC: (engl.) **t**hin **l**ayer **c**hromatography (↑ Dünnschichtchromatographie).

T 1/2 (live): (engl.) biol. ↑ Halbwertzeit.

TLR: tonische ↑ Labyrinthreflexe. – **T-Lymphom**: ↑ Tab. »Lymphozyten«, »Non-Hodgkin-Lymphome«. – **T-Lymphozyten**: die »thymusabhäng. oder -stämm.« ↑ Lymphozyten; s. a. Abb. »SÉZARY* Zelle«.

Tm: 1) *path* Tumor. – **2)** *serol* Antigen Tm des MNSs-System. – **3)** *nephrol* ↑ Transportmaximum (z. B. Tm$_{Gluk}$ = max. tubuläre Glukoseabsorption; bei ♂ 375, bei ♀ 300 mg/Min), Tm$_{PAH}$ (= max. tubuläre Exkretion von PAH). – **4)** *chem* ↑ Thulium.

T.M.D.: *pharm* **T**ages**m**aximal**d**osis.

Tn: ↑ Thoron. – **TNF**: »**T**umor**n**ekrose-**F**aktor«, eine zunächst bei Mäusen nachgewiesene physiol. Proteinfraktion, die im Experiment (in vitro u. vivo) Tumorwachstum stoppt.

TNM-System zur einheitl. klin. Beschreibung u. Gruppierung maligner Tumoren anhand ihrer anatom. Ausdehnung. Es bedeutet: T (»Tumor«) Größe u. Verhalten zur Umgebung: T_1 = <2 cm⌀, T_2 = <5 cm⌀, T_3 = >5 cm⌀, T_4 = Infiltration in Unterlage oder bedeckende Haut; N (»Nodi«) Befall der regionären LK: N_0 = keine, N_1 = homolat., N_2 = bi- oder kontralat., N_3 = verbackene Knoten; M: Fernmetastasen. – Neuerdings ergänzt durch C (»Certainity«) für den Grad der Befundsicherung: C_0 = Verdacht, C_{1-2} = ohne bzw. mit spez. klin. Methoden, C_{3-6} = op. Sicherung ohne (3) bzw. mit histol. oder zytol. Sicherung an Ex- u. Sekreten oder Punktionsmaterial (4), durch Probeeingriff (5) oder Präp.-Untersuchung (6); C_7 = Obduktionsbefund; C_9: keine Aussage.

TNT-Äquivalent: *physik* Maßeinh. für die bei einer Kernexplosion freiwerdende Energie im Verhältnis zu der durch Trinitrotoluol (10^9 cal/t TNT).

To-and-fro: (engl. = hin u. her) Jargon für **1)** *anästh* ↑ Pendelatmungssystem, **2)** *kard* ↑ Pendelblut.

Tobey*-Ayer* Zeichen (GEORGE LORING T. jr., geb. 1881, Otolaryngologe, Boston; JAMES BOURNE A.), **KINDLER* Zeichen**: (1925/1926) das »Sinus-Jugularis-Sperrsympt.« bei einseit. Verschluß des Sinus sigmoideus oder der V. jugularis (Thrombosierung bei Otitis media, sept. Tonsillitis, malignem Halstumor, retrolabyrinthärem Symptomenkomplex ZANGE, Arachnoiditis des Chiasma opticum (u. a.m.): der in Seitenlage lumbal oder subokzipital gemessene Liquordruck steigt bei Jugulariskompression der verschlossenen Seite rel. wenig oder gar nicht an.

Tobia-Fieber: ↑ Felsengebirgsfieber in Kolumbien.

Tobias* Syndrom: (1932) ↑ PANCOAST* Syndrom.

Tobler* (LUDWIG T., 1877–1915, Pädiater, Zürich, Breslau) **Symptom**: *päd* charakterist. Vergrößerung des basalen Hirnschädels (oberhalb der nach kaudal verdrängten Ohrmuschelansätze) bis zur Kleeblattform u. Ausbildung eines kleinen, spitzen Gesichtsschädels bei chron. Hydrocephalus int. vor dem knorpel. Verschluß der Schädelnähte. – **T.* Syndrom**: angio-osteo-odontohypertroph. Syndrom; ↑ KLIPPEL*-TRENAUNAY* Sy. – s. a. Myatonia congenita.

Tobramycin WHO: Aminoglykosid-Antibiotikum aus Streptomyces tenebrarius.

Tobsucht: histor. Begr. für psych. Krankheitsbilder mit stärkster Erregung (meist i. S. der Manie); bei Eintreten nach gespannter Ruhe in Form aggressiver Akte als »Zorn-T.«. – Im allg. Sprachgebrauch (»**Tobsuchtsanfall**«) Erregung mit Neigung zur Zerstörung.

Tochter|blase: *path* sek., blasenförm. Gebilde eines zyst. Tumors (z. B. Blasenmole) oder Parasiten (z. B. die vom Keimepithel der prim. Larvenblase des Echinococcus cysticus multipel gebildete, außen mit Scolices besetzte T., die in die Zystenflüssigkeit abwandert; vgl. T.sporozyste). – **T.chromosom**: *genet* ⫽ Chromatide. – **T.geschwulst**: *path* ⫽ Metastase.

Tocher|infiltrat (Redeker*): solitäre oder multiple Bronchopneumonie als phthis. Entwicklungsform der Lungen-Tbk nach bronchogener Streuung aus kavernös eingeschmolzenem Früh- oder (Spät-)Primärinfiltrat; evtl. mit »Enkelinfiltraten«. – **T.kolonie**: *bakt* »Sekundärkolonie«, entstanden aus einer Mutante, die adaptativ eine zusätzl. Nährstoffquelle erschließt, oder als bei Nährbodenerschöpfung weiterwachsende Mangelmutante. – **T.kultur**: *bakt* ⫽ Subkultur. – **T.sporozyste**: *helminth* bei Trematoden aus der prim. Sp. hervorgegangene Sporozyste, in der – parthenogenetisch – Zerkarien entstehen.

Toco...: s. a. Toko.... – **T.pherol**: ⫽ Vitamin E.

Tod: Aufhören der Lebensfunktionen als in Etappen ablaufender biol. Vorgang (s. a. Sterben): **1)** Herz- u. Atmungsstillstand (»klin. Tod«), mit grundsätzl. Möglichkeit zur Wiederbelebung innerhalb der ersten 3 Min.; **2)** Absterben von Organen (»Individual-«, »Organ-«, »Partial«, **»örtl. Tod«**) mit Desintegration der Lebensfunktionen, Bewußtseinsverlust u. Untergang der übr. Organe (mit u. U. noch vorhandenen Organfunktionen u. Lebenserscheinungen: »intermediäres Leben«), s. a. supravitale Reaktionen (Tab.), Hirntod (**»zentraler Tod«**); **3)** Untergang sämtlicher Organe u. Zellverbände mit definit. Stillstand aller Stoffwechselvorgänge (»Total-«, **»biol. Tod«**). – Ferner als **genet.** T. der als unmittelbare Folge eines ererbten oder durch Mutation erworb. genet. Schadens (nicht aber infolge teratogener Mißbildung); i. w. S. die allmähl. Ausschaltung eines mutierten Genotyps aus einer Population infolge vermind. Vitalität u./oder Fertilität seiner Träger im Verlaufe von Generationen. – Als **psychogener** T. das Sterben ohne körperl. Krankh. aus rein seel. Urs., z. B. durch angstbedingten Schock; v. a. der Voodoo-Tod Voodoo-gläubiger Eingeborerer (Afrika, Haiti) nach Ankündigung des Todes durch den Priester, indem der Betreffende in einen katalept. Zustand gerät u. innerhalb von Tagen stirbt, weil er sich von bösen Geistern besessen glaubt.

Tod* Muskel: ⫽ M. auricularis post.

Todd* (ROBERT BENTLEY T., 1809–1860, Arzt, London) **Paralyse**: flücht. Lähmung (im allg. als Hemiplegie) unmittelbar nach einem – v. a. unilat., klon. – epilept. Anfall (zeitweil. Erschöpfung der zuvor akt. Neuronen? akt. Hemmungsprozeß?); i. w. S. auch das ⫽ Hemikonvulsions-Hemiplegie-Epilepsie-Syndrom. – **T.* Zeichen**: bei hysterischer Halbseitenlähmung das schlappe Nachziehen des gelähmten Fußes beim Gehen (anstatt der Zirkumduktion bei organ. Lähmung). – **T.* Zirrhose**: hypertroph. ⫽ Leberzirrhose.

Todd* Operation (FRANK T., 1869–1918, amerikan. Ophthalmologe): Schiel-Op. durch Augenmuskelsehnenverlängerung durch 3fache Querinzision.

Todesangst: die Furcht vor dem Sterben, beim Menschen als ständ. Tribut für das Bewußtsein des Daseins u. das Wissen um die Endlichkeit des Lebens. In manchen Neurosen u. akuten Psychosen aktualisiert; bei unterträgl. Angstspannung u. U. zum Suizid führend. – vgl. Thanatophobie. – **T.kampf**: ⫽ Agonie. – **T.kreuz**: *klin* ⫽ Crux mortis.

Todes|ursachen: die auf dem Totenschein anzugebenden Krankhn., Leiden oder Verletzungen, die den Tod zur Folge hatten oder zum Tode beitrugen, bzw. die Umstände des Unfalls oder der Gewalteinwirkung, die diese Verletzungen hervorriefen. – Die **T.urs.-Statistik** (als Teil der Gesundheitsstatistik) gliedert die T.fälle nach Ursachen auf. – **T.wurm**: *helminth* ⫽ Necator americanus.

Todeszeichen, Signa mortis: die Kriterien des eingetret. ⫽ Todes: **1)** irreversibler Stillstand von Atmung

Todeszeitbestimmung (n. G. Hansen)

Unsichere Todeszeichen

Trübung der Kornea	
bei offenem Auge	ca. 1 Std.
bei geschlossenem Auge	ca. 24 Std.
spürbare Abkühlung	
unbedeckter Körperteile	ca. 1–2 Std.
bedeckter Körperteile	ca. 4–5 Std.

Leichenerscheinungen

Totenflecke	
an abhäng. Partien	ab ca. 30 Min.
am übr. Körper	ca. 1 Std.
deutlich konfluierend	ca. 2 Std.
voll ausgeprägt u. konfluiert	ca. 4 Std.
wegdrückbar (Fingerdruck)	bis 10 Std.
nicht wegdrückbar	>12 Std.
bei Umlagerung wandernd	bis 4 Std.
bei Umlagerung unvollständig wandernd	6–12 Std.
Totenstarre	
am Kiefergelenk	ca. 2–3 Std.
am ganzen Körper	ca. 8–10 Std.
nach gewaltsamer Lösung wiederauftretend	ca. 7–8 Std.
Beginn der spontanen Lösung	ca. 2 Tage
vollständ. Lösung	ca. 3–4 Tage

Leichenzersetzung u. -zerstörung

Fäulnisvenenzeichnung, grüne Bauchdecken		ca. 2 Tage
vollständ. Mumifikation		mind. 1 J.
Fettwachsbildung teilweise		mind. 6 Mon.
Fettwachsbildung vollständig		mind. 1 J.
Auflösg. der Weichteile	im Freien 1 J.	in Erde 4–5 J.
Auflösg. von Knorpel, Sehnen, Bändern	" 2 J.	" 5–7 J.
Knochen fetthaltig, schwer	" 2–3 J.	" 5–10 J.
Knochen leicht, beginn. Verwitterung	" 5–10 J.	" 10–15 J.
Fliegeneier an Gesichtsöffnungen		wenige Std.
lebende Maden		ca. 24 Std.
lebende Maden massenhaft, Fraßspuren an Haut		½–1 Wo.
Puppen		1–2 Wo.
leere Puppenhüllen		2–3 Wo.

Wasserleichen

»Waschhaut« an Fingerbeeren	
beginnend	5–6 Std.
vollständig	ca. 24 Std.
»Waschhaut« an Hohlhand	2–3 Tage
»Waschhaut« an Handrücken	5–6 Tage
Ablösung der Waschhaut	
an Finger u. Hohlhand	ca. 1 Wo.
einschl. Fingernägeln u. Handrücken	ca. 2 Wo.
insgesamt abstreifbar	ca. 3 Wo.
Gesicht u. Hals schmutzig-blau	ca. 2 Tage
Gesicht u. Hals schmutzig-grünl.	ca. 2 Wo.
Brust u. Bauch grünl.-schwarz	ca. 4 Wo.
Gesicht u. Körper gedunsen	
Haut u. Haare ablösbar	ca. 5 Wo.
Fettwachsbildung	4–6 Mon.
Fettwachsbildung an der ganzen Leiche	ca. 12 Mon.

Todeszeichen, unsichere

u. Herztätigkeit mit Sistieren der O_2-Versorgung des Organismus (= Herz-Kreislauftod als »klass.« oder »konventionelles T.«); 2) vollständ., irreversibler Funktionsausfall des Gehirns (↑ Hirntod); weite-lichtstarre Pupillen, zerebrale Areflexie (spinale Reflexe oft erhalten; s. a. Tab. »supravitale Reaktionen«), Null-Linie im EEG, Kreislaufstop in Vertebralis u. Karotiden (angiographisch nachzuweisen vor Organentnahme für Transplantation!). – Ferner als **sichere T.** (s. a. Leichenveränderungen) Beginn der Totenstarre am UK 1 Std. p. m. (s. a. NYSTEN* Regel), Totenflecke (hinter den Ohren, an abhäng. Körperpartien), Fäulniserscheinungen, Verwesungsgeruch (s. a. Tab.), als **unsichere T.** Totenblässe, Leichenkälte, Atemstillstand (Nichtbeschlagen eines Spiegels), Fehlen von Herz- u. Pulsschlag, Weichwerden der Bulbi, Austrocknung der Kornea, Ausbleiben der Hautrötung bei Hitzereiz oder künstl. Stauung (= MAGNUS* Zeichen); s. a. DUPONT* Probe, TONELLI* Zeichen; vgl. Lebenszeichen, Scheintod. – Die – für den Leichenschauschein obligate – **Todeszeitbestimmung** beim tot Aufgefundenen richtet sich nach v. a. äußerl. Verändergn. (↑Tab. S. 2453), stützt sich in einschläg. Fällen (Selbstmord, Tötung durch dritte Hand) auch auf polizeil. Ermittlungen u. spez. gerichtsmed. Untersuchgn. (z. B. des Magen-Darminhalts; s. a. supravitale Reaktion). – *geburtsh* s. u. intrauteriner Fruchttod.

Tönnchenwurm: *helminth* ↑ Trichuris trichiura.

Tönnies* Erregungsfokus (J. F. T., Neurophysiologe, Freiburg i. Br.): (1948) die Summation mehrerer lokaler Membranpotentiale (von verschied. präsynapt. Fasern) als Vorbedingung für eine fortgeleitete Erregung.

Tönz* Syndrom (OTMAR T., geb. 1926, Pädiater, Bern): (1960) kongenit. ↑ Thrombozytopenie-Syndrom.

Töpfer* Reagens (GUSTAV T., geb. 1865, Arzt, Karlsbad): 0,5%ige alkohol. Lsg. von p-Dimethyl-aminoazobenzol als Indikator bei Bestg. der freien HCl im Magensaft (s. a. aktuelle ↑ Azidität) durch Titration mit 0,1 n NaOH (gelbrot/lachsfarben).

Töpferkrankheit: chron. Bleivergiftung durch Bleimennige (als Glasurzusatz).

Toga-Viren: gem. der MELNIK-Klassifikation (1970) Sammelbez. für die meisten ARBO-Viren der Gruppe A u. B u. das Röteln-Virus; sämtlich kugelförmig (Ikosaeder), ca. 60 nm, mit Kapsid aus 32 Kapsomeren, lipoidhalt. Envelope (»Toga«), hämagglutinierender Wirkung.

Toilette: *chir* ↑ Wund-, Bronchialtoilette.

Tokelau(-Flechte): *mykol* ↑ Tinea imbricata (auf der neuseeländ. Inselgruppe).

Token* Test: neuropsychol. Test zur Erfassung der mnestisch-motor. Komponente der Sprachrückbildung bei Aphasie anhand des Benennens standardisierter Bilderkarten.

Tokio-Yokohama-Asthma: bei Amerikanern auf Hondo vork. asthmoides Kranheitsbild nach initialer akuter Bronchitis; Ätiol. unklar (Luftverunreinigungen?).

toko...: Wortteil »Geburt«, »Wehen«, »Eltern«, »Erzeuger«, »Nachkomme«.

Toko|dynamometer: Instrument zum Messen der Wehenstärke (im allg. durch die Bauchdecken hindurch = äuß. **T.metrie**) anhand des Uterusmuskeltonus während der Wehen u. in den Wehenpausen. Modelle z. B. nach SCHATZ, CRODEL; z. T. mit graph. Registrierung (= **T.dynamograph**). – **T.-genie, -gonie**: *biol* »Elternzeugung«, die geschlechtl. Fortpflanzung (im Ggs. zur Urzeugung = Archigonie = Abiogenese). – **T.graph**: registrierendes Gerät zur graph. Darstg. des Wehenablaufs (= **T.gramm**).

Toko|logie: die Lehre von der Geburt(shilfe). – **T.lyse**: ↑ Wehenhemmung. – **T.pherol**: ↑ Vitamin E.

Tolazamidum *WHO*: 1-(Hexahydroazepin-1-yl)-3-(p--tolylsulfonyl)-harnstoff; Antidiabetikum. – **Tolazolinum** *WHO*: 2-Benzyl-2-imidazolin; Vasodilatans.

Tolbutamid *WHO*: 1-Butyl-3-(p-tolylsulfonyl)-harnstoff; Antidiabetikum. – **T.test**: ↑ Sulfonylharnstofftest, UNGER*-MADISON* Test.

Toldt* (KARL T., 1840–1920, Anatom, Prag, Wien) **Breite**: *anthrop* z. B. als »hint. Breite« (= Mastoideal- = Schädelbasisbreite) die geradlin. Entfernung zwischen bd. Mastoidpunkten, als »größte Mastoidealbreite« die zwischen den Außenflächen beider Warzenfortsätze in Höhe des Meatus acusticus ext. – **T.* Membran**: vord. Blatt der Fascia renalis.

tolerant: ertragend, vertragend (↑ Toleranz).

Toleranz: *psych* Fähigkeit, den Anspruch anderer im Rahmen des Ganzen gelten zu lassen. – *path* Widerstandsfähigkeit (z. B. Ischämie-I.) bzw. Reaktionslosigkeit (z. B. ↑ Immun-T.) des Organismus gegenüber äuß. Einwirkungen (v. a. Noxen). – *pharm* zu Wirkungsabfall eines wiederholt gegebenen Pharmakons führende Anpassung des Organismus (der Stoffwechselenzyme) an die »Droge« (s. a. Tachyphylaxie), als **chron. T.** erst nach längerer Einnahme (häuf. Urs. erhöhter Dosis u. Einnahmefrequenz u. konsekut. Gewöhnung u. Abhängigkeit); als **gekreuzte T.** = Kreuz-T. die gegenseit. Substituierbarkeit zweier Wirkstoffe (i. e. S. die von Morphin u. seinen Derivaten u. Analogen ohne Auftreten von Entziehungserscheinungen).

Toleranz|dosis: *radiol* höchstzulässige ↑ Dosis, s. a. Tab. »Personendosis«. – **T.grenze**: in der Diabetes-Kost die kleinste KH-Menge, die zur Glukosurie führt. – **T.induktion**: s. u. Tolerogen. – **T.konzentration**: inkorrekt für ↑ MAK.

Toleranz|schwäche: *päd* Unvermögen des Säuglings, infolge Hypofermentie altersgemäße Nahrung zu verwerten, als Sympt. der Säuglingsdystrophie bzw. -atrophie. Prim. T. andererseits mögl. pathogenet. Faktor einer alimentär bedingten Dyspepsie. – **T.stadium**: *anästh* das – vierstuf. – Narkosestadium III (»St. der Operabilität«); charakterisiert durch Sistieren der Augenbewegungen, zunehmend mittelweite Pupillen, Reaktionslosigkeit auf Schmerzreiz, Verlöschen der Abwehrreflexe, Muskelerschlaffung, regelmäß. Atmung (»Maschinentyp«), zunehmende Differenz zwischen Zwerchfell- u. Thoraxatmung; s. a. Abb. »Narkosezeichen«. – **T.wert**: *hyg* der höchstzuläss. Gehalt an Insektizid-Rückständen in einem Nahrungsmittel.

Tolerogen: AG (in molekularer oder zellgebundener Form), das bei spez. Applikationsart u./oder Dosierung (meist sehr hoch) die Fähigkeit zum Induzieren einer dauerhaften oder terminierten Immuntoleranz

(»**Tolerogenität**«) besitzt, d. h. die Aufhebung der spezif. AK-Bildung induziert.

Toliprololum *WHO*: 1-(Isopropylamino)-3-(m-tolyloxy)-propan-2-ol; adrenerg. β-Rezeptorenblocker.

Tollens* Probe: I) zum Pentosen- u. Galaktose-Nachweis im Harn Zusatz von HCl u. Orzin oder Phloregluzin zur Probe u. Erwärmen (Wasserbad) bis zur völl. Lösg.; bei Abkühlung entsteh. Niederschlag wird abfiltriert, mit Wasser ausgewaschen u. mit 93%ig. Alkohol versetzt; violettrote Färbung (bei Pentosen ferner typ. Absorptionsspektrum zwischen D u. E). – II) zum Glukuronsäure-Nachweis im Harn Versetzen der Probe mit alkohol. Naphthoresorzin-Lsg. u. rauchender HCl, nach Aufkochen u. Abkühlung Ausschütteln mit Äther: blaurote bis violette Verfärbung des Ätherextraktes. III) sogen. »Silberspiegelprobe« auf reduzierende Zucker durch Erwärmen mit T.* Reagens (1%ig. AgNO$_3$-Lsg., aus der mit NaOH Ag$_2$O ausgefällt u. mit NH$_4$OH wieder gelöst wird).

Toll|gerste, -korn: von Lolium temulentum befallene Gerste (bzw. anderes Getreide). – **T.kirsche**: Frucht der ↑ Atropa belladonna (auch die Pflanze selbst). – **T.krätze**: *vet* ↑ AUJESZKY* Krankheit. – **T.kraut**: 1) ↑ Atropa Belladonna. – 2) ↑ Hyoscyamus niger.

Tollwut: ↑ Lyssa. – **T.-Immunserum**: nach Immunisierung mit dem Gewebekultur-adaptierten Stamm FLURY gewonnenes u. durch Enzymbehandlung u. Ammoniumsulfatfällung gereinigtes Pferde-Fermoserum (mind. 200 IE/ml); zur Prophylaxe (nach schwerer Bißverletzung durch tollwüt. oder verdächt. Tiere) mind. 40 IE/kg Körpergew. i.m. um die Bißstelle. – **T.-Kornealtest**: Nachweis einer T.infektion anhand der charakterist. Zelleinschlüsse im Hornhautepithel (durch kurzes Andrücken eines Objektträgers gewonnener Zellabklatsch). – **T.-Vakzine**: erstmals von PASTEUR 1895 aus getrocknetem RM infizierter Kaninchen hergestellte V. (↑ PASTEUR* Impfung), später aus ZNS-Material nach Virus-fixe-Injektion (↑ HEMPT* Impfstoff, SEMPLE*, FERMI* Behandlung). Moderne Formen: 1) (ad usum humanum) inaktivierte, lyophilisierte T.-V. aus Virus fixe abgeleitten, in Entenembryonen vermehrten Stämmen für therapeut. u. vorbeugende Schutzimpfgn. Vorteil: geringeres Vol. der ED, drast. Verringerung der zentralen Nebenwirkungen; Nachteil: häufigere Lokalreaktionen. – 2) (ad us. vet.) inaktivierter (z. B. Madivak®) oder Lebendimpfstoff (z. B. Virulin®) aus attenuiertem Virus FLURY LEP zur Prohylaxe (Dauer 1–3 J.); ersterer für alle Haustiere, letzterer nur für Hunde.

Tolmetinum *WHO*: 1-Methyl-5-(p-toluyl)-pyrrol-2-yl-essigsäure; Antiphlogistikum. – **Tolnaftatum** *WHO*: m,N-Dimethylkarbanilsäure-O-2-naphthylester; Fungizid.

Toloniumchlorid: ↑ Toluidinblau 0.

Tolpovidonum (^{131}J) *WHO*: ^{131}J-markiertes p-Toluidin-Polyvinylpyrrolidon-Derivat. – **Tolpropaminum** *WHO*: N,N-Dimethyl-3-phenyl-3-(p-tolyl)-propylamin (HCl); Antihistaminikum.

Toluidin: in 3 Isomeren vork. Aminotoluol (Aminomethyl-benzol) CH$_3$·C$_6$H$_4$·NH$_2$. Anw. des p-T. (= 4-Aminotoluol) als Reagens auf Pentosen u. Phloregluzin, des o-T. (= 2-Aminotoluol) als Reagens auf Blut, als experiment. Kanzerogen (MAK 5 ppm = 22 mg/m^3; Hautresorption!) u. im Reagensgemisch zur kolorimetr. Blutglukose-Bestg. im enteiweißten Filtrat (Grünfärbung; λ_{max} 620 nm).

Toluidinblau (0): Toloniumchlorid, ein Phenazathionium-Derivat. Anw. als Antidot bei Überdosierung von Antikoagulantien, als mikroskop. Farbstoff (grün). – **T.-Index**: *hämat* ↑ Protamin-Index. – **T.Probe**: *gyn* Nachweis von Epithelanomalien an der Portio (evtl. zus. mit SCHILLER* Jodprobe); nach Auftupfen 1%iger, wäßr. T.-Lsg. (1 Min.) teilweises Entfärben mit 2%iger Essigsäure (15 Sek.): Schleim, Zylinderepithel-Ektopien, Epitheldefekte u. ulzeriertes Ca. dunkelblau, nichtulzeriertes Ca. lichtblau (»königsblau«), Leukoplakie ungefärbt.

Toluol: Methylbenzol, C$_6$H$_5$CH$_3$; Benzol-ähnlich riechend, brennbar. Vergällungsmittel für Äthanol; MAK 750 mg/m^3 = 200 ppm. – Suchtmäß. Einatmen von T.dämpfen erzeugt euphor. Rauschzustand; Organschäden v. a. durch bis zu 15% Benzol enthaltendes (ggf. entschädigungspflicht. BK).

Tolycain: *WHO*: 3-Methyl-2-(diäthylamino-azetylamino)-benzoesäure-methylester; Lokalanästhetikum.

Toma* Zeichen: über dem re. Bauch tympanit., über dem li. dagegen dumpfer Klopfschall als Hinweis auf entzündl. Aszites.

Tomatengesicht: Gesichtserythem durch Kapillarerweiterung, z. B. bei CUSHING* Syndrom, als Erythema neonatorum.

Tomcsik* Reaktion: Nachweis von Heterohämagglutinen (s. a. M-Antikörper) gegen mit Trypsin vorbehandelte Rinder-Erythrozyten zur Diagnose der infektiösen Mononukleose; vgl. PAUL*-BUNNELL* Reaktion.

tomentosus: (lat.) geschwollen, aufgebläht.

Tomes* (SIR JOHN T., 1815–1895, Kieferchirurg, London) **Fasern, Fortsätze**: ↑ Dentinfasern. – **T.* Körnerschicht**, Interglobulardentin (MEYER): das zementnahe Zahnbein mit Bezirken unverkalkter Kittsubstanz.

-tomie: Wortteil »Schneiden«, »Schnitt«.

Tommaselli* Syndrom (SALVATORE T., 1830–1902, italien. Arzt): Hämaturie u. Fieber nach Chinin-Medikation (= Schwarzwasserfieber?).

Tommasi* Zeichen: Alopezie der posterolat. Beinpartien beim Manne als Hinweis auf Gicht.

Tomoda* Operation: (1952) Ersatzmagenbildung durch terminolat. Ösophagojejuno- (antekol.) u. Duodenojejunostomie (Stumpf bzw. abführende Schlinge), ergänzt durch BRAUN* Anastomose u. passageregulierende Einengung des Jejunum.

Tomo|graphie: *röntg* das Anfertigen von ↑ Schichtaufnahmen (»T.gramme«); i. e. S. das mittels eines **T.graphen**, bei dem Röhre u. Filmkassette gegenläufige Kreisbewegungen ausführen; s. a. Abb. »Pantomograph«. – Ferner die **T.metrie** oder ↑ Computer-T.graphie. – **T.manie**: krankhaftes Verlangen, operiert zu werden; s. a. Münchhausen-Syndrom.

Tomonten: durch Ruptur einer Pseudozyste frei gewordene Toxoplasmen.

Tomsik* Syndrom, Ossidesmosis atlanto-occipit. retrocondylica: (1947) Verknöcherung des lat. Randes der Atlanto-okzipitalmembran (bogenförmig über der A. vertebr., hinter der Massa lat. des Atlas), mit Ein-

Ton

schränkung der Kopfbeweglichkeit, Irritation des 1. Zervikalnervs, Parästhesien.

Ton: 1) *chem* ↑ Bolus alba u. rubra. – **2)** *physik* durch eine sinusförm. Schwingung bestimmter Frequenz erzeugter Schall (»Sinuston«); Hör..., Phon....

Tonaudiometrie mit ungedämpften, reinen Tönen großer Konstanz u. beliebig wählbarer Frequenz u. Intensität zur Prüfung des Tongehörs, v. a. als Hörschwellenaudiometrie (z. B. mittels BÉKÉSY* Audiometers mit durchlaufender kontinuierl. Frequenzskala als Dauerton oder pulsierend); s. a. Hörfeld, Steilabfall, C-5-Senke, Schwellenschwundtest.

Tonelli* Zeichen: durch kräft. Bulbusdruck bewirkte ovale oder dreieck. Pupillendeformierung als Todeszeichen.

Tonephin®-Wasserstoß: Trinkenlassen von 1½ l dünnen Tees nach vorausgegangener i.m. Inj. von 1 mg des die Wasserretention fördernden HHL-Präp. zur Auslösung eines großen hirnorgan. Anfalls (der jedoch schon bei Auftreten von EEG-Frühsymptn. durch Antikonvulsiva verhindert wird).

Tonerde: Aluminium oxydatum. – **essigsaure T.**: ↑ Aluminium aceticum solutum.

Tonergetika: *pharm* Externa aus v. a. pflanzl. Drogen mit belebender, stärkender Wirkung.

Tonga: ↑ Frambösie (in Neukaledonien).

Tongehör: das – im Ggs. zum Sprachgehör wenig komplexe – Wahrnehmungsvermögen für einzelne, reine Töne. Prüfung des T. erlaubt Erkennung von Grad (v. a. mittels Tonaudiometrie), Art u. Sitz einer Schwerhörigkeit (Untersuchung von Luft- u. Knochenleitung mit Stimmgabeln, ↑ SCHWABACH*, RINNE*, WEBER* Versuch).

Tonhöhenunterschiedsschwelle: *otol* die kleinste eben noch wahrnehmbare (abhängig von Schallstärke u. Tonhöhe) Frequenzänderung eines Tones, basierend auf dem Abstand der Sinneszellen im CORTI* Organ. Beträgt am Ort des besten Hörens (bei 1 kHz, etwa Mitte der Basilarmembran) 0,2%.

de Toni* Syndrom (GIOVANNI DE T.): **1)** s. u. DEBRÉ*-DE TONI*. – **2)** ↑ CAFFEY*-SILVERMAN* Sy.

Tonikum: *pharm* tonisierendes, d. h. Spannungsmangel- u. Schwächezustände des Organismus oder einzelner Organe milderndes Mittel (z. B. Gastro-, Kardiotonikum); vgl. Roborans.

Tonintensitätsunterschiedsschwelle: *otol* die kleinste eben noch wahrnehmbare Schallstärkeänderung eines Tones. Beträgt bei mittl. Intensitäten ca. 10%, nimmt zur unt. Absolutschwelle hin wesentlich zu.

tonisch: **1)** den Tonus betreffend; mit gleichmäß. Tonus bzw. kontinuierl. Kontraktion (im Ggs. zu klonisch); z. B. **t. Reflex** (s. u. Stellreflex; vgl. aber Tonusreflex). – **2)** *pharm* stärkend (= tonisierend).

tonischer epileptischer Anfall: kurzer (5–20 Sek.) generalisierter Anfall mit Bewußtseinsminderung, massiver vegetat. Entladung u. bilat.-symmetr. ton. Spasmen v. a. der Haltungsmuskulatur (meist partieller Opisthotonus mit halbgebeugten, über den Kopf erhobenen Armen); entweder als axialton. (»Rumpfkrise«), als axorhizomel. (Rumpf u. Gliedmaßen) oder als globaler Anfall; EEG: Desynchronisation oder rekrutierender epilept. Rhythmus. Meist wohl ein ton.-klon., auf die initiale ton. Phase beschränkter Anfall. Vork. fast nur bei Kindern (bes. mit diffusen Gehirnerkr., s. a. LENNOX* Syndrom).

tonische Kontraktion: **1)** langsame u. langdauernde tetan. Muskelkontraktion (z. B. bei aufrechter Haltung entgegen der Schwerkraft). – **2)** Kontraktion tonischer Muskeln. – **t. Muskeln**: quergestreifte Muskelfasern mit langsamer Zuckung, die wegen niedr. tetan. Fusionsfrequenz langdauernde ton. Halteakte ermöglichen (»Haltemuskeln«; myoglobinreich, rot). – **t. Phase**: die initiale Ph. des epilept. Anfalls mit Muskelstarre infolge kontinuierl. Kontraktion; in der Regel nach 20–40 Sek. in eine klon. Ph. übergehend (= »**ton.-klon. Anfall**«, die typ. Form des Grandmal-Anfalls).

tonisieren: den Tonus vermehren, kräftigen (↑ Tonikum).

Tonitrophobie: Gewitterangst.

Tonlücke: *otol* isolierte Hörfeldstörung infolge Membrana-basil.-Defektes; vgl. Hörinsel.

Tonnen|form: *urol* typ. Form der gelbbraunen, in Natronlauge lösl. Harnsäurekristalle im Sediment. – **T.karzinom**: *gyn* endozervikal wachsendes Kollum-Ca. mit charakterist. tonnenförm. Zervixauftreibung. – **T.stein**: großes tonnenförm. Solitärkonkrement in der Gallenblase; mit bes. Gefahr der Drucknekrose mit Perforation u. Steinileus.

Tono|fibrillen: aus T.filamenten (= fäd. Eiweißmoleküle) zusammengesetzte intrazelluläre Fasern in Epithelzellen (z. B. Stachelzellen). Verlaufen in Richtung der Zugspannung (»trajektoriell«) u. scheinen über Desmosomen (in die sie einmünden) durch mehrere Zellen zu ziehen.

tono|gen: tonusbedingt. – **T.graphie**: *ophth* fortlauf. Aufzeichnung (wenige Min.) des Augendrucks als Kurve (»**T.gramm**«) mit Hilfe eines **T.graphen** (Elektrotonometer + Schreibvorrichtung). Druckschwankungen (insbes. Differenz von Anfangs- u. Endwert) erlauben – unter Berücksichtigung der Korneal- bzw. Skleralrigidität – Berechnung des Abflußwiderstandes des Kammerwassers.

Tono|lyse: Senken eines Tonus. – **Tono|meter**: **1)** Ophthalmo-T.: Gerät zur Messung des intraokularen Drucks (»**T.metrie**«) anhand der Eindellbarkeit des Augapfels durch einen umschrieb. u. definierten Druck im Bereich der Kornea, seltener der Sklera (deren Rigidität eine Rolle spielt!). Typen: Impressions- (s. u. SCHIÖTZ*), Applanations- (z. B. n. GOLDMANN, FICK) u. Elektro-T. (z. B. n. MÜLLER, BEUNINGEN). – **2)** *kard* (V. RECKLINGHAUSEN) Gerät zur »oszillator. Blutdruckmessung« anhand der Querschnittsschwankungen des Gefäßrohres, die von einer Manschette auf den Zeiger eines Federmanometers übertragen werden. – **T.skopie**: (A. TERSON) *ophth* Beobachtung der Netzhautarterienpulsationen (mit Ophthalmodynamo- oder -tonometer) zur Beurteilung der Gefäßwandrigidität.

Tonsilla, Tonsille: (lat. »Mandel«) *anat* Organ mit Mandelform (z. B. die T. palatina als Namensgeberin) oder – i. w. S. – mit Tonsillenaufbau u. -funktion; z. B. **T. abdominalis** (↑ Appendix vermiformis), **T. cerebelli** *PNA* (»Kleinhirn-T.«, der mandelförm. Lappen an der Unterfläche beider Hemisphären), **T. intestinalis**, **T. laryngea** (↑ Folliculi lymphatici aggregati bzw. laryngei), **T. lingualis** *PNA* (»Zungenmandel«, das lymphoepitheliale Gewebe des Zungengrundes als Teil des lymphat. Rachenringes; kryptenreich, bildet oberflächlich die Folliculi linguales), **T. palatina** *PNA* (»Gaumenmandel«, das lymphoepitheliale Gewebe bds. in der Fossa tonsill. als Teil des lymphat. Rachenrings; kryptenreich, vom Plattenepithel der Mundschleimhaut abgedeckt, darin die Fossulae tonsill.), **T. pharyngea** *PNA* (»Rachenmandel«, das lymphoepitheliale Gewebe am Dach des Nasenrachens – zwischen den Ohrtrompetenostien – als Teil des lymphat. Rachenrings, von sagittal gefalteter Mukosa bedeckt; max. Größe im Kindesalter, unvollstd. Rückbildung nach der Pubertät; im Unterschied zur Gaumenmandel mit gewisser Selbstreinigung durch Schleimdrüsen in den Buchten), **T. tubaria** *PNA* (»Tubenmandel«, das lymphat. Gewebe am pharyngealen Ende u. in der med. Wand der Ohrtrompete; beim Kinde mitunter hypertrophiert, dadurch Tubenverschluß u. Schalleitungsschwerhörigkeit).

tonsillar(is), tonsillär: eine Tonsille betreffend; s. a. Tonsillen..., Tonsillo..., Amygdal(o)....

Tonsillektomie, TE: stumpfe oder scharfe extrakapsuläre Ausschälung der Gaumenmandel (unter Schonung der Gaumenbögen) u. Abtragung am Zungengrund mittels Tonsillenschnürers in Lokalanästhesie oder Intubationsnarkose (bei Kindern evtl. ∫ NEGUS* Methode). Gefahr der Nachblutung (v. a. bei Abstoßung der Beläge). – In ca. 40% »Regenerat« durch v. a. vom Zungengrund einwanderndes »Zwischenmandelgewebe«. – vgl. Tonsillo-, Adenotomie.

Tonsillen: ∫ Tonsilla; s. a. Mandel....

Tonsillen|absaugung: »Rödern«; Entleerung der T.krypten (∫ Cryptae tonsill.) mittels Vakuum-Saugglocke. – **T.abzeß**, (Intra-)Tonsillarabszeß: umschrieb. Parenchymeinschmelzung in der Gaumenmandel als Komplik. einer – v. a. chron. – Tonsillitis. Klin.: Schwellung (Schluckbeschwerden), Rötung, evtl. Fluktuation; geringe lokale u. Allg.beschwerden. Ther.: Tonsillotomie oder ∫ Abszeßtonsillektomie. – **T.beläge**: entzündl. Auflagerung (Baktn., Epithelien, Zellhaufen, Fibrinfäden) auf Rachen- oder Gaumenmandel, evtl. pathognomonisch; s. a. Angina, Tonsillitis.

Tonsillen|hyperplasie: ∫ Gaumen-, Rachenmandelhyperplasie. – **T.pfröpfe**: Detritus in den T.krypten. Begünstigen die Vermehrung von Fäulniserregern (Folge: Foetor ex ore) u. pathogenen Keimen (s. a. Tonsillitis); gelegentlich inkrustierend zu T.steinen. – **T.puls**: ∫ Gaumenmandelpuls. – **T.quetscher**: Instrument zur Palpation, Ausquetschung u. »Aufstellung« (zwecks Inspektion) der Gaumenmandeln. – **T.schlitzung**: Spaltung Pfröpfe enthaltender Krypten oder von Retentionszysten oder Abszessen der Gaumenmandel mit einem Messerchen (»Krypten-«, »**T.schlitzer**«). Als Ther. bei chron. Tonsillitis obsolet (narb. Kryptenverschluß fördert Retention!). – **T.stein**, Tonsillo-, Amygdalolith: kalkinkrustierter T.pfropf.

Tonsillitis: bakterielle (meist Streptokokken) oder virale Teilentzündung des lymphat. Rachenrings (als ∫ Angina retronas., lat., tonsill., lingualis); i. e. S. (»Mandelentzündung«) die T. palatina; akute Form (je nach Schweregraden als Angina catarrhalis s. erythematosa (Schwellung u. Rötung), A. follicul. s. lacunaris (gelbl.-weiße Stippchen in den Krypten), A. exsudativa (gelbl.-weiße Beläge um die Krypten); mit 2- bis 4täg. hohem Fieber (evtl. initial Schüttelfrost), belegter Zunge, Foetor ex ore, vergrößerten u. druckschmerzhaften zervikalen LK, Hals- u. Schluckschmerzen; als Komplikationen Peritonsillitis, Peritonsillarabszeß, ∫ tonsillogene Sepsis. Ther.: konservativ. – Bei chron. Form Hypertrophie oder – öfter – Atrophie mit dünnflüss., eitr., meist fötidem Exprimat; unterschieden als ∫ Krypten-T., Krypten-Parenchym-T., Krypten-Parenchym-Paratons.; evtl. Abszedierung, Konkrementbildg., chron. regionäre LK-Schwellung; Gefahr der Herdfernwirkung; Ther.: Tonsillektomie. – **T. caseosa**: Tonsillentuberkulose.

tonsillo|gen: von den Tonsillen ausgehend; z. B. die **t.- oder amygdalogene Sepsis** als Folge lympho- oder hämatogener (Halsvenenthrombose) Erregerstreuung bei sept. Angina (akute Tonsillitis mit – meist peritonsillärer – phlegmonöser Entzündung oder Peritonsillarabszeß), evtl. erst 2–3 Wo. nach deren Abklingen aus retrotonsillären Eiterherden. Gefahr der Sinus-cavernosus-Thrombose u. Meningitis; häufig Metastasierung. Ther.: Ligatur der V. jugul., Tonsillektomie, Antibiotika. – **t.kardialer Reflex**: (F.A. BOGOMOLOVA 1960) durch mechan. oder therm. Reizung der Gaumentonsille ausgelöste Tachykardie u. P- u. T-Formveränderungen im EKG; bes. ausgeprägt (evtl. S-T-Senkung) bei chron. Tonsillitis. – **T.tomie**: 1) Inzision der Gaumenmandel zur Spaltung eines Tonsillarabszesses. – 2) »Kappung« der Mandel mit einem **T.tom** (meist Guillotine-Prinzip); fast völlig durch Tonsillektomie verdrängt.

tonsurans: (lat.) scherend; z. B. ∫ Herpes to.

Tontaubheit: Nichtwahrnehmung einzelner Töne oder ganzer Tonreihen; meist bei eingeengter Hörbreite (z. B. Diskanttaubheit der Kesselschmiede, Altersschwerhörigkeit).

Tonus, Tension: (lat.) Spannung; *physiol* Spannungs- bzw. Erregungszustand eines Gewebes (s. a. Turgor), Muskels (∫ Muskeltonus), des Blutgefäßsystems (∫ Herz-, Gefäßtonus) etc.; als **nervaler oder nervöser T.** der permanente, sich in der Tonisierung des ganzen Körpers ausdrückende Erregungszustand des NS, unterschieden als **animaler** (spinal, zerebral, zerebellar) u. als **vegetativer** (∫ Sympathiko-, Parasympathikotonus; s. a. Vagotonie), ferner als **affektiver T.** die emotionale Spannungslage.

Tonus|bandage: *orthop* bei Störung von Tiefensensibilität u. Muskeltonus indizierte elast. Gurtbandage in Verlaufsrichtung des gestörten Muskels bis zu einem gesunden Körperteil; unterstützt die Muskelfunktion, erleichtert die Bewegungskontrolle. – **T.differenz, vestibuläre**: bei der Vestibularisprüfung das Überwiegen der Reaktionen (z. B. Nystagmusbereitschaft) auf einer Seite (z. B. längerdauernder Re.nystagmus bei Warmspülung re. u. Kaltspülung li.). – **T.fasern**: *physiol* s. u. Zuckungsfasern. – **T.reflex**: ∫ Haltungsreflex.

Tonusverlust: 1) affektiver T.: ∫ Kataplexie (1). – 2) muskulärer T.: ∫ Atonie. – 3) epilept. T.: s. u. Epilepsie, atonische.

Tonverdeckung: die Erscheinung, daß von 2 verschied. Tönen bei genügend großem Schallstärkeunterschied der leisere nicht mehr gehört wird (um so eher, je geringer die Frequenzdifferenz).

Tooth* Muskelatrophie: ∫ CHARCOT*-MARIE* Syndrom.

Top|agnosie: Unfähigkeit, Örtlichkeiten wiederzuerkennen (z. B. bei ALZHEIMER* Krankh.), bzw. Störung der T.ästhesie (= ↑ Topognosie). – **T.algie**: eng umgrenzter Schmerz ohne organ. Urs. (u. evtl. abweichend vom Nervenverlauf); v. a. bei Neurasthenie u. psychogen. – **T.ektomie**: gezielte Exhairese definierter Hirnrindenareale als psychochir. Eingriff; s. a. SCOVILLE* Op., PENFIELD* Op. (1).

Tophus: entzündl. Knotenbildung; z. B. der **T. syphiliticus** (im Schädeldach bei spezif. Periostitis); i. e. S. der **T. arthriticus** (↑ Gichtknoten).

Topik: *anat* die örtl. Lageverhältnisse der Organe im Körper. – **topisch**: die örtl. Lage (Topik) betreffend: z. B. **t. Diagnostik** (↑ Topodiagnostik). – **topistisch**: s. u. Pathoklise.

Top(o)...: Wortteil »Ort«, »örtlich« (auch i. S. von Organbeschränkung).

Topochemie: die Biochemie (molekulare Struktur u. Funktion) der Struktureinheiten von Organen, Geweben, Zellen, Organellen etc., untersucht nach weitgehender u. schonender Isolierung (z. B. subzelluläre u. Zellfraktionierung).

Topo|diagnostik: D. zur Lokalisation eines Krankheitsprozesses, i. e. S. die Abgrenzung neurolog. Ausfallserscheinungen in Richtung eines mögl. gemeinsamen Ursprungs (s. a. Höhendiagnostik). – **T. dysästhesie**: D. (auch An-, Hyp-, Parästhesie) in einem umgrenzten Gebiet wie Nervenareal, Wurzelsegment, HEAD* Zone. – **T.gnosie**, Topästhesie: die »lokalisierte Gefühlswahrnehmung« für taktile, therm. u. Schmerzreize auf der Haut. – **T.graphie**: *anat* topograph. ↑ Anatomie.

Topor: (lat. = Erstarrung) *psych* ↑ Sopor.

Topo|skop: (W. GREY) elektron. Gerät, mit dem das EEG (22 Abltgn.) auf einem Oszillographen in neuart. Bildformen wiedergegeben u. registriert wird, z. B. als zirkuläre Oszillationen (System WALTER; auch fächerförm. Variation), als Intensitätsschwankungen dicht untereinanderliegender Striche (System PETSCHE-MARKO), als Äquipotentiallinien landkartenartig auf Bildern der Schädeloberfläche (System REMOND). Vorteile: Information über Diffusionsgrad, Ausbreitungsgeschwindigkeit, räuml.-zeitl. Beziehungen u. a. – **T.tomie**: *neurochir* ↑ Topektomie.

Torcular: (lat. = Kelter) 1) *chir* Arterienkompressorium (↑ Tourniquet), i. w. S. auch die damit erzeugte Blutleere. – 2) **T. Herophili**: *anat* ↑ Confluens sinuum.

Torek* Operation (FRANZ J. A. T., 1861–1938, dtsch. Chirurg, New York): (1931) bei Hodenektopie Samenstrangmobilisierung u. Orchidopexie s.c. an der Oberschenkelinnenseite.

Torelli* Schatten, Segelzeichen (MULVEY): (1934) *röntg* von den Ligg. sternopericardiaca u. Thymusresten gebildeter längl. Dreiecksschatten (Spitze kaudal) unterhalb des re. Sternoklavikulargelenks.

Torf: *baln* ↑ Badetorf, Moor.

Torg* Syndrom: (JOSEPH S. T. et alii 1969) autosomal-rezessiv oder X-chromosomal erbl. »karpotarsale Osteolyse ohne Nephropathie« (vgl. THIEFFRY*-SHURTLEFF* Sy.); beginnend im Kindesalter, langsam progredient, mit meist bds.-symmetr. Verschmächtigung u. Schwund der dist. Hand- u. Fußknochen.

torisch: *opt* mit gebogener Fläche, die in den 2 Hauptschnitten verschied. Krümmungen aufweist. Derart. (= sphär. + zylindr.) Brillengläser dienen der Korrektur astigmat. Augenfehler.

Torkildsen* Drainage (ARNE T., Chirurg, Oslo): (1939) »ventrikulozisternale Katheterdränage« zur Liquorableitung vom Seitenventrikel in die Cisterna magna als symptomat. Hydrozephalus-Ther. beim Aquädukt-, doppelseitig beim For.-Monroi-Verschluß.

Tormenta, Tormina: Bauchschmerzen, Koliken.

Tornister|(druck)lähmung, RIEDER* Syndrom: Lähmung des Plexus brach. (Mm. deltoideus, supra- u. infraspinatus, suprascapularis, teres minor) durch Druck des Tragriemens. Wiederherstellung der Funktion nach einigen Wo. – **T.verband**: *chir* ↑ Rucksackverband.

Tornwaldt* Krankheit (GUSTAV LUDWIG T., 1843–1910, Arzt, Danzig): ↑ Bursitis pharyngealis.

Torpedo marmorata: *zool* mariner Zitterrochen mit elektr. Organ (s. u. Zitteraal).

torpid: ohne Aktivität, träge; s. a. Torpor.

Torpor: 1) Torpidität: die »Stumpfheit« (Fehlen von Verstand u. Initiative) des Schwachsinnigen. – 2) Benommenheit, stärkere Bewußtseinsstörung. – 3) **T. retinae**: fehlende oder verminderte Farben- oder Lichtempfindung bei Commotio retinae, Hemeralopie u. a.

Torque, Torquing: *orthodont* Drehbewegung des Zahnes um eine Querachse außerhalb des natürl. Drehpunktes. – **Torquieren**: ↑ Torsion.

Torr: nach dem ital. Naturforscher E. TORRICELLI (1608–1647) benannte Einh. des Druckes; $1\,T = 1\,mm\,Hg = 1/760\,atm = 133{,}322\,N/m^2 = 1{,}3335\,mb = {}^{101325}/_{760}\,Pa$.

Torres* Einschlußkörperchen: unregelmäßig geformte, körn., von hellem Hof umgebene eosinophile E. in Leberzellkernen bei Gelbfieber; wahrsch. Reaktionsprodukte der Viren. – Ähnlich die **T.*-Teixeira* Körperchen** im krankhaft veränderten Gewebe bei Alastrim.

Torsio(n): Drillung, Verwindung; *path* Achsendrehung eines Organs, meist um die Längsachse (v. a. bei zu langen oder erschlafften Haltebändern), z. B. die **T. chordae umbilicalis** (s. u. Nabelschnurknoten), **T. intestini** (s. u. Darmverschlingung), ferner ↑ Hoden-, Magen-, Uterus-Tarsion, s. a. Stieldrehung, Dreh(ungs...). – **T. oculi**: Augenbewegung um die a.-p. Achse (s. a. Ex-, Intorsion, Torsionswinkel), als **falsche T.** die schräge Drehung um die vertikale u. transversale Achse.

Torsiometer: *ophth* Klinometer. – **Torsionometer**: *orthop* Gerät zur Messung der Torsion bei WS-Verkrümmung.

Torsions|anfall: s. u. gyrator. ↑ Epilepsie. – **T.dystonie**, SCHWALBE*-ZIEHEN*-OPPENHEIM* Syndrom: (1908 bzw. 1911) heredodegenerat. striäre Erkr. (dominant erbl. Putamen- u. Pallidum-Degeneration) mit Zwangsbewegungen, wobei hypotone Zustände des Muskels mit Hypertonie u. ton.-klon. Bewegungen ständig abwechseln. Klin.: beim Versuch, Willkürbewegungen auszuführen, ziehende u. drehende Bewegungen von Rumpf u. Hals infolge Einschießens von

»**T.spasmen**«. Beginn meist als Bewegungsbehinderung einer Extremität; später Torticollis spasticus, Tortipelvis, OPPENHEIM* Dromedarhaltung, Rumpfversteifung in »vertrackten Stellungen« (VOGT), stelzender Gang. – Als weitere **t.dyston. Syndrome**, d. h. extrapyramidale Alterationen (v. a. Putamen), bei denen plötzl. Tonuswechsel, Hyperkinesen u. Torsionsbewegungen (im allg. nur im Wachzustand; Gesichtsmuskulatur frei) im Vordergrund stehen, das Striatum-, WILSON* u. TAY*-SACHS* Sy. sowie nach Hirntrauma, Infektionskrankhn., CO- u. CS_2-Vergiftung.

Torsions|einlage: *orthop* ∫ Detorsionseinlage. – **T.-fraktur, -bruch**: *chir* ∫ Drehungsbruch. – **T.gleiten**: *orthop* ∫ Drehgleiten. – **T.griff**: gezielter Griff (Beckenseitenlage, Schulterpartie flach aufliegend) der manuellen Ther. bei LWS- u. Iliosakralgelenk-Affektionen. – **T.test**: *ophth* ∫ MEISSNER* Test.

Torsions|winkel: 1) *anat* a) am Femur der von Halsachse u. hint. Kondylentangente eingeschlossene Winkel. – b) (GIESELER) am Humerus der Winkel, den die vertikale Kaput- mit der unt. Trochlearachse bildet (♀ > ♂). – 2) *ophth* Rotations-, Rollwinkel: bei ∫ Torsion des Augapfels der Drehwinkel um die a.-p. Achse (= Achse Y n. FICK) von der Vertikalen (= Achse Z) weg. – **T.zahn**: anomal durchgebrochener Z. mit Drehung um seine Vertikal- (= Torsiversion), Transversal- (in Höhe Wurzel, Hals oder Krone) oder Sagittalachse.

Torti|collis: ∫ Schiefhals. – **T.pelvis**: durch Muskelspasmen bedingte »Beckentorsion« bei Kindern mit Torsionsdystonie; führt zur OPPENHEIM* Dromedarhaltung.

Tortuositas vasorum retinae: vermehrte Schlängelung der Netzhautarterien (z. B. bei Fundus hypertonicus) u. -venen, kongenital oder aber symptomat. bei örtl. oder allg. Gefäßleiden, örtl. Kreislaufbehinderung, Hirndruck, Herz-Kreislaufstörung.

tortuosus: (lat.) gedreht, gewunden.

Torula: *mykol* alter Gattungsname für Pilze u. Baktn., die jetzt den Gattgn. Acetobacter, Candida, Cladosporium, Cryptococcus (z. B. T. neoformans), Geotrichum, Metschnikowia, Rhodotorula, Saccharomyces, Sporotrichum u. a. zugeordnet sind.

Toruli tactiles *PNA*: die – fettunterpolsterten, an Mechanorezeptoren reichen – »Tastballen« der Handfläche (Thenar u. Hypothenar sowie kleine Ballen proximal der Interdigitalfalten II –V u. Fingerbeeren) u. Fußsohle; i. e. S. die Fingerbeeren.

Torulom: Granulom bei Kryptokokkose (»Torulose«); solitär oder multipel in verschied. Organen.

Torulopsis: Sproßpilzgattung, imperfekte Hefen (∫ dort. Abb.), u. a. mit den Arten **T. candida** (früher: T. **famata**; = Cryptococcus minor), **T. dattila**, **T. inconspicue** (höchst unscheinbar) sowie **T. glabrata** (ubiquitär, mit hohem Feuchtigkeitsanspruch; Haupterreger der **Torulopsidose**; s. a. Tab. »Mykosen«). – Ferner obsol. Name für Blastomyces-, Candida-, Cryptococcus-, Histoplasma-, Lipomyces- u. Rhodotorula-Arten.

Torulose: ∫ Kryptokokkose.

Torulus: (lat. = kleiner Wulst) s. u. Toruli.

Torus: (lat.) Erhebung, Wulst; *anat* z. B. **T. levatorius** *PNA* (»Levatorwulst« unterhalb der Rachenöffnung der Ohrtrompete, hervorgerufen vom M. levator veli palatini), **T. occipitalis** (inkonst. quere Knochenleiste bds. zwischen den Lineae nuchae sup. u. suprema), **T. palatinus** *PNA* (inkonst., oft rachitisch bedingter Knochenwulst an der Vereinigung der Suturae incisivae mit der S. palatina mediana oder längs dieser), **T. sagittalis** (kammart. Erhebung anstelle der ursprüngl. Sutura front.), **T. tactilis terminalis** (die ∫ Fingerbeere), **T. tubarius** *PNA* (der die Rachenmündung der Ohrtrompete hinten begrenzende u. überragende »Tubenwulst«, hervorgerufen vom Ende des Tubenknorpels).

Tosactidum *WHO*: synthet. Human-ACTH-Präp. (28-Aminosäuren-Peptid; $\alpha^{1\text{-}28}$-Corticotropin).

Tost* Syndrom (MANFRED T., Ophthalmologe, Rostock, Halle): (1969) fam.-erbl. bds. Mikroblepharie, kombin. mit Lagophthalmus, Tetrastichiasis u. Trichiasis (u. sek. Konjunktivitis), Dystopie der Superzilien, Synophrys, Hypertelorismus, Epikanthus, evtl. Heterophorie u. Konvergenzexzeß, Nageldystrophie, Platonychie.

Tosylchloramidum natricum *WHO*, Chloramin B: Natrium p-sulfaminochloratum; Desinfiziens u. Antiseptikum, wichtigstes der organ. Chloramine (setzt HOCl frei). – Anorgan. Chloramine bilden sich direkt aus $NH_3 + Cl_2$ in wäßr. Lsg., z. B. bei »Chloraminierung« von Trinkwasser.

tot: s. u. Tod; *dent* ∫ devital. – **toter Finger**: ∫ Digitus mortuus. – **toter Punkt**: subj. empfundene u. objektivierbare Leistungsminderung(sphase) zu Beginn einer intensiven Ausdauerleistung als Folge erhöhter Gewebsazidität (Milchsäureakkumulation) bei Diskrepanz zwischen Blut(d. h. Glykogen- u. O_2-)bedarf u. Durchblutung der Muskulatur. Sistiert nach – beim Trainierten schneller einsetzender – Kreislaufumstellung (begünstigt durch bewußt dosierte Leistungsminderung); anschließend spürbarer Wiederanstieg der Leistungsfähigkeit (»second wind«).

total: vollständig (s. a. Total..., Gesamt..., Holo...); z. B. **t.** ∫ **Dammriß** (= III. Grades), **t. Fasten** (∫ Nulldiät), **t. Herzblock** (s. u. Block).

Total|atelektase: A. eines ganzen Lungenflügels; bewirkt Verziehung des Mediastinums zur kranken bzw. – bei gleichseit. Pleuraerguß – Verdrängung zur Gegenseite (mit Beeinträchtigung der Zirkulation in den herznahen Gefäßen u. damit der Herzfunktion). – **T.aufmeißelung**: *otol* Eröffnung u. Ausräumung der Mittelohrräume u. des Mastoids; i. e. S. als Radikal-Op. mit Entfernen der hint. Gehörgangswand, der Gehörknöchelchen u. des Trommelfells; als »konservierende Radikal-Op.« mit weitgehender Erhaltung der Schalleitungskette. – **T.bestrahlung**: *radiol* ∫ Ganzkörperbestrahlung. – **T.blindheit**: ∫ Amaurose i. e. S.

Totalclearance, Clearance$_{tot}$: (DOST) das pro Min. durch Tubulussekretion u. Glomerulusfiltrat vom augenblickl. Gehalt an Testsubstanz (= S; z. B. Medikament) befreite Plasma-Vol.; meist errechnet als sogen. indir. T. in Relation zu den Plasma- u. Clearance-Werten des – kurz zuvor injizierten – Inulins:

$$\frac{k_s \cdot Vol_s \cdot Clearance_{In}}{k_{In} \cdot Vol_{\cdot In}}$$

(k = Eliminationskonstante).

Totalexstirpation

Totalexstirpation: vollständ. Entfernung eines Organ(zusammenhang)s; als **einfache T.** möglichst organnahe ausgeführt (z. B. Uterus u. Adnexe), als **erweiterte T.** (»Ausrottung«, s. a. Radikal-Op.) möglichst weit »im Gesunden« (im umgebenden Bindegewebe, z. B. einschl. Parametrien) u. unter Mitnahme der regionalen LK.

Total|horopter: *ophth* der dreidimensionale ⟋ Horopter im Unterschied zum H.kreis (⟋ VIETH*-MÜLLER* Kreis [Abb.!]) u. zum partiellen oder ⟋ Linien-H. (als »Horizontal-« bzw. »Vertikal-H.«; Quer- oder Längsdisparation zugelassen). – **T.kapazität**, max. Lungenvol., $V_{pulm.\ max}$: *physiol* das am Ende einer max. Inspiration in der Lunge vorhandene Luftvol. (= VK + Residualvol.); s. a. Abb. »Lungenvolumina«. – **T.operation**: s. u. T.exstirpation, -aufmeißelung; vgl. Radikaloperation.

Total|prolaps: weitgehender Vorfall eines Organs; z. B. Analprolaps mit Ausstülpung sämtl. Wandschichten, Mastdarmprolaps mit Ausstülpung der Ampulla recti, Genitalprolaps mit Vortreten des Uterus (bei Multiparen evtl. nur der elongierten Zervix) vor die Vulva (u. begleitender Zysto- u. Rektozele). – **T.prothese**: 1) *chir* alloplast. Endoprothese zum Ersatz beider Gelenkanteile, z. B. für Finger-, Ellen-, Schulter-, Hüft-, Knie-, Fußgelenk. – 2) *dent* »Vollprothese« für den zahnlosen Kiefer, evtl. mit zusätzl. Haltemitteln wie Gebißfedern, Beschwerungsmitteln, Saugevorrichtung (z. B. als Saugrillen an der hufeisenförm. Basisplatte); vgl. Teilprothese. – **T.star**: *ophth* ⟋ Cataracta matura.

Totenflecke, Livores mortis: *forens* die etwa 1 Std. post mortem (evtl. bereits agonal) an abhäng. Körperpartien auftret. rötlich-zyanot. Flecken durch venöse Hypostasen (noch wegdrückbar) bzw. – nach etwa 24 Std. – durch diffuse Hb-Durchtränkung der hypostat. Gewebe (dann irreversibel); s. a. Tab. »Todeszeitbestg.«. – **intravitale T.**: s. u. Leichenflecke.

Toten|kälte, Algor mortis: *forens* die in Abhängigkeit von Außentemp., Wärmekonduktion, Bekleidung, Körperradius (Adipositas/Kachexie), Körpertemp. zum Zeitpunkt des Todes etc. mehr oder minder schnell eintret. Abkühlung der Leiche. Bedeutsam für die Todeszeitbestg. (⟋ dort. Tab.). – **T.kranzarterie**: der R. obturatorius der A. epigastrica inf., wenn er Urspr. der A. obturatoria ist (⟋ Corona mortis). – **T.kreuz**: *klin* ⟋ Crux mortis.

Toten|lade: *path* die einen durch Knochennekrose entstandenen Sequester allseitig umgebende »Kapsel« aus neugebildetem Knochen. – **T.schau**: ⟋ Leichenschau.

Totenstarre: *forens* die durch Anhäufung saurer Metaboliten postmortal eintret. Erstarrung der Muskeln; beschleunigt in schlanken (z. B. marant.) u. in kurz ante finem beanspruchten Muskeln sowie in der Wärme. Beginnt gem. der ⟋ NYSTEN* Regel im Kopfbereich (Lider nach 1–2, Kaumuskeln n. 2–4 Std.) u. an kleinen Gelenken u. schreitet dann fort, um sich später in der gleichen Reihenfolge wieder zu lösen (48–96 Std.); Vollentwicklung nach 5–8 (6–18) Std.; forensisch bedeutsam das 8–9 Std. post mortem mögl. künstliche Brechen der Starre mit nachfolgendem Wiedererstarren. – s.a. Tab. »Todeszeitbestg.« – **kataleptische T.**: bereits im Moment des Todes einsetzende T.; umstritten (evtl. Enthirnungs-

starre infolge Stammhirnläsion im Nucl.-ruber-Bereich).

Tot|fäule: *geburtsh* als asept. Prozeß einsetzende Mazeration der in utero retinierten abgestorbenen Frucht, begleitet von Hämolyse (mit Fruchtwasser-, Nabelschnur- u Kindshautverfärbung). – **T.geburt**: Ausstoßung eines in utero – i. e. S. nach einer Gravidität von mind. 28 Wo. – abgestorbenen Feten. – Auch Bez. für das »**T.geborene**«.

Toti* Operation (ADDEO T., geb. 1861, Ophthalmologe, Florenz): (1904) *ophth* Dakryozystorhinostomie durch Resektion der angrenzenden Tränensack- u. Nasengangsabschnitte ohne Schleimhautvereinigung.

Totimpfstoff: Vakzine mit abgetöteten (inaktivierten) Erregern. Bewirkt v. a. humorale Immunität; Schutzdauer 1 J. bis lebenslängl. (bei vollständ. Grundimmunisierung u. regelmäß. Auffrischimpfung). Im Gebrauch z. B. Typhus-, Cholera-, Poliomyelitis- (nach ⟋ SALK), Influenza-, Masern-Vakzine.

Totraum: TR: *physiol* der am Gasaustausch nicht wesentlich beteiligte (»schädl.«) Raum des Respirationstraktes bzw. das entspr. Luftvol.: 1) als **anatom. T.** (V_D) die Volumina der Luftleitungswege einschl. terminaler Bronchioli (mit der Art der Atmung etwas veränderlich); 2) als **alveolärer T.** (V_{TA}) die Vol. der nicht oder (rel.) minderdurchbluteten u./oder schlecht ventilierten bzw. membrangeschädigten Alveolen (z. B. bei Emphysem bzw. Lungekompression bzw. Fibrose); nur gasanalytisch exakt bestimmbar; 3) als **funktioneller** oder **physiol. T.** (V_T) die Summe aus anatom. u. alveol. T (= Gesamt-T.), der beim Gesunden etwa dem V_D entspricht (in Ruhe etwa 35%, unter Belastung 20% des Atemzugvol.), beim Kranken durch Einbeziehung weiterer Anteile des V_{TA} vergrößert ist (z. B. Pendelluft bei obstruktivem Prozeß); als **Parallel-T.** (PAPPENHEIMER et al. 1952) das bei ventilator. Verteilungsstörung auf der Differenz von arter. u. alveolärem P_{CO_2} beruhende Abweichen der errechneten Größe des funktionellen T. – Bestg. erfolgt nach der BOHR* Formel in der In- u. Exspirations- u. Alveolarluft:

$$\frac{V_D}{V_T} = \frac{F_E - F_A}{F_I - F_A}\ ;\ \left(\frac{F_E - F_A}{F_I - F_A}\right)O_2 = \left(\frac{F_A - F_E}{F_A}\right)CO_2. -$$

Die Einbeziehung des V_{TA} (= **T.-Hyperventilation**), v. a. bei ventilator. Verteilungsstörung, aber auch bei körperl. Arbeit, führt – ähnlich wie bei einer Atemmaske – als sogen. **T.effekt** zur Steigerung des ⟋ T.-quotienten, evtl. mit resultierender Störung des Ventilations-/Durchblutungsverhältnisses, da zur Aufrechterhaltung normaler Alveolardrücke eine größere Gesamtventilation erforderl. ist; dabei entspricht der sogen. Parallel-TR, d. h. die Differenz der mit alveolarem bzw. arter. P_{CO_2} ermittelten TR-Werte, der zusätzl. Ventilationsgröße, die das aktuelle arter. P_{CO_2} ermöglicht. – **T.quotient** aus anatom. (V_D) u. Gesamttotraum (V_T):

$$\frac{V_D}{V_T} = \frac{V_E - V_A}{V_A}$$

(V_E = Atemäquivalent; V_A = alveoläre Ventilation); Normalwert in Ruhe etwa 0,35, bei Arbeit 0,20.

Totstellreflex: »Schreckstarre« der Tiere in plötzl. Gefahr. – Als Analogon beim Menschen in Schrecksituationen hypobul. Reaktion mit Unfähigkeit, sich zu bewegen.

Touchieren: 1) diagnost. Austasten von außen zugänglicher Körperhöhlen; i. e. S. die digitale gyn. Untersuchung. – 2) therap. oberflächl. Ätzung von Granulationen.

Touhy* Methode: *anästh* (1944) »kontinuierl. Spinalanästhesie«, bei der zunächst durch die subarachnoidal eingeführte Punktionskanüle (n. HUBER mit seitlich gebogener Spitze) 10 ml Liquor als Lösungsmittel für das Anästhetikum abgezogen, dann durch die Kanüle ein feiner Ureterkatheter eingelegt u. nach Zurückziehen der Kanüle die Anfangsdosis injiziert wird.

Toulon-Fleckfieber: murines Fleckfieber im südfranzös. Küstengebiet.

Toupet* Operation: 1) (RENÉ T.) a) laterolat., antekol., transepiploische, marginale GE mit entlastender Transversopexie. – b) SCHOEMAKER*-POUCHET*-T.* Op.: bei kardianahem Ulkus subtotale, offene, hohe Magenresektion mit Ulkusexzision, minorseit. Verkleinerung des Magenquerschnitts u. antekol. terminolat. Gastrojejunostomie. – 2) (ANDRÉ T. 1955) Dickdarmresektion bei Sigma-Rektum-Ca.: Eversion des mobilisierten Enddarms vor den Anus (Zug an anal eingeführtem Krummstab, der mit transabdominal eingesetztem Metallring fixiert wird), Resektion der Analportion oberhalb des Ringes, Durchzug des Dickdarms bis zur vollständ. Streckung, Abtragung bis auf 10 cm breite Analmanschette, Glockenschwengel- oder Kontaktanastomosierung; Inversion erst nach Anastomosenheilung.

Touraine* Syndrom: (ALBERT T., 1883–1961, Dermatologe, Paris) 1) (1941, 1949) neurokutanes ⁄ Melanoblastose-Sy. – 2) (1951) erbl. Erkr. mit Hautfibromen, Diabetes mellitus u. Adipositas. – 3) (1945) PEUTZ*-T.* Sy.: ⁄ Lentigopolyposis. – 4) CHRIST*-SIEMENS*-T.* Sy.: ⁄ Anhidrosis hypotrichotica polydysplastica. – 5) T.*-SOLENTE*-GOLÉ* Sy., Pachydermoperiostose: (1935) unregelmäßig-dominant erbl., sporad. u. fam., absolut-androtrope, juvenil einsetzende Pachydermie mit Cutis gyrata (an behaartem Kopf, Gesicht, Handflächen, Fußsohlen, Talgdrüsenhyperplasien, bilat.-symmetr. Hyperostosen u. Osteophytosen (v. a. metakarpal u. -tarsal u. an Phalangen, mit z. T. keulenart. Finger- u. Zehen-Verdikkung) Uhrglasnägeln; s. a. ROY* Syndrom. – 6) generalisierte Elastorrhexis: (1940) ⁄ GRÖNBLAD*-STRANDBERG* Sy. – 7) T.*-GISSELBRECHT* Polydysplasie: ⁄ Pachyonychia congenita. – 8) T.*-LAMBERGEON* Alopezie: autosomal-domin. Erbleiden mit Haaranomalien u. Zahndefekten, evtl. auch Psychose. – 9) ⁄ Epidermolysis bullosa polydysplastica.

Tourette* Syndrom (GILLES GEORGES DE LA T., 1857–1904, Neurologe, Paris): (1885) als Folge angeb. oder erworb. Striatumläsionen u. bei Neuro- u. Psychopathie vork. motor., im Affekt evtl. zu choreat. Sturm gesteigerte Automatismen (Tics) des Gesichts (= BRISSAUD* Krankh.; mit Schnaufen, Räuspern, Schnalzen, Ausspucken) u. anderer Regionen sowie Kopro- u. Echolalie, Echopraxie, unmotivierte Wutausbrüche u. a.

Touristenenteritis, Tourist(ik)a: ⁄ Reisediarrhö.

Tournay* Zeichen (AUGUSTE T., 1878–1969, französ. Ophthalmologe): physiol. Anisokorie bei extremem Seitwärtsblick (Mydriasis am abduzierten, Miosis am adduzierten Auge).

Tourniole: (französ.) periunguale Veränderungen, z. B. **T. streptococcique** (= Streptodermia bullosa als ⁄ »Umlauf«), **T. mélanique** (periunguales malignes Melanom).

Tourniquet: (französ. = Aderpresse) 1) mit einer Fadenschlinge armiertes Instrument zum Abschnüren von Gefäß(stiel)en; z. B. nach RUMEL-BELMONT. – 2) Zum Abschnüren einer Gliedmaße verw. Gummibinde oder -schlauch (u. Klemme). – 3) ⁄ GERLIER* Syndrom. – **T.-Probe:** 1) ⁄ RUMPEL*-LEEDE* Test. – 2) ⁄ MAHORNER*-OCHSNER* Test. – 3) T.-Hyperventilationsprobe: bei Tetanieverdacht Kompression der Nervenstämme des Oberarms bei gleichzeit. Hyperventilation zur Prüfung des TROUSSEAU* Zeichens. – **T.-Schock:** *path* der nach Lösen einer länger bestehenden Abschnürung bzw. nach Freigabe des Blutstromes in eine operativ rekonstruierte Ader auftretende, evtl. lebensbedrohl. (irreversible) Schock infolge Hypovolämie (plötzl. Blutabstrom in das nach Ischämie dilatierte Gefäßgebiet) u. Einschwemmung angestauter tox. Metaboliten.

Touton*(-Pospelow*) Zelle (KARL T., geb. 1858, Dermatologe, Breslau, Wiesbaden): (1885) Fremdkörperriesenzelle mit 20 u. mehr pyknot. Kernen u. schaum., Lipoide u. Kristalle enthaltendem Zytoplasma. Speicherzelle in Entzündungen mit stark xanthomatösem Einschlag u. bei HAND*-SCHÜLLER*-CHRISTIAN* Krkht.

Tow-Echovirus: Prototyp 14 der ECHO-Viren; isoliert auf Rhode Island bei abakterieller Meningitis.

Towey* Krankheit, Ahornrinden-Krankh.: (1932) chron. Pneumonie durch bei Verarbeitung von Ahornholz inhalierte Pilze der Gattung Papilaria (Coniosporium corticale); histol.: granuläre Reaktion mit Riesenzellen, mononukleäres Exsudat, intraalveolär Histiozyten, zahlreiche Sporen.

Towne* Aufnahme: *röntg* 1) »Felsenbeinvergleichsaufnahme« ähnl. der nach ALTSCHUL-UFFENORDE. – 2) nach vorn »überkippte« a.-p.-Aufnahme des Schädels (v. a. für Fraktur am Okziput).

Townes* Form: s. u. Methämoglobinämie.

tox ...: Wortteil »Gift(wirkung)«.

Tox|ämie, Toxikämie: »Blutvergiftung«; 1) Schädigung des Blutes durch Blutgifte; z. B. erkennbar an Zell(kern)veränderungen. – 2) ⁄ Toxinämie. – 3) **T.anämie,** d. h. toxisch bedingte Anämie. – **T.albumose:** durch ein tox. Protein (»T.albumin«, z. B. Bohnengift) oder Verdauungsprodukt bewirkte Erkr.

Toxicodendron: *botan* neuer Gattungsname für einige – meist tox. – Rhus-Arten [Anacardiaceae]; z. B. **T. quercifolium** (= Rhus toxicodendron, »Giftsumach«).

Toxi(co)dermia: ⁄ Toxikodermie. – **toxicus:** (lat.) toxisch.

Toxiferin: Alkaloid aus Kalebassenkurare.

toxigen, toxogen: 1) auf Gifteinwirkung beruhend (= toxisch). – 2) giftbildend.

Toxikämie: ⁄ Toxämie. – **toxiko ...:** s. a. toxo ... .

Toxikodermie, -derm(at)itis: Sammelbegr. für lokale oder system. tox.-allerg.-entzündl., insbes. medikamentös bedingte Dermatosen; z. B. die **akute T.**

Toxikologie

(↑ Erythrodermia acuta toxica), **bullöse T.** (mit Blasenbildung, im Extremfall als ↑ Epidermolysis acuta toxica).

Toxiko|logie: Lehre von der Wirkung der Gifte auf den Organismus; Teilgebiet der Pharmakologie mit dem Forschungsziel der Verhütung, Diagnostik u. Ther. von Vergiftungen; unterschieden als chem., medizin. = klin. (Teil der inn. Medizin) u. forens. T.logie; s. a. t.logisches ↑ Informationszentrum. – **t.-log. Prüfung:** *pharm* Bestg. der Toxizität einer Substanz an verschied. Tierarten bei verschied. Applikation; für die chron. Toxizität mit Verabfolgung sowohl therapeutischer als auch sicher toxischer Dosen. – **T.manie:** Gewöhnung an oder Abhängigkeit von Drogen (ungeachtet des Schweregrades u. der Art der Droge); i. e. S. die »Suchtkrankh.« (einschl. Alkoholismus); bei anderen Autoren das path. Verlangen nach »Giften« außer Alkohol, insbes. nach Beruhigungs-, Schlaf-, schmerzvertreibenden u. stimulierenden Mitteln.

Toxikon: ↑ Gift.

Toxik(on)ose: durch exo- oder endogene tox. Substanzen verurs. Krankh. (»Vergiftung«); z. B. Thyreo-, Säuglings-, Schwangerschaftstoxikose (= Gestose); s. a. Intoxikation, Autointoxikation. – **hydrozephaloide, hypermotile** oder **hyperpyret. T.:** ↑ Encephaloenteritis acuta. – **Japan. T.:** ↑ Ekiri.

Tox(ik)ophobie: *psych* krankh. Angst vor Giften (im Unterschied zur wahnhaften Vergiftungsfurcht ohne Vermutung einer Vergiftungsabsicht).

Toxin: *serol* wasserlösl. Giftstoff (Protein oder Lipopolysaccharid; Bildung genetisch fixiert) tierischer, pflanzl. oder mikrobieller Herkunft, mit best. Latenzzeit, spezif. Wirkung (im Ggs. zum chemisch definierten Gift) u. unterschiedl. Antigenität; soweit bakteriell, unterschieden als Ekto- u. als – thermostabiles – Endotoxin. – Nach EHRLICH besitzt das T.-Molekül eine haptophore (für spezif. Bindung des Toxins an die »Zellrezeptoren«) u. eine toxophore Gruppe (die die Giftwirkung entfaltet). – Als Kanzerogen gilt z. B. das Aflatoxin von Aspergillus flavus.

Toxin|ämie: »Blutvergiftung« i. S. der Überschwemmung mit Baktn.toxinen, ohne daß unbedingt die Keime massenhaft im strömenden Blut nachzuweisen sind; z. B. bei Diphtherie. – **T.-Antitoxin-Flocke:** *serol* das grobflock. Präzipitat aus T. u. A. als Substrat der Flockungsteste. – Genutzt zur Herstg. von »T.A.F.-Impfstoff« – **T.-Antitoxin-Reaktion:** *serol* Reaktion eines tier. oder mikrobiellen Toxins mit dem spezif. AK (vgl. Antigen-Antikörper-Reaktion); führt in der Regel zur Neutralisation des Toxins. Nutzung für diagnost. Zwecke (Nachweis des einen Reaktionspartners) u. zur quant. Toxin- bzw. Antitoxinbestg.

Toxin|-Einheit: *serol, pharm* die Toxizität von 100 für ein best. Bezugstier letalen Minimaldosen (↑ Dosis letalis minima). – **T.-Neutralisationstest:** diagnost. In-vitro- oder In-vivo-Test auf T.-neutralisierende AK (Antitoxine) im Pat.- oder Rekonvaleszentenserum zum Nachweis einer – auch stattgehabten – einschläg. Infektion. Nur im SCHICK* Test von prakt. Bedeutung. – **T.therapie** mit tier. Giften, v. a. Schlangen-, Kröten-, u. Bienengift sowie Kantharidin.

toxiprofessionell: durch gewerbl. Gifte.

toxisch: 1) giftig (↑ Gift, Toxin), eine ↑ Toxikose bewirkend; z. B. **t. Knoten** (s. u. Adenom), **t. Äquiva-**lent (die zur Vergiftung von je 1 kg Versuchstier nöt. Giftmenge). – 2) durch Gift bedingt (= toxigen); z. B. **t. Delir** (häufigste Manifestationsform der ↑ Intoxikationspsychose), **t. Demenz** (verursacht durch ein protrahiert zugeführtes Gift, z. B. Genuß-, gewerbl. Gift, Suchtstoff; nur als alkohol. D. mit spezif. Symptn.).

Toxisterin: in länger UV-bestrahlten Ergocalciferol-Lsgn. sich neben den Suprasterinen bildende 3fach stärker tox. Substanz.

toxizid: tödlich giftig. – **Toxizität:** die sowohl innerhalb der Spezies als auch für die verschied. Arten variierende Giftigkeit einer Substanz; unterschieden als akute (»Mortalität bei einmal. Applikation«), subakute (bei wiederholter Zufuhr) u. chron. T. (für Arzneimittel u. Kosmetika am wichtigsten); angegeben z. B. als Dosis toxica, für die akute T. meist als DL_{50}; s. a. MAK. – **Toxizitätstest:** 1) *pharm* Prüfung einer Substanz (bzw. ihrer Komponenten) auf tox. Wirksamkeit. – 2) *bakt* Prüfung des Giftbildungsvermögens (als Parameter der Virulenz) von Mikroorganismen, z. B. von Corynebact. diphtheriae tierexperimentell im Virulenztest n. FRASER u. WELD, serol. im ELEK*-OUCHTERLONY* Plattentest.

Toxo|allergen: Substanz, die sowohl sensibilisierend als auch toxisch wirkt. – **T.flavin:** stark tox., antibiot. gelber Farbstoff (Pyrimidin-triazin-Derivat); Ektotoxin von Pseudomonas cocovenans u. Streptomyces albus.

toxo|gen: ↑ toxigen. – **T.genese:** 1) Erzeugung von Gift. – 2) Entstehung durch Giftwirkung. – **T.genin:** *serol* s. u. RICHET* Theorie.

Toxo|glossa: marine Kegel- u. Schraubenschnecken mit einem aus der Radula (»Reibezunge«) umgebildeten Giftstachel, dessen Stich für den Menschen u. U. tödlich ist. – **T.gonin®:** ↑ Obidoximchlorid.

Toxoid: *serol* »entgiftetes Toxin« mit erhaltener Antigenität (haptophore Gruppe), aber fehlenden tox. Eigenschaften (toxophore Gruppe), gewonnen als »Roh-T.« aus in sogen. Fermenter-Anlagen unter optimalen Bedingungen gezüchteten Kulturen durch Einwirkung von Formalin, Wärme (30–40°) u. Zeit (ca. 3–6 Wo.). In gereinigter Form u. mit best. AG-Gehalt angew. als **T.impfstoff** (im Handel nur Diphtherie- u. Tetanus-Formoltoxoid) zur akt. Immunisierung, wobei die nach parenteraler Applikation erzielte spezif. antitox. (humorale) Immunität die Morbidität u. Letalität senkt (Schutzdauer bei kompletter Grundimmunisierung u. Auffrischimpfungen lebenslang).

Toxokariasis: nach oraler Aufnahme mind. 4 Wo. alter Eier von Toxocara canis (oder T. cati) von den ausschlüpfenden, durch die Darmwand in Leber u. Lunge gelangenden Larven hervorgerufene »Larva migrans visceralis«. In der Regel während der Lungenpassage Unterbrechung des Entwicklungsganges u. Wanderung in den Darm, Verschleppung in den großen Kreislauf, Granulombildung (um den Larvenrest); Sympte.: evtl. nur unklare Eosinophilie, aber auch Fieber, Pneumonie, Leberschwellung, v. a. Chorioretinitis (»**Toxocara-Ophthalmie**«, evtl. Erblindung).

Toxokose, apoplektische: schwerste Entgleisung des Elektrolyt-/Wasser- u. Säure-/Basenhaushalts mit Azidose u. extrazellulärem Vol.defizit nach Hirnapoplex; klin.: Störungen des Bewußtseins (bis Koma) u. des Muskeltonus, Krampfentladungen.

Toxo|lyse: durch eingedrungene Toxine ausgelöste Zytolyse. – **T.mykose**: durch Zerfallsprodukte von Getreideparasiten etc. (meist Pilze, Pilzsporen), aber auch durch Trägerstäube verursachte tox.-allerg.(?) Pneumopathie, z. B. Farmer-, Paprikaspalterlunge.

Toxon: *bakt* ↑ Epitoxoid. – **Toxonose**: ↑ Toxikose.

Toxopachyosteose: ↑ WEISMANN=NETTER* Syndrom.

toxophor: gifttragend, -haltig; z. B. die **t. Gruppe** der ↑ Toxine. – **Toxophor**: ↑ Gifthaar.

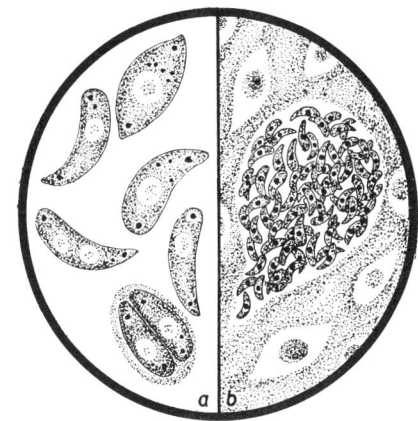

Toxoplasma gondii.
a) freischwimmend im Liquor;
b) Kolonie (Zyste) im Gehirn.

Toxoplasma: Protozoen-Gattg. [Coccidia, Toxoplasmidia] mit der einz. Art **T. gondii** (NICOLLE u. MANCEAUX 1908); Erreger der ↑ Toxoplasmose, mit fakultativem Wirtswechsel (↑ Abb.): 1) zykl. Entwicklung (»Kokzidien-Zyklus«) in der Hauskatze (u. a. Feliden; = spezif. Wirt) mit Schizo-, Gamo- u. Sporogonie im Darmepithel u. Bildung u. Ausscheidung von Oozysten; 2) azykl. Entwicklung in allen Säugetieren u. vielen Vögeln (= unspezif. Wirte) sowie beim Menschen: der sichelförm. Trophozoit (mit intrazellulärer Vermehrung durch Endodyogenie, d. h. Ausbildung von 2 Tochterzellen) bildet rosettenförm.

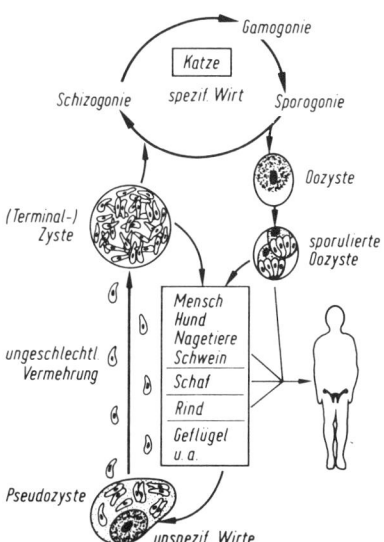

Pseudozysten u. Terminalzysten (mit bis zu 14 000 kleinen Toxoplasmen). – Infektion durch Aufnahme sporulierter Oozysten aus Katzenkot, Genuß zystenhalt. rohen Fleisches (v. a. Schweine-Hackfleisch etc.) oder infizierter Muttermilch oder diaplazentar. – **T.-Antigene** als Präparationen (z. B. Lysat) aus T.-infizierten Organen, z. B. aus Peritonealexsudat von Mäusen (= **Toxoplasmin** FRENKEL) oder Meerschweinchen (n. WESTPHAL), stehen für KBR, indir. Hämagglutinationstest, Kutanteste (z. B. nach FRENKEL), Desensibilisierung zur Verfügung.

Toxoplasmose: Infektionskrankh. durch ↑ Toxoplasma gondii (Inkubationszeit nicht genau bekannt). Beim Menschen meist **angeb. T.** (Fetopathia toxoplasmotica) infolge diaplazentarer Infektion in der 2. Schwangerschaftshälfte; bei massivem Befall Totoder Frühgeburt (Generalisation oder floride Enzephalitis) oder postenzephalit. Defektheilung; leichte Inf. erst nach Wo. oder Mon. manifest als Chorioretinitis (evtl. mit Augenmuskellähmungen, Mikrophthalmie, Iritis), Enzephalomeningitis mit Hydrocephalus int. oder Mikrozephalus (Retardierung, Krämpfe, Paresen), Ikterus mit Hepato-Splenomegalie, seltener Anämie, Hämorrhagien, Exanthem, Pneumonie, Myokarditis, Enterokolitis; s. a. SABIN*-FELDMAN* Syndrom (= **seronegat. T.**). Postnatal **erworbene T.** bei Kindern u. Jugendl. oft klinisch inapparent oder aber als atyp. fieberhafte Enzephalitis (ohne Hirnhaut- u. Hirnnervenbeteiligung), auch beim Erwachsenen entweder hochfieberhaft u. letal (mit Kopfschmerzen, Paresen, pulmonalen Sympt., Myokarditis, Hepato-Splenomegalie, inkonst. Augensymptn.) oder nur oligosymptomatisch. Diagnose: phasenmikroskop. Parasiten-Nachweis im Liquorsediment (selten erfolgreich), Tierversuch, v. a. SABIN*-OLITZKY* Neutralisationstest, KBR (WARREN u. SABIN; nur bei akuten Formen pos.), i.c. Reaktion mit Toxoplasma-AG, SABIN*-FELDMAN* Test (quant. »dye-test«), Immunfluoreszenz (spezif. IgM), pass. Hämagglutinationstest u. a. – Hinterläßt wahrsch. dauernde Immunität.

Toxoprotein: tox. Eiweißkörper, z. B. Ptomain, Baktn.-Proteine (u. deren Fragmente, s. a. Pyrogen), Ektotoxine.

Tox-Zentrum: toxikolog. ↑ Informationszentrum.

Toynbee* (JOSEPH T., 1815–1866, Otologe, London) **Gesetz**: *otol* Die intrakranielle Ausbreitung einer Otitis media erfolgt vom Mastoid in Richtung Sinus transversus u. Kleinhirn, vom Tympanon u. Gehörgang in Richtung Temporalhirn. – **T.* Versuch**: Prüfung der Durchlässigkeit der Ohrtrompete u. der Beweglichkeit des Trommelfells durch Schluckenlassen bei zugehaltener Nase u. geschlossenem Mund, wodurch bei intakter Tubenfunktion das Trommelfell nach innen gezogen wird.

T.P.: ↑ transformierendes Prinzip.

TPA-Test: 1) *serol* Treponema-**p**allidum-**A**gglutinationstest (s. a. Spirochätenagglutination). – 2) Tissue-**P**olypeptid-**A**ntigen-T.: (B. BJÖRKLUND) immunol. Krebstest (auch zur Ther.kontrolle) durch Nachweis (Hämagglutinationshemmung) eines best. Polypeptids (aus endoplasmat. Retikulum, Plasmamembran) im Blut, Urin, Abstrich oder Gewebe. Pos. auch bei verschied. Infektionskrankhtn.

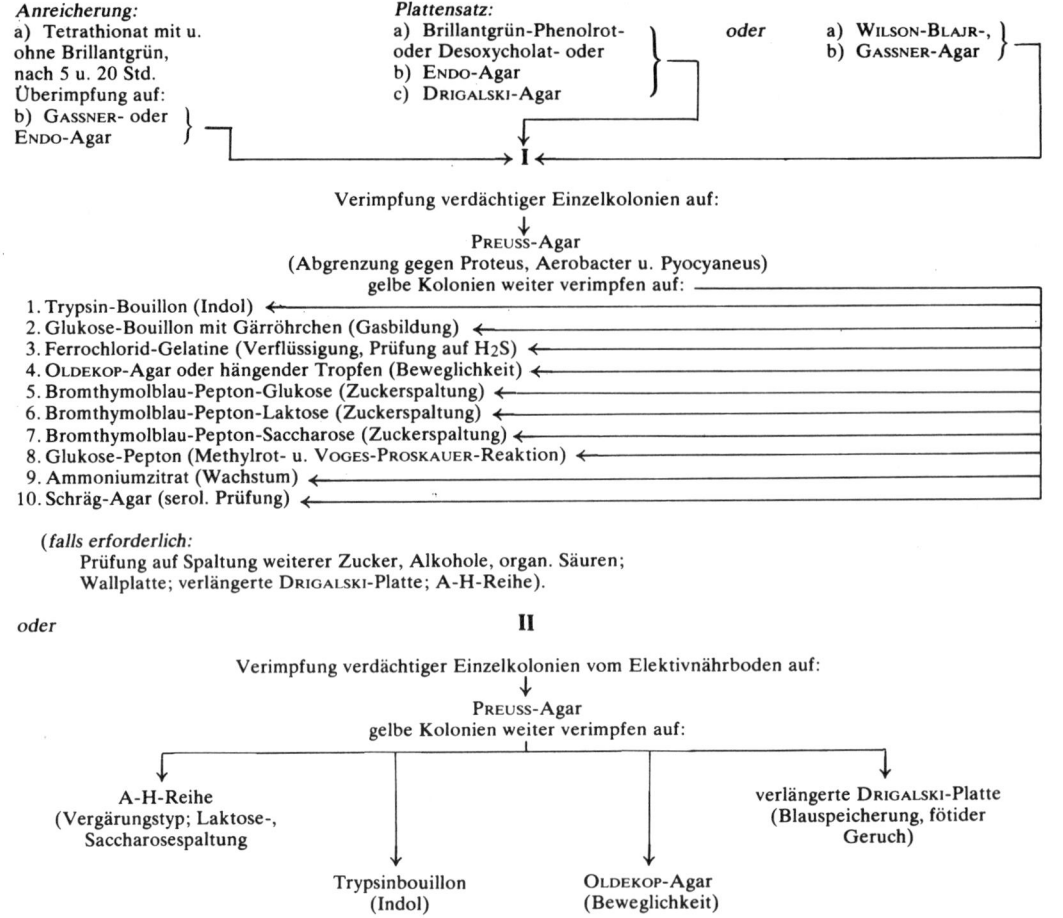

TPE-Diagnostik

TPCF: (engl.: PORTNOY u. MAGNUSSON) Treponema-pallidum-Complement-Fixation (s. u. Treponema-pallidum-KBR).

TPE-Gruppe: *bakt* Typhus-Paratyphus-Enteritis-Gruppe, die ↑ Salmonellen (als »**TPER**« einschl. Ruhr-Shigellen). Diagnostik innerhalb der Gruppe ↑ Schema.

TPH: Tetrazolprobe im Harn (↑ TTC-Test).

TPHA: ↑ Treponema-pallidum-Hämagglutination.

T-Phagen: (DEMEREC, FANO 1945) die – geschwänzten (engl.: tailed) – Koliphagen T1–T 7.

TPIA: *serol* Treponema-pallidum-Immunadhärenz (↑ Adherence-Disappearance-Phenomenon). – **TPI-Test (Nelson* u. Mayer*)**: Treponema-pallidum-Immobilisationstest (s. u. NELSON* Test).

TP-Linie: *röntg* auf der seitl. Schädelaufnahme die Gerade vom Tuberculum sellae zum oberen Rand der Protuberantia occipit. int.

TPN: Triphosphopyridinnukleotid (= ↑ Nikotinamid-adenin-dinukleotid-phosphat = NADP). – **TPNH**: NADPH + H$^+$.

TPP: ↑ Thiaminpyrophosphat (sogen. Kokarboxylase). – **T-P-Phänomen**: *kard* (C. S. ALEXANDER 1965) Sinustachykardie mit rel. S-T-Verlängerung, d. h. Auftreten der T-Zacke bzw. U-Welle zus. mit der P-Zacke oder unmittelbar danach; bei Alkalose.

TPR: **1)** *enterol* Tryptophanperchlorsäure-Reaktion. – **2)** *physiol* total peripheric resistance (s. u. Gefäßwiderstand). – **3)** ↑ Tibialis-posterior-Reflex. – **4)** *nephrol* tubuläre Phosphat-Rückresorption (normal: mind. 70% des filtrierten P.)

TPS-Test: Treponema-pallidum-Schwundtest (s. u. Adherence-Disappearance-Phenomenon).

Tr.: *pharm* **1)** Tinctura. – **2)** Trituratio. – **3)** Tropfen.

Tr^a: ein Familien-AG (nach dem Namen TRAVERSU).

Trabant: *zytol* ↑ Satellit. – **Trabantentuberkel**: bei Lungen-Tbk Tuberkel in der Nachbarschaft des Primärherdes, von denen aus gelegentl. eine lymphogene Progredienz des Prozesses in Richtung Pleura erfolgt.

Trabecula, -culum: (lat.: Deminutiv von trabs) kleiner Balken, *anat* bälkchenförm. Struktur, z. B. **Trabeculae carneae** *PNA* (= Trr. cordis; die an der Innenfläche der Herzkammern vorspringenden, netzförmig verbundenen Muskelbälkchen; als Trr. c. atrii dextri, die ↑ Mm. pectinati), **Tr. corneosclerale** (*ophth* unter der Spaltlampe erkennbare Verdichtungszone im Limbusgebiet der Kornea, v. a. nasal u. temporal in Höhe des vord. Kammerwinkels), **Trr. corporis cavernosi et spongiosi** *PNA* (von glatten Muskelfasern durchsetzte Bindegewebszüge der Penisschwellkörper), **Trr. lienis** *PNA* (von Milzhilus u. -kapsel ins Innere ziehende, gefäßführende bindegeweb. »Milzbälkchen«), **Tr. septomarginalis** *PNA* (die Tr.

carnea vom Kammerseptum zur Basis des vord. Papillarmuskels; enthält den re. Schenkel des His* Bündels).

Trabekel: ↑ Trabecula. – **T.arterie:** Milzarterienästchen in den Trabeculae lienis; im Ggs. zur **Tr.vene** mit Muskelschicht in der Wandung. – **Tr.blase:** *urol* ↑ Balkenblase. – **trabekulär:** Trabekel bildend, in Bälkchenform; z. B. das tr. Band (↑ Trabeculum corneosclerale). – **Trabekulotomie:** *ophth* ↑ Goniotomie.

Traberkrankheit, Paraplegia enzootica: *vet* Slowvirus-Infektion bei Schafen u. Ziegen; mit ZNS-Veränderungen (Degenerationen in grauer Gehirnsubstanz, Glia-Hypertrophie) u. -Störungen ähnl. denen bei der SSPE des Menschen.

Tracé alternant: (französ. = alternierende Spur) im EEG des Neugeb. u. Säuglings in der Phase des Ruheschlafs aus einer rel. niedr., unregelmäß. Grundaktivität heraus auftret. 2- bis 4-Sek.-Serien hoher δ-Wellen, evtl. von schnelleren, niedr. Wellen überlagert.

Tracer: (engl.) Markierungssubstanz für pharmakodynam., chem., metabol. etc. Untersuchungen; i. e. S. ein – möglichst kurzleb. u. keine wesentl. Strahlenbelastung verursachendes – Radionuklid (»Radioindikator«) als minim. Beimischung (»**T.dosis**«) zum zu prüfenden Substrat, d. h. als »Spürsubstanz« für dessen Verfolgung im Organismus anhand der registrierten Strahlung (s. a. Indikatormethode). – Natürlich vork. radioakt. »T.« (^{14}C, ^{3}H) erlauben auf Grund ihrer HWZ die Datierung prähistor. Funde (↑ Radiokarbontest). – **Tracern:** mit einer »Spürsubstanz« markieren.

Trachea *PNA*: die »Luftröhre«, mit Wandaufbau aus hyalinen Knorpelspangen (↑ Cartilagines tracheales), kollagenem Bindegewebe, glatter Muskulatur u. Schleimhaut; verbindet Kehlkopf u. Bronchialbaum, indem sie sich distal in die bd. Stammbronchen gabelt (↑ Carina tracheae); s. a. Luftröhren..., Tracheal..., Tracheo....

tracheal: die Luftröhre (Trachea) betreffend.

Tracheal|anästhesie (Canyut*): Schleimhautanästhesierung von Luftröhre u. Bronchen (für Bronchoskopie, -graphie) durch transtracheale Inj. des Anästhetikums nach Punktion in Halsmitte. – **T.atmen:** das über Luftröhre u. Kehlkopf auskultierbare, dem Bronchialatmen ähnl. (aber tiefere, weniger scharfe) Atemgeräusch, das auch noch niedrigere Frequenzen des Vesikuläratmens enthält. – **T.divertikel:** hernienart. Ausstülpung der Luftröhrenweichteile, bei schrumpfenden (LK-)Prozessen der Nachbarschaft auch als Traktionsdivertikel; angeb. als rudimentäre akzessor. Bronchien in Bifurkationsnähe. – I. w. S. auch divertikelähnl. Bildungen in der Pars membranacea v. a. bei chron. Bronchitis, die als – z. T. Azinusstrukturen aufweisende – Schleimdrüsenzysten Luft, Schleim u. evtl. Eiter enthalten; imponieren bei reakt. Bindegewebswucherung als »Zystofibrom«.

Tracheal|ektasie: *path* ↑ Luftröhrendilatation (1). – **T.fistel:** inn. oder äuß. F. der Luftröhre; z. B. als angeb. (u. a. beim VATER-Syndrom) oder erworb. (bei perforierendem Wandprozeß) Ösophagotrachealfistel (mit pulmonalen Komplikationen), als – spontan heilende – Tracheostomiefistel. – **T.fraktur:** ↑ Luftröhrenfraktur; s.a. T.riß. – **T.fremdkörper:** im allg. ein in die Luftröhre aspirierter FK; Gefahr von Bolustod, Ventilverschluß (bei lockerem Sitz), nekrotisierender Tracheitis. – **T.häkchen:** *otol, chir* feines, scharfes (gerader Einzinkerhaken; evtl. li.- bzw. rechtsgebogen) oder stumpfes (spatelförm.) H. zum Fassen der Wundränder bei Tracheotomie. Auch kombin. Modelle (je 1 stumpfes u. spitzes Ende).

trachealis: (lat.) zur Luftröhre gehörend.

Tracheal|kanüle: Gummi-, Kunststoff- oder Metallröhre für die Atemluftzuleitung über ein Tracheostoma; als Standardausführung im Viertelkreis gebogen, bestehend aus Außen- (am »Schild« fixierbar) u. Innenrohr (zwecks Reinigung auswechselbar, mit Obturator-art. Einführungskonus); evtl. mit aufblasbarer Abdichtungsmanschette (= Ballonkanüle), auch rechtwinklig gebogen zum Anschluß an Beatmungsgerät. Als Dauerkanüle z. B. bei bds. Postikuslähmung, zikatrizieller Kehlkopfstenose. – Sondertypen: Sprech-, Spalt- (mit rinnenförm. Außenkanüle), Dilatations-, Hummerschwanz-, Schornsteinkanüle (s. a. Tracheotomietubus); ferner die Bypass-Kanüle zum Absaugen bei sekretor.-obstrukt. Lungenprozeß (gerade Plastikröhre, die durch Naht an der Luftröhrenvorderwand fixiert wird, wobei Phonation, Atmung u. Expektoration auf natürl. Wege erfolgen). – **T.katheter:** ↑ Endotrachealkatheter.

Tracheal|narkose: s. u. Intubationsnarkose. – **T.perforation:** Wanddefekt der Luftröhre, i. e. S. der infolge eines destruierenden endotrachealen, muralen oder paratrachealen (auf die Trachea übergreifenden) Prozesses; evtl. als T.fistel. Gefahr der Hals- bzw. Mediastinalphlegmone. – **T.rasseln:** durch Sekretmassen in der Luftröhre verurs. grobe, auf Distanz hörbare RG bei Lungenödem u. im Finalstadium; s. a. Stertor. – **T.riß, -ruptur:** inkomplette (z. B. auf die Mukosa begrenzte) oder komplette Zerreißung (evtl. kontinuitätstrennender Abriß) der T.wand (s. a. Luftröhrenfraktur) als Folge eines dir. oder indir. Traumas (mit Druck- oder Zugeinwirkung, z. B. Thoraxkompression bzw. Hyperextension des Kopfes). Gefahren: reflektor. u. Erstickungstod, Mediastinitis, Mediastinalemphysem, äuß. Herztamponade, Spannungspneumothorax.

Tracheal|sekret: schleim. bis glasig-zähe Absonderung der submukösen Schleimdrüsen u. der Becherzellen des Epithels; vermehrt bei Reizzuständen, dann evtl. auch reichlich abgestoßene Epithelien, Leuko, evtl. auch Ery u. path. Zellen enthaltend. Entleerung durch Flimmerbewegung der Epithelien u. Hustenstoß; mit Sputum u. Speichel vermischt (außer bei Katheteraspiration). – **T.stenose** (»Tracheostenosis«) angeb. v. a. durch atyp. Schleimhautfalten u. Knorpelanomalien (v. a. Ringbildung), erworben durch – endotrachealen, muralen oder peritrachealen – entzündl., narb. oder neoplast., obstruktiven oder komprimierenden Prozeß oder durch FK; ferner als **thymische T.** des Kindes bei Thymushyperplasie (Gefahr des Thymustodes), beim Erwachsenen bei Thymuspersistenz. Klin.: Atemerschwernis mit ex-, dann auch inspirator. Stridor.

Tracheal|ton: (WILLIAMS) gedämpft-tympanit. Klopfschall (abhängig von Weichteilüberlagerung; bei geöffnetem Mund verkürzt) paratracheal über dem 1.–2. ICR bei Infiltration oder Kompression der Lungenspitze. – **T.tubus:** ↑ Endotrachealtubus; i. w. S. auch

Tracheal|zeichen

die Bypass-Kanüle (s. u. T.kanüle). – **T.zeichen**: *angiol* ↑ HALL* Zeichen. – **T.zyste**: s. u. T.divertikel.

Tracheitis: unspezif. oder spezif. (v. a. Syphilis, Tbk) Entzündung der Luftröhrenmukosa u. -submukosa (evtl. auch tieferer Wandstrukturen), meist als Laryngotracheobronchitis; klin.: Trockenheitsgefühl, Hustenreiz. **Akute katarrhal. T.** mit Schleimhautrötung u. -auflockerung, vermehrter schleim. oder eitr. Sekretion (»Tracheopyosis«) evtl. Borkenbildung, bei Grippe oft hämorrhag., evtl. ulzerös (auch bei Typhus abdom.). – **Chron. T.** mit stärkerer Schwellung, Stenoseneigung, Sekretretention in den Schleimdrüsen (»Trachealzysten«); v. a. bei Kanülenträgern (Fehlen von Anfeuchtung, Filtration u. Vorwärmung der Atemluft) auch atroph. Form.

Trachelo...: Wortteil »Hals«, »Zervix«: z. B. **T.hämatom** (geburtstraumat. Blutung in die Muskelscheide des Sternokleidomastoidus mit reakt. Schiefhals; im allg. nach einigen Mon. zurückgehend), **T.pexie** (*gyn* op. Fixation der Uteruszervix bei Prolaps), **T.plastik** (Korrektur der Cervix uteri, meist i. S. einer **T.stomie** bei Gynatresie), **T.raphie** (*gyn* ↑ Zervixnaht, EMMET* Plastik), **T.rrhekter** (*geburtsh* durch Drehen am Griff spreizbarer Doppelhaken für die HWS-Zerreißung bei Dekapitation), **T.schisis** (↑ Halsspalte), **T.tomie** (Inzision der Cervix uteri).

Tracheo...: Wortteil »Luftröhre«; s. a. Tracheal....

tracheobronchial: Luftröhre u. Bronchien betreffend; z. B. das **t. Syndrom** (Tracheobronchitis des ↑ sinopulmonalen Syndroms), **t. Übersekretion** (beim Kleinkind nach schwieriger Fremdkörperextraktion; wegen Erschöpfung des Hustenreflexes Gefahr des Erstickens), **T.baum** (Sammelbegr. für Luftröhre u. Bronchien; = Trachea et bronchi *PNA*). – **T.tuberkulose** (als Folge bronchogener Aussaat bei lymphonodulärer Perforations- [progress. PK] u. kavernöser Lungenphthise).

Tracheo|bronchiektasie: ↑ MOUNIER=KUHN* Syndrom. – **T.bronchitis**: durch mechan.-chem. (Staub, Gase) oder bakteriell-virale Noxe (evtl. mit klimat. Komponente; z. B. als Common cold) verurs., meist akute Schleimhautentzündung in Luftröhre u. größeren Bronchien. Begleitkrankh. von Infektions-Krkhtn. oder – fortgeleitet – bei Rhinitis, Sinusitis (↑ sinopulmonales Syndrom), Angina, Pharyngitis (v. a. tonsilloprivα); klin.: Abgeschlagenheit, subfebrile Temp., Substernalschmerz, Reizhusten, evtl. Dyspnoe; rauhes Atemgeräusch (parasternal), verlängertes Exspirium, evtl. trockene RG. – s. a. Bronchitis, Laryngotrache(obronch)itis. – **T.bronchoskopie**: Endoskopie der Luftröhre u. der einsehbaren Bronchien.

Tracheo|fissur: *chir* Längsinzision der Luftröhre (evtl. auf den Kehlkopf ausgedehnt = T.laryngotomie); v. a. bei intratrachealer Stenose (z. B. Schilddrüsendystopie). – **T.fistulisation**: *laryng* perkutanes Einführen (nach G. ROSENTHAL Punktion zwischen Schild- u. Ringknorpel) eines feinen Katheters in die Luftröhre (z. B. zur Sekretabsaugung), evtl. durch eine spez. Trachealkanüle mit spitzem Obturator (n. YASARGIL). – **T.graphie**: *röntg* Kontrastdarstellg. der Luftröhre bei der Zerstäubungsbronchographie (als »Nebeneffekt«; jedoch wichtig z. B. für die Diagnostik angeb. Herzvitien u. Anomalien der großen Gefäße). Im Säuglingsalter Gefahr eines schweren Trachealödems!

Tracheo|laryngotomie: s. u. Laryngofissur. – **T.malazie**: »Luftröhrenerweichung« durch Nekrose der Trachealknorpel (z. B. infolge Druckwirkung einer Trachealkanüle oder deren Ballonmanschette). Bewirkt durch sek. Verlust der Elastizität Stenose (Atemerschwernis), evtl. auch völl. Kollabieren; ferner Gefahr der massiven, meist tödl. Tracheorrhagie; s. a. MOUNIER=KUHN* Syndrom. – **T.megalie**: abnorme Weite oder Größe der Luftröhre.

Tracheo|pathia (chondro)osteoplastica: durch Verknöcherung von Knorpelinseln der Mukosa oder ossifizierende Entzündung entstehende stachelförm. Exkreszenzen (Reibeisen- oder Strickleiterform) unter intakter oder atroph. Schleimhaut, v. a. in der dist. Luftröhre; klin.: chron. Tracheitis. – **T.rrhagie**: Blutung aus der Trachealmukosa, v. a. bei T.malazie, Perforation, als Komplik. der T.tomie; Gefahr des Erstickens.

Tracheo|schisis: angeb. Spalt in der Luftröhrenwand, meist inkomplett in Form der T.zele (bei Fehlen eines oder mehrerer Trachealringe). – **T.skopie**: s. u. T.bronchoskopie. – **T.stenosis**: ↑ Trachealstenose. – **T.stoma**: durch T.tomie herbeigeführte Öffnung der Luftröhre nach außen. – **T.stomie**: 1) ↑ T.tomie. – 2) ↑ T.stoma.

Tracheotomie: Eröffnung der Luftröhre durch Spaltung (oder umschrieb. Exzision) der Vorderwand im oberen Drittel zwecks Einführung einer Kanüle bei – bestehender oder zu erwartender – Atemnot, z. B. bei Pharynx-, Larynx-, Trachealstenose oder -verletzung, für Trachealplastik, untere Bronchoskopie, apparative Beatmung (Totraumverkleinerung!); u. zwar ober- oder unterhalb des Schilddrüsenisthmus (= Tracheotomia sup. s. cran. bzw. T. inf. s. caud.) oder – nach Isthmusspaltung – mit Einkerbung zwischen 3. u. 4. Trachealring (= T. media; geringste Gefahr der Chondritis u. subglott. Stenose; v. a. für apparative Langzeitbeatmung); weitere Komplikationen: Druckulkus, Arrosionsblutung. – vgl. Koniotomie. – **T.fistel**: s. u. Trachealfistel. – **T.tubus**: durch eine T.öffnung einzuführender Endotrachealtubus mit »Schornstein« (Ansatzstück) u. Abdichtungsmanschette.

Tracheozele: s. u. Trachealdivertikel.

Trachi...: Wortteil »Luftröhre« (s. a. Tracheal..., Tracheo...); z. B. **T.elkosis**: (Ulkus der Luftröhrenwand, meist Druckgeschwür durch Kanüle).

Trachom(a): 1) Conjunctivitis (granulosa) tracheomatosa; eine bes. in Afrika (»Ägypt. Körnerkrankh.«), Italien u. Osteuropa verbreitete kontagiöse (auch im Narbenstadium!) Bindehaut-Hornhauterkr. durch Chlamydia trachomatis, mit Bildung der charakterist. ↑ HALBERSTÄDTER*-PROWAZEK* Einschlußkörper. Nach 6- bis 10täg. Inkubationszeit akut hochgrad. Injektion, Schwellung u. Sekretion der Konjunktiven; dann chron. Entzündung mit papillärer Bindehauthypertrophie (= **T. papillare**) u. Bildung von »**T.körnern**« (= **T. folliculare**) in der Übergangsfalte, die nach Entleerung des gallert. Inhaltes narbig heilen (= **T. cicatricum**) mit Schrumpfung u. sek. Lidveränderungen (Ek- oder Entropium, Blepharophimosis, Trichiasis) oder aber als typ. »Hornhautentzündung« mit von oben einsprossenden Gefäßen (»Pannus trachomatosus«; oft zu Erblindung führend). – 2) jede follikuläre Knötchenbildung an Schleimhautoberflächen (z. B. T.

chordae vocalis s. laryngis = Sängerknötchen), i. e. S. die durch Erreger der PLT-Gruppe (s. a. TRIC-Gruppe), v. a. im Genitalbereich (z. B. das **T. deformans** der Vulva mit Narbenbildung, Kraurosis); s. a. Einschlußkörperchenkonjunktivitis. – **T. pinzette**: *ophth* Instrument zum Ausrollen oder -quetschen der T. körner (z. B. KNAPP* Rollenzange). – **T. vakzine**: *serol* Impfstoff aus der Dottersack-Suspension Trachomvirus-infizierter Hühnerembryonen; bewirkt bei Mensch u. Affen AK-Bildung (Infektionsschutz).

Trachy|algie: bei Kausalgie durch Berührung mit rauhen Gegenständen ausgelöster Schmerz. – **T. phonie**: rauhe Stimme.

Tracing-Test: (engl. = Kurvenzeichnen) *psych* Prüfung der opt.-motor. Koordination u. Vigilanz durch Nachzeichnenlassen (Kontaktstift) eines bewegten Linienzuges u. Registrieren von Zahl u. Dauer der Abweichungen; z. B. zur Bestg. des Müdigkeitsgrades, des tox. Effektes von Alkohol etc.

Tractus *PNA*: (lat.) Faserzug, Strang, Bahn (s. a. Fasciculus, Fibrae); z. B. **T. acusticus** (= Hörbahn), **T. alimentarius s. digestivus s. gastrointestinalis** (s. u. Canalis), **T. bulbocerebellaris** (= GOLL* Fasern), **T. dorsomedianus** (= Fascic. gracilis), **T. intermediolat.** (= Columna lat. medullae spin.), **T. intestinalis** (= Darmtrakt), **T. respiratorius** (s. u. Apparatus), **T. sensorius** (s. CIAGLINSKI* Bahn), **T. uncinatus cerebelli** (↑ Fasciculus uncinatus RUSSELL), **T. urinarius** (= ableitende Harnwege), **T. urogenitalis** (s. u. Apparatus), **T. uvealis** (= Tunica vasculosa bulbi = Uvea). – **T. bulbothalamicus** *BNA, JNA*: das 2. Glied in der Neuronenkette des T. spinothalamicus von den Hinterstrangkernen (Nucl. cuneatus u. gracilis) zum lat. Thalamuskern; bildet den Lemniscus med. – **T. cerebellorubralis** *PNA* **s.-tegmentalis mesencephali** *JNA*: Leitungsbahn vom Nucl. dentatus zum Nucl. ruber (über Pedunculus cerebelli inf., mit Kreuzung unterhalb des Colliculus inf.). Im roten Kern eintreffende Impulse werden zur Olive geleitet, von der wiederum EPS-Impulse zu oberen Kleinhirnkernen gehen, wo sie mit Impulsen des motor. Kortex integriert werden. – **T. cerebellothalamicus** *PNA*: Fasern vom Nucl. dentatus zum Nucl. ventr. thalami (über Pedunculus cerebelli sup. u. kreuzend vorbei am Nucl. ruber). – **T. corticocerebellaris** *BNA, JNA*: das kortikopontozerebellare Bündel, das in der Medulla oblong. von der Pyramidenbahn abzweigt, im Bogen um die Olive u. im Pedunculus cerebell. inf. zur Rinde der gleichseit. Kleinhirnhemisphäre verläuft; projiziert als »Kleinhirnpyramide« die Brückenkerne auf das Zerebellum. – **T. corticohypothalamici** *PNA*: bds. Projektionsbahn von der orbitofront., prämotor. u. viszeralen Rinde (frontopolare u. mlit. orbitale Areale, vord. Gyrus cinguli, G. hippocampalis einschl. Uncus) zum Hypothalamus. – **T. corticonigralis**: lange, efferente Projektionsbahn von den prä- bzw. postzentralen Areae 4, 6 u. 8 u. der Scheitel- u. Schläfenregion zur Substantia nigra; für die kortikale Beeinflussung der Feinmotorik des EPS. – **T. corticonuclearis** *PNA*: der in der Medulla oblong. an den motor. Hirnnervenkernen endende Teil der Pyramidenbahn (die er an der Brücke verläßt). – **T. corticopontini** *PNA*: die »Großhirn-Brückenbahnen«, von der Rinde aller Lappen im Centrum semiovale u. in den Hirnschenkeln absteigend u. an den Ponskernen endend; oberer Abschnitt des zweigliedr. T. corticopontocerebell., der, in diesen Kernen umgeschaltet, über die Brückenarme ins Neozerebellum gelangt. Verbindet alle motor., sensiblen u. sensor. Rindenfelder mit dem Kleinhirn. – **T. corticospinalis (pyramidalis)** *PNA*: die von den Neuriten der großen Pyramidenzellen der vord. Zentralwindung gebildete willkürlich--motor. »Pyramidenbahn«, die im Centrum semiovale einen Teil der Corona radiata bildet u. – zum Bündel vereinigt – durch inn. Kapsel, Hirnstiel, Brücke (Abgabe der Fibrae corticonucleares) u. Medulla oblong. unter Bildung der Pyramide (mit Decussatio pyramidum) als gekreuzter T. c. lat. u. ungekreuzter T. c. ant. zum Vorderhorn des RM (motor. Neuronen) zieht.

Tractus flocculonuclearis: das zu den ältesten efferenten Kleinhirnbahnen gehör. »WALLENBERG*-KLIMOFF* Bündel« von der Flocculus-Rinde über den Bindearm zum Okulomotorius-Ursprungskern der Gegenseite. – **T. frontopontinus** *PNA*: das »ARNOLD* Bündel«, von der Frontalrinde (obere u. mittl. Windung) im Knie u. vord. Schenkel der inn. Kapsel u. medial im Hirnschenkel zu den ventr. Brückenkernen. – **T. geniculotectalis**: opt. Reflexbahn vom Hauptkern des Corpus geniculatum lat. im Brachium des Colliculus sup. zum Mittelhirndach, teils kreuzend, in den vord. Zweihügeln endend. – Ein der Pupillenreflexbahn zugehör. Faserbündel gleicher Herkunft gelangt prätektal – gekreuzt u. ungekreuzt – entlang dem zentralen Höhlengrau u. im ventr. Längsbündel zum Okulomotorius. – **T. iliotibialis** *PNA* s. iliofemoralis: das die Fascia lata verstärkende vertikale »MAISSIAT* Band« (Sehnenfasern des Tensor fasciae latae u. Glutaeus max.) zwischen Crista iliaca u. Tuberositas tibiae. – **T. intersegmentales**: die »Intersegmentalbahnen« des Eigenapparats des RM: Vorderseitenstrang- u. Hinterstrang-Grundbündel, Längsbündel der Hintersäule u. Fasern des Hinterstrangs (SCHULTZE* Komma, PHILIPPE*-GOMBAULT* Triangel, FLECHSIG* ovales Feld, EDINGER* u. HOCHE* Feld). – **T. longitudinalis**: s. u. Fasciculus. – **T. mesencephalicus nervi trigemini** *PNA*: Mittelhirn-Abschnitt des V. Hirnnervs lat. vom Aquädukt u. IV. Ventrikel, rostral bis in Höhe der oberen Zweihügel, am Nucl. tractus mesencephali endend. – **T. nervosi** *PNA*: ↑ Assoziations-, ↑ Kommissurenfasern, ↑ Projektionsbahnen. – **T. nigrothalamicus**: efferente Bahn der Substantia nigra zum Thalamus; mit unter Thalamuseinfluß stehenden höheren EPS-Zentren verbunden. – **T. occipitopontinus** *PNA*: Leitungsbahn von der Rinde des Hinterhauptlappens durch den hint. Schenkel der inn. Kapsel u. seitl. im Hirnschenkel zu den dors. (= tiefen) Kernen der Brücke. – **T. olfactorius** *PNA*: die von den Neuriten der Mitralzellen u. grauer Substanz gebildete Verbindung zwischen Bulbus u. Trigonum olfactorium. – **T. olivocerebellares** *PNA*: in den Fibrae arcuatae int. kreuzende Leitungsbahn aus Olivenzellneuriten, die die kontralat. Olive als Geflecht einhüllt u. im Pedunculus cerebell. inf. zur Rinde der Kleinhirnhemisphäre verläuft u. an der rückläuf. Steuerung des Kleinhirns mitwirkt. – **T. olivospinalis**: die von der Oblongata-Olive zu den Vorderhornzellen des Halsmarks absteigende »Dreikantenbahn« (HELWEG* Bündel). – **T. opticonuclearis**: die eigentl. Radix optica basalis mit ihren Bahnen zum basalen Optikuskern. – **T. opticus** *PNA*: die an der Hirnbasis den Hirnschenkel umfassende Teilstrecke der Sehbahn

Tractus pallidocruralis

(zwischen Chiasma u. Radiatio optica), zusammengesetzt aus den Neuriten der Optikusganglienzellen je einer nasalen u. temp. Netzhauthälfte beider Augen. – **T. pallidocruralis**: die »Haubenfußschleife« vom Pallidum zu den Hirnschenkeln. – **T. pallidotectalis**: die an der zentralen Haubenbahn beteiligten Leitungssysteme des Pallidum (im Dienste der regulativen motor. EPS-Funktion); als lange Bahnen die Trr. pallidorubralis (vom Pallidum u. Nucl. subthalamicus durch das FOREL* Feld H2 u. das F.* Haubenfeld zum Nucl. ruber u. interstit. CAJAL), -nigralis u. -olivaris, als kurze Bahnen die Trr. pallidoreticul. u. -interstit. – **T. parietopontinus** *PNA*: Faserzug von der Scheitellappenrinde durch den vord. Schenkel der inn. Kapsel u. die Hirnschenkel zu den Brückenkernen. – **T. praepyramidalis**: ↑ T. rubrospinalis. – **T. pyramidales** *PNA*: die »Pyramidenbahn« mit T. corticospin. lat. u. ant. (einschl. Decussatio) u. Fibrae corticonucleares. – **T. reticulocerebellaris**: von der Formatio reticul. tegmenti (Nuclei reticul. lat., paramedianus medullae oblong. u. pontis) über Strickkörper u. Brückenarm zum Kleinhirn ziehende Leitungsbahnen für integrierte bzw. integrierende Erregungen der Retikularkerne. – **T. reticulopallidalis**: aus der Formatio reticul. tegmenti zum Pallidum ziehende Leitungsbahn für rückläuf. Impulse (Koordination). – **T. reticulorubralis**: Leitungsbahn für integrierte Impulse (Auslösung automatischer motor. Reaktionen) aus der Formatio reticul. zum Nucl. ruber. – **T. reticulospinalis** *PNA*: Leitungsbahn von der Formatio reticul. (Pons u. Oblongata) zu den Vorderhornzellen; in der Haube teilw. kreuzend u. im Vorderseitenstrang verlaufend; für integrierte Impulse der Formatio reticul. (u. a. auch zu den Motoneuronen der Atemmuskeln: »Atembündel«). – **T. reticulotectalis**: von der Formatio reticul. tegmenti zu den rostr. Zweihügeln (Mittelhirndach) ziehende Leitungsbahn; für Koordination kombinierter Reflexe (Greifakte, Bewegungen des Halses u. Schultergürtels, rhythm. Lippen- u. Zungenbewegungen wie Saugen, Lecken etc.). – **T. retinotectalis** (Becker*): von der Netzhaut entlang der Thalamusaußenseite zu den rostr. Zweihügeln ziehende opt. Reflexbahn (Rudiment der alten Sehbahn), mit deren Hilfe das Sehobjekt in die Macula lutea projiziert wird. – **T. rubrospinalis** *PNA*: das beim Menschen nur noch rudimentäre MONAKOW* Bündel von den großen Zellen des roten Kerns aus; kreuzt (zus. mit dem starken T. rubroreticul.) in der vord. Haubenkreuzung (FOREL) u. läßt sich nur bis in die Haube der Oblongata (vor der Pyramidenbahn) verfolgen.

Tractus solitarius *PNA*: aus Schleimhaut- u. Geschmacksfasern v. a. der Hirnnerven VII, IX u. XII zusammengesetzter Faserzug in der Oblongata bis zum Nucl. tractus solitarii. – **T. spinalis**: 1) ↑ Rükkenmark. – 2) T. spin. n. trigemini *PNA*: vom V. Hirnnerv in der Medulla oblong. ins RM absteigender Faserzug zum Nucl. tractus n. trigmini. – **T. spinobulbaris** *JNA*: von Zellen des tiefen RM-Graus am med. Rand des Vorderstranges in den Hirnstamm aufsteigender Faserzug, wahrsch. bis an Zellen der Formatio reticul. – **T. spinocerebellaris** *PNA*: **1)** T. sp. ant.: die vord. Kleinhirn-Seitenstrang- oder GOWERS* Bahn von basalen großen Hintersäulenzellen des RM, teils kreuzend (Commissura ant. alba), teils ungekreuzt, zum Seitenstrang, in diesem aufwärts u. durch Oblongata, Pons u. Pedunculus cerebell. sup. zur Rinde des Kleinhirnwurms. – **2)** T. sp. post.: die hint. Kleinhirn-Seitenstrang- oder FLECHSIG* Bahn von den Zellen des Nucl. dors. im Seitenstrang aufwärts u. durch Oblongata u. Pedunculus cerebell. inf. zur Rinde des Kleinhirnwurmes. – **T. spinoolivaris** *BNA, JNA*: die vom Halsmark in der HELWEG* Dreikantenbahn u. im Vorderseitenstrang zur Nebenolive aufsteigende BECHTEREW* Bahn. – **T. spinotectalis** *PNA*: im T. spinothalamicus laufende, aber in den ob. Zweihügeln endende rudimentäre Reflexbahn. – **T. spinothalamicus** *BNA, JNA*: die vom Nucl. dors. (CLARKE*-STILLING* Säule) des RM-Hinterhornes nach Kreuzung in der vord. Commissura alba im Vorder-Seitenstrang, Oblongata, Brücke u. Mittelhirn zum Thalamus laufende Bahn für Druck- u. Berührungs- (= T. sp. ant.) bzw. Schmerz- u. Temp.empfindung (= T. sp. lat.); als Tr. spinopallidalis von der med. Schleife abzweigend zum Pallidum. – **T. spiralis foraminosus** *PNA*: das den Schneckenwindungen entsprech. durchlöcherte Feld im Grunde des inn. Gehörgangs für den Durchtritt der Fasern des Ggl. spirale zur Pars cochlearis des N. VIII. – **T. supraopticohypophysialis** *PNA*: neurosekretor. Fasern hypothalamischer Kerne (Nuclei supraopticus, paraventricul., tuberales), die sich im Hypophysenstiel zusammenschließen u. in den HHL gelangen, an dessen Blutkapillaren sie die in den Perikaryen mitgeführten Hormone Oxytocin u. Vasopressin abgeben. – **T. tectobulbaris** *JNA*: das von den rostr. Zweihügeln unter dem zentr. Höhlengrau u. zwischen Nucl. ruber u. med. Längsbündel absteigende u. sich in 2 Portionen aufzweigende »TSCHERMAK* Bündel« für teleokinet. Motorik u. opt. u. akust. Reflexe. Der **T. t. lat.** zieht zu den efferenten Rautenhirnkernen bzw. als T. tectospin. med. in den Vorderseitenstrang zu den RM-Motoneuronen: der **T. t. med.** kreuzt in der MEYNERT* Haubenkreuzung, um zu den oberen bulbären Kernen bzw. als T. tectospin. lat. ins RM zu gelangen (dort als T. longitudin. praedors., weiter distal als Fasciculus sulcomargin.). – **T. tectolongitudinalis**: Leitungsbahn vom Mittelhirndach im med. Längsbündel zu den Augenmuskelkernen; ebenso wie die Trr. tectobulb. u. -spin. an opt.-akust. Reflexen beteiligt. – **T. tectonuclearis**: Leitungsbahn vom Mittelhirndach zu den Ursprungskernen der Augenmuskeln; wahrsch. am Pupillenreflex beteiligt. – **T. tectospinalis (Loewenthal*)**: die dem ↑ T. tectobulb. analoge Bahn (mit med. u. lat. Portion) vom Mittelhirndach im Vorderseitenstrang zu den RM-Motoneuronen. – **T. tegmentalis centralis (Bechterew*)** *PNA*: die im Tegmentum mesencephali von den Nervenzellen u. Neuriten des motor. Haubenkerns gebildete »zentrale Haubenbahn« (aus hintereinandergeschalteten Neuronenketten; eher diffus u. durch Hinzutreten von Fasern in der Form wechselnd), durch die Pallidum, Nucl. ruber, verschied. Etagen der Formatio reticul., Nucl. dentatus, zentr. Höhlengrau u. Thalamusgebiet (= **T. thalamoolivaris**) mit der unt. Olive verbunden sind. Da Anschluß an das med. Längsbündel, wichtigste Bahn des efferenten pyramidalmotor. Systems. – **T. temporopontinus** *PNA*: das »TÜRCK* Bündel« von der mittl. u. unt. Schläfenwindung zu den dorsolat. Brückenkernen. – **T. tuberoinfundibularis**: die zum Hypothalamus-HVL-System gehörende Bahn vom Tuber cinereum in den Hypophysenstiel, wo sie sich an den Gefäßbaum des portalen Kreislaufs verzweigt. – **T. vestibulolongitudinalis**: efferente Bahn aus den Endkernen (Nucl. lat.) der Pars vestibul. des VIII. Hirnnervs, im med. Längsbündel zu zentralen bzw. spin. Motoneuronen der Augenmuskel-, Kiemenbogen- u. RM-Nerven, zur Haube (Nucl. reticul. tegmenti) u. zum Nucl. ruber, Pallidum u. zentr. Höhlengrau (= **T. vestibulomesencephalicus** bzw. **-reticularis** bzw. **-pallidalis** bzw. **rubralis**). – **T. vestibulospinalis** *PNA*: die vom DEITERS* Kern dorsal um die obere Olive in den Vorderstrang u. zu den RM-Motoneuronen ziehende Bahn im Dienste des Körpergleichgew. (Übertragung von Erregungen des Vestibularorgans v. a. auf autochthone Nacken- u. Rückenmuskeln). – **T. vestibulothalamicus**: Leitungsbahn von den Vestibularis-Endkernen zum Thalamus; dient durch Anschluß an thalamokortikale Verbindungen der bewußten Wahrnehmung von Gleichgewichtsreizen.

Träbert* Formel für das Sollgew. (in kg; Längenmaße in cm):

$$P = \frac{0{,}125 \cdot \text{Körperlänge} \cdot \text{fiktiver Brustumfang}}{45 \text{ minus LA (bei erwachsener } \female\ 17, \male\ 18)}$$

oder: $P = \dfrac{\text{Körperlänge} \cdot \text{fiktiver Brustumfang}}{8 \cdot (45 \text{ minus LA})}$.

Träger: *biochem, nuklearmed* ↑ Carrier, Schlepper; *hyg* ↑ Keimträger; *genet* ↑ Konduktor (»Merkmalsträger«).

Träger|elektrophorese: ↑ Elektropherographie, s. a. Immunelektrophorese. – **t.frei**: 1) *nuklearmediz* ↑ carrier-free. – 2) *biochem* s. u. freie ↑ Elektrophorese.

Träger|kultur, Carrier-K.: *virol* Zellkultur als permanenter Träger einer Virusinfektion. – **T.molekül**: ↑ Carrier (1); vgl. Schlepper. – **T.protein**: s. u. Fettsäurebiosynthese, Schleppersubstanz; vgl. Transportprotein. – **T.-RNS**: ↑ transfer-RNS. – **T.substanz**: ↑ Carrier, Schlepper.

Trägheit: 1) *psych* durch Passivität geprägtes Verhalten. – 2) *radiol* ↑ Nachzieheffekt. – **Trägheitssatz**: *physik* (GALILEI, NEWTON) Jeder Körper verharrt im Zustand der Ruhe oder der gleichmäß. Bewegung in geradlin. Bahn, solange nicht durch eine von außen einwirkende Kraft eine Änderung veranlaßt wird.

Tränen: Lacrimae (s. u. T.flüssigkeit; s. a. Dakryo…); **blut. T.**: ↑ Dakryohämorrhö. – **T. apparat**: ↑ Apparatus lacrimalis; s. a. T.wege. – **T.bein**: ↑ Os lacrimale.

Tränen|flüssigkeit: die von den T.drüsen (↑ Gll. lacrimales) unter Kontrolle des Nucl. salivatorius sup. (über N. petrosus major) abgesonderte Plasma-isotone (etwa wie 0,7–1,75%ige NaCl-Lsg.), klare Flüssigkeit mit pH um 7,35. Enthält Protein, NaCl, Glukose, Harnstoff, Vit. C u. Spuren von Lysozym (ergänzt durch schleim. Sekret der Bindehautzellen u. fettart. Substanzen der MAIBOM* Drüsen). Ist vermehrt (mit Bildung eines »T.sees« über der unt. Umschlagfalte u. Epiphora) bei Reizzuständen der Binde- u. Hornhaut, Iritis, Glaukom, starker Geschmacksnervenreizung u. auch psychogen, quant. nachweisbar durch SCHIRMER* (ungenau) u. Fluoreszein-Verdünnungstest (s. u. T.sekretion); vermindert – mit konsekut. troph. Hornhautalteration – bei Affektion der zuständ. Kernareale oder der T.drüsen (einschl. angeb. Hypo-/Aplasie), insbes. auch bei Systemerkrn. wie MIKULICZ* u. SJÖRGREN* Syndrom.

Tränen|gangstenose: angeb. oder erworb. (v. a. entzündl.) Verengung des T.(nasen)ganges (↑ Ductus nasolacrimalis; s. a. Canalis nasolacrim., Tränengang…). Beim Neugeb. meist in Form einer – evtl. obturierenden – dünnen Membran am Ausgang zur Nasenhöhle, mit sek. eitr. Infektion der gestauten T.flüssigkeit (durch rechtzeit., fachkund. Sondierung in den ersten Lebenstagen für dauernd zu beheben). – **T.gase**, Apodakrytika: Augenbrennen, Tränenfluß etc. auslösende gasförm. Kampstoffe (u. deren Dämpfe), z. B. Chlorpikrin, Akrolein, Bromazeton. – **T.punktkeratose**: *ophth* Verhornung des Epithels der Puncta lacrimalia; u. U. mit konsekut. Verklebung der Canaliculi u. T.träufeln. – **T.reflex**: T.fluß als Reaktion auf Reizung des Trigeminus (z. B. Irritation von Konjunktiva, Kornea, Nasenschleimhaut), evtl. auch auf starke gustative Reize.

Tränensack: ↑ Saccus lacrimalis (s. a. Dakryozyst…). – Auch Laien-Bez. für die »Augensäcke« der Unterlider (Fettgewebshernie infolge Erschlaffung der vord. orbit. Stützgewebe, konstitutionell u. im fortgeschrittenen Alter; op. korrigierbar). – **T.anastomose**: Dakryozystorhinostomie, endonasal n. WEST, meist aber von äußerl. Inzision aus n. TOTI.

Tränen|sekretion: Bildung u. Ausscheidung der T.flüssigkeit; s. a. T.reflex. – Kontrolle durch SCHIRMER* Test oder n. NOYER u. JÄGER anhand der Verdünnung einer 2%ig. Fluoreszein-Lsg. durch die Tränenflüssigkeit (Vergleich der Filterpapierprobe mit Farbstandard). – **T.träufeln**: ↑ Epiphora. – **T.wärzchen**: *anat* 1) ↑ Caruncula lacrimal. – 2) Papilla lacrim. – **T.wege**: die Abflußwege der T.flüssigkeit: Canaliculus lacrim. (ab Punctum lacrim.) mit dem Saccus lacr., Canalis nasolacrimal. – Kontrolle der Durchgängigkeit mit prim. u. sek. Farbtest n. JONES (1 Tr. 1%ig. Fluoreszein, in den Bindehautsack eingebracht, ist in der Nase oder aber nur in der T.wegsspülflüssigkeit nachweisbar. – **T.zeichen**: *anästh* Augentränen in den oberflächl. Stadien der Allg.narkose (während ab Toleranzstadium die T.sekretion sistiert).

Träumen: *psych* s. u. Traum.

Tragacantha, Tragant(h): der an der Luft erhärtete Schleim von Astragalus-Spezies; enthält zu ca. $2/3$ wasserunlösl. Bassorin (»**Traganthin**«, quellbar) u. bis $1/3$ lösl. **Tragacanthin** (u. **Traganthsäure**): bildet mit Wasser bei pH < 7 rel. stabile, hochvisköse Gallerte; Anw. als Binde-, Verdickungs-, Emulgiermittel (für Pillen, Tabl., Schleimsalben, Kosmetika etc.).

Tragetuch: *chir* ↑ Mitella.

tragicus: (lat.) zum ↑ Tragus gehörend.

Tragus *PNA*: der hautüberzogene Knorpelvorsprung der Lamina tragi vor der äuß. Gehörgangsöffnung; evtl. mit Borstenhaaren besetzt (»**Tragi**« *PNA*; meist büschelförmig: ↑ Barbula hirci). – **T.-Subnasalebene**: ↑ CAMPER* Ebene. – **T.presse**: *otol* rhythm. Anpressen des T. an die Gehörgangsöffnung zur Pneumomassage des Mittelohrs.

Tragzeit: Dauer der Schwangerschaft: beim Menschen vom Zeitpunkt der Kohabitation oder der letzten Menstruation (= **forens.** bzw. **klin. T.**) bis zum Beginn der Geburt, im allg. 273–281 Tage post conceptionem (s. a. gesetzl. ↑ Empfängniszeit). – Durch ein **T.gutachten** (unter Berücksichtigung des Reifegrades des Neugeb. etc.) kann im Vaterschaftsprozeß

Training

ein Beklagter u. U. als Erzeuger ausgeschlossen werden.

Training: regelmäßg wiederholte Maßnahmen zur Steigerung der körperl. u. geist. Leistungsfähigkeit; z. B. Übungen ohne oder mit Gerät zur Verbesserung der Herz-Kreislauffunktion (regulative Herzdilatation, Zunahme des Schlagvol.), protrahierte Belastung (»Ausdauer-T.«), wiederholte kurzzeit. Hochbelastung mit Erholungspausen (»Intervall-T.«), Übungen ohne Kraftgewinn als Ausdauer-T., Kraft- u. Schnelligkeits-T. zur Steigerung der lokalen Muskelkraft u. Schulung der Reflexe. Wesentl. Effekte (Organveränderungen) nur bei mind. 2 × wöchentl. Ausübung erreichbar, u. zwar vagoton-trophotrope Einstellung (»**Trainings|vagotonie**«, mit »**T.bradykardie**« u. **T. hypotonie**), verstärkte Kapillarisierung der beanspruchten Muskeln (am Herzmuskel mit pos.-inotropem Effekt): bei intensivem Ausdauer-T. Zunahme von Herzgröße, max. Schlagvol., Gesamtblutmenge, Total-Hb, max. Diffusionskapazität der Lungen. Beim intensiv Trainierten kommt es bei ungenügender Betätigung zum »**T.verlust**« mit schwerwiegenden Rückbildungsprozessen (bis zur Atrophie) an Muskel- u. Knochensystem, vermind. Muskelkoordination u. Kreislaufleistung etc. (zu unterscheiden vom Arbeitsgewöhnungsverlust, bei dem nur die nervöse Regulation gestört ist; s. a. zirkulator. ↑ Entlastungssyndrom). – *psych* ↑ autogenes Training.

Trajektorien: *physik, anat* die sich rechtwinklig kreuzenden »Spannungslinien« als Orte größer Druck- u. Zugbelastung in einem belasteten Körper; im Knochen (z. B. prox. Femurende) durch entsprechend ausgerichtete Spongiosazüge manifestiert.

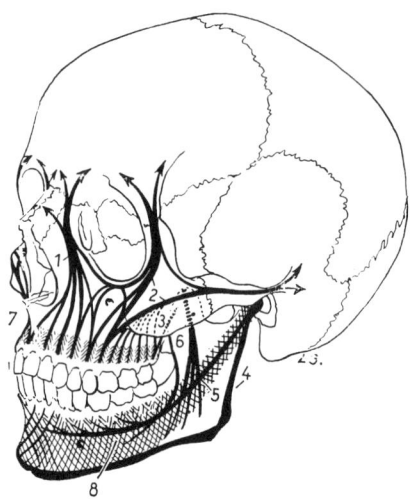

Wichtigste **Trajektorien** des Kopfes:
1 Stirn-Nasen- oder Eckzahnpfeiler,
2 Jochbeinpfeiler, 3 Flügel-Gaumenbeinpfeiler,
4 Trajectorium marginale, 5 Traj. dentale,
6 Traj. des M. temporalis, 7 Basalbogen des OK,
8 Basalbogen des UK.

Trakt: *anat* ↑ Tractus.

Traktion: Zug; **1)** *chir, orthop* ↑ Extension; z. B. als **subaquale T.** die der LWS u./oder BWS (bei Kompressionssyndrom) im Warmwasserbecken mittels an einem Hüftgürtel aufgehängter Bleigewichte, während Hals u./oder Schultergürtel durch entspr. Vorrichtungen über der Wasseroberfläche gehalten werden. – **2)** *geburtsh* ↑ Extraktion, Vakuumextraktion, Zangengeburt (z. B. als »**axiale T.**« der ↑ Achsenzug, als »**stehende T.**« der Zug in der Führungslinie bei simultanem Druck auf das Zangenschloß zur Kopfeinführung in das kleine Becken bei »hoher Zange«).

Traktions|ablatio(n): *ophth* sek. Amotio retinae infolge Schrumpfung des organisierten Glaskörpers nach Blutung, Entzündung, Trauma; kaum operabel. – **T.alopezie**: streif. oder ophiasiforme Alopecia mechanica infolge ständ. Zuges an den Haaren durch bes. Frisuren bzw. Frisierhilfen (Lockenwickler, Spangen etc.). – **T.divertikel**: Ösophagus-D. (meist trichterförmig) infolge Narbenzuges, meist in Höhe der Bifurkation (↑ Abb. »Ösophagusengen«) durch mit der Ösophaguswand verbackene (tbk.) LK; im allg. klein u. symptomlos (nur Rö-Nebenbefund), Beschwerden evtl. erst bei Vergrößerung oder gleichzeit. Pulsation. – **T.emphysem**: Lungenemphysem (meist Lappenrand) infolge Verziehung durch verschwielende Prozesse.

Traktionsversuch: (PEIPER) *päd* Anheben des Säuglings aus der Rückenlage (an den U'armen unter Nutzung des Greifreflexes) in eine 45°-Schräglage u. Beobachtung der Kopfhaltung (n. VOJTA auch der Beine) zur Prüfung der ZNS-Reife: Beim gesunden Säugling bleibt der Kopf bis zur 6. Wo. nach rückwärts hängen (Beine in Hüfte u. Kniegelenken gebeugt u. gespreizt); im 3. Monat wird der Kopf aktiv mit angehoben (Beine in gleicher Beugestellung adduziert); ab 6. Monat bei gleicher Gesamthaltung deutl. Sitztendenz.

Traktor: (lat. = Zuginstrument) *urol* ↑ SYMS* Traktor.

Traktotomie: op. Durchtrennung eines Traktus; i. e. S. die einer sensiblen ZNS-Bahn zur Behebung unstillbarer chron. Schmerzzustände, z. B. des Tr. spin. nervi V bei Trigeminusneuralgie (nach ↑ SJÖQUIST), des T. spinothalamicus in der Oblongata (= **spinothalam. T.** n. SCHWARTZ, O'LEARY 1940) oder Mittelhirn (= **mesenzephale T.** n. WALKER), jeweils nach Schädeleröffnung oder als stereotakt. Eingriff (= **gezielte T.**); s. a. Chordotomie.

Traktus|hemianopsie: senkrecht-strichförm. Gesichtsfeldausfall bei – temporobasaler – Alteration des T. opticus. Von der Hemianopsie bei Läsion der Sehstrahlung klinisch oft nicht zu unterscheiden. – **T.schmerz**: (KULENDAHL) in den peripheren Versorgungsbereich eines sensiblen oder gemischten Nervs projizierter Schmerz bei Irritation (Kompression, Zug, Zerrung) der zugehör. sensiblen Bahn.

Tramadolum *WHO*: trans-2-(Dimethylaminomethyl)-1-(m-methoxyphenyl)-zyklohexanol; Analgetikum.

Tramazolinum *WHO*: Tetrahydro-1-naphthylamino-2-imidazolin (HCl); Vasokonstringens, Rhinitikum.

Trambusti* Tuberkulosetest: tangentialer Kanüleneinstich (meist am U'arm) durch einen aufgetragenen Tropfen unverdünnten Tuberkulins hindurch; geröteter Hof ab 3 mm ⌀ gilt als »pos.«.

Tramer* Reflex (MORITZ T., 1881–1963, Psychiater, Bern): (1945) ↑ Fußballenreflex.

Trampco-Schema: zytostat. Ther. der akuten Leukämie mit **T**hioguanin, **R**ubidomycin (= Daunomycin), **A**lexan®, **M**ethotrexat, **P**rednisolon, **C**yclophosphamid u. **O**ncovin® (= Vincristin).

Trance: (engl.) *psych* »Entrückung« als hypnoseähnl. Zustand (Einengung von Bewußtsein u. Handlungsfreiheit) mit Erschließung z. B. der Fähigkeit des Einfühlens in fremdes psych. Erleben u. Wünschen. Tritt bei bes. veranlagten oder geübten »Medien« leichter auf. – Auch Bez. für alkohol. Dämmerzustand (»letharg. Stupor«).

Tranexamsäure, Acidum tranexamicum *WHO*, Tamcha, Zyklokapron: / Amcha (ein Antifibrinolytikum).

Tranquil(l)izer, Tranquillantia, Anxiolytika, Ataraktika: *pharm* Beruhigungsmittel (z. B. Meprobamat, Diazepin-Derivate) ohne antipsychot. Eigenschaften (= Psychopharmaka i. w. S.), die – wie Neuroplegika – psych. Einflüsse auf das Vegetativum hemmen (»psychovegetat. Entkopplung«) u. bei Angst- u. Spannungszuständen u. Zwangsvorstellungen dämpfend wirken (ohne müde zu machen). – Wirkung durch Alkoholgenuß z. T. drastisch potenziert; Gewöhnung (samt Entziehungserscheinungen) möglich; z. T. Muskelrelaxation (»Tranquillaxans«) u. a. Nebenwirkungen.

trans...: (lat.) Präfix »durch«, »hinüber«, »darüberhinaus«, »jenseits« (s. a. per..., dia...), *chem* zur Kennz. eines Isomers oder eines gruppenübertragenden Enzyms.

transabdominal: durch die Bauchdecken hindurch (auch via Bauchhöhle = intra- bzw. transperitoneal).

Trans|aldolase, TA: Enzym, das z. B. im Pentosephosphat-Zyklus die Reaktion Sedoheptulose-7-phosphat + D-Glyzerinaldehyd-3-phosphat = D-Erythrose-4-phosphat + D-Fruktose-6-phosphat bewirkt; vgl. T.ketolase. – **T.aminasen,** Amino(trans)ferasen: Enzyme (mit Pyridoxalphosphat als Koenzym), die α-Aminogruppen von einer Aminosäure auf eine α-Ketosäure (z. B. Pyruvat, Oxalazetat) übertragen (»transaminieren«); s. a. S-GOT, S-GPT.

trans|anal: durch den After. – **t.arealer Parasit:** im ges. Verbreitungsgebiet des Wirtes vork. P. (Gegensatz: partareal).

transbronchial: durch die Bronchuswand; z. B. die **t. Zangenbiopsie** (unter op. u. Rö-Kontrolle) zur gezielten histol. Untersuchg. des Lungenparenchyms.

transcholedochal: durch den Ductus choledochus; z. B. **t. Dränage** (= Choledochusdränage), **t. Inspektion** der Gallenwege (/ Choledochoskopie).

Transcortin: kortikosteroidbindendes / Globulin.

Transcriptio: *genet* / Transkription.

transdiaphragmal: durch das Zwerchfell hindurch.

Transducer: in der Telemetrie eine Meßvorrichtung (Meßfühler; meist piezoelektr. Prinzip), die die Meßwerte am Ort in elektr. Größen »überführt«, um sie so – z. B. per Sender – zu übermitteln. – Ferner die analog arbeitende Ultraschallsonde bei der Echokardiographie etc.

Transduktion: (ZINDER u. LEDERBERG 1952) *genet* »Überführung« von Teilen (Exo-, Merogenote) der DNS eines Wirtsbakt. (»Donor«) in das Genom eines anderen (»Rezipient«) durch temperente oder virulente Phagen. Bei stabilem Einbau erfolgt Reduplikation (so daß in allen Deszendenten enthalten: »**komplette** oder **rekombinative T.**«; andernfalls »**abortive T.**«).

transduodenal: durch den Zwölffingerdarm (hindurch).

Transfektion: (FÖLDER u. TRATNER 1964; Kunstwort aus Transformation u. Infektion) *genet* die Umstimmung empfindl. Wirtszellen durch aufgenommene – aber nicht in das Wirtsgenom eingebaute – infektiöse, proteinfreie DNS oder RNS eines Virus i. S. der Anregung des Syntheseapparates zur Bildung des spezif. Hüllproteins, so daß komplette infektiöse Virionen entstehen.

Transfer: 1) »Übertragung« *psych* der Erfahrungen früheren Verhaltens auf neue Situationen i. S. einer Verstärkung oder Hemmung, *biol* der Verhaltensweisen von einem Tier auf ein anderes durch Inj. von Gehirnextrakt (»Engramm-T.«). – 2) *genet* Transformation (1). – 3) *physiol* die Menge eines im Fließgleichgew. befindl. Metaboliten, die in einer best. Zeiteinheit das untersuchte offene System durchströmt.

Transferasen: Enzyme, die best. Gruppen zwischen Donor u. Akzeptor übertragen.

T(ransfer)-Faktoren: 1) Konjugone: *genet* DNS-Partikeln, die bei best. Bakt. Zellkonjugationen auslösen u. dadurch die Übertragung von T-Faktoren u. a. genet. Material (z. B. Hfr-Chromosom) ermöglichen. – 2) *immun* thermolabiles, dialysables Polypeptid (MG < 1000) aus T-Lymphozyten, das die zelluläre Immunität des Spenders auf den Empfänger überträgt; durch bakterielle Protease (Pronase) inaktivierbar. Therap. Anw. solcher Übertragung einer Immunreaktion vom verzögerten Typ z. B. bei angeb. Immuninsuffizienz, beim WISCOTT*-ALDRICH* Syndrom.

Transferrin: das »Siderophilin« des Wirbeltierblutes; heterogenes Plasma-Glykoprotein (5% KH; MG ca. 90000) vom $β_1$-Globulin-Typ (Biosynthese in Leber; 18 genet. Varianten, v. a. Form C), beim Menschen insges. 7–15 g, ää verteilt auf Blut u. Interstitialraum (im Plasma 0,28–0,40 g/100 ml; HWZ 8–10 d). Fe-Transporteiweiß, das das resorbierte Nahrungs-Fe in den Mukosazellen (ob. Jejunum, Duodenum; s. a. Apoferritin) nach Oxidation durch Ferrioxidase I (= Coeruloplasmin) mit 2 Fe^{3+} pro Mol. bindet (2 Bindungsorte A, B) u. es entweder auf »Funktionseisen« (70–90%; A-Bindung) an Hb-aufbauende Ery, Retikulozyten, Enzyme/Koenzyme oder (B-Bindung) nach Vit.-C-katalysierter Reduktion zu Fe^{2+} an RES-Speicherzellen weitergibt (s. a. Apoferritin, Ferritin, Hämosiderin); normal wird nur etwa 1/3 des T. mit Fe beladen (»Serumeisen«, ♂ 90–180, ♀ 70–150 µg/100 ml Plasma, 2/3 bleiben Transportreserve (»ungesätt. Eisenbindungskapazität« = UEBK; UEBK + T.-gebundene Fe-Konz. = »totale Eisenbindungskapazität« = TEBK; 50,1–71,6 µmol/l bzw. 280–400 µg Fe/100 ml Plasma, max. 12 mg Fe); UEBK u. TEBK erhöht bei Eisenmangelanämie, vermindert bei Infekt, Neoplasma, nur UEBK vermindert bei hämolyt. Anämie, Leberschaden, keine UEBK bei Hämochromatosen u. -siderosen; Hypobis / Atransferrinämie (»T.mangel-Syndrom«) als Defektdysproteinämie bei Fe-refraktärer Anämie mit Hämosiderose.

transfer-RNS,-Ribonukleinsäure, t-RNS, soluble RNS, s-RNS: (1957) Gruppe strukturell ähnlicher u. funktionell zusammengehör., durch DNS-abhäng. RNS-Polymerasen an bes. »Sites« der DNS synthetir

Transfixation

sierter (s. a. Transkription) Polyribonukleotide, die 10–15% der ges. Zell-RNS ausmachen. Kleeblattförmig, mit 4 spezif. Funktionsstellen für die Anfügung einer spezif. Aminosäure, für die Erkennung des spezif. Aminosäure-aktivierenden Enzyms, für die Anheftung an ein Ribosom u. – als für jede t-RNS-Form spezif. Antikodon – für die Bindung an ein komplementäres Kodon der m-RNS mittels H-Brücken; dadurch bei der Proteinsynthese befähigt zur Übertragung der Information der m-RNS in die Aminosäuresequenz eines Gen-spezif. Proteins.

Transfixation: *chir* Fixierung von reponierten Knochenfragmenten oder Sehnenstümpfen (nach Naht) mit perkutan hindurchgeführten Drähten. – **Transfixion**: Durchstechen; *chir* ∫ Durchstichverfahren (z. B. bei Amputation), *ophth* s. u. FUCHS* Op.

Transforation: Perforation; i. e. S. *geburtsh* die ∫ Kephalotomie.

Transformation: Umwandlung; 1) *genet* Transfer: bei grampos. Baktn. die genet. Änderung in einem best. Stadium der log-Phase durch Aufnahme isolierter oder ausgeschiedener DNS anderer Stämme (s. a. transformierendes Prinzip) u. Einbau eines der bd. DNS-Stränge durch Rekombination u. Reduplikation zus. mit dem Genom der Wirtszelle: der transformierte Genotyp weist die dem Informationsgehalt des integrierten DNS-Stücks entsprech. Eigenschaften auf (durchweg oder mit geringen Ausnahmen: »auto-« bzw. »allogene T.«). – 2) *zytol* spontane oder durch onkogene Viren etc. induzierte diskontinuierl., numer. oder strukturelle Änderung des Karyotyps von Säugerzellen, die längere Zeit in künstl. Kultur gezüchtet wurden; führt evtl. zur Verdrängung des ursprüngl. Genotyps. – 3) *immun* ∫ Lymphozytentransformation. In der Zytologie auch Nutzung der wieder mitotisch teilungsfäh. Blasten zur Darstg. des Karyotyps aus kleinen Proben peripheren Bluts. – 4) *hämat* s. u. Transformationstest. – 5) »maligne T.« tierischer Zellen in vitro unter dem Einfluß chemischer oder physikal. Noxen oder onkogener Viren (mit Wegfall der Mitosehemmung, Änderung von Morphologie u. Wachstum, strukturellen u. numer. Aberrationen des Karyotyps); s. a. zytopath. Effekt. Inj. derartiger Zellen führt beim Spendergenotyp zu bösart. Geschwülsten. – 6) *gyn* die sekretor. Umwandlung des Endometriums durch Gestagene in der Gelbkörperphase (»**Transformationsphase**«).

Trans|formylierung: enzymat. Übertragung des Formylrests -CHO, z. B. mittels ∫ Tetrahydrofolsäure als phozyten anhand ihrer Nichtanfärbbarkeit mit Methylpyronin. Vermehrtes Vork. solcher Lympho v. a. bei chron. lymphat. Leukämie. – **T.formator**: *physik* Gerät zur Umformung eines Wechselstroms in einen anderen mit gleicher Frequenz, aber veränderter Spannung u. Stärke (wobei das Produkt aus beiden jedoch gleichbleibt). – **t.formierendes Prinzip**, T.P.: *genet* das informative DNS-Material der Baktn.zelle, das bei der T.formation in die Rezipienten-Zelle übertragen wird.

Trans|formylierung: enzymat. Übertragung des Formylrests -CHO, z. B. mittels ∫ Tetrahydrofolsäure als Koenzym. – **t.frontal**: durch Stirnbein bzw. Stirnhöhle hindurch.

Transfusion: ∫ Bluttransfusion; s. a. fetofetale u. fetomaternale T.; vgl. Infusion. – **intraperitoneale T.**: *gyn* bei schwerer Fetopathie infolge Rh-Imkompatibilität ab 28.–30. Schwangerschaftswoche indizierte T. von rh-Blut durch die mütterl. Bauchdecke u. Uteruswand hindurch in die – zuvor durch intraamniale Inj. eines Rö.-KM markierte – freie Bauchhöhle des Feten.

Transfusions|nephritis: ∫ Chromoproteinniere. – **T. schaden**: Oberbegr. für bluttransfusionsbedingte Gesundheitsstörungen (einschl. Folgen); d. s. 1) Hämolyse (u. konsekut. Chromoproteinniere = »**T.nephritis**«), übertragene Infektionskrankh. (z. B. Syphilis, Hepatitis), anderweit. Organschädigung (z. B. Hämosiderose bei Hypertransfusion = »**T. siderose**«); 2) Immun-AK-Bildung gegen zelluläre u. plasmat. Bestandteile des Spenderblutes, die bei erneuter Transfusion auf der Basis einer AG-AK-Reaktion eine hämolyt. Störung auslösen (s. u. T.zwischenfall) u./oder zur Allergie führen. – **T.syndrom, pränatales**: *geburtsh* s. u. fetofetal, fetomaternal, Überschußtransfusion. – **T.zwischenfall**: akute hämolyt. oder nichthämolyt. Gesundheitsstörung durch die ∫ Bluttransfusion. **Hämolyt. T.z.** v. a. durch inkompatibles Blut, wobei die Reaktion im Falle der AB0-Unverträglichkeit im allg. sofort, beim Rh- u. a. Systemen mit inkompletten AK erst nach bis zu 2 Std. erfolgt: Hämoglobinämie u. -urie, Kreuzschmerzen, Gesichtsrötung, später Ikterus, evtl. Schock u. hämoglobinur. Nierenversagen; beim Narkotisierten oft nur festzustellen an vermehrter Blutung im Op.-Gebiet (Verbrauchskoagulopathie infolge Freisetzung thromboplast. Substanzen aus den Ery); ähnl. Gerinnungsstörungen evtl. bei kompatiblem Blut infolge Störung des physiol. Gleichgew. zwischen gerinnungsfördernden u. -hemmenden Mechanismen (z. B. bei Verw. zu frischer oder zu alter Blutkonserve; letztere evtl. mit enzymatisch freigelegten THOMSEN* Rezeptoren der Ery, dann u. U. lebensbedrohl. Schock durch AG-AK-Reaktion). – **Nicht-hämolyt. T.z.** durch 1) die Blutkonserve selbst oder 2) die Art der Verabreichung. Pathomechanismen zu 1): v. a. als Reaktion auf Pyrogene der Konserve oder Infusionsflüssigkeit, mit Fieber, u. U. Schüttelfrost, bei massiver Verkeimung evtl. akutem Kreislaufversagen ohne Temp.erhöhung (Urs.: außer den Keimen u. ihren Endo- u. Exotoxinen Eiweißzerfalls- u. Fibrinspaltprodukte, Ery-Stromata); ferner allerg. Reaktion (Eosinophilie, Urtikaria, Asthma, Glottisödem; auf Histamin gut ansprechend), Isoimmun-AK-Bildung gegen Leuko-, Thrombozyten oder Plasmaeiweiß der Konserve, Hyperkaliämie (in alten Konserven K^+-Austritt aus Ery). – Mechanismen zu 2): tox. Na-Zitrat-Dosis (> 40 g/Std./70 kg Körpergew.) bei zu schneller Transfusion; metabol. Azidose (infolge ungenügender Blutpufferkapazität für die Säurevalenzen der Konserve, v. a. im hypovoläm. Schock) bei zu großer u. zu schneller Transfusion; Polyglobulie (Zyanose, Dyspnoe, Halsvenenstauung, Husten) bei Übertransfusion; Herzschädigung durch zu kalte Konserve, Herzversagen infolge erhöhter Blutviskosität durch Ery-Konzentrat, beim Herzinsuffizienten evtl. bereits nach normaler Transfusionsmenge u. -geschwindigkeit.

Transglykosidierung: *biochem* der durch α-Glukan--verzweigende Glykosyltransferase (»Q-Enzym«) bewirkte Biosyntheseschritt bei verzweigten KH.

Trans|haesio intestinalis: s. u. Hernia recessus mesocolici. – **t.hepatische Dränage**: s. u. GÖTZE*, s. a. Abb. »Dränage ohne Ende«.

Transhydrogenase: die NAD(P)$^+$-T. mit der Reaktion: NADPH + NAD$^+$ = NADP$^+$ + NADH (s. a. Tab. »Nikotinamid-Enzyme«).

transient: (engl.) flüchtig, vorübergehend; z. B. **t. synovitis of the hip joint** (allerg., sympath. oder Infektkoxitis bei Kindern unter 10 J., mit nur geringer sek. Bewegungseinschränkung u. ohne path. Rö.befund). – **T.zone**: s. u. Permanentzone.

Transit: Passage (z. B. einer Anastomose). – **Transition**: *genet* Austausch einer Purinbase gegen eine andere im Rahmen der Mutation; s. a. Transversion. – **Transitional-Karzinom**: (QUICK, CUTLER 1927) ↑ Übergangszell-Karzinom; s. a. TCCA-Virus.

Transitivismus: *psych* Überzeugung psychisch Kranker, daß andere (v. a. Angehörige) krank, sie selbst aber gesund seien.

transitorisch: vorübergehend (s. a. transient); z. B. **t. Neugeborenendiabetes** (s. u. Säuglingsdiabetes), **t. Insult** (ischäm. zerebrale Attacke oder Episode; s. a. Hirnischämie). – **t. Irresein**: bald wieder völlig ausheilende psych. Krankheit, z. B. als **t. Manie** (V. KRAFFT 1865), **t. Melancholie** (ERLENMEYER 1859). Entspricht weitgehend den Bouffées délirantes der französ. Psychiatrie. – **t. Myopie**: passagere Brechungsmyopie infolge persistierender Ziliarmuskelanspannung (s. a. spast. ↑ Myopie) oder veränderter Brechzahl der opt. Medien nach Sulfonamid- oder As-Medikation, Intoxikation, Allergie, Tetanie etc., v. a. aber bei unbehandeltem (unbekanntem) Diabetes mellitus, u. zwar unabhängig. von den Blutzuckerwerten (Verschiebung im K/Na- u. damit im Wassergehalt der Linse?).

Trans|kapsidation: *virol* s. u. SV-Virus. – **T.ketolase**, TK: Enzym (mit Thiaminpyrophosphat = TPP als Koenzym), das im Pentosephosphat-Zyklus als sogen. »T-Reaktion« v. a. die Umsetzung von Seduheptulose-7- u. D-Glyzerinaldephyd-3-phosphat zu D-Ribose-5- u. D-Xylulose-5-phosphat bewirkt. Abfall der Blutwerte (normal 0,075 bis 0,092 U/ml Hämolysat) bei Thiaminmangel um > 25 % (»TPP-Effekt«); ferner verändert bei Muskel- u. Lebererkrn., Malignom.

transkondylär: durch einen Kondylus hindurch, z. B. **t. Fraktur** (= diakondyläre Fr.).

Trans|konioskopie: (B. MARTENSSON u. M. 1964) Endoskopie des subglott. Raums mit einem via Punktion des Lig. cricothyroideum (s. conicum) in den Kehlkopf eingeführten Sinusoskop. – **t.konjunktival**: unter Durchstechen der Konjunktiva.

transkortikal: durch einen Cortex, über die Hirnrindenfelder (z. B. die t. ↑ Aphasie).

Tran|skriptase: 1) Nukleosidtriphosphat-transferase: die bei der ↑ T.skription die RNS-Synthese katalysierende DNS-abhäng. RNS-Polymerase mit 2 α- u. je 1β- u. β'-Kette u. 1 σ-Untereinh. (Starter der Enzymreaktion durch Anlagerung an die Promotor-Region der DNS). Benötigt zur Reaktion außer der Matrizen-DNS Adenosin-, Guanosin-, Zytidin- u. Uridin-Triphosphat sowie Mg^{2+} oder Co^{2+} oder Mn^{2+}. – 2) **reverse T.skriptase**: (1970) RNS-gesteuerte DNS-Polymerase der RNS-Viren, die, von der Wirtszelle nach den Informationen der viralen RNS synthetisiert, der »Rückübersetzung« (»reverse T.skription«) der Virus-RNS in eine komplementäre DNS dient, die dann die Erbinformation der Wirtszelle ändert (u. evtl. eine maligne Entwicklung einleitet). – **T.skription**: *genet* durch T.skriptasen gesteuerte u. durch die Nukleotidsequenz des kodogenen DNS-Stranges determinierte Synthese einer sequentiell komplementären, einzelsträng. m-, t- u. ribosomalen RNS, die jeweils dem 2. DNS-Strang gleicht (der normalerweise mit dem kodogenen Strang eine Doppelhelix bildet u. während der T. von diesem getrennt wird); als »Umschreibung« des DNS- in einen RNS-Text der 1. Schritt in der Realisierung der genet. Information. Funktionelle Einheit ist das Operon; hemmbar durch Antibiotika (z. B. Actino-, Rifamycin); vgl. Translation. – **reverse T.skription**: s. u. T.skriptase (2).

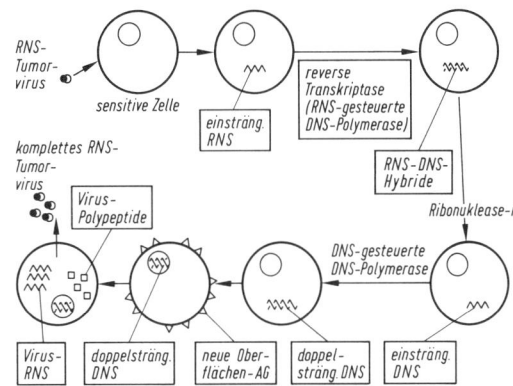

Integration eines RNS-Tumorvirus in die Zell-DNS durch die **reverse Transkriptase** (nach DIXON).

transkutan: ↑ perkutan.

translabyrinthär: durch das Ohrlabyrinth hindurch; z. B. **t. Operation** (↑ PANSE* Methode).

Translation: 1) *genet* »Übersetzung« der in der Nukleotid-Sequenz der m-RNS gegebenen genet. Information in die Aminosäuren-Sequenz eines Gen-spezif. Polypeptids (als Werkzeug der Merkmalsbildung). Enzymat. Verknüpfung der ca. 20 Aminosäuren mit jeweils spezif., durch ein best. Basen-Triplett (»Antikodon«) ausgezeichneten t-RNS-Formen zu ebenso vielen Aminoazyl-t-RNS-Formen, die über H-Brükken zwischen Antikodon u. komplementärem m-RNS-Kodon vorübergehend an diese gebunden u. dadurch entspr. der Kodonsequenz serial geordnet werden (erfolgt an Ribosomen, die auch die Peptidbindung zwischen aufeinanderfolgenden Aminosäuren vermitteln). – 2) *dent* a) die reine, d. h. rotationsfreie Vorschubbewegung des UK (mit rel. Bißhebung). – b) das Bodily movement. – 3) *ophth* Augenbewegung ohne rotator. Komponente. – **Translationstrauma**: Einwirkung einer geradgerichtet-gleichförm. Gewalt auf den nicht-fixierten Schädel, mit Beschleunigung oder Verzögerung des Schädelinhalts. Gewaltrichtung (»Akzelerations-« bzw. »Dezelerationstrauma«) u. Hirnrindenverletzung am Ort des Stoßes u. Gegenstoßes; vgl. Contre-coup, Rotationstrauma.

Translokation: Verlagerung; 1) *chir* op. Verpflanzung eines Sehnenansatzes. – 2) *genet* Transposition: Ortsveränderung von Chromosomen- oder Chromatidstücken innerhalb eines Chromosomenbestandes, intra- oder interchromosomal (bzw. -chromatidal), einseit. oder reziprok (»Interchange«), im letzteren Falle symmetrisch (mit je 1 ↑ Zentromer) oder asymmetr. (1 dizentr. Chromosom, 1 azentr. Fragment). –

Translokationsmongolismus

Träger einer **balancierten T.** (aus reziproker T. hervorgegangener Geno- oder Karyotyp mit summarisch vollständ. Genom) weist keine phänotyp. Störung auf, ist aber Konduktor (↑ Translokationsmongolismus).

Translokations|mongolismus: Mo. (↑ DOWN* Syndrom) infolge **T.trisomie**, am bekanntesten als 15(14?)/21-Trisomie; das überzähl. 21-Chromosom (»T.chromosom«, dessen Enden zu 2 Normal-Chromosomen des Satzes homolog sind) ist so fest an das 15-Chromosom (seltener an ein anderes akrozentr. Chromosom der D- oder G-Gruppe) gekoppelt, daß die Chromosomenzahl normal erscheint, jedoch eine funktionelle Trisomie besteht. Der Konduktor ist phänotypisch gesund (da nur 1 freies Chromosom, also inges. 45 Chromosomen; ↑ Schema).

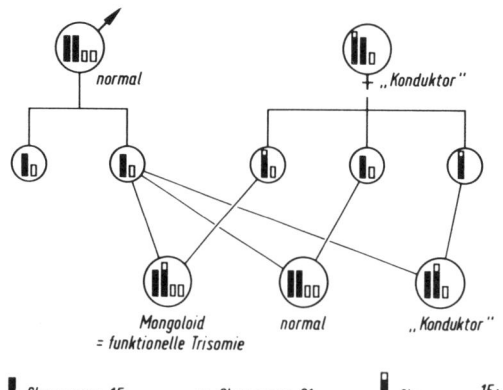

trans|lumbal: durch die lumb. Körperwand hindurch. - **t.luminale Katheterbehandlung**: (DOTTER) bei arteriellem Verschluß Bougieren des oblit. Gefäßes mit spez. Katheter-System von einer Punktion oberhalb der Stenose aus (d. h. via Gefäßlumen).

trans|maxillär: durch den Oberkiefer (Maxilla) hindurch. - **T.membranpotential**: *physiol* ↑ Ruhemembranpotential. - **T.methylierung**: intermediäre Übertragung von Methylgruppen, z. B. des akt. Methyls (Adenosylmethionin) mittels Methyltransferase bei der Kreatin-Biosynthese. - **T.mineralisation**: mengenmäß. Verschiebung der mineral. Stoffe (Ionen) im Organismus bzw. in den einzelnen Körpergeweben im Rahmen des akt. Transportes, der Regulierung der Elektrolytgleichgewichte u. der Biomorphose (mit Verminderung von K zugunsten von Ca außer im Skelettmuskel; vgl. Mineralisation). - Vermutl. therapeut. Prinzip von Trink- u. Badekuren.

Trans|missio(n): Durchgang, Übertragung, *physiol* Erregungsübertragung an der Synapse s. a. T.mitter), Schalleitung im Mittelohr. - **T.missionsphotometrie**: photometr. Bestg. der Konz. einer Lsg. in einer Durchflußküvette anhand ihrer Lichtdurchlässigkeit (bzw. des Extinktionskoeffizienten). - **t.missive Krankheit**: durch Überträger verbreitete Infektionskrankh. (obligat z. B. Malaria, fakultativ z. B. Pest).

Transmitter: »Überträger(substanz)«, die auf chem. Wege an einer Synapse (= Neuro-T.) oder motor. Endplatte Nervenimpulse überträgt; wird, gegen den Konz.gradienten gespeichert, in präsynapt. Strukturen (v. a. Vesikeln) in fester (= Speicherform) oder in lockerer Bindung (»mobile pool«, als Funktionsform), bei elektr. Nervenimpuls (mit Permeabilitätssteigerung der Speichermembran) freigesetzt, überquert den synapt. Spalt u. verbindet sich mit Rezeptoren der postsynapt. Membran (deren Konformation sich dadurch ändert); anschl. Inaktivierung (meist hydrolytisch). Nach heut. Kenntnis v. a. biogene Amine wie Azetylcholin u. Noradrenalin (an cholin- bzw. adrenergen Neuronen), Dopamin (dopaminerge Neurone der Substantia nigra mit inhibitor. Einfluß auf die cholinergen u. Interneurone), γ-Aminobuttersäure (»Gaba«; wahrsch. an inhibitor. Interneuronen, z. B. RENSHAW* Zellen), Serotonin (tryptaminerge Neurone, v. a. im limb. System); ferner Aminosäuren (Glutaminsäure, Glyzin, Asparaginsäure), wahrsch. auch Peptide (Substanz P); s. a. Abb. »Erregungsübertragung«.

trans|mural: durch eine Organwand; *kard* das Myokard in ganzer Dicke betreffend (z. B. t. Infarkt). - **T.mutation**: *genet* 1) (MULLER 1927) ↑ Genmutation; i. e. S. die als Folge der durch einen in die Chromosomenstruktur eingebauten β-Strahler bewirkten Elementumwandlung. - 2) *physik* Elementumwandlung.

trans|nasal: durch die Nasenhöhle. - **t.navikulolunäre Luxationsfraktur**: ↑ DE QUERVAIN* Fraktur (des Kahn- u. Mondbeins). - **t.neuronal**: über das Neuron hinaus.

trans|oral: durch die Mundhöhle (s. a. oral, peroral). - **t.orbital**: durch die Orbita; z. B. die **t.orbit. Lobotomie** oder **T.orbitotomie** als front. Leukotomie, wobei das stilettart. »T.orbitotom« unter dem Oberlid tangential zum Bulbus in Richtung Kranznaht durch das Orbitadach ins Marklager des Stirnhirns eingeführt wird. - **t.ossär**: durch den Knochen; z. B. die **t.oss.** (= ossäre) **Phlebographie**.

trans|palatin(al): durch den - teilweise entfernten - knöchernen Gaumen. - **T.parenz**: »Lichtdurchlässigkeit«, Eigenschaft optischer Medien, sichtbare Strahlung durchzulassen; s. a. Diaphanoskopie. - **T.parentperimeter**: *ophth* P. für Beleuchtungsstärken des Dämmerungssehens.

Transpeptidierung: *biochem* Peptid-Aufbau aus Aminosäuren; i. e. S. der von einer Transpeptidase bewirkte mikrobielle Einbau von N-Azetylglukosamin-N-azetyl-muraminsäure-peptid-Komplexen in die Zellwand (Angriffspunkt der Penizilline u. Cephalosporine).

transperitoneal: durch das Bauchfell (meist i. S. von intraperitoneal) bzw. die Bauchhöhle.

Transphosphorylierung: ↑ Phosphorylierung.

Transpiration, Perspiratio sensibilis: die Schweißabsonderung, i. e. S. als Gesamtvorgang (normalerweise zuerst in Achselhöhlen, an Handtellern, Fußsohlen u. Stirn).

Transplantat: durch ↑ Transplantation in den Organismus verbrachte Zellen, Gewebe oder Organe, letztere entweder als **freies T.** (ohne vaskuläre, nervale oder sonst. Verbindg.) oder als **gestieltes T.** (mit - zumindest vorübergehendem - Gefäßstiel zur Entnahmestelle); s. a. Lappen. - **T.abstoßung**: die immunbedingte Wirt-T. (»host-versus-graft«)-Reaktion mit konsekut. Abstoßung des T. (um so schneller, je größer der genet. Unterschied zwischen Wirt u. T.). Dabei spielen eine wesentl. Rolle die im T. enthaltenen Spender-Leuko u. gewebszellständ. Histokompatibilitäts-AG (s. a. Transplantationsantigene), die in den Immunzentren des Wirtes (nach Erkennung der

AG) die AK-Bildung in kleinen Lymphozyten auslösen u. damit mittelbar eine zelluläre u. humorale Reaktion im T. (bei Haut-T. mit AG-Transport in periphere LK bes. heftig, bei fehlender Lymphverbindung, z. B. bei Keratoplastik, bes. langsam): interstitielle u. perivaskuläre Einwanderung polymorphkerniger Leuko, verstärkte Gefäßpermeabilität mit interstitiellem Ödem (Kinin-Freisetzung), Erweiterung der kleinen Gefäße mit Stase, erhöhte Blutgerinnungsbereitschaft (evtl. thrombot. Gefäßverschluß). Abstoßung erfolgt im allg. (bei Nichtanwendung der Immunsuppression) in 12 bis 21 Tgn.; s. a. T.krise. – **T.armierung**: chir Versteifung eines Weichteil-T. durch Einpflanzung von Knorpel oder Knochen, z. B. bei Finger- oder Nasenersatzplastik; evtl. bereits vor dem Haupteingriff (»Vorarmierung«).

Transplantation: op. Einpflanzung lebender Zellen (s. a. Bluttransfusion), Gewebe oder Organe (s. a. Transplantat) an eine andere Stelle des gleichen Organismus (= autogene = autologe = Auto-T.; v. a. als Haut-T.; s. a. Retransplantation) oder aber in einen anderen Organismus (↑ Abb. »Nieren-T.«); bei genet. Identität von Spender u. Empfänger (z. B. eineiige Zwillinge) als **syngene(tische) T.** (früher: isogene, -loge, Iso-T.), bei Artengleichheit als **allogene(tische) T.** (früher: homogene, homologe, Homo-T.), bei Artenfremdheit als **xenogene(tische) T.** (früher: heterogene, -loge, Hetero-T.). Allogen sind v. a. Organ-Transplantate (wobei die Kompatibilität um so größer, je enger die genet. Verwandtschaft). – Nach topograph. Gesichtspunkten unterschieden als **isotope T.** (örtl. u. gewebl. Übereinstimmung von Entnahme- u. Einpflanzungsstelle), **orthotope T.** (örtl. Übereinstimmung) u. **heterotope T.** (keine örtl. Übereinstimmung); nach der Indikation als **auxiliäre** u. als **substitutive T.** (zur Unterstützung eines funktionsschwachen Organs bzw. als Ersatz eines ausgefallenen). – Erfolg abhängig von der Histokompatibilität zwischen Empfänger u. Spender (↑ Transplantations-AG); bei Inkompatibilität ↑ Transplantatabstoßung. – **dent** Einpflanzung eines eigenen (vgl. Reimplantation) oder fremden Zahnes in die frische Alveole eines eben extrahierten Zahnes oder in eine künstlich geschaffene.

Transplantations|antigene: Gewebe-AG, die die Abstoßung allogener Organtransplantate induzieren (»Histokompatibilitäts-AG«). Neben organspezif. T. insbes. die genetisch determinierten = individualspezif. mit 2 Typen: die **s**erologisch **d**efinierbaren SD- u. die durch gemischte **L**ymphozytenkultur **d**efinierbaren LD-Antigene; unter diesen die des HLA-Systems, kodiert im A(früher: »LA«)- u. B(früher: »Four«)-Locus des MHC (= major histocompatibility complex); ferner C(früher: AJ)- u. D-(früher:

Transplantationsantigene

Locus A	früher (LA):	Locus B	früher (Four):	Locus C	früher (AJ):
A1	HL-A1	B5	HL-A5	CW1	T1
A2	HL-A2	B7	HL-A7	CW2	T2
A3	HL-A3	B8	HL-A8	CW3	T3
A9	HL-A9	B12	HL-A12	CW4	T4
A10	HL-A10	B13	HL-A13	CW5	T5
A11	HL-A11	B14	W14	CW6	T7
A25(10)	AW25	B15	BW15	Locus D	früher (MLC):
A26(10)	AW26	B17	BW17		
A28	W28	B18	W18	DW1	LD101
A29	W29	B27	W27	DW2	LD102
AW19	Li^C	B37	BW37	DW3	LD103
AW23(9)	W23	B40	BW40	DW4	LD104
AW24(9)	W24	BW16	W16	DW5	LD105
AW30	W30	BW21	W21	DW6	LD106
AW31	W31	BW22	W22	DW7	LD107
AW32	W32	BW35	W5	DW8	LD108
AW33	W 19.6	BW38(16)	W16.1	DW9	TB9, OH
AW34	Malay 2	BW39(16)	W16.2	DW10	LD16
AW36	Mo	BW41	Sabe 11	DW11	LD17
AW43	BK	BW42	MWA	Locus DR	früher:
		BW44(12)	B12 (not TT*)		
		BW45(12)	TT*	DRW1	WIA1, Te6
		BW46	HS, SIN2	DRW2	WIA2, Te4
		BW47	407*, MO66, CAS, BW40C	DRW3	WIA3, Te5
				DRW4	WIA4, Te1
		BW48	KSO, JA	DRW5	WIA5, Te5
			BW40.3	DRW6	WIA6, Te10
		BW49(21)	BW21.1, SL-ET	DRW7	WIA7, Te3
		BW50(21)	BW21.2, ET*		
		BW51(5)	B5.1		
		BW52(5)	B5.2		
		BW53	HR		
		BW54(22)	BW22j, SAP1, SN1, J1		
		BW4	W4, 4a		
		BW6	W6, 4b		

Die Transplantationsantigene des Major-Histokompatibilitätskomplexes des Menschen (4 Loci, alle auf dem 6. Chromosom) in der WHO-Nomenklatur von 1977.

Transplantations|antikörper

MLC = mixed lymphocyte culture)-Locus; ↑ Tab. (darüber hinaus wahrsch. zahlreiche noch nicht definierte AG). Bestg. (↑ Histokompatibilitätstestung) wesentlich für die Spender-Empfänger-Auswahl. – Beziehungen zwischen HLA-System u. best. Erkrn. (z. B. BECHTEREW* Krankh., REITER* Sy., Uveitis ant., Myasthenia gravis, Zöliakie, MS) sind bekannt. – **T.antikörper**: die vom Empfänger aufgrund einer Histoinkompatibilität gegen die T.-AG gebildeten AK. – **T.immunität**: hypererg. Zustand eines Organismus nach Kontakt mit einem Transplantat, gekennzeichnet durch die Bildung spezifischer AK u. eine – bevorzugt – zelluläre Immunreaktion (hypererg. Reaktion vom Spättyp); s. a. Second-set-phenomenon. – **T.lunge**: Lungenödem (als Folge unzureichender renaler Funktion) nach Nierentransplantation, zeitlich oft mit einer Abstoßungsreaktion zusammenfallend u. mit deren Ausklingen verschwindend. – **T.metastase**: *path* s. u. Impf-, Implantationsmetastase. – **T.reaktion**: ↑ Transplantat-Wirt-Reaktion. – **T.tumor**: durch Verimpfung virulenten Tumormaterials von einem tier. Organismus auf einen anderen übertragbares Geschwulstwachstum.

Transplantat|konditionierung: In-vitro-Vorbehandlung des Transplantats zwecks Herabsetzung der Antigenizität; im Tierexperiment z. T. erfolgreich durch Explantation u. In-vitro-Kultivierung, Röntgenbestrahlung, elektr. Durchströmung, Manipulation der AG-Synthese. – **T.krise**, Abstoßungskrise: akuter, mit AK-Vermehrung einhergeh. Schub in der Wirt-T.-Reaktion, klinisch manifestiert durch herabgesetzte Funktion des T. u. Allg.erscheingn. (je nach Art des T.). – **T.konservierung**: Maßnahmen am T. zur Erhaltung erfolgversprechender Übertragbarkeit. Bei Organen, deren Funktion erhalten werden muß, v. a. Stoffwechseldämpfung durch externe Hypothermie (Suspension in kühler Flüssigkeit; nur kurzzeitig wirksam) oder hypotherme Perfusion (in Kombin. mit hyperbarer Oxygenierung); zur Gewährleistung eines die Vitalität erhaltenden Stoffwechsels normotherme Perfusion (mit verdünntem, den O_2-Transport garantierendem Blut) oder extrakorporaler Shunt; bei Gefäßen, Sehnen etc. auch Lyophilisierung. – **T.-Wirt-Reaktion**, Graft-(versus-)host-Reaktion: bei Übertragung eines immunkompetente Zellen enthaltenden allogenen T. (insbes. lymphat. u. Milzgewebe) auf einen Wirt mit mangelnder Immunabwehr eintret. Abwehrreaktion des T. gegen den Wirt, die wiederum im Wirtsorganismus Veränderungen ähnlich denen einer Autoimmunopathie zur Folge hat (»adaptive Immunaggression«). Vork. experimentell nach Inj. kompetenter Zellen in einen immunologisch unreifen Empfänger (↑ Runt-Krankheit), nach Inj. präimmunisierter Zellen in reife Empfänger oder Zellen eines homozygoten Elternteils in F_1-Hybriden (= »homologe« oder **Transplantationskrkht.**), nach Inj. reifer KM-Zellen in einen letal bestrahlten Empfänger (»secondary disease«) sowie bei chir. Parabiose (»parabiot. Intoxikation«); seltenes klin. Vork. als »sek. Krankht.« nach KM-Übertragung auf einen Ganzkörperbestrahlten: Fieber, Husten, Erbrechen, Diarrhö, Gewichtsverlust, Hypergammaglobulinämie (Heilung bei Regeneration des autochthonen Marks).

Transport, aktiver: *physiol* der nicht auf Osmose u. Diffusion (= **pass. T.**) beruhende, sondern mittels chem. Energie (meist ATP-Spaltung) erfolgende T. von Stoffen (v. a. niedermolekulare organ. Stoffe, Elektrolyte, Wasser) durch Membranen, im allg. gegen einen Konzentrations- bzw. elektrochem. Gradienten; Vork. im Rahmen sekretor. Vorgänge sowie – z. B. als Ionenpumpe – in die Zelle u. in subzelluläre Strukturen, wozu die Stoffe mit einem energiebeladenen Carrier (meist ↑ T.protein) eine Verbindung eingehen, die jenseits der Membran wieder gelöst wird (mit nachfolg. Regeneration des nun energiearmen Carrier durch endergon. Reaktion). Weitgehend an fortlauf. Energiezufuhr gebunden, durch physikal. u. chem. Verhinderung der Energiebereitstellung (z. B. O_2-Mangel, Abkühlung) gehemmt. In der Niere z. B. der **tubuläre T.** (↑ Tubulusfunktionen [Schema]); s. a. T.systeme, Pinozytose. – Als **axonaler T.** der Zytoplasmastrom entlang der Mikrotubuli im Axon der Nervenzelle (»**langsamer T.**« v. a. für Partikeln, »**schneller T.**« v. a. für Moleküle); u. a. durch Kolchizin hemmbar.

Transport|eisen: das für den T. im Blutplasma an Transferrin gebundene Fe. – **T.griff**: für den Erste-Hilfe-T. eines bewußtlosen – Verletzten geeigneter Griff, z. B. der ↑ RAUTEK* Bergegriff, die »Schleppergriffe« am im Wasser Verunglückten wie Kopf- u. Achsel-, Fessel- (FLAIG: Umgreifen des Kopfes u. Festhalten am auf dem Rücken liegenden Arm), Seemannsgriff (bd. Arme in Rucksackstellung). – **T.hyperlipämie**: H. (bes. Neutralfette) infolge abnorm gesteigerten Fetttransportes von den Depots zum Bedarfsort; v. a. bei Hunger (1. Stadium), schwerem Diabetes mellitus, best. Nephropathien, als Aderlaßlipämie, in der Gravidität; vgl. Retentions-H. – **T.ikterus**: T. infolge gestörten Absorptionsgleichgew. zwischen dem Bilirubin-bindenden Serumalbumin u. dem Ligandin der Leberzelle; angeb. beim MEULENGRACHT* Sy., ferner bei Virushepatitis, ikter. Zirrhose, aber auch nach Unterkühlung, Anstrengung, Alkoholexzeß.

Transport|kapazität: die Fähigkeit eines Gewebes zum T. einer definierten Substanzmenge (z. B. O_2) pro Zeiteinheit. – **T.kupfer**: das nach Resorption für den T. zur Leber locker an Albumin gebundene Cu. – **T.lappen**: *chir* über eine Zwischenstation zum endgültigen Aufnahmeort transportierter – offener – Wanderlappen zur Hautdefektdeckung.

Transport|maximum, Tm: *nephrol* die »max. tubuläre T.-rate«, d. h. der obere Grenzwert der pro Zeiteinh. resorbierten Menge einer tubulär angebotenen Substanz (z. B. Glukose = Tm_{gluk}), der ab einer gewissen Substrat-Konz. (»Schwelle«) nicht weiter ansteigt; s. a. Tm (3). – Ferner als »max. tubuläre Sekretionsrate« die aus dem Plasma pro Zeiteinh. maximal in die Tubuli sezernierte Substratmenge; sowie – als $Tm^c_{H_2O}$ die max. unter osmot. Diurese (Mannit-Infusion) erfaßbare Netto-Wasserrückdiffusion als Parameter für die DD von Störungen der ADH-unabhäng. u. abhäng. Phase der Harnkonzentrierung. – **T.metaboliten**: (BÜCHER) die Koenzyme als durch Atom(gruppen)transport zwischen versch. Substraten wirksame Bindeglieder im Stoffwechsel. – **T.protein**: ↑ Carrier, Schlepper; i. e. S. die Proteine der Zellmembran, die Substanzen durch akt. T. einschleusen (↑ T.systeme).

Transport|-RNS: ↑ Transfer-RNS. – **T.systeme** (der Zellmembranen): an best. T.proteine geknüpfte enzymat. Regelmechanismen für die Stoffpassage durch sonst impermeable Membranen; z. B. die an der

Mitochondrien-Innenmembran, teils einseitig (»Uniport«, z. B. für Phosphat, Glutamat, α-Ketoglutarat), teils gegenläufig (»Antiport«, z.B. als Austausch von ADP/ATP (mittels Translokase), Malat/Sukzinat, Zitrat/Malat, $Ca^{2+}/2H^+$, Na^+/H^+); vgl. akt. ↑ Transport. – **T.wirt**: *parasit* ↑ Hilfswirt.

Transpositio(n): Umlagerung; *chir* op. Gewebs- oder Organverlagerung (s. a. Abdominalisation, Interposition); *path* verkehrte Organlage (z. B. **T. viscerum** = Situs inversus); i. e. S. die **T. der großen Gefäße (d-TGA)** als Herzmißbildung, bei der die Aorta aus dem re. u. die – parallel dazu aufsteigende – Pulmonalis aus dem li. Ventrikel entspringt; dadurch Parallel- statt Wechselschaltung von Lungen- u. Körperkreislauf, die ohne Blutaustausch nebeneinanderher arbeiten; Lebensfähigkeit über wenige Tg. hinaus nur bei Bestehen oder op. Herstg. eines zusätzl. Shunts (Septumdefekt, offener Ductus Botalli etc. bzw. Ballon-Atrioseptotomie n. RASHKIND, Anastomosierung n. BLALOCK-HANLON). Zahlreiche Entstehungstheorien (fehlende Drehung der Endokardleisten für das Septum aorticopulmonale? re.ventrikuläre Aorta als Atavismus? Zusammenwachsen der Septa aorticopulmonale u. interventriculare? Ausbleiben der physiol. Bulbus-Trunkus-Torsion?). Klin.: Neugeb. noch rel. unauffällig, mit nur leichter, gleichmäßig verteilter Zyanose, die sich nach physiol. Schließung von For. ovale u. Ductus Botalli rasch verstärkt; Auskultationsbefund je nach Shunt, im Rö.bild großes Herz u. vermehrte Lungenzeichnung; metabol. Azidose, Trommelschlegelfinger, Polyglobulie. – Als **korrigierte T.** (l-TGA, gemischte Lävokardie) die sehr seltene Form infolge Li.drehung der primit. Herzschleife (Aorta vor u. li. der Pulmonalis), bei der durch gleichzeit. Inversion der Ventrikel die hämodynam. Verhältnisse weitgehend normalisiert sind (der re.-vorn liegende Ventrikel, in den das venöse Blut einfließt u. aus dem hinten-medial die Pulmonalis entspringt, zeigt das morphol. Bild einer li. Kammer, der li. liegende das einer rechten); daher bei Fehlen weiterer Herzmißbildungen ohne klin. Bedeutung (meist Rö.-Zufallsbefund); häufig jedoch mit VSD (mit u. ohne Pulmonalstenose) kombiniert. – s. a. Lungenvenen-T. – *genet* ↑ Translokation.

trans|positioneller Typ: *ophth* ↑ FOERSTER* Verschiebungstyp. – **T.poson**: *genet* DNS-Abschnitt eines Chromosoms von charakterist. Länge (ein oder mehrere Gene, Episom etc.; bds. begrenzt von einer kleineren, gegenläufig-ident., nicht informativen Nukleotidsequenz: »Insertosom«, »Insertionssegment«, »IS«), das, enzymatisch herausgelöst, an anderer Stelle des Genoms eingefügt, aber auch auf Plasmide (z. B. R-Faktor), Phagengenome etc. übergehen u. zu entsprech. – auch pathogenen – Mutationen führen kann; ist u. a. bei Baktn. für die Anpassung (z. B. Resistenzausbreitung) von Bedeutung.

transpylorisch: durch den Pylorus, z. B. **t. Schleimhautprolaps** (s. u. SCHMIEDEN* Syndrom).

transrektal: 1) durch das Enddarmlumen (= rektal). – 2) durch den M. rectus abdominis, z. B. **t. Längsschnitt** (»T.schnitt«).

transrenal: durch das Nierenparenchym (ins Nierenbecken).

transseptal: durch ein Septum hindurch; z.B. *röntg* die t. ↑ Lävokardiographie.

Trans|sexualismus: lebhafter Wunsch chromosomal, anatomisch u. hormonal ihrem Phänotyp entsprechender, sexuell sonst unauffälliger Individuen (»**T.sexuelle**«; meist ♂) nach einer künstl. (chir.) Geschlechtsumwandlung. – **T.skriptase**: ungebr. für ↑ Transkriptase.

transspongiös: durch die Knochenspongiosa; z. B. t. (= intrasternale) Infusion, t. (= ossäre) Phlebographie.

Trans|sudat: zell- u. eiweißarme, fibrinogenfreie, meist seröse Flüssigkeit nicht-entzündlicher Genese in Körperhöhlen oder Interstitien; Vork. bei allg. oder lokaler Stauung (mit erhöhter Kapillarpermeabilität) oder aber bei path. Zusammensetzung von Blut (Eiweißverarmung) oder Gewebskolloiden. – Einschläg. Ausscheidung: »**T.sudation**«.

trans|thorakal: durch die Thoraxwand. – **t.tracheale Aspiration, TTA**: (PECORA 1949) Gewinnung von Sputum mit Hilfe eines unter Umgehung von Larynx u. Pharynx via Punktionskanüle (durch das Lig. cricothyroideum eingestochen) direkt in die Luftröhre eingeführten Aspirationskatheters; ermöglicht v. a. bei »unproduktiven« Pneumonien die exakte bakt. Diagnose.

Transurane: *chem* die – im Periodensystem jenseits von Uran stehenden – Elemente mit den OZ 93–104, d. s. Neptunium, Plutonium, Americium, Curium, Berkelium, Californium, Einsteinium, Terbium, Mendelevium, Nobelium, Lawrentium u. Kurtschatovium (= Element 104).

transurethral: durch die Harnröhre; z. B. die **t. Resektion** (= TUR; s. u. Prostataresektion, TUR-Syndrom), **t. Dehnbehandlung** (s. u. DEISTING* Methode), **t. scharfe Schlitzung** (kurzstreckiger Harnröhrenstenosen unter Sichtkontrolle).

transuterin: durch den Uterus; z. B. **t.** (↑ intraperitoneale) **Transfusion**.

transversal|(is), transversarius: quer verlaufend; z. B. **T.bruch** (*chir* ↑ Querfraktur), **T.durchmesser** (↑ Diameter transversa; s. a. lineare ↑ Herzmaße), **T.ebene** (Körperebene senkrecht zur Median- u. Frontalebene; bei aufrechter Körperhaltung horizontal verlaufend), **T.schichtung** (*röntg* Tomographie am Stehenden oder Sitzenden mit Schichtebenen senkrecht zur Körperachse), **T.syndrom** (*neurol* ↑ Querschnittssyndrom), **t. Wangenspalte** (= horizontale ↑ Gesichtsspalte), **T.wellen** (mit Schwingungsamplituden senkrecht zur Ausbreitungsrichtung; z. B. Wasser-, elektromagnet. Wellen).

Transversektomie: *chir* Querfortsatzresektion (s. u. Kostotransversektomie).

Transversion: *genet* (FREESE 1959) Punktmutation, bei der in der DNS-Kette eines Gens eine Purin- durch eine Pyrimidinbase (oder umgekehrt) ersetzt ist.

Transverso|pexie: op. Anheftung des – ptot. oder mobilen – Colon transvers. an WS oder Bauchwand. – **T.ptose**: Pt. des – meist überlangen – Querdarms, der evtl. bis ins Becken hängt u. dort fixiert ist. Häuf. Urs. einer Obstipation. – **T.sigmoidostomie**: Anastomosierung von Transversum u. Sigmoid zur Ausschaltung des Colon descendens. – **T.stomie**: Ausleitung des Transversum zur Hautoberfläche (s. a. Kolostomie). – **T.tomie**: op. Eröffnung des Transversum, z. B. zwecks Entfernung eines Polypen.

transversus: (lat.) quer zur Körperachse, i. e. S. in der Transversalebene verlaufend. – »**Transversus**« als Kurzform für M. arytaenoideus tr. und M. tr. abdominis, »**Transversum**« für Colon transversum. – **T.lähmung**: *laryng* Lähmung des M. arytaenoideus tr., mit Klaffen der hint. Glottispartie bei Phonation (↑ Abb. »Laryngoskopie«); klin.: leichte Heiserkeit ohne Atemnot. Isoliertes Vork. v. a. bei Laryngitis, stimml. Überanstrengung.

trans|vesikal: durch die Blase (Vesica); meist i. S. des op. Vorgehens durch die – eröffnete – Harnblase (bei ↑ Prostatektomie). – **T.vesti(ti)smus**: *psych* Neigung (meist ♂ ♂), Kleider des anderen Geschlechts anzulegen; oft ohne sexuelle Anomalien des **T.vestiten**.

transzellulär: durch die Zelle hindurch; z. B. **t. Transport** (s. u. Zytopempsis), **T.raum** (»dritter Raum«, d. h. der vom t. Anteil der ↑ Extrazellulärflüssigkeit eingenommene Teil des EZR; pathol. vergröß. v. a. durch Trans- u. Exsudate. – Bei anderen Autoren der Flüssigkeitsinhalt des Verdauungstraktes).

transzendent: übersinnlich.

Tranylcyprominum *WHO*: trans-(±)-2-Phenylzyklopropylamin; Psychoanaleptikum (Typ MAO-Hemmer).

trapezius: (lat.) trapezförmig; Kurzform für M. trapezius. – **T.lähmung**: Ausfall auch des oberen T.abschnitts bei Läsion der Zervikalwurzeln 2–4, des mittl.-unt. bei Akzessoriuslähmung, total bei kombin. Nervenläsion; klin.: Muskel atrophisch, Schultertiefstand, abgeflachter Nacken-Schulter-Wulst, Schulterhebung beeinträchtigt. – **T.reflex**: Kontraktion (DUENSING* Fremdreflex) des M. tr. bei Hautreiz an behaartem Kopf, Nacken, Schulter (bis unt. Skapulawinkel). – **T.syndrom**: (G. HUC) Nackenschmerzen mit Hartspann des T. u. benachbarter Muskeln infolge langzeit. HWS-Fehlhaltung (zervikodorsale Lordose) bei Arbeiten mit vorgeneigtem Kopf.

trapezoideus: (lat.) trapezähnlich. – **Trapezoideum**: ↑ Os bzw. Corpus trapezoideum (»**Trapezkörper**«). – **Trapeztest**: *orthop* freier Armhang zur DD von fixierter u. nicht-fixierter WS-Deformierung.

trapped air: *pulmon* ↑ Air trapping. – **Trapping**: *chir* Stillegung eines Aneurysmas durch Ligatur der zuführenden Gefäße.

Trasylol® Aprotinin *WHO*: Proteinasen-Inhibitor (Trypsin-Kallikrein-Inaktivator) aus Rinderpankreas u. -lunge.

Traube* (LUDWIG TR., 1818–1876, Internist, Berlin) **Blutschatten**: ↑ Blutkörperchenschatten. – **Tr.* Doppelton**: 2 kurz aufeinanderfolgende Töne als Auskultationsphänomen über großen peripheren Arterien (bes. Femoralis) bei Aorteninsuffizienz, hervorgerufen durch die brüske systol. Gefäßfüllung; s. a. DUROZIEZ* Geräusch. – **Tr.* Gesetz**: Die chron. Nephritis bewirkt eine Vergrößerung des li. Herzens (»**Tr.* Herz**«). – **Tr.* Körperchen**: *hämat* ↑ Achromoretikulozyt. – **Tr.* Raum**: das von li. unt. Rippenbogen, Herz-, Leber- u. Milzdämpfung begrenzte »Spatium semilunare« mit tympanit. Klopfschall (durch die Magenblase; bei li.seit. Pleuraerguß gedämpft). – **Tr.* Wellen**: s. u. HERING*.

Trauben|blase: *röntg* das Weintrauben-ähnl. Füllungsbild der Prostatiker-Harnblase (dreieck., mit zahlreichen Divertikeln). – **T.haut**: *anat* ↑ Uvea. – **T.hydatide**: *helminth* ↑ Cysticercus racemosus. – **T.kokken**: ↑ Staphylokokken. – **T.kur**, Ampelotherapie: Diätkur (v. a. in Südtirol) gegen Stoffwechselstörungen u. Übergew., bei der frische Weintrauben (tägl. 500 bis 1500 g) für mehrere Wo. Hauptnahrung sind.

Trauben|mole: *path* ↑ Blasenmole. – **T.pilzkrankheit**: *vet* ↑ Botryomykose. – **T.säure**: Acidum uvicum. – **T.zelle**: (STICH, SWILLER, MORRISON 1955) für Plasmozytom nahezu pathognomon. Plasmazelle mit zahlr. Vakuolen, die den Zellkern an die Peripherie drängen u. wahrsch. amorphe, neutrale Proteine enthalten. – Selten auch bei hyperimmunisierten Tieren; vgl. MOTT* Zelle. – **T.zucker**: ↑ Glukose; s.a. Glukose..., Dextrose. – **T.-Doppelbelastung**: ↑ STAUB*-TRAUGOTT* Versuch.

Trauerränder: *röntg* Jargon für die scharfe, strichart. Konturierung der WK bei Osteomalazie.

Traulismus: Stammeln; i. e. S. die stammelndschnarrende Aussprache der Konsonanten R u. K.

Traum: Erlebnis während des Schlafs, mit meist lebhaften, oft gefühlsbetonten Bildern (»Angsttraum«), an die nach dem Erwachen Erinnerung bestehen kann (= **T.bewußtsein**); bes. komplex u. bizarr in der REM-, seltener u. weniger erinnerbar in der NREM-Phase. Auslösend wirken Reize des inn. u. äuß. Milieus, die aber – infolge Dämpfung des Kortex – nicht adäquat u. nicht in log. Folge verarbeitet werden (»**T.entstellung**«). Auftreten wahrsch. erstmals mit Beginn der intellektuellen Tätigkeit (2.–3. Lj.; bereits beim Neugeb. aber eine ähnl. Hirnaktivität). Trägt zur Integration des psych. Apparates bei (**T.entzug** führt zu nervösen Störungen). – Psychoanalyt. Bedeutung: Ausdruck im Wachzustand nicht zugänglicher Phantasien u. Wünsche (»**latente T.gedanken**«), die sich durch Symbolisierung (»**T.symbolik**«) u. **T.arbeit** in Bildererlebnisse verwandeln (»**manifester T.inhalt**«).

Trauma: (griech. = Wunde, Verletzung) den Organismus schädigende (»traumatisierende«) Einwirkung sowie der so entstandene Schaden. – **1) als körperl. T.** jede Läsion durch von außen einwirkende physikal. oder chem. Faktoren, i. e. S. die durch mechan. Kräfte (s. a. Verletzung, Wunde, Mehrfachverletzung); neben dem körperfremden = **dir. T.** auch das **indirekte** mit Beteiligung innerer Kräfte. Ferner unterschieden: **offenes T.** mit, **geschlossenes T.** ohne Kontinuitätstrennung des Integuments; nach der Art der Gewalteinwirkung als **stumpfes T.** (im allg. = geschlossenes) u. als **scharfes T.** (= offenes), u. zwar als **einfaches T.** (oberflächlich), **kompliziertes T.** (mit Läsion tieferer Strukturen, v. a. Knochen, Sehnen, Nerven, Gefäße) u. **penetrierendes T.** (unter Mitverletzung von Körperhöhlenorganen). Häufigste mechan. Formen sind: Stich, Schnitt, Schuß, Stoß (↑ Contusio, Commotio, Compressio); als bes. Form das **perinatale T.** (↑ Geburtstrauma). – **2) als psych. T.** das durch ein – meist von inn. Triebspannungen bestimmtes – Erlebnis (v.a. in früher Kindheit, in Ausnahmesituationen oder sexueller Art), das vom Individuum nicht adäquat verarbeitet werden kann u. daher aus dem Bewußtsein verdrängt wird (u. evtl. zur Neurose führt).

Traumatiker: an den Folgen eines Traumas Leidender; i. e. S. der Kranke mit einer traumat. Neurose oder Hirnschädigung. – **Traumatisation, -tisierung**: die zum Trauma führende physikal.-chem. oder psych. Einwirkung. – **traumatisch, traumaticus**: ein Trauma betreffend, durch T. verursacht (= traumatogen = posttraumat.); z. B. **t. Syndrom** (↑ SUDECK* Sy.).

Traumato|logie: Lehre von der Entstehung, Verhütung u. Behandlung von Traumen. – **T.philie**: 1) bes. »Unfallneigung« einer Person. – 2) abnorme Neigung, sich wiederholt ohne Grund operieren zu lassen (s. a. Münchhausen-Syndrom). – **T.phobie**: zwanghafte Furcht vor Unfällen als abnorme Erlebnisreaktion (meist nach Unfall). – **T.pnoe**: in- u. exspirationssynchrone Geräusche bei traumat. Eröffnung des Pleuraraumes.

traumhafter Zustand: der »oneiroide epilept. Zustand« bei best. Temporallappen-Anfällen (aber nicht nur Unzinatus-Anfall!), in dem der Betroffene seine Umgebung kaum wahrnimmt u. so »traumhafte Illusionen« voller Zusammenhanglosigkeit u. Unwirklichkeit erlebt oder aber echte, meist visuelle Halluzinationen, die ihn infolge Bewußtseinseinengung oder verringerter Vigilanz wie die Bilder eines Traumes gebannt halten.

Traum|(phasen)schlaf: REM-Schlaf (s. u. Schlaf). – **T.zustand**: neurol ↑ traumhafter Zustand.

Trauner*-Rieger* Syndrom: (1925) ↑ TURNER*-KIESER* Sy.

Traurigkeit: *psychiatr* der reakt. (aus schwerwiegenden Erlebnissen resultierenden) T. entsprech. Verstimmung bei depressiven Zuständen; bei endogener Depression auch als »vitale T.« mit Beeinträchtigung des Vitalgefühls.

Trautmann* Dreieck (MORITZ FERDINAND TR.*, 1832–1902, Otologe, Berlin): bei Mastoidektomie nach Entfernung der pneumat. Zellen sich darstellendes Dreieck (begrenzt durch Basis der mittl. Schädelgrube, Fazialiskanal u. Labyrinth sowie Sinus-sigmoideus-Schale), von dem aus die Dura des Kleinhirns freigelegt werden kann.

Trazodonum *WHO*: 3-(m-Chlor-phenyl-1-piperazinyl)- propyl-1,2,4-triazolo[4,3-a]pyridin-3(2H)-on; Antidepressivum.

TRCHI: **t**anned **r**ed **c**ells **h**aemagglutination **i**nhibition, Hemmung der Agglutination Fibrinogen-sensibilisierter Ery im mit verdünntem Antifibrinogen-Serum inkubierten Probandenserum als – sehr aufwend. – Test auf fibrinolyt. Aktivität u. Fibrinogen-Spaltprodukte.

(Treacher) Collins* Syndrom: ↑ Dysostosis mandibulofacialis.

Treffer|gifte: (P. JORDAN 1938) strukturmutagene chem. Agentien (z. B. alkylierende Substanzen), die ähnlich wie ionisierende Strahlen (↑ T.theorie), jedoch durch Übertragung von Energie Punktmutationen oder Chromosomenbrüche auslösen; s. a. Radiomimetika. – **T.theorie**: (BEAU u. ALTENBURGER, F. DESSAUER 1922) *radiol* die Energieübertragung quantentheoretisch beschreibende Theorie der biol. Strahleneinwirkung (zur Interpretation der Dosis-Wirkung-Beziehungen): Ein mikrophysikal. Akt (»Treffer«, z. B. Absorption eines Lichtquants, Ionisation, überschwell. Wärmeschwingung) im sensiblen Vol. des Objektes (»T.bereich«) bewirkt nach einem Alles- oder-Nichts-Gesetz biochem. Veränderungen, die schließlich zur Inaktivierung führen, u. zwar mit Ein- oder Mehrtreffer-Mechanismus. Dicht ionisierende Strahlen (wie α-Teilchen u. Neutronen) ergeben – als Ein-Treffer – im allg. exponentielle Dosiswirkungskurven, die locker ionisierenden Rö-, γ- u. Elektronenstrahlen im molekularen Bereich (einschl. Punktmutation) ebenfalls, im zellulären aber sigmoide Kurven. – Erweitert durch neuere Konzepte (HUG u. KELLERER 1966), die auch den Zufallscharakter der folgenden biol. Prozesse einbeziehen.

T-Reflex: (T = tendo) der ↑ Sehnenreflex (als phas. Muskeldehnungsreflex); vgl. H-Reflex.

Trehalose, Mykose: Disaccharid aus 2 Mol. D-Glukose in α,α-glykosid. Bindung (»T.-Typ«; u. a. ohne Reduktionsvermögen; in Pilzen, Mutterkorn, Preßhefe); Anw. für bakt. Nährboden. – Eine **T.-Malabsorption** ist meist sekundär bei Zöliakie, Sprue, Enteritis region., Colitis ulcerosa etc.

Treib|mittel: *pharmaz, diät* zur Aerosol- u. Sprayerzeugung gesetzlich zugelassene Gase, entweder komprimiert (z. B. N_2, CO_2, N_2O) oder verflüssigt (niedere chlorierte u. fluorierte Kw.-stoffe, n-Propan, $CHFCl_2$, CHF_2Cl, CCl_3F, CCl_2F_2. Geforderte Kriterien: hoher Dampfdruck, weder brennbar noch explosiv, geruchsfrei, nicht hauttoxisch, mit anderem T.m. mischbar, mit Wirkstoff verträglich – **T.wehen**: ↑ Preßwehen.

Treitz* (WENZEL TR., 1819–1872, Pathologe, Krakau, Prag) **Band, Ligament**: ↑ Plica duodenojejunalis. – **Tr.* Bogen**: li. konvexe Peritonealfalte um die Recessus duodenalis sup. u. inf. (= Tr.* Grube) u. deren – inkonstante – gemeinsame lit.-lat. Bucht (Rec. venosus); enthält oben lat. die V. mesenterica inf., lat.-unten die A. colica sin. (mit Übergang in die A. mesenterica inf.). – **Tr.* Hernie**: inn. Hernie in einem oder bd. Recessus duodenales; mit schmerzhaftem Mittelbauchtumor, hohem akuten Dünndarmileus; als Varianten die li.gerichtete Herniation in einen Rec. venosus (unter der V. mesenterica inf. des TR.* Bogens = **Tr.*-Brösike* Hernie**) oder in einen re.seitigen Rec. duodenal. inf. bzw. retroduoden. (**Tr.*-Neumann* Hernie**). – **Tr.* Syndrom**: (1859) bei Urämie durch vikariierende Ausscheidung der N-halt. Metaboliten über den Magen-Darmtrakt bedingte gastrointestinale Sympte.: Erbrechen (oft Hämatemesis), seröse bis hämorrhag. Diarrhöen, später auch tox.-paralyt. Ileus, evtl. Ammoniakenzephalopathie u. Hirndruck.

Trélat* (ULYSSE TR., 1828–1890, Chirurg, Paris) **Spekulum**: zerlegbares, selbsthaltendes (Sperrstange) Scheidenspekulum mit umlegbarem Griff; unt. Blatt als Scheidenhalter verwendbar. – **Tr.* Zeichen**: s. u. LESER*-TR.*.

Trema: 1) *psychiatr* (K. CONRAD 1958) die »seltsame Gestimmtheit« in der Initialphase der akuten Schizophrenie; z. B. als Druck oder Spannung, Unruhe oder Angst, freudig-erwartendes Gehobensein, Erwartung einer verschuldeten Strafe, Gehemmtheit; oft imponierend als dumpfes Mißtrauen gegen eine feindsel. Umgebung. – 2) *dent* ↑ Diastema mediale.

Trematoda: *helminth* »Saugwürmer« als Klasse parasitischer Plathelminthen; Körper unsegmentiert, oft blattförm., Darmrohr ohne Analöffnung; ein oder mehrere Saugnäpfe; s. a. Abb. »Wurmeier«. Humanmedizinisch wichtig die Ordnung ↑ Digenea.

Tremblante

Tremblante du mouton: (französ.) *vet* bei Schafen durch das ↑ Scrapie-Virus hervorgerufene Krkht.; mit Tremor, Koordinationsstörungen, Lähmungen u. hochgrad. Pruritus (dadurch Selbstabwetzen der Wolle, Automutilation).

Trembles, Slows: (engl.) *vet* toxisch bedingtes »Zittern« u. schwere Lähmungen bei Rindern u. Schafen nach Verfüttern von Eupatorium urticifolium s. rugosum (»Wasserhanf«; tox. Prinzip der ungesätt. Alkohol **Trematol**) u. Aploppus-Arten. – Gleichart. Sympte. beim Menschen nach Genuß der Milch dieser Tiere (»milk disease«, »Milchfieber«).

tremens: (lat.) zitternd, mit Zittern (↑ Tremor); z. B. Delirium tr. – **Tremolo:** Tonhöheschwankungen der Singstimme um ca. ½ Ton. – **pulsatorisches Tr.:** *kard* bes. Form der Pulswelle bei gehäuften Extrasystolen.

Tremor: durch rhythm. alternierende Agonisten- u. Antagonisten-Innervation bedingte, willkürlich nicht oder nur unvollständig unterdrückbare Bewegungsstörung (Dyskinese) in Form rhythm. Zuckungen von Muskelgruppen mit resultierendem »Zittern« der betroff. Körperteile oder des ganzen Körpers; oft begleitet von pyramidalen, extrapyramidalen oder zerebellaren Sympt. (z. T. pathognomon.). Unterschieden als langsamer u. schneller, fein-, mittel- u. grobschläg. T., als ↑ Ruhe- u. ↑ Bewegungs-T., als **physiol. T.** v. a. bei Kälte u. Erregung, als **path. T.** bei organ. Erkrn. oder tox. Schädigung des peripheren u. zentralen NS (Kleinhirn, Striatum, Pallidum; **= striozerebellarer T.:** Ruhe- + Intentions-T.) sowie psychogen (durch Affekte auslösbar, meist hochfrequent, zur Generalisation neigend; mit Untersuchungsdauer an Frequenz u. Regelmäßigkeit abnehmend, im Schlaf u. Narkose sistierend. Bes. Formen: **angeb. fam. T.** (= essentieller T., MINOR* Syndrom, Tremophilie), wahrsch. infolge dominant erbl. Heredodegeneration des Putamen u. Nucl. caudatus: intermittierender, mittelschläg., durch sensible, sensor. u. emotionale Reize verstärkter Ruhe-T. einzelner Körperabschnitte (z. B. Kopf, Zunge) oder generalisiert; oft mit Muskelhypotonie; Beginn meist in Kindesalter oder Adoleszenz, kontinuierlich fortschreitend; **benigner essentieller T.,** im Ggs. zum PARKINSON-T. in Ruhe meist sistierend, bei Willkürbewegungen (v. a. Halte-, Stellbewegungen) hervortretend; **extrapyramidaler T.** nicht willkürlich innervierter Skeletmuskeln infolge Dysregulation des EPS; fließender Übergang zu fibrillären u. faszikulären Zuckungen; **kinetischer T.** (= T. coactus), der sich bei willkürl. Bewegungen u. Haltungsänderungen verstärkt (vgl. Bewegungs-T.); **konvulsiver T.,** der ↑ Paramyoklonus multiplex; **T. linguae,** rhythm. Zittern der – herausgestreckten – Zunge bei chron. Alkoholismus, progress. Paralyse sowie als – zunächst lokalisierter – angeb. fam. T.; **posthemipleg. T.** v. a. als Intentions-T. in der Heilungsphase des apoplekt. Insults (Bereich der inn. Kapsel); **seniler T.** als spät manifester angeb. fam. T. oder (i. e. S.) als degenerativ, d. h. vasogen-involutiv bedingter T. des Alters, v. a. als Kopf-T. u. ohne weitere extrapyramidal-motor. oder zerebellare Sympte; **tox. T.** bei chron. Vergiftung, z. B. – mittelbis großschlägig – bei Bromismus (iatrogen, suizidal oder berufsbedingt), feinschlägig bei Merkurialismus (meist an Fingern beginnend, auf Hand, Arm u. evtl. Beine übergreifend; mit charakterist. »Hg-Zitterschrift«), bei Bleivergiftung (»T. saturninus« an gespreizten Fingern als Prodromalsympt. der Streckerschwäche), bei Barbiturat-, Alkohol- u. Opiate-Abusus (»T. opiophagorum«, v. a. im Entzugsstadium), bei Autointoxikation (z. B. Hyperthyreose), Infektionskrankhtn. (bes. in der Rekonvaleszenz); **zerebellarer akuter T.** (↑ ZAPPERT* Syndrom).

Tremor|anfall, epileptischer: generalisierter Anfall mit wiederholten Zuckungen mit so kurzen Intervallen, daß der Eindruck eines feinschläg. Tremors entsteht. – **T.syndrom indischer Kinder:** (1963) ätiol. unklare Erkr. (Virus-Enzephalitis? Stoffwechselstörung?) mit T. als Leitsympt., ferner Hautpigmentierung, geist. u. körperl. Retardierung, Anämie; auch Formes frustes.

Tremulatio(n): Tremor mit niedr. Amplitude.

Tremulotherapie: ↑ Vibrationsmassage.

Trench fever: »Schützengrabenfieber« (↑ Wolhynisches Fieber). – **Trench foot:** kalte Zyanose der unt. Extremität mit Ödem, Parästhesien, Hyperhidrosis, evtl. auch troph. Störungen nach längerem Aufenthalt in kaltfeuchtem Milieu (z. B. Schmelzwasser); Vasoneurose als ↑ Immersions-Kälte-Nässeschaden; später evtl. Pigmentierung.

Trend: *statist* mittl. Entwicklungslinie in zeitlich aufeinanderfolgenden Beobachtungsdaten.

Trendelenburg* (FRIEDRICH TR., 1844–1924, Chirurg, Rostock, Bonn, Leipzig) **Blutleere:** an der Gliedmaßenwurzel (Schulter-Axilla bzw. Hüfte-Leiste) mittels Gummischlauchs anzulegende B. für Arm- oder Bein-Exartikulation; Sicherung mit perkutan eingeführter Kornzange (über dem Akromion) bzw. mit in den Beckenkamm eingestoßenem Tr.* Spieß. – **Tr.* Kanüle:** (1861) Trachealkanüle mit aufblasbarer Gummimanschette (»Tamponkanüle«; gegen Blutaspiration nach Tracheotomie, bei Larynxeingriff). – **Tr.* Lagerung:** horizontale Rückenlage für die Tr.* Op. (1), auch mit Beckenhochlagerung (Symphyse als höchster Punkt, Rumpfneigung bis 45°) für Eingriffe im Becken. – **Tr.* Operation: 1)** »pulmonale Embolektomie« (1908 von TR., vorgeschlagen, 1924 erstmals von KIRSCHNER erfolgreich ausgeführt); Entfernung eines Embolus aus der A. pulmon. nach Resektion der 2. Rippe u. Perikardschlitzung (Variante: longitudinal-transsternaler Zugang) u. bei 45-Sek.-Abklemmung von Aorta u. Pulmonalis; neuerdings optimiert durch – die Herzbelastung mindernde – Abklemmung der Hohlvenen (VOSSSCHULTE 1958) u. durch extrakorporalen Kreislauf (E. H. SHARP 1962). – **2)** (1891) juxtafemorale Ligatur der V. saphena magna (an ihrer Einmündung am For. ovale) u. Resektion des Hauptstammes; zur Emboliprophylaxe u. im Zusammenhang mit Varizenverödung. – **Tr.* Versuch:** Funktionsprüfung des Klappensystems der V. saphena magna u. ihrer Kollateralen (V. saphena parva, Vv. perforantes): nach Ausstreichen am hochgehobenen Bein Aufstehenlassen einmal ohne u. einmal mit Kompression (= »TR. I« bzw. »TR. II«) der Saphena magna nahe ihrer Mündung: Nur langsame Füllung von der Peripherie her in bd. Fällen (»neg.«) beweist Intaktheit der Magna-Klappen; schnelle Füllung trotz Kompression (»pos.«) spricht für Insuffizienz der Kollateralen-, bei Verstärkung nach Lösen des Druckes (»doppelt-pos.«) auch für Insuffizienz der Magna-Klappen. – s. a. TR.* Zeichen (1). – **Tr.* Zeichen: 1)** beim Stehen auf 1 Bein das Absinken des Beckens vom Standbein zur Seite des – angehobenen – Spielbeins hin als Hinweis auf Schwäche der pelvitrochanteren Muskeln (v. a. Gluteus medius); pos. z. B. bei angeb. Hüftluxation (s. a. Watschelgang). – **2)** s. u. TR.* Versuch. – **3)** *geburtsh* bei Rückenlagerung der Hochschwangeren Blutdruckabfall infolge Hohlvenenkompression. – **Tr.*(-Duchenne*) Hinken**: sogen. »Hüfthinken« infolge Schwäche oder Lähmung der Oberschenkelabduktoren (s. a. TR.* Zeichen 1) oder aber der – i. S. einer Zuggurtung wirkenden – Mm. gluteus max. u. fasciae latae nebst Lig. iliofemorale (Hüfte sinkt zur Seite des Schwungbeins hin ab).

Trendelenburg* Gerät (WILHELM TR., 1877–1946, Physiologe, Gießen, Tübingen, Berlin): *ophth* Gerät (verstellbare Lochblende) zur Messung der Pupillardistanz.

Trenn(er)verfahren: *ophth* ↑ TURVILLE* Methode.

Trepan, Trephine: hand- oder maschinenbetriebenes Bohrgerät zur ↑ Trepanation; i. e. S. der darin eingesetzte zylinder-, kegel- oder kugelförm. Bohrer oder ein kreisförmig schneidender Fräser (»Trephine« i. e. S.). – **Trepanation**: *chir* op. Eröffnung einer Mark- oder der Schädelhöhle (↑ Schädel-T.) oder der pneumat. Warzenfortsatzzellen (MOURET) oder einer NNH unter Verw. eines ↑ Trepans. Als **osteoklast. T.** mit permanentem Defekt; als **osteoplast. T.** mit temporärer Entfernung (Abheben) eines – weichteilgestielten – plattenförm. Knochenstücks (nach multiplen Bohrungen, mittels Knochensäge); s. a. Trepanopunktion. – *dent* Eröffnung der Pulpenhöhle des Zahnes mittels Trepanationsbohrers; i. w. S. auch die entspr. Freilegung eines intraossären Prozesses. – *ophth* **a)** Ausstanzen kleiner Scheibchen aus Kornea u./oder Sklera bei Glaukom (Eröffnung der vord. Augenkammer) zur Zyklodialyse oder als Keratoplastik. – **b)** radikale Ausräumung eines Chalazions. – **Trepanopunktion**: Hirn(ventrikel)punktion via Trepanationsöffnung im Schädeldach (am Ort der Wahl).

Trephine: tubulärer ↑ Trepan(-Einsatz), insbes. der augenärztl.; auch als kleine Ringsäge.

Trephon(e): (CARREL u. EBELING) hypothet. – insbes. von Leukozyten abgesonderte – Substanz, die auf Epithel- u. Bindegewebszellen wachstumsfördernd wirkt.

Trephozyt, nurse cell: (LOUTIT 1962) Bez. für den Lymphozyten wegen seiner (hypothet.!) Teilfunktion im Stoffwechsel, nämlich der Abgabe von – zuvor gespeicherten – Nukleinsäuren an andere, proliferierende Zellen zwecks Reutilisierung.

Trepidatio(n): Ängstlichkeit, Unruhe; z. B. **T. cordis** (= Herzklopfen), **T. patellae**: (= Patellarklonus), **Abasia trepidans** (psychogene Gehunfähigkeit mit starkem Zittern der Beine).

Treponema: Gattung der Fam. Treponemataceae [Spirochaetales]; streng anaerob, eng-schraubenförmig gewunden (Windungen unregelmäßig oder regelmäßig; z. T. in endständ. axialen Faden oder Fäden auslaufend; s. a. Abb. »Schraubenbaktn.«), beweglich, gramneg., nur nach GIEMSA oder durch Silberimprägnierung (nach Beizen) färbbar, nativ im Dunkelfeld sichtbar; z. T. auf Spezialnährböden züchtbar. Vork. auf Schleimhäuten einschl. Darmtrakt; einige Arten human- u. tierpathogen. – Auch veralteter Gattungsname (soweit nicht anders gesagt, jetzt »Borrelia«), z. B. T. anserinum, T. calligyrum (= Bo. refringens),

T. forans (= REITER* Spirochäte), T. hebdomadis (= Leptospira he.), T. icterogenes (= Leptospira icterohaemorrhagiae), T. japonicum s. morsus muris (↑ Spirillum minus), T. minutum (= Bo. refringens), T. nodosum (= Leptospira interrogans), T. obermeieri (= Bo. recurrentis), T. parkeri, T. phagedaenis (= Bo. venezuelensis), T. refringens (auch: »NICHOLS* nicht pathogene T.«, »NOGUCHI* T.«). – Wichtigste Arten: **T. carateum s. pintae**, zugespitzt, 8–36 μm, undulierend u. kriechend; Erreger der Pinta. – **T. macrodentium**, 12 μm, rotierend u. undulierend, mit 6 – am Ende breiteren – Windungen; apathogen, aber isoliert bei Alveolarpyorrhö, PLAUT*-VINCENT* Angina. – **T. (micro)dentium**, 4–7 μm, dem T. macrodentium ähnl., sehr bewegl., 6–12 Windungen; oft zus. mit Fusobaktn. bei Prozessen in Mund u. Respirationstrakt isoliert. – **T. pertenue s. pallidulum**, dem T. pallidum u. T. carateum ähnl. (6–8 μm, 8–20 Windungen), auf NELSON* Medium bis 12 Tg. bewegl.; Erreger der Frambösie (gekreuzte Seroreaktionen mit T. pallidum). – **T. skoliodontum**, sich wurmartig bewegend, züchtbar; isoliert zus. mit Fusobaktn. bei Atemtraktinfektionen (aber apathogen). – Am wichtigsten **T. pallidum** (= Spirochaeta pallida; SCHAUDINN u. HOFFMANN 1905), 6–10 μm, fein, mit regelmäß. Windungen u. endständ. Fädchen, sich langsam schraubenartig drehend, gelegentl. undulierend; lebend nur

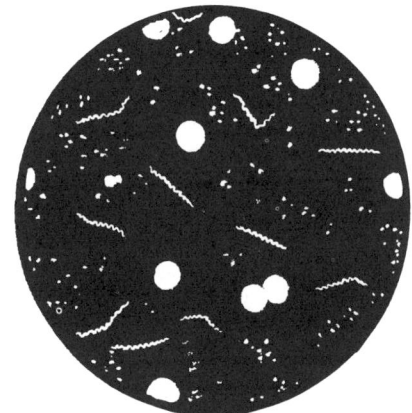

Treponema pallidum im Dunkelfeld.

auf schwarzem Hintergrund sichtbar, mit GIEMSA* Lsg. rosa, bei Silberimprägnation schwarz; züchtbar unter anaeroben Bedingungen auf Aszites, in mit Kaninchenniere beschichtetem Serum, in Kaninchenhoden (Referenzstamm NICHOLS). Erreger der Syphilis des Menschen (die direkt auf Menschenaffen u. Kaninchen übertragbar ist). Bildet ein Reagin, das für zahlreiche Seroreaktionen (Komplementabweichung u. Flockung) genutzt wird. – **T.-p.-Agglutinationstest**, TPA-Test: (MAGNUSON u. MCLEOD 1953) AK-Nachweis mit Kultur- oder NICHOLS* Treponemen (im Ggs. zur Spirochäten-Agglutinationsreaktion mit REITER* Spirochäten). Neuerdings (TARA RATHLEV 1965) abgelöst durch **T.-p.-Hämagglutination** (= TPHA). – **T.-p.-Immobilisationstest**: ↑ NELSON*-MAYER* Test. – **T.-p.-Komplementfixationstest**, TPC: KBR mit aus syphilit. Kaninchenorchitis gewonnenen Pallida-Treponemen als AG; s. a. Treponemen-KBR. – **T.-p.-Schwund-Test**: auf dem ↑ Adherence-Disappearance-Phenomenon basierende Seroreaktion mit NICHOLS* Treponemen (die im pos. Fall aufgelöst werden).

Treponemataceae

Treponemataceae, Mikrospirochaetaceae: (ROBINSON 1948) Fam. der Ordng. Spirochaetales; schraubenförmig gewunden, flexibel oder starr, 4–16 μm lang, im allg. schlecht färbbar. Gattungen: Borrelia, Leptospira, Treponema. – Auch obsol. Name für Spirochaetaceae.

Treponematose: durch Treponemataceae hervorgerufene Krankh.: Syphilis, Frambösie, Pinta u. originäre Kaninchen-Spirochätose (durch Treponema cuniculi); vgl. Spirochätosen. – **T.knötchen**: (JEANSELME) juxtaartikuläre / Knoten.

Treponemen: s. u. Treponema. – **T.-Immunofluoreszenz-Absorptionstest**: / Fluoreszenz-T.-Antikörpertest. – **T.-KBR** zum Syphilis-Nachweis; entweder als paraspezifische Pallida-Reaktion (exakter: »T.-Eiweiß-Reaktion«; mit abgetöteten REITER*-Spirochäten als AG); oder als spezif. KBR mit virulenten Treponemen des NICHOLS-Stammes aus akut syphilit. Kaninchenhoden (bei prim., sek. u. konnat. Syphilis empfindlicher als der NELSON* Test).

Treponemin: (MARSHAK u. ROTHMAN 1951) Treponema-pallidum-Präp. für i.c. Testung auf Syphilis.

treponemo|zid: Treponemen abtötend. **T.zidie** in vivo besitzen Arsen (V), Penizillin, Chlor- u. Oxytetrazyklin.

Trepopnoe: durch Seitenlagerung (subjektiv) verbesserte Atmung; vgl. Orthopnoe.

Treppen|phänomen: *physiol* s. u. BOWDITCH*. – **T.resektion**: (SCHMIEDEN 1921) bei hochsitzendem Ulcus ventriculi der kleinen Kurvatur treppenförm. Resektion des Magenkörpers (Z-Schnitt von der kleinen zur großen Kurvatur), Formung des Stumpfes zu einem Schlauch (»Schlauchresektion«) u. retro- oder antekol. Anastomosierung mit dem Jejunum; s. a. MAYO* Op. – **T.-Test**: dosiertes T.steigen (evtl. mit 15 kg-Tornister) als Kreislauffunktionsprobe; normal 3–4 Min. während Tachykardie (von 60–70 auf 100–120/Min.), Tachypnoe (bis 24/Min.) u. Blutdruckanstieg; vgl. Stufentest.

Tresilian* Zeichen (FREDERICK JAMES TR., 1862–1926, Arzt, London): Rotfärbung der Mündung des Ductus parotideus bei Mumps.

Tresis: (lat.) Perforation(swunde).

Tressder* Appendizitiszeichen: Nachlassen eines verdächt. re.seit. Unterbauchschmerzes beim Sichaufsetzen aus der Rückenlage.

Tretaminum *WHO*, Triäthanol-, Triäthylenmelamin, Triamelin, T.E.M.: 2,4,6-Tris-(äthylenimino)-s-triazin; Zytostatikum (Mitosehemmer).

Tretbad: Eintauchen der Beine beim sogen. **Treten** (einer Art »Entengang«) in Wasser oder Peloiden; als KNEIPP-Anw. u. bei Venen- u. Lymphstauung. Ausführung im **Tretbecken** (Eintauchtiefe 20–35 cm) mit brunnenkaltem Wasser oder im Doppel-Tretbecken mit kaltem u. mit warmem Wasser (»Wechsel-T.«).

Tretinoin(um) *WHO*: Vit.-A_1-Säure; dermatol. Schälmittel (z. B. bei Akne).

Tretversuch: *neurol* s. u. UNTERBERGER*.

Treves* (SIR FREDERICK TR., 1853–1923, Chirurg, London) **Falte**: die unt. Plica ileocaecalis, die im Unterschied zur oberen (= Plica caec. vascularis, mit Ast der A. ileocaecalis) rel. blutarm ist (»Tr.* blutarmes Feld«). – **Tr.* Operation**: Herdausräumung bei tbk. Spondylitis (ggf. mit weiteren einschläg. Eingriffen, z. B. Entleerung eines Psoasabszesses). – **Tr.* Syndrom**: s. u. STEWART*-TR.*.

Trevor* Syndrom: (1950) / Dysplasia epiphysaria hemimelica.

T-Rezeptor: *immun* / THOMSEN* Rezeptor.

TRF, TRH: / **T**hyreotropin **R**eleasing **F**actor (bzw. Hormone). – **TRH-(Stimulations-)Test**: auf der Stimulierbarkeit der TSH-Ausschüttung des HVL durch i.v. TRH-Gaben (100–200 μg) basierende Erfassung der TSH-Reserve bei hypophysärer Störung u. bei Hyper- u. Hypothyreose (DD der hypothalam. u. hypophysären Form) sowie zur Verlaufskontrolle bei Ther. mit Schilddrüsenhormonen u. Thyreostatika; dabei ist das reakt. TSH-Verhalten invers mit dem aktuellen Hormonspiegel korreliert.

tri...: Präfix »drei(fach)«. – **Tri**: / Trichloräthylen.

T_3-RIA: / RIA zur Bestg. des Gesamt-T_3 im Serum. Nach Blockierung der Proteinbindung des Serum-T_3 durch Merthiolat werden dem Serum ^{125}J-T_3 u. T_3-Antiserum zugesetzt u. nach Inkubation (einige Std.) das AK-gebundene vom freien T_3 getrennt (Adsorption des freien Hormons oder Fällung des T_3-AK-Komplexes). – Ein analoger T_4-RIA dient dem Thyroxin-Nachweis.

Triacylglyzerin-lipase, Steapsin: Enzym mit der Reaktion: Triacylglyzerin (= Triglyzerid) + H_2O = Diacylglyzerin + Fettsäure-Anion; s. a. Lipase.

Triade, Trias: »Dreiheit«; **1)** *diagnost* »Symptomentrias«: 3 Sympte., deren gemeinsames Vorhandensein für eine Krankh. charakterist. oder gar pathognomonisch ist (s. a. Trias). – **2)** *anat* strukturelle oder funktionelle Einh. aus 3 Gebilden; z. B. »Leber-T.« aus feinen Ästen von V. portae, Gallengängen u. A. hepatica an den abgestumpften Kanten der Leberläppchen. – **Triaditis**: Entzündung der Lebertriaden.

Tri(äthylen)glykol: $HO(CH_2 \cdot CH_2 \cdot O)_2 \cdot CH_2 \cdot OH$; hygroskop. Flüssigkeit; Anw. u. a. zur Luftdesinfektion, als gaschromatograph. Phase, zur Herstg. pharmaz.-kosmetischer Fettsäureester.

Triäthylen|melamin: / Tretaminum. – **T.phosphoramid**, TEF, TEPA: Tris-(1-aziridinyl)-phosphinoxid; Zytostatikum. – **T.thiophosphoramid**: / Thiotepa.

Triage: (franzōs. = Aussondern) Begr. der Katastrophenmedizin für die Bestg. der Reihenfolge der Pat. für die chirurg. Versorgung unter Berücksichtigung der Schwere des Traumas u. der Überlebenschancen.

Trialismus: *hämat* die Annahme dreier selbständ. Entwicklungsreihen der korpuskulären Blutelemente (erythro-, leuko- u. monozytäres System), basierend auf V. SCHILLINGS Forderung einer selbständ. Genese der Monozyten (die n. ASCHOFF-KIYONO dem RNS zugehören). – vgl. Unitarismus.

Triamcinolonum *WHO*: Fluoxiprednisolon, ein Glukokortikoid; Antiphlogistikum, Antiallergikum. – Als **Tr.hexacetonid** *WHO* = Tr.-21-(3,3-dimethylbutyrat) zur i.v. Inj.

Triamterenum *WHO*: 2,4,7-Triamino-6-phenyl-pteridin; Natriuretikum.

Triangelverband: *chir* Armabduktionsverband mit dreieckförm. Abspreizschiene, z. B. n. MIDDELDORPF (aus CRAMER* Schienen). – **triangulär, -angularis**: dreiwinklig, -eckig; z. B. **Tr.knorpel** (= Cartilago triang. = C. nasi lat.). – **Triangulation**: *virol* Unterteilung in Dreiecke zur Größenbestg. bei Ikosaeder-Viren. – **Triangulum, -lus**: (lat.) »Dreieck«; *anat* z. B. **Tr. colli ant. sup.** († Trigonum caroticum).

Triarylphosphat-Vergiftung: durch dem Speiseöl (z. B. in Sardinenkonserven) beigemischtes Kühlöl für Düsenflugzeuge, d. h. durch das darin enthaltene Trikresylphosphat u. Phenolabkömmlinge (TAP) bedingte schlaffe Lähmungen der Bein- u. Fingermuskeln (Latenz 8–35 Tg.).

Trias: † Triade; z. B. die Merseburger T., die **T. der Fragilitas ossium hereditaria** († VAN DER HOEVE* Syndrom), die **postpneumon. T.** (Septikämie mit Fieber, Endokarditis u. Meningitis bei ungenügender Pneumonierückbildung oder -rezidiv), die »**unheiml. T.**« (F. MARTIUS 1914; Zusammentreffen von Diabetes, Gicht u. Fettsucht).

Triatoma: *entom* Raubwanzen-Gattung [Reduviidae], darunter die Überträger von Trypanosoma cruzei (CHAGAS* Krankh.): T. brasiliensis, dimidiata, infestans (in Südamerika: »barbeiro«), maculata, sordida. – Weitere wicht. Gattgn. der Unterfam. **Triatominae**: Rhodnius, Panstrongylus.

triaxial(is): 3achsig, 3 Achsen betreffend; z. B. *kard* das **t. System** der EKG-Abltgn. (s. u. BAYLEY* Kreis).

Triazid: *histol* † EHRLICH*-BIONDI* Reagens (mit dem »3säur.« Methylengrün; von PAPPENHEIM für die »**panopt. T.-Färbung**« durch Methylenblau ersetzt). – **Triazine**: Verbindng. mit 3N-Atomen im heterozykl. – Sechsring; Grundstoffe für Farb- u. Kunststoffe, Pflanzenschutzmittel. Bei Resorption kanzerogener Effekt am NS. – **Triaziquonum** *WHO*: 2,3,5-Tris-äthylenimino-p-benzochinon; Zytostatikum (z. B. Trenimon®).

Tribadie, -badismus: (*gr* tribē = Reiben) Homosexualität unter Frauen (»**Tribaden**«).

Tribasilare: *anat* † Os tribasilare. Aus vorzeit. Synostose resultiert tiefe Einziehung der Nasenwurzel u. kretinhafter Gesichtsausdruck (oft kombin. mit Verkümmerung des Gehirns).

Tribeč-Virus: ARBO-Virus der Kemerovo-Gruppe (neuerdings zu den REO-Viren gezählt) in der ČSSR; von Zecken übertragener Erreger einer Meningoenzephalitis.

Tribenosidum *WHO*: Äthyl-3,5,6-tri-O-benzyl-D-glukofuranosid; Venenmittel (gefäßabdichtend, antiphlogist.).

Triboulet* Reaktion (HENRI TR., 1864–1920, Pädiater, Paris): (1909) unspezif. Eiweißflockungsreaktion (braun) bei entzündl. Dickdarmerkr. (v. a. Tbk) nach Zusatz von 3,5%ig. Sublimat-Lsg. (u. Essigsäure 1/100) zum Filtrat einer mit Wasser verriebenen Stuhlprobe; evtl. zus. mit Katalase-Reaktion.

Tribromtyronin: s. u. Bromhormon.

Tribus: *biol* das der Familie unter-, der Gattung übergeordnete Taxon († Tab. »Systematik«).

TRIC: (engl.) *bakt* »**T**rachoma **I**nclusion **C**onjunctivitis« als Sammelbegr. für Trachom u. Einschlußkörperchenkonjunktivitis (denen die HALBERSTÄDTER*-PROWAZEK* Einschlußkörperchen gemeinsam sind) bzw. für deren – zur PLT-Gruppe gehörenden – Erreger (»**TRIC-Gruppe**«).

Tricchioni* Pfeife: *laryng* eine Tabakspfeifen-Attrappe mit batteriebetriebenem Tonerzeuger im Mundstück als Sprechapparat für Laryngektomierte.

triceps: (lat.) dreiköpfig; s. a. Trizeps....

trich...: Wortteil »Haar(e)«; s. a. tricho....

Trich|adenom: alte Bez. für † Basaliom. – **T.ästhesie**: durch pass. Bewegung der Haare ausgelöste Hautempfindung (Berührungssinn der behaarten Haut); zu prüfen mittels **T.ästhesiometers** (durch Berührung der Haarbasis mit feinsten, verschieden schweren Nadeln). – **T.algie**: schmerzhafte Berührungsempfindung der Haare bei Neuralgie, Kausalgie, Neurasthenie. – **T.anästhesie**: Fehler der T.ästhesie. – **T.auxis**: † Hypertrichosis.

Trichiasis: 1) **T. oculi**: spast., narb. oder senile Einwärtswendung der Augenwimpern; mit durch Scheuern bedingter hartnäck. Horn- u. Bindehautentzündung; vgl. Entropium. – 2) **T. ani**: lumenwärts gerichtetes Wachstum der perianalen Haare.

Infektionszyklus von **Trichinella-spiralis**

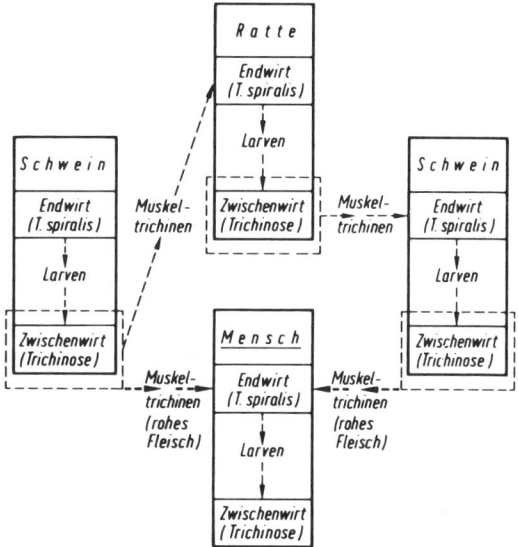

Trichin(ell)a: *helminth* Nematoden-Gattung der Fam. Trichinellidae [Trichurata]; im geschlechtsreifen Zustand Darmparasiten (mit viviparen ♀), im Larvenstadium Muskelparasiten desselben Wirtes. – **T. spiralis**: (OWEN 1835, RAILLIET 1895) die kosmopolit., rel. kleine »**Trichine**« (♀ < 4, ♂ < 1,5 mm), deren geschlechtsreife Formen Dünndarmparasiten (Mukosa, Submukosa, Lymphbahnen) zahlreicher Säuger sind (»Darm-T.«) u. deren Larven sich im Muskelgewebe einkapseln († Muskel-T.). Verbreitung unter Tieren durch Fressen infizierter Tiere bzw. Fleischabfälle; Infestation des Menschen († Trichinose) durch rohes oder schlecht gekochtes infiziertes (Schweine-)Fleisch: im Magen frei gewordene lebensfäh. Larven werden in der Dünndarmwand in wen. Tagen geschlechtsreif; die von befruchteten ♀ zahlreich geborenen Larven gelangen über Lymph- u. Blutgefäße in die Muskulatur (v. a. Zwerchfell) u. kapseln sich dort ein (»**Trichinellenzyste**« = eingerollte T., umgeben von einer vom Perimysium gebildeten Kapsel, an den Polen durch Granulationsgewebe verschlossen). – **T.antigen**: Extrakt aus ge-

Trichinose

trockneter, pulverisierter T.-Substanz für KBR (nur gruppenspezif.), Präzipitation u. Intrakutantest (Sofortreaktion als – schnell zurückgehende – örtl. Rötung; Spätreaktion als Rötung u. Schwellung nach ca. 24 Std., 2–4 Tage anhaltend).

Trichi|nose, -nelliasis, -nellosis: durch Infestation mit Larven von ↑ Trichinella spir. bedingte Erkr. mit Latenz von 1–30 Tg.: zunächst Dünndarmbeschwerden (evtl. Diarrhöen) u. rheumatoide Muskelschmerzen (s. a. Muskeltrichinen), etwa am 11. Tag Ödeme (Lider, Skrotum, evtl. Hände u. Füße), Heiserkeit, Schluck- u. Atemstörungen, hohes Fieber, starke Bluteosinophilie; bei massivem Befall sept. Bild (»Trichinosepsis«), evtl. Encephalitis trichinosa. Schwere der Sympte. im allg. je nach Befall; Exitus infolge Myokarditis u. Lungenkomplikationen möglich. Diagnose: Larven-Nachweis im Blut (9.–28. Tg.), biopt. Zystennachweis im Muskel (Zupf- oder Quetschpräp.), Tierversuch (Verfüttern verdächt. Fleisches an Meerschweinchen oder Kaninchen; Darm- oder Muskeltrichinen-Nachweis am nach 3 bzw. 14–21 Tagen getöteten Tier), KBR (nur gruppenspezif. für Nematoden-Befall), Präzipitationsreaktion, Intrakutantest (mit Trichinen-AG).

Trichitis: Entzündung des Haarbulbus.

1,1,1-Trichloräthan, Chlorothene: CH_3CCl_3; aliphat. Chlor-Kw.stoff, Lösemittel; schleimhautreizend, wassergefährdend, beim Erhitzen Phosgen-Entwicklung; bei Einatmen der Dämpfe (Ausscheidung größtenteils unverändert durch die Lunge) narkot. Effekt, evtl. – reversible – Funktionsstörung der Leber u. Nieren; MAK 1080 mg/m^3 = 200 ppm, MIK$_K$ 15 ppm, MIK$_D$ 5 ppm. – Für 1,1,2-Tr. (= Vinyltrichlorid, $CH_2Cl \cdot CHCl_2$) MAK 45 mg/m^3 = 10 ppm (Hautresorption!).

Trichlor|äthanol: intermediäres Abbauprodukt von Chloralhydrat u. Trichloräthylen; Nachweis im Harn z. B. mit FUJIWARA* Farbreaktion (Rötung mit Pyridin + NaOH; Gruppennachweis für die Mehrzahl der aliphat. Halogen-Kw.stoffe wie Chloroform, T.-äthan, -äthylen).

Trichlor|äth(yl)en, »Tri«: $ClCH = CCl_2$; chloroformähnlich riechende Flüssigkeit; zersetzt sich bei Licht, Hitze u. in offener Flamme zu HCl u. Phosgen; bei Kontakt mit Leichtmetallspänen entzündl. bis explosibel. Anw. als Reinigungs-, Extraktions- u. Lösemittel (z. B. in Klebstoffen) u. für **T.narkose** (PLESSNER 1916; Inhalations-Kurznarkose analog der »Narcose à la reine«; leicht überdosierbar, Anw. daher nur bis zum Analgesie-Stadium, v. a. in der Geburtshilfe, auch mit Selbststeuerung durch »Trilen-Stabinhalator«). Nachweis wie T.äthanol. *toxik* Wirkt hautentfettend, schleimhautreizend, narkotisch, wahrsch. kanzerogen; bei akuter Vergiftung rauschart. Euphorie, Erregung, Tremor, später Benommenheit, Brechreiz, evtl. Atemstillstand (Ther.: Frischluft, evtl. künstl. Beatmung, Schockbehandlung, keine Adrenalin-Derivate); bei **T.äthylensucht** (als »Glue sniffing« v. a. bei Jugendl. in den USA) nach chron. Abusus Appetitlosigkeit, Gewichtsverlust, unsicherer Gang, Erregungslabilität, verwaschene Sprache, (»Pseudoneurasthenie«), evtl. Halluzinationen, Koma.

Trichlor|essigsäure, Acidum trichloraceticum, TCE, TCA: stark ätzend, stechend riechend; Anw. *labor* zum Enteiweißen, *histol* zum Entkalken, Fixieren, *med* als lokales Ätzmittel. – **TCE-Reaktion**: ↑ ALDERSBERG*-PORGES* Probe. – **T.fluormethan**: $CFCl_3$; techn. Chemikalie, Treibgas; MAK 5600 mg/m^3 = 1 000 ppm. – **T.methan**: ↑ Chloroformium. – **T.methiazidum** *WHO*: 6-Chlor-3-dichlormethyl-3,4-dihydroxy-7-sulfamoyl- 2H-1,2,4-benzothiadiazin-1,1-dioxid; Salidiuretikum, Antihypertonikum. – **T.methinum** *WHO*, Trimustine, Stickstoffyperit: Tris-(β-chloräthyl)-amin; alkylierendes Zytostatikum. – **T.nitromethan**: *toxik* ↑ Chlorpikrin. – **2,4,6-T.phenol**: $C_6H_2Cl_3OH$; Antiseptikum u. Desinfizienz. Nebenprodukte bei der Herstg. bewirken Schäden an Haut (ähnl. Chlorakne), Leber u. NS; nach langjähr. Exposition Verminderung vitaler u. psych. Leistungen (ähnl. einem organ. Psychosyndrom); ggf. entschädigungspflichtig. BK.

tricho... : Wortteil »Haar(e)«; z. B. **T.adenom** (*histor* ↑ Basaliom).

Tricho|bacterinae: (FISCHER 1895, 1897) das histor. Taxon »T.baktn.«, das die Gattungen Rickettsia, Rickettsoides, Wolbachia, Lactobac., Xanthomonas, Chlamydo-, Lepto-, Toxothrix, Sphaerotilus, Bacillus, Bacteroides, Pseudobact. u. Ristella umfaßte. – **T.bezoar**, Haarball: *path* aus Haaren bestehendes ↑ Bezoar im Magen von Wiederkäuern; beim haarekauenden Menschen bei T.phagie Gefahr des mechan., evtl. durch Darmperforation u. Peritonitis komplizierten Dünndarmileus (»Rapunzel-Syndrom«). – **T.bilharzia**, Pseudo-B.: Trematoden-Gattg. [Schistosomatidae]; Parasiten vorw. des Wassergeflügels; Zerkarien können freibadende Menschen befallen (↑ Schistosomendermatitis).

Tricho|cardia: *path* ↑ Cor villosum. – **T.cephaliasis, -losis**: Wurmbefall durch T.cephalus-Arten; i. e. S. die ↑ Trichuriasis. – **T.cephalus**: älterer Gattungsname für Nematoden; z. B. **T.c. hominis s. dispar** (↑ Trichuris trichiura), **T.c. hepaticus** (↑ Capillaria hepatica). – **T.cidin**: Trichomonaden-wirksames Antibiotikum aus Penicillium chrysogenum.

Trichodangiitis: ↑ Kapillaritis.

tricho|-dento-ossäres Syndrom: dominant-erbl. Ektodermaldysplasie mit helikotrichem Wollhaar, Schmelzhypoplasie, Taurodontie, Schädelsklerose, Klinodaktylie, evtl. Taubheit, Minderwuchs. – **T.desmotoxikose**: Vergiftung durch neurotrope Alkaloide im Samen von Trichodesma meanum (Asien, Afrika, Australien).

Tricho|epitheliom, -fibroakanthom: *path* ↑ Epithelioma adenoides cysticum. – **T.follikulom**: ein unreife Haarfollikelstrukturen nachahmendes gutartiges Neoplasma der Hautanhangsgebilde; v. a. im mittl. LA. – **T.glossie**: ↑ Lingua villosa. – **T.gramm**: »Haarwurzelstatus« in Form der an einem – mit gummibewehrtem Nadelhalter epilierten – Haarbüschel mikroskopisch ausgezählten Zyklusphasen des Haarkleides (normal: Anagen ca. 85%, Katagen 1%, Telogen 14%); zur Beurteilung schädigender Stoffwechselstörungen, Gifte etc. (Auswirkung v. a. am Anagenhaar). – **T.hyalin**: vom Haarfollikel gebildete Eleidin-ähnl. Verhornungssubstanz (azidophile, lichtbrechende Granula) in Haarwurzelscheiden.

Tricho|kinesis: *derm* ↑ Pili torti. – **T.klasie: 1) T.klasis**: Haarbrüchigkeit, traumatisch (nach chem. Vorschädigung) oder – selten – idiopath. (JACKSON-SABOURAUD): Haare brechen ohne erkennbare Vorerkr. (s. a. Trichorrhexis nodosa) in kreisrunden oder ovalen frontopariet. Bezirken knapp oberhalb der Follikel ab, Stümpfe fallen nicht aus; Verlauf in Schüben, Spontanheilung. – 2) **T.klastie**: ↑ T.tillomanie. – **T.kryptomanie**: *psych* ↑ T.rrhexomanie. – **T.kryptose**: Ekr. der Haarfollikel.

Tricho|linzitrat: Salz aus 2 Mol. Cholin u. 3 Zitrat-Resten; Leberschutzstoff. – **T.lith**: 1) inkrustiertes T.bezoar. – 2) Haarknötchen bei Piedra. – **T.loma**: *botan* die Pilzgattung »Ritterlinge«; mit z. T. gift. Arten, z. B. T.l. tigrinum (½–3 Std. nach Genuß Übelkeit, Erbrechen, profuse Durchfälle, evtl. auch Kreislaufkollaps; im allg. in 2–3 Tg. abklingend).

Trichom(a): *derm* 1) Plica polonica (↑ Weichselzopf). – 2) ↑ Naevus pilosus. – 3) ↑ Trichiasis. – 4) s. u. Trichomatose.

Tricho|madesis: rapider Haarausfall. – **T.malazie (Miescher*)**: bei Kindern vork. Erweichung der Kopfhaare innerhalb der Follikel; dadurch unscharf begrenzte Alopezieherde mit nur vereinzelten dicken, erweichten Haaren. – **T.manie**: ↑ T.tillomanie. – **T.matose**: *derm* erosiv-krustöse bis papulös-ulzeröse Veränderungen (»Pseudomykose«) in den Interdigitalfalten durch Pflanzenhaare (»Trichome«); evtl. auf Finger u. Zehen (u. weiter) fortschreitend.

Trichomonaden: parasit. Zooflagellaten der Fam. Trichomonadidae [Ordnung Trichomonadida]; mit 4–6 Geißeln, davon 1 als Schleppgeißel (↑ Abb. »Flagellaten«). Wicht. Gattungen: Trichomonas, Tri- u. Pentatrichomonas. – **T.fluor** etc. s. u. Trichomoniasis.

Trichomonas: Gattung der Fam. Trichomonadidae [Unterfam. Trichomonadinae], mit 4 Front- u. 1 Schleppgeißel (durch undulierende Membran mit der schlankbirnenförm. Zelle verbunden). Zahlreiche, bei Wirbellosen u. Wirbeltieren parasitierende Arten; beim Menschen außer **T. hominis** (= T. dysenteriae s. pulmonalis s. intestinalis, Amoeba undulans; harmloser, der T. vagin. ähnl. Darmkommensale, bei intestin. Störung evtl. vermehrt) u. **T. tenax** s. elongata (harmloser Mundkommensale, etwas kleiner als T. vagin., bei Mund- u. Zahnkrankhn. evtl. vermehrt) v. a. der Urogenitalparasit **T. vaginalis**, der Erreger der ↑ Trichomoniasis (birnenförm., 7–30 µm; Vermehrung durch Zweiteilung; Übertragung v. a. durch vener. Kontakt, seltener durch Schmierinfektion; Zysten unbekannt: Nachweis mikroskop. im Nativpräp. (Abstrich, Urin), kulturell auf CPLM- oder KUPFERBERG* Medium, ferner serol. (ohne prakt. Bedeutung).

Tricho|mon(i)asis: die – fast nur venerische – Infektion mit vegetat. Formen von T.monas vaginalis. Befall der Harnröhre u. Blase (mit Ausfluß, Jucken, Pollakis-, Dysurie, beim ♂ ferner der Prostata, beim ♀ (etwa 15%!) der Vagina u. Vulva (mit typ. eitr., schaum., übelriechendem, evtl. gelbgrünl. »T.monadenfluor«, quälendem Juckreiz, hämorrhag. Entzündung. Ther.: Metronidazol-, Trinidazol- u. Nitrofurat-Präpe. peroral u. vaginal). – **T.mycin**: Antibiotikum (Polyen-Typ) aus Streptomyces hachijoiensis; peroral wirksam gegen Candida u. T.monas.

Tricho|mycosis, -mykose: Dermophyten-Erkr. der Haare; z. B. **T.m. barbae**, **T.m. capitis** (bd. s. u. T.phytia), **T.m. circinata** (↑ Herpes tonsurans), **T.m. favosa** (↑ Favus), **T.m. nigra s. nodosa** (↑ Piedra nigra), **T.m. nodularis** (= T.sporie = ↑ BEIGEL* Krankh.); i. e. S. die – v. a. bei an Hyperhidrose Leidenden vork. **T.m. axillaris palmellina s. chromatica** (auch: Dermatomycosis a. p.) mit Befall der Achsel-, oft auch der Schamhaare, die – je nach Art des Erregers (Corynebact. tenue, Nocardia) – von weißgelbl., rötl. oder schwärzl. Auflagerungen umgeben sind (kosmetisch störend, jedoch ohne Krankheitswert). – **T.myzeten**: Aktinomyzeten.

Tricho|nodosis laqueata: ohne erkennbare Urs. auftret. (Doppel-)Schlingen- oder Knotenbildung an einzelnen Haaren; vgl. T.rrhexis nodosa. – **T.nokardiose**: ↑ Trichomycosis axillaris palmellina durch eine Nocardia-Art.

Tricho|nosis, -pathie: »Haarkrankheit« schlechthin (s. a. Trichosis); z. B. **T.nosis cana s. discolor** (↑ Canities), **T.n. versicolor** (Canities mit Wechsel von ergrauten u. pigmentierten Strähnen; s. a. Pili anulati). – **T.phagie**: Knabbern u. Beißen an Haaren, sogen. »Haareessen«. – **t.phalangeales Syndrom**: Kombin. von Brachydaktylie (Zapfenepiphysen) u. Haarhypoplasie; ferner Minderwuchs, Progenie; Intelligenz normal; vgl. t.-rhino-phalangeales Sy. – **T.phytid**: Mykid bei ↑ T.phytie.

Trichophytie, -phytia: durch Dermatophyten der Gattung Trichophyton hervorgerufene Haut-Haar-Nagel-Erkr. (s. a. Onychomykose, Tab. »Mykosen«) bei Mensch u. Tier (z. B. »Scherflechte«), z. T. mit starken Entzündungserscheinungen (= **phlegmas. T.**), auch mit Generalisation (s. a. Trichophytose. – Als oberflächl. Form (s. a. Ekzema marginatum HEBRA, Tinea) v. a. die der Kopfhaut (= T. sive Trichomycosis capillitii [superf.]; s. a. Herpes tonsurans) durch Trichophyton mentagrophytes, rubrum, verrucosum, tonsurans, violaceum, megninii u. a.; herdförm., wenig entzündlich, mit kleieförm. Schuppen u. Abbrechen der Haare (gesunde Haare auch im Herd erhalten). – Ferner die »tiefe Bartflechte« (= **T. prof.** s. Trichomycosis barbae s. Sycosis parasitaria) in 3 Formen: 1) chron.-aphlegmas. (wie die T. capitis durch »humane« Stämme); 2) die subakute (chron.-infiltrierende), aus (1) hervorgehend oder aber neben dieser bestehend, meist durch »animale« Trichophyten (Ekto-Endothrix-Formen wie T. verrucosum, mentagrophytes, quinckeanum); follikuläre, furunkulöse, krustig-bork., oft gruppierte, druckschmerzhafte Herde mit über der Follikelöffnung abbrechenden Haaren, evtl. auf benachbarte Haut übergreifend; nur geringe Selbstheilungstendenz; 3) die akute sykosiforme durch Trichophyton mentagrophytes (var. granulosum) u. verrucosum, v. a. bei Tierärzten, -pflegern, Schlachthofarbeitern (Inf. von Tier zu Mensch oder durch verseuchte Gegenstände oder Erde), einschl. des Kerion Celsi (meist bei Kindern): multiple scheiben- oder ringförm. Herde, ödematöse Schwellung, eitr. Follikulitis, schmutzigbraune Borken; Spontanheilungstendenz.

Tricho|phytin: allergene Substanz (Polysaccharide u. Proteine) aus T.phyton-Kulturen; Anw. 1:300 bis 1:1000 für Intrakutanprobe auf T.phytie (ab 8. Tag): örtl. Papel oder erythematöser Fleck, bei hochgrad. Allergie evtl. Allg.erscheinungen (nicht art-, nur gruppenspezif. Reaktion). – **T.-Phytobezoar**: Bezoar aus Haaren u. Pflanzenfasern.

Trichophyton: Dermatophyten-Gattung [Ascomycetes, Gymnoascaceae], die in der parasitären Phase nur Hyphen u. Arthrosporen, in der saprophytären auch

Trichophyton acuminatum

Luftmyzel, Makro- u. Mikrokonidien u. z. T. während des Wachstums Farbstoffe bildet. Ursprüngl. (SABOURAUD 1910) gegliedert nach Krankheitserscheinungen, kulturellen u. saprophytären Merkmalen (Endothrix, Ektothrix, Ektoendo- oder Neoendothrix; d. h. Myzel im Haar bzw. außen auf dem Haar bzw. beides; Ektothrix auch unterschieden als klein- u. großsporig = Microides bzw. Megaspores); nach RIETH* (1954) unterteilt in Gypseum-, Rubrum-, Crateriforme-, Faviforme- u. Rosaceum-Gruppe; z. T. auch neuen Gattgn. zugeordnet, z. B. **T. decalvans** (↑ Microsporum audouinii). Enthalten entzündungserregende Toxine (s. a. Trichophytin); Erreger von Trichophytien (erste Ansiedlung in Hornsubstanz). – Wichtigste Arten: **T. acuminatum** (Varietät von T. tonsurans), **T. ajelloi** (= Keratinomyces aj.; dunkelpurpurnes Pigment, ruft Kerion hervor). – **T. concentricum s. cerebriforme** (bräunl. Pigment bildendes T. der Faviforme-Gruppe; Erreger von Tinea imbricata), **T. crateriforme** (Varietät von T. tonsurans; namengebend für die Crateriforme-Gruppe: T. tonsurans, crateriforme, sabouraudii), **T. gypseum** (die »Gypseum-Gruppe« mit T. metagrophytes nebst Varietäten), **T. megninii** (Rosaceum-Gruppe; rosa bis rotes Pigment bildend; bei Tier u. Mensch), **T. mentagrophytes** der Gypseum-Gruppe (im Nährboden rotbräunl. Pigment bildend; mit Varietäten asteroides, granulosum, interdigitale, lacticolor, persicolor, goetzii [beim Menschen an Haut u. Nägeln; dunkelbräunl. Pigment] u. nodularis [bei Mensch u. Haustieren an Haut u. Nägeln; gelbrötl. Pigment, Knotenbildung]; Vork. auch bei freilebenden Nagetieren u. im Erdboden; führt zu Kerion-Bildung; perfekte Form: Arthroderma benhamiae), **T. quinckeanum** (= Achorion qu.; Faviforme-Gruppe; gelbl.-braunes Pigment; bei Mensch u. Tier), **T. rosaceum** (Varietät des T. megninii), **T. rubrum s. rubidum s. purpureum** (rotes Pigment; namengebend für Rubrum-Gruppe; bei Mensch, Haus- u. wildlebenden Nagetieren), **T. schönleinii** (= Achorion sch.; bräunl. Pigment; Haut, Haare u. Nägel befallend, Erreger des Favus beim Menschen, mit massenhaft Pilzfäden in den Scutula; s. a. Abb. »Dermatophyten«), **T. tonsurans** (Typengattung der Crateriforme-Gruppe, deren Varietäten bzw. Unterarten crateriforme, sabouraudii u. sulfureum s. luteum gelbl.-weißes bis rötl.-braunes Pigment bilden; v. a. in südl. Breiten bei Mensch u. – sehr selten – Tier Haut, Haare u. Nägel befallend, z. T. Kerion-Bildung), **T. verrucosum** (= T. album s. ochraceum; Faviforme-Gruppe; bei Mensch u. Tier, gelegentlich im Erdboden; nur selten gelbl. Pigment bildend; befällt Haut, Haare u. Nägel, Kerion-Bildung), **T. violaceum** (Faviforme-Gruppe; starke Neigung zu Varietätenbildung; nur langsames Wachstum in dunkelvioletten oder andersfarb. Kulturen; v. a. in südl. Breiten bei Mensch u. Tier Haut, Haare u. Nägel befallend).

Tricho|phytose: ↑ Trichophytie; i. e. S. die mit Generalisation, d. h. mit Eindringen der Erreger in Lymph- u. Blutbahnen: Fieber, Abgeschlagenheit, Beteiligung der regionären LK (druckschmerzhaft, Tendenz zur Einschmelzung). – **T.pilarmuskeln**: ↑ Musculi arrectores pilorum. – **T.poliose**: Ergrauen der Haare. – **T.ptilosis**, T.schisis: endständ. Aufsplitterung des Haarschaftes: häufigste Haarveränderung des Erwachs., bei etwa 40% zus. mit T.rrhexis nodosa. Urs. exogen: elektr. Rasieren, hartes Bürsten, häuf. Käm-men, therm. (bei Blonden auch häuf. Sonnenexposition), chem. oder infektiöse Schädigung. Nach Ausschalten der Noxe Heilungstendenz.

tricho|rhinophalangeales Syndrom: (GIEDION 1966) Wachstums- (Geburtsuntergew., Minderwuchs) u. Entwicklungsstörung unbekannter Ätiol.: Haaranomalien (schüttere, kurze, leicht ausfallende Kopfhaare, hoher Haaransatz, Hypoplasie der lat. Augenbrauen), birnenförm.-dyplast. Nase (weiches Knorpelskelett), dysplast. Hände (Brachyphalangie, Klinodaktylie, Zapfenepiphysen), evtl. Zahndysplasien, Skoliose, Schildthorax. – Als »Typ II« das ↑ LANGER*-GIEDION* Syndrom. – vgl. t.phalangeales Sy.

Tricho|rrhexie, -rhexis, T.nodose, HODARA*, PAXTON* Krkht.: Brüchigkeit der Langhaare als dominant-erbl. Krkht. oder – meist – als Folge mechanischer oder chem. Mißhandlung; mit mittelständ., evtl. multipler, knötchenförm. Auftreibung (= T.r. nodosa, Nodositas crinium; hier bei mechan. Beanspruchung leicht brechend, unter Ausfransung des basalen Endes; vgl. T.ptilosis). – s. a. BEIGEL* Krankh. – **T.r. invaginata** nodöse ↑ Invagination. – **T.rrhexomanie**, T.kryptomanie: psych krankhafte Gewohnheit, die eigenen Kopfhaare dicht über der Haut abzubrechen, um darauf zu kauen. – **T.schisis**: ↑ Trichoptilosis.

Trichosis: 1) T. hirsuties: ↑ Hypertrichose. – 2) ↑ Paratrichose (z. B. Haare an Tränenpapillen = T. carunculae). – 3) ↑ Trichiasis. – 4) ↑ Trichonosis; z. B. **T. athrix** (= Alopezie), **T. decolor** (mit Depigmentierung), **T. disthrix** (= Trichoptilose), **T. poliosis congenita** (= Dyschromia pilorum congenita).

Tricho|sporideae: mykol Fam. asporogener Hefepilze [Cryptococcaceae], mit den Gattgn. Geotrichum, Mycoderma, Proteomyces u. Trichosporon. Erkr. durch diese Pilze: »T.sporidiasis«. – **T.sporie**: ↑ T.-sporose.

Trichosporon, -sporum: mykol Gattung der Trichosporideae; Blastosporen, Pseudo- u. echtes Myzel mit Arthrosporen bildende Hefen (↑ dort. Abb.). Als Krankheitserreger (↑ T.sporose): **T. beigelii s. giganteum s. ovoides** (ubiquitär, mit hohem Feuchtigkeitsanspruch; Erreger von Piedra alba, Magen-Darm- u. Lungenmykose), **T. capitatum** (ubiquitär, Erreger von Haut-, Magen-Darm- u. Lungenmykose, mit Infiltratbildung), **T. cutaneum s. asteroides** (= Geotrichum braziliense; versch. Kolonietypen, in Mikrokultur Arthro- u. Blastosporen bildend; Erreger

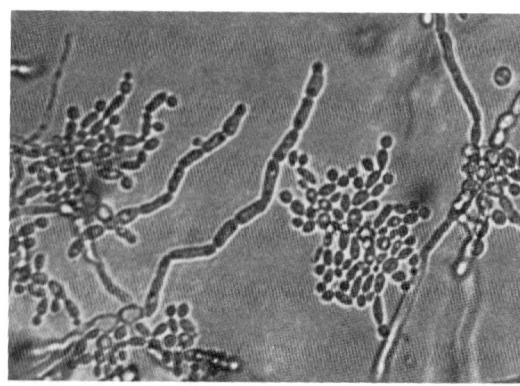

Trichosporon cutaneum (= Candida rotunda, Geotrichoides cutaneus, Oidium cutaneum u. a. m.).

von Piedra alba, Magen-Darm- u. Lungenmykose). – Auch obsol. Gattungsname, z. B. **T. hortai** (= Piedraia ho.), **T. minutissimum** (= Nocardia mi.).

Tricho|sporose, -sporie, -spora: Hefepilzinfektion durch T.sporon-Arten (s. a. Tab. »Mykosen«); meist Befall vorgeschädigter Haare (am Schaft bei T.rrhexis nodosa, an Spitze bei T.ptilosis), z. B. als »Piedra« (= **T.sporosis indica s. tropica**); nur ausnahmsweise Affektion von Haut (erythemato-squamös oder knotig-gummös; auch sept. Verlaufsformen), Nägeln, Atemwegen.

Trichostasis: Hypertrichosis; i. e. S. die **T. lanuginosa** (↑ Hypertrichosis congenita) u. die **T. spinulosa** (= Ichthyosis thysanotrichica, Keratosis follicul. spinulosa cum trichostasi, Thysanothrix) mit Bildung von Kolbenhaarbüscheln in den verhornten Follikeln (»Lanugokomedonen mit Pinselhaar«).

Trichostrongyliasis, -losis: Infestation durch Trichostrongylus-Arten. Bei schwerem Befall evtl. Anämie, Exsikkose, Marasmus.

Trichostrongylidae: »Magenwürmer« [Strongyloidea]; Entwicklung wie Ancylostoma. Beim Menschen als Parasiten außer Mecistocirrus digitatus, Haemonchus contortus u. Ostertagia ostertagi v. a. die **Trichostrongylus**-Arten (6–12 mm lang, mit 1 Mundöffnung) **T. colubriformis s. instabilis** (gelegentlich im Duodenum, mit perniziöser Anämie), **T. orientalis** (hakenwurmähnl.; rel. häufig in Japan u. Korea; Infestation durch Larven-verunreinigte Nahrung), **T. probolurus** (gelegentlich in Ägypten u. Armenien); s. a. Wurmeier.

Tricho|temnomanie: (BRAUN=FALCO, VOGEL 1968) zwanghaftes, büschelweises Abschneiden ergrauter, als krank empfundener u. angeblich juckender Kopfhaare als Analogon der T.tillomanie.

Tricho|thecium: Schimmelpilz-Gattung; Laborverunreiniger; Tr. roseum (dem T.phyton rosaceum sehr ähnl., Kultur rosa) bildet das haut- u. schleimhautreizende, gegen Pilze u. Hefen wirksame Antibiotikum **T.thecin**. – Auch obsol. Gattungsname, z. B. NEUMANN-T.thecium (= Nocardia minutissima), **T.th. floccosum** (= Epidermophyton fl.).

Tricho|(tillo)manie, T.klas(t)ie, Haarrupfsucht: *psych* zwanghaftes Ausrupfen eigener Kopfhaare, Augenbrauen, Wimpern u. Körperhaare. Vork. bei Schwachsinnigen, Schizophrenen, aggressiv Gehemmten. – vgl. T.temnomanie. – **t.tom**: dreigeteilt. – **T.tortosis**: ↑ Pili torti.

Tricho|xerose: das Austrocknen des Haares bzw. seiner Rindenschicht im Rahmen der T.ptilose. – **T.zephalose**: Wurmbefall durch T.cephalus-Arten; i. e. S. die Trichuriasis.

Trichromasie, -chromatismus, Euchromatopsie: *ophth* das normale Farbsehen, die Fähigkeit, alle Nuancen aus den 3 Grundspektralfarben Rot, Grün u. Blau zu erkennen. – Bei Ausfall einer Grundfarbe besteht Dichromasie (als Prot-, Deuter- bzw. Tritanopsie). Soweit aber nur eine Rot-, Grün- oder Gelb-Blauschwäche besteht (= Prot-, Deuter- bzw. Tritanomalie), also für die RAYLEIGH* Gleichung am Anomaloskop 3 farb. Lichter gemischt werden (wenn auch in von der Norm stark abweichendem Verhältnis), spricht man von **anomaler T.** (die Betroffenen gelten als »**Trichromaten**«).

Trichromfärbungen: *histol* Kombin. dreier Färbungen zur Differenzierung verschiedener Gewebe- u. Zellbestandteile; z. B. die nach MASON (Hämatoxylin, Säurefuchsin, Anilinblau), die ↑ WALLART*-HOUETTE* Färbung sowie die Trichrom-PAS(»Tripas«)-Methode als Kombin. der PAS mit 3 Farbstoffen (Cölestinblau, Hämalaun, Orange G) zur Differentialfärbung azido- (orange), basophiler (rot u. purpurn) u. chromophober Zellen (blaßblau) in der Adenohypophyse.

Trichter|becken: *geburtsh* hohes knöchernes Becken mit im Ausgang stark verkürzter Diameter transversa (ähnl. dem ♂-Becken). – **T.brust**, Pectus excavatum s. infundibulum: *path* muldenförm. Eindellung des Corpus sterni u. der angrenzenden Rippenknorpel; erworben oder (meist) konstitutionell bedingt (evtl. angeb. u. progredient). Funktionelle Störungen (meist erst im Schulalter) v. a. durch Verlagerung des Herzens nach li.-hinten; evtl. op. Korrektur (z. B. nach BRUNNER, NISSEN) angezeigt. – **T.fortsatz**: *anat* ↑ Infundibulum. – **T.lappen**: *anat* ↑ Hypophysentrichterlappen. – **T.schnitt**: *chir* schichtweiser Amputations-Zirkelschnitt, bei dem die Haut distal, die Muskelschicht weiter prox. u. der Knochen in der Tiefe des Muskeltrichters durchtrennt werden.

Trichuriasis, Trichozephalose: Helminthose durch Trichuris trichiura nach oraler Aufnahme der Eier (die an rohen, durch Düngung kontaminierten Nahrungsmitteln haften). Bevorzugter Sitz der adulten Würmer im Dick-, seltener im Dünndarm; intestinale Symptomatik nur bei massenhaftem Auftreten u. Schädigung der Darmwand: Bauchschmerzen, Durchfälle, Anämie (chron. Blutverlust). – **Trichuridae**, Trichocephalidae: (RAILLIET 1915) Nematoden-Fam. der Ord. Trichurata (neben Capillariidae u. Trichinellidae); mit sehr schlankem Körper u. rundl., nackter Mundöffnung. Wichtigste Gattung: **Trichuris** als Dickdarmparasiten der Säuger; darunter **T. trichiura** (= Trichocephalus dispar s. hominis), der 30–50 mm lange »Peitschenwurm« (mit fadenförm. Vorderende) im Blinddarm (einschl. Appendix), seltener im Dünndarm des Menschen. Die mit den Fäzes ausgeschiedenen Eier reifen Temp.-abhängig erst in Monaten (keine Autoinvasion!) u. bleiben in der Eihülle über Jahre lebensfähig; s. a. Wurmeier.

tricipitalis: (lat.) dreiköpfig; den M. triceps betreffend.

Tricot*-Delort*-Degos* Syndrom: (1942) ↑ Papulosis atrophicans maligna.

tricuspidalis: (lat.) mit 3 Spitzen. – Auch Kurzform für Valvula tric. (s. a. Trikuspidalis…).

Tridermom: Teratom aus Anteilen aller 3 Keimblätter; oft mit organoiden Strukturen.

Trieb, Strebung: *psych* angeb., gerichtetes Antriebserlebnis, meist von einem Gefühl der Spannung, Unlust oder Lust begleitet; nach K. SCHNEIDER unterschieden als allg. Triebhaftigkeit allen Erlebens u. als leibl. (Nahrungs-, Geschlechts-, Bewegungs-, Schlaf-T.) u. seel. Triebe (»Herzens-T.«; z. B. Streben nach Macht, Einfluß, Erfolg, Schönheit, Pflichterfüllung usw.). – Die individuelle **T.struktur** u. -dynamik bewirken das unbewußte seel. Geschehen. In der FREUDschen **T.-Theorie** bedarf jeder T. einer **T.quelle** u. eines **T.zieles**, das an einem **T.objekt** oder durch ein solches erreicht wird, wobei die Bindung an das Objekt sehr stark sein kann (»**T.fixation**«), evtl. auch meh-

Trieb|verschränkung

rere Triebe auf 1 Objekt abzielen (= **T.verschränkung** ADLER). Die unbewußte, rein aus triebhafter Motivation entspringende **T.handlung** (ohne rationale Kontrolle) wird bei plötzl., unmittelbarem Urspr. zum »**T.durchbruch**«. Die natürl. **T.ambivalenz** (mit pos. u. neg. Trieben) führt bei Unausgewogenheit zur **T.störung** oder -abweichung (Anorexie, Perversität, Homosexualität etc.), ein **T.konflikt** evtl. zur **T.hemmung** (z. B. durch neurot. Fehlverhalten).

tri|faktoriell, trimer: *genet* auf dem Zusammenwirken von Allelen dreier Gene beruhend. – **t.faszikulärer Block**: *kard* der totale infranodale Block (bei Verschluß der li. Koronararterie) mit Leitungsstörung im re. u. in bd. Faszikeln des li. TAWARA* Schenkels (↑ dort. Abb.); s. a. Schenkel-, vgl. Hemiblock.

Trifluoperazinum *WHO*: 10-[3-(4-Methyl-1-piperazinyl)- propyl]-2-trifluormethylphenothiazin; Neuroleptikum. – **Trifluperidolum** *WHO*: p-Fluor-γ-[4-hydroxy-4- (m-trifluormethylphenyl)-piperidino]-butyrophenon; Neuroleptikum. – **Triflupromazinum** *WHO*, Fluopromazin: 10-(3-Dimethylaminopropyl)-2-trifluormethylphenothiazin; Neuroleptikum, Antiemetikum.

Trifokalglas, Dreistärkenglas: *ophth* Brillenglas mit 3 optisch verschieden starken Zonen: Fernteil von oben bis zur Mitte, anschl. Teil für mittl. Entfernungen, unten Nahteil (für etwa 30 cm). Erfordert Gewöhnung (nur indiziert bei Fehlen der Nahanpassung des Auges); vgl. Bifokalglas.

Tri|gemini: ↑ Drillinge. – **T.geminie**: *kard* Allorhythmie mit Aktions-Dreiergruppen (2 Sinusschläge u. 1 Extrasystole oder umgekehrt).

trigemino...: Wortteil »N. trigeminus«; z. B. **T.enzephaloangiomatose** (↑ STURGE*-WEBER* Syndrom), **t.fazialer** oder **t.orbikularer Reflex** (= Orbicularis-oculi-Reflex).

trigeminus: (lat.) dreifach, dreiwüchsig. – Auch Kurzform für Nervus trig. (s. a. trigemino...).

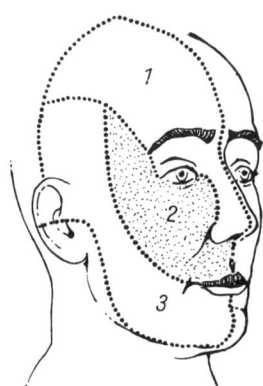

Innervationsgebiete der 3 **Trigeminusäste**.

Trigeminus|anästhesie: Leitungsanästhesie im Bereich des Ggl. trigemin. zur Schmerzausschaltung im Gesichts-, Mund-, Zahnbereich. – **T.exhärese**: bei T.neuralgie (v. a. 1. oder 2. Ast das risikoarme (aber rezidivbelastete) »Herausdrehen« u. Durchtrennen des entspr. Astes von dessen Austrittsstelle her (For. supra- bzw. infraorbit.). – **T.lähmung**: meist einseit. Parese oder Paralyse der Kaumuskulatur (Monoplegia masticatoria) infolge Schädigung der motor. Por-

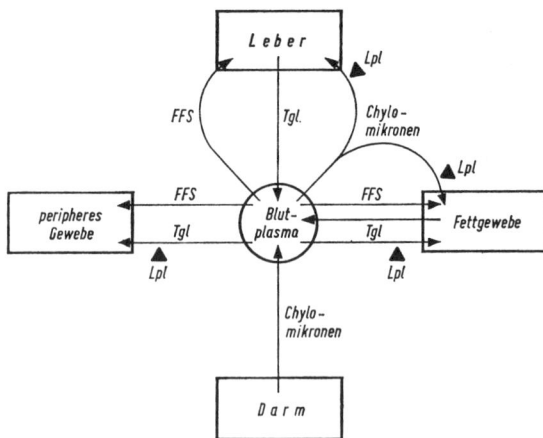

Triglyzerid-Stoffwechsel.
FFS = freie Fettsäuren; Tgl = Triglyzeride, Lpl = Lipoproteidlipase.

tion des V. Hirnnervs oder seines motor. Kerns; klin.: Abweichen des UK bei geöffnetem Mund zur gelähmten Seite (bei bds. Lähmung schlaffes Herabhängen des UK); bei längerem Bestehen Kaumuskelatrophie. – **T.muskulatur**: die – der Vormuskelmasse des 1. Kiemenbogens entstammende, von V_3 versorgte – Kaumuskulatur; i. w. S. auch die vom N. mandib. versorgten Mm. tensor veli palatini, tensor tympani, mylohyoideus u. digastricus (hint. Bauch).

Trigeminus|neuralgie: fast immer einseit., 0,5–1 Min. dauernde, im allg. heft. Schmerzattacken (meist brennend) im Innervationsbereich eines oder mehrerer T.äste, oft kombin. mit Kontraktion der mim. Muskulatur (Tic douloureux), Tränenfluß, Gesichtsschweiß u. -rötung; häufig ausgelöst durch äuß. Einflüsse (Temp.wechsel, kaltes Getränk, forciertes Kauen, Niesen, Sprechen, Zähneputzen als sogen. Trigger-Mechanismus), aber auch spontan (v. a. nachts = Neuralgia nocturna). Idiopath. (»echte«) T.n. v. a. bei ♀ jenseits des 50. Lj. (2., 3. Ast; allg. mit schmerzfreiem Intervall), **symptomat. T.n.** (mit leichtem Dauerschmerz im Intervall) bei Stirn- u. Kieferhöhlen- (1. bzw. 2. Ast), Zahn(fleisch)- u. UK-Affektion (3. Ast), ferner toxisch bei Schwermetallvergiftung u. Diabetes mellitus, mechanisch bei Kleinhirn-Brückenwinkeltumor, postinfektiös nach örtl. Herpes zoster. – Ther.: Beseitigung des Grundleidens; bei idiopath. Form Wärme, Ganglienblocker, sedierende Antineuralgika oder aber Op.: Inj. von Alkohol oder Lokalanästhetika in Nervenaustrittsstellen oder Ggl. semilunare, Exhärese, extradurale (ante-, retroganglionär; z. B. nach FRAZIER, SPILLER) oder intradurale Durchtrennung (DANDY, SJÖQVIST).

Trigeminus|neurinom: vom Ggl. trigeminale oder juxtaganglionär vom Nerv ausgehendes, im allg. nur den sensiblen Anteil betreffendes Neurinom, mit Expansion gegen den Sinus cavernosus (s. a. Sinuscavernosus-Syndrom). – **T.neuritis** eines oder mehrerer Äste, meist des 1. unter dem Bilde des Zoster ophthalmicus; evtl. mit konsekut. Neuralgie. – **T.reflex**: 1) ↑ KRATSCHMER* Reflex. – 2) ↑ Orbicularis-oculi-Reflex. – 3) ↑ Eintauch-Schluckreflex. – **T.reizstoffe**: s. u. Riechstoffe. – **T.traktotomie**: ↑ SJÖQVIST* Operation.

Trigger: (engl.) *physik, chem, pysiol* Auslöser; z. B. **T.mechanismus** (der eine Reaktion auslöst), **T.sub-**

stanz (die eine elektr. oder chem. [Ketten-]Reaktion auslöst), **T.zone** (von der aus sich – durch Druck oder Berührung – eine Reaktion auslösen läßt), **T.point** (schmerzhafter Druckpunkt über Myogelose oder s.c. Verhärtung).

Triglyzeride, TG: die Lipid-Unterklasse der mit 3 Molekülen gleicher (z. B. Triolein) oder – meist – verschiedener Fettsäuren pro Glyzerin-Mol. veresterten Neutralfette (IUB: »Triacylglyzerine«); s. a. Fett..., Lipid..., Hyper-, Hypolipidämie, Tab. »Blut«, Schema S. 2488. Bestg. im Serum mittels Glyzerinkinase. – **Triglyzeridämie**: ↑ Hypertriglyzeridämie.

Trigonellin: pflanzl. Alkaloid (N-Methylnikotinsäurebetain) aus **Trigonella foenum-graecum** (»Hornklee«; chem.-techn. Steroidquelle).

Trigonitis urol ↑ Trigonumzystitis.

Trigonozephalus: »Dreieckschädel« mit kielartig vorspringender Stirn infolge intrauteriner Obliteration der Sutura front.; evtl. mit Arrhinenzephalie kombiniert.

Trigonum: (lat.) Dreieck, anat dreieck. Feld. – **T. caroticum**: 1) PNA das von den Mm. sternocleidomastoideus, digastricus (Venter post.) u. omohyoideus (Venter sup.) begrenzte »Karotisdreieck«, in dem die Aa. carotis comm., ext. u. int., die V. jugul. int., die Nn. vagus, hypoglossus, accessorius, laryngeus sup., der Halssympathicus (mit Ggl. cervic. medium) u. die tiefen Halslymphknoten liegen. – 2) T. c. inf.: ↑ Trigonum omoclaviculare. – **T. collaterale** PNA im Unterhorn des Seitenventrikels, begrenzt von Hippocampus, Calcar avis u. Eminentia collateralis. – **T. deltoideopectorale** BNA, JNA: die infraklavikuläre »MOHRENHEIM* Grube« zwischen Mm. pectoralis major u. deltoideus. – **T. femorale** PNA: das von Leistenband u. den Mm. sartorius u. adductor longus begrenzte »SCARPA* Dreieck« medial an der Oberschenkelvorderfläche, unter dem A. u. V. femoralis, Äste des N. femor. u. oberflächl. LK liegen. – **Trigona fibrosa cordis** PNA: derbe, kollagene Bindegewebszwickel zwischen Aortenwurzel u. den Anuli fibrosi der Herzostien. – **T. infraclaviculare**: ↑ T. deltoideopectorale. – **T. inguinale** PNA: das dreieck. Bauchfellfeld zwischen Leistenband, Rektusrand u. Plica umbilic. lat. – **T. lumbale**: 1) T. l. inf.: PNA ↑ PETIT* Dreieck. – 2) Tr. l. sup.: ↑ GRYNFELT*-LESSHAFT*-LUSCHKA* Dreieck. – **T. lumbocostale**: das »BOCHDALEK* Dreieck« als Muskellücke zwischen den Partes lumb. u. dors. des Zwerchfells u. der 12. Rippe; evtl. Bruchpforte einer Hernia diaphragmatica lumbocost. – **T. nervi hypoglossi** PNA: das spitz auslaufende unt. Ende der Eminentia med. (Vorwölbung durch den Hypoglossuskern) am Boden der Rautengrube oberhalb des **T. nervi vagi** PNA (= Ala cinerea BNA, JNA; Vorwölbung durch den sensiblen u. viszeromotor. Vaguskern). – **T. olfactorium** PNA: der »Riechwulst« am Ende des Tractus olfactorius zwischen med. u. lat. Stria. – **T. omoclaviculare** PNA: die seichte »Fossa supraclavicul. major« oberhalb des Schlüsselbeins zwischen den Mm. sternocleidomastoideus u. omohyoideus (Venter inf.), unter der der Plexus brach. u. die A. subclavia liegen. – **T. sternocostale (diaphragmatis)**: die »LARREY* Spalte« als dreieck. Muskellücke zwischen den Partes cost. u. stern. des Zwerchfells; evtl. Bruchpforte einer LARREY* Hernie. – **T. submandibulare** PNA zwischen UK u. bd. Bäuchen des M. digastricus, unter die Mm. stylo- u. mylohyoideus, hyo- u. styloglossus, die Vasa subment. u. facial. sowie die Nn. mylohyoideus, lingualis, hypoglossus u. glossopharyngeus liegen. – **T. vesicae** PNA: das »LIEUTAUD* Dreieck« als faltenloses, fest mit der Muskularis verbundenes Schleimhautfeld am Boden der Harnblase zwischen den Ureterenmündungen u. dem Urethraabgang.

Trigonum|hypertrophie: urol angeb. klappenart. Mukosawulstung am Harnröhrenabgang; evtl. obstruktiv wirkend. – **T.test**: urol ↑ BONNEY* Inkontinenztest. – **T.zystitis**: urol auf Trigonum u. inn. Blasenmund beschränkte Z., meist aszendierend bei Go, als Deflorationszystitis.

Trihemeralsterblichkeit: die Mortalität der ersten 3 Lebenstage (»Trihemeron«); macht ca. 80% der Neugeborenensterblichkeit aus.

Trihexyphenidylum WHO, Benzhexol: 1-Zyklohexyl-1-phenyl-3-piperidinopropan-1-ol; Spasmolytikum u. Antiparkinsonmittel (z. B. Artane®). – **Trihydroxypurin**: ↑ Harnsäure.

Trijodid: das in wäßr. Lösg. (z. B. LUGOL* Lsg.) aus J_2 + J^- (z. B. KJ) gebildete J_3^--Ion; wirkt germizid.

Trijod|thyr(e)o(nin)essigsäure, T_3A, Triac: 3,5-Dijod-4-(3-jod-4-hydroxyphenoxy)-phenylessigsäure; synthetisches Thyreotropikum mit T_3-analoger Struktur. – **T.thyronin**, T_3: die aus Dijodthyroninen biosynthetisierten (in akt. L-Form), pro Mol. 3 J enthaltenden 3',5',3-(hormonell unwirksam) u. 3',3,5-T.thyr. (= T_3, i. e. S.; neben ↑ Thyroxin wichtigstes Schilddrüsenhormon; extrathyreoidaler Pool ca. 100µg, biol. HWZ 2,4 d, Umsatz 50µg/24 Std. im Plasma locker gebunden an TBG, normale Serum-Konz. 100–200 ng%); s. a. Jodstoffwechsel (Schema), T_3-Test, T_3-RIA. – **T.thyropropionsäure**, Acidum thyropropicum: Hydroxyjodphenoxy-dijod-phenylpropionsäure; synthet. Schilddrüsenhormon (mit Blutcholesterinspiegel-senkendem Effekt?).

Trikarbonsäure: Karbonsäure mit 3 Karboxylgruppen, z. B. die Zitronensäure. – **T.zyklus**: ↑ Zitratzyklus.

Triketohydrinden(hydrat): ↑ Ninhydrin.

Trikotschlauch: in Schlauchform gestrickte (Baumwollgarn) elast. Binde; v. a. als Unterzug bei Gipsverband u. Überzug für Amputationsstumpf; s. a. Stülpverband.

Trikresol: ↑ Cresolum crudum; Anw. z. B. mit Formalin (2 + 1) als zahnärztl. Desinfiziens. – **Trikresylphosphat**, TKP, Phosphorsäuretrikresylester: Verbindgn. der allg. Formel $(C_6H_4CH_3)_3PO_4$; i. e. S. die stark tox. (deshalb deklarationspflicht.!) Kresol-Derivate **Tri-p-** u. **Tri-o-kresylphosphat**. Vergiftung selten beruflich, meist durch verfälschte Nahrungsmittel (s. a. Ginger paralysis) oder deren Behälter (Kunststoff mit o-T. als Weichmacher; auch solche Schuhe): nach wenigen Stdn. intestinale Beschwerden, nach beschwerdefreiem Intervall (17 Tg.–8 Wo.) aufsteigende schlaffe Lähmungen (Markscheidenzerfall; Schädigung der peripheren motor. Neuronen), die sich nach Wo. bis Jahren zurückbilden (ein atakt. Gang ist meist irreversibel); Ther.: symptomatisch, evtl. Prednison, Vit. B_1 u. B_{12}.

Trikrotie, Pulsus tricrotus: dreigipfl. Pulswelle bei Dikrotie mit unmittelbar folgender Extrasystole.

Trikuspidal-

Trikuspidal...: Wortteil »Valva tricuspidalis« (= V. atrioventricul. dextra: »**T.klappe**«, »**Trikuspidalis**«); z. B. **T.areal** (Auskultationsort der Klappe im 4. u. 5. ICR li. parasternal), **T.leiste** (/ Crista supraventricularis). – **Trikuspidalisierung**: bei Mitralstenose die durch Rechtsherzdekompensation entstehende funktionelle Trikuspidalinsuffizienz.

Trikuspidal(klappen)|atresie: angeb. zyanot. Herzfehler (/ dort. Tab.) mit Fehlen der Valva atrioventricul. dextra (Ausbleiben der Perforation des fetalen AV-Kanals); nur lebensfähig bei bestehender interatrialer Kommunikation; oft kombin. mit Transposition der großen Gefäße, infundibulärer Pulmonalstenose, VSD; re. Ventrikel hypoplastisch, li. Ventrikel vergrößert, großes Mitralostium. Klin.: starke Zyanose, Hockstellung, Linkshypertrophie, meist vermind. Lungendurchblutung. – **T.insuffizienz**: angeb. oder erworb. (rheumat., bakteriell) organ., weit häufiger aber sek.-funktionelle (Rechtsherzdilatation mit Ausweitung des Ostiums) Schlußunfähigkeit der Klappe, dadurch Rückfluß von der re. Kammer in den Vorhof u. Rückstau in die Hohlvenen; klin.: Holosystolikum mit P. m. im 5. ICR li. parasternal (bei MÜLLER* Versuch lauter), pos. systol. Puls in V. jugul. (hohe v-Welle, steiler Abfall zur y-Welle), Leber u. Epigastrium, vergrößerter re. Vorhof (im EKG Re.abweichung der Herzachse, Re.hypertrophie), Halsvenen- u. Leberstauung, Ödeme, Belastungsdyspnoe, nur geringe Lungenstauung. – s. a. EBSTEIN* Syndrom. – **T.stenose**: angeb. (Adhäsion der Schließungsränder; oft extrem, dadurch früh Exitus let.) oder – meist – erworb. (rheumat., bakteriell; oft mit Alteration weiterer Herzklappen, v. a. Mitralstenose) Einengung des Ostiums, dadurch Rückstau in die Hohlvenen; klin.: Präsystolikum mit P. m. über dem unt. Sternum u. im 4.–5. ICR li. parasternal (bei MÜLLER* Versuch lauter), pos. präsystol. Jugularispuls (betont hohe a-Welle; sogen. venöse Vorhofpulsation, stark vergrößerter re. Vorhof (im EKG hohe spitze P-Welle, später Vorhofflimmern; keine Re.herzüberlastung), gestaute Halsvenen, Leberstauung (mit Pulsationen), Aszites, Ödeme, Belastungsdyspnoe, keine Lungenstauung (»klare Felder«).

Trilabe: (CIVIALE 1818) histor. Gerät zur Entfernung von Harnblasensteinen; dicker, gerader Katheterschaft mit 3 elast. Armen zum »blinden« Fassen des Konkrements, das dann mit einem im Schaft laufenden Drillbohrer (Diamantkrone) zertrümmert wurde. – **Trilen(e)**: / Trichloräthylen. – **trilobatus**: (lat.) dreilappig. – **trilocularis**: (lat.) dreikammerig. – **Trilone**: Gruppe hochtox. organ. Phosphorsäureester; Azetylcholinesterase-Hemmer; chem. Kampfgifte.

Trimadeau* Zeichen: kon. Form einer prästenot. Ösophagusdilatation als Hinweis auf Benignität, Schüsselform als Hinweis auf Malignität der Stenose.

trimalleoläre Fraktur: bimalleoläre Knöchelfraktur mit Abbruch eines VOLKMANN* Dreiecks aus der hint.-unt. Schienbeinkante (die biomechanisch als 3. Knöchel gilt).

trimanuell: mit 3 Händen ausgeführt; z. B. *geburtsh.* der **t. Handgriff** (s. u. THORN*).

Trimble* Zeichen: Pigmentstörungen in der Mundgegend bei Syphilis II.

Trimenon: Zeitraum von 3 Monaten (v. a. im Säuglingsalter). – **T.anämisierung**: physiol. Reduktion der Ery-Werte des gesunden Säuglings als Folge der tägl. Blutmauserung bei fast völlig gedrosselter Erythropoese; mit Tiefstwerten (11,5% Hb, 3,5 Mill. Ery) in der 10.–11. Wo.; s. a. Frühgeborenenanämie. – **T.dermatose**: / Dermatitis seborrhoica infantum. – **T.kolik**: nur in den ersten 3 Lebensmon. (mit noch unzureichender Anpassung von ZNS u. Verdauung) auch bei gutem Gedeihen auftret. starke postzenale Blähungen mit Bauchschmerzen u. Weinen (bis zu schrillem Schreien).

trimer: *genet* / trifaktoriell (s. a. Trimerie). – *chem* aus 3 – gleichen – Grundmolekülen (Monoverbindgn.) bestehend, z. B. tr. Oligosaccharide als niedere Polymere. – **Trimerie**: *genet* Polygenie, bei der die Ausbildung eines Merkmals von 3 Allelenpaaren abhängt. – **Trimerismus**: *path* »Dreigliedrigkeit«; i. e. S. die / Triphalangie des Daumens.

Trimethadionum *WHO*, Troxidone: 3,5,5-Trimethyloxazolidin-2,4-dion; ein Antiepileptikum. – **Trimethoprimum** *WHO*: 2,4-Diamino-5-(3,4,5-trimethoxybenzyl)-pyrimidin; Bakterizid (auch zus. mit Sulfonamiden, z. B. als Cotrimoxazol; s. a. Schema »Sulfonamide«). – **Trimethylamin**: $(CH_3)_3N$; tert. Amin mit intensivem ammoniakal. Fischgeruch; Vork. in Pflanzen, Heringslake, Scheidensekret (Zersetzungsprodukt); Grundstoff quartärer Ammoniumverbindgn.

Trimethylen: 1) / Cyclopropanum. – 2) die Gruppe $-CH_2-CH_2-CH_2-$. – **T.trinitramin**: Anw. als Sprengstoff u. Nagergift; bei Einatmen Bewußtseinsverlust, epileptiforme Krämpfe (durch Alkoholgenuß verstärkt), Koma.

Trimethyl|glykokoll: / Betain (1). – **T.-(hydr)oxyäthylammoniumhydroxid**: / Cholin.

Trimetozinum *WHO*: 4-(3,4,5-Trimethoxybenzoyl)-morpholin; Neurosedativum. – **Trimipraminum** *WHO*: DL-N-(3-Dimethylamino-2-methylpropyl)-iminodibenzyl; Antidepressivum.

Trinidad-Krankheit: Paralyssa (/ Lähmungswut). – **Triniti-Gruppe**: auf Trinidad aus Moskitos isolierte ARBO-Viren mit Untergruppen Jeri, Araux u. Triniti. Krankheitsbild nicht bekannt.

Trinitro|glyzerin, Trinitrinum: / Nitroglyzerin. – **T.toluol**, TNT: Benzol-lösl., bis 160° stabiler, bei 300° verpuffender Sprengstoff. MAK 1,5 mg/m³ = 0,15 ppm; pulmonale u. perkutane Resorption von TNT-Staub oder Dämpfen bewirkt akut Blutbildungs- u. Leberschädigung, subakut (u. chronisch) Abgeschlagenheit, Kopfschmerzen, Appetitlosigkeit, Magen-Darmstörungen, örtl. Haut-Schleimhautreizung, später Anämie, erhöhte TNT-Empfindlichkeit; ggf. entschädigungspflichtig. BK.

Trinker: an Trunksucht Leidender (/ Alkoholiker). – **T.delirium, T.halluzinose** etc. s. u. Alkohol... . – **T.herz**: die »alkohol. Kardiomyopathie« (Stoffwechselstörung der Mitochondrien u. des sarkoplasmat. Retikulums?) bei chron. Alkoholkonsum (s. a. Bier-, Tübinger Weinherz); klin.: Re.- u./oder Li.herzinsuffizienz, paroxysmale u. Vasodyspnoe, Rhythmusstörungen (Av-Blockierung, Vorhoftachykardie, Extrasystolen), S-T-Senkung, diastol. Extratöne, Kardiomegalie; IgA vermehrt.

Trink|kur: kurmäßig dosiertes Trinken natürlicher Heilwässer nach ärztl. Vorschrift, entweder an der Quelle (Trinkhalle des Kurortes) oder – als Hauskur –

aus Flaschenabfüllungen. – **T.schwäche**: *päd.* ↑ Saugschwäche; i. w. S. das mangelhafte Trinken des Brustkindes auch bei wiederholtem Anlegen (3mal in 5 Min. Abstand) an die noch gefüllte Brust (»**T.faulheit**«) bzw. das nach heft. Schreien nur kurze, hast. Trinken (»**T.ungeschick**«), beides meist neuropathischer Natur (s. a. Brustscheu). – **T.sucht**: Dipsomanie; vgl. Trunksucht. – **T.test**: 1) *ophth* ↑ Wasserbelastung (bei Glaukom). – 2) *kard* ↑ HÖGLER* Trinkversuch.

Trinkwasser: für den menschl. Genuß u. Gebrauch geeignetes Wasser; nach DIN 2000 u. 2001 mit den Güteeigenschaften 1) »gesundheitlich unschädl.«, d. h. keimfrei (Keimzahl pro ml < 10 bei zentraler, < 100 bei Einzelwasserversorgung, Koli-Titer in 100 ml = 0) u. frei von gesundheits- oder materialschädigenden Stoffen; 2) »allg.hygienisch befriedigend«, d. h. klar, farb-, geschmack- u. geruchlos, gleichmäßig kühl mit 8–11°. Optimale Qualität (Anforderungen gem. DIN 4046, Lebensmittel-, Bundesseuchengesetz) bei Gewinnung aus Grundwasser in ca. 8 m Tiefe (**T.schutzgebiet** durch gesetzl. Richtlinien unterteilt in Zonen I–III: Fassungsbereich, innere u. weitere Schutzzone). Bei Oberflächenwasser Aufbereitung erforderlich. – Anreicherung mit Fluoriden (bis zu 1 ppm; zur Prophylaxe der Zahnkaries) gilt in der BRD als mit dem Grund- u. Lebensmittelgesetz nicht vereinbar; s. a. SPIRA* Syndrom. – **T.gifte** (aus dem natürl. Untergrund oder aus gewerbl. Abfallstoffen) sind chem. Verbindgn. wie As, Pb, Zyan, Cr, Hg u. a., die das Wasser für den menschl. Bedarf unbrauchbar machen. – Erreger von **T.epidemien** sind v. a. Salmonellen, Choleravibrionen, Shigellen.

Triode: Elektronenröhre mit 3 Elektroden (Anode, Katode, Gitter).

Trio|lismus: (M. HIRSCHFELD) sexuelle Dreieckskonstellation mit homo- oder heterosexuellem Geschlechtsverkehr zu dritt bzw. in Gegenwart eines Dritten, wobei zumindest einer der Partner die Situation absichtlich herbeigeführt hat (vgl. Voyeur). – **T.pathie**: Erkr. mit 3 typ. Symptn.(komplexen); z. B. ↑ diabet. T.pathie, BEHÇET* Krankh.; s. a. Triade.

Tri|orchidie: *path* s. u. Polyorchidie. – **T.orchis**: *helminth* ↑ Hymenolepis. – **T.orthokresylphosphat**: ↑ Trikresylphosphat.

Triosen: Gruppe einfachster KH (nebst Derivaten) mit 3 O-Atomen im Mol., z. B. Glyzerin (u. dessen Aldehyd); wicht., meist in phosphorylierter Form (»**Triosephosphate, -phosphorsäure**«) vork. Intermediärprodukte des KH-Stoffwechsels (als D-Glyzerinaldehyd-3-phosphat u. Dihydroxyazetonphosphat) sowie bei alkohol. Gärung.

Triosephosphat-isomerase, -mutase: Enzym mit der Reaktion: D-Glyzerinaldehyd-3-phosphat = Dihydroxyazetonphosphat. – Ein einschläg. hereditärer Enzymdefekt (SCHNEIDER u. M. 1965) führt zu einer nicht-sphärozytären Erythrozytopathie mit hämolyt. Anämie (»T.-Defektanämie«) u. Hyperbilirubinämie bereits im Neugeb.- oder frühen Säuglingsalter.

Trioxan: ↑ Paraformaldehyd. – **Trioxy...**: *chem* s. a. Trihydroxy.... – **T.chrom**: *histol* Gemisch aus Pikrinsäure + Eosin u. Phloxin + Benzoreinblau für Knorpelfärbung.

Trip: (engl. = Reise) Drogenrausch, i. e. S. der nach LSD (»Acid-«, »Yellow-sunshine-Minitrip«). Als »horrortrip« oder »bad trip« die Angstpsychose bei LSD-Intoxikation mit psychogener Fehlreaktion.

Tripara: *gyn* Drittgebärende. – **Tripas**: *histol* s. u. Trichromfärbung.

tripel...: Wortteil »dreifach«. – **T.anastomose**: *chir* bei Mehrfachverschluß der Kranzgefäße 3facher aortokoronarer Bypass, d. h. Venen-Verbindung der aufsteigenden Aorta mit der re. u. mit dem R. interventricul. ant. u. dem R. circumflexus der Koronararterie. – **T.arthrodese**: gleichzeit. op. Versteifung dreier Gelenke; i. e. S. die Versteifung von Talonavikular-, Kalkaneokuboid- u. Talokruralgelenk, z. B nach INGRAM, CAMERA, LORTHIOIR. – **T.diagnostik**: Kombin. von 3 Untersuchungsmethoden (z. B. Palpation, Mammographie u. Aspirationszytologie bei Voruntersuchung auf Mamma-Ca.).

Tripelennaminum *WHO*: 2-[Benzyl-(2-dimethylaminoäthyl)- amino]-pyridin; Antihistaminikum.

Tripel|niere, Ren triplex: seltene Nierenmißbildung (Langniere) mit 3 Becken u. 3 Ureteren (»**T.ureter**«, Ureter triplex). – **T.phosphat**: ↑ Magnesium-Ammonium-Phosphat. – **T.skoliose**: S-förm. WS-Skoliose mit 3 Krümmungsscheiteln. – **T.therapie**: »Dreifachther.«; z. B. bei Ovarial-Ca. die Triple-drug-Stoßther. nacheinander mit 3 verschied. Antibiotika u. anschließ. Megavolt-Bestrahlung u. ^{198}Au-Instillation. – **T.vakzine**: Dreifachvakzine. – **T.-X-Syndrom**: ↑ 3-X-Syndrom.

Tripeptid: *biochem* Verbindung aus 3 Aminosäuren. – **T.-aminopeptidase**: Enzym mit der Reaktion: Aminoazyldipeptid + H_2O = Aminosäure + Dipeptid.

Triphalangie: »Dreigliedrigkeit«; i. e. S der »dreigliedr. Daumen« (Trimerismus) als seltene, dominant-erbl. Mißbildung (oft kombin. mit Verdoppelung des I. Strahls).

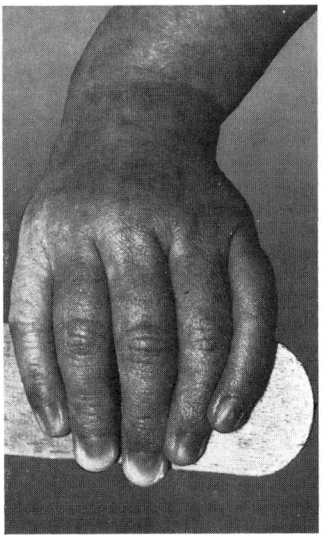
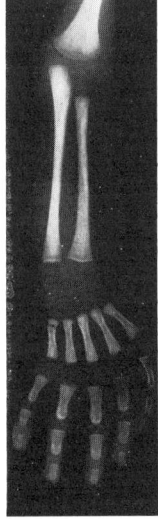

»Dreigliedriger Daumen« beim HOLT*-ORAM* Syndrom.

Triphenyl|methanfarbstoffe: *histol, bakt* organ. Farbstoff-Klasse (Triarylmethan-Derivate) mit roten, violetten, blauen u. grünen Tönen, z. B. Rosolsäure, Fuchsin, Viktoriablau, Brillant. – **T.tetrazoliumchlorid**, TTC: eine lichtempfindl. Verbindung (s. a. Formazan, Tetrazol). Anw. z. B. im SIMMONS*-WILLIAMS* Test.

Triphospho|inositid-phosphodiesterase: Enzym mit der Reaktion: Triphosphoinositid (= 1-Phosphatidyl-inosit-4,5-diphosphat) + H_2O = Inosittriphosphat + Diazylglyzerin. – **T.pyridinnukleotid**, TPN: das »Koenzym II« ↑ Nikotinamid-adenindinukleotid-phosphat (»NADP«).

Triphthämie: (gr tripsis = Reiben) übermäß. Vorhandensein von Stoffwechselschlacken im Blut.

triple: (engl.) dreifach (s. a. Tripel...).

Triplegie: Lähmung dreier Gliedmaßen (Kombin. von Hemi- u. Paraplegie), z. B. bei zerebralem Gefäßprozeß.

Triplet(t): 1) **T.kode**: *genet* s.u. Kodon. – 2) *neurophysiol* s.u. Multiplett. – **T.audiometrie**: Sprechaudiometrie mit wahlweise auf ein tiefes, mittl. oder hohes Frequenzband beschnittener Sprache. Dabei ermittelte Diskriminationsverluste gestatten Rückschlüsse auf den für das Sprachverständnis günstigsten Frequenzgang einer Hörhilfe.

Triplificatio ligamenti rotundi: (LANGES) *gyn* modifiz. DOLÉRIS* Antefixation mit Bildung einer Doppelschleife des – somit dreifach gefalteten – runden Mutterbandes u. dessen Fixierung an Uterus u. vord. Bauchwand.

triplo-: *zytol* Kurzbez. (unter Hinzufügung des Symbols des überzähl. Chromosoms) für trisome Karyotypen (s. u. Trisomie), z. B. triplo-21. – **Triploidie**: (NEMEC 1910) *zytol* Bestehen eines Karyotyps aus 3 haploiden Chromosomensätzen (Symbol: 3n); s. a. Tab. »Chromosomensatz«.

Triplokorie: *ophth* Polykorie mit 3 Pupillen.

Tripl|opie: Sehstörung, bei der die Objekte dreifach gesehen werden; z. B. bei Linsenkernsklerose, nach Schiel-Op. mit fehlerhafter Einstellung.

Triplo-X-Syndrom: ↑ 3-X-Syndrom; s. a. Tab. »Intersex«.

Trippelgang: *neurol* das kurzschritt. Gehen bei ↑ Propulsion.

Tripper: ↑ Gonorrhö. – **T.fäden**: Harnfilamente bei chron. Go. – **T.rheumatismus**: ↑ Gonitis gonorrhoica. – **T.warzen**: ↑ Condylomata acuminata.

Triprolidinum *WHO*: trans-1-(2-Pyridyl)-3-pyrrolidino-1-(p-tolyl)-1-propen; Antihistaminikum.

Triprosopus, Triopodymus: Mißgeburt mit 3 mehr oder minder deutl. Gesichtern an den verschmolzenen Köpfen.

Tripus: (lat.) »Dreifuß«; 1) *anat* **T. Halleri**: ↑ Truncus c(o)eliacus. – 2) *path* Doppelmißbildung mit 3 Füßen.

triquetrus: (lat.) dreieckig. – **Triquetrum**: Kurzform für Os triquetrum. – **Triradius**: dreistrahl. Hautlinienmuster (»GALTON* Delta«) an der Fingerbeere.

tris: (griech.) Präfix »dreimal«. – »**Tris**« Kurzform für Tris-Puffer (s.u. Trometamolum).

Trisaccharid: KH (Oligosaccharid) aus 3 Monosacchariden; z. B. Raffinose (Fruktose + Glukose + Galaktose). – vgl. Triose.

Trisazofarbstoff: Farbstoff mit 3 Azo-Gruppen (–N=N–) im Mol.; z. B. Chlorazol black E.

Trismus, Spasmus masticatorius: ton. Krampf der Kaumuskulatur mit Kieferklemme, z. B. bei Tetanus (= **T. sardonicus s. cynicus**: ↑ Risus sardonicus), Meningitis, Schädelbasisfraktur. – **T. uteri**: s. u. Uterusspasmus.

trisom: *zytol* adj. Bez. für Kerne, Zellen, Gewebe oder Individuen mit 1 (»einfach-tr.«; Symbol 2n + 1) oder 2 verschied. überzähl. Chromosomen (»doppelt-tr.«; 2n + 1+1) im sonst diploiden Bestand als Folge einer Nondisjunction in der Meiose (vgl. Tetrasomie). Beim Menschen Urs. von Erbkrankhtn. (↑ Trisomie). – **trisomal**: auf Trisomie beruhend. – **Trisomie**: (BLAKESLEE 1922) Vorhandensein überzähliger Chromosomen in den Zellkernen eines Individuums (s. a. trisom); als auto- oder als gonosomale Tr.; neben der klass. T. mit um 1 erhöhter Gesamtchromosomenzahl gibt es – zumindest bei G_1 – die ↑ Translokations-T. (mit scheinbar normaler Zahl) u. die Mosaik-T. (mit zweierlei Chromosomensätzen). Die dadurch bedingten Krankheitsbilder (»T.-Syndrome«) zeigen eine einander ähnl., nur verschieden ausgeprägte – u. außer bei 21 u. XXY nicht völlig spezif. – Grundsymptomatik (↑ Tab.). – Die in Anbetracht der Chromosomenzahl rel. kleine Zahl der bekannten T.-Syndrome ist wahrsch. auf die Letalwirkung der übr. Trisomien zurückzuführen.

autosomale			Trisomie-Syndrome	gonosomale		
D	E	G_1	Grundsymptomatik	XXY	XXX	XYY
?	?		Oligophrenie			
?	?		psychische Defekte			
			Krampfanfälle			
			Tonusstörungen			
			Herzmißbildungen			
			Nierenmißbildungen			
			Augenmißbildungen			
			Ohrmuscheldysplasie			
			Taubheit			
			Hand- und Fußdysplasie			
			Kraniofaziale Dysmorphie			
?	?		Hypogonadismus			
			Dysgenitalismus			

D_1 = 13 = PATAU* Syndrom (s. D_1-Trisomie-Sy.)
D_2 = 14 = MURKEN* Syndrom (s. Trisomie 14-Sy.)
E = 18 = EDWARDS* Syndrom (s. E_1-Trisomie)
G_1 = 21 = DOWN* Syndrom (s. Idiotie, mongoloide)
(Ferner beobachtet: G_2 = 22; C (partiell)

XXY = KLINEFELTER*-REIFENSTEIN*-ALBRIGHT* Syndrom
XXX = 3-X-Syndrom
XYY = YY-Syndrom

Trisomie-14-Syndrom: (J.-D. MURKEN u. M. 1969/70) auf D_2-Trisomie (unbekannter Ätiol.) beruhender Mißbildungskomplex mit Geburtsuntergew. u. Minderwuchs: typ. Gesichtsdysmorphie (Hypertelorismus, seitendifferente Lidspalte, plumpe Nase mit flacher Wurzel, tiefstehende dysplast. Ohrmuscheln, kleiner Mund, kurzer Hals), Spitzgaumen (evtl. Spalte), Mikrodontie etc., Arachnodaktylie, Faßthorax, Schaufelrippen, LW-Verschmelzungen, Bogenspalten, dysplast. Hüftgelenke; steile Schädelbasis, Hydrocephalus int., Muskelhypotonie; psychomotor. Retardierung, Oligophrenie.

Tris-Puffer: ↑ Trometamolum.

Tristichiasis: dreifache Lidwimpernreihe (evtl. z. T. nach innen gekrümmt) als hereditäre Anomalie.

Tristitia post coitum: ↑ Postcoitum triste.

Trisymptomenkomplex: ↑ Triade, Trias; i. e. S. die ↑ BEHÇET* Krankheit.

Tritanomalie: *ophth* Gelb-Blauschwäche (s. u. Trichromasie). – **Tritanop(s)ie:** ↑ Azyanoblepsie.

triticeus: (lat.) weizenkornähnlich.

Tritio-: *chem* Wortteil »Tritium-markiert«, »tritiiert«.

Tritium, T, überschwerer Wasserstoff, ^3H, schweres Deuterium: (RUTHERFORD u. M. 1934) schwerstes (Atomgew. 3,01686) u. einziges radioakt. H-Isotop ($<10^{-16}$%), dessen Kern (»**Trition**«) aus 1 Proton + 2 Neutronen besteht: ^3_1H; schwacher β⁻-Strahler (max. 0,018 MeV; Zerfall zu $^3_2$He; HWZ 12,262 a; krit. Organ: Gesamtkörper). Gebildet in oberen Atmosphärenschichten (Reaktion zwischen Neutronen der Höhenstrahlung u. N-Kernen), von dort als TH u. als »überschweres Wasser« (D_2O; auch aus Atomexplosionen) zur Erde; auch techn. Gewinnung. Anw. als rel. kalter Tracer für biol. Substanzen (u. a. Bestg. von Nierenclearance u. Gesamtkörperwasser, ferner n. LIBBY zur Altersbestg. analog der Radiokarbon-Methode (Meßgenauigkeit ± 30 J.).

Tritizin: pflanzl. Fruktose-Polysaccharid (aus Weizen = Triticum); Anw. u. a. zur Nierenclearance.

Trito|qualinum *WHO:* Triäthoxy-aminophthalidyl-tetrahydroisochinolinderivat; ein Antiallergikum. – **T.somen:** durch In-vivo-Gabe mit dem nicht-ion. Detergens Triton (Oktylphenol-polyäthylenglykoläther) gefüllte – u. damit dichteveränderte – Lysosomen (zwecks Gewinnung reinerer Organellen bei der subzellulären Fraktionierung). – **T.störung:** *ophth* Farbensehschwäche (etwa i. S. der ↑ Tritanomalie).

Trituratio(n), Trit., Verreibung: *hom* aus festen, unlösl. Arzneistoffen durch feinstes Verreiben (»**Triturieren**«) mit Milchzucker gem. HAB bereitetes Arzneimittel. – **tritus:** (lat.) zerstoßen, gemahlen.

trivalvulär: mit 3 Klappen (Valvulae).

Trivialnamen: nicht-nomenklator., meist volkstüml. Bez. chemischer Stoffe, z. B. Soda, Barbitursäure.

Trivittatus-Virus: ARBO-Virus der California-Enzephalitis-Gruppe (erstmals aus Aedes trivittatus isoliert); Meningoenzephalitis-Erreger.

Trizephalus: *path* Mißbildung mit 3 Köpfen.

Trizeps: Kurzform für ↑ Musc. triceps. – **T.brachialgie:** vertebragen(3. BW)-radikuläre Myalgie des M. triceps brachii (Caput longum) u. der Mm. teres u. rhomboidei: Schmerzen an hint. Achselfalte (ausstrahlend zum med. Epikondylus), Schulterblatt u. oberer BWS, v. a. bei Innen- u. Außenrotation des Armes gegen Widerstand. Vork. häufig bei Autofahrern. – **T.fremdreflex:** (DUENSING 1940) Kontraktion des M. triceps brachii bei Reizung (Streichen, leichtes Klopfen) der reflexogenen Zonen (gleichseit. Rückenhälfte, seitl. Thoraxwand, Oberarmrückseite); path. Fremdreflex bei extrapyramidaler Störung. – **T.lähmung:** obere Radialislähmung mit Ausfall des M. triceps brachii (Unterarm kann nicht gegen Widerstand gestreckt werden). – **T.(sehnen)reflex, TSR:** propriorezeptiver Muskeldehnungsreflex (über RM-Segmente C 6-7) mit Kontraktion des M. triceps brachii (Streckung des Unterarms) nach Beklopfen seiner Sehne über dem Olekranon.

trizyklisch: *chem* aus 3 miteinander verknüpften Ringen bestehend (z. B. organ. C-Verbindgn.).

TRK: technische Richtkonzentration; eine für gefährl. Arbeitsstoffe, für die bislang kein MAK-Wert benannt ist, vom Arbeitsministerium angegebene Konz. in der Luft (als Gas, Dampf oder Schwebstoff), die für Schutzmaßnahmen u. meßtechn. Arbeitsplatzüberwachung heranzuziehen ist.

Tr.-M.K.R.: *serol* Trockenblut-MKR II (s. u. MEINICKE*).

tRNS, tRNA: ↑ Transfer-Ribonukleinsäure.

Troch.: *pharm* Trochisci (= Pastilli).

Trochanter: 1) T. major *PNA:* der »große Rollhügel« lateral am prox. Femurschaft; Ansatzstelle der Mm. glutaei medius u. minimus, piriformis, obturatorius int. u. gemelli. – 2) T. minor *PNA:* der »kleine Rollhügel« hinten-innen am prox. Femurschaft; Ansatzstelle des M. iliopsoas. – 3) T. tertius *PNA:* inkonst. Fortsatz hinter dem T. minor am lat. Ende der Linea aspera, an dem ein Teil des Gluteus max. ansetzt.

Trochanter|breite, Diameter bitrochanterica: die »Hüftbreite« als geradlin. Entfernung der bd. seitlich am meisten herausragenden Punkte der großen Rollhügel. – **T.bügel:** *orthop* U-förm. Bügel am Hüftgurt des Oberschenkel-Kunstbeins als Abstützung gegen die Trochantergegend.

Trochanter|fraktur: extraartikuläre Femurfraktur im T.bereich. Am großen Rollhügel als Ad- oder Abduktionsfraktur am Übergang zum Collum femoris (»Schenkelhalsbasisbruch« = lat. Schenkelhalsfraktur), erstere meist mit Abriß des Trochanter minor oder als Stauchungsfraktur (häufigste Form, sogen. Dreiecksbruch) mit Eintauchen des Schenkelhalses in das T.massiv (klin.: Außenrotation, Abduktion u. Verkürzung des Beins; Coxa vara); oder als Splitterfraktur durch dir. Gewalteinwirkung. – I. e. S. die »pertrochantere Fraktur« durch bd. Rollhügel (isolierte Fraktur des T. minor ganz selten); i. w. S. auch die subtrochantere Fraktur. – **T.hochstand:** Stand des großen Rollhügels oberhalb der Symphysenlinie (s. u. PETER* Linie) als Zeichen für – kongenit. – Hüftgelenkluxation u. für Schenkelhalsfraktur; s. a. Abb. »BRYANT* Dreieck«.

trochantericus: (lat.) den Trochanter betreffend.

Trochanter|massiv: das Knochenmassiv des T. major. – **T.reflex:** durch Schlag auf den großen (GRIGORESCU) oder auf den kleinen Rollhügel (TANFINI, BICKEL) ausgelöster Adduktorenreflex.

Trochisci, Troch.: *pharm* ↑ Pastilli.

Trochlea: (lat.) Rolle; *anat* z. B. T. femoris (= Condylus fe.), T. humeri *PNA* (walzenförm. Gelenkkörper am dist. Humerusende für die Articulatio humero-uln.), **T. muscularis** *PNA* (Bindegewebs- oder Faserknorpelschlinge, durch die eine Sehne verläuft u. dort ihre Verlaufsrichtung ändert, z. B. die T. musculi obliqui sup. in der Foveola der Spina trochl., die die Sehne dieses Augenmuskels spitzwinkelig ablenkt), **T. peronealis** s. **fibularis** *PNA* (Knochenvorsprung an der Außenseite des Kalkaneus oberhalb des Sulcus tendinis m. peronei longi als Hypomochlion dieser Sehne), **T. phalangis** (*BNA, JNA;* = Caput ph.), **T. tali** *PNA* (die »Talusrolle« an der Oberseite des Sprungbeins; Gelenkfläche für die Articulatio talocruralis).

Trochlearfraktur

Trochlea(r)fraktur: Humerusfraktur im Bereich der Trochlea; meist Abscherung beim Fall auf den überstreckten Arm.

trochlearis: (lat.) ein Trochlea betreffend. – Auch Kurzform für ↑ Nervus trochl. – **T.lähmung**: *ophth* zentrale oder periphere Parese des N. trochl. mit Ausfall des M. obliquus sup. oculi; erstere meist kombin. mit weiteren Augenmuskellähmungen, letztere meist isoliert (bei Trauma an Stirnbein, Augenhöhle, nach Stirnhöhlen-Op.). Sympt.: Ein- u. Aufwärtsschielen, schräge Doppelbilder.

trocho|id(es), -ideus: radförmig. – **T.skopie**: *röntg* Untersuchung am Liegenden mit – verschiebbarer – Untertischröhre. – **T.zephalus**: ↑ Turmschädel.

Trockenampulle: *pharmaz* die Wirkstärke u. -qualität erhaltende wasserfreie Aufbewahrungsform für Hydrolyse-anfäll. Substanzen bis zur Anw. (z. B. nach Auflösen in beiliegender Solvens-Amp.).

Trockenblut|konserve: aus Plasma oder Serum durch Gefriertrocknung hergestellte Konserve (»Trockenplasma«, »-serum«), von der zum Gebrauch 5–6 g in 100 ml steriler, pyrogenfreier Aqua dest. zu lösen sind. In Trockenampulle jahrelang lagerfähig. – **T.reaktion**, TBR: Syphilis-Seroreaktion, bei der ein auf dem Objektträger durch Verrühren defibrinierter u. ausgebreiteter, danach angetrockneter Blutstropfen als Untersuchungsmaterial dient. Vorteile: Versandmöglichkeit, einfache Untersuchungstechnik. Meist modifiz. MKR II, z. B. nach CHEDIAK als Suchreaktion für Reihenuntersuchung: Verbringen der nach Lösen mit NaCl-Lsg. lackfarbenen Probe in den Hohlschliff u. Versetzen mit verdünntem, erwärmtem MKR-II-Extrakt; nach 30 Min. in feuchter Kammer (Zimmertemp.) bei pos. Reaktion große, schwarze Flocken u. Schollen. Modifiz. als ↑ FISCHER*-TORCHI* Reaktion. – Auch »Makro«-Techniken, z. B. nach SANTO (mit Citocholextrakt).

Trocken|bürstmassage: Streichmassage, bei der die Haut des ganzen Körpers mit großen Bürsten in langen Strichen bis zur leichten Rötung bearbeitet wird; kreislaufanregend. – **T.diät**: Kostform mit auf ca. 1 l reduzierter tägl. Gesamtflüssigkeit, ca. 700 (statt 1200) ml mit der Nahrung, 300 (statt 800) ml als Getränke. Dabei rechnen Suppen, Obst, Gemüse u. Soßen 100%, Kartoffelbrei, Quarkspeisen, Milch- u. Nährmittelbreie 75%, Kartoffeln, Nährmittel- u. Reis-Aufläufe 50%. Häufig als kochsalzarme Diät, um das Durstgefühl nicht zu fördern u. die Flüssigkeitsausscheidung zu erleichtern. Anw. v. a. bei dekompensierter Herz- u. Niereninsuffizienz; s. a. SCHROTH* Kur, VOLHARD* Versuch.

Trocken|-Eintauchbett, dry immersion bed: für luftfahrtphysiol. Untersuchungen (Schwerelosigkeit) entwickeltes »flottierendes« Bett; mit temperiertem Wasser gefüllter Tank, oben durch wasserdichtes Tuch abgeschlossen, mit flach gepolsterter »Liege«. Da Druck auf die Körperteile weitgehend verteilt, auch therap. Verw. bei ausgedehnten Verbrennungen, Dekubitus, troph. Hautstörungen. – **T.eis**: ↑ Kohlensäureschnee. – **T.gewicht**: ↑ Trockensubstanz (1). – **T.hefe**: mit Walzen- oder Sprühverfahren vorsichtig getrocknete, noch gärfäh. Bier-, Back- oder Medizinalhefe. – **T.kost**: ↑ T.diät. – **T.kultur**: *mikrobiol* durch Gefriertrocknung oder mit Trockenmitteln hergestellte Dauerkultur von Baktn. oder Pilzen. – **T.lymphe**: lyophilisierter Pockenimpfstoff; tropentaugl., vor Gebrauch mit Glyzerin zu versetzen. – **T.masse**: ↑ Trockensubstanz.

Trockenmilch: Milchpulver. – Das »**T.fieber**« bei Säuglingen nach Ernährung mit zu wenig verdünnter T. (oder Kondensmilch) beruht wahrsch. auf ungenügender Wasserzufuhr.

Trocken|nährboden: *bakt* industriell hergestellter, getrockneter N.; haltbar u. lagerfähig, nach Auflösen in Wasser gebrauchsfertig. – **T.packung**: *physiother* Einpacken des Körpers in ein trockenes Leinentuch u. Wolldecken zur Hemmung der Wärmeabgabe; meist nach vorher. Wärmezufuhr im Rahmen einer Schwitzkur. – **T.pinselung**: Hautbehandlung mit einer – zur festhaftenden Puderschicht eintrocknenden – Lotio. – **T.plasma**: s. u. Trockenblutkonserve. – **T.präparat**: 1) aus flüss. Probematerial (z. B. Blut) auf Objektträger durch Luft- oder Wärmetrocknung hergestelltes mikroskop. Präp.; – 2) *anat* in trockenem Zustand konserviertes makroskop. Präp. (z. B. Knochen); vgl. Feuchtpräparat.

Trocken|reibung: *physiother* Reiben der Haut mit der zuvor in kaltes Wasser getauchten u. leicht abgeschüttelten Handfläche, bis Hand u. Haut völlig trocken sind. Als Herz- (bei Herzanfall, Ohnmacht), Rücken- (hyperämisierende Maßnahme) oder Ganzreibung (für Pat. u. Ausführenden anstrengend!). – **T.resistenz**: Widerstandsfähigkeit gegen langzeit. Trockenheit; z. B. als Eigenschaft von Samen, Sporen; s. a. Anhydrobiose. – **T.rückstand**: *hyg* »Gesamtabdampfrückstand« einer unfiltrierten Wasserprobe.

Trocken|schrank: Wärmeschrank mit Temp.regler, meist auch Trocknungseinrichtung (Vakuum, Abzug, Trockenmittel). – **T.serum**: s. u. T.blutkonserve. – **T.starre**: *biol* ↑ Anhydrobiose. – **T.sterilisation**: ↑ Heißluftsterilisation. – **T.substanz**: 1) T.masse, -gewicht, TG: *diät* der in Gewichts-% des Ausgangsmaterials angegebene Trocken- oder Abdampfrückstand als biochem., diätet. etc. Kennzahl (z. B. bei Käse der – deklarationspflicht. – »Fettgehalt i. T.«). – 2) *bakt, pharm* s. u. Hemmhoftest.

Trocknen, Trocknung: Entzug von Flüssigkeit; z. B. bei Lebensmitteln zwecks Konservierung als Luft-, Wärme-T., schonender als Vakuum-, Schaum-, Gefrier-, Lösungsmittel-T. (z. B. mit Äthylazetat im Vakuum).

Troell*-Junet* Syndrom (NILS ABRAHAM TR., 1881–1954, Arzt, Stockholm; ROBERT MAURICE J., zeitgen. Internist, Genf): (1938) akromegaler Hyperthyreoidismus (hormonakt. Kolloid- oder LANGHANS* Struma) mit Hyperostose v.a. der Schädelkalotte als – nur bei älteren ♀♀ beobachtete – hypophysäre Störung (gesteigerte Absonderung von Somato- u. Thyreotropin?); evtl. mit Diabetes mellitus.

Troeltsch* Taschen (ANTON FRIEDR. FREIHERR V. TR., 1829–1890, Otologe, Wien, Budapest, Würzburg): ↑ Recessus membranae tympani ant. u. post.

Trömner* Reflex, Fingerzeichen, ROSSOLIMO*, KINO* R.: (1913) reflektor. Beugung des 1.–4. Fingers nach Schlag gegen die Unterseite des Mittelfinger-Endgliedes. Vork. häufig bei vegetat. Übererregbarkeit; gilt in sehr starker, insbes. auch einseit. Form als Pyramidenbahnzeichen. Eng verwandt mit dem HOFFMANN* Reflex (1).

Tröpfchen|infektion: I. durch Versprühen erregerhaltigen Speichels beim Sprechen, Husten u. Niesen (max. Distanz 1–2 m). – **T.kultur (Lindner*)**: *mikrobiol* Ein-Zell-Kultur, gewonnen durch so starke Verdünnung der Ausgangskultur, daß 1 Tr. nur noch 1 Zelle enthält (mikroskop. Kontrolle auf Objektträger), die dann nach Einbringen in ein geeignetes Nährmedium oder aber, da bereits von vornherein mit einem solchen verdünnt, direkt in feuchter Kammer inkubiert wird.

Trofosfamidum *WHO*: 3-(2-Chloräthyl)-2-[bis-(2-chloräthyl)-amino]-tetrahydro-2H-1,3,2-oxazaphosphorin-2-oxid; Zytostatikum (z. B. Ixoten®).

Troglotrema salmincola: 1 mm langer Saugwurm [Troglotrematidae, Digenea] im Dünndarm piszivorer Säuger (in Ostsibirien auch beim Menschen); übertragen durch Metazerkarien (aus Lachs u. Forelle als 2. Zwischenwirt), die als Vektoren von Neorickettsia helminthica außerdem bei Kaniden das »salmon poisoning« bewirken. – vgl. Paragonimus.

Troicart: ↑ Trokar. – **Troilismus**: Sexualpraktik zu dritt (davon 2 gleichgeschlechtl. Partner).

Troisier* Knoten (CHARLES EMILE TR., 1844–1919, Arzt, Paris): *path, klin* vergrößerter LK in der Supraklavikulargrube, li. bei Malignom der Bauchhöhle (v. a. Magen-Ca.: »VIRCHOW* Drüse«), re. bei solchem der Brusthöhle (v. a. Mediastinum), – **Tr.*(-Hanot*-Chauffard*) Syndrom**: (1871) ↑ Bronzediabetes.

Trokar(t), Troicart, Troquart: Instrument zur Entleerung von Flüssigkeit aus Körperhöhlen; dreikantigspitzes Stilett in eng anliegender Kanüle (»Schaft«), die es vorn überragt, um nach Durchbohren der Wandung zurückgezogen zu werden; mit massivem Handgriff oder Spritzenansatz; auch Doppelhohlnadel-Modelle, z. B. nach FIEDLER. – **T.fistel**: *urol* künstl. suprapub. ↑ Blasenfistel; evtl. auch für **T.-Zystoskopie**. – **T.implantation**: Applikation von Preßlingen (n. SALMON z. B. kristalline Östrogene) mittels spez. Trokars.

Troland* Theorie (L. T. TR., 1889–1932, amerikan. Psychologe): Das Farbensehen wird durch 5 »molekulare Resonatoren« (für Rot, Gelb, Grün, Blau, Weiß) ermöglicht, die von den entspr. Wellenlängen selektiv ionisiert werden. Pos. Ionen sind das psychophys. Korrelat für Weiß-Empfindung; die antagonist. Beziehungen zwischen Blau u. Gelb bzw. Rot u. Grün stellen Ionisationsphänomene einer »Komplementärsubstanz« der retinalen Ganglienzellen dar; andere Ionen-Kombinationen resultieren als verschmolzene oder additive Empfindungen. – Nach TR. benannt eine Maßeinh. für die retinale Beleuchtung; 1 **Troland** = die von 1 Nit bei 1mm^2 Pupillenfläche auf der Netzhaut erzeugte Beleuchtungsstärke. – Als »effektives Tr.« unter Berücksichtigung des STILES*-CRAWFORD* Effekts korrigiert.

Trolard* (PAULIN TR., 1842–1910, Anatom, Algier) **Plexus**: (1868) den N. hypoglossus in seinem Kanal umgebendes Venennetz; verbindet die Sinus venosi vertebr. int. u. occipit. mit dem Sinus petrosus inf. – **T.* Vene**: ↑ BROWNING* Vene.

Troleandomycin: s. u. Oleandomycin. – **Trolnitratum** *WHO*: Triäthanolamintrinitrat; Koronarvasodilatans.

Tromantadinum *WHO*: N-(1-Adamantyl)-2-[2-(dimethylamino)-äthoxy]-azetamid; Virustatikum (örtl. Anwendung).

Trombicula: Gattung der Laufmilben [Acarina; Trombidiidae = Trombiculidae]. Nymphen u. Erwachsene freilebend in der Vegetation; rötl., 6bein. Larven sind Ektoparasiten (Gewebsflüssigkeit saugend) an Kleinsäugern; Larven von **T. autumnalis** (Microtrombidium pusillum, »Ernte-«, »Herbstgrasmilbe«) erregen die ↑ Trombidiose des Menschen. In Ostasien sind **T. akamushi** (Kedani-Milbe) u. **T. delhiensis** Überträger von Rickettsia tsutsugamushi.

Trombidi|formes: Unterordnung von Milben [Acarina]. Mediz. wichtig die Gattgn. Pyemotes, Demodex, Trombicula, Bryobia. – **T.ose, -iasis**: stark juckende, Stropholus-art. Knötchen, Quaddeln oder Erytheme an Unterschenkeln u. Reibstellen der Kleider durch Stiche der Larven von Trombicula autumnalis; endemisch in den Erntemonaten.

Trometamolum *WHO*, Tham, Tris(-Puffer): 2-Amino-2-(hydroxymethyl)-propan-1,3-diol. In wäßr. Lsg. schwach bas. Puffer; therap. bei metabol. Azidose (insbes. des Kindes), Schock, Verbrennung, Säureschaden, als osmot. Diuretikum (bindet H$^+$ u. setzt HCO$_3^-$ frei), Antidot bei Salizylat- u. Barbituratvergiftung.

Trommelbauch: geblähter Bauch mit starker Bauchdeckenspannung u. tympanit. Klopfschall; v. a. bei Meteorismus.

Trommelfell: ↑ Membrana tympani; s. a. Plicae u. Recessus membranae ty., Anulus tympanicus, Myring.... – **künstliches T.**: *otol* Kunststoffmembran als Ganz- oder Teilprothese zur Abdeckung eines ruptur- oder perforationsbedingten Trommelfelldefektes; heute im allg. nur noch angewendet präop. zur Beurteilung der Gehörknöchelchenfunktion u. damit des Effekts einer evtl. Tympanoplastik.

Trommelfell|einziehung, Otopiesis: bei Tubenverschluß durch Resorption der Luft in der Paukenhöhle (ausnahmsweise auch durch Kontraktion des M. tensor tympani) bewirkt; mit charakterist. otoskop. Bild: schnabelart. Vorspringen des Proc. lat. mallei, fast waagerechter Verlauf des verkürzt erscheinenden Manubrium mallei, Abrücken des Dreieck. Trommelfellreflexes vom Umbo. – **T.entzündung**: ↑ Myringitis. – **T.inzision**: ↑ Parazentese. – **T.perforation**: 1) bei akuter Otitis media Spontandurchbruch mit nadelstichfeinem Fistelgang (evtl. auf »T.zitze«), aus dem pulsierend Eiter austritt. – 2) bei chron. Otitis media rundl. bis nierenförm. Defekt, zentral (= mesotympanal; mit allseit. T.saum) oder randständig (= epitympanal; meist zus. mit Cholesteatom oder Knocheneiterung). – 3) als **künstl. T.perf.** die ↑ Parazentese. – vgl. T.ruptur. – **T.plastik**: s. u. Tympanoplastik.

Trommelfell|reflex: bei der Otoskopie normalerweise im vord.-unt. (senkrecht zur Gehörgangsachse stehenden) T.sektor auftret. dreieck. Lichtreflex. Lage- u. Formänderung ist Hinweis auf path. Verhältnisse (z. B. T.einziehung). – **T.ruptur**: traumat. Riß des T., meist gezackter Defekt mit blutunterlaufenen Rändern; direkt nach Durchstoßung, indirekt durch Barotrauma (z. B. bei Sturzflug, Explosion, Ohrfeige). Meist Selbstheilung, evtl. Myringoplastik. – vgl. T.perforation. – **T.zitze**: 1) *anat* ↑ Prominentia mallearis. – 2) *otol* bei akuter Otitis media in den Gehörgang hineinragende kegelförm. T.schwellung; auf ihrer Höhe evtl. Perforationsfistel mit Eiterausfluß (der bei polypöser Umbildung sistiert).

Trommelschlegel

Trommelschlegel|(anhänger): *zytol* ↑ Drumstick. – **T.finger**, Digiti hippocratici: rundl. Auftreibung der Finger-Endphalangen durch Hyperplasie u. Hypertrophie von Weichteilen u. Periost (später mit örtl. Knochenatrophie). Vork. – oft zus. mit Uhrglasnägeln u. Trommelschlegelzehen, auch als MARIE*-BAMBERGER* Syndrom – hereditär (selten) oder aber infolge chron. Hypoxie (z. B. bei Bronchiektasen, Lungenemphysem, HAMMAN*-RICH* Syndrom, Pneumokoniose, angeb. Herzvitien mit Re.-li.-Shunt, Pulmonalsklerose, Polyglobulie, STOKVIS*-TALMA* Syndrom, biliärer Zirrhose). – **T.form**: *bakt* ↑ Helos-Form.

Trommel|sucht: ↑ Meteorismus. – **T.wirbel**: *röntg* der sagittal verlängerte – evtl. ventralkonvexe (»Tonnenwirbel«) u. leicht keilförm. – »Kastenwirbel« als Frühsympt. der SCHEUERMANN* Krankh.

Trommer* Probe: (KARL AUGUST TR., dtsch. Chemiker, 1806–1879): (1841) Nachweis reduzierender Zucker (insbes. Glukose) anhand eines gelb-roten Cu_2O-Niederschlags im stark alkal. Harn (5–15%ige KOH oder NaOH) beim Zutropfen 10%iger $CuSO_4$-Lsg. (oder mit 2,5%ig. Lsg. 1 + 1 beim Erwärmen).

Trommler|lähmung: bei Trommelschlägern Ausfall des M. extensor, weit seltener des M. flexor pollicis longus infolge Ruptur der Sehne bei Überanstrengungstendovaginitis (»T.sehne« n. DÜMS).

Trommsdorff* Probe (RICHARD TR., geb. 1874, Bakteriologe, München): Nachweis nitrifizierender Baktn. im Trinkwasser anhand der Blaufärbg. bei Zusatz von 0,5 ml Reagens (aus $ZnCl_2$, ZnJ_2, flüss. Stärke, Aqua dest.) u. 5 Tr. H_2SO_4 zu 10 ml Probe.

Tromomanie: ↑ Delirium tremens.

Trompetenbakterien: saprophyt. Mycobact.-Arten (z. B. M. phlei, M. stercoris), die häufig von der Innenwand von Blechblasinstrumenten (u. Wasserhähnen) isoliert wurden u. deren Wachstum offenbar durch Metall begünstigt wird.

Tronnier* Färbung: Azur-Eosin-Färbung (modifiz. FEULGEN* Reaktion); s. a. Azur...

-trop: Suffix »gerichtet auf...«, »wirkend auf...«.

Tropäolin: Gruppe von Azofarbstoffen, z. B. die Marken Tr. 0 (= Chrysoin S), 00 (= Orange IV), G (= Metanilgelb extra, Viktoriagelb 0: [Benzolsulfonsäure-(1)]-(3azo4)-diphenylamin, Na-Salz); als 0,1%ige wäßr. Lsg. Indikator (pH 1,2/2,3 = violettrot/dunkelgelb). – **T.-Probe**: ↑ BOAS* Probe (2).

Tropakokain, -cocainum: Tropan-Alkaloid (Benzoyl-pseudotropein) aus javan. Kokablättern; als HCl-Salz früher zur Lokal- u. Lumbalanästhesie.

Tropalpin: Benzilsäure-2-dimethylaminoäthylester-(HCl); Spasmolytikum.

Tropa(n)-Alkaloide: z. T. stark tox., pflanzl. Alkaloide mit Tropan-Ringgerüst, z. B. Hyoszyamin, Atropin, Skopolamin, Kokain; Vork. v. a. in Solanazeen (Atropa, Datura, Hyoscyamus, Scopolia etc.) sowie Convolvulus-, Erythroxylum- u. Dioscorea-Spezies; s. a. Coca-Alkaloide.

Tropeine: alte Gruppenbez. für einige Tropan-Alkaloide (z. B. Atropin). Einschläg. Vergiftungen: »**Tropeinismus**«.

Tropen|anämie: ↑ Anaemia tropica. – **T.bubo**: ↑ Lymphopathia venerea. – **T.dysenterie, -ruhr**: ↑ Amöbenruhr. – **T.fieber**: ↑ Malaria tropica. –
T.institut: der Erforschung, Bekämpfung u. Heilung von T.krankhn. dienendes I.; z. B. das BERNHARD-NOCHT-Institut in Hamburg.

Tropen|koller: bei längerem T.aufenthalt, insbes. auf einsamen Außenposten, vork. psychoseart. Erlebnisreaktion auf den Mangel an sozialen Bezügen u. Erlebnisreizen: Erregungszustände mit – z.T. schwerer – Aggressivität, Reizbarkeit, wahnhaften Beziehungsideen, evtl. Halluzinationen. Reversibel bei Rückkehr in die Stadt oder Heimat. – Abgeschwächte Form (Auswirkung chron. Stress-Situation?) als »**T.-neurasthenie**«. – **T.krankheiten**: in trop. Breiten endem. Infektionskrankhn., deren Erreger oder Überträger sich nur in diesem Klima halten können (z. B. Malaria tropica, Gelbfieber, Amöbenruhr, Bilharziose, Filariasis, Zecken-Rückfallfieber, Frambösie, Schlafkrankh.) oder aber die dort wegen der rel. schlechten Lebensbedingungen (Unterernährung, Eiweißmangel, Schmutz) gehäuft vorkommen.

Tropen|ringwurm: *derm* ↑ Tinea corporis, Tinea imbricata.

T.tauglichkeit: das Vorhandensein der bes. gesundheitl. Voraussetzungen, um – als Tourist oder als Diensttuender – Klima, Ernährung, hygien. Verhältnisse sowie die evtl. Erkrn. in trop. Ländern voraussichtlich ohne Gefährdung zu ertragen. Beeinträchtigt v. a. durch chron. Leiden der Kreislauf-, Atmungs-, Verdauungs- u. Ausscheidungsorgane, ferner durch solche, die die notwend. Schutzimpfungen nicht zulassen.

Tropenzilinbromid *WHO*: 6-Methoxytropinbenzilsäureestermethylbromid; Spasmolytikum.

Tropf: *therap* Jargon für ↑ T.einlauf, Dauertropfinfusion. – **T.blutung**: *gyn* geringgrad. uterine Bl. (meist prä- u. postmenstruell, aber auch regellos) aus hormoneller oder organ. Urs.; evtl. Frühsympt. eines Malignoms, daher unbedingt abzuklären (zytol. Untersuchung, Kürettage). – vgl. Schmierblutung. – **T.einlauf**: protrahiertes Klistier mit tropfenweiser Instillation (50–60/Min.; Irrigatorerwärmung auf 40°); s. a. Dauertropf.

Tropfen: *1) pharm* ↑ Guttae. – *2) mikroskop* ↑ dicker Tropfen, ↑ hängender T.

Tropfen|fallen: *pulmon* ↑ Geräusch des fallenden Tropfens. – **T.herz**: (FRIEDR. KRAUS) das schmale, lange, mittelständ., stark seitenbewegl. (»Cor pendulum«) hypoplast. Herz des Asthenikers (»Cor asthenicum«); i. w. S. auch das ↑ Emphysemherz. – **T.probe**: (H. COPPEZ 1903) bei Anisokorie Prüfung der Irismuskelfunktion (DD paralyt. u. spast. Störung) durch konjunktivale Instillation von Atropin, Kokain oder Eserin. – **T.schau**: diagnost. ↑ Stagoskopie.

Tropfen|zähler: *1) pharm* standardisiertes Gerät zur Gewinnung von Tr. bestimmter Größe; z. B. zwecks Identifizierung von Flüssigkeiten, wobei nach DAB frei aus dem senkrecht gehaltenen Gerät fallende Tr. Aqua dest. von 20° 1(± 0,1) g wiegen sollen (in sog. **T.-Tabellen** des DAB charakterist. T.zahlen für versch. pharmaz. Flüssigkeiten). – *2) biochem, serol* elektron. Meßzelle zur T.zählung.

Tropfglas, Vitrum patentatum: Flasche, die Flüssigkeiten (z. B. Arzneilsg.) tropfenweise abgibt, entweder durch ein Röhrchen im Stopfen oder durch eine – bei Drehung verschließbare – Rinne im Glasstöpsel.

tropfige Entmischung: *path* Auftreten feiner Tröpfchen im Zellplasma als Vorstufe der trüben ⌂ Schwellung.

Tropf|klistier: ⌂ T.einlauf. – **T.körper:** *hyg* kontinuierlich arbeitender Trockenkörper zur biol. Reinigung von Abwasser, das, in Tropfen versprengt, durch das luftumspülte Trockenmaterial bis zur wasserdichten Sohle rieselt. – **T.kugel:** *therap* s. u. MARTIN*. – **T.methode** (der KBR): s. u. FULTON*-DUMBELL*.

Tropf|narkose: Inhalationsnarkose mit bei Zimmertemp. verdampfendem Narkotikum (z. B. Äther, Chloräthyl, Chloroform), das in flüss. Form auf eine Narkosemaske (z. B. SCHIMMELBUSCH* Tropfmaske) aufgetropft wird. – **T.spritze:** (ROSCHKE) Injektionsspritze mit spez. Dosiereinrichtung v. a. für tropfenweise Inj. (z. B. in Hämorrhoiden, Zellkultur). Die mit Gewinde versehene Kolbenstange fördert nach 1 vollen Umdrehung der Läuferscheibe genau 0,1 ml. – **T.verfahren:** *päd* s. u. Nabelarterien-Nabelvenenmethode.

troph...: Wortteil »Ernährung«, »Nahrung«, z. B. T.allergie (= alimentäre ⌂ Allergie); s. a. Tropho....

trophane Stoffe: den Körper ohne Veränderung verlassende Substanzen.

Trophik: die Ernährung bzw. der Ernährungs(u. damit auch der Wachstums)zustand eines Gewebes, Organs oder Organismus, abhängig von Nährstoffangebot, tox. Einflüssen, troph. Innervation u. a. m.; s. a. Eu-, Hyper-, Hypo-, Dys-, Abio-, Atrophie. – **trophisch:** nutritiv, die Trophik (einschl. Stoffwechsel u. Wachstum) betreffend bzw. durch sie bedingt; z. B. **t. Nerven** (Fasern des Sympathikus), **t. Geschwür** (⌂ Malum perforans).

Trophoblast: *embryol* beim Säugetier die Blastozysten-Außenwand; anfangs (z. Zt. der Kontaktaufnahme mit der Uterus-Mukosa) als einfache Lage flacher, polygonaler Zellen mit Differenzierung fermentbildender großer Zellen (= Zyto-T.) u. ein sich daraus entwickelndes Synzytium (= Synzytio- oder Plasmodio-T.), die zunächst regellos durchmischt sind (⌂ Abb.); ab 8. Tag liegen erstere dem Innern der Blastozyste (s. a. dort. Abb.), letzteres dem maternen Gewebe zu, in das sich der T. amöboid vorschiebt (= Implantations-T.) u. Hohlräume bildet (= Spongio-T.; Beginn der Plazentation).

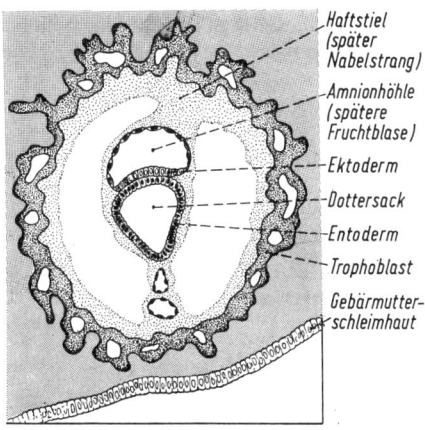

Menschlicher Keim, etwa 15 Tage alt, nach erfolgter Nidation.

tropho|dermal: den T.blasten (= **Trophoderm**) betreffend. – **T.dermatoneurose:** (SELTER 1903) ⌂ FEER* Krankheit (als ⌂ T.neurose der Haut).

Trophödem: kongenit. oder erworb., neurotrophisch bedingtes Lymphödem; z. B. die MEIGE* Hautschwellung (v. a. bei ♀ ♀ in der Pubertät) symmetr. an Unterschenkeln, seltener an Armen u. Gesicht, schmerzlos, evtl. mit neurol. Symptn.; i. e. S. das hereditäre ⌂ NONNE*-MILROY*-MEIGE* Syndrom.

trophogen: durch die Nahrung bzw. Trophik (s. a. trophisch) bedingt.

Trophoneurose: unpräziser Sammelbegr. für Erkrn., bei denen organ. oder funktionelle Störungen des zentralen u./oder peripheren NS ursächl. Bedeutung haben u. die mit troph. Störungen einhergehen; mit unklarer Ätiol. seitens des Vegetativums z. B. Akro-T., Sklerodermie, Lichen striatus (= **lichenoide T.**), neurot. Hydrops, Erythromelalgie, RAYNAUD* Krankh., infolge organ. Läsion z. B. Malum perforans u. Arthropathie (bei Tabes dors. u. Syringomyelie), Glanzhaut (bei peripherer Nervenschädigung).

Tropho|pathie: ⌂ Trophoneurose; z. B. myelodysplast. T.p. (= Arthritis multilans, progress. Akroosteolyse). – **T.plasma:** (NAEGELI 1884) das »Nährplasma« der Zelle (im Ggs. zum Idioplasma mit genet. Funktion); s. a. Stereoplasma. – **T.spongium:** *zytol* s. u. HOLMGREN*. – **t.statisches klimakterisches Syndrom:** postmenopausal durch Rückbildung der Stützgewebe eintret. Adipositas (Fettinfiltration des Integuments) mit Hängebauch (Muskelschlaffung) u. stat. Beschwerden (Hyperlordose u. -kyphose, Kontraktur der Rückenmuskeln, evtl. Spondylose, Wirbelgleiten, diffuse Wirbelporose).

trophotrop: auf die Trophik gerichtet; vgl. ergotrop. – Als **t. Phase** die auf eine körperl. Anstrengung folgende, der trophischen Restitution dienende »Erholungsphase«; i. e. S. die – durch t. Reaktionsweise gekennzeichnete – vagotone Nachtphase des zirkadianen Rhythmus. – Als **t. Reaktion** (»T.tropie«) die bei Vagotonie: Steigerung von Verdauung u. Resorption, Einschränkung des Stoffverbrauchs, Restitutionsbegünstigung, Abnahme der Bewußtseinshelligkeit. – Als **t. System** der endophylakt., dem Aufbau, der Erhaltung u. der Erholung des Organismus dienende vorw. parasympath. Teil des Vegetativums; einschließl. der den Parasympathikus steuernden u. den Stoffwechsel i. S. der Assimilation fördernden (»endophylakt.«) **t. Zone** (W. R. HESS) im rostralen u. supraopt. Hypothalamus.

Trophozoit: die vegetat. Form von Entamoeba histolytica (als Minuta- u. Magna-Form).

Tropicamidum *WHO:* N-Äthyl-N-(γ-pikolyl)-tropamid; parasympathikolyt. Mydriatikum.

tropicus: (lat.) tropisch. – **Tropika:** ⌂ Malaria tropica. – **T.parasit:** ⌂ Plasmodium falciparum.

Tropin: 1) *physiol* (»tropes«) Hormon, das indirekt wirkt, indem es die Tätigkeit einer anderen endokrinen Drüse anregt; z. B. Thyreotropin. – 2) *immun* Bakteriotropin. – **T.-Test:** (VAN DER HOEDEN 1941) *immun* Opsonophagozyten-Test.

tropisch: in den Tropen vorkommend; z. B. **t. Bubo** (⌂ Lymphopathia venerea), **t. Leberabszeß** (⌂ Amöbenabszeß), **t. Muskelabszeß** (= Pyomyositis tropica), **t. Splenomegalie** (⌂ Kala-Azar), **t. Theileriose**

Tropismus

(sogen. Transkaukas. Fieber der Rinder), **t. Xanthom** (MENDELSON; zyst. oder mit fett. Masse gefüllte juxtaartikuläre Knoten ungeklärter Urs.).

Tropismus: *biol* hin- oder weggerichtete (= »pos.« bzw. »neg.«) Bewegung festsitzender Organismen aufgrund eines Reizes, z. B. Chemo-, Phototropismus. – Analog bei frei bewegl. Organismen die ↑ Taxis.

Tropo|kollagen: die intrazellulär synthetisierte lösl. Vorstufe des – nach Ausschleusung aus der Zelle unlösl. – Kollagens. – **T.meter**: *ophth* Gerät (z. B. n. STEVENS) zur Messung der Abweichung schielender Augen von der Normalstellung. – **T.myosin**: ein Muskeleiweiß; neben T. A (= Paramyosin; in Molluskenfangmuskeln) v. a. das wasserlösl., zus. mit Aktin, Myosin u. den Begleitproteinen (z. B. ↑ Troponin) die Myofibrillen der dünnen Filamente der I-Zone aufbauende T.m. B (»kontraktiles oder filamentöses« Protein; asymmetr. Molekül aus Polypeptidketten mit meist α-Helix-Konfiguration u. – trotz herkunftsverschied. Zusammensetzung – stets 2 freien HS-Gruppen, MG ca. 70000).

Troponin: Begleitprotein (neben α- u. β-Aktinin) der eigentl. Muskelproteine Aktin (A.), Myosin (M.) u. ↑ Tropomyosin B (B.), mit denen es ein sogen. »relaxing protein« bildet (v. a. in den I-Filamenten im Verhältnis 1 T. : 1 B.: 7 A.). Unterschieden als Formen C, I u. T, sämtlich wicht. Kofaktoren der die »kontraktile Konformationsänderung« der Muskeleiweiße auslösenden ATP-Spaltung.

Tropo|skop: *ophth* modifiz. Amblyoskop zum Augentraining bei Schielen u. Amblyopie. – **T.sphäre**: *meteor* die unterste Schicht der Erdatmosphäre (gefolgt von **T.pause** u. Stratosphäre), in der sich alle sichtbaren Witterungserscheinungen abspielen. Physikalisch inhomogen; mit Temp.abnahme von + 30° bis –45° (ca. 0,5°/100 m).

Trospiumchlorid *WHO*: 3α-Benziloyloxynortropanium- 8-spiro-1'-pyrrolidin (Chlorid); anticholinerg. Spasmolytikum.

Trotter* (WILFRED BATTEN LEWIS TR., 1871–1939, Chirurg, London) **Lappen**: Kraniotomie-Lappen zur temporären Freilegung der Frontal-Chiasma- bzw. der Parietookzipitalregion; Kopfschwarte nach kaudal, der Knochendeckel nach lateral herausgeklappt. – **Tr.* Trias**: einseit. Schmerzen im UK-, Zungen- u. Ohrbereich, Mittelohrschwerhörigkeit u. Gaumensegelparese als charakterist. Syndrom bei Nasenrachen-Tumor nahe der Tubenmündung; im späteren Stadium auch Trismus u. präaurikuläre Schwellung.

Trotz(reaktion): Ich-bezogene Autoritätsabwehr (Gehorsamsverweigerung, Negativismus, Nörgeln, übermäß. Kritisieren, autist. Verhalten) bei mangelnder Stabilität des Selbstgefühls. Beim Kinde Übergangsverhalten zur Erprobung der Selbstdurchsetzung (1. »**Trotzphase**« = ödipale Phase mit etwa 2–2½ J., 2. zu Beginn der Pubertät). – Beim Erwachsenen Zeichen infantilen Verhaltens.

Trousseau* (ARMAND TR., 1801–1867, Internist, Paris) **Flecken**: Dermographismus ruber bei epidem. Meningitis. – **Tr.* Phänomen, Zeichen**: durch Kompression des Oberarms ausgelöste »Pfötchenstellung« der Hand als Zeichen der Übererregbarkeit bei Tetanie. – **Tr.* Regel**: Die einseit. Rachendiphtherie führt oft zur Lähmung der gleichseit. Gaumensegelhälfte.

Troxerutinum *WHO*: Trihydroxyäthylrutin; Anw. bei venöser Stauung (z. B. Venoruton®).

Troxler* Phänomen: kleine, unregelmäß. Gesichtsfeldausfälle, meist wohl als Angioskotom oder Lokaladaptationserscheinung.

Trp: ↑ Tryptophan.

Truant* Färbung: (1960) modifiz. Auramin-Rhodamin-Fluorochromierung für Mycobact. tuberculosis (im Fluoreszenzmikroskop leuchtend-goldgelb).

Trub-Bad: dem Moor- oder Schlammbad ähnl. Wannenbad mit Zusatz von Trub (Hopfen-halt. Brauereiabfall; ca. 15 kg, verrührt mit Bierhefe, bei Gärbeginn weitere 30 kg, zur Gärungsverstärkung evtl. noch 0,5–1 kg geschrotetes Malz); Badetemp. 35–45°, Dauer 10–20 Min.; Anw. bei chron. rheumat. Leiden.

Trübung: *physik* durch Lichtstreuung bedingte opt. Unklarheit eines dispersen Systems. – *ophth* ↑ Hornhaut-, Linsentrübung. – *urol* durch Kolloide (z. B. Eiweißstoffe) getrübter u. opaleszierender Harn (↑ Opaleszenz). – *serol* s. u. Trübungsreaktion. – *path* s. u. **trübe** ↑ **Schwellung**.

Trübungs|einheit: Maßzahl für Enzymaktivitäten (z. B. Trypsin, Hyaluronidase) anhand ihrer Klärwirkung an trüben Substraten. – **T.messung**: ↑ Nephelometrie. – **T.reaktion**: *serol* Vorstufe der Flockungsreaktion, z. B. nach DOLD, MEINICKE.

Trümmer|feldzone (Fränkel*): *röntg* bei fortgeschritt. MÖLLER*-BARLOW* Krankh. der Abschnitt in der Knochenmetaphyse, in dem die hochgradig porot., z. T. sek.-fibröse Spongiosa unter der stat. Belastung zusammenbricht (u. z. T. über die Knochenränder hinaus in die Weichteile gedrückt wird); im Rö.bild als queres, zack.-inhomogenes Verdichtungsband im Metaphysenabschluß; s. a. PELKAN* Linie, LEHNDORFF* Zeichen. – Ähnl. Zertrümmerung der Spongiosa bei asept. Epiphysennekrose. – **T.fraktur**: Knochenbruch mit mehreren bis zahlreichen Fragmenten; ↑ Abb. »Frakturen«, s. a. Komminutivfraktur. – **T.zyste**: *path* ↑ Geröllzyste.

Trueta* Methode (JOSÉ TR., geb. 1897, span. Chirurg, Oxford): (1939) die Wundbehandlung an den Extremitäten durch ausreichende Exzision u. völl. Ruhigstellung (Gipsverband).

Trueta* Shunt: bei experimenteller Blasenhals- oder Ureter-Reizung eintret. Zirkulationsumschaltung in der Niere, die zu Ischämie der Rinde u. Hyperämie der Markzone führt. – Eine nach Ende des Reizes auch in der Rinde eintret. Hyperämie wird als Pathomechanismus kapillärer Schleimhautblutungen u. damit renal bedingter Hämaturien vermutet (»**Tr.* Mechanismus**«).

Trug|erinnerung: ↑ Paramnesie. – **T.wahrnehmung**: Sinnestäuschung (z. B. als opt. T.w. = **T.bild**).

Truncus: (lat.) Stamm, *anat* Rumpf, Gefäß-, Nervenstamm. – **T. arteriosus communis**: *embryol* das von der Porta arteriosa des Herzschlauches ausgehende einheitl. (nicht in Aorta u. Pulmonalis aufgeteilte) arterielle Ausströmungsrohr. – Bei Nichtausbildung des Septum aorticopulmon. reitet der T. (mit im allg. 4 Semilunarklappen) über einem hochsitzenden VSD (oder entspringt dem re. oder li. Ventrikel); klin.: Zyanose, Dyspnoe, lautes Systolikum im 3.–4. ICR li.

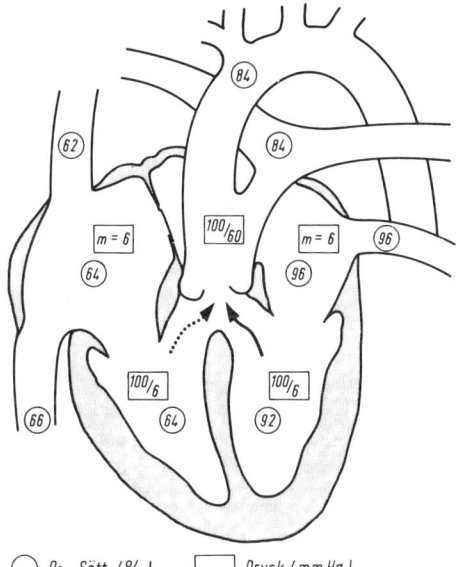

Truncus arteriosus communis.
O₂- u. Druckwerte in beiden Kreisläufen gleich; m = Minimaldruck.

parasternal; Lebensfähigkeit meist nur wenige Wo.; vgl. Pseudotruncus arteriosus. – **T. brachiocephalicus** *PNA*, A. anonyma *BNA*: der unpaare, rechts aus dem Aortenbogen abgehende kurze Arterienstamm, der sich in die A. subclavia u. A. carotis comm. dextra aufteilt. – **T. bronchomediastinalis dexter** *PNA*: der aus der re. Lunge u. dem Mediastinum in den re. Ductus lymphaticus ableitende Lymphstamm. – Analoge li.-seit. Varietät = (T. br.med. sin.) in den Ductus thoracicus. – **T. c(o)eliacus** *PNA*: der 1. ventr. Eingeweideast der Bauchaorta; teilt sich in die Aa. hepatica comm., gastrica sin. u. lienalis (»Tripus Halleri«). – **T. corporis callosi** *PNA*: der mittl. Abschnitt des Balkens (zwischen Genu u. Splenium). – **T. fasciculi atrioventricularis** *PNA*: der vom Av-Knoten ausgehende 1. Abschnitt des His* Bündels bis zu dessen Teilung in re. u. li. Schenkel. – **T. intestinalis** *PNA*: unpaarer Lymphstamm, hervorgehend aus den Nodi lymphatici coeliaci; führt die Lymphe von Magen, Darm, Pankreas, Milz u. (z. T.) Leber in den Ductus thoracicus (als dessen eine von 3 Wurzeln). – **T. jugularis** *PNA*: bds. aus den Nodi lymphatici prof. des Halses hervorgeh. kurzer Lymphstamm, der – entlang der V. jugularis int. – die Lymphe von Kopf u. Hals re. in den Tr. lymphaticus dexter, li. in den Ductus thoracicus führt. – **Trunci lumbales** *PNA*: die bd. Lendenstämme des Lymphsystems (für unt. Extremitäten u. Becken); der linke zieht entlang der Aorta abdomin., der re. entlang der V. cava inf. in der Bauchhöhle zur Cisterna chyli. – **T. lumbosacralis** *PNA*: Teil des Plexus sacr., gebildet von den Wurzeln L 4 (teilw.) u. L 5; zieht über die Linea termin. ins kleine Becken u. verbindet sich dort mit dem stärkeren unt. Teil des Plexus. – **T. lymphaticus**: der den LK als Vas efferens verlassende »Lymphstamm« mit dreischicht. Wand (Intima, Media u. Adventitia) u. Klappen, der sich durch den Zufluß aus weiteren LK fortlaufend vergrößert; d. s. die T. l. lumb., intestin., bronchomediastin., subclavius (s. axillaris) u. jugul. sowie – als größte – die ↑ Ductus thoracicus u. lymphaticus dexter. – **T. mammarius**: die Lymphgefäße entlang der A. thoracica int. – **Trunci plexus brachialis** *PNA*, Radices pl. br. *JNA*: die 3 »Primärfaszikel« oder »-stämme« des Armplexus, gebildet von den Rr. ant. der Spinalnerven C 5–Th 1: der T. sup. aus C 5 und 6 (meist lat. der Skalenuslücke; bei Unterbrechung obere ↑ Armplexuslähmung), der T. medius s. intermedius aus C 7, der T. inf. aus C 8 u. Th 1 (bei Ausfall Klumpke* Lähmung; s. a. Abb. »Jantzen* Schema«. – **T. pulmonalis** *PNA*: der ca. 5 cm lange, von der re. Herzkammer aufsteigende 1. Abschnitt der Lungenarterie, der sich in Höhe des Aortenbogens in die re. u. li. A. pulmon. aufteilt; s. a. Ursprungsanomalie. – **T. subclavius** *PNA*: der bds. Lymphstamm (für obere Extremität) aus den Nodi lymphatici axill., mit der V. subclavia verlaufend; der re. mündet in den Ductus lymphaticus dexter, der li. in den Angulus venosus. – **T. sympathicus** *PNA*: der »Grenzstrang« des Symphathikus als paar., durch Nervenfasern verbundene Kette sympathischer Ganglien bds. der WS von der Schädelbasis bis zur Steißbeinspitze; unterteilt in die Pars cephalica et cervic., thoracica, abdomin. et pelvina; s. a. Abb. »Nervensystem«. – **T. thyreocervicalis** *PNA*: medial des M. scalenus ant. aus der A. subclavia hervorgehender kurzer Gefäßstamm; teilt sich in die Aa. suprascapul., thyroidea inf. u. cervic. ascend. u. superf. – **T. vagalis** *PNA*: die bd. abdominalen, aus dem Plexus oesophageus hervorgehenden Nervenstämme des N. vagus; als T. ant. der schwächere vordere mit Rr. gastrici ant., coeliaci u. hepatici (für vord. Magenwand bzw. zum Pl. coeliacus bzw. für die Leber); als T. post. der stärkere hint. mit Rr. gastrici post., coeliaci, lienales, pancreatici, renales u. intestinales.

Truneček* (Karel Tr., geb. 1865, Arzt, Prag) **Serum**: wäßr. Lsg. von Blutsalzen. – **Tr.* Symptom**: (1914) tastbares Anstoßen der A. subclavia neben dem Urspr. des M. sternocleidomastoideus bei Aortensklerose.

Trunkenheit: ↑ Alkoholrausch, -intoxikation.

Trunksucht, Potatorium: suchtmäß. Abusus alkoholischer Getränke mit daraus resultierenden ernsthaften körperl. (Gastritis, Konjunktivitis, Fettleber, Leberzirrhose, Myokardiopathie [↑ Trinkerherz] u. seel. Folgen [gestörte Einordnung in Familienleben u. soziale Welt]), wobei der Trunksüchtige die Folgen seines Verhaltens nicht erkennt oder aber trotz Einsicht den Alkoholgenuß fortsetzt; s. a. Alkoholpsychose. Ther.: Entziehungskur u. fürsorger. Maßnahmen. – vgl. Alkoholismus, Dipsomanie (= **period. T.**).

trunkulär: einen **Trunkus** (↑ Truncus) betreffend, im Stammbereich.

Trypaflavin®: ↑ Acriflaviniumchlorid. – Anw. auch zur Kreislaufzeit-Bestg. anhand der Fluoreszenz der Nagelfalzkapillaren nach i.v. Inj. (normal 16–18 Sek.); vgl. Angiofluoroskopie. – Erzeugt evtl. Arzneimittelikterus.

Trypanblau: Azofarbstoff, der sich in Wasser (2%ig) u. Äthanol (0,5%ig) tiefblau löst; Anw. als saurer Vitalfarbstoff, *therap* u. a. bei postenzephalit. Parkinsonismus (1%ig. i.v.), Augen-Lepra (0,1%ig subkonjunktival), MKS. Im Tierversuch kanzerogen (Lebertumoren, Retothelsarkome).

Trypanid: schubweiser erythematöser, polymorpher Hautausschlag im Primärstadium der Afrikan. Trypanosomiasis (evtl. aber erst Monate nach Krankheitsbeginn). In den mitunter makulopapulösen u. ulzerösen – an Syphilis erinnernden – Läsionen Erreger oft leicht nachzuweisen.

trypano|lytisch: T.somen lähmend; vgl. t.zid.

Trypanomiasis, Trypanose: ↑ Trypanosomiasis.

Trypanosoma: »Schraubengeißling«; Flagellaten-Gattung [Trypanosomatidae] mit spindelförm.-schlankem Zellkörper, großem zentralem Kern u. – meist – kleinem Kinetoplasten (beide mit GIEMSA* Färbg. rot). Erscheinungsformen (↑ Abb.): intrazellulär bei Wirbeltieren Leishmania-Form (rund-oval, ohne Geißel), im Darm wirbelloser Überträger Crithidia-Form (Geißel, kurze undulierende Membran), im Blut der Wirbeltiere Trypanosoma-Form (Geißel, lange undulierende Membran). Blutparasiten des Menschen u. zahlreicher Wirbeltiere (s. a. Tab. »Protozoen«); teils zykl. Entwicklung, teils mechan. Übertragung. Nachweis im frischen Blutpräp. anhand ihrer lebhaften Bewegung (v. a. in Dunkelfeld u. Phasenkontrast), sonst nach GIEMSA* Färbung (Ausstrich oder dicker Tropfen), evtl. angereichert n. VAUCEL u. M. oder n. WOO (1970; Hämatokrit-Zentrifugation); ferner durch Kultur, im Gewebepunktat (z. B. LK, nativ u. gefärbt) u. Liquor (nach Zentrifugation, nativ u. gefärbt), serol. (FTA-Test, KBR, MACHADO* KBR, IgM-Spiegel im Liquor n. MATTERN), im Tierversuch (Inokulation von Affen außer Pavianen bei T. rhodesiense; Xenodiagnose bei T. cruzi). – Wicht. Arten: **T. brucei** (PLIMMER u. BRADFORD 1899), Blutflagellat, bes. pathogen für Einhufer, Hunde, Kamele; Erreger der Nagana; auf den Menschen nicht übertragbar; Hauptüberträger: Glossina morsitans u. palpalis. Nahe verwandt u. morphol. ident. mit T. gambiense u. rhodesiense (»Brucei-Gruppe«). – **T. congolense** (BRODEN 1904), Blutflagellat der Congolense-Gruppe (ohne freies Geißelende), Erreger der Nagana bei Haustieren (am stärksten pathogen für Rinder), übertragen von Glossina morsitans. – **T. cruzi** (= T. escomeli s. neotomae s. rhesi; C. CHAGAS 1909), mit gedrungenem Körper, wenig gefälteter undulierender Membran, großem Blepharoplasten; Vermehrung intrazellulär in der Muskulatur (Leishmania-Form); bei Gürteltieren, wilden Nagern u. Haustieren vork. Erreger der ↑ CHAGAS* Krankh., wobei die metazykl. Form durch Kot von Raubwanzen (v. a. Panstrongylus megista, Triatoma infestans u. Rhodnius prolixus, die sich auch untereinander unabhängig von der Blutmahlzeit infizieren) auf den Menschen übertragen wird. – **T. equinum**, ohne Kinetoplast; Erreger der durch Bremsen übertragenen, meist letalen Mal de Caderas (»Hüftlähme« der Pferde) in Südamerika. – **T. equiperdum**, Erreger der Beschälseuche der Equiden (beim Deckakt übertragen). – **T. gambiense** (= T. castellanii s. hominis s. nigeriense s. ugandense; DUTTON 1902), Erreger der Afrikan. Trypanosomiasis (»Schlafkrankht.«); vermehrt sich beim Menschen im peripheren Blut u. – je nach Krankheitsstadium – auch in LK, Liquor u. KM durch Längsteilung. Überträger: Tsetsefliegen (v. a. im Regenwald vork. Glossina palpalis u. tachinoides, stechend u. blutsaugend), in deren Magen-Darm-Kanal sich vorübergehend die Crithidia-Form bildet (aber erst metazykl. Form in den Speicheldrüsen infektionstüchtig!); Entwicklung auch in manchen Haustieren, ohne daß diese erkranken. – **T. lewisi** (KENT 1879), Blutflagellat der Haus- u. Wanderratte, übertragen durch Flöhe (v. a. Nosopsyllus fasciatus). – **T. rhodesiense** (STEPHENS u. FANTHAM 1910), Erreger der Ostafrikan. Schlafkrankh.; morphol. identisch mit T. gambiense u. brucei (bei Überimpfung auf Labortiere Gestaltwandel); Übertragen u. a. von Glossina morsitans u. swynnertoni (in Savannen); Tierreservoir: Hausrind, Buschbock, Kuhantilope. – **T. simiae** (BRUCE 1912), Blutflagellat des Warzenschweins; Erreger der Nagana bei Haustieren; übertragen durch Glossinen. – **T. vivax**, Blutflagellat (Vivax-Gruppe) bei Antilopen, Giraffen, Rindern, Schafen u. Ziegen; Erreger der tödl. »Souma« der Haustiere; übertragen durch Glossinen (in deren Rüssel er sich entwickelt).

Trypanosomatidae: Flagellaten-Fam. [Protomonadina]; spindelförm., mit freier oder an den Körper angelegter Geißel (z. T. von undulierender Membran begleitet) mit Basalkorn neben dem Kinetoplasten (↑ Abb.). Gattungen: Leishmania, Trypanosoma, Leptomonas, Crithidia.

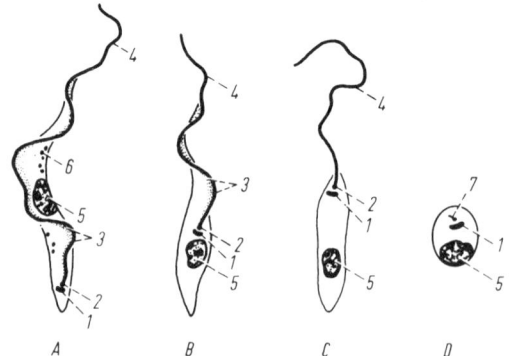

Erscheinungsformen der **Trypanosomatidae**

A trypomastigote oder Trypanosomen-Form **B** epimastigote oder Crithidia-Form **C** promastigote oder Leptomonas-Form (nur bei Leishmanien) **D** amastigote oder Leishmania-Form

1 Kinetoplast, 2 Basalkorn, 3 undulierende Membram mit Geißel, 4 freie Geißel, 5 Kern, 6 zytoplasm. Granula, 7 Geißelrest.

Trypanosomen: Protozoen der Gattg. Trypanosoma, i. w. S. auch der Fam. Trypanosomatidae. – **T.fieber**: die Prodromalerscheinungen (Primärstadium) der Afrikan. Trypanosomiasis: Fieber bis 40° (meist intermittierend), Kopf- u. Gliederschmerzen, Schweißausbrüche. – **T.schanker**: (GRAF 1929) bei Afrikan. Trypanosomiasis oft am 2.–5. Tag an der Stichstelle auftret. hypertherme Schwellung, evtl. mit zentralem, sich unter Schuppung weiter ausbreitendem Bläschen. Enthält Trypanosomen; bildet sich auch ohne Ther. nach ca. 3 Wo. zurück.

Trypano(so)miasis: Infektionskrankh. durch Trypanosomen; als **animale T**. v. a. Beschälseuche, Nagana, Souma, Surra u. Mal de Caderas; beim Menschen außer der **Amerikan. oder Brasilian. T**. (↑ CHAGAS* Krkht.) v. a. die **Afrikan. T**. als auf das trop. Afrika beschränkte Zooanthroponose durch Trypanosoma gambiense (wenig virulent) u. rhodesiense (hochvirulent): nach Inkubation von 1–3 Wo. (= Primärstadium, s. a. Trypanosomenschanker, -fieber, Trypanid) Erregereinbruch in Blut- u. Lymphbahnen (= Sekundärstadium) mit Fieber, Milz-, LK-Schwellung (bes. in Nacken, seitl. Halsdreieck = WINTERBOTTOM* Zeichen), KÉRANDEL* Zeichen; erst mit Eindringen der Erreger ins ZNS (= Tertiärstadium) die eigentl. »Schlafkrankh.«, d. h. chron. Meningoenzephalitis mit Endothelproliferationen (Lumeneinengung, Hirnerweichung), perivaskulären Infiltraten (mit MOTT* Zellen), Hämorrhagien u. Verwachsungen u. sek. psych. Veränderungen (Reizbarkeit, Gedächtnisstörung, Apathie, Enthemmung, Aggressivität), Schlafsucht oder -losigkeit, mannigfalt. sensiblen u. motor. Störungen (oft ähnl. der progress. Paralyse), Papillenödem, Herzrhythmus- u. Sehstörungen, Stupor, Maskengesicht, schließlich allg. Erschöpfung, Marasmus, Exitus (bei Trypanosoma gambiense nach Monaten, bei T. rhodesiense nach ein paar Wo.). Ther.: in Frühstadien (u. prophylaktisch) Suraminum natricum, im Stadium III Tryparsamid bzw. Mel B®.

trypano|zid: T.somen abtötend; vgl. t.lytisch.

Trypanrot: leicht wasserlösl. Azofarbstoff; Anw. als saurer Vitalfarbstoff sowie zur Bestg. von Blutvol. (mit Bromsulfalein) u. Leberfunktion (z. B. Zwei-Farbstoff-Test n. ZIMMER).

Trypesis: ↗ Trepanation.

Trypsin: proteolyt. Enzym (α-, β- u. ψ-T.) der Klasse Serinproteinasen; Hauptenzym der enteralen Eiweißverdauung (Typ Endopeptidase), vom exokrinen Pankreas als Trypsinogen vorgebildet, durch Enteropeptidase – u. autokatalytisch – in die akt. Form überführt. Spaltet bei pH 7–8 Peptide, Amide u. Ester durch Hydrolyse v. a. von Peptidbindgn., an denen Lysin- oder Argininkarboxylgruppen beteiligt sind. Gewinnung aus tier. Pankreas; Anw. *therap* für chem. Wundtoilette (Streupulver), zur Substitution (dünndarmlösl. Kapseln), als Sekretolytikum (Aerosol; bei Asthma u. Bronchitis), örtlich bei Pleuraempyem, i.m. u. i.v. bei Thrombophlebitis; *bakt, serol* als Nährbodenzusatz, zur virol. **Trypsinierung** (kontrollierter enzymat. Aufschluß), für ↗ T.-Test; *zytol, histol* zur Präparierung von Zellen u. Geweben. Bestg. nach Inkubation mit biol. (Hb, Kasein) oder synthet. Substraten (z. B. N_α-p-Toluolsulfonylargininmethylester) anhand der Spaltprodukte.

Trypsin|-Bouillon: *bakt* unter Verw. von trypt. Kaseinpepton hergestellte Tryptophan-reiche Nährbouillon für die Prüfung der Indolbildung. – **T.-Inhibitoren**: Polypeptide mit Hemmwirkung auf die T.aktivität durch Komplexbindung (sog. »Proteasenhemmer«); z. B. im Pankreas, Serum (Inter-α-Globulin, Serum-α_1-Antitrypsin), Sperma, Zervikalschleim; s. a. Trasylol®. – **T.-Test**: *serol* hochempfindl. Nachweis von Kryptagglutinoiden, indem durch trypt. Abbau von Oberflächenproteinen die Ballungsbereitschaft von Ery so erhöht wird, daß sie bereits durch inkomplette Agglutinine zur Konglutination kommen.

Trypsinogen: Vorstufe des ↗ Trypsin.

Tryptamin: β-Indolyl-(3)-äthylamin (s. a. Formel »Indol«); aus Tryptophan(-Derivaten) intermediär u. bakteriell (z. B. im Dickdarm) durch Dekarboxylierung entstehendes biogenes Amin; wirkt wenig hypertonisierend; wegen seiner strukturellen u. biol. Beziehungen z. B. zum Serotonin als Faktor psych. Reaktionen u. Erkrn. diskutiert. Exkretion im Harn (normal ca. 50 μg/24 Std.; bei stark depressiven Zuständen erniedrigt, bei vermehrter diätet. Tryptophan-Zufuhr erhöht).

tryptisch: verdauend, durch Verdauung. – **Trypton**: beim trypt. Albuminabbau (»**Tryptolyse**«) entstehendes Pepton.

Tryptophan, Trp, Try: α-Amino-β-indolyl-(3)-propionsäure (s. a. Formel »Indol«); aromat. Monoamino-monokarboxy-aminosäure in Proteinen; essentiell (tägl. Aufnahme mind. 250 mg); als Indolderivat strukturell u. intermediär zu zahlreichen, z. T. biol. akt. Substanzen (Tryptamin, Serotonin, Melatonin, Kynurenin [s. a. dort. Schema]) verknüpft, am Stoffwechsel von Vit. B_1, B_2 u. B_6 beteiligt (s. a. HARTNUP-, TADA* Syndrom, T.malabsorption, T.abbaustörung). Vork. im Blut (freies T.; 5–15 mg/l Plasma), Harn 5–32 mg/24 Std., Milch. Anw. *therap* peroral bei Eiweißmangel, Magen-Duodenalulkus, zur Pellagra-Prophylaxe; *labor* für ↗ T.-Test. – Nachweis v. a. kolorimetr. u. durch Wachstumstest mit Lactobac. arabinosus u. Str. faecalis.

Tryptophan|-Abbaustörung: teilweise Blockierung des Try-Abbaus über den 5-Hydroxyindol-Weg; klin.: Krampfanfälle (Serotonin-Mangel im ZNS?), Autismus. – **T.-Malabsorption(s-Syndrom)**: gestörte intestinale Resorption von Try bei normalem tubulärem Transport u. gesteigerter Ca-Absorption; klin.: vermehrte Ausscheidung von Indikan-Farbstoffen im Harn (blaue Windeln), Hyperkalziämie, Pellagra-ähnl. Hautveränderungen, geist. u. körperl. Fehlentwicklung, Nephrokalzinose, Niereninsuffizienz. – **T.-oxygenase**, T.-2,3-dioxygenase: Hämoprotein mit der Reaktion: L-Try + O_2 = Formylkynurenin. Erbl. Enzymdefekt bewirkt **T.urie** mit Zwergwuchs, Schwachsinn, neurol. Störungen, Photosensibilität. – **T.-Test**: 1) *bakt* Nachweis von Proteus u. Providencia-Gruppe anhand ihrer Fähigkeit, Try zu α-Ketosäure zu oxidieren. Der in 0,5%ig. wäßr. Try-Lsg. suspendierten Kolonie wird ein Gemisch aus 18%ig. HCl u. 1%ig. Milchsäure (1 + 4) u. nach 30 Sek. 10%ig. $FeCl_3$-Lsg. zugesetzt; innerhalb 3 Min. braunrote Färbung. – 2) *klin* ↗ Bromtest (2). – 3) T.-Belastung: Nachweis eines Vit.-B_6-Defizits anhand der Xanthurensäure-Ausscheidung nach oraler Gabe von 10 g Try. Normalwerte 10–30 (–50) mg/24 Std.; bei B_6-Hypovitaminose (z. B. nach Magen-Op.) erhöht, evtl. (z. B. Schwangerschaft, Gestose) auf mehrere 100 mg. Möglichst gleichzeit. Bestg. des Kynurenin.

TSA: 1) ↗ Thymus-spezif. Antigen. – 2) Tumor-spezif. Antigen (↗ Tumorantigene); auch als **TSCA** (zelluläres bzw. zytoplasmat. AG) u. **TSTA** (Transplantations-AG).

Tschechoslowakische Enzephalitis: der Russ. Frühjahr-Sommer-Enzephalitis ähnl. Erkr. durch antigenverwandte ARBO-Viren; Überträger: Zecken.

Tschermak* Bündel (ARMIN V. TSCH.=SEYSENEGG, 1870–1952, Physiologe, Halle, Wien, Prag): ↗ Tractus tectobulbaris.

Tscherning* Filter (MARIUS HANS ERIK TSCH., 1854–1939, Ophthalmologe, Kopenhagen): Serie von Filtergläsern steigender Absorption zur Adaptometrie.

Tschernogowbou* Syphilisreaktion: modifiz. WaR unter Verw. von natürl. Ambozeptor u. Komplement des frischen Probandenserums gegen Meerschweinchen-Ery.

T-Schiene: ↗ VOLKMANN* Schiene (mit T-förm. Abstützung unter dem Fersenende).

T-Schleife: im VKG die den Erregungsrückgang in den Ventrikeln darstellende Schleife.

Tsetse-Fliege: (hottentottisch) *entom* ↗ Glossina. –
Tsetse-Krankheit: *vet* ↗ Nagana.

TSG: Thrombozytensenkungsgeschwindigkeit.

TSH: thyroid stimulating hormone (↗ Thyreotropin).
–**TSH-RIA**: ↗ RIA zur Bestg. der TSH-Konz. einer Serumprobe; nach Zugabe einer definierten Menge von ^{125}J-markiertem TSH u. TSH-Antiserum Inkubation (Bindung des markierten u. nativen TSH an die AK), dann Trennen der TSH-AK-Komplexe vom nicht gebundenen TSH durch 2. AK-Zusatz; Berechnung der – bei prim. Hypothyreose erhöhten – TSH-Konz. mittels Eichkurve. – **TSH(-Stimulations)-Test**: zur DD zwischen prim. (thyreogener) u. sek. (hypophysärer) Hypothyreose sowie zum Nachweis eines radiologisch dekompensierten Schilddrüsenadenoms Kontrolle der Radiojod-Aufnahme u. des Schilddrüsenszintigramms nach Thyreotropin-Gaben: bei sek. Unterfunktion Ansteigen der J-Aufnahme, bei prim. keine Änderung, bei Adenom Darstg. auch des supprimierten Schilddrüsenanteils.

TS-NS-MS-System: *pathol* durch Berücksichtigung des Sektionsbefundes erweitertes ↗ TNM-System der Tumorklassifikation.

TSR: Trizepssehnenreflex. – **TSTA**: s. u. TSA.

T-Stämme, t-strains: Mycoplasma-Stämme, die auf Nährmedium bes. kleine (engl. **t**iny = winzig) Kolonien bilden; von Mycoplasma pneumoniae differenzierbar durch spez. MIT (da es Harnstoff mittels Urease spaltet); Vork. u. a. im Respirations- u. Urogenitaltrakt von Mensch u. Rind. – Gegensatz: L-Stämme (**l**arge = groß).

T-Substanz-Anomalie: (COLES, PRIESTMAN u. WILKINSON 1960) asymptomat. oder durch körperl. u./oder geist. Retardierung gekennzeichnete (autosomal-rezess. erbl.?) fam. Stoffwechselanomalie mit renaler Ausscheidung eines nicht-identifizierten abnormen Purinstoffwechselprodukts (»T-Substanz«; wandert im Papierchromatogramm wie Alloxan u. bildet rötl.-purpurnen Fleck).

Tsuchiya* Probe: halbquant. Schnellbestg. von Albumin durch Inkubation der Probe mit PWS, konz. HCl u. Äthanol in %-graduiertem Standardröhrchen.

T$_3$-Suppressionstest: ein Schilddrüsenfunktionstest durch Bestg. des Radiojod-Aufnahmevermögens nach 8täg. T$_3$-Verabreichung. Bei Euthyreose sinkt die 24-Std.-Speicherrate auf ca. 30% des Ausgangswertes (vor der Suppression) ab; bei Hyperthyreose u. euthyreoter endokriner Ophthalmopathie kein Suppressionseffekt.

Tsutsugamushi-Fieber: in Japan, Sumatra, Malaysia, Nordindien u. Australien von Milben (Trombicula akamushi u. delhiensis) übertragene fieberhafte Infektionskrankh. durch Rickettsia tsutsugamushi. Klin.: an Einstichstelle hartes Knötchen mit Hautnekrose, plötzl. hohes Fieber mit Schüttelfrost, Kopfschmerzen, Konjunktivitis, allg. LK-Schwellung; großfleck. makulo-papulöses Exanthem; nach 14 Tg. lyt. Entfieberung; hohe Letalität. Serol. Sicherung der Diagnose (ca. 70%) anhand der Agglutination von Proteus OXK.

T-System: die transversalen Anteile des Sarkoplasmaretikulums, die die Erregung der Muskelfasermembran zum »kontraktilen Protein« der Fibrillen leiten.

TTA: ↗ transtracheale Aspiration. – **TTC-Test**: *bakt* SIMMONS*-WILLIAMS* Test (mit Verw. von **T**riphenyl**t**etrazolium**c**hlorid). – **TTD**: **T**etraäthyl**t**hiuram**d**isulfid (↗ Disulfiram).

T-Technik (Ayre*): *anästh* ventillose Technik der Narkosegaszuführung: ein Schenkel eines AYRE* T-Stücks wird über Maske oder Endotrachealkatheter mit dem Pat. verbunden, während im 2. Schenkel Narkosegas im Überschuß (Mehrfaches des AMV) zuströmt u. im 3. die Exspirationsluft u. überschüss. Frischgas in die Atmosphäre entweichen. Des kleinen Totraums u. niedr. Strömungswiderstands wegen für Kindernarkosen sehr verbreitet.

T-Test: *serol* s. u. HÜBENER*-FRIEDENREICH*-THOMSEN* Phänomen. – **T$_3$-Test**: Bestg. der Bindungskapazität des Serums für ^{125}J-Trijodthyronin (T$_3$): Nach Adsorption des nicht-gebundenen radioakt. T$_3$ durch Anionenaustauscherharz wird die an das Serum gebundene Radioaktivität gemessen u. aus dem Verhältnis von eiweißgebundenem zu adsorbiertem radioakt. T$_3$ die freie Bindungskapazität des Serums berechnet (normal 25–35%, bei Hypothyreose 5–10%, bei Hyperthyreose > 35%). Ursprüngl. Form: ↗ HAMOLSKY* Test. – s. a. T$_3$-RIA, T$_3$-Suppressionstest. – **T$_4$-Test**: Bestg. des Gesamt-Thyroxins (T$_4$) im Serum nach dem Prinzip der kompetitiven Verdrängung von radioaktiv markiertem T$_4$ aus einer Eiweißbindung: Nach Zugabe von ^{125}J-T$_4$-beladenem Referenz-TBG zum Äthanol-extrahierten Serum-T$_4$ erfolgt proportional zu dessen Menge in einer Gleichgewichtsreaktion die teilweise Freisetzung des ^{125}J-T$_4$, das dann entfernt wird (meist durch Adsorption), um den am TBG verbliebenen %-Anteil zu bestimmen; anhand einer Eichkurve Angabe der T$_4$-Konz. in μg T$_4$ pro 100 ml Serum. Häufigste Störfaktoren: Verändergn. der TBG-Fraktion durch extrahyreoidale Faktoren (Schwangerschaft, orale Kontrazeptiva, kompetitive Einweißbindung durch Pharmaka).

TTH: thyreotropes Hormon (↗ Thyreotropin). – **TTR**: Thymoltrübungsreaktion. – **TTX**: Tetrodotoxin (s. u. Fugu-Vergiftung).

T-Transformation: s. u. HÜBENER*-FRIEDENREICH*-THOMSEN* Phänomen.

T-Typ: (W. JAENSCH 1926) »tetanoider« Konstitutionstyp (breitförm. Extrem, reizbar, mit livider Hautfarbe, Neigung zu Spasmen, depressiver Verschlossenheit etc.), gekennzeichnet auch durch eidet. Anschauungsbilder, die, durch best. Reize ausgelöst, lange unverändert bleiben u. immer wieder aufsteigen. – Gegensatz: B- oder »**b**asedowoider« Typ (schmalförm. Extrem, u. a. mit lebhafter Mimik, glänzenden Augen, intensiver »Umweltkohärenz«), dessen durch bloße Phantasie auslösbare Bilder ständig wechseln.

Tua-res-agitur-Stimmung: (lat. = »Es geht um Deine Sache«) beim Schizophrenen vork. Wahnstimmung mit der Überzeugung, daß best. Erlebnisse oder Vorkommnisse eine bes. Bedeutung u. Beziehung zu ihm haben.

Tuba *PNA*: Röhre, Trompete. – **T. auditiva (Eustachii)** (*BNA*), *PNA*, **T. pharyngotympanica** *JNA*: die via Ostium tympanicum u. pharyngicum (letzteres beim Schluckakt klaffend) das Mittelohr mit dem Nasenrachen verbindende »Ohrtrompete« (für Druckausgleich zwischen Paukenhöhle u. Außenluft), unterteilt in Pars ossea (mit pneumat. Buchten =

»Tubenzellen«) u. P. cartilaginea (vorn.-med.; am Übergang die natürl. Tubenenge = Isthmus), ausgekleidet mit einschicht., rachenwärts schlagendem Flimmerepithel. – **T. uterina (Fallopii)** (*BNA*), *JNA*, *PNA*, Salpinx: der paar., mit dem Uterus bds. an den Fundusecken (»Tubenwinkel«) offen verbundene schlauchförm. »Eileiter« (14–20 cm) im oberen Rand des Lig. latum; dient dem Auffangen des Eies nach der Ovulation u. dessen Weiterleitung ins Uteruskavum durch die ↑ Tubenperistaltik, aber auch der Aszension von Spermien. Schichten (von innen): Tunica mucosa (uteruswärts flimmerndes einschicht. Epithel, mit Plicae tubariae; Sekret dient der Ei-Ernährung), Tunica muscul. (spiralig angeordnete glatte Muskeln), Tela subserosa (= Adventitia) u. Tunica serosa (= Außenschicht des Lig. latum). Laterales Ende (= Ostium abdomin.) trichterförmig erweitert, mit Fimbriae tubae; die metainfundibuläre Ampulla rel. lumenweit, der uterusnahe Isthmus u. die intramurale Pars uterina zunehmend eng; s. a. Tuben..., Salpingo..., Eileiter....

tubär, tubar, tubari(u)s, tubal(is): die Tuba auditiva bzw. uterina betreffend, in der Tube gelegen oder erfolgend; s. a. Tubar..., Tuben..., Eileiter..., Salpingo....

Tubage: (französ.) Einführen eines »Tubus« oder einer Sonde; s. a. Intubation.

Tubarabort: Ausstoßung eines in der Tube angesiedelten Schwangerschaftsproduktes in den Uterus oder – v. a. bei Ansiedlung im ampullären Tubenteil – in die Bauchhöhle (= ampullärer Abort). Klin.: Schmierblutung u. Blutung in die Bauchhöhle aus tubärem Hämatom; Ther.: Salpingektomie.

Tubbs* Dilatator: Instrument zum dosierten Sprengen verengter Herzklappenostien.

Tube: *anat* ↑ Tuba.

Tubegauz®-Verband: mit spez. Applikator (weitspross. Drahtrohr) anzulegender Schlauchgazeverband.

Tuben|abort: ↑ Tubarabort. – **T.abszeß**: *gyn* abgekapselte eitr. Salpingitis. – **T.aplasie**: ein- oder beidseit. Fehlen des Eileiters, letzteres nur bei Aplasie des ges. inn. Genitale. – **T.bougierung**: *otol* therap. Aufdehnung der Ohrtrompete mittels feiner Sonden (Technik wie bei Tubenkatheterismus); v. a. bei T.katarrh. – **T.chromodiagnostik**: *gyn* Prüfung der Eileiterdurchgängigkeit durch intrauterine Farbstoffinstillation u. laparoskop. oder intraop. Kontrolle des Austritts am abdomin. Ostium.

Tuben|divertikel: *path* meist unilat., multiple, vom Lumen ausgehende intramuskuläre Gänge u. Buchten in der Eileiterwand. Pathogenese unklar; z. T. Vorstufen von T.zysten (vgl. Appendices vesiculosae). Begünstigen Tubargravidität. – **T.durchblasung**: 1) *gyn* ↑ Pertubation; vgl. Salpingographie. – 2) *otol* ↑ POLITZER* Luftdusche. – **T.durchschneidung**: *gyn* op. Durchtrennung des Eileiters zwecks Sterilisation (ohne Verschorfung oder Resektion oft unzureichend).

Tuben|eiterung *gyn* eitr. ↑ Salpingitis. – *otol* chron. eitr. Otitis media vorw. am tympanalen Tubenostium (»Eiterung der Tubenecke«); s. a. T.fluß. – **T.endometriose**: *gyn* aus per continuitatem in den Eileiteristhmus eingedrungenem Endometrium hervorgehende Endometriosis genit. int. mit knot. Verdickung (»Salpingitis isthmica nodosa«) u. – bei sek. Verschluß – Hämatosalpinx (»Schokoladentube«). – **T.entzündung**: 1) *gyn* Salpingitis. – 2) *otol* ↑ T.katarrh. – **T.exzision**: *gyn* keilförm. oder – bei bds. Indikation – transfundale (d. h. samt Uterusfundus) Exzision des Eileiters aus dem Uterus im Rahmen einer Salpingektomie (= **T.exstirpation**) bzw. Adnexexstirpation. – Ferner die Resektion eines oblit. T.abschnitts als Fertilitäts-Op.

Tuben|faktor: *gyn* Ausfall der in der 2. Zyklushälfte physiol. T.motilitätshemmung als Progesteron-Effekt bei Verabfolgung von Ovulationshemmern; dadurch beschleunigte Passage des Eies; vgl. T.sperre. – **T.fluß**: *otol* schleim., meist fötide (als Residuum einer Radikal-Op. jedoch geruchlose) Exsudation vorw. aus der Ohrtrompete bei chron. Otitis media. – **T.implantation**: *gyn* 1) ↑ Salpingouterostomie. – 2) tubo-ovarielle Implantation: Nidation der befruchteten Eizelle in der T.mukosa oder an der Ovaroberfläche; konsekut. T.schwangerschaft fast stets durch T.ruptur bzw. Tubarabort frühzeitig unterbrochen. – **T.isthmus, -enge**: ↑ Isthmus tubae auditivae bzw. uterinae.

Tuben|karzinom: *gyn* prim. (selten) oder sek. (meist von Nachbarorganen), evtl. bds. Ca. des Eileiters; ersteres warzenförmig oder zottig, seltener als formloser Markkrebs, bei Durchbruch durch die Serosa blumenkohlartig, als papilläre Form lumenwärts wachsend, als alveoläre (solid, bindegewebsarm) intramural. Bei abdomin. Verschluß oft Bildung von »T.säkken«; starke Neigung zur Ausbreitung per continuitatem, aber auch lympho-hämatogen u. durch Abtropfmetastasierung. Symptomenarm (evtl. bernsteinfarb. Fluor), Diagnose meist nur zufällig bei Laparotomie. – **T.katarrh**: 1) *gyn* Endosalpingitis catarrhalis. – 2) *otol* akute oder chron., meist aus dem Nasen(-Rachen)raum fortgeleitete katarrhal. Entzündung der Ohrtrompete, begünstigt durch prim. u. sek. Lumeneinengung (infolge Schleimhautschwellung u. zäher Sekretion); evtl. ↑ T.verschluß. – Bei Übergreifen auf die Paukenhöhle (T.-Mittelohrkatarrh) zunehmende trichterförm. Trommelfelleinziehung (zentral, mit »hint. Falte« durch Drehung u. Vorspringen des kurzen Hammerfortsatzes, Einziehung der SHRAPNELL* Membran (veränderter Lichtreflex), stärkere Katarrh-Zeichen; bei Anhalten der zäh-schleim. Exsudation Paukensklerose. – **T.katheterismus**: 1) *otol* diagnost. oder therapeut. Einblasen von Luft in die Ohrtrompete (u. Paukenhöhle) mittels **T.katheters** (metall., an den Enden leicht gekrümmt, endständ. Gummiballon), der am Boden des unt. Nasenganges durch das Ostium bis tief in die häutig-knorpl. Tube eingeführt wird. Bei chron. Eiterung auch Spülung. – 2) *gyn* (STRASSMANN): Eileiterschienung bei Salpingoplastik. – **T.kolik**: *gyn* kurzdauernder heft., krisenhafter Schmerz (oft rezidivierend) in Gegend der Ovarien; v. a. bei chron. Salpingo-Oophoritis, Tubenschwangerschaft (evtl. sanguinolenter Fluor!), Pelipathie.

Tuben|ligatur: *gyn* meist nach vorher. T.quetschung (MADLENER) ausgeführte op. Unterbindung der – sicherheitshalber in Doppelschleife gelegten – Eileiter zwecks Sterilisation der Frau; z. B. mit Silastic-Ring n. YOON, mit HULKA* Clip (durch Op.-Laparoskop). – **T.mandel**: *otol* ↑ Tonsilla pharyngea. – **T.mole**: *geburtsh* Molenschwangerschaft im Eileiter. Führt meist zum Tubarabort (jedoch »Selbstheilung« durch Or-

Tuben|peristaltik

ganisation u. Resorption möglich). Bei – z. B. laparoskop. – Erkennung Op. angezeigt. – **T.peristaltik**: *gyn* uteruswärts gerichtete P. der Eileiterwand als wesentl. Mechanismus für den Transport des Eies (das in der Tube seine Befruchtung erwartet, um danach langsam, in ca. 6 Tg., bei erreichter Implantationsreife ins Uteruskavum zu gelangen; s. a. T.sperre). In der Corpus-luteum-Phase physiol. retardiert (s. a. Tubenfaktor); bei Sympathikotonie gesteigert, evtl. krampfartig.

Tuben|quetschung: s. u. T.ligatur. – **T.rezidiv**: *otol* nach Radikalop. des Mittelohrs durch Übergreifen katarrhal. Prozesse des Respirationstraktes unter T.fluß erneut eintretender T.(-Mittelohr)katarrh. – **T.ruptur**: *geburtsh* Zerreißung der Eileiterwand infolge Überdehnung (bei Saktosalpinx etc.) oder – meist – als Fruchtkapselaufbruch bei Tubenschwangerschaft (mit Durchwachsen der Chorionzotten durch die T.wand). Klin.: im allg. starke intraperitoneale Blutung (Peritonealreiz, Schock, Blutungsanämie).

Tuben|sack: *gyn* ↑ Saktosalpinx. – **T.schneuzer**: *gyn* s. u. SELLHEIM*. – **T.schwangerschaft**, Tubargravidität: ↑ Graviditas tubarica. Endet im allg. als Tubenruptur oder ↑ Tubarabort. – **T.schwerhörigkeit**: *otol* Schalleitungsstörung durch T.stenose, z. B. bei T.katarrh. – **T.sperre**, tube-locking: *gyn* der auf die rel. schnelle vorher. T.passage folgende längere Aufenthalt des Eies im Anfangsteil des T.isthmus; s. a. T.faktor. – **T.stenose**: *gyn, otol* Einengung des Eileiterlumens (v. a. endoadhäsiv oder durch Kompression) bzw. der Ohrtrompete (v. a. bei T.katarrh, durch Narben, u. a. nach Schädelbasistrauma, Tumorkompression). – **T.sterilisation**: *gyn* St. der ♀ durch op. Blockierung der Eileiterdurchgängigkeit durch ↑ T.ligatur, -durchschneidung, -exstirpation, -exzision, Elektrokoagulation (möglichst als bipolare Hochfrequenz-Koagulation u. an mehreren Stellen), extraperitoneale Verlagerung des abdomin. Ostiums.

Tuben|tonsille: *anat* ↑ Tonsilla pharyngea. – **T.torsion**: *gyn* die u. a. bei Stieldrehung eines Ovarialtumors vork. Eileiterverdrehung um die Längsachse; mit resultierender Abschnürung, hämorrhag. Infarzierung, evtl. Hämatosalpinx. – **T.verschluß**: 1) *gyn* durch Entzündung, Blutkoagula, Neoplasma (obstruktiv oder kompressiv) etc. bedingte Verlegung der Eileiterlichtung bzw. -ostien (isthmisch v. a. bei Endometriose, ampullär u. infundibulär bei Salpingitis), i. w. S. auch die artifizielle im Rahmen der T.sterilisation. – 2) *otol* Okklusion der Ohrtrompete; Ätiogenese wie (1) sowie Tonsillenhypertrophie; Sympte.: Schalleitungsschwerhörigkeit, Ohrensausen, Druckgefühl, evtl. Schwindel.

Tuben|wanderung des Eies: *gyn* s. u. T.peristaltik, -sperre. – **T.winkel**: *gyn* s. u. Tuba uterina. – **T.wulst**: *anat, otol* ↑ Torus tubarius. – **T.zysten**: s. u. T.divertikel.

Tuber: (lat.) Auswuchs; 1) *derm* Hauteffloreszenz »Knoten«, eine massive, über kirschkerngroße Vorwölbung (meist epidermokutan, ↑ Abb. »Effloreszenzen«); als Primäreffloreszenz – im Ggs. zur Papel – unter Narbenbildung heilend. Als spezif. Form das **T. syphiliticum**, das tuberöse Syphilid des Tertiärstadiums, etwa linsengroß, trocken, braun- oder graurot, unter Glasdruck opak oder pigmentiert, derb, indolent, peripherwärts fortschreitend, zentral einsinkend u. ohne Ulzeration vernarbend. – 2) *pharm* **Tubera** (Mz. als Gruppenbez.; z. T. auch: »Rhizoma«, »Radix«) für knollenförm. pflanzl. Wurzeldrogen, z. B. T. Aconiti (Eisenhut; Akonitin-halt.), T. Jalapae (von Exogonium purga; laxierend), T. Salep (von versch. Orchideen; als Mucilaginosum). – 3) *anat* Höcker, Knorren, Wulst (s. a. Corpus, Eminentia, Tuberculum, Processus, Tuberositas); z. B. (*PNA*) **T. calcanei**, der »Fersenbeinhöcker«, das knollenförm. hint., plantar vorspringende Ende (mit med. u. lat. Tuberculum); Stützpunkt des Fußes, Ansatz der Achillessehne, Urspr. der kleinen Fußmuskeln. – **T. cinereum**, der graue Substanz enthaltende Höcker am Boden des III. Ventrikels, zwischen Chiasma u. Corpora mamillaria in den Hypophysenstiel übergehend, im hint. Abschnitt mit Nuclei tuberales; Teil des Hypothalamus u. des zentralen Höhlengraus. – **T. frontale**, der rundl. »Stirnbeinhöcker« bds. oberhalb des Augenbrauenbogens (am Ort eines sehr frühen Ossifikationszentrums). – **T. ischiadicum**, der »Sitzbeinhöcker« an der unt. Außenseite des Corpus ossis ischii am Übergang in den Ramus u. unterh. der Incisura ischiadica minor; Ansatz des Lig. sacrotuberale, Urspr. der ischiokruralen Muskeln (Mm. biceps, semitendinosus, semimembranosus). – **T. maxillae**, die dorsal gerichtete, flachgerundete Vorwölbung der Facies infratemp. des OK, mit 3–4 Foramina alveolaria; Zielort der ↑ T.anästhesie. – **T. omentale**, an der Leber die Vorwölbung am med.-unt. Ende des li. Lappens (gegenüber Proc. papillaris des Lobus quadratus, li. vom Lig. venosum), Ansatz des Omentum minus; am Pankreas der von Aorta abdomin., V. cava inf. u. LWS ventralkonvex (in die Bursa oment.) vorgewölbte kopfnahe Abschnitt des Corpus. – **T. parietale** (= Eminentia pa.), der flache Vorsprung der Facies ext. etwa im Zentrum der Scheitelbeinwölbung (am Ort eines frühen Ossifikationszentrums); bes. ausgeprägt bei Natizephalie, Säuglingsrachitis (ebenso wie die Tubera front.: »Caput quadratum«). – **T. vermis** (= T. valvulae, Tuberc. post. cerebelli, Vermis post.), der dors.-unt., an das Folium anschließ. Abschnitt des Kleinhirnwurmes, verbindend den re. u. li. Lobulus semilunaris inf.

tuberalis: (lat.) ein Tuber betreffend. – **T.zellen**: für den Hypophysentrichterlappen (= Pars tuberalis *JNA*) typ. polygonale, epitheloide, schwach basophile, hell- oder dunkelkern. Zellen mit Kolloidtröpfchen oder feinen Granula bzw. mit basophilen Granula-Häufchen im GOLGI-Feld.

Tuberanästhesie: *dent* Leitungsanästhesie zur Ausschaltung der die hint. oberen Molaren u. die Kieferhöhle versorgenden Äste (Nn. alveol. sup. post.) des N. maxill., indem das Anästhetikum an das Tuber maxillae appliziert wird. Gefahr der Inj. in den Plexus venosus pterygoideus (daher bei Blutaspiration Umorientierung!).

tubercularis: (lat.) höckerig. – **tuberculatus**: (lat.) mit Knötchen (Tubercula), i. e. S. mit Tuberkeln bedeckt.

Tuberculide noire: s. u. Tuberkulid.

Tuberculinum: ↑ Tuberkulin. – **tuberculo...**: Wortteil »Knötchen« (Tuberculum), »Tuberkel« (s. a. tuberkulo...); z. B. **T.derm(i)a** (↑ Tuberkuloderm).

Tuberculosis, Tuberkulose, Tbc, Tbk: zykl., durch – oft frühe – diskrete Generalisation (mit vorbereitender Sensibilisierung) bzw. durch manifeste Streuung systemische, granulomatöse Infektionskrankh. bei

Mensch u. Tier, hervorgerufen durch die verschied. Typen des Mycobact. tuberculosis. Infektion aerogen (Inhalation infektiöser Tröpfchen-, Staubpartikel, eingetrockneter Exkrete), oral (»Fütterungs-Tbk«, z. B. durch Milch), perkutan (»Inokulations-Tbk«, v. a. berufsbedingt) oder aber fetal durch infektiöses Fruchtwasser oder diaplazentar-hämatogen (s. a. konnatale ↑ T., ↑ T. des Kindesalters). Nach Sitz des Primärherdes unterschieden als **pulmonale Tbk** (↑ Lungen-Tbk; häufigste Form, einschl. Tracheobronchial-LK- u. Hilus-Tbk) u. als **extrapulmonale Tbk**, v. a. als ↑ Darm-Tbk (= T. intestinalis; s. a. Peritonitis tuberculosa), Skelett- (↑ Gelenk-, Knochen-Tbk, Spondylitis tbc.), Urogenital- (↑ Uro-, Nieren-, Blasen-, Genital-, Hoden-Tbk.), Tonsillen-Tbk, tbk. ↑ Meningitis. – Auftreten u. Verlauf abhängig von Zahl u. Virulenz der Erreger, T.disposition, natürl. Resistenz, Sensibilisierung bzw. Allergie gegen die einschläg. Baktn.substanzen, aktueller Immunitätslage. Am Ort der Erstinfektion zunächst unspezif. Entzündung als Fremdkörperreaktion mit Phagozytose, aber ohne Bakterizidie (dadurch Keimverschleppung möglich), dann – bei Gewebszerfall – Hypersensibilisierung u. Allergie (zellgebunden, vom Tuberkulin-Typ; für die Dauer der »Infektionsimmunität bei Erregerpersistenz« durch Tuberkulin-Proben nachzuweisen; durch BCG-Impfung künstlich induzierbar); nach Einsetzen der rel. Immunität u. Bakterizidie Übergang in spezif. Entzündung: seröse, fibrinreiche u. zelluläre Exsudation mit nachfolg. käs. (evtl. kavernösem) Zerfall der Exsudat- u. Gewebszellen (wegen Fehlens oder Insuffizienz der Leukozytenenzyme unvollständig, unter Schonung elast. Elemente; homogene Masse mit Kerntrümmern), randständ. Granulationen, später Verkalkung, evtl. Verknöcherung der käs. Massen (= **exsudative** Form oder Phase); oder aber Bildung spezifischer Granulationen in Form von ↑ Tuberkeln (= **produktive Tbk**; proliferativ v. a. bei chron. Prozeß, zirrhotisch in der Heilungsphase). – Der Primärherd (PH) heilt entweder durch Abkapselung (evtl. mit zentraler Verkäsung u. Verkalkung), als kleiner Herd auch durch Resorption (= unkomplizierter Primärinfekt); oder aber er verkäst bei Ausbleiben der Randwallbildung fortschreitend, in der Lunge z. B. v. a. bronchogen konzentrisch (= zirkumfokal, evtl. unter Bildung von Primärkavernen), aber auch hämatogen streuend (= PH-Phthise, mit Heilung oder letaler Progredienz). Der nachfolgende ↑ Primärkomplex (PK) heilt meist fibrös; bei Durchbrechen des LK-Filters (»progress. PK«) entweder fortschr. Hilus-Tbk mit Ausbreitung auf zugehör. LK-Ketten (u. Konfluenz; heilend oder mit lympho-hämatogener Frühstreuung: Frühgeneralisierung, Miliar-Tbk) oder aber lymphonoduläre Perforationsphthise (Bronchusstenosen u. Atelektasen unter dem Bilde der Epituberkulose) mit flücht., gelatinösen Pneumonien, Bronchialwand-Tbk, bronchogener Streuung u. käs. Segmentpneumonien. Im Sekundärstadium (= **postprim. Tbk**) Vollentfaltung durch perifokales Kontaktwachstum (evtl. verkäsend) u. lympho-hämatogene. intrakanalikuläre Streuung (mit mehr oder minder begrenztem Organbefall); im Tertiärstadium isolierte Organphthisen mit Kontakt-, v. a. aber intrakanalikulärer Ausbreitung (HÜBSCHMANN, im Unterschied zu RANKE 4 Stadien: isolierter PK, Generalisationsformen, isolierte Organ-Tbk, nicht zwanglos einzuordnende Formen). In jedem Stadium Heilung möglich, aber auch Fortschreiten (evtl. durch Exazerbation, Re-, Superinfektion; s. a. Spitzenherd, ASSMANN* Frühinfiltrat, SIMON* Herd, Spätrezidiv, Kaverne). Allg.sympte.: Inappetenz, AZ-Minderung, Gewichtsverlust, Nachtschweiße, beschleunigte BKS, Blutbildveränderungen etc.; Diagnose: Baktn.nachweis (Sputum, Magensaft; evtl. Tierversuch), Tuberkulin-Proben (insbes. für Verlaufskontrolle), Rö-Befund (einschl. Verlauf), serol. Verfahren (z.B. Tbk-Ballungsreaktion, KBR), Biopsie. Ther.: konserv. (roborierende Maßnahmen, Liegekur, Tuberkulostatika), evtl. kombin. mit Eingriff (Pneumothorax, Phrenikusexhairese, Thorakokaustik, Kavernendränage, Segmentresektion, Lobektomie, Pneumonektomie, Thorakoplastik, Pneumolyse, extrapulmonale Herdausräumung, Plombierung, Organexstirpation oder -resektion etc.). Meldepflichtig (innerhalb 24 Std.; auch Verdachts- u. Todesfall). – I. w. S. auch die Infektion durch atyp. Mykobaktn. (↑ Mykobakteriosen) sowie als **T. nodularis s. lupoides** die BESNIER*-BOECK*-SCHAUMANN* Krankheit. – Weitere spez. Formen u. Begriffe: als **abortive T.** die klinisch meist stumme bis diskrete hämato- oder bronchogene Streuung der (Sub-)Primärperiode (i. e. S. in die Ober- u. Unterlappenspitzen), die im allg. durch Induration primär heilt; als **aktive T.** mit subj. u./oder obj. klin. Symptomatik wie Hämoptysen, Expektoration (evtl. mit pos. Baktn.nachweis), Thoraxschmerzen u. entspr. Rö-Befund; als **akute disseminierte T.** die akute ↑ Miliar-Tbk, im Extremfall als areaktive generalisierte Tbk (s. a. Sepsis tuberculosa acutissima); als **atypische T. der Lymphknoten** das ↑ LEITNER* Syndrom; als **azinöse T.** gem. der HÜBSCHMANN* Nomenklatur der in der Einheit »Azinus« ablaufende spezif. Prozeß i. S. einer – herdförm. – Bronchopneumonie (als »azinös-nodös« vorw. produktiv; höherrangig: »lobulär-« u. »käsig-pneumonisch«); als **fibröse oder indurative T.** die mit starker Bindegewebsentwicklung, Abkapselung exsudativer u. produktiver Herde, fibröser oder hyaliner Umwandlung alternder Tuberkel; meist torpide u. gutartig, evtl. später als Zirrhose; als **T. fibrosa densa** die schrumpfende, vorw. fibröse Lungen-Tbk bevorzugt im Oberlappen (mit vikariierendem Emphysem des U'lappens); als **hämatogene T.** die durch Aussaat via (Lymph- u.) Blutbahn entstandenen Formen, z. B. nach Herdeinbruch in Gefäße (tbk. Periangiitis), bei spezif. Thrombophlebitis (»Intimatuberkel«), bei Keimeinschwemmung in Ductus-thoracicus-Äste, meist aus prim., aber auch aus postprim. u. tert. Herden. Formen: Miliar-Tbk. u. als deren »mildere« Form die hämatogene Organ-Tbk (evtl. erst nach Latenz aus diskreten Streuherden hervorgehend), bei Frühstreuung großherdig (käsig, progressiv, oft letal; v. a. bei progress. PK), großknot. (asymmetr., zu Rundherdbildung neigend; v. a. bei akt. PK) oder grobkörnig (abortiv); ferner als verzögerte Frühgeneralisation (produktiv) u. SIMON* Spitzenherde. – Nach Spätstreuung (Reaktivierung einer lymphoglandulären oder extrapulmonalen Tbk) meist mit spärl. Herden u. Vernarbungstendenz; als **inaktive T.** der Dauerzustand nach Abklingen der klin. Sympt. u. subj. Beschwerden, mit nicht mehr nachweisbaren Erregern u. röntgenol. Konstanz der Organveränderungen. Gefahr der Reaktivierung (Exazerbation) v. a. durch anderweit. Erkr. (Immunitätsänderung mit Virulentwerden der in Tuberkeln noch vorhand. Erreger, Kapselaufbruch); s. a. Re- u. Superinfektion. – Als **inapparente** oder **okkulte T.**

Tuberculosis cutis

(ENGEL) die (Verdachts-)Fälle im Säuglings- u. Kleinkindalter, bei denen trotz fehlender klin. Sympte. allein aus einer pos. Tuberkulin-Reaktion auf einen nicht abgeheilten (im allg. prognostisch günst.) PK geschlossen wird. Die – intrauterin oder durch Fütterungs-, Schmier- u. aerogene Infektion erworb., meist pulmonale – **T. des Kindesalters** kann sich aber auch mit hohem Initialfieber (Urs. meist nicht erkannt), starkem Reizhusten (»Vagushusten« durch die Hilus-Affektionen), parallerg. Erythema nodosum manifestieren, mit tumorart. oder diffuser Hilusvergrößerung, später charakterist. Hantelform des PK (»Stadium der Bipolarität«); in diesem Stadium Heilung oder aber Fortschreiten i. S. des progress. PK bis hin zum Frühinfiltrat u. zur kavernösen Primärphthise (evtl. als Pubertätsphthise) u. miliaren Generalisation. – Als **konnatale T.** die des Neugeb. bei schwerer Tbk der Mutter; Primärherd bei Infektion über Nabelschnurblut in der Leber (mit hepatoportalem PK), bei Infektion durch Fruchtwasser in Lunge oder Magen-Darm. Als **latente T.** die mit abgekapselten (»geheilten«, jedoch aktivierbaren) Herden u. pos. Tuberkulin-Reaktion; als **larvierte T.** die durch ↑ T.maske verschleierte; als **lymphogene T.** die meist vom Primärherd auf dem Lymphweg in regionäre LK oder lymphbahnnahe Gewebe fortgeleitete, u. U. mit in die Blutbahn (= lymphohämatogene T.; s. a. LEITNER* Syndrom); als **miliare T.** (↑ Miliar-T.) auch die ↑ Tuberculosis cutis acuta miliaris, die T. m. papulopustulosa (das rosazeaart. ↑ Tuberkulid) sowie die T. m. ulcerosa mucosae et cutis als »Abseuchungs-Tbk« einer Lungen- bzw. Darm-Tbk bei anerg. Reaktionslage, mit schmerzhaften solitären oder multiplen Geschwüren (aus konfluierten Herden) u. sehr schlechter Prognose; als **offene T.** die mit nachweisbarer Erreger-Ausscheidung (s. u. offen) im Sputum, Harn etc.

Tuberculosis cutis s. cutanea: die Haut-Tbk einschl. der Tuberkulide (»Tuberculoderma«). Als **T. c. (acuta) miliaris** (generalisata s. disseminata) die Miliar-Tbk der Haut, mit makulös-papulösen, z. T. hämorrhag. oder zentral ulzerierten Effloreszenzen in dichter Aussaat; Folge hämatogener Frühgeneralisation, oft nach schweren Allg.-erkr. (z. B. Masern); evtl. – beim Säugling, Kleinkind – als Lichen scrofulosorum (= T. c. mil. papulosa lichenoides). – **T. (c.) colliquativa** die schmerzlose, progred., knot. Tbk der Subkutis, primär oder durch Kontaktausbreitung; erweichend, ulzerierend, narbig heilend; Vork. als Skrofuloderm, **T. subcutanea fistulosa** (großknotig, tief eingezogene Narben, evtl. Elephantiasis), **T. c. fungosa Riehl*** (mittl. bis große Knoten, nach Perforation bzw. Exulzeration papillomatöse Wucherung; evtl. Übergang in andere tumorart. Formen). – **T. c. indurativa**: ↑ Erythema induratum BAZIN. – **T. (c.) lichenoides**: das »lichenoide« oder »mikropapulöse Tuberkulid oder Tuberkuloderm« (↑ Lichen scrofulosorum). – **T. (c.) luposa**: ↑ Lupus vulgaris. – **T. c. nodularis Pautrier***: papulonekrot. ↑ Tuberkulid. – **T. (c.) serpiginosa ulcerativa Hyde***: seltene Form der T. fungosa serpiginosa bei Jugendl.; mit bes. langdauernder Ulzeration, mäßig. Randinfiltrat, papillomatösen Wucherungen. – Als **T. (c.) verrucosa** die »warzige« Form, mit peripherer Ausbreitung, oft bei narb. Abheilung des Zentrums; i. e. S. das meist einherd. »Leichentuberkel« als Folge berufsbedingter Superinfektion: chron., knotig-protuberierendes, hyperkeratot. Infiltrat mit düsterem Hof, bei seitl. Druck gelbl. Sekret entleerend; Papillomatose mit epidermalen Pseudoabszessen u. unspezif., bakterienarmem Koriuminfiltrat. – Als **T. fungosa serpiginosa Jadassohn***: eine subchron. Inokulations-Tbk an Unterarmen u. Händen bei alten, rel. anerg. Menschen: ulzeriertes Infiltrat mit papillomatösen Wucherungen u. atroph.-fleck. Zentrum, rotem Entzündungshof u. düsterotem Randwall, »gestrickte« Narben. – Als **T. (c.) papillomatosa** eine geschwürig-wuchernde, der T. fungosa nahestehende (= **T. p. cutis Hyde***), wie sie sehr selten auch an der Zunge vorkommt (= **T. p. hypertrophica Jeanselme*-Burnier***).

tuberculosus: (lat.) ↑ tuberkulös.

Tuberculum: 1) *path, derm* »Knötchen« (bis linsengroßes Granulom; vgl. Tuber, Papula), z. B. **T. anatomicum s. necrogenicum** (»Leichentuberkel«, ↑ Tuberculosis cutis verrucosa), **T. sebaceum** (= Milium), **T. arthriticum** (= Tophus). – 2) *anat* Höckerchen; z. B. (*PNA*) **T. adductorium femoris** (oberhalb des med. Epikondylus; Ansatzort der Adductor-magnus-Sehne), **T. anterius** (der Muskelansatzhöcker ventral an den Querfortsätzen C 2-7), **T. ant. atlantis** (median an der Ventralseite des vorder. Atlasbogens, gegenüber der Fovea dentis), **T. auriculae** (der – inkonstante – ↑ DARWIN* Höcker), **T. caroticum** (das bes. stark entwickelte T. ant. am Querfortsatz des 6. HW), **T. corniculatum** (das untere der Schleimhauthöckerchen bds. an der Epiglottisbasis, hervorgerufen durch SANTORINI* Knorpel, Petiolus epiglottidis u. Lig. thyreoepiglotticum), **T. costae** (kleiner »Rippenhöcker« außen an Grenze zwischen Rippenhals u. Rippenkörper; mit Gelenkfläche für die Articulatio costotransversaria; als **T. c. secundae** die Tuberositas musculi serrati anterioris **T. cuneiforme** (der obere der 2 Schleimhauthöckerchen bds. an der Epiglottisbasis in der Plica aryepiglottica, hervorgerufen durch den WRISBERG* Knorpel bzw. durch kleine Drüsen), **T. epiglotticum** (median-unpaares Schleimhauthöckerchen an der Vorderwand des Vestibulum laryngis [Rückseite des Epiglottisstiels], hervorgerufen durch den Petiolus), **T. infraglenoidale** (am unt. Pol der Schulterpfanne; Urspr. des langen Trizepskopfes), **T. intercondylare** (auf der Gelenkfläche des Tibiakopfes lat. bzw. medial der Eminentia intercondyl.), **T. intervenosum** (im re. Herzvorhof der Wulst zwischen den Einmündungen der bd. Hohlvenen; in der Fetalperiode rel. stark ausgeprägt), **T. majus** (am Humerus der jenseits des Collum anatomicum nach lat. u. hinten ausladende, zum T. minus etwa im re. Winkel stehende »große Oberarmhöcker«; Ansatz für Mm. supra- u. infraspinatus, teres minor), **T. minus** (am Humerus der jenseits des Collum humeri nach vorn gerichtete »kleine Oberarmhöcker«, vom T. majus durch den Sulcus intertubercul. getrennt; Ansatz für M. subscapularis), **T. musculi scaleni ant.** (konkavseitig auf der 1. Rippe nahe Korpusmitte; Ansatz für den vord. M. scalenus), **T. nuclei cuneati** (längl. Vorwölbung der Medulla oblong. am oberen Ende des Fascic. cuneatus, seitl. des T. nucl. gracilis), **T. nuclei gracilis** (Clava *BNA*; Vorwölbung der Medulla oblong. bds. des Sulcus medianus post., medial des T. nucl. cuneati), **T. obturatorium ant.** (ventral des Sulcus obturatorius; inkonstant ein **T. o. post.** dors. des Kanals), **T. olfactorium** (1) ↑ Bulbus olfactorius. – 2) die bei Makrosmaten als rundl. Höcker ausgebildete Area olfactoria), **T. ossis scaphoidei** (volar unter der Sehne des M. flexor carpi rad. im prox. Teil der Eminentia carpi rad.; sogen. »Schnabel« der prox. Handwurzel), **T. ossis trapezii** (auf der Volarseite, breit, oft hakenförmig, als radialseit. Gegenstück zum Hamulus; Teil der Eminentia carpi rad.; Ansatz des Lig. carpi transversum u. der Mm. opponens u. flexor pollicis brevis [Caput superf.]), **T. pharyngeum** (an der Unterseite der Pars basil. des Hinterhauptbeins; Ansatz für Raphe pharyngis u. Lig. longitud. ant.), **T. posterius atlantis** (der rudimentäre Dornfortsatz am hint. Atlasbogen), **T. post. vertebrarum cervicalium** (der Muskelansatzhöcker am hint. Ende der Querfortsätze C 2–7), **T. pubicum** (am oberen Schambeinrand bds. der Symphyse, in Fortsetzung der Crista obturatoria; Ansatz des Leistenbandes), **T. sellae turcicae** (der die Hypophysengrube rostral begrenzende quergestellte »Sattelknopf« am Sellaboden hinter dem Sulcus chiasmatis), **T. supraglenoidale** (am oberen Pol der Schultergelenkpfanne; Urspr. des Caput longum des Bizeps). – Ferner das **T. rhombicum medianum glossae** als persistierendes **T. impar** (medianer Teil der 3teil. embryonalen Zungenkörperanlage) in Form einer nicht oder nur flach erhabenen, rautenförm., rötl. Schleimhautstelle in Zungenmitte (am Übergang mittl./hint. Drittel); sogen. fetale Inklusion, evtl. Ausgangspunkt der Glossitis rhombica mediana (BROCQ-PAUTRIER).

Tuber|fraktur: *dent* Abbruch des Tuber maxillae, meist als Komplikation bei Extraktion des oberen Weisheitszahnes. – **T. gelenkwinkel,** BÖHLER* Winkel: *chir, röntg* auf der seitl. Fußwurzel-Aufnahme der nach hinten offene Winkel, den die bd. Geraden durch das hint. Ende des Talokalkanealgelenks einerseits u. durch den höchsten Punkt der vord. Fersenbeingelenkfläche bzw. den höchsten hint. Punkt des Tuber calcanei andererseits einschließen († Abb.). Normal etwa 30°, bei Fersenbein-Stauchungsbruch 30° bis neg.

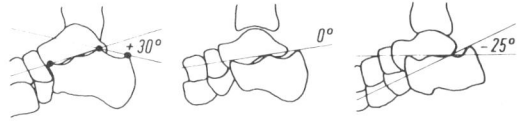

Tuberin: tryptophanreiches, biologisch hochwert. Globulin in der Kartoffel.

Tuberkel: 1) *anat* kleiner Höcker († Tuberculum). – 2) *path* das bei Granulomatosen verschiedenster Genese gebildete Knötchen; i. e. S. das – meist miliare – bei Tbk, aufgebaut aus einem exsudativen bis käs., Mykobaktn. enthaltenden, später verkalkenden Zentrum (bei schneller Verkäsung Bildungskern des T.; bei proliferierender Tbk sek. entstehend), einer Epitheloidzellenschicht (dazwischen – Retikulumfasern bildende – LANGHANS* Riesenzellen) u. einem äuß. Lympho-Plasmozytensaum (mit Fibroblasten); anfangs gefäßreich, bei Heilung gefäßarm, hyalin, mit fibröser Kapsel (»**enzystiertes T.**«).

Tuberkelbakterien: † Mycobacterium tuberculosis (i. w. S. auch Myc. avium u. bovis). – **T.-Anreicherung** (zur Erleichterung des mikroskop. Nachweises) durch Verflüssigung u. Homogenisierung des Probegutes mit säuren- u. laugenhalt. Präpn. (z. B. Antiformin, Kalilauge; BIEDERT* Verfahren), dann Zentrifugieren; evtl. anschließ. **T.-Kultivierung** (als Tbk-Nachweis u. zur Abgrenzung gegen säurefeste Kontaminanten) auf Spezialnährböden (im allg. mind. ein flüss. u. 2 feste Substrate pro Probe, z. B. Serum-Ei-Kartoffel-Glyzerin-Aminosäuren); die beschickten Röhrchen werden 6–8–12 Wo. bei 37° bebrütet. Ablesen (evtl. mit Lupe) wöchentlich zwecks baldestmögl. Erkennung (u. Beseitigung) schnellwachsender saprophyt. Mykobaktn. sowie verunreinigender Keime; gebr. Nährböden n. HERRMANN, DUBOS (mit Serumzusatz auch für Schnellkultur), LÖWENSTEIN-JENSEN, TARSHIS (Blut), HOHN, MIDDLEBROOK, LOCKEMANN (synthet.), PRYCE (Mikro-Schnellverfahren) u. a. – **T.-Nachweis** auch mikroskopisch (Färbung nach ZIEHL-NEHLSEN, TRUANT u. a.) u. durch Tierversuch (Meerschweinchen, Kaninchen, Küken etc.), wobei das verimpfte – speziell präparierte – Probegut zur Erkr. mit charakterist. (z. T. typenspezif.) makro- u. mikroskop. Veränderungen führt (oft letal). Weitere Typendifferenzierung anhand kulturmorphol. Merkmale sowie in spez. Testen (z. B. Niacin-Test n. KONNO, Nikotinamidase-, Niveau-Agar-Test). Serol. Nachweis von geringer Signifikanz.

Tuberkelbazillämie: Vorhandensein von Mykobaktn. im Blut nach (lympho-)hämatogener Streuung. I. w. S. die Streuung phagozytierter, aber noch nicht lysierter Erreger (samt Makrophagen) in den frühesten Infektionsphasen (vor Eintritt der Allergie), die zu »insensibler Generalisation« (LETTERER) u. örtl. Sensibilisierung führt (mit entspr. Reaktionen bei Re- u. Superinfektion).

Tuberkelbazillus: † Mycobacterium tuberculosis; s. a. Tuberkelbakterien....

Tuberkulid: (DARIER 1896) *derm* Sammelbegr. für das tbk., bakterienarme, symmetr. Exanthem nach hämatogener Streuung beim hypererg. Jugendl.; als Lichen scrophulosorum (= **lichenoides T.**), Erythema induratum (falls nicht Vaskulitis anderer Urs.), Tuberculide noire (DE GOUGEROT; Variante des papulösen, lichenoiden u. nodulären T. an den Beinen; schwärzlich durch massive kapilläre Nekrose); sowie – v. a. bei ♀ jungen Erwachsenen (postprim. Pubertätsgeneralisation?) – das **papulonekrot. T.** (Follikulitis) mit scharf begrenzten, hanfkorngroßen, bläulichroten, meist follikulär gebundenen, schubweise in unregelmäß. Verteilung an den Streckseiten der Extremitäten auftret. Papeln, die zentral pustulös ulzerieren (am U.schenkel evtl. großulzerös = Ulcus tuberculosum; auch als Tuberculide noire), evtl. mit schuppenart. Auflagerung (= **papulosquamöses T.**), abheilend mit varioliformen Närbchen. – Ferner als **rosazeaähnliches T.** die papulo-pustulöse Form der Rosazea mit tuberkuloider Fremdkörperreaktion (die weitgehend der lupoiden † Rosazea entspricht, von LEWANDOWSKY aber als T. aufgefaßt wurde).

Tuberkulin: (R. KOCH) die aus Mycobact.-tuberculosis-Kulturen auf flüss. Nährböden gewonnenen Flüssigkeiten, die die Stoffwechsel- u. Zerfallsprodukte u. Absonderungen der Baktn. enthalten; wirken als Haptene, die im spezifisch infizierten Körper charakterist. Reaktionen vom verzögerten Typ hervorrufen (nach i.c. Inj. örtl. Rötung u. Schwellung der Haut; vor Sensibilisierung nur allg. Fremdkörperreaktion). Anw. zur Tbk-Diagnostik (ursprüngl. als Therapeutikum gedacht; in der französ. Homöopathie als Nosode gebr.), u. zwar als Alt-T. u. als gereinigtes

Tuberkulinallergie

T. (standardisiert in I.E.; KOCH* Alt-T. z. B. als *WHO*-Standard mit 1 I.E./0,011111 µl). Spez. Formen z. B. das **T. Klebs*** mit den Komponenten Tuberculocidin (albumosefrei), Antiphthisin (= Sozalbumin; Kultur-Extrakt mit 0,5% Kresol) u. Selenin, das **gereinigte T.** (Tuberculinum purum, Endotin), aus Kulturfiltraten durch fraktionierte Fällung gewonnen u. durch Ultrafiltration weitestgehend von Albumosen als Ballaststoffen u. Auslösern falsch-pos. Reaktionen befreit (»Proteinfraktion des Alt-T.«; im Handel mit Bez. GT, PPD u. PPD-S).

Tuberkulin|allergie: die 4–6 Wo. nach Tbk-Infektion als Folge der Sensibilisierung gegen die Tuberkuloproteine der Erreger »verzögert« eintretende Allergie gegen Tuberkulin (mit Bildung zellgebundener AK bei Anwesenheit toter oder lebender, evtl. persistierender Baktn.). Ist aufgrund der insensiblen Generalisation eine allgemeine; bewirkt die typ. Gewebsdestruktionen u. die Prozeßabgrenzung: Entwicklung des unspezif. Geschehens zum spezifischen, Epitheloidzellbildung, erhöhte Resistenz (Makrophagen zur Bakterizidie fähig), veränderte Abwehr bei Re- u. Superinfektion. – s. a. T.-Reaktion. – **T.arthritis**: Exazerbation oder Rezidiv eines entzündl. Gelenkprozesses nach T.-Applikation; Analogon der postvakzinalen Gelenkreaktion.

Tuberkulin|-Diagnostik: Nachweis der T.allergie u. damit eines noch bestehenden bzw. durchgemachten (u. infolge Erregerpersistenz noch Allergie-wirksamen) tbk. Prozesses anhand einer typ. örtl. Reaktion auf T.applikation (↑ T.reaktion), meist als Kutantest (z. B. nach ↑ PIRQUET, MORO, HAMBURGER, MENDEL-MANTOUX, als BCG-, Disk-tine-Test, T.-Pflasterprobe). – **T.kataster**: Sammlung der Ergebnisse der T.-Proben bei Untersuchung einer Gesamtpopulation oder größerer Bevölkerungsteile zur Feststellung der spezif. Durchseuchung. – I. w. S. auch der Individualkataster als Voraussetzung für die Indikation zur Tbk-Schutzimpfung. – **T.konversion**: Umschlagen der Reaktion »T.-unempfindlich« in »T.-empfindlich«, als Hinweis auf z. B. ablaufende bzw. abgelaufene Entzündung; s. a. Konvertor. – **T.nadel**: Quaddelnadel.

Tuberkulin|-Pflasterprobe (Hamburger*): zur Tbk-Diagnostik (mit bis 98% Sicherheit bei Kindern unter 12 J.) Aufkleben eines kleinen Heftpflästerstücks mit stecknadelkopfgroßem T.salbenstück (ca. 10 mg = 1 I.E.) auf die Haut infraklavikulär, suprasternal oder interskapulär für 48 Std.; bei pos. Reaktion nach 72 Std. viele, deutlich erhabene u. gerötete Knötchen. – **T.-Reaktion**: *allerg, serol* die hypererg. Reaktion auf T. (s. a. T.allergie); i. e. S. die 48–72 Std. nach Applikation auf die Haut (s. a. T.-Diagnostik) beim Tbk-Kranken, Tbk-Kontaminierten u. BCG-Geimpften als Reaktion vom Spättyp auftretende örtl. Infiltratbildung (mind. 6 mm ⌀) mit Entzündung, Blasenbildung oder Nekrose; evtl. begleitet von einer Allg.- (Fieber, Krankheitsgefühl) u./oder Herdreaktion (Aktivierung eines spezif. Prozesses). Ausbleiben bis zum 4. Tag (evtl. »Spätreaktion« erst am 19.–56. Tag) z. B. bei – passagerer – Anergie durch Masern, Pertussis etc., schwerer Allg.erkr. (mit Kachexie; selten auch bei schwerer Tbk) sowie nach biol. Heilung einer Tbk (d. h. nach Schwinden der an die Erregerpersistenz gebundenen Allergie). – **T.typ**: *allerg* ↑ Spättyp.

Tuberkulo...: Wortteil »Tuberkel«, »Tuberkulose« (s. a. Phthisio...). – **T.derm, Tuberculoderm(i)a**: Sammelbegr. für alle Formen der Haut-Tbk (s. a. Tuberculosis cutis).

tuberkulös, tbk: die Tbk betreffend, durch Tbk-Baktn. bedingt, mit Tuberkelbildung einhergehend, an Tbk erkrankt; z. B. **t. Primärsyndrom** (= Primär-Tbk; s. a. Tuberculosis).

tuberkuloid: tuberkel- bzw. tuberkuloseartig.

Tuberkulom, Tuberculoma: *path* tumorförm., spezif. Herd bei Tbk, insbes. der schichtweise aufgebaute, rundl. in der Lunge (oft mit verkästem, evtl. verkalkendem Kern), unterschieden als Granulo- (überwiegend Granulationsgewebe) u. Fibro-T. (wenig Tuberkel, reichlich fibröses Bindegewebe u. – z. B. im Respirationstrakt – gewucherte Drüsen). – Als Sonderform das **embol. T.** der Haut (als Komplikation einer schweren Lungen-Tbk): veilchenfarbene, harte, schmerzhafte Knötchen an den Fingerenden, geschwürig zerfallend, trübe Flüssigkeit (mit zahlreichen Erregern!) sezernierend.

Tuberkulo|proteine: spezif. Pr. in den Tbk-Baktn. (u. im Tuberkulin); bewirken Sensibilisierung des Wirtsorganismus u. (Tuberkulin-)Allergie. – **T.saccharide**: aus Mycobact. tuberculosis isolierte Polysaccharide: Mannose, d-Arabinose, Galaktose, Glukose u. Glukosamin. Bewirken Exsudation mononukleärer Makrophagen (Vorstufen der Epitheloidzellen) u. Ausschwemmung von Granulozyten aus dem Mark.

Tuberkulose: s. u. Tuberculosis. – **T.bakterien**: ↑ Mycobact. tuberculosis (i. w. S. auch ↑ Mycobact. avium u. bovis. – **T.-Ballungsreaktion**: *serol* Kombin. der Syphilis-Ballungsreaktion n. MÜLLER u. der MEINICKE* Reaktion unter Verw. des Tbk-Antigens n. WITEBSKY, KLINGENSTEIN u. KUHN. Bei akt. Tbk in 65–95% pos. (deutl. Ballung in den Hauptversuchsröhrchen), bei inakt. meist neg.; max. 8% falschpos. Ergebnisse. – **T.-Coombs* Test**: s. u. JONES*-HINSON*. – **T.disposition**: die angeb. konstitutionellen Faktoren des STILLER* Habitus, die eine Tbk-Erkr. begünstigen sollen. Nach neuerer Erkenntnis weit weniger von Bedeutung als die Milieufaktoren wie Mangel- u. Fehlernährungsschäden, psych. u. phys. Alterationen (insbes. durch andere Erkrn., v. a. Stoffwechsel- u. Infektionskrankhn.), Expositionsmöglichkeit (v. a. massive Infektion mit hochvirulenten Keimen in hoher Zahl).

Tuberkulose|-KBR: *serol* KBR in Blut u. Liquor unter Verw. des AG von BESREDKA oder CRAIG oder des AG »Essen«; Ansatz wie WaR, mit vorgeschalteter Komplement- u. Ambozeptor-Auswertung. Treffsicherheit u. Aktivitätsanzeige begrenzt. – **T.kreuz**: sogen. Lothringer Kreuz (mit 2 Querbalken) in roter Farbe; seit 1902 Wahrzeichen der internat. Tbk-Bekämpfung. – **T.maske**: (SOKOLOWSKI) Krankhtn., die durch ihre Sympte. eine Tbk verschleiern (»larvierte Tbk«); v. a. fieberhafte Zustände, Herz-, Magen-Darm-, Galle-, rheumat. Erkrn., Hyperthyreose, Raucherkatarrh etc. – **T.proben**: *serol* s. u. T.diagnostik, -reaktion; ferner serodiagnost. Verfahren wie MIDDLEBROOK*, Tbk-Ballungs-, Tbk-Komplementbindungsreaktion. – **T.prophylaxe**: Chemoprophylaxe der Tbk mit Tuberkulostatika (v. a. IHN); als **prim. T.pr.** bei Tuberkulin-neg. Personen; als **sek. T.pr.** zur Verhinderung von Komplikationen (Dissemination) der Primärperiode bei Konvertoren oder aber einer phthis. Entwicklung bei Tuberkulin-pos., augenscheinlich gesunden Populationen u. bei zeitlich Gefährdeten (während Steroid-Therapie, Op., Schwangerschaft, bei Diabetes etc.).

Tuberkulosepsis: ↑ Sepsis tuberculosa acutissima.

Tuberkulose|-Schema, -Stadien: ↑ RANKE*, GEBHARDT*-TURBAN* Stadien, s. a. Tuberculosis. – **T.-Schutzimpfung**: akt. Immunisierung mit Lebendimpfstoff (s. a. BCG-Impfung; neuerdings auch Mycobact. microti). Applikation streng i.c. an Oberarm oder -schenkel (0,1 ml des vorschriftsmäßig aufgelösten Trockenimpfstoffes); in manchen Ländern peroral. Im allg. nur bei Säuglingen bis zur 6. Wo. u. bei gefährdeten Tuberkulin-neg. Personen. Bietet Superinfektionsschutz u. trägt entscheidend zur Verhütung generalisierter Tbk-Formen bei.

Tuberkulosilikose: ↑ Silikotuberkulose.

Tuberkulosoid: (NEISSER 1910) klin Zustand mit Lungen-Tbk-verdächt. Erscheinungen (starke Tuberkulin-Reaktion, subfebrile Temp., verschlechterter AZ u. a.), aber noch ohne Aktivitätszeichen. Nach GERHARTZ (1934) unterschieden als tbk. Rheumatoid (PONCET* Rheuma), tbk. Polyserositis, tbk. Lebersklerose u. BANTI* Syndrom, Lungen-T., Tbk-bedingte MENIÈRE* Krankh., Augen-Tbk., T. des NS.

Tuberkulo|statika: auf Tbk-Baktn. bakteriostatisch u./oder bakterizid wirkende Chemotherapeutika; zwecks erhöhter Wirksamkeit u. zur Verhütung frühzeitiger Resistenzentwicklung meist kombiniert angew. (bei akt. Tbk 3-, danach 2fach); v. a. Ipro-, Iso-, Glyco- u. Pasiniazid, Rifampicin, Ethambutol, p-Aminosalizylsäure, Protion- u. Pyrazinamid, Capreomycin, Cycloserin, Kana-, Vio- u. Streptomycin. – **T.stearinsäure**: verzweigtkett. C_{19}-Fettsäure in den Lipiden von Tbk-Baktn. – **t.zid**: Tbk-Baktn. abtötend; s. a. T.statika.

Tuberkulum: ↑ Tuberculum. – **T.fraktur**: chir Absprengung oder Abriß des Tuberculum majus oder minus humeri; letztere häufiger isoliert.

tuberös, tuberosus: knotig, in Knotenform (über linsengroß; vgl. Tuber, Tuberculum).

Tuberositas: anat Knochenhöcker mit Rauhigkeit (s. a. Tuberculum, Impressio); z. B. (PNA) die **T. deltoidea** (lat.-dorsal in der oberen Hälfte des Humerusschaftes; Insertionsgebiet des M. deltoideus. Ein ebenfalls T. d. genannter höckr. Grat vorn am lat. Schlüsselbein ist Urspr. des Deltoideus), **T. glutea** (am prox. Femurschaft unterhalb des Trochanter major bis zur Linea aspera; Ansatzstelle des M. gluteus max.), **T. ilica** (hinter u. oberhalb der Facies auricul. des Hüftbeines; Ansatz der Ligg. sacroiliaca ventr.), **T. masseterica** (leistenartig an der Außenseite der Mandibula vor dem Kieferwinkel; Ansatz des M. masseter), **T. ossis cuboidei** (wulstförmig an der Plantarseite des Würfelbeins prox. der Sehnenrinne des Peroneus longus), **T. ossis metatarsalis V** (fibular-plantar an der Basis; Ansatz des M. peroneus brevis), **T. ossis metatarsalis I** (fibular-plantar an der Basis), **T. ossis navicularis** (medial-plantar an der Basis, ovalär, tastbar; Ansatz des M. tib. post.), **T. phalangis distalis** s. unguicularis (rauhe hufförm. knöcherne Verbreiterung volar an der Spitze der Finger- u. Zehenendphalangen; für die Anheftung der Tastballen), **T. radii** (= Tuberculum r. an der Fibularseite etwa 5 cm distal der Ellbogenachse, in eine Lücke der Membrana interossea hineinragend; Ansatzort der Bizepssehne), **T. sacralis** (an der Kreuzbeinrückseite zwischen Facies auricul. u. Crista sacr.; Ansatz der Ligg. sacroiliaca dors.), **T. tibiae** (als Apophyse am prox. Ende der vord. Schienbeinkante; Ansatz des Lig. patellae; s. a. OSGOOD*-SCHLATTER* Syndrom), **T. ulnae** PNA (unterh. des Proc. coronoideus; Ansatz des M. brach.).

tuberosus: (lat.) höckrig, ↑ tuberös.

Tuber|plastik: dent Rekonstruktion des – für den Sitz der OK-Prothese wicht. – Tuber maxillae durch Wulstbildung (V-Y-Methode) aus breitgestieltem Alveolarschleimhautlappen oder durch Eindrücken des Hamulus pterygoideus u. Kürzen der Lamina. – **T.sitz**: orthop am orthopäd. Apparat bzw. an der Prothese eine Ausladung der Abstützungsfläche bzw. des Prothesenköchers im Bereich des Tuber ossis ischii; zum Abfangen eines Teils der Körperlast.

tubo...: Wortteil »Eileiter« (Tuba ovarica) bzw. »Ohrtrompete« (Tuba auditiva).

Tubo|curarin: natürl. Hauptalkaloid (bisquart. Isochinolin-Derivat) im – von den Indianern in Bambus-»Röhren« aufbewahrten – **T.curare** (aus Menispermaceae-Arten, v. a. Chondodendron); Anw. bes. des D-T.curarindichlorid als Muskelrelaxans; s. a. Dimethyltubocurarinchlorid.

Tub(o)ovarial|abszeß: gyn: kombin. Eierstock-Eileiter-Abszeß, ausgehend von eitr. Ovarialherd oder Pyosalpinx, die das – adhärente – Nachbarorgan einbeziehen (schließlich mit Einschmelzung der Trennwand). – **T.tumor**: der – meist entzündl. – Adnextumor im Eileiter-Eierstock-Bereich. – **T.zyste**: zyst. Hohlraum aus kommunizierender Ovarialzyste u. Saktosalpinx. Oft Spätfolge einer chronifizierten Adnexitis (dann mit mehr oder minder klarem, u. U. hämorrhag. Inhalt).

Tub(o)ovariitis: Entzündung von Eierstock u. Eileiter (s. a. Adnexitis). – **T.ovariotomie**: Teilentfernung von Eierstock u. Eileiter.

Tubo|rrhö: otol Sekretion aus der Ohrtrompete. – **T.tympanitis**: Otitis media mit begleitender Entzündung der Ohrtrompete (Tuba auditiva).

tubulär: 1) tubulös: röhren-, schlauchförmig; z. B. t. ↑ Drüse, t. Säge (↑ Trephine). – 2) die (Nieren-) Tubuli betreffend, durch sie bedingt; z. B. t. ↑ **Azidose** (s. a. tub. Syndrome), t. ↑ **Reflux** (= pyelotubulärer), **t. Sekretion, t. Transport** (s. u. Tubulus-Funktionen; s. a. Transportmaximum). – **t. Insuffizienz**: urol (VOLHARD 1931) die vorw. durch Alteration des prox. Tubulus bedingten Nierenfunktionsstörungen unterschiedl. Ätiogenese, meist mit Polyurie einhergehend. Akut bei Hypoxie (z. B. Crushniere) u. Intoxikation (z. B. Hämolyseniere), chron. im Rahmen der ↑ t. Syndrome (selektiv best. Substanzen[gruppen] betreffend). – **t. Rückresorption**: die in den Nierentubuli aktiv, zum geringeren Teil auch per Diffusion (»non-ionic diffusion«) erfolgende R. von Substanzen aus dem Primärharn (s. a. Gegenstromsystem, Tubulusfunktion). R.rate für die einzelnen Substanzen (v. a. mineral. Ionen u. Wasser) von zahlreichen Faktoren, insbes. hormonal beeinflußt; beträgt normal für Glukose u. manche Aminosäuren 100, Harnsäure 90, Harnstoff 50, Bikarbonat 15%. Partieller Ausfall führt zu charakterist. ↑ tub. Syndromen (s. a. »Tubu-

tubuläre Syndrome

lus-Funktionen«; Abb.), medikamentöse Hemmung bewirkt Diuresesteigerung (↑ Saluretika, Diuretika).

tubuläre Syndrome, Tubulopathie-Sy.: morphol. u. pathogenetisch uneinheitl. – oft von Störungen der renalen Hämodynamik u. der Glomerulusfunktion begleitete – Krankheitsbilder aufgrund von Defekten einzelner oder mehrerer Tubulusfunktionen (↑ Schema). Nach Ätiogenese unterschieden als **extrarenal** (z. B. Hyperaldosteronismus, hypophysär-dienzephale Erkrkn.) u. als **renal** (funktionell oder organisch), u. zwar hereditär-angeb. oder erworben (z. B. renaler Diabetes bzw. vaskuläre u. hypokaliäm. Nephropathie, Sublimatniere, chron. Pyelonephritis); ferner nach der Lokalisation als **1) prox.-tub. Insuffizienz** (im prox. Konvolut bzw. Hauptstück des Nephron), z. B. renale Glukosurie, spezif. u. generalisierte Aminoazidurien, Ausscheidungsstörungen für Phosphat u. a. Substanzen (z. B. – als »komplexes t. S.« – das ↑ DEBRÉ*-DE TONI*-FANCONI* Sy. mit u. ohne Zystinose, das LOWE* Sy.) sowie weitere fam. Hyperaminoazidurien (»Sy«), differenzierbar als a) »Überlauf-H.« (bei best. Leberkrankhn., als Ahornsirupkrankh., Phenylketonurie), b) »H. ohne Ausscheidungsschwelle« (z. B. Sukzinylargininurie), c) »renale H.« (z. B. Zystinurie, Hartnup-Krankh., Glyzinurie, symptomat. DEBRÉ*-DE TONI* Sy. nach Blei- oder Malatvergiftung, Glukosurie mit Aminoazidurie,

phosphatdiabetes LIÈVRE, fam. Rachitis bei Amindiabetes, WILSON* Krankh., LOWE* Syndrom, Pseudohypoparathyreoidismus); **2)** als **dist.-tub. Insuffizienz**, d. s. fam. oder erworb. renaler Diabetes insipidus, die tub. Azidosen (v. a. LIGHTWOOD*-BUTLER*-ALBRIGHT* Sy. [»hypochloräm. Az. mit Nephrokalzinose u. Skelettveränderungen«], BOYD*-STEARNS* Sy. [»hypochloräm. Azidose mit Rachitis«]), salzverlierende Nephritis; ferner Formen mit vermehrter oder vermind. Rückresorption von Na, Cl u./oder Wasser (K-Ausscheidung evtl. mitbetroffen), z. B. bei Ödemen, Hyperaldosteronismus, best. chron. Nephritiden, Pseudodiabetes insipidus, sowie solche, bei denen die Rückresorption von HCO_3^- u. K positiv oder neg. gestört u. die NH_3-Ausscheidung anomal ist (z. B. kaliumverlierende Nephritis, Hyperaldosteronismus).

tubularis: (lat.) ↑ tubulär. – **Tubuli**: *anat* Röhrchen, Kanälchen (s. u. Tubulus). – **Tubulisation**: *neurochir* (FORAMITTI) zirkuläre Einscheidung einer Nervenanastomose mit homologem oder alloplast. Material zur Verhütung des Einwachsens von Bindegewebe aus der Nachbarschaft. – Auch inkorrekte Bez. für o. a. Maßnahmen unter Verzicht auf eine Anastomosennaht. – **tubulös**: tubulär (1).

Tubulo...: Wortteil »Tubulus« (s. a. Tubulus...), ↑ tubulär; z. B. **T.pathie** (↑ tubuläre Syndrome),

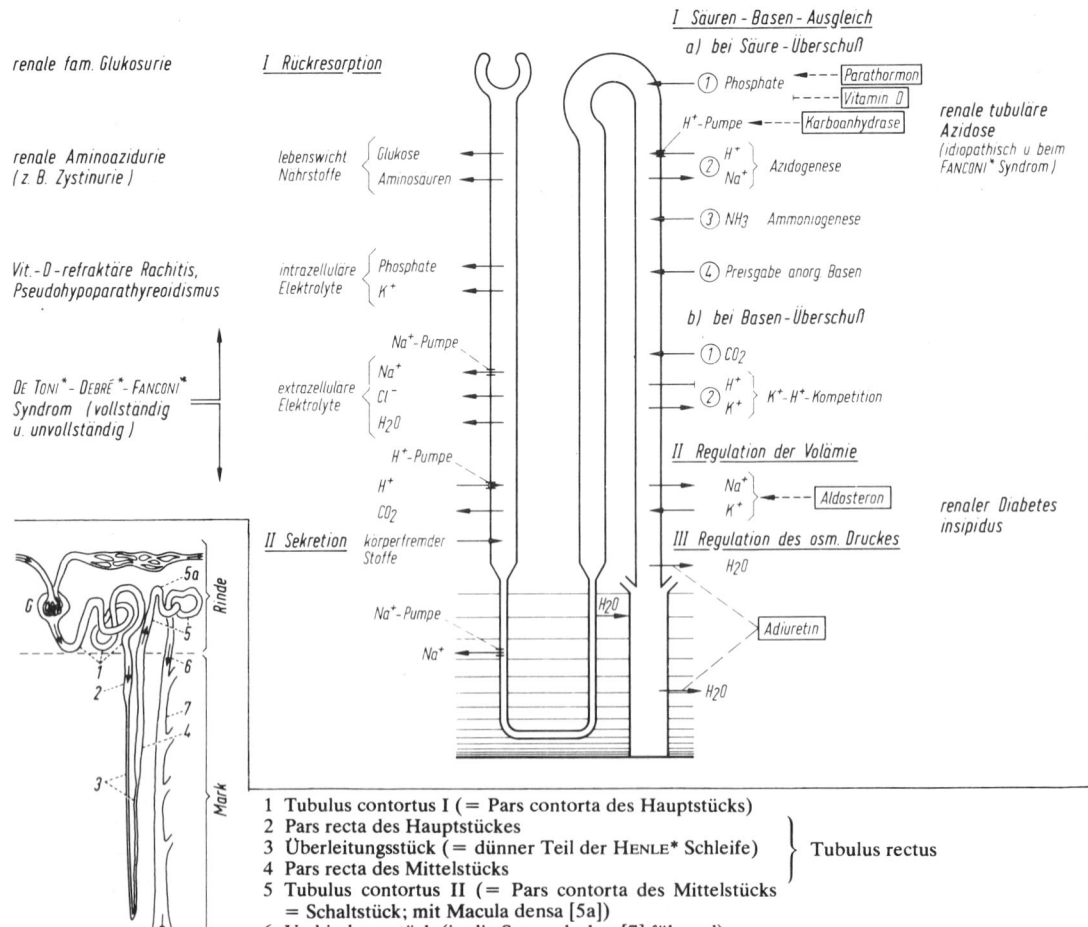

T.rrhexis (Rißläsion der Basalmembran der Tubulusepithelien der Niere, z. B. bei Chromoprotein-, Schockniere), **t.vaskuläres Syndrom** (↑ Crush-Syndrom).

Tubulus: (lat.) *anat* Röhrchen, kleiner Kanal (s. a. Canaliculus, Ductus); z. B. **Tubuli mitochondriales** (s. u. Mitochondrium), **Tt. ossei** (die vom Mark ausgefüllten Hohlräume der Knochenspongiosa). – **Tt. renales** *PNA*, die Nierenkanälchen (i. w. S. samt zugehör. Sammelrohren = **Tt. colligentes**, s. a. Abb.). Von den gewundenen Abschnitten (= **Tt. contorti**) gehören die I. Ordng. zum sogen. Hauptstück des Nephron, sind mit einschicht. kub. bis zylindr. Epithel ausgekleidet (mit Mikrovilli u. basaler mitochondrialer Stäbchenstruktur) u. bewältigen den Großteil der akt. Sekretions- u. Rückresorptionsprozesse (s. a. T.funktion); die kürzer gewundenen T. cont. II (»Schaltstücke«) rechnen zum sogen. Mittelstück, haben helles, kub. Epithel (u. als Kontaktpunkt zum Glomerulus die Macula densa), dienen v. a. der Wasser-Rückresorption u. gehen im »Verbindungsstück« in die Sammelrohre über. Gerade Abschnitte (= **Tt. recti**) sind der dist., an den T. cont. I anschließ. Teil des – zur HENLE* Schleife gehörenden – Hauptstückes sowie das auf deren dünnen Teil folgende Mittelstück (vor dem T. cont. II); im dünnen Teil mit endothelartig niedr., im dicken mit kub., azidophilem Epithel. – **Tt. seminiferi** *PNA*: die Samenkanälchen des Hodens; als **Tt. contorti** die die Lobuli bildenden Abschnitte, als **Tt. recti**, die diese in das hiläre Rete testis überleitenden Endstücke. Bei Dysgenesie ↑ Pseudo-KLINEFELTER-Syndrom.

Tubulus|blocker: s. u. Diuretika, Karboanhydrase-Hemmer. – **T.diarrhö:** ↑ Diarrhoea tubularis. – **T.funktionen:** der vom T.apparat der Nieren (↑ Tubuli renales) im Dienste der Regulation des Säuren-Basen-Haushaltes (s. a. dort. Schema) u. des osmot. Druckes, der Elimination ausscheidungspflichtiger Substanzen u. der Bewahrung lebenswichtiger Stoffe zu vollbringende komplexe Stofftransport. Als akt. Leistung (»**T.arbeit**«) 1) im Tubulus contortus I die (↑ »tubuläre«) Rückresorption von Na$^+$ (u. U. auch im Tub. rectus), K$^+$, Sulfat- u. Phosphat-Ionen, Aminosäuren u. Glukose, Elimination von H$^+$ u. körperfremden Substanzen, 2) in der HENLE* Schleife die sogen. ↑ Natriumpumpe, 3) im Mittelstück Resorption von Na$^+$, Ca^{2+} u. Mg^{2+} (ersteres auch im Überleitungsstück), Elimination von H$^+$, K$^+$, Phosphat u. NH$_3$, 4) in den Sammelrohren Resorption von Na$^+$, Elimination von H$^+$, evtl. K$^+$; als pass. Leistung (in obiger Folge) 1) HCO$_3^-$-, Cl$^-$-, H$_2$O- (s. a. Wasserrückresorption) u. Harnstoff-Resorption, NH$_3$-Sekretion, 2) H$_2$O-Resorption (im aufsteig. Schenkel auch Elimination?), 3) Cl$^-$-, H$_2$O-, Harnstoff-Resorption, NH$_3$-Elimination; ↑ Schema, s.a. Abb. »Gegenstromsystem«.

Tubulus|nekrose (akute): s. u. Nierennekrose. – **T.-nephrose**, Lower nephron nephrosis; die als Folge der Ablagerung best. Substanzen in den T.epithelien oder nach Hypoxie einsetzende – primär degenerat. – »akute tubuläre Nephrose« (mit Nekrotisierung u. Desquamation der Epithelien, Aufquellung der Basalmembran, Zylindern etc.), unterschieden als Kalk-, Sulfonamid-, Pigment-, elektrolyt. Nephrose, Hämo-, Myo-, Proteolyse- (Crush-, Chromoprotein-) u. Schockniere, Nephrosis sine nephrosi. Ferner die mehr chron. Lipoid-, Glykogennephrose (bei Diabetes mellitus), Plasmozytom-, Zuckerspeicherniere (z. B. nach übermäß. Dextran-Infusion). – **T.-Typ:** *zytol* s. u. Mitochondrium.

Tubus: (lat.) Röhre; 1) *medizin* starres, steifes, halbsteifes, versteiftes oder vollelast. Rohr (Metall, Gummi, Plastik), armiert mit aufblas- oder -füllbarer Manschette; z. B. als Tracheal-, Dränage- (s. a. PAUL*-MIXTER* Rohr), Pharyngeal-T. (n. GUEDEL, MAYO; Doppel-T. n. SAFAR); i. e. S. das Intubationsrohr (Endo-, Nasotrachealtubus); i. w. S. (v. a. im engl. Sprachbereich) auch Magen- u. Darmsonden. – 2) *anat, embryol* röhrenförm. Hohlorgan (↑ Tuba, Tuben...) – 3) *röntg* **T.blende:** Hohlkegel (mit runder oder viereck. Öffnung) aus strahlenabsorbierendem Material zur Feldbegrenzung (s. a. Zieltubus) u. Kompression bei Diagnostik (z. B. ALBERS=SCHÖNBERG* Blende; heute fast nur noch für Ohr- u. Zahnaufnahmen) u. Ther. (am Körperhöhlenrohr mit zusätzl. Dosisverteilungseffekt aufgrund spez. Formgebung). – 4) *opt* an opt. Geräten (z. B. Mikroskop) das Fassungsrohr für die Linsen(systeme).

Tuch|klemme: *chir* stark abgebogene scharfe Klemme zur Befestigung der Op.tücher bei Abgrenzung des Op.feldes; z. B. n. BACKHAUS, COLLIN, KOCHER, LANE (Branchen gefenstert), MOYNIHAN (kurz, zweizinkig); auch antimagnet. Ausführungen. – **T.verband:** *chir* Behelfsverband mit rechteck. (z. B. ↑ Handtuchverband) oder mit Dreieckstuch, z. B. als Mitella, Funda (u. a. F. oculi mit »T.krawatte« schräg zirkulär über homolat. Joch- u. kontralat. Scheitelbein), Brust-T.v. (z. B. komprimierendes Suspensorium für die Mamma), kleiner oder großer Kopf-T.v. (für behaarten Kopf; Tuchbasis an der Stirn, Zipfel oberhalb Ohren um den Kopf), als Hüft- u. Bauchwickel.

Tucker* Dilatationssonde (GABRIEL T., geb. 1880, Laryngologe, Philadelphia): wurstförm. Gummibougies (versch. Stärke, mit endständ. Fäden) zur allmähl. Aufdehnung der narb. Ösophagusstenose; einzulegen mit Hilfe filiformer Bougies (Prinzip der Bougierung mit Faden ohne Ende; durch Gastrostoma ausgeleitet).

Tübinger (Wein-)Herz: im schwäb. Obst- u. Weinanbaugebiet gehäuft vork. Herzhypertrophie infolge chron. überreichl. Flüssigkeitszufuhr (Most) bei schwerer körperl. Arbeit; vgl. Münchner Bierherz, Trinkerherz.

Tüpfelnägel Onychia punctata: *derm* einzelne oder gruppierte, bis stecknadelkopfgroße, wie gepunzte Grübchen in der Nagelplatte; idiopath., bei Ekzem, Alopecia areata, Psoriasis.

Tüpfelung: *histol* Auftreten grober Granula im Zytoplasma v. a. von Erythrozyten (z. B. SCHÜFFNER*, ZIEMANN* T.); »**Tüpfelzellen**« i. e. S. sind Ery mit basophilen Granula, die in allg. eine path. regenerative KM-Reaktion anzeigen, v. a. bei tox. Anämien (als »GRAWITZ* Granula« für die Bleivergiftung fast pathognomon.; als beweisend gelten 500 oder mehr auf 1 Mio Ery); meist begleitet von Polychromasie, Aniso- u. Poikilozytose.

Türck* (LUDWIG T., 1810–1868, Neuro- u. Laryngologe, Wien) **Degeneration:** *path* sek. Parenchymdegeneration der RM-Bahnen. – **T.* Säule:** *anat* ↑ Tractus corticospinalis ant. (»T.* dir. Pyramidaltrakt«). – **T.* Stellung:** *laryng* bei indir. Laryngoskopie Rückwärtsneigen des Kopfes, so daß vord.

Türflügelplastik

Kommissur u. laryngeale Epiglottisfläche für den stehenden (!) Untersucher besser sichtbar.

Türflügel|plastik: *chir* Lappenplastik, bei der ein flügelförmig umschnittener (»**T.schnitt**«) Haut- oder Faszienlappen (letzterer z. B. bei FROMME* Plastik) in ein entsprechend präpariertes Transplantatbett gekippt wird (bei Fernplastik nach Annäherung von Lappen u. dessen Bett).

Türk* Linie (S. T., schweizer. Ophthalmologe): feine, vertikale Linie (aus Lymphozyten, evtl. auch Präzipitaten u. Pigmentniederschlägen) an der Hornhauthinterfläche. In der Kindheit physiol. (u. nicht visusbeeinträchtigend; s. a. ARLT* Dreieck), später bei leichter Iritis. – s. a. **Stilling*-T.* Syndrom**.

Türk* (WILHELM T., 1871–1916, Internist, Wien) **Reagens**: *hämat* wäßr. Lsg. von Gentianaviolett u. Eisessig; für die Leukozyten-Zählung (zerstört Ery u. färbt Leuko). – **T.* Reizformen**: v. a. bei Virusinfekt auftret. »jugendl. lymphat. Plasmazellen« mit nierenförm. oder atypisch eingebuchtetem Kern. – **T.* Zählkammer**: Blutkörperchen-Z., unterteilt in 9 große Quadrate, von denen die 4 angulären in je 16 kleinere unterteilt sind, während das zentrale eine weitere Unterteilung dieser 16 Felder in jeweils 16 kleinere (mit je $1/400$ mm^3 Inhalt) aufweist.

Türkel*-Bethell* Kanüle: Trokar-armierte Knochenpunktionskanüle (für Biopsie, Infusion).

Türkensäbel|bein: die durch Periostose u. Epiphysenlösung charakteristisch verformte (LANNELONQUE*) Tibia bei Syphilis congenita tarda. – **T.-Syndrom**: *kard* ↑ Scimitar-Syndrom.

Türkensattel: *anat* ↑ Sella turcica.

Tuffier* (MARIN THEODORE T., 1857–1929, Chirurg, Paris) **Methode**: Spinalästhesie mit spez. Lumbalpunktionskanüle. – **T.* Operation**: 1) Apikolyse mit anschließ. Fettplombe. – 2) Arterienplastik mit Metallprothese. – **T.* Syndrom**: ↑ Enteroptose. – **T.* (-Hallion*) Test**: plethysmograph. Bestg. der kollat. Blutversorgung einer Extremität; z. B. galt ein Aneurysma in der Kniekehle als resezierbar, wenn der komprimierter Femoralis eine supramalleoläre Stauung die allmähl. Vol.zunahme des Fußes bewirkt u. diese nach Lösen der Femoraliskompression noch zunimmt.

Tularämie, Hasenpest, Lemming-Fieber, PARINAUD*, FRANCIS* Krkht.: nach dem kaliforn. Ort Tulare benannte akute Antropozoonose durch Francisella (= Pasteurella) tularensis; auf den Menschen von erkrankten freilebenden Nagetieren durch Bremsen u. Zecken (Chrysops, Dermacentor) übertragen oder durch Umgang mit dem Fleisch erkrankter Tiere direkt erworben. Klin.: nach Inkubationszeit von 24 Std. bis 3 Tg. hohes Fieber, Unwohlsein, Schüttelfröste, örtl. Ulzera (außer bei glandulärer Form), regionale Lymphadenitis; path.anat.: umschrieb. Nekroseherde, umgeben von Monozyten u. Fibroblasten u. – außen – Lymphozytensaum (z. B. **T.hepatitis** mit zentrilobulären käs. Nekrosen u. Granulomen). Verlaufsformen: 1) **ulzeroglanduläre** (häufigste): mit plötzl. Fieberanstieg beginnend, exulzerierende Papel an der Inokulationsstelle u. region., oft eitr. Lymphadenitis; 2) **okuloglanduläre**: konjunktivale Eintrittspforte (gelbl. Knötchen), Schwellung präaurikulärer u. zervikaler LK (»PARINAUD* Konjunktivitis«); 3) **glanduläre**: ohne sichtbare Eintrittspforte, d. h. ohne typ. Geschwürsbildung; 4) **typhöse** = **generalisierte** (v. a. bei Laborinfekt): schwerer Verlauf, oft Lungenherde, als – evtl. letale – Komplikationen Lungenabszesse, Mediastinitis, Meningitis; 5) **glandulo-pharyngeale**: v. a. beim Kind, mit Mundhöhlen-, Pharynxulzera, Schwellung der Kieferwinkel-LK. – Nachweis (AK-Nachweis) u. a. durch KBR etwa ab 3. oder 4. Wo. (Titer ab 1:4 gelten als pos.; meist weiterer Anstieg bei Kontrolle nach 14 Tg.; Titerabfall bereits nach mehreren Mon., im allg. schnell), Agglutinationstest (WIDAL-Technik), ↑ Tularin-Probe. Ther.: Antibiotika.

Tularin: Aufschwemmung abgetöteter Tulariämie-Erreger (= **Tularamin** n. FOSHAY; mit 10^8 Keimen/ml) bzw. der aus Erreger-Kulturen gewonnenen Endotoxine (Polysaccharide; n. DE LAVERGNE) für Intrakutantest (ab 6. Krankheitstag; evtl. für mehrere Mon. pos.; 48 Std. p. i. Papeln, später von Bläschen-Kranz umgeben).

Tullio* Reaktion (PIETRO T., Arzt, Korsika): (1925, 1935) *otol* nach Bogengangsfensterung bzw. bei Bogengangsfistel (u. U. aber auch beim Gesunden) durch best. Geräusche auslösbarer vestibulärer Kopf- u. Augennystagmus mit Schwindelgefühl.

Tulp* Klappe (NICOLAAS TULP[IUS], 1593–1674, Arzt u. Anatom, Amsterdam): ↑ Valva ileocaecalis.

Tulpenekzem: *derm* chron. Dermatose durch – berufl. – Kontakt mit Tulpenzwiebeln; als Allergie auf das in den Schalen enthaltene α-Methylen-γ-butyrolakton (?) oder durch tox.-irritative Einflüsse; v. a. an Fingerspitzen, sub- u. periungual, u. zwar erythemato-squamös, evtl. erosiv oder rhagadiform, später mit Eiterung, subungualen Granulomen, Hyperkeratose.

Tumbling: (engl. = Taumeln) luft- u. raumfahrtmedizin. Begr. für rasche Drehungen des menschl. Körpers um eine annähernd durch den Schwerpunkt verlaufende transversale oder sagittale Achse. Dabei können Zentrifugalkräfte (mit Beschleunigung v. a. in Richtung Kopf) krit. Störungen bewirken.

Tumefactio: (lat.) Anschwellung; s. a. Tumor. – **tumescens**: (lat.) anschwellend. – **Tumeszenz**: ↑ Intumeszenz. – **T.trieb**: mit Gefäßerweiterung u. Anschwellung im Genitalbereich (z. B. Erektion des Penis) einhergeh. sexuelle Erregung (kein Trieb!). – **tumidus**: (lat.) geschwollen.

Tumor: (lat.; pl.: Tumore, Tumoren) umschrieb. Schwellung (»Geschwulst«) von Körpergeweben; 1) als **neoplast. T.** gleichbedeutend mit ↑ Neoplasma (s. a. Tumor...); 2) als **entzündl. T.** die auf Exsudation (Ödem) u. zellulärer Infiltration beruhende Schwellung als eines der klass. Entzündungssympte. (aber auch Kurzbez. für den Abdominal-T. bei abgekapseltem eitr. Prozeß der Bauchhöhle, z. B. Perityphlitis, Pericholezystitis; auch als ↑ Konglomerat-T.). Weitere bes. Formen: **T. albus**, die bei Übergreifen einer fungösen Gelenk-Tbk auftret. diffuse, evtl. spindelförm. Schwellung der Gelenkregion mit Verstreichen der Gelenkkonturen u. Blässe der Haut, oft mit Fistelbildung. – **dyschylischer T.**: *laryng* (J. RUKKES u. J. MATHKER 1960) Stauungszyste der Schleimdrüsen des Taschenbandes (meist multipel) infolge Sekretionsstörung u. daraus resultierender Mikrolithiasis (begünstigt durch rauch- u. staubbedingte Entzündungen). – **T. framboesiformis**: ↑ Botryomykom. –

fissuraler T.: dysontogenet. T. (z. B. Hämangiom) im Bereich einer primordialen Körperspalte. Sonderfall: die sogen. polaren Tumoren (Epidermoide, Teratome, Chordome) an Kopf u. Steiß. – **konditionierter** oder **induzierter T.**: Experimentaltumor; i. e. S. das sich unter Einwirkung von Sexualhormonen manifestierende bzw. im Wachstum beschleunigte »hormonsensible« Neoplasma, evtl. aus einer Präkanzerose hervorgehend. – **T. lacrimalis**: *ophth* s. u. Ektasie. – **T. melanoticus neuroectodermalis**: ↑ Melanoameloblastom. – **mesonephrogener embryonaler T.**: Neoplasma aus Resten des WOLFF* Ganges (meist retroperitoneal, selten in der Niere) bzw. an GARTNER* Gang u. Uterus (↑ Mesonephrom). – **pseudoleukäm. T.**: ↑ Chlorom. – **T. salivalis intermittens**: die zeitweise Speicheldrüsenschwellung (v. a. Gll. submandib.) infolge Sekretretention durch Konkrement; vgl. KÜTTNER* Tumor. – **T. villosus**: ↑ Papillom.

tumor|affin: mit bes. Affinität zu neoplast. Geweben; z. B. t.aff. Farbstoffe (Anilin-, Fluoreszin-Farbstoffe, die sich intravital in Tumorgewebe anreichern). – **T.anämie**: hypochrome A. bei – v. a. malignem – Neoplasma als Folge chron. Mikroblutverluste. – **T.-Angiogenese-Faktor, TAF**: aus Neoplasmazellen isolierter diffusibler Faktor (chemisch nicht identifiziert) mit mitogener Wirkung auf Endothelzellen (Kapillarproliferation). Ein Tumor ohne TAF bleibt im »dormant«-Stadium.

Tumor|antigene, T-Antigene: die tumorspezif. intrazellulären oder Oberflächen-Bausteine der Neoplasmazelle mit antigener Wirkung auf den Wirtsorganismus; als abart. Histokompatibilitäts-AG Voraussetzung für das Wirksamwerden des immunol. Abwehrsystems. Ihre Bildung ist determiniert durch das veränderte Genom (z. B. integriertes Virusgenom). Intrazellulär v. a. die onkofetalen AG (»OFA«, auch: »T.-assoziierte AG«; Glukoproteine, die im fetalen Serum physiol. sind, ↑ Serumproteine), z. B. das ↑ karzinoembryonale AG (bei Kolon-Ca.), ↑ α$_1$-Fetoprotein (bei prim. Leberzell-Ca.), Isoferritin u. fetales Sulfoglykoprotein (bei Magen- u. Kolon-Ca.), α$_2$-H-Ferroprotein (bei frühkindl. Malignom), γ-Fetoprotein (bei Sarkomen, Leukämien, Mamma-Ca.); ferner verschied. Nukleo-, Nekrose- u. Virustumor-AG. Als Oberflächen-T.-AG z. B. onkofetale Membran-AG (»OFMA«), tumorspez. Transplantations-AG (»TSTA«), Membran-assoziierte Tumor-AG (»MATA«) sowie Kryptantigene wie A-like AG, FORSSMAN* AG, WGL. – **T.antikörper**: als Reaktion auf T.antigene gebildete AK; i. e. S. die das Neoplasmawachstum bremsenden bis aufhebenden (unterstützt durch ein genet. determiniertes Repressor-System).

Tumor|becken: *geburtsh* das durch Geschwulstbildung verformte (kleine) Becken als mögl. Geburtshindernis; vgl. Exostosebecken. – **T.dosis**: *radiol* **1)** die für die Strahlenther. der Malignome empirisch ermittelte (rel. hohe) »T.vernichtungsdosis«, abhängig von Histologie, Wachstumseigenschaften, Größe des Neoplasma sowie Art, Stärke, Zustand etc. der tragenden Gewebe (»T.bett«). – **2)** die bei Neoplasma-Bestrahlung im T.gebiet erreichte Energiedosis (s. u. Herddosis). – **T.-Drucktest**: bei Phäochromozytomverdacht Kompression des verdächt. Tumors unter Blutdruckkontrolle (im pos. Falle rapider Anstieg). – **T.epilepsie**: durch Hirntumor bedingte E.; oft nur partielle Anfälle; Sympte. auch durch Umgebungsveränderungen, begleitende vaskuläre Störungen, Fernzeichen etc. bestimmt.

Tumorettengeschwulst, Pituizytom: bei der HAND*-SCHÜLLER*-CHRISTIAN* Krkht. im Hypophysen-Zwischenhirn-System auftret., unregelmäßig geformtes Speichergranulom (»STERNBERG*-PRIESEL* Knötchen«) aus großen, polygonalen Zellen mit kleinem, dunklem Kern u. reichlich granuliertem Zytoplasma.

Tumor|fernwirkung: ↑ paraneoplast. Syndrom. – **T.hemmstoffe**: **1)** *pharm* ↑ Karzinostatika. – **2)** *immun* s. u. T.immunologie. – **T.hypoglykämie**: H. bei Malignomkranken, z. T. auf den gesteigerten Glukoseverbrauch (800 statt 100–150 g/24 Std.), z. T. wohl auf eine generelle Hemmung der Lipolyse u. hepat. Glykogenolyse zurückzuführen.

Tumor|immunologie: Lehre von den Immunfaktoren u. -mechanismen, die Wachstum u. Ausbreitung der Neoplasmen beeinflussen. Wesentlich sind die Immunkompetenz des T.trägers (sogen. Wächterfunktion = Surveillance; quant. erfaßbar u. a. durch Colony--inhibition-, Lymphozytentoxizitäts-, Rosetten-Test, einschläg. Kutanproben) u. die Immunogenität u. Wachstumseigenschaften des Tumors (erstere bei Spontanneoplasmen rel. gering; s. a. T.antigene). Die – überwiegenden – zellulären Immunvorgänge gehen v. a. vom lymphoretikulären System aus, d. h. T-(»Killer-Zellen«) u. B-Lymphozyten (die sich von »Helfer«-T-Zellen zu AK-produzierenden Plasmazellen differenzieren; daneben T-unabhängig. Zytotoxizität u. modulierende Wirkung auf die T-gesteuerte Immunität) u. von Makrophagen (z. B. spezif. Aktivierung nach Armierung mit SMAF = specific macrophage arming factor); als humorale Faktoren wirksam z. B. »blockierende AK« (meist lösl. AG-AK-Komplexe, Determinanten besetzend oder die T.zellen vor T-Lymphos schützend oder – über Feedback – zentral die Immunantwort hemmend), »deblockierende AK« (den Effekt blockierender AK aufhebend), komplementabhäng. zytotox. AK (z. B. Sarkom), nicht-komplementabhäng. zytophile AK (deren Zytotoxizität von Makrophagen vermittelt wird) sowie unspezif. Serumfaktoren wie Recognition factor (»RF«; α-Globulin, die Phagozytosefähigkeit der Makrophagen steigernd), Immun-regulatory α-Globulin (»IRA«; die zelluläre Immunität supprimierend), Lymphocyte depressive factor (»LDF«; ebenso wie IRA auch bei nichttumorösen Erkrn. vermehrt), ferner – ebenfalls unspezifisch – die ↑ Chalone. – Als einschläg. Ther. sind in Erprobung: **1)** pass. Immunisierung (mit Serum geheilter Krebskranker); **2)** »adoptive Immunther.« (Übertragung hyperimmuner allo- oder xenogener T-Zellen bzw. RNS-Extrakte; z. B. gegenseit. Immunisierung Krebskranker mit Tumorgewebe bzw. Gewebekulturzellen, dann wiederholte Serum- u. Leukozytenübertragung; Voraussetzung: AB0/Rh-Kompatibilität u. gleiche Tumorart im etwa gleichen Stadium); **3)** akt. Immunisierung mit alterierten allogenen Tumorzellen.

Tumor|-inhibitory principle: (engl.) TIP. – **T.intubation**: bei obstruierendem Speiseröhrentumor Passagewiederherstellung mittels ↑ Ösophagusprothese. – **T.kachexie**: für best. Malignome (v. a. an Magen-Darm, weibl. Genitale) typ. K. mit Dystrophie v. a. parenchymatöser Organe (Autoaggression durch Zerfallsprodukte?). – **T.-Klassifikation**: klin. u./oder

Tumorlets

anat.-path. Ordnungssysteme zur Bestg. des Ausmaßes von Malignomen, insbes. als Kriterium für Operabilität, Prognose, statist. Vergleichbarkeit; v. a. das ↑ TNM-System (bzw. die darauf basierende Klassifikation der UICC); für einzelne Organkrebse ferner die DUKES* (Dickdarm), HINSELMANN* (Kollum), STEINTHAL*, Columbia-, Manchester- (Mamma), Kiel-K. (Non-Hodgkin-Lymphome).

Tumorlets: (engl. = Tumörchen) karzinomähnl., hyper- oder metaplast. Epithelknötchen in der Lungenperipherie bei chron. fibrosierenden Prozessen (Diagnose durch Biopsie).

Tumor|manifestation: Begr. der Versicherungsmedizin für die Neoplasma-Realisation (»tumor promoting effect«) in Zusammenhang mit einem Trauma (als »promoting factor«; im allg. nur anerkannt bei genügend langer Latenz u. nachweisbaren »Brückensymptn.«). – **T.metastase:** beim Malignom aus verschleppten Tumorzellen (exfoliiert, Embolus, Abtropfpartikel) entstehende ↑ Metastase. – **T.multiplizität:** das syn- oder metachrone Auftreten unabhängiger Neoplasmen in einem Organismus, meist in verschied. Organen. – **T.nekrose-Faktor:** ↑ TNF.

tumorös: tumorförmig, ein Neoplasma betreffend.

Tumor|polyglobulie: ↑ FORSSELL* Syndrom. – **T.-promoting:** (engl.) s. u. T.manifestation. – **T.spektrum:** *pharm* Wirkungsbreite eines Karzinostatikums. – **T.thrombose:** durch infiltratives Wachstum eines Malignoms in die Vene induzierter Thrombus (als mögl. Urspr. einer hämatogenen Metastasierung). – **T.vernichtungsdosis:** *radiol* ↑ Tumordosis (1).

Tumor|viren: die »onkogenen Viren« (↑ Tab.), die – neben charakterist. Viruseigenschaft – die Fähigkeit besitzen, normale Zellen in ↑ T.zellen umzuwandeln (d. h. Neoplasmen bzw. Leukämien zu erzeugen), u. zwar durch Integration des aktiv bleibenden Virusgenoms in die Zelle, wobei bei DNS-Viren der Virus-DNS, bei RNS-Viren das von der Virus-RNS mittels reverser Transkriptase kodierte DNS-Stück an Zell-DNS gebunden ist. Derart. Tumorzellen besitzen virusspezif. Oberflächen-AG (↑ Tumor-AG). Virus-Ätiogenese auch für Neoplasmen des Menschen nicht unwahrsch. (z. B. EPSTEIN*-BARR* Virus als Kofaktor bei BURKITT* Lymphom u. Nasopharyngeal-Ca. der Ostasiaten). Außer der »horizontalen« Virusübertragung (»Protovirus-Theorie« TEMIN) gibt es sehr wahrsch. auch eine vertikale Weitergabe des Virusgenoms (»endogeneous virus«; sogen. Provirus- oder Onkogen-Hypothese).

Tumor|zelle: aus normalen somat. Körperzellen hervorgegangene, durch Änderung des Genoms (infolge ↑ Kanzerisierung; s. a. T.viren) entartete Z. mit der Fähigkeit des autonomen (unkontrollierten) u. progress. Wachstums. Wird vom Wirtsorganismus als Fremdzelle (↑ T.antigene) immunologisch bekämpft u. wirkt ihrseits mit phagozytotox. u. a. Substanzen den Immunvorgängen entgegen. Veränderungen gegenüber der Mutterzelle mehr oder weniger typisch, wobei aber formative u. enzymat. Leistungen der Matrix weitgehend bleiben. Bezügl. Substratversorgung u. Metabolitenabtransport auf Wirtsorgan angewiesen; Stoffwechsel (exzessiv) gesteigert u. von dem der Mutterzelle verschieden, z. B. Bevorzugung der anoxidativen Glykolyse trotz ausreichenden O_2-Angebots (»aerobe Glykolyse«; s. a. WARBURG* Krebstheorie), Bildung toxischer Proteine (diese z. T. kachektisierend, Anämie provozierend etc.), Nutzung des oxidativen KH-Abbaus (Zitronensäurezyklus) v. a. zur Pentosen-Bereitstellung für die Nukleinsäuren-Synthese, gesteigerte Membranpermeabilität (u. a. durchgängig auch für hochmolekulare Stoffe; therap. nutzbar). – Als zytol. – u. zytodiagnost. – Merkmale gelten v. a.: Zellpolymorphie (Anisozytose), zugunsten des Kerns veränderte Kern-Plasma-Relation, Kernpolymorphie (Anisokaryose) u. -hyperchromasie, DNS-Vermehrung, Aneuplodie, vergrößerter Nukleolus.

Tumultus: (lat.) Unruhe; z. B. **T. cordis** (= absol. Arrhythmie), **T. sermonis** (= Logorrhö).

Tunesisches Fieber: das zuerst in Nordafrika beobachtete ↑ Boutonneuse-Fieber.

Tunga penetrans, Dermatophilus pe., Sarcopsylla pe.: der aus dem trop. Amerika weltweit verschleppte »Sandfloh« [Aphaniptera], dessen befruchtetes ♀ sich als stationärer Parasit bei Säugetier u. Mensch in die Haut einbohrt u. dort durch Eireifung zu Erbsengröße anschwillt. Als Reaktion (»**Tungiasis**«) warzenähnl., stark juckende, meist superinfizierte Granulationen mit dunklem Zentrum, v. a. an Füßen (meist interdigital) sowie perianal u. genital.

Tungöl: Oleum Aleurites, in China aus Euphorbiazeen-Samen gewonnenes Holzöl (für die Lackindustrie). Der kalorienreiche Preßrückstand (»Tungmeal«) ist toxisch.

Tunica: (lat.) Unterkleid, Hülle; *anat* Hüllschicht s. a. Capsula, Fascia, Lamina, Tela. – **T. adventitia** *PNA*: die äuß., der T. muscul. aufliegende dünne Bindege-

---

Tumorviren

DNS-Viren

Papova-Gruppe
Kaninchen	Papilloma-Viren
Maus	Polyoma-Virus (Py)
Affe[+]	Simian-Virus 40 (SV)

Adeno-Gruppe
Affe, Rind	
Vögel	Adenovirus
Mensch[+]	Subgruppen A, B, C, D

Herpes-Gruppe
Mensch[+]	Herpes-simplex-Virus
Mensch[++]	EPSTEIN*-BARR* Virus
Affe	Herpes-Virus saimiri u. ateles
Kaninchen	Herpes-Virus sylvilagus
Geflügel	MAREK* Disease Virus
Frosch	LUCKE* Herpes-Virus

RNS-Viren

B-Typ
Maus	BITTNER* Virus (MTV)
Affe	MASON*-PFIZER* Mammatumor-Virus
(Mensch?)	B-Typ-Partikel in Muttermilch

C-Typ
Vögel	Leukämie-Virus (AMV)
	ROUS* Sarkom-Virus (RSV)
	Retikuloendotheliose-Virus (REV)
Maus	Leukämie-Virus (MLV)
	Sarkom-Virus (MSV)
Katze	Leukämie-Virus (FeLV)
	Sarkom-Virus (FeSV)
Hamster	Leukämie-Virus (HaLV)
Schlange	RUSSEL* Viper-Sarcoma-Virus (ViSV)

[+] aus Wirtsorganismus isoliert, in diesem aber keinen Tumor produzierend
[++] Kofaktor bei Tumorbildung

websschicht in der Wand von Ductus deferens, Ösophagus, Eileiter (= Tela subserosa), Ureter, Samenbläschen u. Blutgefäßen (↑ T. externa). – **T. albuginea**: derbe, weißl. Bindegewebshülle z. B. des Hodens, der Schwellkörper (*PNA*: T. a. testis, t. a. corpororum cavernosorum, T. a. corporis spongiosi). Ferner im Ovar die unter dem Keimepithel gelegene Schicht (in Fortsetzung des bindegeweb. Organgerüstes). – **T. conjunctiva** *PNA*: »(Augen-)Bindehaut«, die Innenfläche der Lider überziehende durchsicht. Schleimhaut (= **T. c. palpebrarum**; 2- bis mehrschicht. prismat. Zylinderepithel mit Becherzellen; lockere, gefäßreiche Lamina propria), die am oberen u. unt. Fornix conjunctivae auf den Augapfel umschlägt (= **T. c. bulbi**; mehrschicht. Plattenepithel, bis zum Hornhautrand reichend); an Limbus u. Tarsus fixiert, sonst frei beweglich; von Tränenflüssigkeit feuchtgehalten. Gefäßversorgung durch Äste der Aa. palpebrales u. episklerale Rr. der A. ophthalmica, nervöse Versorgung der oberen Hälfte durch V_1, der unteren durch V_2; Lymphabfluß in die Submandibularknoten. – **T. dartos** *PNA*, Membrana carnosa: Geflecht glatter Muskelfasern (mit elast. Sehnen) in der Skrotalhaut; runzelt diese, greift ferner an den Arterienwänden an (u. kann – im Dienste der Wärmeregulation für den Hoden – die Blutzufuhr drosseln). – **T. elastica**: Schicht elastischer Fasern in der Wand der Arterien vom muskulösen Typ (als T. e. ext. zwischen Media u. Adventitia, als T. e. int. zwischen Media u. Intima). – **T. externa**: bindegeweb. Hüllschicht eines Organ(teil)s; aus kollagenen Fasern z. B. die T. e. thecae folliculi *PNA* (= Theka-Außenschicht des GRAAF* Follikels), aus elast. die T. e. vasorum *PNA* (= Adventitia). – **T. fibrosa**: faserig-bindegeweb. Organhüllschicht; als T. f. bulbi *PNA* die Wand des Augapfels (Sclera + Cornea); als T. f. hepatis *PNA* die unverschiebl., an der extraperitonealen Area nuda bes. gut ausgebildete »Leberkapsel«; als T. f. lienis *PNA* die dehnbare Milzkapsel« (Flechtwerk kollagener u. elast. Fasern). – **Tunicae funiculi spermatici et testis** *PNA*: die »Hoden-Samenstranghüllen«, d. s. Fascia spermatica ext., M. cremaster, Fasciae cremasterica u. spermatica int. – **T. interna**: inn. Hüllschicht eines Organ(teil)s; als T. i. bulbi *PNA* die »inn. Augenhaut« (Retina + Pigmentepithel), als T. i. thecae folliculi *PNA* die zell- u. gefäßreiche Theka-Innenschicht des GRAAF* Follikels. – **T. intima vasorum** *PNA*: die glatte, lumenseit. Endothelschicht (»Intima«) der Arterien-, Venen- u. Lymphgefäßwand; bei kleinen, mittelgroßen u. großen Aa. des muskulösen Typs mit T. elastica int. – **T. media** *PNA*: die mittl., muskuläre Wandschicht (»Media«) der Arterien vom muskulären Typ; dicht gefügte, spindelförm., glatte Muskelzellen mit zirkulärem oder spiral. Verlauf u. dazwischen elast. u. kollagene Fasern; von den nächsten Wandschichten durch eine T. elastica int. bzw. ext. getrennt (die bei Aa. vom elast. Typ fehlen); bei Vv. schwach entwickelt, oft nur rein bindegewebig.

Tunica mucosa *PNA*: die die Hohlorgane auskleidende ↑ Schleimhaut (»Mukosa«); **T. m. cavi laryngis** im Recessus piriformis u. rachenseitig an der Epiglottis als geschichtetes unverhorntes Plattenepithel, an der Epiglottisbasis u. im Ventriculus als hochprismat. bzw. mehrschicht. Flimmerepithel mit Becherzellen; **T. m. cavi tympani** als kub. oder plattes Epithel auf zartem Stroma mit weitmasch. Kapilarnetz; im Rec. hypotympanicus als Flimmerepithel; **T. m. coli et recti** als einschicht., hochprismat. Zylinderepithel mit zahlreichen Becherzellen, Krypten, Stäbchensaum, Mikrovilli, einer Lamina propria u. L. muscul. mucosae aufliegend, grob gefaltet; **T. m. ductus deferentis** als 2reih. Zylinderepithel mit niedr. Basalzellen u. Stereozilien, auf Lamina propria, gefaltet; **T. m. intestini tenuis** 1schicht. E. (↑ Darmschleimhaut); **T. m. linguae** mehrschicht. Plattenepithel, auf der Zungenunterseite glatt u. verschiebl., auf dem Rücken unverschiebl. u. von den versch. Papillenformen bestimmt; **T. m. nasi** als mehrzeil. Flimmerepithel; **T. m. oesophagi** als hohes, mehrschicht., unverhorntes Plattenepithel auf feinfaser. Lamina propria; **T. m. oris**, die »Mundschleimhaut als mehrschicht., unverhorntes Plattenepithel; **T. m. pharyngis** im Fornix als mehrschicht., Flimmerepithel, im unt. Abschnitt als mehrschicht., nichtverhornendes Plattenepithel mit zahlreichen, rein mukösen Drüsen; **T. m. tracheae et bronchiorum** als mehrschicht., in Richtung Kehlkopf schlagendes Flimmerepithel mit Becherzellen; **T. m. tubae auditivae** im knorpl. Teil als Flimmerepithel mit Becherzellen u. gemischten Schleimdrüsen, im knöchernen als plattes bis kub. Epithel mit wenig Drüsen, grob gefaltet; **T. m. tubae uterinae** als einschicht., kub. bis prismat. Flimmerepithel (mit Mikrovilli), auf feinfaser. Lamina propria, mit hoher Längs- u. oberflächl. Sekundär- u. Tertiärfaltung, die zum uterinen Ende hin abnimmt (bei zunehmender Drüsenzahl); **T. m. ureteris et vesicae urinariae** als Übergangsepithel mit großen Deckzellen mit oberflächennaher Zytoplasmaverdichtung (= Crusta; Schutz gegen Harneinwirkung); **T. m. uteri**, das flimmerepitheliale ↑ Endometrium; **T. m. vaginae** als mehrschicht., kaum verhornendes Plattenepithel ohne Schleimdrüsen auf papillenreicher Lamina propria, gefaltet, mit zykl. Wandel (↑ Vaginalzyklus); **T. m. ventriculi**, die »Magenschleimhaut« als einschicht., hochprismat. Zylinderepithel mit mukoiden Zellen (s. a. Haupt-, Beleg-, Nebenzellen, Glandulae gastricae, Pylorusdrüsen), rötl.-grau, grob gefaltet, in Areae u. Foveolae gastricae gefeldert, mit Lymphfollikeln; **T. m. vesicae felleae** als hochprismat. einschicht. Epithel mit Mikrovilli u. mukösen Drüsen (v. a. im Halsbereich), gefaltet.

Tunica muscularis *PNA*: die »Muskularis« als glattmuskuläre Wandschicht (ausnahmsweise auch mit quergestreifter Muskulatur) der Hohlorgane zwischen T. mucosa (bzw. Tela submucosa) u. T. serosa (bzw. Adventitia); **T. m. bronchorum** nur in lobären u. segmentalen Bronchien; **T. m. coli** mit inn. Ring- u. äuß. Längsschicht (darin 3 starke Züge, die ↑ Tänien); **T. m. intestini tenuis** mit inn. Stratum circulare u. äuß. Str. longitud., im Zottenbereich z. T. mit der Muscularis mucosae vereinigt; **T. m. oesophagi** mit inn. zirkulärer u. äuß. longitudinaler Schicht, im ob. Drittel aus quergestreifter, im unteren aus glatter Muskulatur; **T. m. pharyngis** nur aus wenigen quergestreiften Muskelzellen, mit überwieg. elast. Fasernetz; **T. m. recti** mit äuß. longitudin. Schicht u. innerer zirkulärer, an den Plicae transversae verstärkt, in den M. sphincter ani int. übergehend; **T. m. tubae uterinae** 3schichtig, unregelmäß. spiralzügig (ähnl. wie im Ductus deferens), außen von perivaskulären Muskelsträhnen u. subperitonealem Muskelgitter ummantelt; **T. m. ureteris** mit längsgerichteter Innen-

Tunica muscularis

u. Außen- u. schraubenförm. Mittelschicht; **T. m. uteri** als Spiralsystem (↑ Myometrium); **T. m. vaginae** als schwaches, scherengitterart. Spiralsystem; **T. m. ventriculi** 3schichtig: der Submukosa aufliegend die Fibrae obliquae, inn. zirkuläre Schicht über die ganze Magenlänge, am Ausgang zu Sphincter pylori verdickt, äuß. longitudinale nur an Kurvaturen deutlich ausgebildet; **T. m. vesicae felleae** mit elast. Sehnen u. Spiralzügen vom Halsteil zum Fundus; **T. m. vesicae urinariae** 3schichtig, (mit Aufbau wie Ureter), am Trigonum als feinfaser. Polster vorw. transversaler Fasern (= Mm. pubo- u. rectoversicalis, M. rectourethralis, M. sphincter vesicae).

Tunica serosa *PNA*: das die Bauchorgane überziehende Mesothel des Peritoneums (am Uterus als Perimetrium); i. w. S. das Peritoneum insgesamt sowie die übr. serösen Häute (s. a. Serosa). – **T. vaginalis (propria) testis** *PNA*, Peri- et Epiorchium *JNA*: der Rest des Proc. vaginalis peritonei als seröse Hodenhülle (mit Lamina pariet. u. visceral.). – **T. vasculosa bulbi** *PNA*: die von der Sehnervenpapille bis zum Pupillenrand ausgebildete »mittl. Augenhaut« (Choroidea + Corpus ciliare + Iris).

Tunnelierung: *chir* Anlegen eines künstl. Kanals in Körpergeweben, z. B. als Sehnentunnel bei Sehnentransplantation.

Tunnel|krankheit: ↑ Ancylostomiasis; als »T.anämie« erstmals beim Bau des St. Gotthard-Tunnels beobachtet. – **T. proteine**: (Glyko-)Proteine, die strukturell die Zellmembran vollständig durchsetzen.

Tupfer: locker zu einem erbs- bis walnußgroßen Bällchen zusammengefalteter Verbandmull (Krüll- oder Schlingengaze, Kanten nach innen); evtl. mit blutstillenden Mitteln imprägniert; meist als Stieltupfer (in einer langen, geraden, stumpfen Klemme: »**T.klemme**«).

Tupf|präparat: 1) *bakt* ↑ Abklatschpräparat. – 2) *zytol* das mittels T.sonde (einer Biopsiesonde ähnl. Instrument mit endständ. »Schwämmchen«) durch Betupfen des Gewebes gewonnene Zellmaterial (für »**T.zytologie**«).

TUR: *urol* s. u. TUR-Syndrom.

Turban* Stadien (der Tbk): s. u. GEBHARDT*.

Turban-Tumoren, SPIEGLER* Tumoren, Endothelioma capitis KAPOSI: ab Kindesalter v. a. an Stirn u. behaartem Kopf langsam wachsend, schließlich turbanartig den Kopf umgebende knollenförm., glatte, haarlose, bis apfelgroße, haut- bis zartrosafarbene Tumoren; histol.: Hamartom aus basaliomart. Zellnestern, mit hyalinotropf. Einschlüssen (i. S. des Zylindroms). – s. a. MURRAY* Syndrom.

turbant: störend; z. B. **turbante Vitalfärbung** (bei der der Farbstoff die Zelle schädigt).

Turbellaria: »Strudelwürmer« [Plathelminthes], in Salz-, weniger in Süßwasser; z. T. mit gift. Nesselkapseln (»Morphiten«); bei einigen Arten Giftstachel am ♂ Kopulationsapparat.

Turbidimetrie: *chem* s. u. Nephelometrie.

Turbidostat: *bakt* s. u. Züchtung.

turbinalis, turbinatus: (lat.) gewunden; z. B. Os turbinale (= Concha nasalis inf., daher **Turbinektomie** = Konchektomie).

Turbulenz: 1) *psych* dranghaft-triebhafter Erregungszustand bei best. Intoxikationen, auch bei Neuroleptika-Medikation (v. a. Reserpin-Kur); s. a. Initialphase (2). – 2) *physik* »**turbulente Strömung**«, bei der der mittl. Hauptbewegung starke, unregelmäß. Wirbelbewegungen aufgelagert sind; vgl. Laminarströmung.

turcicus: (lat.) türkisch; z. B. Sella turcica.

Turck* Zone (FENTON BENEDICT T., 1857–1952, Internist, New York): die bindegeweb. »Zona transformans« der Darmwand, in der aus dem Lumen einwandernde Baktn. im allg. zerstört werden.

Turcot* Syndrom: (1959) seltene, autosomal-rezessiv erbl. (?) Kombin. einer Dickdarmpolyposis mit postpubertär auftretenden ZNS-Tumoren (Medullo-, Glioblastom u. a.).

Turgeszenz: übermäß. Flüssigkeitsgehalt tierischer u. pflanzl. Gewebe, die dadurch einen stärkeren ↑ Turgor (evtl. Schwellung) ausweisen. – **Turgor**: der durch den intra- u. interzellulären Flüssigkeitsgehalt bedingte »Tonus« eines Körpergewebes, der dieses bei normalem Wasser- u. Elektrolythaushalt prall-elastisch erscheinen läßt (= »guter«, »strafferer« T.; bei Exsikkose etc. reduziert = »schlechter«, »schlafferer« T.). Klin. Prüfung durch Palpation einer Bauchdeckenfalte oder des Bizeps; bei ♀ im allg. geringer als bei ♂. – **Turgoskop**: *physiol* ↑ Sphygmomanometer.

Turinones: (lat. = Sprosse) *pharm* pflanzl. Drogen aus Zweigspitzen (Summitates), grünen Trieben u. Knospen (Gemmae).

Turista, Tourist(ik)a: ↑ Reisediarrhö.

Turkel* Kanüle: Punktionskanüle für die Nierenbiopsie; Außenkanüle mit Mandrin, etwas längere Innenkanüle (lichte Weite 2 mm) mit gezähntem Rand.

Turmschädel, Turrizephalus: Schädelform bei prämaturer Kraniosynostose im Bereich der Kranznaht; Schädel weniger in der Länge u. – kompensatorisch – stärker in der Höhe (u. Breite) entwickelt (vgl. Akrozephalie, Hypsikranie) mit steilem Abfall von Stirn u. Okziput; evtl. als Spitzschädel (»Oxyzephalie«). Vork. isoliert sowie bei konstitutioneller hämolyt. Anämie, CROUZON*, APERT* Syndrom (1).

Turnbull* Blau: das aus Fe^{2+} u. Ferrizyankali entstehende (= **T.* Reaktion**), mit Berliner Blau (aus Fe^{3+} u. Ferrozyankali) ident. tiefblaue Pigment.

Turner* Syndrom: 1) (JOHN W. T., Arzt, Oklahoma) T.*-KIESER* Syndrom: (CHATELAIN 1820, TU. 1932, KI. 1939) monomer-dominantes Erbleiden (chromosomale Aberration bei Gesamtzahl 45) mit den Hauptsympt. Fingernägeldefekte u. -deformitäten (Koil- u. Platonychie, Lunulae triangulares), Patella-Hypoplasie u. Beckenhörner sowie multilokulären Dysplasien mesodermaler Gewebe (D. der Ellbogengelenke mit Radiusluxation, Coxa valga, Sacrum arcuatum, Hyperostosis front., Pterygium, LESTER* Iriszeichen, Hand-, Fuß-, Muskeldysplasien etc., evtl. auch neurol. Alterationen. – 2) (OSCAR T., Neurochirurg, New Haven/Con.), T.*-GARDNER*- (-FRAZIER*) Sy.: (1940) dominant-autosomal erbl. Innenohrtaubheit durch bds. Akustikusneurinome, oft kombin. mit – ebenfalls meist bds. – Ausfällen der Hirnnerven V, VI, VII, IX u. X; Beginn im 2. u. 3. Ljz., nach 5–10 J. meist totale Taubheit. – 3) (HENRY

HUBERT T.*) ↑ ULLRICH*-T.* Syndrom. – **4)** ↑ neuralg. Amyotrophie.

Turner* Zeichen: **1)** (VERNON C. T., zeitgen. Orthopäde, Milwaukee) **a)** Teleskopzeichen: Verkürzung des – ins Becken eingesunkenen – Oberkörpers bei Spondylolisthesis. – **b)** hyperästhet. Zone über der Vorder- u. Innenseite des Kniegelenks (Irritation des N. saphenus) als Meniskuszeichen. – **c)** ↑ HEFKE*-T.* Zeichen. – **2)** (GEORG GREY T., 1877–1951, Chirurg, London) bei akuter Pankreatitis am 3.–7. Tg. schmutzig-grüne bis gelbl.-braune Verfärbung der Nabelgegend (durch extraperitoneales Extravasat) als prognostisch ungünst. Zeichen; vgl. CULLEN*-HELLENDALL* Zeichen.

Turnerknochen: Myositis ossificans des Armbizeps bei Turnern.

Turnover: (engl.) *biochem* Umsetzung (im qual. u. quant. Sinn); z. B. **T.-time** als biol. HWZ einer Intermediär-Verbindung, **T.rate** als der Quotient aus Gesamtmenge einer Substanz im Körper u. T.-time errechnete »Umsatz«.

Turpin* Syndrom (RAYMOND T., geb. 1895, französ. Pädiater): (1949) embryopathische (?), kombin. Entwicklungsstörung mit Bronchiektasie, tracheoösophagealer Fistel, Megaösophagus, Rippenmißbildungen, Agenesie der 1. Rippe, Spaltwirbeln, LW-Überzahl, Re.lage des Ductus thoracicus.

Turrikephalus, -zephalus: ↑ Turmschädel.

TUR-Syndrom: (J. IGLESIAS 1937) Schocksymptomatik als Komplikation der **t**rans**u**rethralen **R**esektion der Prostata infolge Einschwemmung von Spülflüssigkeit ins Venensystem; entweder akut (während der Resektion) infolge Perforation eines venösen Sinus (zwischen anatom. u. periprostat. Kapsel), mit konsekut. Hypervolämie u. Verdünnungshyponatriämie (klin.: Bluthochdruck, Unruhe, Brechreiz, Zyanose, Bradykardie, Tachypnoe, später Krampfanfälle, Schweißausbruch, Kreislaufkollaps, u. U. Exitus); oder erst am 1.–4. postop. Tg. infolge Resorption der eingeschwemmten Flüssigkeit (klin.: Nierenversagen, Hämoglobinurie u. -ämie, Störung des Elektrolytgleichgew.).

Turville* Methode (EDUARD T., engl. Optometrist), **T.* Infinity Balance, TIB**: (1937) Binokularprüfung des Refraktionsgleichgew. der Augen, indem an einem Stereogerät Prüftafeln von jedem Auge einzeln gelesen werden müssen (Bildtrennung durch Trennblende auf halbem Wege zwischen Auge u. Sehprobe).

Turyn* Zeichen (FELIX T., geb. 1899, Arzt, Warschau): durch Dorsalflexion der Großzehe ausgelöste Schmerzen in der Gluteal region bei Ischias-Syndrom.

Tusche(punkt)verfahren: *bakt* s. u. BURRI* Verfahren.

Tuschieren: (französ. toucher = berühren) **1)** digitale Untersuchung durch eine Körperöffnung (v.a. Vagina, Rektum). – **2)** Betupfen mit dem Ätzstift oder einer verätzenden Flüssigkeit.

Tussiculatio: (lat.) Hüsteln. – **tussigen, -par**: Husten erregend.

Tussis: (lat.) Husten; z. B. **T. convulsiva s. spasmodica s. suffocativa** (↑ Keuchhusten), **T. hepatica** (Hustenanfälle bei CHILAIDITI* Syndrom), **T. hysterica s. nervosa** (psychogener Husten).

Tutamen: (lat.) Schutz; *anat* z. B. **Tutamina cerebri** (Schädeldach mit Kopfhaut u. -haar u. Hirnhäuten).

Tutor: (lat. = Beschützer) *orthop* schützende Gelenkmanschette aus formbarem Werkstoff; auch ↑ Gipshülse.

Tuttle* Test: (1931) *kard* genormter u. indexierbarer Stufentest zur Prüfung der Belastbarkeit durch Arbeit; gefordert bei ♂ 20, bei ♀ 15 vollständ. Stufenschritte (Stuhlhöhe), 2 Min. lang; nach Pause (bis zur Pulsnormalisierung) erneute Belastung durch 40 bzw. 35 Schritte. Auswertung nach der Formel

$$S_0 = S_1 \frac{(S_2 - S_1) \cdot (2,5 - r_1)}{r_2 - r_1}$$

(S_0 = mittl. Gesamtschrittzahl; S_1, S_2 = Zahl der Schritte bei der 1. bzw. 2. Belastung; r_1 u. r_2 = Pulsquotient aus 1. bzw. 2. Belastungs- u. Ruhepuls.

T-U-Verschmelzung: *kard* im EKG die Über- oder Aneinanderlagerung gleich- oder entgegengerichteter T- u. U-Wellen infolge unterschiedl., frequenzabhäng. Verkürzung der Wellendauer (bei normaler Q-U-Dauer); 3 Haupttypen: mit Summationsgipfel, mit Dominieren der T- bzw. der U-Komponente. Diagnose: gleichzeit. Vork. in synchron geschriebenen Ableitgn., Fehlen der 2. Welle (evtl. Entmischung bei längerer Aufzeichnung), Überdauern des 2. HT um 0,04 Sek. im PCG. Vork. als gegensinn. T-U-V. insbes. bei Hypokaliämie, als gleichsinn. bei Arbeitsbelastung, Lungenembolie u. -ödem.

TVF: *serol* ↑ thoriumvulnerabler Faktor.

Tween®: mit den ↑ Sorbimacrogolum-Verbindgn. strukturgleiche, nicht-ionische Tenside als Emulgatoren, pharmaz. u. biochem. Hilfsstoffe. – **T.®-Agar (Seeliger*)**: Medium aus Tween® 80, Bactopepton, NaCl, Dextrose, Agar u. Aq. dest. zur Züchtung von Pilzen. – **T.®-Albumin-Dubos*-Lösung**: s. u. DUBOS*.

T-Welle: *kard* ↑ T-Zacke.

Twiddler-Syndrom: (engl. to twiddle = sich langsam drehen) *kard* bei transvenös implantiertem Herzschrittmacher ein Rotieren des Impulsgebers u. spiral. Aufrollen der Sonde, meist infolge infektionsbedingter Exsudation in die Schrittmachertasche. Bedingt u. U. Dislozierung der Elektrode u. damit ineffektive Stimulation (u. evtl. Reizung des N.phrenicus bzw. des Plexus brach.).

Twin-coil-Dialysator: s. u. Coil-kidney (↑ Spulenniere).

Twining* (WILLIAM Tw., 1780–1835, engl. Arzt, Kalkutta) **Linie**: s. u. KLAUS* Höhenindex. – **T.* Zeichen**: Abwehrspannung des re. geraden Bauchmuskels bei Leberabszeß.

Twort* Phänomen (F. Tw., 1877–1950, Bakteriologe, London): (1915) Lyse von Staphylokokken durch Bakteriophagen (damals gedeutet als Autolyse).

Tygstrup* Syndrom: (SUMMERSKILL u. WALSHE 1959, N. Ty. 1960) benigne rekurrierende Cholestase mit intermittierendem Ikterus; der Hyperbilirubinämie vom ROTOR-Typ ähnl., jedoch mit stark erhöhter alkal. Serumphosphatase. Ät. unbekannt.

Tylom(a): ↑ Hornschwiele; s. a. Pachyonychia congenita.

Tylophorin: *botan, ther* antileukäm. Alkaloid aus **Tylophora**-Spezies [Asclepiadaceae].

Tylosis

Tylosis, Tylositas: *derm* ↑ Hornschwiele; s. a. Keratosis, Keratodermie. – **T. articulorum:** ↑ Fingerknöchelpolster. – **T. ciliaris:** »Blepharopachynsis«, d. h. derbe Schwellung des Lidrandes bei chron. Blepharitis – **T. linguae:** s.u. Leukoplakia. – **T. pollicis symmetrica:** ↑ Melkerschwiele.

Tyloxapolum *WHO:* 4-Isooktyl-1-polyoxyäthylenphenolformaldehyd-Polymerisat; oberflächenaktive Verbindung; Anw. als Sekretolytikum (z. B. Tacholiquin®).

tympanal, tympanicus: die Paukenhöhle (Tympanum) oder das Trommelfell (Membrana tympani) betreffend bzw. dazu gehörend.

Tympanektomie: op. Entfernung des Trommelfells.

Tympanie: paukentonart., fast musikal., »**tympan(it)ischer** Klopfschall (mit regelmäß. Schwingungen) über großen, glattwand., gasgefüllten Körperhöhlen; nachweisbar am Abdomen (bei gespannten Bauchdecken; kaum bei Adipösen) v. a. bei Meteorismus, jedoch auch bei Peritonitis u. beim Syndrom der funktionellen Bauchauftreibung (= diaphragmaler oder hyster. »**Tympanismus**«); ferner am Uterus bei ↑ Physometra (= **Tympania uteri**), am Schädel bei Hirndruck.

Tympanitis: 1) ↑ Otitis media. – 2) ↑ Tympanie; z. B. **T. hysterica** (SPENCER WELLS 1886; = Syndrom der funktionellen Bauchauftreibung).

Tympano|labyrinthsklerose: *otol* auf das Innenohr übergreifende Paukensklerose; klin.: LUCAE* Trias. – **T.metrie:** (SCHUSTER 1934) *otol* objekt. Bestg. der Mittelohr-Impedanz (s. a. akust. ↑ Impedanz), gemessen als reflektierter Schallanteil bzw. als Compliance des Systems (in ml). Das mit x-y-Schreiber erstellte »**T.-gramm**« dient der Diagnostik von Tuben-Mittelohrkatarrh, Paukenerguß, Otosklerose, Defekt der Gehörkette, Ohrgeräuschen, Tubenklaffen etc. u. wird ergänzt durch Bestg. des kontralat. Impedanzsprunges u. Messen des Stapedius- u. Tensorreflexes.

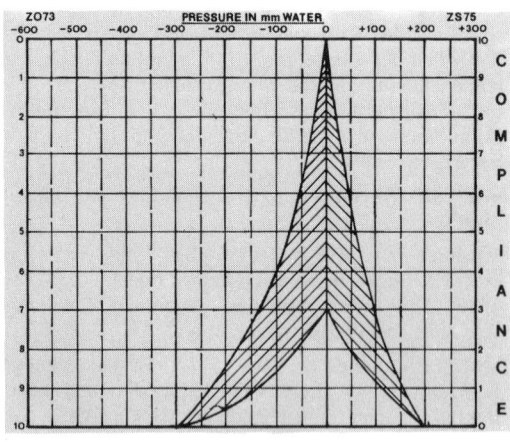

Schreibformular für **Tympanogramm**.
Schraffiertes Areal = Normbereich.

Tympanon: (griech. = Pauke) ↑ Cavum tympani.

Tympano|phonie: *otol* ↑ Autophonie. – **T.plastik:** *otol* gehörverbessernder mikrochirurg. Op. bei Schalleitungsschwerhörigkeit; 5 Typen: I) (Trommelfellperforation, intakte Gehörknöchelchenkette): Myringoplastik; II) (Teildefekt der Kette): Attiko-Antrotomie (nicht unbedingt) u. Myringoplastik, wobei das Implantat die Schallschwingungen auf die wiederaufgebaute Kette überträgt; III) (Hammer-Amboßdefekt): wie bei II, jedoch Anlagerung des Implantats an Steigbügelköpfchen (»flache Pauke«, mit Columella-Effekt); IV) (Verlust aller Knöchelchen): wie bei II, jedoch mit Bildung einer »kleinen Pauke« (Schallschutz des runden Fensters); V) (zusätzl. Obstruktion des ovalen Fensters durch Mißbildung oder unlösbar fixierte Fußplatte bei Otosklerose): wie bei IV, zusätzl. Fenestration des horizontalen Bogenganges (meist erst später).

Tympano|skopie: diagnost. Inspektion (Mikroskop) der durch Myringotomie eröffneten Paukenhöhle bei Schalleitungsschwerhörigkeit. – Inkorrekt auch Bez. für Trommelfellinspektion. – **T.sympathektomie:** op. Entfernung des promontorialen sympath. Plexus der Paukenhöhle zur Ther. von Ohrgeräuschen. – **T.tomie:** Paukenhöhleneröffnung durch Myringotomie zwecks T.skopie u. bei T.plastik; vgl. Parazentese.

Tympanum *JNA:* (lat. = Trommel) ↑ Cavum tympani.

Tyndall* Effekt (JOHN T., 1820–1893, ir. Physiker, London): Streuung des Lichtes beim Durchtritt durch kolloidale Lösungen u. trübe Medien; Intensität des Streulichtes umgekehrt proportional zum Durchlaßgrad des Mediums. – *ophth* bei seitl. Spaltlampenbeleuchtung **T.* Phänomen** in vord. Augenkammer bei path. Eiweiß- oder Zellgehalt des Kammerwassers. – **Tyndallisieren:** 1) (TYNDALL 1881) fraktionierte ↑ Sterilisation. – 2) Nachweis des ↑ TYNDALL* Effekts.

Typ: s. u. Typus. – **Typ(en)art:** *biol* ↑ Typspezies.

Typen|differenzierung: *bakt* Bestg. der Typen innerhalb einer Mikroorganismen-Art mit biochem., serol. u./oder kulturellen Methoden, im Tierversuch oder durch Phagen; s. a. Differenzierungsnährboden, Bio-, Sero-, Kulturtyp. – **T.wandel:** *kard* EKG-Begr. für den Übergang von einem Positionstyp in einen anderen. – **T.wechsel:** *bakt* die Umwandlung eines Baktn.-Typs in einen anderen; bisher nicht sicher bewiesen (nur Selektionseffekt?); u. a. beobachtet in der Kultur durch Zusetzen eines – abgetöteten – anderen Typs (Transformation); vgl. Formwechsel.

Typhämie: das Auftreten von Salmonellen im Blut via Darmlymphwege in der 2. Wo. einer Typhus-abdomin.-Erkr.

typhl...: Wortteil »blind«, »Blinddarm« (s. a. Zäko..., Zökum...); z. B. **T.atonie** (Tonusmangel des Zäkum als pathogenet. Faktor einer Obstipation; s. a. Aszendenz-Typ), **T.ektasie** (Erweiterung des Zäkum; erworben z. B. durch Koprostase bei chron. Obstipation).

Typhlitis: Entzündung des Zäkum einschl. des Wurmfortsatzes, z. B. bei Kotstauung oder -steinen (= **T. stercoralis**); i. e. S. die ↑ Appendicitis. – **Typhlon:** Blinddarm (↑ Caecum).

Typhobazillose: (LANDOUZY 1891) ↑ Sepsis tuberculosa acutissima (mit typhösem Krankheitsbild).

typhös: benommen, soporös, den Typhus abdomin. betreffend, an Typhus erkrankt. – **typhoid:** 1) mit Benommenheit (↑ Sopor) einhergehend, z. B. **t. Fieber** (↑ Typhus abdomin.). – 2) dem Typhus abdomin. ähnl., z. B. **t. Salmonellose** (durch andere Salmonella-Arten), **t. Zustand** (↑ Typhoid). – **Typhoid:**

nicht-typhöse Erkr. mit Typhus-abdomin.-Symptomatik; z. B. das **biliöse T.** (= Leptospirosis icterohaemorrhagica), das ↑ Cholera-, Malaria-T.

Typhom: bei Typhus abdomin. in der 1. Wo. multipel auftret. grauweißes Granulom (proliferierte, geschwollene Endothel- u. KUPFFER* Sternzellen um eine Erreger-Gruppe), v. a. in der Leber (»**Typhusleber**«), ähnl. auch in Milz u. LK. – **Typhopneumonie**: 1) ↑ Pneumotyphus. – 2) Pneumonie mit typhoiden Zuständen.

Typhoral®: Totvakzine zur oralen Schutzimpfung gegen Typhus abdom. u. Paratyphus A u. B. Beginn des Impfschutzes nach 8 Tg.; bei anhaltender Infektionsgefahr nach 3 Mon. zu wiederholen. – **Typhotoxin**: Endotoxin (Lipopolysaccarid, O-Antigen) der Salmonella typhi; wird bei Baktn.-Zerfall frei (wobei große Mengen Schock hervorrufen).

Typhus: 1) Typhus abdominalis. – 2) im engl. u. französ. Sprachgebrauch das epidem. ↑ Fleckfieber (= T. exanthematicus). – 3) Typhus-art. Erkr. (i. S. des Typhoids) wie best. Leptospirosen (z. B. **T. biliosus** = Leptospirosis icterohaemorrhagica), **T. americanus** (= BRILL* Krankh.), **T. angiohaematicus** (= LANDOUZY* Purpura), **T. murinus** (= murines ↑ Fleckfieber), **Mexikan. T.** (↑ Tabardillo-Fieber), **T. indicus** (↑ MEGAW* Typhus), **T. recurrens** (= Rückfallfieber), **T. tropicus** (= Tsutsugamushi-Fieber).

Typhus abdominalis, Ty, typhoides Fieber, Bauchtyphus: en- oder epidem. Infektionskrankh. durch Salmonella typhi, übertragen durch dir. Kontakt mit Erkrankten oder gesunden Bazillenträgern oder durch kontaminierte Nahrung (einschl. Trinkwasser). Verlauf in typ. Stadien: im **1.** oder **Stadium incrementi** nach Inkubation von 7–28 (14–17) Tg. treppenförm. Fieberanstieg, uncharakterist. allg. Beschwerden (u. a. Kopfschmerzen, Durstgefühl, Verstopfung; evtl. T.psychose; je nach überwiegenden Anfangssympt. bez. als Zerebral-, Tonsillo-, Broncho-, Pneumo- oder Kolo-T.); nach ca. 1 Wo. das **2.** oder **Stadium acmes**, mit Kontinua (39–40°), Bewußtseinstrübung, Delirien, blutig-bork. Schleimhautbelägen (s.a. Lingua typhosa), Milzschwellung, Typhämie, BOUVERET-Ulkus am Gaumenbogen, Roseola typhosa am Rumpf (für 8–14 Tg.), häufig Leukopenie mit Li.verschiebung, rel. Lymphozytose u. Eosinophilie, pos. Diazoreaktion; 8–14 T. später (3.–4. Wo.) das **3.** oder **Stadium decrementi** mit erbsenbreiart. Durchfällen, lyt. Entfieberung (anfangs steile morgendl. Remissionen: »amphiboles Stadium«), pos. WIDAL* Reaktion; ab 4. Wo. evtl. Komplikationen (Darmblutung, -perforation, Cholezystitis, Leberabszeß, Zystopyelitis, Bronchopneumonie, Myositis, Meningitis, ↑ T.taubheit). Rekonvaleszenz meist sehr langsam. – Auch atyp. Verlaufsformen, z. B. eine gastrointestinale ähnlich Paratyphus B, eine abortive (= **T. ambulatorius Griesinger***, **T. levissimus Hildebrandt***; nur kurze Fieberschübe, allg. Unwohlsein, Anorexie u. Kopfschmerzen), eine foudroyante (= **T. fulminans** s. **malignus**, Pyrotyphus; v. a. bei älteren Leuten; hohe Mortalität); ferner der **T. versatilis** mit sehr starker motor. Unruhe. Path.-anat.: in der 1.Wo. mark. Schwellung der PEYER* Plaques im Dünndarm, Typhome; 2. Wo.: Verschorfung der Plaques mit Ulzeration; 3.–4. Wo.: Abstoßung der Schorfe, Reinigung der Ulzera, evtl. Perforation. Diagnose: dir. Erregernachweis in Blut, Stuhl (↑ TPE-Diagnostik), GRUBER*-WIDAL* Reaktion. Ther.: Chloramphenicol. 3–5% der Erkrankten werden Dauerausscheider (Reservoir meist Gallenblase; Sanierung mit hohen Dosen Penizillin, evtl. Cholezystektomie). – Gem. Bundesseuchengesetz anzeigepflichtig (auch Verdacht u. Ausscheider); für Dauerausscheider partielles Berufsverbot. – Hinterläßt jahrelange (nicht lebenslängl.!) Immunität. Prophylaxe: Schutzimpfung, hygien. Maßnahmen, Sanierung der Dauerausscheider. – s.a. Abb. »Fieberkurve«.

Typhus|-Agglutinationstiter: diejen. Verdünnung eines Kranken- oder Rekonvaleszentenserums, die bei der GRUBER*-WIDAL* Reaktion die suspendierten Salmonellen (hitze- oder alkohol-inaktiviert für O-, formaldehyd-inaktiviert für H-, lebend für Vi-Agglutination) agglutiniert. O-Titer von 1 : 100 u. H-Titer von 1 : 200 gelten bei Ansteigen in den folgenden Tg. als krankheitsbeweisend. – **T.granulom**: Granulationsgeschwulst aus markig geschwollenen PEYER* Plaques bei T. abdomin.; s. a. Typhom. – **T.meningitis**: Salmonellen-bedingte M. als seltene Kompl. des Ty. abdomin.; i. w. S. auch das meningit. Syndrom des T.kranken (asept. Reaktion oder Superinfektion mit Pneumokokken, Tbk-Baktn. etc.); vgl. Zerebraltyphus.

Typhus-Paratyphus|-Enteritis-Gruppe: ↑ TPE. – **T.-P.-Impfstoff**: Aufschwemmung Azeton-inaktivierter Salmonella typhi (Vi-Antigen u. epidemiehäufigste Serotypen enthaltend) u. Hitze-Phenol-inaktivierter Salmonella paratyphi A u. B, evtl. auch C (»TAB«, »TABC«), als Kombinationsimpfstoff für akt. parenterale (s.c.) Immunisierung u. Prophylaxe. Weitere Kombinationen mit Choleraimpfstoff, Diphtherie- u. Tetanus-Toxoid.

Typhus|pneumonie: 1) ↑ Pneumotyphus. – 2) unspezif. Bronchopneumonie als T.-Spätkomplikation. – **T.-Schluckimpfung**: orale akt. Immunisierung mit T.-Paratyphus-AG (s. a. Typhoral®); bewirkt weniger die Bildung humoraler AK als vielmehr die unspezifischer Opsonine u. zellulär-gewebl. AK am Ort der Erregerinvasion. – **T.-Schutzimpfung**: s. u. T.-Paratyphus-Impfstoff, T.-Schluckimpfung. – **T.taubheit**: Schwerhörigkeit bis Taubheit infolge entzündl.-tox. Kochlearisschädigung (evtl. kombin. mit Vestibularisschaden) bei T. abdomin.; evtl. erst in der Rekonvaleszenz (dann meist Restitutio ad integrum). – **T.zelle**: in T.granulomen runder oder ovoider Histiozyt mit reichlich azidophilem Protoplasma u. chromatinarmem, oft exzentr. Kern.

typisch: kennzeichnend, eigentümlich; *path, mikrobiol* mit charakerist., für die Mehrzahl der Fälle zutreffendem Symptomen- bzw. Merkmalsmuster. – **Typose**: (EISENMANN) Krankht. mit – regelmäßig – nach freiem Intervall zurückkehrenden Sympt., z. B. Zyklothymie, chron. Malaria. – **Typosomie**: normales körperl. Wachstum.

Typspezies, Typ(en)art: *(mikro)biol* die in morphol., biochem. u./oder kultureller Hinsicht für die betreff. Gattung »typische Art«.

Typ(us): Gepräge, Form, Muster; *biol* das Gesamt der wesentl. (»typ.«) Merkmale eines Lebewesens, das der Beschreibung einer taxonom. Einh. zugrundeliegt; s. a. Forma, Geno-, Phänotyp. – *anthrop* ↑ Habitus; s. a. Tab. »Konstitutionstypen«. – *mikrobiol* Kategorie für Mikroorganismen eines Stammes oder einer

Typus degenerationis

Art, denen ein bes. biochem., serol. u./oder kulturelles Verhalten eigen ist; z. B. T. gravis, mitis u. intermedius des Corynebact. diphtheriae, T. bovinus, gallinaceus u. humanus der Tbk-Mykobaktn.; s. a. Typspezies. – *path* die spez. ätiopathogenet., morphol.-histol., klin. etc. Form eines Krankheitsprozesses bzw. -bildes, z. B. der **T. degenerationis Rostockiensis** (↑ ULLRICH*-FEICHTIGER* Syndrom), die versch. Typen der enchondralen ↑ Dysostose, ↑ Intersex-, Fiebertypen u. a. m.

Tyr: ↑ Tyrosin.

Tyramin, Tyrosamin: p-Hydroxyphenyläthylamin, $HO-C_6H_4-CH_2\cdot CH_2\cdot NH_2$; biogenes Amin, gebildet aus Tyrosin durch Dekarboxylierung. Natürl. Vork. z. B. in faulendem Eiweiß, Secale cornutum. Wirkt hyperton, kann bei Anreicherung im Blut (z. B. bei MAOH-Medikation) Hochdruckkrisen bewirken. – **T.-Test**: Phäochromozytom-Nachweis anhand der nach i.v. Inj. von 1 mg T. eintret. erhebl. Blutdrucksteigerung für mind. 10 Min. – **Tyraminase**: ↑ Monoamino-oxidase.

tyro...: Wortteil »Käse«.

Tyrocidin: Antibiotikum (Gemisch der zykl. Dekapeptide A, B u. C) aus Bact. brevis; zu 80% im Tyrothricinum.

Tyrode* Lösung (MAURICE VEJUX T., 1878–1930, Pharmakologe, Cambridge/Mass.): physiol. Salz-Lsg. mit (%) 0,8 NaCl, 0,02 KCl, 0,02 $CaCl_2$, 0,01 $MgCl_2$, 0,005 NaH_2PO_4, 0,1 Glukose, 0,1 $NaHCO_3$. Anw. als Blutersatz u. Medium für »überlebende« Organe; diverse Rezepturen (u. a. RINGER*-T.*-Lsg.).

Tyrom: Tumor von käsiger Beschaffenheit.

Tyrophagus casei: Käsemilbe [Acarina], auch in Getreide u. feuchtem Mehl; kann bei Massenauftreten Allergie verursachen.

Tyrosin, Tyr: L(-)-β-(p-Hydroxyphenyl)-α-aminopropionsäure, $HO-C_6H_4-CH_2\cdot CH(NH_2)\cdot COOH$; natürl. aromat. Aminosäure, Proteinbaustein (reichl. z. B. in Keratin); frei in pflanzl. u. tier. Geweben, z. B. 3,9–15,8 mg bzw. 54 ± 4 µMol/l Plasma; erniedrigte Werte bei Hypothyreose, Eiweißmangel, erhöhte bei Hyperthyreose, Tyrosinose, Lebererkr. (Koma), Niereninsuffizienz; 24-Std.-Harnexkretion 7–27 mg; Bedarfsdeckung erforderlichenfalls durch ↑ Phenylalanin-Aufnahme. Zentraler intermediärer Metabolit u. a. für Schilddrüsenhormone (s. a. Schema »Jodstoffwechsel«), Katecholamine (s. a. Tyramin, DOPA), Melanine; bei einschläg. Stoffwechselstörungen ↑ Hypertyrosinämie, Alkapton-, Phenylketonurie. – Nachweis durch MILLON*, PAULY*, Xanthoprotein-Reaktion, mit α-Nitroso-β-naphthol, mikrobiol. mit Leuconostoc mesenteroides.

Tyrosin|ämie, Tyrosinose: (1957) ↑ Hypertyrosinämie. – **T.belastung**: (RICHARD u. M. 1965) Bestg. des T.-Spiegels im Blut nüchtern u. nach peroraler T.-Gabe (50 mg/kg Körpergew.). Bei Hyperthyreose Wertanstieg wesentlich stärker (Max. n. 90 Min.), bei Hypothyreose schwächer (Max. n. 3 Std.) als beim Euthyreoiden.

Tyrosinase: ↑ o-Diphenol-oxidase; s. a. Schema »Melanin«.

Tyrosis: *path* ↑ Verkäsung.

Tyrosyl-: *chem* der Tyrosin-Rest. – **T.urie**: vermehrte Harnausscheidung von Tyrosin(-Resten) bei einschläg. Stoffwechselstörung; s. a. Tab. »Harnsalze«.

Tyro|thricinum *WHO*: Polypeptid-Antibiotikum aus Bac. brevis; besteht aus 20% Gramicidin u. 80% Tyrocidin. – **T.thrix tenuis**: ↑ Bacillus subtilis. – **T.toxikose**: ↑ Käsevergiftung.

Tyrrell* Faszie (FREDERIC T., 1793–1843, Anatom, Chirurg, London): ↑ Fascia pelvis visceralis.

Tyson* Drüsen (EDWARD T., 1650–1708, Anatom, London): ↑ Glandulae praeputiales. – **Tysonitis**: meist gonorrhoische, evtl. abszedierende Entzündung der TYSON* Drüsen.

Tyvelose: 3,6-Didesoxy-D-mannose; determiniert in einigen Salmonellen-Arten die AG-Eigenschaft 0–12.

T-Zacke, T(erminal)-Welle, T: *kard* im ↑ EKG die dem QRS-Komplex folgende – u. normalerweise dessen höchstem Ausschlag gleichgerichtete – Welle am Ende der elektr. Kammersystole als »Erregungsrückbildungsschwankung«, entstehend durch die schnelle Repolarisation mit Beendigung des Erregungsvorganges. Bei Normalpositionstyp u. -frequenz in den Extremitäten-Abltgn. pos., in II am höchsten (ca. 0,31 mV); neg. T_I u. P_I Hinweis auf Situs inversus, neg. oder flaches T_I auf ältern Vorderwandinfarkt (bei Linkstyp nur auf Li.insuffizienz), neg. T_{II} u. $_{III}$ zus. mit neg. Q_{III} auf ältern Hinterwandinfarkt (bei Rechtstyp nur auf Re.hypertrophie), flaches oder flachneg. T in mind. 2 Abltgn. auf diffuse Myokardschädigung (bei Koronarinsuffizienz oder Vitium); Myokardschädigung (bei Koronarinsuffizienz oder Vitium); zweigipfl. T. (infolge nur leicht neg. Tendenz) häufiger bei Kindern; als diphasisch deformiertes T. entweder mit präterminaler oder mit terminaler Negativität; als monophasisch deformiertes mit deutlich erhöhtem oder gesenktem Abgang der S-T-Strecke (so daß T oft kaum abgrenzbar ist) Zeichen eines frischen Infarkts oder einer Perikarditis;

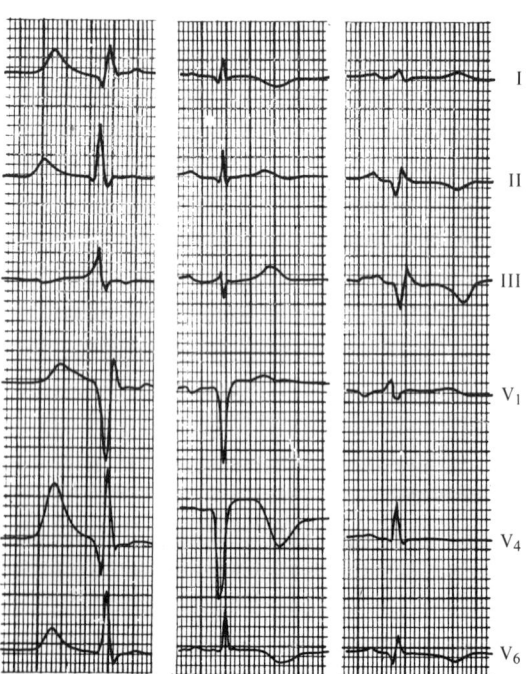

T-Zacken und ihre klin. Bedeutung.

überhöhtes T. zus. mit S-T-Hebung im Anfangsstadium des Infarktes (»Erstickungs-T«; s. a. »T en dôme«); stark zugespitztes, schmalbas. T bei Hyperkaliämie.

Tzanck* (A. Tz., 1886–1954 Dermatologe u. Hämatologe, Paris) **Spritze**: Rotanda-Spritze für Bluttransfusion. – **Tz.* Syndrom**: (zus. mit CIVATTE u. SIDI 1948) ⁄ Papulosis atrophicans maligna. – **Tz.* Zellen**: (1947) für Pemphigus vulg. u. DARIER* Krankh. charakterist., plaqueförmig gruppierte, aufgebläht--runde, akantholyt. Epithelzellen mit Degenerationszeichen (basophiler, strukturloser Kern, perinukleäre Plasmaaufhellung, Verdichtung der stachellosen Zellmembran). Nachweis im PAPPENHEIM-gefärbten Zellabstrich vom Boden einer Hautblase (= **Tz.* Test)**.

T-Zelle: T-Lymphozyt (s. u. Lymphozyten).

U

U: Kurzzeichen für *chem* Uran, Urea ($\overset{+}{U}$ = Harnstoff, $\overline{U}$ = Harnsäure), Urazil, Uridin; *physik* elektr. Spannung (z. B. U_{eff} = effektive Sp.), Umdrehung; *serol* Antigen U (s. a. MNSs-System); *biochem* Unit (= Einheit, ↗ Enzymeinh.); *gyn* Umwandlungszone. – **ū**: elektrophoret. Beweglichkeit.

Uabain: ↗ g-Strophanthin.

u. a. f.: *pharm* ↗ ut aliquid fiat.

Ubangi-Krankheit: (BOURGUIGNON 1929) Erkr. (Mykose?) der Eingeborenen in Zaire v. a. im März/April, anscheinend durch Fischgenuß u. Schwangerschaft verschlimmert; zunächst Mattigkeit, Knochen-Muskelschmerzen, nach etwa 1 J. schmerzhafte, eiterhalt. Knoten an Handgelenken u. Schlüsselbeinen, die später ulzerieren, stark bluten u. mit regionaler LK-Schwellung einhergehen; nach Monaten Generalisation, Kachexie, Tod durch Infektion.

ubi pus, ibi evacua: (lat.) »Wo Eiter ist, dort entleere ihn«.

Ubichinon: (MORTON) Benzochinon-Derivate (den Vit. E u. K strukturverwandte Polyprenylchinone) mit langer terpenoider Seitenkette (↗ Formel). Vork. in pflanzl. u. tier. Zellen als »mitochondriale Lipide« (»Koenzym Q«) mit Elektronen-übertragender Redox-Funktion (U. ↔ Ubihydrochinon; s. a. Atmungskette, Tab. »Koenzyme«); Bindeglied zwischen Flavoprotein u. Zytochrom c.

Ubichinon (oxidierte Form) *Ubichinon (reduzierte Form = Ubihydrochinon = Dihydroubichinon)*

®= Isoprenoid-Seitenkette mit 4–10 Isopren-Einheiten (bei Ubichinon in Mitochondrien z. B. 10, bei pflanzl. Plastochinon z. B. 9).

UBIP: (GOLDSTEIN u. M. 1975) »**ub**iquitous **i**mmunopoetic **p**olypeptide« in Pflanzen u. Tier (z. B. Thymus, Lymphozyten, Milz, Leber, Niere), das u. a. an der Differenzierung der T- u. B.-Lymphozyten beteiligt u. wahrsch. wesentl. Element aller »cyclic AMP«-dirigierten Prozesse ist.

ubiquitär: überall vorkommend; z. B. **u. Antigen** (Universal-AG).

Ubn: Urobilin.

u.c.: *pharm* **u**sus **c**ognitus (»bekannter Gebrauch«). – **UCG**: Urin-Choriongonadotropin.

Ucko* Reaktion: modifiz. TAKATA*-ARA* Reaktion.

UDP-Enzyme: **U**ri**d**in**d**i**p**hosphat umsetzende Enzyme (> 50), unterschieden als Oxidoreduktasen (mit NAD⁺ oder NADP⁺ als Akzeptor), Aminoacyl-, Hexosyl-, Amino-, Nukleotidyl-, Sulfotransferasen, Karboxy-lyasen, KH-Iso- u. Epimerasen, Peptidsynthetasen. – **UDPG**: **U**ri**d**in**d**i**p**hosphatglukose, die »akt. Glukose« als wesentl. – energiereicher – Faktor der KH-Biosynthese u. zahlreicher Entgiftungsfunktionen (↗ Schema u. Formel S. 2524).

Übelhör* Operation (RICHARD Ü., 1901–77, Urologe, Wien): **1)** Dickdarmblase (↗ dort. Abb.) mit kutanem Auslaß. – **2)** sakrale Prostatektomie.

Übelkeit: meist mit Nausea verbundene Störung des Allg.befindens, v. a. bei Magen-Darm-, Galle-Leber-Erkr., Kreislaufinsuffizienz, Hypoglykämie, Urämie, Frühgestose, Kinetose, nach Alkohol-, Tabak-, Drogen-Abusus.

Überangebotsazotämie: extrarenale ↗ Azotämie als Folge im Überfluß anfallender harnpflicht. Substanzen; v. a. bei gastrointestinalen Blutungen, generalisierter Steigerung des Eiweißstoffwechsels (im Fieber), vermehrtem Gewebsabbau (z. B. postop.; nach Verbrennung). Letztlich als Folge sek. Nierenfunktionsstörung (infolge Hämokonzentration, reflektor. renaler Vasokonstriktion etc.).

Überanstrengungs...: s. a. Überforderungs..., Überlastungs... . – **Ü.hypoglykämie**: ↗ Effort-, Sporthypoglykämie. – **Ü.periostose**: ↗ Insertionstendopathie. – **Ü.thrombose**: ↗ Thrombose par effort.

Über|befruchtung: ↗ Superfetatio, -fecundatio. – **Ü.behaarung**: ↗ Hypertrichosis. – **Ü.bein**: ↗ Ganglion (2). – **Ü.biß**: *dent* normale Bißform mit Vorlagerung der oberen vor die unt. Frontzähne um 2–3 mm bei Okklusion u. Abstützung jeweils des unt. Schneidezahns am Tuberculum des oberen. Auch als **tiefer Ü.** (»Tiefbiß«), **umgekehrter Ü.** (= Progeniebiß), **sperrender Ü.** (= Sperrbiß).

Überbrückungs|mieder: ↗ HOHMANN* Korsett (2). – **Ü.plastik**: op. Überbrückung eines Organdefektes durch ein ortho- oder heterotopes »**Ü.transplantat**«, z. B. am Gefäßsystem (↗ Bypass, s. a. Abb. »Prothesenshunt«), Magen-Darm- (↗ Ersatzmagen, Interpositio), Urogenitaltrakt (↗ Dickdarm-, Dünndarmblase).

Über|dauerungseffekt: *physiol* EMG-Begr. für das nur langsame Absinken des Aktionspotentials im spast. Muskel nach Beendigung des willkürl. Impulses. – **Ü.dehnung**: ↗ Hyperextension (1).

über|dikroter Puls: Dikrotie mit 2. Gipfel im aufsteigenden Schenkel der nächsten Pulswelle (= Anakrotie); vgl. unterdikrot. – **Ü.drehung**: *geburtsh* inn. Drehung des kindl. Kopfes über das normale Maß

Überdruck

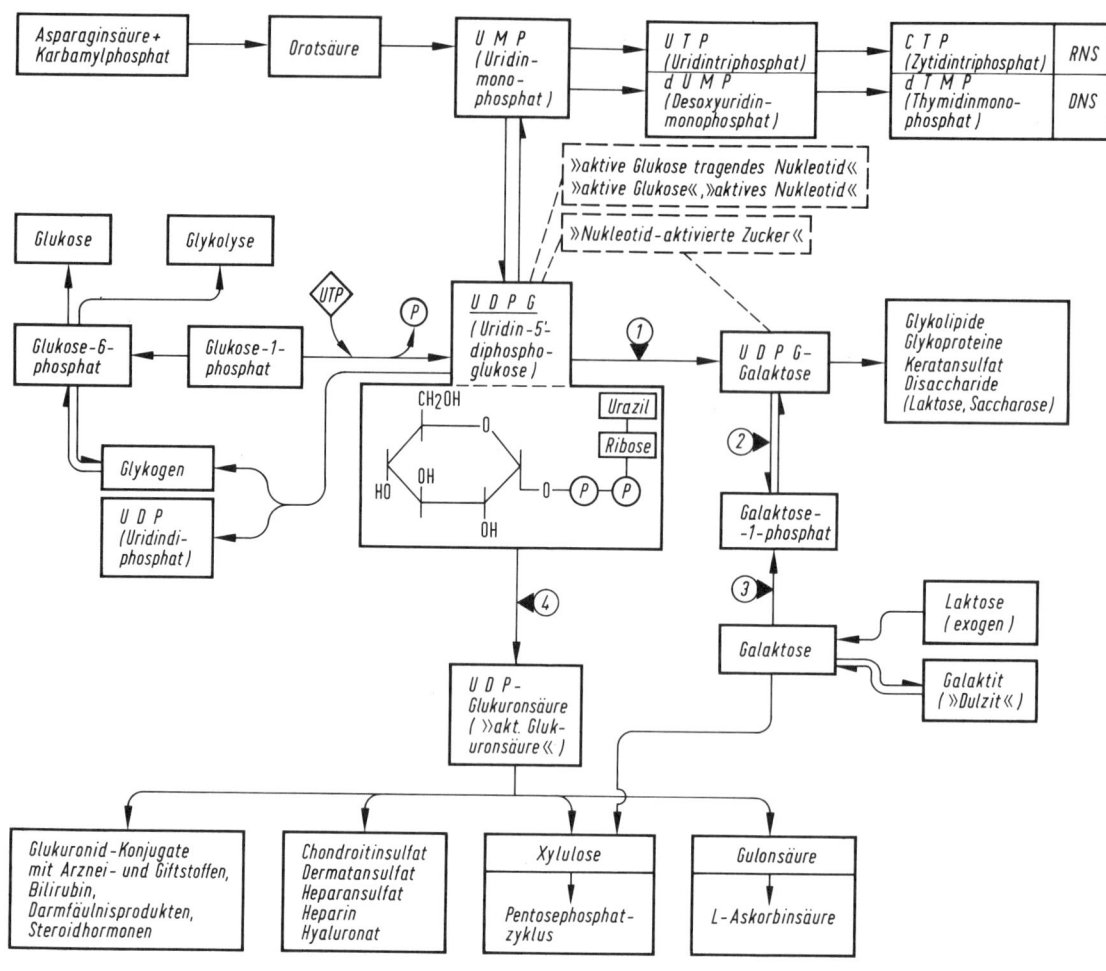

UDPG-Metabolismus. Beteiligte Enzyme: ① = UDP-Galaktose-4-epimerase; ② = Galaktose-1-phosphat-uridyl-transferase (s.a. Galaktoseintoleranz); ③ = Galaktokinase (s.a. Galaktosediabetes); ④ = UDPG-Dehydrogenase.

hinaus, evtl. mit einer für den Geburtsvorgang ungünst. Einstellung.

Überdruck: 1) *physik* der den normalen Luftdruck von 1 atm übersteigende Druck; s. a. Druck.... – 2) *path, ther, anästh* ↑ Hypertonie, Hirndruck, Liquorüberdrucksyndrom, Druckluftkrankheit, Druckkammertherapie, hyperbare Oxygenation, Druck-, Wechseldruckbeatmung, PEEP. – **Ü.blase**: *urol* hypertone ↑ Blase. – **Ü.enzephalographie**: *röntg* Pneumenzephalographie ohne Liquoraustausch, d. h. mit Lufteinfüllen gegen den Liquordruck (Vermeidung eines plötzl. Druckabfalls). – **Ü.fraktur**: isolierte Fraktur des Orbitabodens (ohne Randbeteiligung), evtl. auch des Daches, infolge indir. Druckwirkung bei Schlag auf den Augapfel; klin.: periorbitales Hämatom, Lidödem, Störung der vertikalen Augenbewegungen (Diplopie), Vertiefung der oberen Lidfalte, Infraorbitalis-Hypästhesie. – **Ü.tank**: (BOEREMA) Druckkammer für die ↑ hyperbare Oxygenation. Entspr. Op.räume für **Ü.operationen** v. a. in der Kinderherzchirurgie.

Überempfindlichkeit: 1) ↑ Hyperästhesie. – 2) ↑ Allergie; s. a. Idiosynkrasie, Anaphylaxie.

Überernährung: den Kalorienbedarf übersteigende Nahrungszufuhr; häuf. Ernährungsfehler im Kindes- u. Erwachsenenalter (als »Risikofaktor« v. a. für Herz-Kreislauf- u. Stoffwechsel-Krankhtn.); s. a. Adipositas, Hyperalimentationssyndrom, Mastfettsucht, Überfütterungsdyspepsie.

Übererregbarkeit: *path* gesteigerte Nerv-Muskelerregbarkeit, z. B. bei Myotonie, Spasmophilie, Tetanie, Neurasthenie. – **Übererregbarkeits|epilepsie**: 1) (SOILI) epilept. Anfälle mit tetan. Symptomatik; meist Aktions- oder Intentionsmyoklonus, selten Komb. von Tetanie mit ton. oder klon. epilept. Anfällen. – 2) ↑ Affektepilepsie. – **Ü.syndrom**: 1) Ü.sy. des Neugeb.: ↑ Hyperexzitabilitätssyndrom. – 2) zentralnervöses Ü.sy.: s. u. Elektroenzephalogramm (frequenzlabiles).

Über|flußhypernatriämie: erhöhter Na-Blutspiegel infolge Zufuhr oder Retention von mehr Na als Wasser; bewirkt Erhöhung des osmot. Drucks im EZR, die durch Einstrom intrazellulärer Flüssigkeit ausgeglichen wird (= hypertone Hydration; dadurch zelluläre Exsikkose). Vork. bei zu großer Infusion hypertoner NaCl-Lsg. (oder normotoner beim Nierenkranken), NNR-Hyperfunktion (CONN*, CUSHING* Syndrom), exogener Steroidzufuhr, Trinken von Meerwasser (bei Schiffbrüchigen), ZNS-Störungen sowie als zerebrales Salzspeicherungssyndrom. – **Ü.fütterungsdyspepsie**: *päd* leichte Dyspepsie infolge zu großen Nahrungsangebots (Überschreiten der Toleranz) insbes. beim jungen Säugling u. während des Abstillens (»Ablaktationsdyspepsie«).

Übergangs|becken: *geburtsh* Typ I des langen Bekkens mit lumbosakr. Übergangswirbel, Promontoriumhochstand (verlängerter Geburtskanal) u. sehr steiler Beckeneingangsebene. – **Ü.dyspepsie**: *päd* s. u. Ü.stuhl. – **Ü.epithel**: das mehrreih. E. der ableitenden Harnwege (je nach Organfüllung mehrschichtig--hochprismatisch bis 2schicht.-platt, mit gefälteter bzw. glatter Oberfläche). Die markanten (glykogen-, phosphatase- u. hyaluronsäurereichen) Deckzellen sondern das sogen. Harnmukoid ab, das, in eine schwer lösl. Form übergeführt, die Schleimhaut vor der Harneinwirkung schützt. – s. a. Ü.zell-Karzinom. – **Ü.erbrechen**: ↑ Neugeborenenerbrechen.

Übergangs|falte: *ophth* ↑ Fornix conjunctivae. – **Ü.geld**: gem. RVO vom Rentenversicherungsträger zu zahlender Betrag während einer medizin. u./oder berufl. Rehabilitation. – **Ü.haare**: die kurzen, nur zart pigmentierten H. im Pubertätsalter als Übergang vom Woll- zum Terminalhaar. – **Ü.milch**: die Frauenmilch am 6.–10. Tag post partum; beim Kochen nicht mehr wie das Kolostrum gerinnend, mit niedrigerem Eiweiß- u. Mineralien- u. höherem Laktose- u. Fettgehalt.

Übergangs|nävus: *derm* ↑ Junktionsnävus. – **Ü.störung**: *päd* ↑ Neugeborenen-Anpassungsstörung. – **Ü.stuhl**: *päd* die aus Mekonium u. Milchstuhl bestehenden Fäzes des Neugeb. am 4.–5. Tag; evtl. als – harmlose – Ü.dyspepsie. – **Ü.typ**: *kard* im EKG der ↑ Positionstyp zwischen Mittel- u. Linkstyp. – **Ü.wirbel**: ↑ Assimilationswirbel. – **Ü.zell-Karzinom**: ↑ Carcinoma transitiocellulare. – **Ü.zonengeschwür**, Junctional gastric ulcer: bei chron. Gastritis rel. häufiges Magenulkus im Übergangsbereich von Fundus- zu Pylorusdrüsen.

Über|gewicht: das 10% über dem Sollgew. liegende Körpergew. (↑ dort. Tab.; s. a. Überernährung). – **Ü.gießung**: *baln* s. u. Guß.

Über|hang: *orthop* Lateralverlagerung des Thorax (evtl. bis über den seitl. Beckenrand) als stat.-orthopt. Kompensationsvorgang (Kopf senkrecht über Körperschwerpunkt) bei Skoliose; meßbar als seitl. Abweichung des Lotes vom Dornfortsatz C 7 gegen S 1. – **Ü.hören**: *otol* Wahrnehmung des auf ein ertaubtes oder schwerhör. Ohr gegebenen Schalls ausreichender Stärke (jedoch unter der Hörschwelle des Prüfohres) durch das gut hörende Ohr der Gegenseite. Die zur Ausschaltung (Vertäubung) des nicht zu prüfenden Ohres erforderl. »**Ü.hördämpfung**« (LÜSCHER 1952) beträgt für Luftleitung 30–60, Knochenleitung 0–15 dB. – Der darauf beruhende **Ü.hörversuch** ist eine Simulationsprobe bei angebl. einseit. Taubheit, deren Vortäuschung erwiesen ist, wenn ein auf das »taube« Ohr gegebener Schall ausreichender Intensität auf der gesunden Seite angeblich nicht gehört wird. – **Ü.hydrierung**: ↑ Hyperhydratation.

Über-Ich: (S. FREUD 1923) in der Tiefenpsychologie die höchste Instanz der Persönlichkeit, die dem »Ich« gegenüber die – unbewußte – Rolle eines Zensors hat, der die Wünsche des »Es« unverändert oder abgewandelt zuläßt oder aber gemäß moral. Maßstäben verwirft. Ausbildung beim Kind mit Überwinden des Ödipus-Komplexes, weitgehend orientiert am elterl. Ü. (Ü. somit Träger der Tradition). Konflikte zwischen »Ü.« u. »Es« spielen eine Rolle bei Phobie, Zwangsneurose, Depression etc.

Überimpfen: *mikrobiol* Abimpfung, z. B. bei BURRI* Verfahren, Ein-Zell-Kultur.

Überkreuz(ungs)...: s. a. Kreuz..., Cross(ing)... . – **Ü.empfindlichkeit**: *immunol* spez. Form der Gruppenallergie (»Paragruppenallergie«), bei der der gebildete (Auto-)AK auch mit einem dem ursprüngl. Allergen verwandten AG reagiert. – **Ü.phänomen**: (ERLACHER) *orthop* Möglichkeit des pass. Auflegens des gebeugten Beines auf die kontralat. Bauchseite bei angeb. Hüftluxation u. -dysplasie.

Über|ladungssyndrom: ↑ Fettüberladungssyndrom. – **Ü.lagerung, psychogene**: die – unbewußte – »Symptomverstärkung« bei geringfüg. Organstörungen als Ausdruck von Wunsch- u. Zweckreaktionen (z. B. Rentenwunsch). – I. w. S. Bez. für jegl. Diskrepanz zwischen obj. Befund u. – rel. starken – subj. Beschwerden. – **Ü.lagerungsinfarkt**: *kard* zu einem schon vorhandenen Myokardinfarkt hinzutretender, dessen Sympte. überlagernder Zweitinfarkt. Im EKG z. B. erneute S-T-Überhöhung. – **Ü.lappung**: *röntg* die bei lokalisierter Überblähung der Lunge vork. Ausdehnung der geblähten Partien über die nicht geblähten Partien sowie über sonst nicht von der Lunge bedeckte Organe (z. B. die sonst freien Herzpartien).

Überlastungs...: s. a. Überanstrengungs... . – **Ü.hemmung**: *physiol* bei einem die Leistungsfähigkeit der Hirnrindenzellen übersteigenden Reizangebot zu deren Schutz eintret. physiol. Hemmung. – **Ü.schaden**: durch langzeit. Überbelastung oder Mikrotraumatisierung bedingte Schädigung am Bewegungsapparat, z. B. Arthrosis def., Dauerfraktur, Insertionstendopathie. – **Ü.syndrom (Hochrein=Schleicher*)**: ↑ Managerkrankheit.

Überlauf|blase: *urol* s. u. Ischuria paradoxa. – **Ü.dränage**: *urol* ↑ Tidaldrainage. – **Ü.erbrechen**: E. infolge stenose- oder stagnationsbedingter (Ileus) Überfüllung des oberen Verdauungstraktes (Speiseröhre, Magen, oberer Dünndarm); meist mit Antiperistaltik. – **Ü.gastroenterostomie**: hohe GE an der Vorderwand zwecks Erhaltung einer gewissen Reservoirfunktion des Magens. – **Ü.hyperaminoazidurie**: Aminoazidurie infolge erhöhten Serumspiegels, also bei normaler Tubulusfunktion; z. B. für Phenylalanin bei der Phenylketonurie, Valin u. Leuzin bei der Ahornsirup-Krankh., alle Aminosäuren bei Leberinsuffizienz.

Überlebens|medium: s. u. BERLINGHOFF*. – **Ü.rate**: %-Satz der Überlebenden eines Kollektives, z. B. nach experiment. Strahlenexposition (dann als Dosiswirkungskurve darstellbar). – **Ü.zeit**: die mittl. Zeitdauer, um die ein Versuchstierkollektiv die Einwirkung einer schädl. Noxe bzw. ein Organismus oder seine Organe (Gewebe) eine Ischämie überleben (u. die stets über die Funktionserhaltungszeit hinausreicht; s. a. Ischämietoleranz).

Überleitungs|störung: *kard* atrioventrikuläre ↑ Erregungsleitungsstörung. – **Ü.stück**: *anat* der dünne, U-förm. Teil der HENLE* Schleife (↑ Abb. Tubulus-Funktion), ausgekleidet mit hellen, oft abgeplatteten Epithelzellen, deren Kern ebenso wie die Mikrovilli u. die Zentralgeißel (ausgehend vom Zentriol oberhalb des Kerns) in die Lichtung vorspringt. – **Ü.zeit**: *kard* ↑ PQ-Zeit.

Übermännchen: s. u. XYY-Syndrom (s. a. Tab. »Intersexualität«). – **Ü.mangansaures Kalium**: ↑ Kalium permanganicum. – **Ü.müdungsbruch**: *path* ↑ Dauerfraktur.

Übermuth* Operation (HERBERT Ü., geb. 1901, Chirurg, Leipzig): (1955) Rektumblase mit Ausleitung der Fäzes über einen Kunstafter.

Über|pflanzung: *chir* ↑ Transplantation. – **Ü.produktionsikterus**: prähepat. Ikterus auf der Basis übermäß. Produktion von prim. Bilirubin u. dessen Stauung vor den – nur begrenzt aufnahmefäh. – Leberzellen. – **Ü.reife**: *geburtsh* ↑ Postmaturität; s. a. BALLANTYNE*-RUNGE* Syndrom.

über|sättigt: *chem* adj. Kennz. einer Lsg. nach Überschreiten der Sättigungskonzentration. – **Ü.sättigungssyndrom**: ↑ Fettüberladungssyndrom.

Über|schall: *physik* ↑ Ultraschall. – **ü.schießende Reaktion**: *physiol* über das adäquate Maß hinausgehende R. eines biol. Systems; z. B. (HENSEL) die vermehrten Entladungen der Kälte- u. Wärmerezeptoren der Haut bei Temp.sprüngen nach unten bzw. oben.

Überschuß|hemmung: *serol* s. u. Prozonenphänomen. – **Ü.transfusion**: *geburtsh* Blutverteilungsstörung zwischen Fetus u. Plazenta vor oder unter der Geburt; im allg. reversibel (erkennbar z. B. als HT-Alteration), als fetoplazentare Zentralisation (mit schwerem Vol.mangel, Asphyxie), aber evtl. Indikation zu sofort. Entbindung. – vgl. Übertransfusion.

Überschwängerung: ↑ Superfecundatio, -fetatio.

überschwellig: oberhalb einer Reizschwelle; z. B. das ü. Hören (s. u. Schwellenwertschwerhörigkeit).

Über|segmentierung: *hämat* ↑ Hypersegmentation. – **Ü.sichtigkeit**: *ophth* ↑ Hyperopie. – **Ü.sichtsaufnahme**: *röntg* großformat. Aufnahme, die ein Körpergebiet oder Organsystem im Ganzen darstellt; z. B. Abdomen-, Becken-»Übersicht«.

Über|sprungshandlung: (N. TINBERGEN 1940) Begr. der Verhaltensforschung für eine Handlung, die bei gegenseit. Hemmung zweier entgegengesetzter Instinkt-Aktivierungen entsteht u. keinem dieser Instinkte zugehört; z. B. Kratzen am Kopf analog der Pickbewegung kampfbereiter Hähne (Konflikt : Angriff/Flucht). – **Ü.streckung**: ↑ Hyperextension (2); s. a. Extensions.... – **Ü.suppressions-Syndrom**: *gyn* sek. Amenorrhö nach Absetzen von Ovulationshemmern infolge übermäß. Unterdrückung des Funktionskreises Gonadotropin-Bildung/LH-Gipfel (in Zyklusmitte)/Ovulation. Häufigkeit 1 bis 10%; im allg. erst nach mind. 3monat. Anw. der »Pille«.

Überträger: *path* der eine Erkr. von einem Individuum auf ein anderes Übertragende, der nicht selbst klinisch krank zu sein braucht; s. a. Dauerausscheider, Konduktor. – *parasit* Vektor: den Transport des Erregers von einem Wirt (meist Wirbeltier) zum anderen durchführender Organismus (meist Arthropode), der ein rein »mechanischer« sein kann oder aber in dem der Erreger einen Teil seines Entwicklungszyklus durchmacht (vgl. Zwischenwirt); Übertragung aktiv (Stich, Biß) oder passiv (durch Exkremente, Verschlucktwerden). Die verbreiteten Erkr. werden als »transmissive Seuchen« bezeichnet. – *biochem* **Ü.stoff, -substanz**: ↑ Transmitter, ↑ Carrier.

übertragbare Krankheiten: die durch Infektion, Invasion oder Infestation »ansteckenden« Krankhtn. (Bakteriosen, Rickettsiosen, Virosen, Mykosen, Protozoonosen, Helminthosen, Trichomoniasis, Myiasis, Skabies, ferner Toxoplasmose u. Sarkoidose), i. e. S. die im Bundesseuchengesetz erfaßten (s. a. anzeigepflichtig).

Übertragung: 1) *geburtsh* über die 41. Schwangerschaftswoche hinaus verlängerte Tragzeit (s. a. Spätgeburt); meist infolge ungenügender Erregbarkeit des Uterus. Hat durch anhaltendes Stoffwechselminimum (rel. Plazentainsuffizienz mit Hypoxämie, unzureichender maternofetaler Wasserdiffusion, Azidose) eine Dystrophie des Feten zur Folge: Körper lang u. dürr, Fingernägel lang, Haut trocken mit Einrissen an Händen u. Füßen (»Waschfrauenhände«), keine Vernix caseosa, vermind. Turgor; Risiken: BALLANTYNE*-RUNGE* Syndrom (»Übertragungs-Sy.«), Hypokaliämie, erhöhte Mortalität; oft Gestose der Mutter. – 2) *psych* (S. FREUD) während der psychoanalyt. Ther. auftret. Projektion nicht überwundener frühkindl. Liebes-, Wunsch-, Erwartungs-, Haß- u. Ablehnungseinstellungen an Eltern etc. auf den Analytiker; i. w. S. (C. G. JUNG) auch die von früheren Erlebnissen unabhäng. Projektion eines aus dem kollektiven Unbewußten stammenden Archetypus auf den Therapeuten. – 3) *epidem.* Ü.: s. u. Infektion.

Über|training: Nachlassen der Leistungsfähigkeit mit Konditionsrückgang als Folge einer durch unsachgemäßes (z. B. zu schnelles) Training bedingten Diskrepanz zwischen Leistungsanforderung u. -fähigkeit. Klin.: Sympathikotonie mit Gewichtsabnahme u. neurovegetat. Störungen an Herz-Kreislauf (Tachykardie, Arrhythmie, QT-Verkürzung, Durchblutungsstörungen), Muskulatur (Kraftverlust, Ermüdbarkeit, Krampfneigung, Anfälligkeit für Verletzungen), Endokrinium (Zyklus-, Potenzstörung) u. Psyche (Reizbarkeit, Unverträglichkeit, Schlaf-, Appetitlosigkeit), evtl. Erschöpfungszustand. – **Ü.transfusion**: die zu große (i. w. S. auch die zu schnelle) Blutübertragung als Urs. von ↑ Transfusionszwischenfällen; vgl. Massen-, Überschußtransfusion.

Über|ventilation: ↑ Hyperventilation. – **Ü.wachung**: *immun* ↑ Surveillance.

Überwachungs|bereich: *radiol* s. u. Strahlenschutzbereich (B). – **Ü.untersuchungen**: regelmäß., z. T. gesetzlich vorgeschriebene ärztl. Präventivuntersuchungen spezifisch gefährdeter (z. B. durch Staub, Lärm, Infektion) sowie mit Lebensmitteln umgehender Berufsgruppen.

Über|wärmung: *ther* Maßnahmen zur Erzielung einer örtl. Hauttemp.steigerung (zwecks lokaler Mehrdurchblutung, Auslösung einer konsensuellen Reaktion; z. B. ansteigendes Teilbad, Teilpackung, Kompressen, Hochfrequenz- u. Mikrowellen, Wärmestrahler; auch in Kombin. mit Strahlenther. bei Malignomen) oder einer allg. Hyperthermie (z. B. Überwärmungs-, Heißluft-, Dampfbad, Ganzkörperkurzwellendurchflutung); s. a. Wärmetherapie. – *path* s. u. Hitzekrämpfe, -kollaps, Hyperpyrexie. – **Ü.wärmungsbad**: in der Temp. ansteigendes Vollbad zur künstl. Hyperthermie; Dauer u. Endtemp. je nach Indikation u. Behandlungsziel; angestrebte Körpertemp. z. B. bei fieberhaften Erkrn. bis 38°, als Mehrschritt-Ther. bis 42° (wegen kardiopulmonaler Komplikationsmöglichkeiten unter ärztl. Leitung u. Überwachung!). Bewirkt u. a. unspezif. Steigerung der Abwehrmechanismen bis zu immunol. Effekten. –

Ü.wässerung: ↑ Wasserintoxikation; s. a. Hyperhydratation. – **Ü.wässerungslunge**: ↑ Fluid lung, Lungenödem.

Über|wanderung (des Eies): *gyn* Wanderung des Eies vom Ovar in den kontralat. Eileiter, als äuß. oder peritoneale Ü. (= Emigratio ext.) durch die freie Bauchhöhle (Häufigkeit unbekannt), als inn. oder uterine Ü. (= Emigratio int.) durch die homolat. Tube u. das Cavum uteri (für den Menschen angezweifelt). – **Ü.wanderungselektrophorese**: (HAAN, LANG 1957) auf Filtrierpapierstreifen durchgeführte ↑ Elektrosynärese zum Nachweis von (radiomarkierten) AG-AK-Komplexen.

Über|weibchen: *genet* ↑ Superfemales. – **ü.wendliche Naht**: *chir* fortlaufende Naht, bei der die Einstiche in dem einen, die Ausstiche im anderen Wundrand liegen, der Faden also den Wundspalt kreuzt. – **Ü.wiegenskurve**: *kard* das EKG bei Störung des physiol. Gewichtsverhältnisses beider Herzkammern: Abweichen der elektr. QRS-Achse zur hypertrophen Seite hin, rel. lange bis leicht verlängerte QT-Dauer, Zeichen des überdrehten Links- bzw. Rechtstyps. – **Ü.windungsphase**: *hämat* s. u. biologische Leukozytenkurve.

UEBK: *biochem* s. u. Transferrin.

Übungsbehandlung: kurative oder rehabilitative Ther. funktionsgeschädigter Organe durch Übung unter zunehmender Belastung; als **allg. Ü.** z. B. bei Herz-Kreislaufstörungen (s. a. Terrainkur), als **gezieltgerichtete Ü.** z. B. bei Bewegungs- (↑ Krankengymnastik, Bewegungsther.), Seh- (↑ Orthoptik), Sprachstörungen (↑ Logopädie).

UEG: Ultraschall-Enzephalographie (s. u. Echo...).

Uehlinger* Syndrom (ERWIN UE., geb. 1899, Pathologe, Zürich): **1)** FRIEDRICH*-ERB*-ARNOLD* Osteophytose, Pachydermoperiostose: (1942) idiopath., androtrope, in der Pubertät beginnende, wenig progred. (Stillstand nach 3–7 J.) generalisierte Hyperostose bes. an Röhren- u. Beckenknochen (verdickte Kompakta, breitbalk. Spongiosa) mit Verknöcherung von interossalen Membranen, WS-Bändern u. kleinen Gelenken, Pachydermie (bes. an Unterarmen u. -schenkeln, evtl. Schädel), Trommelschlegelfingern. Im Unterschied zum MARIE*-BAMBERGER* Sy. ohne erkennbare Grundkrankheit. – **2)** ↑ JAFFÉ*-LICHTENSTEIN* Sy. – **3)** (1954) systemat. ↑ Chondromalazie.

v. Uexküll* (JAKOB V. UE., 1864–1944, Biologe, Hamburg) **Gesetz**: Der Tonus (u. damit die Reflexbereitschaft) eines Muskels steigert sich bei dessen Dehnung.

U-Faktor: ↑ Antigen U; s. a. MNSs-System. – **U-Fasern**: **1)** (MEYNERT) die als kurze Assoziationsfasern bogenförmig benachbarte Hirnwindungen verbindenden Fibrae arcuatae breves. – **2)** die als »Constrictor cardiae« die Pars cardiaca des Magens U-förmig (von links, schräg) umlaufenden Muskelfasern aus der Ösophagus-Ringmuskelschicht; s. a. Kardiamechanismus.

Uferzellen: die die LK- u. Milzsinus auskleidenden Retikuloendothelzellen mit bes. phagozytärer Aktivität.

Uffelmann* Reaktion (JULIUS U., 1837–1894, Hygieniker, Rostock): Milchsäure-Nachweis im Magensaft (als Hinweis auf anaerobe bakterielle Glykolyse bei Anazidität u. Magen-Ca.) mit 4%ig. Karbolsäure u. Eisenchlorid-Lsg. anhand des Farbumschlags Blau/Gelb.

UFS: **u**nveresterte **F**ett**s**äuren.

Uganda-S-Fieber: (DICK, HADDOW 1947) in Süd- u. Ostafrika u. Nigeria fieberhafte Erkr. durch das gleichnam. ARBO-Virus B (mit AG-Verwandtschaft zum Gelbfieber-, Dengue- u. West-Nil-Virus), übertragen von Aedes aepypti.

UGDP: (engl.) **U**niversity **G**roup **D**iabetes **P**rogram, 1970 von TH. E. PROUT u. M. G. GOLDNER veröffentlichte 10-Jahres-Studie über ca. 1000 Diabetes-Fälle aus 12 amerikan. Kliniken. Besagt u. a., daß für Sulfonylharnstoff-Behandelte ein erhöhtes Risiko des Herz-Kreislauftodes besteht.

U'gen: ↑ Urobilinogen.

Uhl* Anomalie: (HENRY S. M. U. 1952) angeb. Myokardhypoplasie des re. Ventrikels mit Dilatation u. therapieresistenter Rechtsinsuffizienz; meist bereits in früher Kindheit letal.

Uhlenbruck* Syndrom (PAUL U., 1897–1969, Internist, Köln): akute Rechtsherzinsuffizienz bei Bronchopneumonia chronica tuberculosa.

Uhlenhuth* Präzipitation (PAUL THEODOR U., 1870–1957, Bakteriologe, Freiburg): (1901) serol. Nachweis von Eiweißspuren (z. B. in der forens. Medizin) mit präzipitierenden Anti-Seren gezielt immunisierter Kaninchen (z. B. gegen Proteine von Mensch u. Haustieren).

Uhr, biologische: ↑ zirkadianer Rhythmus, s. a. Rhythmik.

Uhrglas|blase: *urol* seltene Harnblasenmißbildung i. S. der Vesica multilocularis, bei der die komplette Scheidewand das eine Ureterostium uhrglasartig abdeckt; klin.: Harnstauung. – **U.nägel**: Ungues hippocratici: in der Längsrichtung übermäßig gewölbte Finger- u./oder Zehennägel (auch zus. mit Leukonychie u. Trommelschlegelfingern) bei chron. Hypoxämie; ähnl. auch bei Leberzirrhose. – **U.verband**: *ophth* Augenverband (bei gestörtem Lidschluß) unter Verw. einer Plexiglaskalotte, die das Austrocknen der Hornhaut verhindert.

Uhr|macherkrampf: Spasmus des M. orbicul. oculi als Beschäftigungskrampf bei – eine Monokellupe benutzenden – U.machern. – **U.zeitagnosie**: (W. WAGNER 1943) opt. Agnosie mit Unvermögen, die Uhrzeit zu erkennen; bei Läsion des re. Parietookzipitalhirns.

Uhthoff* Zeichen (WILHELM U., 1853–1927, Ophthalmologe, Berlin): Nystagmus (bes. in den Endstellungen) u. Optikusatrophie (durch Proliferieren der bindegeweb. Elemente zwischen den Nervenfasern) bei der MS.

UHT-Verfahren: (engl.: **u**ltra-**h**igh **t**emperature) *hyg* ↑ Uperisation.

UICC: (lat.) **U**nio **i**nternationalis **c**ontra **c**ancrum.

UK: **1)** ↑ **U**nter**k**iefer. – **2)** **U**reter**k**atheter.

Ukauwa-Virus: von Moskitos übertragenes ARBO-Virus der Bunyamwera-Gruppe in Westafrika; Erreger einer fieberhaft. Erkr. beim Menschen.

UKG: ↑ **U**ltraschall-**K**ardio**g**raphie.

ulcerosus, ulzerös: (lat.) mit Geschwürbildung einhergehend; geschwürig.

Ulcus

Ulcus, Ulkus, Geschwür: aus lokaler Urs. (»**U. simplex**«; s. u. U. recti, U. ventriculi, U. vulvae, Blasengeschwür) oder aus einer Allg.erkr. (»**U. symptomaticum**«) resultierender Substanzverlust der Haut (mind. bis in die Lederhaut; s. a. Abb. »Effloreszenzen«) oder Schleimhaut (Tunica mucosa in ganzer Tiefe), der nach Demarkation u. Abstoßung nekrotischen Gewebes im allg. narbig abheilt (vgl. Erosion). Unterschiedl. Form (↗ Abb.), z. B. U. rotundum (v. a. am Magen), U. ovale (bei variköbsem Komplex), U. lenticulare (bei Cystitis incrustans); Ulkusgrund evtl. schmierig belegt, gangränös (= **U. gangraenosum** s. **sphacelosum**), eingesunken (= **U. crateriforme**) oder erhöht u. mit Granulationen bedeckt (= **U. granulomatosum** s. **fungosum** s. **elevatum**); Ulkusrand evtl. induriert (= **U. callosum**) oder unterminiert (= **U. sinuosum**), evtl. sich weiterentwickelnd durch Zerstörung des Nachbargewebes (= **U. corrodens** s. corrosivum), sehr rasch (= **U. phagedaenicum** s. ambulans; i. e. S. das ↗ U. tropicum), oder kriechend (Abheilen an einer Seite u. Neubildung an der anderen; = **U. serpens**); als U. catarrhale evtl. von Lymphfollikeln ausgehend (= **U. folliculare**). Bez. auch nach Urs., z. B. **U. causticum** (Ätzgifte), **U. e digestione** (↗U. pepticum), **U. mercuriale** (= Quecksilbernekrose), **U. neuroparalyticum** (↗U. trophicum) **U. radiologicum** (↗Strahlenulkus), **U. syphiliticum** (↗ U. durum), **U. tuberculosum** (s. u. Lupus vulg. exulcerans, Darm-Tbk). – Wichtigste Lokalisations- u. sonst. Formen: **U. corneae,** das »Hornhautgeschwür« im Verlauf einer Kerat(okonjunktiv)itis, z. B. bei K. phlyctaenularis als U. scrophulosum, bei K. herpetica als U. dendriticum, bei K. marginalis als U. catarrhale s. marginale, bei Hypopyonkeratitis als U. serpens; ferner als U. neuroparalyt., U. e lagophthalmo sowie – selten u. ätiol. unklar – als U. c. rodens s. infectiosum et serpiginosum (= MOOREN* U.) bei älteren Menschen in schlechtem AZ: peripher beginnend, langsam progredient, unterminierend, mit geringen Entzündungserscheinungen, aber sehr schmerzhaft (auch nach narb. Heilung unter Leukombildung); Nekrose von BOWMAN* Membran u. vord. Stroma, evtl. Zerstörung der DESCEMET* Membran u. Perforation (mit Abfluß des Kammerwassers u. Iriseinklemmung); s. a. Abb. »Hornhautreflex«. – **U. cruris**: das »Unterschenkelgeschwür« infolge örtl. venöser oder arterieller Zirkulationsstörung; als ↗ U. varicosum u. postthromboticum bei varikösem Symptomenkomplex; als **U. arteriosum** torpide, auf kühler, livider Haut, v. a. prätibial u. paramalleolär; als **U. hypertonicum** (»MARTORELL* U.«) angiolit.-ischämisch bedingtes U. cruris v. a. lat.-distal u. oft seitensymmetrisch, im Ggs. zum U. arteriosum bei gut tastbarem Fußpuls. – **U. diabeticum** des Zuckerkranken nach Bagatellverletzungen bei bestehender Durchblutungsstörung; oft tiefgreifend mit hyperkeratot. Wall, evtl. nur wenig schmerzhaft; mit erhöhter Infektionsgefahr. – **U. duodeni**: das »Zwölffingerdarmgeschwür« als häufigstes intestinales U., bevorzugt im Bulbus (meist Zentrum der Vorder- oder Hinterwand), selten postbulbär oder als Teil eines pylor. Ulcus (»Ulcère en cheval«); Genese u. Verlauf wie bei U. ventriculi; Sympte.: Druckschmerz im mittl. u. re. Oberbauch, evtl. in Rücken ausstrahlend, Nüchternschmerz; im Rö.bild Ulkusnische (meist nur En-face-Darstg., häufig mit ödematösem Randwall), bei chron. U. Faltenstern, Bulbusdeformierung (z. B. Kleeblattform mit Pseudodivertikeln); Abheilung im allg. nach 3 bis 5 Wo. (s. a. U.diät); große Rezidivneigung (s. a. U.krankheit). Akutes Vork. als sogen. ↗ Krisen-U. (z. B. CURLING* U.). – **U. durum** s. **syphiliticum**: der ulzerierte syphilit. PA mit erhabenem, induriertem Rand; i. w. S. der »harte Schanker« in jeder Form. – **U. molle,** Streptobacillosis venerea, Schankroid: rel. seltene, durch Haemophilus ducreyi bedingte vener. Erkr., manifest etwa 2–3 Tg. (bei ♀ evtl. mehrere Wo.) nach Geschlechtsverkehr durch – meist multiple (evtl. miliar-follikuläre) – schmerzhafte, rundl. oder ovale, unregelmäßig begrenzte (evtl. serpiginöse), wie gestanzte Geschwüre mit weichen (selten erhabenen: U. m. elevatum), unterminierten Rändern u. eitr. Oberfläche, meist in der Kranzfurche bzw. an den Labien; im allg. mit Druckschmerz u. Schwellung der regionären LK (die evtl. vereitern u. durchbrechen, s. a. schankröser ↗ Bubo); als seltene Komplikation (durch Sekundärinfektion?) ausgedehnte gangränöse Gewebszerstörung (= U. m. phagedaenicum s. gangraenosum). Diagnose: Erreger-Nachweis im Abstrich, ITO*-REENSTIERNA* Reaktion. Gemäß GBG behandlungspflichtig; Ther.: Sulfonamide, Tetrazykline. – Evtl. als **U. mixtum** (↗ Chancre mixte). – **U. pepticum**: auf Magensafteinwirkung zurückgeführte U.bildung im Verdauungstrakt (s. a. U.-Theorien), i. e. S. die an nicht HCl-resistenten Schleimhäuten; außer dem U. oesophagi (bei Refluxösophagitis; s. a. BARRETT* Sy.) v. a. die U. p. jejuni als »Anastomosengeschwür« Wo. bis Jahre nach Magenresektion, meist an der abführenden Schlinge, gelegentl. – als U. marginale – unmittelbar in Anastomosennähe, u. zwar bes. bei großem Restmagen (erhaltene Säureproduktion), bei GE (ohne Resektion) mit Y- oder BRAUN* Anastomose (fehlende Neutralisierung der HCl infolge Ableitung von Galle u. Pankreassekret), ferner beim Syndrom der zuführenden Schlinge, ZOLLINGER*-ELLISON* Sy., prim. Hyperparathyreoidismus. Klin.: meist Abend- u. Nachtschmerz (im allg. li. vom Nabel), okkulte oder massive Blutung; Nische in stark gestörtem Reliefbild, oft röhrenförm. Einengung. – **U. recti**: als U. simplex nach Drucknekrose durch Kotballen bei Obstipation (= **U. stercorale**) oder nach Läsion bei Einlauf (= U. clysmaticum); als – solitäres – U. r. callosum der sogen. HOCHENEGG* Tumor (meist Ca.!), mit Stenose, Tenesmen, Blut-, Schleimabgang. – **U. rodens**: 1) *derm* Basaliom in Form eines flachen (auf die Haut beschränkten), sich langsam seitlich ausbreitenden Geschwürs mit leistenart., perlmuttglänzendem, grau-rötl. Rand. – 2) *ophth* Form des ↗ U. corneae. – **U. septi nasi**: s. u. Septumdefekt – **U. syphiliticum**: ↗ U. durum. – **U. terebrans**: *derm* sich auch in die Tiefe ausdehnendes u. auf Knorpel u. Knochen übergreifendes, infiltrierendes u. zerfallendes Basaliom mit rotem, höckrig granulierendem Grund u. schmal-leistenart. Randsaum (mit typ. transparenten Knöt-

a b c d e

Charakteristische **Ulkusformen**:
a) Karzinomgeschwür: ausgestülpte, harte Ränder;
b) Ulcus rodens: leicht erhabene Ränder;
c) »septisches Geschwür« (z. B. als Ulcus cruris): gestufte Ränder;
d) tuberkulöses Geschwür: unterminierte Ränder;
e) tertiär-syphilit. Geschwür: »wie ausgestanzt«.

chen); z. B. eine Gesichtshälfte mutilierend; evtl. durch Gefäßarrosion oder Meningitis zum Tode führend. – **U. trophicum**: durch Störung der Trophik bedingtes U. vaskulärer (↗ U. arteriosum, hypertonicum, varicosum) oder vegetativ-neuraler Genese (= U. neurogenicum; z. B. U. corneae); i. e. S. das U. trophoneuroticum s. neuroparalyticum der Haut bei segmentaler Läsion von Vorderhorn oder Spinalwurzel (Querschnittslähmung, Tabes dors., Syringomyelie; s. a. Malum perforans) oder des peripheren Nervs (z. B. Ischias). – **U. tropicum**: v. a. in den Tropen vork. chron. U. phagedaenicum als Folge fuso-spirillärer Besiedlung einer (banalen) Hautverletzung; solitär oder multipel bes. an (unbekleideten!) Unterschenkeln u. Füßen; meist kreisrund, münzen- bis handtellergroß, peripher u. in die Tiefe fortschreitend; mit stinkenden gelbl.-glas. Pseudomembranen. – **U. varicosum**: das »Unterschenkelgeschwür« infolge Störung der örtl. venösen Zirkulation (»U. venosum«) beim varikösen Symptomenkomplex der unt. Extremität; i. e. S. das infolge Einschmelzung einer Variko- oder Periphlebitis (= **U. postthromboticum**); meist torpide, nekrotisierend; häufig als kallöses »Blow-out-U.« bei Perforans-Insuffizienz, meist am Innenknöchel, oft verbunden mit örtl. Hautatrophie, Hyperpigmentation, Ekzem. Fußpulse tastbar. – **U. venereum simplex**: ↗ Donovanosis. – **U. ventriculi**: das »Magen(wand)geschwür« (oft bei gastritisch veränderter Schleimhaut, meist an der Magenstraße (ca. 80%) u. im Pylorusbereich (= **U. pyloricum, U. ad pylorum**; als juxtapylor. ein pept. U. duodeni bei Ektopie der Duodenalmukosa im Pylorusgebiet); anfangs rund, scharf begrenzt u. auf die Mukosa beschränkt (= U. simplex DIEULAFOY), bei längerem Bestehen evtl. tiefer vordringend (= U. penetrans), mit Übergreifen der Begleitentzündung auf die Nachbarorgane (Leber, Pankreas, Kolon) u. nach Adhäsionsbildung evtl. in diese oder aber in die freie Bauchhöhle durchbrechend (= U. perforans). Sympte.: Druckschmerz oberhalb u. li. vom Nabel, Völlegefühl u. Oberbauchschmerzen v. a. nach dem Essen, meist Obstipation; im Rö.bild Nischen-Sympt. (↗ En-face-, Profilnische, Ulkusfinger) bei erhaltener Peristaltik, als kallöses U. mit derben, evtl. tumorart. Randpartien. Unter einschläg. Ther. (↗ U.diät) allg. in 4–8 Wo. heilend; Komplikationen: Magenblutung, Magenperforation, Stenosierung (Sanduhrmagen, Pylorusstenose); Gefahr der malignen Entartung (↗ U.karzinom) rel. gering. Vork. u. a. als hepatogenes U. bei Leberzirrhose etc., als – akutes – ↗ Krisen-U.; s. a. U.-Theorie, -krankheit. – **U. vesicae**: urol ↗ Blasengeschwür; s. a. Cystitis incrustans, radiologica u. interstitialis. – **U. vulvae**: als U. v. acutum (LIPSCHÜTZ 1918) unbekannter Ätiol. (Bac. crassus?); meist bei jungen, nicht-deflorierten Frauen, mit Fieber auftretend, gangränos, berührungsempfindl., nicht ansteckend, nach ca. 2 Wo. spontan heilend; als U. v. simplex chronicum (SIMON 1928) im Klimakterium, langsam progredient, torpide, mit chron. Entzündung der Umgebung. – s. a. Ulkus....

ule...: Wortteil 1) »Narbe«; 2) »Zahnfleisch« (s. a. Gingiv...); s. a. ulo....

Ulegyrie: sek.-narb., flächenhafte Verkleinerung der – normal angelegten – Hirnwindungen als Folge peri- u. postnataler, evtl. auch in der letzten Phase der Fetogenese eingetretener Schäden.

Ulerythem(a): (UNNA) derm Hautaffektionen, die, ohne Epidermis oder Papillarkörper zerstört zu haben, narbig mit Atrophie ausheilen; z. B. **U. acneiforme** (= Atrophoderma vermiculatum), **U. centrifugum** (= Lupus erythematodes), **U. pilare** (= Keratosis pilaris simplex), **U. sycosiforme** (s. u. lupoide ↗ Akne). – I. e. S. das **U. ophryogenes** UNNA-TAENZER (Keratosis pilaris rubra atrophicans faciei) als unregelmäßig-dominant erbl. Verhornungsstörung, beginnend in früher Jugend mit diffuser Hautrötung u. kleinen Hornkegelchen an den Follikelostien im Gesichtsbereich; in Atrophie u. Alopezie übergehend.

Uletomie: Inzision einer Narbe.

Ulick* Syndrom: (1964) angeb. Enzymopathie mit 18-Dehydrogenase-Defekt der Nebenniere; dadurch Fehlen der 18-Oxidation von Kortikosteron, das zum prim. Hypoaldosteronismus u. – bei stärkerer Ausprägung – zum ↗ Salzverlust-Syndrom führt.

Ulitis: ↗ Gingivitis.

Ulkus: ↗ Ulcus; s. a. Abb. »Effloreszenzen«.

Ulkus|diät: Kostform im Rahmen der U.ther. bei Magen-Darm-Geschwür; zunächst (v. a. bei blutendem U.) flüssig u. eiweißreich (z. B. MEULENGRACHT* Diät), mit fortschreit. Besserung als Brei-, Magenschon- u. Übergangskost; s. a. LEUBE*, SIPPY* Kur. – **U.divertikel**: »Tasche« des Narbenbulbus bei Ulcus duodeni. – **U.finger**: röntg tiefe spast. Einziehung der großen Magenkurvatur etwa in der Höhe eines akuten Geschwürs an der kleinen Kurvatur.

Ulkus|karzinom: maligne entartetes Magen- oder Duodenalgeschwür; rel. selten u. mit bes. chron. Verlauf; klin.: erhöhte BSG, okkulte Blutung, Gewichtsverlust, im Rö.bild unregelmäß. Nischenkontur, Umgebungsstarre. Diagnose: Magenbiopsie, Laparoskopie. – **U.konstitution**: zu Magen-Duodenalgeschwür disponierender Konstitutionstyp; überwiegender Vagotonus, überdurchschnittl. Intelligenz, starke berufl. u. nervöse Überlastung u. großer Ehrgeiz. – Begr. umstritten. – **U.kragen**: s. u. HAMPTON* Linie.

Ulkuskrankheit: 1) (V. BERGMANN) das dem Ulcus ventriculi u. duodeni gemeinsame Krankheitsbild, insbes. als »Geschwürsleiden« bei der chron.-rezidivierenden Form. Ther.: konservativ (Psychother., Sedativa, Diät etc.), bei Komplikationen Op. (v. a. Magenresektion). – 2) Krankheitsbild bei vegetativ labilen jungen Menschen, anfangs als Reizmagen mit Ulcus-duodeni-Symptomatik, im weiteren Verlauf meist mit nachweisbarem Geschwür (bei Jüngeren Ulcus duodeni, bei Älteren U. ventriculi).

Ulkus|nische: röntg ↗ En-face-, Profilnische. – **U.stenose**: Lumeneinengung des Verdauungstraktes (mit Passagebehinderung) infolge narb. Deformierung im Bereich eines Geschwüres, z. B. als Sanduhrmagen, Pylorusstenose, Narbenbulbus. – **U.-Theorien**: die vermuteten Pathomechanismen des Ulcus ventriculi et duodeni; neben den als obsolet geltenden Theorien von QUINCKE (pept. Wirkung des Magensaftes), VIRCHOW (organ. Gefäßverschluß u. lokale Infarzierung; höchstens ausnahmsweise), ASCHOFF, KONJETZNY u. a. (dir. Folge der Gastritis ohne Beteiligung einer pept. Komponente) v. a. die nach v. BERGMANN, die lokale Gefäßspasmen im Rahmen einer vegetat. Disharmonie (Vagotonus-Prävalenz) u. zusätzl. pept. Andauung der minderdurchbluteten Magenwand, bes. in den gefäßanastomosenarmen Bezirken (kleine Kurvatur, Pylorus, Bulbus) annimmt.

Ullrich* Syndrom

Ullrich*-Turner* Syndrom (nach R. A. Pfeiffer)

Formel	Erläuterung	X-Chromatin	rel. Häufigkeit
45,X	Monosomie X	neg.	60%
45,X/46,XX/(47,XXX)	Mosaik aus Zellen mit XO, XX (u. XXX)	pos.	10%
46,X,i(Xq)/(45,X)	Isochromosom des langen Arms eines X (auch im Mosaik mit XO)	pos. (bes. großes X-Chromatin)	20%
45,X/46,XY	Mosaik aus Zellen mit XO und XY	neg.	5%
45,X/46,XXr u. 45,X/46, Xmar	Mosaik aus Zellen mit Ring-X oder Fragment	pos. oder neg.	4%
45,X/46,XXp-45,X/46,XXp-q-	Mosaik aus Zellen mit Deletion am kurzen (u. langen) Arm	pos.	1%

Ullrich* Syndrom (Otto U., 1894–1957, Pädiater, Bonn): **1) U.*-Turner* Sy.**: (Henry Hubert T.), Morgagni*-T.*-Albright*, XO-Syndrom: (1928 bzw. 1938) Chromosomenaberration (Gesamtzahl 45; XO-Konstellation; wahrsch. infolge Non-disjunction in der Spermiogenese) mit ♀ Phänotyp (chromatinneg., keine Drumsticks u. Barr* Körperchen); klin.: Agenesie der Ovarien, Hypoplasie des inn. u. äuß. Genitale, hypoplast. bis fehlende sek. Geschlechtsmerkmale, prim. Amenorrhö; ferner Kleinwuchs, Pterygium colli, Greisen- oder Sphinxgesicht, tiefer nuchaler Haaransatz, gedrungener Habitus mit schildförm.-breitem Thorax u. großem Mamillenabstand, Cubitus valgus; oft multiple Degenerationen u. Mißbildungen an Augen, Ohren, inn. Organen, Skelett sowie arterielle Hypertension; erhöhte Gonadotropin-, sehr niedr. Östrogen-, kindlich niedr. 17-Ketosteroid-Werte, fehlende Progesteronbildung, infantil-atroph. Zellbild im Vaginalabstrich. Ät.-path.: wahrsch. Fehlen (Verlust) des genet. Materials des kurzen Armes des X-Chromosoms, daher gleiche klin. Bilder auch bei normaler Chromosomenzahl mit 2 X (Chromatin [+]), wenn ein X normal, das andere aber ringförmig (XXr) ist oder eine Deletion des kurzen Armes (XXp-) oder 2 lange Arme aufweist (»Ischochromosom«; XXiq); ferner Mosaikformen (XX/XO, XXX/XO); klin. Erscheinungen abhängig vom zahlenmäß. Verhältnis der Paare); s. a. Tab. »Intersex« (Turner* Sy.), Schema »Gonadendysgenesie«. – Ein sogen. »männl. U.*-T.* Sy.« wird heute zum ↑ Noonan* Sy. gerechnet. – **2)** ↑ Bonnevie*-U.* Syndrom. Als dessen androtrope Form der Status Bonnevie*-U.* unilat. (1930), mit nur einseit. oder asymmetr. Flügelfellbildung (v. a. an den Extremitäten) u. multipler Muskelhypo- bis -aplasie. – **3)** das **U.*-Nielsen* Sy.** mit bilat. Pterygium bei angeb. Kurzhals (»Froschhals«) als Kombin. von Klippel*-Feil* u. Bonnevie*-U.* Syndrom; Kopfbeweglichkeit eingeschränkt; faßförm. Thorax, Rundbuckel. – **4)** (1930) das aton.-sklerot. Muskeldystrophiesyndrom. – **5) U.*-Feichtiger* Syndrom** (1943) seltene Kombin. multipler Abartungen (»Dyskraniopygophalangie«): Gesicht mit maskenhaftem Blick bei engen Lidspalten, eingesunkener Nasenwurzel bei vorspringender Stirn, großem Mund, plumpen Ohrmuscheln, präaurikularen Ohranhängen (»Katzenohr«), Mikrogenie, Wolfsrachen, Mikrophthalmus, Iriskolobom, Hornhauttrübungen, Taubheit, Polydaktylie, Dysgenitalismus; evtl. Herzfehler, Zystennieren, Coecum mobile, Klumpfuß u. a.; normale psychomotor. Entwicklung. Ätiol. unklar. – **6) U.*-Scheie* Krankh.**, Mukopolysaccharidose Typ V: (1943 bzw. 1962) die autosomal-rezessiv erbl. Mukopolysaccharidose Typ V, erst im Erwachsenenalter manifest (»Spät-Hurler«), mit rel. leichten Skelettveränderungen, Gliedersteife, Krallenhand, Hornhauttrübung, Dermatan- u. Heparansulfaturie; Intellekt normal. – **7) U.*-Fremerey=Dohna* Sy.** (1952) ekto-mesodermale Mißbildungskombin. mit Minderwuchs, Dyszephalie (als Leitsympt. Vogelgesicht mit Adlernase, Mikrogenie u. -stomie, Trigonozephalus), multiplen Augenmißbildungen (Katarakt, Mikrophthalmus, Refraktionsanomalie, blaue Skleren), atroph.-sklerot. Hautveränderungen (Leukoderma areatum im ventr. Kopfsegment), Hypotrichose (Alopecia areata). Ätiol. unklar; oligosymptomat. Form: ↑ Hallermann* Syndrom.

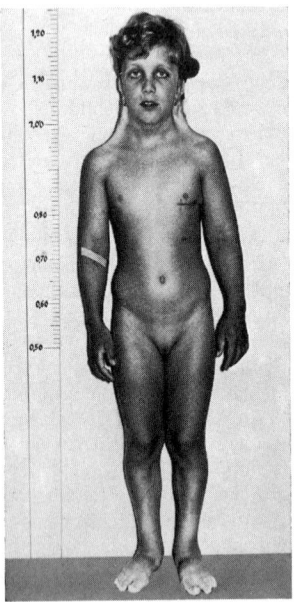

Ullrich*-Turner* Syndrom: Minderwuchs, Flügelfell, Lidptosis, Lymphödem.

Ulna PNA: die »Elle«, der kleinfingerseit. Unterarmknochen; am prox. Ende mit Olecranon u. Proc. coronoideus (die Trochlea humeri umfassend, ↑ Articulatio cubiti), Incisura rad. (für Artic. radiouln. prox.) u. – am Übergang zum Schaft (Corpus) – Tuberositas, am dist. Ende mit Caput, Circumferentia articul. (für Artic. radiouln. dist.) u. Proc. styloideus (von dessen tiefstem Punkt geradlinig bis zum höchsten des Olecranon die **größte U.länge** mißt).

Ulna|agenesie, aplasie: **1)** Bessel=Hagen* Dysplasie. – **2)** s. u. Oligodaktylie-Syndrom. – **U.fraktur**: durch dir. oder indir. Gewalteinwirkung, am häufigsten als Olekranon-, Kronenfortsatz-, Monteggia* sowie als Schaftfraktur in Diaphysenmitte (oft als Parierfraktur); s. a. Unterarm-, Ellenbogenfraktur. Bei Jugendl. ferner dist. Epiphysenlösung mit Gefahr der Wachstumsstörung. – **U.luxation**: s. u. Ellenbogenluxation, Luxatio antebrachii; selten isoliert; proximal fast nur nach hinten(-innen); distal nach innen-hinten, oft mit Galeazzi* Fraktur kombin., als habituelle Luxation (bei Bandschwäche, MADELUNG* Deformität) federnd oder nicht-federnd.

ulnar: ↑ ulnaris. – **U.deviation** der Hand oder Finger bei Ulnaaplasie bzw. pcP.

Ulna|reflex: 1) U.periost-R.: bei gebeugtem Unterarm durch Schlag gegen die dist. Elle ausgelöster TSR. – 2) U.-Pronator-R.: s. u. Pronatorreflex.

ulnar(is): (lat.) zur Ulna gehörend, kleinfingerseitig am Unterarm. – Kurzform für A. u. N. ulnaris.

Ulnaris|blockade: Leitungsanästhesie des N. uln. med. am Ellbogen. – **U.lähmung:** durch Läsion des N. uln. verurs. Parese bis Paralyse der versorgten Muskeln (u. entspr. Sensibilitätsausfälle). Als obere, komplette U. mit Beeinträchtigung von Beugung u. ellenseit. Adduktion der Hand, Unmöglichkeit der Kleinfingerbewegung u. der Daumenadduktion (= FROMENT* Zeichen), Beugehemmung des 3.–5. Fingers u. Krallenhandstellung (Finger im Grundgelenk gestreckt, im Mittel- u. Endgelenk gebeugt, ↑ Abb. »Klauenhand«); Sensibilität an uln. Hälfte von Unterarm u. Hand u. am 4. u. 5. Finger gestört; charakterist. Atrophie des Kleinfingerballens, der Mm. interossei u. adductor pollicis. Bei dist. Schädigung (z. B. Ulnartunnel-Syndrom) nur kleine Handmuskeln bzw. (sensibel) uln. Handhälfte betroffen. Vork. bei Neuritis, nach Trauma (z. B. Ellenbogenfraktur; evtl. arthrogene Spätlähmung), als Druck- (z. B. in Narkose) u. Überlastungsschaden (beide ggf. bei Glas-, Diamantschleifern, Plätterinnen, Lastwagenfahrern etc. entschädigungspflicht. BK). – **U.phänomen, -zeichen:** 1) ↑ BIERNACKI* Zeichen (bei Tabes dors.). – 2) ↑ FROMENT* Zeichen (bei Lähmung). – 3) ↑ ERB* Zeichen (1).

Ulnartunnel-Syndrom: bei Ulnariskompression in der GUYON* Loge (»Ulnartunnel«; z. B. durch Krückendruck auf Hypothenar, bei Ganglion, rheumat. Ödem, Tendovaginitis etc.) Handgelenkschmerz (in U'arm u. 4. u. 5. Finger ausstrahlend; nachts u. durch forcierte Bewegung verstärkt), Hyp- u. Parästhesien an bd. Fingern, Schwäche u. Atrophie der versorgten Handmuskeln (s. a. Ulnarislähmung).

ulnofibuläre Dysplasie, Syndrom: erbl. (?) Störung mit angeb. Minderwuchs der Unterschenkel u. -arme; erstere ohne ausgebildete Fesseln (verplumpt; sog. »Elefantenbein«) u. mit Varuskrümmung der hypoplast. Fibula (am Krümmungsscheitel Exostose; darüber Weichteilverdickung, mit Hyperpigmentierung u. Grübchenbildung der Haut); Valguskrümmung der Tibia sowie ausgeprägten Knick-Plattfuß; letztere radial geschwungen, mit geringer Bajonettstellung der Hand, Einschränkung von Pro- u. Supination. Häufig ferner starke Myopie u. geringer Strabismus.

ulo...: Wortteil 1) »Narbe«; 2) »Zahnfleisch«; 3) »wollig«; z. B. **Uloglossitis** (= Gingivoglossitis), **Ulokarzinom** (»Zahnfleisch-«, aber auch »Narben-Ca.«), **Ulosis** (= Narbenbildung), **Ulotrichie** (Sammelbegr. für die Haarformen: gekräuselt, lockerkraus, dicht-kraus, fil-fil, spiralig; vgl. Lissotrichie).

Ulrich* Probe: Eiweißnachweis im Harn (weißer Ring in Kontaktzone) nach Überschichten mit gesätt. NaCl-Lsg. + Eisessig (98 + 2).

ultimobranchialer Körper: *embroyl* aus der 5. (= letzten) Schlundtasche hervorgehender Drüsenkörper, beim Menschen als Teil des Schilddrüsen-Seitenlappens (»lat. Schilddrüsenanlage«) dessen parafollikuläre Zellen.

ultimus: (lat.) der letzte. – **ultima ratio:** »letzte (therapeut.) Möglichkeit«. – **Ultimum moriens:** das zuletzt Sterbende, d. h. der re. Vorhof, der nach Herausschneiden des Herzens beim Tier am längsten Kontraktionen zeigt.

ultra-: (lat.) Wortteil »weiter hinaus«, »darüber hinaus« (auch als Exzess), »jenseits«.

Ultra|chondrien: (OBERLING u. M.) perlschnurartig aneinandergereihte Mitochondrien-ähnl., jedoch kleinere Granula im Zytoplasma von normalen u. Tumorzellen. – **U.dünnschnitt:** *histol* s. u. Ultramikrotom.

Ultra|filter: sehr feinpor. (⌀ 20–930 nm) Folie, Film oder feste Gallerte, die grobdisperse kolloide Teilchen, Baktn. u. Viren abfiltriert; z. B. nach BECHTHOLD (Überdruckfilter), ZSIGMONDY, als **U.membranfilter** (z. B. aus Millipore-Material). – **U.filtration:** *physiol* der auf Grund einer osmot. Druckdifferenz bds. einer U.membran erfolgende Transport eines Lösungsmittels u./oder gelösten Stoffes durch die Membran (Lösungsmittel in Richtung höherer Stoffkonz., oft den entgegengesetzt verlaufenden gewünschten Stofftransport hemmend). Der treibende osmot. Druck kann durch künstl. mechan. Überdruck überwunden werden (dadurch Stofftransport mit dem Lösungsmittel entgegen dem osmot. Druckgradienten möglich; z. B. bei extrakorporaler Dialyse). Als **U.filtrat** z. B. der Primärharn (nach Passieren der Glomeruluskapillaren).

ultraharte Strahlen: *radiol* Photonen- oder Elektronenstrahlung mit Energie > 3 MeV; s. a. Megavolttherapie.

Ultrakurz|narkotika: verzögerungslos wirkende N. (insbes. Thiobarbiturate), bei denen – infolge höherer Lipoidlöslichkeit – sofort ein Ausgleich zwischen Fettgewebe. Gehirn einsetzt, andererseits aber der Plasmaspiegel sehr schnell abfällt; s. a. Kurznarkose. – **U.relaxantien:** rel. kurz wirkende Muskelrelaxantien wie Sukzinylcholin, Dekamethonium. Wirkungseintritt, -dauer u. -tiefe abhängig vom durch Injektionsgeschwindigkeit u. entsprech. Proteinbindung (stärker bei langsamer Inj.) bedingten Wirkstoffabbau im freien Wasser. – **U.wellentherapie:** Hochfrequenz-Ther. (↑ dort. Abb.) mit Frequenzen > 30–300 MHz (λ = 1–10 m).

Ultraligatur: *chir* selektive Arterienligatur distal der Aufzweigung in die größeren Äste.

Ultramarin(blau): blaues Na-Al-Silikat (mineral. u. synthetisch); äußerst stabil, außer gegen Säuren. Verw. als Anstrichfarbe; durch Silikatgehalt evtl. Urs. einer – im allg. geringfüg. – Mischstaubsilikose (»U.-Lunge«, mit Blaufärbung des Gewebes).

Ultra|mikroanalyse, Mikrogramm-, -literanalyse: Nachweis u. Bestg. von Stoffen u. Reaktionen im μg-Bereich (Probevol. < 0,01, für Blutanalysen im allg. 0,005–0,05 ml) mit gravi-, volu-, kolori-, photometr. Verfahren, mikrobiol., enzymat. u. Tüpfelanalyse, Gaschromatographie, IR-Spektroskopie, Emissionsspektrographie etc.; bei noch geringeren Substanzmengen als Submikro- = Nanogramm- (10^{-9} g) bzw. als Subultramikro- = Picogramm-Analyse (10^{-12} g). – **U.mikronen:** *opt* Teilchen submikroskopi-

Ultramiskroskopie

scher Größe (Ø 6–140 nm). Nachweis indirekt mit Ultra-, direkt mit Elektronenmikroskop.

Ultra|mikroskopie: *opt* Dunkelfeld-Technik mit seitl. Beleuchtung der Objekte; erreicht Auflösung bis zu 40Å. In der Histologie zum Nachweis kolloidaler, gegen das Dispersionsmittel deutlich abgesetzter u. nicht zu dicht gelagerter Teilchen (Größe u. Gestalt hierdurch aber – im Ggs. zur Elektronenmikroskopie – nicht bestimmbar). – **U.mikrosom**: *histol* submikroskop. Mikrosom. – **U.mikrotom**: *histol* M. zur Anfertigung von U.dünnschnitten (100–1000 Å) aus pyramidenförmig zugespitztem Einbettungskeil für Elektronenmikroskopie; automat. Schnittablage auf ein schwimmendes Filmnetz (als Objektträger). – **U.morphologie**: *histol* die M. der submikroskop. Gestaltmerkmale.

Ultra|pasteurisierung: ↑ Uperisation. – **U.radikaloperation**: *chir* erweiterte R. mit totaler Entfernung des maligne erkrankten Organs u. befallener Nachbarorgan(abschnitt)e. – I. e. S. (*gyn*) die erweiterte WERTHEIM* Totalexstirpation des Uterus.

Ultrarot, UR, Infrarot, IR: die sich im elektromagnet. Spektrum (↑ dort Tab.) dem Rot des sichtbaren Lichts anschließ. energieärmere (längerwell.), unsichtbare Strahlung (Frequenzbereich ca. $3 \cdot 10^{11} - 4 \cdot 10^{14}$ Hz, d. h. Temp.strahlung u. sogen. Rotationsspektren von Molekülen umfassend), unterteilt in UR-A (780 nm–1400 nm), UR-B (1400 nm–3000 nm) u. UR-C (3000 nm–1 mm). Vork. in Sonnenstrahlung, künstl. Licht (spez. IR-Strahler wie z. B. Metallglühfaden-, Metalldampflampen filtern die – evtl. durch Blendung störenden – sichtbaren Anteile ab). Physiol. Wahrnehmung nur sek. durch Thermorezeptoren; Nachweis z. B. mit spez. photograph. Emulsion (»IR-Emulsion«); Messung mit Photozelle u. -elementen, Thermoelementen u. -widerständen. – Therap. Anw. (UR-A dringt in tiefere Schichten des Integuments ein; UR-B u. UR-C bewirken Wärmestauung an der Oberfläche) v. a. bei HNO- u. Hautkrankhtn. (z. B. Furunkel, Karbunkel), Neuralgien; diagnost. Anw. als ↑ Thermographie; ferner Anw. zur Sterilisation (v. a. oxidationsanfälliger Instrumente).

Ultrarot|absorptionsschreiber: UR-Spektrometer (Auswertung von Absorptionsspektren) zur qual. u. quant. Analyse (»U.spektrometrie«) v. a. von CO, CO_2, NO, NO_2 u. CH_4 (z. B. in gewerbl. Emissionen), bestehend aus UR-Strahler, Strahlenleitsystem, Monochromator (Prismen oder Beugungsgitter), Meßkammer u. photoelektr. Registriergerät. – **U.star**: ↑ Cataracta calorica.

Ultraschall, U-Schall, US: Schallwellen mit Frequenzen > 20 kHz (bis GHz), d. h. oberhalb des menschl. Hörbereichs; künstlich erzeugt mit US-Pfeifen oder mittels Kristallen im elektr. Wechselfeld (Elektrostriktion = umgekehrter piezoelektr. Effekt). Unterliegen den Gesetzen der Akustik; Brechung u. Reflexion am geringsten am Übergang von Körperflüssigkeit bzw. Fettgewebe zu Muskel, daher weitgehendes Eindringen in tiefere Körperschichten; totale Reflexion an Luft/Wasser-Grenze; Streuung an rauhen Oberflächen; frequenzabhäng. Dämpfung (Umwandlung in Wärmeenergie; HWS-Dicke mesenchymaler Strukturen etwa 1,5 cm). In biol. Geweben wirken geringe Intensitäten als Reiz, höhere schädigend; niederfrequenter US mit > 100 dB gilt als gesundheitsschädlich; bei Überschreiten der übl. Ther.dosen (< 3 Watt/cm² Schallkopf) z. T. irreversible Gewebsschäden durch absorptionsbedingte Wärmeentwicklung, mechan. Überbeanspruchung u. Kavitation (Desintegrierung von Zellstrukturen, Lösung physikochem. Bindungen; im Tierexperiment Hyperämie, Exsudation, evtl. Hämorrhagien, blasse Infarkte, Nekrosen, Ödem); bes. empfindlich sind Knochen- u. Nervengewebe (Markscheiden-, u. U. Ganglienzerfall; Funktionsstörungen des Hör- u. Gleichgewichtssinnes); Gefährdung meist durch Tiefenschmerz signalisiert; bei ↑ US-Ther. beobachtete Allg.-, Herz- u. Darmbeschwerden sind in ihrer Genese ungeklärt; s. a. US-Krankheit.

Ultraschall-Diagnostik mit im Generator erzeugtem US (1–5 MHz) nach dem Echographie-Prinzip. Die – gebündelten oder gar fokussierten – Wellen werden als kurze Impulse vom »Schallkopf« über eine »Kontaktankopplung« · (Wasservorlaufstrecke zur Ausschaltung einer toten Zone im Hautbereich) perkutan einge»strahlt«, an Haut- u. Gewebs- bzw. Organschichtgrenzen reflektiert, vom piezoelektr. Empfänger (im Schallkopf) aufgenommen, in Elektronenstrahlen umgesetzt u. auf einem Leuchtschirm (Oszillograph, Speicherröhre etc.) als Kurve oder Lichtpunkt sichtbar gemacht (nach Verstärkung der u. U. bis auf 1 Millionstel des Energieniveaus durch Absorption geschwächten Echoimpulse); ein »Taktgeber« sorgt für Koordination der Lichtpunkte mit dem Sende- u. Echoimpuls; s. a. Abb. »Sonograph«. – Methoden: **1) A-Scan, -Mode** (A = Amplitude): eindimensionale Darstg. (stehendes Bild) als intensitätsproportionale sinusförm. Auslenkungen des Elektronenstrahls nach oben; zeitl. Abfolge der Echos entsprechen den Tiefen der reflektierenden Grenzzonen. Analyse auf dem Schirm; Anw. bei topographisch unkomplizierten Fragestellungen. – **2) B-Scan** (B = brightness): zweidimensionale, lichtmodulierte Darstg. in Form energie- u. intensitätsproportionaler, helligkeitsvariabler Lichtpunkte (unter Löschung der 0-Line) als Resultat einer in 2 Richtungen erfolgenden schichtweisen Abtastung durch zeilenförm. Richtungsänderung des Applikators; die entspr. der Echointensität in Grautönen wiedergegebenen Punkte konfluieren, soweit von gleichwert. Strukturen stammend, zu Flächen u. Linien; bei apparativer Ver-

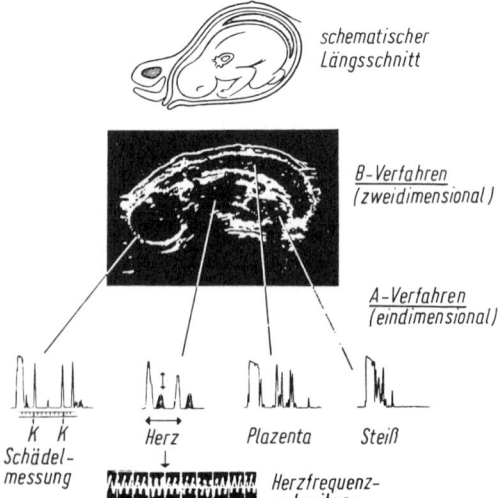

Ultraschall-Diagnostik in der Geburtshilfe.

schiebung in schneller Folge sofort sichtbares Bild (= schnelles B- oder Echtzeit-Verfahren = Real-time-Technik); nach Abtastmodus bez. als Parallel-Scan (= Bp), Konvergent- u. Divergent-Scan (= Bc bzw. Bd), Misch- oder Compound-Scan (Bcd, Bcp, Bpd). Anw. für topograph. Diagnostik, Strukturanalysen, Konsistenzprüfung, in der Geburtshilfe zur Beckenmessung, Plazentalokalisation, Fruchtkontrolle, für Tumorsuche (v. a. in drüs. oder parenchymatösen Organen; auch Parenchymanalyse, z. B. bei Leberzirrhose), Gefäßdarstellung. – 3) ∫ Time-motion-Verfahren (»M-Mode«). – 4) US-DOPPLER-Methode: Strömungsmessung in Gefäßen anhand der von den Ery mit DOPPLER* Effekt reflektierten Echos (die eine in Abhängigkeit von der Strömungsgeschwindigkeit höhere oder niedrigere Frequenz als die ausgesandten Signale haben). Schallaussendung u. -empfang über hautnahem Gefäß; Differenz der Frequenzen elektronisch hörbar gemacht oder in ables- u. registrierbare Kurve umgesetzt; Anw. v. a. für Diagnostik (u. Ther.-kontrolle) von Durchblutungsstörungen. – s. a. Echoenzephalographie (Abb.!). Als weitere spez. Technik die **US-(Echo)kardiographie** (UKG, UCG; EDLER u. HERTZ 1954) mit Durchstrahlung von li.-präkordial (absol. Herzdämpfung). Die mit Time-motion-Methode geschriebene Kurve (dichtgedrängte A-Scan-Echos) erfaßt selektive Echos bestimmter Herzstrukturen in Form von Zacken bzw. Punkten (1–5) nebst Zwischenstrecken (Zuordnung durch simultan registriertes EKG); bei klass. Methode: Vorhofzacke (0,04–0,07 Sek. nach Erregungsbeginn), steil zur neg. 2. Zacke (= Mitralisschluß) abfallende (= isometr. Kammerkontraktion), dann leicht zur pos. 3. Zacke (= Mitralisöffnung) ansteigende Strecke (Füllung des li. Vorhofs), nach steilem Anstieg (= isometr. Kammererschlaffung) zu 4 (= max. Mitralisöffnung) steiler Abfall zu 5 (der von Strecke 4–5 u. der Horizontalen durch 4 eingeschlossene Winkel ist Parameter der Bewegungsgeschwindigkeit der Mitralklappenebene), schließlich leicht ansteigende Zwischenstrecke zu 1. – Andere Methode ergibt 5 wandernde Kurven bzw. Bänder als Echos von vord. Thorax (Symbol: O), Pulmonalisvorder- (H) u. -hinterwand zus. mit Aorta-ascend.-Vorderwand (I), Aortenhinter- u. li. Vorhof-Vorder-(J) u. -hinterwand (N); mit pos. a-Spitze (synchron mit R_{II}-Beginn im EKG), nach isoelektr. Linie Punkt b (= T-Beginn), nach trapezförm.-neg. c-Senke Punkt d (= T-Ende); diagnost. Parameter: bc-Amplitude, bd- u. Rb-Intervall. – Neuerdings auch zweidimensionale Real-time-Methode, wobei die Lichtpunkte eines B-Scan mittels Multielement-Transduktors zum Sofortbild werden.

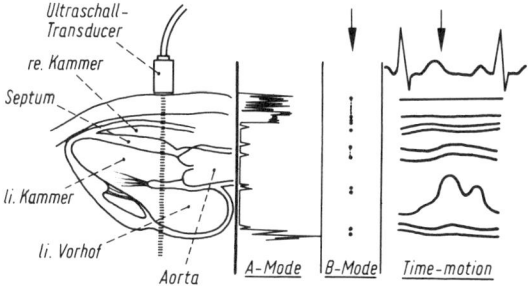

Ultraschall-Kardiographie

Ultraschall|-Flowmeter: stabförm. Gerät (»US-Stylus«) für unblut. Strömungsmessung nach dem Impuls-Laufzeit-Prinzip oder nach dem DOPPLER* Prinzip. – **U.generator:** bei medizin. US-Geräten eine mit akust. Isolator ausgelegte Kammer um einen Dämpfungskörper (gegen unerwünschtes Nachschwingen), an dessen »Kopf«ende die dünne Quarzkristall-Bariumtitanat- oder Bleizirkonat-Titanat-Scheibe (»Schwinger«) durch elektr. Strom in Schwingungen versetzt wird (umgekehrter piezoelektr. Effekt). – **U.Krankheit:** v. a. bei Flugwartungspersonal durch US-Anteile im Schallspektrum von Strahlantrieben verursachte Beschwerden (oft erst nach längerer Latenz): Angstzustände, Blutdruckschwankungen, Tachykardie, Gleichgewichtsstörungen, Gliederzittern.

Ultraschall|-Therapie: (1938) durch Einstrahlen von US über ein Kopplungsmedium (Öl, Wasser) in die betr. Körperpartie, wo er infolge Energieabsorption durch das Gewebe i. S. einer Wärmether. u. durch Pulsationseffekt i. S. einer Mikromassage wirkt. Günstigste Frequenzen 800–1000 kHz (Halbwerttiefe 5–7 cm; bei niedrigeren Frequenzen stärkerer Intensitätsabfall, bei höheren nur geringe Tiefenwirkung; s. a. Abb. »Hochfrequenzther.«). – **U.-Vernebelung:** Erzeugung in Luft u. a. Gasen dispergierter Tröpfchen, indem US aus einer vorgeschalteten Flüssigkeit einen sogen. Schallsprudel treibt, an dessen Oberfläche die Nebelpartikeln entstehen. Anw. zur Aerosol-Ther., Luftbefeuchtung etc., ohne schädl. US-Effekt.

Ultrasono-: Wortteil »Ultraschall«; z. B. **U.graphie** (= US-Echographie), **U.skopie** (= US-Diagnostik mit opt. Darstg. der Schallechos, i. e. S. die B- u. Echtzeit-Methode), **U.-therapie** (s. US-Therapie).

ultra|steril: »hochsteril«, d. h. auch frei von Viren u. deren Partikeln. – **U.strahlung:** kosmische ∫ Strahlung.

Ultraviolett, UV: die sich im ∫ elektromagnet. Spektrum dem Violett des sichtbaren Lichts anschließ. energiereichere (kürzerwellige), unsichtbare Strahlung mit Frequenzen $7,5 \cdot 10^{14} - 3 \cdot 10^{15}$ $(6 \cdot 10^{16})$ Hz; unterteilt nach biol. Wirkungen in UV-A (315–400 nm; induziert Fluoreszenz von Fluorochromen u. Luminophoren, bewirkt Dunkelfärbung der durch UV-B induzierten Pigmentkörperchen: »Bräunungsstrahlen«), UV-B (280–315 nm, sogen. DORNO-Strahlung; bewirkt Photosynthese des Vit. D, ferner entzündl. Erythem u. Stimulierung der Melanozyten; s. a. Lichtdermatitis, -dermatose) u. UV-C (100–280 nm bewirkt Licht-Konjunktivitis, Störung der Hautflora, Erythem etc.). Bodennahe Sonnenstrahlung enthält ca. 4,9 % UV-A u. 0,04–0,12 % UV-B (UV-C in der Atmosphäre absorbiert); bei künstl. Strahlungsquellen (z. B. hocherhitzte Temp.strahler, Gasentladungslampen mit Quarzkolben, Lichtbogen an Fe- u. W-Elektroden) unterschiedl. spektrale Zusammensetzung u. Intensität (s. a. Solarium). Medizin. Anw. zur Rachitisprophylaxe u. dermat. ∫ Photo(chemo)ther., ferner Fluoreszenzanalyse, UV-Spektrographie, Keimzahlminderung (∫ UV-Bestrahlung), klin. Pilzdiagnostik (unter Schwarzglas-gefilterter Analysenquarzlampe fluoreszieren Mikrosporen hellgrün, Trichophyton grau[-weißl.], Malassezia furfur rötl.-gelb-grün). Nachweis u. Messung mit photograph. Emulsion, spez. Photoelementen, Photonenzähler, Elektronenvervielfacher, ferner chemisch anhand der Bildung eines roten Azofarbstoffes (Testpapier). Als mögl. UV-Schäden Verbrennung durch UV-B (evtl. auch C) sowie – reversibel – Ophthalmia electrica.

Ultraviolett|bestrahlung: 1) *ther* ↑ Photo(chemo)-therapie. – **2)** *hyg* mit UV-C Luft- u. Oberflächenentkeimung (Inaktivierung durch induzierte photochem. Reaktionen); Anw. (auch kombin.) als Direkt- (z. B. Instrumentendesinfektion) oder aber als Raumbestrahlung, z. B. Zonenbestrahlung der Luft oberhalb Augenhöhe in Sterilabfüllräumen, Labors, Op.räumen, als Strahlenvorhang an Eingangstüren zu »reinen« Räumen, zur Entkeimung von Klimaanlagen; bei Anwesenheit von Menschen nicht unumstritten. – **3)** *diät* UV-Exposition der in dünner Schicht über Kühlplatten laufenden Milch (»Uviol«-Milch) zwecks Anreicherung mit Vit. D bei gleichzeit. Keimfreimachen. – **U.-mikroskopie:** M. mit UV-Licht, bei Verw. optischer Systeme u. Objektträger aus UV-durchläss. Spezialglas, Quarz, Flußspat oder Lithiumfluorid; Vorteile: größeres Auflösungsvermögen als bei konventioneller Lichtmikroskopie, größerer Kontrastreichtum (Absorptionsbanden ermöglichen Unterscheidung u. Konzentrationsmessung v. a. organischer Substanzen im Zellinnern); Kombin. mit elektron. Bildwandler ermöglicht Direktanalyse. – **U.-Spektrophotometrie:** Sp. mit UV-Licht, entweder anhand der Emissionsspektren der Atome (Linienspektren; mit Ein- oder Zweistrahlgerät) oder anhand der – auf der Mol.struktur basierenden – substratspezif. Absorptionsbanden (für Analyse submikroskop. Zellareale). Das verw. Ultramikrospektralphotometer ist eine Kombinat. von UV-Mikroskop u. Spektrophotometer. Bei bes. kurzwell. UV Untersuchung im Vakuum.

ultravisibel: ↑ submikroskopisch.

Ultrazentrifuge, UZ: Sammelbez. für höchsttour. Zentrifugen (bis 100 000 UpM; 10^5–10^6-fache Erdbeschleunigung), mit Kühleinrichtung u. Vakuumkammer für den Rotor. **Analyt. U.** (SVEDBERG 1924) für kleine Probevolumina (bis µl-Bereich), mit opt. Einrichtung zur Schlieren-, Interferenz- u. Lichtabsorptionsmessung (Ermittlung von Stoffkonstanten wie Sedimentations-, Flotations-, Diffusions-Koeffizient). **Präparative U.** zur Auftrennung von größeren Molekülen (MG > 100), Organellen (↑ subzelluläre Fraktionierung) u. Viren. – Das bei Auftrennung eines Substratgemisches auf Grund des Sedimentationsverhaltens der einzelnen Anteile gewonnene **UZ-Diagramm** ist eine kontinuierl. Kurve (im Koordinatensystem) mit pos. sinusförm. Auslenkungen der 0-Linie.

Ultzmann* (ROBERT U., 1842–1889, Urologe, Wien) **Katheter:** Blasenkatheter mit zahlreichen »Augen« am schnabelförm. Ende; v. a. als Spülkatheter. – **U.* Schema:** *urol* Zusammenstellung der wichtigsten analyt. Merkmale der Harnkonkremente (↑ Schema; vgl. Tab. »Harnsalze«).

Ululation: unmäß. u. unartikuliertes Schreien des Hysterikers u. psychotisch Kranken.

Ulzeration: *path* die Entwicklung eines Ulkus aus einem nicht-heilenden Haut- oder Schleimhautepitheldefekt; i. w. S. auch das Ulkus selbst; vgl. Exulzeration. – **ulzerativ, ulzerierend, ulzerös:** mit Ulkusbildung, geschwürig zerfallend.

Umbau|gastritis: bei chron.-atroph. Gastritis der Umbau der Magenschleimhaut in Richtung »intestinale Metaplasie« (Ersatz der Haupt- u. Belegzellen durch indiff. Deckzellen bzw. PANETH* u. Becherzellen). – **U.zone:** *path* s. u. LOOSER*.

Umbelliferon, Hydrangin: pflanzl. 7-Hydroxy-kumarin; äußerl. Anw. als Sonnenschutzmittel.

Umber* Grundkost (FRIEDR. U., 1871–1946, Internist, Berlin): als »Kostgerüst« für Gewichtsreduktionskuren eine schlackenreiche u. sättigende Nahrung mit nur 1000 kcal/Tag (bei Bedarf durch je 100 kcal zu erweitern).

Umbilektomie: Exzision des Nabels (z. B. bei Hernioplastik großer Nabelbrüche); evtl. Ersatz durch trichterförmig eingerollten Hautlappen.

umbilicalis: (lat.) zum Nabel bzw. zur Nabelschnur gehörend. – **Umbilicatio:** *derm* zentrale nabelförm. Eindellung der Oberfläche einer Pustel. – Ähnl. Verhalten der Oberfläche von Neoplasmen bei oberflächennahem Zerfall oder Schrumpfungsprozeß (»Krebsnabel«). – **umbilicatus:** (lat.) mit zentraler nabelförm. Einziehung.

Umbilikal...: Wortteil »Bauchnabel« (**Umbilicus** PNA, ↑ Nabel). – **U.kreislauf:** *embryol* der – unmittelbar post partum seine spezif. Bedeutung verlierende – Kr. über die Nabelschnurgefäße, d. h. 1) über die O_2-reiches Blut führenden paar. (im Septum transversum, von der Leberanlage umschlossen), in der Nabelschnur verschmelzenden Venen, deren dir. Abfluß zum Sinus venosus des Herzens nach Anastomosenbildung mit den Vv. vitellinae obliteriert, woraufhin das Blut über den intrahepat., omphalomesenter. Kreislauf u. teilw. durch den Ductus venosus Arantii zur V. revehens comm., der späteren Lebervene, fließt (postnatale Reste der Venen u. des Ductus bilden die Chorda venae umbilic. = Lig. teres s. venosum); 2) über die – ebenfalls postnatal obliterierenden – Aa. umbilic. (aus der A. iliaca int.), die CO_2-angereichertes Blut zur Plazenta führen; ↑ Abb. S. 1379.

Umblickfeld: *ophth* der durch Kopf- u. Rumpfbewegungen über das eigentl. Blickfeld hinaus erweiterte Sehbereich. Sein Ausmaß nimmt mit zunehmendem Alter ab.

Umbo: (lat. = Schildbuckel) *anat* ↑ Nabel. – I. e. S. (*otol*) als **U. membranae tympani** PNA, die zentrale Einziehung des Trommelfells an der Spitze des Hammergriffes; Ausgangspunkt der Stria malleris u. des Trommelfellreflexes.

Umbraskopie: *ophth* ↑ Skiaskopie.

Umdämmerung: deliranter ↑ Dämmerzustand.

Umdrehluxation: *chir* Luxatio antebrachii posterolat. oder (seltener) posteromed. mit U'arm-Verdrehung

Ultzmann* Schema

verbrennbar	ohne Flamme u. Geruch	Murexidprobe mit NH_3 purpurrot mit KOH purpurviolett	Harnsäure, Oxalat
		mit NH_3 gelb mit KOH orange	Xanthin
	schwachblaue Flamme, Geruch nach brennendem Fett oder Aas		Zystin
nicht verbrennbar	natives Pulver braust mit HCl auf		Karbonatapatit
	natives Pulver braust nicht auf	jedoch geglühtes Pulver	oxalsaurer Kalk
		auch nicht geglühtes Pulver	Erdphosphate

(90° bis 180°) um die Längsachse; meist kombin. mit Fraktur des lat. Humerusepikondylus, evtl. auch des Radiusköpfchens oder der Trochlea.

Umfassungszelle: *histol* DE CRINIS* Zelle.

Umfeld: 1) *psych* (LERSCH) die persönlichkeitsspezif. Faktoren des individuell gestalteten Lebensraumes, aus denen auf die Charaktereigenart des Individuums zurückgeschlossen werden kann. – 2) *ophth* die parafovealen u. peripheren Netzhautbereiche (deren plötzl. Lichtexposition die sogen. **U.blendung** bewirkt). – vgl. Umblickfeld.

Umformung: ↑ Transformation. – *orthop* die Umgestaltung des fehlgebildeten Fußskeletts durch unblut. (Redression, Gipsverband) oder blut. Maßnahmen (Kapseldurchtrennung, Osteotomie, Sehnenverpflanzung, Knochenexstirpation, -resektion). – **Umformungszeit**, UZ: *kard* Initialphase der Anspannungszeit des Herzens (zwischen Q-Zacke u. Hauptsegment des 1. HT), in der sich das Kammermyokard dem Blutvol. i. S. des Erreichens kleinster Oberflächen anpaßt. Normale Dauer 0,04–0,07 (0,06) Sek.; abhängig von der Anfangsspannung (bei geringer Kammerfüllung verlängert, bei vermehrter verkürzt oder gleichbleibend); durch Gefäßwiderstand nicht beeinflußt.

Umführungsnadel: *chir* gestielte kräft. Nadel mit nach re. oder li. rundhakenförmig abgebogenem Ende (mit Öhr) zur Umschlingung (Faden, Draht, Metallband) eines selektiven anatom. Bereiches; Modelle nach DESCHAMPS, DEMEL, PARHAM u. a. – vgl. Umstechungsnadel.

Umgangssprache: bei der Hörprüfung die stimmhafte Sprache von normaler Lautstärke.

Umgebungs|reaktion: *path* reakt. Veränderungen um einen Krankheitsherd, z. B. entzündl. Reaktion (Hyperämie, Exsudation, Zellinfiltration) um einen geschädigten (nekrot.) Gewebsbezirk. – **U.untersuchung**: prophylakt. U. der Personen in der Umgebung eines allg. gefährl. Infektionskrankheitsfalles; z. B. Erfassung u. Durchuntersuchung der Familienmitglieder u. Kontaktpersonen bei Tbk, die Quarantäne (mit wiederholter bakt. Untersuchung) bei Cholera, Pocken etc., die mehrmal. U. (Wohnungs-, Eß-, Schulgemeinschaft etc.) bei Di, Typhus, Ruhr.

Umgehungs|anastomose: *chir* einen inoperablen obstruktiven oder aus funktionellen oder therap. Gründen (Entlastung) auszuschaltenden Hohlorganabschnitt umgehende A.; i. e. S. die lateroIat. oder mit Interposition ausgeführte Kurzschluß-A. im Magen-Darmtrakt (»inn. Fistel«). Meist als Palliativ-Op. bei Ca., auch als vorbereit. Eingriff für Tumorresektion (z. B. Ileotransversostomie bei Neoplasma der re. Dickdarmhälfte, kombin. mit entlastender Kotfistel am – später zu resezierenden – Blindsack); s. a. Gastroentero-, Choledochoduodeno-, u. -jejunostomie, Ausschaltungsoperation. – Analoge Eingriffe am Liquorsystem z. B. als TORKILDSEN* Dränage, Ventrikulozisternostomie. – *angiol* ↑ Bypass. – **U.kreislauf**: ↑ Kollateralkreislauf, Bypass.

Umgekehrtsehen: Paropsie (1), bei der alles seiten- oder höhenverkehrt erscheint. – Für physiol.-opt. Versuche durch Prismen (»**Umkehrbrille**«) zu erzielen (↑ Umkehrprisma).

Umhüllung, Wrapping: *chir* Absichern einer termino-termin. Gefäßnaht durch lockeres, zirkuläres Umgeben mit einem präparierten Arteriensegment; i. e. S. die U. eines Aneurysmasackes mit Zellophanband oder -folie (»**Umhüllungshaut**«, u. a. zur Anregung einer verfestigten Bindegewebsproliferation) oder – v. a. bei beabsichtigter Einengung – mit Faszienstreifen; s. a. Nerveneinscheidung.

Umkehr-Extrasystole, Echophänomen: *kard* »Echo-E.« (HUCHARD) aus dem HIS* Bündel (Ersatzschlag oder akt. Heterotopie), bei der außer der orthodromen eine – infolge Längsdissoziation des AV-Knotens – partielle retrograde Reizleitung zur Vorhoferregung (mit neg. P-Zacke) u. über eine Muskelbrücke (z. B. KENT* Bündel) zu erneuter Kammerkontraktion führt (sogen. ↑ Erregungsrückkehr, »Reentry«); nur möglich, wenn Gesamtdauer der antidromen u. Vorhofbrücken-Leitung länger als die Refraktärzeit des orthograden Weges (z. B. bei Vagotonie). Im EKG von 2 normalen Kammerkomplexen eingeschlossenes neg. P.; s. a. GALLAVARDIN* Galopprhythmus. – Analog auch Vorhof-Echos (ausgehend von Sinusknoten oder ektop. Zentrum); repetitive Echo-Rhythmen evtl. Pathomechanismus einer av. Tachykardie (↑ Abb.).

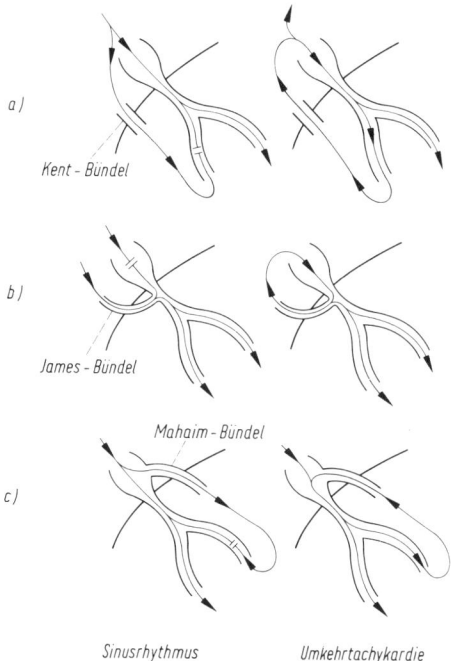

Umkehrtachykardie bei Präexzitationssyndrom. 3 mögliche Entstehungsweisen (links jeweils die Erregungsausbreitung bei Sinusrhythmus).

Umkehr|phänomen: ↑ Rebound-Effekt. – **U.plastik**: (G. BRANDT) *chir* Überbrückung eines Tibiadefekts mit 2 ungleich langen PHEMISTER* Spänen, wobei der längere nach »Kippung« um 180° spaltüberbrückend bis in das Entnahmebett des kleineren reicht, während dieser das restl. Bett des größeren ausfüllt. – **U.prisma**: P. mit bildumkehrender Wirkung, z. B. PECHAN*, SCHMIDT* P. – **U.probe**: *labor* ↑ WATSON*-SCHWARTZ* Test. – **U.punkt des QRS**: im Brustwand-EKG als »oberer Umschlagspunkt« die R-Spitze in V$_{1-3}$ als Beginn der sogen. größten Negativitätsbewegung (= intrinsic deflection = I-Zacke = ANP [Ankunft des neg. Potentials]); die aufwärts ge-

Umkehrung

richteten R-Anteile bilden als »extrinsic(oid) deflection« den »unt. Umschlagspunkt«.

Umkehrung: *biochem* der rückläuf. Reaktionsweg eines Intermediärzyklus, z. B. – unter ATP-Verbrauch – die U. der Betaoxidation (zur Fettsäurebiosynthese; s. a. KNOOP* Regel), der Proteolyse (Aktivierung der Aminosäuren zu Karbonsäure-phosphorsäure-Anhydrid, Transfer der Aminoacylgruppe an t-RNS; der gebildete energiereiche Ester ermöglicht Peptidbindung).

Umkipp|plastik: plast. Op., bei der ein Organ(teil) »gekippt«, i. e. S. um 180° gedreht wird; z. B. ↑ BORGGREVE*, SAUERBRUCH* Op. (6), KAPPIS* Plastik, Umkehrplastik (BRANDT). – **U.situation**: *psych* s. u. Kippschwingung.

Umklammerungs|reflex: **1)** ↑ MORO* Reflex (s. a. PEIPER*-ISBERT Reflexe). – **2)** während der Brunstzeit beim ♂ Frosch durch Berühren der Bauchhaut auslösbare U.bewegung der Vorderbeine (nach Kastration nicht auslösbar; Wiederaufleben durch ♂ Keimdrüsenhormone).

Umkombination: *genet* die durch die zufallsbedingte Einordnung der väterl. u. mütterl. Partner der Chromosomenpaare zu den Polen der 1. meiot. Teilung bedingte neue Kombination von ♀ u. ♂ Chromosomen bei der Gametenbildung; i. w. S. auch die Ausstattung der neuen Gameten mit erbguttragenden extranukleären Organellen (z. B. Plastiden, Mitochondrien).

Umkrümmung: *orthop* Redression einer einbog. Skoliose; beim Säugling mittels Bandage oder Gipsliegeschale; später (v. a. präop.) durch Kopf-Rumpf-Gipsverband (evtl. unter Einbeziehung der O.schenkel), u. zwar als 2teil. Gipskorsett (»Turnbuckle-jacket«; konvexseitig bzw. vorn u. hinten [↑ Abb.] mit Gelenk, konkavseitig mit distrahierender Quengelschraube: »Umkrümmungsquengelgips«) zum stufenlosen Aufbiegen, oder aber als ↑ RISSER* Lokalizer-Verfahren.

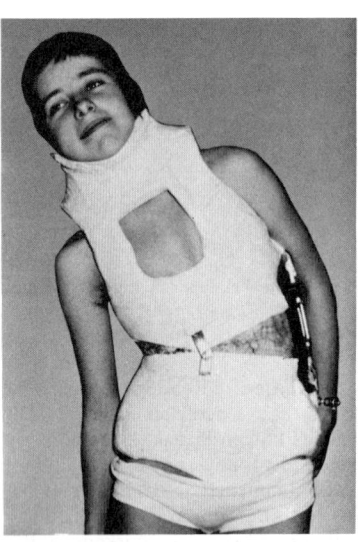

Umlagerungsosteotomie: mit Stellungsänderung der Fragmente zwecks Änderung der Belastungslinien in einem erkrankten Gelenk; z. B. als ↑ PAUWELS* Op. bei schleichender Schenkelhalspseudarthrose (auch bei Koxarthrose).

Umlauf, Tourniole: *derm* oberflächl., pustulöse Pyodermie bzw. Bulla rodens des Nagelwalles (halbmondförmig um den Nagel, diesen evtl. abhebend).

Umlaufzeit: *physiol* s. u. Kreislaufzeit. – Als **mittl. U.** diejen. Zeit, die das ges. Blutvol. zur Vollendung eines vollständ. Kreislaufs benötigt; errechnet als Quotient aus Blut- u. Herzminuten-Vol.

Umleitungsanastomose: *chir* ↑ Bypass.

Umsatz, Umsetzung: *biol* s. u. Stoffwechsel, Turnover. – **U.geschwindigkeit** u. **U.rate** definierter Substanzen werden als Parameter für deren Dynamik herangezogen (u. damit für die Funktionstüchtigkeit eines best. Organs). – Ein **U.reiz** sind z. B. die sogen. spezif.-dynam. Eiweißwirkung, der O_2-Mangel als Stimulans der Hb-Bildung. – **U.störungen** beruhen auf angeb. oder erworb. Enzymopathie oder medikamentös induziertem ↑ Enzymblock; s. a. Tab. »Koagulopathien«.

Umschaltung: **1)** *psych* (J. H. SCHULTZ) beim autogenen Training das Eintreten des hypnoiden Zustandes (dem Einschlaferlebnis vergleichbar) als Suggestionseffekt, später auch als antrainierter Automatismus. – **2)** *path* ↑ vegetative Gesamtumschaltung.

Umschlag: **1)** *chir* U.verband: ↑ Dolabra reversa. – **2)** *physiother* ↑ Wickel, Packung.

Umschlag(s)|falte: *anat* ↑ Fornix conjunctivae. – **U.punkt**: **1)** *chem* durch Indikatorfarbwechsel gekennzeichneter Endpunkt einer volumetr. Bestg. – **2)** *kard* ↑ Umkehrpunkt.

umschlossen: *radiol* s. u. Isotop. – **umschlungen**: *chir* s. u. Naht.

Umschnürung: **1)** *chir* ↑ Abbinden (i. e. S. mittels Tourniquet); s. a. Blutleere. – **2)** *path* ↑ Strictura.

umschrieben: örtlich begrenzt, zirkumskript (Ggs.: diffus).

Umspritzung: Inj. in die Umgebung eines »Herdes«. – *anästh* Infiltrationsanästhesie mit zirkulärer U. des Op.feldes (= HACKENBRUCH* Anästhesie); i. w. S. auch die Leitungsanästhesie (mit perineuronaler oder -ganglionärer Inj.).

Umstechungs|nadel: *chir* Stielnadel (halbkreisförm., mit spitzenahem Öhr, starr mit langem Instrumentenstiel verbunden) für die Umstechungsnaht; Modelle n. DESCHAMPS, PAYR, REVERDIN, ferner Bumerangnadel. – **U.naht, -ligatur**: *chir* zwecks Unterbindung eines tiefliegenden u./oder nicht (genügend) präparativ darstellbaren Gefäßes die Gefäßumgebung mit Kreuz- oder Z-Stich erfassende (u. damit vor dem Abrutschen geschützte) Naht, auch als ↑ Massenligatur (z. B. bei flächenhafter Blutung aus parenchymatösen Organen), d. h. weit fassend, durchgreifend u. komprimierend (als überwendl. oder als Matratzennaht), unterstützt durch Interposition von Muskelgewebe oder resorbierbarem hämostypt. Material in Schwammform.

Umstellungsosteotomie: *orthop* op. Stellungsänderung des an der Gelenkdeformität beteiligten Röhrenknochens (z. B. Femur) zwecks Herstg. kongruenter Gelenkverhältnisse; als Prototyp die ↑ IMHÄUSER* Operation.

Umstimmung: Änderung physiologischer Funktionen, d. h. der Reaktionsweise von Vegetativum u. Endokrinium auf endo- u. exogene Reize, durch gezielte, langzeit. Aktivierungsmaßnahmen in adäquater Dosierung; im allg. als Umschlagen in Richtung Vagotonie (Trophotropie). Nachgewiesen sind v. a. Änderungen des Mineralhaushaltes u. der Kapillarpermeabilität, herbeigeführt mit unspezif. Maßnahmen (Balneother., Diät, Reizkörperther., z. B. »**Umstimmungsther.**« mittels Proteinen) oder durch Medikation spezif. Mittel (z. B. Androgene als Antiöstrogene). – Als **physiol. U.** die Adaptation an chron. Einflüsse (z. B. die Anpassungshyperplasie BÜNGELER); als **immunol. U.** die Desensibilisierung; als **pathol. U.** die akute Umstellung im Rahmen des Adaptationssyndroms (s. a. vegetat. Gesamtumschaltung) sowie die infektiös, d. h. durch die Erreger u. ihre Metaboliten bedingte.

Umwandlung: *biol, path* ↑ Metamorphose, Metaplasie.

Umwandlungs|operation: Eingriff zur Beseitigung eines früher operativ herbeigeführten Zustandes, v. a. in der Magenchirurgie (z. B. Umwandlung eines funktionell ungünst. BILLROTH-II-Magens in einen nach BILLROTH I). – **U.rate**: der %-Anteil des 24 bis 48 Std. nach Applikation an Plasmaproteine gebundenen Radiojods (sogen. Radiokonversion):

$$\frac{PB^{131}J}{Plasma\text{-}Gesamt\text{-}^{131}J} \cdot 100.$$

Normal 15–35%, <15% verdächtig auf Hypo-, >50% auf Hyperthyreose. – **U.zone**: *gyn* (HINSELMANN) Epidermisierungszone mit reakt. Gefäßregeneration am äuß. MM im Bereich einer Portioektopie. Kolposkopiebefund: Plattenepithel streifen- u. zungenförmig über ektop. Portio-Zylinderepithel hinwegwachsend (am Ende der Geschlechtsreife wegen Epithelverdünnung hyperämisch aussehend) oder bereits Felder bildend mit darin erkennbaren Öffnungen (Drüsenausführungsgänge), Buckelbildung (Ovula Nabothi) u. Zylinderepithelinseln; neugebildetes Epithel silbrig-weiß, vom Zylinderepithel zu unterscheiden durch dessen Braunverfärbung nach Betupfen mit Jod bzw. Trübung nach Essigsäurebehandlung. Über diese physiol. U.z. (s. a. Abb. »Ektopia portionis«) hinausgehende Veränderungen (bei hormonaler Insuffizienz, nach örtl. Entzündung) sind malignomverdächtig (s. a. HINSELMANN* Stadien, Carcinoma in situ).

Umwelt: 1) ↑ Milieu, ökolog. System. – 2) die »Peristase« als Gesamt der anorgan. u. organ. (biot.) Faktoren(konstellationen), die auslösend, determinierend oder modifizierend auf die Entwicklung eines Organismus einwirken u. zu denen er angeb. oder erworb. Reaktionsbeziehungen hat, zu denen er also ggf. in ein Anpassungsverhältnis treten oder aber die er durch seine Reaktionen schädigen oder zerstören kann (z. B. der Parasit seinen Wirt). – 3) **inn. U.**: *biol* Teile des Körpers, die auf einen best., von ihnen umschlossenen Teil entwicklungsbestimmend oder funktionskontrollierend einwirken (i. w. S. auch das Verhältnis Zelle/Organellen).

Umwelt|keime: aus Sekreten u. Exkrementen (auch tier. Herkunft) stammende pathogene, apathogene oder fakultativ pathogene Erreger (u. a. als Pfützen-, Trockenkeime), die durch dir. Kontamination, v. a. aber durch Staubpartikeln verschleppt werden (Ansiedlung auf Haut, Eindringen v. a. durch Inhalation). – **U.krankheiten**: *path* die durch dir. oder indir. Einwirkung (z. B. über Inkorporation in Pflanze u. Tier) von **U.noxen** auf den menschl. Organismus entstehenden akzidentellen u. Berufskrankheiten. – Die zuständ. **U.medizin** (»medizin. Environtologie«) befaßt sich in zahlreichen Teilgebieten (v. a. Hygiene, Toxikologie, Pathologie, Dermatologie) mit den Einflüssen der U.verschmutzung auf den menschl. Organismus.

Umwelt|schutz: Gesamt der Maßnahmen, die zur Beseitigung bereits eingetretener oder zur Vermeidung oder Minderung zu erwartender Schädigungen der menschl. Gesundheit oder sozialen Funktionen durch lebensfeindl. Faktoren oder Zustände unserer natürl. (u. antropogenen) Umwelt erforderlich sind. Geregelt durch Gesetze u. VO des Bundes u. der Länder, die sich mit dem Schutz gegen Emissionen (in Luft u. Wasser), Lärm u. Bodenverunreinigung befassen. – **U.strahlung**: ↑ Erdstrahlen, kosm. ↑ Strahlung (Abb.), Strahlenexposition.

Unabhängigkeitsregel: *genet* s. u. MENDEL* Gesetze.

U-Naht: *chir* Wundnaht mit U.förm. Verlauf des Fadens (Teilelement der Matratzennaht).

unartikulierte Sprache: ↑ Dysarthrie.

Unbesinnlichkeit: *psych* leichte Bewußtseinstrübung, bei der die Sinneseindrücke nur teilweise bewußt aufgefaßt werden.

Unbewußtes: *psych* 1) die psych. Inhalte, die sich nicht im Bewußtseinsfeld befinden; nach K. JASPERS als prinzipiell nicht Bewußtseinsfähiges (= U. i. e. S. = Außerbewußtes) u. als momentan nicht Bewußtes (= Unbemerktes). – 2) *psychoanalyt* im 1. topograph. System FREUDS das Gesamt der verdrängten Inhalte, die nur durch Überwinden oder Umgehen der trennenden Zensur bewußt (gemacht) werden, als Repräsentanten der Triebe anzusehen sind, eigenen Gesetzmäßigkeiten unterliegen (Verdichtung u. Verschiebung, elementarer Drang, ins Bewußtsein zu gelangen) u. v. a. kindl. Triebwünsche u. Vorstellungen beherbergen (nicht jedoch unbewußte Gefühle u. Affekte). Eine Lockerung ihrer »Zensur« erfolgt u. a. in Träumen u. psychot. Zuständen. – Entspricht im 2. topograph. System (1920) dem »Es« (ist jedoch auch im »Ich« u. »Über-Ich« z. T. vorhanden). – Diesem individuellen U. wird von C. G. JUNG das kollektiv u. von L. SZONDI das familiär Unbewußte entgegengestellt.

unblutig: *chir* ohne Verletzung des Integuments (i. e. S. auch anderer Gewebe), ohne op. Eingriff.

unciformis: (lat.) hakenförmig. – **uncinarius**: (lat.) durch Uncinaria (= Necator- oder Ancylostoma-Arten) hervorgerufen. – **uncinatus**: (lat.) mit einem Haken (Uncinus) versehen; z. B. Proc. unc. (s. a. Unkarthrose), Gyrus unc. (= G. parahippocampalis bzw. dessen Uncus; s. a. Unzinatus...).

Uncoating: (engl.) *virol* die während u. nach der Penetration in mehreren Schritten erfolgende intrazelluläre Freisetzung der nackten Virus-Nukleinsäure (bei Pockenviren unter Mitwirkung eines zuvor induzierten, den Proteinmantel abbauenden U.-Enzyms).

Unctio: (lat.) Einsalbung, ↑ Unktion.

Uncus (gyri hippocampi) *PNA*: das hakenförmig umgebogene vord. Ende des Gyrus parahippocampalis; s. a. Unzinatus....

Undercutting: (engl.) *neurochir* »Unterschneidung« von Hirnrindenarealen als psychochirurg. Eingriff.

Underdialysis

Underdialysis-Syndrom: (engl.) *nephrol* Symptomatik bei ungenügender Hämodialyse, insbes. die durch die restl. Azotämie bedingte Inappetenz, Übelkeit, Müdigkeit u. Juckreiz.

Underwood* Krankheit (MICHAEL U., 1736–1820, Gynäkologe, London): ⨍ Sklerem der Neugeborenen.

Undezylensäure: ⨍ Acidum undecylenicum.

undifferenziert: *histol* unreif, ohne die Merkmale der abgeschlossenen Zellreife (z. B. – bei Neoplasmenparenchym – Analogien zu ontogenet. Vorstufen des Muttergewebes, nicht aber dessen endgült. Differenziertheit aufweisend). – Hochgrad. Undifferenziertheit: ⨍ Anaplasie.

Undine: *ophth* gläsernes Spülgefäß mit langem Schnabel zur Spülung des Bindehautsackes.

Undine-Syndrom: (SEWERINGHAUS u. MITCHELL 1962; benannt nach der mythol. Nixe, die ihrem ungetreuen ird. Mann die autonome Atmung nahm, so daß er nach dem Einschlafen starb) bei erworb. Störung der zentralen Atemregulation (durch Neoplasma, Infiltrat, gestörten Biochemismus) v. a. während der Aufwachphase eintretende – u. durch willkürl. Atmen kupierbare – period. Apnoe mit Zyanose, Somnolenz Depression des Husten- u. Würgereflexes, respirat. Azidose (aber auch CHEYNE*-STOKES*Anfälle, v. a. nach dem Einschlafen); ferner erhöhte Empfindlichkeit gegen Opiate, evtl. Diabetes insipidus. – **Undinismus**: sexuelle Anomalie, bei der Sexualität an Vorstellungen von Harn, Wasserlassen u. Wasser geknüpft ist.

Undritz* Anomalien (ERIK U., Hämatologe, Basel): *hämat* 1) »Anomalie XIII«, eine erbl.-konstitutionelle Leukozyten-A. mit Vermehrung der Drumsticks, u. zwar bei Homou. Heterozygoten. – 2) »A. II«, die ⨍ Hypersegmentation der neutrophilen Leukozyten. – 3) »A. III«, eine dominant-erbl., konstit., mittelstarke Segmentierung der Eosinophilenkerne (»Eosinophilen-A.«). – Ferner als »Typ U.*« der Teilträger heterozygoter PELGER*-Zellen. – Von UNDRITZ ferner Theorie des ⨍ Polyphyletismus.

Undulation, Undulieren: wellenförm. Verlauf bzw. Bewegung, z. B. der Fieberkurve (⨍ Febris **undulans**), einer »**undulierenden**« Membran (z. B. bei Trypanosomen); *klin* die intraabdomin. Wellenbewegung, die bei Aszites von der flach aufgelegten Hand nach kurzem Anstoßen der kontralat. Bauchseite gefühlt wird. – **undulierender Strom**: (D'ARSONVAL) *physik* nicht völlig geglätteter, »pulsierender« Gleichstrom (mit Pulsationen von >0,5%).

unentbehrlich: *biochem* ⨍ essentiell.

Unfäller, Unfaller, Traumatophiler: durch seine Persönlichkeitsstruktur (z. B. Impulsivität; selbstunsicheres, asthen. Verhalten) zum Erleiden von Unfällen Prädestinierter. – Klärung der Ursachen durch psychol. oder neuropsychiatr. Untersuchung. – **Unfall**: unbeabsichtigtes, zufäll., kurzfristig von außen einwirkendes Ereignis, durch das Menschen oder Sachgüter zu Schaden kommen u. dessen zeitl. Eintritt nicht vorhersehbar ist; z. B. als ⨍ Arbeits-, Wege-, elektr. Unfall.

Unfall|arzt: 1) im Rahmen eines Notfalldienstes für die Erstversorgung Verletzter am Unfallort eingesetzter Arzt (s. a. Notarzt). Einsatz mit Notarztwagen (der evtl. einem motorisiert-mobilen Op.raum entspricht) oder Hubschrauber; sorgt am U.ort u. während des Transportes für kardio-respirator. Reanimation, Stillen massiver Blutungen u. Blutersatz, Schockbehandlung u. -prophylaxe. – In gleichem Sinne können auch andere Ärzte (in der Nähe tät. prakt. Ärzt, mit Notfallkoffer ausgerüsteter vorbeikommender Arzt) eingesetzt werden; s. a. Erste Hilfe. – 2) ⨍ Durchgangsarzt. – **U.begutachtung**: vom ärztl. (Ober-)Gutachter im Auftrage eines Versicherungsträgers oder einer Gerichtsinstanz durchgeführte Begutachtung eines U.verletzten bezüglich der mittelbaren u. unmittelbaren obj. U.folgen (unter Würdigung der subj. Beschwerden, zeitl. u. örtl. Zusammenhänge) u. der durch den Unfall bedingten Minderung der Erwerbsbzw. Arbeitsfähigkeit (u. U. mit Vorschlägen zu deren Besserung), wobei auch die Verschlimmerung vorbestehender Leiden bzw. deren Einfluß auf die U.folgen zu berücksichtigen sind. Erfolgt im Rahmen der berufsgenossenschaftlichen Betreuung im allg. durch D-Ärzte, wobei der Schaden in den ersten 2 J. als vorläufig, danach als Dauerschaden angesehen u. durch einen Rentenbescheid mit Angabe der MdE. in % rechtlich fixiert wird.

Unfall|disposition: s. u. Unfäller. – **U.dosis**: *radiol* s. u. Strahlensyndrom. – **U.hernie**: nachweislich durch Unfall oder Gewaltanstrengung mit Inanspruchnahme der Bauchpresse eingetretener »Gewaltbruch«. Zusammenhangsfrage oft umstritten.

Unfall|konzentration, maximale, MUK: nur für einige chem. Substanzen angegebene Konz., die bei Einwirkung von <1 Std. (vgl. MAK) ohne Belästigung oder Gesundheitsschädigung vertragen wird. – **U.krankheit**: im – oft nicht verifizierbaren – Zusammenhang mit einem Trauma eintret. Erkr., z. B. ⨍ U.hernie, eitr. Osteomyelitis, Arthrosis def. (als Spätfolge); s. a. Rentenneurose. – I. w. S. auch die durch chron. (berufl.) Traumatisierung entstandenen Skelettschäden wie Schipperfraktur, Myositis ossificans, Preßluftschaden u. a. m.; **U.tod** (als dir. oder indir. Folge) ergibt bei Zusammenhang mit einer BG-versicherten Tätigkeit Ansprüche aus der BG.

Unfall|neurose: ⨍ Rentenneurose. – **U.psychose**: psychot. Erscheinungen im Zusammenhang mit Schädel-, Hirntrauma (»Ödempsychose«). – Auch obsol. Bez. für Wunsch- u. Zweckreaktionen nach Unfall (⨍ Rentenneurose). – **U.retter**: s. u. Rettungsgerät. – **U.tätowierung**: sichtbare Partikelneinsprengung in die Haut bei Unfall (z. B. im Bergbau).

Unfall|verhütung: alle psychol., medizin., techn. etc. Maßnahmen zur Prophylaxe von Unfällen. Im Verkehrs- u. berufl. Bereich v. a. gestützt auf die Gewerbeordnung, das **U.versicherungsneuregelungsgesetz** (UVNG; vom 30.4.1963), Gesetz über Betriebsärzte, Sicherheitsingenieure u. a. Fachkräfte für Arbeitssicherheit (12.12.1973), **U.verhütungsvorschriften** (UVV) der BG; unterstützt durch fortlaufend angepaßte Richtlinien u. Merkblätter für Unternehmer u. Arbeiter, die jedem Betriebsangehörigen jederzeit zugänglich sein müssen. Überwachung der Durchführung durch Gewerbeaufsichtsbehörden bzw. techn. Aufsichtsbeamte der BG, evtl. unter Beteiligung der Techn. Überwachungsvereine (TÜV).

Unfall|versicherung, gesetzl.: in Deutschland seit 1848; z. Zt. basierend auf dem 3. Buch der RVO in der Fassung »Gesetz zur Neuregelung des Rechts der gesetzl. U.« (»U.-Neuregelungsgesetz«, UVNG) v.

30.4.1963. Geschützt sind Unfälle bei versicherter Tätigkeit (»Arbeitsunfall«), bei einer damit zusammenhängenden Verwahrung, Instandhaltung oder Erneuerung des Arbeitsgerätes, auf dem Wege nach u. von dem Ort der Tätigkeit (»Wegeunfall«) von Kindern in Kindergärten, von Schülern in Schulen, von Studierenden während der Aus- u. Fortbildung, bei Tätigkeiten in öffentl. Interesse (z. B. Hilfeleistung bei Unglücksfall, Notstand, Lebensgefahr). Voraussetzung für die Entschädigung sind: ursächl. Zusammenhang zwischen versicherter Tätigkeit u. Unfall sowie zwischen Unfall u. Körperschaden. Leistungen: bei Arbeitsunfähigkeit Verletztengeld, bei Erwerbsunfähigkeit Verletztenrente, bei Todesfall Sterbegeld, Überbrückungshilfe, Hinterbliebenenrente; ferner Rehabilitationsmaßnahmen, Heilbehandlung, Berufshilfe. – Für Beamte u. Bundeswehrangehörige gelten **U.fürsorgevorschriften** bzw. das Bundesversorgungsgesetz.

Unfruchtbar|keit: ↑ Sterilität (2). – Als **unfruchtbare Tage** die des Konzeptionspessimums (s. u. Konzeption). – **U.machung**, Sterilisation: Induktion einer ↑ Sterilität; als **definitive** v. a. Vaso- bzw. Tubenligatur u. -resektion (s. a. Kastration, Strahlenkastration, Menolyse, Radiummenolyse; Refertilisation meist nicht möglich); als **passagere** die durch (Intrauterin-) Pessare u. Ovulationshemmer.

Ung.: *pharm* Unguentum (= Salbe).

ungebundene Epilepsie: *neurol* E., bei der die Anfälle ohne zeitl. Bindung an den Schlaf-Wach- oder einen anderen biol. Rhythmus auftreten. – Inkorrekt auch als »diffuse E.« bez.

Unger*-Madison* Test: (1958) ↑ Sulfonylharnstoff-Test (mit 1 g Tolbutamid) als Diabetes-Suchtest.

Unger*-Shapiro* Test: (1948) dem KOLLER* Test analoge Leberfunktionsprobe bei vermind. Prothrombinspiegel: nach massiver Vit.-K-Medikation (i.v., 4 Tage) spricht fehlender Anstieg des Prothrombin-Wertes oder gar paradoxes Absinken (Utilisationsstörung) für Parenchymschaden, Normalisierung gegen einen solchen u. für Vit.-K-Mangel (Angebotsmangel oder Resorptionsstörung, z. B. Cholestase), teilweise Normalisierung für gemischte Störung (z. B. Hepatitis mit Cholestase).

Ungerinnbarkeit des Blutes: Hemmung der ↑ Blutgerinnung; in vivo durch Mangel an Prokoagulationsfaktoren oder medikationsbedingtes Überangebot an Antikoagulantien (s. a. Defibrinationssyndrom, Minuskoagulopathien, Tab. »Koagulopathie«); in vitro durch ↑ Oxalat- oder Zitratzusatz.

Ungermann* Methode (HEINR. U., Arzt, Berlin): (1916) Leptospiren-Züchtung (auch Dauerkultivierung unter Überimpfen mit 5täg. Abständen) in frischem Kaninchenserum (für saprohytäre Formen mit physiol. NaCl- oder RINGER* Lsg. verdünnt) nach 30minut. Erhitzen auf 58–60° (im Reagensglas) u. luftdichtem Abschluß (Paraffin). Auch für Spirochäten geeignet.

ungesättigt: *chem* unterhalb des naturgesetzl. mögl. – u. ggf. erreichbaren – Maximums; z. B. als **u. Bindung** die Doppel- u. Dreifachbindung zwischen 2 C-Atomen (s. a. Tab. »Kohlenwasserstoffe«, »Fettsäuren«).

ungeschlechtlich: ↑ asexuell.

Ungeziefer: Sammelbez. für kleinere, lästige u./oder schädl., z. T. epidemiologisch wicht. Tiere, insbes. Insekten; unterschieden als Körper-U. (stationäre Schmarotzer, z. B. stechende u. beißende Läuse, Milben, Zecken, best. Helminthen), Körper- u. Haus-U. (nur vorwiegend am Körper stationär; z. B. Flöhe), Haus-, Stall- u. Nest-U. (Menschen bzw. Tiere nur zur Nahrungsaufnahme aufsuchend oder von deren Abfällen lebend; z. B. Bettwanzen, Flöhe, Hausmaus, Ratte), Gemeinde-U. (mit Übergängen zum Haus-U.; z. B. Schmeißfliegen, Stechmücken), reines Freiland-U. (mit Übergängen zum Haus-U.; z. B. Mükken, Spinnen). – **U.bekämpfung**: ↑ Desinsektion, s. a. Insekti-, Pestizide. – **U.wahn**: *psych* chron. taktile Halluzinose mit Hautsensationen wie durch tier. Lästlinge; v. a. bei organ. Hirnabbauprozessen (wahnhafte Verarbeitung taktiler Reize; vgl. Dermatozoenwahn).

ungleicherbig: ↑ heterozygot.

Unglücks|fall: gem. § 330c StGB ein plötzlich eintret. Ereignis, das erhebl. Gefahr für Menschen oder Sachen mit sich bringt (u. damit unbedingte – z. B. ärztl. – Hilfeleistung gebietet). – **U.haube**: *geburtsh* s. u. Glückshaube.

ungualis, unguicularis: (lat.) den Finger- bzw. Zehennagel (Unguis) betreffend.

Unguentum: (lat.) ↑ Salbe (s. a. unter Quecksilber bzw. Hydrargyrum, Bor etc.).

Unguis *PNA*: der Finger- bzw. Zehennagel (s. a. Nagel...). Als path. Formen z. B. **U. hippocraticus** (↑ Uhrglasnagel; i. w. S. auch der zyanot. Nagel bei kardio-pulmonalen Erkrn.), **U. incarnatus** (↑ eingewachsener Nagel).

Ungula: (lat. = Klaue) *derm* ↑ Onychogryphosis. – **unguliformis**: huf(eisen)förmig; z. B. Ren ung. (↑ Hufeisenniere).

Unheilbarkeitsneurose: (J. WILDER 1936) gekennzeichnet durch Protesteinstellung zum Arzt; u. a. Verstärkung der Beschwerden bei Behandlung.

Unheimlichkeitsstimmung: (K. LEONHARD) im Beginn einer akuten Psychose (bes. Schizophrenie) das gelegentl. »Veränderungsgefühl«, die ganze Umwelt trage jetzt den Charakter des Unheimlichen, Angsterregenden, ohne daß hierfür konkrete Beobachtungen angegeben werden können.

uni...: Wortteil »einer«; s. a. mono...; z. B. **unicornis** (mit 1 Horn), **unicuspidatus** (einhöckrig), **unilateral** (↑ monolateral), **unilocularis** (mit nur 1 Fach, Abteil).

Uniformitätsregel: *genet* ↑ MENDEL* Gesetz (1).

Unio mystica: (lat.) Erlebnis der »myst. Einheit«, d. h. der Vereinigung ekstatischer religiöser Gefühle mit Gott. Häufig in den subj. Erlebnissen bei Katatonie oder Glückspsychose. – Ähnlich das Gefühl des Vereinigtseins mit einer höchsten Macht beim Schizophrenen als Quelle einer Allmacht.

Unipara: *gyn* Frau, die bereits eine Schwangerschaft ausgetragen hat; vgl. Primipara.

unipennatus: (lat.) einfach gefiedert (s. u. Musculus).

unipolar: einpolig; z. B. ↑ **u. Ableitung** (s. a. monopolar u. Extremitätenabltg.), **u. Ganglienzelle** (mit nur 1 Axon). – **U.röhre**: *röntg* Nahbestrahlungsrohr, dessen eine Elektrode geerdet ist.

Uniport

Uniport: *zytol* s. u. Transportsysteme.

Unit, U: (engl.) ↑ Einheit, Enzymeinheit. – **unit membrane**: (DANIELLI u. DAVSON 1935) *zytol* ↑ Elementarmembran.

Unitarismus: **1)** *path* (LAËNNEC) Lehre von der Einheitlichkeit der Erscheinungen bei verschied. Krankhtn. – **2)** *hämat* die ursprüngl. Annahme, daß alle Leukozyten von 1 Stammzelle abstammen (EHRLICH, MAXIMOW, PAPPENHEIM). Abgelöst durch Dualismus (NAEGELI; 2 Zellreihen, d. h. Granulo- u. Lymphozyten) u. ↑ Trialismus (V. SCHILLING, ASCHOFF, KIYONO: weitere retikulär-histiozytäre Reihe); schließl. der moderne »**überdachende U.**«, der alle Zellreihen von der embryonalen Mesenchymzelle ableitet (s. a. Blutstammzelle). – **Unitarier: 1)** Anhänger des Unitarismus (2). – **2) Unizisten**: homöopath. Ärzte, die grundsätzlich mit einem einz., dem Krankheitsfall genauestens angepaßten Mittel die Heilung herbeizuführen suchen. Basis ist die Grundthese der »Unitas remedii« (»Die Arznei ein einheitl. Ganzes«), derzufolge ein Mittel nur dann gleichmäßig wirkt, wenn sein wesentl. Wirkstoff ein in Herkunft u. Gewinnung konstanter Komplex ist (als Ideal das Einzelmittel).

univalent: ↑ monovalent. – **Univalente**: (DARLINGTON u. MATHER 1949) *zytol* ungepaart bleibende Chromosomen in der 1. meiot. Teilung infolge Ausfalls der prophas. Chromosomenpaarung oder durch vorzeit. Lösung der Paarung (fehlende Chiasmabildung) im Diplotän.

Universal|antigen: Bez. für Erytrozyten-AG, die bei fast allen Menschen vorkommen (im Ggs. zu den – seltenen – Familien-AG), z. B. Tj^a (des P-Systems), U (MNSs-System). Bei Übertragung von U.a.-halt. Blut auf Empfänger ohne U.a. erfolgt AK-Bildung. – **U.-Dosimeter**: *radiol* Dosismeßgerät, mit dem auch die Dosisleistung sofort ermittelt werden kann (dir. Ablesung), indem in die Zuleitung zur Meßkammer-Innenelektrode statt des Kondensators ein hochohm. Widerstand eingeschaltet wird. – **U.empfänger**: Träger der Blutgruppe AB (d. h. ohne Iso-AK α u. β), dem – nach stets notwend. biol. Vorprobe (!) – Blut der Gruppen A, B u. 0 gefahrlos übertragen werden kann; vgl. U.spender.

universal(is): (lat.) allgemein.

Universalität des Kode: *genet* die Erfahrung, daß die spezif. Zuordnung bestimmter Aminosäuren zu best. Basen-Triplets bei der Gen-gesteuerten Proteinbiosynthese bei allen bisher geprüften Organismen die gleiche ist.

Universal|mittel: *histor* Allheilmittel, sogen. Panazee. – **U.puffer**: P. mit breitem pH-Bereich, z. B. n. BRITTON u. ROBINSON (pH 1,8–11,9). – **U.raster**: *röntg* Blendenraster mit breitem Anwendungsbereich, d. h. mit mittl. Lamellenzahl u. Schachtverhältnis; vgl. Fein-, Grobraster. – **U.spender**: Träger der Blutgruppe 0, dessen Blut – nach stets notwend. biol. Vorprobe (!) – auf Träger aller Blutgruppen übertragen werden kann, da es infolge Verdünnung der α- u. β-Iso-AK im Empfängerblut die Ery nicht agglutiniert; vgl. Universalempfänger. – **U.zange**: *geburtsh* s. u. ZWEIFEL*.

Unizeptor: *immun* Rezeptor mit 1 haptophoren Gruppe (d. s. die Rezeptoren 1. u. 2. Ordnung der EHRLICH* Seitenkettentheorie).

Unkarthrose: degenerat. Veränderung eines ↑ Unkovertebralgelenks. Kann durch Einengung des Intervertebrallochs zum Zervikal-Syndrom führen.

Unkengift: tox. Hautsekret (u. a. mit Serotonin, hämolyt. Proteinen) der Gattg. Bombina [Discoglossidae].

Unkinatus-Anfall: s. u. Unzinatus.

unkonditioniert: ohne bzw. unter Verzicht auf vorangehende ↑ Konditionierung; z. B. *physiol* der **u.** (= unbedingte) ↑ Reflex.

unkoordiniert: *neurol* ataktisch.

Unkovertebralgelenke: an der HWS die »Halbgelenke« zwischen dem Proc. uncinatus der Deckplatte eines WK u. der unt. Abschlußplatte des nächsthöheren WK; s. a. Unkarthrose.

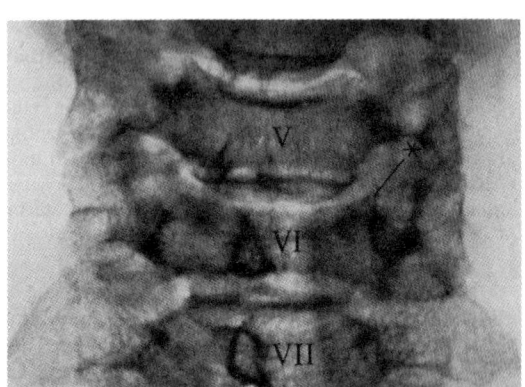

Unkovertebralgelenke der HWS (* Processus uncinatus)

Unktion, Unctio: *pharm* Einsalbung, Einreibung, Einbringung einer fetthalt. Substanz in die Haut durch leichte Massage. – **Unkus**: ↑ Uncus. – **U.anfall, U.krise**: ↑ Unzinatus-Anfall. – **U.bändchen**: ↑ GIACOMINI* Band.

Unna* (PAUL GERSON U., 1850–1929, Dermatologe, Hamburg) **Ätzpaste**: äußerl. Ätzmittel aus Ätzkali, -kalk, Schmierseife u. Wasser āā. – **U.* Dermatose, Krankheit**: (1887) ↑ Ekzema seborrhoicum; vgl. Erythanthema. – **U.* Epilatorium**: Haarentfernungsmittel aus BaS, ZnO u. Mehl. – **U.* Lichen**: neurot. ↑ Lichen. – **U.* Mastzellenfärbung** im alkoholfixierten, paraffineingebetteten Schnitt mit ↑ U.* polychromem Methylenblau. Differenzierung in 5-bis 10fach verdünntem **U.*Glyzerinäther** (hellgelbes Redestillat aus an Kohle adsorbierten braunen 120–220°-Fraktionen der Destillation von Glyzerin u. CaCl$_2$); Kerne, Plasmazellen u. Lipofuszin blau, Mastzellengranula rot. – **U.* Pastenschuh**: Zinkleimverband beim varikösen Unterschenkelgeschwür. – **U.* polychromes Methylenblau** (1892) zur Darstg. zytoplasmatischer Granulationen (v. a. für ↑ U.* Mastzellenfärbung); Lsg. von Methylenblau in H$_2$O u. Äthanol, versetzt mit K$_2$CO$_3$ u. durch Erhitzen eingeengt, wobei Methylenazur I u. II u. Methylenviolett entstehen. – **U.*-Brocq* Keratosis**: ↑ Keratosis pilaris simplex. – **U.*-Ducrey* Streptobazillus**: ↑ Haemophilus ducreyi. – **U.*-Pappenheim* Färbung**: Methylgrün-Pyronin-Färbung. – **U.*(-Politzer*) Nävus**: ↑ Naevus UNNA. – Ferner der **U.* Naevus vasculosus nuchae** als Sonderform des Naevus flammeus. – **U.*-Taenzer* Krankheit**:

↑ Ulerythema ophryogenes. – **U.*-Thost* Syndrom**: Keratosis palmoplant. diffusa circumscripta.

Unna* Syndrom (MARIE U., Dermatologin, Hamburg): (1925) ↑ Hypotrichosis Typ UNNA.

Unoculus: ↑ Monoculus (2).

unpaar(ig): nur in der Einzahl vorhanden.

Unreife: *päd* s. u. Reifezeichen; s. a. trügerische ↑ Reife. – **unreifzellige Leukämie**: akute ↑ L.

Unruhe: s. u. Hyperkinese, Erregung (2). – **kardiale U.**: ↑ Arrhythmie. – **U. der Beine**: ↑ WITTMAACK*-EKBOM* Syndrom.

Unschuld* Zeichen (PAUL U., geb. 1835, dtsch. Internist): Neigung zu Wadenkrämpfen als Frühzeichen bei Diabetes mellitus.

Unschuldswahn: bei verurteilten Straftätern (v. a. Lebenslänglichen) die wahnhafte Überzeugung, unschuldig zu sein. Oft kombin. mit affektiven Erinnerungstäuschungen u. sehr akt. Versuchen, das vermeintl. Recht wiederherzustellen.

unspezifisch: *path* uncharakteristisch, nicht kennzeichnend (vgl. spezifisch), *biochem, immun* unbestimmt, keine spez. Reaktion betreffend; z. B. **u. Entzündung** (die nicht für einen best. Erreger typisch ist), **u. Immunität** (allg., größtenteils auf einem gut funktionierenden RHS beruhende »Resistenz« des Organismus gegen Infekte, i. w. S. auch gegen physikal-chem. Einwirkungen), **u. Streß-Syndrom** (↑ Adaptations-Sy.).

Unterabteilung: *biol* ↑ Tab. »Systematik«.

Unterarm, Antebrachium *PNA*: *anat* der dist. Abschnitt der oberen Extremität vom Ellbogen- bis zum Handgelenk, mit Radius u. Ulna als Skelett (»**U.knochen**«). – **U.faszie**: ↑ Fascia antebrachii.

Unterarm|amputation: *chir* A. des Armes unterhalb des Ellbogengelenkes, optimal mit Bildung eines Langstumpfes (s. a. VERTH* Schema), da dieser eine spätere Umformung erlaubt (Kine-, KRUKENBERG* Plastik); nur bei prim. Gefahr der Infektion (u. damit der Nachamputation) Absetzen im Ellbogengelenk (= **U.exartikulation**), bei putrider Infektion unter Erhaltung der Knorpelbedeckung des dist. Humerusendes. Technik: Bildung je eines streck- u. beugeseit. Hautlappens (nur ausnahmsweise Zirkelschnitt), spannungslose Verlinigung der Muskelantagonisten über dem periostbedeckten u. nicht exkochleierten Knochenstumpf; Narbe möglichst auf der Stumpfkappe. Für Versorgung mit mechan. Prothese evtl. Nachamputation nötig (soweit Kondylen funktionsstörend), nicht aber für myoelektr. Prothese (Muskelursprünge nutzbar). – **U.dysgenesie**: s. u. BESSEL= HAGEN* Dysplasie, Dysmelie, Oligodaktylie-Syndrom.

Unterarm|fraktur, Fractura antebrachii: der gleichzeit. Bruch beider Unterarmknochen (s. a. Radius-, Ulnafraktur), im unt. Drittel auch als Epiphysenlösung, durch dir. (z. B. Parierfraktur, Überfahrung) oder indir. Gewalteinwirkung (Fall auf die Hand); stabil oder unstabil (z. B. als Querbruch bzw. Schräg-, Biegungs-, Stückbruch); s. a. MONTEGGIA* Fraktur. Klin.: meist Dislokation mit Winkelbildung; als Komplikationen Weichteilinterposition, Gangrän, ischäm. Kontraktur, Brückenkallus (evtl. Nearthrose), Pseudarthrose, Myositis ossificans. Ther.: Reposition (evtl. mit Extensionsgerät), Doppeldrahtgips-, DE-

STOT* Verband; evtl. Osteosynthese. – **U.luxation**: ↑ Luxatio antebrachii. – **U.prothese**: s. u. Arm-, Handprothese, SAUERBRUCH* Arm.

Unterarm|raum, tiefer: ↑ PARONA* Raum. – **U.typ**: *neurol* 1) unt. ↑ Armplexuslähmung. – 2) Lähmung streckseit. U.muskeln (ausgenommen M. brachioradialis) als Manifestationsform der Poliomyelitis u. bei Bleilähmung. – **U.umfang**: größter Umfang jeweils 1) über den Handgelenkknöcheln (= dist. oder KÜHNEL* U.u.), 2) unterh. des Ellbogengelenks an der Stelle der stärksten Ausladung (bei hängendem Arm; = größter U.u.), 3) proximal der re. Handknöchel an der schwächsten Stelle (= kleinster U.u.). – **U.zeichen**: *neurol* ↑ LÉRI* Zeichen.

Unter|art: *biol* ↑ Tab. »Systematik«. – **U.bauch**: s. u. Darmbauch, Hypogastrium; s. a. Unterleibs... .

Unterberger* (zeitgen. Otologe, Wien) **Operation**: translabyrinthäre Ausräumung von Pyramidenspitzenherden mit Teilresektion des Innenohrs (bei bereits bestehendem Labyrinthausfall). – **U.* Tretversuch**: (1940) Prüfung auf vestibul. Störung durch Auf-der-Stelle-treten-Lassen mit geschlossenen Augen u. vorgestreckten Armen; bei einschläg. Tonusdifferenzen der Körpermuskulatur dreht sich Proband langsam um die eigene Achse in Richtung der Störung (die im allg. auch die Richtung der langsamen Komponente des Nystagmus ist).

Unterbewußtes, -bewußtsein: 1) das nur unvollkommen Bewußte. – 2) das zwar im Augenblick nicht Bewußte, das aber die bewußten Denk- u. Vorstellungsinhalte ständig beeinflussen u. jederzeit bewußt gemacht werden kann (teilident. mit dem Vorbewußten). – 3) das ↑ Unbewußte. – **U.bindung**: *chir* ↑ Ligatur. – **Unterbrechung des Aortenbogens**: ↑ Aortenbogenaplasie.

Unterbringung (zwangsweise): *psychiatr* Einweisung Geisteskranker u. Süchtiger in eine geschlossene psychiatr. Abteilung. Auch gegen den Willen des Kranken möglich (Unterbringungsgesetze in den Bundesländern verschieden), wenn Leben u./oder Rechtsgüter anderer durch die Krankh. erheblich gefährdet sind oder eine erhebl. Selbstgefährdung (z. B. Suizidgefahr) besteht. Kann bei Straffälliggewordenen vorläufig oder endgültig vom Gericht angeordnet werden (bei Zweifeln an der strafrechtl. Verantwortlichkeit auch zwecks Begutachtung).

unterdikroter Puls: Dikrotie mit 2. Gipfel im absteigenden Schenkel der Pulswelle; vgl. überdikrot.

Unterdruck: *physik* Luftdruck < 1 atm (s. a. negativer ↑ Druck, Höhen..., Saug...). – *path* ↑ Hypotonie. – **U.atmung**: A. bei Luftdrücken < 1 atm, z. B. in großer Höhe (s. a. Höhenumstellung). Ferner die **künstl. U.atmung** als – Exspiration u. venösen Rückfluß fördernde – Phase der ↑ Wechseldruckbeatmung. – **U.kammer**: 1) *luftfahrtmed* Höhenkammer: Sonderklimakammer mit regulierbarem U. für labormäßig durchführbaren Höhenaufstieg zur Untersuchung u. Schulung des fliegenden Personals u. Erforschung der Höhenwirkungen; s. a. Drucksturzkammer. – 2) *chir* s. u. SAUERBRUCH* Druckdifferenzverfahren (»**U.verfahren**«). – **U.therapie**: s. u. Druckkammertherapie.

Unterdrückung: *genet* Suppression; s. a. Suppressor... .

Untereinheit

Untereinheiten: 1) *biochem* Teilstücke von Proteinkomplexen oder Organellen nach deren Behandlung mit dissoziierenden (d. h. Nebenvalenzen aufhebenden) Reagentien; als Molekül-U. z. B. die 4 Polypeptidketten des Hb), als Molekülkomplex-U. z. B. die 30S- u. 50S-U. der Ribosomen. – 2) *virol* die Hüllprotein-Monomeren; bilden bei isometr. Viren das Kapsomer, das dann als morphol. Einh. meist deutl. artspezif. Unterschiede aufweist (wobei jede U. die antigene Eigenschaft aufweist).

Unter|entwicklung: *path* ↑ Hypogenesie, -plasie, -trophie. – **U.ernährung**: unzureichende, den Kalorien-Bedarf des Organismus nicht deckende E.; i. w. S. auch der daraus resultierende Zustand. Kompensation der neg. Energiebilanz erfolgt durch Einschmelzen von Körpersubstanz (Fett, dann Muskulatur) u. – unter verringerter Leistung – durch Bedarfssenkung. Bei hochgrad. u. längerer U.e. (v. a. im Entwicklungsalter) Dauerschäden an Endokrinium u. NS, außerdem Resistenzschwäche; s. a. Kwashiorkor (= **malignes U.ernährungssyndrom**). – vgl. Fehl-, Mangelernährung (= **partielle eukalorische U.**).

Unter|familie: *biol* ↑ Tab. »Systematik«. – **U.fütterung**: *chir* anhebende oder distanzierende ↑ Interposition eines Gewebes (vgl. U.polsterung); i. e. S. bei der **U.fütterungsosteotomie** das Einfügen von Knochenspänen in den aufgebogenen Spalt zur Stellungskorrektur (v. a. Aufrichten einer Tibiakopffraktur).

Unter|gewicht: Körpergew. (↑ dort. Tab.) unter dem Sollgewicht. – **U.grätenreflex**: skapulohumeraler Reflex. – **U.grunddepression**: (K. SCHNEIDER) von einem – empirisch nicht näher erfahrbaren – seel. Untergrund freisteigender Stimmungen, Ängste, Zwänge, Entfremdungserlebnisse etc. getragene – nicht zur Zyklothymie gerechnete – depressive Verstimmung bei psychisch Gesunden u. Psychopathen. – **U.gruppen**: *hämat* ↑ AB0-Untergruppen.

Unterhaltungs|phase: *anästh* s. u. Narkosephasen. – **U.therapie**: *psychiatr* bei langfristig untergebrachten Kranken durchgeführte Behandlung nach Art der Arbeits- u. Beschäftigungsther., die aber in freierer Form Unterhaltung (Tanzen, Spiele, Ausflüge etc.) anbietet mit dem Ziel, ein quasi-normales Milieu herzustellen, soziale Kontakte zu fördern u. auf die Rückkehr in die Gesellschaft vorzubereiten.

Unterhaut|(zellgewebe): ↑ Tela subcutanea; mit dem **U.fettgewebe** (= Panniculus adiposus). – **U.massage**: ↑ Bindegewebsmassage.

Unterhorn: ↑ Cornu inferius (ventriculi lat.).

Unterkiefer, UK: ↑ Mandibula (s. a. Kiefer..., Mandibular...). – **U.ast** (↑ Ramus mandibulae), **U.fortsatz** (↑ Proc. condylaris mandib., Proc. coronoideus mand.), **U.gelenk** (↑ Articulatio temporomandibularis; s. a. Kiefergelenk...), **U.kopf**, **U.köpfchen** (↑ Caput mandibulae), **U.körper** (↑ Corpus mandibulae).

Unterkiefer|aufnahme: *röntg* ↑ CLEMENTSCHITSCH*-Aufnahme (okzipito-frontal). – Weitere Techniken zervikomental, kranioventrodorsal, axial (intrabukkal), »doppelschräg« (mit Darstg. des horizont. oder des vertikal. Astes = I bzw. II). – **U.drüse**: ↑ Glandula submandibularis. – **U.fraktur**: s. u. Kieferfraktur. – **U.hypoplasie**: ↑ Mikrogenie; s. a. Clownsgesicht. – **U.klonus**, Masseterklonus: (BEEVOR, WATTEVILLE) durch Beklopfen oder Bewegen der Mandibula ausgelöster klon. Krampf der Kaumuskeln als Pyramidenzeichen; vgl. U.reflex.

Unterkiefer|nekrose: s. u. Kiefernekrose. – **U.nerv**: ↑ Nervus alveol. inf. – **U.prognathie**: ↑ Progenie. – **U.reflex, -zeichen**, Masseterreflex: physiol. Eigenreflex der Kaumuskeln (leichte UK-Hebung), auslösbar bei halbgeöffnetem Mund durch leichten, nach kaudal gerichteten Schlag auf die Kinnspitze oder auf einen der unt. Zahnreihe aufgelegten Holzspatel. Gesteigert bei hoher Pyramidenbahnschädigung (v. a. Pseudobulbärparalyse; s. a. U.klonus). – **U.spalte**: *path* s. u. Kieferspalte. – **U.winkel**: ↑ Angulus mandibulae (Durchschnittswert 124°).

Unterkühlung: ↑ Hypothermie, Kältesyndrom, Hibernation.

Unterlappen: *anat* ↑ Lobus inferior pulmonis. – Als **U.spitze** dessen apikales Segment (VI); häufig Sitz sogen. U.spitzenprozesses.

Unterlassungsmanier: *psych* (K. LEONHARD) Manieriertheit, bei der – statt manierierter Bewegungen – Gewohnheitsbewegungen unterlassen werden, z. B. in Form von Nahrungsverweigerung, Mutismus, Verharren in unbequemer Haltung.

Unterleib: ↑ Darmbauch, Hypograstrium; s. a. Unterbauch...; z. B. **Unterleibsbruch** (= Hypograstrozele), **U.typhus** (↑ Typhus abdomin.). – I. e. S. (v. a. umgangssprachlich) das weibl. Genitale; z. B. **U.entzündung** (↑ Adnexitis, Metritis, Parametritis, Salpingitis, Oophoritis), **chron.-funktionelle U.beschwerden** (↑ Pelipathia vegetativa s. spastica, Congestion-Fibrosis-Syndrom u. a. m.), **U.blutung** (↑ Genitalblutung).

Unterlid: Palpebra inferior (s. u. Lid).

Unter|lippe: ↑ Labium inf. oris; s. a. Lippen.... – **U.lippengeschwür**: *trop* ↑ Bigio.

Untermäßigkeit: *päd* Vorliegen subnormaler Körpermaße; s. a. Hypoplasie, Reifezeichen.

Unternehmer-Syndrom: ↑ Managerkrankheit.

unterphosphorige Säure: ↑ Acidum hypophosphorosum.

Unterpolsterung: *chir* Form- (z. B. der Mamma) oder Funktionsplastik (z. B. der ♀ Harnröhre n. INGELMAN-SUNDBERG) mit »anhebender« Transplantation von Weichteilgewebe; vgl. Unterfütterung.

Unterrippengegend: Regio hypochondriaca (eine der ↑ Regiones abdom.).

Unterscheidung: ↑ Diskrimination, Unterschiedsschwelle, Auflösungsvermögen.

Unterschenkel, Crus *PNA*: der dist. Abschnitt der unt. Extremität zwischen Knie- u. oberem Sprunggelenk, mit Tibia u. Fibula als Skelett (»**U.knochen**«) u. 3 Muskelgruppen: vord. Extensoren (Mm. tib. ant., extensores hallucis u. digitorum longus), lat. Gruppe (Mm. peronei longus u. brevis), hint. Flexoren (Mm. gastrocnemius, soleus, plantaris, popliteus, flexores digitorum u. hallucis longus, tib. post.).

Unterschenkel|amputation: im allg. einzeit. Absetzen, meist in der prox. Hälfte (s. aber PIROGOFF*-Amputation), wobei der Erhalt eines funktionstücht. Stumpfes angestrebt wird (↑ VERTH*-Schema); evtl. mit kon. Formung durch Entfernen der – nicht andauernd tragfäh. – Wadenmuskulatur u. hohe Kürzung des Fibulastumpfes oder als osteoplast. U. (z. B. nach BIER, GRITTI). – Versorgung durch ↑ U.prothese. – **U.dysgenesie**: s. u. Dysmelie, Oligodaktylie-Syndrom.

Unterschenkel|fraktur, Fractura cruris: gleichzeit. Bruch beider U.knochen (s. a. Tibia-, Fibula-, Knöchelfraktur) durch indir. (Außen- oder Innenrotation bei fixiertem Fuß) oder dir. Gewalteinwirkung (Überfahrung, Wucht eines schweren Gegenstandes); Torsions- (meist mittl./dist. Tibia- u. prox. Fibuladrittel), Biegungs-, Quer-, Stück- oder Splitterfraktur. Als bes. Form die Fracutra supramalleol. dicht oberhalb der Knöchel (meist indir. Biegungsfraktur mit Dislozierung in Valgusstellung u. Re-, seltener Antekurvation). – Häufig kompliziert durch Nebenverletzungen (Läsion von Aa. tibiales, N. peroneus, Sprunggelenk), pyogene Infektion, Pseudarthrose, Deformitätsheilung (Verkürzung, Verdrehung, Achsknickung [bei > 10° fast stets stat. Beschwerden]), SUDECK* Syndrom. Ther.: Drahtextensions-, Doppeldrahtgipsverband, evtl. Osteosynthese (Drahtumschlingung, LANE* Op., gedeckte Markdrahtung, KÜNTSCHER* Marknagel, RUSH* Pin).

Unterschenkel|geschwür: ↑ Ulcus cruris. – **U.glatze**: ↑ Beinglatze. – **U.hülse**: orthop Schienhülsenapparat (Walkleder, gefüttert u. metallverstärkt) zur seitl. Abstützung des U. insges. oder nur im oberen Drittel bei Knochendefekt; meist über Schienen u. Fußbügel mit Walkschuh verbunden.

Unterschenkel|-Oberschenkel-Typ: s. u. neurogene ↑ Muskelatrophie. – **U.phänomen, -reflex**: neurol 1) ↑ OPPENHEIM* Reflex. – 2) ↑ v. STRÜMPELL* Zeichen. – **U.prothese**: Kunstbein zur Versorgung eines U.-stumpfes, wobei der Köcher möglichst nur bis unter das Kniegelenk reicht u. durch nichtstarre Riemenbandage am Oberschenkel befestigt wird; bei Fehlen belastungsfähiger Hilfstragflächen (Tibiakopf, Tuberositas, Lig. patellae) Befestigung durch schnürbare, über ein Kniegelenkscharnier verbundene Oberschenkelhülse.

Unterschenkel|schiene: orthop GOCHT* Fußhebelschiene für Klumpfußredression; durch Schellen fixierbare Federstahl-Unterschenkelstrebe mit schuhähnl. Fußplatte; vgl. U.hülse. – **U.sklerose, -verschwielung**: s. u. Dermatosklerose, Atrophie blanche. – **U.trichophytie, nodöse**: ↑ Tinea granulomatosa nodularis cruris.

Unterschiedsschwelle: physiol die Differenz zweier eben unterscheidbarer Reizstärken. Während diese **absol. U.** mit der Stärke des Ausgangsreizes anwächst, ist die **rel. U.** (Verhältnis der absol. U. zur Ausgangsreizstärke) davon unabhängig u. im mittl. Bereich ziemlich konstant (am Auge z. B. 1%); s. a. WEBER* Gesetz, vgl. Reizschwelle.

Unterschlüsselbeinarterie: ↑ Arteria subclavia.

Unter|schneidung: neurochir ↑ Undercutting. – **U.schnitt**: dent umschrieb. Vertiefung der Kavitätenwandung etwa parallel zur Zahnoberfläche als Verankerungselement für die Füllung. – **u.schweflige Säure**: ↑ Thioschwefelsäure. – **u.schwellig**: unter dem Schwellenwert.

Unterstützungs|mittel: pharm ↑ Adjuvans. – **U.zuckung**: Muskelzuckung, bei der es nach Erreichen einer best. Spannung (= isometr. Kontraktion) die eigentl. – isoton. – Kontraktion erfolgt; z. B. beim Abheben eines Gewichtes von der Unterlage.

Untersuchung, ärztliche: U. im Rahmen der ↑ Diagnostik, v. a. Inspektion, Auskultation, Perkussion, Röntgen-U., ergänzt durch Labor-U. (einschl. Biopsie, Zytologie etc.). Als **digitale U.** das Touchieren mit einem oder mehreren – im allg. mit Gummifingerling oder -handschuh bedeckten – Fingern; als **rektale U.** das Abtasten des Mastdarmes u. anliegender Organe (v. a. DOUGLAS* Raum, Prostata, Sigmoid), meist in Knie-Ellenbogen-, aber auch in li. (mit stark abgebeugtem re. Bein; häufig bei ♀) oder re. Seiten- (für hochgelegene Rektaltumoren), Rücken- (v. a. rektovaginale U.) oder Steinschnittlage, oft ergänzt durch Rektoskopie; als **vaginale U.** (im Rahmen der gyn. Diagnostik) oft kombin. mit Spekuluminspektion u. Kolposkopie, v. a. in der Geburtshilfe als **bimanuelle U.** (in Rückenlage; äuß. Hand auf der Bauchdecke, innere in der Scheide palpierend), auch als **kombinierte = rektovaginale U.** (Zeigefinger der inn. Hand vaginal, Mittelfinger rektal).

Unter|teilungsverfahren: bakt Methode der ↑ Keimzahl-Bestg., wobei jede Verdünnungsstufe in eine Reihe gleicher Kulturen unterteilt wird. – **U.temperatur**: ↑ Hypothermie. – **U.tischröhre**: röntg die – bei Trochoskopie – unter dem Lagerungstisch beweglich plazierte Rö.röhre (in fester Kombination mit dem Leuchtschirm oberhalb der Tischplatte. Bringt Gefahr erhöhter Strahlenbelastung für den Untersucher.

Unterwasser|arbeit: Tätigkeit im Caisson oder als Taucher (meit nur U.aufenthalt bis zu Stdn.) oder als Aquanaut (Aufenthalt bis zu Monaten, z. B. in UW-Labor oder -Habitat). Gesundheitsgefahren durch Überdruck u. Druckabfall (s. a. Druckfallkrankh., Taucherunfälle). – **U.behandlung**: Hydrother. mit physiotherapeut. Maßnahmen am Teil- oder Vollbadenden; außer der **U.massage** (z. B. als Frakturnachbehandlg., bei chron. Lymphstauung) v. a. die Hydro- oder **U.gymnastik** als Bewegungsther. bzw. Krankengymnastik in Temp.-indifferentem Vollbad (Ausnutzung des Auftriebs für Geh- u. Schwimmübungen Gelähmter), die Strahldruck- oder **U.(druck)strahl(»UWDr«)massage** als Intensivmassage größerer Weichteilareale mit subaqualem Wasserstrahl im Vollbad, d. h. bei max. Entspannung der Muskulatur durch Auftrieb u. Wasserwärme. Ind.: oberflächl. Weichteilverhärtungen, posttraumat. Gelenkversteifungen, Durchblutungsstörungen, gynäk. Leiden. – I. w. S. auch das **U.darmbad** (subaquales ↑ Darmbad).

Unterwurmsyndrom: neurol s. u. Kleinhirn-.

Unterzungen|drüse: ↑ Glandula sublingualis. – **U. nerv**: ↑ Nervus hypoglossus.

unverdaulich: adj. Bez. für Nahrungsbestandteile, die wegen ihrer Zusammensetzung (evtl. auch Zubereitung) normalerweise oder infolge krankhafter Störung (↑ Maldigestion, -absorption) im menschl. Verdauungstrakt nicht genügend aufgeschlossen u. verwertet werden (s. a. Verdauung); darunter z. B. als pflanzl. Material die sogen. Ballaststoffe sowie best. Stärkearten u. Proteine (z. T. in der Reduktionskost als Füllstoffe eingesetzt).

Unverricht* Fistelgeräusch (WALTER U., 1887–1970, Phthiseologe, Berlin, Davos): pfeifendes oder zi-

Unverricht* Syndrom

schendes »Wasserpfeifengeräusch« über einem Hydropneumothorax bei unterhalb des Ergußspiegels liegender bronchopleuraler Fistel.

Unverricht* Syndrom (HEINRICH U., 1853–1912, Internist, Jena, Dorpat): **1) U.*(-Lundborg*) Syndr.**: (1981 bzw. 1903) z. T. fam. (rezessiv-erbl.), myoklon. Epilepsie, die meist in der Pubertät beginnt u. schnell zur völl. Demenz führt; im epileptotetan. Stadium ton. oder klon. Krampfanfälle (meist nachts beginnend), epilept. Wesensveränderung, rasch zunehmende Verblödung; im myoklon-epilept. Stadium zusätzl. myoklon. Zuckungen an Armen, Rumpf u. Kopf, weiterer Persönlichkeitsabbau, evtl. Erregungszustände, Bewußtseinsstörungen; im termin. Stadium verstärkte Myoklonie, Marasmus, Demenz, neurol. Störungen (v. a. Rigidität, Akinesie, Amimie, Parkinsonismus; ferner endokrine Störungen (z. B. Fettsucht vom FRÖHLICH-Typ), starke Behaarung, Status-dysrhaphicus-Sympte. (mit Hohlfuß). EEG: paroxysmale Salven hoher, langsamer Wellen mit u. ohne Spitzenpotentiale oder steile Wellen; Grundaktivität zunächst ungestört, später verlangsamt bis in δ-Bereich. – Sonderform: ↑ LAFORA* Syndrom. – **2) U.*-Wagner* Syndrom**: ↑ Dermatomyositis.

Unversehrtheit, körperliche: die Integrität des menschl. Körpers, in die gem. Art. 2 des Grundgesetzes nur auf Grund von Gesetzen (z. B. BGB, § 81 der StPO) eingegriffen werden darf. Bei der ärztl. Behandlung ergibt sich das Recht zum Eingriff im allg. aus dem Arztvertrag; der Arzt unterliegt jedoch der Aufklärungspflicht.

unverständliche Syndrome: *psych* die wegen ihrer heteronomen Symptomatik nicht nacherlebbaren, katatonen, halluzinator. u. Wahnsyndrome.

Unverträglichkeit: *biochem* die enzymopath. Idiosynkrasie, z. B. als akute hämolyt. Anämie bei Glukose-6-phosphat-dehydrogenase-Mangel nach Primaquin-Medikation oder Favabohnen-Genuß; *immun* die ↑ Inkompatibilität, meist mit konsekut. AG-AK-Reaktion; *pharm* die »galen. U.« als ↑ Interferenz zwischen Arzneimitteln (z. B. Oxidation von Vit. C durch Fe- oder Cu-Ionen).

unvollständig: inkomplett, partiell, subtotal.

unwillkürlich: nicht willensbedingt, automatisch, reflektorisch.

Unwirklichkeitsgefühl *psych* Sympt. einer beginnenden Schizophrenie, aber auch neurot. Zustände, wobei für den Kranken die reale Welt den Charakter des Wirklichen verliert, ihre Existenz fraglich erscheint; s. a. Derealisation.

Unwohlsein: volkstüml. für ↑ Menstruation.

Unzinariasis: ↑ Ancylostomiasis.

Unzinatus|-Anfall: **1)** (H. JACKSON 1899) »epilept. Unkus-Anfall« mit Geruchs- u. Geschmackshalluzinationen bei ↑ U.-Epilepsie. – **2)** durch ein Dreamy state gekennzeichneter epilept. Anfall (der aber nicht unbedingt auf epilept. Entladung im Unkus beruht!). – **U.-Epilepsie**: »olfaktor., illusionäre Anfälle«, deren Auslösung in den vord. mesialen Temporallappen, insbes. den Uncus des Gyrus hippocampi lokalisiert werden; gekennzeichnet im allg. (nicht unbedingt!) durch elementare oder komplexe (illusionäre oder halluzinator.) Geruchssympte., die isoliert oder zus. mit Bewußtseinseinschränkung, Dreamy state, Mikroteleopsie, Schnüffel- u. Schmatzbewegungen etc. auftreten; oft auch Déjà-vu-Erlebnis. – **U.-Typ**: *neurol* ↑ Arteria-temp.-ant.-Syndrom mit den Symptn. des U.-Anfalls.

Unzurechnungsfähigkeit: *forens* die Zurechnungsunfähigkeit, im Strafrecht seit 1975 (§ 20 StGB) durch den Begr. »Schuldunfähigkeit« ersetzt (↑ Schuldfähigkeit).

Uperisation, Ultra-Pasteurisation: das »UHT(= ultra-high-temperature)Verfahren« zur Herstg. von H-Milch (monatelang haltbare Halbkonserve, frei von lebensfäh. Keimen u. Sporen); Durchschäumen der 80° warmen Milch mit überhitztem Wasserdampf (2,4 Sek.), schnelles Herunterkühlen von 150 auf 80° im Vakuum.

Upside-down-stomach, axialer Magenvolvulus: in den Bruchsack einer paraösophagealen Hiatushernie verlagerter u. dabei rotierter Magen (große Kurvatur höchster Punkt). Ileusgefahr durch Einklemmung.

Uptake: (engl.) *biochem* »Aufnahme«, s. a. Resorption.

Urachus *PNA*, Harngang: *embryol* der intraabdomin. (extraperitoneale) Teil des Allantoisganges (vom Scheitel der späteren Harnblase bis zum Nabel), der normalerweise zus. mit der oberen Harnblase noch vor Ende der Fetalzeit unter Bildung des Lig. umbilic. medianum (»U.strang«) obliteriert. Bei Persistenz resultiert angeb. **U.fistel** (= CULLEN* F.; total als Fistula vesicoumbilic., partiell als umbilikale oder vesikale U.fistel; im allg. später ebenfalls obliterierend, u. U. aber kompliziert durch Blutung [↑ CULLEN* Zeichen], Blennorrhoea umbilici, **U.abszeß** = Pyo-U.) oder aber **U.divertikel** oder **U.zyste** (bei Infektion zum Nabel oder in die Blase durchbrechend). – Vom Epithel ausgehende **U.-Tumoren** (selten) meist als Adenom oder verschleimendes Adenokarzinom.

Uracil: ↑ Urazil.

uraemicus: (lat.) ↑ urämisch (s. a. Urämie).

Urämid: erythematöser Ausschlag bei Urämie.

Urämie: das bei Niereninsuffizienz durch Retentionsazotämie bedingte klin. Syndrom »Harnvergiftung«, im Ggs. zur ↑ Pseudo-U. mit renal bedingter Ödembildung u. Blutdrucksteigerung. Als **akute U.** (bei akutem Nierenversagen) mit Anurie u. schnell ansteigenden Serum-Harnstoff- u. Kreatinin-Werten. Als **chron. U.** (bei »Nierensiechtum«, z. B. Schrumpf-, Zystenniere, bds. Hydronephrose, Pyelonephritis) mit metabol. Azidose, Störung des Elektrolythaushalts (Hyperkali-, Hypokalzi-, -natri-, u. -chlorämie), Zunahme von Harnstoff u. a. intermediären Eiweißabbauprodukten in Serum u. Magensaft (Rest-N-Erhöhung > 150–200 mg%; Clearance-Wert < 15 ml/Min.). – Sympte.: Anorexie, Nausea, urinöser Foetor, Stomatitis, Pharyngitis, Gastritis, Enterokolitis, Erbrechen, Diarrhö, Verwirrtheit, motor. Unruhe, Krampfneigung, Amblyopie, Polyneuritis, Areflexie, Flüssigkeitslunge (Schmetterlingshilus, diffuse Fleckung, evtl. nur der Basis), Pleuritis, Herzinsuffizienz, Ödeme, Perikarditis, Digitalisempfindlichkeit, Kaliumintoxikation, Leukozytose, evtl. ↑ Coma uraemicum; ferner Pseudo-Gichtanfälle, renale Osteopathie. Ther.: Diät, symptomat. Medikation, Hämodialyse, u. U. Nierentransplantation. – Pathogenese nicht völlig geklärt; die zahlreichen potentiellen »U.gifte« (u. a. Guanidin-Derivate, Kreatinin, Harnstoff, Phenole, Kresole, aromat. u. aliphatische Amine, Peptide) sind wahrsch. nur neben einer prim. (!) Störung des Elektrolythaushalts u. der Hämopoese von Bedeutung, wobei hormonale Regulationen (natriuret. Hormon, Parathormon), die die Aufrechterhaltung der Nierenfunktion bezwecken, terminal den Gesamtorganismus zusätzlich schädigen. – Als bes. Formen die **eklampt. U.** (/ Krampfurämie), die **extrarenale U.** (eine echte U. infolge Rest-N-Vermehrung bei extrarenalem Nierensyndrom), **falsche U.** (/ Pseudourämie; s. a. Hypertensionsenzephalopathie).

urämisch: die Urämie betreffend; z. B. **u. Amaurose** (doppelseit. u. ziemlich akut, evtl. als Weiterentwicklung einer homonymen Hemianopsie; auf tox. oder spast.-ischäm. Lähmung der Ganglienzellen der Sehrinde beruhend; s. a. Amblyopia uraemica), **u. Anfall** (s. u. Urämie), / **hämolyt.-u. Syndrom (Gasser*)**.

Urämosepsis: / Urosepsis durch sek. Infektion bei bereits besteh. Leistungsschwäche beider oder einer Einzelniere mit Rest-N-Erhöhung (Urämie). Als akute Form mit Schüttelfrost, hohem Fieber, Kachexieneigung; unter Antibiotika-Ther. evtl. Übergang in subakute Form mit chron. Siechtum (evtl. okkulte Abszesse).

Uragoga ipecacuanha: (sub)trop. Blütenpflanze [Rubiaceae]; Anw. der tox. Wurzel (auch von anderen Arten; = Radix Ipecacuanhae, »Brech-«, »Ruhrwurzel«), die bis zu 3% Alkaloide (u. a. Emetin, Cephalin, Psychotrin, Saponine, Glykoside) enthält, als Expektorans.

Uraminosäuren: N-Karbamylaminosäuren; wicht. Intermediärprodukte (z. B. Zitrullin, α-Ureidobernsteinsäure) der Biosynthese von Pyrimidin-Derivaten; bilden durch H_2O-Abspaltg. Hydantoine.

Uran|(ium), U, Eka-Neodym: radioakt. Schwermetall der Actiniden-Gruppe mit Atomgew. 238,03 u. OZ 92; 4- u. 6-, seltener 2-, 3- u. 5wertig; chemisch rel. stabil. Neben den natürl. Isotopen (α-, γ-Strahler, HWZ 4,52 · 10^9a; / Tab. »radioakt. Zerfall«) auch künstl. wie UX_1 (= ^{234}Th), UX_2 (= ^{234}Pa^m), UY (= ^{231}Th), UZ (= ^{234}Pa). Anw. v. a. zur Herstg. radioaktiver Nuklide u. zur Gewinnung von Kernenergie (im Reaktor: »U.meiler«). Giftig; MAK für lösl. u. unlösl. Verbindungen. 0,05 bzw. 0,25 mg/m^3 (berechnet als U); bei akuter Intoxikation Lungenödem, »**U.nephropathie**« (Tubulusnekrosen bzw. – durch U.nitrate – zentrale lobuläre Glomerulusläsionen, mit Azidose; Ther.: Brechmittel, DTPA, örtlich Flußsäure, Beatmen, Hämodialyse); evtl. Strahlenschädigung; bei chron. Inhalation Lungen-Ca. (s. a. Joachimsthaler u. Schneeberger Lungenkrankh.), ggf. als entschädigungspflicht. BK. – **U.blei**: das Pb-Isotop 206.

Urangst: 1) (FREUD) die erste, mit den Geburtsvorgängen zusammenhängende Angst. – 2) (K. HORNEY 1937) Gefühl der Einsamkeit u. Hilflosigkeit gegenüber einer potentiell feindsel. Welt als tiefliegende neurot. Störung infolge mangelnder Zuwendung in der Kindheit. – 3) (K. SCHNEIDER 1950) »Angst um die Seele, um den Leib, um die Notdurft des Lebens« (d. h. Versündigungs-, hypochondr. u. Verarmungsangst), die, normalerweise nicht sichtbar, durch die endogene Depression aufgedeckt, nicht aber als Sympt. erzeugt wird.

Uranismus: (K. H. ULRICHS 1862) die männl. Homosexualität (benannt nach Uranos, dem Vater der ohne Mutter geborenen Venus Urania [Göttin der reinen Liebe]); s. a. Urningtum.

Uranitis: »Gaumenentzündung«, z. B. **U. glandularis** (= Leukokeratosis nicotinica palati), **U. granulomatosa** (Einlagerung tuberkuloider Granulome beim / MELKERSSOHN*-ROSENTHAL* Syndrom).

Urano...: Wortteil »Gaumen« (s. a. Palato..., Gaumen...); z. B. **U.kolobom** (unvollständ. Gaumenspalte), **U.plastik** (= Gaumenspaltenplastik; als **U.staphyloplastik** (die einer kompletten, die Uvula einbeziehenden Gaumenspalte) **U.plegie** (= Gaumensegellähmung), **U.schisis** oder **U.dysrhaphie** (/ Gaumenspalte), **U.spasmus** (/ Gaumensegelkrampf).

Uranoide: die Elemente mit OZ 92–103 (d. s. Uran bis Lawrencium). – **Uranol**: das »KUSNEZOW* Reagens« 2-(o-Arsenophenyl-azo)-1,8-dihydroxydisulfonaphthalin zum Nachweis von Uran-Spuren (Blaufärbung bis 1:5·10^6 U).

Uranoskopie: *path* Jargonbez. (»Himmelsgucker«) für die Rückwärtsbeugehaltung des Kopfes bei einschläg. Mißbildungen (z. B. Notenzephalie).

Uran(yl)azetat, Uranium aceticum: UO_2-$(CH_3COO)_2$ · 2 H_2O; gelbfluoreszierende Kristalle; Anw. u. a. als Na- u. als Eiweiß-Reagens (z. B. für eine Serumlabilitätsprobe mit Ausfällung eines nicht definierten Eiweißkörpers v. a. bei Leberzirrhose u. akuter infektiöser Hepatitis) sowie zur Kontrastierung elektronenmikroskop. Schnitte (v. a. an Phosphatgruppen der Nukleinsäuren gebunden).

Uras: Ultrarot-Absorptionsschreiber.

Urat: Salz der Harnsäure (s. a. Tab. »Harnsalze«, »ULTZMANN* Schema«). – **U.ablagerung**: / Gichtknoten, Harnsäureinfarkt. – **U.gicht**: / Gicht (1).

uratische Diathese: / harnsaure Diathese.

Urat|mikrolith: aus Harnsäuresalzen bestehender Mikro- oder Sphärolith (in Harnkanälchen, erweiterten Sammelrohren, BOWMAN* Kapsel, abführenden Harnwegen) bei harnsaurer Diathese, Harnsäureinfarkt, **U.nephropathie** (»U.niere« = / Gichtniere).

Uratohistechie: Retention von Harnsäure oder Uraten in Körpergeweben. – **Uratose**: Krankh. mit Uratablagerungen in Körpergeweben; i. w. S. die / harnsaure Diathese.

Urat|sediment: / Ziegelmehlsediment. – **U.stein**: Harnkonkrement (hart, gelbl.-bräunl., rundl., mit glatter oder wenig granulierter Oberfläche) aus harnsaurem Natrium oder Ammonium, teils aus auch freier Harnsäure; in den ableitenden Harnwegen bei Harnsäureübersättigung des Urins (v. a. in der Blase als einfacher Kernstein, begünstigt durch gestörte Entleerung). Ther.: Litholyse-Versuch durch Harnalkalisierung mit EISENBERG* Lsg. oder Uralyt-U® (K-Na-Zitrat-Hydrat-Komplex), eiweißarme u. bas. Diät.

Urat|urie: bei harnsaurer Diathese stoffwechselbedingt vermehrte renale Ausscheidung von Uraten, die im Harn in der Kälte als Kristalle ausfallen (Ziegelmehlsediment) u. sich bei Erwärmen (55°) wieder lösen. – **U.zylinder**: / Harnsäurezylinder.

Urazil, U: tautomer als 2,4(6)-Dihydroxy- u. 2,4(6)-Dioxotetrahydro-pyrimidin vork. natürl. Pyrimidinbase; RNS-, selten auch DNS-Baustein; s. a.

Thymin (= 5-Methyl-U.), Zytosin, Uridin, Tab. »Pyrimidin-Stoffwechsel«. – Als **U.-Antagonist** (den U.-Nukleinsäure-Stoffwechsel hemmender Antimetabolit) wirkt z. B. 5-Fluor-urazil (Anw. bei Mamma-, Rektum- u. Kolon-Ca.).

Urbach* (ERICH U., 1893–1946, Dermatologe, Wien, Philadelphia) **Krankheit: 1) U.*-Oppenheim* Krankht.**: / Necrobiosis lipoidica diabeticorum. – **2) U.*-Wiethe* Sy.**: / Hyalinosis cutis et mucosae. – **U.* Test: 1)** bei allerg. Rhinitis Allergen-Nachweis durch Applikation einer kleinsten Menge der verdächt. Pollen auf die Schleimhaut des Nasenvestibulums (im pos. Fall profuse Schleimsekretion). – **2)** / KÖNIGSTEIN*-U.* Probe.

Urban* Operation: *chir* supraradikale Mammaamputation mit Einbeziehung von axillären LK, oberen Rippenknorpeln u. angrenzender Pleura (einschl. Lymphbahnen entlang der A. thoracica int.).

Urbanisierungstrauma: durch die pathogenen Eigenheiten der städt. Ballungsräume (gedrängtes Zusammenleben, Hektik, Lärm- u. Abgasbelästigung, Dauereinwirkung der Nachrichtenmedien etc.) bedingte Gesundheitsschäden, bes. ausgeprägt bei sensiblen Personen u. in sensiblen Lebensphasen (z. B. auch manifestiert als Akzeleration der Jugendl.).

Urbild: (C. G. JUNG) *psych* s. u. Archetypen.

Urbophrenie: Unlust, morgens aufzustehen (»Morgenfaulheit«).

Urdarm: *embryol* / Archenteron.

Urea: / Harnstoff. – **U.-Konzentrationstest**: *urol* / MACLEAN* Test.

Urease: Harnstoff in CO_2 + 2 NH_3 aufspaltendes Enzym in Pflanzen (Laborpräp. aus Wassermelonensamen, Jackbohnen) u. Baktn.; s. a. ammoniakal. Harngärung. – **U.-Test**: *bakt* Baktn.differenzierung anhand des U.-bedingten Verhaltens gegenüber Harnstoff(-Nährboden); »Urease-pos.« Baktn. (z. B. Klebsiella, Proteus vulg.), spalten U u. bewirken durch das freigesetzte NH_3 Farbumschlag eines im Nährboden enthaltenen Indikators (z. B. Phenolrot), »U.-neg.« (z. B. Salmonella, Shigella, Escherichia) nicht.

Urecholin® -Test: Stimulation der Bauchspeichelbildung durch parenterale Gabe von Bethanecholchlorid zwecks Gewinnung (Doppelballonsonde) reinen Bauchspeichels zur Pankreasdiagnostik.

Ureide: Verbindgn. des Harnstoffs mit organ. Säuren, z. B. Azetyl-, Oxalyl-, Malonylharnstoff.

Ureido-: der Harnstoffrest $NH_2 \cdot CO \cdot NH$-. –
U.proteine: durch Umsetzung von U-Derivaten u. Isothiozyanaten erhaltene synthet. Allergene für immunol. Studien, z. B. Phenylureidoproteine (aus Phenylharnstoff).

Ureizelle: *anat* / Oogonie (2).

Urelkosis: *urol* **1)** Ulkusbildung in den Harnwegen. – **2)** Epitheldefekt durch Harneinwirkung.

Ureo...: Wortteil »Harn« (*gr.* uron), »Harnstoff«, »Harnwege«; z. B. **U.graphie** (= graph. Darstg. der Harnausscheidung), **U.lyse** (Harnstoffspaltung in CO_2 + NH_3), **U.meter** (zur volumetr. Harnstoff-Bestg. nach der Bromlaugenmethode).

Uresis: das Harnen (s. a. Miktion).

Ureter *PNA*: der / Harnleiter als Harnwegabschnitt zwischen Nierenbecken u. Harnblase, hervorgehend aus einer Aussprossung des WOLFF* Ganges (= **U.knospe**, u. zwar als deren »Stamm«; aus der »Krone« des **U.bäumchens** bilden sich Pyelon, Kelche u. Sammelrohre); 20 bis 30 cm lang, aufgebaut aus Tunicae mucosa (faltenbildendes Übergangsepithel), muscularis (je eine äuß. u. inn. Längs-, dazwischen Ringmuskelschicht) u. adventitia. Verläuft retroperitoneal am lat. Psoasrand, über die großen Beckengefäße u. – als Pars pelvina – an der seitl. Beckenwand (Uteringefäße bzw. Samenleiter unterkreuzend); s. a. Uretero..., Harnleiter.... – Varianten: **U. duplex** u. **triplex**, die Doppel- bzw. Dreifachbildung, oft kombin. mit überzähl. Nieren (s. a. MEYER*-WEIGERT* Gesetz), evtl. nur partiell, meist prox. (= **U. bifidus** s. **bipartitus** s. **fissus sup.**; als Extremvariante mit gleichzeit. Trennung des Nierenbeckens; selten die dreifache »Gabelung«: **U. trifidus**, meist bei Langniere); ferner der **rudimentäre** (mit blindem prox. Ende u. normalem oder ektop. vesikalem Ostium bei Nierenhypo- oder -aplasie) u. der **retrokavale U.** (s. u. Harnleiter).

Ureter|abgangsstenose: / Harnleiterstenose am Abgang aus dem Nierenbecken, als angeb. Anomalie (z. B. durch Vas aberrans), bei Tumor, ORMOND* Syndrom. – **U.atonie**: *urol* schlaffer, im Endstadium sackartig erweiterter »akinet. Ureter« mit vermind., bei ausgeprägter Form (Muskulaturersatz durch Bindegewebe) aufgehobener Peristaltik; infektiös (z. B. bei [Peri-]Ureteritis, Pyelitis, Zystitis) oder hormonal bedingt (Gravidität) u. infolge chron. Harnstauung (Hydroureter, **primär neurogene U.atonie** bei Megaureter). Klin.: schmerzhafte Pollakisurie; klaffendes, unbewegl. U.ostium. – **U.atresie**: / Atresia ureteri. – **U.bäumchen**: *embryol* s. u. Ureter.

Ureter|dilatation: **1)** *path* partielle oder totale Weitstellung bzw. Ausweitung, mit oder ohne Schlängelung (»Harnleiterknick«); bei U.hypo-, -atonie, Harnstauung. – **2)** *urol* Aufdehnung des U. mit Katheter oder – filiformen – Bougies (/ Uretersonde) steigender Kaliber. – **U.divertikel**: echtes, angeb. oder erworb. D. meist am Übergang in die Pars pelvina oder juxtavesikal; ferner als Blindende eines inkompletten U. fissus (sup.). – Als Form des Blasendivertikels ferner das **U.durchgangsdivertikel** ein- oder beidseitig paraureteral unmittelbar oberhalb des U.ostiums im Bereich der hier bes. dünnen Wandmuskulatur; s. a. U.mündungsdivertikel. – **U.dyskinesie**: *path* U.peristaltik, entweder als – evtl. krampfhafte – Hyperperistaltik (s. a. Harnleiterkolik, U.spasmophilie) oder aber als U.hypo- bis -atonie.

Ureterektomie: op. Entfernung des Harnleiters; als **prim. totale U.** im Rahmen der Nierenexstirpation (= Nephroureterektomie), als Teilresektion im Rahmen einer / Uretermodelage bzw. bei Pyeloplastik; als **sek. U.** – einschl. Ostiumbereich – bei Erkr. eines Ureterstumpfes nach Ureteronephrektomie (v. a. bei Stumpfempyem).

Ureter|empyem: abgegrenzte Eiteransammlung im U. bei entzündl. Obliteration, Striktur etc. – **U.enge: 1)** jede der 3 natürl. Engstellen am Abgang vom Nierenbecken, an der Kreuzung mit den Iliakalgefäßen, am vesikalen Ostium. – **2)** / Harnleiterstenose; u. a. als **U.hüllenstenose**, d. h. bei Periureteritis bzw. – am U.abgang – bei Paranephritis, beim ORMOND* Syndrom, tumorösem Prozeß; s. a. Ureteritis fibrolipomatosa. – **U.ersatz**: bei der ⌐ Ureteroplastik zur Überbrückung der resezierten Strecke bzw. eines sonst. Defektes zwischen die Stümpfe interponiertes autologes Transplantat (gestieltes Dünndarmsegment, Arterien-, Venensegment etc.).

uretericus: (lat.) den Harnleiter betreffend.

Ureter|implantation: s. u. Uretero- Ureteropyelo-, -zystostomie, Harnleiter-Darmanastomose. – **U.insertion, hohe**: U.abgang nicht am tiefsten Punkt des Nierenbeckens; führt bei – sehr häuf. – gleichzeit. Nierendrehung um die Längsachse (nach innen oder außen) zur Stenose u. Hydronephrose.

Ureteritis: akute oder chron. Harnleiterentzündung; abakteriell (z. B. tox.) oder infektiös (primär, lympho- oder hämatogen, de- oder aszendierend, unspezif. oder spezif.). **Akut** als desquamativ-katarrhal. bis eitr., u. U. ulzeröser Prozeß, v. a. im Zusammenhang mit zu Harnstauung führenden örtl. Prozessen (Steineinklemmung, Tumor). Als **chron. U.** (»schlaffe« U.) meist mit proliferativ-follikulären, drüsig-zyst. (Umwandlung des Übergangsepithels in Zylinderepithel u. Azinusbildung: »**kleinzyst. U.**«) oder polypösen Veränderungen; evtl. (v. a. bei Tbk) mit Sklerosierung (s. a. Gänsegurgelureter) u. zu Hydroureter, Pyonephrose etc. führend (oft von gleichart. Harnblasen- u. Nierenbeckenveränderungen begleitet). Sympte.: ziehende, u. U. kolikart. Schmerzen, evtl. Hämaturie (v. a. bei der zyst. Form mit z. T. extrem großen, von hämorrhag. Flüssigkeit gefüllten Zysten). – **U. fibrolipomatosa**: derbe, fett. Wucherung der Ureterhüllen bei fortschreit. Perinephritis.

Ureter|katheterismus, -sondierung: Einführen eines ⌐ Harnleiterkatheters mit Hilfe eines doppelläuf. Zystoskops in einen oder bd. Harnleiter (evtl. bis ins Pyelon); zur Prüfung der U.passage, Gewinnung von Nierenbeckenurin (für mikroskop., chem., bakt., Clearance-Untersuchung), retrograden Pyelographie u. -skopie, Entlastung bei Harnstauung (evtl. als protrah. oder Dauerkatheterismus), Nierenbeckenspülung, Chemolitholyse, Stenoseaufdehnung, bei Anurie; s. a. Harnleiterschienung. – **U.kompression**: 1) *röntg* s. u. Nierenkompressorium. – 2) *path* Druck auf den Harnleiter durch Prozeß in der Umgebung (evtl. mit resultierender U.stenose.

Ureterleiste: 1) die durch den intramuralen Harnleiterverlauf bedingte, sich schwächer aber auch distal des U.ostiums fortsetzende Schleimhautfalte der Harnblase. – 2) die ⌐ Plica interureterica.

Ureter|mißbildung: kongenit. Bildungsfehler einschl. der numer. u. der Verlaufsanomalien; z. B. U.aplasie, -doppelung (⌐ Ureter duplex), ⌐ U.divertikel, Ureterozele, Harnleiterektopie, -dystopie, -klappen. – **U.modelage**: *chir* rekonstruktive – unter Nephrostomieschutz ausgeführte – U.plastik bei Megaureter, stets mit Kürzung, Uretero-, Pyelolyse, streifenförm. Exzision (zur Verengung zumindest des pelvinen Teils) u. U.schienung; z. B. nach BISCHOFF (mit Antirefluxplastik n. POLITANO-LEADBETTER), HENDREN (zweizeit., mit prim. Modelage des pelvinen u., falls nötig, sek. der oberen Abschnitte, ggf. ergänzt durch Beseitigung von Blasenausgangs- u. subvesikalen Obstruktionen).

Ureter|mündung: ⌐ Ostium ureteris. – **U.mündungsdivertikel**: das – oft bds. – Blasendivertikel im Bereich der U.mündung (möglicherweise bedingt durch Persistenz der Verschlußmembran des vesikalen U.endes, das sich dorsal in die Tiefe der Aussackung findet); Anfangsphase eines paraurethralen oder eines U.durchgangsdivertikels; von Ureterozele u. septierter Harnblase nur schwer abzugrenzen. – **U.mündungsinsuffizienz**: ungenügende Schlußfähigkeit des vesikalen U.ostiums; angeb. als Defektmißbildung, erworben bei Schrumpfblase.

Uretero|enterostomie: »ureterointestinale Anastomose« (⌐ Harnleiter-Darmanastomose), z. B. als ⌐ U.ileostomie. – **U.hydronephrose**: Hydroureter mit Einbeziehung des Nierenbeckens bei tiefsitzender U.stenose, vesikoureteralem Reflux.

Ureteroileo|stomie: Anastomosierung des Ureters mit dem Ileum; z. B. mit dem ausgeschalteten termin. Ileum bei Bildung sogen. Ileum-Conduits; ferner bei Bildung einer BRICKER* Blase oder einer STAEHLER* Ersatzblase, bei letzterer kombin. mit Anastomosierung mit der hint. Harnröhre (= **U.urethrostomie**) unter Schonung des äuß. Sphinkter (Dünndarmblase mit natürl. Auslaß). – **U.zystoplastik**: op. Interposition einer Ileumschlinge zwischen prox. Harnleiter u. Blase; einseitig z. B. bei Fistula ureterovagin., Megaureter, doppelseitig bei gynäk. Harnleiterverschluß.

ureterointestinal: s. u. Harnleiter-Darm…, Ureteroentero….

Uretero|kolostomie: ⌐ Harnleiter-Darmanastomose im Kolonbereich, z. B. bei Dickdarmblase (n. ÜBELHÖR am ausgeschalteten Colon descendens), Blasenausschaltung (z. B. nach COFFEY), Kolon- bzw. Sigma-Conduit (U.kutaneostomie mit Zwischenschaltung eines isolierten Darmsegments); s. a. U.sigmoidostomie. – **U.kutaneostomie**: op. Ureter-Hautfistel zur Harnableitung, i. e. S. die definitive mit termin. Ausleitung des Harnleiterstumpfes; ferner temporär als doppelläuf. Loop-U.stomie mit wandständ. Stoma des als Schlinge in die Haut verlagerten Ureters. Ferner – als indir. U.stomie über ein zwischengeschaltetes Darmsegment, d. h. als sogen. Dünndarm- (= U.ileostomie) oder Dickdarm-Conduit (= **U.kolokutaneostomie**).

Uretero|lith: ⌐ Harnleiterstein. – **U.lithotomie**: op. Extraktion eines im Harnleiter festgeklemmten – nicht durch Schlingenextraktion oder Steinabtreibung entfernbaren – intrauretralen Konkrements; nach extraperitonealer (lumb. oder iliakal-paraperitonealer, bei juxtavesikalem Konkrement evtl. parasakraler oder vaginaler) oder transperitonealer Darstg. Längsspaltung über dem – instrumentell oder von Hand fixierten – Konkrement; selten als transvesikale U.tomie. – **U.lyse**: op. Auslösung des Harnleiters aus den umgebenden Geweben; als selbständ. Eingriff v. a. bei narb. Verwachsungen (»Adhäsiolyse«) oder aber im Zusammenhang mit Lithotomie, Uretermodelage, Ureteronephrektomie etc.

Ureteromeato|stomie: op. Einpflanzen des juxtavesikal durchtrennten Harnleiters in die Blase unter Durchzug durch das erhaltene Ostium. – **U.tomie**: op. Schlitzung des Ureterostiums; z. B. bei Steineinklemmung, Ureterozele.

Uretero|neopyelostomie, -pyeloneostomie: Neueinpflanzung des – an seinem ursprüngl. Abgang unterbundenen u. resezierten – Harnleiters in das unt. Nie-

Uretero|neozystostomie

renbecken im Rahmen der Nierenbeckenplastik (s. a. KROGIUS* Op., KÜSTER* Methode, Pokalplastik, Ureteropyelostomie). – **U.neozystostomie**: ∕ Ureterozystoneostomie. – **U.nephrektomie**: ∕ Nephroureterektomie. – **U.nephropathie**: simultane oder sukzedane Erkr. von Harnleiter u. Niere; meist als **U.pyelonephritis**.

Uretero|plastik: konstruktive, rekonstruktive, reparative oder Ersatzplastik am Harnleiter, z. B. als Uretermodelage, U.neopyelostomie, -zystostomie, intubierte U.tomie, -stomie. – **U.pyelitis**: Entzündung von Harnleiter u. Nierenbecken, meist als de- oder aszendierende Harnwegsinfektion; s.a. U.nephropathie.

Ureteropyelo|graphie: *röntg* Kontrastdarstg. von Harnleiter u. Nierenbecken im Rahmen der retrograden Urographie. – **U.neostomie**: s. u. Ureteroneopyelo-. – **U.nephrostomie: 1)** mit Dränage des prox. Harnleiters kombin. Nephrostomie (sogen. Durchzugnephrostomie n. WENZEL), indem vom eröffneten Nierenbecken aus der Drain in den oberen Ureter eingelegt, durch Ureterotomie ausgeleitet u. mit dem transrenalen Drainende anastomosiert wird, das durch die Haut ausleitet (analog zur VOELCKER* Choledochusdrainage ohne Ende). – **2) U.stomie**: Anastomosierung (meist laterolat.) des Harnleiters mit dem Nierenbecken bei hoher Ureterinsertion mit Abgangsstenose; s. a. Ureteroneopyelostomie. – Als **U.pyelostomie** bei Ureterstenose durch aberrierendes unt. Polgefäß die Anastomosierung des samt Nierenbeckenausgang abgetrennten – u. hinter das Gefäß verlagerten – Harnleiters mit dem restl. Nierenbecken (nach PATCH).

Uretero|rekto(neo)stomie: op. Ableitung des Harnleiters in den zuvor ausgeschalteten oder nicht-ausgeschalteten Enddarm (bei Ersatzblase n. ÜBERMUTH bzw. bei der COFFEY* Op. nebst Modifikationen). – **U.rrhexis**: Harnleiterruptur. – **U.sigmoid(e)ostomie**: op. Harnleiter-Sigma- oder -Rektosigma-Anastomose; am nicht ausgeschalteten Darm v. a. bei der COFFEY* Op. (u. Modifikat.; z. B. mit Papillenbildung aus Darmwandinvaginat oder Mukosa n. JUNKER bzw. MATHISEN); ferner bei Ersatzblase aus dem Rektosigmoid n. HOHENFELLNER, beim Kolon-Conduit, bei Blasenplastik n. NESBIT.

Ureterostium: ∕ Ostium ureteris. – Angeb. oder erworb. **U.stenose** (bis Verschluß) v. a. bei Ureterozele, nach Neostomie; vgl. Ureterabgangsstenose.

Uretero|stomie: 1) op. Harnleiter-Hautfistel (∕ U.kutaneostomie); als bes. Form z. B. die i. S. der Transuretero-U.stomie (kombin. mit Implantation des kontralat. Hydro- oder Megaureters in den »Fistelgang« u. die **terminolat. U.stomie** (mit Anastomosierung auch des dist. Stumpfs in den Fistelgang; s. a. Uretero-uretero...). – **2)** Anastomosierung des Ureters mit einem anderen Organ (z. B. Harnleiterdarmanastomose). – **U.tomie**: op. Eröffnung des Harnleiters; im allg. durch Längsschnitt (z. B. bei Lithotomie, Stenosespaltung). – Als **intubierte U.tomie** die auf spontane Regeneration abzielende: Harnleiter wird nach Eröffnung bzw. Querresektion mittels Splint geschient, wonach die klaffenden seitl. Ränder durch Einzelknopfnähte auf Distanz um das Schienungsrohr adaptiert werden bzw. bd. Stümpfe durch lockere, raffende Nähe am Schienungsrohr fixiert werden. – **U.trigonosigmoidostomie**: Verpflanzung des Blasentrigonums samt bd. Ureteren in das Sigma; z. B. bei fibröser Schrumpfblase.

uretero|ureteraler Reflux: bei Ureter bifidus sup. Reflux aus einem Harnleiterschenkel in den anderen (u. anschließend umgekehrt: »Pendelreflux«) infolge Asynchronie der Erregung. – **U.ureterostomie**: Anastomosierung zweier – resezierter oder rupturierter – Harnleiterenden; terminoterm. (u. U. als Invaginationsanastomose), terminolat. oder laterolat. (bei Ureter fissus; bei extrem hoher Gabelung auch unter Einbeziehung der Nierenbecken = interpyeläre Anastomose); ferner als Transureteroureterostomie (s. u. Ureterostomie).

Ureter-Ovarika-Kompressionssyndrom: Harnleiterkompression durch die V. ovarica infolge deren Erweiterung bei Phlebitis, Periphlebitis, Varikose (nach oder während der Gravidität) sowie bei – v. a. re.seit. – Persistenz embryonaler Anastomosen mit der Hohlvene (meist bei bes. tief verlaufendem re. Harnleiter, d. h. Unterkreuzung in Höhe S_1 statt lumbal); bewirkt Stauung (Hydroureter, -nephrose), evtl. Dyskinesie u. Spasmen.

ureterovesikale Klappe: die refluxverhindernden muskulären Strukturen am muralen Harnleiterende. Als entodermaler Anteil die den Hiatus bildende Blasenwandmuskulatur (= WALDEYER* Scheide), als mesodermaler die der Ureterknospe entstammenden Elemente der Ureterwand (von bd. Seiten in Blasentrigonum u. -hals ausstrahlend, bis über die Ductus ejaculatorii). Bei Eintreffen der Harnspindel wird das Ostium kurzfristig unter Verziehung nach oben-außen zum Klaffen gebracht; während der Miktion besteht Verschluß.

Uretero|zäkozystoplastik: Harnblasenplastik unter Verw. des ausgeschalteten Zäkums, in das die Ureteren implantiert werden u. das mit der Urethra (∕ COUVELAIRE* Op. 2) bzw. mit der Schrumpfblase anastomosiert wird (STAEHLER). – **U.zele**: ballonart., evtl. bis in die Urethra reichende (»ektop. U.zele«) Schleimhautausstülpung des dist. – submukösen – Harnleiters (im allg. seiner Vorderwand, mit entspr. Vorwölbung der Blasenschleimhaut) als Druckeffekt des gestauten Harns bei zu engem oder atret. Ostium (»Ureterphimose«); oft doppelseitig. Sympte.: Harndrang (nur bei großer Zyste), Druckschmerzhaftigkeit der Nierenlager, Fieber (bei Infektion), evtl. Harnsperre; Harnleiter- u. Nierenbeckenerweiterung, Parenchymdegeneration, Steinbildung. Diagnose: Zy-

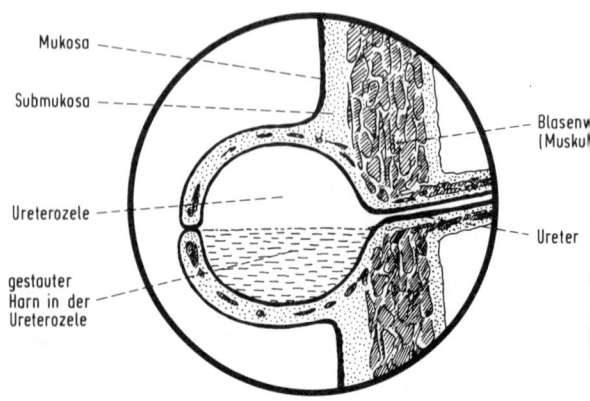

Ureterocele vesicalis

stoskopie, Ausscheidungs- u. Rücklaufzystogramm. Ther.: Op. (Elektrokoagulation, beim Kind offene Resektion).

Ureterozysto|neostomie: transperitoneale (= extravesikale) oder aber transvesikale Neueinpflanzung des Harnleiters (mit oder ohne Ostium, auch als Stumpf) in die Harnblase außerhalb des normalen Einmündungsbereiches (vgl. U.stomie); z. B. nach POLITANO-LEADBETTER, BISCHOFF (»Segeltuchplastik«), GREGOIRE, PAQUIN, BOARI, BOEMINGHAUS (Einziehen des Stumpfes in eine durch Blasenwandinvagination gebildete Papille). – **U.plastik:** 1) kombin. Harnblasen-Ureterplastik. – 2) Anastomosierung eines kurzen Ureterstumpfes mit der Harnblase durch Interposition eines Transplantats (v. a. als Ureteroileozystoplastik). – **U.stomie:** laterolat. Anastomosierung des juxtavesikalen Harnleiters mit der Blase; v. a. bei nicht mehr radikal operablem Ostiumprozeß.

Ureter|phimose: zu enge bis atret. Mündung des Harnleiters, v. a. bei Ureterozele. – **U.prolaps:** Eversion aller Schichten des dist. Harnleiterendes in die Blase. – **U.punkt:** der obere, mittl. u. unt. PASTEAU* Punkt; der erstere als ↑ BAZY* Punkt; der 2. als Schnittpunkt der paramedianen (durchs Tuberculum ossis pubis) Vertikalen mit der Horizontalen durch die Spina iliaca ant. sup.; der 3. als etwa dem Ureterostium entsprech. Druckpunkt bei rektaler oder vaginaler Untersuchung. 2 u. 3 druckschmerzhaft bei pyelorenalen Affektionen. – s. a. BARNEY* Punkt.

Ureter|schienungsdrain, -splint: für die ↑ Harnleiterschienung verw. U.-, PFLAUMER* Katheter, HRYNTSCHAK* Drain etc. – **U.sonde:** 1) ↑ Harnleiterkatheter. – 2) filiforme Bougie zur Aufdehnung von U.engen. – 3) ↑ ZEIS* Schlingensonde. – 4) ↑ DOURMASHKIN* Ballonsonde. – 5) ↑ U.schienungsdrain. – **U.spasmophilie:** spast. Dyskinesie der ableitenden Harnwege (bevorzugt am U.abgang; mit konsekut. »kleiner schmerzhafter Hydronephrose«); bei Spasmophilie (?), Herdgeschehen. Ther.: hohe Ureterotomie (analog der WEBER*-RAMSTEDT* Op.), Splanchnikus- oder Hypogastrikusresektion. – **U.spasmus:** umschrieb. oder totale Harnleiterkontraktion; bei U.spasmophilie, Harnwegsinfekt, Konkrement, nach Katheterismus. – **U.sporn:** *urol* die spornart. Trennwand zwischen Harnleiter u. Nierenbecken bei hoher ↑ U.insertion. – **U.starre:** Harnleiterinduration als Endzustand der Ureteritis. – **U.stein:** ↑ Harnleiterstein. – **U.stenose:** *path* ↑ Harnleiterstenose; *anat* ↑ Ureterenge.

Ureter|tuberkulose: sek. Befall des Harnleiters (v. a. Ostiumbereich) bei Urogenital-, insbes. Nieren-Tbk; ulzeröse Schleimhautveränderungen mit Tendenz zu Stenosen- u. Strikturenbildung. – **U.-Vena ovarica-:** ↑ U.-Ovarika. – **U.verletzung:** stumpfe oder spitze Traumatisierung, auch iatrogene (z. B. »via falsa«-Verletzung durch Katheter; mit partieller bis kompletter Durchtrennung oder Aufschlitzung. Folgen: periureterales Hämatom, Urinextravasation, -phlegmone, als Spätfolge Strikturen, Stenosen. Ther.: bei beginnender Urinphlegmone oder abdomin. Reaktionen Laparotomie u. Nephrostomie; in schweren Fällen evtl. Ureteronephrektomie.

Ureter|wulst: ↑ Plica interureterica. – **U.zyste:** 1) ↑ Ureterozele. – 2) intraureterale Zyste bei zyst. Ureteritis. – **U.zystoskop:** Universal-Z. mit Wechselspüleinrichtung u. Vorrichtung zum ein- oder beidseit. Einführen eines Harnleiterkatheters (im gesonderten Kanal) unter opt. Kontrolle u. Katheterspitzenlenkung mittels ALBARRAN* Hebels.

Urethan(um) *WHO*, Äthylurethan: Karbaminsäureäthylester; obsol. Hypnotikum u. Sedativum; Zytostatikum.

Urethra: die vom Blasenmund (Orificium int.) ausgehende muskuläre, außen bindegeweb., mit Übergangsepithel ausgekleidete Harnröhre; hervorgegangen aus dem ventr. Teil der Kloake. **U. feminina** *PNA* s. muliebris 3–4 cm lang, mit Orificium ext. im Scheidenvorhof. **U. masculina** *PNA* s. virilis 20–25 cm, mit Orificium ext. in der Glans penis; unterteilt in Pars prostatica (mit Colliculus seminalis, Utriculus u. Sinus prostaticus), P. membranacea (im Bereich des Diaphragma urogenitale; mit M. recto-urethralis) u. P. spongiosa (an der ventr. Seite des Penis, umgeben vom Corpus spongiosum; mit Fossa navicul.). – s. a. Harnröhren....

urethral: die Harnröhre betreffend; z. B. **urethrales Syndrom** (↑ Urethralsyndrom).

Urethra(l)|abstrich: Sekretabstrich aus der vord. Harnröhre für die mikroskop. Untersuchung (Ausstrich auf Objektträger, Methylenblau- u./oder GRAM* Färbung). »Normalbesiedler«: Strepto- u. Diplokokken, Pseudodiphtherie-, Koli-Bazillen, Staphylococcus aureus u. Sarzinen; bei Infekt überwiegend Staphylo-, Strepto- u. Enterokokken, ggf. Gonokokken, Trichomonaden. – **U.drüsen:** 1) ↑ *anat* Glandulae urethrales. – 2) ↑ Gll. bulbourethrales. – 3) akzessor. **U.drüsen:** ↑ periurethrale Drüsen. – **U.fäden:** ↑ Harnfilamente. – **U.fieber:** ↑ Katheterfieber.

Urethralgie, Urethrodynie: in die Harnröhre lokalisierter Schmerz bei Urethritis, Prostatitis, Vesikulitis, Urolithiasis (Steinabgang) etc.; s. a. Urethrismus.

Urethra(l)granulom, -hämorrhoid: granulomatöse bzw. angiomatöse Form der ↑ Harnröhrenkarunkel bei Frauen.

urethralis: (lat.) zur Harnröhre (Urethra) gehörend.

Urethra(l)syndrom: 1) auf die Harnröhre beschränkte Harnwegsinfektion (mit Befunden nur in der 1. Portion des Spontanharns). – 2) **urethrales Sy.:** funktionelle Dysurie der Frau, meist mit Harndrang (auch Pollakisurie), bei unauffäll. Harnbefund; oft Schleimhauthyperämie u. -ödem, evtl. Polyposis der hint. Urethra.

Urethrismus: örtl. Schmerzen u. Dysurie bei entzündl. u. neoplast. Alteration der Harnröhre (einschl. ♂ Adnexe) u. bei Steinabgang.

Urethritis: Harnröhrenentzündung, im allg. mit örtl. Schmerzen u. Dysurie, schleim. bis eitr. Ausfluß, evtl. auch Pruritus einhergehend, bei chron. Formen zu Stenosen u. Strikturen neigend; auf die Schleimhaut beschränkt oder – seltener – tiefere Schichten u. umgebendes Bindegewebe (= Periurethritis) sowie Schwellkörper einbeziehend. Abakteriell nach chem. oder mechan. Irritation, als akute allerg. U., infektiöse U. durch Trichomonaden, Herpes-Viren (= **U. herpetica,** akut, mit genitalem Herpes), Mykoplasmen oder aber bakteriell, u. zwar unspezif. (s. a. REITER* Syndrom) oder spezif., z. B. als **U. syphilitica** (PA oder aber gummöse, skleröse oder exulzerative Form). Evtl. auf die vord. oder hint. Harnröhre be-

Urethritis simplex

schränkt (= **U. ant.** bzw. **U. post.**; erstere v. a. bei Ostiumläsion, letztere bei Prostatitis, Zystitis, Go). **Akute U.** meist katarrhalisch (= **U. simplex**, mit Rötung, schleim. Sekretion; evtl. Penisödem, inguinaler LK-Reaktion), aber auch purulent, nekrotisierend, ulzerös. **Chron. U.** evtl. fibroplastisch u. sklerosierend (mit Schwellkörperverhärtung, Strikturen, Restharn, aszendierender Infektion, Steinbildung), mit reakt. hyperplast., polypösen u. papillomatösen Schleimhautveränderungen (= **U. vegetans** = HEITZ*-BOYER* Blasenhalserkr. verschiedenster Ätiol.; klin.: Harnabflußbehinderung, Pollakis-, Dysurie; evtl. auf das Trigonum übergreifend: »Urethrozervikotrigonitis«). – **U. gonorrhoica** durch Neisseria gonorrhoeae als im allg. erste Lokalisation der urogenitalen Go; im akuten Stadium (2–3 Tage nach Infektion) mit Entleerung gelbl.-grünen, rahm. Eiters; später erosive u. ulzeröse Entzündg.; bei verspäteter oder ineffizienter Ther. Neigung zu Chronizität, Strikturen u. Stenosen, Übergreifen auf Prostata, Samenblasen bzw. (♀) bulbourethrale Drüsen (↑ Cowperitis); im Anschluß an akute Phase oft restierende Wandveränderungen u. unspezif.-bakterielle »**postgonorrhoische U.**« (»Nachtripper«, chron. mit Narben- u. Strikturbildung; klin.: geringer, v. a. morgendl. Ausfluß [Harnfilamente], exazerbiert durch Alkoholgenuß u. sexuelle Überaktivität; Kokken-Befund auch nach Provokation neg.).

urethro...: Wortteil »Harnröhre« (Urethra); z. B. **u.-okulo-artikuläres** oder **-synoviales Syndrom** (↑ REITER* Sy.), die **U.blennorrhö** (= Harnröhrenausfluß).

Urethro|graphie: *röntg* Kontrastdarstg. der – zuvor anästhesierten – ♂ Harnröhre nach Inj. eines wasserlösl. KM; Aufnahmen in Rücken- sowie re. u. li. Seitenlage. Auch als Miktionsurethro(zysto)graphie u. in Kombin. mit Uroflowmetrie. – **U.metrie**: zwecks Erfassung funktionell wirksamer morphol. Veränderungen Erstellen eines Druckreliefs der Harnröhre durch kontinuierl. Durchziehen einer Drucksonde von der Harnblase her bei gleichzeit. Messung des Blaseninnendrucks. – **U.plastik**: ↑ Harnröhrenplastik.

Urethror|rhagie: Harnröhrenblutung. – **U.rhö**: ↑ Harnröhrenausfluß (als **U.rhoea ex libidine** bei erot. Reizung oder sexueller Übererregung).

Urethro|skopie: Endoskopie der Harnröhre; bei ♀ mit einfachem **U.skop** (zystoskopart. Endoskop; nur aus Schaft u. Optik bestehend; ohne Irrigationsvorrichtung) in Beckenhochlage, unter langsamem Zurückziehen des zunächst bis in die Blase eingeführten Gerätes (dabei Betrachtung der »zusammenfallenden« Schleimhaut); bei ♂ mit ↑ U.zystoskop, auch HARRISON* U.skop (spez. für vord. Harnröhre). Als **therap. U.skopie** im Rahmen endourethraler Eingriffe (Strang-, Klappendurchtrennung, Zystopunktur etc.). – **U.stomie**: temporäre oder permanente op. Harnröhren-Dammfistel (meist als Katheterfistel = »Boutonnière«) zur Ableitung des Urins; v. a. bei angeb. Mißbildungen der Urethra, Verletzungen des penilen Abschnitts.

Urethro|tomie: 1) **U.tomia ext.**: op. Eröffnung der ♂ Harnröhre durch perineale Inzision, evtl. über einem von der suprapubisch eröffneten Blase her eingeführten Katheter; vgl. U.stomie. – 2) **U.tomia int.**: endourethrale Spaltung einer Harnröhrenstriktur mit dem **U.tom** (Hohlbougie mit im Schaft verborgener, mittels Schraube ausstellbarer Schneide). Als Sonderform die **U.tomia post.** der strikturierten hint. Harnröhre von der eröffneten Blase aus.

Urethro|zele: 1) ↑ Harnröhrendivertikel. – 2) ↑ Harnröhrenprolaps (♀). – 3) in die Harnröhre reichender Teil einer Zystozele. – **U.zystitis**: kombin. Entzündung von Harnröhre u. Harnblase; meist von der Urethra »aufsteigend«, z. B. als **U.(zerviko)trigonitis** (Mitbeteiligung nur von Blasenhals u. -trigonum). – **U.zystographie**: *röntg* (Doppel-)Kontrast-Darstg. von Harnröhre u. Harnblase (bei gut entleertem Darm) nach retrograder Inj. des bzw. der KM; zur Beurteilung der Funktionseinheit Urethra/Prostataregion/Blase; s. a. Miktionsurogramm. – **U.zystoskop**: für die Diagnostik von Harnröhre u. Blasenhals geeignetes Z. (»Blasenhalsgerät«), mit Dauerspüleinrichtung, auswechselbarer (Vorblick-, Rückblick- u. Übersichts-)Optik u. Skala zur Bestg. der Prostatalänge; flexible Zusatzinstrumente für endo- u. transurethrale Eingriffe u. gezielte Applikation umschlossener Strahler.

ureticus: (lat.) den Urin bzw. die Diurese betreffend.

Urfarben, Primärfarben: *opt* die Farbtöne Rot, Gelb, Grün u. Blau, die – im Ggs. zu den Zwischenfarben – nicht aus anderen Farben gemischt erscheinen.

Urge-Inkontinenz: (engl.) *urol* ↑ Dranginkontinenz. – **Urgence differée**: (französ.; ISELIN) *chir* aufgeschobene ↑ Dringlichkeit.

Urgeschlechtszellen: *embryol* große, helle Rundzellen dorsalseitig im Entoderm des primit. Hinterdarmes, die durch das Mesenterium dors. zur Keim. Bauchwand u. in die Urnierenfalte wandern, wo sie zus. mit Mesenchym die sogen. Keimstränge bilden.

Urginea maritima: ↑ Scilla maritima.

Ur(h)idrosis: vermehrte Ausscheidung von Harnstoff u. Harnsäure (bis 50%) im Schweiß bei maligner Nephrosklerose u. Urämie. Klin.: urinöser Geruch, Juckreiz, silbrig glänzende, schupp. Hautbeläge (die außer Ū u. Ū auch NaCl-Kristalle enthalten).

Uridin: Urazilribosid; Nukleosid (Typ Pyrimidinribosid) in RNS, selten in Bakteriophagen-DNS; vgl. Thymidin, Zytidin. – **U.diphosphat**, UDP: das bedeutendste, v. a. am KH-Stoffwechsel (Mono- u. Polysaccharide) beteiligte U.nukleotid. Wicht. Intermediärstufen sind z. B. **UDP-azetyl-glukosamin** (Zwischenprodukt der Aminozucker- u. Proteoglykan-Synthese), **UDP-azetylmuraminsäure** (Vorstufe der Murein-Biosynthese), **UDP-galaktose** (Vorstufe der Proteoglykane; Zwischenprodukt der Glukose-Umsetzung zu Galaktose; bei UDP-galaktose-4-epimerase-Mangel als Enzymdefekt ist der Galaktose-1-phosphat-Blutspiegel erhöht; s. a. Galaktosämie), UDP-glukose, Co-Waldenase (Koenzym der Galakto-isomerase, Vorstufe der Glykogenbiosynthese; s. a. Glykogenose), **UDP-glukuronsäure** (»akt. Glukuronsäure«, ein Ribotid u. as. in Baktn.; biosynthet. Vorstufe für Vit. C u. Proteoglykane; Reaktionspartner der Glukuronidierung; s. a. CRIGLER*-NAJJAR* Sy.). – **U.monophosphat**, UMP, **U.säure**: Sammelbez. für die frei u. als RNS-Bausteine vork. Mononukleotide Uridin-2'-, -3'- (= **Uridylsäure**) u. -5'-monophosphat (therap. Anw. als Stimulans des Muskelstoffwechsels). – **U.triphosphat**, UTP: ein U.nukleotid; wicht. Koenzym bei zahlreichen KH-Epimerisierungen u. -Transglykosidierungen; s. a. Schema ↑ UDPG-Metabolismus.

Uridrosis: ↑ Urhidrosis.

-urie: Wortteil »Harnen« (*gr* urein).

urik(o)...: Wortteil »Harnsäure«; z. B. **Urikämie** (= Hyperurikämie).

Uriko|lyse: der bei Säugern (außer Menschen u. Menschenaffen) stattfindende biol.-enzymat. Abbau (insbes. durch Urikase) der ↑ Harnsäure zu Allantoin (s. a. Purinstoffwechsel). – **U.po(i)ese:** die intermediäre Harnsäurebildung aus Purinderivaten. – **U.somen:** *zytol* ↑ Microbodies.

Urikos|urie: renale Ausscheidung von Harnsäure; i. e. S. die Hyperurikosurie. – **U.urika:** *pharm* Stoffe, die – bei unterschiedl. Wirkweise – die Harnsäureexkretion im Urin verstärken; z. B. Allopurinol, Probenecid, Sulfinpyrazon, Benzbromaron.

Urimeter: dem Dauerkatheter anzuschließender graduierter Sammelbehälter zum Messen der Harnmenge (pro Std., Tag).

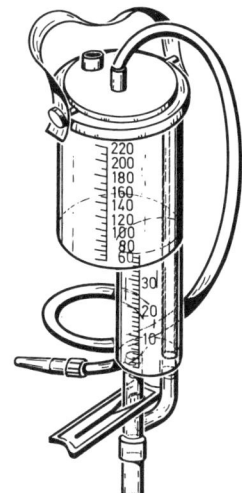

Urimeter.
Engerer unterer Teil zum Messen kleinerer Harnmengen.

Urin(a): (lat.) ↑ Harn; i. w. S. auch das Harnen; s. a. Harn.... – **Urina jumentosa:** der trübe Harn (ähnl. dem der Pferde; jumentum = Zugtier). – **U. spastica:** die plötzl Harnflut (1–2 l, wenig konzentriert) bei paroxysmaler Tachykardie, Angina pectoris, Migräne, Epilepsie, Nieren-, Gallenkolik etc.

Urinaktivator: *enzym* ↑ Urokinase.

Urinal, Urodochnium: schlauch- oder flaschenförm. Behälter (plast. Material) mit den Penis bzw. die Vulva umgreifendem Ansatzstück u. Haltevorrichtung (am Oberschenkel) zum Auffangen des Urins bei Harninkontinenz (nach Ureteroileostomie, Apoplex etc.). – **urinalis, urinarius:** (lat.) den Harn betreffend.

Urin|-Choriongonadotropin-Test, UCG-Test: immunol. Schwangerschaftstest durch Nachweis von HCG im Harn mittels Hämagglutinations-Hemmungsreaktion (mit HCG sensibilisierte Ery werden nicht durch ein Anti-HCG-Serum agglutiniert, wenn HCG des zugesetzten Schwangerenharns die Serum-AK bindet). – **U.exkretionstest:** *hämat* ↑ SCHILLING* Test.

Urinieren: ↑ Miktion. – **urinös, urinosus:** Harn(bestandteile) betreffend bzw. enthaltend, urinartig. – **Urinom:** »Harnzyste« (perirenal, perivesikal, skrotal) in einem vor- oder neugebildeten Hohlraum (Drüse, Gewebsdefekt).

Urin|pentose: die bei Pentosurie im Harn mitenthaltene ↑ L-Xylulose. – **U.phlegmone:** aus einer Harninfiltration durch sek. Infektion hervorgehende phlegmonöse Entzündung. – **U.separator:** ↑ Segregator. – **U.status:** das Gesamt der klinisch wicht. Laborbefunde im Harn; s. a. »Harn«, Harnanalyse, -farbe, -kultur, -sediment etc.

Urintropfen-Spektrometer: für die Diagnostik der Blasenentleerungsstörungen verwend. opt. Gerät (Photozelle, Glasfiberoptik mit Meßstrahl) zum Messen der Zeitintervalle zwischen den einzelnen Harntropfen bei der Miktion; vgl. Uroflowmetrie.

Uriolla* Zeichen: Auftreten schwarzer Granula (Blutfarbstoff) im Harn bei Malaria.

Uriposia: das Trinken von Harn.

Uritis: (*lat.* urere = brennen) ↑ Dermatitis combustionis.

Urkeimzellen: *embryol* ↑ Urgeschlechtszellen.

Urlinde: homosexuelle Frau (s. u. Urningtum).

Urlymphräume: *embryol* (KAMPMEIER u. M.) von abgeplatteten Mesenchymzellen ausgekleidete Spalträume im Mesenchym, die später Anschluß an die Venen finden (n. SABIN aber Aussprossungen des sich zuvor entwickelnden Venensystems).

Urma-Virus: in Süd- u. Mittelamerika von Moskitos übertragenes ARBO-Virus A, das beim Menschen Fieber u. Kopfschmerzen hervorruft.

Urmund: *embryol* ↑ Blastoporus.

Urniere, Mesonephros: *embryol* die an der hint. Zölomwand (C_6 bis L_5; kaudal der Vorniere) angelegte, schließlich auf L_{3-5} zurückgebildete Niere der Embryonalphase; besteht aus den – aus **Urnieren|bläschen** hervorgehenden – **U.kanälchen** mit Glomeruli (deren BOWMAN* Kapsel durch Einstülpung der med. Wand der Bläschen durch ein Kapillarknäuel entsteht) u. dem aus der Verschmelzung distaler Kanälchenanteile u. Vereinigung mit dem Vornierengang hervorgegangenen, lateral gelegenen **U.gang** (= ↑ WOLFF* Gang = prim. Harnleiter). Auch bei Amnioten kurzfristig Harn-produzierend (?); beim Menschen rudimentär als Appendix epididymidis, Paradidymis, Ductuli efferentes, Ductus deferens u. Vesicula seminalis bzw. (♀) Par- u. Epoophoron (einschl. dessen Appendix) u. GARTNER* Gang.

Urningtum: (K. H. ULRICHS mit Pseudonym NUMA NUMANTIUS; 1862/79) ↑ Uranismus (= Homosexualität); mit den Bez. **Urninde** (oder **Urlinde**) u. **Urning** für ♀ bzw. ♂ Homosexuelle.

Uro...: Wortteil »Harn«; z. B. **U.anthelon** (↑ Anthelon).

Urobilin: die durch O_2-Einwirkung aus ihren farblosen Vorstufen (↑ Urobilinogen) hervorgeh. Bilirubin-Abbauprodukte (s. a. Gallenfarbstoffe). – Ausscheidung (in Harn u. Fäzes) beim gesunden Erwachsenen etwa 150 mg/Tag; vermehrt bei Leberparenchymerkr. u. gesteigerter Hämolyse (wobei 150 mg etwa dem Abbau von 4,3 g Hb entsprechend), fehlend bei Verschluß der Gallenwege; s. a. Urobilin-Quo-

Urobilinogen

tient. Bestg. nach KIRKPATRICK fluorimetrisch (Überführung in Zinkkomplex, Chloroformextraktion), qual. Nachweis mit SCHLESINGER* Reagens.

Urobilinogen: das im Dickdarm bakteriell entstehende farblose Abbauprodukt des Bilirubin, das z. T. rückresorbiert u. erneut mit der Galle, aber auch renal ausgeschieden wird. Chromogen des ↑ Urobilins mit den 3 optisch unterschiedl. Formen d-U. (gelegentl. Hauptkomponente), i-U. (= Mesobilirubinogen) u. l-U. (= Sterkobilinogen; im allg. Hauptkomponente in Harn u. Fäzes). Nachweis mit EHRLICH* Aldehydprobe + verd. HCl (rot), ammoniakal. $AgNO_3$-Lsg. (violett beim Erwärmen), salzsaurer $FeCl_3$-Lsg. (violettes Mesobiliviolin), UGEN-Test® (als Standard-Bestg.; s. a. Pentdyopent-Reaktion). – **U.urie**: die renale Ausscheidung von U., normal 3–25 mg/24 Std. (nur in den ersten Stdn. post partum fehlend); i. e. S. die Hyper-U.urie bei Transportstörung der Leberzelle u. vermehrtem Angebot (z. B. Hämolyse).

Urobilinoide: die Urobiline u. ihre farblosen Vorstufen.

Urobilin|-Quotient: (HEILMEYER) klin der Quotient

$$\frac{\text{Harnbilirubin/Tag (in mg)} \cdot 100}{\text{Stuhlurobilin/Tag (in mg)}}$$

als Parameter (Normalwert um 1) für die Funktion der Leberzelle, die normalerweise nur einen kleinen Teil des Urobilin in den Kreislauf u. damit zur Niere gelangen läßt (bei Leberparenchymschaden vermehrt). – **U.urie**: Ausscheidung u. Vork. von U. im Harn; vermehrt im abgestandenen Harn durch licht- u. luftinduzierte Umwandlung von Urobilinogen, im frischen Harn bei Leberparenchymschäden u. Hämolyse; fehlend bei Gallenwegsverschluß (da keine Vorstufen im Darm).

Urocan...: ↑ Urokan.... – **Urochesie, -chezie**: Harnentleerung durch den After (bei in den Darm mündener inn. Harnfistel, nach Ureter-Darmanastomosierung).

Urochrome: 1) die Harnfarbstoffe; nach M. WEISZ (1913) analytisch unterteilbar in eine rote (= Urobilin-) u. eine gelbe (= Urochrom-)Fraktion sowie in die ungefärbten Proteinsäuren = Histidin-Fraktion, darunter das Urorosein); i. e. S. die Gruppe gelber Harnfarbstoffe, die oxidativ aus **Urochromogenen** (Klasse Oxyproteinsäuren) entstehen, bei best. Krkhtn. vermehrt auftreten u. das eigentl. Substrat der Diazo-Reaktionen darstellen; bildet als »Restfarbstoffgruppe« n. ABDERHALDEN zus. mit Urobilin u. Uroerythrin die normale Harnfarbe. – 2) ↑ Urobilinoide.

Uro|dochnium: ↑ Urinal. – **Ur|odynie**: ↑ Dysurie.

Uroerythrin: Urochrom, das v. a. die Rotfärbung der Urate bedingt (↑ Tab. »Harnsalze«). Harnexkretion (= **U.urie**) normal etwa 1–2 mg/Tag; vermehrt (= Hypererythrinurie) bei hämolyt. Ikterus (bis zu 25 mg/Tag).

Uroflowmetrie: Bestg. (mit elektron. Waage) der pro Zeiteinh. aus der Blase abfließ. Urinmenge (ml/sec), meist im Rahmen einer Miktionszystourethrographie (weitere Parameter ↑ Abb.); vgl. Urintropfen-Spektrometer.

Urogastron: das im Harn ausgeschiedene Gewebehormon ↑ Anthelon (das die Magensekretion hemmt).

urogen: vom Harn bzw. von den Harnwegen ausgehend; z. B. **u. Infektion** (s. u. Harnwegsinfektion).

urogenital(is): die Harn- u. Geschlechtsorgane betreffend; z. B. **U.apparat** (↑ Apparatus urogenit.), **U.fistel** (z. B. ↑ Blasenscheidenfistel, ureterogenit. ↑ Fistel), **U.schistosomiasis** (s. u. Schistosomiasis), **vegetat. U.syndrom** oder **U.neurose** des Mannes (↑ Kongestionsprostatitis), **U.tuberkulose** (↑ Genital-, Uro-Tbk). – **U.myiasis**: durch Larven koprophager Dipteren (v. a. Fannia, Callitroga, Sarcophaga) hervorgerufene M. in Harnröhre, Blase (»Zystomyiasis«), Scheide (»Kolpomyiasis«) u. Rektum. Eiablage in die Aftergegend des Wirtes während der Defäkation. – **U.tumoren**: die Neoplasmen in Niere, ableitenden Harnwegen u. ♂ Geschlechtsorganen; als Malignome v. a. Nieren-Ca. einschl. GRAWITZ* Tumor, Melanom u. Nierenbecken-Ca. (papilläres Plattenepithel-Ca.), Harnleiter-Ca. (solide oder papillär), Blasen-, Prostata-Samenblasen-, Penis-Ca. u. -Sarkom, Harnröhren-Ca. sowie Hoden-Ca., -teratom, -chorionepitheliom, -zwischenzelltumor, Seminom.

Urografin®|-Test: Beurteilung der Nierenleistung im Rahmen der Ausscheidungsurographie mit Natriumamidotrizoat (o. ä. nephrotropen RKM: »Urografika«), indem 1 u. 2 Std. p. i. aus Harnmenge u. -dichte die sogen. **U.zahl** (»UZ«; = Produkt aus $^1/_{10}$ Stundenportion [in ml] u. Zehnerziffer des spezif. Gew.) errechnet wird. Beurteilung: 90 u. mehr = sehr gut, 70–90 = gut, 50–70 = herabgesetzt, 30–70 = schlecht. – Als weiterer Orientierungswert für die Nierenleistung dient die Kontrastdichte im Rö.bild.

Urographie: i. e. S. die ↑ Ausscheidungsurographie einschl. der Sonderformen ↑ Infusions- u. Doppeldosis-U. (mit Inj. der doppelten KM-Dosis, z. B. bei Adipositas, [senilen] Durchblutungsstörungen), s. a. Urotomographie; i. w. S. auch die retrograde ↑ Pyelographie u. Miktions-U.

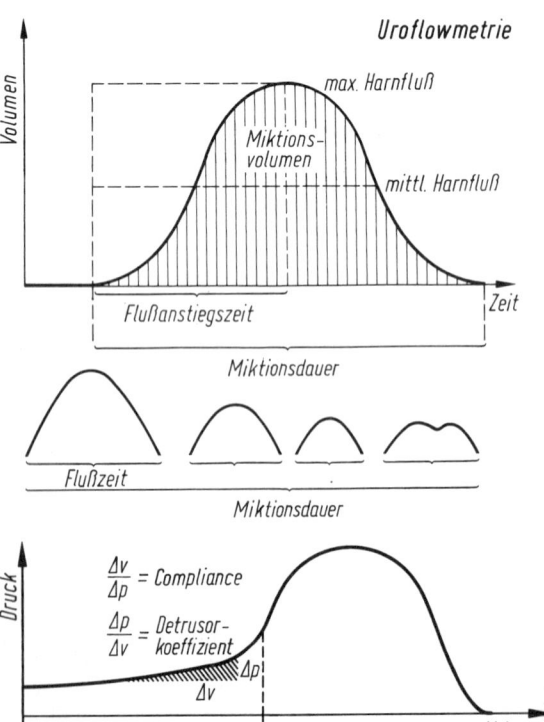

Uroflowmetrie

Urohämatin: ein ↗ Urochrom (1).

Urokan(in)säure, UCS: 4(5)-Imidazolakrylsäure; Histidin-Abbauprodukt; im menschl. Schweiß 4–16 mg% (bei afrikan. Negern bis 200 mg%); photoprotektiv (UV-Absorption). Wird durch **Urokanase** abgebaut zu L-4-Imidazolon-5-propionsäure, von deren 3 Abbauwegen der zu Formimino-THF$_4$ bei Folsäuremangel nur bis zur N-Forminino-glutaminsäure führt (im Harn nachweisbar).

Urokinase *WHO*: im Harn nachweisbare – u. hieraus isolierte – Fibrinokinase; ein direkt (unabhängig von Proaktivator) wirksamer Plasminogen-Aktivator, thermostabil, säureresistent, an BaSO u. Al(OH)$_3$ adsorbierbar. – **Urokinine**: im Harn vork. Kinine mit Kallidin- bzw. Bradykinin-art. Wirkung.

Urokoproporphyrie: die symptomat. Form der ↗ Porphyria cutanea tarda.

Urolagnie: als Masochismus oder Fetischismus eingestufte sexuelle Perversion mit Lusterzeugung durch Zusehen beim Urinieren oder durch Trinken, Schmecken oder Berühren des Urins der geliebten oder einer anderen Person.

Urolithiasis: Erkr. mit Bildung von ↗ Harnkonkrementen (»**Urolithe**«) in Niere u./oder ableitenden Harnwegen u. mit einer von Bildungsort, Steingröße u. -verhalten (stummer oder wandernder bzw. eingeklemmter Stein) u. Folgeerscheinungen (evtl. auch Grundleiden) abhäng., meist charakterist. Symptomatik (s. a. Nephrolithiasis, Harnleiter-, Blasenstein). Diagnose: Harnanalyse, Urographie, Zystoskopie, Ureterkatheterismus, evtl. Funktions- u. Stoffwechseluntersuchungen; s. a. Tab. »Harnsalze«, Abb. »Sediment«. Ther. (schnellstmögl. Beseitigung der infektionsfördernden u. nierenschädigenden Harnstauung!): medikamentös-diätetisch, Förderung des spontanen Steinabgangs (z. B. Trinkkur, Spasmolytika), instrumentelle Extraktion (ZEIS*, STAEHLER* Schlinge, DORMIA* Körbchen, elektrochirurg. Schlitzung des Harnleiterostiums) oder aber op. Entfernung: (Pyelo-)Nephrolithotomie, (Pol-)Resektion der Niere, evtl. nur entlastende Fistel, äußerstenfalls Nephrektomie; Ureterolithotomie (evtl. zuvor Nierenentlastung durch Ureterkatheterismus), bei Blasenstein Extraktion (Steinzange), Lithotripsie, -lapaxie, -tomie (v. a. Sectio alta), bei Harnröhrenstein Urethrotomia externa.

Urologie: Lehre von Bau u. Funktion des Harntraktes; als Teilgebiet der prakt. Medizin befaßt mit der Erforschung, Diganostik u. Ther. der Krankhtn. der Niere (z. T. in Konkurrenz mit der Nephrologie), der ableitenden Harnwege u. des männl. Genitale. – s. a. Facharzt für U. (»**Urologe**«).

Uroma*-Tommila* Test: (1951) *serol* Objektträger-Mikroflockungsreaktion auf Syphilis mit einem aus Weizenkeimlingen hergestellten Phosphatid (»Sitolipin«) statt Cardiolipin als AG.

Uromelanin: ein ↗ Urochrom (1).

Uromelie: (*gr* ura = Schwanz) *path* ↗ Sympus monopus.

Urometer, Harnspindel: Aräometer zur Bestg. des spez. Gew. des Harns; Meßbereich 1000–1040 (auch als Satz mit Maxima 1020, 1040 u. 1060). – **Uromukoide**: auf spezif. Serumprotein-Kombinationen zurückzuführende Eiweißkörper im Harn des Früh- oder Neugeb., ferner bei Nephropathien, Paraproteinämien, Anämien.

Uroncus: geschwulstförm. Harninfiltration (»**Urooedema**«) im Gewebe.

Uronephrose: ↗ Hydronephrose.

Uronsäure: aus Aldosen oxidativ entstehende Aldehydkarbonsäuren der allg. Formel HOOC-[C$_4$]-CHO; z. B. Gluk-, Mann-, Galakt-uronsäure; wicht. Bausteine der Proteoglykane u. a. Polysaccharide.

Uropathie: Sammelbegr. für nicht florid-entzündl. Erkrn. der Harnwege (ab Nierenkelch). – **Uropenie**: ↗ Oligurie.

Uropepsinogen: das – außer in den Magen – in geringen Mengen ins Blut abgegebene u. so im Harn ausgeschiedene Pepsinogen (das in saurem Milieu zum Uropepsin wird). – Quant. Bestg. anhand der Zeit zwischen HCl-Ansäuerung u. Gerinnung eines Milch-Azetatpuffer-Gemisches; verminderte Produktion bei Magen-Ca., gesteigerte bei pept. Ulkus, Hyperkortizismus, Streßreaktion, CUSHING* Syndrom.

Urophagen: bei Harnsäuregicht vork. Riesenzellen mit phagozytierten Uraten. – **urophane Substanzen**: nach Resorption unmetabolisiert mit dem Harn ausgeschiedene – u. daher u. a. für die renale Clearance bedeutsame – Substanzen (z. B. Inulin, PAH).

Urophobie: krankhafte Angst, im ungeeigneten Augenblick Wasser lassen zu müssen. – **Urophthise**: ↗ Urotuberkulose. – **Uropoese**: ↗ Harnbereitung. – **uropoetisches Organ**: die Niere.

Uroporphyrie: Sonderform der erythropoet. ↗ Porphyrie mit vermehrter renaler Ausscheidung von **Uroporphyrinogen** (= 1,3,5,7-Tetraessigsäure-2,4,6,8tetrapropionsäure-Porphyrinogen) u. des daraus gebildeten Uro- u. Koproporphyrin I (bis zu 720 μmol bzw. 0,6 g/24 Std.) infolge Fehlens der **Uroporphyrinogen-Kosynthetase**; s. a. Porphobilinogen, Porphyrinurie.

Uropsammus: ↗ Nierensand. – **Uropygealzyste**: ↗ Pilonidalzyste.

Urorhythmographie: Registrierung des ureteralen Harnausstoßes in die Blase. – **Urorosein**: ein bei best. Erkrn. (Niereninsuffizienz, Scharlach, konsumierende Krkhtn.) im Harn vork. Chromogen (Indol-Derivat, aus Tryptophanabbau?) das erst bei Zusatz konz. HCl eine kräftig rote Farbe annimmt. – **Urorrhö**: ↗ Enuresis.

Urosaccharometrie: Bestg. des Zuckergehalts im Harn.

Uroscheozele: ↗ Urozele. – **Uroschesis**: ↗ Harnsperre, Ischurie.

Urosepsis: von den Harnwegen ausgehende sept. Erkr.; unterschieden als asept. u. sept. Urotoxikose u. als eigentl. U. (»sept. Harnfieber«, d. h. als Septikämie mit frühzeit. Metastasierung, v. a. auch Lungeninfarkten. Permeation der Erreger spontan bei eitrig-phlegmonöser Entzündung oder aber nach schleimhautverletzendem instrumentellem Eingriff (z. B. TUR, Katheterismus, pyelorenale Op.). Neben »generalisierten« (bei Befall des ges. Harnapparates) auch lokalisierte Formen, z. B. als **einseit. renale U.** (= sept. Pyelonephritis); Komplikationen: Metastasen, Thrombophlebitis urinaria septica der Becken-

Uroskopie

venen (evtl. mit sek. Phlegmone), starke Kachexieneigung.

Uroskopie: 1) Harnschau. – 2) *röntg* Ausscheidungsurographie mit Durchleuchtungskontrollen (u. gezielten Aufnahmen). – **Urospasmie**: Neigung zu spast. Engstellung der ges. Harnwege, evtl. mit Tenesmen, Pollakisurie, Reflux; s. a. Pyelospasmie. Bei allg. Spasmophilie (↑ Uretero-Sp.), Durchblutungsstörung, nach Erfrierung.

Urostealith, Fettstein: wachsart. Harnkonkrement aus Lipoiden, wenig Kalk- u. Magnesiaseifen, Eiweiß; bei Störungen des Fettstoffwechsels. – **Urosympathin**: (P. Holtz) aus Harn isoliertes, bei essentieller Hypertonie u. körperl. Belastung vermehrtes Gemisch hypertensiver Amine (»Pressorstoff«; biol. Aktivität der 24-Std.-Menge entspr. ca. 2–3 mg Hydroxytyramin bzw. 100–150 µg Adrenalin).

Urothel: das Epithel der ableitenden Harnwege. – **Urothion**: S-halt., grün fluoreszierender Harnfarbstoff. – **Urothorax**: Harninfiltration der Brustwand, i. e. S. mit Eindringen von Harn in die Pleurahöhle, z. B. bei Harnwegsläsion mit retroperitonealer Ausbreitung, Zweihöhlenverletzung.

Urotomographie: *röntg* ↑ Urographie mit Schichtaufnahmen (etwa 5–10 Min. p. i.; evtl. Spätaufnahmen).

Urotoxikose: bei Harninfiltration durch Resorption von – zersetzten – Harnbestandteilen u. gift. Gewebszerfallsprodukten (»Urosepsis«) bedingte abakterielle Form der ↑ Urosepsis; mit bes. schwerem Verlauf bei sek. Infektion des Infiltrats (»sept. U.«) u. Ausbildung einer Urinphlegmone. – **Urotoxin**: ein – tierexperimentell quant. erfaßbares – tox. Prinzip im Harn.

urotrop: harnpflichtig, auf den Harn bzw. die Harnwege wirkend.

Urotuberkulose: die Tbk des Harntraktes (meist Teilerscheinung der Urogenital-Tbk). Beginnt im allg. mit miliaren Nierenparenchymherden (s. a. Nieren-Tbk; oft latent), von denen aus es dann lymphogen oder – nach Durchbruch im Papillen- oder Kelchnischenbereich – kanalikulär zur Ureter- u. Blasen-Tbk, evtl. auch zum kontralat. Nierenprozeß kommt; s. a. Genitaltuberkulose. Diagnose: außer übl. Tbk-Diagnostik Zystoskopie, Urographie. Ther.: Tuberkulostatika, evtl. Teil(z. B. Pol-)resektion der Niere, (Uretero-)Nephrektomie, Kavernendränage.

Uroxanthin(säure): ↑ Homogentisinsäure.

Urozele: Anschwellung des Hodensackes durch Harninfiltration. – **Urozytogramm**: das Ergebnis der zytol. Harn(sediment)untersuchung.

ursächlicher Zusammenhang: *path* der zwischen dem als auslösend geltenden Geschehen u. dem zu beurteilenden path. Zustand bestehende – evtl. durch Brückensympte. untermauerte – Zusammenhang.

Ursamenzelle: ↑ Spermatogonium.

Ursegment: *embryol* ↑ Somit. – **U.höhle**: Myozölom.

Ursol|farbstoffe: synthet. Farbstoffe auf der Basis aromatischer Diamine u. Aminophenole; bilden bei H_2O_2-Zusatz grau-braun-schwarze Pigmente. – Auf **U.allergie** (gegen die Farbstoffe bzw. deren Spaltprodukte) beruhen z. B. das Pelzfärberasthma (Allergene sind v. a. Chinondiimine u. deren Eiweißkomplexe), die **U.dermatitis** (Kontaktreaktion).

Ursprung: *anat* Muskelursprung (s. a. Insertions…); i. w. S. auch der Abgang eines Gefäßes oder Nervs.

Ursprungs|anomalie der Pulmonalarterie: Abgang der P. aus Aorta oder Truncus coeliacus; ferner Abgang der li. aus der re. Pulmonalis (Verlauf zwischen Ösophagus u. Trachea, mit Bronchuskompression). – Ähnlich eine U.anomalie der re. A. subclavia (s. a. Arteria lusoria). – **U.kegel**. *anat* kegelförm., tigroidfreie Ausladung der Nervenzelle am Abgang des Neuriten. – **U.kerne**: *anat* die ↑ Nuclei originis der Hirnnerven.

Urstandard, Master-Standard: die offiziell (z. B. in den USA durch die FDA) zum Standardpräp. erklärte Probe eines Antibiotikums, die dann zur Einstellung von Arbeitsstandards, zur Einheitendeklaration etc. dient; vgl. Referenzpräparat.

Urteilsschwäche: *psych* krankhaft (bei Schwachsinn, Demenz) beeinträchtigte Fähigkeit, den Denkvorgang bis zu einem richt. Urteil zu vollenden; führt zu verzerrter Beurteilung der Realität.

Urthalamus: ↑ Paläothalamus.

Urtica: 1) *derm* Quaddel: stecknadelkopf- bis handtellergroße, runde bis polyzykl., hellrosa bis weißl. beetart. Hauterhebung durch Ödem in Epidermis u. Korium; Primärefloreszenz (↑ Abb. »Effloreszenzen«, s. a. Urticaria) oder artifiziell durch i.c. Inj. (s. a. Quaddel…). – 2) *botan* Gattg. »Brennessel« [Urticaceae]; darunter U. dioica, die »große Br.« (mit Histamin, Ameisen- u. Essigsäure im Kraut).

Urticaria, **Urtikaria**, Nesselausschlag, -fieber, -sucht: häufigste Manifestation der allerg. Überempfindlichkeit von Haut u. Schleimhäuten (»Endo-U.«) als Sofortreaktion (Prausnitz*-Küstner* Reaktion in Form eines nach wenigen Min. bis 2 Tg. auftretn. tox.-allerg. Exanthems) auf exo- oder endogene Reize (auch psych.: »Emotions-U.«), d. h. auf tier. u. pflanzl. (z. B. in Seren, Sekreten; s. a. Cimicosis, Pediculosis) u. auf pathol. verändertes körpereigenes Eiweiß, auf Organextrakte, Arzneimittel, epidermale Gebilde (als Kontakt- u. Inhalationsallergene), Ekto- u. Endoparasiten, auch auf physikal. Reize wie Kälte (»U. e frigore«, »U. congelationis«), Licht (»U. solaris«), mechan. Einwirkung (»Druck-U.«, »U. mechanica«; auch als Dermographismus = **U. factitia**, **U. provocata**), Wärme (»U. e calore«) sowie auf reakt. Azetylcholin-Ausschüttung (»**U.cholinergica**; auch als Streßreaktion bei Überanstrengung etc., mit heft. Allg.reaktionen u. miliaren, z. T. auch Satellitenquaddeln). Typ. Effloreszenz ist die stecknadelkopf- bis überhandflächengroße (= **U. gigantea** = Quincke* Ödem) ↑ Urtica, seltener die Papel, evtl. mit Bläschen-, Blasenbildung (= **U. vesiculosa s. bullosa**), Diapedeseblutung (= **U. haemorrhagica**); einhergehend mit heft. Juckreiz, z. T. auch Allg.-reaktionen wie Fieber, Schüttelfrost, Kollaps, Schocksymptn., Diarrhö, mäß. Eosinophilie. Histol: v. a. im Stratum papillare u. unter dem Papillarkörper perikapilläres Ödem (eiweißreich) u. lymphozytäres Infiltrat. Außer bei Licht-U. ohne best. Lokalisation; evtl. nur einmalig; oft schnell verschwindend (»**U. evanida**«); auch häufig rezidivierend (v. a. bei wiederholtem Kontakt) u. dann evtl. mit anhaltender Knötchenbildung u. Pigmentation (»**U. perstans cum pigmentatione**«), evtl. Hyperkeratose u. Epidermishyperplasie (= U. perstans verrucosa Kreibich). Nach Anordnung etc. bezeichnet als **U. anularis**

(randständig fortschreitend), **U. figurata s. gyrata** (ketten- bis girlandenförmig), **U. conferta** (gruppiert), **U. multiformis, U. discreta** (schwach ausgeprägt), **U. porcellanea** (weißl. Quaddeln). – Diagnose: Anamnese, Allergentestung. Ther.: Antihistaminika, Kalzium i.v., evtl. Kortikoide; Prophylaxe durch Allergenkarenz, Desensibilisierung. – Auch obsol. Bez. für nicht-allerg. oder komplexe Hauterkrn. wie Lichen scrofulosorum, Prurigo nodularis, Harara-Dermatitis. – Als bes. Form die **U. pigmentosa (xanthelasmoidea)**, das NETTLESHIP* Sy.: (1869) gutart. chron. Retikulose mit reversibler Wucherung reifer Gewebsmastzellen (auch in Blutbildungsstätten) u. wiederholten urtikariellen Schüben (Handteller u. Fußsohlen frei); juvenile Form im frühen Säuglingsalter beginnend u. meist bis zur Pubertät abklingend, die seltenere adulte Form diskreter, aber hartnäckiger (retikuläre Hyperplasie, evtl. Übergang zu irreversibler Mastzellenretikulose). »Exanthem« fleckförmig (»Typ CAFAVY«), kleinknotig (»Typ TILBURY-FOX«) oder großknot.-xanthelasmoid (blaßbraun bis gelbrot, zentral dunkler oder mit pigmentiertem Randsaum); auch konfluierend oder als singuläres Mastozytom; ferner rel. u. absol. Lymphozytose, evtl. sek. Anämie, herabgesetzte Kapillarresistenz, verlängerte Gerinnungszeit; pos. Reibephänomen, pos. Toluidinblau-Test. Durch Antihistaminika nicht, jedoch durch 1%ige Procain-Lsg. zu verhindern.

urticatus: (lat.) mit Quaddelbildung einhergehend. – **urtikariell**: in Form einer Urtikaria. – **Urtikation: 1)** Schlagen mit Brennesseln als histor. Reizther. – **2)** Auftreten einer Urtikaria(-Symptomatik).

Uruma|-Virus: durch Moskitos übertragenes ARBO-Virus A, mit Mayaro- u. Semlikiwald-Viren eng antigen verwandt; Erreger des in Süd- u. Mittelamerika epidem., hochfieberhaften **U.-Dschungelfiebers** (heft. Kopfschmerzen, hohe Letalität).

Urwirbel: *embryol* ↑ Somit. – **U.säule**: ↑ Chorda dors.

Urzeugung: *biol* ↑ Abiogenese.

US: ↑ Ultraschall.

Usbekistan-Fieber: im Südwesten der UdSSR durch Zecken (Hyalomma) übertragene Virose (akutes hämorrhag. Fieber mit Symptn. an Haut u. Magen-Darmtrakt); Letalität um 30%.

U-Schiene: *chir* **1)** (v. BRUNN) aus Flanellstreifen u. Gipslonguetten gefertigte U-förm. Gipsschiene (vom Knie abwärts bds. am Unterschenkel entlang u. quer über die Fußsohle) zur Ruhigstellung einfacher Knöchelfrakturen; erlaubt Beuge- u. Streckbewegungen des Fußes, verhindert Pro- u. Supination. – **2)** U-förm. Metallschiene als Gehbügel für Unterschenkel-Fußgips.

Usher* Syndrom: (1914) erbl. Kombin. von angeb. Taubstummheit u. Retinitis pigmentosa (Visusverfall mit konzentr. Gesichtsfeldeinengung, Pigmentdegeneration der Netzhaut); evtl. psychomotor. Retardierung. Bei Hinzutreten von progr. Schwachsinn u. Ataxie: ↑ GRAEFE*-SJÖGREN* Syndrom.

U.S.I.-Box: Unfall-Schock-Infarkt-Box; Standard-Instrumentarium für einschläg. Notbehandlung.

Usninsäure: in Flechten (z. B. Usnea barbata) vork. Dibenzofuran-Derivat mit antibiot. Wirkung.

USP: United States Pharmacopoeia. – **USR-Test**: (PORTNOY u. GARSON) Unheated Serum Reagine Test; eine Syphilis-Seroreaktion.

Ustilago maydis, Maisbrand: auf Maispflanzen parasitierender Basidiomyzet. Enthält antibiot. Stoffe wie **Ustil(l)ag(in)säure** (thermolabil, wirksam gegen einige Pilze, Hefen u. grampos. Baktn.; = Ustizeanin B?), **Ustizeanin**. Genuß des verunreinigten Maises führt zu Ergotismus-ähnl. Intoxikation (»**Ustilagismus**«).

Ustin, Nornidulin: antibiot. Stoff aus Aspergillus ustus; wirksam (ebenso wie der Methyläther »Nidulin«) gegen gram-pos. u. Myokbaktn. – **ustus**: (lat.) gebrannt.

Ustvedt* Test: (zus. mit AANONSEN 1949) Intrakutantest zum Nachweis einer Mykobaktn.-Allergie bei Tbk; ausgeführt meist mit 1:20- bis 1:100-verdünnter inaktivierter BCG-Vakzine (0,1 ml). Auswertung: unspezif. Frühreaktion nach 24 Std. oder Spätreaktion nicht vor dem 15.–20. Tag = neg.; Frühreaktion mit Max. nach 48–72 Std. oder verzögerte Reaktion nach 48–72 Std. = pos.

usu noto, u. n.: *pharm* lat. Rezepturanweisung »zu bekanntem Gebrauch«.

Usur(a): *path* umschrieb. Gewebsverlust von der Oberfläche her, i. e. S. der durch erhöhte mechan. Beanspruchung (z. B. Abrasio der Zähne) oder durch chron. Druck eines – pulsierenden – Tumors (s. a. Knochenusur). – **fettige U.**: ↑ Atheromatose. – **usuriert**: mit Gewebsschwund i. S. der Usur.

Usus: (lat.) Gebrauch, Verwendung; z. B. *pharm* **U. cognitus**, u. c. (»bekannter Gebrauch«), **ad usum proprium** (»zum eigenen Gebrauch«).

ut aliquid fiat: (lat.) »damit etwas getan werde«.

ut dictum: (lat.) »wie mitgeteilt«, »nach Bericht«.

Uta: örtl. Bez. (Peru) für die mit Geschwürsbildung (»**Uta-Geschwür**«) einhergehende Südamerikan. Haut-Schleimhautleishmaniase; i. e. S. die – im Ggs. zur »Espundia« – von der Haut lymphogen auf Rachen- u. Mundschleimhaut übergreifende Form.

Uteralgie: ↑ Hysteralgie. – **Uteramin**: ↑ Tyramin.

uterin, Uterin...: die Gebärmutter (Uterus) betreffend; bzw. Wortteil »Gebärmutter« (s. a. Utero..., Uterus..., Hystero..., Metro...); z. B. **U.geräusch**, Strepitus uterinus: *geburtsh* um Mens IV in den Arterien des schwangeren Uterus auftret. Durchströmungsgeräusch (mit dem mütterl. Puls synchrones Schwirren); s. a. Plazentageräusch.

Uterinsegment: *geburtsh* Bez. für Teilabschnitte der Gebärmutter in der 2. Schwangerschaftshälfte u. während der Geburt: als **oberes U.** das Corpus uteri, als **unt. U.** die verlängerte u. erweiterte Zervix; Grenze zwischen beiden der inn. MM bzw. (sub partu) die BANDL* Furche.

uterinus: (lat.) zum Uterus gehörend, uterin.

Utero|embryokardiotonograph (Szirmai*): (1954) Gerät zur synchronen elektron. Registrierung (BRAUN* Röhre) der Uterustätigkeit u. der kindl. u. mütterl. Herztöne (evtl. EKG) während Schwangerschaft u. Geburt. – **U.graphie**: *röntg* ↑ Hysterographie.

Utero|pexie: *gyn* ↑ Hysteropexie. – **u.plazentare Apoplexie (Couvelaire*)**: s. u. Plazentarapoplexie. –

utero|renal

u.renaler Reflex: *geburtsh* (SPIEGELBERG 1878, SOPHIAN 1972) reflektor. Ischämie der Niere mit Parenchymschädigung als – für die Genese der Eklampsie postulierte – Folge einer Überdehnung des schwangeren Uterus (mit Reizung der gezerrten Wandgefäße u. -nerven) bei unzureichender Größenzunahme.

Utero|styptika, -tonika: *pharm* auf Uterusmuskulatur u. -gefäße einwirkende Mittel, v. a. Secale cornutum, Rhizoma Hydrastis canadensis. – **U.vaginalfistel, -kanal**: s. u. Fistula bzw. Canalis. – **U.vesikalfistel**: ∫ Blasen-Uterusfistel.

uterozervikal: Gebärmutter u. deren Zervix betreffend; z. B. der **u.** (= tiefe) **Sitz** der Plazenta.

Uterus *PNA*: die als Fruchthalter fungierende »Gebärmutter«, in Anteversio-Anteflexio-Stellung etwa in der Mitte des ♀ kleinen Beckens zwischen Harnblase u. Mastdarm (Haltevorrichtungen: Beckenboden, bds. Ligg. latum u. teres, Retinacula, M. rectouterinus); birnförm., muskelstarkes Hohlorgan (Länge 6–7 cm, Fundusbreite 4–5 cm, Zervixbreite 2–3 cm, Gew. 50–60 g), mit Tunicae serosa, muscularis u. mucosa (= Peri-, Myo- bzw. Endometrium); mit Facies vesicalis u. intestin. (gegen den vord. bzw. hint. DOUGLAS* Raum); unterteilt in Fundus, Corpus u. Cervix; im Cavum mit Mündungen der Eileiter u. des Canalis cervicis. Blutversorgung durch A. u. Vv. uterinae, nervöse Versorgung durch Plexus uterovagin. (mit FRANKENHÄUSER* Ganglion); s. a. Hystero..., Metro.... – Als bes. physiol. Formen der **U. gravidus**, der durch hormonale u. mechan. Stimulation während der Schwangerschaft parallel zum Wachstum der Frucht(kapsel) größer werdende U. mit sich »weitstellendem« Lumen [SELLHEIM] u. muskulärer Hypertrophie, aus dem kleinen Becken in die obere Bauchhöhle vordringend; falls durch fixierte Retroversioflexio an der Spontanaufrichtung gehindert (= U. g. incarceratus), Gefahr des – habituellen – Abortus; als **U. puerperalis** (in der Wochenbettperiode) noch vergrößert, wandverdickt u. vermehrt sezernierend (∫ Lochialfluß), erhöht entzündungsanfällig. – Mißbildungen (∫ Abb.): **U. arcuatus** als Vorstufe des U. bicornis, mit nur flach eingedelltem Fundus. – **U. bicameratus vetularum**: infolge seniler Gynatresie des inn. u. äuß. MM unterteiltes Cavum uteri mit 1 – durch gestautes Sekret ausgeweiteten – korporalen u. 1 zervikalen Abteilung. – **U. bicollis**: mit doppeltem Zervikalkanal; meist als U. bicornis bicollis. – **U. bicornis**: mit tiefer Fundusdepression, so daß ein li. u. ein re. Horn resultieren. Als symmetr. Formen der U. b. unicollis (Extremvariante des U. arcuatus; 2 Hörner, 1 Zervix) und bicollis (zusätzl. Septum bis zum äuß. MM), U. b. rudimentarius solidus (völl. Atresie des Kavum; s. a. MAYER*-ROKITANSKY*-KÜSTER* Sy.); asymmetr. mit 1 rudimentären Horn (völlig atretisch oder aber als Hämatometra). – **U. biforis** mit durch Septum zweigeteiltem äuß. MM. – **U. bilocularis s. septus duplex**: unvollständ. Vereinigung der bds. Uterusanlage, mit kompletter 2-Teilung des Cavum durch eine Scheidewand vom Fundus bis zum äuß. MM, evtl. mit 2geteilter Scheide (= U. b. cum vagina septa s. duplice); U. b. corporalis: U. subseptus (s. Abb.). – **U. bipartitus**: *path* Mißbildung mit 2-Teilung des Kavum bei gemeinsamer unt. Zervix (einschl. MM). – **U. duplex (separatus) s. didelphys** als vollständ. Doppelbildung mit selbständ. Einmündungen in die Scheide (evtl. in 2 Scheiden = U. d. cum vagina duplice); Folge völligen Ausbleibens der Vereinigung der MÜLLER* Gänge bzw. zusätzl. Weiterentwicklung des MÜLLER* Hügels zu 2 Scheiden; s. a. Laterokolpos, vgl. U. bicollis (= U. septus duplex). – **U. unicornis** mit Fehlen einer Korpushälfte infolge Nichtentwicklung des betr. MÜLLER* Ganges; bei unvollständ. Entwicklung: U. bicornis mit rudimentärem Nebenhorn. – **U. infantilis** ∫ U.hypoplasie. – **U. masculinus**: ∫ Utriculus prostaticus.

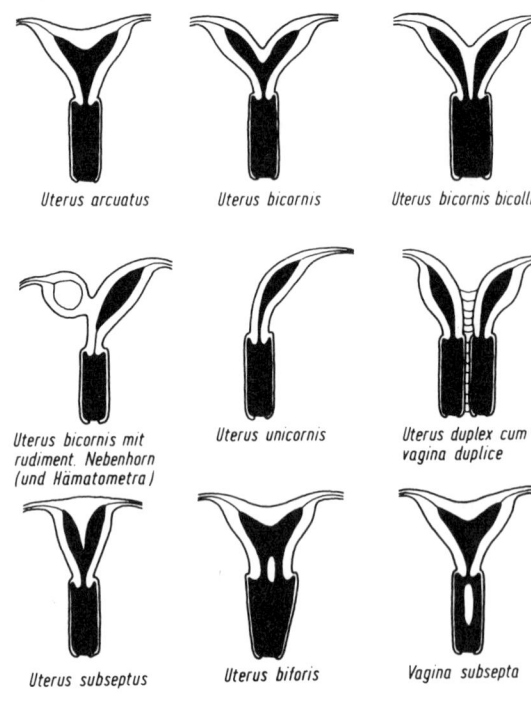

Uterus arcuatus   Uterus bicornis   Uterus bicornis bicollis

Uterus bicornis mit rudiment. Nebenhorn (und Hämatometra)   Uterus unicornis   Uterus duplex cum vagina duplice

Uterus subseptus   Uterus biforis   Vagina subsepta

Uterus|adenomyosis: ∫ Endometriose. – **U.amputation**: *gyn* op. Abtragung der Gebärmutter in Höhe des inn. MM unter Belassen der Zervix (= subtotale = supravaginale = suprazervikale U.amp.). Nur noch ausnahmsweise (z. B. zwecks rascher Op.beendigung) ausgeführt, da evtl. Ca.-Entwicklung in Restzervix. – **U.apoplexie**: ∫ Apoplexia uteri.

Uterus|atonie: *geburtsh* postpartale Kontraktionsschwäche bei unvollständ. oder – i. e. S. – vollständ. Entleerung (Plazenta komplett): Uterus weich, Fundus hochsteigend, rezidivierende aton. Nachblutung. Vork. v. a. nach Überdehnung (Hydramnion, Zwillingsschwangerschaft), op. Entbindung, langer Geburt bei Mißbildung, Wehenmittelmißbrauch; bei späteren Geburten oft erneut auftretend. – **U.atrophie**: Extremform der ∫ U.hypotrophie; i. e. S. die hormonal bedingte Rückbildung, physiol. im Senium (Altersinvolution; Sistieren der Ovarialfunktion) u. während des Stillens (∫ Laktationsinvolution); pathol. (vorzeitig; mit Störung des endometrialen Zyklus; z. T. erblich) bei hormonaler Störung (dienzephal-hypophysär, adrenal, thyreogen), als CHIARI*-FROMMEL* Syndrom (= **puerperale U.atrophie**), bei Kachexie u. schweren, v. a. chron. Infektionskrkhtn.

Uterus|ausräumung: *geburtsh* die postpartale digitale Lösung u. Entfernung einer Placenta ac- oder increta (nach Versagen des CREDÉ* Handgriffes in Narkose) bzw. die Beseitigung retinierter Plazentareste; auch die Abortausräumung. – **U.austastung**: *geburtsh* die unmittelbar post partum bei Verdacht auf Retention von Plazentaresten schonend auszuführende digitale A. der Uterushöhle (ggf. mit nachfolgender Ausräumung). – I. w. S. auch die – vorhergehende – U.sondierung.

Uterus|biopsie: B. von Gewebsproben aus Portio (bei Kolposkopie) oder Zervikalkanal oder zur Abrasionsmaterial. Entnahme entweder mit Spezialkürette (z. B. schmale Schlinge n. HERRERA, löffelartig mit voller stumpfer »Spitze« n. GENELL, Münchner Modell mit Fenster, gezähnt n. NOVAK); oder mit schneidendem oder stanzendem Zangeninstrument (Modellen n. SCHUBERT, FAURE, BERGER, GELLHORN, TISCHLER); s. a. Konisation, Portioabstrich. – **U.blutung**: Sammelbegr. für die physiol. u. pathol. Zyklusblutungen (Menstruation, Oligo-, Polymenorrhö, Metror-, Menorrhagie etc.) u. die während Schwangerschaft (↑ Abortus imminens usw.) u. Geburt (Lösungs-, Nach-, Riß- u. aton. Blutung, »Zeichnen«). – **U.bruch**: ↑ Hysterozele.

Uterus|deviation: *geburtsh* seitl. oder sagittales Abweichen der Gebärmutter von der Beckenlängsachse; z. B. Verlagerung des äuß. MM in Richtung Kreuzbein (= Retrodeviation). – **U.dilatator**: Bougie zum Aufdehnen des Zervikalkanals, z. B. HEGAR*, Laminariastift, DOLERIS* D.

Uterusexstirpation: abdominale oder vaginale op. Entfernung der ganzen Gebärmutter (»Totalexstirpation«, meist n. WERTHEIM, SCHAUTA-STOECKEL), evtl. einschl. der Adnexe; bei der erweiterten abdomin. Methode unter Mitentfernung von Parametrien, perizervikaler Faszie (»**extrafasziale U.**«) u. oberer Vagina (einschl. Weichteilmanschette); als »**intrafasziale U.**« (ALDRIDGE-RICHARDSON) unter Erhaltung der – gespaltenen – perizervikalen Faszie (Schonung des zervikalen Halteapparates; geringere Gefahr der Ureterläsion).

Uterus|faßzange: Zangeninstrument zur intraop. Fixierung der Gebärmutter. – **U.fibroid**: fibrös umgewandelte Endometriosis int. – **U.fibrom**: meist in Form des Uteruspolypen; ferner das intramurale Lymphangiozystofibrom mit zellreichen u. -armen Arealen (in letzteren oft endothelausgekleidete Hohlräume).

Uterus|gasbrand: *gyn* die v. a. in der Gravidität, bei stärkerer geburtstraumat. Läsion u. bei sept. Abort vork. Infektion des Uterus mit Gasbranderregern; klin.: Physiometra. – **U.gifte**: Substanzen mit Nebenwirkungen auf die Gebärmutter; z. B. bewirkt Adrenalin (beim Adaptationssyndrom) Endarterienüberfüllung u. dadurch retroplazentare Blutungen, evtl. auch Gefäßspasmen u. Fruchttod. – I. e. S. die lokal u. primär auf das Endometrium toxisch wirkenden Substanzen (z. B. Seifen-Lsg.), wie sie für »Spülungen« mit dem Ziel eines Abortes verwendet werden.

Uterus|hyperkinesie: »Metryperkinese«; z. B. 2–4 Kontraktionen/Min. während der präovulator. Phase, durch Fremdkörperreiz (z. B. IUP). – *geburtsh* ↑ Wehensturm. – **U.hypertrophie, -hyperplasie**: v. a. puerperal bei Multiparen, aber auch bei Nulliparen als zentrale neurohormonale Störung beobachtete Vermehrung (meist auch Größenzunahme) der Muskelelemente; klin.: Vergrößerung mit ausgeprägter Konsistenzzunahme (im Ggs. zum weichen U. bei der nur verzögerten Involution), verstärkte u. verlängerte Zyklusblutungen, unangenehmes Schweregefühl im Leib. – Ähnl. Vorgänge infolge chron. Hyperämie bei Retroflexio. – **U.hypoplasie**: »hypotropher« U., der seine infantile Form u. Struktur mehr oder weniger beibehält; klein (mit rel. langem Hals mit engem Kanal u. Enge des inn. u. äuß. MM), derb, in der Haltung starr u. übermäßig anteflektiert (aber auch fixierte Retroflexio). – Als Mißbildung (z. B. Uterus bicornis rudimentarius) auf einen Teil der U.anlage beschränkt.

Uterus|inversion: *geburtsh* ↑ Inversio uteri. – **U.involution**: entweder als Altersinvolution (**postmenopaus.** ↑ Involution; s. a. U.atrophie) oder als **postpartale** ↑ Involution (s. a. Laktationsinvolution), evtl. extrem (= Hyperinvolution, z. B. nach starker Geburtsblutung, Puerperalerkr.) oder verzögert (infolge neurohumoraler Regulationsstörung), v. a. bei nicht-stillender Wöchnerin (Uterus rel. groß, im Ggs. zur Hyperplasie aber weich; = Subinvolutio uteri puerperalis).

Uteruskarzinom: ↑ Kollum-, Korpuskarzinom. – **U.proben**: ↑ PAPANICOLAOU* Abstrich, SCHILLER* Jodprobe, BOLEN* Test, CHROBAK* Sondenversuch. – **U.zone**: die HEAD* Zonen S_2-S_4 (unt. Kreuzraute, Regiones analis, urogenit., glutea u. femoris post.), in denen bei Uterus-Ca. evtl. viszerokutane Sensationen auftreten.

Uterus|katheter: spez., meist leicht S-förmig gekrümmter Katheter für die U.spülung. – **U.kompression**: *geburtsh* blutstillendes u. wehenanregendes bimanuelles Zusammendrücken des U. bei aton. Nachblutung; z. B. nach HAMILTON, mit FRITSCH* Handgriff; ferner das einhänd. »Halten des U.« (ZANGEMEISTER); s. a. U.massage. – **U.konglutination**: (GUGGISBERG) Verklebung der Eihäute mit der Zervix mit Starrheit des äuß. MM unter der Geburt u. Ausbleiben der MM.öffnung trotz fortschreit. Zervixdilatation; Gefahr der Ruptur; Ther.: vorsicht. digitale Lösung der Verklebungen. – **U.konsistenz**: *geburtsh* die vom U.tonus u. vom Gewebsturgor abhäng. »Festigkeit« der Gebärmutter (einschl. Parametrien). – »Konsistenzwechsel« gilt als Frühschwangerschaftszeichen (s. a. HEGAR*, GAUSS*, PSCHYREMBEL* Zeichen). – **U.kürettement, -kürettage**: *gyn* ↑ Abrasio uteri (evtl. als Zervixkürettage); s. a. Strichkürettage.

Uterus|massage: 1) *gyn* ↑ BRANDT* Methode. – 2) *geburtsh* das »Anreiben« einer Wehe (zirkuläres Reiben, evtl. Beklopfen des Fundus) zwecks Stillung einer aton. Nachblutung bei vollständ. Plazenta; evtl. kombin. mit Kompression der Bauchaorta. – **U.mißbildungen**: s. u. Uterus, Gynatresie. Häuf. Urs. einer Sterilität; s. a. U.plastik.

Uterus|myom: *gyn* das runde bis unregelmäßig-knoll. Leiomyom (mit bindegeweb. Anteilen = Fibromyom; selten als Adenomyom) als häufigstes gutart. Neoplasma der Gebärmutter, in seiner Entwicklung an die Ovarialfunktionen gebunden (Vork. bevorzugt um die Menopause; nach Eintreten der hormonalen Ruhe schrumpfend); mit Kapsel aus Myometrium oder Myomgewebe. Meist multipel (= **U.myomatose**, »Uterus myomatosus«), mit graviditätsähnl. Hypertrophie auch des nicht befallenen Myometriums; auch als »Riesenmyom«. Evtl. erweichend durch Nekrose, Bildung kavernöser Bluträume (»Myoma cavernosum«), ödematöse Durchtränkung, Degeneration, eitr. bis putride Infektion etc. oder aber verhärtend durch Sklerose u. Kalkeinlagerung

Uterusmyom

(evtl. als »U.steine«); selten sarkomatös entartend (offenbar aber Ca.-Entwicklung begünstigend); s. a. Myoma. Unterschieden als Korpus-, Zervix- u. Portiomyen, als **subseröses** (evtl. intraligamentär, d. h. extraperitoneal ins Lig. latum vordringend; auch gestielt), **intramurales** u. – evtl. gestieltes – **submuköses U.m.** (v. a. bei letzterem Hypermenorrhö oder Menorrhagien, im Extremfall Dauerblutungen mit sek. Anämie u. Myokardschädigung). Weitere Sympte.: Miktions-, Defäkationsbeschwerden, evtl. chron. Obstipation, Hydronephrose (Ureterkompression), Ischialgien, kolikart. U.kontraktionen (evtl. »Geburt« eines submukösen Myoms); bei Kapselruptur (mit peritonealer Blutung, auch Prolaps zentraler Partien) oder Stieldrehung eines subserösen Myoms evtl. Schocksymptomatik u. akutes Abdomen. Ther.: medikamentös (Androgene, Gestagene, Sekale-Kur), Op. (Enukleation, Uterusexstirpation, evtl. supravaginale Amputation), Strahlenther. (Menolyse, mit konsekut. Schrumpfung der Knoten).

Uterus|perforation: digitale (bei Ausräumung von Plazentaresten), häufiger instrumentelle (Dilatator, Kürette; v. a. bei pathol. Wandveränderungen) Durchstoßung der Gebärmutterwandung. Kann bei asept. Vorgehen u. sofort. Erkennen (u. Zurückziehen des Instruments) komplikationslos heilen (Bettruhe, Eisblase auf Unterleib); erfordert, erst später bemerkt, Laparotomie u. op. Versorgung: bei kleiner Verletzung ohne Blasen- oder Darmläsion Übernähen u. Deckung mit Serosa der Nachbarschaft, bei ausgedehnter Korpuszerfetzung bzw. starker Blutung im Zervixbereich U.exstirpation u. ggf. Versorgung der verletzten Nachbarorgane. – **U.plastik**: *gyn* plast. Korrektur einer U.mißbildung zur Behebung der damit verbundenen Sterilität (v. a. Abortneigung); z. B. Abtragung eines Septums (z. B. STRASSMANN* Op.), Exstirpation eines rudimentären Nebenhorns. – I. w. S. auch U.eingriffe im Zusammenhang mit einer Sterilitätsop. an den Tuben.

Uterus|polyp: *gyn* polypöse Bildung des U.kavum; solitär oder multipel (»Polyposis uteri«), gestielt oder breitbasig, als 1) örtl. polypoide Endometriumhyperplasie (»funktionierend« oder »nicht-funktionierend«, d. h. mit sich zyklisch verändernder Mukosa bzw. als nur Östrogen-stimuliertes Gebilde, v. a. bei glandulär-zyst. Hyperplasie), 2) von der Basalis ausgehendes Adenom, 3) mehr diffus-papilläre Bildung (ebenfalls bei gl.-zyst. Hyperplasie). – **U.prolaps**: teilweiser bis vollständ. Vorfall der Gebärmutter aus der Schamspalte (= Prolapsus uteri partialis bzw. totalis) infolge Schwäche oder – v. a. geburtraumat. – Läsion von Beckenboden, Diaphragma pelvis u./oder Halteapparat (v. a. bei Multiparen) u. bei Retroversio-Flexio; unter Mitherabziehen von Harnblase u. Rektum (= Zysto- bzw. Rektozele) u. partieller bis totaler Inversion der Vagina, die das prolabierte Organ wie ein Bruchsack bedeckt (= Hysterovaginozele; s. a. Abb. »Descensus uteri«); der prolabierte Uterus ist ödemös, bindegewebig hypertrophiert, keratinisiert u. xerotisch; oft Dekubitalgeschwüre, bei Multiparen Elongatio cervicis; in den mitherabgezogenen DOUGLAS* Räumen evtl. Darmschlingen (= Hysteroenterozele). Ther.: ↑ U.reposition, Pessar, meist aber Op. (Fixation, v. a. bei Älteren Exstirpation, Kolpoperineoplastik).

Uterus|reposition: *gyn* Beseitigung einer intra- oder extraperitonealen Lageanomalie des U.; bei Prolaps im allg. unblutig als manuelle Aufrichtung mit anschließ. Pessarbehandlung (eingeleitet mit Probepessar), möglich oft erst nach Beseitigung der begleitenden chron. Stauung durch Beckenhochlagerung; sonst. Op. (↑ Hysteropexie). – **U.retroflexion, -retroposition**: etc.: s. u. Retroflexio, -positio etc.

Uterusruptur: *geburtsh* Einreißen der Gebärmutterwand im Zusammenhang mit der Wehentätigkeit, d. h. infolge Überdehnung des Geburtsschlauches (= Spontan- oder Überdehnungs-R.; nach vorangeh. Wehensturm, evtl. infolge Wehenmittelüberdosierung) bei Geburtshindernis oder -regelwidrigkeiten, übergroßem Kind, narb. Wandstarre, Neoplasma etc. oder aber durch geburtsh. Eingriff (= **traumat.** oder **violente U.**). Nur das Myometrium (= **inkomplette** oder **extraperitoneale U.**) oder aber alle Schichten betreffend (= **komplette U.**); meist am Korpus-Zervix-Übergang, evtl. im hint. Scheidengewölbe (= Kolpaporrhexis), je nach überwieg. Dehnungsrichtung quer (meist vorn, etwa im Verlauf des BANDL* Kontraktionsringes) oder längs (oft an der Kante zwischen Zervix u. Kontraktionsring), seltener an atyp. Stelle u. ohne vorher. Überdehnung (»**stille U.**«) infolge präexistenter Wandschwäche (bei Placenta increta, nach früherer gewaltsamer Plazentalösung nach Schnittentbindung, extensiver Kürettage, Metritis, bei Uterusmißbildung). Sympte.: progred. Schmerzen der Gebärenden, Druckschmerzhaftigkeit des unt. Uterinsegments u. der gespannten Ligg. teretia, Steigen des BANDL* Ringes, Krampfwehen, Pulsfrequenzanstieg; nach erfolgter Ruptur Schock. Ther.: schleunigste Entbindung u. Uterusexstirpation; bei inkompletter U. evtl. konservativ unter klin. Bedingungen.

Uterus|sarkom: *gyn* 1) Leiomyosarkom (= Wandsarkom; häufigste Form) mit Spindel- u. Riesenzellen; neigt zu hämato-lymphogener u. intraperitonealer Metastasierung; Prognose mit Mitosenzahl zunehmend schlecht (rel. gut bei entartetem Myom). – 2) das endometriale Sa., polypoid, im Zervixbereich botryoid (= maligner MÜLLER* Mischtumor); als heterologer Typ (mit im Uterus sonst nicht vork. Gewebselementen) der MÜLLER* Tumor; als rein homologe Typen Stroma-Sa. (polypoid, meist im Fundus, aus spindelförm. Elementen) u. Rhabdomyo-Sa., als gemischter Typ das Karzinosarkom (evtl. mit Muskel-, Knorpel- u. Knochen- neben den endometrialen Anteilen). – 3) selten Angiosarkom, maligne entart. Lymphom u. unklassifizierbares Sa. – Sympte.: schnelles Wachstum, Metrorrhagien, rasche Kachektisierung, Aszites. Ther.: radikale U.exstirpation, Nachbestrahlung; bei Inoperabilität nur Strahlenther.

Uterus|schleimhauthyperplasie: *gyn* abnorme Wachstumstendenz des Endometriums infolge prolong. Stimulation durch Östrogene (bei Follikelpersistenz, Östrogen-akt. Neoplasma, Medikation). Als homologe Typen (mit etwa organübl. Drüsen-Stroma-Relation) v. a. die glandulär-zyst. ↑ Hyperplasie (evtl. fortschreitend als adenomatöse Hyperplasie; Präkanzerose?), das Basalisadenom u. der ↑ U.polyp; als heterologe Formen die Stromahyperplasie (u. U. entartend zum Stroma-Sa.) u. das »klimakter. Übergangsendometrium« bei glandulärer Hyperplasie (mit Stromaschwund u. papillärer Wucherung i. S. der Adenombildung; gilt als Präkanzerose). – **U.senkung**: *gyn* ↑ Descensus uteri. – **U.sonde**: *gyn* Instrument mit metr. Skala zum Messen der

Uteruslänge u. -ausdehnung. Bei dir. Einführen (nach Zervixdilatation) Perforationsgefahr; wird umgangen durch Markieren der Länge am eingeführten HEGAR* Stift u. anschl. Messen am Stift.

Uterus|spasmus: *geburtsh* die »funktionelle Weichteilschwierigkeit« unter der Geburt (s. a. Tetanus uteri), die zur Umklammerung (als Schnürring) des vorangeh. Kindsteils am inn. MM (»Strictura uteri«) u. evtl. postpartal zur Plazentaretention führt. Bringt als Dauerkontraktion (»Tetanus uteri«) durch Kompression der Gefäße u. Störung der Plazentazirkulation Hypoxiegefahr für das Kind, führt als Hysterotrismus, d. h. Ausbleiben der Öffnung des äuß. MM, trotz weitgehender Dehnung des Zervikalkanals durch den vorangehenden Teil u. damit Unmöglichkeit der Retraktion des Weichteilschlauches zu extremer MM.dehnung (papierdünn, schmerzhaft; dabei Vagina geöffnet, Damm vorgewölbt, u. U. zur zervikalen Ruptur durch die Preßwehen; vgl. U.konglutination. – **U.synechie:** teilweises bis vollständ. Miteinanderverwachsen der Wände des U.kavum; z. B. nach Kürettage post partum, bei Endometrium-Tbk. – vgl. U.konglutination. – **U.stein:** s. u. U.myom.

Uterus|tamponade: feste T. des U.kavum – mit antisept. – Verbandgaze (z. B. nach DUEHRSEN) als Notmaßnahme (für Kliniktransport) bei unstillbarer Blutung bei Zervixriß; meist kombin. mit fester Scheidentamponade, fixiert durch T-Binde; evtl. zusätzl. Aortenkompression. – **U.thermographie:** thermograph. Tumordiagnostik mit UR-Kleinstkamera im U.kavum. – **U.tonus:** *geburtsh* der Spannungszustand des Myometriums als wesentl. Faktor der U.konsistenz; v. a. in der Frühgravidität wechselnd (»Konsistenzwechsel«); gesteigert rhythmisch während der Wehen, nach Ausstoßung der Nachgeburt als Dauertonus; diffus oder örtlich vermehrt bei ∫ U.spasmus. – Fehlender Tonus: Metroparalyse; s. a. U.atonie. – **U.torsion:** Drehung der Gebärmutter um ihre Längsachse, z. B. bei großem Myom. – **U.trismus:** s. u. U.spasmus. – **U.tumoren:** ∫ Kollum- u. Korpuskarzinom, U.myom, -polyp, -sarkom. – **U.tympanie:** *gyn* s. u. Physometra.

Uterus|vorfall: ∫ U.prolaps. – **U.zeichen:** *geburtsh* 1) die am U. erkennbaren Schwangerschaftszeichen: Vergrößerung, Auflockerung, Konsistenzwechsel, Form u. Größe ändernde Kontraktionen (∫ AHLFELD* Zeichen); ferner die ∫ HOLZAPFEL*, NOBLE*, OSIANDER*, PINARD*, PISKATSCHEK* PSCHYREMBEL* Zeichen. – 2) Lösungszeichen n. ∫ SCHRÖDER.

Utilisation: *biochem* die Ausnutzung eines Substrats im intermediären Stoffwechsel, z. B. von O_2 u. ATP durch die Muskelzelle (s. a. Sauerstoffausnutzung). – **Utilisationsinsuffizienz** i. S. der zytotox. Anoxie z. B. als Zyankali-Effekt; einschläg. Störungen im Myokard bzw. seinen Mitochondrien (experimentell induzierbar durch Co- u. Ni-Ionen; ferner als Folge der Medikation von Barbituraten, β-Rezeptorenblockern) sind wesentl. Pathomechanismus bestimmter Kardiopathien.

UTP: ∫ Uridintriphosphat.

utricularis, utrikulär: (lat.) den Utriculus (labyrinthi) betreffend; schlauchförmig. – **Utriculits:** Entzündung des Utriculus prostaticus; mit Sympln. der Prostatitis. – **Utriculus** *PNA:* das größere, schlauchförm. der bd. Vorhofbläschen des häut. Labyrinths als Basis der 3 häut. Bogengänge; im Bereich der Macula mit Sinnesepithel (s. a. Statoconia). – **U. prostaticus** *PNA:* nur einige mm langer Schlauch mitten im Colliculus seminalis zwischen den Ductus ejaculatorii; Überrest der verschmolzenen unt. Enden der MÜLLER* Gänge.

Utrikulus|divertikel: angeb., aus einer Fehlfusion der unt. Enden der MÜLLER* Gänge result. Aussackung hinter der Urethra; führt u. U. zu Harnentleerungsstörung. – **U.zyste:** *urol* Retentionszyste im Utriculus prostaticus; bewirkt u. U. (v. a. beim Neugeb.) Verlegung des Sinus prostaticus u. Harnverhaltung.

Utter* Reaktion: die von der Pyruvat-dekarboxylase (v. a. in Lebermitochondrien) bewirkte Bildung von Pyruvat oder Oxalazetat zur zusätzl. (»anaplerot.« = nachfüllenden) Versorgung des Trikarbonsäure-Zyklus. – **U.*-Kurahashi* Enzym:** ∫ Oxalazetat-dekarboxylase.

UV: ∫ Ultraviolett. – **Uvalgie:** (lat. uvidus = befeuchtet) vom Zahnfleisch ausgehende Schmerzen.

Uvea: Tunica vasculosa bulbi, die »mittlere Augenhaut« (Choroidea + Corpus ciliare + Iris). – **U.kolobom(-Syndrom):** aus einer Verschlußstörung der fetalen Augenbecherspalte hervorgegangene Spaltbildungen der U.: Iris-, Choroidea-, Makula-, Sehnervenkolobom. – **uveal(is):** die Uvea betreffend.

Uveitis: *opth* Entzündung der Uvea; als **U. ant.** (= Iritis, Iridozyklitis) oder **U. post.** (überwiegend an Choroidea einschl. Glaskörper). Chron. Formen (»periphere U.«) [SCHEPENS] = chron. Zyklitis v. a. bei Allg.erkrn. wie Tbk, BOECK* Sarkoidose, Rheuma.

uveo...: Wortteil »Uvea«; z. B. **U.enzephalitis** (∫ HARADA* Syndrom), **u.-kutaneo-enzephales** oder **-meningeales Syndrom** (∫ VOGT*-KOYANAGI* Sy.), **U.parotitis** (∫ HEERFORDT*-MYLIUS* Sy.; vgl. Febris uveoparotidea), **u.-arthro-chondrales Syndrom** (C. A. HILDING 1952) systemhafte (erbl.?) Dysplasie des Mesenchyms mit chron. Uveitis (plast. Iridozyklitis, Glaskörperschwarten, sek. Amotio retinae, komplizierte Katarakt, Sekundärglaukom) u. Knorpeldys- oder -atrophie an Ohrmuschel, Rippen (abnorme Beweglichkeit des Brustbeins) u. Gelenken (Überstreckbarkeit, Luxationsneigung).

Uviol|glas®: Barium-Phosphat-Chrom-Glas mit erhöhter UV-Durchlässigkeit (bis 320 nm). – **U.milch:** durch UV-Bestrahlung (mittels U.®-Lampe, einer Hg-Entladungslampe) mit Vit. D. angereicherte Milch.

UVNG: Unfallversicherungsneuregelungsgesetz.

UV-Strahlen: ultraviolette Strahlen.

UVS: UV-SCHIFF*-Reaktion.

Uvula: (lat. = kleine Weinbeere) 1) *PNA* das am hint. Rand des weichen Gaumens etwa median herabhängende »Zäpfchen« aus quergestreifter Muskulatur, bedeckt mit Mund- bzw. Nasenschleimhaut. – **U. bifida:** ∫ Uvulaspalte; s. a. Uvula..., Kio.... – 2) **U. vermis** *PNA:* der zapfenförm. Teil des Kleinhirnwurms an der Unterseite zwischen den Tonsillen. – 3) **U. vesicae (urinariae)** *PNA:* beim ♂ der hinter dem Ostium urethrae int. vom Prostatamittellappen aufgeworfene Längswulst der Harnblasenschleimhaut, in den das Trigonum vesicae ausläuft; vgl. HEISS* Bündel.

Uvula|hämatom: Bluterguß im Gaumenzäpfchen; oft bei apoplektiformer Gaumensegelblutung. – **U.ödem:**

Uvula|spalte

Ödem des Gaumenzäpfchens, z. B. bei Pharyngitis, progred. Larynxödem; klin.: Fremdkörpergefühl, Schluckbeschwerden. – **U.spalte**, Uvula bifida s. fissa: Hemmungsmißbildung des Gaumenzäpfchens mit medianem Längsdefekt (bis zur Schwalbenschwanzform); Minimalvariante der Gaumenspalte.

Uvulo|ptose: abnorme Länge oder Tiefstand des Zäpfchens (z. B. bei Gaumensegellähmung). – **U.tomie**: Inzision des Gaumenzäpfchens; i. e. S. die **Uvulektomie** (/ Kiotomie).

U-Welle, U-Zacke: *kard* im EKG die inkonstante – in II u. V_{1-2} aber fast stets nachweisbare – breite, niedr. (ca. 0,2 Sek.; < 0,05 mV) Welle 0,02 bis 0,04 Sek. nach der T-Zacke (s. a. T-U-Verschmelzung); gedeutet als das der schnellen Repolarisation folgende Nachpotential (aber auch als Dehnungspotential der frühen Füllungsphase). Betont pos. beim Vagotoniker, Sportler, älteren Menschen (v. a. nach Belastung), bei Dystrophie-Syndrom, Hypokaliämie, Digitalis-, Adrenalin-Medikation, Erkr. der Aortenwurzel; negativ gelegentl. bei hochgrad. Hypertonie, Linkshypertrophie, Myokardinfarkt; Fehlen bislang ohne Krankheitswert.

Uyemura* Syndrom: / Fundus albipunctatus cum hemeralopia.

UZ: 1) *gyn* / Umwandlungszone. – **2)** *kard* / Umformungszeit. – **3)** *physik* / Ultrazentrifuge. – **4)** / Urografinzahl.

Uzara-Wurzel: Wurzeldroge aus Gomphocarpus-Spezies (insbes. G. fructicosus) u. Xysmalobium undulatum; enthält Cardenolid-Glykoside mit dem Aglukon **Uzarigenin** (weniger herzwirksames Digitoxigenin-Stereoisomeres), v. a. **Uzarosid, Uzaren, Uzarin**.

U-Zellen: (BAUCHINGER 1966) *zytol* Zellen mit unspezif., nicht auf einer strukturellen Diskontinuität beruhenden Abnormitäten, z. B. mit achromat. Lücken (»gaps«), terminalen Assoziationen von telozentr. oder Satelliten-Chromosomen, pyknot. Veränderungen. – vgl. S-Zellen.

V

V: Kurzzeichen für *chem* Vanadium; *physik* Volt, Volumen (V); *anat* Vene; *physiol* Atemvolumen, Totraum (V_D = anat. T., V_T = Gesamt-T., V_{TA} = alveolärer T.; V_{alv} = alveoläre Belüftung); *ophth* Visus; *bakt* Vibrio, Vi-Antigen; *pharm* Vitrum, Vinum; *serol* Antigen V; *kard* unipolare Brustwandableitung n. WILSON. – **v**: *anat* vena, ventral; *physiol* venös (z. B. a.-v. = arteriovenös), ventrikulär (z. B. av. = atrioventrikulär).

v.a.: *pharm* vitrum album, vitrum allatum.

de Vaal*-Seynhaeve* Syndrom: retikuläre ⌐ Dysgenesie.

Vabra* Aspiration: *gyn* Aspirationsbiopsie des Endometriums; Gewebsentnahme mit Einmalgerät.

VAC: *virol* s. u. Virusklassifkation.

Vacarro* Reaktion: (1949) Modifik. der SPICCA* Syphilis-Schnellreaktion durch Stehenlassen der Komplementbindung (20 Min. bei 5°; 10 Min. bei 37°) vor Zugabe des hämolyt. Systems.

Vaccen-, Vakzensäure: ungesätt. C_{18}-Fettsäure (Palmitolein-Gruppe) in pflanzl. u. tier. Fetten, tier. Seren u. Geweben, Baktn.

Vaccina: ⌐ Vaccinia (insbes. 2 u. 4).

vaccinalis: (lat.) die (Pockenschutz-)Impfung bzw. die Impfpustel betreffend. – **vaccinatus**: (pocken)geimpft, durch Pockenimpfung verursacht.

Vaccinella: ⌐ Vaccinia abortiva.

Vaccin(i)a, Vaccine: (lat.) **1)** ⌐ Kuhpocken. – **2)** Vakzine (⌐ Impfstoff, Pockenvakzine). – **3)** ⌐ Vaccinia-Untergruppe. – **4)** die milde verlaufende Krankh. mit nur lokaler (= Impfpustel), i. w. S. auch mit allg. Reaktionen nach Impfung mit einer Vaccinia-Virus (»**V. variolae**«) enthaltenden Lymphe (⌐ Pockenschutzimpfung). Bes. Formen: **V. abortiva** (= Vaccinella = Vaccinoid als ganz auf die Impfstelle beschränkte, mildeste Reaktion, v. a. bei Wiedergeimpften mit noch hoher Immunität in Form eines Knötchens: **V. atrophica**, »Steinpocken«), **V. bullosa** (Blasenbildung als starke örtl. Reaktion bei Erstimpflingen), **V. gangraenosa s. necroticans s. progressiva** (⌐ Impfgangrän; bei peripherem Sichausbreiten als **V. serpiginosa**), **V. generalisata** (knötchen- oder bläschenförm., meist narbenlos heilende Effloreszenzen als hämatogene Impfkomplikation am 9.–13. Tag u. Allg.reaktion wie bei milden Pocken; vgl. Ekzema vaccinatum), **V. herpetica** (⌐ Nebenpocken), **V. inoculata** (Impfreaktion eines anderen nach dir. Übertragung des Virus aus der Pustel eines Pockengeimpften), **V. secundaria s. translata** (»Sekundärvakzine« durch dir. Übertragung von der Impfpustel in Hautläsionen des Impflings; v. a. Anal- u. Genitalregion), **V. ulcerosa** (⌐ Impfulkus); ferner **Vaccine rouge** (rötl. Papel [»vakzinales Pseudokeloid«] anstelle der normalen Impfpustel oder aber als Nebenpocke = Paravaccinia).

Vaccinia|-Antigene: s. u. Vaccinia-Virus; i. e. S. das aus inaktivierten V.-Viren (Gewebekultur) gewonnene AG-Präp. zur Erzielung einer kurzdauernden Immunität durch Bildung humoraler (nicht aber zellständ.) AK; Anw. v. a. zur prophylakt. Vorimpfung überalterter Erstimpflinge (Abschwächung der normalen Impfreaktion, Prophylaxe postvakzinaler Enzephalitis). – **V.-Antikörper**: gegen das V.-Viurs (u. weitere Viren der Pocken-Gruppe) gerichtete AK. Nachweis: Virusneutralisations- (14 Tage p. i.), Präzipitations-, Hämagglutinationshemmtest, KBR.

Vaccinia|-Immunglobulin, Immunoglobulinum humanum antivaccinium EP: aus Plasma Pockenimmunisierter hergestellte Ig-Präparation mit neutralisierenden ⌐ V.-Antikörpern; zur Prophylaxe u. Ther. von Impfkomplikationen. – **V.-Untergruppe**: U. der ⌐ Pockenviren; mit den Erregern von Vaccinia, Kuh-, Kaninchen-, Affenpocken, Ektromelie, Variola major u. minor. – **V.-Virus**, Vaccinia variolae, Poxvirus officinalis: das zur Pockenschutzimpfung verw., in der Natur nicht vork. »Vakzinevirus« der V.-Untergruppe, mit enger antigener Verwandtschaft zum Variola- u. Kuhpocken-Virus (Kreuzimmunität), sehr geringer Pathogenität für Menschen (⌐ Vaccinia [4]); wahrsch. durch Mensch-Mensch-, Mensch-Tier- u. Tier-Tier-Passagen mutiertes Pocken- oder Kuhpockenvirus (oder Rekombinationsform aus beiden; erste Mensch-Mensch-Passage durch JENNER 1798 nach Impfung eines Kindes mit originären Kuhpocken). Großes, quaderförm. DNS-Virus mit ätherresistenter Hülle, helikalem Kapsid, 15–25 hitzelabilen u. -stabilen AG (darunter nur eines, das neutralisierende AK bewirkt; ein sogen. NP [»Nukleoprotein«]-AG präzipitiert Immunseren der ges. Pocken-Gruppe); lyophilisiert unbegrenzt haltbar; züchtbar in Gewebekultur u. als Tierpassage (zur Herstg. von Pockenlymphe v. a. Kälber). Für Impfstoff geeignet die mehr dermatotropen Stämme, z. B. der vom Lister-Institut Elstree/England verw. »Lister-Stamm« (auch: »Liverpool-«, »Nigeria-Stamm«).

Vaccinium myrtillus: »Heidel-«, »Blaubeere« [Ericaceae]; Anw. finden die Blätter (Flavone, Gerbstoffe; bis 1,5% Arbutin, Querzetin etc.) als Antidiarrhoikum, Diuretikum u. Karminativum, die Früchte (»Fructus s. Baccae Myrtilli«; organ. Säuren, KH, Gerbstoffe, Vit. C etc.) als Antidiarrhoikum.

Vaccinoid: ⌐ Vaccinia abortiva. – **Vaccinola**: kleine ⌐ Nebenpocke.

Vacher* Operation (LOUIS V., 1852–1929, Ophthalmologe, Orléans): op. Entfernung der Augenlinse mit

Vacuolating agent

bogenförm. Bindehaut-Lappenschnitt (ohne Verlust von Glaskörpersubstanz).

Vacuolating agent: (HILLEMAN) das SM_{40}-Virus (s. u. SV-Virus).

vacuus: (lat.) leer; s. a. Evakuation, Vakuum.

Vaduzer Hand: *orthop* s. u. Elektroprothese.

Västerbotten-Anomalie: *hämat* die in Nordschweden beobachtete Erythroreticulosis hereditaria benigna (s. a. WOLFF*-v.HOFE* Anomalie).

Vagabunden...: ↑ Vaganten....

vagal(is): den N. vagus betreffend; z. B. **v. Denervierung** (↑ Vagotomie).

vagant: *derm* umherziehend.

Vaganten|diabetes: ↑ Hungerdiabetes. – **V.haut**, Vagabundenhaut, Cutis vagantium: aufgrund einer Epizoonose zerkratze Haut mit Ulzera, Pyodermie, depigmentierten Närbchen u. Hyperpigmentation (s. a. Läusemelanodermie).

Vagektomie: s. u. Vagotomie.

Vagina: (lat.) Scheide; i. e. S. *(PNA)* die weibl. Scheide (= **V. muliebris**, Kolpos), das etwa 10 cm lange, eine Muskelschicht aufweisende, sehr dehnbare, sagittal abgeplattete Rohr (zwischen Rektum u. Harnblase bzw. -röhre), das proximal mit seiner Fornix die Cervix uteri umfaßt u. distal – vom M. levator ani umgeben – im Vestibulum vaginae endet (vor der Defloration durch das Hymen abgeschlossen). Die auskleidende ↑ Tunica mucosa verändert sich periodisch (s. u. Vaginalzyklus); im Klimakterium Alterungsvorgänge mit Gefäßklerose, Lumgeneinengung u. Elastizitätsverlust. Blutversorgung aus Aa. uterina, vesicalis u. haemorrhoidales, Innervation durch N. pudendus u. Plexus hypogastricus. – *embryol* Entwicklung aus der epithelialen Vaginalplatte (Verbindung zwischen Sinus urogenit. u. MÜLLER* Gängen), wahrsch. unter Beteiligung der Sinus bulbi (nach der klass. Lehre aber aus dem unt. Teil der MÜLLER* Gänge). Anomalien (s. a. Abb. »Uterus«): **V. duplex** (s. u. Laterokolpos), **V. septa** (mit unvollständ. [= **V. subsepta**] oder vollständ. mediansagittaler Septierung; u. U. Kohabitations- oder Geburtshindernis), **V. solida** (lumenlos; Form der ↑ Gynatresie). – **künstl. V.**: s. u. Kolpoplastik. – s. a. Kolp....

Vagina bulbi *PNA*, TENON* Kapsel: die bindegeweb. Gleitscheide zwischen Augapfel (bzw. Spatium intervaginale) u. Orbitafett; am Optikus-Eintritt mit der Sklera verwachsen, vorn unter der Konjunktiva endend. – **V. carotica** *PNA*: mit der Lamina praetrach. zusammenhängende bindegeweb. Hülle um den Gefäß-Nervenstrang des Halses (A. carotis, V. jugul., N. vagus). – **V. externa nervi optici** *PNA*: die Durascheide des Sehnervs vom Orbitadurchtritt bis zum Bulbus oculi. – **Vaginae fibrosae digitorum** *PNA*: die bindegeweb. Verstärkungszüge der Flexorensehnenscheiden an der Palmar- bzw. Plantarseite der Finger u. Zehen; mit Pars anularis u. P. cruciformis. – **V. fibrosa tendinis** *PNA*: das dünne, fibröse äuß. Blatt der Sehnenscheide. – **V. interna nervi optici** *PNA*: die Pia- u. Arachnoideascheide des Sehnervs vom Orbitadurchtritt bis zum Bulbus. – **V. musculi recti abdominis** *PNA*: die von den Aponeurosen der platten Bauchmuskeln gebildete fibröse »Rektusscheide«, mit Lamina post. u. ant. u. Linea arcuata. – **V. processus styloidei** *PNA*: die knöcherne Halbrinne der Pars tympanica des Schläfenbeins für den Griffelfortsatz. – **V. synovialis tendinis** *PNA*: das inn., mit der Sehne verbundene Blatt der Sehnenscheide, von der äuß. V. fibrosa durch die Synovia getrennt (»Synovialscheide«). – Auch Bez. für die ganze Sehnenscheide; z. B. **V. sy. comm. mm. flexorum** (in der Hohlhand für die langen Fingerbeuger, mit Fortsetzung auf den Kleinfinger, während die an II–IV u. die für den langen Daumenbeuger isoliert ausgebildet sind; s.a. V-Phlegmone), **V. sy. intertubercul.** (Fortsatz der Schultergelenkskapsel bis zum dist. Ende des Sulcus interterc.; für die Sehne des langen Bizepskopfes) sowie **V. tendinum** mm. abductoris longi et extensoris brevis pollicis, V. t. mm. extensorum carpi radialium, V. tendinis m. extensoris carpi ulnaris, V. t. m. extensoris digiti minimi, V. t. mm. extensorum digitorum et ext. indicis, V. t. extensoris pollicis longi (im 1. bzw. 2. bzw. 6. bzw. 5. bzw. 4. bzw. 3. Fach des Retinaculum extensorum am Handrücken), V. t. m. flexoris pollicis longi (vom Daumenendglied bis über den Karpalkanal).

Vaginaefixatio: *gyn* ↑ Kolpohysteropexie.

vaginal(is): die (weibl.) Scheide betreffend; z. B. die **v. Funktionszytologie** (↑ Kolpozytodiagnostik), **v. Kaiserschnitt** (↑ Sectio caesarea vaginalis), **v. Untersuchung**: palpator. Feststellung von Form, Größe, Verschieblichkeit u. Schmerzhaftigkeit der Organe des ♀ kleinen Beckens mit 1 oder 2 Fingern der in die Scheide eingeführten (»inn.«) Hand, während die andere (»äuß.«) Hand auf der Bauchdecke als Gegenpart fungiert; bei operations- oder altersbedingt verkürzter u. atroph. Scheide evtl. als **rektovaginale U.** (1 Finger im Rektum, ein 2. zugleich in der Vagina); bei gynäkol. Diagnostik meist durch Spekuluminspektion u. Kolposkopie ergänzt. – s. a. Vaginal...

Vaginal...: Wortteil »(weibl.) Scheide« (s. a. Vagino..., Kolpo...., Scheiden...); z. B. **V.abort** (vagin. ↑ Abortus), **V.faszie** (Membrana ext. vaginae, sogen. Scheidenadventita), **V.fixatur** (↑ Kolpohysteropexie), **V.hernie** (↑ Hernia vaginalis).

Vaginalitis: ↑ Periorchitis.

Vaginal|karzinom: *gyn* von der hint. Scheidenwand ausgeh. prim. Plattenepithel-Ca. (Carcinoma solidum, Kankroid; Häufigkeitsmax. um das 55. Lj.); klin.: meist unverschiebl. Solitärknoten, evtl. exulzerierend, mit hartem, aufgeworfenem Rand, seltener subepithelial-infiltrierend (starres Scheidenrohr), zunächst ohne subj. Sympte., später blut. Fluor u./oder Blutung; Abklatsch-, lymphogene, selten hämatogene Fernmetastasen. Diagnose: Zellabstrich, Probeexzision. Stadien: I) auf Vagina beschränkt, II) übergreifend auf Parakolpium, Portio, Parametrium, III) auf Beckenwand, IV) auf Blase u. Rektum, Fernmetastasen. – Auch sek. Formen als fortschreit. Kollum- oder Vulva-Ca. sowie als Metastase. – Ther.: Op. SCHAUTA; etwa 10% Heilung) u./oder Strahlenther. (ca. 30% Heilung). – **V.krise**: s. u. Genitalkrise. – **V.kugeln**: *pharm* ↑ Globuli vaginales.

Vaginal|portio: ↑ Portio vaginalis. – **V.prolaps**: ↑ Scheidenprolaps, s. a. Uterusprolaps. – **V.smear**: s. u. Scheidenabstrich. – **V.sekret**: ↑ Scheidentranssudat. – **V.stein**: kalkinkrustierter Fremdkörper oder durchgebrochener Kotstein in der weibl. Scheide. – **V.stenose**: Verengung der weibl. Scheide; als Hemmungsmißbildung im oberen Drittel oder im Hymenbereich (= inkomplette V.atresie); als narb. Stenose (posttraumat., postop.) an belieb. Stelle.

Vaginal|zyklus: die mit dem Genitalzyklus ablaufenden Veränderungen der V.schleimhaut: durch die natürl. Östrogene Aufbau des Scheidenepithels bis zur Oberflächen-, durch die Gestagene nur bis zur Intermediärzellschicht. Höchste Östrogenwirkung (mit hohem Karyopyknose-Index u. Glykogengehalt) in der präovulator., niedrigste (Glykogenfreisetzung aus dem zerfallenden Epithel) in der postovulator. Phase (mit Massenabschilferung u. Fältelung); s. a. zytohormonale Funktionsdiagnostik. – **V.zytologie**: ↑ Kolpozytodiagnostik.

Vaginismus: durch Reizung des Scheideneingangs bei Einführen des Penis (oder eines Fingers oder Instrumentes) ausgelöster schmerzhafter Vaginalspasmus mit Kontraktion auch des M. bulbospongiosus, der Beckenbodenmuskulatur u. Oberschenkeladduktoren, so daß die Immissio penis unmöglich wird und später – bei Verkrampfung der vord. Levator-ani-Teile (= **oberer V.**) – das eingeführte Membrum virile schmerzhaft festgehalten ist (»Penis captivus«). Psych. Abwehrmechanismus, auch bei Konzeptionsfurcht, Frigidität. Ther.: im Einzelfall Krampflösung durch unerwarteten Schmerzreiz (z. B. Nadelstich); Psychoanalyse.

Vaginitis: ↑ Kolpitis; s. a. Vulvovaginitis. – Als bes., primär chron. Form die **V. ulcerosa s. desquamativa** (= GARDNER* Syndrom II, 1968) unbekannter Ätiol., mit – zervixnahen – Ekchymosen, oberflächl. Ulzera u. grauen Pseudomembranen u. reichl. eitr. (auch seromukösem oder blut.) Fluor; Scheidenflora ohne Lactobac. acidophilus, jedoch mit Sekundärbesiedlung (Candida albicans, Trichomonaden, Strepto-, Staphylokokken, E. coli); Azidität herabgesetzt. Keine Spontanheilung, narb. Scheidenschrumpfung.

Vagino...: Wortteil »weibl. Scheide« (s. a. Kolp..., Vaginal..., Scheiden...).

Vagino|fixation, -pexie: 1) ↑ Interpositio vesicovaginalis uteri; s. a. Kolpohysteropexie. – 2) op. Befestigung des Scheidenstumpfes nach Uterusexstirpation. – **V.graphie**: röntg Kontrastdarstg. der weibl. Scheide nach KM-Füllung (u. Verschluß) mittels Ballonsonde in Beckenhochlage; z. B. zur Lokalisierung einer ektopischen Uretermündung oder Vaginalfistel. – **V.spasmus**: ↑ Vaginismus.

Vagitus uterinus: geburtsh ↑ intrauteriner Schrei.

Vago...: Wortteil »Nervus vagus«; s. a. Parasympathiko..., v.hyperton. ↑ Krise.

Vago|lyse: Aufhebung (Lähmung oder Unterbrechung) der Vaguswirkung. – **V.lytikum**: ↑ Parasympathikolytikum. – **V.mimetikum**: ↑ Parasympathikomimetikum.

Vagotomie: (DUCCESCHI 1917) op. Durchtrennung des unt. N.vagus, häufig mit kleiner Resektion (= Vagektomie), zwecks parasympath. Denervierung von Abdominalorganen, insbes. Ausschaltung der Magensaftproduktion. Als **trunkuläre V.** (DRAGSTEDT u. OWENS 1943) eine möglichst tiefe der vom unt. Ösophagus abgelösten Hauptstämme (u. aller Nebenäste), die außerdem ligiert werden; Zugang transthorakal oder transabdomin. (mit epi- oder subdiaphragmaler Nervdurchtrennung). – Für die Magendenervierung die **selektive V.** (nur Rr. gastrici), als **partielle** oder **selektive prox. V.** (HOLLE 1960) mit Ausschaltung nur der säureproduzierenden Magenabschnitte. – Indiziert v. a. bei pept. Magen-Duodenalulkus; erfolgreich nur bei Ausschaltung aller zuständ. Vagusfasern (Nachweis durch ↑ HOLLANDER* Test); als Nebeneffekt Störung der Magen-Darmmotilität (Pylorospasmus, spast. Obstipation, Diarrhö; s. a. Postvagotomie-Syndrom), daher stets in Kombination mit Pyloroplastik (evtl. Pyloromyotomie, GE).

vago|ton: i. S. bzw. als Folge einer ↑ V.tonie. – **V.tonie**: (EPPINGER, HAAS 1910) dauerhafte Verschiebung des veget. Gleichgew. i. S. einer erhöhten Erregbarkeit oder eines Überwiegens des parasympath. Systems; meist im Rahmen einer – konstitutionellen – veget. Labilität; ferner beim Hochleistungssportler (als Anpassung). Sympte.: Hypotonie, Bradykardie, Miosis, Hyperazidität, beschleunigte (teils spast.) Magen-Darmmotorik, Bronchialspasmen, vermehrte Speichelsekretion, periphere Durchblutungsstörungen; im EKG niedr. P-Zacke, verlängertes av. Intervall. – **V.tonus**: der – anhaltende – Spannungs- bzw. Erregungszustand des parasympath. Systems (auch i. S. der V.tonie). Soweit nicht exogen bedingt, individuell verschieden (erkennbar u. a. an der nach Atropinisierung auftret. Herzfrequenzzunahme).

vago|trop: auf den Vagus bzw. das parasympath. System einwirkend. – **v.vasaler Anfall**: (F. BROSER 1958) s. u. Krise, Synkope; s. a. CHARCOT*-WEISS*-BAKER* GOWERS* (I), Orthostase-Sydrom.

Vagus: Kurzform für N. vagus (s. a. Pars parasympathica, vago...).

Vagus|bradykardie: B. infolge V.erregung; insbes. nach reflektor. Reizung (z. B. Bulbusdruckversuch), bei intrakraniellem Druckanstieg, zentraler Hypoxie. – **V.druckversuch**: ↑ CZERMAK* Versuch. – **V.durchtrennung**: ↑ Vagotomie. – **V.dyspnoe**: sehr langsame, tiefe, angestrengte Atmung infolge Wegfalls der reflektor. Selbststeuerung nach bds. Vagotomie im Halsbereich; stets mit konsekut. Aspirationspneumonie (»V.pneumonie«) als Folge der Stimmritzenlähmung.

Vagus|husten: reflekt. H. bei V.reizung. – **V.kerne**: ↑ Nucleus dors. n. vagi, Nucl. ambiguus, Nucl. tractus solitarii. – **V.krise**: tab. Krise mit Reizerscheinungen des peripheren N. X: Atemstörung, Reizhusten (evtl. Erstickungssensationen), Bradykardie, Hypotonie.

Vagus|lähmung: tox. (Blei, Arsen), infektiös (Di) oder traumat., ein- oder doppelseit. Ausfall des peripheren N. X mit konsekut. Gaumensegel-, Schlundlähmung u. Stimmritzenschlußunfähigkeit (↑ Rekurrenslähmung); evtl. übergreifend auf Atemmuskulatur u. Herz (Tachykardie). – **V.neurose**: auf erhöhte V.erregbarkeit zurückgeführte Krankheitsbilder v. a. des Herzens (↑ ROSE* Syndrom 2) u. des Magen-Darmtraktes, auch i. S. der Organneurose. – **V.pneumonie**: (TRAUBE) s. u. V.dyspnoe. – **V.puls**: der Pulsus rarus et durus et magnus bei Vagotonie.

Vagus|reflex: ↑ Bulbusdruck-, Karotissinusreflex. – **V.stoff**: (LOEWI) ↑ Azetylcholin. – **V.tod**: (CANNON) »vegetat. Tod« infolge Versagens der autonomen Gegenregulationen, z. B. als Streßtod, psychogener Tod (z. B. Voodoo); möglicherweise auch der plötzl. – auf Mg-Mangel beruhende (?) – Tod des Säuglings (↑ »Crib death«). – **V.unterbrechung**: ↑ Vagotomie, s. a. Denervierung.

Vahlquist* Syndrom

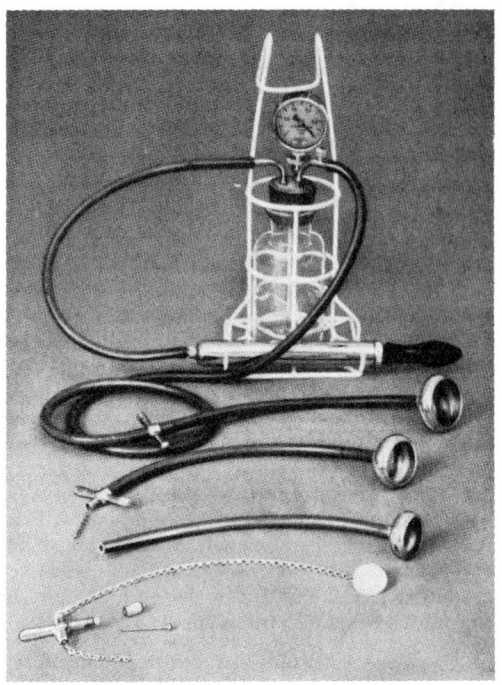

Vakuumextraktor: Instrumentarium n. MALMSTRÖM-UDDENBERG, mit Handpumpe.

Vahlquist*-Gasser* (-Urtilek*) Syndrom: (1952) chron., konstitut. Neutropenie (bis <1000) mit rel., meist auch absol. Lymphozytose im Säuglings- u. Kleinkindalter. Klin.: Infektanfälligkeit, Fieberschübe, unregelmäß. Gewichtszunahme, Splenomegalie, Verminderung der Segmentkernigen im KM, evtl. Erythroblastopenie; Spontanheilung (2.–4. Lj.). Ät.-path.: Störung des Gleichgew. zwischen lymphat. u. neutrophilem System (Enzymdefekt mit verstärkter Neutrophilenzerstörung?). – **V.*-Resnikow* Syndrom**: zykl. ↑ Agranulozytose.

Vail* Syndrom: (1932) SLUDER* Neuralgie infolge entzündl. Affektion des N. canalis pterygoidei.

Vak...: s. a. Vac....

Vakat(fett)wucherung, Fettatrophie, Adipositas ex vacuo: Fettgewebswucherung u. -durchsetzung als Ersatz für atrophiertes Parenchym, z. B. im degenerierten Muskel (= Myosklerolipomatose, »Pseudohypertrophie«).

vakuolär: in Form von bzw. mit Vakuolenbildung.

Vakuole: *zytol* permanente oder transitor. Zellorganelle (im Plasma oder Kern) in Form eines ovalären oder kugel., von semipermeabler Elementarmembran (Tonoplast) umgebenen Hohlraumes mit wäßr. oder dickflüss. Inhalt (Eiweiß, Fett, Glykogen u. a.), die sekretor., exkretor., Transport-, Speicher- u./oder phagozytäre (= **autophage V.** = Phagosom) Funktionen ausübt. – **Vakuolisierung**: Vakuolenbildung bei vakuolärer ↑ Degeneration. – **vakuolisierendes Virus**: ↑ SV 40-Virus.

Vakuum: Zustand im gaserfüllten Raum bei herabgesetzter Gasdichte (d. h. bei Drücken <1 atm; ideal im materiefreien Raum). Unterteilt in Grob- (750–1), Fein- (1–10^{-3}), Hoch- (10^{-3}–10^{-7}) u. Ultrahoch-V. (»UHV«; $<10^{-7}$ Torr), je mit typ. physik. Erscheinungen; s. a. Unterdruck....

Vakuum|biopsie: s. u. Saugküretage. – **V.extraktor**: *geburtsh* pelottenförm., metallene »Saugglocke« zur Entwicklung (»**V.extraktion**«) des kindl. Kopfes (bei verstrichenem MM u. im Becken stehendem Kopf); wird mit einem Unterdruck von 450 (bei wehensynchronem Zug) bzw. 700 mm Hg (bei Sofortextraktion) an die Kopfschwarte angelegt (wo sie eine die Glocke ausfüllende Kopfgeschwulst erzeugt), dann Zug an einer im Schlauchsystem laufenden Kette; Dauer möglichst nicht > 30 Min. – **V-Intrauterinsonde**: mit einer Saugglocke (2 cm über die Zervix) gekoppelte Uterussonde, die bei der gynäkol. Pelviskopie ein dreidimensionales Luxieren des Uterus ermöglicht.

Vakuum|phänomen, FICK*-MARDERSTEIG*, KNUTSSON* Ph.: *röntg* sichel- oder spaltförm. Aufhellung im Bereich des – orthograd abgebildeten – Gelenkspaltes, hervorgerufen durch einströmende Gewebsgase (Unterdruck bei erzwungener Inkongruenz der Gelenkflächen), z. B. im frühkindl. Schultergelenk. – Ähnl. Phänomene in der Bandscheibe bei degenerat. Rißbildungen. – **V.photozelle**: ↑ Sekundärelektronenvervielfacher. – **V.röhre**: *physik* so weitgehend evakuierte Elektronenröhre (z. B. Röntgenröhre), daß deren elektr. Eigenschaften nicht mehr von der Ionisation des Restgases beeinflußt sind.

Vakuum|sinus: *rhinol* der aus dem Verschluß des Ostiums einer NNH u. der Teilresorption der eingeschlossenen Luft (rel. Unterdruck) resultierende örtl. »**V.kopfschmerz**«; bes. heftig bei plötzl. Luftdruckanstieg (z. B. bei Sturzflug aus großer Höhe). – **V.suktion**: *gyn* ↑ Saugküretage. – **V.trocknung**: die – beschleunigte – T. bei Unterdruck, z. B. als Gefriertrocknung.

vakzinal: Vakzine betreffend, durch (Pocken-)Impfung hervorgerufen; z. B. **v. Pseudokeloid** (= Vaccine rouge [s. u. Vaccinia 4]).

Vakzination: Impfung; i. e. S. die Pockenschutzimpfung (s. a. Kuhpocken-V.); s. a. Impf.... – **Vakzinationsprimärkomplex** bei der i.c. BCG-Impfung: örtl. Reaktion (Rötung, Knötchen, evtl. zentrale Einschmelzung) u. regionale LK-Schwellung; evtl. mit Allg.reaktion. Mögl. Komplikationen: Impfulkus (Ø > 5 mm), LK-Abszeß, Organschäden.

Vakzine: **1)** ↑ Impfstoff (s. a. Autovakzine). – **2)** die Pockenimpfreaktion (↑ Vaccinia [4]).

Vakzine|arthritis: A. als Impfkomplikation; z. B. die Tuberkulinarthritis. – **V.blepharitis, -keratitis, -konjunktivitis**: Manifestationsformen der Pockenophthalmie. – **V.körperchen**: die GUARNIERI* Körperchen in den Pockenimpfpusteln.

Vakzine|schock: anaphylakt.-allerg. Sch. als – seltene – Unverträglichkeitsreaktion bei parenteraler Impfung; im allg. nur Hauterscheinungen, in schweren Fällen auch Gefäß- u. Bronchialspasmen (Blutdruckabfall, Zyanose). – **V.therapie**: die Abwehr steigernde Behandlung einer (chron.) Infektionskrankht. durch parenterale Gabe einer Auto- oder spezif. Heterovakzine, evtl. mit chem. Zusätzen (z. B. Yatren®). Wirkung gemischt- (AK-Bildung) u. unspezifisch (Opsoninvermehrung, Leukozytose). Anfangs mit schwachen Keimzahlen (bei neg. Imfpreaktion Wiederholung), später – bei pos. Reaktion nach deren Abklingen – mit steigenden. – **V.-Virus**: ↑ Vaccinia-Virus.

vakziniform: einer Impfpustel (Vaccinia) ähnlich.

Vakzinoid: ↑ Vaccinia abortiva.

Val: 1) *physik* ↑ Grammäquivalent. – 2) *biochem* Kurzbez. für ↑ Valin.

Valamin®-Sucht: Drogenabhängigkeit vom Schlafmittel Ethinamat.

Valdes*-Bigné*(-Bordes*-Cabanes*) Syndrom: (1962) heredofamiliärer Tremor mit einseit. Patellarareflexie.

Valdoni* Operation (PIETRO V., geb. 1900, ital. Chirurg): 1) Choledochoduodenostomie zur Dränage bei Lithiasis. – 2) Proktosigmoidektomie (etwa 3 cm über After) mit Anus praeter u. Peritonealisierung des – dränierten – Analstumpfes; in 2. Sitzung Vereinigung des analen Zylinders mit dem Dickdarm, Peritonisierung durch Omentum majus. – 3) hohe (unterhalb Aortenbogen) Resektion des Ösophagus einschl. Kardia mit anschließ. subaortaler, terminoterm. Ösophagogastrostomie u. Pyloroplastik.

Valentin* Syndrom: ↑ MARFAN* Syndrom (1).

Valentin*-Pflüger* Strang (GABRIEL GUSTAV V., 1810–1883, Physiologe, Bern; EDUARD PF.): *embryol* ↑ Keimstrang.

Valentiner* Reaktion: Galle-Nachweis (gelb) im Urin durch Schütteln mit 10% Chloroform.

Valenz, Wertigkeit: 1) *chem* s. u. chem. ↑ Bindung. Graph. Darstg. der Bindungen zwischen den Atomen erfolgt durch V.striche (z. B. H–Cl, $H_2C=CH_2$); s. a. Elektronenformel. – 2) *biol* Widerstandsfähigkeit eines Organismus gegen inn. u. äuß. Einflüsse. – 3) *immun* a) beim Antigen die Zahl der Determinanten mit Spezifität für einen AK (»AK-combining-site«); große AG-Moleküle sind meist multivalent. – b) beim Antikörper die Zahl der antideterminierenden Gruppen (AG-Determinanten) für die Verbindung mit einem AG. Die meisten AK (Ig G, Ig A, Ig E) sind bivalent, Ig M vermutlich sogar mit 5 oder 10 Valenzen; die Verbindung mit plurivalentem AG ergibt oft umfangreiche Immunkomplexe; s. a. Abb. »Antigen-Antikörper-Komplex«.

Valenz|wechsel: *chem* der durch Elektronenaufnahme (= Reduktion) bzw. -abgabe (= Oxidation) bewirkte Wertigkeitswechsel eines Elements; s. a. Redoxsystem. – **V.wert**: *nephrol* Produkt aus Gefrierpunkt u. Tagesmenge des Harns als Orientierungswert für die Molekulardiurese; normal 1000–3500 (erhöhte u. erniedrigte Werte: »Poly-« bzw. »Oligovalurie«).

Valeriana officinalis: *botan, pharm* der »echte oder gemeine Baldrian«; Wurzel (»Radix bzw. Rhizoma valerianae«) enthält äther. Öl mit Isovaleriansäureestern, »Alkaloiden«, Terpenen etc.; Anw. in Form von Baldriantinktur oder -tropfen als mildes Sedativum, Antispasmodikum u. Aromatikum.

n-Valeriansäure, Acidum valerianicum: 1-Butankarbon-säure; Verw. in der Parfümerie. – Salze: Valerianate. – vgl. Valin.

(Valéry) Radot* Syndrom: ↑ HORTON* Syndrom (1).

Valethamat: N,N-Diäthyl-N-methyl-N-[2-(3-methyl-2-phenyl-valeroyloxy)-äthyl]-ammonium(Bromid); Spasmolytikum.

Valetudo: (lat.) Gesundheit, subj. Wohlbefinden.

Valgisierung: Überführen in eine – stärkere – Valgusstellung (»**Valgität**«); i. e. S. die **Valgisationsosteotomie** des Femur durch intertrochantäre Keilosteotomie, z. B. bei Koxarthrose (kombin. mit teilweiser Synovektomie). – **valgus**: (lat.) krumm; *anat, orthop* mit nach lateral offenem Winkel abgeknickt, lateralkonkav, mit sogen. X-Krümmung (»**V.stellung**«; s. u. Coxa, Cubitus, Digitus, Genu, Manus, Pes); vgl. varus.

Validität: *statist* die Tauglichkeit eines Testverfahrens, best. Merkmale treffsicher aufzuzeigen.

Valin, Val: (1856, 1906) α-Aminoisovaleriansäure, $(CH_3)_2CH \cdot CH(NH_2) \cdot COOH$; natürl. vork. (Eiweiß, Hb, HHL-Hormone) verzweigtkett., glukogen wirksame Aminosäure; als L (+)-Val essentiell; biosynthet. Vorstufe z. B. für Pantothensäure u. Penizillin, unentbehrl. für Nerven- u. Muskelfunktion (Tagesbedarf ca. 3, für Jugendl. 4 g). Normwerte: Serum/Plasma 2,1–3,7 bzw. 7,5, Harn 4,9 mg% (212 ± 8 μMol/l); erhöht bei einschläg. Stoffwechseldefekt (↑ Hypervalinämie, Ahornsirupkrankheit) u. vermehrtem Zellzerfall (Leukämie, Strahleninsult).

Valin|-Isoleuzin-aminotransferase: Enzym mit der Reaktion: L-Valin + 3-Methyl-2-oxovalerat = 2-Oxoisovalerat + L-Isoleuzin. – **V.-Leuzin-Isoleuzinurie**: ↑ Ahornsirupkrankheit.

Valinomycin: Antibiotikum (wasserunlösl. Depsipeptid) aus Streptomyces fulvissimus (u. tsusimaensis); in vivo wirksam gegen Trypanosoma brucei; wirkt als Entkoppler der Atmungskette (P/O-Quotient <3).

Valium®-Sucht: Drogenabhängigkeit vom Tranquilizer Diazepam (meist nach Medikation bei Angstneurose), mit Dosissteigerungen bis 80 (180) mg/Tag. Selbstentziehung scheitert im allg. an einer profusen, übersteigerten Angst (die zus. mit Unruhe, Schwindel, Desorientiertheit, Halluzinationen zur Entzugssymptomatik gehört).

vallatus: (lat.) von einem Wall umgeben.

(del) Vallé* Krankheit: (1926) Gallenblasendyskinesie bei chron. Sphinktersklerose.

Vallebona*-Bozetti* Technik: ↑ Stratigraphie.

Vallecula: (lat. = kleines Tal) *anat* **V. cerebelli** *PNA*: breite Vertiefung an der Kleinhirnunterseite (zwischen den Hemisphären) für den Vermis inf. – **V. epiglottica** *PNA*: paar. Grube im Kehldeckel zwischen den Plicae glossoepiglotticae lat. u. mediana.

Vallée-en-coin: (französ.) *röntg* keilförm. KM-Depot zwischen zwei Dünndarmfalten bei Enteritis region.

Valleix* Punkte (FRANÇOIS LOUIS ISIDORE V., 1807–1855, Pädiater, Paris): ↑ Nervendruckpunkte; i. e. S. die des N. ischiadicus: Lumbalpunkte L_{IV+V}, Ileosakral-, oberer u. unt. Gluteal-, Popliteal-, Peroneal-, Malleolarpunkt.

Vallen* Zeichen: Nabelentzündung u. -perforation (käsig-eitr. Absonderung) bei tbk. Peritonitis.

Valley-fever: (engl.) ↑ Kokzidioidomykose.

Vallum unguis *PNA*: der »Nagelwall«, die die Nagelplatte seitlich u. prox. umgebende Hautfalte.

Valobra*-Bertolotti* Zeichen: bei Hemiplegie durch Beklopfen der zervikothorakalen WS ausgelöste Kontraktion des Trizeps u. der Supinatoren der gelähmten oberen Extremität.

Valproinsäure, Acidum valproicum *WHO*: 2-Propylvaleriansäure; Antikonvulsivum.

Valsalva* (ANTONIO MARIA V., 1666–1723, Anatom u. Chirurg, Bologna) **Antrum**: ↑ Antrum mastoideum. – **V.*** **Falte**: ↑ Taenia coli. – **V.*** **(Preßdruck-)Versuch**: 1) kräft. Exspiration bei geschlossenem Mund u. Naseneingang zum Nachweis der Durchgängigkeit der Ohrtrompete (bei Eindringen von Luft in die Paukenhöhle Verwölbung des Trommelfells). – Als »neg. Valsalva« entsprech. Inspiration. – 2) nach tiefer Inspiration kräft. Betätigung der Exspirationsmuskeln u. der Bauchpresse (etwa 10 Sek.) bei geschlossener Glottis; bewirkt durch intrathorakale Druckerhöhung (Einflußhemmung in den re. Herzvorhof) phas. Veränderung von Blutdruck u. Pulsfrequenz: schneller initialer Druckanstieg u. Amplitudenverkleinerung, dann langsamerer Druckabfall u. Frequenzzunahme (u. Verkleinerung der Herzfigur); gegen Versuchsende steiler, kurzer Blutdruckabfall, dem ein bradykarder Druckanstieg (über den Ausgangswert) mit großen Amplituden folgt. Diagnost. Anw. zur Früherkennung einer Linksherzinsuffizienz (Druckabfall um > 10 mm Hg u. kein reakt. Druckanstieg) u. zur DD Vorhofflattern/-flimmern; vgl. MÜLLER* Atemversuch. – **V.*** **Sinus**: ↑ Sinus aortae.

Valva: (lat.) Klappe; *anat (PNA)* **V. aortae**: die aus 3 halbmondförm. Taschenklappen (Valvulae semilunares post., dextra u. sin.) bestehende »Aortenklappe« als Ventilsystem im Aortenostium der li. Herzkammer, das sich mit der Diastole schließt (als 2. HT auskultierbar, s. a. Aortenton) u. mit der Systole öffnet. – **V. atrioventricularis dextra s. tricuspidalis**: die »Trikuspidalklappe«, das Ventilsystem zwischen re. Herzvorhof u. -kammer, bestehend aus 3 Segelklappen (Cuspis ant., post. u. septalis), die am Anulus fibrosus entspringen u. mit Chordae tendineae in den Papillarmuskeln verankert sind; schließt sich mit der Systole (auskultierbar als 1. HT im 4. u. 5. ICR li. parasternal) u. öffnet sich mit der Diastole. – **V. atrioventric. sinistra s. mitralis**, Valvula biscuspidalis *BNA, JNA*, die »Mitralklappe«, das Ventilsystem zwischen li. Herzvorhof u. -kammer, bestehend aus 2 Segelklappen (Cuspis ant. u. post.), die am Anulus fibrosus entspringen u. durch Chordae tendineae in den Papillarmuskeln verankert sind; schließt sich mit der Systole (auskultierbar als 1. HT mit p. m. über der Herzspitze) u. öffnet sich mit der Diastole. – **V. ileocaecalis**: die an der Einmündung des Ileum in das Zäkum als Einstülpung des ersteren in das letztere besteh. mundart. »Ileozäkal-« oder »BAUHIN* Klappe« mit Labium sup. u. Labium inf. (bds. im Frenulum vereinigt). Verhindert bei Dehnung des Blinddarms durch Kotmassen ventilartig das Zurückfließen von Dickdarminhalt in den Dünndarm. – **V. trunci pulmonalis**: die »Pulmonal(is)klappe«, das aus 3 halbmondförm. Taschenklappen (Valvulae semilunares ant., dextra u.sin.) besteh. Ventilsystem im Pulmonalisostium der re. Herzkammer, das sich mit der Diastole schließt (auskultierbar als 2. HT; s. a. Pulmonalton) u. mit der Systole öffnet.

valvär: eine Klappe (Valva) betreffend, klappenartig.

Valvula: (lat.) kleine Klappe, die einzelne Klappe eines Ventilsystems (↑ Valva, Cuspis), die begrenzende Falte; z. B. **V. biscuspidalis** (*BNA, JNA*; = Valva atrioventricul. sin.), **V. prostatica** (↑ MERCIER* Barriere), **V. spiralis** (*BNA, JNA*; s. u. Plica), **V. tricuspidalis** (*BNA, JNA*; = Valva atrioventricul. dextra). – Als gült. Nomen (*PNA*) z. B. **Valvulae anales**: die mondsichelförmigen, quergestellten, die distal. Enden der Columnae anales verbindenden u. so die Sinus anales distal begrenzenden Falten. – **V. foraminis ovalis**: *embryol* der beim Feten türflügelartig in den li. Vorhof hineinragende Teil (»Falx«) des Septum primum atriorum, der sich postnatal an die Herzscheidewand anlegt u. das For. ovale verschließt. – **V. fossae navicularis**: niedr., quere Schleimhautfalte oben in der prox. Fossa. – **V. lymphatica**: jede der wandständ. Klappen (Segelklappe oder Trichterventil), die – mit freiem Rand in Stromrichtung – das Lymphgefäß »segmentieren« u. den Rückstrom der Lymphe verhindern. – **Valvulae semilunares**: halbmondförmige Klappen; i. e. S. die »Taschenklappen« im Herzen (↑ Valva aortae, Valva trunci pulmon.). – **V. sinus coronarii (Thebesii)**, V. sinus cordis: die halbmondförmige, oft netzartig durchbrochene »Sinusklappe« an der Einmündung der Koronarsammelvene in den re. Vorhof. – **V. venae cavae inferioris**, EUSTACHIUS*, SYLVIUS* Klappe: mit dem Limbus fossae ovalis verbundene halbmondförm., bindegeweb. Falte im re. Vorhof seitlich der Einmündung der unt. Hohlvene, deren Blut sie in der Fetalzeit zum For. ovale u. damit in den li. Vorhof leitet. – **V. venosa**: ↑ Venenklappe.

valvulär, valvularis: eine (Herz-)Klappe betreffend. – **Valvulitis**: Entzündung einer (Herz-)Klappe.

Valvulo|plastik: ↑ Herzklappenplastik. – **V.tomie**: *kard* ↑ Kommissurotomie.

VAMP: **V**incristin + **A**methopterin + 6-**M**erkaptopurin + **P**rednison als Therapieschema bei akuter Leukämie.

Vampir(en)tollwut: *vet* ↑ Lähmungswut. – **Vampirismus**: *psych* bes. Form des Sadismus, indem dem Sexualpartner vor dem normalen Geschlechtsakt Wunden (z. B. Bisse) beigebracht werden, um das Blut zu lecken.

Vampirolepis fraterna: *helminth* ↑ Hymenolepis nana.

Vanadat: Salz der vom Vanadin(V)-oxid ableitbaren **Vanadinsäuren**.

Vanad(in): *chem* das in Salzen etc. vork. – nicht elementare – ↑ Vanadium. – **V.gruppe**: *chem* ↑ Erdmetalle. – **V.oxid**: Sammelname für VO, V_2O_3, VO_2 u. V_2O_5, d. h. Vanadin(II)-, -(III)-, -(IV)- u. -(V)-oxid; techn. Anw. des letzteren (auch: »V.säure[anhydrid]«) als Katalysator, Glaszusatz, Färbechemikalie (s. a. Vanadismus), therap. früher bei Tbk, Anämie, äußerl. gegen Ekzeme u. spezif. Geschwüre. – **V.schwefelsäure**: Lösg. von Ammoniumvanadat in H_2SO_4 zum kolorimetr. (unspezif.) Nachweis zahlreicher organ. Verbindgn. (v. a. Alkaloide; Blau-, Violett-, Rotfärbung).

Vanadin-Reaktion: (KIENLE, KONIAKOWSKY 1949) Serumlabilitätsprobe (analog dem ↑ Thymoltrübungstest) durch Zugabe von Serum zur mit H_2SO_4 auf pH 5,7 eingestellten wäßrige Lsg. von Vanadin[V]-oxid u. Na_2SO_4.

Vanadismus: v. a. bei Vanadium-Gewinnung, Eisen-, Kupferverhüttung u. Stahlveredlung vork. Vergiftung durch Einatmen oder Verschlucken von V-halt. Staub oder Rauch (MAK für V_2O_5 0,5 bzw. 0,1 mg/m³). Akute Form mit Reizung der Augen-, Nasen-, Rachen- u. Mundschleimhaut (z. B. »Vanadiumzunge«, grünschwärzl. Verfärbung des hint. Teils, nach einigen expositionsfreien Tagen verschwindend); chron. Form mit Bronchitis, Bronchopneumonie (u. U. hämorrhagisch), evtl. Asthma u. Aluminosis-ähnl. Bilder, Ekzem. Entschädigungspflicht. BK.

Vanadium, Vanadin, V: Schwermetallelement mit Atomgew. 50,942 u. OZ 23; Isotope: ^{50}V u. ^{51}V; 5- sowie 1-, 2-, 3-, 4wert. Mineral. Vork. im Boden u. in pflanzl. Trockensubstanz; obwohl stark toxisch (↑ Vanadismus), als »Spurenelement« essentiell: in menschl. Geweben ca. 0,1 ppm, tägl. Aufnahme ca. 2 mg; biol. Funktionen in Redoxsystemen (fördert Katecholaminoxidation, hemmt Cholesterinbiosynthese u. Karies); beträgt im Hämovanadin, dem Pigment grüner Blutzellen (»Vanadozyten«) von Tunikaten, bis zu 0,5% der Trockenmasse. Techn. Verw. v. a. zu Stahlveredelung. – **V.zunge**: s. u. Vanadismus.

VanAllen* Gürtel: (1958) *meteor* etwa rotationssymmetrisch zur magnet. Achse im Abstand von 700–60 000 km die Erde umgebender »Strahlungsgürtel« mit Zonen sehr hoher Intensität (Max. des inn. Gürtels bei ca. 10 000 km). Seine hochenerget. Protonen (>30 MeV) entstehen durch die kosm. Strahlung, die Herkunft der niederenerget. u. der Elektronen ist noch ungeklärt.

VanAllen* Syndrom: der autosomal-dominant erbl. (?) »Iowa-Typ« der amyloiden ↑ Polyneuropathie; Beginn im mittl. LA an Armen u. – meist schwerer – Beinen, evtl. bis zur Tetraparese progredient; ferner nephropathisch bedingte Hypertonie, Albuminurie u. Rest-N-Erhöhung, Hyperkaliämie, erscheinungsfreie Hepatomegalie, pept. Duodenalulkus.

Vancomycinum WHO: Antibiotikum (wasserlösl. Peptid aus Streptomyces orientalis; wirksam gegen grampos. Baktn., Mykobaktn., Spirochäten.

Vandalismus: ↑ Zerstörungs-, ↑ Destruktionstrieb.

Vandellia cirrhosa: *zool* ↑ Candiru.

Vandrager*-Pena* Syndrom: (1960/1965) seltene, autosomal-rezessiv (?) erbl., frühkindl., metaphysäre Osteodysplasie; mäß., proportionierter Minderwuchs, kolb. Auftreibung (v. a. dist. Metaphyse) von Radius, Ulna u. Femur bei längssträhn. Strukturierung.

Vanilla planifolia s. fragrans: *botan* die trop. Orchideen-Art »echte Vanille«; Verw. der fermentierten Frucht (»Schote«, Fructus Vanillae) als 3% ↑ Vanillin) als Aromatikum u. Geschmackskorrigens (z. B. in **Vanillezucker** = Vanilla saccharata: Rohrzucker mit 10% Vanille); s. a. Vanillismus.

Vanillin, Vanillalum: 4-Hydroxy-3-methoxybenzaldehyd; Aromastoff der Vanilleschoten (meist als aus Lignin gewonnenes **künstl. V.** gehandelt). Chromatograph. Reagens auf Indole, Katechine (V.-Salzsäure) u. höhere Alkohole u. Ketone (V.-Schwefelsäure); Anw. der Ester zur Lebensmittelkonservierung. – **V.mandelsäure**, VMS, VMA: 3-Methoxy-4-hydroxymandelsäure; Hauptabbauprodukt der Katecholamine. Harnexkretion normal 1 bis 7 mg/24 Std.; vermehrt (> 20 mg) bei Phäochromozytom (ebenfalls erhöht Adrenalin, Noradrenalin, Metanephrin u. Normetanephrin), aber auch nach Op., Verbrennung, Verletzung, Myokardinfarkt. Nachweis mit Dünnschichtchromatographie oder durch Überführen in Vanillin (nach Extraktion).

Vanillismus: beim berufl. Umgang mit – insbes. minderwert., mit Elefantennußbaumfrucht gefärbter – Vanille auftret. Lidrand- u. Bindehautentzündungen (auch erosiv) u./oder Hautausschläge (»**Vanillekrätze**«, oft mit Kopfschmerzen u. Gliedersteifheit). Pathogenet. Faktoren unklar (aber sicher nicht das Vanillin).

vanishing, vanhished: (engl.) verschwindend bzw. verschwunden; z. B. **v. diabetes mellitus syndrome** (↑ HOUSSAY* Syndrom), **v. lung** (progress. ↑ Lungendystrophie-Syndrom).

V-Antigen: 1) *serol* ↑ Antigen V. – 2) *bakt* ↑ Vi-Antigen. – 3) *virol* »virusgebundenes« AG (s. u. Virusantigene).

V-Antikörper: ↑ Influenzaantikörper (2).

Vanzetti* Zeichen (TITO V., 1809–1888, Chirurg, Padua, Charkow): WS-Skoliose als refkletor. Entlastungshaltung beim Ischias-Syndrom.

Vapo...: Wortteil »Dampf« (lat.: vapor); z. B. **V.ratio** (= Ausdünstung), **V.risation** (*gyn* ↑ Atmokausis), **V.rizer** (engl.; ↑ Verdampfer), **V.therapie** (z. B. als Dampfbad, -dusche, -inhalation, -kompresse).

Vaquez* Syndrom (LOUIS HENRI V., 1860–1936, Internist, Paris): 1) **V.*-Osler* Syndrom**: (1892) ↑ Polycythaemia vera. – 2) ↑ BABINSKI*-V.* Syndrom.

var.: *biol* ↑ Varietas.

Vara* Operation: (1950) erweiterte sakrale Denervierung mit Resektion des Pl. hypogastricus sup. u. der Grenzstrang-Ganglien L 5/S 1.

variabilis: (lat.) veränderlich, variabel, inkonstant. – **Variabilität**: *genet* die Fähigkeit eines Organismus oder Kollektivs, spontan oder auf best. Einflüsse hin (z. B. als **geograph.** u. **ökol. V.**) in best. Ausmaß mit Abweichungen von der Norm (↑ Variation) zu reagieren, phänotypisch in gleitenden Übergängen (= **fluktuierende V.**) oder aber in sprunghaften Abweichungen (= **diskrete** oder **alternative V.**). – I. e. S. nur die genetisch, d. h. durch Rekombination u. Mutation **kontrollierte V.** (im Ggs. zur umweltkontrollierten als »Modifikabilität«).

Variabilitätskoeffizient: *statist* der Quotient aus Standardabweichung u. arithmet. Mittel der Werte eines Merkmals im Kollektiv.

Variante: *biol* infolge Variation vom Vergleichs- oder Standardtyp abweichendes Individuum (mit quant. Abweichungen als Minus- oder Plusvariante); z. B. (*bakt*) die R- u. S-Variante (s. u. Rauh- bzw. Glattform); vgl. Varietät.

Varianz: *statist* der Mittelwert aus der Summe der Quadrate der Abweichungen zwischen den Einzelwerten einer Variablen (x_i) u. ihrem arithmet. Mittel ($\bar{x}$) als Streuungsmaß; soweit auf Grund einer Zufallsstichprobe geschätzt, muß die Zahl n der Beobachtungen berücksichtigt werden:

$$s^2 = \frac{\sum_{i=1}^{n}(x_i - \bar{x})^2}{n-1}.$$

Die Wurzel aus der V. ist die ↑ Standardabweichung. – Die **V.analyse** (»Merkmalsanalyse«) prüft an Hand mehrerer Stichproben, ob diese aus derselben Grundgesamtheit stammen können oder nicht bzw. ob die verschied. Grundgesamtheiten, aus denen die Stichproben entnommen wurden, sich hinsichtlich des untersuchten Merkmals unterscheiden oder nicht.

Variation: *biol* Variantenbildung; *genet* spontane oder induzierte, erbl. oder nichterbl. Abänderung von Eigenschaften eines Organismus oder Kollektivs. Unterschieden als erb- (= rekombinative bzw. mutative = blastogene) u. umweltbedingte (= modifikative = somatogene), nach dem statist. Bild als diskontinuierl. (= alternative oder merist.) u. kontinuierl. (= fluktuierende) V.; s. a. Variabilität, Variante. –
Variationsbreite, Schwankungsbreite: *biol* der Spielraum für die Abweichungsmöglichkeiten vom Regelrechten (Schwankungen um einen Mittelwert) über die Varietäten bis zu den Mißbildungen.

Varicella: / Varizelle. – Ferner: **V. gangraenosa** (/ Ekthyma gangraenosum adult.), **V. syphilitica** (Exanthem im Sekundärstadium mit einzelnen Bläschen neben den Papeln).

Varicella-Zoster-Virus, Herpesvirus varicellae: DNS-Virus (150 bis 200 nm) der Herpes-Gruppe, das beim – v. a. jungen – Menschen durch Kontakt- u. Tröpfcheninfektion die / Varizellen, beim teilimmunen Erwachsenen den / Zoster erregt. Ikosaeder mit 162 Capsomeren u. einer Hülle (morphol. identisch mit dem Herpes-simplex-Virus); gramneg., mit HERZBERG* Färbung langsam anfärbbar, in Eikultur züchtbar. Nachweis durch intratestale Verimpfung auf Affen u. Kaninchen (örtl. Infektion, intranukleäre eosinophile Einschlußkörper); im Rekonvaleszentenserum agglutinierende u. komplementbindende AK.

Varicomphalus: / Caput Medusae.

Varicosis: / Varikose. – **V. conjunctivalis**: / Varicula. – **V. spinalis**: / FOIX*-ALAJOUANINE* Syndrom.

varicosus: (lat.) / varikös. – **Varicula**: Varikose der kleinen Bindehautvenen.

Varidase®: Präp. mit Streptokinase- u. -dornase (4:1).

variegatus: (lat.) scheckig, fleckig. – **Variegation**, Panaschüre: *biol* Vork. von Zellen verschiedenen Idio- u./oder Phänotyps im selben Individuum in mosaikhafter, sektorialer oder periklinaler Verteilung.

Varietät, Varietas, var.: *biol* in der Systematik (s. a. dort. Tab.) der Subspezies u. dem Biotyp untergeordnetes Taxon ohne allgemein anerkannte Begriffsdefinition (»Abart«, «Spielart«); vgl. Variante.

Varikektomie: (MADELUNG) offene Exstirpation von (Bein-)Varizen.

Varikoblepharon: Angioma cavernosum am Augenlid.

varikös, varicosus: krampfadrig, eine Varize bzw. Varikose betreffend. – **v. Symptomenkomplex**: die bei Varikose v. a. der unt. Extremitäten infolge Zirkulationsstörung (s. a. Privatkreislauf) auftret. lokalen Erscheinungen u. Folgeprozesse: Variko- u. Thrombophlebitis (superf. u. prof.), variköses Ödem (v. a. nach tiefer Thrombose, insbes. abends), Dermoepidermitis, Ekzema varicosum, Atrophie blanche, Dermatosklerose, Ulcus varicosum, Hautpigmentierung (blutungsbedingte Hämosiderinablagerung).

Variko|graphie: *röntg* / Phlebographie (im allg. aszendierend) zum Nachweis von Varizen der unt. Extremität u. zum Studium der Abflußverhältnisse. – **V.phlebitis**: Phlebitis einer oberfläch. Varize (im allg. mit Entzündungszeichen auch an den perivenösen Geweben). Begünstigt Thrombosierung (mit Thrombophlebitis superfic.) u. Phlebolithenbildung.

Varikose, Varicosis: ausgedehnte Krampfaderbildung (/ Varize). Als **prim. V.** infolge konstitutioneller Wandschwäche u./oder Klappeninsuffizienz (s. a. Vv. perforantes, COCKET* Venen), mit ausgesprochen fam. Vork. u. Manifestation unter Mitwirkung verschiedenster Faktoren (Gravidität, Stehberuf, Adipositas etc.), z. B. in Form von Hämorrhoiden, v. a. aber als **oberfläch. oder extrafasziale** Bein- oder Saphena-V. (evtl. als »retikuläre« V. nur der Seitenäste, ohne die Saphenastämme): Nachweis durch PERTHES*, TRENDELENBURG*, MAHORNER*-OCHSNER* Versuch; Ther.: Roßkastanienextrakte, Varikosklerisation (/ Varizenverödung) oder aber transkutane Venenumstechung (VELPEAU, KOCHER), multiple subkutane Diszision mit Umstechung u. Unterbindung (KLAPP), Ligierung der V. saphena magna, Varikektomie (MADELUNG), intraluminäres Stripping (KELLER, MAYO), Venenexhairese (BABCOCK). – **Sek. V.** als Folge eines venösen Umgehungskreislaufes, z. B. bei Leberzirrhose die Magen- u. Ösophagus-V., bei Stenose der Beckenvenen das Caput medusae in der Leiste, postthrombotisch die **tiefe** oder **intrafasziale** Bein-V. (Vv. tib. ant. oder post.), die Corona phlebectatica (»Cockpit-Varizen« der Kommunikans- u. Netzvenen rings um den Fußrand) als frühes Zeichen einer Abflußstörung in den tiefen Unterschenkelvenen. – Häuf. Folge der Bein-V. ist der / variköse Symptomenkomplex (»Krampfaderleiden«). – **konjunktivale V.**: / Varicula. – **spinale V.**: / FOIX*-ALAJOUANINE* Syndrom.

Varikosität: dichtes Geflecht oberflächlicher (kleiner) Varizen. – **Varikositas**: / Varikose. – **Varikosklerisation**: / Varizenverödung.

Varikozele, Hernia varicosa: »Krampfaderbruch«, Erweiterung u. Vermehrung der Vv. spermaticae int. (Plexus pampiniform.) mit Bildung einer weichen, strangförm. Geschwulst mit knäuelart. Gefäßbündeln; meist auch Tiefstand von Hoden u. Nebenhoden der betr. Seite, häufig Sterilität. Vork. bei etwa 90% li. (wahrsch. bedingt durch schlechten Abfluß der rechtwinklig der in die V. renalis einmündenden V. spermatica sin.). Ther.: Suspensorium (erhöhte Skrotaltemp.!), besser PALOMO* (hohe Unterbindung von V. u. A. spermatica) oder GIULIANA* Op. (Verlagerung des Samenstrangs unter den M. rectus abdom. zur Venenkompression).

Varilux®: *ophth* ein optisches / Progressivglas.

Variola: (lat.) Pocke(n). – I. e. S. die durch das / V.virus hervorgerufene **V. vera** des Menschen (= V. humana). Unterschieden je nach Immunitätslage als: **1) V. abortiva** als leichteste Form bei günst. Resistenzlage; nach normaler Inkubationszeit unbestimmte Initialerscheinungen u. mäß. Fieber mit Exanthem (seltener **V. sine exanthemate**) in Form einzelner Papeln (= **V. miliaris s. verrucosa**) oder nicht bis kaum vereiternder Bläschen, die evtl. nach Resorption des Inhalts Luft enthalten (= **V. siliquaris**); trotz komplikationslosen Verlaufs von großer epidemiol. Bedeutung (evtl. lange unerkannt; hohe Streurate); **2) V. levis** als leichte Form der V. major mit mäß. Exanthem u. guter Prognose; **3) V. major** als schwere u. häufigste Form, mit Inkubationszeit von 10–14 Tg. u. typischem Verlauf (/ Schema); plötzl. Fieberanstieg mit schwerem Krankheitsgefühl sowie Konjunktivitis, Pharyngitis, Rhinitis, Bronchitis, Kreuzschmerzen, Benommenheit, flüchtiges

Intialexanthem (»Rash«, für 12–14 Std., meist makulös-morbilliform: »rose rash«; gelegentlich petechial-hämorrhag., prognostisch ungünstiger); ab 3. oder 4. Tag das Eruptionsstadium mit Virusansiedlung in der Haut († GUARNIERI* Einschlußkörperchen) u. Abklingen des Fiebers u. aller schweren Krankheitszeichen (außer Kreuzschmerzen): makulo-papulöses Exanthem in gesetzmäß. Folge (Stirn, Nasenflügel, Oberlippe, behaarter Kopf, Ohrmuscheln, U'arme, Schultergürtel, Brust, Rücken, Unterleib,

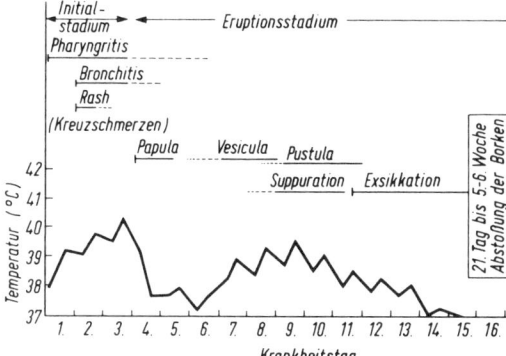

Füße, U'schenkel; Handinnenflächen, Fußsohlen u. Gesicht stets beteiligt, Leisten- u. Achselgegend stets frei!), ab 6. Tag auf der Kuppe der Knötchen kleine Bläschen (= Stadium vesiculosum), die zu erbsgroßen, mehrkammer. Pockenblasen mit zentraler Eindellung (»Pockennabel«) werden; unter Fieberanstieg, örtl. Hautödem u. eitr. Eintrübung des Bläscheninhalts Übergang ins Stadium pustulosum u. suppurationis (8.–13. Tag) mit einzeln (= **V. discreta**) oder dicht gedrängt stehenden Pusteln (= **V. cohaerens**), die in schweren Fällen zu großen Eiterblasen zusammenfließen (= **V. confluens**); evtl. Nephritis, Pneumonie, Gangräneszierungen etc.; ab 12. Tag Stadium exsiccationis u. crustosum mit Abtrocknen der Pusteln (Borken- u. Schorfbildung), Ödemabschwellung, Fiebersenkung, Besserung des Allg.-befindens; in der Rekonvaleszenz (bis 6. Wo.) Abstoßung der Borken (quälender Juckreiz) mit charakterist. Narbenbildung. – Als schwerste Formen die **V. haemorrhagica s. maligna** (»Purpura variolosa«), primär-hämorrhagisch, mit verkürzter Inkubationszeit (5–8 Tage), schwerem Initialstadium (hämorrhag. Exanthem), Blutungen in Haut u. Schleimhäute (»V. nigra«, »schwarze Blattern«) u. inn. Organe u. letalem Ausgang in der 1. Wo. unmittelbar aus der Generalisation (»schwarzer Tod«); sowie die **V. fulminans s. acutissima** mit Hämorrhagien noch vor Exanthemausbruch u. letalem Ausgang in 24–36 Stunden. – Davon unterschieden die sek.-hämorrhag. **V. pustulosa haemorrhagica**, ebenfalls mit heft. Initialstadium, stürm. Ausbreitung des Exanthems, am 3. Tag prallem Ödem, großen Eiterblasen (= **V. pemphiginosa**), Gewebseinschmelzung u. Haut-Schleimhautblutungen (»schwarze Pocken«) sowie schweren zerebralen u. Allg.symptn. (hohes Fieber, ante finem Hyperpyrexie). – Ferner als **V. mitigata** († Variolosis) die abgeschwächte Form nach Schutzimpfung; als **V. minor** das † Alastrim; als **V. inserta** die Pockenerkr. bei † Variolation; als **V. spuria** die † Varizellen; s. a. Melkerknoten. – **V. equina**: † Pferdepocken.

Variola-Hyperimmunglobulin: aus dem Serum gesundeter Pockenkranker gewonnene Ig-Präparation mit hohem AK-Titer. – vgl. Vaccinia-Immunglobulin.

Variolation, Pocken-Insertion: die Übertragung von flüss. oder eingetrocknetem Pustelinhalt leicht an Pocken Erkrankter auf Gesunde durch Impfung (Hautschnitt) oder endonasales Einreiben. Wahrsch. von alters her in China u. Indien geübt, 1717 von Lady Montagne in England eingeführt. Geimpfte erkrankten gelegentlich schwer (»**Variola inserta**«, daher wieder verboten).

Variola-Virus, Poxvirus (variolae), Pockenvirus, GORDON*, † PASCHEN* Elementarkörperchen: (E. PA. 1906) der zur Vaccinia-Untergruppe (s. a. Pockenviren) gehörende Erreger der Variola vera des Menschen (Tröpfchen-, seltener Schmier- u. Staubinfektion); DNS-Virus mit äuß. Hüllmembran u. – darunter – Proteinhülle (ca. 3500 Untereinheiten, u. a. Hämagglutinin für Hühner-Ery), ellipsen-, getrocknet quaderförm.; im Ggs. zum Varicella-Virus mit HERZBERG* Färbung nach 3–5 Min. gerade noch lichtmikroskopisch darstellbar; Äther- u. Glyzerin-resistent, durch β-Propiolakton, Formaldehyd, UV-Licht u. $KMnO_4$ inaktivierbar; in Kälte (−25°) in Bläschenflüssigkeit jahrelang haltbar, getrocknet bei Zimmertemp. > 18 Mon. infektiös, bei 55° nach 30 Min. abgestorben. Züchtbar auf Chorioallantoismembran u. in Gewebekultur (zytopathogener Effekt); im Ggs. zum antigenverwandten, aber morphol. nicht unterscheidbaren Vaccinia-Virus nur auf wenige Versuchstiere übertragbar (v. a. Affen, ferner Kaninchen, Mäuse-Säuglinge). Nachweis durch PAUL* u. OHTAWARA* Versuch, Hämagglutinationshemmungs-, Neutralisationstest, KBR, Präzipitation in Agargel.

Variolois, Variola mitigata: (THOMSEN 1820) stark abgeschwächte From der Variola vera bei Teilimmunität (nach Schutzimpfung, Pockenerkr., beim passiv immunen Neugeb.). Nach verkürzter Inkubation (ca. 8 Tg.) u. schweren Initialsymptn. sehr mildes Eruptionsstadium (nur vereinzelte Varizellen-ähnl. Effloreszenzen, vorzeitig ohne oder mit geringer Vereiterung abheilend). Epidemiologisch wicht. Anstekkungsquelle; Virusnachweis in der Rachenschleimhaut durch PAUL* Versuch.

Variometer: *meteor* Gerät zur Registrierung kleinster, kurzfristiger Luftdruckschwankungen; meist mit Schreibvorrichtung (= **Variograph**).

Variot*-Pironneau* greisenhafter Zwergwuchs: † Progerie.

Variotin: antibiot. Stoff aus Paecilomyces varioti; wirksam in vitro u. vivo gegen Trichophyton.

Variopox: *virol* Untergruppe »Paravaccinia« der Pockenviren.

Varisation, Varisierung: *chir op.* Herbeiführung einer Varusstellung des Femur durch Adduktions- oder **Varisationsosteotomie** (intertrochantäre Keilosteotomie) bei Coxa valga, Koxarthrose.

Varix: (lat.) † Varize. – **V. aneurysmaticus**: s. u. Aneurysma arteriovenosum.

Varize, Varix(knoten), Krampfader(knoten): zirkumskripte spindel-, sack-, tonnen- oder knotenförm. Ausweitung u. Schlängelung einer Vene infolge Wand- u. Klappeninsuffizienz; konstitutionell bedingt (= prim. V.) oder erworben (= sek. V., z. B.

Varizellen

durch Blutstauung nach Thrombose). – s. a. Varikose, Cañonvarize, Varizenverödung.

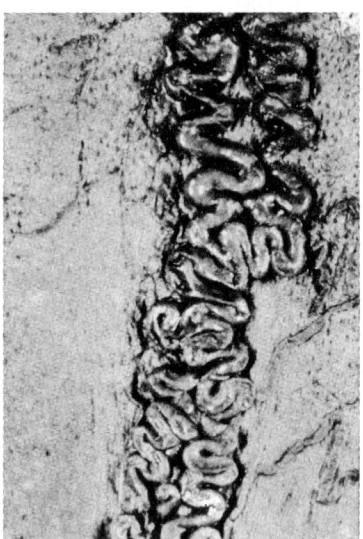

Stark geschlängelte **Varizen** subkutan am Unterschenkel (nach Injektionsfüllung).

Varizellen Varicellae, Variola spuria, Windpocken, Spitzblattern: durch das Varicella-Zoster-Virus hervorgerufene (Tröpfchen-, selten Kontaktinfektion), sehr ansteckende (1–2 Tage vor bis 1 Wo. nach Exanthemausbruch, evtl. bis zum Abfallen der Borken), gutart. Infektionskrankh. vorw. der Kinder. Nach Inkubation (11–15 Tg., bis 4 Wo.) u. uncharakter. Prodromi (leichtes Fieber, evtl. skarlatini-, selten morbilliformer Rash) juckendes Exanthem (auch an Mundschleimhaut, selten an Genitale u. Konjunktiva): auf unveränd. Haut einzelne Roseolen, die in 24 Std. über Papeln zu Bläschen werden (oberflächlich, mit rotem Hof, ungekammert, leicht zerplatzend); infolge schubweisen Verlaufs stets mit mehreren Stadien nebeneinander (Polymorphie als DD zur Variola); Ausbreitung vom Rumpf auf Gesicht, behaarten Kopf u. rumpfnahe Gliedmaßen (Handteller u. Fußsohlen meist frei); in 3–4 Tg. Eintrocknen der Bläschen zu Krusten, die am 5. u. 8. (bis 20.) Tag abfallen (Narben depigmentiert, auch Impetiginisierung auch flach eingedellt). Verlauf meist gutartig, mit geringen Allg.erscheingn.; schwere Formen v. a. während Kortikosteroid- u. immunsupressiver Ther.; bei hämorrhag. Diathese, als **angeb. V.** (s. a. V.-Embryopathie); Komplikationen (selten): Enzephalomyelitis (bevorzugt an Stamm- u. Kleinhirn, meist nach 3–10 Tg.; mit Meningitis u. Polyneuritis; Prognose günstig, auch inapparente Verläufe; bei schwerer Form perivaskuläre Läsionen, evtl. Krämpfe u. residualer Hirnschaden), Pneumonie, hämorrhag. Nephritis, Otitis media, Laryngitis (Pseudokrupp), Gelenkaffektionen, Myokarditis. Diagnose: Blutbild (Leukopenie mit rel. Lymphozytose, häufig Plasmazellvermehrung, Eosinopenie), KBR, Virusnachweis (in Bläscheninhalt, Mundspülwasser, Liquor), elektronenmikroskop. Nachweis von Riesenzellen mit LIPSCHÜTZ* Körperchen. Immunität lebenslang, auch stille Feiung (komplementbindende AK); Impfprophylaxe bisher nicht mögl., pass.Immunisierung mit Ig nur in ersten Inkubationstagen (wenig erfolgversprechend). – Bes. Formen: **bullöse** oder **pemphiginöse V.** mit ausgeprägter Blasenbildung, **gangränöse V.** mit Sekundärinfektion (/ Ekthyma gangraenosum infantum; bei hämolyt. Streptokokken evtl. in wenigen Stdn. letal), **hämorrhag.** oder **maligne V.** (»Purpura varicellosa«) bei Hämophilie u. hämorrhag. Diathese (mit Blutung in die Bläschen, evtl. Hämaturie, Epistaxis, Hämatemesis, Blutstuhl), **pustulöse V.** (Bläschen z. T. vereiternd infolge Superinfektion mit Staphylo- oder Streptokokken; bei gleichzeit. Scharlach bes. schwere Pustelentwicklung u. sept. Bronchopneumonie mit letalem Ausgang), **inokulierte V.** (»Varicella vaccinata«) durch künstl. Übertragung von Bläscheninhalt auf Gesunde (»**Varizellisation**«) als – unzuverläss. u. nicht gefahrlose – Prophylaxe.

Varizellen-Embryopathie durch diaplazentare Infektion bei Windpocken-Erkr. (Virämie) der Graviden innerhalb der ersten 15 Wo.; mit Minderwuchs, hypoplast. Extremitäten, psychomotor. Retardierung, narb. Hautveränderungen.

Varizenverödung, Varikosklerosation: bei oberflächl. Varizen therap. Induzieren einer örtl. Intimaentzündung mit konsekut. Lumenverödung (u. damit Druckentlastung u. Zirkulationsverbesserung) durch örtl. i. v. Inj. eines sogen. Verödungsmittels (v. a. Präp. mit ungesätt. Fettsäuren, Hydroxypolyäthoxydodekan, 20%ig. NaCl- oder 60%ig. Glukose-Lsg.). Technik: Einstich am Stehenden in den untersten Varixknoten, nach Horizontal- oder (besser) Hochlagerung des Beines Inj. von 0,2–0,5 ml (u. 0,5–1 ml Luft = Air-Block-Technik); pro Sitzung 2–10 Injn.; dann elast. Kompressionsverband, sofort. intensives Lauftraining (deshalb stets ambulant). Gefahren: Umgebungsnekrose bei paravenöser Inj., Thrombose bei Inj. in tiefe Vene, allerg. Reaktion.

Varolio* Brücke (COSTANZO V., 1543–1575, Anatom u. Chirurg, Bologna, Rom): (1573) / Pons.

varus: (lat. = krumm) abgeknickt mit nach medial offenem Winkel, lateralkonvex, mit sogen. O-Krümmung (»**Varusstellung**«; s. u. Coxa, Cubitus, Digitus, Genu, Manus, Pes).

Vas *PNA*: (lat.) Gefäß, *anat* Blut- (/ Arterie, Vene), Lymphgefäß (/ Vas lymphaticum); i. w. S. auch sonst. »Gänge« (s. u. Ductus, Ductulus, Tubulus). – **Vas aberrans**: Gefäß mit abnormem Verlauf; z. B. aberrierendes Nierengefäß, das vom Hilus aus an Nierenbecken u. Niere herantritt. – **Vas afferens**: zuführendes Gefäß; z. B. das **V. a. glomeruli renis** *PNA*, das aus einer A. interlobul. entstammt, mit engem Kontakt zum Tubulus contortus II in der Macula densa (/ Abb. »Glomerulus«), die **Vasa afferentia nodi lymphatici** *PNA* (s. u. Vas lymphaticum). – **Vasa allantoidea**: *embryol* die den Allantoiskreislauf bildenden je 2 Arterien u. Venen (die späteren Vasa umbilicalia mit Ausnahme der sich zurückbildenden e. Allantoisvene); vgl. Vasa omphalomesenterica. – **Vas anastomoticum** *PNA* s. **communicans**: Querverbindung zwischen 2 Blut- oder Lymphgefäßen.

Vas capillare *PNA*, (Blut-)Kapillare: das – in Vielzahl – aus Arteriolen bzw. Metarteriolen hervorgehende nächstkleinere, muskelfreie Gefäß (lichte Weite etwa blutkörperchengroß) als Teil der Endstrombahn mit arteriellem und venösem Schenkel (dazwischen evtl. Kapillarnetz), in eine Venole mündend (s. a. Kapillarbett); Wandung aus Basalmembran u. Endothel, letztere in Muskel, Lunge u. ZNS geschlossen, in

Leber (s. a. Sinusoide), Milz, rotem KM mit inter- u. transzellulären Lücken, in Niere, endokriner Drüse, Darmzotte, Proc. ciliaris u. Plexus choroideus gefenstert; s. a. Kapillar.... – **Vas collaterale** *PNA*: ↑ Kollaterale. – **Vas concomitans**: ein zus. mit einem großen Nerv (z. B. N. ischiadicus) verlaufendes, dessen Epi- u. Perineurium ernährendes Blutgefäß. – **Vasa coronaria**: die Herzkranzgefäße (↑ Arteria coronaria, Vena cordis, Abb. »Koronararterien«). – **Vas deferens**: ↑ Ductus deferens.

Vas efferens: ableitendes Gefäß; z. B. das **V. e. glomeruli renis** *PNA*, das, aus dem Nierenglomerulus hervorgehend (↑ Abb. »Glomerulus«) u. arterielles Blut führend, ins Gefäßnetz zwischen den Tubuli contorti einmündet (von wo das Blut in eine V. interlobul. gelangt; s. a. Humoral renal pressor activitiy = V.-e.-Mechanismus"); ferner die **Vasa efferentia nodi lymphatici** *PNA* (s. u. Vas lymphaticum).

Vas lymphaticum *PNA*: das aus den – klappenlosen – Lymphkapillaren (»Vasa absorbentia«) hervorgeh. »Lymphgefäß« mit zahlreichen, paar. Klappen. Wandung ähnl. der Venenwand, bei größeren Gefäßen mit Intima (Endothel), Media (schraubenart. Muskulatur mit inn. Längs-, mittl. Ring- u. äuß. Längsschicht) u. Adventitia (mit Bündeln glatter Muskelzellen). Mündet als – Lymphe zuführendes – Vas afferens meist in der Mehrzahl in den Randsinus des LK, dessen Vas efferens (meist einzeln) rel. stärker ist, z. T. einen Truncus darstellt. – Als **V. l. superfic.** wie die Hautvenen extrafaszial in Haut u. Unterhaut (bei Lymphangitis als rote Streifen sichtbar), als **V. l. prof.** subfaszial wie die Begleitvenen den peripheren Arterien folgend. – Mit bes. Aufgabe das **V. l. intestini tenuis** als sogen. Zottensinus (s. u. Chylusgefäße).

Vas nutricium: ↑ Arteria nutricia; s. a. Vasa privata. – **Vasa omphalomesenterica**: *embryol* die den Dottersackkreislauf bildenden „Dottergefäße" (Aa. u. Vv. omphalomesentericae), einbezogen in die Nabelschnur; obliterieren nach Ausbildung der Vasa allantoidea. – **Vasa plastica**: (SCHULZ) im Rahmen der Kapillarisierung (s. a. Vaskularisierung) neugebildete Gefäße, die zunächst nur für Plasma, nicht für Blutkörperchen durchgängig sind. – **Vasa privata**: in Lunge u. Leber die den nutritiven Kreislauf bildenden, im Vergleich zu den ↑ Vasa publica kleineren Gefäße: Rr. u. Vv. bronchiales bzw. A. hepatica propria. – Auch Bez. für die sich zwischen Transplantat u. Transplantatbett ausbildenden ↑ Vasa plastica (z. B. bei Vollhauttransplantat). – **V. publica**: in Lunge u. Leber die den funktionellen Kreislauf bildenden Aa. u. Vv. pulmonales bzw. V. portae; vgl. Vasa privata.

Vasa sanguifera s. sanguinea: die Blutgefäße. – **V. s. retinae** *PNA*: die sich dichrom verzweigenden Äste der A. u. V. centr. retinae in der Pars optica der Netzhaut (jede Arterie – als Endarterie – von der zugehör. Vene begleitet). Arteriolen u. Venulen verlaufen in der Schicht der Sehnervenfasern; die feineren Äste dringen in die mittl. Netzhautschichten u. bis zur Membrana limitans ext. vor. – Die gefäßlosen Außenabschnitte (Pigmentepithel, Stäbchen u. Zapfen) werden von der Lamina choriocapill. aus versorgt. – **Vas spirale** *PNA*: in der Innenohrschnecke kleines Gefäß im tympanalen Mesenchymbelag der Lamina basilaris. – **Vasa vasorum** *PNA*: kleine Arterien u. Venen in der Wand größerer Blutgefäße, deren äuß. Schichten (Adventitia u. angrenzende Media) sie versorgen.

Vasalgie, Angialgie: ↑ Gefäßschmerz.

vascular factor, NILSSON*, V. WILLEBRAND* Faktor: noch unzureichend definierter »Gefäßfaktor« (Protein) im Blutplasma, dessen Mangel als Urs. der verlängerten Blutungszeit u. der – im SALZMANN* Test nachweisbaren – vermind. Plättchenagglomerabilität u. -adhäsivität beim V. WILLEBRAND*–JÜRGENS* Syndrom gilt. Bei klass. Hämophilie A normale, bei Arteriosklerose u. Diabetes erhöhte Werte. – **v. spider**: *derm* ↑ Naevus araneus.

vascularis: (lat.) Blutgefäße betreffend, ↑ vaskulär.

Vascul(ar)itis: ↑ Angiitis, s. a. Arteriitis, Phlebitis. – **V. allergica**: ↑ Hypersensitivitätsangiitis; als bes. Formen die **V. a. cutis superf.** RUITER (1952; s. u. Arteriolitis; s. a. kutane noduläre ↑ Allergide, GOUGEROT* Syndrom 1). – **V. necroticans** v. a. an Ellbogen u. Knie, mit chron.-rezidivierenden livid- bis hellroten, zentral nekrotisierenden Papeln; s. a. Purpura abdomin. – **V. nodosa**: ↑ Erythema induratum HUTCHINSON. – **V. nodularis (profunda)**: 1) Phlebitis nod., Hypodermitis nodul. subacuta saltans: (O'LEARY 1944) beim Hypertoniker an Extremitäten bis monatelang persistierende druckschmerzhafte Knoten mit geringer Ulzerationsneigung (sehr ähnlich dem Erythema induratum BAZIN); histol.: Venolenverdickung (mit Intimawucherung) in der Subkutis, Fibrose des Binde- u. Fettgewebes mit Fremdkörperriesenzellen, Blutungen, evtl. Nekrosen (Arterien intakt). Ätiol. vielfältig (mechan. u. therm. Traumen, Infektions- u. Pharmakoallergie, Toxikosen). – 2) Arteriitis nod. prof. (RUITER), benigne kutane Periarteriitis: Gefäßwandentzündung in tiefer Kutis u. Fettgewebe mit Aufräumungsgranulomen, klinisch manifest als monomorphe, asymmetr., z. T. einzeln stehende Knoten (v. a. an U'schenkeln).

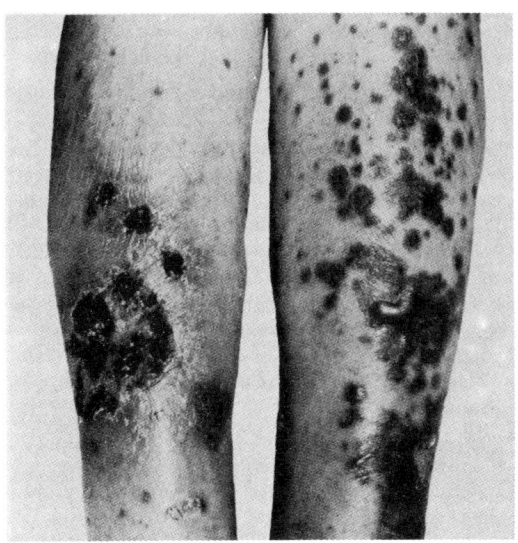

Nekrotisierende Vaskulitis. Besonders ausgeprägte Polymorphie: Eritheme, Purpura, Nekrosen, Ulzera.

Vasculo...: s. a. Vaskulo....

Vasculopathia: ↑ Angiopathie. – Als (Encephalo-)V. sulfocarbonica (VIGLIANI u. PERNIS 1954) das »sulfo-

vasculosus

karbotox. Spätsyndrom« in Form einer Arteriosklerose v. a. der Hirngefäße (u. a. arteriokapilläre Hyalinose als Spätfolge einer durch CS_2 verursachten oder verstärkten Stoffwechselstörung der Plasmalipoproteine).

vasculosus: (lat.) gefäßhaltig, -reich.

Vasculum: (lat.) kleines Gefäß; s. a. Ductulus.

Vasektomie: *chir* ↑ Vasoresektion.

Vaselin(e), Vaselinum (americanum), Adeps mineralis, Paraffinum molle: ursprüngl. nur aus Petroleum gewonnenes mineral. Fett, heute im Handel als Natur-, Gatsch- (F. 38–50°) u. **synthet. V.** (»Kunst-V.«; Paraffin u. Vaselinöl 1+3; F. = 50°); Gemisch verzweigtkettiger Iso- mit normalen u. Ringparaffinen (Typ Kw.stoff-Gel); salbenartig streichbar, in Äther, Benzin, Chloroform lösl. (nicht in Wasser, Öl-, bei Emulgatorzusatz auch Wasser-aufnehmend; je nach Reinigung gelb (= **V. flavum**) bis weißl. (-bläul.) fluoreszierend (= **V. album**). Äußerl. Anw. als rel. hautverträgl. Salbengrundlage, Massage- u. techn. Schmierfett; innerl. als Laxans (obsolet). – **V. hydrosum**: Salbengrundlage mit 47% V., 3% Wachsalkoholen, 50% Wasser. – **V. liquidum**: ↑ Paraffinum liquidum, Oleum vaselini.

Vaselinoderm(a), Photodermatitis vaselinogenica: (OPPENHEIM) durch langzeit. Anw. mit Teer verunreinigter Vaseline in Verbindung mit Lichteinwirkung v. a. im Gesicht hervorgerufene Hyperpigmentierung u. Akanthose mit Knötchenbildung, zunächst als **V. planum** (»**Vaselinekrätze**«), später mit Hyperkeratosen (= **V. verrucosum**, »**Vaselinewarzen**«). – s. a. Schmieröldermatitis.

Vaselinom, Vaselinegranulom: Granulationsgeschwulst nach Inj. flüssiger Vaseline (z. B. als Exzipiens von Medikamenten); vgl. Oleom, Paraffinom.

vaskulär: (Blut-)Gefäße betreffend; z. B. **vaskul. Hämophilie** (↑ Angiohämophilie), **va. Oblongata-Syndrom** (↑ Oblongata-Gefäß-Syndrom), **va. Neurofibromatose** (FEYRTER 1949; mit Veränderung vorw. der Gefäßnerven, auch nicht-systemisch).

Vaskular...: Wortteil »(Blut-)Gefäß«; z. B. **V.faktor** (↑ Vascular factor).

Vaskularisation, -sierung: 1) Gefäßreichtum bzw. -versorgung eines Gewebes oder Organs. – 2) Gefäßneubildung in Granulationsgeweben, Thromben, Pseudomembranen etc. (s. a. Kapillarisierung); z. B. *ophth* die **korneale V.**, die krankhafte Gefäßeinsprossung in die Kornea, als **oberflächl.** Form aus Konjunktivalgefäßen (über den Limbus hinweg hellrote, oft baumförmig verästelte Netze), als **tiefe** – bei parenchymatöser Keratitis – aus Sklerageräßen (hinter dem Limbus, dunkelrot, besenreiserartig; vgl. Pannus corneae).

Vaskularisationsstadium: *gyn* das Entwicklungsstadium des Eifollikels zwischen Proliferation u. Corpus-luteum-Bildung, in dem Kapillaren u. argyrophile Fibrillen aus der Theca int. radiär zwischen die Granulosazellen einsprossen. Dabei in die Randteile des Follikels einfließendes Blut führt zum Corpus rubrum.

Vaskulitis: ↑ Angiitis, Vasculitis.

vaskulo|bronchialer Reflex: (VENRATH u. M. 1952) bei Lungenembolie die reflektor. Auslösung eines örtl. Bronchospasmus (der wiederum – hypoxiebe-

dingt – zu lokaler Vasokonstriktion führt: alveolovaskulärer Reflex). – **V.kinase**: (MURRAY 1962) proteolyt. Enzym in Gefäßwandungen (v. a. Aorta), das Fibrinogen in Fibrin umwandelt. Unterscheidung von Thrombin: Reaktion bedarf der Präsenz von Ca^{2+} u. wird durch Antithrombin nicht gehemmt; Fibrinogen wird an anderen Stellen gespalten. – Mit Faktor XIII nicht identisch. – **V.pathie**: ↑ Angiopathie.

vaso...: Wortteil 1) »Blutgefäß«; 2) »Samenleiter« (Vas s. Ductus deferens); s. a. Angio..., Gefäß....

vasoaktiv: den Gefäßtonus (i. S. der Vasokonstriktion oder -dilatation) beeinflussend, u. zwar nerval (über Vasomotoren) oder humoral (Peptidhormone wie Angiotensin, VIP u. Bradykinin, biogene Amine wie Adrenalin, Noradrenalin, Azetylcholin, Histamin, Serotonin). – **v. Ferritin**: ↑ Vaso-depressor material. – **vasoactive intestinal peptide**, VIP: 1970 aus Dünndarm isoliertes Gewebshormon (Peptid; strukturell ähnl. dem Sekretin, Glukagon, GIP, Motilin u. Coherin), das an der Regelung der Durchblutung von Leber u. Magen beteiligt ist, die Magen- u. Dickdarmmuskulatur entspannt, die Dünndarmmotilität anregt, die Magensaftsekretion vermindert u. den Bikarbonatfluß im Pankreas verstärkt (wahrsch. pathophysiol. bedeutsam beim ↑ VERNER*–MORRISON* Syndrom).

Vasocorona: (ADAMKIEWICZ) der von den Verbindungsgefäßen der Rr. spinales gebildete unregelmäß. »Gefäßkranz«, von dem die eigentl., nicht mehr anastomosierenden RM-Blutgefäße ausgehen.

Vaso|-depressor material, VDM: (SHORR u. M. 1955) zu Fe^{2+} reduzierendes u. sulfhydriertes, gefäßlähmend wirkendes (»v.aktives«) Ferritin; entsteht im anaeroben Leberstoffwechsel u. unterdrückt die örtl. Adrenalinwirkung beider Schockphasen. – vgl. **V.-excitor material**. – **v.depressorisch**: den Gefäßtonus senkend, gefäßerweiternd (= v.dilatatorisch), blutdrucksenkend.

Vasodilatantien: *pharm* gefäßerweiternde (u. dadurch blutdrucksenkende), peripher u./oder zentral angreifende, strukturell sehr unterschiedl. Wirkstoffe als ↑ Antihypertonika, Koronardilatatoren, Sympathikolytika, Ganglienblocker. – **Vasodilatation**: Weiterstellung von Blutgefäßen; passiv durch Wanddehnung infolge intravasalen – u. sekundär transmuralen – Druckanstiegs bei Blutüberfüllung (akt. oder pass. Hyperämie; oder durch Tonusabnahme der Wandmuskulatur (z. B. als reakt. Hyperämie) infolge Einwirkung vasodilatatorischer Stoffe, auch als **metabol.** oder **chem. V.** durch Intermediärprodukte (CO_2, Milchsäure, ATP) bei erhöhter Stoffwechseltätigkeit eines Organs (z. B. arbeitender Skelettmuskel). – **antidrome V.**: s. u. Vasodilatatoren.

Vasodilatatoren: 1) *anat* vasodilatator. Nerven: vegetat. Gefäßnerven mit gefäßerweiternder Wirkung: a) parasympath., cholinerge V. aus Hirnnerven (insbes. VII, IX, X) u. Sakralmark, v. a. für Speicheldrüsen, äuß. Genitale u. Lungen; b) sympath., cholinerge V., die unter best. Bedingungen am Skelettmuskel wirksam werden; c) Kollateralen sensibler Spinalnerven, die Impulse aus der Haut über Axonreflexe efferent zur glatten Gefäßmuskulatur leiten u. eine lokale (z. B. nozidefensive) »antidrome Vasodilatation« bewirken. – 2) *biochem* den Tonus der Gefäßmuskulatur senkende (»vasodilatator.«) Stoffe: Azetylcholin als Transmitter des Parasympathikus, Gewebsmetaboliten (CO_2, Milchsäure, ATP), Histamin, Bradykinin u. Vasodilatin; s. a. Vaso-depressor material. – **3)** *pharm* ↑ Vasodilatantien.

Vaso|dyspnoe: kreislaufbedingte Dyspnoe. – **V.epididymostomie**: ↑ Nebenhoden-Umkippplastik.

Vaso-excitor material, VEM: (SHORR u. M. 1955) Vasokonstriktion (insbes. der Lebergefäße) bewirkende proteinart. Substanz, die in der Initialphase der Anoxie von der Nierenrinde abgesondert wird; verstärkt die örtl. Adrenalinwirkung beider Schockphasen (vgl. Vaso-depressor material, Renin-Angiotensin-System).

vasogen: von (Blut-)Gefäßen ausgehend oder über sie ausgelöst.

Vasographie: *röntg* **1)** ↑ Angiographie. – **2)** ↑ Vasovesikulographie; vgl. Vesikulographie.

Vasokonstriktion: Engstellung von Blutgefäßen (mit resultierender Erhöhung des Strömungswiderstandes) durch verstärkten Kontraktionszustand (»Tonus«) der Gefäßmuskulatur infolge Vasokonstriktoren-Aktivierung oder Vasodilatatoren-Hemmung oder humoraler Einwirkung vasokonstriktorischer Stoffe (s. a. Vasokonstringentien); vgl. Angiospasmus. – **kollaterale V.**: bei körperl. Arbeit (mit erhöhtem Sympathikotonus) die Gefäßverengung in untät. Organen zugunsten der arbeitenden Skelettmuskeln (mit metabolisch ausgelöster lokaler Vasodilatation) i. S. einer zweckmäß. Verteilung der insges. gleichbleibenden Blutmenge. – Eine **konsensuelle V.** der ges. Körperoberfläche erfolgt auch bei nur begrenzter Abkühlung (mit Gefahr der Wärmestauung). – **periodische V.**: ↑ Vasomotion.

Vaso|konstriktoren: **1)** v.konstriktor. **Nerven**: durchweg dem Sympathikus zugehör. Gefäßnerven (postganglionär, mit adrenerger Erregungsübertragung nur auf α-Rezeptoren), deren von den V.motorenzentren abhäng. Impulse (1–3/Sek., bei hohem **V.konstriktorentonus** bis zu 10–20/Sek.) blutgefäßverengend wirken. Normalerweise dauernd wirksam (s. a. V.motion), so daß ihre Hemmung zur V.dilatation, ihre Reizung dagegen zu extremer Konstriktion führt. – **2)** den Tonus der Gefäßmuskulatur erhöhende »**v.konstriktor. Stoffe**«, v. a. Noradrenalin u. Adrenalin als postganglionäre Transmitter des Sympathikus, Serotonin, Angiotensin; s. a. Vaso-excitor material. – **3) V.konstringentien**: *pharm* Wirkstoffe mit gefäßverengender (u. dadurch blutdrucksteigernder) Eigenschaft.

Vaso|ligatur: **1)** Unterbindung des Samenleiters; z. B. als unzuverlass. – Sterilisationsmethode (vgl. V.resektion). – **2)** ↑ Gefäßligatur.

Vasoliment(um): flüss., ext. Arzneiform aus gereinigter Ölsäure, gelbem Vaselinöl u. äthanol. Ammoniakmischung; Einreibemittel u. Grundlage weiterer Rezepturen. – Als dickflüss. **V. spissum** mit zusätzl. Zeresinanteil.

Vaso|motion: von den V.konstriktoren gesteuerter rhythm. Weitenwechsel der Arterien, der für die Stoffwechselregulation von Bedeutung ist. Gestört bei best. path. Kreislaufzuständen (z. B. Ausfall beim Schock, Steigerung bei Entzündungsreizen; »**V.motionsstarre**« charakterist. für RAYNAUD* Syndrom).

Vasomotoren: ↑ vasomotorische Nerven. – **V.kollaps**: Lähmung der V. mit generalisierter Vasodilatation (Angioparalyse), die zum plötzl. Absinken des Blutdrucks u. zum Kreislaufkollaps führt; v. a. bei hochgrad. O_2-Schuld (Hochleistungssport), Intoxikation, Schock, Allergie, Infektionskrankhtn. – **V.labilität**: auf geringe Reize rel. stark reagierende Tonuslage des V.zentrums. – **V.lähmung**: Funktionsausfall der vasomotor. Nerven, i. e. S. der für den Gefäßtonus zuständ. adrenergen sympathischen, mit konsekut. Vasodilatation (s. a. Kreislaufkollaps, Schock). Erfolgt bei Ausfall der zentralen, regulator. Strukturen (Kreislaufzentrum, RM-Seitenstrang, Grenzstrang) sowie als Folge peripherer Schädigung (↑ RICKER* Stufengesetz). **Induzierte V.l.** durch Anw. von Ganglienblockern. – **V.syndrom, zerebrales**: ↑ FRIEDMANN* Syndrom (1). – **V.zentrum**: ↑ Kreislaufzentrum. Reizung führt in der Regel zur Vasokonstriktion (über sympath. Nerven); die Blutdrucksenkung bei Reizung des med. medullären Zentrums beruht auf Vasokonstriktorenhemmung.

Vasomotorik: die durch die glatte Gefäßmuskulatur bewirkte Vasokonstriktion u. -dilatation.

vasomotorisch, -motoricus: Vasomotorik bzw. Vasomotoren betreffend; z. B. **v.** (= neurozirkulator.) ↑ **Dystonie**, **v. Neurose** (↑ Angioneurose; s. a. Angiotrophoneurose), **v. Reflex** (= Gefäßreflex). – Der **v. Kopfschmerz** (v. a. bei Wetteränderung, Überanstrengung, im Klimakterium ist Folge einer Regulationsstörung der intrakraniellen Gefäße bei vegetat. Dystonie: kontinuierl. oder mehr anfallsartiger, meist dumpfer, diffuser Kopfdruck, oft verbunden mit anderen neurozirkulator. Symptn. (Schwindel, Übelkeit, Herzklopfen, kalte u. feuchte Akren). – **v. Nerven**: die den Tonus der Gefäßmuskulatur regulierenden vegetat. Gefäßnerven (»Vasomotoren«; s. u. Vasodilatatoren, -konstriktoren).

Vaso|neurose: ↑ Angioneurose. – **orthostat. V.neurose**: ↑ Orthostase-Syndrom. – **V.paralyse, V.plegie**: ↑ V.motorenlähmung. – **V.pathie**: ↑ Angiopathie.

Vasopressin(um), a(nti)diuret. Hormon, ADH, A(nti)diuretin: die vom Oxytozin abgegrenzten, im Hypothalamus (Nucll. supraoptici u. paraventricul.) produzierten, über den Tr. supraopticohypophysialis in die Neurohypophyse abgegebenen HHL-Peptidhormone (Neurohormone) mit diuresehemmender (Steigerung von Permeabilität u. Wasserrückresorption im dist. Nephron) u. vasokonstriktor. Wirksamkeit (Arterien einschl. Koronarien, Kapillaren, kleine Venen, insbes. Darmgefäße; s. a. Wasser-Elektrolyt-Haushalt). Heterodet-zykl. Nonapeptide analoger Struktur (S–S–Brücke zwischen Cys^1 u. Cys^6), aber mit artspezif. Sequenz (zur Bez. wird die von [1] abweichende Aminosäure mit Stellungszahl vorangestellt): **1)** Arginin-V. (»Arg^8-V.«) = Argipressinum *WHO* als das eigentliche ADH bei Mensch u. Säugern:

$[Cys^1]$-Tyr-Phe-Gln-Asn-$[Cys^6]$-Pro-Arg^8-Gly-NH_2.

(s. a. VOEGTLIN* Einh.). – **2)** synthet. $Phenylalanin^2$-$Lysin^8$-V. (»Phe^2-Lys^8-V.«) = ↑ Felypressinum *WHO*. – **3)** synthet. **Desamino-Cys^1-D-$Arginin^8$-Vasopressin** (DDAVP) = ↑ Desmopressin *WHO*. – **4)** ↑ 8-Lysin-Vasopressin = ↑ Lypressinum *WHO*; auch synthet.). – Nach Bildung in neurosekretor. hypothalam. Neuronen u. Bindung an spezif. Transportproteine Übertritt in HHL (»Neurohypophysin I u. II«). – *therap* Anw. lokal, s. c., i. m. (seltener i. v.-In-

Vasopressin-Test

fusion) u. intranasal (v. a. Langzeitther.) bei Diabetes insipidus, Blutungen, Kollaps, paralyt. Ileus. – s. a. SCHWARTZ*–BARTTER* Syndrom.

Vasopressin|-Test: 1) DD zwischen hypothalam. u. hypophysärer Insuffizienz anhand der Plasmawerte der Kortikosteroide nach i. v. Infusion von 6–10 E. Lysin-8-V.; bei intakter Hypophyse mind. Verdoppelung des Ausgangswertes (Stimulierung der ACTH-Produktion). – 2) **V.-Wasserstoß**: Provokation eines großen hirnorgan. Anfalls durch i. m. Inj. von V. u. Gabe von 1,5 l Tee; nach 1 ½–2 Std. EEG, bei Auftreten von Krampfpotentialen Antikonvulsivum.

vaso|pressorisch: den Gefäßtonus steigernd, gefäßverengend (= v.konstriktorisch), ggf. blutdrucksteigernd. – **V.punktur**: *urol* Punktieren des freigelegten Vas deferens zur KM-Inj. für die Vesikulo(vaso)graphie. – **V.resektion**, Vasektomie: 1) Deferentektomie: skrotale (BOEMINGHAUS) oder inguinale (nach Hautschnitt am oberen Symphysenrand) Resektion des Samenleiters; vgl. V.ligatur, -tomie. – 2) Gefäßresektion; s. a. Arteriektomie, Phlebektomie, -exhairese. – **V.(r)rhaphie**: 1) ↑ Gefäßnaht. – 2) Naht des Samenleiters (auch als Methode der V.ligatur).

Vaso|tomie: op. Durchtrennung oder -eröffnung 1) des Samenleiters (auch i. S. der V.resektion); 2) eines Blutgefäßes (↑ Arteriotomie, Venaesectio). – **v.trop**: mit bes. Affinität zu Blutgefäßen, ↑ v.aktiv. – **V.vesikulographie**: *röntg* Darstg. von Samenleitern u. -bläschen nach KM-Inj. in die freigelegten Ductus deferentes (oder (technisch schwieriger) transurethral in die Ductus ejaculatorii.

V2A-Stahl®: (1912) Handelsname (»**V**ersuchsreihe **2**, mit **a**ustenit. Gefüge«) eines Edelstahles mit 74% Fe, 18% Cr u. 8% Ni (u. max. 0,12% C); zahlreiche DIN-deklarierte Varianten; in der Dentaltechnik als WIPLA (»**wi**e **Pla**tin«) bezeichnet. – Weiterentwicklungen: VF u. VM (mit **F**errit- bzw. **M**artensit-Gefüge).

vastus: (lat.) öde, ungeheuer groß. – **Vastus**: Kurzform für M. vastus, z. B. **V.-Intermedius-Fibrose** (= fortschreit. ↑ Quadrizepsfibrose), **V.injektion** (einfache u. sichere i. m. Inj. in die Mitte des M. vastus lat. am Mittelpunkt der Trochanter-Patella-Linie oder ins umgebende Längsfeld).

Vatel* Syndrom: *psych* abnorme Erlebnisreaktion (plötzl. Angstanfall, evtl. bis zu existentieller Panik mit Suizid-Ideen) beim psychisch Unreifen nach berufl. Mißerfolg.

Vater* (ABRAHAM V., 1684–1751, Anatom, Wittenberg) **Ampulle**: ↑ Ampulla Vateri. – **V.* Divertikel, Papille**: (1720) ↑ Papilla duodeni major. – **V.*(-Pacini*) Körperchen**: ↑ Corpuscula lamellosa; s. a. Zeitunterschiedsschwelle.

VATER: *päd* s. u. VATER-Syndrom.

Vaterit: natürl. Kalziumkarbonat.

Vaterkomplex: ambivalente Einstellung gegenüber dem Vater bei mangelnder inn. Selbständigkeit; nach S. FREUD als bes. Aspekt des Ödipus-Komplexes. Bei psychoanalyt. Therapie evtl. Hauptquelle des Widerstandes.

Vaterschafts|ausschluß: *forens* der biol. – im Vgl. zum ↑ V.nachweis häufiger mögl. – Nachweis der Nichtvaterschaft anhand von Zeugungsfähigkeit, Tragzeit etc., v. a. aber der Blut- (AB0, MNSs, Rh, P, K, Fy, Jk, Lu) u. Serumgruppen (Hp, Gc, Gm, InV)-Zugehörigkeit (Ausschlußchance derzeit bei 98%; ein sogen. Ausschlußmerkmal läßt bei gegebener Mutter-Kind-Kombin. einen Mann mit Sicherheit als Nichtvater erkennen, ↑ Tab.) u. Enzympolymorphismen (SEP, PGM$_1$, AK, ADA, PGDH, GPT, Esterasen D, Glyoxalasen u. a. m.), evtl. auch der Leukozyten-AG (HL-A u. a.). – Der nur mit mehr oder weniger Wahrscheinlichkeit mögl. biol. **V.nachweis** erfolgt durch ein sogen. Abstammungsgutachten, u. zwar durch ein anthropologisch-erbbiol. »Ähnlichkeits-Gutachten« u./oder durch ein serol. »Blutgruppengutachen« (Nachweis einer »offenbaren Unmöglichkeit« auf Grund des gesicherten Erbganges bestimmter Merkmale; Ausschlußchance für Nichtväter ca. 80%).

Vaterschaftsausschlußmerkmale des AB0-Systems bei gegebener Mutter-Kind-Konstellation

		Mutter					
		0	A$_1$	A$_2$	B	A$_1$B	A$_2$B
Kind	0	I	I	I	I	–	–
	A$_1$	II	∅	II	II	∅	II
	A$_2$	III	V	V	III	–	V
	B	IV	IV	IV	∅	∅	∅
	A$_1$B	–	IV	–	II	VI	II
	A$_2$B	–	IV	IV	III	III	VII

I: A$_1$B, A$_2$B; II: 0, A$_2$, B, A$_2$B; III: 0, B, A$_1$B;
IV: 0, A$_1$, A$_2$; V: A$_1$B; VI: 0, A$_2$;
VII: 0.

– = unmögliche Konstellation.
∅ = keine Ausschlußmöglichkeit.

VATER-Syndrom: (QUAN u. SMITH 1973) angeb. (Spontanmutation? Embryopathie?) Komplex multipler, schwerer Mißbildungen mit variabler Kombin. (mind. 3 Gruppen): Vertebraldefekte (Halb-, Blockwirbel, sek. Rippenanomalien), Analatresie, Tracheo-Ösophagealfistel (mit Esophagusatresie), renale u. Radiusdysplasie; ferner Syn- u. Polydaktylien, Herzmißbildungen, A.-umbilic.-Aplasie, Dermatoglyphen-Atypien, Minderwuchs; keine Chromosomenanomalien.

Vaughan* Index (WARREN TAYLOR V., 1893–1944, Arzt, Richmond): (1934) leukopen. ↑ Index.

V. c. ep.: *pharm* latein. Rezepturanweisung »Vitrum cum epistomeo (vitreo)« (»Glas mit [Glas-]stöpsel«).

VDM: *biochem* ↑ **V**aso-**d**epressor **m**aterial.

V.D.R.L.-Test, -Slide-Reaction: (HARRIS, ROSENBERG u. RIEDEL 1946) in den **V**enereal **D**isease **R**esearch **L**aboratories entwickelter Syphilis-Objektträgerschnelltest anhand der Flockung eines Kardiolipin-Cholesterin-Lezithin-AG (»**VDRL**-Antigen«) durch AK-halt. Serum (mikriskop. Beurteilung bei 50- bis 100facher Vergrößerung). Sehr spezif.; bei etwa 10% (Reagin-reiches Serum) unspezif. Zonen-Reaktionen.

VDS-Test: Tbk-Hauttest (epikutaner Tropfen, darin s. c. Nadelpunktion) mit einer Mikrodosis von SALVIOLI* Impfstoff (»**d**iffundierende **V**akzine n. SALVIOLI«). Der pos. örtl. Befund (vorw. produkt. Reaktion auf Baktn., umgeben von hyperäm.-ödematösem

Hof als Tuberkulinreaktion) erlaubt ggf. Rückschlüsse auf die Schwere der Erkr.

V.E.: / VOEGTLIN* Einheit.

Ve: / Antigen Vr. – **Ve^a:** / Antigen Vel.

Veau* Operation (VICTOR V., 1871–1949, französ. Chirurg): **1)** Gaumenspaltenplastik durch Mobilisierung zweier Schleimhaut-Stiellappen am harten Gaumen (unter Schonung der A. palatina major) u. deren Vereinigung durch Drahtnaht, dann Rück- u. Medianverlagerung des Gaumens (besserer Rachenabschluß) durch Steppnähte. – **2)** Lippenspaltenplastik nach Darstg. der Lippenschichten (von bogenförm. Schnitt in der Rot-Weißgrenze aus) durch 2 s.c. Drahtnähte (Nasenflügelbereich) bzw. Mitte der Lippenhöhe) u. getrennte Schleimhaut-, Muskel- u. Hautnähte.

Vedder* Zeichen (EDWARD B. V., 1878–1952, amerikan. Militärarzt): bei Beriberi **1)** Druckschmerzhaftigkeit der Wadenmuskulatur, **2)** Hypästhesie der Beinvorderseite (u. abgeschwächter PSR), **3)** Unvermögen, sich ohne Hilfe der Hände aus der Hocke zu erheben.

VEE: / Venezuelan Equine Encephalitis.

Veeneklaas* Syndrom: (1952) / dentobronchiales Syndrom.

Veganismus: extremer Vegetarismus mit Ablehnung auch von Milchprodukten (u. Kleidung tierischen Ursprungs). Führt nicht selten zur symptomat. megaloblast. »**Vegan-Anämie**« (v. a. infolge Vit.-B$_{12}$-Mangels).

Vegetari(an)er: Anhänger des / Vegetarismus. – **vegetarisch:** i. S. des Vegetarismus, pflanzlich; z. B. die **v. Diät** (nach BIRCHER=BENNER u. a.). – **Vegetarismus:** Lehre, die den Genuß von Fleisch aller Tierarten verbietet u. eine Ernährung nur oder vorwieg. mit pflanzl. Stoffen (»**Vegetabilien**«) anstrebt. – Beim sogen. Laktovegetarismus sind auch Milch, Butter, Käse, Eier, Honig etc. erlaubt; vgl. Veganismus.

Vegetationen: *path* »Gewebswucherungen«; i. e. S. die **lymphat. V.** im Rachenraum (/ Adenoide), die **parietalen** u. **globulösen V.** (/ Parietal- bzw. Kugelthrombus) sowie papillomatöse Proliferationen der Haut (denen eine Hyperplasie des Rete epidermale mit »vegetierender« Akanthose, seltener eine Knospung des Stratum papillare zugrundeliegt).

Vegetationsmyzel: *mykol* das ins Nährsubstrat einwachsende, die Ernährung der Pilze gewährleistende Myzel.

vegetativ: *biol* die Pflanzen u. deren Wachstum betreffend, pflanzlich, ungeschlechtlich; *physiol* der Entwicklung u. Erhaltung des Organismus dienend, unbewußt, unwillkürlich, das / vegetat. NS u. seine Funktionen betreffend (z. B. v. / Krise) von diesem gesteuert.

vegetativer Anfall: (PETTE 1938) im mittl. bis höheren LA vork. Symptomenkomplex mit Unruhe, Durchfall, Erbrechen, Schwindelgefühl (Hirnstammkrise), Muskelhypotonie u. Bewußtlosigkeit; Ätiol. unbekannt. – **v. Jackson* Anfall:** s. u. dienzephal-autonom. – **v. Dysregulation:** neurovegetative / Dystonie; s. a. Pelipathia vegetativa (als »v. D. des kleinen Beckens«). – **v. Gesamtumschaltung:** (F. HOFF) Tonusumschaltung im ges. vegetat. System als Folge unterschiedlichster, evtl. nur örtl. Reize, die über afferente Bahnen zur Erregung des Dienzephalon führen; in der Regel mit einer 1. sympathikotonen »Kampfphase« (s. a. CANNON* Notfallsreaktion, vgl. aber neurogener Schock) u. einer 2. parasympathikotonen »Erholungsphase«.

Wirkungen der vegetativen Nerven		(n. W. FELDBERG)
Erfolgsorgan	Sympathikus	Parasympathikus
Herz	Förderung	Hemmung
Erregungsbildung	beschleunigt	verlangsamt
Überleitungszeit	verkürzt	verlängert
Kontraktionskraft	erhöht	vermindert (Vorhof)
Gefäße	im allg. Tonuserhöhung	im allg. Tonusabnahme
Haut	Verengerung	–
Muskel	Verengerung u. Erweiterung	–
Zunge	Verengerung	Erweiterung
Koronarien	Verengerung u. Erweiterung	Erweiterung u. Verengerung
Gehirn	ger. Verengerung (weiße Substanz)	Erweiterung
Lunge	ger. Verengerung	ger. Erweiterung u. Verengerung
Bauch	Verengerung	–
Leber	Depotentleerung	–
äuß. Genitalien	Verengerung	Erweiterg. (Erektion)
sonst. glatte Muskeln		
Darm	Hemmung	Förderung
Sphinct. ani int.	Kontraktion	Erschlaffung
Bronchien	Kontraktion	Kontraktion
Arrectores pilorum	Kontraktion	–
Blase, Detrusor	Erschlaffung	Kontraktion } Entleerung
Sphincter int. u. Trigonum	Kontraktion	Erschlaffg.
Vasa deferentia u. Samenblase	Kontraktion (Ejakulation)	–
Uterus	Erschlaffung	–
gravid	Kontraktion	–
Auge, Pupille	Erweiterung (Dilatator +)	Verengerung (Sphinkter +)
Ziliarmuskel	Erschlaffung	Kontraktion
Oberlid (M. tars.)	Kontraktion	–
Drüsen		
Schweißdrüsen	Sekretion (cholinerg)	–
Speicheldrüsen	geringe muköse Sekretion	Sekretion
Magen-, Darm-, Pankreasdrüsen		Sekretion
Tränendrüsen		Sekretion
Leber	Glykogenolyse	Galleentleerung
Nebennierenmark	Ausschüttung (prägangl., cholinerg)	–
Pankreasinseln		Ausschüttung

vegetatives Nervensystem, Systema nervosum autonomicum *PNA*, Vegetativum: der ursprünglich nach funktionellen Gesichtspunkten abgetrennte Teil des peripheren u. zentralen NS, der – als Gegenstück u. Partner des animalen – den vegetat. Funktionen dient (/ Tab., s. a. Tab. »Sympathikomimetika«), d. h. der Regelung der unbewußten – u. vom Willen weitgehend unabhäng. – inn. Lebensvorgänge (Aufrechterhaltung der Homöostase) u. deren Anpassung an die Erfordernisse der Umwelt (s. a. Adaptationssyndrom); unterteilt in Pars sympathica u. Pars parasympathica (mit Zentren im Hypothalamus; s. a. ergo- u. trophotrope Zone); auf allen Ebenen mit dem animal. NS eng gekoppelt. Alle efferenten vegetat. Fasern werden – im Ggs. zu den afferenten, viszerosensiblen – zwischen ZNS u. Erfolgsorgan umgeschaltet (Grenzstrang- u. prävertebrale Ggll. des Sympathikus); alle präganglionären Fasern sind cholinerg, die postganglionären (marklosen) des Parasympathikus cholinerg, des Sympathikus adrenerg (außer einigen cholinergen für Uterus u. Schweißdrüsen); während sie in der Regel Leitschienen (Spinalnerven, Arterien)

vegetativer Phage

benutzen, bilden sie im Abdomen auch selbständ. Nerven (↑ Schema »Nervensystem«).

vegetativer Phage: *virol* die in eine Bakterienzelle injizierte Nukleinsäure des Bakteriophagen (im Ggs. zum freien Phagen). – **v. Pol:** *embryol* beim telolezithalen Ei (z. B. Amphibien) der – gegen den ↑ animalen abgesetzte – Pol, an dem der Dotter angehäuft ist. – **v. Schmerzen:** s. u. Sympathalgie, Kausalgie, viszeraler ↑ Schmerz.

vegetativ|-dystrophisches Syndrom: neurogene Dystrophie infolge Läsion trophischer Nervenfasern (des Sympathikus), z. B. die Hemiatrophia faciei. – **v.-endokrines Syndrom der Frau:** ↑ CURTIUS* Syndrom II.

Vegetativum: ↑ vegetatives Nervensystem.

vegetierend: *biol* wuchernd (↑ Vegetationen).

Vegetonogramm: (GRATZL u. MARTIN 1952) Elektrodermatogramm zur Beurteilung des Vegetativums; Darstg. der in 10minut. Abstand bestimmten Hautleitwerte der ventr. Rumpfdermatome im Diagramm (Ordinate: Segmente u. Zeit; Abszisse: Stromstärke). Hohe Werte (Schweißsekretion) sprechen für Sympathikotonus, große Schwankungen für segmentale vegetat. Dystonie (z. B. in D 8 li. u. D 9 re. bei Ulcus ventriculi bzw. duodeni).

Vegetose: Störung bzw. Erkr. des Vegetativums.

Vehiculum: (lat. = Fuhrwerk) »Vehikel«; *biochem* »Träger« (↑ Carrier, Schlepper, Transmitter); *pharm* ↑ Konstituens; *anästh* Luft oder O_2 als Träger des Narkotikums; *parasit* ↑ Überträger.

Veillon*-Zuber* Bazillus (ADRIEN V., 1864–1931, Bakteriologe, Paris): **1)** ↑ Veillonella parvula. – **2)** ↑ Clostridium perfringens.

Veillonella: *bakt* Gattung der Fam. Neisseriaceae; kleine, unbewegl. gramneg., streng anaerobe Kokken (in Haufen, z. T. paarig) mit hohem Nährbodenanspruch. Parasiten des Verdauungs- u. Respirationstraktes u. der Harnwege von Mensch u. Tier; z. B. **V. alcalescens s. gazogenes** (= Micrococcus alcalescens s. anaerobius s. gingivalis; bei Eiterungen wie Alveolarpyorrhö nachgewiesen; Pathogenität unsicher), **V. parvula** (= Micrococcus branhamii, Staphylococcus parvulus; streng anaerob oder mikroaerophil; häufig in menschl. Körperhöhlen; pyogen, Mischinfektionserreger bei Alveolarpyorrhö, Lungenabszeß etc.).

Veit*-Smellie* Handgriff (GUSTAV V. V., 1824–1903, Gynäkologe, Rostock, Bonn; WILLIAM SM.): (V. 1863) *geburtsh* H. zur Entwicklung des nachfolgenden Kopfes bei Beckenendlage: Die dem Kindsrücken entsprech. Zughand greift hakenförmig über die Schultern (cave Plexuslähmung!), der Zeigefinger der anderen (auf deren Unterarm der ausgetretene Rumpf bäuchlings reitet) geht in den Mund des Kindes ein, dreht das Gesicht nach hinten (Pfeilnaht im geraden ⌀) u. senkt das Kinn auf die Brust (↑ Abb. a und b). –

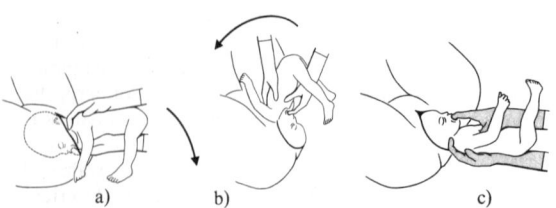

a)   b)   c)

Bei dorsopost. Lage »umgekehrter V.*-S.* Handgriff« (↑ Abb. c).

Veitstanz: ↑ Chorea.

Vektor: »Träger«; *physik* gerichtete Größe (durch Pfeil dargestellt); *kard* ↑ Herzvektor; *parasit* ↑ Überträger (auch i. S. des Zwischenwirts u. des erregerhalt. Mikro- u. Makrophagen).

Vektor|(elektro)kardiographie, VKG, VCG: (SCHELLONG 1936, HELLER) kontinuierliche Darstg. des ↑ Integralvektors der – meist n. FRANK abgeleiteten (↑ dort. Abb.) – Aktionspotentiale des Herzens, wobei durch Projektion des sich während des Erregungsablaufs ständig in Größe u. Richtung ändernden Vektors nacheinander auf eine Frontal-, Horizontal- u. Sagittalebene auf dem Schirm des Kathodenstrahloszillographen eine »**V.schleife**« (als Verbindungslinie der Vektor-Spitzen) resultiert, die auf stehendem oder laufendem Film registriert wird (»Planeto- oder **V.kardiogramm**«): kleine P- (der Vorhofkontraktion entsprechend; im allg. vernachlässigt), große QRS (ventrikuläre Depolarisation) u. mittelgroße T-Schleife (ventrikuläre Repolarisation), normalerweise von individuell konst. Form, Fläche, Lage- u. Rotationsrichtung (↑ Abb.). – Bei der **Stereo-VKG** werden die Schleifen als annähernd axialsymmetr. Projektionen auf 2 Bildschirme stereoskopisch betrachtet.

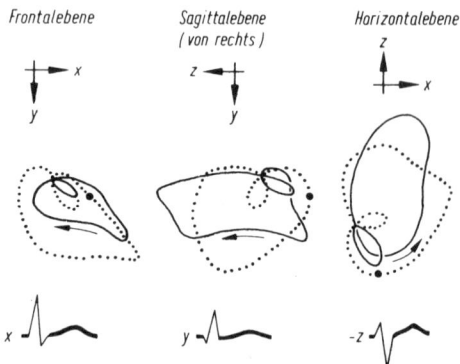

Normale skalare EKG-Abltgn. sowie QRS- u. T-Vektorschlingen im VKG n. FRANK. ---- = Befund bei Erwachsenen (n. PIPBERGER); ..... = Befund bei Kindern (n. HUGENHOLTZ; dicker Punkt = Vektor 0,02 Sek. nach Beginn der Kammererregung).

Vektorkrankheiten: Infektionskrankhtn., deren Erreger durch einen Zwischenwirt übertragen werden, z. B. Gelb-, Fleck-, Rückfall-, Wolhyn. Fieber, Afrikan. Schlaf-, CHAGAS* Krankh., Kala-Azar, Malaria, Filariose, Schistosomiasis.

Vel: ↑ Antigen Vel.

Vela: (lat.) die Segel (s. u. Velum).

Velamentum: (lat.) Umhüllung, Schleier; z. B. **V. abdominale** (↑ Peritoneum), **V. cerebrale** (= Meningen). – **velamentosus:** umhüllend.

velar: ein Velum betreffend; z. B. **v. Myorrhythmie** (↑ Gaumensegelnystagmus).

Velden* Injektion (REINHARD VON DEN V., 1850–1941, Internist, Berlin): (1919) intrakardiale Injektion.

Veldt-Krankheit: ↑ Barcoo-Krankheit in Südafrika.

V-Elemente: Merkmale der ↑ Vigilität.

Velhagen* Tafeln (KARL V., geb. 1897, Ophthalmologe, Leipzig, Berlin): ein Typ der ↗ pseudoisochromat. Tafeln.

Velleität: (lat. velle = wollen, begehren) *psych* ↗ Strebung, Motivation.

Vellushaar: ↗ Lanugo.

Velonoskiaskopie: (TRANTAS) ↗ Belonoskiaskopie.

Veloplastik: ↗ Gaumenspaltenplastik am Velum palatinum.

Velpeau* (ALFRED ARMAND LOUIS MARIE V., 1795–1867, Chirurg, Paris) **Deformation**: die bajonettförm. Abknickung des typisch frakturierten Radius. – **V.* Hernie**: »prävaskuläre« (d. h. vor den Vasa femoralia gelegene) Schenkelhernie. – **V.* Verband**: Schultergürtel-Verband (bei Klavikularfraktur, Schulterluxation); der gebeugte Arm liegt so vor der Brust, daß die Hand über die gesunde Schulter greift, während die verletzte nach außen-oben-hinten gedrängt wird durch Spica-ähnl. Bindentouren, abwechselnd als Kreisgang u. als Tour unter der gesunden Achsel am Rücken schräg über die kranke Schulter, vor dem Oberarm senkrecht abwärts, um den Ellbogen u. wieder zur gesunden Achselhöhle. Cave Versteifung (in unphysiol. Zwangshaltung)!

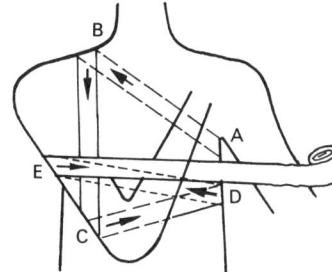

Velpeau* Schulterverband (Bindetouren in Alphabetfolge).

Velu*-Charnot*-Speder* Syndrom: ↗ Fluorose.

Velum: (lat.) Segel (s. a. Cuspis, Valvula), Hülle; *anat (PNA)* das **V. medullare**, »Marksegel«: 1) das paar. V. m. inf. s. post. als bds. zwischen Pedunculus flocculi u. Nodulus cerebelli ausgespannte Marklamelle, die den hint. Teil des Tegmen ventriculi quarti bildet. – 2) das unpaare V. m. sup. s. ant. als Marklamelle zwischen re. u. li. Pedunculus cerebell. sup. u. dem rostr. (dreieck.) Teil des Tegmen ventriculi quarti, kaudal mit der Lingula cerebelli verwachsen. – **V. palatinum** *PNA*: das »Gaumensegel« als hint. Fortsetzung des harten Gaumens, schräg in den Mesopharynx herabhängend; bestehend aus Aponeurose, Schleimhaut u. paar. Muskeln (Mm. levator u. tensor veli palatini, M. uvulae); bildet zus. mit der Uvula das Palatum molle; geht lat. in die Arcus palatoglossus u. -pharyngeus über; schirmt als Scheidewand (an den PASSAVANT* Wulst angelegt) beim Schlucken den Nasenrachen ab. – Als **künstl. V.** (*laryng*) der beweglich auf u. hinter dem Gaumensegel applizierte (Kunststoff-)↗ Obturator zur Deckung eines traumat. Defektes; s.a. Gaumensegel... . **V. fissum, V.spalte**: ↗ Gaumenspalte nur im weichen Gaumen. – **V.parese**: ↗ Gaumensegellähmung.

VEM: ↗ Vaso-excitor material.

Vena: 1) Blutader, Vene: im allg. venöses Blut (Ausnahme Vv. pulmon., embryonale V. umbilic.) zum Herzen zurückführendes Gefäß mit dünner Wandung aus 3 – bei kleinen Gefäßen nur undeutlich voneinander abgrenzbaren – Schichten: Tunica intima (s. a. Venenklappen), T. media (innen Ring-, außen Längsmuskelzüge) u. T. ext. (↗ Adventitia). Wandtonus abhängig vom Zustand des Gefäßbinde- u. -muskelgewebes, zentral gesteuert vom sympath. NS bzw. von Katecholaminen, wodurch – soweit große Abschnitte betroffen – aktiv die zirkulierende Blutmenge reguliert wird; Tonusbestg. durch Plethysmographie u. Registrierung des i. v. Druckes bei verschied. Staudrükken (Quotient aus Druck- u. Vol.anstieg in der Zeiteinh. als Maß des Tonus); s. a. Phleb(o).... – **2)** *helminth* **V. cruris exiens** s. **medinensis**: histor. Bez. (RHAZES, AVICENNA) für ↗ Dracunculus medinensis.

Vena anastomotica inf. et sup. *PNA*: Anastomosen zwischen V. cerebri media superf. u. dem Sinus transversus bzw. S. sagittalis sup. – **V. angularis** *PNA*: der Anfangsteil der V. facialis im inn. Augenwinkel (aus den Vv. supratrochleares, supraorbit. u. diploica front.); anastomosiert mit der V. ophthalmica sup. – **V. anonyma** *BNA*: ↗ V. brachiocephalica. – **Vv. arcuatae renis** *PNA*: bogenförm., subkortikale Vv. an der Mark-Rindengrenze, in die die Venulae rectae einmünden u. die sich als Vv. interlob. fortsetzen. – **V. axillaris** *PNA*: die starke, mit Klappen versehene »Achselvene« (Vereinigung der Vv. brachiales) vom Unterrand der Pectoralis-major-Sehne bis zur 1. Rippe (Übergang in V. subclavia); nimmt das Blut der oberen Extremität auf; Zuflüsse: Vv. thoracalis lat., thoracoepigastricae, cephalica, Pl. venosus areolaris. – **V. azygos** *PNA*: die – unpaare – Fortsetzung der re. V. lumb. ascendens (ab Höhe 2. LW) im hint. Mediastinum re. vor der WS zur V. cava sup. (kurz vor deren Eintritt ins Perikard; nimmt das Blut des Rumpfes auf (Vv. hemiazygos u. intercostales, viszerale Vv. von Ösophagus, Bronchien, hint. Mediastinum, Perikard). – Bei Verschluß reno-azygo-lumb. Syndrom: rechtsseit. Pleuraerguß, Hämoptyse, evtl. leichte Nierenfunktionsstörung mit Oligurie. – **V. basalis** *PNA*, **V. basialis** *JNA* von der Unterfläche des Gehirns (um den Hirnstiel) zur V. cerebri magna: mit Blut aus Substantia perforata, Hypophyse, Mamillarkörper, Linsenkern u. Tuber cinerum. – **V. basilica** *PNA* epifaszial von der Ulnarseite des Unterarmes im Sulcus bicipit. med. durch die Oberarmfaszie zur uln. V. brach. (↗ Abb. »Injektion«); Zuflüsse: Vv. mediana cubiti, antebrachii, basilica, cephalica. – **Vv. basivertebrales** *PNA* strahlenförmig angeordnet im WK, mit jeweils gemeinsamem Stamm zum Plexus vertebr. int. ant. – **Vv. brachiales, Vv. comitantes arteriae brachialis** *PNA*: paar., tiefe Begleitvenen der A. brach., mit zahlreichen Queranastomosen; vereinigen sich zur V. axill. – **Vv. brachiocephalicae dextra et sinistra** *PNA*, **Vv. anonymae** *BNA*: der gemeinsame große (li. längere) Venenstamm der re. bzw. li. V. jugularis int. u. V. subclavia zwischen Hinterfläche des Sternoklavikulargelenks u. unt.-med. Rand des 1. re. Rippenknorpels (dort Vereinigung der bd. zur V. cava sup.). Führen das ges. Blut aus Kopf, Hals u. Armen ab; Zuflüsse: Vv. thyroideae, thymicae, pericardiacae, pericardiophrenicae, mediastin., bronch., trach., oesophageae, vertebr., cervic. prof., thoracicae int., intercost. sup. sin. – **Vv. bronchiales** *PNA*: die das Blut von Bronchien u. Bronchial-LK abführenden Vv., die vorderen zur V. brachiocephalica, die hinteren zur V. azygos bzw. (li.) hemiazygos.

Venae cardinales

Venae cardinales: *embryol* die 4 seitensymmetrisch angelegten »Kardinalvenen« des Embryo; je 2 Vv. c. sup. (Blut aus Kopf, vord. Rumpf, oberen Extremitäten) u. Vv. c. inf. (Blut aus hint. u. unt. Rumpf, unt. Extremitäten), die sich auf jeder Seite zum Ductus Cuvieri vereinigen (weitere Entwicklung ↑ Abb.).

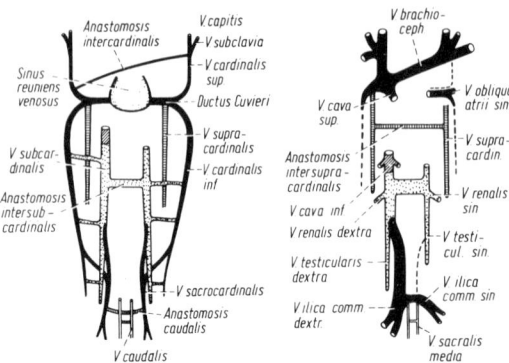

Vena cava: Hohlvene (s. a. Kava...). **1) V. c. inf.** *PNA*, V. c. caud. *JNA*: die »unt. Hohlvene« als unpaare, klappenlose Sammelvene der unt. Körperhälfte (aus dem Zusammenfluß der re. u. li. V. iliaca comm. in Höhe 4./5. LW), die re. neben der Aorta abdomin. durch das For. venae cavae des Zwerchfells in den re. Herzvorhof zieht; Zuflüsse: Vv. phrenicae inf., lumbales, renales, supraren. dextra, testicul. dextra ovarica dextra, Pl. pampiniformis. – **2) V. c. sup.** *PNA*, V. c. cran. *JNA*: die »obere Hohlvene« als unpaare, kurze, klappenlose, dünnwand. Sammelvene der ob. Körperhälfte (aus dem Zusammenfluß der ↑ Vv. brachiocephalicae); zieht an der Innenseite der re. Pleurakuppel abwärts, nimmt – außer kleinen Zuflüssen von Perikard u. vord. Mediastinum – vor Eintritt in Herzbeutel u. re. Vorhof die V. azygos auf (dadurch Verbindung zur Cava inf.). Anomalien: **a) li.seit. V. c. sup.** (Persistenz der li. oberen Kardinalvenen u. des Ductus Cuvieri), meist bei Einmündung der regulären (re.) in den Koronarsinus; oft kombin. mit anderen Herzmißbildungen (Transposition der großen Arterien, Pulmonalvenenanomalie, ASD oder VSD, offener Ductus arteriosus etc.) – **b)** anomale Mündung in Koronarsinus oder li. Vorhof (meist komb. mit VSD). – **c) V.-c.-sup.-Syndrom**: venöse Zirkulationsstörung durch Abflußbehinderung (selten reine Thrombose, meist Einengung durch Mediastinalfibrose, Tumor, Aortenaneurysma): Einflußstauung der oberen Körperhälfte (hier erhöhter Venendruck bis >400 mm H$_2$O), Zyanose, Gesichts-, Hals- (»STOKES* Kragen«) u. Armödem; Schwindel, Kopfschmerzen, Somnolenz, Oppressionsgefühl, Brustschmerzen u. Atemnot; evtl. Schleimhautblutungen. – vgl. Kava-Kompressionssyndrom (der unteren Hohlvene). – **V.-c.-Filter**: (MOBIN=UDDIN 1968) schirmart., zusammenfaltbares F. (Stahlspeichen + Silastikdach), zur Lungenembolie-Prophylaxe, mittels Kavakatheters von der V. jugul. oder femor. aus in der unt. Hohlvene zu plazieren. – Gleicher Effekt durch Anlegen von Kavaklips (Teflon; z. B. nach MILES, ADAMS - DE WEESE) über retro- bzw. transperitonealen Zugang (Lumeneinengung auf 4 kleine Kanäle; häuf. Nebeneffekt: Schwellung der unt. Extremitäten).

Vena centralis glandulae suprarenalis *PNA*: Hauptvene der NN (aus Zusammenfluß der Markvenen); zieht, vorn austretend, als V. supraren. rechts zur V. cava inf., li. zur V. ren. – **Vv. centrales hepatis** *PNA* führen im Läppchenzentrum das Blut der Sinusoide über Schalt- u. Sammelvenen zu den Vv. hepaticae. – **V. centralis retinae** *PNA*: die – z. T. auf der Netzhaut verlaufende – Begleitvene der A. centr. (nebst Ästen) zur V. ophthalmica sup. – **V. cephalica** *PNA*: die rad. Hautvene des Armes, mit Blut aus dem Rete venosum des Handrückens u. Daumens (V. ceph. accessoria = Salvatella minor; bzw. V. mediana ceph. von der V. ceph. pollicis durch die Tabatière) sowie – über Anastomosen – von volaren U'armvenen; verläuft epifaszial am rad.-volaren U'arm, dann im Sulcus bicipit. lat. zur V. axillaris; s. a. Abb. »Injektion«. – **Vv. cerebelli inf.** *PNA* von der Kleinhirnunterfläche zu den Sinus occipit., sigmoideus u. petrosus sup. – **V. cerebelli sup.** von der Kleinhirnoberfläche medialwärts über den Wurm zu den Sinus rectus, transversus u. petrosus sup.

Venae cerebri *PNA*: die – meist klappenlosen – tiefen u. oberflächl. Vv. der grauen u. weißen Substanz von Groß- u. Kleinhirn; ziehen größtenteils in den Subarachnoidalraum u. durch die Dura letztlich in die venösen Hirnsinus: **V. c. ant.** als Begleitvene zur V. basalis; **Vv. c. inf.** von Basis u. unt. Seitenflächen des Großhirns zu den Sinus transversus, petrosus sup. u. cavernosus; paar. **V. c. int.** aus Vv. thalamostriata (mit Blut aus den Großhirnstammganglien) u. V. choroidea, in der Tela choroidea des 3. Ventrikels vom For. interventric. nach hinten zur unpaaren **V. cerebri magna** (= V. c. int. comm., V. anastomotica magna Galeni), dem kurzen, unpaaren Verbindungsstück der vereinigten Vv. c. int. u. basales zum Sinus rectus (s. a. GALEN* Ampulle); **V. c. media prof.** (Sylvii) als Begleitvene in die V. basalis; **V. c. media superf.** (Blut aus Insula u. Opercula) im Sulcus cerebri lat. zum Sinus cavernosus oder sphenopariet., mit Anastomosen zum Sinus transversus bzw. sagitt. sup.; **Vv. c. sup.** an der konvexen Oberfläche der Großhirnhemisphären zur Fissura longit. u. in den Sinus sagitt. sup.

Vena choroidea: **1) V. ch. cerebri** *PNA*: paar. Vene vom Plexus choroideus der Seitenventrikel (ferner Blut aus Hippokampus, Fornix, Balken) zur V. cerebri int. – **2) Vv. ch. oculi** *PNA*: ↑ Venae vorticosae. – **Vv. ciliares** *PNA*: Begleitvenen aus dem Ziliarmuskel durch die Sklera zum Sinus venosus sclerae; weitere am hint. Augapfel (mit Blut der Skleraaußenfläche) zu den Vv. vorticosae oder Rr. musculares der V. ophthalmica. – **Vv. colicae** *PNA*: Begleitvenen der gleichnam. Aa.; die re. u. med. vom Aszendens bzw. Transversum zur V. mesenterica sup., die li. vom Deszendens zur V. mesenterica inf. – **V. comitans** *PNA*: ↑ Begleitvene (der jeweils gleichnam. Arterie); s. a. Venae brachiales. – **Vv. conjunctivales** *PNA* aus der Augenbindehaut zur V. ophthalmica sup. – **Vv. cordis** *PNA*: Vv. der Herzwand (meist mit Sinus coronarius als Sammelvene): 1–3 kleine **Vv. c. ant.** von der Vorderwand der re. Kammer; die **V. c. magna** als kräft. Vene von der Herzspitze im Sulcus interventricul. ant. basiswärts u. li. im Sulcus coronarius (Blut aus Kammervorder- u. -scheidewand); **V. c. media** im Sulcus interventricul. post. u. re. Sulcus coronarius; **V. c. parva** dorsal aus dem re. Herzen im Sulcus coronarius (evtl. direkt in re. Vorhof). Ferner **Vv. c. minimae** (Thebesii) aus Vorhofwand u. -septum direkt in Vorhöfe u. Kammern; s. a. V. post. ventriculi sin., V. obliqua atrii sin. – **V. coronaria ventriculi** *BNA, JNA*: die »Kranzvenen« des Magens (↑ Vv. gastricae dextra u. sin., V. praepylorica). – **V. cutanea** *PNA*: »Hautvene« als s. c. Gefäß mit arterienunabhäng. Verlauf.

Venae diploicae *PNA*: die klappenlosen, dünnwand. »BRESCHET* Venen« in den Knochenkanälchen der Schädeldiploe, mit Blut von Dura u. Kalvaria zu den Sinus durae matris u. den oberflächl. Kopfvenen; z. B. eine frontale nahe der Medianlinie (zu V. supraorbit. u. Sinus sagitt. sup.), eine okzipitale vom Hinterhaupt nahe der Medianlinie zur V. occipit. u./oder in den Sinus transversus bzw. Confluens sinuum, eine temporale von der Schläfe zur tiefen temp. bzw. zur hint. Ohrvene bzw. zum Sinus sphenopariet. bzw. transversus. – **Vv. dorsales linguae** *PNA* vom Rete venosum am Zungenrücken zur V. retromandibul. – **V. dors. penis** *PNA*: tiefe V. am Penisrücken im Sulcus dors. u. unter dem Lig. arcuatum pubis zum Plexus venosus prostaticus; Zuflüsse aus Schwellkörpern, Penishaut u. Skrotum. – **V. emissaria** *PNA*, Emissarium *BNA, JNA*: venöse Verbindung (in entspr. Knochenkanal der Schädelkapsel) zwischen oberflächl. Schädel- u. Diploevenen u. venösen Hirnsinus, die – bes. bei Blutüberfüllung des Schädelinnenraumes – ventilartig nach außen ableitet (»Ablaufvene«), z. B. V. e. condylaris (im For. condyloideum) vom Sinus sigmoideus zum Plexus venosus ext. der HWS, V. e. mastoidea (im For. mastoideum) vom Sinus sigmoideus okzipitalwärts), V. e. pariet. (im For. pariet.) vom Sinus sagitt. sup. zur V. temp. superf. – **Vv. epigastricae** *PNA*: Begleitvenen der gleichnam. Bauchwandarterien; paar. V. inf. von der unt.-vord. Bauchwand zur V. iliaca ext., V. superf. zur V. femor. (evtl. V. saphena), Vv. sup. hinter den Rippenknorpeln (fortgesetzt als Vv. thoracicae int.). – **Vv. episclerales** *PNA* aus der Skleraaußenfläche zur V. ophthalmica sup.; mit den Vv. ciliares anastomosierend. – **Vv. ethmoidales** *PNA* vom Siebbein zur V. ophthalmica sup. – **V. facialis** *PNA*: die »Gesichtsvene« (als Fortsetzung der V. angul.) vom med. Augenwinkel unter der Gl. submandibul. abwärts in die V. jugul. int. (im oberen Trig. caroticum); mit supratrochlearen, supraorbitalen, palpebralen, nasalen, labialen, tiefen faszialen, palatinalen, submentalen, parotidealen Zuflüssen. – **V. f. prof.** *PNA* vom Plexus pterygoideus auf dem M. buccinator zur V. facialis. – **V. femoralis** *PNA*: unpaare Begleitvene in Fortsetzung der V. poplitea vom Adduktorenschlitz bis zum Leistenband (Übergang in V. iliaca ext.); mit Blut der unt. Extremität (aus Vv. saphena magna, prof. femoris, perforantes sowie pudendalen, penilen u. skrotalen bzw. klitoidalen u. labialen, epigastr. u. oberflächl. iliakalen Zuflüssen). – **Vv. gastricae breves** *PNA* vom Magenfundus (große Kurvatur) im Lig. gastrolienale zur V. lienalis. – **V. gastrica dextra et sin.** *PNA*, MAYO* Vene: die großen »Kranzvenen« als Begleitvenen an der kleinen bzw. großen Kurvatur zur Pfortader, gelegentlich zur Milzvene. – **V. gastroepiploica dextra et sin.** *PNA*: Begleitvenen (Blut aus Magen u. Omentum majus) zur V. mesenterica sup. bzw. V. lienalis. – **Vv. haemorrhoidales** *BNA*: ↑ Vv. rectales. – **V. hemiazygos** *PNA*: Fortsetzung der li. V. lumb. ascend. zur V. azygos, im hint. Mediastinum neben der absteigenden Aorta; mit Blut auch aus hint. interkostalen (XII–VII), ösophagealen, bronchialen u. mediastinalen Vv.; gemeinsamer Mündungsstamm mit der **V. h. accessoria** aus dem ob. Drittel der Thoraxhinterwand, evtl. auch aus der V. brachiocephalica sin. – **Vv. hepaticae** *PNA*: meist 3 (V. dextra, media u. sin.) kurze Parenchym-eingeschlossene »Leberinnenvenen« als Zusammenfluß der Sammelvenen beider Leberlappen (einschl. Lobus caudatus); an der Pars affixa austretend, in der re. Leberlängsfurche in die unt. Hohlvene mündend (unmittelbar vor Zwerchfelldurchtritt).

Vena iliaca *PNA*: **1) V. i. ext.**: die Fortsetzung der V. femor. vom Leistenband bis in Höhe 4. LW; Zuflüsse: Vv. epigastrica inf., circumflexa ilium prof.; Anastomose mit der V. obturatoria. – **2) V. i. int.** (= V. hypogastrica): der kurze Stamm aus den Venen der Beckeneingeweide u. des Dammes (Begleitvenen) von Höhe 1. SW bis 4. LW; Zuflüsse: Vv. gluteae sup. u. inf. obturatoriae, sacrales lat., vesicales, uterinae, pudenda int., rectales (evtl. iliolumb.), Pl. vesicalis. – **3) V. i. comm.**: die gemeinsame Fortsetzung beider ab Höhe 4. LW bis Iliosakralgelenk (dort Vereinigung des bds. Stammes zur V. cava inf.); Zuflüsse: Vv. sacr. mediana (nur li.), iliolumb. – **V. innominata**: ↑ V. brachiocephalica dextra. – **Vv. intercostales** *PNA*: die »Zwischenrippenvenen«; **Vv. i. ant.** in den vord. ICR zur V. thoracica int.; **Vv. i. post.** in den hint. ICR IV–XI zur V. azygos bzw. hemiazygos (Zuflüsse: R. dors. u. spin., V. intervertebr.); **Vv. i. sup. dextra et sin.** (aus Zusammenfluß der Vv. der oberen 2–4 ICR) zur V. azygos bzw. li. V. brachiocephalica; **V. i. suprema** (aus 1. ICR) zur V. brachiocephalica, re. evtl. auch aus 2. u. 3. ICR u. in V. vertebr. mündend, li. die V. bronch., evtl. auch die oberen Thorakalsegmentvenen aufnehmend. – **Vv. interlobares renis** *PNA*: Fortsetzung der V. arcuatae zwischen den Nierenpyramiden hiluswärts; Sammelvenen (Begleitvenen), die sich zur V. renalis zusammenschließen. – **Vv. interlobulares hepatis** *PNA*: die Endäste der Pfortader zwischen den Leberläppchen (GLISSON* Dreieck), aus denen die »Verteilungsvenen« (um die Läppchen) hervorgehen u. aus diesen wiederum die »Zugangsvenen« (Venulae afferentes; durch die Grenzplatte der Läppchen in die Sinusoide); s. a. Abb. »Leberkreislauf«. – **Vv. interlobul. renis** *PNA* aus dem Zusammenfluß der Venulae stellatae von der Nierenrinde radiär zwischen den Markstrahlen absteigend in die V. arcuatae. – **V. intervertebralis** *PNA* aus dem Pl. venosus vertebr. inf. durch das For. intervertebrale in die V. intercost. post. – **Vv. jejunales et ilei** *PNA*: zahlreiche, miteinander anastomosierende Begleitvenen vom Dünndarm, die sich zur V. mesenterica sup. zusammenschließen. – **V. jugularis** *PNA*: »Drosselader«; **1) V. j. ant.** aus dem Zusammenfluß mehrerer Hautvenen (unterhalb des Kinns) zur V. jugul. ext. oder V. subclavia. – **2) V. j. ext.** aus dem Zusammenfluß der Vv. occipit. u. auricul. post. (hinter der Ohrmuschel) zwischen Platysma u. oberflächl. Halsfaszie zur V. subclavia, seltener zur V. brachiocephalica oder jugul. int. – **3) V. j. int.** aus dem Zusammenfluß der Venen der Schädelhöhle am For. jugulare (Aufnahme des Sinus sigmoideus), neben der A. carotis int. bzw. comm. zur V. subclavia im Venenwinkel (Anfang der V. brachiocephalica); am Beginn u. am Ende zum Bulbus sup. bzw. inf. erweitert; sammelt das Blut des Kopfes u. Halses. – **Vv. labyrinthi** *PNA*: 3–4 Begleitvenen durch den Meatus acusticus int. zum Sinus petrosus inf. oder in die V. jugul. int. – **V. laryngea inf.** *PNA* im

Vena lienalis

Kehlkopf zum Plexus thyroideus impar. – **V. laryngea sup.** *PNA* aus dem Kehlkopfinnern durch die Membrana thyroidea zur V. thyroidea sup. oder V. jugul. int. – **V. lienalis** *PNA*: die kräft. »Milzvene« aus dem Milzhilus in das Lig. phrenicolienale u. hinter das Pankreas, wo sie sich mit der V. mesenterica sup. zur Pfortader vereinigt; führt Blut aus Milz u. aus Vv. pancreaticae, gastricae breves, duodenales, gastroepiploica sin., mesenterica inf., colica sin., sigmoideae, rect. sup. – **V. lingualis** *PNA*: tiefe Begleitvene in der Zunge zur V. jugul. int.; Anastomosen mit Plexus pharyngeus u. V. thyroidea sup. – **Vv. lumbales** *PNA*: den Vv. intercostales entsprech. segment. Begleitvenen (mit Rr. ant., post. u. spin.); die 3. u. 4. direkt in die V. cava inf., die 1. u. 2. in die **V. l. ascendens** (vor den Querfortsätzen der LW u. unter dem Psoas aufwärts) u. V. azygos bzw. hemiazygos mündend (zwischen 1. u. 4. Vene bestehende Anastomosen ermöglichen Kollateralkreislauf V. iliaca bzw. V. cava inf./ob. Hohlvene), führen Blut aus seitl. Bauchwand, Rückenmuskeln, z. T. auch RM. – **V. mediana antebrachii** *PNA*: inkonst. epifasziale V. am Unterarm schräg (etwa parallel zur V. m. cubiti, in die sie gelegentl. mündet) zwischen V. cephalica u. basilica bzw. cephalica. – **V. mediana cubiti** *PNA*: am Unterarm schräg von dist.-radial nach prox.-ulnar durch die Ellenbeuge verlaufende Verbindung zwischen V. cephalica u. V. basilica: s. a. Abb. »Injektion«. – **Vv. mediastinales** *PNA* aus dem vord. Mediastinum zur V. azygos bzw. oberen Hohlvene. – **Vv. meningeae** *PNA*: Begleitvenen von der Dura mater in den nächstgelegenen Sinus oder in die V. jugul. int.; als Vv. m. mediae das Paar durch das For. spinosum zum Pl. pterygoideus. – **V. mesenterica** *PNA*: 1) **V. m. inf.**: Begleitvenen aus dem Becken hinter dem Pankreas zur V. lien. (oder V. m. sup.); führt Blut vom unt. Dickdarm (ab Deszendens; Zuflüsse: Vv. rect. sup., sigmoideae, colica sin.); 2) **V. m. sup.**: Begleitvene zur V. portae (nach Vereinigung mit der V. lien.); führt Blut von Magen, Netz, Pankreas u. oberem Darm (dist. Duodenum bis Transversum; Zuflüsse: Vv. jejunales et ilei, gastroepiploica dextra, pancreaticae, pancreaticoduod., ileocolica, colicae dextra u. media).

Venae nasales ext. *PNA* von der Nasenaußenfläche zur V. facialis. – **Vv. n. int.** *JNA* von der Nasen- u. NNH-Schleimhaut zum Plexus pterygoideus bzw. in die Vv. ethmoidales. – **V. nasofrontalis** *PNA* von der Stirn (oder V. angul.) kommender Anfangsteil der V. ophthalmica sup. – **V. obliqua atrii sinistri** *PNA*, MARSHALL* Vene: kleines Rudiment des li. Ductus Cuvieri an der Rückwand (Epikardfalte) des li. Herzvorhofs zum Sinus coronarisu. – **Vv. oesophageae** *PNA* von der Speiseröhrenwand zur V. azygos u. V. brachiocephalica. – **V. omphalomesenterica**, V. vitellina: *embryol* die paar. »Dottersackvene« im Mesenterium ventr. u. Septum transversum (hier durch Vv. ad- u. revehentes hepatis Beziehungen zur Leberanlage). – **V. ophthalmica** *PNA*: 1) **V. o. inf.** von unt. Augenlid u. Tränendrüse lat. am Augenhöhlenboden zum Sinus cavernosus (evtl. nach Vereinigung mit der V. o. sup.); mit Ästchen aus Ziliarkörper u. Augenmuskeln; anastomosiert meist mit der V. faciei prof. (durch die Fissura orbit. inf.). – 2) **V. o. sup.**: Fortsetzung der V. nasofront. von der oberen-med. Augapfelseite durch die Fissura orbit. sup. zum Sinus cavernosus; Zuflüsse: Vv. ethmoidales, musculares, vorticosae, episclerales, palpebrales, conjunctivales, lacrimalis, centr. retinae, evtl. Supraorbital- u. Ziliaräste. – **V. ophthalmomeningea** *BNA*: die inkonst. »HYRTL* Vene« von der Gehirnunterfläche zur V. ophthalmica sup. oder zum Sinus petrosus inf. – **V. ovarica** *PNA* vom Eierstock (Plexus im Lig. latum) re. direkt in die V. cava inf., li. in die V. renalis. – s. a. Ureter-Ovarica-Kompressionssyndrom. – **Vv. palpebrales** *PNA* von den Augenlidern zur V. ophthalmica sup.; als Vv. p. sup. ferner zur V. angularis. – **Vv. pancreatica** *PNA* von der Bauchspeichelddrüse zur V. lienalis bzw. (v. a. vom Pankreaskopf) zur V. mesenterica sup.; ferner pankreoduodenale Begleitvenen. – **Vv. paraumbilicales** *PNA*: die kleinen »SAPPEY* Venen« um das runde Leberband zum li. Ast der V. portae; Verbindung zwischen s. c. Bauchwandvenen u. Pfortader (s. a. Caput Medusae). – **Vv. perforantes venae femoralis** *PNA* von der ischiokruralen Muskelgruppe durch die Adduktoren zur V. prof. femoris. Ihre Insuffizienz bedingt Funktionsstörung der Muskelvenenpumpe; s. a. COCKET* Venen. – **Vv. pericardiacae** *PNA* vom Perikard zur V. azygos oder brachiocephalica, vom oberen Perikard auch direkt zur V. cava sup. – **Vv. pharyngeae** *PNA* vom Pl. pharyngeus zur V. jugul. int. – **Vv. phrenicae** *PNA* als Vv. phr. inf. s. gastricae Begleitvenen zur V. cava inf., als Vv. phr. sup. von der Zwerchfelloberfläche zur V. azygos. – **V. poplitea** *PNA*: Fortsetzung der vereinigten Vv. tib. ant. u. post. vom unt. Rand des M. popliteus bis zum Adduktorenschlitz (Beginn der V. femoralis); Zuflüsse: V. saphena parva, V. genus, Muskeläste. – **V. portae** *PNA*: die durch den retropankreat. Zusammenfluß der Vv. gastricae dextra u. sin., pylorica, mesentericae sup. u. inf. u. lienalis entstandene »Pfortader« mit Venenstamm im Lig. hepatoduodenale, der sich nach Eindringen in die Leberpforte in die Rr. dexter u. sin. u. weiter in ein Kapillarnetz aufzweigt, das über Sinusoide u. nachfolg. Venen (von Zentralvene bis Lebervenen) an die unt. Hohlvene Anschluß hat; s. a. Pfortader..., Gaszeichen. – **V. posterior ventriculi sinistri** *PNA* am li.-hint. Herzrand (li. Ventrikel) aufwärts zur V. cordis magna oder zum Sinus coronarius. – **V. praepylorica** *PNA* von der Pylorusvorderseite zur V. gastrica dextra oder direkt in die Pfortader. – **V. profunda femoris** *PNA*: Begleitvene zur V. femoralis; Zuflüsse: Vv. circumflexae femoris perforantes. – **V. pudenda int.** *PNA*: Begleitvene vom seitl. Damm in der Wand der Fossa ischiorect. durch das For. ischiadicum majus ins kleine Becken zur V. glutaea inf. (V. iliaca int.). – **Vv. pulmonales** *PNA*: die das arterialisierte Blut aus den Lungen zum li. Herzvorhof führenden »Lungenvenen«, im Hilus hervorgehend aus der Vereinigung der Lungensegmentäste zu 1 oder – meist – 2 größeren Stämmen (= V. p. sup. u. inf.), die rechts kaudal der Pulmonalarterie u. hinter oberer Hohlvene, re. Vorhof u. Aorta ascendens, links (kürzer) vor der Aorta thorac. verlaufen u. gemeinsam das hint. Perikard durchdringen. – *embryol* In der frühen Fetalperiode fließt das Blut in den venösen Teil des großen Kreislaufs über die Vv. cardinales u. omphalomesentericae, die nach Inkorporation der Vv. pulm. in die re. Vorhofrückwand obliterieren (bei Persistieren der li. Kardinalvene als zusätzl. li. obere Hohlvene Blutableitung aus Lungenvenen über diese oder über eine gemeinsame V. verticalis in den Truncus brachiocephalicus; s. a. Lungenvenentransposition.).

Venae rectales *PNA*: vom Pl. venosus rect. als **1) Vv. r. inf.** *PNA* (= Vv. anales = Vv. haemorrhoidales inf.; Zuflüsse auch vom Damm) unterhalb des M. levator ani zur V. pudenda int.; **2) Vv. r. mediae** (= V. haemorrhoid. media) im kleinen Becken zur V. iliaca int.; Zuflüsse von Harnblase u. Prostata bzw. Scheide u. Gebärmutter, vom oberen Rektum oberhalb des Levator ani; **3) V. r. sup.** (= V. r. cran. *JNA* = V. haemorrhoid. sup.) zur V. mesenterica inf.; alle 3 mehrfach miteinander anastomosierend (d. h. Verbindung zwischen Pfortadersystem u. unt. Hohlvene). – **Vv. renales** *PNA*: die Sammelvenen der Niere (aus Vereinigung der Vv. interlobares), die vom Hilus als gemeinsamer Stamm vor der Arterie (die längere li. auch vor der Aorta) horizontal in die unt. Hohlvene ziehen; Zuflüsse: Vv. suprarenales, li. meist auch V. testicul. bzw. ovarica. – **Vv. renis** *PNA*: Sammelbegr. für die das Blut aus der Niere abführenden Vv. interlobares, arcuatae, interlobulares, Venulae rectae u. stellatae; vgl. Vv. renales. – **Vv. sacrales lat.** *PNA* vom Plexus venosus sacr. bds. an der Vorderfläche des Kreuzbeins zur V. iliaca int.; anastomosieren mit der unpaaren **V. s. media** (Begleitvene zur li. V. iliaca comm., evtl. direkt zur V. cava inf.). – **V. salvatella: 1)** die 4. dors. Metakarpalvene, die sich als V. basilica fortsetzt. – **2) V. s. minor**: ↑ V. cephalica accessoria. – **V. saphena magna** *PNA*: die an Venenklappen reiche »große Rosenader« vom med. Fußrand vor dem inn. Knöchel aufwärts durch den Hiatus saphenus in die V. femoralis, mit zahlreichen Anastomosen zu tiefen Venen (↑ Abb.); führt Blut aus

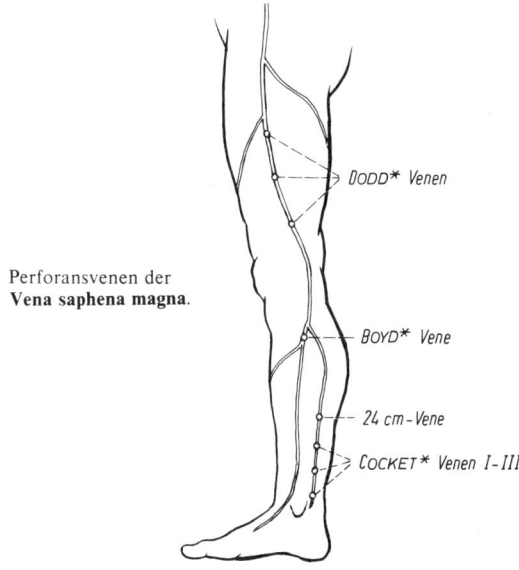

Perforansvenen der **Vena saphena magna**.

med. Hautvenen des Beins. – *päd* s. a. Saphena-Methode (der Austauschtransfusion). – **V. saphena parva** *PNA*: die klappenreiche »kleine Rosenader« vom lat. Fußrand hinter dem Knöchel u. an der Unterschenkelrückseite (zwischen bd. Gastroknemiusköpfen) aufwärts zur V. poplitea; führt Blut der lat. Hautvenen des Beines; anastomosiert mit tiefen Vv. – Als **V. saphena accessoria** *PNA* der Verbindungsast beider (mit Blut aus Hautvenen der med. u. Rückseite des O'schenkels), hoch in die V. s. magna einmündend. – **Vv. sigmoideae** *PNA* vom Colon sigmoideum zur V. mesenterica inf. – **V. spermatica**: ↑ V. testicularis. – **Vv. spinales** *PNA* vom RM u. seiner Pia mater innerhalb des Durasackes zu den Plexus venosi vertebr. int. – **V. striata** *PNA* an der Hirnbasis vom Corpus striatum (nahe Substantia perforata ant.) zur V. basalis oder V. cerebri media prof. – **V. stylomastoidea** *PNA*: Begleitvene zus. mit N. facialis aus der Paukenhöhle durch das For. stylomastoideum zur V. retromandibul. – **V. subclavia** *PNA*: die Fortsetzung der V. axill. vom äuß. Rand der 1. Rippe (zwischen Mm. scalenus ant. u. sternocleidomastoideus bis zum Manubrium sterni); bildet mit der V. jugul. int. die V. brachiocephalica; führt Blut von Schulter u. Teilen der Brustwand (Vv. pectorales, scapularis media, thoracoacromialis). – **V. subcostalis** *PNA*: segmentale V. unter der 12. Rippe, re. zur V. azygos, li. zur hemiazygos. – **Vv. subcutaneae abdominis** *PNA* aus der Bauch(unter)haut in die Vv. epigastricae sup. u. inf., netzig miteinander verbunden. – **V. sublobularis**: »Schaltvene« aus der Vereinigung der Zentralvenen benachbarter Leberläppchen. – **V. supraorbitalis** *PNA* an der seitl. Stirn; vereinigt sich mit den Vv. supratrochl. (u. wird zur V. angularis). – **V. suprarenalis dextra et sin.** *PNA* von der re. u. li. NN direkt zur V. cava inf. bzw. zur V. renalis. – **Vv. supratrochleares** *PNA* von der mittl. Stirnpartie zur Nasenwurzel; vereinigen sich mit der V. supraorbitalis zur V. angularis.

Venae temporales *PNA*: Begleitvenen der A. temp. prof. u. superfic. aus dem tiefen Schläfenmuskel zum Pl. pterygoideus bzw. epifaszial von der Ohrmuschel zur retromandibul. Vene; mit Anastomosen zur Gegenseite u. zur front. u. okzipit. Vene. – **V. testicularis** *PNA* (= V. spermatica) vom Hoden (Pl. pampiniformis) im Samenstrang durch den Can. inguinalis u. – zus. mit der Arterie – auf dem Psoas major aufwärts, li. zur V. renalis, re. direkt in die unt. Hohlvene. – **V. thalamostriata** *PNA* (V. terminalis *BNA*) im Winkel zwischen Nucl. caudatus u. Thalamus unter der Stria termin., zus. mit der V. choroidea am For. interventricul. die V. cerebri int. bildend. – Die gefürchtete Terminalis-Blutung zwingt zur Unterbindung u. führt damit zur hämorrhag. Infarzierung von Thalamus u. Stammganglien (wie sie als letale Komplikation auch bei Op. von Hirntumoren der Mittellinie u. des III. Ventrikels vorkommt). – **Vv. thoracicae int.** *PNA*, V. mammaria int.: Begleitvenen (an der Mündung nur noch einfach) als Fortsetzung der Vv. epigastricae sup. (zwischen Rippenknorpeln u. Pleura) zur V. brachiocephalica; Zuflüsse: Vv. intercostales ant. – **Vv. thoracoepigastricae** *PNA* s. c. von der seitl. Rumpfwand (Anastomosen mit V. epigastrica superf.) zur V. axill.; wicht. indir. Kollateralbahn zwischen oberer u. unt. Hohlvene. – **Vv. thyroideae** *PNA*: die »Schilddrüsenvenen«; **V. th. inf.** unpaar vom Plexus thyroideus impar zur – meist li. – V. brachiocephalica; **V. th. sup.** als Begleitvene aus dem oberen Drüsenabschnitt zur V. facialis oder V. jugul. int.; **Vv. th. mediae** vom Mittelabschnitt zur V. jugul. int.; eine **V. th. ima** vom Isthmus zur l. V. brachiocephalica. – **Vv. tracheales** *PNA* von der Luftröhre zur V. brachiocephalica. – **Vv. tympanicae** *PNA* von Trommelfell u. Paukenhöhle durch die Fissura petrotympanica zum Pl. pterygoideus. – **V. umbilicalis**: *embryol* die – anfangs paar. – ↑ »Nabelvene«, die in Nabel u. vord. Bauchwand verlaufend, das arterialisierte Blut von der Plazenta zum Feten (Leberanlage) zurückführt. Während die re. sehr bald

Venae uterinae

unter teilw. Atrophie zur Bauchdeckenvene wird, entwickelt sich die li. zunächst stärker u. anastomosiert mit den Vv. omphalomesentericae (s. a. fetaler ↑ Kreislauf), um postnatal zu obliterieren (s. a. Lig. teres). – **Vv. uterinae** *PNA*: kurze, weite Verbindungsvenen zwischen Uterusplexus (Blut auch von Scheide, Harnblase, Rektum) u. V. iliaca int. – **V. vertebralis** PNA: geflechtbildende Begleitvene vom Hinterhaupt (Pl. suboccipit.) durch die Forr. transversaria der HW 1 – VI–VII (hier evtl. isolierte **V. v. accessoria**) zur V. brachiocephalica; Zuflüsse: Äste aus den venösen Plexus des Wirbelkanals, **V. v. ant.** (vom Venengeflecht vor der HWS als Begleitvene der A. cervic. ascend.). – **Vv. vestibulares** *PNA* von der Basis der 3 Bogengänge (einschl. Utriculus u. Sacculus) zu den Vv. des Labyrinths u. des Aquaeductus vestibuli. – **Vv. vorticosae** *PNA*: die 4(-5) »Vv. choroideae« des Auges je aus dem wirbelförm. Zusammenfluß venöser Äste in der Aderhaut (Blut auch aus Ziliarkörper u. Iris), die nach Durchbrechen der Sklera (etwas hinter dem Bulbusäquator) in die V. ophthalmica sup. münden.

Venae sectio, Venaesectio, Phlebotomie: Inzision (meist quer) einer s. c. Vene nach op. Freilegung, u. zwar proximal bzw. (bei Aderlaß) distal der zuvor angelegten Ligatur, zwecks Einführens (u. Einbindens) einer Kanüle oder eines Katheters (anschließend Hautnaht), für intravasale Untersuchung (↑ Venenkatheter), Phlebographie, Dauerinfusion, bei schwer punktierbaren Vv. auch für Aderlaß u. Bluttransfusion. Technik ↑ Abb.

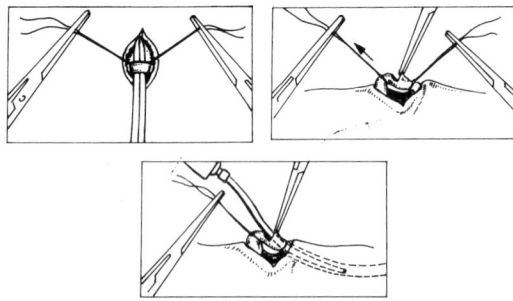

Vene: ↑ Vena; s. a. Venen..., Phleb(o)....

Veneficium: (lat.) Giftmischerei, -mord.

Venektasie: ↑ Phlebektasie.

Venena: (lat.) *pharmaz* ↑ Gifte.

Venenanästhesie: (BIER 1908) Lokalanästhesie durch i.v. Inj. (z. B. V. saphena, V. cephalica) eines Anästhetikums im blutleer gemachten Extremitätenabschnitt.

venenatus: (lat.) vergiftet.

Venen|bypass: B. unter Verw. eines V.segmentes (frei transplantiert oder samt umgebendem Bindegewebe interponiert); z. B. als aortokoronarer Bypass (i. S. der Myokardrevaskularisation). – **V.druck:** der Füllungsdruck im venösen System, abhängig vom Dehnungswiderstand des Gesamtkreislaufs u. von der Größe des Blutvol.; bei horizontaler Körperlage zwischen 0 u. 10–15 mm Hg (in Atemmittellage), mit flachem Druckgefälle von den extra- zu den intrathorakalen Vv.; bei aufrechter Stellung in der unt. Hohlvene etwa 20, am Zwerchfell 4, am re. Vorhof –3 mm Hg, in der ob. Hohlvene noch niedriger (»hydrostat. Indifferenzpunkt« mit 11 mm Hg in der unt. Hohlvene etwa 5–10 cm subdiaphragmal). Gefälle bestimmt vom Druckunterschied Aorta / re. Vorhof, von Atmung (intrathorakaler V.druck nimmt inspiratorisch ab, exspiratorisch zu), Verschiebung der Ventilebene des Herzens u. Muskelpumpe; s. a. ↑ zentraler V.druck.

Venen|entzündung: ↑ Phlebitis. – **V.funktionsprüfung:** s. u. Varikose; s. a. Perkussionsversuch, V.leerlaufzeit. – **V.geflecht:** ↑ Plexus venosus.

Venen|katheter: zur Einführung in eine periphere Vene (»**V.katheterismus**«) geeigneter K. aus gewebefreundl., chemisch indifferentem, Rö-pos. Material; am vord. Ende mit Punktionskanüle. Einführung perkutan (mittels ein- oder übergeschobener Punktionskanüle) oder nach Venaesectio, entweder nur ins periphere Gefäß (z. B. beim SCRIBNER* Shunt) oder aber bis in die Hohlvene (= **zentraler V.k.**; s. a. Kavakatheter; auch für Herzkatheterismus).

Venenklappen: in etwa gleichen Abständen in das Lumen ragende taschenförm. (meist paar.) Intimaduplikaturen (mit Kollagenfaserskelett), die in den meisten Venen (v. a. in Extremitäten) eine retrograde Blutströmung verhindern (freier Klappenrand herzwärts). Bei Insuffizienz (infolge – evtl. reversibler – Überdehnung des Klappenansatzringes oder phlebit. bzw. thrombot. Zerstörung) Strömungsumkehr mit venöser Hypertension, an den Beinen v. a. bei Insuffizienz der Perforans- u. tiefen Venen (s. a. Varikose, variköser Symptomenkomplex). – **V.ton:** auskultator. bzw. phonovarikograph. Phänomen in der Leistengegend infolge Anpralls des zur Peripherie zurückströmenden Blutes an die insuffizienten Klappen der V. saphena magna; verstärkt bei Hustenstoß oder VALSALVA* Versuch; vgl. Perkussionsversuch.

Venen|knoten: ↑ Varize. – **V.kollaps:** das Leerlaufen u. Zusammenfallen v. a. der Hautvenen der Extremitäten (nicht aber der Vv. mit kräft. Wandung u. in Knochenkanälen) bei starkem Blutdruckabfall. – **V.leerlaufzeit:** Zeitraum, in dem die Vv. einer senkrecht aufgerichteten Extremität (bei Rückenlage) leerlaufen (Werte > 5 Sek. bei Abflußbehinderung im venösen System). – Die Wiederauffüllungszeit nach Rücklagerung ist Parameter für das arterielle System; Werte > 10 Sek. bei Einflußstörung; s. a. PERTHES*, TRENDELENBURG* Versuch.

venenosus: (lat.) giftig.

Venenpatch: *chir* autologes Venenwandresektat als Material für die Patch-Plastik bzw. zur Deckung von Gefäßwanddefekten.

Venenpuls: herzsynchrone Vol.- u. Druckschwankungen (Schlauchwellen) vom Herzen fort über die – v. a. herznahen – Vv., am deutlichsten an den Halsvenen (↑ Jugularispuls). Normal als **neg. V.**; pathol. als **pos. V.** sowie als »**penetrierender V.**« (das Kapillargebiet in Richtung Herz durchdringender arterieller Puls, z. B. bei Arteriolendilatation, Aorteninsuffizienz). Kurvenermittlung (meist kombin. mit PKG u. EKG) blutig oder photoelektr. (»**V.abnehmer**«, Bügel mit Lichtquelle u. Photozelle, Oszillograph; meist über dem re. Bulbus jugul.). Als Graphoelemente der Kurve (↑ Abb.) erkennbar: »präsystol. Welle« durch die einsetzende Vorhofsystole (Hemmung des venösen Einstroms in den re. Vorhof), »systol. Welle« (c) durch mitgeteilte arterielle Pulsation u. Durchbiegen der Trikuspidalklappe, »systol. Kollaps« (x) infolge indir. u. dir. Saugwirkg. der Kammersystole, »1. diastol. Welle« (d; auch: »v«) durch den Widerstand bei Nachlassen der Kammerkontraktion, »diastol. Kollaps« (y) durch beschleunigten Abstrom bei Öffnen der Trikuspidalklappe, anschließend »2. diastol. Welle« (d'); als pathol. Veränderungen: überhöhtes a bei Entleerungsstörung des re. Vorhofs, überhöhtes c bei hoher Pulsdruckamplitude u. großem Schlagvol., erniedrigtes c bei kleinem Schlagvol., zusätzl. ↑ »Insuffizienzwelle« bei Trikuspidalinsuffizienz, verändertes x (Buckelbildung als Initialsympt., Rückstauungswelle, vorzeit. Ende) bei Linksinsuffizienz mit Stauung, erniedrigtes d u. y bei Rechtsstauung, a-c-Verschmelzung u. rudimentäres x (»**pos. V.**«) als Dekompensationszeichen.

Entstehung des »pos.« Venenpulses

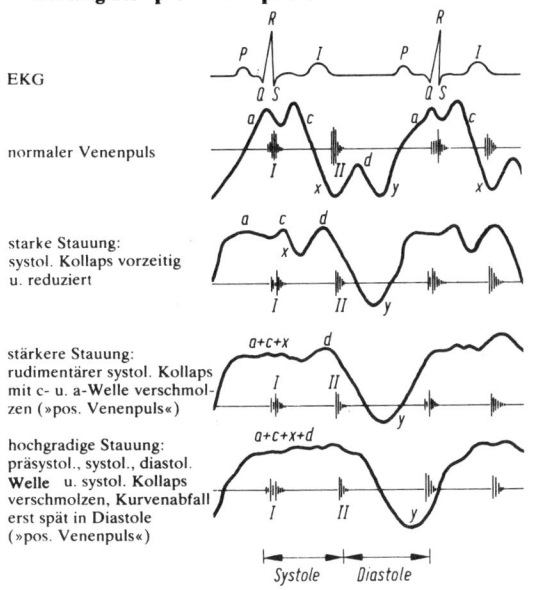

Venenpunktion: perkutane P. (vgl. Venaesectio) zwecks Blutabnahme, i.v. Inj. oder Infusion, Venenkatheterismus (v. a. an Femoralis); bevorzugt in der Ellenbeuge; bei Kleinkindern auch Jugularis u. Durasinus.

Venen|schwäche: konstitut. Schwäche oder mangelhafter Bau der Venenwände; bei allg. Bindegewebsdysplasie, nach entzündl. (Phlebitis), tox. (Bakterientoxine) oder mechan. Schädigung (Stase, vermehrter hydrostat. Druck); u. U. zu Phlebektasie u. Varizenbildung führend. – **V.spasmus**: spast. V.einengung, v. a. bei Phlebektasie, Varizen; mit konsekut. Durchblutungsstörung, u. U. ↑ Crampus-Syndrom; s. a. V.sperre. – **V.sperre**: Abflußbehinderung in einer V. durch Thrombose, Spasmus (s. a. Achselvenensperre) oder Kompression (z. B. der Wadenvenen durch das Eigengew. des Beines bei Rückenlage, der Subklavia durch Halsrippe beim ↑ Skalenus-Syndrom). – **V.stein**: ↑ Phlebolith. – **V.stenose der Leber**: 1) ↑ Lebervenenverschlußkrankht. – 2) ↑ Endophlebitis obliterans hepatica.

Venen|stripping: Exhairese einer V. (meist V. saphena magna u. parva) mittels **V.strippers**, extraluminal z. B. mit Ringstripper (n. KELLER, MAYO), intraluminal mit flexibler (MYERS) oder halbstarrer (BABCOCK) Extraktionssonde mit Knopf am unt. u. Kugel am oberen Ende; letztere wird – nach Ligatur der vor der Saphena in die Femoralis mündenden Seitenäste – durch eine Phlebotomie-Öffnung von proximal (mit Kugel voran) eingeführt u. subinguinal aus der Saphena ausgeleitet, so daß das aufgefädelte u. am Knopf durch Ligatur fixierte Gefäß durch Zug am prox. Sondenende unter Abriß der Seitenäste extrahiert werden kann (wobei es sich teleskopartig auf die Sonde schiebt); abgehende Äste u. Konvolute werden simultan oder später verödet, Vv. communicantes ligiert u. subfaszial versenkt. Abschließend Kompressionsverband (4–6 Wo.).

Venen|thrombose: ↑ Phlebothrombose. – **V.transplantation**: s. u. V.bypass.

Venenum: (lat.) Gift; *pharm* s. a. Tabula A, B, C.

Venenundulation: das sichtbare, atmungsabhäng. Wogen der Halsvenen (exspirator. Anschwellungen, inspirator. Zusammenfallen). – **V.verödung**: ↑ Varizenverödung.

Venenverschluß: s. u. Thrombophlebitis. – **Ägypt. V.krankheit**: ↑ Lebervenenverschlußkrankheit (2). – **V.plethysmographie**: intermitt. plethysmograph. Bestg. der Extremitätendurchblutung anhand der pulsator. Vol.zunahme bei blockiertem Abstrom (Manschettenkompression). – Nach gleichem Prinzip auch die **V.rheographie**.

Venen|wiederfüllungszeit: s. u. V.leerlaufzeit. – **V.winkel**: ↑ Angulus venosus.

venerisch, venereus: eine ↑ Geschlechtskrankh. (»**v. Krkht.**«) betreffend, durch Geschlechtsverkehr erworben; z. B. **v. Geschwür** (↑ Ulcus durum, Ulcus molle), **v. Granulom** (↑ Donovanosis), **v. Papillom** (↑ Condyloma acuminatum), **v. Syndrom** (↑ REITER* Sy.; s. a. Schwimmbadkonjunktivitis).

Venero|logie: Lehre von den ↑ Geschlechtskrankhtn. (einschl. Epidemiologie, Diagnostik, Therapie). – **V.phobie**: hypochondr. oder zwanghafte Angst, an einer Geschlechtskrankh. zu leiden oder sich anzustecken. Häufig Ausdruck uneingestandener Schuldgefühle, insbes. nach außerehel. Beischlaf; evtl. mit Auftreten einschläger Sympte. (»**V.ph.-Syndrom**«).

Venezuelan Equine Encephalitis-Virus, VEE-Virus: (engl.) ARBO-Virus A, von Moskitos übertragener Erreger der Amerikan. Pferdeenzephalitis (↑ Enzephalomyelitis equina) in Süd- u. Zentralamerika (einschl. Florida); klin. Bild beim Menschen: Fieber, Kopfschmerzen, grippale Sympte.

venös: Venen bzw. das ↑ venöse System betreffend; z. B. **v. Insuffizienz** (s. u. Venenschwäche, Varikosis), **v. Kapillare** (s. u. Vas capillare), **v. reno-azygolumbales Syndrom** (↑ Vena-azygos-Syndr.).

venöses Blut: das dunkelrote, rel. CO_2-reiche Blut (auf 100 ml ca. 50 ml CO_2, davon physikalisch gelöst ca. 2,5 ml, als ↑ Bikarbonat gebunden ca. 4–8 ml, als Karbamino-Verbdg. ca. 40 ml), das im venösen System von der Peripherie zum re. Herzen u. von dort in der Pulmonalarterie zu den Lungen geführt wird (s. a. Ventilation, Kohlendioxid). – **v. Rückfluß**: der – im Mittel dem HMV entsprechende – Blutrückstrom zum re. Herzen; angetrieben durch arteriellen Restdruck (Gradient Kapillargebiet / re. Vorhof) u. Saugwirkung des kardialen Ventilebenenmechanismus; gefördert durch inspirator. Sog u. Muskelvenenpum-

venöses System: der dem Blutrückstrom zum Herzen dienende »v. Schenkel« des Körperkreislaufs (venöse Kapillaren, Venolen, Venen) einschl. des re. Herzens (s. a. Abb. »Niederdrucksystem«); mit Speicher- u. Widerstandsfunktion (in extrathorakalen Venen 50–60% des ges. Blutvol.; wegen der dünnen, dehnbaren Venenwand bewirken geringe Venendruckanstiege rel. große Vol.zunahme). Regulierung der peripheren Resistenz v. a. durch die Venolen als postkapilläre Widerstandsgefäße, wobei die Differenz zwischen prä- u. postkapillärem Widerstand die kapilläre Filtration beeinflußt.

Venographie: röntg ⨍ Phlebographie.

Venole: *anat* das aus dem venösen Schenkel der Kapillare hervorgehende kleinste venöse Gefäß mit muskelfaserhalt. Wand; Teil der terminalen Strombahn.

Venolyse: op. Herauslösen einer Vene, z. B. aus abflußbehindernden Narben.

Venopathie: Oberbegr. für – insbes. nichtentzündl. – Venenerkrn.; z. B. als **arteriosklerot. V.** (Schobinger) die infolge Atherosklerose der Begleitarterie, mit trophisch bedingter Wandschädigung, Thrombosierung, Klappeninsuffizienz.

Venosität: 1) Anhäufung von CO_2 im Blut. – 2) Überfüllung des venösen Systems, z. B. im Schock.

Veno|skopie: Kaltlicht-Endoskopie der Venenintima unter temporärer Blutstromunterbrechung u. Ersatz des Blutes in diesem Abschnitt durch ein transparentes flüss. Medium. – **V.stase**: durch Venenalteration oder kardial bedingte Hämostase im venösen Schenkel.

venosus: (lat.) venös.

Veno|tomie: ⨍ Venaesectio. – **v.vasomotorische Reaktion**: druckreaktive, myogene Konstriktion arterieller Widerstandsgefäße i. S. der Autoregulation, ausgelöst durch eine Druckerhöhung in der nachgeschalteten venösen Gefäßstrecke; v. a. im Splanchnikusgebiet zur Regulierung des arteriellen u. portalen Leberzuflusses.

Venter: (lat.) Bauch; z. B. **V. pendulus s. propendens** (= Hängebauch); *anat* Muskelbauch, z. B. (*PNA*) **V. ant.** u. **V. post.** (des ⨍ M. digastricus).

Ventilation: Lüftung, Belüftung. – *physiol* der Transport von O_2 aus der Außenwelt in die Lungenalveolen bzw. von CO_2 in umgekehrter Richtung als Effekt der äuß. Atmung; unterschieden als **alveoläre V.** (s. u. Nettoventilation), **spezif. V.** (s. u. Atemäquivalent) u. **max. V.** (s. u. Atemgrenzwert); s. a. Totraum.

Ventilations|äquivalent: ⨍ Atemäquivalent. – **V.effizienz**: der »dyspnoische oder Atemreserve-Index« nach der Formel

$$\frac{(\text{Atemgrenzwert} - \text{Atemzugvol.}) \cdot 100}{\text{Atemgrenzwert}};$$

Normalwerte < 60. – **V.insuffizienz**: s. u. V.störung. – **V.koeffizient**: Quotient aus Atemvol. u. aus Totraum + funktioneller Residualkapazität als Maßzahl für die Durchmischung der Einatmungsluft mit der nach Ausatmung in den Atemwegen verbleibenden Luft. – **V.reserve**: ⨍ Atemreserve.

Ventilationsstörung: gesteigerte oder verminderte Lungenventilation (ohne Berücksichtigung von Zusammensetzung u. Ausnutzung der ventilierten Gase), evtl. mit konsekut. Störung der äuß. u. auch der inn. Atmung; als **extrabronchopulmonale V.** mit RQ-fixer Alveolarluftänderung (z. B. bei Störung von Atemzentrum, -muskulatur) u. Azidose; als **bronchopulmonale V.** (restriktiv bei verkleinerter ventilationsfäh. Lungenparenchymfläche mit Verminderung der Compliance u. der meisten Lungenvolumina oder aber obstruktiv bei Erhöhung des Strömungswiderstandes durch intra- u./oder extrabronchiale Atemwegseinengung, z. B. bei Bronchialasthma, spast. Bronchitis) mit Abnahme der Elastance, rel. starker Verminderung des 1-Sek.-Wertes u. Vergrößerung des Residualvolumens.

Ventilationszahl: das zur Entfernung von 1 ml CO_2 ventilierte Luftvol.; normal 30–45 ml.

Ventil|atmung: durch trachealen oder bronchialen V.verschluß (Fremdkörper, Tumor) bedingte in- oder exspirator. Einwegatmung; s. a. V.stenose. – **V.drainage**: bei erhöhtem Liquordruck u. Hydrozephalus (⨍ dort. Abb.) indizierte op. Liquorableitung aus den Hirnventrikeln über ein spez. V.system (z. B. nach Spitz–Holter, Pudenz). – **V.ebene**: *kard* die Ebene der Ventrikelbasis (in Höhe der Av-Klappen), die sich nach Klappenschluß durch die Kammerkontraktion herzspitzenwärts bewegt u. damit eine Erweiterung der Vorhöfe bewirkt (Sogwirkung auf venöses Blut; s. a. Venenpuls).

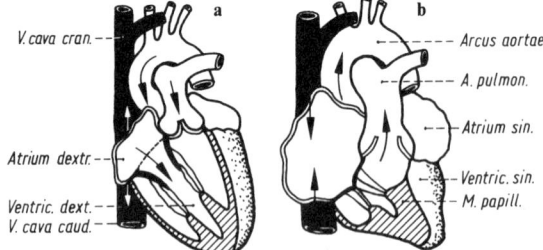

Ventilebenenmechanismus; a) Diastole, b) Systole der Herzkammern.

Ventil|pneumothorax: ⨍ Spannungspneumothorax. – **V.stein**: in einem Hohlorgan bzw. dessen ableitendem Gang(system) befindl. Konkrement, das intermittierend eine Abflußsperre bewirkt. – **V.stenose**: *pulmon* sich vorw. bei der – ohnehin verengenden – Ausatmung auswirkende »Blockierung« des Tracheobronchiallumens (z. B. durch FK, Tumor, LK), mit exspirator. Stridor, Lungenüberdehnung distal der Enge (vgl. Ventilatmung), Mediastinalverschiebung zur Gegenseite (Rö.bild: »einseitig helle Lunge«). – **V.zeichen**: urol ⨍ Marion* Zeichen.

ventosus: (lat.) windig, gehaltlos.

ventral(is): (lat.) den Bauch bzw. die Vorderseite eines Körperteils oder -organs betreffend; bauchwärts gelegen oder gerichtet.

Ventralisationsgriff: chiroprakt. Handgriff bei Affektion des Ileosakralgelenks u. Beckenfehlstellung: in Bauchlage Gegeneinanderverschiebung bd. Darmbeine i. S. der gewünschten Reposition.

Ventricular capture: *kard* EKG-Begr. für das gelegentl. »Einfangen der Kammer« durch eine Vorhoferregung bei unvollständ. av.-Block.

ventricularis: (lat.) zu einem Ventrikel (insbes. Herz-, Hirnkammer) gehörend; s. a. ventrikulär.

Ventriculitis: Ependymitis im Bereich der Hirnventrikel.

Ventriculus: (lat. = kleiner Bauch) *anat* **1)** ↑ Magen (z. B. **V. bilocularis** = ↑ Sanduhrmagen). – **2) Ventriculi cerebri** s. **encephali** *PNA*: die Hirnkammern des Tel-, Di- u. Rhombencephalon (s. a. Abb. »Ventrikulographie«); **a) V. lateralis**, der paar., flache, langgestreckte »Seitenventrikel« in der Großhirnhemisphäre, mit Vorderhorn (Cornu ant.) im Frontal-, Pars centr. im Parietal-, Hinterhorn (Cornu post.) im Okzipital- u. Unterhorn (Cornu inf.) im Temporallappen; über das For. interventriculare mit dem V. tertius kommunizierend. – **b) V. tertius**: der unpaare, spaltförm., hinten breitere »III. Ventrikel« median unter dem Balken im Dienzephalon (zwischen den Thalami u. Hypothalami); vorn begrenzt von Lamina term., Columna fornicis u. Commissura ant., hinten (mit Rec. pinealis) von den Commissurae habenularum u. post.; bedeckt von Lamina tectoria u. Tela choroidea; als Boden Chiasma, Tuber cinereum u. Corpora mamillaria; bds. durch die Foramina interventricularia mit den Seitenventrikeln, hinten durch den Aquaeductus mit dem IV. Ventrikel verbunden; s. a. Ventrikulo.... – **c) V. quartus**: der unpaare »IV. Ventrikel« im Rhombenzephalon, mit Fossa rhomboidea (»Boden«) u. Tegmen (»Dach«; als Abrißlinie die Taenia), paar. Recessus lat., paar. seitl. u. unpaarer medianer Apertur (For. Luschkae bzw. For. Magendii; Kommunikation mit dem Subarachnoidalraum), vord. Öffnung zum Aquaeductus cerebri u. hinterer zum Can. centr. der Medulla obl. – Ferner (nicht-nomenklatorisch) als **V. quintus** das ↑ Cavum septi pellucidi, als **V. sextus** (»VARGA* V.«) das ↑ Cavum psalteri. – **3) Ventriculi cordis** *PNA*: die – durch das Ventrikelseptum getrennten – kegelförm., sagittal abgeplatteten, dickwand., 3schicht. (↑ Epi-, Myo-, Endocardium) »Herzkammern«. Der V. dexter re.-vorn, der V. sin. li.-hinten gelegen, mit je 1 Ostium venosum (mit Valva atrioventricul.) zum Vorhof u. je 1 Ostium arteriosum (re. mit Valva trunci pulmonalis, li. Valva aortae) in die großen Gefäße u. mit. Mm. papillares. Die rel. muskelschwächere u. Kammer mit weniger zahlreichen, aber breiteren Trabeculae carneae, glatten Innenwänden u. trichterförm. Ausflußbahn (= Conus arteriosus; vgl. Einflußbahn = **V. proprius**). – Bei angeb. Fehlen des Septums als **V. communis** der »singuläre Ventrikel« (des ↑ Cor triloculare biatriatum), wobei Aorta u. Pulmonalis bei gemeinsamer Mündung nur durch die Crista interventricul. getrennt sind. – s. a. Kammer.... – **V. laryngis** *PNA*: der MORGAGNI* oder GALEN* Ventrikel, die bds. Ausbuchtung des Kehlkopflumens zwischen Taschen- u. Stimmband, mit dem Sacculus laryngis. – **V. terminalis**: die finale Erweiterung des RM-Zentralkanals im Conus medull., mit Fortsetzung als vertikaler Spalt bis zur halben Länge des Filum terminale (dort blind endend).

Ventrifixation: (KOCHER) *gyn* s. u. Antefixation, Hysteropexie.

Ventrikel: ↑ Ventriculus; s. a. Ventrikular-, Ventrikulo... . – **singulärer V.**: *kard* ↑ Cor triloculare biatriatum.

Ventrikel|apertur: 1) *anat* die natürl. Öffnung der Ventriculi cerebri. – **2)** *chir* op. hergestellte dir. Verbindung zwischen inn. (Hirnventrikel) u. äuß Liquorraum (Subarachnoidalraum) bei Drucksteigerung im V.system. – **V.blockade**: Liquorblockade im V.system (v. a. an den physiol. Engen) infolge entzündl. Adhäsionen, Ödem, Tumor oder Blutung. – **V.blutung**: ↑ Haematocephalus internus. – **V.bogen**: *röntg* im sagitt. Rö-Bild der von der li. Kammer gebildete li.-unt. Herzbogen.

Ventrikel|dränage: *therap.* Liquorableitung (über Katheter) aus dem V.system, meist bei Hydrocephalus int. als inn. Dauerdränage; s. a. Ventrikulogastrostomie etc., SPITZ*-HOLTER*, PUDENZ* Op., Ventildränage, Tab. »Hydrozephalus«; vgl. Ventrikulostomie, Duralsackdränage. – **V.druckkurve**: *kard* der graphisch dargestellte zeitl. Ablauf des intraventrikul. Druckes während der ↑ Herzzyklusphasen; normal diastolisch re. 0–4, li. 2–8 mm Hg, systolisch re. 20–30, li. 90–130 mm Hg.

Ventrikel|galopp: *kard* protodiastol. ↑ Galopprhythmus. – **V.gradient**: (WILSON) *kard* Differenz zwischen längster u. kürzester Erregungsdauer der Herzkammermuskelzellen, deren skalarer Wert der algebraischen Summe der Flächenwerte von QRS u. T entspricht u. die über den Nettoeffekt des – inhomogenen – Erregungsrückgangs aussagt. – **V.kollaps**: Kollabieren der Hirnventrikel infolge Liquorunterdrucks, v. a. bei zu schneller Entlastung (z. B. Punktion) des unter Überdruck stehenden Systems; s. a. Aliquorrhö.

Ventrikel|prolaps, Prolapsus ventriculi: *laryng* Pr. der Mukosa des MORGAGNI* Ventrikels in Richtung Stimmritze. – **V.punktion**: Hirnkammerpunktion zu diagnost. (z. B. Ventrikulographie) oder therap. Zwecken (Entlastung bei Hirndruck). Einführen der Kanüle (meist CUSHING* Trokar) im allg. in den Seitenventrikel, entweder via Fontanelle oder nach Anlegen eines front., temp. oder pariet. Bohrlochs (u. Schlitzen der Dura). – **V.quotient**: *kard* EKG-Begr. für das Verhältnis der R- zur T-Höhe. – **V.septum**: ↑ Septum interventriculere.

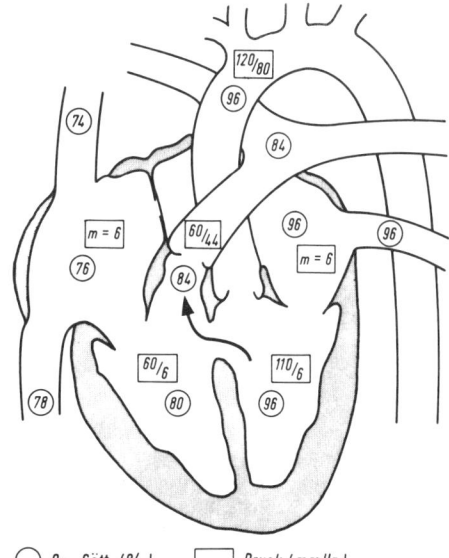

Ventrikelseptumdefekt mit Links-rechts-Shunt von 40%: O_2-Sättigungs- u. Blutdruckwerte (m = Minimaldruck).

Ventrikelseptum|defekt, VSD: *kard* angeb. oder erworb. (↑ V.ruptur) D. der Kammerscheidewand; ab

Ventrikelseptum|defekt

einer best. Größe mit typ. klin. Bild (↑ Tab. »Herzfehler«, Nr. 14); Zyanose erst bei Shuntumkehr. – Formen: **1) bulbärer V.defekt** oberhalb der Crista supraventr., re. unterhalb des hint. Segels der Pulmonalisklappe, li. unter der Aortenklappe; selten); **2) membranöser V.defekt** unter u. hinter der Crista supraventric., nahe der Kommissur, zwischen 2 Aortensegeln; bei gleichzeit. Defekt des septalen Trikuspidalissegels evtl. mit Li.-re.-Shunt in den re. Vorhof; als seltene Sonderform der sogen. Endokardkissen-Defekt (zwischen »Septumdach« u. Trikuspidalanulus). **3) muskulärer V.defekt** im Muskelteil des Septum, evtl. multipel. – Neben der unkomplizierten, isolierten Form (s. a. ROGER* Syndrom) etwa ⅓ der Fälle mit assoziierten Anomalien: ASD, offener Ductus arteriosus, Klappenfehlbildung, Transposition oder abnorme Mündung der großen Gefäße u. a.; s. a. EISENMENGER* Komplex. – Prognose abhängig von Defektgröße (s. a. Cor triloculare biatriatum) u. Shuntvol.; Spontanschließung kleinerer angeb. Defekte vor dem 5. Lj. möglich. Ther.: palliativ, evtl. op. Kompression der Pulmonalarterie, sonst Verschluß durch Naht oder Prothese. – **V.ruptur**: *kard* Einriß der Kammerscheidewand, meist als Komplikation bei ausgedehntem Septuminfarkt; klinisch: Li.-re.-Shunt.

Ventrikel|sphygmogramm: graph. Wiedergabe des Herzspitzenstoßes bzw. der durch ihn verursachten Thoraxwanderschütterungen. – **V.tumoren**: *neurol* Neoplasmen im Bereich der Hirnkammern, primär z. B. Ependymom u. Choroideaepitheliom, sek. als auf die Ventrikel übergreifender Hirntumor; klin.: Liquorblockade, Hydrocephalus int. – **V.-Ureter-Anastomose**: s. u. Durasackdränage. – **V.volumen, endsystolisches**: ↑ Restblut.

ventrikulär: einen Ventrikel (insbes. Herz-, Hirn-V.) betreffend; z. B. (*kard*) **v. Leitungsstörung** (s. u. Schenkel-, Arborisationsblock).

Ventrikularkomplex: *kard* im EKG der QRS-Komplex + ST-Strecke.

Ventrikulo|arachno(ideo)stomie: (E. PAYR 1908) ↑ Ventrikeldränage in den Subarachnoidalraum. – **V.aurikulostomie**: ↑ SPITZ*-HOLTER* Dränage (1956), PUDENZ* Op. (1958). – **V.gastrostomie**: (ALTHER 1965) ↑ Ventrikeldränage (Seitenventrikel) mittels Spezialkatheters in den Magen; s. a. Abb. »Hydrozephalus-Op.«.

Ventrikulographie: *röntg* Darstg. der Hirnkammern nach Inj. eines neg. oder pos. KM ins direkt punktierte System (meist Seitenventrikel, nach Liquoraustausch. ↑ Abb.). Im Ggs. zur (Pneumo-)Enzephalographie keine Darstg. der Liquorräume der Hirnoberfläche; zur Diagnostik von Kleinhirn- oder Ventrikeltumoren.

Ventrikulo|ileostomie: (NEUMANN 1959) *neurochir* ↑ Ventrikeldränage über Spezialkatheter in eine isolierte Ileumschlinge. – **V.jugulostomie**, ventrikulojugulärer Shunt: ↑ Ventrikeldränage (bei kommunizierendem Hydrozephalus) über Spezialkatheter vom Seitenventrikel in die V. jugularis. – **V.lymphangiostomie**: (YOKOYAMA 1959) ↑ Ventrikeldränage über Spezialkatheter in den Ductus thoracicus. – **V.mastoidostomie**: (NOSIK) op. ↑ Ventrikeldränage (Seitenventrikel) über Spezialkatheter in den Warzenfortsatz; obsolet. – **V.peritoneostomie** (KAUSCH 1908) ↑ Ventrikeldränage über Spezialkatheter in die

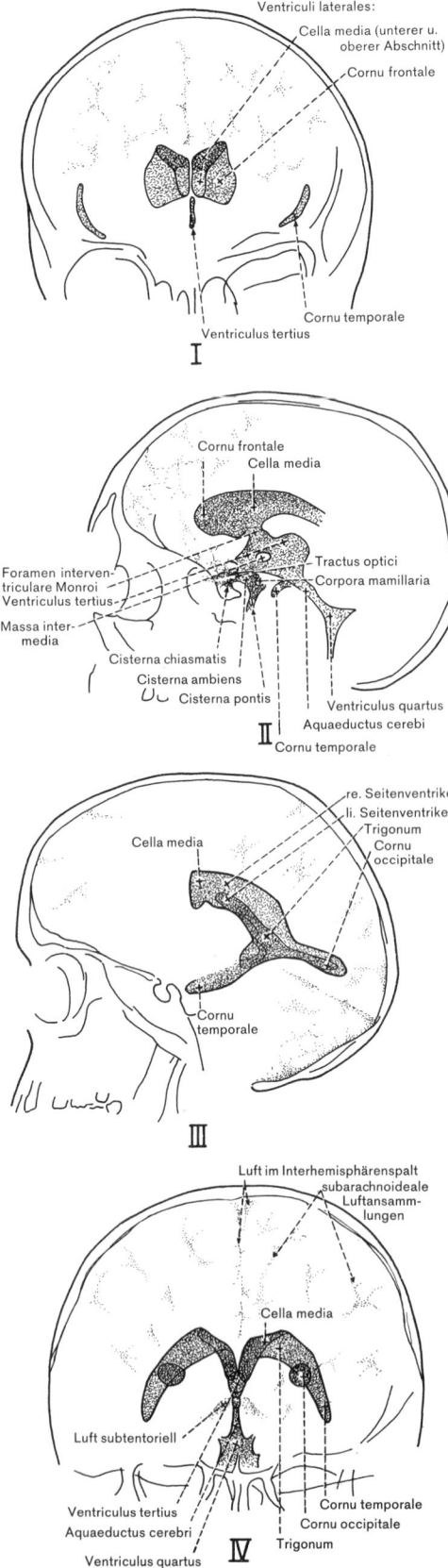

Ventrikulographie Standard-Aufnahmen (I u. II bei aufliegendem Hinterkopf, III u. IV bei aufliegendem Gesicht).

Bauchhöhle. – Analog die ⇑ Lumboperitoneostomie (FERGUSON 1898); li.seitig als ⇑ V.subdiaphragmatostomie). – **V.pleurostomie**: (HEILE 1914) ⇑ Ventrikeldränage über Spezialkatheter in den Pleuraspalt. – s. a. Abb. »Hydrozephalus-Op.«.

ventrikulo|phasische Sinusarrhythmie: *kard* Knotenarrhythmie bei totalem av. Block; die einen QRS-Komplex einschließenden P-P-Intervalle sind kürzer als die ohne Kammerkomplex. Pathomechanismus unbekannt. – **V.-Radius-Dysplasie**, HARRIS*-OSBORNE* Syndrom: (1966) angeb. VSD (evtl. mit pulmon. Hypertension) u. Radiushypo- bis -aplasie mit Radialdeviation der Hand. Ät.path. unbekannt (Embryopathie der 5.–8. Wo.?).

Ventrikulo|skop: kleinlum. Endoskop zur diagnost. (Inspektion) u. therap. (auch Gewebsentnahme, Plexus-choroideus-Koagulation) »Spiegelung« der Hirnventrikel (»**V.skopie**«), v. a. der Seitenkammern. – **V.stomie**: Eröffnung (durch Bohrloch) einer Hirnkammer (meist Seitenkammer) nach außen für op. oder diagnost. Eingriff (s. a. Ventrikelpunktion). Als **therap. V.stomie** die der drainlosen Liquorableitung dienende Anastomose zwischen Seiten- u. III. Ventrikel (HYNDMAN 1946) oder zwischen letzterem u. den Zisternen (als V.stomia ant. u. V. post. nach STOOKEY-SCARFF [1936] bzw. Dandy [1922]); vgl. V.zisternostomie. – **V.subdiaphragmatostomie**: ⇑ Tab. »Hydrozephalus-Op.«. – **V.subdurostomie**: (FOREST, LAURENCE, MCNAAB 1957) op. ⇑ Ventrikeldränage in den Subduralraum. – **V.ureterostomie**: (MATSON 1953) op. ⇑ Ventrikeldränage über Spezialkatheter in den (li.) Harnleiter. – Analog die Dura- (HEILE 1925) u. Lumboureterostomie (⇑ HEILE*-MATSON* Op.). – **V.zisternostomie**: (TORKILDSEN) op. ⇑ Ventrikeldränage (bei Blockade im III. oder IV. Ventrikel, Aquädukt, For. Magendii oder Monroi) über einen subkutan oder subossal geführten Schlauch vom Seitenventrikel in die Cisterna magna (vgl. V.stomie); auch transtentoriell (RIECHERT 1949); s. a. Abb. »Hydrozephalus-Op.«.

ventr(o)...: Wortteil »Bauch« (Venter), »Magen«, »ventral«; z. B. **Ventriloquist** (= Bauchredner), **Ventro|fixation** (*gyn* ⇑ Antefixation, Hysteropexie), **V.ptose** (⇑ Gastroptose).

Venturi* Düse, Rohr: (GIOVANNI BATTISTA V., 1746–1822, ital. Physiker): Meßdüse für Durchflußmessung anhand der – geschwindigkeitsproportionalen – Druckdifferenz zwischen Zulaufdruck u. Druck an engster Stelle; u. a. zur Durchflußmessung bzw. Steuerung von Klappenventilen in Respiratoren etc.

Venüle: evakuiertes Glasröhrchen mit – ebenfalls steriler, durch eine Glaskappe geschützter – eingeschmolzener Kanüle zur Entnahme von Venenblut (mit oder ohne Zusätze).

Venula: (lat.) kleine Vene, Begleitvene einer Arteriole; z. B. (*PNA*) im Auge die **V. macularis** (inf. et sup.), **V. med. u. temp. retinae** (von der Macula lutea zur Vena centr. retinae), die **Vv. nasales retinae** (vom unt. bzw. oberen nasalen Netzhautquadranten zur Vena centr. retinae), in der Niere die **Vv. rectae** (vom Mark zu den Venae arcuatae), die **Vv. stellatae** (als Zusammenschluß von Kapsel- u. peripheren Rindenvenulen unter der Kapsel sternförmig zu den Venae interlobul. zusammenlaufend).

Venusberg: *anat* ⇑ Mons pubis.

Vera: *gyn* Kurzform für ⇑ Conjugata vera obstetrica.

Verästelungsblock: *kard* ⇑ Arborisationsblock.

Verätzung: ⇑ Laugen-, Säureverätzung; s. a. Ätzgifte.

Veraguth* (OTTO V., 1870–1940, Neurologe, Zürich) **Falte**: funktionell bedingte kleine Oberlidfalte im med. Drittel als Stigma einer endogenen Depression. – **V.* Hautreflex**: ⇑ psychogalvan. Reflex.

Veranlagung: ⇑ Diathese, Konstitution, Habitus.

Verantwortlichen-Syndrom: ⇑ Managerkrankheit.

Verapamilum *WHO*: 2-(3,4-Dimethoxyphenyl)-2-isopropyl-5-(N-methyl-N-homoveratrylamino)-valeronitril; Koronarvasodilatans (z. B. Isoptin®).

Verarmungswahn: 1) wahnhafte Vorstellung des – v. a. älteren – Depressiven, völlig verarmt zu sein, wegen Schulden verurteilt zu werden oder vor dem wirtschaftl. Ruin der Familie zu stehen. – 2) Befürchtung des moros-depressiven Hirnarteriosklerotikers, um die Früchte des Lebensfleißes gebracht zu werden.

Veraschung: Zerstörung der organ. Bestandteile eines (biol.) Untersuchungsmaterials durch trockenes Erhitzen (= Verbrennung) oder Einwirkung konz. Säuren etc. (»**nasse V.**«, z. B. KJELDAHL* Verfahren) zwecks Ermittlung der mineral. (anorgan.) Bestandteile; s. a. Aschenbild.

Veratmungs|technik: *röntg* zum Nachweis der respirator. Verschieblichkeit eines Organs (z. B. als **V.broncho-, V.urographie**) Doppelbelichtung des Films in In- u. in Exspiration (Doppelkontur zeigt Größe der respirator. Bewegung).

Veratrin, Veratrinum venale: Gemisch der tox. Gesamtalkaloide aus Schoenocaulon offic. mit ca. 75% Cevadin (»kristallisiertes V.«) u. 25% **Veratridin**; amorphes, Niesreiz auslösendes Pulver. – Beim Eindringen in die verletzte Haut, z. B. bei Anw. von Sabadillessig (Läusebekämpfung) oder von V.-halt. Salbe (Herbeiführung einer antirheumat. Anaesthesia dolorosa), Vergiftungsbild des »**Veratrismus**«: Brennen in Nase u. Mund, Erbrechen, Durchfall, Schwindel, Kopfschmerzen, Muskelzuckungen, Zittern, Kältegefühl, Herz- oder Atemtod (Ther. symptomatisch: Kohle, Abführmittel, Analeptika).

Veratrum: *botan* Gattung »Germer«, oder »Nieswurz« der Liliaceae (vgl. auch Schoenocaulon, Helleborus). Anw. findet u. a. **V. album** (»weiße N.«) als Rhizom v. a. in der Tiermedizin u. als Insektizid; ist wie die anderen Arten toxisch durch Gehalt (bis 1,6%) an **V.alkaloiden** (ca. 40), zu denen i. w. S. auch das Steroidalkaloid Alkamin nebst Glykosiden u. Estern (z. B. Germerin, Protoveratrin A u. B; mit V.-, Angelika-, Essig-, Buttersäure etc.) zählen, die, obwohl stark vasodilatator.-hypotensiv wirksam, wegen geringer ther. Breite kaum angewendet werden, während die Gesamtextrakte seit altersher als externe Antirheumatika, Insektizid u. Tierheilmittel dienen.

verbal: wörtlich, mündlich, *neurol* Wörter bzw. die Sprache betreffend (z. B. v. ⇑ Alexie).

Verbal|halluzinose: überwiegend durch Phoneme beherrschte H.; vgl. aber verbale psychomotor. ⇑ Halluzination. – **V.suggestion**: Suggestivther. (einschl. Hypnoseeinleitung) mit verbalen Techniken, d. h. Sprechen u. Nachsprechenlassen von best. – z. T. for-

Verbal|test

melhaften – Texten. – **V.test**: mit sprachl. Mitteln arbeitender psychol. Test, z. B. Wort-, Erzähltest. – **V.therapie** psychotherapeut. Methoden, deren wesentl. Bestandteil das Gespräch mit dem Pat. ist., z. B. als lose strukturiertes Interview (SULLIVAN), Logotherapie (FRANKL), gezielte Analyse (LANGEN); vgl. V.suggestion.

Verband: *ther* Hilfsmittel 1) zur Behandlung offener Wunden (»Wundverband«) oder geschlossener Körperverletzungen; als Schutz- oder **abschließender V.** gegen Außenwelteinflüsse (sek. Infektion, Austrocknung), als **feuchter V.** zum Feuchthalten; evtl. unter Anw. antisept., antiphlogist., wundreinigender Lsgn., Salben etc.; 2) zur Ruhigstellung, z. B. als Schienen-, Kontentiv-, Gips-V., ausgeführt mit Mull, Watte, Vlies, Mull-, Schlauchmull-, elast., Stärke-, Zinkleim-, Gipsbinden, Heftpflaster, Plastikfilm, Gel etc.; Techniken je nach Körperteil u. Zweck (z. B. ↑ Dachziegel-, Handschuh-V., Dolabra, Funda, Halskrawatte, Estudo, Spica).

Verband|lehre, Desmaturgie: Lehre von den therap. Verbänden; Unterrichtsfach zur Ausbildung des Arztes u. medizin. Hilfspersonals. – **V.mull**, Linamentum, Tela medicata s. depurata: gem. DAB gereinigtes u. gebleichtes (weißes bis gelbl.), weitmasch., geruch- u. geschmackloses Baumwoll-, Zellwoll- oder Mischgewebe in Leinwandbindung; zur Wundabdeckung in Form von Kompression oder Tupfern, als Material für Mullbinden. – **V.trommel**: ↑ SCHIMMELBUSCH* Trommel. – **V.watte**, Gossypium depuratum: gem. DAB aus ungesponnener, entfetteter, gut saugfäh., in Nässe nicht klumpender Baum- oder Zellwolle (oder Gemisch) hergestellte W. in loser Form, Zickzacklagen, Rollen etc.; als V.mittel (nicht direkt auf Wunden!), auch zum Polstern von Verbänden. – **V.zellstoff**, Charta vulneraria depurata: gem. DAB von Lignin u. a. Begleitstoffen befreite, hochgebleichte geruch- u. geschmacklose, miteinander verfilzte, weiße Zellulosefasern in Form mehrerer gekreppter, weicher Einzellagen; durch Sterilisation vergilbend.

Verbascum: *botan* Gattg. »Königskerze« der Scrophulariaceae; Anw. finden von **V. phlomoides** die Blüten (»Flores Verbasci«; Saponine, Bitterstoffe, Glykoside) als Expektorans u. Muzilaginosum, die Blätter außerdem zu Umschlägen u. als Wundmittel.

Verbena: *botan* Gattung der Verbenaceae; Anw. findet **V. officinalis** (»Eisenkraut«; Glykoside, Schleim- u. Bitterstoffe, äther. Öl) als Diuretikum, Adstringens u. Galaktagogum.

Verbeulen: *ophth* Jargon für ↑ Schweißerophthalmie.

Verbiest* Syndrom: ↑ Claudicatio intermittens.

Verbigeration: krankhaftes Wiederholen von – oft unsinnigen. – Wörtern u. Sätzen; rein sprachl. Form der Stereotypie, v. a. bei Schizophrenie.

Verbindung: 1) *chem* aus mind. 2 chem. Elementen bestehender bzw. aus diesen in end- oder exergoner Reaktion u. stöchiometr. Gewichtsverhältnis entstandener Stoff; i. w. S. die formelmäßig erfaßbaren (↑ Summen-, Strukturformel) Bestandteile der belebten u. unbelebten Materie; unterteilbar nach Herkunft (z. B. Kw.stoffe), Zustandsform, Funktion, Struktur u. Konfiguration (z. B. ali-, heterozykl., aromat., aliphat.; s. a. Razemat), Art u. Ausmaß der Bindungen (»gesättigt«, »ungesätt.«) usw.; s. a. Intermediärprodukt, Metabolit. – **2)** *physiol* **zeitweilige V.**: beim bedingten Reflex der temproäre Schluß von Bahnen zwischen den am Reflexgeschehen beteiligten Punkten (Zentren) des ZNS.

Verbindungsstück: 1) *anat* an den Tubuli renales (↑ dort. Abb.) der letzte Abschnitt des Tubulus contortus II. – 2) *anästh* ↑ Konnektor.

Verblendkrone: *dent* ↑ Façettenkrone.

Verblitzen: *ophth* ↑ Schweißerophthalmie.

Verblockung: *chir* intraartikuläre Arthrodese mittels Knochenspans, der in Bohrkanäle des prox. u. dist. Gelenkendes eingesetzt wird. Auch als Innen-V. mit eingepreßter Spongiosa, z. B. bei Hüftarthrodese (in Ergänzung der Verriegelung mit Dreilamellennagel); s. a. Bolzung.

Verblödung: *psych* ↑ Demenz; i. e. S. nur die fortschreitende Affektverarmung (»**affektive V.**«) bei chron., prozeßhaften Schizophrenien. – **läppische V.**: (KRAEPELIN) ↑ Hebephrenie. – **paranoide** oder **schizophrene V.**: tiefgreifender Intelligenzverlust als Folge einer chron. schizophrenen Psychose (oft synonym mit dem schizophrenen Defekt); dabei nach Ansicht mancher Autoren V. nur scheinbar, indem der Kranke durch Störungen im Denken u. im Gebrauch von Intelligenz u. Gedächtnis behindert ist.

Verblutung, Exsanguinatio: massiver – inn. oder äuß. – Blutverlust, der infolge Hypovolämie zu Kreislaufkollaps, Schock (evtl. mit generalisierten Krämpfen infolge Hypoxie der Medulla obl.) u. schließlich zum Tode führt (»**Verblutungstod**« infolge Überschreitens der Ischämietoleranz lebenswichtiger Organe u. damit Versagen der vitalen Funktionen); akut bis protrahiert; v. a. bei traumat. Läsion großer Gefäße sowie bei best. Koagulopathien. Leichenbefund: blasse Haut u. Schleimhäute, Blässe u. geringe Ausprägung der Totenflecken, schnurart. Darmkontraktion (infolge gesteigerter Erregbarkeit bei O_2-Mangel), subendokardiale »**Verblutungsblutungen**« (v. a. linksventrikulär, streifig entlang des HIS* Bündels), Erweiterung der Piagefäße. – **intravaskuläre V.**: tödl. Kreislaufstörung durch Versacken des Blutes in das Splanchnikusgebiet bei irreversiblem Schock.

Verbomanie: pathol. Geschwätzigkeit.

Verbrauch: s. u. Konsumption, Utilisation, Aufbrauch..., As- u. Dissimilation.

Verbrauchs|agranulozytose: Granulozytopenie bis Agranulozytose als Folge gesteigerten peripheren, durch die intakte Granulozytopoese nicht kompensierbaren Granulozytenabbaus; z. B. bei langdauernden Infekten, Morbus leukolyticus neonatorum u. sonst. Immungranulozytopenien. – **V.koagulopathie (Lasch*)** gekennzeichnet durch das Auftreten von Thrombin in der Blutbahn mit sek. Solufibrinämie (Fibrinogen, lösl. Fibrin u. Fibrinogen bzw. Fibrin-Degradationsprodukte; s. a. Spontanfibrinolyse); je nach Intensität, Neubildung von Plättchen u. Gerinnungsfaktoren, Abräumung aktivierter Gerinnungsfaktoren im RES (s. a. Fibrinolyse) etc. manifestiert als Hyperkoagulabilität mit Thrombosetendenz u./oder als hämorrhag. Diathese (ein Bilanzproblem). **Akute V.k.** (»disseminierte intravasale Koagulation« [DIC] = akutes Defibrinierungssyndrom) z. B. bei Fruchtwasserembolie, Sepsis, als Transfusionskomplikation; mit Thrombozytopenie (u. verkürzter PTT), sowie Absinken der Fibrinogenwerte im Plasma (entsprech. Veränderung der QUICK-Zeit); bei starker Ausprägung Faktor-VIII-Vermehrung u. Antihrombin-III-Verminderung; Ther.: stadiengerecht Heparin (soweit nicht zwingend kontraindiziert). – **Chron. V.k.** mit langanhaltender Thrombinbildung, z. B. als ↑ KASABACH*-MERRITT* (»**V.thrombozytopenie** mit Riesenhämangiom«), ↑ Dead-Fetus-Syndrom, bei metastasierendem Malignom.

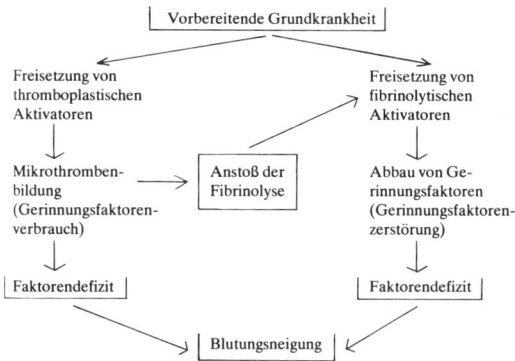

Entwicklung einer **Verbrauchskoagulopathie** und reaktiven Hyperfibrinolyse (vereinfachtes Schema nach W. OHLER).

Verbrennung: 1) *chem* Umsetzung von Stoffen mit Sauerstoff unter Entwicklung von Licht u. Wärme; i. w. S. jede Oxidation (s. a. Oxidations...). – 2) *path* Combustio: Gewebsschädigung durch Einwirken von Hitze (strahlende Wärme heißer Körper, Flammen, Kontakt mit erhitzten Gasen, Massen oder Flüssigkeiten, s. a. Verbrühung) oder von ionisierenden u. UV-Strahlen (↑ Strahlenschaden). Als oberflächl. Schaden die Schweregrade I–III mit Erythem u. Ödem bzw. mit Blasenbildung bzw. mit Nekrose der Epidermis (= Combustio erythematosa bzw. bullosa bzw. escharotica); als deformierende V. (Beteiligung von Kutis u. Subkutis mit völl. Zerstörung des Papillarkörpers) Grad IV, evtl. mit Muskulatur- u. Knochenbeteiligung (= V; nach anderen Autoren IV die Weichteil-, V die Knochenverkohlung mit Kalzinierung: »Ausbrennen des Kalks«, »Kalkperlenbildung«). Je nach Intensität u. Ausdehnung (Klassifikation nach ↑ Neunerregel bzw. BERKOW* Tabellen) der örtl. Schäden (wie sie auch an Schleimhäuten von Körperöffnungen u. Atemwegen vork.) zu frühen u. späten Allgemeinsympt. führend (↑ Verbrennungskrankh.).

Verbrennungs|enzephalopathie: *path* Hirnödem (v. a. Großhirnrinde u. Stammganglien) in der Intoxikationsphase der Verbrennung; mit Hyperämie u. Ödematose der Meningen, später Parenchymnekrosen, gliösen Narben (evtl. Hydrocephalus int.). – **V.karzinom**: *path* in einer Brandnarbe entstandenes Plattenepithel-Ca.

Verbrennungs|krankheit: *path* system. Prozesse als Folge der örtl. Hitzeschädigung. In der **1.** oder Frühphase neurogener u. Histamin-bedingter Schock, nachfolgend neurotox. »**sek. V.schock**« durch histaminartig wirkende (Röst-)Stoffe, die eine gesteigerte Permeabilitätszunahme der Gefäße mit Austritt von Plasma u. Elektrolyten ins Gewebe, dadurch Hypovolämie (mit Pseudopolyglobulie), Hypoproteinämie, Hämokonzentration u. Ödembildung hervorrufen. Im **2.** oder Intoxikationsstadium durch Resorption des Ödems (samt denaturierten Eiweißkörpern: »Peptotoxine«), evtl. auch durch weitere Plasma- u. Elektrolytverluste (Hyponatriämie u. -chlorämie; Hyperkaliämie u. Azidose) mit der Wundsekretion – sowie durch Bakterotoxine einer sek. Infektion – Hyperpyrexie u. Schäden an parenchymatösen Organen, z. B. Leber-, Myokardnekrosen, hypox. Tubulopathie (evtl. mit Anurie u. Urämie; s. a. V.niere), Magen-Darmtraktläsion (keilförm. Nekrosen u. Ulzera, letztere gefördert durch reaktive Steigerung der Kortisonausschüttung), ferner tox. Hämolyse (Milztumor), Anämie (hämolytisch, toxisch, Hypoproteinämie-bedingt), ↑ V.enzephalopathie, Lipoidverarmung der NNR. Das **3.** oder »Infektionsstadium« zusätzlich mit Wundinfektion (Eitererreger, evtl. Sepsis; auch Wundscharlach, Tetanus) u. CO-Intoxikation. Als **4.** Stadium das der Heilung (u. evtl. Spätkomplikationen), u. U. mit Ausbildung von Kontrakturen, Stenosen, Strikturen, Keloid, später auch Narbenulzera, -karzinom, Folgen der Parenchymuntergänge; s.a. V.tod. – Ther.: Schock- u. Schmerzbekämpfung, Antibiotika, Wundversorgung (kühlende, antisept. Salben, als Sofortmaßnahme evtl. Kühlung mit Wasser; asept. Abtragung von Blasen, Al- oder Ag-Folie etc.); frühzeit. Entfernung der Nekrosen (v. a. bei Phosphor), Wunddeckung durch Transplantate oder künstl. Hautersatz (u. Ruhigstellung in funktionell günst. Stellung); später evtl. Narbenexzision, plast. Op. etc.; bei Freiluftbehandlung evtl. ausgedehnte derbfeste Schorfe (»**V.panzer**«).

Verbrennungs|mann: vereinfachtes Körperschema (je für Erwachsene u. Kinder) mit Angaben des %-Anteils der Körperregionen an der Gesamtoberfläche (gem. der ↑ Neunerregel); vgl. BERKOW* Tabelle. – **V.niere**: *path* »Niere im Schock« als v. a. hypovolämiebedingtes – durch Schockther. reversibles – Sympt. der ↑ V.krankheit; i. w. S. auch die einschläg. ischäm.-tox. Tubulopathie (analog der Crush-Niere) mit nachfolg. Anurie (evtl. Urämie).

Verbrennungstod v. a. bei 2.–3. Grad mit > 50% Hautbeteiligung als Folge von Schock, Hirnödem, Urämie, Herz-, Leberversagen, auch von Glottisödem durch inhalierte heiße Gase; ferner der Erstickungstod am Brandherd durch CO-, CO_2-, Gas-, Rauchvergiftung, O_2-Mangel. Am Leichnam typ., intravital entstandene Veränderungen: CO im Herz- u. Hirnsinusblut, Ruß in Atemwegen, »Krähenfüße« um die Augen (infolge reflektor. Augenschlusses von Verbrennung freigebliebene Hautfalten), Ödem in der Tiefe der Wunden. Dagegen bei Leichenverbrennung (zur Verschleierung eines Mordes oder Selbstmordes) Austritt von geschmolzenem Fett aus glattrand. Hautrissen (bei postmortal erzwungener Lageveränderung) bzw. dessen Verlagerung an atyp. Stellen, Schrumpfung der Organe (»Puppenorgane«) infolge Wasserverlustes (stets mit Retraktion zum Organhilus), Verkohlung bzw. Veraschung der Gewebe.

Verbrennungswärme: *physiol* die bei vollständ. Verbrennung eines Stoffes entstehende Wärme; s. a. Kalorienwert.

Verbrühung: *path* Haut-Schleimhautverbrennung durch heiße Flüssigkeit; mit den typ. örtl. (meist fibrinöse, diphtheroide Beläge), bei genügender Schwere auch allg. Sympt. (u. Komplikationen) der ↑ Verbrennung (ohne Verkohlung oder Kalzinierung, aber mit Gefahr der Perichondritis); bei Affektion des

Verbrycke* Syndrom

Verdauungstraktes ferner als charakterist. Sympte. (nach 2–6 stünd. Latenz): Dysphagie, evtl. Hypersalivation, Würgen u. Schleimerbrechen sowie Heiserkeit u. – schwere – Atembehinderung (Folgen der durch Aufschrei bedingten Aspiration), Bewußtseinstrübung. Ther.: systemisch wie bei ∤ Verbrennungskrankh.; Schmerzstillung durch anästhesierende Salben, Lutschpräparate etc.

Verbrycke* Syndrom: (1940) durch Adhäsionen zwischen Gallenblase u. re. Kolonflexur hervorgerufene rezidivierende, re.seit. Oberbauchschmerzen (v. a. Druckschmerzhaftigkeit im Stehen; im Liegen u. nachts nachlassend), Meteorismus, Flatulenz, Nausea; Rö.befund: Verziehung der Flexur bei induzierter Gallenblasenkontraktion.

Verco* Zeichen (SIR JOSEPH COOKE V., 1851–1933, Internist, Adelaide): subunguale Striae oder Petechien an Händen u. Füßen bei Erythema nodosum.

Verdachts|diagnose: aus anamnest. Angaben, mehr oder weniger deutl. Sympt. u. ersten Untersuchungsergebnissen vermutete, aber noch nicht erhärtete D. (z. B. einer anzeigepflichtigen Infektionskrankht.: »V.fall«).

Verdampfer: 1) *anästh* Vaporizer: Konstruktionselement an Narkosegeräten zur Überführung flüssiger Narkosemittel in die dampfförm. Phase. Die – quant. regulierbare – Anreicherung des Frischgases mit den narkot. Dämpfen erfolgt während dir. Strömens durch die Verdampfungskammer (»plenum vaporizer«; z. B. Äthersprudler) oder durch Anreicherung eines abgezweigten Teilvol. u. dessen Beimischen zum Hauptgasstrom. – 2) *therap* Bronchitiskessel.

Verdauung: die durch mechan. Verkleinerung u. enzymat. Aufspaltung in resorbierbare Bestandteile bewirkte Aufschließung der Nahrung im Verdauungstrakt. Der Chemismus der **Verdauungsarbeit** beginnt in der Mundhöhle, setzt sich in Magen u. Dünndarm (Beteiligung von Bauchspeichel, Galle; s. a. Verdauungsdrüsen) fort u. endet mit dem Übertritt der Spaltprodukte durch das Darmepithel in die Blutbahn; s. a. Chymus, Eiweiß- (2), Fettabbau, Kohlenhydratverdauung, Verdauungsenzyme, -säfte usw.

Verdauungs|drüsen: die im Dienste der enzymat. Verdauung stehenden bzw. sie unterstützenden (z. B. Lipase-Aktivierung durch die von der Leber abgesonderten Gallensäuren), die ∤ V.säfte liefernden **1)** Speicheldrüsen (unter Einfluß der Nn. facialis bzw. intermedius u. glossopharyngeus; sympathisch versorgt vom Ggl. cervicale sup.), **2)** ∤ Gll. gastricae propr. (vagal-reflektorisch u. unter Gastrin-Wirkung Magensaft absondernd; durch Histamin, Glukokortikoide u. Insulin [bzw. Hypoglykämie] positiv beeinflußbar), **3)** ∤ Pankreas (unter Einfluß von Vagus u. Duodenal-pH Bauchspeichel absondernd) und **4)** ∤ Gll. duodenales. – **V.enzyme**: die im Mund- u. Bauchspeichel, Magensaft u. Darmdrüsensekret enthaltenen digestiven Enzyme (Amylasen, Lipasen, Proteasen) wie ∤ Ptyalin, Pepsin, Trypsin, Kathepsin, Erepsin, Chymotrypsin, Galle. – **V.hormone**: Gewebshormone der Magen- u. Dünndarmmukosa, gebildet bzw. ins Blut abgegeben auf mechan. u./oder chem. Reiz: v. a. Cholezysto-, Villikinin, Duo-, Enterokrinin, Enterogastron, Gastrin, Gastro-, Pankreozymin, Sekretin.

Verdauungsinsuffizienz: meist durch mehrere Organe bedingte Leistungsschwäche (s. a. Maldigestion), i. e. S. die auf mangelnder Magensaft- u./oder Bauchspeichel-Sekretion, d. h. auf Enzymmangel beruhende **gastro-** bzw. **pankreatogene V.** (s. a. Dyspepsie); ferner die durch Mukosa-Schädigung bedingte, z. B. bei Zöliakie. In der Regel mit konsekut. allg. Dys- oder Atrophie bis Kachexie (quant.-kalorisch u. qualit. bedingt, von entspr. Mangelsympt. begleitet); z. T. durch sek. Darmprozesse (infolge Überangebots unverdauter Nahrungsreste) überlagert.

Verdauungs|kanal, -trakt: *anat* ∤ Canalis alimentarius. – **V.leistung**: *enzym* die – in einschläg. Tests an geeigneten Substraten darstellbare – Aufschließungsleistung eines mittels Sonde gewonnenen oder im biol. Substrat (z. B. Blut, Harn) enthaltenen Enzyms als Parameter für die sekretor. Leistung des zugehör. – enzymproduzierenden oder auf Enzymwirkung angewiesenen – Organs (bzw. für Enzymentgleisung, Organerkr. etc.). – **V.organe**: *anat* s. u. Apparatus digestorius. – **V.reflexe**: im Verlaufe der Verdauung (z. T. bereits beim Kauen, z. B. Speichelsekretion, Schluckreflex, Ösophagusperistaltik, Kardiamechanismus) durch Berührungs-, Chemo- u. Dehnungsrezeptoren oder auch zentral (z. B. kephale Phase der Magensekretion) ausgelöste, für die Sekretions- u. mechan. Leistung notwend. Reflexe; an Magen u. Darm über den Vagus laufend (möglicherweise antagonistisch von postganglionären Sympathikusfasern z. B. des AUERBACH* Plexus negativ beeinflußt), z. T. konditionierbar.

Verdauungs|säfte: die bis auf den Mundspeichel Plasma-isotonen Sekrete der ∤ V.drüsen, die in spezifischer Zusammensetzung Ionen bzw. Elektrolyte u. größtenteils auch Enzyme enthalten: Speichel, Magensaft, Galle, Bauchspeichel u. Darmsaft. Gesamtvol. mehrere l (Mittelwert 8200 ml, u. zwar ca. 1500, 2500, 500, 700 bzw. 3000 ml); weitgehende Rückresorption begrenzt den Flüssigkeitsverlust auf ca. 2%; bei path. Verlust auch Verluste an K^+, H^+ u. Cl^- (Magen), Na^+ u. Cl^- (Pankreas, Galle, Darm), Bikarbonat (Pankreas), mit entsprech. Störung von Isoionie u. pH. – **V.störung**: ∤ Dyspepsie, Maldigestion, V.insuffizienz.

Verdeckung: *klin* ∤ Maskierung. – *neurol* Hemmung bis Unterdrückung von Schmerzempfindungen (Hemmung der Weitergabe der Schmerzimpulse) als Folge einer in anderen afferenten Systemen bestehenden Erregung.

Verderben der Lebensmittel: unbeabsicht. Veränderung eines L., die dieses für den Menschen ungenießbar macht, z. B. Verschmutzung, Schädlings-, Erregerbefall, Zersetzung (durch Luft, Licht, Baktn., Pilze), Fäulnis, Ranzigkeit.

Verdichtungs|linie: *röntg* s. u. Intermediärstreifen, Trümmerfeldzone. – **V.zone**: *histol* ∤ Abb. »Scheidenabstrich«.

Verdiglobin: oxidierte Form (Fe[III]) des ∤ Verdoglobins.

Verdinikterus: Form bzw. Stadium des Ikterus (auf den Rubinikterus folgend), bei dem die Hautfarbe einen grünl. Stich erhält; Folge der oxidat. Umwandlung des Bilirubins zu Biliverdin im Gewebe bzw. (bei cholestat. Ikterus) in der gestauten Galle.

Verdochromogen: aus Hämochromogenen oxidativ (O_2-Einwirkung in Gegenwart eines Reduktionsmittels) entsteh. Farbstoff; i. e. S. das grüne ∤ Hämin.

Verdoglobin: bei der Biogenese der Gallenfarbstoffe aus Hb als 1. Zwischenprodukt auf dem Weg zum Biliverdin durch Öffnung des Tetrapyrrolsystems (oxidative Entfernung der Methingruppe zwischen 1. u. 2. Ring) entsteh. grünes Pigment. Da Globin (oder dessen Fe-Verbindung) unverändert, wie Hb zu reversibler Bindung von O_2 u. CO befähigt. – Erhöhter Blutspiegel (»**V.ämie**«) z. B. bei verstärkter Hämolyse, tox. Methämoglobinämie, nach Resorption ausgedehnter Hämatome. – Oxidierte Form: ↑ Verdiglobin. – **V. S**: ↑ Sulfhämoglobin.

Verdohämochromogene: Gruppe grüner, aus Hämochromogenen entstehender Farbstoffe, z. B. Verdoglobin.

Verdoppelung: *anat* ↑ Duplikatur; *path* ↑ Doppelbildung, Duplicitas; *chir* ↑ (Faszien-)Doppelung; *genet* ↑ Chromosomenduplikation; *kard* ↑ Doppelung, ↑ Spaltung (5); *psych* doppeltes ↑ Bewußtsein.

Verdoppelungs|dosis: *genet* Strahlendosis oder Menge eines mutagenen Stoffes, deren Absorption eine zusätzl. Mutationsrate in Höhe der spontanen induziert. Auch die zusätzl. Strahlendosis in Höhe der natürl. (= terrestr. + kosm.) Grundstrahlung. – **V.wachstum**: *zytol* bei funktioneller Mehrbelastung der Zelle oder ihres Plasmas (v. a. in der Mitose) mit best. Latenz eintretende oder aber der Kompensation von Gewebsverlust dienende Vergrößerung des Zellkerns (u. des Kernkörperchens; mit Änderung der qual. Kernreaktionen) als Kennzeichen gesteigerter Zellaktivität; beruht auf Zunahme 1) der Chromosomenmasse, 2) der RNS u. bestimmter Proteine, 3) des Hydratationswassers.

Verdrängung: 1) *psych* (S. FREUD) unbewußter Abwehrmechanismus (zur Vermeidung von Unlust u. Angst), durch den nicht akzeptale Triebwünsche bzw. deren Repräsentationen (Gedanken, Vorstellungen, Affekte) aus dem Bewußtsein abgedrängt u. am Wiedereintreten gehindert werden, wobei der Vollzug an den Erinnerungen, nicht aber an den Erlebnissen erfolgt. Normalpsychol. Vorgang von fundamentaler Bedeutung; verstärktes Vork. bei Hysterie. – 2) *biol* konkurrierende **V**.: Hemmung einer biol. Reaktion durch Verdrängen eines wirksamen durch ein unwirksames Mittel vom Rezeptor (= Substratkonkurrenz, z. B. zwischen O_2 u. CO am Hb); s. a. kompetitive ↑ Hemmung. – Analog der **Verdrängungsblock** durch Kurare. – 3) *histol* (UNNA) »partielle Umfärbung«, d. h. Austausch best. basischer Farbstoffe gegen andere, wahrsch. basierend auf Kationenaustauscher-Eigenschaften der Nukleinsäuren (aufhebbar durch Vorbehandlung z. B. mit Tannin).

Verdrängungs|chromatographie: auf der Konkurrenz gelöster Stoffe um die Haftstellen am Adsorbens beruhende Ch., v. a. die Ionenaustauschchromatographie.

Verdünnung: die durch Zugabe eines – flüss. – **Verdünnungsmittels** (= Diluent) zu einer Lsg. bewirkte geringere Konz. (Gehalt) des gelösten Stoffes; *hom* ↑ Dilution. – Auch Bez. für die so z. B. aus einer konz. Stammlösung gewonnene Lsg.

Verdünnungs|hyponatriämie bei ↑ Wasserintoxikation. – **V.platte**: *bakt, pharm* s. u. Plattenmischtest. – **V.reihe**: nach dem Prinzip der arithmet. (a, a+b, a+2b, a+3b ...) oder geometr. Reihe (a, a·b, a·b^2, a·b^3 ...) angeordnete Konz.stufen einer Lsg. oder Suspension zur Bestg. bzw. Prüfung ihres Gehaltes an einem akt. Prinzip (z. B. AG, AK, Antibiotikum).

Verdünnungs|speichel: das flüssigkeitsreiche (vorw. seröse), sich auf best. Reize reichlich entleerende Sekret der großen Mundspeicheldrüsen; i. e. S. (beim PAWLOW* Hund) der nach Einbringen von Säure in die Mundhöhle sezernierte Speichel. – **V.stufe**: ↑ Titer. – **V.technik**: *physiol* Bestg. des Wassergehaltes des Körpers durch Applikation (Inj.) einer Substanz (z. B. Tritium-markiertes Wasser), die sich in einer best. Zeit auf ein definiertes Kompartiment verteilt, nicht metabolisiert u. nicht zu schnell renal eliminiert wird (oder bezügl. Elimination genau zu übersehen ist); s. a. Farbstoffverdünnungsprobe. – **V.versuch**: *nephrol* der 1. Abschnitt der ↑ VOLHARD* Nierenfunktionsprobe.

Verdunstung: langsames Verdampfen in die Luft; u. a. wesentl. Vorgang im Rahmen der Transpiration als Regulationsmechanismus gegen Überwärmung, indem die Verdampfungswärme der Haut entzogen wird (»**Verdunstungskühlung**«; pro g Wasser bei trockener bis mäßig wasserdampfhalt. Luft etwa 580 cal); s. a. Perspiratio insensibilis.

Verdursten: fortschreit. hypertone Dehydration (»Durstexsikkose«) des Organismus infolge ungenügender Wasseraufnahme (evtl. auch vermehrter Wasserverluste), mit konsekut. Störung des intermediären (an Flüssigkeit gebundenen) Stoffwechsels u. damit wesentlicher Körperfunktionen; beim Defizit von 40% des Körperwassers (etwa 25% des Körpergew.) mit Exitus let. infolge Hypovolämie (Herzinsuffizienz) u. hyperosmolaren Komas (Konzentrationshypernatriämie mit Hirndruck).

Vereinigung der Atrioventrikularklappen: *path* inkomplette Form des ↑ Atrioventrikularkanals.

Vereisung: *anästh* ↑ Chloräthylspray (auch mit CO_2 durchführbar); vgl. Kryochirurgie.

Vereiterung: die unter Gewebseinschmelzung erfolgende Eiterbildung bei Entzündung.

Verekelung: *therap* ↑ Aversionsbehandlung.

Verengung: *path* ↑ Stenose, Striktur (s. a. unter dem Organnamen). – **V. der Pupille**: ↑ Miosis, s. a. Lichtreflex (1).

Vererbung: *genet* die an biochem. u. strukturelle Besonderheiten plasmatischer Organellen gebundenen Vorgänge, die über Zellteilung (= Zell- oder **vegetative V**.) oder sexuelle Fortpflanzung (= **generative V**.) hinweg das unveränderte Auftreten best. Eigenschaften der Vorfahren bei allen oder einem Teil der Nachkommen bewirkt; s. a. Erbgang. Als **bifaktorielle V**. eine – an mendelist. Spaltungsvorgängen erkennbare – V., bei der 1 Eigenschaft auf dem Zusammenwirken von Allelen zweier Gene beruht. Als **extrachromosomale, extrakaryotische** oder **plasmat. V**. die durch nukleinsäurehalt. Struktureinheiten in extranukleären Organellen, meist gekennzeichnet durch Matroklinie reziproker Bastarde, nicht mendelist. Erbgänge, häuf. Mosaik- oder Chimärenbildung nach Bastardierung; s. a. Episomen. Als **gynophore V**. eine mit X-chromosomalem Erbgang. Als **holandrische V**. die mit Weitergabe von Merkmalen nur in der männl. Linie bei Arten, in denen ♂ Geschlecht das heterogamet. ist; analog die **hologyne V**. bei Spezies mit heterogamet. ♀♀ (i. w. S. auch die Übertragung von Merkmalen nur auf Töch-

Vererbungsfaktoren

ter infolge Non-disjunction des X-Chromosoms. – s. a. Kryptomerie, Matro-, Patroklinie.

Vererbungs|faktoren: die zelleigenen, intrazellulären Faktoren, die über Zellteilung u. -verschmelzung unverändert (außer bei Mutation) übertragen werden können u. die Urs. für best. Eiqenschaften sind; außer den Allelen chromosomaler Gene u. extrachromosomalen Erbfaktoren auch chromosomale Stückausfälle mit genart. Wirkung. – **V.gesetze**: ↑ MENDEL* Gesetze. – **V.lehre**: ↑ Genetik. – **V.substanz**: das Gesamt der intrazellulären Strukturen, deren makromolekularer Bau aus spezif. aperiod. Folgen von Desoxyribonukleotiden (vereinzelt Ribonukleotide; fast durchweg mit aktivitätsregulierendem Histon u. Protamin verbunden) die genet. Konstanz des Organismus über ident. ↑ Reduplikation u. die spezif. Eigenschaftsbildung über Transkription u. Translation kontrolliert. Als **V.träger** wirken die derart. **V.strukturen** enthaltenden Organellen: Chromosomen, Mitochondrien, Plastiden, Kinetoplasten, Episomen.

Veresterung: *chem* s. u. Ester.

Verfärbung: *derm* s. u. Heterochromie, Pigmentation, Melanose, Argyrose; *dent* Zahnverfärbung (s. u. Zahn).

Verfettung: *path* 1) tropf. V.: fettige ↑ Degeneration. – 2) ↑ Adipositas.

Verfolgungswahn: klinisch häufigster Wahn als krankhafte Überzeugung, verfolgt, an Besitz oder Leben bedroht, im Denken gestört, in der Ehre verletzt zu werden etc.: evtl. kombin. mit Größenwahn (Verfolgung dann mit außergewöhnl. Kenntnissen, zu erwartenden Besitztümern etc. begründet); seltener mit der Überzeugung einer Eigenschuld verknüpft. Vork. bei fast allen psych. Krankhn., insbes. bei Schizophrenie, Vergiftungszuständen, Alkoholhalluzinose. – Ferner als **präseniler V.** das durch übertriebenes Mißtrauen geprägte paranoide Syndrom bei Altersinvolution.

Verformungszone: *histol* ↑ Abb. »Scheidenabstrich«.

Verfügbarkeit, biologische: *pharm* Sammelbegr. der Pharmakokinetik für alle Vorgänge, die für die Präsenz des Arzneistoffes am Wirkungsort von Bedeutung sind: Resorption (Auflösungsgeschwindigkeit, Interferenz mit Nahrung, Magen-Darmmotilität), Metabolisierung in der Leber (»First-pass-Effekt«), Verteilung (Speicherung, Proteinbindung), Elimination (Biotransformation, Ausscheidung), In- u. Evasion.

Verga* Ventrikel (ANDREA V., 1811–1895, Neuropsychiater, Mailand): *anat* der Spaltraum zwischen Balken u. Commissura fornicis; der sogen. »VI. Ventrikel«.

Vergällung: ↑ Denaturierung (1); s. a. Spiritus denaturatus.

Vergärung: s. u. Gärung. – **Vergärungstyp**: *bakt* auf Grund seines konst. biochem. Verhaltens (Vergärung, Aufspaltung von Salzen mit Säurebildung) in einschläg. Differentialnährmedien (mit KH, mehrwert. Alkoholen, organ. Salzen) differenzierbarer Untertyp eines serologisch einheitl. Stammes. Bedeutsam u. a. für die Klärung von epidemiol. Zusammenhängen.

Vergenz: *ophth* Begr. der physiol. Optik für unwillkürl., langsame Augenbewegungen (8–24°/Sek.), wie sie durch vestibuläre Reize u. bei der Fusion ausgelöst werden; s. a. Divergenz, Konvergenz.

Vergiftung: ↑ Intoxikation, ↑ Toxikose, ↑ Autointoxikation (s. a. die einzelnen Giftstoffe). – Maßnahmen im akuten Notfall: primär Sicherung der Vitalfunktionen (↑ Reanimation); ggf. Entfernen aus tox. Atmosphäre (z. B. an die frische Luft), Ausziehen giftbenetzter Kleidung bzw. Abspülen, Warmhalten, zweckmäß. Lagerung (bei Schock Kopftief- bzw. Beinhochlage, beim Bewußtlosen Seitenlage, bei Lungenödem Aufrichten des Oberkörpers mit herabhängenden Beinen), Induzieren von Erbrechen u./oder reichl. Trinkenlassen (außer bei Säurevergiftung keine Milch!) oder Verabfolgung von Tierkohle; evtl. schneller Transport in ein Krankenhaus (möglichst mit **Vergiftungs|station**), Einleiten spezifischer Maßnahmen gem. Rat des **V.zentrums** (= Giftinformations-, ↑ Entgiftungs-, toxikol. ↑ Informationszentrum), Sicherung von Giftresten für analyt. (forens.) Zwecke. Als bes. Komplikationen bzw. Folgen u. a. **V.embryopathie** (tox. ↑ Embryopathie), **V.niere** (Schädigung durch nephrotox. Substanzen oder Nephrotoxine; akut oder chronisch; z. B. Sublimat-, Bleischrumpfniere), ↑ Intoxikationspsychose (evtl. als V.delir), **V.star** (durch exogene Gifte wie Ergotin, Bienengift, durch metabol. Substanzen z. B. die Cataracta diabetica), Tetanie (über Hypokalziämie z. B. bei Oxalat-Vergiftung, Alkalose, über Hyperphosphatämie z. B. bei Tubulusschädigung).

Vergiftungs|furcht: ↑ Iophobie; vgl. Toxikophobie. – **V.wahn**: krankhafte, unkorrigierbare Überzeugung, vergiftet zu werden oder zu sein. Vork. bei fast allen psych. Krankhn., insbes. bei Schizophrenie u. den Psychosen des höheren LA; häufigste Form des Verfolgungswahns. – vgl. aber Intoxikationspsychose.

Vergleicher: *kybern* im Regelkreis der die Differenz zwischen Ist- u. Sollwert der Regelgröße feststellende Teil des Reglers. Im biol. Organismus die die Impulse der Thermo-, Osmo-, Chemo-, Volumenrezeptoren verarbeitenden dienzephalen u. Hirnstamm-Strukturen.

Vergreifen: *neurol* Fehlleistung beim Greifen (infolge Ataxie, Dysmetrie etc.).

Vergreisung: *psych* die im höheren LA physiol., von somat. Phänomenen begleitete, oft schablonenhafte Einengung der Lebensinteressen, mit betonter Zuwendung zur Vergangenheit, Distanz zur Gegenwart, Zuspitzung vorhandener Charakterzüge u. Neigungen. – **vorzeit. V.**: ↑ Progerie.

Vergrößerung: *anat, path* s. u. Hypertrophie, -plasie, Gigantismus, Buphthalmus, Mega(lo)..., Makro..., Akro-, Hepato-, Kardiomegalie etc.

Vergrößerungs|aufnahme: *röntg* ↑ Direktvergrößerung. – **V.plastik**: *chir* ↑ Augmentationsplastik.

vergrünende Streptokokken: ↑ Streptococcus viridans; s. a. Alpha-Hämolyse.

Verhältnis|regelung: *kybern* in der Regeltechnik diejen. Regulation, bei der das Verhältnis zweier definierter Größen (z. B. größendifferenter Impulse) als Regelgröße fungiert. – **V.schwachsinn**: (E. BLEULER 1914) eine im Verhältnis zum Anspruchsniveau zu niedr. Intelligenz (»Mißverhältnis zwischen Streben u. Verstehen«). Häuf. Urs. des Scheiterns im Berufsleben, v. a. bei Überaktiven.

Verhaken von Zwillingen: *geburtsh* seltene Komplikation beim Partus eineiiger Zwillinge, indem der Kopf des 1. in Steißlage geborenen Kindes durch das 2. Kind zurückgehalten wird.

Verhalten: *psych* das Gesamt der phys. u. psych. Aktivitäten des Individuums, bes. als Ausdruck der Stellungnahme zu einer konkreten Situation (nach deren intellektueller Verarbeitung). – **Path.V.** sind z. B. Aggressivität (s. a. Aggression), Bestialität, Automatismen (z. B. bei Epilepsie: »automat. epilept. V.«), epilept. Wesensänderung (s. a. Haften, Glischroidie), Iteration (»iteratives V.«).

Verhaltens|audiometrie: die sich auf das durch Schallreize ausgelöste Verhalten gestützte Hörprüfung bei Kleinkindern. – **V.forschung**, Ethologie: Zweig der Kulturanthropologie, befaßt mit der Untersuchung der Variabilität von Kulturelementen, dem Vergleich menschlicher u. tier. Verhaltensweisen, der Erforschung des instinktgesteuerten (= erbl.) u. erlernten Anteils der Verhaltensweisen, den allg. biol. Grundlagen der Kulturfähigkeit des Menschen. Hat u. a. nachgewiesen, daß im Bereich des Geistig-Seelischen zwischen Tier u. Mensch fließende Übergänge bestehen.

Verhaltens|muster: Begr. der Ethologie für ein System erlernter Antworten auf einen best. Reiz; befähigt das Individuum, automatisch frühere Erfahrungen auf die gegebene Situation anzuwenden. – **V.psychologie**: s. u. Behaviorismus. – **V.störung**: *psych* Sammelbegr. für die psych. Auffälligkeiten, »das allen psychiatr. Zustandsbildern Gemeinsame« (D. PLOOG).

Verhaltens|therapie: (H. J. EYSENCK 1959, WOLPE, RACHMAN) in der Lerntheorie begründete Psychother.; sucht neg. V.züge durch Desensitation zu modifizieren oder abzubauen u. durch Neukonditionierung oder pos. Verstärkung ein angepaßteres Verhalten zu bilden, u. zwar – unter Nichtbeachtung von Motivationen, Konflikten etc. – durch dir. Beeinflussung der Verhaltensstörung (bei komplexer Störung nacheinander jedes einzelnen Faktors); s. a. Aversionstherapie, vgl. Behaviorismus. – **V.umfeld**: die das Handlungs- u. Reaktionsganze des Menschen aktivierenden, hemmenden oder modifizierenden Umweltbedingungen, die wiederum durch menschl. Aktivitäten beeinflußt u. verändert werden können.

Verhaltung: ↑ Retention; *path* z. B. als ↑ Sekret-, Harnverhaltung; *psych* Affektverhaltung.

Verhoeff* (FREDERICK HERMAN V., 1874–1969, Ophthalmologe, Massachusetts) **Gemisch**: *histol* Formol, 95%ig. Alkohol, Pikrinsäure u. Wasser als Fixierungsgemisch für Augäpfel. – **V.* Membran**: *anat* die – im Tangentialschnitt als hexagonales Netz erscheinende – Interzellularsubstanz des Retina-Pigmentepithels. – **V.* Operation**: 1) bei Netzhautablösung hint. Sklerotomie u. mehrfache punktförm. Kauterisation. – 2) transkorneale intrakapsuläre Kataraktextraktion. – **V.* Tafel**: 1) zur subj. Bestg. des Astigmatismus 2 drehbare Figuren aus konzentr. Kreisen bzw. Quadraten, gekreuzt von radiären Linien, die bei Stellung in der Achse des Astigmatismus am schärfsten gesehen werden. – 2) zur Bestg. der Sehschärfe 2 konzentr. Ringe, deren Dicke u. Abstand je 1 Bogenmin. beträgt.

Verhornung: ↑ Keratinisation; *path* ↑ Keratosis, Dys-, Hyper-, Parakeratosis. – **Verhornungsindex**: *zytol,*
gyn im PAPANICOLAOU* Abstrich der %-Satz der verhornten Zellen; normal in der Menopause, sofern keine Östrogenmedikation, 10 (meist um 5); erhöht bei benignem Prozeß (z. B. glandulär-zyst. Hyperplasie), v. a. aber bei Genitalmalignom mit vermehrter Östrogenbildung.

Verhütung: ↑ Prophylaxe, Prävention, *gyn* ↑ Konzeptionsverhütung.

Verhungern: ↑ Inanition.

Veritol®-Test: Kreislaufregulationsprüfung (bes. präop.) mit Pholedrinum i. m. nach mind. ½stünd. Liegen (Ruhe-Steady-state). Normalreaktion: Zunahme des Schlag- u. Min.vol., Anstieg des systol. Druckes, Bradykardie (d. h. venöse Entspeicherung durch pos. inotrope Wirkung u. periphere Vasokonstriktion); bei Kreislauflabilität Pulsbeschleunigung, fehlender oder nur geringer Blutdruckanstieg (u. U. systolisches Absinken).

Verjüngungs|mittel: die bei »V.kuren« (ohne biochemisch objektivierbaren Effekt) angew. Präpe. wie Frischzellen (NIEHANS), Novocain (ASLAN), Vitamin-Kombinationen, BOGOMOLETZ* Serum, Affenhoden-Transplantat (↑ STEINACH* Methode), Weiselfuttersaft der Bienen u. a. m.

Verkäsung: *path* Koagulationsnekrose mit Bildung gelblicher, trocken-bröckel. Massen; histol.: völl. Verlust der Zellstrukturen u. -membranen bei Erhaltung der elast. u. argentaffinen Fasern; Eosinophilie, evtl. kreideart. Verkalkung. Vork. v. a. bei Tbk, ähnlich bei best. Mykosen (↑ Drusen), Tularämie, Syphilis (↑ Gummen), Lymphopathia venerea, im Zentrum schnellwachsender Tumoren. Entweder Vernarbung (nach Verflüssigung u. Resorption) oder aber Kavernenbildung.

Verkalkung: 1) *physiol* die Mineralisation (Kalzifizierung) des Knochens im Rahmen der ↑ Ossifikation. Gestört z. B. bei Rachitis u. Osteomalazie bzw. übermäß. V. – bei Osteosklerose. – 2) *path* die dystope Ablagerung von Kalksalzen (↑ Calcinosis, Verkreidung). – 3) volkstüml. für ↑ Arteriosklerose. – **Verkalkungszone, präparatorische**: *histol* ↑ Abb. »Ossifikation«.

Verkennung, illusionäre: ↑ Illusion.

Verkettungsangina, -syndrom (Froment*): *kard* die – sehr variable – Symptomatik der Angina pectoris im Falle ihrer Auslösung durch multiple, unterschied. Kombin. wirksam werdende Faktoren (vegetat. Regulationsstörungen, extramedulläre, v. a. vertebragene NS-Irritation, organ. Koronarerkrn. etc.).

Verklebungskrankheit (Payr*): ↑ Peritonitis fibroplastica.

Verkleidungstrieb: *psych* triebhaftes Verlangen nach Verkleidung, um vor sich selbst oder anderen in einer gewünschten Rolle zu erscheinen. Pathol. als ↑ Transvestitismus.

Verkleisterung: *physiol* das Quellen (Strukturverlust) von Stärke mit Wasser unter Wärmeeinwirkung als Voraussetzung für die Verdaulichkeit.

Verknöcherung: ↑ Verkalkung, Ossifikation. – **Verknöcherungszone**: ↑ Epiphysenfuge.

Verknüpfung: *physiol* s. u. Assoziation. Als **bedingte V.** die Verbindung eines zusätzl. (»bedingten«) Reizes mit einem unbedingten oder einem bereits auf gleiche

Verknüpfungstest

Weise entstandenen bedingten Reflex (simultane Aktivierung zweier signalleitender Bahnen). – **Verknüpfungstest**: *serol immunol.* Bestg. mit einem ↑ Immunadsorbens; z. B. ↑ RIA mit Bindung des AK an eine feste Phase.

Verkohlung, Karbonisation: *chem* vollständ. therm. Umsetzung organischer Substanz unter Luftabschluß (trockene Destillation) bis zum Endprodukt Kohle; *path* schwerster Grad der ↑ Verbrennung.

Verkrampfung: *neurol* protrahierte übermäß. Muskelkontraktion, meist pathol. (als ↑ Spasmus, Tetanus). – Auch volkstüml. Bez. für die verspannte, unausgeglichene, von vegetat. Sympt. begleitete psych. Haltung des Neurotikers.

Verkreidung: *path* diffuse, kreidig-weiße Verkalkung alter (abgekapselter) tbk. Verkäsungsherde.

Verkürzungs|ausgleich: *orthop* mechan. Hilfsmittel zum Ausgleich einer einseit. Beinverkürzung (um > 3 cm bzw. der absol. Beinlänge um > 1,5 cm); z. B. Absatzerhöhung am orthopäd. Schuh. – **V.hinken**: *orthop* H. infolge Asymmetrie der mechan. oder funktionellen Beinlänge; s. a. Kontrakturhinken. – **V.osteotomie**: *orthop* Segmentresektion eines langen Röhrenknochens (»Diaphysenamputation«) zur Längenanpassung bei erhebl. kontralat. Beinverkürzung (> 4 cm); später auch als op. Ther. der ischäm. Kontraktur (bd. Unterarmknochen; n. HELLNER), der MADELUNG-Kontraktur, zur Erleichterung einer Nervenplastik (bei Nervendefekt). I. w. S. auch die verkürzende, treppenförm. O. bei Radiuspseudarthrose. Fragmentefixierung durch Marknagel oder analoges Syntheseverfahren.

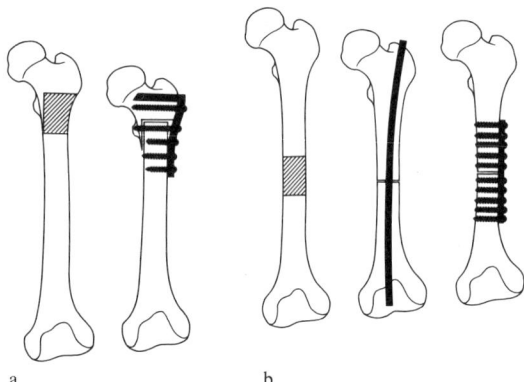

Verkürzungsosteotomie des Femur; **a)** intertrochantär; **b)** diaphysär (Fixation mit KÜNTSCHER* Nagel bzw. AO-Kompressionsplatte).

Verkürzungs|reaktion, -reflex: ↑ Beuge-, Fluchtreflex. – **V. des Darmes** auf mechan. Reizung (Kneifen, Zug) in Form einer Längskontraktion, die sich nach bd. Seiten wellenartig fortpflanzt. – **V.wärme**: *physiol* ↑ Kontraktionswärme.

Verkupferung: *path* ↑ Chalcosis.

verlängertes Mark: *anat* ↑ Medulla oblongata. – **v. Tragzeit**: *geburtsh* ↑ Übertragung.

Verlängerungs|osteotomie: *orthop* O. eines langen Röhrenknochens mit dem Ziel einer Längenzunahme; meist im Gesunden, schräg oder Z-förmig, mit Sicherung eines ausreichenden Kontaktes der – u. U. durch Drahtzug langzeitig – distrahierten, meist durch Marknagel fixierten Fragmente; selten im Kallusbereich, mit kontinuierl. Distraktion mittels Schraubenzugapparats (u. perkutaner Fixierung). – **V.reaktion**: *neurol* **1)** ↑ Taschenmesserphänomen (1). – **2) V.reflex**: durch Druck auf die Fußsohle oder Bestreichen des Fuß- bzw. Tibiainnenrandes auslösbare Strecksynergie des Beines (i. S. der pos. Stützreaktion) mit gleichzeit. Plantarflexion des Fußes. Gegenteil der neg. ↑ Stützreaktion.

Verlagerung: **1)** *embryol, path* ↑ Dystopie von Geweben oder Organanlagen; s. a. Choristie, Dysrhaphie, Transposition, Malrotation, Nonrotation. – **2)** *chir* **a)** operative V.: ↑ Translokation; **b)** traumat. V.: ↑ Luxation. – **3)** *genet* ↑ Translokation.

Verlangsamung: ↑ Retardierung; s. a. Hemmung, Brady....

Verlaufsform: *path* durch ihren bes. Verlauf – u. nicht durch die Art des pathol. Geschehens – abweichende Sonderform einer definierten Krankh.; z. B. LIBMAN*-SACKS* Syndrom als V. des viszeralen Erythematodes, Kopftetanus als V. des Wundstarrkrampfes.

Verlausung: ↑ Pediculosis, Phthiriasis.

Verletzung: ↑ Trauma, Traumatisation, Mehrfachverletzung (s. a. Schwerverletzter); s. a. Verbrennung, Verbrühung, Erfrierung, Verätzung, Unfall(...). – **agonale** oder **intermediäre V.**: *forens* kurz ante finem oder post mortem entstandene V., deren Abgrenzung von sicher intravitaler oder sicher postmortaler Läsion oft problematisch ist (z. B. bei ↑ Verbrennung).

Verletzungs|mykose: meist sporad., von einer prim. Pilzansiedlung im Wundbereich ausgehende (Haut-)Mykose; v. a. bei in Forst- u. Landwirtschaft Tätigen sowie bei der vorwiegend barfußgehenden Bevölkerung (sub)tropischer Gebiete (z. B. als Madura-, Chromomykose, Sporotrichose). – **V.potential**: *physiol* Potentialdifferenz zwischen verletzten u. intakten Teilen eines lebenden Gewebes (Muskel, Nerv); bedingt einen **V.strom**.

Verlötung: *path* diffuse u. massive, zur Fixierung benachbarter Organe führende Adhäsionsbildung mit sek. Schrumpfung angrenzender Weichteile; z. B. als ↑ Pleuraschwarte, Lötsteife.

Verlust|depression: *psych* durch Verlust von Besitzwerten ausgelöste endogene D.; v. a. bei Kranken, deren Wertwelt bereits vorher extrem auf Besitz u. Besitzen eingeengt war. – **V.hyponatriämie**: s. u. Salzmangelsyndrom. – **V.strahlung**: *röntg* ↑ Störstrahlung (im Ggs. zur Nutzstrahlung).

Vermännlichung: *path* ↑ Virilisierung.

Vermale* Operation (RAYMOND DE V., 18. Jh., franzö̈s. Chirurg): *chir* eine Transfixionsamputation (s. u. Durchstichverfahren).

Vermehrung: *biol* ↑ Fortpflanzung, Proliferation; letztere vielfach in Phasen, z. B. **Vermehrungsperiode** der ↑ Spermato- u. Oogonien, ↑ Proliferationsphase der Lymphozyten, ↑ lag- u. log-Phase der Baktn. – **Vermehrungshemmung**: *mikrobiol* ↑ Bakterio-, Virostase.

Vermel* Zeichen: sichtbares Pulsieren der homolat. A. temp. superfic. bei Hemikranie.

Vermer* Syndrom: inkorrekt für ↑ WERMER* Syndr.

Vermes: (lat.) die Würmer (↑ Helminthen).

Vermicellus: (lat. = Würmchen) *path* komedonenart. Pfropf, wie er sich – multipel – aus best. Karzinomen ausdrücken läßt (»**Vermiotte carcinomateuse**«; s. a. Hornperle).

vermi|cularis: (lat.) wurmartig, -förmig (= v.formis). – **v.culatus:** wurmstichig. – **v.formis:** wurmförmig. – **V.fugum:** *pharm* wurmvertreibendes ↑ Anthelminthikum. – **v.nosus:** durch Würmer hervorgerufen.

Vermillonektomie: (französ. vermillon = Zinnoberrot) Exzision des Lippenrots.

Vermis: (lat. = Wurm) **1)** *zool* ↑ Helminthen, s. a. Wurm.... – **2)** *anat* wurmförm. Gebilde; z. B. (*PNA*) **V. cerebelli,** der mediane (zwischen bd. Hemisphären), unpaare, phylogenetisch alte »Kleinhirnwurm«; gegliedert (von rostral nach kaudal) in Lingula, Lobulus centr., Culmen, Declive, Folium, Tuber, Pyramis, Uvula u. Nodulus (getrennt durch Querfurchen, so daß im Sagittalschnitt Bild eines eingerollten Seidenwurms: »V. bombinus« GALEN). Rostrale Abschnitte (einschl. Tuber) »Ober-«, die folgenden »Unterwurm« (= V. sup. bzw. inf.) genannt. – **V.-Syndrom:** zerebellares ↑ Mittelliniensyndrom. – **3)** *klin* Kurzbez. für Appendix vermiformis; z. B. **V. in verme** (»Wurm im Wurmfortsatz«; ↑ Appendicitis vermicularis).

Vermischungsgeschwür: ↑ Kollisionstumor.

Vermizidum: *pharm* wurmtötendes ↑ Anthelminthikum; vgl. Vermifugum.

vernalis: (lat.) im Frühling vorkommend; s. a. Frühjahrs..., Frühlings....

Vernarbung: ↑ Cicatrix (s. a. Wundheilung); i. e. S. die narb. Defektheilung bei Parenchymuntergang.

Vernebler: ↑ Aerosolapparat.

Verneinung: *psych* (S. FREUD) Abwehrmechanismus, indem verdrängte, z. B. im Verlaufe einer Psychoanalyse ins Bewußtsein tretende Inhalte wieder als unrichtig u. unwahr bezeichnet u. damit verharmlost werden; oft Sympt. eines Widerstandes. – **Verneinungswahn:** krankhaftes Negieren der Existenz der äuß. Welt, der eigenen Existenz oder einzelner Körperteile; als „Negationsdelir" führendes Sympt. des ↑ COTARD* Syndroms.

Verner*-Morrison* (-Priest*-Alexander*) Syndrom: (1958) hormonal akt. Pankreasinselzelladenom, dessen Zellen sehr wahrsch. das Gewebshormon »Vasoactive intestinal peptide« (VIP) produzieren (nicht jedoch Insulin, Glukagon, Sekretin, Gastrin); mit der klin. Trias: **wäßr. Diarrhö** (profus, zu Elektrolytverlusten u. Exsikkose führend: »pankreat. Cholera«), **Hypokaliämie** u. **Hyperglykämie** sowie – histäminrefraktäre – **Anazidität** (daher: »WDHH-«, »WDHA-Syndrom«); ferner leichte Hypophosphatämie, evtl. erniedrigte Steroidausscheidung u. Flush. Ther.: Exstirpation (schlagart. Heilung).

Vernes* Reaktion (ARTHUR V., geb. 1879, Arzt, Paris): **1)** (1918) Syphilis-Flockungsreaktion mit alkohol. Herzmuskelextrakt (Pferd) als AG. Dir. Methode mit Kurve aus photometrisch in zeitl. Abstufung ermittelten Präzipitatwerten (»Syphilimetrie«; quant. Bestg. der Reagine): für normale Seren horizontal, in pos. Fällen oszillierend. Indir. Methode mit kolorimetr. Bestg. der hemmenden Wirkung der Flocken auf die physiol. Hämolyse von Hammel-Ery durch Schweineserum. – **2)** V.*-BAYLISS* Reaktion: In-vitro-Trübungsreaktion auf Tbk (bzw. auf α-Globulin-Vermehrung) durch Mischen von Probandenblut u. Resorzin-Lsg.; im pos. Falle opt. Dichte > 30 (sonst < 15).

Vernet* Operation: *urol* perineale Prostatektomie (Adenomentfernung) mit teilw. Blasenhalsresektion u. Logennaht.

Vernet* Syndrom (MAURICE V., geb. 1887, Arzt, Paris): (1916) alternierende Hemiplegie bei hirnstammnaher (Gegend des For. jugulare) Läsion der bulbären Pyramidenbahn: kontralat. spast. Hemiparese, homolat. Lähmung der Hirnnerven IX, X, XI u. XII (Geschmacksstörung im hint. Zungendrittel).

Verneuil* (ARISTIDE AUGUSTE STANISLAS V., 1823–1895, Chirurg, Paris) **Krankheit: 1)** syphilit. Bursitis. – **2)** ↑ KÜMMELL*-V.* Syndrom. – **V.* Zeichen: 1)** *chir* durch bilat. Druck auf die Darmbeinkämme provozierter örtl. Schmerz bei Beckenbruch. – **2)** durch Dorsalflexion des zugehör. Fingers provozierter örtl. Schmerz bei Mittelhandfraktur.

Vernichtungsgefühl: Gefühl der Lebensbedrohung, ausgelöst durch generalisierte Irritation des vegetat. NS; z. B. bei Myokardinfarkt, Perforationsperitonitis, akuter (hämorrhag.) Pankreatitis.

Vernichtungslager-Syndrom: (TRAUTMANN 1961) bei Überlebenden solcher Lager noch nach Jahrzehnten anzutreffendes erlebnisreakt. Bild mit Angstzuständen, Trauerreaktionen, Schuldgefühlen, Wiederbelebungsträumen, vegetat. Funktionsstörungen, Störungen des Sexual- u. Ehelebens.

Vernix: 1) Vernisium: *pharm* Firnis; z. B. **V. enterosolubile** (darmlösl. Tablettenüberzug), **V. dermalium** (»Hautfirnis« als dermatol. Arznei-Lsg.). – **2)** *embryol* **V. caseosa,** die weiße »Feucht-« oder »Käseschmiere« auf der Haut des Neugeb. (Talgdrüsensekret mit Epithelzellen, Wollhaaren, Cholesterin) als Schutz vor i.u. Mazeration u. als Gleitmittel für die Geburt; s. a. BALLANTYNE*-RUNGE* Syndrom. – **V. c. persistens:** *derm* ↑ Kollodiumhaut. – **V. membranen:** die – u. a. als V.-Aspirat gedeuteten – hyalinen Gebilde beim ↑ Membransyndrom der Neugeb.

Verocay* Knötchen (JOSE V., 1876–1927, Pathologe, Montevideo): *histol* im Zentrum des Neurinoms Knötchen aus wirbelförmig angeordneten – Lamellen bildenden – Zellen, im Aufbau den Tastkörperchen ähnlich.

Verödung: 1) *path* ↑ Obliteration. – **2)** *chir, derm* Induzieren einer Obliteration, z. B. die ↑ Perikard-V. (bei Koronarinsuffizienz), die ↑ Sklerotherapie bei Varikose. – **3)** *psych* **affektive V.:** Verlöschen der – mitschwingenden – Emotionalität u. Fehlen des subj. Werterlebens; i. e. S. als Endstadium der Schizophrenie.

Veronal®: ↑ Acidum diaethylbarbituricum (= Barbitalum *WHO*); s. a. *labor, histol* MICHAELIS* Puffer, PALADE* Fixierungsgemisch, *toxik* Barbituratvergiftung.

Verordnung, ärztliche: ↑ Rezept; s. a. wirtschaftl. Verordnungsweise.

Verpflanzung: *chir* ↑ Transplantation.

Verquellung, fibrinoide: *path* s. u. Degeneration; z. B. als initialer rheumat. Frühschaden.

Verral*-Massart* Operation (PAUL JENNER V., 1883–1951, Orthopäde, London): Spanartrhodese

Verreibung

(Querverriegelung) beider Kreuz-Darmbeinfugen durch via Weichteiltunnel in vorgebohrte Kanäle der Darmbeinkämme horizontal eingesetzten Knochenspan (mit Kontakt zum Stumpf des zuvor resezierten Dornfortsatzes S II).

Verreibung: *hom* ↑ Trituratio.

Verrenkung: ↑ Luxatio(n).

Verriegelung, Brückenarthrodese: *chir* op. Gelenkspaltüberbrückung mit frei transplantiertem oder – v. a. bei intraartikulärer Verschiebearthrodese – aus der Nachbarschaft verlagertem, periostbedecktem Knochenspan, der, in bd. Gelenkknochen fixiert, das Gelenk versteift. Wegen Gefahr der Spanfraktur (begünstigt durch exzentr. Ansatz am Gelenk u. die von der Synovialis ausgehende Resorption) meist kombin. mit Anfrischungsarthrodese. Methoden z. B. n. LEXER, EDEN-HYBINETTE, SMITH=PETERSEN.

Verruca: (lat.) »Warze« als scharf umschrieb., rundl., papillomatöse, mehr oder minder hyperkeratot. Epidermiswucherung; z. B. die **V. acuminata** (↑ Condyloma acuminatum), **V. carnea** (»Fleischwarze«, ↑ Fibroma molle), **V. necrogenica** (s. u. Tuberculosis cutis verrucosa), **V. plana** (stets multiple Fibrokeratoakanthose des Kindes-, seltener des Jugend- u. Erwachsenenalters, als leicht rötl. u. nur gering hyperkeratot., evtl. juckende Papel; infektiöses ↑ Akanthom mit Inkubationszeit bis zu 3 Mon.; Aussaat durch Autoinokulation beim Kratzen; s. a. Alterswarze), **V. plantaris** (↑ Plantarwarze; bei Klavus-art. Entwicklung: »Dornwarze«). – **V. senilis palpebrae** (grau-gelbl. Papillom der Lidhaut mit zerklüftet verhornter Oberfläche; bei bes. starker Verhornung; »Cornu cutaneum«; maligne Entartung möglich). – I. e. S. die **V. vulgaris**, die durch das Common-Wart-Virus hervorgerufene »gemeine Warze« als infektiöses Keratoakanthom gut abgegrenzter stecknadelkopf- bis erbsgroßer, grauer, hyperkeratot.-papillärer harter Hautauswuchs mit zerklüfteter Oberfläche; meist multipel, bevorzugt an Hand- u. Fingerrücken, seltener im Gesicht, an der Planta u. – evtl. filiform – am behaarten Kopf u. in der Bartgegend; s. a. Warzenvirus.

Verrucarin: (TAMM u. M. 1962/63) Antibiotika-Gruppe (A–J; teilident. mit Roridin-Komponenten) aus Myrothecium verrucaria u. M. roridum; wirksam gegen Saccharomyces u. Candida, schwach gegen Pilze u. gramneg. Baktn.

verruciformis: (lat.) warzenförmig. – **Verrucoma**: 1) ↑ Keratoakanthom. – 2) (GOUGEROT) seltene vener. Krankh. unbekannter Ätiol., mit genitalem Schanker u. regionaler LK-Beteiligung; histol. Bild teils syphilisähnl., teils epitheliomatös. – **Verrucosis**: multiples Auftreten von Warzen; i. e. S. bei ↑ Dermatodysplasia verruciformis mit generalisiertem Befall der Körperdecke. – **verrucosus, verrukös**: (lat.) warzenartig, warzig, mit Warzenbildung einhergehend.

Verruga peru(vi)ana: die warzenförm. Papeln im 2. Stadium der Bartonellose (i. w. S. auch dieses Stadium selbst); oft als Erstmanifestation nach unerkanntem Primärstadium oder gleichzeitig mit diesem.

Versagenszustand: 1) *path* ↑ Insuffizienz, Dekompensation (s. a. unter dem Organnamen), – 2) *psych* v. a. bei chron., organisch bedingtem Leistungsdefekt (u./oder Minderung der geist. Leistungsfähigkeit) auftret., zuweilen stark depressiv geprägte Dysphorie mit Vergeßlichkeit, Antriebsmangel u. Betonung körperlicher Beschwerden (meist Progerie-Sympte.), woraus insges. ein übersteigertes Gefühl der Unfähigkeit, die gewohnten Aufgaben des Berufslebens u. des Alltags zu lösen, resultiert.

Versagung: *psych* ↑ Frustration.

Versandung: 1) *psych* Endzustand der chron. Schizophrenie mit Verlöschen lebensgestaltender Kräfte u. allmähl. Verlust der Spontaneität; vgl. schizophrener ↑ Defektzustand. – 2) V. der **Kapillaren**: *path* ↑ Silting effect.

versatil(is): (lat.) beweglich, lebhaft, antriebsreich; z. B. die **v.** (= ereth.) **Idiotie**.

Verschattung: 1) *röntg* vermindert strahlungsdurchläss. Bezirk des Rö.bildes (i. e. S. infolge path. Objektverdichtung, z. B. Infiltrat, Fremdkörper), der sich auf Filmpositiv u. Leuchtschirm rel. dunkel (»Schatten«), auf Filmnegativ rel. hell darstellt. – Gegensatz: ↑ Aufhellung. – 2) *el.mikrosk* ↑ Bedampfung.

Verschiebe|plastik: *chir* 1) Nahtlappen-Plastik mit breit gestieltem Haut- oder Schleimhautlappen (bzw. Wundrand) bei in der Nachbarschaft reichlich vorhandenem gesundem Material; z. B. zur Deckung von Verletzungs- u. Dekubitaldefekten, zum Verschluß angeborener Lücken. Lappen wird entweder seitlich in den Defekt geschoben (= Dehnungs- bzw. V.lappen) oder um seinen – evtl. verschmälerten – Stiel gedreht (= Rotations- bzw. Flügellappen); ferner als »Schleppenlappen« (dreieck. Schwenklappen mit schleppenförmig gedehntem defektfernem Ende, so daß Entnahmewunde lineare Narbe hinterläßt). – Auch als zweiseitig gestielter, über ein intaktes Areal hinweg verschiebbarer »Brückenlappen« (an Kinn, Ferse etc. »Visierlappen«). – 2) **V.osteotomie**: *orthop* O. mit gezielter Verschiebung der Fragmente, z. B. als Verlagerungs-, Derotationsosteotomie, COTTON* Op. – **V.span**: *chir* aus der Nachbarschaft des Op.gebietes entnommener Knochenspan für die intra- oder paraartikuläre Verriegelungsarthrodese bzw. die ↑ Spanverriegelung einer Pseudarthrose.

Verschiebung: 1) *opt* Bildverschiebung infolge Ablenkung der Lichtstrahlen bei Durchtritt durch ein Prisma; s. a. parallaktische V. – 2) Wirbel-V.: *path* ↑ Spondylolisthesis.

Verschiebungs|leukozytose: s. u. Verteilungs.... – **V.osteotomie**: s. u. Verschiebe.... – **V.typ**: *ophth* s. u. FOERSTER*.

Verschlackung: *path* Ablagerung bestimmter Metaboliten (z. B. Alterspigmente, Kalksalze, Cholesterin) in das Protoplasma alternder oder degenerierender Körperzellen oder in die Interzellularsubstanz.

Verschleimung: Hyperkrinie der Bronchialdrüsen u. -becherzellen als Bronchitis-Sympt.; evtl. – v. a. bei Expektorationsstörung oder vermehrter Zähigkeit des Schleims – durch Pfropfbildung zur Obstruktionsatelektase führend. – s. a. mukoide ↑ Degeneration.

Verschleiß: s. u. Abnutzungs.... – **V.rheumatismus**: die – oft schubweise exazerbierenden – Arthrosen u. Spondylosen infolge örtl. Überlastung u. Degeneration der Gelenkstrukturen.

verschleppt: *path* 1) inveteriert, chronifiziert; s. a. ve. ↑ Querlage. – 2) metastatisch. – **Verschleppungszeit**: *path* Begr. der Onkologie für das Intervall zwischen

Auftreten (Feststellung) der ersten Sympte. eines Malignoms u. Einleitung einer effektiven Ther.

Verschlucken: 1) Nahrungs- oder Fremdkörperaufnahme durch – hastiges – ↑ Schlucken. – 2) »Sichverschlucken«: ↑ Aspiration.

Verschluß: *path* ↑ Atresie, Obliteration, Obstruktion, Okklusion, Obturation; s. a. Sperr....

Verschluß|druck, kritischer: *angiol* der minimale für die Aufrechterhaltung der Blutströmung erforderl. Gefäßinnendruck (bei dessen Unterschreitung sich das Gefäß schließt). Beträgt > 0 u. liegt bei Vorherrschen vasokonstriktor. Einflüsse (hohe Wandspannung) höher als bei Vasodilatation. Der der Wandspannung entgegenwirkende transmurale Druck (= Differenz zwischen intra- u. extramuralem Dr.) sinkt erst nach Kollabieren der Gefäßwand auf 0 ab. – **V.effekt:** *otol* bei Gehörgangsokklusion eintretende Verbesserung der Knochenleitung in den tiefen Frequenzen (bis 500 Hz; Hörverbesserung um 10–20 Hz). Bei Verschluß durch Einpressen der Fingerkuppe auch »physiol. WEBER* Versuch« genannt; s. a. Abb. »CARHART* Senke«).

Verschlußikterus, mechan. I.: extrahepat. cholestat. ↑ Ikterus infolge Galleabflußbehinderung im Ductus hepaticus oder choledochus durch Konkrement, Neoplasma, stenosierende (obstruktive) Papillitis, Pankreaskopfschwellung etc., wobei der durch Cholestase behinderte Abtransport konjugierten Bilirubins in die Gallenwege zu dessen Rückstauung u. Regurgitation in die Blutbahn führt (begleitet von Anstieg des Cholesterins, der Gallensäuren u. alkal. Phosphatase im Serum); aber auch Erschöpfung der Aufnahmefähigkeit der Leberzellen für unkonjugiertes Bilirubin sowie Galleübertritt in die Lymphbahnen durch Einrisse in intrazellulären Gallekapillaren u. HERING* Kanälen (zwischen Leberzellplatten u. Ductuli biliferi); darüberhinaus Zunahme unkonjugierten Bilirubins wahrsch. auch infolge Spaltung des konjugierten in best. Körpergeweben. Als sek. Folge (Störung der Vit.-K Resorption) Hypoprothrombinämie, fener typ. Acholie der Stühle, Bilirubinurie, Melasikterus.

Verschluß|ileus: mechan. ↑ Ileus. – **V.krankheit, arterielle:** (M. RATSCHOW 1958) Sammelbegr. für die – pathogenetisch, klinisch u. histopathol. sehr differenten – »obliterierenden Arteriopathien« (H. HESS 1959), d. s. Spätstadien der Arteriosklerose u. Endangiitis, die Kälteangiitis, fortgeschritt. Stadien des Digitus mortuus u. der RAYNAUD* Krankh., i. w. S. auch Verschlüsse auf embryol. Grundlage u. solche infolge traumatogener, z. B. postkontusioneller Thrombose (nach Intimariß, evtl. Adventitiahämatom). Akute Formen mit plötzl. Schmerz, regionaler Pulslosigkeit, Blässe u. Kühle, evtl. Schocksymptn., Parästhesien u. Muskelschwäche; die chron. (degenerat.) Formen mit ähnl., aber sukzessiv-progress. Symptomatik. – Spez. Lokalisationsformen (z. T. mit bes. Ätiol.): ↑ Claudicatio intermittens, TAKAYASU* u. NAFFZIGER* Syndrom, Angiopathie bei Ergotismus u. Bleivergiftung, Arteria-basilaris-, Arteria-cerebri-, Mesenterialarterien-Syndrom (s. a. Angina abdomin. = »**chron. V.syndrom der unpaaren Viszeralarterien**«).

Verschluß|laute, Explosivae: *laryng* die durch Sprengung eines Ansatzrohrverschlusses (Gaumen, Zähne, Lippen) gebildeten Laute G/K, D/T, B/P. – **V.plethysmographie:** s. u. Venenverschluß.... –

V.sinus: *otol* ↑ Vakuumsinus. – **V.zeit:** *kard* s. u. Anspannungszeit.

Verschmelzung: ↑ Fusion. – **Verschmelzungs|frequenz,** Fusionsfrequenz: *physiol* die Zahl aufeinanderfolgender Einzelreize, die in einem Gewebe oder Organ nicht mehr unterschieden, sondern als Dauerreiz (mit entsprech. Reaktion) empfunden werden. Vom Gehörorgan z. B. werden Reize oberhalb der Trillerfrequenz (bis 500 Hz) als einheitl. Ton empfunden (= Ton- oder **akust. V.frequenz**); s. a. Flimmer-V.frequenz (20–60 Hz), tetan. ↑ Muskelkontraktion. – **V.niere,** Fusions-, Konglomeratniere: *path* zu einem Doppelorgan verwachsene Nieren, bilat.-symmetrisch als ↑ Hufeisen-, Kuchen-, unilat.-asymmetr. als ↑ Klumpen-, Lang-, L-, S-Niere.

Verschneidung: *chir* ↑ Kastration; vgl. Beschneidung.

Verschorfung: Bildung eines ↑ Schorfs; i. e. S. die artifizielle Schorfbildung durch Elektrotomie oder Kauterisation.

Verschraubung: *chir* Fixation einer Fraktur mit Knochenschrauben nach entsprechender Adaptation; vgl. Fixateur externe.

Verschreibung, ärztliche: ↑ Rezept; als »eingetragene V.« ein BTM-Rezept (bei Überschreiten der Opiate-Höchstdosis) mit dem Vermerk über erfolgte Eintragung in das vom Arzt zu führende sogen. Morphinbuch (gem. **Verschreibungs-VO** »... über das Verschreiben Betäubungsmittel enthaltender Arzneien u. ihre Abgabe in den Apotheken«).

Verschrobenheit: bes. fremd u. eigentümlich wirkende Eigenart des Verhaltens u. sprachl. Ausdrucks, mit Bevorzugung ausgefallener, unangemessener u. abstrakter Wörter u. Wendungen (»Stelzensprache«); begleitende Mimik u. Gestik oft bizarr, nicht einfühlbar. Typisch für Schizophrenie (in schwächerer Ausprägung aber auch bei verschrobenen Psychopathen u. Gesunden).

Verschüttung: *traumat* Eingeklemmt- bis Begrabenwerden des Körpers von Sand, Geröll- u. a. Massen; evtl. mit Muskelquetschungen (↑ Crush-Syndrom), Thoraxkompression (evtl. Frakturen), Verlegung der Atemwege.

Verschwartung, -schwielung: s. u. Schwarte, Schwiele, Pleuraschwarte.

Verseifung: von der Reaktion bei Seifenherstg. (Fettsäureglyzerinester + Alkali = Fettsäure-Alkalisalz + Glyzerin) abgeleiteter Sammelbegr. für hydrolyt. Zerlegungen dieses Typs (s. a. Lipolyse); i. w. S. jede Hydrolyse organischer Moleküle, z. B. die von Protein in Aminosäuren, von Poly- in Monosaccharide etc.; s. a. Seife. – **Verseifungszahl:** Kennzahl für Fette u. Öle, bezogen auf den zur vollständ. Verseifung erforderl. Alkaliverbrauch (3 Gruppen: 171–183, um 193, 205–290 mg).

Verseuchung: ↑ Kontamination; s. a. Verstrahlung.

Versicherungsneurose: ↑ Rentenneurose.

versicolor: (lat.) von wechselnder Färbung.

Versilberung: *histol* ↑ Silberimprägnierung.

Versio(n): (lat.) Neigung, Wendung; *gyn* **V. uteri:** die sagitt. Neigung der Gebärmutter in toto, d. h. der Winkel zwischen Kollum- u. Scheidenachse; als ↑ Ante- (physiol.) u. als ↑ Retroversio. – *geburtsh* **V. spontanea:** ↑ Selbstwendung. – *ophth* die gleichzeit.

versiv

Wendung beider Augen bei parallelen Sehachsen (als ↑ Dextro-, Lävo-, Infraversion).

versiv: mit Wende-, Drehbewegungen einhergehend; z. B. **V.anfälle, V.krämpfe** (↑ Adversivkrämpfe; s. a. Ipsi-, Kontraversivkrise).

Versorgungstyp: kard (KALTENBACH) Begr. der Koronarangiographie für die unterschiedl. Ausbildung der Koronararterien (↑ dort. Abb.) u. damit der Blutversorgung des Herzens: A. coronaria dextra u. sin. etwa gleich stark = Normal-V. (»N«); A. c. sin. stärker = Links-V. (»L«); A. c. dextra stärker = Rechts-V. (»R«); ferner »N« mit Tendenz zu »L« oder »R« (= »NL« bzw. »NR«).

Verspätung: 1) neurophysiol., kard s. u. Desynchronisation, Erregungsleitungsstörung, Rechts-, Linksverspätung. – 2) päd ↑ Retardation. – **Verspätungshemmung**: bei Bestätigung eines bedingten Reflexes das durch zeitl. »Abrücken« des unbedingten Reizes (bei anhaltendem bedingtem Reiz) bewirkte Ausbleiben der bedingten Antwort, die bei Fortsetzung des Versuches später wieder einsetzt, allerdings mit rel. Verzögerung (Hemmwirkung des unbestätigten bedingten Reizes).

Verspannung: 1) orthop ↑ Myogelose. – 2) psych Störung des innerseel. ↑ Spannungszustandes, z. B. bei Disharmonie zwischen körperl. u. seel. Entwicklung.

versprengt: path dystop (s. u. Dystopie).

Verstärker: physik Vorrichtung, mit der bei zu geringer Leistung eine Steuerwirkung erzeugt wird, die eine größere Leistung nach sich zieht; z. B. als **opt. V.** der ↑ Laser, als **elektr. V.** Elektronenröhre u. Transistor, als **photochem. V.** das Bleich- u. **Verstärkungsbad** (zur stärkeren Schwärzung flauer, kontrastarmer, aber richtig belichteter Bilder). – **V.effekt, -phänomen**: immun ↑ Boostereffekt, Enhancement.

Verstärkungs|faktor: röntg Zahl, mit der die Belichtungszeit multipliziert werden muß, um ohne V.folien (= dir. V.) oder mit anderer Folienkombination (= rel. V.) die gleiche Schwärzung zu erzielen. – Für Leuchtschirme (insbes. Bildverstärker) durch den Konversionsfaktor ersetzt. – **V.folie**: röntg Kartonoder Kunststoffolie mit aufgegossener kristalliner Leuchtstoffschicht (Kalziumwolframat, Oxysulfide seltener Erden), die die absorbierte Rö.strahlung in sichtbares bis UV-Licht umwandelt, das in der Photoemulsion weitaus stärker absorbiert wird (so daß die Aufnahme-Strahlendosis um mehr als 1 Größenordnung herabgesetzt werden kann u. der Kontrast angehoben wird). Muß – meist als Kombination (d. h. Vorder- u. Rückfolie) – mit dem Film engen Kontakt haben, um die durch Lichtstreuung in der Leuchtschicht bedingte Unschärfe möglichst gering zu halten. 3 Typen: hochverstärkende, Universal- u. feinzeichnende Folien (mit V.faktoren etwa im Verhältnis 0,5 : 1 : 2).

Verstaubungsnormen: Normzahlen für die in Industriebetrieben, Arbeitsräumen etc. für noch zuträglich gehaltenen Staubmengen. MAK für inerte Stäube 8, Quarz-Feinstaub (einschl. Cristobalit u. Tridymit) 0,15, Quarz-halt. Feinstäube 4,0 mg/m^3 (im Steinkohlenbergbau nur bei Quarzgehalt < 5 Gew.-%).

Verstauchung: ↑ Distorsion.

Versteifung: orthop 1) ↑ Gelenksteife. – 2) operative V.: ↑ Arthrodese. – **Versteifungshinken**: orthop H. infolge Hüft- oder Kniegelenksteife; das kranke Bein wird langsamer u. weniger weit vorgesetzt als das gesunde. – s. a. Kontrakturhinken.

Versteinerung: path ↑ Petrifikation.

Verstimmung, Verstimmtheit: Affektstörung mit Abweichen von der gewohnheitsmäß. Stimmungslage, s. a. Manie (»heitere V.«), Depression (»traur. V.«), Untergrunddepression; i. e. S. die leichte u. rasch vorübergehende Stimmungsänderung (evtl. durch bes. Erlebnisse = reakt. V.), meist in Richtung Dysphorie, seltener überschwengl.-ekstatisch oder läpp.-albern. Vork. als Spielbreite des Normalen (z. B. prämenstruell), ausgeprägter bei diffuser organ. Hirnerkr., Durchgangssyndrom, Epilepsie (als »**Verstimmungszustand**«) u. a. Anfallsleiden sowie postkommotionell.

Verstoffwechselung, Metabolisierung: Umsetzung einer Substanz im Stoffwechsel (Metabolismus).

Verstopfung: path ↑ Obstipation, ↑ Obstruktion, ↑ Obturation.

Verstrahlung: Kontamination durch radioakt. Substanzen (analog zu »Verwundung«).

Verstreichen des Muttermundes: geburtsh in der Eröffnungsperiode die max. Erweiterung des äuß. MM, so daß er nicht mehr tastbar ist u. Zervikalkanal u. Scheide ineinander übergehen.

Verstümmelung, Mutilation: durch Krankh. (z. B. Lepra, Syringomyelie) oder Gewalteinwirkung (Unfall, Trauma, Op.) bedingter – entstellender u./oder funktionsmindernder – Teilverlust von Gliedmaßen o. a. äuß. Körperteilen; s. a. Selbstverstümmelung.

Versuchstiere: für Tierversuche (Genetik, Physio-, Patho-, Immuno-, Pharmako-, Mikrobiologie, Biochemie etc.) auf Grund ihrer bes. Eignung verw. Tierarten (v. a. Mäuse, Ratten, Meerschweinchen, Goldhamster, Kaninchen, Affen, Frösche), soweit erforderlich als – möglichst erbgleicher – Inzuchtstamm (durch mind. 20 Generationen) oder als – repräsentativer – Zuchtstamm (in geschlossener Kolonie), ggf. auch unter best. Kautelen aufgezogen (z. B. »specific pathogen free«, als Gnotobiont oder -phor) oder zweckdienlich ernährt (z. B. Standardfutter).

Versündigungswahn, Schuldwahn: die krankhafte Überzeugung, schwere (moral.) Schuld auf sich geladen zu haben u. mit Recht eine entsprech. Strafe zu erwarten; typ. Sympt. bei endogener Depression.

Vertäubung: 1) otol bei Hörprüfung die vorübergeh. akust. Ausschaltung des nicht zu prüfenden Ohres mit Lärmtrommel, Rauschgenerator etc.; s. a. Schüttelversuch. – 2) vorübergeh. Schwerhörigkeit infolge ↑ Lärmschädigung durch starken Schall.

Vertebrae PNA: die 33–34 das Achsenskelett des Rumpfes (↑ Wirbelsäule) bildenden »Wirbel«, deren oberster (»Atlas«) den Kopf trägt. Nach Regionen unterschieden als V. cervic., thorac., lumb., sacr. u. coccygeales; die oberen 24 (bewegl.) HW, BW u. LW gelten als »echte« (= V. verae), die synostosierten Kreuz- u. rudiment. Steißwirbel als »falsche« (= V. falsae s. spuriae). Formprinzip ist der Ring, gebildet vorn vom WK (Corpus), seitlich u. hinten vom aus 2 symmetr. Hälften zusammengewachsenen Bogen (Arcus), die zus. das For. vertebrale umschließen; am Bogen die Proc. articulares inf. u. sup. (für gelenk. Verbindung der Wirbel untereinander), dazwischen die Incisurae inf. u. sup. (zus. als For. intervertebr.), seitlich die Proc. transversi bzw. costarii, median der Proc. spinosus. Regionale Besonderheiten: Von den 7 **V. cervicales** (»Halswirbel«, HW) der HWS sind die bd. obersten (↑ Atlas, Axis) als einz. Drehwirbel (im Ggs. zu den übr. »Beugungswirbeln«) bes. gestaltet, III–VII haben kleine WK mit rel. großem Quer-∅ u. sattelförm. Ober- u. Unterflächen, ein bes. weites Wirbelloch, breite, flache Gelenkfortsätze mit schräggestellten Gelenkflächen; Dornfortsätze an den oberen HW gabelförmig, abwärts geneigt, Länge nach kaudal zunehmend, am 7. HW (»Vertebra prominens«) fast horizontal u. stark vorspringend; Querfortsätze mit vord. (Proc. costarius als Rippenrudiment) u. hint. Spange, die das For. transvers. umschließen. – Bei den 12 **V. thoracicae** s. **thoracales** s. **dorsales** der BWS (»Brustwirbel«, BW) nimmt die Höhe der WK (ventral niedriger als dorsal) nach kaudal zu, ihre Ober- u. Unterflächen haben angedeutet Herzform; Gelenkflächen der Proc. articul. fast frontal; Proc. transversi nach außen-hinten, am 1.–10. BW mit Foveae costal. für die Kostotransversalgelenke; Proc. spinosi dreieckig, sehr lang, schräg-abwärts, Wirbelloch kleiner als bei HW u. LW. – Die 5 **V. lumbales** der LWS (»Lendenwirbel«, LW) mit rel. großem WK (der 5. dorsal niedriger als ventral), nierenförm. Ober- u. Unterflächen; Proc. articulares dick, stark u. mit etwa sagitt. Gelenkflächen, der ob. Fortsatz mit Proc. mamillaris; Querfortsätze lang, platt, nach lat. gerichtet, aus Proc. accessorius u. Proc. costarius (Rippenrudiment) bestehend; Dornfortsätze kräftig, fast gerade nach hinten gerichtet, mit rauhem Ende; Wirbelloch dreieck. oder rautenförmig. – Als **V. sacrales** die 5 im ↑ Os sacrum synostosierten »Kreuz(bein)- oder Sakralwirbel« (SW). – Als **V. coccygeae** s. **caudales** die 4 bis 5 »Steißwirbel« (weitgehend rudimentär), die das ↑ Os coccygis bilden; s. a. Wirbel..., Vertebral..., Spondyl....

Vertebra plana: *path* stark abgeflachter Wirbel, z. B. der »Plattwirbel« bei ↑ Platyspondylie; i. e. S. die **V. pl. Calvé*** (= Pseudo- oder Osteospondylitis infant., Osteochondritis vertebr.; 1925) als seltene, androtrope, meist im 2.–5. Lj. spontan beginnende asept. Osteonekrose v. a. des BWS/LWS-Übergangs; mit »krümel. Zerfall«, Abplattung u. Zusammensintern bei intaktem Zwischenwirbelgebiet; akuter oder schleichender Beginn mit WS-Belastungsschmerz; jahrelanger Verlauf, langsame Besserung. – **V. prominens**: s. u. Vertebrae. – **V.-pr.-Reflex**: (MAGNUS) durch lordosierenden Druck auf die unt. HWS ausgelöste Extremitätenstreckung als ton. Halsreflex.

vertebragen: von der WS ausgehend, als Folge einer WS-Erkr. – **vertebral(is)**: Wirbel bzw. die WS betreffend; z. B. Vertebralganglien (des Grenzstrangs bds. paravertebral); s. a. Spondyl..., Wirbelsäulen.... – **Vertebralis**: Kurzform für Arteria vertebr.

Vertebralis-Angiographie: (LINDGREN 1956, MASLOWSKI 1955) *röntg* Kontrastdarstg. der A. vertebr. nach Inj. eines wasserlösl. KM entweder direkt-perkutan (durch ein For. intertransversarium, möglichst in Intubationsnarkose) oder retrograd über Katheter von der Femoralis oder Brachialis aus. Aufnahmen frontal u. sagittal als schnelle Serien oder kinematographisch. – **V.(-Basilaris)-Insuffizienz, -Syndrom**: das ↑ Arteria-vertebr.-Syndrom mit Basilaris-Symptomatik, insbes. als sogen. ↑ Anzapfsyndrom der A. vertebr. (»Subclavian steal syndrome«).

Vertebral|linie: ↑ Linea mediana posterior. – **V.punkte**: Nervendruckpunkte in den paravertebr. Zwischenrippenräumen; druckschmerzhaft v. a. bei Interkostalneuralgie. – **V.syndrom**, WS-Syndrom: akute (meist durch Bandscheibenvorfall) oder chron. Erkr. der WS (meist nur eines Abschnitts) mit vertebragenen Schmerzen (örtl. Druck-, Klopf- oder radikulärer Schmerz, verstärkt bei intraabdomin. Drucksteigerung; oder irradiierender Tiefenschmerz) u. neuralen – motor. oder sensiblen – Fernsymptn. (Parese, Lähmung bzw. Parästhesien, Sensibilitätsausfall). Spez. klin. Bild je nach Lokalisation (↑ Zervikal-, Thorakal-, Lumbal-, PUTTI*, Wurzelsyndrom). – Chron. Formen u. a. bei kalzipriven Osteopathien, seniler u. stereoidbedingter Osteoporose, Osteomalazie, Osteodystrophia cystica generalisata, Ostitis def., Avitaminosen, Malabsorption, SCHEUERMANN* Krankh., Spondylarthrose, BECHTEREW* Krankh., WS-Mißbildungen, Spondylitis, chron. Polyarthritis.

Vertebrata: *zool* die Wirbeltiere.

vertebro|basiläres Syndrom: ↑ Vertebralis-Basilaris-Sy. – **v.kardiales Syndrom**: das »vord. Brustwandsyndrom« als kardiale Form des – vertebragenen – ↑ Wurzelsyndroms.

Vertebron: (GUTZEIT) ↑ Bewegungssegment (2).

Vertebro|tomie: op. Eröffnung eines WK von ventral oder dorsolat. (nach Querfortsatzresektion), z. B. zur Ausräumung eines spondylit. Herdes. – **v.viszerales Syndrom**: ↑ v.kardiales Sy.; i. w. S. jedes ↑ Wurzelsyndrom mit Beteiligung innerer Organe (einschl. der zervikalen Migräne).

Verteilergefäße: 1) die muskulären Arterien (zwischen den Windkessel- u. den Widerstandsgefäßen = Arteriolen). – 2) die Sphinkterkapillaren.

Verteilungs|chromatographie: (1940) Chr. auf der Basis der Konkurrenz zweier verschieden polarer Solventien um ein gelöstes Stoffgemisch, wobei die »stationäre« Phase aus einer festen, wasserdurchtränkten Substanz (z. B. Kieselgel) in Säulenform besteht, die – von oben einlaufende – »mobile« aus einem mit Wasser wenig mischbaren Lösungsmittel. Die zu trennenden Substanzen wandern ihrem **V.koeffizienten** entsprechend, d. h. auf Grund des unters. Konz.verhältnisses der bd. – infolge unterschiedl. Polarität nicht mischbaren – Stoffe) in bd. Phasen mit unterschiedl. Geschwindigkeit (Auftrennung in Zonen).

Verteilungs|hyponatriämie: bei schweren Allg.erkrn. vork. Übertreten von Na aus dem EZR in den IZR infolge Versagens der sogen. Natriumpumpe. Im allg. klinisch von der Grundkrankh. überlagert (»asymptomat. Hyponatriämie«). – **V.insuffizienz**: pulmonale ↑ Partialinsuffizienz.

Verteilungs|leukozytose: L. durch Ausschwemmung von Leukozyten aus Geweben u. Blutdepots ins strömende Blut; z. B. nach Lympho-Ausschüttung bei Immunantwort, nach Granulozytenausschwemmung – Ein analoger Mechanismus führt zur **V.leukopenie**. – **V.phase**: *anästh* Anflutungsphase (s. u. Narkosephasen). – **V.volumen**: *physiol, pharmak* der Anteil des Körpervol., in dem sich eine von außen zugeführte Substanz verteilen kann; z. B. IZR, EZR, Blutvolumina.

Vertex: (lat.) Scheitel: *anat* z. B. **V. cranii** *PNA* (der höchstgelegene mittl. Abschnitt der Schädelkalotte im

Vertex corneae

Bereich der Sagittalnaht), **V. corneae** (»Hornhautscheitel«), **V. vesicae** (s. u. Apex); s. a. Vortex.

zur Verth* Schema (MAX ZUR V., geb. 1874, Chirurg, Berlin): Extremitäten-Schema mit Angaben über die optimalen Amputationshöhen (↑ Abb.).

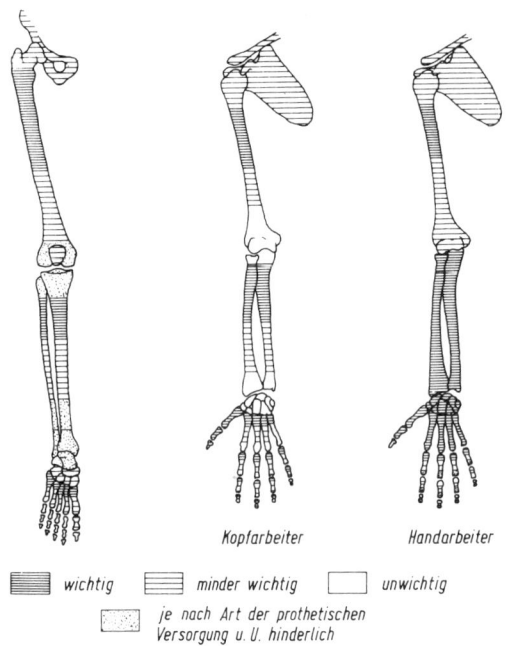

Kopfarbeiter Handarbeiter

▓▓ wichtig ▤▤ minder wichtig ☐ unwichtig
▨▨ je nach Art der prothetischen Versorgung u. U. hinderlich

Verticillium cinnabarinum: *mykol* weitverbreitet. Schimmelpilz; gelegentl. Erreger von Hauterkrn. (»Vertizilliose«) mit oberflächl. Läsionen u./oder ulzerierenden u. gummösen Infiltrationen.

vertiginosus, -ginös: (lat.) schwindlig (↑ Vertigo).

Vertigo: (lat.) ↑ Schwindel; z. B. **V. auricularis s. ab aure laesa** (bei Erkr. des [Mittel-]Ohres), **V. epileptica** (s. u. Reflexepilepsie, vestibul. ↑ Aura), **V. laryngea** (↑ Epilepsia laryngealis), **V. lateralis** (mit Lateralpulsion), **V. ocularis** (bei Refraktionsstörung des Auges oder als Gesichtsschwindel), **V. rotatoria** (↑ Drehschwindel). – I. e. S. die **V. vestibularis** infolge prim. Störung des Vestibularapparates (sogen. Labyrinthschwindel): bei peripherer Alteration als – fast stets einseit., durch Koordinationsstörung bedingter – Drehschwindel zur gesunden Seite hin (Leitsympt.!), bei zentraler (= nukleärer) als Schwankschwindel infolge »ungerichteter Verfälschung« (Informationen beider Seiten vermischt); ferner unterschieden als Anfalls- (s. a. Vestibulopathie), Lagerungs-, Lage- u. Dauerschwindel; s. a. Abb. »Schwindel«.

vertikal, verticalis: senkrecht, lotrecht (auch parallel zur Körper- bzw. Extremitätenlängsachse).

Vertikal|ablenkung, -divergenz: *ophth* Abweichen der Blicklinien von ihrer Primärstellung nach oben oder unten (= Hyper- bzw. Hypophorie); s. a. Heterophorie. – **V.atrophie**: *dent* s. u. Alveolaratrophie. – **V.ebene**: jede Körperebene in Richtung der Körperlängsachse; i. e. S. die Sagittal- u. die Frontalebene (am Kopf senkrecht auf der Ohr-Augen-Ebene). – **V.extension**: *orthop* E. in Richtung Körper- bzw. Extremitätenlängsachse, z.B. des Beines bei kindl. Femurfraktur (z. B. SCHEDE* Vertikalsuspension), der WS mittels ↑ GLISSON* Schlinge.

Vertikal|fraktur: Beckenringbruch mit vertikaler Frakturlinie, einschl. der ↑ MALGAIGNE* Fraktur. – **V.horopter**, Längshoropter: *ophth* der für die Prüfung des Binokularsehens bedeutsame Linienhoropter, bei dem in der Vertikalen eine Längsdisparation zulässig ist; s. a. Abb. »VIETH*-MÜLLER* Kreis«.

Vertikalisation: *kard* Rechtsdrehung des Herzens um die Sagittalachse (von vorn gesehen im Uhrzeigersinn), die zur Steilstellung führt (s. a. Steiltyp).

Vertikal|luxation: L. mit Kaudal- bzw. Kranialdislokation. – **V.motoren**: die äuß. Augenmuskeln für die Bewegung des Bulbus um die Frontalachse. – **V.nystagmus**: s. u. Nystagmus. – **V.schielen**: ↑ Strabismus verticalis. – **V.schnitt**: ↑ Längsschnitt.

Vertizilliose: *mykol* s. u. Verticillium.

Verträglichkeit: *pharm* s. u. therapeutische Breite.

Vertreibungsmittel: *pharm* ↑ Repellent.

Vertrocknungssaum, -hof: *forens* ↑ Brandsaum.

Verumontanum: *anat* ↑ Colliculus seminalis.

verus: (lat.) wahr, echt, wirklich.

Vervielfacher: *physik* s. u. Sekundärelektronen...

Vervoort* Krankheit (H. V., geb. 1871, niederländ. Arzt): leichte, fieberhafte Leptospirose (durch L. pyrogenes) auf Sumatra.

Verwachsung: *path* ↑ Accretio, Concretio, Adhäsion.

Verwachsungszwillinge: ↑ Duplicitas symmetros completa (»siames. Zwillinge«).

Verwechselungsfarben: nahezu helligkeitsgleiche Farben, die bei Farbenfehlsichtigkeit leicht verwechselt werden; z. B. Grün u. Rot.

Verweiblichung: *path* ↑ Feminisierung.

Verweil|katheter: *urol* ↑ Dauerkatheter; s. a. Schienenkatheter. – **V.klistier**: ↑ Bleibeklistier. – **V.sonde**: ↑ Dauersonde.

Verwertungsstörung: ↑ Malabsorption.

Verwesung: im allg. im Anschluß an die Fäulnis einsetzende oxidativ-bakterielle Zersetzung organischer, v. a. N-halt. Stoffe zu anorgan. Endprodukten (Ammoniak, CO_2, Wasser, Nitrate, Sulfate). Führt bei Körpergeweben zum zundr. Zerfall.

Verwirrtheit: höhergrad. psych. Störung, v. a. des Denkens, das unklar, unzusammenhängend u. verworren wirkt; i. e. S. die ↑ Amentia; s. a. Delir, Ideenflucht, Zerfahrenheit (»zerfahrene V.«). – Als bes. Form die **erregt-gehemmte V.** oder **Verwirrtheits|psychose**: endogene zykloide Psychose mit bipolaren Erscheinungsformen u. monate- bis jahrelangen symptomfreien Intervallen. Nach LEONHARD unterschieden als 1) »erregter Pol«, mit Gedankeninkohärenz u. Rededrang, Kontaktmangel, Personenverkennung, Stimmungslabilität (im Ggs. zur gleichmäßig heiteren Stimmung bei verworrener Manie), 2) »gehemmte V.«, mit Gehemmtheit bis zu völl. Regungs- u. Ratlosigkeit, allg. Verlangsamung, starker Denkhemmung, Beziehungsideen, häuf. Halluzinationen (als typ. Beispiel die Wochenbettpsychose). Prognose stets günstig (Heilung ohne Defekt, aber Rezidive möglich). – **Nächtl. V.zustände** v. a. bei Zerebralsklerose, mit Umherirren in der Wohnung, Ortsverkennung, Schlaflosigkeit, ängstl. Erregung etc. (aber meist geordnetem Verhalten am Tage). – **Epilept. V.zustand** (mit oder ohne Agitation oder Delir) entweder als Solitär- oder Hauptsympt. des Anfalls (»konfusioneller Anf.«, »intellektuelles Petit mal«) oder während eines nicht-konvulsiven Status epilepticus (»intellektuelles Grand mal«) oder direkt nach dem Anfall (= **postiktaler V.z.**) oder unabhängig vom Anfall (scheinbar ohne Beziehung zur eigentl. Epilepsie).

Verwischung: röntg Bildunschärfe infolge Wanderns von Bildpunkten während der Aufnahme. – Methodisch genutzt als Prinzip der Tomographie für die ober- oder unterhalb der Schichtebene liegenden Objektpunkte (bzw. deren Strahlungsbild).

Verworrenheit: formale Denkstörung bei klarem Bewußtsein (soweit ein Zerreißen des log. Gedankenganges erkennbar); als »verworren-zerfahrenes« (z. B. bei verworrener Schizophrenie) oder »verworren-ideenflücht. Denken« (z. B. bei verworrener Manie). – **akute halluzinator. V.**: ↑ Amentia (s. a. Verwirrtheit).

verwundbar: ↑ vulnerabel.

very low density lipoprotein, VLDL: s. u. Hyperlipoproteinämie, Lipoprotein.

Verzahnung, periodische: kard ↑ Accrochage. – **Verzahnungszellen**: hämat »interdigitating cells«, an denen die endgült. Differenzierung von T-Lymphozyten stattfinden soll. Fehlen z. B. beim LEV.

Verzeichnungsfehler: ophth der durch die Netzhautkrümmung bedingte physiol. Abbildungsfehler.

Verzerrtsehen: ↑ Metamorphopsie, Verzerrung.

Verzerrung: 1) physik Veränderung des zeitl. Verlaufs eines sinusförm. Signals auf dem Übertragungsweg; linear durch Abschwächung oder Verstärkung der vorhandenen Frequenzen; nicht-linear durch Erzeugung neuer Frequenzen (u. a. beim binauralen Hören von Bedeutung). – 2) opt anamorphot. V.: Abbildungsfehler eines opt. Systems, das in 2 senkrecht aufeinanderstehenden Meridianen unterschiedlich vergrößert. Besteht z. B. bei der Korrektur von Sehfehlern mit Zylindergläsern.

verzögerte Schmerzleitung: Begr. für die v. a. bei Tabes dors. gegenüber der Berührungsempfindung verspätet eintretende Schmerzempfindung (s. a. Doppelempfindung).

Verzögerungs|phase: bakt ↑ lag-Phase. – **V.präparat**: pharm ↑ Depotpräparat. – **V.wärme**: physiol ↑ Erholungswärme. – **V.zeit**: angiol in der Extremitätenplethysmographie die Zeit, um die sich der ansteigende Schenkel der akralen Pulswelle gegenüber der R-Zacke des EKG verspätet (Werte > 0,23 Sek sprechen für organ. Gefäßwandschädigung). – **V.zystographie**: urol ↑ Rücklaufzystographie.

Verzuckerung: biochem Abbau von Polysacchariden zu Monosacchariden (»Zucker«).

verzweigt(kettig): chem mit verzweigter (engl. »branched«) C-Kette (im Unterschied zur Kette mit linearer C–C–Bindung). Einschläg. Verbindgn. durch Präfix »Iso« gekennzeichnet; z. B. sek. u. tert. Alkohole von Fettsäuren (↑ dort. Tab). – **Verzweigtketten(de)karboxylase-Mangel**: ↑ Ahornsirup-Krankheit.

Verzweigungsblock: kard ↑ Arborisationsblock.

VES: vegetativ-endokrines Syndrom (↑ CURTIUS* Syndrom II).

Vesalius* (ANDREAS V., 1514–1564, Anatom, Padua u. Madrid) **Band**: ↑ Lig. inguinale. – **V.* Knochen**: ↑ Os Vesalianum.

Vesania, Vesanie: »Wahnsinn«; histor. Bez. für eine chron. psych. Krankh., später für eine Psychose, die »dauernde Unfreiheit u. Unvernunft« bedingt; z. B. als **V. diabetica** (= Diabète de ruine = Délire de ruine) die – nicht als spezif. anerkannte – »Melancholie« des Diabetikers. – **vesanus**: (lat.) psychisch krank, wahnsinnig.

Vesica: (lat.) Blase; derm (V. cutanea) ↑ Bulla. – anat **V. fellea** PNA: die birnförm. (Fundus u. Collum) »Gallenblase« (8–12 zu 4–5 cm; Fassungsvermögen ca. 30 bis 50 ml); mit dehnungsfäh. Wand aus Tunica muscul., T. mucosa (Querfalten; im Halsteil Plica spiralis) u. Serosaüberzug; an der Leberunterfläche (Fossa vesicae fe.) z. T. bindegewebig angeheftet, unter dem re. Rippenbogen tastbar. Gallespeicher, der sich – bei Dauerkontraktion des M. sphincter ampullae hepatopancreaticae – über den Ductus cysticus füllt u. bei Bedarf oder Vollfüllung durch reflektor. Erschlaffung des Sphinkters entleert (↑ Blasengalle); s. a. Gallenblasen..., Abb. »Gallenblasenanomalien«. – **V. prostatica**: s. u. Utriculus. – **V. seminalis**: s. u. Vesicula. – **V. urinaria** PNA: die im kleinen Becken extraperitoneal (Bauchfellüberzug nur zwischen Scheitel u. Ureterenmündung) gelegene »Harnblase«; dehnbares, ovoides Hohlorgan (mittl. Höhen/Breiten-⌀ 14/10,5 bzw. (♀) 11,5/9 cm, Kapazität normal bis 8 l), mit Apex, Corpus u. Fundus, dessen ↑ Trigonum in der Spitze das Ostium urethrae int. u. die Uvula, an der Basis bds. die Ureterostien enthält; Wandung aus Tunica muscularis u. T. mucosa (mit Nodi lymphatici, im Trigonum auch tubulösen

Septierungen der Harnblase

sagittales Septum (außer der kompletten Doppelblase = Vesica bipartita totalis)	frontales Septum (auch: transversales Septum, „Uhrglasblase")
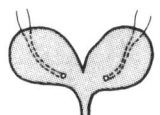 inkomplette Verdoppelung, „Scheitelfalte"	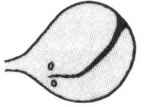 inkomplettes Septum (von der Seite gesehen)
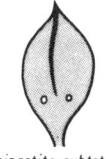 Vesica bipartita subtotalis, „Scheitelseptum"	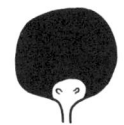 inkomplettes Septum (von der Sectio alta gesehen)
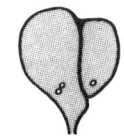 komplettes paramedianes Septum; multilokuläre Blase	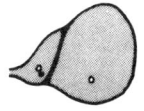 komplettes Septum (steil); multilokuläre Blase

vesicalis

Schleimdrüsen); arterielle Versorgung durch Äste der A. iliaca int., venöser Abfluß über den Plexus vesic. in die V. iliaca int., Lymphabfluß zu den Lymphonoduli iliaci int.; nervale Versorgung aus den Plexus hypogastricus u. sacralis (s. a. Abb. »Blasenzentren«). Verankert an der Symphyse durch die Mm. pubovesic. bzw. -prostaticus, dorsal durch die Plica vesicovagin. bzw. den M. rectovesic., am Blasenscheitel durch das Lig. umbilicale; bei ♀ mit der vord. Scheidenwand u. teilw. mit dem Uterus fest verbunden, bei ♂ vom Beckenboden durch Prostata, Samenblasen u. -leiter getrennt. Wesentl. Abschnitt der ableitenden Harnwege. Evtl. mißgebildet (↑ Abb.) oder deformiert (z. B. **V. fibrosa** = ↑ Schrumpfblase, **V. gigantea** = ↑ Megazystis); s. a. Blasen..., Harnblasen....

vesicalis: (lat.) eine Blase (↑ Vesica) betreffend.

Vesicantia, Vesicatoria: *pharm* »blasenziehende Mittel«, Externa zur ableitenden Ther., z. B. Emplastrum Cantharidum.

Vesicula: (lat.) kleine Blase, Follikel, Zyste. 1) *derm* **V. cutanea**, das »Bläschen« als prim. oder sek. Haut-Schleimhautefforeszenz; bis erbsgroßer (vgl. Bulla), leicht vorwölbender, mit klarer Flüssigkeit gefüllter intra- oder subepidermaler Hohlraum mit leicht zerreißl. Decke (ggf. ↑ Erosion; bei Nichtbeteiligung des Papillarkörpers Heilung ohne Narbenbildung). Entsteht als pralle entzündl. V. durch Druck des Exsudats (bei Ekzem, vesikulöser oder herpetiformer Dermatitis), als schlaffe degenerative V. durch Nekrobiose (bei Herpes zoster, Varizellen) oder Spaltung von Zellschichten (bei Pemphigus); evtl. durch Konfluenz mehrkammerig (= **V. multilocularis**); bei stärkerer Leukozyteneinwanderung in Pustel übergehend; s. a. Bläschen..., Abb. »Effloreszenzen«. – **V. haematica**: ↑ Blutblase, Hämatom. – 2) *embryol* **V. germinativa**: ↑ Blastozyste. – **V. ophthalmica** *PNA* **s. optica s. ocularis**: *embryol* ↑ Augenblase. 3) *anat* **V. graafiana**: ↑ GRAAF* Follikel. – **V. seminalis** *PNA*, Glandula vesiculosa: das lateral des Samenstrangs zwischen Rektum u. Harnblasengrund (mit diesem fest verbunden) gelegene häut. »Samenbläschen« in Form eines geknäuelten Schlauches, der oben blind endet u. unten, stark verjüngt, als Ductus excretorius in den Samenleiter mündet; Wand aus Tunica adventitia, T. muscul. u. T. mucosa. Als ♂ Geschlechtsorgan Bildungsort des ↑ Samenblasensekrets; s. a. Spermatozystitis, Vesikulo.... – 4) *zytol* ↑ Vesikel.

Vesicular-stomatitis-Virus: ein Rhabdovirus, Erreger der ↑ Stomatitis vesiculosa.

vesicularis: (lat.) zu einer Vesicula gehörend; mit Bläschenbildung einhergehend (↑ vesikulär).

Vesiculitis: ↑ Spermatozystitis.

vesiculosus: (lat.) bläschenreich, -förmig.

vesikal: eine Vesica, i. e. S. die Harnblase betreffend; z. B. **V.hernie** (↑ Blasenhernie).

Vesikation: *derm* Blasenbildung; i. e. S. die therap. Anw. blasenziehender Pflaster (»Vesicantia«). – vgl. Vesikulation.

Vesikel: »Bläschen« (↑ Vesicula); *zytol* submikroskop. Erweiterung in der Zellstruktur, z. B. erweiterte Zisterne im endoplasmat. Retikulum, V.bildung bei der ↑ Pinozytose (vgl. Zytopempsis), ↑ Synapsen-V.

vesiko...: Wortteil »Blase«, »Harnblase« (s. a. Zysto...); z. B. **v.duodenales Syndrom** (↑ YANOWSKY* Sy.), v.ureteraler ↑ Reflux, **v.rektale, -vaginale** etc. **Fistel** (s. u. Blasen-Darm- usw.), **v.renaler Reflex**: von intramuralen Nervengeflechten der Harnblase v. a. bei Miktion ausgelöste Kontraktion des Nierenbeckens, u. U. (z. B. bei Pyelonephritis) als schmerzhafter Spasmus.

Vesiko|fixation: *gyn* Antefixation des Uterus an der Harnblase, z. B. nach HALBAN. – **V.megalie**: *urol* ↑ Megazystis. – **V.rektostomie**: *urol* op. Anastomosierung von Harnblase u. Enddarm (oder Sigma = **V.sigmoideostomie**) zur Harnableitung bei Harninkontinenz, Harnröhrenstenose, -Ca. etc. – **V.stomie**: *urol* op. äuß. ↑ Blasenfistel; i. w. S. auch die innere (↑ V.rektostomie).

vesikulär: in Bläschenform, mit Bläschenbildung, die Lungenalveolen betreffend; z. B. **v. Rickettsiose** (sogen. Rickettsienpocken), v. ↑ Atmen. – **Vesikular...**: Wortteil »Bläschen«, »vesikulär«; z. B. V.drüse (↑ Vesicula seminalis; s. a. Samenblasen...).

Vesikulation: *derm* Bläschenbildung (s. u. Vesicula cutanea, Vesikel); vgl. Vesikation.

Vesikulo...: Wortteil »Bläschen«, »Samenblase«; z. B. **V.graphie**: *röntg* Darstg. von Samenstrang u. -bläschen sowie Ductus ejaculatorius nach retrograder KM-Inj. (Punktion des Samenstrangs).

Vespa: *entom* die Gattung »Wespen« [Hymenoptera, Aculeata]; s. a. Wespengift.

vestibulär: ein Vestibulum, i. e. S. den N. vestibul. u. den Vestibularapparat betreffend: z. B. **v. Dissoziation, Dysharmonie, Harmonie** (s. u. Vestibularisprüfung), **v. Reflexe**: die vom Vestibularapparat ausgelösten ton. ↑ Labyrinth-, Stell- u. statokinet. Reflexe; mit afferenten Bahnen zu den Mittelhirnkernen (Nuclei vestibul., ruber etc.) u. efferenten zur Augen- u. Skelettmuskulatur (Tractus vestibulospin. u. -longitudin., hint. Längsbündel etc.).

vestibuläres|Syndrom: Symptomatik bei Alteration des Vestibularapparates; als **peripheres v. S.** vom Vorhof-Bogengangssystem (z. B. bei Otitis media, Arachnoiditis; s. a. MÉNIÈRE* Krkht.), als **zentrales v. S.** von vestibul. Kernen oder zerebralen Leitungsbahnen ausgehend (bei Trauma, Tumor, Blutung, Entzündung). Leitsymptome (»v. Zeichen«): Drehschwindel (meist horizontal-rotator.), Nystagmus (u. Vorbeizeigen in Richtung dessen langsamer Komponente), Fallneigung (unabhängig von Kopfstellung); ferner Dauerschwindel (nicht sehr stark u. ohne Gefühl der Drehung), Spontan- u. Lagenystagmus (meist diagonal oder vertikal, letzterer meist richtungswechselnd), beim zentralen Syndrom sogen. v. Dissoziation bei der ↑ Vestibularisprüfung; keine oder aber kontralat. oder bds. Hörstörung; oft weitere Hirnnerven- u. zerebrale Sympte. wie Adiadochokinese, Ataxie; s. a. Vestibularanfall.

Vestibular...: s. a. vestibulär.

Vestibular|anfall: kurze, paroxysmale, evtl. rezidivierende Funktionsstörung des V.apparates: **peripherer A.** in Form der akuten ↑ Vestibulopathie oder der ↑ MÉNIÈRE* Krkh.; **zentraler A.** (Durchblutungsstörung des Hirnstammes) mit vestibul. Schwindel u. Nystagmus (s. a. vestibuläres Syndrom), evtl. Allg.-sympt. wie Kopfschmerzen, Übelkeit, Erbrechen. – vgl. Vestibulariskrise. – **V.apparat, -organ**: die dem

↑ Gleichgewichtssinn (Abb.!) dienende Funktionseinh. aus Bogengangsapparat einschl. Vestibulum (Sacculus u. Utriculus nebst Statoconia) u. Endolymphe u. einschläg. zerebralen Bahnen. Adäquater Reiz sind Beschleunigungskräfte u. Schwerkraft: Winkelbeschleunigung (bei Drehbewegung in belieb. Ebenen) bewirkt über Endolymphebewegung ein Durchbiegen der Cupulae der Cristae ampullares u. damit eine Erregung der Sinneszellen. Die Orientierung zur Schwerkraft erfolgt über die Statokonien. Li. u. re. Organ halten sich normalerweise im Funktionsgleichgewicht.

vestibularis: (lat.) ↑ vestibulär. – Auch Kurzform für Nervus ve. (↑ Pars ve. nervi octavi), i. w. S. auch für ↑ Vestibularapparat; z. B. **V.kerne** (↑ Nuclei vestibul.), **V.nerven** (↑ Pars vestibul. n. octavi einschl. der Äste Nn. utriculoampull. u. ampullaris ant., lat. u. post.), **V.neuritis** (↑ Neuronitis vestibul.).

Vestibularis|krise: häufig bei Sehstörung vork. Herabsetzung der Labyrintherregbarkeit mit Schwindelanfall (u. Blutdruckabfall), jedoch ohne Hörverlust. – **V.(neur)ektomie:** extradural-transtemporale Resektion eines Segmentes der Pars vestib. des VIII. Hirnnervs (unter Schonung der Nn. facialis u. cochlearis); bei MENIÈRE* Krankheit.

Vestibular|(is)prüfung: Prüfung der Funktion des V.apparates (Diagnostik u. Differenzierung einer vestibul. Störung) anhand des Spontan- u. Blickrichtungs- u. des Provokationsnystagmus (nach Kopfschütteln, tiefem Bücken u. Wiederaufrichten, als Lage- u. Lagerungsnystagmus [u. -schwindel], bei Fistelprobe) sowie durch kalor. u. Drehprüfung. Bei peripherer Störung Übereinstimmung der Ergebnisse i. S. einer ein- oder doppelseit. Unter- oder (selten) Übererregbarkeit des Labyrinths (= vestibul. Harmonie); bei zentraler dagegen »vestib. Dysharmonie oder Dissoziation«. – In best. »Schwindellagen« ist ein von Vertigo begleiteter Nystagmus (richtungsgebunden oder -wechselnd, auch regellos u. mit raddrehender Komponente) physiologisch.

Vestibularis|reaktion: (BABINSKI*) *otol, neurol* bei galvan. Ohr-zu-Ohr-Durchflutung Kopfneigung zur kranken Seite (beim Gesunden zum pos. Pol) als – wenig sicheres – Sympt. einer einseit. Labyrinth- oder Akustikus-Erkr. – **V.schwindel:** ↑ Vertigo vestibularis, s. a. Schema »Schwindel«.

Vestibulitis: *gyn* Entzündung des Scheidenvorhofs. Als **V. gonorrhoica** mit Pseudoabszessen in den kryptenart. Epitheleinsenkungen an Karina oder Harnröhrenmündung.

vestibulo|kochlear...: Wortteil »VIII. Hirnnerv« (↑ N. v.cochlearis). – **V.pathie:** Erkr. des Vestibularapparates; i. e. S. die akute als Versagen des peripheren Anteils, mit spontanem (allmählich abklingendem) Drehschwindel u. Allg.erscheinungen wie Übelkeit, Erbrechen, Kopfschmerzen. In der Nachphase Stdn. bis Wochen anhaltender ungerichteter Schwindel mit kurzdauerndem paroxysmalem Drehschwindel, meist im Zusammenhang mit Kopfbewegungen. Vork. v. a. im mittl. LA; Ätiogenese unbekannt. – **V.rektalfistel:** ↑ Fistula rectovestibularis.

Vestibulo|tomie: *otol* op. Eröffnung des Innenohrvestibulums von der Paukenhöhle aus (meist via ovales Fenster); im allg. als Weiterführung einer Radikal-Op. (z. B. bei Labyrinthitis) zur Labyrinthausschaltung bei starkem vestibul. Schwindel (Nachteil: Gehörverlust). – **v.vegetative Reflexe:** durch Reizung des Vestibularorgans auslösbare Funktionsänderungen des Vegetativums (mit Auswirkung auf Blutdruck, Pulszahl, Atmung, Elektrolythaushalt, intestinale Motorik etc.). Nachweisbar am besten durch Drehprüfung (ohne Beteiligung des Trigeminus!).

Vestibulum: (lat.) *anat* Vorhof (s. a. Antrum, Atrium); i. e. S. das ↑ V. labyrinthi ossei. – **V. aortae:** s. u. Sinus. – **V. bursae omentalis** *PNA:* der dem Lobus caudatus der Leber anliegende, li. von der Plica gastropancreat. begrenzte Abschnitt der Bursa omentalis. – **V. gastro-oesophageale:** (LERICHE 1950) der terminale, eine funktionelle Sonderstellung einnehmende Speiseröhrenabschnitt etwa 3 cm oberhalb des Hiatus oesophageus bis zur Kardia; sogen. »Vormagen« (s. a. epiphren. Glocke). – **V. laryngis** *PNA:* der obere Kehlkopfinnenraum bis zu den Plicae vestibul. – **V. labyrinthi ossei** *PNA:* der Teil des knöchernen Innenohrlabyrinths, der vorn mit der Schnecke u. hinten mit den Bogengängen (5 Öffnungen) in Verbindung steht: in der lat. Wand (= med. Wand der Paukenhöhle) die Fenestra vestibuli; in der med. Wand (= Grund des inn. Gehörganges) der Rec. sphaericus für den Sacculus u. der Rec. ellipticus für den Utriculus, zwischen bd. die Crista vestibuli (am oberen Ende zur Pyramis verbreitert). – **V. nasi** *PNA:* der plattenepithelial ausgekleidete »Nasenvorhof« (bis zum Limen). – **V. oris** *PNA:* »Mundvorhof«, Teil der Mundhöhle vor den Zahnreihen u. Kiefern (s. a. Wangentasche); mit Mündungen des Ductus parotideus u. der Gll. labiales, buccales u. molares. – **V. vaginae** *PNA:* der »Scheidenvorhof«, zwischen Klitoris u. Commissura labiorum post., von den kleinen Schamlippen umschlossen; mit Ostium vaginae u. Ostium ext. urethrae.

Vestibulum|fistel: *otol* ↑ Bogengangsfistel. – *dent* Kieferhöhlenfistel in den Mundvorhof, meist nach Zahnextraktion; Ther.: plast. Deckung.

Vestigium processus vaginalis *PNA:* (lat. = Spur) das nicht obliterierte Rudiment des Proc. vagin. peritonei im Samenstrang.

Vesuvin: *histol, bakt* ↑ Bismarckbraun.

Veterinärmedizin: Tierheilkunde.

VE-Virus: ein Picorna-Virus, Erreger des vesikulären Schweineexanthems.

Vexier|halluzination: opt. H., die beim Zugreifen verschwindet aber immer wieder erscheint; bei akuter Alkoholpsychose (v. a. Delirum tremens). – **V.tafeln:** *ophth* pseudoisochromat. Tafeln mit Zahlen oder Buchstaben aus helligkeitsverschiedenen, aber farbgleichen (Blau- oder Purpurbereich) Punkten, die nur vom Farbenfehlsichtigen erkannt werden.

VF: *kard* Kurzzeichen für die unipolare ↑ Extremitäten-Abltg. mit WILSON* Elektrode vom Fuß.

V-Faktor: 1) *bakt* von den meisten Baktn. (nicht aber von Haemophilus influenzae) synthetisierte u. auch in pflanzl. u. tier. Geweben vork. Co-Dehydrogenase, die in das Redoxsystem der Zelle eingreift. – **2)** *serol* ↑ Antigen V.

VF-Bouillon: (französ.: viande-foie) B. aus Hackfleisch u. Leber (bd. mit Pepsin-HCl angedaut) für Anaerobier-Züchtung.

V-Form: *bakt* Enterobaktn. mit voll ausgeprägtem Vi-Antigen (u. damit O-inagglutinabel); s. a. V-W-Formenwechsel.

V-Fraktur: intraartikuläre Kondylenfraktur (insbes. des Humerus) mit V-förm. Frakturlinie.

VHL: *geburtsh* ↑ **V**orderhauptslage.

via: (lat.) Weg, (als Ablativ) auf dem Wege über...; z. B. **Via falsa** (der ungewollt geschaffene »falsche Weg«, z. B. beim Katheterismus), **per vias naturales** (»auf natürl. Wege«, z. B. der Abgang eines Konkrementes mit dem Stuhl oder Harn), **via humida paratum** (»auf feuchtem Wege bereitet«), **via Katheter** (durch einen K.).

Vi-Agglutination: körn. Agglutination von Enterobaktn. mit Vi-Antigen, durchgeführt als Objektträger- oder als Röhrchentest (z. B. GRUBER*-WIDAL* Reaktion) mit spezif. Antiserum, d. h. mit Vi-AK = **Vi-Agglutinin** (hohe Serumtiter bei überwieg. Mehrzahl der Typhus-Dauerausscheider); vgl. Vi-Hämagglutination. – **Vi-Antigen, Vi-Agglutinogen**: (= Virulenz-AG) zur L-Gruppe (↑ L-Antigen) der K-Antigene zählendes Oberflächen-AG einiger Enterobaktn. (z. B. Salmonella typhi u. paratyphi C, Ballerup-Gruppe, Esch. freundii), das nicht, wie ursprüngl. angenommen, zur Virulenz in Beziehung steht, sondern die O-Inagglutinabilität bewirkt (s. a. V-W-Formenwechsel). Nachweisbar durch ↑ Vi-Agglutination u. indir. Hämagglutination nur bei lebenden oder Azeton- oder Formaldehyd-inaktivierten Baktn. (nicht aber bei Hitze-abgetöteten).

Vi-Bakteriophagen: ↑ Vi-Phagen. – **Vi-Bhatnagar**, »Vi 1«: *bakt* Salmonella-typhi-Stamm, mit dem sich reine Vi-Agglutination erzielen läßt.

Vibex, Vibices: (lat.) Strieme(n), kleine streifenförm. Hämorrhagien unter u. in die Haut; Form der Purpura. – Auch Bez. für ↑ Striae.

vibrans: (lat.) zitternd, schwingend; z. B. ↑ Pulsus vibrans, **Vibrantes** (*laryng* ↑ Zitterlaute).

Vibration: mechan. Schwingung im festen, flüss. oder gasförm. Medium, charakterisiert durch die Schwankung einer mechan. Größe um einen Ruhewert in Abhängigkeit von der Zeit; harmonisch (= Sinusschwingung) oder nicht-harmonisch (= stochast. Schwingung; z. B. beim Fahren auf unebener Straße, durch ↑ Preßluftwerkzeuge). Wirkung auf den menschl. Körper (s. a. Vibrationsrezeptoren) v. a. durch die Resonanzen, die durch Phasenverschiebung die Schwingungen vergrößern u. so zu Relativverschiebungen im Gewebe u. zu Symptomen führen, die – je nach erregender Amplitude u. Frequenz – von bloßer Wahrnehmung (↑ Pallästhesie) über Dehnungsschmerz bis zur Traumatisierung (bei Überschreiten der Zerreißfestigkeit der Gewebe) reichen; von pathogenet. Bedeutung sind nur niederfrequente Schwingungen bis ca. 10 Hz (z. B. auf Kfz.-Sitz übertragene, die, da Eigenresonanz der WS ca. 5 Hz, häufig WS-Schäden bewirken).

Vibrations|massage, Seismotherapie: gezielte M. (v. a. der Muskelansätze) durch Zitterbewegungen der Fingerspitzen oder flachen Hand oder aber mit elektrisch erzeugten Vibrationen (10–20/Sek.; entspr. der Eigenresonanz der Muskulatur von 7–13/Sek.); in Kombin. mit Streichungen u. Knetungen v. a. bei reflektor. Hypertonus der Muskulatur, Tendinose u. Myogelosen. – Früher auch die Wasserdruck-V. (DREUW) bei chron. Go, Prostatitis etc. – **V.rezeptoren**: die VATER*-PACINI* Körperchen (Corpuscula lamellosa) als Rezeptoren für Frequenzen zwischen 60 u. 800 Hz (Schwellenminimum bei 150–300 Hz); s. a. Zeitunterschiedsschwelle.

Vibrator: 1) *otol* elektromagnet. »Wandler« (in dem elektr. in magnet. Schwingungen umgesetzt werden) zur Prüfung der Knochenleitung (»Knochenhörer«). – 2) *ther* Gerät für Vibrationsmassage.

Vibrio: Typgattung der Fam. Spirillaceae (Vibrionaceae n. PRÉVOT), mit menschen- u. fischpathogenen Spezies. Gerade oder gebogene, gramneg., bewegl. Stäbchen mit polarer Geißel (oder Bündel); anspruchslos im Nährstoffbedarf (Wachstum auf Medien mit Ammoniumsalzen u. einfacher C-Quelle möglich), fakultativ anerob. – Als Typspezies **V. cholerae** (= **V. comma**; R. KOCH 1883), mit den Biotypen **cholerae** (Erreger der »klass.« Cholera), **El Tor** (Erreger der El Tor-Cholera), **proteus** (früher: V. metschnikowii; Erreger einer Cholera nostras) u. **albensis** (wahrsch. apathogen). Die Biotypen cholerae u. El Tor gehören zur serol Gruppe O:1 u. kommen in den Serotypen OGAWA (AG-Faktoren A u. B), INABA (A u. C) u. HIKOJIMA (A, B u. C) vor; die Serotypen OGAWA u. INABA müssen lt. *WHO* in allen Cholera-Impfstoffen vorhanden sein. – Die den 5 anderen O-Gruppen angehörenden »Non-cholera-Vibrionen« verursachen nur cholera-ähnl. Gastroenterotitiden. – **V. parahaemolyticus**: in See- u. Meeresfrüchten vork. Spezies mit den bd. Biotypen parahaemolyticus (kein Wachstum in 10% NaCl) u. alginolyticus (Wachstum in 10% NaCl); gelegentl. Erreger einer akuten Enteritis beim Menschen. – Auch obsol. Gattungsname, z. B. **V. alcaligenes** für ↑ Alcaligenes faecalis, **V. septicus** für ↑ Clostridium septicum.

Vibriometer: (COLLENS, ZILINSKY, BOAS 1946) Stimmgabel mit elektrisch hervorgerufenen Schwingungen von konstanter Frequenz, jedoch rheostatisch regelbarer Amplitude; zur Messung (»**Vibriometrie**«) der Vibrationsempfindlichkeit (Pallästhesie).

Vibrionenträger: *epidem* gesunde Träger von Vibrio cholerae, die für die Verbreitung der Krankh. eine große Rolle spielen. Erreger halten sich aber nicht länger im Darm als bei Rekonvaleszenten (14, max. 60 Tage), d. h. es gibt keine Dauerausscheider.

Vibrissae: 1) *PNA* die borstenart., ein Filternetz bildenden »Nasenhaare« im Vestibulum nasi (v. a. Seitenwände); häufig Ausgangspunkt von Furunkeln (»Folliculitis introitus nasi«). – 2) *zool* »Tasthaare« der Anthropoiden (ähnlich den Schnurrhaaren der Katzen).

Vibropunktur: i. c. Applikation von Medikamenten mittels eines Instrumentes mit mehreren, durch eine rotierende Achse in Schwingung versetzten Nadeln.

vicarius: (lat.) vikariierend.

Vicia: *botan* Gattg. »Wicken« der Leguminosen. Medizinisch wichtig die ↑ »Bohnengift« enthaltende **V. faba** (= Faba vulg.; »Puff-, Sau-, Dicke Bohne«) wegen des nach Verzehr frischer Bohnen einsetzenden ↑ Favismus; tox. Wirkstoff ist u. a. das γ-Glutamyl-β-zyanalanin. Testobjekt für Strahlenschutzsubstanzen (anhand der Zahl der nach Bestrahlung auftret. Seitenwurzeln).

Vickers* Härte, HV: *techn* Härtemeßzahl, bestimmt anhand des Eindringens einer mit geeigneter Prüfkraft in die Probenoberfläche gedrückten Diamantpyramide (Länge der Eindruckdiagonalen).

Vicq d'Azyr* (FELIX V., 1748–1794, Anatom, Paris) **Bündel**: (1781) ↑ Fasciculus mamillothalamicus. – **V.* Streifen**: *histol* der äuß. ↑ BAILLARGER* Streifen.

Vidal* (EMILE V., 1825–1893, Internist u. Dermatologe, Paris) **Behandlung**: Skarifikationsther. des Lupus vulg. – **V.* Krankheit**: 1) ↑ Neurodermitis. – 2) ↑ ABRAMI* Syndrom. – **V.* Lichen**: ↑ Lichen simplex chron. – **V.*-Jacquet* Keratosis arthroblennorrhagica**: (1893 bzw. 1897) ↑ Hyperkeratosis gonorrhoica.

ViDaP-Schema: Leukosen-Ther. mit **Vi**ncristin, **Da**unomycin u. **P**rednison.

Video|densitometrie: *röntg* ↑ Densitometrie mittels Fernsehkamera (statt Photozelle oder -multiplier); ermöglicht genaue Wahl des Bildausschnittes. – **V.rekorder**: *röntg* Magnetbandspeicher für Fernsehbilder; z. B. als Röntgenbildspeicher (Einzelbilder u. Serien). – **V.signal**: *physik* in der Fernsehtechnik das elektr. Signal (Modulationstiefe der »Signalspannung«), das vom abtastenden Elektronenstrahl in der Kameraröhre in Abhängigkeit von der Leuchtdichte der Bildpunkte erzeugt wird.

Vidianus* Nerv (GUIDO VIDIANUS, 1500–1569, Arzt u. Anatom, Florenz, Paris, Pisa): N. des **V.* Kanals**, d. h. der ↑ Nervus canalis pterygoidei (der auch einen **V.* Plexus** bildet). – **V.-Neuralgie**: s. u. SLUDER*.

Vidikon®: *röntg* nach dem Prinzip des inn. Photoeffektes arbeitende Fernseh-Aufnahmeröhre; kleiner in Abmessung u. einfacher in Aufbau u. Wirkungsweise als das Superorthikon, aber unempfindlicher u. bei bewegten Bildern mit größerer Trägheit (»Nachziehen«).

Viel...: s. a. Poly..., Multi....

Vieleckbein: *anat* Os multangulum (↑ Os trapezium, Os trapezoideum).

Vielfachteilung: *zytol* ↑ Schizogonie.

Vielkanalschreiber: elektron. Gerät (z. B. EEG) zur gleichzeit. Aufzeichnung mehrerer Potential-Abltgn., wobei jeder Kanal einen Verstärker u. Schreiber besitzt.

vielkernig: ↑ multi-, polynukleär.

Vierer|kokken: *bakt* ↑ Gaffkya tetragena. – **V.rhythmus**: *kard* Auftreten von 4 Herztönen durch Verdoppelung beider HT oder durch Kombin. eines verdoppelten HT mit einem Galopprhythmus (z. B. bei EBSTEIN* Syndrom) oder beim präsystol. u. protodiastol. Galopp. – **V.stenose (Doerr*)**: der seltene »V.typ der Aortenisthmusstenose«; sogen. tiefe Stenose infolge kontinuierl. Intimaproliferation bei Obliteration der re. 4. Kiemenbogenarterie; klin.: bei offenem Ductus Botalli Li.-re.-Shunt mit Pulmonaliserweiterung u. Re.hypertrophie bzw. -dilatation. – **V.vakzine**: ↑ T.A.B.-Cholera-Impfstoff.

Vierfarben|puncttest: *ophth* ↑ WORTH* Test. – **V.-theorie**: ↑ HERING* Farbentheorie.

Vier|feld-Meander-Methode: (V. SCHILLING) *hämat* im Blutausstrich die Differenzierung der – meist ungleich verteilten – Leukozyten li. u. re. in je einem vord. u. hint. Randfeld, das meanderförmig durchgemustert wird (pro Feld 25, evtl. 50 Zellen). –

V.fingerfurche: *anthrop* ↑ Affenfurche. **V.füß(l)erreflex**: *physiol* ↑ BRAIN* Reflex.

Vierhügel: *anat* ↑ Corpora quadrigemina; s. a. Colliculus sup. u. inf. – **V.hirn**: ↑ Mesencephalon. – **V.platte**: ↑ Lamina tecti. – **V.schleife**: ↑ Lemniscus medialis. – **V.starre**: 1) ↑ PARINAUD* Ophthalmoplegie. – 2) Enthirnungsstarre nach Dezerebrierung in Höhe der Corpora quadrigemina. – **V.syndrom**: 1) ↑ PARINAUD* Ophthalmoplegie. – 2) ↑ FRANKL= HOCHWART*-PELLIZZI*-MARBURG* Sy.

Vier|-Marken-Methode: *röntg* s. u. LEVY=DORN*. – **V.punktbiopsie**: *gyn* ↑ Quadrantenbiopsie. – **V.reaktion, -probe**: *serol* Untersuchungsserie zur Diagnostik der Neurosyphilis: WaR in Blutserum u. Liquor, NONNE*-APELT* Reaktion u. Zellzählung im Liquor. – **V.stichnaht**: *chir* ↑ U-Naht. – **V.tagefieber**: ↑ Malaria quartana.

Vierte|Krankheit: ↑ DUKES*-FILATOW* Krankheit. – **V. Geschlechtskrankheit**: ↑ Lymphopathia venerea; nach anderen Autoren die ↑ Donovanosis. – **V.tagsfieber**: ↑ Malaria quartana.

Viertelstörung: *neurol* ↑ Quadrantensyndrom.

vierwertig: *chem* ↑ quartär.

Vier-X-Syndrom: 4-↑ X-Syndrom.

Vierzellenbad: hydroelektr. Teilbad (meist 37°) in einer Anordnung von 4 Porzellan- oder Kunststoffwannen (für die Extremitäten) mit je 1 oder 2 Elektroden (= mono- bzw. bipolares Bad) u. variierbarem Anschluß (dadurch Längs- u. Querdurchflutung des Körpers bzw. Querdurchflutung einer oder mehrerer Extremitäten möglich). Anw. in Sitzstellung bei allmähl. ansteigender, zum Schluß langsam abfallender Stromstärke (mit Gleichstrom, gleichgerichtetem Wechselstrom); v. a. bei Neuralgien, peripheren Durchblutungsstörungen, vor selektiver Reizstromther. von Paresen.

Vieth*-Müller* Kreis, Horopter: *ophth* der ↑ Horopterkreis im Falle der Konvergenz; er ist gewissermaßen ein Horizontalschnitt durch ein keilförm. Hohlreifensegment (mit dem Vertikalhoropter als »Mittelnaht«), das dem Raum entspricht, den – bei best. Fixierpunkt – der Horopterkreis umschreibt u. dessen Oberfläche den geometr. Totalhoropter darstellt.

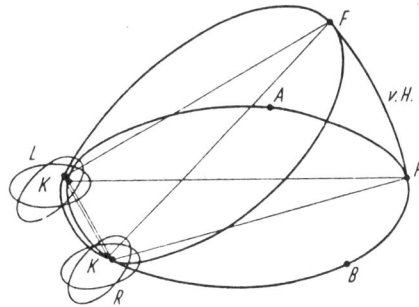

Vieth*-Müller* Kreis
mit Vertikal- (v. H.) u. geometrischem Vollhoropter.

Vieussens* (RAYMOND DE V., 1641–1915, Anatom, Montpellier) **Adern**: kleine, oberflächl. Zweige der Koronarvenen (= **V.* Venen** = Vv. cordis ant.). – **V.* Klappe**: 1) ↑ Velum medullare superius. – 2) »Valvula Vieussenii« an der Mündung der V. cordis magna. – **V.* Ventrikel**: ↑ Cavum septi pellucidi. – **V.* Zentrum**: ↑ Centrum semiovale.

Vieusseux* Syndrom (GASPARD V., 1746–1814, Arzt, Genf): (1808) *neurol* ↑ WALLENBERG* Syndrom.

VIG: ↑ Vaccinia-Immunglobulin.

Vigantol®: Präp. mit Vitamin D$_3$.

Vigilambulismus, Automatismus ambulatorius vigilis: *psych* planloses Herumwandern (ähnl. dem bei Somnambulismus) im Wachzustand, mit anschließ. Erinnerungslücke; Vork. v. a. bei Hysterikern.

Vigilität, Vigilanz: *psych* die »Bewußtseinshelle«, »Wachsamkeit«, d. h. Bereitschaft zur Zuwendung u. Aufmerksamkeit, gesteuert durch das aufsteigende (aktivierende) retikuläre System der Formatio reticul.; bei Bewußtseinstrübung beeinträchtigt; als Hypervigilität gesteigert. – In der Physiologie (HEAD) das dementsprechende höhere Leistungsniveau unwillkürlicher zentralnervöser Vorgänge. – **Vigilitätsreaktion**: *physiol* ↑ Arousal reaction.

Vigilo-Somnogramm: Schlaf-EEG von der Wachheit bis zum Tiefschlaf.

Vignettierung: *opt, röntg* bei photograph. Aufnahmen die Abnahme der Schwärzung zum Bildrand hin infolge abnehmender Strahlendichte. – Ähnl. »Randschattung« auch beim elektron. Bildverstärker.

Vigorimeter (Martin*): Gerät zum Messen der Muskelkraft der Hände anhand der beim Zusammendrükken dreier verschieden großer Gummiballons im System auftretenden Luftdrücke.

Vigouroux* Zeichen: s. u. CHARCOT*-V.*

Vi-Hämoagglutination: Agglutination Vi-Antigenbeladener, Tannin-behandelter Erythrozyten zum indir. Nachweis von Vi-Antikörpern; vgl. Vi-Agglutination.

vikariierend: stellvertretend, ersatzweise, kompensatorisch; z. B. **v. Menstruation** (s. u. Blutung). – *epidem* mit gegenseit. Stellvertretung der – meist nahe verwandten – Arten oder Rassen eines Erregers oder Überträgers in verschied. geograph. Räumen (z. B. Trypanosoma gambiense als Erreger der Schlafkrankh. in Westafrika, Tr. rhodesiense in Ostafrika).

Viktimologie: (engl. victim = Opfer) »Lehre vom Opfer« als interdisziplinäre Sparte der Kriminologie; befaßt mit dem – bewußten oder unbewußten – Beitrag des Opfers (»Täter-Opfer-Beziehung«) zur kriminellen Handlung (i. w. S. aber auch bei Unfällen etc.).

Viktoria|blau: bas. Triphenylmethan-Farbstoff; mehrere Typen (B, R, 4R) mit differierender Löslichkeit in Wasser u. Alkohol. Verw. des Typs 4R z. B. zur HERZBERG* Färbung von großen Viren u. Rickettsien. – **V.gelb O**: der wasser- u. äthanollösl., gelbbräunl. Azofarbstoff ↑ Tropäolin G. – **V.grün**: ↑ Malachitgrün.

Vilanova*-Cañadell* Syndrom: hypothyreotisches ↑ Phrynoderm.

Villain* Fähnchenlappen: *chir* s. u. Fahnenlappenplastik.

Villara* Reaktion: (1945) Objektträger-Mikromodifikationen der Citochol®- bzw. der MEINICKE* Trübungsreaktion.

Villard* (EUGÈNE V., geb. 1878–1953, Chirurg, Lyon) **Kanüle**: Biopsiekanüle (mit Schutzhülle) zur Aspiration gastrointestinaler Schleimhaut. – **V.* Knopf**: *chir* modifiz. MURPHY* Knopf. – **V.* Operation**: Gastroduodenostomie zwischen Magenantrum u. unt. Zwölffingerdarm.

Villaret* Syndrom (MAURICE V., 1877–1946, Neurologe, Paris): 1) Sy. der hint. Pharynxloge: (1916) einseit. Lähmung der Hirnnerven VII, IX, X u. XI u. des Halssympathikus durch retroparotidealen Prozeß; Schluckstörung (Parese von M. constrictor pharyngis sup. u. Gaumensegel), örtl. Anästhesie (einschl. hint. Zungendrittel), Stimmband-, Sternokleidomastoideus- u. Trapezius-Lähmung, HORNER* Trias. – 2) V.*-DESOILLE* Sy.: (1932) Mißbildungskomplex mit Gesichtsabflachung, Prognathie, Zahnlosigkeit u. OK-Hypoplasie.

Villi: (lat.) Zotten, zottenart. Gebilde (vgl. Mikrovilli); z. B. **V. arachnoidales** (s. u. Granulationes), **V. chorii s. placentae** (↑ Chorionzotten), **intramitochondriale V.** (↑ Cristae mitochondriales). – **V. intestinales** *PNA*, die »Dünndarmzotten« als fingerförm., bis 1,5 mm hohe Schleimhauterhebungen (insges. etwa 4 Mio.; ileumwärts an Zahl u. Länge abnehmend) im Dienste der Nahrungsresorption; mit einschicht., prismat. Epithel, zentralem Chylusgefäß u. einem Blutgefäßnetz, das bei starker Füllung die Zotte aufrichtet (von der Muscularis mucosae einlaufende glatte Muskelfasern bewirken Kontraktion der Zotte u. dadurch Entleerung des Chylusgefäßes). – **V. pleurales** *BNA, JNA*: Anhängsel der viszeralen Pleura (v. a. Untergeschoß) u. der Plica adiposa in den Zwerchfellwinkeln. – **V. synoviales** *PNA*: »Gelenk-« oder »Synovialzotten« als fadenförm. Ausstülpungen der Membrana synovialis, z. T. mit Gefäßen, Fett- u. Knorpelzellen.

Villikinin: (V. LUDÁNY, V. KOKAS 1933) die Zottenbewegung förderndes Gewebehormon (»Zottenhormon«) der Darmschleimhaut; bisher unbewiesen.

villosus, villös: (lat.) zottig; z. B. als **v. Adenome** mit Elektrolytstörungen das ↑ MCKITTRICK*-WHEELOCK* Syndrom. – **Villus**: (lat.) Zotte (s. u. Villi).

Viloxazinum *WHO*: 2-[(Allyloxy)-amino]-7-chloro-5-(o-chlorphenyl)-3H-1,4-benzodiazepin; Tranquilizer.

Vim*-Silverman* Nadel: S. u. SILVERMAN*.

Vina medicata: *pharm* »Medizinalweine« (s. u. Vinum).

Vinblastin *WHO*, **Vincaleukoblastin**, VLB: antineoplast. ↑ Vinca-Alkaloid aus Vinca rosea (u. a. Arten); Anw. (Infusion) bei malignem Lymphom, Chorionepitheliom etc. zur Intervalltherapie.

Vinca-Alkaloide: etwa 40 mono- u. dimere Indol- u. Dihydroindol-Alkaloide in Vinca- u. Catharanthus-Spezies [Apocynaceae]; zuerst isoliert aus **Vinca rosea** (= Lochnea r., Catharanthus roseus, »Periwinkle«). – Neben antihyperton.-sedativen Wirkstoffen (kaum genutzt) v. a. die antineoplastisch wirkenden (ohne Kreuzresistenz) u. zahlr. Alkylantien-Resistenzen durchbrechenden, aber nicht nebenwirkungsfreien ↑ Vinblastin, ↑ Vincristin u. (halbsynthet.) ↑ Vinglycinat, deren onkolyt. Wirkweise noch unklar ist; ferner ↑ Vindesin, -leurosin, -rosidin u. a. (als Derivate), **Vincaminum** *WHO* (Vincaminsäuremethylester; antihyperton).

Vincent* (JEAN HYACINTHE V., 1862–1950, Bakteriologe, Paris) **Angina, Krankheit**: s. u. PLAUT*-VINCENT*. – **V.* Bazillus**: ↑ Fusobacterium fusiforme. – **V.* Bronchitis**: ↑ Bronchospirochaetosis. – **V.* Spirillum, Spirochäte**: ↑ Borrelia vincentii.

Vincent* Symptom: 1) (B. V. 1896) Anästhesie der Unterlippe (Lähmung des N. alveol. inf.) bei UK-Osteomyelitis. – 2) (CLOVIS V.) das stundenlange Verbleiben von Speiseresten im Mund als Zeichen für Somnolenz.

Vincristinum WHO, VCR: antineoplast. Vinca-Alkaloid; Anw. v. a. in 3er- u. 4er-Kombination (s. a. VAMP, Quadrupel-, Synchronisationstherapie) i.v. bei akuter Leukämie, malignem Lymphom etc.; gering myelo-, stark neurotoxisch.

Vinculum: (lat.) Band, Fessel. – *anat* **Vincula tendinum** PNA, die gefäßführenden Bindegewebszüge volarseitig von den Fingerknochen zu den Sehnen der Mm. flexores digitorum superf. u. prof.; kürzerer Zug (= V. breve) nahe dem Sehnenansatz, längerer (= V. longum) in Höhe der Grundphalanx. – Entsprech. Bänder der Fußsohle ziehen in Höhe der Grundphalanx schräg durch die Sehnenscheiden (s. a. Mesotendineum).

Vindesinum WHO: 3-Karbamoyl-4-desazetyl-3-de-(methoxykarbonyl)-vincaleukoblastin; Antineoplastikum.

Vineberg* Operation (ARTHUR V., Chirurg, Montreal): 1) Implantation der A. thoracica int. (nebst Begleitvenen u. -bindegewebe) in einen Myokardtunnel zur Revaskularisation des durchblutungsgestörten Herzmuskels; einsprossende Kollateralen finden Anschluß an das Mammarika-System (günstige Spätresultate). – 2) (1960) Einlegen eines Ivalon®-Schwammes zwischen Peri- u. Myokard, um eine Kollateralenbildung zum Myokard anzuregen.

Vinglycinatum WHO: Desazetylleukoblastin-4-(N,N-dimethylglyzinat); teilsynthet. antineoplast. Vinca-Alkaloid.

Vink* Krankheit: ↑ Poplitea-Kompressionssyndrom.

Vinleurosinum WHO, VLR: antineoplast. Alkaloid aus Vinca rosea.

Vinum: (lat.) Wein. – *therap* **V. medicatum**: »Medizinal- oder Arzneiwein«, flüss. Arzneizubereitungen (Lsgn., Drogenauszüge) mit Malaga-, Xereswein etc.; als Tonikum, Roborans, Stomachikum.

Vinyl-: das Radikal $-CH=CH_2$. – **V.äther**: ↑ Divinyläther. – **V.bitalum** WHO: 5-(1-Methylbutyl)-5-vinylbarbitursäure; Hypnotikum.

Vinylchlorid (monomeres), VC: Monochloräthylen, $H_2C=CHCl$; leicht polymerisierendes Gas mit Kp. –13,9°, Treibgas für Spray (in BRD u. USA verboten). Ausgangsmaterial für Kunststoff ↑ Polyvinylchlorid (PVC). *toxik* MAK 260 mg/m³ = 100 ppm; TRK (1976) für Anlagen zur Umwandlung von VC in Polymerisate 10 ppm, übrige Arbeitsbereiche 5 ppm. Bei Autoklaven-Arbeitern der PVC-Industrie nach langzeit. Exposition generalisierte Fibrosierung (»**VC-Krankh.**«): RAYNAUD* Syndrom der Hände mit bandförm. Akroosteolysen (I–III), sklerodermieartige Hautveränderungen, Leber-Milzsklerose mit portaler Hypertension, Ösophagusvarizen u. Splenomegalie, schwere Thrombozytopenie mit Hämostasestörung, multizentr. Angiosarkome der Leber (Latenz bis zu 20 J.). Entschädigungspflicht. BK

Vinyliden-: die Gruppe $=C=CH_2$. – **V.chlorid** ($CH_2 \cdot C \cdot Cl_3$) toxisch, MAK 40 mg/m³ = 10 ppm.

Vinyl|oxy-: die Gruppe $-O-CH=CH_2$. – **V.polymerisate**: P. auf Vinyl-Basis; meist Plaste, z. B. PVC, Polystyrol. – **V.pyrrolidon (polymeres)**: der Thermoplast »Polyvidon«; medizin. Anw. u.a. als Plasmaersatz; s.a. GORDON* Test (2). – **V.toluol**: $H_3C \cdot C_6H_4 \cdot CH=CH_2$; MAK für alle Isomere 480 mg/m³ = 100 ppm. – **V.trichlorid**: ↑ 1,1,2-Trichloräthan.

Violacein: (1942) Antibiotikum aus Chromobact. violaceum; wirksam gegen grampos. Bakt. u. Pilze.

Violacetin: (1954) Antibiotikum aus Streptomyces-Stamm (ähnl. Str. purpureochromogenes); wirksam gegen grampos. u. -neg. Bakt. u. Mykobaktn., schwächer gegen Candida. – **Violacin**: (1964) Antibiotikum aus Actinomyces-Stamm 2732/3; wirksam gegen grampos. Baktn. – **Violarin**: (1958) Antibiotikum aus Actinomyces violaceus; wirksam gegen grampos. u. Mykobaktn. u. Viren. – Das wasserlösliche V. B gleicher Herkunft (1959) wirksam in vitro u. vivo auch gegen verschied. Viren.

violent: gewaltsam, durch Gewalteinwirkung.

Violett|blindheit: *ophth* ↑ Azyanoblepsie. – **V.sehen**: *ophth* ↑ Ianthinopsie.

Viomycinum WHO: (1950/54) Antibiotikum (Peptid-Struktur) aus Streptomyces-Arten (z. B. Str. abikoensis, floridae, olivoreticuli, puniceus, vinaceus); wirksam v. a. gegen Mykobaktn. (in vivo bei Tbk), schwächer gegen übr. Baktn.; bei chron. Anw. toxisch.

VIP: 1) *endokrin* ↑ **V**asoactive **i**ntestinal **p**eptide. – 2) *gyn* s. u. VIP-Färbung.

Vipera: *zool* die ↑ Giftschlangen-Gattung »echte Ottern« (Viperidae; 2 röhrenförm. Giftzähne im vord. OK, in Ruhelage nach hinten in Hautfalte geklappt); mit zahlreichen (Unter-)Arten wie **V. ammodytes** (»Sandviper«), **V. aspis** (»Aspisviper«), **V. berus** (»Kreuzotter«), **V. latasi** (»Stülpnasenotter«; Pyrenäen, nordwestl. Afrika), **V. superciliaris** (Tanganjika, Mozambique), **V. ursinii** (»Karstotter«; Mittel-, Osteuropa bis Mittelasien), **V. xanthina** (»Bergotter«; europ. Türkei u. Westasien). – **V. arietans**: ↑ Lachesis.

VIP-Färbung (ST. BARCHET; »**V**aginal **I**dentification of **P**athogens«) Objektträger-Schnellmethode zum Nachweis der 3 häufigsten Erreger im Vaginalexsudat; nach Verrühren der Probe mit 2 Tr. Phosphatpuffer-verdünnter Stammlösung (Kristallviolett in SÖRENSEN* Puffer): Trichomonaden mit tiefblauem Kern, Candida albicans mit ungleich angefärbtem Myzel, Haemophilus vagin. als tiefblaue, gepünktelte Baktn.haufen auf Epithelzellen (»clue cells«).

Vi-Phagen: Bakteriophagen mit spezif. Affinität zum Vi-Antigen von Salmonella typhi. Durch Züchtung des bes. anpassungsfäh. natürl. Vi-Phagen II (CRAIGIE, BRANDON u. YEN) auf verschied. Typhusstämmen wurden 56 adaptierte Standardphagen für die Lysotypie der Typhuserreger gewonnen.

Vipom: das VIP-produzierende Inselzelladenom des ↑ VERNER*-MORRISON* Syndroms.

Virämie: Auftreten von Viren im Blut v. a. bei ARBO-Virus-Infektion (Gelbfieber, Dengue, Colo-

Viraginität

rado-Zeckenfieber, Pappatacifieber etc.), Masern, lymphozytärer Choriomeningitis, Röteln, Hepatitis, Pocken (auch postvakzinal, ↑ Impfmyokarditis). An die Erythrozytenoberfläche geheftete Viren führen evtl. durch Ery-Agglutination zu hämolyt. Anämie.

Viraginität: (R. v. KRAFFT=EBING 1886) männl. Verhaltensweisen bei der homosexuellen Frau; Gegenstück zur effeminierenden Verweiblichung des homosexuellen Mannes. – **Virago:** »Mannweib«, morphol. vermännlichte Frau (tiefe Stimme, starke Körperbehaarung, enges Becken, unterentwickelte Brüste; s. a. Virilisierung), häufig mit gestörter Sexualität (s. a. Viraginität) u. Fertilität.

viral: von Virusnatur, durch Viren bedingt. – **Virales:** die »Viren«, nach BERGEY als Ordnung der Microtatobiotes, mit den obsol. Unterordngn. Phagineae (= Bakteriophagen), Phyto- u. Zoophagineae (Krankheitserreger bei Pflanzen bzw. bei Tier u. Mensch); s. a. Virus-Klassifikation.

Virchow* (Rudolf V., 1821–1902, Pathologe, Würzburg, Berlin) **Drüse, Knoten:** Klavikulardrüse; s. a. TROISIER* Knoten. – **V.* Körperchen:** ↑ HASSALL* Körperchen. – **V.* Krankheit, Leontiasis:** ↑ Kraniosklerose (1). – **V.* lymphat. Ödem:** ↑ NONNE*-MILROY*-MEIGE* Syndrom. – **V.* Reiztheorie:** ↑ Irritationstheorie. – **V.* Trias:** die 3 für eine Thromboseentstehung notwend. Faktoren: venöse Stase, Endothelschädigung, erhöhte Blutgerinnbarkeit. – **V.* Zelle: 1)** Schaumzelle; ↑ Leprazelle; **2)** ↑ GIERKE*-V.* Zelle. – **V.* Zellenlehre:** (1858) Jede Zelle entsteht aus einer Zelle (»omnis cellula e cellula«, sogen. **V.* Axiom, Gesetz**); für jedes Lebewesen ist die Zelle das letzte morphol. Element, aus dem jegl. – normale u. pathol. – Lebenstätigkeit entspringt (s. a. Zellularpathologie). – **V.*-Robin* Raum** (CHARLES PH. R.): das Spatium perivasculare, der Liquor-erfüllte Spaltraum (trichterförm. Fortsetzung des Cavum subarachnoidale) um die Gehirnarterien u. -venen (nicht aber die Kapillaren) zwischen Gefäßwand u. ↑ Gliagrenzmembran; Teil der Blut-Hirn-Schranke.

Viren: s. u. Virales, Virus.

Virga palmata: (lat.) *androl* ↑ Palmenrute.

Virgi(nia)mycin(um *WHO*): Antibiotikum aus Streptomyces virginiae; wirksam gegen grampos. Baktn.

Virginitas, Virginität: (lat.) Jungfräulichkeit. – **Virgo:** (lat.) »Jungfrau«, die geschlechtlich unberührte Frau (i. e. S. mit intaktem Hymen = **V. intacta**, was aber stattgehabte Kohabitation nicht ausschließt).

Viria: Mehrzahl von ↑ Virion.

Viridans: (lat. = grünend) Kurzbez. für Streptococcus vi. (= Str. mitis); z. B. **V.-Endokarditis, -Sepsis** (↑ Endocarditis lenta bzw. ↑ Streptokokkensepsis durch Str. mitis = »**V.-Streptokokken**«).

viril(is): männlich, maskulin. – **Virilisierung,** Maskulinisierung: **1)** Vermännlichung eines ♀ Individuums (Auftreten von ♂ sek. Geschlechtsmerkmalen; s. a. Virilismus) als Effekt androgener Hormone, z. B. bei NNR-Adenom (AGS), NN-Rest-Tumor des Ovars, nach Androgen-Medikation. Sympte.: Hirsutismus, Barba virilis, Amenorrhö, Mammaatrophie, Klitorishypertrophie, Stimmbruch, Libidoverlust, evtl. Pseudohermaphroditismus femininus; vgl. Feminisierung. – **2)** Pubertas praecox beim Knaben. – **Virilismus,** Maskulinismus: die Androgen-bedingte männl. Prägung (körperl. u. psychisch) eines ♀ Individuum (s. a. Virilisierung, Virago); z. B. als **suprarenaler V.** (= adrenogenitales Syndrom = AGS), **gonadotroper V.** (bei Hypophysenadenom, z. B. ACHARD*-THIERS* Syndrom); auch in dissoziierter Form (mit nur einzelnen Symptn. wie Akne-Neigung, Hirsutismus u. viriler Körperbau, aber ohne Klitorishypertrophie, wahrsch. auf Grund konstitutionell verminderter Ansprechbarkeit der Zielorgane.

Virilitas, Virilität: Mannbarkeit, Geschlechtsreife des ♂ Individuums.

Virion (pl. Viria, Virionen), Viruspartikel, Elementarkörperchen: das in der Ruhephase befindl., extrazelluläre, vollentwickelte, infektiöse Virus; bestehend aus ein- oder doppelsträng. Nukleinsäure (RNS oder DNS) u. umgebend. Proteinmantel (= Kapsid; meist aus zahlreichen ident. Struktur[unter]einheiten, den Kapsomeren, zusammengesetzt). Dieses helikale, kub. oder komplex gestaltete Nukleokapsid (↑ Abb.) ist bei best. komplexeren Viren noch von einer Außenhülle umgeben (»Envelope«, »Peplos«), das aus Proteinen, Lipiden u. KH besteht (z. T. als Bestandteile der Wirtszellenmembran), bei Myxo- u. einigen Paramyxoviren Neuraminidase u. sogen. Viruspyrogen enthält und bei Myxo-, Paramyxo- u. Rhabdoviren mit hämagglutinierender Aktivität auch zentrifugale Protrusionen (»Spikes«, »Peplomeren«) bildet; s. a. Abb. »Influenzavirus«.

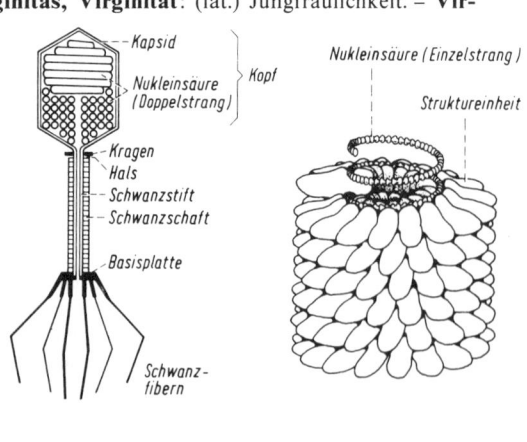

Virion-Typen (schematisch).

viro...: s. a. viru... – **v.gen.** durch Viren hervorgerufen.

Viroid: als hüllenloser (d. h. nicht antigen wirkender), zur Kettenform geschlossener RNS-Strang (360 Basenpaare) intrazellulär nachgewiesener Erreger von subviraler Größe (»nacktes Minivirus«). Ruhestadium bisher nicht bekannt; benötigt für Reproduktion Enzyme u. Nukleotide der Wirtszelle; bisher nur als pflanzenpathogen nachgewiesen; bedeutsam für Slow-virus-Krankhn.?

Virologie: Zweig der Mikrobiologie, befaßt mit den Viren u. Viruskrankhn.

Viro|pexis: s. u. Virus. – **V.plasma**: Verdichtungszonen (»Matrix«) im Zytoplasma der Wirtszelle, in denen neue Viren reifen (Nukleokapsid-Synthese). – **V.plasten**, grey bodies: (BONAR u. M. 1959) bei Myeloblastose im Myeloblasten nachgewiesene osmophile Körper unterschiedl. Größe u. variierender Feinstruktur (mit Resten von Mitochondrien-Cristae u. Viruspartikeln; wahrsch. nur phagozytiertes Material).

Virose: ↑ Viruskrankheit.

Virostase: Hemmung der Virusreproduktion in der Zelle, z. B. durch Interferon, Virostatika.

Virostatika, Virustatika: chemotherapeut. Inhibitoren bestimmter Phasen der Virusvermehrung, z. B. der Adsorption u. Penetration (»Penetrationsinhibitoren«; Anw. u. a. zur kurzfrist. A_2-Grippe-Prophylaxe), der Nukleinsäurebiosynthese (z. B. Pyrimidin-Derivate mit antimetabol. Effekt; u. a. örtlich bei Herpes genitalis u. Herpeskeratitis), der Proteinsynthese (z. B. p-Fluorphenylalanin, β-Phenylserin), der viralen RNS-Synthese (z. B. Guanidin-Derivate, Benzimidazole), der Virusreifung (Thiosemikarbazone; u. a. zur Variola-Prophylaxe). Gefahr von Nebenwirkungen, da virale u. zelluläre Funktionen eng verknüpft. – vgl. Interferon (als Produkt der T-Lymphozyten).

Virozidie: s. u. Virusinaktivierung. – **V.versuch**: *serol* ↑ Mäuseschutzversuch.

Virozyt: bei Viruskrankhtn. (v. a. infektiöse Mononukleose; s. a. TÜRK* Reizformen) im Blut auftret. transformierte – hyperbasophile, zu plasmozytärer Umwandlung neigende – Lymphozyten (große, atyp. Lymphoidzelle mit Netzstruktur des Kerns u vakuolenreichem Plasma: »fenestrated form«).

virtuell: der Kraft oder der Möglichkeit nach vorhanden, scheinbar; z. B. *opt* das v. ↑ Bild.

viru...: s. a. viro....

virulent: infektionskräftig (↑ Virulenz), giftig, ansteckend.

Virulenz: *mikrobiol* die die Pathogenität bestimmende Infektionskraft eines Erregers. Charakteristika: Fähigkeit, in gesunde Gewebe einzudringen, sich dort dank eigener Vitalität zu vermehren u. den Wirtsorganismus durch Toxizität zu schädigen oder teilweise zu zerstören. – **V.abschwächung** (s. a. Attenuierung) wird erreicht durch häufig wiederholte Passagen auf geeigneten Nährmedien, Tierpassagen oder Kultivierung bei leicht erhöhten Temp.; häufig verbunden mit Formenwechsel (S-R, V-W). **V.steigerung** (Zunahme invasiver u. tox. Eigenschaften) erfolgt durch Passagen über bes. empfängl. Individuen; bedeutungsvoll für den Ablauf z. B. von Pest- u. Cholera-Epidemien. – s. a. Vi-Agglutinin. – Bestg. der V. im »**V.test**«, z. B. durch Ermittlung der Dosis letalis minima bei einer best. Versuchstierart; für Corynebact. diphteriae durch modifiz. RÖMER* Versuch nach FRASER-HELD (4 Stdn. nach i. c. Inj. des Kulturmaterials i.p. Inj. von Di-Antitoxin u. erneute – kontralat. – i.c. Gabe von Kulturmaterial; bei virulentem Stamm nur an der 1. Injektionsstelle nach 24 Std. rote Zone mit zentraler Nekrose); für säurefeste Stäbchen durch ↑ DUBOS*-MIDDLEBROOK* Reaktion.

Virurie: renale Ausscheidung von Viren, z. B. bei Masern u. Zytomegalie.

Virus (pl. Vira, Viren; Virales): Krankheitserreger mit ⌀ von 15–300 nm (passieren normale Baktn.filter), die sich nur in lebenden Zellen vermehren u. auf künstl. Nährböden nicht züchtbar sind; im Unterschied zu anderen Mikroorganismen (auch PLT-Gruppe, Mykoplasmen, Rickettsien) mit 5 spezif. Charakteristika (»V.konzept«, A. LWOFF 1957): 1) enthalten als genet. Material nur DNS oder nur RNS (↑ Schema »DNS-« u. »RNS-Viren«), 2) keine Teilung, Reproduktion nur durch ihre Nukleinsäure, 3) kein Wachstum in der extrazellulären Ruhephase, 4) keine Stoffwechselenzyme, 5) Replikation mit Hilfe der Wirtszellen-Ribosomen; ferner Empfindlichkeit gegen Interferon (nicht gegen Antibiotika), Fehlen von Muraminsäure. Vermehrungszyklus u. Infektionsmodus: Bindung des infektiösen V. der Ruhephase (↑ Virion) an V.rezeptoren der Wirtszelle (= Adsorptionsphase) mit nachfolg. Viropexie, d. h. Aufnahme durch Pinozytose (= Penetrations-, Injektionsphase); im Zellinnern Dissoziation (»Uncoating«) u. Übergang in vegetat. Phase (»Eklipse«), mit 2 Möglichkeiten der Replikation der V.nukleinsäure: entweder Einbau ins Genom der Wirtszelle (= lysogene, temperente oder transformierende Infektion) mit Unterstellung der Replikation unter die Regulation (auch für Tochterzellen gültig); oder virulente = »lyt.« Infektion mit Ausschaltung der Regulationsmechanismen der Wirtszelle u. Umstellung des ges. Stoffwechsels in den Dienst der Virusvermehrung; z. T. mit Einschlußkörpern (↑ dort. Tab.) u. ↑ zytopathogenem Effekt. Nach Bildung von V.nukleinsäure u. -protein (bd. im Überschuß) erfolgt an best. Zellorten (Kern oder Viroplasma) Zusammensetzung des Nukleokapsids (= Maturations- oder Reifungsphase), bei manchen Arten auch zusätzl. Umhüllung mit einem »Envelope«. Freisetzung der Viren durch Zytolyse, aber auch durch Ausschleusung aus der lebenden Zelle (unter Integration von Zellmembrananteilen in den Envelope während der Virusknospung: »Budding«. – s. a. V.klassifikation, V.krankheit, V.-inaktivierung. – Nachweis großer Viren (bis 250 nm) lichtmikroskopisch nach Färbung, mittlerer (bis 100 nm) mit UV-Mikrophotographie, kleinster (bis ca. 1 nm elektronenmikroskopisch; ferner durch Filtration, Ultrazentrifugation, Züchtung, AK-Nachweis, Neutralisation, Hämagglutination u. -adsorption (s. u. Virus...). – Bez. nach Eigenschaften, Strukturbesonderheiten etc., z. B. **abgeschwächtes V.** (»attenuiert«, als »Lebendimpfstoff«), **defektes V.** (in seinem Genom, der Nukleinsäure, unvollständig; unfähig die Wirtszelle zur Produktion neuer Viren zu programmieren; Reproduktion gelingt nach Mischinfektion mit einem Helfer-Virus, das die fehlende – z. B. enzymat., synthet. – Funktion ersetzt; s. a. ROUS*-assoziiertes V., Satelliten-V.), **imkomplettes V.** (im

Virus

Aufbau unvollständig, daher nicht infektiöses Virion), **V. fixe** (s. u. Pasteur* Methode), **maskiertes = latentes = okkultes V.** (nach der Zellinfektion morphol. nicht mehr nachzuweisen [»latente Infektion«]; evtl. durch bes. Kultivierungsverfahren, z. B. Zellfusion mittels Sendai-V., demaskierbar, d. h. zum kompletten V. zusammensetzbar), **temperentes = transformierendes = lysogenes V.** (zunächst nur seine Nukleinsäure in das Genom der Wirtszelle einbauend [»temperente Infektion«], d. h. Bildung sogen. Proviren, die – spontan oder durch Einflüsse aktiviert – die Zelle zur Synthese neuer Viren veranlassen [»lysogene Infektion«, z. B. durch Bakteriophagen oder Herpes-Viren] oder den Zellstoffwechsel verändern [»transformierende Infektion«, z. B. durch ↑ Tumorviren]), **vegetatives V.** (die in eine Wirtszelle injizierte V.-Nukleinsäure; im Ggs. zum Virion), **virulentes = lytisches V.** (sofort nach der Viropexie die Produktion neuer Viren induzierend u. dadurch meist zur Zytolyse führend [»virulente« bzw. »lyt. Infektion«]; z. B. Polio-, Hepatitis-V.), **adenotropes V.** (mit bes. Affinität zu drüs. Organen u. LK, z. B. Adenoviren, Mumps-V.), **dermotropes V.** (mit bes. Affinität zur Haut, z. B. Masern-, Röteln-V.), **enterotropes V.** (↑ Enteroviren), **hämagglutinierendes V.** (mit Hämagglutininen im Envelope; durch Änderung der Oberflächenladung der Ery oder Brückenbildung zu Hämagglutination führend; z. B. Vaccinia-Untergruppe der Pockenviren), ↑ **hepatotropes V.**, **lipophiles V.** (mit bes. Affinität zu polaren Lipiden, von denen sie absorbiert werden; z. B. Influenza-, Vaccinia-, Herpes-V.; **lipophob** sind dagegen die lipidfreien Picornaviren), **neurotropes V.** (mit bes. Affinität zum Nervengewebe; v. a. ARBO- u. Picornaviren), **ophthalmotropes V.** (mit bes. Affinität zu Geweben des Auges; z. B. das Keratokonjunktivits-V.; vgl. PLT-Gruppe), **pan- oder polytropes V.** (mit Affinität zu unterschiedlichsten Körpergeweben; z. B. Denguefieber-V.), **pneumotropes V.** (mit bes. Affinität zum Lungengewebe; s. a. primär-atyp. ↑ Pneumonie); **filamentöses V.** (fadenförmig; meist ohne Innenkörper u. dann nicht infektiös; gelegentlich bei Influenzaviren, bes. Wildstämmen), **helikales V.** (Struktureinheiten im Kapsid »translationssymmetrisch« angeordnet, schraubenförmig gewunden um eine Zentralachse; z. B. Myxo-, Paramyxo-, Rhabdo-V.), **komplex(symmetrisch)es V.** (Virion mit komplexer Kapsidsymmetrie u. Envelope; z. B. Pockenviren, T-Phagen), **kubisches = rotationssymmetr. V.** (»spär.« ↑ Virion, dessen gleichgebaute Kapsomere [z. B. Sphäroide, Prismen] rotationssymmetrisch so angeordnet sind, daß es eine 20fläch. polyedr. = ikosaedrische Form hat [jede Fläche ein gleichseit. Dreieck]; z. B. Picorna-, Reo- u. Picodna-, Papova-, Herpes-Viren, DNS-Phage ΦX174). Ferner: **bakterienpathogene Viren** (↑ Bakteriophagen), **onkogene V.** (↑ Tumorviren), **phytopathogene V.** (häufig Nutzpflanze befallend; Störung der Chloroplastenbildung), **langsame V.** (Erreger der ↑ Slow-Virus-Infektionen; nachweisbar nur als Nukleinsäure: »**nackte V.**«), **makromolekulare V.** (s. u. Virusklassifikation), ↑ **submoderierte V.**, **synzytiale V.** (der Paramyxo-Gruppe; mit Bildung großer synzytialer Zellverbände als typ. zytopathogenem Effekt). – **Große** oder **organismische V.**: histor. Bez. für die Erreger der PLT-Gruppe (die kleiner als Baktn., aber größer als Viren u. Antibiotika-empfindl. sind, RNS u. DNS u. verschied. Enzymsysteme u. Muraminsäure enthalten u. sich durch Teilung vermehren); s. a. Virusklassifikation.

Virus|antigene: AK-Bildung induzierende, proportional zur V.komplexität numerisch zunehmende V.komponenten mit gruppen-, typ- oder subtypspezif. Antigenität. Bei größeren Viren die Antigene S (»soluble«) und V (»virusgebunden«); ersteres von den V.partikeln leicht abtrennbar, vorw. gruppenspezif. u. aus viralem Nukleoprotein (»Core-AG«) bestehend, z. B. das – typenspezif. – RNP(»Ribonukleoprotein«)-AG der Paramyxo- u. Myxoviren (ermöglicht z. B. Unterscheidung der Influenza-Typen A, B u C); letzteres mit dem Virion fest verbunden (jedoch durch Ätherbehandlung abtrennbar), der Oberfläche anhaftend (»Envelope-«, »Hüll-AG«), vorw. typspezif., bei Myxo- u. Paramyxoviren z. B. Hämagglutinin u. Neuraminidase in den Spikes lokalisiert (ermöglicht z. B. Unterscheidung von Influenza-Subtypen A_0, A_1 u. A_2). – **V.antikörper**: durch natürl. Infektion oder Impfung induzierte, gegen Virus-AG gerichtete AK; die gegen S-AG (Nachweis mit KBR, Agglutinations-, Präzipitationsreaktion) in der Regel etwas früher erscheinend u. auch zurückgehend als die gegen V-AG (Neutralisationstest, KBR, Hämagglutinations[hemmungs]reaktion). Alle komplementbindenden AK persistieren evtl. über Jahre.

Virus|bubo: klimat. ↑ Bubo. – **V.einschlußkörperchen**: ↑ Tab. »Einschlußkörperchen«. – **V.embryopathie**: E. infolge diaplazentarer Infektion (↑ dort. Tab.) durch Viren; z. B. ↑ Grippe-, Röteln-, Varizellen-Embryopathie. – **V.endokarditis**: E. mit suspekter oder nachgewiesener viraler Genese (außer der durch Coxsackie-Viren). – **V.enteritis**, Darmgrippe: **1)** akute E. durch Enteroviren; Dauer 1–3 Tg., wechselnde Nebenerscheinungen, gute Prognose. – Ferner eine epidem. akute Gastroenteritis (»Winterübelkeit«) durch das bisher nicht klassifizierte BFS- oder Marcy-Virus, mit – evtl. zu Exsikkose führenden – Diarrhöen; oft bei Kindern, afebril. – **2)** gastrointestinale Begleitsympte. bei Poliomyelitis, Hepatitis, Influenza etc.

Virusenzephalitis: **1)** durch neurotrope Viren hervorgerufener Nervenzelluntergang mit entzündl. Veränderungen differenter Topik, v. a. in grauer Hirn-, RM-Substanz (= Polio-Myeloenzephalitis; auch als Meningoenzephalitis); häufig mit Einschlußkörperchen in Nerven- u. Gliazellen. Häufigste Erreger ARBO-Viren (↑ dort. Tab.), ferner Picorna- (v. a. Coxsacki A Typ 2, 5 u. 6, Coxsackie B Typ 2, 3, 4 u. 5), ECHO-Viren Typ 7, 9, 11 u. 14, Poliomyelitis- u. Enzephalomyokarditis-Virus (EMC). – Als **V. A** die ↑ Encephalitis epidemica, als **V. B** die ↑ Enc. japonica. – **2)** hyperergisch (?), perivaskuläre Enzephalomyelitis para- oder postinfektiös bei Variola, Masern, Varizellen etc.; auch als ↑ Impfenzephalitis.

Virus|exaltation: Förderung der Virulenz eines Virus durch ein anderes (z. B. Polio- durch Coxsackie-Virus A); vgl. V.interferenz. – **V.fetopathie**: ↑ Tab. »diaplazentare Infektion«; vgl. V.embryopathie. – **V.genom**: die Nukleinsäure (DNS oder RNS) des Virus. – **V.grippe**: ↑ Grippe (s. a. Influenza...); **gastrointestinale V.grippe**: ↑ V.enteritis.

Virus|hämadsorption: Adsorption von Erythrozyten in Gewebekultur an Zellen, in denen sich Parainfluenzavirus Typ 1 (= Hämadsorptionsvirus Typ 2 = HA 2) oder Typ 3 (= HA 1) vermehrt hat. – **V.häm-**

agglutination: s. u. hämagglutinierendes ⌐ Virus; z. T. temperaturabhängig (mit spez. Temp.optima). – **V.hemmung**: 1) ⌐ Virostase. – 2) ⌐ V.inaktivierung.

Virushepatitis: die virusbedingten, sporad. oder epidem. Allgemeinerkrn. mit Leberaffektion als hervorstechendem Merkmal. Häufigste Erreger sind Hepatitis-A- u. -B-Virus (»HAV« bzw. »HBV«; ersteres in verschied. Affen-Spezies, letzteres nur in Schimpansen züchtbar), weitere vermutet (z. B. ein »HCV« = »Non A-non B-Virus«), aber bisher nicht nachgewiesen. Nach Inkubationszeit von 15–50 bzw. 40–180 Tg. als Prodromi gastrointestinale, grippale oder rheumatoide Beschwerden (= präikter. Stadium, mit Hepato-, evtl. auch Splenomegalie), denen bei der Hepatitis A (= H. epidemica s. infectiosa = Icterus catarrhalis s. simplex) ein 2- bis 6wöch. ikter. u. danach ein – evtl. meherer Wochen anhaltendes – postikter. Stadium folgen mit rascher Ermüdbarkeit, dyspept. Beschwerden u. langsam zurückgehender Hepato-Splenomegalie (wahrsch. kein Übergang in chron. Form, AK im allg. lebenslang, keine Dauerausscheider); auch atyp., z. B. anikter., cholestat., cholangiolit. u. sogar maligne Formen (= Hepatitis parenchymatosa acuta); Serumwerte der Transaminasen erhöht (bereits präikterisch, auch bei anikterischer Form; Wiederanstieg bei Rezidiv; Dauererhöhung bei Chronizität). – Die Hepatitis B (= hämatogene H. = Serum-H.) mit gleichen Symptn., jedoch häufiger mit chron. Verlauf (wie auch die Non A-non B-Form), wobei das dem Erreger eigene HB$_c$-AG (⌐ SH-Antigen) lange nachweisbar bleibt (pos. Personen aber nicht unbedingt infektiös; HB$_S$ verschwindet meist nach Ikterusbeginn rasch, was jedoch nicht das Ende der Infektiosität bedeutet); als bes. chron. Form die autoaggressive, »chron. aktive Hepatitis« (»CAH«; mit LE-Phänomen, Rheumafaktor etc.; s. a. Schema »chron. ⌐ Hepatitis«). – Infektion mit Virus B im allg. bei Inj., Transfusion, durch Inokulation, aber auch fäkal-oral (u. genital?); umgekehrt sind parenteral übertragene A-Fälle bekannt; keine Kreuzimmunität zwischen A u. B. Häufigste Transfusionshepatitiden z. Z. Non A-non B-Typen (2 Viren?), ohne HB$_S$AG-Befund u. Anstieg des Anti-HA-Titers. – Kurzzeit. A-Prophylaxe mit γ-Globulin i.m. möglich; pass. B-Prophylaxe bisher nur durch Hyperimmunglobulin eines soeben Gesundeten (demnächst »HB$_S$-pos. Ig« im Handel; akt. Schutzimpfung mit HB$_S$-Vakzine in Erprobung).

Virusid: Mikrobid (⌐ Id-Typ) als allerg. Hautreaktion auf Virus-AG, im allg. bei hyperg. Reaktionslage als Erythem, Urtikaria, Knoten- u. Blasenbildg. in symmetr. Verteilung; bei Herpes simplex u. nach einschläg. Impfungen häufig multiform. – Als – seltenes – Masernpemphigoid mit Letalität bis zu 50%.

Virus|impfstoff: AG-Suspension oder -Lsg. zur akt. Immunisierung; enthält inaktivierte V.partikeln oder immunogene Fraktionen des Virions oder aber akt. Viren attenuierter Stämme; teils mono-, teils polyvalent; auch als Kombinationsimpfstoff. – **V.inaktivierung**, Viruzidie: Hemmung der biol. Aktivität der Viren (v. a. zur Impfstoff-Gewinnung), u. zwar mit physikal. (US, UV, ionisierende Strahlen, physikochem. (z. B. feuchte Hitze, extrem hohes oder niedr. pH, Austrocknung) oder chem. Methoden (z. B. Formalin, Oxidationsmittel, proteolyt. Enzyme); vgl. Virostase, Attenuierung. – **V.infektion**: s. u. Virus; s. a. V.krankheit. – **V.interferenz**: Phänomen, daß eine Zweitinfektion mit homo- oder heterologen Viren durch Replikationshemmung (als Fremd-I. infolge Interferon-Bildung) verhindert wird; z. B. bei Influenzaviren (als »homologe oder Selbst-I.«), zwischen den 3 Stämmen des Poliovirus, zwischen Coxsackie B u. Polio.

Viruskeratitis: ⌐ Keratoconjunctivitis epidemica.

Virusklassifikation erfolgte ursprünglich nach biol. Merkmalen (z. B. Wirts-, Gewebetropismus), anhand morphol. u. physikochem. Daten des Virions (z. B. »mono-«, »makromolekular«, »polymolekular organisiert«, »polymolekular organismisch«); später im LHT-System (nach Lwoff, Horne, Tournier 1961) anhand der 4 charakterist. Merkmale: allein enthaltene Nukleinsäure (RNS oder DNS), Nukleokapsid-Symmetrie (helikal, kubisch oder komplex), Virushülle (Envelope oder nicht), Größen- u. Strukturparameter (z. B. Kapsid-∅, Anzahl der Kapsomeren); im VAC-System (= **V**ernacular name based on **A**dansonian **C**lassification; n. Gibbs, Harrison, Watson u. Wildy 1966) anhand 6 genetisch stabiler u. 2 praktisch wicht. (Wirt u. Überträger) Merkmale, formelmäßig darstellbar als Kryptogramm (4teil. Formelarrangement, getrennt durch Doppelpunkte oder Schrägstriche; in Klammern hier die jeweils zu verwendenden Einhn. bzw. Symbole nebst Erklärung):

$$\frac{\text{Nukleinsäure-Art } (R = RNS, D = DNS)}{\text{Nukleinsäure-Strangzahl } (1 \text{ oder } 2)} /$$

$$\frac{\text{Nukleinsäure-MG } (in \text{ Mio. Dalton})}{\text{Nukleinsäure-Gew. } \% \text{ im Virion}} /$$

$$\frac{\text{Virion-Form } (S = \text{sphärisch}, E = \text{längl. ohne abgerund. Enden})}{\text{Nukleokapsid-Form } (U = \text{längl. mit abgerund. Enden}, X = \text{komplex})} /$$

$$\frac{\text{Wirt } (V = \text{Vertebrata}, I = \text{Invertebrata})}{\text{Überträger } (0 = \text{keiner}, + = \text{Kleintier})} ;$$

lautet z. B. für Influenzavirus A:

$$\frac{R}{I} : \frac{3}{1} : \frac{S}{E} : \frac{V}{O},$$

für ARBO-Viren:

$$\frac{R}{1} : \frac{2}{6} : \frac{S}{S} : \frac{IV}{+}.$$

– Weitere Unterscheidungsmerkmale: Lipophilie, Empfindlichkeit gegen Fettlösungsmittel (bd. erhöht mit zunehmendem Lipidgehalt des Envelope), Zellort der Virusreifung, pH- u. Wärmestabilität, Antigene. RNS- u. DNS-Viren (s. a. dort. Schemata) sind anhand solcher Merkmale in Gruppen u. Untergruppen eingeteilt, in denen jeweils die Arten anhand ihrer charakterist. Gesamt- bzw. pathogenen Eigenschaften zusammengefaßt (z. T. aber auch bisher »nicht gruppiert«) sind, diese wiederum mit Typen (insbes. Serotypen) u. Subtypen, zu denen jeweils Stämme mit einer abweichenden – z. B. antigenen – Eigenschaft gehören (⌐ Virusstamm), darunter solche, die als »Proto-« oder »Referenzstamm« für diesen Typ gelten.

Virus|knospung: ⌐ Budding, s. a. Virus, Slow-virus. – **V.krankheit**, Virose: die durch Eindringen u. Vermehrung von Viren hervorgerufene Infektionskrankt., mit Affektion bevorzugter Organe je nach dem Gewebetropismus des Erregers. Nach Gsell mit im allg. übereinstimmenden »pos.« (diphas. Fieber, rel. Bradykardie, rel. Leukopenie, oft lymphat. Reaktion, primär nichteitr. Entzündung, vegetat. Störungen in der 1., Folgen der Organaffektion wie Enzephalitis, Pneumonie u. Hepatitis in der 2. Phase, bei Schwangeren Gefahr der Embryo- u. Fetopathie) u. »neg. Kennzeichen« (kein initialer Schüttelfrost, Ende nicht mit krit. Entfieberung, keine tox. Granulierung der Neutrophilen, bei reiner V.genese keine Eiterung u. Abszedierung). Rezidive bei akuter zykl. V. infolge Heilungsimmunität sehr selten; s. a. Slow--virus-Infektion. – Ther.: spezif. Seren im allg. wirkungslos, Sulfonamide u. Antibiotika nur bei »großen Viren« wirksam, Virostatika bisher nur in ganz best. Fällen bewährt. Prophylaxe durch pass. (Hyperimmun-Globulin) u. akt. Immunisierung (↑ V.vakzine). – **V.krytogramm**: s. u. V.klassifikation.

Virus|leukämie: ↑ Tab. »Tumorviren« (C-Typ). – **V.lymphadenitis**: ↑ Katzenkratzkrankheit. – **V.marker**: die zur Charakterisierung (»Markierung«) eines Stammes herangezogene typ., genet. fixierte Eigenschaft (↑ Marker), z. B. bei Polio-Viren die – sich bei attenuierten Stämmen charakteristisch ändernde – Neuropathogenität. – **V.meningitis**: akute seröse (»abakterielle«, »asept.«) M. durch Picorna-, seltener durch Mumps-, LCM-, ARBO- u. a. Viren. – **V.modifikation**: bei Viren nach Passage in geeignetem Wirtssystem eintretende phänotyp. M. durch Änderung der Oberflächeneigenschaften; genutzt z. B. bei der Attenuierung. – **V.myokarditis**: s. u. Myokarditis. – **V.neutralisation**: ↑ Neutralisationstest.

Virus|pankreatitis: Pankreasaffektion im Verlaufe einer Virose (v. a. Mumps, seltener Coxsackie-Infekt). – **V.perikarditis**: durch Coxsackie-Viren (A Typ 1, B Typ 2, 3, 4 u. 5); v. a. im Verlauf der Bornholmer Krankh. u. bei ↑ V.meningitis. – **V.pharyngokonjunktivitis**: ↑ Pharyngokonjunktivalfieber. – **V.pneumonie** meist als primär-atyp. ↑ Pneumonie, auch in Form einer Bronchopneumonie.

V.proteine: Eiweißkörper als Struktureinheiten des Kapsids, bei Vorliegen eines Envelope ferner Hämagglutinin, Neuraminidase, ↑ V.pyrogen u. a. – **V.pyrogen**: Äther-extrahierbares Lipoprotein des Envelope (gebunden an das V-Antigen) bei Myxo- u. Paramyxoviren u. beim Virus der westl. Pferdeenzephalitis; ruft tierexperimentell 1–2 Std. nach i.v. Inj. einer V.-Suspension Fieber hervor (bei Zweitinjektion – auch heterologer Viren – aber Pyrogenresistenz).

Virus|rezeptoren: spezif., die Affinität der Viren für best. Gewebe bedingende Neuraminsäure-halt. Strukturen der Zellmembran, an denen die Adsorption der Viren stattfindet. Durch Neuraminidase zerstörbar. – **V.schnupfen**: ↑ Coryza. – **V.stamm**: Reinkultur einer einz. V.isolierung (»Wildstamm«); von anderen Stämmen des gleichen Typs bzw. Subtyps in best. physiol. Merkmalen (z. B. Virulenz) unterschieden.

Viru|stase: ↑ Virostase.

Virus|träger: Individuum, das Viren beherbergt, ohne Krankheitssympt. erkennen zu lassen. Oft epidemiologisch bedeutsame Dauerausscheider (z. B. Herpes-simplex-V.). – **V.tumoren**: durch ↑ Tumorviren induzierte experimentelle oder spontane Neoplasmen (z. B. Virusleukämien, Mammatumoren) bei Tieren. Beim Menschen Virusgenese des BURKITT* Lymphoms wahrsch.; epidemiol. Hinweise auch für die Lymphogranulomatose. – **V.vakzine** zur Prophylaxe von V.krankhn., hergestellt aus inaktiviertem u./oder gespaltenem Virus virulenter Stämme oder aber aus akt. Virus attenuierter Stämme (»abgeschwächte Vakzine«, »Lebendimpfstoff«); spezif. Impfstoffe bisher v. a. gegen Poliomyelitis, Masern, Gelbfieber, Röteln. – **V.züchtung** gelingt nur im Versuchstier sowie auf lebenden (z. B. Eikultur) oder auf kultivierten Zellen (»Gewebekultur«), z. B. als Einschichtzell- (auch als Plaque-Test zur V.titration), Suspensions-, MAITLAND* Kultur.

Viruzidie: s. u. Virusinaktivierung. – **V.versuch**: *serol* ↑ Mäuseschutzversuch.

Vis a tergo: (lat.) die »von hinten wirksame Kraft«; z. B. die durch die Herzsystole verliehene kinet. Energie, die das Blut durch das Gefäßsystem führt (im venösen Schenkel unter Mitwirkung des durch Vorhofdilatation bewirkten Sogs: **Vis a ventre, a fronte**).

Viscance: (engl.) *pulmon* der visköse Lungenwiderstand (Atemwiderstand); als »visköser Widerstandskoeffizient« errechnet – unter Annahme einer konst. Compliance – aus den mittels Ösophagussonde u. Pneumotachometers ermittelten Druck- u. Flußwerten:

$$R_{visc} = \frac{P_{visc}}{V}$$

Viscera: (lat.) die ↑ Eingeweide. – **Visceral brain**: (engl.) Bez. der psychosomat. Medizin für das limb. System als dem Hypothalamus übergeordneten Teil des vegetat.-nervösen (u. auch psych.) Regulationssystems. – **visceralis**: (lat.) die Eingeweide betreffend; s. a. Viszeral....

Viscerocranium: Gesichtsschädel (↑ Cranium viscerale); *embryol* die Kiefer u. die aus den Kiemenbögen hervorgehenden Schädelanteile.

viscidus: (lat.) viskös.

Viscum album: die »Mistel« [Loranthaceae]; Blätter u. Zweige (»Hexenbesen«) enthalten u. a. **Viscotoxin** (tox., herzwirksames Peptidgemisch), Aminosäuren, Saponine, Cholin u. Viscin.

visibel: sichtbar (mit freiem Auge oder lichtmikroskopisch); vgl. ultravisibel (= ↑ submikroskopisch). – **Visible speech**: (engl. = sichtbare Sprache) elektron. Apparatur zur Analyse sprachlicher Vorgänge (Frequenz, Amplitude etc.), sichtbar gemacht (»Sonogramm«) auf Oszilloskop oder Kymographion.

Visier|lappen: (MORGAN) *chir* nach Art eines Helmvisiers auf den Hautdefekt zu klappender Brückenlappen; ursprüngl. vom Kinn entnommen für die Unterlippenplastik; später gleiches Prinzip am Fußstumpf u. in Fersennähe (SAMTER* »Steigbügellappen«), bei Fingerkuppendefekten (KLAPP). – **V.linie**: *ophth* Blicklinie.

Visio: (lat.) das Sehen (Visus).

Vision: *psych* 1) opt. Halluzination, z. B. im Fieberdelir. – 2) ↑ Panoramavision. – 3) ↑ PICK* Vision.

viskös, viskos: zähflüssig (↑ Viskosität).

Viskopathie: krankhafte Veränderung der Viskosität einer Körperflüssigkeit; i. e. S. (HORNSTEIN) die – meßbare – Viskositätszunahme der Samenflüssigkeit (für die Fertilität ohne Bedeutung).

Viskose: die zu Zellwolle, »V.glas«, Kunstseide, Schwämmen etc. verspinnbare zähflüss.-viskose Lösg.

von Zellulose-Xanthogenat. – Auch Kurzbez. für diese Produkte.

Viskosimetrie: Messung der Viskosität von Flüssigkeiten (u. Gasen) anhand ihres – von Temp. u. Druck abhäng. – Fließvermögens, ihres Widerstands gegen eindringende Körper oder ihrer inn. Reibung. SI-Einh. der dynam. oder absol. V. (»η«) ist die Pascalsekunde (sowie das Poise), der kinemat. V. (»ν«) das m^2/Sek. (ferner das Stokes). Anw. z. B. zur Abschätzung der Größe u. Gestalt von Makromolekülen, zum Nachweis von Protein-Konformationsänderungen während einer Reaktion; die – rel. schnell durchführbare – Plasma-V. ist der BSR als Diagnostikum z. T. überlegen (da v. a. von Zusammensetzung u. Konz. der Plasmaproteine abhängig; Normalwert 1,5–1,72 cP). Spez. Viskosimeter u. a. für Zervixschleim (z. B. Ovutimer® nach Kosasky; zur präzisen Schnellbestg. des Ovulationstermins).

Viskosität, Zähigkeit: die Fließeigenschaft gasförmiger u. flüss. Stoffe, die einer auf sie einwirkenden Schubspannung (τ) durch Verformung (mit Geschwindigkeit c) nach der Formel τ = f(c) entsprechen, d. h. sich »viskos« verhalten; gewissermaßen die »inn. Reibung« (mit Konstante η als **Viskositätskoeffizient**), unterscheidbar als **dynam.** oder **absol. V.** (»η«) u. als **kinemat. V.** (»ν«; maßgebl. Stoffkonstante bei Strömungsvorgängen), mit der Beziehung: ν = η/Dichte. – Die zur V. reziproke Eigenschaft ist die Fluidität, die Zunahme der V. die Rheopexie, der transitorische Abfall durch erzwungene Bewegung die ↑ Thixotropie.

Visna: meist letale ↑ Slow-virus-Infektion (Entmarkungsenzephalomyelitis) der Schafe in Island. Virus bisher nicht klassifiziert (Identität mit dem Maedi-Virus, dem Erreger perivaskulärer u. peribronchialer monozytärer Infiltrate beim Schaf, vermutet).

Visnadinum WHO: 3,4,5-Trihydroxy-2,2-dimethyl-6-chroman-akrylsäure-δ-lakton-4-azetat-3-(2-methylbutyrat); Koronarvasodilatans (aus Ammi visnaga isoliert).

Visser*-Cost* Syndrom: (1964) angeb. Enzymdefekt (18-Hydroxylase) der NN, mit Blockade der Umsetzung von Kortikosteron B zu Aldosteron.

visual(is), visuell: (lat.) das Sehen (Visus) betreffend; z. B. **v. Aura** (= opt. ↑ Aura).

vis(u)o...: Wortteil »Sehen«; z. B. **v.motorische Koordination** (Übereinstimmung von Blick- u. Handbewegung; gestört bei hirnorgan. Schädigung v. a. des Okzipitallappens, bei frühkindl. u. starker Dementierung), **v.psychische Area** (Bolton; = Brodmann* Area 17, n. Campbell auch 19), **v.sensorische Area** (Bolton; = Brodmann* Area 18), **v.spinaler Reflex** (vom kontralat. Colliculus sup. der Lamina quadrigemina über den Tractus tectospin. laufender R. im Dienste der Integration von visuellen Eindrücken u. Körper-, insbes. Kopfbewegungen).

Visus: (lat.) Sehen, *ophth* ↑ Sehschärfe.

Visuskop: *ophth* Gerät zur ophthalmoskop. Fixationsprüfung bei Schielamblyopie anhand einer vom kompakten elektr. Augenspiegel auf den Fundus projizierten Fixiermarke; zusätzlich einzuschaltende Scheibe mit konzentr. Ringen ermöglicht auch Bestg. der Exzentrik der Fixation.

Viszera: ↑ Eingeweide. – **viszeral**: die Eingeweide betreffend; s. a. Viszeral..., Splanchn....

Viszeral|bogen-Syndrome: die aus Fehlentwicklungen der Kiemenbögen (»**V.bögen**«) u./oder Schlundtaschen resultierenden Syndrome; i. e. S. das Kieferbogen-Sy., i. w. S. auch die Fehlbildungen der großen herznahen Gefäße (einschl. Arteria lusoria). – **V.empfindung**: durch Reizung von Enterorezeptoren der Eingeweide ausgelöste E.; im allg. nur ungenau lokalisierbar, v. a. wegen der meist simultan ablaufenden viszerokutanen Reflexe (mit Schmerzfortleitung bzw. -übertragung). – **V.epilepsie**: ↑ Abdominalepilepsie; s. a. vegetative ↑ Epilepsie. – **V.hirn**: ↑ Visceral brain.

Viszeral|knochen, -knorpel: 1) die aus den Kiemenbögen (↑ dort. Tab.) hervorgeh. Skelettabschnitte. – 2) aus einer Kiemenbogenanomalie resultierender Knochen bzw. Knorpel über einer seitl. Halsfistel. – **V.nervensystem**: das – die Eingeweide versorgende – ↑ vegetative NS; vgl. aber Kiemenbogennerven. – **V.neuralgie**: von den Eingeweiden ausgeh. neuralgiforme Schmerzen, z. B. Gastralgie, Leber-, Darm-, Nierenschmerzen; s. a. Pelipathia vegetativa. – **V.spalte**: *embryol* ↑ Kiemenspalte.

Viszerektomie: op. Entfernung ganzer Eingeweideblöcke (»Ausweidung«); z. B. die **pelvische** oder **pelvine V.** (= Pelviektomie) als Radikalop. von Beckenorganen bei fortgeschritt. Malignom.

viszero...: Wortteil »Eingeweide« (Viscera). – **v.kardialer Reflex**: reflektor. Herzfunktionsstörung bei Reizung von Bauch- oder Brusteingeweiden oder zugehör. Nervenplexus; z. B. als gastrokardialer Reflex. – **v.kutaner Reflex**: spinaler R. mit Afferenz über autonome Fasern aus inn. Organen u. zentraler Verschaltung durch kutanen Reflexwegen zugehör. Interneuronen; dadurch Beeinflussung der Erregbarkeit kutaner Reflexe von den Eingeweiden her, meist i. S. der Hyperpathie, u. U. Hautempfindungen hervorrufend. – **v.motor Reflex**: polysynapt. R. mit Afferenz über autnome Fasern aus inn. Organen u. Efferenz über Motoneuronen zu Skelettmuskeln; z. B. als physiol. Korrelat der Abwehrspannung. – **v.sensibel**: die Sensibilität der Eingeweide betreffend; s. a. Proprio-, Interorezeptoren. – Schmerzempfindung wird nur von Nozirezeptoren der Hüllen (Peritoneum, Pleura, Nierenkapsel etc.) vermittelt. – **v.sensorischer Reflex** (Mackenzie; von inn. Organen ausgelöstes Reflexgeschehen mit Einstrahlung in die Sensorik; meist als »übertragener Schmerz«. – **v.trop**: mit bes. Affinität zu Eingeweiden, z. B. zu Baucheingeweiden (↑ enterotrop). – **v.viszeraler Reflex**: autonomer R. im Bereich der inn. Organe, z. B. der Depressorreflex.

Viszero|megalie: Vergrößerung von Eingeweiden, i. e. S. die durch STH bedingte Wachstumszunahme bei Akromegalie, z. B. als Myokard- (mit Koronarinsuffizienz), Leberhypertrophie (mit rel. Durchblutungsmangel). – I. w. S. auch die stauungsbedingte (Thrombose, Herzinsuffizienz) Größenzunahme sowie die bei Entzündung (RES-Effekt), Anämie (extramedulläre Hämatopoese) u. Thesaurismosen, insbes. als Hepato- u. Splenomegalie; ferner myoneural bedingt ↑ Megaösophagus, -kolon, -ureter usw. – **V.ptose**: »Eingeweidesenkung« (s. u. Ptose). – **V.tom: 1)** *path* stanzendes oder schneidendes Instrument (Trokar) zur diagnost. Gewebegewinnung aus inn. Organen der uneröffneten Leiche (»**V.tomie**«; z. B. zur Erfassung unerkannter Gelbfieberanfälle). –

viszid

2) *anat* zu einem best. Dermatom in Beziehung stehender Abschnitt eines (Bauch-)Eingeweides.

viszid: ↑ viskös.

Vita* Schema: *ther* ↑ MOPP.

Vita: (lat.) Leben(sdauer). – **V. maxima**: auf ein Höchstmaß gesteigerte Lebensfunktionen bei Extrembelastung bzw. unter extremer neurohumoraler Stimulation (stets mit Begrenzung durch die max. Leistungsfähigkeit von Herz u. Lungen). – **V. minima**: auf das äußerste Mindestmaß reduzierte Lebensfunktionen; z. B. als path. Zustand infolge schwerer Stoffwechselstörungen. – **V. reducta**: erheblich reduzierte Lebensvorgänge infolge Versagens oder Dysfunktion vitaler Zentren, mit resultierender Bedrohung des Lebens (n. MASSHOFF): reduzierte Herz-Kreislauf- u. Atemtätigkeit, Untertemp., Störung der Wundheilung, Eosinopenie, erniedrigte Prothrombin-Werte, Auftreten von Pneumonie, Sepsis u. a.; als Extremfall das auf Umweltfaktoren nicht mehr ansprechende, nur apparativ erhaltbare »Leben« bei Dezerebration.

vital: 1) lebenswichtig (auch i. S. von essentiell). – 2) das Leben, i. w. S. auch die entscheidenden tiefen (»vitalen«) Schichten der Psyche betreffend; z. B. **v.** ↑ **Leibempfindung**. – 3) lebenskräftig, mit ausgeprägter Lebenstätigkeit; z. B. **v. Tonus** (= kräft. Biotonus). – 4) intravital; z. B. **v. Farbmarkierung** (↑ Vitalfärbung), **v. Reaktion** (*forens* örtl. oder system. Gewebsveränderungen noch während des Lebens [einschl. Agonie] als Reaktion auf Außenreize). – s. a. Vital…; vgl. Vivi….

Vitalamputation, -exstirpation: *dent* Entfernen der erkrankten, aber nicht abgetöteten Zahnpulpa (unter Anästhesie u. asept. Kautelen) bis zu den Kanaleingängen bzw. vollständig. – Im Ggs. zur Mortalamputation (nach Devitalisierung).

Vital|färbung: *zytol, histol* Farbmarkierung lebender Zellen oder Gewebe durch Substanzen, die die vitalen Zellprozesse nicht schädigen; z. B. im embryol. Tierexperiment, bei Zellkulturen; auch als ↑ Intravitalfluorochromierung. – *serol* s. u. SABIN*-FELDMAN* Test. – **V.faktoren**: (HADORN 1955) *genet* lebenswicht. Gene oder Loci, deren Veränderung oder Verlust Vitalitätsminderung oder Letalität der Zelle oder des Organismus zur Folge hat. – Gegensatz: ↑ Letalfaktoren. – **V.funktionen**: Sammelbegr. für Atmung u. Kreislauf.

Vital|gefühle: *psych* vitale ↑ Leibgefühle. – **v.granulierter Erythrozyt**: ↑ Retikulozyt.

Vitali* Probe (DIOSCORIDE V., 1832–1917, pharmazeut. Chemiker, Bologna): 1) modif. Guajakprobe als Blutnachweis bzw. Eiterprobe; bei Eiter sofort. Bläuung, bei Blut erst nach Terpentinöl-Zusatz. – 2) (i. e. S.) Gallensäuren-Nachweis durch Eindampfen der mit verd. H_2SO_4 versetzten Probe (violett → rot → gelb), Wasserzugabe zum Rückstand (gelbgrün), ggf. Abfiltrieren des blaugrünen Niederschlags, der dann in Äthanol unter Zusatz von wenig Saccharose gelöst wird, um die Lsg. einzudunsten (Rückstand violett, dann blau).

Vital|indikation: vitale ↑ Indikation. – **V.inhibition**: (DOLD 1960) die 1., inapparente Phase der unspezif. Infektabwehr, getragen von der Vitalität (einschl. spez. Sekretproduktion) der – intakten – Oberflächenzellen (u. a. Säureschutzmantel der Haut) u. der auf Mikrobenantagonismus basierenden sek. Inhibition durch die adaptierte Hautflora. Bei Versagen Mobilisierung des »kinet. Abwehrsystems« (Gehirn, Schilddrüse, NN, Muskeln, Leber), das Energien aktiviert u. örtl. u. allg. Reaktionen auslöst (z. B. vegetat. Gesamtumschaltung, Phagozytose, Zytolyse), bis als 3. Stufe die spezif. Sensibilisierung u. Immunität einsetzen.

vitalis: (lat.) zum Leben gehörend, ↑ vital.

Vitalismus: von Biologen u. Naturphilosophen (»Vitalisten«) in Varianten vertretene Auffassung von einer naturgesetzl. Sonderstellung des Lebens, die auf einem nur Lebewesen eigenen immateriellen Ordnungsfaktor (»Entelechie«, »Psychoid«, »Feld«, »Plan«) beruht, der die Mechanismen der Kausalität nicht durchbricht, sondern sie »richtet«. Ziel der Hypothese: die für Organismen typ. Zweckmäßigkeit von Form u. Handlung bzw. den Ganzheitscharakter zu erklären u. eine rein mechanist. Deutung des Lebens als unmöglich zu erweisen.

Vitalität: »Lebendsein«, i. e. S. die Lebenstüchtigkeit (Kriterien: körperl. Entwicklung, Anpassungs- u. Konkurrenzfähigkeit, Dauer der Fortpflanzungsfähigkeit, Zahl u. Fertilität der Nachkommen, beim Menschen ferner die Erlebnisfähigkeit). – **Vitalitätsprüfung**: 1) *dent* Prüfung der Sensibilität eines Zahnes durch Reizen mit extremer Kälte oder elektr. Strom zwecks Ausschlusses bzw. Bestätigung des Pulpentodes. – 2) *bakt* ↑ DUBOS*-MIDDLEBROOK* Reaktion zur Unterscheidung virulenter Tbk-Erreger von avirulenten. – 3) *androl* ↑ Eosin-Test. – 4) *immun* Untersuchung der Lymphozyten auf Vitalität anhand der Vitalfärbung einer Lympho-Suspension mit Trypanblau (das nur von vitalen Zellen aufgenommen wird).

Vitalkapazität, VK, $V_{T\ max}$: *physiol* das nach max. Exspiration eingeatmete max. ↑ Atemvolumen; s. a. Abb. »Lungenvolumina«.

Vitallium®: Co-Cr-Legierung für Dentaltechnik.

Vital|mikroskopie: Beobachtung lebender Strukturen (Haut, Schleimhaut, Auge) mit dem binokularen Auflichtmikroskop; s. a. Spaltlampen-, Kapillarmikroskopie. – **V.stoffe**: (H. A. SCHWEIGART) lebenswicht., v. a. als Biokatalysatoren wirksame Bestandteile von Zellen u. Geweben: Enzyme, Koenzyme, Hormone, essentielle Amino- u. Fettsäuren, Geschmacks- u. Duftstoffe, Spuren- u. Hauptelemente; vgl. Vitamine.

Vitamer: natürl. oder synthet. Substanz, die von der Struktur her die Teilwirkung eines best. Vitamins besitzt u. dessen Mangel mehr oder weniger zu kompensieren vermag.

Vitamine: (C. FUNK 1911/12) lebensnotwendige, N-haltige (»-amin«) Nahrungsbestandteile, deren Nichtzufuhr Mangelerscheinungen auslöst. Gruppe organ. Wirkstoffe, die für die normalen Funktionen heterotropher Lebewesen mehr oder weniger obligat u., da nur aus äuß. Quellen bzw. unter dem Einfluß von Milieufaktoren (z. B. Darmflora) zugänglich, bedarfsgerecht zuzuführen sind (s. a. Tab. »Vit.bedarf«). Ihre spezif., nur »biokatalyt.« Wirkung beruht auf Ersatz der dem metabol. Verschleiß unterliegenden Wirkgruppen von Enzymen. Absol. oder rel. Mangel infolge ungenügender Zufuhr oder Resorption, Störung von Darmflora oder Metabolismus, Antivitamin-Einwirkung (↑ Vit.antagonisten) oder gesteiger-

Vitamin A

Vitaminbedarf (pro Tag)

	Vit. A mg	Vit. B_1 mg	Vit. B_2 mg	Nikotinsäure mg	Vit. B_6 mg	Folsäure mg	Pantothensäure mg	Vit. C mg	Vit. D Einh.***
Kinder:									
im 1. Lj.	0,7	0,4–0,5	0,5–0,6	4–6	0,2–0,4	100	4	35–60	400
bis 3. Lj.	0,7	0,7	0,8	8	0,6	200	5	70	400
bis 6. Lj.	0,7	1,0	1,1	14	0,9	300	5	70	200
bis 9. Lj.	0,8	1,2	1,6	14	1,1	300	6	70	100
bis 14. Lj.	0,9	1,2–1,4	1,9–2,0	16	1,3–1,7	400	6–8	75	100
bis 18. Lj.	0,9	2,0	1,9–2,0	16	1,4–1,7	400	8	75	100
Erwachsene:									
♂	0,9*	1,6**	2,0	9–15	1,4	400	8	75	100
♀		1,4**	1,8		1,3				
Gravidität	1,2	1,4	2,3	12	2,9	800	10	100	400
Stillzeit	2,2	1,6	2,5	16	1,7	1000	10	110	400

* 0,3 mg Retinol = 1000 IE Vit. A   ** zusätzl. 0,6 mg/4000 kJ   *** 40 IE = 1 μg Ergo- oder Cholecalciferol

Klassifizierung der Vitamine

mit Koenzym-Funktion	ohne Koenzym-Funktion	Vit.-ähnl. Wirkstoffe
Vit. B_1	Vit. A*	Vit. F
Vit. B_2	Vit. C	Vit. T (Karnitin)
Vit. B_6	Vit. D*	Flavonoide
Vit. B_{12}	Vit. E*	meso-Inosit
Vit. K*		
Vit. PP		
Biotin		
Folsäure		
α-Liponsäure		
Pantothensäure		

* lipoidlöslich

ten Verbrauchs führt zu spezif. Hypo- u. Avitaminosen (↑ Vit.mangelkrankhtn.), ein Überangebot zu ↑ Hypervitaminosen (beim stark speicherbaren A u. D zu Intoxikationen). Wasserlöslich sind B_1, B_2, B_6, B_{12}, Biotin, Pantothensäure, Niacin u Niacinamid (P-P), Fol- u. Folinsäure (Citrovorumfaktor), C u. Bioflavonoide; fettlöslich A, D, E, F u. K. Zwischen best. Vitn. u. mit organ. Substanzen u. Mineralsalzen besteht normalerweise ein ausgewogenes intermediäres Zusammenspiel (»Vit.synergismus«, z. B. zwischen B_1, B_2, B_6 u. B_{12}; z. T. angezweifelt), das bei Vit.mangel gestört ist.

Vitamin A, Axerophthol: Vit. A_1 (= Retinol) u. A_2 (= 3-Dehydroretinol) u. deren Derivate (↑ Tab.); gelbe, fettlösl., durch O_2- u. UV-Einwirkung inaktivierbare Verbindungen; Vork. frei sowie proteingebunden in Milch, Leber (v. a. Fisch), Eigelb etc.; als Provitamine (Karotinoide) in zahlr. Pflanzen u. hieraus (v. a. β-Karotin) im tier. Körper (vermutl. Dünndarmwand) gebildet u. in der Leber gespeichert (meist als Palmitat); A_1-Aldehyd als prosthet. Gruppe im ↑ Rhodopsin. Beteiligt an Keratinisierung u. Biosynthese der Glykoproteine u. Mukopolysaccharide; bei Mangel (v. a. infolge Resorptionsstörung) Epithelschäden an Haut u. Schleimhäuten (follikuläre Hyperkeratose [»Krötenhaut«], Leukoplakien der Atem- u. Harnwegsschleimhäute, Plattenepithelmetaplasien in Speichel- u. Schleimdrüsen des Verdauungstraktes [Diarrhöen], Keratomalazie, Xerophthalmie), Hemeralopie, wahrsch. auch Störung der Steroid-Biosynthese. Plasma-Normwerte: 840 ± 180 bzw. (♀) 720 ± 190 μg/l (Karotine 200–2000 μg/l); s.a. A-Hypervitaminose (»A-Intoxikation«; u.a. mit Zellaustritt lysosomaler Enzyme). – **A-Antagonisten** sind u. a. die »Substanz Z« (Oxidationsprodukt von Vit. A mit V_2O_4) u. das Zitral. – *analyt* Bestg. biol. mittels »kurativer« Wachstums- u. Xerophthalmie-Tests bei avitaminot. Tieren (v. a. Ratten); chem. z. B. kolori- u. fluorometr. als CARR*-PRICE* Reaktion (blau), mit

Vitamin A

andere übliche Ringbezifferungen:

Vitamine A (* internat. Bez.)		Synonyme	–(R)	Δ 3,4
A_1	Retinol* (A_1-alkohol)	Axerophthol, Biosterol, Carotinol, Ophthalamin	–CH_2OH	–
A_1-aldehyd	Retinal*	Retinen(–1)	–CHO	–
A_1-säure	Retinsäure*	Retinoinsäure Tretinoinum WHO	–COOH	–
A_2	3-Dehydro-retinol		–CH_2OH	+
A_2-aldehyd	3-Dehydro-retinal	Retinen-2 (s. a. Rhodopsin)	–CHO	+
A_2-säure	3-Dehydro-retinsäure	...retinoinsäure	–COOH	+

Vitamin B₁

Trichlor- u. Trifluoressigsäure, anhand des λ_{max} vor u. nach UV-Einwirkung, der Fluoreszenz nach Aufnahme in Äthanol oder Zyklohexan, der Serumwerte 24 Stdn. nach oraler Gabe (»Vit.-A-Toleranztest«, zur Bewertung der enteralen Fettresorption). – **Einheiten**: 1 IE = 1 U.S.P.-Einh. = 0,344 μg *all-trans*-Vit.-A₁-azetat = 0,300 μg Vit. A₁ = 0,6 μg β-Karotin; 1 g Vit. A₁ = 3,3, Mill. IE, 1 g Vit A₂ = 1,3 Mill. IE.

Vitamin B₁, Thiamin, Aneurin: wasserlöslich, hitze-, alkali- u. O₂-labil (↗ Formel); unentbehrlich für KH-Stoffwechsel (als »Kokarboxylase« prosthet. Gruppe in Enzymen für Pyruvatdekarboxylierung, Bildung von Azetyl-CoA, von Bernsteinsäure im KREBS* Zyklus; s. a. Thiamin...), beteiligt an Azetylcholin-Bildung. Wird weder gespeichert noch als Überangebot resorbiert; Normwert im Plasma: 1 μg freies B₁/100 ml; v. a. in der Leber in Pyrophosphatform (Koenzym) übergeführt u. in der Niere dephosphoryliert (Harnexkretion 50 μg/24 Std. als freies u. als Sulfatester). Bei Mangel infolge Minderangebots (z. B. bei Glukose-Infusionsther.) oder Resorptionsstörung (auch als Antivit.-Effekt, z. B. durch Oxythiamin) Blockade der Transketolasereaktion im Ery mit Anstieg der Pentosephosphate auf 3fache Normwerte, erhöhter Pyruvat- u. Laktatblutspiegel, vermind. Harnexkretion: Magen-Darmbeschwerden, Appetitlosigkeit, Müdigkeit, Gewichtsverlust, Tachykardie (im EKG: kleines T), Wasserhaushaltsstörung, neurol. Sympte. (periphere Lähmungen, Hypo- bis Atonien; Konzentrationsschwäche, evtl. Depression), bei schwerer Ausprägung Beriberi, beim Alkoholiker WERNICKE* Pseudoenzyphalitis, KORSAKOW* Syndrom, Delir); Ther.: orale Tagesgaben von 20–30 mg B₁. – Natürl. Vork. in Getreide (Keimling, Hülle), Hülsenfrüchten, tier. Leber, Muskelfleisch, Hefe; wird auch ernährungsabhängig im Darm mikrobiell synthetisiert. – analyt Bestg. biol. z. B. mit »kurativen« Tauben-, Rattenwachstumstests, Bradykardie-Test (bei jungen Mangelratten Aufhebung der Sinusbradykardie); mikrobiol. mit Gärtests (vermehrte CO₂-Bildg. gärender Hefe durch B₁), Wachstumstests mit Phycomyces blakesleanus, E.coli u. a.; chem.-physikal. mit Thiochrom-Methode (blauviolette Fluoreszenz im Isobutanolauszug der mit NaOH u. Ferrizyankali-Lsg. versetzten Probe), Titration mit 0,1n NaOH gegen Bromthymolblau. – **Einheiten**: 1 IE = 3 μg kristall. B₁-hydrochlorid. – Als **B₁-Antagonisten** die »Antivitamine« Amprolium, 2-Methylthio- u. Oxypyri-thiamin sowie natürl. »Thiaminasen«, Zimtsäure-Derivate etc.

Vitamin B₁ *(Chloridhydrochlorid)*

Vitamin B₂, Riboflavin, Lactoflavin: alkali- u. lichtempfindlich, in Lsg. gelbgrün fluoreszierend (↗ Formel); wichtig als Wirkgruppe (FMN, FAD) der ↗ Flavinenzyme. Nahrungs-B₂ wird nach Phosphorylierung in der Darmwand resorbiert; Serum-Normwerte 2,6–24 μg/100 ml; bei Mangel Ektodermschäden (u. a. Linsentrübung, Keratitis, Korneavaskularisation), neuroveget. u. urogenitale Störungen (s. a. Ariboflavinose); Hinweis auf Mangel gibt vermind. Harnexkretion (<20%/24 Std.) nach oraler Gabe von 3 mg. – analyt Bestg. u. a. kolori- oder fluorometr. nach Umsetzen zu Lumiflavin, mikrobiol. mit Lactobac. helveticus ATCC 7469, Leuconostoc mesenteroides, im Wachstumstest. – **Einheiten**: 1 Ratten-Einh. = 4 μg Vit. B₂. – Hemmung durch strukturähnl. **B₂-Antagonisten** (mit ersetzten Methylgruppen z. B. Dichlorriboflavin, mit an N₁₀ veränderter Ribityl-Seitenkette z. B. Galaktoflavin, mit verändertem Pyrimidinring z. B. Dichlorsorboflavin).

Vitamin B₂

Vitamin B₆, Pyridoxin, Adermin: die in ihrer physiol.-biochem. Wirkung sehr ähnl. Pyridoxine: Pyridoxal, Pyridoxamin, Pyridoxol; bei Mensch u. Tier als Phosphat wirksam, als Koenzym zahlreicher Enzyme (z. B. Transaminasen, Dehydratasen, -sulfhydrasen, -karboxylasen) beteiligt am Aminosäureaufbau u. -umsatz, an Porphyrin- u. Lipidsynthese (?). Natürl. Vork. (alkali- u. thermostabil, aber photosensibel) v. a. in Reis, Mais, grünem Gemüse, Eigelb, Hefe, tier. Leber u. Muskelfleisch; tgl. Bedarf ca. 2 mg; Blut-Normwerte für Pyridoxal 20–90 ng/ml (24-Std.-Harnexkretion 0,5–0,7 mg Pyridoxal/Pyridoxamin sowie ca. 3 mg biol. inakt. 4-Pyridoxalsäure). Bei Hypovitaminose (nutritiv; ferner B₆-inaktivierendes Hydrazon bei INH-Langzeitmedikation; s. a. Vit.-Antagonisten) Pellagra-ähnl. Bild: Pigmentstörungen, seborrhoische Dermatitis, normo- bis hypochrome (»Aderminmangel-«)Anämie (sideroachrestisch infolge Hemmung der B₆-Phosphat-abhäng. δ-Aminolävulinsäure-synthetase, dem »Schrittmacherenzym« der Hämsynthese); bei B₆-Zufuhr Retikulozytenkrise, reduzierte AK-Bildung, periphere Polyneuropathie, Konvulsionen; beim künstl. ernährten Säugling als B₆-Mangelsyndrom die LIMER* Krankht., v. a. bei Verw. stark erhitzter Pulvermilch: gesteigerte Erregbarkeit, Schreckhaftigkeit, Krampfanfälle, vermehrte Xanthurensäure-Ausscheidung im Harn (mit peroraler Tryptophan-Gabe von 10 g provozierbar); beim Neugeb. generalisierte, nur auf Vit.-B₆, nicht aber auf Antikonvulsiva ansprechende Krämpfe, vermutlich infolge vermind. (B₆-abhäng.) Bildung der γ-Aminobuttersäure aus Glutaminsäure (die sich dadurch anhäuft). Nachweis des Mangels anhand vermehrter Xanthurensäure im Harn u. Ausscheidung von 3-Hydroxykynurenin (Abbau zu Nikotinsäure blockiert). – analyt Bestg. biol. an Mangeltieren, anhand des Larvenwachstums der Reismotte; mikrobiol.

mit Neurospora crassa, Saccharomyces cerevisiae u. a.; chem.-physikal, z. B. anhand Rotfärbung mit $FeCl_3$-Lsg., Pikrat-Kristallbildg. mit Pikrinsäure-Lsg., kolorimetr. nach Umsetzung zu Azofarbstoffen, enzymat. mit Tyrosin-Apodekarboxylase (aus Str. faecalis). – **Einheiten:** 1 Ratten(tages)einh. = 10 μg Pyridoxol.

Vitamin B_{12}, (Cyano-)Cobalaminum, Antiperniziosa-, Extrinsic-Faktor: (1948) zu den / Corrinoiden zählendes wasserlösl. Vit. (> 60 C-Atome, zentrales Co; / Formel); früher aus tier. Leber isoliert, jetzt mikrobiol.-technisch (z. B. mittels Streptomyces-Kulturen) produzierbar. Natürl. Vork. – aber keine Biosynthese – bei Mensch u. Tier v. a. in Leber (als physiol., speicherfäh. Aquocobalamin) u., bakteriell gebildet, im Darm (schlecht resorbierbar); Resorption v. a. nach Bindung an Intrinsic-Faktor (als Komplex geschützt gegen Darmbaktn.); Speicherung v. a. in der Leber (bis zu 1 mg von insges. 2–5 mg B_{12} Körperbestand); im Plasma an 3 Glykoproteine (Transcobalamin I–III) gebunden, Normwerte im Serum 300–1000, in Ery (»gepackte Zellen«) 85–224 pg/ml. Als Koenzym, z. T. unter Folsäure-Beteiligung, am Fett-, KH- u. Nukleinsäure-Stoffwechsel wesentlich beteiligt, unentbehrlich für normale Erythropoese u. Nervenzellfunktion; essentieller Wachstumsfaktor für best. Mikroorganismen. Mangelzustände v. a. bei Intrinsic-Faktor-Mangel (Magenschleimhautatrophie, Gastrektomie), nach ausgedehnter Dünndarmresektion u. bei Dünndarmirritation (Verkleinerung bzw. Blockade des Resorptionsareals; u. a. bei Divertikulose, Syndrom der blinden Schlinge), nach Neomyzin-, Kolchizin-, PAS-Medikation, bei Bothriozephalus-Befall (vermehrter Verbrauch) u. als fam. B_{12}-Malabsorption (/ IMERSLUND*-GRAESBECK* Syndrom); klin: nach Erschöfung der Leberreserven perniziöse Anämie u. funikuläre Spinalerkr., selten symptomat. Psychose (z. B. depressiv, paranoid- oder einfach-halluzinator.). Verifizierung der Störung bzw. des Mangels mit / Fäzes-Exkretions- u. / SCHILLING* Test, anhand erniedrigter Werte im Blut (Norm 200–640 pg/ml) u. Harn (Norm 150 mg/24 Stdn.), Verminderung der Serumlaktatdehydrogenase, Nachweis von Methylmalonat im Harn. – **B_{12}-Antagonisten.** »strukturähnl. »Hemmstoffe« u. solche mit unbekanntem Wirkungsmechanismus« bisher nicht allg. genutzt. – analyt Bestg. mikrobiol. z. B. mit E. coli, Lactobac. leichmanii, chem. durch Co-Nachweis, chromatograph. u. spektrophotometrisch. – **Einheiten:** 1 U.S.P.-Einh. = 1 μg Vit. B_{12} = 11 000 L.L.D.-Einhn. (in 1 ml Leberextrakt ∼ 1000 L.L.D.-Einhn.).

Vitamin B_{15}: Acidum pangamicum (/ Pangametin).

Vitamin B_c: / Folsäure. – **Vit.-B-Komplex:** gegen Beriberi wirksames Gemisch aus Vit. B_1, B_2, B_6 u. B_{12}, Biotin, Nikotinsäureamid, Pantothensäure (als histor. »B-Gruppe« ohne B_1).

Vitamin C: / Askorbinsäure. – **fettlösl. Vit. C:** Askorbinsäure-palmitinsäureester. – **Vit. C_2, C_3:** / Bioflavonoide. – **Vit.-C-Mangelsyndrom:** / Skorbut, MÖLLER*-BARLOW* Krankheit.

Vitamin D, Calciferol, antirachit. Faktor: Sammelbegr. (»D-Gruppe«) für fettlösl., photosensible, O_2-, wärme- u. alkaliunempfindl. Sterinderivate (/ Tab.); insbes. die Vit. D_2 u. D_3 (Ergo- bzw. C[h]olecalciferol) sowie – als natürl. Provitamine – das Ergosterin u. 7-Dehydrocholesterin (in Pilzen, tier. Geweben, im Schweinefett als Cholesterinbegleiter), aus denen in der Haut unter UV-Einwirkung Präkalziferol u. in therm. Reaktion die wirksamen D-Vitamine entstehen (/ Schema), die bzgl. enzymat. Bildung des Ca-Transportproteins, Förderung des akt. Ca- u. Phosphattransports in die Darmmukosazellen, Ca-Fixation im Knochengewebe verschieden effektiv sind. Im Kör-

Vitamin-B_{12}-Struktur (s. a. Tab. u. Formeln »Corrinoide«, »Corrin«).

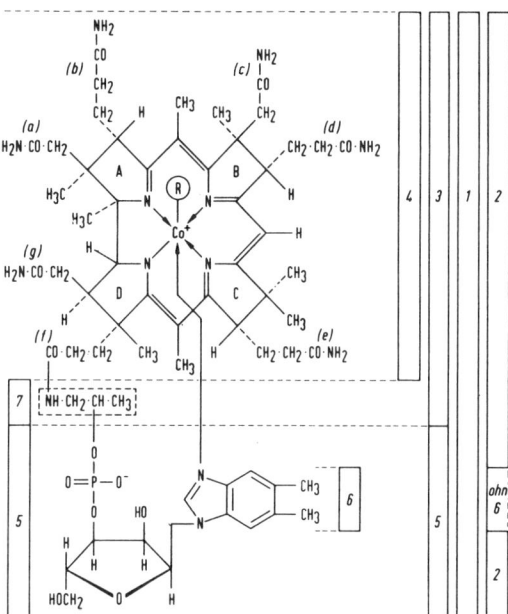

1	®–	Cobalamin
2	®–	Cobamid
3	®–	Cobinamid
4	®–	Cobyrsäure(abcdeg)-hexamid
5		Nukleotid
6		Imidazolgruppe
7		Alkanolamin

®–	Präfix (bei 1–4)	Vitamine (* internat. Bez.)	
N≡C–	Cyano-	B_{12}	Cyanocobalamin*
HO–	Hydroxo-	B_{12a}	Hydroxocobalamin*
[H_2O]–	Aquo-	B_{12b}	Aquocobalamin*
ONO–	Nitrito-	B_{12c}	Nitrosocobalamin*
H_3C–	Methyl		Methylcobalamin
5'-Desoxyadenosyl-		CoB_{12}	Koenzym B_{12}

Vitamin E

Vitamin D

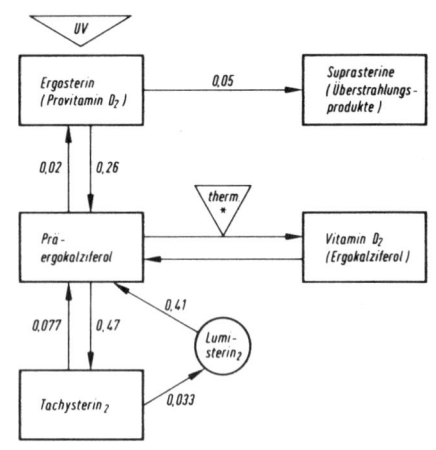

Vitamine D (* internat. Bez.)	Provitamin	–(R)	Wirksamkeit bei Ratten (IE/mg Vit.)
D₂	Ergocalci-ferolum* (Calciferol)	Ergosterin	–CH–CH=CH–CH–CH₃ mit CH₃, CH₃, CH₃	40 000
D₃	Cholecalci-ferolum*	7-Dehydro-cholesterin	–CH–CH₂–CH₂–CH₂–CH mit CH₃, CH₃	40 000
D₄	Bestrahlungs-produkt des Provitamins	22,23-Dihydro-ergosterin	–CH–CH₂–CH₂–CH–CH mit CH₃, CH₃, CH₃	20 000 – 30 000
D₅		7-Dehydro-sitosterin	–CH–CH₂–CH₂–CH–CH mit CH₃, C₂H₅, CH₃	1 000
D₆		7-Dehydro-stigmasterin	–CH=CH–CH=CH–CH mit CH₃, C₂H₅, CH₃	0
D₇		7-Dehydro-campesterin	–CH–CH₂–CH₂–CH–CH mit CH₃, CH₃, CH₃	4 000

per erfolgt Speicherung; normaler Serumspiegel 12–30 ng/ml = 0,5–1,35 IE, tgl. Bedarf 2–10 μg; bei Überdosierung (»D-Hypervitaminose«) Intoxikations-Sympte., Ca-Mobilisierung mit Hyperkalziämie u. -urie, Hypophosphatämie u. konsekut. Nephrokalzinose; ferner Hyperazotämie, Zitratanstieg, Verminderung der alkal. Serumphosphatase, Appetitlosigkeit, Erbrechen, Obstipation, evtl. Dystrophie; intensive Verkalkung der Epiphysen; Ther.: Absetzen der D-Medikation, kalk- u. milchfreie Kost, Kortison (als D-Antagonist); s. a. Vit.-Überempfindlichkeit, passagere idiopath. ↑ Hyperkalziämie. – Natürl. Vork. des D₃ in tier. Geweben, Leberölen aller Fische (z. B. Thunfisch mit 7000–50 000 IE/g Öl), Hühnereiern, Milch, Butter. – Die intestinal angebotenen Vorstufen unterliegen normaler Fettresorption. Mangel führt zu Mineralisationsstörungen, beim Säugling u. Kleinkind zu ↑ Rachitis, beim Erwachsenen zu Osteomalazie (Vit. D jedoch wahrsch. nicht einziger pathogenet. Faktor) u. zu sek. Hyperparathyreoidismus. – Eine konstitut. D-Überempfindlichkeit (mit D-Hypervitaminose-Symptn.) wird v. a. bei Immobilisierung, verlangsamten Wachstum u. Dystrophie manifest; selten auch als fam. Syndrom infolge ungenügender hepat. D-Inaktivierung (Steroidabbaustörung?), evtl. mit ↑ Kraniostenose. – *analyt* Nachweis (meist erst nach Abtrennen befundverfälschender Begleitstoffe) biol. durch »prophylakt.« (d. h. gleichzeitig rachitogene Diät u. Gaben von Vit. bzw. Probematerial) oder »therap.« Methoden (Vit.-Gaben erst im rachit. Zustand) bei Eintagsküken u. Ratten, z. B. als Rö-Test n. HOTTINGER (1926; anhand der Breite des distalen Femurepiphysenspalts), Knochenasche-Test (mit entfetteter Tibia oder Zehenphalangen), »Line«-Test (MCCOLLUM u. M. 1921, FRIEDEMAN 1956; Tränken der Schnittfläche eines prox. Femurendes mit AgNO₃-Lsg. u. Umwandlung des in der Verkalkungszone gebildeten Ag-Phosphats durch Lichteinwir-

Vitamin-D₂-Bildung durch photochem. Isomerisierung
(UV-Bestrahlung des Provitamins; Quantenausbeute in Zahlen)

```
                    ▽ UV
                     │
          Ergosterin ──── 0,05 ──→ Suprasterine
         (Provitamin D₂)           (Überstrahlungs-
              │ ↑                   produkte)
          0,02│ │0,26
              ↓ │        ▽ therm*
           Prä-                  
         ergokalziferol ──────→ Vitamin D₂
              │ ↑ ↑               (Ergokalziferol)
              │ │ │  0,41
          0,077│ │0,47  Lumi-
              │ │ ↘   sterin₂
              ↓ │    ↗
         Tachysterin₂  0,033
```

*Bildg. von 85% Vit D bei 60° in wenigen Stdn (reversibel)

kung zu Ag₂O als schwarze Linie). – **Einheiten**: 1 IE ~ 0,025 μg Vit. D₂ bzw. D₃ (internat. Referenzpräp.) = 1 U.S.P.; 1 mg D₂ bzw. D₃ ~ 40 000 IE, 1 mg D₄ ~ 20 bis 30 000 IE; 1 klin. E ~ 15 IE; 1 prophylakt. E. = 0,38 IE; 1 Schutzeinheit = 0,125 IE; 1 Schutz-Einheitsdosis (»S.E.D.«) = 0,5 IE.

Vitamin E, Tokopherol: (EVANS u. BISHOP 1922) Sammelbegr. für z. T. natürlich vork. (Mais, Soja-

Vitamine E (*internat. Bez.)	Abk.	–(R₁)	–(R₂)	–(R₃)	Δ
Tokol*		–H	–H	–H	–
α-Tokopherol*	α-T	–CH₃	–CH₃	–CH₃	–
β-Tokopherol*		–CH₃	–H	–CH₃	–
γ-Tokopherol*		–H	–CH₃	–CH₃	–
δ-Tokopherol*		–H	–H	–CH₃	–
α-Tokotrienol* (ζ₁-, ξ₂-Tokopherol)	α-T-3	–CH₃	–CH₃	–CH₃	3', 7', 11'
β-Tokotrienol* (ε-Tokopherol)	β-T-3	–CH₃	–H	–CH₃	3', 7', 11'
γ-Tokotrienol* (η-Tokopherol)	γ-T-3	–H	–CH₃	–CH₃	3', 7', 11'
δ-Tokotrienol* (8-Methyltoko-trienol)	δ-T-3	–H	–H	–CH₃	3', 7', 11'
Tokotrienol*	T-3	–H	–H	–H	3', 7', 11'

bohnen, Weizen) u. in ihrer Wirkung ähnl. Substanzen mit α-Tokopherol als wichtigstem Vertreter (↑ Formel u. Tab.); fettlösl., thermostabil, empfindl. gegenüber UV, Alkali, O_2 u. stärkeren Oxidationsmitteln. Wirksam als Antioxidantien (Stabilisatoren in biol. Membranen, für poly-ungesätt. Fettsäuren u. Vit. A); unentbehrlich für normale Funktion der ♂ Keimdrüsen, normalen Schwangerschaftsverlauf, Funktionstüchtigkeit von NS u. Muskulatur; reichlich enthalten in den NN; Serum-Normwerte 0,5–2 mg/100 ml (ca. 87% α-Tokopherol; ca. 20% als Azetat). Spezif. Mangelerscheinungen beim Menschen nicht bekannt (eine Erkr. untergewichtiger Neugeb. mit Ödemen, Steatorrhö, hämolyt. Anämie, Retikulo- u. Thrombozytose wahrsch. nur rel. E-Mangel als Folge reichl. Zufuhr mehrfach ungesättigter Fettsäuren bei der künstl. Ernährung); im Tierversuch Sterilität (Störung der Spermiogenese bzw. Austragung),

Vitamin K

A (1,4-Naphthochinon-Struktur)

B (Naphthohydrochinon-Struktur)

Vitamine K (* internat. Bez.)	Struktur	$-R_1$	$-R_2$	$-R_3$	$-R_4$	Wirksamkeit (E/mg Küken)
K_1	↑ Phyto(me)nadion* (α-Phyllochinon; Konakion®)	A		$-CH_3$	-phytyl		500
$K_{2(30)}$	Farnochinon* Menachinon-6; MK_6; β-Phyllochinon	A		$-CH_3$	-difarnesyl		400
$K_{2(35)}$	Menachinon* (i.e.S.) Menachinon-7; MK_7	A		$-CH_3$	-farnesyl-digeranyl		
K_3	↑ Menadion* Methylnaphthochinon	A (B)		$-CH_3$	$-H$		1 000
K_4	↑ Menadiol* 2-Methylnaphthohydrochinon	B	$-OH$	$-CH_3$		$-OH$	450
K_5	2-Methyl-4-amino-naphthol	B	$-OH$	$-CH_3$		$-NH_2$	500
K_6	2-Methyl-1,4-diamino-naphtholin	B	$-NH_2$	$-CH_3$		$-NH_2$	
K_7	3-Methyl-4-amino-naphthol	B	$-OH$	$-H$	$-CH_3$	$-NH_2$	

Derivate

Dihydro-K_1, Phyto(me)nadiol* (-dihydrogenphosphat, Di-Na-Salz; Kayhydrin®)		B	$-OPO_3H_2$	$-CH_3$	-phytyl	$-OPO_3H_2$	
K_3-, Menadion-Na-bisulfit (2,3-hydriert)		A		$-CH_3$ $-SO_3Na$	$-H$		

K_4-Ester: Menadiol-diazetat (Acetomenaphthon*), -dibutyrat (Karanum®), -diphosphat (M. solubile, Synkavit®), -disukzinat, -disulfophenylkarbonsäure-ester, -Natriumsulfat

K_5: 4-Azetylaminoderivat (K 5®-Wirkstoff)

Menadoxim* (Kapilon solubile®; NH_4-Salz)	A		$-CH_3$		$= NOCH_2COOH$	
Phthiocol	A		$-CH_3$	$-OH$		

Vitamin F

Muskeldystrophie mit Kreatinurie, Leber- u. Bindegewebsschäden, zyst. Pankreasfibrose, Xanthomatose, vermehrte FSH- u. LH-Bildung. **E-Antagonisten** sind v. a. Peroxide (z. B. aus Linolensäure u. anderen poly-ungesätt. Fettsäuren; zerstören die Tokopherole oxidativ). *analyt* Bestg. biol. an Mangelratten (im Resorptions-Sterilitätstest n. EVANS-BURR anhand der Würfe, n. MASON anhand des Uterusbefundes am 16. Trächtigkeitstag; oder anhand der Muskeldystrophie-bedingten Kreatinurie), Mangelhühnern (gegen Enzephalomalazie wirksame E-Dosen) oder Radiolarien (Einfluß auf Fortpflanzung u. Körperform), chem. anhand kombin. u. Farbreaktionen, ferner mittels Chromatographie, Fluoro- u. Spektrophoto-, Polarimetrie. – **Einheit**: 1,1 IE = Wirkung von 1 mg synthet. D,L-α-Tokopherol (peroral beim Sterilitätstest); 1 mg natürl. D-α-T. = 0,68 IE.

Vitamin F: essentielle / Fettsäuren.

Vitamin G: / Vitamin B_2.

Vitamin H: / Biotin.

Vitamin I: bei Bronchopneumonie therapeutisch wirksamer (?) Stoff in Zitrusfrüchten, Holunder- u. Vogelbeeren.

Vitamin J: Vitamin C_2 (ein Bioflavonoid).

Vitamin K, antihämorrhag. Vit.: (H. DAM 1929) ursprüngl. Bez. (»Vit.-K-Gruppe«) nur für die natürlich vork. K_1 (aus Alfalfa-Heu) u. K_2 (aus Fischmehl) in grünen Pflanzenteilen, tier. Organen, Mikrobenstoffwechsel, jetzt auch für synthet. K_3–K_7 samt Derivaten (/ Tab. S. 2619). Spezif. Wirkung (hepat. Koenzymfunktion bei Biosynthese der Gerinnungsfaktoren) strukturabhängig (2 kondensierte Ringe mit freien 5–8-Stellungen), wird durch Dikumarole kompetitiv gehemmt; bei Hypovitaminose (Urinnormwerte <0,075 µg/ml), infolge Antibiotika-Ther. oder Krankh. (Fettresorptionsstörung bei Verschlußikterus, Gallenfistel, Zöliakie, chron. Enteritis, Neugeborenenikterus) Verminderung von Prothrombin u. Gerinnungsfaktoren VII u. IX mit konsekut. Minuskoagulopathie (Ther.: parenterale, bei Kumarin-bedingten Fällen perorale K-Gaben). – Als **K-Antagonisten** v. a. die – prophylakt. u. therapeutisch genutzten – Indandione (z. B. Kumarine). – *analyt* Bestg. biol. anhand der Normalisierung der Blutgerinnung bzw. Prothrombinzeit bei Mangeltieren, der Aufhebung der Dikumarol-Wirkung, ferner »Thrombo-Test« mit Kükenblut; chem.-physikal. (zweckmäßig in gereinigtem Probematerial) anhand von Farbreaktionen, ferner volumetrisch, spektro- u. polarographisch, polarimetrisch. – **Einheiten**: / DAM*-GLAVIND* E., ALMQVIST*-STOKSTAD* E. (1 E = 37,5 DAM* E. = 16 µg K_1 bzw. 4,2 µg K_3), THAYER*-DOISY* E. (= 30 DAM*-E. = 2 µg K_1 bzw. 0,5 µg K_3). – **Vit.-K-Test**: / KOLLER* Test.

Vitamin L, Laktations-Vit.: Sammelbegr. für die – die Milchproduktion fördernde – Anthranilsäure (= L_1; in Rindsleber) u. Adenylthiopentose (= L_2; in Hefe).

Vitamin M: (DAY, LANDSTON 1938) / Folsäure.

Vitamin P: »Permeabilitätsfaktor« (s. u. Bioflavonoide). – **Vit. P_4**: / Troxerutinum.

Vitamin PP, Pellagra preventing factor: (WARBURG, V. EULER 1935/1936) Sammelbegr. für die »Antipellagra-Vitamine« Nikotinsäure u. -säureamid (= Niacin bzw. Niacinamid). Natürl. Vork. reichlich in Getreide, Reis, Hefe, Leber, Muskeln; Normwerte im Plasma 75 µg/100 ml, im 24-Std.-Harn 0,5 bzw. 2,0 mg Niacin u. N.amid (v. a. als Methylderivat); Tagesbedarf 15–25 mg. Wirksam als Koenzym (Zentrum des NAD u. NADP); Mangelzustand (meist bei gleichzeit. B_2-, B_6- u. Folsäure-Mangel) führt zur / Pellagra, beim Hund zur »black tongue disease«; Nachweis eines Mangels anhand subnormaler Harnausscheidung nach peroraler Niacinamid-Gabe. – Therap. Anw. in hohen Dosen als Vasodilatans, ferner bei einschläg. Hypovitaminose, Delirium tremens, WERNICKE* Enzephalopathie, Darmresorptionsstörung.

Vitamin Q: / Ubichinon.

Vitamin T: / Karnitin.

Vitamin U: 1) das bei Magenulkus therap. genutzte L-Methioninmethylsulfonium-HCl-Salz. – 2) / Folsäure.

Vitamin W: »Rattenwachstumsfaktor« n. ELVEHJEM.

Vitamin Y: / Vitamin B_6.

Vitamin|analoge: (T. BERSIN) synthet. Vit.-Präpe. mit für die Ther. einschlägiger Mangelkrankhtn. günst. Eigenschaften (protrahiert wirksam, besser haltbar, schneller resorbierbar). – **V.antagonisten**, Antivitamine: natürl. u. synthet. Substanzen (meist Strukturanaloge) mit – kompetitiver – Hemmwirkg. auf die einzelnen / Vitamine durch spezif. Blockade der enzymat. Funktion. Anw. im Tierversuch u. zur Ther. z. B. für B_1 Pyri- u. Oxythiamin, für B_2 Galaktoflavin, für B_6 Desoxypyridoxin u. INH, für K Dikumarine, INH, 3-Azetyl-pyridin u. Pyridin-3-sulfonsäure.

Vitaminierung: Zusetzen von Vitaminen zu Lebensmitteln als Anreicherung oder Zusatz für die Vit.verluste durch Lagerung u./oder Bearbeitung; als Voll-V. bei regelmäß. Verzehr in übl. Menge den betr. Vit.-Tagesbedarf deckend. Unterliegt der »VO über vitaminierte Lebensmittel« (u. a. Packungs- u. Kennzeichnungszwang).

Vitaminmangel|krankheit, Hypovitaminose: (GRIJNS 1901) bei rel. oder – meist – absol. Mangel an einem oder mehreren Vitaminen (/ Tab. »Vit.bedarf«) aus entsprech. Stoffwechselstörgn. resultierende Krankh. (vom abortiven, evtl. nur monosymptomat. bis hin zum Vollbild bei Avitaminose); u. zwar als Folge von niedr. bis fehlendem Angebot (bzw. enteraler bakterieller Synthese), Resorptionsstörung, erhöhtem Bedarf (bei allg. u. schweren, insbes. kachektisierenden Krankhtn., Gravidität, postop. Zustand, Glukose-Infusionsther.) oder gestörter Verwertung (z. B. Mangel an Intrinsic-Faktor). Sympte. siehe beim betr. Vitamin; **V.anämie** v. a. durch B_6-(mikrozytär-sideroachrest.), B_{12}- u. Folsäure-(megaloblast.), C-, Nikotinsäureamid- u. Laktoflavinmangel (alle hypochrom).

Vitaminoide: vitaminähnl., nicht als funktionelle Enzymanteile wirkende, z. T. essentielle Stoffe (s. a. Vitamere) wie Bioflavonoide, Purine, Pyrimidine, Pangam- u. Orotsäure, Inosit-Gruppe, »essentielle Metabolite«; ferner Bez. für Vit. C u. Derivate, Prostaglandine, Sterine, mehrfach ungesätt. Fettsäuren, Ubi- u. Plastochinone, lipotrope Faktoren (u. a. Cholin, Karnitin), Farnesol, Ekdyson, Lipo(n)säure etc.

Vitaminoskop: Instrument zur Bestg. der Blendungsfähigkeit (Wirkungsdauer eines Blendreizes) als Parameter für Vit.-A-Mangel.

Vitamin|resorptionsstörung: gestörte enterale Resorption der mit der Nahrung zugeführten oder von der Darmflora gebildeten Vitamine (einschl. des konsekut. Vit.mangels); Urs.: verkleinerte Resorptionsfläche (z. B. ausgedehnte Dünndarmresektion, Blind-loop-Syndrom), Mangel an Trägersubstanzen (z. B. Gallensäuren für fettlösl. Vit., Intrinsic-Faktor für B_{12}), Schleimhautveränderungen (chron. Enteritis; bei Dysbakterie evtl. sek. Mangel durch Verbrauch seitens der Darmflora), portale Transportstörung (Stase in Chylusgefäßen). – **V.synergismus**: s. u. Vitamine.

Vitaut*-Dercum* Syndrom: ↑ Adipositas dolorosa.

vitelliforme Makulazyste: *ophth* heredit. Zyste mit gelbem Inhalt (»Eidotterzyste«; meist Spiegelbildung) im Bereich der Macula lutea. Wesentl. Visusminderung (auf 0,2–0,1) erst akut nach Platzen der Zyste (3.–4. Ljz.; rundl., atroph. Bezirk in Netzhautmitte).

Vitellin: ↑ Phosvitin.

vitellinus: (lat.) zum Dotter (Vitellum) gehörend.

Vitello|lutein: das – gelbe – Lipochrom der Luteinzellen. – **V.rubin**: rötl. Chromoprotein in Luteinzellen (u. im Eigelb). – **V.zyten**: *embryol* die sich aus von der Keimscheibe abgewanderten Furchungszellen entwickelnden »Dotterzellen«, die das Dottersynzytium (= Periblast) bilden.

Vitellus, Vitellum: (lat.) ↑ Dotter; als Ei- **(V. ovi)**, Bildungs- **(V. formativus)**, Nahrungsdotter **(V. nutritivus)**; i. w. S. auch der Eifollikel bzw. die von Follikelzellen umgebene Eizelle (z. B. *gyn* **V. liber** = freie Eizelle in der Bauchhöhle).

Vitiligo: *derm* Dyschromie mit umschrieb. Pigmentarmut; i. e. S. die ätiol. unklare **V. Celsi** (»Weißfleckenkrankh.«, »Scheckhaut«) als echter, in der Jugend schleichend einsetzender, meist symmetr. Pigmentmangel bes. an Gesicht, Hals, Händen u. Anogenitalgegend (pathognomon.); scharf begrenzte weiße Flecken von ungleichmäß. Größe (oft zunehmend) u. Form (konvexe Begrenzung), auch konfluierend, oft mit hyperpigmentiertem Randsaum; pigmentarme Zentren meist hypästhetisch, im allg. gegen Sonnenlicht erhöht empfindlich, örtl. Haare evtl. entfärbt (z. B. »Canities« der Kopfhaare). Ther. rein kosmet.-symptomatisch: vorsicht. Sonnen- oder Quarzlampen-Bestrahlung (bei Abdecken der Nachbarhaut). – **V. circumnaevalis s. perinaevica**: ↑ Leukoderma acquisitum centrifugum. – **V. iridis**: *ophth* angeb. Pigmentmangel der Regenbogenhaut; meist Teilsympt. eines Albinismus.

Vitiligoidea: 1) **V. tuberosa** (RAYER): ↑ ADDISON*-GULL* Krankh. – 2) **V. plana**: idiopath. ↑ Xanthome.

Vitium: (lat.) Fehler; i. e. S. das **V. cordis** (↑ Herzfehler). – Als »**V. primae formationis**« der unmittelbar aus einer Störung der Embryogenese resultierende Bildungsfehler eines Organs, z. B. die kongenit. Anomalien des Herzens u. der großen Gefäße (einschl. der Kiemenbogensyndrome), Omphalozele, Pancreas anulare, Darmatresie, Agangliosen u. a.

Vitrektomie: *ophth* op. Teilentfernung des Glaskörpers (Corpus vitreum); meist mittels doppelläuf., die gleichzeit. Infusion ermöglichender Saug-Schneidkanüle. Am unverletzten Auge als **hint. V.** (zur Beseitigung irreversibler Glaskörpertrübungen) unter Punktion des Bulbus seitl. in Höhe des Linsenbettes (»Pars-plana-Technik«) u. Abtragung zentraler Glaskörperanteile bei gleichzeit. Vol.ersatz durch Infusion u. unter Schonung der natürl. peripheren Adhärenzen zur Netzhaut; am perforierten Bulbus als **vord. V.** (»Open-sky-Technik«), v. a. zur Beseitigung eines traumat. Glaskörpervorfalls. – Neuerdings auch Verflüssigung durch Ultraschall.

vitreus: (lat.) gläsern; z. B. Corpus vitreum.

Vitriol(öl): ↑ Acidum sulfuricum. – **V.quelle**: Eisenquelle mit hohem SO_4^{2-}-Gehalt (s. a. Sulfatwässer).

Vitro|kultur: im Reagenzglas oder spez. Glasbehälter (»in vitro«) angelegte Kultur (insbes. eines explantierten Gewebes). – **V.pression**: *derm* ↑ Spatelprobe (2).

Vitrum: (lat.) Glas, *pharm* Reagenz-, Arzneiglas, -flasche; z. B. **V. album** (helle, durchsicht. Flasche), **V. amplum** (»Weithalsglas«), **V. cum epistomio vitreo** bzw. **V. tectum** (Flasche mit – eingeschliffenem – Glasstöpsel), **V. guttatorium s. pantentatum** (↑ Tropfglas), **V. nigrum** (Flasche aus dunklem Glas).

Vivax|-Gruppe: *protozool* Sammelbegr. für Plasmodium vivax u. Plasm. orale. – **V.-Malaria**: ↑ Malaria tertiana.

Vivi|difussion: die – auf Diffusion beruhende – extrakorporale ↑ Hämodialyse; v. a. bei Nutzung einer lebenden Membran (z. B. Peritonealdialyse) auch als »**V.dialyse**« bezeichnet. – **V.dität**: *psych* Lebhaftigkeit. – **V.fikation**: Umwandlung unbelebter Substanz in lebende, z. B. durch Assimilation u. Photosynthese. – **V.parie**: *zool* Entwicklungsmodus, bei dem der Organismus mehr oder minder ausgebildete Embryonen oder fertile juvenile Individuen entläßt; z. B. bei Säugetieren (einschl. Mensch). – **V.sektion**: op. Eingriff (möglichst in Schmerzbetäubung) am lebenden Tier im Rahmen eines wissenschaftl. Versuchs. Gem. Tierschutzgesetz nur nach Bewilligung statthaft u. nur in Instituten u. Laboratorien, die die einschläg. gesetzl. Voraussetzungen erfüllen. Impfungen u. Blutentnahmen zur Erkundung von Krankhn. oder Gewinnung u. Prüfung von Seren oder Impfstoffen nach staatlich anerkannten Verfahren unterliegen nicht diesen Vorschriften.

vivus: (lat.) lebend.

Vi-Widal: s. u. Vi-Agglutination.

VK: *physiol* ↑ Vitalkapazität. – **VKG**: ↑ Vektorkardiogramm.

VL: *kard* Symbol für die monopolare ↑ Extremitäten-Abltg. mit WILSON* Elektrode vom li. Arm.

VLDL: (engl.) **v**ery **l**ow **d**ensity ↑ **l**ipoproteins.

Vlies: *chir* ungewebtes, nicht flusendes, naßfestes Verbandmaterial aus Baum-, Zellwolle u./oder Kunstfasern (durch physikal. oder chem. Bearbeitung miteinander verbunden). Verw. u. a. für Einwegtextilien.

VLK: **V**entilations**l**eistungs**k**oeffizient.

VM: *physiol* maximale Ventilation. – **VMA**: (engl.) **v**anillyl **m**andelic **a**cid (↑ Vanillinmandelsäure). – **VMM**: *physiol* max. Ventilation pro Min.

v. n.: *pharm* **V**itrum **n**igrum. – **VNS**: ↑ vegetat. Nervensystem.

VO: Verordnung. – **VO_2, V_{O_2}**: *physiol* der O_2-Verbrauch.

Vocabulary-Test: (engl. = Wortschatz) *psych* auf Bedeutungserkennen u. Wiederholen einer Auswahl von Wörtern basierender Intelligenztest, z. B. der BABCOCK* Test zur Prüfung von Intaktheit des Wortschatzes bei Geistesstörungen (Nachsprechen von Zahlenreihen u. Sätzen, dann Zahlen rückwärts; Nacherzählen u. Ergänzen vorgelesener Wortpaare).

vocalis: (lat.) die Stimme bzw. Stimmbildung betreffend.

Vocoder: elektron. Sprechautomat (»Voice oder vocal coder«), der die über Mikrofon eingegebene Sprache mittels Filtern etc. analysiert u. mit den so gewonnenen Amplitudenkurven in einem Impuls- bzw. (für Konsonanten) Rauschgenerator erzeugte Frequenzen moduliert; ursprüngl. zur Sprachfrequenzkompression für Nachrichtenübertragung, später auch zur Erzeugung einer künstl. (unwirkl.) Sprache. – Mit ähnl. Syntheseprinzip – aber Spracheingabe über Tastatur – der Sprechautomat »**Voder**« (»Voice operation demonstrator«; H. DUDLEY).

VOD: **v**eno-**o**cclusive **d**isease (↑ STUART*-BRAS* Syndrom).

Voegtlin* Einheit: (1923) ursprünglich auf 0,5 mg »V.*-Pulver« (aus Rinder-HHL) bezogene Einh. für HHL-Hormone (jetzt *WHO*-Referenzpräp. für Substanzen mit Oxytozin- u. Vasopressin-Aktivität; 0,5 mg Trockenpulver = 1 IE).

Voelcker* (FRIEDR. V., 1872–1955, Chirurg, Heidelberg) **Dränage**: transduodenale Choledochusdränage, bei der das Drän durch ein Duodenostoma nach außen geleitet wird. – Auch als Schienungsdrän (mit Spitze in einem Ducuts hepaticus) bei Anastomosierung eines kurzen Choledochusstumpfes mit dem Duodenum (in das der Stumpf invaginiert u. das an die Leberkapsel fixiert wird). – **V.* Lagerung**: Bauchlagerung für die ischiorektale Prostatektomie; Reitsitzhaltung bei weit über die Kante des Tisches vorgezogenem Gesäß u. fast horizontaler Lage des Oberkörpers (u. in Kopftieflage). Modifiziert als **V.*-Westhues* Lagerung** für Eingriffe an Beckenorganen: Aufliegen nur mit Oberschenkeln u. Brust bei frei schwebendem Bauch, verstärkte Kopftieflage (Beckenorgane in die freie Bauchhöhle verschoben, so daß Eingriff am »leeren Becken« erfolgt). – **V.* Operation**: ischiorektale Prostatektomie (in V.* Lagerung) nach parairnaler Längsinzision u. nach Abschieben u. Längsdurchtrennung des Levator ani; Durchtrennen der Beckenfaszie u. Ablösen des Mastdarms von der Prostatakapsel; Querinzision der Drüse (bis auf In-situ-Harnröhrenkatheter), nach Vorluxieren (mittels Traktors) Enukleation, typ. Verschluß der Organkapsel u. Weichteile. – **V.* Probe**: (1903) *urol* ↑ Blauprobe. – **V.* Zeichen**: bei muskulärem Schiefhals mit Gesichtsskoliose das Konvergieren der Verbindungslinien beider Augen, Mundwinkel u. Sternoklavikulargelenke in einem Punkt außerhalb der Schulter der kranken Seite.

Völlegefühl: störendes Gefühl einer anhaltenden Überfüllung von Magen u./oder Darm bei Verdauungsstörungen.

Voerner*-Steiner* miliare Angiomatose: (1906) die multiplen Teleangiektasien beim »phenomenal flushing« des Karzinoid-Syndroms.

Vogel* Syndrom: seltene asept. Nekrose des Talus (mit meist traumat. Ätiol.).

Vogelaugen: **1)** *arbeitsmed* der »Salzfraß« an den Händen der in der Fischereiindustrie Beschäftigten infolge Einwirkung von Konservierungsmitteln in Kombin. mit Hautläsionen durch Flossen u. Gräten: wie ausgestanzte entzündl. Hautulzera mit wallart. Rand (ferner Brüchigwerden u. teilweise Auflösung der Nägel). – Ähnl. Ätzgeschwüre (»Stieglitz«) bei Kalkarbeitern, Maurern, Gerbern u. Galvaniseuren. – **2)** *histol* rundl., homogene, eosinophile Einschlüsse (Degenerationsprodukte) in Malignomzellen. – **V.-katheter**: terminal geschlossener Herzkatheter mit seitl. runden »Augen«.

Vogel|beine: stelzenförmige Beine beim CHARCOT*-MARIE* Syndr. infolge atroph. Lähmung der kleinen Fuß- u. der Unterschenkelmuskeln; ähnl. auch beim BERLIN* Syndrom. – **V.enzephalitiden**: als Anthropozoonosen primär bei Vögeln vork. infektiöse E., z. B. die – durch Moskitos übertragene – ↑ Amerikan. Enzephalitis. – **V.gesicht**: Dysmorphie des Untergesichts mit Retrognathie u. Mikrogenie (u. fliehendem Kinn), insbes. in Verbindung mit vorspringender Nase; meist erworben durch frühkindl. Zahnbeinosteomyelitis, Kiefergelenksankylose; angeb. bei ROBIN* Syndrom, Dysostosis mandibulofac., Aglossie-Adaktylie, HALLERMANN*, HANHART*, ULLRICH*-FREMEREY=DOHNA*, Arachnodaktylie-, COWDEN* Syndrom, Dysembryoplasie DUTESCU-GRIVU; vgl. V.kopf. – **gerades V.gesicht**: s. u. Anteposition.

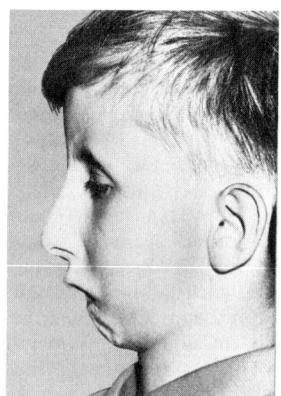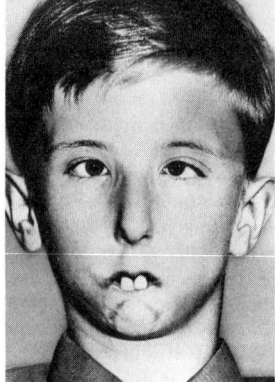

Vogelgesicht beim DUTESCU*-GRIVU*-FLEISCHER = PETERS* Syndrom.

Vogel|halterkrankheit: s. u. Taubenzüchterlunge. – **V.hand**: *neurol* die ↑ Klauenhand (↑ dort. Abb.) bei prox. Ulnarislähmung. – **V.käfigoperation**: apikale extrapleurale Pneumolyse mit Bildung eines kuppelförm. Hohlraumes. – **V.kopf**: *päd* Schädeldysmorphie i. S. das Aztekenschädels (s. a. V.gesicht, Mikrozephalie); insbes. die beim ↑ SECKEL* Vogelkopfzwerg. – **V.krätze**: ↑ Taubenkrätze. – Ferner berufsbedingte Dermatitis der Unterarme u. -schenkel im Juni-Juli bei Reisfeldjätern in Ungarn 1–2 Tage nach Arbeitsaufnahme; völl. Heilung 7–10 Tg. nach Expositionsende. – **V.krankheit**: ↑ Ornithose.

Vogel|milbenkrätze: ↑ Gamasidiosis. – **V.pocken**, Variola avium: durch Pockenviren der gleichnam. Untergruppe (mit 4 tierspezif. Arten) hervorgerufene Erkr. (Haut, Trachea; »V.diphtherie«) bei Hühnern, Tauben, Kanarienvögeln u. Pinguinen. – **V.tuberkulose**: Tbk der Vögel durch Mycobact. avium. – **V.züchterlunge**: ↑ Taubenzüchterlunge.

Voges*-Proskauer* Reaktion (OTTO V., geb. 1867, dtsch. Arzt; Bernhard PR., 1851–1915, Bakteriol., Berlin): *bakt* dir. Nachweis (Farbreaktion) von Azetoin u. damit von Baktn., die Glukose zu Azetoin abbauen (Kontrollstämme Aerobacter cloacae [pos.] bzw. E. coli): Zusatz von 10%ig. KOH-Lsg. zu einer 2 Tage alten Dextrose-Pepton-Kultur führt nach 18–24 Std. zur Rotfärbung. Als Modifikation z. B. Kreatinin-Zusatz (= WERNIG* Reaktion, schneller), Ersatz der Dextrose durch Pyruvat, Zusatz von KOH u. α-Naphthol-Lsg. nach Bebrüten (so daß bereits nach 10 Min. rotes Diazetyl entsteht); s. a. IMVC-Test.

Vogler* (PAUL V., 1899–1969, Internist u. Physiotherapeut, Berlin) **Periostmassage**: s. u. Periostbehandlung. – **V.* Punkte**: die typ. »Angriffspunkte« bei der Periostmassage sowie die **V.* Zonen** der osteoviszeralen Ther. (die als reflektor. Schmerzpunkte auch für analoge Verfahren wie Reflexzonenmassage etc. gelten): u. a. li. Thoraxseite u. Skapula bei Herzerkrn., Sternum u. Rippen (v. a. die durch Hoch- u. Vorziehen der Schulterblätter freigemachten Anteile) bei Lungenprozessen, 6.–9. Rippe bei Magen-Darmerkrn., re. Thoraxseite bei Leber- u. Gallenwegserkrn., LWS u. Darmbeinkamm bei Harnwegs- u. Nierenerkrn.

Vogt* Bänder: (1935) *röntg* s. u. BATY*-VOGT*.

Vogt* (ALFRED V., 1879–1943, Ophthalmologe, Bern, Zürich) **Krankheit**: mosaikförm. / Hornhautdegeneration; s. a. Cornea guttata. – **V.* Operation**: *ophth* 1) V.*-KOYANAGI* Op.: »Zyklodiathermie«, partielle Veröung des Ziliarkörpers durch multiple punktförm. Koagulationen (an der Sklera) zur Senkung der Kammerwasserproduktion. – 2) Ther. der Amotio retinae durch Galvanokaustik (Kathode als inn. Elektrode). – **V.* Star**: / Cataracta coronaria. – s. a. V.* Syndrom (2).

Vogt* Reaktion: (1938) *venerol* vereinfachte CHEDIAK* Trockenblutreaktion; Vermischen von 1 Tr. einer Lsg. defibrinierten Bluts (in 3,5%ige NaCl-Lsg.) mit 1 Tr. verdünnter AG-Lsg. auf Objektträger; Ablesen nach halbstünd. Stehenlassen (offen, bei Zimmertemp.).

Vogt* Syndrom: 1) (CÉCILE V., 1875–1962, Neuropathologin, Neustadt/Schwarzwald), Status marmoratus: *neurol* (1920) angeb., gegen Ende des 1. Lj. mit Haltungs- u. motor. Entwicklungsstörungen einsetzende Erkr. des EPS (i. e. S. des Striatums), mit regress. Muskelrigidität ohne Lähmungen, aber mit dyston. athetot. Bewegungsstörungen; histol.: fleck- bis streifenförm. Ganglienzellausfälle u. Gliawucherung (auch im Großhirnkortex; nach Färbung marmoriertes Aussehen). Heredodegenerat. Fehlbildung? unspezif. Reaktion auf örtl. Schädigung (Geburtstrauma, Asphyxie, Infektionskrankh. etc.)? – Gleichart. Veränderungen am Pallidum als »Status dysmyelinisatus«. – 2) (ALFRED V.) *neurol* a) / WAARDENBURG* Syndrom. – b) *ophth* Cornea guttata: Hornhautdystrophie (hereditär oder altersbedingt) mit »tropfenförm.« Verdickngn. der DESCEMET* Membran u. Pigmentauflagerungen auf der Hornhautunterfläche. – c) V.*-KOYANAGI* Sy., uveokutanes oder -meningeales, YUGÉ* Sy.: virusbedingte bds. chron. Uveitis (mit sek. Amotio retinae et choroideae, Glaskörpertrübung, evtl. Papillitis mit sek. Optikusatrophie u. Glaukom), Mening(oenzephal)itis sowie Haut- (Poliosis, Vitiligo, Alopezie, Wimpernausfall) u. Innenohrsympte. (Dysakusis, gesteigerte Empfindlichkeit für hohe Töne). – d) / WEIZENBLATT*-V.* Dystrophie. – 3) (HEINR. V., geb. 1875, dtsch. Neurologe): / STOCK*-SPIELMEYER*-V.* Syndrom.

Vogt* Typen der / Ösophagusatresie (s. a. Abb.).

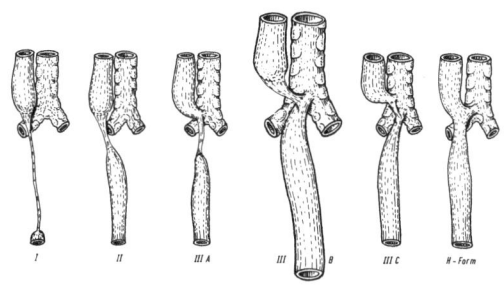

Die **Vogt* Typen** I–III der Ösophagusatresie (u. die sogen. H-Form).

Vohsen*-Davidson* Zeichen: *rhinol* / GAUL*-BÜRGER* Zeichen.

Vohwinkel* Syndrom (K. H. Vo., Dermatologe, Köln): (1929) / Keratosis palmoplantaris mutilans.

Voiceprint: (engl.; L. G. KERSTA 1962) Konturen-Sonogramm der menschl. Stimme (mit 7 Amplituden-Stufen), das als eine Art topograph. Karte die Unterscheidung verschiedener Sprecher zuläßt; Anw. in der Kriminalistik in Analogie zur Daktylographie (»Fingerprint«).

Voigt* Grenzlinie (CHRISTIAN AUGUST V., 1809–1890, österr. Anatom): lat. Begrenzungslinie der Dermatome zwischen den Zuständigkeitsbereichen der dors. u. ventr. Hautäste für die Oberflächensensibilität; zieht – sichtbar als Umschlaglinie der »Haarströme« – vom Hinterhaupt über Akromion u. seitl. Rückenpartien zur Gesäßregion.

Voillemier* (LÉON CLÉMONT V., 1809–1878, französ. Arzt) **Beckenbruch**: *chir* doppelter einseit. Vertikalbruch mit vord. Frakturspalt in Schambeinkörper oder -ästen u. hinterem im Bereich der Kreuzbeinlöcher. – **V.* Punkt**: *urol* medianer Bauchdeckenpunkt etwa 6,5 cm oberhalb der Verbindungslinie beider Spinae iliacae ant. sup. als sichere Harnblasenpunktionsstelle (auch bei Adipositas).

Voit* Ernährungs-Norm (CARL V. V., 1831–1908, Physiologe): *physiol* (1875) das im Prinzip heute noch gült. Richtmaß für eine angemessene Nahrungszufuhr des Erwachsenen bei mittelschwerer körperl. Arbeit: etwa 3000 Kal. (u. zwar ca. 500 g KH, 118 g Eiweiß, 56 g Fett; Einzelkomponenten gem. RUBNER* Isodynamie variierbar).

Vojta* Reflex (VÁCLAV V., geb. 1917, Kinderneurologe, Prag, München): (1966/69) *physiol*, *päd* beim plötzlich in horizontale Seitenlage gekippten – am Rumpf beidhändig gehaltenen – Säugling eintret. Umklammerungsbewegung beider Arme (ähnlich MORO* Reflex) sowie Beugung des obenliegenden Beines (mit Pronation u. fächerförm. Zehenspreizung) u. Streckung des untenliegenden (mit Dorsalflexion im Sprunggelenk, Supination u. Zehenbeugung); ab 4. Mon. lockere Beugehaltung aller Extremitäten, im 8.–13. (14.) Mon. Abstrecken der obenliegenden. – Von Vo.* wurde auch der sogen. / Traktionsversuch (PEIPER; Anheben zur 45°-Rückenlage) dahingehend

vokal

modifiziert, daß außer der Kopfhaltung auch die assoziierten Bewegungen der Beine beachtet werden.

vokal, Vokal...: die Stimme (lat.: vox) bzw. die Vokale betreffend; s. a. Stimm..., vocalis.

Vokal|gehör: das Hörvermögen für Vokale. Nimmt ab bzw. verschwindet mit zunehmender Schwerhörigkeit vor dem Wort- u. dem Satzgehör. – **V.insuffizienz**: *laryng ↑* Internuslähmung.

Vokalisationsepilepsie: generalisierter oder nur partieller Anfall (ausgehend von unt. Zentralregion oder motor. Supplementärfeld) in Form einer ständ. oder rhythmisch modulierten Artikulation eines Vokals. – DD: Krisen epileptischer Palilalie (ohne Wiederholung der Artikulation).

Vokal|sprache, Hottentottismus: schwerste Form des Stammelns mit Beschränkung der Sprache auf eine unverständl. Folge von Vokalen u. wenigen Explosivlauten. – **V.stottern**: auf bes. starker ton. Hemmung beruhendes St. mit Zerlegen der Vokale.

Vol.: ↑ Volumen. – **Vol.%**: ↑ Volumprozent.

Vola manus: (lat.) ↑ Palma manus (i. w. S. einschl. der – ebenfalls mit Leistenhaut bedeckten – Fingerbeugeseiten).

Volämie: der akutelle Stand des Gesamtblutvol. (ca. 7% des Gesamtkörpergew.; mit 4% Plasma-, 3% Ery-Vol.). Wird i. S. der Homöostase bedarfsgerecht auf einem adäquaten physiolog. Niveau gehalten (= Normo-, Iso-V.); die ↑ Volumenregulation (Verhinderung bzw. Beseitigung von Hyper- oder Hypo-V.) erfolgt – in enger Verknüpfung mit der der Körperflüssigkeit – durch ↑ Volumenrezeptoren u. Regulationszentren im Hypothalamus (Zielorgan auch der Osmorezeptoren) über die Hypophyse u. den juxtaglomerulären Apparat (ADH-Freisetzung bzw. Renin-Angiotensin-System).

volar(is): hohlhandseitig (s. a. palmar); z. B. **V.flexion** der Hand (als die eigentl. Beugebewegung).

volatil(is): (lat.) flüchtig.

Volavsek* Syndrom (WILH. V., geb. 1907, Dermatologe, Wien): Keratosis palmoplantaris bei Syringomyelie.

Vole-Bacillus: (WELLS 1937) das Mycobact. microti, isoliert aus Lungen tuberkulöser Feldmäuse (Microtus agrestis; engl.: vole). Ein attenuierter Stamm (»dassie bacillus«) dient in England u. der ČSSR zur Herstg. einer Tbk-Vakzine (mit dem BCG-Impfstoff überlegener Immunogenität, jedoch häufigeren lokalen Komplikationen, z. B. Lupus vulg. nach 1–2 J.).

Volhard* Chloridbestimmung: (JACOB V., 1834–1910, Chemiker, München, Halle) für Halogen- (u. Silber-)Ionen geeignete titrimetr. Cl-Bestg. (im Urin, enteiweißten Serum etc.) durch Ausfällen als AgCl mit überschüss. $AgNO_3$-Lsg. u. Rücktitration des nichtverbrauchten Ag^+ mit Ammoniumrhodanid-Lsg. gegen Fe^{3+} (Lsg. von Ferrum sulfuric. oxydat. ammoniatum) als Indikator. Zahlreiche Modifikationen.

Volhard* (FRANZ V., 1872–1950, Internist, Frankfurt/M.) **Atemstoß**: sogen. Kerzenversuch, Prüfung des Atemsekundenvol. durch Ausblasenlassen einer Kerzen- oder Streichholzflamme. – **V.* Handgriff**: bds. Umfassen des Thorax von hinten in Höhe der unt. Apertur zur Beurteilung der Atemexkursion (v. a. Seitendifferenz). Ähnlich auch ein beidhänd. Schultergriff zum Nachweis eines Kollateralkreislaufs bei Aortenisthmusstenose. – **V.* Hochdrucktheorie**: Die arterielle Hypertonie ist Folge einer Insuffizienz des blutdruckregulierenden Systems; vermehrter Vasomotorentonus führt – bei ererbter Minderwertigkeit der Gefäßwände – zu allmähl. Elastizitätsminderung von Karotissinus u. Aortenwand u. damit zur Minderung hemmender Impulse zum Vasomotorenzentrum, was eine Steigerung der Herzarbeit u. eine Engstellung der Peripherie bei gleichzeit. Nachlassen der aortalen Windkesselfunktion zur Folge hat. Die progred. Gefäßwandsklerose bedingt ein kontinuierl. Ansteigen des Blutdruckniveaus. Die Engstellung der Nierengefäße ist eine Komponente des blassen Hochdrucks. – **V.* Konzentrationsversuch**: klin. Prüfung der konzentrativen Nierenleistung; als Einzeltest anhand des spezif. Harngew. nach 24stünd. Dürsten (Normwert – bei Ödemfreiheit – mind. 1026, bei Protein- u. Glukosurie höher) oder als 2. Phase der globalen V.* Nierenfunktionsprobe (d. h. im Anschluß an den Verdünnungsversuch): Proband läßt – nach vollständ. Blasenentleerung – unter Trockenkost alle 2 Std. Wasser; bei guter Nierenleistung schneller u. kontinuierl. Anstieg des spezif. Gewichts (Abendwert um 1030) mit abnehmender Harnmenge; bei Niereninsuffizienz verringerte bis fehlende Konzentration (Isosthenurie). – **V.* Krankheit**: die ↑ Nephrosklerose als path.-anat. Korrelat des malignen Hochdrucks. – **V.* Nierenfunktionsprobe**: Sammelbegr. für ↑ V.* Konzentrations- u. Verdünnungsversuch. – **V.* Trias**: arterielle Hypertonie, Hämaturie u. Ödeme als Sympte. der Glomerulonephritis. – **V.* Verdünnungsversuch, Wasserversuch**: Prüfung der Verdünnungsfähigkeit der Niere als Teil der V.* Nierenfunktionsprobe (s. a. Diureseprovokation): nach völl. Blasenentleerung Trinken von 1000–1500 ml dünnen Tees u. halbstündl. Bestg. der Harnportionen u. des spezif. Gew.: bei guter Nierenleistung 4-Std.-Ausscheidung von 1200–1400 ml mit sinkendem spez. Gew. (auf 1001–1002). – Anschließ. im allg. Konzentrationsversuch. – **V.* Vorniere**: Begr. für die dem schnellen Ausgleich von Störungen des osmot. Gleichgew. dienenden Körpergewebe, in die gemäß ihrer kolloidchem. Bindungsfähigkeit renal nicht sofort quantitativ eliminierbare Substanzen abgelagert werden (»Gewebsdepot«), um später adäquat zur Leistungsfähigkeit der Niere wieder in die Blutbahn entlassen zu werden.

Volkmann* (RICHARD V. V., 1830–1889, Chirurg, Halle, Greifswald) **Bänkchen**: *chir* Holzbänkchen, das als Beckenstütze für »Schwebelage« (zum Anlegen von Becken-, insbes. Gipsverbänden) unter das Kreuzbein geschoben wird. – **V.* Deformität**: (1873) heredit., kongenit. Mißbildung der Füße i. S. einer (Sub-)Luxation im oberen Sprunggelenk (Talus nach oben-außen) infolge ungleicher Entwicklung der dist. Epiphysen von Tibia u. Fibula (evtl. Aplasie der dist. oder gesamten Fibula); Valgusstellung des Fußes bei Belastung, Tibia vara; oft kombin. mit Mikromelie u. Radiusaplasie. – **V.* Dreieck**: *chir* keilförm. Abriß- bzw. Absprengungsbruch der dist. Tibiaendes (entweder als »hinteres« oder als »vord. D.«) im Zusammenhang mit einer gelenkeinbeziehenden Knöchel(luxations)fraktur, v. a. beim Grad III der Supinations- u. IV der Pronations-Eversionsfraktur (hierbei oft bd. Dreiecke). – **V.* Heftpflasterzugver-**

band: Distraktion mit Heftpflasterzügeln als Hautzug, v. a. bei Gelenkprozessen (vorher seit 1860 bereits in Kanada bei Frakturen). – **V.* Instrumente**: *chir* 1) scharfer Löffel mit kräft., längsgerieftem Griff; auch als Doppellöffel; von COLLIN modifiz. mit glattem, kant. Griff. – 2) scharfer oder stumpfer mehrzink. Wundhaken mit gefenstertem Griff. – **V.* Kontraktur, Lähmung**: »ischäm. Lähmung« mit Muskelkontraktur (↑ Abb.) infolge Nekrose kontraktiler Elemente (»V.* Atrophie«) im Zusammenhang mit subfaszialem Hämatom (v. a. bei suprakondylärer Oberarmfraktur), i. w. S. auch als Folge komprimierender Verbände. – **V.* Schiene**: *chir* flachdachrinnenförm., starre (Bein)Schiene mit abschließendem Sohlenstück u. daran verstellbar angebrachtem T-förm. Metallteil (»T-Schiene«; querer Schenkel aufliegend zur seitl. Stabilisierung). – Als Variante für Extensionsther. auf 2 Längsstäben verschiebbar (»V.* Schlitten«). – **V.* Syndrom**: 1) ↑ V.* Deformität. – 2) ↑ V.* Kontraktur.

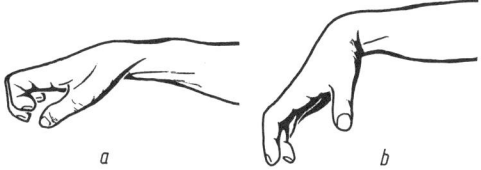

Volkmann* Kontraktur (a); bei Beugung im Handgelenk Finger partiell gestreckt (b).

Volkmann* Kanäle (ALFRED WILH. V., 1800–1877, Physiologe, Halle/S.): *anat* die – im Ggs. zu den HAVERS* Kanälen – nicht von zirkulären Lamellen umgebenen Knochenkanäle, die diese, ohne deren system. Ordnung zu stören, quer oder schräg perforieren u. vom Periost kommende Gefäße enthalten, die die der HAVERS* Kanäle verbinden.

Volks|medizin: die auf der Grundlage volkstümlicher Vorstellungen von Körperfunktionen u. deren Störungen basierenden, von der Bevölkerung unter Verzicht auf Inanspruchnahme von Ärzten praktizierten Heilverfahren u. Vorbeugungsmaßnahmen mit in der wissenschaftl. Medizin nicht oder nicht mehr gebräuchl. Methoden u. Mitteln (v. a. »V.heilmittel« pflanzlicher u. tier. Herkunft, Mineralien).

voller Schall: (SKODA) langanhaltender Klopfschall als Perkussionsphänomen.

Voll|antigen: s. u. Antigen; im Falle der Allergie auch »V.allergen« genannt. – **V.azetal**: ↑ Azetal.

Vollbad: *baln* Bad, bei dem Rumpf u. Extremitäten von Wasser bedeckt sind; u. a. als Überwärmungsbad (mit allmählich ansteigender Temp.), elektr. Vollbad (hydroelektrisches Bad), Ganzhitzebad. Kontraindiziert u. a. beim Herzkranken.

Vollblut: sämtl. nativen Bestandteile enthaltendes Blut (im Ggs. zu Serum, Plasma, Ery-, Thrombozytenkonzentrat). Als »**V.konserve**« bei Temp. von 4°–6° bis zu 21 Tg. verwendbar (Gerinnungsfaktoren jedoch nur bis zu 24 Std. funktionstüchtig). – **V.gerinnungszeit**: die »globale Gerinnungszeit« (z. B. nach LEE-WHITE).

Voll|desinfektion: D. mit Vernichtung auch der pathogenen anaeroben Sporenbildner. – **V.digitalisierung**: auf schnelles Erzielen einer »V.(wirk)dosis« ausgerichtete Digitalis-Ther. – **V.elektrolytlösung**: *therap* kolloidfreie, kristalloide Lsg., die – im Ggs. zur isoton. Kochsalzlsg. – in einer dem Blutserum ähnl. Konz. zusätzlich Kationen (z. B. K, Ca, Mg) u. organ. Anionen (Azetat, Laktat) enthält sowie – in isoton. Konz. – einfache Zucker (Glukose, Fruktose). Anw. nach Elektrolyt- u. Blutverlust (unter Beachtung der – evtl. absol. – Kontraindikation für bestimmte Ionen, z. B. bei Herzdekompensation, Lungenödem, Anurie).

Voll|finne: *helminth* ↑ Plerozerkoid. – **V.guß**: *baln* hydrotherap. Anw. in Form des kombin. Rücken- u. Vordergusses (KNEIPP) oder als Ganzkörperübergießung (PRIESSNITZ).

Voll|hautlappen: *chir* ein sämtl. Hautschichten umfassendes Transplantat; im allg. gestielt, mit durch primär vorhandene Gefäße oder sek. entwickelten Privatkreislauf (z. B. am Implantationsort eines Rundstiellappens) gesicherter Trophik. – **V.hibernation**: *anästh* tiefe künstl. H. mit dem Ziel der allg. Hypothermie zwecks therapeut. Stoffwechselsenkung. – **V.horopter**: *ophth* ↑ Totalhoropter; s. a. Abb. »VIETH*-MÜLLER* Kreis«.

Voll|karzinogen: K., das ohne Einwirkung zusätzl. Noxen eine maligne Entartung mit nachfolgendem neoplast. Wachstum induziert; z. B. gewisse polyzykl. Kw.stoffe, aromat. Amine, energiereiche Strahlen. – **V.kern**: *embryol* der am Ende der Kopulation aus der Vereinigung des – haploiden – Samen- u. Eikerns hervorgegangene diploide Zellkern der befruchteten Eizelle. – **V.korrektur**: *ophth* der volle Gläserausgleich eines Brechungsfehlers des Auges; erforderl. z. B. zur Behebung des akkomodat. Einwärtsschielens. – **V.kost**: Begr. der Diätetik für eine aus gäng. Nahrungsmitteln hergestellte, auf den Ausschluß bestimmter Substanzen verzichtende, quantitativ ausreichende Kost (im Unterschied zur Schonkost). – **V.krone**: *dent* sogen. »Hülsenkrone«, d. h. Bandkrone mit Deckel; i. w. S. auch der Vollkörperzahn (auf Stift, Brücke oder Prothese).

Vollmer* (HERMANN V., 1896–1959, Pädiater, New York) **Fieberkrisen**: (1927) ätiol. unklare, in etwa 4wöch. Abständen auftret. Fieberzustände mit Hyperhidrose u. Leukozytose. – **V.* Probe**: Tbk-Pflasterprobe mit Tuberkulin-imprägnierter Gaze.

Voll|mondgesicht: ↑ Mondgesicht; s. a. Fettgesicht. – **V.mutante**: *genet* in allen Zellen gleichartig mutierter – weil von mutierter Keimzelle abstammender – Organismus (im Ggs. zur teilmutierten Chimäre bzw. zum Mosaik). – **V.narkose**: bis in die Tiefe des 3. Stadiums reichende N.; Regelform der reinen Inhalationsnarkose (bei Verzicht auf Relaxantien).

Voll|parasit: »Holoparasit«, Schmarotzer, der vollständig vom Wirtsorganismus ernährt werden muß (weil er z. B. kein Chlorophyll bzw. keine Verdauungsorgane besitzt). – **V.-Perthes**: die ↑ PERTHES* Krankh. mit irreversibler Destruktion des Hüftkopfes (einschl. sek. Veränderungen). – **V.pipette**: zum Ablesen nur eines best. Maßes geeignete, nicht weiter graduierte P. – **V.prothese**: *dent* ↑ Totalprothese.

Voll|rausch: ↑ V.trunkenheit. – **V.rente**: in der gesetzl. Unfallversicherung die bei völl. Erwerbsunfähigkeit zu gewährende Rente in Höhe von ⅔ des Jahresarbeitsverdienstes (bei MdE entsprech. %-Satz). – **V.salz**: Diät-Kochsalz mit Jodzusatz zur Kropfprophylaxe (in der BRD gem. Diät-Fremdstoff-VO mit Jodidgehalt (KJ, NaJ, CaJ_2) nicht > 5 mg/kg (berechnet als KJ).

vollständig: s. a. komplett, total, Holo..., Ganz..., Voll...; z. B. das **vo. Aortenbogensyndrom** (mit Beteiligung aller Äste; ausreichende Blutversorgung von Kopf u. Gehirn über Kollateralen nicht mehr möglich).

Voll|trunkenheit, -rausch: schwere, »sinnlose« T. als Folge einer ↑ Alkoholintoxikation; mit Störungen der Koordination u. Haltungsreflexe, Denkstörung, Enthemmung; evtl. als path. Rausch mit psychot. Symptn., in einen meist mehrstünd. Dämmerzustand einmündend. Liegt de jure vor, wenn Zurechnungsfähigkeit ausgeschlossen ist; bei vorsätzl. oder fahrläss. Herbeiführung (auch durch andere berauschende Mittel) u. Begehen einer strafbaren Handlung in diesem Zustand wird nach § 330a StGB bestraft. – **V.wirkdosis**: *kard* s. u. V.digitalisierung.

Volt, V: *physik* nach ALESSANDRO VOLTA benannte Einh. der elektr. Spannung; 1 V ist die Potentialdifferenz zwischen 2 Punkten eines fadenförm., homogenen u. gleichmäßig temperierten metall. Leiters, in dem bei einem zeitlich unveränderl. elektr. Strom der Stärke 1 Amp. zwischen bd. Punkten die Leistung 1 W umgesetzt wird.

Volta* (ALESSANDRO VOLTA, 1745–1827, ital. Physiologe u. Physiker) **Element**: *physik* galvan. Element aus je 1 Kupfer- u. Zinkplatte, mit Schwefelsäure (oder H_2SO_4-getränktem Gewebe) als wäßr. Elektrolyt. – Mehrere solcher in Reihe geschalteter Elemente waren als **V.*** **Säule** der erste Elektrizitätserzeuger (1799). – **V.*** **Schwindel**: durch Einwirken eines galvan. Stroms auf das Ohrlabyrinth hervorgerufener Schw.; vgl. galvan. ↑ Nystagmus.

Voltage-Clamp-Methode: (engl.) *physiol* »Spannungsklammer« zur Konstanthaltung des Membranpotentials von Nervenzellen (bei künstl., der Membran aufgezwungenen Potentialsprüngen) mittels einer elektron. Regeleinrichtung, deren Kompensationsstrom (»Klemmstrom«) als Spiegelbild der Membranströme (in erster Linie Ionenströme; s. a. Ionentheorie) diese meß- u. analysierbar macht.

Volt|ampère, VA: *physik* Bez. für die Einh. Watt im Falle der elektr. Scheinleistung (im Unterschied zur Wirk- u. Blindleistung). – **V.meter**, Potentiometer: *physik* Instrument zur dir. oder indir. Messung elektrischer Spannungsdifferenzen (in V).

Voltolini* (FRIEDR. EDUARD RUDOLPH V., 1819–1889, Otologe, Breslau) **Krankheit**: 1) (1867) sehr schmerzhafte, akute, eitr. Labyrinthitis mit Delir u. Bewußtlosigkeit. – 2) chron. eitr. Otitis media. – **V.*** **Syndrom**: bds. Taubheit nach infektiöser Erkr. mit Beteiligung der Meningen. – **V.*** **Zeichen**: *otol* ↑ HERYNG* Zeichen.

Volumen: (lat. = Raum) der »Rauminhalt« V als dreidimensionales Maß, mit der Einh. »Kubikmeter« (m^3); s. a. Herzzeit-, Herzminuten-, Atem-, Totraum-, Blut-V., Intra- bzw. Extrazellularraum. – **V. cellulae pactae**: *hämat* das »gepackte« Ery-Vol. (= ↑ Hämatokrit). – **V. pulmonum auctum**: das pathologisch »vergrößerte Lungenvol.« bei extremer funktioneller, d. h. reversibler Lungenüberdehnung (max. Inspirationsstellung, Zwerchfelltiefstand), insbes. beim Asthma bronchiale. – **V. pulmonum minimum**: ↑ Residualluft.

Volumen|belastung: *kard* die sich aus einem vermehrten diastol. Blutzufluß (einschl. Pendelblut) ergebende übermäß. Belastung des Herzens. Hat vermehrte pass., diastol. Myokarddehnung zur Folge (mit Oberflächenvergrößerung der Muskelzellen u. damit Möglichkeit der Stoffwechselsteigerung), die wiederum den Ventrikel befähigt, sich in der folgenden Systole bis auf das physiol. Restblutvol. zu kontrahieren. Führt chronisch zur V.hypertrophie, die, obwohl gegenüber der bei Widerstandsbelastung rel. gering (u. als harmon. Massenzunahme), auch die Gefahr einer Minderversorgung des Myokards bedeutet (da Kapillarenvermehrung erst spät, d. h. bei Überschreiten des krit. Herzgew. zustandekommt). Vork. v. a. bei Sportherz, a.-v. Aneurysma, Hyperthyreose, av. Block (mit großem Schlagvol.), hochgrad. Anämie.

Volumen|dosis: *radiol* Raumdosis (s. u. integrale ↑ Energiedosis). – **V.-Druck-Diagramm**: *physiol* s. u. Druck-Volumen-.

Volum(en)|elastizität, E': *physiol* in einem elast. Schlauch oder Hohlkörper das Verhältnis einer Druck- zu einer Vol.änderung (reziproker Wert der elast. Weitbarkeit):

$$E' \text{ (in dyn} \cdot \text{cm}^{-5}) = \frac{\Delta P (\text{dyn/cm}^2)}{\Delta V (\text{cm}^3)}.$$

V.elastizitätsmodul ist die auf die Vol.einheit bezogene V.elastizität, errechnet als Verhältnis der Druckänderung zu einer rel. Vol.änderung ($\Delta V/V$):

$$\kappa = \frac{\Delta P}{\Delta V} = E' \cdot V \text{ (dyn/cm}^2).$$

Reziproker Wert: **V.elastizitätskoeffizient**

Volumen|effekt: *therap* s. u. V.substitution. – **V.ersatz**: ↑ V.substitution. – **V.hochdruck**: *kard* s. u. Minuten-, Schlagvolumenhochdruck. – **V.hypertrophie**: s. u. V.belastung. – **V.leiter**: *neurophysiol* eine in eine größere Masse elektrisch leitenden Gewebes eingebettete konduktile Bahn (z. B. Nerv in situ). Mit Außenelektroden abgeleitete Potentialänderungen sind ein Integral aller im V.leiter auftret. Ströme in Längsrichtung.

Volumen|mangelkollaps: Kollaps infolge Verminderung der zirkulierenden Blutmenge (s. a. Hypovolämie); z. B. als Entspannungskollaps (in der 2. Schockphase; mit Senkung des Herzzeitvol.), nach Flüssigkeits-, insbes. Blutverlust. Erfordert ↑ V.substitution (als Voraussetzung für eine Effektivität der – ebenfalls indizierten – Katecholamine). – **V.prozent**: *physik* ↑ Volumprozent. – **V.puls**: die pulsbedingten V.schwankungen eines Kreislaufabschnittes (unter der Voraussetzung eines gleichmäß. venösen Abflusses) bzw. einer Extremität, erfaßbar mittels Plethysmographie.

Volumen|reflex: *physiol* bei isostoner Blutvol.vergrößerung durch Impulse der ↑ V.rezeptoren reflektorisch bewirkte Hemmung der Vasopressin-Ausschüttung mit konsekut. Wasserdiurese. – **V.regulation (des Blutes)**: die reziproke Anpassung der Blutmenge an die stets wechselnde Kapazität des Gefäßsystems (»Normovolämie«; s. a. Volämie), aus deren gegenseit. Abstimmung der Druck im Niederdrucksystem u. damit der Füllungsdruck des Herzens resultieren. Sie ist gem. FRANK*-STARLING* Gesetz Voraussetzung für die augenblickl. Anpassungsfähigkeit des HMV an die wechselnden Erfordernisse von Energieumsatz u. Thermoregulation u. umfaßt die des

Plasmawassers (mit Elektrolyten), der Plasmaeiweißmenge u. des Ery-Gesamtvol.; für erstere 2 Wege: als integraler Teil des EZV wird das Plasmavol. v. a. durch Veränderung der renalen Flüssigkeitsabgabe gesteuert, indem isoosmot. Expansion des Blutvol. reflektorisch Diurese, ein Blutverlust Oligurie erzeugt; bei konst. EZV ferner Plasmavol.änderung (auf Kosten des interstitiellen Vol.) durch Steuerung der Filtrationsdrücke im Bereich der Mikrozirkulation. – **V.rezeptoren**: auf V.änderung (Dehnung) ansprechende Barorezeptoren in Hohlorganwänden; i. e. S. die »Meßfühler« für die Regelung von Füllung u. Blutverteilung im Niederdrucksystem des Kreislaufs, insbes. in den zentralen Venen u. im Herzen: Vorhof-Rezeptoren (B-Typ) mit parasympath. Afferenz u. Efferenz (für depressor. Herzreflex), Rezeptoren im Mündungsgebiet der Lungenvenen (li. Vorhof) zur Regulierung der Vasopressin-Ausschüttung (s. a. GAUER*-HENRY* Mechanismus) sowie in den Venen des Mesenterialkreislaufs zur spinal-reflektor. Kontrolle des arteriellen Zuflusses.

Volumen|substitution: adäquater Ausgleich eines eingetret. Defizits an Körperflüssigkeit zwecks Verbesserung der Gewebsdurchströmung (Perfusion) u. damit Beseitigung eines O$_2$-Mangels (z. B. bei Blutungsschock, nach Lungenembolie, Herzinfarkt). Verw. finden Blut, Plasma(expander), Elektrolyt-Lsgn. (am wirksamsten RINGER* Laktat-Lsg.). Beurteilung des »V.effektes« geknüpft an Kenntnis der absol. oder rel. Größe des V.mangels (anhand hämodynam. Meßgrößen); zu beachten ferner die Wirkung auf O$_2$-Transportkapazität (Hb-Konz., Herzzeitvol.) u. Fließeigenschaften (Viskosität) des Blutes. Weitere Gefahren: Hyperhydratation, dir. Störung des Gerinnungssystems, Histaminanstieg (bei schneller Gelatine-Infusion), Fibrinolysesteigerung u. Coating (bei Dextranen), Kalium- u. Zitrattoxizität sowie Alteration von HLA- u. Rh-System (bei Blutkonserven). – **V.system**: *physiol* ↑ Niederdrucksystem des Kreislaufs. – **V.überlastung**: 1) *therap* Kreislaufüberlastung durch inadäquate, die Bedürfnisse übersteigernde V.substitution. – 2) *kard* ↑ V.belastung.

Volu|meter: *physik* Apparat zur Vol.bestg., i. e. S. eine Gasuhr (z. B. das GAY=LUSSAC* V.). – **V.metrie**: *chem* ↑ Maßanalyse.

Volum|gewicht: *physik* das spezif. Gewicht. – **V.puls**: s. u. Volumen.... – **V.prozent**, Vol.-%, v/v: auf Volumina (Hohlmaße) bezogene Konz.angabe (»Vol. pro Vol.«).

Volutin: *bakt* in den BABES*-ERNST* Körperchen (»V.körnchen«) enthaltene Nukleinsäure-Verbindungen (benannt nach Spirillum volutans, bei dem sie zuerst beschrieben wurden).

Volvulose: ↑ Onchozerkose durch Onchocerca volvulus.

Volvulus: *chir* Verdrehung eines Organs um seine Achse oder seinen Gefäßstiel (= organo- bzw. mesenterioaxiale Torsion; s. a. Stieldrehung), am Darm (v. a. Kolon) auch durch »Verknotung« zweier Schlingen (meist Umschlingungen des Sigma durch Ileum); i. e. S. der **V. ventriculi** (die ↑ Magentorsion) u. der **V. intestini** (»Darmverschlingung«, u. zwar als Dünn- oder Dickdarm-V.); s. a. Gallenblasen-V., Netztorsion. Angeb. infolge Entwicklungsanomalie, am Darm z. B. bei Malrotation (= V. neonatorum), am Magen bei kardiofundaler Fehlbildung in Form des bilokulären Magens oder – als Extrem – des »Upside-down stomach« (auch bei Zwerchfellruptur); erworben v. a. bei Adhäsionen oder übermäß. Blähung einzelner Darmabschnitte (z. B. bei Caecum mobile, hypermobilem Sigma). Als **akuter V.** mit heft. Schmerzen u. Ileus (zunächst massive mechan., sehr bald aber, ischämiebedingt, überwiegend paralyt. Komponente). Bes. Formen: GUIBÉ* V. als Torsion des Zäkum-Aszendens (oft einschl. termin. Ileums) um die longitud. u. vertik. Achse infolge fehlender Fixation des re. Mesokolon (Caecum mobile bzw. Mesenterium comm.), KOCHER* u. PAYR* V. als Magentorsion um die horizontale (»Upside-down stomach«) bzw. Längsachse.

Vomer *PNA*: das »Pflugscharbein«, knöcherner Teil des Septum nasi, kranial angrenzend an die Lamina perpendicul., oben-vorn an die Pars cartilaginea.

Vomica: *path* (lat. = Geschwür) durch Eiterung entstandene Höhle, i. e. S. die Lungenkaverne.

Vomitivum: *pharm* Brechmittel. – **Vomituritio**: die unwillkürl. Würgebewegung vor dem Erbrechen.

Vomitus, Vomitio, Vomieren: ↑ Erbrechen; z. B. **V. biliosus** (↑ Galleerbrechen), **V. cruentus** (Bluterbrechen, ↑ Hämatemesis), **V. faeculentus s. stercoralis** (↑ Koterbrechen), **V. gravidarum** (↑ Schwangerschaftserbrechen, – s. a. V. matutinus), **V. hystericus** (psychogenes Erbrechen). – **V. infantum**: ätiopathogenet. vielfält., beim Säugling stets alarmierendes Erbrechen der jungen Kinder, z. B. bei Ernährungsstörung, Infektionskrankh., Bauchprozeß, Stoffwechselkrankh. (auch als azetonäm. Erbr.), bei angeb. Atresien u. Stenosen, Malrotation, LADD* Syndrom, kardiofundaler Fehlanlage, Pylorospasmus, Mukoviszidose (Mekonium-Ileus), ZNS-Prozeß (z. B. subdurale Blutungen); ferner als habituelles ↑ Erbrechen; s. a. Neugeb.erbrechen. – **V. matutinus**: morgendl. Erbrechen von Schleim, z. B. beim Alkoholiker infolge Ösophagitis u. Gastritis (= V. m. potatorum, »Wasserkolik«), v. a. aber als milde u. häuf. Form des ↑ Schwangerschaftserbrechens bei Frühgestose (im Ggs. zur Hyperemesis gravidarum bei EPH-Gestosen).

Vonwiller* Färbung (PAUL V., 1885–1962, Histologe, Zürich, Moskau, Rheinau): *histol* Vitalfärbung von Geweben des Auges mit intrakonjunktival applizierten Farbstoffen, u. zwar der perinukleären Körnchen des Hornhautepithels mit Neutralrot, der Bindegewebszellen u. Lymphgefäße mit Brillantkresylblau, abschuppender Epithelzellen u. der Nerven (nebst Endapparaten) mit Methylenblau. Betrachtung mit Hornhautmikroskop (Spaltlampe). – Modifikation n. KNÜSEL mit 1–2 J. alten, stark verdünnten Lsgn. (reizlos) u. Okklusivverband.

Voodoo, Vaudo, Wodu, Wudu: v. a. in Westindien (Haiti) bei Nachfahren afrikan. Sklaven verbreiteter magisch-religiöser Geheimkult (mit christl. Elementen), in dem göttl. Wesen (»Loa«) verehrt werden in Riten, die durch Besessenheit, Tanz u. Ekstase gekennzeichnet sind. Ein verabreichtes Zaubermittel (wahrsch. CCl$_4$-haltig) führt zu hepatorenaler Intoxikation (»Voodooismus«) mit tagelangem Erbrechen, Fieber, Tachykardie, Protein-, Hämat- u. Oligurie, evtl. Urämie. – Danach benannt der **V.-Tod**, ein aus einer symptomat. Psychose mit tödl. Angst vor einem existenzbedrohenden Zauber resultierendes Sterben (nach CANNON zurückzuführen auf Versagen der

Voorhees* Ballon

Adaptationsmechanismen); s. a. Streßtod, psychogener ∤ Tod.

Voorhees* Ballon: *geburtsh* mit Wasser auffüllbarer Ballonkatheter zur Zervixdilatation.

Voorhoeve* Syndrom: (1923/24) ∤ Osteopoicilosis striata.

Voracitas: (lat.) tierhafte Gefräßigkeit.

vorangehender Teil: *geburtsh* der im Geburtskanal das vord. Ende des Geburtsobjektes bildende Kindsteil (Kopf, Steiß, Fuß); zu identifizieren u. kontrollieren mit dem 3., nach Eintreten ins kleine Becken mit dem 4. LEOPOLD* Handgriff.

Voraussage: ∤ Prognose.

Vorbei|reden: *psych* falsches, sinnlos erscheinendes Beantworten von – gut verstandenen – Fragen als Sympt. einer Geistesstörung (v. a. Schizophrenie); bei Hysterie mit Antworten fast genau neben der richtigen (»Danebenreden«). – **V.zeigen:** *neurol* s. u. BÁRÁNY* Zeigeversuch, Finger-Finger-, Finger-Nase-Versuch.

Vorbestrahlung: *radiol* bei Malignom die »präop. Bestrahlung«, u. zwar als Kurzzeit-Methode (2–3 Tage vor der Op. mit rel. hohen Dosen; u. a. zur Devitalisierung evtl. intraop. mobilisierter Zellen) oder als typ. fraktionierte Strahlenther. unter Verzicht auf die volle Dosis (v. a. zur Tumorverkleinerung u. Anregung einer operationsgünst. reakt. Fibrose). – **Vorbeugung:** ∤ Prävention, Prophylaxe.

Vorbewußtes: psychoanalyt. Grundbegriff; nach FREUD (1900) die momentan nicht bewußten psych. Inhalte (einschl. posthypnot. Aufträge), die mit nur geringer Mühe, z. B. durch Hinwendung der Aufmerksamkeit, ins Bewußtsein gehoben werden können; i. w. S. alles in Denk- u. Vorstellungsprozessen nicht den Bewußtseinsgegenstand bildende, abgeschirmt gegen das Bewußte u. das Unbewußte (z. B. durch Verdrängung). Nach E. KRIS (1950) ein komplexes System (abstrakte Gedanken, primitive Phantasien), das, vom Lust- u. vom Realitätsprinzip beherrscht, manchmal i. S. des »Es« u. »Über-Ich«, manchmal gegen diese wirksam ist.

Vorbiß: *dent* »Mesialbißlage«, z. B. bei Progerie.

Vorblase: 1) *geburtsh* s. u. Vorwasser. – **2)** *urol* **a)** Dünndarm-Interponat zwischen Ureter u. dem harnableitenden Sigma oder Rektum; obsolet. – **b)** bei sehr kleiner Schrumpfblase die kompensator. Erweiterung der hint. Harnröhre durch Kontraktion des M. urethro-trigonalis bei Krampfstellung der Detrusormuskulatur. – **Vorblasenstein:** ∤ Blasen-Harnröhrenstein.

Vorblutung, prämenstruelle: *gyn* ∤ Frühblutung.

Vorboten: ∤ Prodrome; *geburtsh* die obj. u. subj. Veränderungen im Genitalbereich in den letzten Schwangerschaftswochen: Senkung des Uterusfundus (Nachlassen der Atemerschwernis u. des Drucks in der Magengegend), zunehmendes Druckgefühl an Mastdarm u. Blase (Pollakisurie), Vorwehen, erstes »Zeichnen«.

Vorderarm: *anat* ∤ Unterarm.

Vorderbecken: *gyn* der Teil des Beckeneingangs vor der Diameter transversa. – **V.blende:** *röntg* die zwischen Objekt u. Film (bzw. Leuchtschirm) eingeschaltete Streustrahlenblende (meist Rasterblende).

Vorder|damm: *gyn* das »Perineum ant.« als Beckenbodenabschnitt zwischen After u. Genitale (im Unterschied zum Hinterdammschnitt zwischen After u. Steißbein). – **V.darm:** *embryol* der Rumpfdarm oral der Leberanlage (»V.knospe«) bzw. des Pylorus (Grenze zum Mitteldarm); vorn zunächst blind endend, nach Einreißen der Rachenmembran mit dem Kopfdarm (Mundhöhle u. Kiemendarm) verschmelzend. Vorstufe von Speiseröhre u. Magen u. – durch breitbas., bilat. Aussprossung am Vorderende – der Lungen.

vorderer: *anat* anterior, ventralis (am Rumpf), rostralis (am Kopf).

Vorderhaupts|lage, VHL: *geburtsh* die Deflexionslage (∤ dort. Tab.) mit der geringsten Streckhaltung des Kopfes, d. h. mit **Vorderhaupt** (= Sinciput) bzw. großer Fontanelle als führendem Punkt (∤ Abb. »Kopflagen«); im allg. als dorsopost. VHL (mit Rücken zur mütterl. Rückenseite). Umfang des Durchtrittsplanums ca. 34 cm (gegenüber 32 bei HHL); bedingt bei ausgetragenem Kind meist verzögerten Geburtsverlauf (erst Beuge-, dann Streckbewegung) u. Gefährdung des Dammes. Geburtsleitung: Versuch, durch Lagerung der Gebärenden auf die Seite der kleinen Fontanelle u. – bei Ausbleiben der Rotation – auf die Gegenseite eine HHL herbeizuführen; meist aber Zange oder Vekuumextraktor angezeigt. – **V.punkt: 1)** *anthrop* ∤ Bregma. – **2)** *geburtsh* die große Fontanelle.

Vorderhorn: *anat* ∤ Cornu anterior (des RM bzw. des Seitenventrikels); s. a. Vorderwurzel. – **V.syndrom:** *neurol* die charakterist. neurol. Symptomatik bei elektiver Schädigung der motor. V.zellen (bzw. Motoneuronen) des RM: schlaffe Lähmungen mit Abschwächung der Eigenreflexe, Muskelatrophie, Entartungsreaktion, evtl. faszikuläre Muskelzuckungen.

Vorderkammer (des Auges): ∤ Camera bulbi anterior. – **V.blutung:** ∤ Hyphaema. – **V.linse:** *ophth* Kunststofflinse mit feinsten Halterungen für Einsatz in die vord. Augenkammer; obsolet.

Vorderkopf: *anat* ∤ Siniciput; s. a. Vorderhaupt..., Regio frontalis.

Vorder|säule: *anat* ∤ Columna anterior (des RM). – **V.scheitelbeineinstellung:** *geburtsh* s. u. Asynklitismus.

Vorderseitenstrang: *anat* die von afferenten u. efferenten Bahnen gebildeten Funiculi ant. u. lat. des RM (weiße Substanz zwischen Fissura mediana ant. u. Sulcus lat. post.); i. w. S. die darin verlaufenden sensiblen »V.bahnen« (s. a. Abb. »Sensibilität«), insbes. die medial der Tractus spinocerebellaris ant. u. post. gelegenen, von Neuriten der großen Hinterhornzellen gebildeten afferenten (zu Thalamus, Formatio reticul. des Rauten- u. Mittelhirns, Lamina tecti) für Druck-, Berührungs-, Temp.- u. Schmerzempfindungen, die in der vord. weißen Kommissur kreuzen (s. a. Tractus spinothalamicus, -tectalis).

Vorderstrang: *anat* ∤ Funiculus ant. (des RM). – **V.grundbündel:** ∤ Fasciculus proprius ant. – **V.pyramidenbahn:** ∤ Tractus corticospinalis ant.

Vorderwandinfarkt: *kard* ∤ Myokardinfarkt (s. a. dort. Abb.) der Herzvorderwand; EKG (bei akuter transmuraler Infarzierung): 1) kuppelförm. ST-Hebung in I (evtl. auch II) u. aVL bei diskordanter ST-Senkung in III u. aVF; 2) tiefes, evtl. verbreitertes

Q in I u. aVL, meist niedr. R mit oder ohne S; später T in I u. aVL erniedrigt, evtl. biphasisch, dann spitzneg. u. V-förmig; 3) in den Brustwand-Abltgn. (auch bei unauffäll. Standard-Abltgn.) ST-Hebung (primär oder später), große neg. Q-Zacke (evtl. als einz. QRS-Ausschlag), ST-Veränderungen (wie oben; T-Negativität evtl. groß u. spitz). Bei anterolat. Form EKG-Befunde (pathol. Q-Zacke, R-T-Hebung, T-T-Umkehr) auf $V_{4(5)-6}$ beschränkt. Bei anteroseptaler Form od. Kombin. mit – multiplem – Hinterwandinfarkt im EKG nur Zeichen gestörter intraventrikul. Reizleitung (evtl. Schenkelblock) oder unspezif. QRS- u. T-Veränderungen. Charakterist. Befunde auch im VKG. – s. a. apikaler Infarkt, RIVA-Stenose.

Vorderwurzel: *anat* ∕ Radix ventralis (des Spinalnerven). Bei Läsion **V.-Syndrom**: schlaffe Lähmung der einschlägig versorgten Muskeln u. weitere Sympte. des ∕ Vorderhorn-Syndroms.

Vorexanthem: ∕ Rash.

Vorfall: 1) *path* ∕ Prolaps. – 2) *geburtsh* s. u. Arm-, Bein-, Hand-, Nabelschnurvorfall.

Vorfelddiagnostik: auf eine best. Krankh. gerichtete, aber von noch vagen Symptn. indizierte diagnost. Maßnahmen (sogen. Screening); i. w. S. auch solche zur differentialdiagnost. Abgrenzung bzw. Bestätigung der Verdachtsdiagnose, unter vorläufigem Verzicht auf eingreifende Untersuchungsverfahren; vgl. Such-, Ziel-, Umfelddiagnostik.

Vorflutgefäße: *anat* der Endstrombahn vorgeschaltete, von Polkissen umgebene Sphinktergefäße (s. a. präkapillärer ∕ Sphinkter) z. B. in der Milz; i. w. S. auch die großen Blutspeicher.

Vorfütterung: *päd* ∕ Breivorfütterung. – **Vorfuß**: *orthop* »subtalare Fußplatte«, der Teil des Fußskeletts vor dem – von Talus u. Kalkaneus gebildeten – Rückfuß.

Vorgabekost (Urbach*): *allerg* i. S. der Skeptophylaxie desensibilisierende Allergen-halt. Kost bei nutritiver Allergie.

vorgebildet: präformiert; vgl. präexistent.

Vorgeschichte: ∕ Anamnese; s. a. Exploration.

Vorhangphänomen, Schleierphänomen: *ophth* die – oft einseit. – Unschärfe des Sehens infolge Blutdruckabfalls in der A. ophthalmica (A. carotis int.) beim Aortenbogen-Syndrom (als Vertebralis-Anzapf-Effekt oder bei Kompression dieses Gefäßes durch Rückwärtsneigen des Kopfes). – **Vorharn**: ∕ Glomerulusfiltrat.

Vorhaut: *anat* ∕ Praeputium (mit Haut als äuß. u. Halbschleimhaut als inn. Blatt). – **V.ödem** bei Balanoposthitis oder durch Lymphstauung; im Falle der Paraphimose (»Hydrophimose«) u. U. extrem u. progredient. – **V.plastik**: 1) Posthioplastik: plast.-chir. Korrektur des Präputiums. – 2) Harnröhrenplastik (bei Hypospadie) unter Verw. des Präputium. – **V.verengung**: ∕ Phimose. – **V.entzündung**: ∕ Posthitis, s. a. Balanoposthitis.

Vorhof: *anat* ∕ Atrium, Vestibulum. I. e. S. die bd. – durch das Septum interatriale (∕ V.septum) getrennten, der zugehör. Herzkammer vorgeschalteten (s. a. Ostium atrioventriculare) – Herzvorhöfe (= Atrium cordis dextrum u. sin.). Entwickeln sich aus Teilen des embryonalen Herzschlauches u. des Sinus venosus (aus dessen Seitenhorn re. der – durch Sulcus bzw. Crista termin. u. Valvula venae cavae inf. gegen den eigentl. Vorhof abgegrenzt bleibende – Sinus venarum cavarum; aus dessen Querstück der Sinus coronarius mit begrenzender Valvula u. das re. Herzohr; li. die Pulmonalvenenmündungen u. das – neben dem Truncus pulm. gelegene – Herzohr). Die Muskulatur ist rel. schwach entwickelt; verläuft außen an bd. Atrien horizontal, darunter hufeisenförmig über das »Dach« zirkulär um Lungenvenen u. Sinus coronarius u. aufsteigend um die Mündung der ob. Hohlvene, innen als Trabeculae carneae u. Mm. pectinati (ferner an Sulcus termin. u. Limbus der Fossa ovalis beteiligt); s. a. V.rezeptoren. – **akzessor. V.**: s. u. Cor triatriatum.

Vorhof|aktivierung: *kard* die Depolarisierung der V.muskulatur durch die vom Sinusknoten ausgehende Erregung; Ausbreitung fächerförmig, normalerweise re. direkt, li. über eine sinukraniale Bahn; ferner über sinukaud. Bahn zum Av-Knoten. Bei Leitungsstörung charakterist. EKG-Veränderungen an P-Zacke u. Überleitungszeit; zu erfassen (»**V.ableitung**«) 1) mittels Elektrode auf dem Manubrium sterni bei Lage der anderen im 3. ICR re. parasternal, 2) durch ∕ Ösophagus- u. 3) re.-seitig. intrakardiale Abltg. – **V.arrhythmie**: *kard* A. mit Ursprung in V.strukturen (z. B. als ∕ V.flimmern, -flattern, -extrasystolie); Vork. u. a. bei Mitralvitien, Hyperthyreose, koronaren Herzerkrn., Myokarditis, nach Herzoperation, -infarkt; s. a. linker ∕ V.rhythmus.

Vorhof-Bogengangsapparat: *otol* der ∕ Vestibularapparat des Innenohres.

Vorhof|dilatation: *kard* ein Atrium betreff. ∕ Herzdilatation, myogen oder infolge Vol.belastung bei Nichtbewältigung des Blutangebots durch den nachgeschalteten Ventrikel, Stenose oder Insuffizienz der Av-Klappe, ASD mit großem Shuntvol. (v. a. Li.-re.-Shunt) etc.; führt li. zu Rückstauung in den Lungenkreislauf mit Gefahr des Lungenödems, re. zu Stauung im großen Kreislauf. – **V.dissoziation**: *kard* voneinander unabhäng. Schlagen beider Herzvorhöfe (EKG: 2 Typen von P-Zacken), u. zwar mit normalem oder mit Flatter- oder Flimmerrhythmus. – **V.doppelrhythmus**: *kard* Nebeneinander zweier supraventrikulärer Rhythmen (Parasystolie) bei vollständ. intraatrialem Block. – **V.druck**: *kard* der – während der versch. Phasen der Herzrevolution variierende – intrakardiale Druck in den Vorhöfen; meßbar mittels Herzkatheters (Einschwemmkatheter), li. nach Passieren eines offenen For. ovale oder Septumpunktion. Mitteldruck li. ca. 5–10, re. 2–5 mm Hg (entspricht etwa dem diastol. zentralen Venendruck); Druckkurve – ähnl. der ∕ Venenpulskurve – mit präsystol. a- u. initialsystol. c-Welle, systol. Kollaps mit Übergang in v-Welle u. – nach Av-Klappenöffnung (während der schnellen Ventrikelfüllung) – diastol. Kollaps (y). – Bei path. Steigerung V.hypertrophie, evtl. -dilatation. – **V.drüsen**: 1) ∕ Glandulae vestibulares. – 2) die Drüsen der Mundschleimhaut im Vestibulum oris (Gll. labiales, buccales u. molares).

Vorhof|extrasystole *kard* von einem heterotopen Reizbildungszentrum im Atriumbereich ausgelöste »atriale« E. (z. B. als interponierte, parasystol., blokkierte); EKG: vorzeit. Vorhof- u. Kammerkomplex, P-Zacke abnorm (in Abltg. II u. III bei sinusnahem Reiz invers, da Depolarisationswelle retrograd), PR-Intervall meist verlängert, QRST normal oder

Vorhoffenster

leicht verändert (»Aberration«), nur selten aufgesplittert oder geknotet u. verbreitert; nachfolgendes P meist verzögert (bei verborgener Erregungsleitung P-P evtl. verkürzt). Auch als sogen. Kombinationssystole mit gegenseit. Auslöschen infolge Interferenz u. als ↑ Umkehrextrasystole (»**V.echo**«).

Vorhof|fenster: *anat* **1)** ↑ Fenestra vestibuli. – **2)** ↑ Foramen ovale septi interatrialis. – **V.flattern**: *kard* Herzrhythmusstörung mit regelmäßiger V.kontraktionsfolge mit Frequenz 250–300 (–350)/Min. infolge heterotoper supraventrikulärer Reizbildung bei AV-Block, Sinusknoten-, WPW-Syndrom (ohne ursächl. Zusammenhang) u. a.; EKG: regelmäß. »sägezahnähnl.« Oszillationen (P-Zacken, mit raschem Anstieg, trägem Abfall u. ohne deutl. isoelektr. Intervalle), 3:1-, selten 1:1-Überleitung auf die Kammern (mit ebenfalls regelmäß. Frequenz 70–150/Min.), bei starkem bis totalem Block nur 1:5(-7)-Überleitung (»V.f. mit rhythm. Bradykardie«; auch als WENCKEBACH* Periodik), bei wechselnder Blockierung (s. a. Flimmerflattern) unregelmäßige Kammerkontraktionen. – Ther.: Überführung in Flimmern (zwecks niedrigerer Kammerfrequenz) durch Digitalisierung, Elektrokardioversion, schnelle Vorhofstimulation. – **V.flimmern**, Delirium cordis: *kard* paroxysmale oder permanente Rhythmusstörung mit ungeordneter Vorhoftätigkeit mit Frequenz über 300 (–350)/Min.; im EKG »Flimmerwellen« (statt P-Zacken) ständig wechselnder Größe, Gestalt u. Frequenz, die sich evtl. kaum von der isoelektr. Linie abheben; Kammererregung meist unregelmäßig als absol. Tachy- oder Bradyarrhythmie. Pathogenese umstritten; Vork. u. a. bei Hyperthyreose, Kardiomyopathien, Sinusknoten-, WPW-Syndrom, totalem av. Block, ferner »idiopathisch«. Ther.: Digitalisierung (bei Hyperthyreose ineffektiv), Elektrokardioversion; Beseitigung des Grundleidens.

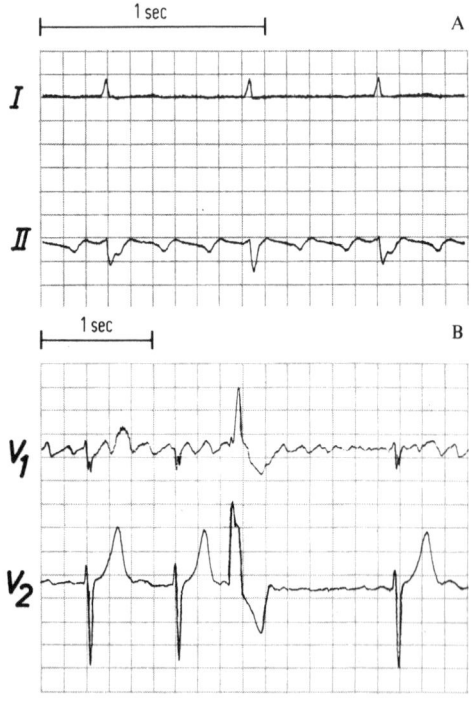

A) **Vorhofflattern** mit wechselnder 4:1- u. 3:1-Überleitung. – B) Grobes **Vorhofflimmern**, sogen. »Flatterflimmern«.

Vorhof|galopp: präsystol. ↑ Galopprhythmus. – **V.hypertrophie**: ↑ Herzhypertrophie im Bereiche der Vorhöfe infolge chron. Mehrbelastung, re. v. a. bei Widerstandserhöung im kleinen Kreislauf, z. B. bei chron. Lungenerkr. (EKG: P pulmonale in II u. III), li. v. a. bei Mitralvitien (P verbreitert, doppelgipflig u. hoch, in V_1 u. V_2 biphas.). – **V.infarkt**: *kard* ↑ Myokardinfarkt im Bereich der Vorhöfe (oft kombin. mit Kammerinfarkt). Diagnose meist nur aus EKG möglich: anstelle von P nach oben konvexe PQ-Strecke in II u. III (evtl. aber PQ-Senkung), Vorhofflimmern u. -extrasystolie, Knotenrhythmus, av. Block. – Gefahr der Aneurysmabildung.

Vorhof|kammer-: *kard* s. u. Atrioventrikular.... – **V.komplex**: *kard* im EKG die Strecker P-Q; normal 0,12–0,2 Sek. – **V.kontraktion**: *kard* die enddiastolisch auf Sinusknoten-Impuls hin erfolgende simultane Kontraktion der bd. Herzvorhöfe, endend mit dem AV-Klappenschluß (Blutrückstrom in Hohl- u. Lungenvenen verhindert durch die Anordnung der Fasern der V.muskulatur; vgl. V.pfropfung). In Ruhe ohne wesentl. Einfluß auf die Herzleistung; kann unter Belastung eine Steigerung des Minutenvol. um 10–30% bewirken.

Vorhof|nystagmus: der vestibuläre ↑ Nystagmus. – **V.ohr**: *anat* s. u. Auricula atrii. – **V.parasystolie** *kard* s. u. V.rhythmus (linker).

Vorhofpfropfung: (WENCKEBACH) *kard* **1) hämodynam. V.**: bei sehr kurzer Diastole vork. zeitl. Zusammenfallen der Vorhof- u. Ventrikelsystole, mit Reflux des Herzblutes in die großen Venen (im Jugularvenenpuls als Pfropfungs- oder CANNON* Welle = verschmolzene c- u. a-Welle); Vork. bei Tachykardie >180/Min. (bei langsamerem Rhythmus auch bei Verlängerung der Überleitungszeit); gelegentl. physiologisch. – **2) elektr. V.**: Verschmelzung der P- mit der T-Zacke bei verlängerter Überleitungszeit (bzw. QT-Zeit) im Zusammenhang mit Tachykardie.

Vorhof|-Primumdefekt: *kard* der auf Nichtverschluß des Ostium primum beruhende ↑ V.septumdefekt. – **V.prüfung**: *otol* ↑ Vestibularisprüfung. – **V.puls**, Pulsus auriculovenosus: *kard* der v. a. über den Jugularvenen palpierbare diastol. »venöse V.puls« bei der Trikuspidalstenose, bedingt durch Regurgitation gestauten V.blutes in die Halsvenen infolge verstärkter Kontraktion des hypertrophierten V.myokards; in der Venenpulskurve betonte a- bei unauffäll. v-Wellen. – Schwächer u. meist nur in der ↑ Venenpulskurve erkennbar der pos. Venenpuls bei Trikuspidalinsuffizienz infolge Regurgitation von Blut in den Vorhof: vermind. bis fehlende x-Depression (»Plateaubildung«), bei hochgrad. Insuffizienz systol. Elevation durch die mit der hohen d-Welle verschmelzende Regurgitationswelle »S«. – **V.punktion**: die v. a. für den Linksherzkatheterismus ausgeführte P. des li. Vorhofs, entweder via Rechtskatheterismus mittels bes. Kanüle transseptal oder aber perkutan (paravertebral) oder transbronchial (unter bronchoskop. Sicht).

Vorhof|rezeptoren *kard* subendokardiale atriale Vagusendigungen als Spannungs- u. Dehnungsrezeptoren (A- bzw. B-Rezeptoren, auf akt. Kontraktion bzw. pass. Füllung ansprechend). – **V.rhythmus, linker**: V.arrhythmie mit Reizurspr. in der Vorder- oder Hinterwand des li. Vorhofs; EKG: in allen Brustwand-Ableitgn. P neg. oder aber – nur li.präkordial –

als sogen. Dome-and-dart-Konfiguration (»Bogen- u. Pfeil«, d.h. initial flachpos., terminal spitzpos.).

Vorhof|säckchen: *otol* ↑ Sacculus (u. Utriculus). – **V.segment**: *kard* im PKG die Anfangsschwingung des 1. Herztones.

Vorhofseptum: *kard* die aus dem Septum primum u. S. secundum des embryonalen Herzens hervorgeh. Scheidewand zwischen den Herzvorhöfen (»Septum interatriale«), mit Pars membranacea (zentral) u. P. muscularis. Gestörte Entwicklung führt zum ↑ V.defekt, völl. Ausbleiben zum Cor triloculare biventricul.; aus übermäß. Septierung resultiert das Cor triatriatum. – **V.defekt**, ASD: angeb. Lückenbildung im Septum interatriale. Formen: I) »unkomplizierter« = »isolierter« Defekt (ohne Beteiligung der Klappen), u. zwar als **a)** völl. Defekt (Aplasie des Septum primum; s. a. Cor triloculare biventric.), **b)** nur zentrale oder mehr kaudale Lücke bei Persistenz des For. ovale (gilt bis zum 2. Lj. noch nicht als pathol.), **c)** For.-secundum-Typ (»Sekundum-«, »Fossa-ovalis-Defekt«) infolge unvollständ. Ausbildung des Foramen ovale zur Fossa ovalis (mit Defekt mehr kranial) oder **d)** infolge Persistenz der Verbindung zwischen den embryonalen splanchn. Gefäßen u. den Vv. cardinales. – II) »komplizierter« = »komplexer« Defekt (mit Einbeziehung der Klappen) infolge Ausbleibens des Verschlusses des Ostium subseptale (»Ostium primum des Septum primum«) u. – partiell – der Fusion dieses Septums mit den av. Endokardkissen, entweder **a)** als sogen. »kompletter Atrioventrikularkanal« (Ostium atrioventric. comm. completum) mit nur 1 gemeinsamen Av-Klappe u. anschließ. Defekt des Vorhof- u. Ventrikelseptums; oder **b)** als sogen. Ostium-primum-Defekt im kaud. Septum bis in die Av-Klappenebene, kombin. mit Endokardkissendefekt (meist Spaltung des septalen Segels der Mitralklappe mit resultierender Insuffizienz). Klinisch gekennzeichnet v. a. durch Sympte. infolge gesteigerter Anforderungen an den re. Vorhof: hyperakt. re. Ventrikel (mit Herzbuckel), frühzeit. Rechtsinsuffizienz, Pulsus parvus, erhöhter Jugularvenenpuls, Systolikum über der Pulmonalis, Spaltung des 2. HT; beim Sekundum-Typ GRAHAM-STEELL* Geräusch; EKG: Linkstyp (bei Primumdefekt evtl. überdreht), bei Sekundum-Typ Re.-Schenkelblock mit oder ohne Rechtsherzüberlastung; im Rö.bild vermehrte Lungenzeichnung, tanzende Hili. Ther.: op. Verschluß.

Vorhof|shunt: Li.-re.-, Re.-li.- oder gemischter Shunt zwischen bd. Herzvorhöfen bei Septumdefekt. Shuntvol. (abhängig von Defektgröße u. Druckgradienten) approximativ berechenbar (z. B. nach FICK* Prinzip). – **V.stillstand**: *kard* Sistieren der V.tätigkeit bei totalem sinuatrialem Block u. Fehlen einer retrograden Leitung von den sek. Reizbildungszentren (s. a. Reentry). – **V.stimulation**: *kard* gezielte St. des V.myokards mittels Schrittmacherelektrode; hochfrequent (»schnelle V.st.«) z. B. zur Prüfung der Sinusknoten-Erholungszeit (s. a. Sinusknoten-Syndrom) u. der intrakardialen Reizleitung, zur Ther. des Vorhofflatterns. – **V.systole**: ↑ V.kontraktion.

Vorhof|tachykardie: *kard* paroxysmale supraventrik. T. (150–250/Min.) mit atrialem Reizbildungszentrum; als Typ ↑ BOUVERET-HOFFMANN oder ↑ GALLAVARDIN. – **V.ton**: *kard* zusätzl. präsystol. HT bei verstärkter V.kontraktion (z. B. bei Herzinsuffizienz, av. Dissoziation). – **V.welle**: *kard* 1) V.zacke: die ↑ P-Zacke des EKG. – 2) die a-Welle der Venenpulskurve.

Vorkern: *zytol* ↑ Pronukleus. – **vorklinisch**: 1) den Abschnitt des Medizinstudiums vor der ärztl. Vorprüfung (Physikum) betreffend. – 2) ↑ präklinisch.

Vorkoagulation: *chir, angiol* ↑ Preclotting.

Vorkrankheit: 1) dem Ausbruch einer Epidemie vorangehende Erkr., deren Auftreten wegen ihres mit best. Infektionskrankhtn. gemeinsamen Ausbreitungsmodus eine Gefahr signalisiert; z. B. Häufung von Durchfallerkrn. (»Wasserkrankh.« durch Colioder Paracoli-Gruppe) als V. des Typhus oder Paratyphus. – 2) im Versicherungswesen eine vor Vertragsabschluß aufgetret. Krkht.

Vorlagerung: *anat, dent, genet, gyn* ↑ Antepositio. – *chir* op. Verlagerung eines perforierten, nekrot. oder schwer putride infizierten mobilen (ausnahmsweise auch mobilisierten) Bauchorgans in oder vor die Bauchdecken (»Extraperitonisierung«), wenn die i. p. Entfernung kontraindiziert ist (die dann, u. U. erst in 2. Sitzung nach 1–2 Tg., extraperitoneal erfolgt). – In der op. Geburtshilfe analog das Vorwälzen des Uterus vor die Bauchdecken bei der – einzeitigen – PORRO* Operation.

Vorliegen: *geburtsh* bei noch stehender Fruchtblase das – im geöffneten MM tastbare – Vornliegen des vorangehenden Kindsteiles, der Nabelschnur oder der Plazenta (»Placenta praevia«).

Vormännlichkeit: *botan, zool* ↑ Protandrie.

Vormagen *anat* ↑ Vestibulum gastrooesophageale.

Vormilch: *gyn* ↑ Kolostrum.

Vorniere, Pronephros: 1) *embryol* beim Menschen das aus den lat. Lamellen der Ursegmentstiele I–XIV hervorgeh. segmental gegliederte, primär-rudimentäre Ausscheidungsorgan, dessen Strukturen nur im kaud. Abschnitt zur Vollentwicklung gelangen: Kanälchen mit in die Zölomhöhle ragenden Bläschen als »äuß. Glomerulus«, der sich mit dem heransprossenden Gefäßknäuel in das Kanälchenlumen einstülpt (»inn. Glomerulus«); mit Entwicklung der Urniere völlige Rückbildung der Glomeruli u. – durch Vereinigung der lat. Kanälchenenden – Bildung des Vornierengangs (»prim. Harnleiter«), der sich dem Urnierengang anschließt. – 2) (VOLHARD) *physiol* die durch passagere Wasseraufnahme u. Ablagerung harnpflichtiger Substanzen im Dienste des Wasserhaushalts tät. Gewebe, insbes. das Unterhautzellgewebe (Anasarka-Bildung).

Vorpflanzung: *chir* Einpflanzen eines zur Transplantation vorgesehenen Knochenspans in Weichteile der Umgebung (zwecks Verbesserung seiner Vitalität), mit denen zus. er dann als »armierter Lappen« verpflanzt wird.

Vorphase: *hämat* ↑ Schema »Blutgerinnung«. – **Vorphasenakzelerator**, Präphasen-Akz., PPA: Gerinnungsfaktor (Globulin; zerstört bei 56°), der die Bildung des Intermediärproduktes I der Faktor-Xa-(Prothrombinase-)Bildung beschleunigt.

Vorprobe (Oehlecker*): *serol* s. u. biologisch.

Vorreiz: *physiol* konditionierender ↑ Reiz.

Vorsegment: *kard* im PKG die Anfangsschwingung des 1. Herztons.

Vorsichtsuntersuchung: nicht auf Grund von Symptn., sondern zum Ausschluß einer best. – z. B. wegen fam. Vorbelastung zu befürchtenden – Krankh. veranlaßte ärztl. Untersuchung; i. e. S. die ⸰ Vorsorgeuntersuchung.

Vorsorge|medizin: ⸰ Präventivmedizin. – **V.untersuchung**: gezielte medizin. U. zwecks Vorbeugung u. Früherfassung von Gesundheitsschäden u. Krankheiten; i. e. S. die bei Personen, die beruflich in bes. Maße einer gesundheitl. Gefährdung ausgesetzt sind oder eine entspr. Tätigkeit aufnehmen wollen, d. h. als Einstellungs- bzw. Tauglichkeits- u. als regelmäß. Überwachungs-U.; z. T. gesetzlich vorgeschrieben bzw. durch Gesetz ermöglicht (Jugendarbeitsschutz-, Arbeitsförderungsgesetz, Gewerbe-, Straßenverkehrszulassungs-, Reichversicherungsordnung); s. a. Schwangeren-V.untersuchung.

Vorsteherdrüse: anat ⸰ Prostata.

Vorstellung: das im Bewußtsein auftret. subj. Bild eines früher wahrgenommenen oder im Geiste entworfenen Gegenstandes oder Vorganges. Von FREUD als Sach- u. als Wert-V. in die Psychoanalyse übernommen mit der Annahme einer fast stets vorhandenen Affektbesetzung u. der Möglichkeit der Verdrängung. Als »überwertige«, durch ihre Gefühlsbetonung das Denken u. Handeln beherrschende V. gegen Wahngedanken u. U. nur schwer abzugrenzen.

Vortex: (lat.) Strudel, Wirbel, Scheitel; anat wirbelförm. Anordnung oder Struktur (s. a. Vertex), z. B. (PNA) **V. cordis** (wirbelförm. Myokardfasernanordnung im Bereich der Herzspitze), **Vortices pilorum** (die auf entsprech. Hautstrukturen basierenden »Haarwirbel« in Scheitelgegend u. Achselhöhle; als **V. coccygeus** in der Foveola coccygea). – **V. purulentus**: ophth ⸰ Keratitis purulenta.

vorticosus: (lat.) reich an Wirbeln, in Form eines Astwirbels (z. B. Vv. vorticosae).

Vorverdauung: diät künstlich durch Enzymeinwirkung induzierte Teilverdauung von Nahrungsmitteln (z. B. Säuglingsmilch, Aminosäurengemische).

Vorversuch: serol bei der KBR (z. B. KOLMER* Technik) die dem eigentl. Test voranzuschickende Bestg. der für den qual. u. quant. Hauptversuch geeigneten Ambozeptor- u. Komplement-Konzentration.

Vorwärtsversagen: kard ⸰ Forward-failure.

Vorwasser: geburtsh der während der Wehen in den unt. Eipol (»Vorblase«) gepreßte Teil des Fruchtwassers, der dann beim Blasensprung abgeht.

Vorwehen, Dolores praesagientes: geburtsh Uteruskontraktionen am Ende der Schwangerschaft (ohne charakterist. Rhythmus u. Schmerz), die die Geburtswege nicht erweitern, sondern die Frucht »einstellen« (»Stellwehen«). Durch Spasmolytika unterdrückbar.

Vorzacke, fertile: gyn (FRISCH) in der Basaltemp.-Kurve der gebärfäh. Frau eine bereits vor dem Temp.-anstieg der 2. Phase auftret. kleine Temp.zacke.

vorzeitig: praecox, praematurus; z. B. **v. Alterung** (⸰ Progerie), **v. Plazentalösung** (⸰ Ablatio placentae). – **Vorzeitigkeitsindex, VZI**: kard Quotient aus Kupplungsintervall (Q_N-Q_{ES}) u. QT-Dauer als Maß für die sogen. Frühzeitigkeit einer Extrasystolie (⸰ Abb.).

Vorzugsmilch: diät nicht behandelte (auch nicht pasteurisierte) Rohmilch, die bes. hohen Anforderungen an Gewinnung (Qualität der Aufstallung, Tbk-Freiheit von Kühen u. Personal) u. Zusammensetzung (Fettgehalt, spezif. Gew.) sowie Verpackung u. Beförderung genügt.

Voss* Hängehüfte, BRANDES*-V.* Op.: orthop (1956) bei Koxarthrose (zur Verminderung der Muskeldruckwirkung u. damit Entlastung des Gelenks) op. Ablösung u. Höherverlagerung des großen Rollhügels (mit den Glutei minimi), ursprungsnahe Tenotomie der Adduktoren u. ansatznahe des Iliopsoas, Einkerbung des M. rectus. – **V.* Nagel**: zweiteil. Spreiznagel für Osteosynthese (z. B. der Kollumfraktur des Humerus).

Voss* Operation: 1) otol (OTTO V., 1868–1959, Otologe, Berlin, Frankfurt/M.) Freilegung des Bulbus venae jugul. bei Sinus-Bulbus-Thrombose. – 2) orthop ⸰ V.* Hängehüfte.

Voss* Phänomen: serol inverse Anaphylaxie im Falle der Serumkrankheit.

Voss*-Rabald* Taubeneinheit: biol. Maßzahl für Prolaktin; 1 V.*-R.* Einh. = 10 IE.

Vossius* Ringtrübung (ADOLF V., 1855–1925, Ophthalmologe, Gießen): ophth nach Bulbuskontusion 3–4 mm großer Trübungsring (Abklatsch des Irispigmentepithels) auf der Linsenvorderfläche.

Vossschulte* Technik: (KARL V., geb. 1907, Chirurg, Gießen): chir ⸰ Dissektionsligatur.

V-Osteotomie: orthop Osteotomie mit spitzwinkl. (V-förm.) Durchtrennungslinie.

Voughan*-Jones* Test: serol modifiz. KLINE* Syphilis-Test als Objektträger-Mikroflockungsreaktion mit Cholesterin-versetztem alkohol. Rinderherzextrakt.

Voussure: (französ. = Bogenrundung) ⸰ Herzbuckel.

Vox: (lat) Stimme; z. B. **V. anserina** (»Gänseschnarren« bei Rekurrensparese), **V. cholerica** (Exsikkose-bedingte Rauhigkeit der Stimme bei Cholera asiatica), **V. clandestina** (»heimliche«, d. h. Flüsterstimme), **V. senilis** (»Altersstimme« infolge VK-Minderung, Steifigkeit der Kehlkopfgelenke, Verkalkung der Kehlkopfknorpel u. Muskelhypotonie; schwächer, rauh, mit »Alterstremolo«).

Voyeurismus, Skop(t)ophilie: (französ. voyeur = Zuschauer) Triebbefriedigung bzw. sexuelle Lustemp-

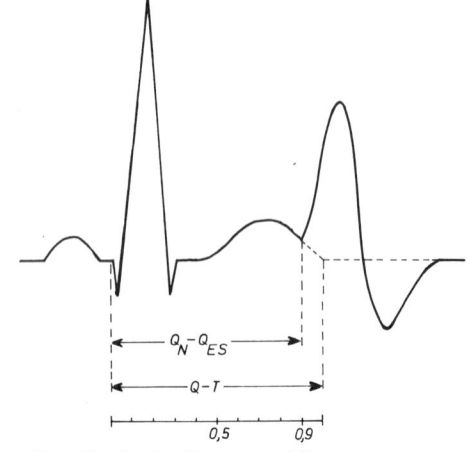

Vorzeitigkeitsindex (im Beispiel = 0,9)

findung durch heiml. (verbotenen!) Anblick von unbekleideten Körpern, Liebesspiel oder Geschlechtsverkehr. Nach S. FREUD ein Partialtrieb (bei Kindern mit ihrer polymorph-perversen Disposition normal), der mit dem Exhibitionismus ein Triebpaar bildet. Von L. EIDELBERG (1954) als Abwehr (u. Kompromiß) gegen einen ursprünglich exhibitionist. Wunsch aufgefaßt, z. T. mit aggressiven Tendenzen. – Als »Autoskopophilie« die sexuelle Lustempfindung bei Betrachten des eigenen nackten Körpers.

Vozi|feration: *psych* das Schreien u. Jammern u. zu laute Sprechen des Geisteskranken. – **V.geration**: *psych* bes. durch zu starke Betonung einzelner Wörter oder Silben pathetisch klingende Sprechweise Geisteskranker.

V-Phlegmone: *chir* meist aus einem s.c. Panaritium durch Ausbreitung per continuitatem entstandene Ph. der Sehnenscheide des langen Daumenbeugers u. der – im Handgelenkbereich angrenzenden – Sehnenscheiden der Fingerbeuger II–V (die nur am Kleinfinger über das Grundgelenk hinausgeht, so daß mit der des Daumens eine V-Form besteht). Bei verspäteter op. Entlastung Gefahr der Sehnennekrose u. der Perforation in die Gelenke.

VPK: *kard* ↑ **V**enen**p**uls**k**urve (s. a. Jugularispuls).

VPR: *bakt* ↑ **V**OGES*-**P**ROSKAUER* **R**eaktion.

VR: *kard* Kurzzeichen für die unipolare ↑ Extremitäten-Abltg. (mit WILSON* Elektrode) vom re. Arm.

Vr: ↑ Antigen Vr.

de Vries* Rinne (WILLEM MARIE DE V., 1871–1935, niederländ. Pathologe): *path* bei syphilit. Mesaortitis durch Vorwuchern von Bindegewebe zwischen die Valvulae semilunares entstehendes Klaffen der Aortenklappe (mit Insuffizienz).

de Vries* Syndrom (ANDRÉ DE V., Pädiater, Israel): (1951) fam., autosomal-rezessiv erbl., bei bd. Geschlechtern vork. Kombin. von Faktor V-Mangel u. Syndaktylie.

Vrolik* Krankheit (WILHELM V., 1801–1863, Anatom, Groningen): ↑ Osteogenesis imperfecta congenita Typ VROLIK.

VS: *serol* s. u. Anti-VS. – **Vs**: *physik* Volt · Sek.

VSD: **V**entrikel**s**eptum**d**efekt.

VS-Virus, VSV: Virus der **S**tomatitis **v**esiculosa; ein Rhabdovirus, Erreger einer der MKS ähnl., aber leichteren Erkr. bei Tier u. Mensch.

VT$_{max}$: *physiol* maxim. Lungenvolumen (s. u. Totalkapazität).

Vuillet*-Franke* Krankheit: die ↑ Epicondylitis humeri.

vulgaris, vulgär: (lat.) gewöhnlich, (all)gemein, alltäglich; z. B. **Vulgärekzem** (↑ Ekzema vulgare).

Vulnera: (lat.) Wunden (s. u. Vulnus). – **Vulneratio**: Verwundung, Wunde. – **vulnerabel**: verletzlich; z. B. die **v. Phase** des Herzzyklus (etwa 40 msec im ansteigenden Teil der T-Welle), in der das Myokard – vermutlich infolge inhomogener Refrakterität der Fasern – ungleichmäßig erregbar ist, so daß es zu kreisender Erregung, evtl. – v. a. bei Extrasystolen – zu Kammerflimmern kommen kann (Die in den QRS-Komplex fallende v. Phase der Vorhöfe ist offenbar von geringer pathophysiol. Bedeutung). – Im Unterschied dazu als »supervulnerable Phase« der Einzelfaser deren flüchtig gesteigerte Erregbarkeit kurz vor Repolarisationsende.

Vulnus: (lat.) Wunde; traumat. Läsion eines Körpergewebes bzw. -organs, i. e. S. die mit Aufhebung der Kontinuität der bedeckenden Gewebe (= Haut- bzw. Schleimhautwunde). Im Läsionsbereich zeitlich abgestufte, i. S. der ↑ Wundheilung erfolgende Reaktionen (mit – v. a. bei Infektion – Auswirkung auf den Gesamtorganismus), insbes. Eliminierung geschädigter Zellen (u. Interzellularsubstanz) u. Defektbeseitigung durch Narbenbildung: nach initialer Blutung u. Lymphsekretion örtl. Azidose mit Gewebsschwellung, Grundsubstanzentmischung u. -untergang, Zellzerfall mit Aktivierung extra- u. intrazellulärer Enzyme u. Plasmasysteme, die Blutgerinnung, Fibrinausscheidung, Leukozytenemigration, Phago- u. Pinozytose auslösen, gefolgt von Kapillarisierung u. Fibroblastenproliferation (Granulationsgewebe). – Unterschieden als **V. sectum** s. **caesum** s. **incisum** (= Schnitt- bzw. Hiebwunde), **V. punctum** (= Stichwunde), **V. lacero-contusum** (= Rißquetschwunde, s. a. Contusio, Compressio, Crush-Syndrom), **V. sclopetarium** (= Schußwunde), **V. morsum** (= Bißwunde), **V. scissum** (= Rißwunde); ferner Verbrennungs- (s. u. Combustio, Verbrennung) u. Verätzungswunde.

Vulpian* (EDME FELIX ALFRED V., 1826–1887, Physiologe u. Neurologe, Paris) **Atrophie**: *neurol* der »skapulohumerale« oder ↑ BERNHARD* Typus der progress. spinalen ↑ Muskelatrophie (s. a. Abb. »Muskelerkrn.«). – **V.* Phänomen**: *neurol* 1) V.*-HEIDENHAIN*-SHERRINGTON* Ph.: nach Durchtrennung der ventr. Ischiadikuswurzeln bei Reizung des degenerierten Nervs langsame Kontraktion der innervierten Muskeln (wahrsch. infolge Freisetzung von Azetylcholin an den von der Radikotomie nicht erfaßten vegetat. Fasern). – 2) V.*-PRÉVOST* Ph.: bei Hirnapoplexie die Kopf- u. Augenwendung zur Herdseite.

Vulpius* Methode (OSKAR V., geb. 1867, Chirurg, Heidelberg): *orthop* Sehnenverpflanzung mit Durchziehen des Stumpfes durch einen knopflochförm. Schnitt der Empfängersehne (»Knopflochnaht«). – Ferner Sehnenverkürzung durch Fältelung.

Vulsella, Vulsellum: (lat.) mit Zähnchen versehene (»scharfe«) Pinzette.

Vulva: die »weibl. Scham« (↑ Pudendum femininum), das äuß. weibl. Genitale (↑ Partes genitales femininae ext.) einschl. Harnröhrenostium. – s. a. Episio...

Vulva|after: ↑ Atresia ani cum fistula vestibulari. – **V.dysplasie**: s. u. V.tumoren.

Vulva|ekzem: bei Vulvitis verschiedener Genese vork. örtl. Ekzem (juckend, nässend oder trocken, papulös oder impetiginös), mit evtl. Ausbreitung auf Mons pubis, Perineum u. Analgegend. – **V.elephantiasis**: E. lymphangiectatica des ♀ äuß. Genitale (insbes. der Labien) infolge regionaler Abflußstörung (v. a. bei Filariose u. V.ekzem); gelegentlich ulzerös als Folge chron. Infektion (Tbk, Syphilis, Go) mit Primärsitz v. a. im Klitorisbereich u. Ausbreitung auf Damm u. After (= Ulcus chron. elephantiasicum vulvae, ani et recti: »Esthiomène«) u. mit Bildung von Darmfisteln. – **V.erysipel** v. a. im Wochenbett, bei Vulva-Ca.; beim Neugeb. im Zusammenhang mit Nabelinfektion.

Vulva|hyperplasie, pseudoepitheliomatöse: hyperplast., meist oberflächl., äußerlich u. histol. (aber keine Anaplasien, keine Mitosenzunahme) einem Ca. ähnl. Reaktion des Plattenepithels v. a. bei chron. (insbes. granulomatöser) Vulvitis sowie nach chem. oder therm. Traumatisierung mit Ulzerationen. – **V.impetigo** (v. a. an großen Labien) als häufigste pustulöse Dermatose des ♀ äuß. Genitale; evtl. mit Ekthyma.

Vulvakarzinom: das v. a. jenseits der Menopause u. nach örtl. Epitheldysplasie (Leukoplakie) oder Kraurosis vork. »Carcinoma vulvae« v. a. an großen (Innenseite) u. kleinen Labien, Klitoris, Urethra, Frenulum. Wachstum im allg. kontinuierlich (u. später schneller), papillär, knotig, flach infiltrativ oder primär ulzerös; LK-Befall in etwa 50 % (inguinal, krural, iliakal u. im Obturatoriusbereich); ferner Abklatschmetastasen. In späteren Stadien zu Blutung u. jauch. Zerfall neigend. Ther.: Op. (Vulvektomie) u. Nachbestrahlung oder nur Strahlenther. (Telegamma, Elektronen). – Als seltene Formen das **radiogene V.** (nach gynäk. Strahlenther.), ein von Talgdrüsen oder Schweißdrüsen ausgehendes Basalzell- oder – extrem selten – ein kloakogenes oder mesonephrisches Ca.

Vulva|mißbildungen: Duplikaturen u. Hypo- bis Aplasie von Mons pubis oder Labien, ferner sogen. »V.after« (/ Atresia ani cum fistula vestibul.), Labiensynechie, Epispadie; i. w. S. auch Anomalien wie Hymen imperforatus, heterotope Mamma (Milchleiste reicht bis zum Oberschenkel!). – **V.mykosen:** als oberflächl. Formen v. a. Ekzema marginatum (= Tinea corporis) mazerierend u. juckend, vielfach auf Nachbarschaft übergreifend u. Pityriasis versicolor; als tiefe system. Formen (granulomatös, evtl. fistelnd) die Aktino-, Blasto-, Kokzidioidomykose u. Sporotrichose; s. a. Vulvitis candidamycetica. Ferner örtl. Id-Reaktionen, insbes. bei Dermatophytien. – **V.ödem** v. a. in der Gravidität (insbes. bei Spätgestose) u. im Wochenbett, bei Vulv(ovagin)itis, nach Trauma, bei Herz- u. Niereninsuffizienz, Beckenbindegewebs- bzw. -venenprozessen, als Strahlenreaktion.

Vulva|sarkom: in jedem LA mögliches, klein- oder großrundzell. oder polymorphkern., selten Melano-Sa.; klin.: umschrieb., rötl., lapp., derbes, ödematöses oder hämorrhag. Gebilde, als Schleimhautsarkom auch mehr polypös; evtl. paraurethral oder -vaginal fortschreitend; zu Zerfall u. Metastasierung neigend. Ther.: Strahlenther. (Elektronen). – **V.schrumpfung:** / Kraurosis vulvae. – **V.tumoren:** Neoplasmen des ♀ äuß. Genitale; benigne z. B. Lentigines, Mongolenflecken, seborrhoische Warzen, Hämangiome, Lipome, Fibrome, Leiomyome, Glomustumoren; maligne das V.karzinom u. -sarkom. – I. w. S. auch die Präneoplasien wie V.dysplasie (Leukoplakie, -keratose), BOWEN* Krankh., extramammäre PAGET* Erkr., QUEYRAT* Erythroplasie. – **V.zysten:** 1) v. a. Retentionszysten der Talg- u. Schweißdrüsen (an Praeputium clitoridis bzw. Labia majora), der vestibul. Drüsen, der SKENE* Gänge u. der muzinösen Drüsen (Labienfrenulum); **2)** dysontogenet. Zysten aus Rudimenten des MÜLLER* bzw. WOLFF* Ganges (z. B. des NUCK* Kanals), auch Adenofibrome aus dystopem akzessor. Mammagewebe; **3)** posttraumat., epidermale Einschlußzysten einschl. der sogen. Blutzyste (Pseudozyste nach sexuellem Trauma bzw. Varixknotenruptur); **4)** zyst. Lymphangiome. – Ferner Endometriose- u. parasitäre Zysten (Echinococcus), Pilonidalsinus.

Vulvektomie: op. Exzision (evtl. als Elektroresektion, z. B. nach BERVEN) des ♀ äuß. Genitale, v. a. bei Vulva-Ca. (trotz Exstirpation inguinaler, evtl. auch iliakaler LK oft Rezidiv; evtl. Beschränkung auf den Tumor u. Nachbestrahlung von Tumorbett u. regionalen LK).

Vulvismus: »unterer« / Vaginismus.

Vulvitis: Entzündung des ♀ äuß. Genitale, meist durch Baktn., Viren oder Pilze im Gefolge mechanischer, therm., physikal. oder chem. Läsion, bei Stoffwechselerkrn. (z. B. **V. diabetica, V. pruriginosa secundaria ferropriva** bei Eisenmangelzuständen, **V. pellagrosa** in Form hyperkeratot., groblamellös schuppender oder rhagadiformer Erytheme bei Pellagra), Dyshormonosen, Gynatresie (mit Sekretstauung), Fisteln; oft auf die Scheide übergreifend (/ Vulvovaginitis; s.a. Kolpitis, Bartholinitis). – **katarrhal. V.** (= **V. simplex**) erythrosquamös oder schmierig u. mit Pruritus, evtl. auch Intertrigo, meist als Superinfektion beim Seborrhoiker u. Diabetiker, auch als Begleitreaktion bei Erkrn. des inn. Genitale); **eitrige V.** (= **V. purulenta**) z. B. bei Masern, Scharlach, evtl. erosiv, ulzerös, nekrotisch, als akute fieberhafte Form rasch zu Labienulzera führend (=**V. gangraenosa,** z. B. als fusospirilläre Zweitkrankh. nach örtl. Läsion). Die – z. T. erosive bis zirzinäre – **V. candidommycetica** (meist durch Candida albicans) bes. häufig im Säuglings- u. Kleinkindalter, bei Diabetes, nach Medikation von Ovulationshemmern, Antibiotika, Kortikosteroiden; bei Graviden mit Infektionsgefahr für das Neugeb. – Bei **chron.** Form ferner Kondylome, Leukoplakie u. -keratose, evtl. Synechien, Elephantiasis, Furunkel, Hidradenitis, Periporitis; als Sonderform die **V. chronica plasmacellul.** (GARNIER 1954; Gegenstück zur gleichnam. Balanoposthitis) bei jüng. Frauen, mit lackartig glänzender, z. T. erosiver Rötung u. Punktblutungen.

Vulvovaginitis: akute oder chron. Entzündung des ♀ äuß. Genitale einschl. der Scheide (s. a. Vulvitis, Kolpitis, Vaginitis), v. a. durch Staphylo-, Streptokokken, Corynebact. diphth., E. coli. Ferner die **V. gonorrhoica** (s. u. Gonorrhö, Urethritis gonorrhoica), i. e. S. als Infektion bei ungenügender oder gestörter sexualhormonaler Funktion, insbes. die seltene **V. g. infantum** der noch nicht geschlechtsreifen Mädchen nach Mitbenutzung gonokokkenhaltiger Badeutensilien der Mutter oder durch geschlechtl. Kontamination, mit entzündl. Rötung, evtl. Schwellung von Labien u. Scheideneingang, flohstichart. Hervortreten der paraurethralen Gänge u. der Gll. vestibul. min., Ausfluß, evtl. aufsteigender Infektion. – **V. herpetica** mit gruppiert stehenden Bläschen, evtl. auf die Nachbarschaft übergreifend; beim erstinfizierten Kind mit starken Allg.beschwerden, beim Erwachsenen mit geringeren Erscheinungen, rezidivierend (z. B. ante menses); bei der Schwangeren mit Gefahr der Infektion des Neugeb. u. einer letal endenden Herpessepsis. – Unspezif. **V. infantum** meist als Folge von Pflegefehlern, seltener von Oxyuren- oder Trichomonadenbefall, Masturbation, Fremdkörperirritation. – **V. allergica** (akut, ödematös, evtl. erosiv) meist als Kontaktdermatitis bei Anw. von Antikonzipientien, Desinfektionsmitteln oder als Arzneimittelallergie.

Vv.: Venae. – **v/v**: ↑ Volumprozent.

V-Virus: ↑ Kardiovirus.

V-W-Formenwechsel: *bakt* F. bei Baktn., die normalerweise das Vi-Antigen besitzen (z. B. frisch isolierte Stämme von Salmonella typhi u. paratyphi C); durch mehrfache Subkultur verliert die O-inagglutinable V-Form das Vi-AG u. wird zur O-agglutinablen W-Form (die sich meist durch mehrere Passagen in frischem, akt. Meerschweinchenserum in die V-Form zurückführen läßt). Eine V-W-Mischform ist O-agglutinabel, obwohl im Besitz von Vi-AG.

V-Y-Plastik: Verschiebeplastik mit V-förm. Inzision u. Abschluß durch Wundnaht in Y-Form; vgl. Y-V-Plastik.

W

W: Kurzzeichen für *chem* Wolfram; *physik* Watt; *genet* W-Chromosom.

Waagebalken-Phänomen: *röntg* ↑ KIENBÖCK* Zeichen.

Waaler*-Rose* Test (ERIK W., Bakteriologe, Oslo; HARRY M. R., Bakteriologe, New York): (1940 bzw. 1948) quant. Hämagglutinationstest (geometr. Verdünnungsreihe 1 : 4 bis 1 : 1024) zum Nachweis des – mit heterologem γ-Globulin reagierenden – Rheumafaktors, indem Hammel-Ery mit einem Kaninchen-Antihammelambozeptor beladen u. mit dem Probandenserum in Reaktion gebracht werden. Originaltest mit Differentialagglutination; mehrere Modifikationen (↑ SVARTZ*-SCHLOSSMAN* Reaktion). – Bei pcP in etwa 50% pos., nur geringe Unspezifität.

van der Waals* Kräfte (JOHANNES DIDERIK V. D. W., 1837–1923, Physiker, Amsterdam; 1910 Nobelpreisträger f. Physik): die zwischen den Molekülen einer Verbindung über kurze Strecken wirksamen Kräfte; mit 3 Komponenten: Orientierungs- (permanente Dipol- u. Multipolsysteme bewirken Parallelrichtung), Induktions- (Resultat der Induzierbarkeit von Dipolmomenten) u. Dispersionseffekt (durch Elektronenbewegung in Atomen u. Molekülen).

v. Waardenburg* Syndrom (PETRUS JOHANNES V. W., geb. 1886, Ophthalmologe, Arnheim): **1)** VOGT*-W.* Syndrom, Kephalosyndaktylie: (1934) multiple Mißbildungen (Kombin. von CROUZON* u. v. APERT* Sy.), v. a. bds. Hydrophthalmus, Hypertelorismus, Dyskranie (Turmschädel, Papageiennase, UK-Hypoplasie, Stellungsanomalie der Zähne), Klavikeldysplasie, Syndaktylie an allen Extremitäten, Kontraktur von Ellbogen- u. Kniegelenken, Herzfehler, Mißbildung der Geschlechtsorgane (Kryptorchismus, Hypospadie, Pseudohermaphroditismus). Ät.Path.: erbl. oder embryopath. Schädigung des Kopf- u. Rumpforganisators. – **2)** ↑ KLEIN*-W.* Sy. – **3)** ↑ WILDERVANCK* Sy. (1).

Wabenlunge, Schwammlunge, Cirrhosis cystica: kleinzyst. Lungengewebsdegeneration bronchialer (»bronchiektat. W.«) u./oder alveolärer Genese, segmentär oder lobär; anat.: diffuses, bronchiolo-alveoläres Emphysem mit Lungenfibrose; röntg.: zahlreiche Ringschatten über bd. Lungen. Entweder angeb. Hamartie (evtl. mit Zysten auch in Nieren, Pankreas, Leber; oft kombin. mit Situs inversus, Stirnhöhlendysplasie, Nasenpolypen, überzähl. Lungenlappen etc.) oder – häufiger – erworben (z. B. nach FK-Aspiration, Lungenabszeß, Bronchitis obliterans, Tbk-Defektheilung; auch idiopath.). Klin.: oft symptomenarm u. erst durch zusätzl. Bronchitis manifest (Husten, Auswurf, Hämoptysen, Dyspnoe); Verlauf schubweise-progressiv mit rezidivierenden Infekten u. narb. Schrumpfung; schließl. kardiorespirator. Insuffizienz, Uhrglasnägel, Trommelschlegelfinger, Cor pulmonale. – s. a. Zystenlunge, HAMMAN*-RICH* Syndrom.

Waben|niere: *path* polyzyst., kleinblas. Form der ↑ Zystenniere. – **W.schädel**: *path* ↑ Lückenschädel.

Wach|abteilung: im psychiatr. Krankenhaus Abtlg. für unruhige, ständig der Aufsicht bedürfende, v. a. suizidale Kranke. – vgl. W.station. – **W.anfall**: nichtepilept. zerebraler Anfall mit Erwachen aus dem nächtl. Schlaf (meist in Einschlafphase) u. Unfähigkeit, die Muskulatur zu innervieren (Tonusverlust); meist im Zusammenhang mit Narkolepsie (Gegenstück zum Schlafanfall); auch als Psychopharmaka-Nebenwirkung. – vgl. Aufwach....

v. Wachendorff* Membran (EBERHARD JAKOB V. W., 1705–1758, Botaniker u. Chemiker, Utrecht): *embryol* ↑ Pupillarmembran.

Wachhaltemittel: *pharm* ↑ Analeptika, Psychotonika, Stimulantia.

Wachs*-Schmitt*-Wisser* Syndrom (ERICH W., geb. 1907, Chirurg, Leipzig): »idiopath.« Form der Schipperfraktur.

Wachs: **1)** Bienenwachs (↑ Cera flava). – **2)** *techn* dem Bienenwachs ähnl. natürl. u. teil- bis vollsynthet. Stoffe (bei 20° knetbar, F. 40°). – **3)** *chem* Gruppenbez. für die im W. vork., zu den Lipogelen zählenden Ester höherer Fettsäuren (»**W.säuren**; z. B. Karotin-, Lignozerin-, Melissinsäure) mit langkett. aliphat. einwertigen Alkoholen (»**W.alkohole**«, mit > 18 C z. B. Carnaubyl-, Ceryl-, Myricylalkohol).

wachsartige Biegsamkeit: ↑ Flexibilitas cerea. – **wa.** ↑ **Degeneration** (s. a. Amyloidose).

Wach|schlaf: ↑ Hypnose. – **W.-Schlaf-Rhythmus**: s. u. Schlaf-Wach-. – **W.sein, dissoziiertes**: W.zustand mit Auftreten von Schlafelementen (z. B. Traumelemente in Form von Sinnestäuschungen); vgl. dissoziiertes ↑ Erwachen.

Wachs|furunkel: örtl. Furunkulose als Folge – berufl. – Einwirkung von Petroleumwachsen; s. a. Paraffinkrätze. – **W.granulom**: Granulationsgewebe um eine zu plast. Zwecken in den Körper eingebrachte W.»plombe« (z. B. Cera aseptica); s. a. Oleom, Paraffinom. – **W.häutchen**: *histol* ↑ Cuticula ceratosa.

wachsig: ↑ wachsartig.

Wachs|krätze: Haarverlust u. Follikulitis am li. U'arm als Berufsstigma der handarbeitenden Kerzenstutzer (durch das festklebende Wachs); vgl. Paraffinkrätze. – **W.krebs**: berufsbedingtes Haut-Ca. durch karzinogene Stoffe in – auch »völlig gereinigten« – Petroleumwachsen. Sympte. u. BK-Beurteilung wie bei ↑ Paraffinkrebs. – **W.leber**: *path* die im blutleeren Zustand w.artig transparente Amyloidleber (ähnl. auch **W.milz, W.niere** etc.).

Wachsmuth* (WERNER W., geb. 1900, Chirurg, Bonn, München, Würzburg) **Schnitt**: ↑ Sparschnitt. – **W.* Therapie**: nach Entleerung eines subperiostalen Knochenabszesses asept. Trepanieren der Markhöhle mit anschl. Hautverschluß u. Schlauchdränage für Antibiotika-Instillation.

Wach|station: chir.-anästhesiolog. Funktionseinheit einer op. Klinik, in der Frischoperierte (u. ähnlich Beobachtungsbedürftige) überwacht u. Pat. für größere Eingriffe vorbereitet werden. In Ausstattung u. Aufbau der ↑ Intensivstation entsprechend (zu der als Institution fließende Übergänge bestehen). – vgl. W.abteilung.

Wachstein* Leberfunktionsprobe: (1935) Prüfung der Dihydroxyazeton-Werte im Blut vor u. 5 bis 180 Min. nach Einnahme von 40 g des Stoffes. Bei Leberparenchymschaden Anstieg innerhalb von 15 Min. auf 100 mg% (normal 30 mg%).

Wachstereotypie: ↑ Jactatio diurna.

Wachstum: *biol* Grundeigenschaft des lebenden Organismus, durch Umwandlung aufgenommener körperfremder Stoffe in körpereigene seine Substanz zu vermehren (i. w. S. auch zu erneuern). Anaboler, über Zellteilung erfolgender Prozeß (mit pos. Bilanz für N, H_2O u. Elektrolyte), der bei Warmblütern auf das Jugendalter beschränkt ist (Zellerneuerung jedoch lebenslang). Größenzunahme appositionell u./oder interstitiell, bezügl. der einzelnen Körperteile (Organe) im Verhältnis zum Gesamtkörper allo- oder isometrisch. Unterschieden auch als Mengen- u. als Längen-W. (↑ Tab. »Körpergewicht«, »-länge«), die z. B. beim Menschen phasisch wechseln (↑ Fülleperiode, Streckphase; s. a. Entwicklungsdiagramm, Abb. »Wachstumsproportionen«). Als **normales W.** (vorw. endokrin gesteuert, jedoch unter Auswirkung hereditärer, neuraler, metabol., exogener u. a. Faktoren) unter Einhalten der Grenzen des Organs bzw. Gewebes; als **pathol. W.** autonom (z. B. ↑ Neoplasma), d. h. expansiv, evertierend oder exstruktiv oder aber – bei Malignität – infiltrativ, invasiv, destruierend.

Wachstums|beschleunigung: *anthrop* ↑ Akzeleration. – **W.dilatation**: *kard* die regulative ↑ Dilatation. – **W.druck**: der vom an Größe zunehmenden Körpergewebe (Organ) auf die Nachbarschaft ausgeübte mechan. Druck; z. B. path. im Zusammenhang mit raumforderndem Tumor.

Wachstums|faktoren, Wuchsstoffe: **1)** *biol* das Wachstum fördernde, für den Zellen- u. Gewebeaufbau notwend. Stoffe; außer einer kalorisch ausreichenden Nahrung v. a. Vitamine, Mineralien, essentielle Amino- u. Fettsäuren; i. e. S. das W.hormon (↑ Somatotropin); s. a. Nerven-W.faktor, FGF. – **2)** *bakt* ↑ Bakterienwuchsstoffe; i. e. S. die für das Wachstum der Gattung Hämophilus notwend. Zusatzstoffe (s. a. Ammenwachstum): **a)** Faktor X, ein bis >120° thermostabiles Hämin; wird bei Erhitzen aus Ery frei; wahrsch. notwendig für die Katalase-Synthese. – **b)** Faktor V, ein rel. thermolabiler (nach 30 Min. Autoklavieren inakt.) Bestandteil des Blutes u. tier. u. pflanzl. Zellen (u. von den meisten Baktn.-Arten synthetisiert), beteiligt an den Oxidations-Reduktionsprozessen der wachsenden Zelle (ident. mit NAD bzw. NADP?).

Wachstums|hemmung: s. u. Retardierung, Minder-, Zwergwuchs; s. a. Zytostatika. – **W.hormon**: ↑ Somatotropin, *botan* ↑ Auxin. – **W.keulen, -kugeln, -kolben**: *path* bei Nervenfaserregeneration am zentralen Achsenzylinderstumpf auftretende kugel- oder birnförm. Verdickungen mit zahlreichen Vesikeln u. Mitochondrien u. starker Argyrophilie. – **W.linien, -streifen**: *röntg* ↑ Intermediärstreifen.

Wachstums|phase, -periode: *histol* ↑ Schema »Spermatogenese«; *päd* s. u. Wachstum; *bakt* ↑ Bakterienwachstum. – **W.proportionen**: *päd* die durch die unterschiedl. W.geschwindigkeit der Körperteile bedingte alterstyp. Körperproportionierung des Kindes (ausgedrückt in »Kopfhöhen«, ↑ Abb.) als wesentl. Teil des Gestaltwandels.

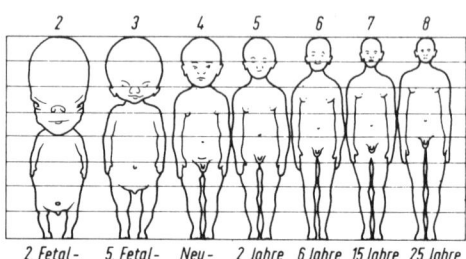

Wachstums|schmerz: im Pubertätsalter nach Anstrengungen auftretende, länger anhaltende Skelettschmerzen, meist im Diaphysenbereich langer Röhrenknochen, verursacht durch Periostspannungen bei raschem Knochenwachstum oder durch geringfüg. Dysmineralisation u. Sklerosierungen bei der Apophysenverknöcherung. – **W.störung**: path. (v. a. infolge endokriner Störung) Abweichung des Körperwachstums in Form von Minder- (Klein-, Zwerg-) u. Hochwuchs (Groß-, Riesenwuchs), Dysauxie, Halbseiten-W.; i. w. S. auch die gestörte Größenentwicklung eines Organs, z. B. des wachsenden Knochens nach Strahleninsult (>400 R im Epiphysenbereich).

Wachstums|vitamin: ↑ Vitamin A. – **W.zone**: *anat* die enchondrale Knorpelzone zwischen späterer Dia(bzw. Meta)- u. Epiphyse des Röhrenknochens, in der der Knorpel wächst, zugleich aber auch abgebaut u. durch Knochengewebe ersetzt wird; *röntg* ↑ Intermediärstreifen.

Wach|suggestion: im W.zustand gesetzte S. (im Unterschied zu der in Hypnose).

Wachszylinder: *urol* gelbl.-wächserne, mehrfach gekerbte (Querrisse), meist bes. große u. breite, gegen Säuren widerstandsfäh. Harnzylinder; selten, v. a. bei Nephrose u. initial bei akuter, diffuser Glomerulonephritis.

Wachtelschlag|puls, Pulsus coturnicans: *kard* P. mit 3 kurz aufeinanderfolgenden Schlägen. – **W.ton**: *kard* ↑ Mitralöffnungston.

Wach|träume: ↑ Tagträumereien. – **W.zentrum**: »Schlaf-Wach-Zentrum« (s. u. Schlafzentrum). – **W.zustand**: Zustand der Bereitschaft, äuß. Reize aufzunehmen u. bewußt zu verarbeiten u. wechselnden körperl. Ansprüchen (einschl. Stoffwechselleistung) zu genügen. Subkortikale Abwehr- u. Flucht- u. die übrigen unbedingten u. bedingten Reflexe werden bewußt ergänzt u. ggf. zur Erhaltung des Individuums u. der Art maximal genutzt.

Wackel|gelenk: 1) *anat* ↑ Amphiarthrose. – 2) *path* ↑ Schlottergelenk; z. B. als **W.knie** (Genu laxum) angeb. bei Bindegewebsschwäche u. Gelenkdysplasie, erworben durch Überdehnung der Bänder (Trauma, Entzündung, Erguß) oder Ausfall des muskulären Haltes (Muskellähmung, kombin. mit troph. Störung des Bandapparates, v. a. bei Tabes dors.); klin.: abnorme Gelenkbeweglichkeit, Unsicherheit beim Gehen (v. a. bergab), später Gelenkschmerzen, Reizerguß.

Wackel|portio: *geburtsh* ↑ GAUSS* Schwangerschaftszeichen. – **W.tic**: *psych* ↑ Jactatio. – **W.zähne-Syndrom**: (G. EISEMANN, S. RUBIN 1965) chron. plasmazelluläre Gingivitis mit Zahnlockerung (Ersatz der Alveolen durch zellreiche Infiltrate) u. frühzeit. Zahnverlust; Bluteosinophilie, -plasmo- u. -lymphozytose.

Wada*-Cutter* Prothese (JURO W., Thoraxchirurg, Sapporo): Herzklappenprothese (für Aorten- u. Mitralposition) nach dem »Klosettdeckel«-Prinzip, d. h. mit einer sich um eine exzentr. Achse wendenden Scheibe.

Waden|bein: ↑ Fibula. – **W.krampf**: durch Hypoxie ausgelöster schmerzhafter Spasmus der **W.muskulatur** (= M.triceps surae); v. a. bei Durchblutungsstörung, Überanstrengung, Kälteeinwirkung; begünstigt durch Varikose; s. a. Crampus-Syndrom. – **W.pulsZeichen**: *kard* im Bereich der unt. Wade tastbarer Wasserhammerpuls als Frühzeichen einer Aortenklappeninsuffizienz.

Waden|reflex: *neurol* ↑ GORDON* Reflex (4). – **W.schmerz**: Spontanschmerz in der W.muskulatur, z. B. als Begleitsympt. bei Cholera u. WEIL* Krankh., als Leitsympt. bei tiefer Beinvenenthrombose (Ruheschmerz), Claudicatio intermittens, Pes planus (Bewegungsschmerz). – **W.wickel**: Umwickeln des U'schenkels mit einem feuchten Tuch u. darüber mit einem trockenen Wolltuch als beruhigende u. wärmeentziehende hydrotherap. Maßnahme.

Wächter|funktion: *immun* ↑ Surveillance. – **W.-punkte**: *physiol* Hirnrindenareale, die auch im Schlaf erregbar bleiben u. durch Wahrnehmung der Umgebungsreize eine gewisse Verbindung zur Umwelt aufrechterhalten.

Waerland* Diät, Kost (ARE W., 1876–1955, schwed. Ernährungswissenschaftler): laktovegetabile Kost auf der Basis frisch geschroteten Getreides in Breiform (»Kruska«).

Wärme: *physik* die auf der – ungeordneten – BROWN* Molekularbewegung (↑ W.bewegung) beruhende, zu deren Bewegungsintensität proportionale Energie, deren Transport durch Leitung, Konvektion u./oder Strahlung erfolgt (s. a. W.strahlung); s. a. Thermo..., Hitze... – Einheit der **W.menge**: ↑ Joule (s. a. JOULE* Äquivalent, Kalorie). – *physiol* ↑ Körperwärme, Temperatur..., Warm... .

Wärme|abgabe: *physiol* Abgabe von Körperwärme vom Innern zur Oberfläche (= inn. W.strom; vorw. konvektiv, d. h. mit dem Blutstrom; s. a. W.durchgangszahl) u. von dort an die Umgebung (= äuß. W.strom; erfolgt durch Konduktion (↑ W.leitung), ↑ Konvektion u. ↑ W.strahlung sowie als Verdunstungswärme, abhängig vom Verhältnis der Körperoberfläche zum Vol. (je größer Quotient, desto größer W.abgabe). Dient beim homoiothermen Organismus der Regulierung der Körpertemp.

Wärmeäquivalent: *physiol* ↑ kalorischer Wert; s. a. JOULE* Äquivalent (= mechan. W.ä.).

Wärme|agglutination: *hämat* Hämagglutination durch ↑ W.-Autoantikörper (»W.-AK«). – **W.austauscher**: 1) *rhinol* ↑ Wärme- u. Feuchtigkeitsaustauscher. – 2) *anästh* Aggregat der Herz-Lungenmaschine zur Kühlung (s. a. Hypothermie) u. Wiedererwärmung des Blutes.

Wärme-Autoantikörper: inkompletter Auto-AK (meist Ig G), der bei 20–40° (Reaktionsoptimum bei 37°) in vivo et vitro Hämagglutination u./oder Hämolyse bewirkt. Vork. idiopathisch oder aber symptomatisch bei proliferat. Prozessen des lymphoretikulären u. plasmazellulären Systems u. des KM, bei Ovarialtumoren (wahrsch. i. S. einer Graft-versus-host-Reaktion), Erythematodes, BOECK* Sarkoid u. bei verschied. Infektionskrankhtn. – **W.anämie**: ↑ LOUTIT* Anämie; vgl. DYKE*-YOUNG* Anämie.

Wärme|bett: *päd* ↑ Couveuse. – **W.bewegung**: *physik* die BROWN* Molekularbewegung in Festkörpern, Gasen oder Flüssigkeiten; ihre Intensität verstärkt sich mit steigender Temp. u. sistiert beim absol. Nullpunkt. – **W.bildung**: *physiol* die W.produktion durch exotherme chem. Reaktionen des Stoffwechsels (↑ Tab.; in Ruhe ca. 70% im Körperkern u. 17% im Skelettmuskel, bei Muskelarbeit u. U. umgekehrt), mit dem sogen. Grundumsatz als Ruhe-Minimalwert. Wird bei sinkender Außentemp. zwecks Erhaltung der Körpertemp. reflektorisch gesteigert durch Muskeltätigkeit (s. a. Kältezittern) u. – gesteuert über sympath. NS u. Adrenalinausschüttung – durch erhöhten Stoffwechsel innerer Organe (v. a. Leber) u. der Muskeln (unabhängig von der mechan. Tätigkeit). Die bei hoher Außentemp. oder starker körperl. Belastung ansteigende W. wird durch vermehrte W.abgabe kompensiert.

Wärmebildung

	Ruhe cal / 100 g · min	Ruhe (%-Anteil)	Arbeit (%-Anteil)	Gewichtsanteil (in %)
Gehirn	15	16	3	2
Eingeweide Herz Nieren	15 48 35	56	22	6
Muskeln Haut	0,75 0,5	18	73	52
restl. Gewebe (Knochen usw.)		10	2	40

Wärme|durchgangszahl: Maßzahl (zu berechnen aus W.leitfähigkeit u. -übergangszahl) für den W.fluß pro Sek. durch die Einheitsfläche bzw. – im tier. Organismus – vom Körperkern zur -oberfläche bei Temp.gefälle von 1°. – Ihr reziproker Wert gibt die Isolierkraft der Körperschale an (die durch Vasokonstriktion verringert werden kann). **W.dyspnoe, -polypnoe**: bei erhöhter Körpertemp. (z. B. Fieber, Außenhitze) im Dienste der W.regulation einsetzende Tachypnoe.

Wärme|einheit, W. E.: ↑ Joule; s. a. Kalorie. – **W.empfindung**: subj. Empfindung erhöhter Außentemp., u. zwar bei absolut hoher Temp. sowie bei Temp.sprüngen aus niedr. Ausgangstemp. (u. sogar »paradox« bei Abwärtssprüngen); s. a. Temperaturempfindung, W.sinn, W.rezeptor. – **W.energie**: therm. Energie (s. u. ↑ Wärme).

Wärme|fasern: *anat* periphere afferente Nervenfasern, die bei W.reiz Impulse zum ZNS leiten. Ihr rezeptives Feld muß nicht mit dem der W.rezeptoren identisch sein. – **W.- u. Feuchtigkeitsaustauscher**: *rhinol* Gerät zur Nachahmung des physiol. Nasen-Rachenraumklimas (»künstl. Nase«) beim Tracheotomierten auf der Basis der Retention von Wärme u. Feuchtigkeit der Exspirationsluft (d. h. Kondensation über großem Metallsieb o. ä., Freigabe bei Einatmung).

Wärme|gürtel (Dolff*): *geburtsh* elektr. Heizschal (mit Stufenschaltung) zur W.applikation auf den Unterleib zwecks Wehenanregung u. -förderung über die HEAD* Zonen. – **W.haushalt**: *physiol* s. u. Wärmeregulation.

Wärme-Kälte|-Bindung: *serol* (SCHLIRF 1934, BREDE 1951) die v. a. bei der Cardiolipin-Syphilisreaktion durch Erwärmen des Probandenserums (im Wasserbad) u. anschließ. Abkühlung (je 30 Min. auf 39 bzw. 2–6°) erreichte schnellere Bindung von Komplement u. AG-AK-System. – vgl. Kältebindung (der KOLMER* Technik). – **W.-K.-Test**: (IBSEN) thermoelektr. Kontrolle (45 Min. in 1minüt. Abstand) der Hauttemp. der Akren nach einem örtl. Wärme- u. anschließ. Kälteteilbad (je 10 Min. ca. 40° bzw. 16°) zur Beurteilung der Gefäßfunktion.

Wärme|kasten: Inkubator (2); vgl. Couveuse. – **W.-koagulation**: *chir* ↑ Kauterisation. – **W.konvektion**: *physik* s. u. Konvektion, *physiol* W.abgabe.

Wärme|leitmessung: *physiol* galvanometr. Bestg. der Temp.differenz zwischen 2 in einem Meßkopf untergebrachten Lötstellen, deren eine künstlich aufgeheizt wird, während die andere die Hauttemp. annimmt. Differenz desto geringer, je stärker die Hautdurchblutung; s. a. HENSEL* Sonde. – **W.leitung**: *physik* Übertragung von Wärme durch Kontakt; die Molekularbewegung geht auf den kälteren Körper über, bis beide die gleiche Temp. haben (*physiol* s. a. Wärmeabgabe). – Maßzahl (»W.leitzahl« = das spezif. **W.leitvermögen** als Materialeigenschaft) ist die in 1 Sek. durch eine 1 cm dicke Platte von 1 cm² fließende Wärmemenge bei Vorliegen eines Temp.gradienten von 1 K zwischen bd. Seiten (Dimension: $cal \cdot cm^{-1} \cdot K^{-1}$); in Festkörpern am größten, in Gasen am kleinsten; in organ. Geweben weitgehend abhängig von Wassergehalt u. Durchblutung.

Wärmemessung: ↑ Thermometrie; *physiol* s. a. Kalorimetrie.

Wärme|pigmentierung: *derm* netzförm. Braunfärbung der Haut nach wiederholter lokaler Überwärmung. – **W.polypnoe**: *physiol* ↑ W.dyspnoe. – **W.punkt**: *physiol* umschrieb. Hautbezirk mit dichtstehenden Gruppen von W.rezeptoren, in dem bei W.reiz eine intensive W.empfindung ausgelöst wird; ca. 16 000 davon diskontinuierlich über den Körper verteilt (wesentlich weniger als Kältepunkte).

Wärme|regulation: *physiol* Regelvorgänge im Organismus, die die W.bildung u. -abgabe innerhalb gewisser Grenzen den jeweil. Umweltbedingungen anpassen (beim Homoiothermen i. S. der Konstanz der Körperkerntemp.). Erfolgt unterhalb der krit. Temp. chemisch (vermehrte W.bildung) bei gleichzeit. Minimaldurchblutung der Körperschale (hohe Isolationswirkung, aber fehlende Steuerbarkeit der W.abgabe), oberhalb der krit. Temp. physikalisch, d. h. durch Änderung der W.durchgangszahl über die Vasomotorik u. damit der W.abgabe (trocken über Strahlung u. Leitung u./oder feucht über Verdunstung des ab ca. 34° sezernierten Schweißes, wobei die Verdunstungskälte einen W.stau verhindert; ↑ Schema). – Als Regulationszentren fungieren hypothalam. Strukturen mit der Aufgabe der W.abgabe u. -erhaltung (»heat loss center«, »heat conservation center« = Kühl- bzw. Erwärmungszentrum); Afferenzen aus Thermorezeptoren (über Tractus spinothalamicus u. Thalamus), quergestreiften Muskeln, sensor. u. motor. Hirnrinde; Efferenzen an Hypophyse (TSH-, ADH-, ACTH-Kontrolle), Arrectores pilorum, Vasomotorenzentrum, Herz, NNM u. quergestreifte Muskulatur (Anregung des Muskelzitterns). Daneben sicher auch extrazerebrale Steuerzentren, z. B. kältesensible Strukturen im Wirbelkanal; s. a. Schema »Temperatur«.

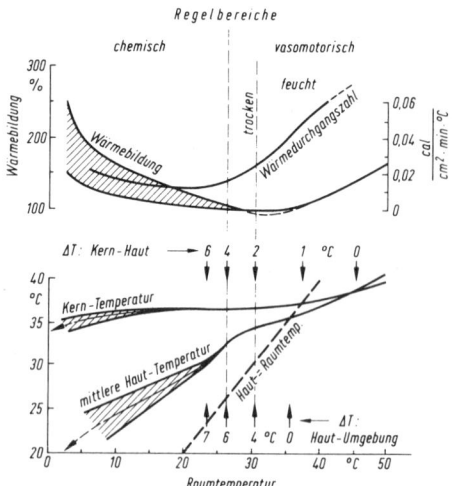

Wärme|resistenz-Test: *hämat* (HEGGLIN, MAIER) Ermittlung der W.resistenz der Ery durch Erwärmen steril entnommenen Blutes auf 37° über 24 Std.; bei gesteigerter Hämolyse Serum intensiv rot. Stark pos. bei MARCHIAFAVA* Anämie, gering auch bei erworb. hämolyt. Anämie mit pos. COOMBS* Test. – **W.rezeptor**: *physiol* nervöser Rezeptor der Haut (s. a. W.punkt), wahrsch. im RUFFINI* Körperchen, der auf plötzl. Erwärmung mit einer Impulssalve antwortet (Max. bei ca. 38°; keine Impulse bei >50° u. <25°); bei steigender Hauttemp. Impulsstrom verstärkt, bei Konstanz im Bereich 20–47° Dauerentladung (Max. bei 25°–35°); bei plötzl. Temp.abfall um >15° ebenfalls Entladung als Salve (»paradoxe W.empfindung«). – s. a. Thermorezeptoren.

Wärme|schaden: *path* durch örtl. Einwirkung thermischer Energie entstandene Gesundheitsstörung (↑ Verbrennung, Verbrühung, Hitzekrebs, Cataracta calorica; auch Ekzema caloricum). Ferner der allg. Schaden bei Überschreiten der Toleranzgrenze (38° für 1½ Std. bei feuchtem, 48° bei trockenem Klima), so daß das Gleichgew. zwischen W.belastung u. -abgabe gestört u. durch W.regulation nicht mehr auszugleichen ist (W.stauung; durch körperl. Anstrengung verstärkt); klin.: ↑ Hyperthermie, Hitzschlag, Hitzekrämpfe u. -kollaps (= **W.schock**). – **W.sinn**: Fähigkeit der Haut, W. u. Kälte zu empfinden (»Temperatursinn«); i. w. S. auch der zugehör. nervöse Apparat mit Kälte-, Wärmerezeptoren. Empfunden werden nur Temp.unterschiede (nicht aber die absol. Temp.); das Zustandekommen der Empfindung (»Warmschwelle«) hängt bei konst. Ausgangstemp. von der Steilheit der Temp.änderung, bei gleichmäß. Temp.-änderung von der Höhe der Ausgangstemp. ab (gilt ebenso für die erforderl. Minimal-Änderungsgeschwindigkeit). Bei Temp. >40° u. <20° auch nach Ausgleich der Hauttemp. dauerndes Warm- bzw. Kaltempfinden.

Wärme|stau(ung): path. W.belastung des Organismus infolge ungenügender W.abgabe (fehlende oder blokkierte Schweißsekretion, Kreislaufinsuffizienz etc.) sowie bei übermäß. metabol. W.produktion; ggf. 1. Stadium eines ↑ W.schadens. Bes. gefährdet sind Adipöse, Hypotoniker u. Anämische. – **W.stich**: physiol (BERNARD) tierexperim. Reizung der W.regulationszentren (mit konsekut. Anstieg der Körpertemp.) durch Einführen einer Nadel in das Zwischenhirn (z. B. von der großen Fontanelle aus). – **W.strahlung**: physik auf der therm. Anregung der Strahlungsquelle, d. h. auf Photonen-Emission beruhende elektromagnet. Strahlung (↑ dort. Tab.). – Eine nur aus der W.energie des Strahlers kommende u. nur in solche des Empfängers umgewandelte W. heißt Temp.strahlung (idealer »thermaktiner« Strahler ist der schwarze Körper); s. a. physiol W.abgabe. – **W.strom**: physik die bei der W.übertragung je Zeiteinheit bewegte W.menge Die **W.stromdichte** (in $J \cdot sec^{-1} \cdot cm^{-2}$) an der Hautoberfläche ist Maß für deren Durchblutung; s. a. W.abgabe.

Wärme|therapie: als hyperämisierende Maßnahme entweder exogene W.zufuhr durch Strahlung oder Kontakt (z. B. IR-Strahler, Lichtkasten, Wärmflasche, Wickel) oder W.erzeugung im Körperinnern (z. B. Hochfrequenz-, Mikrowellen-Ther.) oder aber Verhinderung der W.abgabe (↑ W.stauung, Überwärmung); auch in Kombin. mit anderen Maßnahmen, z. B. als ↑ Mehrschritt-Ther. (v. ARDENNE); s. a. Überwärmung(sbad), therm. ↑ Badeffekt. – **W.tod** infolge endo- oder exogener ↑ Hyperthermie (s. a. Hyperpyrexie) mit Überschreiten der eben noch tolerierten Kerntemp. von 41° bis max. 44° (»Letaltemp.«). – **W.tönung**: chem ↑ Reaktionswärme; s. a. Enthalpie. – **W.transportzahl**: physiol Wert α (in $cal/cm^2 \cdot sec \cdot °C$) als Maßzahl für die W.abgabe durch Konduktion u. Konvektion von der Körperoberfläche an die umgebende Luft; abhängig von der hautnahen Luftgrenzschicht, in der nur Konduktion erfolgt u. deren Dicke von Oberflächenkrümmung u. Luftbewegung bestimmt wird; α nimmt mit steigender Oberflächenkrümmung u. mit der Quadratwurzel der Windgeschwindigkeit zu.

Wärme|urtikaria: cholinerge U. als Folge einer Erwärmung des ganzen Körpers durch dir. äuß. W.einwirkung oder durch erhöhte »inn. Wärme« (körperl. Arbeit, Ca-Inj., Alkoholgenuß etc., wobei Azetylcholin-Freisetzung mit Schwitzreaktion eine wesentl. Rolle spielt); kleine Quaddeln (Ø 1–2 mm) in großfläch. Reflexerythem, intensiver Juckreiz, häufig auch Allg.erscheinungen. – **W.wert**: physiol ↑ W.äquivalent. – **W.zentrum**: ↑ W.regulationszentrum.

Wäschedesinfektion in Krankenhaus u. Praxis im allg. mit chemotherm. (bei 50–60°) oder therm. (85–90°) Desinfektionswaschverfahren, indem während des Waschprozesses der Waschflotte Desinfektionsmittel zugesetzt werden.

Wäscherflechte, -krätze, -jucken: ↑ Dhobie itch.

Wäscher(innen)hand: s. u. Waschfrauen....

Wässer: baln ↑ Heilwasser (Tab.).

Wagener* Versuch (OSKAR W., geb. 1878, Otologe, Berlin): otol ↑ Schüttelversuch.

Wagner* Hammer, Unterbrecher (JOHANN PHILIPP W., 1799–1879, Ingenieur, Frankfurt/M.), NEEFF* Hammer: selbsttätig u. rhythmisch arbeitender Stromunterbrecher in Form eines Hammers, dessen Eisenkopf bei Stromschluß vom Kern eines Induktoriums angezogen wird, so daß er einen Kontakt öffnet u. den Stromkreis unterbricht.

Wagner* Körperchen (RUDOLF W., 1805–1864, Physiologe, Erlangen, Göttingen): 1) **W.* Keimfleck**: ↑ Macula germinativa. – 2) ↑ Corpuscula tactus.

Wagner* Krankheit, Syndrom: 1) (HANS W., geb. 1905, Ophthalmologe, Zürich; 1938) erbl. Netzhautdegeneration (mit abnormer Pigmentierung u. Einlagerung von Hyalinkörpern) in Kombin. mit höhergrad. Myopie (später progress. Visusverfall durch Linsentrübung, Glaskörperdestruktion). – 2) (ERNST LEBERECHT W., 1829–1888, Internist, Leipzig) a) ↑ Dermatomyositis (als W.*-UNVERRICHT* Sy. deren akute Form); b) ↑ Pseudomilium colloidale. – 3) (K.W. 1921) ↑ PARNAS*-W.* Sy.

Wagner* Probe: 1) (ARTHUR W., Chirurg, Lübeck; 1914) ↑ Benzidinprobe im Stuhl. – 2) (GEORG AUGUST W., 1873–1947, Gynäkologe, Prag, Berlin): bei gynäk. Blutung 1 ml Pituitrin i.m.; bringt entzündl., nicht aber durch Extrauteringravidität bedingte Blutung zum Stehen.

Wagner=Jauregg* (JULIUS W.=J., 1857–1940, Psychiater, Graz, Wien; 1927 Nobelpreis für Medizin) **Kur**: (1917) Fieberther. (Infektion mit Plasmodium vivax) der progress. Paralyse. – **W.=J.* Symptom**: bei Hemiplegie durch Druck auf das Auge der gesunden, nicht aber der gelähmten Seite auslösbare Kontraktion der Gesichtsmuskulatur (bes. der Musculi zygomatici).

Wagstaffe* Fraktur (WILLIAM W., 1843–1910, brit. Chirurg): 1) Innenknöchelfraktur mit (Sub-)Luxation im Sprunggelenk. – 2) Querfraktur des Außenknöchels ohne Dislokation.

von Wahl* Zeichen (EDUARD V. W., 1833–1890, Chirurg, Dorpat): 1) **W.* Gesetz**: nur systol. Geräusch über einem arteriellen, dagegen kontinuierliches mit systol. Akzentuierung über einem a.-v. Aneurysma. – 2) Meteorismus u. sichtbare Darmsteifung (»**W.* Schlinge**«) oberhalb der Stenose bei mechan. Ileus.

Wahn: aus dem **W.bedürfnis** (d. h. der durch uneingestandene Wünsche spannungsgeladenen seel. Dynamik: »**W.spannung**«) entsteh. Störung »rational--kognitiver Akte« (= **W.bildung**) mit Manifestation in Form komplexer path. Ideengebäude u. objektiv falscher Überzeugungen u. Urteile. Phänomenol. Kriterien: a) »unvergleichl.« subj. Gewißheit, mit der W.überzeugung u. W.urteil erlebt bzw. abgegeben werden (»**W.gewißheit**«), b) Unbeeinflußbarkeit durch Erfahrung u. zwingende Schlüsse, c) Unmög-

Wahn...

lichkeit des Inhalts, d) absol. Unkorrigierbarkeit, e) Entstehung aus krankhafter Ursache. – Als kleinste geist. Einh. – u. die W.richtung bestimmend – die **W.idee** (»**W.gedanke**«); stellt als echte W.idee (»Primärwahn«) phänomenologisch etwas Letztes dar u. hat ein primär path. Erleben oder eine Umwandlung der Persönlichkeit zur Voraussetzung, geht als unechte oder sek. W.idee (»wahnart. Gedanke«) verständlich aus Affekten, Erlebnissen oder Trugwahrnehmungen hervor; JASPERS u. K. SCHNEIDER unterschieden hierbei zwischen **W.bewußtheit** (= Wissen um Gegebenheiten ohne sinnlich deutl. Anschauung), **W.wahrnehmung** (= path. Umdeutung von Wahrnehmungen) u. **W.vorstellung** (= Umdeutung einer Lebenserinnerung in einen plötzl. Einfall). »**W.arbeit**« (log. Verknüpfung versch. W.ideen unter Einbeziehen normaler Erlebnisse) führt zum Aufbau von »**W.gebilden**«. – Bei jedem W. sind zu unterscheiden: a) Thema (Liebe, Eifersucht etc. als **W.inhalt**, der zus. mit Erinnerungen, Beobachtungen, Sinnestäuschungen das nährende »**W.material**« bildet), b) Struktur (logisch oder paralogisch; entweder organisiert zu geschlossenem **W.system** [= systematisierter W.] oder unorganisiert; polarisiert, mit den Gegebenheiten der realen Welt verzahnt oder juxtaponiert), c) Aufbauelemente (»**W.phänomene**« als den W. begründende u. ausgestaltende Faktoren; z. B. erdachte oder verfälschte »**W.erinnerungen**«, eine sich entwickelnde »**W.fabel**«, bes. emotionale Gespanntheit [»**W.stimmung**«], aus der heraus das **W.erlebnis** interpretiert wird), d) psychiatr. Allg.-symptomatik, die weniger intensiv ausgeprägt ist bei **W.syndrom** oder **-krankh.** (z. B. Paranoia Paraphrenie), stärker bei **W.psychosen** (v. a. solchen mit geringer Beeinträchtigung der intellektuellen Fähigkeiten u. sonst klarem Bewußtsein). – Häuf. **W.formen**: religiöser W. (nähere Beziehung zu Gott; Erlöser), ↑ hypochondr. W., nihilist. W. (↑ Nihilismus), katathymer W. (↑ Katathymie), expansiver = ↑ Größenwahn, persekutor. oder ↑ Verfolgungswahn, metamorphot. W. (mit Überzeugung, in ein Tier verwandelt zu sein, z. B. Kyn-, Lykanthropie). Dabei kann die äuß. Form zerstörerisch, deliriös oder synthym sein. – Als **konformer W.** die – seltene – gleichart. W.bildung bei 2 zusammenlebenden Geisteskranken; s. a. Folie à deux (= **W.induktion**).

wahnartig: einem Wahn ähnlich, aber unbeständiger, leichter korrigierbar; z. B. werden w. Gedanken (wie sie oft aus bes. Affektlage entspringen) nicht aus voller Überzeugung vertreten u. sind ableitbar; s. a. w. ↑ **Einfall.** – **wahnhaft**, paranoid: *psych* i. S. eines Wahns, den Wahn betreffend; z. B. **w. Idee** (↑ Wahnidee).

Wahnsinn: ↑ Psychose mit Beeinträchtigung der intellektuellen Fähigkeiten (v. a. Wahnkrankhtn., Amentia, leichtere Formen der Demenz). – **Wahnsinnsdroge**: ↑ Halluzinogen.

Wahrheitsserum, -droge: zur Herbeiführung einer leichten Narkose mit Möglichkeit der ↑ Narkoanalyse geeignetes Medikament (z. B. Barbiturat i.v.).

Wahrnehmung: ↑ Sinneswahrnehmung, Perzeption, Apperzeption (= **bewußte W.**). – **epilept. W.** oder **Sensation**: elementare sensor. Erscheinung ohne entspr. äuß. Sinnesreiz als einz. oder hauptsächl., oft initiales Sympt. eines partiellen Anfalls, je nach betroff. Kortexbereich als auditor. (s. a. auditive ↑ Epi-

lepsie), gustator., olfaktor., somatosensor., visuelle, vertiginöse W. etc.; s. a. Elementaranfall. Ferner als Begleitsympt. eines vegetat. (z. B. epigastr.) Anfalls (dann bei Nachfolgen anderer iktaler Erscheinungen, insbes. Krämpfe, zu Unrecht als Aura bezeichnet!). Bes. Formen: **1)** generalisierte »**somat. W.**«, z. B. als Gefühl der Schwere, Schwäche, des Fröstelns zu Beginn einer epilept. Entladung in der Temporal-, mittl. Frontal- oder supplementären sensor. oder motor. Region; **2)** »**kephale e. W.**« mit Gefühl der Schwere, Leere, Wärme etc. im Kopf bei Entladung in Temporal-, unt. Zentral- oder supplementärer sensor. Region; **3)** »**vegetat. W.**« (= autonomer epilept. Anfall), oft initial bei Entladung in der temporo-insulär--orbit. Region: z. B. digestiv (u. a. Trockenheit des Mundes, Zusammenschnüren der Kehle), kardial (z. B. Tachykardie), respiratorisch (Prickeln in der Kehle, Erstickungsgefühl), vasomotorisch (Hitze-, Kältegefühl).

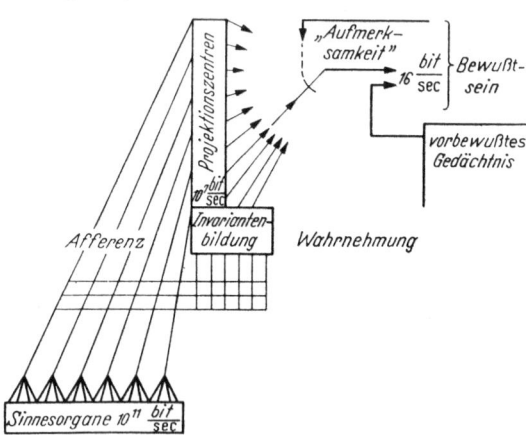

Selektion von Sinnesmeldungen beim **Wahrnehmungsprozeß** (modif. nach STEINBUCH u. FRANK).

Wahrnehmungs|feld: *physiol* die kortikale Area, in der periphere Sinnesreize in Wahrnehmung umgesetzt werden; Ausfall führt zu Rindenblindheit, -taubheit etc. – **W.mangel**: *psych* ungenügendes Angebot an Sinnesreizen infolge Isolation (s. a. Deprivation) oder bei Störung der Perzeption; kann zu schweren seel. Störungen führen. – **W.störung**: *neurol* krankhafte Veränderung der Sinneswahrnehmung infolge Störung des Sinnesorgans oder seiner zentripetalen Bahnen oder des zugehör. kortikalen W.feldes; führt zu scheinbarer Veränderung des Wahrgenommenen oder zu Sinnestäuschungen; s. a. Mikro-, Makropsie, Perzeptionsphantasmen. – **W.zeit**: *physiol* die zur Bewußtwerdung eines Sinnesreizes erforderl. Zeit.

Wahrscheinlichkeit: *statist* theoret. Wert für die Häufigkeit eines Ereignisses beim zufallsabhäng. Vorgang. Mathematisch wird ein Maß für die W. definiert als Mengenfunktion P auf einer Menge möglicher Ereignisse A mit der Grundmenge S. Dabei sind folgende Axiome zu erfüllen:

1) $P(A) \geq 0$ für alle $A \in \mathcal{A}$
2) $P(S) = 1$
3) Für alle einander ausschließenden Ereignisse $A_1, A_2, \ldots$ gilt:
$P(A_1 \cup A_2 \cup \ldots) = P(A_1) + P(A_2) + \ldots$

Der Funktionswert P(A) wird »W.« für das Ereignis A genannt. W.en lassen sich aus wissenschaftl. Hypo-

Waisenviren: s. u. ECHO-Viren.

Waksman* Einheit (SELMAN ABRAHAM W., 1888–1973, Mikrobiologe, New Brunswick/N.J.; 1952 Nobelpreis für Medizin): 1 µg reine Streptomyzinbase bzw. 1,28 µg -sulfat.

Walcher* Hängelage (GUSTAV ADOLF W., 1856–1935, Gynäkologe, Stuttgart): *geburtsh* v. a. bei Mißverhältnis zwischen kindl. Kopf u. mütterl. Becken indizierte Rückenlage der Kreißenden im Querbett mit herabhängenden Beinen, um durch abwechselndes Überstrecken u. Beugen im Hüftgelenk den Durchtritt des Schädels zu begünstigen (Gewinn an Conjugata-vera-Länge max. 0,5 cm).

Walcheren-Fieber: endem. Malaria in der gleichnam. niederländ. Küstenprovinz.

Wald* Zyklus (GEORG W., geb. 1906, US-amerikan. Biochemiker; 1967 Nobelpreis für Medizin): die beim Sehvorgang ablaufenden chem. u. physiol. Vorgänge (↑ Schema).

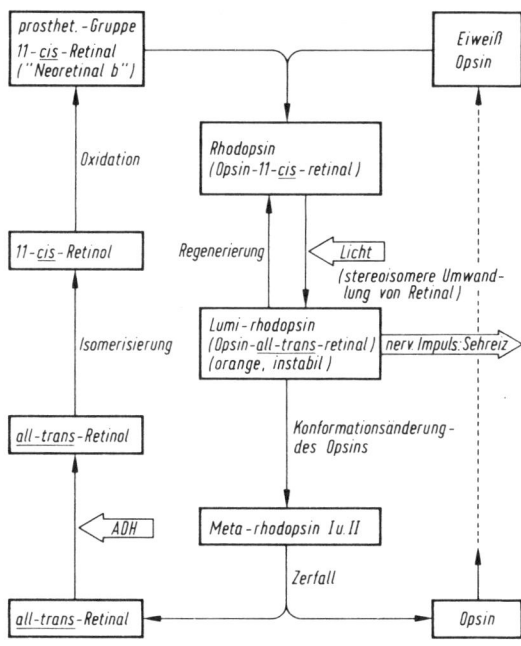

Retinal : (IUPAC) Vitamin A₁-aldehyd (= Retinen-1)
Retinol : (IUPAC) Vitamin A₁

Walden* Inversion (PAUL W., 1863–1957, Chemiker, Riga, St. Petersburg, Rostock, Tübingen): *chem* Konfigurationsumkehr bei Substitution am asymmetr. C-Atom; i. e. S. die Epimerisierung aktiver Galaktose (UDP-G.) zu UDP-Glukose durch UDP-4-epimerase (»[Galakto-]**Waldenase**«).

Waldenström* Krankheit, Syndrom: 1) (JAN GÖSTA W., geb. 1906, Internist, Lund): **a)** Porphyria variegata. – **b)** Purpura hyperglobulinaemica. – **c)** (1944) ↑ Makroglobulinämie (mit W.* Makroglobulin = »M.-Komponente«). Die **W.*-Greither* Krankh.** als Nävobasaliomatose mit Asialie u. Xerostomie u. kaum ausgeprägter γ-M-Globulin-Vermehrung ist möglicherweise deren abortive Form. – 2) (JOHANN HENNING W. geb. 1877, Chirurg, Stockholm) **a)** ↑ PERTHES* Krankh. – **b)** W.* Gelenkknorpelnekrose: ↑ PAN*-RUTISHAUSER* Syndrom. – **W.*Zeichen** (JOH. HENNING W.): *röntg* bei osteochondritischer Form der Koxitis eine Verbreiterung des Gelenkspaltes durch das verdickte Lig. capitis femoris.

Waldenzephalitis: Russische ↑ Frühjahr-Sommer-Enzephalitis.

Waldeyer* (HEINR. WILH. GOTTFRIED V. W.=HARTZ, 1836–1921, Anatom, Breslau, Berlin) **Band**: ↑ Ligamentum transversum perinei. – **W.* Faszie**: **1)** ↑ Fascia pelvis visceralis. – **2)** ↑ Fascia transversalis. – **W.* Hernie**: ↑ Hernia suprapiriformis. – **W.* Markbrücke, Randzone**: ↑ Zona terminalis medullae spinalis. – **W.* Plasmazelle**: kernhalt. Zelle mit grobgranuliertem Protoplasma im gefäßwandnahen Bindegewebe. – **W.* Rachenring**: ↑ lymphatischer R. – **W.* Scheide**: die den Ureterhiatus bildende Blasenwandmuskulatur entodermalen Ursprungs als Teil der ↑ ureterovesikalen Klappe.

Wald|leishmaniase: die – v. a. in Urwaldgebieten Südamerikas vork. – ↑ Haut-Schleimhautleishmaniase. – **W.virus**: das Tollwut-Virus der Wildtiere, das aber auch auf Haus- u. Nutztiere (»Straßenvirus«) u. auf den Menschen übertragen werden kann; s. a. Lyssa-Virus.

Walker* Methode: *chir* thorakale Dissektion des dist. Ösophagus bei Varizenblutung; nach Längsdurchtrennung der Muskularis (ca. 5 cm) Querdurchtrennung u. fortlaufende Katgutnaht der Mukosa.

Walker* Operation (ARTHUR EARL W., geb. 1907, Neurochirurg, Baltimore): (1942) spinothalam. Traktotomie vom Brachium colliculi inf. aus.

Walker* Syndrom: **1)** (J. W., zus. mit R. LANG 1956) ↑ Nirvanol-Krankheit. – **2)** (ARTHUR E. W.) ↑ DANDY*-W.* Syndrom.

Walker* Tumor (GEORGE W., amerikan. Pathologe): (1929) das »Karzinosarkom 256« als 100%ig angehender, schnellwachsender Transplantationstumor (Ratte); nach ca. 14 Tg. im Zentrum nekrotisch; oft spontane Rückbildung.

Walker*-Murdoch* Handgelenkzeichen: bei Arachnodaktylie die übermäß. Länge des Daumens, der beim Umfassen des anderen Handgelenks noch neben das Endglied des Kleinfingers reicht.

Walkmassage, »Walken«: *physiother* ↑ Knetmassage.

Wallace* Regel: *chir* ↑ Neunerregel.

Wallart*-Houette* Färbung: (1930) »Trichromfärbung« zur differenzierten Bindegewebsdarstg., entweder mit PONCEAU* Säurefuchsin, Phosphormolybdänsäure u. Anilinblau oder mit Säurefuchsin, Phosphormolybdänsäure u. Lichtgrün.

Walldius* Endoprothese: (1957) Metallschlitten-Endoprothese für das Kniegelenk, zu implantieren in Bohrungen in Tibia u. Femur.

Wallenberg* (Adolf W., 1862–1949, Internist u. Hirnanatom, Danzig) **Syndrom, W.*-FOIX* Sy.**: (1895) das »vaskuläre lat. Oblongata-Sy.« bei Hirnmalazie im Versorgungsgebiet der A. cerebelli inf.

Wallenberg*-Klimow* Bündel

post. (Übergang Brücke/Oblongata); mit herdseit. Kleinhirnataxie, Schluck- u. Phonationsstörung (Gaumensegel-, Pharynx-, Larynxparese), Sensibilitätsausfällen homolat. im Trigeminusbereich, kontralat. an Rumpf u. Extremitäten (dissoziierte Empfindungsstörung; evtl. auch spast. Paresen). – **W.*-Klimow* Bündel**: / Tractus flocculonuclearis.

Waller* Gesetz (AUGUST VOLNEY W., 1816–1870, Physiologe, Birmingham, Genf): (1852) Die intakte Funktion einer Nervenfaser hängt von der ungestörten Verbindung zur zugehör. Nervenzelle ab; die Durchschneidung eines Nervs hat die absteigende »**W.*** / **Degeneration**« seines peripheren Anteils zur Folge; bei erhaltenen Ganglienzellen sproßt der prox. Stumpf aus.

Waller* Schema (AUGUSTE DÉSIRÉ W., 1856–1922, Physiologe, London): *kard* schemat. Darstg. der Ausbreitung der Herzaktionspotentiale auf die Körperoberfläche, wobei die Punkte gleichen Potentials zu sogen. Potentiallinien verbunden sind. – Neuere Schemata von KRAUS, NICOLAI, HESS u.a.

Waller* Test: (M. V. W. u. J. H. VAUGHAM 1956) Agglutinationstest zum Rheumafaktor-Nachweis, mit menschl. Rh-pos. Erythrozyten (als Indikatorpartikeln) u. Rh-Antiserum (als Reaktant).

Wallenstein* Austausch: *päd* die / Sinus-longitudinalis-Methode (2) der Austauschtransfusion.

Wallgren* (ARVID JOHANN W., geb. 1889, Pädiater, Stockholm) **Meningitis**: Virusmeningitis (durch verschied. Arten) des Kindes mit lymphozytärer Reaktion im Liquor u. guter Prognose. – **W.* Methode**: intradermale BCG-Impfung.

Wallraff* Plasmalreaktion (JOSEF W., geb. 1904, Anatom u. Histologe, Breslau, München): modifiz. FEULGEN* Reaktion mit fuchsinschwefl. Säure am Sublimat-vorbehandelten Gewebeblock u. nachfolgender Paraffineinbettung; zur Darstg. der Aldehydgruppen in den Azetalphosphatiden des Zytoplasmas.

Wallungen: *gyn* / fliegende Hitze.

Walrat: / Cetaceum. – **W.öl**: Oleum Cetacei.

Walroßflosse: (GIBNEY) Jargon für die angeb., DUPUYTREN-ähnl., aber durch Hautatrophie bedingte Kontraktur der Hand.

Walsertal-Krankheit: die – u. a. in den Allgäuer Gebirgstälern beobachtete – / ROTHMUND* Dystrophie.

Walske* Syndrom: funktionelle / Hyperbilirubinämie.

Walt-Disney-Zwerg: Jargonbez. für den Träger einer / Gerodermia osteodysplastica hereditaria.

Walter* (FRIEDR. KARL W., 1881–1936, Psychiater, Bremen) **Methode**: *physiol* / Brommethode. – **W.* Nerv**: / Nervus splanchnicus imus.

Walter* Test (ERNST W., geb. 1882, Arzt, Greifswald): (1909) / Benzidinprobe.

Walter*-Bohmann* Syndrom: akutes vegetat. Syndrom (Tachykardie, Hypothermie, Tachypnoe, Blässe, kalter Schweiß) nach Cholezystektomie oder Cholezystoduodenostomie.

Walters* Test: (1939) Modifik. der LAUGHLEN* Syphilis-Reaktion durch Verdünnung des AG u. Zusatz von Scharlachrot.

Walthard* (MAX. W., 1867–1933, Gynäkologe, Frankfurt, Zürich) **Operation**: Sterilisation der Frau durch Tubenquetschung u. 2fache Ligatur. – **W. Zellherde**: (1903) »Zellinseln« aus Pflaster- u. Flimmerepithel-, Becher- u. Granulosazellen in der Rindenschicht des Ovars, z. T. mit dem Oberflächenepithel zusammenhängend; gelten als Ausgangspunkt des BRENNER* Tumors.

Walther* Differenzkurve (KURT W., Internist, Stollberg, Leer): (1949) Aufzeichnung der Differenzen des höchsten u. niedrigsten spezif. Gew. der täglichen Harn-Einzelportionen; läßt als Langzeitschreibung Rückschlüsse auf die Nierenfunktion zu. Differenz normal 12–25, bei Niereninsuffizienz < 10, bei Isosthenurie = 0.

Walther* Effekt: *röntg* durch Simultankontrast vorgetäuschte Aufhellungszone neben einem bes. dichten (KM-) Schatten); vgl. MACH* Effekt.

Walther* Fraktur: OK-Fraktur mit 1 horizontalen u. 2 vertikalen Bruchlinien.

Walther* (AUGUST FR. W., 1688–1746, Anatom, Leipzig) **Gänge**: / Ductus sublinguales minores. – **W.* Ganglion**: / Ganglion coccygeum. – **W.* Plexus**: Nervenplexus in der Wand des Sinus cavernosus.

Walther* Index (HANS E. W., zeitgen. schweizer. Patho- u. Radiologe): / Malignitätsindex. – **W.* Metastasierungstyp**: / Lungentyp.

Walther*-Ombrédanne* Operation: transskrotale Orchidopexie des retraktilen Hodens im kontralat. Hodenfach.

Walzen|atelektase: (R. HANKE 1971) *röntg* rundl.-zylindr. (»pseudotumoröse«) A. im Lungenmantel; Faltungsvorgänge (»gefesselte Lunge«) im Durchgangs- u. Abheilungsstadium einer Pleuritis exsud. oder eines Pneumothorax; s. a. WESTERMARK* Zeichen. – **W.fuß**: *orthop* / Knick-Plattfuß (2). – **W.gelenk**: *anat* Articulatio cylindroidea (»Zylindergelenk« mit Scharnierfunktion).

Wand: *anat* / Paries. – **W.abszeß**: »Parietalabszeß« in Brust- oder Bauchwand oder in der Wand eines Hohlorgans (z. B. Darm). – **W.block**: *kard* diffuser ventrikulärer / Block. – **W.divertikel**: die W.kontur des Organs (Ösophagus, Kolon) nicht überschreitende Mukosa-Ausstülpung (d. h. ein Pseudodivertikel).

Wander|drang: *psych* / Poriomanie. – **W.erysipel**: / Erysipelas migrans. – **W.fieber**: / Feldfieber (1). – **W.filarie**: / Loa loa. – **W.flechte**: *derm* / Serpigo. – **W.gallenblase**: flottierende / Gallenblase. – **W.-herz**: »Cor mobile« (s. u. Kardioptose, Tropfenherz). – **W.hoden**: / Pendelhoden. – **W.kropf**: / Tauchkropf.

Wander|lappen, Umweglappen: *chir* fern vom Ort der endgült. Einpflanzung gebildeter Transplantat-Hautlappen, der im Rahmen einer sogen. W.plastik über mind. eine Zwischenstation zum endgült. Verwendungsort »transportiert« wird. – **W.leber**: s. u. Hepatoptose. – **W.milz**: / Lien migrans. – **W.niere**: s. u. Nephroptose.

Wandernlassen des Löffels: *geburtsh* Akt bei der Zangenextraktion, wenn sich der kindl. Schädel in Beckenmitte oder am Beckenboden noch im I. oder II. schrägen oder im queren Durchmesser befindet: nach schädelgerechtem, d. h. schräg-parietalem Einführen des sogen. hint. Löffels wird der zunächst streng lateral eingeführte »vord.« Löffel erst sekundär nach vorn an die andere Schläfe gebracht (zur Biparietallage der Zange).

Wander|phlyktäne: *ophth* ↑ Keratitis fascicul. – **W.plastik**: *chir* s. u. W.lappen. – **W.pneumonie**: ↑ Pneumonia migrans. – **W.reflex**: s. u. vegetativer ↑ Reflex. – **W.rose**: *derm* ↑ Erysipelas migrans. – **W.seuche**: Seuche (z. B. Pest, Cholera, Influenza, Poliomyelitis), die – im Unterschied zur Heimseuche – von Gebiet zu Gebiet fortschreitet, wobei manche Gebiete bevorzugt (»Befallgebiet«), andere weitgehend verschont werden (»Ruhegebiet«). – **W.trieb**: *psych* ↑ Poriomanie.

Wanderung der Null-Linie: *kard* EKG-Begr. für die bei sehr erhebl. Tachykardie infolge Überschneidungen u. -lagerungen nicht sicher festzulegende isoelektr. Linie.

Wander|wellen-Theorie: *physiol, otol* ↑ BÉKÉSY* Wirbeltheorie (des Hörens). – **W.zellen**: *histol* sich in Körpergeweben amöboid fortbewegende Granulo-, (T-)Lympho- u. Monozyten u. Makrophagen. – Als **ruhende W.zellen** die ↑ Histiozyten.

Wandinfarkt: *kard* ↑ Vorder-, Hinterwandinfarkt.

Wandkarzinom, zentrales: *gyn* ↑ Zervixhöhlenkarzinom.

Wandless* Operation (HENRY WEITZELL W., gest. 1934, amerikan. Ophthalmologe): (1914) *ophth* subkonjunktivale, extrakapsuläre Technik der Star-Operation.

Wandthrombus: ↑ Parietalthrombus.

Wange *anat* ↑ Bucca; s. a. Melo..., Bukk(al)...

Wangen|abszeß, dentaler: im Gefolge einer akuten apikalen OK-Parodontitis (mit Perforation der Kieferkortikalis oberhalb der Umschlagfalte des Mundvorhofs) zunächst submuköser, sich dann in die Tiefe der Wangenweichteile entwickelnder Abszeß; klin.: harte Infiltration, Schwellung u. Rötung; bei Nichteröffnung Gefahr von s.c. Granulom, Osteomyelitis, retromaxillärem Abszeß. – vgl. W.phlegmone. – **W.bein**: ↑ Os zygomaticum; s. a. Jochbein.... – **W.brand** *path* ↑ Noma. – **W.emphysem**: Jargon für die Überdehnung u. Erschlaffung der W.muskulatur als Berufsstigma der Glasbläser u. Blasmusiker. – **W.entzündung**: ↑ Pareiitis.

Wangener Krankheit: ↑ Bornholmer Krankheit.

Wangen|(fett)pfropf, -polster: ↑ Corpus adiposum buccae. – **W.fistel**: 1) blind endender Hauptgang im W.bereich als seltene, häufig mit Unterentwicklung der UK-Hälfte kombin. Mißbildung. – 2) dentogene, bei chron. apikaler Parodontitis von einem s.c. Granulom (s. a. W.abszeß) ausgehende äußere Fistel. – **W.naht**: *anat* ↑ Sutura zygomaticomaxillaris.

Wangen|ohr: *path* ↑ Melotie. – **W.phänomen**: *neurol* ↑ BRUDZINSKI* Wangenzeichen. – **W.phlegmone**: eitrig-phlegmonöse, im Unterschied zum W.abszeß nicht scharf umschrieb. Pareiitis. Gefahr der Miterkrankung des Venennetzes (V. angul., V. infraorbit.) u. damit einer Sinus-cavernosus-Thrombophlebitis u. Meningitis. Ther.: Inzision, evtl. Venenligatur.

Wangen|röte, teleangiektatische: schon frühkindlich ausgebildete, durch die Nasolabialfalte scharf abgegrenzte Dauerröte der Wangen (feinste Gefäßektasien) als autosomal-dominant erbl. Sippenmerkmal. – **W.spalte**: s. u. Gesichtsspalte.

Wangensteen* (OWEN HARDING W., geb. 1898, Chirurg, Minneapolis) **Drainage**: (1932) kontinuierl. Saugdrainage des Magens u. Dünndarms (bei Atonie oder Ileus) mittels einer an ein druckregulierendes Siphon-Saugsystem angeschlossenen Schlauchleitung (mit zwischengeschaltetem Auffanggefäß). – **W.*** **Hypothermie**: (1958) bei mass. Magen- oder Ösophagusblutung örtl. Kühlung mit einer an ein Hypothermiegerät angeschlossenen Ballonsonde; s. a. Gastric cooling. – **W.*** **Operationen**: 1) W.*-RIEDEL* Segmentresektion des Magens mit Entfernen des das Ulkus umfassenden Abschnitts (an der großen Kurvatur beträchtlich länger), nach Stumpfvereinigung (Gastrogastroanastomose) Pyloroplastik (n. HEINECKE-MIKULICZ; Pylorospasmus-Prophylaxe). – 2) (1953) tubuläre Magenresektion als Palliativ-Op. bei Ulcus duodeni; subtotale Resektion der großen Kurvatur u. quere Gastroplastik (Vernähen des quer auseinandergezogenen Restmagens in 3 Schichten; dadurch Form eines plumpen Beutels), abschließ. Pyloroplastik. – 3) erweiterte Radikal-Op. der Mamma bei Ca., wobei außer den axillären auch die retrosternalen LK längs der A. mammaria int. entfernt werden (nach Resektion der Rippenknorpel). – **W.*** **Sonde**: olivenlose Duodenalsonde mit röntgenfäh. Spitze. – Auch für die W.* Drainage. – **W.*-Rice* Technik**: *röntg* bei Atresia ani et recti Rö.untersuchung des Neugeb. in Kopftieflage zur Erkennung von Höhe (u. Form) des Verschlusses anhand der Gasblase im präatret. Darm.

Wangen|tasche, Cavum buccale: der seitl. Teil des Mundvorhofs als Schleimhauttasche, die bds. das reibungslose Verschieben der Lippen gegen die Kieferränder ermöglicht. – **W.zeichen**: 1) *neurol* s. u. BRUDZINSKI*. – 2) bei der CHAGAS* Krankh. die Atrophie des Corpus adiposum buccae. – **W.zyste**: ↑ KUBO* Mukozele.

Wanner* Symptom (FRIEDR. W., 1870–1944, Otologe, München): (1900) wesentl. Verkürzung der Knochenleitung bei intakter Labyrinthfunktion als Hinweis auf organ. Veränderung im Schädelinnern oder in der Schädeldecke.

W-Antigene: ältere Bez. für Transplantationsantigene (↑ dort. Tab.) des HLA-A- u. -B-Locus.

Wanzen: 1) *entom* Insekten-Ordnung »Heteroptera« [Hemiptera], mit Stech- u. Saugmundwerkzeugen (↑ W.stich), z. T. mit Stinkdrüsen. Blutsaugende Formen v. a. in den Fam. Bett- u. Raubwanzen (↑ Cimicidea, Reduviidae); z. T. wicht. Krankheitsüberträger (z. B. CHAGAS* Krankh.). – 2) *chir* Jargon für elast. Verbandklammern.

Wanzen|gift: 1) Insektizid zur W.vernichtung, v. a. Phosphorverbindungen, Karbamate. – 2) örtlich reizende, evtl. auch allergisierende Substanz im W.speichel. – **W.stich**: nach dem Saugakt der Bett- oder Raubwanze auftret. stark juckende Quaddel mit zentralem, gelbl.-krustösem, punktförm. Einstich, die sich in 2–4 Tg. zurückbildet. Bei Kindern evtl. bullöse Reaktion; bei längerdauernder Exposition Gewöhnung, d. h. Nachlassen bis Ausbleiben der Reaktion.

WaR: *erol* ↑ WASSERMANN* Reaktion. – **WaR-pos. Syndrom**: ↑ Pseudosyphilis (2).

Warburg* Apparat

Warburg* (OTTO HEINR. W., 1883–1970, Chemiker, Physiologe, Berlin; 1931 Nobelpreis für Medizin) **Apparat**: mit inerter, gassperrender oder reagibler (z. B. gasabsorbierender) Flüssigkeit gefülltes Manometer nebst Reaktionsgefäß zur Bestg. freiwerdender bzw. absorbierter Gasvolumina sowie saurer oder bas. Metaboliten bei biol.-enzymat. Reaktionen; z. B. zur Bestg. des O_2-Verbrauchs von Gewebeschnitten (CO_2-Bindung durch KOH erzeugt dem O_2-Verbrauch äquivalenten Unterdruck). – **W.* Ferment**: 1) ↑ Atmungsferment; s. a. Zytochrom-oxidase. – 2) gelbes Ferment (s. u. Flavinenzyme). – **W.* Theorie**: 1) Das O_2 der Zellatmung reagiert nicht direkt mit den zu oxidierenden Substanzen, sondern zunächst mit dem dabei durch Elektronenaustausch zu Fe^{3+} oxidierten Fe^{2+} des Atmungsferments (s. a. Atmungskette), das in dieser Form sehr reagibel ist (d. h. auch gegen Luft-O_2 beständ. Substrate zu oxidieren vermag) u. dabei wieder zu Fe^{2+} reduziert wird. – 2) In der Tumorzelle ist das Gleichgew. zwischen oxidativem Zuckerabbau u. Glykolyse (Gärung zu Milchsäure) zugunsten letzterer verschoben; die abnorme Steigerung der Glykolyserate ist Urs. des malignen Wachstums (obsolet). – **W.*-Dickens*-Horecker* Zyklus**: ↑ Pentosephosphatzyklus.

Ward* Dreieck: *röntg* im prox. Femur zwischen dem med. Druck- u. dem (schwächeren) lat. Zuglamellenbündel ein etwa dreieck. Spongiosafeld ohne Lamellenzeichnung; fehlt, ebenso wie das Zugbündel, bei Coxa valga.

Ward* Syndrom (WILLIAM H. W., Dermatologe, Newcastle/ Austral.): (1960) Basalzellnävus-Ca. mit palmoplantaren Dyskeratosen; wahrsch. Variante des ↑ GORLIN*-GOLTZ* Sy.

Wardill* Operation (WILLIAM EDWARD MANDALL W., zeitgen. brit. Chirurg): Gaumenspaltenplastik mit Lückenschluß durch doppelseit. Stiellappen (u. Verschieben der Gaumenbedeckung nach distal) u. Raffung des Constrictor pharyngis sup.

Warfarin *WHO*: 3-(α-Azetonylbenzyl)-4-hydroxykumarin; Antikoagulans, Rodentizid (MAK 0,5 mg/m³).

warmer Knoten *nuklearmed* s. u. Strumaknoten.

Warm|blüter: *zool* die »homoiothermen Tiere«, mit einer unabhängig von der Außentemp. ziemlich konst. Körpertemp. zwischen 35 u. 43°. – **W.front**, WF: *meteor* Übergangszone im Tiefdruckgebiet, in der die wärmere Luft der Zyklonenvorderseite aktiv an der davorliegenden Kaltluft aufgleitet (dadurch Schichtwolken, Landregen). Biotrope Wirkungen: Störung des Allg.befindens, verlängerte Reaktionszeit, Schlafstörung sowie erhöhtes Herzinfarktrisiko (umstritten!).

Warming-up-Phänomen: (engl.) *kard* nach einem Vorhofflimmern mitunter auftret. längere asystol. (»Aufwärme«-)Pause bis zum Wiedereinsetzen der – zunächst noch sehr bradykarden – Sinustätigkeit; vgl. präautomatische Pause.

Warm|punkt, -rezeptor: *physiol* s. u. Wärme.... – **W.spülung**, warmkalor. Prüfung: *otol* s. u. kalorisch. – **W.wasserbehandlung**: *baln* s. u. Badetemperaturen.

Warnant* Methode: (H. W. 1930) tierexperimenteller Nachweis einer akt. Anaphylaxie am isolierten, mit TYRODE-Lsg. durchströmten Lungen-Trachea-Präp. des sensiblisierten Meerschweinchens; bei AG-Kontakt starke Abnahme der Strömungsgeschwindigkeit infolge Bronchospasmen. – Gleiche Anordnung auch am isolierten Herzen; s. a. SCHULTZ*-DALE* Versuch.

Warn|blutung: *geburtsh* bei Placenta praevia die 1., meist leichte Blutung, im allg. nicht vor Mens VII u. meist aus völl. Ruhe u. ohne sichtbare Urs.; Indikation zur Klinikeinweisung. – **W.farben, -stoffe**: *toxik* bei Wasserberührung lösl. Farbstoffe zur Kennz. giftiger Pflanzenschutzmittel (As = grün, Hg = blau oder rot, F = blau oder violett), Phosphin-freisetzender Saatbeizmittel (blau oder rot) u. Strychnin- u. Pyrimidin-halt. Getreide (dunkelrot). – **W.signale, persönliche**: in der Luft- u. Raumfahrtmedizin. Bez. für die – rechtzeitig zu erkennenden – subj. Frühsympte. auf Grund von O_2-Mangel (Höhenkrankh.), Luftdruckminderung (Druckfallkrankh.) u./oder Beschleunigungskräften.

Warren* Methode (JOHN COLLINS W., 1842–1927, Chirurg, Boston): bei Mastopathia cystica Exstirpation der größeren Zysten von submammärem (inspektionsförderndem) **W.*** Schnitt aus u. Eröffnung der kleineren durch multiple radiäre Inzisionen des Drüsenparenchyms.

Warren*-Sabin* Reaktion: s. u. WESTPHAL* KBR.

Wartegg* Test (ERICH W., geb. 1897, Psychologe, Dresden, Berlin): 1) »Erzähltest«, indem angefangene Erzählungen verschiedener Thematik vom Probanden fortzusetzen sind. – 2) **W.*** Zeichentest, WZT: (1936) projektiver Gestaltungstest (v. a. für charakterol. Untersuchung), bei dem in 8 Feldern je 1 vorgezeichnetes »Element von archetyp. Prägnanz« vom Probanden in sinnvoller Weise zeichnerisch zu ergänzen ist, ein sogen. ↑ Bildtest.

Wartenberg* (ROBERT W., 1887–1956, deutsch-amerikan. Neurologe, San Francisco) **Reflex, Zeichen**: 1) Daumenzeichnen: (1927) bei akt. Beugung der 4 uln. Finger gegen Widerstand (Einhaken der Untersucherhand) reflektor. Einschlagen des Daumens in die Hohlhand als – nicht unterdrückbares – Mitbewegungsphänomen bei Pyramidenbahnschädigung – 2) Kornea-Mandibula-Reflex: (1951) durch kräft. Berühren der Kornea ausgelöste UK-Seitwärtsbewegung zur Gegenseite (»winking jaw«, durch den M. pterygoideus lat.) als Enthemmungsphänomen bei diffusen Hirnprozessen. – 3) ↑ Schnauzenreflex. – 4) ↑ Kopfretraktionsreflex. – **W.* Syndrom**: 1) idiopath. Akroparästhesie: (1935) v. a. bei älteren Frauen einige Std. nach dem Einschlafen auftret. Schmerzen u. Parästhesien im uln. Handbereich, die nach Armbewegung verschwinden. – 2) (Poly-)Neuritis migrans: wandernde, vorübergehende Schmerzen in verschied. Körperregionen (v. a. Schulter, Hand, Oberschenkel); Urs. unbekannt. – 3) W*-GRONEMEYER* Atrophie: (1932 bzw. 1951) isolierter Schwund der lat. Daumenballenmuskulatur u. segmentale Sensibilitätsstörungen infolge Einengung der Intervertebrallöcher mit Wurzelkompression C_6.

Wartewirt: *parasit* ↑ Hilfswirt.

Warthin*-Finkeldey* Riesenzellen (ALFRED SCOTT W., 1866–1931, Pathologe, Ann Arbor/Mich.): (1931) ↑ Masernriesenzellen. – **W.*** Tumor ↑ Cystadenoma papilliferum lymphomatosum.

Warze: 1) *anat* Brustwarze: ↑ Papilla mammae; s. a. Mamilla, Mamillar..., Thel... (z. B. ↑ Thelion). – 2) *derm* ↑ Verruca. – **warzenartig**: verrucosus.

Warzenfortsatz: *anat* ↑ Processus mastoideus; s. a. Mastoid.... – **W.eiterung**: ↑ Empyema mastoideum. – **W.höhle**: ↑ Antrum mastoideum. – **W.zellen**: ↑ Cellulae mastoideae.

Warzen|geschwulst: *path* ↑ Papillom. – **W.hof**: *anat* ↑ Areola mammae; s. a. Areol..., Brustwarzen.... – **W.körperchen**: (LIPSCHÜTZ 1923) *derm* runde oder ellipt., basophile, intranukleare Einschlußkörperchen in den oberen Stachelzell-Lagen der Haut, bes. aber in der Hornschicht von Verrucae vulg.; vgl. LIPSCHÜTZ* Körperchen. – **W.virus**: ↑ Common-wart-Virus. Neuerdings 4 Typen unterschieden: HPV (»**hu**manes **P**apillomvirus«) 1 verursacht v. a. Plantarwarzen, HPV 2 Verrucae vulgares (z. B. der Hände), HPV 3 die planen, juvenilen Warzen u. eine gutart. Epidermodysplasia verruciformis, HPV 4 Epidermodysplasien mit maligner Entartung.

Wasch(frauen)|hände: **1)** *derm* ↑ Waschhaut-Bildung an den Händen (insbes. Fingerbeeren) infolge übermäß. - z. B. evtl. berufl. - Waschens, v. a. mit alkal. Waschmitteln (Seifen); bei chron. Schädigung Übergang in **W.ekzem** (Ekzema lotricum) als Abnutzungsdermatose mit Austrocknung, Hyperkeratose, evtl. Rhagadenbildung (= Ekzema tyloticum; vgl. Wasserekzem, Waschhaut). – **2)** *geburtsh* trockene, riss. pergamentart. Haut der Hände dystrophischer Spätgeburten im Rahmen des ↑ BALLANTYNE*-RUNGE* Syndroms. – **W.haut**: *neurol* Jargon für die falt., dystroph. Haut nach Nervenverletzung (mit Läsion der sympath. Fasern).

Wasch|haut: *derm* durch eingedrungenes Wasser gequollene, dadurch weißl. u. gewellte Epidermis; bes. ausgeprägt an Handflächen u. Fußsohlen nach längerem Wasseraufenthalt (z. B. bei W.frauen) als Folge von Entfettung u./oder Alkalisierung (d. h. Überschreiten des isoelektr. Punktes der Skleroproteine, d. h. von pH 5,5, bei dem die geringste Aufnahmefähigkeit für Wasser vorliegt). Intensivst bei Wasserleichen (s. a. Tab. »Todeszeitbestimmung«); vgl. W.frauenhände. – **W.schüsseltest**: *kard* Herzfrequenzminderung beim Eintauchen des Gesichts in kaltes Wasser; s. a. Tauchreflex.

Waschung: abhärtende KNEIPP* Anw. in Form einer Ganzkörper- oder Teilwaschung (kräft. Abreiben) mit einem in kaltes Wasser (auch Essigwasser, Franzbranntwein etc.) getauchten rauhen Handtuch oder Waschlappen (anschließend rasches Abtrocknen); erzeugt reaktive Hyperämie.

Waschzwang, Ablutomanie: *psychiatr* das unbezähmbare Verlangen, sich wieder u. wieder (evtl. alle 5 Min.) zu waschen, u. U. bis zu schwerer Hautschädigung. Sympt. einer Zwangskrankh. (evtl. Ausdruck des unbewußten Wunsches nach Hantieren mit Schmutz u. Kot).

Wash-out-Phänomen: beim Schock nach therapeut. erreichtem Wiedereintreten einer ausreichenden Zirkulation das »steile Ansteigen schädlicher Stoffwechselmetaboliten im strömenden Blut«.

Wassén* Substrat (ERIK W., geb. 1901, Mikrobiologe, Kopenhagen): *bakt* halbfestes Medium (Fleischextrakt, Pepton, Agar, Eiklar, Natriumselenit u. Brillantgrün) zur Anreicherung für TPE-Diagnostik; auch zum H-Antigen-Nachweis anhand von Agglutination u. Immobilisation.

Wasser, Hydrogeniumoxid: H_2O; farb-, geruch- u. geschmacklose Flüssigkeit, bei $0°C = 273,15K$ (u. 760 Torr) zu Eis erstarrend, bei $100°C$ in Dampfform übergehend (D. 0,999 868; größte Dichte [1,000] bei $4°$); mittelmäß. Wärmeleitfähigkeit, sehr hohe Dielektrizitätskonst.; geringe elektrolyt. Dissoziation u. Dipolcharakter des Mol. (↑ Abb.) bewirken Wechselwirkung mit gelösten Substanzen (Hydrathüllen-Bildung, v. a. bei geladenen Teilen; rel. große W.bindung durch kleinere Ionen) sowie zwischen den W.molekülen selbst (H-Brücken, u. a. als ↑ Hydronium-Ion; s. a. W.struktur). Als natürl. W. stets mit geringen Anteilen an schwerem (D_2O) u. halbschwerem W. (HDO). – *physiol* Unentbehrlichster Lebensfaktor, dessen Bestand als ↑ Körperwasser (s. a. IZF, EZF) konstant gehalten wird ($>11\%$ Verlust beim Menschen letal; s. a. W.haushalt); biol. Hauptfunktionen: a) Strukturbestandteil in Makromolekülen als freies u. als gebundenes W., quant. gekennzeichnet durch das »effekt. hydrodynam. Vol.« = ml W./g Substanz; (z. B. bei Proteinen 5–10 ml); b) Lösemittel für niedermolekulare Stoffe; c) Energieleitung (z. B. Protonentransport in Hydratstrukturen): d) Substrat u. Produkt enzymatischer Reaktionsabläufe (Kosubstrat für Hydrolasen u. Hydratasen; bzw. »Oxidationswasser«); e) Wärmeregulierung (hohe Verdampfungswärme, mäß. Wärmeleitung). – Als **freies W.** das osmotisch nicht gebundene (s. a. W.clearance); als **gebundenes W.** das Hydrat-W. mit festerer Struktur, bes. als W.hülle von Ionen, Molekülen, biol. Strukturen (v. a. Membranen; hier bedeutungsvoll für Transporteigenschaften). – s. a. Aqua, Trinkwasser, Hydr..., *balneol* Wässer (↑ Heilwasser).

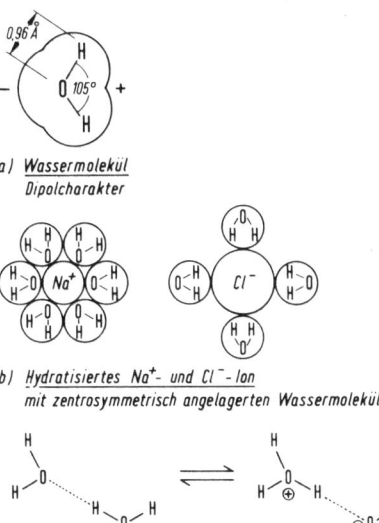

a) *Wassermolekül Dipolcharakter*

b) *Hydratisiertes Na^+- und Cl^--Ion mit zentrosymmetrisch angelagerten Wassermolekülen*

c) *Dissoziation des Wassers*

Wasser|ansammlung, extravasale: ↑ Hydrops. – **W.anwendung**: *baln* therap. Verfahren der Naturheilkunde, indem kaltes (s. a. Kältereiztherapie) oder warmes Wasser, in der Regel abwechselnd, angewendet wird; s. a. Hydrotherapie. – **W.ausschwemmung**: *ther* ↑ Dehydratisierung.

Wasser|bad: **1)** *baln* ↑ Bad. – **2)** *labor* heizbares W.gefäß mit Temp.regler (u. Schüttelvorrichtung) zur Inkubation von biol. Kulturen, enzymat., chem. u. a.

Wasser|bauch

Ansätzen (s. a. Thermostat) u. zum Eindampfen von Lsgn. – **W.bauch**: *path* ↑ Aszites. – **W.belastungsversuch**: *endokrin* ↑ KEPLER*-ROBINSON*POWER* Test; *kard* ↑ KAUFFMANN*-WOLLHEIM* Wasserversuch; *nephrol* ↑ Diurese-Provokation (s. a. VOLHARD* Wasserversuch), FISHBERG* Test; *ophth* Provokation einer Augendrucksteigerung bei latentem Glaukom durch morgendl. Trinkenlassen von 1 l Wasser innerhalb von 5 Min. – **W.bett**: (HEBRA 1861) *derm* ↑ Dauerbad.

Wasser|bilanz: *physiol* s. u. W.haushalt. – Als klin. Orientierungsgröße dient die nach abendl. Trinken von 1 l Flüssigkeit (bei Normalkost) während der folgenden 12stdg. Bettruhe u. weiterer 12 Std. ausgeschiedene Urinmenge (normalerweise mit kleinerer Nachtportion von höherem spez. Gew. u. größerer Tagesportion; umgekehrt bei latentem Ödem). – **W.bindungskapazität**: *physikochem* das von einem nicht durch semipermeable Membranen diffundierenden Polymer (Kolloid) dem ausgeübten kolloidosmot. Druck entsprechend gebundene Wasser-Vol.; z. B. 17,4 ml/g Humanalbumin, 20–35 ml/g Dextran®.

Wasser|bläschen: *derm* ↑ Vesicula mit klarem Inhalt (z. B. bei Miliaria cristallina). – **W.blase**: *embryol* ↑ Fruchtblase; vgl. Spannungsblase.

Wasserblau: der Triarylmethanfarbstoff »wasserlösl. Anilinblau«. Verw. u. a. in bakt. Nährboden (in W.-Agar z. B. als pH-Indikator zur Prüfung bestimmter biochem. Leistungen; in W.-Dextrose-Agar zur Bakteriophagendiagnostik) sowie als histol. Farblsg. (P. MITROPHANOW 1887; z. B. W.[-Tannin]-Lsg. n. UNNA für kollagene Fasern u. Zellplasma).

Wasserbruch: ↑ Hydrocele.

Wasser|clearance, freie: die Vasopressin-gesteuerte Cl. des osmotisch nicht gebundenen Wassers: $C_{H_2O} = V_u$ (Urinvol./Min.) minus C_{osm} (osmolale Cl.). Beträgt bei W.diurese um 12–15 ml/Min., ist bei Diabetes insipidus (trotz erhöhter Serumosmolalität) exzessiv gesteigert. – **W.-Cluster-Ion**: ↑ Hydronium-Ion.

Wasser|diurese: vermehrte W.ausscheidung in Form eines hyposmot. Urins (bis zu 50 mosm/l = ⅙ des osmot. Drucks des Plasmas) bei Hyperhydratation u. Hyposmolarität, zustandekommend durch Hemmung der Vasopressin-Ausschüttung (über Volumenrezeptoren im Mündungsgebiet der Pulmonalvenen u. Osmorezeptoren im Hypothalamus) u. erhöhte Strömungsgeschwindigkeit des Blutes in der Nierenpapille (dadurch erniedrigte Osmolarität des Markgewebes führt zu vermind. Vol.einengung der Tubulusflüssigkeit). – vgl. Antidiurese. – **W.durchgangszahl**: die W.menge, die als Perspiratio insensibilis durch die Haut diffundiert (u. die mit zunehmender Lufttrockenheit kleiner wird); angegeben in g/cm² · min · mmHg. – **W.ekzem**: Abnutzungsdermatose durch Waschen mit nicht enthärtetem Wasser (u. reichlich Seife); s. a. Waschfrauenekzem.

Wasser|-Elektrolyt-Haushalt: der »Flüssigkeitshaushalt« des Organismus als Funktionseinheit aus ↑ Wasser- u. ↑ Elektrolythaushalt, die über Zusammensetzung u. Menge von Körperwasser u. An- u. Kationen (aber auch bestimmter Nichtelektrolyte, z. B. Glukose u. Harnstoff) wesentlich zur Homöostase beiträgt. **1)** W.-E.-Verteilung: Die sehr unterschiedl. Zusammensetzung der IZF u. EZF (↑ Abb.) wird durch zahlreiche Transportsysteme aufrechterhalten. Bei Entstehen eines osmot. Konz.gradienten zwischen den bd. Kompartimenten infolge Ionenverschiebungen fließt Wasser durch die Zellmembranen passiv in Richtung des hyperosmolaren (s. a. DARROW*-YANETT* Prinzip). – Plasma u. interstitielle Körperflüssigkeit bilden als Teile des EZR eine funktionelle Einheit mit einem Ionen-Gleichgewichtszustand (entspricht einer DONNAN* Verteilung). Die W.verteilung zwischen bd. Räumen ist allein abhängig von den hydrostat. u. onkot. Druckgradienten an den Kapillarwänden (daher z. B. nach enteraler W.resorption W.übertritt aus dem Blut ins Interstitium bis zum Ausgleich des hydrostat. Gradienten, umgekehrt aber bei andauernden W.verlusten Interstitium als Reservoir zwecks Isovolämie; s. a. Volumenregulation). – **2)** Osmoregulation: Isoosmie u. damit auch Isotonie im EZR werden aufrechterhalten durch Variierung der freien ↑ W.clearance, gesteuert vom antidiuret. Hormon Vasopressin, dessen Bildung bei Hyperosmolarität des Serums (Hypernatriämie) über hypothalam. Osmorezeptoren angeregt wird (aber auch – bei Hypohydratation – durch mangelnde Reizung von Vol.rezeptoren im Mündungsgebiet der Vv. pulmon., die normalerweise die Sekretion hemmen) u. das in der Niere durch Aktivierung von Ade-

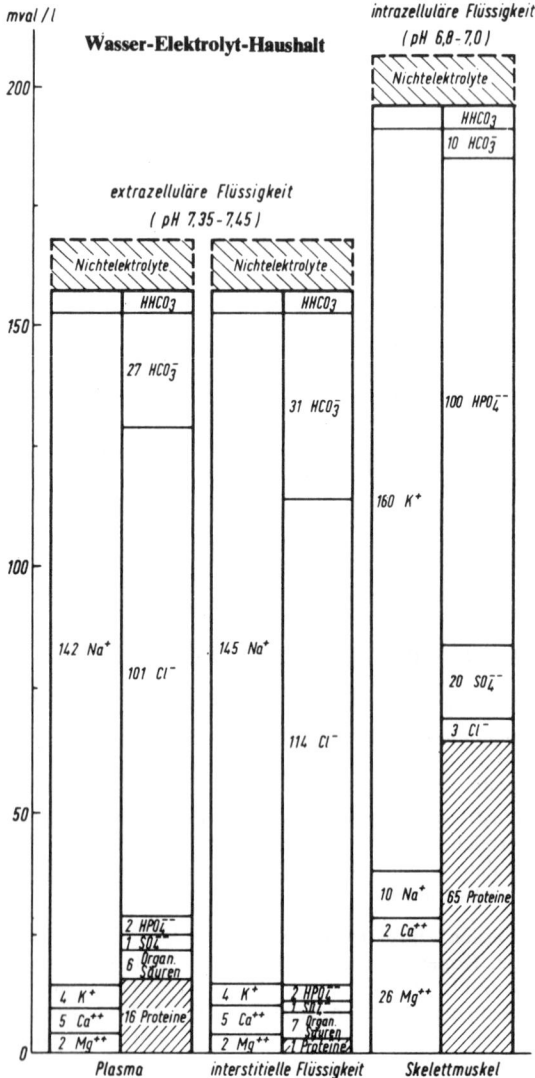

nylat-zyklase eine W.permeabilitätssteigerung der Epithelmembranen in dist. Tubuli u. Sammelrohren bewirkt (Zunahme der W.rückresorption = Antidiurese = Harnkonzentrierung). – Als entgegengesetzter Mechanismus bei Hyposmolarität u./oder Hyperhydratation die ↑ W.diurese (mit hyposmot. Urin). – **3)** Vol.regulation: Aufrechterhaltung des Vol. der EZF bzw. der Isovolämie durch Variierung der Aldosteron-gesteuerten renalen Na^+-Ausscheidung; Hypovolämie bzw. Hypotension bewirken über renale Vol.- bzw. Barorezeptoren im juxtaglomerulären Apparat der Vasa afferentia die Sekretion von Renin u. nachfolg. Angiotensinbildung u. damit – neben Vasokonstriktion u. Hypertension – Anregung der Aldosteronsekretion (u. damit – wahrsch. über Enzymaktivierung – Steigerung der renalen Na^+-Rückresorption); resultierende Hyperosmolarität der EZF führt über Osmoregulation zu Antidiurese, bis Isovolämie erreicht ist. – Entgegngesetzter Mechanismus bei Hypervolämie: vermehrte Na^+-Ausscheidung u. W.diurese. – **4)** Störungen des W.-E.-H. manifestieren sich **a)** als Dehydratation (isoton, mit Isonatriämie u. rein extrazellulärem Flüssigkeitsmangel; oder hyperton, mit Konzentrationshypernatriämie, s. a. W.mangelexsikkose; oder hypoton, mit Mangelhyponatriämie, s. a. Salzmangelsyndrom); **b)** als Hyperhydratation (isoton, mit rein extrazellulärem Flüssigkeitsüberschuß; hypoton. mit Verdünnungshyponatriämie, s. a. W.intoxikation; hyperton, ↑ Überflußhypernatriämie). – Bei allen nicht-isotonen Vol.störungen Wasserverschiebung zwischen IZR u. EZR nach dem DARROW*-YANETT* Prinzip.

wasser|entleerende Mittel: *pharm* ↑ Hydragoga; s. a. Diuretika. – **W.epidemie:** durch Genuß infizierten Trinkwassers (»W.infektion«) entstehende Seuche; mit meist explosionsart. Ausbreitung u. nachfolg. langsamem Abfall der Seuchenkurve. Erreger v. a. Salmonellen, ferner Shigellen, Cholera-Vibrionen, Leptospiren, Poliomyelitis-, Hepatitis-, MKS-Viren.

Wasser|fieber: ↑ Leptospirosis icterohaemorrhagica. – **W.fluorierung:** s. u. Trinkwasser. – **W.fluß:** *path* ↑ Hydrorrhoea.

Wasser|gas: Brenn- u. Synthesegas mit ca. 50% H_2, 40% CO, je 5% CO_2 u. N_2; vgl. Generatorgas. – **W.geschwulst:** ↑ Hygrom. – **W.glas:** *chem* Natriumsilikat. – **W.-Gurgeltest:** diagnost. W.trinken, das bei Ösophagusstriktur zu einem schlucksynchronen – über dem Sternum auskultierbaren – gurgelnden Geräusch führt.

Wasser|hammerpuls: *kard* »hämmernder« Puls mit raschem Druckanstieg (hartes, kurzes Anklopfen) bei Aorteninsuffizienz. – **W.harnuhr:** ↑ Diabetes insipidus.

Wasser|haushalt: *physiol* die der Erhaltung der Isoosmie dienenden Vorgänge der W.aufnahme u. -abgabe (↑ Tab. »W.bilanz«) sowie der Regulation von Menge u. Verteilung des Körperwassers im Rahmen der funktionellen Einheit ↑ »W.-Elektrolyt-Haushalt«. – Gesamtkörperwasser (bei ♀ wegen höheren Fettgewebsgehalt weniger) nimmt mit dem Alter ab; setzt sich zusammen aus Intra- (40%) u. Extrazellulärwasser (20%), letzteres als Plasma- (4%) u. interstitielles W. (16%) einschl. des transzellulären (2,5%). Das in der Nahrung zu ca. 60 Gew.% enthaltene »präformierte« W. gelangt größtenteils über enterale ↑ W.resorption in den Körper; da es samt Oxidationswasser für eine ausgeglichene W.bilanz nicht ausreicht, ist Trinkwasseraufnahme erforderl., reguliert über Durstmechanismen: bei zellulärer Hypohydratation Erregung hypothalam. Osmorezeptoren (bei körperl. Aktivität aber unterdrückt, so daß vorübergehend »freiwill. Dehydratation« bis zu 4–5% des Körpergew.). – W.abgabe außer durch Diffusion über Haut u. Lungen (Perspiratio insensibilis) u. als Schweiß- u. Darmsekretion (s. a. W.kreislauf) obligat über die Nieren, mengenmäßig abhängig vom Überschuß an osmotisch wirksamen Teilchen: bei max. Antidiurese (1200 mosmol/l) etwa 760 ml, bei W.diurese (max. 50 mosmol/l; z. B. nach reichl. Trinken) entsprechend mehr.

Wasseraufnahme (ml/24 Std.)		
	obligat	freiwillig bzw. zum Ersatz ungewöhnlicher Verluste
(präformiertes) Nahrungswasser	750	
(intermed.) Oxidationswasser	320	
Trinkwasser	630	1000 und mehr
obligates Minimum	1700	
Gesamt	2700 u. mehr	

Wasserabgabe (ml/24 Std.)		
	obligat	freiwillig bzw. als ungewöhnlicher Verlust
Haut u. Lungen	840	
Harn	760	1000 u. mehr
Kot	100	
obligates Minimum	1700	
Gesamt	2700 u. mehr	

Wasserbilanz einer 70kg schweren Mannes, dessen Nahrung (1,25 kg) 300 g KH, 100 g Eiweiß, 100 g Fett u. 156 mval NaCl enthält.

Wasser|haut: *embryol* ↑ Amnion. – **W.heilkunde:** ↑ Hydrotherapie; s. a. KNEIPP* Anwendung, PRIESSNITZ* Behandlung, Balneologie, Heilwasser (Tab.).

Wasser|infektion: s. u. W.epidemie. – **W.intoxikation,** -vergiftung: »hypotone Hyperhydratation«, d. h. »Überwässerung« des Organismus mit Vergrößerung von EZR u. IZR entspr. herabgesetzter Osmolarität (Hyponatriämie); nach übermäß. W.zufuhr (auch durch intensive Magenspülung, Infusion salzfreier Lsgn. etc.) oder infolge erhöhter Vasopressin-Aktivität (s. a. SCHWARTZ*-BARTTER* Syndrom). Klin.: infolge Vol.überlastung akute Herzinsuffizienz mit Dyspnoe, Lungenödem u. Oligurie, infolge Hirnschwellung Übelkeit, Erbrechen, Kopfschmerzen, Bradykardie, Apathie, Verwirrtheit bis Koma; meist nur geringe Ödembildung.

wasserklare oder -helle Zellen: *histol* ↑ Helle Zellen, Hauptzellen (1).

Wasser|kolik: ↑ Vomitus matutinus potatorum. – **W.kopf**: *path* ↑ Hydrocephalus. – **W.krebs**: *path* ↑ Noma. – **W.kreislauf, intestinaler**: die in die übl. W.bilanz nicht eingehende Verschiebung von 3 bis 11,5 l W. pro Tag durch Sekretion u. Rückresorption von Speichel, Magensaft, Galle (s. a. enterohepat. Kreislauf), Pankreas- u. Darmsäften. Bei intestinaler Störung (Erbrechen, Diarrhö, chir. Eingriff) u. U. wesentl. beteiligt an den erhebl. W.- u. Elektrolytverlusten. – **W.kur**: kurmäß. Anw. der Methoden der W.heilkunde. – Auch inkorrekt für ↑ Trinkkur.

Wasser|lassen: *physiol* ↑ Miktion. – **W.leiche**: Toter mit den nach längerem Aufenthalt im W. eintret. charakterist. Veränderungen: durch typ. Bauchlage bedingte Hypostase (Blaufärbung) an den herabhängenden Teilen, evtl. Schleifspuren (bei Treiben am Grund); kältebedingte Gänsehaut; Waschhautbildung (s. a. Tab. »Todeszeit«), Ablösung von Oberhaut u. Nägeln, Abfallen der Haare (scheinbare Glatze); bei höherer Temp. u. Luftkontakt rasche Fäulnis mit Gasbildung (Aufgetriebensein, Unterhautemphysem) u. Grünfärbung der – zunächst durch ausgetretenes Hb rosigroten – Lederhaut. – **W.lunge**: interstitielles ↑ Lungenödem.

Wasser|mangelexsikkose, hypertone Dehydratation: W.defizit des Organismus mit Verkleinerung des EZR u. bes. des IZR (infolge W.verschiebung in den ersteren) u. entspr. erhöhter Osmolarität (Konzentrationshypernatriämie) als Folge mangelhafter W.zufuhr (»Durstexsikkose«) oder aber nach übermäß. Flüssigkeitsverlusten durch Schwitzen, Hyperventilation, Hyposthenurie, Polyurie, enterale Wasserverluste etc.; ferner nach generalisierten Krampfanfällen. Klin.: Durst, Hyposialorrhö, Trockenheit von Haut u. Schleimhäuten, Oligurie; infolge intrazellulärer Störungen Übertemp. (»Durstfieber«), Unruhe, Delir (bis zum hyperosmolaren Koma); später auch – extrazellulär bedingt – HMV-Abfall, Blutdruckerniedrigung, Pulsfrequenzanstieg, Nierenversagen.

Wassermann* (AUGUST PAUL v. W., 1866–1925, Bakteriologe, Berlin) **Antigen**: Mischung ubiquitärer Lipoid-AG, die gleiche Partialantigene wie die Treponemen besitzen u. bei der W.* Reaktion als – unspezif. – Haptene dienen; gewonnen durch Alkoholextraktion (aus syphilit. Lebern; neuerdings v. a. aus Herzen von Mensch, Pferd, Rind, Meerschweinchen; in der BRUCKschen Modifikation aus Baktn.); Anw. meist in bes. gereinigter Form (z. B. Cardiolipin). – **W.* Antikörper**: Reagine im Serum Syphiliskranker, die sich bei Anwesenheit von Komplement mit dem W.* Antigen verbinden. – **W.* Reaktion**, WaR: (zus. mit NEISSER u. BRUCK 1906) nicht streng spezif. KBR (s. a. dort. Abb.) zum Nachweis bestimmter Reagine im Serum Syphiliskranker; mit 3 Systemen: **1)** »luisches System« aus Reagin (Pat.serum) u. Hapten (W.* AG); **2)** »hämolyt. System« (Indikator) aus Amboceptor (Kaninchen-Hämolysin) u. Hammel-Ery; **3)** Komplement (Meerschweinchen-Serum). Prinzip: Nach Bestg. von Amboceptor- u. Komplement-Gebrauchstiter (d. i. die 4fache im hämolyt. System völlig bzw. 1,5- bis 2fache eben lösende Dosis) Primärinkubation (1 Std. bei 37°; oder 16 bis 18 Std. im Kühlschrank = KOLMER* Technik) der Systeme 1 u. 3 (Serum inaktiviert u. 1:5 verdünnt; AG u. Komplement in Gebrauchsverdünnung), dann Sekundärinkubation (37°) zus. mit System 2 (Ery in physiol. NaCl-Lsg. 1:20 bis 1:30, Amboceptor gebrauchsver-

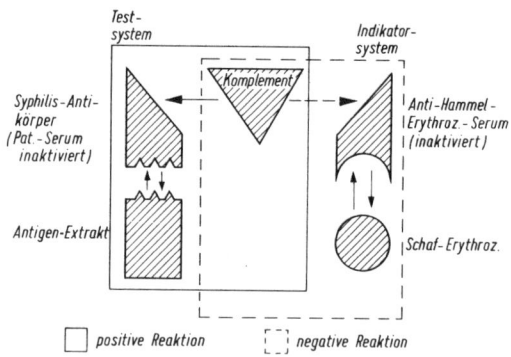

dünnt). Resultat (unter Vgl. mit Kontrollen für jede Komponente): deckfarben (keine Hämolyse durch Komplementverbrauch während der Primärinkubation) = pos.; lackfarben (Hämolyse während der Sekundärinkubation durch freies Komplement) = neg.; Zwischenstufen je nach Hämolysegrad. – **WaR-positiv-Syndrom**: ↑ Pseudosyphilis (2).

Wasser|pfeifengeräusch: *pulmon* ↑ UNVERRICHT* Geräusch. – **W.pocken**: ↑ Varizellen.

Wasserresorption: die insges. im Fließgleichgew. eine Nettorate von 15 ml/Min. erreichende Aufnahme von Nahrungswasser im Dünn- (ca. 65%) u. Dickdarm (bis zur übl. Koteindickung), das ins Interstitium der Darmwand eindringt u. – einem osmot. Gradienten folgend – ins Blut gelangt (im unt. Ileum Glukosegehalt der Mukosa obligat; Energieliferant für den gekoppelten Na^+-Transport?). – **renale W.** ↑ W.rückresorption.

Wasser|retention: ↑ Flüssigkeitsretention. – **W.rückresorption, renale**: s. u. Harnbereitung, Tubulusfunktionen (Abb.). Beträgt ca. 180 l/Tag; erfolgt v. a. aus den dist. Tubuli in die umgebende isotone Nierenrinde als Vasopressin-Effekt (Adenylat-zyklase-Aktivierung; s. a. Wasser-Elektrolyt-Haushalt), ferner aus den Sammelrohren in das hypertone Mark (entlang dem osmot. Konz.gradienten, aufgebaut durch die Na^+-Pumpe des aufsteigenden Teils der HENLE* Schleife).

Wasser|sackniere: ↑ Hydronephrose; s. a. Megapyelon. – **W.scheu**: *psych* ↑ Hydrophobie. – **W.schlag**: *path* s. u. Badetod. – **W.speiergesicht**, Gargoylfratze: *päd* das breite, fratzenhaft-groteske, an Wasserspeier (französ.: gargoyle) der got. Kathedralen erinnernde Gesicht (mit plumpem Schädel, eingezogener Nasenwurzel u. breiten Nasenflügeln, wulst. Lippen u. großer Zunge; ↑ Abb.) bei Mukopolysaccharidosen (bes. v. PFAUNDLER*-HURLER* Sy.); s. a. Abb. »SANFILIPPO* Syndrom«.

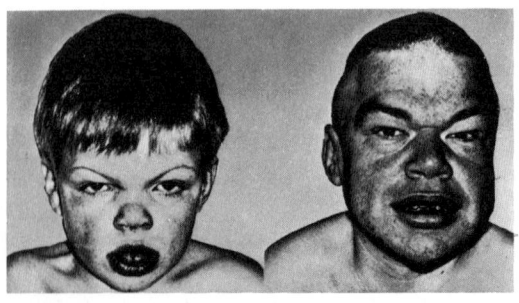

»Gorgylratze« bei v. PFAUNDLER*-HURLER* Syndrom (14 bzw. 21 J. alt).

Wasserstoff, Hydrogenium, H: farb-, geruch- u. geschmackloses Gas; leichtestes chem. Element (Kern 1 Proton, Hülle 1 Elektron) mit Atomgew. 1.00797 u. OZ 1, 1wertig; bei −252,8° (Kp.) flüssig. − Isotope: W. 1 = Protium = H (99,984%), W. 2 (»schwerer W.«) = Deuterium = D = ^{2}H (0,016%), W. 3 (»überschwerer W.«, »schweres Deuterium«) = Tritium = T = ^{3}H (10^{-10}%; β-Zerfall mit HWZ 12,36 a). Natürl. Vork. in Erdkruste u. obersten atmosphär. Schichten (z. T. als Wasser-Cluster-Ion), gebunden in H_2O, organ. Verbindgn., anorgan. Säuren, Basen, sauren Salzen; wesentl. Bestandteil aller Organismen (im menschl. Körper ca. 10 Gew.%) mit zentraler biol. Bedeutung (Betriebsstoffwechsel, Energiegewinnung; s. a. Atmungskette, Redoxsystem); liegt bei Raumtemp. als H_2 (»molekularer oder Di-W.«) vor, bei chem. Freisetzung als H (»atomarer, Mono- oder nasziierender W.«; nur 1/3–1/2 Sek. beständig, sehr reagibel); beide reagieren mit O_2 unter Bildung von Knallgas, mit As, P u. S von Arsinen bzw. Phosphinen bzw. H_2S. Handelsform: komprimiert (150 atm) in roten Druckflaschen; als ^{3}H-Präp. die Aquae Tritiatae injectio *WHO* (steril, durch Na-Cl-Zusatz isoton). − **W.akzeptor, W.donator**: s. u. Redoxsystem.

Wasserstoff|bombe: Kernwaffe größter Zerstörungskraft (10 Megatonnen TNT u. mehr). Prinzip: U- oder Pu-Bombe (»Atombombe«), deren Explosionsenergie die umhüllenden leichten Elemente (Deuterium, Tritium, Lithium etc) auf ca. 10 Mio. °C erhitzt, so daß deren Kerne verschmelzen (Kernfusion) u. eine Neutronen-, δ- etc. Strahlung auftritt. − **W.(brücken)bindung**, H-Brücke: wicht., Struktur u. biochem. Verhalten v. a. von Naturstoffen mitbestimmende Nebenvalenzbindung zwischen oder in Molekülen (»inter-« bzw. »intramolekulare W.bindung«; erstere bewirken Mol.assoziationen, letztere bilden z. B. »Peptidrost«, ↑ Abb.); i. e. S. die auf polaren Wechselwirkgn. beruhende Bindung zwischen einem H-Atom bzw. Protonendonator (»X-H«; stark polar; H am pos. Ende) u. einem Protonenakzeptor (»Y«, v. a. elektroneg. Atome wie O, N).

Wasserstoff|elektrode: Gerät für elektrochem. pH-Messung. − **W.ion**: ↑ Proton; vgl. Hydroniumion.

Wasserstoffionen|ausscheidung: die zur Aufrechterhaltung des Säure-Basen-Gleichgew. notwend. renale Ausscheidung von H^+ in freier (s. a. W.sekretion) u. − da Urin-pH nicht unter 4,5 sinken kann − in gebundener Form (als − titrierbare − Säure; v. a. über Bikarbonat-System) oder aber als sogen. Ammoniak-Mechanismus (Diffusion des fettlösl. NH_3 ins Tubuluslumen, wo es nach H^+-Aufnahme als NH_4^+ ausgeschieden wird). − Bei Störung: renale tubuläre Azidose. − **W.konzentration**, $[H^+]$: die − mit dem ↑ pH-Wert (»W.exponent«) umschreibbare − Konz. von H^+ in Wasser (u. wäßr. Lsgn.). Außer der aktuellen W.k. (= meßbarer pH-Wert) ist u. U. auch die potentielle W.k., d. h. die Menge H^+, die unter best. Bedingungen noch gebildet werden kann, von Interesse. − **W.sekretion**: 1) der für die HCl-Produktion des Magens notwend., ATP-abhäng., akt. Transport von H^+ (entstanden aus spontaner H_2O-Dissoziation) unter Zuhilfenahme von Redox-Carriern gegen ein Konz.-gefälle (pH 7/pH 1) in die Canaliculi intracellulares der Belegzellen (von dort Weiterfluß durch interzelluläre Kanäle). Verbleibende OH^--Ionen werden mittels Karbonat-dehydratase durch Kohlensäure abgepuffert ($OH^- + CO_2 \rightarrow CO_3^-$). − 2) der akt. Transport des − durch Karbonat-dehydratase freigesetzten − H^+ in die prox. u. dist. Nierentubuli, geringer auch in die Sammelrohre im Rahmen der ↑ W.ausscheidung (s. a. Abb. »Tubulusfunktionen«).

Wasserstoffperoxid, -superoxid: ↑ Hydrogenium peroxydatum; MAK: 1,4 mg/m³ (= 1 ppm). − **W.probe**: *forens* ↑ Schaumprobe.

Wasserstoff|säuren: S., die außer H nur 1 weiteres Element (z. B. HCl) oder Radikal (z. B. HCN) im Molekül enthalten. − **W.-übertragende Enzyme**: die H-aufnehmenden u. -abgebenden E., v. a. die durch NAD/NADP-Koenzyme gekennzeichneten Dehydrogenasen u. Oxidoreduktasen; i. w. S. auch die Enzymausstattung der Atmungskette u. Zytochrome. − **W.zahl**: ↑ W.ionenkonzentration.

Wasser|stoß: *nephrol* ↑ Diurese-Provokation, VOLHARD* Verdünnungsversuch. − **W.struktur**: *physikochem* infolge des hohen Dipolmoments des H_2O-Mol. (↑ Abb. »Wasser«) u. der gegenseit. Orientierung Auftreten von 3 Mol.sorten im flüss. H_2O: 1) durch tetraedr. H-Brücken in Viererkoordination verknüpftes Mol. (in größeren »Clustern« auftretend; bei 0° etwa 100, bis 100° fortlaufender Abbau); 2) durch dipolart. H-Brücken verbundenes Zweier-, Dreier- u. Vierer-Mol.; 3) in den dazwischen liegenden Verwerfungszonen Einzelmoleküle. − Erfährt Änderung durch gelöste Stoffe u. an unpolaren Oberflächen wie z. B. Zellmembranen (»Hydratation 2. Art« durch Abschirmung der H_2O-Mol.ladungen u. verstärkte nichttetraedr. H-Brückenbildung).

Wassersucht: *path* ↑ Hydrops, Ödem. − **abdominale W.**: ↑ Aszites. − **falsche W.**: Pseudomyxoma peritonei (↑ Gallertbauch).

Wasser|test: 1) (RAY) *serol* ↑ Serumverdünnungs-SIA* Euglobulin-Reaktion. − 2) *gastrol* ↑ W.-Gurgeltest. −

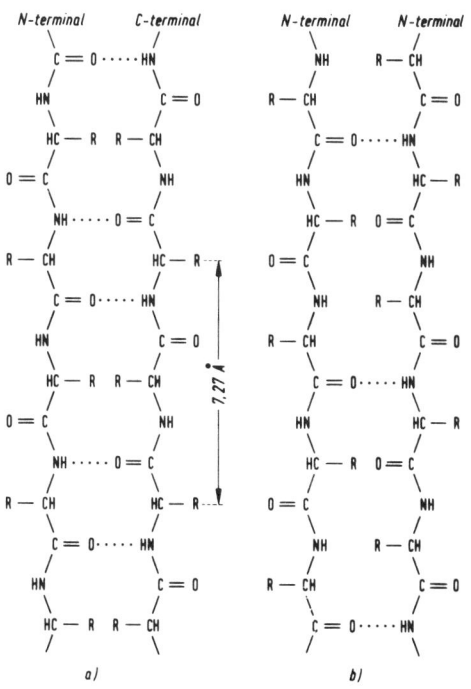

H-Brückenbindung: »Peptidrost« a) mit antiparallelen, b) mit parallelen Peptidketten

Wasser|treten

3) *urol, nephrol* ↑ W.belastungstest. – **W.treten**: *hydrother* KNEIPP* Anw. in Form eines kalten, bis Mitte Unterschenkel reichenden Fußbades (Umhergehen im Wasser oder sitzend die Füße auf u. ab bewegen). Anfängl. Kältegefühl weicht einer deutl. Wärmeempfindung; anschließend sofort (ohne Abtrocknung) Strümpfe u. Schuhe anziehen. – vgl. Schnee-, Tautreten. – **W.trink(er)krankheit**: chron. Diarrhöen bei Hitzearbeitern als Folge übermäß. W.trinkens; s. a. W.intoxikation.

Wasser|überschuß-Syndrom: ↑ W.intoxikation. – **W.umsatz**: *physiol* s. u. W.haushalt. – **W.vergiftung**: ↑ W.intoxikation. – **W.verlust**: s. u. W.mangelexsikkose, Dehydratation; vgl. Flüssigkeits-, Blutverlust. – **W.versuch**: *klin* ↑ W.belastungsversuch.

Wasser|zahl: *pharmaz* die von einer Salbengrundlage bei 20° max. aufgenommene W.menge (in Gew.%). Von guten Absorptionsbasen werden bis 60% stabil emulgiertes H_2O behalten. – **W.zentrum**: Ganglienzellenansammlung im vord. u. lat. Thalamusbereich als »Durstmotivationszentrum« des komplexen neural-humoralen Systems zur Regulation der Wasserabgabe (zu dem auch der HHL gehört).

Wassiljew* Krankheit: (1888) ↑ Leptospirosis icterohaemorrhagica.

Wassmund* Fraktur: 4 Typen der Mittelgesichtsfraktur: II u. IV entsprechen dem ↑ LE FORT* Typ II bzw III; Typ I: OK-Aussprengung mit oberen med. Frakturrändern von den Orbitae zur Apertura pirif.; Typ III ähnlich LE FORT III, jedoch obere Begrenzungen von der Apertura piriformis schräg aufwärts durch die Orbitae.

Wassmund* Operation: (MARTIN W., 1892–1956, Kieferchirurg, Berlin): **1)** bei Gaumendachdefekt (v. a. im Alveolarfortsatzbereich) einseit. Palatinallappen-Umschlagplastik, evtl. mit bds. Lappen. – **2)** bei größerer Gaumenspalte Fernplastik mit Haut-Rundstiellappen (modifiz. GANZER* Op. [2]), evtl. mit Knochenspan armiert.

Wasting disease: (engl. = Schwundkrankh.) im Tierexperiment nach neonataler Thymektomie infolge Ausfalls der zellulären u. Störung der humoralen Immunität (Helferzellen-Verlust) eintret. Wachstumsretardierung, mit Struppigkeit des Fells, Ödembildung, Diarrhöen u. – meist tödl. – Infektion. – vgl. Runt-Krankheit.

Waterhouse* Zeichen (BENJAMIN W., 1754–1846, amerikan. Arzt): Schmerzzunahme in einem Entzündungsherd nach Anlegen einer Staubinde als Hinweis auf Eiterbildung.

Waterhouse*-Friderichsen* Syndrom (RUPERT W., 1873–1958, brit. Arzt; CARL FR.), Sepsis acutissima hyperergica fulminans: (1911 bzw. 1918) »perakute Meningokokkensepsis« mit NNR-Insuffizienz (funktionell oder durch hämorrhag. Infarkt). Klin.: Erbrechen, hohes Fieber, Zyanose, innerhalb weniger Stdn. auftret. Petechien u. Sugillationen (»intravitale Leichenflecken«), krisenart. Blutdruckabfall, Kreislaufkollaps, Koma, Krämpfe. Prognose auch bei Intensivther. (Streptokinase, Steroide, Antibiotika) sehr schlecht.

Water| itch: (engl. = Wasserkrätze) ↑ Schistosomendermatitis. – **w.-losing nephritis**: ↑ Diabetes insipidus renalis.

Waters* Kreissystem (RALPH MILTON W., geb. 1883, Anästhesist, Madison): *anästh* ↑ Rückatmungssystem.

Waterston*-Cooley* Anastomose: op. aortopulmonaler Shunt (intraperikardial) bei zyanot. Herzfehlern (z. B. FALLOT* Tetralogie mit hypoxäm. Anfällen) mit dem Ziel der Rezirkulation eines Teils des arteriellen Blutes in den Lungenkreislauf zwecks weiterer Oxygenisierung u. damit Minderung der Mischungszyanose; bei späterer Totalkorrektur des Herzfehlers bequem wieder aufzuheben.

Watkins* Operation (THOMAS JAMES W., 1863–1925, Gynäkologe, Chicago): *gyn* ↑ SCHAUTA*-WERTHEIM* Operation.

Watschelgang, Entengang: der für die Schwäche der Glutäalmuskeln typ. Gang mit Neigung des Beckens jeweils zur Seite des Spielbeins, z. B. bei kongenit. Hüftluxation, Beckengürtelform der progress. Muskeldystrophie; s. a. TRENDELENBURG* Zeichen.

Watson* Krankheit (CECIL JAMES W., geb. 1901, Arzt, Minneapolis): (1954) ↑ Porphyria acuta intermittens.

Watson* Sonde: mit spez. Kapsel versehene Duodenalsonde für die Dünndarm-Saugbiopsie.

Watson*-Crick* Modell (JAMES DEWEY W., geb. 1928, Zoologe u. Biochemiker, Cambridge/Mass.; 1962 Nobelpreis für Medizin [zus. mit F. H. C. CRICK u. M. H. F. WILKINS] für Entdeckungen über die Molekularstruktur der Nukleinsäuren u. deren Bedeutung für die Informationsübertragung in lebender Substanz): das räuml. Modell reiner kristallisierter DNS als schraubenförm. Konfiguration der bd. komplementären, durch H-Brücken zwischen den Basenpaaren Adenin/Thymin bzw. Guanin/Cytosin verbundenen Polynukleotidstränge (»Doppelhelix«; ↑ Abb.).

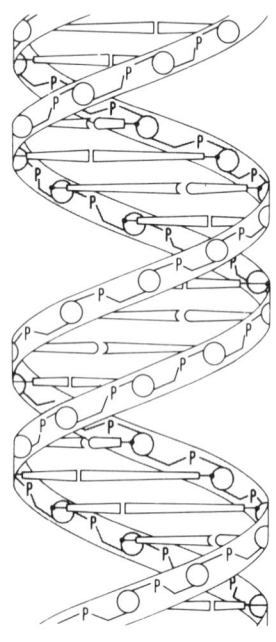

WATSON*-CRICK* Modell der Desoxyribonukleinsäure:
Ringfiguren = Zucker (Desoxyribose);
P = Phosphorsäure;
lange Balken = Purinbasen (Adenin, Guanin);
kurze Balken = Pyrimidinbasen (Cytosin, Thymin).

Watson*-Schwarz* Test: (1941/61) qual. Porphobilinogen-Nachweis im Harn mit EHRLICH* Reagens (1) anhand der – primär auch bei anderen Stoffen auftret. – Rötung der Probe, aus der sich v. a. das verfälschende Urobilinogenprodukt mit Chloroform ausschütteln läßt; pos. Befund verlangt unveränderte Farbe der wäßr. Phase (auch nach Schütteln mit n-Butanol) u. farblose Blindprobe (Mischen von Harn mit konz. HCl).

Watson=Jones* Krankheit (SIR REGINALD W.=J., geb. 1902, Orthopäde, Liverpool, London): ∤ GRISEL* Dislokation.

Watsonius watsoni, Cladorchis wa.: parasit. Trematode [Paramphistomatidae] des oberen Dünndarms bei Affen u. Menschen; in Afrika sehr verbreitet, v. a. bei Kindern zu tox. Durchfällen führend.

Watt: *physik* nach JAMES W. (1736–1819), Feinmechaniker u. Ingenieur, Glasgow, Birmingham) benannte Einheit der Leistung; 1 W = 1 J/sec = 10^7 Erg/sec = 1 m^2 · kg · sec^{-3}. – Als Einh. der elektr. Leistung 1 W = 1 V · 1 Amp.; 1 kW = 1,36 PS.

Watte: s. u. Gossypium (Bez. gem. Ph. Eur.: Lanugo cellulosi oder gossypii absorbens). – **W.verband**: mit Binden fixierter Polsterverband aus W., z. B. zur Wärmeisolierung minderdurchbluteter Körperteile oder als **W.kragen** (= ∤ SCHANZ* Verband u. Modifikationen zur Entlastung u. Ruhigstellung der HWS).

Watteville* Strom (ARMAND DE W., 1846–1925, Elektrotherapeut, London): galvanofarad. Strom, erzeugt durch Einschalten einer Gleichstromquelle in den Sekundärkreis einer Induktionsspule (»**W.* Schaltung**«).

Wattkrankheit: ∤ Schlickkrankheit.

Watts* Operation (JAMES WINSTON W., geb. 1904, amerikan. Neurochirurg): s. u. FREEMAN*.

Watt|sekunde, W · s: *physik* die Leistung eines elektr. Stromes von 1 W während 1 Sek.; 1 W · s = 1 ∤ Joule. – 1 Kilowattstunde = 3,6 · 10^6 J. – **W.stufen-Versuch (Knipping*)**: Herzfunktionsanalyse anhand der Werte von O_2-Aufnahme u. Atemminutenvol. unter Luftatmung im »steady state« einer quantitativ determinierten Arbeit (ca. 10 Min.), verglichen mit denen unter – anschließender – O_2-Atmung. Bei Überschreiten der Toleranzgrenze kommt es unter O_2 zu einer signifikanten O_2-Mehraufnahme (mindestens 100 ml/Min.; »spirograph. O_2-Defizit«).

wave: (engl.) ∤ »Welle« (v. a. im EEG).

WAZ: *arbeitsmed* ∤ Werksarztzentrum.

Wb: 1) *physik* ∤ Weber. – 2) *serol* ∤ WEBB* Faktor.

WBE: *diät* ∤ Weißbroteinheit.

WB-Virus: ∤ Parainfluenzavirus Typ 6.

W-Chromosom: bei Organismen mit ♀ Heterogametie (z. B. Vögel, Schmetterlinge, Reptilien) das nur im heterogameten Geschlecht vorhandene – dem Y bei ♂ Heterogametie entsprechende – Geschlechtschromosom: WZ = ♀, ZZ = ♂; s. a. Z-Chromosom.

WDB: 1) Wehrdienstbeschädigung. – 2) Wechseldruckbeatmung.

WDHA-, WDHH-Syndrom: s. u. VERNER*-MORRISON*.

W.E.: 1) *pharm* ∤ WAKSMAN* EINHEIT. – 2) *biochem* ∤ WOHLGEMUTH*, WROBLEWSKY* Einheit.

Webb* Faktor: (SIMMONS u. ALBREY) *serol* das Familienantigen Wb.

Weber, Wb: SI-Einh. des magnet. Flusses (der in einer ihn umschlingenden Windung die Spannung 1 V induziert, wenn er während 1 Sek. gleichmäßig auf 0 absinkt).

Weber* (ERNST HEINRICH W., 1795–1878, Anatom u. Physiologe, Leipzig) **Empfindungs-, Tastkreis**: Hautareal, in dem eine mehrfache Berührung (z. B. mit bd. Spitzen des Tasterzirkels) nur eine einfache Empfindung auslöst; s. a. W.* Probe. – **W.* Gesetz**: (1834) Der Zuwachs eines Reizes, der eine eben merkl. Verschiedenheit der Empfindung bewirkt, beträgt stets den gleichen Bruchteil der Größe des Anfangsreizes. – s. a. FECHNER* Gesetz. – **W.* Probe**: Tasterzirkel-Messung der Ausdehnung der ∤ W.* Empfindungskreise (normal: Fingerbeere 2–4 mm, am kleinen Finger 3–5 mm, Hand-Streckseite 6–12 mm) zur Beurteilung der taktilen Gnosis (bei Werten > 10–15 mm Präzisionsgriff nicht mehr möglich, aber Schutzsensibilität noch vorhanden). – **W.* Versuch**: (1834) Aufsetzen der schwingenden Stimmgabel auf den Scheitel zur DD von einseit. Schalleitungs- u. -empfindungsschwerhörigkeit: bei ersterer (z. B. Zeruminalpfropf, Mittelohrerkr.) wird der Ton auf der kranken Seite stärker empfunden, bei letzterer auf der anderen (»Weber ins kranke bzw. ins gesunde Ohr lateralisiert«). Neuerdings auch als »audiometr. W.* V.« (mit Knochenleitungshörer). – **W.*-Fechner* psychophys. Grundgesetz**: s. u. FECHNER*, WEBER* Gesetz.

Weber* Dusche (THEODOR W., 1829–1914, Pathologe u. Kliniker, Leipzig, Halle): ∤ Nasendusche.

Weber* Prothese (BERNHARD G. W., Orthopäde, Bern): (1970) »Rotations-Totalendoprothese« des Hüftgelenks, bestehend aus metallener Pfanne u. Femurprothese mit auswechselbarem Plastik-Hüftkopf. Erlaubt Bewegungen sowohl in der Pfanne als auch zwischen Kopf- u. Halsteil.

Weber* Syndrom: 1) (SIR HERMANN DAVID W., 1823 bis 1918, dtsch. Arzt, London), Hemiplegia alternans oculomotorica (sup.): (1856) bei Mittelhirnläsion im ventr. Bereich der Pedunculi cerebri (wo Wurzelfasern des III. Hirnnervs u. noch ungekreuzte Pyramidenbahn nahe beieinanderliegen) homolat. infranukleäre (schlaffe) Okulomotoriusparese u. kontralat. supranukleäre (spast.) Fazialis- u. Hypoglossusparese u. spast. Hemiplegie. – 2) (FREDERIC PARKES W., 1863 bis 1962, Arzt, London) a) ∤ PFEIFER*-W.*-CHRISTIAN* Sy. – b) W.*-COCKAYNE* Sy.: rezidivierende ∤ Bullosis. – c) W.*-DIMITRI* Sy.: ∤ STURGE*-W.* Sy. – d) KLIPPEL*-TRENAUNAY*-W.* Sy. – e) RENDU*-W.* Sy.: ∤ OSLER* Sy. – 3) (HELGA W.) ∤ MIETENS*-W.* Sy.

Weber*-Ramstedt* Operation (WILHELM W., 1872 bis 1928, dtsch. Chirurg): s. u. RAMSTEDT*.

Weber*-Schumm* Blutnachweis (HERMANN W., geb. 1865, Internist, Berlin): (1893) die ∤ DEEN*- W.* Probe.

Weber|husten: in Baumwollwebereien epidem., fieberhafte Anfälle von Husten mit Auswurf u. Atemnot, wahrsch. als allerg. Reaktion auf den Gespinsten anhaftende Pilze (u. a. Aerobacter cloacae); oft Übergang in chron.-asthmat. Zustände. – s. a. Byssinose, vgl. Cannabiosis. – **W.krampf**: Beschäftigungsneu-

Webster* Methode

rose durch Überanstrengung beim Kettenknüpfen; initial mit krampfart. Zuckungen im Daumenballen, später Schmerzen, Schwäche u. Zittern in U'arm, Zeigefinger u. Daumen.

Webster*-Casals*-Habel* Methode: zur Herstg. von Tollwut-Impfstoff Inaktivierung des virushalt. ZNS-Materials durch UV-Bestrahlung.

Wechsberg* Komplementablenkung: serol ↑ NEISSER*-W.* Phänomen.

Wechsel: gyn ↑ Klimakterium.

Wechselbad: hydrotherap. Anw. mit wechselnden therm. Reizen; meist als Fußbad mit 3mal. Wechsel von Warm nach Kalt (3–5 Min. bzw. ca. 10 Sek.) innerhalb max. 15 Min.; analog auch als Hand-, Unterarm-, Sitzbad; v. a. zur Förderung der peripheren Durchblutung u. als roborierende Maßnahme; beim asphykt. Neugeb. als »Tauchbad« zur Anregung des Atemzentrums. – **W.probe**: (RATSCHOW) angiol sequentiale Kombin. der Abkühlungs- u. Erwärmungsprobe (Teilbad von 15 bzw. 40°) innerhalb von 15 Min. zur Diagnostik peripherer Durchblutungsstörungen.

Wechselbeziehung: ↑ Korrelation. – parasit die – zeitlich abgestufte – gegenseit. Beeinflussung von Parasit u. Wirtsorganismus in Form von zellulären u. humoralen Immunvorgängen, mechan. Schädigung, Nahrungsentzug u. tox. Wirkung (einschl. darauf beruhender Infektanfälligkeit).

Wechsel|diät, -kost: ↑ Schaukeldiät. – **W.druckbeatmung**, WDB: anästh »alternierend pos.-neg.« (»APN«) ↑ Druckbeatmung, bei der die Inspiration durch Druck erfolgt u. die Exspiration durch eine den Überdruckeffekt kompensierende, den mittl. Beatmungsdruck auf oder nahe Null senkende neg. Druckphase unterstützt wird (bd. manuell oder maschinell mittels Beatmungsbalges erzeugt). Begünstigt den – bei rein pos. Druck- oder nicht-alternierender Druck-Sog-Beatmung behinderten – venösen Blutrückstrom zum Herzen.

Wechselfieber: ↑ Febris intermittens, F. periodica, F. recurrens etc.; i. e. S. die ↑ Malaria. – **Russisches W.**: ↑ Wolhynisches Fieber.

Wechsel|gebiß: das Gebiß während des Zahnwechsels (Milchzähne = »W.zähne«). – **W.gehör, vaskuläres**: (ZÖLLNER) otol vermutlich auf peripheren Zirkulationsstörungen sowie Veränderungen der Endo- u. Perilymphe basierende reversible, funktionelle Störungen der zentralen Hörbahn (als Innenohrschwerhörigkeit); oft Vorstufe späterer Degeneration der nervösen Elemente. – **W.gewebe**: histol G., die sich durch dauernde system. Proliferation ständig regenerieren; oft bes. empfindlich gegenüber best. Noxen. – **W.guß**: baln hydrotherap. Anw. mit therm. W.reizen in Form alternierend warmer u. kalter ↑ Güsse; v. a. zur Anregung der peripheren Durchblutung u. als roborierende Maßnahme.

Wechsel|jahre: gyn ↑ Klimakterium. – **W.jahrpsychose**: während des Klimakteriums, aber auch postmenopausal auftret. psych. Veränderungen bzw. Störungen, insbes. reizbar-depressive u. ängstl. Verstimmungen; i. e. S. die verschied. Formen der ↑ Involutionspsychose.

Wechsel|kost: ↑ Schaukeldiät. – **W.lautreihe (Lampert*)**: otol für Hörprüfungen zusammengestellte Folge von Wörtern, die sich durch Änderung jeweils nur eines Lautes unterscheiden (z. B. Masse-Rasse-Kasse). – **W.passage**: virol Anpassung empfindlicher Viren an die fortgesetzte Eipassage durch 2mal. alternierende Züchtung im Versuchstier u. im Hühnerembryo.

Wechselschnitt: chir Bauchwandschnitt mit schichtweiser Durchtrennung zunächst der Haut entlang der Spaltlinien bzw. einer natürl. Furche, dann der Muskelschichten (u. Aponeurosen) entspr. dem Faserverlauf; v. a. für die Appendektomie (»Bratrost«-, »Zickzackschnitt« nach MCBURNEY-SPRENGEL; modifiz. von LEXER als breite Eröffnung der Rektusscheide durch entspr. Verlängerung des Internus-Transversus-Schnittes).

Wechselstrom: physik elektr. Strom, dessen Momentanwert einer period. Zeitfunktion folgt, wobei das arithmet. Mittel über eine Periode 0 sein u. der Strom periodisch seine Richtung ändern muß. Meist als **sinusförm. W.**: $I = I_0 \cdot \sin \omega \cdot t$ (I = Momentanstromstärke, I_0 = Maximalstromstärke, $\omega = 2\pi\nu$ = Kreisfrequenz, ν = Frequenz, $\tau = 1/\nu$ = Periode). – Ein **nicht-sinus-förm. W.** läßt sich durch FOURIER* Analyse in sinusförm. Komponenten zerlegen (Grundschwingung mit Oberschwingungen). – **W.nystagmus**: durch W.reizung (Elektroden bds. über dem Mastoid) auslösbarer rotator. N. (evtl. mit den großen Ausschlägen aufgesetzten kleinen), dessen Frequenz der des Stroms entspricht (0,2 bis 50/Sek.). Ausdruck einer koordinator. Gegenrollung der Augen zu den reizbedingten – allerdings durch Lagerung etc. verhinderten – rhythm. Körperschwankungen. Klin. Auswertbarkeit gering, da Ort der Labyrinthreizung verschieden. – **W.unfall**: elektr. Unfall (↑ dort. Tab.) durch W.einwirkung. Bei Stromstärkenbereich I (n. KOEPPEN) Greifkrämpfe mit »Kleben« am stromführenden Gegenstand (u. U. Muskelrisse, Frakturen), bei II Extrasystolen u. Vorhofflimmern, bei III Kammerflimmern, bei IV elektrotherm. Effekte wie Strommarken, Weichteilnekrosen bis -verkohlungen (durch »Kleben« begünstigt). Auswirkungen auch spannungsabhängig (nur Spannungen > 50 V gelten als ungefährlich).

wechsel|warm: zool ↑ poikilotherm. – **W.wirkung**: biochem die gegenseit. physikochem. Einwirkung von Atomen oder Molekülen aufgrund apolarer (VAN DER WAALS* Kräfte, hydrophobe W.w.) oder polarer Kräfte (Dipolkraft, Wasserstoffbrücke); manifestiert z. B. serol als AG-AK-Reaktion. – parasit ↑ W.beziehung. – psych »Interaktion«, Aufeinandereinwirken zweier oder mehrerer Menschen. – pharm »Phänomen der veränderten Arzneimittelwirkung« (i. S. von Syn- u. Antergismus, Verzögerung u. Beschleunigung, qual. u. quant. Abwandlung etc.) bei simultaner oder aufeinanderfolgender Gabe verschiedener Mittel (einschl. Nahrung etc.), wobei die Änderung pharmakodynamisch oder -kinetisch (Absoprtion, Distribution, Biotransformation, Elimination) oder über Stoffwechselbeeinflussung erfolgt. – Ursprünglich »drug interaction« Begr. für alle ↑ Nebenwirkungen; heute weitgehend ident. mit ↑ Interferenz (5).

Wechsel|zähne: s. u. Wechselgebiß. – **W.zahl**: biochem s. u. Turnover.

Wechsler* Test (DAVID W., geb. 1896, Psychologe, New York): psych ↑ Hamburg-WECHSLER* Intelligenztest.

Weck|amine: *pharm* zu den Psychotonika zählende psych-phys. Stimulantien (s. a. Euphorika, Psychoanaleptika), insbes. ↑ Amphetamin nebst Derivaten; mit sympathikomimet. Wirkung u. gewöhnungsfördernden Eigenschaften, so daß sich im allg. schnell u. unter zunehmend großem Verbrauch eine Suchtstoffabhängigkeit entwickelt (als Prototyp die Pervitinsucht; bei sofort. Entzug längerer Schlaf u. Gefühl von Mattigkeit u. Abgeschlagenheit, evtl. aber psychot. Erscheinungen). Wegen rascher Toleranzentwicklung als Appetitzügler ungeeignet. – **W.effekt**: *physiol* ↑ Arousal reaction. Geht mit charakterist. – in der Wirksamkeitsprüfung von Psychopharmaka genutzten (»W.reizmethode«) – Veränderungen des Schlaf-EEG einher: Aktivation rascher Tätigkeit (als Ausdruck der – evtl. nur flücht. – Rückkehr zum Wachstadium), u. U. nach vorangehenden kurzfrist. Sympt. wie Vertexwellen, K-Komplexen etc. u. mit nachfolgenden Orientierungsreaktionen.

Wecker* Operation (LOUIS DE W., 1832–1906, Ophthalmologe, Paris): simultane Entfernung von Linsenkapsel u. Iris (= Iridokapsulektomie).

Weckerphänomen: *psych* ironisierende Bez. für den ohne ersichtl. äuß. Anlaß erfolgenden Ausbruch einer psychot. Episode (»wenn ihre Zeit gekommen ist«).

Weck|mittel: *pharm* ↑ W.amine. – **W.reizmethode**: *pharm* s. u. W.effekt.

Wedenski* (NIKOLAI JEWGENJEWITSCH W., 1852 bis 1922, Physiologe, Leningrad) **Effekt**: *kard* über mehrere Herzrevolutionen anhaltende Steigerung der Erregbarkeit u. Verbesserung der sonst blockierten Erregungsleitung nach induktivem (= stimulierendem) Schock, Schrittmacherreiz oder Ersatzschlag (aus Av-Knoten oder Ventrikel). Mechanismus unklar. – s. a. Parabiose (3). – **W.* Optimum der Reizung**: *physiol* diejen. Frequenz der einen peripheren Nerv stimulierenden elektr. Impulse, die zur stärksten tetan. Muskelkontraktion führt.

wedged hepatic venous pressure, WHVP: (engl.) »geblockter Lebervenendruck«, d. h. der bei intrahepat. Druckmessung (mit Lebervenenkatheter über Herz u. unt. Hohlvene) im katheterblockierten Gefäß noch bestehende – über Kollateralen aufrechterhaltene – Druck (entspricht weitgehend dem postsinusoidalen bzw. sinusoidalen).

WEE: ↑ Western Equine Encephalitis.

Weed*-Mc Kibben* Methode: Senkung des Liquordruckes durch i.v. oder perorale Verabfolgung von hyperton. NaCl- oder Glukose-Lsg.

Weeks* Bazillus: s. u. KOCH*-WEEKS*.

Weens*-Silverman* Syndrom: (1945 bzw. 1956) infantile Verkalkung von HWS-Bandscheiben (meist nur Anulus fibrosus).

Weeselsbron-Virus: s. u. Wesselsbron.

Wegbleiben: *päd* respirator. ↑ Affektkrämpfe.

Wegel* Diagramm: *otol* Koordinatensystem mit logarithm. Werten der Tonfrequenz auf der Abszisse u. Dezibel-Werten der Schallintensität auf der Ordinate; zur Darst. der Hörfelder im absol. Maßstab, wobei dann die Hörschwelle die obere, die Schmerzwelle die unt. Begrenzung bilden.

Wegener* Syndrom, Granulomatose, W.*-KLINGER*-CHURG* Sy. (FRIEDR. W., geb. 1907, Pathologe, Berlin, Breslau, Lübeck), Granuloma gangraenescens: progred. nekrotisierende (zu Ulkusbildungen führende) granulomatöse Erkr. der oberen Luftwege u. der Lungen mit diffuser Vaskulitis (obstruktiv) der Arterien u. Venen; klin.: Rhinitis u. Sinusitis (mit blut. Sekret, Krusten, Epistaxis), Hämoptysen, Hautblutungen. Meist letal (durch Blutung, Kachexie, Pneumonie u. progress. renale Insuffizienz).

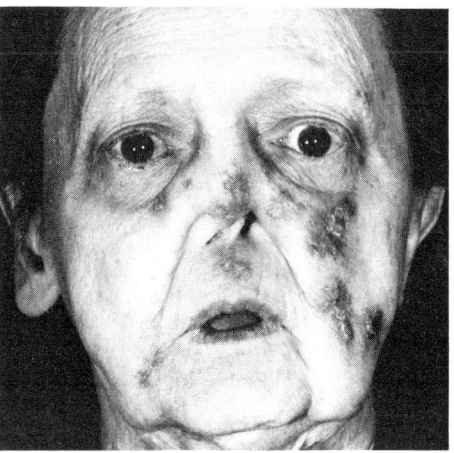

Wegner* Granulomatose. Subkutane Knoten u. Fisteln, Mutilation der Nase.

Weg(e)unfall: s. u. Arbeitsunfall.

Wegner* Krankheit (FRIEDR. RUDOLF GEORG W., 1843–1917, dtsch. Pathologe): die spezif. Osteochondritis als Substrat der PARROT* Lähmung; mit unregelmäß. Verlauf oder Frakturierung der präparator. Verkalkungszone (Epiphysenlinie) als **W.* Zeichen**.

Wehen, Labores: *geburtsh* die mehr oder minder schmerzhaften (»Dolores«), je nach Schwangerschafts- bzw. Geburtsphase in Dauer, Frequenz, Stärke u. Intervallen variierenden Uteruskontraktionen, unterschieden als ↑ Schwangerschafts-, als Senk(ungs)-, Vor-, Geburts- u. Nachwehen. I. e. S. die – durch den Druck des reifen Kindes ausgelösten – rhythm. Geburtswehen, v. a. als Folge des Absinken der Progesteronproduktion der Plazenta u. Wegfall der bis dahin wirksamen fermentat. Hemmung des Oxytozins, das seine Wirkung auf den zunehmend durch Follikelhormon stimulierten Uterus entfalten kann: Kon- u. Retraktion der Korpusmuskulatur mit pass. Dehnung des unt. Uterinsegments u. der Zervix (unter Bildung des sogen. Kontraktionsringes); gleichzeitig zunehmende Dehnung des Beckenbodens u. Anspannung des Band- u. Haftapparates des Uterus; in der Austreibungsphase auch Kontraktionen der Bauchmuskulatur. Dauer der Einzelwehe normal ca. 25–60 Sek. (ab 40 Sek.: »lang«); **W.frequenz** normal zu Beginn der Eröffnungsperiode 2–3 pro 30 Min., dann ca. 3/10 Min., schließlich etwa 3/Min. (v. a. unter Verkürzung der **W.pause** von 10 auf etwa 3 Min.). Gesteuert durch eine weitgehend autonome nervöse Regulation, an der hemmende sympath. u. fördernde parasympath. Fasern (Pl. hypogastricus bzw. Nn. pelvici) sowie autonome Druckrezeptoren der Muskulatur (sogen. FRANKENHÄUSER* Ggl.) beteiligt sind. Durch die sich kon- u. retrahierende Muskulatur wird der Uterusinhalt einem ansteigenden (=

Wehenhemmung

Stadium incrementi, »Kreszente«), in der »Akme« kulminierenden u. dann wieder abfallenden (= Stadium decrementi, »Dekreszente«) Druck ausgesetzt (approximativ abzuschätzen anhand des durch die Bauchdecken fühlbaren Konsistenzwechsels; objektiv meßbar mit intrauteriner Drucksonde). – Bes. Formen: **hyperkinet. W.** (im Extremfall als Krampfwehen), **hypokinet. W.** (s. u. Wehenschwäche; im Extremfall als Uterusatonie), **unnütze W.** (frustrane Kontraktionen ohne Effekt an der Zervix), **vorzeit. W.** (Eröffnungswehen vor dem Geburtstermin bzw. vor Erreichung der biol. Reife). – Künstl. Auslösung meist durch Dauertropf-Infusion von Oxytozin (im allg. 5 bis 10 mE/Min. zur Induktion) unter strenger Herztonkontrolle; s. a. W.schema.

Wehen|hemmung: Induktion einer W.ruhe durch uterusrelaxierende Mittel (»Tokolytika«), z. B. mit dem Sympathikolytikum (β-Blocker) Fenoterol bei drohender Frühgeburt. – I. w. S. auch die Medikation von Spasmolytika bei der spast. W.schwäche sowie von Hormonen (Gestagene, evtl. zus. mit Östrogenen), Adrenalin(derivaten), Sedativa etc. bei Schwangerschaftswehen. – **W.messung**: Kontrolle der W.intensität; entweder durch externe Tokographie oder durch extra- oder intraamniale Druckmessung mittels Kolpeurynter-art. Drucksonde (= Tokodynamometrie). – **W.mittel**: *pharm* die W.tätigkeit anregende Mittel, v. a. Oxytozin, in der (Post-)Plazentarperiode u. im Puerperium auch Sekale-Alkaloide; i. w. S. auch wehenhemmende (↑ W.hemmung) sowie uterussensibilisierende Mittel (Follikelhormon, Chinin, Strychnin, Vitamine etc.). – **W.registrierung**, Partogramm: Aufzeichnung (meist in Kurvenform) von W.häufigkeit pro Zeiteinh., ergänzt durch Angaben über MM-Weite (Parameter der Effektivität) u. Tiefertreten des Schädels einschl. Rotation (Geburtsfortschritt).

Wehen|schema: Medikationsschema für W.mittel zur Auslösung künstl. Wehen zwecks Geburts- oder Aborteinleitung (bei Abortus incipiens); im ersteren Fall z. B. Orasthin 2mal 0,2 ml i.m., dann 5mal 0,3 ml i.v. in 30minut. Abständen, bei Versagen anschließ. i.v. Dauertropf; bei Abort niedrigere Dosen, jedoch kombin. mit Dolantin®. – **W.schmerz**: im Zusammenhang mit der W.tätigkeit a) vegetativ vermittelte (Pl. hypogastricus, Nn. pelvici) dumpfe Kontraktions- u. Hypoxieschmerzen des Myometriums, b) Dehnungsschmerzen des MM, c) zerebrospinal vermittelte Druckschmerzen seitens der Nachbarorgane bei Preßwehen, d) Dehnungsschmerzen des äuß. Geburtskanals. – **W.schreibung**: apparatives Registrieren der W.tätigkeit, z. B. mittels Tokodynamometers (= Tokographie) oder Hysterotonographen (den Bauchdecken aufgelegte Platten, die mit einem Zapfen oder Stempel die Tonusschwankungen des Uterus erfassen u. auf einem Manometer anzeigen bzw. am Kymographen registrieren); s. a. W.messung, -registrierung.

Wehenschwäche, Inertia uteri: das Fehlen von Wehen oder ihr zu schwaches oder zu kurzes Auftreten während der Geburt; unterschieden als **hypo- u. hypertone** (= **spast.**) **W.**, als **prim. W.** (von der Eröffnungsperiode an, z. B. bei Überdehnung durch Hydramnion; nach zahlreichen vorausgegangenen Schwangerschaften) u. als **sek. W.** (Ermüdungsschwäche, u. a. nach künstl. Weheninduktion, aber auch bei Hindernissen u. Anomalien des Geburtsmechanismus; klin.: protrah. Geburtsfortschritt, verlängerte Austreibungsperiode).

Wehen|stärke: die vom Ruhetonus abhäng. Intensität der Uteruskontraktion mit Max. in der W.akme. Prüfung der Kontraktionsamplitude durch Auflegen der Hand auf die Bauchdecke, objektiv intrauterine Messung des W.-druckes. – **W.sturm**: progred. Intensität u. Frequenz der W. mit ansteigendem Grundtonus, d. h. Aufpfropfung der nächsten Wehe auf die Dekreszente; klin.: BANDL* Kontraktionsring steigt nabelwärts, Anzeichen für drohende Uterusruptur bzw. Tetanus uteri.

Wehnelt* Zylinder (ARTUR RUDOLPH BERTHOLD W., 1871–1944, Physiker, Berlin): (1902/03) *physik* ursprünglich als Z., später auch als Lochblende ausgebildete Elektrode, die eine Glühkathode (mit bes. Oxidschicht) nahe umgibt u. ihr gegenüber leicht neg. aufgeladen ist (= **W.* Spannung**); bildet zus. mit Kathode u. Anode eine elektronenopt. »Immersionslinse«, deren Brennweite durch Spannungsänderung variiert werden kann, so daß sich, ebenso wie durch die geometr. Form, die Elektronenfokussierung den spez. Erfordernissen weitgehend anpassen läßt (bei Lochform auch Regulierung der Strahlenintensität). Verw. in BRAUN*, Elektronen-, Rö.röhre, Elektronenmikroskop.

Wehrli* Verfahren (FREDERICO W., geb. 1892, Internist, Locarno): hämotogene ↑ Oxidationstherapie.

Weibel* Körperchen: (zus. mit G. E. PALADE 1964) stabförm., membranbegrenztes Organell (parallelisierte Mikrotubuli) multipel in Endothelzellen von Venulen, Venen u. großen Arterienstämmen, seltener von Kapillaren; mit Beziehung zur Blutgerinnung oder Blutdruckregulation?

Weiberknoten, falscher Knoten: *chir* Ligatur mit 2 in gleicher Weise (2mal li. oder re.) geschürzten Knoten (↑ dort. Abb.). Elastischer als der Schiffer- (mit entgegengesetzter Schürzung) u. der chir. Knoten (3fache Durchschlingung, die 3. entgegengesetzt).

weicher Gaumen: ↑ Palatum molle. – **w. Geburtskanal**: ↑ Weichteilansatzrohr. – **weiche Leiste**: *chir* abnorme Nachgiebigkeit der Bauchdecken in der Leistengegend (meist bds.) infolge Faszienschwäche u. hohen Ansatzes des M. obl. abdom. int.; klin.: beim Husten u. Pressen Vorwölbung oberhalb des Leistenbandes.

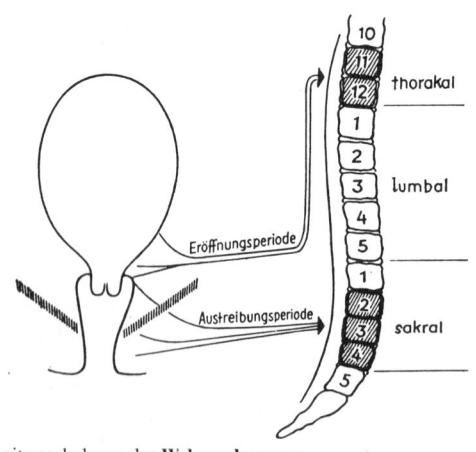

Leitungsbahnen des **Wehenschmerzes**

Weichardt* Antikenotoxine (JULIUS WOLFGANG W., 1875–1943, Serologe, Erlangen): *serol* die – die Wirkung der Kenotoxine aufhebenden – »Retardine«.

Weichbrodt* Probe: Globulin-Nachweis (v. a. als Syphilis-Test) anhand einer Trübung beim Vermischen von Liquor mit wäßr. 0,1%ig. Sublimat-Lsg.; obsolet.

Weichen, Ilia: *anat* der seitl. Bauchwandbereich bds. zwischen unt. Thoraxrand u. Beckenkamm, hinten an Nierengegend u. Lenden grenzend. – **W.bein**: ↑ Os ilium.

Weich|filter: Baktn.filter aus nichtkeram. Masse wie Nitrozellulose, Kollodium-Derivaten. – **W.macher**, Plastifikatoren: indifferente organ.-chem. Stoffe, die Polymeren zugesetzt werden, um – bleibend (»inn. W.m.«; kopolymerisierend) oder wieder auslaugbar (»äuß. W.m.«) – deren Dehn-, Nichtlösbarkeit, Plasti- u. Elastizität, Einfrierverhalten etc. zu bewirken.

Weichselbaum* Diplokokkus (ANTON W., 1845 bis 1920, Pathologe, Wien): 1) ↑ Neisseria meningitidis; Erreger der Meningitis cerebrospin. (»**W.* Krankht.**«). – 2) **Fränkel*-W.* D.**: ↑ Diplococcus pneumoniae.

Weichselbaum* Reagens: mit 5 g KJ/l versetztes Biuretreagens zur kolorimetr. Protein-Bestg. in Serum u. Liquor (= W.*-DITTELBRANDT* Reaktion).

Weichselzopf: *derm* das bei länger bestehender Pediculosis capitis durch Läusekitt u. Entzündungssekret verklebte u. verfilzte Kopfhaar.

Weichstrahl-Technik: *radiol* Rö-Aufnahmetechnik mit Betriebsspannungen von 20–40 kV (Absorption überwiegt die Streuung, geeignet v. a. zur kontrastreichen Darstg. von Weichteilen (z. B. Mammographie); vgl. Hartstrahltechnik. – **W.röhren** (10–50 kV u. mehr) kommen als Körperhöhlen- oder Oberflächentherapierohr für die Nachbestrahlung zur Anw. (s. a. Grenzstrahlen).

Weichteile: *anat* die nicht-knöchernen Teile des Körpers (Muskeln, Sehnen, Fett- u. Bindegewebe, Nerven, Gefäße); i. e. S. die das Knochengerüst bedeckenden Gewebe u. Organe.

Weichteil|ansatzrohr: *geburtsh* die gegen Ende der Austreibungsperiode aus Beckenboden u. Vulva geformte, symphysenwärts aufsteigende Muskelröhre, mit der der Geburtsschlauch bogenförmig nach vorn ausläuft (als ventr. Abschnitt der parabelförm. sogen. Führungslinie). – **W.dystrophie**: *chir* Störungen der W.trophik als lokale Begleiterscheinung von Knochenbrüchen; vegetativ, aber auch durch Inaktivität bedingt. Bei schmerzhaften Prozeduren Gefahr der Exazerbation (evtl. Ausdehnung auf die gesamte Funktionseinh. bzw. Gliedmaße); Neigung zu Progredienz in Richtung Atrophie (mit sek. Schrumpfungsprozessen).

Weichteil|kanal: *geburtsh* s. u. W.schwierigkeiten. – **W.lappen**: *chir* aus Weichteilen bestehendes Transplantat, z. B. Fett-, Muskel-, Muskel-Hautlappen. – Als **W.-Knochenlappen** ein Knochentransplantat (z. B. für die BIER* osteoplast. Sequestrotomie), das zur Sicherung seiner Trophik mit den umgebenden Weichteilen verbunden bleibt u. gestielt in toto verpflanzt wird.

Weichteil|rheumatismus: symptomatol. Sammelbegr. für schmerzhafte, funktionsbeeinträchtigende path. Zustände in den Weichteilen des Bewegungsapparates einschl. peripherer Neuropathien. – Oft inkorrekt als Fibrositis bezeichnet (womit nur die einschläg. entzündl. Erkrn. erfaßt würden). – **W.rigidität**: *geburtsh* s. u. W.schwierigkeiten. – **W.schwierigkeiten**: *geburtsh* die den Geburtsablauf störende verzögerte oder unzureichende Erweiterung bzw. Öffnung des »weichen« Geburtskanals (»**W.schlauch**«, »W.kanal«: Zervixkanal einschl. Vagina u. ↑ W.ansatzrohr); z. B. bei Erstgebärenden Rigidität der Zervix-Ringfasern (ausbleibende Retraktion u. der Druck des vorangeh. Schädels verhindern das Leerfließen des kavernösen Zervixgewebes u. haben eine Blut- u. Lymphstauung = ödematöse Wulstung des MM zur Folge), Spastizität der Zervixmuskulatur (v. a. unter Medikation von Wehenmitteln). Ther.: Spasmolytika, evtl. digitale Zervixdehnung, MM-Inzision.

Weidenreich* (FRANZ W., 1873–1948, Anatom, Straßburg, Heidelberg, Frankfurt/M., New York) **Fixierung**: *histol* Thrombozyten-erhaltene F. von Blutausstrichen mit Dämpfen einer 1%ig. Osmiumtetroxid-Lsg. unter einer Glasglocke (»Osmiumräucherung«). – **W.* Kapillaren**: die von den periadventitiellen **Lymphscheiden** (»PALS«) umgebenen Zentralarterien der Milzpulpa ausgehenden, büschelförmig in die Pulpa ausstrahlenden »Knötchenkapillaren«.

Weidner* Heilschlaf: ↑ Zweiphasenheilschlaf.

Weigelin* Methode (ERICH W., geb. 1916, Ophthalmologe, Bonn): *ophth* ophthalmodynamometr. Bestg. des Druckes der A. centr. retinae.

Weigert* (CARL W., 1845–1904, Histologe u. Pathologe, Leipzig, Frankfurt/M.) **Färbung**: 1) *bakt* außer der ↑ GRAM*-W.* Färbung (Baktn. violett, Fibrin blau, Bindegewebe rot) die allein. Baktn.-Darstg. mit alkohol. Gentianaviolett-Lsg. (u. Zusatz von Ammoniak), mit alkohol. Fuchsin-Lsg. (Rubin S; ersetzbar durch Methylenblau oder Victoriablau B), mit konz. alkohol. Methylviolett-Lsg. (u. Anilinwasser). – 2) *histol* a) selektive Färbung elast. Fasern mit Resorzin-Fuchsin, u. Differenzierung mit Alkohol. – b) Fibrinfärbung: nach Oxidation der Paraffinschnitte u. Kernfärbung (Eisenhämatoxylin) Behandlung mit Methylviolett, dann mit LUGOL* Lsg. (»W.* Jod-Lsg.«); Differenzierung in Anilin-Xylol. – c) Markscheidenfärbung: nach Behandlung mit Markscheidenbeize (Chromsalze) Färbung mit salzsäurefreiem Eisenhämatoxylin, dann Lithiumkarbonatbehandlung u. Differenzierung mit Kaliumferrizyanid-Borax: Markscheiden blauschwarz auf hellgelbem Untergrund. Mehrfach modifiziert (s. a. PAL* Färbung). – **W.* Gesetz**: 1) *path* Die reparative Gewebewucherung übertrifft quantitativ den zu ersetzenden Verlust. – 2) *embryol* ↑ MEYER*-W.* Gesetz.

Weigl* Impfstoff (RUDOLF W., 1883–1957, Biologe, Lemberg): inaktivierter Fleckfieber-Impfstoff, hergestellt aus isolierten Därmen (Darm-Homogenat in Phenol-NaCl-Lsg.) experimentell mit Rickettsia prowazekii infizierter Läuse.

Weihe* Schmerzpunkte: (1896) bereits 3 J. vor HEAD angegebene schmerzüberempfindl. Punkte der Körperoberfläche (»durch Fingerdruck zu ermitteln«), die für best. Organ- u. Systemerkrn. typisch sind u. die bestimmten homöopath. Arzneimitteln zugeordnet wurden.

Weihrauchstäbchenlunge: in Japan vork. »Pneumokoniose vom bronchiolo-alveolären Typ« als Folge der Langzeiteinwirkung von Räucherstäbchen (deren Ingredientien größtenteils von Schmetterlingsblütlern stammen u. schleimhautreizende Bestandteile enthalten; zusätzl. Allergenwirkung?).

Weil* Basal(zell)schicht (LUDWIG ADOLPH W., 1849 bis 1895, Zahnarzt, München): die der Odontoblastenschicht außen anliegende blasse, durchsicht. Schicht der Zahnpulpa aus feinen, mit den Fortsätzen der Odontoblasten verbundenen Bindegewebsfibrillen.

Weil* (EDMUND W., 1880–1922, Bakteriologe, Prag, Wien) **Bazillus**: ↑ Proteus X 19. – **W.*-Felix* Reaktion** (ARTHUR F.): einfachster u. wichtigster serol. Fleckfieber-Nachweis anhand der Agglutination lebender oder hitze- oder formalinabgetöteter Proteus-X-Stämme durch das Probandenserum, u. zwar von Proteus OX 19 für klass. u. murines Fleckfieber, Proteus OX 2 für Rocky-Mountains-, Proteus OXK für Tsutsugamushi-Fieber; beruht auf der Identität eines AG-Bestandteils der Rickettsien u. eines O-AG der Proteus-Stämme (also echte, aber heterophile AG-AK-Reaktion). Entweder als Röhrchentest mit Verdünnungen 1 : 50 bis 1 : 1600 u. gleichen Teilen Proteus (Ablesen nach 2 Std. Inkubation bei 37° mit dem Agglutinoskop; Titer 1 : 400 beweisend); oder als Objektträger-Schnelltest (z. B. nach SCHÄFER); auch als Trockenblutmethode (für Reihenuntersuchung). – **W.*-Kafka* Reaktion** (VIKTOR K.): serol Nachweis erhöhter Permeabilität der Meningen (z. B. bei progress. Paralyse) anhand des Übertritts i.v. injizierten Ambozeptors (Hämolysin gegen Hammel-Ery) in den Liquor.

Weil* (ADOLF W., 1848–1916, Internist, Dorpat, Wiesbaden) **Krankheit**, W.*-LANDOUZY* Krkht.: ↑ Leptospirosis icterohaemorrhagica, hervorgerufen durch ↑ Leptospira interrogans Serotyp icterohaemorrhagiae (»**W.* Leptospiren**«, »**W.* Spirochäten**«). – Als »**Weil*-ähnl. Erkr.**« werden Leptospirosen mit ähnl. Symptomatik bezeichnet, z. B. die sogen. Zuckerplantagenleptospirose durch Leptospira australis, pyrogenes u. a. (↑ Tab. »Leptospira«). – **W.* Probe**: qual. Kreatinin-Nachweis im – zwecks Befreiung von Azeton zunächst zum Sieden gebrachten – Harn mit frisch bereiteter, schwach bräunl. Nitroprussidnatrium-Lsg.; unter tropfenweisem Zusatz von verdünnter Natronlauge im pos. Falle burgunderrote Färbung (blaßt auf Essigsäurezusatz nach Gelb ab). – **W.* Syndrom**: homolat. Hyperästhesie mit gesteigerter Schmerzhaftigkeit von Muskeln, Knochen u. Nerven bei Lungen-Tbk.

Weill* (ÉMILE W., 1859–1924, Pädiater, Lyon) **Krankheit**: 1) Megakaryozytose im peripheren Blut (aber auch i. S. des Megakaryozytenmarks). – 2) **W.* Erythroblastose**: Erythroblastenanämie (Thalassaemia major) mit Hepato-Splenomegalie. – **W.* Zeichen**: herabgesetzte Atembeweglichkeit der subklavikulären Thoraxpartie als Frühzeichen bei Lobärpneumonie.

Weill* Syndrom: 1) (J. A. W. 1929) ↑ LÉRI*-W.* Sy. – 2) (G. W., Paris) **a)** W.*-MARCHESANI* Sy.: (1932) s. u. MARCHESANI*. – **b)** W.*-REYS*ADIE* Sy.: (1926) ↑ ADIE* Syndrom.

Wein, Vinum: diät das durch alkohol. Gärung aus dem Saft frischer Trauben von Vitis vinifera (»Weinrebe«) entstandene Getränk mit verschieden hohem Restzuckergehalt. Medizin. Anw. mit Zusätzen als Vinum medicatum.

Weinberg* Methode (WILHELM W., geb. 1862, Arzt, Frankfurt/M., Stuttgart): genet in der humangenet. Forschung die Feststellung der MENDEL-Zahl eines Erbmerkmals bei der Individualauslese durch die »Probandenmethode« (1913; Zählung nur eines Probanden aus jeder ausgewählten Familie) bzw. durch die – etwas höhere Werte liefernde – »Geschwistermethode« (1912/27; rel. Anzahl der Merkmalsträger u. Gesunden unter den Geschwistern jedes Merkmalsträgers).

Weinberg* Operation: (J. A. W. 1951) trunkuläre Vagotomie in Kombin. mit Pyloroplastik n. HEINECKE-MIKULICZ.

Weinberg* Reaktion (MICHAEL W., 1868–1940, Serologe, Paris): serol s. u. GHEDINI*-W.*.

Weinberg* Zeichen (FRITZ W., Internist, Rostock): (1916) röntg bei Lungenechinokokkus die frühzeitig auftret. kugel., gut abgegrenzte dichte Verschattung.

Weinberg*-Himelfarb* Fibrose: kard Endomyokardfibrose des Säuglings, mit Kardiomegalie (v. a. li. Ventrikel), Dyspnoe, Tachykardie, Zyanose, Hepato-Splenomegalie, Verdauungsstörungen, Lungenödem; im EKG Sinustachykardie sowie Linkspositionstyp.

Weinen: die infolge seel. Erregung vermehrte Bildung u. Entleerung von Tränenflüssigkeit; evtl. von heft. krampfart. Schluchzen begleitet (↑ Weinkrampf). Bei best. Hirnerkrn. (z. B. Arteriosklerose) unbegründet oder extrem gesteigert (»Weinerlichkeit« bis »Zwangsweinen«); ferner als **gustator. W.** beim ↑ Krokodilstränenphänomen.

Weinflaschenbodenepiphyse: ↑ Zapfenepiphyse.

Weinflaschenform: röntg teilweise Auftreibung (u. Sklerosierung) der langen Röhrenknochen bei metaphysärer Dysplasie (PYLE* Syndrom), Marmorknochen-, GAUCHER* Krankheit u. a.

Weinfleck: derm ↑ Naevus flammeus.

Weingarten* Syndrom (R. F. W., amerikan. Arzt): (1943) tropische ↑ Eosinophilie.

Weingeist: ↑ Äthanol. Verdünnt als ↑ Spiritus dilutus.

Weingrow* Reflex: vom Grundtonus abhäng. Zehenspreizung u. -plantarflexion nach Beklopfen der Ferse; Modifikation des Plantarmuskelreflexes, oft fälschlich als Pyramidenzeichen gewertet.

Wein|herz: kard ↑ Tübinger Weinherz, Trinkerherz. – **W.krampf**: gemeinsames Auftreten von Tränenausbrüchen u. motor. Unruhe, meist als Folge aufwühlender Emotionen. – **W.säure**: ↑ Acidum tartaricum. – **W.stein**: ↑ Kalium bitartaricum.

Weinsheimer* Operation, FLESCH=THEBESIUS* Op.: bei Lipomatosis abdomin. Resektion der Fettschürze unter Erhaltung des Nabels.

Weintraub* Methode: (zus. mit WILLIAMS 1950) röntg bei der MDP Trinkenlassen von Eiswasser oder physiol. NaCl-Lsg. nach Abschluß der Magenuntersuchung, um die weitere KM-Passage zu beschleunigen.

Weir* Operation (ROBERT FULTON W., 1838–1927, Chirurg, New York): (1902) Appendikostomie zur Behandlung der therapieresistenten Kolitis.

(Weir) Mitchell*: s. u. MITCHELL*.

Weisbecker* (LUDWIG W., geb. 1915, Internist, Kiel) **Test**: Modif. des THORN* Eosinophilentests als 48-Std.-Test mit einmal. ACTH-Gabe zur kontinuierl. NNR-Stimulierung; Anw. nur bei neg. 4-Std.-Test. – **W.* Zeichen**: *endokrin* das Fehlen der – für vegetat. Labilität typ. – respirat. Arrhythmie bei Hyperthyreose.

Weisheitszahn: Dens serotinus. – Als »**retinierter W.**« der infolge Keimverlagerung am Durchbruch gehinderte (s. a. Dentitio difficilis).

Weisman* Schwangerschaftsreaktion (ABNER I. W., geb. 1907, Geburtshelfer, New York): modifiz. ASCHHEIM*-ZONDEK* Reaktion.

Weismann* Biophoren (AUGUST FRIEDR. LEOPOLD W., 1834–1914, Arzt u. Genetiker, Freiburg/Br.): (1892) hypothet. kleinste Protoplasmaeinheiten (ähnl. dem Biogen, Pangen, Protomer), an denen sich die Grunderscheinungen des Lebens vollziehen (»Lebensträger«); s. a. Biophorentheorie.

Weismann=Netter* Syndrom, tibiofibul. diaphysäre Dysmorphie oder Toxopachyostose: (1954) fam., konnat. Dysostose der U'schenkelknochen, kombin. mit disproportioniertem Minder- bis Zwergwuchs, evtl. auch WS-Anomalien (z. B. quadrat. Deformierung des 5. LW, Steilstellung des Kreuzbeins); klin.: verspätetes Laufenlernen, seitensymmetr. ant.-post. Verbiegung von Tibia u. Fibula mit diaphysärer Kortikalisverdickung (bei normalen Meta- u Epiphysen).

Weiss* Färbung (LEONHARD W., dtsch. Arzt): *bakt* Modifikation der MUCH* Doppelfärbung zur Darstg. von Mycobact. tuberculosis.

Weiss* Krankheit: Mucositis necroticans agranulocytotica (s. u. Angina agranulocytotica).

Weiss* Reflex, Zeichen: 1) *neurol* (NATHAN W., 1851 bis 1883, Arzt, Wien): Kontraktion des M. orbicul. oculi nach schwachem Beklopfen des lat. Orbitarandes; Analogon des CHVOSTEK* Zeichens bei Tetanie u. Neurasthenie. – 2) *ophth* (LEOPOLD W., 1849–1901, Ophthalmologe, Heidelberg, Mannheim): bei der ophthalmoskop. Fundusuntersuchung halbmondförm. Lichtreflex nasal der Optikuspapille bei Myopie (v. a. Frühstadien).

Weiss* Syndrom: 1) / CHARCOT*-W.*-BAKER* Sy. – 2) / MÜLLER*-W.* Sy. – 3) / MALLORY*-W.* Sy. – 4) / W.* Krankheit. – 5) W.*-ALSTRÖM* Sy.: (1932 bzw. 1959) fam. angeb. Entwicklungsstörung mit Kleinwuchs, Adipositas, Dysgenitalismus, Diabetes mellitus, Innenohrschwerhörigkeit, zentralem Skotom u. geist. Retardierung.

Weiss*-Hoorweg* Hyperbel (OTTO W., geb. 1871, Physiologe, Göttingen): / Reizzeit-Spannungskurve.

Weiss*-Hurwitz* Enzym: am m-RNS-Aufbau aus Nukleosid-triphosphaten beteiligtes polymerisierendes Enzym.

weiß: albus; s. a. leuk(o)..., Weiß.... – **weiße Augensalbe**: / Zinksalbe. – **w. Haarknötchenkrankheit**: / Piedra alba. – **w. Infarkt**: s. u. Infarkt. – **w. Körper**: *anat* a) / Corpus mamillare. – b) / Corpus albicans. – **w. Leber**: / White liver disease. – **w. Linie**: *anat* / Linea alba. – **w. Markkörper** (des Großhirns): / Centrum semiovale. – **w. Pocken**: / Alastrim. – **w. Pulpa**: *anat* s. u. Milzpulpa. – **w. RM-Substanz**: / Substantia alba.

weiße Lunge: *päd* das Rö-Bild der Neugeb.lunge unmittelbar post partum, d. h. nach Auspressen des fetal angehäuften Exsudates durch den Geburtsakt u. Eintreten einer mittl. Atemstellung (durch elast. Thoraxkräfte), mit Luftfüllung bis zu den Bronchiolen (während sich tiefere Abschnitte erst bei Spontanatmung füllen).

Weiß|blütigkeit: / Leukämie. – **W.blutfehlsucht**: / Agranulozytose. – **W.brandmittel**: Zusatzstoffe für Tabak (bzw. Zigarettenpapier) zur Erzielung rein weißer Asche, v. a. Al-oxid, -hydroxid u. -sulfat, Ti-dioxid sowie Nitrate, Zitrate, Azetate u. Karbonate von K, Na, Ca u. Mg.

Weißbrot|belastung: KH-Belastung durch stündlich gesteigerte W.zufuhr (25, 50, 75, 100 g) unter 30minüt. Kontrolle der Blutzuckerwerte (die bei latentem Diabetes mellitus mit der Dauer der Belastung, insbes. gegen Testende, ansteigen). – **W.einheit**, WBE, Broteinh.: 20 g W. als Umrechnungs- u. Berechnungs-Einh. der Diabetikerdiät (entsprechend einer »Menge von insges. 12 g an Monosacchariden, verdaul. Oligo- u. Polysacchariden sowie Sorbit u. Xylit«).

Weisschedel* Anastomose (EWALD W., 1910–1976, Chirurg, Freiburg/Br.) *chir* schräge End-zu-End-Anastomosierung der dilatierten von der kollabierten Schlinge nach Resektion einer Dünndarmstenose, ergänzt durch eine seitl. äuß. Ventilfistel (Katheter-Enterostomie) vor der Anastomose.

Weißempfindung: *ophth* Helligkeitsempfindung ohne Farbvalenz; erreichbar durch stark herabgesetzte Sättigung eines farb. Lichtes, ideal mittels einer vollkommen mattweißen Fläche, die – entsprechend dem LAMBERT* Gesetz – alles auffallende Licht reflektiert (z. B. als »Normalweiß«, indem man eine Platte mit MgO bedampft).

Weissenberg* Gesetz: *anthrop* Die endgült. Körperlänge verhält sich umgekehrt proportional zur Geschwindigkeit der (geschlechtl.) Reifung.

Weissenfluh* Behandlung: *dent* 1) bei marginaler Parodontopathie kontinuierl.-intensives Besprühen (Munddusche) mit dem Schwefelwasser des Schweizer Höhenkurortes Leuk. – 2) Schienung parodontal erkrankter Zähne durch eine Hülsenstiftverankerung; Gefahr der Pulpenschädigung.

Weiß|fingerkrankheit: Spasmen der Fingergefäße als Folge protrahierter Vibrationseinwirkung bei der Arbeit mit Preßluftwerkzeugen, Motorsägen, Anklopfmaschinen etc. sowie die daraus resultierenden Schäden (ggf. entschädigungspflicht. BK). – **W.fleckenkrankheit**: *derm* 1) / Lichen sclerosus et atrophicus. – 2) / Kartenblattsklerodermie. – 3) / Vitiligo. – 4) W.fleckigkeit der Nägel: / Leukonychie. – Ferner die **W.fleckung** an Armen u. Rücken als Hinweis auf alkohol. Leberzirrhose. – **W.fluß**: *gyn* / Fluor albus.

Weiß|kohl, -kraut: s. u. Brassica. – **W.kreuz-Kampfstoffe**: die vom Phenylkarbylaminchlorid ($C_6H_5NCCl_2$) des 1. Weltkriegs übernommene Gruppenbez. für Augenreizstoffe (z. B. Chlorpikrin, Chlor-, Bromazeton, BN-Stoff).

Weiß|nägel: *derm* / Leukonychie. – **W.scheckung**: *derm* / Albinismus partialis. – **W.schwielen**: *derm* / Leukoplakie. – **W.sucht**: *derm* / Albinismus.

Weitbrecht* (JOSIAS W., 1702–1747, dtsch. Anatom, St. Petersburg) **Band**: 1) ↑ Lig. anulare radii. – 2) ↑ Lig. deltoideum (1). – 3) ↑ Lig. trapezoideum. – **W.* Foramen**: die natürl. Verbindung der Schultergelenkkapsel zur Bursa m. subscapul. subtendinea. – **W.* Knorpel**: der Discus articul. des Akromioklavikulargelenks. – **W.* Retinacula**: Verankerungsfasern der Hüftgelenksynovialis zum Schenkelhals.

Weiterbildungsordnung: in der Berufsordnung für Ärzte der Abschnitt II, der die Weiterbildung zum Arzt für Allgemeinmedizin bzw. zum ↑ Facharzt (einschl. der Berufsbezeichnungen) regelt sowie die Ermächtigung zur Weiterbildung.

Weitsichtigkeit: *ophth* ↑ Hyperopie.

Weitwinkel|glaukom, Glaucoma simplex: *ophth* jede Steigerung des Augeninnendruckes infolge übermäß. – gonioskopisch exakt faßbarer – Weitstellung des Kammerwinkels (so daß Skleratrabekel, SCHWALBE* Ring u. meist auch – partiell – Ziliarkörper sichtbar sind); v. a. als kongenit. Glaukom oder bei hoher Myopie. – **W.kollimator**: nuklearmed Szintillations-Kollimator mit kon., objektseitig erweiterter Bohrung, d. h. mit gewissem Fokussierungseffekt.

Weizenblatt*-Vogt* Dystrophie: *ophth* zentrale, tiefe Hornhautdystrophie mit krokodilhautart. Felderung der DESCEMET* Membran. – vgl. mosaikförm. ↑ Hornhautdegeneration.

Weizen|keimling: der beim »Putzen« des W.korns (von Triticum aestivum) anfallende Keimling; enthält reichlich hochwert. Proteine (davon 80% Gluten: »W.kleber«), Fett (Verw. als **W.keimöl**; reich an Vit. E), Mineralstoffe u. Vitamine (A, E, K, B_1, B_2, B_6, Pantothen-, Nikotin-, Folsäure); s. a. Amylum tritici. – **W.kleie**, Furfur Tritici: die beim Mahlen von W. abgetrennten Bestandteile der Frucht- u. Samenschale (Zelltrümmer des Speicherparenchyms etc.); *therap* angew. für Bäder bei juckendem Ekzem u. Wundsein. – **W.knorpel**: *anat* ↑ Cartilago triticea.

Weizsäcker* Syndrom (VIKTOR FRHR. VON W., 1866–1957, Internist, Berlin, Heidelberg): ↑ Metamorphopsie.

Welander* (EDVARD W., 1846–1917, Venerologe, Stockholm) **Geschwüre**: oberflächl., gut abgegrenzte nicht-vener. Hautdefekte an der Schleimhaut des weibl. Genitale ohne regionale LK-Schwellungen, innerhalb weniger Wo. spontan heilend; wahrsch. Aphthen (ident. mit dem Ulcus vulvae acutum LIPSCHÜTZ ?). – **W.* Myopathie**: *neurol* 1) ↑ Myopathia dist. hereditaria (i. e. S. deren zeitlich differenzierte Sonderform). – 2) ↑ KUGELBERG*-W.* Syndrom.

Welch* (C. STUART W., zeitgen. amerik. Chirurg) **Leber**: *chir* nach spez. Technik dystop transplantierte Leber als Auxiliarorgan: Anschluß an die unt. Hohlvene i. S. der Interposition bzw. (Modifik. n. STARZL) End-zu-Seit-Anastomosierung mit der V. mesenterica sup. (Blutversorgung also nur systemvenös). – **W.* Methode**: *chir* bei Duodenalstumpfinsuffizienz Katheter-Duodenostomie mit Einhüllung des Schlauches durch eine Netzmanschette.

Welch*-Fraenkel* Bazillus (WILLIAM HENRY W., 1850–1934, Pathologe, Baltimore): (1892) ↑ Clostridium perfringens Typ A. – Von W.* auch Kapselfärbung von Pneumokokken mit Anilin-Gentianaviolett (nach Vorbehandlung mit Isazin).

Welchia: (PRÉVOT 1938) zu Ehren von WILLIAM H. WELCH vorgeschlagener Gattungsname für Clostridium perfringens.

Welcker* (HERMANN W., 1822–1897, Anatom, Gießen, Halle/S.) **Methode**: die »klass.« tierexperiment. Bestg. des Gesamtblutvol.; nach Entnahme etwa der Hälfte der geschätzten Blutmenge mittels Arterienkanüle u. gründl. Auswaschen (NaCl-Lsg.) des Restblutes mittels Venenkanüle Berechnung aus dem Hb-Gehalt des nativen u. des verdünnten Blutes. – **W.* Winkel**: *anthrop* ↑ Sphenoidalwinkel.

W.-Elemente: (R. BILZ) *psych* Merkmale des Wachseins (auch »V-« oder »Vigilanz-Elemente« genannt).

Welin* Technik: (1955, 1962) *röntg* weitgehende Standardisierung des Doppelkontrasteinlaufs, wobei v. a. ungezielte Aufnahmen (in geometrisch günstigsten Positionen) angefertigt werden. – Von W.* ferner (1948) eine »überkippte« axiale (submento-kraniale) NNH-Aufnahmetechnik v. a. zur Darstg. überzähliger Pneumatisationszellen.

Welle: 1) *physik* zeitlich u. örtlich, meist periodisch veränderl. Vorgang, der einer linearen partiellen Differentialgleichung 2. Ordnung vom hyperbol. Typ gehorcht; vgl. Schwingung. – Die **fortschreitende W.** breitet sich frei im Raum aus; die **stehende W.** ist das Ergebnis der Interferenz zweier ebener Wellenzüge mit gleicher Amplitude u. ↑ Wellenlänge u. entgegengesetzter Ausbreitungsrichtung (z. B. durch Reflexion an fester Wand), dabei auftret. period. Strukturen (z. B. Knoten u. Bäuche) sind räumlich feststehend. Als **ebene W.** mit Ausbreitungsrichtung senkrecht zur **Wellenfläche** (Ebene, deren Punkte sich immer in der gleichen Schwingungsphase befinden). – 2) *biol* Graphoelement einer bioelektr. Kurve, das die Änderung von Potentialdifferenzen widerspiegelt; z. B. im EKG auch als »Zacke« bezeichnet, im EEG als »wave« (nur bei Sinusform, im Ggs. zur »Spitze« oder »spike«; s. a. S/W-Komplex). Ferner im EEG **gleich-** oder **homophas. Wellen** (in 2 oder mehr Abltgn. von gleicher Form u. Dauer, zur gleichen Zeit beginnend u. mit gleicher Polungsrichtung ablaufend; Ggs.: **gegen-** oder **antiphas. W.**), **langsame W.** (↑ Pi-Wellen), **polymorphe W.** (sehr unregelmäß., vielgestaltig; Begr. international abgelehnt), **unregelmäß. W.** (von ungleicher Halbwellendauer u. mit unregelmäß. Umrissen). – 3) *kard* ↑ Pulswelle. – 4) *enterol* ↑ Peristaltik. – 5) *physiol* **elektroton. W.**: kurze, nicht fortgeleitete Potentialänderung einer erregbaren Membran in der Nähe eines gereizten Punktes; stets einhergehend mit Elektrotonus, oft auch mit fortgeleiteter Reaktion.

Wellen|bewegung: *neurol* »Muskelwogen« (↑ Myokymie); *klin* ↑ Undulation. – **W.fieber**: ↑ Febris undulans.

Wellenlänge, λ: *physik* bei der fortschreit. Welle der räuml. Abstand zweier benachbarter Wellenorte gleicher Schwingungsphase (z. B. Maxima oder Minima) in Richtung der Wellennormale. Es gilt die Beziehung: $c = \nu \cdot \lambda$ (ν = Frequenz, c = Geschwindigkeit). – Als **effektive W.** (λ_{eff}) die mittl. W. einer heterogenen Strahlung.

Wellen|nystagmus: N., bei dem unterschiedlich lange Serien von Zuckungen mit Pausen abwechseln. – **W.reiterknoten**: bei Surfern vork. umschrieb. Verhärtung des Unterhautgewebes (am Knie, über Zehengrundgelenken), evtl. mit Bursa-art. Zystenbildung; histol.: Hyperkeratosen mit Abflachung der Retezellen, Ödem der kollagenen Fasern.

Wellen|schnitt: *chir* s. u. KEHR*. – **W.strahlung**: ↑ elektromagnet. Strahlung (im Ggs. zur ↑ Korpuskularstrahlung). – **W.ströme**: *therap* für die Franklinisation nach Art der MORTON* Ströme mittels Influenzmaschine (ohne Leidener Flasche) erzeugte Elektrizität, mit rel. häuf. Funkenübergängen.

Wellen|zahl: Anzahl der Wellen pro cm; Maßzahl als der Strahlungsenergie proportionale Größe (z. B. in der Spektroskopie). – **W.zeichen** (R. B. MULVEY 1963) *röntg* bei Thymushyperplasie die auf der Weichheit des Organs u. seinem unmittelbaren Kontakt mit den vord. Rippen beruhende wellenförm. bis gezackte Randkontur des verbreiterten Mediastinums (W.täler = Rippen, -gipfel = ICR). – Oft kombin. mit dem »Segelzeichen« (↑ TORELLI* Schatten).

Weller* Erythem-Test (E. W., Chirurg, Ludwigsburg): Prüfung (z. B. präoperativ) der Reagibilität auf Histamin anhand des Erythemausmaßes am Injektionsort (»H.-Index« als Parameter der Streß-Bereitschaft).

Wells* Facies (SIR THOMAS SPENCER W., 1818–1897, Chirurg, London): ↑ Facies ovarica.

Wells* Formel (BERTRAND W., zeitgen. brit. Internist): *kard* Abschätzung des Schweregrades einer Mitralstenose mit Hilfe des simultanen EKG u. PKG (d. h. anhand der pos. Korrelation von li. Vorhofdruck u. verlängerter Umformungszeit). Beträgt das »Q-1-Intervall« (Abstand zwischen QRS-Beginn u. max. Lautstärke des 1. HT) < 1 Sek. u. das »2-Os-Intervall« (zwischen Beginn des 2. HT u. »Opening snap«) > 1 Sek., ist die Stenose durch Valvulotomie bezgl. des Druckgradienten kaum besserungsfähig.

Wells* Irrigator (CHARLES ALEXANDER W., geb. 1898, Chirurg, Liverpool): automatisch arbeitendes, mit Zystomamometer versehenes System für die Tidal-Dränage.

Wells*-Kerr* Typ: s. u. Ichthyosis vulgaris.

Welsh* Operation: *chir* (1936) bei atroph. Phimose Spaltung beider Vorhautblätter durch dors. u. bds. Längsinzision u. – nach Retraktion der Vorhaut – Quervernähung der zur Rhombusform verzogenen Schnitte.

Welsh* Zellen (DAVID ARTHUR W., geb. 1875, Anatom, Edinburgh, Sidney): die – insges. in der Minderzahl vorhand. – großen, azidophilen Zellen des Epithelkörperchens (solitär oder als Nester); Zytoplasma u. – zahlreiche – Zellgranula (Mitochondrien) stark oxyphil, Kerne klein, dunkel färbbar.

Weltgesundheitsorganisation (WGO), World Health Organization (WHO), Organisation Mondiale de la Santé (OMS): Teilorganisation der Vereinten Nationen, die die internat. Zusammenarbeit aller Staaten auf dem Gebiete des Gesundheitswesens zum Ziele hat, mit Sitz in Genf u. Regionalorganisationen für (sub-)kontinentale Gebiete. Organisiert weltweite Bekämpfung von epi- u endem. Infektionskrankhtn., wirkt für Verbesserung der Trinkwasser- u. Nahrungsmittelversorgung; arbeitet mit anderen UN-Organisationen zusammen, z. B. mit der UNESCO bei der Gesundheitserziehung u. Hygienepropaganda; entsendet zur Förderung dieser Ziele Expertengruppen, gewährt Stipendien an Ärzte u. Wissenschaftler; s. a. Denominatio comm. internat.

Welti* Operation: 1) bei Dickdarmpolypose Kolektomie unter Erhaltung von termin. Sigmoid (u. Rektum) u. Zäkum-Aszendens (Anfangsteil). – 2) Resektion des Sigma bei dessen Invagination oder Prolaps in die Ampulla recti u. bei Analprolaps. – 3) Dekompression des malignen Exophthalmus durch seitl. Trepanation der Orbita (Ausweichmöglichkeit für den Fettkörper).

Weltmann* Reaktion (OSKAR W., 1885–1935, Internist, Wien): auf der Aussalzungsstabilität des Serums gegenüber $CaCl_2$ basierende ↑ Serumlabilitätsprobe (ohne Leberspezifität): zu je 5 ml einer (arithmet.) $CaCl_2$-Verdünnungsreihe (0,5 bis 0,05‰ig) werden 0,1 ml Nüchternserum zugesetzt u. 15 Min. in siedendem Wasser erhitzt. Eben noch sichtbare Eiweißflokkung (»Ablesungsgrenzwert«) normalerweise nur in Gläschen 6–7 dieses »**W.* (Koagulations-)Bandes**«; Linksverschiebung (»verkürztes« Band, Flokkung in 1–4) bei Vermehrung der α- u. β-Globuline (akut entzündl. oder nekrobiot. Prozesse), Rechtsverschiebung (»verlängertes« Band, über 8 hinaus) bei Vermehrung der γ-Globuline (chron.-entzündl., produktiv-zirrhot. Prozesse).

Weltmann=Barrenscheen* Reaktion (HERMANN W.=B., geb. 1887, Physiologe, Wien): Orientierungsprobe auf signifikante Rest-N-Erhöhung (gelb-grün) mit EHRLICH* Reagens in enteiweißter (TCS), filtrierter Serumprobe.

Weltmerismus: *psych* 1922 von SIDNEY A. WELTMER inaugurierte Suggestivbehandlung.

Charakteristika der partiellen Weltraumäquivalenz	Beginn in Höhe (km)
physiol. Nullpunkt des O_2-Druckes (»Zeitreserve«)	15
biol. Nullpunkt des Luftdruckes (ARMSTRONG* Grenze)	19
Notwendigkeit der hermet. Kabine	25
UV-Strahlung	45
prim. kosm. Strahlung	50
»Zwielicht« des Weltraums	120
Meteoriten	120
fehlende Schalleitung	140
reibungslose Bewegung	200
Permanenz der Schwerelosigkeit	200

Weltraum|äquivalenz: (H. STRUGHOLD) Begr. für die prakt. Gleichwertigkeit physiologischer Umweltbedingungen noch in Erdnähe mit denen des Weltraums, deren einzelne Parameter in verschied. Höhen anzusetzen sind (↑ Tab.). Bei totaler W.ä. besteht außer absol. Schwerelosigkeit auch erhöhte Strahlenexposition. – **W.krankheit**, Space sickness: v. a. mit dem Übergang in den schwerelosen Zustand (bei Aufhören der Schwerkraftorientierung) auftret., meist passagere Kinetose mit Schwindel, Übelkeit u. Erbrechen. Kann durch Stillhalten des Kopfes u. Vermeiden von Körperdrehungen – sowie durch Pharmaka – gebremst werden. – **W.medizin**: ↑ Luft- u. Raumfahrtmedizin. – **W.myopie**: *ophth* bei Raumfahrern auftret. geringgrad. Myopie (ähnl. der Nachtmyopie). – **W.strahlen**: kosmische ↑ Strahlung (Abb.).

Welt|spiel: (E. LOWENFELD 1929) *psych* projektives Testverfahren der Kinderpsychiatrie; aus Mensch- u.

Tierfiguren, Häuschen etc. sind best. Szenen zu gestalten, deren inhaltl. Darstg. dann auf Konflikte, Verhaltenseigenschaften etc. schließen läßt; vgl. Sceno-Test. – 1941 von CHARLOTTE BÜHLER u. Mitarb. (in Los Angeles) als »W.test« modifiz. u. mit differenzierterer Auswertungstechnik versehen (dtsch. Bearbeitung: HETZER*-BÜHLER* Test); s. a. Erica-Methode, Picture-World-Test. – **W.untergangserlebnis**: meist mit größter Intensität u. dem Gefühl absoluter Gewißheit erlebter Wahn vom unmittelbar bevorstehenden W.untergang; mit Gefühlen von Angst, Erhebung ins Großartige, Offenbarung etc. Vork. v. a. bei akut beginnender Schizophrenie, in anderer Form aber auch bei epilept. Psychosen, bei nihilist. Depression alter Menschen.

Welwowski* Methode: (1924) Schmerzprophylaxe durch psychotherapeut. u. suggestive Maßnahmen, kombin. mit psychol. Aufklärung.

Wenckebach* (KAREL FREDRICK W., 1864–1940, Internist, Groningen, Straßburg, Wien) **Bündel**: *kard* das mittl. Bündel der Vorhofleitungsbahn; mit Verlauf hinter der Mündung der ob. Hohlvene u. im vord. Teil des Vorhofseptums zum Av-Knoten. – **W.* Krankheit**: ↑ Kardioptose – **W.* Periode**: *kard* Av-Block II. Grades (Typ I) mit period. Überleitungsausfällen infolge partieller av. Reizleitungsstörung (im prox. ASCHOFF*-TAWARA* Knoten), bei der sich periodisch die PQ-Zeit verlängert, bis schließlich eine Ventrikelsystole ausfällt. Wird erklärt durch die sich allmähl. steigernde Veränderung der Refraktäritätsverhältnisse so, daß der dem normal geleiteten folgende Impuls im geschädigten Bereich des Reizleitungssystems (HIS* Bündel) eine noch bestehende rel. Refraktärität antrifft, die zunehmende Leitungsverzögerung bewirkt; nach dem Systolenausfall zunächst wieder normale Erregbarkeit. – Vork. u. a. als Pathomechanismus u. EKG-Manifestation des Typs I des ↑ MOBITZ* Blockes (»**W.* Block**«). – **W.* Zeichen**: *kard* inspirator. Starre bis Retraktion der unt. Thoraxpartien bei konstrikt. Perikarditis.

Wende|brille, Inversbrille: *ophth* Brille (mit spez. Fassung) für Einäugige, die in einer Hälfte die Fern-, in der anderen die Nahkorrektur enthält. – **W.hals (Schiemann*)**: *geburtsh, röntg* Torsion der kindl. HWS als eines der sogen. WS-Zeichen des intrauterinen Fruchttodes.

Wenderoth* Färbung: modifiz. Berliner-Blau-Reaktion zum Nachweis von Sideroblasten u. -zyten.

Wende|stunden: *biol* die Stunden mittlerer Ortszeit, in denen die sinusähnl. Schwingung des ↑ zirkadianen Rhythmus den tiefsten Stand der parasympathikotonen (ca. 3 Uhr) bzw. den höchsten Stand der sympathikonen Phase (ca. 15 Uhr) erreicht u. die Phasenumkehr beginnt. Mit bes. hochgrad. Erregbarkeit des vegetat. Systems; z. B. während der nächtl. W.st. gehäuftes Vork. von Herzinsuffizienz, Kreislaufkollaps, epilept. Anfällen. – Analog die **W.zeiten** des Jahresrhythmus mit tiefster parasympathikotoner Phase etwa Mitte Februar bzw. höchster sympathikotoner Mitte August; u. a. gehäuftes Vork. von Organneurosen (Ulkusleiden etc.) u. Anfällen des BING*-HORTON* Syndroms.

Wendt* Zeichen (HERMANN FRIEDRICH W., 1838 bis 1875, Otologe, Leipzig): *forens* s. u. Ohrenprobe.

Wendung, Versio(n): *geburtsh* Eingriff zur Veränderung des Verhältnisses der kindl. zur mütterl. Längsachse, im allg. als Drehung aus einer Quer- oder Schräg- in eine Längslage: **a) äuß. W.** (»auf den Kopf« bzw. »auf den Steiß«) gegen Schwangerschaftsende, meist mit nachfolg. kräft. Bandagierung der Bauchdecken zur Erhaltung des Erfolges; **b) inn. W.** fast stets als **kombin. (= bimanuelle) W.**, wobei die inn. Hand (mind. 2 Finger) in den Uterus eingeht u. die äuß. das Wendungsmanöver durch die Bauchdecken unterstützt; meist als »**W. auf den Fuß**«, indem die inn. Hand einen Fuß ergreift u. mit ihm die Frucht herunterzieht, während die äußere den Schädel in den Gebärmutterfundus drückt (v. a. bei Querlage; bei Nabelschnurvorfall auch zur Umwandlung einer Schädel- in eine Fußlage). – Wegen hoher kindl. Mortalität weitgehend durch Schnittentbindung ersetzt; indiziert ist aber bei Unmöglichkeit der Klinikeinweisung wegen lebensbedrohl. Placenta-praevia-Blutung u. bei für 2 Finger durchgäng. MM die BRAXTON HICKS* W. (↑ dort. Abb.) nach Durchbohren der Plazenta (Kind stirbt; keine sofort. Extraktion wegen der Gefahr der Uteruszerreißung!). – Ferner als Versio spontanea die seltene Selbst-W. des Kindes »auf den Steiß«.

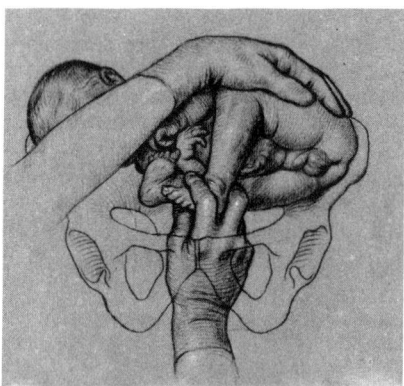
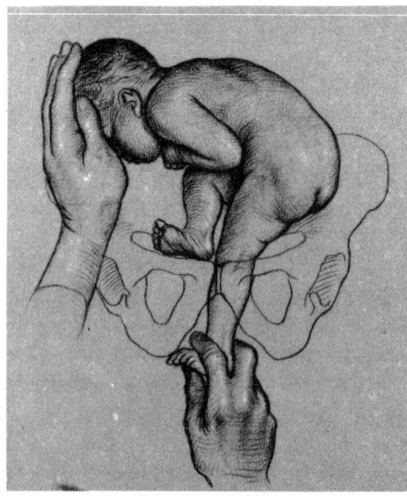

Innere Wendung aus II. dorsoposteriorer Querlage.

Wenglowski* Theorie (ROMUALD W., Pathologe, Moskau): (1913) Med. Halsfisteln u. -zysten entwickeln sich aus Rudimenten des Ductus thyroglossus im Zungenbeinbereich (bei höherer Lokalisation als Zungenzysten), laterale aus Resten der 3. Schlundtasche (embryonaler Thymusgang u. Ductus thymopharyngeus; nach KAUFMANN: Persistenz von Ductus u. Vesicula cervic. u. inn. Kiementasche).

Wentzlik* Würfel (GÜNTER W., zeitgen. Radiologe, München): röntg Bleiblech-Körper unter dem Aufnahmetisch als Träger von 4 Filmkassetten, die durch manuelle Drehung des »Würfels« nacheinander in Belichtungsstellung gebracht werden; v. a. für Aortographie (ebenso wie der zus. mit W. P. PÄSSLER entwickelte Aufnahmetisch für Serien mit großen Filmformaten).

Wepfer* Krankheit (JOHANN JAKOB W., 1620–1695, Stadtarzt, Schaffhausen): »Prosopalgie« (↑ Trigeminusneuralgie).

Werdensstörung: (v. GEBSATTEL) auf die Philosophie SCHELERS u. PASCALS bezugnehmender Begr. für Störungen des Zeiterlebens, manifestiert subj. als Gefühl des Stillstehens der Zeit u. des Verlustes der Zukunft, obj. im Verlust des Dranges nach Selbstverwirklichung; sind als Wesen der endogenen Depression, Zwangs- u. Konfliktneurose anzusehen.

Werder* Operation (XAVIER OSWALD W., 1858–1919, schweizer. Gynäkologe, Pittsburgh): gyn suprapub. En-bloc-Exstirpation von Uterus u. Vagina bei Zervixkarzinom.

Werdnig*-Hoffmann* Syndrom (GUIDO W., Neurologe, Graz; JOHANN H.), angeb. Amyotonie: (1891) die infant. Form der progress. spinalen Muskelatrophie (inselförmig) infolge autosomal-rezessiv erbl. Degeneration der Vorderhornzellen (Variante der zerebello-thalamo-spinalen Degeneration NORMAN-KAY): im Säuglingsalter beginnende schlaffe Lähmung (»floppy infants«), symmetr. meist von der Oberschenkel-, Becken- u. Lendenmuskulatur allmähl. auf die ges. Skelettmuskulatur (außer Gesicht) übergehend, meist durch Bulbärsympte. kompliziert; partielle bis totale Entartungsreaktion, keine Sensibilitätsstörungen; letaler Ausgang (meist nach Lungenkomplikationen). – DD: Myatonia congenita OPPENHEIM (mit bereits in utero einsetzender Atrophie).

Werdt* Tumor (FELIX W., 1880–1923, Arzt, Innsbruck, Aarau): (1914) ↑ Granulosazelltumor.

Werftarbeiterkrankheit: in Schiffsbaubetrieben – durch Schweißerschäden des Auges begünstigte – epidem. Keratonkonjunktivitis.

Werksarzt, Betriebsarzt: der Unternehmensleitung haupt- oder nebenberuflich unterstellter Arzt mit arbeitsmedizin. Kenntnissen. Aufgaben: Unterstützung u. Beratung des Arbeitgebers in allen Fragen von Gesundheitsschutz u. Arbeitssicherheit; medizin. Untersuchung, Beurteilung u. Beratung der Arbeitnehmer; Auswertung der Untersuchungsergebnisse. Tätigkeit geregelt durch »Richtlinien« u. »Gesetz über Betriebsärzte, Sicherheitsingenieure u. andere Fachkräfte für Arbeitssicherheit« (»ASIG«, 1973). – Ferner W.zentren (»WAZ«) als überbetriebl. Einrichtungen mit allen personellen u. techn. Möglichkeiten, entweder ortsfest oder aber mobil (für Einsatz in Gebieten mit aufgelockerter Betriebsansiedlung).

Werkstoffe, biotechnische: körperfremde Materialien (Minerale, Metalle, Kunststoffe) als Ausgangsstoffe für Fertigfabrikate, die temporär oder dauernd dem menschl. Organismus inkorporiert oder angelegt werden, z. B. für Ekto-, Endoprothesen, Epithesen, Stützapparate, Kontaktlinsen, Urinale, Herzschrittmacher etc., sowie als zahnärztl. Abdruck-, Füllungsstoffe, für künstl. Zähne. Grundbedingungen (ganz oder teilweise zu erfüllen): 1) keine Alteration durch Körpergewebe oder -säfte, 2) chem. Inertheit, 3) Gewebsfreundlichkeit (d. h. nicht Anlaß zu Entzündung, FK-Reaktion, Allergie, Hypersensibilität, maligner Entartung), 4) ausreichende mechan. Festigkeit, 5) Sterilisierbarkeit.

Werktherapie: auf ärztl. Anordnung u. meist gruppenweise durchgeführte ↑ Beschäftigungs-, später Arbeitstherapie; z. B. in einer ↑ »beschützenden Werkstätte«.

Werkzeugstörung: v. a. durch Gefäßverschlüsse bedingte »Hirnwerkzeugstörung«, d. h. Ausfälle von Rindenarealen bzw. der von ihnen gewährleisteten neuropsycholog. Funktionen; als **front.** u. **frontoparieт.** W. die rein artikulator. Sprachstörungen ohne Aphasie-Sympte. (bei operkulären u. tieferen subkortikalen Läsionen) u. die motor. BROCA* Agraphie; als **zentropariet. = rolandische** W. die Dys- bis Anarthrie; als **parietookzipit. = retroroland.** W. die kontralat. taktile Agnosie, das ↑ pseudothalam. Syndrom (FOIX u. M.) u. das – in der Symptomatik inkonst. – ↑ Angularis-Syndrom (GERSTMANN); als **temporale** W. die sensor. Aphasie; als **okzipitale** W. die opt. Agnosie.

Werlhof*(-Wichmann*) Syndrom (PAUL GOTTLIEB W., 1699–1767, Arzt, Hannover): (1735) idiopath. ↑ Thrombozytopenie.

Wermer* Syndrom: (PAUL W. 1954) fam., dominanterbl. (?), multiple endokrine ↑ Adenomatose (»MEA« Typ I), wahrsch. als Folge eines am Hypothalamus angreifenden genet. Defektes. Sympte. (meist erst im Erwachsenenalter) je nach Drüsenbefall variierend, v. a. solche des ZOLLINGER*-ELLISON*, MÉNÉTRIER*, ENGEL*-v. RECKLINGHAUSEN* Syndroms, des Hyperinsulinismus u. hypogonadotropen Hypogonadismus; auch multiple Lipome.

Wermut(wein): mit Kraut von ↑ Artemisia (u. a. Drogen) aromatisierter Wein, der in der BRD pro l mind. 750 ml Wein u. 119–145 g Alkohol (= 15–18,3 Vol.%) enthalten muß.

Werner* Krankheit, Syndrom: 1) (O. W., Arzt, Kiel; 1904) ↑ Progeria adultorum; s. a. ROTHMUND*-W.* Syndrom. – 2) (HEINRICH W., 1874–1946, Internist, Berlin) W.*-HIS* Krankh.: ↑ Wolhynisches Fieber.

Wernicke* (KARL W., 1848–1905, Neuropsychiater, Berlin, Breslau, Halle) **Aphasie**: totale sensor. ↑ Aphasie. – **W.* Area, Zentrum**: das sensor. ↑ Sprachzentrum. – **W.* Phänomen, Reaktion**: Pupillenstarre bei Belichtung der ausgefallenen, Pupillenreaktion bei Belichtung der intakten Retinahälfte bei Hemianopsie. – **W.* Prädilektionsparese**: ↑ Hemiplegie vom Typ W.-MANN; mit typ. **W.* Gang** (unter Zirkumduktion des Beines) – **W.* Syndrom: 1)** W.* Demenz: ↑ Presbyophrenie. – **2) W.* Enzephalopathie**: (1881) ↑ Pseudoencephalitis haemorrhagica superior. – **3)** die infantile Form der ↑ LEIGH* Enzephalomyelopathie.

Wernicke* (-Posaka*) Syndrom (ROBERT JOHANN W., geb. 1873, Pathologe, Buenos Aires): ↑ Kokzidioidomykose.

Wernig* Reaktion: (H. W. 1939/40) bakt »schnelle« VOGES*-PROSKAUER* Reaktion (bereits nach Min.) durch Zusatz von Kreatinin oder Dizyandiamid, danach von LEIFSON* $CuSO_4$-Lsg. zum Medium.

Wertblindheit: *psychiatr* ↑ Moral Insanity.

Werth* (Schnupftuch-)Handgriff (RICHARD W., 1850–1918, Geburtshelfer, Kiel): *geburtsh* künstl. Beatmung des asphykt. Neugeb.: Heranführen seiner Knie an die Nase (Exspiration) u. nachfolg. Streckung des Körpers (Inspiration); obsolet.

Wertheim* Operation (ERNST W., 1864–1920, Gynäkologe, Wien): **1)** abdomin. Radikal-Op. bei Kollum-Ca.; Exstirpation von Uterus u. Adnexen, sowie – nach Freipräparieren der Ureteren – auch weitgehend des bds. Parametriums u. des hint. Scheidendrittels, meist auch der LK in den Fossae obturatoriae. – **2)** W.*-SCHAUTA* Op.: ↑ Interpositio uteri vesico-vaginalis.

Wertheim=Salomonson* Krankheit (JOHANNES KAREL AUGUST W.=S., 1864–1922, Neurologe, Amsterdam): postenzephalit. Paralysis agitans mit Fehlen der Sehnenreflexe.

Wertheimer* Operation: (1948) bei arterieller Hypertonie zweizeit., doppelseit. Sympathektomie mit Resektion der Nn. splanchnici u. der sympath. Ganglien Th IV–L II.

Wertigkeit: *chem* ↑ Bindigkeit, Bindung.

Wesensänderung: allmähl., dauerhafte Veränderung persönlichkeitseigener Charakteristika ohne stärkere Einbuße an intellektuellen Fähigkeiten als Folge krankhafter Hirnprozesse (»organ. W.«) oder hormonaler Störungen (z. B. bei Akromegalie); s. a. Alkoholdepravation, epilept. W., Dementia traumatica, Defektzustand, endokrines ↑ Psychosyndrom. – Ferner die **epileptoid-hypophrene W.** (J. E. STAEHELIN 1960) bei Hypnotikasucht, mit Verlangsamung u. Schwerfälligkeit von Denken u. Handeln, Tendenz zum Haften, Reizbarkeit, Neigung zu Impulsreaktionen (wie beim epileptoiden Psychopathen), Antriebsschwäche, nörgler. Apathie (»Hypophrenie«).

Wespen|gift: das Histamin, Serotonin, Kinine, Phospholipase A u. B u. a. Enzyme enthaltende G. von Vespa germanica, das, mit dem Giftstachel eingeimpft, örtlich Schwellung, Rötung u. stark brennenden Schmerz bewirkt, bei wiederholtem Stechen evtl. allerg. Reaktion. – **W.|bein**: *anat* ↑ Os sphenoidale. – **W.taille**: *path* Jargon für den stark eingesunkenen unt. Rumpfabschnit bei progress. Muskelatrophie.

Wesselsbron-Fieber: (WEISS u. M. 1956) in Süd- u. Ostafrika von Moskitos (Aedes circumluteolus) übertragene Zooanthroponose (durch gleichnamiges ARBO-Virus B), die bei Schafen zum Abortus führt, bei Rindern u. Schweinen zu leichtem Fieber mit dauernder Immunität, beim Menschen zu Fieber, Kopfschmerzen, Myalgien.

Wessely* Keratometer (KARL W., 1874–1953, Ophthalmologe, Berlin, Würzburg, München): *ophth* röhrenförm. Gerät zur Bestg. von Hornhautdurchmesser u. Lidspaltenweite, wobei das zu untersuchende Auge über einer mm-Skala beobachtet wird. – Ferner **W.* Bleikapseln** als Augenschutz bei Strahlenther., **W.* Schalen** für röntgenol. Augenfremdkörperlokalisierung (anstelle der Bleimarken der COMBERG* Schale kontrastgebender Ring im Limbusbereich, bei älteren Modellen auch Punkt am Hornhautscheitel).

Wessely* Lampe (EMIL W., 1887–1954, Otolaryngologe, Wien): zus. mit GOERZ entwickelte »Sonnenlichtlampe« (Bogenlampe) v. a. für die Ther. der Kehlkopf-Tbk.

West* Operation (JOHN MONTGOMERY W., geb. 1876, amerikan. Otolaryngologe): (1926) endonasale ↑ Dakryozystorhinostomie.

West* Syndrom (W. J. W., Pädiater, Turnbridge): (1841; »Salaam-Tic«) Enzephalopathie unbestimmter Genese beim Kleinkind, entweder »genuin« oder als Komplik. einer zerebralen Erkr. (pränatale oder geburtstraumat. Hirnschädigung, Kernikterus, Enzymo- u. Angiopathien); mit der Trias: BNS-Krämpfe (»maligne Kleinkinderkrämpfe«; Flexionsspasmen), Stillstand der psychomotor. Entwicklung, Hypsarrhythmie im EEG. – Auch »Propulsiv-Petit-mal des Kleinkindes« genannt; später evtl. große epilept. Anfälle (meist aber Sistieren, nachdem oft allerdings bereits Idiotie besteht).

West|afrikanische Myokarditis: (BEDFORD u. M. 1936) der FIEDLER* M. ähnl. akute Myo- oder Pankarditis (Sonderform eines rheumat. Prozesses?) in Nigeria. Herz vergrößert (v. a. re. Vorhof), Knöchelödeme, Dyspnoe, Mitralinsuffizienz, pulmon. Hypertonie, oft STEELL* Geräusch, parasternale Pulsation; im EKG betontes P, Extrasystolen; histol.: Fibrose, ASCHOFF* Knötchen, oft Thrombenbildung. – **W.(amerikanische Pferde)enzephalitis**: s. u. Western-Equine.

Westberg* (FRIEDR. W., geb. 1868, Dermatologe, Hamburg, Breslau) **Raum**: die Umschlagfalte des Perikards an der Aortenbasis. – **W.*(-Riecke*) Krankheit**: (1901) »Weißfleckenkrankh.« (↑ Lichen sclerosus et atrophicus).

Westergren* Methode (ALFRED VILHELM W., geb. 1891, Internist, Stockholm): s. u. Blutkörperchensenkungsreaktion.

Westermark* Zeichen: *röntg, pulm* **1)** (1935) s. u. FELSON*. – **2)** (1938) bei Lungenembolie Gefäßabbruch mit avaskulärer Zone (meist erst durch Lungenszintigraphie erfaßbar).

Western-Equine-Encephalomyelitis-Virus, WEE-Virus: (1931) ARBO-Virus A, ausgestattet mit gruppenspezif. Hämagglutinin u. einem Hämolysin; antigenverwandt mit anderen A-Viren (insbes. Sindbis-Virus). Erreger der **Westl. Pferde-Enzephalitis** (Typ der ↑ Encephalomyelitis equina v. a. im Westen Nord- u. Südamerikas); natürl. Wirte: Wildvögel; Überträger: Moskitos (Culex tarsalis, Dermacentor andersoni).

Westhues* (HEINR. W., geb. 1894, Chirurg, Erlangen) **Lagerung**: *chir* s. u. VOELCKER* – **W.* Operation: 1)** Aufrichten einer Fersenbeinfraktur mit sagittal eingeschlagenem Nagel. – **2)** »sparsame« Kniegelenksresektion mit Entfernung nur einer 2 cm dicken, die Femur- u. Tibiagelenkflächen u. den Gelenkspalt enthaltenden Knochenscheibe unter Belassen der Gelenksrezessus.

Westküstengedächtnis: Gedächtnisschwäche (mit Sprachstörungen) in Westafrika lebender Europäer nach schwerer Malaria tropica, seltener nach Schlafkrankheit.

West-Nil-Enzephalitis, -Fieber: dem Dengue-Fieber ähnl. Erkr. v. a. der Kinder im Flußgebiet des Nil u. in Südafrika, Indien, Israel; hervorgerufen durch das – durch Culex-Arten von Vögeln übertragene –

gleichnam. ARBO-Virus B (mit infektiöser RNS u. B-spezif. Hämagglutinin). Sympte.: Kopfschmerzen, Fieber, Myalgien, makulopapulöses Exanthem u. Lymphadenopathie; oft latent; bleibende Immunität.

Westphal* (ALBERT E. A. W., geb. 1909, Parasitologe, Hamburg) **Komplementbindungsreaktion**: (1958) Toxoplasmose-KBR mit US-vorbehandeltem, von den »tox.« Zellen getrenntem, Toxoplasmen-halt. Peritonealexsudat infizierter weißer Mäuse als AG; zur Ergänzung des SABIN*-FELDMAN* Tests bei akuter Toxoplasmose (= WARREN*-SABIN* Reaktion). – **W.* Malariadiagnostik**: (1963) Erregernachweis im ungefärbten Blutausstrich mittels Reflexmikroskopie (Auflichtverfahren unter Ausnutzung der natürl. Reflektoreigenschaft des Malaria-Pigments).

Westphal*(-Pilcz*) Phänomen (ALEXANDER KARL OTTO W., 1863–1941, Neurologe, Greifswald, Bonn): (1899) ↑ Orbikularis-Phänomen. – vgl. W.* Reflex, s. a. W.* Syndrom (2).

Westphal* (CARL FRIEDR. OTTO W., 1833–1890, Neurologe, Berlin) **Reflex, Zeichen**: 1) (1875) ↑ ERB*-W.* Zeichen. – 2) (1875) ↑ MYERSON* Phänomen (1). – 3) paradoxer Fußreflex: (1883) Fixation des passiv dorsalflektierten Fußes in Dorsalstellung als Hinweis auf extrapyramidale Störung (v. a. Palli-

Wetterwirkungen

	Wetter Z=zyklonal A=antizyklonal A	Z	Aufgleitvorgänge stabil	labil	suptropisch	Labile Vorgänge Grundschicht	hochreichend	Fronten warm	kalt	Okkl.	Absinkvorgänge Absinken	Abgleiten	Inversion
Konzentrationsfähigkeit	+.	⊘				⊘		⊘			+		
Reaktionszeit	+.	●				○	○	●	●	●	+.	●	●
Verkehrsunfälle	+.	●	+	⊘	⊘	+.	+.	⊘	⊘	⊘	+.	●	●
Betriebsunfälle	+.	●		⊘		⊘		⊘	⊘	⊘	+.	●	
Schmerzempfindung	(+)	⊘		⊘	⊘	⊘		⊘	⊘	⊘	+		
Schlafbedürfnis	+	⊘	+⊘	+⊘		⊘		+⊘	⊘	+⊘	○	+	+
Schlaftiefe	+	⊘	(+)	●	⊘	○	+	●	○	○	M +		
Bronchialasthma	+	⊘	○	○	●	○		●	●	●	+	+	●
Schlaganfall	+	⊘			●			⊘	⊘	○			
Angina pectoris	+.	●	+	●	●	+		●	●	●	+.	+	
Herzinfarkt	+.	●		⊘	●	⊘	⊘	●	●	●	+.	⊘	○
Herztod	+.	●	○		●			●	●	●	+.	●	
Todesfälle	+.	●	⊘	⊘	●	+.		⊘	⊘	●	+.	⊘	⊘
Embolie	+	⊘	+	⊘	⊘	○	⊘	⊘	⊘	○	+	○	⊘
Nierenkolik	+	⊘			●				●		+.	+	
Gallenkolik	+	⊘			●				●		+	+	
Magenperforation	+	⊘	⊘	⊘	⊘	+	+	⊘	●	⊘	+.	+.	○
Blinddarmentzündung	+	⊘				●			●		+.	+.	○
Vorderkammerblutg. n. Aug.Op.		⊘										⊘	
Glaukom	+	⊘						⊘	⊘			⊘	
Kopfschmerz	+	⊘			⊘			⊘	⊘				
Selbstmord	+	⊘			⊘				⊘				
Wetterstd. 1955–58 in %	54,5	45,5	9,4	2,3	21,2	1,3	4,3	2,0	3,9	1,1	23,4	31,1	etwa 30% d. Abgleitvorgänge
Grad der Biotropie			mässig bis schwach	stark	sehr stark	schwach	mässig	stark bis mässig	stark bis mässig	stark	indifferent	schwach bis indiffer.	stark bei mehrtäg. tiefliegdr. Invers. unt. 1000 m

+ = günstiger Einfluß
+. = statistisch gesicherter günstiger Einfluß
○ = Einfluß bisher nicht sicher feststellbar
⊘ = ungünstiger Einfluß
● = statistisch gesicherter ungünstiger Einfluß

dum). – vgl. W.* Phänomen. – **W.*-Edinger* Kern**: s. u. EDINGER*. – s. a. W.* Syndrom (1).

Westphal* Syndrom: **1)** (CARL FR. O. W.) CAVARÉ*-ROMBERG*-W.* Sy., Paralysis fam. periodica: (C. 1853, R. 1857, W. 1885) seltene, dominant-erbl. Form der paroxysmalen Lähmung (6.–20. Lj.); Anfallsbeginn meist morgens mit Druck im Oberbauch, Ziehen in den Gliedmaßen u. mürrisch-reizbarer Verstimmung, dann schlaffe Extremitätenlähmung (für Stdn. bis Tage) mit Abschwächung der Eigenreflexe u. Herabsetzung der elektr. Erregbarkeit, ohne Sensibilitätsstörung; K-, Kreatinin- u. Phosphat-Werte im Serum erniedrigt, Na vermehrt; K-Anreicherung im Muskel (s. a. GAMSTORP* Syndrom). Voll reversibel; nach häuf. Anfällen evtl. Residualparesen u. myogene Atrophie. – **2)** (ALEXANDER W.) **a)** W.*-v. LEYDEN* Sy. (ERNST VIKTOR V. L.): (1891) akute ∫ Ataxie. – **b)** W.*-v. STRÜMPELL* Pseudosklerose (ADOLF V. STR.): (1884) Spätmanifestation des WILSON* Sy. mit Überwiegen der choreoathetot. Bewegungsstörung. – **c)** ∫ THOMSEN*-W.* Sy. – **3)** (KARL W., Internist, Hannover) W.*-BERNHARD* Choledochus-Syndrom, primär-stenosierende Papillitis: (1922/23) entzündl.-schrumpfender Prozeß unbekannter Ätiol. an der VATER* Papille, mit Rundzelleninfiltration u. narb. Stenose des Sphincter Oddi (ohne Konkrementbildung), sek. Erweiterung des Choledochus, evtl. auch von Pankreasgang u. Gallenblase; als charakterist. Trias Fieber, Gallenkoliken u. intermittierender Ikterus; evtl. Übergang in Leberzirrhose.

Wetherbee-Krankheit: fam. (bei der Fam. W. beobachtete) Form der spinalen progress. Muskelatrophie.

Wetter: der jeweil. Gesamtzustand der Erdatmosphäre über einem Ort zu einem best. Zeitpunkt, charakterisiert durch den »Akkord« der **W.elemente** Temperatur, Feuchtigkeit, Luftbewegung, Bewölkung, Niederschläge, Strahlung, Luftdruck, Aerosol u. Luftelektrizität; s. a. biotrope ∫ W.wirkung. – Grundlegende **W.formen: 1)** das **zyklonale W.** im Zusammenhang mit einem »Tief« (»Tiefdruck-W.«), mit Ausbildung einer Luftströmung als Spirale zum Tiefzentrum hin (auf der nördl. Halbkugel gegen, auf der südl. im Uhrzeigersinn) u. Verfrachtung von Polarluftmassen äquatorwärts u. von Tropikluft polwärts; im zyklonalen Störungsfeld entstehende Kalt-, Warm- oder Okklusionsfronten (häufig mit Wolkenbildung u. Regen) gelten als bes. starke biotrope Reizquellen (»pathogene W.lage«). – **2)** das **antizyklonale W.** (»Hochdruckwetter«) bei spiralig vom Kern eines Hochdruckgebietes weg gerichteter Luftströmung, adiabat. Erwärmung, Wolkenauslösung durch Absinken; s. a. Föhn, Tab. S. 2665

Wetterecke: *path* **1)** »W. der Niere«: (GÜNTHER) der Markbereich u. die subpapillären Räume, die als Nahtstelle zwischen Niere u. ableitenden Harnwegen Angelpunkt zahlreicher Nierenerkrn. sind. – **2)** »W. des Magens«: der krit. kleinkurvaturseit. Treffpunkt einer Gastroenterostomie; i. e. S. der zwischen GE-Nähten u. der Verkleinerungsnaht bei der HOFMEISTER*-FINSTERER* Magenresektion.

Wetterer* Manometer (ERIK W., geb. 1909, Physiologe, Erlangen): (1943) Katheterspitzen-M. für intravasale Druckmessung, wobei Druckwandlung mit Differentialtransformator u. elektr. Transmission kleinste Dimension (»Miniatur-M.«) u. hohe Eigenschwingungszahl des Gerätes ermöglichen. – Von PIPER modifiz. für intrakardiale Messung.

Wetter|wirkung, biotrope: (HELLPACH) die Beeinflussung der Lebensvorgänge v. a. durch den photoaktin. (Sonnen- u. Himmelsstrahlung) u. therm. Wirkungskomplex (Lufttemp., Windbewegung, Wasserdampfgehalt der Luft), die wesentl. Einfluß auf Wärmebilanz u. Wasserhaushalt des Organismus u. – zus. mit dem Aerosol (s. a. Smog), vielleicht auch mit »Sferics« u. Luftdruck – auf Schmerzempfindung, Leistungs- u. Konzentrationsfähigkeit, Reaktionszeit, Schlaf u. a. haben (bes. stark ausgeprägt die ∫ Biotropie des mit raschem Wechsel des thermischen Komplexes einhergeh. zyklonalen ∫ Wetters). Das Bewußtwerden der – im allg. unbemerkten – Reaktionen wird als »**W.fühligkeit**«, bei verstärktem Reagieren (infolge vegetat. Labilität) als »**W.empfindlichkeit**« bezeichnet; Sympte. wie »**W.schmerzen**« (an Narben, bei Rheuma) u. Manifestation von Krkhtn. wie Myokardinfarkt, Embolie u. Asthma oft bereits vor dem sichtbaren W.umsturz. – s. a. Index des Meteorotropismus, Tab. S. 2665.

Wettstreit der Sehfelder: das auch »binokularer W.« genannte Phänomen, daß 2 unterschiedl., im Haploskop beiden Augen getrennt dargebotene Bilder nicht als Mischbild, sondern alternierend gesehen werden (ebenso Farben beim Anblick durch eine zweifarb. Brille). Trägt zum plast. Sehen bei u. bedingt das Erscheinen von Lichtreflexen u. Glanz.

Wetzstein|kristalle: *urol* w.förm. Harnsäure- oder Xanthinkristalle als Sedimentbefund im sauren Harn, v. a. bei harnsaurer Diathese.

Weve* Resektion (HENRICUS JACOBUS MARIE W., 1884–1962, Ophthalmologe, Utrecht): *ophth* Iris- u. Ziliarkörperexzision mit diatherm. Abriegelung der Uvea bei örtl. Neoplasma.

Weyers* Syndrom (HELMUT W., Pädiater, Stade): **1)** Atresia multiplex, Polyatresia congenita: (1952) angeb. partielle oder totale Atresien des Verdauungstraktes (Ösophagus, Duodenum, Rektum, Anus) u. Obliteration der Gallengänge u. Pulmonalvenen, evtl. auch Hemmungsmißbildungen an Extremitäten (Ektrodaktylie), an Nieren u. Herz, nicht aber am Hirn- u. Gesichtsschädel. Ät.path.: frühembryonale (in der 4.–5. Wo.) Epithelokklusion des Darmlumens, Entfaltungsstörung der Herz- u. Gallengefäße. – **2)** ∫ Chlorodontie. – **3)** W*-Fülling* Sy.: ∫ dentofaziales Sy. – **4)** ∫ Dysostosis acrofacialis. – **5)** ∫ iridodentales Sy. – **6)** W.*-Meyer=Schwickerath* Sy.: ∫ okulodentodigitales Sy. – **7)** W.*-Thier* Sy.: ∫ okulovertebrales Sy. – **8)** W.*-Hertwig* Sy.: ∫ Oligodaktylie.-S. – Ferner die 1967 beschriebene akrodentale Dysplasie (»Zahnleistendefekt-Spalthand-Sy.«), mit Hypodontie, Schmelzhypoplasien, Mittelstrahlaplasien der Hände/Füße (evtl. Spaltfuß), ferner Hyper- oder Hypotrichose, evtl. Hyperhidrose.

Weyland* Syndrom: ∫ Eosinophilia infectiosa.

Wezler*-Böger* Formel (KARL W., geb. 1900, Physiologe, Frankfurt/M.; ALFRED B., geb. 1901, Internist, Mainz): *kard* Formel zur Berechnung des Schlagvol. (in cm³):

$$V_s = Q \cdot T_A \cdot \frac{P_a - P_d}{2\rho \cdot c}$$

(T_A = Grundschwingung des arteriellen Pulses; weitere Symbole ↑ bei Schlagvolumenbestg.).

W-Form: *bakt* s. u. V-W-Formenwechsel.

WFR: *serol* WEIL*-FELIX* Reaktion.

WFS: WATERHOUSE*-FRIDERICHSEN* Syndrom.

WGL-Antigen: auch bei Neoplasmen vork. Kryptantigen, Rezeptor für »wheat germ lipase« (Weizenkeimlipase).

WGO: Weltgesundheitsorganisation.

WH: Wachstumshormon (↑ Somatotropin).

Wharton* (THOMAS W., 1614–1673, Anatom, London) **Gang:** ↑ Ductus submandibul. – **W.* Sulze:** das gallert., embryonale Bindegewebe im Nabelstrang.

Wheatstone* Stereoskop (SIR CHARLES WH., 1802–1875, Physiker, London): Spiegelstereoskop für die Binokularschulung.

Wheeler* Operation (JOHN MARTIN WH., 1879–1938, Ophthalmologe): **1)** Iridektomie mit Zyklodialyse zur Drucksenkung bei Glaukom. – **2)** Schielkorrektur durch Vorverlagerung der Mm. obliqui inf. u. sup. – **3)** bei Lidptosis Annähen des – über den Tarsus geführten – med u. lat. Anteils des M. orbicul. oculi an die med. bzw. lat. Seite des M. rectus sup.

Wheelock* Syndrom: s. u. MC KITTRICK*-WH.*.

Wheezing: (engl.) Giemen, Stridor.

W-Hernie: retrograde ↑ Hernie.

Whewellit: nach dem engl. Naturwissenschaftler WILLIAM WHEWELL (1794–1866) benanntes Kalziumoxalatmonohydrat; tritt bei Hyperoxalurie (z. B. Oxalsäurevergiftung) als kristalline »Hantelform« im Sediment oder aber als Oxalatstein auf.

Whimsy syndromes: (engl. = schrullig; S. J. LONDON 1968) die sogen. »Wunderland-« oder »Phantasiegestalten-Syndrome«, deren Namen sich auf Märchen-, Sagen-, Romangestalten etc. beziehen; z. B. Alice-im-Wunderland-, Leprechaunismus-, Pickwickier-, Rapunzel-, Undine-, Münchhausen-Sy. (mit den Variationen »Ahasver« bei Medikamentensucht u. »Albatros« nach Gastrektomie).

Whiplash syndrome: (engl. = Peitschenschnur) ↑ Peitschenhieb-Syndrom.

Whipple* (GEORGE HOYT WH. geb. 1878, Pathologe, Rochester/N. Y.; 1934 Nobelpreis für Medizin) **Krankheit: 1)** Lipodystrophia intestin., lipophag. Intestinalgranulomatose: (1907) seltene fieberhafte Erkr. v. a. bei ♂ ♂ im mittl. LA, mit Sprue-ähnl. Bild (Steatorrhö, Malabsorption, Durchfälle, Meteorismus), oft begleitet von Arthritis, Polyserositis (chylöse Ergüsse), Endo- u. Perikarditis, Polyadenopathie. Wahrsch. bakterieller Genese; Besserung durch Antibiotika-Langzeitmedikation. – **2)** ↑ Thalassämie.

Whipple* Operation, WH.*-PARSONS*-MULLINS* Op.: (1943, 1946) bei Pankreaskopf-Ca. Pankreatozephalo-Duodenektomie, Resektion des Magenantrum, terminolat. Gastrojejunostomie, terminoterm. Choledocho- u. terminolat. Pankreatojejunostomie (ursprünglich nur Blindverschluß des Pankreasstumpfes).

Whipple* Trias (ALLEN OLDFATHER WH., 1881–1963, Chirurg, New York): (1938) bei prim. Hyperinsulinismus morgendliche gastrointestinale Störung u. hypoglykäm. Krise (Blutzucker bis 50 mg %) u. schlagart. Besserung nach Glukosezufuhr.

White* Krankheit, Syndrom: 1) (PROSSER WH. 1920) Akroparästhesien u. -asphyxien an den Händen von Wäscherinnen. – **2)** (PAUL D. WH.) Immersion-foot (der ↑ Immersions-Kälte-Nässe-Schaden). – **3)** *kard* ↑ WOLFF*-PARKINSON*-WH.* Sy. – **4)** MILLER*-WH.*-LEV* Sy. – **5)** ↑ BLAND*-WH.*-GARLAND* Sy. – **6)** (JAMES CH. WH. 1890) *derm* ↑ DARIER* Krankh.

White* Operation (JAMES CLARKE WH., geb. 1895, Chirurg, Boston): (1941) spinothalam. Traktotomie.

White* Schema: *bakt* s. u. KAUFFMANN*-WHITE*.

White* Tubus: Doppellumen-Endobronchialtubus (Weichgummi) mit Ballon für Einlungenbeatmung.

White|-graft reaction: *immun* bei erneuter Transplantation kurz nach Abstoßung des Ersttransplantats Ausbleiben der Vaskularisation u. Ersatz des (»weißen«) Transplantats durch Narbengewebe; s. a. Second-set phenomenon. – **Wh.-liver disease:** *päd* ↑ REYE*(-MORGAN*) Syndrom. – **Wh.-spot disease:** ↑ Weißfleckenkrankheit.

Whitehead* (WALTER WH., 1840–1913, Chirurg, Manchester) **Krankheit:** ↑ Colica mucosa. – **Wh.* Operation:** ausgedehnte Hämorrhoidektomie mit Exzision der anorektalen Schleimhaut in ca. 3 cm Breite, Freilegen des Sphincter int. u. Annähen der herabgezogenen Rektalschleimhaut an der HILTON* Linie. Gefahr der Striktur oder Inkontinenz (»feuchter Anus«).

Whitfield* (ARTHUR WH., 1868–1947, Dermatologe, London) **Krankheit:** (1932) ↑ Dermatitis colonica. – **Wh.* Streuung:** *derm* nach chem. Reizung oder Okklusion (auch mit Salben) eines venösen Unterschenkelgeschwürs vork. seborrhoische, urtikariell--ekzematöse Streureaktion v. a. im Gesicht u. an den Gelenkbeugen.

Whitlockit: das Trikalziumphosphat $Ca_3(PO_4)_2$; selten als Harnkonkrement.

Whitman* (ROYAL WH., 1857–1946, Orthopäde, New York) **Gips:** entlastender Becken-Bein-Gipsverband (Bein gestreckt, in Abspreizung u. Einwärtsdrehung) zur konservat. Behandlung der Schenkelhalsfraktur; modifiz. als ↑ JUDET* Gips. – **Wh.* Operation: 1)** (1936) bei Schenkelhalspseudarthrose oder schwerer Koxarthrosis Rekonstruktionsplastik durch Entfernen des Femurkopfes (evtl. einschl. Hals), Einstellen des Trochanter major oder Kollumrestes in die Pfanne (n. MURPHY mit Faszieninterposition) u. Verlagerung der pelvifemoralen Muskeln unter Spannung an die Außenseite des Femurschaftes. – **2)** bei Adduktionsfraktur des Schenkelhalses keilförm. subtrochantere Osteotomie.

Whitmore* (ALFRED WH., 1876–1946, brit. Militärpathologe, Burma) **Bazillus:** (1912) ↑ Pseudomonas pseudomallei. – **Wh.* Fieber, Krankheit:** ↑ Melioidose.

Whitmorin: aus »WHITMORE* Baz.« hergestelltes Diagnostikum für Pseudorotz (vgl. Mallein).

Whittington* Test: Sehschärfenprüfung, bei der der Proband mittels eines von ihm gehaltenen SNELLEN* E-Hakens die Stellung der auf einer drehbaren Tafel in abgestuften Größen u. Positionen dargebotenen gleichen Sehzeichen anzeigt.

WHO: World Health Organization (↑ Weltgesundheitsorganisation).

WHVP: ↑ wedged hepatic venous pressure.

Whyatt* Syndrom: ↑ Angina herpetica.

Whytt* (ROBERT WH., 1714–1766, schott. Arzt) **Krankheit**: 1) akuter Hydrocephalus int. – 2) Meningitis tuberculosa des Kindes. – **Wh.* Phänomen**: Fehlen der Pupillenreaktion auf Licht nach Zerstörung des oberen Vierhügelgebietes.

Wiart* Operation: Neuformierung eines Beckenbodens durch Vereinigen der Bindegewebspfeiler von Kolon u. Blase mit dem Beckenbindegewebe.

Wiberg* Winkel (GUNNAR W., schwed. Orthopäde): (1939) orthop ↑ CE-Winkel.

Wichmann* (JOHANN ERNST W., 1740–1802, Arzt, Hannover) **Asthma**: ↑ Pseudokrupp. – **W.* Krankheit, Syndrom**: 1) KÖNIG*-W.* Krankh.: (1791) Schleimhautpemphigus (Augenbeteiligung bei Pemphigus vulg. chronicus?). – 2) idiopath. ↑ Thrombozytopenie.

Wichmann* Operation: (1934) s. u. NOBLE* Operation.

Wichmann* Tabellen (PAUL W., 1872–1960, Radiologe, Hamburg): *radiol* für die Herddosis-Berechnung bei Bewegungsbestrahlung, wobei die Dosisleistungswerte für die wechselnden Verhältnisse von der kleinsten zur größten Herdtiefe einzeln aufgeführt sind.

Wichte: *physik, chem* das spezif. ↑ Gewicht.

Wickel: *physiother* Umwickeln des ganzen Körpers (»Ganz-W.«) oder eines Körperteils (Fuß-, Hand-, Unter-W.) mit einem feuchten Tuch, das wiederum mit einem trockenen oder einer Wolldecke abgedeckt wird; je nach Wassertemp. u. Ausmaß als wärmeentziehende (kühlende), -stauende oder -zuführende Maßnahme, wobei die Wirkung durch Zusätze (Salz, Essig, Kräuter, Senfmehl etc.) verstärkt werden kann. Anw. v. a. auch in der KNEIPP* Ther.; soll u. a. über kutiviszerale Reflexe zur Hyperämisierung führen. – vgl. Packung.

Wickham* Streifen (LOUIS-FRÉDÉRIC W., 1861–1913, Dermatologe, Paris): *derm* erst nach Anfeuchten (Wasser oder Öl) hervortret. matt-trübe, schimmernde Saum- oder Netzbildung auf (konfluierten) Lichen--ruber-Papeln infolge Verdickung des Stratum granulosum.

Widal* (GEORGES FERNAND ISIDOR W., 1862–1929, Internist u. Pathologe, Paris) **Behandlung**: kochsalzarme Ernährung bei arterieller Hypertonie u. kardial bedingten Ödemen. – **W.* Krise**: ↑ hämoklastische Krise. – **W.* Reaktion**: *serol* Nachweis (Agglutination) spezifischer, insbes. gegen pathogene Darmbaktn. (Typhus, Ruhr u. a.) gerichteter AK im Serum (vgl. GRUBER* Reaktion), indem dieses in geometr. Verdünnung (physiol. NaCl-Lsg.) mit bekannten Baktn.-Suspensionen zusammengebracht u. inkubiert wird. Orientierende Vorprobe auf dem Objektträger, bei pos. Ausfall eigentl. Probe im **W.* Röhrchen** (100 mm lang, 8–10 mm weit), an dem dann die H-(lockere Flocken in der geklärten Flüssigkeit) u. später die O-Agglutination (unregelmäßig-scheibenförm. Sediment, das sich bei leichtem Schütteln in grobe Fetzen oder Bröckel auflöst) abgelesen werden (↑ Tab.). Wichtig für die Beurteilung ist außer der Höhe v. a. auch der Verlauf des Titers. – Als W.*-WRIGHT* Reaktion die auf Bruzellose. – **W.* Syndrom**: acholurischer ↑ Ikterus. – **W.*-Abrami Anämie** (PIERRE A.): Wärmeautoantikörper-Anämie (evtl. mit symptomat. W.*-A.* Ikterus). – **W.*-Abrami* Test** (PIERRE A.): modifiz. DONATH*-LANDSTEINER* Versuch zur Diagnostik der paroxysmalen Kälte-Hämoglobinurie. – **W.*-Ravaut* Syndrom** (PAUL R.): hämolyt. Anämie ohne Sphärozytose.

Widderstoß: *kard* Palpationsphänomen bei brüsker Ausdehnung der Gefäßwand.

Wide*-Gemzell* Reaktion (LEIF W.; CARL A. G.; dän. Ärzte): (1960) immunol. Schwangerschaftstest (Hämagglutinationshemmtest) unter Verw. des Präp. Pregnosticon®. Prinzip: HCG-Antiserum (Kaninchen) wird durch HCG des Schwangerenharns gebunden, so daß HCG-beladene Schaf-Ery oder Latexpartikel nicht mehr mit ihm reagieren können u. zu Boden sinken (Bildung eines braunen Rings = pos.).

Wideroe* Probe (SOFUS W., geb. 1880, Chirurg, Marburg, Zürich): DD von Transsudat u. Exsudat anhand des ausfallenden Proteinfilms beim Eintropfen in MILLON* Reagens: kohärenter Film = Exsudat

Widal* Reaktion

bei	Verdünnungsreihe	1. Ablesung (H-Antigen) nach	2. Ablesung (O-Antigen) nach	pathognost. Titer (bei Anstieg beweisend)
Salmonellosen	1:50–1:1600	2 Std. bei 50°	18 Std. Kühlschrank	1:100 (bei Nichtgeimpften)
Ruhr	1:25–1:400	2 Std. bei 50°	18 Std. Kühlschrank	1:100 bei Sh. flexneri 1:50 bei Sh. sonnei
Koliinfekt	1:10	–	20 Std. bei 50°	1:80
Bruzellosen	1:20–1:1280	2 Std. bei 37°	18 Std. bei Zimmertemp.	1:50
Tularämie	1:10–1:1280	3 Std. bei 37°	18 Std. bei Zimmertemp.	1:80
Listeriose	1:20–1:640	2–4 Std. bei 50°, 30 Min. Zimmertemp.	4–18 Std. bei 50°, einige Std. Kühlschrank	1:320

(bei bes. fester Konsistenz = Tbk), fehlende Kohärenz = Transsudat.

Widerstand: 1) *physik* der Bewegung eines physikal. Systems entgegenwirkende Kraft (z. B. Reibungs-, Strömungs-W.), i. e. S. der **elektr. W.**, den ein Stromkreis bei angelegter Spannung dem Strom entgegensetzt; Einh.: Ohm; s. a. OHM* Gesetz, Impedanz. – 2) *physiol* ⌐ Atem-, Gefäß-, Kreislauf-W.; der sogen. **periphere W.** (Gefäßwiderstand im großen Kreislauf) hängt ab von den präkapillaren ⌐ Widerstandsgefäßen (s. a. W.hochdruck) u. den großen zentralen Arterien (s. a. Elastizitätshochdruck), evtl. auch von der Blutviskosität (Hämatokrit > 60%, z. B. bei Polyzythämie u. -globulie; wird meist völlig kompensiert). – 3) *psych* Abneigung gegen das Bewußtmachen unbewußter psych. Inhalte; nach S. FREUD 5 Formen: mit dem Ich verbunden Verdrängung, Übertragungs-W. u. W. durch sek. Krankheitsgewinn, nicht verbunden W. des Es (aus Trieb u. Instinktschichten) u. des Überich (Gewissen; mit Schuldgefühlen). Analyse des W. ist Kernstück einer analyt. Therapie.

Widerstands|gefäße: *physiol* die der Blutströmung den größten Widerstand bietenden Arteriolen u. Venolen (= prä- bzw. postkapilläre W.g.). Erstere haben zus. mit den Sphinkterkapillaren am Gesamtgefäßwiderstand den größten Anteil (in ihrem Bereich ist Blutdruckabfall am stärksten); das Verhältnis prä- / postkapillärer Widerstand ist wesentlich für den Kapillardruck. – **W.hochdruck**: *kard* arterielle Hypertonie infolge erhöhten Arteriolenwiderstands (Spasmen bis völl. Verschluß der präkapillaren Sphinkteren; s. a. W.gefäße); mit mäßig erhöhten systol. u. stark erhöhten diastol. Druckwerten (bei erhöhtem Mitteldruck) u. normaler oder vermind. Amplitude (vgl. Elastizitätshochdruck). Die essentielle Hypertonie ist stets, die renale, endokrine u. neurogene meist ein W.h.; da oft gleichzeitig Sklerose der großen Arterien, besteht häufig ein W.-Elastizitätshochdruck. – **W.hypertrophie**: *kard* ⌐ Hindernishypertrophie.

Widerstands|messer: »Ohmmeter« zum Messen des elektr. Widerstandes anhand des Spannungsabfalls, den es in einem Voltmeterkreis erzeugt. – **W.peristaltik**: ⌐ Stenoseperistaltik. – **W.phase**: die 2. Phase des Adaptationssyndroms. – **W.thermometer**: Th., das die Temp. anhand des anwachsenden elektr. Widerstandes von Metallen mißt (2 dünne, geschwärzte Pt-Bänder in WHEATSTONE* Brückenschaltung); für Temp. von –200° bis +1200°. – **W.übung**: *physiother* akt. krankengymnast. Bewegungsübung gegen einen vom Behandler gesetzten Widerstand oder aber als Halteübung (s. a. ⌐ isometr. Muskelkontraktion); v. a. zur Kräftigung der Muskulatur. – **W.verlust-Schock** v. a. infolge massiver Erweiterung des Gefäßsystems bei meist normalem Blutvol.; z. B. als Endotoxin-, psychogener Sch.; vgl. Entspannungskollaps.

Widmann*-Neumann* Operation: Radikalbehandlung der marginalen Parodontopathie durch Gingivektomie bis auf den Alveolarknochen.

Widmark* Bestimmung (ERIK MATTEO P. W., 1889–1945, physiol. Chemiker, Lund): (1922) s. u. Blutalkoholbestimmung.

Widmark* Konjunktivitis (ERIK JOHAN W., 1850–1909, Ophthalmologe, Stockholm): akute katarrhal. Bindehautentzündung allerg. oder viraler Genese, mit characterist. Chemosis u. zahlreichen Epitheldefekten, bes. in unt. Hornhautpartien.

Widmer* Zeichen: rel. höhere axillare Körpertemp. rechts bei Appendizitis.

Widowitz* Zeichen: *neurol* ⌐ Puppenaugenphänomen (1).

Wieck* Syndrom: (1931) persist. ⌐ Eosinophilie.

Wiedemann* Syndrom (H.-RUDOLF W., dtsch. Pädiater, Kiel): 1) W.*-LENZ* Sy.: ⌐ Thalidomid-. 2) W.*-BECKWITH* Sy.: (1964) fam. Mißbildungskomplex (Erbgang ungeklärt) mit Nabelschnurbruch (evtl. Eingeweidevorfall), muskulärer Makroglossie, konnat. oder postpartaler Makrosomie (beschleunigte Knochenkernentwicklung; normale STH-Ausscheidung), angeb. Splanchnomegalie (später regressiv), häufig Klitoris- bzw. Penishypertrophie, Y-Einkerbung der sehr großen Ohrläppchen, Neigung zur Glykolabilität. – 3) ⌐ CAMURATI*-ENGELMANN* Sy. – 4) HOLTERMÜLLER*-W.* Sy.: ⌐ Kleeblattschädel-Syndrom. – 5) SPRANGER*-W.* Sy.: **a)** ⌐ Dysplasia spondyloepiphysaria congenita. – **b)** SP.*, W.* u. MAROTEAUX haben ferner (1966) den »metatrop. Zwergwuchs« (Erstbeschreibung u. a. PATEL 1901) als sich bereits im Neugeb.alter manifestierende mikromele (Röhrenknochen kurz u. plump, Rumpf zunächst rel. lang), enchondrale Dysostose (autosomal-rezessiv erbl.?) erkannt; mit Auftreibung der großen Gelenke (Trompetenform der Metaphysen, v. a. Knie), Bewegungseinschränkung (v. a. Hüfte, Schulter), zunehmender WS-Kyphoskoliose (Aniso- u. Platyspondylie; dadurch Wachstumsverzögerung u. Gestaltwandel), Verkürzung u. Verplumpung der Extremitäten, »Hellebardenbecken«.

Wieder|aufwärmungs...: *path* s. u. W.erwärmungs.... – **W.belebung**: ⌐ Reanimation. – **W.belebungszeit**: die max. Zeitspanne, nach der ein ischäm. oder asphykt. Organismus ohne irreversible morphol. Schäden funktionell voll wiederhergestellt werden kann (»Strukturerhaltungszeit«); vgl. Überlebenszeit, s. a. Schema »Anoxie«. – **W.durchblutungszeit**: bei Prüfung der Durchblutung der Akren die Zeitspanne nach 3sekünd. Kompression der Finger- bzw. Zehenkuppen bis zum W.eintreten einer gleichmäß. Rötung; normal 3 Sek., bei Durchblutungsstörung verlängert (u. Rötung fleckförmig).

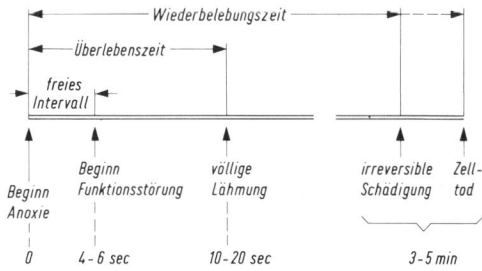

Wiederbelebungszeit: Verlauf einer perakuten, kompletten Anoxie (Eingetragene Zeiten gelten für die Großhirnrinde).

Wieder|eintrittsmechanismus: *kard* Reentry (⌐ Erregungsrückkehr). – **W.erinnerung**: ⌐ Palinmnese (2).

Wiedererwärmungs|krise: bei Aufwärmen eines Unterkühlten (z. B. durch Einbringen in ein heißes Bad) infolge des zu hohen Temp.gradienten zwischen Körperschale u. -kern eintret. krit. Phase mit metabol.

Wiedererwärmungs|zeit

Azidose (ungedeckter O_2-Verbrauch der Peripherie) u. Gefahr der hypox. Gewebsschädigung. – **W.zeit, mittlere akrale**: (HEIDELMANN 1956) *angiol* der durchschnittl. Zeitwert der spontanen Wiedererwärmung der Fingerspitzen nach kaltem Handbad (»Abkühlungsversuch«).

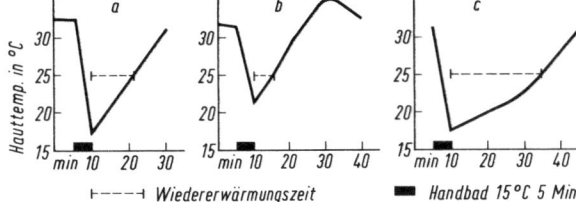

Bestimmung der **Wiedererwärmungszeit** nach HEIDELMANN: a) Normaltyp, b) Arteriolendilatationstyp (MWZ = 6 Min.), c) Arteriolenkonstriktionstyp (MWZ = 25 Min.).

Wiederherstellung: *ther* / Restitution, Rekonstruktion, Rehabilitation.

Wieder(holungs)|impfung: / Revakzination. – **W.-infektion**: / Reinfektion.

Wiederholungszwang: *psych* 1) (S. FREUD) zwanghaftes, unbewußtes Wiederholen traumatisierender Erfahrungen, indem die gleiche Situation aktiv herbeigeführt u. wiedererlebt wird oder sich in »verkleideter« Form (z. B. im Traum) wiederholt. – **2)** / Palilalie.

Wiederkäuen: *psych*, *päd* / Rumination.

Wiedhopf*-Greifenstein* Syndrom: (1931) *orthop* asept. Nekrose des – v. a. med. – Sesambeins am Metakarale I; Beginn im 2. u. 3. Ljz., Gynäkotropie.

Wieger* Band: *anat* feinste Faserverbindngn. zwischen Glaskörper u. Linsenkapsel in Ringform (∅ ca. 9 mm).

Wieland* Theorie (HEINRICH OTTO W., 1877–1957, Chemiker, München; 1927 Nobelpreis für Chemie): Zelluläre Oxidationsvorgänge bestehen überwiegend aus Dehydrierungen.

Wieland* Weichschädel (EMIL W., 1867–1948, Pädiater, Basel): *päd* / Kuppenweichschädel.

Wiener* (ALEXANDER SOLOMON W., 1907–1976, Serologe, New York) **Ein-Gen-Theorie**: (1949/55) s. u. Rhesussystem. – **W.* Protein**: / X-Protein. – **W.* Syndrom**: / Hämophilie. – **W.* Test**: *serol* 1) (1949) quant. Antiglobulin-Konsumptionstest durch Titer-Bestg. in einem geeigneten Indikatorsystem (Rh-pos. Ery, die nach dem Prinzip des COOMBS* Tests mit einem inkompletten Anti-D-Serum beladen wurden). – **2)** / Blocking-Test.

Wiener Determinationsgerät: *psych* Gerät, das eine regulierbare Folge von opt. u. akust. Reizen bietet, auf die der Proband mit zugeordneten Handgriffen reagieren soll; zur Prüfung der reakt. Belastbarkeit, insbes. auch unter Einwirkung von Medikamenten.

Wiersema*-Lynch* Syndrom: (1937 bzw. 1960) X-chromosomal erbl., angeb. Ichthyosis (v. a. an Extremitätenstreckseiten), sek. Hypogonadismus u. mäß. Adipositas; oft kombin. mit weiteren Degenerationsstigmata.

Wiesel* Paraganglion (JOSEPH W., 1876–1928, Anatom, Wien): chromaffines Gewebe im Bereich des Pl. cardiacus.

Wiesen(gräser)dermatitis: / Dermatitis bullosa pratensis.

Wiesner*-Barton* Test (RICHARD W., 1875–1954, Pathologe, Wien): (1946) *gyn* / KURZROK*-MILLER* Test.

Wiethe* Lipoidproteinose (CAMILLO W., 1888–1949, österr. Otologe): (1924) / Hyalinosis cutis et mucosae.

Wigand*- Martin*- Winckel* Handgriff (JUSTUS HEINR. W., 1769–1817, Geburtshelfer, Mannheim; AUGUST M.; FRANZ KARL LUDWIG W.), »Dreimännerhandgriff«: *geburtsh* bei Beckenendlage, wenn der kindl. Kopf nicht ins kleine Becken eintritt, Beugen u. Drehen des Kopfes mit dem in den Mund eingeführten Mittelfinger u. durch Druck des 2. u. 4. Fingers auf die Jochbeine, dann Entwicklung des Kopfes durch Druck von außen u. Zug an den Schultern wie nach VEIT-SMELLIE.

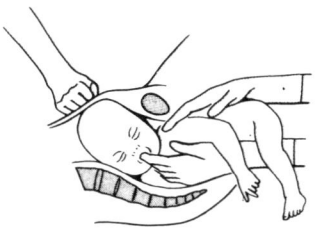

Wigdorowitsch* Zeichen: (1915) *angiol* NICOLADONI*-ISRAEL*-BRANHAM* Zeichen.

Wiggenthaler Fieber: / Bornholmer Krankheit.

Wiggers* Methode (CARL JOHN W., 1855–1963, Physiologe, Cleveland/Ohio): (1928) synchrone Schreibung von EKG u. Pulskurven der großen Arterien. – Von W.* auch eine Einh. des Strömungswiderstandes im Blutkreislauf (in $dyn \cdot sec \cdot cm^{-5}$) angegeben.

Wiggert* Katatonie (VIKTOR W., geb. 1880, Psychiater, Stockholm, Uppsala): / Bronzekatatonie.

Wihtigo, Wiitiko: *psych* / Windigo.

Wilbrand* Phänomen (HERMANN W., geb. 1851, Ophthalmologe, Straßburg, Breslau, Hamburg): bei homonymer Hemianopsie Einstellbewegung der Augen auch bei Projektion des Fixationspunktes auf die blinde Netzhauthälfte. Nutzbar zur DD von Traktus- u. Rindenläsion (= **W.* Test**), da pos. nur bei letzterer.

wildes Fleisch: *path* / Caro luxurians.

Wildallel: / Normal-Allel. Auf seine Existenz u. Funktion wird meist erst nach Auftreten einer Mutation geschlossen.

Wildbolz* Operation: (HANS W., 1873–1940, Urologe, Bern): 1) bei Prostata-Ca. perineale, totale (perikapsuläre) Auslösung der Drüse, evtl. auch Entfernung der Samenblasen. – 2) Nierenbeckenplastik bei Hydronephrose: nach Resektion des erweiterten Beckens Neoimplantation des Harnleiters.

Wilde* (SIR WILLIAM ROBERT WILLS W., 1815–1876, Ophthalmo- u. Otologe, Dublin) **Fasern**: horizontale Fasern des Corpus callosum, die die Großhirnhemisphären verbinden. – **W.* Reflex**: / Trommelfellreflex.

Wildegans* Untersuchung: (HANS W., geb. 1888, Chirurg, Berlin): intraop. Endoskopie der Ductus choledochus u. hepatici (mit spez. Choledochoskop).

Wilder* Gesetz (JOSEPH W., geb. 1895, Neuropsychiater, New York): (1930) Je näher die Aktivität eines Organs der oberen Grenze der Leistungsfähigkeit ist, desto schwieriger ist sie zu stimulieren u. desto leichter zu inhibieren. – s. a. Ausgangswertgesetz.

Wilder* (RUSSELL MORSE W., geb. 1888, Arzt, Minnesota) **Krankheit**: idopath. Form der Glykopenie. – **W.* Test**: 1) »Hungertest« zum Nachweis eines Hyperinsulinismus anhand der innerhalb 36 Std. eintretenden Hypoglykämie. – 2) Fastentest zur Beurteilung der Glukokortikoide (bei NNR-Unterfunktion hypoglykäm. Anfall). – 3) W.*-CUTLER*-POWER* Test: Nachweis eines ADDISON* Syndroms anhand der Exazerbierbarkeit der Sympte. durch Kochsalzentzug; obsolet (da gefährl.).

Wilder* Zeichen (WILLIAM HAMLIN W., 1860–1935, Ophthalmologe, Chicago): ruckweise Seitwärtsbewegungen der Augen beim BASEDOW* Exophthalmus.

Wildervanck* Syndrom (L. S. W., Humangenetiker, Groningen): **I)** W.*-WAARDENBURG*-FRANCESCHETTI*-KLEIN* Sy., zerviko-okulo-faziale Dystrophie: (1952) fam. (Gynäkotropie), wahrsch. erbl., multiple Mißbildungen des ROBIN* u. KLIPPEL*-FEIL* Syndroms, kombin. mit labyrinthärer Taubheit (Taubstummheit) u. uni- oder bilat. Abduzenslähmung (mit Bulbusretraktion). – **II)** Dysostosis zygomatico-maxillo-mandibulo-facialis: (1968) Abartungen (erbl.? embryopath.?) an Schädel-Gesicht u. Augen: Hypertelorismus, Blepharophimose, Mikro- u. Buphthalmus, Optikusatrophie mit schwerer Visusverminderung, Nystagmus; Jochbögenhypoplasie, tiefer Stirnhaaransatz, tiefsitzende Ohren, plumpe Nase, Mikrognathie u. -genie, Zahnstellungsanomalien, persistierendes Milchgebiß. – **III)** (1962) dominant erbl. Schalleitungsschwerhörigkeit oder -taubheit mit Ohrfisteln, Präaurikularanhängen, Ohrmuscheldysplasie u. -tiefstand; mit dem ROWLEY* Sy. ident. oder verwandt. – s. a. BERNDORFER*-W.* Syndrom.

Wild|kaninchen-Typ: Bez. für einen Menschen, der – wie das Kaninchen – auf einen Dauerstreß mit Hyperaktivität der Schilddrüse reagiert (die u. U. überschießend zur BASEDOW* Krankh. führt?). – **W.|stamm**: *mikrobiol* frisch isolierter, nicht durch Züchtung modifizierter Virus-, Baktn.- oder Pilzstamm, der sich von anderen innerhalb seines Typs oder seiner Spezies in best. (uneinheitl.) Eigenschaften durchaus unterscheiden kann. – **W.typ**: *genet* der Phäno- bzw. Genotyp, der charakteristisch ist für die große Mehrzahl aller im freien Normalmilieu vork. Wildformen seiner Art (oder eines infraspezif. Taxons). Erbl. Varianten: / Mutanten. – **W.wässer**: *baln* / Akratothermen.

Wilkie* (SIR DAVID PERCIVAL DALBRECK W., 1882–1938, Chirurg, Edinburgh) **Arterie**: »A. supraduoden.«, ein kleiner Ast der A. hepatica oder gastroduoden., evtl. bis zur Zystikusmündung. – **W.* Syndrom**: intermitt. Form des arteriomesenter. Duodenalverschlusses.

Wilkins*, Maurice Hugh Frederick: geb. 1916, Biophysiker, London; 1962 Nobelpreis für Medizin (zus. mit / WATSON*-CRICK*).

Wilkins* Syndrom (LAWSON W., amerikan. Endokrinologe): **1)** (1948) kongenit. NN-Hyperplasie mit Enzymdefekt (Unfähigkeit der Hydrokortisonbildung) u. dadurch verstärkter ACTH- u. Androgenproduktion. 2 Formen (bd. gut auf Kortison reagierend): bei Mangel an 21-Hydroxylasen adrenogenitales / Salzverlustsyndrom; bei Mangel an β-11-Hydrolasen (Anreicherung von Cortodoxonum u. Cortexon) Virilisierung u. arterielle Hypertonie; ferner der rein hypertensive Typ BONGIOVANNI. – **2)** prim. Hodendysgenesie mit ♂ Kerngeschlecht; kleine intraabdomin. Gonaden (mit tubulären Elementen u. LEYDIG* Zellen), Samenleiter vorhanden, MÜLLER* Gänge evtl. fehlend, persistierender Sinus urogenit., Ausbildung einer Klitoris.

Wilkinson* (JOHN FREDERICK W., geb. 1897, Hämatologe, Manchester) **Anämie, Krankheit**: achrest. / Anämie. – **W.* Hämopoietin**: / Erythropoietin.

Wilks* Krankheit (SIR SAMUEL W., 1824–1911, Internist u. Pathologe, London): **1)** chron. Glomerulonephritis (»W.* Niere«). – **2)** / Myasthenia gravis. – **3)** / Lymphogranulomatosis maligna.

Willan* (ROBERT W., 1757–1812, engl. Dermatologe) **Lepra**, W.*-PLUMBE* Syndrom: (1808 bzw. 1824) / Psoriasis vulg. – **W.* Krankheit**: / Pityriasis versicolor. – **W.* Lupus**: / Lupus vulg. – s. a. Ekzema solare.

v. Willebrand* (ERIK ADOLF V. W., 1870–1949, Arzt, Helsingfors) **Faktor**, Faktor VIII A (»Antigen«), anti-bleeding factor: (1933) der dem Faktor VIII C (»Coagulation-« oder Plasmagerinnungsfaktor VIII) immunologisch sehr eng verwandte / »Vascular factor«, ein plasmat. Kofaktor der Plättchenaggregation. – **v. W.*-Jürgens* Syndrom** (RUDOLF J.): (1926 bzw. 1922) die »heredit. Thrombozytopathie Typ JÜRGENS« oder »vaskuläre Pseudohämophilie A« (v. WILLEBRAND) als autosomal-domin. erbl., hämorrhag. Diathese mit verlängerter subaqualer Blutungszeit, verminderter Aktivität des Faktors VIII A (s. o.), z. T. auch vermind. Thrombozytenretention (SALZMAN) sowie vermind. Plättchenaggregation im Plasma auf Ristocetin; s. a. Tab. »thrombozytäre Koagulopathien«. – Neben dieser auch mit Verminderung des gerinnungsakt. VIII C einhergehenden Entität (»Typ ALAND«) das – 1958 von R. GROSS vorgeschlagene – »**erweiterte v. W.*-J.* Sy.**« (z. T. ohne plasmogene oder prim. Plättchenfunktionsstörung) mit den Subentitäten (u. deren Varianten) Angiohämophilie A (vermind. VIII-C-Aktivität; normales VIII A) u. B. (vermind. IX-Aktivität, verlängerte Blutungszeit; autosomal-dominant), Pseudohaeamophilia pura (autosomal dominant; nur verlängerte Blutungszeit), Thrombopathia haemophilica A u. B. (vermind. VIII-C- bzw. IX-Aktivität; konstitutionelle prim. Plättchenfunktionsminderung mit verlängerter Blutungszeit). Nicht dazu gerechnet werden die isolierten prim. Thrombopathien mit Releasestörung oder Verminderung der Plättchenfaktoren 3 u. 4 (»storage pool disease«).

Willenlosigkeit: / Abulie.

Willens|entgleisung: Richtungsänderung der W.antriebe vor Abschluß der gewollten Handlung; v. a. bei Katatonie. – **W.hemmung**: Beeinträchtigung der W.entfaltung (Nicht-fassen- bzw. Nicht-durchsetzen-Können eines Entschlusses); v. a. bei endogener Depression. – **W.schwäche**: Ausweichen vor schwier. Situation, leichte Beeinflußbarkeit u. mangelhafte Zielstrebigkeit; als krankhafte Form die / Hypobulie. – **W.sperrung**: Gefühl des plötzl. Abbrechens

Willet* Syndrom

einer W.handlung oder des Willens; charakterist. Erlebensform bei Schizophrenie.

Willet* (JOHAN ABERNETHY W., 1872–1932, Chirurg, London) **Gipsverband-Syndrom**: ↑ Cast-Syndrom – **W.* Zange**: Krallenzange, die bei mangelndem Geburtsfortschritt im Haut u. Kopfschwarte des Kindes angelegt wird u. durch leichten Dauerzug (angehängtes Gewicht) den Kopf langsam tiefer zieht.

Willi* Syndrom: *päd* s. u. PRADER*-LABHART*-.

Williams* Trait: (engl. = Eigenschaft) Fehlen des HMW-Kininogens mit konsekut. Verlangsamung der Blutgerinnung (ohne klin. Sympte.).

Williams* Zahl (ANNA WESSELS W., 1863–1955, Bakteriologin u. Pathologin, New York): empir. Maßzahl für den – von der Art der Ernährung abhäng. – Aneurinbedarf (in µg), errechnet als Quotient aus tägl. Aneurinaufnahme u. tägl. Nichtfett-Kalorien. – Werte um 1 = ausreichende Zufuhr, 0,3 = untere Grenze; bei erhöhtem Stoffwechsel Aneurin-Bedarf gesteigert.

Williams* Zeichen: **1)** (FRANCIS HENRY W., 1852–1936, Hospitalarzt, Boston) der ↑ Trachealton. – **2)** (CHARLES JAMES BLASIUS W., 1805–1899, brit. Arzt) herabgesetzte Atembeweglichkeit der vord. Thoraxwand bei Concretio pericardii.

Williams*-Beuren* Syndrom (J. C. W., neuseeländ. Kardiologe; ALOIS J. B., Kardiologe, Göttingen): (1961/62) supravalvuläre Aortenstenose in Kombin. mit multiplen Abartigkeiten z. B. des Gesichts (»Gnomen-« oder »Faunsgesicht«), Zahnanomalien (u. a. Mikrodontie: »Mäusezähne«) u. Hypogenitalismus. Sonderform des FANCONI*-SCHLESINGER* Sy.?

Williams*-Campbell* Syndrom: (1960) generalis. sackförm. ↑ Bronchiektasie bei kongenit. Knorpeldefekten an Segment- u. Subsegmentbronchien; rezidiv. Pneumonien, Emphysem, Lungenfibrose.

Williams*-Pollock* Syndrom: (1966) UMMN.

Williamson* Zeichen (OLIVER K. W., 1866–1941, London): **1)** rel. niedriger Blutdruck im Bein auf der Seite eines Pneumothorax oder Pleuraergusses. – **2)** scheinbare Vergrößerung des li. Leberlappens bei Perikarderguß.

Williger* Spritze: Rekordspritze mit 2 Ringgriffen (für 2. und 3. Finger) prox. am Kolben; für Applikation auf das Zahnfleisch.

Willis* Anreicherung: *helminth* »Kochsalzauftrieb-Methode« zum Nachweis von Nematodeneiern im Stuhl; Aufschwemmen der Probe mit gesätt. (37%ig.) NaCl-Lsg., wodurch die spezifisch leichteren Eier aufsteigen u. sich an dem aufgelegten Objektträger absetzen.

Willis* (THOMAS W., 1622–1675, Arzt u. Anatom, Oxford, London) **Arterienkreis**: (1664) ↑ Circulus arteriosus cerebri (dessen Aa. communicantes auch »W.* Arterien« genannt werden). – **W.* Phänomen**: ↑ Paracusis Willisii.

Willkürmotorik, Handlungsmotorik: die auf Auswahl- u. Entscheidungsprozessen beruhenden zielhaften u. »operanten« Bewegungsakte (meist unter Beteiligung mehrerer bis vieler Muskelgruppen) anhand räuml.-zeitl. Innervationsmuster, vorprogrammiert von subkortikalen »Funktionsgeneratoren« (für rasche, diskontinuierl., ballist. Selbstbewegungen wahrsch. im Neozerebellum, für glatt-kontinuierliche beliebiger Geschwindigkeit wahrsch. in den Basalganglien); die von daher u. von anderen Hirnbereichen kommenden Afferenzen werden im prim. motor. Kortex unter zusätzl. Informationsverarbeitung als Efferenzen über das pyramidale System an die Skelettmuskulatur weitergegeben; eine doppelläuf. Verbindung der motor. Rinde über Brückenkerne u. Thalamus mit dem – an das EPS angeschlossenen – Kleinhirn moduliert die Rindenaktivität i. S. der automat. Anpassung an die Ausgangsbedingungen (v. a. auch zeitl. Koordination von Agonisten u. Antagonisten; womit die W. eigentlich nur vom Start her dem Willen unterliegt). – s. a. zentrenzephales System.

Willock* Korsett zur Unterstützung der Atembewegungen bei Lungenemphysem.

Wills* Faktor (LUCY W., Ärztin, London): (1931) aus Leber u. Hefe gewonnener, dem B-Vit.-Komplex nahestehender Faktor, der bei Anaemia tropica macrocytaria (»W.* Anämie«) vorbeugend u. heilend wirkt.

Willstätter* Einheit (RICHARD MARTIN W., 1872 bis 1942, Chemiker, Zürich, Berlin, München; 1915 Nobelpreis für Chemie): Kennzahl der Lipase-Aktivität; ermittelt durch Spektrophotometrie der enzymatisch bedingten Verseifungsprodukte von Olivenöl.

Wilmer* Operation (WILLIAM HOLLAND W., 1863 bis 1946, Ophthalmologe, Washington, Baltimore): **1)** (1916) sklerokorneale Trepanation bei Glaukom. – **2)** Iridokapsulektomie bei Seclusio pupillae.

Wilms* (MAX W., 1867–1918, Pathologe u. Chirurg, Leipzig, Basel, Heidelberg) **Dermoidzotte, Höcker**: ↑ Kopfhöcker. – **W.* Operation**: **1)** bei Amputation Deckung des Knochenstumpfes durch Sehnen- oder freie Faszienplastik (z. B. am Finger). – **2)** perineale, lat. Prostatektomie (stumpfe Enukleation) nach Hautschnitt parallel zum aufsteigenden Schambeinast, Spalten der oberflächl. Dammfaszie u. Durchtrennen des Trigonum urogenit.; abschließend Tamponade, Blasendränage durch die Wunde. – **3)** bei Caecum mobile Versenken des Blinddarms (nach Appendektomie) in eine retroperitoneale Tasche (an der Beckenschaufel). – **4)** Magenresektion nach BILLROTH II mit Gastroenterostomia retrocolica oralis part. inf. – **W.*Tumor**, BIRCH=HIRSCHFELD* Tumor, MANON* Nierendysembryom, malignes Nephrom, nephrogenes Dysembryom: meist einseitig im 1.–5. Lj. auftret., rasch wachsendes Malignom der Niere (histol.: glomerulum- u. tubulusähnl. Neoplasien); evtl. mit Mißbildungen vergesellschaftet; klin.: großer Bauchtumor, gestörtes Allg.befinden, Fieber, Aszites, oft Hämaturie u. arterielle Hypertonie; im fortgeschritt. Stadium Verdrängungs-Sympte.; sehr schnelle hämato- u. lymphogene Metastasierung. Ther.: Op. u. Nachbestrahlung; Prognose ernst.

Wilson* (FRANK NORMAN W., 1890–1952, amerikan. Kardiologe) **Ableitung**: (1930) *kard* s. u. Brustwandableitung. – **W.* Block**: *kard* häuf. Form des ↑ Rechtsschenkelblocks; im EKG QRS-Komplex > 0,12, schlankes R, plumpes, breites S, pos. T in I u. $V_{5–6}$ (übr. Abltgn. unterschiedl., ↑ Abb.); Hinweis auf Ischämie, Myokarditis, aber auch ohne path. Bedeutung. – **W.* Elektrode**: *kard* (1932) für die unipolaren Brustwand-Abltgn. des EKG verw. indifferente Elektrode, in der die Kabel der 3 Extremitäten-Abltgn. unter Einschaltung hochohmiger Widerstände

(5000 Ω) zu einem »central terminal« zusammengefaßt sind (lagemäßig etwa dem Nullpunkt der Achse zwischen pos. u. neg. Summationsdipol des Herzens entsprechend).

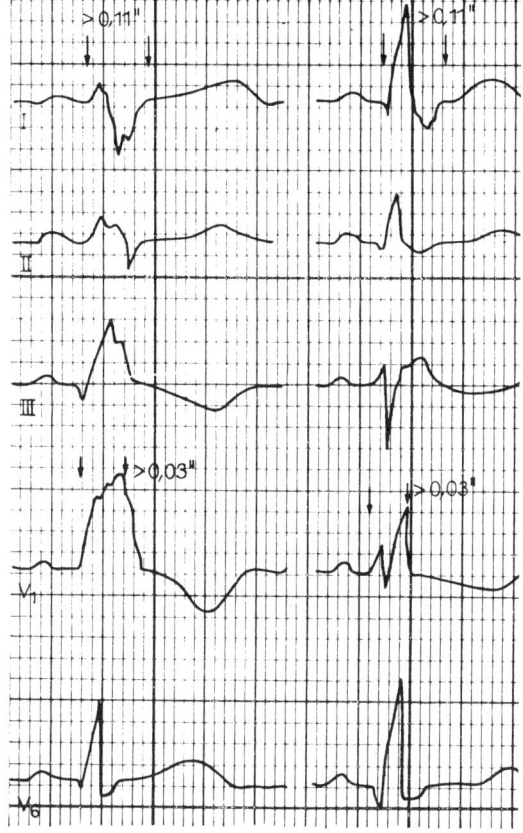

Wilson* Block

Wilson* Erbgang: (EDMUND B. W., geb. 1856, Zoologe, New York): X-chromosomaler / Erbgang.

Wilson* Granulom: *derm* durch Trichophyton rubrum hervorgerufene kleine, erythematös-schuppende perifollikuläre Herde mit zentraler Erhebung (darunter Knötchen) im dist. U'schenkeldrittel; Form des Granuloma trichophyticum (MAJOCCHI) mit Erregeranordnung um den Haarfollikel.

Wilson* Muskel (JAMES W., 1765–1821, Chirurg, London): / Musculus sphincter urethrae.

Wilson* Phänomen: als »okuloauraler Reflex« die Ohrmuschelmitbewegung bei extremem Seitwärtsblick. – **W.* Phorometer**: *ophth* Stereoskop mit Drehprismen zum Messen des Augenmuskelgleichgewichts.

Wilson* Schwangerschaftsreaktion (KARL MILLER W., amerikan. Gynäkologe): Modifik. der FRIEDMAN*-LAPHAM* Reaktion.

Wilson* Syndrom, Krankheit: **1)** (i. e. S.; SAMUEL ALEXANDER KINNIER W., 1877–1937, Internist u. Pathologe, London), W.*-WESTPHAL* Sy., Sklerose, hepatozerebrale, hepatolentikuläre oder neurohepat. Degeneration: (1912) autosomal-rezessiv erbl. Defektparaproteinämie mit Störung der Zöruloplasmin-Synthese (Serumspiegel < 10 gegenüber normal 23–44 mg%) u. dadurch Cu-Anreicherung im Gewebe i. S. einer chron. Kupferintoxikation. Klin. Manifestation im 1.–2. Ljz. (bei späterem Beginn als »WESTPHAL*-v. STRÜMPELL* Sy.«): extrapyramidale Sympte. (Choreoathetose [Frühsympt.!], Tremor, Rigor, Ataxie, Dysarthrie, Extremitätenkontrakturen, Salbengesicht) infolge Degeneration der zerebralen Stammganglien (»Linsenkerndegeneration«), KAYSER*-FLEISCHER* Ring (pathognomonisch!), hypertrophe, grobhöcker. Leberzirrhose (»**W.*** Leber«, evtl. mit MALLORY* Körpern), Aminoazidurie (Cu-Einlagerung in Tubuluszellen mit Blockierung der Enzymsysteme), graubraune Hautpigmentierung, Störung des KH-Stoffwechsels mit Hyperinsulinismus (Cu-Aktivation des Insulins), intellektueller u. psych. Verfall (oft mit Affektinkontinenz). – **2)** (SIR WILLIAM JAMES ERASMUS W., 1809–1884, Dermatologe, London) **a)** W.*-BROCQ* Krankh.: / Dermatitis exfoliativa generalisata. – **b)** / Lichen ruber planus KAPOSI. – **3)** (JAMES L. W.) / JIRÁSEK*-ZUELZER*-W.* Sy. – **4)** (CLIFFORD W.) **a)** / KIMMELSTIEL*-W.* Sy. – **b)** **W.*-Byrom* Sy.**: Bestehenbleiben einer durch einseit. Nierenarterienstenose bedingten Hypertonie auch nach Korrektur der Stenose, wenn es schon zur Arteriolosklerose der anderen Niere gekommen ist u. diese die Funktion der operierten übernimmt. – **5)** **W.*-Mikity* Syndrom** (MIRIAM G. W., geb. 1922, Kinderärztin; VIKTOR G. M., Röntgenologe; bde. Los Angeles; 1960), pulmonale Dysmaturität: interstitielle mononukleäre, herdförm. fibrosierende Pneumonie unbekannter Ätiologie beim Früh- u. Neugeb. u. Säugling; afebril, mit erhebl. Zyanose, Tachy- u. Dyspnoe, später Rechtsherzinsuffizienz; im Rö.bild netzart. Verdichtungen der von Zysten durchsetzten Lunge.

Wilson* Test: *otol* audiometr. Prüfung der Ermüdbarkeit des Ohres im Frequenzbereich um 4000 Hz zur DD zwischen Schalleitungs- u. -empfindungsschwerhörigkeit.

Wilson* Zeichen: **1)** (SAMUEL A. K. W.) Ektopie der Pupille nach oben u. nasal beim Pinealis-Syndrom. – **2)** (W., SCHNEIDER, HOFF) Pronationszeichen: bei Kleinhirnerkr. die unaufhaltsame Pronation der in Supination vorgestreckten Hände.

Wilson*-Blair* Agar (WILLIAM JAMES W., 1879–1954, Bakteriologe, Belfast): *bakt* als Selektivnährböden **1)** Wismutsulfit-Agar (1923; modifiz. z. B. von LOVREKOVICH, MESSERSCHMIDT-PÖHLIG, SCHLIRF-SEIDENSTÜCKER) zum – optimalen – Nachweis von Salmonella typhi (Sulfit wird zu H_2S reduziert, der dann schwarzbraunes Bi_2S_3 bildet); **2)** Ferrichlorid-Sulfit-Dextrose-Agar (Fleischwasseragar mit Glukose, Marmorstückchen, Natriumsulfit u. $FeCl_3$) für Aerobierzüchtung (nach Beimpfung Überschichten mit selbem Agar; durch reduzierende Baktn. Schwärzung um die Kolonie). – **W.*-Reilly* Nährboden** (Peptonwasser u. a. mit Na-Bisulfit u. ammoniakal. Wismutzitrat) für Vibrio cholerae (Reduktion des Sulfits zu H_2S, schwarzbraunes Bi_2S_3).

Wilsonismus: (LOTMAR) bei infektiöser Leberschädigung als Komplikation (hepatogene B_6-Avitaminose?) vork. reversibles extrapyramidales Syndrom (ähnl. dem WILSON* Sy.) mit Tremor u. choreaähnl. Hyperkinesen.

Wiltberger* Test: *ophth* Farbensinnprüfung anhand der nach Fixieren (20 Sek.) von Farbstreifen wahrge-

Wimberger* Ring

nommenen Nachbilder, deren Farbe vom Probanden mittels Vergleichsstreifen zu identifizieren ist.

Wimberger* (HANS W., Radiologe, Wien) **Schattenring**: *röntg* (1925) ringförmige Verdichtungszone (»Trümmerfeld«) um die Knochenkerne v. a. der dist. Femur- u. der prox. Tibiaepiphyse als Spätsympt. der – abgeheilten – MOELLER*-BARLOW* Krankheit. – **W.* Zeichen**: *röntg* Spornbildung an den seitl. Ecken der Metaphysenabschlußzone (v. a. dist. Femur) als Frühzeichen der MOELLER*-BARLOW* Krankh.

Wimpern: *anat, protozool* ↑ Cilia; s. a. Flagellum, Flimmerepithel, Zili.... – **W.ausfall**: *ophth* bei Lidranderkr. infolge Schädigung des Haarbalgs verkürzte Lebensdauer der W. (normal etwa 150 Tg.). Nachwachsende Haare evtl. in falscher Richtung, kurz u. geringelt (dadurch wiederum vermehrte entzündl. Erscheinungen am vord. Auge). – **W.drüsen**: ↑ Glandulae ciliares (MOLL).

Wimper(n)|epithel: ↑ Flimmerepithel. – **W.infusorien, -tierchen**: ↑ Ciliophora. – **W.larve**: *helminth* Mirazidium.

Wimplinger* Probe: ↑ Pentdyopent-Reaktion.

Winchester* Syndrom: (PATRICIA W., 1969) autosomal-rezess. erbl., fam., nichtlysosomale Störung des Mukopolysaccharidstoffwechsels mit progred. karpotarsaler Osteolyse, im 1. Lj. beginnend mit Sympt. einer schubweisen rheumatoiden Arthritis; ferner subepitheliale Hornhauttrübungen.

v. Winckel* (FRANZ V. W., 1837–1911, Gynäkologe, Rostock, Dresden, München) **Handgriff**: *geburtsh* s. u. WIGAND*-MARTIN*-. – **W.* Krankheit**: Cyanosis afebrilis icterica perniciosa cum haemoglobinuria, RITTER* Krankh.: (1879) in den ersten Lebenstagen beginnende (seltene) Säuglingssepsis mit Ikterus, Haut- u. Schleimhautblutungen, Zyanose, Kollapsneigung u. Hämoglobinurie (anat.: Hb-Infarkte in den geraden Harnkanälchen), oft afebril, mit ungünst. Prognose; Ätiol.: Streptokokken- oder Koli-Infektion, evtl. Intoxikationsfolge (Karbol, Nitrite). – **W.* Uterus**: der »U. bicornis rudimentarius solidus partim excavatus cum vagina solida« (s. a. MAYER*-V. ROKITANSKY*-KÜSTER* Syndrom). – **W.* Zeichen**: *geburtsh* ↑ KÜSTNER* Handgriff.

Wind: *physiol* ↑ Flatus.

Windaus*, Adolf Otto Reinhold: 1876–1959, Chemiker, Göttingen; 1928 Nobelpreis für Chemie »für seine Verdienste um die Erforschung des Aufbaus der Sterine u. ihres Zusammenhanges mit den Vitaminen«.

Wind|blattern, -pocken: ↑ Varizellen. – **W.brand**: *derm* sonnenbrandähnl. Dermatitis durch starke W.einwirkung. – **W.dorn**: *path* ↑ Spina ventosa. – **W.ei**, W.mole: *gyn* Abortprodukt, bei dem die Fruchtanlage verkümmert oder überhaupt nicht feststellbar ist; Trophoblastmole mit leerem Eisack.

Windel|ausschlag, -dermatitis, -pocken: ↑ Dermatitis ammoniacalis, ↑ Erythema gluteale infantum. – **W.test**: *päd* ↑ Eisenchlorid-Windeltest.

Wind|flechte: *derm* Pityriasis simplex faciei. – **W.geschwulst**: durch Magen-Darmmeteorismus bedingte Auftreibung des Leibes.

Windigo: *psych* bei best. Indianerstämmen vork. psych. Erkr. mit plötzl. kannibalist. Trieben.

Windkessel: *physiol* Begr. (in Anlehnung an den Druck-W., ein in eine Druckleitung eingebautes Behältnis mit konst. Luftvol., in dem sich die periodisch komprimierte Luft beim Nachlassen des Druckes infolge Elastizität wieder ausdehnt u. dadurch die diskontinuierl. Strömung in eine kontinuierliche umwandelt) für **1)** Lunge, Bronchien u. Trachea als die Erhöhung des Anblasedruckes ermöglichender Teil des Phonationsapparates (»W.raum«); **2)** das Gesamt der »Arterien vom elast. Typ« (»W.arterien«), die aufgrund ihrer großen reversiblen Elastizität eine W.funktion ausüben: als zentraler W. die Aorta, unterstützt von den – weniger elast. Elemente enthaltenden – großen Ästen (Karotiden, Aa. subclaviae nebst Anfangsabschnitten der abgehenden Halsäste, Aa. iliacae). Dienen während der Herzsystole als Blutreservoir, aus dem das Blut in der Diastole durch »gespeicherte« Vis a tergo peripherwärts getrieben wird (Verteilung geregelt durch ↑ Widerstandsgefäße = Arterien vom muskulären Typ). Elastizitätsminderung hat arterielle Hypertonie (»W.hochdruck«) zur Folge; s. a. Elastizitätshochdruck.

Wind|kolik: Colica flatulenta (oft als Begleiterscheinung des Meteorismus). – **W.mole**: *gyn* ↑ Windei. – **W.mühlenfinger**: *orthop* (BOIX 1897) angeb. oder (häufiger) als pcP-Folge vork. Ulnardeviation der Finger; evtl. kombin. mit anderen Mißbildungen (Beugekontraktur der Grundgelenke, Brachydaktylie etc.) bzw. Fehlhaltungen (z. B. ↑ Schwanenhalsdeformität). – **W.pocken**: ↑ Varizellen.

Windscheid* Krankheit (FRANZ W., 1862–1910, Neurologe, Leipzig): die ZNS-Symptomatik der Arteriosklerose.

Wind|schutzscheiben-Syndrom: *neurol* ↑ Mediansyndrom nach traumat. Aufprall des Schädels auf die Kfz.-Frontscheibe. – **W.verhaltung**: fehlende Flatulenz bei Ileus.

Winer* Hautkalzinose: (1952) angeb., gelbl. oder rosafarbene, derbe, leicht blutende solitäre Hautknötchen (Verkalkungsherde) mit keratot. Oberfläche an Ohrmuschel oder Wange.

Winging: (engl.; GREENBERG 1962) das Abstehen der Schulterblätter (»scapular winging«) bei der SPRENGEL* Deformität; s. a. Scapula alata.

Wing-test: (engl. = Flügel) *ophth* Heterophorie-Test mit dem MADDOX* Flügel.

Winiwarter*(-Buerger*) Krankheit (ALEXANDER V. W., 1848–1917, Chirurg, Lüttich): ↑ Endangiitis obliterans.

Winkel: *anat* ↑ Angulus. – *geometr.* das durch 2 Radien begrenzte ↑ Bogenmaß. – *ophth* **W. Alpha** (α): der von Sehachse u. Gesichtslinie (Axis opticus bzw. A. visualis) eingeschlossene W.; entspricht, da Pupillen- (Axis bulbi ext.) u. Sehachse nahezu identisch, etwa dem W. κ bzw. γ beträgt etwa 5° u. gilt bei Lage der Makula temporal der geometr. Achse als »pos.«, nasal als »neg.« (*kard* s. u. Positionstyp). – **W. Epsilon** (ϵ): der von der Seh- u. Pupillenachse (Axis opticus bzw. A. bulbi ext.) eingeschlossene W. – **W. Gamma** (γ): der von Sehachse (Axis opticus) u. Blicklinie in der Horizontalen eingeschlossene W.; erkennbar an exzentr. Lage des Hornhautbildchens bei Fixation eines Leuchtpunktes, u. zwar nach nasal (= »pos.« = »γ+«), mit scheinbarem Strabismus divergens, nach temporal (= »neg.« = »γ–«) mit scheinbarem Str. convergens (seltener). Bestg. z. B. am MADDOX* Kreuz (nach Fixieren des Leuchtpunktes seitl. Änderung der Blickrichtung, bis das Hornhautreflexbild in Pupillenmitte: Abweichung von der ursprüngl. Blickrichtung = W.γ. – **W. Kappa** (κ): der von Pupillenachse u. Gesichtslinie (Axis visualis) eingeschlossene W.; entspricht im wesentl. dem – v. a. im dtsch. Schrifttum bevorzugten – / W.γ. – **metrischer W.**: derjen. W., unter dem die Fixationsachse eines Auges gegen die Medianebene konvergiert, wenn der fixierte Punkt 1 m vom Auge entfernt ist. Wird bei weiterer Annäherung des Fixationspunktes größer (doppelt bei 50, 4fach bei 25 cm). – **subjektiver W.**: s. u. Schielwinkel. – **kritischer W.**: / Grenzwinkel.

Winkel|beschleunigung: *physik* die zeitl. Änderung der W.geschwindigkeit (bei Kreisbewegung mit belieb. Radius). Ihre physiol. Wahrnehmung erfolgt über das Kupulaorgan der Bogengänge (Ablenkung durch die – der Trägheit unterliegenden – Strömungen der Endolymphe); s. a. Beschleunigungsempfindung. – **W.blockglaukom**: *ophth* / Engwinkelglaukom. – **W.erguß**: kleines Ex- oder Transsudat in einem oder mehreren basalen Pleurawinkeln. – **W.gelenk**: *anat* / Ginglymus.

Winkelman* Krankheit (NATHANIEL WILLIAM W., 1891–1956 Neuropathologe, Philadelphia): progress. / Pallidumatrophie.

Winkelmann* (W. KARL W., 1863–1925, Chirurg, Barmen) **Inzision**: (1909) pararektaler Unterbauch-Kulissenschnitt (für die Appendektomie) mit Querdurchtrennung der hint. Rektusscheide (Schonung motor. Nervenäste). – **W.* (-Jaboulay*) Operation** der Hydrocele testis ohne Resektion des Hydrozelensacks, indem dessen Wand inzidiert, nach hinten umgeschlagen (Serosa der Tunica vagin. nach außen) u. hinter dem Hoden u. Samenstrang wieder vereinigt wird. Gefahr des Skrotalödems.

Winkel|messer: / Goniometer. – **W.optik**: mit einem W.prisma (3- bis 5kantig; Ablenkung um 45, 90 bzw. 180°) ausgestattete O. (z. B. eines Endoskops); s. a. Rückblickoptik. – **W.schnitt**: *chir* lineäre Inzision mit stumpf- bis rechtwinklig aufgesetzter Schnittverlängerung; meist als Bauchdeckenschnitt zur Erweiterung des Op.feldes bei sich neu ergebender Situation.

Winkelstein* Therapie (ASHER W., geb. 1894, Arzt, New York): (1953) bei pept. Magenulkus kontinuierl. intragastrale Tropfinfusion von Milch mit Aluminiumhydroxid-Zusatz.

Winkel|stück: *anästh* winkelförm. / Konnektor. – **W.zellen**: *anat, otol* Warzenfortsatzzellen am Sinus-Dura-Winkel; s. a. CITELLI* Zelle.

Winking-jaw-Test: (engl. = Blinzeln bzw. Kiefer) s. u. WARTENBERG* Kornea-Mandibula-Reflex.

Winkle* Agar (STEFAN W., geb. 1911, Bakteriologe, Jena, Hamburg): *bakt* modifiz. GASSNER* Nährboden (für TPE-Diagnostik) mit 1% statt 5% Laktose, geringerer Metachromgelb-Konz. u. Bromthymol- statt Wasserblau.

Winkler* Krankheit (MAX W., 1875–1952, Dermatologe, Luzern): 1) / Chondrodermatitis nodul. chronica helicis. – 2) Naevi epitheliomatosi cystici (/ Epithelioma adenoides cysticum).

Winkler* Kur (EDUARD W., geb. 1867, Arzt, Neiße, Berlin): Naturheilverfahren mit Vorschriften für eine gesunde Lebensweise (Schlaf, Abhärtung etc.), durch die die »Organismuszentrale« günstig beeinflußt werden soll.

Winkler*-Schulze* Indophenolblaureaktion (FERDINAND W., 1870–1936, Dermato- u. Hämatologe, Wien; WALTER HANS G. SCH., 1880–1964, Pathologe, Göttingen): *hämat, zytol* α-Naphthol-oxidase-Reaktion am formolfixierten Blutausstrich oder KM-Punktat zur Zelldifferenzierung anhand der Blaufärbung: in der Granulozytenreihe ab Promyelozyt stark, bei Mono- u. Retikulozyten schwach (fakultativ), bei KM-Riesenzellen, Ery (u. Vorstufen) u. lymphat. Reihe (einschl. Plasmazellen) neg.

Winsbury=White* Drain (HORACE POWELL W.=W., zeitgen. Chirurg, London): (1933) *urol* gebogener Gummidrain mit ausgebuchtetem Ende als Dauerblasenkatheter nach Prostatektomie.

Winslow* (JAKOB BENIGNUS W., dän. Anatom, 1669–1760, Paris) **Anastomose**: *anat* die arterielle Kollateralbahn von der A. subclavia über die Aa. thoracica int., epigastrica sup. u. inf. zur A. iliaca ext. – **W.* Foramen**: / Foramen epiploicum (Bruchpforte der **W.* Hernie** = / Hernia omentalis). – **W.* Ligament**: 1) / Lig. transversum genus. – 2) / Lig. popliteum obl. – **W.* Pankreas**: / Pancreas minus. – **W.* Sack**: das / Omentum minus. – **W.* Stern**: s. u. Stellula.

Winslow* Test: (CHARLES EDWARD A. W., Arzt, New Haven): Prüfung auf klin. Tod durch Aufsetzen eines wassergefüllten Gefäßes auf den Thorax (völlig ruhiger Flüssigkeitsspiegel bedeutet Atemstillstand).

Winter* Abortzange: (GEORG W., 1856–1946, Gynäkologe, Berlin, Königsberg): *gyn* gerades oder leicht oder S-förmig gebogenes kornzangenähnl. Greifinstrument mit längsovalen Löffeln für die Abortausräumung.

Winter* Schraube: *chir* Laschenschraube (selbstschneidendes Gewinde) für den Schenkelhals; einzuführen durch eine Hülse an der – später am Femur fixierten – Lasche.

Winter*-Kohn*-Mellmann*-Wagner* Syndrom, oto-urogenit. Sy.: (1968) fam.-erbl., (autosomal-rezess.? Gynäkotropie) Mißbildungen am Ohr (Stapes-Aplasie, Inkus-Dysplasie, Malleus-Synechie, Gehörgangsstenose, Ohrmuscheltiefstand u. -dysplasie) u. Urogenitaltrakt (Nieren-Ureter-Hypoplasie, Hypo- bis Aplasie bzw. Atresie von Scheide, Ovarien, Tuben, Uterus); bei der Mutter Oligohydramnie.

Winterbauer* Syndrom: (1964) / CRST-Syndrom.

Winterbottom* Zeichen: (THOMAS MASTERMAN W., 1764–1859, brit. Arzt): (1803) die typ. LK-Schwellungen (derb, nicht einschmelzend) bei der Afrikan. Schlafkrankh. (beim frischen Fall stärker ausgeprägt).

Winter|brechkrankheit: (J. ZAHORSKY 1929) / Virusenteritis (als »W.übelkeit«). – **W.gipfel**: *path* Begr. der Krankheitsstatistik für die mit der Temp.situation des Winters direkt oder indir. (»Pseudo-W.gipfel«) zusammenhängende Häufung bestimmter Erkrn., z. B. Infektionskrankh. des Respirationstraktes (begünstigt durch unspezif. Kälteschäden der Atemwege), Exazerbation kälteabhängiger Krankhn. (s. a. W.krankheiten). Ein Pseudo-W.gipfel des Fleck- u. des Rückfallfiebers in best. Regionen beruht auf dem beengteren Zusammenleben u. der damit zunehmen-

Winter|grippe

den Verlausung. – **W.grippe**: Laienbez. für die Influenza (im Unterschied zu den grippeähnl., mehr intestinalen Erkrn. der Sommermonate). – **W.grünöl**: als natürl. W.gr. das ↑ Oleum Gaultheriae (Gaultheria procumbens), als künstl. W.gr. ↑ Methylium salicylicum.

Winter|jucken: ↑ Pruritus hiemalis. – **W.krankheiten**: die im dir. oder indir. Zusammenhang mit der Kälteeinwirkung auftret. bzw. exazerbierenden Krankhn.: außer den typ. Infektionen des Respirationstraktes u. den Kältekrankhn. wie Perniones, Dermatitis hiemalis etc. (s. a. W.gipfel) v. a. auch die kälteabhäng. Exazerbation der Angiopathien (z. B. der durch Kälteagglutinine bedingten). – **W.kur**: heilklimat. Kur unter Nutzung eines »W.klimas« (sehr reine Luft, Windwirkung an der See, lange Sonnenscheindauer u. gleichmäß. Kälte in wolkenfreien schneebedeckten Höhenlagen); zur Dämpfung der endogenen, v. a. strahlungsabhäng. Biorhythmik, zur Aktivierung des – im Winter am stärksten aktivierbaren (?) – Vasomotorentonus, zur allg. Abhärtung. – **W.mykosen**: Dermato-, insbes. Fußmykosen, die sich im »trop.« Kleinklima des luftundurchläss. W.schuhzeugs bei in geheizten Räumen Lebenden so entwickeln, daß sie gegen Ende des Winters als »Frühjahrsrezidiv« lästig werden.

Winternitz* Hydrotherapie (WILH. W., 1853–1917, Balneologe, Wien): in Anlehnung an die PRIESSNITZ* Methode wissenschaftlich ausgebaute Kaltwasser-Ther. (erstes Lehrbuch 1871). – Als **W.* »Magenmittel«** (bei Spasmen, akuter Enteritis, Cholezystopathie, Nephrolithiasis etc.) z. B. ein feucht-kalter Bauchwickel u. darüber ein schneckenförmig gewikkelter, von 50°-Wasser durchströmter Schlauch.

Winternitz* Kühlsonde: (HUGO W., geb. 1868, Internist, Halle): doppelläuf. Katheter, in dem kaltes Wasser zirkuliert; für die Ther. von Harnröhren-, Prostata- u. Harnblasenentzündungen sowie als Mastdarmkühler (mit warmem Wasser als Wärmsonde).

Winternitz* Reaktion: Prüfung der exkretor. Pankreasfunktion anhand des 5 Std. nach peroraler Jodipin-Applikation im Harn nachweisbaren – enzymatisch(Lipase) freigesetzten – Jods.

Winterschlaf: *zool* mit erhebl. Absinken von Körpertemp., Pulsfrequenz, Atmung u. Blutzuckerspiegel verbundener monatelanger Schlafzustand bei Warmblütern (Nagetiere, Insektenfresser, Fledermäuse) während der kalten Jahreszeit. – **künstl. W.**: *ther* s. u. Hibernation (»W.narkose«). Als **W.therapie 1)** die psychotischer Zustände mit best. Psychopharmaka (wie sie ursprünglich bei künstl. Hibernation gegeben wurden); **2)** eine ↑ Schlaftherapie unter Anw. von Psychopharmaka in Dosen, die einen länger anhaltenden künstl. Ruhezustand herbeiführen.

Winterstein* Test: *hämat* s. u. MARBET*-W.*.

Winterstein* Theorie: (HANS W., 1879–1963, Physiologe, Breslau, Istanbul): *physiol* Die Zunahme der Blutazidität ist ein wesentl. Stimulus der Atmung (wobei die CO_2-bedingte nur ein Sonderfall ist).

Wintersteiner*-Flexner* Rosetten (HUGO W., 1865–1918, Ophthalmologe, Wien; SIMON F.): (1891/97) charakterist. rosettenförm. Anordnung der Zellen im Retinoblastom.

Winterübelkeit: s. u. Virusenteritis.

Wintrich* Schallwechsel (ANTON W., 1812–1882, Internist, Erlangen): über Lungenhohlräumen mit breiter Bronchuskommunikation Tonhöhenwechsel des Klopfschalls bei Öffnen u. Schließen des Mundes.

Wintrobe* (MAXWELL MYER W., geb. 1901, kanad. Arzt) **Hämatokritbestimmung** (1933) in von 0–100 graduierten, dickwand. Zentrifugenröhrchen (»**W.* Röhrchen**«; auch für BSR geeignet), die, mit Zitratblut (oder Venenblut mit **W.* Lsg.**: 1,2 g% Ammoniumoxalat, 0,8% Kaliumoxalat) beschickt, 8–10 Min. bei 3000 UpM zentrifugiert werden; Hkt-Wert direkt als Ery-Säule abzulesen. – **W.* Hypochromie**: die »echte« Hypochromasie des Erythrozyten.

Wintz* Dosis (HERMANN W., geb. 1887, Gynäkologe, Heidelberg, Erlangen): *radiol* ↑ Hauteinheitsdosis.

Winzer|geschwulst: ↑ Arsenkrebs. – **W.zirrhose**: Leberzirrhose (u. Hepatose) bei Weinbauern als Folge des jahrelang genossenen Haustrunks, potenziert durch die chron. Vergiftung mit dem As der Schädlingsbekämpfungsmittel; von der reinen Alkoholzirrhose histol. unterschieden.

Wipfeldürre des Kapillarbaums: (M. BÜRGER) die im Laufe des Lebens eintret. rel. Kapillarverarmung (bes. deutlich in der Haut), die durch Verminderung der kapillären Austauschfläche ein Absinken u. Störungen des Stoffwechsels zur Folge hat.

Wipla: *dent* Handelsname (»**wie Pla**tin«) eines Edelstahles mit 72% Fe, 20% Cr u. 8% Ni.

Wippe, dänische: *ther* ↑ EVE* Kippbeatmung.

Wipp|nystagmus: ↑ Schaukelnystagmus. – **W.welle**: *physiol, otol* von der Stapesfußplatte ausgehende Welle, die der Lamina basil. des CORTI* Organs an frequenzspezif. Stelle eine Delle aufzwingt (mit entspr. Ausbuchtung auf der Gegenseite); führt zur Schwingung der Membrana tectoria des Ductus cochlearis u. damit zur Erregung der akust. Rezeptoren (die quasi als Puffer zwischen bd. Membranen liegen), wobei die 3 Reihen von Haarzellen je nach Lautstärke erregt werden (bis 20 dB die 1., dann die nächsten). – Begr. entstammt der Hörtheorie nach H. KIETZ, die u. a. eine bds. Erregung der Basilarmembran durch Wanderwellen mit Druckausgleich über das Helicotrema nicht akzeptiert.

Wirbel: *anat* **1)** ↑ Vertebra; s. a. Wirbelsäulen..., Spondyl.... – **2)** ↑ Vortex.

Wirbel|abplattung *path* Platyspondylie; s. a. Vertebra plana. – **W.angiographie**, vertebrale Phlebographie: *röntg* Medullographie des Wirbels (intraossäre KM-Inj.); mit sek. Darstg. der Venen des Spinalkanals. – **W.anomalien**: solitäre oder multiple (u. U. ganze WS-Abschnitte, formale Fehl- u. Mißbildungen der Wirbel(körper, -bögen, -fortsätze) bzw. der system. Einheit WS (s. a. W.säulendeformität); genetisch bedingt oder als Folge exogener i.u. Schädigung; entscheidend für Art u. Ausmaß sind: Zeitpunkt der Einwirkung (entweder parenchymatöse = vorknorpel. = membranöse oder knorpel. oder knöcherne Phase der W.genese) u. die primär betroffene ontogenet. Komponente (Chorda dors., Sklerotom, Vaskularisation), d. h., ob Differenzierung, Resorption u. Ersatz von Geweben u./oder Verschmelzung der Einzelkomponenten gestört sind (s. a. Abb.). – Als absol. bzw. rel. numer. Aberrationen v. a. Ausbildung von 35 statt 34 Wirbeln, ↑ Atlasassimilation, Kaudal- oder Kranialvariation der Okzipitozervikalregion (s. a. okzipitale Dysplasie), Ausbildung von nur 11 BW, Lumbalisation u. Sakralisation (= Kaudal- bzw. Kranialvariante des lumbosakralen Übergangs). – Als formale WK-Fehler: ↑ HAHN* Kanal, Übergangswirbel, Wirbelspalten, Asomie (Fehlen des WK), Persistenz des Chordakanals, Dellenbildung infolge Ausbuchtung der Bandscheiben bei verzögerter örtl. Chordarückbildung, Block- (»Synostoseassimilation«), Halbwirbel (einschl. des Dreiviertel- u. Viertelwirbels als Plus- bzw. Minusvarianten), WK-Assymmetrie durch hemimetamere Segmentverschiebung (d. h. durch Vereinigung der Hälften benachbarter Wirbelanlagen), Plattwirbel, ferner Hypoplasie, Hypertrophie (z. B. ↑ BAASTRUP* Syndrom), Spaltbildung (↑ Spaltwirbel) u. Apophysenpersistenz an den Dornfortsätzen, Längenanomalien der Querfortsätze (s. a. Hals-, Lendenrippe), Proc. styloideus (akzessor. Fortsatz dorsal der Querfortsatzbasis), Hypo- oder Aplasie (selten auch Hypertrophie) der Gelenkfortsätze. – Chordal bedingte Mißbildungen oft kombin. mit Duplikaturen des Verdauungstraktes.

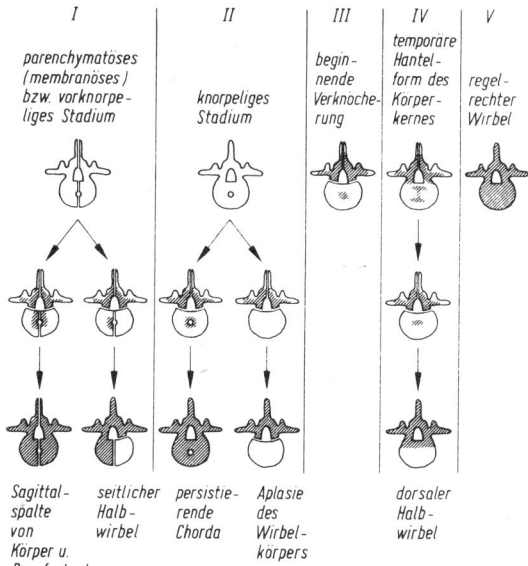

Wirbel|arrosion: WK-Usur als Pulsationseffekt (v. a. bei Aneurysma der Aorta descendens). – **W.assimilation**: s. u. Assimilationswirbel; als Extremfall die W.verschmelzung mit einem Nachbarknochen (= Synostoseassimilation, z. B. des Atlas mit dem Os occipit.) oder -wirbel (z. B. Sakralisation des 5. LW; s. a. Assimilationsbecken), v. a. bei der Blockwirbelbildung.

Wirbel|block: 1) s. u. Blockwirbel. – 2) **W.blockierung**: a) (ZUKSCHWERDT) traumat., aus der Einklemmung meniskusart. Gelenkzotten resultierende akute Bewegungssperre eines umschrieb. WS-Abschnitts (v. a. HWS). – b) Begr. der Chiropraxis für die Subluxation eines Wirbels (path. Fixierung zweier benachbarter Wirbel in physiol. Extremstellung eines oder beider Intervertebralgelenke) als Folge einseit. Überbeanspruchung eines Bewegungssegmentes (die wiederum auf Verschiebung im Atlas-Axis-[PALMER] bzw. Sakroiliakalgelenk [ILLI] beruhen soll). Bewirkt Spinalnervenirritation u. ein entspr. Vertebralsyndrom (evtl. mit Beeinträchtigung der A.vertebral.-Funktion u. viszeralen Symptn.).

Wirbelbogen, Arcus vertebrae *PNA*: *anat* der durch Zusammenwachsen der paar., dorsal-oben am WK entspringenden W.anlagen entstandene »Bogenteil« des Wirbels, das die Wirbelloch hinten u. die Zwischenwirbellöcher oben bzw. unten begrenzt u. der die Fortsätze trägt; Abschnitte (in anteropost. Reihenfolge): Pediculus = Bogenfuß (aus dem retrosomat. WK-Teil = »Bogenwurzel« bds. hinten-oben hervorgehend, oben u. unten im Bereich der Incisura vertebr. sup. bzw. inf. verjüngt), Interartikularportion (mit oberem u. unt. Gelenkfortsatz u. Querfortsatzbasis), Lamina arcus vertebrae mit Isthmus u. Dornfortsatzbasis. – Induktion der regelrechten Entwicklung durch Medullarplatte u. Neuralrohr, deren Fehlbildung zur Arrhaphie bzw. hint. Rhachischisis (s. a. W.spalte), evtl. zur **W.dysplasie** führt (v. a. Bogenverlängerung oder -verkürzung; seltener Verkürzung oder Abknickung nur der Interartikularportion, evtl. auch Hypo- oder Aplasie der Gelenk- o. a. Fortsätze sowie akzessor. Apophysenbildung). – **W.epiphyse**: ↑ Zwischenknorpel. – **W.fraktur** als Begleiterscheinung einer WK-Fraktur oder isoliert; als Sonderform die der Interartikularportion; s. a. Wirbelbruch. – **W.resektion**: *chir* Laminektomie. – **W.spalte**: Sammelbegr. für Spina bifida (Rhachischisis post.) u. – i. e. S. – die seitl. Bogenspalten: retrosomat. Spalte (in der hint. WK-Kante), Bogenwurzelspalte (ventral des Querfortsatzes), W.spalte dorsal des Querfortsatzes (die u. U. die Interartikularportion isoliert), retroisthm. Spalte (vor der Dornfortsatzbasis).

Wirbel|bruch, Fractura vertebrae: Sammelbegr. für W.körper-, -bogen- u. -fortsatzfraktur sowie – v. a. bei Stückbruch – deren Kombinationen. Meist Folge indirekter Gewalteinwirkung mit axialer WS-Stauchung (Sturz auf Füße oder Kopf aus großer Höhe) u./oder WS-Hyperextension oder -flexion (evtl. auch übermäß. Torsion). – I. e. S. die WK-Brüche: 1) isoliert (solitar oder multipel; s. a. Kreuzbeinfraktur) u. ohne Bandscheibenbeteiligung (weitgehend intakte WS-Stabilität; WK leicht keilförmig; evtl. nur Randleistenabstauchung oder nur röntg. Verdichtungszone der Spongiosa); 2) mit Bandscheibenbeteiligung: WS-Instabilität infolge Muskel- u. Bänderzerreißung mit prävertebr. Hämatom, u. zwar retropharyngeal, -mediastinal u./oder -peritoneal (dadurch Schluckstörung, Dyspnoe, paralyt. Ileus etc.), starke Deformität, trichterförm. Eindellung der Deck- u. Grundplatten oder Keilform, extrem bei Trümmerbruch; oft auch RM-Kompression (durch Luxation oder Fragmentverschiebung): partielle bis Querschnittslähmung, bedrohlich bei Läsion bulbärer Zentren; 3) mit Plattwirbelbildung (auch i. S. des KÜMMELL* Syndroms, ferner als degenerativ bedingte Kantenabtrennung, Bildung von SCHMORL* Knötchen etc.). – 4) Randzackenfraktur bei Spondylosis def. – 5) Luxationsfraktur; v. a. an der HWS mit Gefahr des Verhakens der Gelenkfortsätze bzw. Oblongata-Kompression. – 6) offene Fraktur nach Schuß-, Hieb-, Stichverletzung; mit Gefahr der ZNS-Infektion. – 7) die verschied. pathol. Frakturen. – Ther. nach BÖHLER u. WATSON=JONES (↑ W.körperaufrichtung) oder aber unter Verzicht auf exakte Reposition mit dem Hauptziel einer guten Funktion (»funktionelle Behandlung« n. MAGNUS u. BÜRKLE DE LA CAMP): Flachlagerung auf harter Unterlage, u. U. Gipsschale, nach Abklingen der akuten Sympte. alternierendes Verbringen in Seiten- u. Bauchlage, in der – allmählich

Wirbelentzündung

steigernd – akt. Stützübungen sowie Massagen erfolgen; ferner Anw. der RAUCHFUSS* Schwebe, bei HWS-Fraktur des SCHANZ* Verbandes; bei Axisverletzung langsame u. vorsicht. Reposition mittels GLISSON* Schlinge (zunächst aber – auch diagnostisch – jede Bewegung aus der Mittelstellung kontraindiziert), später evtl. Stabilisierung durch Arthrorise.

Wirbel|entzündung: *path* ↑ Spondylitis. – **W.gelenke:** *anat* die Juncturae zygoapophyseales (»Zwischenwirbelgelenke«); i. w. S. auch die Articulationes costovertebrales; s. a. Unkovertebralgelenke (Abb.). – Op. Veröldung: ↑ MOE* Methode. – **W.gleiten:** *path* ↑ Spondylolisthesis. – **W.kanal:** *anat* ↑ Canalis vertebralis. – **W.karies:** *path* Knochenkaries der WS; i. e. S. die ↑ Spondylitis tuberculosa.

Wirbelkörper: *anat* ↑ Corpus vertebrae. – **W.aufrichtung:** (BOEHLER-WATSON=JONES) *chir* akt., auf Erzielung normaler anatom. Verhältnisse (Vermeiden eines Gibbus) u. einer guten Funktion abzielende Reposition frischer ↑ Wirbelbrüche durch dors., v. a. aber ventr. Durchhang (z. B. bei LWK-Frakturen Hyperlordosierung) u. anschließ. Retention im ungepolsterten Gipskorsett. – **W.nekrose** z. B. als käs. Form bei Spondylitis tbc., als sequestrierende bei Osteomyelitis; i. e. S. die asept. (= CALVÉ* Vertebra plana) u. die posttraumat. Form (= traumat. Spondylopathie = ↑ KÜMMELL*-VERNEUIL* Syndrom). – **W.randleiste:** *anat* ↑ Randleiste. – **W.spalte:** s. u. Spalt-, Schmetterlingswirbel; s. a. Rhachischisis; vgl. Wirbelbogenspalte.

Wirbel|loch: *anat* ↑ Foramen vertebrale; vgl. For. intervertebrale (»Zwischenwirbelloch«). – **W.luxation:** traumat. Verlagerung eines Wirbels aus seiner natürl. Lage; möglich nur bei Zerreißen der Juncturae zygoapophyseales u. gleichzeit. Zerstörung der Synchondrosen (d. h. der Bandscheiben u. ihrer Verbindungen zu den Wirbeln u. zum hint. Längsband), als »reine« Form (ohne W.bruch) fast nur an der HWS (bes. häufig die atlanto-okzipitale oder -epistropheale); ferner bei Trümmerfrakturen der Wirbel. – Eine – auch ohne adäquates Trauma vork. – Subluxation ist oft Urs. vertebragener Krankheitsbilder (s. a. W.blockierung).

Wirbel|platte: *anat* ↑ Lamina arcus vertebrae. – **W.porose:** Osteoporose der W.; z. B. die Pubertäts- (↑ LINDEMANN* Krankh.) u. die Altersporose (präsenil oder im Senium als sogen. Involutionsporose; mit Keilwirbelbildung im Brust- u. Fischwirbelbildung im Lendenabschnitt); s. a. Abb. »Fischwirbel«, »Osteoporose«. – **W.querfortsatz:** ↑ Processus transversus; s. a. Processus costarius, Kostotransversektomie. – **W.reflex:** ↑ W.säulenreflex.

Wirbelsäule: ↑ Columna vertebralis. – s. a. Wirbel..., Spondylo..., Vertebral.... – Ihre sich aus segmentaler Gliederung u. Zwischenschaltung der sogen. Bewegungssegmente ergebende Beweglichkeit (v. a. mit Hilfe autochthoner Rückenmuskeln) ist im einzelnen Zwischenwirbelgelenk u. im »Halbgelenk« Bandscheibe nur geringgradig, als Summationsbewegung aber normalerweise ausreichend für allseit. Beugung u. ausreichende »Verwringung«.

Wirbelsäulen|aufnahme: *röntg* 1) WS-Ganzaufnahme (einschl. Becken u. Kopf) am normal Stehenden bei möglichst parallelem Strahlengang (FFA mind 3 m); entweder mit einer einz. Exposition (u. Dickenausgleich z. B. mittels Ausgleichsblende n. EDINGER u. M.) oder als 3-Phasen-Technik mit Schwingblende n. RASPE (stufenloser Übergang der Einzelbilder). – 2) WS-Funktionsaufnahme als Vergleichsaufnahme (evtl. in 2 Ebenen) eines WS-Abschnittes oder der Gesamt-WS in verschied., evtl. extremen Haltungen. – **W.deformität:** die aus Differenzierungsstörungen der Bandscheiben- u. Wirbelanlagen (s. a. Wirbelanomalien) u. aus postnatalen Erkrn. (auch der zugehör. Bänder u. Muskeln) resultierenden Fehlformen, z. B. dystope oder vermehrte orthotope Lordosierung u. Kyphosierung, Skoliose u. Kyphoskoliose (s. a. Flach-, Rundrücken, Gibbus). Aus ihnen ergeben sich zahlreiche »spondylogene« statokinet. Beschwerden, oft auch neurol. Bilder (infolge Einwirkung auf RM u. Spinalnerven).

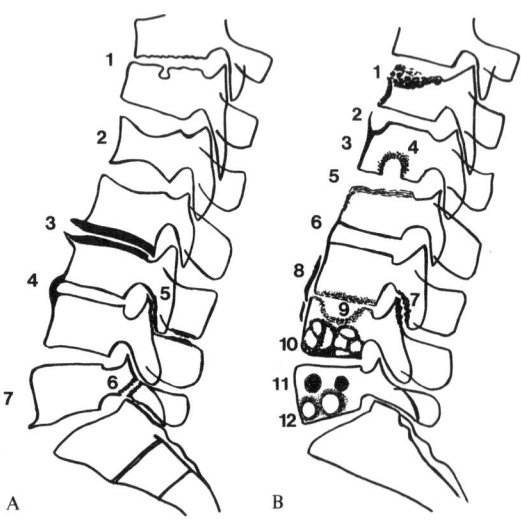

Wirbelsäulenaffektionen (nach GRAF u. MÜLLER)
A (degenerativ): 1) SCHEUERMANN* Krankh.;
2) Fischwirbelform bei Osteoporose;
3) Osteochondrose; 4) hyperostotische Spondylose;
5) Spondylarthrose; 6, 7) Spondylolisthesis mit Spondylolyse.
B (entzündlich u. neoplastisch): 1) Tuberkulose; 2-7) BECHTEREW* Krankh. (2 = Syndesmophyt, 3 = Periostose, 4 = Spondylitis, 5 = Spondylodiszitis, 6 = ankylosierender Syndesmophyt, 7 = Spondylarthritis); 8) »Paradesmophyten« (z. B. bei REITER* Syndrom, Psoriasisarthritis); 9) Spondylodiscitis infectiosa; 10) Myelom; 11) u. 12) osteoplast. bzw. osteolyt. Herde (Bandscheibe intakt!).

Wirbelsäulen|insuffizienz: (SCHANZ 1907) Funktions- u. Strukturschwäche des Muskel-, Band- Knorpel-, Knochen- u. Gelenkapparates der WS; führt zu Haltungsschwäche u. -deformitäten sowie zur SCHEUERMANN* Krankheit; ist z. T. auch beteiligt an den Beschwerden der ↑ Vertebralsyndrome; s. a. Haltungsfehler, -verfall. – **W.kyphose, posttraumatische:** ↑ KÜMMELL*-VERNEUIL* Syndrom. – **W.reflex:** 1) (TOLOSA) durch lumbal-paravertebr. Beklopfen auslösbarer Adduktorenreflex am rechtwinklig kniegebeugten Bein. – 2) ↑ GALANT* Reflex (3). – **W.rheumatismus (versteifender):** ↑ Spondylarthritis ankylopoetica.

Wirbelsäulen|schwäche: *orthop* s. u. Haltungsfehler, -verfall, W.insuffizienz. – **W.spalte:** *path* s. u. Rhachischisis, Spina bifida, Wirbelspalte. – **W.symptome:** *geburtsh* die WS betr. Rö-Sympte. des ↑ intrauterinen Fruchttodes. – **W.syndrom:** ↑ Vertebralsyndrom. – **W.therapie (manuelle):** s. u. Chiropraktik,

Osteopathie (1). – **W.torsion:** *orthop* bei WS-Skoliose die obligate Drehung der einzelnen WK zur konvexen Seite hin, die zur Verwindung des betr. Abschnitts oder der ges. WS, im BWS-Bereich zur Rippenbuckelbildung führt. – **W.(traktions)klammer:** *chir* am knöchernen Schädel anzulegende Klammer (z. B. nach CRUTCHFIELD) für die Traktionsbehandlung der WS. – **W.tuberkulose:** / Spondylitis tuberculosa.

Wirbelsäulen|-Venensystem: das jeden Wirbel umgebende System aus hint. Interkostalvenen (nebst Rr. dors.), Vv. intervertebr., basivertebr. u. spinales sowie den Plexus venosi vertebr. ext. u. int., dessen gemeinsame, von den Vv. azygos, hemiazygos u. lumb. asc. gebildete Abflußbahn eine Kollateralverbindung zwischen unt. Hohlvene u. Iliaca int. einerseits u. oberer Hohlvene andererseits ist; bedeutsam als sogen. 5. Metastasierungsweg (Umgehung der Leber u. – nach Übergreifen auf benachbarte Arterien – Lungen). – **W.verkrümmung:** / Skoliose. – **W.versteifung:** **1)** *path* Ankylose der Wirbelgelenke, Verknöcherung des Bandapparates, Blockbildgn. u. a. bei BECHTEREW* u. FORESTIER* Erkr., Wirbel-Tbk etc. – **2)** *chir, orthop* / Spondylodese. – **W.zeichen:** *geburtsh* s. u. intrauteriner Fruchttod. – **W.zwerg:** dysproportionierter, auf Kürze des Rumpfes basierender Zwergwuchs; v. a. durch Abflachung des WK bei Dysostosis Typ MORQUIO, DREYFUS* Syndrom (Fingerspitzen reichen im Stehen bis zur Kniekehle), metatrop. Zwergwuchs (s. a. WIEDEMANN* Sy. [5]).

Wirbel|spalte: / Rhachischisis, Spaltwirbel, W.bogenspalte; als bes. Form der sogen. Schmetterlingswirbel. – **W.sperre:** / Wirbelblock (2).

Wirbelstrom|-Ergometer: (KROGH) elektrodynam. Fahrradergometer (BENEDICT), bei dem die als »Hinterrad« fungierende Kupferscheibe von 2 Elektromagneten variierbar (Änderung des Erregungsstromes) gebremst wird. – **W.therapie:** / Spulenfeldmethode.

Wirbelsynchondrose: *anat* / Discus intervertebralis.

Wirbel|tiere: *zool* das Subphylum »Vertebrata« der Chordaten. – **W.torsion:** / W.säulentorsion. – **W.tuberkulose:** / Spondylitis tuberculosa; s. a. Abb. – **W.tumoren:** die prim. Neoplasmen in W.körper u. -bögen, die je nach Wachstumsintensität u. -richtung zu Destruktion (evtl. Spontanfraktur), Verschiebung (Skoliose, Kyphose), Kompression vom RM (evtl. mit entspr. Liquor-Symptn.) u. Spinalnervenwurzeln führen; u. U. mit Beteiligung WS-naher Organe. – Gutartig das Osteom (meist solitär u. als »Enostom«; v. a. in Bogenteil u. Gelenkfortsätzen), Osteoidosteom (Bogenteil), Chondrom (WK u. Bogen; evtl. exostotisch; auch maligne entartend), Hämangiom (häufigste Form; meist von WK auf Bogen, evtl. Rippen fortschreitend; oft lange asymptomat., u. U. Bild der »Ballonierung«), Riesenzellgeschwülste (neben echten z. B. auch das riesenzell. Osteoidosteom JAFFÉ-LICHTENSTEIN als »Aneurysmazyste«, meist im Bogenteil), seltener Lipom, Fibrom (paraossal) u. Neurofibrom. – Bösartig (bzw. semimaligne) das Chordom (v. a. an Kreuz-Steißbein u. Schädelbasis; als seltenes »vertebrales Ch.« myxomatös, mit fibröser Hülle; destruktiv, oft auf RM u. Spinalnerven übergreifend) u. die verschied. Sarkome (v. a. BWS/LWS): bei Kindern u. Adoleszenten als osteoklast., seltener als osteoplast. Osteo-Sa.; bei Erwachsenen v. a. als Fibro-, Retikulo-, selten als Chondro-Sa. (im Rö.bild meist dichter, unscharf begrenzter Paravertebralschatten – im Unterschied zum glattspindeligen der spezif. Spondylitis), Plasmozytom (häufig, meist multipel; oft bis zum Eintritt einer Spontanfraktur symptomlos), EWING* Sa. (v. a. bei Jugendl.; zunächst meist monostot.). – Als sek. Tumoren v. a. osteoplast. u. osteolyt. Metastasen von Prostata- u. Mamma-, zystenartige Metastasen von Nieren- u. Schilddrüsenmalignomen.

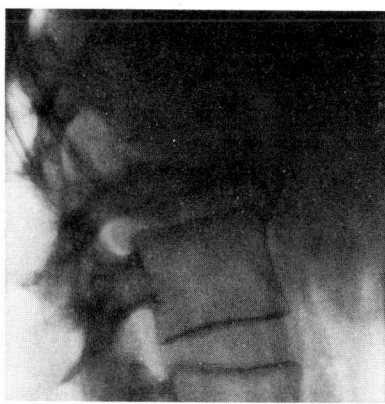

Wirbelzusammenbruch (LW II) bei maligner Histiozytose (eosinophiles Granulom). Abschlußplatten u. Bandscheiben weitgehend erhalten.

Wirbel|venen: **1)** / Venae vorticosae. – **2)** s. u. W.säulen-Venensystem.

Wire-loop-Nephritis: (engl.) Nephropathie beim disseminierten Erythematodes mit charakterist. »Drahtschlingen«-Arterien.

Wiring: (engl.) »Drahtaufspulung« als chir. Aneurysma-Ther. (Induktion einer Selbstheilung). Beim »**kalten**« W. Einführen eines feinen, flexiblen Metalldrahts (Ag-Cu-Legierung, Stahl) in den Aneurysmasack zur Auslösung einer Thrombosierung in den Drahtmaschen, beim »**warmen**« W. (BLAKEMORE 1938) mit – beschleunigender – Gleichstrombeschikkung.

Wirklichkeitsbewußtsein: *psych* das den Realitäten entspr. Bewußtsein (im Ggs. zum / Bedeutungs-, Entfremdungs- u. Symbolerleben bei Schizophrenie).

Wirksamkeit, relative biol.: *radiol* / RBW.

Wirkstoffe: **1)** *pharm* Pharmaka: exogene (definierbare) Elemente u. Verbindungen, die biol. Wirkungen auslösen. – **2)** *physiol* biogene W.: körpereigene (Enzyme, Hormone, Transmitter) oder körperfremde Substanzen (Vitamine, Toxine), die in die Lebensprozesse des Organismus eingreifen. – **3)** *genet* Gen-abhäng. W.: Produkte Gen-programmierter Biosynthesen, die ihrerseits die Phänogenese Gen-abhängiger Erbeigenschaften steuern; vgl. Induktor, Operon.

Wirkung: **1)** *physik* Produkt aus Arbeit u. Zeit bzw. aus Impuls u. Weg. – **2)** *physiol* / Reizantwort. – **3)** *pharmak* der durch zugeführte Wirkstoffe ausgelöste Effekt, z. B. Schmerzlinderung, Entzündungshemmung, Blutdrucksenkung (= analget. bzw. antiphlogist. bzw. hypotensive W.). – **additive W.:** **1)** *pharmak* Additionswirkung: pos. / Wechselwirkung zweier Pharmaka; s. a. Summationsgift, Kumulationsschaden. – **2)** *physiol* / Summation. – **3)** *radiol* / Summa-

Wirkung, embryotoxische

tionseffekt. – **embryotoxische W.**: die Embryogenese (i. w. S. bereits die Blastogenese) beeinträchtigender tox. Effekt endo- oder exogener chem., physikal. oder mikrobiol. Faktoren. Für eine Teratogenese bedeutsam auch iatrogene Faktoren wie Zytostatika, Antibiotika, Hormone, ionisierende Strahlen. – **irritierende W.**: 1) *pharmak* Reizwirkung der ↑ Irritantia. – 2) *physiol* zur Erregung führende Reizwirkung. – 3) *path* die von einem Störfeld ausgehende Wirkung; s. a. Irritationssyndrom. – **potenzierte W.**: *pharmak* die bei Kombin. von 2 oder mehr Pharmaka resultierende W., die über die linear addierten Einzelwirkgn. hinausgeht u. sich – nach Ausschluß einer Additionswirkung – nur anhand der Dosis-Wirkungskurven aufzeigen läßt; rel. selten. – s. a. **spezifisch-dynam. Wirkung**.

Wirkungs|breite: *pharm* das dem ↑ therapeut. Index (s. a. Dosis therapeutica) zugrundeliegende Dosis-Wirkungs-Verhältnis. – **W.dosis**: 1) *pharmaz* ↑ Dosis efficax. – 2) *radiol* a) die aus Einfalls- u. Streuzusatzdosis zusammengesetzte Gleichgewichts-Ionendosis, z. B. als Oberflächen- oder Herddosis; s. a. RBW. – b) die – ursprüngl. als im Durchschnitt genügend wirksam (»kurativ«) angesehene – Strahlendosis, die von der Ärzteschaft mit dem Versicherungsträger für die einzelnen Krankheitsgruppen als Verrechnungseinheit vereinbart wird.

Wirkungsgrad: *biol* Grad der Ausbeute an chem. Energie im Intermediärstoffwechsel (s. a. Energieumsatz); i. e. S. der durch ATP-Bildung gespeicherte u. für die energiefordernden Prozesse zur Verfügung gehaltene (im Rahmen der Atmungskettenphosphorylierung unter Standardbedingungen mit potentiellem Max. von 40%). – Als **W. der Muskelarbeit** deren Verhältnis zur ges. Wärmebildung bzw. O_2-Aufnahme während der Arbeit (beim Ungeübten etwa 20%; durch Training u. bei optimalem motor. Ablauf Steigerung bis auf 35%).

Wirkungs|muster: *genet* das Gesamtbild der zeitl. u. räuml. Ordnung der phänogenet. Leistungen eines Allels (einschl. Leistungsausfällen, Fehlleistungen). – **W.quantum**: *physik* ↑ PLANCK* Konstante. – **W.spektrum**: *pharm* das Gesamt der auf ein Medikament effektiv ansprechenden biol. Substrate; i. e. S. die von einer antibiotisch wirksamen Substanz wirksam erfaßbaren Mikroorganismen. – **W.spezifität**: *biol* die auf ein best. Substrat beschränkte W.möglichkeit einer – biogenen – Substanz; z. B. als Enzym- (Beschränkung auf eine best. thermodynam. Katalyseleistung), AK-Spezifität (ausschließl. Reagieren mit dem homologen AG oder gleichart. Determinanten).

Wirkungs|typ: *pharmak* bei antibakteriellen Pharmaka die – vom W.mechanismus abhäng. – Art der Wirksamkeit i. S. der Bakterizidie bzw. Bakteriostase (erstere z. B. bei Penizillinen u. Cephalosporinen, letztere bei Sulfonamiden, Tetrazyklinen). – **W.umkehr**: *physiol* die paradoxe Wirkung eines Reizes bei hoher bzw. gesteigerter Erregbarkeit des Vegetativums oder eines seiner bd. Anteile; z. B. parasympathikotone Reaktion auf üblicherweise sympathikomimet. Reiz bei Vorliegen eines Sympathikotonus, sog. Adrenalinumkehreffekt (Blutdrucksenkung) nach adrenolyt. bzw. sympathikolyt. Pharmaka. Als gesetzmäß. physiol. Vorgang nicht allg. akzeptiert.

Wirsung* Gang (JOHANN GEORG W., 1600–1643, dtsch. Anatom, Padua, Augsburg): (1642) ↑ Ductus pancreaticus. – **Wirsungographie**: *röntg* ↑ Pankreatikographie.

Wirt: 1) *parasit* »Wirtsorganismus«, der einem anderen entweder nur als Wohnort dient (= Raumparasitismus) oder von ihm auch bzgl. Nahrungsaufnahme beschränkt wird (= Kommensalismus) oder sich mit ihm zu beider Vorteil ergänzt (= Symbiose); i. e. S. der, der einem – ihn benachteiligenden oder gar schädigenden – (Pseudo-)Parasiten als passagerer oder dauernder Lebensraum dient; unterschieden als End- (»definitiver« W.), Zwischen-, Hilfs-, Neben-, Haupt-, Transport-, Reserve-, Gelegenheitswirt sowie als akzidenteller W. (in den der Parasit zufällig hineingerät, z. B. Fliegenlarven im Darm des Menschen nach oraler Aufnahme); s. a. Wirtszelle. – 2) *immun* Organismus als Empfänger bzw. Träger eines Transplantats (gefährdet durch die Graft-versus-host-Reaktion).

Wirtsbereich: *parasit* Gesamt der Gattungen, Arten, etc., die ein parasitärer Organismus erfolgreich infizieren kann. Entscheidend für dessen Umfang sind z. B. im Falle der Viren die – z. T. genetisch determinierten – Strukturen der Virushülle u. der Zellmembran (Virusrezeptoren) des Wirtes; s. a. Wirtspluralität, -spezifität. – Mutanten mit einem gegenüber dem Wild- oder Standardtyp veränderten W. können z. B. auch gegenüber dem Normaltyp resistente Wirte infizieren; so mutierte Mikroorganismen tragen das Symbol »h«.

wirtschaftliche Verordnungsweise: *sozialmed* in der gesetzl. Krankenversicherung gem. RVO geforderte Wirtschaftlichkeit in dem Sinne, daß ärztl. Behandlung, Versorgung mit Arzneimitteln etc. das notwend. Maß nicht überschreiten sollen.

Wirts|pluralität: *bakt* Fähigkeit eines (»heteroxenen«) Parasiten (v. a. pathogene Mikroorganismen), für mehrere Wirtsspezies virulent zu sein bzw. sich in deren Geweben zu vermehren; s. a. Anthropozoonosen. – **W.spezifität**: *parasit* obligate Beschränkung eines Parasiten auf eine Wirtsspezies, in der allein er seine Virulenz wahren bzw. sich vermehren kann; z. B. gelangt Taenia solium nur im Menschen zur Geschlechtsreife. – **w.spezif. Komponenten**: *virol* die der Wirtszellmembran (im Zusammenhang mit der Virusausschleusung) entstammenden antigenen Bestandteile des Envelope (des ↑ Virus).

Wirts|wechsel: *parasit* der für die vollständ. Entwicklung der mehrwirt. Parasiten in best. Entwicklungsphasen (s. a. Migrationsphase) obligate Wechsel vom Zwischen- auf den Endwirt, aber auch umgekehrt (z. B. bei Malariaplasmodien Mensch als Zwischen-, Mücke als Endwirt). – **W.zelle**: die einem intrazellulär parasitären Organismus (z. B. Virus, Plasmodium) als adäquates, die Vermehrung bzw. Geschlechtsreife ermöglichendes Milieu dienenden Z. – **W.zellreaktivierung**: *virol* Wiederherstellung der Vitalität von Phagen, deren DNS durch mutagene Strahlen oder Stoffe geschädigt war, durch enzymat. »Dunkelreparatur« in der Wirtszelle (s. a. Photo-, UV-Reaktivierung); hemmbar u. a. durch 5-Bromurazil, Koffein, Akriflavin.

Wirz*(-Marchesani*) Syndrom: ↑ GRÖNBLAD*-STRANDBERG* Sy.

Wisconsin-Flockungsreaktion: vom psychiatr. Institut des US-Staates 1954 entwickelter Objektträger-Test auf Syphilis.

Wise*-Parkhurst* Krankheit: (1921) ↑ Folliculitis et Perifolliculitis capitis abscedens et suffodiens (HOFFMANN*).

Wiseman*-Doan* Krankheit: (1942) »primär splenogene Neutropenie«; im Zusammenhang mit Splenomegalie vork. chron. Granulozytopenie (bei normalem oder hyperplast. KM); nach Splenektomie zurückgehend.

Wiskott*-Aldrich*(-Huntley*) Syndrom (ARTHUR W., geb. 1898, Pädiater, Marburg, München; ROBERT A.): X-chromosomalrezess. erbl., im Neugeb.- u. Kleinkindalter auftret. sept., meist letale Krankh. ungeklärter Genese (primär wahrsch. Störungen im RES), mit ausgeprägter Meläna, petechialen Blutungen, Dermatitis (multiple Abszesse), Pneumonie, Otitis u. Blenorrhö (die kaum auf Antibiotika ansprechen), Thrombo- u. absol. Lymphopenie; AK-Bildung quant. normal (nur Ig M erniedrigt), Blutungszeit verlängert (Fehlen der Plättchenagglutinine); terminal generalisierte Lymphome.

Wismut, Bismut(h)um, Bi: Halbmetall-Element der N-P-Gruppe, mit Atomgew. 208,980, OZ 83; 3-, auch 2- u. 5wertig; F. 271°. Anw. des Isotops ^{206}Bi (s. a. Schema »radioakt. Zerfall«) als biochem. Tracer (HWZ 6 d). Therap. Anw. v. a. der anorgan. u. organ. Bi(III)-Verbindgn. (s. a. Bismutum) – nach Fortfall als einschläg. Syphilis-Ther. – nur noch als Treponemizide (z. B. gegen Entamoeba histolytica, bei Frambösie, WEIL* Krht., PLAUT*-VINCENT* Angina, best. Hauterkrn., Malaria; s. a. Glycobiarsolum, Cloquinatum) u. als adstringierend-antisept. Magen-Darm-, Wund- u. Hautmittel, in Brandsalben u. -binden (v. a. Bi subnitricum); Anw. der anorgan. Salze auch in Bleich- u. Decksalben. – Gefahr der ↑ Bismutomanie u. der – seltenen, meist medizinalen – **W.vergiftung** (»Bismutismus«, »Bismutose«; »Wismutose«) mit Sympt. ähnl. denen bei Pb- oder Hg-Intoxikation; als Frühsympt. der chron. Form der sogen. ↑ W.saum, ferner Diarrhöen u. Nierenschäden (↑ W.nephropathie); Ther.: reichl. Flüssigkeitszufuhr, Plasmatransfusion, Chelatbildner (BAL), symptomat. Maßnahmen. – Dosis let. bei Kindern 3–4 g, bei Erwachsenen ca. 8 g W.subnitrat (z. T. Nitrit-bedingt).

Wismutat, Bismutat: Salz der Wismutsäure (HBiO$_3$).

Wismut|atem: Foetor ex ore bei Bi-Vergiftung, bedingt durch Stomatitis, W.saum u. Lockerung der Zähne (mit begleitenden Zersetzungsprozessen). – **W.cinchophen**: Bi-organ. Antisyphilitikum (z. B. Bismophanol®). – **W.hydroxymethoxybenzoat**: Bi--organ. Antisyphilitikum (z. B. Mesurol®).

Wismut|linien: röntg metaphysäre Verdichtungslinien in langen Röhrenknochen bei Kindern syphilit. Mütter nach deren Bi-Behandlung während der Gravidität; als Ausdruck tox. Schädigung der präparator. Verkalkungszone (keine Bi-Ablagerung!). – **W.nephropathie**: tox. N. durch Bi-Verbindgn.; klin. als nephrot. Syndrom (»**W.nephrose**«) oder als akutes Nierenversagen; oft mit anderen Sympten. der W.vergiftung kombiniert.

Wismutomanie: ↑ Bismutomanie. – **Wismutose**: ↑ Wismutvergiftung (s. u. Wismut).

Wismut|(III)-oxid, -oxydul, -trioxid: kristallines säurelösl. Pulver. Therap. Anw. wie Bismut. subcarbonicum, techn. Anw. als lichtbrechender Zusatz in Gläsern, Emailfarbe. – **W.(V)-oxid**, -pentoxid: Bi$_2$O$_5$, Anhydrid der W.säure (HBiO$_3$).

Wismut|saum: v. a. bei Syphilisther. mit Bi-Präpn. (seit 1921) vork. grauer bis schwarzer W.sulfid-Saum am Zahnfleisch (Farbe u. Sitz wie bei Bleisaum), gefolgt von ulzeröser bis gangränöser **W.stomatitis** (v. a. Gingivitis, mit Zahnlockerung u. -ausfall); s. a. W.atem. – **W.sulfit-Agar**: s. u. WILSON*-BLAIR*. – **W.vergiftung**: s. u. Wismut.

Wissler*(-Fanconi*) Syndrom (HANS W., Pädiater, Zürich; GUIDO F.), Sepsis s. Subsepsis (hyper)allergica, Peusdosepsis erythematoarthralgica recidivans s. allergogenes: (1943/44) Allergose des Säuglings, wahrsch. infolge chron. Streuung subvirulenter Keime; Sympte.: protrah. Fieber (intermittens oder continua), flücht. polymorphes Exanthem, evtl. s.c. Knoten, selten Myo- oder Endokarditis, Lymphadenopathie; neutrophile Granulozytose u. Eosinophilie; Blutkultur negativ. Übergang in chron. Polyarthritis.

Witebsky* (ERNST W., 1901–1969, Serologe, Heidelberg, Buffalo/USA) **Reaktion**: serol ↑ Bestätigungsreaktion. – **W.* Substanz**: serol S. mit der spezif. Fähigkeit, die Hämagglutinine Anti-A u. Anti-B zu binden; wird dem Blut der Gruppe 0 (Universalspender) zugesetzt, um – v. a. bei Austauschtransfusion – unerwünschte Reaktionen zu vermeiden. – **W.*-Klingenstein*-Kuhn* Reaktion**: s. u. WKK-Antigen.

Witka* Schaltung: röntg Generatorschaltung für Therapieapparate, die eine pulsierende Gleichspannung bis zur 3fachen Transformatorspannung liefert.

Witt* Doppel-, Spreiznagel (ALFRED NIKOLAUS W., geb. 1914, Orthopäde, Berlin, München): orthop zweiteil. Schenkelhalsnagel, dessen – über einen Führungsdraht einzuführender – äuß. Nagel eine termin. Führungsrinne (u. einen Schlitz) aufweist, die den inn. Nagel ohne Zielgerät unter Abspreizung in die für die Verriegelungsarthrodese des Hüftgelenks richt. Position gelangen läßt.

Witte-Pepton: von der Fa. W. (Rostock, Frankfurt/M.) hergest. Peptone (v. a. für Nährböden), z. B. Peptonum siccum (= pept. Fleischpepton), P. siccum e caseino (= trypt. Kaseinpepton).

Wittek* Operation (ARNOLD W., 1871–1956, Orthopäde, Graz): Skoliosekorrektur durch Zerstörung der Wachstumszone der 1–2 Scheitelwirbel mit partieller Abtragung der konvexen Seite samt Bogenwurzel u. oberen Gelenkfortsätzen; anschl. progress. Redression.

Wittenborn* Psychiatric Rating Scales, WPRS: (1955) psychiatr Kurzskalen für 52 Merkmalsgruppen, gruppiert in 9 »Cluster«: akute Angst, Konversionshysterie, man. u. depress. Zustand, schizophrene Erregung, paranoides Erleben, paranoide u. hebephrene Schizophrenie sowie Phobien u. Anankasmen.

Witting* Krebstest: Zusatz eines Lipoids zum Probandenserum u. Fällen der Lipoid-Eiweißverbindung mit Phosphormolybdänsäure-Na-Salz.

Wittmaack* (KARL W., 1876–1972, Otologe, Greifswald, Jena, Hamburg) **Operation**: einseit. Stimmbandversetzung bei bds. Postikusparese durch endolaryngeale (via Laryngofissur) Resektion des Proc. muscul. des Aryknorpels (nach vorher. Ablösen der ansetzenden Kehlkopfmuskeln), der dadurch nach vorn fällt (so daß das Stimmband hinten tiefertritt). –

Wittmaack* Theorie

W.* Theorie: Fetale Prozesse stören die Pneumatisation des Mittelohrbereiches (einschl. Mastoid), woraus dauernde u. z. T. beeinträchtigende Strukturanomalien resultieren, insbes. der schlecht pneumatisierte u. der kompakt-spongiöse Warzenfortsatz.

Wittmaack*-Ekbom* Syndrom (THEODOR W., dtsch. Kliniker; KARL AXEL E., schwed. Neurologe), Anxietas tibiarum, Restless legs: (1861; 1945) intermittierend-paroxysmale (nachts u. im Liegen), schmerzhafte Par- u. Dysästhesien der Beine (v. a. Außenseite der Unterschenkel) mit resultierender Bewegungsunruhe. Wahrsch. prozeßhafte Dysfunktion der Vasomotoren; Auftreten begünstigt durch Kältereiz, Anämie, Gravidität. – Seltener ähnl. Erscheinungen an den Armen.

Witts* Syndrom (LESLIE JOHN W., geb. 1895 Arzt, Oxford): achyl. Anämie etwa i. S. der FABER* Anämie.

Witwatersrand-Fieber: in Südafrika von Moskitos (vermutlich Culex rubinotus) übertragene fieberhafte Allg.-Erkr. durch das gleichnam. nichtgruppierte ARBO-Virus.

Witwen|spinnen: *entom* ↑ Latrodectus. – **W.syndrom**: die bei W. jüngeren u. mittl. Alters gehäuft (ca. 20%) vork. psych. u. phys. »Zusammenbrüche«.

Witzel* Fistel (OSCAR W., 1856–1925, Chirurg, Düsseldorf): *chir* Gastro- (Ernährungsfistel), Jejuno- oder Ileostomie mit Bildung eines seromuskulären Kanals aus Magen- bzw. Darmwandfalten um den in das Stoma eingelegten u. durch die Bauchwand ausgeleiteten Katheter.

Witzelsucht: (M. JASTROWITZ 1839) *psych* ↑ Moria.

WK: Wirbelkörper. – **WKB**: *labor* ↑ WELTMANN* Koagulationsband. – **WKK-Antigen**: von WITEBSKY, KLINGENSTEIN u. KUHN (1946) angegebenes AG aus säurefesten Baktn. (Mycobact. tuberculosis, M. leprae murium) für eine KBR (Präzipitation) auf Kala-Azar, Lepra.

Wladimirow*-Mikulicz* Amputation (ALEXANDER W., 1837–1903, russ. Chirurg, Pensa; JOHANN V. M.=RADECKI): totale post. Tarsektomie, d. h. Resektion des Fersen- u. Sprungbeins u. Arthrodese zwischen dist. Schienbeinende u. verbliebenem Mittelfuß. Ermöglicht Zehengang u. vermeidet Beinverkürzung.

WMA: World Medical Association (»Weltärztebund«).

WMD: white-muscle disease (tierexperimentell durch Vit.-E-Mangel).

WNA: Wiesbadener Revision der Nomina Anatomica (1965).

WN-Virus: ↑ West-Nil-Virus.

Woakes* Syndrom: (E. W., 1837–1912, engl. Rhinologe): bei Jugendl. vork. eitr. Rhinitis (unbekannter Ätiol.) mit Ethmoiditis u. nachfolg. diffuser Polypenbildung mit Auftreibung des Nasengerüstes (»Polyposis nasi deformans.«).

Wochenbett: *gyn* ↑ Puerperium; s. a. Puerperal..., Kindbett.... – **W.blutung**: *geburtsh* äuß. oder inn. Bl. (Hämatome) nach Ausstoßen der Nachgeburt (s. a. Tab. »Lochia«); bedingt durch retinierte Nachgeburtsreste (dann im allg. stark), Lösung von Thromben der physiol. Geburtswunden (oft bei Subinvolution des Uterus mangelhaft oder gar nicht stillender Mütter; s. a. Laktationsinvolution); ferner aus geburtshilfl. Rißwunden, infolge anderweit. Krankhtn. des Genitale (z. B. Myome, Endometriose), bei hämorrhag. Diathese. – **W.depression**: *psych* als ↑ W.psychose vork. depressives Zustandsbild mit Angstgefühlen u. der Überzeugung, der Versorgung des Neugeb. u. damit zusammenhängenden Aufgaben nicht gewachsen zu sein. Meist auch Schlaflosigkeit u. Gefühl körperl. Schwäche u. Leistungsunfähigkeit; oft Selbsttötungsneigung; im allg. in wenigen Wo. folgenlos abklingend. – Als noch normal gelten die – dabei häuf. – Neigung zu Tränenausbrüchen u. eine leichte psych. Verletzlichkeit. – **W.eklampsie**: puerperale ↑ Eklampsie. – **W.gymnastik**: Turnübungen der Wöchnerin zur Stärkung der Bauchdecken- u. Beckenbodenmuskeln.

Wochenbett|plethora: passagere Pl. der Wöchnerin durch das normalerweise zugunsten der Plasmakomponente verschobene Verhältnis zwischen Blutflüssigkeit u. -körperl; Rückbildung durch die bald einsetzende forcierte Diurese (daher auch: »prädiuretische Plasmaplethora«). – **W.psychose**: (FÜRSTNER 1875) in den ersten 2–3(–6) Wo. post partum auftret., im allg. prognostisch gutes (u. bei späteren Graviditäten kaum rezidivierendes) psychot. Bild: Erregtheit, Angst, Ratlosigkeit, Halluzinationen, Illusionen, Antriebsstörungen, Schuldgefühle, Stimmungslabilität u. Wahnerscheinungen. Soweit nicht symptomatisch z. T. als endogene Psychose aufgefaßt, d. h. als Erstmanifestation einer Schizophrenie, häufiger einer Depression (s. a. W.depression), am häufigsten einer zykloiden Randpsychose. Als pathogenet. Faktoren gelten u. a. psych. Einflüsse, die Einstellung zum Neugeb., mangelhafte seel. Reife der Mutter. – Später (nach >6 Wo.) auftretend als ↑ Laktationspsychose.

Wochenbett|tetanie: hypokalzäm. T. bei – v. a. stillenden – Wöchnerinnen, wahrsch. vorwieg. infolge Epithelkörperchen-Insuffizienz. – **W.wehen**: Sammelbegr. für Nach- u. Laktationswehen (Reizwehen), i. w. S. auch für die postpartale ton. Retraktion (Dauerkontraktion) des Uterus.

Wochenendpathologie: *arbeitsmed* Begr. für die mit der Unterbrechung des gewohnten Arbeits- u. Lebensrhythmus in Zusammenhang gebrachten Krankheitsereignisse sowie für psych. u. phys. Reaktionen im Zusammenhang mit Wiederaufnahme der Arbeit; häufig mit Manifestation an Atmungs- u. Herz-Kreislaufsystem (z. B. als ↑ Byssinose, ↑ Montags-Syndrom der Nitroglyzerinarbeiter).

Wochen|fluß *geburtsh* ↑ Lochia. – **W.station**: *gyn* Krankenhauseinheit für die stationäre Aufnahme nur von Wöchnerinnen. – **W.tölpel**: Parotitis epidemica (↑ Mumps).

Wodak* Methode (ERNST W., geb. 1891, Otolaryngologe, Jerusalem): Sklerother. (paravariköse Inj.) bei akuter Ösophagusvarizenblutung.

Wodak*-Fischer*-Reaktion: ↑ Armtonus-Reaktion.

Wodniansky* Syndrom: angeb. Poikilodermie (v. a. an Rumpf u. Gliedmaßen) in Kombin. mit Knochenveränderungen u. Schleimhautpapillomen.

Wodu: *psych* ↑ Voodoo.

Woeber* Methode (KARLHEINZ W., geb. 1920, Dermato- u. Radiologe, Aachen): *radiol* Rö-Nahbestrahlung in Kombin. mit Ultraschall bei dermatol. Strahlentherapie.

Wöchnerinnen...: s. u. Puerperal..., Wochenbett...

Wöhler* Harnstoffsynthese (FRIEDR. W., 1800 bis 1882, Chemiker, Göttingen): (1828) die erste Laborsynthese einer organ.-biochem. Verbindung aus anorgan. Ausgangsstoffen; entkräftete die – vitalist. – Auffassung der ausschließlich biosynthet. (»natürl.«) Entstehung organ-chemischer Substanzen.

Wöhlisch* Theorie (EDGAR W., 1890–1960, Internist u. Physiologe, Kiel, Würzburg): *physiol* Die erholende Kraft des Schlafes beruht auf einem Wiederaufladen eines Energiespeichers der Ganglienzellen des Gehirns durch eine der Schlaftiefe etwa proportionale Bremsung der energieliefernden Zerfallsreaktionen. Die bei unveränderter oxybiot. Leistung freigewordene, aber nicht in Anspruch genommene Energie wird akkumulativ gespeichert u. steht für den Wachzustand als »Reservestoff« zur Verfügung.

Wöhlk* Laktosenachweis: Farbreaktion (rot; Glukose u. Fruktose: gelbl.-braun) auf Milchzucker u. Maltose im Harn bei Erwärmen (30 Min. im Wasserbad von 60–70°) der Probe mit NH_4OH (½ Vol.-konz.) u. 20%ig. KOH (3–5 Tr.).

Wölfflin* Knötchen (ERNST W., 1873–1960, schweizer. Ophthalmologe, München, Basel): (1902) multiple unpigmentierte Gewebsverdichtungen der Ziliarzone der Iris bei blauäug. Erwachsenen (seltener u. geringer auch bei Braunäugigen) als harmlose Anomalie.

Wölfler* (ANTON W., 1850–1917, Chirurg, Graz, Prag) **Drüse**: akzessor. Schilddrüsenlappen oberhalb des Aortenbogens. – **W.* Operation**: 1) die 1881 erstmals durchgeführte vord. antekol. GE (zunächst anti-, noch im gleichen Jahr isoperistaltisch); 1886 in Verbindung mit BRAUN* Fußpunktanastomose als transepiploische u. schließlich (»WÖLFLER II«) als Y-förm. vord. antekol. GE (ähnl. der ROUX* Anastomose; mit hoher Ulkusrate belastet, daher nur noch zus. mit Vagotomie übl.). – 2) ↑ Gastrogastrostomie. – 3) ↑ GIRARD* Op. (1). – **W.* Zeichen**: bei Sanduhrmagen schnelles »Verschwinden« der Spülflüssigkeit, jedoch im weiteren Verlauf der Spülung ständ. Wiederauftreten von Speiseresten im bereits klaren Spülwasser.

Wöllner* Test (DIETER W., Serologe, Heidelberg): (1962) *serol* auf der Zerstörung des M-Antigens der Hammel-Ery durch Papainisierung basierende Modifik. der PAUL*-BUNNELL* Reaktion. Probandenserum wird zunächst mit Papain von F- u. S-AK befreit, anschließend der Heterohämagglutinationstiter mit nativen u. mit papainisierten Hammel-Ery bestimmt; ein rel. niedrigerer Titer im letzteren Falle läßt auf M-AK u. damit auf infektiöse Mononukleose schließen.

W/O-Emulsion: Wasser-in-Öl-Emuslion.

Wohlfahrt*-Kugelberg*-Welander* Syndrom: *neur* (1942) s. u. KUGELBERG*-.

Wohlfahrtia: *entom* Fleischfliegen-Gattung [Brachycera, Sarcophaginae]; darunter als wichtigster Myiasis-Erreger der Alten Welt die Schmeißfliege W. magnifica.

Wohlgemuth* (JULIUS W., 1874–1948, Internist, Berlin) **Einheit**: mit W.* Probe (1) gewonnene Kennzahl der enzymat. Diastase-Aktivität (s. a. α-Amylase, Tab. »Diastase«); 1 E ~ Abbau von 1 mg Stärke zu Jod- -neg. Dextrinen in 30 Min. bei 38°. – **W.* Probe**: 1) quant. Bestg. der Diastase in Harn, Serum oder Duodenalsaft anhand ihres – mit Jodblaufärbung erfaßbaren – Stärkeabbauvermögens in einer Verdünnungsreihe mit fallender Konz. (12 Reagenzgläser; Verdünnung mit 1%ig. NaCl-Lsg.; nachfolgendes Glas jeweils mit halber Enzymmenge des vorangehenden; in Glas 2–12 Zusatz von 1%ig. Stärke-Lsg.); nach 30minut. Inkubation (38°) u. raschem Abkühlen Zusatz von 2 Tr. n/50-J-Lsg.: bei unbeeinflußter Stärke Blau-, bei Stärkeabbau je nach Intensität Rotblau-, Blauviolett-, - Rotgelb- oder Gelbfärbung. Berechnung der Diastase-Aktivität als 2fache Verdünnungszahl des »Grenzröhrchens« (mit ersten Abbauzeichen). – 2) Nierenfunktionsprüfung anhand der Diastase-Ausscheidung, die sich etwa proportional einer Verminderung des funktionstücht. Nierenparenchyms verringert.

Wohlstands|alkoholismus: z. T. auf dem Prestigebedürfnis rein materiell orientierter Kreise, z. T. auf inn. Leere u. Mangel an Geborgenheitsgefühl bei dauerndem Erfolgszwang basierender – u. von der Werbung kräftig stimulierter – chron. Alkoholabusus. (Im Ggs. zum Elendsalkoholismus). – **W.krankheiten**: die v. a. auf überkalor. Ernährung (Luxuskonsum) in Kombin. mit Bewegungsmangel zurückzuführenden bzw. dadurch begünstigten ↑ Zivilisationskrankhtn. wie Übergewichtigkeit, statische u. Herz-Kreislaufkrankhn. (z. B. Arteriosklerose, Hypertonie), Diabetes mell., Harnsäuregicht.

Wohlwill* Phänomen (FRIEDR. W., 1881–1958, Neuropathologe, Hamburg, Lissabon, Boston): *neurol* bei Prüfung der Hautsensibilität die durch schnell aufeinanderfolgende taktile Reizung des als gesund u. als krank angegebenen Areals eintretende Irritation des Probanden mit Versagen der subj. Differenzierung (sogen. Störungsphänomen) als Hinweis auf Simulation oder Hysterie.

Wohlwill*-Andrade* Syndrom: (1942 bzw. 1951/52) der »Portugies. Typ« der fam. amyloiden ↑ Polyneuropathie, im 2.-3. Ljz. mit Haltungsschwäche, Malabsorption, Obstipation etc. beginnend, progredient, zu Parästhesien, motor. Lähmungen u. troph. Ulzera der Beine führend.

Wohlzogen* Test (FRANZ XAVER W., geb 1919, Physiologe, Wien): biol. Schwangerschaftsnachweis anhand der durch Probandenharn bei ♂ Amphibien induzierten Ausstoßung von Spermatozoen.

Wojta* osteoplast. Sequestrotomie (HANS W., geb. 1909, Chirurg, Mainz): Modifik. der ↑ BIER* Op. (3) durch Verzicht auf den Zusammenhang des »Knochendeckels« mit den Weichteilen.

Wolander* Ulkus: (1903) eiterndes, gut begrenztes, zentral tiefes Geschwür der großen u. kleinen Schamlippe bei jungen Mädchen.

Wolbach* Asteroid: *path* sternförmig angeordnete, von Retikulumfasern umgebene Epitheloidzellen bei der ↑ STENGEL*-W.* Sklerose.

Woldman* Test (EDWARD ELBERT W., geb. 1897, Arzt, Cleveland): grob orientierende Probe auf gastrointestinale Mukosa-Läsion durch orale Gabe von Phenolphthalein, das dann in freier Form im Harn nachzuweisen ist.

Wolf: *derm* volkstüml. Bez. für 1) anale Intertrigo (↑ Analekzem), 2) ↑ Lupus vulg. (»fressender W.«).

Wolf* Adhäsionsmethode: (J. W. 1939) *histol* Herstg. von Oberflächen-Präpn. durch Bestreichen des Objektes mit Celluloid(-Azeton)-Lsg. u. Abheben der – getrockneten – oberfläch. Schicht mittels Zellophan-Klebestreifens; ergibt im durchfallenden Licht (bei starker Abblendung oder seitl. Beleuchtung) Reliefbild der Oberfläche. – Ermöglicht auch die Gewinnung einzelner – färbbarer – Hautepithelzellen, die dann im Abklatsch-Präp. untersucht werden können.

Wolf* Syndrom: 1) (ULRICH W., Pädiater, Freiburg/Br.), W.*-HIRSCHHORN* Sy., 4-Deletions-Sy.: (1965) multiple angeb. Mißbildungen infolge partieller Deletion des kurzen Armes eines der Chromosomen Nr. 4; klin.: Untergew. bei der Geburt (später Minderwuchs), schwere psych., psychomotor. u. körperl. Unterentwicklung mit Gesichtsdysplasie (breite, vorstehende Nasenwurzel mit Naevus flammeus, Hypertelorismus, Epikanthus, Ohrhypoplasie u. -tiefstand), Gaumenspalte, Augenmißbildungen (Iriskolobom, Pupillenektopie, Mikrophthalmus, Strabismus), Trichterbrust, Hüftgelenkdysplasie, geringer Mikrozephalie; evtl. Hydrocephalus int., athetot. Hyperkinese, epilept. Krampfanfälle; frühe Pubarche, Klitorishyperplasie bzw. Kryptorchismus u. Hypospadie. – 2) W.*-COWEN* diffuse progress. kortikale Hirnatrophie: ↑ ALPERS* Syndrom. – 3) W.* Synarthrositis: ↑ TIETZE* Sy.

Wolf* Test: modifiz. MORO* Tuberkulinprobe mit sofort. Abdecken des Hautareals mit einem Heftpflaster für 48 Std.

Wolfe*(-Burka*-Brick*) Syndrom, lipochrome Hepatose: (1961) als gutart. Schwachform des DUBIN*-JOHNSON* Sy. geltende fam., anikter., lipochrome Hepatose ohne Hyperbilirubinämie. Diagnose nur durch Leberbiopsie: Hepatozyten mit – chemisch undefinierbarem – lipchromem braunem Pigment beladen, KUPFFER* Sternzellen frei, keine Bindegewebsvermehrung.

Wolfe*-Krause* Lappen (JOHN REISSBERG W., 1824 bis 1904, Ophthalmologe, Glasgow; FEDOR K.): (1875 bzw. 1893) freier Kutislappen (in Form u. Aussehen dem Implantationsort möglichst entsprechend) zur Deckung frischer, oberfläch., asept. Hautwunden (insbes. nach Exzision wegen Hämangioms, Narbe etc.); s. a. Abb. »Hauttransplantat«.

Wolfenden* Lage (RICHARD NORRIS W., 1854–1925, engl. Laryngologe): *laryng* Rückenlage im Querbett mit über die Bettkante hängendem Kopf.

Wolff* Gang (KASPAR FRIEDR. W., 1733–1794, Anatom, Berlin, St. Petersburg): ↑ Urnierengang. – Angeb. Persistenz manifestiert als Retentionszysten des Nebenhodens bzw. (♀) des unt. Genitaltraktes (evtl. mit Kompression der Urethra u. Miktionsstörungen). – Als **W.*-Gang-Adenom** das gutartige ↑ Mesonephrom. – **W.* Körper**: ↑ Urniere. – **W.* Tubuli**: ↑ Ductus epoophori longitudin. (»GARTNER* Gänge«). – **W.*-Zyste**: zyst. Gebilde im Lig. latum uteri, wahrsch. aus Resten des W.* Körpers (Urniere).

Wolff* (JULIUS D. W., 1836–1902, Orthopäde, Berlin) **Transformationsgesetz**: Jede Funktionsstörung eines Skelettabschnitts hat hypo- bis atroph. (bei Inaktivität), hypertroph. (bei Druck u. Zug) oder andersart. Strukturveränderungen der beteiligten Knochen zur Folge. – **W.* Methode**: *orthop* ↑ Etappengips.

Wolff* Operation: Cholezystocholedochostomie zwischen Blasenfundus u. dist. Ende des durchtrennten Ganges.

Wolff*-Chaikoff* Effekt: Anstieg der Jod-Konz. im Schilddrüsengewebe nach exogener J-Zufuhr bei gleichzeit. Abnahme der oxidat. Jodisation.

Wolff*-v. Hofe* Anomalie: *hämat* (1951) fam.-erbl. Störung der Erythropoese i. S. einer Hyperplasie mit Bildung vielkern. (10–12) Erythroblasten verschiedener, meist fortgeschritt. Reifeklassen u. 50–60 μm großer Gigantoblasten. Ät.path.: vermutlich isolierte Störung der Zytokinese bei normaler Karyokinese. Prognose günstig.

Wolff*-Junghans* Reaktion: »Krebstest« auf Magen-Ca. durch quant. Bestg. des lösl. Albumins im Extrakt des nach Probemahlzeit gewonnenen Mageninhalts (hohe Werte sprechen für malignen Prozeß).

Wolff*-Parkinson*-White* Syndrom (LOUIS WO., geb. 1898, Arzt, Boston; SIR JOHN P., Arzt, London; PAUL D. WH., geb. 1886, Arzt, Boston), Antesystolie, KENT*, WPW-Syndrom: (1930) *kard* durch eine – im allg. konst. – Beschleunigung der av. Erregung (↑ Abb. »Präexzitation«) gekennzeichnete Funktionsanomalie des Herzens mit Neigung zu paroxysmaler – meist auffallend gut tolerierter – Tachykardie (aber auch ohne klin. Sympte.). EKG: bei normalem P verkürzte PQ-Zeit (<0,11 Sek.) u. eine dem – im Tachykardie-Anfall meist verbreiterten u. deformierten – QRS-Komplex vorangehende träge »Vorschwankung« (»Deltawelle«, ↑ Abb.: in den Extremitäten-Abltgn. mit der raschen Hauptschwankung gleichgerichtet, re. präkordial pos. oder neg.). – Davon unterschieden als bes. Präexzitationstyp das LOWN*-GANNONG*-LEVINE* (»LGL«-)Syndrom mit kurzem PQ bei normalem QRS (gut zu differenzieren anhand des simultan mit dem Extremitäten- u. Brustwand-EKG geschriebenen HIS-Bündel-Kardiogramms).

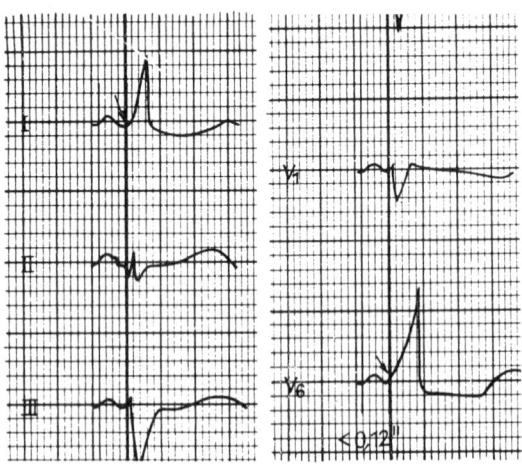

Wolff=Eisner* (ALFRED W.=E., 1877–1948, Internist, Berlin, München) **Reaktion**: ↑ CALMETTE* Ophthalmoreaktion. – **W.*=E.*-Israel* Bakterium**: (1891) ↑ Actinomyces israeli.

Wolffhügel* Zählapparat (GUSTAV W., 1845–1899, Hygieniker, München, Berlin, Göttingen): *bakt* Glasplatte mit Liniennetz (Quadrate 1 × 1 cm, die 4 mittleren u. die an den Ecken nochmals in 9 Quadrate unterteilt) zur quant. Bestg. von Keimkolonien. Die bebrütete Gußplatte (PETRI* Schale mit 9 cm Ø u. 64 cm² Nutzfläche) wird so auf den Zählapparat aufgesetzt, daß die 4 Mittelfelder genau auf Plattenmitte liegen; ausgezählt werden 12 möglichst kreuzförmig angeordnete Felder (Summe multipliziert mit 5,3 ergibt Gesamtzahl).

Wolfram(ium), W: Schwermetallelement mit Atomgew. 183,85 u. OZ 74; Isotopen ^{180}W, $^{182-184}W$, ^{186}W; F. bei 3400°; 6-, daneben 2-, 3-, 4- u. 5wert. Natürl. Vork. v. a. als Wolframatmineral. Verw. in Legierungen mit Cu, Fe (»Ferrowolfram«), Mo, Nb, Ni, Ta für Glühfäden, Rö-Anodenteller, Spezialstähle (z. T. als Karbide mit Härten >9), in Pigmenten. – Intoxikation wegen der minim. Resorptionsfähigkeit der schwerlösl. Salze insges. selten (aber WO_3 u. U. allergen wirksam); bei oraler Aufnahme Gastroenteritis (Ther.: Brechmittel, Eiermilch); nach langzeit. Inhalation, v. a. beim Umgang mit (Co-halt.?) W.karbiden, evtl. Hartmetallunge (»W.lunge«; mit bösart., evtl. durch Kortison beeinflußbarem Verlauf).

Wolframate: i. e. S. die Salze der Wolframsäure H_2WO_4; Anw. der Ca- u. Mg-Salze als Fluoreszenzfarbstoffe. – **Wolframlunge**: s. u. Wolfram.

Wolfring* Drüsen (EMIL FRANZEWITSCH V. W., 1832–1905, Ophthalmologe, Warschau): kleine, tubuloalveol. Drüsen im subkonjunktivalen Lid oberhalb der Tarsalplatte mit Ausführung in den Konjunktivalsack (»Gll. lacrimales accessoriae«).

Wolfs|hunger: / Bulimie. – **W.rachen**: *path* die doppelseit., vollständ. Lippen-Kiefer-Gaumenspalte (Cheilognathopalatoschisis). – Aber auch Bez. für die isolierte Gaumen- u. die einseit. LKG-Spalte. – **W.spinnen**: *zool* die Spinnen-Fam. »Lycosidae«, mit ca. 1200 Arten, darunter / Lycosa (s. a. Tarantula, Giftspinnen).

Wolhynia quintanae: *bakt* / Rickettsia quintana.

Wohlhynisches Fieber, Febris neuralgica paroxysmalis (periodica) s. quintana: v. a. in bd. Weltkriegen in Osteuropa epidem., gutart. Rickettsiose (Rickettsia quintana), übertragen von Kleider- u. Kopfläusen. Sympte.: period. Fieber (meist alle 5 Tg. für 8–48 Std.), neuralg.-rheumat. Schmerzen (v. a. an Schienbeinen, aber auch Rücken, Stirn; insbes. nachts, evtl. als Fieberäquivalent), evtl. morbilli- oder skarlatiniformes Exanthem, mäß. Splenomegalie, neurol. Störungen. Dauer bis zu 12 Fieberanfällen; u. U. monatelange Rekonvaleszenz.

Wolkenschädel: *röntg* Schädelkalotte mit vertieften u. verbreiterten Impressiones digitatae (/ Abb. »CROUZON* Syndrom«); reakt. ossäre Ab- u. Umbauvorgänge als Hinweis auf chron. Hirndruck (bei bereits geschlossenen Schädelnähten).

Wolkewitz* Test: als Methode der sogen. Kutanprojektionsdiagnostik (im Rahmen der Herdsuche) Messen u. Aufzeichnung (»Fokogramm«) des elektr. Hautwiderstandes (u. seiner Veränderungen, insbes. Verminderungen) mittels »Focospot«-Gerätes.

Wolkowitsch* Zeichen: ausgeprägte Tonusabnahme der rechtsseit. Bauchmuskeln als Hinweis auf chron. Appendizitis.

Wollaston* Glas (WILL. H. W., 1766–1828, Arzt, Physiker u. Chemiker, London): *ophth* stark gekrümmtes, anastigmat. Brillenglas mit rel. geringer Verzerrung bei schrägem Durchtritt der Lichtstrahlen; zur Korrektur des Astigmatismus. – Von W.* auch ein Doppelprisma (Kalkspat), das 2 im gleichen Winkel abgelenkte, linear polarisierte Strahlen erzeugt.

Wollenberg* Syndrom: / Chorea minor.

Wollfadentest: 1) *ophth* Farbsinnprüfung mit / HOLMGREN* Wollproben. – 2) *psych* / Wool-Sorting-Test.

Wollfett: / Wollwachs. – **rohes W.**: Adeps Lanae crudus. – **wasserhalt. W.**: / Lanolinum.

Wollhaar: 1) *embryol, derm* / Lanugo; i. e. S. (»Vellushaar«) dessen etwas gröbere Art, wie sie auf dem Kopf bis zur Geburt u. bei ♀♀ in verschied. Körperregionen lebenslang vorhanden ist. – 2) *anthrop* / Kraushaar.

Wollheim* (ERNST W., geb. 1900 Internist, Würzburg) **Dekompensation**: *kard* / Minus-, Plusdekompensation. – **W.* Klassifikation**: *path* Einteilung des Schock(-Kollaps-)Syndroms: 1) einfache Gefäßinsuffizienz, mit Versacken des Blutes in präformierte Kapillarreservoire; 2) Schock, mit Hypovolämie infolge Austritts von Blut oder – bei Endothelschaden – von Plasma aus der Blutbahn; 3) Vasomotorenkollaps, mit Tonusverlust der Kapillaren u. resultierendem Mißverhältnis zwischen Strombett u. akt. Blutmenge (s. a. Minusdekompensation). – **W.* Wasserversuch**: (1951) in stündl. Abstand 6mal Verabfolgung von je 150 ml dünnen Tees u. Kontrolle der – normal in 6 Std. kompletten – Flüssigkeitselimination (unzureichend bei Herz-, Nieren-Erkrn., Hypoproteinämie, Hepatitis); s. a. Kauffmann*-W.* Wasserversuch.

Woll|sortiererkrankheit: / Lungenmilzbrand (»Hadernkrankh.«). – **W.sortiertest**: *psych* / Wool-Sorting-Test.

Wollust: Wonnegefühl bei Befriedigung des Geschlechtstriebes. – **W.körperchen**: / Corpuscula nervosa genitalia. – **W.krampf**: / Orgasmus.

Woll|wachs, Cera Lanae: neue Bez. für W.fett u. / Adeps Lanae anhydricus (als Gemische von Wachsestern); Salbengrundlage vom Typ eines Emulsionsgels (wasseraufnahmefäh., lipophiles, emulgatorhalt. Gel [»Lipogel«, »Absorptionsgrundlage«]). – **W.wickeltest**: *neurol* Aufwickelnlassen eines Knäuels zur Prüfung der imitator. (Spiegelbild-)Synkinesien.

Wolman* Krankheit: (1946) rezessiv erbl., auf einem intrazellulären Lipasedefekt beruhende Triglyzerid- u. Cholesterinester-Thesaurismose der viszeralen Organe u. des NS (v. a. Endothelien), die als Xanthomatose imponiert u. NN-Verkalkung aufweist; klin.: Sympte. der NIEMANN*-PICK* Krkht., ferner Erbrechen, Durchfälle, Malabsorption, Hepato-Splenomegalie; meist Tod im 2. bis 4. Lj.

Wolpert* Karbazidometer (ADOLF W., 1832–1907, Hygieniker, Berlin): Gerät zur Bestg. des CO_2-Gehaltes der Luft anhand der Entfärbung einer Phenolphthalein-roten, wäßr. Soda-Lsg.

Wood* Chromatinfärbung (FRANCIS CARTER W., 1869–1951, Pathologe, New York): (1903) Darstg. von Malariaparasiten durch Färben des frisch Methanol-fixierten Blutausstrichs mit einem Gemisch aus Eosin u. Azur II (1- bzw. 0,25%ig; modifiz. GIEMSA* Färbung).

Wood* Gesetz: *päd* Das Gewicht von Kindern gleicher Körperlänge ist bei älteren Kindern höher.

Wood* Licht (ROBERT WILLIAMS W., 1868–1955, Physiker, Baltimore): Licht einer Quecksilberdampflampe, dem durch ein **W.* Filter** (Glas mit Nickeloxid-Zusatz) der ges. sichtbare Anteil entzogen, dessen UV-Anteil jedoch unverändert ist. Anw. für Fluoreszenz-Untersuchungen in der Mikroskopie, pathol. Anatomie, Dermatologie (bei Tinea capitis, Mikrosporie), forens. Medizin.

Wood* Metall: bereits bei 60–70° schmelzende Bi-Pb-Sn-Cd-Legierung; u. a. für anatom. Ausgußpräparate.

Wood* Operation (JOHN W., 1825–1891, Chirurg, London): **1)** Verschluß eines Hernienkanals mit Sehnenstreifennähten. – **2)** W.*-LEFORT* Op.: Radikalop. der Blasenekstrophie durch Bildung der Blasenvorderwand aus breitbasig gestieltem Hautlappen der Nachbarschaft.

Wood* Phänomen: Aufhebung der bakteriostat. u. kurativen Wirkung bestimmter Sulfonamide auf hämolyt. Streptokokken (u. Kolibaz.) durch p-Aminobenzoesäure (»Antisulfonamid«).

Wood* Test (PAUL HAMILTON W., 1907–1962, Internist, London): *kard* Bestg. der Leistungsreserve des Myokards durch dosierte körperl. Belastung bis zum Auftreten von präkardialen Schmerzen oder Dyspnoe. Fehlen entsprechender EKG-Veränderungen zu diesem Zeitpunkt spricht gegen ischäm. Genese. – Von W.* ferner Lautheitsskala der Herzgeräusche mit 4 Graden angegeben (vgl. LEWIS* Graduierung).

Wood* Zeichen: *anästh* Erschlaffung des Musc. orbicul. oculi u. Bewegungslosigkeit des Augenbulbus in Mittelstellung als Zeichen der tiefen Narkose (Stadium III).

Wood*-Werkman* Reaktion: (1940) in Baktn. u. Taubenleber nachgewiesene – reversible – Umwandlung von Brenztraubensäure durch enzymat. Karboxylierung (CO_2-Anlagerung mittels Pyruvatkarboxylase) zu Oxalazetat, das in den Zitronensäurezyklus einmündet (u. bei Baktn. zu Bernsteinsäure als Gärungsendprodukt führt); s. a. Schema »Glukoneogenese«.

Woodbridge* Tubus (PHILIPP DUDLEY W., geb. 1895, Anästhesist, Boston): *anästh* biegsamer, durch Spiraleinlagen verstärkter Endotrachealtubus.

Woodhall* Operation (MAURICE BARNES W., geb. 1905, Chirurg, Durham): *chir* (1938) bei irreversibler Darminvagination Resektion des Ivaginats u. Intussuszipiens unter Bildung eines doppelläuf., axialen Enterostoma u. Anastomosierung des Dünndarms mit dem Kolon aboral der Fistel.

Woodruff* Katheter: *urol* konisch zulaufender Harnleiterkatheter; für die Ureterographie u. zum Nachweis von Ureterstenosen u. -konkrementen.

Woodruff* Operation (HARRY W. W., geb. 1868, Ophthalmologe, Joliet/Ill.): *ophth* als Schielop. Augenmuskelsehnen-Transplantation zum Ausgleich des ausgefallenen Muskels.

Woodyatt* Formel (ROLLIN TURNER W., 1878–1953, Internist, Chicago): *diät* die Gleichung

$$\frac{\text{Fett (in g)}}{2 \text{ KH} + 1/2 \text{ Eiweiß}}$$

als Formel für die am wenigsten ketogene, d. h. zur Abmagerungskur geeignete Kost.

Woodyatt* Pumpe: Apparat zur vorwählbar protrahierten i.v. Injektion.

Wookey* Operation: zervikale Ösophagusresektion mit anschließ. Hautplastik.

Woolf*-Dolowitz*-Aldous* Syndrom: (1965) bei Indianern beobachtete erbl. (autosomal-rezessiv?), angeb., bilat. Innenohrschwerhörigkeit bis -taubheit bei intaktem Vestibularapparat, kombin. mit partiellem Albinismus (vord. Kopfhaarpartien; ferner hellblaue Iris, punktförm. Pigmentflecken der Retina); keine Intelligenzdefekte.

Wool(l)ey* Fieber: ikter. Form des ↑ Andamanen-Fiebers.

Wool-Sorting-Test: (engl. = Wollesortieren) *psych* wortfreier Test zur Prüfung von Klassifikationsfähigkeit u. Begriffsbildung, indem farb. Wollstränge nach Tönung, Helligkeit oder Sättigung zu sortieren sind.

Woringer* Syndrom (PETER W., französ. Pädiater): **1)** (1943) Leberfunktionsstörung (»lipidogene Dyshepatie«) des Kindes, seltener des Erwachs. (geringe Androtropie) als Folge einer Überfütterungsdyspepsie oder einer anikter. Hepatitis; klin.: großer Bauch mit weich vergrößerter Leber, Koliken, Übelkeit, Brechreiz, Völlegefühl (jedoch keine path. Stuhlveränderungen), paroxysmale Gesichtsblässe, Appetitlosigkeit, evtl. Durstgefühl, Foetor ex ore, Reizbarkeit, Leistungsschwäche, Schlafstörungen; Blutchemismus unauffällig. Beschwerden verschwinden unter fettfreier u. KH-reicher Nahrung, werden andererseits durch Fett provoziert. – **2)** ↑ PAUTRIER*-W.* Syndrom.

World Health Organization: (engl.) ↑ Weltgesundheitsorganisation.

Worm* Knöchelchen (OLE W., 1588–1654, Anatom, Kopenhagen): Ossicula intercalaria s. Wormiana (s. u. Ossa suturarum).

Worms* Tetanus: Kombin. der bulbären u. paralyt. Form des Wundstarrkrampfes.

Worms*-Gougeon* Chondrodystrophie: etwa dem SILFVERSKJÖLD* Syndrom entspr. Typ der Dysplasia spondyloepiphysaria.

Worster*-Drought*-Allen* Syndrom: angeborene Worttaubheit (verbale Agnosie) mit Aphasie.

Wort|agglutination: *psych* s. u. Kontamination. – **W.amnesie**: verbale ↑ Paraphasie. – **W.blindheit**: (KUSSMAUL 1877) bei – subkortik. – Läsion der Area 39 Unfähigkeit, einzelne Wörter zu lesen, obwohl die Buchstaben als solche richtig erkannt werden (»reine verbale Alexie«); Spontansprache u. Sprachverständnis normal; spontanes u. Diktatschreiben evtl. leicht gestört, Abschreiben gestört. – Als »kongenit. W.blindheit« die ↑ Lese(- u. Schreib)schwäche. – **W.entstellung**: *psych* falsche Stellung (»Heterotopie«) einzelner Laute im Wort. – **W.findungsstörung**: *psych* die Unfähigkeit, momentan das den erlebten (oder gedachten bzw. in der Vorstellung aufgetretenen) Sachverhalt wiedergebende Wort zu finden. – Bes. ausgeprägt als »amnest. Aphasie«.

Worth* (CLAUD W., 1869–1936, Ophthalmologe, London) **Operation**: *ophth* Vorlagerung eines Augenmuskelansatzes als Schiel-Op. – **W.* Theorie**:

ophth 1) »Fusionsfähigkeitstheorie« des Sehvorgangs: Jeder der 3 Rezeptorentypen vermag die ihm eigene Farbempfindung zu induzieren, spricht aber anderseits auch auf alle Wellenlängen an, so daß eine Fusion der ausgelösten Reaktionen zustandekommt. Der dominierende Impuls geht vom jeweils maximal stimulierten Rezeptor aus; gemeinsames Ansprechen hat eine gewisse Desaturierung zur Folge. – 2) »Fusionstheorie«, derzufolge Fusionssinn u. -fähigkeit die Stellung der Augäpfel bei der binokularen Fixation kontrollieren. Der Ausfall dieser Kontrollfunktion sei eine der Hauptursachen des Schielens. – **W.* (Vierpunkte-)Test**: (1903) Prüfung der Dominanz eines Auges bzw. des Binokularsehens bei Strabismus durch stereoskop. Beobachtenlassen je eines weißen u. roten u. zweier grüner, in Rautenform angeordneter Punkte (= **W.* Lichter**) durch eine Rot-Grün-Brille. Bei monokularem Sehen werden statt der 4 nur 3, bei manchen Schielarten jedoch 5 Punkte wahrgenommen.

Wort|neubildung: *psych* ↑ Neologismus. – **W.salat**: (A. FOREL) bei höhergrad. Zerfahrenheit auftret. Sprachstörung derart, daß Wörter ohne grammatikal. Zusammenhang u. ohne erkennbaren Sinn aneinandergereiht werden; evtl. kombin. mit Neologismen. – **W.schatzverarmung**: numer. Verminderung der zur Verfügung stehenden Wörter. Nach KLEIST Merkmal der schizophrenen Sprachstörung, basierend auf organisch reduzierter Erregbarkeit von Engrammen, evtl. auch Autismus u. Antriebsmangel. – **W.schwall**: ↑ Logorrhö. – **W.stammeln**: Dyslalie in Form des Ausfalls oder Ersatzes bzw. der Umstellung u. Angleichung isoliert richtig gebildeter Laute innerhalb von Einzel- oder zusammengesetzten Wörtern oder Wortgruppen. – **W.stummheit**: reine (subkortikale) motor. ↑ Aphasie; s. a. Hörstummheit. – **W.suggestion**: ↑ Verbalsuggestion. – **W.taubheit**: sensor. ↑ Aphasie. – **W.verdrehung, -vermengung**: *psych* s. u. Kontamination. – **W.vergessenheit**: amnest. ↑ Aphasie, ↑ Logasthenie. – **W.verwechslung**: ↑ Paraphemie. – **W.zwang**: *psych* ↑ Onomatomanie für best. Wörter.

W-Plastik: *chir* Hautplastik zur Spannungsreduzierung bei Narbenzug, seltener auch zur Defektdeckung. Nach W-förm. Inzision quer zur Hauptspannungs- bzw. -defektrichtung Verschieben der entstandenen Dreieckslappen nach dem Prinzip der Z-Plastik.

WPRS: *psychiatr* s. u. WITTENBORN*.

WPW-Syndrom: *kard* ↑ WOLFF*-PARKINSON*-WHITE* Syndrom.

WR: ↑ WASSERMANN* Reaktion.

Wr^a: *serol* Antigen Wr^a (s. u. Wr-Faktoren).

Wrapping: (engl.) *chir* ↑ Umhüllung.

Wreden (ROBERT ROBERTOWITSCH WR., 1837–1893, Chirurg, St. Petersburg) **Operation**: ↑ STONE* Op. – **Wr.* Zeichen**: gelatinöser Pfropf im Mittelohr des Feten, der nur bei der postnatal einsetzenden, atmungsbedingten Belüftung des Mittelohres verschwindet u. dessen Nochvorhandensein (»Docimasia auricularis«) daher als Zeichen des intrauterinen Todes galt.

Wr-Faktoren: die Blutgruppen-AG Wr^a u. Wr^b (»WRIGHT- System«); Familien-Antigene, die die Bildung von – teils kompletten, teils inkompletten –

Kälteagglutininen anregen (u. bei inkompat. Transfusion zu beschleunigter Hämolyse führen können).

Wright* (SIR ALMROTH EDWARD WR., 1861–1947, Pathologe, London) **Blutplättchentheorie**: *hämat* Die Thrombozyten entstehen aus dem Zytoplasma zerfallender Megakaryozyten. – **Wr.* Index**: opsonischer ↑ Index. – **Wr.* Methode**: 1) Wundreinigung durch Spülen mit hyperton., dann mit hypoton. NaCl-Lsg. – 2) ↑ WR.* Vakzinetherapie. – **Wr.* Objektträgerzellentest**: *bakt* quant. Keimzahl-Bestg. am dünnen, luftgetrockneten Objektträgerausstrich eines Gemisches aus 1 ml der Baktn.-Suspension mit 1 Tr. einer 1%ig. Methylenblau-Lsg. u. 1 ml Menschenblut bekannten Ery-Gehalts durch Auszählen mehrer Gesichtsfelder auf Ery- u. Erregergehalt u. Ermittlung der Durchschnittswerte. Baktn.zahl pro ml (x) berechnet nach der Gleichung:

$$\frac{\text{mittl. Ery-Zahl}}{\text{mittl. Baktn.zahl}} = \frac{\text{Ery-Zahl des Testblutes}}{x}.$$

Modifiziert von FLEMING. – **Wr.* Schutzimpfung**: (1897) Typhus-Schutzimpfung mit hitzeinaktivierten Salmonellen. – **Wr.* Vakzinetherapie**: bei chron. bakterieller Infektion zeitlich abgestufte Inj. der entsprech. – abgetöteten – Erreger in steigenden Dosen mit dem Ziel, über eine Vermehrung der Serumopsonine die Abwehrfähigkeit zu steigern (s. a. Autovakzine).

Wright* Lösung (JAMES HOMER WR., 1869–1928, Pathologe, Boston): 1) Lsg. von Natriumzitrat u. -chlorid (0,5- bzw. 3%ig) in destill. Wasser. – 2) **Wr.* Eosin-Methylenblau**: Farb-Lsg. aus erhitzter, mit Natriumbikarbonat versetzter Methylenblau-Lsg. mit Zusatz von Eosin-Lsg.; nach Auflösung in reinem Alkohol für hämatol. Diagnostik u. zur Darstg. von Malariaerregern (nach 1 Min. Abspülen mit Aqua dest.).

Wright* Operation (JOHN WESTLEY WR., geb. 1842, Ophthalmologe, Columbus/Ohio): *ophth* 1) bei Lidptosis Blepharopexie mit 2 Aponeurosenstreifen an den M. front. (modifiz. als ↑ ELSCHNIG*-HESS* Op.). – 2) intrakapsuläre Kataraktextraktion von einem Hornhautschnitt aus.

Wright* Syndrom (IRVING SHERWOOD WR., geb. 1901, Arzt, New York): ↑ Hyperabduktionssyndrom.

Wright-System, Faktor: *hämat* s. u. Wr-Faktoren.

Wringer Injury: (engl.) Handverletzung durch Quetschung zwischen den 2 Gummirollen einer Haushalt-Wringmaschine; dist. Radius- u. Ulna-Fraktur (bei Kindern meist typ. Grünholzfraktur), bei Zurückbleiben des Daumens vor den Rollen zusätzl. leicht übersehene (!) – Frakturierung im Bereich des Daumengrundgelenks (mit oder ohne Weichteilverletzung).

Wrisberg* (HEINR. AUGUST WR., 1739–1808, Anatom, Göttingen) **Anastomose**: *anat* Verbindung zwischen den Nn. cutaneus brachii med. u. intercostobrach. – **Wr.* Ganglien**: die Ganglia cardiaca; i. e. S. das Ggl. cardiacum magnum (rechts vom Lig. arteriosum). – **Wr.* Knorpel**: ↑ Cartilago cuneiformis. – **Wr.* Lappen**: ↑ Lobus cardiacus. – **Wr.* Lemniskus**: Anastomose zwischen N. splanchnicus major u. re. Vagus. – **Wr.* Nerv**: ↑ Nervus intermedius. – **Wr.* Schleife**: 1) ↑ WR.* Lemniskus. – 2) »Ansa memorabilis«, Nervenanastomose zwischen den Rr. gastrici post. des Vagus u. dem Ggl. coeliacum.

Wroblewski* Einheit (VINZENZ WR., zeitgen. Bakteriologe, Warschau): die Änderung der DPNH-Extinktion (25°; 340 nm; 3-ml-Probe) von 0,001 pro Min. als Kennzahl für die GPT-Aktivität.

WS: 1) Wirbelsäule. – 2) Wach-Schlaf....

Wu* Methode: (HSIEN WU., 1893–1959, Biochemiker, Peking): *labor* s. u. FOLIN*-WU*.

Wucher|atrophie: *path* »proliferat. Atrophie« des Fettgewebes bei chron. Entzündung der Subkutis: Lipophagie in Form fortschreitender Resorption durch die Fettzellen (deren Zytoplasma sproßt u. Riesen- u. Epitheloidzellen bildet), Lymphozyteninfiltration der dünnen Scheidewände zwischen den Fettzellen (tuberkuloides Bild). – **W.beule**: Granuloma venereum (↑ Donovanosis).

Wuchereria: *helminth* Nematoden-Gattung [Filarioidea, Acanthocheilonematidae]. Parasiten des menschl. Lymphsystems; von medizin. Bedeutung außer W. malayi (s. u. Brugia) v. a. die – durch Stich von Mücken übertragene – **W. bancrofti** (= Filaria wuchereri, F. sanguinis hominis nocturna, F. dermathemica) als Erreger der ↑ Filariasis im trop. Afrika, in Asien, Amerika u. Australien; die dünnen, opaken adulten Würmer (♂ 40, ♀ 80–180 mm; mit glatter Oberfläche, unbewaffneter, papilloser Mundöffnung) leben zusammengerollt im Lymphgefäßsystem; die – sich u. a. in Culex fatigans entwickelnden – embryonalen Mikrofilarien (ca. 300 µm) treten meist nachts im peripheren Blut auf (= Microfilaria nocturna). – **Wuchereriasis**: ↑ Filariose.

wuchernd: *path* mit Bildung überschüssigen Gewebes, vegetierend; z. B. **w. Granulationen** (↑ Caro luxurians), **w. Kallus** (↑ Callus luxurians), **Wucher|flechte** (*derm* ↑ Mycosis fungoides), **W.schwäre** (*derm* vegetierende ↑ Pyodermie).

Wucherung(en): *path* überschüss. Gewebsneubildung; i. e. S. (*päd*) die »adenoiden W.« des lymphat. Rachenrings (↑ Rachenmandelhyperplasie).

Wuchs: s. a. Wachstum(s...). – **W.ablenkung**: *orthop* Induktion eines anomalen Wachstums des Skeletts oder seiner Abschnitte; z. B. die exogen-funktionelle Beckenverformung in viriler Richtung zum sogen. Bajaderenbecken. – **W.auslenkung**: *biol* der geringste Grad der exogenen – zunächst nicht erbl. – Wachstumsstörung.

Wuchs|faktor: *path* MENKIN* Substanz der Exsudatzelle; löst bei Entzündung wahrsch. die Epithelproliferation aus u. ist so an den reparat. Vorgängen beteiligt. – **W.form**: *bakt* die für die best. Baktn. charakterist. Form des Wachstums der Kolonien im Nährmedium (insbes. im spez. »W.formnährboden«); z. B. beim Typus gravis des Corynebact. diphtheriae in Bouillon mit körn. Bodensatz u. Oberflächenhäutchen, auf Kaninchenblut-Tellurit-Platte mit grauschwarzen Kolonien von Gänseblümchenform, randständ. Telluritreduktion u. Hämolyse. – s. a. Glatt-, Rauhform, Formenwechsel. – **W.stoffe**: ↑ Wachstumsfaktoren.

Wudu: *psych* Voodoo.

Wühlblutung: *angiol* pulsierendes, sich in das umgebende Weichteilgewebe ausbreitendes Hämatom bei Arterienverletzung, Aneurysmaruptur.

Würfel|bein: *anat* ↑ Os cuboideum. – **W.minute**: (HOLTHUSEN-HAMANN) *radiol* histor. Einh. der Radium-Dosimetrie, definiert als Dosisleistung (0,0318 R/Min.) am Boden eines Hartholzwürfels von 5 cm Kantenlänge, dem ein Standard-Präp. mit 10 mg Ra-Element in 1 mm Pt aufliegt; manifestiert als – vergleichbarer – Schwärzungseffekt im untergelegten Film (s. a. HOLTHUSEN*-HAMANN* Methode).

Würge|krankheit: *histor* ↑ Dysphagia spasmodica tropicalis. – **W.male**: *forens* Veränderungen im Kopf-Halsbereich als Spuren der Erwürgung. Am Hals halbmond- oder kommaförm. Kratzeffekte durch die Finger 2–5 des Würgenden, kontralateral eine umschrieb. Sugillation durch Druckwirkung des Daumens (autoptisch u. U. Zerreißung u. Blutungen in der Halsmuskulatur); evtl. auch Kratzspuren in der Umgebung von Nase u./oder Mund (versuchtes Zuhalten, um Schreien zu verhindern), subkonjunktivale Blutungen (infolge unvollständ. Halsgefäßkompression mit venöser Stauung).

Würgen: 1) Kontraktion der Pharynxmuskulatur bei Schlucken gegen Widerstand oder als Reaktion auf Gaumenberührung (s. a. Würgereflex). – 2) ↑ Erwürgen.

Würg(e)|reflex: mit Brechreiz einhergeh. Kontraktion der Pharynx-, evtl. auch der Gaumensegelmuskulatur; auslösbar durch Berühren der Uvula oder durch Herunterdrücken der Zunge. – **W.reiz**: bei organ. oder funktioneller Störung des Schluckaktes u. bei Reizzuständen im Pharynx-Gaumenbereich auftret. »Würgen«; auch im Zusammenhang mit Brechreiz. – **W.tic**: sich als Dysphagie äußernder oraler Tic.

Würmer: *zool* ↑ Helminthen; s. a. Wurm....

Wüsten|fieber: ↑ Kokzidioidomykose. – **W.geschwür**: auch als **W.beule**, Natalbeule, Barcoo-Krkht. etc. bezeichnete Dermatitis cupoliformis durch Corynbact. diphtheriae, seltener durch Staphylokokken. – **W.rheumatismus, disseminierter**: die progred.-granulomatöse Form der Kokzidioidomykose.

Wuhrmann* (FERDINAND W., geb. 1906, Internist, Zürich) **Syndrom**: die Myokardose i. e. S., wie sie bei Dysproteinämie auftritt. – **W.*(-Wunderly*) Probe** (CH. WUN. 1957): ↑ Kadmiumsulfatreaktion.

Wullstein* (AUGUST LUDWIG KARL W., 1864–1930, Chirurg, Bochum, Essen) **Apparat**: (1902) Redressionsapparat zur Korrektur von WS-Skoliosen (einschl. Rippenbuckel) am Sitzenden. Metallrahmenkonstruktion mit GLISSON* Schlinge (für Längszug), Pelotten (für – durch Schraubendruck dosierbare – Detorsion; abschraubbar, evtl. im Gipsmieder zu belassen), Detorsionszügen (an Schultern), Brustgurt u. verstellbarem Sitz (Korrektur der Beckenstellung). – **W.* Bauchdeckenplastik**: (1906) Verschluß einer übergroßen Bauchwandhernie mit 2 türflügelartig übereinanderzuschlagenden gestielten Faszienlappen aus der Rektusscheide. – **W.* Ösophagusplastik**: (1904) histor., nur an der Leiche ausgeführte Ösophagusersatzplastik durch Zwischenschaltung eines ausgeschalteten Jejunumsegmentes in Verbindung mit einer Y-Anastomose (realisiert als ↑ ROUX*-W.*-LEXER* Op.).

Wullstein* (HORST W., geb. 1906, Otologe, Würzburg) **Aufnahme**: *röntg* »steile STENVERS* Aufnahme« des Felsenbeins (bes. Antrum u. Labyrinth, nicht der Pyramidenspitze; Crista sagitt. medial der Bogengänge projiziert); Bauchlage mit 60°-Kopfdrehung, so daß

Nasenspitze u. oberer Orbitalrand der Unterlage anliegen (CHAUSSÉ-III-Einstellung mit entgegengesetztem Zentralstrahl). – **W.* Fenestration**: *otol* transantrale Bogengangsfensterung nach Antrum- u Epitympanon-Freilegung via Gehörgang (unter Schonung des Trommelfells u. nach Exzision eines Haut-Periostlappens in der ganzen hint. Zirkumferenz des Ganges u. Abtragung des lat. Teils der hint. Wand des knöchernen Gehörgangs); abschließend Deckung des – über dem Endolymphschlauch, nicht jedoch im Ampullenbereich liegenden – Fensters u. des Aditus ad antrum mit o. a. Exzisat(= freies Transplantat).

Wulst: 1) *anat* a) ↑ Torus; b) ↑ Splenium. – 2) *neurol* Muskelwulst, als **myotonischer W.** (s. u. myotone Reaktion) oder als **idiopath. W.** (↑ idiomuskuläre Kontraktion).

Wulstbruch, -fraktur: Stauchungsfraktur mit zirkumferentialer Wulstbildung; z. B. als Grünholzfraktur im Epiphysenbereich.

Wundausschneidung: *chir* ↑ Wundexzision. – **W.behandlung**: s. u. W.desinfektion, -versorgung, -exzision, -toilette. – »**verbandlose W.behandlung**« stark sezernierender Wunden durch Dauerspülung (Irrigatorsystem) mit antibiot. oder antisept. Flüssigkeit; ferner das Open-air-treatment (mit Laminarflow der entkeimten Luft) bei best. Verbrennungen, die Lagerung im Wasserbett (HEBRA 1861) z. B. bei ausgedehnten eitr. Rumpfwunden. – Als unterstützende Maßnahmen u. a. BIER* Stauung, Anw. von Heißluft oder heißen Bädern (für pass. bzw. akt. Hyperämie). – **W.belag**: die Auflagerungen auf einer offenen Wunde, bestehend aus Wundsekret (flüssig, schleim.-glasig oder zur Kruste oder Borke erstarrt) u./oder Blut, ggf. auch aus Eiter, noch nicht abgestoßenen Nekrosen u. – sich v. a. in W.taschen vermehrenden – Erregern (↑ W.infektion). – **W.bett**: *chir* der durch Trauma bzw. durch Exstirpation eines Organ(teile)s entstandene Gewebsdefekt; i. w. S. auch die zur Aufnahme eines Transplantats präparierte Wunde. – **W.botulismus**: B. infolge Resorption von Clostridium-botulinum-Toxinen durch frische Haut- oder Mundschleimhautwunden.

Wund|dehiszenz: das sek. Auseinanderweichen der Ränder einer durch Naht verschlossenen Wunde, v. a. bei W.infektion, Heilungsstörung (u. a. Eiweiß-, Vit.-Mangelzustände; Vit. C z. B. wesentl. Faktor der Bildung der kollagenen Fasern im Wund- bzw. Narbenbereich), übergroßer Spannung im Wundbereich (Serom, Hämatom, distrahierender Muskelzug). – **W.desinfektionsmittel**: gewebsschonende Antiseptika (Lösg., Spray, Spülflüssigkeit, Puder, Pflaster, Verband, Lotio, Salbe) für die prim.-konservat. »chem. W.behandlung« (ohne Naht): v. a. 70%ig. Äthanol, Phenole, Halogen-halt. Verbindgn. (Tct. Jodi, Jodoform, Chloramin, Hexachlorophen), organ. Hg- u. Bi-Verbindgn., quart. Ammoniumbasen, Ag-Salze, Oxidantien (z. B. KMnO$_4$); i. w. S. auch alle einschläg. chemotherapeut./antibiot. Zubereitungen. – **W.diphtherie**: Di. in Verletzungs- oder Op.-Wunden. Verdächtig sind flächenhafte, schlecht heilende Wunden mit aufgeworfenen Rändern u. schlaffen, grau-wächsernen bis glas. Granulationen, bes. bei Membranbildung u. Umgebungsödem mit petechialen Blutungen. Para- u. metadiphther. Komplikationen (Myokardschaden, Lähmungen) möglich.

Wunde: jede Unterbrechung der Gewebekontinuität (ohne oder mit Substanzverlust) an einer Körperober- oder -innenfläche mit Eröffnung von Lymphspalten u. Blutgefäßen; gilt als akzidentelle W. stets als primär infiziert (auch wenn – insbes. bei lege artis angewandten Maßnahmen gegen Keimvermehrung u. -einschleppung – klin. Infektionserscheinungen wie Eiterung etc. fehlen). Nach dem Trauma stufenweise ablaufende Reaktionen i. S. der Keimabwehr u. ↑ Wundheilung; s. a. Vulnus, Wund....

Wundekzem: ↑ Ekzema paratraumaticum in der Umgebung einer Wunde (oder Fistel).

Wunder|bakterium: ↑ Serratia marcescens. – **W.geschwulst**: *path* ↑ Teratom. – **W.gestalten-, W.-Syndrome**: ↑ Whimsy syndromes.

Wunderlich* (CARL REINHOLD AUGUST W., 1815 bis 1877, Internist, Tübingen, Leipzig) **Fiebertypus**: (zus. mit LIEBERMEISTER) der Fieberverlauf des klass. Typhus abdomin mit treppenförm. Anstieg zur Akme (etwa 39,5°, am 4. Tag), gleichmäß. Plateau (Continua) u. langsamem, treppenförm. Abfall zur Norm. – **W.* Krankheit**: perirenales ↑ Hämatom. – **W.*-Cohnheim*-Pseudoleukämie**: ↑ Lymphogranulomatose.

Wunderly* Reaktion: ↑ Kadmiumsulfatreaktion.

Wundernetz, arterielles: *anat* ↑ Rete mirabile. – *ophth path*. Gefäßknäuel in der Netzhaut v. a. bei diabet. oder arteriosklerot. Retinopathie, u. U. als Urs. schwerer intraokulärer Blutungen; s. a. Rubeosis retinae diabetica.

Wund|exzision: *chir* op. Entfernen der Randpartien einer nicht infektionsverdächt. Wunde im Rahmen der prim. W.versorgung (= prim. W.ausschneidung = ↑ FRIEDRICH* W.a.); bei infektionsverdächt. Wunde das Entfernen schwer geschädigter oder nekrot. Gewebsteile u. von Schmutzpartikeln als Maßnahme der ↑ W.toilette. – s. a. W.randausschneidung.

Wund|fieber: die mit den W.prozessen in Zusammenhang stehende »Febris traumatica«; bei normalem Heilungsverlauf insbes. der primär versorgten Wunde meist nur subfebril (bei großem Serom u. Hämatom evtl. höher), v. a. aus der Resorption des Exsudats (z. B. MENKIN* Substanzen) resultierend; hoch bei vom Körper oder von der Ther. nicht beherrschter – meist eitr. – Infektion. – **W.folie**: *chir* Silber- oder Aluminiumfolie als – wasserabweisende – W.auflage; letztere auch in Form einer dem Verbandvliesstoff aufgedampften feinsten, die Porosität u. ungestörte Saugfähigkeit nicht tangierenden u. zusätzlich bakteriziden Al-Schicht.

Wund|gangrän: durch W.infektion mit Fäulnisbaktn. (oft nosokomiale Keime) bedingte, bei Resistenzschwäche u. U. weit ins nicht-traumatisierte Gewebe progredierende – evtl. bedrohl. – Gangrän. – **W.granulation**: s. u. W.heilung. – **W.haken**: Instrument zum Spreizen von Wunden, insbes. von Op.wunden; als scharfer Haken für oberfläch., als stumpfer für tiefe W.bereiche. – **W.heilmittel**: Arzneizubereitungen zur Förderung der sek. W.heilung, insbes. der Granulation; u. a. pflanzl. Wirkstoffe (z. B. Kamillenauszüge, Perubalsam), Öle (Lebertran), Adstringentien, auch Antiphlogistika u. wundreinigende Enzympräparate.

Wund|heilung: *path* die in Phasen ablaufende gewebl. Ausfüllung einer Wunde (s. a. Vulnus) mit terminalem

Wundhormone

Schluß der Oberfläche (z. B. durch Epithelisierung). Die »Latenzphase« (während des ↑ »W.stupors«) mit Bildung der plasmat.-thrombozytären, Fibrinpolymere enthaltenden, später festhaftenden Wundmembran (außen erhärtend: »Deckelmembran«; s. a. W.schorf), die »Reinigungsphase« mit Autolyse der durch An- u. Hypoxybiose nekrot. Zellen, Phagozytose u. Faseraufflösung durch Isohisto- u. Fibrinolysine (beide Phasen ausgelöst durch örtl. Azidose u. resultierende Kapillarreaktion: Quellung u. Permeabilitätszunahme der Endothelien mit gesteigertem Einströmen von Lymphe u. mobilen Zellen); in der - alkalot. - »Assimilations- oder Aufbauphase« mit Bildung von Kapillarsprossen, argyrophilem Retikulum u. dessen Lücken ausfüllendem Bindegewebe (aus Mesenchymzellen) u. kollagenen Fasern (»W.granulation«; evtl. überschießend: ↑ Caro luxurians, s. a. Chalone); abschließend Vernarbung u. Epithelisierung: Narbe fest oder - bei gestörter Granulationsbildung - weich, schlaff (= Status strictus bzw. St. laxus); s. a. Primär-, Sekundärheilung. - Störung entweder durch örtl. Umstände (Druckeffekt eines Seroms oder Hämatoms, verbunden mit Verlust der dem frischen Blut eigenen Bakterizidie u. mit FK-Reiz; ferner - als potentieller Infektionsherd wirksam - chemisch, thermisch, mechanisch, infektiös, hypoxämisch etc. bedingte Nekrosen) oder aber infolge system. Dysfunktion bei Hypoproteinämie, Hypovitaminose, Immuninsuffizienz etc. u. nach örtl. oder allg. Strahlenschädigung; s. a. Keloid.

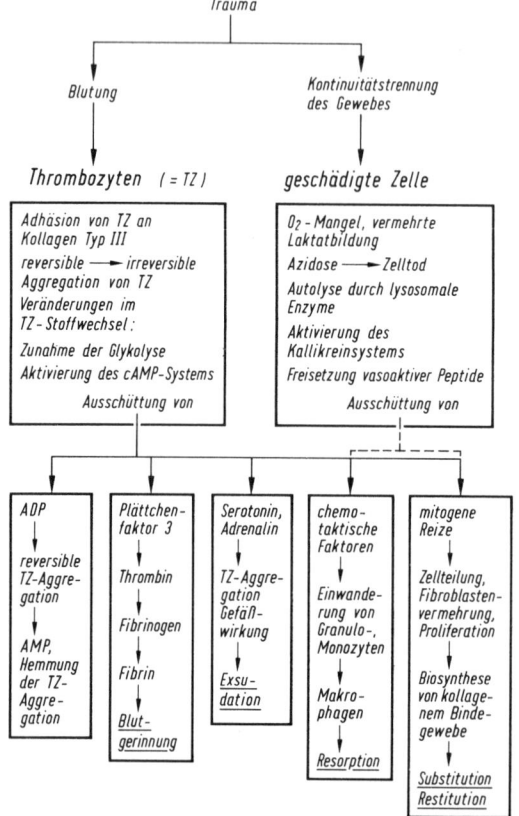

Zelluläre u. humorale Reaktionen zur **Wundheilung** (nach E. BUDDECKE).

Wund|hormone: aus zerfallenden Zellen freigesetzte »Nekrohormone« als die W.heilung anregende, hormonähnlich wirksame Substanzen (s. a. MENKIN* Stoffe). - **W.infektion**: die bei akzidentellen (auch den sogen. asept.) Wunden fast stets vorhandene prim. Infektion (meist jedoch von der örtl. Abwehr unterdrückt), unterschieden von der sekundären (z. B. bei Wund-Di., -Scharlach); unspezifisch durch die übl. Eiter-, spezifisch v. a. durch Tollwut-, Tetanus- u. Gasbranderreger (mit den spezif. Komplikationen belastet). Wesentl. Störfaktor der W.heilung.

Wund|kachexie (Wachsmuth*): Eiweißverlustkachexie als Folge protrahierter starker W.sekretion bzw. -eiterung. - **W.kine(ma)tik** *path* die Bewegungsvorgänge bei der W.heilung als wicht. Faktor der Defektverkleinerung; z. B. als Gerinnsel-, Bindegewebsretraktion. - **W.klammer**: *chir* federnde u. starre Metallklammer zur protrahierten Adaptation der Wundränder (statt Hautnaht); z. B. nach HERFF, MICHEL; s. a. Klammersetzer, Nähapparat, Clip. - **W.klebstoff**: ↑ Gewebekleber zur permanenten Adaptation von W.rändern i. S. des nahtlosen W.verschlusses.

Wund|leimkallus: ↑ Schema »Frakturheilung«. - **W.liegen**: *path* ↑ Dekubitus. - **W.madenfraß, -myiasis**: Fliegenlarven-Parasitismus in Wunden; akzidentell (↑ Creeping myiasis) oder als artifiziell-therap. ↑ Myiasis (s. a. Fliegenlarvenextrakt). - **W.mal**: *psych* ↑ Stigma. - **W.membran**: s. u. W.heilung. - **W.naht**: *chir* die Vereinigung der W.ränder als letzter Akt der ↑ W.versorgung (nach Blutstillung, als prim. oder sek. Naht) bzw. einer Op., gerichtet auf die Wiederherstellung der Kontinuität der Haut bzw. Schleimhaut (einschl. darunter befindl. Weichteile wie Muskeln, Faszien etc.); s. a. Naht, Bäuschchen-, Plättchen-, Darm-, Leber-, Nierennaht etc.

Wund|rahmen: *chir* ↑ W.sperrer. - **W.randausschneidung**: die als ↑ FRIEDRICH* W.ausschneidung oder - sek. - als ↑ W.exzision erfolgende Entfernung der W.ränder bis ins makroskopisch gesunde Gewebe. - **W.revision**: *chir* die gründl. Inspektion einer Wunde (in ganzer Ausdehnung), i. w. S. auch die sich daraus ergebende W.versorgung. - **W.rose**: *path, derm* ↑ Erysipel. - **W.ruptur**: akut eintretende ↑ W.dehiszenz.

Wund|scharlach: W.infektion durch β-hämolysierende Streptokokken; v. a. in Verbrennungswunden. - **W.schmerz**: der primär durch Freilegung freier Nervenendigungen verursachte, meist brennende Schmerz, bei stumpfem Trauma u. in nervenreichen Regionen bes. stark, bei Quetschung peripherer Nerven (»Gewebsschock«) u. best. ZNS-Erkr. (v. a. Syringomyelie, Tabes dors.) evtl. fehlend. - Ferner der **sek. W.schmerz** durch Irritation der Nerven in der Nachbarschaft der Wunde als Kompressionseffekt des W.ödems (v. a. bei infizierter Wunde). - **W.schock**: traumat. ↑ Schock. - **W.schorf**: die sich an der W.oberfläche gegen Ende der Latenzphase der W.heilung aus den hämorrhag. Nekrosen u. der prim., Erythro-, Thrombo- u. Leukozyten enthaltenden W.membran entwickelnde, in den obersten Lagen durch Lufttrocknung verhärtende Kruste, die später als Deckschicht über den W.granulationen fungiert (»Heilung unterm Schorf«).

Wund|sein: *derm* ↑ Intertrigo. - **W.sekret**: das aus der W.fläche austretende Blutplasma mit zellulären Elementen; bildet das Substrat der W.membran (vgl. W.schorf). - **W.sperrer, -spreizer**: selbsthaltendes Op.-Instrument zum Spreizen der W.ränder bei in der

Tiefe der Wunde auszuführendem Eingriff; abgestuft (u. a. durch Schrauben) sperrbare oder sich durch Eigenelastizität spreizende Klemme, mit Valven in Form von scharfen oder stumpfen Haken, Spateln, auch sattelförmig. Zahlreiche Modelle, z. B. n. HENNER (mit bewegl., einseitig gezahnten sattelförm. Seitenvalven u. stumpfem Spatel als Mittelvalve), FINSEN (1 : 2- oder 2 : 3-Zinker, eigenelastisch gespreizt, evtl. mit Arretierschraube), JANSEN (bewegl. 5-Zinker-Valven an Winkelhebeln, Stellschraube), MAYO (sperrbarer 2-Zinker, evtl. mit zusätzl. Mittelvalve); ferner »Rahmen« mit je 1 festen u. 1 auf einer Stange verschiebbaren Valve in Form eines Spatels (HERTZLER), sattelförm. Bügels (REHBEIN), stumpfen 3-, 4-Zinkers (TEMPLE-FREY, FRAZIER), breiten, z. T. gerippten Spatels (JUDD-MASSON) u. a.; als Spezialmodelle (»Bauchdeckenhalter«) z. B. viereck., mit 4 einsetzbaren Valven ausgestatteter FRANZ* oder KIRSCHNER* Rahmen, trapezförm., 3-valv. WACHENFELD* Rahmen, HOUZEL* Bauchspekulum.

Wund|starrkrampf: ↑ Tetanus. – **W.streptokokken**: ↑ Streptococcus pyogenes. – **W.stupor**: »Gewebsschock«, die durch Läsion der örtl. peripheren Nerven bedingte vorübergehende Schmerzlosigkeit einer Wunde (während der Latenzphase).

Wundt* (WILHELM MAX W., 1832–1920, Physiologe u. Psychologe, Leipzig) **Figur**: *ophth* 2 parallele Geraden, gekreuzt von 2 divergierenden Linienbündeln (Zentren bds. der Parallelen), wodurch – als opt. Täuschung – der Eindruck einer Krümmung der Parallelen entsteht. – **W.* Ring**: *ophth* Versuchsanordnung zur Demonstration eines Simultankontrastes mit Nachbild: Auf je 1 gelbes bzw. blaues Quadrat wird am gemeinsamen Rand je ein grauer Halbring geklebt; bei Betrachten der Ringhälften erscheint die auf gelbem Grund gelblich, die andere bläulich. – **W.* Theorie**: *physiol* Zum Farbensehen tragen 2 photochem. Prozesse im Sinnesepithel der Netzhaut bei: ein achromatischer (Analyse der Lichtintensität) u. ein chromat. (Analyse der Farben anhand der Wellenlängen).

Wund|tasche: *chir* die mehr oder minder tiefe seitl. Ausladung einer Wunde, die u. U. nur durch einen schmalen Gang mit der eigentl. W.höhle verbunden ist. Erfordert wegen Gefahr der Sekretretention u. Infektionsexazerbation Herstg. einer breiten Kommunikation u. Dränage (durch die W.höhle, evtl. mit Gegeninzision). – **W.toilette**: (v. BERGMANN) *chir* die op. Herrichtung der nicht primär zu verschließenden infizierten oder infektionsverdächt. Wunde als definitive Versorgung: Entfernen geschädigten Gewebes (W.randexzision, Debridement), ggf. auch von Knochensplittern, Fremdkörpern u. Schmutzpartikeln (evtl. Ausspülen mit antisept. u. -biot. Lsgn.), Öffnen von W.taschen; evtl. Lagekorrektur der W.lefzen (z. B. im Gesicht) durch w.ferne Situationsnaht (u. U. als Bäuschchen- oder Bleiplattennaht) oder Heftpflasterung; adäquate Lagerung u. Ruhigstellung (evtl. Schiene, Extensions-, Gipsverband).

Wund|verband: Abdecken der durch W.naht oder -toilette versorgten Wunde mit adäquaten Verbandstoffen; bei asept. Op.wunde Mullauflage als inn. »Deck-« u. Kompressen (sterilisierte Zellstoffwatte mit Mullhülle) als äuß. »Aufsaug-«Verband, fixiert durch Binde (z. B. elast. Trikotschlauchbinde; cave Abschnürung!) oder Heftpflaster; bei Beschmutzungsgefahr (z. B. nahe einer Körperöffnung) evtl. wasserdichter Abschluß; bei Extremitätenwunden ergänzt durch Schienung; bei infizierter oder offener granulierender Wunde trockener a- oder antisept. Gazeverband (evtl. Anilin- oder Akridinfarbstoffe), bei starker Sekretion Puder-, bei starker Eiterung auch halbfeuchter oder austrocknender Verband (langsame Verdunstung); bei granulierenden Wunden evtl. schmerzstillende oder epithelisierungsfördernde Salben. – Spez. Verbände mit W.folie. – **W.vergiftung**: örtl. u./oder system. Intoxikation im Zusammenhang mit einer Wunde, z. B. bei Insektenstich, Schlangenbiß, Tintenstiftverletzung, oder aber nach Eindringen tox. Substanzen in eine vorbestehende Wunde (z. B. Leichenvergiftung bei Sektion). – **W.verschorfung**: *chir* 1) ↑ Thermokaustik. – 2) *path* Entwicklung eines ↑ W.schorfes bzw. Intensivierung dieses Vorganges durch therap. Maßnahmen.

Wund|versorgung: *chir* i. e. S. die erstmal. Behandlung einer akzidentellen Wunde; als einfachste vorläuf. Maßnahme das Anlegen eines W.(schnell)verbandes, evtl. Lagerung u. Ruhigstellung, ggf. auch provisor. Blutstillung (z. B. Kompressionsverband, Blutleere); s. a. W.behandlung. – Endgült. Versorgung (stets nur durch den Arzt!) erfolgt bei nicht infektionsverdächt. (d. h. nicht zu großer u. nicht übermäßig kontaminierter) Wunde als ↑ FRIEDRICH* W.ausschneidung unter Mitversorgung verletzter Nerven, Gefäße, Knochen, Muskeln etc., evtl. ergänzt durch Medikation von Antibiotika, adäquate Immobilisierung, Tetanusprophylaxe; bei infektionsverdächt. bzw. wegen Ausdehnung, zeitl. Verschleppung oder bes. Komplikationen nicht durch prim. Naht zu versorgenden Wunden durch ↑ W.desinfektion u. nachfolgende ↑ W.toilette, evtl. Tamponade oder Dränage, dann ebenfalls Verband, Ruhigstellung, Antibiotika, Tetanusprophylaxe; zu einem späteren Zeitpunkt u. U. W.verschluß durch Naht i. S. der verzögerten oder aufgeschobenen ↑ Dringlichkeit bzw. durch Sekundärnaht; bei auch dafür ungeeigneten, sehr ausgedehnten oder über 10–12 Std. alten Wunden rein konservativ mit wundreinigenden, granulations- u. epithelisierugsfördernden Mitteln u. den o.a. ergänzenden Maßnahmen. – Bes. Vorgehen bei Brandwunden: bei 1. Grad örtl. protrahierte Kaltwasser-Anw., Antibiotika-Spray; 2. Grad: Blaseneröffnung, evtl. -abtragung, örtl. Antibiotika; 3. Grad: offene W.behandlg.; bei Ausdehnung über 15% Körperoberfläche prim. Exzision, schichtweise-tangential (mit Dermatom) bis ins Korium, anschließ. Defektdeckung durch allo- oder xenogenes Hauttransplantat (Spalthaut von menschl. Leichnam bzw. Schwein).

Wunschdenken: *psych* ↑ dereistisches Denken.

Wunschheim* Abszeß: (GUSTAV RITTER V. W., geb. 1865, Zahnarzt u. Pathologe, Prag, Wien): parodontaler A. als Folge marginaler Parodontitis.

Wunsch|paranoiker: (E. KRETSCHMER) *psych* P., bei dem sich auf Grund eines «phantasiegetragenen Erlebnisses» ein Beziehungswahn entwickelt hat, der sich in einer illusionären Wunscherfüllung befriedigt (z. B. Liebeswahn); s. a. sensitiver ↑ Beziehungswahn. – **W.reaktion, psychogene**, Zweckreaktion: an ein (psycho)traumat. Ereignis anschließende seel. Fehlhaltung, in deren Hintergrund der Wunsch nach wirtschaftl. Sicherstellung steht; s. a. Rentenneurose.

Wurm: **1)** *zool* ↑ Helminth. – **2)** *anat* ↑ Vermis; auch Jargon für ↑ Appendix vermiformis. – **3)** *derm* lymphangitisch fortschreit. Hautrotz an Extremitäten (↑ Malleus farciminosus, s. a. Lymphangitis epizootica) bzw. die entsprech. Form der kolliquativen Haut-Tbk; s. a. Creeping eruption.

Wurm|allergie: bei Helminthiasis enterale oder inhalative (flücht. Allergene von Ascaris) Sensibilisierung durch Substanzen des Wurmkörpers oder Metaboliten; nachweisbar mittels einschläg. Kutanproben (↑ W.antigene). Bes. intensive Manifestation u. U. bei Echinokokkose (z. B. anaphylakt. Schock nach Zystenruptur bei der op. Entfernung). Klin.: neben allg. Allergie-Symptn. (Eosinophilie, Urtikaria, Pruritus) evtl. Ekzem u. – z. T. typ. – Organmanifestationen wie ↑ Asthma verminosum (bei Taenia, Ascaris, Strongyloides), Lungeninfiltrate (Echinococcus, Ascaris, Trichinella, Fasciola), Arthralgien (Schistosoma), Migräne (Ascaris; evtl. Krampfanfälle), Rhinitis, Dermatitis (Zerkarien, Strongyloides), eosinophile Granulomatose (Toxocara), Myositis, Myokarditis u. Lidödem (Trichinella).

Wurm|anämie: durch chron. Blutverluste u. örtl. Fe-Resorptionsstörung bedingte hypochrome Anämie bei W.krankhn., v. a. Ancylostomiasis. – **W.antigene**: dem Helminthenkörper entstammende Substanzen mit antigener Wirkung, darstellbar (z. B. Immundiffusion) aus Homogenisaten oder Lyophilisaten adulter Würmer oder der Entwicklungsstufen (einschl. Cuticula der Larvenstadien) oder aber aus Exkreten u. Sekreten (Metaboliten in W.kultur). Meist thermostabiler Protein-Polysaccharid-Komplex mit vom Polypeptid bestimmter Spezifität (AG-Verwandtschaft innerhalb der Gattung kommt vor). Diagnost. Anw. als KBR, Kutanprobe, pass. Agglutinations-, Immobilisierungstest.

Wurmeier: die von den ♀ ♀ bzw. hermaphrodit. Helminthen aus dem Uterus in den Wirtsorganismus ausgestoßenen Eier, deren Eizellen (z. T. von Dotterzellen umgeben) sich bei manchen Arten erst nach Abgang mit den Exkrementen weiterentwickeln, bei anderen aber bereits bis zum sogen. Kaulquappenstadium entwickelt sind; entschlüpfende Larven entwickeln sich meist in 1 oder 2 Zwischenwirten weiter, um dann im Endwirt zur Geschlechtsreife zu gelangen. Merkmale: **1)** Ancylostoma duodenale oval, ca. 50 (60) : 35 (40) µm, frisch (im Stuhl) mit glasklarer Hülle u. etwa 2–8 Furchungszellen. – **2)** Ascaris lumbricoides ovalär, befruchtet 54–60 µm, mit bräunl., skulpturierter Außen- u. farbloser Innenhülle, unbefruchtet 75–85 µm, farblos, mit eingeschlossenen Tröpfchen; erst die nach ca. 14 Tg. entstehende Larve ist invasionsfähig. – **3)** Clonorchis sinensis 16 : 30 µm, bauch. Flaschenform mit kantig gewulstetem Deckel, am anderen Pol evtl. winz. Haken; bereits bei Ablage Mirazidium enthaltend. – **4)** Dicrocoelium dentriticum oval, 26 : 40 µm, dunkelbraun, dickschalig; bereits bei Ablage mit Mirazidium. – **5)** Diphyllobothrium latum 45 (50) : 67 (70) µm, rel. dicke, braune Schale, Deckel u. kleiner »Knopf« am Gegenpol; Eizelle zentral, von Dotterzellen umgeben; Embryonalentwicklung im Wasser, mit Bildung einer 2., inn. Hülle (aus peripheren Blastomeren) u. einer später Zilien tragenden Epithelschicht. – **6)** Dipyllidium caninum annähernd kugelig, 20 : 30 µm, zweischalig, darin Embryo mit 6 zu Paaren angeordneten Haken; durchscheinende Innenhülle umgeben von dünner, elast., bläschenart. Membran (dadurch 26 : 50 µm). – **7)** Enterobius vermicul. doppelt konturiert, farblos, asymmetr.-oval, mit 4schicht. Schale; schlupffäh. Embryo im Kaulquappenstadium. – **8)** Fasciola hepatica oval, 80–140 µm, gelbbraun, mit Deckel; Eizelle – von Dotterzellen umgeben – exzentrisch in Deckelnähe. – **9)** Fasciolopsis buski ovalär, 83 : 138 µm, an den Polen leicht konisch; durchsichtig, mit Deckel, unreif farblos bis gelblich, später bräunlich u. klebrig; Eizelle deckelwärts exzentrisch, umgeben von Dotterzellen. – **10)** Hymenolepis nana elliptisch, 40 : 50 µm, mit 2 Hüllen, dazwischen in Polnähe fäd. Gebilde. – **11)** Necator americanus ähnl. wie Ancylostoma, jedoch länglicher, 35 (40) : 64 (72) µm. – **12)** Paragonimus westermani oval, unterschiedlich groß (ca. 55 : 90 µm), goldbraun, Deckel mit verdicktem Kragen; mit 1 Eizelle u. 5–10 Dotterzellen (aber auch fortgeschritt. Reifestadien). – **13)** Schistosomen alle mit Mirazidium; Sch. haematobium längsovalär, 45–60 : 120–160 µm, durchsichtig, an einem Pol deutl. Stachel; Sch. japonicum plump-oval, 50 : 100 µm, gelbl., mit rudimentärem Stachel; Sch. mansoni asymmetr.-ovalär, 60 : 130 bis 180 µm, seitl. Stachel. – **14)** Strongyloides stercoralis oval, 30 : 50–70 µm, glatte, dünne, durchsicht. Schale; Larve aus embryoniert abgelegtem Ei im Darm schlüpfend; manche Eier nur Morula- bis Larvenstadien enthaltend. – **15)** Taenia saginata u. T. solium kaum unterscheidbar, oval, 20 : 40 bzw. 30 : 50 µm, mit dünner, hinfäll. Schale u. radiär gestreifter Embryophore um die Larve (Onkosphäre mit 3 Hakenpaaren). – **16)** Trichostrongylus 30 : 80 µm, ähnl. Ancylostoma, jedoch mit vielen Furchungszellen. – **17)** Trichuris trichiura 20 (25) : 50 (55) µm, doppel- u. dickschalig, gelbl. bis braun, zitronenförm.; Eizelle ungefurcht, an bd. Polen mit hellem Schleimpfropf (in den Schalenvorsprünge ragen). – **Nachweis** mikroskopisch in der Stuhlprobe (oder Schlamm-, Abwasser-, Erdprobe) a) im Nativpräparat aus aufgelöster Probe, b) in der Schwimmschicht (nach Auflösen in NaCl-Lsg.), c) in »aufgehellter dicker Schicht« (unverdünnt nach transparenzsteigernder Behandlung z. B. mit Essigsäure), d) im Zentrifugat der nach best. Behandlung durch Gaze passierten Probe (z. B. ↑ MIFC-Metho-

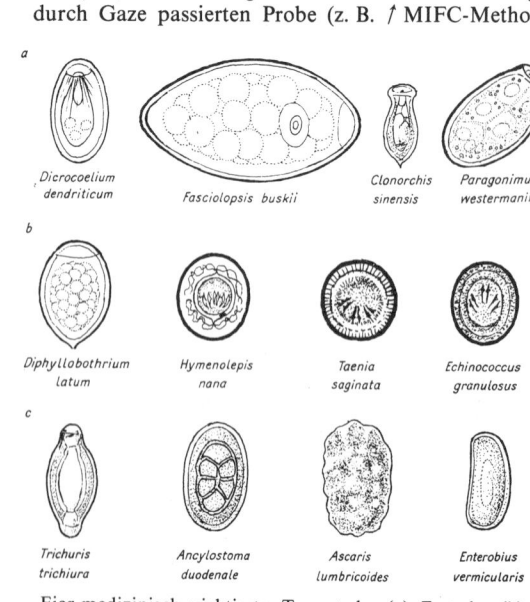

Eier medizinisch wichtigster Trematoden (a), Zestoden (b) u. Nematoden (c).

de), **e)** im Sedimentier-Dekantierverfahren (Auflösen der Probe in NaCl-Lsg., Ausstrich nach Dekantieren), **f)** nach Anreicherung (z. B. als ↑ FÜLLEBORN*, TELEMANN* Verfahren), **g)** direkt im Analabstrich mit Zellophanklebestreifen (JAKOBS; s. a. Tesa®-Film-Methode), zellophanbedecktem Glasstab (HALL) oder SCHÜFFNER*-SWELLENGREBEL* Stempel, **h)** nach Anlegen einer Kultur aus dem verdächt. Material.

Wurmfarn: *botan* ↑ Dryopteris filix mas. – **W.extrakt:** Extractum Filicis (maris).

Wurmfortsatz: ↑ Appendix vermiformis; s. a. Appendiko... – **W.entzündung:** ↑ Appendicitis.

Wurm|fraß ↑ Myiasis. – **W.husten:** reflektor. Husten bei intestinaler Helminthose. – **W.ileus:** Obturationsileus durch Eingeweidewürmer (z. B. Askaridenknäuel). – **W.knoten:** *path* ↑ Helminthoma.

Wurm|krankheit, -befall: *parasit* ↑ Helminthose. – **W.krankheit der Bergleute:** die – gem. BKVO – entschädigungspflicht. ↑ Ancylostomiasis. – **W.kur:** systemat. Anw. von Anthelminthika (s. a. Bandwurmmittel) zur Entwurmung bei Helminthiasis; meist kombin. mit geeigneten diätet. Maßnahmen, Laxantien u. Einläufen. – **W.larven:** *helminth* die sich aus dem ↑ W.ei entwickelnden Stadien, aus denen im Endwirt der geschlechtsreife Wurm hervorgeht. Bei manchen Arten bereits weitgehend im noch nicht ins Freie gelangten Ei vorhanden. Befall des Zwischenwirts durch sich außerhalb von Organismen entwickelnde Larve erst bei best. Entwicklungsreife (d. h. nach Erlangen der Invasionsfähigkeit) möglich. – **W.nachweis:** Nachweis von parasit. Würmern (bzw. einer Helminthose) makroskopisch im – evtl. zuvor über einem Sieb gespülten – Stuhl (Askariden, Oxyuren, Zestoden), mikroskop. durch Nachweis von ↑ W.eiern; ferner histo- (z. B. Trichinen) u. serologisch (Kutanproben mit ↑ W.antigen).

Wurmsamen: die – das **W.öl** enthaltenden – Blütenknospen von ↑ Artemisia cina. – **Amerikan. W.öl:** das äther. Öl der Blätter von Chenopodium ambrosioides var. anthelminthicum.

Wurmstörung: *neurol* s. u. zerebellares ↑ Mittelliniensyndrom.

Wurst|finger: kurze, auffallend dicke Finger (Brachymegalodaktylie), z. B. beim LÉRI* Syndrom II (mit fixierter Beugestellung im Mittelgelenk), MARIE*-BAMBERGER* u. THÉVENARD* Sy., bei Arthritis psoriatica. – **W.vergiftung:** umstrittene Bez. für eine Lebensmittelvergiftung durch Verzehr mit Bakt. oder deren Toxinen verunreinigter W.waren; i. e. S. (»Allantiasis«) der einschläg. ↑ Botulismus.

Wurzel: *anat, dent, botan* ↑ Radix; s. a. Radiko..., Radikul....

Wurzel|bazillus: ↑ Bacillus cereus. – **W.behandlung:** *dent* therap. Maßnahmen an der Zahnpulpa im W.bereich; z. B. die erst nach »Aufbereitung« des Kanals mögl. Exstirpation von Pulparesten (mit spez. W.kanalinstrumenten), die Desinfektion des Kanals durch Spülungen u. Einlagen, die ↑ W.füllung. Als **operative W.b.** die ↑ W.spitzenresektion.

Wurzel|dekompression: *neurochir* op. Entlastung einer im For. intervertebr. komprimierten Spinalwurzel (mit klin. Symptn. des ↑ W.syndroms); z. B. nach FRYKHOLM bei intraforaminalem Diskusprolaps oder knöchernen Randzacken durch Hemifacettektomie (Entfernung der med. Hälfte der Gelenkfortsätze). – **W.durchschneidung:** *neurochir* ↑ Radikulotomie. – **W.eintrittszone:** *anat* der RM-Bereich (weiße Substanz) bds. dorsolat. der Hintersäule, in dem die sensiblen, aus dem Spinalganglion kommenden Neuriten der Radix dors. in das RM eintreten. – **W.erkrankung:** *dent* ↑ Periodontitis, Granuloma apicale.

Wurzelfäden: *anat* ↑ Fila radicularia. – **W.füllung:** *dent* das die W.behandlung abschließende »Abfüllen« des W.kanals von der eröffneten Pulpenkammer aus mit spez. (zunächst plast., dann erstarrenden) Füllmaterialien. – Ferner als **retrograde W.füllung** von der W.spitze her im Rahmen der ↑ W.spitzenresektion. – **W.füßchen:** *histol* der Epidermisverankerung im Korium (in dessen Gitterfasernetz) dienende Zytoplasmafortsätze der Stratum-basale-Zellen. – **W.füßler:** *protozool* Rhizopoda. – **W.granulom:** *dent* ↑ Granuloma apicale.

Wurzelhaut: *dent* ↑ Periodontium (auch: »Desmodont«). – **W.entzündung:** Periodontitis; i. w. S. auch die Entzündung des Weichgewebes zwischen Zahnwurzel u. Kieferknochen, d. h. die ↑ Parodontitis.

Wurzel|hebel: *dent* sogen. Elevatorium für die Entfernung von Zahnwurzel(reste)n; z. B. BEIN* Hebel, Geißfuß. – **W.ischias:** *neurol* Ischialgie infolge Irritation der Spinalwurzeln des N. ischiadicus.

Wurzelkanal: *dent* ↑ Canalis radicis dentis. – Eine **W.erweiterung** (manuell oder maschinell, mit Bohrer u. Fräsen) erfolgt z. B., um im Rahmen der Wurzelbehandlung infiziertes u. nekrot. Material zu entfernen.

Wurzel|kappe: *dent* der das orale Ende der präparierten Zahnwurzel umfassende, gegossene oder aus Blech geformte (u. verlötete) Teil einer Stiftverankerung etc. – **W.karies:** *dent* ↑ Zahnkaries, die auf die Wurzel übergegriffen hat. – **W.knollen:** *pharmaz* ↑ Tuber.

Wurzelkompressionssyndrom: *path* durch mechan. Druck auf die Spinalnervenwurzel ausgelöstes Krankheitsgeschehen; z. B. das **lumbale W.** (↑ LWS-Syndrom), das **viszerale** oder **vertebrokardiale W.** (= vorderes ↑ Brustwandsyndrom); s. a. Bandscheibensyndrom, radikuläre ↑ Lähmung.

Wurzel|neuralgie, Radikalgie: *neurol* durch Irritation der hint. Spinalnervenwurzel bedingte Neuralgie mit – evtl. nur anfallsweiser – segmentärer Schmerzausstrahlung (in zugehör. Dermatome); z. B. die W.-ischialgie, die lanzinierenden Schmerzen bei Tabes dors. – **W.neuritis:** *neurol* echte Neuritis (selten) im Bereiche einer Spinalnervenwurzel (↑ »Radikuloneuritis«), mit – segmentgebundenen – sensiblen bzw. motor. Ausfällen (↑ Hyp-, Anästhesie, radikuläre ↑ Lähmung, Schmerzen etc.; auch Reflexanomalien); als Polyradikuloneuritis die ↑ GUILLAIN*-BARRÉ* Syndrom. – I. w. S. auch die Neuro- u. unsystem. Polyneuropathien infolge andersart. Irritation von Spinalwurzeln (s. a. W.kompressions-, W.syndrom).

Wurzelreizsyndrom: *neurol* durch Irritation von Spinalnervenwurzeln bedingte komplexe Symptomatik (z. B. Zervikal-, Lumbalsyndrom); s. a. Wurzelsyndrom.

Wurzelscheide: 1) *dent* ↑ Epithelscheide (HERTWIG). – **2)** *derm* W. der Haare: die den sich ausstülpenden Haarkegel umgebende Epithelröhre (= Stratum germinativum der Epidermis = äuß. W.); ferner die aus dem peripheren, nicht verhornenden Haarkegel hervorgehende Zellschicht, die den sich bildenden Haarschaft bedeckt u. sich im Haarkanal auflöst (= inn. W.; mit Scheidenkutikula, HENLE* u. HUXLEY* Schicht); s. a. Abb. »Haar«.

Wurzel|spitze: *dent* ↑ Apex radicis dentis. – **W.spitzengranulom**: ↑ Granuloma apicale. – **W.spitzenresektion, -amputation**: (PARTSCH 1896) »Radikal-Op.« der chron.-granulierenden Parodontitis; nach Schleimhautaufklappung u. Kiefertrepanation Entfernen der W.spitze (u. des umgebenden Granuloms), retrograde W.kanalfüllung (falls nicht präop. von der Zahnhöhle aus durchgeführt), Nahtverschluß oder Tamponade.

Wurzel|stift: *dent* in die verbliebene Zahnwurzel nach Aufbereitung des Kanals eingelassener (u. einzementierter) Metallstift als Träger eines künstl. Zahnes (»Stiftzahn«). – **W.stock**: *botan* ↑ Rhizom.

Wurzel|symptome: *neurol* die aus der Irritation (z. B. Kompression) oder Entzündung (= Radikulitis) bzw. einer sonst. path. Veränderung der Spinalnervenwurzel (z. B. bei Bandscheibenvorfall, traumat. oder degenerativer WS-Affektion) resultierende Störung der segementalen Motorik, Sensibilität u./oder Reflexe (s. a. W.neuralgie, -neuritis, radikuläre ↑ Lähmung), die jeweils ein mehr oder minder charakterist. »**W.syndrom**« bildet, z. B. als ↑ LWS-, Ischias-, W.kompressions-, Kauda-, Zervikal-, Zervikobrachialsyndrom, zervikale Migräne, vorderes ↑ Brustwandsyndrom (= **pseudoanginöses** oder **viszerales** **W.syndrom**). – **W.system**: *neurol* die Leitungsbahnen in den Spinalnervenwurzeln; als **afferentes** System die von den Spinalganglien ausgehenden Fasern, mit Anschluß an Vorderseiten- u. Hinterstrangbahnen u. – im Reflexbogen – an die motor. Vorderhornzellen; als **efferentes** die in der Vorderwurzel von den motor. Vorderhornzellen zur Muskulatur sowie die präsynapt. sympath. Fasern von der Seitensäule zum Grenzstrang.

Wurzel|tasche: *röntg* im Myelogramm die sich als lange, schmale, keilförm., den Spinalnerv bis zum For. intervertebr. begleitende »Tasche« positiv darstellende Durascheide der Spinalnervenwurzel. Ihr Fehlen oder ihre Verkürzung gilt als Zeichen für Bandscheibenhernie. – **W.tod**: *neurol* Nekrose einer Spinalnervenwurzel. Bei hint. Wurzel sich manifestierend durch plötzl. Schmerzfreiheit nach vorhergegangener Kompressionssymptomatik (»**drohender W.tod**«). – **W.zellen**: *anat* die Cellulae radiculares ant. (motor. Vorderhorn-, sympath. Seitenhornzellen) u. post (Spinalganglien-, sympath. Seitenhornzellen), deren Neuriten die vord. bzw. hint. RM-Wurzeln bilden. – **W.zement**: *dent* ↑ Cementum.

Wustmann* Operation (OTTO W., 1896–1971, Chirurg, Düsseldorf, Königsberg, Worms): *chir* Druckarthrodese einer Pseudarthrose, wobei statt der von CHARNLEY angegebenen ext. Kompression (mit STEINMANN* Nägeln u. Gestänge) ein spez. Doppeldrahtspannbügel (»**W.*** Bügel«) zum Einsatz kommt.

Wut: 1) *path* Wutkrankheit: Tollwut (als »rasende« u. als »stille W.«; ↑ Lyssa). – 2) *psych* **Wutanfall**: plötzl., progred. affektiver Erregungszustand, evtl. ausartend in Aggressionen, Schreien, Zerbrechen von Gegenständen etc.; begleitet von vegetat. Symptn. wie Blässe oder Zyanose, Pulsbeschleunigung, Zittern. Vork. v. a. beim Kleinkind (auch Zweckreaktion) u. als ↑ Furor epilepticus.

Wut|knötchen: *path* ↑ BABES* Knötchen. – **W.-krämpfe**: respirat. ↑ Affektkrämpfe.

Wyatt* Syndrom: (1950) ↑ Zytomegalie-Syndrom.

Wyburn=Mason* Syndrom: (1943) ↑ BONNET*-DECHAUME*-BLANC* Syndrom.

Wyeomya-Virus: in Süd-, Zentralamerika von Anopheles-Mücken übertragenes ARBO-Virus der Bunyamwera-Gruppe; Erreger einer akuten fieberhaften Erkr. beim Menschen.

Wyeth* Test: (1931) serol. Krebstest (KBR) mit einem aus endokrinen Organen gewonnenen AG.

Wylie* Aneurysmorrhaphie: (zus. mit E. KERR u. O. DAVIS 1951): bei Aneurysma großer Gefäße Teilexzision des Aneurysmasackes, Thrombendarteriektomie, Rekonstruktion des Gefäßes, Verstärkung der linearen Gefäßnaht durch aufgesteppten Fascia-lata-Streifen (»Banding«).

Wylie* (WALTER GILL W., 1848–1923, Gynäkologe, New York) **Drainage**: vaginale Uterusdrainage mit rinnenförm. Hartgummipessar. – **W.* Operation**: 1) Appendektomie mit Zugang über kleine Inzisionen der hint. Rektusscheide u. des Peritoneums (nach seitl. Verziehen des geraden Bauchmuskels). – 2) bei Retroflexio uteri Raffen des runden Mutterbandes beiderseits.

Wymann* Zeichen: *röntg* Rechtsverdrängung der Magenblase u. deutl. Zähnelung der großen Kurvatur als Hinweis auf Milzruptur.

Wymer* Operation (IMMO W., 1888–1970, Chirurg, München): *chir* Hallux-valgus-Korrektur durch Exostosenabtragung, Schleimbeutelexstirpation, nach Verlängerung der Extensor-hallucis-longus-Sehne Redression u. raffende Naht der eröffneten Gelenkkapsel.

Wynter* Zeichen (WALTER ESSEX W., 1860–1945, Arzt, London): *chir* Fehlen der respirator. Bauchdeckenbewegung als Peritonitiszeichen.

W-Zelle: *hämat* im ARNETH* Leukozytenschema der Granulozyt mit wenig eingebuchtetem Kern (»Wa« bis etwa Kernmitte, »Wb« etwas tiefer gebuchtet).

WZT: *psych* ↑ WARTEGG* Zeichentest.

X

X: **1)** drittletzer Buchstabe des Alphabets; Kurzzeichen für *orthop* Valgusstellung; *physik* Reaktanz; *radiol* Exposition(sleistung); *biochem* Xanthoxin; s. a. *bakt* X-Bazillus, *genet* X-Chromosom, *serol* Anti-X. – **2)** röm. Zahlzeichen »10«; z. B. *serol* Faktor X, *anat* Nervus X (= Vagus), *neurol* Th X.

x: Kurzzeichen für *mathem* Unbekannte einer Gleichung, ↑ x-Achse; *physik* Absorptionsindex; *kard* x-Welle (im ↑ Venenpuls); *genet* Grundzahl von Chromosomen eines genetisch vollständ., haploiden Satzes im polyploiden Karyotyp, auch niedrigste Haploidzahl in einer natürl. Artenreihe (vgl. n).

X, χ: griech. Buchstabe »Chi«.

X_1, X_2: *genet* s. u. X_1-Genration, X_1-Zelle.

x-Achse: im sogen. kartesischen Koordinatensystem die waagerechte Achse (»Abszisse«).

xanth...: Wortteil »gelb«.

Xanthämie: Vorhandensein gelber Farbstoffe im Blut; i. e. S. die ↑ Karotinämie.

Xanthan: ↑ Xanthen.

Xanthelasma: *derm* rötl.- bis strohgelbe, bis fingernagelgroße, z. T. streifenförm., scharf begrenzte Einlagerungen in die Haut; flach erhaben (= **X. planum**), ganz selten höher (= **X. tuberosum**; vgl. Xanthoma tu.); harmlose Fehlbildung oder aber Sympt. einer Fettstoffwechselstörung (Hypercholesterinämie, Diabetes mellitus; s. a. ADDISON*-GULL*, BÜRGER*-GRÜTZ* Syndrom); vgl. Xanthoma. – Am häufigsten an den Lidern (= **X. palpebrarum**), v. a. am inn. Augenwinkel (meist seitensymmetr., plan, oval; bevorzugt bei ♀ in der Menopause); leicht op. zu entfernen, aber Rezidivneigung. – **X. naeviforme:** juveniles ↑ Xanthogranulom.

Xanth|elasmatose: ↑ Xanthomatose. – **X.elasmoid (Fox*):** ↑ Urticaria pigmentosa. – **X.eloid: 1)** das ↑ Riesenzellsarkom (mit zur Lipidspeicherung befähigten Zellen). – **2)** (KLEEBERG) wechselnd großer, gelappter, braunschwarz-grau-gelber, mittelderber Hauttumor als Sonderform des Fibroms (histol.: netzförmig sich durchflechtende Spindelzellen, mehrkern. Riesenzellen, Schaumzellenhaufen oder -stränge).

Xanthen, Xanthan, Dibenzopyran: zu Xanthon oxidierbare heterozykl. Verbindung (↑ Formel); Grundsubstanz anticholinergisch wirksamer Pharmaka (**X.karbonsäure-ester,** z. B. Methanthelinium- u. Propanthelinbromid) u. der **X.farbstoffe** (Fluoreszein, Eosin- u. Rhodaminfarbstoffe, Pyronine etc.).

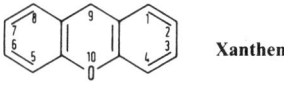 Xanthen

Xanthin, X: (»Harnoxyd«, WÖHLER u. LIEBIG 1838) $C_5H_4N_4O_2$, 2,6-Dihydroxypurin, eine Purinbase vom Typ Hydroxypurin (↑ Formel »X.oxidase«, s. a. X.basen [2]). Nukleosid- u. Nukleotid-Baustein (↑ Xanthosin), wicht. Zwischenprodukt im ↑ Purin- u. Nukleinbasenstoffwechsel, Vorstufe (↑ Hypoxanthin) der durch X.oxidase gebildeten Harnsäure; Harn- u. Blutwerte s. u. X.urie. Nachweis mit ↑ Murexid- u. KOSSEL*-FISCHER* Probe (Rötung durch NH_3 nach Eindampfen mit Chlorwasser u. HNO_3), spektrophotometrisch (λ_{max} 267 nm bei pH 4), enzymatisch (Bestg. der Umsetzungsprodukte nach Einwirken von X.oxidase; ungenau, da andere Purine etc. miterfassend), z. B. im »UV-Test« (Harnsäure-Bestg. bei 293 nm), »Farbtest« (photometr. Bestg. der durch Tetrazoliumsalze gebildeten – violetten – Formazane).

Xanthin|basen: 1) ↑ Nukleinbasen; s. a. Tab. »Purinstoffwechsel«. – **2)** »Xanthine«: die N-methylierten X.-Derivate Koffein, Theobromin, Theopyllin. – **X.dehydrogenase:** Flavoprotein-Enzym mit der Reaktion: Xanthin + NAD^+ + H_2O = Urat + NADH. – **X.körper:** ↑ Nuklein-, Xanthinbasen (2).

Xanthinol...: ↑ Xantinol....

Xanthin-oxidase, XOD, SCHARDINGER* Enzym: Fe- u. Mo-halt., aerobe Dehydrogenase vom Typ Flavoprotein-enzym (FAD), eines der »gelben Fermente«; spezif. Aktivität 0,4 E/mg Protein; mit der allg. Reaktion: Xanthin + H_2O + O_2 = Urat + H_2O_2 (Hypoxanthin → Xanthin; s. a. Formel). Reagiert als Elektronendonator unspezifisch (z. T. herkunftsabhängig) mit Aldehyden, Azapurinen, Purin- u. Pyrimidin-Derivaten etc., wobei O_2 als Elektronenakzeptor ersetzbar ist durch Zytochrome, heterozykl. Verbindgn. u. Farbstoffe (z. B. Methylenblau) etc.; wicht. Enzym im Purinstoffwechsel (↑ dort. Tab.), angereichert in Leber u. Darmmukosa, vorhanden auch in Milch; bei enzymopath. Defekt resultiert ↑ Xanthinurie. Bestg. mit »UV«- u. »Farb-Test« (s. u. Xanthin) u. sonst. substrat- oder endproduktbezogenen Methoden. – **X.hemmer** (z. B. Allopurinol) therapeutisch genutzt.

Enzymat. Abbau von Hypoxanthin (I) und Xanthin (II) zu Harnsäure (III) durch Xanthin-oxidase (X.o.).

H. ⟶ = Hemmung durch Xanthinoxidase-Hemmer

Xanthin|steine: *urol* hellgelbe, rö.-neg. Harnkonkremente mit glatter bis leicht rauher Oberfläche (zugehör. Harnkristalle wetzsteinförmig, farblos, lösl. in Ammoniak, unlösl. in Essigsäure) aus dem Purinstoff-

Xanthin|urie

wechselprodukt X.; s. a. X.urie, Tab. »Harnsalze« ULTZMANN* Schema. - **X.urie**: (DENT u. PHILPOT 1954) heredit. (autosomal-rezessiv?), angeb. Enzymopathie des Purinstoffwechsels (stark reduzierte Aktivität der X.oxidase) mit erhöhter renaler Ausscheidung von X. (statt 6–13 bis zu 170 mg/24 Std.; auch Hypoxanthin; evtl. Konkrementbildung, selten kristalline Ablagerung in Muskulatur) u. erhebl. Hypurikämie u. -urie (2–12 mg/24 Std.). Evtl. kombin. mit Hämochromatose u. multiplen Mißbildungen.

Xanthismus: inkompletter, eine gelbl. Hautfarbe bewirkender Albinismus bei Negern.

xantho...: Wortteil »gelb«; z. B. **x.chrom** (= gelblich).

Xanthochromie, -chromatose, Xanthosis: rötl.-gelbe Färbung der Haut (bes. im Rete epidermale u. Stratum corneum der Handteller, Fußsohlen u. Nasolabialfalten), weniger der Schleimhäute (Zungenunterseite, Konjunktiven) sowie des Blutplasmas u. Liquors (DD: ältere Meningealblutung) infolge reichl. Langzeitaufnahme von Karotinoiden (medikamentös, aus Karotten, Blutorangen, Tomaten, Mangofrüchten etc.) u. a. Lipochromen; evtl. im Zusammenhang mit Diabetes mellitus (als **Xanthosis diabetica** aber wahrsch. nicht häufiger als sonst!) u. Kachexie (dann mehr goldgelb) sowie bei Hypercholesterinämie (oft mehr grünlich; bes. Handfalten).

Xanthoderma, -dermie, Flavedo: ↑ Xanthochromie der Haut, auch i. S. des Subikterus (z. B. bei fam. Cholämie).

Xanth|odontie: *dent* gelbl.-bräunl. Verfärbung der Zähne durch Tetrazyklin-Ablagerung (in der Mineralisationsperiode) nach Medikation bei der graviden Mutter oder beim jungen Kind. DD gegen andersart. Dyschromie: gelbl. Fluoreszenz im UV-Licht, spektrometr. Max. bei 270 μm.

Xantho|erythrodermia perstans (Crooker*): »Parapsoriasis en plaques« (BROCQ) mit gutart. gelbl.-braunen, pseudoatroph. Erythemen am Rumpf (sogen. »Leopardenhaut«). - **X.fibrom**: ↑ Fibroxanthom; s. a. Xanthoma. - **X.fibroma thecacellulare**: ↑ Luteom. - **X.fibrosarkom**: malignes (invasiv u. metastasierend), fibröses Histiozytom mit fetthalt. Xanthomzellen. Vork. in jedem LA u. bevorzugt in Retroperitonealraum u. Subkutis.

Xanthogensäure: O-Ester der Dithiokohlensäure (H_2COS_2) mit der allg. Formel Ⓡ-O·CS·SH; z. B. Äthyl-X. (Ⓡ=C_2H_5-). Die Alkalisalze (»**Xanthogenate**«) sind wicht. techn. Chemikalien (Fungizide, Pflanzenschutzmittel, Zwischenprodukte der Viskoseherstellung).

Xanthogranulom: fibröses Histiozytom mit den gewebl. Merkmalen des Granuloms u. des Xanthoms; Vork. v. a. in Retroperitonealraum, Mesenterium, Nieren, Mediastinum, Lungen. - Als **juveniles X.** (Naevoxanthoendotheliom, Xanthelasma naeviforme, Xanthoma tuberosum multiplex; MACDONAGH 1909) die generalisierte (evtl. konnatale) nävusart. benigne »Xanthomatosis cutis« des jungen Säuglings; schubweise makulopapulöse Hautinfiltrate (bis pfenniggroß), die sich in weiche, später gelb-rot-braune Knoten umwandeln u. in Mon. bis Jahren mit zentraler Eindellung u. Schorfauflagerung zurückbilden; v. a. an behaartem Kopf, Gesicht, Hals, Stamm, Extremitäten, selten inn. Organen (Lunge, Hoden), häufig mit Augenbeteiligung (Glaukom, Blutung in Vorderkammer); histol: perivasale Fibro- u. Histiozytenwucherung (schaum. Plasma, Lipoide), Riesenzellen (ähnl. der TOUTON* Zelle), oft säulenförmig angeordnet wie beim ABT*-LETTERER*-SIWE* u. HAND*-SCHÜLLER*-CHRISTIAN* Syndrom (»**sysematisierte Xanthogranulomatose**«; deren Abortivform?).

Xanthom(a): benignes (bis pflaumengroßes) Neoplasma aus Fibroblasten, Retikulinfasern u. Histiozyten mit schaum. Zytoplasma (bei entspr. Stoffwechselstörung Lipoidtröpfchen, evtl. auch Cholesterinester enthaltend, nach Lipoidextraktion »hell«); s. a. HARBITZ*-MÜLLER* Krankheit. - Bei stärkerem Bindegewebsgehalt als »Xanthofibrom« bezeichnet. - Disseminierte Xanthome der Haut bilden mit Diabetes insipidus u. Lungenfibrose das PUSEY*-JOHNSTONE* Syndrom. - Ferner obsol. Bez. für ↑ Xanthelasma u. juveniles ↑ Xanthogranulom; s. a. tropisches Xanthom. - **X. tuberosum s. papulosum**: bei Fettstoffwechselstörungen (Hyperlipid-, Hypercholesterinämie) meist eruptiv aufschießende rundl., gut abgegrenzte, rötl. bis gelbl., bis erbsgroße Tumoren mit glänzend-glatter Oberfläche, seitensymmetr. an Nates, Ellbogen, Knien, Fingerstreckseiten u. -furchen, Pubes, auch submammär u. an Mundschleimhaut; z. T. plaqueartig konfluierend (= **X. planum et tub. Hebra***). Als **X. t. multiplex juvenile** das juvenile ↑ Xanthogranulom. - **X. tumoriforme**: bei Fettstoffwechselstörung (insbes. Hypoercholesterinämie) bis hühnereigroßes, solid-knoll., höckerig gelapptes (aus Einzeltumoren aggregiertes), gelb- bis blaurotes Gebilde an Ellbogen, Knie, Ferse oder Gesäß.

xanth(omat)ös: in Form von ↑ Xanthomen, durch Xanthomatose bedingt; z. B. **x. Arthro- u. Tendinopathien** (in Kombin. mit Gicht u. essent. Lipämie, als deformierende Sehnenscheidenxanthome bei fam. Hypercholesterinämie, mit Koronarskleroseneigung als ↑ HARBITZ*-MÜLLER* Krankh.), **x. Riesenzelle** (↑ TOUTON* Zelle), **x.-eosionophiles Granulom** (↑ ABT*-LETTERER*-SIWE* Syndrom).

Xantho|matose: disseminierte, klein- u. großknotig aggregierte Xanthome in Haut (hier einschl. Xanthelasmen), Schleimhäuten u. Sehnenscheiden; teils essentiell, v. a. aber bei Hypercholesterin- u. Hyperlip(o)idämie (↑ Tab. »Lipidose«); s. a. WOLMAN* Syndrom (»prim. fam. X.matose mit NN-Beteiligung«). - Auch weniger korrekte Bez. für die ↑ X.chromie. - **X.misation**: vermehrte Ablagerung von Lipoiden (insbes. Cholesterin) in bradytrophen Geweben.

Xanthophyll, Lutein: (BERZELIUS 1837) neben Karotin in allen Chlorophyll-halt. u. niederen Pflanzen, im Eidotter etc. frei oder verestert vork. Karotinoid; macht auch ca. 3% der gelben Serumpigmente aus.

Xanthoprotein|-Reaktion: dauerhafte Gelbfärbung natürlicher Eiweiße (in Serum, Liquor, Haut) bei Einwirken von konz. HNO_3 (Nitrierung der aromat. Aminosäuren Tyrosin, Tryptophan u. Phenylalanin; bei Alkalisieren Farbvertiefung nach Orange. Die damit qual. u. quant. (photo- oder kolorimetrisch, z. B. nach BECHER, MULDER) bestimmbare Fraktion der **Xanthoproteine** zeigt konst. Normwerte (im enteiweißten Serum 15–25 »klin. Einh. n. BECHER«); **X.ämie** (>28 Einh.) v. a. bei Nierenerkrn. (renale Insuffizienz), auch bei Leberzirrhose, Darmfäulnis, nach Medikation von Salizylaten, Sulfonamiden etc.

Xanthop(s)ie: Chromatopsie mit gelbl. Tönung aller gesehenen Gegenstände; v. a. bei best. Intoxikationen (z. B. Pikrinsäure, Santonin), Leberfunktionsstörung (mit Ikterus); vgl. Xanthozyanopsie.

Xantho|pterin: (H. WIELAND 1925) ein Folsäure-Derivat; als Uropterin aus Harn isoliert, mit dem aus Insektenflügeln gewonnenen 2-Amino-4,6-dihydroxy-pteridin ident. (↑ Formel). – **X.ptysis:** Expektoration gelber Massen (aus geplatzten silikot. Knoten) bei ↑ Ockerstaublunge.

Xanthopterin

Xanthose, Xanthosis (cutis): ↑ Xanthochromie.

Xanthosin, Ribosylxanthin: ein Xanthinnukleosid (↑ Formel »Xanthylsäure«). – **X.mono-** oder **-5'-phosphat, XMP:** ↑ Xanthylsäure.

Xantho|thricin: Antibiotikum aus Streptomyces-albus-ähnl. Stamm (auch aus Pseudomonas cocovenenans); wirksam gegen grampos. u. -neg. Baktn. u. Mykobaktn. – **X.zyanop(s)ie:** *ophth* Farbsinnstörung, bei der nur Blau u. Gelb erkannt werden; vgl. Xanthopsie.

Xanthurensäure: der Kynurensäure (s. a. Kynurenin) eng verwandtes Abbauprodukt im Tryptophan-Stoffwechsel (↑ Formel; Salze: »**Xanthurenate**«). Tritt bei Vit.-B_6-Mangel infolge Koenzyminsuffizienz (»Abbauenzymblock«) vermehrt im Harn auf; diese Ausscheidungsvermehrung, insbes. nach Tryptophan-Belastung (10 g p. o.), dient zum Nachweis eines Pyridoxinmangels (mit begleit. Tryptophan-Stoffwechselstörung; W. RADEMAKER u. M. C. VERLOOP 1959).

Xanthurensäure

Xanthydrol: äthanol- u. chloroformlösl., leicht oxidables Kristallpulver; Anw. zur chem. (u. histol.) Bestg. von Harnstoff (»FOSSE* Reagens«: in stark essigsaurer Lösg. unlösl. Niederschlag von kristall. Dixanthylharnstoff), DDT u. Digitalisglykosiden.

Xanthylsäure, Xanthosin-5'-phosphat, XMP: ein Purinmononukleotid (↑ Formel); Zwischenprodukt der Biosynthese von GMP u. IMP; s. a. Purinstoffwechsel (Schema).

Xantinolnicotinat *WHO:* nikotinsaures Theophyllin-Derivat; Vasodilatans.

Xantocillinum *WHO:* Antibiotikum (Isozyan-Derivat) aus Penicillium notatum; lokale Anw. v. a. an Auge, Haut, Rachen.

Xantofylpalmitat *WHO:* Dipalmitat des α-Karotin-4,4'-diol (Lutein); Blendschutzsubstanz (natürl. Vork. in Helenium autumnale).

X-Arm: *orthop* ↑ Cubitus valgus.

X-Bazillus: 1) ↑ Proteus X 19; s. a. WEIL*-FELIX* Reaktion. – 2) ↑ Shigella flexneri Serotyp X; vgl. Y-Bazillus. – **X-Bein:** *orthop* ↑ Genu valgum.

X-Chromosom: (WILSON 1909) das bei genotypisch getrenntgeschlechtl., diploiden Organismen mit ♂ Heterogametie in bd. Geschlechtern, in genotypisch getrenntgeschlechtl., haploiden Organismen nur im ♀ Geschlecht vorhandene Gonosom; s. a. XX/XY-Mechanismus, vgl. W-, Y-, Z-Chromosom. – Das X-Chr. des Menschen ist Träger vollwertiger Kopplungsgruppen (s. a. X-chromosomaler ↑ Erbgang).

Xe: ↑ Xenon. – **XE, X-Einheit:** *röntg* ↑ SIEGBAHN* Einheit.

xeno...: Wortteil »fremd«, »Fremder«, »Gast«; s. a. hetero.... – **X.antigen:** das »xenogene AG« eines artfremden Spenders. – vgl. aber Heteroantigen.

Xeno|biotika: für ein best. Ökosystem von Natur aus fremde Substanzen; z. B. die in der Umwelt des Menschen vork. luft- u./oder wasserverunreinigenden Substanzen (z. B. Schädlingsbekämpfungsmittel, Arzneistoffe, Kosmetika etc.; Gegenteil: »Eubiotika«); ferner körperfremde, den Organismus zu Abwehrreaktionen anregende Substanzen wie Toxine u. Antigene. Mit ihnen befaßt sich die **X.biochemie** (WILLIAMS 1959), v. a. mit ihrer Biotransformation (chem. u. enzymat. Wege, Effekte im molekularen u. subzellulären Bereich) im Organismus, die zur Bildung weniger toxischer oder in ihrer Aktivität abgewandelter Metaboliten führen.

Xenodiagnostik: (BRUMPT 1914) Nachweis (bzw. Ausschluß) einer latenten Infektion anhand der sich im – zunächst erregerfreien – natürl. oder vikariierenden Zwischenwirt (Überträger) nach dessen »Infektion« (Saugenlassen am Kranken oder künstl. Einbringen verdächtigen Materials) weiter entwickelnden u./oder vermehrenden Erreger (die mikroskopisch oder durch Tierversuch nachgewiesen werden); insbes. bei CHAGAS* Krankh. u. best. Rickettsiosen (s. a. Läusetest).

xenogen(etisch): von artfremder Herkunft (früher: heterolog, exogen; z. B. **x. Antigen** (↑ Xenoantigen), **x. Transplantat** (↑ Heterotransplantat, s. a. Transplantation, Xenoplastik). – **Xenogenese:** *biol* ↑ Heterogenesis.

Xeno|manie: krankhaftes Verlangen nach fremden, ungewöhnl. Dingen; z. B. als abnormes Schwangerschaftsgelüst (vgl. Pikazismus). – **X.metabolismus:** der Stoffwechsel von Fremdstoffen (z. B. synthet. Pharmaka) im Körper. – **x.morph.** ↑ heteromorph.

Xenon, Xe: (RAMSAY 1898) Edelgaselement mit Atomgew. 131,30 u. OZ 54; Isotope: ^{124}Xe, ^{126}Xe, $^{128-132}Xe$, ^{134}Xe, ^{136}Xe; F. – 111,8° (760 Torr), Kp. –108,1°, krit. Temp. + 16,6°, krit. Druck 58,2 atm; 0-wertig; farb-, geruch-, geschmacklos, chemisch inert. Natürl. Vork. in der Atmosphäre (0,000 008 Vol.%), in Spuren in Erd-, Quell- u. Grubengasen. Verw. als Füllgas für Glühlampen, Zählrohre, flüssig für sogen. Blasenkammern (z. B. WILSON* Kammer); medizin. Anw. *anästh* als $Xe-O_2$-Gemisch zur Nar-

Xeroderma pigmentosum nach E. G. Jung

Gruppen	später Haut-Ca.	neurol. Störungen	UV-Toleranz	Endonuklease (UV-spezif.)	Bemerkungen
1. unkompliziertes X. p.	+	–	herabgesetzt	herabgesetzt	multiple Allelie?
2. spez. Xeroderma-Fälle	+	–	normal	normal	
3. De Sanctis*-Cacchione* Syndrom	+	+ +	herabgesetzt	herabgesetzt	Kompensation mit (1) in hybridisierten 2-kern. Zellen
4. pigmentiertes Xerodermoid	+	–	herabgesetzt	normal	mögl. Defekt im »postreplicational repair«?
5. aktin. Hautschäden	+	–	?	normal	

kose (80 + 20%; wenige Min. nach Inhalation tiefe Bewußtlosigkeit, keine Nachwirkgn.), *nuklearmed* v. a. der radioakt. Isotope ^{133}Xe (HWZ 5,29 d; β$^-$ 0,346 MeV, γ 0,081 MeV), ^{131m}Xe (HWZ 12 d) u. ^{133m}Xe (HWZ 2,26 d) in der Radiospirometrie (s. a. Lungenszintigraphie), zur Gewebsclearance, Durchblutungsbestg. im Gehirn (nach Inj. in die Karotis), ferner in Muskulatur, Niere, Leber, Herz (= präkordiale Xe-Clearance, v. a. als Erfolgskontrolle nach Koronar-Op.).

Xenon(hochdruck)lampe: Xe-gefüllte Gasentladungslampe mit sonnenähnl. Spektrum; erreicht als **Xe-Höchstdrucklampe** ein Mehrfaches der Sonnenleuchtdichte (*ophth* s. a. Lichtkoagulation).

Xeno|parasitismus: eine nur zeitweise parasitäre Lebensweise, abhängig von best. Voraussetzungen beim Parasiten (z. B. jugendl. Stadium) oder beim Wirt (auch Zwischen- u. Hilfswirt). – Die Bez. »Xenosit« wird sowohl für den periodisch parasitierenden Schmarotzer als auch für den Hilfswirt gebraucht. – **X.phobie:** Angst vor allem Fremdartigen. – **X.plastik:** *chir* plast. Op. mit xenogenem (= heterologem) Material (s. u. Heterotransplantat, s. a. Transplantation).

Xenopsylla: Floh-Gattung [Aphaniptera], Ektoparasiten bei Ratten. Als wichtigste Überträger der Beulenpest in Siedlungen die Arten **X. astia, X. brasiliensis** u. der »trop. Rattenfloh« **X. cheopsis** (»Pestfloh«; auch wichtigster Vektor von Rickettsia mooseri, dem Erreger des murinen Fleckfiebers). Die mit dem Saugakt aufgenommenen Erreger blockieren nach starker Vermehrung den Vormagen u. werden beim nächsten Saugversuch durch Erbrechen in die Stichwunde übertragen; daneben auch Übertragung mit dem Flohkot.

Xenopus laevis: ein zum Schwangerschaftsnachweiß verw. Krallenfrosch (✝ Hogben* Test). – Eine **X.-l.-Einheit** entspricht der Aktivität von 40–70 IE Choriongonadotropin.

Xenosit: s. u. Xenoparasitismus.

Xeno|test: s. u. X.diagnostik. – **X.transplantation:** ✝ Heterotransplantation (s. a. xenogene ✝ Transplantation).

Xenyhexensäure: ✝ Acidum xenyhexenicum.

Xenytropiumbromid *WHO:* 8-(p-Phenylbenzyl)-atropiniumhydroxid (HBr-Salz); Anticholinergikum, Spasmolytikum.

X-Enzephalitis, Australische: ✝ Murray-Valley-Enzephalitis. – **X-Enzym:** (van Potter 1943) hypothet. enzymat. System, das unter Abwandlung zum »Krebsvirus« eine maßgebl. Rolle bei der Kanzerogenese spielt.

xer(o)...: Wortteil »trocken«.

Xerasie: 1) abnorme Trockenheit der Kopfhaare (z. B. bei Xerodermie). – **2)** ✝ Xerorrhinie.

Xermoid, pigmentiertes: leichtes, sich erst spät manifestierendes – aber klinisch typ. – ✝ Xeroderma pigmentosum bei normaler Endonuklease (u. DNS-Repair), aber herabgesetzter UV-Toleranz der Lymphozyten.

Xeroderma: ✝ Xerodermie. – **X. pigmentosum** (Kaposi*), Atrophoderma pi. (Crocker), Lioderma essentiale (Auspitz), Lichtschrumpfhaut (Hoffmann): (1882) autosomal-rezessiv vererbte Lichtüberempfindlichkeit der Haut mit atrophisierender Poikilodermie u. multipler Keratose, schließlich auch gut- u. bösart. Hautneoplasmen; vgl. Xermoid. Ät.path.: angeb. Mangel an DNS-Endonuklease, dadurch fehlerhaftes DNS-Repair nach UV-Schädigung. – Die Heterogenität des Syndroms äußert sich in verschied. klin. Krankheitsgruppen (✝ Tab.). Prophylaxe u. Ther.: Lichtschutz.

Xero|dermie, -derm(i)a, Xerosis cutis s. **epithelialis:** trockene, etwas stärker gefurchte, evtl. diskret schuppende Haut (= **X.dermia simplex**); evtl. mit gleichzeit. Trockenheit der Haare (= **X.dermia pilaris** s. **follicularis** = Keratosis foll. s. pil.) u. Nägel; z. B. bei Ichthyosis simplex, Hyperparathyreoidismus, Sjögren* Syndrom, im Alter, bei Vit.-A-Mangel, allg. Austrocknung oder Auszehrung, in den Tropen bei Lepra, Pellagra, Onchozerkose; s. a. X.derma pigmentosum. – **X.dermia subacuta Hutchinson*:** ✝ Ichthyosis sebacea. – **x.dermische Idiotie:** ✝ De Sanctis*-Cacchione* Syndrom. – **X.dermosteose:** ✝ Sjögren* Syndrom.

Xerogel: *chem* s. u. Gel.

Xero(mammo)graphie: *röntg* s. u. Xeroradiographie.

Xero|philie: *biol* Bevorzugung trockener Standorte. – **X.phobie:** *psych* Ablehnen trockener Speisen bei emotional (Angst, Erregung) bedingter Verminderung des Speichelflusses (»trockener Hals«).

Xerophthalmie: Trockenheit des äuß. Auges als Hauptsympt. (zus. mit Hemeralopie) des Vit.-A-Mangels (aber auch als Trachomfolge): Lidbindehaut glanzlos mit weißl. Flecken, bei **Xerosis squamosa** mit psoriasiformem Elastizitätsverlust u. Faltenbildung u. evtl. Veröffung der Konjunktivalsäcke; Hornhautoberfläche diffus matt u. bei offener Lidspalte sofort trocken (s. a. Bitot* Syndrom), behaftet mit zähem, reichlich Xerose-Baktn. enthaltendem Sekret (»**Xerosekeratitis**«). Gefahr der Keratomalazie u. Erblindung. Ther.: reichl. Vit.-A-Zufuhr. – **X.-Test**: *biochem* s. u. Vitamin A.

Xerophthol: ↑ Vitamin A.

Xero|radiographie, X.röntgenographie: (1947/48) *röntg* elektrostat. Aufnahmeverfahren (mit »trockener« Bildherstg.), bei dem in einer max. 60 Min. vor der Exposition gleichmäßig positiv aufgeladenen dünnen Selenschicht (auf Al-Unterlage, in lichtdichter Kassette) durch die absorbierte – u. partiell entladene – Strahlung ein dem Dosisrelief entsprech. elektrostat. Ladungsbild entsteht, das durch Bestäuben mit ebenfalls aufgeladenem »Bildpulver« (meist blau) als Positiv- oder Negativbild sichtbar gemacht (↑ Abb.) u., auf Papier übertragen, durch Erhitzen fixiert wird (Anschmelzen oder Absinkenlassen in Kunststoffschicht). Vorteile: Wiederbenutzung der Platte nach Säuberung u. »Entspannung«, gutes Auflösungsvermögen, großer Objektumfang u. Belichtungsspielraum, Konturenverstärkung, Auflichtbetrachtung; Nachteile: u. a. »Auslöschphänomen« feinster Strukturen in Nachbarschaft grober, »Bildnivellierung« im Bereich großflächiger Kontrastdifferenzen, im allg. höhere Strahlenbelastung. Bisher bewährte Anw. v. a. als Mammographie (WOLFE, LUTTERBECK 1972; ↑ dort Abb.), Extremitätenangiographie (schwächere KM-Konz., keine Vollnarkose).

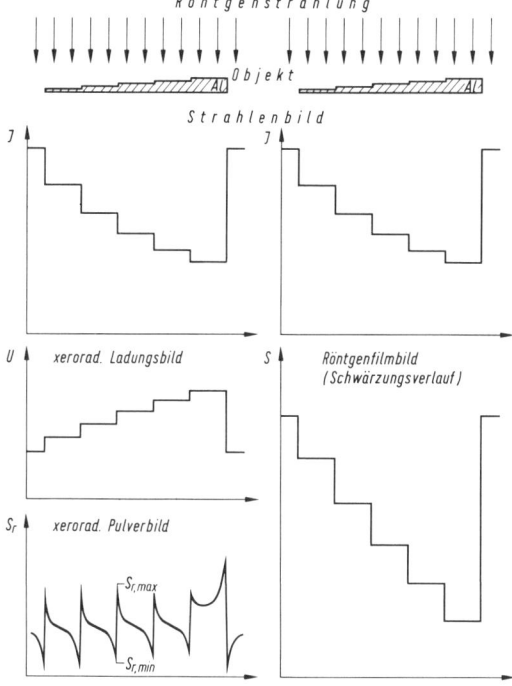

Bildentstehung bei der **Xeroradiographie** im Vergleich zum Röntgen-Filmbild.

Xero(r)rhinie, Xerasie: Trockenheit der Nasenschleimhaut; i. e. S. die Rhinitis sicca ant. (z. B. als atroph. Form – neben spezif. Veränderungen – bei Lungen-Tbk).

Xerosalgie: bei ↑ Kausalgie brennende Schmerzen durch Berührung mit trockenem oder rauhem Gegenstand ober bei Austrocknen der Haut.

Xerose, Xerosis: abnorme Trockenheit (u. konsekut. Atrophie) oberflächlicher Gewebe, z. B. des Auges (↑ Xerophthalmie, BITOT* Syndrom, Keratitis e lagophthalmo), der Haut (↑ Xerodermie), der Schleimhäute des Mundes (↑ Xerostomia), der oberen Luftwege (bei Syphilis), der Harnblase (↑ Leukoplakia vesicae), der Scheide (bei Dyshormonie, chron. u. seniler Kolpitis).

Xerose|bakterien: ↑ Corynebacterium xerosis. – **X.flecken**: *ophth* ↑ BITOT* Flecken. – **X.keratitis**, Keratitis xerotica: epidermisart. Kornea bei mangelndem Lidschluß; s. a. Xerophthalmie.

Xerostomie: Trockenheit der Mundschleimhaut bei ↑ Hyposalivation, Aptyalismus; i. e. S. (Extremfrom) die ZAGARI* Krankh. mit Einrissen (evtl. Lippenrhagaden), festhaftenden Schleimfetzen, Heiserkeit; z. B. nach Atropin-Medikation, bei allg. Dehydratation (Schwitzen, Erbrechen, Diarrhöen, Fieber), SJÖGREN* Syndrom, im Senium.

xeroticus, xerotisch: (lat.) mit trockener Oberfläche i. S. der ↑ Xerose.

Xerotripsis: *physiother* trockene ↑ Friktion.

X-Faktor: 1) *biochem* **a)** ↑ Biotin. – **b)** Wirkstoff der Vit.-E-Gruppe. – 2) *serol* s. u. Anti-X; soll bei etwa 94% nachweisbar sein (mit dem »G-Faktor« [SCHIFF] identisch?). – 3) *endokrin* **a)** X-Hormon: (E. LAQUEUR 1935) aus Hoden u. Harn isolierter Stoff (unbekannter chem. Struktur), der, selbst unwirksam, die Wirksamkeit androgener Substanzen auf die Vesikulardrüsen, nicht aber auf den Kapaunenkamm steigert (Aktivator vom Typ Fettsäure-ester?). – **b)** Faktor X: (JOST) ↑ AMH.

X-Fuß: *orthop* ↑ Knickfuß.

Xg^a: ↑ Antigen Xg^a.

x-Gen: 1) *serol* s. u. Bombay-Typ. – 2) *virol* das Gen x$^+$ im Genom der geradzahl. Bakteriophagen, das deren erhöhte UV-Resistenz bewirkt.

X$_1$-, X$_2$-Generation: *genet* 1) die haploide bzw. diploide Generation eines Organismus mit antithet. Generationswechsel. – 2) die einer mutagenen Behandlung (z. B. Strahlenexposition) unterworfene Generation (= X$_1$) bzw. ihre 1. Filialgeneration (= X$_2$); manchmal auch mit »X« oder »X$_0$« bzw. »X$_1$« bezeichnet; s. a. X$_1$-Zelle.

X-Globulin: 1) Globulin X: **a)** ↑ X-Protein (1); **b)** Proteine mit gleichem elektrophoret. Verhalten wie eine als β$_2$-Globulin bez. Liquoreiweiß-Fraktion tetanus-immunisierter Pferde. – 2) WEBER* Globulin X: Proteinanteil (Euglobuline) eines Muskelpreßsaftes, der bei Dialyse ausfällt.

X-Großzehe: *orthop* ↑ Hallux valgus.

Xh: mittels Pferdeimmunserum (h = horse) im Agargel-Diffusionsverfahren als Präzipitat nachweisbares AG, dessen Gen im X-Chromosom vermutet wird.

X-Hormon: 1) ↑ X-Faktor (3). – 2) ↑ Inhibin (1).

X-Hüfte: *orthop* ↑ Coxa valga.

Xipamidum *WHO*: 4-Chlor-5-sulfamoyl-2',6'-salizyl-oxylidid; Diuretikum.

Xiphalgie: ↑ Xiphoidalgie.

Xipho|dymus: 1) **X.didymus**: Doppelmißbildung (Sysoma), bei der die Körperabschnitte oberhalb der unt. Thoraxapertur doppelt vorliegen; von den 4

Xiphoid

Armen sind die bd. inn. evtl. zusammengewachsen; gelegentlich eine überzähl., rudimentäre unt. Extremität. – 2) ⌠ X.pagus.

Xiphoid: Kurzform für ⌠ Proc. xiphoideus.

Xiph(oid)algie: Schmerzen am unt. Brustbeinende (Proc. xiphoideus) bei chron.-entzündl. Reizustand (**Xiphoiditis**) durch die ständ. Zugbeanspruchung (Schulter- u. Brustmuskulatur) des Brustbeins bei körperl. Arbeit; s. a. Xiphoid-Syndrom. – Als neuralg. Form die **Xipho(ideo)dynie**.

xiphoide(u)s: (gr./lat.) schwertförmig. – **Xiphoid-Syndrom**: prim. u. sek. Formen der ⌠ Xiphoidalgie (oft ausstrahlend, mit Spontanremissionen), häufig in Zusammenhang mit Polyarthritis, Polyneuralgie, Osteoporose oder Erkr. benachbarter inn. Organe (Proc. xiphoideus mögl. Triggerzone für Herz, Speiseröhre, Magen, Gallenblase etc. über die Thorakalsegmente VII u. VIII u. umgekehrt).

Xiphopagus: im Bereich der Proc. xiphoidei verwachsener Thorakopagus.

Xipranololum *WHO*: 1-(Di-2,6-xylylmethoxy)-3-isopropyl-amino-2-propanol (HCl-Salz); adrenerger β-Rezeptorenblocker (Antiarrhythmikum).

XK-Fieber (Indisches): von Trombicula-Arten (v. a. Tr. delhiensis) übertragene, mild verlaufende Abart des Tsutsugamushi-Fiebers (1926 von FLETCHER u. LESSLAR in Hinterindien durch Agglutinationsreaktion mit Proteus-Stamm XK als Milbenfleckfieber nachgewiesen).

X-Krankheit: 1) MACKENZIE* Krankheit: Komplex funktioneller Störungen am Verdauungs-, Atmungs- u. Kreislaufsystem (Dyspepsie, Katarrhe, Kälteempfindlichkeit) unbekannter Ätiol. – 2) Australische X-Enzephalitis (⌠ Murray-Valley-E.).

X-Lysin: thermostabiles System der unspezif. Infektabwehr im Blut fieberhaft Erkrankter, das – ohne Komplement – v. a. gramneg. Keime schädigt u. von den Baktn. nicht adsorbiert wird.

Xm: *genet* am X-Chromosom lokalisiertes dominantes Gen für die Ausbildung einer erbl. α_2-Makroglobulin-Serumgruppe (Xm [a$^+$]).

X0-Syndrom, X-Null-Sy.: ⌠ ULLRICH*-TURNER* Syndrom. – Mosaikkonstellationen X0/XX u. X0/XY ⌠ Tab. »Intersexualität«.

X-Phase: *genet* ⌠ Haplophase. – **2-X-Phase**: ⌠ Diplophase.

X-Protein: 1) WIENER* X-Pr.: (MCFARLANE 1935) reversibles, dissoziierbares Lipoproteid (Albumin-Globulin-Lipoid-Komplex) im Serum (nicht des Neugeb.!), das den »blocking effect« aufhebt u. die Rolle des Konglutinins spielt. – 2) blutfremdes Lipoproteid, das in gesunder menschl. Leber nur in Spuren, bei Leberzirrhose u. insbes. Fettleber jedoch stark vermehrt – u. evtl. auch im peripheren Venenblut – nachzuweisen ist. – 3) WEBER* ⌠ X-Globulin. – 4) (SEIDEL u. M. 1973) chemisch u. immunol. abnormes Plasma-Lipoprotein »LP-X«, das außer bei angeb. LCAT-Mangel nur bei intra- oder extrahepat. Cholestase vorkommt (u. zum Anstieg der LDL-Fraktion führt) u. sich im sogen. LP-X-Test auf Grund seiner abnormen elektrophoret. Mobilität in Agar nachweisen läßt.

X14-Ratten-Virus: DNS-Virus der Picodna-Gruppe, das nach künstl. Infektion bei Babyhamstern u. -ratten mongoliden Zwergwuchs (Osteolyse) hervorruft; weitere Wirtsspezies: Nerz, Mensch.

X-Stämme: *bakt* s. u. Proteus X 19, WEIL*-FELIX* Reaktion. – vgl. X-Bazillus.

X-Strahlen: ursprüngl., im Ausland noch übl. Bez. (z. B. »X-rays«) für die ⌠ Röntgenstrahlen.

3-X-Syndrom, Triplo-X-, XXX-, »Superfemale«-Sy.: (P. A. JACOBS u. M. 1959) gonosomales Trisomie-Syndrom (⌠ dort. Schema) infolge chromosomaler Aberration (Non-disjunction in einer Gamete), so daß betroffene ♀ ♀ im Zellkern 3 X-Chromosomen aufweisen. Klin.: normaler ♀ Phänotyp, oft fertil (formalgenetisch dann häufig Kinder mit KLINEFELTER* Syndrom zu erwarten); Oligophrenie, oft epileptiforme Anfälle; doppelte BARR* Chromatinkörperchen (s. a. Tab. »Intersexualität«).

4-X-Syndrom, Tetra-X-Sy.: das »Superfemale-Sy.« bei 4facher Polysomie des X-Chromosoms (48, XXXX; s. a. Tab. »Intersexualität«).

5-X-Syndrom, Penta-X-Sy.: (KESAREE u. WOOLEY 1963) »Superfemale-Sy.« bei 5facher Polysomie des X-Chromosoms (49, XXXXX; s. a. Tab. »Intersexualität«); manifestiert als Schwachsinn u. Minderwuchs mit multiplen Mißbildungen (Hypertelorismus, mongolide Lidachse, Kurzhals, Vierfingerfurche etc.).

XTE-Syndrom: (MOYNAHAN 1970) fam. (autosomal-dominant?) Ektodermaldysplasie mit Xeroderma, Klumpfuß (Talipes) u. Zahnschmelzdefekten (engl.: enamel defect); ferner Haar- u. Nageldysplasien, Gaumenspalte, Intelligenzminderung.

X-Virus: »Nine-Mile-Creek-Virus«, ein in den USA isolierter Stamm der Q-Fieber-Rickettsien.

x-Welle: s. u. Jugularis-, Venenpuls (Abb.).

XX: *genet* s. u. Gonosomen, X-Chromosom; s. a. Tab. »Intersexualität«. – **XX-Mann**: Bez. für Individuum mit ♂ Genitale u. Phänotyp bei Karyotyp 46 XX; beruht sehr wahrsch. auf Genaustausch zwischen X- u. Y-Chromosom.

XX/X0-Mechanismus: *genet* s. u. XX/XY-Mechanismus.

XXX, XXXX, XXXXX *genet* s. u. 3-X-, 4-X-, 5-X-Syndrom.

XX/XY-Mechanismus (der Geschlechtsvererbung): die 2 koordinierten zytogenet. Vorgänge bei der diplogenotyp. Geschlechtsbestg. von Organismen mit ♂ Heterogametie (d. h. auch des Menschen). Reduktionsteilungen des ♂ Elters liefern je 50% Spermien mit X- u. mit Y-Chromosom, die des ♀ nur Eizellen mit X-Chromosom; im 2. Schritt entstehen durch Befruchtung dieser einheitl. Eizellen durch ein X- bzw. Y-übertragendes Spermium je 50% ♀ (XX-) oder ♂ (XY-)Nachkommen; s. a. Geschlechtsbestimmung. – Der **XX/X0-Mechanismus** (z. B. bei Wanzen, Nematoden) weicht insofern ab, als bei den Reduktionsteilungen des ♂ Elters je 50% Spermien mit u. ohne X-Chromosom u. bei der Befruchtung entsprech. ♀ (XX-) u. ♂ (X-)Nachkommen resultieren.

XXY, XXXY, XXXXY: die Karyotypen (Grundtyp: 47, XXY) des ⌠ KLINEFELTER* Syndroms; s. a. Tab. »Intersexualität«. – Die Abgrenzung von XXXXY unter der Bez. »Josephssyndrom« (FRACCARO u. M., ANDERS u. M. 1960; mit Hypogenitalismus, eunuchoidem Habitus, multiplen Skelettanomalien u. meist ausgeprägtem Schwachsinn) ist obsolet.

XXYY: Karyotyp der 1960 von MULDAL u. OCKEY beschriebenen Form des KLINEFELTER* Syndroms; s. a. Tab. »Intersexualität« (48, XXYY).

XY: *genet* s. u. Gonosomen, X-, Y-Chromosom; s. a. Tab »Intersexualität«, XYY-Syndrom.

Xyl(o)...: Wortteil »Holz«.

Xylan, Holzgummi, Hemizellulose A: v.a. aus D-Xylose-Einheiten aufgebautes Polysaccharid (Pentosan-Typ) im pflanzl. Stützgewebe.

Xylidin, Amino-xylol, -dimethylbenzol: Gruppe von 6 isomeren Aminoxylolen der allgemeinen Formel $(CH_3)_2C_6H_3 \cdot NH_2$; flüss. oder kristall. Stubstanzen, chem.-techn. Grundstoffe; sämtlich toxisch (ähnl. Anilin); MAK 25 mg/m³ = 5 ppm (Hautresorption!).

Xylit(ol): intermediär vork. Pentose-Derivat (Pentinol); diätet. Anw. (Herstg. durch Hydrieren von Xylose) als nichtvergärbares KH (»Diabetiker-Zucker«); macht keine wesentl. Erhöhung des Blutzuckerspiegels).

Xylo|cain: ↑ Lidocainum. – **X.cholin:** Cholin-2,6-xylyläther; Symphathikolytikum. – **X.ketose:** stark reduzierende, nichtvergärbare Harnpentose bei ↑ Pentosurie.

Xylol(um), Dimethylbenzol: brennbare, nicht mit Wasser mischbare organ. Flüssigkeit (Gemisch der 3 Isomeren o-, m- u. p-X.). Anw. u. a. als Löse-, (histol.) Verdünnungs-, Einbettungsmittel. – MAK 870 mg/m³ = 200 ppm; bei Intoxikation (im allg. durch Dämpfe; teils über Lunge wieder ausgeschieden, zum größeren Teil im Organismus abgebaut) Krankheitsbild ähnlich wie durch Toluol (beide narkotisch wirksamer u. akut toxischer als Benzol), bei chron. Exposition meist nur rel. Lymphozytose u. geringe Anämie (ggf. entschädigungspflicht. BK).

Xylometazolinum *WHO:* 2-(4-tert. Butyl-2,6-dimethyl)-2-imidazolin (HCl-Salz); Vasokonstringens.

Xylon hydrophilum: *pharm* ↑ Gossypium depuratum.

Xylopropamin: 3,4α-Trimethylphenyläthylamin (Sulfat); Symphathikolytikum.

D-Xylose: (TOLLENS u. M. 1888) der »Holzzucker« $C_5H_{10}O_5$; v. a. im ↑ Xylan polysaccharidisch vork. Monosaccharid (Aldopentose-Typ). Für Wiederkäuer wicht. KH, reduzierbar zu Xylit. Vergärt nicht mit Hefe, gibt pos. FEHLING* Probe. – **X.-Clearance:** histor. Nierenfunktionsprobe anhand der renalen Ausscheidung des Zuckers nach oraler Gabe von 50 g: normal 2,5% in 2 Std., 25% in 24 Std. – **X.(toleranz)-Test,** FISHBERG*-FRIEDFELD*, CLARK* Test: (1932 bzw. 1962) Prüfung der KH-Resorptionskapazität des Dünndarms (bei intakter Nierenfunktion) anhand der 5-Std.-Harnwerte (photometr. Bestg. n. ROE u. RICE) nach oraler Belastung mit der – schwerer als D-Glukose resorbierbaren – Pentose (in 300 ml H_2O, 200 ml nachzutrinken); normale Werte nach 25 oder 5 g (letztere Dosis vorzuziehen, da nicht diarrhoisch wirkend) >4,5 bzw. >1,2 g; erniedrigt bei einschläg. Malabsorptionssyndromen (v.a. idiopath. Steatorrhö, alle Sprue-Formen), ferner bei Jejunoileitis, Divertikulose, cholestat. Ikterus, Darmsklerodermie.

Xylosurie: s. u. Pentosurie; s. a. Xylosetoleranz-Test.

Xylulose: Metabolit im Glukuronsäureabbau; Ketopentose (D- u. L-Form), die bei Stoffwechselstörung u. heredit. Pentosurie als L-Form bis zu 6 g/24 Std. im Harn ausgeschieden wird; s. a. Schema »UDPG-Metabolismus«. – **Xylulosurie:** s. u. Pentosurie.

Xyrospasmus: (OPPENHEIM) ↑ Keirospasmus.

Xysma: flock. Bestandteile der Fäzes bei Diarrhö.

Xyster: (griech. = Schaber) *chir* ↑ Raspatorium.

XYY-Syndrom, YY-, 2-Y-Syndrom: die – seltene – »Supermaskulinität« bei Geschlechtschromosomen-Polymorphie mit doppeltem Y (auch XXYY bis XXXXXXYY); klin. Bild sehr variabel: schlanker Hochwuchs (lange Extremitäten), Intelligenz z. T. in der unt. Norm, Neigung zu sozialer Auffälligkeit u. Kriminalität, Hypogonadismus, evtl. Gesichtsdysmorphie, Thoraxdysplasie, Zehennägeldystrophie, Ulcera cruris etc.; s. a. Tab. »Intersexualität« (47, XYY).

X-Zehe: *orthop* ↑ Hallux valgus.

X-Zelle: 1) *immun* Z. mit der Fähigkeit, auf das AG zu antworten, ohne in eine spezif. Antwort einbezogen zu sein. Wird u. U. durch den AG-Effekt zur immunaktivierten Y-Zelle, deren Reifeprodukt dann die die AK produzierenden Z-Zellen sind. – 2) X_1-, X_2-Zelle: (BUCKTON u. M. 1962/67) *zytol* Z., die sich nach einer experimentellen Einwirkung (z. B. Bestrahlung) in ihrer 1. bzw. 2. Teilung befindet; erkennbar am Vorhandensein von Ringchromosomen, dizentr. Chromosomen u. azentr. Fragmenten bzw. (im 2. Fall) an Ringen, dizentr. Chromosomen u. a. ident. Aberrationstypen (jedoch keine Fragmente!). – 3) (SOLCIA) ↑ D-Zelle (des Pankreas).

X-Zone: *zool* juxtamedulläre Zone in der NN der Maus, mit unregelmäßig angeordneten Zellen, die kleiner sind als die der Zona fasciculata.

Y

Y: Kurzzeichen für *chem* Yttrium; *biochem* Tryptophan; *bakt* Yersinia; *genet* Y-Chromosom. – **y:** *kard* s. u. Venenpuls; *mathem* s. u. y-Achse.

Y... : s. a. J..., I....

Yaba-Virus: unklassifiziertes Pockenvirus, das bei Affen s.c. Histiozytome hervorruft. Serologisch verwandt mit dem Erreger der ↑ Tanapocken.

y-Achse: im sogen. kartesischen Koordinatensystem die vertikale Achse (»Ordinate«).

Yagé, Yajé: lokale Bez. für den Stengel (Lignum Banisteriae) der Liane Banisteria caapi, der das Alkaloid »**Yagein**« (= Banisterin = Harmin) enthält, i. w. S. auch für den daraus bereiteten berauschenden Trank.

Yamagiwa*-(Ichikawa*) Karzinom (KATSUSABURO Y., 1863–1930, Pathologe, Tokio): ↑ Teerkrebs. – Mit örtl. Teer-Inj. wurden auch Mamma- u. Uterus-Ca. erzeugt, noch sicherer mit den Teerabkömmlingen Benzpyren, Methylcholanthren u. a.

Yam(s)bohne: die insektizid wirksamen Samen von Pachyrrhizus erosus.

Y-Anastomose: *chir* die Gastroenterostomia ypsiloniformis (n. WÖLFLER, ↑ ROUX 1897), ursprüngl. als G.E. ant. antecolica (Varianten: ant. u. post. retrocolica, post. antecolica), wobei der aborale Jejunumstumpf (eingepflanzt in die Magenvorderwand) u. der orale (eingepflanzt in den aboralen) eine Y-Figur bilden (↑ Abb. »Gastroenterostomie«, »BRAUN* Anastomose«). Wegen hoher Ulcus-pepticum-Rate nur noch ausnahmsweise u. bei gleichzeit. Vagotomie ausgeführt.

Yangtse(tal)-Fieber: ↑ Katayama-Krankheit.

Yankauer* Operation: bei chron.-eitr. Entzündung des Nasenrachenraums u. Mittelohrs Kürettage des knöchernen Abschnittes der Ohrtrompete.

Yanowsky* Syndrom (ALEXANDER Y., zeitgen. Internist, Genf): gleichzeit. Erkr. von Gallenblase (meist primär) u. Duodenum (»vesikoduodenales Syndrom«), wobei im allg. der Schmerztyp einer Magen-, die Dyspepsie einer Gallenwegserkr. entspricht.

Yaoundé-Fieber: ↑ Jaunde-Fieber.

Yasargil* Operation: eine ↑ Hepatogastrostomie.

Yatren®: ↑ Acidum jod-oxychinolin-sulfonicum.

Yaws: (afrikan. = Himbeere) ↑ Frambösie.

Yb: *chem* ↑ Ytterbium.

Y-Band: *anat* ↑ Lig. iliofemorale. – **Y-Bazillen:** die ↑ Shigella flexneri Serotyp X (– : 3,4).

Y-Chromatin: das – im Ruhekern fluoreszenzmikroskopisch nachweisbare – Ch. des Y-Chromosoms.

Y-Chromosom: (WILSON 1909) das bei Organismen mit diplogenotyp. Geschlechtsbestimmung u. ♂ Heterogametie sowie bei genotypisch getrenntgeschlechtl. haploiden Organismen (oder haploiden Entwicklungsphasen von Organismen mit antithet. Generationswechsel) nur im ♂ Geschlecht vorhandene Gonosom. – vgl. X-, W-, Z-Chromosom.

yellow: (engl.) gelb; z. B. **y. fever** (↑ Gelbfieber), **y.-nail syndrome** (↑ Syndrom der gelben Fingernägel).

Yeo* Methode: (ISAAC BURNEY Y., 1835–1914, London): Abmagerungskur mit KH-armer Kost u. reichlich heißen Getränken.

Yeoman* Zangen: (FRANK CLARK Y., geb. 1873, Proktologe, New York): Biopsiezangen (28, 35 u. 43 cm) als Zusatzinstrumente für das Rektosigmoidoskop; auch als Universalgriff mit Zangenaufsatz (gerade, 28 cm) für die gynäkol. u. Magen-Darmbiopsie.

Yerba-Beule: in Paraguay (Paraná-Gebiet) im Anschluß an Verletzungen auftret. 1–2 cm große Weichteilknoten, die geschwürig zerfallen u. nur selten spontan heilen; wahrsch. der Barcoo- oder Veldt-Krankh. entsprechend.

Yerbin, Matein: Koffein-ähnl. Alkaloid in Ilex paraguariensis.

Yergason* Syndrom (ROBERT MOSELEY Y., geb. 1885, Chirurg, Hartford/Conn.): (1931) durch akt. Supination (bei 90°-gebeugtem U'arm) gegen Widerstand ausgelöste Schmerzen in der Bizepsrinne als Hinweis auf Tuberculum-minus-Fraktur, Tendovaginitis, Läsion oder degenerat. Veränderung des langen Bizepskopfes (bei Supraspinatus-Affektion dagegen neg.!).

Yersin* (ALEXANDRE EMILE JEAN Y., 1863–1943, schweiz. Bakteriologe u. Tropenarzt, Vietnam) **Bazillus:** ↑ Yersinia pestis. – **Y.* (-Roux*) Serum:** das Pestserum der französ. Pharmakopoe; auch Ausgangsmaterial für eine homöopath. Nosode.

Yersinia: *bakt* Gattung des Tribus Yersinieae [Enterobacteriaceae] mit den früher der Gattg. Pasteurella zugeordneten Arten **Y. pestis** (= Pasteurella s. Bact. p.; gramneg., unbewegl., aerobes Stäbchen, einzeln, kurzkettig oder in Haufen, mit ausgeprägtem Pleomorphismus im Bubo u. auf 3%ig. Salzagar; Erreger der Pest, durch Rattenfloh von Nagetieren, insbes. Ratten, übertragen) u. **Y. pseudotuberculosis** (= Past. ps.; gramneg., aerobes Stäbchen mit peritricher Begeißelung; Beweglichkeit – ebenso wie H-Antigenität – bei 37° verlierend; Erreger einer Zoonose v. a. bei Nagern, Vögeln) u. der neuen Spezies **Y. enterocolitica** (MALASSEZ-VIGNAL; früher: Bact. enterocolicum, Pasteurella X, P. pseudotuberculosis; bislang 9 Serotypen); die bd. letzteren sind die Erreger der **enteralen Yersin(i)ose** (»Pseudotuberkulose«): nach wahrsch. oraler Infektion (sporadisch, auch kleine Epidemien, in Skandinavien endemisch) v. a.

Y-Fraktur

bei Kindern u. Jugendl. Gastroenterokolitis (auch ulzerös), Adenitis mesenterica (evtl. pseudotumoröses, Appendizitis-ähnl. Bild), Erythema nodosum, Septikämie (evtl. Leberabszesse); als Infektionsquellen Haustiere (v. a. Schwein), wildlebende Säuger u. Vögel, wahrsch. auch gesunde Ausscheider; Ther.: Antibiotika.

YF: yellow fever (↑ Gelbfieber).

Y-Fraktur: Knochenbruch mit Y- bis T-förm. Verlauf des Frakturspaltes (im Rö.bild); i. e. S. die suprakondyläre ↑ Humerusfraktur (↑ Abb. »Ellenbogenfraktur«) mit Abbruch beider Knorren.

Y-Fuge, -Knorpel: *anat* die Y-förm. Knorpelfuge, mit der am kindl. Skelett die 3 getrennt angelegten Beckenknochen im Bereich der Hüftpfanne vereinigt sind (↑ Abb.). Schließt sich mit beginnender Pubertät (oder später).

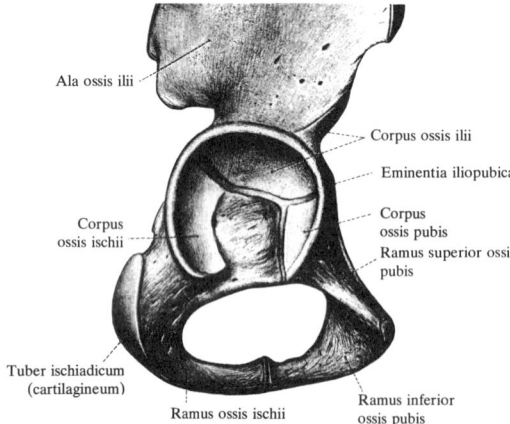

Y-Fuge (bei 5-6jähr. Kind).

Y-Kopplung: s. u. Y-chromosomaler ↑ Erbgang.

-yl: *chem* Suffix zur Kennzeichnung 1wertiger organ. Radikale; z. B. Äthyl-, Methyl-.

-ylen: *chem* Suffix zur Kennzeichnung 2wertiger organ. Radikale; z. B. Äthylen-, Methylen-.

Yoga, Joga: (Sanskrit: »Anschirrung«) ind. Erlösungslehre, praktiziert als »myst. Psychotechnik« mit dem Ziel, durch völl. Beherrschung des Körpers (einschl. vegetat. Reaktionen) u. höchste geist. Konzentr. zu höheren Bewußtseinszuständen zu kommen; dabei sind Askese, Reinigungsprozeduren, best. Körperhaltungen, Atemübungen etc. für den **Yogi** Vorbereitung zur eigentl. Meditation u. Kontemplation. – Heute ohne religiösen Gehalt auch für therap. Zwecke genutzt (in stark vereinfachter Form, z. B. als autogenes Training).

Yoghurt: ↑ Joghurt.

Yohimbin: $C_{21}H_{26}N_2O_3$, ein Indol-Alkaloid in Rauwolfia-Spezies, Hauptwirkstoff in der Yohimbe-Rinde (der Rubiazee Pausinystalia yohimbe); s. a. Quebrachin. Therap. Anw. als stark gefäßerweiterndes Kreislaufmittel u. Aphrodisiakum, lokal als ophthalmol. Anästhetikum. – **Y.säure** (*WHO*): 17-α-Hydroxy-yohimban-16α-karbonsäure.

Yokohama-Asthma: ↑ Tokio-Yokohama-Asthma.

Yoon* Ring: (1975) *gyn* Silastik-Ring, der – ähnl. wie die ROEDER* Schlinge – zwecks Eileitersterilisation um eine Tubenschleife gelegt wird.

Yoshida* Sarkom (TOMIZO Y., 1903-1973, japan. Onkologe): 1943 bei Ratten durch o-Aminoazotoluol u. Kaliumarsenit induziertes – transplantables – Retikulosarkom; solide u. Aszitesform (letztere geht nach 34 Tg. in 91-100% an; Exitus let. nach 6-14 Tg.).

Yoshimura* Reflex: *neurol* ↑ SHUKOWSKI* Reflex.

Yoshioka* Operation: Durchtrennen der zuständ. Plexus-coeliacus-Äste zur Denervierung des Pankreaskopfes.

Young* Diabetes: »metahypophysärer ↑ Diabetes« (i. S. eines ↑ Steroiddiabetes).

Young* Effekt: *endokrin* ↑ HOUSSAY* Effekt.

Young* Ester: ↑ Fruktose-1,6-diphosphat.

Young* (HUGH HAMPTON Y., 1870-1945 Urologe, Baltimore) **Operation**: 1) (1922) perineale u. bilat.-inguinale Exstirpation von Samenblase, Prostataseitenlappen, Samensträngen u. Nebenhoden bei Genital-Tbk. – 2) Nierenbeckenplastik durch Resektion der erweiterten seitl. u. oberen Nierenbeckenanteile bei sehr hoch inserierendem Harnleiter; auch in Kombin. mit kaud. Plastik n. FOLEY. – 3) (1948) modifiz. NOVÉ=JOSSERAND* Hypospadie-Op. mit Neubildung der dist. Urethra aus Hautlappen, Durchtunnelung der Glans u. Fixieren des Orificium ext. mit zirkulären Nähten. – 4) ↑ CANTWELL*-Y.* Op. – **Y.* Zange**: Fremdkörper- u. Steinfaßzange, schmal, mit lang ausgezogenem Blatt; v. a. für Blasensteine. – Ferner: Prostata-, Zungenfaßzange (flach kniegebogen, stufenweise, sperrbar). – **Y.* Zeichen**: *urol* bei Prostata-Ca. das Fühlen einer Gewebsmasse zwischen dem rektal tastenden Finger u. der intraurethralen Sonde (während bei Normalbefund u. beginnendem Adenom die Sonde der Darmwand deutlich anliegt).

Young* (THOMAS Y., 1773-1829, Arzt u. Physiker, London) **Prinzip**: Lichtstrahlen, die sich kreuzen oder überlagern, interferieren miteinander, wodurch sich die Intensitätswerte teils addieren, teils subtrahieren. – s. a. Beugungsbilder. – **Y.* Regel**: *pharmak* Dosierungsregel für Kinder (s. u. Kinderdosis [1. Formel]). – **Y.*-v. Helmholtz* Theorie**: *ophth* die – für die Erklärung partieller Farbenfehlsichtigkeiten noch immer am besten geeignete – ↑ Dreifarbentheorie.

Youssef* Syndrom: Harninkontinenz u. menstruelle Hämaturie bei Uterus-Blasenfistel nach Schnittentbindung.

Yperit: ↑ Dichlordiäthylsulfid.

Y-Plastik: *chir* s. u. V-Y-Plastik.

ypsiloniformis: (lat.) Y-förmig.

Y-Ruhr: ↑ Dysenterie durch ↑ Y-Bazillen.

Y-Schnitt: *chir* s. u. V-Y-Plastik. – *geburtsh* Muttermundinzision mit Y-förm. Schnitt.

Y-Stück: *anästh* ↑ Konnektor (2) in Y-Form.

2-Y-Syndrom: *genet* ↑ XYY-Syndrom.

Yt: *serol* ↑ Antigen Yt. – **Y-Technik**: *radiol* Kreuzfeuerbestrahlung mit Y-förm. Anordnung der 3 Strahlenkegel. – Ferner als »inverted Y« die Anordnung dreier Bauchfelder: 1 median u. je 1 anschließend li. u. re. schräg in Richtung Leiste (etwa der Aorta nebst Bifurkation entsprechend).

Ytterbium, Yb: Schwermetallelement der Lanthaniden-Gruppe (Seltenerdmetall); Atomgewicht 173,04, OZ 70; Isotope: $^{168, 170-174, 176}Yb$; 3-, seltener 2wertig.

Ytter-Erden: die Mineralien Yttrium, Europium, Gadolinium, Terbium, Ytterbium u. a., die zus. mit den »Cerit-Erden« die Seltenerdmetall-Gruppe bilden.

Yttrium, Y: Leichtmetallelement (Seltenerdmetall) mit Atomgew. 88,905 u. OZ 39; 3wertig; chemisch reagibel. Natürl. Vork. 40 g/t Erdkruste; MAK für sämtl. Y-Verbindgn. 5 mg Y/m^3. Von den Isotopen (^{86}Y, $^{88-93}$Y) finden Anw. der γ-Strahler ^{87}Y (HWZ 80 h; Muttersubstanz des ^{87m}Sr, s. a. Strontium) u. der β-Strahler ^{90}Y (HWZ 64,5 h; E_{max} 2,26 MeV) als Chlorid, Fluorid, Hydroxid v. a. für die intraperitoneale u. -pleurale Strahlenther.

Yudin*(-Papo*) Operation (SERGEJ SERGEJEWITSCH Y., geb. 1891, Chirurg, Moskau): Speiseröhrenersatz durch »Jejunalplastik« als Y-Schlinge mit laterolat. Ösophagojejuno- u. terminolat. Jejunojejunostomie.

Yusei* Pessar: ↑ Abb. »Intrauterinpessar«.

Yvin* Syndrom: mit Platyspondylie kombin. Osteopoikilie des Femur.

Y-V-Plastik: Hautplastik mit Y-förm. Inzision u. nachfolg. Verziehen des triangulären Zipfels an das unt. Ende des vertikal. Schenkels (dadurch V-Form).

Y-Welle: *kard* s. u. Venenpuls.

YY-Mann, YY-Syndrom: *genet* ↑ XYY-Syndrom.

Y-Zange: *urol* ↑ YOUNG* Zange.

Y-Zelle: *immun* s. u. X-Zelle.

Z

Z: Kurzzeichen für *physik, chem* Impedanz, Ordnungszahl; *genet* ↑ Z–Chromosom; *serol* ↑ Antigen Z^a. – s. a. Zeta-.

Zaaijer* Operation (JOHANNES HENRICUS Z., geb. 1876, niederländ. Chirurg): (1923) Modifik. der Kardiomyotomie (GOTTSTEIN-HELLER) mit Inzision der Vorder- u. Hinterwand.

Zab-Beule: Hautleishmaniase im Tigrisgebiet.

Zach* Einbettung: (O. Z. 1938) *histol* Gewebeeinbettung entwässerter Blöcke in Methanol-Zelloidin, danach Härten in Chloroform-Alkohol u. Aufhellen in (Alkohol-)Terpentinöl.

Zacherl* (HANS Z., 1889–1968, Gynäkologe, Graz, Innsbruck, Wien) **Bouillon**: Glukose-Glyzerin-Pyronin-Methylgrün-Bouillon zur Clostridium-Differenzierung. – **Z.* Reaktion**: modifiz. OBERMAYER* Indikanprobe zur quant. kolorimetr. Bestg.

Zacke: *physiol* mehr oder weniger spitzer Ausschlag einer bioelektr. oder sonst. Aktionskurve; i. e. S. die ↑ P-, Q-, R-, S- u. T-Zacke des EKG; vgl. Welle, Spike.

Zacken|behandlung: *psychiatr* 1) Fieberther. bei progress. Paralyse mit einer »Z.dosis« des Pyretikums, die nur am »Z.tag« 1 Temp.anstieg von 39–40° erzeugt. – 2) Neuroleptika-Ther. der Schizophrenie mit hoher Dosis an 2 »Z.tagen« je Woche (insges. 8–20) u. niedrigen Dosen an den übrigen »Schontagen«. – **Z.muskel**: der ↑ Musculus serratus. – **Z.sehen**: Flimmerskotom mit farb. Zickzacklinien; breitet sich im allg. zur Peripherie hin aus u. dauert etwa 20 Min.; oft Vorbote eines Migräneanfalls.

Zähl|fenster: *labor* ↑ Okularzählfenster. – **Z.kammer**: flache Glaskammer von bekannter Tiefe mit graduierter Unterteilung der Bodenfläche (»**Z.netz**«); zur mikroskop. Auszählung korpuskulärer Elemente einer Flüssigkeitsprobe (z. B. Blutkörperchen; = Hämozytometer), um aus Kammervol. u. Verdünnung die Elementezahl pro Vol.einheit zu berechnen; s. a. Zellzählung. Bekannte Modelle n. THOMA-ZEISS, BÜRKER, NEUBAUER, METZ, TÜRK, SCHILLING, FUCHS-ROSENTHAL, HAYEM-SAHLI. – vgl. Z.rohr. – **Z.kreis**: *nuklearmed* Teil der elektron. Schaltung eines Meßgerätes für radioakt. Strahlung, der der Zählung u. Anzeige der im Detektor ausgelösten – u. meist über einen Verstärker zugeführten – elektr. Impulse dient. – **Z.okular** *labor* spez. Mikroskop-Okular für die Auszählung korpuskulärer Elemente in einer Z.kammer; z. B. nach EHRLICH mit 4stufig verstellbarer quadrat. Gesichtsfeldblende, n. SAHLI mit in 16, n. METZ mit in 4 gleiche Quadrate unterteiltem Quadratfeld.

Zähl|rate: *nuklearmed* ↑ Impulsrate (i. e. S. die in der vorgewählten Zeiteinh.). – **Z.rohr**: *nuklearmed* Gerät zum Nachweis oder zur Analyse ionisierender Strahlung; z. B. das ↑ GEIGER*-MÜLLER* Z.rohr. – **Z.störung**: *psych* ↑ Akalkulie. – **Z.test**: *kard* ↑ SCHLEICHER* Atemzähltest.

Zählzwang, Arithmomanie, Zahlensucht: neurot. Zwangsgeschehen (Form des Anankasmus) mit dem unwiderstehl. Drang, die Gegenstände der Umgebung zu zählen. Obwohl als unsinnig erkannt, tritt bei Nichtausführen Angst auf.

Zähne: ↑ Dentes; s. a. Dens, Zahn. – **Z.klappern**: Aufeinanderschlagen der Z. beider Kiefer infolge Klonus der Kaumuskulatur; z. B. bei Kältezittern, Schüttelfrost. – **Z.knirschen**: ↑ Bruxomanie.

zäkal: den Blinddarm (Caecum) betreffend; s. a. Zäko..., Zäkum..., Typhl(o).... – **Z.plätschern**: ↑ Ileozäkalgeräusch.

Zäko-: Wortteil »Blinddarm« (Caecum); s. a. Zäkum..., Typhl(o)....

Zäko|kolon: der Blinddarm u. das angrenzende Colon ascendens. – **Z.kolostomie**: *chir* Anastomose zwischen dem Caecum u. einem Kolonabschnitt, z. B. als ↑ Z.transverso-, Z.sigmoideo-, Z.rektostomie. – **Z.megalie**: Erweiterung (s. a. Typhlektasie) u./oder Verlängerung des Blinddarms, z. B. bei Caecum mobile, aboraler Stenose, als diffuse Dickdarmerweiterung bei Altersatrophie.

Zäko|pexie: op. Befestigung eines Caecum mobile an der hint. Bauchwand. – **Z.plikation**: Raffung des Zäkums bei Z.megalie durch einstülpende Längsnaht; obsolet. – **Z.rektostomie**: op. (Seit-zu-End)Anastomose zwischen Zäkum u. Rektum nach Kolonresektion. – **Z.rrhaphie**: *chir* Naht(raffung) des Blinddarms; s. a. Zäkoplikation.

Zäko|sigmoid(e)ostomie: (Seit-zu-End-)Anastomose zwischen Zäkum u. Sigmoid, z. B. nach Kolonresektion; s. a. Zäkumdrehung. Analog auch die **Z.transversostomie**. – **Z.stase**: verlängertes Verweilen von Darminhalt im – z. B. aton. – Blinddarm. – **Z.stomie**: Kolostomie im Bereiche des Blinddarms; möglichst weit aboral der BAUHIN* Klappe, entweder breit tangential oder als sogen. Schlauch-Z.st. (Prinzip der KADER* Gastrostomie); meist als temporäre, prophylakt. oder therap. Zäkumfistel, z. B. vor Kolonresektion bei stenosierendem Tumor (mit Kotstauung) oder chron. Ileus bzw. bei akutem Obturationsileus (Entlastungsfistel); auch zur Spülbehandlung der Colitis ulcerosa u. im Rahmen der Ureterozäkozystoplastik. – **Z.tomie**: op. Eröffnung des Blinddarms.

Zäkum: der Blinddarm (↑ Caecum); s. a. Zäkal..., Zäko..., Typhl(o)....

Zäkumblase

Zäkum|blase: *urol* ↑ Ersatzblase unter Verw. des Blinddarms (z. B. nach ↑ GILCHRIST); i. e. S. die Ureterozäkozystoplastik. – **Z.divertikel**: ↑ Dickdarmdivertikel im Blinddarmbereich, i. e. S. das solitäre (meist echte); oft asymptomatisch, bei Divertikulitis evtl. eine Appendizitis vortäuschend, gelegentlich perforierend oder stenosierend. – **Z.drehung**: (DEUCHER 1963) *chir* die bei gastrojejunokol. Fistel als »Notoperation« in 1. Sitzung vorgenommene Kolonausschaltung durch Anastomosierung des oralen Endes des durchtrennten Zäkolons nach Drehung um 180° mit dem aboralen Ende des durchtrennten Sigmoids u. Kolostomie sowohl am aboralen Aszendens als auch am oralen Deszendens. In der 2. – stark belastenden – Sitzung En-bloc-Resektion des fisteltragenden Magen-Jejunum-Kolon-Konglomerates. – vgl. aber Z.torsion (eines ↑ Caecum mobile).

Zäkum|entzündung: ↑ Typhlitis. – **Z.fistel**, Fistula caecalis: inn. oder äuß. Darmfistel im Blinddarmbereich, meist nach Perforation einer Appendizitis. – Artifiziell als ↑ Zäkostomie. – **Z.hochstand**: ↑ Caecum altum congenitum. – **Z.karzinom**: Dickdarm-Ca. im Zäkumbereich (zweithäufigste Form); Leitsympte.: Durchfälle (selten Obstipation), palpabler, evtl. sichtbarer Tumor; frühzeitig Einbruch in die Nachbarschaft. – **Z.phlegmone**: Ph. der Blinddarmwand, im allg. bei Appendicitis retrocaecalis. – **Z.torsion**: (KLOSE) s. u. Caecum mobile.

Zänogenese: *biol* ↑ Kainogenese; vgl. Palingenese.

Zäpfchen: 1) *pharmaz* ↑ Suppositorium. – 2) *anat* ↑ Uvula; s. a. Uvul..., Kio..., Staphylo.... – **Z.heber, -muskel**: ↑ Musculus levator veli palatini.

Zäruloplasmin: *biochem* ↑ Coeruloplasmin.

Zärul|opsie: *ophth* ↑ Xanthozyanopsie.

Zäsarenhals: *klin* ↑ Cäsarenhals.

Zäsium: ↑ Cäsium.

Zagari* Krankheit (GIUSEPPE Z., 1863–1946, Internist, Modena, Neapel): ↑ Xerostomie.

Zagora* Test: *ophth* Modifikation des HOWARD*-DOLMAN* Tests mit nur einem Stab, dessen bewegl. obere Hälfte verschoben wird.

Zahlen|erkennen, taktiles: groborientierende Sensibilitätsprüfung anhand des Erkennens mit einem Holzstäbchen oder Reflexhammer auf die Haut geschriebener Ziffern (Größe angepaßt dem taktilen Auflösungsvermögen der Region, am Rumpf also größer als z. B. an der Fingerbeere). – **Z.nachsprechen**: *psych* Gedächtnistest, bei dem der Proband Zahlen nach einmal. Vorsprechen oder Vorzeigen in der gleichen oder umgekehrten Reihenfolge wiederzugeben hat.

Zahlen|status: *päd* im ↑ SALING* Schema der in »Gesamtpunkten« ausgedrückte Gesamtzustand des Kindes. – **Z.wert**: *physik* ↑ Größe. – *biochem, pharm* bei Wirkstoffen mit noch fehlendem Standard (u. damit ohne I. E.) die »Maßzahl« als vorläuf. – meist methodenabhäng. – Meßgröße. – **Z.zwang**: 1) ↑ Zählzwang. – 2) zwanghafte Angst vor best. Zahlen (z. B. »13«).

Zahn* (FRIEDRICH WILHELM Z., 1845–1904, Pathologe, Genf) **Embolie**: paradoxe ↑ Embolie. – **Z.* Furchen**: durch hypertrophe Zwerchfellzacken hervorgerufene sagittale, meist parallele Furchung der oberen Leberfläche; angeb. oder Folge chron. erschwerter Exspiration. – **Z.* Infarkt**: keilförm., dunkelroter Leberbezirk (ähnlich einem hämorrhag. Infarkt, jedoch ohne Nekrose) als Folge des Verschlusses von Pfortaderästen bei gleichzeitig vermind. Leberarteriendruck, z. B. infolge Kreislaufinsuffizienz (dadurch Reflux von Lebervenenblut in das ischäm. Gewebe mit stärkster Erweiterung u. Füllung der Venen im Zentrum). Ausheilung mit Atrophie oder Induration (Stauungsfibrose). – **Z.* Linien**: *forens* quere, zarte Riffelung der Oberfläche intravital entstandener Thromben (im Unterschied zum Leichengerinnsel). – **Z.* Mikroklappen**: *kard* zur Aorta hin konkave Endokardleisten im Ventrikelseptum, verursacht durch den Blutrückstrom bei Aorteninsuffizienz. – **Z.* Tasche**: bei Herzklappenfehlern hämodynamisch verursachte taschenförm. Endokardaussackung; unterschieden als »regelrechte« (Öffnung in Blutstromrichtung; z. B. bei Aorteninsuffizienz) u. als »regelwidrige« (z. B. bei Aortenstenose).

Zahn: ↑ Dens; s. a. Abb., ferner Z.anlage, -entwicklung, -innervation, Parodontium (Abb.). – **brauner Z.**: Z. mit sogen. »Raucherbelag« bes. an den schmelzentblößten Abrasionen. – Als **erbl. brauner Z.** die ↑ Amelogenesis hyperplastica hereditaria. – **grüner Z.**: ↑ Chlorodontie. – **impaktierter Z.**: s. u. impaktiert. – **künstlicher Z.**: aus keram. Massen oder Kunststoff (»Mineral-« bzw. »Kunststoff-Z.«) hergestellte Nachbildung der natürl. Zahnkrone (in verschied. Farb- u. Formnuancen), zu verankern mittels Stift oder Goldknöpfchen in der Restwurzel bzw. in der Prothesenbasis (hier auch durch Unterschneidung oder Anpolymerisieren). – **retinierter Z.**: s. u. Retention; vgl. verlagerter ↑ Zahn. – **roter Z.**: ↑ Erythrodontie. – **schwarzer Z.**: ↑ Melanodontie. – **verlagerter Z.**: voll- oder teilretinierter, überzähl. oder infolge Diskrepanz zwischen Summe der Zahnbreiten u. Kiefergröße falsch im Kiefer liegender oder sich nicht richtig einstellender Z. (s. a. impaktiert). – **Z. im Zahne**: ↑ Dens in dente. – s. a. Odont..., Dent(al)....

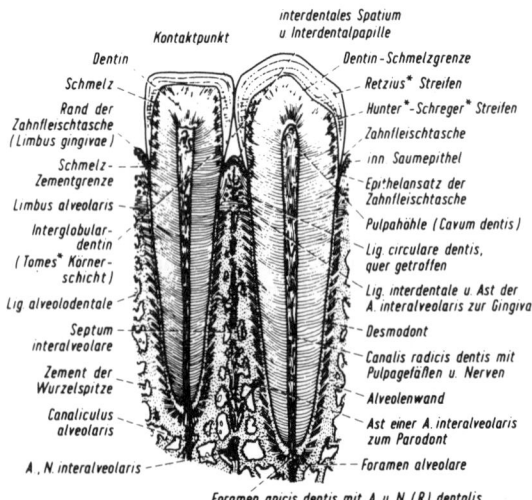

Zahn|abrasion: ↑ Abrasio dentium. – **Z.abseß**: ↑ Granuloma apicale, parodontaler ↑ Abszeß.

Zahnärztliche Prüfung: vom Studierenden der Zahnmedizin unter der Voraussetzung einer vollständig bestandenen »naturwissenschaftl.« (nach 2 Semestern: Physik, Chemie, Biologie). sowie »zahnärztl. Vorprüfung« (weitere 3 Semester: Anatomie, Physiologie, physiol. Chemie, Zahnersatzkunde) u. nach mind. weiteren 5 Semestern abzulegende Prüfung in den Fächern: allg. Pathologie u. pathol. Anatomie, Pharmakologie, Hygiene, medizin. Mikrobiol. u. Gesundheitsfürsorge, Inn. Medizin, Haut- u. Geschlechts-, HNO-, Zahn-Mund- u. Kieferkrankheiten, Chirurgie, Zahnerhaltungs- u. Zahnersatzkunde, Kieferorthopädie.

Zahn|alter: *päd, dent* das am Stand des Z.durchbruchs u. der Wurzelverkalkung gemessene biol. Alter (vgl. Ossifikationsalter). Da ein unmittelbarer Zusammenhang zwischen Zahn- u. Kieferwachstum nicht besteht, kann der Z.durchbruch auch bei normalem Knochenwachstum verzögert sein (u. umgekehrt).

Zahnalveolen: ↑ Alveoli dentales. – **Z.entzündung**: s. u. Peri-, Parodontitis.

Zahn|anlage: *embryol* das aus dem epithelialen Schmelzorgan (s. a. Z.leiste) u. dem in dessen Innerem liegenden mesenchymalen Bindegewebe (spätere Z.papille) bestehende Gebilde, umgeben vom bindegeweb. Z.säckchen. Das Schmelzorgan induziert das umgebende Mesenchym zur Bildung des spezif. Z.gewebes, löst aber auch die Bildung der parodontalen Gewebe (Zement, Periodont, knöcherne Alveole; nicht aber Gingiva) aus; aus der Z.papille gehen Odontoblasten u. Pulpa hervor. – **Z.anomalien**: Normabweichung der Zähne betr. Form u. Größe (↑ Z.dysplasie), Zahl (↑ Hyper-, Hypodontie), Entwicklung (z. B. Dens in dente, Dentes compositi, concreti, confusi), Zeitpunkt des Durchbruchs (z. B. Dens natalis als »angeb. Zahn«), i. w. S. auch betr. Lage u. Stellung im Kiefer (mit path. Bißart).

Zahn|aufnahme: *röntg* intraorale Aufnahme von Einzelzähnen oder Z.gruppen, wobei der spez. Z.film im allg. den Zähnen innen so anliegt (u. vom Pat. gehalten wird), daß seine Kante die Kronen nur wenig überragt (zumindest parallel zur Kaufläche liegt); s. a. CIESZYNSKI*-DIECK*, Aufbißaufnahme. – I. w. S. auch extraorale Aufnahmen, insbes. solche mit Panoramatechnik (↑ Panoramix). – **Z.ausschliff**: Schleifdefekt an der inzisalen Kante der Frontzähne als Berufsstigma der Mundglasbläser; ähnl. bei Blasmusikern, ferner bei Zeichnern, Tapezierern etc. (gewohnheitsmäß. Halten von Bleistiften, Nägeln etc. im Mund), Näherinnen u. Schuhmachern (Fadenabbeißen) sowie unvermeidlich bei Ohnhändern.

Zahn|bein: ↑ Dentin. – **Z.belag**: grauweiße, schmier., exogene (Sekrete u. Zellen der Mundhöhle, Nahrungsreste, Mikroorganismen) Auflagerung auf der freiliegenden Z.oberfläche, sehr wahrsch. mit Karies--begünstigendem Effekt. Ausmaß abhängig von Selbstreinigung des Gebisses (beim Kauen) u. Z.pflege; bei Rauchern oft baun verfärbt (»braune Zähne«).

Zahnbett: *anat* ↑ Parodontium. – **Z.schwund**: ↑ Parodontose.

Zahnbogen: *anat, dent* ↑ Arcus dentalis (sup. u. inf.). – Form abhängig von Zahl u. Ausbildung der Zähne u. Einfluß der Weichteile u. des Gesichtsschädels: im Milchgebiß halbkreisförmig, im bleibenden Gebiß elliptisch bzw. (UK) parabelförmig. Beim Durchbruch v. a. der Frontzähne erfolgt eine Erweiterung. Ein zu **schmaler** Z. muß, um eine normale Zahnstellung zu erzielen, mittels kieferorth. Apparate verbreitert werden. Bei Inkongruenz von OK- u. UK-Z. resultiert falsche Bißlage, bei vertikaler Abweichung (»Z.aufbiegung«) als lutschoffener Biß.

Zahn|deformität: ↑ Z.dysplasie. – **Z.desensibilität**: Unempfindlichkeit des Zahnes infolge starker Sekundärdentinbildung oder Absterbens der Pulpa. – **Z.durchbruch**: ↑ Dentition. – **Z.dysplasie**: durch Erbanlage, Keimschädigung oder Wachstumsstörung bedingte Deformität, die Krone u./oder Wurzel, Schmelz, Dentin u./oder Zement betreffen kann. Vork. solitär (z. B. Amelogenesis u. Dentinogenesis imperfecta) oder im Rahmen einer Systemerkr. (z. B. Dentalfluorose, HUTCHINSON* Zahn). – **Z.einpflanzung**: *dent* ↑ Implantation, Reimplantation.

Zahnen: *physiol* ↑ Dentition.

Zahn|entwicklung, Odontogenese: die formale u. Histogenese (s. a. Z.anlage) der Zähne einschl. der 1. u. 2. Dentition (↑ dort. Abb.): Aus der Z.leiste entwickeln sich die Schmelzknospen (etwa ab 6. Embryonalwoche), daraus die sich etwa im 4. Mon. von der Z.leiste lösenden Schmelzorgane. Die Schmelzglocke umfaßt die Papilla dentis, deren angrenzende Zellen (Odontoblasten) die Z.hartsubstanz bilden; etwa gleichzeitig Entwicklung von Parodontium u. Zement aus den Zellen des Z.säckchens. Nach Bildung der Krone erfolgen durch Vorschieben der Schmelzorganränder Längenwachstum u. Wurzelbildung, wobei die vom Dentin umfaßte Z.papille zur Pulpa wird.

Zahn|ersatz: *dent* s. u. Teil-, Totalprothese, künstl. ↑ Gebiß. – **Z.extraktion**: *dent* Entfernung eines Zahnes aus der Kieferalveole mittels Zange oder Hebels, meist wegen konservativ nicht zu behebenden Z.verfalls, wegen Erkr. des Z.halteapparates oder aber als kieferorth. Maßnahme (»Extraktionstherapie«).

Zahn|fäule: *dent* ↑ Z.karies. – **Z.faser**: ↑ Dentinfaser, -fibrillen. – **Z.fieber**: *päd* s. u. Dentitionskrankheit. – **Z.fissur**: *anat* an der Kaufläche des Zahnes jeweils der »Graben« zwischen den Höckern.

Zahnfleisch: ↑ Gingiva (s. a. Gingiv...). – **Z.abszeß**: parodontaler ↑ Abszeß.

Zahnfleisch|bluten: Blutungstendenz der – intakten – Gingiva auf physiol. Reize (z. B. Zähneputzen) hin; bei generellen Blutungsübeln u. Parodontopathie, Stomatits. – **Z.entzündung**: ↑ Gingivitis. – **Z.furche**: die bis 2 mm tiefe F. zirkulär um den Zahn vom Übergang des äuß. zum inn. Saumepithel bis zu dessen Ansatz an der Schmelzoberfläche. – **Z.linie**, Mukogingivalgrenze: die gewellte Grenzlinie der Gingiva am Übergang in die Alveolarschleimhaut. – **Z.tasche**: bei Parodontopathie durch Verlust der Interdentalpapille entstandene Bucht zwischen den Zähnen. Begünstigt Retention entzündungserregender Stoffe u. die Entwicklung einer rezidivierenden Parodontitis marginalis ulcerosa. Bei Mißerfolg konservativer Ther. Gingivoplastik angezeigt. – **Z.papille**: ↑ Interdentalpapille. – **Z.polyp**: chron.-entzündl. Proliferation der Gingiva, meist als Folge lokaler Reizeinwirkung (z. B. scharfrand. Kavität, überstehende Füllung). – **Z.rand, -saum**: ↑ Gingiva marginalis.

Zahnfleischtasche: durch Tieferwachsen des inn. Saumepithels u. Sichablösen von der Zahnwand entstandene »Tasche« zwischen Zahn u. Zahnfleisch bzw. Kieferknochen (↑ Abb. »Zahn«, »Parodontium«); Hauptsympt. der entzündl. Parodontopathien.

Zahnfleischtasche

Als **supraalveoläre** (tiefster Punkt okklusal vom Alveolarrand; beim Höhen- u. stufenförm. Abbau), als **intraalveoläre** (tiefster Punkt apikal vom Alveolarrand: »Knochentasche«; beim Seitenabbau u. bei apikalen u. lat. Kavernen) u. als **gingivale** oder **Pseudo-Z.** (entzündl. Schwellung oder bindegeweb. Hyperplasie ohne Veränderung des Saumepithels). Meist gleichzeit. Konkrementbildung an der Zementoberfläche, ferner Besiedelung durch Anaerobier (v. a. Fusospirillen), Exsudatbildung, seltener Infiltration u. Abszedierung (evtl. mit Durchbruch in die Tasche). Ther.: Einebnung oder op. Beseitigung.

Zahnfleisch|tuberkulose: meist sekundäre Tbk der – v. a. bukkalen – Gingiva; als Lupus vulg. mit schnell zu schmerzhaften Ulzera zerfallenden Knötchen, als ulzerierende Haut-Tbk mit zerfressenen, unterminierten Geschwürsrändern, Heilung (mit starker Z.atrophie u. Bloßlegen der Zahnhälse) im allg. nur bei prim. Tbk. – **Z.wucherung**: ↑ Gingivitis hypertrophicans.

Zahn|fluorose: ↑ Dentalfluorose. – **Z.follikel**: ↑ Z.-säckchen. – **Z.formel**: ↑ Gebißformel. – **Z.fraktur**: Kronenfraktur unterschieden als Schmelz- u. Schmelz-Dentin-Absplitterung; bei Pulpaeröffnung (»komplizierte Z.fraktur«) schnellste Infektionsprophylaxe erforderlich (Überkappung oder Vitalamputation). Bei Wurzelfraktur (außer Längsfraktur) eines vitalen Zahnes Erhaltung durch Wurzelfüllung u. op. Entfernung des apikalen Fragmentes möglich. – **Z.füllung**: *dent* ↑ Füllung (1). – **Z.granulom**: ↑ Granuloma apicale; s. a. BOTTYAN* Granulomtest.

Zahnhals: ↑ Collum dentis. – **Z.karies**: ↑ Zahnkaries am Übergang Schmelz/Zement; häufig begünstigt durch eine Gingivitis, deren entzündl. Sekrete zu starker Belagbildung führen; entweder Glattflächenkaries oder keilförm. Defekt, am Milchzahn auch zirkulär.

Zahn|halteapparat: *anat* ↑ Parodontium (Abb.!) – **Z.hartsubstanz**: Sammelbegriff für ↑ Z.schmelz, Z.bein (↑ Dentin) u. Z.zement (↑ Cementum).

Zahnheilkunde: Lehre von der Anatomie, Physiologie u. Pathologie des Gebisses (einschl. Zahnhalteapparat, Kiefer, Zahnfleisch), praktisch ausgeübt als Diagnostik, Prävention u. Ther. vom approbierten Zahnarzt. 4 Sektoren: Zahnerhaltung (»konservierende Z.«: Kariologie, Endodontie, Parondotologie), Prothetik, Mund- u. Kieferchirurgie, Kieferorthopädie.

Zahn|hypersensibilität: schmerzhafte Überempfindlichkeit des Dentins bei der Kavitätenpräparation sowie gegen therm., chem. u. osmot. Reize; oft als »überempfindlicher Z.hals«. – **Z.implantation**: *dent* ↑ Implantation, Reimplantation. – **Z.innervation**: im OK nervöse Versorgung (Aufzweigung in Periodontium, Pulpa u. Dentinkanälchen) durch den N. infraorbit. mit Rr. alveol. sup. ant. für Schneide- u. Eckzähne, Prämolaren u. 1. Molaren, Rr. alv. sup. med. für Prämolaren u. Molaren, Rr. alv. sup. post. für Molaren; im UK (alle Zähne) durch den N. alveol. inf.

Zahnkaries: *dent* die weitverbreitete »Z.fäule« als Zerstörung der Hartsubstanz infolge äuß. Einflüsse; unter den zahlreichen Pathogenese-Theorien v. a. die – mehrfach modernisierte – »chem.-parasitäre« (W. D. MILLER 1889): Zucker (v. a. Monosaccharide) u. daraus entstehende Säuren (v. a. Milchsäure) führen zur Demineralisation u. damit zur bakteriellen Auslösung (oder umgekehrt?), wobei Zusammensetzung (z. B. Sialinsäure), pH, Viskosität etc. des Speichels eine wesentl. Rolle spielen. Beginn (»Initialkaries«) am Schmelz oder – bei freiliegendem Zahnhals – am Zement; bei Nichtbehandlung »Dentinkaries«, evtl. Pulpitis; führt zu Defekten (↑ Kavität) u. Teil- oder Totalverlust des Zahnes; histol.: umschrieb., nichtentzündl., chron.-destruktiver Prozeß mit Nekrose. Wegen fehlender Gefäßversorgung keine Reparation, nur bei Initialkaries Remineralisation; bei Freihalten der Zähne von Belägen Stillstand möglich. – s. a. Bäcker-, Schwangerschafts-, Sekundär-, Zahnhalskaries, Caries florida etc.

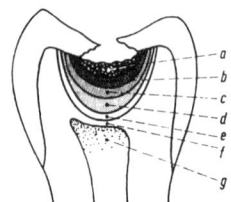

Einteilung der Dentinkaries nach GYSI *und* FURRER:
a Zone der Dentinkavernen
b bakterienarme Zone
c Zone der Initialinfektion
d Zone der Demineralisation
e transparentes Dentin
f intaktes Dentin
g Sekundärdentin (Reizdentin)

Zahnkeim: der in Entwicklung befindl., noch nicht durchgebrochene Zahn. – Bei anomaler Lage (»Z.verlagerung«; meist obere Eckzähne) falscher Durchbruch innerhalb oder außerhalb der Zahnreihe oder Retention mögl. (evtl. mit Persistenz von Milchzähnen). – Kann als kieferorthop. Maßnahme samt Zahnsäckchen in die vorbereitete Alveole eines extrahierten Zahnes transplantiert werden. – **Z.entzündung** meist infolge hämatogen-metastat. Infektion (z. B. bei Neugeb.sepsis) oder aber von einer perigerminalen oder -ostalen ↑ Kieferosteomyelitis übergreifend (stets mit Sequestrierung u. spontaner Ausstoßung von Schmelzorgan u. Papille u. Gefahr toxischer Entwicklungsstörung wie Vogelgesicht etc.).

Zahn|körper: *anat* die Z.hartsubstanz des Zahnes ohne die Pulpa. – **Z.krämpfe**: *päd* s. u. Dentitionskrankheit. – **Z.krone**: *anat* ↑ Corona dentis; s. a. Kronen..., künstl. ↑ Zahn.

Zahnleiste, Schmelzleiste: *embryol* in der 6. Wo. vom Grund der Zahnfurche ausgehende Einwucherung des Epithels schräg–mundhöhlenwärts ins Bindegewebe von OK u. UK. Aus der **generellen Z.** – als erster Zahnanlage – gehen die Schmelzorgane für die 20 Milchzähne (»**freie Z.**«) u. die 12 Molaren hervor, aus der – davon abzweigenden – »**Ersatz-Z.**« die für die übr. bleibenden Zähne.

Zahnlosigkeit, -mangel: *path* ↑ Anodontie. – **Z.luxation**: pass. Bewegung (»Luxieren«) des Zahnes in seiner Alveole; i. e. S. die traumat. Lockerung (evtl. kombin. mit Wurzelfraktur), inkomplett oder komplett (Herauslösen aus dem Kieferverband), auch als sogen. **zentrale Z.** (Impression in den Kiefer: »Intrusion«), beim Milchgebiß oft mit Schädigung des bleibenden Zahnkeims (evtl. Entstehung eines Sichelzahnes mit labialwärts gekrümmter Wurzel).

Zahn|naht: *anat* ↑ Sutura serrata. – **Z.oberhäutchen**: *anat* ↑ Cuticula dentis. – **Z.organ**: ↑ Odontium.

Zahn|papille: *anat* ↑ Papilla dentis. – **Z.persistenz**: *path* Verbleiben von Milchzähnen über die 2. Dentition hinaus infolge Nichtanlage, mangelhafter Entwicklung, Verlagerung oder Überzahl bleibender Zähne; evtl. im Rahmen eines Mißbildungssyndroms (z. B. Dysostosis acrofacialis, cleidocran.) sowie bei

Kretinismus, Rachitis, Lipoidproteinose etc. – **Z.pigmentation**: *path* Verfärbung der natürl. Zähne durch Ein-, i. w. S. auch Auflagerung endo- oder exogener Farbstoffe; s. a. Amelogenesis hyperplastica hereditaria, Erythr-, Chlor-, Melanodontie, brauner ↑ Zahn etc. – **Z.prothese**: *dent* s. u. Prothese (radikuläre, gestützte, totale, gaumenfreie), Total-, Teilprothese. – **Z.pulpa, -mark**: *anat* ↑ Pulpa dentis; s. a. Pulpa....

Zahnrad|bulbus: *röntg* strahlenförm. Bulbusdeformierung bei chron. Ulcus duodeni. – **Z.phänomen**: *neurol* s. u. NEGRO*. – **Z.test**: *bakt* modifiz. ↑ Blättchentest mit Anordnung der zu prüfenden Substanzen auf den Spitzen eines zahnradförm. Filtrierpapiers.

Zahn|regulierung: kieferorthopäd. Behandlung von Z.stellungs- u. Kieferanomalien. – **Z.replantation**: ↑ Reimplantation. – **Z.retention**: *path* ↑ Retentio dentis.

Zahn|säckchen, Z.follikel, Sacculus dentis: *anat* die bindegeweb., derbe, sackförm. Membran (verdichtetes Mesenchym) um Schmelzorgan u. Z.papille, deren Zellen zwischen Schmelzepithelscheide u. Wurzeldentin vordringen u. sich zu Zemento-, Osteo- u. Fibroblasten (fürs Periodontium) umwandeln. – **Z.schäden, berufliche**: s. u. Bäckerkaries, Dentalfluorose, Z.ausschliff. – **Z.schema**: ↑ Gebißschema, -formel, Z.status. – **Z.schleimhaut**: *anat* ↑ Gingiva.

Zahn|schmelz, Enamelum *PNA*, Substantia adamantina *BNA, JNA*: das die Z.krone mantelförmig umgebende transparente, sehr widerstandsfäh. »Email« als härtestes Körpergewebe, bestehend aus ca. 98% anorgan., mikrokristallinen (Hydroxylapatit mit im Kristallgitter eingebauten Karbonaten u. Spuren von Mg, Na, K, F) u. aus organ., keratinähnl. Substanzen; von Adamantoblasten der Schmelzglocke gebildete Prismen aus fiederartig angeordneten Kristallen (s. RETZIUS*, SCHREGER*-HUNTER* Streifen) radiär von der Dentingrenze zur Oberfläche, umhüllt von einer organ. »Prismenscheide«, untereinander verbunden durch Kittsubstanz (werden an der Oberfläche zur ↑ Cuticula dentis).

Zahn|status: *dent* schriftl. Darstg. des derzeit. Zustandes eines Gebisses im »Z.schema«, mit Angabe des Z.bestandes, der Füllungen, Kronen, Stiftzähne, Brückenglieder, ggf. auch von Z.lockerung, Z.steinansatz, Vitalität u. a. – Als einschläg. Kennzeichnungssystem (vgl. Gebißschema) wurde 1970 von der FDI ein 2ziffr. Zahnschema eingeführt (wobei bd. Ziffern jeweils einzeln gesprochen werden, z. B. 31 = »drei–eins«:

Bleibendes Gebiß	
Kennziffer 1	Kennziffer 2
18 17 16 15 14 13 12 11	21 22 23 24 25 26 27 28
rechts ——————————————————— links	
48 47 46 45 44 43 42 41	31 32 33 34 35 36 37 38
Kennziffer 4	Kennziffer 3

Milchgebiß	
Kennziffer 5	Kennziffer 6
55 54 53 52 51	61 62 63 64 65
rechts ——————————————————— links	
85 84 83 82 81	71 72 73 74 75
Kennziffer 8	Kennziffer 7

Zahnstein: harte Ablagerung auf den Zähnen aus ausgefällten Ca-Salzen des Speichels, vermischt mit organ. Gewebsresten u. Mikroorganismen; v. a. an den den Speicheldrüsenausführungsgängen zugekehrten Flächen der unt. Front- u. oberen Backenzähne; begünstigt als **supragingivaler Z.** die Karies (u. ist deshalb zu entfernen). Die in parodontot. Zahntaschen oft fest der Wurzel anhaftenden Konkremente (fälschlich: »subgingivaler Z.«) stammen vorwiegend aus den parodontitischen Sekreten.

Zahn|syphilis: ↑ HUTCHINSON* Zähne. – **Z.tumoren**: s. u. Ameloblastom, Odontom, Odontoblastom. – **Z.überbelastung**: die von Bißart, Gegenbiß, Kaugewohnheiten, Parafunktionen etc. abhäng. übermäß. Kräfteexposition von Zähnen. Den Zahn nicht-axial treffende Kräfte belasten das Z.bett unphysiologisch u. können auf Dauer zur Parodontose führen.

Zahnung: *physiol* ↑ Dentition.

Zahn|verschiebung: kieferorthop therap. Bewegung eines Zahnes oder einer Z.gruppe; als »Kippbewegung« oder als »bodily movement« (d. h. mit Bewegungsachse innerhalb bzw. außerhalb des Zahnes). – **Z.verschmelzung, -verwachsung**: s. u. Dentes compositi, concreti u. confusi.

Zahn|wanderung: *dent* spontane Veränderung der Z.stellung, physiol. z. B. als »Mesialwanderung« bei vorzeit. Verlust von Milchmolaren, pathol. als Folge von Parafunktionen, nach Extraktion etc.; erfolgt im OK schneller u. mehr nach distal (v. a. Seitenbereich), im UK vorwiegend nach mesial. Kieferorthopädisch genutzt als Extraktionstherapie. – **Z.wechsel**: *physiol* ↑ Dentitio. – **Z.wurzel**: ↑ Radix dentis,, Radix clinica; s. a. Wurzel....

Zahn|zement: **1)** *anat* ↑ Cementum; s. a. Zement(o).... – **2)** *dent, techn* ↑ Zement. – **Z.zwischenraum**: *anat* ↑ Interdentium. – **Z.zyste**: s. u. Zyste (follikuläre, parodontale, radikuläre).

Zahorsky* Krankheit (JOHN Z., geb. 1871, amerikan. Pädiater): **1)** (1910) ↑ Exanthema subitum. – **2)** ↑ Angina herpetica.

Zahradnicek* Operation: *orthop* offene Reposition einer inveterierten Hüftluxation mit gleichzeit. Verkürzung des Femur u. Ausgleich der Valgus- u. Rotationsfehlstellung im Osteotomiebereich.

Zambrini* Ptyaloreaktion: (1934) zur Beurteilung der »Abwehrkraft« Mischen frischen Probandenspeichels mit äthanol. Lsg. von Alizarin, Trihydroxyanthrachinon, Karmin u. Tinct. aus der Wurzel von Rubia tinctorum; Bewertung nach 16stuf. Farbskala von Hellgelb (1–2) über Orange (7–8) u. Rot (12–13) bis Dunkelviolett (16: »gute Abwehr«).

zAMP: zykl. Adenosinmonophosphat (s. u. AMP).

Zanca* Syndrom (PETER Z., Arzt, San Francisco): (1956) sehr seltene fam. (autosomal erbl.?) Kombin. von Polyposis coli (in früher Kindheit) u. kartilaginären Exostosen (2. oder 3. Ljz.). In etwa 75% maligne Entartung der Polypen.

Zander* Apparate (JONAS GUSTAV Z., 1835–1920, Orthopäde, Stockholm): (1857) medikomechan. Apparate zur akt. u. pass. Bewegungsther. (»Z.* Gymnastik«) sowie für die Nachbehandlung (»Erschütterung«, »Hackung«) von chir. Gelenkerkrn. u. zur Korrektur von WS-Verkrümmungen (durchgeführt in spez. »Z.*-Instituten«); historisch.

Zanen* Photometer: *ophth* Gerät zur Bestg. der Schwellenwerte für das chromat. u. achromat. photopt. Sehen.

Zang* Raum (CHRISTOPH BONIFATIUS Z., 1772–1835, Chirurg, Wien, Würzburg): ↑ Fossa supraclavicularis minor.

Zange*-Kindler* Syndrom (JOHANNES Z., 1880 bis 1909, Otorhinologe, Graz, Jena; WERNER K.), Zisternenblock(ade): (1925) subarachnoidale Liquorblockade in der Cisterna magna, meist bei raumforderndem Prozeß in der hint. Schädelgrube; klin.: unerträgl. Hinterkopfschmerz, CHEYNE*-STOKES* Atmung, Opisthotonus, Erbrechen, Ataxie, Adiadochokinese; fehlender Liquorabfluß bei Subokzipitalpunktion (»Punctio sicca«) u. Fehlen der pulssynchronen Druckschwankungen bei LP, starke Eiweißvermehrung mit normaler Zellzahl (sogen. Stauungsliquor) im Lumbalpunktat; QUECKENSTEDT* Versuch pos.

Zange: *chir* zangenart. Instrument mit oder ohne Sperrvorrichtung, mit zweckentsprechend geformten Branchen (stumpf, scharf, gezähnelt, gerieft, gefenstert, löffel-, maul-, hohlmeißel-, hakenförmig), z. B. Biopsie-, Bronchoskopie-, Drahtspann-, Fremdkörper-, Gallenkanal-, Knochen-, Korn-, Lungenfaß-, Steinfaß-, Uterus-, Zungen-, Zahnzange. – *geburtsh* die »Entbindungs-« oder »Geburtszange« (»Forzeps«) für die ↑ Zangenentbindung; bestehend aus 2 spiegelbildlich geformten »Löffeln«, je unterteilt in Blatt (in den Geburtskanal einzuführender Teil mit sogen. Kopf-, z. T. auch Beckenkrümmung, mit Fenster u. Rippen u. dist. Spitze, die beim Anlegen stets zum Führungspunkt zeigen muß, da die Zangenlage dann der Beckenkrümmung entspricht), Hals (mit »Schloß«, d. h. Stift u. Knopf am li., Ausschnitt am re. Löffel; s. a. Junctura, ↑ Engl. u. ↑ Französ. Schloß) u. Griff (evtl. mit Zughaken). Bekannteste Modelle n. NAEGELE, KJELLAND, TARNIER (s. a. Achsenzugzange), ZWEIFEL sowie die Wiener Schulzange. – s. a. Kopfschwarten-, Abortzange, Abb. »NAEGELE* Z.« **hormonelle Z.**: s. u. BALZER*.

Zangemeister (WILHELM Z., 1871–1930, Gynäkologe, Königsberg, Marburg) **Handgriff,** 5. LEOPOLD*-H.: *geburtsh* bei der horizontal gelagerten Schwangeren Auflegen der einen Hand auf die Symphyse, der anderen auf den kindl. Kopf, um aus dem Niveauunterschied der Handrücken ein Mißverhältnis zwischen Kopf u. mütterl. Becken zu erkennen (Gleichstand = leicht verengtes Becken). – **Z.* Reaktion**: Vaterschaftsnachweis anhand der bei Mischen des kindl. Serums mit dem des Vaters eintretenden – photometrisch zu bestimmenden – Abnahme der Lichtdurchlässigkeit.

Zangemeister* Operation (HANS E. Z., 1907–1970, Otologe, Hamburg): (1958) ursprüngl. Form der Platinektomie, mit temporärer Entfernung auch von Steigbügelkopf u. -schenkel, die dann zwischen Proc. lentiformis u. Fensterabdeckung wiedereingesetzt werden.

Zangen|arm: *orthop* operativ zum z.förm. Greifarm umgestalteter Unterarmstumpf; i. e. S. der ↑ KRUKENBERG* Arm.

Zangenentbindung, -extraktion, -geburt: Beendigung einer Geburt mit Hilfe der ↑ Zange unter Nachahmung des natürl. Geburtsmechanismus (zunächst Zug in Richtung der Griffe bis zum Erscheinen der Leitstelle in der Vulva, dann Heben der Griffe zur Rotation des Kopfes um die Symphyse). Vorbedingungen: vollständ. Eröffnung des MM, nicht zu enger Beckenausgang, Blasensprung, lebendes Kind, zangengerechter Stand (d. h. mind. Eingetretensein ins kleine Becken) des nicht zu großen u. nicht zu kleinen Kopfes. Indikationen: Infektion, starke Blutung, überlange Geburtsdauer (Kopf seit >2 Std. in der Tiefe sichtbar) infolge Wehenschwäche oder ungewöhnlich starken Widerstandes von Beckenboden u. Damm, Unmöglichkeit einer Schnittentbindung; schlechte kindl. Herztöne, Nabelschnurvorfall, Lebensgefährdung. Heute nur noch als Beckenausgangszange ausgeführt; Eingangs- (»hohe Zange«) u. Drehzange (= SCANZONI* Manöver) wegen hoher Kindessterblichkeit durch Schnittentbindung ersetzt. Technik: Einführen des li. Löffels (querer ⌀ senkrecht zur Längsachse des Kopfes) mit der li. Hand in die li. Seite unter Weichteilschutz durch die tief eingeführten 4 Finger der re. Hand, analog des re. Löffels über dem linken; nach »Schließen« des Zangenschlosses Nachtasten u. vorsicht. Extraktion. – Anw. auch bei Beckenendlagen mit zwischen Beckenboden u. -ausgang festsitzendem Steiß (»Beckenendzange«), z. B. nach LEVRET: Löffel entweder bds. am Becken quer oder schräg zum Steiß oder aber, wenn Entwicklung mit dem VEIT*-SMELLIE* Handgriff schwierig, am nachfolgenden Kopf. – vgl. Vakuumextraktion.

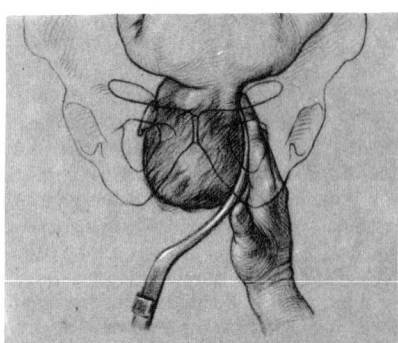

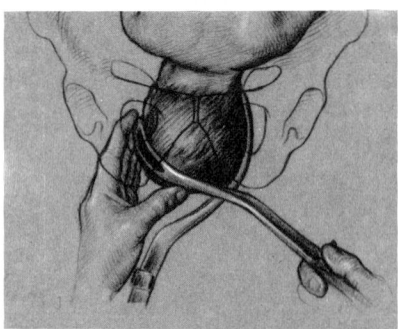

Anlegen der Geburtszange.

Zangen|hand: *path* Oligodaktylie mit Fehlen der mittl. Finger. – **Z.marke**: *geburtsh* Druckmarke an der Kopfhaut des Neugeb. nach Z.entbindung.

Zanoli*-Vecchi* Syndrom: (1956) postop. Anfallssyndrom mit Apnoe u. Bewußtseinsverlust nach WS-Eingriffen, wahrsch. infolge Blutung in die Hirnventrikel.

Zapfen|(apparat): *ophth* s. u. Z.zellen. – **Z.adaptation**: *ophth* chromat. ↑ Adaptation (1). – **Z.blindheit**:

erbl., meist kongenit. Funktionsausfall des Z.apparates der Netzhaut, mit Achromatopsie, Nyktalopie u. Amblyopie; meist kombin. mit Nystagmus u. Pigmentstörung i. S. des Albinismus.

Zapfen|epiphysen-Syndrom: (A. RAVELLI 1952) Sammelbez. für – meist autosomal-rezessiv erbl. – Syndrome mit typ. Deformierung der Epiphysen von Finger- u. Zehenphalangen, indem ein sek. Ossifikationszentrum kegelförmig in die dist. Phalanx hineinragt; z. B. Dysostosis cleidocranialis, ELLIS*-VAN CREVELD*, MARTIN*-ALBRIGHT*, COSTELLO*-DENT*, oto-palato-digitales, tricho-rhino-phalangeales Syndrom. Oft mit gleichzeit. Gliedverkürzung, gff. auch des Nagels; dominant erbl. als ↑ Hand-Fuß-Uterus-Syndrom. – **Z.lock-Anastomose**: chir s. u. NICHOLS*.

Zapfen|mosaik: histol die mosaikart. Verteilung der quergetroffenen Z.zellen der Netzhaut im Flachschnitt (auch entoptisch wahrnehmbar). – **Z.naht**: chir Entlastungs- oder Stützungsnaht an Op.-Wunden, bei der die Fäden über parallel zum Wundrand gelegte Gummischläuche geknotet werden; vgl. Plättchennaht. – **Z.osteotomie**: O. mit zapfen- bzw. schlitzförm. Knochenschnitt (Nut-Feder-Prinzip); z. B. subtrochantär bei angeb. Hüftgelenkluxation (F. MOMMSEN 1924).

Zapfen|sehen: ophth ↑ photopisches Sehen. – Die photosensiblen Substanzen der ↑ Z.zellen (nachgewiesen ↑ Jodopsin in den Außengliedern; postuliert von v. STUDNITZ 3 Karotinoidpigmente: Astaxanthin, Xanthophyll u. Lazertofulvin) absorbieren Licht wahrsch. qualitativ in den 3 Spektralfarben Gelbrot, Gelbgrün u. Violett, womit sich alle für den Menschen erkennbaren Farbnuancen erzeugen lassen; s. a. Dreifarbentheorie, Dominatorsystem. – **Z.zahn**: path ↑ Dens emboliformis.

Zapfen|(zelle): das seltenere (3–5 Mio., vgl. Stäbchenzelle), in seiner Gesamtheit den sogen. Z.apparat bildende Sehelement des Neuroepithels der menschl. Retina (am dichtesten in der Z. enthaltenden Fovea centralis); vermittelt – mit erheblich schnellerer Reaktion u. höherer Reizschwelle als die Stäbchen – das scharfe Helligkeits- (> 0,02–0,05 Lux) u. das Farbsehen. Reicht – flaschenförmig (75 µm, größte Breite 6–7 µm) – vom Pigmentepithel bis zur äuß. Körnerschicht: sich verjüngendes »Außenglied« aus zahlreichen, übereinandergeschichteten, stark abgeplatteten, scheibenförm. Membransäcken (deren Membranen z. T. in das Plasmalemm übergehen) mit engen Spalträumen, die in extrazelluläre Räume münden; breites »Innenglied« (= Myoid) mit zahlreichen Mitochondrien u. dem Sehstoff Jodopsin (s. a. Z.sehen) basisch u. sauer stark anfärbbar, z. T. kontraktil, sich jenseits der Membrana limitans ext. in den Zellkörper (mit lockerem Kern) fortsetzend von dem ein dünner Fortsatz (»Z.faser«) in die äuß. Körnerschicht ausgeht, der sich an der Grenze zur äuß. retikulären Schicht synaptisch mit den bipolaren Ganglienzellen verbindet.

Zapletal* Operation: neurochir mesenzephale Traktotomie nach infratentorieller Freilegung des Mittelhirns.

Zappacosta* Probe: Leberfunktionsprobe durch i.v. Inj. von Guanidinoessigsäure; unvollständ. Ausscheidung 15 Min. p. i. spricht für Leberschädigung.

Zappert* Syndrom (JULIUS Z., 1867–1942, Pädiater u. Neurologe, Wien): 1) akuter Säuglingsparkinsonismus, hyperton.-dyskinet. Syndrom: im Säuglings- u. Kleinkindalter grob- bis mittelschläg. Tremor v. a. von Kopf u. Extremitäten (bei Erregung verstärkt, im Schlaf nicht aufhörend), evtl. auch Muskelhypertonie u. Reflexanomalien; wahrsch. Folge einer postinfektiösen Hirnstammenzephalitis (oft nach Enteritis, Masern, Varizellen, Keuchhusten), ferner bei perniziosiformer megaloblast. Anämie von Brustkindern; Prognose meist günstig. – 2) Z.*-HELLER* Syndrom: ↑ Dementia infantilis.

Zauberberg-Krankheit: psych nach dem Roman von TH. MANN benanntes Syndrom bei langdauerndem Sanatoriumsaufenthalt: Depression mit Aggressivität u. Mobilisierung nicht sublimierter Triebhaftigkeit.

Zaufal* (EMANUEL Z., 1837–1910, Otologe, Prag) **Operation**: 1) Radikalop. des Mittelohres mit Eröffnung durch Abmeißeln der hint.-oberen Gehörgangswand. – 2) (1880) Eröffnung u. Ausräumung des durch otogene Entzündung veränderten Sinus transversus oder sigmoideus (nach Unterbindung der V. jugul.). – **Z.* Trichter**: nicht spreizbares trichterförm. Nasenspekulum. – **Z.* Zeichen**: die Sattelnase bei – insbes. kongenit. – Syphilis.

zB: klin »zur Beobachtung«.

Z-Chromosom: bei Organismen mit ♀ Heterogametie das in bd. Geschlechtern vorhandene – somit dem X bei ♂ Heterogametie entsprech. – Geschlechtschromosom: ZZ = ♂, WZ = ♀ (s. a. W-Chromosom).

Zdansky* Zeichen (ERICH ZD., 1893–1978, Radiologe, Wien): (1933) röntg trotz verstärkter Atmung fehlende Verschieblichkeit des Mittelschattens in Seitenlage bei verschwarteter Perikarditis.

Zeaxanthin: ein Karotinoid (Dihydroxy-β-karotin) in Maiskörnern (Zea mays) u. Eidotter.

Zebozephalie: path ↑ Cebocephalia.

Zecken, Ixodides: entom Unterordnung der Acarina, von den übr. Milben unterschieden durch bes. Anordnung der Mundwerkzeuge (Capitulum), ein spez. Sinnesorgan an den Vorderbeinen (HALLER* Organ) u. die Größe (bis zu 3 cm); Entwicklung über 6bein. Larven- u. 8bein. Nymphenstadien. 2 Familien: ↑ Argasidae (»Lederzecken«, mit Gattung Ornithodorus) u. ↑ Ixodidae (»Schildzecken«, mit Gattgn. Ixodes, Rhipicephalus, Dermacentor, Haemaphysalis, Amblyomma). Blutsaugende Ektoparasiten bei Wirbeltieren; Krankheitsüberträger durch Biß (»Z.bißfieber«, ↑ Tab.); Reservoir: Erdeichhörnchen, Hund, Opossum, Rind, Ziege u. a. – **Z.enzephalitis**: ↑ Tab.; i. e. S. die Nordasiat. (= Russ.) u. die Zentraleuropäische (↑ Frühjahr-Sommerenzephalitis). – **Z.fleckfieber**: durch Zecken übertragene Rickettsiosen (↑ Tab.). – **Z.lähmung, -paralyse**: schlaffe Lähmung der Extremitäten, evtl. auch Blasen-, Mastdarminkontinenz, Hypo- bis Areflexie, Schwindel, Erbrechen u. Lichtscheu, einsetzend wenige Tage nach gift. Biß von Ixodides ricinus u. I. holocyclus (Australien), I. pilosus, Haemaphysalis sulcata u. Rhipicephalus simus (Südafrika), Dermacentor variabilis (Amerika); evtl. Exitus let. (Atemlähmung). – **Z.rückfallfieber**: s. u. Rückfallfieber (s. a. Tab. S. 2714).

Zedern(holz)|allergie: nur in Australien bei Holzarbeitern nach einigen Mon. auftret. Rhinitis u. Bronchitis mit nächtl. asthmoiden Anfällen, Dyspnoe, eitr. Auswurf, Appetitlosigkeit, Gewichtsabnahme. Ät.-path. unklar (Allergie mit verzögerter Sensibilisie-

Durch Zecken übertragene Krankheiten

Zeckenart	Krankheitsname (CIOMS)	Synonyme	Erreger
1)			**Rickettsien**
Dermacentor andersoni, D. variabilis, Amblyomma americanum	Felsengebirgsfleckfieber	Rocky-Mountains-Fleckfieber, Nordamerikan. Zeckenfleckfieber, Sao-Paulo, Brasilian., Kolumbian. Fleckfieber, Tobia-Fieber, Zeckenbißfieber der Neuen Welt	R. rickettsia
Rhipicephalus, Haemaphysalis	Boutonneuse-Fieber	Afrikan., Ind., Mittelmeer-Zeckenbißfieber, Marseiller, Khrya-Fleckfieber, Kenya-Typhus, Mittelmeer-, Carducci-, Tunes. Fieber, Marokkan. Sommerfieber, Zeckenbißfieber der Alten Welt	R. conori
Haemaphysalis leachi, Amblyomma hebraeicum, A. variegatum	Südafrikan. Fleckfieber	Pretoria-, Natal-, Zehntagefieber	R. conori var. pejperi
Dermacentor muttali, D. silvarum, Haemaphysalis concinna	Nordasiat. Zeckenbißfieber	Sibir. Zeckenbißfieber	R. sibirica
Ixodes holocyclus (?)	Queensland-Zeckenfieber	Nordqueensland-Zeckenfieber	R. australis
2)			**Borrelien**
Ornithodorus	Zeckenrückfallfieber	endem. Rückfallfieber, Mittel- oder Zentralafrikan. Zeckenfieber, Carpata, D-Fieber	B. persica, hispanica, duttoni, turicatae, venezuelensis
3)			**ARBO-Viren**
Ixodes ricinus	Louping ill	Virus-Meningoenzephalitis, Spring- oder Drehkrankht. der Schafe, Springseuche	Louping-ill-Virus (Gruppe B)
Ixodes ricinus	Zentraleuropäische Enzephalitis	Zentraleuropäische Zecken- oder Frühsommerenzephalitis, Frühsommermeningoenzephalitis	CEE-Virus (Gruppe B)
Ixodes cookei I. marxii, I. spinipalpus	Powassan-Enzephalitis	–	Powassan-Virus (Gruppe B)
Dermacentor andersoni	Colorado-(Zecken)fieber	Colorado tick fever (CTF), Amerikan. Gebirgs-, nichtexanthemat. Zeckenfieber, Bergfieber	CTF-Virus (nicht gruppiert)
Ixodes persulcatus	Kemerovo-Fieber (Sibirien)	–	Kemerovo-Virus (neuerdings den REO-Viren zugerechnet)
Lederzecke	Quaranfil-Fieber	–	Quaranfil-Virus (gleichnam. Gruppe)
Schildzecke	Nairobi-Schlafkrankheit	–	nicht gruppiert
Ixodes persulcatus, I. ricinus	Russ. Frühsommerenzephalitis	Russ. Zeckenenzephalitis, Holzfäller-, Taiga-, Waldenzephalitis	biphas. Meningoenzephalitis-Virus (Gruppe B)
Hyalomma marginalis, H. anatolicum	hämorrhag. Kongo-Krimfieber	akute infektiöse Kapillartoxikose, Zentralasiat. hämorrhag. Fieber	Congo-CHF-Virus (nicht gruppiert)
Ixodes granulatus	Langat-Enzephalitis	–	Langat-Virus (Gruppe B)
–	Negishi-Enzephalitis	–	Negishi-Virus (Gruppe B)
Dermacentor pictus, D. marginatus	hämorrhag. Omskfieber	Omsker hämorrhag. Fieber	Omsk-Haemorrhagic-Fever-Virus (Gruppe B)
Haemaphysalis spinigera	Kyanasur forest disease	Kyanasur-Wald-Krankheit, -Fieber (Indien)	Kyanasur-Forest-Disease-Virus (Gruppe B)

rung? dir. Schleimhautreizung? Zusammenhang mit dort übl. Lufttrocknung des Holzes?); s. a. Holzstaubschaden, -allergie. – **Z.öl**: ↑ Oleum Ligni Cedri.

Zediometer: Apparat zur Blut-CO_2-Bestg. (n. KIPP); geschlossenes System mit Reaktions- u. Meßkammer (Säurereagens bzw. $NaHCO_3$-NaCl-Lsg. enthaltend), in der das freigesetzte CO_2 anhand des pH-Wechsels mit kombin. Glas-Ag/AgCl-Elektrode bestimmt wird.

Zehbe* Phänomen: röntg respirator. Verformung des muskelschwachen u. hypotonen Herzens.

Zehe: ↑ Digitus pedis, Hallux.

Zehen|adduktorenreflex (Thurzo*): durch Hammerschlag oder leichtes Bestreichen der vorderen u. inn. Tibiafläche ausgelöste Flexion der Zehen u. Adduktion der 2. u. 3. als Pyramidenbahnzeichen. – **Z.ballen**: der von Z.grundgelenken, örtl. Muskeln u. Subkutispolster aufgeworfene quere Wulst der vord. Fußsohle, an der Großzehe rel. stärker. – **Z.beugereflex**: ↑ Plantarmuskelreflex. – **Z.brand**: Gangrän infolge arterieller Durchblutungsstörung der unt. Extremität, v. a. bei Diabetes mellitus u. als Raucherbein.

Zehen-Fingergelenkpolster-Syndrom, Knuckle-pads-Sy.: (BART-PUMPHREY (1967) autosomal-dominant erbl., sich im Kleinkindalter entwickelnde Hautverdickungen im Bereich der Interphalangealgelenke von Fingern u. Zehen (hier meist auch Hyperkeratosen oder Clavi), kombin. mit totaler Leukonychie u. fortschreit. partieller Schallempfindungsschwerhörigkeit, oft auch Palmoplantarkeratosen u. ZNS-Störungen (Absencen, epileptiforme Krämpfe).

Zehen|grundgelenke: ↑ Articulationes metatarsophalangeae. – **Z.knochen**: Ossa digitorum pedis (s. a. Phalanx, Hallux). – **Z.krätze**: 1) juckende ↑ Ancylostoma-Dermatitis. – 2) ↑ Dhobie itch im Bereich der Zehen. – **Z.krampf**: spast. Beugekontraktur der Zehen als Teilerscheinung von Karpopedalspasmen u. beim sogen. Wadenkrampf.

Zehen|reflexe: die als Pyramidenzeichen zu wertenden path. Reflexe mit Z.beugung, v. a. ↑ BABINSKY*, GORDON*, PUUSEPP*, OPPENHEIM*, v. STRÜMPELL* R.; s. a. Spreizphänomen, Plantarmuskelreflex. – **Z.rolle**: (KRAUS) orthop am orthopäd. Schuh in Höhe der Zehen außen in die Sohle eingearbeitete wiegenförm. Auflage mit rückhebelnder Wirkung, so daß der Spitzenhub ausgeglichen u. bei Lähmung der Kniestrecker eine größere Kniesicherheit erreicht wird. – **Z.zeichen**: 1) neurol ↑ Z.reflex. – 2) angiol abnorm langes Bestehenbleiben einer Blässe der Zehen nach Kompression bei oblit. Erkr. der Fußarterien. – 3) geburtsh die Unterscheidungsmerkmale zwischen Hand u. Fuß des Kindes als vorliegendem Teil bei der vaginalen Untersuchung: Zehen kürzer, Abschlußlinie etwa gerade, große Zehe nicht abspreizbar.

Zehntagefieber: von Hundezecken (Haemaphysalis leachi, Amblyomma hebraeicum u. variegatum) übertragene Rickettsiose (Rickettsia conori var. pijperi) in Südafrika; klin.: 10täg. Fieberperiode mit Geschwürbildung u. Lymphadenitis an der Bißstelle, makulopapulösem Exanthem (ähnl. dem bei Boutonneuse-Fieber), ab 5. Tag nervale Sympte. (schwere Kopfschmerzen, Nackensteifigkeit etc.). Prognose gut; auch Abortivformen.

Zehr|finnen: derm ↑ Akne cachecticorum. **Z.flechte**: ↑ Lupus vulg. – **Z.grind**: ↑ Impetigo herpetiformis. –

Z.röteln: ↑ Pityriasis rubra universalis. – **Z.rose**: ↑ Lupus erythematodes disseminatus.

Zeibler* Zone: chir parasternaler Bereich des 4. u. 5. ICR, in dem perforierende Traumen leicht zu Herzverletzungen führen.

Zeichen: kybern unteilbares Element einer Informationsmenge, darstellbar durch eine feste Bit-Kombination (z. B. Buchstabe, Ziffer). Wichtig v. a. als »Super-Z.« die semant. oder Bedeutungs-Z., zu denen die gestischen, mimischen u. sprachlichen gehören; s. a. Signal. – diagnost ↑ Symptom (s. a. Merkmal, Phänomen); z. B. **Z.** des blut. Taus (derm ↑ AUSPITZ* Phänomen), **Z.** des dreieckigen Polsters (chir ↑ COMOLLI* Z.), **Z. der untergehenden Sonne** (päd ↑ Sonnenuntergangsphänomen).

Zeichen|lehre: diagnost ↑ Semiotik; s. a. Symptomato-, Phänomenologie. – **Z.sprache**: ↑ Daktylophasie. – **Z.test**: psych T., bei dem aus der Ausgestaltung eines oder mehrerer Z.felder auf die Charakterentwicklung der Probanden geschlossen wird; z. B. Baumzeichen-, Kritzel-, ↑ WARTEGG* Test.

Zeichnen: geburtsh leichte uterine Blutung in der Eröffnungsperiode aus kleinsten MM-Einrissen. Bei beginnender Eröffnung »erstes Z.« genannt.

Zeigefinger: anat ↑ Index (1). – **Z.daumen**: chir op. ↑ Daumenersatz durch den Zeigefinger; als Nahplastik ohne Durchtrennung, als Fernplastik (»Fingerauswechslung«) mit Durchtrennung des Haut-Nervenstiels; bei völl. Verlust des Metakarpale I durch Versetzen des ganzen II. Strahles auf das Multangulum majus. – **Z.syndrom, asymmetr.**: s. u. POPOW*.

Zeiger* Methode (KARL Z., 1895–1959, Anatom, Hamburg): (1928) Spermien-Darstg. als Objektträger-Ausstrich eines Gemisches von Spermaflüssigkeit u. Opalblau-Lsg.; nach Lufttrocknung helles Negativbild auf dunkelblauem Grund.

Zeigerbewegung: psychiatr zwanghafte Kreisbewegung des Oberkörpers.

Zeigeversuch: neurol s. u. BÁRÁNY*, GRAHE*; ophth ↑ v. GRAEFE* Versuch.

Zein: pflanzl. Eiweiß (Globulin der Prolamin-Gruppe), v. a. im Kleber von Mais (Zea mays); biol. minderwertig (Lysin- u. Tryptophan-frei); Anw. in Kunst- u. Klebstoffen, als – eßbarer – Lebensmittelüberzug.

Zeis* (Lidrand-)Drüsen (EDUARD Z., 1807–1868, Chirurg, Marburg, Dresden): die Haarbalgdrüsen der Wimpern. Vereiterung führt zum ↑ Hordeolum ext.

Zeiss* Schlinge(nsonde) (LUDWIG Z., 1900–1958, Urologe, Bad Wildungen): urol (1938) Ureterkatheter, an dessen schmaler, augenloser Spitze ein Perlonfaden angebracht ist, der 2–6 cm schaftwärts durch eine schräge Bohrung in das Lumen u. zum Ende der

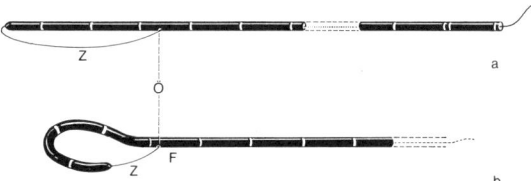

Zeiss* Schlinge, a) geöffnet, b) kurz vor dem Schluß.
F = Fußpunkt (an den die Sondenspitze herangezogen wird)
Ö = Öffnung ins Lumen, Z = Zugfaden.

Zeiss-Kontaktglas®

Sonde verläuft: zur Extraktion bis kirschgroßer Ureterkonkremente, indem die unter zystoskop. Sicht daran vorbeigeführte Sondenspitze durch Zug am Faden um den Stein geschlungen wird. – Für schwier. Fälle eine »Doppelschlinge« mit kippbarem 2. Faden in exzentr. Stellung.

Zeiss|-Kontaktglas®: *ophth* Haftschale (ähnl. der nach COMBERG) zur Rö-Lokalisierung von Augenfremdkörpern. – **Z.* (-Thoma*) Zählkammer**: *hämat* s. u. THOMA*.

Zeissler* Platte (JOHANNES Z., geb. 1883, Bakteriologe, Hamburg): Blut-Glukose-Agar in PETRI* Schale; zur Anaerobierzüchtung im **Z.* Topf**, einem evakuierbaren, durch Schliffdeckel (mit Saugstutzen u. Absperrhahn) verschlossenen Glasgefäß.

Zeit: *physik* Dimension des Nacheinander, der Dauer. – Neben der astronomisch definierten Weltzeit (= UT = mittl. Sonnenzeit des 0. Längengrades) gilt seit 1967 international die Atomzeit (AT) mit der SI-Basiseinh. »Sekunde« (↑ dort. Definition); die Differenz beider ($3 \cdot 10^{-8}$ sec) versuchen sogen. Kompromißzeitsysteme (z. B. SAT = stepped atomic time) auszugleichen.

Zeit|amnesie: zeitlich eng begrenzte totale Erinnerungslücke. – **Z.dehnung**: 1) *weltraummed* Verlangsamung des Z.ablaufs in einem sich mit annähernd Lichtgeschwindigkeit fortbewegenden Flugkörper gegenüber dem gleichzeitig auf der Erde gemessenen. Bei interstellarem Flug von z. B. 80 Erdjahren würden die Weltraumfahrer nur um 6 J. älter werden. – 2) *opt* Bewegungsverlangsamung (»Z.lupeneffekt«) in kinematograph. Bildern durch entsprechend langsamere Wiedergabe. – 3) *laryng* s. u. stroboskopischer Effekt.

Zeit|bewußtsein: *psych* das von rhythm. Prozessen im Körper abhäng. subj. Erleben der Gegenwartsdauer als durchfließendes Stadium zwischen Vergangenheit u. Zukunft (»Z.strom«). Voraussetzung ist ein funktionierendes Gedächtnis, das die Erinnerungen mit den Wahrnehmungen u. Gedanken der Gegenwart verknüpft. Wird beeinflußt von Vigilanz sowie Menge u. Bewertung der Erlebnisinhalte (bei Interesse Z.raffung, bei Langeweile Z.dehnung). Bei krankhafter Störung »Z.lupenphänomen« (z. B. bei Depression, Vergiftungszuständen) oder »Z.rafferphänomen« (z. B. bei Manie, katatoner Schizophrenie, Vergiftungszuständen) oder aber »Stillstehen der Zeit« (z. B. bei akuten schizophrenen Zuständen); Kombination (alternierend) der bd. ersteren z. B. bei Läsion des kaud.-lat. Pulvinar thalami.

Zeit|faktor (Holthusen*): *radiol* der »Faktor P«, mit dem die Dosis multipliziert werden muß, um bei kleinerer Dosisleistung die gleiche biol. Wirkung zu erreichen. – **Z.gitterstörung**: *neurol* der Verlust der zeitl. Ordnung des Erinnerungsgefüges (wodurch auch Erlebnisinhalte nicht mehr richtig reproduziert werden können) bei organ. Demenz (v.a. bei KORSAKOW* amnest. Durchgangssyndrom). – **Z.lupenphänomen**: *physiol* s. u. Z.bewußtsein. – **Z.muster**: *physiol* das Impulsmuster (Höhe u. Frequenz der Aktionspotentiale) eines Neurons pro Zeiteinheit.

Zeit|quant, subjektives, Moment(dauer): (H. FRANK) *kybern* die Grenze des bewußten Z.auflösungsvermögens (beim Menschen ca. $^1/_{12}$ Sek.), d.h. die »**subj. Z.dauer**«, in der 1 bit Information bewußt verarbeitet werden kann (durchschnittl. Apperzeptionsgeschwindigkeit: 12 bit/Sek.).

Zeit|raffung: *opt* Bewegungsbeschleunigung in kinematograph. Bildern durch entsprechend schnellere Wiedergabe. – *phych* s. u. Z.bewußtsein. – **Z.reserve (Strughold*)**: Begr. der Luftfahrtmedizin für das Z.intervall vom Beginn eines akuten O_2-Mangels bis zum Eintreten kritischer Störungen durch die Hypoxämie (s. a. Selbstrettungszeit). Durchschnittliche Dauer:

a) bei Luftatmung (ab 15 km Höhe O_2-Reserve nur noch ca. 1 ltr)	b) bei reiner O_2-Atmung
in 6000 m etwa 10 Min.	in 12000 m unbegrenzt
in 8000 m etwa 2 Min.	in 13000 m mehrere Min.
in 10000 m etwa 50 Sek.	in 14000 m etwa 50 Sek.
in 12000 m etwa 20 Sek.	ab 15000 m etwa 10–15 Sek.
ab 15000 m etwa 10–15 Sek.	

Zeit|schwelle: *physiol* die Zeit (0,18 Sek.), die das Hörorgan benötigt, um nach Auslösung eines sinusförm. Schallreizes den Ton mit voller Lautstärke zu empfinden (»Anklingzeit«). – **Z.sinn**: *psych* s. u. Z.bewußtsein.

Zeitunterschiedsschwelle: *physiol* das »zeitl. Auflösungsvermögen«, d. h. die kleinste Zeitdifferenz, in der 2 nacheinander dargebotene Reize noch getrennt wahrgenommen werden. Wird mit zunehmender Reizstärke kleiner; rhythm. Reize höherer Frequenz verschmelzen zur Dauerempfindung (s. a. Verschmelzungsfrequenz); als **optische Z.** (d. h. noch auflösbare Flimmerfrequenz) zwischen $^1/_{20}$ u. $^1/_{60}$ Sek. (bei Dunkel- bzw. Helladaptation); als **akust. Z.** mit $^1/_{500}$ Sek. am Ende der bei ca. $^1/_{18}$ Sek. beginnenden »Trillerfrequenz«; als **taktile Z.** (der VATER*-PACINI* Körperchen = Vibrationsrezeptoren) etwa $^1/_{800}$ Sek., wobei noch ein Schwirren empfunden wird.

Zeit|verschiebung, Time-shifting: *physiol* die durch den Ablauf der Sonnenstrahlung auf die Erde bedingte »Stundenverschiebung«, die sich beim Menschen bei Flügen in West-Ost-Richtung oder umgekehrt nicht nur uhrzeitmäßig bemerkbar macht, sondern u. U. – wegen Synchronisiertheit der physiol. Abläufe mit der Tageszeit (s. a. zirkadianer Rhythmus) – auch in erhebl. Störungen des Wohlbefindens u. der Leistungsfähigkeit. – **Z.volumen**: *physiol* 1) ↑ Herzzeitvolumen. – 2) ↑ Stromzeitvolumen. – s. a. Clearance. – **Z.wahlmethode**: *genet* s. u. Zertation.

...zele, ...cele: Wortteil »Hernie« (z. B. Enterozele), »Prolaps« (z. B. Zystozele), »Zyste« (z. B. Hydrozele).

Zelig*-Feinmesser* Syndrom (SILVIU Z., MOSCHE F., Otologen, Jerusalem): (1961) wahrsch. autosomal-rezessiv erbl., kongenit., schwere allg. Onychohypoplasie, kombin. mit Innenohrtaubheit u. Strabismus convergens.

Zell-: s. a. Cyt(o)-, Zyt(o)-, Zellular-.

Zell|aggregation: *hämat* ↑ Agglomeration. – *histol, embryol* das Sichzusammenlegen gleichartig determinierter Zellen zur Gewebebildung im Embryo u. bei der Regeneration; beruht wahrsch. auf informativen Zeichen der Z.oberfläche, die eine gegenseit. Erkennung ermöglichen. – **Z.atmung**: innere ↑ Atmung. – **Z.atypie**: s. u. Atypie. – **Z.auftrennung**: *biochem* ↑ Z.franktionierung. – **Z.ausstrich**: s. u. Ausstrich, Blutausstrich. – **Z.auswanderung**: *angiol* ↑ Emigration, Diapedese.

Zell|brei: ↑ Homogenat. – **Z.brücke**: *histol* ↑ Desmosom, Schlußleiste. – **Z.chemie**, Zytochemie: ↑ Topochemie der Zelle unter Anw. bio- u. histochemischer Methoden. – **Z.chimären**: s. u. Z.hybridisierung.

Zell|degranulation: ↑ Degranulation von Drüsenzellen. – Ferner die D. basophiler Leukozyten im Blut bzw. von Mastzellen im Gewebe bei der Überempfindlichkeitsreaktion vom Soforttyp; s. a. Leukozyten-Degranulationstest. – **Z.diagnostik**: ↑ Zytodiagnostik. – **Z.dissoziation**: Auftrennung von Z.verbänden in selbständig lebensfäh. Einzelzellen. Natürl. Vorgang embryonal vor einer ↑ Z.migration, im ausgereiften Organismus bei der Hämopoese u. Tumormetastasierung; künstl. Z. (v. a. zwecks ↑ Z.fraktionierung) durch Auflockerung der Grundsubstanz u. der Z.verbindungen (z. B. durch enzymat. Andauung).

Zelle, Cellula: (SCHLEIDEN 1938, SCHWANN 1829) *biol* die kleinste lebensfäh. Einheit des Tier- u. Pflanzenreiches (bei Metazoen im Mittel 20 µm groß; kleinster Lympho 4µm, Neurit bis 1 m; Vol. inkostant, stark schwankend); in kybernet. Sicht ein sich selbst regulierendes offenes System, das mit seiner Umgebung durch permanenten Stoffaustausch in einem Fließgleichgew. steht u. eigenen Stoffwechsel, autochthone Vermehrungsfähigkeit (durch Zellteilung) u. gerichtete Reizbarkeit besitzt. Die – ursprünglich kugelförm. – tier. Zelle nimmt mit fortschreit. Differenzierung u. Zusammenlagerung zu Geweben versch. Formen an. Ihr Leib (↑ Zytosoma) ist umgeben von der – für selekt. Stofftransport u. Aggregation verantwortl. – ↑ Z.membran (bei Baktn. u. Pflanzen zusätzlich außen eine mechanisch stabilisierende Z.wand). Im Innern ↑ Zytoplasma (mit Glukosestoffwechsel u. Fettsäuresynthese in verschied. Kompartimenten) u. ↑ Organellen (s. a. Abb.): ↑ Z.kern, Mitochondrien, Lysosomen, Microbodies (= Polysomen), Ribosomen, endoplasmat. Retikulum, GOLGI* Apparat, Zentriolen, Mikrotubuli u. a.; ferner ↑ paraplasmat. Einschlüsse. Die spezialisierte Z. (s. a. Alpha-, A-, B-Zelle usw.) besitzt weitere Strukturen (z. B. Fortsätze, Neuro-, Myo-, Tonofibrillen) oder verliert einige (z. B. Kern-, Ribosomen-, Mitochondrien-Verlust bei Ery); s. a. Zell-, subzelluläre Fraktionierung. – Kern-Plasma-Relation im allg. 1:7 bis 1:10; Gesamtzahl im menschl. Organismus >25 Bill. (NETTER); s. a. Zellular..., Zyto.... – Je nach Gewebe, Funktion etc. als ↑ Epithel-, Bindegewebs-, Fett-, Nerven-, Glia-, Blutzelle usw.; weitere spez. Formen u. a.: **adentrit., uni-, bi-, multi** u. **apolare, pseudounipolare Z.** (s. u. Nervenzelle), **akaryote Z.** (»Akaryozyt«, der kernlose Ery der Mammalier), **assoziierende Z.** (*physiol* ↑ Assoziationszelle; s. a. Interneuron), **chromophile Z.** (s. u. azido-, baso-, eosino- u. neutrophil, chromaffin; ferner als **orangeophile Z.** die ↑ E-Zelle des HVL, als **oxyphile Z.** die WELSH* u. PANETH* Z.), **chromophobe Z.** (↑ Hauptzelle des HVL u. der Schilddrüse), **di-, haplo-** u. **polyploide Z.** (die normale Körperzelle mit doppeltem [↑ Diploidie] bzw. die normale Keimzelle mit einfachem Chromosomensatz [↑ Haploidie] bzw. eine mit mehr als 2 Sätzen [↑ Polyploidie], d. h. mit endomitot. Riesenzellen oder doppel- bis vielkernig), **doppelkern. Z.** (z. B. bei gesteigertem Stoffwechsel in der Leber; entstanden durch Vol.wachstum u. amitot. Kernteilung, häufig mit RNS-Vermehrung im Zytoplasma), **polynukleäre Z.** (als amitotisch entstandenes Plasmodium, z. B. Riesenzelle, oder durch Zellfusion entstandenes Synzytium, z. B. Synzytiotrophoblast-Zelle), **mononukleäre Z.** (vorw. in chron. Entzündungsherden auftret. einkern. Lympho- oder Monozyt; im Ggs. zum »polynukleären« = gelapptkern. Granulozyten), **epitheloide Z.** (↑ Epitheloidzelle; s.a. Hodenzwischen-, Dezidua-, interstitielle ↑ Eierstockzellen, juxtaglomerulärer Apparat), **helle Z.** (s. u. Hauptzelle; s. a. Helle Zellen), **interstitielle Z.** (in einem Zellverband eingelagerte andersart. Z., z. B. die Hodenzwischen-, interstitielle ↑ Eierstockzelle), **markierte Z.** (*hämat* s. u. Zellmarkierung), **migrierende Z.** (↑ Wanderzelle), **monoklonale Z.** (jede Tochterzelle eines einzelnen Zellklons), **motorische Z.** (als 1. Neuron die multipolaren Pyramidenzellen des agranulären motor. Kortex, als 2. Neuron die Motoneurone der RM-Vorderhorns u. der Hirnnervenkerne), **sensible** oder **sensor. Z.** (peripher die pseudounipolaren Nervenzellen des Ggl. spinale u. semilunare sowie die bipolaren in Ggl. spirale u. vestibul., Retina u. Riechschleimhaut; zentral die Körnerzellen des – somatosensiblen – granulären Kortex), **myeloische Z.** (die unreifen Zellen der Granulozytopoese: koloniebildende Z., Myeloblast, Promyelo-, Myelo-, Metamyelozyt im KM oder – pathol. – im Blut), **myoepitheliale Z.** (↑ Korbzelle [2]), **neurosekreotr. Z.** (s. u. Neurosekretion), **perikapilläre Z.** (↑ Adventitiazelle), **pluri-** bzw. **univakuoläre Z.** (s. u. Fettzelle), **polymorphkern. Z.** (↑ Granulozyt).

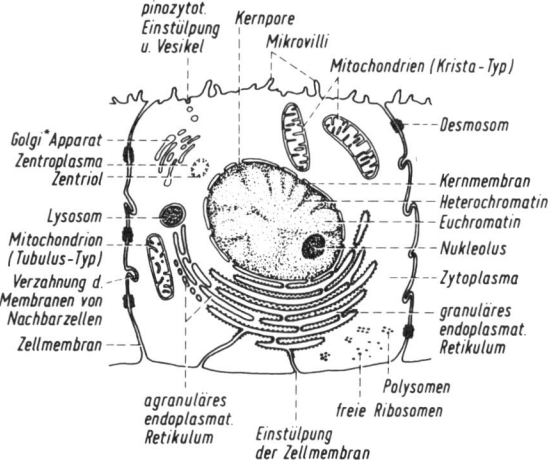

Zelleib: ↑ Zytosoma.

Zell|einschluß: ↑ Inklusion (2); s. a. Paraplasma, Einschlußkörperchen.

Zellelektrophorese: Wanderung freier oder aus dem Verband isolierter Zellen infolge ihrer überwiegend neg. Oberflächenladung im elektr. Feld in Richtung Anode. Als **analyt. Z.** (im Zytopherometer; s. a. Hämozytopherogramm) zur Messung der Wanderungsgeschwindigkeit z. B. von Blutzellen (beschleunigt bei maligner Umwandlung u. bei verstärkter Hämopoese, verlangsamt nach Neuraminidase-Behandlung) oder von Peritoneal-Makrophagen des Meerschweinchens beim ↑ MEM-Test (vgl. Zellmigrationshemmung). Die **präparative Z.** als trägerfreie Ablenkungselektrophorese (K. HANNIG) zur Auftrennung von Z.gemischen in senkrechter, breit-kapillärer, pufferdurchströmter Kammer mit querliegendem Spannungsfeld durch seitl. Ablenkung der Zellen ent-

Zellembolie

sprechend ihrer verschied. Oberflächenladung (u. Aufnahme der einzelnen Z.fraktionen in eine Reihe von Auffanggefäßen); s. a. Z.fraktionierung.

Zell|embolie: E. durch hämatogen verschleppte Zellen u. Z.verbände; u. a. als (physiol.) Lungenembolie durch KM- oder durch Plazenta-Riesenzellen gegen Ende der Schwangerschaft.

Zelle-Milieu-System (Pischinger*): ⨍ Histion.

Zellenlehre: ⨍ Zytologie; s. a. VIRCHOW* Zellenlehre.

Zell|enzyme: die gelösten oder strukturgebundenen »Endoenzyme« (s. a. Z.proteine, Leukozytenenzyme). Erstere werden bei Läsion der Zelle freigesetzt u. im Plasma nachweisbar (⨍ Schema »Enzymmuster«, »Serumenzyme«, Abb. »Myokardinfarkt« [2]). – s. a. Z.kernenzyme.

Zeller* Operation (SIMON Z. EDLER V. ZELLENBERG, 1746–1816, Chirurg, Wien): (1810) Korrektur der angeb. Syndaktylie durch Bildung eines dreieck. **Z.* Hautläppchens** (gegabelter Schnitt zwischen den Fingern), das nach Spalten der Verwachsung zwischen die Basen der Finger eingeschlagen wird; Deckung des Wundgebietes mit THIERSCH* Läppchen.

Zeller* Probe (ALBERT Z., Arzt, Berlin): (1883) Melaninnachweis im Harn mit Bromwasser (braune/ schwarze Färbung bis Fällung).

Zeller* Psychose (ERNST ALBRECHT V. Z., 1804–1877, Psychiater, Winnental): ⨍ Einheitspsychose.

Zell|farbstoff: *zytol* ⨍ Pigment. – **Z.faser**: *histol* ⨍ Tonofibrille. – **Z.fluorochromierung, intravitale**: orale Gabe eines Fluoreszenzfarbstoffes 2 Tage vor Gewinnung nativen Abstrich- oder Punktatmaterials, das dann fluoreszenzmikroskopisch untersucht wird (z. B. zeigen Tumorzellen – im Ggs. zur normalen Organzelle mit spärl., granulärer Fluoreszenz – intensiv goldgelbe, grobkörn. Fluoreszenz). – **Z.fortsätze**: über das Zytosoma hinausragende zytoplasmat. Fortsätze bei bes. spezialisierten Zellen (z. B. Astrozyten, RHS-, Nervenzellen).

Zellfragmentierung: *biochem* s. u. Homogenisierung; *histol* ⨍ Zytorrhexis.

Zell|fraktionator: Gerät zur Auftrennung vitaler Zellen nach Fluoreszenz-, Lichtstreuungs- u. Lichtabsorptionsdaten (10 000 Messungen/Sek.). Die Z.suspension wird nach Durchtritt durch eine Düse mit elektronisch gesteuertem Schalloszillator in Tröpfchen »zerhackt« (bei entsprech. Verdünng. jeweils 1 Zelle), die von einem gebündelten Laserstrahl getroffen werden; ein Prozeßrechner entscheidet anhand der vom Meßgerät registrierten Daten die Kategorie der jeweil. Teilchen, die – nach elektr. Aufladung u. Ablenkung im elektr. Feld – fraktionsweise in einer Gefäßbatterie aufgefangen werden. – **Z.fraktionierung**: Auftrennung von Gemischen freier Zellen oder von – dissoziierten – Gewebszellen nach Größe (z. B. Säulenchromatographie mit grober Matrix), Schwere (differentielle Zentrifugation, z. B. mit Zellseparator), Dichte (z. B. Dichtegradienten-Sedimentation), nach opt. (z. B. mit ⨍ Z.fraktionator) u. Oberflächeneigenschaften wie Ladung (= präp. ⨍ Z.elektrophorese), apolare (Glaskugel-Säule, z. B. Trennung von T- u. B-Lymphozyten) u. spezif. Wechselwirkungen (= Affinitätschromatographie); vgl. subzelluläre Fraktionierung. – **Z.fusion(ierung)**: 1) *histol* s. u. Synzytium. – 2) *zytol* s. u. Z.hybridisierung.

Zell|genetik, somat. Genetik: Wissenschaft von den genet. Strukturen, Prozessen u. Veränderungen in somat. Zellen. Gegensatz: Keimzell- oder mendelist. Genetik. – **Z.gewebe**: *histol* ⨍ Gewebe. – **Z.gewebsentzündung**: ⨍ Cellulitis; eitrig als ⨍ Abszeß oder ⨍ Phlegmone. – **Z.gifte**, Zytotoxine: »zytopathogene Stoffe«, wirksam durch Hemmung oder Umfunktionieren wicht. Z.funktionen (z. B. Zytostatika, Atemgifte, blockierende AK, Viren) oder durch strukturschädigende Aktivierung bestimmter Enzyme (z. B. zytotox. AK).

Zell|hämin: ⨍ Zytochromoxidase. – **Z.haftung**: *histol* s. u. Macula u. Zonula adhaerens bzw. occludens. – **Z.haut** *zytol* ⨍ Z.membran. – **Z.hybridisierung**: experim. Bildung vegetativer Hybride (Hybridzellen, Z.chimären) durch Kerntransplantation oder Fusionierung zweier verschied. Zellen (Zusatz von oberflächenakt. Substanzen wie Polyäthylenglykol oder von Sendai-Virus zur Kultur), wobei Homo- oder Heterokarya, bei zusätzl. Kernverschmelzung einkern., vermehrungsfäh. Synkarya entstehen. Anw. z. B. zur Genkartierung, zum Nachweis der Sendai-Infektion.

Zell|inseln: *embryol* im intervillösen Raum der Plazenta angesiedelte, zum Zytotrophoblasten gehörende gefäßfreie Bezirke mit großen, geschwollenen Zellen, die mit den Zotten in Verbindung stehen. Ihre fibrinoide Umwandlung führt zu weißen Infarkten. – vgl. Z.nester.

Zell|kern, Karyon, Nucleus: die größte Z.organelle der Eukaryoten, gegen das ⨍ Zytoplasma abgegrenzt durch die Kernmembran (Doppelmembran mit Poren für den nukleo-zytoplasmat. Stoffaustausch); mit Strukturen, eingelagert in die Kernmatrix (⨍ Karyo- oder Nukleoplasma; s. a. Karyolymphe), je nach Funktionszustand: als Mitosekern mit vorübergehend aufgelöster Kernmembran u. sichtbaren Chromosomen (»Transportform« des Genoms); diese im Interphasekern zu Chromatin aufgelockert (»Funktionsform« des Genoms), u. zwar zu scholl. Heterochromatin (stark spiralisierte DNS, die wenig Matrizen-RNS transkribiert u. sich in der S-Phase des Zellzyklus spät repliziert) oder zu diffusem Euchromatin (stark aufgelockerte DNS mit hoher Matrizen-RNS-Transkriptionsrate u. früher Replikation in der S-Phase); darin das Kernkörperchen (Nucleolus) als Transkriptionsort für ribosomale u. Transfer-RNS, wahrsch. auch Syntheseort für ribosomale Proteine. Besteht v. a. aus heteropolar an die DNS (ca. 20%) gebundenen Proteinen (75%; davon etwa 50% bas. Histone; in Spermazellen Protamine; ferner lösl. saure Proteine u. das »Gerüstprotein« Chromosomin. – s. a. Riesen-, polynukleäre ⨍ Zelle, Kern..., Karyo.... – **isolierter Z.kern**: Karyoplast (s. u. Zytoplast).

Zellkern|äquivalent: ⨍ Nukleoid. – **Z.antigene**: die im allg. nicht zellspezif. AG (DNS, RNS, Nukleoproteid, Histon, lösliche Proteine), die bei best. Krankhtn. (Erythematodes visceralis, lupoide Hepatitis, SJÖGREN* Syndrom etc.) die Bildung antinukleärer Auto-AK hervorrufen (s. a. LE-Zell-Faktor), die wiederum zur Nukleophagozytose u. damit zum LE-Zell-Phänomen führen. – **Z.atypie**: regelwidr. Abweichung von Form, Größe u. Chromatingehalt des Nukleus u. der Nukleolengestalt bei Dysplasien, Neoplasmen, Polyploidie etc.; vgl. Kernanomalie. – **Z.enzyme**: die E. des DNS- u. Nukleotid-Stoffwechsels; z. B. Polymerasen (v. a. Replikasen, Transkriptasen), NAD- u. ATP-synthetisierende Systeme; vgl. Zellenzyme.

Zellkernteilung: ↑ Kernteilung; s. a. Karyokinese. – **innere Z.**: ↑ Endomitose.

Zell|klon, -stamm: eine genetisch einheitl., aus einer best. Zelle durch mitot. Teilung hervorgegangene Z.population; z. B. ein durch Z.kultur gewonnener ↑ HeLa-Klon; s. a. Selektionstheorie (2). – **Z.knorpel**: ↑ Parenchymknorpel. – **Z.kolonie**: 1) *bakt* ↑ Kolonie. – **2)** *zytol* Z.verband ohne spezif. Differenzierung, dessen völlig autonome Einzelzellen lediglich durch ihre Membranen miteinander verknüpft sind; z. B. im Knochenmark. – **Z.kontaktstelle: 1)** ↑ Desmosom, Zonula adhaerens. – **2)** ↑ Synapse.

Zell|kultur: K. lebender, sich durch Mitose vermehrender Einzelzellen (auch aus Geweben nach Z.dissoziation) unter sterilen Bedingungen in geeigneten Nährmedien. Als Primärkultur aus frisch isolierten, nur begrenzt teilungsfäh. Zellen »homonukleär« (Karyotyp einheitl. u. mit dem des Spenderorganismus ident.); als permanente K. (nach > 10 Passagen) in der Regel »heteronukleäre« Zellen (mit unterschiedl. Chromosomenbestand durch Mitosestörungen), die unbegrenzt vermehrungsfähig sind u. 100%ig kloniert werden können. – Anw. u. a. zur ↑ Z.hybridisierung, Viruszüchtung.

Zell|leib: ↑ Zytosoma. – **Z.linie**: durch Z.kultur vermehrte einheitl. Z.population bestimmter Herkunft. – **Z.markierung, intravitale**: Darstg. einer best. Z.art durch künstl. oder natürl. Beladen mit Markierungsstoffen (experimentell auch als Einzelzell-Injektion); s. a. Z.fluorochromierung, Immunofluoreszenz, HAMOLSKY* Test.

Zellmembran, Plasmalemm: die jede tier. Zelle umgebende, das intrazelluläre Milieu aufrechterhaltende, elastisch verformbare, lichtmikroskopisch nicht erfaßbare Membran (70–100 Å dick) mit spez. Differenzierungen u. Leistungen. Entgegen der ursprüngl. Annahme nicht von einheitl. Struktur i. S. der ↑ Elementarmembran (Lipid-Doppelschicht, an deren polare Gruppen angelagert Proteinmoleküle in Faltblattform), wahrsch. z. T. ↑ Polymermembran (Abb.!); Proteine quantitativ differierend u. im wesentl. in globulärer Form, Lipide (v. a. Phosphatide, Cholesterin) mit ähnl. Verhalten wie flüss. Kristalle; erstere treten mit ihren hydrophoben Bezirken mit letzteren in Wechselwirkung u. sind rel. frei en zähflüss. Lipidfilm bewegl., den sie teilweise völlig durchdringen (»Tunnelproteine«); unterschieden als Struktur-, Transport-, Rezeptor- u. Verbindungsproteine u. als membrangebundene Enzyme. An der Membranoberfläche zahlreiche KH-Gruppen (Glykoproteine u. -lipide, v. a. Ganglioside) mit oft spezif. Antigenität (z. B. Blutgruppensubstanzen der Ery, Transplantations-AG); die Neuraminsäurereste der Ganglioside fungieren u. a. als Ladungsträger (↑ Zellelektrophorese) u. Virusrezeptoren. – Bes. Differenzierungen: Mikrovilli (zur Oberflächenvergrößerung), Pseudopodien-art. Fortsätze bzw. Membraneinstülpungen (für Phago- u. Pinozytose), Interdigitationen (Verzahnung durch Fortsätze zum besseren Kontakt zur Nachbarzelle) u. ↑ Desmosome. – **Z.erregung**: ↑ Depolarisation. – **Z.potential**: ↑ Membranpotential. – **Z.umstülpung**: die vom Ionenmilieu abhäng., spontane Umstülpung von Z.fragmenten (»Inside-out-Vesikel«, »Wendemantelpartikel«), wie sie z. B. bei der subzellulären Fraktionierung zu verändertem Verhalten der Membran führt.

Zell|migration: im allg. durch Chemotaxis bedingte akt. Wanderung von Körperzellen; *androl* ↑ Spermienbeweglichkeit; *gyn* ↑ Eiwanderung; *physiol, path* die Emigration (aus der Blutbahn) bzw. Immigration (in den Entzündungsherd) von Phagozyten des RHS; s. a. Z.verlagerung. – *embryol* Z.bewegungen (»Z.verschiebungen«, »Z.strömungen«) als ↑ Gestaltungsbewegungen, am deutlichsten die sogen. Invagination (s. u. Gastrula). – *labor* s. u. Z.elektrophorese. – **Z.migrationshemmung**: *immun* Inhibition in eine Kapillare gefüllter mononukleärer Zellen, die normalerweise emigrieren u. einen Auswanderungshof bilden, bei Anwesenheit sensibilisierter T-Lymphozyten u. des entsprech. spezif. AG infolge Freisetzung des ↑ Migrationsinhibitionsfaktors (MIF); nachweisbar als Makrophagen- u. als ↑ Leukozytenmigrationshemmung. – Ähnl. Prinzip ↑ MEM-Test (s. a. Z.elektrophorese). – **Z.nester**: isolierte Gruppe von Zellen in einem andersartigen Gewebe; s. a. WALTHARD* Z.herde.

Zello|(bio)se: $C_{12}H_{22}O_{11}$; v. a. als Zellulose- u. Licheninbaustein vork. Disaccharid (s. a. Formel »Zellulose«); enzymat. Abbauprodukt der Zelluloseverdauung bei Herbivoren. – **Z.idin**: ↑ Celloidin. – **Z.phan**: ↑ Cellophan®; s. a. Tesa®-Film-Methode (zum Wurmeier-Nachweis).

Zell|organell: ↑ Organell (s. a. Zelle). – **Z.packungsvolumen**: *hämat* ↑ Hämatokrit. – **Z.parasitismus**: die Lebensweise mancher Mikroorganismen, schmarotzend ihre eigenen Lebensvorgänge mit Hilfe des Stoffwechsels einer Wirtszelle aufrechtzuerhalten. Obligat bei Viren, fakultativ bei Baktn. – **Z.plasma**: *zytol* ↑ Zytoplasma. – **Z.polymorphie**: Vielgestaltigkeit der Zellen eines Z.verbandes; u. U. Hinweis auf Malignität; s. a. Anisozytose. – **Z.population**: Ansammlung von Zellen einheitlichen oder heterogenen Ursprungs in lockerer (z. B. Suspension von Baktn.zellen) oder aggregierter (z. B. Z.kolonie) oder organisierter Form (Z.verband, Gewebe); vgl. Z.klon. – **Z.proliferation**: die auf einem Überwiegen der ↑ Z.-vermehrungs- über die -verlustrate beruhende Z.wucherung (generativ, regenerativ, entzündlich, neoplastisch). – **Z.proteine**: s. u. Zelle, Z.membran.

Zell|reifungshemmung: *hämat* ↑ Knochenmarkhemmung. – **Z.rezeptoren**: R. der Z.oberfläche, mit – je nach Spezifität – niedriger (z. B. Virusrezeptoren), sehr unterschiedl. (z. B. Toxinrezeptoren) oder aber hoher Bindungskonstante (z. B. AG-Rezeptoren der T-Lymphozyten); s. a. HÜBENER*-FRIEDENREICH*-THOMSEN* Phänomen. – **Z.rückbildung**: ↑ Involution, Anaplasie.

Zellseparator: Gerät (Zentrifuge u. Doppelbeutelsystem) zur kontinuierl. Separierung einzelner Z.fraktionen aus dem Blut des beidarmig angeschlossenen Spenders (u. Retransfusion der übr. Blutbestandteile); v. a. zur Gewinnung HLA-kompatibler Thrombo- u. Leukozyten (↑ Thrombozyto- bzw. Leukopherese) für die Substitutionsther., ferner zur Depletion der spezif. Zellen im peripheren Blut bei – insbes. chron. lymphat. – Leukämie, allerg. Eosinophilie etc.; s. a. Plasmapherese.

zell|ständige Immunität: s. u. zellulär. – **Z.stamm**: ↑ Z.klon. – **Z.stoff: 1)** *chem* ↑ Zellulose. – **2)** *pharm* aus Holz, Stroh, Baumwolle etc. durch chem. Aufbe-

Zell|stoffwechsel

reitung gewonnenes, noch die Faserstruktur aufweisendes Halbfertigprodukt u. a. für die Herstg. von ↑ Zellwolle (s. a. Viskose) u. Verbandmaterial (Lignin-freier »hochgebleichter Verband-Z.stoff« gem. DAB). – **Z.stoffwechsel**: s. u. Zelle (u. bei den einzelnen Organellen). – **Z.system**: Zellen (evtl. unterschiedlicher Lokalisation), die eine funktionelle Einheit bilden; z. B. das ↑ enterochromaffine, das ↑ retikulohistiozytäre System.

Zellteilung: Prozeß der Bildung zweier – zunächst meist gleicher – Tochterzellen aus einer Mutterzelle (»Stammzelle«) nach Wachstum der letzteren (bis zur krit. Kern-Plasma-Relation), ident. Reduplikation aller genet. Strukturen u. streng (Chromosomen, Zentriolen) oder annähernd äqualer (z. B. Chondrio-, Dictyosomen, Plastiden) oder gerichtet inäqualer Verteilung (z. B. Keimzellen) der Organellen auf die ersteren; abgeschlossen durch einfache Durchschnürung der Mutterzelle (z. B. bei Furchungsteilung) oder Bildung einer intraplasmat. Trennungsstruktur, wobei die Tochterzellen verbunden bleiben (= **unvollständ. Z.**) oder sich voneinander trennen; s. a. Amitose (= **dir. Z.**), Mitose (= **indir. Z.**), Meiose, Simultan-, Sukzedanteilung, Zellzyklus. – Benennung der Stadien meist nach den – im allg. korrelierenden – mitot. bzw. meiot. Kernteilungsstadien. – Als **heteroplast.** oder **heterotype Z.** die 1. Reifeteilung der Meiose (= Reduktionsteilung i. e. S.), als **homoplast.** oder **homöotype Z.** deren 2. Reifeteilung (= Äquationsteilung).

Zellteilungs|gift: ein insbes. die Zytokinese störendes ↑ Mitosegift (z. B. Colchicin). – **Z.index**: %- oder ‰-Zahl der Zellen, die sich in einer Zellpopulation zum Beobachtungszeitpunkt in Teilung befinden. – **Z.rate**: ↑ Zellvermehrungsrate.

Zell|tod: als ↑ Zytolyse oder Zytorrhexis auftret. Nekrose von Einzelzellen oder eines Gewebsverbandes; s. a. Zytolysom, Schema »Anoxie«. – **Z.transformation**: ↑ Transformation (2–5). – **Z.trümmer**: ↑ Detritus. – **Z.tupfmethode**: s. u. HENNING* Tupfsonde. – **Z.turnover**: ↑ Blutmauserung.

zellulär: *biol* eine Zelle betreffend, durch die Zelle vermittelt (s. a. cellularis); z. B. **z. hämorrhag. Diathese** (↑ Thrombozytopathie), **z. Immunität**: die – im Ggs. zur humoralen – an T-Lymphozyten gebundene »zellvermittelte I.«; hervorgerufen v. a. durch unlösl. AG, die am Ort der Inkorporation (bes. Subkutis) lange liegenbleiben (z. B. Haptene) oder sich an mobile Zellen anheften. Vork. bes. zur Infektabwehr, als Allergie vom Spättyp, Transplantatabstoßung, Auto- u. Tumorimmunität. Etwa 1 bis 3 Tg. (Max. 8–14 Tg). nach AG-Kontakt Beginn der Sensibilisierung von T-Lymphos (↑ Tab. »Lymphozyten«), die nach Ausbildung spezif. Oberflächenrezeptoren zytotoxisch werden (»Killerzellen«) u. Lymphokine freisetzen, die dann andere Zellen (Lympho-, Granulozyten, Makrophagen) aktivieren, so daß sie unspezif. Wirkungen wie Zytotoxizität u. Virusinaktivierung entfalten. – Nachweis durch ↑ Lymphozytentransformations- u. Makrophagenmigrationshemmtest. Mögl. Übertragung durch sensibilisierte Lymphos oder Transfer-Faktor; Ausschaltung durch neonatale Thymektomie. – Ausgelöst v. a. durch fakultativ intrazellulär wachsende Baktn. (z. B. Mykobaktn., Listeria monocytogenes), Pilze (z. B. Candida albicans), Protozoen (z. B. Toxoplasmen) u. zahlreiche Viren, bei der Allergie vom verzögerten Typ durch Infektions-AG u. sogen. ↑ Ekzematogene, bei Transplantatabstoßung durch allogenet. Material, bei Autoimmunität durch zelleigene, aber veränderte Bestandteile (die als gewebsspezif. AG wirken), bei der sogen. Surveillance durch tumorspezifische sowie embryonale AG.

Zellular|pathologie: (VIRCHOW 1858) aus der ↑ VIRCHOW* Zellenlehre (»omnis cellula e cellula«) entwikkelte, auf der Konzeption des Organismus als »Zellenstaat« (Gebilde sozialer Art mit gegenseit. Abhängigkeit u. Zusammenarbeit) basierende Krankheitslehre, derzufolge die Urs. jeder Krankht. in einer Störung der einzelnen Zellen zu suchen ist; obsolet (vgl. Humoral-, Molekularpathologie). – **Z.therapie**, Zell(en)ther.: die wegen der Möglichkeit immunol. Abwehrreaktionen u. Infektionsübertragung umstrittene Inj. körperfremder Zellen zur allg. »Regeneration«, u. zwar als Frischzellen- (NIEHANS), Trockenzellen (z. B. Siccazell®), Plazenta-, FILATOW* Therapie.

Zellulase: Enzym (v. a. in Baktn.), das 1,4-β-glukosidische Bindungen in Zellulose, Lichenin, Getreide-β-glukanen (auch in solchen mit zusätzl. 1,3-Bindungen) als Endohydrolase auftrennt.

zellulipetal: zur Zelle hinführend (insbes. als Funktion des Dendriten). – **Zellulitis**: ↑ Cellulitis.

Zelluloid, Celluloid®: (HYATT 1869) thermoplast. Kunststoffe auf Nitrozellulosebasis mit Weichmacherzusätzen; verformbar bei 80–90°, beständig gegen Wasser, Salz-Lsgn., Licht, verd. Säuren (u. Laugen), Kw.stoffe. Vielfält. Verw., u. a. für Brillengestelle, chir. Nahtmaterial (»Z.zwirn«; nicht resorbierbar). – **Z.ballfraktur**: ↑ Tennisballimpression. – **Z.plattenverband (Ernst*)**: nach Gaumenspalten-Op. Wundverband in Form einer über die neugebildete Uvula hinausragenden, mit Drahtligatur an den Zähnen befestigten Z.platte. Diente auch zur Lagerung des Brückenlappens auf die knöchernen Spaltränder u. ab 10. Tag zur – sprachverbessernden – Dehnung u. Wölbung des weichen Gaumens.

Zellulose, Polyzellobiose, »Zellstoff«: natürl. Polysaccharid der allg. Formel $(C_6H_{10}O_5)_n$, mit linearem Aufbau (↑ Formel) aus Zellobiose- bzw. Glukose-Molekülen (n = mind. 1 000 Zellobiose- bzw. 500 Zellobiose-Reste); unverzweigtes β-1,4-Glukan mit MG $5 \cdot 10^5 - > 2 \cdot 10^6$; unlösl. in Wasser, lösl. in konz. H_3PO_4 u. kalten konz. Laugen, durch konz. Mineralsäuren hydrolysierbar bis zur Glukose. Vork. u. a. in Mikroben (Zellwand) u. Pflanzen (bis zu 50% des Holzes). Abbau (z. B. durch ↑ Zellulase) nur bei Baktn., Pflanzen, Schnecken u. Herbivoren (hier bakteriell); Biosynthese aus Glukose durch Acetobacter xylinum u. acetigenum; techn. Gewinnung als ↑ Zellstoff. Anwendungsformen: kristalline Z. (nur für Filterzwecke erlaubt), Faser-Z., mikrofeine Z. (z. B. als pharmazeut. Hilfsstoff); Anw. von Phosphoryl- u. Karboxymethyl-Z. als saure, von ↑ DEAE-Z. als bas. Ionenaustauscher. – s. a. Cellophan®, Zellwolle. – **Z.adsorptionstest**: (B. HESS u. M.) Trennung der LDH-Isoenzyme im Serum durch DEAE-Z.-Chromatographie, wobei LDH aus Herzmuskel u. Erythrozyten fest gebunden wird, die aus Leber u. Skelettmuskel dagegen in Lösung bleibt. Adsorptionswerte normal 30–60%; höhere Werte bei vermehrter Gesamt-LDH sprechen für Myokardinfarkt (oder hämolyt. Anämie), niedrigere für Leberparenchymnekrose (oder Myositis). – **Z.azetat** u. a. Trägermaterial bei elektrophoret. Serumanalyse.

Zell|umbildung: *path* ↑ Metaplasie. – **Z.verband**: kleinere, organisierte Z.population; **1)** Z.gruppe eines Gewebes; **2)** abgegrenzte Gruppe maligner Zellen in einer Gewebsflüssigkeit (»Plaque«, »Plaquard«) oder bei infiltrierendem Wachstum (»Cluster«). – **Z.vererbung**, vegetat. V.: die Weitergabe der ges. genet. Information, bei Dauermodifikationen auch eines Teils des phänogenet. Differenzierungsstatus nur durch Mitosen von Zelle zu Zelle. – **Z.verlagerung**: *path* prä- oder postnatale Versprengung (Dys-, Ektopie) von Einzelzellen oder Z.komplexen aus ihrem natürl. Gewebsverband; s. a. Choristie, Endometriose.

Zell|verlustrate: der prozentuale Z.verlust eines Gewebes (durch Nekrose) pro Zeiteinh.; entscheidender variabler Faktor des Tumorwachstums, der zu dessen Stagnation führt, wenn er den Wert der Z.vermehrungsrate erreicht. Erhöht bei zunehmender Hypoxämie (infolge mangelhafter Vaskularisierung) oder tumorspezif. Immunreaktion (↑ Tumorimmunologie). – **Z.vermehrungsrate**, Z.teilungsrate: die – im allg. nahezu konst. – prozentuale Z.vermehrung eines Gewebes pro Zeiteinh., abhängig von der charakterist. Z.zyklus-Zeit, von ↑ Z.teilungsindex u. Ernährungsbedingungen.

zellvermittelte Immunität: s. u. zellulär. – **z. Überempfindlichkeit**: ↑ Zytoallergie.

Zellvolumen: das von der Zellgröße (u. damit auch vom Zellalter) u. vom Elektrolytgehalt (u. damit vom osmot. Druck) abhäng. Vol. der Zelle; s. a. Erythrozy-

tenvolumen. – **Z.spektrometer**: elektron. Zellzähler, bei dem eine Zellsupension durch winzige Öffnungen (⌀ max. 100 μm) einer Scheidewand zwischen 2 Lsgn. strömt; dabei schwächt jede passierende Zelle je nach Vol. einen elektr. Strom ab; diese Stromschwankungen werden von einem Multikanal-Impulsanalyzer registriert u. die Impulse mittels Kathodenstrahlröhre sichtbar gemacht; bei bekannter Strömungsgeschwindigkeit lassen sich Zahl u. Vol der Zellen bestimmen.

Zell|wachstum: die Genom-gesteuerte Vol.zunahme u. Differenzierung einer Zelle bis zur art- u. gewebscharakterist., innerhalb best. Grenzen schwankenden Endgröße mit gesetzmäß. Kern-Plasma-Relation. – **Z.wand**: bei Bakt. die der Z.membran außen anliegende Schicht (mit Murein-Polymeren etc.); bei ihrer enzymat. Auflösung verbleibt der sogen. ↑ Protoplast (= membranöse Zelle); s. a. Abb. »Bakterienantigene«. – **Z.wanderung**: ↑ Z.migration. – **Z.wasser**: ↑ Intrazellulärflüssigkeit; s. a. Schema »Wasser-Elektrolythaushalt«.

Zellweger* Syndrom (HANS Z., schweiz.-amerikan. Pädiater, Iowa City): **1)** zerebro-hepato-renales (»ZHR«)Syndrom: (zus. mit P. BOWEN, C. LEE u. R. LINDENBERG 1964) multiples Fehlbildungssyndrom (Homozygotie bei autosomal-rezessiv erbl. Störung?) mit schwerer Muskelhypotonie, Areflexie, Trinkschwäche u. Atemstörung des Neugeb., das unter schweren Entwicklungsstörungen das Säuglingsalter nicht überlebt; ferner charakterist. Anomalien im Kopfbereich (hohe Stirn bei flachem, rechteck. Gesicht u. tiefem Nasensattel, Hypertelorismus, Epikanthus, Ohrmuscheldysplasie), Hepatomegalie mit Ikterus u. Hypothrombinämie, polyzyst. Nieren, Hirnmißbildungen (epilept. Anfälle), Hypersiderinämie (oft mit generalis. Siderose); fakultativ zahlr. andere Mißbildungen. Enge Beziehungen zum SMITH*-LEMLI*-OPITZ* Syndrom. – **2)** ↑ FANCONI*-v. ALBERTINI*-Z.* Syndrom.

Zellwolle, Viskosefaser: aus Zellulose (s. a. Zellstoff) gewonnener woll- u. baumwollähnl. Chemiefaserstoff mit erhebl. Saugfähigkeit; verarbeitet u. a. zu Verbandsmaterial (z. B. »gereinigte Z.« = Cellulosum regeneratum depuratum).

Zell|zählung: Bestg. der Z.zahl pro Vol. in Körperflüssigkeiten oder künstl. Medien durch opt. Auszählung (Fehlerrate 8–15%) in einer ↑ Zählkammer (s. a. Erythro-, Leukozytenzählung) oder automatisch mit elektron. Z.zähler (Fehlerrate 1%; s. a. Z.volumenspektrometer).

Zellzahl|vermehrung: *hämat* ↑ Pleozytose. – **Z.verminderung**: ↑ Zytopenie.

Zellzyklus: der Lebenszyklus einer Zelle, mit den 3 Phasen der ↑ Intermitose u. der anschließ. ↑ Mitose, graphisch darstellbar als sogen. »Mitoseuhr«: G_1-, S- u. G_2-Phase sowie die M-Phase (= Mitose) mit ihren 5 Unterphasen, in der die Chromosomen des Teilungskerns sichtbar werden (↑ Abb. »Meiose«); Dauer 1–2 Std. (s. a. Mitosezeit). – Zellen mit verlorener Teilungsfähigkeit (z. B. Nervenzellen) befinden sich stets in der G_1-Phase (dann: »G_0«). – Hat große klin. Bedeutung bei der Tumorther. mit spezifisch eingreifenden Zytostatika (↑ Tab. S. 2722; s. a. Synchronisationstherapie). Die Generations- oder **Z.zeit** als mittl. Dauer des Z. ist aus Mitosezeit u. -index der jeweil. Zellart berechenbar.

Zellobiose

Zellulose

Zellulose (= Z.) u. Derivate —Ⓡ

Zellulose (= Zellstoff	–H
Äthyl-Z.	–C_2H_5
Äthyl-hydroxyäthyl-Z.	–C_2H_5; –CH_2–CH_2–OH
Azetyl-Z. (= Z.azetat)	–OC · CH_3
Hydroxyäthyl-Z.	–CH_2–CH_2OH
Karboxymethyl-Z. (auch Na-Salz; = Z.glykolat, Adulsion®, CMP, Cellulose gum)	–CH_2COOH
Methyl-Z. (= Methylcellulosum, Adulsion®)	–CH_3

Zellzylinder

Wirkung von Zytostatika auf den Zellzyklus

Zyklusphase	Zytostatikum	Präparat	Wirkungsmechanismus	in vivo	in vitro
G_1	Antibiotikum	Puromycin	Hemmung der Proteinsynthese	−	+
	Steroid	Hydrocortisonum	Hemmung der DNS-Synthese	−	+
G_2	Mustard	Zyklophosphamid	Alkylierung	+	+
	Antibiotikum	Daunomycin	Komplexbildung mit DNS, Hemmung der DNS-Synthese u. der Reverse-Transcriptase	−	+
	Antifolsäure (Antimetabolit)	Methotrexat	Hemmung der DNS-Synthese	+	+
S	Nitrosourea	Carmustinum	Alkylierung	+	−
	Antifolsäure (Antimetabolit)		Hemmung der DNS-Synthese durch Blockierung der Deoxyurydilat-Methylierung		
M	Antibiotikum	Mitomycin C	Alkylierung	−	+
	Enzym	L-Asparaginase	Hemmung der RNS-Synthese	−	+

Zellzylinder: *urol* s. u. Harnzylinder.

Zelo|soma: *path* Mißgeburt mit **Z.somie**, d. h. mit vord. Rumpfspalte u. Eingeweideektopie, meist auch weiteren Fehlbildungen von Rumpf, Gliedmaßen u. inn. Organen (v. a. Urogenitalsystem). − Mißbildungsgruppe »**Z.somata**« n. GEOFFROY SAINT-HILAIRE umfaßt außer Ageno-, Aspalo-, Pleuro-, Schizo-, Zelo- u. Zyllosoma auch das Cheloni-, Drakonti- u. Streptosoma. − **Z.tomie:** ↑ Herniotomie (i. e. S., nicht als Plastik). − **Z.typie:** *psych* Übergewissenhaftigkeit.

Zelt: *anat* ↑ Tentorium. − **Z.blutleiter:** ↑ Sinus rectus. − **Z.phänomen:** *gyn* die bei sexueller Erregung eintretende Erweiterung des hint. Vaginaldrittels infolge reakt. Elevation des Uterus.

Zeman*-King*(-Ransom*) Syndrom: (R. 1895; Z. u. K. 1958) bei langsam wachsendem Neoplasma (v. a. Gliom) im Bereich des Septum pellucidum in Mon. bis Jahren auftret. Krankheitsbild (v. a. durch Störungen des limb. Systems) mit Affektabilität, paroxysmaler Verwirrtheit u. Schwindel, situationsinäquatem Verhalten, Kritiklosigkeit, Merkschwäche; später Hirndruckzeichen.

Zement: 1) *anat* ↑ Cementum. − 2) *techn* s. u. Z.staub. − 3) *dent* Präp. für provisor. u. endgült. Füllungen u. zum Befestigen (»**Zementieren**«) von Einlagefüllungen, Stiftkronen etc.; als Phosphat-, Akrylat-, Silikat-Steinzement, auch als »desinfizierender Z.« mit antisept. Zusätzen (Ag-, Cu-, Hg-Salze).

Zement|asthma: chron. Bronchitis mit retikulärer Lungenfibrose bei Z.arbeitern nach langjähr. Inhalation von ↑ Z.staub; vgl. Z.staublunge. − **Z.dermatose:** Hautschädigung durch häuf. Umgang mit Z. oder Z.-halt. Zubereitungen: 1) Ätzgeschwüre als Z.- bzw. Kalkverbrennungen (»cement burn«), 2) lokalisierte polymorphe, ekzematoide Hautveränderungen durch Alkalischädigung (»Mörtel-« oder »Z.krätze«), 3) (i. e. S.) lokalisiertes oder disseminiertes **Z.ekzem**, durch − meist berufl. (»Maurerekzem«) − Kontakt erworben, im allg. als ogen. 2-Phasen-Ekzem mit alkalitox. Abnutzungsdermatose u. sek. − allerg. Chromatdermatitis (Spuren von 6wert. Cr im Zement); bei trockenem Zement (»Mörtelekzem«) v. a. an Kopf-Kontaktstellen u. Händen, bei Z.staub (seltener) an Gesicht, Hals u. Füßen; entschädigungspflichtig. BK. − **Z.fibrom:** *dent* odontogenes ↑ F. mit überschüss. Z.ausdifferenzierung. − **Z.hyperplasie, -trophie:** ↑ Hyperzementose.

Zementikel: *dent* isolierte Zementbildung im Bereich der Wurzelhaut (frei, adhärent oder sekundär in den Zahnzement eingebaut); als Fehlbildung oder im odontogenen Fibrom.

Zementitis: Nekrose des Zahnzementes infolge Wurzelhautentzündung.

Zement|karies: *dent* K. des Wurzelzementes, meist bei älteren Menschen, deren Zahnwurzel infolge Parodontitis margin. teilweise von Gingiva entblößt sind. − **Z.körperchen:** *dent* abgestorbene Zementoblasten in den äuß. Schichten des Wurzelzementes. − **Z.krätze:** s. u. Z.dermatose.

Zemento|blast: die das Zahnzement (↑ Cementum) bildende Bindegewebszelle (Osteoblast aus dem Zahnsäckchen). − **Z.blastom:** 1) Neoplasma durch Wucherung jungen Keimgewebes der Wurzelhaut, in dem nach Ausbildung von Z.blasten Zementikel oder größere Zementkonglomerate entstehen. − 2) ↑ Zementom.

Zementoid: *dent* die äußerste, unverkalkte Wurzelzementschicht, der außen die Zementoblasten anliegen.

Zemento|klasie: *dent* die progress. Zerstörung u. Resorption des Wurzelzementes durch **Z.klasten** (spez. Bindegewebszellen) als Pathomechanismus verschiedener Odontopathien (z. B. apikale Parodontitis); i. w. S. auch die physiol. Resorption beim ↑ Zementumbau. − **Z.lyse:** *dent* die der Zementresorption vorausgehende Auflösung des Wurzelzementes.

Zementom: *dent* odontogener Tumor im Wurzelspitzengebiet, entstanden aus dem mesenchymalen Anteil des Periodontiums nach abgeschlossener Zahnbildung; evtl. multipel an mehreren Zähnen. Im Ggs. zur Hyperzementose ist im Rö.bild der Wurzelhautschatten erhalten; vgl. Zementoblastom.

Zementstaub: Mischung von Kalk (57−66%) mit Tonerde, Kieselsäure u. Eisenoxid, z. T. auch Quarzsand, bei »Hochofen-Z.« auch mit gemahlener bas. Hochofenschlacke (↑ Thomasschlackenmehl). Bei beträchtl. Staubentwicklung pathogen, v. a. Entwicklung einer **Z.lunge** (Pneumokoniose, die wahrsch. nur als Mischstaubsilikose bei der Zugabe von Quarzmehl auftritt); s. a. Zementasthma, -dermatose.

Zement|umbau: *dent* im Verlauf der physiol. Wanderung u. Einordnung der Zähne v. a. apikal erfolgende Resorption des Wurzelzementes (scharfkant. Buchten, durch ↑ Zementoklasie), gefolgt von glättender Z.apposition.

Zen...: s. a. Cen..., Ken....

Zenker* (FRIEDR. ALBERT RITTER VON Z., 1825–1898, Pathologe, Dresden, Erlangen) **Degeneration:** wachsartige ↑ Degeneration. – **Z.* Divertikel:** Pulsionsdivertikel der Hypopharynxhinterwand dicht oberhalb des Ösophagusmundes, oft im LAIMER* Dreieck; s. a. Ösophagusdivertikel. – **Z.* Kristalle:** ↑ CHARCOT*-LEYDEN* Kristalle. – **Z.* Lähmung:** sich als Tropfenfuß manifestierende Paralyse des N. peroneus comm. (meist nach traumat. Läsion oberhalb des Fibulaköpfchens).

Zenker* Methode (RUDOLF Z., geb. 1903, Chirurg, München): *chir* 1) Durchschlagen des Extensionsdrahtes durch den Knochen (statt des übl. Durchbohrens). – 2) die – wegen intersegmentärer Gefäßverbindungen – auch re. stets gemeinsame Resektion des apikalen u. post. Segments des Lungenoberlappens. – Von Z.* ferner eine einreih. Darmnaht angegeben.

Zensur: (S. FREUD) *psych* in der Tiefenpsychologie die – unbewußte – Bewertung aller unbewußten, ins Bewußtsein drängenden Inhalte durch einen »Zensor« im Über-Ich, der diese unverändert oder abgewandelt zulassen oder aber verdrängen kann.

Zentenar(ius): ein Hundertjähriger.

...zentese: Wortteil »Punktion«.

Zentesimal...: *hom* ↑ Centesimal....

Zenti-: Präfix (Kurzzeichen: c) bei Maßeinheiten mit der Bedeutung des 10^{-2}fachen ($= 1/100$).

Zentimeter|gewicht (Quetelet*-Bouchard*): somatometr. Verhältnismaß nach der Formel:

$$\frac{\text{Körpergew. (in kg)} \cdot 10}{\text{Körpergröße (in cm)}}$$

Normalwert: 3,3–4,0; darunter ungenügendes, darüber übermäß. Gewicht. – **Z.-Gramm-Sekunden-System:** *physik* ↑ CGS-System. – **Z.wellen:** ↑ Mikrowellen mit λ 1–10 cm ($=$ ca. 10^{10} Hz); s. a. Tab. »elektromagnet. Spektrum«.

zentr...: s. a. centr.....

zentral, centralis: im Mittel- oder Kernpunkt gelegen; *physiol* das ZNS betreffend; z. B. **z. Höhlengrau** (↑ Substantia grisea centralis), **z. Hüftluxation** (↑ Luxatio centralis), z. (= vestibuläre) ↑ Tonusdifferenz. – **z. Venendruck,** ZVD: der Blutdruck in bd. Hohlvenen sowie in Brachiozephalika u. Subklavia, der dem im re. Herzvorhof weitgehend entspricht. Erhöht bei Verminderung der Herzleistungsfähigkeit, Hypervolämie, Zunahme des intrathorakalen Drucks, mechan. Hindernis in der zentralen Strombahn, nach vasokonstriktiv wirdenden Medikamenten u. zentralnervöser Reizung; erniedrigt bei Hypovolämie, nach gefäßerweiternden Medikamten u. best. Schmerzmitteln. Messung blutig über zentralen Venenkatheter (z. B. Kavakatheter) mit Miniatur- oder – approximativ – Flüssigkeitsmanometer (über Dreiwegehahn; Bestg. des Nullpunktes mit sogen. Thoraxschublehre).

Zentral|arterie: 1) ↑ Arteria centralis retinae. – 2) ↑ Arteria rolandica. – **Z.arterienverschluß:** *ophth* plötzl. – embol. oder thrombot. – Unterbrechung des Blutstromes in der A. centr. retinae (meist im Bereich der Lamina cribrosa sclerae) mit schlagart., irreversibler Erblindung des Auges. Charakterist. Fundusbild: milchig getrübte Netzhaut mit kirschrotem Fleck in der Makula, Netzhautarterien fadendünn mit fragmentierter Blutsäule.

Zentraleuropäische (Frühsommer-, Zecken-)Enzephalitis: durch ein ARBO-Virus B (Überträger: Ixodes ricinus) hervorgerufene (Meningo-)E., die klinisch der Russ. ↑ Frühjahr-Sommer-Enzephalitis gleicht, jedoch milder (selten tödlich) verläuft.

Zentralfaden: *histol* im Achsenfaden des Spermiums (↑ dort. Abb.) verlaufender u. – über den Achsenfaden hinaus – den Endfaden bildende fadenförm. Struktur.

Zentralfibrillen: 1) im Achsenfaden des Spermiums (↑ dort. Abb.) neben dem Zentralfaden gelegenes Fibrillenpaar mit umgebendem Mantel aus 9 zirkulär angeordneten Doppelfibrillen. – 2) die Myofibrillenbündel im Zentrum der Muskelfaser. Sie sind bei der **Z.-Myopathie** (Central core disease; SHY u. MAGEE 1956), einer dominant-erbl. Form der Myatonia congenita, deutlich alteriert (u. die Faser oft erheblich verdickt).

Zentral|furche: *anat* ↑ Sulcus centralis. – **Z.ganglion:** *anat* 1) ↑ Basalganglion. – 2) ↑ Ganglion coeliacum. – **Z.grübchen:** ↑ Fovea centralis.

Zentralisation des Kreislaufs, Spannungskollaps: in der DUESBERG*-SCHRÖDER* Schock-Klassifikation das 1., aus Vol.mangel oder (bakterio)tox. Wirkung resultierende – einem kompensierten ↑ Schock entsprechende – Stadium; mit Engstellung des arteriellen Windkessels u. der arteriellen Gefäße der nicht betroffenen Gebiete (als Hypovolämie-kompensierender Mechanismus zur Sicherung der Durchblutung lebenswichtiger Organe).

Zentral|kanal: *anat* ↑ Canalis centralis. – Bei Herden in dessen Nachbarschaft dissoziierte Sensibilitätsstörung sowie schlaffe herdseit. Lähmungen (bei Pyramidenbahnläsion aber auch Spastik). – **Z.körper:** *virol* ↑ Innenkörper (2). – **Z.körperchen:** *zytol* ↑ Zentriol.

Zentral|nervensystem: Systema nervosum centrale (s. u. Nervensystem; s. a. ZNS-). – **z.nervös:** das ZNS betreffend, ZNS-bedingt.

Zentralprojektion: 1) *opt, röntg* Art der opt. Abb., bei der räuml. Objekte des Gegenstandsraumes in einer Fläche des Bildraumes (z. B. Mattscheibe, Film) entworfen werden, wobei sich zu jedem Punkt des 3-dimensionalen Objektes der zugehör. Bildpunkt in der Bildebene findet, wenn vom punktförm. Projektionszentrum (Lichtquelle, Röhrenfokus) ein divergentes Strahlenbündel ausgeht. Es entsteht ein vergrößertes u. meist durch opt. Abb.fehler in den Randpartien verzerrtes Bild; die Abb.größe ist durch die Abstände Fokus/Objekt (= Objektweite), Fokus/Bild (= Bildweite) u. Objekt/Bild gegeben. – 2) *neurophysiol* die Fortleitung eines peripheren Reizes auf das zerebrale Projektionsfeld.

Zentral|reflex: *ophth* ↑ Makularefiex. – **Z.skotom:** Sk. im Bereich der Netzhautmitte nach entzündl. oder degenerat. Erkr. des Sehnervs oder der Makula. – **Z.spindel:** *zytol* der in der Prophase zwischen den auseinanderrückenden Zentriolen entstehende spin-

Zentral|strahl

delförm. Faserkörper, auf dem in der Prometaphase die Chromosomen u. in der Anaphase die Chromatiden mit Hilfe der Zugfasern bewegt werden. – **Z.star**: *ophth* ↑ Cataracta centralis. – **Z.strahl**, Hauptstrahl: *röntg* der vom Mittelpunkt des Brennflecks senkrecht zur Röhrenachse im Zentrum des Nutzstrahlenbündels verlaufende Rö.-strahl; s. a. Zentrierung.

Zentral|vene: ↑ Vena centralis (in NN bzw. Leber bzw. Netzhaut). – **Z.venenthrombose**: Thrombosierung der V. centr. retinae, meist im Gefolge einer Arteriosklerose. Fundusbild: dicke, geschlängelte Netzhautvenen, zahlreiche flächenhafte oder streif. Blutungen bis in die Peripherie (Apoplexia retinae), später weißl. Degenerationsherde (Retinaatrophie), Papillenödem. Nach 2–3 Mon. meist Sekundärglaukom (»hämorrhag. Glaukom«). – **Z.windung**: *anat* ↑ Gyrus prae- u. postcentr. (= vord. bzw. hint. Z.w.).

zentrenzephal(isch)es System: (W. PENFIELD) die Hirnteile, die als prim. Antriebs- u. Entscheidungsinstanzen fungieren: limb. System, Teile des Orbitalhirns, di- u. mesenzephaler Hirnstamm.

Zentrierung: *opt* Ausrichtung nach der opt. Achse. – *röntg* Einrichten des Zentralstrahls auf die Mitte des Aufnahmeobjekts.

zentrifugal: vom Zentrum bzw. ZNS wegführend; z. B. **z. Nerven** (= efferente, d. h. motor. oder sekretor. Nn.); s. a. Zentrifugation.

Zentrifugal|kraft, Fliehkraft: *physik* Trägheitskraft, die an einer Punktmasse (m) angreift, wenn diese sich zwangsweise auf einer Kreisbahn (mit Radius r) bewegt; sie ist radial nach außen gerichtet u. bewirkt, daß mit dem Zentrum nicht verbundene Massen nach außen gedrängt werden; bei konst. Winkelgeschwindigkeit (ω) gilt: $k_z = m \cdot \omega^2 \cdot r$. Ist der Zentripetalkraft entgegengerichtet u. ihr zahlenmäßig gleich; angegeben meist als Vielfaches der Erdbeschleunigung g. – **Z.massage**: bei vegetativ bedingten Schulter-Armschmerzen spez. Massage in Richtung Peripherie.

Zentri|fugation, -fugierung: die Auftrennung suspendierter Teilchen (Moleküle, Organellen, Zellen) mit Hilfe der Z.fugalkraft, wobei Teilchen- u. Flüssigkeitsdichte (mit daraus resultierendem Sedimentationskoeffizienten) bzw. Teilchenform u. Größe u. Flüssigkeitsviskosität (mit resultierendem Reibungskoeffizienten) die Sedimentationsgeschwindigkeit bestimmen. Als **differentielle Z.** die nach Teilchenmasse durch unterschiedl. g-Zahl u. Z.fugationszeit (Trennung der gleichmäßig im Medium verteilten Komponenten aufgrund unterschiedl. Sedimentationsgeschwindigkeit); als **isopykn. Z.** (»Gleichgew.-Dichtegradienten-Z.«) die nach Teilchendichte in einem Medium nach unten (dis)kontinuierlich zunehmender Dichte (Z.fugationszeit u. g-Zahl danach ausgerichtet, wie lange die auf oder unter den Gradienten gelagerten Teilchen benötigen, um an den Ort ihrer eigenen Dichte zu gelangen). Als **Zonen-Z.** die kombin. Auftrennung nach Masse u. Dichte ebenfalls im Dichtegradienten (durch zeitlich limitierte Z. erreichen nur die Partikeln größerer Masse den Ort ihrer Dichte, während die kleineren noch wandern); s. a. Zell- u. subzelluläre Fraktionierung.

Zentrifuge: »(Trenn-)Schleuder«, ein sich in einer Kammer zwecks mechan. Trennung von Partikeln-Flüssigkeits-Gemischen (mittels ↑ Zentrifugalkraft) schnell drehender Rotor (Metallkörper zur Aufnahme des zu trennenden Gemisches), u. zwar als Festwinkelrotor (mit schrägen Ausbohrungen für Röhrchen oder Becher; für differentielle Zentrifugation), Ausschwing- (mit an queren Achsen aufgehängten Metallbechern; v. a. für Dichtegradientenzentrifugation), Durchfluß- (mit kontinuierl. Zu- u. Abfluß während der Zentrifugation) oder Zonenrotor (mit diskontinuierl. Zu- u. Abfluß; zur präparat. Trennung anhand der Dichte). – Die in Biologie u. Medizin angew. Vollmantel-Z. arbeitet nach dem Prinzip der Sedimentation; unterschieden als kleine »Labor-Z.« (bis 5000 UpM; meist Tischgerät), mittelgroße »Kühl-Z.« (bis 20 000 UpM; elektr. gekühlte Rotorkammer) u. große ↑ »Ultra-Z.« (bis 100 000 UpM; mit Vakuumpumpe u. Kühleinrichtung).

Zentrifugen|mikroskopie: die mikroskop. Beobachtung des Verhaltens des lebenden Zellinhalts unter Zentrifugationsbedingungen (im spez. Z.mikroskop). – **Z.milch**: *diät* entrahmte Milch.

Zentriol(e), Zentralkörperchen, Zentrosom: autoreduplikative, zylinderförm. Organelle (häufig als Diplosom) im Zentroplasma (mit dem zus. sie das Mikrozentrum bildet), meist nahe Zellkern oder GOLGI* Apparat; bestehend aus 9 zirkulär angeordneten Dreiergruppen von ↑ Mikrotubuli, die einen Hohlzylinder mit hantelförm. Auswüchsen (»Satelliten«) bilden. Wandern zu Beginn der mitot. Kernteilung an die bd. Zellpole u. führen zur Bildung von Polstrahlung (»Aster«) u. Spindelapparat (s. a. Zentralspindel). – Beim ↑ Spermium bildet ein vord. Z. das vord. Halsknötchen (bei Abplattung: »Kopfscheibe«), das hintere die Querscheibe, von der der Achsenfaden ausgeht.

zentripetal: zum Zentrum bzw. ZNS hinführend; z. B. **z. Nerven** (= afferente, d. h. sensible bzw. sensor. Nn.). – **Z.kraft**: die bei der Kreisbewegung einer Masse auf deren Mittelpunkt gerichtete Beschleunigung, deren Größe der auftret. ↑ Zentrifugalkraft entspricht.

zentrisch: im Zentrum, mittig; ein Zentrum bzw. (*zytol*) ein Zentromer besitzend.

Zentriskop: *ophth* Gerät zur opt. Prüfung der Zentrierung der Gläser einer Brille.

Zentro|blast, Z.blastom: s. u. Z.zyt. – **Z.mer**, Kinetochor: (DARLINGTON 1937) *zytol* rundl. Körperchen als Bewegungszentrum an der zentralen Einschnürung des Chromosoms zwischen bd. Armen; zusammengesetzt aus 2 Kinetomeren, zwischen oder an denen sich in Meta- u. Anaphase von Mitose u. Meiose die Insertionsstelle der Chromosomenspindelfasern befindet. Reduplikation u. Trennung synchron mit den benachbarten Chromomeren. – **Z.plasma**, Z.sphäre: *zytol* in der Interphase der Tierzelle die die bd. Zentriolen umschließende, lichtoptisch hellere Plasmazone; als Organisationszentrum der Polstrahlung bei der Gameto-, insbes. Oogenese oft bes. auffallend. – **z.posteriores Syndrom**: Sensibilitätsstörungen, evtl. auch sensible JACKSON* Anfälle bei Läsion der hint. Zentralwindung.

Zentro|som: *zytol* **1)** ↑ Zentriol. – **2)** ↑ Z.plasma. – **3)** Mikrozentrum (= Zentriol + Z.plasma). – **Z.sphäre**: *zytol* ↑ Z.plasma. – **z.zäkales Skotom**: querovales, Makula u. blinden Fleck einschließendes Skotom. – **Z.zyt**: *path* **1)** ↑ LIPSCHÜTZ* Zelle. – **2)** lymphat.

Zelle (B-Lymphozyt aus den Keimzentren) mit unregelmäßig-ovalem, z. T. gekerbtem Kern u. schmalem, gering basophilem Zytoplasma. Als unreife Form der **Z.blast**, größer, hellkernig, mit feinem Chromatin, deutl. Nukleolen, blaß-basophilem Zytoplasma. Charakterist. Zellen (mit reichlich Mitosen) des **z.blastisch-z.zytischen** (↑ BRILL*-SYMMERS* Syndrom) bzw. des **z.blast. Lymphoms = Z.blastoms** (↑ Tab. »Non-HODGKIN-Lymphome«, Schema »Lymphom«).

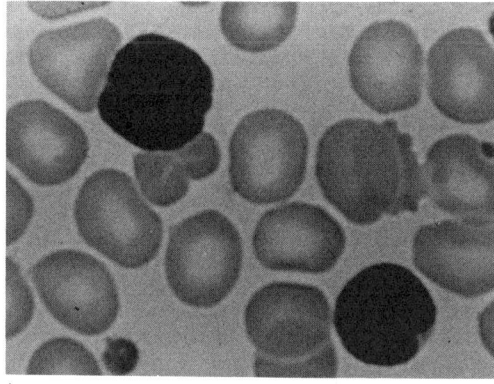
a)

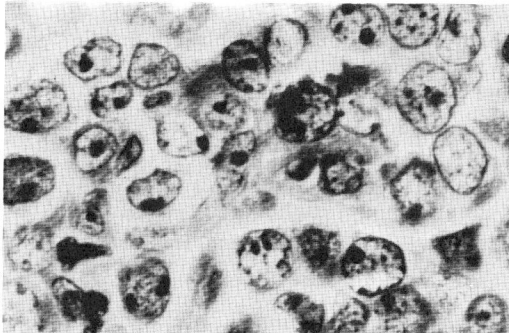
b)

a) **Zentrozyten** im Blutausstrich beim zentroblast.-zentrozyt. malignen Lymphom.
b) **Zentroblasten** (mit rel. hellem Kern) beim zentroblast. Lymphom.

Zentrum: *neurophysiol* Funktionseinheit von Nervenzellen a) im zentralen oder peripheren NS, die afferente zu efferenten Erregungen verarbeitet (z. B. ↑ Reflexzentrum), b) im ZNS, die afferente Erregungen aufnimmt (»Projektionszentrum«), c) im autonomen System, die auch ohne afferente zu efferenter Erregung führt (z. B. ↑ Reizbildungszentrum); s. a. *anat* Centrum, *kard* Erregungsbildungszentrum; ferner z. B. **akust. Z.** (↑ Hörzentrum), **kortikales Z.** (↑ Hirnrindenfeld), **lokomotor. Z.** (↑ Koordinationszentrum), **motor. Z.** (s. u. Kortex), **olfaktorisches** oder **psychoosmisches Z.** (↑ Geruchszentrum), **(psycho)optisches** oder **visuelles Z.** (↑ Sehzentrum), **psychoästhet.** oder **sensibles Z.** (= Körperfühlsphäre; s. a. somatosensibler ↑ Kortex), **psychosensorielles Z.** (= Sinneszentrum), **respiratorisches Z.** (↑ Atemzentrum), **zirkulator. Z.** (↑ Kreislaufzentrum).

Zentrum-Ecken-Winkel: *orthop* ↑ CE-Winkel. – **Z.-Kollum-Diaphysenwinkel**: ↑ CCD-Winkel.

Zepastinum *WHO*: ein Tropanyl-dibenzo-thiazepin-dioxid-Derivat; Psychopharmakon.

zephal(o)...: Wortteil »Kopf«; s. a. cephal(o)..., kephal(o)....

Zephalgie: ↑ Kopfschmerz; s. a. Cephalaea.

zephalo|-okulo-kutane Teleangiektasie: ↑ LOUIS=BAR* Syndrom. – **z.palpebraler Reflex**: ↑ GALANT* Reflex (2). – **Z.pankreatektomie**: *chir op.* Entfernung des Pankreaskopfes, im allg. als Duodenozephalopankreatektomie.

Zephalo|sporiose: *mykol* ↑ Cephalosporiosis. – **Z.tomie**: *geburtsh* ↑ Kephalotomie. – **Z.zele**: ↑ Enzephalozele. – **Z.zentese**: Oberbegr. für die experiment. u. neurochir. »Einstiche« ins Gehirn: Balken-, Hypophysen-, Wärme-, Zuckerstich; s. a. Hirnpunktion.

...zephalus, ...zephalie: Wortteil »Kopf«, »Köpfigkeit«.

Zer: *chem* ↑ Cerium.

Zeramid: *biochem* ↑ Ceramid; s. a. Schema »Ganglioside«, Formel »Sphingolipide«. – **Z.ose**: *path* ↑ Sphingolipidose.

Zerealien: *diät* ↑ Cerealien.

zerebellar, zerebellär, cerebellaris: das ↑ Kleinhirn (Cerebellum) betreffend; z. B. **z. Druckkegel** (↑ Kleinhirndruckkonus), **z. Ektopie** (↑ ARNOLD*-CHIARI* Syndrom), **z. Symptome** (↑ Kleinhirnzeichen).

Zerebellitis, Parenzephalitis: diffuse (»Enzephalitis«) oder umschrieb. (z. B. Abszeß, Gumma) Entzündung von Kleinhirngewebe; parainfektiös, fortgeleitet, nach Hitzschlag oder auch ohne erkennbare Ätiogenese. Verlauf meist gutartig u. mit wenig ausgeprägten Kleinhirnzeichen, oder aber als sogen. akute Ataxie; meist gleichzeit. Pyramidenbahnzeichen infolge Großhirnbeteiligung.

zerebello|fugal, -petal: s. u. efferente bzw. afferente ↑ Kleinhirnbahnen. – **z.-okulo-kutane Teleangiektasie**: ↑ LOUIS=BAR* Syndrom.

Zerebellum: ↑ Kleinhirn (s. a. Cerebellum).

zerebral, cerebralis: das Gehirn, i. e. S. das ↑ Großhirn (= Cerebrum) betreffend; z. B. **z. Bilirubinose** (↑ Bilirubin-Enzephalopathie, **z. Diplegie** (↑ LITTLE* Syndrom), **z. Fieber** (= zentrales F., s. u. Hyperthermie), **z. Ischämie** (↑ Hirnischämie, ischämischer Anfall); s. a. Gehirn..., Hirn..., Zerebral..., zerebro....

Zerebral|infarkt: ↑ Hirninfarkt. – **Z.koma**: Coma cerebrale (↑ Coma carus). – **Z.neurasthenie**: ↑ Phrenasthenie (1). – **Z.parese, infantile**: zerebrale ↑ Kinderlähmung, s. a. Syndrom des Minimalhirnschadens.

Zerebral|sklerose: die Arteriosklerose der Hirngefäße u. ihre Folgezustände (Enzephalomalazie, Massenblutungen, Rindenparenchymnekrosen, État lacunaire der Stammganglien, Hirnatrophie); klin.: ischäm. Kopfschmerzen, Schwindel u. Leistungsminderung, Syndrome seitens der Hirngefäße, Pseudobulbärparalyse u. Parkinsonismus; ferner Persönlichkeitsabbau, Demenz, Durchgangssyndrome u. psychot. Episoden (s. a. arteriosklerot. ↑ Depression). – vgl. Hirnsklerose. – **Z.syndrom**: ↑ Allgemeinsyndrom. – **Z.typhus, Encephalitis typhosa**: schwere Verlaufsform des Typhus abdomin. mit im Vorder-

zerebriform

grund stehenden zerebralen Symptn. als Ausdruck einer tox. Schädigung; v. a. Lethargie u. Adynamie, abgelöst durch psychomotor. Erregung, akut deliröse Episoden oder Krämpfe.

zerebriform: hirnförmig (d. h. mit Gyri u. Sulci); z. B. die z. **NN-Hyperplasie** beim adrenogenit. Salzverlustsyndrom des Neugeb.

zerebro...: Wortteil »Großhirn« (Cerebrum), »Gehirn«; s. a. cerebro..., enzephalo..., zerebral....

zerebro|-hepato-renales Syndrom: ↑ ZELLWEGER* Syndr. – **Z.-kosto-mandibularsyndrom**: ↑ SMITH* Syndrom (6). – **Z.lyse**, Kortikolyse: *neurochir* op. Ablösung eines umschrieb. Rindenbezirks im Rahmen einer Hirnnarbenentfernung. – **z.makuläre Degeneration**: ↑ BATTEN*-MAYOU* Syndrom.

Zerebron, Phrenosin: ↑ Zerebrosid mit hohem Anteil (ca. 46%) an **Z.säure** CH_3-$(CH_2)_{21}$-CHOH-COOH (α-Hydroxylignozerinsäure).

zerebro|-okulo-renales Syndrom: 1) ↑ MCCANCE* Syndr. – 2) ↑ LOWE* Syndr. – **z.retinale Angiomatose**: ↑ v. HIPPEL*-LINDAU* Syndr.

Zerebrose: ↑ D-Galaktose.

Zerebrosid, Cerebrosid: (L. THUDICHUM) v. a. in weißer Hirnsubstanz, Myelin, Leber, Milz etc. enthaltene Sphingoglykolipide (↑ dort. Formel) mit der Grundstruktur Ceramid-Kohlenhydrat (Glukose oder Galaktose: »Gluko-« bzw. »Galaktozerebrosid«); eingeteilt u. a. nach dem im Ceramid überwiegenden Fettsäuretyp, d. s. Lignozerin- (im Zerasin), Zerebron- (im Zerebron), Nervon- (im Nervon) u. Oxynervonsäure (im Oxynervon); s. a. Tab. »Lipidose«, »Sphingolipid-Stoffwechsel«. – Färber. Darstg. mit der Einsäure-Thionin-Einschlußfärbung n. FEYRTER; mit Schwefelsäure verestertes Z. (Sulfatid) u. Ganglioside zeigen rote Metachromasie. – **Z.(-Lipid)ose**: Sphingolipoidose (↑ dort. Schema) mit Zerebrosid-Speicherung, d. s. ↑ GAUCHER* (2) u. KRABBE* Syndrom (1).

zerebrospinal: Hirn u. RM betreffend; z. B. z. ↑ **Nervensystem** (Systema nervosum centrale), **Z.flüssigkeit** (↑ Liquor cerebrospinalis), **Z.meningitis** (↑ Meningitis cerebrospin.), **Z.nerven** (Nervi cerebrospin.: Nn. craniales [↑ Hirnnerven] u. ↑ Nn. spinales).

Zerebrum: ↑ Cerebrum, Großhirn.

zerfahrene Stühle: ungeformte, wie »zerhackte« Stühle bei exkretor. Pankreasinsuffizienz, Säuglingsdyspepsie etc.

Zerfahrenheit: *psych* Auflösung des log. Gedankenzusammenhanges durch Gedankensprünge, mit Vereinigung von Nichtzusammengehörigem u. Trennung von Zusammengehörigem, z. T. durchsetzt mit Wortneubildungen; im Extremfall nur noch Gedankenbruchstücke. Typ. Sympt. der Schizophrenie.

Zerfalls|kette: *physik* s. u. radioaktiver Zerfall. – **Z.konstante**: die Konstante λ in der **Z.gleichung**

$$N_t = N_0 \cdot e^{-\lambda t}$$

(N_0, N_t die zur Zeit t = 0 vorhandene bzw. die nach t verbliebene Anzahl radioaktiver Kerne). Maß für die Wahrscheinlichkeit, daß sich ein best. radioakt. Kern innerhalb 1 Sek. umwandelt ($1/\lambda$ daher auch als »mittl. Lebensdauer« der Kerne bezeichnet); mit der HWZ gilt die Beziehung: $\lambda = \ln 2/HWZ$.

Zerfalls|koma: das endogene, »echte« Leberkoma (im Ggs. zum Leberausfall- u. [»falschen«] Elektrolytkoma u. zum periodischen portokavalen Stupor) bei akuter (nekrotisierender) Hepatitis, nach Pilzvergiftung, als Narkosekomplikation. Sympte.: starker Fötor, Rubinikterus, Lacklippen, akut auftret. Spidernävi, Palmarerythem, Flapping-Tremor, Tachykardie, Kreislaufhypotonie; große, weiche Leber (histol.: Infiltrate, Parenchymnekrosen); intensiver Anstieg von Bilirubin u. Transaminasen, weniger auch von Serumeisen u. -cholesterin. – **Z.leukopenie**: periphere L. infolge vermehrten Leukozytenzerfalls (meist nach vorangehender Anhäufung der Leuko in best. inn. Organen i. S. einer Verteilungsleukopenie).

Zerfalls|rate: *physik* in einer radioakt. Quelle die pro Zeiteinh. umgewandelte Anzahl der Kerne. – **Z.teilung**: *genet* ↑ Schizogonie.

zerhackte Stühle: *enterol* ↑ zerfahrene Stühle.

Zeri* Reflex: (AGENORE Z., geb. 1866, Arzt, Rom): *neurol* ↑ Orbicularis-oculi-Reflex.

Zerkarien: *helminth* ↑ Cercaria. – **Z.dermatitis**: ↑ Schistosomendermatitis. – **Z.hüllen-Reaktion**: Präzipitinreaktion mit lebenden Z. von Schistosoma mansoni bzw. japonicum, um die herum nach Zusammenbringen mit dem Serum Bilharziosekranker (mit noch lebenden Zerkarien) eine zarte, mehr oder weniger deutlich sichtbare Hülle entsteht, die sich bei sehr starken Reaktionen etwas abhebt. – Auch mit best. nicht-menschenpathogenen Z. durchführbar.

Zerkomonaden: *protozool* ↑ Cercomonas.

Zerkopithekusohr: *anthrop* Anomalie der menschl. Ohrmuschel (ähnl. der der Meerkatzen) mit nach vorn verlagertem, spitz ausgezogenem DARWIN* Höcker u. nach hinten ausladendem kaud. Helixende.

Zerkospor(i)ose: *mykol* ↑ Cercosporosis.

Zermürbungsriß: Einriß bis Zerreißen bindegewebiger Strukturen (z. B. des Anulus fibrosus) infolge überlastungsbedingter Degeneration.

Zero: (engl.) Null(punkt); »**Zero-g**« = Schwerelosigkeit. – **Zero-Familie**: (JÖRGER 1905) Deckname einer schweizer. Fam., die in der Eugenik als Beispiel für hochgrad. Degeneration zitiert wird.

Zeroid: ↑ Ceroid.

Zeroidlipofuszinose, BATTEN*-SPIELMEYER*-VOGT* Syndrom: die bisher der amaurot. Idiotie TAY-SACHS zugerechnete, jetzt als fam. Gangliosidose erkannte Thesaurismose mit Ablagerung des – autofluoreszierenden – Gangliosids Zeroidlipofuszin in Nervenzellen (»**neuronale Z.**«), Eingeweideparenchym, Muskulatur, histiozytären u. retikulären Zellelementen. Nach Manifestationsalter unterschieden als spätinfantiler Typ JANSKY-BIELSCHOWSKY (zerebrale Anfälle, leichte Ataxie u. Spastik, Stillstand der geist. Entwicklung), als juvenile Form SPIELMEYER-SJÖGREN (6.–10. Lj.; zerebroretinale, zu völl. Amaurose führende Degeneration u. progress. Demenz; im Spätstadium [nach 7–10 J.] spast.-rigide Immobilisation mit Beugekontrakturen; aber auch Entwicklung i. S. der Heredoataxie mit Spastik sowie Oligophrenie, evtl. Epilepsie u. myoklon. Anfälle) u. als adulte Form v. KUFS (zerebellare u. EPS-Symptomatik, Psychosyndrome mit psychot. Episoden u. nachfolg. Demenz). In allen Fällen fehlt der »kirschrote Fleck«.

Zerquetschung: 1) *path* ↑ Quetschung; i. e. S. die mit völl. Kontinuitätstrennung. – 2) *chir* ↑ Finger-Frakturmethode.

Zerreibung: *hom* ↑ Trituratio.

Zerreißung: *path* ↑ Ruptur; s. a. Rhexisblutung. – **Zerreißungslähmung** nach akzidentell-traumat. Riß von Nerven oder Plexus (v. a. Armplexus) oder nach deren artifiz. Exhairese; vgl. Nervenquetschung.

Zerrsichtigkeit: *ophth* ↑ Astigmatismus; s. a. Kamptopsie.

Zerrungslähmung: im allg. passagere L. (bis zur Regeneration) durch Ausfall von Nerven(fasern) infolge nicht zu Zerreißung führender Überdehnung, z. B. in Form der Myelinfragmentierung (= Neurapraxie), oder einer ↑ Nervenquetschung (= Axonotmesis; wobei die intakt bleibenden BÜNGNER* Bänder bei der Regeneration eine »Schiene« für die zur Peripherie hin wachsenden Nervenfasern bilden).

Zersetzung: *path* Auto- u. Nekrolyse von Zellen u. Geweben; evtl. unter Beteiligung von Fremdorganismen (Fäulnisbaktn., Saprophyten, -zoen).

Zerstäubung: s. u. Spray, Aerosol.

Zerstörungsdrang, -trieb: der – meist verborgene – Destruktionstrieb (»Vandalismus«), der unter best. affektiven Ausnahmezuständen manifest wird; evtl. extrem bei Psychopathen, Schwachsinnigen, postenzephalitisch.

Zerstreuung: *physik* ↑ Dispersion.

Zerstreuungs|glas: *opt* ↑ Konkavlinse (zur Myopie-Korrektur). – **Z.kreis:** *physik* anstelle der gewünschten punktförm. Abbildung auftret. unscharfer Fleck als Folge von Fehlern des opt. Systems (nicht rechtzeit. Strahlenvereinigung) oder als Beugungseffekt an dessen seitl. Begrenzung (s. a. Halometrie).

Zerstückelung: *geburtsh* ↑ Morcellement; s. a. Embryotomie.

Zertation: (»Sichdurchsetzen«; H. NILSSON 1920) *embryol* Trennung verschiedener Gametensorten (z. B. der das Chromatin von X- oder Y-Chromosomen enthaltenden Spermien bei Organismen mit ♂ Heterogametie) aufgrund ihres unterschiedl. Verhaltens im natürl. oder experimentellen Gradientenfeld. Als Methode einer experimentellen Modifikation der natürl. Geschlechterproportion versucht (Grundlage hierfür die Hypothese, daß Y-Spermien zwar schneller beweglich, aber eher erschöpft sind; nach der »Zeitwahlmethode der Geschlechtsdetermination« ist demnach mit >94% Wahrscheinlichkeit bei Kohabitation 1-2 Tg. vor der Ovulation eine Tochter, während u. nach der Ovulation ein Sohn zu erwarten).

Zerul...: s. u. Coerul....

Zerumen, Cerumen, Ohrenschmalz: das gelblich--bräunl., fett. Sekret der **Zeruminaldrüsen** (Glandulae ceruminosae) des äuß. Gehörgangs. – **Zeruminalpfropf** Cerumen obturans: Ansammlung von Ohrschmalz im äuß. Gehörgang. Bei vollständ. Gangverschluß Schwerhörigkeit, bei Trommelfellkontakt evtl. reflektor. Schwindel, pulsierende Ohrgeräusche.

zervikal, cervicalis: den Hals (Cervix) bzw. den Halsteil eines Organs (Gebärmutter, Zahn) betreffend; z. B. **z. Hand-Arm-Typ** (↑ Schulter-Arm-Syndrom); s. a. Zervikal..., zerviko..., Zervix....

Zervikalganglion: ↑ Ganglion cervicale.

Zervik|algie: ↑ Zervikalneuralgie.

Zervikal|kanal: ↑ Canalis cervicis uteri. – **Z.katarrh:** *gyn* katarrhal. ↑ Endometritis cervicis. – **Z.mark:** ↑ Pars cervicalis medullae spinalis. – **Z.migräne:** ↑ BÄRTSCHI=ROCHAIX* Syndrom; s. a. BARRÉ*-LIÉOU*, Vertebral-, Z.syndrom.

Zervikal|nerven: ↑ Nervi cervicales. – **Z.neuralgie,** Zervikalgie: neuralgiformer Schmerz im Bereich des (äuß.) Halses u. Nackens. – Auch synonym mit ↑ Z.-syndrom. – **Z.nystagmus:** (H. M. MOSER 1972) über statokinet. HSW-Rezeptoren auslösbarer, u. a. von der Vertebraliszirkulation abhäng. N.; zu prüfen (bei Verdacht auf HWS-Affektion) mit dem Drehstuhl, der – bei pass. Geradeaus-Fixierung des Probandenkopfes (Ruhigstellen der Labyrinthe) – jeweils um 60° nach li. bzw. re. gedreht wird, wodurch es zum entgegengesetzt schlagenden Nystagmus kommt, mit 3 Graden (je nach Schwere der HWS- oder Hirnstammaffektion): I nur bei schneller, II auch bei langsamer Drehung, III für die ges. Dauer des Gedrehtseins.

Zervikal|plexus: ↑ Plexus cervicalis. – **Z.rippe:** ↑ Halsrippe; s. a. NAFFZIGER*, Zervikobrachialsyndrom.

Zervikal|schleim: ↑ Zervixschleim. – **Z.schwangerschaft:** ↑ Graviditas cervicalis. – **Z.segmente:** *anat* die 8 Segmente des Halsmarks; i. w. S. die von diesen innervierten Dermatome (↑ dort. Abb.). – **Z.spondylose:** Spondylopathie der HWS, i. e. S. die ↑ Spondylosis uncovertebralis (mit ↑ Zervikal-, Zervikobrachial- u. zervikozephalem Syndrom).

Zervikalsyndrom, HWS-Syndrom: Vertebralsyndrom bei Alteration im zervikalen Abschnitt. Neben dem akuten Z. durch Bandscheibenprolaps (mit plötzl., dir. Irritation der segmentalen Nervenwurzel) bzw. durch »Subluxation« der Atlantookzipitalgelenke (»**akutes oberes Z.**«; mit Schonhaltung des Kopfes u. örtl. Muskelverspannungen) v. a. die chron. Formen: neuroradikuläres (infolge Zusammenbruchs der Bandintegrität mit sek. Osteophytenbildung), funikuläres (durch RM-bedrängende Randzacken; dumpfe Schmerzen in der unt. Körperhälfte, evtl. Beinschwäche, Blasenstörungen), muskulotendinot. (Reizzustand örtlicher Muskelansätze) u. vegetativ-vaskuläres Syndrom (v. a. wohl durch Kompression der – vorgeschädigten – A. vertebralis), ferner Mischformen. Am häufigsten das ↑ Zervikobrachialsyndrom, ausgelöst durch Prozesse am 6.–8. HW; z. B. als C-8-Syndrom (bei Läsion der Spinalwurzel C 8) mit motor. Ausfällen an den kleinen Muskeln u. Sensibilitätsstörung der Hand (beides nur ulnarseitig), evtl. mit angedeutetem HORNER* Syndr.; als C-2-Syndrom das ↑ MARTIN*-AUBERT* Syndrom. – Ferner als **rheumat. Z.** die einschläg. zervikale Perispondylitis, als **sympath. hinteres Z.** das ↑ BARRÉ*-LIÉOU* Syndrom.

Zervikalwirbel: ↑ Vertebrae cervicales.

zerviko...: Wortteil »Hals«, »Halsteil« (Cervix); s. a. Zervikal..., Zerviko..., Zervix....

Zerviko|brachialgie: Neuralgie im Rahmen des ↑ Z.-brachialsyndroms; s. a. Brachialgia. – **Z.brachialsyndrom:** Sammelbegr. für neuralgiform-neurovaskuläre, z. T. auch paret. Krankheitsbilder infolge spondylogener o. a. Alteration des Zervikalplexus u. der örtl. Gefäße (einschl. ihrer sympath. Geflechte; s. a.

zerviko-dermo-

Zervikalsyndrom). Abgegrenzte nosol. Einheiten ↑ Abb.; ferner Quadranten-, rheumat. u. sympath. Zervikal-, zervikopleurales, HORNER*, ERB*, KOFFERATH*, DUCHENNE*-ERB*, Okzipital-, Supinator-Tunnel-Syndrom, DÉJERINE=KLUMPKE* Lähmung.

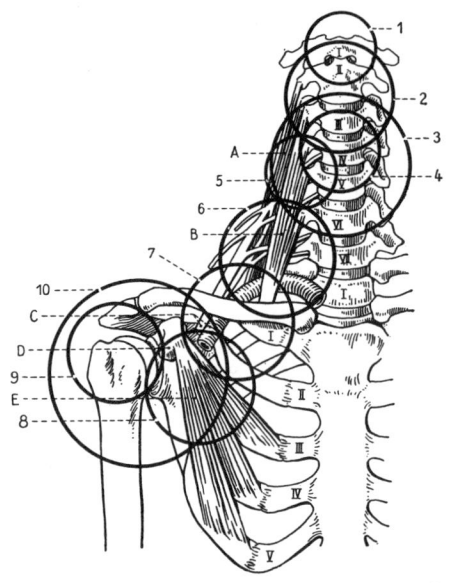

A = M. scalenus medius   C = Gefäß-Nervenbündel
B = M. scalenus ventralis   D = Proc. coracoides
E = M. pectoralis minor

Wichtigste **Zervikobrachialsyndrome** (nach LEIBER-OLBRICH): 1 GRISEL* Sy., 2 zervikale Migräne, 3 Schulter-Arm-Sy., 4 Pseudoangina pectoris, 5 NAFFZIGER* Sy., 6 Skalenus-Sy., 7 Kostoklavikular-Sy., 8 Hyperabduktions-Sy., 9 DUPLAY* Krankh., 10 Schultergürtel-Sy.

zerviko-dermo-reno-genitale Dysplasie, GOEMINNE* Syndrom: X-chromosomal erbl. Erkr. mit muskulärem Schiefhals (u. sek. Plagiozephalie), multiplen Spontankeloiden (v. a. Thorax u. Arme), Pigmentnävi (Nacken, Rücken, Gesicht), Nierendysplasie (einseit. Parenchymschwund mit Hypertonie, Pyelonephritis) u. Kryptorchismus (Spermiogenese-Störung); ferner Klinodaktylie u. Neigung zu chron. Lungen- u. Atemwegsaffektionen; Hyperurik-, -kreatinin-, -gammaglobulin-, Azotämie.

Zervikodynie: ↑ Zervikalneuralgie; i. e. S. das rheumat. Zervikalsyndrom.

zerviko|(en)zephales Syndrom: zervikale Migräne (↑ BÄRTSCHI=ROCHAIX*, BARRÉ-LIÉOU*, Zervikalsyndrom). – **z.koronares Syndrom:** das »vertebragene pseudoanginöse Wurzelsyndrom« (s. a. Angina pectoris nervosa).

zerviko|-linguo-mastikatorisches Syndrom, dyskinetisch-hypertones Gesichts-Hals-Syndrom, KULENKAMPFF*-TARNOW* Sy.: (1956) nach Chlorpromazinoder Prochlorperazin-Medikation beobachtete (allerg.?) neurol. Symptomatik bes. der Hirnnerven: paroxysmaler Torticollis spasticus, Nickkrämpfe, Opisthotonus, Trismus, Schnauzkrämpfe, anfallsweises, unwillkürl. Herausstrecken der – rinnenförmig verkrampften – Zunge u. Hypersalivation, Schau- u. Blickkrämpfe, feinschläg. Tremor, Hyperreflexie, athetoide Bewegungen, halbseit. Rigor, Haltungsdystonie, Ballismus, Bradypnoe; evtl. hysteriforme Angstzustände. – Ähnl. Sympte. gelegentlich nach Enzephalitis. – **Z.-okulo-Akustikus-Syndrom, z.-o.-faziale Dystrophie:** ↑ WILDERVANCK* Syndrom (I).

Zerviko|pexie: gyn Fixierung der Cervix uteri bei Scheiden- oder Uterusdeszensus durch Vernähen der vaginal abgesetzten Parametrien (Ligg. cardinalia; n. SHIRODKAR auch der Ligg. sacro-uterina) auf der Zervixvorderwand; vgl. Manchester-Op., s. a. BUMM* hohe Kollifixur. – **z.pleurales Syndrom:** Zervikalsyndrom mit Ausbildung pleuranaher Streifen- oder Plattenatelektasen u. Pseudoangina pectoris infolge Irritation des li. Halsplexus.

Zerviko|skopie: gyn die – meist im Rahmen der Hystero- oder Uteroskopie geübte – endoskop. Untersuchung (evtl. mit Biopsie) der Cervix uteri. – **Z.thorakalstruma:** Halsstruma mit in die obere Thoraxappertur hineinragendem unterem Pol (»Tauchkropf«); leichteste Form der mediastinalen Struma.

zerviko|vestibuläres Syndrom: Zervikalsyndrom mit sek. vasoneurot. Durchblutungsstörung des Innenohrs (Schwindel, Hyperakusis, Druckgefühl). – **z.zephales Syndrom** s. u. z.enzephal. – **Z.zystalgie:** urol s. u. Zystalgie. – **Z.zystopexie:** urol op. Fixierung des Harnblasenhalses an die Symphyse bei lageabhäng. Harninkontinenz der Frau; s. a. LÉGER* Operation.

Zervix: anat Hals, Halsteil (↑ Cervix); i. e. S. gyn die Cervix (= Collum) uteri; s. a. Zervikal..., Zerviko..., Kollum.... – **rigide Z.:** geburtsh die zu Beginn des Partus infolge Ringfaserstarre in der Umgebung des äuß. MM dem Dehnungsdruck des Geburtsobjektes nicht nachgebende, sich nicht retrahierende u. erweiternde Z. (mit konsekut. Lymph-Blutstauung u. ödematöser MM-Schwellung). Ther.: Spasmolytika; evtl. digitale Dehnung, bei narb. Enge MM-Inzision; s. a. Weichteilschwierigkeiten.

Zervix|abstrich: gyn gesonderte Entnahme von Untersuchungsmaterial aus der Cervix uteri im Rahmen der zytol. oder bakt. Untersuchung des ♀ Genitale. – **Z.amputation:** gyn op. Teilentfernung der – evtl. elongierten – Cervix uteri (meist als Portioamputation), z. B. zur Bereinigung von Schleimhautunregelmäßigkeiten u. -lazerationen, Fisteln, ausgedehnten postpartalen Protioerosionen sowie als Teilvorgang einer Prolaps-Op. (z. B. der Manchester-Plastik) mit dem Ziel der Lageveränderung der Uterusachse, v. a. aber als diagnost. u. ther. Maßnahme bei präinvasivem Zervix-Ca.; s. a. Konisation. – **Z.atresie:** gyn Gynatresie im Bereich des Zervikalkanals; als angeb. Mißbildung oder infolge von Verklebungen nach op. Eingriff (einschl. Elektrokoagulation) bzw. im Zusammenhang mit der senilen Atrophie. – vgl. Conglutinatio orificii ext. – **Z.cerclage:** op. Umschlingung der Cervix uteri bei Z.insuffizienz; z. B. nach ↑ SHIRODKAR oder n. MACDONALD (mit Kunststoff-Faden, -Band).

Zervix|diagnostik, funktionelle: s. u. Z.faktor. – **Z.dilatation:** geburtsh Erweiterung bzw. Aufdehnung des Zervikalkanals; physiol. durch wehenbedingte Retraktion der Z.wand; oder aber (i. e. S.) artifiziell, d. h. instrumentell (mit Z.dilatator, Laminariastift), digital oder – selten – durch MM-Inzision, u. zwar bei zervikal bedingter Dystokie (rigide Zervix, Spasmus der Zervixmuskulatur, Conglutinatio orificii ext.) oder vor einem i.u. Eingriff, auch als fertilitätsfördernde Maßnahme (vor Eintritt der konzeptionsgünst. Phase). - Bekannteste Z.dilatator-Modelle nach / HEGAR, SCHRÖDER, JOLLY.

Zervix|elongation: *gyn* / Elongatio colli. - **Z.erosion:** *gyn* Portioerosion; als geburtstraumat. / Erosio vera traumatica oder - meist - als Erosio falsa s. simplex (= Ektopia portionis; Sonderformen: Erosio papillaris, FISCHEL* Ektopie). Führt vielfach zu chron. Entzündung u. Obstruktion der örtl. Drüsen; spielt durch Chronizität bei der örtl. Kanzerogenese eine Rolle.

Zervix|faktor: Begr. der funktionellen Z.diagnostik (Bestg. der präovulator. Phase bzw. des Ovulationstermins) für die von der Zyklusphase abhäng. Zeichen im Bereich der Cervix uteri, d. h. für Menge, Durchsichtigkeit u. Viskosität des Z.schleims, die - ebenso wie dessen Spinnbarkeit (einschl. / Farnkrauttest) - präovulatorisch zunehmen bzw. erst eintreten (s. a. Glukosetest), sowie für die prämenstruell zunehmende Weite des MM. - Als *path.* **Z.faktoren** gelten 1) ein präovulatorisch trüber, spröder u. unelast., nicht spinnbarer u. nicht farnartig auskristallisierender Z.schleim (fungiert als Spermiensperre), 2) das Ausbleiben der MM-Erweiterung infolge mangelnder Östrogenproduktion. Werden - als mögl. funktionelle Sterilitätsursache. - durch / HUHNER*-SIMS* u. MILLER*-KURZROK* Test bestätigt.

Zervix|gonorrhö: *gyn* als eitr. Zervizitis imponierende Go der Z.mukosa; häufigste Lokalisationsform der sogen. »unteren oder subisthm. Go« des Weibes. Keimansiedlung begünstigt durch 1) das einschicht. - dann als »Gonokokkendepot« fungierende - Zylinderepithel (Ausbreitung auf das Korpusendometrium wird zunächst durch den sehr trockenen u. engen Isthmus gebremst), 2) die Ablagerung der Kokken im hint. Scheidengewölbe u. an der Portio. Diagnose: Zervixabstrich; bei Vernachlässigung der Ther. stets Gefahr der Keimaszension in Korpus u. Adnexe (»obere Go«).

Zervix|höhlenkarzinom, tiefes Z.karzinom: das »zentrale Wand-Ca.« als Sonderform des Kollum-Ca. oberhalb des - klinisch oft lange unauffäll. - äuß. MM. Diagnose durch Kolposkopie, Zytologie u. Kürettage; histol.: Plattenepithel-, seltener Zylinderepithel-Ca. - **Z.insuffizienz:** *geburtsh* Schwäche des Verschlußmechanismus des Fruchthalters mit der Gefahr der vorzeit. Z.eröffnung u. damit eines Abortus; manifest meist in Mens III-V (im allg. unbemerkt, mit Blasensprung als typ. 1. Sympt., dem bald die Fruchtausstoßung folgt). Ther.: Isthmorrhaphie (außerhalb der Gravidität) oder Z.cerclage. - **Z.inzision:** *gyn* mediane Spaltung der Cervix uteri als Zugang zum Kavum bei der vaginalen Uteruseröffnung sowie zur / Z.dilatation; s. a. Z.spaltung.

Zervix|kappe: *gyn* individuell anzupassendes Okklusivpessar als Portiobedeckung, v. a. für Nullipara. Gefahr der Sekretstauung; vor der Regelblutung zu entfernen durch die Trägerin; wiedereinzusetzen durch den Arzt. - **Z.karzinom:** / Kollumkarzinom, / Z.höhlen-Ca. - **Z.konisation:** *gyn* / Konisation.

Zervix|myom: *gyn* / Uterusmyom im Z.bereich; meist solitär, die homolat. Z.wand stark vorwölbend (suprazervikal auch nach hinten) u. die kontralat. schalenförmig komprimierend (dazwischen sichelförm. Spalt). Weiterentwicklung evtl. zum submukösen oder gestielten, u. U. bis in die Vulva reichenden Polypen; auch subperitoneale Ausdehnung (retrozervikal, in-traligamentär, retrovaginal), u. U. mit Kompression von Nachbarorganen (z. B. Harnblase u./oder Urethra, Dickdarm). Bei Gefäßläsion (auch nach Enukleation) Gefahr massiver Blutung. - **Z.naht:** *gyn op.* Verschluß eines Z.risses oder -defektes; s. a. EMMET* Plastik.

Zervix|pfeiler: *anat* vom zentralen / Bindegewebsgrundstock des Beckens ausgehender front. Bindegewebspfeiler zur Cervix uteri hin, das sogen. Lig. transversum colli (= Lig. cardinale = MACKENRODT* Band). - **Z.plastik,** Hysterotracheloplastik: *gyn op.* Wiederherstellung normaler anatom. Verhältnisse im Bereich der Cervix uteri. - **Z.plazenta:** *gyn* eine auch im Gebärmutterhals inserierte Placenta praevia. - **Z.polyp:** *gyn* breitbas. oder gestielter (evtl. in die Vulva ragender) P. der Z.mukosa oder -muskularis (/ Z.myom). Kann Zusatzblutungen verursachen. Ther.: Abtragung (stets zu kombin. mit Vollkürettage zum histol. Ausschluß eines Malignoms u. a. zu Metrorrhagien neigender Erkrn.).

Zervix|reifung: *geburtsh* Veränderung der Cervix uteri (zunehmend weich, nachgiebig, dehnbar) i. S. der Wehenbereitschaft in den letzten Schwangerschaftswochen. - **Z.riß:** *gyn* vom äuß. MM ausgehender - meist geburtstraumat. - Einriß der Cervix uteri; s. a. EMMET* Riß. Bei seitl. Lokalisation Gefahr der Läsion der A. uterina u./oder ihrer Äste.

Zervix|schleim: *gyn* das von den Zylinderzellen des Z.endometriums produzierte schleim.-alkal. Sekret, dessen Menge u. Beschaffenheit von der Einwirkung der Ovarialhormone abhängt; trüb, zäh u. undurchdringlich, erst unter dem Einfluß des präovulatorisch dominierenden Follikelhormons in max. Menge produziert u. dann glasklar u. fadenziehend (»spinnbar«, s. a. Farnkrautphänomen) u. für Spermien maximal durchgängig (pH 7,5 bis 8); s. a. KRISTELLER* Pfropf, Z.faktor. - **Z.spaltung:** *op.* Durchtrennung der Z.wand bei Enge des Zervikalkanals als geburtshilfl. (durchtrittsfördernde) Maßnahme oder aber - bei Interruptio nach Mens IV - zur Entfernung des Schwangerschaftsprodukts auf vaginalem Wege. - vgl. Z.inzision.

Zervix|stenose: *gyn* abnorme Enge des Zervikalkanals infolge entzündl.-narb. Veränderungen oder durch Tumor; s. a. Conglutinatio orificii ext. cervicis. - **Z.stumpf:** *gyn* der nach supravaginaler Uterusamputation verbleibende Gebärmutterhalsteil mit der Portio. Gefahr des / Stumpfkarzinoms; ein bei allg. Bindegewebsschwäche vork. Stumpfprolaps erfordert dessen Exstirpation in Kombin. mit einer ausgedehnten hint. Scheiden-Dammplastik (Prophylaxe eines Scheidenstumpfprolapses).

Zervix|tamponade: *gyn* Ausstopfen des Zervikalkanals mit Gazestreifen zur komprimierenden Hämostase bei örtl. Blutung. - **Z.umschlingung:** / Z.cerclage.

Zervizitis: *gyn* / Endometritis cervicis.

Zervos* Krankheit (SKEVOS G. Z., geb. 1876, Chirurg u. Gynäkologe, Athen, München): durch die nesseltragende Seeanemone Sagartia elegans hervorgerufene Krankh. bei Tauchern (v. a. Schwammfischer): massive, streifenförm.-bullöse Urtikaria, dann Desorientiertheit, sensor. Ausfälle, Nausea, phas. tetan. Krämpfe, später auch Erbrechen, Kollaps, Halluzinationen; nach etwa 2 Std. abklingend (bis auf länger anhaltende Migräne).

Zestoden: *helminth* die Bandwürmer (↑ Cestoda); s. a. Wurmeier (Abb.!).

ZE-Syndrom: ↑ Zollinger*-Ellison* Syndrom.

Zeta|-Wellen: im EEG Serien langsamer 1,5/sec-Wellen mit steilem Anstieg in sägezahnförm. Muster; bes. bei Hirnnekrosen (?). – **Z.zismus**: die Aussprache des »Z« betreffender Stammelfehler.

Zetterström*-Broberg* Syndrom: Hypoglykämie u. Adrenalinurie nach Insulinbelastung.

Zettnow* Geißelfärbung (Hugh Oskar Emil Z., 1842–1927, Bakteriologe, Berlin): Darstg. von Mikroorganismen-Geißeln (schwarz) durch Beizen des osmierten, luftgetrockneten u. hitzefixierten Präp. mit Antimon-halt. **Z.* Beize** (heiß im abgedeckten Schälchen) u. nachfolgendes Erhitzen mit Äthylaminsilber.

Zetyl|alkohol, Alcohol cetylicus, Palmitylalkohol: $CH_3(CH_2)_{14}-CH_2OH$; Verwendung als Wasser--in-Öl-Emulgator, Vehikel für Wundpuder u. Kosmetika. – **Z.säure**: ↑ Palmitinsäure. – **Z.stearylalkohol**: Gemisch (etwa ää) aus Zetyl- u. Stearylalkohol; wachsart. Masse, verwendet wie Z.alkohol u. als nicht-ionogener Emulsionsverbesserer; hautfreundlich.

Zeugmatographie: Verfahren der sogen. Kernresonanz- oder NMR(»nuclear magnetic resonance«)-Spektroskopie, das 2- u. 3dimensionale Spektren liefert.

Zeugung: *biol* bei der geschlechtl. Vermehrung das durch elterl. Individuen mit dem – auf die Vereinigung der Gameten gerichteten – **Zeugungsakt** ausgelöste Entstehen eines Lebewesens; s. a. Generatio, Befruchtung, Fortpflanzung.

Zeugungs|apparat, -organe: *anat* ↑ Genitalapparat. – **Z.fähigkeit**: ↑ Potentia generandi. – **Z.schwäche** ↑ Potenzstörung; i. w. S. auch die Fertilitätsstörung. – **Z.unfähigkeit**: ↑ Impotentia generandi.

Zeuner* Agar: »Blut-Zystin-Aszites-Agar« (mit defibriniertem Schafblut) für die Züchtung von Corynebact. diphtheriae.

ZE-Virus: Virus der **Z**eckenenzephalitis.

Zeyneck*-v. Mencki* Probe: Blutnachweis im Harn anhand der nach Azetonfällung u. Ausziehen des Niederschlags mit saurem Azeton mikroskopisch sichtbaren Häminkristalle. Auch forensisch gültig.

ZF: **Z**wischenferment (↑ Glukose-6-phosphat-dehydrogenase).

Z^a-Faktor: *serol* ↑ Antigen Z^a.

ZHR-Syndrom: **z**erebro-**h**epato-**r**enales Syndrom (↑ Zellweger* Sy.).

Zhukowski*: ↑ Shukowski*.

zibo...: Wortteil »Speise« (s. u. Cibo...).

Zickzack|gang: *neurol* unsicher-schwankender Gang bei best. Kleinhirnfunktionsstörungen wie Goldstein*, Gardener*-Turner*, Luciani*, Thomas* Syndrom (1). – **Z.kost**: *diät* s. u. Noorden*. – **Z.linie**: *gastrol* ↑ Z-Linie. – **Z.schnitt**: *chir* 1) ↑ Wechselschnitt. – 2) Serie Z-förmiger Inzisionen, z. B. bei der Korrektur der kutanen Syndaktylie.

-zid: Suffix »töten«.

Ziedses* Methode (B. G. Z. des Plantes, geb. 1902, Neurologe u. Radiologe, Amsterdam): *röntg* 1) die 1931 als Praxismethode publizierte, jedoch bereits 1921 von A. E. M. Bocage angebene Planigraphie. – 2) ↑ Subtraktionsmethode. – 3) ↑ Zonographie.

Ziegel|brenneranämie: berufsbedingte ↑ Ancylostoma-Anämie. – **Z.mehlsediment**, Sedimentum lateritium: das Harnsediment aus harnsauren Salzen (Urate), rötlich (durch Urinpigmente), amorph, körnig-klumpig, bei Erwärmen u. bei Alkalizusatz sich auflösend (wogegen im zersetzten Harn gebildetes Ammonium-urat in Stechapfelform sedimentiert).

Ziegen|bockattitüden: *psychiatr* s. u. Zooanthropie. – **Z.meckern**: 1) *pulmon* ↑ Ägophonie. – 2) *päd* s. u. Hyperexzitabilitätssyndrom.

Ziegenmilch: die im Protein- u. Milchzuckergehalt der Kuhmilch etwa gleiche, jedoch fett- u. albuminreichere Milch der Ziege. – Ausschließl. Z.ernährung des Säuglings führt zur megaloblast. **Z.anämie** (klin.: »v. Jaksch*-Hayem* Anämie«), einer kombin. B_{12}- u. Folsäuremangel-Anämie, wahrsch. mit komplizierendem Infekt (oft Sprue-art. Bild).

Ziegen|peter: *path* ↑ Mumps. – **Z.serum**: Blutserum von Ziegen; Verw. als Immunserum diagnostisch (z. B. für best. Plasmaproteine), seltener therapeutisch (z. B. in den USA als Klapperschlangen-Antiserum), v. a. aber als Hyperimmunserum bei gegen Pferdeserum Sensibilisierten.

Ziegler* Lymphknotentuberkulose: ↑ Schüppel* Lymphom.

Ziegler* Operation (Samuel Z., 1861–1926, Ophthalmologe, Philadelphia): *ophth* V-förm. Iridektomie (mit feinem spitzem Messer = **Z.* Nadel**) zur Bildung einer künstl. Pupille.

Ziegler* Syndrom: 1) Z.* Myeloidsarkom: (1911) ↑ Hodgkin* Syndrom (1). – 2) komplexes Krankheitsbild mit den Leitsymptn.: Anämie mit hämorrhag. Diathese, Dysproteinämie, Lipämie, hepatorenales Syndrom, Zwergwuchs mit allg. (auch genitalem) Infantilismus, Akromikrie.

Ziehen* (Georg Theodor Z., 1862–1950, Psychiater u. Philosoph, Utrecht, Halle) **Probe**: *psych* 1) Prüfung der Merkfähigkeit durch Wiederholenlassen einer zuvor beiläufig genannten Zahl. – 2) Intelligenzprüfung anhand der Definition von Unterschieden bestimmter Dingpaare (z. B. Eis/Wasser, Katze/Hund). – **Z.*(-Schwalbe*-Oppenheim) Syndrom**: ↑ Torsionsdystonie.

Ziehharmonika|effekt: *kard* ↑ Konzertina-Effekt. – **Z.leber**: Jargon für eine abwechselnd an- u. abschwellende Leber, z. B. beim Mauriac* Syndrom.

Ziehl*-Neelsen* Färbung (Franz Z., 1857–1926, Neurologe, Lübeck; Friedr. Karl Adolf N., 1854–1894, Pathologe, Dresden): *bakt* Standardmethode für säurefeste Stäbchen (v. a. Mycobact. tuberculosis). Der getrocknete u fixierte Ausstrich wird mit Dampf erhitzt, 5 Min. mit **Z.*-N.* Lsg.** (10 Vol.% gesättigte alkohol. Fuchsin-Lsg. [basisch] u. 4,5 Vol.% verflüssigtes Phenol in Aqua dest.) behandelt, mit kalter 1%ig. H_2SO_4 gewaschen, mit 1%ig. wäßr. Methylenblau-Lsg. nachgefärbt (Mykobaktn. rot, Begleitorganismen blau). – vgl. Jötten*-Haarmann* Färbung.

Ziel|bewegung: *physiol* auf das Erreichen eines best. Punktes gerichtete willkürl. Bewegung; s. a. Teleokinese, Willkürmotorik. – **Z.betrieb:** *röntg* Durchleuchtung in Kombin. mit unter Sichtleitung »gezielten« Aufnahmen (»**Z.aufnahmen**«), ausgeführt mit spez., automatisiertem Diagnostikgerät (»**Z.gerät**«, mit Einhandbedienung, Kompressionstubussen für kleinste Einblendung, spez. Kassetten für Teilbelichtung). – **Z.diagnostik:** im Ggs. zur Suchdiagnostik ein Vorgehen, bei dem aufgrund von Angaben des Pat., des ersten ärztl. Eindrucks, der örtl. Seuchenlage etc. das – a priori sehr wahrscheinl. – Vorhandensein einer ganz best. Gesundheitsstörung auf kurzem Wege zu sichern bzw. auszuschließen versucht wird.

Ziel|gerät: 1) *hirnchir* für stereotakt. Hirn-Op. notwend. System von – am Kopf zu befestigenden – rö.-pos. Bügeln, das das Heranführen einer Kanüle, Elektrode, eines Nuklidträgers oder Schneidegerätes an eine definierte Hirnstruktur ermöglicht; z. B. nach ↑ RIECHERT-MUNDINGER. – 2) *röntg* s. u. Z.diagnostik, Z.tubus. – **Z.neurose:** Schichtneurose, deren psych. Grundlage eine Konfliktsituation bildet, die sich aus dem Begehren eines best. Zieles ergibt (als Extremfall z. B. die sogen. Rentenneurose). – **Z.scheiben...:** s. u. Target....

Ziel|tubus: *radiol* Tubus in Richtung des Zentralstrahls (»**Z.strahles**«), der – über die Nutzung als Blende u. Streustrahlenschutz, evtl. auch als Kompressorium hinaus – als Hilfsmittel für die Einstellung der Aufnahme- bzw. Bestrahlungsrichtung dient. – **Z.volumen:** *radiol* bei der Strahlenther. das Gewebsvol. im »Herdgebiet«, für das die Herddosis ermittelt wird. – **Z.zelle:** *immun* Zelle mit spezif., auf best. Oberflächeneigenschaften (Rezeptoren, AG, Molekülgruppierungen) basierendem Angriffspunkt (z. B. für Viren, sensibilisierte T-Lymphozyten, AK); vgl. Targetzelle. – **Z.zittern:** s. u. Bewegungstremor.

Ziemann* Tüpfelung (HANS RICHARD PAUL Z., 1865–1939, Internist u. Tropenmediziner, Kamerun, Berlin): ↑ Tüpfelung der Erythrozyten bei Befall mit Malariaplasmodien.

Ziemnowicz* Methode: *neurochir* die »Schraubendränage« des Hydrocephalus communicans; nach Laminektomie Einsetzen von Hohlschrauben mit seitl. Löchern in 1 bis 2 LWK, die den Liquor in deren Knochenmark ableiten.

Ziemssen* (HUGO WILH. V. Z., 1829–1902, Internist, Erlangen, München) **motorische Punkte:** die mit den Eintrittsstellen der Nervenäste in die Muskeln korrespondierenden Hautpunkte als Applikationsorte für die Elektroden bei der Elektrotherapie. – **Z.* Ulkusdiät:** s. u. LEUBE*-Z.*.

Zierold* Einrenkung (ARTHUR ADALBERT Z., geb. 1886, Chirurg, Minneapolis): (1935) Reposition einer Schulterluxation (Arzt steht traumaseitig am Kopfende des auf dem Rücken Liegenden u. stützt sich mit dem patientenseit. Ellbogen in der Axilla ab): Abduktion des gestreckten Armes bis 90°, nach Beugen im Ellbogengelenk Längszug am O'arm, dann – unter weiterer Beugung – Adduktion bis etwa 45°.

Zieve* Syndrom (LESLIE Z., US-amerikan. Internist): (1958) akute hämolyt. Anämie u. Pankreatitis mit cholestat. Fettleber (u. rekurrierender ikter. Hepatose) oder mit Leberzirrhose u. Hyperlipidämie beim Alkoholiker; ferner chron.-rezidivierende Diarrhöen, Anorexie, Gewichtsverlust, allg. Schwäche, häufig lebertyp. Teleangiektasien.

Ziffern|agraphie: *neurol* Unfähigkeit, Ziffern bzw. Zahlen zu schreiben; bei Läsion des Temporallappens mit Beteiligung der unt. Präzentralregion. – Analog die **Z.alexie** bei Läsion des Gyrus angularis (z. B. GERSTMANN* Syndrom).

Zigarrenwicklerkrampf: Finger-Handspasmen als Beschäftigungsneurose der sogen. Wickelmacher.

Zigaretten: *toxik* s. u. Nikotin..., Raucherschäden, -krebs, Tabakvergiftung. – **Z.drän:** Dränagerohr in Form eines z.dünnen Schlauches; Gaze-umwickelt als ↑ PENROSE* Drän.

Zika-Fieber: in Afrika, Südostasien u. Südamerika primär bei Affen vork. Zooanthroponose (Fieber, Myalgien) durch das gleichnam., hämagglutinierende ARBO-Virus B (Überträger: Aedes africanus). Nachweis durch KBR u. Neutralisationsreaktion.

Zikatrikotomie: *chir* op. Durchtrennung einer Narbe.

zikatriziell: im Form einer Narbe (Cicatrix), narbig, narbenbedingt.

Ziku...: ↑ Cicu....

ziliar, ciliaris: die Wimpern (Cilia) bzw. den Ziliarkörper betreffend (z. B. zi. ↑ Gefäßinjektion).

Ziliar|akne: ↑ Hordeolum externum. – **Z.epithel:** ↑ Pars ciliaris retinae. – **Z.epitheliom:** *ophth* vom Pigmentepithel ausgehendes Malignom des Z.körpers (aus schwarz pigmentierten Zellen u. hyalinen Massen). Wächst unaufhaltsam expansiv; jedoch nur geringgrad. Metastasierungstendenz. – **Z.ganglion:** ↑ Ganglion ciliare. – **Z.hyperämie:** *ophth* ziliare ↑ Gefäßinjektion. – **Z.körper:** ↑ Corpus ciliare; s. a. Cyclitis.

Ziliarmuskel: ↑ Musc. ciliaris. – **Z.durchtrennung:** *ophth* Inzision des Corpus ciliare zur Senkung des Augeninnendruckes; vgl. Ziliarotomie. – **Z.krampf:** ↑ Akkomodationskrampf. – **Z.lähmung:** ↑ Akkomodationslähmung. – **Z.neuralgie:** *ophth* N. im Bereich der **Z.nerven** (↑ Nn. ciliares), d. h. in Augapfel u. Orbita, evtl. in die Umgebung ausstrahlend; oft im Rahmen des HORTON* Syndroms, ferner – als Nasoziliarneuralgie – das ↑ CHARLIN* Syndrom sowie die tab. Augenkrisen.

Ziliarotomie: *ophth* Durchtrennung des Plexus ciliaris bei durch ↑ Ziliarmuskeldurchtrennung nicht kurablem Glaukom.

Ziliar|prolaps: *ophth* teilw. Vorfall des Corpus ciliare nach perforierender Verletzung oder bei Dehiszenz der Sklerakapsel (nach tiefer Skleritis). – **Z.reflex:** *ophth* die physiol. Miosis bei der Akkomodation. – **Z.staphylom:** *ophth* s. u. Staphyloma.

Ziliaten: *zool* ↑ Ciliata.

Zilie: Wimper, Flimmerhaar (↑ Cilia).

Ziliektomie, Ciliectomia: *ophth* op. Entfernung 1) des Ziliarkörpers oder -muskels; 2) des **Zilienbodens,** d. h. des Teiles des Lidrandes, in dem die Haarbälge der Augenwimpern liegen (u. in dem auch die MOLL* u. ZEIS* Drüsen münden); auch die Entfernung einzelner Haarbälge falsch stehender Wimpern.

Zilienhemmfaktor: beim ↑ Mukoviszidose-Kranken im Serum nachweisbarer »Faktor«, der den Bewegungsablauf eines Flimmerepithels stört oder hemmt.

Ziliospinalreflex: ↑ Kutanpupillarreflex.

Zimelidinum *WHO*: (p-Bromphenyl)-3-(dimethylamino)-propenyl]-pyridin-Derivat; Chemotherapeutikum.

Zimmer* Zweifarbstofftest: (1956) Modifik. des Bromsulfaleintests mit gleichzeit. i.v. Inj. von Trypanrot, das – im Ggs. zum BSP – nur langsam eliminiert wird, also während des Tests einen praktisch konst. Blutspiegel aufweist u. so die Bestg. der akt. Plasmamenge, aus der die BSP-Ausscheidung erfolgt, ermöglicht.

Zimmerlin* Typ: *neurol* die skapulohumerale Abart der erbl. Dystrophia musculorum progressiva (↑ Tab. »Muskelerkrn.«); oft mit sek. Muskellipomatose.

Zimmermann* Körperchen (KARL WILHELM Z., 1861–1935, Anatom, Gießen, Bern): 1) ↑ Thrombozyt. – 2) ↑ Blutkörperchenschatten.

Zimmermann* Reaktion (WILHELM Z., geb. 1910, Bakteriologe u. Chemiker, Breslau, Saarbrücken): 1) **Z.* Ketosteroidbestimmung**: kolorimetr. oder dünnschichtchromatograph., quant. Nachweis der 17-Ketosteroide (»**Z.* Chromogene**«) im Harn mit **Z.* Reagens** (2%ig. äthanol. m-Dinitrobenzol-Lsg. mit 15%ig. methanolisierter Kalilauge) anhand der Violettfärbung (λ_{max} 520 nm). – 2) (1939/49) modif. MKR als Fließpapier-Trockenblut-Reaktion.

Zimmermann*-Laband* Syndrom: (1928 bzw. 1964) autosomal-dominant erbl. Fibromatose mit Gingivabeteiligung (Störung der 1. Dentition), Endphalangen- u. Nägeldysplasien, Hyperplasie der Nasen- u. Ohrmuschelknorpel (»Satyrohren«).

Zimt|aldehyd, Cinnamylaldehyd: Bestandteil des äther. **Z.öls** (verschiedener Cinnamomum- u. Drimys-Arten; auch »künstl.«). Anw. für chromatograph. Nachweis von Steroidsaponinen, Kurare-Alkaloiden, Indol-Derivaten. – **Z.säure**: Acidum cinnamylicum, $C_6H_5 \cdot CH:CH(COOH)$. – Ein Benzylester (»Zinnamein«) ist antiseptisch wirksamer Inhaltsstoff von Balsamum peruvianum.

Zincum: ↑ Zink. – **Z. sozojodolicum** s. **dijodparaphenolsulfonicum**: farblose Kristalle; Anw. in antisept. Streupudern u. Lsgn. als Wund- u. antiparasit. Hautmittel. – **Z. sulfocarbolicum** s. **-phenolicum**: Zink-4-phenol-sulfonat; adstringierende Kristalle; Anw. als äußerl. Antiseptikum für Harnröhrenspülungen, als Insektizid.

Zingiber officinale: *botan* »Ingwer« [Zingiberaceae]; Anw. des Rhizoms (»Rhizoma Zingiberis«; bis 3% äther. Öl Gingerol mit **Zingiber|on** u. a. scharfen Geschmacksstoffen) als Karminativum, Stimulans, Korrigens u. Geschmacksträger in Lebensmitteln u. Getränken (s. a. Ginger paralysis).

Zingulum: *anat* ↑ Cingulum. – **Zingulektomie**: *neurochir* Resektion des Cingulum cerebri im Bereich des Gyrus fornicatus als psychochir. Eingriff v. a. bei Epilepsie. – Analog die – elektrokaust. – **Zingulotomie** bei schweren Psychosen.

Zink, Zincum, Zn: »unedles« Schwermetall mit Atomgew. 65,37 u. OZ 30; natürl. Isotope: ^{64}Zn, $^{66-68}Zn$, ^{70}Zn sowie – radioaktiv – ^{63}Zn (β-, γ-Strahler; HWZ 38 m) u. ^{65}Zn (β u. γ; HWZ 245 d); F. 419,5°; 2wertig. Reines Zn in Säuren u. Laugen unlösl., unreines lösl. u. reagibel. – Vork. v. a. mineralisch; essentiell für alle Lebewesen, beim Menschen (Gesamt-Zn bis 4000 mg) ähnl. wie Cu u. Fe für Wachstum u. Reifung, KH-, Lipid-, Protein-, Porphyrin-, DNS-, RNS- u. Hormon-Stoffwechsel (Insulin), Säure-, Basen-, Enzym-Haushalt (als Metalloprotein, Aktivator). Tagesbedarf (10–15 mg) im allg. durch Nahrung gedeckt; Mangel (z. B. bei Vit. B_6-Defizit, myeloischer Leukämie, Neoplasma, ungenügender Aufnahme von tier. Eiweiß, übermäßiger von Ca, Cd, Cu, Fe, Mn, Sulfiden, Chelatbildnern) bewirkt u. a. Zwergwuchs, Hypogonadismus, Hepato-Splenomegalie, Hyperkeratosen, Dermatitis, Anorexie, Hypogeusie etc. u. wirkt sich u. U. negativ aus auf Mongolismus, nephrot. Syndrom, Mukoviszidose, Zöliakie, Leberzirrhose, Leukose, regionale Enteritis, schwere Verbrennungen. – Normwerte in Blutplasma u. -serum (letztere nach Stehen der Probe infolge Zellzerfalls erhöht) 7,8 bzw. 1,3 beim Säugling, bis 12,4/1,1 mg/l beim Erw. (niedriger bei Schwangeren); pathol. erhöht bei Hyperthyreose, essentielle Hypertonie, Polyzythämie, Eosinophilie, Perniziosa, erniedrigt bei Diabetes, atroph. Leberzirrhose, Infekten, Myokardinfarkt; gebunden als wasserlösl. Proteinkomplexe, davon für Zn-Austausch wichtig die mit α_2-Makroglobulin, Transferrin, Porphyrinen (u. IgG), wie sie z. T. in Harn u. Fäzes bei intermitt. akuter Prophyrie, Bleivergiftungen u. akutem rheumat. Fieber ausgeschieden werden; im Pankreas »Inselzink« der β-Zellen bei Hunger vermehrt, bei Insulinmobilisation verringert. Harnausscheidung ca. 0,3 mg/l, 138–722 µg/24 Std. (vermehrt bei alkohol. Leberzirrhose, Diabetes, Ca.; s. a. Zinkurie). Therap. Anw. siehe bei den Zn.salzen (s. a. Zincum). – *toxik* Reines metall. Zn praktisch ungiftig (Pb- oder As-Beimengungen toxisch); akute Intoxikation aber evtl. bei Schmelzarbeiten (Inhalieren von Dämpfen: ↑ Gießfieber), nichtgewerblich durch Einatmen von ZnO, Wundresorption von Zn-chlorid, Aufnahme von Zn-azetat mit sauren Speisen aus Zinkgefäß; Sympte. – außer mögl. Verätzung – wie durch Cu-Salze: metall. Geschmack, Hypersalivation, Übelkeit, Erbrechen, Kopfschmerzen, Hyperperistaltik mit Leibschmerzen u. Diarrhöen (evtl. blutig), Tachypnoe, Kollaps; in schweren Fällen Schock, Delir, Koma (DL für $ZnSO_4$ ca. 10 g); Ther.: Magenspülung (0,1%ig. $KMnO_4$, verdünnte Säuren), Natriumthiosulfat, Plasmaexpander, evtl. Beatmung. – Chron. gewerbl. Vergiftungen nicht erwiesen (s. a. Zinkhüttensiechtum); MAK-Wert für ZnO(-Rauch): 5 mg/m³; Zn-chromat karzinogenverdächtig.

Zinkäthylen-bis-dithiokarbamat: eine fungizide Substanz.

Zinkat: aus Zn mit Alkalien gebildeter anionischer Zn-Komplex.

Zink|azetarsol: externes As-Zn-Chemotherapeutikum gegen Ekzeme u. Furunkulose. – **Z.azetat**: $Zn(CH_3COO)_2$; wasser- u. äthanollösl. Kristalle; Anw. äußerl. als Adstringens in Augen- u. Gurgelwasser (0,01–0,03 bzw. 0,5–1%ige Lösg.), zur Spülung von äuß. Gehörgang u. Urethra, in gesätt. äthanol. Lösg. als papierchromatograph. Sprühreagens, für die ↑ SCHLESINGER* Probe. – **Z.borat**: $ZnB_4O_7 + 7 H_2O$; äußerl. Adstringens in Streupudern, Fungizid (Weinbau).

Zinkchlorid, -butter, Chlorzink, Zincum chloratum: $ZnCl_2$; hygroskop. Pulver (als Hydrat Kristallform). In wäßr. Lösg. (sauer) adstringierend (Verbandwässer

0,5–1%ig; für Vaginal- u. Urethralspülungen 0,5- bzw. 0,05–0,1%ig), 5–10%ig als Ätzmittel, in fester Form als Ätzstift (»Z.stift«). *toxik*: Schleimhautätzung, Herz-Kreislauf-, Nieren-, bei Einatmung von Dämpfen Lungenschädigung (Gegenmittel: i.v. Natriumthiosulfat, auch Penicillamin); DL ca. 3–5 g. – **Z.-Reaktion**: modifiz. GROS* Probe mit 0,2%ig. Z.-Lsg. als Serumlabilitätstest bei Leberkrkn.

Zink|chromat: $ZnCrO_4 + H_2O$; gelbe Malerfarbe; hochgradig karzinogenverdächtig. – **Z.dimethyl-dithiokarbamat**, DMDTC: fungi- u. bakterizide Substanz; Zusatz zu Körperpflegemitteln. – **Z.fieber**: *arbeitsmed* ↑ Gießfieber.

Zink|-Hämatoxylin: (1953) *histol, zytol* Hämatoxylin-Lsg. mit Al-sulfat (statt Alaun), Zn-sulfat, Kaliumjodid u. 4% Eisessig; Kernfarbstoff u. zur Darstg. zytoplasmat. Nukleide. – **Z.heptanoat**, Zn-önanthat: $(C_6H_{13}COO)_2Zn$; antimykot. Wirkstoff in ext. Therapeutika u. Kosmetika. – **Z.hüttensiechtum**: berufl. Gesundheitsschäden durch Z.erz-Verunreinigungen wie Pb u. As (sowie Sb u. Cd?); häufig mit Lymphozytose u. Albuminurie, aber ohne typ. Pb-Sympte. – **Z.-Insulin**: s. u. Insulin(präparate), Depotinsuline; z. B. Injectio insulini (zinci globinati).

Zink|karbonat (basisches), Zincum subcarbonicum, Z.blüte: $2 ZnCO_3 \cdot 3 Zn(OH)_2$; adstringierendes Pulver (z. B. in Pudern, Kosmetika). – **Z.kautschukpflaster**: ↑ Collemplastrum Zinci. – **Z.laktat**: milchsaures Zink; wasserlösl., mildes Adstringens.

Zinkleim|verband: starrer – an empfindl. Hautstellen gepolsterter – Kompressionsverband, angefertigt aus handelsübl. Z.binden oder aus Mullbinden, die nach Anlegen mit erwärmter Gelatina Zinci bestrichen werden (»gestrichener Z.v.«); u. a. bei Unterschenkelvarikose (mit begleitender Dermatitis, Ekzem; z. B. als UNNA* Pastenschuh) u. -thrombose; max. Tragdauer 4 Wochen.

Zink|malabsorption: ungenügende enterale Zn-Resorption; führt evtl. zu Mangelerscheinung (s. u. Zink); u. a. erkannt als wesentl. – bzgl. Pathomechanismus ungeklärter – Faktor der autosomal-rezessiv erbl. Acrodermatitis enteropathica (die gut auf hohe orale Zn-Gaben anspricht). – **Z.öl**: ↑ Oleum Zinci. – **Z.oleat**, Zincum oleinicum: wasserunlösl., weißes, »fett.« Pulver; Anw. u. a. als mildes Adstringens.

Zinkoxid, Zinkweiß, Flores Zinci: ZnO; wenig lösl., schwach, alkal. Pulver, bei 1300° verdampfend, bei >1800° sublimierend; MAK (als »Rauch«) 5 mg/m³. Therap. Anw. (z. T. durch Titandioxid ersetzt) in Z.öl, -paste, -salbe, -schüttelmixtur u. a. Externa (auf der Haut gut deckend, austrocknend, adstringierend, entzündungswidrig) sowie als **Z.-Kautschukpflaster** (↑ Collemplastrum Zinci); ferner, mit Eugenol (oder Nelkenöl) zu einer dicken Paste angerührt (»Z.-Eugenol«), wegen seiner bakteriostat. anästhesierenden u. antiphlog. Wirkung als zahnmedizin. Universalmittel (für provisor. Verschluß, Unterfüllung, Überkappung etc.), in Form des Z.-Eugenol-Zements auch für Befestigung von Inlays, Kronen etc.

Zink|paste: ↑ Pasta Zinci. – **Z.-Patentblau-Leukolösung**: *histol* Stammlsg. (Aqua dest., Patentblau, Z.pulver u. Eisessig) für Hb-Färbung nach LISON (Peroxidase-Reaktion); Anw. nach Zusatz von Eisessig u. H_2O_2); Hb. u. Leukozytengranula blau. – **Z.polypeptide**: heterogene Gruppe von Zn-Eiweiß-Ver-

bindgn.; z. B. Ausscheidungsprodukte der Eosinophilen, darunter die CHARCOT*-LEYDEN* Kristalle (KH- u. P-frei, mit 15% Zn). – **Z.-Protamin-Insulin**: s. u. Insulinpräparate. – **Z.puder**: pulverförm. ↑ Z.oxid. – **Z.punkt**: der Erstarrungspunkt von Zn bei 692,73 K (= 419,58° C) als einer der 11 Festpunkte der »Internat. prakt. Temp.-skala 1968« (IPTS-68). – **Z.pyrithion**: Zn-Salz von 2-Merkaptopyridin-N-oxid; Antimykotikum, Antiseborrhoikum.

Zink|salbe, Unguentum Zinci: Externum aus Z.oxid u. Wollwachsalkoholsalbe (1 + 9). – **Z.salizylsäure-Paste**: ↑ LASSAR* Paste. – **Z.schüttelmixtur**: ↑ Lotio Zinci. – **Z.staublunge**: sehr seltene benigne Pneumokoniose durch Zn- u. ZnO-Staub. – **Z.stearat**: $(C_{18}H_{35}O_2)_2Zn$; therap. Anw. in dermat. Gesichts- u. Kinderpudern (z. T. resorbierbar) u. Salben, ferner als techn. Chemikalie (Lungenverstaubung beschrieben). – **Z.stift**, Lapis zincicus: Ätzstift aus festem $ZnCl_2$ mit bis 50% KCL u. 10% KNO_3. – **Z.sulfat**, Z.vitriol, Augennichts: $ZnSO_4 \cdot 7H_2O$; Anw. als Antiseptikum u. Adstringens (*ophth* 0,2–0,5%ige Lsg.), für ↑ KUNKEL* Test (2). – **Z.sulfid**, Zincum sulfuratum: ZnS; Verw. u. a. als Lumineszenzstoff für Rö-Leuchtschirme (meist Zn-Cd-Sulfid, aktiviert durch geringe Ag-Mengen) u. α-Teilchen-Zähler.

Zink|undezylenat, undezylensaures Zn: $[CH_2 \cdot CH \cdot (CH_2)_8 \cdot COO]_2Zn$; Antimykotikum (in Externa). – **Z.urie**: vermehrte renale Ausscheidung von Zn, z. B. bei Diabetes mellitus (bereits in der latenten Phase; zugleich erhöhte Plasmawerte). – **Z.vitriol**: ↑ Z.sulfat. – **Z.weiß**: ↑ Z.oxid. – **Z.zysteinat**: (G. WEITZEL 1956) $[C_3H_7NO_3S] \cdot Zn$; polymeres Aquo-zysteinato-zink (II). Natürl. Vork. im Tapetum lucidum des Auges.

Zinn* (JOHANN GOTTFRIED Z., 1727–1759, Anantom u. Botaniker, Göttingen) **Gefäßkranz, -ring**: ↑ Circulus vasculosus nervi optici. – **Z.* Zone**: ↑ Zonula ciliaris.

Zinn* Kappe (WILHELM Z., geb. 1869, Internist, Berlin): *röntg* bei Ductus arteriosus persistens die Vorwölbung des dilatierten Pulmonalbogens im li. oberen Abschnitt der Herzfigur (unterhalb des Aortenbogens).

Zinn, Stannum, Sn: *chem* Schwermetallelement mit Atomgew. 118,69 und OZ 50; Isotope: ^{112}Sn, $^{114-120}Sn$, ^{122}Sn sowie ^{124}Sn (radioakt., HWZ $1,5 \cdot 10^7$a); F. 231,85°, Kp 2362°; 2- u. 4wertig; reagibel mit Halogenen, P, S, Se, Tl, wenig lösl. in verd. Säuren u. Laugen, lösl. in konz. HCl; legierbar mit Cu, Pb, Sb, Bi, Cd. – Vork. in der Erdkruste; als Spurenelement bisher nur in Pflanzen nachgewiesen. Reines Metall praktisch ungiftig (Intoxikationen eher durch Pb-, As- u. a. Verunreinigungn.); bei langjähr. Inhalation von Z.(oxid) evtl. ↑ Z.staublunge (MAK-Wert, auf Sn bezogen, 2 mg/m³, für organ. Verbindgn. 0,1 mg/m³). Anorgan. Sn-Verbindgn. außer **Z.hydrid** (SnH_4; in der Wirkung mit AsH_3 vergleichbar) wenig toxisch (bei oraler Aufnahme nur geringe enterale Resorption), evtl. örtl. Reizung. Organ. Sn-Verbindungen z. T. stark toxisch (auch inhalativ, ↑ Gießfieber; örtlich u. U. ätzend, so Tetramethyl- u. Tetraäthylverbindgn. (zentrale Nervengifte: Hirnödem mit Hirndruck, Krämpfe, Atem-Kreislaufdepression), Mono- u. Triäthylzinn (als Verunreinigung im Präp. »Stanilon« 1954 Massenvergiftung in Frankreich); Dialkyl-Sn-Verbindgn. hauttoxisch (v. a. halo-

Zinnamat

geniert); Ther.: Spülungen (Haut, Augen), Neutralisieren mit entspr. Säuren, bei oraler Vergiftung Erbrechenlassen, evtl. Beatmung, Wundbehandlung, Antikonvulsiva. – s. a. Z.therapie.

Zinnamat: Salz der Zimtsäure (Acidum cinnamylicum).

Zinn|(II)-chlorid, Stannum bichloratum: $SnCl_2$; starkes Reduktionsmittel. – **Z.(IV)-chlorid**, **Z.chlorür**, Stannichlorid: $SnCl_4$, rauchende Flüssigkeit (D. 2,27); bildet mit Wasser die halbfeste Z.butter (Pentahydrat; Verw. als Flammschutzmittel); als **Z.-Hämatoxylin** zur spezif. Färbung allerfrühester, mit der MARCHI* Methode noch nicht faßbarer Stadien der Myelindegeneration (Differenzierung nach PAL: degenerierte Markscheiden rotviolett, gesunde fast farblos).

Zinn|folie: Stanniol; unterliegt als Verpackungsmaterial dem Blei-Zink-Gesetz (Höchstgehalt an Pb auf 1% limitiert); früher Anw. als Verbandmittel für Schürfwunden. – **Z.kraut**: *botan* / Equisetum arvense. – **Z.lunge**: / Z.staublunge.

Zinnober: / Hydrargyrum sulfuratum. – **Z.zunge**: die gerötete, papillenarme Zunge bei best. Hypo- u. Avitaminosen.

Zinn|staublunge, Z.(oxid)lunge, Stannose: gutart. Metallstaublunge nach chron. Inhalation von Sn, SnO u. SnO_2 (= Stannum oxydulatum bzw. oxydatum; v. a. in Glasindustrie, letzteres auch in Farben, Poliermitteln, Textilbeize), mit reaktionsloser Einlagerung der Metallteilchen (sogen. Depotstaub-Pneumokoniose); Rö.bild ähnl. dem der feinkörn. Silikose (subpleural, mediastinal, perihilär). – **Z.stomatitis**: St. durch Sn(-Salze); mit gleichmäß. Schwellung u. Rötung. – **Z.therapie** der Täniosen mit feinpulverisiertem Sn; Wirkung tänifug, wahrsch. durch Blockieren der antidiastat. Stoffe der Helminthen.

Zinsser* (HANS Z., 1878–1940, Bakteriologe, Harvard) **Widerspruch**: das Fehlen der Übereinstimmung von lokaler u. systemischer Anaphylaxie. – **Z.*-Brill* Krankheit**: s. u. BRILL*. – **Z.*-Castañeda* Vakzine**: in Mexiko gebr. Fleckfieber-Impfstoff aus Rikkettsia mooseri u. R. prowazeki (4:1).

Zinsser*(-Engman*-Cole*) Syndrom (FERDINAND Z., 1865–1952, Dermatologe, Leipzig, Bern, Köln), Dystrophia unguium et leukoplakia oris, Pigmentatio parvoreticul. cum leukoplakia et dystrophia unguium (JANSEN), Polydysplasia ectodermica (PASTINSZKY-VANKOS-RÄST): (1910 bzw. 1926 bzw. 1930) X-chromosomal-rezessiv (?) erbl., zwischen dem 10.–15. Lj. manifeste, progred. meso-ektodermale Dysplasie mit disseminierten Hyperkeratosen u. Poikilodermie-art., netz- u. streifenförm. Pigmentierungen der Haut, Leukoplakie, Nageldys- u. -atrophie, palmoplantarer Hyperhidrosis u. Rötung (mit Atrophie), Obliteration der Tränenpunkte; evtl. kostitutionelle Agranulozytose oder Panmyelophthise mit thrombopen. Purpura, Hypogenitalismus; auch Kombin. mit FANCONI* Anämie (»FANCONI*-Z.* Syndrom«).

Zipfel|klappen: *kard* die / Valvulae cuspidales der Atrioventrikularklappen. – **Z.narbe**: *derm* tief eingezogene Hautnarbe mit zipfelig zum Zentrum vorstehenden Rändern; z. B. bei Akne conglobata, Skrofuloderm. – **Z.plastik**: *chir plast.* Op. unter Verw. eines zipfelförm. Hohlorganlappens; z.B. GOETZE* Op., FOLEY* Plastik. Als **doppelte Z.plastik** die / Hörnerplastik.

Zipper* Pessar: / Abb. »Intrauterinpessare«.

Zipperlein: volkstümlich für / Podagra.

Ziprkowski* Syndrom (LEO Z., israel. Dermatologe): (1962) bisher nur bei 1 Fam. sephardischer Juden in Marokko beobachtete Sonderform eines rezess.-geschlechtsgebunden erbl. (androtropen), partiellen Albinismus mit Taubstummheit (Innenohrtaubheit): progred., fast symmetr. Dyspigmentation der Haut (»Leopardenhaut«; hellrosa-hypopigmentierte u. – zuerst im Kindesalter am Gesäß – hyperpigmentierte Bereiche), weiße Augenbrauen, Wimpern u. Kopfhaare, evtl. Irisheterochromie.

Zirbel(drüse): / Corpus pineale; s. a. Epiphysenhormone, -exstirpation. – **Z.stiel**: *anat* / Habenula.

Zirbeldrüsen|sand, -steine: / Acervulus. – **Z.syndrom**: / FRANKL=HOCHWART*-Pellizzi*-MARBURG* Syndrom. – **Z.tumor**: / Pinealozytom. – **Z.unterfunktion**: / Hypopinealismus.

zirka…: Wortteil »um – herum«, »ungefähr«; s. a. Zirkum….

zirkadianer Rhythmus, 24 Stdn.-, Schlaf-Wach-Rhythmus: *biol* endogen gesteuerte, sämtl. biol. Funktionen betreffende langwell. Rhythmizität, die durch die Tagesschwankungen geophysikalischer Umweltfaktoren i. S. von Zeitgeberwirkungen synchronisiert wird (normalerweise synchron mit dem Tag-Nacht-Wechsel; auch bei Ausschaltung aller Zeitinformation zunächst unverändert funktionierend); etwa eine Sinusschwingung mit den / Wendestunden 3 Uhr u. 15 Uhr (stärkster Parasympathiko- bzw. Sympathikotonus), so daß der biol. Tag gegenüber dem Kalendertag verschoben ist. Als typ. Geschehen z. B. der vormittägl. Aufwärmungsaffekt, das Frische- u. Wachheitsgefühl (EEG: arousal reaction) mit Anstieg der Kerntemp. u. Absinken der Extremitätentemp. im Laufe des Vormittags, u. der abendl. Entwärmungsaffekt, das Gefühl wohliger Behaglichkeit u. Schläfrigkeit, verbunden mit Sinken der Kerntemp. unter Wärmeabgabe (beide als Zeichen einer z.-rhythm. Temp.regulation); / Abb., s. a. Leistungs-Ermüdungs-Erholungsrhythmus. – **Zirkadiansyndrom**, Jet-travel-Syndrom: vegetat. Störun-

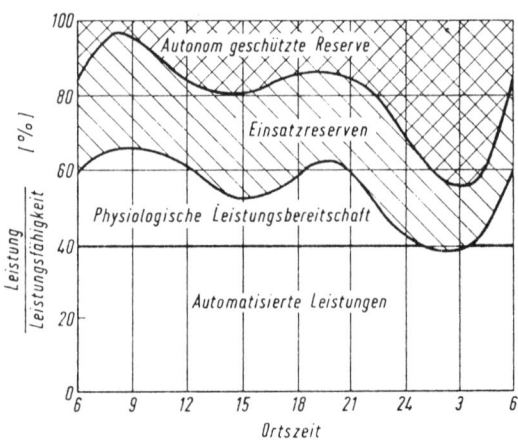

Zirkadianer Rhythmus: Tagesperiodik der Leistungsbereitschaft (nach GRAF).

gen als Folge der Verschiebung des zirkadianen Rhythmus bei schnellen, weiten Flugreisen von Ost nach West u. umgekehrt.

zirkatrigintan: den Zeitraum von 30 Tagen betreffend (eigentlich von 28 Tg., d. h. mit Bindung an die Mondphasen).

Zirkel|gang: *orthop* Gehen mit Schwenken des Beckens u. Spielbeines um das Standbein; v. a. bei Querschnittsgelähmten mit stabilisierendem Apparat (für den die Muskelkraft aus höheren, ungelähmten Körperabschnitten entliehen wird); s. a. hemiplegischer ⌇ Gang. – **Z.schnitt**: *chir* 1) die Extremität zirkulär umfahrender ⌇ Amputationsschnitt; entweder »einzeitig.« (simultane Durchtrennung von Haut u. Weichteilen in 1 Ebene) oder aber »2-« oder »3zeitig«, d. h. mit separater Durchtrennung von Haut, Muskulatur u. Knochen derart, daß die Muskulatur über dem Knochen u. die Haut über der Muskulatur locker vereinigt werden können, ohne daß die zu erwartende Weichteilschrumpfung die Deckung der Stumpfkuppe gefährdet; evtl. modifiziert durch Manschettenbildung (wobei zunächst eine Hautmanschette wie ein Umlegekragen zurückpräpariert wird); auch als Schräg- oder Ellipsenschnitt; s. a. Lappenschnitt. – 2) ⌇ Zirkumzision. – **Z.tour**: s. u. Zirkulärverband.

Zirkelung: *physiother* gezielte Massage umschriebener tiefer Gewebsschichten, indem mit dem Handballen (»Ballen-Z.«) oder mit 1 oder 2 Fingerkuppen (»Finger-« bzw. »Daumen-Z.«) ein etwa kreisförm. Haut-Weichteilareal durch Druck fixiert u. gleichmäßig in allen Richtungen gegen den Untergrund verschoben wird.

Zirkon(ium), Zr: Schwermetallelement mit Atomgew. 91,22 u. OZ 40; Isotopen: $^{90-92}$Zr, ^{96}Zr; F. 1860°, Kp. 3580–3700°; 4-, 2- u. 3wertig; lösl. in Königswasser, Flußsäure u. Alkalischmelze; legierbar mit Mn, Fe, Ni, Cu, Au, Hg. – Natürl. Vork. v. a. mineralisch (Z.erde, ZrO_2). Verw. in elektrisch, therm. u. mechan. hoch beanspruchten Geräten etc., für chir. Instrumente u. Ersatzteile (Schädelplatten z. B.), als Karbonat, Oxid u. Silikat in medizin. u. kosmet. Pudern. – MAK für Zr-Verbindgn. (gemessen als Zr) 5 mg/m^3; durch Zr-halt. Desodorantien evtl. Hautallergie. – **Z.lampe**: mit Zr gefüllte Gasentladungslampe (weißes Licht mit bis über 9000 sb).

zirkul...: Wortteil »Kreis«; s. a. circul....

zirkulär, circularis: kreisförmig, sich zum Kreis schließend (s. a. Kreis..., Zirkulär...); z. B. **z. Irresein, z. Psychose** (⌇ manisch-depressive Erkr.; i. e. S. eine solche mit bes. häuf. Wechsel der bd. Phasen bei nur kurzem oder fehlendem Intervall; auch als **z.-schizophrene Mischpsychose**.

Zirkulär|anästhesie: 1) Infiltrationsanästhesie mit kreisförm. Umspritzung des Knochens (z. B. Femur, Humerus). – 2) Allg.narkose mit einem ⌇ Kreissystem-Apparat. – **Z.verband**: Bindenverband aus einfachen Kreisgängen (»Zirkeltouren«).

Zirkulation: kreisende Bewegung, z. B. *zytol* als Protoplasmaströmung, *physiol*, *kard* als ⌇ Blutkreislauf (s. a. Mikrozirkulation, LILLEHEI* gekreuzte Z., Kreislauf...). – **Zirkulationsstörung**: *kard* Störung des Blutkreislaufs; i. e. S. die sogen. ⌇ Regulationsstörungen.

zirkum...: Wortteil »ringsum«, »um – herum«; s. a. circum..., zirka....

Zirkum|duktion: *neurol* s. u. hemipleg. ⌇ Gang (v. a. bei spast. Parese: »Helikopodie«); vgl. Zirkelgang. – **Z.ferenz**: *anat* ⌇ Circumferentia. – **Z.klusion**: *chir* Verschluß eines Hohlorgans (z. B. großes Blutgefäß) durch kreisförm. Naht.

zirkumskript: umschrieben, nicht diffus.

Zirkumzision, Circumcisio: *chir* Umschneidung durch einen ⌇ Zirkelschnitt; i. e. S. die – aus rituellen oder hygien.-prophylakt. Gründen vorgenommene – »Beschneidung« des Knaben mit partieller bis totaler Entfernung des Präputiums.

zirrh...: (*gr* kirros = gelb) Wortteil »bindegeweb. Verhärtung« (ursprünglich die der – dabei gelblich verfärbten – Leber). – **zirrhös**: ⌇ zirrhotisch.

Zirrhose: ⌇ Cirrhosis; i. e. S. die ⌇ Leberzirrhose. – **Z. junger Frauen**: ätiol. ungeklärte Leberzirrhose, charakterisiert durch endokrine Störungen, Fieberschübe mit Ikterus, Gelenkbeschwerden, Hypergammaglobulinämie u. Splenomegalie, histol.: postnekrot. Typ mit Narbenleber (u. plasmazellulärer Reaktion).

Zirrhose|anämie: Sammelbegr. für Anämien bei ⌇ Leberzirrhose; makrozytäre (z. B. »Z.perniziosa«, mit megaloblast. KM-Veränderngn.) sowie hypo- bis aplast. Formen (wahrsch. durch Hypersplenismus). – **Z.enzephalopathie**: Störung der Hirnsubstanz u. -funktion bei ⌇ Leber-Z.; anfangs (metabolisch kompensierte Z.) nur sogen. Leberglia (Vergrößerung der Astrozytenkerne) ohne quant. faßbare Metabolismus-Störung; später leichte Psychosyndrome (v. a. bei krankheitsbedingten zusätzl. Belastungen, Alkoholexzeß, Schlafmittelgebrauch) mit Bewegungsarmut, Amimie, Halte- u. Aktionstremor, Lidflattern, Myoklonien, Parästhesien (chron.subklin. E.«); schließlich »portalsystem. E.« durch Ammoniak-Eiweiß-Intoxikation: intermitt. Stupor, zwanghaftes Schlafbedürfnis, Muskelatrophie, motor. Störungen (Flapping-Tremor, Stand-, Gangunsicherheit), Polyneuropathie.

Zirrhose|milz: sek. – isolierter oder generalisierter – Hypersplenismus mit Fibroadenie der Milz im Zusammenhang mit Leber-Z. (bei portaler Hypertension zusätzlich perifolliculäre Blutungen, Hämosiderinablagerungen, evtl. auch kalkinkrustierte knötchenförm. Eisenablagerungen in Arterienwänden u. Trabekeln = GAMNA*-GANDY* Körperchen). Als Fibroadenie-Folge Verlust des Druckausgleichs im Pfortadersystem (= irreversible hämodynam. Milzinsuffizienz n. STREICHER). – **Z.syndrom**: sek. system. Veränderungen bei Leber-Z.: Spidernävi, Palmarerythem, Gynäkomastie, Hodenatrophie, Lacklippen, feminine Behaarung (Bauchglatze), Weißmondnägel. – Auch Sammelbegr. für die verschied. Formen der Leber-Z. wie ⌇ BANTI*, BUDD*-CHIARI*, CEELEN*-GELLERSTEDT*, EPPINGER*-BIANCHI*, HANOT* (-KIENER*, -RÖSSLE*), HUTINEL*, LAËNNEC*, MAIXNER*, MAURIAC*, PICK*, STUART*-BRAS*, TROISIER*-HANOT*-CHAUFFARD* Zirrhose bzw. Syndrom.

zirrhotisch: bindegewebig verhärtet (⌇ Cirrhosis); z. B. **z. Tuberkulose** (in Spätstadien der fibrösen ⌇ Lungen-Tbk).

Zirrus: *path* inkorrekt für ⌇ Skirrhus.

Zirs...: Wortteil »Varizen« (⌇ Cirs...).

zirzinär: kreisförmig (↑ circinatus).

zis-: ↑ cis-.

Zisterne: 1) *anat* ↑ Cisterna. – 2) *zytol* a) Innenraum des endoplast. Retikulum. – b) ↑ Perinuklearzisterne.

Zisternen|block: ↑ ZANGE*-KINDLER* Syndrom. – **Z.dränage**, Zisternostomie: *neurochir* bei Z.block Liquordrainage aus den Hirnzisternen temporär nach außen oder definitiv in das Ventrikelsystem; oder aber Drainage eines Hirnventrikels in basale Zisternen bzw. in die Cisterna magna (s. u. Ventrikulostomien). – **Z.hernie**: Herniation von Hirnteilen in eine Zisterne im Zusammenhang mit – umschrieb. – Hirndruck; s. a. Z.verquellung. – **Z.punktion**: P. einer Hirnzisterne, i. e. S. die ↑ Subokzipitalpunktion. – **Z.ring**: *anat* ↑ Cisterna interhemisphaerica. – **Z.-Sinusdränage**: ↑ HAYNES* Op.

Zisternen|typ der Krebsmetastasierung: (WALTHER) bes. Form des ↑ Pfortadertyps mit Bildung sekundärer Lungenherde ohne Befall der Leber; Krebszellen gelangen aus dem abdomin. Verdauungstrakt über die Cisterna chyli u. den Ductus thoracicus in die Blutbahn. – **Z.verquellung, -tamponade**: (SPATZ bzw. OSTERTAG) Verlegung der subarachnoidalen Räume bei Hirnödem, indem eine inn. Herniation von Hirnteilen in Liquorräume (bzw. deren Engstellen) erfolgt; v. a. als Einpressung 1) des Mittelhirns in den Tentoriumschlitz, 2) des Uncus gyri hippocampi u. des Gyrus hippocampi in die mediobasalen Zisternen (»vord. temp. Druckkonus«) bzw. 3) in die Cisterna ambiens (»hint. Druckkonus«) oder 4) der Kleinhirntonsillen in das For. occipit. magnum (»zerebellarer Druckkonus nach unten«).

Zisterno|graphie: *röntg* Darstg. der Hirnzisternen nach Inj. eines pos. oder neg. KM; evtl. mit Schichtaufnahmen (= **Z.tomographie**). – **Z.stomie**: ↑ Zisternendrainage.

Zistron: *genet* ↑ Cistron.

Zitr...: s. a. Citr....

Zitramalsäure: die in Früchten höherer Pflanzen (z. B. Äpfel) u. in Baktn. vork. Methyläpfelsäure. Ihre Salze (»**Zitramalate**«) werden durch **Zitramalat-(pyruvat-)lyasezitrase** zu Azetat u. Pyruvat abgebaut.

Zitrat: Salz der Zitronensäure (↑ Acidum citricum).

Zitrat|blut: mit Natriumzitrat (3,8%ige isoton. Lsg.) versetztes – u. dadurch infolge Bindung der Ca-Ionen (Ca-Oxalat) ungerinnbares – Vollblut (vgl. Z.plasma). Verw. v. a. für BSR u. Gerinnungsproben; ferner als Frisch- oder Konservenblut (mit Z.-halt. Stabilisatoren) für Transfusionen (bei rascher Zufuhr u. bes. bei Massentransfusionen Gefahr einer Gerinnungsstörung durch Hypokalziämie, die über herabgesetzte Ansprechbarkeit der Gefäße auf Katecholamine auch Hypotonie u. Verminderung des Schlagvol., im Extremfall Kammerflimmern u. Herzstillstand bewirken kann). – **Z.intoxikation**: Vergiftung durch Zitronensäure oder deren Salze; klin.: Hypokalziämie mit Störung der Blutgerinnung (s. a. Zitratblut), evtl. tetanoide Symptome; Ther.: Kalziumglukonat-Inj. – **Z.plasma**: durch Zusatz von 3,8%ig. Natriumzitrat ungerinnbar gemachtes Blutplasma; z. B. als 1/10- oder 2/10 Vol.-Z.plasma für Blutgerinnungs- (z. B. QUICK* Zeit) u. Thrombozytenfunktionsproben; s. a. Z.blut.

Zitrat|-Reaktion, -Test: *bakt* ↑ IMVC-Test. – **Z.spaltendes Enzym**: ↑ ATP-zitrat-lyase. – **Z.synthase**: die bd. stereospezifisch konträren Enzyme Z.-[*re*]- u. -[*si*]-synthase (= Oxalazetat-transazetase, Z.-kondensierendes Enzym) mit der Reaktion: Zitrat + CoA = Azetyl-CoA + H_2O + Oxalazetat. – **Z.zyklus**, Trikarbon-, Zitronensäure-, KREBS* Zyklus: (H. A. KREBS, W. A. JOHNSON 1937) bes. bei allen O_2-verbrauchenden Lebewesen mit der Atmungskette verbundener (s. a. Schema »Zytochrom«) zentraler Stoffwechselzyklus für den energieliefernden (via Wasserbildung; zur Körperwärmeerhaltung u. Speicherung als »chem. Energie«) oxidativen Abbau der zugeführten KH, Fette u. Eiweiße (↑ Schema), der direkt oder indir. mit Ab-, Um-, Aufbauwegen aller Stoffgruppen korrespondiert (s. a. Schemata »Glukose«, »Fettsäuren«, »Fette«). Bei höheren Lebewesen entstammen ca. 2/3 der aus der Nahrung gewonnenen Energie dem Z.z., dessen Enzymsysteme sich in subzellulären Strukturen (v. a. Mitochondrien) befinden; Eingangsreaktion ist die Bildung von Zitronensäure über Azetyl-CoA-Oxalazetat-Umsetzung; Gesamtreaktionsfolgen formulierbar als: Azetyl-CoA + 3 NAD + FAD + GDP + $\circledP$ + $2H_2O \rightarrow 2\ CO_2$ + CoA + 3 $NADH_2$ + $FADH_2$ + GTP.

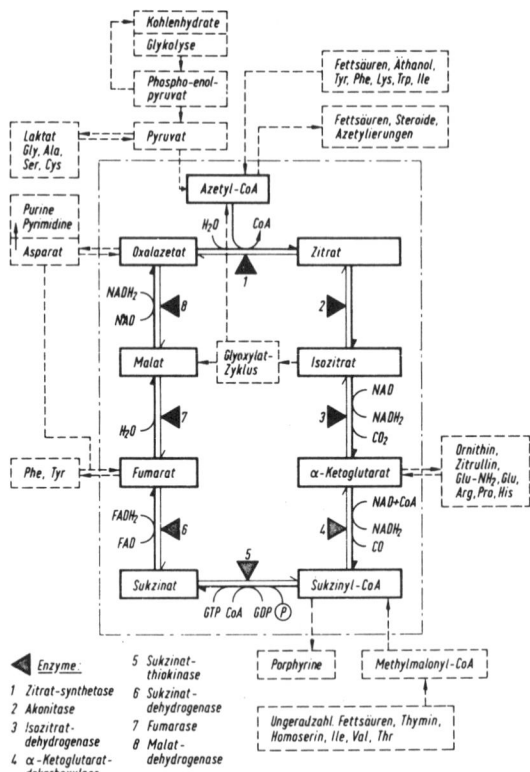

Zitrin: s. u. Bioflavonoide.

Zitro|bakter: ↑ Citrobacter. – **Z.myzeten**: alte Bez. für – aus Glukose Zitronensäure bildende – Penicillium-Arten.

Zitronen|haut: *derm* s. u. MILIAN*; s. a. Apfelsinenschalenhaut. – **Z.kur**: kurmäßige Einnahme von Z.säure-halt. Nahrungsmitteln bzw. von Z.saft zwecks intrakorporaler Chemolitholyse kalkhaltiger Harnsteine (v. a. Kalziumphosphat). – **Z.öldermatitis**: in den Tropen vork. Dermatitis bei äußerl. Anw. von Z.öl als Repellent (v. a. gegen Moskitos).

Zitronensäure: ↑ Acidum citricum; s. a. Zitrat.... – **Z.belastung**: (KAHLE 1949) modifiz. SJÖSTRÖM* Leberfunktionsprobe; 10 Min. nach Inj. von 10 ccm einer 10%ig. Na-zitrat-Lsg. kolorimetr. Bestg. des Blut-Zitratspiegels in Relation zur Plasmamenge (Kongorot-Methode); bei Leber-Erkrn. Z.abbau verringert. – **Z.milch**: *päd* ↑ Citrettenmilch. – **Z.zyklus**: *biochem* ↑ Zitratzyklus.

Zitrullin: $H_2N \cdot CO \cdot NH(CH_2)_3 \cdot CH(NH_2) \cdot COOH$, 2-Amido-5-ureidovaleriansäure; pflanzl. u. tier. Aminosäure, Zwischenprodukt im Ornithin- u. Argininstoffwechsel. – **Z.urie**: enzymopath. Störungen des Ornithinzyklus (Z.umbau zu Argininbernsteinsäure infolge verringerter Argininbernsteinsäure-synthetase-Aktivität blockiert), mit Anhäufung von Z. (u. NH_3) im Plasma u. sekundär in Liquor u. Harn. Die Harnstoffsynthese braucht nicht konstant eingeschränkt zu sein. Die Hyperammonämie führt zu Erbrechen (in Attacken), komatösen Zuständen, Oligophrenie, Mikrozephalie u. Ataxie.

Zitter|aal: südamerikan. »Messeraal« Gymnotus electricus; Luftatmer in schlamm. Gewässern, dessen kleineres elektr. Organ regelmäßig ca. 50-V-Stromstöße zur Orientierung aussendet, während das größere mit ca. 1 Sek. dauernder Schlagserie (bis zu 650 V u. 0,75 Amp) der Beutelähmung u. Verteidigung dient. – Ähnl. auch trop. u. subtrop. »elektr.« oder »Z.rochen« [Torpedinidae], darunter als größter Torpedo nobiliana (bis 150 cm), sowie der – v. a. mediterrane – »**marmorierte Z.aal**« (bis 100 cm) mit »Schlägen« bis zu 200 V; ferner der »**Z.wels**« Malapterurus electricus (trop. Afrika, Nil; bis 120 cm, bis zu 100 V).

Zitteranfall: 1) epilept. Z.: s. u. Tremoranfall. – 2) psychogener Z.: anfallsweiser Extremitätentremor im Zusammenhang mit aufwühlenden, belastend empfundenen Erlebnissen (z. B. als Kriegszittern).

Zitter|feld (Ohm*): *ophth* Bereich des Blickfeldes, bei dessen Abtasten mit den Augen Nystagmus auftritt. – **Z.lähmung**: ↑ Paralysis agitans. – **Z.laute**: die durch pass. Schwingungen der Artikulationszone erzeugten »Vibrantes«; im Deutschen die verschied. »R«-Laute (z. B. durch das Flattern der Zunge an den Zähnen).

Zittern: ↑ Tremor; s. a. faszikuläre Zuckungen.

Zitter|puls, Pulsus tremulus: kleiner, unregelmäß. Puls. – **Z.rochen**: s. u. Z.aal. – **Z.star**: *ophth* ↑ Cataracta tremulosa.

Zitting* Schema: *ophth* durch 2 vertikale u. 2 horizontale Linien in 9 Felder unterteilter Kreis zur graph. Darstg. der Befunde (0, +, ++, +++) bei der Hornhaut-Sensitometrie.

Zivilisations|krankheiten: die psych. u. phys. Schäden als Folge einer unangemessenen Nutzung bzw. des Mißbrauches der zivilisator. Errungenschaften oder aber von Schädlichkeiten, die bei der Produktion der Z.güter auftreten. Wesentl. Faktoren: 1) Nahrung ohne ausreichende Vitalstoffe, 2) nicht am Hunger u. an der phys. Belastung orientierte Ernährung (oft einseitig, Gebiß u. Verdauungstrakt nicht voll fordernd; oder überladener Luxuskonsum), 3) Mangel an körperl. Bewegung u. 4) an natürl., die biol. Kräfte herausfordernden Hindernissen in der Umwelt, 5) übermäß. Strahlenexposition (bei ungenügender Sonnenlichteinwirkung), 6) Luft- u. Wasserkontamination, 7) überbetonte Rationalität allen Handelns bei permanentem Erfolgszwang (»Streß«, begünstigt durch Lärm u. a. Faktoren). Summe der Noxen führt zum frühzeit. Verschleiß bzw. zur Minderentwicklung bestimmter Systeme (z. B. **Z.dystrophie** der Muskulatur); als typ. Z.krhtn. gelten: Angina pectoris, Myokardinfarkt, Arteriosklerose, Hypertonie, Adipositas, Diabetes mellitus, Gicht, Haltungsschäden, Gebißverfall, Allergien, Karzinome durch best. industrielle Kontaminate u. Genußmittel; s. a. Managerkrankht., MNS-Syndrom. – **Z.seuchen**: (DE RUDDER) die in hochentwickelten Ländern trotz intensiver Bemühungen bisher unausrottbaren, v. a. durch Tröpfcheninfektion übertragenen Infektionskrankhn. Diphtherie, Scharlach, Keuchhusten u. Masern.

Z-Linie: *anat* die unregelmäß. »Zickzacklinie« (»Ora serrata«) als Grenze zwischen dem Plattenepithel des Ösophagus u. dem Zylinderepithel der Kardia (ca. 2 cm oberhalb der Pars cardiaca).

Zn: ↑ Zink.

Z-Naht: *chir* Z-förm. Naht; 2 parallele Stiche mit zwischen 1. Ausstich u. 2. Einstich schräg rücklaufendem Faden.

ZNS: Zentralnervensystem. – **ZNS-Atrophien, systematische**: (SPATZ) Oberbegr. für die auf Atrophie bestimmter ZNS-Bahnen u. -Gebiete (unabhäng. von der Gefäßversorgung) beruhenden Krkhts.bilder; im Hirnbereich: PICK* Krankheit (»A. des Stirnhirns«), HUNTINGTON* Chorea (»A. des Striatums«), Paralysis agitans (»A. des Nucleus niger«); im RM-Bereich (↑ Abb.): spast. Spinalparalyse (»A. der vord. u. seitl. Pyramidenbahn«; Abb. I), nukleare Muskelatrophie (»A. der Vorderhornganglienzellen«; Abb. II), my-

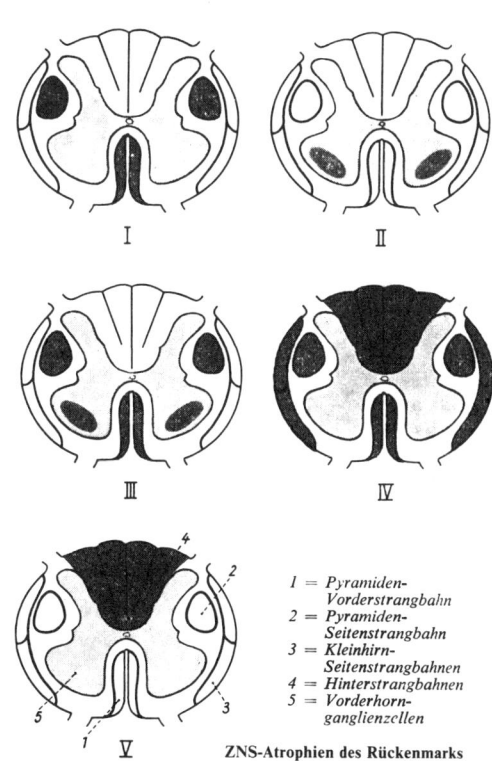

1 = Pyramiden-Vorderstrangbahn
2 = Pyramiden-Seitenstrangbahn
3 = Kleinhirn-Seitenstrangbahnen
4 = Hinterstrangbahnen
5 = Vorderhornganglienzellen

ZNS-Atrophien des Rückenmarks

zökal

atrophe Lateralsklerose (»A. der motor. Vorderhornganglienzellen u. Pyramidenbahnen«; Abb. III), FRIEDREICH* Ataxie (»A. der Hinterstränge, der Kleinhirnseitenstränge u. der Pyramidenbahnen«; Abb. IV), neurale Muskelatrophie (»A. der Hinterstränge«; Abb. V).

zökal, Zöko..., Zökum...: ↑ zäkal, Zäko..., Zäkum....

Zöl...: Wortteil »Bauchhöhle« (gr koilia); s. a. Coel(io)..., Koil....

Zölenteraten: ↑ Coelenterata.

Zöliaka: Kurzform für Arteria coeliaca (↑ Truncus coeliacus); s. a. Zöliako.... – **Z.-Kompressionssyndrom**: Mangeldurchblutungssymptomatik im Bereich der Aa. gastrica sin., hepatica u. lienalis, meist hervorgerufen durch die atypisch verlaufende »Aortenarkade« (Lig. arcuatum medianum) des Zwerchfells.

Zöliakie, (GEE*-)HERTER*-HEUBNER* Syndrom, intestinaler Infantilismus, Morbus coeliacus, Spätatrophie (CZERNY): (1888, 1908) bereits in Kleinkindalter manifeste chron. Verdauungsinsuffizienz (intestin. Malabsorptionssyndrom) infolge Gliadin-Unverträglichkeit; Form der »einheim. Sprue« (Dünndarmzottenatrophie); klin.: Dystrophie, intestinaler Infantilismus mit großem Abdomen, Pseudoaszites (stark flüssigkeitshalt. Darmschlingen i. S. der eiweißverlierenden Enteropathie) u. Steatorrhö (zahlreiche voluminöse Stühle), Instabilität des Wasserhaushalts, Stimmungslabilität; sek. Anämie, Osteoporose u. therapieresistente Rachitis, Hypovitaminosen. Evtl. nur als Schwachform (↑ »Präzöliakie«). – Ther.: langfristig gliadinfreie Ernährung (Prognose dann günstig).

Zöliakographie: röntg selektive Angiographie des Truncus coeliacus: meist KM-Inj. über retrograd (SELDINGER* Technik) in die Aorta eingeführten rö.-dichten Katheter mit vorgekrümmter Spitze, die beim Zurückziehen in das Gefäß einhakt. Bei Mißlingen des selektiven Katheterismus Anw. der OLIN* Tip-Okklusion (Verschluß des Lochs in der Katheterspitze mittels olivenarmierten Spezialmandrins, so daß das KM nur durch seitl. Katheteraugen – u. unter Vermeidung eines »Jet-Effektes« – in die in gleicher Höhe gelegene Gefäßmündung gelangt).

Zöliakus: anat Kurzform für ↑ Truncus bzw. Plexus coeliacus. – **Z.reflex**: neurol ↑ Solarisreflex.

Zöli|algie, Solaralgie: Bauchschmerz mit – vermuteter – Urs. in Gegend des Plexus coeliacus. – **Z.ektomie**: 1) op. (Teil-)Entfernung von Bauchhöhlenorganen. – 2) Resektion zöliakaler Vagusäste bei essentieller Hypertonie.

Zölio|graphie: röntg Konstrastdarstg. der Bauchhöhle (↑ Pelvipneumo-, Pneumoperitoneum). – **Z.hysterektomie**: gyn ↑ Kolpohysterektomie. – **Z.kolpotomie**: gyn ↑ Kolpozöliotomie. – **Z.myomektomie**: gyn vaginale ↑ Zöliotomie.

Zölio|plegie: ↑ Cholera asiatica. – **Z.(r)rhaphie**: chir Bauchdeckennaht. – **Z.salpingektomie**: gyn S. via vaginale ↑ Z.tomie. – **Z.skopie**: Endoskopie einer Körperhöhle, i. e. S. die ↑ Laparo- u. Kuldoskopie; s. a. PALMER* Methode. – **Z.tomie**: ↑ Laparotomie; i. e. S. (gyn) die ↑ Kolpozöliotomie (= Coeliotomia vaginalis). – **Z.zentese**: Punktion der Bauchhöhle.

Zöllner* Figur (JOH. CARL FRIEDR. Z., 1834–1882, Astrophysiker, Leipzig): ophth Muster aus Parallelen, deren jede in entgegengesetzter Richtung von zahlreichen, kleinen Parallelen spitzwinklig gekreuzt wird, woraus eine opt. Täuschung i. S. der Konvergenz bzw. Divergenz der Grundlinien resultiert (»**Z.* Täuschung**«).

Zöllner* Methode (FRITZ Z., geb. 1901, Otologe, Jena, Freiburg/Br.): (1960) otol op. Stapesersatz durch Kortikalisspan aus dem Mastoid als sogen. »Columella«.

Zölogenese: path Höhlenbildung als krankhafter Prozeß; z. B. **multiple nekrobiot. Z.** in der Marksubstanz des Gehirns bei intrazerebraler Coxsackie-Infektion.

Zölom, Coeloma: embryol die »sek. Leibeshöhle« als zunächst einheitl. paar. Höhle mit kraniokaud. Fortschreiten, hervorgehend aus einem Spalt der Seitenplatten des Mesoderms; wird dann zur Perikard-, Pleura- u. Peritonealhöhle; die äuß. Wandung (»Somatopleura«) liefert im Bauchbereich Gonaden (s. a. Keimbahn), Nierenanlagen u. Interrenalorgan bzw. NNR, die inn. (»Viszeropleura«) wird zum viszeralen Blatt von Brust- bzw. Bauchfell. Ebenso wie die prim. Leibeshöhle (»Archenteron«) ausgekleidet von ein- bis mehrschicht. Epithel (s. a. Mesothel). – **extraembryonales Z.**: ↑ Exozölom. – **Z.zyste**: aus dem Z.epithel hervorgegangene, flüssigkeitsgefüllte, mit Mesothel ausgekleidete ↑ Perikard-, Mediastinal- oder Mesenterialzyste.

Zölo|schisis: path angeb. Bauchspalte. – **Z.sit**: ↑ Darmparasit. – **Z.theliom**: path ↑ Mesotheliom. Eine derart. Neubildung im Bereich des Av-Knotens kann zur Zerstörung des spezif. Überleitungssystems führen.

zön..., zöno...: Wortteil »gemeinsam« (s. a. koin[o]...); z. B. **Z.adelphus** (↑ Duplicitas completa).

Zönästhesie, Coenaesthesia: psych in der angelsächs. u. französ. (DUPRÉ u. CAMUS) Psychiatrie Bez. für die »vitale Leibempfindung« (das mehr oder minder vorhandene Wohlbehagen) bzw. die inn., jedoch eng mit der Körperfühlsphäre verbundene Empfindungsfähigkeit (als deren Grundlage ein dauerndes unbewußtes Registrieren in den Eingeweiden entstehender Empfindungen angenommen wird). Bei krankhafter Störung (»**Zönästhopathie**«; ohne erkennbare ursächl. Störung eines best. Organs) Neigung zu Trugempfindungen, die den »körpernahen« Sinnesgebieten (v. a. Körperfühlsphäre) verknüpft sind; v. a. bei schizophrenen Erkrn., u. U. mit Steigerung zum »Délire cénesthésique«.

zönästhetische Halluzination: »Leibhalluzination«, z. B. die Empfindung, innerlich zu verbrennen.

...zönose: Wortteil (Suffix) »Gemeinschaft«.

Zöno|zyt(e): ↑ Plasmodium (2). – **z.zytisch**: unseptiert, ohne unterteilende Querwände (z. B. als vielkern. Protoplasma des Thallus von Pilzen u. Algen).

Zönurose: helminth ↑ Coenurosis.

Zoepffel* Ödem: reversibles Speichelödem des Pankreas bei interstitieller Pankreatitis (im Tierexperiment durch Inj. von Wasser unter hohem Druck reproduzierbar).

Zörulo...: ↑ Coerulo....

Zohlen* Zeichen: (1943) bei Chondropathia patellae 1) hör- u. tastbares, schmerzhaftes Knorpelknirschen

(Reiben der Usuren) bei pass. Bewegung, v. a. Querschub der Patella; **2)** subpatellare Schmerzen u. Reiben am oberen Patellapol bei Kontraktion des Quadrizeps unter pass. Fixierung der Patella (am locker gestreckten Bein); **3)** frühzeit. Atrophie der Oberschenkelmuskulatur.

Zollinger* (ROBERT M. Z., geb. 1903, US-amerikan. Chirurg) **Operation**: *chir* tubuläre Magenresektion (Fundektomie u. Antropyloroektomie) mit Gastrojejunostomie. – **Z.*-Ellison*(-Strøm*) Syndrom**: (1955) benignes oder malignes, nicht Insulin-produzierendes Neoplasma (evtl. Metastase) der Delta-Zellen des Pankreas (Korpus u. Schwanz), mit rasch rezidivierenden pept. Ulzera am Magen u. Duodenum (oft auch Jejunum) infolge Gastrin-Hypersekretion u. massiver Hyperazidität des Magensaftes. Klin.: neben Ulkus-Symptn. (u. a. auch Anastomosen-Ulzera u. große Perforationstendenz) Diarrhöen u. Steatorrhö, enterogene Mineralverluste (v. a. Kalium) u. Exsikkose; erhöhte Basal- (>15 mval HCl/Std.) u. 12-Std.-Sekretion (> 100 mval HCl/Std. bzw. > 1000 ml Magensaft). Ther.: Operation. – Vork. auch als endokrine Polyadenomatose (NN, Hypophyse etc.). – Bei einigen Autoren gilt das ↑ VERNER*-MORRISON* Sy. (ohne Hyperazidität u. pept. Ulzera) als bes. Verlaufsform. – Eine Hyperplasie der Gastrin-produzierenden Zellen des Magenantrums mit etwa gleicher Symptomatik wird als »Typ I« oder »POLAK* Sy.« abgegrenzt (↑ Gastrinom).

Zomotherapie: diätet. Ther. mit Bevorzugung von Fleisch, Fleischextrakt u. -brühe (*gr* zomos).

Zona: (gr. zone = Gürtel) **I)** *anat, physiol, path* Bezirk, Gegend (s. a. Zone, Zonula, Stratum); z. B. **Z. acuta**: *otol* bei der Flüsterprobe der Hörbereich der hohen Selbstlaute (a, e, i). – **Z. alba**: ↑ Z. intermedia (1). – **Z. algetica**, Schmerzzone: **1)** (JANZEN) *neurol* auf den Ort der unmittelbaren Gewebsirritation beschränkter Schmerzbereich (s. a. Schmerzpunkt). – **2)** Bereich der Empfindung eines fortgeleiteten ↑ Schmerzes. – **Z. basalis**: *gyn* die – nur geringen zykl. Veränderungen unterworfene – »Basalis« des Endometriums, dem Myometrium unmittelbar benachbart u. in dessen Nischen eindringend; mit faserreicher Tunica propria, englum. u. unregelmäß. Drüsenanteilen, glykogenfreien Zellen; von hier aus erfolgt die Regeneration der menstruell abgestoßenen Mukosa; vgl. Funktionalis. – **Z. compacta**: **1)** ↑ Decidua compacta. – **2)** der »schwarze« Teil des Nucleus niger (mit großen, melaninhalt. Zellen); s. a. Zona nigra. – **Z. dermatica s. dermatosa**: *path* bei der Myelomeningozele die Zone verdünnter Haut rund um die **Z. epithelioserosa** (als veränderte Hirnhäute). – **Z. fasciculata**: die »Bündelschicht« als dickste NNR-Schicht (proximal der Z. glomerulosa); strahlenförmig angeordnete Stränge großer, lipidreicher, epithelialer Zellen; in Marknähe in die Z. reticul. übergehend. – **Z. gelatinosa**: die an das Hinterhorn des RM anschließ. Z. im Ursprungsbereich der hint. Spinalwurzel; enthält Zellen des RM-Eigenapparates mit sich meist dichotomisch aufzweigenden, in der ↑ Z. termin. verlaufenden Neuriten. – **Z. glomerulosa**: »Knäuelschicht«, die mit der NN-Kapsel verbundene NNR-Außenschicht aus leicht eosinophilen, epitheloiden Zellhaufen u. -strängen; geht zentral in die Z. fasciculata über. – **Z. haemorrhoidalis** *PNA*, Anulus h. *BNA, JNA*: der oberste Abschnitt des Analkanals (Bereich der Columnae u. Sinus u. der Analkrypten); zirkulär unterlegt vom M. sphincter ani int., durchsetzt vom Plexus venosus rect., der zus. mit den ineinandergreifenden Kolumnen u. Sinus den gasdichten Verschluß des Kanals garantiert; gegen die Z. intermedia durch die Linea pectinea s. sinuosa abgegrenzt. – **Z. incerta**: aus Fasern u. grauer Substanz bestehende Schicht an der Unterseite des Thalamus, die in den Thalamus, ins zentrale Höhlengrau des 3. Ventrikels u. ins FOREL* Haubenfeld einstrahlt. – **Z. intermedia**: **1)** Z. alba: die mittl. Zone des Canalis analis zwischen prox. ↑ Z. haemorrhoid. u. dist. Z. cutanea, mit unverhorntem, geschichtetem Plattenepithel (etwa dem Lippenrot entsprechend); sehr schmerzempfindlich. – **2)** Pars intermedia (des ↑ Hypophysenmittellappens). – **3)** im RM der Bereich der ↑ Intersegmentärbahn. – **Z. nigra**: die dors., makroskopisch von der ventr. »roten« unterscheidbare »schwarze Zone« der Substantia nigra (im Querschnitt als unregelmäß., häufig unterbrochene Linie), deren Zellen ab 4. Lj. melanot. Pigment enthalten u. in definierten Zellgruppen zusammengeschlossen sind (die bei postenzephalit. Parkinsonismus sämtlich in best. Reihenfolge erkranken, bei echter Paralysis agitans aber nur teilweise). – **Z. nuclearis**: *embryol* die aus radiären Nervenzellenreihen bestehende Mantelzone des Neuralrohres. – **Z. orbicularis** *PNA*: das den Oberschenkelhals umfassende »Kreisband« des Hüftgelenks, mit dem synovialen Teil der Gelenkkapsel u. der Innenseite der Ligg. ilio- u. ischiofemorale eng verwachsen, an der Spina iliaca ant. inf. fixiert. – **Z. pellucida s. radiata s. striata**: *embryol* das vom Epithel des sek. Eifollikels auf die Eizelle ausgeschiedene, von Mikrovilli der inn. Zellschicht des Follikelepithels durchdrungene homogene, Mukopolysaccharid-reiche (PAS-pos.) »Oolemm«; s. a. Abb. »Ovum«. – **Z. reticularis**: **1)** die unter der Z. fasciculata gelegene, an das Mark angrenzende NNR-Schicht; mit zu einem Bälkchennetz zusammengefügten Zellen, deren Leiber infolge Glykoproteidreichtums stark eosinophil sind. Enthält u. U. Abnützungspigment (»**Z. pigmentosa**«). – **2) Z. rubra**: die ventr. u. breitere, Lipofuszin-halt., gelbrote u. faserreiche (daher auch: »Z. reticul.«), bis an das Pallidum reichende u. mit diesem verbundene (Tractus pallidonigrales) Zone der Substantia nigra; enthält wie das Pallidum eisenhalt., gliöses Abnutzungspigment u. erkrankt häufig mit ihm gemeinsam (z. B. HALLERVORDEN*-SPATZ* Krkht.). – **Z. spongiosa**: die auf die Z. gelatinosa folgende Spitze des RM-Hinterhornes; gliareich, mit vereinzelten mittelgroßen Ganglienzellen (»Marginalzellen«). – **Z. terminalis** (medullae spin.), LISSAUER* Randzone: in der RM-Peripherie an die Z. spongiosa anschließ. kleiner Bezirk weißer Substanz; komplettiert die Umhüllung der grauen RM-Substanz zwischen Hinter- u. Vorder-Seitenstrang (»WALDEYER* Markbrücke«) u. enthält – als Fasciculus termin. – Neuriten von Zellen der Z. gelatinosa sowie markarme Hinterwurzelfasern (beide zum sogen. Eigenapparat des RM gehörend). – Als kran. Fortsetzung im Rautenhirn die **Z. t. medullae oblongatae**, mit Fasern der absteigenden Trigeminuswurzel zu Zellen der Z. spongiosa u. Z. gelatinosa (Nucl. termin. tractus spinalis n. trigemini). – **II)** *derm* **Z. ignea, Z. serpiginosa**: ↑ Zoster; als **Z. ophthalmica** der ↑ Zoster ophthalmicus, als **Z. otica** der ↑ Zoster oticus.

Zonästhesie: *neurol* ↑ Gürtelgefühl.

zonal(is): gürtelförmig.

Zondek* (BERNHARD Z., 1891–1966, Gynäkologe, Berlin, Jerusalem, New York) **Methode**: (1942) Ther. der Amenorrhö mit tägl. Inj. von 1 mg Follikelhormon u. 10 mg Progesteron über 5 Tage. – **Z.*Reaktion**: s. u. ASCHHEIM*-Z.*.

Zone: *anat, physiol* ↑ Zona. – Darüber hinaus Bez. für einen umschrieb., morphologisch, funktionell, pathogenetisch etc. relevanten Körper-, Organ- oder Gewebebezirk, z. B. **anelektrotone Z.** (s. u. Anelektrotonus), **autonome Z.** (ausschließlich von einem sensiblen Nerv versorgter Hautbezirk im Ggs. zur auch von Nachbarnerven versorgten Mischzone), **dolorogene Z.** (↑ Triggerzone; s. a. hysterogene Z.), ↑ epileptogene Z., ↑ erogene Z., **gefährl. Zone** (s. u. ZEIBLER*), **hyperalget. Z.** (s. u. Hyperalgesie), **perinukleäre Z.** (*zytol* die den Zellkern umgebende klare, nicht anfärbbare Plasmazone, insbes. bei Lymphozyten; vgl. Perinuklearzisterne), **pressorezeptor. Z.** (s. u. Pressorezeptoren), ↑ reflexogene Z., **stumme Z.** (s. u. Hirnregion), **Zone X** (*endokrin* derjen. NNR-Bereich, in dem – bereits frühembryonal – die Bildung der Androgene in Form von 17-Ketosteroiden erfolgt).

Zonen|agglutination: *immun* s. u. Z.reaktion. – **Z.elektrophorese**: ein- oder zweidimensionale Trägerelektrophorese, bei der die aufgetrennten Fraktionen im Trägermaterial als Querzonen auftreten (färberisch darstellbar oder eluierbar). – **Z.hemmungsphänomen**: *serol* ↑ Prozonenphänomen. – **Z.reaktion**: *immun* durch AG-AK-Reaktion bedingte Agglutination, Präzipitation etc., die nur in Zonen optimaler Konz.bereiche (»Äquivalenzbereich«) der Reaktionspartner erfolgt. – **Z.theorie**: *ophth* s. u. KRIES*.

Zonographie: (ZIEDSES DES PLANTES 1931; BARTELINK 1932) *röntg* »Dickschichttomographie« mit Schichtwinkeln nur von ca. 30°, so daß die Schichtdicke größer als üblich ist (während die Verwischungsunschärfe abnimmt). Wegen rel. kurzer Belichtungszeiten Anw. v. a. bei Säuglingen u. Kindern (ohne Atemanhalten), ferner als Urotomographie (dicke Schichten erwünscht).

Zonula: (lat.) kleine – gürtelförm. – Zone (vgl. Zona). – **Z. adhaerens** s. **adhaesiva**: *zytol* »Haftzone«, elektronenmikroskop. Membrandifferenzierung entlang interzellulärer Spalten; bei – im Ggs. zur ↑ Z. occludens – durchweg vorhandenem Spalt u. Dreischichtung der Zellmembran besteht lediglich eine Verdichtung der inn. Plasmalemmlamelle u. des angrenzenden Zytoplasmas; vgl. Desmosom. – **Z. ciliaris (Zinni)** *BNA, PNA*, Apparatus suspensorius lentis *JNA*: das von den Fibrae zonulares gebildete »Strahlenbändchen« als Aufhängeapparat der Augenlinse; die sich zur Corona ciliaris sammelnden Fasern strahlen in die Linsenvorder- u. -hinterkapsel ein (= vord. bzw. hint. Z.lamelle); zwischen den – linsenspannenden – Fasern die Spatia zonularia. – **Z. occludens**: *zytol* gürtelförmig die Zelle umgreifende Variante der ↑ Macula occludens (als elektronenmikroskop. Membrandifferenzierung für die Zellhaftung an interzellulären Spalten); vgl. Z. adhaerens. – **Z. styloides**: ↑ Proc. styloideus radii.

Zonulafasern: *anat* ↑ Fibrae zonulares. – **zonularis**: (lat.) eine ↑ Zonula betreffend bzw. einen »Gürtel« bildend. – **Zonulitis**: *ophth* Entzündung der Zonula ciliaris (bei ↑ Iridozyklitis).

Zonu(lo)|lyse: *ophth* partielle bis völl. op. Durchtrennung der Zonulafasern (»**Z.tomie**«) bei der Star-Op.; i. e. S. deren enzymat. Auflösung, z. B. mittels α-Chymotrypsin (Gefahr der enzymat. Iridozyklitis).

zoo...: Wortteil »Leben«, »Lebewesen«, »Tier«.

Zoo|acanthosis: Dermatitis durch in die Haut eingedrungene spitze, tier. Hautgebilde (Borsten, Haare, Schuppen); z. B. Raupenhaardermatitis. – **Z.amylon**: tier. Stärke (↑ Glykogen). – **Z.anthropie**: *psych* wahnhafte Überzeugung, in ein Tier verwandelt zu sein (manifestiert z. B. in »Ziegenbockattitüden«; s. a. Lykomanie); bei debilen Geisteskranken aller Art, bei chron. Schizophrenie (als Fabelwesen), durch Halluzinogene (z. B. Meskalin).

Zooanthroponosen, Anthropozoonosen: bei Tier u. Mensch vork. Infektions- oder Invasionskrankhtn. (s. a. Zoonosen), i. e. S. die vom Tier auf den Menschen übertragenen (direkt oder aber durch tier. Produkte); bes. verbreitet: Rabies, Frühjahr-Sommer-Enzephalitis, Choriomeningitis, Katzenkratzkrankh., Maul- u. Klauenseuche, New-Castle-Krankht., Ornithose, Q-Fieber, Milzbrand, Salmonellose, Tbk, Erysipeloid, Listeriose, Pseudo-Tbk, Tularämie, Staphylokokken-, Streptokokken-Infektion (auch als Lebensmittelvergiftung), Leptospirosen, Mikrosporie, Trichophytie, Fasciolosis u. a. Wurmkrankhtn. (Katzenegel-, Bandwurmbefall, Zystizerkose, Echinokokkose, Trichinose, Larva migrans). Ggf. entschädigungspflichtige BK.

Zoo|chorie: Verbreitung von Samen, Sporen u. Mikroorganismen durch Tiere (Vögel, Insekten). – **Z.erastie**: (R. V. KRAFFT=EBING) ↑ Sodomie; vgl. Zoophilie. – **Z.flagellata**, Z.mastigophora: *protozool* Flagellaten mit tier. Ernährung; besitzen (im Ggs. zu Phytoflagellata) keine Chromatophore. Humanmedizinisch wichtig die Protomonadina (darunter Trypanosoma, Leishmania) u. Polymastigina (Lamblia, Chilomastix u. Trichomonas).

zoo|gen: durch Tiere bedingt. – **Z.kinase**: ↑ Glutathion (als Aktivator von Gewebsproteasen). – **Z.manie**: ↑ Z.philie (1). – **Z.mastigophora**: ↑ Z.flagellata. – **z.morph**: von Tiergestalt.

Zoon* Krankheit: ↑ Balanitis chronica plasmacellularis.

Zoonosen: (VIRCHOW) allg. Bez. für Tierseuchen; i. e. S. Oberbegr. für Zooanthropo- u. Anthropozoonosen (d. h. für Krankhtn., die vom Tier auf den Menschen u. umgekehrt übertragen werden), auch als »Diplonosen« bezeichnet (SCHULZ). – vgl. aber Dermato-, Pneumozoonose.

Zoo|parasiten: in Vork. u. Lebensweise an Tiere gebundene P., z. B. Dermatozoen. – **z.phag**: *biol* sich von noch lebenden (»z.biophag«) oder frisch getöteten Tieren ernährend.

Zoo|philie: *psych* 1) Z.manie: krankhaft übertriebene Liebe zu allen oder nur best. Tieren. – 2) Z.philia erotica: (R. V. KRAFFT=EBING 1886) sexuelle Erregung durch Anblick u. Berühren von Tieren als Fetischismus (Objekt ist das Tierfell). – Bei gleichzeit. sexuellen Praktiken mit dem Tier: »Z.erastie« (= ↑ Sodomie). – **4)** *parasit* bei stechenden Insekten Bevorzugung tierischen Blutes, auch wenn Blutsaugen beim Menschen möglich. – **Z.phobie**: *psych* 1) Angst vor dem Anblick bestimmter Tiere (Hunde, Spinnen usw.). – 2) krankhafte Befürchtung, Tiere – v. a. in der Haut – zu beherbergen.

Zoopsie: *psych* opt. Halluzinationen in Gestalt von Tieren (z. B. Mücken, weiße Mäuse).

Zoo|spermie: Vorhandensein beweglicher, d. h. lebensfähiger Spermien im ↑ Sperma. – **Z.sporen,** Schwärmsporen: *mykol* bei Algen u. Pilzen in **Z.sporangien** gebildete nackte, durch Geißeln bewegl. Vermehrungszellen; da Bildung ohne vorausgehende Reduktionsteilung erfolgt, nicht verschmelzungsbedürftig. Bei geschlechtstyp. Größenunterschieden als Makro- (♀) u. Mikro-Z. (♂). – **Z.sterine:** Sterine tierischer Herkunft.

Zoo|tomie: 1) Anatomie der Tiere. – 2) Dissektion eines Tieres, »Tierzergliederung«; vgl. Vivisektion. – **Z.toxine:** Gift tierischer Herkunft. – **Z.trophotoxismus:** Vergiftung durch tier. Nahrungsmittel (Fleisch-, Fischvergiftung), d. h. durch darin enthaltene Viren u. Baktn. (Salmonellen) oder deren Toxine bzw. durch vom Tier stammende Gifte (einschl. Ptomainen).

Zorn: heft. Unwille als elementarer Affekt mit – evtl. massiver (»Z.tobsucht«) – aggressiver Tendenz; oft von vegetat. Symptn. begleitet, z. B. als **Z.anurie, Zornesröte** (= Erythema iracundiae).

Zoster, Herpes zoster, Zona: »Gürtelrose« als akute Dermatose in Form eines meist einseit., auf das Versorgungsgebiet eines Spinalnervs beschränkten (selten 2 voneinander getrennte Dermatome; auch bilat. = **Z. duplex)** vesikulären Exanthems auf rotem Grund (evtl. mit blut. Blaseninhalt = **Z. haemorrhagicus,** oder mit konfluierten Blasen bis zu Taubeneigröße = **Z. bullosus),** hervorgerufen durch Befall der örtl. Spinalganglien durch das neurotrope ↑ Varicella-Zoster-Virus (Rezidiv einer Windpockeninfektion); mit neuralg. Schmerzen im betr. Areal (evtl. bereits prodromal u. meist das Exanthem überdauernd), z. T. auch Prodromi wie Fieber u. Inappetenz, Gliederschmerzen u. Brennen am Ort des späteren Auftretens (»Ignis sacer«). Häufigste Lokalisation thorakal (= **Z. intercostalis)** u. lumbal sowie als ↑ Z. ophthalmicus u. ↑ Z. oticus. Komplikationen (selten): **Z.enzephalitis** (mit diskreten lymphozytären Infiltraten), **Z.meningitis** (Ausbreitung von den Ganglien auf die Hirn- bzw. RM-Häute; meist z. Z. der max. Hauterscheinungen, ausnahmsweise auch diesen vorangehend oder sogar als einzige Z.-Manifestation), **Z.myelitis** (durch Übergreifen auf das RM). – Bes. Formen: **Z. generalisatus,** der – nach meist zunächst segmentärer Form – die ganze Körperdecke u. die Mundschleimhaut erfaßt (z. B. bei kachektisierenden Krkhtn. als Signum mali ominis); **Z. necroticans s. gangraenosus** als schwere Form mit dunkelbraunroten Schorfen (Nekrotisierung des Blasengrundes) u. narb. Abheilung, meist bei älteren Leuten. – I. w. S. auch Bez. für »radikuloradikuläre Sympte.« anderer Genese, z. B. Arsen-Z. (bandförmiges, vesikulöses Arzneimittelexanthem nach As-Medikation), **atyp. gangränöser Z.** (KAPOSI; multiple neurot. ↑ Hautgangrän), **symptomat. Z.** bei Leukämien, Ca etc.

Zoster ophthalmicus s. trigemini, Zona ophthalmica: »Z. des 1. Trigeminusastes« (Bereich des R. ophthalmicus); Beginn mit heft., halbseit. neuralg. Kopfschmerzen u. prallem Lidödem; nach etwa 1 Wo. bläschenart. Eruptionen an Stirn, Nasenwurzel u. behaarter Kopfhaut; oft auch Konjunktivitis, Hornhautbeteiligung (= **Z. corneae,** mit Ödem u. Hypästhesie, Keratitis, Bildung von Bläschen, die bald platzen u. zu hartnäck. Ulzerationen u. parenchymatösen Hornhauttrübungen führen); ungünstigenfalls Augendrucksteigerungen, Iritis, Zyklitis, Optikusneuritis. – **Z. oticus,** Zona otica, HUNT* Syndrom: Z. mit Ausbreitung im Gebiet der Hirnnerven VII u. VIII (nicht selten auch V, IX u. X; s. a. HUNT* Zone); mit typ. Schmerzen u. Bläschen in der Ohr- u. angrenzenden Gesichtsregion, evtl. auf Gaumen u. Zunge übergreifend; oft Hör- u. Vestibularis-, Geschmacksstörung, Fazialislähmung, Trigeminusausfälle.

Zoster|körperchen: ↑ LIPSCHÜTZ* Körperchen. – **Z.virus:** ↑ Varicella-Zoster-Virus (s. a. Abb.).

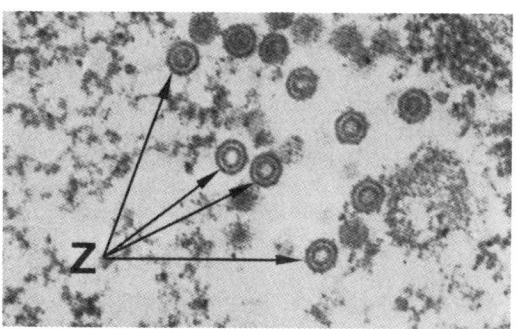

Zoster-Varizellen-Viren (Z) im Zellkern einer Epidermiszelle.

Zotten: *anat* ↑ Villi. – **Z.adenom:** benignes »villöses«, d. h. breitbasig aufsitzendes, blumenkohlart. Dickdarmpapillom; evtl. durch übermäß. Sekretion zu Hypokaliämie, -natriämie u. -proteinämie führend; zu maligner Entartung neigend. – **Z.atrophie:** *enterol* A. der Villi intestinales des Dünndarms, z. B. im Zusammenhang mit Malabsorption bei der Zöliakie. – Ferner die physiol. Atrophie der Chorionzotten im Bereiche des Chorion laeve (»Z.glatze«).

Zotten|bäumchen: *embryol* ↑ Cotyledon. – **Z.gelenk:** *path* bei deform. Arthropathie Vergrößerung der Synovialzotten auf der ganzen Gelenkfläche oder nur an den Rändern u. Umschlagstellen. – **Z.haut:** *embryol* ↑ Chorion. – **Z.herz:** *path* ↑ Cor villosum.

Zottenkarzinom: *path* ↑ Carcinoma villosum (z. B. das rel. langsam wachsende der Harnblase). – **fetales Z.:** ↑ Chorionepitheliom.

Zotten|melanose: *path* ↑ Melanosis coli. – Als **Z.pseudomelanose** die Dunkelfärbung der Darmzotten (u. Follikel) infolge H_2S-Einwirkung auf Blutfarbstoffe (Hämosiderin). – **Z.motorik:** *physiol* rhythm. (3–4/Min.), vom Plexus submucosus regulierte Verkürzung (bzw. Verlängerung) der Darmzotten, mit der der Z.inhalt in die ableitenden Lymph- u. Blutgefäße ausgepreßt wird (»Z.pumpe«); ausgelöst durch mechan. u. chem. Mukosareizung sowie humoral (durch sogen. ↑ Villikinin). – Ihr Fehlen hat wesentl. Verschlechterung der Resorption zur Folge. – **Z.perikard:** ↑ Cor villosum.

Zotten|plazenta, Placenta (olliformis) villosa: die Plazentaform der Affen u. Menschen; mit großem, einheitl., allseits von Trophoblastgewebe ausgekleidetem Blutraum, in den die zottenart. Ausstülpungen des Chorion hineinragen; in diesem intervillösen Raum zirkuliert maternes Blut. – **Z.polyp:** s. u. Z.tu-

Zotten|puls

mor. – **Z.puls**: *embryol* die rhythm. Erweiterungen der Plazentazottengefäße; sichern zus. mit dem a.-v. Druckgradienten der Uterusgefäße u. mit Tonusschwankungen des Myometrium die – träge – Blutströmung im Plazentalabyrinth. – **Z.pumpe**: *enterol* s. u. Z.motorik.

Zotten|reifungsarrest: *embryol* die meist frühembryonale Reifungsstörung der Plazentazotten bzw. des Trophoblasten; führt v. a. bei mütterl. Mikroangiopathie u. bei Ausbleiben eines kompensator. Plazentawachstums zu embryonalen Entwicklungsstörungen, evtl. zu Phänokopien wie Pachy-, Oligo-, Mikro-, Agyrie. – **Z.tumor**: papillärer Tumor, i. e. S. der papilläre Polyp (s. a. Papillom, Z.adenom). – **Z.verschleppung**: *geburtsh* Verschleppung abgelöster, v. a. proliferierter Teile des Z.epithels der Plazenta (bei langdauernder Geburt evtl. ganzer Zotten) in den mütterl. Kreislauf.

Zouchlos* Probe: (1890) Nachweis (Trübung, Niederschlag) von Eiweiß im Harn mit **Z.*Reagens I** oder **II** (Essigsäure mit 1%iger wäßr. HgCl₂-Lsg. bzw. 10%iger wäßr. KSCN-Lsg.).

Zoxazolaminum *WHO*: 2-Amino-5-chlorbenzoxazol; Muskelrelaxans, Antirheumatikum.

ZPI: *pharm* Zink-Protamin-Insulin.

Z-Plastik: *chir* Hautplastik v. a. zur Korrektur kontrakter Hautnarben; dem Narbenzug wird eine Z-förm. Inzision so aufgesetzt, daß die Narbe vom schrägen Balken des »Z« gekreuzt wird; zahlreiche Varianten (↑ Abb.).

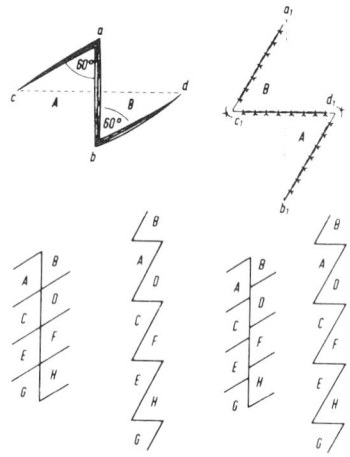

ZPW: *physiol* zentrale Pulswellenzeit.

Zr: *chem* ↑ Zirkonium. – **ZS**: Zykloserin (↑ Cycloserinum).

Zsigmondy* (RICHARD ADOLF, 1865–1929, Chemiker, Göttingen; 1925 Nobelpreis für Chemie) **Filter**: Ultramembranfilter aus Zellulose(azetat) mit Porengrößen <1 μm; u. a. als bakteriendichtes Filter (das auch best. Viren zurückhält). – **Zs.*-Brown* Bewegung**: *physik* ↑ BROWN* Molekularbewegung.

Z-Streifen, Zwischenstreifen, KRAUSE* Membran: *histol* schmaler, anisotroper Querstreifen der Skelettmuskelfibrille; halbiert den isotropen I-Streifen (↑ Abb. »Myofibrille«, »Muskelkontraktion«).

Zuavenhosen-Typus: umschrieb. O'schenkel-Adipositas (wie Pluderhosen der französ. Söldner aus der Kabylei).

Zubereitung: *pharmaz* s. u. Rezeptur, Präparat.

Zuchthausknall: *psych* ↑ Haftknall.

Zucker: *biochem* i. e. S. Bez. für den Rohr- u. Rübenzucker, i. w. S. für ↑ Kohlenhydrate (v. a. Mono-, Oligosaccharide); s. a. HAWORTH* Formel, Zyklite (= **zykl. Z.**), *medizin* Glukose, Blut-, Harn-, Liquorzucker, *pharmaz* Saccharum, Glykoside.

Zucker|alkohole: natürlich vork. oder durch KH-Reduktion gewonnene, zuckerähnl. Polyalkohole; z. B. die Z.austauschstoffe Sorbit, Mannit u. Xylit; s. a. Inosit. – **Z.ausscheidung, renale**: ↑ Glukosurie. – **Z.austauschstoffe**: die für die Diabetikerernährung erlaubten ↑ Z.alkohole u. die Fruktose; vgl. Süßstoffe (»Z.ersatzstoffe«).

Zucker|belastung: *klin* s. u. Blutzuckerbelastungsprobe, Glukosebelastung (als »Z.stoß«), Fruktose-, Galaktose-, Glukosetoleranztest. – **Z.ester**: Mono- u. Oligosacchariden-ester mit anorgan. oder organ. Säuren, z. B. die biochemisch wichtigen »Z.phosphate u. -sulfate« (Mukoitin- u. Chrondroitinschwefelsäure). – **Z.fieber**: *päd* alimentäres F. (»rel. Durstfieber«) des Säuglings durch Wärmeproduktion im Überschuß bei KH-reicher Ernährung (auch bei ausreichender Flüssigkeitszufuhr).

Zuckerguß|darm: *path* hyaline Verdickung von Darmserosa bei Peritonitis chronica fibrosa; evtl. mit sackförm. In-toto-Einschluß des Dünndarmkonvoluts (= P. chr. f. incapsulata). – **Z.leber**: ↑ Perihepatitis chronica hyperplastica. – **Z.milz**: Auf- oder Einlagerung von Hyalin in die Milzkapsel (= Perisplenitis cartilaginea) infolge Kapselödems bei chron. Splenomegalie (z. B. bei chron. Pfortaderstauung, Myelose). – **Z.wirbelsäule**: ↑ Hyperostosis ankylosans vertrebralis.

Zucker|harnruhr: ↑ Diabetes mellitus. – **Z.hutphalanx**: *röntg* konisch verformter, basal aufgetriebener Fingerknochen beim v. PFAUNDLER*-HURLER* Syndrom. – **Z.-Indikator-Nährböden**: N. mit Zusatz eines KH u. eines sterilisierbaren pH-Indikators zur Prüfung des Vergärungsvermögens von Mikroorganismen (sichtbar am Farbumschlag); z. B. als ↑ »bunte Reihe«; vgl. Z.nährböden, s. a. Zweifarbennährböden. – Bei Verw. eines Nährbodenröhrchens n. DURHAM gleichzeit. Prüfung auf Gasbildung möglich.

Zuckerkandl* Operation (OTTO Z., 1861–1921, Chirurg, Wien): perineale Prostatektomie.

Zuckerkandl* Organ, Körper (EMIL Z., 1849–1910, Anatom, Graz, Wien): das 1–2 cm lange, sympath. (chromaffine) ↑ Paraganglion am Abgang der A. mesenterica inf.

Zucker|karies: *dent* ↑ Säurenekrose (2), Bäckerkaries. – **Z.krankheit**: ↑ Diabetes mellitus. – **Z.mangelkrankheit**: Krankheitsbild mit Zuständen von Spontanhypoglykämie.

Zucker|nährböden: *bakt* N. mit Zusatz eines Z. (aber keines Indikators) zur Prüfung des Vergärungsvermögens von Mikroorganismen, deren Wachstum durch die übl. pH-Indikatoren beeinträchtigt wird (vgl. Z.-Indikator-Nährböden). Bestg. der pH-Veränderungen mittels Elektrode u. pH-Meters oder durch nachträgliche Indikatorzugabe. – **Z.-Pepton-Agar**: ↑ SABOURAUD* Nährboden. – **Z.phosphat**: s. u. Z.-ester. – **Z.plätzchenzunge**: s. u. Zungensyphilis. – **Z.proben**: Sammelbegr. für Glukose- u. Fruktose-

Nachweise (s. u. HAGEDORN-JENSEN, CRECELIUS-SEIFERT, Fruktose, Reduktionsprobe, Polarographie), aber auch für ↑ Z.belastungsproben.

Zuckerrohr|fieber: ↑ Cane fever (s. a. Tab. »Leptospira«). – **Z.lunge**: ↑ Bagassosis.

Zucker|säure: HOOC · $(CHOH)_4$ · COOH; durch Glukose- oder Guloseoxidation entstehende C_6-Dikarbonsäure. – **Z.schwelle**: die Nierenschwelle für Glukose (normal bei ca. 150 mg% = 8,33 mmol/l). – **Z.spiegel**: ↑ Blutzuckerspiegel. – **Z.stich**: *physiol* s. u. BERNARD*. – **Z.stoß**: s. u. Z.belastung. – **Z.sulfat**: s. u. Z.ester.

Zucker|trank: *therap* bei akuter Fäulnisdyspepsie am 1. Behandlungstag indizierte – eiweißfreie – 5%ige Lävulose-Dextrose-Lösung in 1000 ml Tee. – **Z.vergärung**: *bakt* s. u. Z.-Indikator-, Z.nährböden. – **Z.zentrum**: *physiol* der Oblongata-Bereich des BERNARD* Z.stichs; kein eigentl. Zentrum, sondern vom zentralen Höhlengrau zum RM ziehenden Nervenbahnen, deren Reizung zu verstärkter Adrenalinausschüttung aus dem NNM (mit konsekut. Hyperglykämie) führt.

Zuckmücken: ↑ Chironomidae.

Zuckung: *physiol* Muskelkontraktion, der – im Unterschied zum Tetanus – eine Erschlaffung folgt. Latenzzeit zwischen Reiz u. Z. meist $^1/_{100}$ der – beim Menschen etwa 0,05 bis 0,1 Sek. betragenden – **Zuckungsdauer**. Unterschieden werden Einzel-, zusammengesetzte u. ↑ faszikuläre (oder fibrilläre) Z.

Zuckungsfasern: *physiol* die – im Ggs. zu Tonusfasern – bes. schnell kontraktilen u. erschlaffenden Muskelfasern (»schnelle Z.«; myoglobinarm, rosa; überwiegend in der Bewegungsmuskulatur); etwas langsamer die myoglobinreichen, roten Fasern v. a. der Haltemuskeln (»langsame Z.«).

Zuckungs|formel, elektrotherapeutische: (BRENNER 1862) scheinbare Abweichung vom ↑ PFLÜGER* **Z.gesetz** infolge oberflächl. Elektrodenlage (indifferente über der Brust, differente über dem irritablen Gewebe) bei Gleichstromreizung zur Erregbarkeitsprüfung von Nerv bzw. Muskel in situ (↑ Tab.); ab-

Reizstrom	"aufsteigend"		"absteigend"	
	S	Ö	S	Ö
schwach	Z	–	Z	–
mittel	Z	Z	Z	Z
stark	–	Z	Z	–

S = Schließung, Ö = Öffnung, Z = Zuckung.

hängig von Stromdichte (= Stromstärke pro getroffenen Membranquerschnitt) u. -richtung (»ab-« bzw. »aufsteigend«). Dabei treten neben der KSZ u. AÖZ auch eine ASZ u. KÖZ auf (infolge Erregung zur indifferenten Elektrode hin gelegener RANVIER* Schnürringe). – **Z.formelumkehr**: ↑ Entartungsreaktion. – **Z.kurve**: *physiol, klin* ↑ Myogramm. – **Z.trägheit (Erb*)**: *neurol* ↑ myotonische Reaktion (1).

zudeckende Psychotherapie: ↑ Psychotherapie-Technik, bei der, ohne die krankmachenden Konflikte bewußt zu machen, nichtanalyt. Verfahren wie Hypnose, autogenes Training, Beratung, Führung etc. eingesetzt werden. Aus prakt. Gründen häufiger angewendet als die »aufdeckende«.

Züchtung: *mikrobiol* Anzucht aufgrund der Abhängigkeit von ernährungsphysiol. Faktoren, d. h. von physikal. u. anorgan.-chem. Parametern (z. B. Temp., Wasser, pH, O_2- u. CO_2-Partialdruck, Ionen, Spurenelemente), Leitfähigkeit u. Osmolarität, organ. Wachstumsfaktoren (Nährstoffquellen genereller Art wie Peptone, Fleisch-, Hefeextrakt). Als Flüssigkeitskultur (in spez. Gefäß) zur Bestg. der Wachstumskurve (einschl. Phasen) u. -parameter im Chemostat, zwecks Zellausbeute im Turbidostat; oder aber auf festen Nährböden (z. B. Agar, Gelatine, ebenfalls in spez. Gefäßen) zwecks Lebendkeimzahlbestg., Reinkultivierung, Koloniemorphologie, Identifizierung (in selektiven u. Differentialmedien).

Zülch* Regel (KLAUS-JOACHIM Z., geb. 1910, Neuropathologe, Köln): Je langsamer ein Hirntumor wächst u. je näher er der Rinde u. der Zentralwindung liegt, desto häufiger löst er zerebrale Anfälle aus.

Zuelzer* Klammer, Agraffe (RICHARD Z., geb. 1871, Orthopäde, Würzburg, Berlin, Breslau): mit 2 Schraubenlöchern versehene Metall-Doppelkralle (»Gabelklemme«) zum Festhaken u. -schrauben eines abgesprengten Knochenfragments (z. B. am prox. Ulna-, dist. Tibiaende) i. S. der Druckosteosynthese.

Zuelzer* Syndrom (WOLF Z., geb. 1909, Pädiater, Detroit): 1) **Z.*-Kaplan* Sy.**: a) (1950) fam., nichtsphärozytäre, normochrome hämolyt. Anämie (auch ohne Sichelzellen u. Elliptozyten; anomales Hb-Molekül?) mit Ikterus, Hepato-Splenomegalie, Schädelhyperostose (»erbl. Bürstenschädel«) u. Kraniostenose; normale Ery-Resistenz. – b) (1954) chron. hypochrome, mikrozytäre Anämie mit Mikrosphärozyten u. Targetzellen u. Fragmentozytose bei unauffäll. Leuko- u. Thrombozyten; hyperplast. Erythropoese, basophile Ery-Einschlüsse. Bisher nur bei Negern beobachtet (Genkopplung von Thalassämie u. HbC-Krankh.). – 2) **Z.*-Ogden* Sy.**: (1946) spez. megaloblast. Anämie (Folsäuremangel? Polyavitaminose?) des frühen Kindesalters, klin. beginnend mit Infekten der Atem- u. Verdauungswege; histaminsensible Achylie, evtl. Skorbut-Symptome. Megaloblast. Reaktion durch Folsäure u. Vit. B_{12} in normoblast. Erythropoese umwandelbar. – 3) **Z.*-Wilson* Ileus**: ↑ JIRÁSEK*-Z.*-W.* Syndrom.

Züngelkrampf: s. u. Zungenkrampf.

Züricher Methode: (1920) *radiol* von der Universitäts-Frauenklinik Zürich entwickelte kombin. Strahlenther. des Kollum-Ca.: Rö.bestrahlung (Apparatur mit 2 Röhren; Zentralstrahlen gegeneinander gerichtet) von je 1 ventr. u. dors. u. 2 seitl. Feldern aus (je 1000 R/Oberfläche); Radiumapplikation i.u. mit spez. Stahlfiltern (1 mm) u. intravaginal mit Kolpostat (Pariser Typ; 1 cm Korkschicht), u. zwar ca. 40 bzw. 33 mg für 24 Std.

Zufalls|parasit: »abgeirrter« Parasit (im akzidentellen Wirt). – **Z.stichprobe**: *statist* Teil einer Gesamtheit, der zufällig entnommen wird, so daß jedes Element mit einer best., bei einfacher Stichprobe für alle Elemente gleichen Wahrscheinlichkeit in diesen Teil aufgenommen werden kann. – **Z.variable**: *statist* stochast. V., bei der jeder mögl. Wert mit einer rel. Häufigkeit oder einer best. Wahrscheinlichkeit verknüpft ist.

Zuflußdilatation: (ZDANSKY 1958) *kard* die »tonogene Dilatation des Herzens durch Zuflußvermehrung« (MORITZ), d. h. mit Größenzunahme nur um diese Blutmenge (u. entspr. Anstieg des Füllungsdruckes), aber ohne Restblutvermehrung.

zuführend: *anat* ↑ afferens, afferent; z. B. als z. **Darmschlinge** einer GE der orale Schenkel (s. a. Syndrom der zuführenden Schlinge).

Zufütterung: *päd* ↑ Beikost.

Zug: 1) *chir* »Zugverband« (↑ Extension). – 2) *anat* »Faserzug« (↑ Tractus).

Zugang: 1) *anat* ↑ Aditus. – 2) *chir* der ins Körperinnere führende Weg des op. Vorgehens.

Zug|-Druck-Linien: *anat* ↑ Trajektorien. – **Z.fasern**: *zytol* die an der prometa- u. anaphas. Wanderung der Chromosomen u. deren Einordnung in die Äquatorialebene beteiligten F. zwischen Zentromeren u. den Polen der Spindel.

Zuggurtung: *chir* adaptierende Fixierung von Knochenfragmenten mit Hilfe von Drahtschlingen; als einfachste Form eine Matratzennaht (z. B. durch die Ligamentansätze der Patella über die Kniescheibenvorderfläche statt einer Cerclage); meist jedoch Schlingenführung (einfach oder 8er-förmig) um die Enden eingeschlagener Knochennägel oder Spickdrähte am einen u. durch einen Bohrkanal im Knochen am anderen Pol. Gleicher Effekt auch mit Kompressionsplatten.

Zugluft: *hyg* schwache Luftbewegung (bis etwa 50 cm/Sek.), v. a. in geschlossenen Räumen, die eine rel. starke umschrieb. Abkühlung des von ihr gestreiften Körperteils bewirkt u., da Abwehrreaktionen noch nicht ausgelöst werden, zu örtl. Unterkühlung nebst Folgen (»Erkältung«, rheumat. Beschwerden etc.) führen kann.

Zug|pflaster: *pharm* hautreizend-hyperämisierendes, dadurch bei Furunkeln etc. »zusammenziehendes« Pfl., z. B. Emplastrum Cantharidum; auch das – ableitende – Rheumapflaster. – **Z.ringe**: die mit Gurten am Bettgestell oder -galgen befestigten Griffringe als Aufsitz-Hilfe. – **Z.salbe**: ähnlich den ↑ Z.pflastern verw. Salbenzubereitung (v. a. mit Ammonium bitumino-sulfonicum).

Zugsmith* Zeichen: Schalldämpfung bds. im 2. ICR vorn als Hinweis auf Magenulkus oder -neoplasma.

Zugverband: *chir* 1) ↑ Extensionsverband. – 2) Verband mit Zugsalbe.

ZUK: *pharm, derm* Zuckerumwandlungskomplex.

Zukneif-Tic: erweiterter Lidtic mit Kontraktion aller Anteile des M. orbicul. oculi, so daß sich Nase, Augenbrauen u. Haut der Jochbeingegend verziehen.

Zukost: *päd* ↑ Beikost.

Žukowski* Reflex: durch Schlag auf die Metatarsalköpfchen ausgelöste Zehenbeugung (als Plantarmuskelreflex).

Zukschwerdt*-Kemmler* Zeichen (LUDWIG Z., 1902–1974, Chirurg, Heidelberg, Straßburg, Hamburg; HANS K., Chirurg, Esslingen): *röntg* Abdrängung der Magenblase vom Zwerchfell bei Beckenhochlagerung als Hinweis auf eine Flüssigkeitsansammlung (Blut, Aszites) im Abdomen.

Zumbusch* (LEO RITTER V. Z., geb. 1874, Dermatologe, Wien, München) **Lichen (albus)**: s.c. Form der »Weißfleckenkrankh.«, beginnend mit roten Flecken u. milch- oder elfenbeinfarbener Atrophie mit rotem Hof; Rückbildung ohne Atrophie. – **Z.*Syndrom**: ↑ Psoriasis vulg. pustulosa (Typ v. ZUMBUSCH).

Zunge: *anat* ↑ Lingua; s. a. Glosso... – **angewachsene Z.**: ↑ Ankyloglosson. – **belegte Z.**: ↑ Zungenbelag. – **kahle Z.**: ↑ SANDWITH* Zunge. – **rote Z.**: ↑ Zungenröte. – »**verbrannte**« **Z.**: s. u. Zungenbelag.

Zungen|abszeß: abszedierende Glossitis parenchymatosa; meist traumatisch (Fischgräte, Getreidegranne, Z.biß, scharfkant. Zähne) oder aber von Tonsillen oder Mundboden übergreifend; seltener am medianen Z.grund als vereiterte Zyste des Ductus thyroglossus. Erstickungsgefahr durch begleitendes Glottisödem. – **Z.abweichung**: bei einseit. Hypoglossuslähmung (s. a. Glossoplegie) Abweichung der Zunge zur gelähmten Seite (Überwiegen des gesunden Genioglossus). – **Z.amputation**: partielle oder totale Resektion wegen Neoplasma; Zugang via Mundhöhle, bei rückwärt. Lokalisation quer durch die Wange (KOCHER) oder bogenförmig durch die Unterlippe mit Ablösen der Wange (KÖNIG); bei Ausbreitung in die Lymphbahnen des UK-Periosts evtl. zusätzl. UK-Resektion. – **Z.atrophie (glatte)**: Abflachung der Z.papillen mit Verlust der Sekundärpapillen; als Atrophia levis linguae, MÖLLER*-HUNTER* Glossitis, bei Eisenmangelanämie u. Achylie.

Zungen|bälge: *anat* ↑ Folliculi linguales. – **Z.bändchen**: ↑ Frenulum linguae. – Evtl. Sitz eines tiefen rautenförm. Geschwürs mit aufgeworfenen Rändern, v. a. bei gewohnheitsmäß. Vorstrecken oder Reiben der Zunge an den Schneidezähnen, als Folge schwerer Hustenanfälle, beim Säugling durch zu früh durchgebrochene u. ungenügend entwickelte unt. Schneidezähne.

Zungenbein: ↑ Os hyoideum. – **Z.körper**: ↑ Corpus ossis hyoidei. – **Z.muskeln**: die am Z. ansetzenden Mm. sterno-, omo-, thyro-, stylo-, mylo-, geniohyoideus u. digastricus.

Zungen|belag: auf ungenügende mechan. Reinigung beim Kauen zurückzuführender grauweißl. Belag des Z.rückens, bestehend aus Speiseresten, verhornten Spitzen der Sekundärpapillen, Leuko u. Bakterien. Vork. bei ungenügender Nahrungsaufnahme (mit v. a. breiigen, kaum ein Kauen erfordernden Speisen), Stomatitis, als bräunl. (»verbrannte«) Zunge bei Urämie u. Typhus abdomin. (Ausdruck der zellulären Exsikkose). – **Z.binnenmuskulatur**: s. u. Z.muskulatur. – **Z.biß**: 1) *dent* »Zungebeißen« beim Zahnreihenschluß als Parafunktion bei Mißverhältnis zwischen Größe der Zunge u. der Kieferbögen. – 2) *neur* Bißverletzung der Zunge als Hinweis auf erfolgten epilept. oder eklampt. Anfall (mit Masseterkrampf). – **Z.brennen**: ↑ Glossodynie.

Zungen|entzündung: ↑ Glossitis. – **Z.fliege**: ↑ Glossina. – **z.förmiger Lappen**: *anat* ↑ Lingula. – **Z.fratt**: *stomat* ↑ Exfoliatio areata linguae.

Zungengrund: *anat* der papillenfreie, die Folliculi linguales tragende rückwärt. Abschnitt der Zungenoberfläche vom Sulcus termin. bis zur Epiglottis; s. a. Radix linguae. – **Z.abszeß**: ↑ Zungenabszeß. – **Z.struma**, Struma baseos linguae: ektop. Schilddrüsengewebe in der Umgebung des For. caecum (Mündung des embryonalen Ductus thyroglossus), meist bei partieller oder totaler Schilddrüsenaplasie; evtl. mit Bildung kleiner, Flimmerepithel-ausgekleideter Zysten (»Z.zysten«; Reste des Ganges); selten karzinomatös entartend. – **Z.tonsille**: ↑ Tonsilla lingualis.

Zungen|hypertrophie, -hypotrophie: ↑ Makro- bzw. Mikroglossie. – **Z.karzinom**: häufigstes Malignom der Zunge, meist verhornendes Plattenepithel-Ca. (Stachelzell-Ca.); beginnend als kleine, harte Erhebung, evtl. mit oberflächl. Ulzeration mit induriertem Rand; rel. langsames, infiltrierendes Wachstum, selten Fernmetastasen. Häufig bei Pfeifenrauchern u. als Entartung einer Leukoplakie. – **Z.krampf**: meist als Glossolabial- oder im Rahmen eines Gesichtskrampfes auftret. ton. (Anpressen an den harten Gaumen) oder klon. »Glossospasmus« (Zunge wird abwechselnd herausgestreckt u. eingezogen: »Züngelkrampf«, z. B. bei Chorea, Epilepsie).

Zungen|lähmung: ↑ Glossoplegie; s. a. Z.abweichung. – **Z.lupus**: *derm* reliefartig-höckr., veilchenblaue, oft schmerzhafte Plaques, vom Z.grund zur Spitze fortschreitend u. evtl. verschmelzend, als seltene Lokalisationsform des Lupus vulg.; langsame Entwicklung; Exulzeration u. maligne Entartung möglich. – **Z.-Munddachverwachsung**: s. u. Ankyloglossum-superius-Syndrom. – **Z.muskulatur**: die dreidimensional verflochtenen, die Z.form verändernden Mm. longitud. sup. u. inf. u. M. transversus linguae (»Intrinsic-M.«) sowie die in sie einstrahlenden, v.a. lageverändernden Mm. genio-, stylo-, hyo- u. palatoglossus (»Extrinsic-M.«). – **Z.neuralgie**: ↑ Glossodynie.

Zungen|papillen: ↑ Papillae linguales. – **Z.phänomen**: (SCHULTZ) an der Z.oberfläche durch Beklopfen auslösbare Dellen- u. Wulstbildung bei Myotonia congenita u. Tetanie. – **Z.puls**: ↑ MINERVINI* Zeichen. – **Z.röte**: abnorm rote Zunge mit Papillenatrophie (↑ MÖLLER*-HUNTER* Glossitis) oder -schwellung (↑ Erdbeerzunge) oder aber ohne wesentl. Papillenveränderungen wie z. B. bei Leberzirrhose, Vit.-B$_2$-Mangel (»Magenta-Zunge«); leuchtend rot (evtl. mit leichter Zyanose) bei Polyzythämie.

Zungen|-Schlund-Syndrom: ↑ zerviko-linguo-mastikator. Sy. – **Z.spatel**: Mundspatel zum Herabdrücken der Zunge; auch als rechtwinkl.-hakenförm. **Z.halter**; oder als »**Z.spatelzange**« n. OMBREDANNE eine gebogene Z.zange mit Führung für den Stiel eines Spatels (bei Eingriffen am Gaumensegel). – **Z.struma**: ↑ Z.grundstruma. – **Z.syphilis**: als spezif. Veränderungen im Primärstadium rundl. Herd mit »wie mit dem Rasiermesser abgetragenen« Papillen; im Sekundärstadium Schleimhautsyphilid mit glatten, oft erodierten Papeln, v. a. an Zungenspitze u. -rändern u. in der Umgebung der Papillae circumvallatae (»Schildkrötenrücken-«, »Zuckerplätzchenzunge«); im Tertiärstadium Glossitis gummosa u. diffusa (Ausheilung als Lingua lobata).

Zungen|tonsille: ↑ Tonsilla lingualis. – **Z.tumoren**: meist auf der Dorsalseite lokalisierte Neoplasmen; benigne Fibrom (klein, langsam wachsend, selten polypös gestielt, am Zungenrücken), Adenom (von Schleimdrüsen ausgehend), Papillom (vom Epithel ausgehend), Hämangiom (flächenhaft, pilzförm. oder papillär an der Zungenspitze); maligne das ↑ Z.karzinom, sehr selten ein Sarkom; s. a. Z.grundstruma. – **Z.ulkus**: ↑ Glossitis ulcerosa. – Traumat. Form (BUTLIN) an Z.rand oder -spitze durch Zahnstumpf, kariösen Zahn, Dentalprothese; im allg. nach Beseitigung der auslösenden Urs. abheilend.

Zungen|wogen: faszikuläre Zuckungen der Z.muskulatur bei vegetat. Dystonie. – **Z.würmer**: *hel-minth* ↑ Linguatula; s. a. Porozephalose. **Z.wurzel**: *anat* ↑ Radix linguae; s. a. Z.grund... – **Z.zange**: *chir* Zangeninstrument zum Herausziehen u. Festhalten der Zunge (z. B. beim Bewußtlosen), meist mit Sperrvorrichtung; Branchen mit gezähnter Spitze, früher auch gefenstert; s. a. Z.spatelzange. – **Z.zyste**: ↑ Ranula, Z.grundzyste.

Zupferkrankheit: Onychie sowie Verletzung u. Entzündung der Fingerspitzen bei Baumwollzupfern.

Zupf|präparat: *histol* durch Zerzupfen mit sehr feiner **Z.nadel** – evtl. unter dem Mikroskop in einem Flüssigkeitstropfen – gewonnenes mikroskop. Frischpräparat.

Zuppinger* Schiene (HERMANN Z., 1849–1912, Orthopäde, Zürich): modifiz. BRAUN* Schiene zur Lagerung der Gliedmaße in Semiflexionsstellung.

Zurechnungsfähigkeit: *forens* ↑ Schuldfähigkeit.

Zurhelle* Syndrom: ↑ Naevus lipomatosus cutaneus superf.

Zurückbleiben: *päd* ↑ Retardierung.

Zusammen|ballung, Z.klumpung: *serol, hämat* ↑ Agglutination, Agglomeration. – **Z.wirken**: *biol, pharmaz* ↑ Synergismus. – **Z.ziehung**: *biol* ↑ Kontraktion.

Zusatz|blutung: *gyn* Bl. (↑ Metrorrhagie) außerhalb der Menstruation, z. B. Früh-, Spät-, Zwischenblutung. – **Z.filter**: *radiol* zusätzlich zur Eigenfilterung des Strahlers in den Strahlengang (meist nahe Austrittsfenster) gebrachter ↑ Filter (2). – **Z.griff**: *gbh* s. u. ZANGEMEISTER*.

Zusatzstoffe: *diät* durch Lebensmittelgesetz (ab 1978 anstelle des Fremdstoffgesetzes) definierte Stoffe (außer Naturstoffen oder diesen chemisch gleichen oder als Genußmittel verw. Substanzen, Trink- u. Tafelwasser), die Lebensmitteln zugesetzt werden dürfen zwecks Beeinflussung der Beschaffenheit oder Erzielung bestimmter Eigenschaften oder Wirkungen, insbes. zur Schönung (z. B. Farbstoffe), Konservierung u. Erhaltung des chem.-physikal. Zustandes (Antioxidantien, Emulgatoren, Stabilisatoren). Ihnen gleichgestellt sind Mineralstoffe u. Spurenelemente (außer NaCl), Aminosäuren (nebst Derivaten), Vit. A u. D (nebst Derivaten), best. Zuckeraustauschstoffe, Oberflächenüberzüge, Treibgase u. a.

Zusatz|strahlung: *radiol* die zusätzlich zur Primärstrahlung auftretende Stiel- u. Streustrahlung. – **Z.ton**: *kard* 3. u. 4. ↑ Herzton (s. a. Galopprhythmus).

Zuspitzung der Persönlichkeit: Betonung bereits bekannter, jedoch gehemmter Persönlichkeitszüge bei Zerebralsklerose.

Zustandsdiagnose: (L. R. GROTE 1938) die nur anhand der Krankheitsentwicklung u. des derzeit. Symptn.bildes, aber ohne Berücksichtigung der individuellen Besonderheiten gestellte »klass.« Form der Diagnose; vgl. Bedeutungsdiagnose.

ZVD: *kard* ↑ zentraler Venendruck. – **ZVK**: zentraler Venenkatheter (s. a. Kavakatheter, zentraler Venendruck).

ZW: *neurol* Zwischenwelle (↑ Theta-Welle).

Zwaardemaker* Gerät (HENDRIK ZW., 1857–1930, Physiologe, Utrecht): ↑ Olfaktometer.

Zwahlen* Syndrom: ↑ Dysostosis mandibulofacialis.

Zwang

Zwang: 1) *psych* a) äuß. Z.: psych. oder phys. Nötigung; früher in der psychiatr. Ther. unruhiger, gewalttätiger oder suizidaler Kranker angewendet († Zwangsjacke), heute nur noch in Form der leichten Fixation; s. a. Zwangsbehandlung. – b) **inn. Z.**: Beherrschtwerden von Impulsen, Gedanken oder Handlungen (»**Zwangssympte.**«), die einem selber als nicht gemäß u. unsinnig erscheinen (bedingt durch Abspaltung der Vorstellungen u. des Willens von den sonst synton tragenden Triebschichten), im allg. mit agressivem oder sexuellem Charakter, Tendenz zu Eigen- oder Fremdschädigung, meist begleitet vom ängstl. Gefühl der Bedrohung (»**Z.angst**«); im Ggs. zum Wahn stets mit erhaltenem Bewußtsein des Fremdartigen u. Absurden der Erscheinung. Als **Z.formen** u. **Z.inhalte** z. B.: **Z.gedanken** oder **Z.-ideen** (s. a. Denkzwang; bei steter Wiederkehr: »**Z.rumination**«), **Z.handlung** oder **Z.mechanismus** (= Anankasmus, z. B. Wasch-, Zählzwang), **Z.zeremoniell** (Komplex verschiedener Handlungen; auch als Abwehrzeremoniell) oder **Z.gefühl** (z. B. als **Z.lachen** u. **Z.weinen** ohne Affektgrundlage), **Z.halluzination** (unsinn. Vorstellungen i. S. der Pseudohalluzination), **Z.erinnerung** (wiederkehrend, meist von Angstgefühl begleitet); s. a. Anankasmus, Z.neurose. – Die Z.erscheinungen, hinter denen der Neurotiker seine wirkl. Z.gedanken verbirgt (»**maskierter Zwang**«), sind medikamentös nicht beeinflußbar. – **2)** *geburtsh* s. u. Gesetz des geringsten Zwanges.

zwanghaft: *psych* einem inneren † Zwang folgend.

Zwangs|befürchtung: *psych* † Phobie. – **Z.behandlung** eines Erkrankten gegen seinen Willen. In der BRD nur ausnahmsweise zulässig, z. B. nach § 3 des Gesetzes zur Bekämpfung der Geschlechtskrankhtn. u. im Rahmen der Seuchenbekämpfung (u. U. mit **Z.einweisung**); s. a. Anstaltsunterbringung. – **Z.bewegung**: *neurol* »kompulsive B.« (meist Hals- oder Rumpfrollung bzw. -torsion) bei Irritation oder Läsion des vord. oder mittl. Kleinhirnstiels.

Zwangs|ernährung: erzwungene künstl. E., z. B. die eines psychisch Kranken, der auf Grund seiner Krankh. die Nahrung verweigert oder nicht zu selbständ. Nahrungsaufnahme fähig ist (z. B. bei Stupor). Im allg. als Sondenernährung mit bes. zubereiteter, vollwert. Nahrung. – **Z.gähnen**: † Chasmus. – **Z.greifen**, SCHUSTER*-PINEAS* Phänomen: *neurol* bei Berühren der Hohlhand zwangsart. Faustschluß mit Festhalten des berührenden Gegenstandes; path. Greifreflex bei Stirnhirn- u. EPS-Schädigung. – **Z.haltung**: schmerz- (»algogene«) oder hirnorganisch (v. a. extrapyramidal) bedingte Haltungsanomalie des Körpers oder eines Körperabschnitts.

Zwangs|isolierung: † Z.einweisung im Rahmen der Seuchenbekämpfung. – **Z.jacke**: im 19. Jh. in der Behandlung unruhiger Geisteskranker viel verwend. »**Z.hemd**« aus sehr festem Leinen (vorn verschlossen, hinten offen), dessen Ärmel (doppelt so lang wie der menschl. Arm, distal verschlossen) am Bett, an einem **Z.stuhl** oder auf dem Rücken befestigt wurden. – **Z.mimik**: bei hirnorgan. Prozeß (z. B. Bulbärparalyse, Parkinsonismus, Zerebralsklerose, MS mit Thalamusaffektion) durch Enthemmung bedingter Z.affekt ohne die Symptomatik eines inn. Zwanges.

Zwangs|neurose: N. mit Zwängen als Hauptsymptn.; beginnend oft schon in der Kindheit, meist aber im Adoleszentenalter; häufig als »**z.neurot. Organsyndrom**« (SCHWIDDER): Obstipation, Schlafstörung, Kopfschmerzen, Herzbeschwerden, Atemstörung. – Nach S. FREUD Folge eines Konfliktes, durch den die psych. Energie gleichzeitig mobilisiert u. blockiert wird; die Sympte. sind Kompromisse zwischen Triebwünschen, vom Über-Ich geforderter Sühne u. verkleideten Ersatzbefriedigungen. In der neueren Psychoanalyse ist die anankast. Persönlichkeit wesentlicher als die Symptome; Behandlung vorw. durch Psychother., weniger durch Medikamente.

Zwangs|polyurie: vermehrte Ausscheidung eines niedrig gestellten Harns als Versuch des Organismus, trotz ungenügender Konz.fähigkeit die harnpflicht. Substanzen auszuscheiden; z. B. in der polyurischen Phase der Schockniere. – **Z.psychopath**: anankastischer Psychopath. – **Z.psychose**: Psychose (z. B. Schizophrenie) mit Auftreten von Zwängen.

Zwangs|schnappen: *neurol* durch Bestreichen der Lippen ausgelöstes zwanghaftes Zuschnappen als Enthemmungsphänomen (s. a. Einstellmechanismus) bei Stirnhirnprozeß. – **Z.syndrom**: s. u. Z.neurose. – **Z.unterbringung**: s. u. Z.behandlung, Anstaltsunterbringung. – **Z.wechsel**: *psych* bei Z.neurose ein ständ. Wechseln der Z.erscheinungen (um so die Umwelt mit ihnen in Gleichklang zu bringen). – **Z.weinen**: s. u. Zwang.

Zweck|neurose: † Begehrensneurose. – **Z.psychose**: † GANSER* Syndrom. – **Z.reaktion, psychogene**: Erlebnisreaktion, mit der ein best., meist halbbewußter Zweck (z. B. Rente) erreicht werden soll; s. a. psychogene † Wunschreaktion.

zwei...: s. a. bi..., di.... – **z.dimensionale Elektrophorese**: optisch besser auflösende Technik der (Immun-)E.; im Anschluß an die eindimensionale Auftrennung wird ein 2. Spannungsfeld senkrecht dazu angelegt.

Zweidrittel|milch: *päd* Milchmischung aus $2/3$ Kuhmilch u. $1/3$ Wasser für die künstl. Säuglingsernährung (etwa ab 5.–7. Wo. bis zum 5.–6. Mon.); zum Energieausgleich angereichert mit 7–8% KH (davon 4–5% Zucker, 2–3% Polysaccharide); evtl. zusätzl. Fett (vgl. Halbmilch). – **Z.resektion des Magens**: s. u. BILLROTH* Op. II.

zweieiig, dizygot: *genet* aus 2 Zygoten hervorgegangen; z. B. z. † Zwillinge.

Zwei|fachbindung: *chem* † Doppelbindung. – **Z.farbennährboden**: *bakt* polytroper † Zucker-Indikator-Nährboden (Zwei-, Drei-Zucker-Agar mit Mischindikatoren) zur gleichzeit. Prüfung mehrerer Spaltungsvorgänge anhand von Farbreaktion, Gasbildung etc.; insbes. für TPE-Diagnostik († dort. Schema). – **Z.farbstofftest**: *hepatol* s. u. ZIMMER*.

Zweifel* Handgriff (PAUL ZW., 1848–1927, Geburtshelfer, Leipzig, Erlangen): *geburtsh* zur Stillung einer aton. Nachblutung beidhänd. Zusammen- u. Gegeneinanderdrücken des Corpus uteri (von oben durch die Bauchdecken) u. der Zervix; † Abb.

Zweifel* Zange (ERWIN ZW., geb. 1885, Gynäkologe, München): Geburtszange (minimale Beckenkrümmung) mit 2 gegeneinander verschiebbaren Löffeln u. einem Zughaken mit Querriegel (für Achsenzug).

Zweifel* Zeichen: *röntg* Zwerchfellhochstand als Hinweis auf ipsilat. Lungenembolie.

Zwei|-Filament-Hypothese: (HUXLEY 1957) *physiol* die sogen. »Gleittheorie« (s. u. Myosin). – **Z.fingerwendung**: *geburtsh* ↑ (BRAXTON) HICKS* Wendung.

Zweig: *anat* ↑ Ramus.

Zwei|geschlechtlichkeit: 1) ↑ Bisexualität. – 2) ↑ Hermaphroditismus (Korrekter: »Z.geschlechtigkeit«). – **Z.gestaltigkeit**: *biol* ↑ Dimorphismus. – **Z.gläserprobe**: *urol* abgekürzte Dreigläserprobe, wobei die 1. Urinportion diagnostisch den unt., die 2. den oberen Harnwegen zugeordnet wird. – **z.gleisige Standardmethode**: (KRETSCHMER 1957) *psych* zeitsparendes psychotherapeut. Vorgehen als Kombin. von Erlebnis- u. Persönlichkeitsanalyse; mit gleichzeitig, aber getrennt anlaufender Aktivhypnose, wobei die sich aus der Analyse ergebenden prospektiven Parolen als rhythmisierte Hypnoseformel in die Tiefenpersönlichkeit eingebracht werden.

Zweihöhlen|operation: Simultan-Op. in 2 Körperhöhlen, meist als ↑ Thorakolaparotomie. – **Z.schuß**: Schußverletzung mit Zwerchfelldefekt, wodurch es zur Kommunikation von Bauch- u. Brusthöhle u. (meist) zum Enterothorax kommt.

Zweihügel: *anat* das jeweils vord. bzw. hint. Paar der Vierhügelplatte (= Colliculi sup. u. inf.).

Zwei|kammerbruch: *chir* ↑ COOPER* Hernie. – **Z.lappenschnitt**: *chir* »Doppellappenschnitt« bei typ. Gliedmaßenamputation; mit Bildung eines vord. u. hint. (gleichgroßen) Weichteillappens aus Haut-Unterhautfettgewebe u. Muskulatur, die den künft. Knochenstumpf um mind. 3–5 cm überragen. – **Z.lochdrainage**: *chir* D. mit Inzision u. Gegeninzision. – **Z.nadeltechnik**: *röntg, angiol* subdiaphragmale Aortographie nach Punktion mit 2 Kanülen in geringem Höhenabstand. Vorteile: vermind. Gefahr der totalen paravasalen KM-Inj. oder der Nierenparenchymschädigung (nur halbe KM-Menge bei fälschl. Punktion der A. renalis), geringere KM-Verdünnung im Gefäß (da kürzere Injektionszeit).

Zweiphasen|bestimmung: *serol* Bestg. der Entstehungsgeschwindigkeit eines – aktivierten – Blutgerinnungsfaktors u. seiner Wirkung in 2 Reaktionssystemen; v. a. als selekt. Prothrombin-Bestg.: Umwandlung des ges. Prothrombins einer Plasmaprobe in Thrombin durch Zugabe aller nöt. Faktoren (IV, V, VII, X, Thrombokinase), dann Bestg. der Thrombinaktivität anhand der Gerinnung einer Thrombin-Lsg. – **Z.ekzem**: *vulg.* Ekzem, bei dem einer 1. »Abnutzungs-« eine 2. »Sensibilisierungsphase« folgt; z. B. das Zementekzem (Alkalischädigung, dann spezif. Sensibilisierung gegen Chromat). – **Z.heilschlaf**: H., bei dem in der 1. Phase (period. Inj. von Pantopon-Skopolamin® über 24 Std.) eine Ruhigstellung der Großhirnrinde, in der 2. (vorw. mit Placebos) ein Überwiegen des parasympath. (trophotropen) Systems angestrebt wird, um so einen bedingten Schlafreflex aufzubauen. Nur bei Herz- u. Kreislaufgesunden; Dauer 3–12 Tage.

Zweiphasen|-Kurztest: *nuklearmed* s. u. Radiojodtest. – **Z.mechanismus**: *immun* ↑ Tab. »Immunreaktion«. – **Z.methode**: 1) *gyn* orale Kontrazeption mit Östrogengaben in der 1., Östrogen- u. Gestagen-Gaben in der 2. Zyklusphase; s. a. Ovulationshemmer. – 2) *serol* ↑ Z.bestimmung. – **Z.-Theorie**: 1) *onkol* Bei der Kanzerogenese wandelt sich in einer 1. Phase die Zelle im Genotypus irreversibel zur »latenten Tumorzelle«, um sich in der 2. nach mehr oder weniger langer Latenzzeit zur »manifesten Tumorzelle« zu entwickeln (»Realisationsprozeß«; s. a. Kokarzinogenese). – 2) *immun* s. u. BORDET*. – Von Bo.* ferner (1903) die Theorie der 2 Phasen der AG-AK-Reaktion in vitro: nach spezif. Bindung von AG u. AK unspezif. Klumpung (Ausflockung) des AG-AK-Komplexes in Abhängigkeit von Milieubedingungen (Temp., Zeitfaktor etc.).

Zwei|radzyklus: *protozool* bei Malariplasmodien die Sporogonie im Hauptwirt (Mücke) u. die Schizogonie im Zwischenwirt. – **Z.schlingenbruch**: *chir* retrograde ↑ Hernie. – **Z.stärkenglas**: *ophth* ↑ Bifokalglas. – **Z.stoffdüse**: Verneblerdüse, bei der komprimiertes Gas (Luft, O_2, Wasserdampf; Überdruck von 0,3–3 kp/cm^2) mit hoher Geschwindigkeit ausströmt u. in dessen Unterdruckzone die zu zerstäubende Flüssigkeit eingeleitet wird, wo sie durch VENTURI* Effekt angesaugt u. in Tröpfchen zerrissen wird. – **Z.stranghelix**: *zytol* »Doppelhelix« (s. u. WATSON*-CRICK* Modell). – **Z.stufen-Test**: *kard* ↑ MASTER* Test.

zweiter: secundus; s. a. sekundär, Zweit..., Sekund..., Deuter.... – **zweites Inselorgan**: *anat* insuläres ↑ Gangorgan.

Zweit|gebärende, Sekundipara: Frau, die zum 2. Mal ein lebensfäh. Kind gebärt (vgl. Bipara). Als bes. Merkmale (gegenüber der Primipara): alte Striae gravidarum, Rektusdiastase, narb. Damm, klaffender Introitus vaginae, querspaltförm. MM; unter der Geburt kann der kindl. Kopf bis nach dem Blasensprung beweglich über dem Beckeneingang bleiben. – **Z.impfung**: ↑ Revakzination. – **Z.infarkt**: *kard* Rezidiv eines Myokardinfarkts in einem anderen Herzabschnitt. Verschlechtert die Prognose. – **Z.transplantat**: s. u. Second-set-phenomenon. – **Z.wind**: *kard* ↑ Second-wind-Phänomen.

Zweiwegehahn: Hahn mit 2 Ansatzrohren, der bei Umlegen des »Hahnkükens« (bzw. Betätigung eines entsprech. Mechanismus) jeweils den einen oder anderen Weg freigibt.

zweizeitig: adj. Bez. für therapeut. (z. B. Op.) oder diagnost. Vorgehen in 2 zeitlich getrennten Phasen.

Zwei|zellenbad: hydroelektr. Bad unter Verw. von 2 Arm- oder Fußbadewannen, jeweils als mono- oder bipolares Bad. – **Z.zügel-Therapie**: (HIPPIUS 1963) *psychiatr* Schizophrenie-Ther. mit Neuroleptika bei

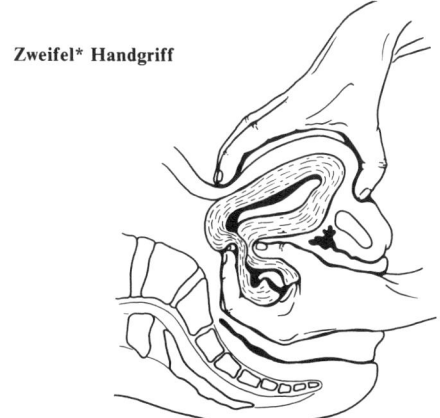

Zweifel* Handgriff

Zwerchfell

gleichzeit. Gabe von Thymoleptika (zur Aufhebung der therapiebedingten Depressivität).

Zwerchfell: das Brust- u. Bauchhöhle voneinander trennende ↑ Diaphragma; s. a. Phreno..., Diaphragma.... – **akzessor. Z.**: s. u. Z.duplikatur (2).

Zwerchfell|atmung: die vorw. durch die Z.kontraktion zustandekommende Inspiration (die etwa ⅔ des Atemvol. erzielt). Z.bewegungen bes. ausgeprägt in den seitl. Partien (dadurch Erweiterung der Phrenikokostalwinkel im Rahmen der Thoraxraumvergrößerung); abgeschwächt bei Z.hochstand, -tiefstand, -lähmung sowie bei Tonussteigerung (Status asthmaticus, Tetanus) u. -minderung (Pleuritis diaphragmatica, Muskeldystrophie; extrem als Relaxatio diaphragmatica). Exspirator. Aufwärtsbewegung unter Hilfe der Bauchpresse (daher weniger korrekt auch als »Bauchatmung« bez., insbes. bei Überwiegen über die thorakale Atmung). – vgl. Thorakalatmung.

Zwerchfell|band: s. u. Keimdrüsenligament. – **Z.bewegung**: s. u. Z.atmung. – **paradoxe Z.bewegung**: röntg ↑ KIENBÖCK* Zeichen. – **Z.bruch**: ↑ Hernia diaphragmatica.

Zwerchfell|defekt: breitere »Lücke« im Diaphragma; als »angeb. Z.spalte« infolge ungenügender Schließung embryonaler Spalten (v. a. am Trigonum lumbo- u. sternocostale u. an den Z.hiatus; meist mit Baucheingeweideprolaps in den Thoraxraum ohne peritonealen Bruchsack = Hernia diaphragmatica spuria); oder erworben durch Entzündung (meist dorsal nach Leber- oder subphren. Abszeß, Pleuraempyem; wegen Verklebungen meist ohne Eingeweideprolaps) oder Trauma (Ruptur). – **Z.duplikatur**: 1) chir ↑ Phrenoplikatur. – 2) path angeb. Mißbildung mit »akzessor. Diaphragma« (meist oberhalb des re. Lungenunterlappens); oft mit Lungenmißbildungen (Lappendefekte, extrapulmonale Sequestration) u. Z.defekten kombiniert.

Zwerchfell|entzündung: ↑ Diaphragmatitis. – **Z.furchen der Leber**: ↑ ZAHN*, ↑ LIEBERMEISTER* Furchen (1). – **Z.hernie**: ↑ Hernia diaphragmatica; s. a. gleitende ↑ Hiatushernie. – **Z.hochstand**: der – im allg. pathol. – Stand der Z.kuppe bei Atemmittellage oberhalb der hint. 10. Rippe (u. mit spitzem Recessus). Einseitig bei Z.läsion (z. B. Phrenikuslähmung, -exhairese, Hernia u. Relaxatio diaphragmatica) u. bei homolat. Lungen-Pleuraprozeß (Atelektase, Schrumpfung, nach Lungenresektion), doppelseitig z. B. bei Adipositas, im letzten Schwangerschaftsdrittel, bei raumforderndem Prozeß im oberen Abdomen. Klin.: Einschränkung der Z.atmung (v. a. Exspirium, wahrsch. infolge ungenügender Retraktionswirkung der Lungen), breiter u. tiefer Thorax (Kompensation der herabgesetzten exspirator. Reserve), aortenkonfiguriertes Herz, verstärkte Lendenlordose.

Zwerchfell|krampf: Z.spasmen, z. B. bei Tetanus; als **klon. Z.krampf** bei ↑ Singultus, anhaltend als **tab. Z.krise**. – **Z.kuppel**: der brustraumwärts (re. stärker als li.) vorgewölbte mittl. Abschnitt jeder Z.hälfte; beinhaltet rechts der re. Leberlappen, links den linken sowie Magenfundus u. Milz.

Zwerchfell|lähmung: angeb. oder erworb. (krankhafte oder artifizielle), partielle oder totale, permanente oder passagere, zentrale (z. B. bei Poliomyelitis) oder periphere (↑ Phrenikuslähmung, -ausschaltung, -exhairese) Parese bis Paralyse des Diaphragma; klin.: fehlende oder paradoxe Bewegung (↑ KIENBÖCK* Zeichen), Hochstand, fortschreit. Muskelatrophie. – **Z.lücke**: path ↑ Z.defekt. – **Z.neurose**: (JAMIN) nervöses ↑ Atmungssyndrom; s. a. DA COSTA* Syndrom.

Zwerchfell|reflex: physiol s. u. HESS*. – **Z.ring**: gürtelförm. Einziehung der Taillengegend (»Atemkorsett«) beim DA COSTA* Syndrom infolge Verkrampfung der an Flanken- u. Bauchatmung beteiligten Muskulatur. – **Z.-Rippenwinkel**: ↑ Recessus costodiaphragmaticus.

Zwerchfell|schenkel: das Crus lat. med. u. intermedium der Pars lumb. jeder Z.hälfte. – **Z.spalten**: die physiol., dem Durchtritt von Gefäßen, Nerven u. Speiseröhre dienenden Spalten im Diaphragma: Trigonum lumbo- u. sternocostale (für A. u. V. thoracica int.), Hiatus aorticus, For. venae cavae (auch für Rr. abdomin. nervi phrenici), Schlitze im Crus med. (N. splanchnicus major, V. azygos bzw. hemiazygos) u. lat. (N. splanchnicus minor) u. zwischen beiden (Grenzstrang des Sympathikus), Hiatus oesophageus (auch für N. vagus). – path s. u. Z.defekt.

Zwerchfell|tiefstand: der – im allg. pathol. – Stand der Z.kuppen bei Atemmittellage unterhalb der hint. 10. Rippe. Einseitig z. B. bei exspirator. Ventilstenose, Fremdkörperaspiration, doppelseitig (mit abgeflachten Kuppen, fast rechtwinkl. Recessus, eingeschränkter Bewegung) konstitutionell bei Asthenie (mit inspirator. Bewegungseinschränkung, meist Tropfenherz; herabgesetzter Fördereffekt auf den venösen Rückstrom, arterielle Anämie) sowie bei chron. Asthma u. Emphysem (exspirator. Einschränkung; bei Emphysem oft auch vermind. Retraktionskraft der Lunge u. Thoraxstarre). – **Z.tumoren**: meist thoraxseit. Neoplasmen; gutartig Lipome, Fibrome u. Zysten, bösartig Sarkome. Rö.bild: breitbasig aufsitzender Schatten, bes. deutlich nach Anlegen eines diagnost. Pneumothorax u./oder -peritoneums. – **Z.zeichen**: pulmon ↑ LITTEN* Phänomen; s. a. HITZENBERGER*, MÜLLER* Versuch.

Zwerchsack: sanduhrähnl. Körper mit 2 über einen engen Zwischenteil miteinander kommunizierenden Hohlräumen. Danach benannt z. B. die **Z.hernie** (= Hernia interparietalis bilocul.), das durale **Z.hämatom** (durch Durariß hindurchgetretenes epidurales H.), **Z.hygrom** (= Hygroma carpale bilocul.), **Z.tumor** (↑ Sanduhrgeschwulst).

Zwerg: path s. u. Zwergwuchs.

Zwerg|bandwurm: ↑ Hymenolepis nana. – **Z.darmegel**: ↑ Heterophyes heterophyes. – **Z.fadenwurm**: ↑ Strongyloides stercoralis. – **Z.flechte (Baerensprung*)**: derm ↑ Erythrasma. – **Z.niere**: path ↑ Nierenhypoplasie; als angeb. Z.n. einseitig (andere Niere meist hypertrophiert), als Schrumpfniere ein- oder beidseitig. – **Z.ventrikel**: neurol ↑ Mikroventrikulie.

Zwergwuchs, Nanosomie: Minderwuchs mit einem Längenalter, das das chronolog. Alter um >40% unterschreitet (vgl. Kleinwuchs). Entstehung polyätiol.; proportionierte Form v. a. bei primordialer (s. u. Minderwuchs), renaler u. hypophysärer, disproportionierte v. a. bei dysostotischer u. chondrodystroph. Genese. Vielfält. andere Formen, so inkretorisch bedingte wie **hypothyreot. Z.** (↑ DEBRÉ*-SEMELAIGNE* Syndrom), **myxödematöser Z.** (s. a. BRISSAUD*

Zwerg) u. **hypophysärer** Z. (z. B. ↑ LARON*, HANHART* Syndrom) sowie alimentäre, dyszerebrale u. dienzephale, pränatale, rachit., hämat., hepat., hepatolienale, hypoxäm., kardiale (»blasser oder blauer Z.«), intestinale, lienale, pankreat. etc. Formen (s. u. Infantilismus); ferner **diastroph.** Z. (↑ LAMY*-MAROTEAUX* Syndrom [Abb.!]), **seniler** Z. (↑ Progeria infantum), **metatrop.** Z. (»verschiedengestaltig«, ↑ WIEDEMANN* Syndrom 5 b), **mesomeler** Z. (mit Hypoplasie mittlerer Extremitätenbereiche; z. B. ↑ NIEVERGELT*, LÉRI*-WEILL*, LANGER*, SC-Syndrom), **mikro-** oder **nanozephaler** Z. (s. u. DE LANGE* Syndrom), **nephrot.-glykosurischer** Z. (s. u. DEBRÉ*-DE TONI*-FANCONI* Syndrom), **pterygonadaler** Z. (i. e. S. das ↑ ULLRICH*-TURNER* Syndrom), **parastremmat.** Z. (spondylo-epi-metaphysär dysplastisch, mit schweren asymmetr. Verdrehungen u. Distorsionen am Beinskelett, Kyphoskoliose, Thoraxdeformität), **polydystroph.** Z. (MAROTEAUX; = Mukopolysaccharidose Typ VI mit ausgeprägtem Kleinwuchs, langem Offenbleiben der Schädelnähte, Neigung zu Frakturen), **rezessiver** Z. (↑ HANHART* Syndrom), **thanatophorer** Z. (mit längerem extrauterinem Leben nicht vereinbarer mikromeler Z. mit allg. Muskelhypotonie u. sek. Atemstörungen sowie Schädelanomalien, im Extremfall z. B. Kleeblattschädel). Als Sonderform des **intrauterinen** Z. das ↑ SILVER*-RUSSELL* Syndrom (u. das ihm nahestehende ↑ 3-M-Syndrom); ähnlich steht dem ↑ BLOOM* Syndrom (mit fetalem Z.) das ↑ DUBOWITZ* Sy. nahe.

Zwicker*: ↑ ZWIKKER*.

Zwiebelschalen|arteriitis: Immunvaskulitis bei viszeralem Erythematodes; mit mehrschicht. Fibrinoideinlagerungen in den kleinen Arterien u. Arteriolen; bes. ausgeprägt oft in der Milz (»Z.läsion«). – **Z.geschwulst**: ↑ Cholesteatom.

Zwielicht: gleichzeit. Beleuchtung durch 2 verschiedenfarb. Lichtquellen, insbes. mit kurzwell. Tages- u. mehr gelbl. Glühlampenlicht. Stört die Farbstimmung des Auges (zu mindern durch bläul. Tageslichtglühbirnen oder reinweiße Leuchtstoffröhren). Beim **Z.sehen** (in mesop. Helligkeitsbereich) sind Stäbchen u. Zapfen in Funktion; vgl. Dämmerungssehen. – **Z.blindheit**: ↑ Hemeralopie.

Zwiemilchernährung: *päd* gleichzeit. Ernährung des Säuglings mit Muttermilch u. einer Tiermilchmischung (v. a. bei ungenügender Milchproduktion der Mutter).

Zwerg- und Minderwuchs (nach SWOBODA)

	Erbgang	Manifestierung	Habitus, Proportionen	Physiognomie	Intelligenz	Sexualentwicklung	Epiphysenossifikation
I) konstitutionell und keimplasmatisch bedingt:							
A) ohne enchondrale Dysplasie:							
primordialer Zwergwuchs (PALTAUF)	domin. u. rezessiv	angeboren	proportioniert	normal	normal	normal	normal
heredodegenerat. Zwergwuchs (HANHART)	rezessiv	1.–4. Lj.	proportioniert	ältlich	normal	stark verzögert	verzögert
infantilist. Zwergwuchs	rezessiv	2.–5. Lj.	proportioniert	ältlich	verzögert	stark verzögert	stark verzögert
DOWN* Syndrom (u. a. Trisomien)	rezessiv?	angeboren	proportioniert	mongoloid	vermind.	verzögert	wechselnd
Progerie (HUTCHINSON-GILFORD)		angeboren	proportioniert	greisenhaft	normal	verzögert	beschleunigt
B) mit enchondraler Dysplasie:							
Chondrodystrophia foetalis	domin.	angeboren	muskulös, mikromel	hydrozephal	normal	normal bis verstärkt	normal bis verzögert
Dysostosis multiplex (PFAUNDLER-HURLER)	rezessiv	2.–3. Lj.	gedrungen, oft mikromel Wirbelsäulenzwerg	Gargoylismus	vermind.	meist verzögert	eher verzögert
Dysostosis enchondralis (MORQUIO-BRAILSFORD)	rezessiv	1.–3. Lj.		meist normal	normal	normal	eher verzögert
II) endokrin bedingt:							
Hypothyreose	–	meist angeboren	proportioniert	kretinoid	vermind.	verzögert	stark verzögert
Hypopituitarismus		meist Kleinkindalter	proportioniert	infantil	normal	stark verzögert	stark verzögert
dyszerebraler Zwergwuchs (RÖSSLE)		frühes Kindesalter	proportioniert	„zerebral"	meist gestört	verzögert	normal bis verzögert
III) durch gestörten Knochenstoffwechsel bedingt:							
Mangelrachitis	–	2.–8. Lj.	leicht disproportion.	Caput quadratum	normal	normal bis verzögert	normal
renal-tubuläre Rachitits							
a) genuine Vit.-D-resistente Rachitis	domin.?	meist 2. Lj.	O-Beine, sonst proportioniert	normal	normal	normal	oft verzögert
b) FANCONI*-Syndrom	rezessiv?	meist 1. Lj.	proportioniert	normal	normal	normal bis verzögert	meist verzögert
renale Osteodystrophie	–	1.–8. Lj.	proportioniert	normal	normal	normal bis verzögert	normal bis verzögert

Zwikker* Reaktion: (1931) Barbitursäure-Nachweis, z. B. im Harn; nach Abdunsten des Ätherauszuges u. Lösen des Rückstandes in Methanol blau-violette Färbung bei Zugabe von **Z.*Reagens** (wäßr. $CuSO_4$-Lsg. u. Pyridin). Da Verfälschung (blau/grün) durch Thiourazile, Hydantoine, Purine, Sulfonamide, Saccharin u. a. möglich, auch modifiz. Reagensgemische, z. B. mit $CoSO_4$ oder Co-azetat, mit Zusatz von Piperidin (+ Chloroform), Borax u. a.

Zwillinge, Gemini, Gemelli: 2 sich gleichzeitig im Uterus entwickelnde Keimlinge; abstammend entweder 1) von 1 Zygote (daher von gleicher genet. Konstitution u. gleichgeschlechtig: »eineiig« [EZ], »mono- oder enzygot.«, »monovulär«, »ident.«, »erbgleich«, »konkordant«, »similär«), mit Teilung in 2 Keime im Blastomeren-, Blastozysten- oder Keimschildstadium (eine der Früchte evtl. nur teilausgebildet = **parasitärer Z.**; s. a. Duplicitas); oder aber 2) von 2 Zygoten u. somit genetisch verschieden (»zweieiig« [ZZ], »dizygot«, »hetero- oder binovulär«, »erbverschieden«, »diskordant«, »dissimilär«), gleich- oder verschiedengeschlechtig (»Pärchen-Z.«, PZ); dabei stammen bd. Eizellen entweder aus 1 Follikel (= Ovulatio unifollicul.) oder aus 1 Eierstock (= Ovulatio uno- oder monovarialis) oder aus bd. Eierstöcken (= Ovulatio biovarialis; s. a. Superfetatio-, -fecundatio); die Z. sind im allg. dichorisch-diamniotisch, nur bei sehr nahen Eieinbettungsstellen mit gemeinsamem Dezidualüberzug monochor.-diamniot., bei Atrophie der miteinander verklebten Eihäute sogar monochor.-monoamniotisch. – s. a. Zwillingsschwangerschaft (Veranlagung dazu vererbt sich!), -geburt, siames. Zwillinge.

Zwillinger* Typ: (1936) *kard* im EKG der Typ III des sogen. Diskrepanztyps (mit tiefem S in II u. III): T_I deutlich kleiner als T_{III} (aber nicht unbedingt flach oder gar neg.). Spricht insbes. bei zusätzl. li.ventrikulärer Schädigung (T-Negativität in $V_{4[-6]}$) für Vorderwandinfarkt (ursprüngl. Bez.: »überdrehter Li.typ mit älterer Vorderwandinfarktnarbe«).

Zwillings|forschung, Geminologie: Teilgebiet der Humangenetik, das sich mit der vergleichenden Untersuchung ein- u. zweieiiger, möglichst auslesefreier Z.serien im Hinblick auf die genet. u. peristat. Bedingtheit ihrer phys. u. psych. Merkmale befaßt (»**Z.methode**«; s. a. Änlichkeitsanalyse). Ein wesentl. Einfluß eines Erbfaktors auf ein Merkmal ist dann anzunehmen, wenn die Konkordanz bei eineiigen Zwillingen deutlich größer ist als bei zweieiigen; quantitativ meßbar als »Erblichkeitsindex« (HOLZINGER 1929), wie er sich aus dem Vergleich der Paarkorrelation von EZ u. ZZ ergibt: beträgt bei völl. Konkordanz 1 (aber auch bei EZ Abweichungen infolge unterschiedl. Merkmalsprägungen durch Umwelteinflüsse) u. bei ZZ-Partnern stets < 1 (da deren Merkmale die gleiche Diskordanz aufweisen wie normale Geschwister).

Zwillings|geburt verläuft in etwa 50% spontan u. normal (im allg. nur leicht verlängerte Eröffnungsperiode für den 1. Zwilling infolge prim. Wehenschwäche durch überdehnte Uterusmuskulatur; Austreibungsperiode der kleineren Frucht verkürzt). Nach Geburt des 1. Zwillings Nabelschnurligatur auch gegen den Uterus obligat, um bei Bestehen einer Monochorie ein Verbluten des 2. zu verhindern. Nach Wehenpause von etwa 30 Min. Austreibung des 2. Zwillings mit einigen Preßwehen; Verzögerung des Austritts oder sonst. Gefahr für Mutter u. Kind indizieren Vakuum- (bei Kopflage) oder manuelle Extraktion (bei Steißlage) oder Spekulumentbindung. Ausstoßung des Nachgeburt im allg. erst nach Geburt beider Früchte. Mögl. Komplikationen durch abnorme Lage u. Haltung der Kinder, die einen vorzeit. Blasensprung mit Frühgeburt, einen Nabelschnurvorfall oder evtl. eine **Z.kollision** (gegenseit. Behindern am Austritt, z. B. bei gleichzeit. Sprung beider Fruchtblasen, bei gemeinsamem Amnion) herbeiführen, ferner durch starke Überdehnung des Uterus (prim. Wehenschwäche, sek. Atonie).

Zwillings|irresein: ↑ Folie à deux. – **Z.niere**: ↑ KOLFF*-WATSCHINGER* Niere.

Zwillings|schwangerschaft: Gravidität mit 2 Früchten (beide im Uterus oder eine oder bd. ektopisch). In der 1. Hälfte im allg. kein Unterschied zur Einlings-Schw., evtl. Fruchtwasser vermehrt (v. a. bei EZ; Wassermenge verschieden auf beide verteilt). In der 2. Hälfte Beschwerden durch Überdehnung des Bauchraumes, Druck auf Nachbarorgane, Zwerchfellhochstand, Stauungsödeme (Bauchdecke, unt. Extremitäten), evtl. Varizenbildung; Gefäßdurchlässigkeit erheblich erhöht, Hydrops, Eklampsiegefahr. Häufig vorzeitig beendet. Gewicht der Frucht meist unter dem eines Einlings; bei PZ Knabe meist schwerer als Mädchen, auch Länge oft ungleich. Verdachtszeichen: Leibesumfang > 100 cm, sehr hoch stehender Fundus, Tastnachweis vieler kleiner u. 3 großer Teile (meist 2 Köpfe, 1 Steiß), viele u. lebhafte Kindsbewegungen gleichzeitig an verschied. Stellen; sichere Zeichen: Herztöne ungleicher Frequenz, im EKG 2 fetale Herzaktionen, Ultraschall- u. Rö.bild. – s. a. Z.geburt.

Zwillings|spulendialysator: *nephrol* ↑ KOLFF*-WATSCHINGER* Niere. – **Z.transfusion**: *geburtsh* ↑ fetofetale Tr. – **Z.zellen**: 2 Zellen, deren Leiber miteinander verbunden sind, z. B. Z.ganglienzellen (davon nur eine mit Neuriten; i. e. S. *hämat* (SCHILLING) derart. »Riesenleukozyten« (meist Neutrophile), evtl. mehrkernig oder mit starker Segmentierung u. multiplikativ nicht mehr teilbar, als Folge einer Störung der Karyokinese u./oder Plasmareifung im Rahmen von Anämie, Leukose etc.

Zwinkertic: ↑ Blepharoklonus.

Zwirn: *chir* dünnes, reißfestes, nicht resorbierbares Nahtmaterial aus gedrehten (u. gefärbten) Seiden-, Leinen-, Kunstfaser- oder Baumwollfäden (↑ Tab.); für bes. auf Zug beanspruchte Nähte. Sind zur Vermeidung einer FK-Reaktion nach ca. 8 Tg. zu ziehen.

Zwischen...: s. a. Inter.... – **Z.antigen**: *bakt* s. u. S-R-Formenwechsel. – **Z.blutung**: *gyn* ↑ Mittelblutung. – **Z.enzym**: ↑ Glukose-6-phosphat-dehydrogenase.

Zwischen-Fall (K. Schneider*): *psych* zwischen den großen Formenkreisen Schizophrenie u. man.-depress. Erkr. einzuordnende (»zykloide«) Psychose.

Zwischengelenkstück: *anat* die »interartikuläre Portion« des Wirbelbogens (zwischen oberem u. unt. Gelenkfortsatz); Prädilektionsstelle für Spaltbildung (↑ Spondylolyse, -listhesis).

Zwischenhirn: ↑ Diencephalon; s. a. Hypophysen-Zwischenhirnsystem. – **Z.demenz**: (G. STERTZ 1933) scheinbarer Intelligenzabbau beim ↑ Z.syndrom (durch Außerfunktionsetzen der potentiell vorhandenen Großhirnleistung). – **Z.gewitter:** (FORSTER*) Fachjargon für vegetativ-dienzephalen Anfall als Komplik. eines Eingriffs in der Hypophysengegend oder am Boden des 3. Ventrikels: Blutdruckkrise, Hypothermie, weite Pupillen, profuser Schweißausbruch, psychot. Verwirrtheit. – **Z.narkose:** s. u. FALTA*-FENZ*.

Zwischenhirn|syndrom: die vegetat. u. psych. Symptomatik bei – traumat., vasogener, entzündl., neoplast. – dienzephaler Störung: Polyurie, -dipsie (i. S. des Diabetes insipidus neurohormonalis), Hyperglykämie, Hyperthermie, -tonie, Leukozytose u. Polyglobulie, Labilität von Wasser- u. Hormonhaushalt u. Körpergewicht; period., dranghafte Hyperkinesien im Wechsel mit Depressionen, Schlaf-Wach-Umkehr, stark wechselndes Sexualverlangen, evtl. Pseudopsychopathie u. Z.demenz (s. a. Z.gewitter). – Auch als sogen. **enzephalograph. Z.syndrom** (/ neuroradiol. Basalgangliensyndrom). – s. a. Dienzephalosis psycho-dyspeptico-dysmetabolica CHERUBINI (»**Z.s. des Kindes**«), BERARDINELLI* Syndrom (»**angeb. Z.s.**«).

Zwischen|katalysatoren: die / Redoxkatalysatoren des Intermediärstoffwechsels, v. a. / Oxidoreduktasen u. Zytochrome. – **Z.knorpel:** (SCHMORL, JUNGHANS) röntg auf der seitl. WS-Aufnahme als heller Streifen sichtbarer Knorpel zwischen Wirbelbogen u. -körper beim Säugling u. Kleinkind; verknöchert erst im 3.–6. Lj. Fälschlich »Wirbelbogenepiphyse« genannt. – **Z.körnerschicht:** die äuß. retikuläre Schicht der Retina (zwischen äuß. u. inn. Körnerschicht). – **Z.körper:** 1) histol / Intermediärkörper. – 2) immun / Ambozeptor.

Zwischen|lappen: anat / Mittellappen. – **Z.milch:** gyn »transitor. Frauenmilch« vom 4./5.–10./14. Tag post partum, mit kalor. Wert u. Zus. noch ähnl. dem Kolostrum. – **z.molekulare Kräfte:** physik VAN DER / WAALS* Kräfte. – **Z.neuron:** / Interneuron. – **Z.passagen:** virol aufeinanderfolgende Tierpassagen eines Virus in verschied. Spezies zwecks Anpassung an das für die endgült. Übertragung vorgesehene Laboratoriumstier. – **Z.rippenraum:** / Spatium intercostale.

Zwischen|scheibe: anat / Discus, Meniscus. – **Z.stoffwechsel:** s. u. Intermediär.... – **Z.streifen:** histol / Z-Streifen der Myofibrille. – **Z.stück:** 1) (CLARA 1934) histol / Cholangiole. – Auch unpräzis für das Schalt-, Mittel-, Überleitungs- oder Verbindungsstück der Nierenkanälchen. – 2) **Z.strecke:** kard die S-T-Strecke des EKG. – **Z.substanz:** 1) histol / Interzellularsubstanz. – 2) biochem / Intermediärprodukt. – **Z.träger:** path, parasit / Überträger. – **Z.typ:** kard »Mitteltyp« (s. u. Positionstyp). – **Z.wand:** anat / Septum. – **Z.welle:** neurol / Theta-Welle (des EEG).

Zwischenwirbel|gelenk: / Junctura zygapophysealis. – **Z.loch:** / Foramen intervertebrale. – **Z.scheibe:** / Discus intervertebralis; s. a. Bandscheiben...

Zwischen|wirt, intermediärer Wirt: parasit tier. Organismus, der einem heteroxenen, in einem best. Entwicklungsstadium (Larve, Jugendform) befindl. Parasiten als – meist artspezif. – zusätzl. Wirt dient, in dem die larvalen Stadien eine Metamorphose durchmachen (z. B. Wuchereria in Mücken) oder aber sich parthenogenetisch vermehren (z. B. Trematoden in Schnecken). Einige Parasiten haben auch mehrere Z.wirte (z. B. Opisthorchis in Schnecken u. Süßwasserfischen).

Zwischenzelle: histol interstitielle Zelle, i. e. S. die / Hodenzwischenzelle (s. a. LEYDIG*-Zelltumor) u. die interstitielle / Eierstockzelle.

Zwischenzell|gewebe: histol interstitielles / Bindegewebe. – **Z.masse:** histol / Interzellularsubstanz. – **Z.räume:** histol / Interzellularspalten. – **z.stimulierendes Hormon:** / Interstitialzellen-stimulierendes Hormon.

Zwischenzone: anat / Hypophysenmittellappen.

Zwitter: / Hermaphrodit; s. a. Intersex, Intersexualität (Tab.). – **falscher Z.:** / Pseudohermaphroditismus. – **Z.ion:** Molekül, das, nach außen hin elektrisch neutral, je einen pos. u. einen neg. Ladungsschwerpunkt besitzt, so daß es mit starken Säuren u. Laugen reagiert. Die meisten aliphat. Aminosäuren sind solche Dipol-Ionen: $R-CH(NH_2)-COOH \leftrightarrow R-CH(NH_3)^+-COO^-$.

Zwölffingerdarm: / Duodenum. – **Z.entzündung:** / Duodenitis. – **Z.geschwür:** / Ulcus duodeni.

Zwölftagefieber: / Nigeria-Fieber.

Zyan...: Präfix zur Kennz. von – v. a. organ. – Verbindgn. mit CN-Gruppe; s. a. Nitril, vgl. Zyano.... – **Z.amid:** $H_2N-C\equiv N$; Amid der / Zyansäure; chem. Grundstoff, z. B. für Dizyandiimid.

Zyanate: Salze (u. Ester) der / Zyansäure.

Zyan|chlorid, Chlorzyan: $N\equiv C-Cl$; hochtoxische Flüssigkeit (Kampfgas), letale Konz. 400 mg/m^3. – **Z.(ferri)hämoglobin, -hämiglobin:** / Hämiglobinzyanid. – **Z.gas:** Blausäuregas (s. u. Acidum hydrocyanicum). – **Z.hidrose:** derm / Cyanhidrosis. – **Z.hydrine,** α-Hydroxynitril: CN-Anlagerungsprodukte von Aldehyden u. Ketonen der allg. Formel $(R)\cdot(R')\cdot C(OH)-CN$, wobei R = ein Alkyl oder Aryl, R' (bei Aldehyden) ein H ist; Ausgangsstoffe für organ. Synthesen.

Leinenzwirn-Typen

Durchmesser (mm)	Typenbez.	Durchmesser (mm)	Typenbez.	Durchmesser (mm)	Typenbez.
0,16		0,36	} 30/3	0,56	
0,17		0,37		0,57	} 16/3
0,18		0,38		0,58	
0,19	} 100/3	0,39	} 25/3	0,59	
0,20	} 90/3	0,40		0,60	
0,21	} 80/3	0,41		0,61	
0,22		0,42		0,62	
0,23		0,43		0,63	} 14/3
0,24	} 70/3	0,44	} 20/3	0,64	
0,25		0,45		0,65	
0,26	} 60/3	0,46		0,66	
0,27		0,47		0,67	
0,28	} 50/3	0,48		0,68	
0,29		0,49		0,69	
0,30		0,50		0,70	
0,31		0,51	} 18/3	0,71	
0,32	} 40/3	0,52		0,72	} 12/3
0,33		0,53		0,73	
0,34	} 30/3	0,54	} 16/3	0,74	
0,35		0,55		0,75	

Zyanid

Zyanid: Salz der Blausäure (↑Acidum hydrocyanicum); MAK (berechnet als CN) 5 mg/m³; s. a. Blausäurevergiftung.

Zyan|kali(um): ↑ Kalium cyanatum; s. a. Zyanid, Blausäurevergiftung. – **Z.methämoglobin**: ↑ Hämiglobinzyanid.

Zyan(o)...: Wortteil »blau«; chem s. a. Cyano....

β-Zyano-α-alanin: neurotox. Verbindung aus der Ackerwicke Vicia sativa, die beim Menschen Lathyrismus, bei Ratten Zystathionurie hervorruft (blockiert die Pyridoxalphosphat-abhäng. enzymat. Spaltung in Zystein u. Homoserin).

Zyano|chin: (EISENBERG 1912) bakt Farbmischung aus gesätt. wäßr. Chinablau- u. Zyanosin-Lsg. zur Negativ-Darstg. von Baktn. – **Z.derma**: Blaufärbung der Haut. – **Z.gas-Verfahren**: Schädlingsbekämpfung mit Blausäuregas (aus Kalziumzyanid). – **z.gen**: 1) *path* eine Zyanose hervorrufend. – 2) *chem* Blausäure freisetzend. – **Z.kobalamin**: ↑ Vitamin B_{12}; s. a. Corrinoide.

Zyan|op(s)ie, Blausehen: *ophth* Chromatopsie, bei der alle Gegenstände in einem bläul. Farbton erscheinen; häufig nach Star-Op.

Zyanose, Cyanosis, Blausucht: bläul. Verfärbung von Haut u. Schleimhäuten infolge rel. Vermehrung des reduzierten Hb im Kapillarblut (> 5 g/100 ml; Blut dunkel, O_2-Defizit >6,7 Vol.%), i. w. S. auch durch Vorhandensein abnormer (dunkler) Hb-Verbindungen wie Met-, Verdo- u. Sulfhämoglobin (vgl. Pseudozyanose). **Zentrale Z.** (mit allg. arterieller Hypoxie) bei Sinken des O_2-Partialdrucks in der Atemluft, bei Gasaustauschstörung (»**pulmonale Z.**«), bei Herz-Kreislaufinsuffizienz u. -versagen (Schock, Myokardinfarkt; meist als »**graue Z.**«) u. bei Re.-li.-Shunt (↑ Mischungszyanose, s. a. Tab. »Herzfehler«). **Periphere Z.** bedingt durch Ischämie (z. B. bei Endangiitis oblit.) oder venöse Stase (Varikose, Thrombose, Thrombophlebitis, Einflußstauung, Rechtsherzinsuffizienz) oder beiden Kombin. (v. a. als sogen. Kälte-Z. bei Hauttemp. um 15–25°, wahrsch. auch die idiopath. Akro-Z.); s. a. Differential-Z. (»**dissoziierte Z.**«). Bei zentraler Z. ist die Haut warm, bei peripherer kälter; erstere bei Chronizität häufig mit Trommelschlegelfingern u. -zehen, Uhrglasnägeln u. Polyglobulie. Angeb. Vork. v. a. bei kongenit. Methämoglobinämie u. einschläg. Herzfehlern (»blue baby«). – **autotox.** oder **enterogene Z.**: ↑ STOKVIS*-TALMA* Syndrom. – **schwarze Z.**: s. u. Pulmonalsklerose. – s. a. gelbe Zyanose, Cyanosis retinae.

zyanotisch: i. S. der ↑ Zyanose bläulich verfärbt, mit Z. einhergehend.

Zyan|säure: HO·CN; in tautomerem Gemisch mit Isozyansäure vork., unter 0° beständige, leicht zu ↑ Zyanursäure polymerisierende Flüssigkeit mit stechendem Geruch; tox., augenreizend, hautätzend (s. a. Allylsenföl). – **Z.urie**: Ausscheidung eines blaugefärbten Urins (z. B. Indigourie nach Medikation von Methylenblau.

Zyanursäure: 2,4,6-Trihydroxy-1,3,5-triazin; Trimerisationsprodukt der Zyansäure; wie ihr Chlorid (2,4,6-Trichlor-1,3,5-triazin) Grundchemikalie für Arzneimittel, Desinfektionsstoffe, Weichmacher etc.

Zyan|vergiftung: ↑ Blausäurevergiftung. – **Z.wasserstoff(säure)**: ↑ Acidum hydrocyanicum.

Zygapophysis: ↑ Proc. articularis vertebrae.

Zygion: *anthrop* die am meisten nach lateral vorspringende Stelle des Jochbogens.

zygo...: Wortteil »Joch«, »Jochbogen« (**Zygoma**), »Jochbein« (Os zygomaticum).

Zygodaktylie: fam.-erbl. Form der Syndaktylie (leichtester Grad) mit hoher, jochförm. Teilung der 2. u. 3. Zehen oder Finger.

zygomaticus: (lat.) zum Jochbogen gehörend. – **Zygomatikum**: Kurzform für Os zygomaticum. – **zygomatische Falte**, Plica neuropathica: doppelte bis mehrfache Hautfalte vom Jochbogen zum Mundwinkel, evtl. in die Kinnfurche ein- oder übergehend. Degenerationszeichen (LOMBROSO), ferner beim chronisch Magenkranken. – **Zygomati(zi)tis**: Osteomyelitis des Jochbogens (u. meist mit Weichteilaffektion: starke Schwellung in der Schläfengegend); isoliert oder nach subperiostaler Ausbreitung einer Mastoiditis; evtl. eitrig-einschmelzend (»Jochbogenabszeß«).

Zygo|mycetales, Jochpilze: *mykol* meist saprophyt. Phykomyzeten (z. B. Mucor, Pilobolus), deren dem **Z.sporangium** entstammende sexuelle Sporen bei der Verschmelzung (nach Sporangienkontakt) Jochform aufweisen (»**Z.sporen**«). – **Z.phase**: (WINKLER 1902) *zytol* ↑ Diplophase.

Zygose: *genet* ↑ Konjugation.

Zygotän: *zytol* Prophasestadium der 1. meiot. Teilung, in dem die homologen Chromosomen noch nicht in ganzer Länge gepaart sind. – **Zygote**: *genet* die aus der Vereinigung zweier (meist haploider) Gameten hervorgehende (meist diploide) Zelle; i. w. S. das aus ihr entstehende Individuum.

zykl(o)...: Wortteil »Kreis«, »kreisförmig« (z. B. Zyklopie), »Ziliarkörper« (z. B. Zyklitis); s. a. cycl..., zyklo....

Zyklamat: ↑ Natriumcyclamat (Süßstoff).

Zykl|ektomie: *ophth* op. Teilentfernung des Ziliarkörpers, z. B. bei Entfernung eines Iristumors. – **Z.enzephalie**: angeb. Verschmelzung beider Großhirnhemisphären mit gemeinsamem Liquorraum im Bereich der Seiten- u. des 3. Ventrikels.

zyklisch: 1) *physiol, path* einen Zyklus betreffend, periodisch auftretend; z. B. **z. Albuminurie** (↑ PAVY* Krankh.), z. ↑ Infektionskrankht., **z. Irresein** (↑ manisch-depressive Erkr.). – 2) *chem adj.* Bez. für eine Verbindung, deren Strukturformel zumindest einen geschlossenen Benzolring aufweist (s. a. heterozyklisch, Tab. »Kohlenwasserstoffe«); z. B. zykl. ↑ AMP.

Zyklite: natürl., vom Zyklohexan abstammende, den KH verwandte zykl. Alkohole, z. B. Inosit.

Zyklitis: *ophth* ↑ Cyclitis (bei Kombin. mit Chorioiditis = Zyklochorioiditis). – **heterochrome Z.**: ↑ FUCHS* Heterochromie. – **zyklitisches Glaukom**: ↑ POSNER*-SCHLOSSMANN* Syndrom.

Zyklo|-AMP: zyklisches ↑ AMP. – **Z.barbital**: ↑ Acidum cyclohexenyl-aethyl-barbituricum.

Zyklo|dialyse, Cyclodialysis: *ophth* op. Ablösung des Ziliarkörpers von der Sklera zwecks Kommunikation zwischen Vorderkammer u. Suprachoroidealraum bei Glaukom; s. a. HEINE*. – **Z.diathermie**: *ophth* ↑ VOGT* Operation (1). – Als antiglaukomatöse Maßnahme auch kombin. mit einer Glaskörperpunktion. –

Z.duktion: *ophth* horizontale Bewegung des Auges um die vertikale Z-Achse, kombin. mit einer vertikalen um die horizontale X-Achse (s. u. FICK* Achsen); als Dextro- u. Sinistro-Z.d. die sogen. »Innen-« bzw. »Außenrollung«; vgl. Z.vergenz.

Zyklo-GMP: zykl. ↑ Guanosinmonophosphat. – **Z.hexan,** Hexa-hydrobenzol: farblose, brennbare Flüssigkeit mit petroleumähnl. Geruch; Grundchemikalie, Lösemittel; toxisch wie Hexan, MAK 1050 mg/m^3 = 300 ppm. – **Z.hexanol,** Hexalin®, Hexahydrophenol: viskose Flüssigkeit mit kampferähnl. Geruch; Verw. wie Zyklohexan; schleimhautreizend, bei Einatmen der Dämpfe narkotisierend; MAK 200 mg/m^3 = 50 ppm.

zykloid: (E. KRETSCHMER) adj. Bez. für eine abnorme Charaktervariante (»zykloides Temperament«, am häufigsten bei pykn. Konstitution) mit Wechsel von Zeiten gehobener Stimmung (mit Überschuß an motor. u. psych. Aktivität) u. solchen gedrückter Stimmung u. vermind. Aktivität.

Zyklo|keratitis: *ophth* ↑ Keratitis mit Beteiligung des Ziliarkörpers (↑ Cyclitis). – **Z.kryotherapie:** *ophth* bei Glaukom transkonjunktival-transskleraler Eingriff (mit Kryokauter) i. S. der – weniger schonenden, aber wirkungsvolleren – Z.dialyse.

Zyklon: 1) *hyg* Verfahren bzw. Apparat zur Reinigung gas- u. staubförmiger Industrieemissionen mit Hilfe der Zentrifugalkraft (simultan auch der Schwerkraft: »**Zyklonieren**«). – 2) *meteor* zyklonales ↑ Wetter. – 3) *chem* blausäurehalt., an Kieselgur gebundene Schädlingsbekämpfungsmittel (mit augenreizenden Warnstoffzusätzen).

Zyklonose, Zyklonopathie: ↑ Wetterfühligkeit.

Zyklop: *path* s. u. Zyklopie.

Zyklopath: zykloider Psychopath.

Zyklopenventrikel: *path* Hirnmißbildung mit unpaarem, aus den Vorderhörnern u. Partes centrales der Seitenventrikel gebildetem Liquorraum (bei paar. Anlage der Unterhörner), evtl. kombin. mit Zyklopie (u. Arhinenzephalie). – vgl. Zyklenzephalie.

Zyklo|phorie: *ophth* latente »Verrollung« des Augapfels (vgl. Raddrehung), wobei der vertikale Hornhautmeridian oben nach nasal oder temporal abweicht (= In- bzw. Exzyklophorie; auch Bez. »pos.« u. »neg.« bei Drehung im bzw. gegen den Uhrzeigersinn). Vork. bei höherem Astigmatismus mit schräger Achse sowie bei Lähmung, Spasmus oder abnormer Insertion der die Rotation bewirkenden Augenmuskeln (»**anatom. Z.p.**«). – vgl. Z.tropie. – **Z.phrenie:** (LENZ) ↑ man.-depressive Erkr.

Zyklopie, Zyklozephalie: *path* Gesichtsschädel-Hirn-Mißbildung (zahlreiche Varianten) mit nur einem Auge median etwa in Gegend der Nasenwurzel, meist auch rüsselförm. Nasenrudiment (»Proboscis nasalis«; evtl. oberhalb des Auges) u. nur kleiner oder fehlender Mundspalte; oft als **Z.-Arrhinenzephalie-Syndrom** (s. a. Zyklopenventrikel). – Derart. Monstrum (»Zyklop«) im allg. nicht lebensfähig.

Zyklo|plegie: *ophth* ↑ Akkommodationslähmung. – **Z.plegika:** *pharm* ↑ Mydriatika. – **Z.propan-Narkose:** Apparatnarkose mit dem rasch anflutenden Cyclopropanum (Konz. 10–20%; bei 4–5% nur Analgesie; Erhaltungsdosis 5%). Wirkung u. Anw. ähnl. wie bei Äther; in höherer Konz. parasympathikomimet. Effekte (Neigung zu Bronchospasmen, Blutdruckabfall, Schock), Sensibilisierung des Myokards gegen Adrenalin, Atemdepression, evtl. Oligurie u. postop. Polyurie. Kontraindikation: Herzdekompensation u. -rhythmusstörungen, Bronchialasthma, Adrenalin-Medikation. – Explosionsgefahr!

Zyklops: *zool* ↑ Cyclops (2).

Zyklose: *ophth* schmerzfreie, subakute bis chron. Zyklitis, z. B. bei Heterochromia complicata.

(D-)Zykloserin: ↑ Cycloserinum.

Zyklospasmus: *ophth* ↑ Akkommodationskrampf.

zyklo|thym: (E. KRETSCHMER) mit Eigenschaften bzw. Symptn. der ↑ Z.thymie; z. B. die z.thyme (= endogene) Depression, atyp. z.thyme (= zykloide) Psychose. – **Z.thymie:** 1) z.thymes Temperament: (E. KRETSCHMER) bes., aber nicht abnorme Temperamentsform, v. a. bei Pyknikern. Kennzeichen: sinnfrohe Harmonie mit der sozialen Umwelt, Weltoffenheit, soziale Kontaktfähigkeit, expansiver Tätigkeitsdrang u. Realismus, harmon. Bewegungen, Schwanken der Stimmung zwischen Heiterkeit (Hypomanie) u. Traurigkeit; psychomotor. Tempo schnell u. beweglich oder aber langsam u. behäbig. – 2) (K. SCHNEIDER) die ↑ man.-depressive Erkr. (auch: »**Z.thymosis**« SOUTHARD); nach KAHLBAUM nur deren leichte Form.

Zyklotie: Kombin. von Zyklopie u. Otokephalie.

Zyklo|tomie: *ophth* therap. Inzision des Ziliarmuskels. – **Z.ton:** (BRAUN 1936) Oberbegr. für zyklothym u. manisch-depressiv.

Zyklotron: *physik* Beschleuniger für positiv geladene Korpuskeln (Protonen, Deuteronen, α-Teilchen), indem diese unter dem Einfluß eines magnet. Feldes auf halbkreisförm. Bahnen mit zunehmendem Radius umlaufen u. jeweils nach halbem Umlauf aus der einen D-förm. Umlaufkammer in eine 2. übertreten (beide »D's« bilden die Elektroden eines hochfrequenten elektr. Feldes), wodurch sie beschleunigt werden u. hohe kinet. Energien gewinnen. – Beim »Synchro-Z.« werden Frequenz der Beschleunigerspannung oder/u. Stärke des Magnetfeldes zeitlich so geändert, daß die bei >30–40 MeV auftret. – Umlaufverlangsamung bewirkende – relativist. Massenzunahme der Ionen gerade kompensiert wird (so daß sich wesentlich höhere Endenergien erzielen lassen). – Medizin. Anw. zur Erzeugung kurzlebiger Radioisotopen, Neutronenther., Aktivierungsanalyse.

Zyklo|tropie, Strabismus rotatorius: *ophth* Schielstellung mit Drehung eines Auges um eine ant.-post. Achse (= In- bzw. Extorsion). Vork. bei traumat. Schädigung der schrägen Augenmuskeln sowie – zus. mit Seiten- u. Höhenabweichungen – bei best. Schielformen; vgl. Z.phorie. – **Z.vergenz:** *ophth* Rollbewegung der Augen um die ant.-post. Achse mit Konvergenz (= pos. Z.; ↑ Konklination) oder Divergenz der vertik. Hornhautmeridiane (= neg. Z.); vgl. Z.duktion. – **Z.zephalie:** *path* ↑ Zyklopie.

Zyklus: *biol* gesetzmäßig-stetiger, sich kreisförmig schließender Verlauf von Ereignissen bzw. Mechanismen, z. B. Entwicklungs-Z. der ↑ Parasiten, **vegetat. Z.** (i. S. der umweltgesteuerten Rhythmik), ↑ Herz-Z., im EEG das Gesamt der Potentialschwankungen eines Graphoelementes bis zur Wiederholung. – I. e. S. *gyn* der **weibl.** oder **menstruelle Z.** (↑ Menstruations-, Genitalzyklus), u. zwar als **ovulator. Z.**

Zyklus

(s. a. Ovulation), ⨍ **anovulator. Z.** oder als **stummer Z.** (ohne Blutung). Nach den organspezif. Veränderungen unterschieden als: **tubarer Z.** (stärkere Motilität der Tubenmuskulatur in der Follikel-, Sekretionsmerkmale des Epithels in der Gelbkörperphase), **vaginaler Z.** (⨍ Vaginalzyklus), **uteriner Z.** (starke Kontraktionsbereitschaft des Myometriums in der Follikel- u. fehlende Ansprechbarkeit auf kontraktile Reize in der Gelbkörperphase), **zervikaler Z.** (dünnflüss., glasklares, gut spinnbares Sekret, Farnkrautphänomen in der Follikel-, Eindickung u. Trübung des Sekrets in der Gelbkörperphase; s. a. Zervixfaktor). **Z.störungen** gehen meist mit Blutungsanomalien einher (»Menstruationsstörung«): 1) Anomalien des Blutungsrhythmus (»Tempoanomalien«) mit Oligo- bzw. Polymenorrhö; 2) Anomalien der Blutungsstärke (»Typusanomalie«) mit Hypo- bzw. Hypermenorrhö; 3) Zusatzblutungen im biphas. Z. (prämenstruelle Frühblutung bei Corpus-luteum-Insuffizienz, postmenstruelle Spätblutung bei verzögerter Gelbkörperrückbildung), Mittel- u. Zwischenblutung; 4) ⨍ Follikelpersistenzblutung; 5) ⨍ Amenorrhö; 6) ⨍ anovulator. Zyklus (mit oder ohne Blutungsanomalie). – **z.gerechte Hormonbehandlung:** *gyn* die einen normalen Menstruationszyklus bezweckende Hormonther. mit ausreichenden Östrogen- u. Gestagendosen in geeigneter zeitl. Verteilung.

Zylinder: 1) *urol* ⨍ Harnzylinder, s. a. Bakterien-, Epithel-, Erythrozyten-, Leukozyten-, Wachs-, granulierter Z.; vgl. Zylindroid. – 2) *ophth* Brillenglas als ⨍ Z.linse.

Zylinderepithel: E. aus Zellen, die höher als breit sind (»hochprismat. E.«); als **einschicht. Z.** mit nebeneinanderliegenden hohen, sechskant. Zellen in einer Schicht (z. B. Stratum basale u. spinosum der Epidermis, Magen-Darmkanal, Eileiter, Gebärmutter, Drüsenausführungsgänge); als **mehrzeil. Z.** unterschieden in **zylindr. Z.** (verschieden hohe Zellen fußen auf der Tunica propria, nur die längsten erreichen die Epitheloberfläche; Höhenlage der Zellkerne verschieden: »Kernzeilen«; in Nebenhodengang, Samenleiter, großen Drüsenausführungsgängen, Luftwegen) u. in **mehrschicht. Z.** (gleich hohe, zylindr. Zellen in 2 oder 3 Schichten übereinander, sich gegenseitig verformend; in Hauptausführungsgängen der Speicheldrüsen, in ♂ Harnröhre, Fornix conjunctivae). – **Z.zyste:** *derm* pralle, bis bohnengroße, mit klarer Flüssigkeit gefüllte Zyste an Penis (Vorhaut nahe Frenulum) oder Klitoris.

Zylinder|glas: *opt* ⨍ Z.linse als Brillenglas. – **Z.kompensator:** *ophth* ⨍ STOKES* Linse. – **Z.linse:** opt. Linse mit Zylinder- statt Kugelflächen (auch mit 1 Zylinder- u. 1 Kugelfläche: »Plan-Z.«), d. h. mit 2 senkrecht aufeinanderstehenden Hauptschnitten stärkster bzw. geringster Brechkraft (= **Z.achse**), so daß die Rotationssymmetrie der Abbildung aufgehoben ist (u. die Vereinigung der gebrochenen Lichtstrahlen in 2 voneinander entfernten, senkrecht aufeinanderstehenden Brennlinien erfolgt). Verw. u. a. in der Augenoptik zur Korrektur des Astigmatismus, häufig als sphärozylindr. Glas (mit zusätzl. sphär. Wirkung in der 2. Fläche: »sphär. Glas mit Zylinder«).

Zylinder|skiaskopie: (LINDNER) *ophth* in bd. Hauptmeridianen getrennt durchzuführende ⨍ Skiaskopie zur Bestg. des Astigmatismus anhand eines im Reflexbild des Skiaskopierspiegels erscheinenden Lichtbandes, dessen Stellung bei Drehen des vorgesetzten korrigierenden – Z.glases eine Über- oder Unterkorrektur des Refraktionsfehlers aufzeigt. – **Z.test:** *pharm* ⨍ Hemmhoftest. – **Z.zelle:** *histol* s. u. Z.epithel; s. a. Zylindrom.

Zylindroid, Pseudozylinder: *urol* ⨍ Schleimzylinder u. zylinderähnl. Leukozytenzusammenballungen (wenig scharfe Konturen, unregelmäßig breit, längsgestreift) im Harn; ohne pathognomon. Bedeutung.

Zylindrom: »zylindromatöses Adenokarzinom« aus kub. Zellelementen mit hyperchromen Kernen (u. mit zu ihren Gunsten verschobener Kern-Plasma-Relation); solide Zellstränge, von zylinderförm. (im Querschnitt runden) Drüsenschläuchen siebartig durchlöchert, die mit hyalinschleim. Massen angefüllt sind. Vork. v. a. in Speicheldrüsen, NNH, Trachea, großen Bronchien u. als – evtl. multiple (= **Zylindromatose** i. e. S.) – ⨍ Turbantumoren der Kopfhaut; langsam wachsend, lokal destruierend, spät metastasierend.

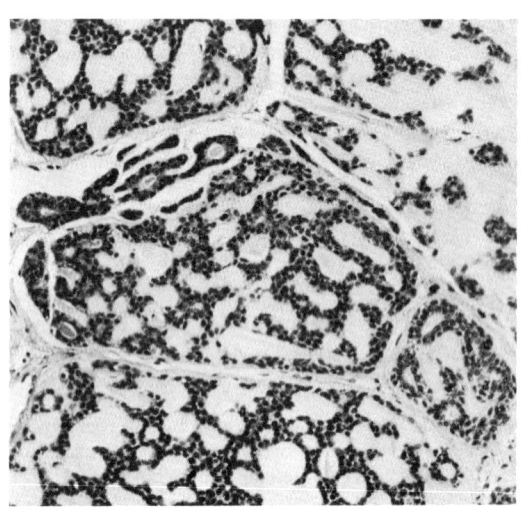

Zystisches Adenokarzinom (»Zylindrom«) der Parotis. Typ. kribröse Struktur, zahlreiche Schleimzylinder.

Zylindrurie: Ausscheidung von ⨍ Harnzylindern.

...zym...: Prä- bzw. Suffix »Enzym«.

Zymarin: ⨍ Cymarin. – **Zymase:** histor. Bez. (BUCHNER 1892) für ein KH-vergärendes (glykolyt.) Enzymgemisch in zellfreiem Hefepreßsaft.

Zymbozephalie: *anthrop* ⨍ Skaphozephalie. – Auch Schädelform mit tiefer Depression entlang der Sagittalnaht (wahrsch. artifiziell durch entsprech. Bandagieren).

zymisch: die Enzymtätigkeit (i. e. S. die Gärung) betreffend bzw. durch sie entstanden.

zymogen: Gärung bewirkend. – **Zymogene:** Sammelbez. für inakt. Enzymvorstufen (»Enzymogen«, »Zymogen«, »Proenzym«), z. B. das Trypsinogen; sie werden durch Kinasen, das Enzym selbst oder chem. Verbindgn. in die akt. Form übergeführt. – Liegen z. T. in Körnchenform u. abgekapselt vor, z. B. im Ergastoplasma der basalen Endstückzelle des exkretor. Pankreas (stark lichtbrechend, azidophil), lumenseitig in den exkretor. Zellen der Speichel- u. der Magenschleimhautdrüsen.

Zymogramm: durch Zonenelektrophorese gewonnener Sammelbefund enzymatischer Aktivitäten in einem biol. Material.

Zymonema: *mykol* kaum gebr. Gattungsname von Hefen; z. B. **Z. alvarez-sotoi** (DODGE 1935; = Candida albicans), **Z. brasiliense** (= Blastomyces br.). – **Zymonematose**: ↑ Blastomykose.

zymo|phore Gruppe: in der EHRLICH* Seitenkettentheorie die unspezif. Gruppe (mit enzymart. Gerinnungseffekt) der AK II. Ordnung. – vgl. z.tox. Gruppe. – **Z.plastin**: (SCHMIDT) ↑ Thromboplastin. – **Z.sterin**: ein Hefesterin (Cholestadienol-Struktur). – **z.sthenisch**: die enzymat. Wirkung verstärkend.

zymotisch: mit (enzymat.) Gärung zusammenhängend, auf Gärung beruhend. – **zymotoxische Gruppe**: *serol* in der EHRLICH* Seitenkettentheorie die unspezif. »ergophore« Gruppe des Komplements. – vgl. zymophore Gruppe.

zyno...: s. u. kyno....

Zypernfieber: örtl. Bez. für das ↑ Mittelmeerfieber (Bruzellose).

zyst...: Wortteil 1) »(Harn-)Blase«, 2) »Zyste«; s. a. cyst....

Zyst|adenom: ↑ Cystadenoma. – **Z.algie**: *urol* ↑ Blasenneuralgie. – Als selbständ. Krankheitsbild die – funktionelle – ödematöse Zervikozystalgie v. a. älterer Frauen mit Symptn. der Blasenneurose, z. T. auch polypösen Veränderungen am Blasenhals.

Zystathionin: (F. BINKLEY u. V. DU VIGNEAUD 1942) S-halt. Aminosäure, die im Methionin-Zystein-Stoffwechsel (↑ Schema »Zystein«) durch Zusammentritt von Serin + Homozystein unter Einwirkung der **Z.-β-synthase** (Serin-Sulfhydrase; reagiert multifunktionell auch mit weiteren β-substituierten Aminosäuren). Bes. reich im Hirn enthalten (22–57 mg/g Gewebe). Abbau durch **Z.-β-lyase** (Z. + H_2O = Pyruvat + NH_3 + L-Homozystein). – **Z.urie(-Syndrom)**: (HARRIS u. M. 1959) erbl. Stoffwechselanomalie (infolge Z.-β-synthase-Defektes; oder nur mangelhafte Bindung des Koenzyms Pyridoxalphosphat?) mit Unfähigkeit, Z. in Zystein u. Homoserin umzuwandeln; klin.: Schwachsinn, vermehrte renale Z.-Ausscheidung (bis zu 500 mg/Tag; normal < 10 mg).

Zyste: 1) Kystom: *path* durch eine Kapsel abgeschlossener, ein- oder mehrkammeriger, abnormer Gewebshohlraum mit dünn- oder dickflüss. Inhalt (z. B. ↑ Blut-, Kolloid-, Öl-Z.). Als **echte Z.** mit Epithel ausgekleidet, als Pseudo- oder **falsche Z.** mit nur bindegeweb. Wand. Angeboren meist i. S. der Dysontogenie u. Hamartie (z. B. ↑ Dermoid-, branchiogene, Halszyste, Teratom); erworben als ↑ Retentions- (z. B. Atherom, Mukozele, Follikel-, Hidrozyste), ↑ Exsudations- (z. B. Hydrozele, Hygrom) u. Erweichungszyste (z. B. anäm. Hirnerweichung), ferner durch zyst. Umwandlung entzündlichen Granulationsgewebes mit nachfolgender epithelialer Auskleidung (z. B. radikuläre Z.) sowie bei Parasitenbefall (z. B. Echinokokkus-, Zystizerkus-Z.); s. a. zyst. ↑ Degeneration, Zystenleber, -lunge usw. sowie unter dem betr. Organnamen. – **follikuläre Z.**: a) *dent* zyst. Ausweitung des Zahnsäckchens um einen retinierten Zahn (dessen Krone in die Zystenhöhle hineinragt). – b) *gyn* ↑ Follikelzyste (1). – **paranephritische Z.**: entzündl. Pseudo-Z. der Nierenfettkapsel; vgl. perirenale ↑ Hydronephrose. – **parodontale Z.**: *dent* von Resten der Schmelzpulpa ausgehende Z. (d. h. unvollständ. follikuläre Z.), v. a. an Weisheitszähnen. – **radikuläre Z.**: *dent* a) sich aus Resten der HERTWIG* Epithelscheide bildende Z., in die die Wurzelspitze des Zahnes hineinragt. – b) nach Pulpentod u. periapikaler Infektion um den Apex radicis entstehende »Wurzelzyste«, epithelisiert, mit Cholesterin-halt., auch eitr. Flüssigkeit, evtl. von Granulationsgewebe umgeben; wahrsch. Einschmelzung mit Beteiligung der MALASSEZ* Epithelreste; nach Entfernen des Zahnes »Residualzyste« genannt (vgl. Kieferzyste). Ther.: nach Ektomie Zystostomie u. Tamponade, Ausfüllen mit Antibiotika u. faserstabilisiertem Venenblutkoagulum, evtl. Eröffnung zur Kiefer- (= CALDWELL*-LUC* Op.) oder Nasenhöhle hin (n. PARTSCH). – 2) *parasit*: ↑ Protozoenzyste.

Zysteamin: ↑ Schema »Zystein«.

Zystein, Cys(tein): β-Merkapto-α-aminopropionsäure (↑ Schema); S-halt. Aminosäure, die im Methionin-Homoserin-Stoffwechsel durch Zystathioninspaltung

Zystein/Zystin

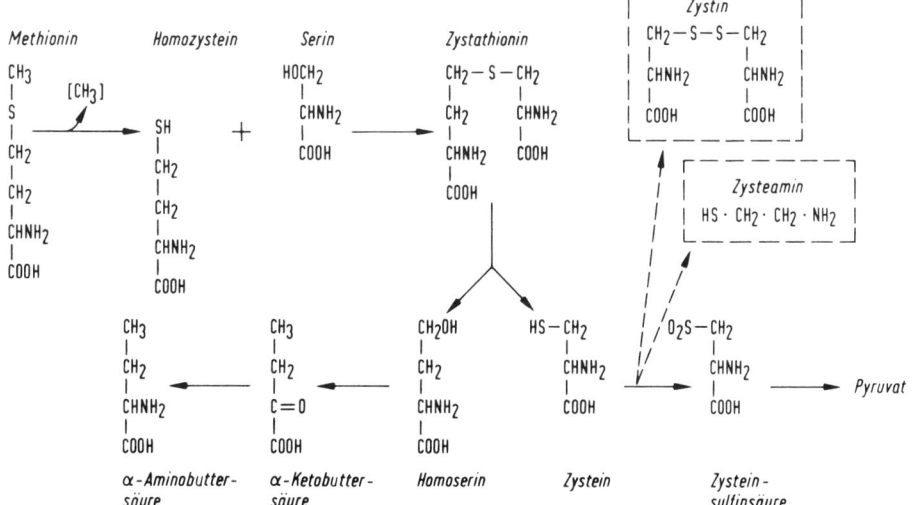

Zystein|amin

entsteht u. zu Pyruvat u. Taurin ab- bzw. umgebaut wird; s. a. Schema »Homoserin«. Stellt die Hälfte des Zystinmoleküls dar (u. wird analytisch stets mit diesem u. mit Homozystein gemeinsam erfaßt). Kolorimetr. Bestg. z. B. n. SULLIVAN anhand der Rötung mit NaCN-Nitroprussidnatrium oder 1,2-Naphthochinon-4-sulfosäure (λ_{max} 500–520 nm). Verw. u. a. als Nährbodenzusatz (z. B. Blut-Dextrose-Z.-Agar). – **Z.amin**: Zysteamin († Schema »Zystein«). – **Z.(sulfin)säure**: WHO-postuliertes Intermediärprodukt im Z.stoffwechsel; wird dekarboxyliert zu Taurin bzw. desaminiert zu Pyruvat; Salze: **Zyste(in)ate**.

Zystektasie: 1) *urol* **a)** Ausweitung der Harnblase durch Wandüberdehnung, v. a. bei mechan. Hindernis im Halsteil, ferner neuro- u. myogen, postop.; s. a. Blasenatonie, Megazystis. – **b)** instrumentelle Dilatation des Blasenhalses, z. B. zur Konkrementextraktion. – 2) *hepat* † Cholezystektasie.

Zystektomie: 1) *urol* Exstirpation der Harnblase, z. B. bei Malignom, Beutelblase, Papillomatose. Beim ♂ gleichzeit. Teilentfernung von Prostata u. Samenblasen; abschließend (oder vorbereitend) Harnleiter-Darmanastomosierung. Als »**erweiterte Z.**« mit En-bloc-Entfernung der regionalen LK; aber auch partielle Formen, z. B. **Z. des Trigonum** n. COUVELAIRE (mit Reimplantation der Ureteren in den Fundus). – 2) *ophth* op. Abtragen eines Teiles der Vorderwand der Linsenkapsel bei der Starextraktion. – 3) *chir, dent* op. Entfernung einer Zyste; ferner die † Cholezystektomie.

Zysten|anastomose: *chir* op. Anastomosierung einer nicht exstirpierbaren Zyste (z. B. Pankreas-Pseudozyste) mit einem intestin. Hohlorgan (= Zystenterostomie, z. B. Zystogastro-, -duodenostomie). – **Z.anreicherung**: *protozool* Sedimentationsmethode (Zentrifuge) zum Nachweis von Protozoenzysten im Stuhlmaterial; z. B. als † FAUST*, MJFC-Verfahren, Formalin-Äther-Methode n. RITCHIE.

Zysten|bruch: Hernie mit im Bruchsack ausgebildeten Zysten; evtl. mit Einstülpung von Darmschlingen u. weiterem Bruchinhalt in eine Zyste († Hernia encystica). – **Z.drainage**: palliativ-Op. einer Zyste durch Drainage (s. a. Marsupialisation); i. e. S. *neurochir* (RIECHERT) die Drainage eines nicht exstirpierbaren zyst. Kraniopharyngioms in die Seitenventrikel.

Zyst|endyse: *chir* † Cholezyst(o)endyse.

Zysten|hygrom: † Hygroma cysticum. – **Z.kropf**: † Struma colloides cystica. – **Z.leber**: † Leberzyste; i. e. S. die – meist hereditäre – konnat. »polyzyst. Leber« infolge Fehlentwicklung intrahepat. Gallengänge in den Portalfeldern; auch solitäre Formen; häufig mit gleichen Veränderungen in Nieren u. Pankreas vergesellschaftet. – **Z.leiche**: *path* Jargon für im Septum zwischen 2 Leberzysten eingelagerte verdickte, z. T. hyalinisierte Areale, die als Z.residuen außen noch Reste elastischen u. kollagenen Materials aufweisen. – **Z.lunge**, Beerenlunge: die polyzystische † Lunge; i. e. S. die großhohlräum. Form der † Wabenlunge; bei bes. großzyst. Form als † Sack-, bei bes. kleinzystischer als Schwammlunge bezeichnet.

Zysten|mamma: † Mastopathia chronica cystica. – Auch Bez. für einschläg. Zystadenome der Brustdrüse (z. B. als angeb. Mißbildung). – **Z.milz**: s. u. Milzzyste. – **Z.myom**: hydropisch degeneriertes Uterusmyom mit zyst. Hohlräumen oder einer großen Zyste. – **Z.niere**: s. u. Nierenzyste. I. e. S. die erbl.-fam., doppelseit., polyzyst. Nierendegeneration; n. POTTER mit folgenden Typen: I) infantile Form, bds.-symmetr., groß, glatt, schwammart.; rezessiv-erbl., Tod nach wenigen Std.; II) ein- oder beidseit. Störung der Ureterknospenentfaltung (prox. Tubuli u. Glomerula nicht ausgebildet), meist auch Fehlbildung der ableit. Harnwege; III) Erwachsenenform: autosomal-dominant erbl., meist bds., Organ sehr groß, zahlreiche Zysten (aller Nephronabschnitte) mit bräunl. Inhalt, Lebenserwartung ca. 50 J. – Bei I u. III häufig Zysten auch in Leber, Pankreas u. Milz, bei III ferner angeb. Aneurysmen der Hirnbasisarterien. – **Z.pankreas**: s. u. Pankreas(pseudo)zyste, Mukoviszidose.

Zyst|enterostomie: s. u. Zystenanastomose. – **Z.enzephalie**: höchstgrad. Hydrozephalie mit nur noch schmalem Hirnrindensaum u. durchscheinendem »Ballonschädel« (klaffende Nähte u. Fontanellen, verstrichene Schläfengruben), im Extremfall als Hydranenzephalie.

Zystik(o)...: Wortteil »Ductus cysticus«; z. B. **Z.ektomie** (Entfernung des D. c.), **Z.enterostomie** (op. Anastomosierung des D. c. mit dem Dünndarm, als **Z.duodeno-** oder **Z.jejunostomie**), **Z.gastrostomie** (op. Anastomosierung des D. c. mit dem Magen), **Z.lithektomie** (op. Gallensteinentfernung aus dem D. c.; evtl. nur als Steinzertrümmerung: »**Z.lithotripsie**«), **Z.tomie** (op. Eröffnung des D. c.).

Zystikus: † Ductus cysticus. – **Z.neurom, -neurinom**: postop. Neurinom (als gutart. Neoplasma) am Z.stumpf. – **Z.stein**: Gallenkonkrement im Ductus cysticus. – **Z.stumpf-Syndrom**: anhaltende, z. T. kolikart. Beschwerden nach Cholezystektomie bei rel. langem Z.stumpf. – vgl. Ductus-cysticus-Syndrom. – **Z.verschluß**: Verlegung des Z. (s. u. Gallengangsverschluß), s. a. Gallenblasenempyem, -hydrops. Bei Cholelithiasis meist Auslösemechanismus der Steinkolik (bei Verschlußstein im Infundibulum stellen sich Ductus u. Halsteil der Gallenblase im Cholezystogramm noch dar).

Zystin, Cys', Cyş, Cys-S-: Oxidationsprodukt (Disulfid) des Zysteins († dort. Schema) mit -S-S-Brücke (als kovalenter Bindung zwischen verschied. Proteinketten). Vork. v. a. in Haaren, Federn, Huf-, Klauen- u. Nägelsubstanz; im Blut 2,5–20,2 mg/l; s. a. Zystinurie, -stein, ABDERHALDEN*-FANCONI* Syndrom (= fam. Z.diathese), Zystinose. Verw. u. a. in bakt. Nährböden. Nachweis u. Bestg. stets gemeinsam mit † Zystein (s. a. Homozystein).

Zystin|-Dextrose-Blut-Agar: Spezialmedium aus Fleischwasser (Rind), Proteose-Pepton, NaCl u. Agar, vor Gebrauch mit Zusatz von Zystin u. Dextrose; für Subkultur von Pasteurella tularensis u. zur Herstg. von Baktn.-Suspensionen. – **Z.-Harnkristalle**: † Tab. »Harnsalze«. – **Z.-Lysin-Arginin-Ornithinurie**: † Zystinurie.

Zystinose: autosomal-rezessiv erbl. enzymopath. (Defekt noch unbekannt) »**Zystinspeicherkrankh.**«, mit vorwiegend lysosomaler Anreicherung von Zystin (auch Kristalle) v. a. im RES (KM, Leber, Milz, LK) sowie in Niere u. Auge (Retina, Kornea, Konjunktiva). **Infantile** oder **maligne Form** mit progred. tubulärer, später glomerulärer Nierenschädigung (s. a. ABDERHALDEN*-FANCONI* Syndrom); **juvenile** oder **intermediäre** ohne Retinopathie, evtl. ohne tubuläre Störung (Niereninsuffizienz im 2.–3. Ljz.); **benigne**

oder **Erwachsenenform** ohne renale Dysfunktion u. Pigmentanomalie der Retina, meist als Zufallsbefund, mit normaler Lebenserwartung.

Zystin|stein: bei Z.urie vork. wachsartig glänzendes, oft weiches Harnkonkrement vorwiegend aus Zystin (kristallisiert nach Lösen in warm. NH_4OH in 6eck. Tafeln aus). – **Z.urie**: vermehrte renale Z.ausscheidung (im Sediment: hexagonale Kristalle) bei normalem Blutspiegel; Vork. außer bei allg. Hyperaminoazidurie (↑ dort. Tab.) u. beim – symptomat. – DE TONI*-DEBRÉ*-FANCONI* Syndrom v. a. als »klass.« **Z.urie-Syndrom** (sogen. Typ I; genetisch heterogen) u. als isolierte Hyperzystinurie (ohne Transportdefekt für Lysin, Arginin u. Ornithin; wahrsch. autosomalrezessiv erbl.; ohne klin. Sympte.).

zystisch: in Form einer Zyste, mit Zystenbildung einhergehend; z. B. zy. ↑ Angiomatose (evtl. »polyzystisch«), **zy. Halslymphangiom** (↑ Hygroma cysticum colli), zy. ↑ Pankreasfibrose, zy. ↑ Degeneration.

Zystitis: urol akute oder chron., unspezif. (auch allerg., häufig rezidivierende) oder spezif. Entzündung der Harnblasenschleimhaut (s. a. Reizblase), evtl. mit Beteiligung tieferer Wandschichten u. des paravesikalen Bindegewebes u. Peritonealüberzuges (= Parabzw. Perizystitis). Infektionsweg: urethrogen-aszendierend (Go, Katheterismus), deszendierend (Pyelonephritis, renale Erregerausscheidung), hämatogen-lymphogen (Fokalinfekt, Parametritis etc.); begünstigt durch Kälteschäden, Fremdkörper (einschl. Konkrementen) u. Harnstauung (z. B. Blasenlähmung, Gravidität, Prostatahypertrophie); Erreger: meist E. coli, seltener Staphylo-, Strepto-, Gonokokken, Trichomonaden u. a., ferner Mykobaktn. (↑ Blasen-Tbk). Kardinalsympte.: Pollakisurie, schmerzhafte Strangurie, evtl. Bakteri-, Py-, Hämaturie. **Cystitis acuta** s. **simplex** meist infektiös (prim. oder sek. Form), auch **allergisch** oder **radiogen** (»Strahlen-Z.«; s. a. Blasenfrüh-, -spätreaktion), mit Rötung (verstärkte Vaskularisation, petechiale Blutung) u. ödematöser Schwellung v. a. im Bereich von Blasenhals, Trigonum u. Blasenrückwand, nachfolgender Epithelabschilferung (bei der leichtesten Form, dem Desquamationskatarrh = **C. catarrhalis**, als Hauptsympt.), Leukozytenauswanderung, (Mikro-)Hämaturie; im allg. rasch abklingend, aber auch als Initialstadium schwerer, tiefergreifender Prozesse: **C. emphysematosa** (»Blasenemphysem«; mit Bildung von Gaszysten – umgeben von wandständ. Riesenzellen – in der Schleimhaut, meist in Lymphgefäßen) v. a. durch CO_2-bildende Kolibazillen (z. B. nach Katheterismus) u. Gasbranderreger (im allg. mehr perivesikal), bei Diabetes; Ther.: Inzision, Blasendränage, Antibiotika; **C. fibrinosa** (v. a. bei anhaltender Druckusurierung mit Bildung von Fibrinmembranen über der exulzerierten Mukosa), bei chron. Verlauf mit Inkrustation durch Harnsalze; **C. haemorrhagica** (mit meist fleck- oder landkartenförm. hochroter Schleimhautverfärbung durch petechiale oder diffuse Blutungen u. Ekchymosen; evtl. Hämaturie) z. B. bei Harnstauung, chem. Reizung, nach Strahlenther. (v. a. mit Kobalt), auch bei chron. Form, nicht selten mit Geschwürsbildung (= **C. ulcerosa**); **C. necroticans** (mit oberflächl. bis tiefer Sequestration), z. B. als **C. dissecans gangraenescens** s. **gangraenosa** mit Ablösung breiter, nekrot. Schleimhautlappen u. tieferer [Hinter-]Wandschichten infolge – schwerer – Zirkulationsstörung, Quetschung, Inkzeration, Verätzung, bei schwerer Allg.infektion (Komplikationen: Blutung, Blasentamponade, später evtl. Schrumpfblase, aszendierende Pyelonephritis; Ther.: Dauerkatheter, Antibiotika, Nekrosenentfernung), als **C. (pseudo)membranacea** s. **pseudodiphtherica** (infolge RM-Erkr., aber auch bei chron. Z.) mit Nekrotisierung auch tieferer Wandschichten u. Bildung lockerer oder festhaftender, durch Inkrustation mit harnsauren Salzen gelblich verfärbter Schorfe (↑ C. incrustans), hämorrhag. Infiltration u. – nach Membranlösung – flächenhafter Ulzerationen (**C. purulenta**). Ferner die eitr. Formen mit starker Schwellung der von leukozytenreichem Ödem durchsetzten, fleckig-roten oder schmutzig-grau-gelb verfärbten, meist hämorrhag. infiltrierten Mukosa, oft mit flachen Erosionen, zunächst aber ohne tiefere Ulzerationen; im ammoniakalisch zersetzten – fötiden – Harn reichl. Eiterkörperchen u. Schleim, oft als dicker Bodensatz; bei längerem Bestehen Granulationswucherungen (v. a. Divertikeln) u. bindegeweb. Narben (Blasenschrumpfung); evtl. als **C. phlegmonosa** fortschreitend, alle Wandschichten durchdringend, mit Einschmelzungen, häufig auch Beteiligung paravesikaler Strukturen (»vesikale Phlegmone«) u. des Bauchfells (»Panzystitis«); Perforationsgefahr (v. a. bei Katheterismus)! – **Chron.-rezidivierende Z.** (häufig mit Befall auch tieferer Wandschichten) meist Begleiterscheinung chronischer Harnstauung oder Folge einer spezif. oder unspezif. Pyelonephritis; Schleimhaut samtartig verdickt, braunrot verfärbt, mit Blutextravasaten (später z. T. in Pigment umgewandelt) u. flächenhaftem Membranbelag, häufig Ulzerationen, zyst. u. papillomatösen Wucherungen, Leuko- u. Malakoplakie; bei phlegmonöser Form evtl. Mukosaablösung, Wandperforation; Endzustand häufig ↑ Schrumpfblase. – Als bes. Formen die **C. cystica** s. **glandularis** s. **granulosa** s. **papillomatosa** (v. a. an Uretermündung u. Trigonum) mit – von V. BRUNN* Epithelnestern ausgehenden – linsengroßen, glasklaren oder durch Fetteinlagerung bernsteingelben Zysten mit Becherzellenauskleidung; Vork. bei chron. Infekt, Blasenekstropie, Vaginalfluor, Endometritis; evtl. symptomlos; **C. follicularis** s. **nodularis** (v. a. an Uretermündung u. Trigonum) mit senf- bis hirsekorngroßen, leicht erhabenen, wenig durchscheinenden Knötchen (lymphat. Herde), meist bei chron. Entzündung der oberen Harnwege; klin.: geringe Miktionsstörungen; **C. granularis** (v. a. an Uretermündungen) als chron., proliferative Form der C. ulcerosa, mit warzenförm. Granulationswucherungen der meist unterminierten Geschwürsränder; v. a. bei Urogenital-Tbk; führt stets zur Schrumpfblase; **C. incrustans** Sonderform der chron. diffusen C. membranacea mit Kalksalzinkrustierung der Membranen (bei alkal. Urin; evtl. Steinbildung) u. in deren Umgebung heft. Entzündung (Hämorrhagien, bullöses Ödem); v. a. bei neurogener Blasenstörung, Blasen-Ca., nach Strahlenther., Prostatektomie (umschrieben als »Ulcus incrustatum«); erfordert transurethrale Entfernung der Krusten; **C. interstitialis** s. **intermuralis** mit kleinzell. Infiltration von Schleimhaut u. Muskulatur u. nachfolg. Bindegewebswucherung, Induration, progred. Schrumpfblase; als Folge starker Harnfüllung u. krampfart. Tenesmen (mit Schleimhautrupturierung) solitäre oder multiple HUNNER* Ulzera, meist am Blasenscheitel; Ther.: transurethrale Elektroresektion, Kortisoninstillation, Blasenteilresektion; **C. proliferans** mit un-

Zystitom

gleichmäßig verteilten granulomatösen Wucherungen u. Beteiligung tiefer Wandschichten; **C. vegetans** als umschrieb., gutart. Neoplasie, meist papillär oder polypös (Tumorausschluß durch Probeexzision). – Als bes. Lokalisationsformen die **C. colli** (»Zystokollitis«), beschränkt auf den Halsbereich, i. e. S. auf Trigonumspitze (Uvula vesicae) u. inn. Harnröhrenöffnung, häufig als Folge einer aszendierenden Urethritis; u. die **C. trigoni** (akut oder chron.), beschränkt auf das Blasendreieck, z. B. als Begleitzystitis bei Harnretention. – *hepat* Kurzform für ↑ Cholezystitis.

Zystitom: *ophth* die sogen. ↑ Kapselfliete (für die Linsenkapselinzision = **Zystitomie**).

Zysti|zerken, Z.zerkus: *helminth* ↑ Cysticercus. – **Z.zerkoid**: ↑ Cysticercoid. – **Z.zerkose**, Cysticercosis: Befall durch Finnen des Schweinebandwurms Taenia solium (↑ Cysticercus cellulosa; selten durch anderen »Blasenwurm«), mit vielgestalt. Krankheitsbild je nach Lokalisation u. Zahl der Finnen. Übertragung durch Schmierinfektion oder infizierte Nahrung, bei Bandwurmträgern auch durch erbrochenen Darminhalt (Freiwerden von Onkosphären infolge Magenverdauung der Proglottiden), ferner diaplazentar. – Sympte. (oft fehlend): außer organspezif. Zeichen rheumatoide Beschwerden, Knotenbildungen v. a. in Bindegewebe u. Skelettmuskeln, aber auch – ernster – in Auge (Exophthalmus, Iritis, evtl. sichtbare Finnenblase in der vord. Augenkammer), Myokard u. Großhirn (Paralyse, Ataxie, Schwindel, epileptiforme Anfälle; bei Cysticercosis ventriculi quarti evtl. durch frei flottierende Finnenblase Störung bis Block der Liquorzirkulation; s. a. BRUNS* Zeichen). Diagnose: Blutbild (starke Eosinophilie), Kutantest u. KBR (in Blut u. Liquor) mit Zystizerken-AG; im Rö.bild typ. Verkalkungsschatten (frühestens nach 3–5 J.). Prognose abhängig von Lokalisation. Ther. operativ oder symptomatisch.

Zystizeten: (RUSKA u. POPPE 1947) »Bläschenorganismen« als zusammenfassende Bez. für die »großen Viren« der PLT-Gruppe (= **zytotrope Z.**) u. die Mykoplasmen der PPLO-Gruppe (= **serophile Z.**) aufgrund übereinstimmender morphol. u. biol. Eigenschaften (z. B. Resistenz gegen Penicillin, Streptomycin u. Sulfonamide).

Zystizitis: Entzündung des Ductus cysticus.

zysto...: Wortteil »(Harn-)Blase«, »Zyste«; s. a. cyst(o)..., zyst..., Blasen..., Harnblasen....

Zysto|diaphan(oskop)ie: *urol* intraop. »Durchleuchtung« der Harnblasenwand mit der Z.skop-Lichtquelle, z. B. zur Beurteilung des Umfanges eines Blasentumors. – **Z.(o)dynie**: Harnblasenschmerz; s. a. Zystalgie. – **Z.enterozele**: Hernie mit Anteilen der Harnblase u. des Darmes (evtl. auch des großen Netzes: »**Z.epiplozele**«) als Bruchsackinhalt.

Zysto|fibrom: ↑ Fibroma cysticum; vgl. Fibrozystom. – **Z.fibromatose**: Vork. multipler zyst. Fibrome; i. e. S. die fibröse Knochendysplasie (↑ JAFFÉ*-LICHTENSTEIN* Syndrom). – **Z.fibrose**: Fibrose mit Zystenbildung; i. e. S. die zyst. Pankreasfibrose (s. u. Mukoviszidose) u. die ↑ Mastopathia chronica cystica.

Zysto|graphie: *röntg* Kontrastdarstg. der Harnblase nach Einbringen eines neg. oder pos. KM (25–200 ml) via Katheter in die entleerte Blase; z. B. zur Diagnostik von Megazystis, Schrumpfblase, Tumoren, Divertikeln, vesikorenalem Reflux; s. a. Miktions-, Rücklauf-, Urethrozystographie. – I. w. S. auch das **Z.gramm** im Rahmen der Ausscheidungsurographie (vorw. zur Funktionsdiagnostik).

zystoid: zystenähnlich, -artig (auch i. S. der Pseudozyste); z. B. **z. retinale Degeneration** (↑ BLESSIG* Zysten). – **Zystoide der Harnleiter**: *röntg* die normal-funktionelle (peristaltikbedingte) Segmentierung des unt. Ureterdrittels (zu beobachten bei urograph. Untersuchung), mit hypotonen, spindelförm. Erweiterungen (die sich funktionell wie Mini-Harnblasen mit Restharn verhalten) zwischen hyperton-engen Abschnitten (ohne Füllung).

Zysto|kollitis: *urol* Cystitis colli (s. u. Zystitis). – **Z.lipom**: zystisch degeneriertes Lipom. – **Z.lithiasis**: Vorhandensein von Harnkonkrementen in der Blase (s. a. Blasenstein, Urolithiasis).

Zystom: *path* ↑ Cystoma.

Zysto(mano)|meter: *urol* Gerät für die Blasendruckmessung (↑»Z.metrie«, s. a. Zystotonometrie, Miktionsdruck); mit Manometer- u. Registrierteil (evtl. fortlaufende Registrierung mittels Kathodenoszillometers: »**Elektrozystometer**«).

Zysto|metrie: *urol* Messen **a)** der Kapazität der Harnblase, d. h. der einen imperativen Harndrang auslösenden Füllungsmenge (als »effektive Kapazität« die minus Restharn; s. a. Z.sensimetrie, -volumetrie), **b)** ihres Binnendrucks (»Blasendruckmessung«, s. a. Z.manometer, -tonometrie, Sphinkterometrie); sowie Bestg. der sogen. Compliance (gegen Ende der muskulären Phase) als Parameter für den Wandtonus (↑ Abb.). – Ferner als »Röntgen-Z.metrie« (nach KM-Füllung der Harnblase) Kontrollaufnahmen u./oder -durchleuchtungen in regelmäß. Abständen; z. B. zum Studium des vesiko-ureteralen Refluxes.

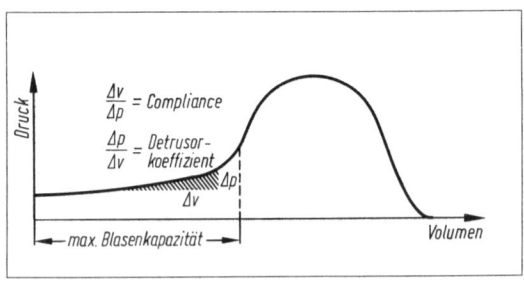

Zystometrie-Parameter

Zysto|nephrose: 1) ↑ Hydronephrose. – 2) ↑ Nierenzysten, Zystenniere. – **Z.pexie**: op. Anheftung der Harnblase (evtl. einschl. Harnröhre), z. B. bei Entleerungsstörungen an die Rektusmuskulatur (evtl. mit Teilresektion kombin.), auch im Rahmen der Kolporrhaphie. – **Z.plastik**: *chir, urol* ↑ Blasenplastik. – **Z.plegie**: *urol* ↑ Blasenlähmung. – **Z.punktur**: *urol* ↑ Blasenpunktion; auch Sticheröffnung (z. B. PAYR* Ignipunktur) einer Nierenzyste. – **Z.pyelitis**: gleichzeit. oder nachgeordnete, auf- oder absteigende Entzündung von Harnblase u. Nierenbecken (s. a. Zystitis, Pyelitis, Pyelozystitis); oft mit Beteiligung des Nierenparenchyms (= **Z.pyelonephritis**).

Zysto|(r)rhagie: *urol* ↑ Blasenblutung. – **Z.(r)rhaphie**: *urol, chir* Naht der Harnblase; i. e. S. die op.

Harnblasenverkleinerung durch Raffnähte der Wand, n. DAVIS (bei Harninkontinenz) auch der perivesikalen (im Schließmuskelbereich) u. der periurethralen Faszie. – **Z.sarkom**: Sa. mit zyst. Hohlräumen. – **Z.schisis**: *path* ↑ Blasenekstrophie. – **Z.sensimetrie**: *urol* Z.metrie mit gleichzeit. Prüfen der Harndrangempfindung. – **Z.sigmoidoplastik**: *urol* ↑ Blasenplastik durch op. Verbindung mit dem Sigmoid, v. a. zur Erweiterung einer Schrumpfblase; mit Anlagerung der Sigmaschlinge lateral (STOECKEL 1924) oder terminal (A. MAYER 1920); s. a. Sigmablase.

Zystoskop, Blasenspiegel: *urol* Endoskop für die Besichtigung des Harnblaseninnern (↑ Zystoskopie), in bes. Ausführung auch des Blasenhalsabschnitts; mit katheterart. Schaft, vergrößerndem opt. System im Okular, Lichtquelle (heute meist Kaltlicht) im Schnabelteil. Ältere Ausführungen u. a. von BOZZINI, DESORMEAUX, NITZE (1877/79), verbessert durch CASPER u. ALBARRAN; heut. Standard-Modelle: a) einfaches Untersuchungs- oder Übersichts-Z.: Optik mit dem Schaft starr verbunden, ohne Spülung; für Blasenübersicht u. Chromozystoskopie. – b) Untersuchungsspül-Z.: Schaft mit Ventilverschluß, opt. System herausnehmbar; Spülvorrichtung mit Zweigehahn, um während des Beobachtens die Blase entleeren u. füllen zu können. – c) Universal-Z.: Kombinations-Z. mit Kegelverschluß, Wechselspülung, einsetzbaren Führungsschienen, so daß Harnleiterkatheterung u. retrograde Pyelographie sowie endovesikale Op. durchführbar: »Operations-Z.« (s. a. Resektoskop). – d) Urethro-Z. (»Blasenhalsgerät«), mit Geradeausoptik, Schaftgraduierung (für Prostata-Messung); s. a. Zystourethroskopie. – Ferner Säuglings- u. Kinder-Z. (Übersichts-Z. mit 7 Charr; für Kinder auch Harnleiter-Z. mit 10 bis 13 Charr), ↑ Ureter Z. (ermöglicht Ureterkatheterismus, Einführen von Extraktionsschlingen), Photo-Z. (mit bes. lichtstarker Optik, Speziallampe u. -transformator, Spiegelreflex-Zwischenstück, vollautomat. Aufsatzkamera), Film- u. Fernseh-Z. (24,5 Charr, starke Übersichtsoptik, Spiegelreflex-Zwischenstück, Spezialansatz für Fernsehkette). – **Zystoskopie**: (1877) Endoskopie der Harnblase (»Blasenspiegelung«; einschl. hierdurch mögl. endovesikaler Eingriffe) mit dem in die mit Wasser gefüllte Blase eingeführten ↑ Zystoskop. Voraussetzung: Durchgängigkeit der Harnröhre, genügendes Fassungsvermögen der Blase, klare Sicht. Dabei übl. diagnost. Maßnahmen (außer Inspektion): Blauprobe, Biopsie, Blasenhalsmessung, Ureterkatheterung; therap. Maßnahmen: Nierenbeckenspülung, Harnleiterdehnung, Schlingenanwendung, Applikation von Radionukliden, op. Eingriffe wie Tumorexzision, Elektro- u. Chemokoagulation, Konkrement- u. Fremdkörperentfernung, Beseitigung von Divertikeln, Briden u. Fisteln, Elektroresektion (z. B. eines Blasenhalsadenoms).

Zysto|spasmus, -spasmie: *urol* »Blasenkrampf«, im Rahmen einer ↑ Urospasmie oder isoliert bei Spasmophilie, Kälteschäden (»Kaltfußdysurie«), arteriellen Durchblutungsstörungen im Beckenbereich. – **Z.stoma, -stomie, -stomose**: *urol* künstl. ↑ Blasenfistel. – **Z.tomie**: Inzision einer Zyste; i. e. S. *urol* der ↑ Blasenschnitt (s. a. Sectio, künstl. ↑ Blasenfistel). – **Z.tonometrie**: *urol* Messung des Harnblaseninnendrucks (mit dem ↑ Z.manometer) zur Prüfung von Innervationszustand u. Austreibungsfähigkeit. Ruhe- u. Basistonus 20 bzw. (♀) 10, Miktionsdruck 70–75 bzw. 60 mm Hg. Bei Wandlähmung in Stadien I u. II (= aton. Phase bzw. Überlaufblase) kein Initialdruck, nur bei Pressen geringe Druckerhöhung, in III (= autonome Blase) geringer Initialdruck u. spontane Druckschwankungen, keine miktorielle Drucksteigerung, in IV (= Rückenmarkblase) Druckanstieg steiler (Detrusor leicht erregbar), Miktionsdruck ausreichend (bis 70 cm H_2O). – **Z.urethritis**: ↑ Urethrozystitis.

Zystourethro|graphie: *röntg* ↑ Urethrozystographie; i. e. S. die Miktions-Z.g. = MZU (↑ Miktionsurogramm). – **Z.pexie**: s. u. Zystopexie, BALL* Op. (3). – **Z.skopie**, Panendoskopie: *urol* beim ♂ von der Harnblase aus endoskop. Betrachtung (mittels ↑ Urethrozystoskops) der inn. Harnröhrenmündung (»Blasenhals«) u. der Gebilde der – durch Spülung entfalteten – hint. Harnröhre (Prostata, Samenhügel). Mögl. Eingriffe: Radium/Kobalt-Einlagen, Sondierung des Ductus ejaculatorii, Längenmessung eines Prostataadenoms.

Zysto|volumetrie: *urol* ↑ Z.metrie (meist als wiederholte Bestg. von Blasendruck u. -volumen). – **Z.zele**, Blasenhernie, -bruch: Prolaps der Harnblase in die ♀ Harnröhre (infolge Erschlaffung des Beckenbodens) oder in einen Bruchsack (bei Inguinal- oder Femoralhernie; meist nur divertikelart. Ausbuchtung, häufig sogar Kunstprodukt durch Vorziehen des isolierten Bruchsackes). – I. e. S. die **Cystocele vaginalis**, die Einstülpung der Harnblase in die vord. Scheidenwand (evtl. mit Vorfall bis in den Introitus vaginae u. weiter), meist sek. durch starken Zug des prolabierten Uterus bei starker Retroflexio. – Klin.: Streßinkontinenz, Entleerungsstörung, Zystitis.

zyt...: Wortteil »Zelle«; s. a. cyt..., zyto..., Zell....

Zytase: (METSCHNIKOFF) *serol* ↑ Komplement.

Zytidin, Cyd: »Ribosylzytosin«, das Ribonukleosid des Zytosins; s. a. Desoxyzytidin, Tab. »Nukleoside«. – **Z.(-5'-)diphosphat**, CDP(-5'): Vorstufe des ↑ Z.triphosphats. – **Z.(-5'-)monophosphat**, Zytosylsäure, CMP(-5'): ein Mononukleotid (Zytosin-Ribose-phosphat) als Vorstufe des Z.diphosphats. – Ferner CMP-2' (oder -a) u. CMP-3' (oder -b). **Z.(-5'-)triphosphat**, CTP(-5'): aktivierte Form des Zytosinnukleotids, die unter Pyrophosphat-Abspaltung in Nukleinsäuren eingebaut wird; s. a. Schema »UDPG-Metabolismus«.

Zytidylsäure: ↑ Zytidinmonophosphat.

Zytisismus: Intoxikation mit dem Alkaloid **Zytisin** oder Laburnin (z. B. im »Goldregen«-Samen von Cytisus laburnum), das, ähnl. wie Nikotin, erst anregend, dann lähmend auf Brech-, Vasomotoren- u. Atemzentrum wirkt. Ther.: Magenspülung, Chlorpromazin oder Barbiturat.

zyto...: Wortteil »Zelle« (s. a. cyto..., zyt..., Zell...); z. B. **z.albuminär** (*neurol* s. u. albuminozytolog. ↑ Dissoziation).

Zyto|allergie, Zell-, zellvermittelte Allergie: allerg. Reaktion vom Spättyp, die – im Ggs. zur Serumallergie – auf der Beteiligung sensibilisierter T-Lymphozyten beruht (s. a. zelluläre Immunität). Vork. nach natürl. oder akt. Immunisierung, nach Übertragung sensibilisierter Lymphozyten oder von Transfer-Faktor; sich manifestierend z. B. als Kontaktekzem, Tuberkulinreaktion. – **Z.architektonik**: *anat* Topographie der Großhirnrinde nach Verteilung u. Struktur

Zytobiologie

der – in horizontalen Schichten angeordneten – Nervenzellen (↑ Tab. »Kortex«); mit Aufteilung in sog. ↑ Areae, bezeichnet nach vorherrschendem Zelltyp u./oder mit Ziffern (↑ Abb. »Hirnrindenkarte«). – Begriff gilt sinngemäß auch für andere Organe u. Gewebe.

Zyto|biologie: Lehre von den Lebensvorgängen der einzelnen Zelle. – **Z.blast**: 1) *zytol* ↑ Zellkern. – 2) *embryol* ↑ Z.trophoblast. – **Z.blastom**: *path* ↑ Meristom.

Zytochalasan: zytostat. mikrobielle Stoffwechselprodukte mit heteropolyzykl. Grundstruktur, v. a. aus Schimmelpilzen; z. B. Zytochalasin, Phomin.

Zytochrom, Cytochrom: (D. KEILIN 1925) in den Zellen aller O_2-verbrauchenden Organismen vork. Eisenporphyrin-Proteine (Hämoproteine, »Häminenzyme«) als Katalysatoren der biol. Oxidation (»Koenzyme Elektronen-übertragender Enzyme«; Zellgehalt meist proportional dem Ausmaß der Zellatmung); stehen in Verbindung mit dem reversiblen, die spezif. Elektronenübertragung bewirkenden II/III-Valenzwechsel des zentralen Fe-Atoms (vgl. Häm-Formel); funktionell eingegliedert in die – bei Säugetierzellen mitochondriale – Atmungskette (↑ Schema). Nomenklatur z. T. unübersichtl.; gem. EC 1972/78 4 Klassen anhand der 6 verschied. prosthet. Gruppen a bzw. A (prosthet. Hämgruppe mit Formylseitenkette; ident. mit ↑ Z.oxidase), b bzw. B (Protohäm oder Derivat, formylfrei u. nicht proteingebunden; u. a. in Escherichia coli), c bzw. C (häufigstes u. am besten untersuchtes Z. aller Eukaryonten; reichlich v. a. in Herz- u. in Flugmuskeln der Tiere; stabil gegen HCN u. CO; therap. Anw. bei Intoxikation mit Barbituraten u. CO, bei Herz-Kreislaufschwäche, Angina pectoris). – **Z.(-c-)oxidase**, Z. a_3, Indophenol(oxid)ase: das »WARBURG* Atmungsferment«, ein Cu-halt. Z. des Typs a (oligomeres Komplexenzym mit mind. 6 Untereinh. mit jeweils 1 Häm u. 1 Cu-Atom); Reaktion: O_2 + 4 Ferro-Z.c = 4 Ferri-Z.c + 2 H_2O. Letztes Glied der Atmungskette (↑ dort. Schema); als Reaktionspartner des O_2, d. h. als prosthet. Gruppe fungiert das Zytohämin (= Hämin a; mit lipophiler Seitenkette u. einer Aldehyd- u. Vinylgruppe am Porphyrinring). Hemmbar durch CO u. Zyanid.

Zyto|desma: *zytol* ↑ Desmosom. – **Z.diabase**: *hämat* der Mechanismus der Ausschwemmung reifer oder unreifer Blutzellen aus den Bildungsstätten. – **Z.diagnostik**: die mikroskop. Untersuchung von Zell(verbänd)en im Abstrich- oder Punktionsmaterial von Körpergeweben (s. a. Biopsie, Feinnadelbiopsie) bzw. im Zellausstrich von Körperflüssigkeiten (ggf. als Zentrifugat) zum Nachweis besonderer physiol. (z. B. BARR* Kernanalyse) oder pathol. Zellmerkmale (z. B. TZANCK* Test, PAPANICOLAOU* Abstrich); vgl. Z.histologie. – Als **exfoliative Z.d.** die anhand abgeschilferter Zellen.

Zytogenetik: Zweig der Genetik (neben mendelist., biochem. u. Molekulargenetik), der sich mit den kausalen Beziehungen zwischen den rein phänomenalen Vererbungserscheinungen u. den Strukturen, Verteilungsvorgängen u. Veränderung der erbguttragenden Organellen befaßt; vgl. Zellgenetik (= somat. Genetik). – **Zytogen-Hypothese**: (SPIEGELMANN, LINDEGREN 1945) *genet* Das Gen gibt aus dem Zellkern Produkte ins Zytoplasma ab, aus denen als Enzymvorstufe das »Protozytogen« entsteht, das dann unter dem Einfluß des Substrats zum funktionsfäh. »Zytogen« mit den Eigenschaften substratgesteuerter Reproduktion wird.

Zyto|gonie: die Fortpflanzung durch einzelne Zellen (Gameten, Agameten, Sporen). – **Z.gramm**: die in ein Diagramm eingetragenen Zellformen u. ggf. Normabweichungen als Ergebnis der ↑ zytodiagnost. Untersuchung.

Zusammenwirken der Atmungskettenenzyme u. der Ko-Substrate Ubichinon u. Zytochrom c (n. BUDDECKE).

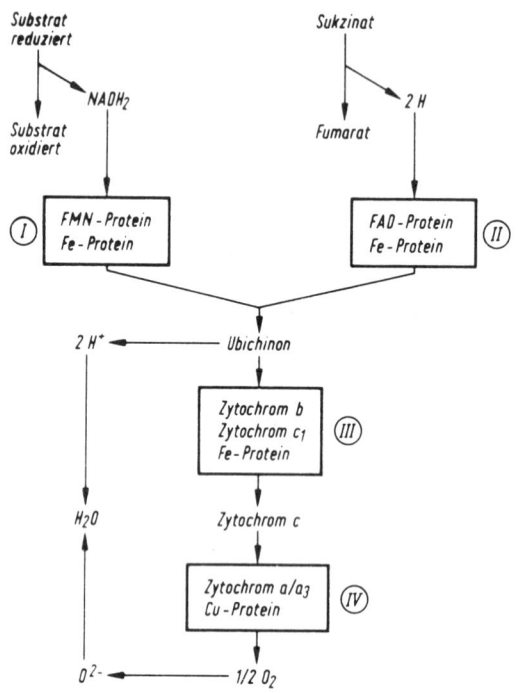

Aus Mitochondrien isolierte Partikelkomplexe, die das intakte Elektronen-transportierende System enthalten:
- I: katalysiert H-Transport von $NADH_2$ auf Ubichinon; enthält neben Flavoprotein nicht-porphyringebundenes Fe
- II: katalysiert H-Transport von Sukzinat auf Ubichinon
- III: katalysiert Elektronentransport von Ubichinon auf Zytochrom c; enthält 2 Mol. Zytochrom b, 1 Mol. Zytochrom c_1, 1 Mol. nicht-porphyringebundenes Fe, 3 oder 4 Mol. Strukturprotein, 140 Phospholipid-Mol.
- IV: katalysiert Elektronentransport von Zytochrom c auf Sauerstoff; enthält Zytochrom a/a_3-System (Z.-oxidase) u. 1 Cu-Protein

---

Zyto|hämin: die prosthet. Gruppe der ↑ Z.chromoxidase. – **Z.hämometer**: ↑ Blutkörperchenzählapparat. – **Z.histologie**: (GLADSTONE*) die mikroskop. Untersuchung von Zellen eines Gewebegeschabsels mit histol. Methoden, d. h. nach Abzentrifugieren, Formalin-Fixierung des Sediments, Einbetten, Färben der Schnitte. – **Z.hormone**: »Zellhormone«, bei denen dieselbe Zellart Bildungs- u. Wirkungsort ist; z. B. bei Einzellern; s. a. Kinine, Nekrohormone, Genhormone. – vgl. Gewebshormon. – **z.hormonale Funktionsdiagnostik**: *gyn* Beurteilung des auf Sexualhormone mit typ. morphol. Veränderungen reagierenden Vaginalepithels (Intensität abhängig von einwirkender Hormonmenge u. von Hormonrezeptoren; s. a. Vaginalzyklus) zur Diagnostik des einschläg.

Endokriniums (Zyklusstörungen, v. a. Amenorrhöen) bzw. zur Austestung von Hormonen: **a)** Bei wachsendem Follikel mit entsprech. Östrogenbildung in der Proliferationsphase (auch bei exogener Östrogen-Zufuhr) Epithelproliferation mit Höhenzunahme, vermehrter Enzymaktivität u. Wassereinlagerung; im Scheidenabstrich infolge vermehrter Abschilferung vorw. Oberflächenzellen (40–80%; azidophil, einzeln liegend, mit kleinem pyknot. Kern); Zellen der mittl. oder basalen Schicht (basophil, etwas kleiner, mit größerem Kern) u. Leukos mit zunehmender Östrogenwirkung immer seltener. Angabe des Ausmaßes der Proliferation als Karyopyknose-Index oder nach dem SCHMITT* Schema. – **b)** Unter Progesteron Vergrößerung u. vermind. Anfärbbarkeit der Kerne, Kleinerwerden der – in Haufen zusammenliegenden – Zellen (Ränder gefaltet) u. zyanophil-blaue Anfärbbarkeit; Zahl der Leukos nimmt zu. – **c)** Unter Androgenwirkung nur »mittl. Proliferation« bis in die Intermediärzellenschicht, ohne wesentl. Beteiligung der Oberflächenzellen.

zyto|(karzino)lytische Reaktion: s. u. FREUND*-KAMINER*. – **Z.kinese**: bei Mitose die im Anschluß an die Karyokinese eintretende eigentl. Zellteilung (Auftrennung des Zelleibs). – **Z.krinie**: Überführung der Produkte pigmentbildender Zellen über Zellausstülpungen in andere Zellen; vgl. exo-, endokrin.

Zyto|logie, Zellenlehre: die Wissenschaft u. Lehre vom Bau u. von den Funktionen der Zelle. – Auch Jargonbez. für ↑ Z.diagnostik. – **Z.lyse**: Zelltod, bei dem – im Ggs. zur Z.rhexis – die Zelle durch Einwirkung hydrolyt. Enzyme (= lysosomale Enzyme bei der Auto-, Lysine bei der Heterolyse) weitgehend aufgelöst wird; s. a. Kolliquationsnekrose, Hämo-, Bakteriolyse. – **Z.lysegifte**: s. u. Hämolysegifte. – **Z.lysin**: ↑ Lysin (2). – **Z.lysom**: bei partiellem Zelltod auftretende, von einer Membran umgrenzte autophagozytäre Vakuole, in der lysosomale hydrolyt. Enzyme die Organelltrümmer verdauen. Im Endstadium ↑ Telolysom genannt.

Zytomegalie(-Syndrom), WYATT* Sy., Riesenzelleneinschlußkrankh., Speicheldrüsen-Virusinfekt, (generalisierte) Cytomegalia infantum: (H. RIBBERT 1904, A. JESIONEK 1904) Virusinfektion vorw. des frühen Kindesalters (bes. Neugeb.), gekennzeichnet durch große intranukleäre Einschlußkörper in Epithelzellen. Verlauf latent oder sepsisartig; je nach Hauptlokalisation als pulmonaler, hepat., gastrointestinaler, (spino-)zerebraler, Speicheldrüsen- oder aber als generalisierter Typ. Klin.: Hepato-Splenomegalie mit oder ohne Ikterus (begleitende Hepatitis), Erythroblastämie, thrombopen. Purpura; Diarrhöen, Zyanose, Herdpneumonien; Mikrozephalie, Optikusatrophie, spast. Lähmungen, Krämpfe u. intrazerebrale Verkalkungen, Oligophrenie; typ. Zellen im Urin (bei Nierenbeteiligung), Magenspülwasser, Speichel u./oder Liquor. Prognose ernst; rel. gutartig (häufig latent) v. a. der Speicheldrüsen-Typ (meist Parotis bds.). – Erreger: gleichnam. Virus der Herpes-Gruppe (»Cytomegalic inclusion disease virus«, »Giant-cell pneumonia virus«), dem Herpesvirus hominis morphol. ähnlich, mit wahrsch. 162 Kapsomeren; empfindlich gegen große Kälte u. Äther, bei 56° in 10–20 Min. inaktiviert; bewirkt Bildung neutralisierender u. komplementbindender AK.

Zyto|metrie: Messung der Zellgröße mittels Meßokulars; s. a. Erythrozytometrie. – **Z.morphose**: *bakt* die morphol. Zellveränderungen im Verlauf des Wachstums u. der Vermehrung.

zytopathisch, zytopathogen: zellschädigend; z. B. **z. Effekt** (CPE; die schädl. Wirkung auf die Gestalt, den Stoffwechsel u. die genet. Funktion von Zellen; z. B. durch Erreger, ionisierende Strahlen, chem. Substanzen), **z. Stoffe** (↑ Zellgifte); vgl. zytotoxisch.

Zyto|pathologie: die elektronenmikroskop. Histopathologie. – vgl. aber Zellularpathologie. – **Z.pempsis**: (MOORE, RUSKA 1957) transzellulärer Passagemechanismus, bei dem Pinozytose-Bläschen die Zelle ganz durchqueren u. – in Umkehr ihres Entstehungsmodus – mit der gegenüberliegenden Zellmembran wieder verschmelzen u. ihren Inhalt an den EZR abgeben. Mechanismus der extraplasmat. Durchschleusung von Flüssigkeiten u. anderen Substanzen (z. B. in Nierentubuli) sowie der transendothelialen Ernährung bzw. des Stoffaustausches zwischen Blut u. Gefäßwand. – **Z.penie**: *hämat* Zellzahlverminderung (im peripheren Blut), z. B. ↑ Erythro-, Leuko-, Granulo-, Lympho-, Mono-, Thrombozytopenie. – **Z.phagie**: »Zellkannibalismus«, d. h. die Phagozytose ganzer Zellen durch Makrophagen; s. a. Hämophagozyt, Erythrophage.

zytophil: mit bes. Affinität zur Zelle (»zellaffin«), auf Zellen gerichtet (s. a. zytotrop); z. B. der **z. Antikörper** mit der Fähigkeit, sich über seinen Fc-Anteil an Zellen der gleichen oder einer fremden Spezies zu binden (= homo- bzw. heterozytotroper AK), um danach über den Fab-Anteil mit einem AG zu reagieren; beim Menschen der IgE-AK, auf Mastzellen sitzend (bei AG-AK-Reaktion Histamin-Freisetzung mit anaphylakt. Reaktion) oder aber auf Makrophagen (»armierte« M., nachweisbar durch Rosettentest); verantwortlich für die ↑ PRAUSNITZ*-KÜSTNER* Reaktion. – **z. Gruppe**: *serol* die haptophore Gruppe des Ambozeptors, die mit Zellen reagiert.

Zytophoto|meter: Gerät zur quant. »Mikrobild-Analyse« von Zellen u. Zellbestandteilen durch Messung der Lichtdurchlässigkeit bzw. -dichte des mikroskop. Präp. mittels Photozelle (= **Z.metrie** = Mikrospektrophotometrie). Kombinierbar mit (UV-Scanning-)Mikroskop, Prozeßrechner etc.

Zytoplasma, Grund- = Zellplasma: *zytol* das Protoplasma der Zelle (in der Elektronenmikroskopie als »Hyaloplasma«, in der Biochemie als »Zytosol« bez.; in den Muskelzellen als »Sarkoplasma«), in allg. ohne erkennbare Strukturen (gelegentl. Mikrotubuli als Zellskelett u. mit Funktion bei der mitot. Chromosomenbewegung). Ort des Glukose-Stoffwechsels (Speicherung über Glykogensynthese, oxidat. Abbau durch Pentosephosphatzyklus, anaerober Abbau durch Glykolyse), der Fettsäuresynthese, Prophyrinbiosynthese, Aktivierung von Aminosäuren u. deren Übertragung auf die t-RNS, des Abbaus von Aminosäuren u. Pyrimidinen; steht in lebhaftem Stoffaustausch (meist über Carrier) mit den Mitochondrien. – **Z.fibrillen**: den Zelleib durchsetzende ↑ Tono-, Neuro-, Myofibrillen. – **Z.fortsätze**: **1)** Protoplasmafortsätze (↑ Pseudopodien). – **2)** die der Vergrößerung resorbierender oder sezernierender Zelloberflächen bzw. deren Schutz dienenden Strukturen wie ↑ Mikrovilli, Stäbchensaum des Darmepithels, Bürstensäume von Nierenkanälchen u. Plazentarzotten. – **Z.membran**: ↑ Zellmembran.

zytoplasmatisch: das ↑Zytoplasma (»z. **Matrix**«) betreffend; z. B. **z. Membran** (↑ Zellmembran), **z. Vererbung** (s. u. plasmatisch), **z. Therapie**: (K. u. I. THEURER 1954) Inj. oder äußerl. Applikation makromolekularer Zellinhaltsstoffe aus lyophilisierten, schonend aufgeschlossenen Organpulvern. Als sogen. »Molekulararther.« gegenüber der Zellularther. mit den Vorzügen: Extrakte z. T. wasserlöslich, Dosierung nach immunol. Gesichtspunkten möglich (z. B. Hyposensibilisierung), Dauersubstitution (auch mit Kombinationspräpn. aus verschied. Organen); zusätzl. Indikationen wie Immunopathien, biol. Immunsuppression, Umstimmungsther. (aber auch als »Prämunitätsinducer«).

Zytoplast: Zelle, deren Kern artifiziell entfernt wurde, z. B. durch leichtes Zentrifugieren nach vorangegangener Kernlockerung mit Cytochalasin B. Verw. des isolierten Kerns (»Karyoplast«) u. a. zur Kerntransplantation (s. a. Zellhybridisierung).

Zyto|retikulum: *zytol* submikroskop. fibrilläre Netzstruktur des Z.plasmas; s. a. Spongioplasma. – **Z.rrhexis**: »Zellzerfall« als Form des Zelltods; im Ggs. zur Z.lyse zerfällt hierbei die Zelle nach Eiweißgerinnung zu Trümmern; s. a. Koagulationsnekrose, Erythrozytenfragmentation. – **Z.rrhyse**: »Zellschrumpfung« durch Wasserausstrom bei hypertonem äuß. Milieu, z. B. von Erythrozyten (↑ Stechapfelform).

-zytose: Wortteil »pathol. Zellveränderung« (betr. Zahl u./oder Form); z. B. Pleo-, Mikrozytose

Zytosegre(go)som: ↑ Zytolysom.

Zytosin: 2-Hydroxy-4-aminopyrimidin; als Pyrimidin-Base Baustein der Nukleinsäuren (s. a. Zytidin, Desoxyzytidin).

Zyto|skelett: *zytol* ↑ Mikrotubuli. – **Z.skopie**: ↑ Z.diagnostik. – **Z.soma**, Zellkörper: (HAECKEL 1891) die extranukleären Zellbestandteile (Z.plasma u. Organellen) mit Ausnahme der Zellfortsätze; bei der Nervenzelle »Perikaryon« genannt. – **Z.somen**: subbis lichtmikroskop. Korpuskeln (granulär, lamellär oder homogen) unbekannter Funktion im Z.plasma.

Zyto|stase: Stillstand des – in den verschied. Phasen durch ↑Z.statika hemmbaren – ↑Zellzyklus. – **Z.statika**: *pharm* Substanzen, die den Eintritt der Kern- u./oder Plasmateilung verhindern oder erheblich verzögern, ihren Ablauf unterbrechen oder so stören, daß genetisch letale Deszendenten entstehen. Greifen entweder in die Reduplikation oder Transkription der DNS oder in die Ausbildung u. Trennung ihrer Trägerstrukturen ein u. führen zu teilungsstörenden Chromosomenaberrationen oder aber unterdrücken die Ausbildung oder stören die Funktion des Spindelapparates (u. sind fast stets mutagen). I. w. S. auch Substanzen, die die Bereitstellung der für die Nukleoproteinsynthese oder die Spindelfunktion notwend. Energie verhindern. – s. a. Antimetaboliten (Abb.!), Folsäureantagonisten, Radiomimetika, Purinanaloge, Mitose-, Spindel-, Teilungs-, Treffergifte, Tab. »Zellzyklus«.

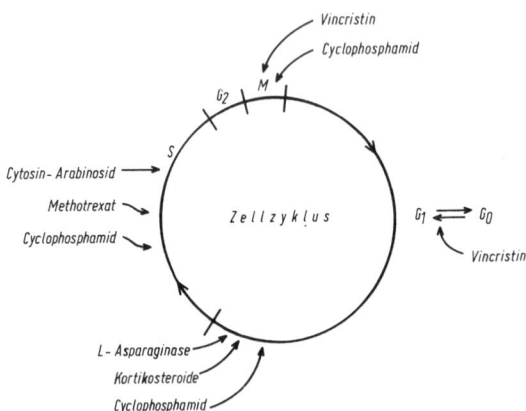

Einwirkung verschiedener **Zytostatika** während des Zellzyklus (nach LAMPKIN u. M.).

Zytosteatonekrose: lipophages ↑ Granulom (1); z. B. bei Adiponecrosis subcutanea neonatorum.

Zytosylsäure: ↑ Zytidinmonophosphat.

Zytotest: *gyn* ↑ PAPANICOLAOU* Abstrich.

Zytotoxin: 1) ↑ Zellgift. – 2) zytotox. ↑ Antikörper. – 3) von Baktn. freigesetzte chemotakt. Substanz, die Phagen anlockt.

zytotoxisch: zellvergiftend, -schädigend (vgl. zytopathogen); z. B. z. ↑ Antikörper, **z. Faktor** (»Lympho-

Zytotoxizität in vitro modifiziert n. K. RESCH

	Effektorzelle	spezif. Reaktion	Spezifität durch	Mechanismus der Lyse
sensibilisierte Lymphozyten	T-Lymphozyten	in Auslösungs- u. Effektorphase	Lymphozyten	Zellkontakt
		nur in der Auslösungsphase	Lymphozyten	Sekretion zytotoxischer Faktoren
Antikörper-abhäng. Zytotoxizität	Makrophagen, Monozyten	während der gesamten zytotox. Reaktion	Antikörper	Zellkontakt, Phagozytose (?)
	K-Lymphozyten			Zellkontakt
aktivierte Makrophagen	Makrophagen	nur in der Auslösungsphase	Lymphozyten (Sekretion des Makrophagen-aktivierenden Faktors)	Zellkontakt Phagozytose (?). intrazelluläre Keimabtötung
zytotox. Antikörper	–	in Auslösungs- u. Effektorphase	Antikörper	Komplementaktivierung

toxin«, das von aktivierten T-Lymphozyten freigesetzte, auf Zielzellen toxisch wirkende ↑ Lymphokin), **z. Zellen**: immunkompetente Z., die ohne Komplement über einen dir. Kontakt best. Zielzellen lysieren; außer sensibilisierten T-Lymphozyten v. a. die sogen. K(= Killer)-Lymphos, Monozyten u. Makrophagen (binden mittels Rezeptors für das Fc-Stück des IgG nichtzytophile IgG-AK, nachdem diese zuvor ein AG gebunden haben = »AK-abhäng. Zytotoxizität«); ferner aktivierte Makrophagen (nach Kontakt mit dem – von aktivierten T-Lymphos produzierten – Makrophagen-aktivierenden Faktor).

Zyto|toxizität: *immunol* die Lyse von Zielzellen mit best. Oberflächen-AG (zelleigen z. B. Transplantations-AG, zellfremd z. B. passiv adsorbierte Viren oder Medikamente, wobei letztere auch als Hapten wirksam sind) durch z.toxische AK oder Zellen (↑ Tab). – Die AK-abhäng. Z.t. wird vermittelt 1) durch z.tox. AK, 2) durch z.tox. Zellen mit über Fc-Rezeptoren gebundenen AK. – **Z.toxizitätstest**: in der Transplantations- u. Tumorimmunologie In-vitro-Nachweis zellulärer u./oder humoraler Immunreaktion an best. Zielzellen anhand der bei Inkubation einer Zellsuspension mit Immunzellen u./oder AK (u. Komplement) eintret. Z.lyse, die wiederum verifiziert wird durch den ↑ Farbstoffexklusionstest, durch Nachweis intrazellulärer Substanzen im Überstand (z. B. Hb bei Hämolysereaktion) oder durch Freisetzung des Isotops bei ^{51}Cr-markierten Zellen.

zytotrop: ↑ zytophil. – **β-zytotrope Substanzen**: auf die B-Zellen des Pankreas einwirkende orale Antidiabetika, z. B. Tolbutamid.

Zytotrophoblast, LANGHANS* Zellschicht: *embryol* der seinen zell. Aufbau behaltende Teil des ↑ Trophoblasten; liegt ab 8. Tag dem Inneren der Blastozyste zu; verschwindet nach dem 4.–5. Mon. – im Ggs. zum Synzytiotrophoblasten – fast völlig. Besteht aus Zellen fetaler Herkunft wie LANGHANS* Zellen des Zottenüberzugs (pluripotente, undifferenzierte Matrixzellen mit vielen Mitosen) u. Zellen der Haftzottenenden (basophil, Ribonukleoproteid- u. Glykogen-reich), ferner aus – wahrsch. maternen – Zellen der Trophoblastschale (basal am intervillösen Raum), der Zellinseln u. der Plazentasepten (basophil, Ribonukleoproteid- u. Lipoid-reich, häufig mit Kerneinschlüssen).

Zyto|tropismus: *biol* die Affinität zu lebenden Zellen, i. w. S. auch die Abhängigkeit von diesen (z. B. die der Viren bei der Vermehrung). – **Z.tubuli**: *zytol* ↑ Mikrotubuli.

Zyto|zentrifuge: Tischzentrifuge mit niedr. Umdrehungszahl zur Herstg. von z.log. Präpn. – **Z.zentrum**: *zytol* ↑ Zentriol. – **Z.zidie**: Zellabtötung (z. B. durch Zellgifte); s. a. Bakterizidie. – **Z.zym**: (BORDET 1913) *serol* ↑ Thromboplastin.

ZZ: zweieiige ↑ Zwillinge (i. e. S. die gleichen Geschlechts; vgl. PZ).

Z-Zellen: *immun* s. u. X-Zellen (1).

Quellennachweis der Abbildungen

Abbauformen: F. HECKNER: Praktikum der mikroskopischen Hämatologie, 4. Aufl.; Urban & Schwarzenberg, München – Wien – Baltimore 1978

Aberration: K. MÜTZE: ABC der Optik; W. Dausien, Hanau/Main 1961

Absorptionskurve: K. BAUER: ABC der Röntgentechnik, 2. Aufl.; Thieme, Leipzig 1943

Abwasserklärung: K. IMHOFF: Taschenbuch der Stadtentwässerung, 20. Aufl.; Oldenbourg, München – Wien 1963

Abwinkelungsosteotomie: G. BRANDT in B. BREITNER: Chirurgische Operationslehre, Bd. IV/2; Urban & Schwarzenberg, Wien – Innsbruck 1959

Achsellücke: LANZ/WACHSMUTH: Praktische Anatomie, 2. Aufl., Bd. 1/3; Springer, Berlin – Göttingen – Heidelberg 1959

Achsenfaden: VAN BLERKOM/MOTTA: The Cellular Basis of Mammalian Reproduction; Urban & Schwarzenberg, Baltimore – Munich 1979

Adamantinom: BÜCHNER/GRUNDMANN: Spezielle Pathologie, 5. Aufl., Bd. I; Urban & Schwarzenberg, München – Berlin – Wien 1974

Adaptationssyndrom: H. SELYE: Einführung in die Lehre vom Adaptationssyndrom; Thieme, Stuttgart 1953

Adductor: SCHÜTZ/ROTHSCHUH: Bau u. Funktionen des menschlichen Körpers, 6./7. Aufl.; Urban & Schwarzenberg, München – Berlin 1965

Adenokarzinom: BÜCHNER/GRUNDMANN: Spezielle Pathologie, 5. Aufl., Bd. I; Urban & Schwarzenberg, München – Berlin – Wien 1974

Aderhautkolobom: 1) E. ENGELKING: Grundriß der Augenheilkunde, 14. Aufl.; Springer, Berlin 1964. – 2) modifiz. nach SAUTTER/STRAUB: Der photographierte Augenhintergrund; Urban & Schwarzenberg, München – Berlin 1963

Adnexitis: C. GOECKE: Kleine Gynäkologie; Urban & Schwarzenberg, München – Berlin – Wien 1972

Adrenalinbelastung: FROWEIN/HARRER: Vegetativ-endokrine Diagnostik; Urban & Schwarzenberg, München – Berlin – Wien 1957

adrenogenitales Syndrom: W. PSCHYREMBEL: Praktische Gynäkologie, 3. Aufl.; Walter de Gruyter, Berlin 1966

Äquatorialplatte: STRASBURGER/NOLL/SCHENK/SCHIMPER: Lehrbuch der Botanik, 28. Aufl.; Fischer, Stuttgart 1962

Aerosol-Therapie: H. NÜCKEL: Aerosol-Therapie; Schattauer, Stuttgart 1957

Air trapping: N. HENNING: Klin. Laboratoriumsdiagnostik, 3. Aufl.; Urban & Schwarzenberg, München – Berlin – Wien 1966

Akkommodation: K. MÜTZE: ABC der Optik; W. Dausien, Hanau/Main 1961

Akrosom: VAN BLERKOM/MOTTA: The Cellular Basis of Mammalian Reproduction; Urban & Schwarzenberg, Baltimore – Munich 1979

Akrozephalosyndaktylie: E. PASSARGE in Klinik der Gegenwart, Bd. XI; Urban & Schwarzenberg, München – Wien – Baltimore 1974

Akupunktur: BUSSE/BUSSE: Akupunktur-Fibel, 3. Aufl.; R. Pflaum, München. – E. STIFVATER: Akupunktur als Neuraltherapie, 2. Aufl.; K. F. Haug, Ulm/Donau 1956

Albumin-Globulin-Quotient: WUHRMANN/MÄRKI: Dysproteinämien und Paraproteinämien, 4. Aufl.; Schwabe u.Co., Basel – Stuttgart 1963

Allantoiskreislauf: H. FERNER: Grundriß der Entwicklungsgeschichte des Menschen, 10. Aufl., E. Reinhardt, München – Basel 1967

Alles-oder-Nichts-Gesetz: K. E. ROTHSCHUH in LANDOIS/ROSEMANN: Lehrbuch der Physiologie des Menschen, 28. Aufl.; Urban & Schwarzenberg, München – Berlin 1960

Alpha-Anastomose: nach KARNBAUM/SCHNUR bzw. HARDT in F. HOLLE: Spezielle Magenchirurgie; Springer, Berlin – Heidelberg – New York 1968

Alveolarzellkarzinom: BÜCHNER/GRUNDMANN: Lehrbuch der speziellen Pathologie, 6. Aufl.; Urban & Schwarzenberg, München – Wien – Baltimore 1979

Amblyoskop: LYLE/JACKSON: Praktische Orthoptik in der Behandlung des Schielens...; Urban & Schwarzenberg, München – Berlin – Wien 1957

Ametropie: SCHÜTZ/CASPERS/SPECKMANN: Physiologie, 15. Aufl.; Urban & Schwarzenberg, München – Wien – Baltimore 1978

Ammoniak: J. EISENBURG in GAUER/KRAMER/JUNG: Physiologie des Menschen, 2. Aufl., Bd. 9; Urban & Schwarzenberg, München – Wien – Baltimore 1978

Amniozentese: HICKL/RIEGEL: Angewandte Perinatologie; Urban & Schwarzenberg, München – Berlin – Wien 1974

Amputatio: B. BREITNER: Chirurgische Operationslehre, Bd. IV/2; Urban & Schwarzenberg, Wien – Innsbruck 1959

Amylasen: W. NULTSCH: Allgemeine Botanik; Thieme, Stuttgart 1964

Anämie, perniziöse: BEGEMANN/HARWERTH: Praktische Hämatologie, 2. Aufl., Thieme, Stuttgart 1961

Anämie, sideroachrest.: H. MARTIN et al. in Klinik der Gegenwart, Bd. III; Urban & Schwarzenberg, München – Wien – Baltimore 1977

Anästhesie: nach TSCHIRREN in G. SCHEIBE: Grundlage der praktischen Chirurgie; Urban & Schwarzenberg, München – Berlin – Wien 1975

Analsyndrom: W. ROSCHKE: Die proktologische Sprechstunde; Urban & Schwarzenberg, München – Berlin – Wien 1965

Anaphasebrücke: RIEGER/MICHAELIS: Genetisches u. cytogenetisches Wörterbuch, 2. Aufl.; Springer, Berlin – Göttingen – Heidelberg 1958

Aneurysma: HEBERER/RAU/LÖHR: Aorta und große Arterien; Springer, Berlin – Heidelberg – New York 1966

Angina pectoris: 1a) H. STERZ in Med. Klin. 60, 1965 (Tafeln). – b) HOCHREIN in LOHMANN/SCHUBERT/KAWALLE: Symptome und Diagnostik inn. Krankheiten, 2. Aufl.; Urban & Schwarzenberg, München – Wien – Baltimore 1978. – 2) (Tab.) H. JUST in WOLFF/WEIHRAUCH: Internistische Therapie 1978; Urban & Schwarzenberg, München – Wien – Baltimore 1977

Angioma: KRAYENBÜHL/YASARGIL: Die zerebrale Angiographie, 2. Aufl.; Thieme, Stuttgart 1965

Angst: AL-SHALTCHI/PÖLDINGER in Ther. Umsch. 32 (1975), 486

Anodenteller: POPPE/LAUWERS/LOHSTÖTER: Technik der Röntgendiagnostik; Thieme, Stuttgart 1961

Anoxie: J. H. HOLZNER: Allgemeine Pathologie, 2. Aufl.; Urban & Schwarzenberg, München – Berlin – Wien 1976

Antepositio: REICHENBACH/KÖLE/BRÜCKL: Chirurgische Kieferorthopädie; Joh. Ambros. Barth, Leipzig 1965

Anthropometrie: MARTIN/SALLER: Lehrbuch der Anthropologie, 3. Aufl.; Fischer, Stuttgart 1957

Antikörper: SCHRÖTER/PINDULL/KAEHLER: Blutkrankheiten im Kindesalter; Urban & Schwarzenberg, München – Berlin – Wien 1976

Antimetaboliten: SAUER/WILMANNS in Klinik der Gegenwart, Bd. V, Urban & Schwarzenberg, München – Wien – Baltimore 1979

Antirefluxplastik: HARTEL/PETERMANN in Dtsch. Ärztebl. 42 (1978), 2432

Anulozytose: F. HECKNER: Praktikum der mikroskopischen Hämatologie, 3. Aufl.; Urban & Schwarzenberg, München – Berlin – Wien 1975

Anzapfsyndrom: nach G. RAU in Selecta VI (1964), 1431

Aortenisthmusstenose: BODECHTEL/BLÖMER: Die Herzfehler; Urban & Schwarzenberg, München – Berlin 1963

Aortenpunktion: P. HEINRICH: Gefäßchirurgie; Urban & Schwarzenberg, München – Berlin – Wien 1976

Aortenstenose: E. W. KECK: Pädiatrische Kardiologie, 2. Aufl.; Urban & Schwarzenberg, München – Wien – Baltimore 1977

Aortographie: L. WICKE: Atlas der Röntgenanatomie; Urban & Schwarzenberg, München – Wien – Baltimore 1977

APGAR-Index: AHNEFELD et al. in Klinik der Frauenheilkunde und Geburtshilfe, Bd. IV; Urban & Schwarzenberg, München – Wien – Baltimore 1978

Aphasia: R. BRUN in Handbuch der inneren Medizin, 4. Aufl., Bd. V/1; Springer, Berlin – Göttingen – Heidelberg 1953

Appendizitis: H. E. GREWE: Dringliche Chirurgie beim Säugling u. Kind; Thieme, Stuttgart 1959

Applantationstonometer: K. HRUBY: Kurze Augenheilkunde, 5. Aufl.; Urban & Schwarzenberg, München – Wien – Baltimore 1979

Armlösung: G. MARTIUS in Klinik der Frauenheilkunde und Geburtshilfe, Bd. I; Urban & Schwarzenberg, München – Berlin – Wien 1968

Armplexuslähmung: F. BROSER: Topische und klinische Diagnostik neurologischer Krankheiten; Urban & Schwarzenberg, München – Berlin – Wien 1975

Arteria cerebri: KRAYENBÜHL/YASARGIL: Die zerebrale Angiographie, 2. Aufl.; Thieme, Stuttgart 1965

arteriovenöse Differenz: H. LULLIES: Medizin von heute – Physiologie I; Troponwerke, Köln – Mühlheim 1963

Artikulator: K. LEHMANN: Einführung in die Zahnersatzkunde, 2. Aufl.; Urban & Schwarzenberg, München – Wien – Baltimore 1977

Astrup* Methode: W. PRELLWITZ: Klinisch-chemische Diagnostik, 2. Aufl.; Thieme, Stuttgart 1976

Quellennachweis

Asynklitismus: BUMM/MARTIUS in Klinik der Frauenheilkunde und Geburtshilfe, Bd. II; Urban & Schwarzenberg, München – Berlin – Wien 1964

Aszites: J. EISENBURG in GAUER/KRAMER/JUNG: Physiologie des Menschen, 2. Aufl., Bd. 9; Urban & Schwarzenberg, München – Wien – Baltimore 1978

Atemfrequenz: H. BARTELS: Lungenfunktionsprüfungen; Springer, Berlin – Göttingen – Heidelberg 1959

Atemmuskulatur: ANTHONY/VENRATH: Funktionsprüfung der Atmung, 2. Aufl.; Joh. Ambros. Barth, Leipzig 1962

Atherosklerose: BÜCHNER/GRUNDMANN: Spezielle Pathologie, 5. Aufl., Bd. I; Urban & Schwarzenberg, München – Berlin – Wien 1974

Atmung: J. PIIPER in GAUER/KRAMER/JUNG: Physiologie des Menschen, 2. Aufl., Bd. 6; Urban & Schwarzenberg, München – Berlin – Wien 1975

Atmung, pathologische: F. GROSSE = BROCKHOFF: Pathologische Physiologie, 2. Aufl.; Springer, Berlin – Heidelberg 1969

Atmungskette: F. LEUTHARDT: Intermediärer Stoffwechsel; Walter de Gruyter, Berlin – New York 1977

Atopie: BERRENS/KERSTEN in Med. Klin. 74 (1979), 125

Audiogramm: H. CHÜDEN: Impedanz-Hörprüfung; Urban & Schwarzenberg, München – Wien – Baltimore 1978

Aufrichtungsosteotomie: M. LANGE: Orthopädisch-chirurgische Operationslehre, 2. Aufl.; J. F.Bergmann, München 1962

Auge: nach BENNINGHOFF in SCHÜTZ/ROTHSCHUH: Bau und Funktionen des menschlichen Körpers, 5. Aufl.; Urban & Schwarzenberg, München – Berlin 1963

Auris interna: nach DE BURLET in GAUER/KRAMER/JUNG: Physiologie des Menschen, Bd. 12; Urban & Schwarzenberg, München – Berlin – Wien 1972

Autoklav: BERGER/HUMMEL: Einführung in die Mikrobiologie und Immunologie, 2. Aufl.; Urban & Schwarzenberg, München – Berlin 1964

Axhausen*-Langenbeck* Operation: R. RITTER in KIRSCHNER/GULEKE/ZENKER: Allgemeine und spezielle Operationslehre, 2. Aufl., Bd. IV; Springer, Berlin – Göttingen – Heidelberg 1956

Azidität: N. HENNING: Klinische Laboratoriumsdiagnostik, 3. Aufl.; Urban & Schwarzenberg, München – Berlin – Wien 1966

Azotämie: E. BUDDECKE: Pathobiochemie; Walter de Gruyter, Berlin – New York 1978

v. Baeyer*-Lorenz* Operation: a) WACHSMUTH in KIRSCHNER/GULEKE/ZENKER: Operationslehre; Springer, Berlin – Göttingen – Heidelberg 1956. – b) G. BRANDT in B. BREITNER: Chirurgische Operationslehre, Bd. IV/2; Urban & Schwarzenberg, Wien – Innsbruck 1959

Bakterienantigene: H. P. R. SEELIGER: Taschenbuch der medizinischen Bakteriologie; Urban & Schwarzenberg, München – Wien – Baltimore 1978

Bakteriophagen: Chemie der Genetik (9. Colloquium d. Gesellschaft f. Physiologische Chemie 1958); Springer, Berlin – Göttingen – Heidelberg 1959

Basaliom: BÜCHNER/GRUNDMANN: Lehrbuch der speziellen Pathologie, 6. Aufl.; Urban & Schwarzenberg, München – Wien – Baltimore 1980

Bayley*-Cabrera* Kreis: LEMMERZ/SCHMIDT/KRANEMANN: Die Deutung des EKG, 3. Aufl.; G. Braun, Karlsruhe 1966

Beckenmaße: PERNKOPF u. PICHLER in SEITZ/AMREICH: Biologie u. Pathologie des Weibes, 2. Aufl. Bd. I/1; Urban & Schwarzenberg, Berlin – Innsbruck – München – Wien 1953

Beckenwinkel: KIRCHHOFF/SCHMIDT = MATHIESEN in Klinik der Frauenheilkunde und Geburtshilfe, Bd. II; Urban & Schwarzenberg, München – Berlin 1964

Beinmuskeln: F. BROSER: Topische und klinische Diagnostik neurologischer Krankheiten; Urban & Schwarzenberg, München – Berlin – Wien 1975

Berkow* Tabelle: KRUPP/SWEET/JAWETZ/BIGLIERI: Physician's Handbook, 14. Aufl.; Lange Medical Publications, Los Altos 1966

Berstungsbruch: A. PONSOLD: Lehrbuch der Gerichtlichen Medizin, 2. Aufl.; Thieme, Stuttgart 1957

Bestrahlungsfeld: JANKER/ROSSMANN: Grundriß der Röntgentherapie; Springer, Berlin – Göttingen – Heidelberg 1958

Bindegewebsgrundstock: K. RICHTER in Klinik der Frauenheilkunde und Geburtshilfe, Bd. VIII; Urban & Schwarzenberg, München – Wien – Baltimore 1971

Biß, offener: a) K. HÄUPL: Lehrbuch der Zahnheilkunde, 2. Aufl., Bd. I; Urban & Schwarzenberg, Wien – Innsbruck – München – Berlin 1953. – b) M. SCHWARZ: Lehrgang der Gebißregelung, 3. Aufl., Bd. I; Urban & Schwarzenberg, Wien – Innsbruck 1961

Blasenzentren: REIN/SCHNEIDER: Einführung in die Physiologie des Menschen, 13./14. Aufl.; Springer, Berlin – Göttingen – Heidelberg 1960

Blastozyste: VAN BLERKOM/MOTTA: The Cellular Basis of Mammalian Reproduction; Urban & Schwarzenberg, Baltimore – Munich 1979

Blickfeld: K. MÜTZE: ABC der Optik; W. Dausien, Hanau/Main 1961

Blindenschrift: Tafel des Vereins zur Förderung der Blindenbildung e. V., Hannover-Kirchrode

Block, hepatischer: KALK/WILDHIRT in Klinik der Gegenwart, Bd. VII; Urban & Schwarzenberg, München – Berlin 1958

Blutgerinnung: R. G. MACFARLANE: N-enzyme cascade in blood clotting mechanism and its function as a biochemical amplifier, 1964

Blutkreislauf: GAUER/KRAMER/JUNG: Physiologie des Menschen, Bd. 3; Urban & Schwarzenberg, München – Berlin – Wien 1972

Bluttransfusion: A. STACHER in Ther. d. Gegenw. 106 (1967), 298

Bracht* Handgriff: P. BSTEH: Fibel der praktischen Geburtshilfe, 2. Aufl.; Urban & Schwarzenberg, München – Berlin – Wien 1973

Brachydaktylie: H. R. SCHINZ et al.: Lehrbuch der Röntgendiagnostik, 5. Aufl., Bd. I/1; Thieme, Stuttgart 1952

Braxton Hicks* Wendung: DÖDERLEIN/BREITNER in Klinik der Frauenheilkunde und Geburtshilfe, Bd. I; Urban & Schwarzenberg, München – Wien – Baltimore 1971

Bremsstrahlung: H. SCHOEN: Medizinische Röntgentechnik, 2. Aufl., Bd. II; Thieme, Stuttgart 1958

Brennfleck: L. WICKE: Atlas der Röntgenanatomie; Urban & Schwarzenberg, München – Wien – Baltimore 1977

Bronchitis chronische: E.-G. SCHULTZE: Meeresheilkunde; Urban & Schwarzenberg, München – Berlin – Wien 1973

Bronchographie: L. WICKE: Atlas der Röntgenanatomie; Urban & Schwarzenberg, München – Wien – Baltimore 1977

Brown = Séquard Syndrom: R. CH. BEREND/A. DÖNHARDT in Klinik der Gegenwart, Bd. IV; Urban & Schwarzenberg, München – Berlin 1957

Brustwandableitung: M. HOLZMANN: Klinische Elektrokardiographie, 5. Aufl.; Thieme, Stuttgart 1965

Bunnell* Nähte: G. H. WILLITAL: Definitive chirurgische Erstversorgung und ihre Indikation; Urban & Schwarzenberg, München – Berlin – Wien 1970

Calcaneus sekundarius: R. BIRKNER: Das typische Röntgenbild des Skeletts; Urban & Schwarzenberg, München – Wien – Baltimore 1977

Canalis analis: nach STELZNER in BENNINGHOFF/GOERTTLER: Lehrbuch der Anatomie des Menschen, 10. Aufl., Bd. II; Urban & Schwarzenberg, München – Berlin – Wien 1975

Candida: H. RIETH: Hefe-Mykosen; Urban & Schwarzenberg, München – Berlin – Baltimore 1979

Carcinoma mucoides: F. WUSTROW: Die Tumoren des Gesichtsschädels; Urban & Schwarzenberg, München – Berlin 1965

Carhart* Senke: H. G. DIEROFF: Lärmschwerhörigkeit, 2. Aufl.; Urban & Schwarzenberg, München – Wien – Baltimore 1979

Carpenter* Syndrom: nach SCHÖNENBERG in LEIBER/OLBRICH: Die klinischen Syndrome, 5. Aufl.; Urban & Schwarzenberg, München – Berlin – Wien 1971

Carter*-Robbins* Test: UHLICH/BUCHBORN in Klinik der Gegenwart, Bd. X; Urban & Schwarzenberg, München – Wien – Baltimore 1974

Cavum laryngis: H. R. SCHINZ et al.: Lehrbuch der Röntgendiagnostik, 5. Aufl., Bd. IV/2; Thieme, Stuttgart 1952

CCD-Winkel: HOHMANN/HACKENBROCH/LINDEMANN: Handbuch der Orthopädie, Bd. IV/1; Thieme, Stuttgart 1961

CE-Winkel: G. KAISER: Die angeborene Hüftluxation; VEB Gustav Fischer, Jena 1958

Chamberlain* Linie: F. BROSER: Topische und klinische Diagnostik neurologischer Krankheiten; Urban & Schwarzenberg, München – Berlin – Wien 1975

Chiasma opticum: G. TÖNDURY: Angewandte u. topographische Anatomie, 3. Aufl.; Thieme, Stuttgart 1965

Choledochusdränage: H. KUNZ in B. BREITNER: Chirurgische Operationslehre, Bd. III; Urban & Schwarzenberg, Wien – Innsbruck 1957. – W. SEBENING in BIER/BRAUN/KÜMMELL: Chirurgische Operationslehre, 6. Aufl., Bd. III; Joh. Ambros. Barth, München 1964

Choleranährböden: L. HALLMANN: Bakteriologische Nährböden; Thieme, Stuttgart 1953

Chondrom: F. WUSTROW: Die Tumoren des Gesichtsschädels; Urban & Schwarzenberg, München – Berlin 1965

Chromosomenaberration: W. FUHRMANN: Taschenbuch der allgemeinen u. klinischen Humangenetik; Wissenschaftl. Verlagsgesellschaft mbH, Stuttgart 1965

Cieszynski*-Dieck* Technik: W. HOFFMANN = AXTHELM: Zahnärztliches Lexikon, 4. Aufl.; Joh. Ambros. Barth, München 1964

Cimino* Shunt: H. G. Sieberth in Klinik der Gegenwart, Bd. IV; Urban & Schwarzenberg, München – Wien – Baltimore 1978

Circulus arteriosus: J. Jahnecke in Med. Klin. 61 (1966), 1035

Colitis ulcerosa: Büchner/Grundmann: Lehrbuch der speziellen Pathologie, 6. Aufl.; Urban & Schwarzenberg, München – Wien – Baltimore 1979

Colon-Arterien: Benninghoff/Goerttler: Lehrbuch der Anatomie des Menschen, 10. Aufl., Bd. II; Urban & Schwarzenberg, München – Berlin – Wien 1975

Coma diabeticum: nach D. Michel in W. Doberauer: Scriptum Geriatricum; Urban & Schwarzenberg, München – Berlin – Wien 1976

Computertomographie: J. Lissner in Med. Klin. 74 (1979), 503

Conduit: Sigle/Schmidt in Chirurgie der Gegenwart, Bd. VI/10; Urban & Schwarzenberg, München – Wien – Baltimore 1976

Contusio bulbi: G. Jünemann in H.-J. Merté: Augenärztliche Fortbildung, Bd. 2/1; Urban & Schwarzenberg, München – Berlin – Wien 1973

Coombs* Test: N. Henning: Klinische Laboratoriumsdiagnostik, 3. Aufl.; Urban & Schwarzenberg, München – Berlin – Wien 1966

Cor pulmonale: L. Delius in Klinik der Gegenwart, Bd. I; Urban & Schwarzenberg, München – Berlin – Wien 1955

Cortex cerebelli: P. Strata in Gauer/Kramer/Jung: Physiologie des Menschen, Bd. 14; Urban & Schwarzenberg, München – Berlin – Wien 1976

Corti* Organ: nach Davis et al. in Gauer/Kramer/Jung: Physiologie des Menschen, Bd. 12; Urban & Schwarzenberg, München – Berlin – Wien 1972

Coxa vara: Blauth/Hepp in Chirurgie der Gegenwart, Bd. V; Urban & Schwarzenberg, München – Wien – Baltimore 1978

Crouzon* Syndrom: E. Passarge in Klinik der Gegenwart, Bd. XI; Urban & Schwarzenberg, München – Wien – Baltimore 1974

Cushing* Syndrom: Büchner/Grundmann: Lehrbuch der speziellen Pathologie, 6. Aufl.; Urban & Schwarzenberg, München – Wien – Baltimore 1979

Cutis laxa: Leiber/Olbrich: Die klinischen Syndrome, 5. Aufl.; Urban & Schwarzenberg, München – Berlin – Wien 1971

Cystadenoma: Schwalm/Göltner/Janovski in Klinik der Frauenheilkunde und Geburtshilfe, Bd. VIII; Urban & Schwarzenberg, München – Wien – Baltimore 1972

Dämmerungssehen: Schütz/Rothschuh: Bau und Funktionen des menschlichen Körpers, 16. Aufl.; Urban & Schwarzenberg, München – Wien – Baltimore 1979

Damoiseau* Linie: E. Kuntz: Die Pleuraergüsse; Urban & Schwarzenberg, München – Berlin – Wien 1968

Darmausschaltung: V. Schmieden in Bier/Braun/Kümmel: Chirgische Operationslehre, 6. Aufl., Bd. III; Joh. Ambros. Barth, Leipzig 1933

Darmdrehung: G. Töndury: Angewandte u. topographische Anatomie, 3. Aufl.; Thieme, Stuttgart 1965

Darmresorption: nach A. L. Blum in Klinik der Gegenwart, Bd. X; Urban & Schwarzenberg, München – Wien – Baltimore 1978

Darmwandaufbau: Benninghoff/Goerttler: Lehrbuch der Anatomie des Menschen, 10. Aufl., Bd. II; Urban & Schwarzenberg, München – Wien – Baltimore 1975

Darrow*-Yanett*-Prinzip: H. v. Kress: Taschenbuch der medizinisch-klinischen Diagnostik, 69. Aufl.; J. F. Bergmann, München 1966

Davenport* Nomogramm: Hickl/Riegel: Angewandte Perinatologie; Urban & Schwarzenberg, München – Wien – Baltimore 1974

Decidua: D. Starck: Embryologie, 2. Aufl.; Thieme, Stuttgart 1965

Defibrillation: F. Freytag: Ärztliche Hilfe am Unfallort; Urban & Schwarzenberg, München – Berlin – Wien 1976

Deflexionslage: H. Husslein in Klinik der Frauenheilkunde u. Geburtshilfe, Bd. II; Urban & Schwarzenberg, München – Berlin – Wien 1964

Demand-Schrittmacher: Lambeck in Ther. d. Gegenw. 117 (1978), 574

Dentinogenesis: H. Schienbein: Einführung in die Kieferorthopädie; Urban & Schwarzenberg, München – Wien – Baltimore 1979

Derepression: D. Neubert in Gauer/Kramer/Jung: Physiologie des Menschen, Bd. 18; Urban & Schwarzenberg, München – Wien – Baltimore 1977

Dermatom (2): W. Scheid: Lehrbuch der Neurologie, 2. Aufl.; Thieme, Stuttgart 1966

Dermatophyten: H. P. R. Seeliger: Taschenbuch der medizinischen Bakteriologie; Urban & Schwarzenberg, München – Wien – Baltimore 1978

Dermoid: Schwalm/Göltner/Janovski in Klinik der Frauenheilkunde und Geburtshilfe, Bd. VIII; Urban & Schwarzenberg, München – Wien – Baltimore 1972

Desault* Verband: G. H. Wiillital: Definitive chirurgische Erstversorgung; Urban & Schwarzenberg, München – Berlin – Wien 1970

Descensus uteri: C. Goecke: Kleine Gynäkologie; Urban & Schwarzenberg, München – Berlin – Wien 1972

Dezeleration: Hickl/Riegel: Angewandte Perinatologie; Urban & Schwarzenberg, München – Berlin – Wien 1974

Diabetes mellitus: B. Knick: Diabetes-Diagnostik; Boehringer u. Soehne GmbH, Mannheim 1967

diadynamische Ströme: L. Nikolova-Troeva: Physiotherapie der chirurgischen Erkrankungen; Urban & Schwarzenberg, München – Berlin – Wien 1970

Diaphragma pelvis: C. Goecke: Kleine Gynäkologie; Urban & Schwarzenberg, München – Berlin – Wien 1972

Diastema: Komposch/v. Petrykowski in Fortsch. Kieferorthop. 39 (1978), 292

Dickdarmblase: W. Staehler: Klinik u. Praxis der Urologie, Bd. II; Thieme, Stuttgart 1959

Differentialblutbild: Begemann/Harwerth: Praktische Hämatologie, 3. Aufl.; Thieme, Stuttgart 1967

Diphylobothrium latum: N. Henning: Klinische Laboratoriumsdiagnostik, 3. Aufl.; Urban & Schwarzenberg, München – Berlin – Wien 1966

Diskontinuitätszone: H. Sautter: Die Trübungsformen der menschlichen Linse; Thieme, Stuttgart 1951

Doppelkontrast: L. Wicke: Atlas der Röntgenanatomie; Urban & Schwarzenberg, München – Wien – Baltimore 1977

Douglas* Selbstentwicklung: Douglas/Denman in Klinik der Frauenheilkunde und Geburtshilfe, Bd. II; Urban & Schwarzenberg, München – Wien – Baltimore 1976

Down* Syndrom: Wendt/Theile in Klinik der Gegenwart, Bd. XI; Urban & Schwarzenberg, München – Wien – Baltimore 1974

Dränage ohne Ende: Schildberg/Kuntz in Med. Klin. 74 (1979), 648

Drogenjargon: Deutscher Ärztekalender 1979; Urban & Schwarzenberg, München – Wien – Baltimore 1978

Druck-Volumen-Diagramm: nach Rahm u. Fenn in Landois/Rosemann: Lehrbuch der Physiologie des Menschen, 28. Aufl., Bd. I; Urban & Schwarzenberg, München – Berlin 1960

Drüse: O. Bucher: Histologische u. mikroskopische Anatomie des Menschen; H. Huber, Bern – Stuttgart 1965

Ductus omphaloentericus: J. H. Holzner: Spezielle Pathologie I, 2. Aufl.; Urban & Schwarzenberg, München – Wien 1977

Dünndarmblase: W. Staehler: Klinik u. Praxis der Urologie, Bd. II; Thieme, Stuttgart 1959

Duncan* Mechanismus: A. W. Schwenzer in Klinik der Frauenheilkunde und Geburtshilfe, Bd. IV; Urban & Schwarzenberg, München – Wien – Baltimore 1971

Duplicitas: H. Martius in Klinik der Frauenheilkunde und Geburtshilfe, Bd. II; Urban & Schwarzenberg, München – Berlin – Wien 1964

Durchhang: G. H. Willital: Definitive chirurgische Erstversorgung; Urban & Schwarzenberg, München – Berlin – Wien 1970

Duverney Fraktur: G. H. Willital: Definitive chirurgische Erstversorgung; Urban & Schwarzenberg, München – Berlin – Wien 1970

Dysproteinämie: Wuhrmann/Märki: Dysproteinämie und Paraproteinämien, 4. Aufl.; Schwabe u. Co., Basel – Stuttgart 1963

Dystonie: nach F. Hoff in F. Broser: Topische und klinische Diagnostik neurologischer Krankheiten; Urban & Schwarzenberg, München – Berlin – Wien 1975

Echoenzephalogramm: F. Broser: Topische und klinische Diagnostik neurologischer Krankheiten; Urban & Schwarzenberg, München – Berlin – Wien 1975

Effloreszenz: W. Schönfeld: Lehrbuch der Haut- und Geschlechtskrankheiten; Thieme, Stuttgart 1965

Eierschalenhilus: E. W. Baader: Berufskrankheiten, 5. Aufl.; Urban & Schwarzenberg, München – Berlin 1960

Eiweißbiosynthese: H. P. von Hahn: Das biologische Altern. Kurzmonographien Sandoz 24; Sandoz, Nürnberg 1979

Eiweißstruktur: R. Lienert: Grundlagen der Chemie, 2. Aufl.; Urban & Schwarzenberg, München – Berlin – Wien 1975

Ejakulationsreflex: G. K. Döring in Landois/Rosemann: Lehrbuch der Physiologie des Menschen, 28. Aufl., Bd. I; Urban & Schwarzenberg, München – Berlin 1960

Ektopia portionis: Büchner/Grundmann: Lehrbuch der speziellen Pathologie, 6. Aufl.; Urban & Schwarzenberg, München – Wien – Baltimore 1979

Quellennachweis

Elektroenzephalographie: a) J. KUGLER: Elektroencephalographie in Klinik und Praxis, 2. Aufl.; Thieme, Stuttgart 1966. – b) nach GARSCHE in BUSHE/KLEES: Chirurgie des Gehirns und Rückenmarks im Kinder- u. Jugendalter; Hippokrates, Stuttgart 1968

Elektrokardiogramm: nach R. HEINECKER in N. HENNING: Klinische Laboratoriumsdiagnostik, 3. Aufl.; Urban & Schwarzenberg, München – Berlin – Wien 1966

Elektromyogramm: SCHÜTZ/CASPERS/SPECKMANN: Physiologie, 15. Aufl.; Urban & Schwarzenberg, München – Wien – Baltimore 1978

Elementarwirbel: HOHMANN/HACKENBROCH/LINDEMANN: Handbuch der Orthopädie, Bd. II; Thieme, Stuttgart 1958

Ellenbogenfraktur: WANKE/MAATZ/JUNGE/LENTZ: Knochenbrüche und Verrenkungen, 2. Aufl.; Urban & Schwarzenberg, München – Berlin – Wien 1967

Embolie: nach RIEBEN in R. X. ZITTEL: Differentialdiagnose chirurgischer Erkrankungen; Urban & Schwarzenberg, München – Berlin – Wien 1968

Embryopathie: nach BICKENBACH in V. BERLIN = HEIMENDAHL: Die Krankheiten des Neugeborenen und Frühgeborenen; Enke, Stuttgart 1960

Enchondrom: H. G. WEBER in Chirurgie der Gegenwart, Bd. V; Urban & Schwarzenberg, München – Wien – Baltimore 1975

Endokarditis: BÖHMIG/KLEIN in Handbuch der inneren Medizin, 4. Aufl., Bd. IX/2; Springer, Berlin – Göttingen – Heidelberg 1960

Endokarditis verrucosa: F. BÜCHNER: Allgemeine Pathologie und Ätiologie, 6. Aufl.; Urban & Schwarzenberg, München – Berlin – Wien 1975

endoplasmat. Retikulum: BÜCHNER/GRUNDMANN: Spezielle Pathologie, 5. Aufl., Bd. I; Urban & Schwarzenberg, München – Berlin – Wien 1974

Endoskop: N. HENNING: Klinische Laboratoriumsdiagnostik, 3. Aufl.; Urban & Schwarzenberg, München – Berlin – Wien 1966

enterohepat. Kreislauf: nach TYROR in MEYER = BURG et al.: Die kranke Gallenblase; Urban & Schwarzenberg, München – Berlin – Wien 1974

Entzündung: J. LINDNER in HEISTER/HOFMANN: Die Entzündung; Urban & Schwarzenberg, München – Berlin – Wien 1966

Enzymmuster: E. u. F. W. SCHMIDT: Enzym-Fibel; C. F. Boehringer u. Söhne GmbH, Mannheim 1966

Eosinophilenleukämie: STACHER/HÖCKER: Erkrankungen der Myelopoese; Urban & Schwarzenberg, München – Berlin – Wien 1976

Epidermolysis: REICH in Med. Klin. 72 (1977), 2204

Epiphysennekrose: LEIBER/OLBRICH: Die klinischen Syndrome, 4. Aufl.; Urban & Schwarzenberg, München – Berlin – Wien 1966

Episiotomie: H. MARTIUS: Lehrbuch der Geburtshilfe, 6. Aufl.; Thieme, Stuttgart 1964

Erregungsrückkehr: C.-S. So in Med. Klin. 72, 1977 (Tafeln)

Erregungsübertragung: B. HASSELBACH in GAUER/KRAMER/JUNG: Physiologie des Menschen, 2. Aufl. Bd. 4; Urban & Schwarzenberg, München – Berlin – Wien 1975

Ersatzmagen: F. HOLLE: Spezielle Magenchirurgie; Springer, Berlin – Heidelberg – New York 1968. – NISSEN/HESS in B. BREITNER: Chirurgische Operationslehre, Bd. IV/1; Urban & Schwarzenberg, Wien – Innsbruck 1958

Erythropoese: BÜCHNER/GRUNDMANN: Spezielle Pathologie, 5. Aufl., Bd. II; Urban & Schwarzenberg, München – Berlin – Wien 1975

Erythrozyten: D. EBERHAGEN: Klinische Chemie und Hämatologie; Urban & Schwarzenberg, München – Berlin – Wien 1970

Eunuchoidismus: nach KIRCHMAIR in LEIBER/OLBRICH: Die klinischen Syndrome, 6. Aufl.; Urban & Schwarzenberg, München – Wien – Baltimore 1980

Ewing* Sarkom: PITZEN/RÖSSLER: Kurzgefaßtes Lehrbuch der Orthopädie, 13. Aufl.; Urban & Schwarzenberg, München – Berlin – Wien 1976

Exsikkose: W. HADORN: Vom Symptom zur Diagnose, 3. Aufl.; Karger, Basel – New York 1965

extrapyramidales System: H.-D. HENATSCH in GAUER/KRAMER/JUNG: Physiologie des Menschen, Bd. 14; Urban & Schwarzenberg, München – Berlin – Wien 1976

Fallott* Tetralogie: H. BLÖMER: Auskultation des Herzens; Urban & Schwarzenberg, München – Berlin – Wien 1967

Farbenkreis: nach V. KRIES in SCHÜTZ/ROTHSCHUH: Bau und Funktionen des menschlichen Körpers, 16. Aufl.; Urban & Schwarzenberg, München – Wien – Baltimore 1979

Farnkrautphänomen: ZINSER in Klinik der Frauenheilkunde und Geburtshilfe, Bd. I; Urban & Schwarzenberg, München – Wien – Baltimore 1973

Fasergruppe: H.. D. HENATSCH in LANDOIS/ROSEMANN: Lehrbuch der Physiologie des Menschen, 28. Aufl., Bd. II; Urban & Schwarzenberg, München – Berlin 1962

Febris: W. HADORN: Vom Symptom zur Diagnose, 3. Aufl.; S. Karger, Basel – New York 1965

Fernsehkette: L. WICKE: Atlas der Röntgenanatomie; Urban & Schwarzenberg, München – Wien – Baltimore 1977

Fettresorption: nach PALAY/KARLIN in GAUER/KRAMER/JUNG: Physiologie des Menschen, 2. Aufl., Bd. 8; Urban & Schwarzenberg, München – Wien – Baltimore 1977

Fieber, hämorrhag.: HAAS/VIVELL: Virus- u. Rickettsieninfektionen des Menschen; J. F. Lehmanns, München 1965

Fieberkurve: W. HADORN: Vom Symptom zur Diagnose, 3. Aufl.; S. Karger, Basel – New York 1965

Filariosen: E. G. NAUCK: Lehrbuch der Tropenkrankheiten; Thieme, Stuttgart 1956

Fischwirbel: H. JUNGHANNS in Klinik der Gegenwart, Bd. IX; Urban & Schwarzenberg, München – Wien – Baltimore 1970

Fissura: SOBOTTA/BECHER: Atlas der Anatomie des Menschen, 16. Aufl., Bd. II; Urban & Schwarzenberg, München – Berlin – Wien 1965

Fistula anorectalis: GARRÈ/STICH/BAUER: Lehrbuch der Chirurgie, 14./15. Aufl.; Springer, Berlin – Göttingen – Heidelberg 1949

Fixateur externe: LANZ in Chirurgie der Gegenwart, Bd. IVa; Urban & Schwarzenberg, München – Wien – Baltimore 1976

Flagellaten: P. R. SEELIGER: Taschenbuch der medizinischen Bakteriologie; Urban & Schwarzenberg, München – Wien – Baltimore 1978

Flaschenaspirator: HASCHE/DIPPMANN in Klinik der Frauenheilkunde und Geburtshilfe, Bd. IV; Urban & Schwarzenberg, München – Wien – Baltimore 1965

Flüssigkeitsspiegel: R. X. ZITTEL: Differentialdiagnose chirurgischer Erkrankungen; München – Berlin – Wien 1968

Fluoreszenz-Angiogramm: K. HRUBY: Kurze Augenheilkunde, 5. Aufl.; Urban & Schwarzenberg, München – Wien – Baltimore 1979

For.-jugulare-Syndrom: LEIBER/OLBRICH: Die klinischen Syndrome, 6. Aufl.; Urban & Schwarzenberg, München – Wien – Baltimore 1980

Foveolae gastricae: BÜCHNER/GRUNDMANN: Spezielle Pathologie, 5. Aufl., Bd. I; Urban & Schwarzenberg, München – Berlin – Wien 1974

Frakturtypen: G. H. WILLITAL: Definitive chirurgische Erstversorgung; Urban & Schwarzenberg, München – Wien – Baltimore 1970

Franceschetti* Syndrom: LEIBER/OLBRICH: Die klinischen Syndrome, 6. Aufl.; Urban & Schwarzenberg, München – Wien – Baltimore 1980

Frank* Ableitung: M. HOLZMANN: Klinische Elektrokardiographie, 5. Aufl.; Thieme, Stuttgart 1965

Frauenmilch: Documenta Geigy, Wissenschaftliche Tabellen, 6. Aufl.; J. R. Geigy AG, Basel 1960

Fremdreflex: F. BROSER: Topische und klinische Diagnostik neurologischer Krankheiten; Urban & Schwarzenberg, München – Berlin – Wien 1975

Frühgeburt: nach C. AMIEL-TISON in HICKL/RIEGEL: Angewandte Perinatologie; Urban & Schwarzenberg, München – Wien – Baltimore 1974

Frühkarzinom: nach MASARU KURU in L. DEMLING: Der kranke Magen; Urban & Schwarzenberg, München – Wien – Baltimore 1970

Fundoplicatio: SIEWERT/ROSSETTI in Chirurgie der Gegenwart, Bd. II; Urban & Schwarzenberg, München – Wien – Baltimore 1974

Furchung: M. CLARA: Entwicklungsgeschichte des Menschen, 6. Aufl.; Thieme, Leipzig 1966

Fuß: G. WESELOH in Orthopäd. Praxis 4/XII (1976), 369

Fußwurzel: A. KÖHLER: Grenzen des Normalen und Anfänge des Pathologischen im Röntgenbilde des Skelettes, 9. Aufl.; Thieme, Stuttgart 1953

Galle: Documenta Geigy, Wissenschaftliche Tabellen, 7. Aufl.; J. R. Geigy AG, Basel 1968

Gallebildung: nach CHENDEROVITCH in GAUER/KRAMER/JUNG: Physiologie des Menschen, 2. Aufl., Bd. 9; Urban & Schwarzenberg, München – Wien – Baltimore 1978

Gallenblasenanomalie: SH. SHERLOCK: Krankheiten der Leber- u. Gallenwege, 3. Aufl.; J. F. Lehmanns, München 1965

Gallenkonkrement: BÜCHNER/GRUNDMANN: Lehrbuch der speziellen Pathologie, 6. Aufl.; Urban & Schwarzenberg, München – Wien – Baltimore 1979

Gallenwegsanomalien: SH. SHERLOCK: Krankheiten der Leber- u. Gallenwege, 3. Aufl.; J. F. Lehmanns, München 1965

Gammastrahler: Documenta Geigy, Wissenschaftliche Tabellen, 6./7. Aufl.; J. R. Geigy AG, Basel 1960/68

Gastritis: nach HENNING in J. E. OSTADAL: Biopsie und Punktion, 2. Aufl.; Urban & Schwarzenberg, München – Berlin – Wien 1974

Gastroenterostomie: HELLNER/NISSEN/VOSSSCHULTE: Lehrbuch der Chirurgie, 5. Aufl.; Thieme, Stuttgart 1967

Gaucher* Zellen: BÜCHNER/GRUNDMANN: Lehrbuch der speziellen Pathologie, 6. Aufl.; Urban & Schwarzenberg, München – Wien – Baltimore 1979

Gaumenspalte: M. GROB: Lehrbuch der Kinderchirurgie; Thieme, Stuttgart 1957

Geburt: A. STINGL: Frauenheilkunde und Geburtshilfe, 2. Aufl.; Urban & Schwarzenberg, München – Berlin – Wien 1971

Geburtskanal: H. MARTIUS: Die geburtshilflichen Operationen, 9. Aufl.; Thieme, Stuttgart 1962

Gedächtnis: U. H. PETERS in Umschau in Wissenschaft u. Technik 22 (1968), 693

Gefäßnaht: P. HEINRICH: Gefäßchirurgie; Urban & Schwarzenberg, München – Berlin – Wien 1976

Gegenstromsystem: UHLICH/BUCHBORN in Klinik der Gegenwart, Bd. X; Urban & Schwarzenberg, München – Wien – Baltimore 1974

Gehirnkreislauf: H. GÄNSHIRT: Der Hirnkreislauf; Thieme, Stuttgart 1972

Geißel: BERGER/HUMMEL: Einführung in die Mikrobiologie und Immunologie, 2. Aufl.; Urban & Schwarzenberg, München – Berlin 1964

Gelenkkörper: nach SONNENSCHEIN in KAUFMANN/STAEMMLER: Lehrbuch der speziellen pathologischen Anatomie, 11./12. Aufl., Bd. II, 4. Teil; Walter de Gruyter, Berlin 1962

Genitalapparat: J. LEONHARDT: Histologie und Zytologie des Menschen; Thieme, Stuttgart 1967

Genitalzyklus: G. K. DÖRING in LANDOIS/ROSEMANN: Lehrbuch der Physiologie des Menschen, 28. Aufl., Bd. I; Urban & Schwarzenberg, München – Berlin 1960

Gesamtpulssumme: E. A. MÜLLER in LANDOIS/ROSEMANN: Lehrbuch der Physiologie des Menschen, 28. Aufl., Bd. II; Urban & Schwarzenberg, München – Berlin 1962

Geschlechtshormone: NEUMANN in GAUER/KRAMER/JUNG: Physiologie des Menschen, Bd. 19; Urban & Schwarzenberg, München – Wien – Baltimore 1977

Geschmacksorgan: REIN/SCHNEIDER: Einführung in die Physiologie des Menschen, 13./14. Aufl.; Springer, Berlin – Göttingen – Heidelberg 1960

Gesichtsfeld: SCHÜTZ/ROTHSCHUH: Bau und Funktionen des menschlichen Körpers, 16. Aufl.; Urban & Schwarzenberg, München – Wien – Baltimore 1979

Gesichtsmuskeln: F. BROSER: Topische und klinische Diagnose neurologischer Krankheiten; Urban & Schwarzenberg, München – Berlin – Wien 1975

Gichtknoten: BÜCHNER/GRUNDMANN: Lehrbuch der speziellen Pathologie, 6. Aufl.; Urban & Schwarzenberg, München – Wien – Baltimore 1979

Gleichgewichtssinn: W. DOBERAUER: Scriptum Geriatricum; Urban & Schwarzenberg, München – Berlin – Wien 1975

Glomerulus: a) G. M. BERLYNE: A Course in Renal Diseases, 1st. Edn.; Blackwell Scientific Publications LTD, Oxford-Edinburgh 1968. – b) BOHLE/BUCHBORN/EDEL/RENNER/WEHNER in Klin. Wschr. 47 (1969), 734

Gm-System: P. SPEISER: Proc. 10th. Congr. int. (Genf) Soc. Blood Transf., Stockholm 1965

Golgi* Komplex: nach P. FAVARD in GAUER/KRAMER/JUNG: Physiologie des Menschen, Bd. 1; Urban & Schwarzenberg, München – Berlin – Wien 1972

Gonadendysgenesie: HAUSER in Klinik der Frauenheilkunde und Geburtshilfe, Bd. V; Urban & Schwarzenberg, München – Wien – Baltimore 1966

Griff: R. STROHAL: Manuelle Therapie bei Wirbelsäulenerkrankungen, 2. Aufl.; Urban & Schwarzenberg, München – Berlin – Wien 1976

Grundumsatz: FROWEIN/HARRER: Vegetativ-endokrine Diagnostik; Urban & Schwarzenberg, München – Berlin – Wien 1957

Hämodialyse: H. G. SIEBERTH in Klinik der Gegenwart, Bd. IV; Urban & Schwarzenberg, München – Wien – Baltimore 1978

Hämaglobin: nach SMITH in GAUER/KRAMER/JUNG: Physiologie des Menschen, 2. Aufl., Bd. 5; Urban & Schwarzenberg, München – Wien – Baltimore 1977

hämolytische Syndrome: LEIBER/OLBRICH: Die klinischen Syndrome, 4. Aufl.; Urban & Schwarzenberg, München – Berlin – Wien 1966

Hämophilie-Syndrom: LEIBER/OLBRICH: Die klinischen Syndrome, 4. Aufl.; Urban & Schwarzenberg, München – Berlin – Wien 1966

Hämopoese: J. C. F. SCHUBERT in Klinik der Gegenwart, Bd. III; Urban & Schwarzenberg, München – Wien – Baltimore 1977

Hahnenkamm: H. BLÖMER: Auskultation des Herzens; Urban & Schwarzenberg, München – Berlin – Wien 1967

Halsstellreflex: BERNBECK/SINIOS: Vorsorgeuntersuchungen des Bewegungsapparates im Kindesalter; Urban & Schwarzenberg, München – Berlin – Wien 1975

Hamilton* Methode: W. PSCHYREMBEL: Praktische Geburtshilfe, 12./13. Aufl.; Walter de Gruyter, Berlin 1967

Hand*-Schüller* Krankheit: H. JESSERER in Klinik der Gegenwart, Bd. IX; Urban & Schwarzenberg, München – Wien – Baltimore 1971

Handsensibilität: H. BAILEY: Chirurgische Krankenuntersuchung, 6. Aufl.; Urban & Schwarzenberg, München – Berlin – Wien 1974

Haut: G. STÜTTGEN: Die normale u. pathologische Physiologie der Haut; Fischer, Stuttgart 1965

Hauttransplantation: G. H. WILLITAL: Definitive chirurgische Erstversorgung und ihre Indikation; Urban & Schwarzenberg, München – Berlin – Wien 1970

Head* Zone: HANSEN/SCHLIACK: Segmentale Innervation; Thieme, Stuttgart 1968

Headgar: H. SCHIENBEIN: Einführung in die Kieferorthopädie; Urban & Schwarzenberg, München – Wien – Baltimore 1979

Hefen: H. RIETH: Hefe – Mykosen; Urban & Schwarzenberg, München – Wien – Baltimore 1979

Hegar* Zeichen: K. H. SOMMER in Klinik der Frauenheilkunde und Geburtshilfe, Bd. IV; Urban & Schwarzenberg, München – Wien – Baltimore 1975

Heinz* Innenkörper: H. MARTIN et al. in Klinik der Gegenwart, Bd. III; Urban & Schwarzenberg, München – Wien – Baltimore 1977

Hemianopsie: MACEK: Neurologie in der ärztl. Praxis; Urban & Schwarzenberg, München – Berlin – Wien 1970. – KEIDEL: Kurzgefaßtes Lehrbuch der Physiologie; Thieme, Stuttgart 1967

Hemichondrodystrophie: LEIBER/OLBRICH: Die klinischen Syndrome, 6. Aufl.; Urban & Schwarzenberg, München – Wien – Baltimore 1980

Heparin: N. GOOSSENS in Ärztl. Lab. 9 (1968), 384

Hepatikoenterostomie: SCHILDBERG/KUNTZ in Med. Klin. 74 (1979), 648

Hermaphroditismus: J. W. HUFFMANN in Klinik der Frauenheilkunde und Geburtshilfe, Bd. I; Urban & Schwarzenberg, München – Wien – Baltimore 1974

Hernia inguinalis: H. BAILEY: Chirurgische Krankenuntersuchung, 6. Aufl.; Urban & Schwarzenberg, München – Berlin – Wien 1974

Herzauskultation: G. LANDES: Grundriß der Perkussion und Auskultation, 4. Aufl.; Walter de Gruyter, Berlin 1964

Herzfehler: LEIBER/OLBRICH: Die klinischen Syndrome, 4. Aufl.; Urban & Schwarzenberg, München – Berlin – Wien 1966

Herzfigur: TESCHENDORF: Lehrbuch der röntgenologischen Differentialdiagnostik, 4. Aufl., Bd. I; Thieme, Stuttgart 1958

Herzinsuffizienz: GROSSE-BROCKHOFF: Pathologische Physiologie, 2. Aufl.; Springer, Berlin – Heidelberg – New York 1969

Herzklappenprothese: KLINNER/REICHART in Chirurgie der Gegenwart, Bd. III; Urban & Schwarzenberg, München – Wien – Baltimore 1977

Herzmaße: H. R. SCHINZ et al.: Lehrbuch der Röntgendiagnostik, 5. Aufl., Bd. III; Thieme, Stuttgart 1952

Herzrhythmusstörung: H. STERZ: Kardiologische Diagnostik; Urban & Schwarzenberg, München – Berlin – Wien 1966

Herzschrittmacher: WIRTZFELD et al. in Med. Klin. 74 (1979), 1116

Herzzyklus: nach WIGGERS in LANDOIS/ROSEMANN: Lehrbuch der Physiologie des Menschen, 28. Aufl., Bd. I; Urban & Schwarzenberg, München – Berlin – Wien

Hiatushernie: HELLNER/NISSEN/VOSSSCHULTE: Lehrbuch der Chirurgie, 5. Aufl.; Thieme, Stuttgart 1967

Hirnblutung: MACEK: Neurologie in der ärztlichen Praxis; Urban & Schwarzenberg, München – Berlin – Wien 1970

Hirnhäute: BÜCHNER/GRUNDMANN: Spezielle Pathologie, 5. Aufl., Bd. I; Urban & Schwarzenberg, München – Berlin – Wien 1974

Hirnischämie: P. HEINRICH: Gefäßchirurgie; Urban & Schwarzenberg, München – Berlin – Wien 1976

His*-Bündel-Elektrogramm: WIRTZFELD/BAEDEKER: Rhythmusstörungen des Herzens; Urban & Schwarzenberg, München – Berlin – Wien 1974

HMC-Syndrom: nach BIXLER u. M. in LEIBER/OLBRICH: Die klinischen Syndrome, 5. Aufl.; Urban & Schwarzenberg, München – Berlin – Wien 1972

Hochfrequenztherapie: KEBBEL/KRAUSE/PÄTZOLD in Elektromedizin 9 (1964) Nr. 3

Hörbahn: nach MATZKER in H. G. DIEROFF: Lärmschwerhörigkeit, 2. Aufl.; Urban & Schwarzenberg, München – Wien – Baltimore 1979

Hörfeld: E. LÜSCHER: Lehrbuch der Ohrenheilkunde; Springer, Wien 1952

Quellennachweis

Holt* Kurve: M. Maneke in Klinik der Gegenwart, Bd. IV; Urban & Schwarzenberg, München – Berlin – Wien 1957

Homunculus: nach Penfield und Rasmussen in Schütz/Rothschuh: Bau und Funktionen des menschlichen Körpers, 16. Aufl.; Urban & Schwarzenberg, München – Wien – Baltimore 1979

Horner* Syndrom: nach Bing/Brückner in H.-J. Merté: Augenärztliche Fortbildung, Bd. I/1; Urban & Schwarzenberg, München – Berlin – Wien 1972

Hornhautreflex (1): K. Hruby: Kurze Augenheilkunde, 5. Aufl.; Urban & Schwarzenberg, München – Wien – Baltimore 1979

Hüftarthrographie: M. Grob: Lehrbuch der Kinderchirurgie; Thieme, Stuttgart 1957

Hüftgelenkluxation: nach Zsernaviczky u. Türk in R. Birkner: Das typische Röntgenbild des Skeletts; Urban & Schwarzenberg, München – Wien – Baltimore 1977

Humerusfraktur: Wanke/Maatz/Junge/Leutz: Knochenbrüche u. Verrenkungen, 2. Aufl.; Urban & Schwarzenberg, München – Berlin – Wien 1967

Hunter* Syndrom: E. Passarge in Klinik der Gegenwart, Bd. XI; Urban & Schwarzenberg, München – Wien – Baltimore 1974

Hydrocephalus: Gerlach/Jensen/Koos/Kraus: Pädiatrische Neurochirurgie; Thieme, Stuttgart 1967

Hydronephrose: nach Babicz u. Rényi – Vámos in Handbuch der Inneren Medizin, 5. Aufl., Bd. VIII/3; Springer, Berlin – Heidelberg – New York 1968

Hyperbilirubinämie: Leiber/Olbrich: Die klinischen Syndrome, 4. Aufl.; Urban & Schwarzenberg, München – Berlin – Wien 1966

Hyperlipoproteinämie: A. Gustafson in Int. J. clin. Pharmacol., Beiheft Fettstoffwechsel 1; Urban & Schwarzenberg 1969. – W. Kahlke: Lipoidosen, FdM-Tabellen für die Praxis 3; Fortschritte der Medizin 1968

Hyperparathyreoidismus: Kruse/Kuhlencordt in Klinik der Gegenwart, Bd. VI; Urban & Schwarzenberg, München – Wien – Baltimore 1976

hyperthyreote Struma: Jores/Nowakowski: Praktische Endokrinologie, 3. Aufl.; Thieme, Stuttgart 1968

Hypertonie: Heintz/Losse: Arterielle Hypertonie; Thieme, Stuttgart 1969

Hypervaskularisation: H.-G. Weber in Chirurgie der Gegenwart, Bd. V; Urban & Schwarzenberg, München – Wien – Baltimore 1975

Hypophysen-Zwischenhirn: E. Buchborn in Klinik der Gegenwart, Bd. X; Urban & Schwarzenberg, München – Berlin – Wien 1960

Hypothalamus: K. Hierholzer in Gauer/Kramer/Jung: Physiologie des Menschen, Bd. 18; Urban & Schwarzenberg, München – Wien – Baltimore 1977

Hypothermie: W. Siegenthaler: Klinische Pathophysiologie; Thieme, Stuttgart 1970

Hypoxie: G. Hegemann in Kirschner/Guleke/Zenker: Allgemeine und spezielle chirurgische Operationslehre, 2. Aufl., Bd. I/2; Springer, Berlin – Göttingen – Heidelberg 1958

Hysterosalpingographie: C. Goecke: Kleine Gynäkologie; Urban & Schwarzenberg, München – Berlin – Wien 1972

IBK: Beier/Dörner: Die Physik und ihre Anwendung in Medizin und Biologie, 3. Aufl., Bd. II; Edition Leipzig 1964

Ikterus: Brühl: Leber- und Gallenwegserkrankungen, 2. Aufl.; Thieme, Stuttgart 1967

Ileumausschaltung: Schönleben/Bünte in Chirurgie der Gegenwart, Bd. II; Urban & Schwarzenberg, München – Wien – Baltimore 1975

Ileus, mechanischer: Hellmer/Nissen/Vossschulte: Lehrbuch der Chirurgie, 5. Aufl.; Thieme, Stuttgart 1967

Ileus-Symptomatik: M. Reifferscheid in Internist 8 (1967), 125. – Kartei der praktischen Medizin 14, 1967

Iliosakralverschiebung: nach Cramer in K. Lewit: Manuelle Medizin, 3. Aufl.; Urban & Schwarzenberg, München – Wien – Baltimore 1978

Immissionskonzentration: Ullsmanns Encyklopädie der technischen Chemie, Bd. II/2; Urban & Schwarzenberg, München – Berlin – Wien 1968

Immundefekt-Syndrome: H. Geiger in K.-O. Vorlaender: Praxis der Immunologie; Thieme, Stuttgart 1976

Immunglobuline: E. Kownatzki in K.-O. Vorlaender: Praxis der Immunologie; Thieme, Stuttgart 1976

Immunoelektrophorese: Klemm in Med. Klin. 64 (1969), 870

Immunreaktion: Macher/Sommer in K.-O. Vorlaender: Praxis der Immunologie; Thieme, Stuttgart 1976

Immunsuppression: Pichlmayr in Münch. med. Wschr. 44 (1967), 2281

Immunsystem: E.-M. Lemmel in Euromed 5 (1978), 326

Infektionsabwehr: Hahn/Opferkuch in K.-O. Vorlaender: Praxis der Immunologie; Thieme, Stuttgart 1976

Influenzavirus: O. Gsell in Med. Klin. 73 (1978), 1565

Injektion: 1) J. Kappelmüller: Allgemeine Krankenpflege; Urban & Schwarzenberg, München – Wien – Baltimore 1978. – 2) nach Gabka in J. E. Ostadal: Biopsie und Punktion, 2. Aufl.; Urban & Schwarzenberg, München – Berlin – Wien 1974

Innervation: M. Clara: Das Nervensystem des Menschen, 3. Aufl.; Joh. Ambros. Barth, Leipzig 1959

Insertio velamentosa: Kouvalainen/Peltonen/Peltonen in Klinik der Gegenwart, Bd. II; Urban & Schwarzenberg, München – Wien – Baltimore 1978

Interlobärerguß: H. R. Schinz et al.: Lehrbuch der Röntgendiagnostik, 6. Aufl., Bd. IV/2; Thieme, Stuttgart 1973

Invagination: M. Grob: Lehrbuch der Kinderchirurgie; Thieme, Stuttgart 1957

Ionogramm: P. Karlson: Biochemie, 6. Aufl.; Thieme, Stuttgart 1967

Ischämie: Erbel/Belz (nach Trump et al.), Med. Klin. 72 (1977), 1341

Ischiassyndrom: E. Villiger: Die periphere Innervation, 6. Aufl.; Wilhelm Engelmann, Leipzig 1933

Isodose: D. Hoffmann: Gynäkologische Strahlentherapie; Urban & Schwarzenberg, München – Berlin 1963

Jaffe*-Lichtenstein* Syndrom: nach Willich in Leiber/Olbrich: Die klin. Syndrome, 6. Aufl.; Urban & Schwarzenberg, München – Wien – Baltimore 1980

Jantzen* Schema: M. Lange: Orthopädisch-chirurgische Operationslehre; J. F. Bergmann, München 1962

Jodavidität: Pabst/Hör/Kriegel: Einführung in die Nuklearmedizin; Fischer, Stuttgart 1976

Jones* Kriterien: Leiber/Olbert: Die klinischen Eponyme; Urban & Schwarzenberg, München – Berlin – Wien 1968

Jugularispuls: O. H. Gauer in Landois/Rosemann: Lehrbuch der Physiologie des Menschen, 28. Aufl., Bd. I; Urban & Schwarzenberg, Berlin – Wien 1960

juxtaglomerulärer Apparat: P. Deetjen in Gauer/Kramer/Jung: Physiologie des Menschen, 3. Aufl., Bd. 7; Urban & Schwarzenberg, München – Berlin – Wien 1976

Kaloriengehalt: Souci/Fachmann/Kraut: Die Zusammensetzung der Lebensmittel; Wissenschaftliche Verlagsgesellschaft mbH, Stuttgart

Kalzium: Neue Geigytabelle, Documenta Geigy, Wissenschaftliche Tabellen, 7. Aufl.; J. R. Geigy, Basel 1968

Kapillardiagnostik: H. Küchmeister: Klinische Funktionsdiagnostik; Thieme, Stuttgart 1956

Kardialelemente: nach Müller/Limmroth in Landois/Rosemann: Lehrbuch der Physiologie des Menschen, 28. Aufl., Bd. II; Urban & Schwarzenberg, München – Berlin 1962

Karotisangiographie: nach Laine in Kessel/Guttmann/Maurer: Neuro-Traumatologie, Bd. I; Urban & Schwarzenberg, München – Berlin – Wien 1969

Karyogramm: Rieger/Michaelis/Green: A Glossary of Genetics and Cytogenetics; Springer, Berlin – Heidelberg – New York 1968

Karzinogene: W. C. Hueper in Beitr. Krebsforsch., Bd. IX, 1964

Karzinogenese: Reusch in Röntgenpraxis 31 (1978), 197

Kell-System: L. H. Rasch: Lehrbuch der Blutgruppenkunde; Walter de Gruyter, Berlin 1954

Kennedy* Syndrom: H.-J. Merté: Augenärztl. Fortbildung, Bd. 5/1; Urban & Schwarzenberg, München – Wien – Baltimore 1977

Kindersprache: Fanconi/Wallgren: Lehrbuch der Pädiatrie, 8. Aufl.; Schwabe & Co., Basel – Stuttgart 1967

Klauenhand: F. Broser: Topische und klinische Diagnostik neurologischer Krankheiten; Urban & Schwarzenberg, München – Berlin – Wien 1975

Kleinhirn: P. Strata in Gauer/Kramer/Jung: Physiologie des Menschen, Bd. 14; Urban & Schwarzenberg, München – Berlin – Wien 1976

Klippel*-Trenauny* Syndrom: Leiber/Olbrich: Die klinischen Syndrome, 6. Aufl.; Urban & Schwarzenberg, München – Wien – Baltimore 1980

Kniest* Syndrom: nach Kniest in Leiber/Olbrich: Die klinischen Syndrome, 6. Aufl.; Urban & Schwarzenberg, München – Wien – Baltimore 1980

Knochenkern: nach Schmid/Halden in Grashey/Birkner: Atlas typischer Röntgenbilder vom normalen Menschen, 10. Aufl.; Urban & Schwarzenberg, München – Berlin – Wien 1964

Knoten: G. Hegemann in Kirschner/Guleke/Zenker: Allgemeine und spezielle chirurgische Operationslehre, 2. Aufl., Bd. I/1; Springer, Berlin – Göttingen – Heidelberg 1958

Kocher* Reposition: G. H. WILLITAL: Definitive chirurgische Erstversorgung, 3. Aufl.; Urban & Schwarzenberg, München – Wien – Baltimore 1978

Köhler* Krankheit (1): E. STÖRIG in Chirurgie der Gegenwart, Bd. V; Urban & Schwarzenberg, München – Wien – Baltimore 1977

Körpergewicht: nach Metropolitan Life Insurance Company: Ideal- und Übergewichtstabelle für Männer und Frauen; Sandow, Datenkarte

Körperkreislauf: nach H. D. GREEN in GAUER/KRAMER/JUNG: Physiologie des Menschen, Bd. 3; Urban & Schwarzenberg, München – Berlin – Wien 1972

Körperlänge: MARTIN/SALLER: Lehrbuch der Anthropologie, Bd. I; Fischer, Stuttgart 1957

Körperoberfläche: SAUER/WILMANNS in Klinik der Gegenwart, Bd. V; Urban & Schwarzenberg, München – Wien – Baltimore 1979

Kohlenmonoxid: L. BREITENECKER in Gadamers Lehrbuch der Chemischen Toxikologie, 3. Auf., Bd. I/1; Wandenhoek & Ruprecht, Göttingen 1969

Kollumkarzinom: nach H. G. HILLEMANNS in Klinik der Frauenheilkunde und Geburtshilfe, Bd. V; Urban & Schwarzenberg, München – Wien – Baltimore 1978

Kolonie: JANKE/DICKERSCHEID: Handbuch der mikrobiologischen Laboratoriumstechnik; Th. Steinkopff, Dresden 1967

Komedo: nach MURALT in G. RASSNER: Atlas der Dermatologie und Venerologie; Urban & Schwarzenberg, München – Wien – Baltimore 1978

Komplementbindung: G. WILDFÜHR: Medizinische Mikrobiologie, Immunologie und Epidemiologie, Teil I; Edition Leipzig 1964

Koniotomie: H. J. SCHULTZ = COULON in Klinik der Gegenwart, Bd. V; Urban & Schwarzenberg, München – Wien – Baltimore 1976

Konisation: C. GOECKE: Kleine Gynäkologie; Urban & Schwarzenberg, München – Berlin – Wien 1972

Konstitution: nach V. ROHDEN in Handbuch der inneren Medizin, 4. Aufl., Bd. VI/1; Springer, Berlin – Göttingen – Heidelberg 1954

Kontaktlinsen: F. K. JUNKER: Kontaktlinsen; Urban & Schwarzenberg, München – Wien – Baltimore 1978

Kopflagen: DÖDERLEIN/BREITNER in Klinik der Frauenheilkunde und Geburtshilfe, Bd. I; Urban & Schwarzenberg, München – Wien – Baltimore 1964

Koronarangiogramm: RUDOLPH/SIEGENTHALER: Nitrate; Urban & Schwarzenberg, München – Berlin – Wien 1976

Koronararterien: KALTENBACH/LICHTLEN: Coronary Deart Disease; Thieme, Stuttgart 1971

Kortex: nach PENFIELD u. RASMUSSEN in LANDOIS/ROSEMANN: Lehrbuch der Physiologie des Menschen, 28. Aufl., Bd. II; Urban & Schwarzenberg, München – Berlin 1962

Kortikosteroide: E. CARSTENSEN in Chirurgie der Gegenwart, Bd. I; Urban & Schwarzenberg, München – Wien – Baltimore 1974

Kraniometrie: W. HOFFMANN = AXTHELM: Zahnärztliches Lexikon, 4. Aufl.; Joh. Ambros. Barth, München

Kreislauf: nach DÖRING in LANDOIS/ROSEMANN: Lehrbuch der Physiologie des Menschen, 28. Aufl., Bd. I; Urban & Schwarzenberg, München – Berlin 1960

Kreuzbiß: H. SCHIENBEIN: Einführung in die Kieferorthopädie; Urban & Schwarzenberg, München – Wien – Baltimore 1979

Krönlein* Schema: N. GULEKE in KIRSCHNER/GULEKE/ZENKER: Allgemeine und spezielle chirurgische Operationslehre, 2. Aufl., Bd. II; Springer, Berlin – Göttingen – Heidelberg 1950

Kyphose: BÜCHNER/GRUNDMANN: Lehrbuch der speziellen Pathologie, 6. Aufl.; Urban & Schwarzenberg, München – Wien – Baltimore 1979

Labialbogen: H. SCHIENBEIN: Einführung in die Kieferorthopädie; Urban & Schwarzenberg, München – Wien – Baltimore 1979

Labyrinth: nach WERNER in GAUER/KRAMER/JUNG: Physiologie des Menschen, Bd. 12; Urban & Schwarzenberg, München – Berlin – Wien 1972

Längen-Spannungs-Diagramm: REIN/SCHNEIDER: Einführung in die Physiologie des Menschen, 13./14. Aufl.; Springer, Berlin – Göttingen – Heidelberg 1964

Längenwachstum: FANCONI/WALLGREN: Lehrbuch der Pädiatrie, 8. Aufl.; Schwabe & Co, Basel – Stuttgart 1967

Lärm: nach LEHMANN in H. G. DIEROFF: Lärmschwerhörigkeit, 2. Aufl.; Urban & Schwarzenberg, München – Wien – Baltimore 1979

Lävokardiogramm: H. R. SCHINZ et al.: Lehrbuch der Röntgendiagnostik, 5. Aufl.; Bd. II; Thieme, Stuttgart 1952

Laktation: K. HIERHOLZER in GAUER/KRAMER/JUNG: Physiologie des Menschen, Bd. 18; Urban & Schwarzenberg, München – Wien – Baltimore 1977

Lamblia intestinalis: N. HENNING: Klinische Laboratoriumsdiagnostik, 3. Aufl.; Urban & Schwarzenberg, München – Berlin – Wien 1966

Lamy*-Maroteaux* Syndrom: nach JÄGER u. REFIOL in LEIBER/OLBRICH: Die klinischen Syndrome, 5. Aufl.; Urban & Schwarzenberg, München – Berlin – Wien 1972

Landau* Reflex: BERNBECK/SINIOS: Vorsorgeuntersuchungen des Bewegungsapparates im Kindesalter; Urban & Schwarzenberg, München – Berlin – Wien 1975

Laryngoskopie: P. KAISER: Hals-, Nasen- und Ohrenheilkunde, 11. Aufl.; Urban & Schwarzenberg, München – Berlin 1965

Larynx: BENNINGHOFF/GOERTTLER: Lehrbuch der Anatomie des Menschen, 7. Aufl., Bd. II; Urban & Schwarzenberg, München – Berlin 1964

Laser: A. HABERMEHL in Dtsch. Ärztebl. 6 (1978), 307

Leber: H. LIPPERT: Anatomie, 2. Aufl.; Urban & Schwarzenberg, München – Berlin – Wien 1975

Leberepithelzelle: J. EISENBURG in GAUER/KRAMER/JUNG: Physiologie des Menschen, Bd. 9; Urban & Schwarzenberg, München – Wien – Baltimore 1978

Leberkoma: W. BRÜHL: Leber- und Gallenwegserkrankungen, 2. Aufl.; Thieme, Stuttgart 1967

Leberzirrhose: W. BRÜHL: Leber- und Gallenwegserkrankungen, 2. Aufl.; Thieme, Stuttgart 1967

LeFort* Linien: H. R. SCHINZ et al.: Lehrbuch der Röntgendiagnostik, 5. Aufl.; Bd. II; Thieme, Stuttgart 1952

Legierung: modifiziert nach LUEGER: Lexikon der Technik, Werkstoffe und Werkstoffprüfung; Deutsche Verlagsanstalt, Stuttgart 1961

Leishmaniasen: SIR PH. MANSON-BAHR: Manson's Tropical Diseases, 16th ed. (Einlage); Bailliére, Tindall & Cassall, London

Lentiginosis: REICH in Med. Klin. 73 (1978), 671

Leopold* Handgriff: W. PSCHYREMBEL: Praktische Geburtshilfe, 12./13. Aufl.; Walter de Gruyter, Berlin 1967

Lepra: S. KLINGMÜLLER: Handbuch der Haut- und Geschlechtskrankheiten, Infektionskrankheiten der Haut, Bd. II.; Springer, Berlin 1970

Leukämie: BEGEMANN/RASTETTER/KABOTH: Klinische Hämatologie; Thieme, Stuttgart 1970

Leukoplakie: BÜCHNER/GRUNDMANN: Lehrbuch der speziellen Pathologie, 6. Aufl.; Urban & Schwarzenberg, München – Wien – Baltimore 1979

Licht: G. STÜTTGEN: Die normale und pathologische Physiologie der Haut; Fischer, Stuttgart 1965

Lichtheim*-Wernicke* Schema: LEIBER/OLBERT: Die klinischen Eponyme; Urban & Schwarzenberg, München – Berlin – Wien 1968

Lichtreaktion: G. STÜTTGEN: Die normale und pathologische Physiologie der Haut; Fischer, Stuttgart 1965

Lienalis-Arteriogramm: L. WICKE: Atlas der Röntgenanatomie; Urban & Schwarzenberg, München – Wien – Baltimore 1977

Liley* Schema: v. CRIEGERN in Med. Klin. 74 (1979), 1013

limbischer Kortex: nach AKERT/HUMMEL in TH. V. UEXKÜLL: Lehrbuch der Psychosomatischen Medizin; Urban & Schwarzenberg, München – Wien – Baltimore 1979

Lindemann* Schema: nach HOHMANN/HACKENBROCH/LINDEMANN: Handbuch der Orthopädie, Bd. IV (Teil 1); Thieme, Stuttgart 1961

Lingua: nach FLEGEL in LEIBER/OLBRICH: Die klinischen Syndrome, 6. Aufl.; Urban & Schwarzenberg, München – Wien – Baltimore 1980

Lipidose(-Syndrom): LEIBER/OLBRICH: Die klinischen Syndrome, 4. Aufl.; Urban & Schwarzenberg, München – Berlin – Wien 1966

Lipomatose: BÜCHNER/GRUNDMANN: Spezielle Pathologie, 5. Aufl., Bd. I; Urban & Schwarzenberg, München – Berlin – Wien 1974

Lippen-Kiefer-Gaumenspalte: nach KRONE in F. BÜCHNER: Allgemeine Pathologie und Ätiologie, 6. Aufl.; Urban & Schwarzenberg, München – Berlin – Wien 1975

Liquorelektrophorese: W. SCHEID: Lehrbuch der Neurologie, 2. Aufl.; Thieme, Stuttgart 1966

Liquorsyndrome: LEIBER/OLBRICH: Die klinischen Syndrome, 4. Aufl.; Urban & Schwarzenberg, München – Berlin – Wien 1966

Lobi cerebri: H. FENEIS: Anatomisches Bildwörterbuch; Thieme, Stuttgart 1967

Lochia: W. PSCHYREMBEL: Praktische Geburtshilfe, 12./13. Aufl.; Walter de Gruyter, Berlin 1967

Lockemann* Substrat: L. HALLMANN: Bakteriologische Nährböden; Thieme, Stuttgart 1953

Lövset* Methode: DÖDERLEIN/BREITNER in Klinik der Frauenheilkunde und Geburtshilfe, Bd. I; Urban & Schwarzenberg, München – Wien – Baltimore 1971

Logenabszeß: KRANZ: Klinische Zahnheilkunde; J. F. Lehmanns, München 1943

Louis=Bar* Syndrom: E. PASSARGE in Klinik der Gegenwart, Bd. XI; Urban & Schwarzenberg, München – Wien – Baltimore 1974

Quellennachweis

Lückenschädel: nach WEYERS in LEIBER/OLBRICH: Die klinischen Syndrome, 6. Aufl.; Urban & Schwarzenberg, München – Wien – Baltimore 1980

Lumbalpunktion: J. E. OSTADAL: Biopsie und Punktion, 2. Aufl.; Urban & Schwarzenberg, München – Berlin – Wien 1974

Lungenembolie: BÜCHNER/GRUNDMANN: Spezielle Pathologie, 5. Aufl., Bd. I; Urban & Schwarzenberg, München – Berlin – Wien 1974

Lungenvolumina: J. PIIPER in GAUER/KRAMER/JUNG: Physiologie des Menschen, Bd. 6; Urban & Schwarzenberg, München – Wien – Baltimore 1979

Lupus erythematodes: BÜCHNER/GRUNDMANN: Lehrbuch der speziellen Pathologie, 6. Aufl.; Urban & Schwarzenberg, München – Wien – Baltimore 1979

luteotropes Hormon: H. LIPPERT: Anatomie, 2. Aufl.; Urban & Schwarzenberg, München – Wien – Baltimore 1979

Lutschdeformierung: H. SCHIENBEIN: Einführung in die Kieferorthopädie; Urban & Schwarzenberg, München – Wien – Baltimore 1979

Luxatio coxae: F. MÖRL: Lehrbuch der Unfallchirurgie; VEB Verlag Volk und Gesundheit, Berlin 1964

Lymphographie: L. WICKE: Atlas der Röntgenanatomie; Urban & Schwarzenberg, München – Wien – Baltimore 1977

Lymphom: SAUER/WILMANNS in Klinik der Gegenwart, Bd. V; Urban & Schwarzenberg, München – Wien – Baltimore 1979

Magen: H. R. SCHINZ et al.: Lehrbuch der Röntgendiagnostik, 6. Aufl., Bd. V; Thieme, Stuttgart 1965

Magenkarzinom: R. X. ZITTEL: Differentialdiagnose chirurgischer Erkrankungen; Urban & Schwarzenberg, München – Berlin – Wien 1968

Magenschleimhaut: KRAMER in GAUER/KRAMER/JUNG: Physiologie des Menschen, 2. Aufl., Bd. 8; Urban & Schwarzenberg, München – Wien – Baltimore 1977

Malabsorptionssyndrom: GROSSE=BROCKHOFF: Pathologische Physiologie; Springer, Berlin – Heidelberg – New York 1969

Malariazyklus: GEIGY/HERBIG: Erreger und Überträger tropischer Krankheiten, Acta trop. Suppl. 6, 1955

Mallory* Körper: BÜCHNER/GRUNDMANN: Lehrbuch der speziellen Pathologie, 6. Aufl.; Urban & Schwarzenberg, München – Wien – Baltimore 1979

Malrotation: F. ZASTROW in Der Chirurg 48 (1977), 626

Malum perforans: G. SCHULZE=BERGMANN in Therapie der Gegenwart 116 (1977), 1282

Mammographie: L. SCHERTEL et al.: Atlas der Xeroradiographie; Urban & Schwarzenberg, München – Berlin – Wien 1976

Mapping: H. KLEPZIG in Med. Klin. 73 (1978), 299

Marburg-Virus: H. J. SCHULTZ=COULON in Klinik der Gegenwart, Bd. V; Urban & Schwarzenberg, München – Wien – Baltimore 1974

Marfan* Syndrom (1): E. PASSARGE in Klinik der Gegenwart, Bd. XI; Urban & Schwarzenberg, München – Wien – Baltimore 1974

Markscheidenzerfall: nach VEITH in BÜCHNER/GRUNDMANN: Lehrbuch der speziellen Pathologie, 6. Aufl.; Urban & Schwarzenberg, München – Wien – Baltimore 1979

Mastopathia cystica: BÜCHNER/GRUNDMANN: Lehrbuch der speziellen Pathologie, 6. Aufl.; Urban & Schwarzenberg, München – Wien – Baltimore 1979

Mastzelle: v. d. HARDT in Med. Klin. 74 (1979), 1024

Matti* Methode: H. PEIPER in BIER/BRAUN/KÜMMEL: Chirurgische Operationslehre, 6. Aufl., Bd. I; Joh. Ambros. Barth, Leipzig 1933

Mayer* Aufnahme: R. BIRKNER: Das typische Röntgenbild des Skeletts; Urban & Schwarzenberg, München – Wien – Baltimore 1977

Megaloblasten: BÜCHNER/GRUNDMANN: Lehrbuch der speziellen Pathologie, 6. Aufl.; Urban & Schwarzenberg, München – Wien – Baltimore 1979

Meiose: RIEGER/MICHAELIS/GREEN: A Glossary of Genetics and Cytogenetics; Springer, Berlin – Heidelberg – New York 1968

Melanin: G. STÜTTGEN: Die normale und pathologische Physiologie der Haut; Fischer, Stuttgart 1965

Melanoma: THIES in Z. Haut- und Geschl.-Kr. 44/7 (1969), 225. – MISHIMA in Current Problems in Dermatology 3 (1970), 79

Melanozyt: G. RASSNER: Atlas der Dermatologie und Venerologie; Urban & Schwarzenberg, München – Wien – Baltimore 1978

Melkersson*-Rosenthal* Syndrom: LEIBER/OLBRICH: Die klinischen Syndrome, 6. Aufl.; Urban & Schwarzenberg, München – Wien – Baltimore 1980

Membran: R. STÄMPFLI in GAUER/KRAMER/JUNG: Physiologie des Menschen, 2. Aufl., Bd. 10; Urban & Schwarzenberg, München – Berlin – Wien 1974

Meniskusverletzung: BÜCHNER/GRUNDMANN: Lehrbuch der speziellen Pathologie, 6. Aufl.; Urban & Schwarzenberg, München – Wien – Baltimore 1979

mesonephroides Karzinom: BÜCHNER/GRUNDMANN: Lehrbuch der speziellen Pathologie, 6. Aufl.; Urban & Schwarzenberg, München – Wien – Baltimore 1979

Metaplasie: F. BÜCHNER: Allgemeine Pathologie und Ätiologie, 6. Aufl.; Urban & Schwarzenberg, München – Berlin – Wien 1975

Mikrotubuli: VAN BLERKOM/MOTTA: The Cellular Basis of Mammalian Reproduction; Urban & Schwarzenberg, Baltimore – Munich 1979

Milz: H. LIPPERT: Anatomie, 2. Aufl.; Urban & Schwarzenberg, München – Berlin – Wien 1976

Milwaukee-Korsett: PITZEN/RÖSSLER: Kurzgefaßtes Lehrbuch der Orthopädie, 13. Aufl.; Urban & Schwarzenberg, München – Berlin – Wien 1976

Mineralbedarf: H. NETTER in LANDOIS/ROSEMANN: Lehrbuch der Physiologie des Menschen, 28. Aufl., Bd. I; Urban & Schwarzenberg, München – Berlin – Wien 1960/62

Mitochondrium: nach BÜCHNER/ONISHI in F. BÜCHNER: Allgemeine Pathologie und Ätiologie, 6. Aufl.; Urban & Schwarzenberg, München – Berlin – Wien 1975

Mitralklappenstenose: E. W. KECK: Pädiatrische Kardiologie, 2. Aufl.; Urban & Schwarzenberg, München – Wien – Baltimore 1977

Mönckeberg* Sklerose: BÜCHNER/GRUNDMANN: Lehrbuch der speziellen Pathologie, 6. Aufl.; Urban & Schwarzenberg, München – Wien – Baltimore 1979

Morquio* Syndrom: LEIBER/OLBRICH: Die klinischen Syndrome, 6. Aufl.; Urban & Schwarzenberg, München – Wien – Baltimore 1980

Morula: VAN BLERKOM/MOTTA: The Cellular Basis of Mammalian Reproduction; Urban & Schwarzenberg, Baltimore – Munich 1979

Mueller* Armlösung: P. BSTEH: Fibel der praktischen Geburtshilfe, 2. Aufl.; Urban & Schwarzenberg, München – Berlin – Wien 1973

Multiband-Technik: H. SCHIENBEIN: Einführung in die Kieferorthopädie; Urban & Schwarzenberg, München – Wien – Baltimore 1979

Musculus iliopsoas: SCHÜTZ/ROTHSCHUH: Bau und Funktionen des menschlichen Körpers, 16. Aufl.; Urban & Schwarzenberg, München – Wien – Baltimore 1979

Muskeleiweiß: S. M. RAPOPORT: Medizinische Biochemie, 3. Aufl.; VEB Verlag Volk und Gesundheit, Berlin 1965

Muskelerkrankungen: G. SCHALTENBRAND: Die Nervenkrankheiten; Thieme, Stuttgart 1951

Muskelkontraktion: ELIAS/PAULY: Human Microanatomy, Chicago 1960

Muskelreizpunkte: F. BROSER: Topische und klinische Diagnostik neurologischer Krankheiten; Urban & Schwarzenberg, München – Berlin – Wien 1975

Muskelspindel: R. F. SCHMIDT in GAUER/KRAMER/JUNG: Physiologie des Menschen, Bd. 11; Urban & Schwarzenberg, München – Berlin – Wien 1972

Muskelstoffwechsel: BUDDECKE: Grundriß der Biochemie; Walter de Gruyter, Berlin – New York 1978

Muskeltonus: U. MAYR, auf der 6. Jahrestagg. der Deutsch-Österreich. Ges. für Kinderheilkunde in Wien 1968

Mycobakterium: H. P. R. SEELIGER: Taschenbuch der medizinischen Bakteriologie; Urban & Schwarzenberg, München – Wien – Baltimore 1978

Mycosis fungoides: BÜCHNER/GRUNDMANN: Lehrbuch der speziellen Pathologie, 6. Aufl.; Urban & Schwarzenberg, München – Wien – Baltimore 1979

Mykoplasmenpneumonie: T. WEGMANN in Klinik der Gegenwart, Bd. VII; Urban & Schwarzenberg, München – Wien – Baltimore 1979

Mykosen: H. RIETH: Dermatologie und Venerologie, Bd. V/1; Thieme, Stuttgart

Myofibrille: nach HUXLEY/HANSON in GAUER/KRAMER/JUNG: Physiologie des Menschen, 2. Aufl., Bd. 4; Urban & Schwarzenberg, München – Berlin – Wien 1974

Myokardinfarkt: C.-S. SO: Der Herzinfarkt im Elektrokardiogramm; Urban & Schwarzenberg, München – Berlin – Wien 1972

Myokardszintigraphie: Molsidomin, Symposium 1978; Urban & Schwarzenberg, München – Wien – Baltimore 1979

Nachladetechnik: GAUWERKY in Strahlentherapie 153 (1977), 793

Naegele* Zange: DÖDERLEIN/BREITNER in Klinik der Frauenheilkunde und Geburtshilfe, Bd. I; Urban & Schwarzenberg, München – Wien – Baltimore 1971

Nahbestrahlung: D. HOFMANN: Klinik der gynäkologischen Strahlentherapie; Urban & Schwarzenberg, München – Berlin 1963

Narkosezeichen: FREY/HÜGIN/MAYRHOFER: Lehrbuch der Anästhesiologie; Springer, Heidelberg – Berlin – Göttingen 1955

Nato-Lagerung: W. STÖCKEL: Erste Hilfe; Urban & Schwarzenberg, München – Berlin – Wien 1974

Nebennierenrinde: GITTER/HEILMEYER: Taschenbuch klinischer Funktionsprüfungen; Fischer, Stuttgart 1963

Nebenwirkung: KUEMMERLE/GARRETT/SPITZY: Klinische Pharmakologie und Pharmakotherapie, 2. Aufl.; Urban & Schwarzenberg, München – Berlin – Wien 1973

Nehb* Dreieck: SCHENETTEN: EKG-Taschenbuch; Urban & Schwarzenberg, München – Berlin – Wien 1972

Neisser*-Pollack* Punkte: N. GULEKE in KIRSCHNER/GULEKE/ZENKER: Allgemeine und spezielle chirurgische Operationslehre, Bd. II; Springer, Heidelberg – Berlin – Göttingen 1950

Nervensystem: MÜLLER/SEIFERT: Taschenbuch der Medizin.-Klinischen Diagnose, 69. Aufl.; J. F. Bergmann, München 1966

Nervus facialis: M. CLARA: Nervensystem des Menschen; J. A. Barth, Leipzig 1959

Nervi spinales: SOBOTTA/BECHER: Atlas der Anatomie des Menschen, 17. Aufl., Bd. III; Urban & Schwarzenberg, München – Berlin – Wien 1973

Neunerregel: BIEMER in Ther. d. Gegenw. 11 (1977), 874

Neurom: BÜCHNER/GRUNDMANN: Lehrbuch der speziellen Pathologie, 6. Aufl.; Urban & Schwarzenberg, München – Wien – Baltimore 1979

Niederdrucksystem: O. H. GAUER in LANDOIS/ROSEMANN: Lehrbuch der Physiologie des Menschen, 28. Aufl., Bd. I; Urban & Schwarzenberg, München – Berlin – Wien 1960

Nierentransplantation: H. PICHLMAIER in Chirurgie der Gegenwart, Bd. I/4; Urban & Schwarzenberg, München – Wien – Baltimore 1973

Nodus lymphaticus: nach COTTIER in J. H. HOLZNER: Pathologie des Menschen, Spezielle Pathologie I; Urban & Schwarzenberg, München – Berlin – Wien 1974

Nomogramm: nach THOMPSON et al. in HICKL/RIEGEL: Angewandte Perinatologie; Urban & Schwarzenberg, München – Berlin – Wien 1974

Non-Hodgkin*-Lymphome: K. LENNERT in Med. Klin. 74 (1979), 344

Noonan* Syndrom: E. PASSARGE in Klinik der Gegenwart, Bd. XI; Urban & Schwarzenberg, München – Wien – Baltimore 1974

Nucleus: W. SCHEID: Lehrbuch der Neurologie, 3. Aufl.; Thieme, Stuttgart 1968

Nystagmus: R. JUNG in GAUER/KRAMER/JUNG: Physiologie des Menschen, Bd. 12; Urban & Schwarzenberg, München – Berlin – Wien 1972

Odontom: BÜCHNER/GRUNDMANN: Lehrbuch der speziellen Pathologie, 6. Aufl.; Urban & Schwarzenberg, München – Wien – Baltimore 1979

Ösophagojejunoplicatio: SIEWERT/ROSSETTI in Chirurgie der Gegenwart, Bd. II; Urban & Schwarzenberg, München – Wien – Baltimore 1974

Ösophagusengen: BÜCHNER/GRUNDMANN: Spezielle Pathologie, 5. Aufl., Bd. I; Urban & Schwarzenberg, München – Wien – Baltimore 1974

okuloaurikuläres Syndrom: E. PASSARGE in Klinik der Gegenwart, Bd. XI; Urban & Schwarzenberg, München – Wien – Baltimore 1974

Oleogranulom: BÜCHNER/GRUNDMANN: Lehrbuch der speziellen Pathologie, 6. Aufl.; Urban & Schwarzenberg, München – Wien – Baltimore 1979

Oozyte: VAN BLERKOM/MOTTA: The Cellular Basis of Mammalian Reproduction; Urban & Schwarzenberg, Baltimore – Munich 1979

Ophthalmoskopie: W. STRAUB: Augenspiegelkurs, 2. Aufl.; Urban & Schwarzenberg, München – Berlin – Wien 1975

optische Täuschung: SCHÜTZ/CASPERS/SPECKMANN: Physiologie, 15. Aufl.; Urban & Schwarzenberg, München – Wien – Baltimore 1978

Os acetabuli: R. BIRKNER: Das typische Röntgenbild des Skeletts; Urban & Schwarzenberg, München – Wien – Baltimore 1977

Ossifikation: BÜCHNER/GRUNDMANN: Lehrbuch der speziellen Pathologie, 6. Aufl.; Urban & Schwarzenberg, München – Wien – Baltimore 1979

Osteoidosteom: BÜCHNER/GRUNDMANN: Lehrbuch der speziellen Pathologie, 6. Aufl.; Urban & Schwarzenberg, München – Wien – Baltimore 1979. – nach WEBER in Chirurgie der Gegenwart, Bd. V; Urban & Schwarzenberg, München – Wien – Baltimore 1975

Osteopoikilie: H. JESSERER in Klinik der Gegenwart, Bd. IX; Urban & Schwarzenberg, München – Wien – Baltimore 1971

Osteoporose: R. BIRKNER: Das typische Röntgenbild des Skeletts; Urban & Schwarzenberg, München – Wien – Baltimore 1977

Osteosarkom: R. X. ZITTEL: Differentialdiagnose chirurgischer Erkrankungen; Urban & Schwarzenberg, München – Berlin – Wien 1968

Ouchterlony: N. HENNING: Klinische Laboratoriumsdiagnostik, 3. Aufl.; Urban & Schwarzenberg, München – Berlin – Wien 1966

Ovum: BENNINGHOFF/GOERTTLER: Lehrbuch der Anatomie des Menschen, 10. Aufl., Bd. II; Urban & Schwarzenberg, München – Berlin – Wien 1975

Panaritium: HOLLE/SONNTAG: Grundriß der gesamten Chirurgie; Springer, Heidelberg – Berlin – Göttingen 1960

Pancreas: H. LIPPERT: Anatomie, 2. Aufl.; Urban & Schwarzenberg, München – Berlin – Wien 1975

Pankreatitis: R. X. ZITTEL: Differentialdiagnose chirurgischer Erkrankungen; Urban & Schwarzenberg, München – Berlin – Wien 1968

Pantomograph: H. SCHIENBEIN: Einführung in die Kieferorthopädie; Urban & Schwarzenberg, München – Wien – Baltimore 1979

Papillom: BÜCHNER/GRUNDMANN: Lehrbuch der speziellen Pathologie, 6. Aufl.; Urban & Schwarzenberg, München – Wien – Baltimore 1979

Parakeratose: BÜCHNER/GRUNDMANN: Lehrbuch der speziellen Pathologie, 6. Aufl.; Urban & Schwarzenberg, München – Wien – Baltimore 1979

Parma* Aufnahme: R. BIRKNER: Das typische Röntgenbild des Skeletts; Urban & Schwarzenberg, München – Wien – Baltimore 1977

Parodontium: K. M. LEHMANN: Einführung in die Zahnersatzkunde, 3. Aufl.; Urban & Schwarzenberg, München – Wien – Baltimore 1979

Patella partita: nach H. SCHAER in R. BIRKNER: Das typische Röntgenbild des Skeletts; Urban & Schwarzenberg, München – Wien – Baltimore 1977

Pavlik* Bandage: PITZEN/RÖSSLER: Kurzgefaßtes Lehrbuch der Orthopädie, 13. Aufl.; Urban & Schwarzenberg, München – Berlin – Wien 1976

Pelger* Anomalie: F. HECKNER: Praktikum der mikroskopischen Hämatologie, 4. Aufl.; Urban & Schwarzenberg, München – Wien – Baltimore 1978

Pelviskopie: C. GOECKE: Kleine Gynäkologie; Urban & Schwarzenberg, München – Berlin – Wien 1972

Pendelkonvergenzbestrahlung: H. WICHMANN: Röntgenstrahlen, Geschichte und Gegenwart; H. F. Müller AG, Hamburg 1955

Peristaltik: nach C. J. MAYER in GAUER/KRAMER/JUNG: Physiologie des Menschen, 2. Aufl., Bd. 8; Urban & Schwarzenberg, München – Wien – Baltimore 1977

Perkins* Linie: LEIBER/OLBERT: Die klinischen Eponyme; Urban & Schwarzenberg, München – Berlin – Wien 1968

Perthes* Krankheit: nach DIETSCHI bzw. STÖRIG in Chirurgie der Gegenwart, Bd. V; Urban & Schwarzenberg, München – Wien – Baltimore 1977, 1979

Pes: BERNBECK/SINIOS: Vorsorgeuntersuchungen des Bewegungsapparates im Kindesalter; Urban & Schwarzenberg, München – Berlin – Wien 1975

Pest: G. WILDFÜHR: Medizinische Mikrobiologie und Epidemiologie, Bd. I; Edition Leipzig 1964

Pfortaderkreislauf: nach NETTER in GAUER/KRAMER/JUNG: Physiologie des Menschen, Bd. 18; Urban & Schwarzenberg, München – Wien – Baltimore 1977

Pharmakokinetik: GRILLE/JOHNON/KOLENDA in Med. Klin. 74 (1979), 55

Phasenkontrastmikroskopie: K. MÜTZE: ABC der Optik; Edition Leipzig; Werner Dausien, Hanau/Main 1961. – H. RIETH: Hefe – Mykosen; Urban & Schwarzenberg, München – Wien – Baltimore 1979

Phonokardiogramm: nach HOLLDACK in LOHMANN/SCHUBERT/KAWALLE: Symptome und Diagnostik innerer Krankheiten, 2. Aufl.; Urban & Schwarzenberg, München – Wien – Baltimore 1978

Phthisis bulbi: BÜCHNER/GRUNDMANN: Lehrbuch der speziellen Pathologie, 6. Aufl.; Urban & Schwarzenberg, München – Wien – Baltimore 1979

Pigmentanomalien: H. KUSKE in GOTTRON/SCHÖNFELD: Dermatologie und Venerologie, Bd. IV; Thieme, Stuttgart 1960

Pirogoff* Amputation: G. BRANDT in B. BREITNER: Chirurgische Operationslehre, Bd. IV/2; Urban & Schwarzenberg, München – Berlin – Wien 1959

Placenta: HÖRMANN/LEMTIS in Klinik der Frauenheilkunde und Geburtsheilkunde, Bd. III; Urban & Schwarzenberg, München – Wien – Baltimore 1969. – M. CLARA: Entwicklungsgeschichte des Menschen, 5. Aufl.; VEB Thieme, Leipzig 1955

Plasmaproteine: HITZIG/JAKO in Clinical Biochemistry, 6th Edition; W. B. Saunders Company, Philadelphia – London 1965

Plasmozytom: BÜCHNER/GRUNDMANN: Lehrbuch der speziellen Pathologie, 6. Aufl.; Urban & Schwarzenberg, München – Wien – Baltimore 1979.– SCHEURLEN/PAPPAS in Klinik der Gegenwart, Bd. X; Urban & Schwarzenberg, München – Wien – Baltimore 1977

Plattenepithelkarzinom: BÜCHNER/GRUNDMANN: Lehrbuch der speziellen Pathologie, 6. Aufl.; Urban & Schwarzenberg, München – Wien – Baltimore 1979

Plazentarkreislauf: HÖRMANN/LEMTIS in Klinik der Frauenheilkunde und Geburtshilfe, Bd. III; Urban & Schwarzenberg, München – Wien – Baltimore 1969

Quellennachweis

Pleura interlobaris: E. KUNTZ: Die Pleuraergüsse; Urban & Schwarzenberg, München – Berlin – Wien 1968

Pneumatosis cystoides: RIECKEN et al. in Klinik der Gegenwart, Bd. X; Urban & Schwarzenberg, München – Wien – Baltimore 1978

Pneumoretroperitoneum: L. WICKE: Atlas der Röntgenanatomie; Urban & Schwarzenberg, München – Wien – Baltimore 1977

Polacek* Diagramm: E. REZZA, Ärztliche Fortbildung 7 (1969), 375

Polarimetrie: D. EBERHAGEN: Klinische Chemie und Hämatologie; Urban & Schwarzenberg, München – Berlin – Wien 1970

Polymenorrhoe: W. PSCHYREMBEL: Praktische Gynäkologie; Walter de Gruyter, Berlin 1968

Polymermembran: nach BENSON in GAUER/KRAMER/JUNG: Physiologie des Menschen, Bd. 1; Urban & Schwarzenberg, München – Berlin – Wien 1972

Polyposis: F. BÜCHNER: Allgemeine Pathologie und Ätiologie, 6. Aufl.; Urban & Schwarzenbeg, München – Berlin – Wien 1975

Porenzephalie: nach HALLERVORDEN in BÜCHNER/GRUNDMANN: Lehrbuch der speziellen Pathologie, 6. Aufl.; Urban & Schwarzenberg, München – Wien – Baltimore 1979

Positionstypen: A. SCHAUB: Documenta Geigy, Grundrisse der Elektrocardiographie

postaggressor. Syndrom: HOLLE/SONNTAG: Grundriß der gesamten Chirurgie, 7. Aufl., Bd. I; Springer, Berlin – Göttingen – Heidelberg 1960

Präexitation: C.-S. So in Med. Klin. 73, 1978 (Tafeln)

Präkanzerose: BARTELHEIMER/MAURER: Diagnostik der Geschwulstkrankheiten; Thieme, Stuttgart 1962

Prager Handgriff: P. BSTEH: Fibel der praktischen Geburtshilfe, 2. Aufl.; Urban & Schwarzenberg, München – Berlin – Wien 1973

Price=Jones* Kurve: N. HENNING: Klinische Laboratoriumsdiagnostik; Urban & Schwarzenberg, München – Berlin – Wien 1966

Promontoriumswinkel: nach SCHMORL/JUNGHANS in R. BIRKNER: Das typische Röntgenbild des Skeletts; Urban & Schwarzenberg, München – Wien – Baltimore 1977

Prostaglandine: J. GREVEN in Med. Klin. 74 (1979), 591

Prothesenshunt: HEBERER/RAU/LÖHR: Aorta u. große Arterien; Springer, Heidelberg – New York 1960

Protozoen: G. PIEKARSKI: Lehrbuch der Parasitologie; Springer 1954

Psoriasis: BÜCHNER/GRUNDMANN: Lehrbuch der speziellen Pathologie, 6. Aufl.; Urban & Schwarzenberg, München – Wien – Baltimore 1979

Psychopharmaka: STACH/PÖLDINGER in Fortschr. Arzneimittelforschung 9 (1966), 129

Punctum maximum: nach BUCHER in LOHMANN/SCHUBERT/KAWALLE: Symptome und Diagnostik innerer Krankheiten, 2. Aufl.; Urban & Schwarzenberg, München – Wien – Baltimore 1978

Pyodermia: DARIER/ZIELER: Haut- und Geschlechtskrankheiten; Urban & Schwarzenberg, Berlin 1937

Pyramidenbahn-Syndrom: LEIBER/OLBRICH: Die klinischen Syndrome, 5. Aufl.; Urban & Schwarzenberg, München – Wien – Baltimore 1972

P-Zacke: C.-S. So in Selecta 24 (1973), 2370

Quadrantenhemianopsie: H.-J. MERTÉ: Augenärztliche Fortbildung, Bd. 5/1; Urban & Schwarzenberg, München – Berlin – Wien 1977

Querlage: H. HUSSLEIN in Klinik der Frauenheilkunde und Geburtshilfe, Bd. II; Urban & Schwarzenberg, München – Wien – Baltimore 1964

radioaktiver Zerfall: Fachlexikon ABC Physik; Harri Deutsch, Zürich – Frankfurt/M. 1974

Radioisotopennephrogramm: HEINZE/PFEIFER in Chirurgie der Gegenwart, Bd. VI; Urban & Schwarzenberg, München – Wien – Baltimore 1975

Radiusfraktur: W. SCHINK in Chirurgie der Gegenwart, Bd. IVa; Urban & Schwarzenberg, München – Wien – Baltimore 1977

Randleiste: R. BIRKNER: Das typische Röntgenbild des Skeletts; Urban & Schwarzenberg, München – Wien – Baltimore 1977

RAST: L. JÄGER: Klinische Immunologie und Allergologie, Teil I; Fischer, Stuttgart – New York 1976

Reanimation: GRAEFF/BACH in Klinik der Frauenheilkunde und Geburtshilfe, Bd. IV; Urban & Schwarzenberg, München – Wien – Baltimore 1965

Recruitment: SAUER/WILMANNS in Klinik der Gegenwart, Bd. V; Urban & Schwarzenberg, München – Wien – Baltimore 1979

Rectum: W. ROSCHKE: Die proktologische Sprechstunde, 3. Aufl.; Urban & Schwarzenberg, München – Berlin – Wien 1971

Redoxsystem: S. M. RAPOPORT: Medizinische Biochemie, 3. Aufl.; VEB Volk und Gesundheit, Berlin 1976

Reflexbogen: nach A. STRUPPLER in W. BIRKMAYER: Aspekte der Muskelspastik; Hans Huber, Bern – Stuttgart – Wien 1972

Regelkreis: H.-D. HENATSCH in GAUER/KRAMER/JUNG: Physiologie des Menschen, Bd. 14; Urban & Schwarzenberg, München – Wien – Baltimore 1976

Regelverzahnung: K. LEHMANN: Einführung in die Zahnersatzkunde, 3. Aufl.; Urban & Schwarzenberg, München – Wien – Baltimore 1979

Regressionssyndrom: nach SCHÖNENBERG in LEIBER/OLBRICH: Die klinischen Syndrome, 6. Aufl.; Urban & Schwarzenberg, München – Wien – Baltimore 1980; Beobachtung H. Schönenberg, Aachen

Reiz: nach ADRIAN in GAUER/KRAMER/JUNG: Physiologie des Menschen, 2. Aufl., Bd. 10; Urban & Schwarzenberg, München – Berlin – Wien 1974

Reizzeit-Spannungskurve: nach LAUGIER in LANDOIS/ROSEMANN: Lehrbuch der Physiologie des Menschen, 27. Aufl.; Urban & Schwarzenberg, München – Berlin – Wien 1960

Renshaw* Zelle: ECCLES/SCHEID in GAUER/KRAMER/JUNG: Physiologie des Menschen, 2. Aufl., Bd. 10; Urban & Schwarzenberg, München – Berlin – Wien 1974

Retina: W. BARGMANN: Histologie und mikroskop. Anatomie d. Menschen, 6. Aufl.; Thieme, Stuttgart 1967

Rhabdomyosarkom: BÜCHNER/GRUNDMANN: Lehrbuch der speziellen Pathologie, 6. Aufl.; Urban & Schwarzenberg, München – Wien – Baltimore 1979

Rhinophym: BÜCHNER/GRUNDMANN: Lehrbuch der speziellen Pathologie, 6. Aufl.; Urban & Schwarzenberg, München – Wien – Baltimore 1979

Richtungshören: nach KAPAL in GAUER/KRAMER/JUNG: Physiologie des Menschen, Bd. 12; Urban & Schwarzenberg, München – Berlin – Wien 1972

Rickettsiosen: REPLOH/OTTE: Lehrbuch der medizin. Mikrobiologie und Infektions-Krankheiten, 2. Aufl.; Fischer, Stuttgart 1965

Ritgen* Handgriff: K. CRETIUS in Klinik der Frauenheilkunde, Bd. II; Urban & Schwarzenberg, München – Wien – Baltimore 1964

RNS-Viren: nach MELNICK in LINSENMEIER/KUWERT/HANTSCHKE: Bakterien – Viren – Pilze; Urban & Schwarzenberg, München – Berlin – Wien 1973

Roederer* Obliquität: P. BSTEH: Fibel der praktischen Geburtshilfe, 2. Aufl.; Urban & Schwarzenberg, München – Berlin – Wien 1973

Rorschach* Test: H. ROHRACHER: Charakterkunde, 13. Aufl.; Urban & Schwarzenberg, München – Berlin – Wien 1975

Rosettentest: H. NOLTENIUS in Med. Klin. 72 (1977), 1271

Rubinstein* Syndrom: E. PASSARGE in Klinik der Gegenwart, Bd. XI; Urban & Schwarzenberg, München – Wien – Baltimore 1974

Rucksackverband: G. H. WILLITAL: Definitive chirurgische Erstversorgung und ihre Indikation, 3. Aufl.; Urban & Schwarzenberg, München – Wien – Baltimore 1978

Säuglingsalter: I. FLEHMING in Materia Medica Nordmark 22, 1970

Säuglingsintoxikation: v. BERLIN=HEIMENDAHL in Klinik der Frauenheilkunde und Geburtshilfe, Bd. I; Urban & Schwarzenberg, München – Wien – Baltimore 1969

Säure-Basen-Haushalt: HORNBOSTEL/KAUFMANN/SIEGENTHALER: Innere Medizin in Praxis und Klinik, Bd. II; Thieme, Stuttgart 1973

Saisonkrankheiten: B. DE RUDDER: Handbuch der Bäder- und Klimaheilkunde; Schattauer, Stuttgart 1962

Sanderson* Polster: BÜCHNER/GRUNDMANN: Lehrbuch der speziellen Pathologie, 6. Aufl.; Urban & Schwarzenberg, München – Wien – Baltimore 1979

Sanfilippo* Syndrom: E. PASSARGE et al. in Klinik der Gegenwart, Bd. XI; Urban & Schwarzenberg, München – Wien – Baltimore 1974

Satellitentechnik: STACHER/HÖCKER: Lymphknotentumoren; Urban & Schwarzenberg, München – Wien – Baltimore 1979

Sauerstoffdissoziation: F. GROSSE=BROCKHOFF: Pathologische Physiologie, 2. Aufl.; Springer, Berlin – Göttingen – Heidelberg 1969

Saugbiopsie: R. OTTENJANN in L. DEMLING: Der kranke Magen; Urban & Schwarzenberg, München – Berlin – Wien 1970. – N. HENNING: Klinische Laboratoriumsdiagnostik, 3. Aufl.; Urban & Schwarzenberg, München – Berlin – Wien 1966

Saugkürette: K. SEMM in Klinik der Frauenheilkunde und Geburtshilfe, Bd. I; Urban & Schwarzenberg, München – Wien – Baltimore 1978

Scanzoni* Manöver: DÖDERLEIN/BREITNER in Klinik der Frauenheilkunde und Geburtshilfe, Bd. I; Urban & Schwarzenberg, München – Wien – Baltimore 1964

Schädelbasis: H. LIPPERT: Anatomie, 2. Aufl.; Urban & Schwarzenberg, München – Berlin – Wien 1974

Schädelzeichen: W. PSCHYREMBEL: Praktische Geburtshilfe, 12./13. Aufl.; Walter de Gruyter, Berlin 1967

Schalleitungsschwerhörigkeit: H. G. DIEROFF: Lärmschwerhörigkeit; Urban & Schwarzenberg, München – Berlin – Wien 1975

Schaumzelle: F. HECKNER: Praktikum der mikroskopischen Hämatologie, 4. Aufl.; Urban & Schwarzenberg, München – Wien – Baltimore 1978

Scheidenabstrich: K. RICHTER in Klinik der Frauenheilkunde und Geburtshilfe, Bd. VIII; Urban & Schwarzenberg, München – Wien – Baltimore 1971

Schellong Test: FROWEIN/HARRER: Vegetativ-endokrine Diagnostik; Urban & Schwarzenberg, München – Berlin – Wien 1957

Schenkelhals: BÜCHNER/GRUNDMANN: Lehrbuch der speziellen Pathologie, 6. Aufl.; Urban & Schwarzenberg, München – Wien – Baltimore 1979

Schilddrüsenfunktion: W. BLUNCK: Pädiatrische Endokrinologie: Urban & Schwarzenberg, München – Wien – Baltimore 1977

Schistosoma-Zyklus: J. JUSATZ (Südasien-Institut der Univ. Heidelberg)

Schizophrenie: CHR. MÜLLER: Lexikon der Psychiatrie; Springer, Berlin – Göttingen – Heidelberg 1973

Schlaf: O. SIMON: Das Elektroenzephalogramm; Urban & Schwarzenberg, München – Wien – Baltimore 1977

Schmerzbahn: R. F. SCHMIDT in GAUER/KRAMER/JUNG: Physiologie des Menschen, Bd. 11; Urban & Schwarzenbeg, München – Berlin – Wien 1972

Schock: nach H. KREUZER in W. SIEGENTHALER: Klinische Pathophysiologie; Thieme, Stuttgart 1970

Schraubenbakterien: H. P. R. SEELIGER: Taschenbuch der medizinischen Bakteriologie; Urban & Schwarzenberg, München – Wien – Baltimore 1978

Schüller* Aufnahme: R. BIRKNER: Das typische Röntgenbild des Skeletts; Urban & Schwarzenberg, München – Wien – Baltimore 1977

Schultze* Modus: A. W. SCHWENZER in Klinik der Frauenheilkunde und Geburtshilfe, Bd. IV; Urban & Schwarzenberg, München – Wien – Baltimore 1965

Schwanenhalsdeformität: PITZEN/RÖSSLER: Kurgefaßtes Lehrbuch der Orthopädie, 13. Aufl.; Urban & Schwarzenberg, München – Berlin – Wien 1976

Schwangerschaftappendizitis: BREGULLA/OBER in Chirurgie der Gegenwart, Bd. 1; Urban & Schwarzenberg, München – Wien – Baltimore 1974

Schwindel: nach FRENZEL in W. DOBERAUER: Scriptum Geriatricum; Urban & Schwarzenberg, München – Berlin – Wien 1975

Scolex: BÜCHNER/GRUNDMANN: Lehrbuch der speziellen Pathologie, 6. Aufl.; Urban & Schwarzenberg, München – Wien – Baltimore 1979

Sediment: nach HARRISON/PAUKER in N. HENNING: Klinische Laboratoriumsdiagnostik, 3. Aufl.; Urban & Schwarzenberg, München – Berlin – Wien 1966

Segmenta bronchopulmon., Segmenta renalia: H. FENEIS: Anatomische Bildnomenklatur; Thieme, Stuttgart 1967

Sehbahn: M. CLARA: Das Nervensystem des Menschen, 3. Aufl.; Joh. Ambros. Barth 1959

Sehnenspindel: nach BARKER in GAUER/KRAMER/JUNG: Physiologie des Menschen, Bd. 11; Urban & Schwarzenberg, München – Wien – Baltimore 1972

Sehzeichen: K. HRUBY: Kurze Augenheilkunde, 5. Aufl.; Urban & Schwarzenberg, München – Wien – Baltimore 1979. – AXENFELD/PAU: Lehrbuch und Atlas der Augenheilkunde, 11. Aufl.; Fischer, Stuttgart 1973

Selbstentwicklung: W. PSCHYREMBEL: Praktische Geburtshilfe, 12./13. Aufl.; Walter de Gruyter, Berlin 1967

Seldinger* Technik: P. HEINRICH: Gefäßchirurgie; Urban & Schwarzenberg, München – Berlin – Wien 1976

Sellabrücke: R. BIRKNER: Das typische Röntgenbild des Skeletts; Urban & Schwarzenberg, München – Wien – Baltimore 1977

Sensibilität: F. BROSER: Topische und klinische Diagnostik neurologischer Krankheiten; Urban & Schwarzenberg, München – Berlin – Wien 1975

Septum primum: E. W. KECK: Pädiatrische Kardiologie, 2. Aufl.; Urban & Schwarzenberg, München – Wien – Baltimore 1977

Serumenzym: E. BUDDECKE: Pathobiochemie; Walter de Gruyter, Berlin – New York 1978

Sesambeine: KÖHLER/ZIMMERMANN: Grenzen des Normalen und Anfänge des Pathologischen im Röntgenbild des Skeletts; Thieme, Stuttgart 1956

Sézary* Zelle: BÜCHNER/GRUNDMANN: Lehrbuch der speziellen Pathologie, 6. Aufl.; Urban & Schwarzenberg, München – Wien – Baltimore 1979

Sichelzellen: H. MARTIN et al. in Klinik der Gegenwart, Bd. III; Urban & Schwarzenberg, München – Wien – Baltimore 1977

Siegelringzellenkarzinom: F. BÜCHNER: Allgemeine Pathologie und Ätiologie, 6. Aufl.; Urban & Schwarzenberg, München – Berlin – Wien 1975

Siegemundin* Handgriff: P. BSTEH: Fibel der praktischen Geburtshilfe, 2. Aufl.; Urban & Schwarzenberg, München – Berlin – Wien 1973

Silverman* Index: LUST/PFAUNDLER: Pädiatrische Diagnostik und Therapie, 25. Aufl.; Urban & Schwarzenberg, München – Wien – Baltimore 1979

Silverman* Nadel: N. HENNING: Klinische Laboratoriumsdiagnostik, 3. Aufl.; Urban & Schwarzenberg, München – Berlin – Wien 1966

Sinn: G. TEN BRUGGENCATE aus GAUER/KRAMER/JUNG: Physiologie des Menschen, 2. Aufl.; Bd. 10; Urban & Schwarzenberg, München – Berlin – Wien 1974

Sinusschwingung: H. A. STUART: Kurzes Lehrbuch der Physik, 6. Aufl.; Springer 1966

Skiaskopie: H. MUNKER in H.-J. MERTÉ: Augenärztliche Fortbildung, Bd. 1/2; Urban & Schwarzenberg, München – Berlin – Wien 1972

Skoliosimetrie: G. CHAPCHAL: Orthopädische Krankenuntersuchung, 2. Aufl.; Enke 1971

Snellen* Sehproben: K. HRUBY: Kurze Augenheilkunde, 5. Aufl.; Urban & Schwarzenberg, München – Wien – Baltimore 1979

Sölder* Linien: F. BROSER: Topische und klinische Diagnostik neurologischer Krankheiten; Urban & Schwarzenberg, München – Berlin – Wien 1975

Sonnenstrahlung: nach FOITZIK/HINZPETER in R. SCHULZE: Strahlenklima der Erde; Steinkopff 1970

Spalthand: BLAUTH/HIPPE aus Chirurgie der Gegenwart, Bd. V; Urban & Schwarzenberg, München – Wien – Baltimore 1978

Spastizität: H.-D. HENATSCH in GAUER/KRAMER/JUNG: Physiologie des Menschen, Bd. 14; Urban & Schwarzenberg, München – Berlin – Wien 1976

Spermaplasma: W. SIEGENTHALER: Klinische Pathophysiologie; Thieme, Stuttgart 1970

Spermium: M. CLARA: Entwicklungsgeschichte des Menschen, 5. Aufl.; VEB Thieme, Leipzig 1955

Sphinkter: J. EISENBURG in GAUER/KRAMER/JUNG: Physiologie des Menschen, 2. Aufl. Bd. 9; Urban & Schwarzenberg, München – Wien – Baltimore 1978

Spirogram: PAPENHEIMER in Klinik der Gegenwart, Bd. X; Urban & Schwarzenberg, München – Wien – Baltimore 1974

Spondylitis: E. ALBERT in Chirurgie der Gegenwart, Bd. V; Urban & Schwarzenberg, München – Wien – Baltimore 1975

Spondylolisthesis: PITZEN/RÖSSLER: Kurzgefaßtes Lehrbuch der Orthopädie, 13. Aufl.; Urban & Schwarzenberg, München – Berlin – Wien 1976

Sporangien: H. P. R. SEELIGER: Taschenbuch der medizinischen Bakteriologie; Urban & Schwarzenberg, München – Wien – Baltimore 1978

Spreizbandage: PITZEN/RÖSSLER: Kurzgefaßtes Lehrbuch der Orthopädie, 13. Aufl.; Urban & Schwarzenberg, München – Berlin – Wien 1976

Spurenelemente: K. H. SCHÜTTE: Biologie der Spurenelemente; Bayerischer Landwirtschaftsverlag, München

Staging: P. HERMANEK in Chirurgie der Gegenwart, Bd. I; Urban & Schwarzenberg, München – Wien – Baltimore 1973

Starling* Kurve: W. D. KEIDEL: Kurzgefaßtes Lehrbuch der Physiologie, 3. Aufl.; Thieme, Stuttgart 1973

Staub*-Traugott* Versuch: FROWEIN/HARRER: Vegetativ-endokrine Diagnostik; Urban & Schwarzenberg, München – Berlin – Wien 1957

Stereozilien: nach WERSÖLL in GAUER/KRAMER/JUNG: Physiologie des Menschen, Bd. 12; Urban & Schwarzenberg, München – Berlin – Wien 1972

Sternberg* Riesenzellen: BÜCHNER/GRUNDMANN: Lehrbuch der speziellen Pathologie, 6. Aufl.; Urban & Schwarzenberg, München – Wien – Baltimore 1979

Sternhimmelzellen: BÜCHNER/GRUNDMANN: Lehrbuch der speziellen Pathologie, 6. Aufl.; Urban & Schwarzenberg, München – Wien – Baltimore 1979

Stieda* Schatten: nach JONASCH in R. BIRKNER: Das typische Röntgenbild des Skeletts; Urban & Schwarzenberg, München – Wien – Baltimore 1977

Stiftkrone: K. LEHMANN: Einführung in die Zahnersatzkunde, 2. Aufl.; Urban & Schwarzenberg, München – Wien – Baltimore 1977

Stintzing* Tabellen: F. LÜTHY in Handbuch der Inneren Medizin, Bd. V/1; Springer, Heidelberg 1953

Stoddard* Kreuzgriff: K. LEWIT: Manuelle Medizin, 3. Aufl.; Urban & Schwarzenberg, München – Wien – Baltimore 1978

Strabismus: nach FRANCESCHETTI u. BLUM in ACHSENFELD/PAU: Lehrbuch und Atlas der Augenheilkunde; Fischer, Stuttgart 1973

Quellennachweis

Strahlenschutz: F. E. STIEVE: Strahlenschutzkurs für Ärzte, Hildeg. Hoffmann 1974

Strahlung: nach O. HUBER in STIEVE: Strahlenschutzkurs für Ärzte; Hildeg. Hoffmann 1974

Strahlungsfeldgrößen: HÜBNER/JÄGER: Dosimetrie und Strahlenschutz, 2. Aufl.; Thieme, Stuttgart 1974

Streptococcus: H. P. R. SEELIGER: Taschenbuch der Medizinischen Bakteriologie; Urban & Schwarzenberg, München – Wien – Baltimore 1978

Struma colloides: BÜCHNER/GRUNDMANN: Lehrbuch der speziellen Pathologie, 6. Aufl.; Urban & Schwarzenberg, München – Wien – Baltimore 1979

S-T-Strecke: LOHMANN/SCHUBERT/KAWALLE: Symptome und Diagnostik innerer Krankheiten, 2. Aufl.; Urban & Schwarzenberg, München – Wien – Baltimore 1978

Sturge*-Weber* Krankheit: nach BALL in LEIBER/OLBRICH: Die klinischen Syndrome, 6. Aufl.; Urban & Schwarzenberg, München – Wien – Baltimore 1980

Subokzipitalpunktion: J. E. OSTADAL: Biopsie und Punktion, 2. Aufl.; Urban & Schwarzenberg, München – Berlin – Wien 1974

Sudeck* Syndrom: PITZEN/RÖSSLER: Kurzgefaßtes Lehrbuch der Orthopädie, 13. Aufl.; Urban & Schwarzenberg, München – Berlin – Wien 1976

Sulfonamid: H. P. KUEMMERLE in KUEMMERLE/GARRET/SPITZY: Klinische Pharmakologie und Pharmakotherapie, 3. Aufl.; Urban & Schwarzenberg, München – Berlin – Wien 1976

Synapse: H. CASPERS in W. D. KEIDEL: Kurzgefaßtes Lehrbuch der Physiologie, 3. Aufl.; Thieme, Stuttgart 1973

Syndaktylie: WENDT/THEILE in Klinik der Gegenwart, Bd. XI; Urban & Schwarzenberg, München – Wien – Baltimore 1974

Syndrom der zuführenden Schlinge: R. OTTENJANN in L. DEMLING: Der kranke Magen; Urban & Schwarzenberg, München – Berlin – Wien 1970

Synoptometer: H.-J. MERTÉ: Augenärztliche Fortbildung, Bd. 5/1; Urban & Schwarzenberg, München – Wien – Baltimore 1978

Szintigraphie: G. RICCABONA in Chirurgie der Gegenwart, Bd. VII; Urban & Schwarzenberg, München – Wien – Baltimore 1973

Szintillationskamera: nach ANGER in PABST/HÖR/KRIEGEL: Einführung in die Nuklearmedizin; Fischer, Stuttgart 1976

Taubheitssyndrome: LEIBER/OLBRICH: Die klinischen Syndrome, 5. Aufl.; Urban & Schwarzenberg, München – Berlin – Wien 1973

Tawara* Schenkel: LOHMANN/SCHUBERT/KAWALLE: Symptome und Diagnostik innerer Krankheiten, 2. Aufl.; Urban & Schwarzenberg, München – Wien – Baltimore 1978

Temperatur: J. ASCHOFF in GAUER/KRAMER/JUNG: Physiologie des Menschen, Bd. 2; Urban & Schwarzenberg, München – Berlin – Wien 1971

Teratom: BÜCHNER/GRUNDMANN: Lehrbuch der speziellen Pathologie, 6. Aufl.; Urban & Schwarzenberg, München – Wien – Baltimore 1979

Tetanie: nach G. KNAPPE in SCHULZ/STOBBE: Grundlagen und Klinik innerer Erkrankungen; Edition Leipzig 1969

Thalidomid-Syndrom: nach WIEDEMANN in LEIBER/OLBRICH: Die klinischen Syndrome, 6. Aufl.; Urban & Schwarzenberg, München – Wien – Baltimore 1980

Thrombophlebitis: H. LINKE in Zahnärztl. Fortb. 57 (1963), 1224

thrombozytäre Koagulopathien: W. OHLER in WOLFF/WEIHRAUCH: Internistische Therapie; Urban & Schwarzenberg, München – Berlin – Wien 1975

Thrombus: nach SCHULZ/RABANUS in F. BÜCHNER: Allgemeine Pathologie und Ätiologie, 6. Aufl.; Urban & Schwarzenberg, München – Berlin – Wien 1975

Thymus-abhängige Areale: BÜCHNER/GRUNDMANN: Spezielle Pathologie, 5. Aufl., Bd. II; Urban & Schwarzenberg, München – Berlin – Wien 1979

Thymushormone: T. D. LUCKEY: Thymic Hormones; Urban & Schwarzenberg, München – Berlin – Wien 1973

Tiefendosis: W. ANGERSTEIN: Lexikon der radiol. Technik in der Medizin, 2. Aufl.; Thieme, Stuttgart 1975

Tilt-table: H. WAHLE in Klinik der Gegenwart, Bd. I; Urban & Schwarzenberg, München – Wien – Baltimore 1977

Toxoplasma gondii: a) V. G. PIEKARSKI: Medizin. Parasitologie in Tafeln, 2. Aufl.; Springer, Heidelberg 1954. – b) H. P. R. SEELIGER: Taschenbuch der medizinischen Bakteriologie; Urban & Schwarzenberg, München – Wien – Baltimore 1978

TPE-Diagnostik: G. WILDFÜHR: Medizinische Mikrobiologie; Edition Leipzig 1964

Trajektorien: nach SICHER/TANDLER in PERNKOPF: Topographische Anatomie des Menschen, Bd. IV/1; Urban & Schwarzenberg, München – Berlin – Wien 1957

Transkriptase: nach DIXON in Selecta 12 (1979), 1096

Translokation: KELLER/WISKOTT: Lehrbuch der Kinderheilkunde, 2. Aufl., Thieme, Stuttgart 1966

Treponema: H. P. R. SEELIGER: Taschenbuch der medizinischen Bakteriologie; Urban & Schwarzenberg, München – Wien – Baltimore 1979

Trichosporon: H. RIETH: Hefe – Mykosen; Urban & Schwarzenberg, München – Wien – Baltimore 1979

Trigeminus: H. BAILEY: Chirurgische Krankenuntersuchung, 6. Aufl.; Urban & Schwarzenberg, München – Berlin – Wien 1974

Triglyzeride: D. EBERHAGEN: Klinische Chemie und Hämatologie; Urban & Schwarzenberg, München – Berlin – Wien 1970

Triphalangie: E. PASSARGE in Klinik der Gegenwart, Bd. XI; Urban & Schwarzenberg, München – Wien – Baltimore 1974

Trisomie: LEIBER/OLBRICH: Die klinischen Syndrome, 5. Aufl.; Urban & Schwarzenberg, München – Berlin – Wien 1973

Trophoblast: SCHÜTZ/ROTHSCHUH: Bau und Funktionen des menschlichen Körpers, 16. Aufl.; Urban & Schwarzenberg, München – Wien – Baltimore 1979

Truncus arteriosus: E. W. KECK: Pädiatrische Kardiologie, 2. Aufl.; Urban & Schwarzenberg, München – Wien – Baltimore 1977

Trypanosoma: GEIGY/HERWIG: Erreger und Überträger tropischer Krankheiten; Vlg. Recht und Gesellschaft, Basel

Tubergelenkwinkel: HOLLE/SONNTAG: Grundriß der gesamten Chirurgie, 7. Aufl., 2. Teil; Springer, Heidelberg 1960. – WANKE/MAATZ/JUNGE/LENTZ: Knochenbrüche und Verrenkungen; Urban & Schwarzenberg, München – Berlin – Wien 1962

Tubulusfunktionen: LINNEWEH/BICKEL in Handbuch der Inneren Medizin, 5. Aufl., Bd. VIII/3; Springer, Heidelberg 1968. – H. LIPPERT: Anatomie; Urban & Schwarzenberg, München – Berlin – Wien 1962

Tympanometrie: H. CHÜDEN: Impedanz-Hörprüfung; Urban & Schwarzenberg, München – Wien – Baltimore 1978

T-Zacke: LOHMANN/SCHUBERT/KAWALLE: Symptome und Diagnostik innerer Krankheiten, 2. Aufl.; Urban & Schwarzenberg, München – Wien – Baltimore 1978

Ulcus: H. BAILEY: Chirurgische Krankenuntersuchung, 6. Aufl.; Urban & Schwarzenberg, München – Berlin – Wien 1974

Ullrich*-Turner* Syndrom: E. PASSARGE in Klinik der Gegenwart, Bd. XI; Urban & Schwarzenberg, München – Wien – Baltimore 1974

Ultraschalldiagnostik: HICKL/RIEGEL: Angewandte Perinatologie; Urban & Schwarzenberg, München – Wien – Baltimore 1977

Ultzmann* Schema: BOSHAMER: Lehrbuch der Urologie; Fischer, Stuttgart 1963

Umkehrtachykardie: DURRER/SCHUILLENBURG/WELLENS in Am. J. Cardiol. 25 (1970), 690

Umkrümmungsgips: PITZEN/RÖSSLER: Kurzgefaßtes Lehrbuch der Orthopädie, 13. Aufl.; Urban & Schwarzenberg, München – Berlin – Wien 1976

Unkovertebralgelenk: R. BIRKNER: Das typische Röntgenbild des Skeletts; Urban & Schwarzenberg, München – Wien – Baltimore 1977

Ureterozele: H. KREMLING in KREMLING/LUTZEYER/HEINTZ: Gynäkologische Urologie und Nephrologie; Urban & Schwarzenberg, München – Wien – Baltimore 1977

Urimeter: J. KAPPELMÜLLER: Allgemeine Krankenpflege; Urban & Schwarzenberg, München – Wien – Baltimore 1978

Uroflowmetrie: W. SCHÜTZ in Med. Klin. 74 (1979), 1053

Uterus: MARTIUS: Lehrbuch der Geburtshilfe, 6. Aufl.; Thieme, Stuttgart 1964

Vakuumextraktion: G. DÖDERLEIN in Klinik der Frauenheilkunde und Geburtshilfe, Bd. 1; Urban & Schwarzenberg, München – Wien – Baltimore 1968

Variola major: HAAS/VIVELL: Virus- und Rickettsieninfektionen des Menschen; J. F. Lehmann, München 1965

Varizen: BÜCHNER/GRUNDMANN: Spezielle Pathologie, 5. Aufl.; Bd. I; Urban & Schwarzenberg, München – Berlin – Wien 1974

Vasculitis: BÜCHNER/GRUNDMANN: Lehrbuch der speziellen Pathologie, 6. Aufl.; Urban & Schwarzenberg, München – Wien – Baltimore 1979

Vaterschaftsausschluß: JANCIK/SPEISER: Zahlenwerte über die Wahrscheinlichkeit von Vaterschaftsausschlüssen; Springer, Heidelberg 1952

vegetative Nerven: nach W. FELDBERG aus WINTON/BAYLISS: Human Physiology, London 1948

Veit*-Smellie* Handgriff: P. BSTEH: Fibel der praktischen Geburtshilfe, 2. Aufl.; Urban & Schwarzenberg, München – Berlin – Wien 1973

Vektorkardiogramm: M. Holzmann: Klinische Elektrokardiogrphaie, 5. Aufl.; Thieme, Stuttgart 1965

Velpeau* Verband: G. H. Willital: Definitive chirurgische Erstversorgung, 3. Aufl.; Urban & Schwarzenberg, München – Wien – Baltimore 1978

Vena cardinales: D. Starck: Embryologie, 2. Aufl.; Thieme, Stuttgart 1965

Vena saphena: G. Baumann in Chirurgie der Gegenwart, Bd. V; Urban & Schwarzenberg, München – Wien – Baltimore 1978

Venaesectio: J. E. Ostadal: Biopsie und Funktion, 2. Aufl.; Urban & Schwarzenberg, München – Berlin – Wien 1974

Venenpuls: R. Altmann in Klinik der Gegenwart, Bd. VI; Urban & Schwarzenberg, München – Wien – Baltimore 1973

Ventilebene: O. H. Gauer in Landois/Rosemann: Lehrbuch der Physiologie des Menschen, 28. Aufl., Bd. I; Urban & Schwarzenberg, München – Berlin 1960

Ventrikelseptumdefekt: E. W. Keck: Pädiatrische Kardiologie, 2. Aufl.; Urban & Schwarzenberg, München – Wien – Baltimore 1977

Ventrikulographie: F. Broser: Topische und klinische Diagnostik neurologischer Krankheiten; Urban & Schwarzenberg, München – Berlin – Wien 1975

Verbrauchskoagulopathie: W. Ohler in Wolff/Weihrauch: Internistische Therapie 1978, 2. Aufl.; Urban & Schwarzenberg, München – Wien – Baltimore 1977

Verkürzungsosteotomie: C. Dietschi in Chirurgie der Gegenwart, Bd. V; Urban & Schwarzenberg, München – Wien – Baltimore 1979

zur Verth* Schema: Holle/Sonntag: Grundriß der gesamten Chirurgie, 7. Aufl., 2. Teil; Springer, Heidelberg 1960

Vesica urinaria: W. Staehler: Klinik und Praxis der Urologie, Bd. I; Thieme, Stuttgart 1959

Vieth*-Müller* Horopter: W. Müller=Limmroth in Landois/Rosemann: Lehrbuch der Physiologie des Menschen, 28. Aufl., Bd. II; Urban & Schwarzenberg, München – Berlin 1960

Vogelgesicht: nach Fleischer=Peters in Leiber/Olbrich: Die klinischen Syndrome, 6. Aufl.; Urban & Schwarzenberg, München – Wien – Baltimore 1980

Vogt* Typen: Hecker/Daum/Maier in B. Breitner: Chirurgische Operationslehre, Bd. II; Urban & Schwarzenberg, München – Berlin – Wien 1970

Volkmann* Kontraktur: H. Bailey: Chirurgische Krankenuntersuchung, 6. Aufl.; Urban & Schwarzenberg, München – Berlin – Wien 1974

Vorhofflattern: Wirtzfeld/Baedeker: Rhythmusstörungen des Herzens; Urban & Schwarzenberg, München – Berlin – Wien 1974

Vorzeitigkeitsindex: Wirtzfeld/Baedeker: Rhythmusstörungen des Herzens; Urban & Schwarzenberg, München – Berlin – Wien 1974

Wachstumsproportionen: Keller/Wiskott: Lehrbuch der Kinderheilkunde, 2. Aufl.; Thieme, Stuttgart 1966

Wärmebildung: J. Aschoff in Landois/Rosemann: Lehrbuch der Physiologie des Menschen, 28. Aufl., Bd. I; Urban & Schwarzenberg, München – Berlin 1960

Wärmeregulation: J. Aschoff in Landois/Rosemann: Lehrbuch der Physiologie des Menschen, 28. Aufl., Bd. I; Urban & Schwarzenberg, München – Berlin 1960

Wahrnehmung: nach Steinbuch/Frank in Gauer/Kramer/Jung: Physiologie des Menschen, Bd. 11; Urban & Schwarzenberg, München – Berlin – Wien 1972

Wald* Zyklus: E. Buddecke: Grundriß der Biochemie, 3. Aufl.; Walter de Gruyter, Berlin 1973

Wasser: E. Buddecke: Grundriß der Biochemie, 5. Aufl.; Walter de Gruyter, Berlin 1977

Wasserbilanz: nach Boylan/Deetjen/Kramer in Gauer/Kramer/Jung: Physiologie des Menschen, 3. Aufl., Bd. 7; Urban & Schwarzenberg, München – Berlin – Wien 1976

Wasser-Elektrolyt-Haushalt: W. Siegenthaler: Klinische Pathophysiologie; Thieme, Stuttgart 1970

Wassermann* Reaktion: Kaboth/Begemann in Gauer/Kramer/Jung: Physiologie des Menschen, 2. Aufl., Bd. 5; Urban & Schwarzenberg, München – Wien – Baltimore 1977

Wasserspeiergesicht: E. Passarge in Klinik der Gegenwart, Bd. XI; Urban & Schwarzenberg, München – Wien – Baltimore 1974

Wasserstoffbindung: E. Buddecke: Grundriß der Biochemie, 5. Aufl.; Walter de Gruyter, Berlin 1977

Watson*-Crick*-Modell: P. Karlson: Kurzes Lehrbuch der Biochemie, 9. Aufl.; Thieme, Stuttgart 1973

Wegener* Granulomatose: Reich in Med. Klin. 73 (1978), 671

Wehenschmerz: L. Beck in Hickl/Riegel: Angewandte Perinatologie; Urban & Schwarzenberg, München – Berlin – Wien 1974

Wendung: P. Bsteh: Fibel der praktischen Geburtshilfe, 2. Aufl.; Urban & Schwarzenberg, München – Berlin – Wien 1973

Wetterwirkung: Amelung/Evers: Handbuch der Bäderheilkunde; Schattauer, Stuttgart 1962

Widal* Reaktion: Hallmann/Burkhardt: Klinische Mikrobiologie, 4. Aufl.; Thieme, Stuttgart 1974

Wiederbelebungszeit: nach Piiper in Gauer/Kramer/Jung: Physiologie des Menschen, 2. Aufl., Bd. 6; Urban & Schwarzenberg, München – Berlin – Wien 1975

Wiedererwärmungszeit: nach Heidelmann in Frowein/Harrer: Vegetativ-endokrine Diagnostik; Urban & Schwarzenberg, München – Berlin – Wien 1957

Wiegand*-Martin* Handgriff: P. Bsteh: Fibel der praktischen Geburtshilfe, 2. Aufl.; Urban & Schwarzenberg, München – Berlin – Wien 1973

Wilson* Block: Lohmann/Schubert/Kawalle: Symptome und Diagnostik innerer Krankheiten, 2. Aufl.; Urban & Schwarzenberg, München – Wien – Baltimore 1978

Wirbelanomalien: E. Kaufmann: Lehrbuch der speziellen patholog. Anatomie, Bd. II/9; Walter de Gruyter, Berlin 1962

Wirbelsäule: Graf/Müller in Med. Klin. 72 (1977), 1942

Wirbeltumor: H. Theml et al. in Med. Klin. 74 (1979), 603

WPW-Syndrom: Lohmann/Schubert/Kawalle: Symptome und Diagnostik innerer Krankheiten, 2. Aufl.; Urban & Schwarzenberg, München – Wien – Baltimore 1978

Wundheilung: E. Buddecke: Pathobiochemie; Walter de Gruyter, Berlin – New York 1978

Wurmeier: H. P. R. Seeliger: Taschenbuch der medizinischen Bakteriologie; Urban & Schwarzenberg, München – Wien – Baltimore 1978

Xeroderma: E. G. Jung in Hautarzt 24 (1973), 177

Xeroradiograhie: Schertel et al.: Atlas der Xeroradiographie; Urban & Schwarzenberg, München – Berlin – Wien 1976

Y-Fuge: Sobotta/Becher: Atlas der Anatomie des Menschen, 17. Aufl., Bd. I; Urban & Schwarzenberg, München – Berlin – Wien 1972

Zahn: nach Pernkopf in Häupl/Meyer/Schuchardt: Zahn-, Mund- u. Kieferheilkunde, Bd. I; Urban & Schwarzenberg, München – Berlin – Wien 1958

Zangenentbindung: P. Bsteh: Fibel der praktischen Geburtshilfe, 2. Aufl.; Urban & Schwarzenberg, München – Berlin – Wien 1973

Zeiss* Schlinge: W. Mauermayer in Chirurgie der Gegenwart, Bd. VI; Urban & Schwarzenberg, München – Wien – Baltimore 1976

Zelle: J. Wallraff: Leitfaden der Histologie des Menschen, 8. Aufl.; Urban & Schwarzenberg, München – Berlin – Wien 1972

Zellzyklus: D. Gericke in Dtsch. Ärztebl. 17 (1975), 1199

Zentrozyt: a) Stacher/Höcker: Lymphknotentumoren; Urban & Schwarzenberg, München – Wien – Baltimore 1979. – b) Büchner/Grundmann: Lehrbuch der speziellen Pathologie, 6. Aufl.; Urban & Schwarzenberg, München – Wien – Baltimore 1979

Zervikobrachialsyndrome: Leiber/Olbrich: Die klinischen Syndrome, 6. Aufl.; Urban & Schwarzenberg, München – Wien – Baltimore 1980

zirkadianer Rhythmus: Schütz/Caspers/Speckmann: Physiologie, 15. Aufl.; Urban & Schwarzenberg, München – Wien – Baltimore 1978

Zoster: Tappeiner/Wolff: Zoster, Bd. X; Fischer Jena 1968

Z-Plastik: Kirschner/Guleke/Zenker: Allgemeine und spezielle Operationslehre, 2. Aufl., Bd. I/1; Springer, Berlin – Göttingen – Heidelberg 1958

Zuckungsformel: nach J. Lullies in W. D. Keidel: Kurzgef. Lehrbuch der Physiologie, 3. Aufl.; Thieme, Stuttgart 1973

Zwirn: nach G. Hegemann in Kirschner/Guleke/Zenker: Allgemeine und spezielle chirurgische Operationslehre, 2. Aufl., Bd. I/1; Springer, Berlin – Göttingen – Heidelberg 1958

Zweifel* Handgriff: nach Schwenzer in Klinik der Frauenheilkunde und Geburtshilfe, Bd. IV; Urban & Schwarzenberg, München – Wien – Baltimore 1971

Zylindrom: Büchner/Grundmann: Spezielle Pathologie, 5. Aufl., Bd. I; Urban & Schwarzenberg, München – Berlin – Wien 1974

Zystometrie: W. Schütz in Med. Klin. 74 (1979), 1053

Zytochrom: E. Buddecke: Grundriß der Biochemie, 4. Aufl.; Walter de Gruyter, Berlin 1974

Zytostatika: Schröter/Prindull/Kaehler: Blutkrankheiten im Kindesalter; Urban & Schwarzenberg, München – Berlin – Wien 1976

Zytotoxizität: K. Resch in K.-O. Vorlaender: Praxis der Immunologie; Thieme, Stuttgart 1976

Aus dem Griechischen u. Lateinischen abgeleitete Wortstämme, Präfixe, Suffixe

Betonung der griechischen Wörter gemäß Akzent über dem jeweil. Vokal: Akut für Stoßton als Höhepunkt, Zirkumflex für Schleifton. Betonung der lateinischen Wörter markiert durch Symbol unter dem jeweil. Vokal, und zwar Punkt für »kurz«, Strich für »lang«. Soweit für die Bildung der Termini technici relevant, sind auch Genitiv u. weibl. u. sächl. Adjektivformen angegeben. Die griechischen Verben stehen in der 1. Person des Präsens, die lateinischen im Infinitiv (und in nachgestellter eckiger Klammer mit dem passiven Perfekt-Partizip, z. T. auch dem akt. Perfekt).

a...	1) ↑ab...		aggrav...	aggravare [aggravatum]	= schwerer machen
	2) α privativum (als Verneinung; vor Vokalen u. »h«: an...)		aggreg...	aggregare [aggregatum]	= zugesellen (von grex, gregis = Schar)
ab...	ab, ἀπό	von, von ... weg (vor Konsonanten: a...)	aggress...	aggressio, -onis	= Angriff
			...agog	ἀγωγός	= herbei-, hinleitend
abdomino...	abdomen, -inis	= Bauch	agon...	ἀγωνία	= Kampf, Anstrengung
abort...	abortio, -onis (= abortus, -us)	= Fehlgeburt	...agra	ἄγρα	= Fang
	abortivus	= zu früh geboren, gemildert	akanth...	ἄκανθα	= Stachel, Dorn
abszed...	abscedere [abscessum]	= von etwas getrennt werden, abgehen	akk...	an »k« assimiliertes ↑ad	
abund...	abundare [abundatum]	= überfließen, überreich sein	akkomod...	accomodare [accomodatum]	= anpassen
ac...	↑ak..., ↑az...		akne...	(verbalhornt?) ἀκμή	= Spitze, Schärfe
acc...	an »c« assimiliertes ↑ad		ako...	↑aku...	
acu...	acus, -us	= Nadel;	akrat...	ἀκρατής	= kraftlos
	acuere [acutum]	= spitzen, schärfen; s.a. aku...	akro...	ἄκρον	= Spitze, Gipfel
			aktino...	ἀκτίς, ἀκτῖνος	= Strahl
ad... (assimiliert: acc..., aff..., agg..., ann...)	ad	= zu, bis... zu, bei	aku(st)...	ἀκούω ἀκουστός	= hören = hörbar
			akzeler...	accelerare [acceleratum]	= beschleunigen
adamant	ἀδαμάντινος	= stählern, unbezwinglich	akzess...	accedere [accessum]	= herantreten, sich hinzugesellen
adapt...	adaptare [adaptatum]	= zurechtmachen	alb(e)...	albere	= weiß (= albus) oder blaß sein
addukt...	adducere [adductum]	= heranführen	albumin...	albumen, -inis	= Eiweiß
aden...	ἀδήν, ἀδένος	= Drüse	aleur...	ἄλευρον	= (Weizen-)Mehl
adhaer..., adhaes...	adhaerere [adhaesum]	= an etwas festhangen	...algie, alges..., algo...	ἄλγος	= Schmerz
adipo...	adeps, adipis	= Fett des Menschen	allanto...	ἀλλᾶς, ἀλλᾶντος	= Wurst
adjuv...	adiuvare [adiutum]	= unterstützen	allelo...	ἀλλήλων	= einander, gegenseitig
adnek..., adnex...	annectere [annexum]	= anheften	all(o)...	ἄλλος	= anders, fremd
			alloio...	ἀλλοῖος	= andersartig
adolesc...	adolescere [adultum]	= heranwachsen	alv...	alvus, -i	= Bauch, Unterleib
adventit...	adventicius	= äußerer	alveol...	alveolus, -i	= kleine Mulde (Deminutivum von alveus = Höhlung, Wanne)
aedo...	αἰδοῖον	= Scham(teile)			
aego...	αἴξ, αἰγός	= Ziege	ambi..., ambo...	amb(i)	= auf beiden Seiten, rings(um)
...aem...	↑haem...		ambly...	ἀμβλύς	= schwach
aequal...	aequalis	= gleich beschaffen	amphi...	ἀμφί (↑ambi...)	
aequi...	aequus	= gleich	amylo...	ἄμυλον	= Stärke(mehl)
aero...	ἀήρ, ἀέρος	= Luft, Nebel	an...	α privativum vor Vokalen u. »h«	
aesthes...	αἴσθησις	= Gefühl, Wahrnehmung	ana...	1) ἀνά 2) Abwandlung des α privativum	= aufwärts, hinauf
aestiv...	aestivus	= sommerlich			
äther(o)...	αἰθήρ, αἰθέρος	= (reine Himmels-)Luft			
ätio...	αἰτία	= Ursache	anal..., ano...	analis	= zum After (anus, -i = Ring) gehörig
aff...	an »f« assimiliertes ↑ad		anastomo...	ἀναστομόω	öffnen, mit einer Mündung versehen
affekt...	afficere [affectum]	= in Stimmung versetzen, angreifen	andro...	ἀνήρ, ἀνδρός	= Mann
affer...	afferre [allatum]	= herbeischaffen, melden	anemo...	ἄνεμος	= Wind
...affin	affinis	= in etwas verwickelt, teilnehmend an	angin(o)...	angere	= beengen, sich beengt fühlen
			angio...	ἀγγεῖον	= Gefäß
agg...	an »g« assimiliertes ↑ad		angul...	angulus, -i	= Winkel
			aniso...	ἄνισος	= ungleich (vgl. iso...)
			ankylo...	ἀγκύλος	= gekrümmt

Wortstämme, Präfixe, Suffixe

ann...	an »h« assimiliertes ↑ ad		auxil...	auxiliaris	= helfend, unterstützend
ante...	ante	= vor, vorwärts, vorn	avert...	avertere [aversum]	= wegwenden, entfremden
...anthem	ἀνθέμιον	= Blüte	avid...	avidus	= gierig
anthrac..., anthrak...	ἄνθραξ, ἄνθρακος	= (glühende Kohle)	ax(i)...	1) ἄξων (= axis, -is)	= Achse
anthropo...	ἄνθρωπος	= Mensch		2) ἄξιος	= wert
anti...	ἀντί	= entgegen(gesetzt), gegen	azet...	acetum, -i	= Essig
antri..., antro...	antrum, -i	= Höhle	azid...	acidus	= sauer
anulo...	anulus, -i	= kleiner Ring (Deminutivum von anus = Ring)	azot...	α privativum; ξωτικος	= zum Leben gehörig
aorto...	ἀορτέω (= ἀείρω)	= emporheben, aufhängen	azyg...	ἄζυξ, ἄζυγος	= unverbunden, unpaar
apert...	aperire [apertum]	= öffnen	bacill...	bacillus, -i	= Stäbchen
apiko...	apex, -icis	= Spitze, Gipfel	bacter..., bakter...	βακτηρία	= Stab
apio...	1) apis, -is	= Biene;	balan...	βάλανος	= Eichel
	2) apium, -ii	= Sellerie	ball(isto)...	βάλλω	= werfen, stoßen
apo...	ἀπό	= (von...) weg, ab	balneo...	balneum, -i (= βαλανεῖον)	= Bad
apoplekt...	ἀποπλήσσω	= niederschlagen, ohnmächtig werden	bar(o)...	βαρύς	= schwer
	ἀπόπληκτος	= vom Schlage getroffen, betäubt	basal..., baso...	βάσις	= Schritt, Grundlage, Fundament
app...	an »p« assimiliertes ↑ ad		bathm...	βαθμός	= Tritt, Stufe, Schwelle
appendiko...	appendix, -icis	= Anhängsel	batho...,	βατος	= Tiefe, Höhe
applic...	applicare [applicatum]	= anfügen, anlegen	bathy...	βαθύς	= tief, hoch
arachni(i)...	ἀράχνη	= Spinne	bathro...	βάθρον	= Stufe, Tritt
arch...	ἀρχή	= Anfang, Ursprung	bato...	βατος	= gangbar
areol...	areola, -ae	= kleiner Hof (Deminutivum von area = geebneter Raum)	batrach...	βάτραχος	= Frosch
			bazill...	bacillus, -i	= Stäbchen
			bdel...	βδελυγμία	= Ekel, Absehen
			bdell...	βδέλλα	= Blutegel
			belon...	βελόνη	= Nadel
			bi...	bis	= zweimal, -fach
argent...	argentum, -i	= Silber	bili...	bilis, -is	= Galle
arren(o)...	ἄρρην, ἄρρενος	= Mann	bio(t)...	βίος (= βιοτή)	= Leben
arteri(o)...	ἀρτηρία (= arteria, -iae)	= Schlagader	bis...	bis	= zweimal, -fach
			bizip...	biceps, bicipitis	= zweiköpfig
arthri..., arthro...	ἄρθρον	= Gelenk	blast...	βλαστάνω	= wachsen
				βλάστη	= Sproß
articul...	articulus, -i	= Gelenk	blenn...	βλέννος	= Schleim
ask(o)...	ἀσκός	= Balg, Schlauch	blephar...	βλέφαρον	= Augenlid
asphykt...	asphycticus	= pulslos (↑ sphygmo...)	bleps...	βλέψις	= Sehen
aspir(at)...	aspiratio, -onis	= Einatmung	bol...	βολή	= Wurf
ass...	an »s« assimiliertes ↑ ad			βάλλω	= werfen
			bothrio...	βόθριον	= kleine Grube
assimil...	assimilis	= ähnlich	botryo...	βότρυς, -τρυος	= Traube
asthen...	ἀσθενής	= kraftlos	bovo...	bos, bovis	= Rind
asthm...	ἄσθμα	= Atemnot	brachi...	brachium, -ii	= (Unter-)Arm
astro...	astrum, -i (= ἀστήρ, ἀστέρος)	= Gestirn, Stern	brachy...	βραχύς	= kurz, klein
			brady...	βραδύς	= langsam
			branchi(o)...	βράγχια	= Fischkiemen
			brevi...	brevis, breve	= kurz
aszend...	ascendere [ascensum]	= emporsteigen	bromat...	βρῶμα, -ατος (= βρῶσις)	= Speise, Essen
atakt..., atax...	ἄτακτος	= ungeordnet	bromo...	βρῶμος	= Gestank
	ἀταξία	= Unordnung	bronchi..., broncho...	βρόγχος	= Luftröhre
atarakt...	ἀτάρακτος	= nicht beunruhigt		βρόγχια	= Luftröhrenäste
athero...	ἀθήρη	= Weizenbrei	bronto...	βροντή	= Donner
atheto...	ἄθετος	= ungeeignet		βρέμω	= rauschen
atmo...	ἀτμός	= Dampf, Dunst	bu...	βοῦς, βοός	= Rind, Kuh, Stier
atret...	ἄτρητος	= nicht durchbohrt, ohne Öffnung	bukkal..., bukko...	bucca, -ae	= Backe, Mund
atrio...	atrium, -ii	= Vorhof	bul...	βουλή	= Wille, Entschluß
attrakt...	attrahere [attractum]	= heranziehen	bulb...	bulbus, -i	= Zwiebel, Knolle
audio...	audire [auditum]	= hören	bull...	bulla, -ae	= Blase
aureo...	aureus	= golden	buno...	βουνός	= Hügel
auric...	auricula, -ae	= Öhrchen, Ohrläppchen	burs...	bursa, -ae	= Sack
auro...	1) auris, -is	= Ohr	c...	s.a. k..., z...	
	2) aurum, -i	= Gold	caeco...	caecus	= blind
auti..., auto...	αὐτός	= selbst, unmittelbar	calcaneo...	calcaneum	= Hacken, Ferse
auxes..., auxo...	αὔξησις	= Wachstum, Vermehrung	calci...	calx, calcis	= Kalk(stein), Ferse
			calcul...	calculus, -i	= Steinchen, Rechnung

calico..., calicul...	κάλυξ (= calix, -icis; Deminutivum: caliculus)	= Kelch		cicatrico...	cicatrix, -tricis	= Narbe
				cimic(i)...	cimex, -icis	= Wanze
				cingul(o)...	cingulum, -i	= Gürtel
				cion(o)...	↑kion...	
camer...	camera (= καμάρα)	= Kammer		circa..., circum	circa (= circum)	= im Kreise, ringsum
canalicul...	canaliculus, -i	= kleine Röhre (Deminutivum von canalis = Röhre)		circul(o)...	circulus, -i	= Kreis(bahn), Ring
				cirrho...	κιρρός	= gelb
				cirso...	κιρσός	= Krampfader
cancero...	cancer, cancri	= Krebs		claro...	clarus	= hell, klar
capill...	capillus, -i	= Haupthaar, tier. Haar		cleido...	↑kleid(o)...	
				co..., com..., con...	cum	= mit
capsul...	capsula	= kleines Kästchen				
capt..., cept...	capere [cepi, captum]	= ergreifen, sich aneignen		coec...	↑caec...	
				coeli(o)	κοιλία	= Bauchhöhle
carcino...	↑karzino...			col(l)...	↑kollo...	
cardio...	↑kardio...			conjunct...	coniungere [coniunctum]	= verknüpfen, vereinigen
carni...	caro, carnis	= Fleisch				
...cele, ...kele, ...zele	κήλη	= Bruch(geschwulst)		contra...	contra	= gegen(über)
				cortico...	cortex, corticis	= Rinde
cellul...	cellula, -ae	= kleine Kammer, kl. Zelle		cost(o)...	costa, -ae	= Rippe
				cotylo...	κοτύλη	= Höhlung, Hüftpfanne
cemento...	caementum, -i	= Bruchstein (als Bindemasse)				
				cox...	coxa, -ae	= Hüfte
cent(r)o...	κεντέω	= stechen		cuneo...	cuneus, -i	= Keil
	κέντρον	= Stachel, Mittelpunkt (= centrum, -i)		cunni...	cunnus, -i	= weibliche Scham
				...cuspid...	cuspis, -pidis	= Spitze, Stachel, Herzklappenzipfel
...ceps	...caps (von caput, -itis)	= Kopf, Haupt				
				cyst(o)...	κύστις	= Harnblase, Blase
cerco...	κέρκος	= Schwanz		cyto...	κύτος	= Höhle, Zelle
cerebello...	cerebellum, -i	= Kleinhirn				
cerebro...	cerebrum, -i	= Gehirn		dacno...	δάκνω	= beißen
chaero...	χαίρω	= sich freuen		daemono...	δαίμων, δαίμονος	= Gespenst, Geist
chalas...	χάλασις	= Erschlaffung		dakry...	δάκρυον	= Träne
chalco...	χαλκός	= Erz, Kupfer, Bronze		daktyl...	δάκτυλος	= Finger, Zehe
chalico...	χάλιξ, χάλικος	= Kalk, Mörtel		dasy...	δασύς	= dichtbewachsen, zottig
chalo...	χαλάω	= nachlassen, erschlaffen				
				de...	de	= von ... herab, von ... weg, völlig
chamä...	χαμαί	= niedrig, am Boden				
charto...	χάρτης (= charta)	= (Papyrus-)Blatt, Papier		dendr...	δένδρον	= Baum
				densi..., denso...	densus	= dicht
chasm(at)...	χάσμα, χάσματος	= Spalt, Öffnung		dent(o)...	dens, dentis	= Zahn
cheil..., chil...	χείλος	= Lippe		depress...	deprimere [depressum]	= nieder-, herabdrücken
cheim...	χεῖμα (= χειμών)	= Winter, Kälte				
				dere..., dero...	δέρη	= Nacken, Hals
cheir..., chir...	χείρ, χειρός	= Hand		deriv...	derivare [derivatum]	= ableiten
chil...	1) ↑cheil...					
	2) χίλιοι	= eintausend		derm(at)...	δέρμα, δέρματος	= Haut
chito...	χιτών	= Rock, Gewand		descend...	descendere [descendi, -scensum]	= herabsteigen
chloro...	χλωρός	= blaßgrün, bleich				
choanal...	χόανος	= Trichter				
chol..., cholo...	χολή (= χόλος)	= Galle		...dese	δέω	= binden
				desmo...	δεσμός	= Band
choledoch...	↑chol...; δοχή	= Aufnahme, Gefäß		detrit...	deterere [detritum]	= abreiben
chondr...	χόνδρος	= Korn, Knorpel				
chord...	χορδή	= (Darm-)Saite		detrus...	detrudere [detrusum]	= hinab-, wegdrängen
choreo...	χορεία	= Reigen				
chorio...	χόριον	= Haut, Leder, gefäßreiche Leibesfruchthülle		deutero...	δεύτερος	= zweiter, nächster
				...dexis	δῆξις	= Biß, Stich
				dext(e)ro..., dexio...	dexter, dextri (= δεξιός)	= rechts befindlich, gewandt
chorioid...	↑chorio...; εἶδω	= gleichen				
chorist...	χωρίζω	= sich trennen, (ab)weichen		di...	dis...	= auseinander, zweimal
chrest...	χρηστός	= brauchbar, nützlich		dia...	διά...	= hindurch, während, auseinander
chrom(at)o...	χρῶμα, -ατος	= Farbe				
chrono...	χρόνος	= Zeit		diabet...	διαβαίνω	= durchschreiten, -laufen
chroto...	χρώς, χρωτός	= Oberfläche, Haut(farbe), Farbe				
				diadocho...	διαδοχή	= Nachfolge, Abwechslung
chrys(e)o...	χρύσεος	= golden				
	χρυσός	= Gold		dialys...	διαλύω	= trennen, sich auflösen
...chthon...	χθόνιος	= einheimisch				
chylo..., chymo...	χυλός (= χυμός)	= Saft, Brühe		diaphano...	διαφαίνω	= durchscheinen (lassen)
				diplo...	διπλόος (= duplus)	= zweifach, doppelt
cibo...	cibus, -i	= Speise, Nahrung				
cilio...	cilium, -ii	= Augenlid		dis...	↑di...	
	cilia, -arum	= Augenwimpern				

Wortstämme, Präfixe, Suffixe

disco...	δίσκος	= Wurfscheibe	...enchym	ἔγχυμα	= Eingegossenes
dissect...	dissecare [dissectum]	= auseinander- schneiden	encephal...	εἰσχέω ἐγκέφαλος	= eingießen = Gehirn
distens...	distendere [distentum s.distensum]	= aus(einander)- spannen	endem... end(o)... enter(o)...	ἔνδημος ἔνδον ἔντερον	= einheimisch = innen, darinnen = Darm, Eingeweide
disto...	distare	= auseinander-, abstehen	ento... enzymo...	ἐντός ↑en... (1); ζύμη	= innen = Sauerteig
distrakt...	distrahere [distractum]	= auseinanderziehen	eosino... ep...	ἕως (= ἠώς) ↑epi...	= (Morgen-)Röte
dolicho...	δόλιχος	= lang	ependym...	ἐπένδυμα	= Oberkleid
dosi...	δόσις	= Gabe	eph...	↑epi... (vor »h«)	
drepano...	δρέπανον	= Sichel	ephebo...	ἔφηβος	= Jüngling
...drom(o)...	δρόμος	= Lauf	ephemer...	ἐφημέριος	= für einen Tag
dual...	duo	= zwei	epi...	ἐπί	= darauf, an, neben, während
...duct	ductus, ductus ducere [ductum]	= Leitung, Führung = leiten	epidemio...	ἐπιδήμιος	= einheimisch, im ganzen Lande verbreitet
duodeno...	duodeni	= je zwölf			
duplic...	duplex, -icis	= doppelt (vorhanden)	epiderm...	↑epi...; δέρμα	= Haut
dur(o)...	durus	= hart	epilept...	ἐπιλαμβάνω	= überraschen, befallen
dynamo...	δύναμις	= Kraft, Vermögen			
dys...	δυσ...	= übel..., miß...	episio...	ἐπίσιον	= weibliche Scham
			epithelio...	ἐπιθηλέω	= darüberwachsen; s.a. ...thel
e...	e, ex	= aus, heraus			
eburn...	ebur, eboris	= Elfenbein	...erasthie	ἐράω	= lieben
ec...	↑ek...		erect...	erigere [erectum]	= aufrichten
echid...	ἔχιδνα	= Natter	erem(o)...	ἐρῆμος	= einsam
...echie	ἔχω	= (ent-)halten	ereth...	ἐρεθίζω	= reizen, erregen
echin(o)...	ἐχῖνος	= Igel	...erg, ergo...	ἔργον	= Arbeit, Tat
echo...	ἠχώ (= echo, echus)	= Schall, Wiederhall	ergas...	ἐργασία ἐργάζομαι	= Arbeit = arbeiten
eff...	an »f« assimiliertes ↑ex...		erot... erupt...	ἔρως, ἔρωτος erumpere [eruptum]	= Liebe = hervorbrechen (lassen)
effloresz...	efflorescere	= erblühen, hervorsprießen	erysipel...	ἐρυσίπελας	= (Wund-)Rose
ego...	ego	= ich	erythem...	ἐρύθημα	= Röte
eid...	εἶδος	= Schauen, Aussehen, Gestalt	erythr... eschar...	ἐρυθρός ἐσχάρα	= rot = Feuerstelle
...eirgie	εἴργω	= drängen, hindern, entfernen	eso... ethmo...	ἔσω ἠθμός	= nach innen, drinnen = Sieb
eiso...	εἰς (= εἴσω)	= hinein (s.a. eso...)	eu...	εὖ	= gut
ejekt...	eicere [eiectum]	= herauswerfen	eudio...	εὐδία	= (schönes) Wetter
ek...	ἐκ... (vor Vokalen: ἐξ...)	= hinaus, heraus	eugen... eunuch...	εὐγένεια εὐνή; ἔχω	= edle Abkunft = Bett; = halten, beaufsichtigen
eklampt...	ἐκλάμπω	= herausleuchten			
...ekoia	ἀκοή	= Gehör	euphor...	εὔφορος	= leicht tragend
ekphor...	ἐκφέρω	= hinaus-, heraustragen	eury... ex...	εὐρύς ↑e..., ek..., exo...	= breit, weit
ekto...	ἐκτός	= hinaus; draußen			
ektro...	ἔκτρωμα	= Fehlgeburt			
ekzem...	ἐκζέω	= aufwallen, stürmisch wüten	exanthem... exo...	ἐξανθέω ἔξω	= aufblühen = außen, heraus; s.a. ekto...
elaio...	ἔλαιον	= Öl			
elast(o)...	ἐλασσόω	= kleiner machen, kleiner werden	facio... faec(eo)...	facies, faciei faeces	= Gesicht = Stuhl, Kot (von faex, faecis = Bodensatz, Hefe)
elektro...	ἤλεκτρον	= Bernstein			
eleuther...	ἐλευθερία	= Freiheit, Ungebundenheit	febri...	febris, -is	= Fieber
ellipto...	ἔλλειψις	= Ausbleiben, Mangel, Ellipse	femoro... ...ferens	femur, femoris ferre	= Oberschenkel, Hüfte = tragen
embol...	ἐμβάλλω	= hineinwerfen	ferri..., ferro...	ferrum, ferri	= Eisen
embryo...	ἔμβρυον	= ungeborene Leibesfrucht	feto... fibrillo...	fetus, fetus fibrilla, -ae	= Leibesfrucht = Fäserchen (Deminutivum von fibra)
emes..., emet...	ἐμέω ἔμεσις	= erbrechen = Erbrechen			
emiss...	emittere [emissum]	= aussenden	fibro... ...ficatio	fibra, fibrae facere [factum]	= Faser = tun, machen, hervorbringen
emmetr...	ἔμμετρος	= von richtigem Maß			
emphys...	ἐμφυσάω	= hineinblasen	filial...	filia, -ae; filius, -ii	= Tochter bzw. Sohn
...empyem	ἔμπυος	= mit innerem Geschwür, eitrig	filo... fimbrio...	filum, -i fimbriae, -arum	= Faden = Fransen
en...	1) ἐν	= darin, hinein, während	fistul... flavo...	fistula, -ae flavus	= Röhre, Eitergang = (rot)gelb
	2) ἕν	= eines			
enantio...	ἔναντα	= gegenüber, entgegen	flekt..., flex...	flectere [flexum]	= biegen, drehen

2782

Wortstämme, Präfixe, Suffixe

fluct...	fluctuare	= wogen	gingiv...	gingiva, -ae	= Zahnfleisch
fluido...	fluidus	= fließend, flüssig	glabello...	glabella	= kleine Glatze (glaber = kahl)
fokal...	focus, foci	= Herd			
follicul...	folliculus, -i	= kleiner Ledersack, Schlauch	glandul...	glandula	= Halsmandel, Drüse (Deminutivum von glans = Eichel)
fontanell...	fontanella, -ae	= kleine Quelle (Deminutivum von fons)			
			glauc...	γλαυκός	= leuchtend, bläulich, grünlich
...form	forma, -ae	= Gestalt, Figur	glen...	γλήνη	= glänzender Augapfel, Pupille
formic...	formica, -ae	= Ameise			
foveol...	foveola, -ae	= kleines Grübchen (Deminutivum von fovea)	glio...	γλία	= Leim
			globi..., globo...	globus, -i	= Kugel, kugeliges Gebilde
fragil(o)...	fragilis	= zerbrechlich			
fragmento...	fragmentum, -i	= Bruchstück	gloio	γλοιός	= klebrige Feuchtigkeit
frigoro...	frigus, frigoris	= Kälte	glomerul...	glomerulum (= glomerulus), -i	= kleines Knäuel (Deminutivum von glomus, glomeris)
fronto...	frons, frontis	= Stirn			
fructo..., frukto	fructus, fructus	= Frucht			
...fugal	fugere	= fliehen	gloss..., glott...	γλῶσσα (= γλῶττα)	= Zunge, Flötenmundstück
fulguro...	fulgur, -uris	= Blitz			
fundo...	fundus, -i	= Boden, Grundfläche	gluco..., gluko... / glyko...		
fungi...	fungus, -i	= Pilz	gluteo...	γλουτός	= Gesäß
funiculo...	funiculus, -i	= dünnes Seil (Deminutivum von funis)	glutin...	glutinum, -i	= Leim
			glyc(o)..., glyk(o)..., glyzer...	γλυκύς (= γλυκερός)	= süß
furuncul...	furunculus, -i	= kleiner Spitzbube, kl. Dieb			
fus(i)...	1) fusus, -i	= Spindel;	...glyph	γλύφω	= einschneiden
	2) fusus	= hingegossen (von fundere [fusum] = ausgießen)	gnath...	γνάθος	= Kinnbacke
			gnom...	γνώμη	= Erkenntnis, Kenntnis
			...gnost...	γιγνώσκω	= erkennen
			gomph...	γόμφος	= Zahn, Pflock
			gon...	γόνη (= γόνος)	= Erzeugung, Geburt, Frucht, Same
galact..., galakt...	γάλα, γάλακτος	= Milch			
			goni...	γωνία	= Winkel
galeo...	1) γαλέη	= Katze;		γόνυ	= Knie
	2) galea	= Lederhelm	gossyp...	gossypium	= Baumwolle
gameto...	γαμετή; γαμέτης	= Gattin bzw. Gatte	...grad	gradi [gressus sum]	= schreiten
gam(o)...	γάμος	= Hochzeit			
gampso...	γαμψός	= krumm	...gramm	γράμμα	= Geschriebenes
ganglio...	γαγγλίον	= Geschwulst, Nervenknoten	granul...	granulum, -i	= Körnchen (Deminutivum von granum, -i)
gangraeno...	γάγγραινα	= Krebsschaden, kalter Brand			
			graph(o)...	γράφω	= schreiben
gano...	γάνος	= Glanz, Schmelz	gravi...	gravis	= schwer
gastr...	γαστήρ, γαστρός	= Magen	gravid...	gravida	= Schwangere
	γάστρα	= Bauch	greg...	grex, gregis	= Herde, Haufe
gelasm..., gelast...	γέλασμα	= Lachen	gress...	/ ...grad	
	γελάω	= lachen	gryp..., gryph...	γρυπός	= gekrümmt
gelo...	1) γέλως	= Lachen, Gelächter	gumm...	cummi (= gummi)	= Pflanzenschleim, Gummi
	2) gelu, gelus	= Frost			
gemelli...	gemellus	= doppelt (Deminutivum von geminus)	gust(o)...	gustare	= kosten, schmecken
			gymnast...	γυμνάζω	= (sich) üben
gemin...	geminus	= doppelt, Zwillings...	gyn(äko)...	γυνή, γυναικός	= Weib, Frau
gemm(i)...	gemmare	= knospen	gyr...	γυρός	= rund, gerundet, krumm
...gen	γεννάω	= erzeugen			
	γένος	= Geburt, Ursprung, Abstammung		gyrus, -i	= Kreis
...genese	γένεσις	= Entstehen, Zeugung, Geburt	habit...	1) habitus, -us	= Aussehen (individueller Zustand);
genio..., ...genie	γένειον (= γένυς, -υος)	= Kinn		2) habitare	= (be)wohnen
			habro...	ἁβρός	= üppig, behaglich
genito...	genitalis	= Zeugung(sorgane) betreffend;	haem(o)...	αἷμα, αἵματος	= Blut
			haere(s)...	haerere [haesum]	= haften
	gignere [genitum]	= zeugen, gebären	haesit...	haesitare	= festhangen, stottern
geo...	γῆ, γῆς	= Erde, Erdboden	...hairese	αἱρέω	= entfernen
...ger	gerere [gestum]	= tragen	...halat...	halare [halatum]	= hauchen
...gerie...	γεραιός	= alt	halluzin...	hallucinari	= faseln, ins Blaue reden
	γῆρας	= Greisenalter			
germ(in)...	germen, -inis	= Sprößling, Keim	hal(o)...	1) ἅλς, ἁλός	= Salz;
	germinare	= hervorsprossen		2) ἅλως, ἅλωος	= Tenne, Kreis
gero(nto)...	γέρων, γέροντος	= alt, Greis	hamart...	ἁμάρτιον	= Fehler
gest(o)...	gestare	= (mit sich) tragen	hapal...	ἁπαλός	= weich
	gerere [gestum]	= tragen	hapant...	ἅπας, ἅπαντος	= (ins)gesamt
geus(t)...	γεῦσις	= Kosten, Geschmack	haph...	ἁφή...	= Greifen, Berührung; vgl. hapto...
gigant(o)...	γίγας, γίγαντος	= riesig; Riese			

Wortstämme, Präfixe, Suffixe

haplo...	ἁπλόος	= einfach	hyo...	1) ὗς, ὑός	= Schwein
hapto...	ἅπτω	= anheften, berühren; vgl. haph...		2) der griech. Buchstabe υ (dem das Zungenbein ähnelt)	
harmo...	ἁρμός	= Fuge, Gelenk			
haustr...	haustrum, -i	= Schöpfeimer			
heauto...	ἑαυτοῦ	= seiner selbst			
hebdo...	ἕβδομος	= siebenter	hyp...	↑ hypo...	
hebe...	ἥβη	= Jünglingsalter, Mannbarkeit	hyper...	ὑπέρ	= über (hinaus), übermäßig, oberhalb
hedon...	ἡδονή	= Sinnenlust			
hedr...	ἕδρα	= Sitz, Gesäß	hyph...	ὑφή	= Gewebe
helco..., helko...	ἕλκος	= Wunde, Geschwür	hypn...	ὕπνος	= Schlaf
helico...	ἕλιξ, ἕλικος	= Gewinde, Spirale	hyp(o)...	ὑπό	= darunter, unterhalb
helio...	ἥλιος	= Sonne, Tageslicht	hyps...	ὕψι	= hoch, in der Höhe
helminth...	ἕλμι(ν)ς, ἕλμινθος	= (Eingeweide-)Wurm	hyster...	ὑστέρα	= Gebärmutter (als letztes [ὕστερος, ὕστερη], d. h. unterstes der Bauchorgane)
helo...	1) ἕλος	= Sumpf;			
	2) ἧλος	= Nagel, Buckel			
hemer(al)...	ἡμέρα	= Tag			
hemi...	ἥμισυς	= halb			
hepat...	ἧπαρ, ἥπατος	= Leber	hystric...	ὕστριξ	= Igel, Stachelschwein
hepta...	ἑπτά	= sieben			
herb...	herba, -ae	= Pflanze	iact...	↑ jakt...	
hered...	heres, heredis	= Erbe	ianth...	ἰάνθινος	= violett
hernio...	hernia, -ae (von ἔρνος = Trieb, Sprößling?)	= (Eingeweide-)Bruch	iatr(o)...	ἰατρός ἰατρεία	= Arzt = ärztl. Behandlung
			ichn	ἴχνος	= Spur, Merkmal
herp(et)..., ...herpie	ἕρπω	= kriechen, schleichen	ichthy...	ἰχθύς (= ἰχθῦς)	= Fisch
			icter...	↑ ikter...	
hesper...	hesperius	= abendlich	...id, ...ideus	εἰδόω	= ähnlich (...ειδής) sein (von εἶδος = Aussehen)
heter(o)...	ἕτερος	= der andere von beiden			
hex...	ἕξ	= sechs	idea..., ideo...	ἰδέα	Aussehen, Gestalt, Begriff
...hexie	ἕξις	= Zustand, Haltung			
hiato...	hiatus, hiatus	= Öffnung, Schlund	idio...	ἴδιος	= eigen(tümlich)
hibern...	hibernus	= winterlich	idro...	↑ hidr(o)...	
hidr...	ἱδρώς, ἱδρῶτος	= Schweiß	ign(i)...	ignis, ignis	= Feuer
hier(o)...	ἱερός	= heilig	ikt...	ictus, -us	= Schlag, Hieb
hil(i)...	hilum, -i	= Fäserchen, etwas Geringes	ikter...	ἴκτερος	= Gelbsucht
			ileo..., ilio...	1) ile, ilis (ilia)	= Unterleib, Weiche (Gedärme)
hipp...	ἵππος	= Pferd			
hirsut...	hirsutus	= zottig, struppig		2) ileum	= Krummdarm
hirz...	hircus, -i	= Ziegenbock	ileus...	εἰλεός	= Darmverschluß
hist(i)o...	ἱστός	= Gewebe (Deminutivum: ἱστίον)	illus...	illusio	= Verspottung, Täuschung
			im...	an Labiaten assimiliertes ↑ »in«	
holo...	ὅλος	= ganz, völlig			
homil...	ὁμιλία	= Verkehr, Umgang			
homo...	ὁμός	= der gleiche, gemeinschaftlich	imag...	imaginari imago	= sich einbilden = (Ab-, Trug-)Bild
homoeo..., homoio...	ὅμοιος (= ὁμοιος)	= gleich(artig), ähnlich	imbib...	imbibere	= einsaugen, hineintrinken
horm...	ὁρμάω	= antreiben, in Bewegung setzen	immediat...	immediatus	= unvermittelt
			immuno...	immunis	= frei, befreit (oder verschont) ...von
horr(i)...	horrere	= schaudern, starr sein, sich erschrecken	impetig...	impetigo, -ginis	= Angriff, Aufwallung
			impress...	imprimere [impressum]	= hineindrücken
human...	humanus	= den Menschen betreffend, menschlich	in...	1) in	= an, auf, in, hinein;
				2) latein. Negation	= un..., nicht..., ohne... (wie α privativum)
humero...	(h)umerus, -i	= Schulter, Oberarmknochen			
humoral...	(h)umor, (h)umoris	= Nässe, Flüssigkeit	incis..., inzis...	incidere [incisum]	= einschneiden
			incud(o)...	incus, incudis	= Amboß
hyal...	ὕαλος	= Kristall, Glas	indic...	indicare [indicatum]	= angeben, aussagen, anzeigen
hybrid...	hybrida (= hibrida), -ae	= Mischling (durch Freveltat [= ὕβρις] entstanden)	induc(t)...	inducere [inductum]	= einführen, veranlassen
hydrarg...	hydrargyrum, -i	= Quecksilber	indur...	indurare [induratum]	= verhärten
hydr(o)...	ὕδωρ, ὕδατος	= Wasser			
hydropo...	ὕδρωψ	= Wasser(sucht)	infant...	infans, -antis	= nicht sprechend, sehr jung, kleines Kind
hygio...	ὑγίεια	= Gesundheit			
hygro...	ὑγρός	= feucht, naß, weich			
hyle...	ὕλη	= Wald, Holz, Materie		infantilis	= kindlich
hymenal...	ὑμήν, ὑμένος	= (Jungfern-)Häutchen	infarcto...	infarcire [infarsum s. infartum]	= hineinstopfen

Wortstämme, Präfixe, Suffixe

infect..., infekt...	inficere [infectum]	= anmachen, anstecken, vergiften
infra...	infra	= unten, unterhalb
infract...	infringere [infractum]	= einknicken, zerbrechen
infundibul...	infundibulum, -i	= Trichter
infus...	infundere [infusum]	= eingießen
ingest...	ingerere [ingestum]	= hineintragen, -bringen
inguin...	inguen, inguinis	= Leistengegend
inio...	ἰνίον	= Nacken
inkret...	incernere [incretum]	= hineinsieben
ino...	ἴς, ἰνός	= Sehne, Muskel(kraft), Gewebefaser
insert...	inserere [insertum]	= hineinbringen
inter...	inter	= zwischen, während
intestin...	intestinum, -i	= Darm
intim...	intimus	= innerster
intra...	intra	= innerhalb, hinein, während
io...	ἰός	= Saft, Gift; Pfeil
ion(t)...	ἰών	= gehend (von ἵεμαι [= ἴεμαι] = gehen)
ips...	ipse	= selbst, von selbst
irido...	ἶρις, ἴριδος	= Regenbogen
isch...	ἰσχανάω	= zurückhalten, hemmen
ischio...	ἰσχίον	= Hüfte, Hüftgelenk
iso...	ἴσος	= gleich, ebenso groß
...itis	Suffix »Entzündung«	
jact...	iactare	= werfen, schleudern
jejun...	ieiunus	= nüchtern, mit leerem Magen
jugul...	iugulum, -i	= Kehle
junct...	iungere [iunctum]	= zusammenzufügen, vereinigen
	iunctio, -onis	= Verbindung
juxta...	iuxta	= dicht daneben
k...	s.a. c..., z...	
kachekt...	καχέκτης	= schlecht beschaffen, krank
kaino...	καινός	= neu, außerordentlich
kako...	κακός	= schlecht, untauglich
kalkari...	1) calcar, -aris	= Sporn
	2) calx, calcis	= 1) Kalk; 2) Ferse
kal(l)i..., kal(l)o...	1) κάλλος	= Schönheit
	καλός	= schön;
	2) callum, -i	= Schwiele
kalor(i)	calor, caloris	= Wärme, Hitze
kalzi...	calx, calcis	= 1) Kalk(stein); 2) Ferse
kamp...	campus, -i	= Feld, Fläche
kampto...	κάμπτω	= beugen, biegen
kankr..., kanzer...	cancer, cancri	= Krebs
kantho...	κανθός	= Augenwinkel
kapno...	καπνός	= Rauch, Dampf
karbo...	carbo, carbonis	= Kohle
kardio...	καρδία	= 1) Herz; 2) Magen(mund)
kario...	caries, cariei	= Fäulnis, Morschheit
karotid...	καρωτικός	= betäubend
	carotis	= Kopfarterie (deren Kompression zu Ohnmacht führt)
karp...	καρπός (= carpus, -i)	= Frucht, Handwurzel
karph...	κάρφος	= dürres Reis, Splitter, Span
karyo...	κάρυον	= Nuß, Kern
karzino...	καρκίνος	= Krebs
kaseo...	caseus, -ei	= Käse
kat..., kata...	κατά	= nieder, hinab, gänzlich
katabol...	καταβάλλω	= niederwerfen, -reißen
katalept...	κατάληψις	= Erfassen, Überfall
katalys...	κατάλυσις	= Auflösung
kataphor...	καταφορά, καταφέρω	= Hinabtragen bzw. hinabtragen
kathar...	καθαρτικός	= reinigend, abführend
	κάθαρσις	= Reinigung
katheter...	καθετήρ	= Sonde
kathis...	καθίζω	= (sich) niedersetzen
kaudo...	cauda, -ae	= Schwanz
kaul...	καυλός	= Stengel, Stamm
kaus(t)...	καῦσις	= Verbrennen, Brennen
	καυστικός	= brennend
kautero...	καυτήρ	= Brenneisen
kaverno...	caverna, -ae	= hohler Raum, Höhle
kavo...	cavus	= hohl
kebo...	↗zebo...	
kelo...	κήλη	= Geschwulst, Bruch; s. a. ...cele
keno...	κενός	= leer; vgl. kaino...
kento...	κεντέω	= (durch)stechen
kephal...	κεφαλή	= Haupt, Kopf
kerat(o)...	κέρας, κέρατος	= Horn
kerauno...	κεραυνός	= Blitz
keri...	κηρίον	= Wachskuchen, Honigwabe
	κηρός (= cera)	= Wachs
kines..., kinet...	κίνημα (= κίνησις)	= Bewegung
	κινητικός	= zur Bewegung fähig oder dienend
kio...	κίων, κίονος	= Säule, Pfeiler
...klasie	κλάσις	= Zerbrechen, Brechen
klasm(at)...	κλάσμα, κλάσματος	= Bruchstück, Zerbrochenes
klaustro...	claustrum, -i	= Verschluß
kleid(o)...	κλείς, κλειδός	= Riegel, Schlüssel
klepto...	κλέπτω	= stehlen
klim...	1) κλίμα	= (Himmels-)Gegend;
	2) κλῖμαξ	= Leiter, Treppe
klin...	κλίνη	= Bett
	κλίνω	= (sich) neigen, beugen, liegen
klis...	1) ↗klin...	
	2) ↗klys...	
klono...	κλονέω	= bedrängen, durcheinander drängen
	κλόνος	= Gewühl
klys...	κλύζω	= spülen
	κλύσμα	= Klistier
...knem	κνήμη	= Unterschenkel, Schienbein
knid...	κνίζω	= kratzen, jucken
kokk...	κόκκος	= Kern
kokz...	κόκκυξ, κόκκυγος	= Kuckuck, Steißbein (einem Kuckucksschnabel ähnl.); vgl. kokk...
koli...	↗kolo...	
koll...	an »l« assimiliertes ↗con	
kolla...	κόλλα	= Leim
kollo...	collum, -i	= Hals
kolo..., koli...	1) κῶλον	= Glied, Teil;
	2) colon	= Dickdarm
kolob...	κολοβόω	= verstümmeln, verkürzen

Wortstämme, Präfixe, Suffixe

kolor(i)...	color, coloris	= Farbe	kor(io)..., ...korie	κόρη	= Mädchen, Puppe, Pupille
kolp(o)...	κόλπος	= Busen, Bucht, Schoß	...korm	κορμός	= (Baum-)Stamm
kolumno...	columna, -ae	= Säule, Pfeiler	korpor...	corpus, corporis	= Körper (Deminutivum: corpusculum)
kolys...	κολούω	= hindern, schädigen			
kom...	↑con...				
kombust...	comburere [combustum]	= verbrennen	kosm...	κόσμος	= 1) (geordnetes) Weltall; 2) Schmuck
komed...	comedere [comedi, comesum]	= verzehren	kosmet...	κοσμέω	= schmücken
			kranio...	κρανίον	= Schädel
	comedo, -onis	= Fresser	...krasie	κρᾶσις	= Mischung, Trank
kommissur(o)...	commissura, -ae	= Verbindung	kraur...	κραῦρος	= trocken, geschrumpft
kommotions...	commotio	= Bewegung, Erregung			
	commovere [commotum]	= in Bewegung setzen, erregen	kreato..., ...kreas	κρέας, κρέατος (oder κρέως)	= Fleisch
kompakt...	compactus	= fest	...kret	cernere [cretum]	= sondern, scheiden, sieben
	compingere [compactum]	= zusammenfügen	kriko...	κρίκος	= Ring
kompat...	compati	= mitfühlen, zueinander passen	...krin, ...krino..., kris...	κρίνω κρίσις	= scheiden, sondern = Trennung, Entscheidung
kompet...	competere [competitum]	= gemeinsam erstreben	...krot	κρότος	= Klatschen, lautes Zusammenschlagen
komposit...	componere [compositum]	= zusammenfügen	krotaph...	κρόταφος	= Schläfe
kompress...	comprimere [compressum]	= zusammendrücken	krozid...	κροκύς, κροκύδος	= (Woll-)Flocke
kon...	↑con...		kruro...	crus, cruris	= Bein, Unterschenkel
koncho...	κόγχη (= concha)	= Muschel	krust...	crusta, -ae	= Rinde, Schale
			kryo...	κρύος	= Frost
kondukt...	conducere [conductum]	= zusammenführen, übernehmern, zutragen	krypto...	κρυπτός	= verborgen
			kumul...	cumulare	= anhäufen
			kupr...	cuprum, -i	= Kupfer
kondyl...	κόνδυλος	= mittlerer Fingergelenkknochen, Beule	...kursiv	currere [cursum]	= laufen, rennen
			kutan...	cutis, cutis	= Haut
			kybern...	κυβερνάω	= steuern
kongest...	congerere [congestum]	= zusammenbringen, anhäufen	kyemo...	κύημα	= Embryo
			...kyesis	κύησις	= Schwangerschaft
konglut...	conglutinare	= zusammenleimen, fest verknüpfen	kyklo...	κύκλος	= Kreis
			kymo...	κῦμα	= Woge
koni(o)...	1) κονία	= Staub;	kynikl...	κύνικλος	= Kaninchen
	2) conus, -i	= Kegel	kyn(o)...	κύων, κυνός	= Hund
konkresz...	concrescere [concretum]	= zusammenwachsen	kypho...	κυφός	= gebückt, gekrümmt
			kyrto...	κυρτός	= krumm, gewölbt
konstip...	constipare	= zusammendrängen	kyst...	↑cyst...	
konstit...	constituere	= aufstellen, herrichten			
	constitutum	= beschaffen	...lab	λαμβάνω	= fassen, nehmen; s.a. ...lepsie
konstrik...	constringere [constrictum]	= zusammenschnüren	labi(al)...	labium, -ii (= labrum, labri)	= Lippe
konsumpt...	consumere [consumptum]	= aufzehren			
...kont	κοντός	= Stange	labid...	λαβίς, λαβίδος	= Zange
kontag..., kontakt...	contagio, -onis (= contagium)	= Ansteckung	labyrinth...	λαβύρινθος	= Irrgarten
			lacer...	lacerare	= zerfetzen
	contingere [contactum]	= anrühren, anstoßen	lact...	lac, lactis	= Milch
			laevo...	laevus	= linker, linkisch
kontent...	contendere [contentum]	= anspannen, zusammenhalten	...lagnie	λαγνεία	= Ausschweifung, Wollust
kontig...	contiguus	= angrenzend; vgl. kontag...	lago...	λαγῶς	= Hase
			lalo..., ...lalie	λαλέω λαλία	= plaudern, sprechen = Rede, Sprache
kontra...	↑contra...				
kontrakt...	contrahere [contractum]	= zusammenziehen	lamin...	lamina, -ae	= Platte, Scheibe (Deminutivum: lamella)
kontrekt...	contrectare	= anfassen, betasten			
kontus...	contundere [contusum]	= zerschlagen	lampro...	λαμπρός	= leuchtend
			...lampsie	λάμπω	= leuchten
konvekt...	convehere [convectum]	= zusammenfahren, -bringen	lapar(o)...	λαπάρα (= λαπάρη)	= Weichen, Bauch(höhle)
konvers...	convertere [conversum]	= umwenden, -wandeln	...laps	labi [lapsus sum]	= sich senken, sinken
			laryng(o)...	λάρυγξ, λάρυγγος	= Kehle, Schlund
konzept...	concipere [conceptum]	= zusammenfassen, empfangen, schwanger werden	latero..., ...lateral...	latus, lateris	= Seite
			lathyr...	λάθυρος	= Wicke, Erbse
			leg...	legere [legi, lectum]	= lesen, auflesen, sammeln; s.a. ...logie, ...lexie
koph(o)...	κωφός	= stumpf, stumm, taub			
kop(i)...	κόπος	= Schlagen, Ermüdung, Mühe			
kopro...	κόπρος	= Mist, Kot, Schmutz	leio..., li...	λεῖος (= λίς)	= glatt

Wortstämme, Präfixe, Suffixe

lemmo...	λέμμα	= Rinde, Hülle	...mania	μανία	= Raserei, Wahnsinn, Sucht
lenti...	lens, lentis	= Linse	mano...	μανός	= dünn
leont...	λέων, λέωντος	= Löwe	manu...	manus, manus	= Hand
lepi..., lepo...	λέπος	= Schuppe, Rinde, Schale	marasm..., marast...	μαραίνω	= hinschwinden, welken
lepro...	λεπρός	= schuppig		μαρασμός	= Hinschwinden
	λέπρα	= Aussatz	margin...	margo, -inis	= Rand, Grenze
...lepsie	λῆψις	= Ergreifung, Anfall	marito...	maritus	= ehelich; Ehemann
lepto...	λεπτός	= dünn, zart, schwach	marsupio...	marsupium (= μαρσύπιον)	= (Geld-)Beutel
leth(eo)...	λήθη	= Vergessen			
leuk...	λευκός	= licht, leuchtend, weiß	mascul..., maskul...	masculinus	= männlich (von mas, maris = Mann)
lev...	1) levere, levis	= heben bzw. leicht	masseter(o)...	μασ(σ)ητήρ	= Kauender
	2) ↑laevo...		mastig	μάστιξ, μάστιγος	= Peitsche
...lexie	λέξις	= Sprechen, Reden; s.a. leg...	mastik...	masticare [masticatum]	= kauen
lezith...	λέκιθος	= Eidotter	mast(o)...	μαστός (= μαζός)	= Brust(warze)
libid...	libido, -inis	= Begierde, Lust, Trieb	mastoid...	mastoideus	= brustwarzenähnlich
lichen(i)...	λειχήν	= Flechte	matern...	maternus	= mütterlich, Mutter... (mater, matris)
lien(o)...	lien, lienis	= Milz	...matur	maturus	= reif, erwachsen
ligamento...	ligamentum, -i	= Binde, Band	maxill(o)...	maxilla, -ae	= Kinnbacke, Oberkiefer
limb...	limbus, -i	= Saum			
limn...	λίμνη	= See, Teich, Sumpf	meato...	meatus, -us	= Gang, Weg, Mündung
lingual	lingua, -ae	= Zunge (Deminutivum: lingula)	mechan(o)...	μηχανή	= Werkzeug, Instrument
lio...	↑leio...			μηχανικός	= mechanisch
lip(ar)...	λίπος	= Fett	medic..., medik...	medicus, -i	= Arzt
	λιπαρός	= fettig		medicamen, -inis	= Heilmittel
liss...	λισσός	= glatt		medicina, -ae	= Heilkunst, -mittel
lith(o)	λίθος	= Stein	medio	medius	= mittlerer
lived..., livid...	livere	= bleifarbig oder bläulich sein	medull...	medulla, -ae	= Mark
lob...	λοβός (= lobus)	= Lappen	mega...	μέγας (μεγάλη, μέγα)	= groß
loch(i)o...	λόχιος (= λοχεῖος)	= zur Geburt (λοχεία) gehörig	meio...	μειόω	= verringern, verkleinern
...logie, logo...	λόγος	= Wort, Rede, Lehre, Rechnen, Erwägen		μείων	= kleiner (Komparativ von μικρός)
loimo...	λοιμός	= Pest, Seuche	meko...	μῆκος	= Länge, Größe
loko...	locus, loci	= Ort	mekon...	μήκων, μήκωνος	= Mohn(saft), Opium
lopho...	λόφος	= Nacken, Haarschopf	mel...	↑...melus	
lord(o)...	λορδός	= vorwärts gekrümmt	melan(o)...	μέλας, μέλανος	= schwarz
lox...	λοξός	= schief	meli..., melli...	μέλι, μέλιτος (= mel, mellis)	= Honig
lui...	lues, luis	= Seuche, ansteckende Krankheit	meliss...	μέλισσα (= μέλιττα)	= Biene
lumbal...	lumbus, -i	= Lende	melodio...	μελῳδία	= Lied, Gesang
lumin...	lumen, luminis	= Licht	melo(n)...	μῆλον	= Apfel, Wange
lunar...	lunaris	= zum Monde (luna) gehörig, Mond...	...melus, ...melie	μέλος	= Glied
lupo...	lupus, -i	= Wolf, Zehrflechte	mening...	μῆνιγξ, μήνιγγος	= zarte Haut, Hirnhaut
luteo...	luteus	= gelb	menisk...	μηνίσκος	= mondförm. Gebilde
lyko...	λύκος	= Wolf	men(o)...	μήν, μηνός	= Monat (= mensis, mensis), Mond
lymph...	lympha, -ae	= klares Wasser, Quellwasser	menstrual...	menstrualis	= monatlich (↑meno...)
ly(o)..., lys...	λύσις	= Auflösung	ment...	1) mentum, -i	= Kinn, Kinnbart;
	λύω	= auflösen, trennen		2) mens, mentis	= Denken, Verstand
lyss...	λύσσα (= λύττα)	= Hundswut, Raserei	mephit...	mephitis, -is	= schädl. Ausdünstung
mac...	↑mak...		meristh...	μερίζω	= teilen, zerlegen
madar...	μαδαρός	= kahl	mer(o)...	1) μέρος	= Teil, Glied;
makro...	μακρός	= lang, groß		2) μηρός	= Schenkel, Hüfte
makul...	macula, -ae	= Fleck	mes(o)...	μέσος	= mittlerer, mitten
mal...	malus	= schlecht	met..., meta...	μετά	= inmitten, zwischen, hinter, nach, gemäß
malako...	μαλακός	= weich	metabo(l)...	μεταβάλλω	= (sich) verändern
...malazie	μαλακία	= Schlaffheit, Krankheit		μεταβολή	= Austausch, Umsatz
malign...	malignus	= schlecht beschaffen, böse	metallo...	metallum, -i	= Metall
malleo...	malleus, mallei	= Hammer (Deminutivum: malleolus = Knöchel)	metamorph...	μεταμόρφωσις (= metamorphosis)	= Verwandlung der Gestalt
malo...	mala, -ae	= Wange, Kinnbacke	metastas...	μετάστασις	= Umstellung, (Aus-)Wanderung
mamill...	mamilla, -ae	= Brustwarze, Brust			
mamm(o)...	mamma, -ae	= Brust			

Wortstämme, Präfixe, Suffixe

meteor...	μετέωρος	= emporgehoben, hoch in der Luft
...meter, ...metrie	μέτρον	= Maß
metho...	μέθη	= Trunkenheit; starkes Getränk
metop...	μέτωπον	= Stirn
metr(o)...	μήτρα	= Gebärmutter
micro..., mikro...	μικρός	= klein, unbedeutend
migro...	migrare	= (aus)wandern
miliar...	milium, -ii	= Hirsekorn
mill	mille	= tausend
mim(o)...	μίμημα	= Nachahmung
mio...	⌐ meio...	
mis(o)...	μῖσος	= Haß
miss...	mittere [missum]	= werfen, schicken
mito...	μίτος	= Faden, Kette
mitral...	mitralis	= zweizipflig, einer Mitra (μίτρα = metall. Stirnband) ähnlich
mix...	miscere [mixtum]	= mischen, vereinen
mnem(o)..., ...mnes...	μνήμη (= μνῆστις)	= Gedächtnis
mochl...	μοχλός	= Hebel
mogi...	μόγος	= Mühe, Arbeit
mon(o)...	μόνος	= allein, einzig, einzeln, nur
monstro...	monstrum, -i	= Wahrzeichen, Wundergestalt, Ungeheuer
morbi...	morbus, -i	= Krankheit
morph...	μορφή	= Gestalt
morsi...	mordere [morsum]	= beißen
morti...	mors, mortis	= Tod
moto(r)...	motare	= hin und her bewegen (Intensivum von movere [motum] = bewegen)
	motor	= Beweg(end)er
muci..., muco..., muko...	mucus, -i	= (Nasen-)Schleim
multi...	multum	= viel(mals)
muscul..., muskul...	musculus, -i	= Mäuschen, Muskel (Deminutivum von mus, muris = Maus)
myc..., myk...	μύκης, μύκητος	= Pilz
myel...	μυελός	= Mark
myi...	μυῖα	= Fliege
mylo...	μύλη (= μύλος)	= Mühle, Mahlstein
my(o)...	μῦς, μυός	= Maus, Muskel
myring...	μύριγξ, μυρίγγος	= Trommelfell (Verballhornung von μῆνιγξ = zarte Haut? Ableitung von μύρον = Salbe?)
myrmek...	μύρμηξ, μύρμηκος	= Ameise
myso...	μύσος	= Abscheu, Ekel
mytho...	μῦθος	= erdichtete Erzählung, Mythus
myx...	μύξα	= Schleim
myz...	⌐ myk...	
naev..., näv...	naevus, -i	= Muttermal
nano...	nanus, -i	= Zwerg
narco..., narko...	νάρκη	= Erstarrung, Lähmung
nasc..., nasz...	nasci [natus sum]	= geboren werden, entstehen
naso...	nasus, -i	= Nase
nato...	natus, natus	= Geburt
naus...	ναῦς, νεώς ναυσία (= ναυτία)	= Schiff = Seekrankheit
navicul...	navicula, -ae	= Kahn
necro..., nekro...	νεκρός	= tot, gestorben
nema...	νῆμα	= Faden
ne(o)...	νέος (= novus)	= neu, jung
nephel...	νεφέλη	= Nebel, Finsternis
nephr...	νεφρός	= Niere
nerv...	nervus, -i	= Sehne, Nerv
neuro...	νευρά (= νεῦρον)	= Sehne, Nerv
neutr(o)...	neuter, -tri	= keiner von beiden
nigr...	niger, -gri	= schwarz
niph..., niv...	νιφάς, νιφάδος (= nix, nivis)	= Schnee
noct...	nox, noctis	= Nacht
nodos...	nodosus	= voller Knoten (nodus, -i), knotig
nodul...	nodulus, -i	= kleiner Knoten
nokt...	⌐ noct...	
noes..., noet...	νόησις	= Wahrnehmen, Denken
nom(o)..., ...nom...	1) νομή 2) νόμος	= Weiden; Zerfressen = Ordnung, Regel, Gesetz
noo...	νόος (= νοῦς)	= Verstand, Vernunft, Sinn
norm(o)...	norma, -ae	= Richtschnur, Regel
noso...	νόσος	= Krankheit
nost(o)...	νόστος	= Heimkehr
nostr...	noster, -tri nostras	= unser = einheimisch
notho...	νόθος	= unehelich, Bastard
noto...	νῶτον (= νῶτος)	= Rücken
noci..., nozi...	nocere [nocitum] noxius	= schaden = schädlich
nucleo..., nukleo...	nucleus, -ei	= (Nuß-)Kern (Deminutivum von nux, nucis = Nuß)
nutri...	nutrire	= ernähren
nykt...	νύξ, νυκτός	= Nacht, Finsternis
nymph...	νύμφα (= νύμφη)	= Braut, junge Frau, Nymphe
nystagm(o)...	νυστάζω	= nicken
...nyxis	νύξις	= Stechen
ob...	ob	= gegen, gegenüber, weg
obduz...	obducere	= gegen etwas führen, ausbreiten
obes...	obesus	= fett
obliqu...	obliquus	= seitlich, schräg, schief
obliter...	oblinere [oblitum]	= beschmieren, zukleben, verstopfen
obsess...	obsidere [obsessum]	= besetzt halten, bedrängen
obstetr...	obstetrix, -tricis	= Hebamme
obstruct...	obstruere [obstructum]	= entgegentürmen, verrammeln
obtur...	obturare [obturatum]	= verstopfen
occlus..., okklus...	occludere [= occlusum]	= verschließen
occult...	occultare [occultum]	= verbergen
ochr...	ὠχρός	= blaß, gelb
oculo..., okulo...	oculus, -i	= Auge
odont...	ὀδούς, ὀδόντος	= Zahn
odori..., odoro...	odor, -oris	= Geruch
...odynie...	ὀδύνη	= Schmerz
...ödem...	οἴδημα	= Geschwulst, Beule

Wortstämme, Präfixe, Suffixe

oeko..., oiko...	οἶκος	= Haus, Heimat		oxy...	1) ὀξύς	= scharf, spitz
oen(o)...	οἶνος	= Wein			2) oxygenium, -ii	= Sauerstoff
oeso...	οἴσω	= tragen		oz...	ὄζειν	= riechen, stinken
oestr...	οἶστρος	= Bremse; Wut, Leidenschaft		pachy...	παχύς	= dick, fett, stark
...oid...	↗ ...id			pact...	pangere [pepigi, pactum]	= festmachen
oiko...	↗ oeko...				(= πακτόω)	
ok(k)...	↗ oc(c)...			päd..., paid...	παῖς, παιδός	= Kind
okzipit...	occipitium	= Hinterhaupt		pag...	1) πάγος	= Eis, Frost;
ole...	ὠλένη	= Ellbogen			2) παγός	= fest (s.a. ...pexie)
oleo...	oleum, -ei	= Öl			(= πηγός)	
olig(o)...	ὀλίγος	= wenig; klein		palaeo...	παλαιός	= alt
...om(a)	Suffix ...ωμα	= Geschwulst		palato...	palatum, -i	= Gaumen
omento...	omentum, -i	= Fetthaut, Darmnetz		pali...	πάλιν	= zurück, entgegen, wiederum
omni...	omnis	= aller, jeder		pall...	πάλλω	= schwingen, schütteln
om(o)...	1) ὦμος	= Schulter;			παλμός	= Pulsschlag
	2) ὠμός	= roh		palliat...	palliare [palliatum]	= mit einem Mantel (pallium, -ii) bedecken, lindern
omphal...	ὀμφαλός	= Nabel				
oneir...	ὄνειρος	= Traum				
onio...	ὤνιος	= käuflich				
onko...	ὄγκος	= Masse, Schwellung; Haken (vgl. unko...)		pallid...	pallidus	= bleich
onom(ato)..., ...onym	ὄνομα (= ὄνυμα)	= Name			pallere	= blaß sein
				palmo...	palma, -ae	= Palme, flache Hand, Hohlhand (= παλάμη)
ont(o)...	ὤν, ὄντος	= seiend				
onych(o)...	ὄνυξ, ὄνυχος	= Nagel, Kralle				
oo...	ᾠόν (= ovum)	= Ei		palpat...	palpare [palpatum]	= sanft klopfen (Intensivum: palpitare = zucken)
op..., ...opsia, opt...	ὤψ, ὠπός	= Auge, Angesicht (s.a. opt...)				
	ὄψις, ὄψεως	= Sehen, Angesicht, Auge		pan..., panto...	πᾶς (πᾶσα, πᾶν)	= ganz, gesamt, jeder, alles
oper(o)...	opus, operis	= Werk, Tätigkeit		pancreat(o)...	pancreas (= πάγκρεας,-κρέατος)	= Bauchspeicheldrüse (als »ganz fleischiges« Organ: ↗ pan..., kreat...)
ophio...	ὄφις, ὄφεως	= Schlange				
ophryo...	ὀφρύς, ὀφρύος	= Augenbraue				
ophthalm...	ὀφθαλμός	= Auge				
	ὀφθαλμία	= Augenkrankheit		pannicul...	panniculus	= kleiner Lappen (Deminutivum von pannus)
opisth...	ὄπισθεν	= (von) hinten				
opo...	1) ὀπός	= Pflanzensaft				
	2) ↗ op...			papillo...	papilla, -ae	= Brustwarze
oppress...	opprimere [oppressum]	= niederdrücken		papulo...	papula, -ae	= Blatter, Pestbeule
				par(a)...	παρά	= (da)neben, von (seiten), darüber hinaus, im Unterschied von
ops(i)..., ...opsia	↗ op...					
opson...	ὀψωνιάζω	= mit Speise, Zukost (ὄψον) versehen				
opt..., optico...	opticus	= das Sehen bzw. den Sehnerv betreffend (s.a. op...)		...para	parere [partum]	= gebären, hervorbringen
				paralyt...	παράλυσις	= Gliederlähmung
orbito...	orbita, -ae	= Wagengleis, Augenhöhle		parent...	parentes, -um	= Eltern
				pariet(o)...	paries, -etis	= Wand, Mauer
orch(id)o...	ὄρχις, ὄρχεως	= Hode		parotid...	parotis	= »neben dem Ohr« (↗ para..., oto...)
orexi...	ὀρέγω (= ὀρέγνυμι)	= sich strecken, begehren				
				partheno...	παρθένος	= Jungfrau
organo...	ὄργανον	= Werkzeug		partial...	pars, partis	= Teil
orino...	ὀρεινός (= ὄρειος)	= bergig, zum Gebirge (ὄρος) gehörend		...pathia, path(o)...	πάθη (= πάθος)	= Leiden
ornitho...	ὄρνις, ὀρνῖθος	= Vogel, Huhn		partur...	parturire	= kreißen (Desiderativum von parere = gebären)
oro...	os, oris	= Mund				
or(r)ho...	ὀρ(ρ)ός	= wäßr. Flüssigkeit, Käsewasser, Serum				
ortho...	ὀρθός	= aufgerichtet, gerade		parvi...	parvus	= klein
oscheo...	ὄσχεον	= Hodensack		patr...	πατήρ, πατρός (= pater, patris)	= Vater
oscill...	oscillare	= sich schaukeln				
...ose, ...osis	Suffix »Krankheit«			pausi..., ...pausis	παύω	= beenden
osm...	1) ὀσμή (= ὀδμή)	= Geruch, Duft		pectoral...	pectus, pectoris	= Brust
				ped...	pes, pedis	= Fuß (s.a. pod...)
	2) ὠσμός	= Stoß(en)		...pedesis	πήδησις	= Springen, Durcheilen
osphr...	ὄσφρησις	= Geruch(ssinn)				
osseo..., ossi...	os, ossis	= Knochen		pedicul...	1) ↗ peduncul...	
ost(eo)..., osti...	(= ὀστέον = ὀστοῦν)				2) pediculus, -i	= Laus
				peduncul...	pedunculus, -i	= kleiner Fuß
ostio...	ostium, -ii	= Tür, Mündung		...pege	πηγή (= pege)	= Quelle
ostreo...	ostrea, -ae (= ὄστρειον)	= Muschel, Auster		pelag...	πέλαγος	= Meer
				peliko...	πέλιξ, πέλικος	= Becken (s.a. pelvi...)
ot(o)...	οὖς, ὠτός	= Ohr		peli(o)...	1) ↗ pelvio...	
ovi..., ovo...	ovum, ovi	= Ei			2) πελιός	= schwarzblau

Wortstämme, Präfixe, Suffixe

pell...	πέλλα (= pellis)	= Haut, Fell (Deminutivum: pellicula)	...phimosis	φιμόω φιμός	= knebeln, fesseln = Maulkorb
pelo...	1) πέλας 2) πηλός	= nah = Ton, Schlamm	phleb... phleg..., phlog...	φλέψ, φλεβός φλέγω	= Ader = verbrennen, entzünden
pelvi(o)...	pelvis, -is	= Schüssel, Becken		φλέγμα	= Brand; zäher Schleim
pemphig...	πέμφιξ, πέμφιγος	= Hautblase	phlegmon...	φλεγμονή	= Brand, Entzündung
...pempsis	πέμψις πέμπω	= Absendung = schicken, ab-, zusenden	phlog... phlykt(en)...	φλόξ, φλογός φλύκταινα	= Brand, Hitze = Blase, Blutgeschwür
			phob..., ...phob	φόβος	= Furcht, Angst
...penia	πενία	= Armut	phoko...	φώκη	= Robbe, Seehund
penicill...	penicillus, -i	= Pinsel (Deminutivum von penis, -is = Schwanz, männl. Glied)	phon... phor...	1) φωνή 2) φόνος ↑ phero...	= Stimme, Laut, Sprache = Tötung
pent(a)...	πέντε	= fünf	phosphor(o)...	φωσφόρος	= lichtbringend, Phosphor...
...pepsie, pepto...	πέψις, πέψεως πεπτός	= Kochen, Verdauung = gekocht	phot...	φῶς, φωτός (= φάος)	= Licht, Helligkeit
per...	1) per 2) πέρ	= durch (...hindurch), vermittels; = ganz, gänzlich, durchaus	...phrasie phren..., ...phren	φράζω φρήν, φρενός	= kundtun, sagen, denken = Zwerchfell, Seele, Verstand
perfus...	perfundere [perfusum]	= übergießen, durchströmen	...phraxis phryo...	φράσσω φρῦνος (= φρύνη)	= verstopfen = Kröte
peri...	περί	= ringsum, um ... herum, ungefähr	phthir...	φθείρ, φθειρός	= Laus
perineo...	περίνεον (= perineum)	= Damm (als Weichteilgebilde zwischen After u. Genitale)	phthiseo... phylakt..., phylax...	φθίσις, φθίσεως φύλαξ, φύλακος	= Auszehrung, Schwindsucht = Wächter, Hüter
peristalt...	περισταλτικός	= umfassend (und zusammendrückend)	phylo...	φυλή	= Volksstamm, Geschlecht
peritoneo...	peritonaeum (= περιτόναιον)	= Bauchfell	...phym(a)	φῦμα	= Gewächs, Wucherung
perkuss...	percutere [percussum]	= stoßen, erschüttern	phys(o)...	φυσάω	= blasen, hauchen, aufblähen
pero...	πηρός	= verstümmelt	physio...	φύσις, φύσεως	= Natur, natürl. Beschaffenheit
peroneo...	περόνη	= Spange, Wadenbein	physiko...	φυσικός	= die Natur betreffend
persekutiv...	persequi [persecutus sum]	= verfolgen	phyt(o)... piar...	φυτόν πῖαρ	= Gewächs, Pflanze = Fett (↑ pio...)
persist...	persistere	= hartnäckig verharren	pigmento...	pigmentum, -i	= Farbe
persuas...	persuadere [persuasum]	= überreden, -zeugen	pikro... pilo...	πικρός pilus, -i	= scharf, bitter = Haar
perzept...	percipere [perceptum]	= empfangen, wahrnehmen	ping... pino...	pinguis πίνω	= fett = trinken
pesti...	pestis, -is	= Seuche, Pest, unheilvolles Geschöpf	pio... piri..., piro...	πίων (πῖον) pirum, -i	= fett = Birne
...petal	petere [petitum]	= erstreben, eilig hingehen	pithek... pituit...	πίθηκος pituita, -ae	= Affe = Schleim (als vermeintl. Hypophysensekret)
petri...	petra, -ae (= πέτρα)	= Fels, Stein			
petros...	petrosus	= felsig, steinig	pityr...	πίτυρα	= Kleie
...pexie	πῆξις	= Festmachen	placent..., plazent...	placenta, -ae	= Kuchen
phaeno...	φαίνω	= sichtbar machen, leuchten, zum Vorschein kommen	plagio... plako...	πλάγιος πλάξ, πλακός	= seitlich, quer, schräg = Platte, Fläche
phaeo...	φαιός	= schwärzlich, grau	plano...	planus	= eben, flach
phag(o)...	φαγεῖν	= essen, verzehren		planum, -i	= Ebene
phako...	φακός (= φακῆ)	= Linse	plant...	planta, -ae	= Setzling; (Fuß-)Sohle
phalakro...	φαλακρός	= kahlköpfig	plasmo...	πλάσμα	= Geformtes, Gebildetes (s.a. plast...)
phalang...	φάλαγξ, φάλαγγος	= runder Balken			
phallo...	φαλλός	= Holzpfahl, männliches Glied	plas(t)... platy...	πλάσσω πλατύς	= formen, bilden = platt, weit, breit
phanero...	φανερός	= sichtbar, deutlich	...plegia	πληγή	= Schlag, Wunde (s.a. pless...)
pharmako...	φάρμακον	= Heilmittel			
pharyng...	φάρυγξ, φάρυγγος	= Schlund, Kehle	ple(i)o...	πλείων	= mehr (Komparativ von πολύς)
phaso...	φάσις	= Erscheinen (= φαίνω), Sprache (= φήμη)	plero... plesio... plessi..., plex...	πλήρης πλησίος πλήσσω	= voll(ständig) = nahe = schlagen, verwunden, erschüttern (s.a. pleg...)
pher(o)...	φέρω (= ferre [latum])	= tragen, sich schnell fortbewegen			
...phil	φιλέω	= lieben			

Wortstämme, Präfixe, Suffixe

pleth...	πλῆθος	= Fülle	prosop...	πρόσωπον	= Gesicht, Antlitz
pleur(o)...	πλευρά	= Seite (des Leibes), Weichen	prostat...	προστάτης	= Vorsteher
			prosth...	πρόσθεν	= vorn, vorher
plex...	1) plectere [plexum]	= flechten;	prosthes... prothet...	πρόσθεσις	= Hinzufügen, Zusatz Vorsetzung
	2) ↗ plessi...		proto...	πρῶτος	= erster
...ploid	...πλόος (= ...plus), ↗ ...id	= »-fach«	psali...	ψαλίς, ψαλίδος	= Schere
			psamm(o)...	ψάμμος	= Sand
			psathyr...	ψαθυρός	= weich, zerbrechlich
plumb...	plumbum, -i	= Blei	psell...	ψελλός	= stammelnd, stotternd
pluri...	plures	= viele, zahlreiche	pseud...	ψευδής	= täuschend, unwahr, irrig
pneu(m)..., ...pnoe...	πνεῦμα	= Hauch, Atem	psill...	ψιλός	= kahl
	πνεύμων	= Lunge	psittak...	ψίττακος	= Papagei
pod...	πούς, ποδός	= Fuß, Bein	psoas...	ψόα, ψόας	= Lende(ngegend)
...poese	ποίησις	= Tun, Hervorbringen	psor...	ψώρα	= Krätze
poikilo...	ποικίλος	= bunt	psych...	ψυχή	= Seele, Gemüt
polio...	πολιός	= grau	psychro...	ψυχρός	= kühl, kalt, frostig
pollakis...	πολλάκις	= oft	ptarm...	πταρμός	= Niesen
pollut...	polluere [pollutum]	= besudeln	ptern...	πτέρνα	= Ferse
			pter(o)...,	πτερόν	= Feder, Flügel
polo...	πόλος (= polus, -i)	= Pol	pterygo...	πτέρυξ, πτέρυγος	= Flügel
			ptilo...	πτίλον	= (Flaum-)Feder
poly...	πολύς	= viel, groß, zahlreich	...ptoe, pty(s)...	πτύω	= speien, spucken
polypo...	πολύπους	= vielfüßig; Meerespolyp		πτύσμα	= Speichel
			ptom..., ptos..., ptot...	πτῶμα	= Sturz, Gefallenes, Leichnam
pondero...	pondus, -eris	= Gewicht			
pono...	πόνος	= Arbeit, Mühe		πτῶσις	= Fallen, Sturz
ponto...	pons, -tis	= Brücke	pty...	↗ ...ptoe	
porio...	πορεία	= Wanderung	ptyx...	πτύξις	= In-Falten-legen
porno...	πορεία	= Unzucht	pub(eo)...	pubes, -is	= Scham(haare, -gegend)
poro...	πόρος (= porus)	= Durchgang, Weg	pubert..., pubesz...	pubes, puberis	= mannbar
porph(yr)o...	πορφύρα	= Purpur			
porro...	πόρρω	= weit(er hin), vorwärts, fern von		pubescere	= behaart oder mannbar werden
porto...	porta, -ae	= Pforte	pudend...	pudere	= sich schämen
posit...	ponere [positum]	= setzen, legen, stellen	pulm...	pulmo, -onis	= Lunge
	positio, -onis	= Stellung	pulp...	pulpa, -ae	= festes Fleisch
post...	post	= (hinten)nach, später, hinter	puls...	pulsare	= heftig schlagen (Intensivum zu pellere [pulsum] = stoßen, in Bewegung setzen)
posth(i)o...	πόσθιον (= πόσθη)	= Vorhaut			
poto...	ποτόν (= potus, -us)	= Trank, Trinken			
	potare	= viel trinken		pulsus, -us	= Stoß, Schlag
prae...	prae	= vor	punct..., punkt...	pungere [punctum]	= stechen
praecipit...	praecipitare [praecipitatum]	= jählings hinabstürzen		punctum, -i	= Stich
prag..., prax...	πρᾶγμα (= πρᾶξις)	= Tätigkeit	pupill...	pupilla, -ae	= Püppchen
			purg...	purgare	= reinigen, abführen
presby...	πρέσβυς	= alt	puri...	pus, puris	= Eiter
presso...	premere [pressum]	= drücken	putri...	puter (= putris)	= faulig
			pyel...	πύελος	= Trog, Becken
	pressus, -us	= Druck	pyg...	πυγή	= Steiß
primi...	primus	= erster	pykn(o)	πυκνός	= dicht(gedrängt), fest
...priv	privare [privatum]	= berauben	pyl(e)...	πύλη	= Tor, Tür, Pforte
pro...	pro	= vor, für, gemäß	pylor...	πυλωρός	= Wächter, Torhüter
	πρό	= vor(an), vorher, anstatt	py(o)...	πυός	= Biestmilch; Eiter
			pyramid(o)...	πυραμίς, πυραμίδος	= Pyramide
prodrom...	prodromus, -i (= πρόδρομος)	= Vorläufer, Bote	pyreto...	πυρετός	= Feuerglut, Fieberhitze
prognost...	προγιγνώσκω	= vorzeitig erkennen			
progress...	progredi [progressus sum]	= vorwärtsschreiten	pyr(o)...	πῦρ, πυρός	= Feuer
			pyrgo...	πύργος	= Turm
prokto...	πρωκτός	= After, Steiß	quadrant...	quadrans, -antis	= vierter Teil
prokurs...	procurrere [procursum]	= vorlaufen, vorwärtsstürzen	quadri...	quadra, -ae	= Viereck
				quattuor	= vier
proprio...	proprius	= ausschließlich, eigen	quart...	quartus	= vierter
propuls...	propellere [propulsum]	= vorwärtstreiben	quint...	quintus...	= fünfter
pros...	πρός	= von ... her, vor, neben	racem...	racemus, -i	= Traube, Beere
			rachi..., rhachi...	ῥάχις, ῥάχεως	= Rückgrat, Rücken
...prosexie	πρόσεξις	= Aufmerksamkeit			
proso...	πρόσω (= πόρρω)	= weit, fern von	radiko...	radix, radicis	= Wurzel

Wortstämme, Präfixe, Suffixe

radikulo...	radicula, -ae	= Wurzelchen (Deminutivum von radix)	rhiz...	ῥίζα	= Wurzel
			rhodo...	ῥόδεος (= ῥοδόεις)	= rosig, Rosen...
radio...	radius, -ii	= Stab, Strahl	...rhoe(a), ...rhö, rheum...	ῥεῦμα	= Fließen
rami...	ramus, -i	= Zweig, Ast			
raph..., rhaph...	ῥαφή	= Naht		ῥέω	= fließen
rapt...	rapere [raptum]	= an sich reißen, fortschleppen	rhus...	ῥοῦς, ῥοός	= Fließen (s.a. ...rhoea)
ras...	radere [rasum]	= (ab)kratzen, schaben, rasieren	rhynch...	ῥύγχος	= Schnauze, Rüssel
			rhyp...	ῥύπος	= Schmutz
rauc...	raucus	= heiser	rhythmo...	ῥυθμός	= Takt
razem...	↑racem...		rhytid...	ῥυτίς, ῥυτίδος	= Falte, Runzel
re...	re	= zurück, entgegen, wieder, erneut	robor...	roborare	= stärken
				robur, roboris	= Kraft
reakt...	↑re...; agere [actum]	= tun, handeln	rosaz...	rosaceus	= rosenfarben
			rubeo...,	rubere	= rot sein
recess...	recedere	= zurückweichen, sich zurückziehen	rubro...	ruber, -bri	= rot, gerötet
			rupt...	rumpere [ruptum]	= zerbrechen, zerreißen
recid..., rezid...	recidere	= zurückfallen			
rect..., rekt...	rectus	= gerade	rutil...	rutilus	= rötlich, hellrot
recurr...	recurrere [recursum]	= zurücklaufen, wiederkehren	sacchar...	σάκχαρον	= Zucker
recurv...	recurvare [recurvatum]	= zurückkrümmen	sakr(o)...	sacer (sacra, sacrum)	= heilig
reduct...	reducere [reductum]	= zurückführen, abstehen von...	sakto...	σακτός	= vollgestopft
			saliv...	saliva, -ae	= Speichel
reflect..., reflekt..., reflex...	reflectere [reflexum]	= zurückbiegen	salo...	sal, salis	= Salz
			salpingo...	σάλπιγξ, σάλπιγγος	= Trompete
refluc..., reflux...	refluere [refluxi]	= zurückfließen	salt...	saltare	= tanzen, hüpfen (Intensivum von salire = springen, hüpfen)
refract..., refrakt...	1) refringere [refractum]	= (auf)brechen; hemmen			
	2) refragi	= widerstreben	sanguin...	sanguis, -inis	= Blut
rejekt...	relicere [relictum]	= zurückwerfen, abweisen	sapro...	σαπρός	= faulig, verdorben
			sarko...	σάρξ, σαρκός	= Fleisch(substanz)
rekurr...	↑recurr...		sc...	s.a. sk...	
rekurv...	↑recurv...		schis(t)..., schizo...	σχίσις σχίζω	= Spaltung = spalten
relax...	relaxare	= erweitern, lockern	scintill...	scintilla, -ae	= Funke
remiss..., remitt...	remittere [remissum]	= zurückschicken, nachlassen	scuti...	scutum, -i	= Schild (Deminutivum: scutellum)
reno...	ren, renis	= Niere			
repell...	repellere [repulsum]	= zurücktreiben	sebo...	sebum, -i	= Talg
			sect...	secare [sectum]	= schneiden
repress...	reprimere [repressum]	= zurückdrängen, dämpfen	secundi...	secundus	= zweiter
			segment...	segmentum, -i	= Abschnitt
resect...	resecare [resectum]	= abschneiden	segreg...	segregare	= absondern
resist...	resistere	= widerstehen	seism...	σεισμός	= Erschütterung
resolv...	resolvere [resolutum]	= (wieder) auflösen	sekreto...	secernere [secretum]	= absondern
respir...	respirare	= ausatmen, Atem holen	select...	seligere [selectum]	= auswählen
retent...	retinere [retentum]	= zurück-, festhalten	selen(o)...	σελήνη	= Mond
			semant...	σημαίνω	= ein Zeichen geben
reticul(o)...	reticulum, -i	= kleines Netz (Deminutivum von rete, retis)	semi...	semi...	= halb
			semin(i)...	semen, seminis	= Same
			semio...	σημεῖον (= σῆμα)	= Zeichen
retrakt...	retrahere [retractum]	= zurückziehen	sen(io)...	senex, senis	= alt, Greis
retro...	retro	= zurück, nach hinten, rückwärts (auch i.S. von vorher)		senium, -ii	= Alter
			sens...	sentire [sensum]	= fühlen, empfinden
				sensus, -us	= Sinn, Gefühl, Empfindung
revers..., revert...	reversio, -onis	= Um-, Rückkehr	sepso...	σῆψις, σήψεως	= Fäulnis
rezid...	↑recid...		septiko...	septicus	= Fäulnis...
rhabdo...	ῥάβδος	= Rute, Stab	septi...	septimus	= siebenter
rhachi...	↑rachi...			septem	= sieben
rhag...	ῥήγνυμι	= (zer)brechen, losbrechen lassen	septo...	s(a)eptum, -i	= Zaun, Schranken
			sequent...	sequi [secutum sum]	= (nach)folgen
rhaph...	↑raph...				
rheg..., rhex...	↑rhag...		sequestr...	sequester, -tri(s)	= mitfolgend (↑sequent...)
rheum...	↑...rhoea		sero...	serum, -i	= Molke, Blutwasser
rhench..., rhonch...	ῥέγχω ῥόγχος	= schnarchen = Schnarchen	sert...	serere [sertum]	= zusammenfügen, verknüpfen
rhin...	ῥίς, ῥινός	= Nase			

serp...	serpere	= kriechen		sono...	sonare	= tönen, (er)schallen
sexo...	sexus, -us	= Geschlecht			sonus, -i	= Laut, Ton, Klang
sext...	sextus	= sechster		sorb..., sorp...	sorbere	= (ein)schlürfen, verschlingen
sezern...	↑ sekreto...					
sial...	σίαλον	= Speichel		sosio...	σῶς	= gesund
sicc...	siccus	= trocken		sozio...	socius	= gemeinschaftlich
	siccare [siccatum]	= trocknen			socius, -ii	= Gefährte
sidero...	σίδηρος	= Eisen, Stahl		spasmo..., spast...	σπασμός	= Zuckung, Krampf (= σπάσμα), krampfartig (von σπάω = zerren)
sigma..., sigmoid...	σίγμα; ↑ ...id	= »S« des griech. Alphabets				
sign...	signum, -i	= Zeichen				
simil...	similis	= ähnlich, gleich(artig)		spec(t)...	specere [spectum]	= schauen, sehen (Intensivum: spectare)
sinistr...	sinister, -tri	= linker				
sino..., sinu...	sinus, -us	= Krümmung, Busen, Bucht		spectr...	spectrum, -i	= Bild (in der Seele), Vorstellung
siphono...	σίφων, σίφωνος	= (Abzugs-)Röhre				
sist...	sistere [statum]	= (sich) hinstellen, zum Stehen bringen bzw. kommen		speleo...	σπήλαιον (= σπῆλυγξ = spelunca)	= Höhle
siti..., sito...	1) sitis, -is	= Durst, Begierde;		sperm...	σπέρμα, σπέρματος	= Same, Saat
	2) σῖτος (= σιτίον)	= Getreide, Nahrung		sphär...	σφαῖρα	= Ball, Kugel
skabio...	scabies, scabiei	= Rauhigkeit, Krätze		sphag...	σφαγή	= Schlachten, Kehle (als Ort des Schlachteingriffs)
skaleno...	σκαληνός	= schräg, schief				
skalo...	scalae, -arum	= Treppe				
skalp...	scalpere [scalptum]	= kratzen, (ein-)schneiden		sphakel...	σφάκελος	= Krampf, Zuckung, Wundbrand
	scalpellum, -i	= kleines Messer, Lanzette		spheno...	σφήν, σφηνός	= Keil
				sphing..., sphinktero...	σφίγγω σφιγκτήρ	= schnüren = Schnur
skand...	scandere	= (Treppen) steigen; taktmäßig betonend sprechen		sphygmo..., sphyx...	σφυγμός σφύζω	= Puls = pochen, pulsieren
skaph...	σκάφη (= σκάφος = scapha)	= Schiff, Kahn		sphyr...	σφῦρα	= Hammer
				spil...	σπίλος	= Schmutz
				spino...	spina, -ae	= Dorn, Stachel
skapulo...	scapula, -ae	= Schulterblatt		spinthar..., spinther...	σπινθήρ, σπινθῆρος	= Funke
skato...	σκῶρ, σκατός	= Kot				
skarif...	scarifare (= σκαριφάω)	= (auf)ritzen		spir... splanch...	spirare σπλάγχνον	= hauchen, atmen = Eingeweide
...skel	σκέλος	= Schenkel, Bein		splen(o)...	σπλήν, σπληνός	= Milz
skeleto...	σκελετός	= Gerippe, ausgetrocknet (von σκέλλω)		spodo... spondyl...	σποδός σπόνδυλος (= σπονδύλιος)	= Asche = Wirbelknochen
skept...	1) σκεπάω	= bedecken, beschützen;		spongio...	σπογγιά (= spongia)	= Schwamm
	2) σκέψις	= Betrachtung, Prüfung (s.a. skop...)		spori..., sporo...	σπόρος σποραδικός	= Säen, Same = versät, verstreut
skio...	σκία (= σκιή)	= Schatten		squam...	squama, -ae	= Schuppe
skirr..., szirr...	↑ cirrh...			stanno...	stannum, -i	= Werkblei, Zinn
skler...	σκληρός	= hart		stapedo...	stapes, stapedis	= Steigbügel
skoleko...	σκώληξ, σκώληκος	= Wurm, Faden		staphyl... stasi...	σταφυλή στάσις, στάσεως	= (Wein-)Traube = Stehen, Stillstehen
skolio...	σκολιός	= krumm		stat(o)...	stare	= stehen, zum Stehen kommen
skop(t)...	σκοπέω	= betrachten, untersuchen			στατός	= stehend
	= σκοπιά	= Spähen, Umblick		steat...	στέαρ, στέατος	= Talg, Fett
skor...	↑ skato...			stego...	στέγη	= Decke, Dach
skot...	σκότος	= Dunkelheit		steno...	στενός	= eng, schmal
skrib..., skript...	scribere [scriptum]	= schreiben		stephano... sterk...	στέφανος stercus, -oris	= Stirnband, Kranz = Kot, Mist
skroful...	scrofula, -ae	= Ferkel (Deminutivum von scrofa = Mutterschwein), Halsdrüse(nschwellung)		stereo... ...sterese sterno...	στερεός στερέω στέρνον	= hart, fest, kräftig = berauben, entziehen = Brust(bein)
					sternum, -i	= Brustbein
				stetho...	στῆθος	= Brust, Herz
				sthen...	σθένος	= Kraft, Stärke
skroto...	scrotum, -i	= Hodensack		...stich...	στίχος (= στίξ), στιχός	= Reihe, Linie
smegmo...	σμῆγμα	= Schmieren				
solar...	solaris	= zur Sonne (sol, solis) gehörig		stigmat...	στίγμα, στίγματος (= stigma, stigmatis)	= Stich, (Brand-)Mal
solidar...	solidus	= dicht, fest				
solu..., solv...	solvere [solutum]	= (auf)lösen, beendigen		stimul...	stimulus, -i	= Stachel, Antrieb
som(at)...	σῶμα, -ματος	= Körper, Leib		...stole	στέλλω	= senden, in Bewegung setzen
somn...	somnium, -ii	= Traum				
	somnus, -i	= Schlaf		stomach...	στόμαχος	= Magen, Mündung

Wortstämme, Präfixe, Suffixe

stom(at)...	στόμα, στόματος	= Mund, Mündung		tarso...	ταρσός	= Fußblatt, Sohle
strab...	στραβίζω	= schielen			tarsus, -i	= Fußwurzel
strangul...	strangulare [strangulatum]	= würgen, quälen		tauro...	ταῦρος	= Stier, Ochse
				tauto...	ταυτά	= auf dieselbe Weise
strati...	sternere [stratum]	= hinbreiten		taxo...	τάξις, -εως	= Anordnung, Ordnung
	stratum, -i	= Schicht, Decke				
streph...	στρέφω	= drehen, wenden		teicho...	τεῖχος	= Mauer, Damm
strept...	στρεπτός	= gewunden; Halskette		tekto...	tectum, -i	= Dach
stri(at)o...	striatus	= gestreift, mit Streifen oder Riefen (striae) versehen		tele..., telo...	1) τῆλε 2) τέλος	= in der Ferne, fern; = Ende, Endpunkt, Ziel
				temporo...	tempora, -orum	= Schläfen
				ten(o)..., tend(o)...	τένων, τένοντος (= tendo, -inis)	= Sehne
strict...	stringere [strictum]	= straff anziehen, schnüren		tens...	tendere [tentum = tensum]	= (an)spannen
strobo...	στρόβος	= Wirbel				
...stroma	στρῶμα	= Lager(stätte), Streu		tephro...	τέφρα	= Asche
stroph...	↗ streph...			terato...	τέρας, τέρατος	= Wunder, Ungeheuer
strumi...	struma, -ae	= Drüsenschwellung, Geschwulst		tereti...	teres, teretis	= rund
				tergo...	tergum, -i	= Rücken
stylo...	στῦλος	= Säule, Pfeiler, Schreibgriffel		term(in)o...	terminus, -i τέρμων (= τέρμα)	= Grenze, Ende = Ende
stypt...	στύφω	= zusammenziehen, dicht-, festmachen (Subst. = στύψις)		terti...	tertius	= dritter
				testo...	testis, -is	= Hode
				tetano...	τέτανος	= Spannung
sub...	sub	= unter, unterhalb, während		tetra...	τετρα...	= »vier...« (τέσσαρες = τέσσαρα)
sudori...	sudor, sudoris	= Schweiß				
	sudare	= (aus)schwitzen		thalam...	θάλαμος	= Wohnung, Gemach
	sudatum	= Ausgeschwitztes		thalass...	θάλασσα	= Meer
suggest...	suggerere [suggestum]	= beifügen, zutragen		thanat...	θάνατος	= Tod
				thaumat...	θαῦμα	= Wunder
sukzess...	succedere [successum]	= unter etwas treten, nachfolgen		thek...	θήκη (= theca)	= Behältnis, Kasten
				...thel	θηλή	= Brustwarze, Papille, papilläre Schicht
sulf...	sulphur (= sulpur), -uris	= Schwefel		thely...	θῆλυς	= weiblich, weibisch
super...	super	= oben, darüber, über ... hinaus		theo...	θεός	= Gott, göttliches Wesen
supin...	supinare	= rückwärts beugen, nach oben kehren		therap...	θεραπεία	= Bedienung, Behandlung
suppur...	suppurare [suppuratum]	= foreitern		therm...	θερμός	= heiß
				thes...	θέσις	= Setzen, Stellen, Legen
supra...	supra	= oberhalb, oben, darüber hinaus		thesaur...	θησαυρός	= Vorrats-, Schatzkammer
suspens...	suspendere [suspensum]	= aufhängen		thigmo...	θίγμα (= θίξις)	= Berührung
sychn...	συχνός	= häufig, viel		thio...	θεῖον	= Schwefel
syco...	σῦκον	= Feige, Warze		thorak(o)...	θώραξ, θώρακος	= Brustkasten
syll..., sym..., syn...	σύν	= zusammen, zugleich, mit		...thrix	θρίξ, τριχός	= Haar
				thromb...	θρόμβος	= geronnene Masse, Klumpen
symphys...	συμφύω	= zusammenwachsen				
symptomat...	σύμπτωμα	= Unfall, Eigenschaft		thym...	θυμός	= Seele, Gemüt
synapt...	συνάπτω	= vereinigen			thymus, -i	= Bries
syndesmo...	σύνδεσμος	= Band		thyr(e)o...	θυρεός	= Türstein, Schild
syndrom(at)o...	συνδρομή	= Zusammenlaufen, -strömen		thysano...	θύσανος	= Troddel, Quaste
				tibio...	tibia, -ae	= Flöte, Schienbein
synech...	συνέχω	= zusammenhalten		tillo...	τίλλω	= rupfen, ausraufen
syringo...	σῦριγξ, σύριγγος	= Röhre		tinkt...	tingere [tinctum]	= befeuchten, bestreichen, färben
systol...	συστολή	= Zusammenziehung				
szeno...	σκηνή	= Zelt, Bühne, Theater		titill...	titillare	= kitzeln, reizen
szelero...	scelus, sceleris	= Verbrechen		toko...	τόκος	= Geburt
szinti...	↗ scintill...			tomo...	τομή	= Schnitt, Schneiden
szirr...	↗ skirr...			ton(o)...	τόνος	= Spannung, (Spann-)Kraft, Ton
tabo...	tabes, -is	= Fäulnis, Schwindsucht		tonsillo...	tonsilla, -ae	= Mandel, Speicheldrüse
tachi..., tacho..., tachy...	ταχύς	= schnell		tonsur...	tondere [tonsum]	= scheren
				top...	τόπος	= Ort, Stelle
taenio...	ταινία	= Band		torp...	torpere	= erstarrt sein, betäubt sein
talo...	talus, -i	= Fußknöchel, Würfel				
tapeto...	tapetum (= tapes, -etis)	= Teppich, Decke		tors...	torquere (torsi, tortum)	= (ver)drehen, verrenken
tapho...	τάφος	= Bestattung, Grab		tox(ik)...	τοξικός	= zum Bogen gehörig
tarakt...	ταραχή (= τάραχος)	= Verwirrung, Unruhe			τόξον	= Bogen, Pfeil(gift)
				trabekel...	trabecula, -ae	= Bälkchen (Deminutivum von trabs, trabis)
tard...	tardus	= langsam				

Wortstämme, Präfixe, Suffixe

trach(eo)...	τραχύς (τραχεῖα)	=	rauh
tracto...	trahere [tractum]	=	ziehen
	tractus, -us	=	Zug, Streifen
trajekt...	tra|icere [traiectum]	=	hinüberbringen
tranquill...	tranquillare	=	beruhigen
trans...	trans	=	jenseits, über
transfus...	transfundere [transfusum]	=	übertragen, hinübergießen
transvers...	transversus	=	schräg, quer(liegend)
trapez...	τράπεζα	=	Tisch, Platte
traumato...	τραῦμα, τραύματος	=	Verletzung, Wunde
tremo...	tremor, -oris	=	Zittern
trep..., trop...	τρέπω	=	wenden
	τρόπος (= τροπή)	=	Wendung
treph..., troph...	τρέφω	=	ernähren
	τροφή	=	Ernährung, Nahrung
tri...	tres, tria (= τρεῖς, τρία)	=	drei
trib...	1) tribuere [tributum]	=	einteilen;
	2) τρίβω	=	reiben, zerreiben (s.a. ...tritus)
tricho...	↗ ...thrix		
trigemino...	trigeminus	=	dreiwüchsig, Drillings...
triplo...	triplex, -icis (= triplus)	=	dreifach
trit...	τρίτος	=	dritter
...tritus	terere [tritum] (= τείρω)	=	(zer)reiben
troch(l)...	τροχιλία	=	Winde, Rolle
...trop	↗ trep...		
...troph	↗ treph...		
trunco...	truncus, -i	=	Stamm, Rumpf
trus...	trudere [trusum]	=	stoßen, drängen
trypan...	τρυπάω	=	(durch)bohren
	τρύπανον	=	Drillbohrer
trypt...	τρύω	=	aufreiben
tuberculo...	tuberculum, -i	=	kleiner Höcker (Deminutivum von tuber, -eris = Auswuchs, Buckel)
tubo...	tuba, -ae	=	Trompete, Röhre
tubulo...	tubulus, -i	=	kleine Röhre
tumesc...	tumere	=	strotzen, geschwollen sein
	tumescere	=	anschwellen
	tumor, -oris	=	Schwellung, Geschwulst
turbid...	turbidus	=	unruhig, trübe
turbin...	turbo, -inis	=	Wirbel, Kreisel
turg(o)...	turgere	=	geschwollen sein
turri...	turris, -is	=	Turm
tussi...	tussis, -is	=	Husten
tyl...	τύλος	=	Wulst, Schwiele
tympano...	τύμπανον	=	Handpauke
...typ	τύπος	=	Schlag, Gepräge, Vorbild
	typus, -i	=	Figur
typhl...	τυφλός	=	blind
typho...	τῦφος	=	Rauch, Dunst
tyro...	τυρός	=	Käse
ul...	1) οὐλή	=	Narbe;
	2) οὖλον	=	Zahnfleisch
	3) οὖλος	=	wollig
ulno...	ulna, -ae	=	Elle
ultimo...	ultimus	=	äußerster, entferntester
ultra...	ultra	=	weiter hinaus, über ... hinaus
ulzero...	ulcus, -eris	=	Geschwür
umbilic...	umbilicus, -i	=	Nabel
ungui...	unguis, -is	=	Nagel, Kralle
uni...	unus	=	ein(er), einziger
unko...	uncus, -i	=	Haken, Klammer (vgl. onko...)
unzin...	uncinatus	=	hakenförmig
urano...	οὐρανός	=	Himmel(sgewölbe)
uretero...	οὐρητήρ	=	Harngang
urethro...	οὐρήθρα	=	Harngang, -röhre
ur(o)...	οὖρον (= urina, -ae)	=	Harn
urtic...	urtica, -ae	=	Brennessel
utero...	uterus, -i	=	Unterleib, Mutterleib, Gebärmutter (Deminutivum: utriculus)
uveo...	1) uva, -ae	=	(Wein-)Traube;
	2) uvere	=	angefeuchtet oder feucht sein
uvul...	uvula, -ae	=	kleine Traube
vacc..., vakz...	vacca, -ae	=	Kuh
vagin...	vagina, -ae	=	Scheide
vago...	vagus	=	umherschweifend
vakuo...	vacuare	=	leeren
	vacuus	=	leer
valgi...	valgus	=	krumm
valvulo...	valvula, -ae	=	kleine Flügel- oder Klapptür (Deminutivum von valva, -ae)
varic...	varix, -icis	=	Krampfader
vario...	varius	=	verschieden, bunt
vas...	vas, vasis	=	Gefäß (Deminutivum: vasculum, -i)
vect...	vehere [vectum]	=	führen, tragen
velo...	velum, -i	=	Segel
venero...	venus, -eris	=	Liebe(sgunst)
veno...	vena, -ae	=	(Blut)ader
ventri...	venter, -tris	=	Bauch, Magen (Deminutivum: ventriculus, -i)
vermi...	vermis, -is	=	Wurm
verruci...	verruca, -ae	=	Warze
vers...	vertere [versum]	=	wenden, drehen
vertebro...	vertebra, -ae	=	Gelenk, Wirbelknochen
vesico...	vesica, -ae	=	Harnblase, Blatter
vesicul...	vesicula, -ae	=	Bläschen
vestibul...	vestibulum, -i	=	Vorhalle
vibr...	vibrare	=	schwingen, zittern (machen)
video...	videre [visum]	=	sehen, erblicken
vigil...	vigilare	=	wachen, wach sein
vigori...	vigor, -oris	=	Frische, Vollkraft
virgin...	virgo, -inis	=	Jungfrau
virid...	viridis, viride	=	grün, frisch
viril...	virilis	=	männlich, dem Manne (vir, viri) zukommend
viro...	virus, -i	=	Schleim, Gift(stoff)
viscer...	viscus, -eris	=	Eingeweide
visko...	viscum, -i	=	Mistel, Vogelleim
visu...	visus, -us ↗ video...	=	Sehen, Anblick
vita(l)...	vita, -ae	=	Leben
	vitalis	=	belebend, Lebens...
vitello...	vitellus, -i	=	Kälbchen, Eidotter
vitro...	vitrum, -i	=	Glas
vivi...	vivus	=	lebend
vocal...	vocalis	=	die Stimme (vox, vocis) betreffend
volum...	volumen, -inis	=	Eingerolltes, Inhalt

Wortstämme, Präfixe, Suffixe

volv...	volvere [volutum]	= wälzen, rollen, im Wirbel drehen	z...	s.a. c..., k...	
vomit...	vomere [vomitum]	= sich erbrechen	zebo..., kebo...	κῆβος	= Schwanzaffe
vulner...	vulnus, -eris	= Wunde	zön...	κοινός	= gemeinschaftlich, allgemein
vulvo...	volva, -ae	= Gebärmutter	zon...	ζωνή (= zona)	= Gürtel (Deminutivum: zonula)
	vulva, -ae	= weibl. Scham			
			zoo...	ζώω (= ζάω)	= leben
xanth...	ξανθός	= gelb	zyano...	κυάνεος	= stahlblau
xen...	ξένος	= fremd(artig)	zygo...	ζυγός (= ζυγός)	= Joch
xero...	ξερός (= ξηρός)	= trocken	zyklo...	κύκλος	= Kreis, Ring
xiph...	ξίφος	= Schwert	zym...	ζύμη	= Sauerteig

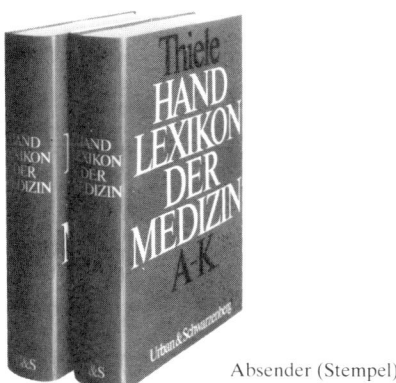

Absender (Stempel)

Nicht
freimachen
Gebühr
bezahlt
Empfänger

Werbeantwort

LEXIKON-REDAKTION
des Verlages
Urban & Schwarzenberg

Pettenkoferstraße 18
Postfach 202440

8000 München 2

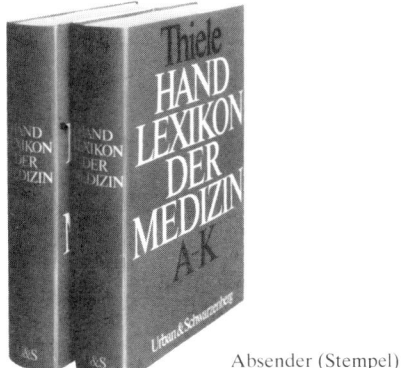

Absender (Stempel)

Nicht
freimachen
Gebühr
bezahlt
Empfänger

Werbeantwort

LEXIKON-REDAKTION
des Verlages
Urban & Schwarzenberg

Pettenkoferstraße 18
Postfach 202440

8000 München 2

Mir sind im „Handlexikon der Medizin" folgende Mängel (Fehler, Unklarheiten, fehlende Begriffe etc.) aufgefallen:

Die Lexikon-Redaktion dankt Ihnen für Ihre Mithilfe.
Dr. Günter Thiele

Mir sind im „Handlexikon der Medizin" folgende Mängel (Fehler, Unklarheiten, fehlende Begriffe etc.) aufgefallen:

Die Lexikon-Redaktion dankt Ihnen für Ihre Mithilfe.
Dr. Günter Thiele